KB072866

한글完譯本

東醫寶鑑

宣祖大王光海君御醫 許浚著

韓醫學博士
醫學博士 具本泓 監修

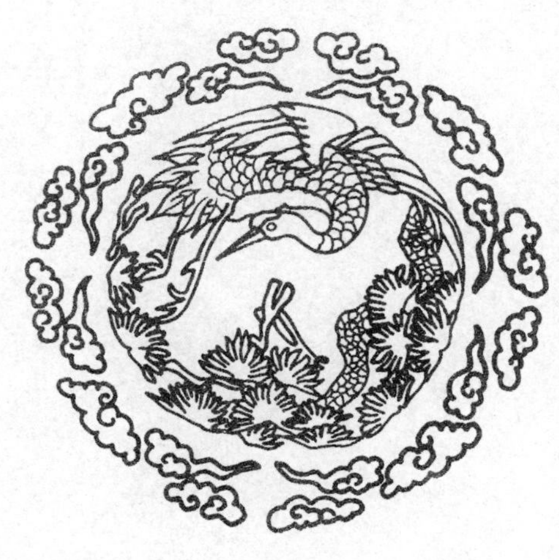

도서출판 韓國學資料院

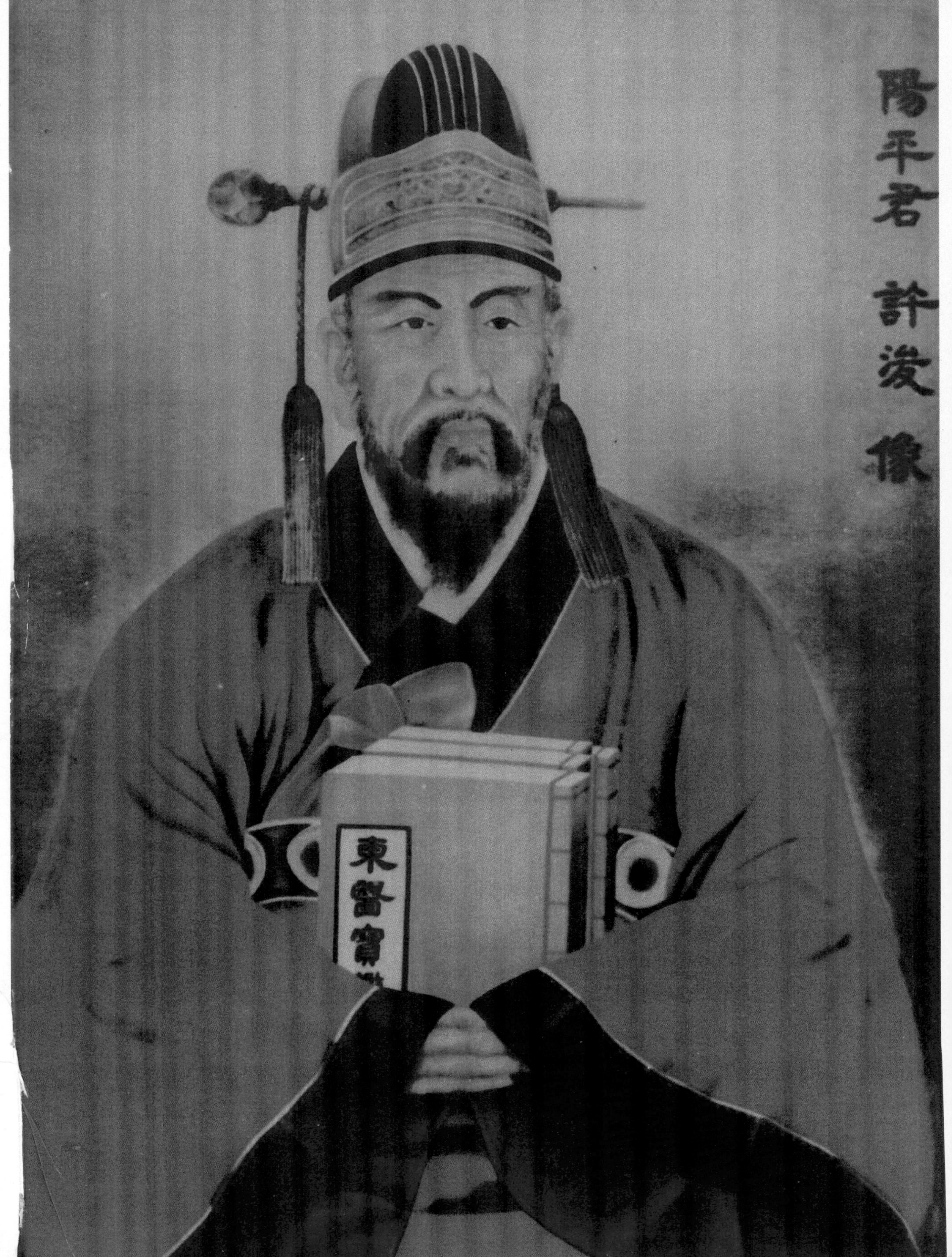
陽平君 許浚像
東醫寶

한글 完譯本

東醫寶鑑

宣祖大王 光海君御醫 許浚著

韓醫學博士
醫學博士 具 本 泓 監修

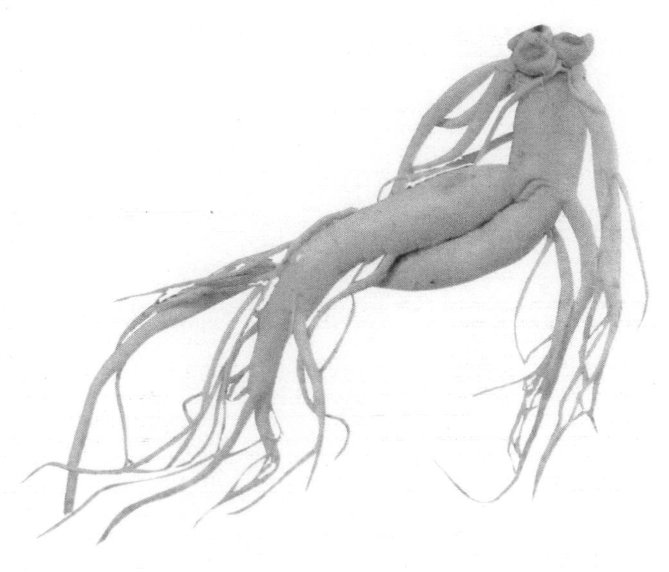

도서출판 韓國學資料院

신체각부위전경도(身體各部位全景圖)

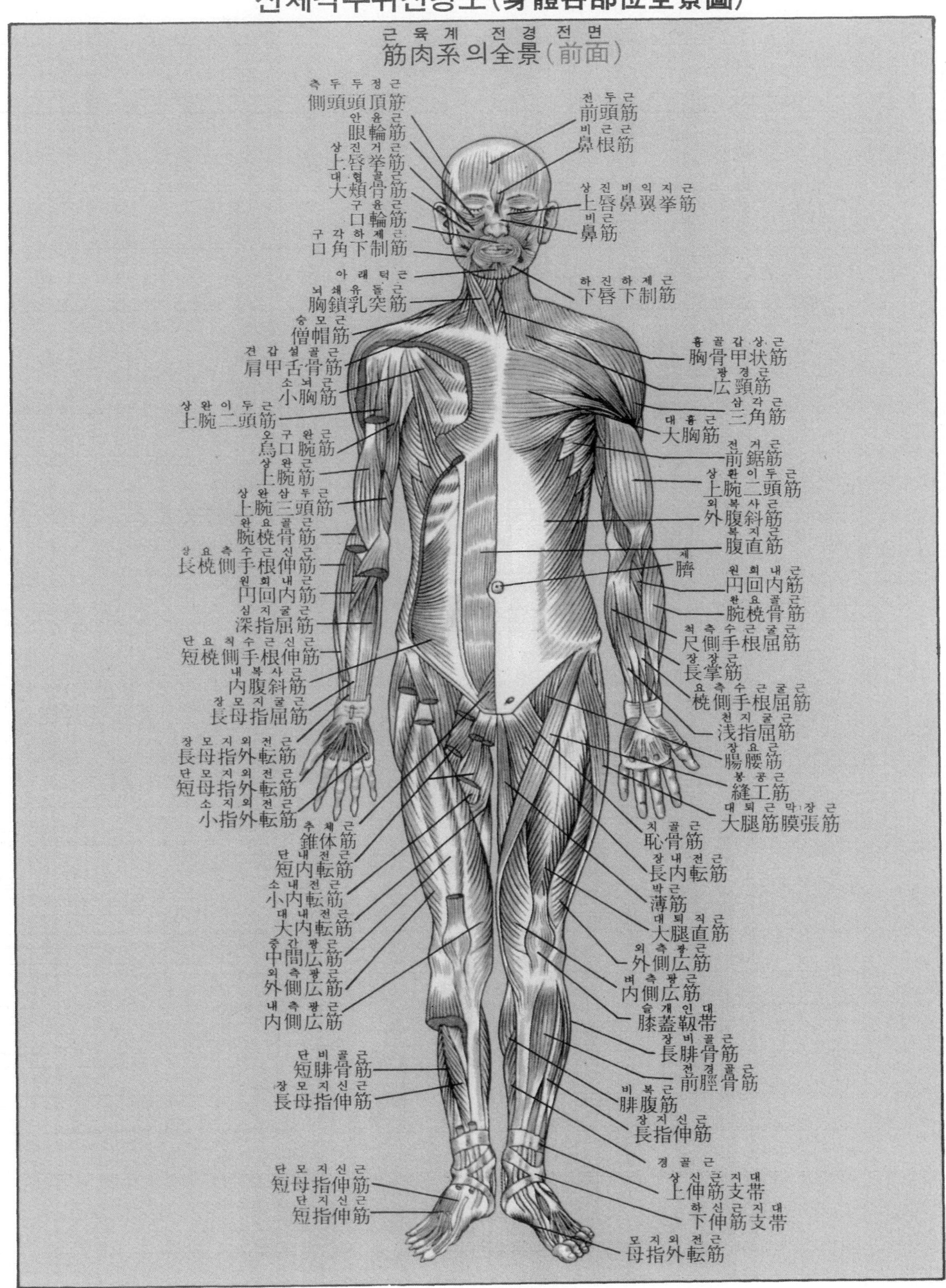
근육계 전경전면
筋肉系의全景(前面)
측두두정근 側頭頭頂筋
안윤근 眼輪筋
상진거근 上唇挙筋
대협골근 大頰骨筋
구윤근 口輪筋
구각하제근 口角下制筋
아래턱근
뇌쇄유돌근 胸鎖乳突筋
승모근 僧帽筋
견갑설골근 肩甲舌骨筋
소뇌근 小胸筋
상완이두근 上腕二頭筋
오구완근 烏口腕筋
상완근 上腕筋
상완삼두근 上腕三頭筋
완요골근 腕橈骨筋
장요측수근신근 長橈側手根伸筋
원회내근 円回内筋
심지굴근 深指屈筋
단요척수근신근 短橈側手根伸筋
내복사근 内腹斜筋
장모지굴근 長母指屈筋
장모지외전근 長母指外転筋
단모지외전근 短母指外転筋
소지외전근 小指外転筋
추체근 錐体筋
단내전근 短内転筋
소내전근 小内転筋
대내전근 大内転筋
중간광근 中間広筋
외측광근 外側広筋
내측광근 内側広筋
단비골근 短腓骨筋
장모지신근 長母指伸筋
단모지신근 短母指伸筋
단지신근 短指伸筋
전두근 前頭筋
비근근 鼻根筋
상진비익지근 上唇鼻翼挙筋
비근 鼻筋
하진하제근 下唇下制筋
흉골갑상근 胸骨甲状筋
광경근 広頸筋
삼각근 三角筋
대흉근 大胸筋
전거근 前鋸筋
상완이두근 上腕二頭筋
외복사근 外腹斜筋
복직근 腹直筋
제 臍
원회내근 円回内筋
완요골근 腕橈骨筋
척측수근굴근 尺側手根屈筋
장장근 長掌筋
요측수근굴근 橈側手根屈筋
천지굴근 浅指屈筋
장요근 腸腰筋
봉공근 縫工筋
대퇴근막장근 大腿筋膜張筋
치골근 恥骨筋
장내전근 長内転筋
박근 薄筋
대퇴직근 大腿直筋
외측광근 外側広筋
내측광근 内側広筋
슬개인대 膝蓋靭帯
장비골근 長腓骨筋
전경골근 前脛骨筋
비복근 腓腹筋
장지신근 長指伸筋
경골근
상신근지대 上伸筋支帯
하신근지대 下伸筋支帯
모지외전근 母指外転筋

근육계 전경 후면
筋肉系의全景(後面)

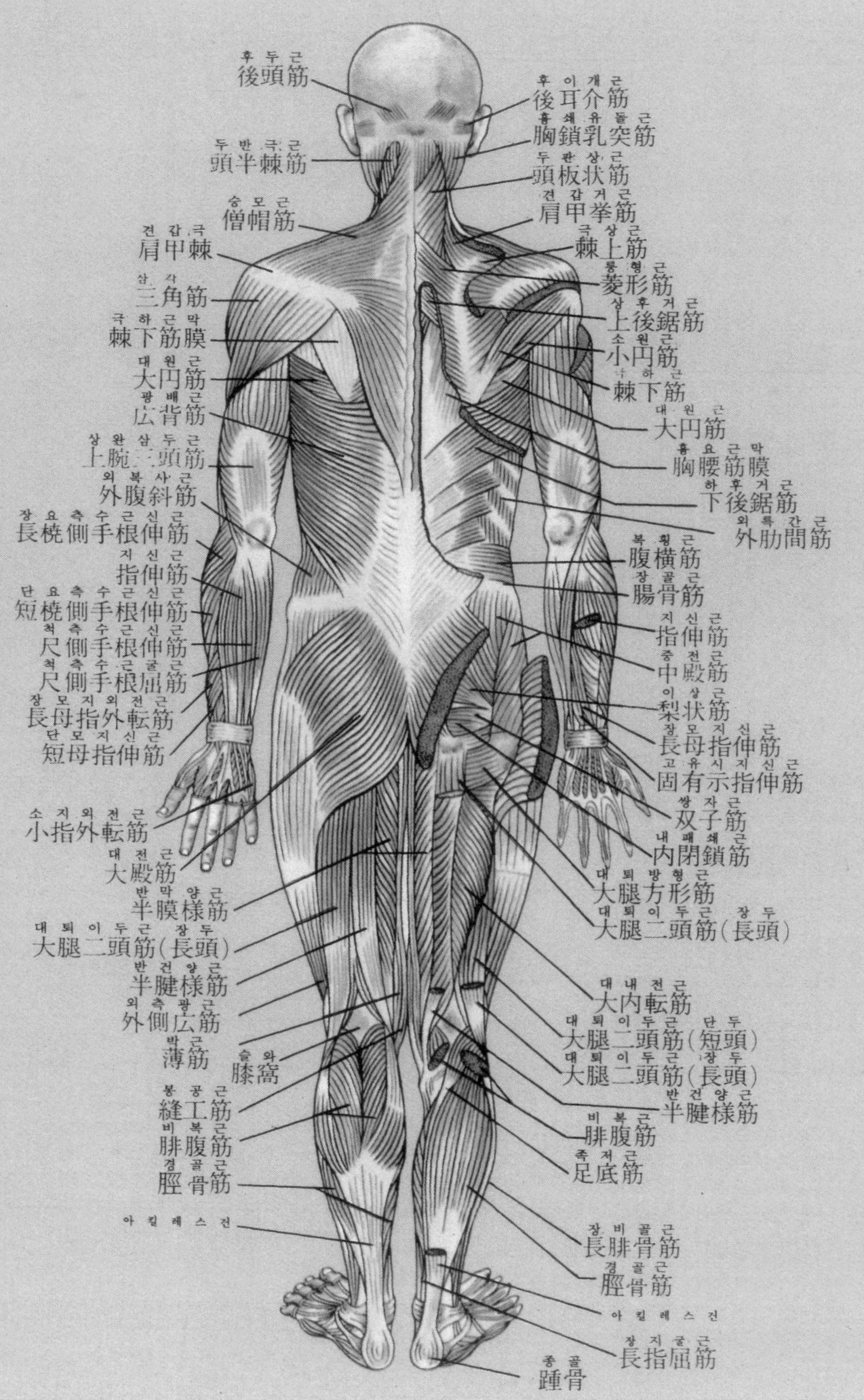
후두근 後頭筋
두반극근 頭半棘筋
승모근 僧帽筋
견갑극 肩甲棘
삼각 三角筋
극하근막 棘下筋膜
대원근 大円筋
광배근 広背筋
상완삼두근 上腕三頭筋
외복사근 外腹斜筋
장요측수근신근 長橈側手根伸筋
지신근 指伸筋
단요측수근신근 短橈側手根伸筋
척측수근신근 尺側手根伸筋
척측수근굴근 尺側手根屈筋
장모지외전근 長母指外転筋
단모지신근 短母指伸筋
소지외전근 小指外転筋
대전근 大殿筋
반막양근 半膜様筋
대퇴이두근 장두 大腿二頭筋(長頭)
반건양근 半腱様筋
외측광근 外側広筋
박근 薄筋
슬와 膝窩
봉공근 縫工筋
비복근 腓腹筋
경골근 脛骨筋
아킬레스건
후이개근 後耳介筋
흉쇄유돌근 胸鎖乳突筋
두판상근 頭板状筋
견갑거근 肩甲挙筋
극상근 棘上筋
릉형근 菱形筋
상후거근 上後鋸筋
소원근 小円筋
극하근 棘下筋
대원근 大円筋
흉요근막 胸腰筋膜
하후거근 下後鋸筋
외늑간근 外肋間筋
복횡근 腹横筋
장골근 腸骨筋
지신근 指伸筋
중전근 中殿筋
이상근 梨状筋
장모지신근 長母指伸筋
고유시지신근 固有示指伸筋
쌍자근 双子筋
내폐쇄근 内閉鎖筋
대퇴방형근 大腿方形筋
대퇴이두근 장두 大腿二頭筋(長頭)
대내전근 大内転筋
대퇴이두근 단두 大腿二頭筋(短頭)
대퇴이두근 장두 大腿二頭筋(長頭)
반건양근 半腱様筋
비복근 腓腹筋
족저근 足底筋
장비골근 長腓骨筋
경골근 脛骨筋
아킬레스건
장지굴근 長指屈筋
종골 踵骨

骨格系의全景（前面）

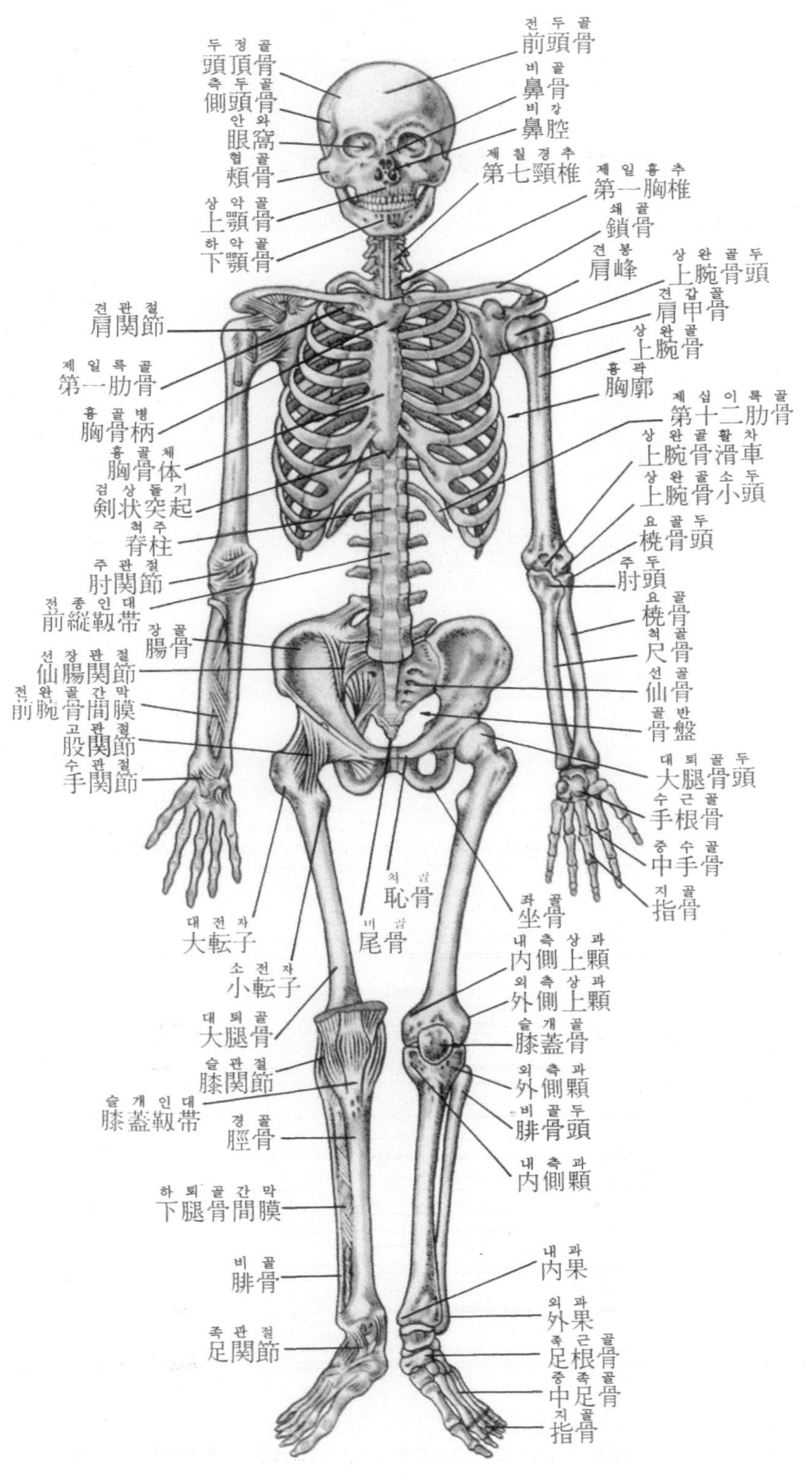
두정골 頭頂骨
측두골 側頭骨
안와 眼窩
협골 頰骨
상악골 上顎骨
하악골 下顎骨
전두골 前頭骨
비골 鼻骨
비강 鼻腔
제칠경추 第七頸椎
제일흉추 第一胸椎
쇄골 鎖骨
견봉 肩峰
상완골두 上腕骨頭
견갑골 肩甲骨
상완골 上腕骨
흉곽 胸廓
제십이륵골 第十二肋骨
상완골활차 上腕骨滑車
상완골소두 上腕骨小頭
요골두 橈骨頭
주두 肘頭
요골 橈骨
척골 尺骨
선골 仙骨
골반 骨盤
대퇴골두 大腿骨頭
수근골 手根骨
중수골 中手骨
지골 指骨
견관절 肩関節
제일륵골 第一肋骨
흉골병 胸骨柄
흉골체 胸骨体
검상돌기 剣状突起
척주 脊柱
주관절 肘関節
전종인대 前縦靱帯
장골 腸骨
선장관절 仙腸関節
전완골간막 前腕骨間膜
고관절 股関節
수관절 手関節
치골 恥骨
좌골 坐骨
대전자 大転子
미골 尾骨
소전자 小転子
대퇴골 大腿骨
슬관절 膝関節
슬개인대 膝蓋靱帯
경골 脛骨
하퇴골간막 下腿骨間膜
비골 腓骨
족관절 足関節
내측상과 内側上顆
외측상과 外側上顆
슬개골 膝蓋骨
외측과 外側顆
비골두 腓骨頭
내측과 内側顆
내과 内果
외과 外果
족근골 足根骨
중족골 中足骨
지골 指骨

骨格系의全景(後面)
(골격계 전경 후면)

- 頭頂骨 (두정골)
- 矢状縫合 (실상봉합)
- 人字縫合 (인자봉합)
- 後頭骨 (후두골)
- 側頭骨 (측두골)
- 第一頸椎(環椎) (제일경추 환추)
- 第二頸椎(軸椎) (제이경추 축추)
- 第七頸椎 (제칠경추)
- 第一肋骨 (제일륵골)
- 鎖骨 (쇄골)
- 第一胸椎 (제일흉추)
- 肩峰 (견봉)
- 肩関節 (견관절)
- 肩甲骨 (견갑골)
- 胸廓 (흉곽)
- 上腕骨 (상완골)
- 第十二胸椎 (제십이흉추)
- 第十二肋骨 (제십이륵골)
- 第一腰椎 (제일요추)
- 肘関節 (주관절)
- 肘頭 (주두)
- 尺骨 (척골)
- 第五腰椎 (제오요추)
- 腸骨 (장골)
- 仙骨 (선골)
- 橈骨 (요골)
- 骨盤 (골반)
- 股関節 (고관절)
- 手根骨 (수근골)
- 手関節 (수관절)
- 中手骨 (중수골)
- 尾骨 (모골)
- 指骨 (지골)
- 恥骨 (치골)
- 大転子 (대전자)
- 坐骨 (좌골)
- 小転子 (소전자)
- 内側顆 (내측과)
- 大腿骨 (대퇴골)
- 外側顆 (외측과)
- 膝関節 (슬관절)
- 腓骨頭 (비골두)
- 脛骨 (경골)
- 下腿骨間膜 (하퇴골간막)
- 腓骨 (비골)
- 内果 (내과)
- 外果 (외과)
- 足関節 (족관절)
- 距骨 (거골)
- 踵骨 (종골)

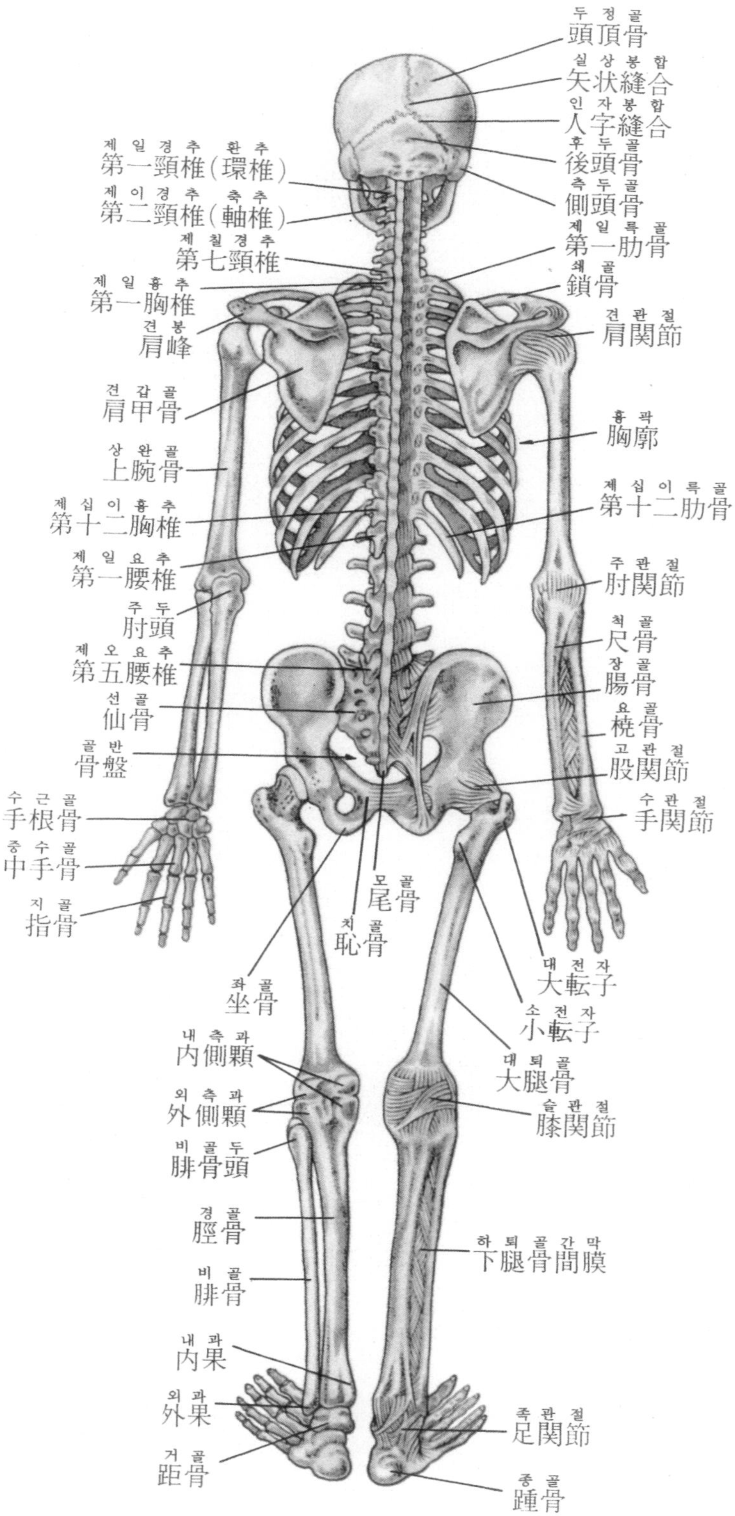

흉복부내장 전경
胸腹部内臓의全景 (1)

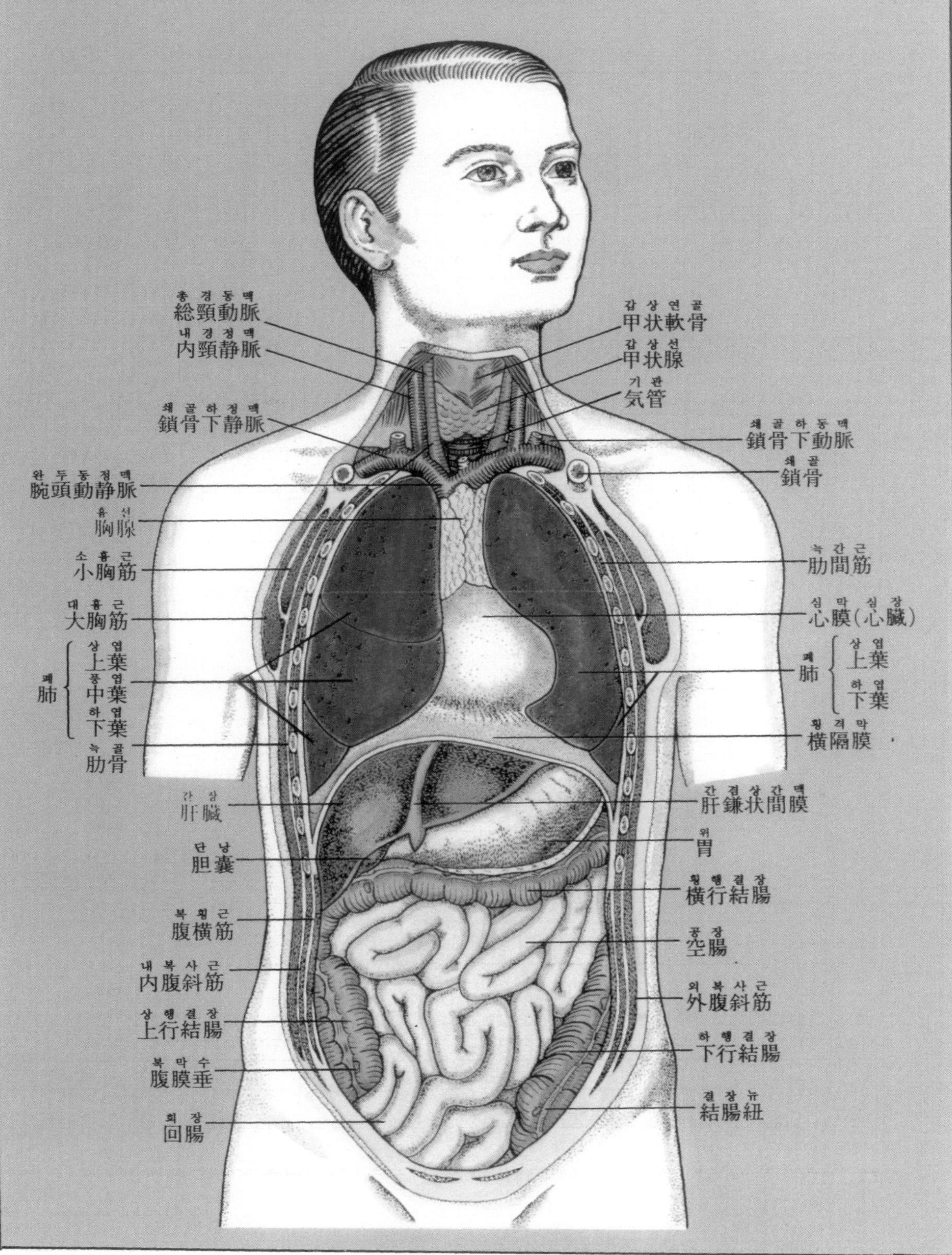
총경동맥
総頸動脈
내경정맥
内頸静脈
쇄골하정맥
鎖骨下静脈
완두동정맥
腕頭動静脈
흉선
胸腺
소흉근
小胸筋
대흉근
大胸筋
폐
肺
상엽
上葉
중엽
中葉
하엽
下葉
늑골
肋骨
간장
肝臓
단낭
胆嚢
복횡근
腹横筋
내복사근
内腹斜筋
상행결장
上行結腸
복막수
腹膜垂
회장
回腸
갑상연골
甲状軟骨
갑상선
甲状腺
기관
気管
쇄골하동맥
鎖骨下動脈
쇄골
鎖骨
늑간근
肋間筋
심막 심장
心膜(心臓)
폐
肺
상엽
上葉
하엽
下葉
횡격막
横隔膜
간겸상간막
肝鎌状間膜
위
胃
횡행결장
横行結腸
공장
空腸
외복사근
外腹斜筋
하행결장
下行結腸
결장뉴
結腸紐

흉복부내장 전경
胸腹部内臟의全景 (2)

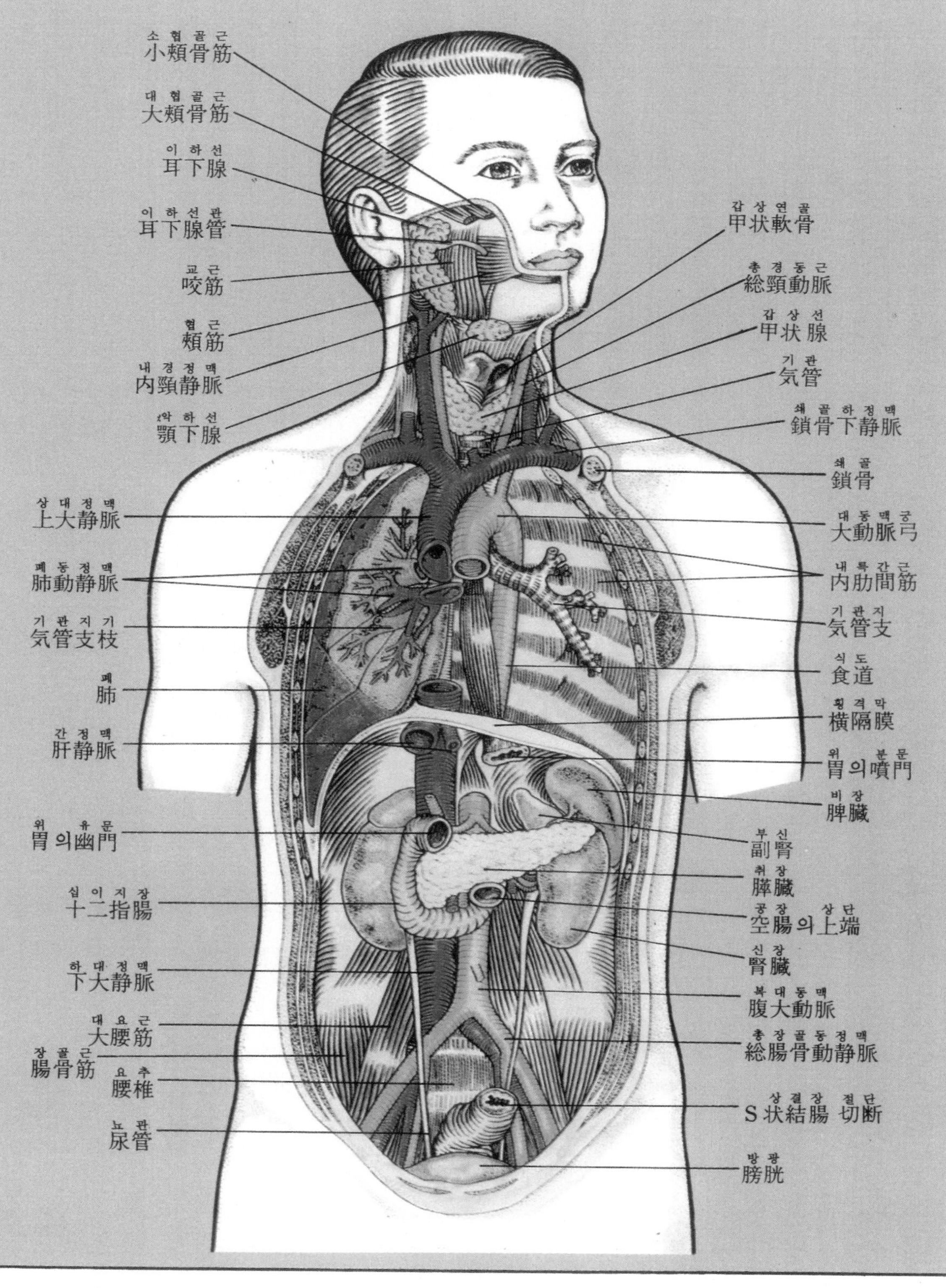

흉복부내장 전경
胸腹部内臟의全景 (3)

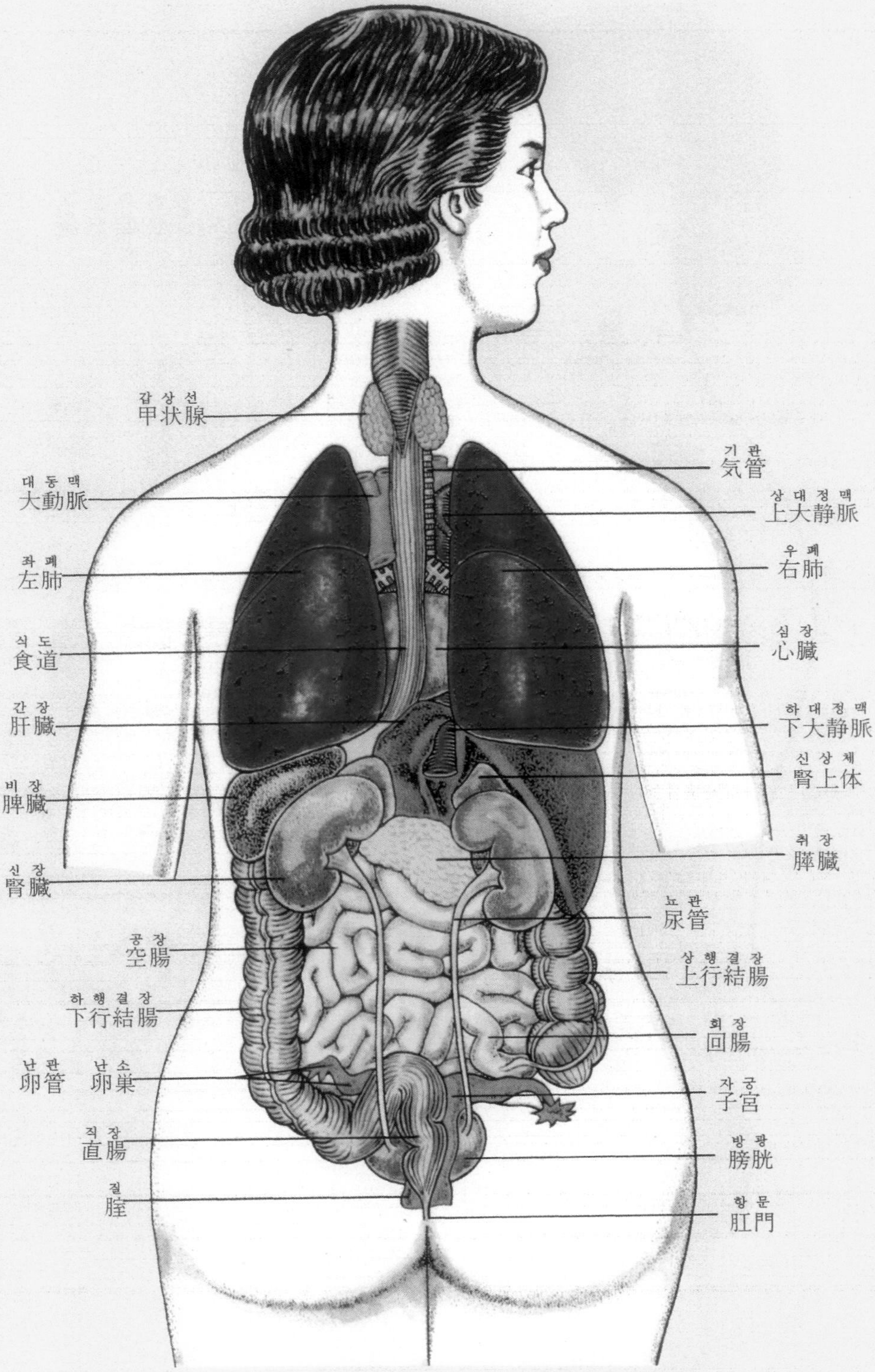

갑상선
甲状腺

기관
気管

대동맥
大動脈

상대정맥
上大静脈

좌폐
左肺

우폐
右肺

식도
食道

심장
心臟

간장
肝臟

하대정맥
下大静脈

신상체
腎上体

비장
脾臟

취장
膵臟

신장
腎臟

뇨관
尿管

공장
空腸

상행결장
上行結腸

하행결장
下行結腸

회장
回腸

난관 난소
卵管 卵巣

자궁
子宮

직장
直腸

방광
膀胱

질
膣

항문
肛門

흉 복 부내 장　전 경
胸腹部内臟의全景 (4)

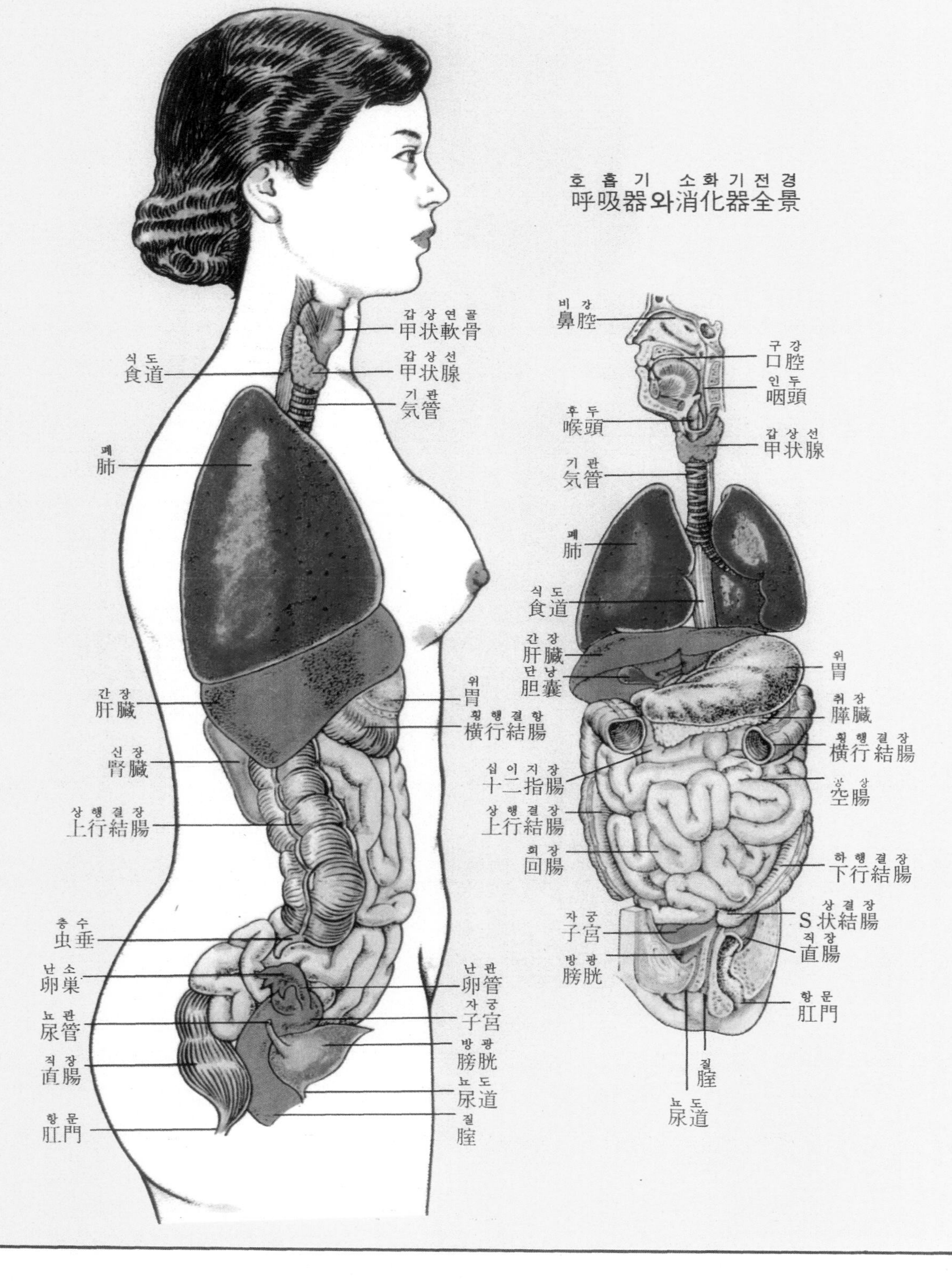

갑상연골 甲状軟骨
식도 食道
갑상선 甲状腺
기관 気管
폐 肺
간장 肝臟
위 胃
횡행결장 横行結腸
신장 腎臟
상행결장 上行結腸
충수 虫垂
난소 卵巣
난관 卵管
뇨관 尿管
자궁 子宮
직장 直腸
방광 膀胱
뇨도 尿道
항문 肛門
질 膣
호흡기　소화기전경
呼吸器와消化器全景
비강 鼻腔
구강 口腔
인두 咽頭
후두 喉頭
갑상선 甲状腺
기관 気管
폐 肺
식도 食道
간장 肝臟
위 胃
단낭 胆嚢
췌장 膵臟
횡행결장 横行結腸
십이지장 十二指腸
공장 空腸
상행결장 上行結腸
회장 回腸
하행결장 下行結腸
자궁 子宮
상결장 S状結腸
직장 直腸
방광 膀胱
항문 肛門
질 膣
뇨도 尿道

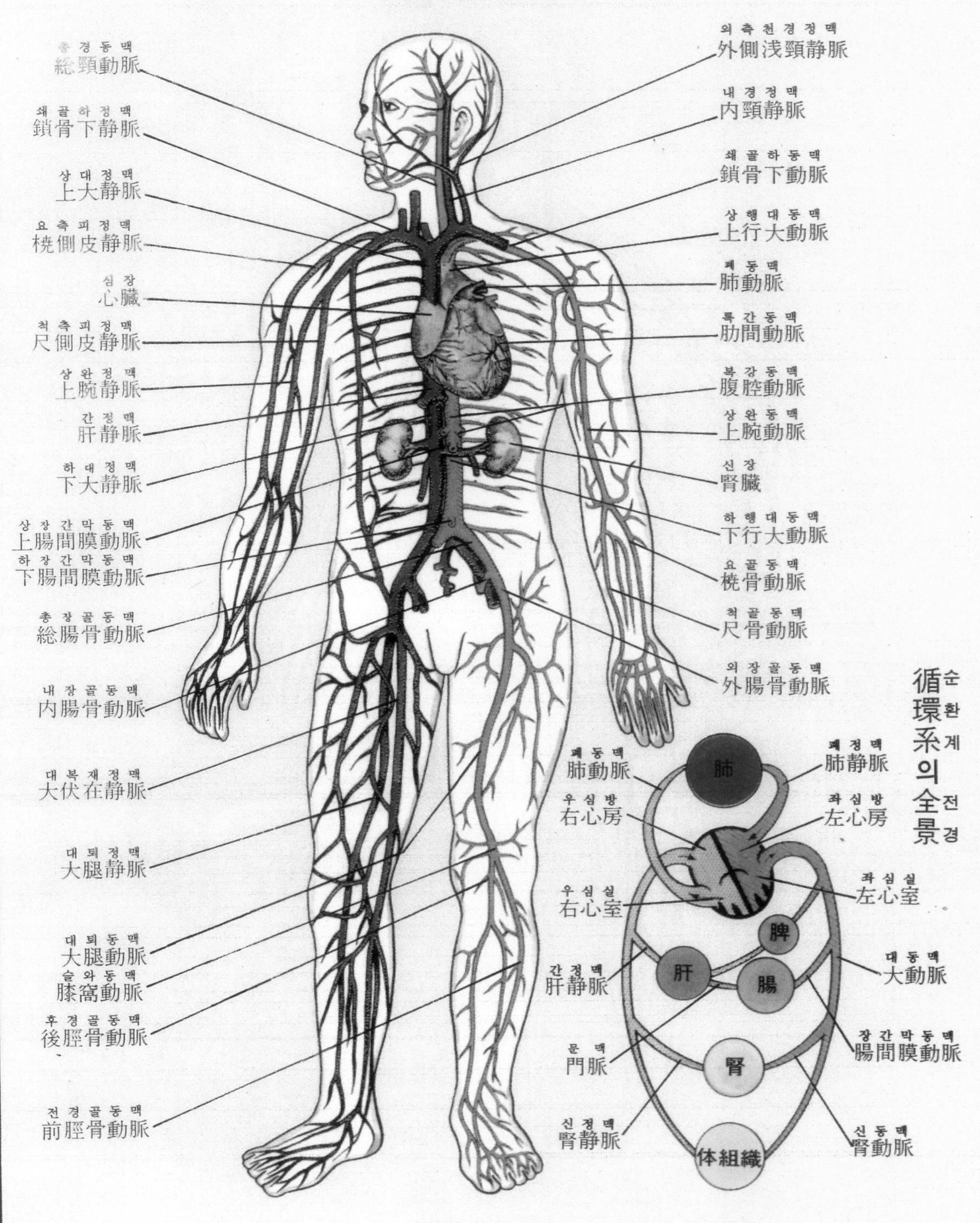

맥관계 전경
脈管系의全景
총경동맥
総頸動脈
쇄골하정맥
鎖骨下静脈
상대정맥
上大静脈
요측피정맥
橈側皮静脈
심장
心臓
척측피정맥
尺側皮静脈
상완정맥
上腕静脈
간정맥
肝静脈
하대정맥
下大静脈
상장간막동맥
上腸間膜動脈
하장간막동맥
下腸間膜動脈
총장골동맥
総腸骨動脈
내장골동맥
内腸骨動脈
대복재정맥
大伏在静脈
대퇴정맥
大腿静脈
대퇴동맥
大腿動脈
슬와동맥
膝窩動脈
후경골동맥
後脛骨動脈
전경골동맥
前脛骨動脈
외측천경정맥
外側浅頸静脈
내경정맥
内頸静脈
쇄골하동맥
鎖骨下動脈
상행대동맥
上行大動脈
폐동맥
肺動脈
륵간동맥
肋間動脈
복강동맥
腹腔動脈
상완동맥
上腕動脈
신장
腎臓
하행대동맥
下行大動脈
요골동맥
橈骨動脈
척골동맥
尺骨動脈
외장골동맥
外腸骨動脈
순환계의 전경
循環系의全景
폐동맥
肺動脈
肺
폐정맥
肺静脈
우심방
右心房
좌심방
左心房
우심실
右心室
좌심실
左心室
脾
肝
腸
간정맥
肝静脈
대동맥
大動脈
장간막동맥
腸間膜動脈
문맥
門脈
腎
신정맥
腎静脈
신동맥
腎動脈
体組織

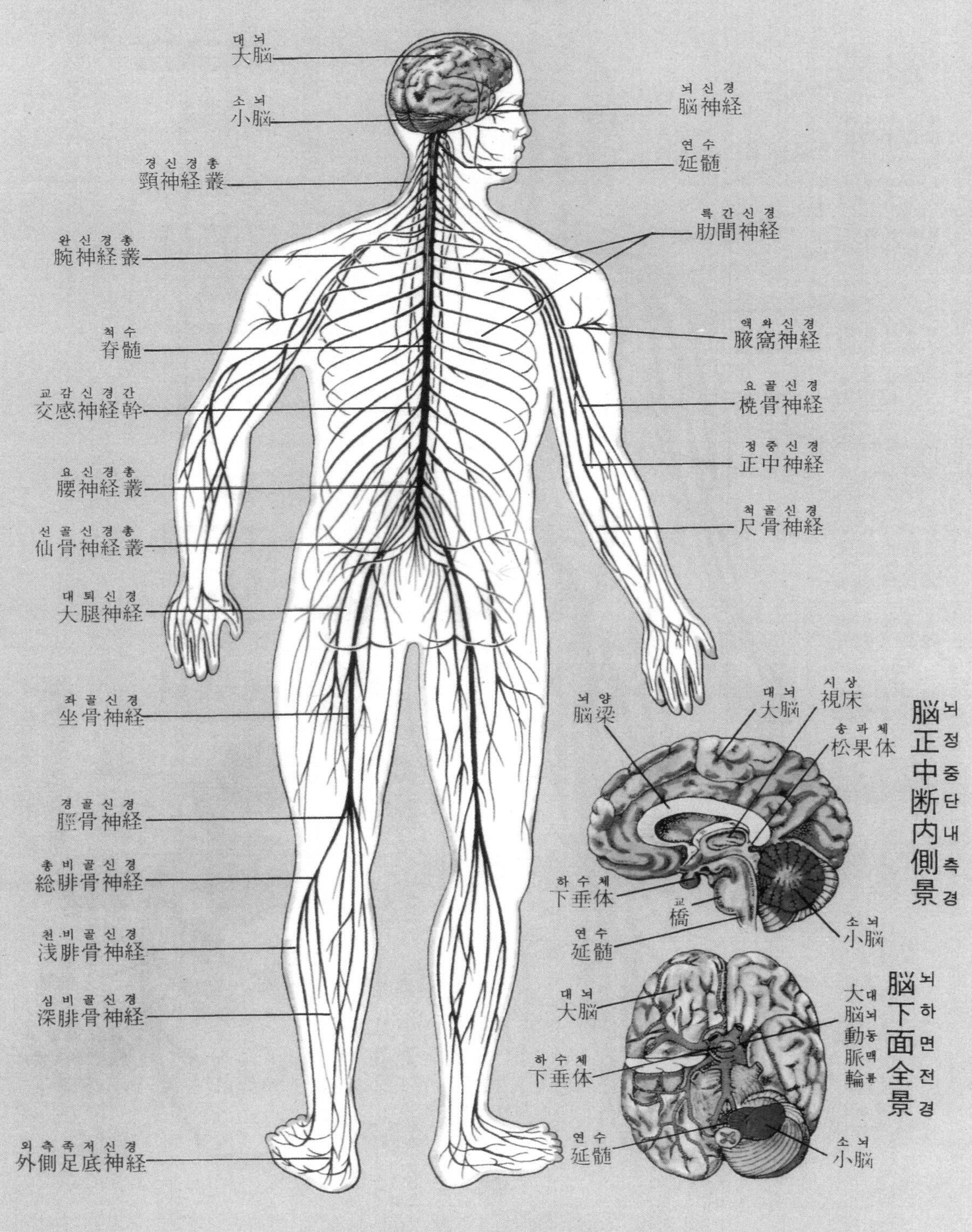

신경계 전경
神経系의全景
대뇌
大脳
소뇌
小脳
경신경총
頸神経叢
완신경총
腕神経叢
척수
脊髄
교감신경간
交感神経幹
요신경총
腰神経叢
선골신경총
仙骨神経叢
대퇴신경
大腿神経
좌골신경
坐骨神経
경골신경
脛骨神経
총비골신경
総腓骨神経
천비골신경
浅腓骨神経
심비골신경
深腓骨神経
외측족저신경
外側足底神経
뇌신경
脳神経
연수
延髄
륵간신경
肋間神経
액와신경
腋窩神経
요골신경
橈骨神経
정중신경
正中神経
척골신경
尺骨神経
뇌량
脳梁
대뇌
大脳
시상
視床
송과체
松果体
뇌정중단내측경
脳正中断内側景
하수체
下垂体
교
橋
연수
延髄
소뇌
小脳
대뇌
大脳
하수체
下垂体
대뇌동맥륜
大脳動脈輪
뇌하면전경
脳下面全景
연수
延髄
소뇌
小脳

남성골반장기
男性骨盤臟器

남성비뇨생식기 형도
男性泌尿生殖器模型図

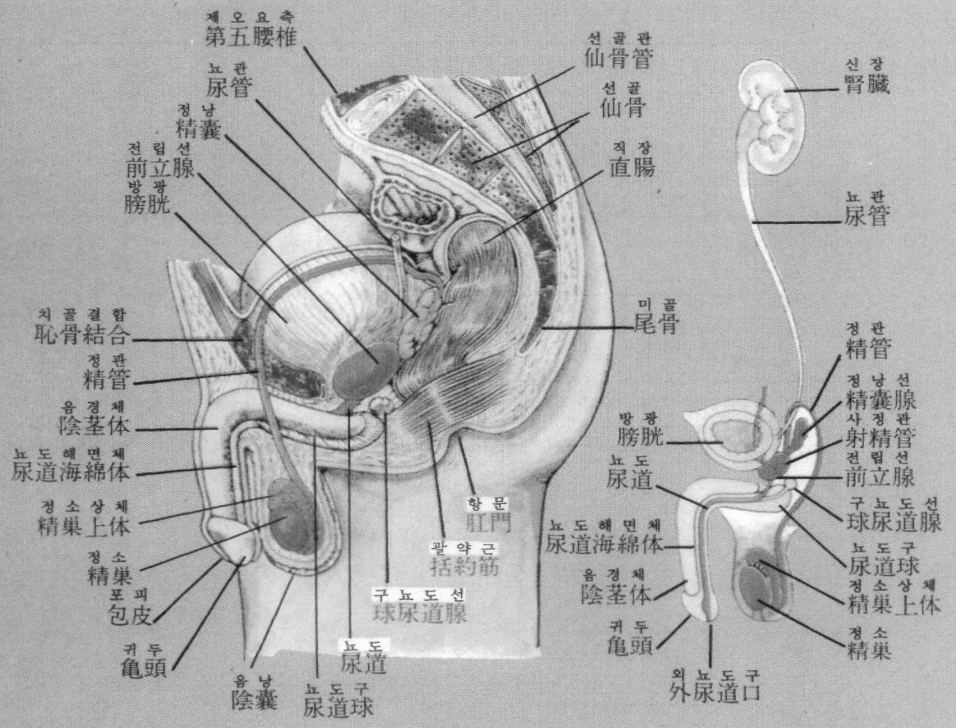

여성골반장기
女性骨盤臟器

여성비뇨생식기막형도
女性泌尿生殖器模型図

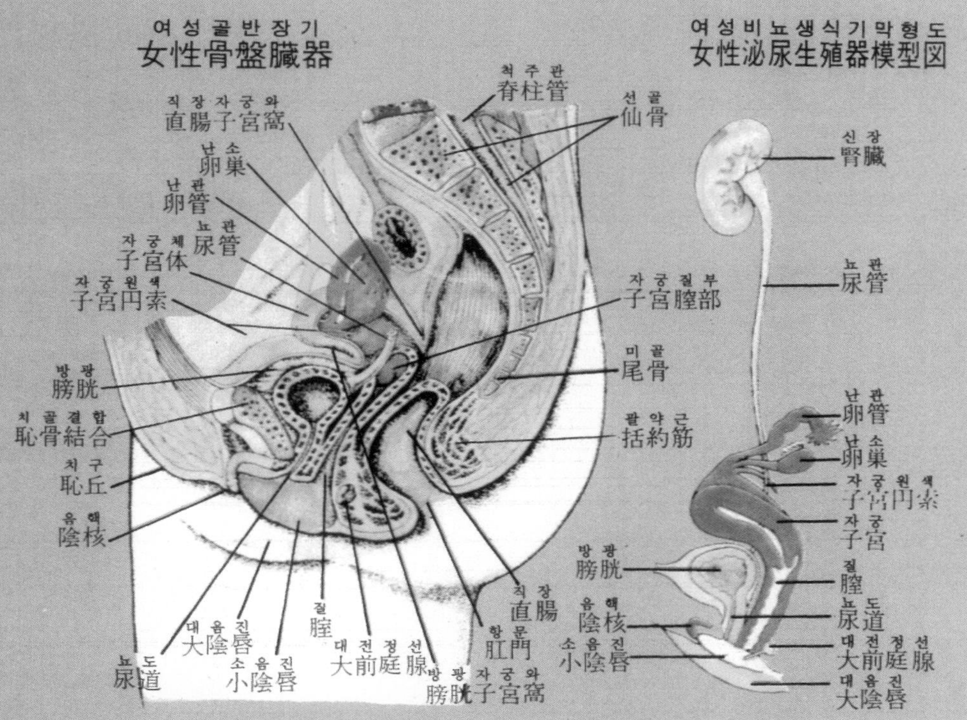

시각기 전경
視覚器의全景

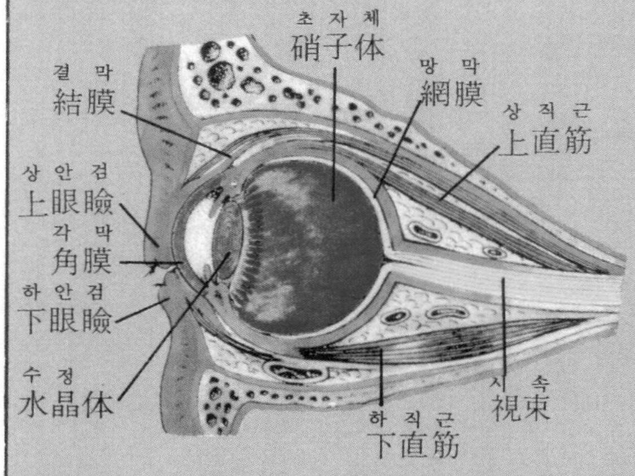

초자체 硝子体
망막 網膜
상직근 上直筋
결막 結膜
상안검 上眼瞼
각막 角膜
하안검 下眼瞼
수정 水晶体
하직근 下直筋
시속 視束

경부내장 전경
頸部内臓의全景

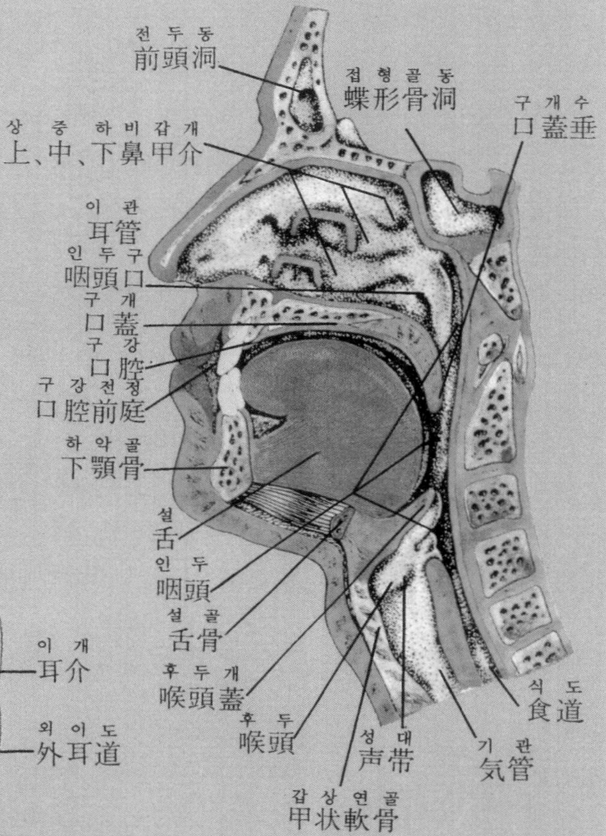

전두동 前頭洞
접형골동 蝶形骨洞
구개수 口蓋垂
상 중 하비갑개 上、中、下鼻甲介
이관 耳管
인두구 咽頭口
구개 口蓋
구강 口腔
구강전정 口腔前庭
하악골 下顎骨
설 舌
인두 咽頭
설골 舌骨
후두개 喉頭蓋
후두 喉頭
성대 声帯
갑상연골 甲状軟骨
기관 気管
식도 食道

평형청각기 전경
平衡聴覚器의全景

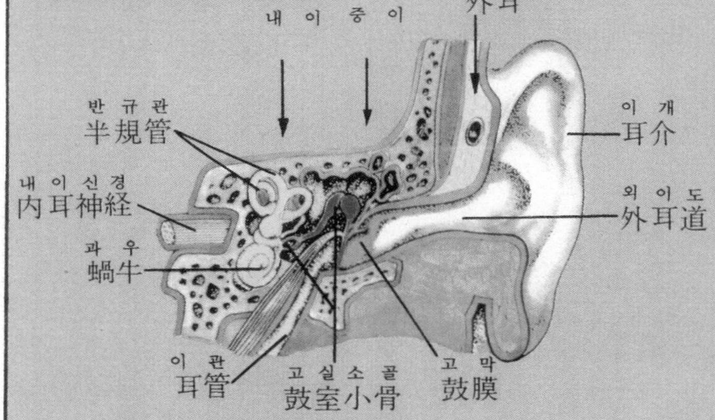

외이 外耳
내이 중이
반규관 半規管
이개 耳介
내이신경 内耳神経
외이도 外耳道
와우 蝸牛
이관 耳管
고실소골 鼓室小骨
고막 鼓膜

머 리 말

국민 개개인의 건강은 그 사람 혼자만의 문제라고 생각지는 않습니다. 그것은 우리 가정, 더 나아가서는 우리 사회의 건강과 밀접한 관계에 있습니다.

그러므로 병을 치료하고 건강을 유지시키는 일은 의사나 그밖의 의료기관에 종사하는 자들의 일이라 생각하지만 이들의 기술을 합리적으로 활용하고 의료기관이나 공중시설을 용이하게 이용하기 위해서는 의학의 수준을 한층 높일 필요가 있다고 봅니다.

뿐만 아니라 간단한 질병에 대해서는 가정에서 합리적인 조기치료를 실시한다면 병세가 더이상 악화되지 않고 그대로 치유되는 경우도 있고 병원에 가게 되는 경우에도 보다 수월하게 치료가 될 것이므로 그만큼 시간과 수고를 아끼게 될 뿐만 아니라 물질적·정신적인 면에서 도움이 될 것입니다.

이처럼 가정에서의 조기요법이 매우 중요한데도 불구하고 오늘날 서구문화가 전파되면서부터 차츰 고래(古來)의 문화를 경시하고 신문학을 중시한 나머지 우리나라의 한방의학은 청산(青山) 속에 묻힌 옥(玉)이 되어 있으나 이미 의학의 선진국에서는 그 옥을 발굴하여서 현대 과학으로 규명하여 입증이 되었고 의술의 총아(寵兒)로서 새로운 의술, 장래성 있는 의술로 그 참된 가치를 인정받아 가고 있는 것이 사실이며 이러한 추세에 발맞추어 한방의학은 종합의학으로서 마치 찬연한 태양의 존재와 같이 군림하고 있는 실정입니다.

더욱이 20세기가 끝나가고 새로운 세기를 맞으려고 하는 이 시점에서 세계의 사조(思潮)가 동양문화를 검토하고자 고전의 연구와 사색(思索)에 집중됨에 따라 한방의학의 연구가 본궤도에 올라서 나날이 왕성하여 가고 있습니다. 이 중에서도 한의학 연구에 뜻을 둔 사람으로 하여금 향우지탄(向隅之歎)을 일으키게 하며, 더욱이 우리 민족문화의 자랑이며 한방의학의 원전(原典)인 허준(許浚 : 선조대왕의 어의)의 「동의보감(東醫寶鑑)」은 국보적인 저술서로서 우리나라는 물론 일본, 중국 등에서 계속 간행하여 역수출은 물론이고 의학도의 필독서로 각광을 받고 있습니다. 특히 이 책은 중국 명나라 때 이시진(李時珍)의 「본초강목(本草綱目)」과 쌍벽을 이루고 있는 것은 세상 사람들이 이미 잘 알고 있는 사실입니다.

그러나 본래 한방의학이란 어려운 한자와 전문적인 술어(述語)로 구성되어 있으므로 이해하기가 매우 어려워서 많은 사람에게 어필하지 못하고 또한 널리 보급되어 있지 않아 많은 사람의 건강과 질병치료 및 예방에 그다지 도움을 주지 못한 것은 사실이며, 특히 우리나라에서 이에 관한 체계적인 집대성을 이루지 못한 점은 유감이 아닐 수 없습니다. 또한 구전(口傳)에 의해 알려지는 것이나 부분적으로 설명된 책자들이 있기는 해도 체험이 없이 꾸며진 이론적인 것으로서 그 효과에 대한 확고한 보장이 없기 때문에 일반인들에게 호응을 받지 못하고 있는 것이 현실이며, 전문서적들이 시중에 여러 종류 나와 있으나 우리나라가 광복 이후 한글 전용관계로 대다수의 국민이 한문에 대하여 면장(面墻)의 감이 적지 않은 것이 오늘날의 실정입니다.

이를 충분히 감안하여 이번에 도서출판 한국학자료원 에서는 국내에서 최초로 사진식자를 이용하여 완전한 국역판으로 가로조판을 단행하여 많은 난해한자와 어려운 술어들을 보기에 편하고 이해하기 쉽도록 오랜 시일에 걸쳐 신중하게 편집을 시도하여 자신을 가지고 실제로 가정에서 활용할 수 있도록 제작하였습니다. 따라서 본 「동의보감」은 각 가정에서는 꼭 필요한 책이 되리라 생각됩니다.

예컨대 어떤 질병이 발생하게 되었을 때 개개인의 경제사정이나 형편으로 인해 주저하게 되는 경우가 생기는데 그때마다 본「동의보감」의 요법을 실시하면 큰 효과를 보게 되리라 의심치 않고, 또한 약물남용으로부터 야기되는 막심한 피해를 줄이게 될 뿐만 아니라 약물중독을 예방하는 데에도 도움이 될 것입니다.

끝으로 본「동의보감」의 특색을 살펴보면, 철저한 저항요법을 위주로 하여 체외로부터 실시하는 수술이나 투약과 같은 것보다 여러가지 자연요법·일광요법·식이요법·단식요법·운동요법·마찰요법·침구요법 등의 활용방법이 합리적으로 총망라되어 있다는 것입니다. 그러므로 본 책을 널리 활용한다면 현대의학으로는 치료하기 어려운 난치병도 큰 효과를 보게 될 것이며, 본 책에 기술되어 있는 모든 방법이 그대로 받아들여 활용될 것으로 믿고 오직 좋은 책을 보급시키고자 하는 일념에서 감히 이와 같은 책을 출간하는 바입니다.

아무쪼록 널리 활용하여 온 국민의 건강관리에 적으나마 보탬이 되어 보건장수하기를 바라는 마음 간절합니다.

도서출판 한국학자료원

감수사(監修辭)

우리나라의 보건정책(保健政策)은 양의학(洋醫學)과 한의학(韓醫學)을 병립(並立)하여 발전시킴으로써 양의학의 모순성(矛盾性)을 한의학이 보완하고 한의학의 부족함을 양의학이 도와 국민보건(國民保健)에 지대한 공헌을 할 수 있도록 만든 것은 세계에 자랑할 수 있는 명견(明見)이라 아니할 수 없다.

더욱이 1987년 2월부터는 국민의 여망에 따라 한의학(韓醫學)도 양의(洋醫)와 같이 의료보험제도를 실시하여 한의학의 존재 가치를 빛나게 하였으니 이제 국민들은 경제적인 면에 구애받지 않고 양의에서 치료불가(治療不可)한 병은 한의치료를 받을 수 있고 또 한의치료로서 어려운 병은 양의치료를 받을 수 있게 되었다.

요즈음 의학계(醫學界)의 동향을 살펴보면, 환자들은 우선 급한 병이 갑자기 발생하게 되면 일차(一次)로 양의치료를 받고 불가(不可)할 때 한의치료를 받는 경향으로 흐르고 있다. 이러한 점에서 볼 때 한의(韓醫)에게 주어진 짐은 어느 때보다도 크다고 하지 않을 수 없다. 이러한 때에 한의학계(韓醫學界) 일각(一角)에서는 한의학에 내재되어 있는 법칙을 찾지 못하고 또 풀지 못하여 자의대로 해석하거나 용약(用藥)하는 사례가 있는가 하면 한의학의 본지(本旨)와 어긋나는 양진한치(洋診韓治)를 논하는 의(醫)가 있기도 하고 한의학의 정통성을 알지 못하고 한양방일원화(韓洋方一元化)를 주장하는 이도 있다고 한다. 또한, 한의학이 완벽한 과학임에도 불구하고 실험만이 과학인 줄 알고 한방의 과학화를 주장하는 이도 있으니 어찌 웃어 넘길 수 있겠는가. 이러한 움직임은 한의학의 정의를 정립하지 못했거나 과학에 대한 개념을 잘못 인식하는 데 연유(緣由)하지 않는 것이 아닌가.

이러한 시기(時期)에 도서출판 한국학자료원 에서는 십년여(十年餘)에 걸친 노력 끝에 현대감각에 맞게 편집체제(編輯体制)를 새롭게 하여 누구나 알기 쉽게 읽을 수 있도록 한문(漢文)을 우리말로 고쳐 우리나라 한의학계에 자랑이고 위대한 학문인 「동의보감(東醫寶鑑)」을 출판(出版)하게 된 것은 정통성(正統性)을 확인하는 면(面)에서나 완벽한 과학서(科學書)로서의 재(再)음미를 다지는 데 큰 의의가 있다고 생각된다.

의술(醫術)이란 글이 없이는 후대(後代)에 이어지지 못하고 글을 가름하지 않으면 자상하지 못하여 잡기를 널리하지 않으면 진리(眞理)가 명확(明確)하지 않고 퍼뜨리기를 널리하지 않으면 혜택(惠澤)이 없는지라 이러한 왕(王)의 뜻에 따라 광해군 5년(光海君五年 : 西紀 1613年)에 출간(出刊)된 「동의보감(東醫寶鑑)」은 80여종(八十餘種)의 방서(方書)를 모두 모아서 군서(群書)를 절충(折衷)하여 근본(根本)을 찾고 연원을 따지고 강령(綱領)을 세워 조목(條目)을 제시하여 상세하면서 복잡하지 않게 집약(集約)하되 포괄(包括)되지 않은 것이 없도록 정성(精誠)을 다해 만들어진 것이다.

그러나 한의학은 한마디로 어려운 학문이다. 자연 그대로 한의학은 불변(不變)하는 것이 진리(眞理)가 아니고 변화(變化)하는 것을 진리로 삼았다. 과학의 대상이란 어디에서나 사실을 말한다. 인간의 형(形), 색(色), 맥(脈)은 사실(事實)이다. 그리고 다종(多種)하고 다양(多樣)하다. 이것이 인간(人間)의 생(生), 사(死), 성(盛), 쇠(衰), 소장(消長)하는 것이 내외조건(內外條件 : 공간, 시간, 장소, 방위)에 따라 어떻게 변화하는 것인가를 구명(究明)하였기 때문이다.

한의학(韓醫學)의 근원(根源)인 「내경(内經)」에서부터 시작되었다는 것은 완전하고도 완벽한 학문임을 뜻하는 것이다. 「내경(内經)」은 황제(皇帝)와 기백(箕伯)과의 대담(對談)으로 구성되어 있다. 이들 성인(聖人)들의 말씀을 성인이 되기 전에는 속인(俗人)으로서는 이해할 수가 없다. 우리가 성인들의 본뜻을 안다는 것은 속인의 굴레를 벗어 성인경(聖人境)에 입(入)하기 전에는 한의학을 다루기가 힘이 든다는 뜻이 된다. 고(故)로, 한의사(韓醫師)는 한의학을 다루기에 앞서 자기모순을 찾아 그를 배제(排除)하여 완벽(完璧)에 가까운 인간이 되어야 비로소 한의학을 다룰 수 있다는 뜻이 된다.

한의학은 사실(事實)을 자연(自然) 그대로 보고 그 사실에 대한 것을 논리학적으로 구명(究明)할 줄 알아야 한다. 과학이란, 사실(事實)의 관찰(觀察)에서부터 시작하여 통체(統体)와 부분(部分), 연석(演繹)과 귀납(歸納), 가설과 구성, 분석과 실험 등 논리적 수단을 구사(構思)하여 사물의 구조와 사상간(事象間)의 법칙을 파악하여 각 분야별로 계통적(系統的)인 인식(認識)을 만들어 내야 하기 때문이다.

「동의보감(東醫寶鑑)」이 의서(醫書)로서 훌륭한 국보적(國寶的)인 존재(存在)를 지니고 있다는 것은 상기(上記)한 어려운 점을 잘 풀어쓸 수 있도록 내용(内容)을 풍만(豊滿)하게 그리고 간명(簡明)하게 정리해 놓았기 때문이다. 뿐만 아니라 일반(一般) 사람에게도 없어서는 안될 꼭 필요한 가정의서(家庭醫書)이다.

요사이 사회일각(社會一角)에서는 병이 나면 무작정 약(藥)을 먹어 약해(藥害)를 입는 것을 종종 본다. 또 어떤 것이 건강이나 병에 좋다고 하면 무조건 취식(取食)한다. 운동 또한 자기 몸에 좋은지 나쁜지를 분간하지 않고 요사스럽고 호기심이 가면 받아들인다. 의학(醫學)의 근거가 있는지, 있다면 어떻게 효능을 지니고 있는지 생각해 볼 필요가 있다. 또한 병이 나면 약을 먹는다. 약으로 건강이 회복되지 않으면 운동으로 병을 고치려고 노력한다. 이것이 요즈음 사회적 흐름이다. 천리(天理)에 역행(逆行)하는 것이 된다.

그러기에 일반(一般) 사람에게도 병이 났을 때 양생(養生) 및 도인법운동(導引法運動)으로 건강(健康)을 회복하는 방법을 명기(明記)했고, 그래도 병이 낫지 않거나 회복되지 못하면 음식으로 병을 고치도록 그의 구체적인 방법을 제시(提示)했으며 그래도 건강이 회복되지 않으면 침(鍼)이나 약(藥)으로 전문의에게 치료를 상담할 수 있도록 구성되어 있다. 이 책을 연구해 보면 한의학이 경험(經驗)의학만은 아니라고 볼 수 있다. 또한의학을 비과학이라고 말하는 사람들의 말을 부정(否定)하게 된다. 한의학은 이론(理論)과 실제(實際)가 맞는 학문이다. 이론과 실제가 맞아야 병리(病理)를 추구(追求)할 수 있고 또 병이 고쳐진다. 그러기에 이 책은 실증적이고도 합리적인 인식(認識)과 그 효과를 지니고 있는 가장 완벽(完璧)한 명서(名書)이다. 그러나 아무리 좋은 책이라 하더라도 책을 읽고 숙독(熟讀)하는 데 마음가짐을 바르게 가지지 않고서는 좋은 구슬이라도 꿸 수가 없다. 예(例)를 들면 금(金)을 손에 쥐어주어도 받는 사람이 금으로 생각하지 않고 돌로 생각한다면 무익(無益)한 것이며 금을 지녔다 하더라도 쓸 데에 쓸 줄 모르는 사람은 그 가치(價値)를 발견(發見)하지 못할 것이다.

첫째, 심신합일(心身合一)로 사물(事物)을 바르게 보고 바르게 느끼고 바르게 판단할 능력을 갖춘다. 둘째, 심신합일(心身合一)로 사물(事物)의 여건성립(與件成立)에 따라 상응(相應)해 갈 수 있는 임기응변적(臨機應變的)인 지혜(智慧)를 갖춘다. 셋째, 심신합일(心身合一)로 정(精)・기(氣)・신(神)을 배양(培養)하여 천리(天理)에 역행(逆行)하지 않고 천수(天壽)를 다해야 한다.

이상(以上)의 삼훈(三訓)을 명심하여 이 서책(書册)을 자기 것으로 만들려고 노력한다면 도관(道觀)이 필(必)히 확립(確立)되며, 또 사회에 유익한 사람이 될 수 있음을 자신(自身)하면서 감수를 하는 바이다.

現在 暻園大學校 韓醫科大學 學長
韓醫學博士
醫學博士 具本泓

❋ 총목차(總目次) ❋

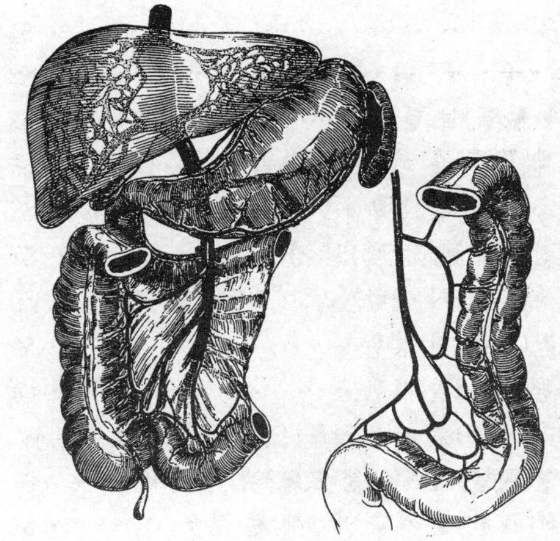

내경편(內景篇) (1)

1. 신형(身形)

양노(養老)하는 방법

2. 정(精)

3. 기(氣)

4. 신(神)

내경편(內景篇) (2)

5. 혈(血)

6. 몽(夢)

7. 성음(聲音)

8. 언어(言語)

9. 진액(津液)

10. 담음(痰飮)

내경편(內景篇) (3)

11. 오장 육부(五臟六腑)

12. 간장(肝臟)

13. 심장(心臟)

14. 비장(脾臟)

15. 폐장(肺臟)

16. 신장(腎臟)

17. 담낭(膽囊)

18. 위(胃)

19. 소장(小腸)

20. 대장(大腸)

21. 방광(膀胱)

22. 삼초(三焦)

23. 포(胞)

24. 충(蟲)

내경편(內景篇) (4)

25. 소변(小便)

26. 대변(大便)

외형편(外形篇) (1)

1. 두(頭)

2. 면(面)

3. 안(眼)

외형편(外形篇) (2)

4. 이(耳)

5. 비(鼻)

6. 구설(口舌)

7. 아치(牙齒)

8. 인후(咽喉)

9. 경항(頸項)

10. 배(背)

외형편(外形篇)(3)

11. 흉(胸)

12. 유(乳)

13. 복(腹)

14. 제(臍)

15. 요(腰)

16. 협(脇)

17. 피(皮)

18. 육(肉)

19. 맥(脈)

20. 근(筋)

21. 골(骨)

외형편(外形篇) (4)

22. 수(手)

23. 족(足)

24. 모발(毛髮)

25. 전음(前陰)

26. 후음(後陰)

잡병편(雜病篇) (1)

1. 천지운기(天地運氣)

2. 60세 운기의 주객과 민병

3. 심병(審病)

4. 변증(辨證)

5. 진맥(診脈)

6. 용약(用藥)

7. 토(吐)

8. 한(汗)

9. 하(下)

잡병편(雜病篇) (2)

10. 풍(風)

11. 한(寒) (상)

잡병편(雜病篇) (3)

12. 한(寒) (下)

13. 서(暑)

14. 습(濕)

15. 조(燥)

16. 화(火)

잡병편(雜病篇) (4)

17. 내상(內傷)

18. 허노(虛勞)

잡병편(雜病篇) (5)

19. 곽란(霍亂)

20. 구토(嘔吐)

21. 해수(咳嗽)

잡병편(雜病篇) (6)

22. 적취(積聚)

23. 부 종(浮腫)

24. 창 만(脹滿)

25. 소 갈(消渴)

26. 황 달(黃疸)

잡병편(雜病篇) (7)

27. 해 학(痎瘧)

28. 온 역(瘟疫)

29. 사 수(邪祟)

30. 옹 저(癰疽) (상)

잡병편(雜病篇) (8)

31. 옹 저(癰 疽) (하)

32. 제 창(諸 瘡)

잡병편(雜病篇) (9)

33. 제 상(諸傷)

34. 해 독(解毒)

35. 구 급(救急)

36. 괴 질(怪疾)

37. 잡 방(雜方)

38. 제법(諸法)

잡병편(雜病篇) (10)

39. 부 인(婦人)

잡병편(雜病篇) (11)

40 소아(小兒)

탕액편(湯液篇) (1)

1. 탕액서례(湯液序例)

2. 수부 (水部)(三十三種)

3. 토 부(土部) (十八種)

4. 곡부 (穀部)(一百七種)

5. 인.부(人 部)(二十三種)

6. 금부(禽部) (一百七種)

7. 수부(獸部)(二百三十六種)

탕액편(湯液篇) (2)

8. 어부(魚部) (五十三種)

9. 충부(蟲部) (九十五종)

10. 과부(果部)(九十一種)

11. 채부(菜部)(一百二十二종(種))

12. 초부(草部)(상) (七十九종(種))

탕액편(湯液篇) (3)

1. 초부(草部) (하) (一百八十八종)

2. 목 부(木部) (一百五十六종(種))

3. 옥 부(玉部) (四종(種))

4. 석 부(石部) (五十五종(種))

5. 금부(金部) (三十三종(種))

침구편(鍼灸篇)

1. 침구(鍼灸)

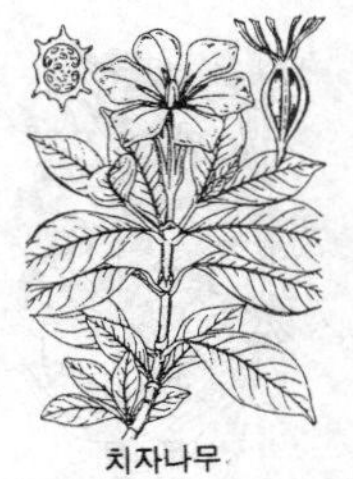
치자나무

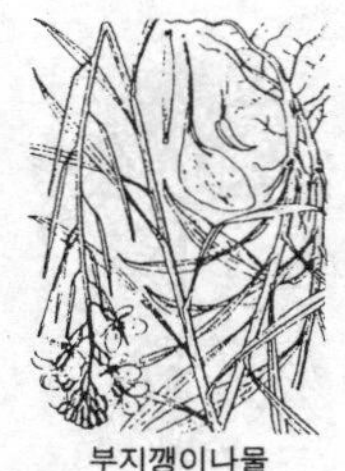
부지깽이나물

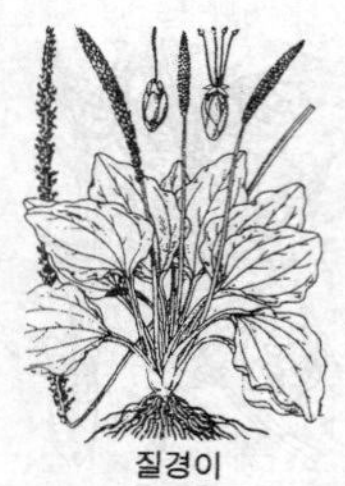
질경이

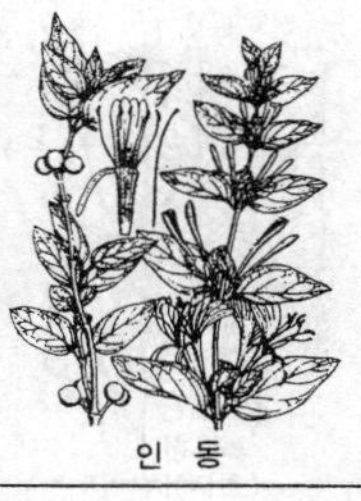
인 동

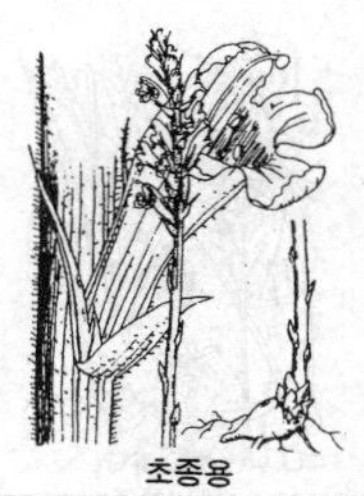
초종용

身形藏府圖

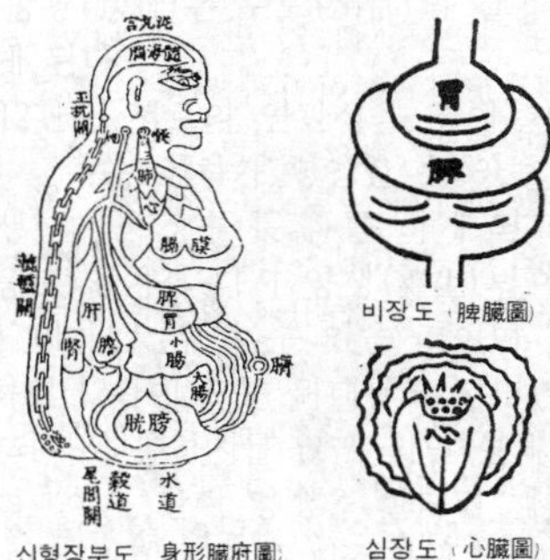
비장도 (脾臟圖)

신형장부도 身形臟府圖

심장도 (心臟圖)

내경편(內景篇) (一)

※ 신형장부설(身形臟腑說)에는

손진인(孫眞人)이 말하기를, 사람은 하늘과 땅 사이에서도 가장 영귀(靈貴)한 존재가 되며 둥근 머리는 하늘을 상징(象徵)하고, 모난 발은 땅을 상징한다 하였으며, 하늘에는 사시(四時)가 있듯이 사람의 몸에는 사지(四肢)가 있으며 또한 하늘에는 오행(五行)이 있듯이 사람의 몸속에는 오장(五臟)이 있으며, 하늘에는 육극(六極)이 있듯이 사람 몸에는 육부(六腑)가 있으며 하늘에는 팔풍(八風)이 있듯이 사람 몸에는 팔절(八節)이 있으며, 하늘에는 구성(九星)이 있듯이 사람 몸에는 구규〔九竅 : 아홉개 구멍〕가 있으며, 하늘에는 십이시(十二時)가 있듯이 사람 몸에는 십이경맥(十二經脈)이 있으며, 하늘에는 이십사기(二十四氣)가 있듯이 사람 몸에는 이십사유(二十四兪)가 있으며, 하늘에는 삼백육십오도(三百六十五度)가 있듯이 사람 몸에는 삼백육십오골절(三百六十五骨節)이 있으며, 하늘에는 일월(日月)이 있듯이 사람 몸에는 양눈〔眼目〕이 있으며, 하늘에는 주야(晝夜)가 있듯이 사람에게는 오매(寤寐)가 있으며, 하늘에는 뇌전(雷電)이 있듯이 사람은 희노(喜怒)가 있으며, 하늘에는 우로(雨露)가 있듯이 사람은 체읍(涕泣)이 있으며, 하늘에는 음양(陰陽)이 있듯이 사람은 한열(寒熱)이 있다.

땅속에는 천수(泉水)가 있고 사람 몸속에는 혈맥(血脈)이 있다. 땅위에는 초목(草木)과 그 속에는 금석(金石)이 있듯이 사람에게는 모발과 치아가 있는 것이다. 모든 것들은 사대•오상(四大五常)이 묘한 조화속에서 성형(成形)이 되었다.

주단계(朱丹溪)는 말하기를, 모든 사람의 형체가 긴 편이 짧은 편만 못하고 큰 편이 작은 편만 못하고 살찐 편이 여윈 편만 못하며, 흰 편이 검은 편만 못하고 연(嫩)한 편이 창(蒼)만 못하며 엷은 편이 두터운 편만은 못한 것이다. 더욱이 살찐 사람에게는 습(濕)이 많고 여윈 사람에게는 화(火)가 많으며, 흰 피부의 사람은 폐기(肺氣)가 약하고 검은 피부의 사람은 신기(腎氣)가 족(足)하므로 사람들은 나름대로 형색이 다르고 장부(臟腑)도 다른 것이며, 외형은 비록 꼭 같다 해도 치료방법에는 사람에 따라서 다르다고 한다.

一. 신 형(身形)

1. 형기(形氣)의 시작에는

건착도(乾鑿度)에 이르기를, 하늘의 형체는 건(乾)으로부터 생겨 났고 건은 태역(太易)•태초(太初)•태시(太始)•태소(太素)로 이루어졌으며, 태역(太易)은 기(氣)가 생기기 이전이므로 태초(太初)는 기(氣)의 처음이 되고, 태시(太始)는 형의 처음이 되고, 태소(太素)는 질(質)의 처음이 되며, 형기(形氣)가 이미 갖추어졌기 때문에 아(痾)가 생기게 되고, 아(痾)는 채(瘵)가 되었고 채(瘵)가 변해서 병이 되는 것이나 병은 이로 인해 싹트게 되는 것이라 하였고, 사람은 태역(太易)에서 시작되고 병은 태소(太素)에서 시작된다고 하였다.

형기(形氣)가 갖추어지지 않으면 홍몽(鴻濛)이라 하며, 형기가 이미 갖추어지면 혼륜(混倫)이라고 하였다. 〈參同契註〉

주역(周易)에서는 역(易)이 있어 「태극(太極)이 양의(兩儀)를 낳는다」하였고, 여기에서 역(易)은 즉 홍몽(鴻濛)이 되며, 태극, 즉 혼륜(混倫)이 된다. 건곤(乾坤)은 태극이 변한 것, 즉 이것을 합하면 태극이 되고 태극을 나눔으로써 건곤(乾坤)이 되며 건곤(乾坤)을 합해서 혼륜(混倫)이라 하였고 다시 나누어 말하면 천지(天地)라 한다.

열자(列子)에 이르기를, 「태초(太初)는 기(氣)의 처음이 되고 태시(太始)는 형(形)의 처음이 된다」하였으니 모두가 이와 같이 일맥상통하는 말이 된다.

2. 잉태(孕胎)의 시작에는

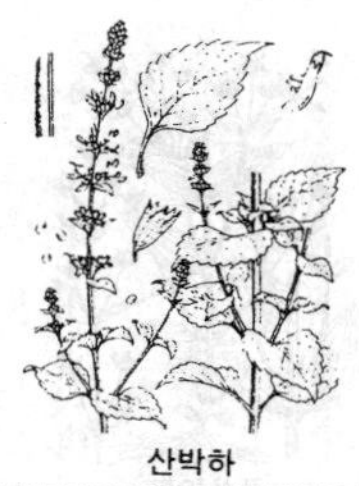
산박하

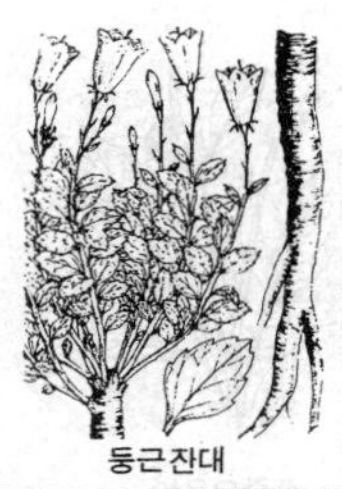
둥근잔대

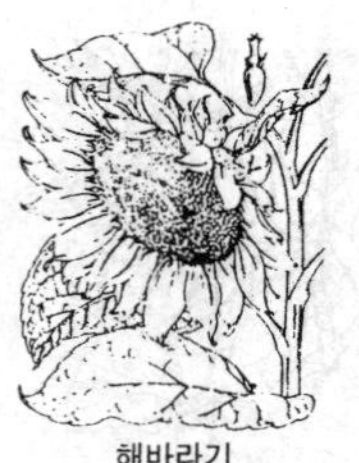
해바라기

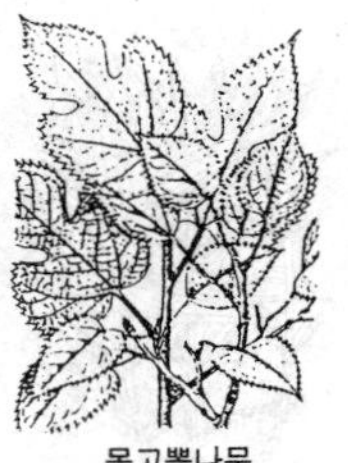
몽고뽕나무

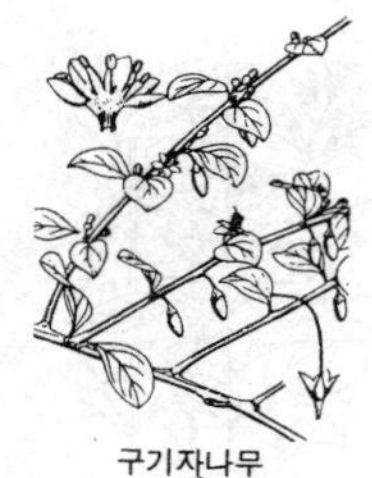
구기자나무

성혜방(聖惠方)에 이르기를, 천지(天地)의 정기(精氣)는 만물(萬物)의 형체로 변화되고 부(父)의 정기는 혼(魂)으로 되고 모(母)의 정기는 백(魄)으로 되어서, 잉태가 되면 첫달에는 우유(牛乳)의 낙(酪)과 같은 모양으로 응결(凝結)이 되고 2개월이 되면 과실과 같은 오얏열매〔李〕와 비슷하고, 3개월이 되면 사람의 형상이 대략 갖추어지면서 4개월이 되면 남녀로 구분이 되고, 5개월이 되면 근골(筋骨)이 형성되면서 6개월이 되면 털이나고, 7, 8개월이 되면 혼백이 놀면서 좌우의 손을 움직이게 되고, 9개월이 되면 몸을 세 번 굴리게 되며, 10개월이 되면 체구가 만족하여 모자(母子)로 구분이 된다. 그중에서도 달을 지나서 낳는 아이는 부귀와 장수(長壽)를 겸하게 되고, 10달을 채우지 못하고 낳는 아이는 빈천(貧賤)·요사(夭死)한다고 하였다.

상양(上陽)자가 말하기를, 사람은 처음 기(氣)를 받고 9일이 되면 음양(陰陽)이 대략 정해지고 49일이 되면 비로소 잉태가 시작되고, 그뒤 7일마다 한번씩 변하게 되니 만 306일과 만 296일 안에 출생하는 아이는 모두가 상기(上器)에 들게 되고, 286일과 266일 안에 출생하는 아이는 모두가 중기(中器)에 들게 되며, 256일과 246일 사이에 출생하는 아이는 하기(下器)가 된다고 하였다. 〈上陽子〉

대략 천간(天干)은 갑(甲)과 사(巳)가 반드시 합해야 생(生)하게 되고 지지(地支)는 축(丑)과 자(子)가 반드시 합해야 육성(育成)이 되며 이것이 천지의 합덕(合德)에서 사람을 낳게되는 이치가 된다. 그래서 9월에 신(神)이 배포(拜布)하여 기가 충만되면 태(胎)가 완전하게 되고 다시 10월에 회태(懷胎)를 하게 되니, 이것이 천지의 덕과 기가 합한 뒤에 낳게 되는 이유가 된다. 즉, 10월회태(月懷胎)의 뜻은 잉태(孕胎)라고 해석하는데 여기에서 말한 문맥(文脈)대로 보면 그렇다고 보기는 어렵고, 아이를 출산하여 품속에 품는다고 밖에는 볼 수 없다.

3. 4대(四大)의 성형(成形)의 경우

석민론(釋民論)에 이르기를, 지(地)·수(水)·화(火)·풍(風)이 서로 화합하여 사람의 근골(筋骨)과 기육(肌肉)이 이루어진다고 하였으니 근골(筋骨)과 기육(肌肉)은 땅〔地〕에 속하게 되고, 정혈(精血)과 진액(津液)은 수(水)에 속하게 되며, 호흡과 온난(温暖)은 화(火)에 속하게 되고 영명(靈明)과 활동은 풍(風)에 속하게 된다는 것이다. 그리하여 바람이 그치게 되면 기(氣)가 끊기게 되고 화(火)가 없어지게 되면 신체가 한냉(寒冷)해지며, 수(水)가 고갈된다면 혈(血)이 마르게 되고 토(土)가 흩어진다면 신형(身形)도 흩어지게 된다. 〈釋民論〉

상양자(上陽子)가 말하기를, 발(髮)·치(齒)·골(骨)·갑(甲)은 땅〔地〕에서 빌렸고 체(涕)·정(精)·혈액은 물에서 빌렸으며, 온(温)·난(暖)·조(燥)·열(熱)은 불〔火〕에서 빌렸고 영명(靈明)과 활동은 바람〔風〕에서 빌린다는 것이다. 이것이 즉, 4대(四大)가 모두 조화해서 이루어지게 되는 것이다. 땅이 성하면 뼈(骨)가 금(金)과도 같고 물이 성하면 정(精)이 옥(玉)과도 같으며, 불이 성하면 기가 구름과도 같으며 바람이 성하면 지혜가 산과도 같다고 하였다. 〈上陽子〉

4. 인기(人氣)가 성쇠(盛衰)할 경우

영추경(靈樞經)에 이르기를, 황제(黃帝)가 기(氣)의 성쇠(盛衰)를 물었더니 기백(岐伯)이 대답하기를, 인생은 10세가 되면 오장(五臟)이 정해지고 혈기가 통하게 되며 진기(眞氣)가 그 아래에 있어서 달리기를 잘할 것이며, 20세가 되면 혈기가 비로소 성(盛)하게 되고 기육(肌肉)이 성장하여 달아나기를 잘하며, 30세가 되면 오장이 안정되고 기육이 견고해지고 혈맥(血脈)이 성만(盛滿)해져서 걷기를 잘하고, 40세가 되면 오장육부(五臟六腑)와 12경맥(經脈)이 전부 크게 성하여 평정되고 주리(腠理)가 성기어지면서 영화(榮華)로운 것이 퇴락(頹落)하기 시작함에 따라 모발(毛髮)이 희게 되고, 기혈(氣血)이 평성(平盛)하여 동요(童謠)를 하지 못해서 단좌(端坐)하기를 좋아하고, 50세가 되면 간기(肝氣)가 쇠하여 간엽(肝葉)이 엷어지게 되니 담즙(膽汁)이 줄어들기 시작하면서 눈이 어두워지고, 60세가 되면 심기(心氣)가 쇠해지면서 근심 걱정이 많아지고 혈기가 해타(解墮)함으로 눕기를 좋아하고, 70세가 되면 비기(脾氣)가 허하여 피부가 마르게 되고, 80세가 되면 폐기(肺氣)가 쇠해져서 혼백(魂魄)이 떠나게 되니 오언(誤言)이 많아지고, 90세가 되면 신기(腎氣)가 초조하여 사장(四臟)과 경맥(經脈)이 공허(空虛)하고, 100세가 되면 오장(五臟)이 허하여 신기가 없어지고 형해(形骸)만 남아서 종년(終年)이 되는 것이 당연하다고 한다. 〈靈樞〉

소문(素問)에 이르기를, 사람은 40세가 넘으면 음기(陰氣)가 스스로 반멸(半滅)이 되니 기거(起居)가 나타(懶惰)하고, 50세가 되면 체중이 무거워지고 이목도 총면하지 못하고, 60세가 되면 음경(陰莖)이 위미(痿靡)해서

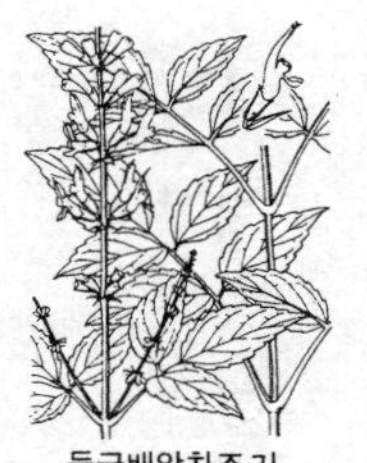
둥근배암차즈기

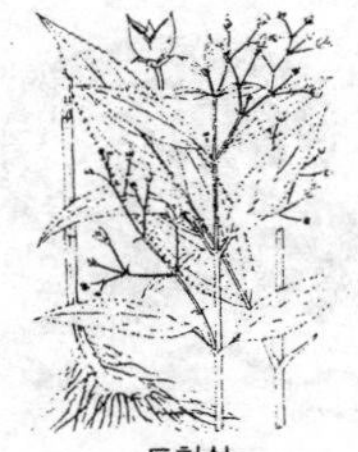
토현삼

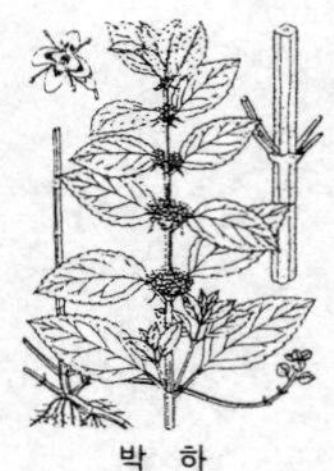
박 하

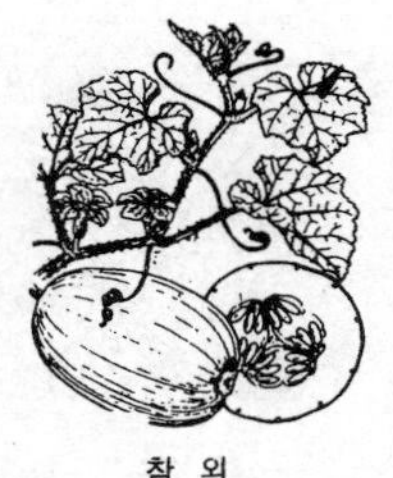
참 외

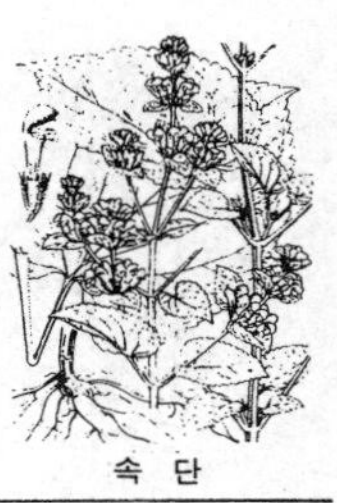
속 단

기도 쇠하고 구규(九竅)가 불리(不利)하며 하허(下虛)•상실(上實)하여 체루(涕淚)도 많아진다. 〈素問〉

5. 연로(年老)로 무자(無子)의 경우

소문(素問)에 이르기를, 황제(黃帝)가 묻기를 「사람이 늙게 되면 아이를 낳지 못하는 것은 기력이 모자라서인가? 천수(天數)가 그러한 것인가?」

기백(岐白)이 대답하기를, 여자는 7세가 되면 신기(腎氣)가 성해서 치아도 갈고 두발도 길어지며, 14세가 되면 천계(天癸)에 닿아서 임맥(任脈)도 통하게 되고 대충맥(大衝脈)도 성해서 월경도 나오게 되니 잉태(孕胎)도 할 수 있게 되고, 21세가 되면 신기(腎氣)도 평충(平衝)이 되어 어금니도 나오게 되고, 28세가 되면 근골(筋骨)도 견고(堅固)해서 모발도 완전히 길게 나오며 신체(身體)도 장성(壯盛)하고, 35세가 되면 양명맥(陽明脈)이 쇠해짐으로 얼굴이 마르고 두발도 빠지기 시작하고, 42세가 되면 삼양맥(三陽脈)이 위에서부터 쇠해지므로 안면이 마르면서 털도 희어지기 시작(始作)하고, 49세가 되면 임맥(任脈)과 대충맥(大衝脈)이 쇠하여 천계(天癸)도 말라서 지도(地道)가 통하지 않으니 형체도 이그러지고 잉태도 못하는 것이라고 한다.

남자는 8세가 되면 신기가 실(實)해져서 두발도 길어지고 이도 갈며, 16세가 되면 신기가 성해지면서 천계(天癸)에 닿게 되니 정기(精氣)도 넘쳐서 음양(陰陽)이 화(和)하게 됨으로 아이도 낳게 할 수가 있다.

24세가 되면 신기가 고르고 근골도 견강(堅強)하게 되니 어금니와 사랑니도 나며, 32세가 되면 근골이 강성(降盛)해서 기육(肌肉)도 충장(充壯)되고, 40세가 되면 신기가 위에서부터 쇠하기 시작하니 머리털과 치아가 빠지게 되고, 48세가 되면 양기(陽氣)가 위에서부터 약해지므로 안면이 마르게 되면서 모발도 희어지고, 56세가 되면 간기(肝氣)가 약해지니 근육의 활동이 나타(懶惰)해져서 천계(天癸)가 마르게 되며 정기(精氣)도 줄어들고 신장(腎臟)도 쇠해지니 형체가 모두 마르기 시작하고, 64세가 되면 이와 모발이 같이 탈락(脫落)하게 된다. 대략 신(腎)이 물을 주로 하여 오장육부의 정기를 받아서 저장하게 되니 오장(五臟)이 성하면 정기가 넘치게 되고, 오장이 약해지면 근골(筋骨)도 나타해지고 천계도 모두 마르면서 모발도 희어지고, 몸도 무겁게 되며 보행도 부정(不正)하게 되면서 아이를 낳지 못하게 된다고 하였다. 〈素問〉

6. 수명(壽命)의 차이에는

소문(素問)에 이르기를, 황제(黃帝)가 묻기를 「옛날 사람들은 100세가 넘은 사람들도 동작이 쇠퇴하지가 않았는데 요즈음 사람들은 나이 50세가 되면 동작이 쇠퇴해지고 근육도 나타(懶惰)해지니 시대의 차이 때문인가? 사람들의 섭양(攝養)이 잘못된 탓인가?」

기백(岐伯)이 답하기를, 옛날 사람들은 도(道)를 알아서 음양(陰陽)과 술수(術數)를 화(和)해서 음식을 잘 조절하고 기거(起居)의 규칙을 항상 따랐고, 노력(努力)을 헛되게 하지 않았기 때문에 형체와 정신이 모두 건실하여서 천년(天年)을 맞이하여 100세를 살았다. 그러나 요즈음 사람들은 술을 장(醬)으로 생각하여 망령된 행동을 서슴지 않고, 취한 뒤에도 입방(入房)하여 정욕을 자행(恣行)하고 있으니 정기가 고갈되고 진원(眞元)도 소모되고 절욕(節慾)도 하지 않고 신(神)의 조정도 하지 않으니 자심(自心)만의 쾌감(快感)만을 취하여 사는 즐거움과 기거(起居)에도 절제를 못하니 50세도 못되어 쇠하게 되는 것이라 하였다.

우박(虞博)이 말하기를, 「사람의 수요(壽夭)에는 각자의 천명(天命)이 있는데 그 천명(天命)은 천지의 부모로부터 받은 원기(元氣)를 말한다」고 하였다.

부(父)는 하늘이 되고 모(母)는 땅이 되며 부정(父精)과 모혈(母血)의 성쇠가 같지 않기 때문에 사람의 수요(壽夭)도 역시 각각 차이가 있다는 것이다.

선천적으로 기(氣)의 전성(全盛)을 품수(稟受)한 사람들은 상•중의 수(壽)를 얻을 것이며, 기(氣)의 편성(偏盛)을 품수(稟受)한 사람들은 중•하의 수(壽)를 얻게 되지만 기(氣)의 양쇠(兩衰)를 품수(稟受)한 사람들은 수양을 잘한다 해도 하수(下壽)밖에는 얻을 수 없게 된다는 것이며, 수양을 잘하지 못하는 사람들은 요절(夭折)을 하게 되는 것이다. 그러나, 간혹 풍한(風寒)이나 서습(暑濕)이 외부로부터 감염(感染)이 되고 기포(飢飽)의 노력이 내부를 상(傷)하게 하지 않을 수 없게 되니 어찌 품수(稟受)한 원기(元氣)만을 믿을 수 있겠는가? 그러니 옛날 성인(聖人)들은 백초(百草)를 맛보고 실험해서 의약(醫藥)을 만들어 백성을 구하여 각각 천년(天年)을 마칠 수 있도록 하였다.

현인(賢人)들의 전언에는 수신(修身)하여 천명(天命)을 기다리라고 했으니 인사(人事)를 다해서 천의(天意)를 좇게 되면 흉(凶)한 일들도 길(吉)하게 될 것이며 죽을 수(數)도 생존할 수가 있기 때문에 반드시 인사(人事)

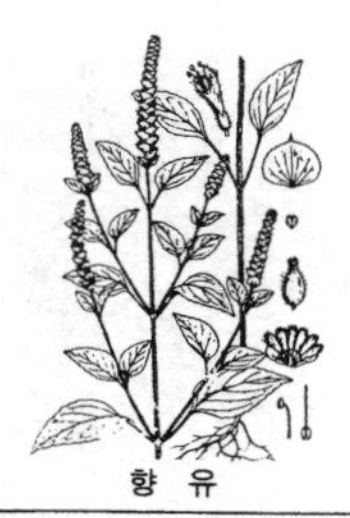
향유

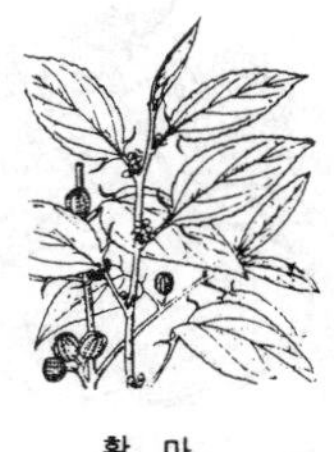
황마

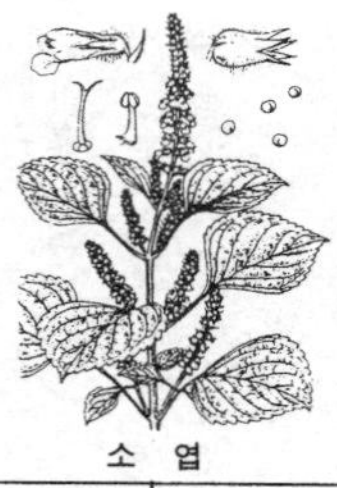
소엽

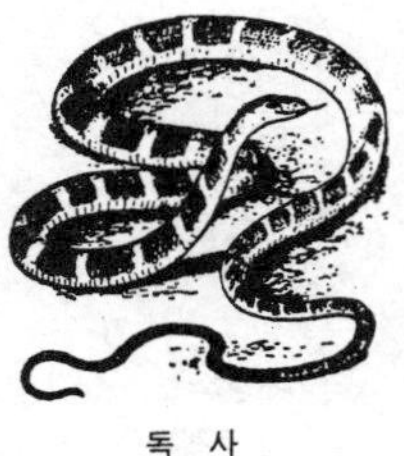
독사

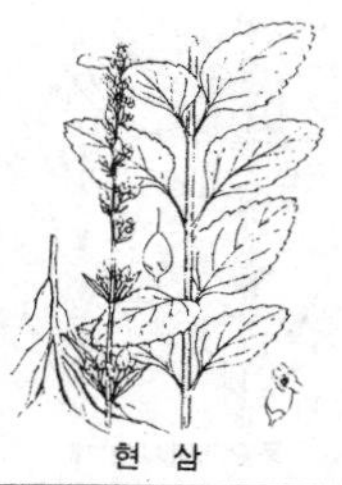
현삼

가 천명(天命)만을 바란다고 보면 안된다는 것이다.

그러니 의원(醫員)은 신명(神明)을 통해서 조화(造化)를 권용(權用)하여 죽을 사람도 살도록 하고, 수(壽)할 사람이면 신선(神仙)으로 만들어 주는데 어찌 의원(醫員)의 도(道)를 잠시라도 가히 폐(廢)할 수가 있겠는가?

7. 형기(形氣)로 수요(壽夭)를 정할 경우

영추경(靈樞經)에 이르기를, 형(形)과 기(氣)를 서로 합하면 수(壽)가 되고 서로 합하지를 못하면 요(夭)하게 되며, 피(皮)와 육(肉)이 서로가 맞으면 수(壽)하며 맞지를 않으면 요(夭)하게 되며, 혈기(血氣)와 경락(經絡)이 형을 이기게 되면 수(壽)하게 되고 형(形)을 이기지 못하면 요(夭)하게 되며, 형체가 충만하여 피부가 늘어지면 수(壽)하게 되고, 형체가 충만해도 피부가 급박해지면 요(夭)하게 되며, 형체가 충만(充滿)하고 맥(脈)이 견대(堅大)해지면 순(順)해진다. 형체가 충만하여도 맥(脈)이 작으면서 약한 사람은 기(氣)가 쇠하게 되니, 기가 쇠하게 되면 생명이 위태롭고 형체만 충만하여도 양관(兩觀)이 일어나지 못하는 사람은 골(骨)이 약하니 요(夭)하게 된다. 형체가 충만하고 대육(大肉)이 견고하여도 분리해서 육(肉)이 튼튼하면 수(壽)하고, 형체가 충만해도 대육(大肉)을 분리하지 않아서 육(肉)이 견고하지를 못하면 육위(肉痿)가 되면서 요절(夭折)을 하게 된다. 〈靈樞經〉

류찬(類纂)에 이르기를, 곡기(穀氣)가 원기(元氣)를 이기게 되면 그 사람은 살이 너무 찌게 되고 수(壽)하지도 못하게 되며, 반대로 원기(元氣)가 곡기(穀氣)를 이기게 되면 몸이 여위면서 수(壽)하게 되는 것이다. 〈類纂〉

우박설(虞摶說)에 이르기를, 성(性)이 급하게 되면 맥(脈)도 역시 급하게 되고 성(性)이 느리(緩)게 되면 맥(脈)도 역시 느린 것이다. 대략 맥(脈)이 느리고 더딘(遲) 사람은 오래 살게 되고 맥(脈)이 급하고 촘촘(數)한 사람은 모두 요절(夭折)을 한다고 하였다. 〈眞摶〉

내경(內經)에 이르기를, 인명의 근본을 신기(神機)라 해서 신(神)이 가게 되면 기(機)가 정식(停息)된다는 것이다. 즉 기혈(氣血)은 인신(人身)의 신(神)으로서 맥(脈)이 급촉(急數)해지는 사람은 기혈(氣血)이 쉽게 소모(消耗)하게 되어 신기가 정식(停息)하기 쉬우므로 요절하는 일이 많다. 맥(脈)이 더디고 느린 사람들은 기혈(氣血)이 온화하고 신기(神機)가 손상하지 않게 되니 수(壽)를 많이 하게 된다.

선인들은 강해(江海)의 호수(湖水)를 가리켜 천지의 호흡과 같아서 강해(江海)는 일주야(一晝夜)에 두 번의 조수(潮水)로써 호흡을 하고 있으나, 사람들은 1주야에 1만3500의 호흡을 하고 있기 때문에 천지의 수(壽)는 유구(悠久)하고 무궁(無窮)할 것이며 사람의 수(壽)는 짧기 때문에 100년도 되지 못한다는 것이다. 〈內經〉

8. 인체(人體)를 한 국가(國家)로 볼 경우

포박자(抱朴子)가 말하기를, 「한 사람의 몸을 한 국가의 형상으로 볼 때 가슴과 배의 위치는 궁실(宮室)과도 같고, 사지(四肢)는 들(郊)이나 또는 성곽(城郭)과도 같으며, 골절(骨節)은 백관(百官)과도 같으니 신(神)은 임금이 되고 혈(血)은 신(臣)이 되며, 기(氣)는 백성이 되는 것이다.」

몸을 잘 다스리게 되면 나라도 잘 다스릴 것이며 또한 백성을 사랑하고 아껴야만 그 나라도 편안하게 될 수 있듯이, 기(氣)를 아껴야만 그 몸도 온전하게 지탱될 수 있는 것이다. 만약 백성들이 흩어진다면 그 나라는 망하게 되고 기(氣)가 갈(竭)한다면 그 몸도 지탱하기가 어려울 것이며, 몸이 한번 죽게 되면 다시는 살아날 수가 없다. 그러므로 지혜가 있는 사람들은 병이 들기 전에 미리 예방을 해서 몸이 편할 때에 모든 일들을 염려하고 있으니 이미 어떠한 일을 당해도 추회(追悔)하는 일은 없을 것이다. 대체로 사람의 몸은 조양(調養)하기는 매우 어려워도 위태(危殆)하기란 매우 쉬운 것이고, 기(氣)는 비록 맑다 해도 탁(濁)하게 되기는 쉽기 때문에 위덕(威德)을 잘 살펴보고, 사직(社稷)을 보전하여 기욕(嗜慾)을 항시 조심하고, 혈기(血氣)를 견고(堅固)하게 한 뒤에야 진일(眞一)을 보전해서 31일을 지킬 수가 있어서 백병(百病)이 물러가게 됨으로 수명도 연장되는 것이다. 〈抱朴子〉

소문(素問)에 이르기를, 마음은 군주의 역(役)을 맡게 되니 신명(神明)이 그곳에서 나게 되고, 폐(肺)는 서로 전달하는 역을 맡게 되니 처리와 조절을 잘하며, 간(肝)은 장군의 역을 맡게 되니 관의 모려(謀慮)에 능하며, 담(膽)은 중정(中正)의 역을 맡게 되니 결단을 잘하며, 단중〔膻中 : 젖가슴〕은 신사(臣使)의 역을 맡게 되니 희락(喜樂)이 생기게 되며, 비위(脾胃)는 창름(倉廩)과 같아서 오미(五味)를 자세히 알게 되며, 대장(大腸)은 전도(傳導)의 관으로도 변화가 있으며, 소장(小腸)은 수성(受盛)의 그릇으로 수곡(水穀)을 고루 소화시키며 신(腎)은 강직하여서 기교(技巧)가 있으며, 3초(三焦)는 결독〔決瀆 : 헤쳐나가는 길〕의 직(職)을 맡게 되니 수도(水道)가

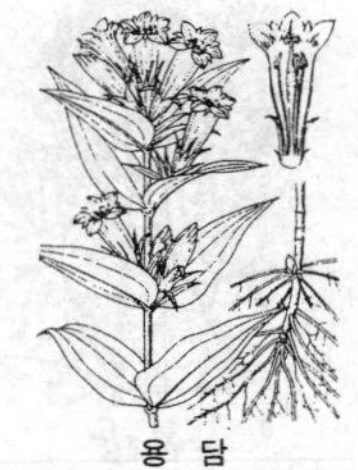
용 담

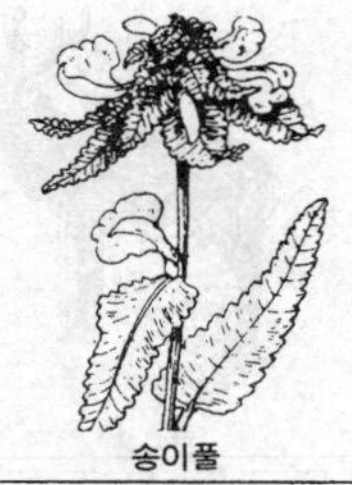
송이풀

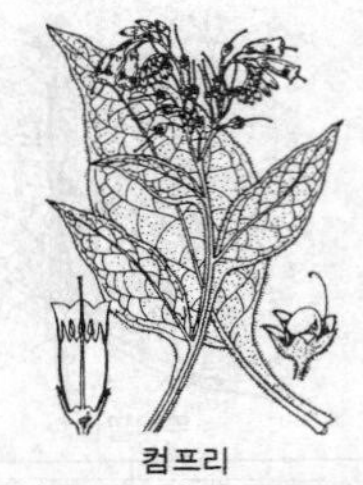
컴프리

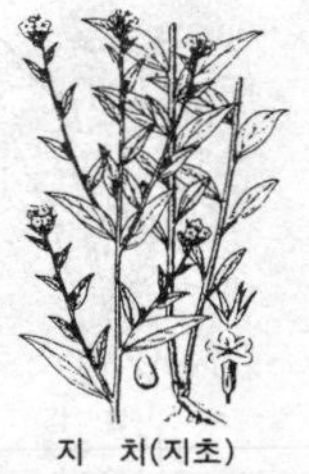
지 치(지초)

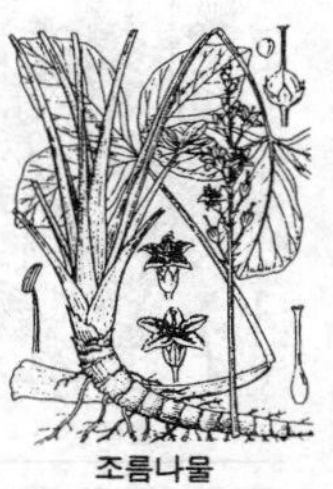
조름나물

트이게 되고, 방광(膀胱)은 주도(州都)와 같아서 진액(津液)을 간직하게 된다.

이와 같이 12관은 서로의 연관성을 깊이 가지고 있기 때문에 현명한 군주는 신하가 평안할 수 있는 이치를 체득하여 잘 양생한다면 장수(長壽)를 하게 되고, 몰세(沒世)할 위태로움도 없어서 다시 양생(養生)법으로 정치를 잘하면 천하가 대창(大昌)할 수 있을 것이며, 만약 군주가 밝지를 못하면 12관이 모두 위태롭고 사명(使命)의 길이 폐색(閉塞)되어서 통하지를 않게 되면 형체가 모두 상하게 될 것이며, 이와 같이 양생을 한다면 재난(災亂)도 많을 것이고, 이와 같이 천하를 다스리게 된다면 그 종주(宗主)는 크게 위태함이 있을 것이다. 〈素問〉

9. 단전(丹田)이 셋(三)이 있을 경우

선경(仙經)에 이르기를, 뇌(腦)는 수해(髓海)가 되니 상단전(上丹田)에 들고, 마음은 강궁(絳宮)이 되니 중단전(中丹田)에 들며, 제하(臍下)로 3치가 하단전(下丹田)에 들게 된다. 즉 하단전(下丹田)은 정(精)을 간직하는 부(府)가 되고 중단전(中丹田)은 신(神)을 간직하는 부가 되며, 상단전(上丹田)은 기(氣)를 간직하는 부(府)가 된다. 〈仙經〉

오진편(悟眞篇)에 이르기를, 사람의 한 몸은 천지의 수기(秀氣)를 받아서 낳게 되고, 음양(陰陽)에 의탁을 해서 성형(成形)이 되고 있기 때문에 몸의 한가운데를 정(精)•기(氣)•신(神)으로 그 주(主)를 삼아서 신(神)은 기(氣)로부터 나오고, 기(氣)는 정(精)으로부터 나온다.

그러므로 진(眞)을 아는 사람은 몸을 수련(修練)할 때 정(精)•기(氣)•신(神) 이 세 가지에 치중하여 연치(煉治)해야 된다. 〈悟眞篇〉

소강절(邵康節)에 이르기를, 「신은 마음으로부터 통솔을 받게 되고, 기(氣)는 신(腎)으로부터 통솔을 받으며, 형체는 머리로부터 통솔을 받기 때문에 형(形)과 기(氣)가 교합을 하여 신(神)은 그 가운데 주(主)가 되므로 이것을 3재(三才)의 도(道)」라고 하였다. 〈邵康節〉

10. 등(背)에 3관(三關)이 있을 경우

선경(仙經)에 이르기를, 등 뒤에는 3관(三關)이 있고 뇌(腦)의 뒤에는 옥침관(玉枕關)이 있으며, 협척(夾脊)을 녹로관(轆轤關)이라 하고 수화(水火)의 즈음을 미려관(尾閭關)이라 하여 이것들은 정기(精氣)가 승강(昇降)하고 있는 왕래가 되는 길이다

만약 두병(斗柄)의 기(機)를 얻어서 줄기를 따라 돌고 움직이면 마치 상하로 순환되는 것이 천하(天河)의 유전(流轉)과도 같게 된다. 〈仙經〉 취허편(翠虛篇)에 이르기를, 채(採)하고 연(煉)하면 금방 일기(一氣)가 묘묘(眇眇)하여 져서 3관(三關)을 통하게 된다. 삼관(三關)을 계속 왕래하는 기는 끝없이 무궁하고 한길에 백맥(白脈)이 이환(泥丸) 위의 자금정(紫金鼎) 속에 일혼의 자금(紫金)이 단화(團化)된 것을 옥장으로 화해서 입으로 들어가게 하니 향기(香氣)와 청상(淸爽)함이 설단(舌端)에 퍼지게 되는 것이다. 〈翠虛篇〉

참동계(參同契)에 이르기를, 사람의 몸속에 기혈(氣血)이 상하로 왕래해서 주야로 그칠줄을 모르고 순환을 하게 되니, 이것은 강하(江河)가 바다로 흘러 들어서 마르지 않는 것과 같은 이치는 대략 알고 있으나 명산(名山) 대천(大川)에도 인체와 같은 공혈(孔穴)이 서로 통한다는 것은 대부분 알지를 못하고 있다. 또한 물이 땅속에서 흐른다는 것도 역시 순환•왕래하고 있는 것이며 일월(日月)이 바뀌는 것도 또한 그러한 이치이다. 〈參同契〉

11. 정(精)•기(氣)•신(神)을 보양(保養)할 경우

구선(臞仙)에 이르기를, 정(精)은 몸의 근본이 되고 기(氣)는 신(神)의 주(主)가 되며, 형(形)은 신(神)의 집이 된다. 그래서 신(神)을 너무 많이 쓰면 정식(停息)을 하게 되고 정(精)도 또한 과(過)히 쓰면 마르게 되며, 기(氣)도 태로(太勞)하게 되면 끊어지게 된다. 사람이 사는 길은 신(神)이 되며, 형체의 의탁은 기(氣)가 됨으로써 기(氣)도 쇠하게 되면 형(形)이 모손(耗損)하게 된다. 그러기 때문에 장생할 수가 없는 것이다. 모든 유(有)라는 것은 무(無)에서부터 생기게 되고, 형(形)이란 신(神)의 집이 된다. 안전한 집을 마련하지 않고 편안하게 수신과 양신(養神)을 하려고 하니 결국 기(氣)는 흩어지게 되고 공허(空虛)로 돌아가게 되니, 혼(魂)이 놀라서 변태(變態)되는 것을 면하기 어려울 것이다. 촛불을 쓰게 되면 초가 모두 타서 불이 꺼지게 되는 것이며 제방(堤防)이 무너지게 되면 물도 흩어지는 이치와 같은 것이다. 혼(魂)은 양(陽)이 되고 백(魄)은 음(陰)이 되니, 신(神)은 기(氣)가 아주 맑으면 신(神)도 또한 상쾌(爽快)하게되고, 형(形)도 힘을 많이 쓰면 기(氣)가 탁하게 되는 것이다. 기(氣)를 복(服)하는 사람은 천백이 모두 죽게 되니 형체가 땅에 떨어지게 된다. 사람이 죽게 되면 혼백이 하늘과 땅에

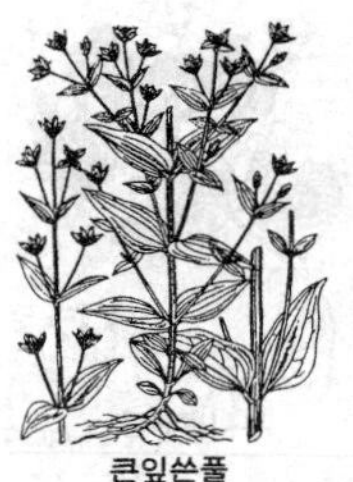
큰잎쓴풀

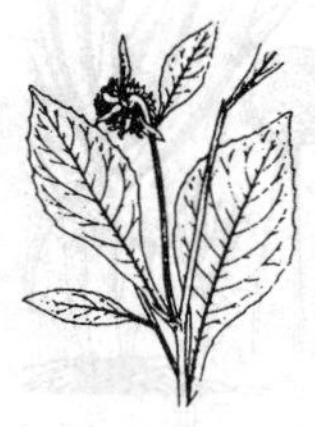
여우오줌풀

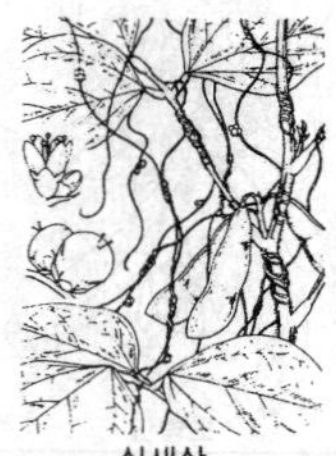
실새삼

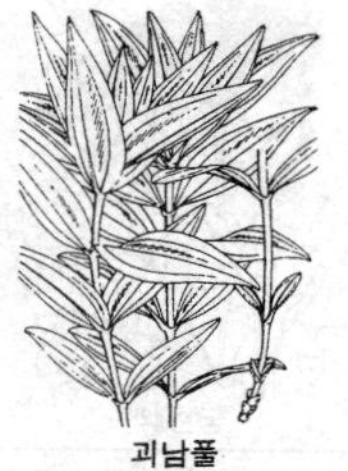
괴남풀

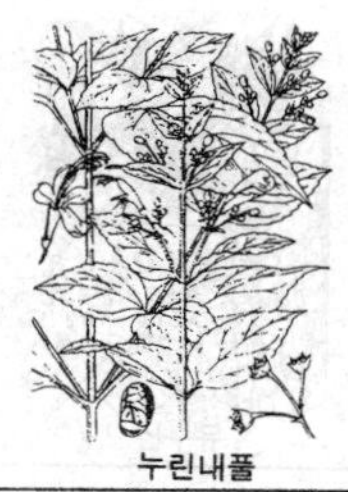
누린내풀

갈라지고 물과 불로 분산해서 각각 본 곳으로 돌아가게 되니, 살아서 한몸인데 죽으면 서로 떨어져 흩어지고 잠기는 것은 자연(自燃)의 이치가 된다. 여기에 비유해서 나무의 뿌리 하나를 불태워보면 그 연기는 위로 오르고 재는 밑에 흩어져 잠기는 것도 또한 자연의 이치와 같은 것이다. 그러므로 신명(神明)은 생화(生化)의 근본이 되고, 정기(精氣)는 만물의 몸체로써 그 형태를 제대로 한다면 살게 되고 또 정기(精氣)를 기르면 생명이 길어지게 된다. 〈臞仙〉

12. 옛날의 진인(眞人)·지인(至人)·성인(聖人)·현인(賢人)을 볼 경우

황제(黃帝)가 말하기를, 상고(上古)에 진인(眞人)이 있었는데, 천지(天地)를 제계(提挈)하고 음양(陰陽)을 파악하여 정기(精氣)를 호흡해서 신을 지켜 기육(肌肉)이 완전해져서 수명이 천지의 운행에도 끝이 없으니 이길을 택하여 살아왔고, 중고(中古)에는 지인(至人)이 있었는데 덕과 도를 닦고 음양(陰陽)을 화순(和淳)해서 사시사철을 조절하면서 속세를 떠나 정(精)을 쌓으면서 신(神)을 완전하게 하고, 하늘과 땅 사이를 다니면서 팔방(八方)의 안과 밖을 보고 들었으니 이것이 그의 명을 보태주어 강장(強壯)한 사람으로 하였으며, 다음은 성인이 있었는데 천지의 중화(中和)에 처하여 팔풍(八風)의 이치에 따라 세속에 맞는 기욕(嗜慾)을 조절함으로써 진에(嗔恚)와 우환이 없고 행실은 또한 바르고, 행동은 시곡(時俗)에 따라 같이 하니 밖으로는 노형(勞形)과 사념(思念)의 폐(弊)가 전혀 없이 유유자득(悠悠自得)함으로 형체에도 피로가 없어서 정신도 완전하니 역시 100세를 살았고, 그 다음엔 현인(賢人)이 있었는데 천지를 믿고 일월을 본받아서 강제로 성진(星辰)을 변별(辨別)하고 음양을 좇아서 사시사철을 분별하여 상고(上古)의 길을 따라 알려고 하니 역시 수명(壽命)에 극도(極度)의 보탬이 되었다는 것이다. 〈內經〉

13. 상고(上古)의 천진(天眞)을 논할 경우

상고(上古)의 성인이 아랫사람을 가르칠 때에는 「허사(虛邪)와 적풍(賊風)을 피하려면 때가 있고, 염담(恬憺)하고 허무(虛無)하여 진기(眞氣)를 잘 조양(調養)한다면 정신이 안에서 지키고 있으니 병이 침범하지 못하고, 필요없는 욕심(慾心)이 없어져서 마음이 항상 편해지고 두려움이 없어지니 몸을 움직여도 고달프지 않으며, 기(氣)를 잘 다스리고 음식과 의복(衣服)을 몸에 맞도록 하여서 풍속에 어긋나지 않는 춘풍화기(春風和氣) 속에 살아가는 방법을 박(朴)이라고」하였으니, 이렇게 하면 기욕(嗜慾)이 그 속에서 시청(視聽)을 방해하지 못할 것이며, 음사(淫邪)도 그 마음을 움직일 수 없어 우(愚)·지(智)·현(賢)·불소(不肖)를 불구(不懼)치 않고 도(道)에 합치하여 수명(壽命)이 100세가 넘도록 동작이 쇠하지 않는 사람은 그 덕(德)이 온전해 위태롭지 않기 때문이다. 〈內經〉

14. 사기(四氣)와 신(神)의 조화일 경우

봄 석 달은 발진(發陳)을 하고 천지는 생동하게 되니 만물이 화려하다. 밤 늦게 자도 일찍 일어나서 정원(庭園)을 두루 산보(散步)하고 피발완형(被髮緩形)을 하여 지(志)로써 행동(生動)의 기분(氣分)이 만족하도록 하여 봄의 기미(氣味)와 같이 살도록 하고 죽이지도 말고 주기는 해도 빼앗지는 말 것이며 상은 주되 벌주지 않으면 춘기(春氣)가 응(應)하게 되고 양생(養生)의 도(道)가 되는 것이다. 이를 역행(逆行)하면 간(肝)이 상(傷)하게 되면서 여름에도 한변(寒變)이 일어나 봉장(奉長)이 작아지고 여름 석 달을 번수(蕃秀)라 하니 천지의 기(氣)가 만물과 서로 사귀어서 화실(華實)의 계절이 된다. 밤 늦게 자고 일찍 일어나면서도 심지(心志)를 성내지 않게 하여 화영(華英)하고 성수(成秀)하게 할 것이며, 기를 설(泄)한다 해도 마치 아끼는 물건이 밖에 있어도 제 스스로가 따르도록 하면 이것이 하기(夏氣)에 응(應)한 양장(養長)의 길이 되니 만약 이 길을 역행한다면 마음이 상(傷)하게 되고 가을에는 해학(痎瘧)에 걸려서 봉수(奉收)가 적으므로 겨울에는 중병(重病)을 앓게 될 염려(念慮)가 되는 것이다. 가을 석 달은 용평(容平)이라 하여 천기(天氣)는 급하고 지기(地氣)는 밝으니 일찍 자고 닭이 울 무렵 일찍 일어나서 지(志)를 안정(安靜)시키고, 추형(秋刑)을 완화(緩和)하여 신기(神氣)를 수렴(收斂)해서 추기(秋氣)로 하여금 평화롭게 하여, 그 지(志)를 떠나지 않도록 하면 폐기(肺氣)가 맑게 되니 이것이 추기(秋氣)가 응하는 양수(養收)의 길이 된다. 이 길을 역행(逆行)하면 폐(肺)가 상(傷)하여 겨울에는 손설(飧泄)이 있게 되니 봉장(奉臧)하는 것이 적어진다. 겨울 석 달은 폐장(閉臧)이라고 하여 물도 얼고 땅도 얼어터지게 되니 양(陽)을 요란케 하지 말고 일찍 자고 늦게 일어나되 반드시 햇빛이 퍼진 뒤에 일어나 심지(心志)로 하여금 칩복(蟄伏)하

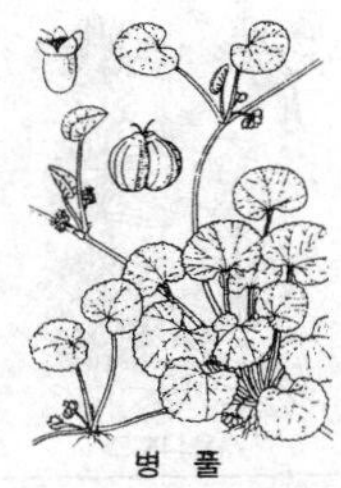
병 풀

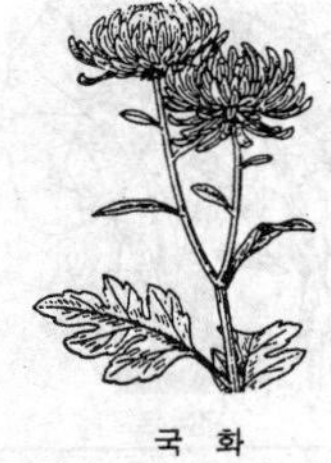
국 화

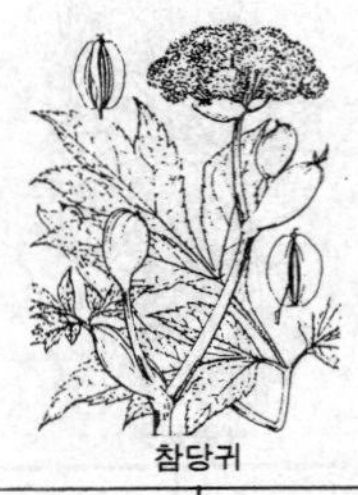
참당귀

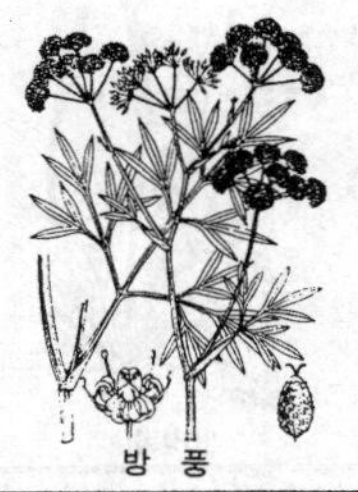
방 풍

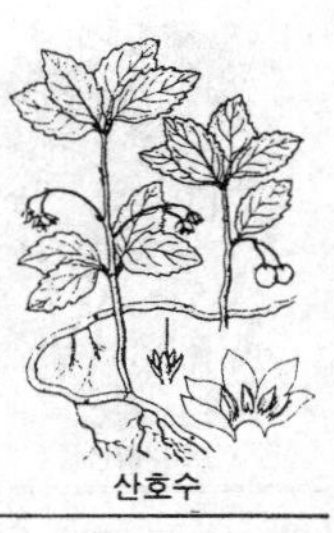
산호수

여 은익(隱匿)하듯이 사의(私意)가 있도록 하고, 무엇인가 얻을 듯한 기미(氣味)로서 추위를 피하여 따뜻하게 피부를 설(泄)해서 탈기(奪氣)가 되지 않도록 하게 되면 이것이 동기(冬氣)에 응(應)하는 양장(養臟)의 길이 된다. 이 길을 역행하면 신(腎)을 상하게 하고 봄에는 위궐(痿厥)이 되어 봉생(奉生)이 적어진다. 사시(四時)와 음양(陰陽)은 만물의 근본이 되고 있으니 성인(聖人)은 봄과 여름에는 양(陽)을 기르고 가을과 겨울에는 음(陰)을 길러서 그 근본을 좇기 때문에 만물과 같이 생장(生長)의 문에서 부침(浮沈)을 하게 된다. 그러나 그 근본을 역행하게 되면 근원을 헤치게 되고 진(眞)을 무너뜨리게 되므로 음양(陰陽)과 사시(四時)는 만물의 종시(終始)가 되고, 생사(生死)의 근본이 되는 것이다.

이런 이치를 역(逆)하면 재해(災害)가 있고, 순종(順從)을 하게 되면 가질(苛疾)이 생기지 않으니, 이것을 득도(得道)라고 한다. 〈內經〉

15. 도(道)로써 병을 고칠 경우

구선(臞仙)이 말하기를, 옛날의 신성(神聖)한 의원(醫員)들은 사람들의 마음을 능히 다스려서 병이 나지 않도록 예방해 왔는데, 지금의 의원들은 사람들의 마음은 다스릴 줄 모르고 오직 병만을 다스리게 되니 이것은 곧 근본을 버리고 끝만을 좇는 격이 되고 있으니, 그 근원을 연구하지 않고서 말류(末流)만을 의논한다는 것은 어리석은 일이며 한때의 요행(僥倖)으로 병이 나을 수는 있겠으나 이들은 시속(時俗)의 용렬(庸劣)한 의원에 불과할 뿐이다.

태백진인(太白眞人)이 말하기를, 「병을 고치고자 한다면 먼저 그 마음을 반드시 고친 뒤에 병자로부터 마음속의 동요(動搖)를 없애주어야 할 것이다.

그러면 자연히 마음이 편해지고 성질이 온화해져서 세상 만사가 모두 공허하게 되며, 하루 종일 하는 일마다 전부가 망상(忘想)이 되어 내 몸은 역시 허환(虛幻)한 것이고, 화(禍)와 복(福)이 전부 수포(水泡)로 돌아가 생사가 전부 꿈과 같은 것이다.

이것을 알면 마음이 스스로 깨끗하고 병이 없으니 약을 먹지 않고도 병은 스스로 낫는다. 이것이 진인(眞人)의 길로써 마음을 편하게 하고 병을 고치는 대법(大法)이다.」라고 하였다. 지인(至人)은 병들기 전에 보살피고 용의(庸醫)는 병난 뒤에 보살피니 선자(先者)는 마음을 보살핌이며, 후자(後者)는 약이나 침구(鍼灸)로써 병을 보살피는 것이다. 보살피는 것은 두 가지가 있어도 병의 근원(根源)은 한 가지다. 〈臞仙〉

16. 허심(虛心)과 합도(合道)할 경우

사람은 마음이 없을 때는 도(道)와 합하게 되고, 마음이 있을 때는 도(道)와 멀어지게 된다. 여기서 없는 것이 있는 것을 포섭(包攝)해서 남김없이 만물을 낳아 끝이 없으니 천지(天地)가 비록 무한정 크다 해도 형(形)이 있어야만 그 구실을 하게 되며, 음양(陰陽)이 비록 묘(妙)함이 능하지만 그 기(氣)가 있어야 그에 대한 구실을 하게 되는 것이고, 오행(五行)이 비록 지정(至精)하다 해도 그 숫자가 있기 때문에 바로 풀이가 되고 있으며, 백념(百念)이 분기(粉起)한다 해도 그 뜻이 있어야만 판단이 될 수 있는 것이다.

이러한 이치를 배운 사람이면 먼저 형상을 단련(鍛練)하고 다음에는 신(神)을 응결(凝結)하여 기(氣)를 모이게 하며, 그 다음에는 단(丹)을 이루어 형(形)을 견고(堅固)하게 함으로써 신(神)을 온전하게 할 수 있다. 그러므로 송제구(宋齊丘)가 말하기를, 형(形)을 잊은 다음 기(氣)를 기르고 기를 잊은 다음 신(神)을 기르고 신(神)을 잊은 다음 허(虛)를 기른다 (잊은 다음은 사물(事物)이 내 마음속에 없다는 뜻). 즉 「본래 무일물(本來無一物), 하처유진애(何處有塵埃)」라는 불경(佛經)의 말이 즉 이것을 말한 것이라고 하였다.

17. 도(道)를 배우는데 조만(早晩)이 없을 경우

인간은 만물의 영장이 되니 본래의 수명은 4만2천2백여일, 즉 1백20세를 살 수가 있다. 그리고 원양(元陽)의 진기(眞氣)는 그 무게가 3백84수(銖), 즉 한근(一斤)이 된다는 것이니 안으로는 건(乾)에 따르고, 건(乾)은 순양(純陽)의 괘(卦)가 되는 것이다. 사람은 주야로 동작하는 것과 배설하는 것들이 원기(元氣)를 모두 산실(散失)하게 되어 천수(天壽)를 해치므로 6양(六陽)이 고갈(枯渴)되어서 이런 경우에는 전음(全陰)의 사람이 죽기 쉬운 것이다.

나이 88괘수(卦數)가 되면 홍(汞)이 적어지고 연(鉛)이 허(虛)하게 되므로 이때는 진원(眞元)을 회복하려고 해도 이미 때가 늦은 것이다.

이것은 역리(易理)에 박(剝)이 궁(窮)하지 않으면 복(復)이 오지를 않고, 음(陰)이 극(極)하지 않으면 양(陽)

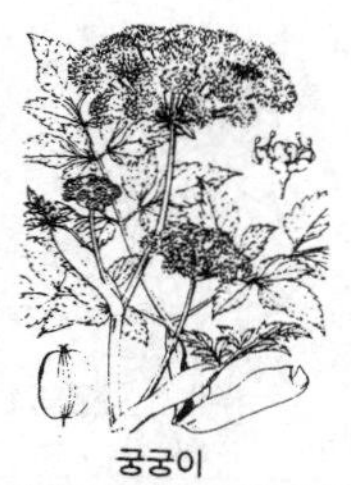
궁궁이

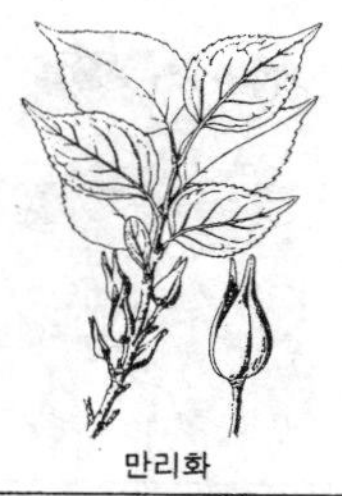
만리화

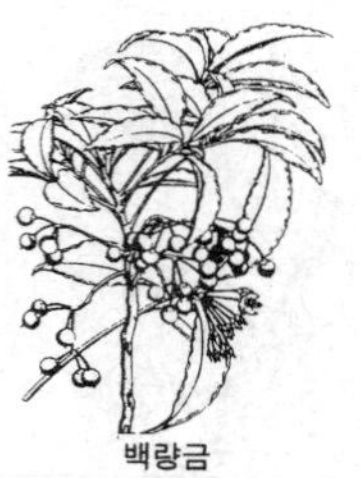
백량금

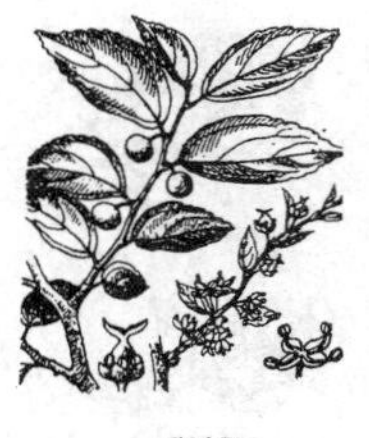
팽나무

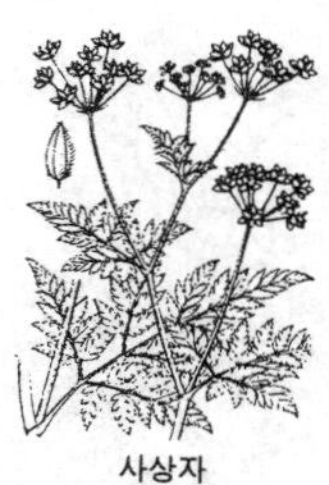
사상자

이 나오지 않는 경우와 같은 이치이다.

만약 현명한 스승을 만나 비결을 배워서 믿음으로 구하면 1백20세는 살 수 있을 것이다. 건(乾)을 비유한다면, 나무가 늙어서도 새로운 가지를 붙여주면 살 수 있듯이 역시 사람도 늙어서 진기(眞氣)를 보(補)해 준다면 환동(還童)이 될 수도 있다. 옛날에 마자연(馬自然)이라는 사람이 64세가 되어 죽기가 무서워서 선약(仙藥)을 급하게 구할 때 유해섬(劉海蟾)을 만나 장생(長生)의 비결을 배워서 100세를 살았다는데, 그것은 마자연(馬自然)이 한때 마음을 그렇게 먹어서 비결을 얻어 오랫동안 살게 된 것이다. 〈延壽書〉

여순양(呂純陽)은 64세에 정양진인(正陽眞人)을 만나게 되었고, 갈선옹(葛仙翁)은 64세에 정진인(鄭眞人)을 만났으며, 마자연(馬自然)은 64세 때에 유해섬(劉海蟾)을 만나게 되었으니 모두가 함께 금단(金丹)의 도(道)를 닦은 다음 신선(神仙)이 되었다는 말이다. 그러나 그것은 모두가 우연한 일이 아니었고, 젊을 때부터 그러한 뜻을 지녔으므로 비결을 배워서 금단(金丹)을 먹고 마침내 신선(神仙)이 되었다 하니 그의 효용(効用)이야말로 어찌 적다고 하겠는가. 세상 사람들은 기욕(嗜慾)에 빠져서 정기(精氣)를 잃게 되고, 사려(思慮)가 극에 달하여 신을 모손(耗損)시키고, 피로를 지나치게 강행하여 진기(眞氣)를 손상(損傷)하게 되니, 일단 진양(眞陽)을 잃게 되면 비록 비결의 좋은 뜻을 64세 전에 배워도 성공하기란 매우 어려울 것이다. 만약 어려서부터 욕심을 끊고 장년(壯年)의 길을 배워 색(色)에 빠지지 않고 정기(精氣)를 모손(耗損)하지 않은 후 스승을 만나 진지(眞智)를 배우고 행실을 빨리하면 3선(三仙)의 길은 바라볼 수도 있다. 〈悟眞篇註〉

18. 인심(人心)과 천기(天機)가 합할 경우

도(道)는 마음으로 움직이게 되므로 그 이치를 아는 사람은, 도(道)로 마음을 보면 마음은 도(道)가 되며, 마음으로 도(道)를 관통(貫通)하게 되면 도(道)가 즉 마음이 되는 것이다. 마음이란 인심(人心)이 아니고, 천심(天心)이 된다. 하늘이 북극에 있어서 조화의 추기(樞機)를 삼는 것도 역시 이 심(心)이 법(法)인 것과 같이 두표(斗杓)가 한 번 운전(運轉)하면서 4시를 조절하여 5행(五行)에도 순서(順序)가 있으니, 한서(寒暑)가 도(度)에 맞게 되고 음양(陰陽)이 화평한 것이다. 〈還丹論〉

선기(璇璣)를 두(斗)라고 하는데 하늘은 두(斗)를 기계로 삼고, 사람은 마음을 기계로 삼아서 몸이 마음을 운전하는 것은 마치 하늘이 북두(北斗)를 운전(運轉)해서 4시를 조절하는 것과 같다는 것이다. 〈仙經註〉

하늘의 해는 머리를 들어 땅에 구르고, 바다 밑의 선연한 것들은 하늘에 떠오른다. 건곤(乾坤)과 일월(日月)이 본래에는 운전도 하지 않던 것을 모두가 두병(斗柄)으로 그 기(機)를 굴리게 된다. 인심(人心)이 만약 천심(天心)과 합한다면 음양(陰陽)을 없애는 것은 다만 시간의 문제가 될 것이다. 〈橐籥歌〉

천기(天機)란 반야자시(半夜子時)의 양(陽)이 최초로 움직이는 것을 말하며, 천기(天機)가 닿으면 사람은 자신의 기(機)를 움직여서 응(應)하게 되므로 천(天)과 인(人)이 합해서 발(發)하게 되고, 내(內)와 외(外)가 서로 어울려서 단(丹)이 되는 것이다. 〈仙經註〉

사람에겐 단 하나의 기(氣)가 있는데, 단전중(丹田中)에 내리게 되면 일양(一陽)이 또 내복(來復)하게 되므로 양(陽)의 시초가 오는 징후(徵候)를 알려고 하면 체내의 난기(暖氣)로써 믿음을 삼는다는 것이다. 〈上陽子〉

19. 반운(搬運)과 복식(服食)일 경우

양성서(養性書)에 이르기를, 무릇 사람의 수양섭생(修養攝生)의 길에는, 정(精)과 기(氣)와 신(神)을 모손(耗損) 하지 말라고 하였는데 이것을 도가(道家)의 말에는 전정(全精)•전기(全氣)•전신(全神)이라고 하였다. 매일 첫 닭이 울 무렵에 일어나서 심호흡을 한 다음 이를 마주치며 정신을 한데 모아서 때를 맞추어 화후(火候)의 운반(運搬)을 수십번 반복하면 자연히 신체가 상쾌하고 혈맥(血脈)의 유통이 좋아질 것이며, 그렇게 되면 화지(華池)에는 물도 나고 신기(神氣)가 골짜기에 가득할 것이다. 잠시 침으로 양치한 후에 삼켜서 단전(丹田)에 납입(納入)하여 원양(元陽)을 보(補)한 뒤 평상시 보양(補養)하는 약이(藥餌)를 마시고, 양손을 비벼서 열이 나면 도인법(導引法)을 쓴 다음에 세면(洗面)을 마치고 분향(焚香)하여 동초(洞草)를 한 번 묵송(默誦)한 뒤에 뜰에서 100보 가량 걷는다. 그리고 해가 3~5장(丈) 정도 떠오르면 죽(粥)을 먹고, 손으로 배를 문지르면서 다시 200~300보를 걷는데, 이것을 양생하는 사람이 몰라서는 안된다. 〈養性書〉

자시(子時)가 지난 뒤에 일어나서 눈을 감고 평좌(平坐)한 다음 동향(東向)하여 복내(復內)의 묵은 공기를 두세 번 입으로 몰아낸 다음 숨을 멈추고, 코로 맑은 공기를 두

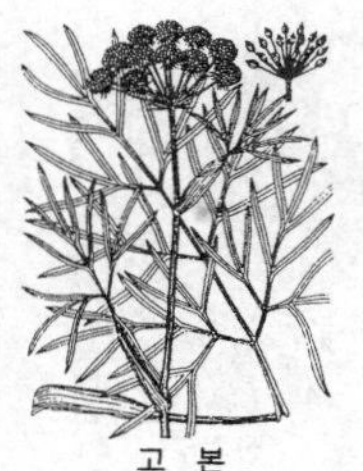
고 본

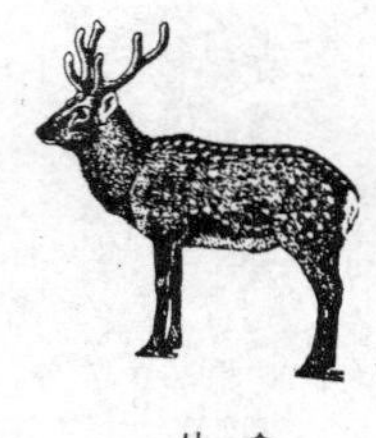
사 슴

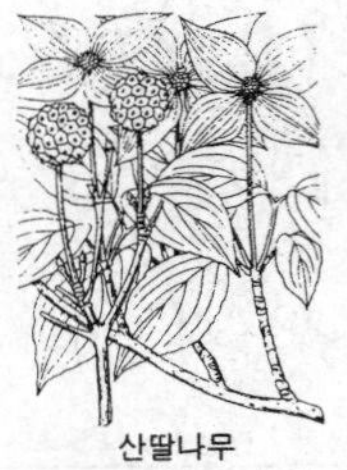
산딸나무

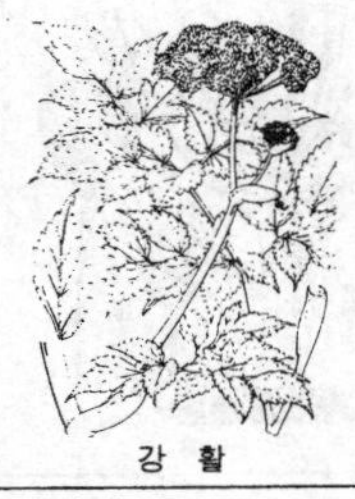
강 활

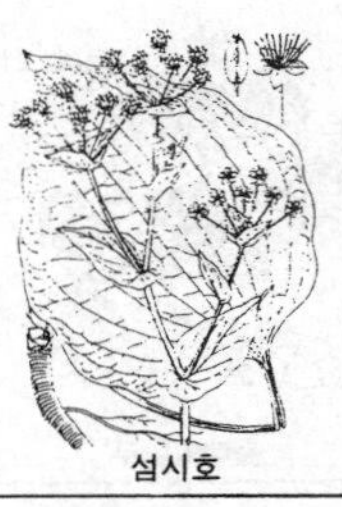
섬시호

세 번 가늘게 들어마시면, 혀밑에 구멍이 두 개가 있어서 신규(腎竅)로 통하므로 혓바닥을 입천장에 대고 잠시동안 있으면 진액(津液)이 스스로 나와서 입안에 가득 고이게 되는데 차츰 삼키게 되면 자연히 오장(五臟)에 관주(灌注)하여 여기서 기(氣)가 단전(丹田)에 돌아가는 것이다. 자시후(子時後)에서 5시전(五時前)에 불가하면 인시전(寅時前)에 해도 좋고 누워서 하는 것도 좋다.

사람이 옥천(玉泉)을 상식하면 장생(長生)을 하고 광색(光色)이 나는데 옥천(玉泉)이란, 즉 입속의 침을 말한다.

또 이르기를, 첫닭이 울 무렵 이른 새벽과 일출시(日出時) • 우중시(禺中時) • 일중시(日中時) • 석양시(夕陽時) • 일몰시(日沒時) • 황혼시(黃昏時) • 야반시(夜半時) 등 하루에 구차(九次)를 수구(漱口)해서 삼킨다. 〈胎息論〉

이렇게 해서 한(漢)나라의 괴경(蒯京)은 120세가 되어서 오히려 기력(氣力)이 심(甚)히 건장(健壯)했는데, 그의 양생법(養生法)은 매일 아침마다 침을 삼키고 이를 마주치는 것이다. 이것을 연정(鍊精)이라 하며, 또는 태식(胎息)이라고도 한다. 〈臞仙〉

20. 안마(按摩)와 도인(導引)일 경우

밤중에 일어나서 이를 아홉 번 마주치고 침을 아홉 번씩을 삼키며, 손으로 코의 좌우를 아래위로 열이 나도록 문지른다. 그리고 아침마다 일찍 일어나서 이를 마주치면 침이 생기는데 침이 입에 가득 차게 되면 삼키고, 코를 눌러 호흡을 멈추면서 오른손을 머리위로 넘겨서 왼쪽 귀를 27번 문지르고 당기며, 왼손도 역시 머리로 넘겨서 오른쪽 귀를 27번 문지르고 당기기를 27번씩을 반복하면 귀가 밝아지고 수명(壽命)도 연장된다.

손바닥을 문질러서 열이 나면 그 손바닥으로 양쪽 눈을 매번 20번씩을 문지르면 양쪽 눈이 밝아지고, 또 이마와 발제(髮際)를 27번 문지르면 얼굴에 광택이 생기고, 손으로 귓불을 많이 문지르면 수명이 연장되며, 양기(陽氣)를 돕고 귀먹는 것을 예방하게 된다. 〈養生書〉

눈을 감고 마음을 조용히 하여 양쪽 주먹을 굳게 쥐고 정좌(靜坐)한 다음, 이를 36번 마주치고 두 손으로는 머리를 껴안아 뇌(腦)의 뒤를 중지로 무수히 튀긴다. 그런 후에 심호흡의 소리가 귀에 들리지 않도록 호흡하는 것이 좋다. 그 다음 손바닥으로 귀를 문지르고, 인지를 중지위에 얹고서 뒤통수를 쓰다듬고 머리를 흔들며, 두 손으로 양 어깨를 두드리고, 혀로써 입천장을 문질러 침을 내고 삼키며, 다시 심호흡을 하여 천천히 토출(吐出)한다.

다음 두 손으로 개미 허리를 수없이 문질러 열이 나게 되면 허리를 힘껏 잡은 다음 또 심호흡을 하여 한참동안 폐기(閉氣)를 한다면 심화(心火)가 단전(丹田)으로 내려가며, 머리를 숙이고 두 어깨를 수없이 흔들어 주면 심화(心火)가 다시 단전(丹田)에서부터 뇌(腦)로 올라간다. 그 때 또 다시 심호흡하면서 두 다리를 쭉 뻗고 흡기(吸氣)를 하여 머리를 다시 숙인 다음 두 손으로 발바닥을 당기는데 가능하면 무릎을 빳빳하게 하는 것이 좋다. 다시 침을 삼키고 어깨를 자주 젖혀서 몸을 바로잡아 또 다시 심호흡을 하는데 어깨를 자주 젖히는 것이 좋다. 이 방법을 쓰면 사마(邪魔)가 들지 않고 몽매(夢寐)가 편하게 되며, 한서(寒書)가 침노하지 않고 질병도 가까이 못한다. 자후오전(姿後午前)에 곤(坤)에 화합해서 순환하는 것은 8괘(八卦)를 도는 것이다. 〈臞仙有歌〉

21. 섭양(攝養)의 요결(要訣)일 경우

태을진인(太乙眞人)의 칠금문(七禁文)에 이르기를, 첫째는 말을 적게 하여 내기(內氣)를 길러야 하고, 둘째는 색욕(色慾)을 경계하여 정기(精氣)를 길러야 하며, 셋째는 자미(滋味)를 적게 먹고 혈기(血氣)를 길러야 하며, 넷째는 정액(精液)을 삼켜서 간기(肝氣)를 길러야 하며, 다섯째는 음식을 가려먹고 위기(胃氣)를 길러야 하며, 여섯째는 사려(思慮)를 적게 하여 심기(心氣)를 길러 줌으로써 사람은 기(氣)로 살게 되고, 기는 신(神)으로써 왕성하게 되니 양기와 전신(全神)하면 진도(眞道)를 알고 만형(萬形) 속에서 원기를 보전(保全)하는 것이 우선이다.

황정경(黃庭經)에 이르기를, 사람이 죽지 않고 오래 살고 싶으면 곤륜(崑崙)을 수양해야 되는데, 즉 머리를 자주 빗어야 되고, 손은 항상 얼굴에 있어야 하며, 이는 언제나 자주 마주치고, 침은 항상 삼켜야 되며, 기는 마땅히 정련(精鍊)해야 되는데 이 세가지가 곤륜(崑崙)을 닦는데는 가장 좋은 방법이 되고 곤륜(崑崙)이란, 즉 머리를 말하는 것이다. 〈黃庭經〉

욕심(慾心)을 멀리하면 마음이 스스로 편안하게 되니, 그 마음이 맑으면 신(神)이 스스로 청상(淸爽)하여 육욕(六慾)이 생기지 않고, 또한 삼독(三毒)도 소멸이 된다. 마음이 허(虛)하면 맑아지고, 자세가 바르면 정(靜)하게 되는 것이니, 말을 적게 하고 소음을 적게 들으면 존신보명(存神保命)하게 된다. 대개 말을 많이 하면 기를 덜게

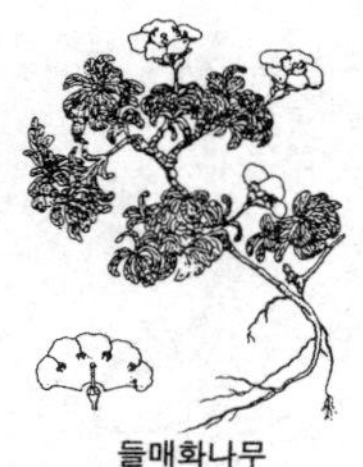
들매화나무

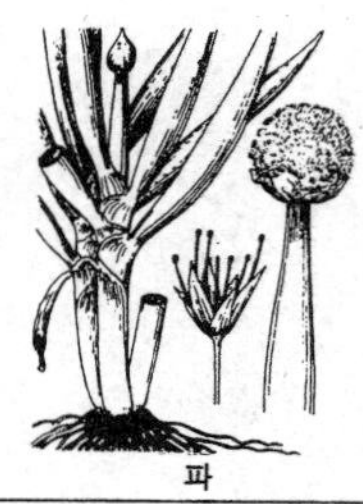
파

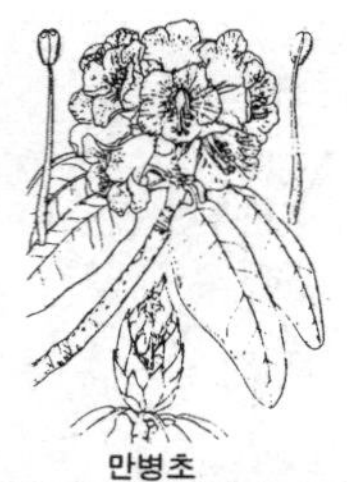
만병초

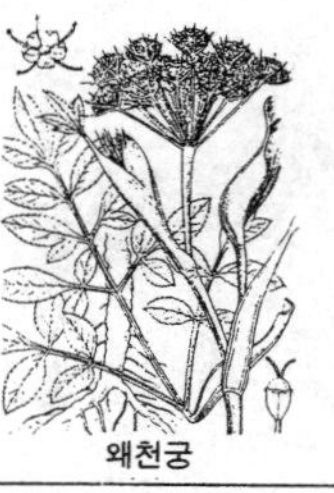
왜천궁

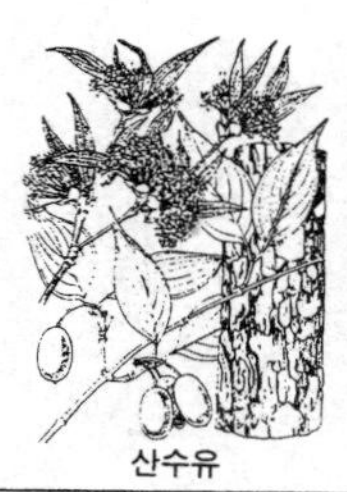
산수유

되고, 기쁨이 많으면 정(情)이 방종(放縱)하며, 성을 많이 내게 되면 의(意)를 촉(觸)하고, 비애 사려(悲哀思慮)가 많으면 신이 상하고 빈욕(貧慾)과 노곤(勞困)이 많으면 상하고 이러한 모든 것을 수행(修行)하는 사람이 베풀어야 할 점이라고 했다.

양성(養性)하는 사람이라면 침을 멀리 뱉지 말고, 걸음도 빨리 하지 말고, 멀리 보고 듣는 것도 삼가하고 과욕·과식·과음도 하지 말라 하였다. 〈葛仙翁淸靜經〉

양성(養性)에는 오난(五難)이 있는데, 명리(名利)를 버릴 수 없는 것이 일난(一難)이 되고, 희로(喜怒)를 없애지 못하는 것이 이난(二難)이 되며, 성색(聲色)을 떠나지 못하는 것이 삼난(三難)이 되고, 자미(滋味)를 끊지 못하는 것이 사난(四難)이 되며, 신허·정산(神虛精散)을 하는 것이 오난(五難)이다. 오난(五難)이 마음 속에 없는 사람은 신(信)과 순(順)함이 날로 두터워져서 도덕(道德)은 계속하여 온전해지니 선을 빌지 않아도 복이 있을 것이며, 수(壽)를 구하지 않아도 스스로 길게 되니, 이것을 양생(養生)의 대지(大旨)라고 한다. 〈葛仙翁淸靜經〉

시력을 보강하려는 사람은 항상 눈을 감아야 되고, 청력(聽力)을 보강하려는 사람은 항상 배불리 먹어야 되며, 비주(臂肘)를 보강하려는 사람은 항상 계신(屈伸)을 해야 되고, 고경(股脛)을 보강하려면 항상 걸음을 보강시켜야 한다. 〈類纂〉

아무리 복이(服餌)를 많이 한다 해도 양성(養性)의 술수를 모르고서는 장생(長生)할 수 없으니, 양성(養性)의 도(道)는 언제나 노고(勞苦)를 적게 하는 것이 좋고, 지나친 피로나 견디기 힘든 일들을 억지로 하지 않아야 된다. 또한 흐르는 물은 언제나 썩지 않고 문지방은 언제나 좀이 슬지 않는다는 말은 쉬지 않고 움직인다는 뜻으로서 구행(久行)·구립(久立)·구좌(久坐)·구친(久親)·구청(久聽)하면 모두가 손수(損壽)의 원인이 된다는 것이고, 몸의 한 부분이 상(傷)해도 바로 느끼지는 못하지만 오래되면 손수(損壽)를 한다. 〈孫眞人〉

양생(養生)의 도(道)는 손(損)이 없어야 연년을 할 수 있는데 손(損)이 없다는 것은 항상 몸을 보(補)하고 편안할 때에 위험을 염려하여 사전에 방비해야 한다. 혹시 어려서 몸을 함부로 해서 기(氣)가 약해지고 몸이 말라 약하다 해도 만년(晩年)에 알아서 환(患)을 다스리고 보익(補益)을 하면 기(氣)와 혈(血)이 풍부하고 신(神)이 자족(自足)되어 오래 살 수 있다. 〈洞神眞經〉

22. 내련(內煉)으로 환단(還丹)을 할 경우

금액(金液)은 금수(金水)를 말하는데 금(金)은 수(水)의 모(母)가 되고, 모(母)는 자태(子胎)를 품게 된다. 그래서 환단(還丹)이라고 말을 하게 되니「전현(前賢)들이 하는」단(丹)은, 즉 단전(丹田)이며, 액(液)은 폐액(肺液)을 말한다.

이 폐액(肺液)을 단전(丹田)으로 다시 보내기 때문에 금액 환단(金液還丹)이 된다.

심고사(諶高士)에 바치는 노래 문답속에는 그대는 나의 시설(試設)을 들어 보아라. 과언(寡言)하는 것도 진실로 묘결(妙訣)이 된다. 밤은 길고 용(龍)이 읊으며 범이 휘파람 불 때에 급하게 하차(河車)를 타고 쉬지 않아 잠시에 이환정(泥丸頂)에 반입(搬入)하면 마치 옥로(玉爐)에 불을 붙이고 빙설(氷雪)을 녹이듯 화지(華池)의 신수(神水)가 등청(燈淸)하니 황아(黃芽)에 때를 맞춰 물을 주어라. 경장(瓊漿)과 옥액(玉液)을 자주 마시게 되면 사체(四體)가 훈증(薰蒸)되고 안색도 빛이난다. 이 밖의 작은 것들은 모두가 미세한 것이니 정도(正道)를 따라서 해야 한다고 하였다. 〈贈諶高士歌〉

수행(修行)을 잘 하려는 사람은 약을 마실 때는 입에 들어간 뒤에 자기의 진화(眞火)를 운반(運搬)하여 조양(調養)을 하게 되니, 운화(運火)할 때 갑자기 미려(尾閭)에서 어떠한 물체가 꼿꼿하게 상척(夾脊)과 상관(雙關)을 솟아오르고, 역력(瀝瀝)한 소리가 나는 것 같으면서 이환(泥丸)으로 역상(逆上)하고, 다시 이환(泥丸)에서 입천장에 닿아 입안에 들어가면 그 맛이 빙수(氷酥)와 같이 향기롭고 부드러우니 이것을 험지(驗知)하는 것이 금액환단(金液還丹)이다.

천천히 단전(丹田)으로 계속 내려보내면 오장(五臟)이 청허(淸虛)해지고 눈을 감아도 오장(五臟)이 환하게 보이면서 불을 밝힌 것 같으며 차츰 금빛이 몸을 두르는 듯한 진경상(眞景象)이 된다. 〈易眞論〉

환단(還丹)의 요(要)는 신수(神水)와 화지(華池)에 있으니 신수(神水)는 즉 액(液)이 되고 물이 입에 고이는 것은 화지(華池)라고 한다.

소자(昭子)가 말하기를, 하늘의 신(神)은 해에서 발(發)하고 사람의 신(神)은 눈에서 발한다고 하는데 나의 해석으로는 눈이 닿는 곳에 마음도 닿기 때문에 내련(內鍊)하는 것이 눈으로 코를 보고, 코끝을 배꼽과 상대토록 하여 심화(心火)를 단전(丹田)에 내리는 것이니 이것은

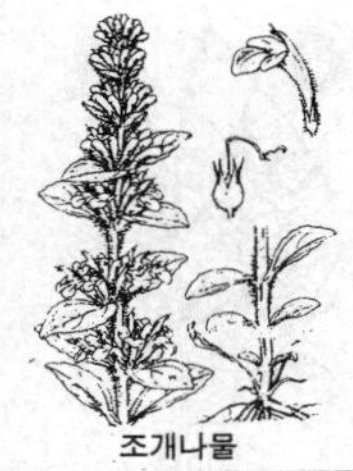
조개나물

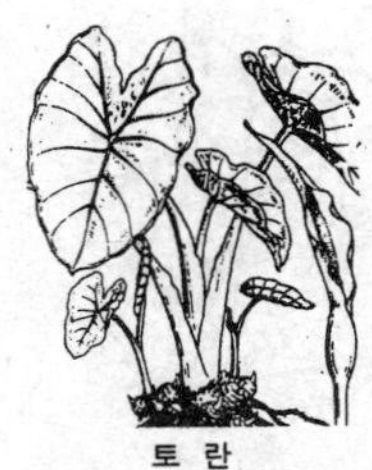
토 란

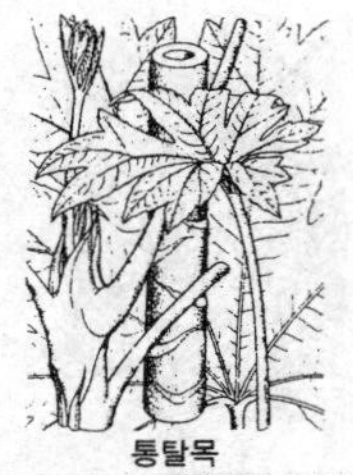
통탈목

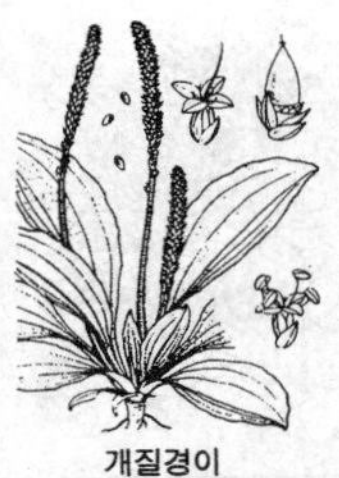
개질경이

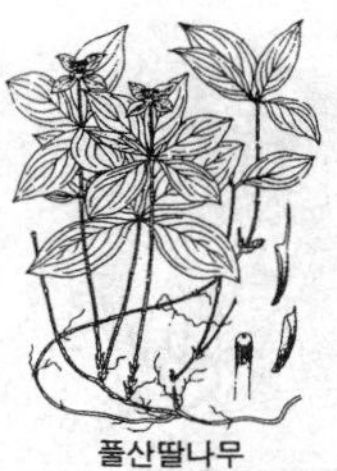
풀산딸나무

잠시의 공부(工夫)로도 이루어진다. 〈昭子〉

23. 양성(養性)과 금기(禁忌)일 경우

양생서(養生書)에 이르기를, 섭생(攝生)을 잘하려는 사람은 일월(日月)의 경계를 범(犯)하지 말고, 세시(歲時)의 화(和)를 잃지 않아야 하는데 하루의 경계는 저녁에 포식(飽食)하지 말아야 하며, 한달의 경계는 몸을 대취(大醉)하지 말아야 되고, 일년의 경계는 겨울철에 멀리 돌아다니지를 말 것이며, 종신(終身)의 경계는 밤에 불을 켜고 행방(行房)하지 말아야 된다. 〈養性書〉

진고(眞誥)에 이르기를, 눈은 몸의 거울이 되고, 귀는 몸의 지게문으로, 많이 보게 되면 거울이 어두워지고, 많이 듣게 되면 지게문이 닫히게 된다. 얼굴은 신(神)이 걸어다니는 뜰이 되고, 머리털은 뇌(腦)의 꽃이므로 걱정을 많이 하면 얼굴이 마르게 되고, 뇌(腦)가 감(減)하게 되면 머리털이 희어지게 된다. 정(精)은 사람의 신이 되고, 밝음은 몸의 보배이므로 피로가 싸이게 되면 정(精)이 흩어지며, 정영•경영(精營•經營)을 많이 하면 밝은 것이 없어진다. 〈眞誥〉

섭생(攝生)하는 사람에게는 언제나 소사(少思)•소념(少念)•소욕(少慾)•소사(少事)•소어(少語)•소소(少笑)•소수(少愁)•소락(少樂)•소희(少喜)•소노(少怒)•소호(少好)•소악(少惡) 등의 12소(十二少)가 양생(養生)의 근본이 되는 것이다. 즉 생각을 많이 하게 되면 신(神)이 위태롭고, 염려를 많이 하게 되면 지(志)가 흩어지며, 욕심이 많으면 뜻이 혼미(昏迷)하고, 일을 많이 하면 얼굴이 피로하고, 말을 많이 하게 되면 기(氣)가 멀어지며, 웃음이 많으면 오장(五臟)이 상하고, 근심을 많이 하게 되면 마음이 불안하며, 즐거움이 많으면 뜻이 넘치고, 기쁨이 많으면 혼란하고, 노(怒)하기를 많이 하면 백맥(百脈)이 안정치 못하고, 좋아하는 것이 많게 되면 미혹(迷惑)하게 되므로 모든 일의 처리를 잘 못하고, 미워하는 것이 많게 되면 초조하게 되니 이 12다(十二多)를 없애지 못한다면 영위(榮衛)가 도(度)를 잃고 혈기(血氣)가 자행하여 상생(喪生)의 장본(張本)이 될 것이다. 〈抱朴子〉

24. 사시(四時)의 절선(節宣)일 경우

봄에는 늦게 자고 일찍 일어나야 하며, 여름과 가을에는 봄에 비해 더 늦게 자고 일찍 일어나야 하며, 겨울에는 일찍 자고 늦게 일어나야 더욱 좋은 것이다. 그러나 일찍 일어나야 좋다고 해도 닭이 울기 전은 너무 빠르고, 늦게 일어나야 좋다고 해도 해가 뜬 뒤에는 너무 늦은 것이다. 〈養生書〉

또한 겨울에는 머리를 차게 해야 좋고, 봄과 가을에는 머리와 발을 모두 냉하게 하는 것이 성인(聖人)이 해야 할 상식이다. 〈養生書〉

항상 그믐날이면 목욕을 하고 초하루에 머리를 감는 것이 좋으나 배고플 때 목욕하는 것을 피하고 배부를 때 머리 감는 것을 피하는 것이 좋다. 모든 사람은 봄과 여름에는 동쪽을 향해서 눕고, 가을과 겨울에는 서쪽을 향해 누우며, 북쪽을 향해서 눕는 것은 금(禁)하는 것이 좋다. 그리고 대풍(大風)•대우(大雨)•대무(大霧)•대서(大暑)•대한(大寒)•대설(大雪)을 조심하며 졸지에 표풍과 폭우(暴雨)•진뢰(震雷)•혼암(昏暗)을 만나는 것은 바로 제용(諸龍)과 귀신의 행동 경과의 소치가 되니 당연히 문안으로 들어가서 문을 닫고 소향정좌(燒香靜坐)하고 피하는 것이 좋다. 〈養生書〉

4계절 가운데 여름이 가장 조섭(調攝)하기가 어려우니, 복음(伏陰)이 잠재(潛在)해서 위장(胃臟)이 냉활(冷滑)하게 되므로 보신(補腎)하는 약이(藥餌)를 자주 먹어야 되고 먹을 음식물이 조금만 차도 먹지 말아야 하며, 마음이 왕성해지고 신(腎)이 쇠(衰)해져서 정기(精氣)를 소설(疏泄)하기가 쉬우니 잠자리를 청결하게 하고 조용히 하여 지려(志慮)를 정정(靜定)해야 하며, 심기(心氣)가 편안하게 하고 빙장(氷漿)이나 채과(菜果)의 먹는 것을 줄여야 된다. 이러한 것을 주의하지 않으면 반드시 가을의 학병(瘧病)과 이병(痢病)에 걸리기가 쉽다. 〈衛生歌〉

여름 한때는 사람의 정기(精氣)가 빠지는 계절(季節)로써 마음이 왕성하고 신(腎)이 쇠(衰)하면 신(腎)이 변해서 물이 되고, 가을이 되면 비로소 응고(凝固)하여 겨울에 견고(堅固)해지니 여름철의 냉물(冷物)을 엄기(嚴忌)해서 뱃속을 언제나 따뜻이 하고, 가을에 토사(吐瀉)•곽란(霍亂)을 예방해야 된다. 뱃속이 따뜻하면 모든 병마가 침투하지 못하고 혈기는 자연히 장성(壯盛)해지는 것이다. 〈臞仙〉

25. 선현(先賢)들의 격언(格言)일 경우

사람의 형역(形役)에 피로가 없으면 백병이 생기지 않고, 술을 마셔도 크게 취하지만 않으면 해가 없으며, 식사 후에 100보쯤 걷고 나서 배를 손으로 자주 문질러야 하고, 인축일(寅丑日)에 손톱을 깎아야 하며, 머리의 빗질

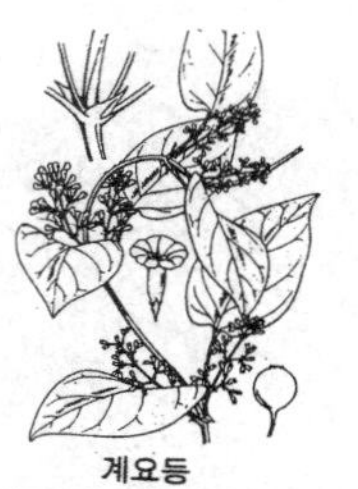
계요등

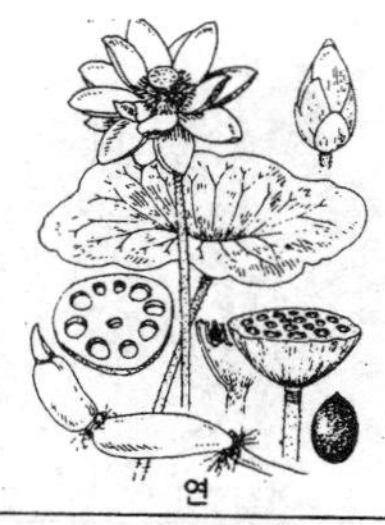
연

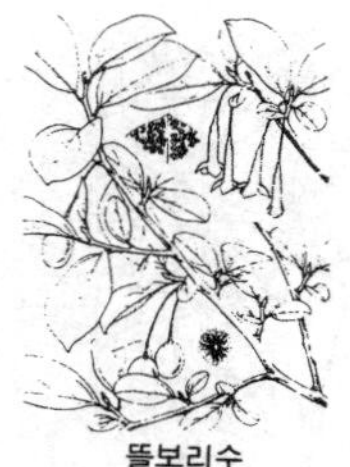
뚤보리수

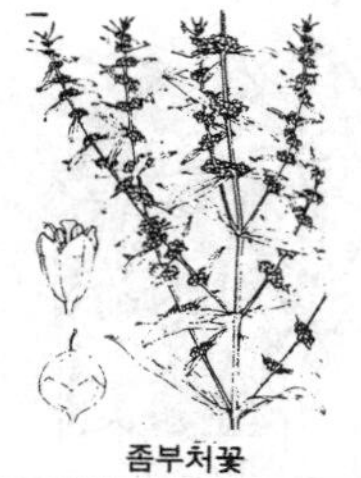
좀부처꽃

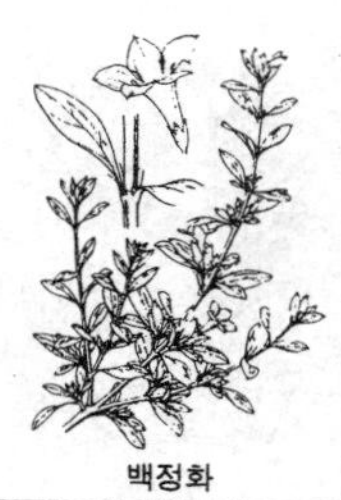
백정화

은 100번쯤 하고, 배부를 때에는 소변을 서서 누고, 배가 고플 때는 소변을 앉아서 누며, 가는 곳마다 바람을 피하며 거실의 바람을 막고 매일밤 발을 씻고 잠자리에 들도록 한다.

포식(飽食)에는 이익이 없고, 사려(思慮)는 신(神)을 상(傷)하게 하며, 희로(喜怒)는 기(氣)를 상(傷)하게 한다. 콧속의 털을 뽑는 것과 침을 자주 뱉는 버릇을 고쳐야 하고, 아침에 잠에서 일어나 침상을 내릴 때는 왼발부터 먼저 내리는 것이 좋다. 하루를 재해(災害)없이 지낸다면 사(邪)를 없애고 악(惡)을 물리치는 것이며, 칠성보(七星步)를 익힌다면 장수(長壽)하게 되고, 신 맛은 근(筋)을 상(傷)하게 하고, 쓴 맛은 골(骨)을 상(傷)하게 하며, 단 맛은 살〔肉〕에 해롭고, 매운 맛은 기(氣)를 패하게 하며, 짠 맛은 수명을 재촉하게 하니 모든 음식물을 편식해서는 안된다. 봄과 여름에 누설(漏泄)을 금해야 가을과 겨울에 양사(陽事)가 견고(堅固)하게 되는 것이다.

혼자 누워 있는 것은 수진(守眞)이 될 것이며, 안정하는 것은 가장 귀한 법이 된다. 재물은 분수가 있는 것이니 지족(知足)해야 스스로 이익이 돌아오고, 모든 것을 억지로 알려고 한다면 큰 화가 되며, 적은 욕심은 누(累)가 되지 않고, 신(神)이 조용하면 모든 일이 편하게 되고, 수도(修道)를 하게 되면 끝과 시작이 마땅할 뿐이다.

이것을 써서 벽면에 붙이고 언제나 보는 것이 좋다. 〈養生銘〉

손진인(孫眞人)의 침상기(枕上記)에 이르기를, 「죽은 새벽에 먹는 것이 좋고 저녁에는 과식하지 말 것이며, 경양종(景陽鍾)은 두드려서 움직이고 이는 36번을 마주친다. 큰 추위와 큰 더위에는 색욕(色慾)을 탐하지 말고 취한 때와 포식한 뒤에는 입방(入房)하지 말아야 되는데 범방(犯房)하면 오장이 번복(翻覆)되어, 애화(艾火)를 피우게 될 것이니 혼자서 자는 것이 좋으며, 좌와(坐臥)에는 당풍(當風)을 피하여 따뜻한 곳에서 목욕을 자주 하는 것이 좋고, 식사 뒤에는 100보를 걷고 언제나 손으로 배를 문지르면 좋다. 또한 무린어(無鱗魚)를 먹지 말고, 죽은 고기를 먹으면 수명이 짧아진다. 토목(土木)의 우상(偶像)에도 빌면 복이 온다는데 부정(父精)이나 모육(母肉)을 어찌 두 곳으로 나누랴? 명(命)을 아끼고 몸을 아끼는 사람은 육백(六白)이 옥(玉)과 같은 빛이 난다고 했다.

화를 자주내면 기(氣)를 상(傷)하게 되고, 생각을 많이 하면 신(神)을 손(損)하고, 신(神)이 피곤하면 마음이 고달프게 되고, 기(氣)가 약하면 병이 생기게 된다. 비(悲)와 환(歡)을 다하지 말 것이며, 음식은 언제나 조절해야 하고, 밤술은 피해야 되고, 새벽에는 특히 성을 내지 말 것이며, 잠은 해시(亥時)에 자고 천고치(天鼓齒)를 울리며, 인시(寅時)에 일어나서 침으로 양치를 하면 요사(妖邪)가 범(犯)하지 않으며 정기(精氣)가 온몸에 돌게 되는 것이다. 질병을 예방하는 데는 오신미(五辛味)를 절식(節食)하는 것이 가장 좋고, 안신(安神)에는 열락(悅樂)하는 것이 가장 좋으며, 기(氣)를 아끼려면 화순(和純)해야 좋으니 수요(壽夭)의 장단(長短)을 명(命)에만 의존하지 말고 사람의 수행(修行)에 있다는 사실을 명심해야 한다. 이러한 이치를 잘 알고서 행한다면 평지에서도 등선(登仙)할 수 있다. 〈養生銘〉

과음한 술은 혈기를 모두 혼란하게 하고, 후미(厚味)를 적게 먹으면 신혼(神魂)이 스스로 편안할 것이며, 아침에 하는 양치질은 저녁에 하는 양치질만 못하고, 밤에 먹는 것은 새벽에 먹는 것만 못하다. 귀가 울 때는 신(腎)을 보(補)해야 하고, 눈이 어두울 때는 간(肝)을 도와 주며, 마시는 것을 조절하면 비위(脾胃)가 자연히 건강해지며, 생각을 적게 한다면 신(神)은 반드시 안정된다. 땀이 흘러도 갑자기 찬 바람은 쐬지 말아야 되고, 공복(空腹)일 때는 차〔茶〕를 마시지 말아야 된다. 〈常眞子〉

기(氣)는 신(神)의 조상이 되고, 정(精)은 기(氣)의 아들이 되며, 기(氣)는 신(神)의 근체(根蔕)가 되고, 기(氣)를 쌓으면 정(精)이 되고, 정(精)을 쌓아서 신(神)을 바르게 한다면 맑고 조용하게 되며, 도(道)를 따라서 처신한다면 하늘과 사람이 서로 합하게 된다. 〈東垣省言箴〉

인신(人身)의 귀함은 부모의 유체(遺體)가 되는 것이다. 구복(口服)으로 인해서 몸이 상(傷)하게 되는 것을 보통으로 알고 있으나 배고플 때 음식 조절을 하지 못하고, 오미(五味)를 과식하게 되면 질병이 봉기할 것이다. 병이 날때에는 그 원인이 미미(微微)하지만 소홀히 하게 되면 만연(蔓延)되어서 막아내지를 못할 것이다. 병이 일어난 뒤에 걱정하고 의도(醫禱)를 같이 한다 해도 어떤 좋은 수가 있겠는가? 산야(山野)에 사는 빈천(貧賤)한 사람들은 담박(淡薄)하게 먹으므로 활동이 가볍고 쇠(衰)하지를 않으며 몸이 편안하고 기(氣)가 화목한 것이다. 병이 극심해진 뒤에 회오(悔悟)가 맹생(萌生)하는 것은 도리없이 약이(藥餌)에 의존하지 않을 수 없으니, 이것은 먼지를 닦으면 거울이 밝아지는 이치와도 같다. 가장 긴요(緊要)한 일은 음식을 조절해야 되니 작은 일에 치중해

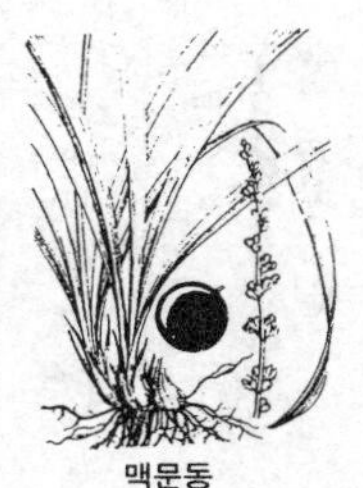
맥문동

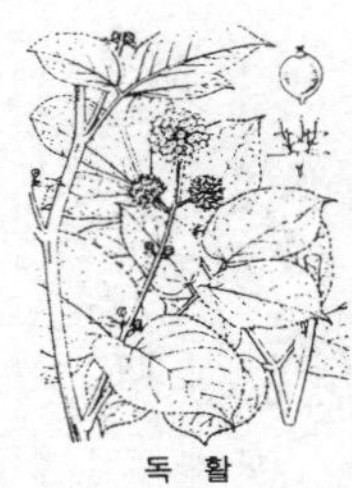
독 활

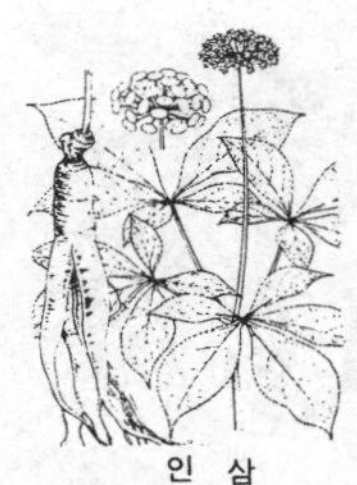
인 삼

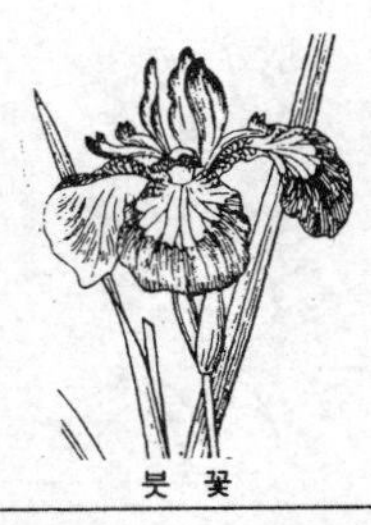
붓 꽃

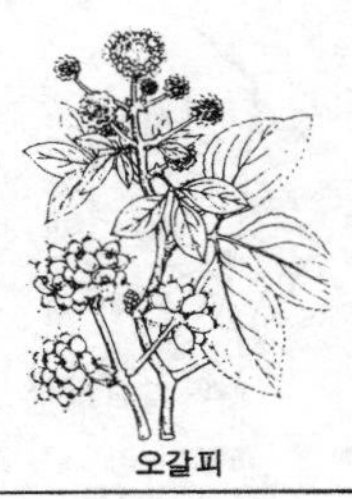
오갈피

서 큰 것을 잃게 되는 것은 맹자(孟子)가 경계(警戒)한 말이다. 구복(口服)이 병을 끌어들이고, 또한 손상(損傷)시키게 되니 입을 병마개처럼 지키게 되면 재화(災禍)는 스스로 없어진다. 〈丹溪飮食箴〉

천지(天地)와 함께 사람들이 살아 가는 것이 서로 상합(相合)하니 곤도(坤道)는 여자가 되고 건도(乾道)는 남자가 된다. 남녀가 서로 배합(配合)해서 부부가 되면 생육(生育)해야 할 책임이 있다. 혈기가 왕성할 때 예법(禮法)으로 만나서 시기가 적절할 때 교접(交接)하면 가정이 화목해지는 것도 여기에 있다. 어리석은 사람들이 정에 이끌려 욕(慾)을 방종(放縱)하여 급급(汲汲)하게 되면 조독(燥毒)이 되기 쉬운 것이다. 기(氣)는 양(陽)이 되고 혈(血)은 음(陰)이 되니 이것이 인신(人身)의 신(神)이 되는 것이다. 음(陰)이 평(平)하고 양(陽)이 비장(秘臟)되기 때문에 신체가 성장되는 것을 알고서야 어찌 혈기를 아끼지 않겠는가? 나를 살려주는 것을 나의 적으로 만든다는 것은 여색(女色)에 완전히 빠져 있기 때문이다. 가정과 덕망(德望)의 보호를 위해서 계신(戒愼)을 자주하면 음식의 맛이 있고 몸이 편안해서 병(病)은 자연히 없어진다. 〈丹溪色慾箴〉

26. 양성(養性)과 장수(長壽)하는 약이(藥餌)일 경우

경옥고(瓊玉膏) • 삼정환(三精丸) • 연년익수불로단(延年益壽不老丹) • 오로환동단(五老還童丹) • 연령고본단(延齡固本丹) • 반용환(斑龍丸) • 이황원(二黃元) • 현토고본환(玄菟固本丸) • 고본주(固本酒) 등이 있으니 모두가 충분한 연년익수(延年益壽)를 할 것이다.

※ 경옥고(瓊玉膏)

효능 : 진정(塡精) • 보수(補髓) • 조진(調眞) • 양성(養性) • 반로(返老) • 환동(還童)하는 고약(膏藥)이 되니 백손(百損)을 보해서 백병(百病)을 물리치게 되며, 만신(萬神)이 모두가 족하여 오장(五臟)이 영일(盈溢)하니 백발이 검게 되고 빠진 이가 다시 나며 분마(奔馬)와 같이 빨리 달리고, 하루에 2~3회씩 먹게 되면 하루 종일 배고픔을 모를 것이며, 이외에도 그 효력은 말로는 다할 수가 없다. 일료(一料)를 오분(五分)으로 등분하여 먹게 되면 탄탄증(癱瘓症)을 고치게 되고, 십분(十分)으로 등분하여 먹으면 노채(勞瘵)도 낫게 되며, 27년 동안을 계속 먹게 되면 360세를 살 수 있고 64년을 계속 먹게 되면 500세를 살 수가 있다.

처방 생지황 16근(生地黃十六斤)을 절구에 찧어서 즙(汁)으로 짜고 인삼가루 24냥, 백복령(百茯苓)가루 48냥, 정선한 백밀(白蜜) 10근을 고루 섞어서 항아리에 넣은 다음 유지(油紙) 5중(五重)과 후포 1중(厚布一重)으로 합구(盒口)를 단단하게 봉하여 가마솥에 넣고(솥바닥에는 깨끗한 나무토막으로 건너질러서 물이 끓어도 합구(盒口)에 넘어 들지 않도록 한 다음) 뽕나무 불로 3주야(三晝夜)를 끓이는데 물이 줄게 되면 뜨거운 물을 다시 첨가해서 끓이고 기한이 되면 약분(藥盆)을 꺼내서 다시 밀지(密紙)로 합구(盒口)를 단단하게 봉하여 우물속에 담근 다음 1주야(一晝夜)가 지난 뒤에는 다시 구탕(舊湯)으로 전과 같이 1주야(一晝夜)를 끓인 후 먼저 조금 덜어서 천지신(天地神)에게 제(祭)를 지내고 하루에 2~3회로 나누어 1~2수저씩 온주(温酒)로 먹으나 술을 못마시는 사람은 백비탕(百沸湯)과 같이 먹는다. 더울 때에는 음냉(陰冷)한 장소 또는 냉장고나 땅속에 장치(藏置)되 닭이나 개가 보지 못하는 으슥한 곳이 좋고 부인이나 상인(喪人)에게도 보이지 않는 곳이 좋다. 제제(製劑)할 때에 끝까지 철기(鐵器)를 피하고 기식(忌食)은 파, 마늘, 무우, 식초 등이다. 〈入門〉

위생방(衛生方)을 보면 생지황 8근(生地黃八斤), 인삼 32냥(人蔘三二兩), 백복령 24냥(白茯苓二四兩), 백밀 5근(白蜜五斤)으로 적혀 있다.

옛날 중국의 황실에서는 대의원 회의(大醫院會議)를 열어 위의 처방에 천문동(天門冬), 맥문동(麥門冬), 지골피(地骨皮) 각 8냥을 첨가하여 익수영진고(益壽永眞膏)라고 하였다.

※ 삼정환(三精丸)

효능 : 장복시는 몸이 가벼워지고 연년익수(延年益壽)하고 얼굴빛도 동자(童子)와 같아진다.

처방 창출〔蒼朮 : 하늘의 정〕 • 지골피〔地骨皮 : 땅의 정〕를 씻어서 가루로 하여 각 1근, 흑상심〔黑桑椹 : 사람의 정〕 20근을 짓이겨 즙(汁)으로 짜서 앞의 약가루를 즙안에 섞어 항아리에 넣은 다음 밀봉하여 낮에는 햇볕을 쬐이고, 밤에는 달빛을 받아들여서 저절로 마르게 하고, 그것을 또다시 가루로 하여 꿀(密)로써 콩 크기의 환을 지어 매 10알씩 술이나 탕으로 먹는다. 〈入門〉

※ 연년익수불로단(延年益壽不老丹)

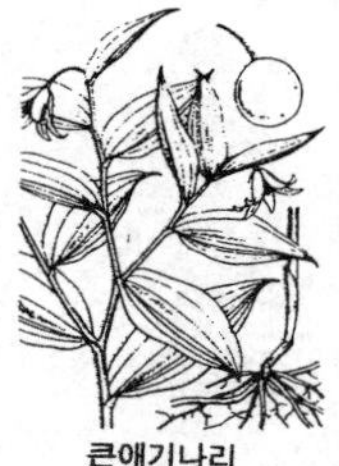
큰애기나리

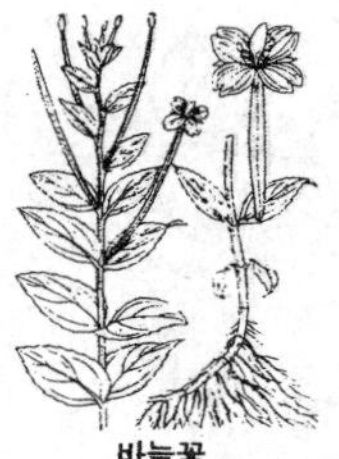
바늘꽃

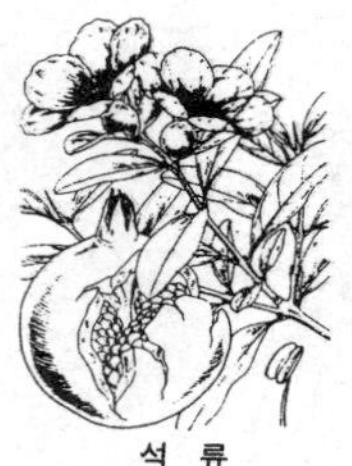
석 류

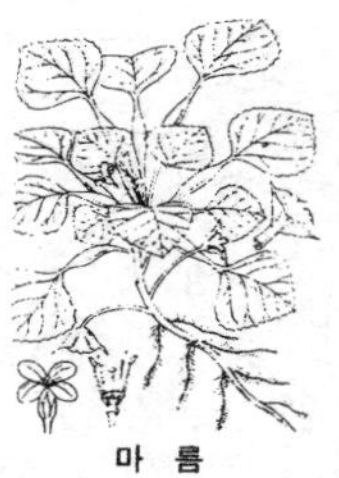
마 름

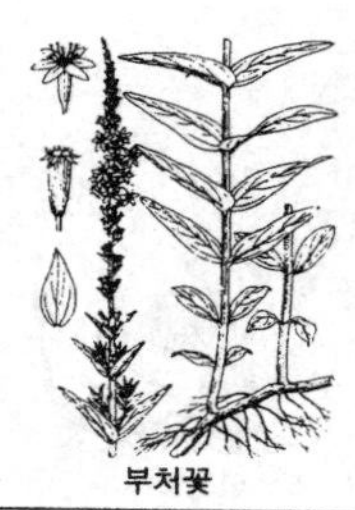
부처꽃

처방 하수오 적색 4냥(何首烏赤色四兩)에 백색(白色) 4냥을 합하여 8냥을 뜨물에 담가서 대나무 칼로 껍질을 벗기고 썰어서 검은 콩 즙(汁)에 담가 그늘에 말린 다음 감초즙(甘草汁)으로 짓이겨서 가루로 하되 증숙(蒸熟)하면 안되고 그 다음에 지골피(地骨皮)와 백복령(白茯苓)을 주세쇄건(酒洗晒乾)해서 각 5냥, 생건지황(生乾地黃)을 술에 담그고 일숙(一宿)해서 쇄건(晒乾)하여, 숙지황주세쇄건 (熟地黃酒洗晒乾) 하고, 천문동주침 (天門冬酒浸)하여 반나절이 지난 뒤에 씨를 빼낸 다음 쇄건(晒乾)하고, 맥문동주침(麥門冬酒浸)하여 쇄건(晒乾)해서 반나절이 지난 후 거심(去心)하고 인삼거로(人蔘去蘆)하여 각각 3냥을 가루로 해서 꿀로 오동 열매 크기의 환을 지어 더운 술로 30~50알씩을 먹는다.

이 약은 천익백보(千益百補)라 하여 먹은 지 10일에서 한 달이 되면 자연히 딴 사람이 될 정도이고 상복(常服)하면 그 효력이 아주 좋다. 〈必用方〉

※ 하령만수단(遐齡萬壽丹)

일명 오로환동단(五老還童丹)

효능 : 시(詩)에 이르기를, 하령만수단(遐齡萬壽丹)은 혼백을 편안하게 하는 특효가 있는데 제약(製藥)하는 기간은 닭이 알을 품는 기간을 요하니 환을 만들때는 하늘을 보지 말고 갑자(甲子) • 경신(庚申)일 밤을 택하여 만드는 것이 좋다고 한다.

상복(常服)하면 효력이 비범(非凡)하여 골수(骨髓)가 천지간(天地間)의 신비(神秘)성을 알 것이다.

처방 복신(茯神) • 적석지(赤石脂) • 천초(川椒)를 볶아서 각 1냥, 주사세연수비(朱砂細研水飛) • 유향(乳香)과 등심(燈心)을 같이 갈아서 각 1냥, 또한 유향(乳香)과 주사(朱砂)를 별도로 가루를 내어 노른자를 빼낸 계란 속에 넣어 7겹의 견지(堅紙)로 밀봉하고, 푸른 비단에 넣어 정기(精氣)가 충장(充壯)한 부인에게 배 위에 품어서 언제나 따뜻한 기운(氣運)이 있게 하여 주사(朱砂)는 35일, 유향(乳香)은 47일만에 꺼내어 다시 갈아서 가루로 하고 앞의 세 가지 약을 가루를 내어 증조육(蒸棗肉)으로 녹두알 크기의 환을 지어 매일 공복에 온주(温酒)로 30알씩 먹는다. 술을 못하면 인삼탕으로 먹어도 좋다. 한달 후에는 40알씩 먹는데 조약시(調藥時)에는 반드시 부인이나 계견(鷄犬)은 보지 못하게 하는 것이 좋다. 〈丹鷄心法〉

※ 연령고본단(延齡固本丹)

효능 : 제허(諸虛)와 백손(百損)은, 중년의 양사불기(陽事不起)와 50세 전에 흰 머리가 많은 사람은 먹은지 반 달이 되면 양사(陽事)가 웅장(雄壯)해지고, 한 달이면 안색이 동자(童子)와 같이 되어 10리 밖을 투시(透視)할 수 있고, 석 달이 되면 흰머리가 검어지고 오래 먹으면 신기(神氣)도 좋아져서 신체가 경건(輕健)하여 선위(仙位)에 오른다는 것이다.

처방 토사자주제(兎絲子酒製) • 육종용주세(肉蓯蓉酒洗) 각 4냥, 천문동(天門冬) • 맥문동(麥門冬) • 생지황(生地黃) • 숙지황병주제(熟地黃並酒製) • 산약(山藥) • 우슬주세(牛膝酒洗) • 두충강즙초(杜冲薑汁炒) • 파극주침거심(巴戟酒浸去心) • 구기자(枸杞子) • 산수유주증거핵(山茱萸酒蒸去核) • 백복령(白茯苓) • 오미자(五味子) • 인삼(人蔘) • 목향(木香) • 백자인(栢子仁) 각 2냥, 복분자(覆盆子) • 차전자(車前子) • 지골피(地骨皮) 각 1냥 반, 석창포 (石菖蒲) • 천초(川椒) • 원지(遠志) • 감초수침초택사(甘草水浸炒澤瀉) 각 1냥을 가루로 하여 술에 삶은 희면호(稀麵糊)로 오동 열매 크기의 환을 지어 공복에 온주(温酒)로 80알씩을 먹되 부인의 경우는 당귀(當歸)와 적석지(赤石指) 각 1냥을 첨가하여 만든다. 무, 파, 마늘, 우육(牛肉), 초산(醋酸), 엿, 양육(羊肉)을 기(忌)한다. 〈回春〉

※ 반하복령탕(半夏茯苓湯)

일명 적복령탕(赤茯苓湯)

물이 심하(心下)에 머물러서 수결흉(水結胸)이 되고 비만하여 머리에서 땀이 나는데 쓴다.

※ 반룡환(斑龍丸)

효능 : 상복(常服)하면 연년익수(延年益壽)케 한다.

처방 녹각교(鹿角膠) • 녹각상(鹿角霜) • 토사자(兎絲子) • 백자인(栢子仁) • 숙지황(熟地黃) 각 8냥, 백복령(白茯苓) • 파고지(破古紙) 각 4냥을 가루로 해서 주자미호(酒煮米糊)로 환을 만들거나 또는 녹각교(鹿角膠)를 호주(好酒)에 넣어 오동 열매 크기의 환을 지어서 염탕(鹽湯)으로 50알씩을 먹는다. 옛날 촉(蜀)나라의 한 노인이 이 약을 먹고 수(壽)가 308살을 넘었다는 것이다. 〈正傳〉

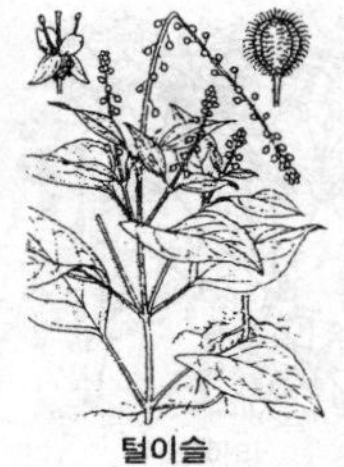
털이슬

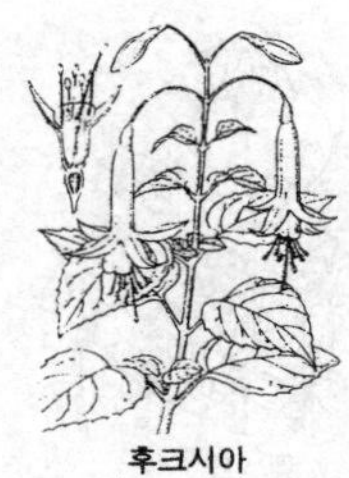
후크시아

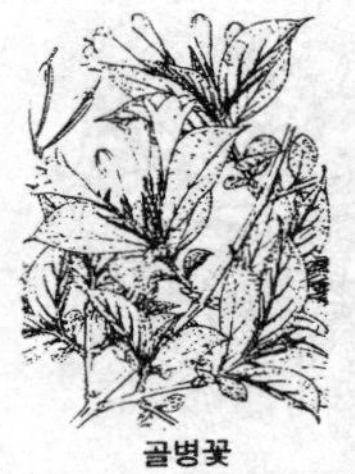
골병꽃

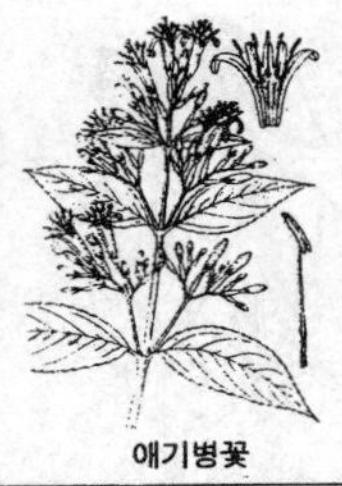
애기병꽃

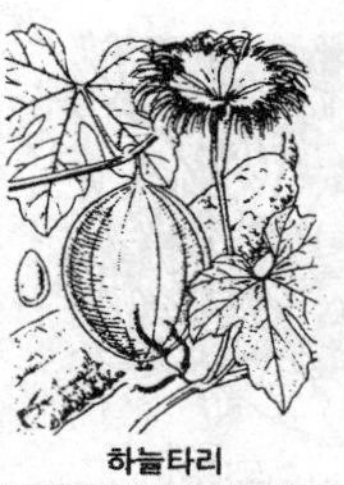
하늘타리

❊ 인삼고본환(人蔘固本丸)

일명 이황원(二黃元)

효능 : 대체로 마음은 피를 간직하고 신(腎)은 정(精)을 간직하니 정혈(精血)이 충실하면 머리가 희어지지 않고 얼굴이 동자와 같게 되며, 연년익수(延年益壽)의 자보(滋補)에 생숙지황(生熟地黃)은 충분한 심혈(心血)을 나게 하고, 맥문동(麥門冬)은 약의 위력을 끌어들이는 것이며, 숙지황(熟地黃)은 신정(腎精)을 보(補)하는데, 천문동(天門冬)을 써서 소보(所補)의 좋은 곳에 끌어 넣는다. 사미(四味)가 서로 관계되는데, 또한 인삼으로도 심기(心氣)를 통하는 작용을 일으킨다.

처방 천문동(天門冬)을 거심(去心)하여 강즙침(薑汁浸)하고, 주침(酒浸)에 2일을 하며, 맥문동거심(麥門冬去心)하여 주침(酒浸) 2일과 미감침(米泔浸)에 3일로 하고, 생건지황(生乾地黃)과 숙지황(熟地黃)은 병주침(並酒浸)하여 각 2냥을 가루로 내서 행인탕(杏仁湯)으로 물기를 하여 가루약을 말린 다음 거기에 인삼 가루 1냥을 넣어 꿀로 오동 열매 크기의 환을 지어 50~70알을 온주(温酒)로 먹되 가리는 음식은 무와 파를 금한다. 〈必用方〉

❊ 현토고본환(玄菟固本丸)

효능 : 인삼고본환(人蔘固本丸)과 동일한 것이다.

처방 토사자주제(兎絲子酒製) • 숙지황(熟地黃)과 생건지황(生乾地黃) • 병주침배(並酒浸焙) • 천문동(天門冬)과 맥문동병주침거심(麥門冬並酒浸去心) • 오미자(五味子) • 복신(茯神) 각 4냥, 산약미초(山藥微炒) 3냥, 연육(蓮肉) • 인삼(人蔘) • 구기자(枸杞子) 각 2냥을 가루로 하고 꿀로 오동 열매 크기의 환을 지어 80~90알씩을 온주(温酒) 또는 염탕(鹽湯)으로 먹는다. 〈心法〉

❊ 고본주(固本酒)

효능 : 치로(治勞) • 보허(補虛) • 연년(延年) • 익수(益壽) • 발흑(髮黑) • 얼굴을 아름답게 해 준다.

처방 생건지황(生乾地黃) • 숙지황(熟地黃) • 천문동(天門冬) • 맥문동보거심(麥門冬普去心) • 백복령(白茯苓) 각 2냥, 인삼 1냥 등을 각각 잘게 썰어서 자항(磁缸)에 호주(好酒) 한 말을 붓고 3일 동안 담근 다음 약한 불에 1~2시간 끓이면 술빛이 검은색으로 변하는데 이것을 주량에 맞도록 공복에 먹는다. 〈衛生篇〉

❊ 오수주(烏鬚酒)

효능 : 효력은 고본주(固本酒)와 같다.

처방 황미〔黃米 : 점서광(粘黍米)〕 3말, 맥문동(麥門冬) 8냥, 생지황(生地黃) • 하수오(何首烏) 각 4냥, 천문동(天門冬) • 숙지황(熟地黃) • 구기자(枸杞子) • 우슬(牛膝) • 당귀(當歸) 각 2냥에 인삼(人蔘) 1냥을 가루로 하여 호국(好麴)을 적당히 넣은 다음 보통 술같이 빚어서 술이 익거든 전주(全酒)를 짜고 맑은 것으로 취하여 매일 새벽에 취기가 돌 정도로 마시고 음식은 무, 마늘, 파, 쇠고기를 기(忌)한다. 〈回春〉

단방(單方) (29종)

단지 한 가지만을 택하여 환으로 짓거나 가루로하고 또는 달여서 먹는데 환약은 매 2돈으로 먹고 탕약은 매 5돈으로 먹는다.

❊ 황정(黃精)

오랫동안 먹으면 경신(輕身) • 주안(駐顔) • 불로(不老) • 불기(不飢)하고, 근(根) • 경(莖) • 화(花) • 실(實)을 모두 복용(服用)할 수 있다. 물에 담가서 쓴 물을 우려내어 버리고 구증(九蒸) • 구폭(九曝)하여 먹는다. 또는 그늘에 말려서 가루로 만들어 맑은 물로 조복(調服)하되 가리는 것은 매실(梅實)을 피한다. 〈本草〉

❊ 창포(菖蒲)

경신(輕身) • 연년(延年) • 불로(不老)한다.

뿌리를 뜨물에 담가서 하룻밤을 재운 뒤 뜨거운 햇볕에 말려서 가루로 하여 찹쌀 죽에 백밀(白蜜)을 조금 넣고 오동 열매 크기의 환을 지어 온주(温酒)로 아침에는 30알, 저녁에는 20알을 복용한다. 〈本草〉

❊ 창포주방(菖蒲酒方)

뿌리를 즙으로 짜서 찹쌀의 양과 반반으로, 보통 술 빚을 때와 같은 방법으로 술을 빚어서 상복하면 연년익수(延年益壽)하고 신명(神明)을 통한다. 〈入門〉

❊ 감국화(甘菊花)

경신(輕身) • 내로(耐老) • 연년(延年)하고, 묘(苗) •

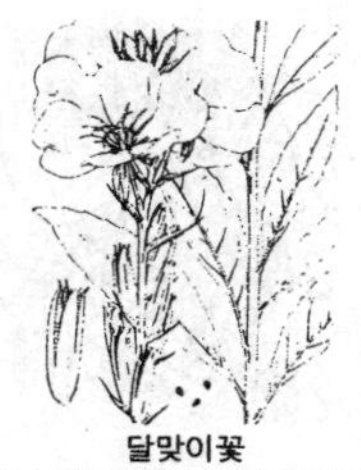

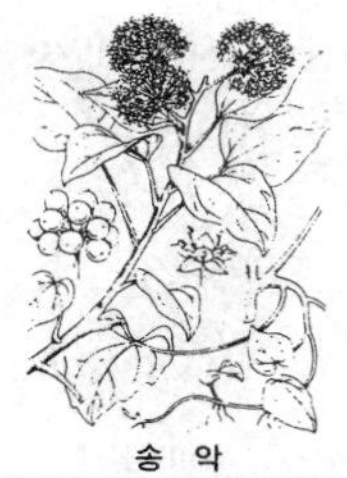

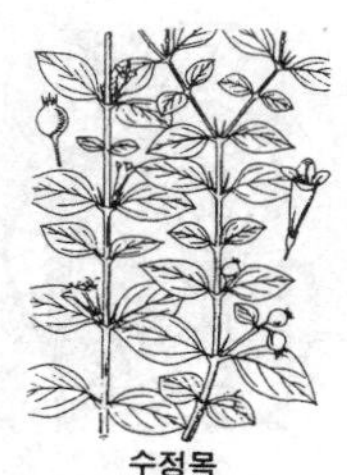

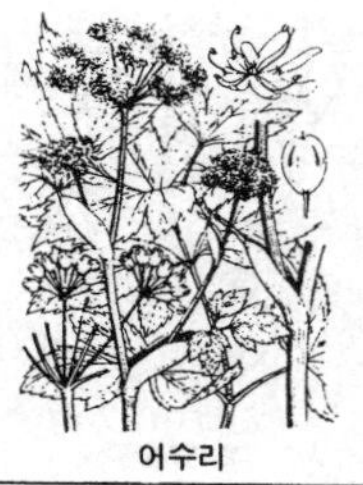

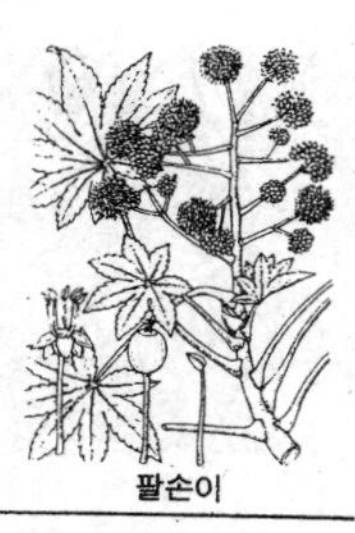

화(花)•엽(葉)•근(根)까지 모두 복용(服用)되니 그늘에 말려서 가루로 하여 주조복(酒調服)이나 또는 꿀로 환을 지어 상복한다. 〈本草〉

※ 국화주방(菊花酒方)

감국화(甘菊花)•생지황(生地黃)•구기근피(枸杞根皮) 각 5되를 물 10말에 같이 삶아서 5말이 되도록 달인 다음, 찹쌀 5말에 좋은 누룩을 넣어 술을 빚어서 따뜻하게 하여 마시면 근골(筋骨)을 장(壯)하게 하고 골수(骨髓)를 보하여 연년익수(延年益壽)하며 눈을 밝게 한다. 백국화(白菊花)가 더욱 좋다. 〈入門〉

※ 천문동(天門冬)

오랫동안 먹으면 경신(輕身)•장수(長壽)한다. 뿌리의 껍질을 벗겨서 가루로 하여 술과 같이 먹거나 또는 생(生)으로 즙(汁)을 짜서 고약처럼 만들어 술에 한두 숟갈씩 타서 마신다. 〈本草〉

※ 천문동주방(天門冬酒方)

뿌리를 찧어서 즙(汁)을 내어 찹쌀과 같은 분량으로 술을 빚어서 마시고 마른 뿌리는 가루로 하여 술을 빚어도 좋은데 이어(鯉魚)는 금식한다. 〈入門〉

※ 지황(地黃)

오래 먹으면 경신불로(經身不老)한다.

뿌리를 찧어서 즙을 내어 끓이다가 백밀(白蜜)을 넣고 다시 끓여서 고약처럼 만들어 오동 열매 크기의 환으로 만든 다음 공복에 더운 술로 30알씩 하루 3회를 복용하되 파•마늘•무를 피하고 철기(鐵器)를 절대로 쓰지 말아야 된다. 〈入門〉

※ 지황주방(地黃酒方)

찹쌀 1말을 100회쯤 씻어서 잘게 썬은 생지황(生地黃) 3근을 같이 찜통에 찐 뒤 백국(白麴)을 적당하게 반죽하여 술을 빚어서 마신다. 〈入門〉

※ 출(朮)

달여서 장복하면 경신(經身)•장수(長壽)하게 된다. 일명 산정(山精)이라고도 하는데 신농경(神農經)에 이르기를, 「오래 살려면 산정(山精)을 먹지 않으면 안된다」 하였다. 뿌리를 뜨물에 담가 검은 껍질을 버리고 볶아서 가루로 하여 1근을 찜통에 찐 다음 복령(茯苓) 8냥을 넣어 꿀로 환을 지어 먹거나 즙을 내어 달여서 술에 타먹어도 좋고 고약처럼 만들어 먹어도 좋다. 도리(桃李)•합자(蛤子)•마늘•파•무를 피한다. 〈本草〉

선출탕(仙朮湯)을 매일 먹으면 연년(延年)•명목(明目)•경신(輕身)•주안(駐顔)•불로(不老)한다.

창출(蒼朮) 19냥(一九兩) 2돈(二錢), 조육(棗肉) 6되, 행인(杏仁) 2냥 4돈, 건강포(乾薑炮) 5돈, 감초자(甘草煮) 5냥(五兩)과 백염초(白鹽炒) 10냥을 가루로 하여 끓인 물로 2돈씩 공복에 복용한다. 〈局方〉

※ 토사자(兎絲子)

눈이 밝아지고, 몸이 가벼워지며, 연년(延年)하게 된다.

술에 적셔 햇빛에 말린 다음 그대로 찜통에 9회를 쪄서 가루로 하여 매(每) 2돈씩 공복에 더운 술로 하루 2회씩 먹는다. 〈本草〉

※ 백초화(百草花)

백병(百病)을 다스리고 장생(長生)한다.

옛부터 신선(神仙)이 100가지의 초화(草花)를 채취하여 그늘에 말려 가루로 해서 술에 타 마시거나 꽃즙(花汁)을 끓여 술을 빚어 먹는다. 〈本草〉

※ 하수오(何首烏)

오래 먹으면 흰머리가 검어지며, 정수(精髓)를 보익(補益)하고 연년불로(延年不老)한다. 가릴 음식은 파•마늘•무•무린어(無鱗魚)를 금하고 철그릇을 쓰지 말아야 한다. 〈本草〉

※ 하수오환(何首烏丸)

하수오(何首烏) 1근을 뜨물에 담갔다가 그늘에 말린 다음 잘 썰어서 첫아들 낳은 부인의 젖으로 반죽하고 다시 말린 다음 가루로 하여 조육(棗肉)과 함께 찧어서 오동 열매 크기의 환을 지어 첫회는 하루 20알씩, 다음회 부터는 매일 10알씩 더해서 먹되 100알이 넘지 않도록 공복에 더운 술 또는 염탕으로 먹는다. 하수오(何首烏)는 양(陽)이 매우 허한 사람이 아니면 단복(單服)하는 것을 금한다. 〈入門〉

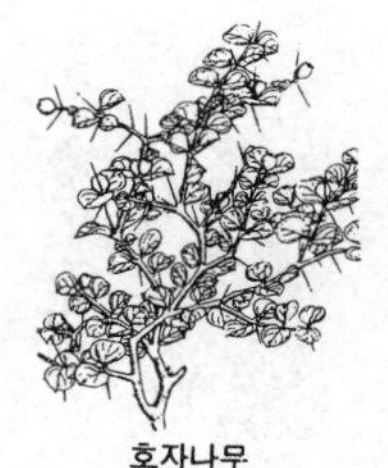
호자나무

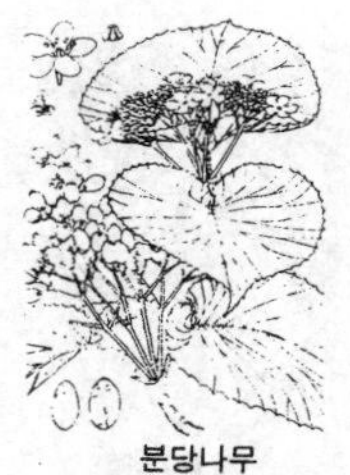
분당나무

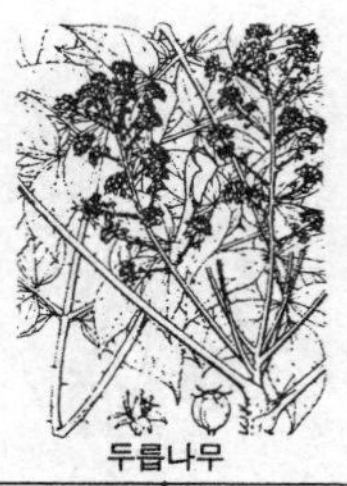
두릅나무

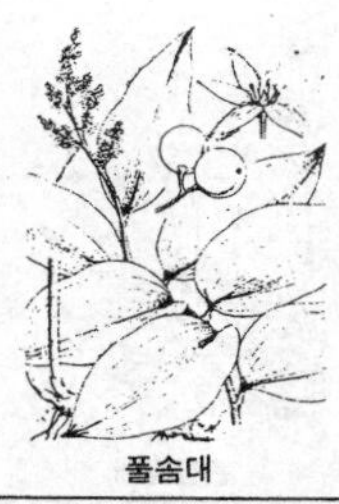
풀솜대

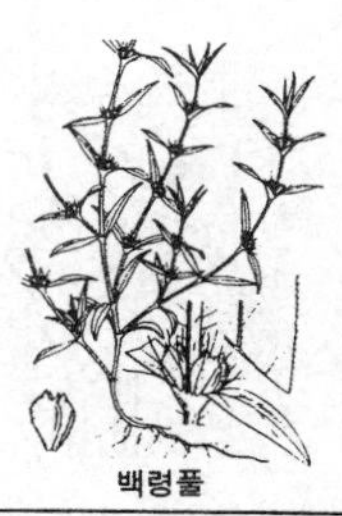
백령풀

※ 송지(松脂)

오래 먹으면 경신(輕身)·불로(不老)·연년(延年)할 수 있다.

송지(松脂) 7근을 뽕나무 잿물 10말에 넣고 끓여서 찬 물 속에 담그면 그 즙물이 엉기게 되니, 다시 끓이기를 10회 정도 반복하면 빛이 아주 희게 된다. 그 백색의 송지(松脂)를 가루로 하여 청주나 백밀(白蜜)에 타서 하루 1냥씩을 먹는다. 〈得効方〉

복엽법(服葉法) 솔잎은 가급적 잘게 썰어서 그늘에 말려야 하며 다시 가루로 만들어 3돈씩 술에 타서 먹거나 죽에 타서 먹기도 하고 가루를 낼 때에 큰 검은콩을 볶아서 같이 넣어도 좋으며 온수(温水)에 타 먹어도 좋다. 〈俗方〉

※ 괴실(槐實)

오래 먹으면 눈이 밝아지고 흰머리가 검어지며 연년(延年)한다.

괴자(槐子)는 허성(虛星)의 정기(精氣)니 10월 초순경(十月初旬頃)에 열매를 따서 먹으면 백병(百病)을 물리치고 장생(長生)한다. 〈本草〉

괴담환(槐膽丸)은 명목(明目)·흑발(黑髮)·고치(固齒)·연년(延年)한다. 10월 초순경(十月初旬頃)에 괴실(槐實)을 따서 옹기 항아리 속에 넣고 진흙에 소금을 섞어서 항아리의 입을 꼭 봉하여 그늘진 땅을 석자 정도 파고 묻어 두었다가 12월 초순경(十二月初旬頃)에 꺼내어 껍질은 벗겨 버리고 소의 쓸개속에 넣어서 다시 높은 곳에 매어 달아 두었다가 그 다음 해의 청명(淸明)때에 꺼내어 매일 공복에 백탕(白湯)으로 첫날은 1알, 다음날은 2알로 하루 한알씩 더하여 15알까지 먹고 다시 하루에 1알씩 줄여서 1알까지 이르면 또 반복해서 먹는다. 〈入門〉

※ 백엽(柏葉)

오래 먹으면 백병(百病)을 물리치고 연년(延年)·익수(益壽)한다. 잎은 그늘에 말려서 꿀에 작은 콩알 크기의 환을 지어 81알씩 술로 먹는다. 1년을 먹으면 10년을 연명(延命)하고 2년을 먹으면 20년을 연명(延命)한다. 쇠고기 외에는 모든 고기와 부추·마늘·자총이·평지·무 등을 피한다. 〈本草〉

백엽차(柏葉茶)는 동쪽을 향한 백엽(柏葉)을 따다가 시루에 쪄서 물에 2~3차 씻은 다음 그늘에 말려두고 매일같이 맑은 물로 달여 그 물을 수시로 찻물 마시듯이 마신다. 〈入門〉

※ 구기(枸杞)

오래 먹으면 경신(輕身)·불로(不老)하고 한서(寒署)를 견디어 장수한다.

줄기의 껍질을 구기(枸杞)라 하는데 대체로 그 열매와 잎의 약효가 같은 것이며, 또한 근(根)·경(莖)·엽(葉)·자(子)를 모두 버리지 않는다.

부드러운 잎은 국이나 나물, 김치를 담가 먹고 껍질과 열매는 말려서 가루로 하여 꿀로 환을 지어 상복(常服)하거나 또는 술에 타서 먹어도 좋다. 〈本草〉

※ 금수전(金髓煎)

빨갛게 익은 구기자(枸杞子)를 술에 담가 두 달이 되면 그 술을 가는체로 걸러내고, 찌꺼기를 짓이겨서 가는베로 짠 다음 즙을 내어 뚝배기에 끓여 고약처럼 만들어 먹는다. 매일 2회로 2숟갈씩을 더운물에 타서 오래 먹으면 신선(神仙)이 된다고 한다. 〈本草〉

※ 복령(茯苓)

오래 먹으면 불기(不飢)·연년(延年)·불로(不老)한다.

백복령(白茯苓)에 백국화(白菊花) 또는 백출(白朮)을 합해 환이나 가루를 만들어 마음대로 먹는다.

또는 백복령(白茯苓)의 껍질을 벗겨내고 15일동안 술에 담근 뒤 말려서 가루로 하여 1일 3회로 3돈씩 물에 타서 먹는다.

오래 먹으면 연년(延年)·내로(耐老)하고 얼굴이 동자(童子)와 같이 된다. 〈本草〉

※ 오가피(五加皮)

오래 먹으면 경신(輕身)·내로(耐老)한다.

뿌리와 줄기를 끓여서 그 물로 술을 빚어 먹는다. 또는 물에 끓여서 차 대신으로 마셔도 좋다. 세상에는 오가피주(五加皮酒)와 가루를 상복(床服)하여 연년(延年)·익수(益壽)한 사람이 아주 많다. 〈本草〉

※ 상심(桑椹)

오래 먹으면 백발이 검어지고 불로(不老)한다.

검게 익은 뽕나무 열매(오디)를 햇볕에 말려서 가루를

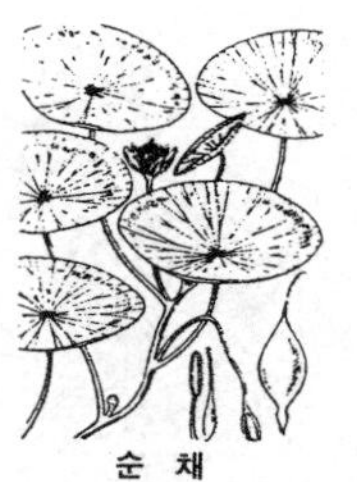
순 채

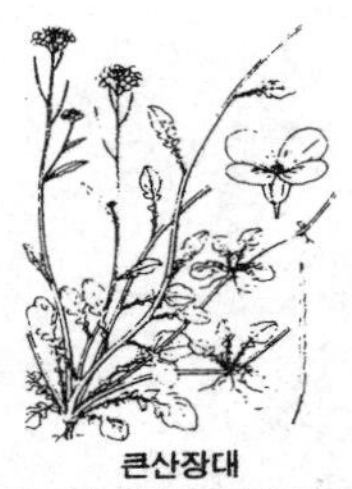
큰산장대

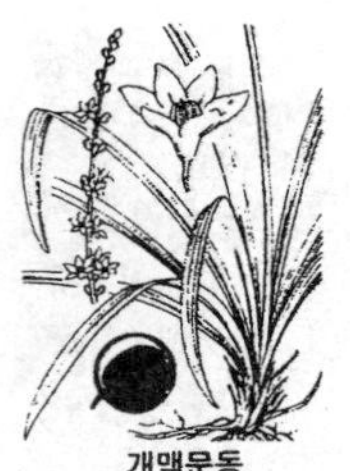
개맥문동

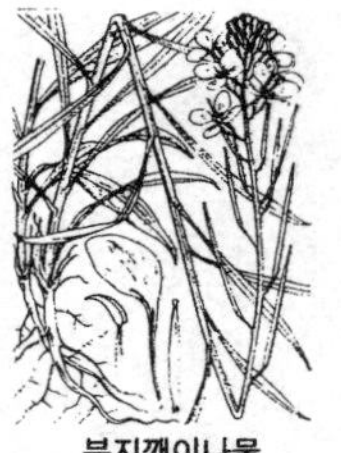
부지깽이나물

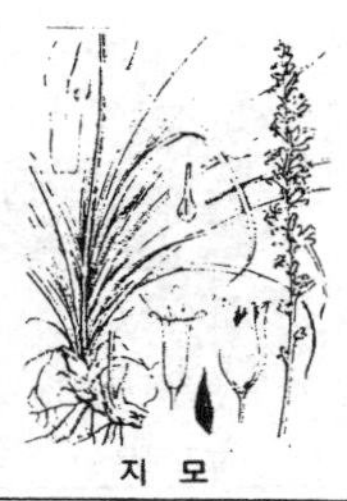
지 모

내어 꿀로 환을 지어 장복(長服)하거나 또는 술을 빚어 먹어도 좋으며 아주 보익(補益)이 된다. 〈本草〉

※ 연실(蓮實)

오래 먹으면 경신(輕身)•내로(耐老)•연년(延年)•불기(不飢)한다. 껍질과 심(心)을 버리고 가루로 하여 죽을 만들어 먹거나 쌀에 섞어 밥을 지어 오랫동안 먹어도 좋고, 또한 가루를 술에 타서 마시기도 한다. 〈本草〉

※ 감인(芡仁)

계두실(鷄頭實) 가시 연밥이다. 오래 먹으면 경신(輕身)•불기(不飢)•내로(耐老)한다.

신선방(神仙方)에는 감인과 연실(蓮實)을 합하여 찧어서 떡을 만들어 먹거나 가루로 만들어 먹어도 장생(長生)의 약으로는 참으로 좋은 것이다. 〈本草〉

감인죽(芡仁粥)은 멥쌀 1홉에 가시연밥 가루 2홉을 넣고 죽을 쑤어 공복에 먹으면 정기(精氣)를 보익(補益)하고 귀와 눈을 밝게 한다. 〈本草〉

※ 해송자(海松子)

죽을 쑤어서 오래 먹으면 경신(輕身)•연년(延年)•불기(不飢)•불로(不老)한다. 〈本草〉

※ 호마(胡麻)

검은깨(黑脂麻)인데, 오래 먹으면 경신(輕身)•불로(不老)하고 기갈(飢渴)을 견디며 연년(延年)한다.

일명, 거승(巨勝)이라고도 하는데, 백밀(白蜜)과 거승(巨勝)을 각 1되로 합하여 환으로 지어진 것이 정신환(靜神丸)이다. 또한 호마(胡麻)를 9번 쪄서 9번 햇볕에 말린 다음 향불에 볶아서 절구에 찧어 꿀로 콩알 크기의 환으로 하여 술에 1알씩 먹되 독어(毒魚)•생채(生菜)를 금식하면 참으로 장생의 약이 된다. 옛날 노(魯)나라 어느 여자가 날것으로 호마떡과 출(朮)을 먹고, 곡식을 끊은지 80여년 후에도 매우 젊어지고 매일 300리를 걸었다는 것이다.

호마(胡麻)•대두(大豆)•대조(大棗)를 합하여 9번 쪄서 9번 햇볕에 말린 다음 떡을 만들어 먹으면 역시 곡식을 먹지 않아도 연년(延年)할 수 있다. 〈本草〉

※ 만청자(蔓菁子)

오래 먹으면 역시 곡식을 먹지 않아도 장생(長生)할 수 있다.

적당량의 만청자를 9번 쪄서 가루로 하여 1일 2회로 2돈씩 물로 복용한다. 〈本草〉

※ 인유즙(人乳汁)

오장(五臟)을 보(補)하여 살찌게 하고 연년익수(延年益壽)한다.

은(銀)으로 된 그릇에 넣어 새벽 3~5시 사이에 끓여 마시되 매번 마실 때마다 손가락으로 콧구멍을 막고 입을 다물어 입속에서 양치질 하듯이 하여 유즙(乳汁)과 침을 혼합시킨 뒤에 콧구멍으로 호흡하면 기운(氣運)이 명당(明堂)으로부터 뇌(腦)에 들어간다. 여러번 반복한 뒤에 천천히 유즙(乳汁)을 5~7번으로 나누어서 삼킨다. 한(漢)나라의 장창(張蒼)이 인유(人乳)를 오래 먹었더니 나이 100여세(餘歲)가 넘도록 살이 찌고 살색이 희었다고 한다. 〈本草心法〉

※ 백죽(白粥)

새벽 일찍 일어나서 흰죽(白粥)을 먹으면 흉격(胸膈)을 이롭게 하고 위(胃)를 도우며 진액(津液)이 생겨서 하루 종일 청상(淸爽)하고 보익(補益)이 됨으로 특히 늙어서 더욱 좋다. 〈入門〉

※ 신침법(神枕法)

옛날 태산(泰山)아래 한 노인이 살았었는데 그 이름은 전해지지 않고 있다.

한무제(漢武帝)가 동순(東巡)할 때 그 노인은 길 옆에서 밭을 매고 있었는데 그 노인의 등에서 흰빛이 아주 높이 뻗어올라 무제(武帝)가 이를 보고 이상하게 생각되어 무슨 도술(道術)이 있느냐고 물었더니 노인(老人)이 대답하기를, 신(臣)의 나이 85세(歲) 때 노쇠(老衰)가 아주 심(甚)하고 머리털과 이가 빠져서 거의 죽게 되었는데 어느날 도사(道師)가 신(臣)에게 가르쳐 주시기를, 대추를 먹고 물을 마시되 곡식은 끊으라 하시며 신침법(神枕法)을 알려 주었습니다. 침중(枕中)에는 32가지의 물건이 있는데 그 중에서 24가지 물건은 선(善)한 것으로 24가지의 기에 해당(該當)이 되고, 나머지 8가지 물건은 독(毒)한 것으로 8가지의 풍에 응(應)하고 있는데, 신(臣)이 그대로 행하였더니 몸이 차츰 젊어지면서 백발이 검어지고 빠진 이가 다시 나왔으며 하루 300리를 걸었으니 지금 나이 180세인데 세상을 버리고 입산(入山)을 못하는 것은 자손들

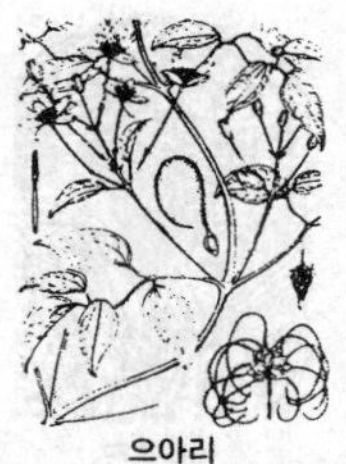
으아리

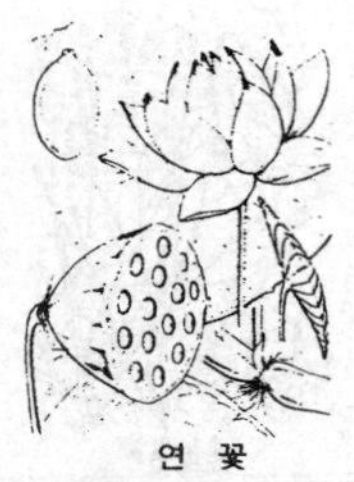
연 꽃

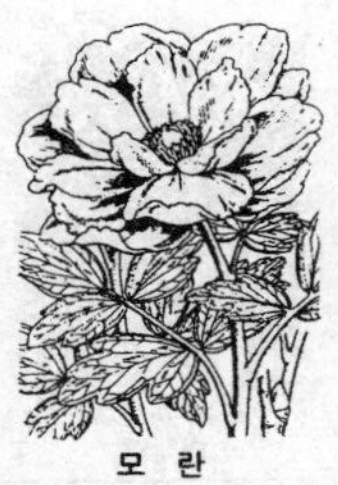
모 란

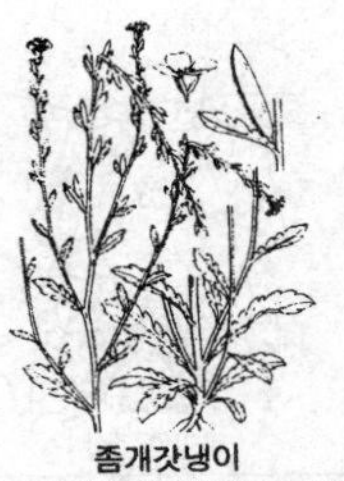
좀개갓냉이

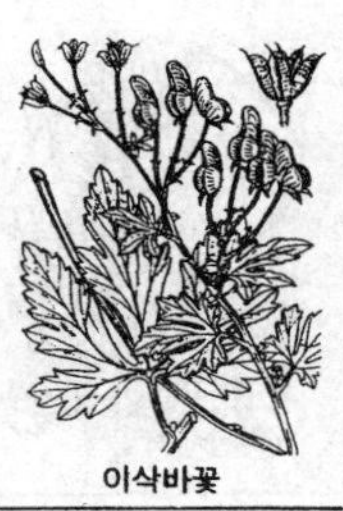
이삭바꽃

에게 정이 끌려서 이대로 있습니다. 다시 곡식을 먹고 사는 지도 벌써 20여년이 되었으나 신침(神枕)의 힘이 남아서 이 이상 더 쇠로(衰老)하지 않나이다.

무제(武帝)가 그 얼굴을 살펴보니 50세 정도가 되는 보통 사람과 같으므로 그 동리 사람들에게 사실을 물어 본즉 과연 그 노인의 말과 같았다.

무제(武帝)가 돌아가서 그 방법대로 베개를 만들어 사용해 보기는 하였으나 끝까지 곡식과 고량진미(膏粱珍味)를 끊지 못하였다고 전해진다.

〔신침(神枕) 만드는 법〕 5월 5일 단오날이나 7월 7일 칠석날 깊은 산속의 잣나무〔柏木〕를 베어 목침(木枕)을 만드는데 그 길이를 1자 2치로 하고 높이를 4치로 하되 그 속에 1말 2되의 용량을 넣을 수 있도록 해야 한다.

베개의 베는 쪽 뚜껑은 잣나무(柏木)속의 색(色)이 붉은 부분을 택하여 그 두께를 2푼으로 하되 열고 닫을 수 있도록 하고, 그 뚜껑에다 석 줄의 구멍을 뚫는데 한 줄에 마흔 구멍씩이 되도록 하여 모두가 120구멍을 뚫는데, 구멍의 크기는 좁쌀이 들어갈 정도로 한다. 그 속에 넣을 약물로는 천궁(天芎) • 당귀(當歸) • 백지(白芷) • 신이(辛夷) • 두형(杜衡) • 백출(白朮) • 고본(藁本) • 목란(木蘭) • 천초(川椒) • 계피(桂皮) • 건강(乾薑) • 방풍(防風) • 인삼(人蔘) • 길경(桔梗) • 백복령(白茯苓) • 형실(荊實) • 육종용(肉蓯蓉) • 비렴(飛廉) • 백실(柏實) • 의이(薏苡) • 관동화(款冬花) • 백미(白薇) • 진초(秦椒) • 미무(靡蕪)등 24가지의 약물로 24기에 응(應)하게 하고, 여기에 독(毒)한 것 8가지 약물로 조두(烏頭) • 부자(附子) • 여로(藜蘆) • 조협(皂莢) • 회초(茴草) • 반석(礬石) • 반하(半夏) • 세신(細辛)을 더해서 팔풍에 응(應)하도록 하는데, 이상 32가지 약물을 각 1냥씩 썰어서 8가지 종류의 독약을 알맞게 배치하여 베갯속에 채운 다음 포낭(布囊)을 만들어 베개에 입혀서 사용한다.

이렇게 하여 100일을 사용하면 얼굴빛이 광택이 나고, 1년이면 체내(體內)의 모든 질병이 모두 물러가고 전신(全身)이 향기로워지며, 4년을 사용하면 백발이 검어지고 빠진 이가 다시 나며 귀와 눈이 밝아지니, 신방(神方)이 험비(驗秘)라 아무에게나 전하지 않는다.

무제(武帝)가 이 신침법(神枕法)을 동방삭(東方朔)에게 물었더니 대답하기를, 「옛날에 여렴(女廉)이 이 비방을 옥청(玉靑)에게 전하고, 옥청(玉靑)은 광성자(廣成子)에게 전하고, 광성자(廣成子)는 황제(黃帝)에게 전하였는데 근래에 곡성도사 순우공(穀城道士淳于公)이 이 비법(秘法)을 이용하여 100여세 때에도 두발(頭髮)이 희어지지 않았다고 합니다」라고 하였다.

많은 병은 생길 때에 모두 양맥(陽脈)으로부터 일어나는데 이 약침(藥枕)을 베면 풍사(風邪)가 사람에게 침입하지 못하는 것이며, 또 포낭(布囊)으로 신침(神枕)을 싸는 것은 약기(藥氣)가 밖으로 배설되지 못하게 하는 것이니, 특히 이중으로 싸 두었다가 벨 때에 벗겨써도 좋을 것이다.

무제(武帝)가 그 노옹(老翁)을 불러서 비단을 하사하니 그 노인은 받지 않고 사양하면서 군신(君臣)은 부자와 같은 사이인데 어찌 자식이 아버지에게 도술(道術)을 알려 드렸다 하여 상을 받겠나이까? 또한 신은 도(道)를 파는 사람이 아닙니다. 폐하께서 선(善)을 좋아하시므로 진언(進言)한 것입니다. 하니 무제(武帝)가 다시 약물(藥物)을 많이 하사(下賜)하였다. 〈雲笈七籤〉

27. 연제법(煉臍法)

즉 팽조(彭祖) • 고양(固陽) • 고체(固蔕) (꽃봉오리의 꼭지를 사람의 배꼽에 비유해서 그 꼭지가 견고해야 꽃이 무성하다는 말로 사람은 배꼽이 보호되어야 인체가 건장하여 오래 살 수 있다는 말이다)하여 장생연수단(長生延壽丹)이니 제부(臍部)를 상세히 보라.

28. 훈제(熏臍)의 비방(秘方)

백병(百病)을 물리치고 보명(保命) • 연년(延年) 할 수 있다. 제부(臍部)에 상세히 기록되어 있다.

29. 구제법(灸臍法)

어떤 사람이 늙어서도 얼굴색이 동자(童子)와 같기에 사람들이 물었더니, 매년 쥐똥으로 배꼽을 뜸질한다고 하였다. 〈資生經〉

본조(本朝)의 한옹시랑(韓雍侍郞)이 대등협(大藤峽)에서 산적을 토벌하다가 적(賊) 한 명을 포로로 잡았는데 나이 100세가 넘었는데도 아주 건장하므로 그 이유를 물었더니, 「젊었을 때 병이 많았는데 한 이인(異人)에게 배운 다음 해마다 배꼽을 뜸질했더니 자연히 건장해졌다.」라고 하였다. 〈彙言〉

❀ 양로(養老)하는 방법

노화(老化)의 원인과 혈(血)의 쇠약(衰弱)

양쪽 신장 중간의 백막 속에 한 점의 동기(動氣)가 있

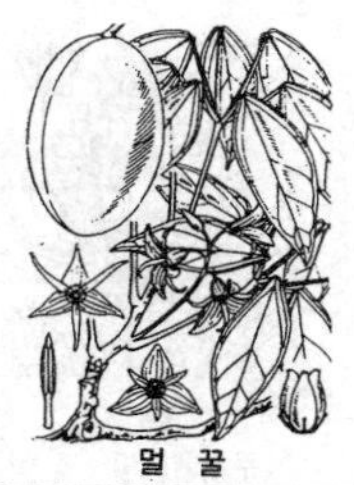
멸 꿀

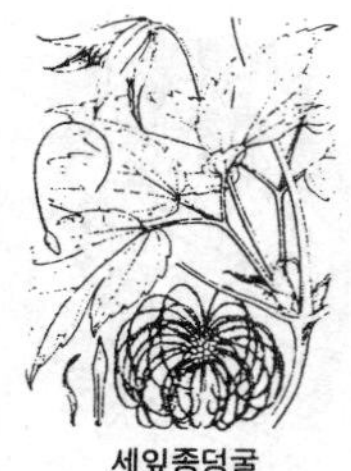
세잎종덩굴

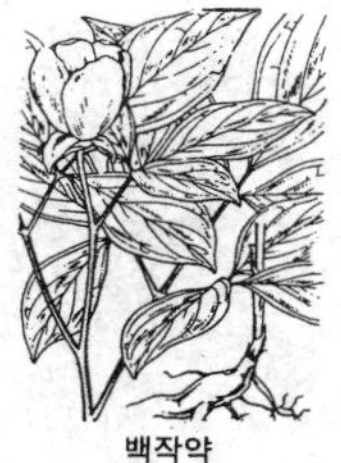
백작약

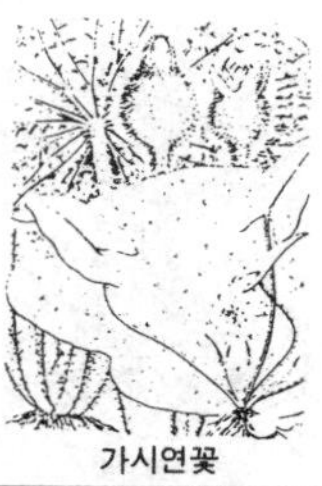
가시연꽃

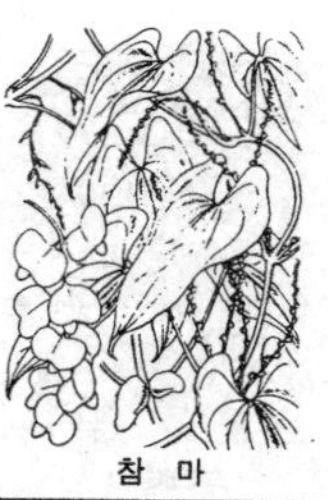
참 마

는데 그 크기가 저두(著頭)와 같다.

고무(鼓舞)가 변화하여 온몸을 개폐(開閉)하고 3초(三焦)를 훈증(熏蒸)하며 수곡(水穀)을 소화시키면서 밖으로는 6음(六淫)을 방어하고 안으로는 여러 가지 생각을 맡아서 주야(晝夜)로 쉬지 않는다. 늙으면 자연히 정(精)•혈(血)이 소모가 되니 7규(七竅)가 정상을 잃게 되어 눈물은 없으면서도 웃으면 오히려 눈물이 흐르고, 코에는 콧물이 많아지며 귀에서는 매미우는 소리가 나게 되고, 음식물을 씹어도 입이 마르고, 잠잘 때에는 침이 넘쳐흐르며, 소변이 질질 흐르고 대변의 조(燥)•설(泄)이 일정치 않으며, 낮잠이 많아지고 밤에는 오히려 잠이 적어지니 이러한 증세가 모두 노쇠병(老衰病)이다. 〈入門〉

노인병(老人病)의 치료 방법

노인은 비록 감기라 할지라도 쓰고 찬 약과 땀을 많이 내고, 토하고, 설사약은 쓰지 말아야 하고 마땅히 순한 약으로 치료한다. 노인은 소변의 양도 줄어서 짧으니 이런 것이 병이 생기는 원인이 되므로 각병연수탕(却病延壽湯)을 쓰고, 병 후 허약에는 증손백출산(增損白朮散)을 써야 되며, 소변 빈삭(小便頻數)에는 신기환(腎氣丸)에서 택사(澤瀉)를 빼고 복신(茯神)과 익지(益智)를 더해서 쓴다. 〔이상 3가지의 처방은 허로부(虛勞部) 참조〕

대변 건조(大便乾燥)에는 소풍순기환(疎風順氣丸)과 소마죽(蘇麻粥)〔처방은 대변문(大便門)〕이고, 담병(痰病)에는 6군자탕(六君子湯)〔처방은 담음문(痰飮門)〕과 삼자양친탕(三子養親湯)〔처방은 해문(咳門)〕이고, 윤하환(潤下丸)•이현산(二賢散)〔처방은 담음문(痰飮門)〕에 해당(該當)한다. 〈入門〉

노인의 보양(保養)방법

만약 항상 허약한 노인이면 온보(溫補)를 주로하고 전적으로 보살피고 수양(修養)할 것이며 보중익기탕(補中益氣湯)•이공산(異功散) (처방은 내상문(內傷門) 참조) •위생탕(衛生湯)•고진음자(固眞飮子)〔처방은 허로문(虛勞門) 참조〕를 써야 하고, 또는 양생(養生)과 연년(延年)하는 약을 가려서 써야 되며, 우유(牛乳)와 인유(人乳)를 계속 마시는 것이 제일 좋다. 〈入門〉

※ 각병연수탕(却病延壽湯)

효능 : 노인의 소수(小水)와 단소(短少)한 데 효용된다.

처방 인삼(人蔘)•백출(白朮) 각 1돈, 우슬(牛膝)•백작약(白芍藥) 각 7푼, 진피(陳皮)•백복령(白茯苓)•산사육(山楂肉)•당귀(當歸)•감초(甘草) 각 5푼에 생강 3편을 넣어 달여서 마시되 봄에는 천궁(川芎)을 더 넣고, 여름에는 황금(黃芩)•맥문동(麥門冬)을 더 넣고, 가을과 겨울에는 당귀(當歸)•생강(生薑)을 배로 더 넣어서 쓰며, 소수증(小水症)이 회복되면 복용(服用)을 그쳐야 된다. 이것이 노인 양생(老人養生)하는 첩경이 된다. 〈入門〉

※ 증손백출산(增損白出散)

효능 : 쇠약해진 노인을 보양(保養)하는 처방이 된다.

처방 인삼(人蔘)•백출(白朮)•백복령(白茯苓)•진피(陳皮)•곽향(藿香)•건갈(乾葛) 각 7푼(七分), 목향(木香)•건생강(乾生薑)•감초(甘草) 각 3푼을 물로 달여서 더울 때 마시되 때는 가리지 않아도 된다. 〈丹溪附餘〉

단방(單方) (2종류)

※ 젖(人乳) 먹는 법

병이 없는 부인의 젖 2잔에 좋은 청주 반잔을 타서 은으로 된 그릇, 또는 돌로 된 그릇에 넣고 따뜻하게 하여 매일 밤중에 한 홉씩을 마신다. 〈種杏〉

※ 우유죽(牛乳粥)

우유 1되에 멥쌀 싸라기를 약간 넣어서 죽을 쑤어 먹게 되면 노인 보양(老人補養)에 아주 좋다. (種杏)

二. 정(精)

1. 정(精)이 신체의 근본일 경우

양쪽 신(神)이 서로 합해서 형체를 만들어 신체보다 먼저 만들어지는 것을 정(精)이라고 하며, 이 정(精)을 신체의 근본이라 한다.

또한 오곡 백미(五穀百米)의 진액(津液)이 화합하여 끈끈한 액이 되고, 안으로 뼈속에 스며들어가서 수(髓)와 뇌(腦)를 보익(補益)하게 되며, 밑으로 음고(陰股)까지 뻗치게 된다. 만약 음양(陰陽)이 불화(不和)하여 그 끈끈한 액이 넘쳐흘러서 음부(陰部)로 흘러내리고, 또한 흘러

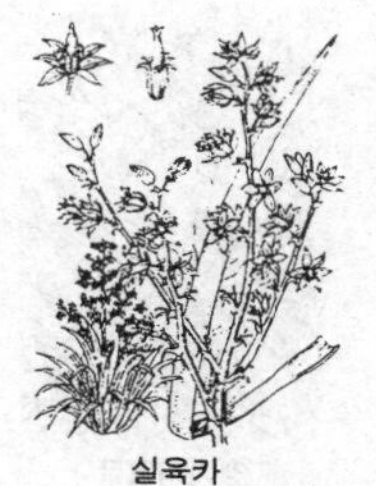
실육카

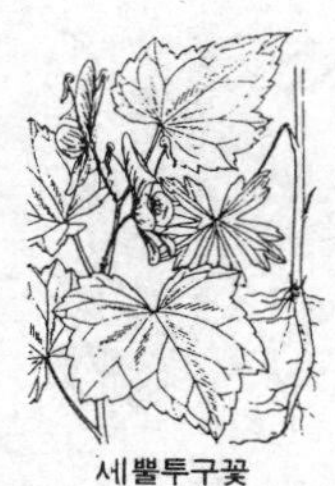
세뿔투구꽃

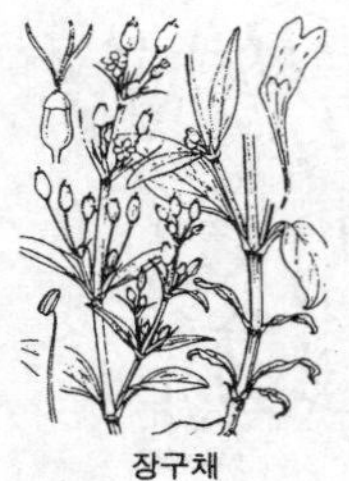
장구채

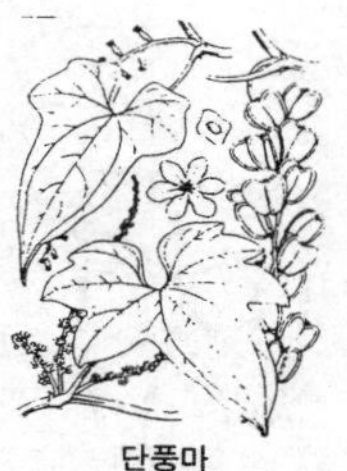
단풍마

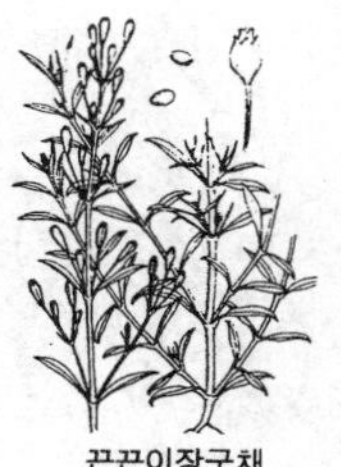
끈끈이장구채

내리는 양이 과도하면 허(虛)하게 되고, 허(虛)하면 허리와 등이 쑤시고 아프게 되며, 정강이가 피곤을 느끼게 된다. 또 수(髓)는 골(骨)을 채우고 뇌는 수해(髓海)가 되기 때문에 수해(髓海)가 모자라면 뇌가 어지럽고 귀가 울며, 온갖 어지러운 증세가 일어나게 된다. 〈靈樞〉

2. 정(精)이 지극(至極)한 보패(寶貝)일 경우

정(精)이라 함은 아주 좋은 명칭이면서도 아주 귀중하며, 그의 분량도 아주 적은 것이니 몸속에 저장되는 것은 대략 1되 6홉으로 이것은 남자의 16세경에 사설(射泄)되지 않았을 때의 수량이고 그 무게는 1근 정도가 된다. 그러나 정(精)이 축적되어 극도로 충만될 때는 3되(三升)까지도 되며, 손상(損喪)되면 1되(一升)에도 못미치게 된다. 정(精)과 기(氣)가 서로 보양(補養)하게 되니 기(氣)가 모이게 되면 정(精)이 충만되고 정(精)이 충만되면 기(氣)가 성(盛)하므로 날마다 좋은 음식만을 섭취하면 이것이 정(精)이 되기 때문에 미자(米字)와 청자(靑字)를 합한 글자가 정자(精字)가 된다. 보통(普通) 남자로 16세면 정액(精液)의 유설(流泄)이 있고 일차(一次)의 교합(交合) 때마다 반 홉씩이 상실(喪失) 되는데 보익(補益)을 해주지 않으면 정(精)이 고갈(枯渴)되어 몸이 피곤하게 되므로 정욕(精慾)을 절제하지 않으면 정(情)이 소모되고, 정이 소모 되면 기(氣)가 쇠(衰)해지고, 기가 쇠해지면 병이 생기고, 병이 생기면 몸이 위태하게 되니 그렇기 때문에 정(精)이란 것은 인신(人身)의 보배라고 한다. 〈養性〉

음양(陰陽)의 도(道)에는 정액(精液)이 보배가 되는 것이니 알아서 수호(守護)한다면 후천적으로 익수(益壽)할 수 있는 것이다. 경송(經頌)에 이르되, 「도(道)는 정(精)으로 보(寶)를 삼고, 보패(寶貝)를 가진 자는 마땅히 비장(秘臟)해야 하는데, 그것을 남에게 주면 남이 살고, 자신이 가지고 있으면 자신이 강건하게 되는 것이니 지나치게 쌓아 두는 것도 도리어 옳지 못하거늘, 더구나 공연한 기손(棄損)으로 쇠노(衰老)해서 명이 짧아지게 된다. 명(命)처럼 귀중(貴重)한 보배가 없고, 몸처럼 가석(可惜)한 것이 없으니 정기(精氣)보다 소중한 것은 없는 것이다. 간정(肝精)이 튼튼하지 않으면 눈이 현란(眩亂)해서 빛이 없고, 폐정(肺精)이 모자라면 살이 빠지게 되며, 신정(腎精)이 모자라면 신기(神氣)가 줄어들고, 비정(脾精)이 견고(堅固)하지 않으면 이와 털이 빠지게 되어 질병이 바로 생기므로 따라서 몸은 죽게 되는 것이다. 〈仙經〉

정(精)은 기(氣)를 낳고, 기(氣)는 신(神)을 낳으며, 한 몸의 영위(榮衛)가 이보다 더 큰 것은 없을 것이다. 양생(養生)하는 데는 먼저 정(精)을 중하게 여겨야 할 것은 물론이거니와 정(精)이 충실하면 기(氣)가 굳세게 되며, 기(氣)가 굳세게 되면 신(神)이 왕성(旺盛)하고, 신이 왕성하게 되면 몸이 건장(健壯)해지고, 몸이 건장(健壯)하면 스스로 병이 없어져서 안으로는 오장(五臟)이 영화(榮華)롭고, 밖으로는 피부가 윤택해지고 얼굴색이 빛이 날 것이며, 귀와 눈이 총명해져서 노익장(老益壯)이 될 것이다. 〈象川翁〉

황정경(黃庭經)에 이르기를 정실(精室)만을 지켜서 망동(妄動)된 낭비를 하지 말고, 폐장(閉藏)을 해서 보패로 삼게 되면 능히 오래 살으리라고 하였다. 〈黃庭經〉

3. 오장(五臟)에 모든 정(精)이 있을 경우

심장(心臟)은 청즙(淸汁) 3홉을, 비장(脾臟)은 산급(散給)하는 반 근(半斤)의 끈끈한 액을, 담(膽)은 정즙(精汁) 3홉을 각각 간수하고 있다. 〈難經〉

내경(內經)에 이르기를, 신(腎)은 물을 주관하니 오장육부(五臟六腑)의 정(精)을 받아들여서 저장하고 있다. 주(註)에서 이르기를, 「신(腎)은 도회(都會)와 관사(關司)의 직분을 맡고 있는 곳이니, 신(腎)의 일장(一臟)에만 정액(精液)이 홀로 있는 것은 아니다」라고 하였다. 〈內經〉

오장(五臟)에 따로따로 정액(精液)은 있으되, 모두가 제자리에 머물러 있지는 않다. 대부분 교감(交感) 전에는 정(精)이 핏속에 함축(涵蓄)되어 어떠한 형상(形狀)도 없으나 교감(交感)하게 되면 욕화(慾火)가 극도로 성하여 온 몸에 흐르는 피가 명문(命門)에 닿아서 정(精)으로 변해 배설되기 때문에 그 정수(精水)를 그릇에 담아서 소금과 술을 약간씩 넣고 하룻밤을 이슬에 맞히게 되면 다시 피가 된다. 〈眞詮〉

4. 맥법(脈法)일 경우

남자의 맥(脈)이 미약(微弱)하고 순조롭지 않으면 정기(精氣)가 청랭(淸冷)하고 무자(無子)한다는 것이다. 〈脈經〉

맥결(脈訣)에 이르기를, 유정(遺精)과 백탁(白濁)을 척맥(尺脈)의 결(結)·공(芤)·동(動)·긴(緊)〔진맥부(診脈部) 참조〕에서 험증(驗證)을 얻게 될 것이다.

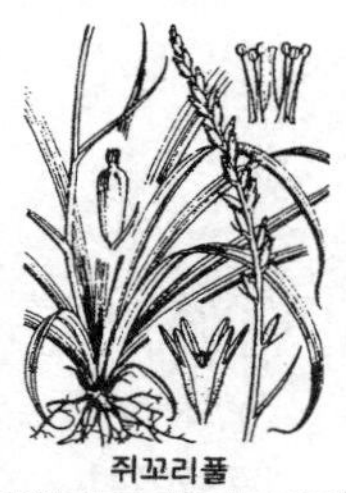
쥐꼬리풀

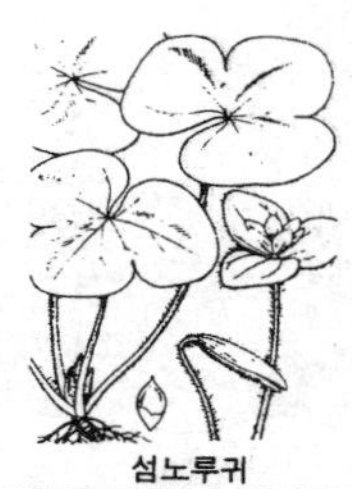
섬노루귀

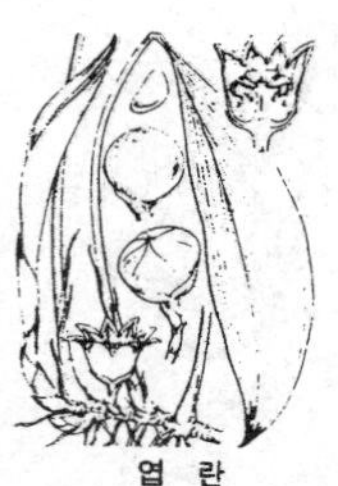
엽 란

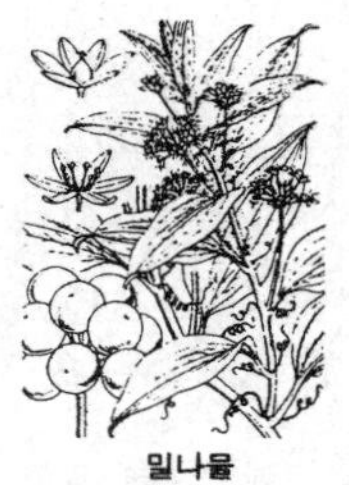
밀나물

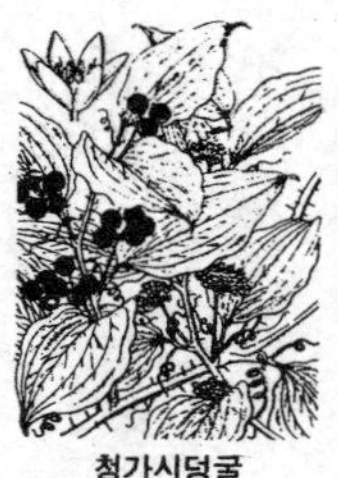
청가시덩굴

색맥(濇脈)은 정혈(精血)이 모자라는 증후(症候)가 되고, 남자의 맥(脈)이 깔끄러우면 상정(傷精)이 되고, 정(精)이 마르게 되면 피도 마르게 된다. 〈脈訣〉

의감(醫鑑)에 이르기를, 맥(脈)이 미색(微濇)하면 상정(傷精)이 된다. 〈醫鑑〉

5. 정(精)을 비장(秘臟)할 경우

내경(內經)에 이르기를, 대체로 음양(陰陽)의 긴요한 뜻은 양(陽)이 비장(秘臟)되어야 단단해지므로 양(陽)은 강한 것이고, 비장(秘臟)이 안 되면 음기(陰氣)도 역시 끊어지는 것이다. 음(陰)이 화평하고 양(陽)이 신비로우면 정신이 편안하게 되고, 음양(陰陽)이 같이 떨어지면 정기(精氣)가 끊어지게 된다. 주(註)에서 이르기를, 「음양 교회(陰陽交會)의 요점은 양기(陽氣)를 빈틈없이 닫아서 부당하게 설출(泄出)하지 않는데 있으므로 그렇게 하면 생기(生氣)가 견고하고 오래가며 양(陽)이 아무리 강해도 폐장(閉藏)하지 않으면 음기(陰氣)가 사설(瀉泄)되고 정기(精氣)가 말라 끊어지는 것으로 음기(陰氣)가 온화하고 양기(陽氣)가 끊어지면 정신(精神) 운용(運用)이 더욱 건건(健全)하다」고 했다.

비정(秘精)하려면 금쇄사선단(金鎖思仙丹)•대봉수단(大鳳髓丹)•비진환(秘眞丸)•옥로환(玉露丸)•금쇄단(金鎖丹) 등을 써야 된다.

※ 금쇄사선단(金鎖思仙丹)

효능 : 정기(精氣)가 불고(不固)한 것을 치유한다.

처방 연화예(蓮花蕊)•연자(蓮子)•감인(芡仁)을 나누어 가루로 하고, 금앵자(金櫻子)를 달인 탕고(湯膏)로 오동 크기의 환을 지어 공복에 염탕(鹽湯)으로 30알씩 먹으면, 한 달이면 효험을 보아 사설(瀉泄)이 멈추게 되고 오랫동안 먹으면 정신이 완고해져서 지선(地仙)이 된다. 〈入門〉

※ 대봉수단(大鳳髓丹)

일명 봉수단(封髓丹)

효능 : 심화(心火)가 왕성하고 신수(腎水)의 부족과 조루증을 치유한다.

처방 황백초(黃栢炒) 2냥, 축사(縮砂) 1냥, 감초(甘草) 5돈, 반하초(半夏炒)•저령(猪苓)•복령(茯苓)•홍연예(紅蓮蕊)•익지인(益智仁) 각 2돈 5푼을 가루로 하여 소금물로 오동 열매 크기의 환을 지어 공복에 찹쌀 미음으로 50~70알을 먹으면 좋다. 〈海藏〉

※ 비진환(秘眞丸)

일명 비원단(秘元丹)

효능 : 정기(精氣)가 완고하지 않은 것을 치료한다.

처방 백룡골(白龍骨) 1냥을 가루로 하고, 대가자피(大訶子皮) 5개, 주초(朱砂) 5돈(절반은 환의로 겉을 입힌다.), 축사(縮砂) 5돈을 가루로 하여 찹쌀 죽으로 녹두 크기의 환을 지어 주사(朱砂)로 겉을 입혀서 공복에 소금이나 술로 2알씩 먹고 잠잘 때에는 냉수로 3알을 먹되 많이 먹으면 안 된다. 〈河間〉

※ 옥로환(玉露丸)

처방 백룡골 구증구폭(白龍骨九蒸九曝)•토사자주제(兎絲子酒製)•구자호상미초(韭子互上微炒) 각 3냥을 가루로 하여 오동열매 크기로 환을 지어 공복에 염탕(鹽湯)으로 10알씩 삼키고, 처음 먹을 때는 잠자리를 금해야 된다. 〈活人心方〉

※ 금쇄단(金鎖丹)

처방 육종용(肉蓯蓉) 5냥을 술에 적셔서 고약을 만든 다음 파고지미초(破古紙微炒) 4냥, 파극거심(巴戟去心)•부자포(附子炮) 각 2냥, 호도육(胡桃肉) 20개를 가루로 하여 육종용고(肉蓯蓉膏)에 섞어서 오동 열매 크기의 환을 지어 매(每) 10알을 염탕(鹽湯), 또는 더운술로 먹는다.

만약 식전(食前)에 금쇄단(金鎖丹)을 먹으면, 비록 노쇠(老衰)했더라도 한 달이면 진원(眞元)이 왕성하여 오래도록 폐정(閉精)이 되고, 용정(用精)을 하고 싶을 땐 차전자(車前子) 1홉을 끓여 먹으면 된다. 〈活人心方〉

6. 욕화(慾火)의 조절로 정기(精氣)를 쌓을 경우

내경(內經)에 가로되, 8×8은 64 즉, 64세의 수(數)로 정기(精氣)와 골수(骨髓)가 바짝 마르는 나이로 보는데 이때가 되면 반드시 절욕(節慾)해야 한다. 〈內經〉

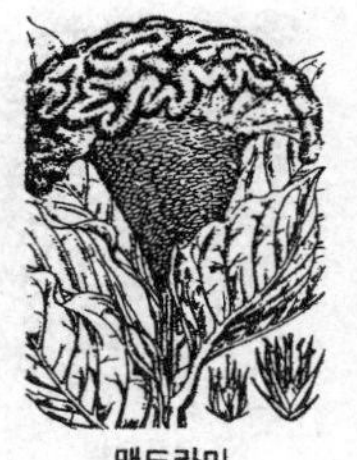
맨드라미

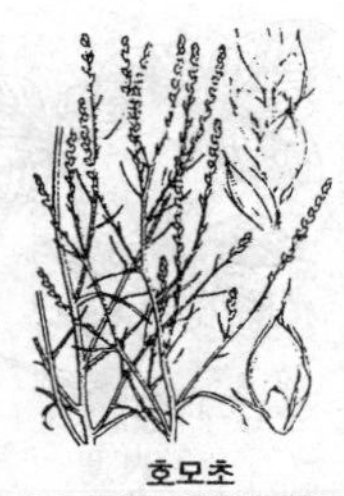
호모초

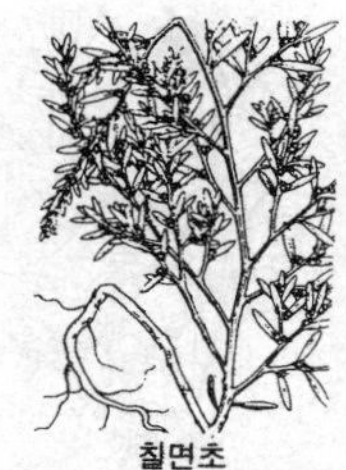
칠면초

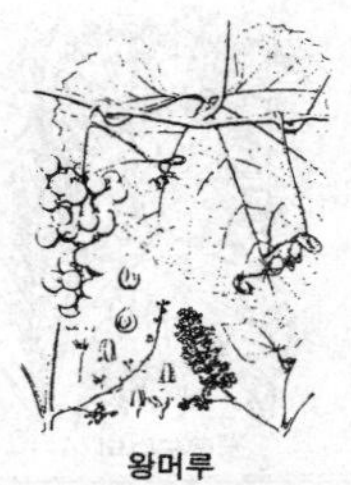
왕머루

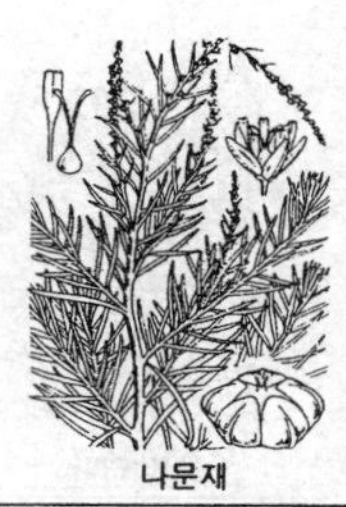
나문재

천금방(千金方)의 소녀론(素女論)에 말하기를, 60세가 되면 정(精)을 설(泄)하지를 말라 했으니, 이것은 절욕(絶慾)해야 한다는 뜻으로 절욕할 때 절욕하지 않으면 이로 인해 죽음을 면치 못하게 되니 이것은 스스로 초래케 하는 화(禍)가 아닐 수 없다는 뜻이다 라고 했다. 〈資生經〉

대체로 40세 전에 방일(放逸)한 생활을 많이 하게 되면 40세가 지나서 바로 쇠퇴(衰退)함을 느끼게 된다. 쇠퇴(衰退)가 시작되면 질병이 일어나기 쉬우므로 만약 치료하지 않고 방심하면 결국 구할 수 없게 되고 만다. 60세가 넘어서 20~30일을 교합(交合)을 하지 않아도 생각이 덤덤한 사람은 혼자서도 정(精)을 폐고(閉固)할 수가 있다.

대체로 양사(陽事)가 왕성함을 깨달을 때에는 반드시 근신 절제가 있어야 되고, 혹시 욕화(慾火)를 못이겨 자행(姿行)하면 스스로 상하게 된다. 한번의 절욕(節慾)으로 그 만큼의 화를 감할 수 있으며, 보약을 먹고서 원기를 회복했다 할지라도 참지를 못하고 욕(慾)을 따라 자행(姿行)하면 원기는 바로 멸(滅)하게 되고, 원기는 모두가 없어지니 어찌 참지 않을 수 없으랴. 〈養生書〉

욕화(慾火)가 많을수록 종용을 하지 않으면 장수는 물론, 정좌하면 신수(腎水)가 오르고 혼자 살면 방색(房色)이 조절된다.

※ 축양(縮陽)하는 비방(秘方)

수질〔水蛭 : 거머리〕 아홉 마리를 그릇에 넣고 기르다가 7월 칠석날 꺼내어 그늘진 곳에서 말린 다음 중량(重量)은 관계치 않고 사향(麝香)•소합향(蘇合香)을 약간씩 넣어 가루로 하고 꿀을 약간 섞어서 떡을 만들어 두었다가 양기(陽氣)가 갑자기 일어날 때에 조금 떼어 왼쪽 발바닥 중심을 문지르면 바로 양기가 위축된다. 다시 양기가 일어나면 즉시 효과가 있을 것이다. 〈醫鑑〉

7. 정(精)을 단련(鍛錬)하는 비결(秘訣)

내신(內腎)에 있는 구멍을 현관(玄關)이라 하며, 외신(外腎)에 있는 구멍을 빈호(牝戶)라 하는데, 진정(眞精)이 흩어지지 않고 건체(乾體)가 파손되지 않으면 외신(外腎)의 양기가 대체로 자시(子時)에 일어나는 것이다. 사람 몸의 기운이 천지의 기운과 서로 합치하는 것인데, 정(精)이 흩어지고 몸이 손상되면 양생(養生)의 시후(時候)가 차차 늦어지면서 축시(丑時)에 될 때도 있고, 심하면 인시(寅時)나 묘시(卯時)까지 늦어지는 경우도 있으며, 결국은 양생이 되지 않는 경우도 있으니, 그렇게 되면 천지가 서로 응하지 않게 된다. 단련(鍛錬)하는 비결은 밤중에 일어나서 양 손바닥을 문질러 열이 생기면 한 손으로 외신두(外腎頭)를 움켜잡고, 또 한 손으로는 배꼽을 가리운 다음 내신(內腎)에다 응신(凝神)을 시키게 하는데 이 방법을 오래 지속하면 정(精)이 왕성하여 진다. 〈眞詮〉

서양 사람들이 대부분 장수하였다는데, 잠잘 때에 언제나 손으로 외신(外腎)을 움켜잡고 자는 버릇이 있었으므로 이것도 역시 한 가지의 술(術)이 되는 것이다. 〈彙言〉

8. 정(精)을 음식으로 보(補)할 경우

내경(內經)에 이르기를, 정(精)은 곡식에서 생긴다고 했다.

정(精)이 약한 사람은 음식으로 보(補)한다. 그러나 전국 술이나 맛좋은 음식보다는 편안한 음식물이 충분한 보정(補精)이 된다. 내경(內經)•서전(書傳)•홍범편(洪範篇)에 이르기를, 가색작감(嫁穡作甘)이라 했는데 세상에 그 많은 물건 중에 오로지 오곡이 정미(正味)가 되니 곡미(穀味)를 담식(淡食)해야만 양정(養精)에 제일 좋은 것이다. 죽이나 밥을 지을 때 중간에 후즙(厚汁)이 한단을 짓는데, 이것이 곡(穀)의 정액(精液)이 모인 것으로 먹으면 생정(生精)하는 것이다.. 〈眞詮〉

9. 유설(遺泄)하는 정(精)이 심(心)에 속할 경우

단계(丹溪)에 이르기를, 신(腎)은 폐장(閉臟)을 주관하고, 간은 설(泄)을 주관하고 있는데, 두 장이 다같이 화를 지고 있으므로 그 계통은 위로 마음에 속한다. 마음은 군화(君火)이기 때문에 외물(外物)에 감동되기 쉬우며, 마음이 움직이면 상화(相火)도 따라서 움직이고, 움직이면 교합(交合)하지 않아도 예상 밖의 정(精)이 흘러서 스며들게 되니 이 때문에 성인(聖人)이 사람을 가르칠 때 수심(収心)•양심(養心)을 주로 하는데는 미묘한 뜻이 있다. 〈丹溪〉

정(精)의 주관은 마음에 있고, 겸제(箝制)는 신(腎)에 있으며, 마음과 신(腎)이 허약하면 정(精)을 관섭(菅攝)하지 못하니 소변에 섞여 나오는 것을 요정(尿精)이라 하고, 보고 듣기 때문에 나오는 것을 누정(漏精)이라고 한다. 〈直指〉

정(精)이 군화(君火)의 불녕(不寧)때문에 상화(相火)

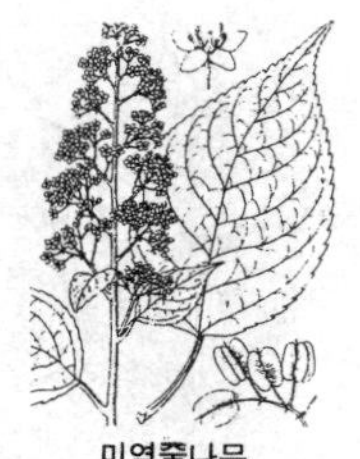
미역줄나무

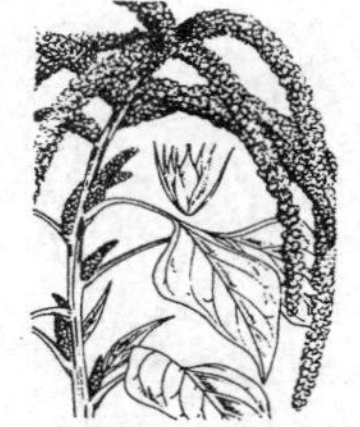
줄맨드라미

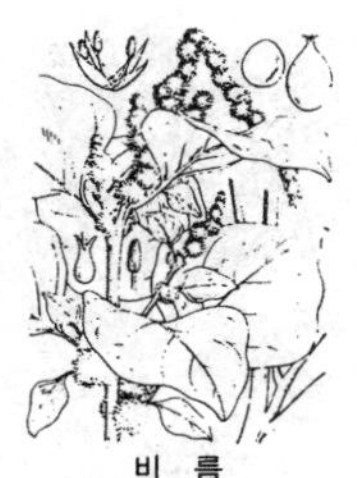
비름

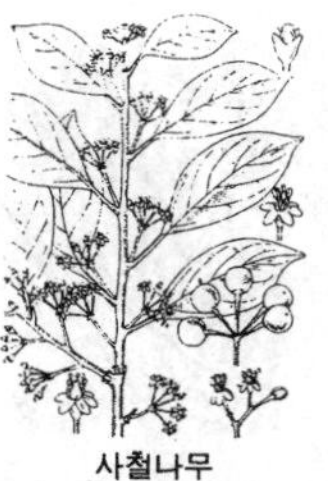
사철나무

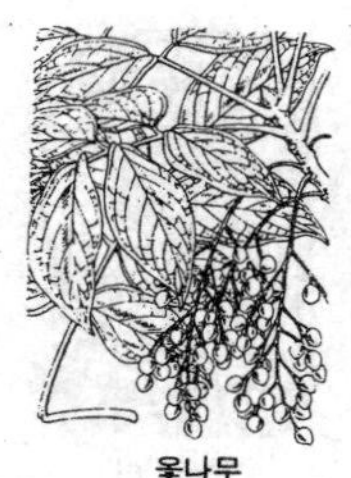
옻나무

의 단권(壇權)을 받게 하면 스스로 흘러서 심할 때는 밤에 몽설(夢泄)을 하고, 낮에는 활류(滑流)를 하게 되니 감리환(坎离丸)과 황련청심음(黃連淸心飮) 등이 가장 좋다. 〈入門〉

※ 감리환(坎离丸)

처방 황백(黃柏) • 지모(知母)를 나누어서 동변(童便)에 9번 쪄서 9번 햇빛에 말리고, 9번 밤이슬을 맞힌 뒤 이것을 가루로 하여 지황(地黃)을 고약처럼 달여서 오동 열매 크기의 환으로 지어 공복에 소금 끓인물로 30~50알씩 먹는다. 〈入門〉

※ 황련청심음(黃連淸心飮)

효능 : 군화(君火)가 발동하면 상화(相火)도 따라서 정(精)이 흐르는 것을 치료한다.

처방 황련(黃連) • 생지황(生地黃) • 당귀(當歸) • 감초(甘草) • 복신(茯神) • 산조인(酸棗仁) • 원지(遠志) • 인삼(人蔘) • 연육(蓮肉)을 각각 등분하여 5돈씩 넣고 달여서 먹는다. 〈入門〉

10. 몽설(夢泄)이 심(心)에 속할 경우

직지(直指)에 이르기를, 사기가 음에 들어오면 신(神)이 그 자리를 지키지 못하므로 마음속에 감동이 있을때 몽설한다. 그 증세로는 세 종류가 있는데 첫째는, 연소하고 기(氣)가 성한 사람이 혼자 살면서 억지로 참는 정욕이 자신도 모르는 가운데 흐르는 것은 마치 병속에 물이 차서 넘쳐흐르는 것과 같은 이치가 되며 약은 안 써도 되는 것이다. 둘째로는, 심장의 기가 허해서 책임을 지고 처리를 못하면 마음이 열의 사(邪)를 받아서 양기를 수습하지 못하여 흐르게 되니 이것은 마치 병이 기울어지면 물이 흐르는 이치와 마찬가지로 흔히 있을 수 있는 일이다. 병 증세가 경하기 때문에 온화한 약을 써야 된다.

셋째로는, 장부(臟腑)가 허약하고 진원이 장기간 허갈(虛竭)하여 마음이 사념을 주도하지를 못하니 신(腎)도 역시 정을 관섭(管攝)하지 못해서 흐르기 때문에 이것은 병이 깨어져서 물이 스스로 흐르는 것과 같은 것이니 이 증세가 매우 중하기 때문에 급히 보호하지 않으면 안 된다. 〈直指〉

몽설을 반드시 허랭(虛冷)으로만 판단하면 안 된다. 대부분 경락에 열이 있어서 생기는 경우도 있으나 어떤 사람은 밤이 되면 척주(脊柱)에 열이 나게 되면서 몽설(夢泄)을 하기 때문에 진주분환(珍珠紛丸)과 저령환(豬苓丸)을 먹으니 몽설이 멎었으며, 또한 자설(紫雪)을 먹었더니 척열(脊熱)이 없어졌다. 청심환도 역시 좋다.

몽설은 마음이 허한데 속하며 대부분 교감하는 정은 언제나 한 점의 백막(白漠)에 있는데, 이것이 원정(元精)으로써 정(精)의 근본으로 보는 것은 마음에 속해 있기 때문이다. 낮에 생각했던 것들이 있어서 꿈에 몽설하게 된다. 이런 증세에는 황련청심음(黃連淸心飮)을 써야 된다. 〈入門〉

꿈속에서 귀물(鬼物)과 같이 교합하여 설정(泄精)하는 것을 몽유(夢遺)라고 한다. 이것은 열을 다스려야 하기 때문에 황백(黃栢) • 지모(知母) • 목려(牡蠣) • 합분(蛤粉)을 써야 하고, 혹시 기혈(氣血)이 안으로 상해서 정(精)을 지키지 못하고 흐른다면 팔물탕(八物湯)(처방은 허로문(虛勞門))을 적당하게 쓰며 저근피환(樗根皮丸)도 쓴다. 나이가 적은 사람이 절욕(節慾)으로 인해서 생기는 유정(遺精)에는 진주분환(珍珠粉丸)이라 청심환(淸心丸)을 쓴다. 〈本事〉

몽설(夢泄)은 모두 상화(相火)가 발동하는 데서 생겨나는 것이므로 오랜 기간에도, 허해질 수는 있어도 한(寒)해지지는 않는다. 몽설(夢泄) 때문에 얼굴이 여위는 사람은 정지진주분환(定志珍珠粉丸)이 효과적이다. 〈正傳〉

고진단(固眞丹) • 녹각산(鹿角散) • 보정탕(保精湯) • 귀원산(歸元散) 등이 몽정(夢精)을 다스리는 것이다.

※ 고진단(固眞丹)

효능 : 유정(遺精)과 몽설(夢泄)을 다스리는 데 쓰인다.

처방 만잠아(晩蠶蛾) 2냥, 육종용(肉蓯蓉) • 백복령(白茯苓) • 익지(益智) 각 1냥, 용골(龍骨) 5돈을 각 가루로 해서 녹각교(鹿角膠)를 술에 적신 것으로 오동 열매 크기의 환을 지어 30알을 공복에 온주(溫酒)로 먹는데 밥을 한 수저 먹고 내려 눌러 주는 것도 좋다. 〈羅謙甫〉

※ 녹각산(鹿角散)

효능 : 오랫동안 허해서 생기는 몽설(夢泄)을 다스리는데 쓰인다.

처방 녹각설(鹿角屑) • 녹용수구(鹿茸酥灸) 각 1냥,

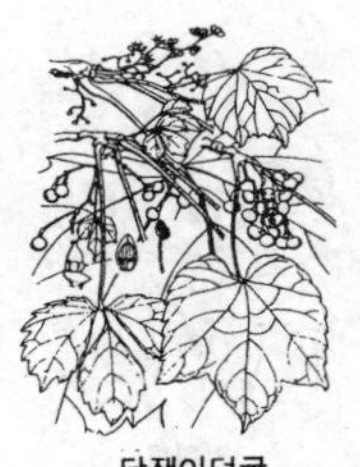
담쟁이덩굴

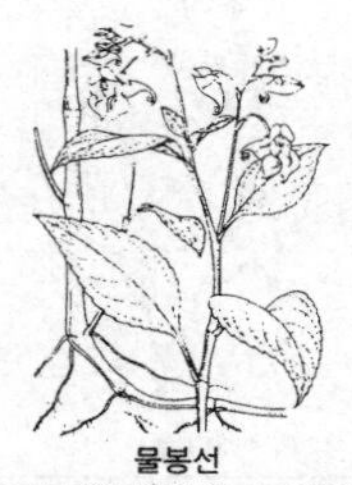
물봉선

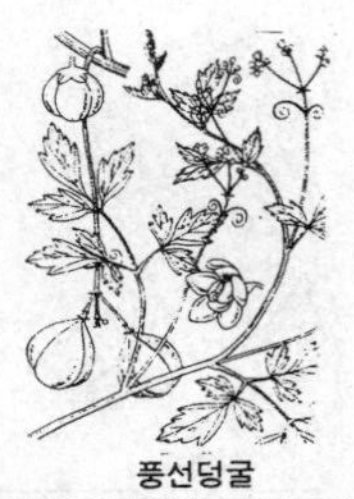
풍선덩굴

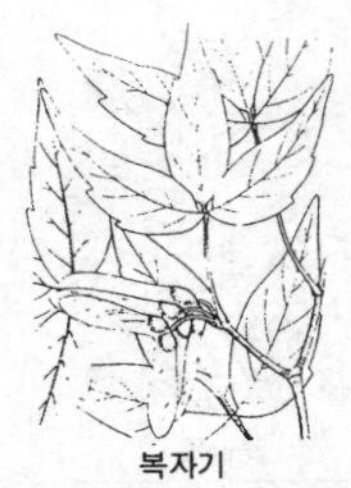
복자기

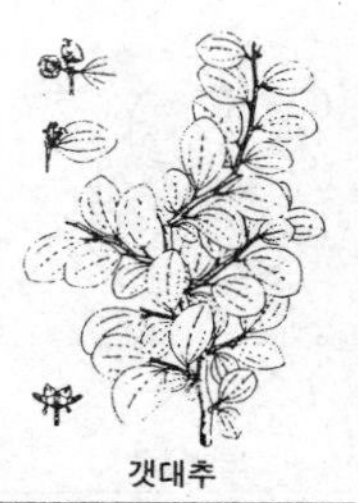
갯대추

백복령(白茯苓) 7돈반, 인삼(人蔘)•백복신(白茯神)•상표소(桑螵蛸)•천궁(川芎)•당귀(當歸)•파고지(破古紙)•용골(龍骨)•비자주침일숙배(非子酒浸一宿焙) 각 5돈, 백자인감초(栢子仁甘草) 각 2돈반을 가루로 하여 매 5돈을 생강 5쪽•조이매(棗二枚)•멥쌀 100알을 낱알 넣고 같이 달여서 공복에 먹는다. 〈直指〉

※ 보정탕(保精湯)

효능 : 음허(陰虛)•화동(火動)•야몽유정(夜夢遺精)을 다스리는 데 쓰인다.

처방 당귀(當歸)•천궁(川芎)•백작약(白芍藥)•생지황강즙초(生地黃薑汁炒)•맥문동(麥門冬)•황백주초(黃栢酒炒)•지모밀초(知母蜜炒)•황련강즙초(黃連薑汁炒)•치자동변초(梔子童便炒)•건강초흑(乾薑炒黑)•모려하(牡蠣煆)•산수유육(山茱萸肉) 각 5푼을 물로 달여서 공복에 마신다. 〈醫鑑〉

※ 귀원산(歸元散)

효능 : 몽설(夢泄)이 오래 되어 기운이 떨어진 데에 신기(腎氣)를 다시 올려서 환원을 시킨다.

처방 인삼(人蔘)•백출(白朮)•백복령(白茯苓)•원지(遠志)•산조인초(酸棗仁炒)•맥문동(麥門冬)•황백(黃栢)•지모(知母) (이미병동편초(二味並童便炒)•계두실(鷄頭實)•연화예(蓮花蕊)•구기자(枸杞子)•진피(陳皮)•천궁(川芎) 각 5푼, 승마(升麻)•감초(甘草) 각 2푼반, 연육(蓮肉) 3개, 조자(棗子) 1알을 물로 달여서 공복에 더울때 마신다. 〈回春〉

※ 저근피환(樗根皮丸)

처방 저근백피초(樗根白皮炒)를 가루로 하여 술풀에 적당하게 오동 열매 크기의 환을 만들어 성(性)이 양조(涼燥)하니 그냥 먹지 말고 팔물탕(八物湯)달인 물로 먹는 것이 좋다. 〈入門〉

※ 정지진주분환(定志珍珠粉丸)

효능 : 마음이 허약하고 몽설(夢泄)하는 것을 치료한다.

처방 합분(蛤粉)•황백초(黃栢炒)•인삼(人蔘)•백복령(白茯苓) 각 3냥, 원지(遠志)•창포(菖蒲)•청대(靑黛) 각 2냥, 저근피(樗根皮) 1냥을 가루로 하여 밀가루풀에 섞어서 오동 열매 크기의 환을 지어 청대(靑黛)로 겉을 입혀서 공복에 강염탕(薑鹽湯)으로 50알씩 먹는다. 〈正傳〉

11. 몽설(夢泄)이 울(鬱)에 속할 경우

신기(腎氣)가 닫혀지면 정(精)을 흐르게 한다. 〈本事〉 본사(本事)에 이르기를, 신(腎)은 강화 작용을 맡은 기관으로서 잘 내리게 하고, 또한 신(腎)은 정(精)을 간직하고 있으니 신을 보익(補益)한다면 충분히 정기(精氣)를 관섭(管攝)하여 인류을 생육시키는 것이다. 신기(腎氣)가 약하면 일신(一身)의 정기(精氣)가 관섭(管攝)을 받지 않기 때문에 제멋대로 돌아다니다가 갑자기 흘러나오게 되니 저령환(猪苓丸)의 처방이 이것을 다스리기 위해서 마련된 약이 된다. 〈本事〉

몽유는 대부분이 울체(鬱滯)에 속해 있는데 용의(庸醫)는 그것도 알지 못하고 단지 삽(澁)한 약만을 써서 견고하게만 하려고 하니 기운이 뻗쳐 병은 더 심해지는 것이다. 한 남자가 몽유백탁(夢遺白濁)을 하고 소복(小腹)에 기운이 뻗쳐 올라가 매일 허리에 열이 묘시(卯時)에 나기 시작해서 유시(酉時)에 그치는데 허리에 열이 날 때에는 수족(手足)이 차고 전음(前陰)에 기가 없으며, 열이 내리면 전음(前陰)에 힘이 생기고 수족(手足)이 따뜻해지며, 다시 아침에는 기(氣)가 내려가고 저녁에는 기(氣)가 희(噫)한다. 이 증세가 10일~20일 동안 머물러 맥(脈)이 현(弦)•활(滑)하고 크며 정오에는 넓게 번지는데 이것을 울체(鬱滯)로 치료하고, 먼저 목향화중환(木香和中丸)(처방은 음문(飮門) 참조)을 써서 내리게 해야 되며, 또한 가감팔미탕(加減八味湯)〔처방은 장문(臟門) 참조〕으로 자신환(滋腎丸)〔처방은 소변문(小便門) 참조〕 100알을 먹게 한다. 삽제(澁劑)를 썼더니 증세가 더욱 악화해서 하룻밤 사이에 2회나 유정(遺精)을 하게 되어 도적산(導赤散)〔처방은 장문(臟門) 참조〕 대제(大劑)를 달여 먹였더니 유(遺)와 탁(濁)이 모두 그쳤다. 〈綱目〉

또한 남자가 몽유(夢遺)하는 증세에 삽약을 썼더니 증세가 더욱 심해짐으로 먼저 신궁환(神芎丸)〔처방은 장문(臟門) 참조〕을 써서 내리게 한 뒤 저령환(猪苓丸)을 썼더니 즉시 차도가 있었다.

이와 같은 실험을 하여 몽유(夢遺)는 울체(鬱滯)에서 대부분 발생한다는 것을 알게 된 것이다.

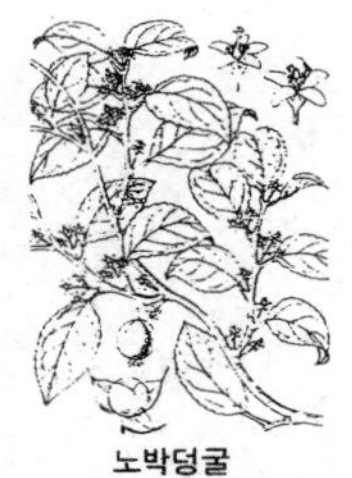
노박덩굴

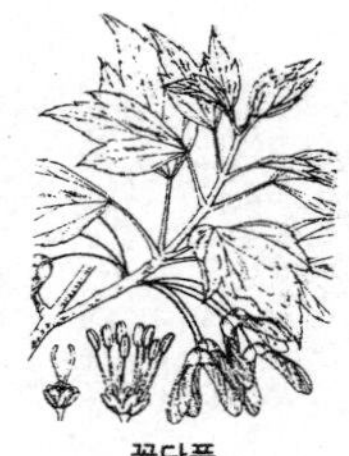
꽃단풍

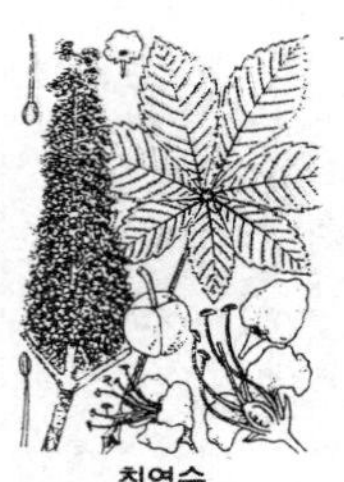
칠엽수

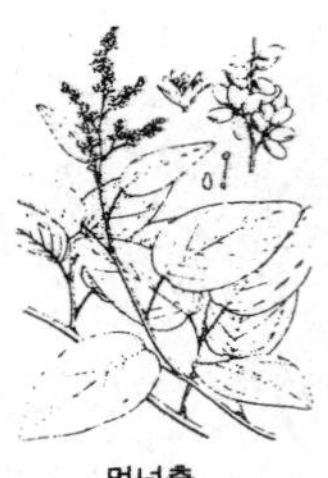
먹넌출

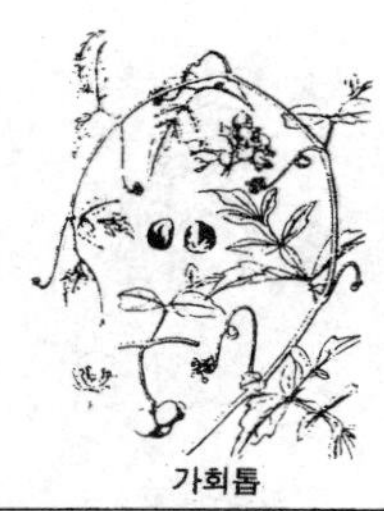
가회톱

12. 정(精)의 활탈(滑脫)이 허(虛)에 속할 경우

중경(仲景)에 이르기를, 정을 잃은 사람은 대부분 소복(小腹)이 현급(弦急)해서 음두(陰頭)가 차고, 눈이 어지럽고, 털이 빠지며, 맥이 심하게 허하고, 맥이 말라 느리면서 혈(血)이 망하여 정(精)을 상하게 한다. 이러한 때 남자는 정(精)을 흘리게 되고, 여자는 꿈에서 교합(交合)을 하게 되는데 계지용골모려탕(桂枝龍骨牡蠣湯)을 쓴다. 〈仲景〉

영추(靈樞)에 이르기를, 두려운 증세가 계속되면 정(精)을 상하게 되고, 골(骨)이 점점 약해지면서 정이 때때로 흐르게 되며 귀가 먹는다. 〈靈樞〉

내경(內經)에 이르기를, 무한한 생각 속에 소원이 이루어지지 않고 음란한 일만 생각하며 잦은 방색만 하는 사람은 종근(宗筋)이 풀려서 근위증(筋痿症)과 백음(白淫)이 생긴다. 신장(腎臟)은 견강(堅強)을 원칙으로 하는데 지의(志意)를 안으로 다스리면 정이 안전해지면서 삽(澁)해진다. 만약 음사(淫事)만을 생각하고 방사(房事)가 극심하면 정(精)의 주관(主管)이 없어져서 소변으로 정이 섞여서 나온다. 그리고 힘줄이 시들고 느른함에서부터 생기는 증세는 반드시 종근(宗筋)이 이완(弛緩)함을 면하기 어려운 것이다. 〈羅謙甫〉

교합하지 않고도 정이 흐르고, 음담(淫談)을 듣거나 또는 미색(美色)을 보고 생각이 무한하여 소원을 이루지 못하거나 방사(房事)가 심하면, 종근(宗筋)이 이완(弛緩)하여 정(精)이 스스로 나오는 증세를 백음(白淫)이라 한다. 이것은 정(精)이 끊이지 않고 나오는 증세를 말하는데, 가감진주분환(加減珍珠粉丸)〔처방은 소변문(小便門) 참조〕을 써야 한다. 〈上同〉

또한 정욕이 한번 발동하면 정(精)은 생각하는 데로 응체(凝滯)해서, 오래 되면 신경(腎莖)이 가렵고 통증이 있어서 소변이 잘 안나오며, 또 소변에 따라서 정이 나오거나 아니면 스스로 흐르는 증세를 유정(遺精)이라고 한다. 이것은 몽유(夢遺)보다 더 심한 증세로 팔물탕가감(八物湯加減) • 진주분환(珍珠粉丸)을 쓴다. (처방은 위를 참조) 소시(少時) 때 지나친 정욕으로 양(陽)이 빠져 정(精)이 유설하는 데는 금쇄정원단(金鎖正元丹) (처방은 소변문 참조) • 비진단(秘眞丹)을 쓴다. 정활한 증세는 습열(濕熱)의 경우와 같이 다스려야 되니 황백(黃栢) • 지모(知母) • 모려(牡蠣) • 합분(蛤粉)을 쓴다. 〈丹溪〉

사람이 허하기 때문에 정(精)이 설(泄)하고, 맥(脈)이 현대(弦大)한 데는 오배자(五倍子) 1냥과 백복령(白茯苓) 2냥을 환으로 하여 쓰면 곧 낫는다. 오배자(五倍子)의 삽탈(澁脫)하는 힘이 용골(龍骨)과 합분(蛤粉)보다 월등하게 신속한 것이다. 〈綱目〉

사내아이가 양(陽)이 성하고 정(情)이 발동하여 마음속에 생각들을 이루지 못하고 꿈에 유정(遺精)하는 증세에는 보약을 쓰면 안 되고 청심(淸心)해야만 된다.

정(精)이 활탈시(滑脫時)에는 아침에 청심연자음(淸心蓮子飮)〔처방은 소갈문(小渴門) 참조〕을, 밤에는 정지환(定志丸)〔처방은 신문(神門) 참조〕을 쓴다. 〈醫鑑〉

꿈과는 관계없이 스스로 설(泄)하는 증세를 정활(精滑)이라고 하는데, 상화(相火)가 발동하여 일어나는 증세이다. 〈戴氏〉

정(精)이 활탈(滑脫)했을 때는 파극환(巴戟丸) • 보진옥로환(補眞玉露丸) • 고정환(固精丸) • 감실환(芡實丸) • 쇄양단(鎖陽丹) • 옥쇄단(玉鎖丹) • 비원단(秘元丹) • 약정환(約精丸) • 구룡단(九龍丹) 등이 좋다.

※ 파극환(巴戟丸)

효능 : 얼굴색이 창백하고 윤기가 없으며, 심사(心事)가 괴롭고 잘 울며, 맥(脈)이 허망한 것을 탈정(脫精) 또는 탈신(脫神)이라고 하니 간과 신(腎)을 준보(峻補)하여 정기(精氣)를 넣어 주고 원양(元陽)을 보익(補益)해야 된다.

처방 오미자(五味子) • 파극(巴戟) • 육종용(肉蓯蓉) • 토사자(兎絲子) • 인삼(人蔘) • 백출(白朮) • 숙지황(熟地黃) • 골쇄보(骨碎補) • 회향(茴香) • 모려(牡蠣) • 용골(龍骨) • 복분자(覆盆子) • 익지인(益智仁)을 각 등분하여 가루로 해서 꿀로 오동 열매 크기의 환을 지어 매일 30알을 미음으로 먹고 심하게 허할 경우 팔물탕(八物湯)으로 먹는다. 〈東垣〉

※ 보진옥로환(補眞玉露丸)

효능 : 양(陽)이 허하고 정탈(精脫) 증상을 치료한다.

처방 백복령(白茯苓) • 백룡골수비(白龍骨水飛) • 구자주침초(韭子酒浸炒) • 토사자주침자(兎絲子酒浸煮)를 각 등분하여 가루로 한 다음 꿀로 오동 열매 크기의 환을 지어 매 50알을 공복에 온주(溫酒)나 염탕(鹽湯)으로 복용하고 자양분(滋養分)이 많은 음식물로 눌러 준다. 〈寶

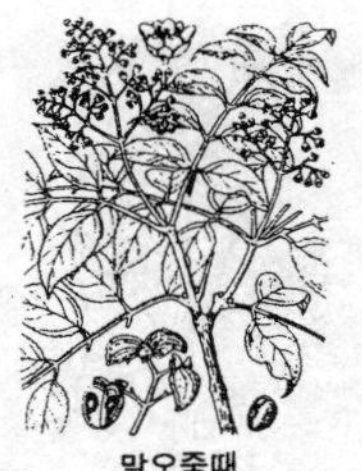
말오줌때

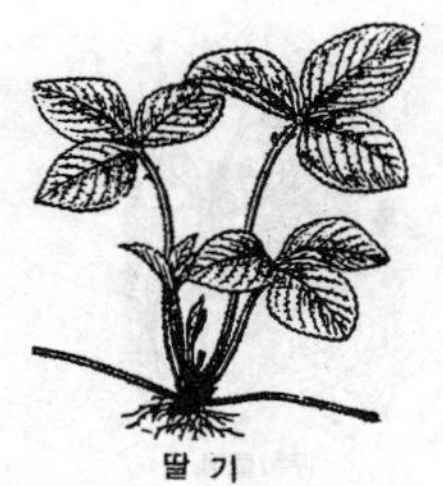
딸 기

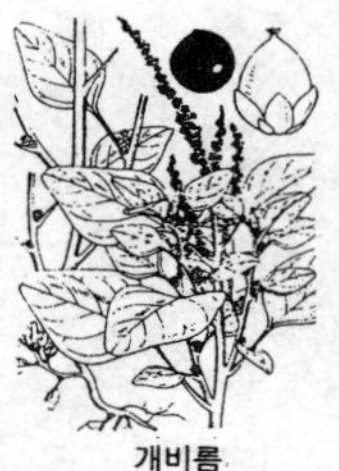
개비름

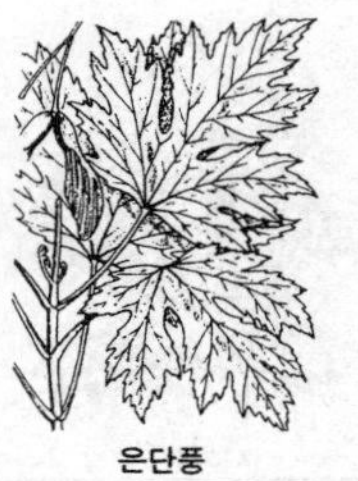
은단풍

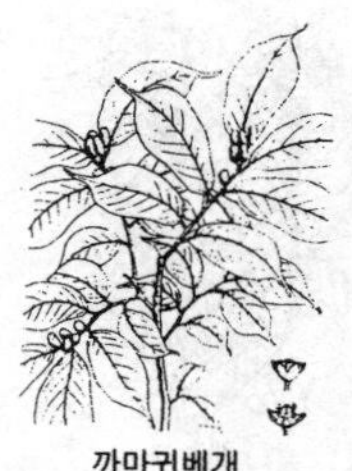
까마귀베개

鑑〉

※ 계지용골모려탕(桂枝龍骨牡蠣湯)

효능 : 실정(失精) 증상을 치료한다.

처방 계지(桂枝) • 백작약(白芍藥) • 용골하(龍骨煆) • 모려하(牡蠣煆) • 생강(生薑) 각 3냥, 감초 2냥, 대조(大棗) 12알을 썰어서 제제(製劑)한 다음 물 7되를 넣어 3되가 되도록 달여서 3푼씩을 먹는다. 〈仲景〉

※ 고정환(固精丸)

효능 : 신허(腎虛)와 정설(精泄)의 증상을 다스리고 비정수탈(秘精收脫)을 시켜 준다.

처방 지모(知母) • 황백병염수초(黃栢並鹽水炒) 각 1냥, 모려하(牡蠣煆) • 감실(芡實) • 연화예(蓮花蕊) • 백복령(白茯苓) • 원지(遠志) 각 3돈, 용골(龍骨) 2돈, 산수유(山茱萸) 5돈을 가루로 하고 산약호(山藥糊)로 오동 열매의 크기로 환을 지어 주사(朱砂)로 겉을 입히고 공복에 염탕(鹽湯)으로 50알을 먹는다. 〈心法〉

※ 감실환(芡實丸)

효능 : 양허(陽虛)해서 교합하기 전에, 먼저 새어 나오거나 몽설(夢泄)하는 증상에 신효(神效)한 약이다.

처방 감인(芡仁) 500개, 칠석연화수(七夕蓮花鬚) • 산수유(山茱萸) 각 1냥, 백질려(白疾藜) 5냥, 복분자(覆盆子) 2냥, 용골(龍骨) 5돈을 가루로 하여 꿀로 오동 열매 크기의 환을 지어 공복에 연육전탕(蓮肉煎湯)으로 60~70알씩 먹는다. 〈入門〉

※ 쇄양단(鎖陽丹)

효능 : 탈정(脫精)과 설사에 신효한 약이다.

처방 상표소구(桑螵蛸灸) 3냥, 용골(龍骨) • 백복령(白茯苓) 각 1냥을 가루로 해서 풀로 반죽하여 오동 열매 크기의 환을 지어 백복령염탕(白茯苓鹽湯)으로 70알씩 먹는다. 〈得効〉

※ 옥쇄단(玉鎖丹)

효능 : 정기 허활(精氣虛滑)과 유설 불금(遺泄不禁)의 증상을 치료한다.

처방 용골(龍骨) • 연화예(蓮花蕊) • 감인(芡仁) • 오매육(烏梅肉)을 각 등분하여 가루로 하고 산약호(山藥糊)로 작은 콩 크기의 환을 지어 공복에 미음으로 30알씩 먹는다. 〈得効〉

※ 비원단(秘元丹)

효능 : 유정(遺精)을 불금(不禁)하여 위급한 증상을 치료한다.

처방 용골주자배(龍骨酒煮焙) • 영사수비(靈砂水飛) 각 1냥, 축사(縮砂) • 가자소자(訶子小者) • 취육(取肉) 각 5돈을 가루로 하여 찹쌀풀로 녹두 크기의 환을 지어 온수로 15알씩 먹는다. 증세에 따라서는 30알까지 먹는다. 〈丹心〉

※ 약정환(約精丸)

효능 : 소변속에 정(精)이 새어나와 그치지 않는 증상을 치료한다.

처방 신구자(新韮子)〔상강 후(霜降後)에 캔 것〕 1근, 주침일숙배(酒浸一宿焙) • 백룡골(白龍骨) 각 2냥을 가루로 하여 술과 찹쌀풀로 반죽해서 오동 열매 크기의 환을 지어 공복에 염탕(鹽湯)으로 30알씩 먹는다. 〈直指〉

※ 구룡단(九龍丹)

효능 : 정활(精滑) 증상을 치료한다.

처방 구기자(枸杞子) • 금앵자(金櫻子) • 산사자(山楂子) • 연자(蓮子) • 연화예(蓮花蕊) • 숙지황(熟地黃) • 감인(芡仁) • 백복령(白茯苓) • 당귀(當歸)를 각 등분해서 가루로 하여 술풀로 오동 열매 크기의 환을 지어 공복에 온주(温酒) 또는 염탕(鹽湯)으로 50알씩 먹는다. 2~3일간만 계속 먹으면 소변이 맑아지고 음식맛이 배로 증가하며 걷기도 가볍고 편해진다. 〈正傳〉

13. 소변백탁(小便白濁)과 골수 줄기가 나오는 증상의 치료법

산조인초(酸棗仁炒) • 백출(白朮) • 인삼(人蔘) • 백복

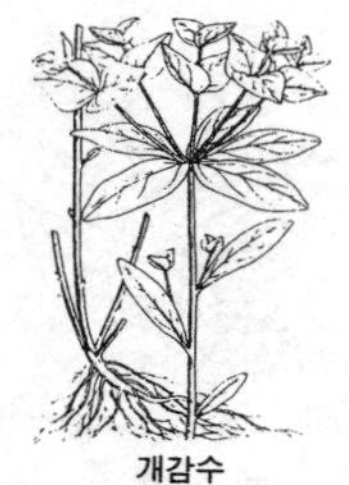
개감수

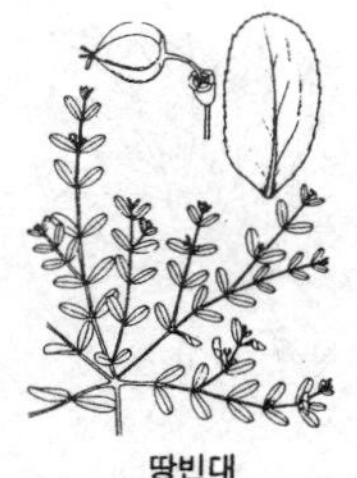
땅빈대

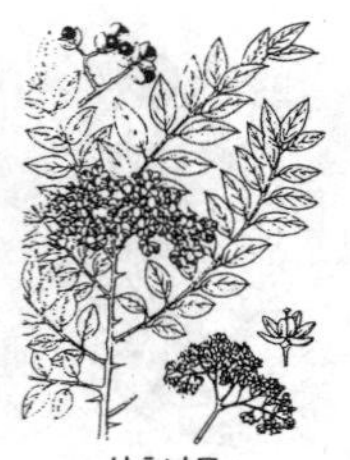
산초나무

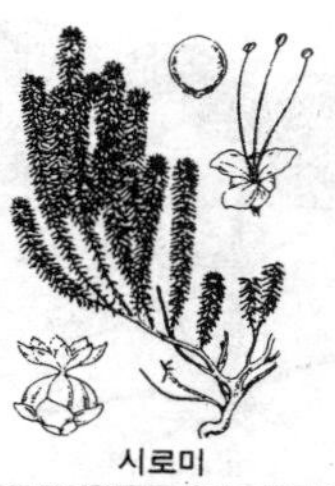
시로미

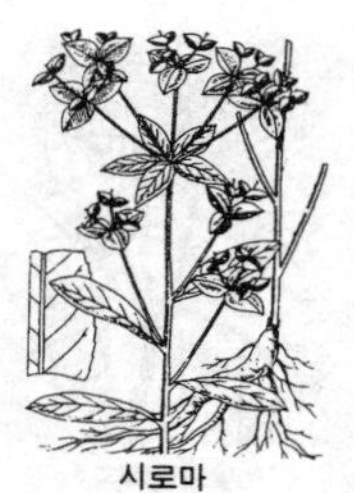
시로마

령(白茯苓) • 파고지(破古紙) • 익지인(益智仁) • 회향(茴香) • 모려하(牡蠣煆)를 각 등분해서 가루로 하여 소금을 약간 넣고 술풀로 오동 열매 크기의 환을 지어 공복에 온주(温酒) 또는 미음으로 30알씩 먹는다. 〈心法〉

14. 백음(白淫)의 치료법

생각이 끝이 없고 소원도 이루어지지 않으며 방사(房事)는 아주 심하고 종근(宗筋)이 이완(弛緩)되면 근위(筋痿)와 백음(白淫)이 된다. 〈內經〉

신경(腎莖)속이 아프고 그 아픔이 지나치면 가렵고, 또는 전음(前陰)이 늘어져서 수렴(収斂)도 되지 않으며, 또한 마치 정수(精水)와도 같은 흰 것이 소변에 섞여 나오면 이것은 모두 방사(房事)의 노상(勞傷)과 사술(邪術)의 침입으로 인한 증세가 되니 심화(心火)를 내리게 하는 사심탕(瀉心湯)〔처방은 화열문(火熱門) 참조〕과 청심연자음(清心蓮子飮)〔처방은 갈문(渴門) 참조〕을 써야 된다. 〈張子和〉

또는 진주분환(珍珠粉丸) • 금박환(金箔丸) • 백룡환(白龍丸)도 좋으며, 정활 탈조(精滑脫條)를 참고로 해서 다스리는 것도 현명하다.

※ 금박환(金箔丸)

효능 : 백음(白淫)과 몽설(夢泄)하는 증상을 치료한다.

처방 만잠아초(晩蠶蛾炒) • 파고지초(破故紙炒) • 구자초(韭子炒) • 우슬주침(牛膝酒浸) • 용골(龍骨) • 산수유(山茱萸) • 상표소구(桑螵蛸炙) • 토사자주침(兎絲子酒浸) 각 1냥을 가루로 하고 꿀로 오동 열매 크기의 환을 지어 공복에 온주(温酒)로 30알씩 먹는다. 〈醫鑑〉

※ 백룡환(白龍丸)

효능 : 허로(虛勞) • 신손(腎損) • 백음(白淫) • 활설(滑泄)하는 증상을 치료한다.

처방 녹각상(鹿角霜) • 모려하(牡蠣煆) 각 2냥, 용골생(龍骨生) 1냥을 가루로 하여 술풀로 오동 열매 크기의 환을 지어 공복에 온주(温酒) 또는 염탕(鹽湯)으로 30~50알씩 먹는다. 유정(遺精)의 치료와 고정(固精) • 장양(壯陽)에도 신효하다. 〈醫鑑〉

15. 습담(濕痰)이 스며든 유정증(遺精症) 치료법

가미이진탕(加味二陳湯)이나 저근백피환(樗根白皮丸)을 써야 된다. 〈醫鑑〉

※ 가미이진탕(加味二陳湯)

처방 반하강제(半夏薑製) • 적복령염수초(赤茯苓鹽水炒) • 치자초흑(梔子炒黑) 각 1돈반, 진피(陳皮) • 백출(白朮) • 길경(桔梗) • 승마주초(升麻酒炒) • 감초(甘草) 각 1돈, 석창포(石菖蒲) 7푼, 황백(黃栢) • 지모(知母) 3푼에 생강 3쪽을 넣고 물로 달여서 공복에 먹는다.

※ 저근백피환(樗根白皮丸)

효능 : 모든 습열(濕熱)이 비(脾)를 상(傷)하여 유정(遺精)할 때 치료한다.

처방 구자초(韭子炒) 1냥, 백작약초(白芍藥炒) 5돈, 황백(黃栢) • 지모병염수초(知母並鹽水炒) • 모려하(牡蠣煆) 각 3돈, 백출(白朮) • 지실(枳實) • 복령(茯苓) • 시호(柴胡) • 승마(升麻) 2돈을 가루로 하여 신국호(神麴糊)로 오동 열매 크기의 환을 지어 공복에 염탕(鹽湯)으로 50알씩 먹는다.

16. 정(精)을 보(補)하는 약이(藥餌)

다음의 약이(藥餌)를 먹으면 신효하다.

※ 인삼고본환(人蔘固本丸)

보정(補精)을 하고 생혈(生血)을 한다. 〔처방은 신형문(身形門) 참조〕

※ 경옥고(瓊玉膏)

생정(生精)을 하고 보기(補氣)를 한다. 〔처방은 신형문(身形門) 참조〕

※ 연년익수불로단(延年益壽不老丹)

생정(生精)을 하고 보신(補腎)을 한다. 〔처방은 신형문(身形門) 참조〕

※ 반룡환(斑龍丸)

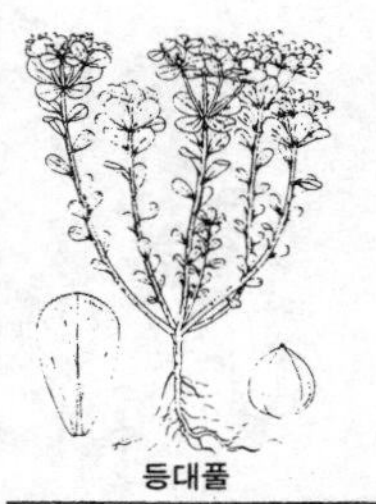
등대풀

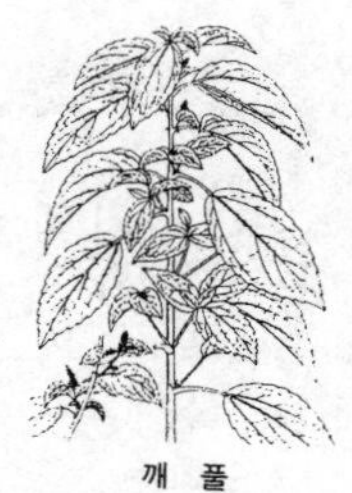
깨 풀

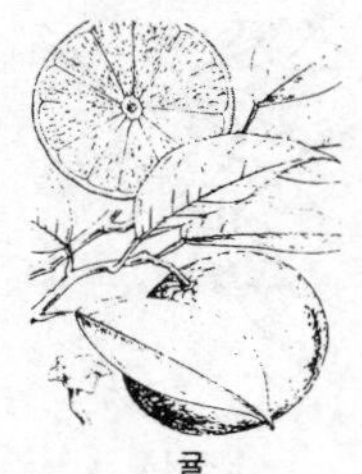
귤

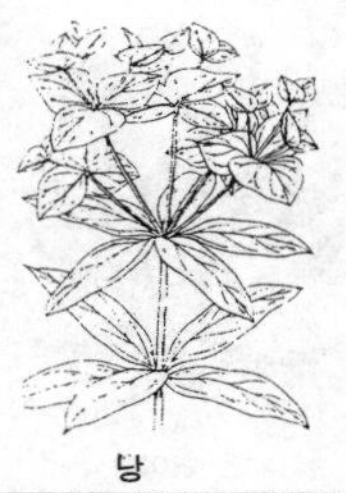
낭

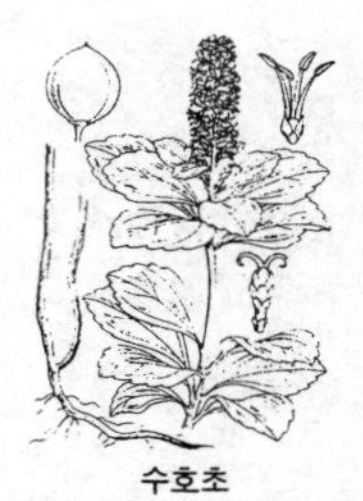
수호초

생정(生精)을 하고 보기(補氣)를 한다. 〔처방은 신형문(身形門) 참조〕

※ 지황원(地黃元)

전씨(錢氏)의 처방인 육미지황환(六味地黃丸)으로 신수(腎水)를 전보(專補)해서 정(精)을 나게 하고 보정자음(補精滋陰)한다. 〔처방은 허노문(虛勞門) 참조〕

※ 연령고본단(延齡固本丹)

보정 익혈(補精益血)을 한다. 〔처방은 신형문(身形門) 참조〕

※ 고진음자(固眞飮子)

정기(精氣)가 활탈(滑脫)하여 피로가 쌓여서 생긴 노증(勞症)에 쓰고, 신정(腎精)을 보(補)하며, 음(陰)을 자양(滋養)한다. 〔처방은 허로문(虛勞門) 참조〕

단방(單方) (21종)

〈달여 먹거나 환으로 하여 먹고, 혹은 가루로 먹거나 술에 적셔서 먹는 21종〉

※ 지황(地黃)

침즙세주(浸汁洒酒)해서 구증구포(九蒸九曝)한 것을 숙지황(熟地黃)이라 하며, 그늘에 말린 것을 생건지황(生乾地黃)이라 하는데, 성질이 온(温)하고 자신(滋腎)•보혈(補血)•진정(塡精)•익수(益髓)하며 생건(生乾)은 성질이 평온해서 정(精)과 혈(血)을 보(補)한다. 환으로 먹거나 술에 적셔 먹어도 좋다. 〈本草〉

※ 토사자(兎絲子)

첨정(添精)•익수(益髓)하고, 신경(腎莖)속의 한정(寒精)이 스스로 나오는 증세와 귀교설정(鬼交泄精)을 치료하며, 가루로 먹거나 환으로 지어서 먹어도 좋다. 〈本草〉

※ 육종용(肉蓯蓉)

정수(精髓)를 보익(補益)하고 남자의 설정(泄精)과 얼굴이 검어지는 것을 치료한다. 육종용 4냥을 물로 달여서 햇볕에 말려 가루로 한 다음 깨끗한 양육(羊肉)에 반죽하여 양념과 쌀죽을 타서 공복에 먹는다. 〈本草〉

※ 오미자(五味子)

남자의 정(精)을 보익(補益)해 준다. 고(膏)는 정기(精氣)를 삽(澁)하게 하고, 몽유(夢遺)와 활탈(滑脫)을 치료하는 것이니, 1근을 깨끗하게 씻어서 물에 담그어 하룻밤 잰 뒤 즙을 짜서 냄비에 넣어 꿀 2근을 넣고 끓이면 끈끈한 고약이 된다. 이것을 1~2수저씩 공복에 백탕(白湯)으로 먹는다. 〈本草〉

※ 하수오(何首烏)

정수(精髓)를 보익(補益)해 준다. 뿌리를 뜨물에 담가서 하룻밤을 재이고, 대나무 칼로 껍질을 긁어버리고 검은콩즙에 담가서 햇볕에 말려 가루로 하여 순한 술로 먹거나 또는 꿀로 환을 만들어 먹어도 좋다. 〈入門〉

※ 백복령(白茯苓)

술에 적신 뒤 광명사(光明砂)와 같이 쓴다. 비정제〔秘精劑 : 동원탕약(東垣湯液)〕•심허몽설치제(心虛夢泄治劑)로서 가루로 하여 매번 4돈씩 1일 3회에 미음으로 먹는다. 〈直指〉

※ 구기자(枸杞子)

정기(精氣)를 보익(補益)하는 것이니 환복(丸服)이나 주침복(酒浸服)모두 좋다. 〈本草〉

※ 금앵자(金櫻子)

정기(精氣)를 삽(澁)하게 하고 유설(遺泄)을 치료하며, 계두실(鷄頭實)같이 수륙단(水陸丹)을 만들어 먹는다. 〔처방은 정전(正傳) 참조〕〈本草〉

※ 산수유(山茱萸)

정수(精髓)를 첨익(添益)하고 또한 비정(秘精)한 것이니 달여 먹거나 환으로 먹으면 모두 좋다. 〈本草〉

※ 모려(牡蠣)

귀교(鬼交)•설정(泄精)•정활 불고(精滑不固) 등을 치료하니 불에 말리고 초(醋)에 7차례 담갔다가 초호(醋糊)로 오동 열매 크기의 환을 지어 50알씩 공복에 염탕으로 먹는다. 이것을 고진환(固眞丸)이라고 한다. 〈東垣〉

※ 상표소(桑螵蛸)

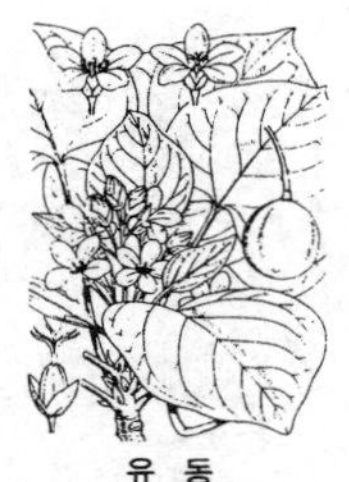
유 동

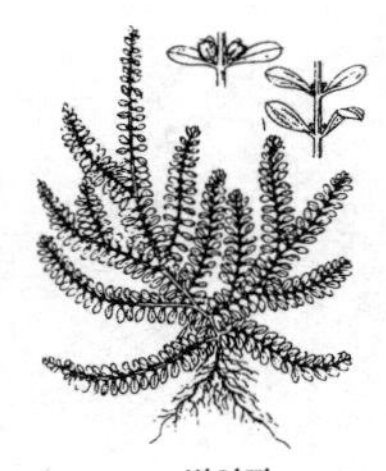
별이끼

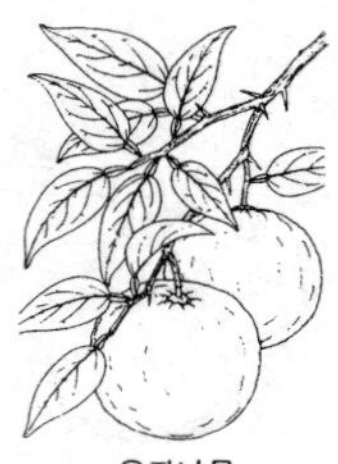
유자나무

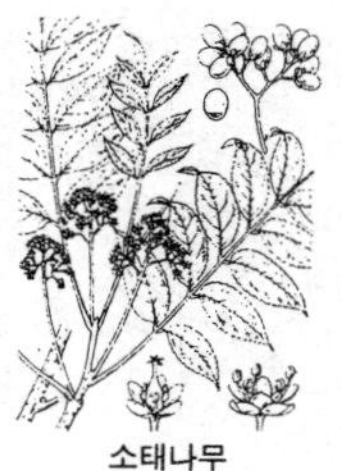
소태나무

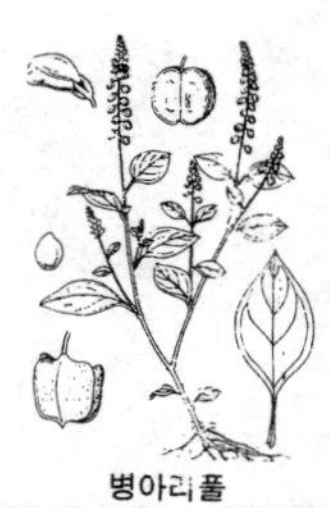
병아리풀

정기(精氣)를 보익(補益)하고 누정(漏精)을 치료하니 찜통에 쪄서 가루로 하여 미음에 타서 먹거나 환으로 지어 먹는다. 〈本草〉

※ 원잠아(原蠶蛾)

정기(精氣)를 보익(補益)하고 설정(泄精)을 멈추게 한다. 구워서 가루나 환(丸), 또는 산(散)을 해서 먹는다. 〈本草〉

※ 청령(蜻蛉)

즉 청정(蜻蜓)을 말한다. 정(精)이 새는 것을 멈추게 하니 볶아서 가루나 환으로 하여 먹는다. 〈本草〉

※ 계두실(鷄頭實)

즉 감인(芡仁)을 말한다. 정기(精氣)를 보익(補益)하고 정(精)을 비장(秘臟)하니 가루나 산(散)•환(丸), 또는 죽으로 먹으면 좋다. 〈本草〉

※ 복분자(覆盆子)

신정(腎精)의 허갈(虛竭)한 증세를 치료하니 쪄서 말린 다음 가루나 산(散), 또는 환(丸)으로 하여 먹는다. 〈本草〉

※ 호마(胡麻)

즉 흑지마(黑脂麻)이다. 정수(精髓)를 메우고 다스리는 데 효력이 크다. 반나절 동안 술에 쪄서 산(散), 또는 환(丸)으로 하여 먹는다. 〈本草〉

※ 구자(韭子)

몽설(夢泄)과 설정(泄精)을 치료하니 상표소(桑螵蛸)와 용골(龍骨)을 더하여 살짝 볶은 다음 산(散)이나 환(丸)으로 해서 먹는다. 〈本草〉

※ 용골(龍骨)

몽설정(夢泄精)을 치료하는 약으로, 불에 구워서 구자(韭子)와 같이 가루로 하거나 산(散) 또는 환(丸)으로 먹는다. 〈本草〉

※ 녹용(鹿茸)

몽설(夢泄)과 설정(泄精)을 치료하니 불에 구워서 털을 버리고 산(散)이나 환(丸)으로 하여 먹는다. 〈本草〉

※ 황구육(黃狗肉)

정수(精髓)를 보진(補塡)하니 오래 고아서 간을 입맛에 맞추어서 공복에 먹는다. 〈本草〉

※ 올눌제(膃肭臍)

정랭(精冷)과 정쇠(精衰)를 치료하니 구워서 가루로 하여 산(散) 또는 환으로 먹는다. 〈本草〉

17. 정(精)의 도인법(導引法)일 경우

「도인(導引)은 온 몸의 근육과 호흡으로 활동시켜 양생(養生)한다는 말로써 현대의 체조(體操)와 같은 말이다.」

유정(遺精)을 치료하니 한 손으로는 외신(外腎)의 음두(陰頭)를 움켜잡고 또 한 손으로는 배꼽의 좌우를 문질러서 설정(泄精)을 멈추게 하고 아래를 보(補)한다. 또한 외신(外腎)의 구멍과 흉전협하(胸前脇下)의 용천혈(涌泉穴)을 문질러야 하는데 심와(心窩), 즉 명치의 마찰만은 피해야 한다. 〈入門〉

【다른방법】

베개나 앉는 방석 등을 껴안고 자는데, 모로 누워서 다리를 펴지 않으면 유정(遺精)을 피할 수 있다. 〈回春〉

【다른방법】

늦은 밤 (11~1시)경에 양(陽)이 발동할 때 똑바로 누워서 눈을 감고 혀를 입천장에 붙이며 허리를 일으킨 다음 왼손의 중지끝으로 미혈(尾穴), 즉 항문(肛門)을 막고 오른손의 엄지끝을 안으로 넣고서 주먹을 쥔 다음 두 다리를 쭉 뻗고 한입 가득 숨을 쉬면서 그 기(氣)가 척배(脊背)와 뇌후(腦後)를 거쳐서 정문(頂門)까지 이르러 다시 단전(丹田)까지 내려오는 것을 마음속으로 생각하고 비로소 요(腰)•퇴(腿)•수(手)•각(脚)을 방하(放下)한다. 이와 같이 세 번 하면 발동했던 양(陽)이 스스로 약하게 된다. 혹시 약해지지 않을 때에는 다시 그대로 하면 된다. 이 방법을 오랫동안 계속하면 설정(泄精)을 치료할 수 있으며, 수(水)와 화(火)가 상제(相濟)해서 영원히 그 병이 없어지게 된다. 〈回春〉

※ 침구법(鍼灸法)

유정(遺精)과 몽설(夢泄)을 치료할 때는 심유(心兪)•백환유(白環兪)•고황유(膏肓兪)•현유(腎兪)•중극(中極)•개원(開元) 등 혈(穴)을 뜸질하기도 하고 침을 놓기도 한다. 〈綱目〉

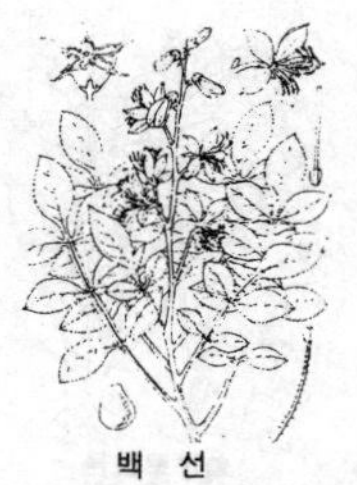
백 선

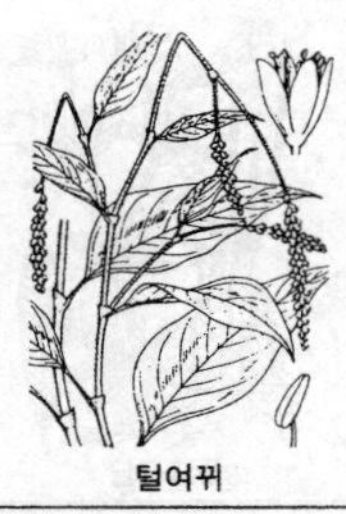
털여뀌

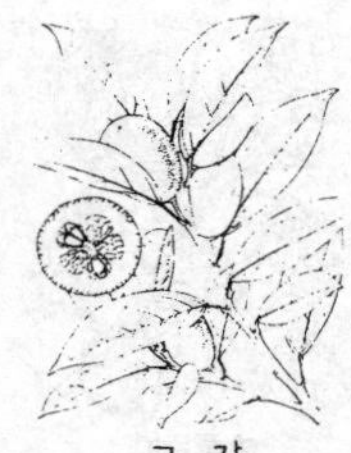
금 감

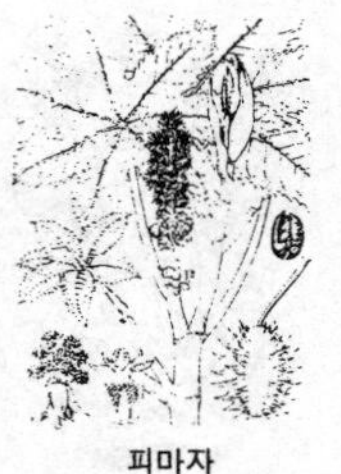
피마자

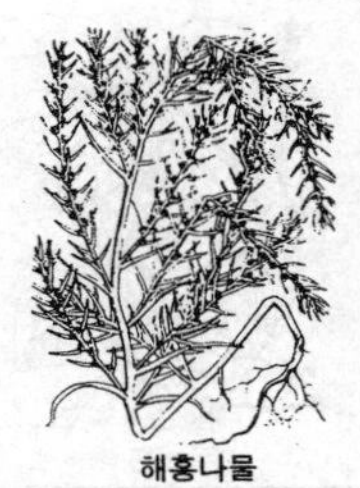
해홍나물

실정(失精)과 정일(精溢)에는 중극(中極)•연곡(然谷)•대혁(大赫)•대충혈(大衝穴) 등을 주로 치료하고 허로(虛勞)와 실정(失精)에는 대혁(大赫)•중봉(中封)을 취해야 한다. 〈綱目〉

유정(遺精)과 오장(五臟)의 허갈(虛渴)에는 곡골(曲骨)끝의 일혈(一穴)에 47장(四七壯)의 뜸을 뜨는데 즉 전음(前陰)의 횡골 중앙(橫骨中央)에서 반달같이 굽은 그곳의 중앙이다. 〈綱目〉

소변(小便)이 탁(濁)하고 실정(失精)한 데는 신유(腎兪)를 취하고, 몽설(夢泄)에는 3음교(三陰交)를 취해서 각각 27장(二七壯)의 뜸을 뜨면 효력이 크다. 〈得効〉

三. 기(氣)

1. 기(氣)가 정신의 근체(根蔕)일 경우

동원(東垣)에 이르기를, 기(氣)는 신(神)의 조상이요, 정(精)은 기(氣)의 아들이 되니 기(氣)란 정신의 근체(根蔕)가 된다. 〈東垣〉

아진군(芽眞君)이 이르기를, 기(氣)는 연수(年壽)를 더해주는 약이 되고 마음은 기(氣)를 움직이는 신(神)이 된다. 만일 기(氣)를 움직이게 하는 원리를 안다면 신선(神仙)을 알게 될 수가 있다. 〈養性〉

2. 기(氣)가 곡식에서 생길 경우

영추(靈樞)에 이르기를, 사람은 곡식에서 기(氣)를 얻게 되며, 곡식이 위(胃)에 들어가 폐(肺)로 전하면 오장육부(五臟六腑)는 그 기운을 받아서 맑은 것은 영(榮)이 되고 탁(濁)한 것은 위(衛)가 되는 것이다. 영(榮)은 맥(脈)의 중앙에 있고, 위(衛)는 맥(脈)의 밖에서 그 주위를 50회 돌며, 쉬지 않고 다시 모여서 음양(陰陽)이 서로 꿰뚫어 통하니 고리처럼 둥글어 끝이 없다.

또한 상초(上焦)가 오곡(五穀)의 자양(滋養)을 개발선포(開發宣布)하여 기부(肌膚)를 훈증(熏蒸)하니 온 몸을 충족하고 모발(毛髮)에 광택을 주게 된다. 이것이 무로(霧露)의 관개(灌漑)와 같은 것이니 기(氣)는 그곳에서 나온다.

매일 음식을 섭취하는 정기(精氣)는 기(氣)를 보익(補益)시키니 기(氣)는 곡식에서 나오는 것으로 기자(氣字)와 미자(米字)를 합한 것이 기자(氣字)가 되는 것이다.

사람의 몸 가운데 천지(天地)•음양(陰陽)에 따른 조화의 기(氣)를 갖추고 있으니 열심히 섭생(攝生)하고 몸을 조양(調養)한다면 20세 때에 기(氣)가 왕성해지고, 욕심을 조절하고 노고(勞苦)를 줄이면 기(氣)가 길어지고 완화(緩和)하며, 욕심이 많고 노고가 쌓이면 기(氣)가 적어지고 짧아진다. 기(氣)가 적어지면 몸이 쇠하고, 몸이 쇠하면 많은 병이 생기고, 병이 생기면 생명이 위태롭다.

3. 기(氣)가 위(衛)로 변해서 밖을 호위할 경우

영추(靈樞)에 이르기를, 위기(衛氣)는 분육(分肉)을 따뜻하게 하면서 또한 피부를 충만시키며 주리(腠理)를 살찌게 하고 개폐(開閉)를 주관하기 때문에 위기(衛氣)가 따뜻하면 얼굴이 풍만해진다.

위(衛)라고 하면 수곡(水穀)의 강한 기(氣)로써 표질(標疾)이 활리(滑利)하나 근맥(筋脈)에는 들어가지 못하고 피부의 내부와 분육(分肉)의 사이를 순환하면서 황막(肓膜)을 훈증(熏蒸)해 주고 가슴과 배로 흩어진다.

양기(陽氣)는 밖을 주관하는 것이니 아침이면 인기(人氣)가 나고 정오가 되면 양기(陽氣)가 성했다가 해질 무렵에는 양기(陽氣)가 허해지고 기문(氣門)이 닫아지므로 기(氣)를 수렴(收斂)해서 근골(筋骨)을 고달프게 하지 말고 안개와 이슬을 맞지 말며 3시를 삼가해서 수양(修養)해야만 형체가 곤박(困薄)하게 되지 않는다.

양기(陽氣)는 해와 같기 때문에 수양(修養)하는 방법을 잃으면 요절(夭折)하게 된다. 그래서 천(天)의 운전(運轉)은 햇빛으로 밝게 하고 양(陽)이 위로 오르면 밖을 호위하는 것이다. 이것을 풀이하면 양(陽)은 움직임을 주관하는 것으로 사람의 지각(知覺)과 운동 및 보고 듣는 것과 말하고 냄새맡는 것들이 모두 양기(陽氣)가 피부를 훈증(熏蒸)하고 몸을 충족시켜서 모발(毛髮)을 빛나게 하여 마치 안개와 이슬이 관개(灌漑)해 주는 것과 같다. 만약 양기(陽氣)가 제대로 나가지 못하면 구규(九竅)가 안으로 폐색(閉塞)하고, 기육(肌肉)이 밖으로 옹체(壅滯)해서 지각(知覺)•운동(運動)•시청(視聽)•언소(言笑) 등 모두 기능을 잃게 되는 것이다. 사람의 양기(陽氣)는 하늘의 햇빛과 같아서 사람이 양기(陽氣)를 잃게 되면 요절(夭折)하기 쉬우니 마치 하늘이 밝은 빛을 잃으면 만물(萬物)이 소생할 수 없는 이치와 마찬가지이다. 〈內經〉

입문(入門)에 이르기를, 사람의 몸에 기(氣)가 흐르는 것이 자시(子時)에는 왼쪽 발바닥의 용천혈(涌泉穴)에서 양기(陽氣)가 일어나니 왼쪽 발을 돌아 배와 갈비뼈 및

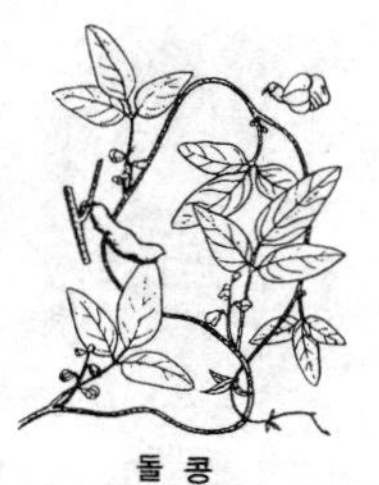
돌 콩

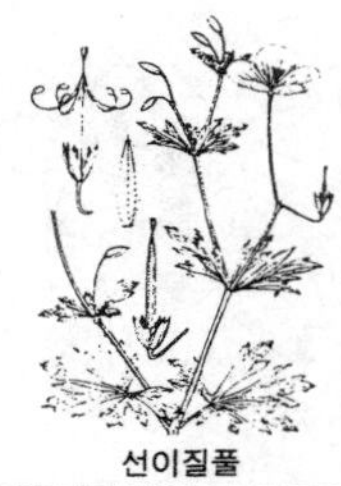
선이질풀

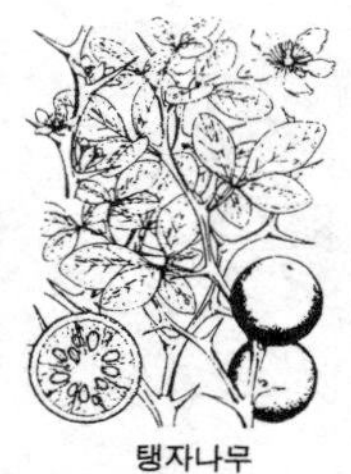
탱자나무

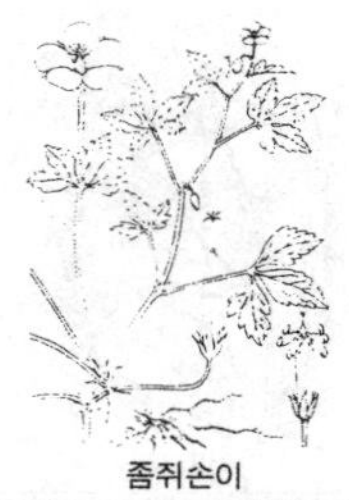
좀쥐손이

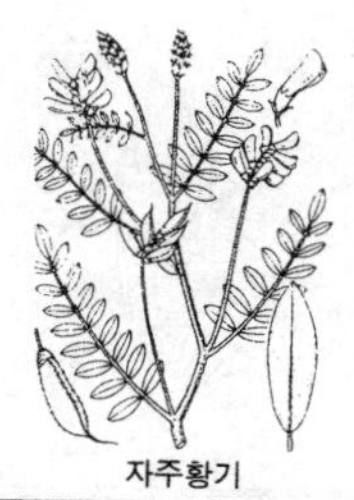
자주황기

손을 지나 머리의 신문(顖門)에 이르러 오위(午位)에 그치고, 오시(午時)에는 머리에서 오른손을 거쳐 갈비뼈와 배 및 발을 거쳐 오른쪽 발바닥에 이르러서 그치는데 이것이 감리(坎離)로 음양(陰陽)의 소식(消息)이다. 〈入門〉

4. 위기(衛氣)의 행도(行度)일 경우

위기(衛氣)의 행도(行度)가 하루 낮과 밤 사이에 몸을 50회를 도는데 그중 낮에는 25회를 양(陽)으로 돌고, 밤에는 25회를 음(陰)으로 돈다. 그래서 아침에 음기(陰氣)가 다 되면 눈에서 양기(陽氣)가 나니 눈을 뜨면 기(氣)가 머리로 올라가서 목을 거쳐 족태양(足太陽)에 내려와서 등을 돌아 손가락 끝까지 이른다. 또 그곳에 남은 한가닥의 기운(氣運)이 다시 눈초리에서 태음(太陰)을 거쳐서 새끼손가락 사이의 외부까지 이르게 되고, 또 한 가닥의 기(氣)가 눈초리에서 족소양(足少陽)을 거쳐 새끼손가락과 식지의 사이에 이르고 다시 수소양(手少陽)의 분기점을 돌아서 새끼손가락의 사이에 이른다. 또 별도로 한 가닥의 기(氣)가 귀의 앞을 거쳐서 양명(陽明)을 돌고 발등을 지나서 다섯 발가락의 사이 사이에 들어가며, 또 한 가닥은 흩어져서 귀밑으로부터 수양명(手陽明)에 내려가 엄지의 사이와 손바닥에 이른다. 발에 들어가는 것은 발바닥과 복사뼈를 거쳐서 음분(陰分)에 내려간 뒤 다시 눈에 와서 합해지기 때문에 이것이 한 바퀴 도는 게 되고, 온 몸을 25바퀴를 돌면 양(陽)이 음(陰)에서 없어지고 음(陰)이 기(氣)를 받게 된다. 처음으로 음(陰)에 들어갈 때에는 언제나 족소음(足少陰)을 좇아서 신(腎)에 흘려주고 신(腎)은 심(心)에 흘려주며, 심(心)은 폐(肺)에 흘려주고 폐(肺)는 간(肝)에 흘려주며, 간은 비(脾)에 흘려주고 비(脾)는 다시 신(腎)에 흘려주는 것이니 역시 양(陽)이 또 25바퀴를 돌아와서 눈에 합하는 것과 같다.

또 이르기를, 사람의 경맥(經脈)에는 상•하•좌•우•전•후의 28맥이 사람의 온몸을 두르는데 이것은 16장(丈) 2척(尺)이 되고 28숙(宿)에 응하며, 누수(漏水)가 백각(百刻)을 내려서 주야를 분별하는 동안에 1만3천5백번의 숨을 쉬고, 기(氣)는 50영(營)을 돌게 되는 것이다. 〈靈樞〉

동원(東垣)에 이르기를, 원기(元氣)가 올 때에는 느리고 부드러우며 가늘기가 실끝과 같고 사기(邪氣)가 올 때에는 급하고 강해져서 마치 급류의 물이 내려오는 것을 막기 어려운 것과 같다. 〈東垣〉

5. 영(榮)과 위(衛)의 운행(運行)이 서로 다를 경우

영기(榮氣)가 도는 것은 태음(太陰)에서 시작하여 족궐음(足厥陰)에 이르면 온몸을 1바퀴 돌아온 것이다. 그 한 바퀴 도는것을 자세히 말하면 밖으로는 몸통과 사지(四肢)에 이르고 안으로는 오장(五臟)•육부(六腑)에 이르기까지 두루 돌지 않는 곳이 없기 때문에 그 50바퀴라는 것이, 낮과 밤이나 음(陰)과 양(陽)이 다른 것은 없다. 그러나 위기(衛氣)가 도는 것은 그와 달라서 낮에는 다만 몸통과 사지(四肢) 외부를 양(陽)으로 다니고 오장(五臟)•육부(六腑)의 내부에는 들어가지 않으며, 밤이면 오장(五臟)•육부(六腑)의 내부에서 음기(陰氣)를 돌게 하고 몸통과 사지(四肢) 외부에는 나가지 않는 것이다. 그렇기 때문에 50바퀴를 돌고 나면 반드시 아침에는 영기(榮氣)와 함께 폐(肺)와 수태음(手太陰)에 모이게 된다. 〈綱目〉

6. 생기(生氣)의 근원일 경우

12경맥(十二經脈)은 전부가 생기(生氣)의 원소(原所)에 달려 있고, 생기(生氣)의 근원이란 신장(腎臟)사이의 움직이는 기(氣)를 말한다. 이것이 오장 육부(五臟六腑)의 근본이 되고, 12경맥의 원천이 되는 것이며, 호흡의 문이 되고, 3초(三焦)의 본원이 되는 것이니 일명 수사(守邪)의 신(神)이라고 본다. 그렇기 때문에 기(氣)는 사람 몸의 근본이 되는 것이다. 〈難經疏〉

기해(氣海)와 단전(丹田)은 실제로 생기(生氣)의 근원이 되는데 기해(氣海)의 혈(穴)은 배꼽 밑으로 1치반(一寸半)에 있고, 단전(丹田)의 혈(穴)은 일명 관원(關元)이라고도 하는데 배꼽 밑으로 3치(三寸)에 있다. 〈難經疏〉

7. 기(氣)가 호흡의 근원일 경우

사람이 수태한 처음에는 포태(胞胎)의 안에서 어머니와 같이 호흡을 하다가 출생하게 되어 배꼽의 탯줄을 끊고 나면 일점(一點)의 진영(眞靈)한 기(氣)가 배꼽 밑으로 모이게 된다. 사람은 단지 기(氣)와 호흡이 제일 먼저 이루어지고 귀(耳)•코(鼻)•눈(眼)•혀(舌)•뜻(意)〔이것을 6욕(六慾)이라고 한다.〕전부가 기(氣)로 되어 이루어지는 것이며, 기(氣)가 아니면 색(色)•성(聲)•향(香)•미(味)•촉(觸)•법(法) 등은 일체 감각이 없는 상태가 된다. 기(氣)의 호(呼)는 천근(天根)에 서로 이어지고, 기(氣)의 흡(吸)은 지근(地根)에 서로 이어지는데 기

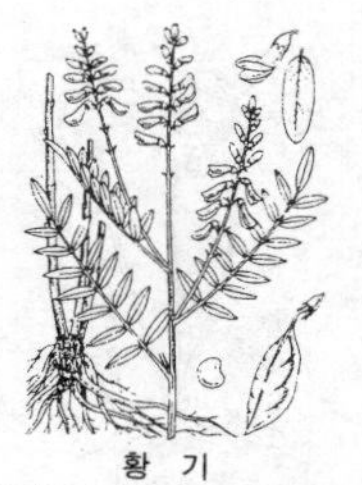
황 기

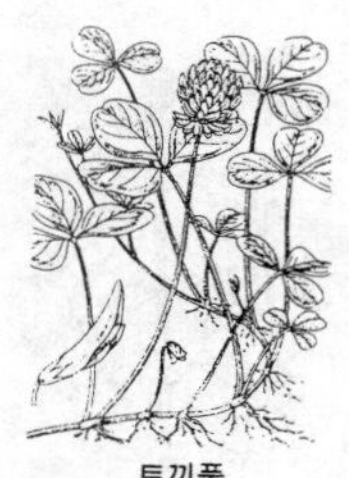
토끼풀

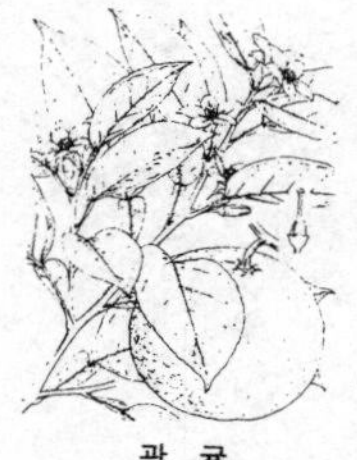
광 귤

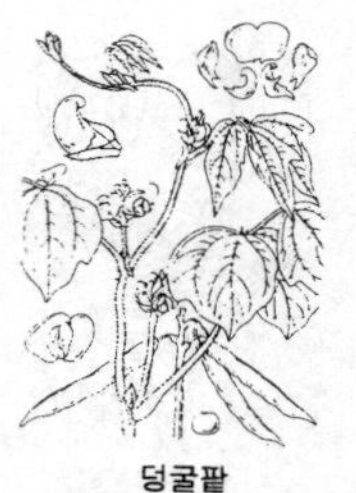
덩굴팥

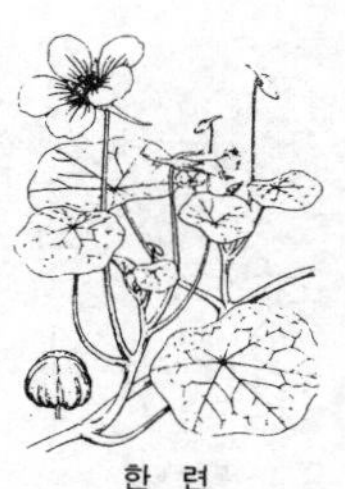
한 련

(氣)가 사람 몸속에서 하루에 810장을 돈다. 〈正理〉

주역(周易)에 이르기를, 일합(一闔)•일벽(一闢)을 변(變)이라 하고 왕래불궁(往來不窮)을 통정(通程)이라 하였으며, 이천선생(伊川先生)의 말은, 「함양(涵養)의 도와 숨을 들이쉬고 내쉬는 것은 일합일벽(一闔一闢)에 지나지 않는다.」하였고 또 합(闔)•벽(闢)과 왕래를 숨쉬는 데서 볼 수 있다 했다. 횡거선생(橫渠先生)의 말은, 사람이 숨쉬는 것은 대개 강유(剛柔)가 서로 마찰하고 건곤(乾坤)이 합벽(闔闢)되는 형상(形象)이다 하였고, 주자(朱子)의 조식잠(調息箴)에 이르기는, 기(氣)가 왕성하고 개합(開闔)하는 묘리(妙理)가 무궁(無窮)한데 누가 그것을 무시하랴. 자연적으로 되는 것이다 라고 하였다. 참동계(參同契)에 이르기는, 두 가지 쓰임이 효위(爻位)가 없고 두루 흘러서 6허(六虛)로 간다 했다. 즉, 6허(六虛)는 괘(卦)의 6획(六畫)이다. 이것은 일호 일흡(一呼一吸)과 왕래하고 오르고 내림이 오래 되면 신(神)이 엉키게 되고 숨이 정(定)해져서 변화가 생기는 것을 비유한 것이다. 숨을 내쉴 때 기(氣)가 나가는 것은 양(陽)이 열리게 되고, 들이쉴 때 기(氣)가 들어오는 것은 음(陰)이 닫히기 때문이다. 사람 몸의 음양(陰陽)이 천지(天地)의 음양(陰陽)과 같은데 만약 호흡을 두루 흐르게 해서 쉬지 않게 한다면 합벽(闔闢) 왕래의 이치가 전부 내 몸에 있다는 것이니 원화자(元和子)가 말하기는, 사람의 몸이 대체로 천지(天地)와 같다고 한 말은 즉 그것이다. 장자(莊子)의 말에는, 진인(眞人)의 숨은 발뒤꿈치로부터 작용을 하고 평범한 사람의 숨은 목구멍에서 쉰다고 하였으니 대부분 기(氣)가 하초(下焦)에 있으면 숨을 멀리 쉬고, 상초(上焦)에 있으면 촉박하다는 것과 서로가 상통되는 말이다.

8. 태중(胎中)의 호흡일 경우

임부가 숨을 내쉴 때 태아도 내쉬고 임부가 들이쉴 때면 태아도 들이쉬게 되는데 즉 아이가 태중(胎中)에 있을 동안에는 입과 코로 숨을 쉬지 않는다. 단지 제대(臍帶)가 임부(妊婦)의 임맥(壬脈)에 연계(連繫)되어 있고 임맥(任脈)은 폐(肺)에 통해 있으며, 폐(肺)는 코로 통하기 때문에 어머니와 같이 숨을 쉬게 되는데 그 숨쉬는 기(氣)가 언제나 배꼽의 위로 왕래하기 때문에 천태(天台)가 이르기를, 식신(識神)•탁생(托生)할 처음에 정혈(精血)과 합하면 근본이 배꼽에 있다는 말과 상통되는 것이다. 그래서 사람이 출생할 때에는 탯줄을 배꼽에 달고 나오게 되니 조식법(調息法)을 배울 때는 기운이 배꼽으로 출입한다는 것을 마땅히 상상하여 아주 세밀하게 조정한 다음에 입과 코로 숨을 쉬지 말고 다만 배꼽으로 포태중(胞胎中)에 있을 때와 같이 숨을 쉬는 것이다. 그리하여 태식(胎息)의 숨을 쉴 때는 처음에 기(氣)를 한입 가득히 들이마시고 배꼽으로 숨을 쉬면서 숫자를 81 내지 120까지 헤아리는 연습을 하고, 다시 숨을 밖으로 내쉬되 소리나 기운도 없이 아주 조용하고 느리게 하는데 가늘고 부드러운 털을 입이나 코끝에 붙여 놓아도 움직이지 않을 정도로 숨을 쉰다. 이렇게 오랫동안 연습하고 더하여 천까지 헤아리게 되면 늙은이가 다시 젊어지는 것이다. 갈선옹(葛仙翁)이 한여름 더위 때 깊은 물속에 들어가서 10여일을 지내고 나왔는데 이것은 폐기태식(閉氣胎息) 법을 쓴 것이다. 폐기(閉氣)만 하고 태식(胎息)을 못한다면 되지 않을 것이다. 〈眞詮〉

태식(胎息)이란 영아(嬰兒)가 모태(母胎)속에 있을 때 기식(氣息)이 자재(自在)하여서 위로는 기관(氣關)에 닿고, 밑으로는 기해(氣海)에 닿도록 입과 코의 기운(氣運)을 빌리지 않고 능히 폐기(閉氣)하기 때문에 심천(深泉)에 들어가서 10일이 되도록 나오지 않을 수 있다. 〈養性〉

내관(內觀) (속을 환히 들여다 본다는 뜻)의 요는 신(神)을 진정(鎭靜)하고 마음을 안정시켜서 망상(妄想)이 일어나지 않고 사기(邪氣)가 범(犯)하지 않은 다음에 기(氣)는 제(臍)로 돌아가고 신(神)은 기(氣)로 돌아가서 태식(胎息)이 되는 것인데 이것을 태을(太乙)이라고도 일명한다. 〈養性〉

9. 기(氣)를 조화(調和)할 경우

신(神)을 평안하게 해서 기운(氣運)을 이끌어주는 것은, 마땅히 밀실(密室)에 누워서 문을 닫고 잠자리를 따뜻하고 편하게 하여 베개 높이는 2치 반 정도로 해서 몸을 바로잡아 단정하게 누운 다음에 눈을 감고 흉격(胸膈)으로 숨을 들이마시되 짐승의 털이 콧구멍에 붙어도 흔들리지 않도록 300번의 숨을 쉬고 나면 귀에 들리는 것이 없고 눈에 보이는 것이 없으며 마음에 생각나는 것도 없다. 이와 같이 되면 한서(寒暑)가 침노하지 못하고 벌과 같은 독충들도 해치지 못할 것이며 수(壽)가 360세에 이르게 되니 이런 경우를 진인(眞人)에 가깝다고 한다. 〈彭祖〉

사람의 몸은 대부분 허무한 것인데 단지 온몸을 두루 돌아다니는 유기(遊氣)가 있어서 그 기(氣)를 잘 다스리면 백병(百病)이 없어지게 된다. 조기(調氣)하는 방법은

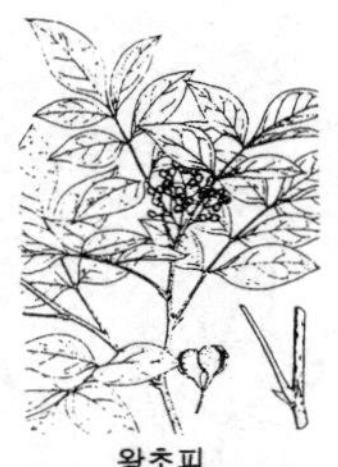
왕초피

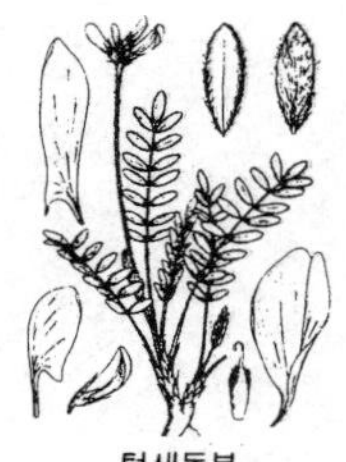
털새동부

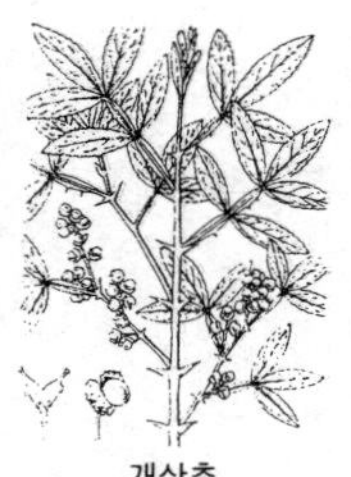
개산초

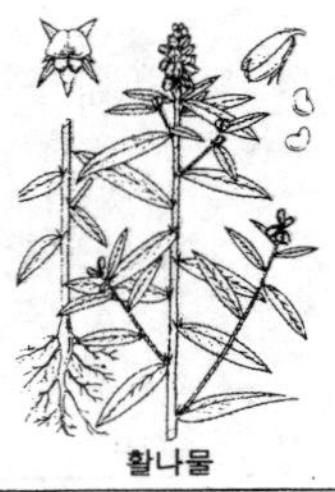
활나물

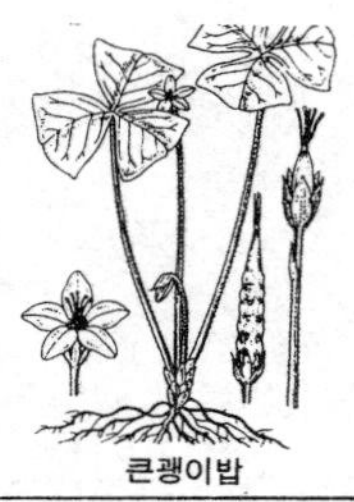
큰괭이밥

밤중부터 오정(午正)까지 생기(生氣)가 나기 때문에 이때는 기(氣)를 잘 조정하고, 오정(午正)부터 자정(子正) 사이는 사기(死氣)가 오기 때문에 조기(調氣)를 못하는 것이다. 조기(調氣)할 경우에는 똑바로 누워서 이부자리를 두껍게 깔고 손과 다리를 바르게 편 다음에 두 손을 견고하게 움켜쥐고 몸에서부터 5치 가량 떨어지게 하여 두 다리를 4치 가량 벌려서 자주 이(齒)를 딱딱 마주치며, 침을 삼키고 기운을 코로부터 마셔서 배와 발에까지 닿으면 그치게 되니 다시 마셨던 공기를 입에서부터 세심하게 뱉어 낸다. 이런 식으로 숨쉬기를 천 번까지 하는 것을 되풀이한다면 장생 불로(長生不老)의 터전을 닦는 것이 된다. 만약 천음(天陰)이 우습(雨濕)하고 한서(寒暑)가 심할 경우에는 기(氣)만 취(取)해서 닫아 둔다. 또한 대체로 토하는 것은 묵은 기운을 내쉬는 것이요, 또는 사기(死氣)라고도 말하며, 들이마시는 것은 새로운 기를 취하는 것이니 이것을 생기(生氣)라고 한다. 그렇기 때문에 노자(老子)가 이르기를, 현빈(玄牝)의 문[코를 현문(玄門), 입을 빈호(牝戶)라 한다]에 천지(天地)의 근본이 면밀하게 서리어 있으니 즉 입과 코, 하늘과 땅 사이에 음(陰)•양(陽)•사(死)•생(生)의 기(氣)를 내주고 받아들인다는 것이다. 〈養性〉

수기(守氣)의 묘결(妙訣)은 정(精)을 온전하게 하는데 있고 또 과도(過度)한 수면을 피해야 된다. 걸음을 심하게 걸으면 기(氣)가 급하여 목이 쉬고, 수면을 지나치게 하면 기(氣)가 거칠고 코를 골게 되며, 오직 조용히 앉아서 공부를 하면 기(氣)가 편안하고 온화해진다. 〈正理〉

사람들이 16세부터는 정기가 차차 감해지는데 비단 남녀 관계만으로 손패(損敗)될 뿐만 아니라 사물을 접촉하게 되면 시청언동(視聽言動)이 모두 소모되어 정기(精氣)가 흩어지기 때문에, 불가(佛家)의 면벽(面壁)과 선가(仙家)의 좌관(坐關)은 모두가 몸을 단련하고 고행(苦行)함으로써 신기(神氣)의 모손(耗損)을 미리 방지하는 것이니 이것이 바로 장생(長生)의 술(術)을 닦는 길이다. 〈醫鑑〉

10. 폐(肺)가 기(氣)를 주관할 경우

내경(內經)에 이르기를, 폐(肺)가 기(氣)를 주관하고 또한 모든 기(氣)는 전부가 폐(肺)에 속한다. 주역(註譯)에 이르기를, 폐(肺)는 6잎[六葉]과 양쪽 귀가 있는데 그 잎속[葉中]에는 24구멍이 있어 음양(陰陽)과 청탁(淸濁)의 기(氣)를 행렬분포(行列分布)한다고 했다. 또 이르기를, 폐(肺)는 기(氣)를 축적했으니 기(氣)가 남음이 있으면 기침이 생기고 상기(上氣)하며, 기(氣)가 모자라면 숨이 소모되면서 기(氣)가 적어진다. 〈內經〉

젖가슴이 기(氣)의 바다가 되는데 기(氣)가 유여(有餘)하면 말할 힘이 없으며 말을 오래 하지 못한다. 〈靈樞〉

11. 맥법(脈法)일 경우

맥(脈)이 들뜨고 땀이 나 구슬처럼 맺히는 것은 위기(衛氣)가 쇠해진 것이다. 촌구맥(寸口脈)이 미(微)하고 삽(澁)할 때가 있다. 미(微)한 것은 위기(衛氣)가 쇠해진 것이고 삽(澁)한 것은 영기(榮氣)가 모자라는 것이다.

촌구맥(寸口脈)이 끓는국 속의 고기점같이 벌벌 떠는 것은 양기(陽氣)가 미약(微弱)한 증상이며, 거미줄같이 얽힌 것은 음기(陰氣)가 쇠해진 증상이다. 또한 옳은 것은 기(氣)가 쇠해진 증세이며, 가늘은 것은 기(氣)가 적은 증세이고, 들떠서 끊어지는 것은 기(氣)가 끊기려는 증세이다. 질양맥(趺陽脈)이 들뜨고 삽(澁)한 때에 삽(澁)한 것은 위기(衛氣)가 허해서 기운(氣運)이 짧은 증세이며, 하수맥(下手脈)이 잠기면 기(氣)가 잠긴 증세이니 심(甚)하면 색(濇)하고 약해져서 치료하기가 어렵고, 또는 침활(沈滑)하여 기(氣)가 담음(痰飮)을 겸한 증세다.

또 이르기를, 잠기고 당기면서 가늘게 움직이면 기통증(氣痛症)이 있는 것이며, 심통(心痛)은 마디에 있고 복통(腹痛)은 관(關)에 있으며, 하부(下部)는 척(尺)에 있어서 맥증(脈症)이 환히 나타난 것이다. 〈脈訣〉

질양맥(趺陽脈)이 미(微)하고 긴(緊)한 것은 차다는 증거이며, 미(微)한 것은 허약한 증거이고, 미(微)와 긴(緊)이 상박(相搏)되면 단기(短氣)가 된다. 〈仲景〉

12. 기(氣)가 제병(諸病)의 원인이 될 경우

기(氣)는 한몸에 두루 흘러서 생(生)을 유지시킨다. 실제로 내상(內傷)과 외감(外感)이 없다면 기(氣)에서 일어나는 병은 없을 것이다. 그러나 냉기(冷氣)•체기(滯氣)•역기(逆氣)•상기(上氣) 등은 모두 폐(肺)가 화사(火邪)를 받고 기(氣)가 염상(炎上)의 변화를 받기 때문에 유승무강(有昇無降)해서 요도(尿道)가 훈증(熏蒸)되어 일어나는 것인데 심하면 극병(劇病)이 되는 경우가 있다. 이러한 경우에는 약방에서 말하는 신(辛)•향(香)•조(燥)•열(熱)한 약을 쓰는데 이것은 물로써 불을 구하는 방법이 될 수 있다. 〈丹溪〉

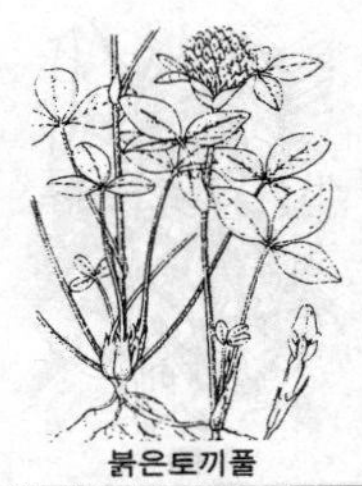
붉은토끼풀

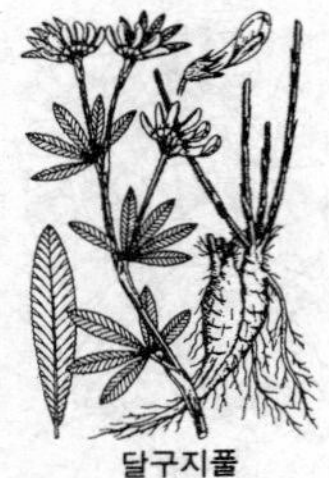
달구지풀

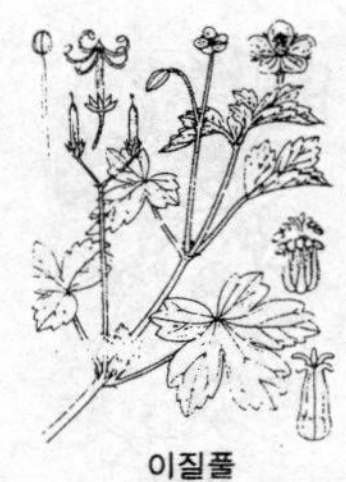
이질풀

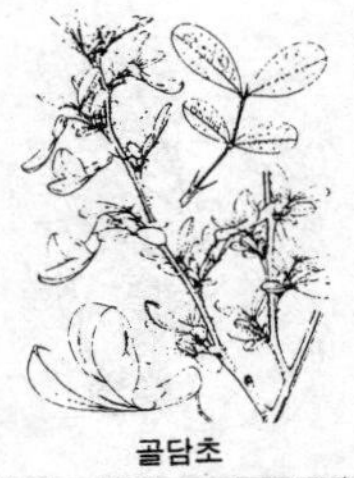
골담초

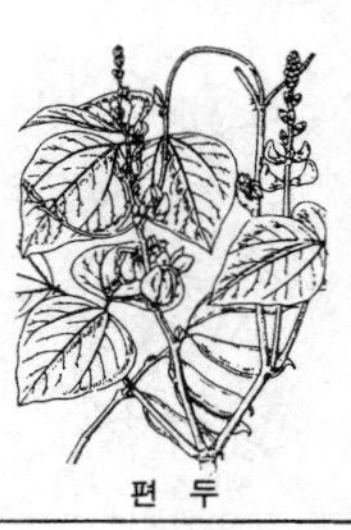
편 두

모든 병은 기(氣)에서 나게 되며, 모든 통증(痛症)도 기(氣)로 인한 것이다. 〈張子和〉

바람이 기(氣)를 상하게 하면 동통(疼痛)이 되고, 추위가 기(氣)를 상하게 하면 전율(戰慄)이 되고, 더위가 기(氣)를 상하게 하면 열민(熱悶)이 되고, 습기(濕氣)가 기(氣)를 상하게 하면 종만(腫滿)이 생기고, 마른 것이 기(氣)를 상하게 하면 폐결(閉結)이 된다. 〈回春〉

사람이 기(氣) 때문에 산다는 이치는 마치 고기가 물속에서 사는 것과 마찬가지로 물이 혼탁(混濁)하면 고기가 여위게 되고, 기(氣)가 어두우면 사람이 병들게 된다. 사기(邪氣)가 사람을 상하게 하니 무엇보다 가장 심중(深重)하고, 경락(經絡)이 사기(邪氣)를 받아서 장부(臟腑)에 전해 들어가면 그 허(虛)·실(實)·냉(冷)·열(熱)을 따라서 병이 되며, 또한 병이 서로 관련되어 일어나므로 몸속에 모든 병이 한꺼번에 두가지 이상 일어난다. 〈序例〉

13. 기(氣)가 안일(安逸)해서 정체될 경우

사람의 노권(勞倦)은 까닭없이 생기는 경우가 많은데 그렇지만 종일토록 과중한 노력을 하기 때문에 일어나기도 하고 너무 한가로운 사람도 역시 기병(氣病)에 쉽게 걸릴 수도 있다. 대부분 한가로운 사람은 운동력이 부족하고 포식하면서 살기 때문에 경락(經絡)이 정상으로 통하지 않고 혈맥(血脈)이 응체(凝滯)하여 행기(行氣)의 운행(運行)이 잘 안 되는 것이다. 귀한 사람은 얼굴은 즐거우나 마음이 괴롭고, 천한 사람은 마음은 편해도 몸이 괴로운 것이다. 귀한 사람은 기욕(嗜慾)이 많기 때문에 금기(禁忌)하는데 소홀해서 음식 진미(飮食珍味)의 절차를 잃게 되므로 병이 되기 쉬우니 환약(歡藥) 때문에 피로하지 않도록 주의하고 영위(榮衛)를 유통시키고 혈맥(血脈)을 통창(通暢)시키는데 노력해야 할 증세이다. 흐르는 물은 썩지를 않고 문지방은 좀이 먹지 않는다는 말이 값진 훈계(訓戒)가 되는 것이다. 〈膠仙〉

안일(安逸)하면 기(氣)가 체(滯)한다는 것은 즉 기(氣)가 맺힌다는 말인데 가벼운 증세는 운동으로 인해서 치료가 될 수 있으나, 중(重)한 증세는 귤피일물탕(橘皮一物湯)을 써야 된다. 〈入門〉

※ 귤피일물탕(橘皮一物湯)

처방 귤피(橘皮) 1냥을 깨끗이 씻은 다음 물로 달여서 먹는다.

14. 칠기(七氣)일 경우

칠기(七氣)는 희(喜)·노(怒)·우(憂)·사(思)·비(悲)·경(驚)·공(恐)인데, 어떤 사람은 한(寒)·열(熱)·에(恚)·노(怒)·희(喜)·우(憂)·수(愁)라고도 하니 역시 서로 통하는 데가 있다. 〈直指〉

사람은 칠정(七情)이 있고 또한 칠기(七氣)가 있다. 기(氣)가 맺히게 되면 담(痰)이 생기고 담이 성하면 기(氣)가 더욱 맺혀지기 때문에 조기(調氣)할 때에는 반드시 담을 먼저 소활(疎豁)시켜 주어야 된다. 칠기탕(七氣湯)에 반하(半夏)를 주치약(主治藥)으로 하고 관계(官桂)로 돕는 것이 아주 좋은 방법이다. 〈直指〉

칠기(七氣)가 서로 범(犯)하고 담연(痰延)이 응결(凝結)되면 솜과 같기도 하고 피하(皮下)의 막(膜)과 같기도 하며 심하면 매핵(梅核)과도 같은데 목구멍 사이에 막혀서 뱉어도 나오지를 않고 삼켜도 넘어가지를 않기 때문에, 또는 뱃속이 창만(脹滿)하여 음식을 먹을 수가 없고 상기(上氣)되기 때문에 급천식(急喘息)이 된다. 이것을 기격(氣隔)·기체(氣滯)·기비(氣秘)·기중(氣中)이라고 하는데 심하게 되면 오적(五積)과 육취(六聚)·산벽(疝癖)·징가(癥瘕)와도 같은 심복(心腹)의 괴(塊)가 생겨서 동통(疼痛)하는 증세가 일어난다. 이와 같은 증세에는 칠기탕(七氣湯)·사칠탕(四七湯)·분심기음(分心氣飮)·향귤탕(香橘湯) 등을 써야 된다. 〈直指〉

※ 칠기탕(七氣湯)

효능 : 칠정(七情)이 울결(鬱結)하고, 심복(心腹)이 아프고 결리는데 좋은 효과가 있다.

처방 반하(半夏) 3돈, 인삼(人蔘)·육계(肉桂)·감초구(甘草炙) 7푼, 생강(生薑) 3쪽을 물에 달여 먹는다. 〈局方〉

※ 사칠탕(四七湯)

효능 : 칠기(七氣)가 응결(凝結)하고, 담(痰)이 헌솜이나 매핵(梅核)같이 되기 때문에 뱉어도 나오지를 않고 삼켜도 넘어가지를 않으며 흉격(胸膈)이 비만(痞滿)하고 담연(痰延)이 옹성(壅盛)한 증상을 치료한다.

처방 반하제(半夏製) 2돈, 적복령(赤茯苓) 1돈 6푼, 후박제(厚朴製) 1돈 2푼, 자소엽(紫蘇葉) 8푼에 생강 7쪽,

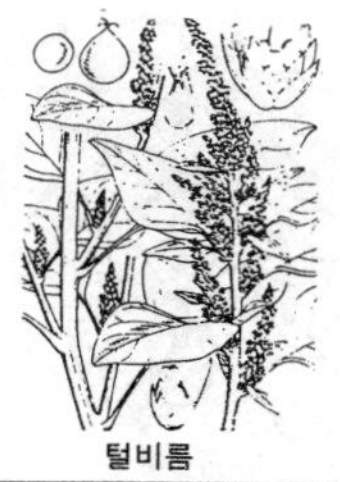
털비름

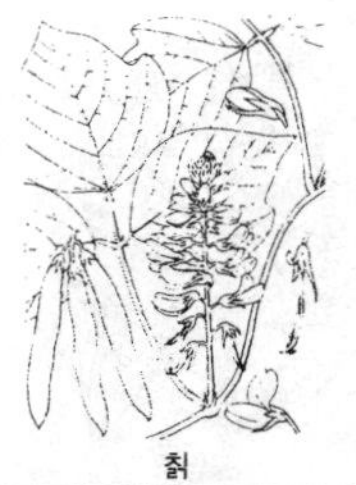
칡

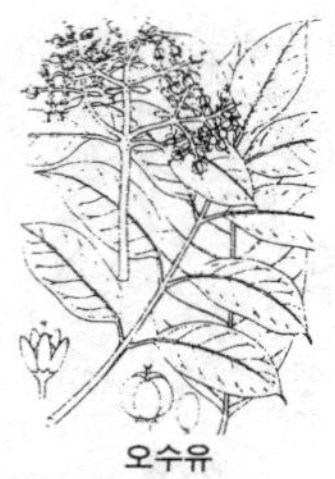
오수유

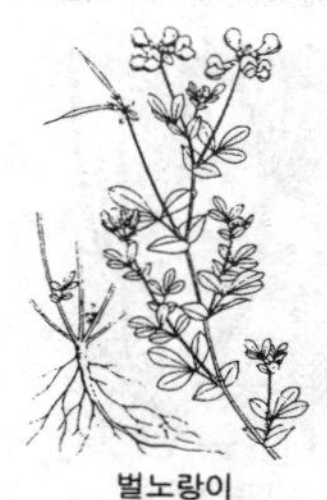
벌노랑이

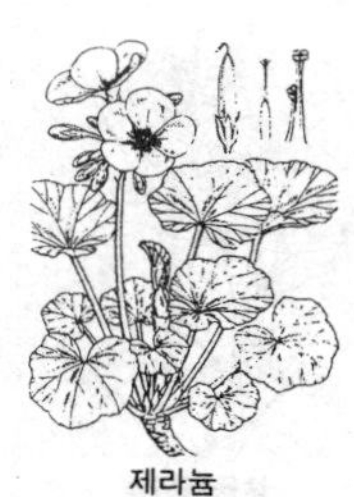
제라늄

대추 2개를 넣어 물로 달여서 먹는다. 〈局方〉

※ 분심기음(分心氣飮)

효능 : 칠정(七情)이 비체(痞滯)했을 때 쓰면 대•소변(大•小便)을 통리(通利)시켜서 맑게 하고 소쾌(疎快)하게 한다.

처방 자소엽(紫蘇葉) 1돈 2푼, 감초구(甘草炙) 7푼, 반하제(半夏製)•지각(枳殼) 각 6푼, 청피(靑皮)•진피(陳皮)•목통(木通)•대복피(大腹皮)•상백피(桑白皮)•목향(木香)•적복령(赤茯苓)•빈랑(檳榔)•봉출(蓬朮)•맥문동(麥門冬)•길경(桔梗)•계피(桂皮)•향부자(香附子)•곽향(藿香) 5푼에 생강 3쪽, 대추 2알, 등심(燈心) 10줄기를 넣고 달여서 먹는다. 〈直指〉

※ 향귤탕(香橘湯)

효능 : 칠정(七情)에 상(傷)해서 중완(中脘)•복협(腹脇)이 창만(脹滿)한 증상을 치료한다.

처방 향부미초(香附米炒)•반하제(半夏製)•귤피(橘皮) 각 1돈반, 감초구(甘草炙) 5푼, 생강 5쪽, 대추 2개를 넣고 물로 달여서 복용한다. 〈直指〉

15. 구기(九氣)일 경우

황제(黃帝)가 묻고 이르기를, 「백병(百病)은 모두가 기(氣)에서 생기는데 노(怒)하면 기(氣)가 오르고, 기뻐하면 늘어지며, 슬퍼하면 기가 쓰러지고, 두려워하면 기(氣)가 내려가며, 추우면 거두어들이고, 더우면 기가 새나오며, 놀라면 기가 요란하고, 피로하면 기가 소모되고, 생각이 지나치면 기가 맺히는데 9기(九氣)가 같이 거들지 않으면 어떠한 병들이 생기는 것인가?」하였다.

기백(岐伯)이 대답하기를, 「노(怒)하면 기(氣)가 역상(逆上)하고 구혈(嘔血)과 손설(飧泄)을 하게 되며, 기쁠 때는 기(氣)가 풀어지고, 영위(榮衛)가 통리(通利)하게 되면 기(氣)가 늘어지며, 슬퍼하면 심계(心系)가 급하고 폐(肺)의 포엽(布葉)이 들리게 되며 상초(上焦)가 불통해서 영위(榮衛)가 산기(散氣)되지 않고 열기(熱氣)가 속에 있기 때문에 기(氣)가 소모되며, 공구(恐懼)하면 정(精)이 물러가고 상초(上焦)가 폐색(閉塞)되어 기(氣)가 오히려 내려가서 하초(下焦)에 창(脹)이 생기기 때문에 기(氣)가 통하지 못하게 되며, 추우면 주리(腠理)가 폐색(閉塞)되어 기(氣)가 통하지 못해서 기(氣)가 수렴(收斂)되고, 더우면 주리(腠理)가 열리게 되고 영위(榮衛)가 통하게 되며 땀이 많이 나서 기(氣)가 배설되고, 놀라면 마음을 의지할 수가 없고 신(神)이 돌아갈 자리가 없으며 생각이 정착을 하지 못하여 기(氣)가 요란하고, 피로하면 천식(喘息)이 급해져서 땀이 나며 신체의 안과 밖이 모두 넘쳐 버리기 때문에 기(氣)가 소모되고, 생각이 지나치게 심하면 마음이 의존은 되지만 신(神)이 돌아가기 때문에 정기(正氣)가 정체하고 통하지 않아서 기(氣)가 맺히게 된다.」라고 하였다. 〈內經〉

또한 다음과 같은 9기(九氣)라는 병증(病症)이 있는데, 1은 격기(膈氣)요, 2는 풍기(風氣)요, 3은 한기(寒氣)요, 4는 열기(熱氣)이며, 5는 우기(憂氣)요, 6은 희기(喜氣)요, 7은 경기(驚氣)요, 8은 노기(怒氣)요, 9는 산남장기(山嵐瘴氣)란 것인데 이 산남장기(山嵐瘴氣)의 증세는 체내에 적취(積聚)가 생겨서 원반같이 되고 심복(心腹)이 자통(刺痛)하며 증세가 발작되면 죽게도 되는데 신선구기탕(神仙九氣湯)•정기천향탕(正氣天香湯)이 적합한 약이 된다. 〈得効〉

9기(九氣)를 치료하는 방법은 증상이 치밀 때는 억제하고 내릴 때에는 올려주며, 찰 때는 따뜻하게 하고, 열이 나면 차게 해주며 놀랄 때는 평온하게 하고, 피로한 증세에는 풀어주며, 맺힌 증세에는 흩어지게 하고, 기쁜 증세에는 공구(恐懼)하게 하기 때문에 조정(調停)하고, 슬퍼하는 증세에는 기쁘게 하여 치료한다. 〈心法〉

※ 신선구기탕(神仙九氣湯)

효능 : 구기(九氣)로써 아픈 증상을 치료한다.

처방 향부자(香附子)•편자강황(片子薑黃)•감초구(甘草炙)를 각 등분하여 가루로 해서 매 2돈씩을 염탕(鹽湯)으로 점복(點服)한다. 〈得効〉

※ 정기천향탕(正氣天香湯)

효능 : 치료 방법은 위와 같고, 그밖에 부인의 기통(氣痛) 증상도 치료한다.

처방 향부자(香附子) 3돈, 오약(烏藥)•진피(陳皮)•자소엽(紫蘇葉) 각 1돈, 건강(乾薑)•감초(甘草) 각 5푼을 물에 달여서 먹어도 좋고 가루로 하여 염탕(鹽湯)으로 2돈씩 점복(點服)해도 좋다. 〈丹溪〉

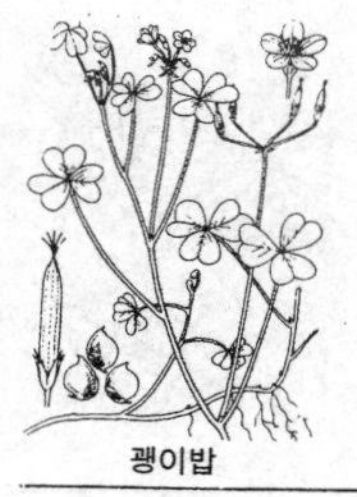
괭이밥

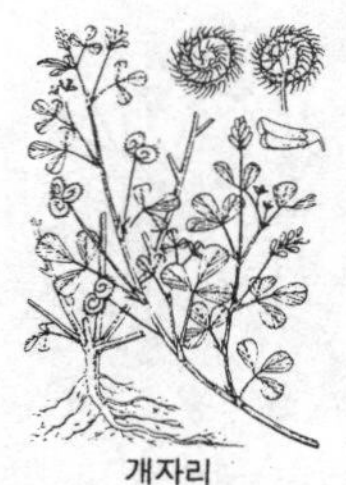
개자리

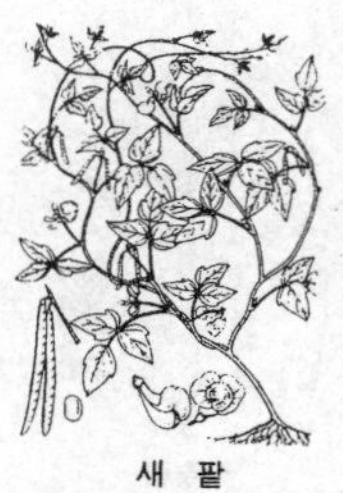
새 팥

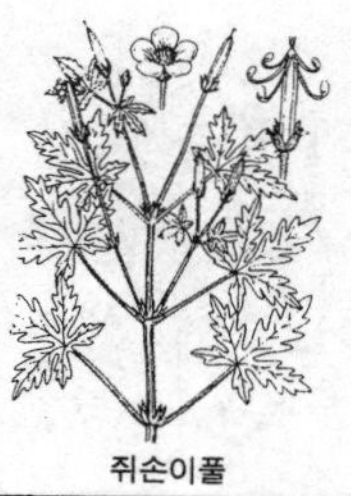
쥐손이풀

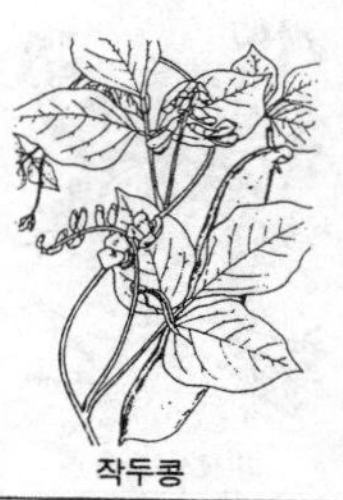
작두콩

16. 중기(中氣) 일 경우

사람은 너무 심한 기쁨도 양기(陽氣)를 상(傷)하고, 심한 노여움도 음기(陰氣)를 상(傷)하며, 우수(憂愁)는 뜻을 거스리게 하니 조수가 밀려오듯이 역기(逆氣)가 많으면 문득 연조(涎潮)를 깨닫고, 혼미(昏米)해져서 폐색(閉塞)하니 아관긴급(牙關緊急)하여 혹시 중풍(中風) 약을 잘못 쓰면 살인하기 쉽다. 이러한 증상에는 일단 소합향원(蘇合香元)을 쓴 다음 증상에 따라서 잘 조치(調治)해야 된다. 〈本事〉

중풍(中風)은 맥(脈)이 들뜨고 몸이 더우며 입에 담연(痰涎)이 많아지고, 중기(中氣)는 맥(脈)이 잠겨서 몸이 차게 되고 입에 담연(痰涎)이 없는 증상인데 중풍(中風)에는 중기약(中氣藥)으로써 치료해도 해가 없으나 중기(中氣)에는 중풍약(中風藥)으로써 치료하면 바로 큰 해가 있게 되니 먼저 소합향원(蘇合香元)을 쓴 다음 7기탕(七氣湯)에 석창포(石菖蒲)를 더해서 쓴다. 〈得効〉

대체로 중풍(中風)은 치료하기 어려운 병이나 중기(中氣)에는 약만 잘 쓰면 대체로 쉽게 살아나는 증상이다. 그 이유는 다음과 같다. 즉 중풍(中風)과 중기(中氣)가 같은 원류이며 모두 분노로 인해서 일어나는 증상인데 사람의 오지(五志)에 오직 노(怒)의 해가 심하기 때문에 병도 거기에 따라서 심한 것이다. 젊은 사람은 기혈(氣血)이 허하지 않고 진수(眞水)가 마르지 않으니 불이 물을 두려워하여 쉽게 올라가지 못하기 때문에 몸이 차도 담연(痰涎)이 성하지 않고 잠시 동안 깨어나지만 노쇠(老衰)한 사람은 기(氣)와 혈(血)이 다같이 허약하여 진수(眞水)가 모두 마르고 불이 제멋대로 올라가서 몸이 더워 열이 나고 담연(痰涎)이 많아서 치료가 어려운 것이다. 〈方氏〉

중기(中氣)가 허한 증상에는 팔미순기산(八味順氣散)을, 중기가 실(實)한 증상에는 사칠탕(四七湯)을 쓴다. 〈入門〉

중기(中氣)란 증상은 사람과 다투어 폭노(暴怒)하고 기(氣)가 역(逆)하여 혼도(昏倒)가 되는 증세이니 먼저 강탕(薑湯)을 관주(灌注)하여 소생을 시킨 다음 목향순기산(木香順氣散)을 쓴다. 〈回春〉

갑자기 원인도 없이 말도 못하고 맥(脈)이 끊어지는 증상에는 조용히 진정(鎭定)시키면 소생하는데 이것을 폭역(暴逆)이라고 하며, 기(氣)가 환원하게 되면 회복이 되니 약을 쓰지 않아도 낫는다. 〈醫鑑〉

※ 팔미순기산(八味順氣散)

효능 : 중기(中氣)에 신효(神効)한 약이다.

처방 인삼(人蔘) • 백출(白朮) • 백복령(白茯苓) • 청피(靑皮) • 백지(白芷) • 진피(陳皮) • 오약(烏藥) 각 7푼, 감초(甘草) 3푼을 물로 달여서 먹는다. 〈得効〉

※ 목향순기산(木香順氣散)

효능 : 중기(中氣)를 치료하는 데 쓰인다.

처방 오약(烏藥) • 청피(靑皮) • 향부자(香附子) • 진피(陳皮) • 반하제(半夏製) • 후박(厚朴) • 지각(枳殼) 각 1돈, 목향(木香) • 축사(縮砂) 각 5푼, 계피(桂皮) • 건강(乾薑) • 감초구(甘草灸) 각 3푼, 생강 3쪽을 넣고 물로 달여서 복용한다. 〈回春〉

17. 상기(上氣) 일 경우

사(邪)가 폐(肺)에 머무르면 한열(寒熱)이 왕래하여 상기(上氣)가 된다. 〈靈樞〉

폐(肺)는 기(氣)를 저장하기 때문에 기(氣)가 너무 성하면 기침을 하고 상기(上氣)가 된다.

상기(上氣)란 본래 내쉬는 숨은 많고 마시는 숨은 적어서 기식(氣息)이 촉박한 증세이니 소자강기탕(蘇子降氣湯) • 비전강기탕(秘傳降氣湯) • 지성내복단(至聖來復丹) • 침향강기탕(沈香降氣湯) • 쾌기탕(快氣湯) 등을 쓴다. 〈內經〉

※ 소자강기탕(蘇子降氣湯)

효능 : 상기(上氣)와 천촉(喘促)한 증상을 치료한다.

처방 반하국(半夏麴) • 소자초연(蘇子炒硏) 각 1돈, 육계(肉桂) • 진피거백(陳皮去白) 각 7푼반, 당귀(當歸) • 전호(前胡) • 후박(厚朴) • 감초구(甘草灸) 각 5푼, 생강 3쪽, 대추 2개, 자소(紫蘇) 5잎을 넣어 물로 달여서 복용한다. 〈局方〉

※ 비전강기탕(秘傳降氣湯)

효능 : 상기(上氣)와 기(氣)가 오르지 못하는 증상, 또는 두목(頭目)이 현혼(眩昏)하여 요각(腰脚)이 무력한 증상을 치료한다.

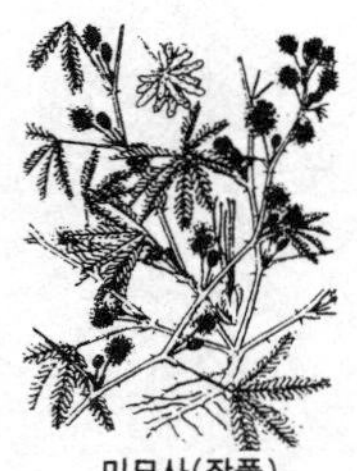
미모사(잠풀)

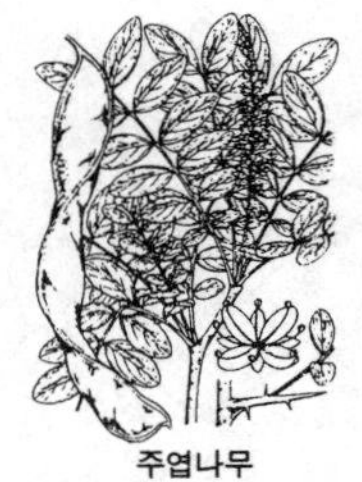
주엽나무

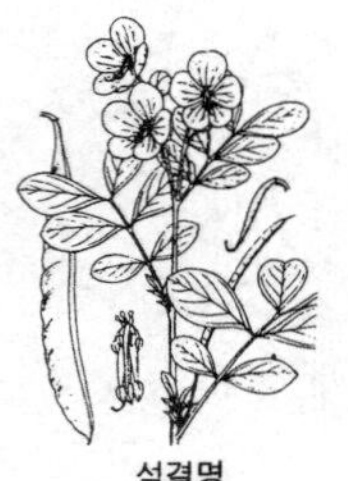
석결명

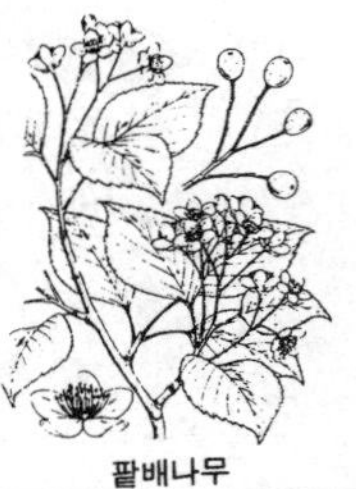
팥배나무

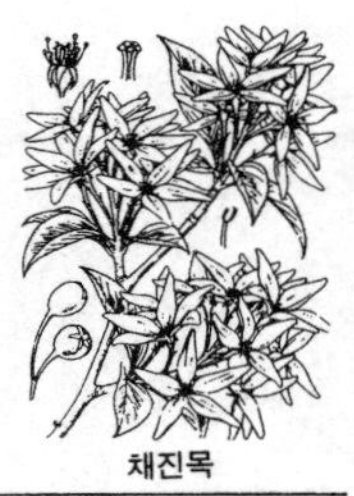
채진목

처방 상백피(桑白皮) 1돈, 진피(陳皮)•지각(枳殼)•시호(柴胡)•감초구(甘草炙) 각 5푼, 지골피(地骨皮)•오가피(五加皮)•골쇄보(骨碎補)•가자피(訶子皮)•초과(草果)•길경(桔梗)•반하국(半夏麴) 각 3푼, 생강 3쪽, 자소(紫蘇) 3잎을 넣어 물로 달여서 먹는다. 〈局方〉

※ 침향강기탕(沈香降氣湯)

효능 : 기(氣)가 오르지 않고 상기(上氣)하며 천촉(喘促)하는 증상을 치료한다.

처방 변향부자(便香附子) 4냥, 감초구(甘草炙) 1냥 2돈, 축사(縮砂) 5돈, 침향(沈香) 4돈을 가루로 하여 매 2돈씩을 소염탕(蘇鹽湯)에 고루 넣어 복용한다. 〈正傳〉

※ 쾌기탕(快氣湯)

효능 : 치료법은 위와 같은 것이다.

처방 향부자(香附子) 3냥반, 축사(縮砂) 8돈, 감초구(甘草炙) 4돈을 가루로 하여 매 1돈을 염탕(鹽湯)에 점복(點服)한다. 〈得効〉

[다른처방]

갑자기 상기(上氣)가 되어 천식(喘息)이 급하고 숨이 끊어질 것 같을 때는 인삼가루 1돈을 더운물로 하루에 5~6차례 조복(調服)하거나 또는 짙게 달여서 먹는다. 〈本草〉

[다른처방]

상기(上氣)를 치료하는 데는 백개자(白芥子) 1되를 가루로 하여 자루에 넣고 술 2되에 담가 둔 다음 7일 뒤에 3홉씩 하루에 2번 따뜻하게 데워서 먹는다. 〈本草〉

18. 하기(下氣)일 경우

강목(綱目)에 이르기를, 「하기(下氣)는 마음에 속한다.」했고 경(經)에 이르기를, 「하맥(夏脈)은 마음인데 심맥(心脈)이 미처 내리지 못하면 기(氣)가 설(泄)한다.」했다. 〈綱目〉

또 이르기를 전간(癲癇)이나 노채(勞瘵)의 환자가 혹시 기(氣)가 아래로 새나와서 그치지 않는 증상은 반드시 죽게 되니 이것은 진기(眞氣)가 갈절(竭絶)하고 장위(腸胃)와 주리(腠理)가 폐색(閉塞)하여서 곡기(穀氣)가 장위(腸胃)의 밖으로 소통되지 못하기 때문에 장위(腸胃)의 중간에서부터 밑으로 새는 것이다. 〈綱目〉

장위(腸胃)가 울결(鬱結)되면 곡기(穀氣)가 장위(腸胃) 밖으로 통하지 못하므로 트림을 많이 한 뒤에 기(氣)가 밑으로 내려간다. 〈河間〉

상한양명병(傷寒陽明病)은 위속에 조시(燥屎)가 있으니 반드시 기(氣)를 내려서 전시(轉屎)하면 바로 낫는다. 전시기(轉屎氣)라는 것은 즉 기(氣)가 아래로 새는 것을 말한다. 〈仲景〉

19. 단기(短氣)일 경우

명리(明理)에 이르기를, 단기(短氣)란 글자 그대로 기(氣)가 짧아서 서로 접속이 안 되는 증세이니 그 증세는 기(氣)가 상충(上衝)하는 증세와 같으면서도 상충(上衝)하는 증세가 아니고, 비록 잦은 호흡을 해도 서로가 접속이 되지 않으므로 어깨가 동요되지 않고 신음해도 통증이 없으니 실로 분별하기가 어려운 증세이다. 이것은 세밀히 진찰하여 보면 결국 기(氣)가 급하여 단촉(短促)한 증세인 것이다. 〈明理〉

보통 사람으로서 한열(寒熱)이 왕래하고 기(氣)가 짧아서 숨결이 곤란한 증상은 실(實)한 증상이다. 그리고 단기증(短氣症)에는 반드시 약간의 담음(痰飮)이 끼는 증세이니 소변으로 배설하는 약을 쓰면 된다. 영계출감탕(苓桂朮甘湯)•신기환(腎氣丸)〔처방은 허로문(虛勞門) 참조〕을 쓴다. 〈仲景〉

기(氣)가 짧으면 호흡이 서로 접속(接續)되지 않는 증세이니 그 증세가 일어나는 원인으로는 결흉증(結胸症)에서 일어나기도 하고 정수정충증(停水怔忡症)에서 일어나기도 하며, 풍(風)과 습(濕)이 서로 다투어 일어나기도 하고, 본래 허약한 체질에서 일어나기도 하는데 대부분 심복(心服)이 창만(脹滿)한 증세는 실증(實症)이니 사(邪)가 속에 있는 증세이며, 심복(心服)이 축축하고 거북한 증세는 허증(虛症)이니 사(邪)가 밖에 있는 것이다. 〈入門〉

기(氣)가 짧고 소변이 이(利)한 증세에는 사군자탕(四君子湯)에다 복령(茯苓)을 빼고 황기(黃芪)를 더해서 보(補)해야 된다. 〈東垣〉

입문(入門)에 이르기를, 기(氣)가 흩어지면 중허(中虛)하고 권태가 생기며 힘이 없고 기(氣)가 짧아서 숨쉬기가 거북한 증세에는 조중익기탕(調中益氣湯)〔처방은 내상문(內傷門) 참조〕과 인삼양영탕(人蔘養榮湯)〔처방은 허로문(虛勞門) 참조〕을 쓴다. 〈入門〉

촌구맥(寸口脈)이 잠기게 되면 가슴속의 기(氣)가 짧

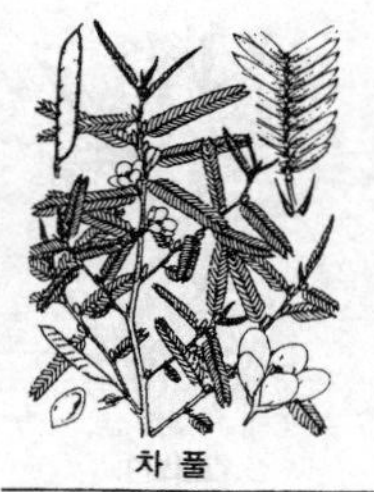
차 풀

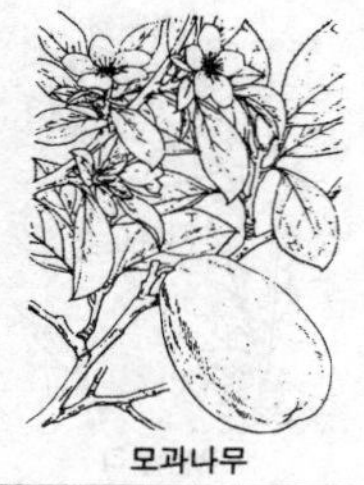
모과나무

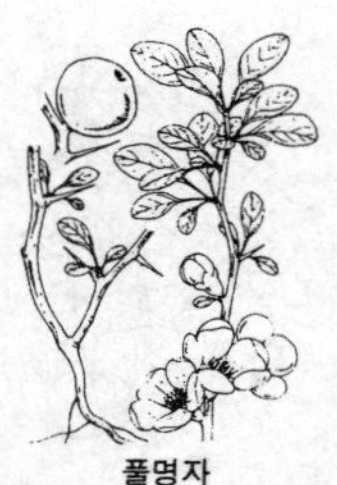
풀명자

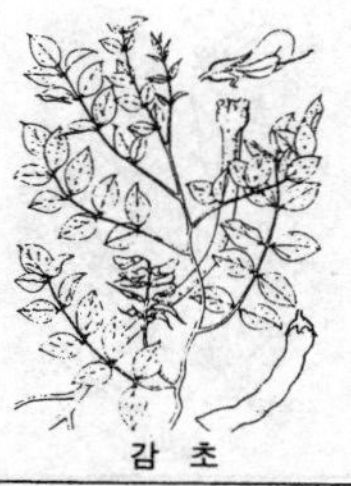
감 초

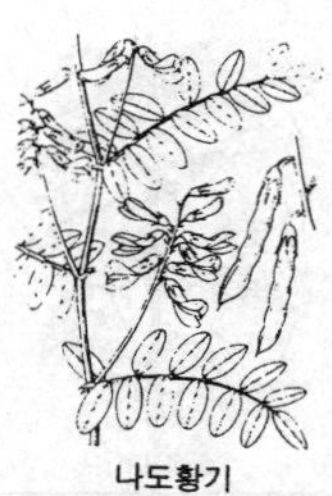
나도황기

아진다. 〈脈經〉

※ 영계출감탕(苓桂朮甘湯)

효능 : 가슴에 담음(痰飮)이 있고 기(氣)가 짧아진 증상에 큰 효과가 있다.

처방 적복령(赤茯苓) 2돈, 계지(桂枝) • 백출(白朮) 각 1돈반, 감초(甘草) 5푼을 물로 달여 먹는다. 〈仲景〉

20. 소기(少氣)일 경우

강목(綱目)에 이르기를, 소기(少氣)라 하면 기(氣)가 적어서 말을 강하게 못하는 부족한 증상이다. 〈綱目〉

폐(肺)가 기(氣)를 저장하고 있으니 기(氣)가 모자라면 숨이 가늘고 또한 폐가 허약하면 기(氣)가 적어서 숨쉬는 것을 제대로 수급하지 못한다. 또 신(腎)이 기(氣)를 낳으니 허하면 기력이 적어지고 말이 흡흡(吸吸)하기 때문에 뼈가 아프고 해타(懈惰)해서 빠른 동작을 취할 수가 없는 증세이다. 또한 단중(膻中)이 기(氣)의 바다가 되는데 기(氣)가 모자라면 기가 적어서 말하기가 매우 곤란하다. 〈靈樞〉

겁이 많고 기(氣)가 적으면 수도(水道)가 제대로 운행되지 못하여 얼굴이 창백해지고 말소리가 가늘며 한말을 다시 반복하니 이것은 탈기(奪氣)가 된 증세이므로 생맥산(生脈散)〔처방은 서문(署門) 참조〕• 인삼고(人蔘膏) • 독삼탕(獨蔘湯) • 황기탕(黃芪湯)이 적합한 약으로 쓰인다. 〈內經〉

진기(眞氣)가 허하고 맥(脈)이 약하여 힘있게 말을 못하는 증세에는 사군자탕(四君子湯) • 인삼황기탕(人蔘黃芪湯) • 익기환(益氣丸) 등을 쓴다. 〈易老〉

비위(脾胃)가 상(傷)해서 중기(中氣)가 허한 증세에는 보중익기탕(補中益氣湯)과 익위승양탕(益胃昇陽湯)〔처방은 내상문(內傷門) 참조〕을 쓴다. 〈東垣〉

※ 인삼고(人蔘膏)

효능 : 원기(元氣)가 허핍(虛乏)되고 정신도 단소(短少)하여 말을 계속하지 못하는 증세에는 원기(元氣)를 충분히 무하유(無何有)의 경지에서 회복할 수 있다.

처방 인삼 1근을 썰어서 사과(砂鍋)에 넣고 손가락 하나 깊이의 물속에 잠기도록 하여 문무화(文武火)로 적당하게 달여서 그 물을 반쯤 따라 별도로 두고, 나머지 찌꺼기를 전과 같이 3회쯤 달여서 찌꺼기를 씹어 보아 삼(蔘)맛이 없어진 뒤에는 물을 짜서 별도로 둔 물과 같이 고약이 되도록 달여서 1일에 5~6숟가락씩 복용하고 혹시 폐화(肺火)가 있을 때는 천문동(天門冬)을 등분해서 쓰는 것도 묘약이다. 〈入門〉

인삼(人蔘)은 폐(肺)와 비(脾)를 치료하고 양기부족(陽氣不足)과 기단(氣短) • 기소(氣少)를 보(補)하나 승마(升麻)가 아니면 위로 오르게 할 수가 없다.

용량은 승마(升麻) 1푼과 인삼(人蔘) 3푼의 비율이 아주 적합하다. 만약 하초(下焦)의 원기(元氣)를 보하고 신중(腎中)의 화사(火邪)를 없애려면 복령(茯苓)을 대신해서 쓴다. 〈東垣〉

인삼고(人蔘膏)와 독삼탕(獨蔘湯)은 반드시 장류수(長流水)에 달여서 먹어야 기효(奇効)가 있다. 〈醫說〉

※ 독삼탕(獨蔘湯)

인삼(人蔘)만을 단독으로 진하게 달여서 먹는다. 〈醫說〉

※ 황기탕(黃芪湯)

효능 : 기(氣)가 허해서 열이 나고 백맥(百脈)이 요동하며 벌레가 기어다니는 느낌이고, 상화(相火)가 위로 오르기 때문에 마음이 언제나 바쁘며 놀라는 것 같고, 머리가 무거우며 마음이 번거로운 증세를 청화(淸和)하고 조정하며 진정시키는 묘약(妙薬)이다.

처방 황기(黃芪) 2돈, 인삼(人蔘) • 감초(甘草) 각 1돈, 당귀(當歸) 5푼, 오미자(五味子) 9알을 물로 달여서 먹는다. 〈活人心方〉

※ 사군자탕(四君子湯)

효능 : 진기(眞氣)의 허약과 기단(氣短) • 기소(氣少)의 증상을 치료한다.

처방 인삼거로(人蔘去盧) • 백복령(白茯苓) • 백출(白朮) • 감초구(甘草炙) 각 1돈 2푼반을 물로 달여서 먹는다. 〈局方〉

인삼(人蔘)은 폐(肺)와 비(脾)를 도와주고, 백출(白朮)은 비(脾)를 건강하게 하고 조(燥)를 치료하며, 복령(茯苓)은 기(氣)를 내려주고 습(濕)을 치료하며, 감초(甘草)는 위(胃)를 보하고 온화하게 하니 비유해 보면 관후

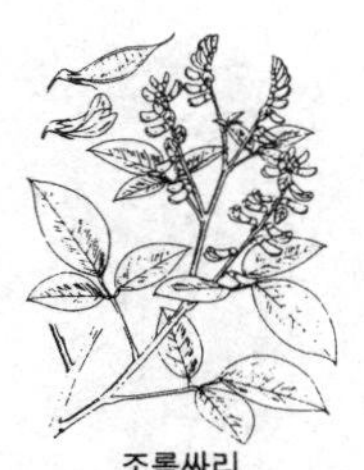
조록싸리

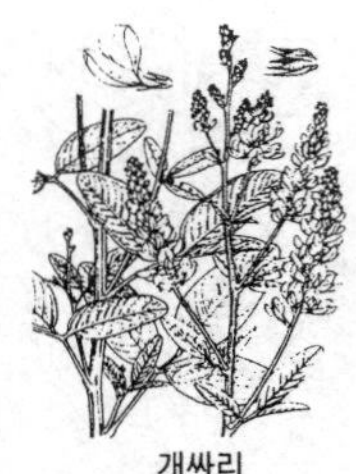
개싸리

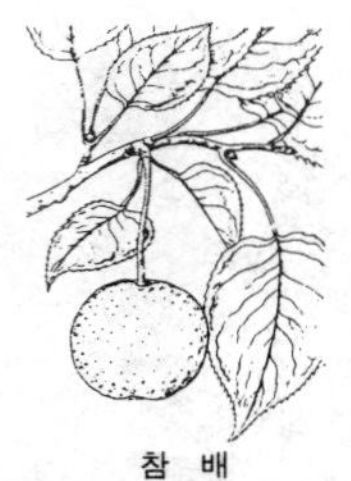
참 배

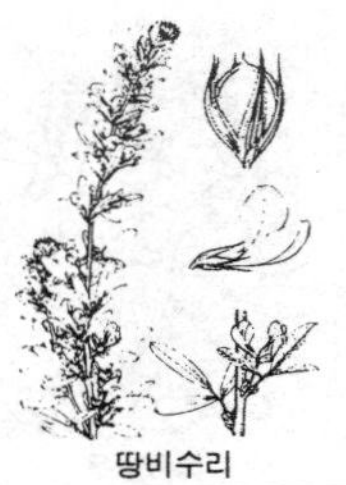
땅비수리

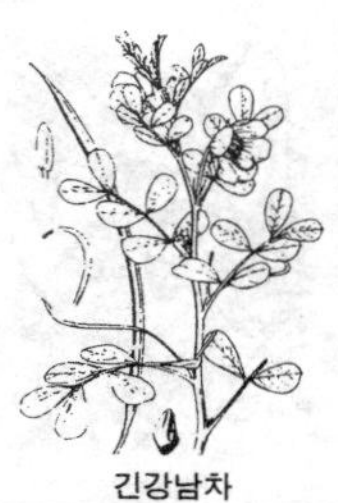
긴강남차

(寬厚)하고 평온한 군자(君子)가 간험(奸險)하고 난폭(亂暴)한 짓을 하지 않는 것과 같다. 〈方氏〉

인삼(人蔘)은 원기(元氣)를 보해 주고, 백출(白朮)은 비위(脾胃)를 건장하게 하며, 복령(茯苓)은 강기 삼습(降氣滲濕)하고 또한 인삼(人蔘)을 달여서 하초(下焦)의 원기를 보한다. 〈入門〉

※ 인삼황기탕(人蔘黃芪湯)

효능: 허손(虛損)과 소기(少氣)의 증상을 치료한다.

처방 인삼(人蔘) 2돈, 황기(黃芪) • 백출(白朮) • 진피(陳皮) 각 1돈, 당귀(當歸) • 백복령(白茯苓) • 감초구(甘草灸) 각 5푼, 생강 3쪽, 대추 2개를 물로 달여서 공복에 먹는다. 〈易老〉

※ 익기환(益氣丸)

효능: 말을 너무 많이 하여 기(氣)를 해치는 것과 반대로 기(氣)가 너무 적어서 말을 느리게 하는 증상을 치료하며 또한 위를 보(補)해 주고 기(氣)를 유익하게 한다.

처방 인삼(人蔘) • 맥문동(麥門冬) 각 7돈, 귤피(橘皮) • 길경(桔梗) • 감초구(甘草灸) 각 5돈, 오미자(五味子) 21알을 가루로 하여 물속에 담근 뒤 유병(油餠)과 같이 찧어 가시연밥 크기로 환을 지어 1알씩 꼭꼭 씹어서 침으로 삼킨다.

유병(油餠)이란 기름에 튀긴 떡을 말한다. 〈回春 • 易老〉

21. 기통(氣痛)일 경우

입문(入門)에 이르기를, 인체의 원기(元氣)가 피와 함께 끊임없이 돌고 장부(臟腑)의 사이를 횡행(橫行)해서 동통(疼痛)과 적취(積聚)와 현벽〔痃癖 : 속칭 적병〕과 가슴 위를 틀어막는 듯한 심한 통증 증세를 일으켜 비만(痞滿)하고 자통(刺痛)하게되니 대개 7정(七情)과 음식 때문에 담울(痰鬱)이 되는 증세이다. 초기에는 신온(辛溫)한 약으로써 개울(開鬱) • 행기활담(行氣豁痰) • 소적(消積)만 시켜주고 오래 되면 신(辛) • 한제(寒劑)로써 화(火)를 내려주면서 뿌리를 없애야 된다. 〈入門〉

기(氣)가 상초(上焦)에 체(滯)하게 되면 심(心)과 흉(胸)의 비만(痞滿)과 동통(東痛)이 생기게 되는데 지귤탕(枳橘湯) • 길경지각탕(桔梗枳殼湯)(처방은 흉부(胸部) 참조) • 창사환(蒼莎丸)으로 다스리고, 기(氣)가 중초(中焦)에 체(滯)해서 배와 갈비가 찌르고 아픈 증세에는 신보원(神保元) • 목향파기산(木香破氣散) • 당기아위환(撞氣阿魏丸)으로 다스리고 하초(下焦)에 체(滯)해서 요통(腰痛)과 산가(疝瘕)의 증세에는 반총산(蟠葱散)〔처방은 전음(前陰) 참조〕• 사마탕(四磨湯)〔처방은 대변(大便) 참조〕• 목향순기환(木香順氣丸) • 목향빈랑환(日香檳榔丸)으로 다스리고, 기(氣)가 외부에서 체(滯)하게 되면 온몸이 자통(刺痛)하고 어떤 때에는 부종(浮腫)이 생기는 경우도 있으니 이러한 증세에는 유기음자(流氣飮子) • 삼화산(三和散) • 오피산(五皮散)으로 다스린다. 기통(氣痛) 증세에는 오침탕(烏沈湯) • 복원통기산(復元通氣散) • 신선침사원(神仙沈麝元) • 일립금단(一粒金丹) • 소오침탕(少烏沈湯) 등으로 통용(通用)한다.

※ 지귤탕(枳橘湯)

효능: 기(氣)가 체(滯)하고 가슴이 비통(痞痛)하는 증세를 치료한다.

처방 귤피(橘皮) 8돈, 지각(枳殼) 1돈반, 생강 4쪽을 물에 달여서 복용하고 울기(鬱氣)가 심할 때는 강황(薑黃)을 약간 더한다. 〈入門〉

※ 청격창사환(淸膈蒼莎丸)

효능: 습열(濕熱)을 치료하고 울(鬱)을 흩어지게 하며 통증을 멈추게 한다.

처방 창출(蒼朮) 2냥, 변향부자(便香附子) 1냥반, 황련(黃連) • 황금(黃芩) 각 5돈을 가루로 하고, 홍열과루(紅熱瓜蔞)의 껍질을 벗겨서 같이 찧은 다음 녹두알 크기의 환을 지어 온수로 30~50알씩을 먹는다. 또 다른 처방은 떡을 쪄서 같이 찧어 환으로 해서 생강탕으로 먹는다. 〈入門〉

※ 신보원(神保元)

효능: 모든 기(氣)가 주류(注流)해서 동통(疼痛)하고 또한 심격통(心膈痛) • 복협통(腹脇痛) • 신기통(腎氣痛) 증상을 치료한다.

처방 전갈(全蝎) 7개, 파두(巴豆) 10개를 껍질을 벗겨서 가루로 하고, 목향(木香) • 호초(胡椒) 각 2돈반, 주사

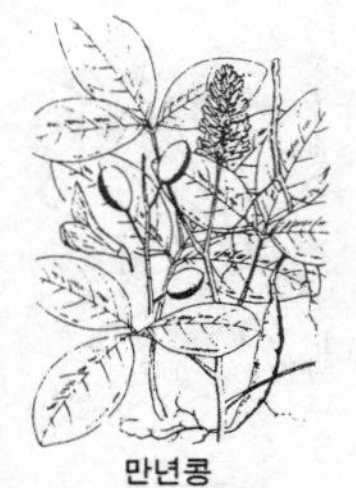

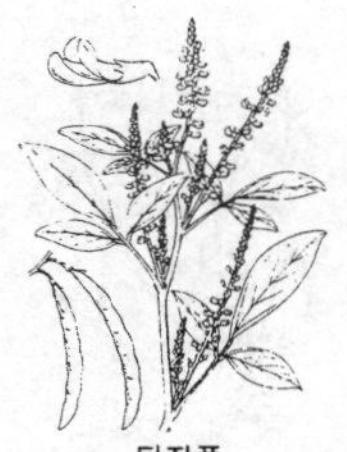

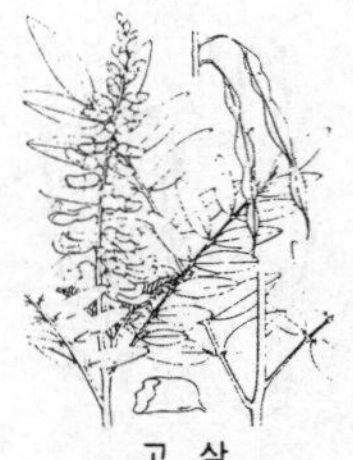

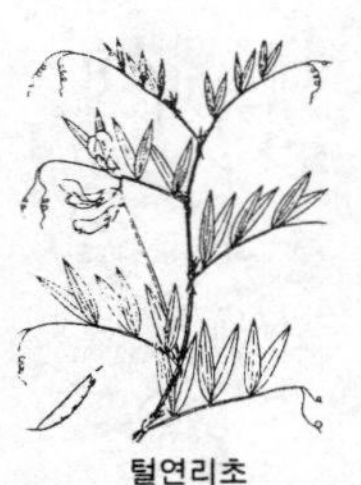

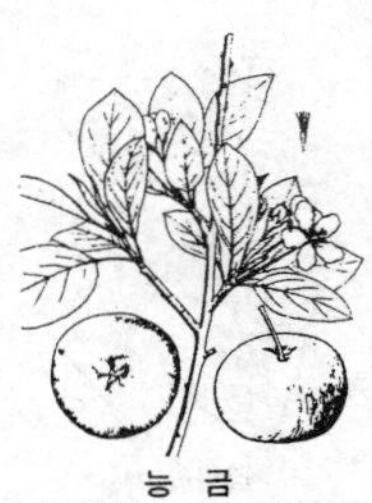

(朱砂) 1돈(반은 약에 넣고 반은 환약의 겉에 입힌다)을 가루로 하여 떡을 쪄서 들깨알 크기의 환을 지어 매 5~7알씩을 강탕(薑湯)이나 온주(温酒)로 먹는다. 〈局方〉

❋ 목향파기산(目香破氣散)

효능 : 기통(氣痛) 증상을 치료해 준다.

처방 향부자(香附子) 4냥, 오약(烏藥) • 강황(薑黃) 각 2냥, 목향(木香) • 감초구(甘草炙) 각 5돈을 가루로 하여 매 2돈을 염탕(鹽湯)에 점복(點服)한다. 〈心法〉

❋ 당기아위원(撞氣阿魏元)

효능 : 모든 기통(氣痛) 증상을 치료해 준다.

처방 봉출초(蓬朮炒) • 정향피초(丁香皮炒) • 진피(陳皮) • 청피(青皮) • 천궁(川芎) • 회향초(茴香炒) • 감초구(甘草炙) 각 1냥, 축사(縮砂) • 계심(桂心) • 백지(白芷) 각 5돈, 아위주침(阿魏酒浸)해서 하룻밤 재운 다음 가루로 하여 풀을 끓이고 호초(胡椒) 각 2돈반, 생강 4냥을 썰고 소금 1냥을 넣어 하룻밤 재워서 갈색이 되도록 볶은 다음 가루로 하여 아위풀로 가시연밥 크기의 환을 지어 주사(朱砂)로 겉을 입혀서 3알씩 강염탕(薑鹽湯)으로 공복에 씹어서 먹는다. 〈得効〉

❋ 목향순기환(木香順氣丸)

효능 : 모든 기(氣)가 비만(痞滿)하고 체(滯)해서 쑤시고 아픈 증상을 치료한다.

처방 흑견우자두말(黑牽牛子頭末) • 파고지(破古紙) 각 2냥, 지각(枳殼) • 진피(陳皮) • 향부자(香附子) 각 1냥, 목향(木香) • 나복자(蘿葍子) • 대복피(大腹皮) 각 5돈을 가루로 하고 물로 오동 열매 크기의 환을 지어 온수(温水)로 50알씩을 먹는다. 기(氣)의 오르고 내리는 것을 자유롭게 하고 신(腎)에 돌아가게 한다. 〈心法〉

❋ 목향빈랑환(木香檳榔丸)

효능 : 습열기(濕熱氣)가 비체(痞滯)해서 자통(刺痛)하는 증세를 치료한다.

처방 대황(大黃) 4냥, 흑축두말(黑丑頭末) • 황금(黃芩) 각 2냥, 목향(木香) • 빈랑(檳榔) • 황련(黃連) • 당귀(當歸) • 지각(枳殼) • 진피(陳皮) • 청피(青皮) • 향부자(香附子) • 봉출(蓬朮) • 황백(黃柏) 각 1냥을 가루로 해서 물로 오동 열매 크기의 환을 지어 더운물로 50~70환(丸)씩을 먹는다. 〈瑞竹堂方〉

❋ 유기음자(流氣飮子)

효능 : 기운(氣運)이 유주(流注)해서 아프거나 또는 종창(腫脹) 증상을 치료한다.

처방 대복자(大腹子) 1돈, 진피(陳皮) • 적복령(赤茯苓) • 당귀(當歸) • 백작약(白芍藥) • 천궁(川芎) • 황기(黃芪) • 지실(枳實) • 반하제(半夏製) • 방풍(防風) • 감초(甘草) 각 7푼반, 자소엽(紫蘇葉) • 오약(烏藥) • 청피(青皮) • 길경(桔梗) 각 5푼, 목향(木香) 2푼반, 생강 3쪽, 대추 2개를 물에 달여서 먹는다. 〈入門〉

❋ 목향유기음(木香流氣飮)

효능 : 모든 기(氣)의 비통(痞痛)과 또는 종창(腫脹) 증상을 치료한다.

처방 진피(陳皮) 1돈, 곽향(藿香) • 목향(木香) • 후박(厚朴) • 청피(青皮) • 향부자(香附子) • 맥문동(麥門冬) • 백지(白芷) • 침향(沈香) 각 7푼반, 백출(白朮) • 육계(肉桂) • 목통(木通) • 빈랑(檳榔) • 자소엽(紫蘇葉) 각 6푼, 초과(草果) • 감초(甘草) 각 5푼, 대복피(大腹皮) • 모과(木瓜) • 인삼(人蔘) • 봉출(蓬朮) • 정향피(丁香皮) • 반하제(半夏製) • 적복령(赤茯苓) • 석창포(石菖蒲) 각 3푼을 생강 3쪽과 대추 2개를 넣어 물에 달여서 2첩으로 나누어 먹는다. 〈正傳〉

❋ 삼화산(三和散)

효능 : 모든 기(氣)가 울체(鬱滯)해서 창(脹)이 되거나 통(痛)이 되는 증상을 치료한다.

처방 천궁(川芎) 1돈, 자소엽(紫蘇葉) • 침향(沈香) • 대복피(大腹皮) • 강활(羌活) • 모과(木瓜) 각 5푼, 목향(木香) • 백출(白朮) • 빈랑(檳榔) • 진피(陳皮) • 감초구(甘草炙) 각 3푼을 물로 달여서 먹는다. 〈入門〉

❋ 오침탕(烏沈湯)

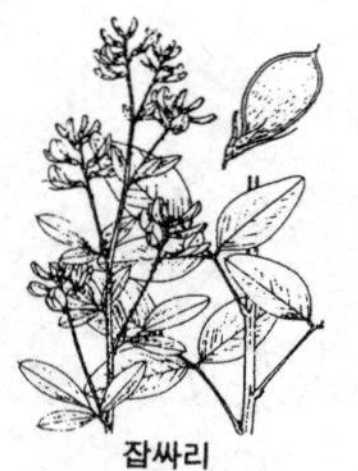
잡싸리

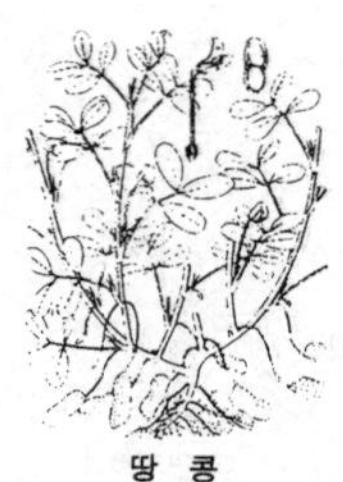
땅콩

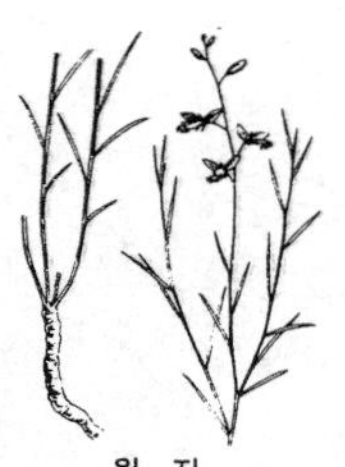
원지

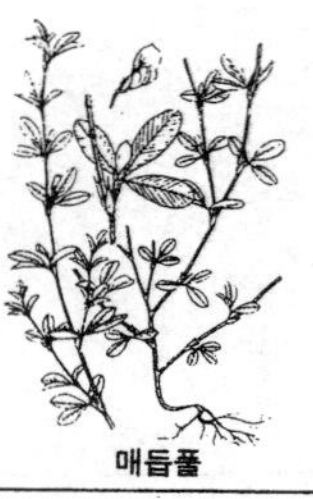
매듭풀

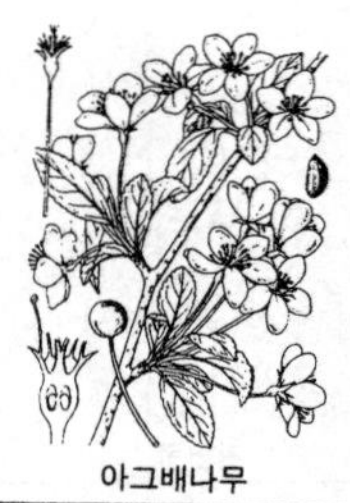
아그배나무

효능 : 기(氣)의 모든 작용으로부터 등과 척추뼈와 심복(心腹)등이 동통(疼痛)한 증상을 치료한다.

처방 오약(烏藥) 1냥, 침향(沈香) 5돈, 감초구(甘草灸) 4돈, 인삼(人蔘) 3돈을 가루로 하여 매 1돈씩 강염탕(薑鹽湯)에 점복(點服)한다. 〈局方〉

※ 복원통기산(復元通氣散)

효능 : 기(氣)가 선통(宣通)치 못하고 온몸에 주통(走痛)을 일으키는 증상을 치료한다.

처방 백축두말(白丑頭末) 2냥, 회향초(茴香炒) • 천산갑(穿山甲) • 강화외반(糠火猥胖) 각 1냥반, 진피거백(陳皮去白) • 현호색(玄胡索) • 감초구(甘草灸) 각 1냥, 목향(木香) 5돈을 가루로 하여 매 2돈씩을 강탕(薑湯) 또는 온주(温酒)로 먹는다. 〈局方〉

※ 신선침사원(神仙沈麝元)

효능 : 견디기가 어렵고 심한 모든 기통(氣痛) 증상을 치료한다.

처방 감초(甘草) 2냥, 몰약(沒藥) • 혈갈(血竭) • 침향(沈香) • 사향(麝香) • 주사(朱砂) 각 1냥, 목향(木香) 5돈을 가루로 하고 감초(甘草)를 진하게 달인 다음 끈끈하게 된 것에 합하여 가시연밥 크기의 환을 만들어 매 1알씩 강염탕(薑鹽湯)으로 씹어서 먹고 또한 혈기통(血氣痛)에는 초탕(醋湯)으로 씹어서 먹는다. 〈直指〉

※ 일립금단(一粒金丹)

효능 : 기통(氣痛)으로 인해서 말을 하지 못하는 증상을 치료한다.

처방 아편(鴉片) 2돈반, 아위(阿魏) 1돈, 목향(木香) • 침향(沈香) 각 5푼, 우황(牛黃) 2푼반을, 침향(沈香) • 우황(牛黃) • 목향(木香)만을 가루로 하고 아편(鴉片)과 아위(阿魏)를 사발에 담가서 물을 조금씩 부어 녹인 뒤 꿀을 약간 타서 녹두알 크기의 환을 만들어 금박을 겉에 입힌 다음 매 1알씩을 열기통(熱氣痛)에는 냉수로, 냉기통(冷氣痛)에는 온수로 먹으면 신효하다. 〈回春〉

※ 소오침탕(小烏沈湯)

효능 : 모든 기(氣)로 인해서 심복(心腹)이 자통(刺痛)하는 증상을 치료한다.

처방 향부자(香附子) 2냥, 오약(烏藥) 1냥, 침향(沈香) • 감초(甘草) 각 2돈반을 가루로 하여 끓는 염탕(鹽湯)에 점복(點服)한다. 〈局方〉

[다른 점]

모든 기통(氣痛) 증상을 치료하는 데 쓴다.

처방 향부자초(香附子炒) 4냥, 진피거백(陳皮去白) 1냥, 감초생(甘草生) 2돈반을 가루로 하여 매 2돈씩을 염탕(鹽湯)으로 먹는다. 〈綱目〉

22. 기역(氣逆)일 경우

황제(黃帝)가 묻기를, 어째서 기(氣)가 거슬러 오르면 난(亂)에까지 닿게 되는가? 하니 기백(岐伯)이 대답하기를, 청기(淸氣)는 음(陰)에 있고, 탁기(濁氣)는 양(陽)에 있으며, 영기(榮氣)는 맥(脈)을 순하게 하고, 위기(衛氣)는 역행(逆行)해서 청탁(淸濁)이 서로 간섭하여 가슴속을 소란하게 하니 이것을 태민(太悶)이라고 하며 그로 인해 기(氣)가 심(心)을 어지럽게 하면 번거로워서 말을 잘 하지 않고 머리를 떨구어 조용히 엎드리기를 좋아한다. 또한 폐(肺)를 어지럽게 하면 머리를 흔들면서 숨을 헐떡이며 고함을 지르고, 장위(腸胃)를 어지럽게 하면 곽란(霍亂)이 되고, 팔다리를 어지럽게 하면 사지(四肢)가 비틀리며, 머리를 어지럽게 하면 역상(逆上)해서 머리가 무겁고 어지러운 것이다.」라고 했다. 〈靈樞〉

기역(氣逆)은 기(氣)가 복중(腹中)에서 시시각각 상충(上衝)하는 것이다. 〈入門〉

모든 역기(逆氣)가 상충(上衝)하는 것은 그 전부가 화(火)에 속한다. 〈內經〉

병자가 스스로 말하기를, 「냉기(冷氣)가 밑에서 올라온다」는 것은 기(氣)가 간에서 위로 오르는 것이며, 뱃속에 상화(相火)가 껴서 그 열이 더욱 심하게 되고, 냉이라고도 하는 경우가 많은데 보통 이것은 진냉(眞冷)이 아니다. 기(氣)의 역상(逆上)은 양(陽)에 속하는 것이니 추울 리가 없고, 오한을 느끼게 되는 것은 화(火)가 극하여 물과 같은 데에서 오는 것이다. 〈丹溪〉

산화(散火)하는 것은 가장 먼저 그 기(氣)를 깨뜨려 주어야 하고 기(氣)가 내리면 화(火)는 저절로 내리게 된다.

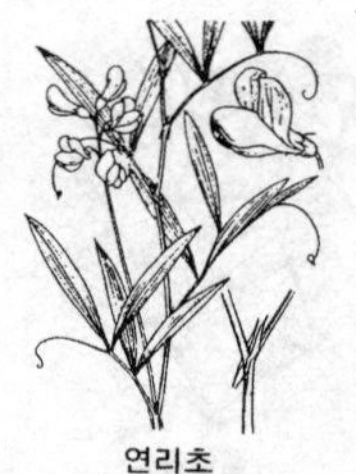
연리초

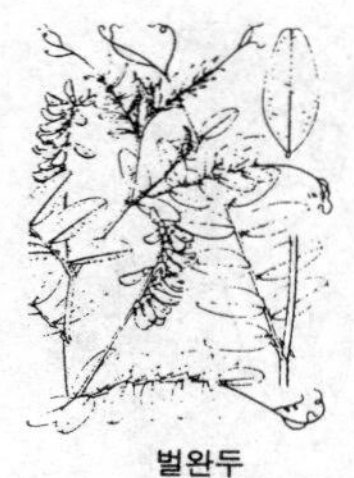
벌완두

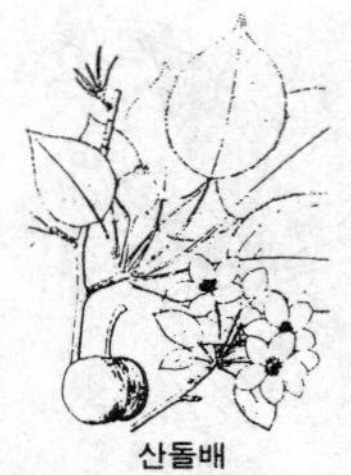
산돌배

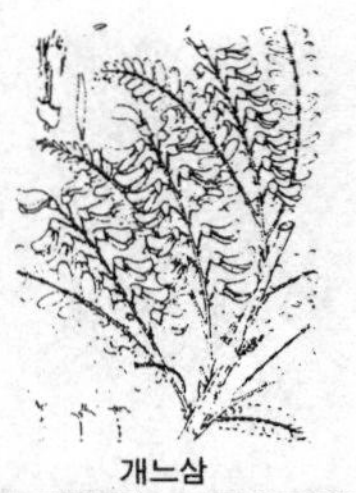
개느삼

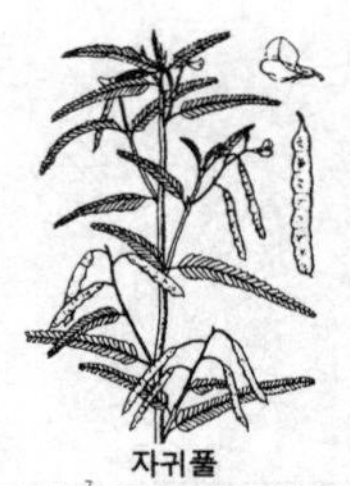
자귀풀

〈入門〉

기역(氣逆) 증상에는 퇴열청기탕(退熱淸氣湯)과 도기지각환(導氣枳殼丸)을 쓰고 화(火)가 성한 증상에는 자음강화환(滋陰降火丸)에 변향부자(便香附子)•복신(茯神)•침향(沈香)을 더해서 쓴다. (처방은 허로(虛勞) 참조)

※ 퇴열청기탕(退熱淸氣湯)

효능 : 기역(氣逆) 증상을 치료한다.

처방 시호(柴胡)•진피(陳皮)•적복령(赤茯苓) 각 1돈, 반하제(半夏製)•지각(枳殼) 각 8푼, 변향부(便香附) 7푼, 천궁(川芎) 5푼, 축사(縮砂) 7알을 갈아서 목향(木香)•감초구(甘草炙) 각 3푼, 생강 3쪽을 물로 달여서 먹는다. 〈入門〉

※ 도기지각환(導氣枳殼丸)

효능 : 역기(逆氣)가 치밀어 올라 심흉(心胸)이 비만(痞滿)하고 동통(疼痛)한 증상을 치료한다.

처방 지각부사(枳殼麩砂)•목통초(木通炒)•진피(陳皮)•청피(靑皮)•상백피구(桑白皮炙)•나복자초(蘿菖子炒)•백축초두말(白丑炒頭末)•흑축초두말(黑丑炒頭末)•봉출외(蓬朮煨)•삼릉외(三稜煨)•회향초(茴香炒) 각 등분해서 가루로 하여 생강풀에 오동 열매 크기의 환을 지어 매 30~50알을 귤피탕(橘皮湯)으로 복용한다. 〈宣明〉

23. 기울(氣鬱)일 경우

단계(丹溪)가 이르기를, 기(氣)가 처음 병이 될 때는 그 증세가 아주 희미하다. 또한 칠정(七情)으로 인하여 시작되는데, 또는 육기(六氣)로 인해서, 또는 음식의 부조절로 인해서 진액(津液)이 돌아다니지 않고 청탁(淸濁)이 서로 간섭하여 기(氣)에서 적(積)이 되고 적(積)에서 담(痰)이 되면 기(氣)는 울(鬱)하고 비만(痞滿)하며 동통(疼痛)이 된다. 〈丹溪〉

기(氣)가 울(鬱)하면 습기(濕氣)가 체(滯)하게 되고, 습(濕)이 체(滯)하게 되면 열(熱)을 일으키기 때문에 기울(氣鬱)한 병은 대체로 부종(浮腫)과 창만증(脹滿症)을 겸하게 된다. 〈正傳〉

울(鬱)이란 증세는 병이 맺혀서 엉켜지는 증세이다. 기(氣)가 울체(鬱滯)하여 흩어지게 하려면 이진탕(二陳湯) 달인 물로 교감단(交感丹)을 복용한다. 피가 엉켜서 기(氣)가 체(滯)한 증상에는 복원통기산(復元通氣散)을 쓰고, 담(痰)이 막혀서 기(氣)가 체(滯)한 증상에는 순기도담탕(順氣導痰湯)을 쓴다. 〈入門〉

기울(氣鬱)에는 교감단(交感丹)•목향균기산(木香勻氣散)•목향조기산(木香調氣散)〔처방은 적취문(積聚門) 참조〕•상하분소도기탕(上下分消導氣湯) 등을 쓰고, 기울(氣鬱)에 종창(腫脹)이 겸했을 때는 유기음자(流氣飮子)•목향유기음(木香流氣飮)•침향강기탕(沈香降氣湯)•오피산(五皮散) 등을 쓴다.

※ 교감단(交感丹)

효능 : 모든 기(氣)가 울체(鬱滯)하고 공사(公私)의 일들이 정지(情志)를 거슬리게 하여 명리(名利)의 성취를 못해서 신(神)이 울(鬱)하고 번뇌하며, 칠정(七情)이 상(傷)하고 음식 생각이 없으며, 얼굴이 노랗게 여위고 흉격(胸膈)이 비민(痞悶)하는 등 모든 증세에 특효가 있고, 또 수(水)•화(火)를 골고루 오르고 내리게 한다.

처방 향부자(香附子) 1근을 흐르는 물속에 담그고 3일이 지난 뒤에 볶아서 복신(茯神) 4냥을 가루로 하여 꿀에 콩알만한 환을 지어 매 1알을 잘 씹어서 강기탕(降氣湯)으로 먹는다. 〈回春〉

※ 강기탕(降氣湯)

처방 향부자제(香附子製)•복신(茯神)•감초(甘草) 각 1돈을 물로 달여서 복용한다.

※ 목향균기산(木香勻氣散)

효능 : 기(氣)의 울체(鬱滯) 증상을 치료한다.

처방 곽향(藿香)•감초구(甘草炙) 각 8돈, 축사(縮砂) 4돈, 침향(沈香)•목향(木香)•정향(丁香)•백단향(白檀香)•백두구(白豆蔻) 각 2돈을 가루로 하여 매 2돈을 생강 3쪽과 자소(紫蘇) 5잎에 소금을 약간 넣고 달여서 점복(點服)한다. 〈入門〉

※ 상하분소도기탕(上下分消導氣湯)

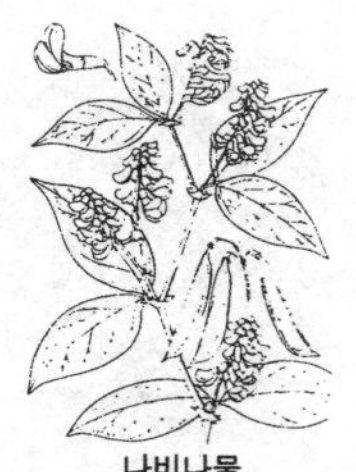
나비나물

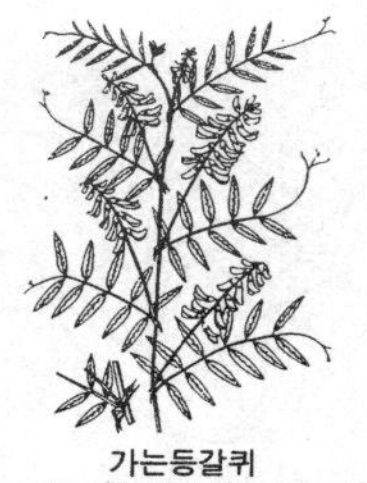
가는등갈퀴

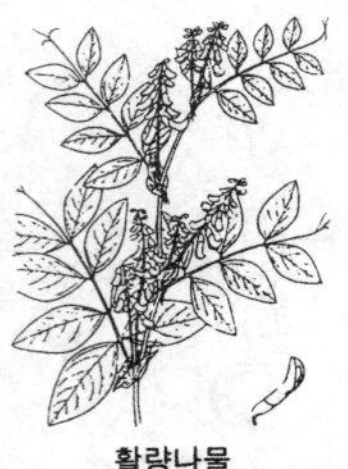
활량나물

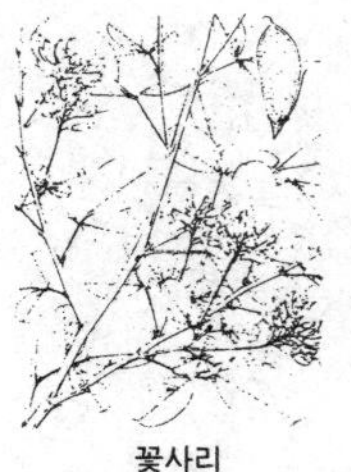
꽃사리

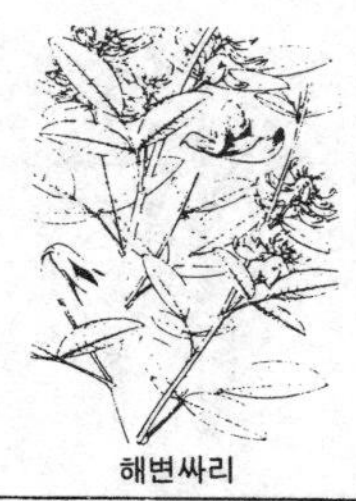
해변싸리

효능 : 기울(氣鬱)을 치료하는 데는 분심기음(分心氣飮)보다 효과가 크다. 언제나 기(氣)가 번뇌(煩惱)한 사람에게 상용약(常用藥)이 된다.

처방 지각(枳殼) • 길경(桔梗) • 상백피(桑白皮) • 천궁(川芎) • 적복령(赤茯苓) • 후박(厚朴) • 청피(靑皮) • 향부자변초(香附子便炒) 각 2냥, 황련강즙초(黃連薑汁炒) • 반하제(半夏製) • 과루인(瓜蔞仁) • 택사(澤瀉) • 목통(木通) • 빈랑(檳榔) • 맥아초(麥芽炒) 각 1냥, 감초구(甘草灸) 3돈을 잘게 썰어서 매 1냥마다 생강 3쪽을 넣어 물로 달여 먹거나, 또는 가루로 하여 신국호(神麴糊)에 환을 지어서 백탕(白湯)으로 70～80알씩 먹는다. 이것을 분소환(分消丸)이라고도 한다. 〈回春〉

24. 기부족(氣不足)으로 병증(病症)이 생길 경우

영추(靈樞)에 이르기를, 사(邪)가 있는 자리에는 반드시 모자람이 있으니 상기(上氣)가 모자라면 뇌(腦)가 비게 되고 귀가 울면서 머리가 바르지 않고 눈이 어두워지며, 중기(中氣)가 모자라면 대•소변의 색이 변하고 복(腹)이 울며, 하기(下氣)가 모자라면 하체가 마비되고 마음이 번민하게 된다. 〈靈樞〉

또 이르기를, 상기(上氣)가 모자라면 밀어서 올려 주고, 하기(下氣)가 모자라면 뒤를 좇아서 쌓아 준다.

대체로 음양(陰陽)이 모두 허하면 화(火)가 마침 당로(當路)하여 기다렸다는 듯이 마음대로 한다. 〈靈樞〉

25. 기(氣)가 끊어졌을 경우

영추(靈樞)에 이르기를, 오음(五陰)의 기(氣)가 끊기면 눈이 어지러우며 이로 인해서 지(志)가 먼저 죽고 지(志)가 죽으면 늦어도 1일 반이면 죽게 된다.

육양(六陽)의 기(氣)가 모두 끊기면 음(陰)과 양(陽)이 서로 떠나고, 주리(腠理)가 발설(發泄)해서 진땀이 흐르게 되며, 하루 이상 살기 어렵다. 〈靈樞〉

육부(六腑)의 기(氣)가 밖에서 끊기면 상기(上氣)가 되고 다리가 오므라들며, 오장(五臟)의 기(氣)가 안에서 끊기면 설사를 멈추지 못하고 심할 때는 수족(手足)이 불인(不仁)하는 증세가 된다.

또 이르기를, 만약 양기(陽氣)가 먼저 끊기고 음기(陰氣)가 그 후에 고갈(枯渴)되면 죽게 되는 것이니 몸빛이 반드시 푸르고, 음기(陰氣)가 먼저 끊기고 양기(陽氣)가 그 뒤에 끊어져도 죽게 되며, 몸빛이 누렇고 겨드랑밑은 따뜻해도 심장만은 차다. 〈仲景〉

26. 금기(禁忌)일 경우

내경(內經)에 이르기를, 오래 누워 있으면 기(氣)가 상(傷)하게 된다.

예기(穢氣)를 가깝게 하면 진기(眞氣)가 상(傷)하고, 사기(邪氣)를 가깝게 하면 생기(生氣)를 요란하게 한다. 〈西山記〉

대체로 공복일 때에 시체를 보면 시(尸)의 취기(臭氣)가 코와 혀로 들어가고 입에서는 계속 냄새가 나게 되는데 시체를 볼 때는 반드시 술을 마셔야만 시독(尸毒)을 물리치게 된다. 〈得効〉

한편 질병이나 열병을 앓는 전염병 환자실에 들어갈 경우에는 먼저 방독약(防毒藥)을 써야 된다. 보통 환자의 방은 훈훈하므로 그 실내에서 땀을 흘리게 되면 전염될 우려가 있다. 〈類聚〉

27. 약(藥)을 쓰는 법

정전(正傳)에 이르기를, 남자는 양(陽)에 속하기 때문에 기(氣)가 흩어지기 쉽고, 여자는 음(陰)에 속하기 때문에 기(氣)가 많이 울체(鬱滯)된다.

그렇기 때문에 남자는 언제나 기병(氣病)이 적고, 여자는 언제나 기병(氣病)이 많은 것이다. 치료 방법은 여자는 언제든지 혈(血)을 조양(調陽)하면서 그 기(氣)를 소모시켜 주고, 남자는 기(氣)를 조양(調陽)하면서 혈(血)을 길러야 된다. 〈正傳〉

칠정(七情)이 모두 심(心)에서 일어나고 그 칠기(七氣)는 모두 기(氣)에 속한다. 기(氣)는 양(陽)이므로 움직이면 화(火)가 되니 강화(降火)와 화담(化痰)과 소적(消積) 증세 등을 나누어서 약을 적절히 써야만 된다. 대개 기(氣)가 허하면 사군자탕(四君子湯)을 쓰고, 실(實)하면 소오침탕(小烏沈湯)을 쓰는데 화(火)가 많으면 황련해독탕(黃連解毒湯)〔처방은 상한문(傷寒門) 참조〕을 합해서 쓰고, 담(痰)이 많을 때는 이진탕(二陳湯)〔처방은 담음문(痰飮門) 참조〕을 합해 쓰고, 적(積)이 많으면 평위산(平胃散)을 합해서 쓴다. 〈入門〉

오랫동안 기병(氣病)을 앓아 기(氣)가 환원되지 않고 약을 써도 효력이 없는 증상에는 파고지(破古紙)로 군재(君材)를 삼아 쓰면 효과가 있다. 파고지초(破古紙炒) 1냥, 회향초(茴香炒) • 유향(乳香) 각 5돈을 가루로 하고

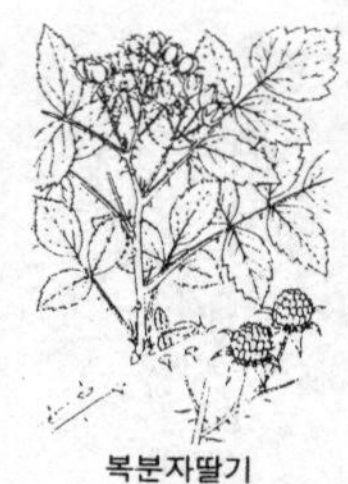
복분자딸기

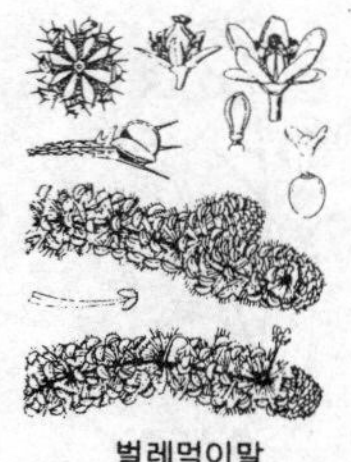
벌레먹이말

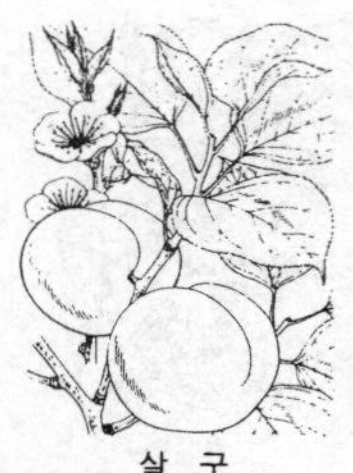
살 구

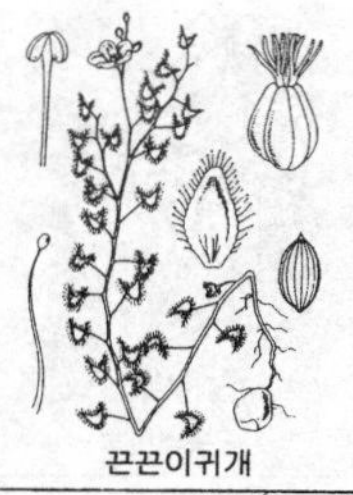
끈끈이귀개

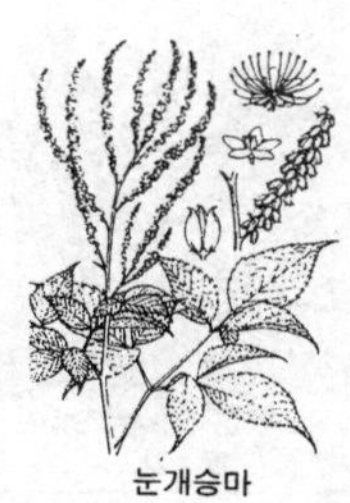
눈개승마

꿀로 오동 열매 크기의 환을 만들어 공복에 백탕(白湯)으로 50알씩 먹는다. 〈丹溪〉

기병(氣病)에 기약(氣藥)을 써도 효력이 없는 것은 기(氣)가 신사(腎舍)를 떠나고 수렴(收斂)이 되지 않기 때문에 그렇게 된다.

대체로 폐(肺)는 기(氣)를 주관하고 신(腎)은 기(氣)를 간직하게 된다. 청목향원(靑木香元)・목향순기환(木香順氣丸)을 쓰게 되면 모두가 틀림없이 잘 되는데 파고지(破古紙)를 쓰는 것은 기(氣)가 오르고 내리게 하여 신장(腎臟)에 돌아가도록 한다. 〈方氏〉

입문(入門)에 이르기를, 기병(氣病) 증상에는 이진탕(二陳湯 : 처방은 傷寒門 참조)을 누구나 쓰는데, 상초(上焦)의 기체(氣滯)에는 지각(枳殼)・길경(桔梗)・향부(香附)・축사(縮砂)를 더하고, 중초(中焦)의 기체(氣滯)에는 후박(厚朴)・지실(枳實)・삼릉(三稜)・봉출(蓬朮)을 더하고, 하초(下焦)의 기체(氣滯)에는 청피(靑皮)・목향(木香)・빈랑(檳榔)을 더한다. 보통으로 기(氣)가 통하는 것은 지각(枳殼)을 더하고, 기(氣)가 실(實)할 때는 오약(烏藥)・향부(香附)를 더하며, 기(氣)가 허할 때는 인삼(人蔘)・백출(白朮)・목향(木香)을 더하는 것이다. 〈入門〉

단계(丹溪)에 이르기를, 기(氣)가 오르는 것을 다스리는 데는 향부(香附)・황련(黃連)・황금(黃芩)・치자(梔子)를 쓴다. 기(氣)를 보(補)하는 방법이 없다는 말은 세속의 말인데 정기(正氣)가 허하면 운행이 안 되고, 사기(邪氣)가 붙어서 병이 되는 것을 모르고 하는 말이다. 건장한 사람은 기(氣)가 통하면 병이 낫고, 겁이 많은 사람은 집착하여 병이 된다.

기겁(氣怯)한 사람에게 보법(補法)을 안 쓰면 기(氣)가 어떻게 통할 것인가? 기(氣)가 울(鬱)할 때는 천궁(川芎)・향부(香附)・치자(梔子)・황련(黃連)・황금(黃芩)을 써야 한다. 목향(木香)은 중・하초(中下焦)의 기(氣)를 통하게 하고, 향부(香附)는 체기(滯氣)를 쾌통(快通)시키며, 진피(陳皮)는 역기(逆氣)를 사설(瀉泄)시키고, 자소(紫蘇)는 표기(表氣)를 흩어지게 하며, 후박(厚朴)은 위기(衛氣)를 설(泄)하게 하며, 빈랑(檳榔)은 가장 높은 곳에 있는 기(氣)를 설(泄)하게 하고, 곽향(藿香)은 위기(衛氣)를 상통(上通)시키며, 침향(沈香)은 진기(眞氣)를 오르내리게 하고, 뇌사(腦麝)는 진기(眞氣)를 흩어지게 하니 이것은 모두 설기(泄氣)하는 표제는 되고 있으나 치기(治氣)의 근본은 되지 않는다. 〈丹溪〉

28. 기(氣)로 인한 병증(病症)을 치료하는 약류(藥類)

소합향원(蘇合香元)・지성내복단(至聖來腹丹)・교감단(交感丹)・사칠탕(四七湯)・분심기음(分心氣飮)・상하분소도기탕(上下分消導氣湯)・오침탕(烏沈湯)・유기음자(流氣飮子)・목향유기음(木香流氣飮) 등이다.

※ 소합향원(蘇合香元)

효능 : 모든 기담(氣痰)과 중기(中氣)・상기(上氣)・기역(氣逆)・기울(氣鬱)・기통(氣痛) 등의 증세를 치료한다.

처방 백출(白朮)・목향(木香)・침향(沈香)・사향(麝香)・정향(丁香)・안식향(安息香)・백단향(白鍛香)・주사(朱砂)〔수비(水飛)하여 반은 겉을 칠해 입힌다〕・서각(犀角)・가자피(訶子皮)・향부자(香附子)・필발(蓽撥) 각 2냥, 소합유〔蘇合油 : 안식향고(安息香膏)에 넣고〕・유향(乳香)・용뇌(龍腦) 각 1냥을 가루로 하여 안식향고(安息香膏)로써 꿀과 함께 난도(爛擣)하여 매 1냥으로 40알의 환을 지어서 2~3알씩 정화수(井華水)나 온수(温水), 또는 온주강탕(温酒薑湯)으로 먹는다. 〈局方〉

용뇌(龍腦)를 넣으면 용뇌소합원(龍腦蘇合元)이 되고, 용뇌(龍腦)를 빼면 사향소합원(麝香蘇合元)이 되는 것이다.

※ 지성내복단(至聖來復丹)

효능 : 기(氣)가 오르내리지 않는 모든 위급한 증세를 치료하니 차게도 하고, 열이 나게도 하고 느리게도 하며, 급하게도 하는데 중기(中氣)・상기(上氣)・기통(氣痛)・기울(氣鬱) 등에 모두 효과가 크다.

처방 초석(硝石)・유황(硫黃) 각 1냥을 섞어 찧은 다음 가루로 하여 자항(磁缸) 안에 넣고 약한 불로 볶는데 버드나무 가지로 자주 저어서 음양(陰陽)의 기(氣)가 들어가도록 하며 불을 많이 쓰면 약효를 상실할 우려가 있다. 다시 갈아서 가루로 한 것을 이기말(二氣末)이라고 한다. 태음현정석(太陰玄精石)을 가루로 하여 수비(水飛)한 것 1냥과 오령지연(五靈脂硏) 수비(水飛)한 것을 볕에 쬐여 말려서 청피(靑皮)・진피(陳皮)를 흰 부분만 버리고 각 2냥을 가루로 하여 이상의 제품을 한 곳에 섞고 초면호(醋麵糊)로 완두콩 크기의 환을 지어 30~50알을

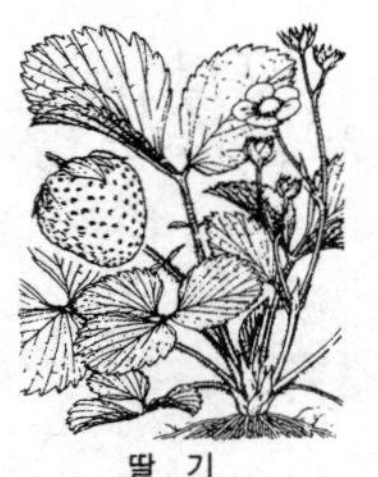
딸 기

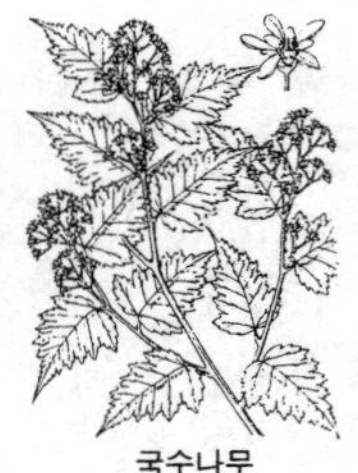
국수나무

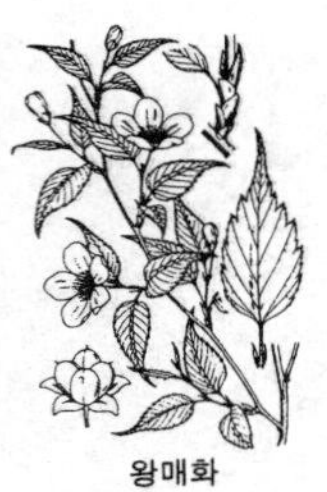
왕매화

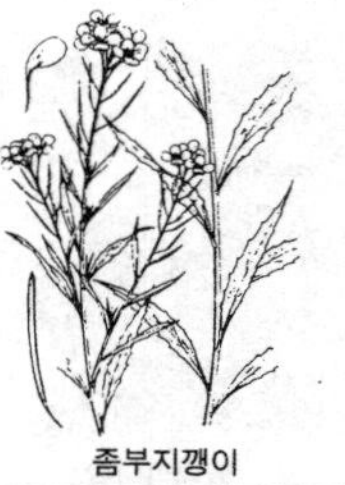
좀부지깽이

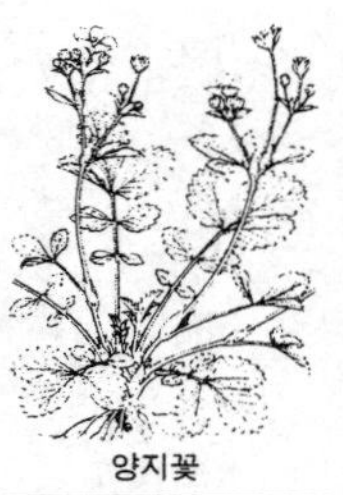
양지꽃

공복에 미음으로 먹는다. 〈局方〉

단방(單方) (24종류)

※ 인삼(人蔘)

오장(五臟)의 기(氣)가 모자라는 것을 보(補)하고 또한 기단(氣短)·기약(氣藥)·기허(氣虛)를 치료한다. 달여서 먹거나 가루로 먹어도 좋으니 고약(膏藥)처럼 만들어 많이 먹는다.

※ 목향(木香)

심복(心服)의 모든 기(氣)를 치료한다.

강자리〔腔子裏 : 뱃속〕의 모든 기(氣)는 목향(木香)으로 운행시킨다. 〈入門〉

목향(木香)이 중·하 이초(二焦)의 기(氣)를 운행하는데 빈랑(檳榔)으로써 일을 시키는 것이 묘한 것이다. 목향(木香)은 맛이 매워서 기(氣)가 울(鬱)하여 통하지 못하는 곳까지 선통(宣通)케 하는 효력이 크고, 만약 음화(陰火)가 상충(上衝)하면 당연히 황백(黃柏)이나 지모(知母)를 쓰되 목향(木香)으로 도움을 준다. 〈丹溪〉

목향(木香)은 모든 기(氣)를 조절하고 체기(滯氣)를 흩어버리며, 뱃속의 기(氣)가 운전되지 못하는 증세에 쓰는데 가루로 먹거나 달여서 먹어도 모두 좋다. 〈湯液〉

※ 편자강황(片子薑黃)

기(氣)의 치료에 최상의 약이다. 냉기(冷氣)와 자통(刺痛)을 치료하는 것이니 가루로 먹거나 달여서 먹어도 좋다. 〈本草〉

※ 황기(黃芪)

위기(衛氣)를 실(實)하게 하고 기육(肌肉)을 따뜻하게 해주며, 피부를 채워주고 주리(腠理)를 살찌게 하며, 또 충분히 상·중·하의 내외(內外) 삼초(三焦)의 기(氣)를 보(補)한다. 〈湯液〉

신체가 비백(肥白)하고 기(氣)가 허한 사람은 많이 달여 먹으면 신체가 좋아지고 검어지며, 기(氣)가 실(實)한 사람은 안 먹는 것이 좋다. 〈東垣〉

※ 생강(生薑)

산기(散氣)를 잘해 준다. 〈丹溪〉

행양(行陽)과 산기(散氣)의 묘약(妙藥)이 되니 달여 먹으면 좋다. 〈湯液〉

※ 향부자(香附子)

하기(下氣)해 주는 약이다. 〈本草〉

향부(香附)는 기분의 병을 주로 치료하는 것이니 목향(木香)으로써 돕도록 하고, 또한 체기(滯氣)를 발산시키며 폐기(肺氣)를 사설(瀉泄)하는 증세에는 침향(沈香)으로써 도와 주면 오르고 내리지 않는 것이 없는 특효가 있다.

또한 침향(沈香)이 향부(香附)를 도와 주면 모든 기(氣)를 유동시키는 데는 아주 묘약이다. 대체로 사람은 병이 생기면 기(氣)가 체(滯)하여 주리기 때문에 향부(香附)가 기분에 들어가는 좋은 약이 되니 가루로 먹거나 달여서 먹는데, 환으로 해서 먹어도 모두 좋다. 〈丹溪〉

※ 백두구(白豆蔻)

하기(下氣)하는 데 쓴다. 〈本草〉

단계(丹溪)에 이르기를, 상초(上焦)의 원기(元氣)를 보하고, 형향(馨香)한 기미(氣味)가 위기(胃氣)로 인하여 올라가게 하니 가루로 하여 먹는다. 〈丹溪〉

※ 견우자(牽牛子)

검은 것은 수(水)에 속하고, 흰 것은 금(金)에 속하는데 사기(瀉氣)하는 약으로 쓰인다. 〈心法〉

모든 기(氣)의 옹체(壅滯) 증세를 내려주니 가루로 하여 먹거나 환으로 하여 먹어도 모두 좋다. 〈本草〉

※ 침향(沈香)

진기(陳氣)를 오르고 내리게 하며, 모든 기(氣)를 조양(調養)하여 위로는 하늘에 닿고 밑으로는 땅에 닿기까지 심부름을 잘한다. 〈湯液〉

오약(烏藥)으로써 도와 주면 체기(滯氣)를 흩어지게 하니 가루로 하여 먹거나 환으로 하여 먹으면 모두 좋다. 〈本草〉

※ 지각(枳殼)

하기(下氣)하는 데 쓴다. 〈本草〉

품부(禀賦)가 좋은 사람이 기(氣)가 자통(刺痛)할 때에는 지각(枳殼)과 오약(烏藥)을 쓰면 기(氣)가 퍼지지 않고 자통(刺痛)하면 목향(木香)을 쓴다. 〈正傳〉

냉기(冷氣)로 결리는 증세에는 지각(枳殼) 2냥, 향부

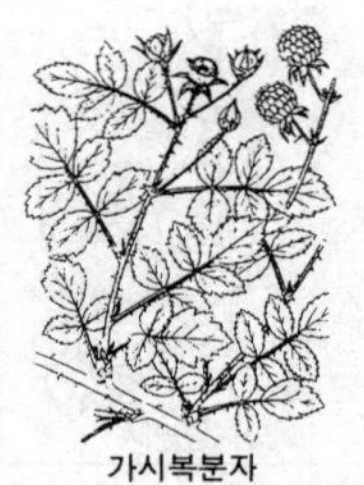
가시복분자

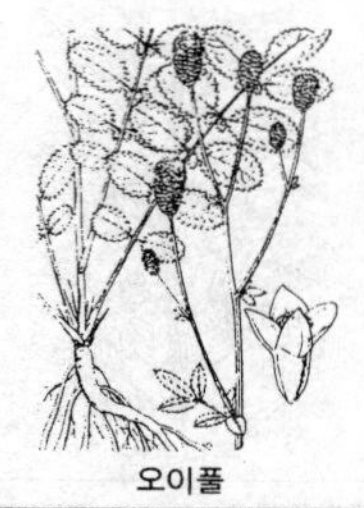
오이풀

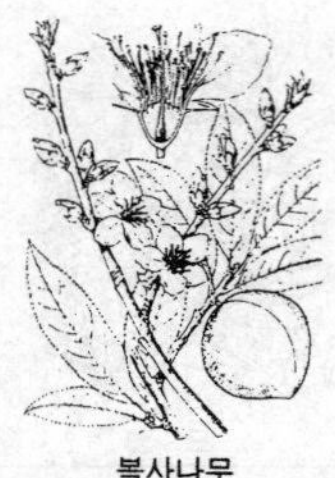
복사나무

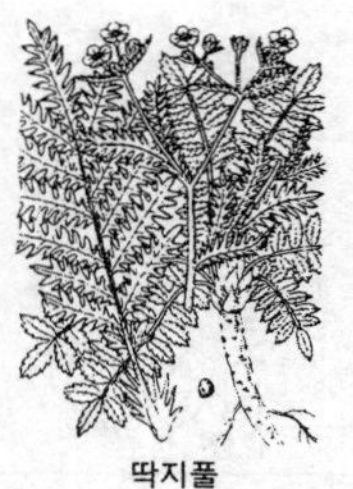
딱지풀

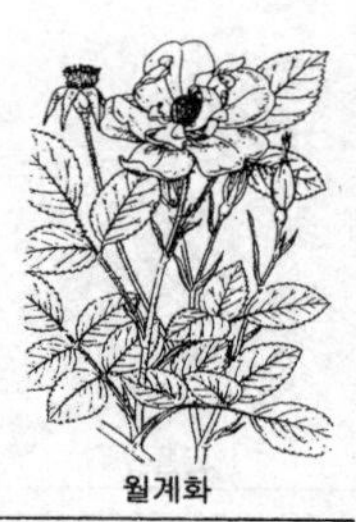
월계화

자(香附子)•감초(甘草) 각 1냥을 가루로 하여 2돈을 총백전탕(葱白煎湯)으로 조절해서 먹는다. 〈得効〉

※ 오약(烏藥)

모든 기(氣)를 주로 치유한다.

침향(沈香)과 같이 가루로 하여 온탕에 점복(點服)하며 흉복냉기(胸服冷氣)에도 타당하다. 〈本草〉

※ 빈랑(檳榔)

모든 기(氣)를 내리게 한다. 〈本草〉 쓴 성분으로는 체(滯)를 없애고 매운 성분으로는 사기(邪氣)를 흩어지게 한다. 그러므로 체기(滯氣)를 깨뜨려서 내리게 하고 흉중지고(胸中至高)의 기(氣)를 새어 나오도록 하는 데는 가루로 해서 먹는다. 〈湯液〉

※ 후박(厚朴)

5장(五臟)의 모든 기(氣)를 주로 치료하고 또한 냉기(冷氣)를 흩어지게 하므로 달여서 먹는다. 〈本草〉

※ 가자피(訶子皮)

하기(下氣)하는 데의 치유약으로서 모든 기허(氣虛)를 주로 치료한다.

그러나 조금씩 먹는 것이 좋고, 또한 삽장(澁腸)시키는 데도 쓰지만 설기(泄氣)할 염려가 있으며, 달여서 먹거나 가루로 하여 먹으면 좋다. 〈本草〉

※ 용뇌(龍腦)

악기(惡氣)를 내리게 한다.

성(性)이 경부(輕浮)하고 비양(飛揚)하여 충분히 소통하고 개규(開竅)하기 때문에 모든 약에 넣어서 쓴다. 〈本草〉

※ 사향(麝香)

악기(惡氣)를 물리치는 데 쓴다. 〈本草〉

악기를 끌어들여 통투(通透)시킨다. 〈直指〉

관(關)을 통하고 규(竅)를 열어서 위로는 기부(肌膚)에 이르고, 안으로는 골수까지 삼입(滲入)하는 효과가 용뇌(龍腦)와 같으나 향기는 더하다. 가루로 해서 먹거나 또는 환약에 넣어서 쓴다. 〈入門〉

※ 진피(陳皮)

하기(下氣)를 시키고, 역기(逆氣)를 치료한다. 〈本草〉

가슴속의 체기를 이끌어 주고 익기(益氣)를 잘해준다.

만일 체기를 없앨 때는 귤피(橘皮) 3푼에 청피(靑皮) 1푼을 넣고 달여서 먹는다. 〈本草〉

※ 청피(靑皮)

기체(氣滯)•적결(積結)•격기(膈氣)의 치료제로서 가루로 하여 먹거나 달여서 먹거나 모두 좋다. 〈本草〉

※ 나복(蘿葍)

기(氣)를 내리게 한다. 초목 중에 오직 나복(蘿葍)만이 하기(下氣)가 속한 것은 그 맛이 맵기 때문이다. 생강은 비록 맵기는 하나 다만 산(散)뿐이고, 나복(蘿葍)은 매우면서도 또한 달기 때문에 능히 산(散)하고 내리기를 빠르게 한다. 그 씨가 하기(下氣)에 더욱 좋은데 볶아서 달여 먹거나 가루로 해서 먹어도 좋다. 〈本草〉

※ 총백(葱白)

상(上)•하(下)의 양기(陽氣)를 통하게 한다.

푸른 곳은 버리고 흰 곳을 가지고 뿌리가 달린 채로 달여서 먹는다. 〈本草〉

※ 자소엽(紫蘇葉)

하기(下氣)시켜 주는 데는 귤피(橘皮)와 서로 같으며, 기(氣)가 정중(正中)에 있을 때 많이 쓰고 표기(表氣)도 잘 발산(發散)시켜 주니 물로 짙게 달여서 먹는다. 〈本草〉

※ 인유(人乳)

익기(益氣)하는 데는 백약(百藥)의 으뜸이 된다. 〈本草〉

보허(補虛)와 우육(牛肉), 익기(益氣)를 하고 기혈(氣血)을 자양(滋養)시킨다.

또한 창자를 쓰는 것이 더욱 좋으니 무르녹도록 고아서 복용한다. 〈本草〉

※ 황구육(黃狗肉)

익기(益氣)와 보양(補陽)하니 오미(五味)를 가하여 끓여서 먹는다. 〈本草〉

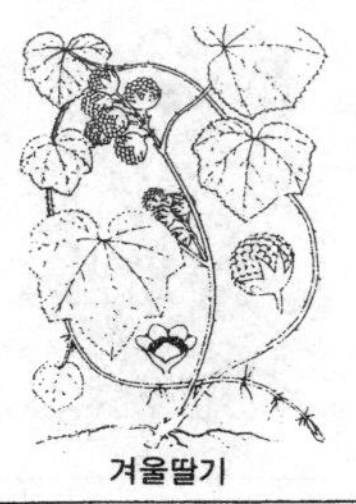
겨울딸기

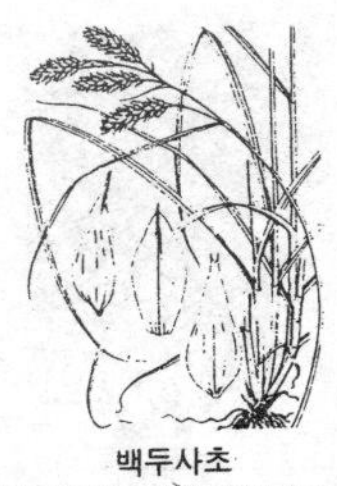
백두사초

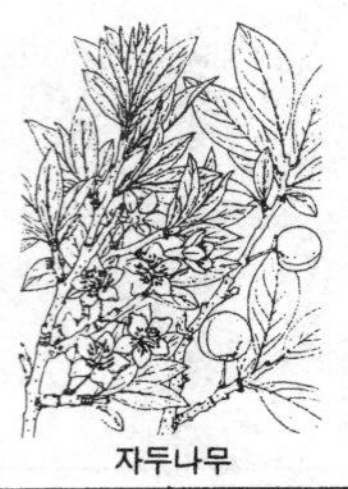
자두나무

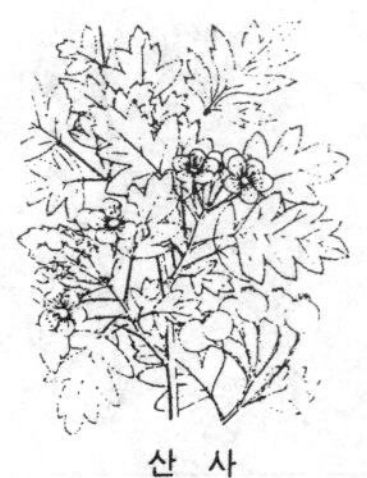
산 사

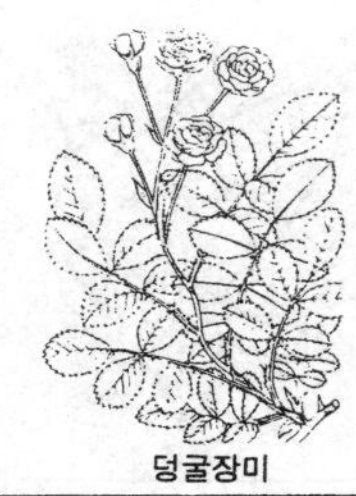
덩굴장미

29. 육자기결(六字氣訣)일 경우

간기(肝氣)를 서서히 뿜고(噓), 심기(心氣)를 뿜으며, 비기(脾氣)를 뿜고(呼), 폐기(肺氣)를 웃는 듯이 뿜으며(哂), 신기(腎氣)를 빨리 뿜고(吸), 삼초기(三焦氣)를 한숨짓듯 뿜는데(嘻) 그것은 입으로 내뱉고 코로 들이마심으로써 충분히 병을 물리치고 수(壽)를 늘리는 것이다. 즉 간약허시목쟁정(肝若噓時目爭精), 폐지신기수쌍경(肺知哂氣手雙擎)•심가정상연우수(心呵頂上連叉手), 신취포취슬두평(腎吹抱取膝頭平)•비병호시수촬구(脾病呼時須撮口), 삼초객열와희희(三焦客熱臥嘻嘻) (번역으로 보면 아래와 같다.) 간(肝)을 허(噓)할 때에는 눈이 정기(精氣)를 내리는 것과 같고, 폐(肺)가 기(氣)를 마실 때에는 두 손을 죽 버티고 쥔다. 심(心)이 가(呵)할 때에는 이마 위에 양손을 위 아래로 포개고, 신(腎)이 들이마실 때에는 양무릎을 껴안아서 편안하게 한다. 비병(脾病)엔 입을 다물고 들이마시며, 초객열(焦客熱)은 누워서 희희(嘻嘻)한다. 대략 기(氣)의 호흡은 봄이면 간(肝)을 기르며, 여름이면 심(心)을 기르고, 가을이면 폐(肺)를 기르고, 겨울이면 신(腎)을 기르며, 사계절의 호흡은 비(脾)를 기르고, 수시로 하는 호흡은 삼초(三焦)를 기르게 되는데 절대로 호흡 소리가 귀에 들려서는 안 된다.〈膠仙〉

간병(肝病)과 심병(心病)•비병(脾病)•폐병(肺病)에는 숨을 크게 30번, 가늘게 10번을 내쉬고, 신병(腎病)에는 숨을 크게 50번, 가늘게 10번을 들이쉬는데 모두 좌우로 도인(導引)을 한 다음에 해야 하는 것이다.〈得効〉

※ 침구법(鍼灸法)

모든 기(氣)의 질병에는 기해(氣海)를 택하고, 기역(氣逆)에는 척택(尺澤)•상구(商丘)•태백(太白)•삼음교(三陰交)를 택한다. 희기(噫氣)가 역상(逆上)하는 데는 태연(太淵)•신문(神門)을 택하며, 단기(短氣)일 때는 태릉(太陵)•척택(尺澤)을 택하고, 소기(少氣)일 때는 간사(間使)•신문(神門)•태릉(太陵)•소충(少衝)•족삼리(足三里)•하렴(下廉)•행간(行間)•연곡(然谷)•지음(至陰)•간유(肝兪)•기해(氣海)를 택한다.〈神應〉

상기(上氣)에는 태충(太衝)에 뜸을 뜨고, 기결(氣結)하여 음식이 소화되지 않는 증세는 태창(太倉)에 뜸을 뜨며, 냉기(冷氣)로 인해서 제하(臍下)가 아픈 증세에는 관원(關元)에 백장(百壯)을 뜨고, 단기(短氣)에는 대추(大顀)에 나이 수대로 뜸을 뜬 뒤에 폐유(肺兪)에 100장(百壯), 신관(神關)에 27장(二七壯)을 뜬다. 또한 제오추하(第五顀下)를 나이 수대로 뜸을 뜬다.〈得効〉

단기(短氣)에는 천정(天井)•대추(大顀)•폐유(肺兪)•간유(肝兪)•어제(魚際)•척택(尺澤)을 택한다.〈甲乙〉

기(氣)가 심(心)을 어지럽히는 증세에는 신문(神門)•태릉(太陵)을 택하고, 기(氣)가 폐(肺)를 어지럽히는 증세에는 어제(魚際)•태계(太谿)를 택하며, 기(氣)가 장위(腸胃)를 어지럽히는 증세에는 태백(太白)•함곡(陷谷)•족삼리(足三里)를 택하고, 기(氣)가 머리를 어지럽히는 증세에는 천주(天柱)•대저(大杼)•통곡(通谷)•속골(束骨)을 택해야 되며, 기(氣)가 팔다리를 어지럽히는 증세에는 이간(二間)•삼간(三間)•내정(內庭)•함곡(陷谷)•액문(液門)•중저(中渚)•협계(俠溪)•임읍(臨泣)을 택해야 한다.〈靈樞〉

四. 신(神)

1. 신(神)이 일신(一身)의 주(主)일 경우

내경(內經)에 이르기를, 심(心)은 군주(君主)와 같은 자리에 있고 신명(神明)이 그곳에서 난다.〈內經〉

천일(天一)은 수(水)를 낳으니 사람의 정(精)에 해당이 되고, 지이(地二)는 화(火)를 낳으니 사람의 신(神)에 해당된다.〈無名子〉

심(心)은 일신(一身)의 주(主)가 되고 청정(淸淨)의 부(府)가 되며, 밖에는 포락(包絡)이 있으므로 그물과 같이 얽혀 있고, 그 속에 정화(精華)가 모여 있는 것을 신(神)이라고 한다. 신(神)은 음양(陰陽)을 통하게 되고 섬호(纖毫)를 살펴서 약간의 문란(紊亂)함도 없는 것이다.〈回春〉

신(神)은 심(心)의 통솔에 들고, 기(氣)는 신(腎)의 통솔을 받으며, 형(形)은 수(首)의 통솔을 받아서 형기(形氣)가 서로 사귀고 신(神)이 그 속에서 주(主)가 되는 것이니 삼재(三才)의 도(道)라고 한다.〈召子〉

태상(太上)한 사람은 신(神)을 기르고 그 다음으로는 형(形)을 기르기 때문에 양신(養神)하는 사람은 반드시 형(形)의 비(肥)•수(瘦), 영위(榮衛)와 혈기(血氣)의 성쇠(盛衰)를 알 수 있을 것이다. 혈기(血氣)는 인신(人身)의 신(神)이 되니 아울러 기르지 않으면 안 될 것이다.

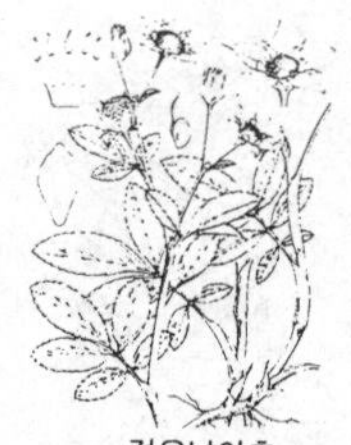
검은낭아초

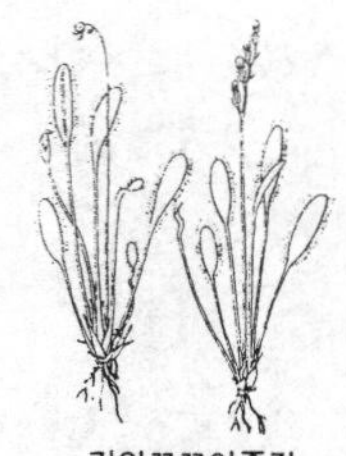
긴잎끈끈이주걱

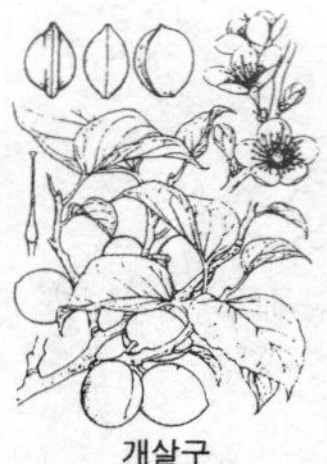
개살구

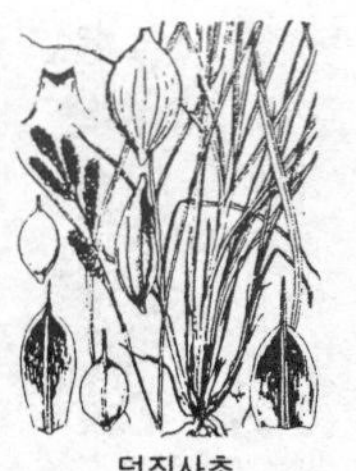
덕진사초

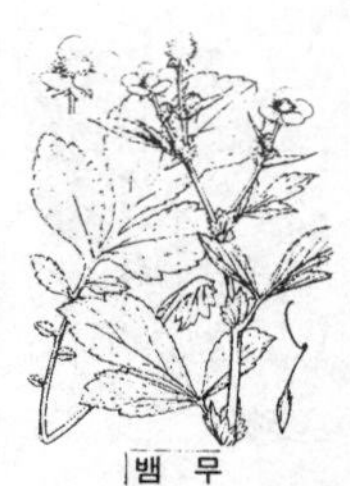
뱀 무

주(註)에 이르기를, 「신(神)이 편안하면 수(壽)가 연장되고 신(神)이 떠나가면 형체가 없어지므로 근양(謹養)해야 할 것이다.」〈內經〉

2. 오미(五味)가 신(神)을 낳을 경우

내경(內經)에 이르기를, 하늘은 오기(五氣)를 사람에게 주고 땅은 오미(五味)를 사람에게 먹이니 오기(五氣)는 코로 들어가서 심(心)과 폐(肺)의 위에서 서식(棲息)하는데 오색(五色)으로 인하여 수명(修明)하도록 하고 성음(聲音)으로 인하여 서창(敍彰)하게 하며, 오미(五味)는 입으로 들어가서 장위(腸胃)에 위치하여 오기(五氣)를 자양(滋養)하게 되므로 기(氣)가 화(和)하여 진액(津液)이 되고, 신(神)은 이곳에서 자생(自生)하는 것이다. 〈內經〉

3. 심장(心藏)이 신(神)을 간직할 경우

교선(膠仙)에 이르기를, 심(心)은 신명(神明)의 사(舍)가 되니 가운데 빈 곳이 1치 정도에 불과해도 신명(神明)이 그곳을 수거(守居)하여 사물의 변화와 치란(治亂)의 분잡(紛雜)과 파도의 심험(深險)한 것을 충분히 치료하는데 심(心)이란 것은 놀라고, 조망(燥妄)하고, 사려(思慮)해서 하루에도 잠깐 사이에 방촌(方寸)의 지역에서 염염(炎炎)하기가 불과 같다. 만약 기욕(嗜慾)이 한번 맹동(萌動)한다면 바로 선미(善美)하지 못한다. 놓아서 거두지 못하면 사물이 진심과 경쟁하게 되는 것이다. 칠정(七情)과 육욕(六慾)이 마음으로부터 살아 움직이는 것이 전체가 모두 그러한 것들이므로 마음을 조용히 해야만 능히 신명(神明)에 옳게 통하여 사물이 닿기 전에 미리 알아서 방지해야 하는데 이것은 문밖을 나가보지 않고도 천하의 모든 일을 알고, 창구멍을 내다 보지 않고도 천도(天道)를 알 수 있다는 뜻이다.

대체로 마음은 물이 요탕(撓盪)하지 않으면 스스로 맑아져서 물밑을 살필 수 있는 것과 같은데 이것을 영명(靈明)이라고 한다. 그러므로 조용히 해서 원기(元氣)를 굳건하게 하면 만병(萬病)이 발생하지 못하고 장생(長生)하지만 만일 일념(一念)이 이미 맹동(萌動)해서 신(神)이 밖으로 달리고 기(氣)가 안에서 흩어지면 혈(血)은 기(氣)를 따라 통하고 영위(榮衛)가 혼란해서 만병(萬病)이 다투어 침입하는데 이것이 모두가 마음에서 일어나는 것이다. 천군〔天君 : 심(心)〕을 이양(怡養)해야만 질병이 부작(不作)한다, 라는 말이 즉 치심(治心)의 요체가 된다. 〈膠仙〉

심장(心藏)이 신(神)을 간직하니 신(神)이 유여(有餘)하면 웃음이 언제나 그치지 않고 신(神)이 모자라면 슬퍼한다. 주(註)에 이르기를, 「심(心)은 맥(脈)을 간직하고 맥(脈)은 신(神)을 받아들이니 심기(心氣)가 허(虛)하면 슬퍼하고 실(實)하면 웃음을 그치지 않는다. 〈內經〉

마음이 허하면 슬퍼지고 슬퍼지면 걱정이 되며, 마음이 실(實)하면 웃게 되고 웃으면 기쁨이 따른다. 〈皇甫士安〉

4. 인체의 모든 신(神)의 명칭(名稱)

황정경(黃庭經)에 이르기를, 간신(肝神)의 명칭은 용연(龍烟)이고, 자(字)는 함명(含明)이며 그 길이가 7치인데 청금의(靑錦衣)와 봉옥령(鳳玉鈴)으로 그 모양은 매달린 바가지와 같으며 그 빛은 청(靑)·자색(紫色)이다. 심신(心神)의 명칭은 단원(丹元)이고, 자(字)는 수령(守靈)이며 그 길이가 9치인데 단금비상(丹錦飛裳)으로 얼굴은 덜 핀 연꽃과 같으며 그 빛은 붉은색이고, 비신(脾神)의 명칭은 상재(常在)이고, 자(字)는 혼정(魂停)이며 그 길이는 7치 8푼인데 황금(黃錦)의 옷으로 그 길이는 엎어놓은 동이(盆)와 같고 그 빛은 누르다. 폐신(肺神)의 명칭은 호화(皓華)이고, 자(字)는 허성(虛成)이며, 그 길이는 8치인데 소금의상(素錦衣裳)과 황운(黃雲)의 띠(帶)로 그 모양은 일산(日傘 : 華蓋)과 경쇠 엎어놓은 것과 같고 빛은 홍백색(紅白色)이며, 신신(腎神)의 명칭은 현명(玄冥)이고, 자(字)는 육영(育嬰)이며, 그 길이는 3치 6푼인데 창금(蒼錦)의 옷으로 그 모양은 둥근 돌멩이와 같고 빛은 검으며, 담신(膽神)의 명칭은 용요(龍曜)이고, 자(字)는 위명(威明)이며, 그 길이는 3치 6푼인데 구색금의(九色錦衣)와 녹화(綠華)의 군(裙)으로 그 모양은 매달린 바가지와 같고, 빛은 푸르다. 〈黃庭經〉

인체의 백절(百節)에는 많은 신(神)이 있고, 신(神)의 명칭이 아주 많아서 일일이 말하기는 어려우나 대체로 몸에는 3부(三部)가 있는데 상부(上部)의 팔경(八景)에는 발신(髮神)·흉신(胸神)·안신(眼神)·비신(鼻神)·이신(耳神)·구신(口神)·설신(舌神)·치신(齒神)에 있고, 중부(中部)의 팔경(八景)에는 폐신(肺神)·심신(心神)·간신(肝神)·비신(脾神)·좌신신(左腎神)·담신(膽神)·후신(喉神)이 있으며, 하부(下部)의 팔경(八景)에는 신신(腎神)·대장신(大腸神)·소장신(小腸神)·동신(胴神)·위신(胃神)·격신(膈神)·양협신(兩脇神)·좌양신(左陽神)·우음신(右陰神)이 있다. 또한 9궁(九

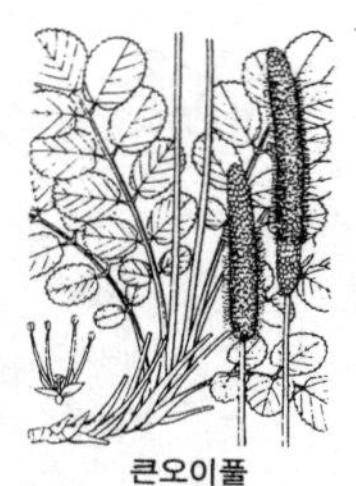
큰오이풀

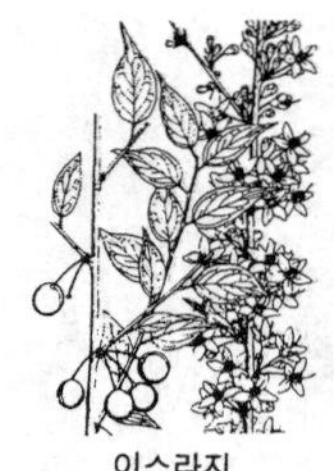
이스라지

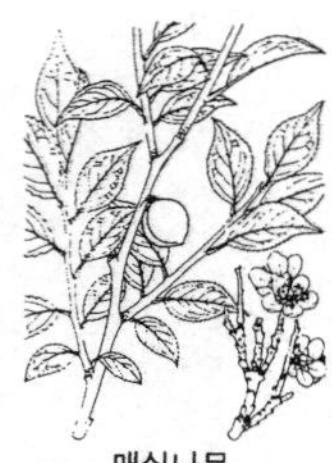
매실나무

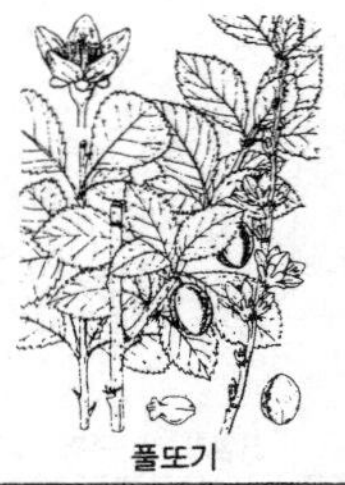
풀또기

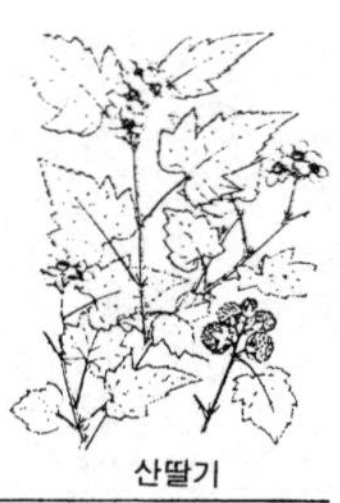
산딸기

宮)·진인(眞人)이 있는데, 심(心)은 강궁진인(絳宮眞人)이고, 신(腎)은 단항궁진인(丹亢宮眞人)이며, 간(肝)은 난대궁진인(蘭臺宮眞人)이고, 폐(肺)는 상서궁진인(尙書宮眞人)이며, 비(脾)는 황정궁진인(黃庭宮眞人)이고, 담(膽)은 천령궁진인(天靈宮眞人)이며, 소장(小腸)은 현령궁진인(玄靈宮眞人)이고, 대장(大腸)은 말령궁진인(末靈宮眞人)이며, 방광(膀胱)은 옥방궁진인(玉房宮眞人)이라고 한다. 그리고 원수(元首)의 구궁진인(九宮眞人)이 있는데, 뇌(腦)에 구변(九辨)이 있기 때문에 머리에도 구궁(九宮)이 있으니 그 1은 쌍단궁(雙丹宮)이고, 2는 명당궁(明堂宮)이며, 3은 이환궁(泥丸宮)이고, 4는 유주궁(流珠宮)이며, 5는 대제궁(大帝宮)이고, 6은 천정궁(天庭宮)이며, 7은 극진궁(極眞宮)이고, 8은 현단궁(玄唐宮)이며, 9는 대황궁(大皇宮)이라 한다. 또한 금루(金樓)·중문(重門)·20정장(二十亭長)이 있으며, 몸 밖에는 1만 8천이 되는 양신(陽神)이 있고, 몸 안에는 1만 8천의 음신(陰神)이 있는데 그곳을 주장(主張)하는 곳은 강궁진인(降宮眞人) 즉, 심(心)이 되는 것이다. 또한 3신신(三身神)·4지신(四知神)·3혼신(三魂神)〈상령(爽靈) 태광(胎光) 유정(幽精)〉·7백신(七魄神)〔척구(尺狗)·복실(伏失)·작음(雀淫)·비독(飛毒)·천부(天賦)·제예(除穢)·취사(臭師)〕과 칠원팔식신(七元八識神)의 가명(假名)과 이호(異號)가 있기 때문에 모두다 헤아릴 수는 없어도 심군(心君)이 한 몸의 주장(主張)이 되니 만신(萬神)이 그의 명령을 듣기 때문에 충분히 허령(虛靈)하고 지각(知覺)이 있어 천변만화(千變萬化)가 된다 한다. 〈正理〉

5. 오장(五臟)이 칠신(七神)을 간직할 경우

내경(內經)에 이르기를, 오장(五臟)이 간직한 것으로 심(心)은 신(神)을 간직하고 있으며, 폐(肺)는 백(魄)을 간직하고, 간(肝)은 혼(魂)을 간직하며, 비(脾)는 의(意)를 간직하고, 신(腎)은 지(志)를 간직하고 있다. 또한 비(脾)는 의(意)와 지(智)를 간직하며, 신(腎)은 정(精)과 지(志)를 간직하고 있는데 모두를 합하면 칠정(七精)이 되는 것이다. 주(註)에 이르기를, 신(神)은 정기(精氣)의 화성(化成)이 되고, 백(魄)은 정기(精氣)의 광좌(匡佐)가 되며, 혼(魂)은 신기(神氣)의 보필(補弼)이 되고, 의(意)는 기억해서 잊지 않는 것이 되고, 지(志)는 전의(專意)해서 옮기지 않는 것이 된다. 〈內經〉

두 정(精)이 서로가 마찰하는 것들을 신(神)이라 하고, 신(神)을 따라 왕래하는 것을 혼(魂)이라 하며, 정(精)과 함께 출입하는 것을 백(魄)이라 하고, 마음에 생각하고 있는 것을 의(意)라 하며, 의(意)가 존재 되는 것을 지(志)라 하고, 생각에 따라서 처리되는 것을 지(智)라고 한다. 〈靈樞〉

6. 오장(五臟)의 기(氣)가 끊기면 신(神)이 밖에 나타날 경우

어떤 선비가 글읽기를 좋아해서 밥먹기를 잊고 독서만 하고 있으니 어느 날 한 자의도인(紫衣道人)이 나타나서 「당신은 너무 고사(苦思)하지 말라. 고사(苦思)하면 내가 죽는다.」고 하므로, 당신은 누구냐고 물었더니, 「나는 당신의 몸안에 있는 곡식이다.」고 한다. 그 선비는 바로 마음을 고치고서 곡식(穀食)을 먹었다는 말이 있다. 〈延壽書〉

무석유씨(無錫游氏)라는 사람이 주색(酒色)으로 인해서 병이 생겼는데 언제나 두 여인이 화려한 의복을 입은 예쁜 모양으로 눈앞에서 어른거리다가 홀연히 없어진다. 하루는 의원에게 물었더니 대답하기를, 「이것은 신신(腎神)인데 신(腎)이 끊기면 신(神)은 집을 못 지키고 밖에 나타나는 것이다」라고 하였다. 〈醫說〉

7. 맥법(脈法)일 경우

칠정(七情)이 맥(脈)을 상하게 하니 너무나 기뻐하면 맥이 흩어지고, 성을 내면 맥이 촉박하고, 걱정을 하면 맥이 삽(澁)하고, 생각을 많이 하면 맥이 잠기고, 슬퍼하면 맥이 결(結)하고, 놀라게 되면 맥이 떨리고, 두려워하면 맥은 잠기게 된다. 〈得効〉

기쁨이 심(心)을 상하게 하면 맥이 허(虛)하게 되고, 생각이 비(脾)를 상하게 하면 맥이 결(結)하게 되고, 걱정이 폐(肺)를 상하게 하면 맥이 삽(澁)하게 되고, 노(怒)가 간(肝)을 상하게 하면 맥이 유(濡)하게 되고, 두려움이 신(腎)을 상하게 하면 맥이 잠기게 되고, 놀라서 담(膽)을 상하게 하면 맥이 동하게 되고, 슬픔이 심(心)의 포락(包絡)을 상하게 하면 맥이 긴(緊)하게 되니 칠정(七情)의 맥은 오로지 기구(氣口)가 긴(緊)하게 되고 성(盛)하게 될 뿐이다. 〈入門〉

전질(癲疾)의 맥은 크고 활(滑)하여 오래 되면 저절로 그치게 되는데 만약 맥이 작고 굳으면 급사(急死)하고, 허(虛)하면 다스릴 수 있으나 실(實)하면 죽게 된다. 〈內經〉

전질(癲疾)의 맥이 부홍(浮洪)하고 크며 장활(長滑)하

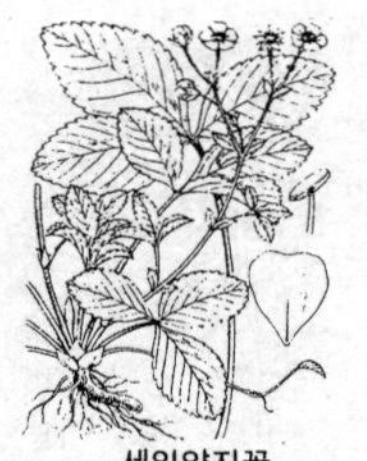
세잎양지꽃

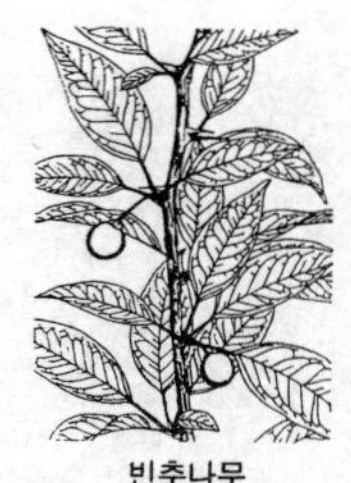
빈추나무

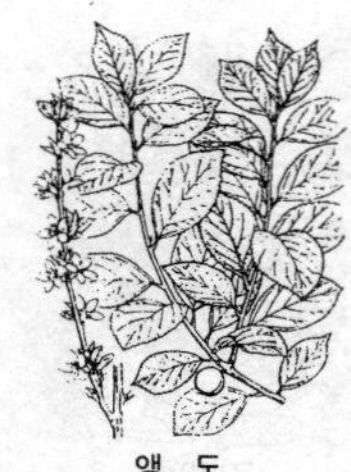
앵 도

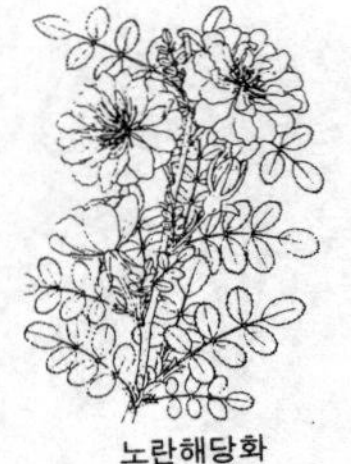
노란해당화

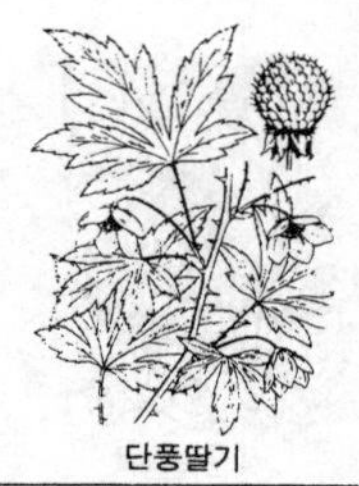
단풍딸기

고 커서 견실하게 되면 담이 축적되고 마음이 미치게 된다. 또한 맥이 크고 굳어지면서 빠르게 되면 전광(癲狂)하게 된다. 〈脈訣〉

전광(癲狂)해서 황홀한데 맥이 실(實)하고 크게 되면 순(順)한 것이고, 잠기고 가늘게 되면 역(逆)한 것이다. 〈得効〉

맥이 심하게 급하면 전광하여 궐질(厥疾)하고, 심중(心中)이 경계(驚悸)하면 맥이 반드시 맺히게 되며, 음식으로 인해서 경계(驚悸)한 증세는 잠기게 되며 복(伏)하고 동(動)하여 활(滑)한 것이다. 〈脈訣〉

촌구맥(寸口脈)이 움직이고 약한데 움직이는 증세는 놀라게 되고 약한 증세는 두려움이 된다. 간맥(肝脈)이 움직이고 조포(粗暴)하면 경해(警駭)로 인하여 생기는 증세가 된다. 〈正傳〉

두렵고 무서워지면 그 맥의 형태가 실에 감겨서 서려있는 것 같고, 얼굴빛은 창백하게 된다. 부끄러운 일이 생기면 맥이 들뜨고, 얼굴빛은 잠시 희어지기도 하고 붉어지기도 한다. 〈脈經〉

8. 신(神)이 칠정(七情)을 거느려서 상(傷)하면 병이 될 경우

심(心)은 신(神)을 간직하고 몸의 군주(君主)가 되어 칠정(七情)을 거느리고 만기(萬機)와 수작(酬酌)하는데 칠정(七情)이란 희(喜)•노(怒)•우(憂)•사(思)•비(悲)•경(驚)•공(恐)을 말한다.

또 혼(魂)•신(神)•의(意)•백(魄)•지(志)가 모두 신(神)을 주(主)로 삼기 때문에 거기에는 각각 신(神)이 있다. 〈內經註〉

마음이 출척(怵惕)하고 깊은 생각을 하면 신(神)을 상하게 하고 겁을 먹어 망연자실(芒然自失)해서 장내(腸內)의 기름이 마르게 되고, 살이 빠지며 털이 초고(焦枯)가 되고 얼굴빛이 창백해져서 겨울이 오면 죽게 되고, 비(脾)가 우수(憂愁)해져서 풀리지 않게 되면 의(意)를 상하게 되고 의가 상하게 되면 번민하고 요란해서 사지를 움직이지 못하고 털이 마르며 얼굴빛이 창백해져서 봄이 오면 죽게 되고, 간(肝)은 비애(悲哀)가 심하게 되면 혼(魂)을 상하고 혼이 상하면 광망(狂妄)해서 정(精)하지 못하고 타인을 대하면 음부(陰部)가 오므라지고 힘줄이 오그라들며 양쪽 갈비대를 움직이지 못하고 털이 마르면서 얼굴빛이 창백해져서 가을이 오면 죽게 되고, 폐(肺)가 희락(喜樂)을 다하지 못하면 백(魄)을 상하게 되고, 백(魄)이 상하면 미치고 미치게 되면 뜻이 사람을 떠나 가죽이 마르게 되고 털이 마르게 되며 얼굴빛이 창백해져서 여름이 오면 죽게 되고, 신(腎)이 크게 노(怒)하여 그치지 않는다면 지(志)를 상하게 되고 지(志)가 상하면 전에 하던 일을 모두 잊어버리고 허리와 척주(脊柱)를 펴지도 못하고 구부리지도 못하며 털이 마르게 되고 얼굴빛이 창백해져서 늦여름이 오면 죽게 되고, 공구(恐懼)해서 안 그치면 정(精)을 상하게 되고 정(精)이 상하면 뼈가 아프고 위궐(痿厥)하며 정수가 저절로 나오게 된다. 그리하여 오장(五臟)이란 것은 정(精)을 간직하는 곳으로서 상해서는 안 되고 만약 상하게 되면 수호(守護)를 잃게 되고 허하게 되며 무기력해져서 죽게 된다. 〈靈樞〉

출척(怵惕)해져서 생각하고 공구(恐懼)하여 정수(精水)가 계속해서 흐르고, 슬픔을 그치지 않는 것은 기(氣)가 갈절(竭絶)하여 삶을 잃게 되고, 즐거움이 다하지 못하는 것은 신(神)이 탕산(蕩散)하여 수검(收儉)이 안 되며, 근심과 걱정을 그치지 않는 것은 기운(氣運)이 막혀있어서 운행(運行)하지 않고, 크게 노(怒)하게 되면 미혹(迷惑)해서 치료가 어렵게 되고, 몹시 두려워하면 신(神)이 탕산(蕩散)하게 되니 거두지를 못한다. 〈靈樞〉

정기(精氣)가 심(心)에 합병되면 기뻐하게 되고 폐(肺)에 합병되면 슬퍼하게 되고 간에 합병되면 걱정하게 되고 비(脾)에 합병되면 몹시 두려워하게 된다.

주(註)에 이르기를, 폐(肺)가 허한데 심정(心精)이 합병되면 기뻐하게 되고 간이 허한데 폐기(肺氣)가 합병하게 되면 슬퍼하게 되니 다른 장(臟)들도 이에 준해서 풀이하면 된다. 〈內經〉

기쁨이 심(心)을 상하면 질행(疾行)하게 되고 오래 서있는 것을 꺼리게 되며, 노(怒)가 간을 상하면 상기(上氣)가 되면서 참지를 못하고, 열기(熱氣)가 가슴을 울렁거리면 짧은 기(氣)가 되어서 끊어질 듯하여 조용하게 쉴 수가 없게 된다.

걱정이 폐를 상하면 심계(心系)는 급하게 되고 상초(上焦)가 막히게 되며 영위(榮衛)도 통하지 않아서 밤에 누우면 불안하고 생각이 비(脾)를 상하면 기(氣)가 머물러서 운행을 못하고, 위중(胃中)이 적취(積聚)하여서 음식을 먹지 못하며 배가 창만(脹滿)해지고 사지(四肢)가 태타(怠惰)해지며, 슬픔이 심포(心包)를 상하면 잘 잊어버리고 사람도 식별치 못하며 기억이 없어 물건 둔 곳도 찾지 못하며 힘줄이 오므라들고 사지(四肢)에 부종(浮腫)이 생기게 되며 공구(恐懼)가 신(腎)을 상하면 상초(上焦)

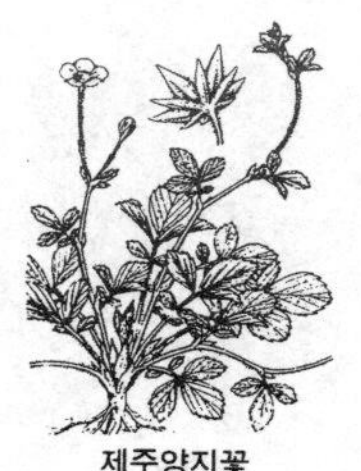
제주양지꽃

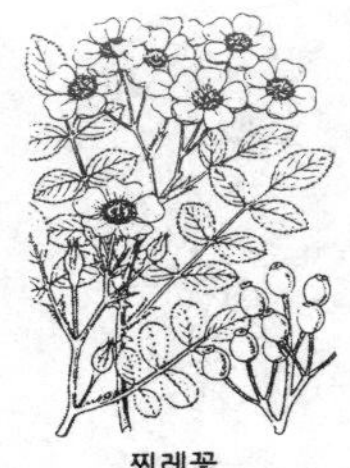
찔레꽃

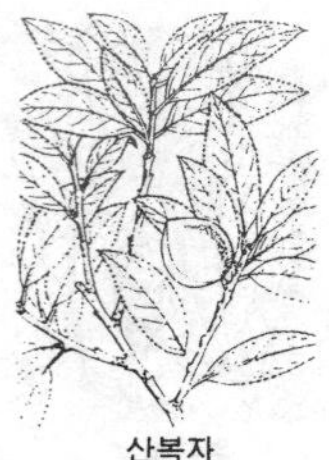
산복자

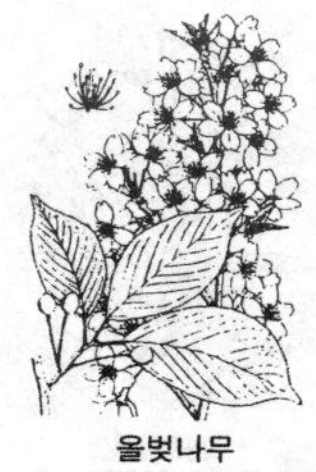
올벚나무

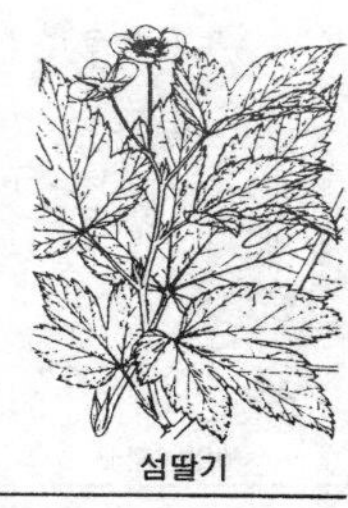
섬딸기

에 기가 막히게, 되어 운행을 못하고 하초(下焦)에 기가 돌아와서 흩어지지 않고 유예불결(猶豫不決)하게 되고 구역(嘔逆)을 하게 되며 오심(惡心)이 되고, 놀람이 담(膽)을 상하면 신(神)이 다시 갈 곳이 없고 생각을 정할 곳이 없어서 사물을 이야기 할 때 불의(不意)한 급박(急迫)이 생기게 된다. 〈得効〉

지의(志意)란 정신을 거느리고 혼백(魂魄)을 거두게 되며 한온(寒温)을 알맞게 조절하고 희로(喜怒)를 화(和)하는 것이니 지의(志意)가 화(和)하게 되면 정신이 전일(專一)하여져서 혼백이 흩어지지 않고 회로(悔怒)가 일어나지를 않게 되며 오장(五臟)이 사기(邪氣)를 받지 않게 된다. 〈靈樞〉

※ 희(喜)

내경(內經)에 이르기를, 마음이 뜻(志)에 있으면 희(喜)가 된다.

또한 마음이 실(實)하면 웃게 되고 웃으면 기쁘게 되는데 졸지의 기쁨은 양기를 상하고 기쁨과 노함이 교착(交錯)되면 기(氣)를 상하고 기쁨과 노함이 조절을 못하고, 한서(寒暑)가 지나치면 생리가 견고하지 못하고, 또 기뻐하면 기가 느슨해지는데 대체로 기뻐하면서 기가 화하고 창달하여 영위(榮衛)가 통화(通和)되기 때문에 기가 완화해진다. 〈內經〉

기쁨이 마음에서 일어나 폐에 닿기 때문에 도가 지나치면 이장(二臟)이 같이 상하게 된다. 〈皇甫謐〉

기쁘고 즐거우면 신이 흩어져서 간직할 곳이 없고 또한 기쁨과 즐거움이 끝이 없으면 백(魄)을 상하게 되는데, 백(魄)은 폐의 신이 되는 것이다. 〈靈樞〉

※ 노(怒)

내경(內經)에 이르기를, 간의 지(志)는 노(怒)가 되고 또한 폭노(暴怒)는 음을 상한다.

또한 크게 성을 내면 형기(形氣)가 끊기고 피가 상초(上焦)에서 울하며 기절을 하게 되고 피는 위에서 멈추게 되며 기는 아래에서 머무르게 되며 마음이 번민하게 되면 성을 잘 내고 성을 잘 내게 되면 기가 역상해서 심하면 피를 토하고 밥을 토하게 된다.

주에 이르기를, 성을 내면 양기가 역상을 하고 간목(肝木)이 폐를 승(乘)하기 때문에 피와 밥을 토하게 된다.

간과 담의 병이 실하게 되면 성을 내게 되고 또 음이 양에서부터 나와도 성을 내게 된다. 〈內經〉

노(怒)가 음에 있으면 양기가 음기(陰氣)에게 막혀서 펴지지도 않는다. 〈綱目〉

성을 많이 내게 되면 풍열(風熱)이 밑에 쌓인 것이다. 〈東垣〉

성을 내면 화염이 올라서 화(和)를 태우면서 스스로 상하게 될 것이니 사물이 부딪혀 와도 관여하지 말라. 지나쳐버리면 마음이 시원하다. 유공도(柳公度)가 80살에도 걸음이 빠른 것은 평생에 원기로써 희로(喜怒)를 돋우지 않고 기로써 온화하게 했기 때문이다. 〈延壽書〉

모든 칠정(七情)이 사람을 상(傷)하게 하는데 노(怒)가 제일 심하다. 대체로 성을 내면 간목(肝木)이 비토(脾土)를 이기기 때문에 비(脾)가 상하면 남아있는 사장(四臟)도 모두 상하게 된다. 〈綱目〉

노(怒)를 다스리려면 향부말(香附末)•감초말(甘草末) 각 1냥을 섞어서 3돈씩 백탕(白湯)으로 조절하여 먹는다. 〈丹心〉

※ 우(憂)

폐의 지(志)는 우(憂)가 되며 근심을 하게 되면 기운이 잠기게 된다. 근심 걱정이 풀리지 않으면 의(意)를 상하니 의는 비(脾)의 신(神)이 된다. 근심과 걱정을 하면 기(氣)가 폐색(閉塞)하여 운행을 못하니 대체로 걱정을 하면 양기는 막히고 기맥(氣脈)이 끊어져서 위아래가 불통되며 기(氣)가 안에서 굳어지면 대•소변이 통리(通利)를 못한다. 〈內經〉

※ 사(思)

비(脾)의 지(志)는 사(思)가 되고 또한 생각이 심하면 기결(氣結)이 된다. 〈內經〉

또한 생각이 비(脾)에서 일어나 마음에 멈추게 되니 도가 지나치면 2장(二臟)도 같이 상하게 된다. 〈皇甫謐〉

지(志)로 하여금 존재하고 변화되는 것을 사(思)라 하고, 멀리 생각하는 것을 려(慮)라 한다. 깜짝 놀란 후에 생각하면 신(神)을 상하고, 신이 상하면 공구(恐懼)하고 음(淫)은 흘러서 그칠 줄 모른다. 〈靈樞〉

※ 비(悲)

폐(肺)의 지(志)는 비(悲)가 되며 또한 마음이 허(虛)하면 슬퍼지고, 슬퍼지면 걱정이 되고 정기가 폐(肺)에 합병하면 슬퍼하고, 간이 허하여 폐기가 합해지면 슬픔이 되고, 슬퍼하면 기(氣)도 소모 되고 폐(肺)는 살(殺)을

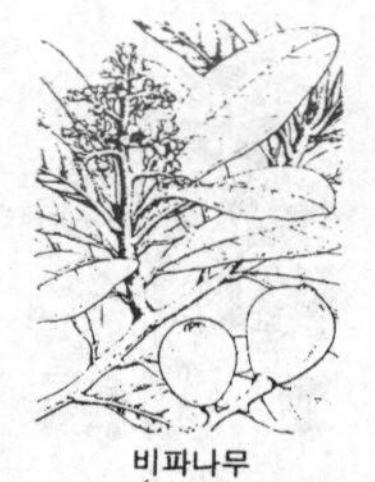
비파나무

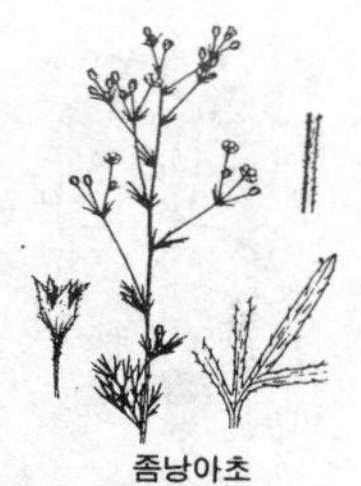
좀낭아초

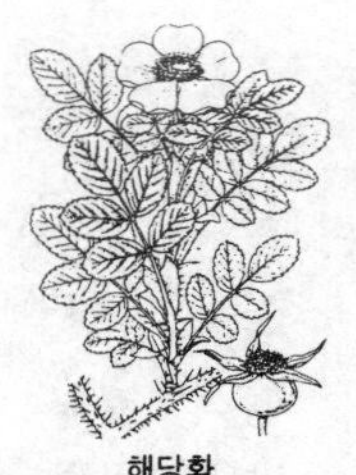
해당화

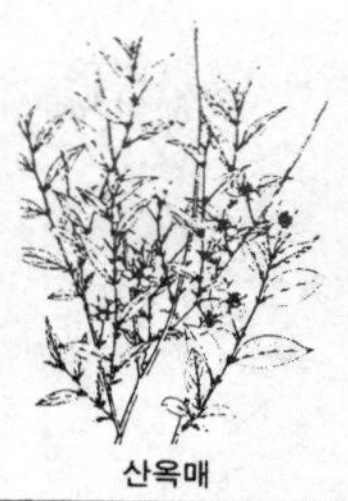
산옥매

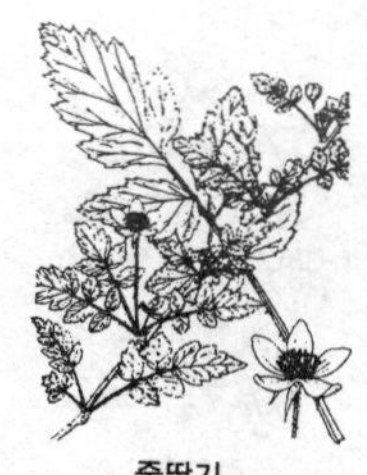
줄딸기

위주하니 슬픔을 맞이한다. 〈內經〉

비애(悲哀)가 가운데서 동하면 혼(魂)을 상하고 비애가 동해서 막지 않으면 생을 잃게 된다. 〈靈樞〉

❊ 경(驚)

경계문(驚悸門)에 보면 상세한 설명이 있다.

❊ 공(恐)

내경(內經)에 이르기를, 신(腎)의 지(志)는 공(恐)이 되고 위(胃)는 공(恐)쪽에 속한다. 주(註)에 이르기를, 위(胃)에 열이 나면 신기(腎氣)가 미약해서 두려움이 일어난다. 또한 정기(精氣)가 신(腎)에 합해지면 두렵게 되고, 심(心)이 허하는 것이니 신기가 합하면 두려움이 된다. 〈內經〉

영추(靈樞)에 이르기를, 족소음(足小陰)의 맥(脈)이 병이 들면 공구(恐懼)하고 공구(恐懼)한 증세가 안 풀리면 정(精)이 상(傷)하며, 신이 탕산(蕩散)해서 수습이 되지 않고 기가 내리게 된다. 주(註)에 이르기를, 「상초(上焦)가 굳어지면 하초(下焦)의 기(氣)가 돌아오는 것을 막기 때문에 기(氣)가 운행을 않게 된다. 〈靈樞〉

간(肝)이 피를 간직하게 되니 피가 모자라면 두려워한다. 대체로 간(肝)과 담(膽)이 실(實)하면 노하여 용감하고, 허(虛)하면 잘 공구(恐懼)하게 된다. 〈子和〉

두려움과 놀라움이 서로 같은 것 같으나 놀라움은 스스로 모르는 사이에 일어나고 두려움은 자신이 알면서도 억제를 못하는 것이다. 예를 들면 놀라움은 큰 음향(音響)을 들어도 놀라는 것이요, 두려움은 마치 남이 자기를 잡으려는 것 같고 혼자서 앉아 있지도 누워 있지도 못하고 반드시 반려가 있어야 공구(恐懼)하지 않고 또한 밤에 반드시 불을 밝혀야 안심되고 불이 없으면 두려워서 못 견디는 것을 말한다. 〈綱目〉

9. 경계(驚悸)일 경우

내경(內經)에 이르기를, 피는 음(陰)에 합하고, 기(氣)는 양(陽)에 합하기 때문에 놀라서 미치게 된다. 〈內經〉

내경주(內經註)에 이르기를, 계(悸)의 증세는 심(心)이 조동(跳動)하는 증세를 말한다. 〈內經註〉

강목(綱目)에 이르기를, 경(驚)이란 마음이 갑자기 동하여 편안하지 못한 증세이고, 계(悸)란 마음이 조동(跳動)해서 두려워한다. 〈綱目〉

삼인(三因)에 이르기를, 경계증(驚悸症)에 사물로 말미암아 크게 놀라서 된 증세를 심경(心驚), 또는 담섭(膽攝)이라 하고 병이 심담경(心膽經)에 있을 땐 그 맥이 크게 동하게 되니, 주사안신환(朱砂安神丸)•진심단(鎭心丹)•가미온담탕(加味温膽湯)으로 쓴다. 〈三因〉

중경(仲景)에 이르기를, 심계(心悸)는 마치 불이 물을 두려워하는 것과 같고, 신(腎)이 심(心)을 속이기 때문에 계(悸)가 되고, 상한(傷寒)에는 물을 많이 마시게 되면 심장 밑이 반드시 두근거리는 증세이다. 〈仲景〉

단계(丹溪)에 이르기를, 경계(驚悸)가 가끔 혈허(血虛)로 발작되는 증세에는 주사안신환(朱砂安神丸)을 쓰고 담(痰)이 있을 때는 가미정지환(加味定志丸)을 쓴다. 대체로 혈허(血虛)와 담음(痰飮)에 여위는 것은 혈허에 속하고, 살이 찌는 증세는 담음에 속하며 가끔 마음이 조동(跳動)하는 것도 역시 혈허(血虛)에 속한다. 〈丹溪〉

중경(仲景)에 이르기를, 먹는 것은 적고 마시는 것이 많으면 물이 심장 밑에 정체(停滯)하니 이것이 심하면 경계(驚悸)하고 적으면 단기(短氣)한다. 〈仲景〉

삼인(三因)에 이르기를, 오음(五飮)이 정축(停蓄)해서 위속에 폐색되면 경계(驚悸)하기가 매우 쉬운데 대체로 액체류를 많이 마시는 사람에게 이 증세가 많다. 〈三因〉

입문(入門)에 이르기를, 경계(驚悸)는 대부분 생각이 지나치고 크게 놀람으로 해서 생기는 증세이니 심하면 심장이 도동(跳動) 되는 것이다. 이러한 증세에는 청심보혈탕(淸心補血湯)•진사묘향산(辰砂妙香散)을 쓰고 기혈(氣血)이 구허(俱虛)한 증세에는 양심탕(養心湯)을 쓰며 잠깐 시작했다가 잠깐 그칠 때는 담(痰)으로 해서 화가 동한 증세이니 이진탕(二陳湯)에 지실(枳實)•맥문동(麥門冬)•죽여(竹茹)•황련(黃連)•치자(梔子)•인삼(人蔘)•백출(白朮)•당귀(當歸)•오매(烏梅)와 생강 3쪽과 대추 1개를 가하여 물로 달여서 죽력(竹瀝)•삼시(三匙)•주사말(朱砂末) 3푼을 넣어서 조복(調服)한다. 〈入門〉

경계(驚悸)에는 당연히 보혈(補血)하고 안신(安神)해야 하는데 정신단(靜神丹)•영지원(寧志元)•양혈안신탕(養血安神湯)•주사고(朱砂膏)를 쓰고, 기울(氣鬱)과 경계(驚悸)에는 교감단(交感丹)과 가미사칠탕(加味四七湯)을 써야 한다. 〈諸方〉

❊ 주사안신환(朱砂安神丸)

효능 : 열음(熱淫)이 심할 때는 고한(苦寒)한 황련(黃連)을 써서 마음의 번뇌를 없애고 온열(溫熱)도 없앰으로써 주(主)를 삼고, 감초(甘草)•생지황의 감한(甘寒)한 것을 써서 화

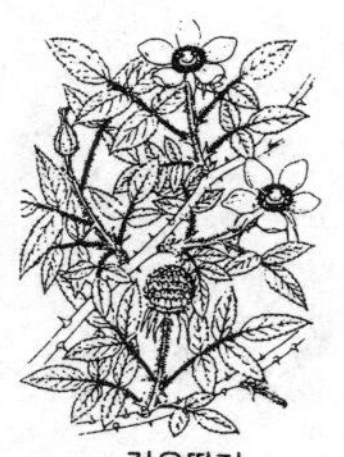
검은딸기

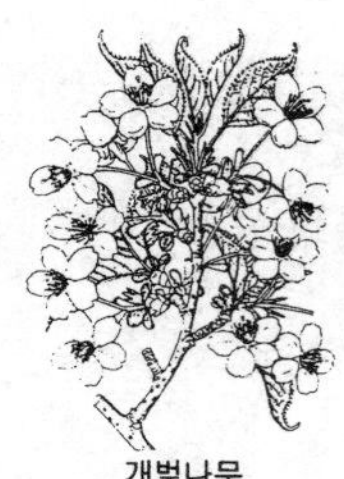
개벚나무

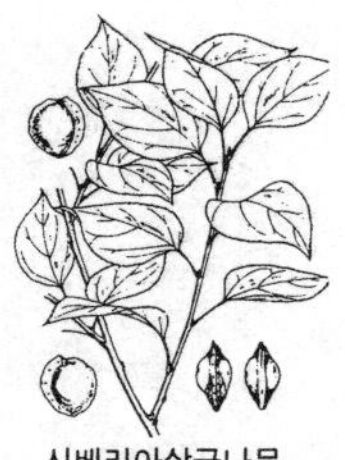
시베리아살구나무

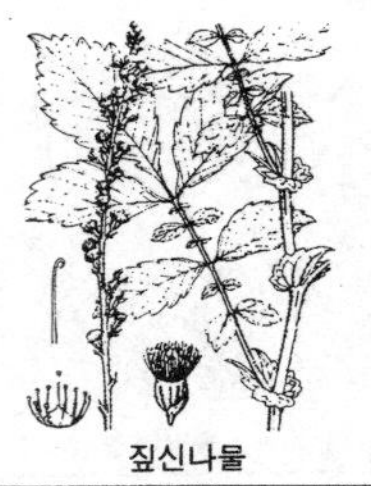
짚신나물

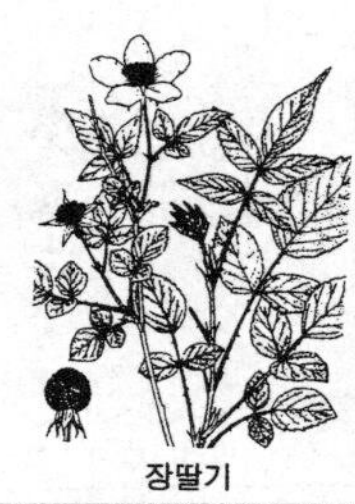
장딸기

(火)를 사(瀉)하고 기(氣)를 보(補)하여 음혈(陰血)을 자생(滋生)시킴으로써 부(副)로 삼으니 당귀(當歸)는 피의 모자라는 것을 보하고 주사(朱砂)는 부류(浮溜)하는 화(火)를 수납(收納)하고 신명(神明)을 편하게 해 준다.

처방 황련(黃連) 6돈, 주사(朱砂) 5돈, 감초(甘草)•생건지황주세(生乾地黃酒洗) 각 3돈반, 당귀주세(當歸酒洗) 2돈반을 가루로 하여 떡처럼 쪄서 좁쌀 크기의 환을 만들어서 침에 섞어 20~30알씩 먹는다. 〈入門〉

※ 진심단(鎭心丹)

효능 : 심허 경계(心虛驚悸)를 치료한다.

처방 진사(辰砂 : 황송절주(黃松節酒)에 담근것)•용치〔龍齒 : 원지(遠志)싹과 초수(醋水)에 같이 달인 것〕을 나누어 가루로 만들어 돼지 염통피에 가시연밥 크기로 환을 지어 맥문동(麥門冬)•녹두(綠豆)•등심(燈心)•백밀(白密)을 녹두가 익을 정도로 달여서 찌꺼기는 버리고 그 물에 1알씩 잠잘 때 먹는다. 〈三因〉

※ 가미온담탕(加味溫膽湯)

효능 : 심(心)과 담(膽)이 허겁(虛怯)하고 사물에 닿으면 자주 놀라서 담연(痰涎)과 기(氣)가 상박(相搏)하여 모든 병 증세를 일으킬 때 쓴다.

처방 향부자(香附子) 2돈 4푼, 귤홍(橘紅) 1돈 2푼, 반하(半夏)•지실(枳實)•죽여(竹茹) 각 8푼, 인삼(人蔘)•백복령(白茯苓)•시호(柴胡)•맥문동(麥門冬)•길경(桔梗) 각 6푼, 감초(甘草) 4푼에 생강 3쪽, 대추 2개를 물로 달여서 먹는다. 〈經驗方〉

입문(入門)에는 삼호온담탕(蔘胡温膽湯)이라고 이름하였다.

※ 가미정지환(加味定志丸)

효능 : 담(痰)으로 인해서 혼미(昏迷)하고 심격(心膈)이 경계(驚悸)하여 정충(怔忡)이 있는 증세에 쓴다.

처방 백복령(白茯苓) 3냥, 원지(遠志)•석창포(石菖蒲) 각 2돈, 인삼(人蔘) 1냥, 호박(琥珀)•울금(鬱金) 각 5돈을 가루로 하여 꿀로 오동 열매 크기의 환을 하고 주사(朱砂)로 겉을 입혀 미음으로 30알씩 먹는다. 〈心法〉

※ 청심보혈탕(淸心補血湯)

효능 : 노심(勞心)하고 깊은 생각을 함으로 정신이 손상되어 머리는 어지럽고 눈은 어두우며 심(心)이 허하고 기(氣)가 짧아서 경계 번열(驚悸煩熱)한 증세에 쓴다.

처방 인삼(人蔘) 1돈 2푼, 당귀(當歸)•백작약초(白芍藥炒)•복신(茯神)•산조인초(酸棗仁炒)•맥문동(麥門冬) 각 1돈, 천궁(川芎)•생지황(生地黃)•진피(陳皮)•치자초(梔子炒)•감초구(甘草炙) 각 5푼, 오미자(五味子) 15알을 물로 달여서 먹는다.

〔의감(醫鑑)에는 보혈탕(補血湯)이라 했고, 필용방(必用方)에는 당귀음(當歸飮)이라고 했다.〕

※ 진사묘향산(辰砂妙香散)

효능 : 심기 부족(心氣不足)과 경계(驚悸)•정충(怔忡)•황홀(恍惚)•공포(恐怖)•우수(憂愁)•참척(慘戚)•희노불상(喜怒不常)•허번(虛煩)•소수(少睡) 증세 등을 치료한다.

처방 산약(山藥)•백복령(白茯苓)•복신(茯神)•황기(黃芪)•원지강제(遠志薑製) 각 1냥, 인삼•길경(桔梗)•감초(甘草) 각 5돈, 주사(朱砂) 3돈, 목향(木香) 2돈반, 사향(麝香) 1돈을 가루로 하여 2돈씩 온주(温酒)에 복용하고 술을 마시지 못하는 사람은 연육(蓮肉)달인 물로 먹는다.

※ 양심탕(養心湯)

효능 : 근심 걱정과 많은 생각으로 상심(傷心)하거나 또는 치사(治事)에 노심하여 심신이 모자란 데 또는, 경계(驚悸)와 소수(少睡)등 모든 증세를 치료한다.

처방 백복령(白茯苓)•복신(茯神)•당귀(當歸)•생지황(生地黃) 각 1돈, 황기밀구(黃芪蜜炙)•원지강즙초(遠志薑汁炒) 각 8푼, 천궁(川芎)•백자인(栢子仁)•산조인초(酸棗仁炒) 각 7푼, 반하국(半夏麴) 6푼, 인삼(人蔘) 5푼, 감초구(甘草炙)•날계(辣桂) 각 3푼, 오미자(五味子) 14개, 생강(薑) 3쪽을 넣고 물에 달여서 먹는다. 〈醫鑑〉

정수(停水)와 정충(怔忡)에는 빈랑(檳榔)과 적복령(赤茯苓)을 더해서 쓴다.

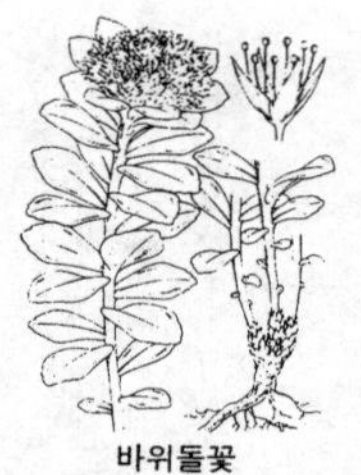
바위돌꽃

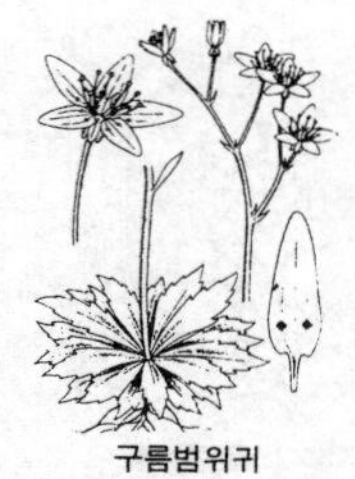
구름범위귀

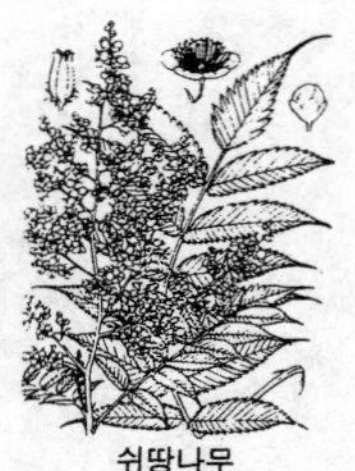
쉬땅나무

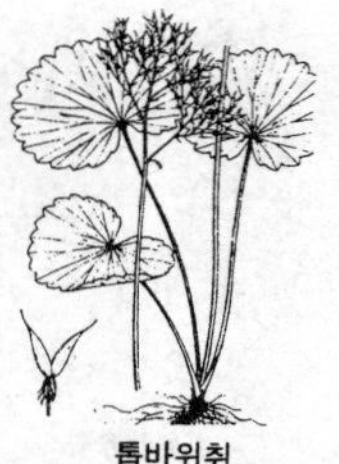
톱바위취

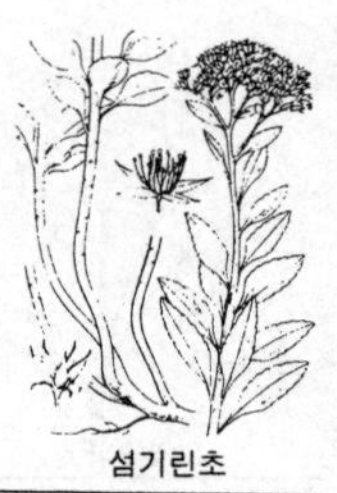
섬기린초

※ 정신단(静神丹)

효능 : 우(憂)・수(愁)・사(思)・려(慮)로 인하여 상심(傷心)하고, 깜짝깜짝 놀라서 마음이 약동(躍動)하고 경계(驚悸)와 불안한 증세를 치료한다.

처방 당귀신주세(當歸身酒洗)・원지강제(遠志薑製)・복신(茯神) 각 5돈, 석창포(石菖蒲)・황련(黃連) 각 2돈반, 진사(辰砂) 2돈, 우황(牛黃) 1돈, 금박(金箔) 15쪽을 가루로 하여 저심혈(豬心血)로 기장쌀 크기로 환을 지어 금박(金箔)으로 겉을 입히고 등심전탕(燈心煎湯)으로 50알씩을 먹는다.

본 처방은 정전(正傳)의 조전경험비방(祖傳經驗秘方)이다.

※ 영지원(寧志元)

효능 : 심혈(心血)이 허하고 많이 놀라는 증세를 치료한다.

처방 인삼(人蔘)・백복령(白茯苓)・백자인(白子仁)・호박(琥珀)・당귀(當歸)・산조인초(酸棗仁炒)・원지주침반일취육(遠志酒浸半日取肉) 각 5돈, 유향(乳香)・주사(朱砂)・석창포(石菖蒲) 각 2돈반을 가루로 해서 오동 열매 크기의 환을 지어 조탕(棗湯)으로 30알씩 먹는다. 〈直指〉

※ 양혈안신탕(養血安神湯)

효능 : 경계(驚悸)를 치료한다.

처방 생하(生芐)・복신(茯神) 각 1돈, 백출(白朮)・산조인초(酸棗仁炒) 각 7푼, 당귀신(當歸身)・천궁(川芎)・백작약(白芍藥)・진피(陳皮)・백자인(栢子仁)・황련주초(黃連酒炒) 각 5푼, 감초구(甘草灸) 3푼을 물로 달여서 먹는다. 〈回春〉

※ 주사고(朱砂膏)

효능 : 놀라서 심한 열로 혼미불성(昏迷不省)한 증세를 치료한다.

처방 감초(甘草) 7돈반, 한수석하(寒水石煆) 각 5돈, 주사(朱砂)・붕사(硼砂)・염초(焰硝) 각 2돈반, 용뇌(龍腦) 1자, 금박(金箔)・은박(銀箔) 각 5쪽을 가루로 하여 맥문동탕(麥門冬湯)에 매 2돈씩 먹는다. 〈得効〉

※ 가미사칠탕(加味四七湯)

효능 : 심기(心氣) 울체증(鬱滯症)을 치료하고 담(痰)을 뚫어 주고 경계(驚悸)를 치료한다.

처방 반하제(半夏製) 2돈, 적복령(赤茯苓)・후박(厚朴) 각 1돈 2푼, 복신(茯神)・자소엽(紫蘇葉) 각 8푼, 원지강제(遠志薑製)・감초구(甘草灸) 각 5푼, 생강(薑) 7쪽, 대추살 2개, 석창포(石菖蒲) 반치(半寸)를 넣어서 물로 달여 복용한다. 〈得効〉

10. 경계(驚悸)를 치료할 경우

한 부인이 밤에 도둑에게 겁욕(怯辱)을 당하고 크게 놀랐는데 그 뒤부터는 어떤 특이한 소리만 나도 경도(驚倒)해서 인사불성(人事不省)이 되어 심병(心病)으로 치료했으나 효력이 없으므로 대인(戴人)에게 물었더니 「경(驚)이란 양(陽)이 밖에서 들어오는 것이요, 공구(恐懼)는 음(陰)이 안에서 밀어내는 것이니 경(驚)은 자신이 알지 못하나 공구(恐懼)는 자신이 아는 것이다. 또한 담(膽)은 용감한 것인데 놀라고 두려워하면 담(膽)이 상(傷)하는 것이다.」하고 그 부인으로 하여금 두 손으로 의자를 짚고 구부리게 한 뒤 그 앞에 빈 나무 상자를 한 개 가져다 놓고 부인에게 똑바로 그 상자를 바라보도록 한 다음에 대봉(大棒)으로 그 상자를 큰소리가 나도록 치니 부인이 크게 놀람을 참지 못했다. 그런 다음 조금 지난 뒤에 또다시 상자를 때려서 큰 소리를 내었더니 그때는 별로 놀라지 않으므로 계속해서 4~5차 그 방법을 썼더니 점차로 놀라는 것이 진정되면서 한숨을 쉬고 말하기를, 「이것이 도대체 어떠한 요법인지 마음이 진정된다.」하거늘 대인(戴人)이 풀이하기를 「놀란 것을 평(平)하게 해주는 것으로 평(平)이란 평상(平常)이란 뜻이다.

아무 일이나 평상적(平常的)으로 보면 별로 놀랄 것이 없다」고 하였다. 그날 밤에 사람이 그 부인이 자는 방 창문을 두드려도 별로 반응 없이 자더라고 했다.

경(驚)은 신(神)이 위로 넘쳐서 날뛰는 것인데 상자를 내려다보게 하고 큰소리를 냈던 것은 그 신(神)을 수렴(收斂)한 것이다. 〈張子和〉

11. 정충(怔忡)일 경우

대씨(戴氏)가 이르기를, 정충(怔忡)이란 마음속이 조

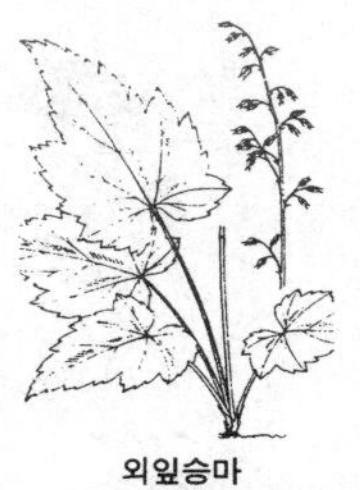
외잎승마

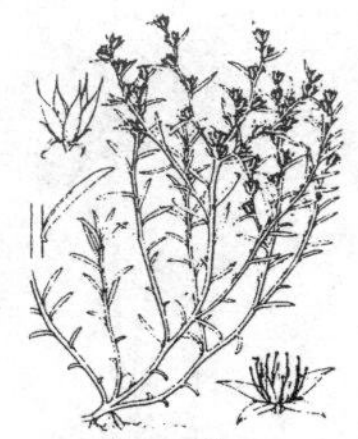
바위채송화

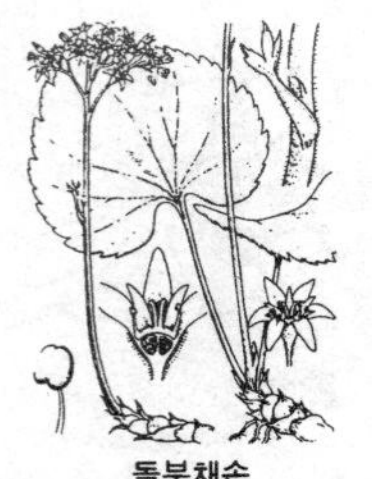
돌부채손

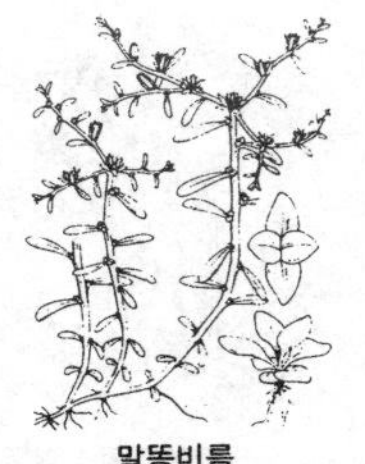
말똥비름

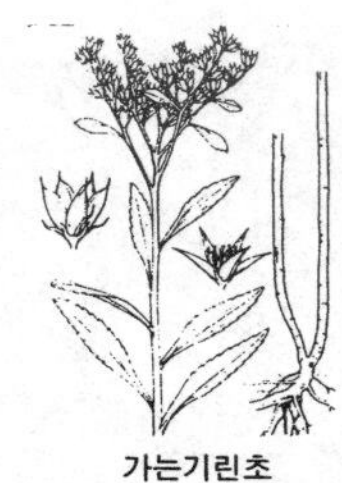
가는기린초

동(跳動)해서 불안하고 깜짝깜짝 놀라며 무엇에 쫓기는 듯한 형상을 말하는 것이다.

부귀(富貴)에 급급하고 빈천(貧賤)을 한탄하며 소원이 성취되지 않는 데서 일어난다. 〈戴人〉

정충(怔忡)은 마음이 동해서 불안한 증세이다. 마음이 허하고 담(痰)이 울(鬱)하면 귀에서 큰소리가 들리는 것 같고 눈에는 이상한 물체가 보이거나 또는 험한 곳에 이르고 험난한 일을 대하면 지의(志意)가 상(傷)해서 소름이 끼치고 깜짝깜짝 놀라서 경계(驚悸)가 된다.

마음이 허하고 가슴에 물이 멈춰서 쿨렁쿨렁 소리가 나면서 트림이 나고 허기(虛氣)가 움직여서 물이 오르면 심화(心火)가 싫어하여 마음이 자연히 편치를 못해서 언제나 불편한 상태에 있는 것을 정충(怔忡)이라고 한다. 〈直指〉

정충(怔忡)은 마음속이 울렁울렁 흔들려서 안정이 안되는 증세가 자주 발작(發作)하는 것이다. 〈正傳〉

정충(怔忡)은 경계(驚悸)를 오랫동안 방치해서 발생하는 증세이다. 담(痰)이 밑에 있고 화(火)가 위에 있을 때는 삼호온담탕(蔘胡温膽湯)에 치자(梔子)·당귀(當歸)·패모(貝母)를 가하고, 기울(氣鬱)하면 가미사칠탕(可味四七湯)에 죽력(竹瀝)·강즙(薑汁)을 가한 것이나 또는 금박진심환(金箔鎭心丸)을 쓰고, 정음(停飮)한 곳은 이진탕(二陳湯)에 복신(茯神)·빈랑(檳榔)·맥문동(麥門冬)·침향(沈香)을 가한 것이나 주작환(朱雀丸)을 쓴다. 〈入門〉

심하(心下)에 수기(水氣)가 있어서 가슴이 울렁거리는 증세는 오령산(五苓散)〔처방은 상한문(傷寒門) 참조〕·궁하탕(芎夏湯)〔처방은 음문(飮門) 참조〕을 쓴다. 정수(停水)의 증세는 머리가 어지러워지고 마음이 떨린다. 〈直指〉

정충(怔忡)은 일명 정송(怔忪)이라고도 하는데 경계(驚悸)와 비슷하다. 익영탕(益榮湯)·복령음자(茯苓飮子)·안신보심탕(安神補心湯)·강출탕(薑朮湯)·주작환(朱雀丸)·사물안신탕(四物安神湯)·진사영지환(辰砂寧志丸)·가미영신환(加味寧神丸)·천왕보심단(天王補心丹)을 쓴다.

※ 익영탕(益榮湯)

효능 : 생각이 너무 지나쳐서 심혈(心血)을 모상(耗傷)하고, 정충(怔忡), 황홀(恍惚)한 증세를 치료한다.

처방 황기(黃芪)·당귀(當歸)·소초(小草)·산조인(酸棗仁)·백자인(柏子仁)·맥문동(麥門冬)·복신(茯神)·백작약(白芍藥)·자석영(紫石英) 각 1냥, 목향(目香)·인삼(人蔘)·감초(甘草) 각 5돈을 잘게 썰어서 한 첩을 7돈씩으로 달아서 생강 5쪽, 대추 2개를 넣어 물로 달여서 먹는다. 〈濟生〉

※ 복령음자(茯苓飮子)

효능 : 담음(痰飮)이 심(心)과 위(胃)에 쌓여서 정충(怔忡)이 계속 그치지 않는 증세를 치료한다.

처방 반하제(半夏製)·적복령(赤茯苓)·복신(茯神)·맥문동(麥門冬)·진피거백(陳皮去白) 각 1냥, 침향층(沈香層)·빈랑(檳榔)·감초(甘草) 각 5돈을 썰어 7돈씩 첩을 지어 생강 5쪽을 넣고 물로 달여서 먹는다. 〈得効〉

※ 강출탕(薑朮湯)

효능 : 허한 사람의 정음(停飮)과 정충(怔忡)을 치료한다.

처방 백강(白薑)·생백출(生白朮)·적복령(赤茯苓)·반하국(半夏麴) 각 5돈, 계피(桂皮)·감초(甘草) 각 2돈반을 썰어 5돈씩 첩을 지어 생강 2쪽, 대추 2개를 넣어 물로 달여서 먹는다. 〈得効〉

※ 안신보심탕(安神補心湯)

효능 : 정충(怔忡)과 경계(驚悸)를 치료한다.

처방 당귀(當歸)·생지황(生地黃)·복신(茯神)·황금(黃芩) 각 1돈 2푼, 맥문동(麥門冬) 2돈, 백작약(白芍藥)·백출(白朮) 각 1돈, 원지(遠志)·산조인초(酸棗仁炒) 각 8푼, 천궁(川芎) 7푼, 현삼(玄蔘) 5푼, 감초(甘草) 3푼을 물로 달여서 먹는다. 〈醫鑑〉

※ 사물안신탕(四物安神湯)

효능 : 심중(心中)에 피가 말라서 마치 고기가 물이 없는 것과 같은 정충(怔忡)과 조동(跳動)을 치료한다.

처방 당귀(當歸)·백작약(白芍藥)·생지황(生地黃)·열지황(熱地黃)·인삼(人蔘)·백출(白朮)·복신(茯神)·산조인초(酸棗仁炒)·황련초(黃連炒)·치자초(梔子炒)·맥문동(麥門冬)·죽여(竹茹) 각 7푼, 진사세말

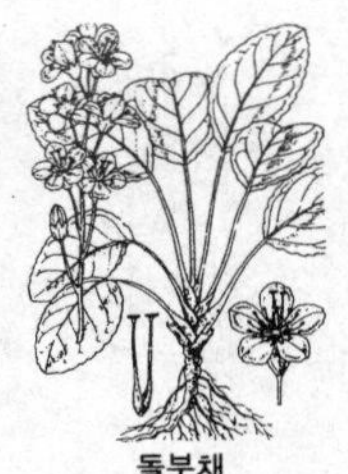
돌부채

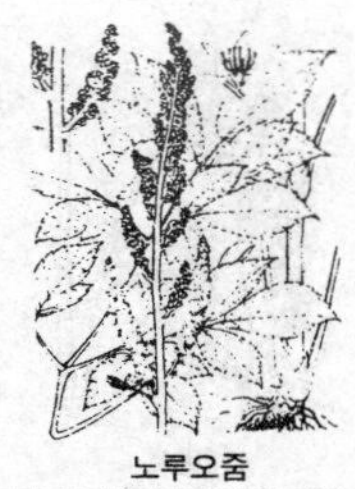
노루오줌

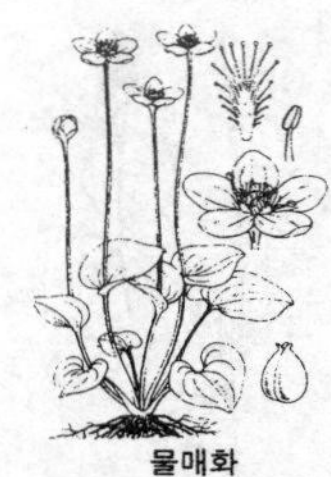
물매화

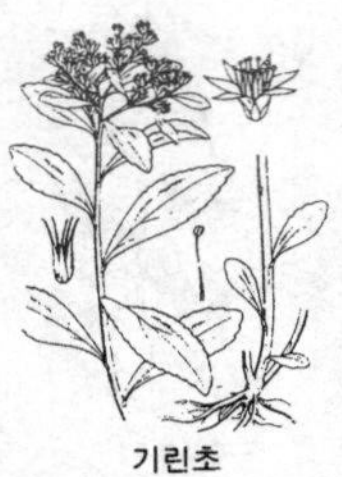
기린초

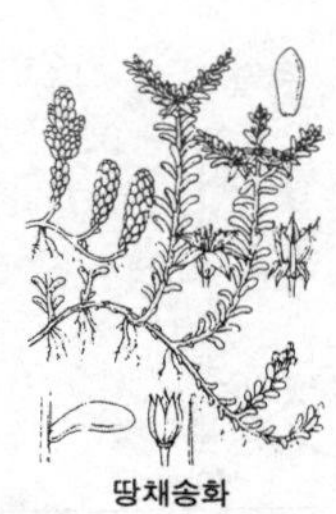
땅채송화

(辰砂細末) 5푼, 대추 2개, 볶은 쌀 한 줌, 오매(烏梅) 1개를 넣고 물로 달여 진사(辰砂)를 조금 타서 먹는다. 〈回春〉

※ 주작환(朱雀丸)

효능 : 심신(心神)이 불안정하고 황홀(恍惚)하고 건망(健忘)하여 화(火)가 내리지 않고 수시로 두근거리는 것을 치료한다.

처방 백복신(白茯神) 2냥, 침향(沈香) 5돈을 가루로 하여 양침증병(陽浸蒸餠)으로써 오동 열매 크기의 환을 지어 주사(朱砂) 5돈을 물에 타서 환약에 입혀서 인삼탕(人蔘湯)에 50알씩 먹는다. 〈入門•正傳〉

12. 건망증세(健忘症勢)일 경우

황제(黃帝)가 묻기를 사람이 잘 잊어버리는 것(健忘)은 무슨 기(氣)가 그렇게 하는가? 기백(岐伯)이 답하기를, 상기(上氣)는 모자라는데 하기(下氣)는 넉넉하고, 장위(腸胃)는 실(實)한데 심폐(心肺)가 허하게 되어 영위(榮衛)가 밑에 머물러 오랫동안 제대로 오르지 못하기 때문에 잘 잊는 것입니다. 또 신장(腎臟)이 성을 내어 그치지 않으면 지(志)를 상하고, 지(志)가 상(傷)하면 지난 일을 잘 잊어버린다고 하였다. 〈靈樞〉

피가 밑에서 조화를 이루고 기(氣)가 위에서 조화를 이루면 요란(擾亂)하여서 잊어 버리기를 잘 한다. 〈內經〉

건망증(健忘症)은 정신이 흐린 사람과 담(痰)이 있는 사람에게 많다. 〈丹溪〉

건망(健忘)이란, 일을 해도 처음은 있으나 끝이 없으며, 이야기를 해도 처음과 끝을 짐작하기 어려운데, 이것은 즉 병으로 인한 것이며, 우완무지(愚頑無知)한 것은 아니다. 〈戴人〉

건망(健忘)은 흐리멍텅하고 자신이 한 일을 잊어버리는 증세이니, 심혈을 다하여 생각해도 생각이 나지 않는 것이다. 마음과 비(脾)의 2경(二經)에 주된 관계가 있다. 대체로 심(心)의 관직(官職)은 생각을 맡고 비(脾)의 관직(官職)도 역시 생각을 주로 하니 이것은 생각이 너무 많음으로 인하여 심(心)이 상하고 피가 모손(耗損)해서 신(神)이 자리를 지키지 않고, 비(脾)가 상하면 위기(胃氣)가 허약해서 필요없는 생각을 자주 되풀이 하는 것이니 이 두 가지가 모두 잊어버리기를 잘하는 원인이 되는 것이다.

치료는 반드시 먼저 그 심혈(心血)을 기르고 비토(脾土)를 다스려서 응신(凝神)하고 정지(定智)하는 약으로써 조리(調理)하고 또 깨끗한 것과 안락(安樂)한 곳을 정해서 모든 우려를 잊어버리고 육음(六淫)과 칠정(七情)을 멀리 하고 마음의 안정을 가지고 꾸준히 노력하면 자연히 치료가 되는 수도 있다. 〈醫鑑〉

정충(怔忡)이 오래 되어서 건망(健忘)이 되는 경우는 심(心)•비(脾) 2경(二經)에 피가 적고 신(神)이 휴결(虧缺)되는 것인데 치료 방법은 신(神)을 끌어서 수사(守舍)를 시켜야 된다.

인신귀사단(引神歸舍丹)을 주치제(主治劑)로 하고 또는 음백(陰魄)이 모자라서 선망(善忘)할 때는 정지환(定志丸)•개심산(開心散)을 쓰고 연로하여 선망(善忘)할 때에는 가감고본환(加減固本丸)을 써야 한다. 〈入門〉

건망증(健忘症)에는 가미복령탕(加味茯苓湯)•총명탕(聰明湯)•귀비탕(歸脾湯)•가감보심탕(加減補心湯)•천왕보심단(天王補心丹)•강심단(降心丹)•장원환(壯元丸)•가미수성원(加味壽星元)•주자독서환(朱子讀書丸) 등을 써야 한다. 〈諸方〉

※ 인신귀사단(引神歸舍丹)

효능 : 심장(心臟)의 풍기(風氣)와 건망증세(健忘症勢)를 치료한다.

처방 남성우담제(南星牛膽製) 2냥, 주사(朱砂) 1냥, 부자동변침포(附子童便浸炮) 7돈을 가루로 하여 저심혈(猪心血)에 풀을 넣고 오동 열매 크기의 환을 지어 훤초근전탕(萱草根煎湯)으로 50알씩 먹는다. 〈入門〉

※ 정지환(定志丸)

효능 : 심기(心氣)가 부족하고 건망(健忘)과 신혼(神魂)의 불안으로 경계(驚悸)와 공겁(恐怯)이 있고, 꿈자리가 좋지 못한 증세를 치료한다.

처방 인삼(人蔘)•백복령(白茯苓)•복신(茯神) 각 3냥, 석창포(石菖蒲)•원지제(遠志製) 각 2냥, 주사(朱砂) 1냥(반은 환약에 입힌다)을 가루로 하여 오동 열매 크기의 환을 지어 미음물이나 밥물로 50~70알씩을 먹는다. 〈得效〉

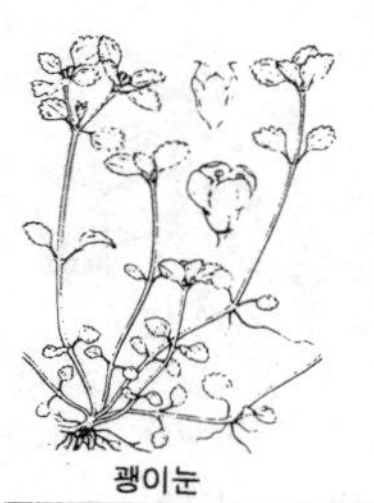
괭이눈

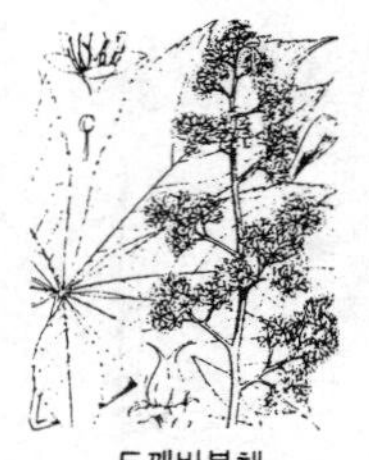
도깨비부채

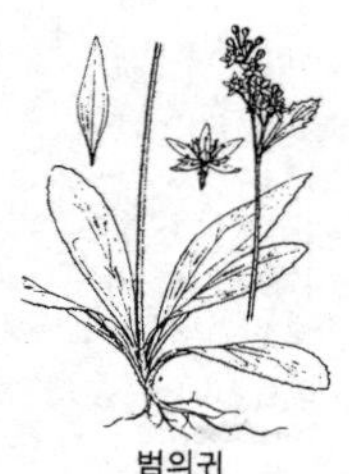
범의귀

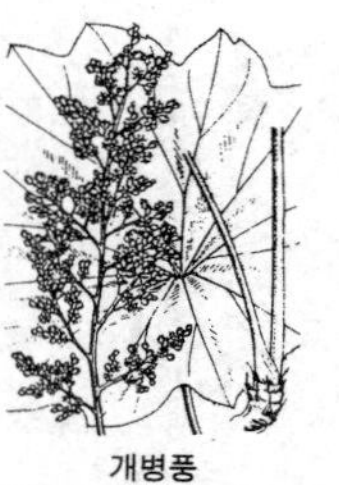
개병풍

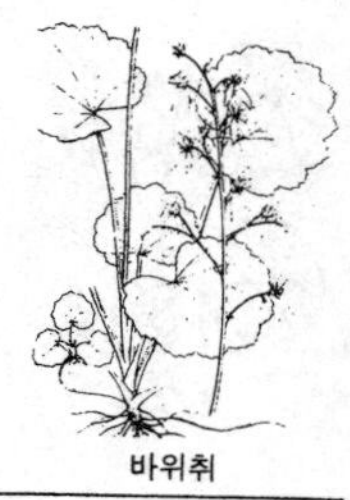
바위취

※ 개심산(開心散)

건망증(健忘症)을 치료한다.

정지환(定志丸)에서 복신(茯神)을 빼고 가루로 하여 매 2돈씩 온수(温水)로 먹는다. 〈得効〉

※ 가감고본환(加減固本丸)

노인의 혼망(昏忘)과 중풍(中風) 뒤에 오는 건망증(健忘症)을 치료한다. 즉 풍문(風門)의 2삼단(二蔘丹)이다. 처방은 (風門 참조)

※ 가미복령탕(加味茯苓湯)

효능 : 담(痰)으로 인하여 혼미(昏迷)하고 건망(健忘)해서 모든 일을 잘 잊어버리고 대화 때 말을 더듬거리는 증세를 치료한다.

처방 인삼(人蔘)·반하제(半夏製)·진피(陳皮) 각 1돈반, 백복령(白茯苓)·향부자(香附子)·익지인(益智仁) 각 1돈, 감초(甘草) 5푼에 생강 3쪽과 오매(烏梅) 1개를 넣고 달여서 먹는다. 〈得効〉

※ 총명탕(聰明湯)

효능 : 건망(健忘)을 치료하니 오랫동안 먹으면 매일 천 마디의 말을 기억할 수 있다.

처방 백복령(白茯苓)·원지(遠志)〔감초(甘草) 물에 담가서 거골(去骨)〕·강즙제(薑汁製)·석창포(石菖蒲)를 각각 나누어서 잘게 썬 것을 3돈씩 물로 달여 먹거나 또는 가루로 하여 2돈씩 다탕(茶湯)으로 1일 3회를 먹는다. 〈種杏〉

※ 귀비탕(歸脾湯)

효능 : 우사(憂思)로 하여금 심(心)·비(脾) 2장(二臟)을 노상(勞傷)했을 때와 건망(健忘)과 정충증(怔忡症)을 치료한다.

처방 당귀(當歸)·용안육(龍眼肉)·산조인초(酸棗仁炒)·원지제(遠志製)·인삼(人蔘)·황기(黃芪)·백출(白朮)·복신(茯神) 각 1돈, 목향(木香) 5푼, 감초(甘草) 3푼, 생강 5쪽, 대추 2개를 물로 달여서 먹는다. 〈入門〉

※ 가감보심탕(加減補心湯)

효능 : 모든 허증(虛症)과 건망증(健忘症)을 치료한다.

처방 진피(陳皮)·백복령(白茯苓)·백작약(白芍藥)·생지황(生地黃)·원지제(遠志製)·맥문동(麥門冬)·산조인초(酸棗仁炒)·황백(黃柏)·지모병주초(知母並酒炒)·당귀(當歸) 각 5돈, 인삼(人蔘)·백출(白朮)·석창포(石菖蒲)·감초(甘草) 각 3돈을 썰어서 2첩으로 나누어 물로 달여서 먹는다. 〈醫鑑〉

※ 강심단(降心丹)

효능 : 심(心)과 신(腎)이 모자라는 것과 건망증(健忘症)을 치료한다.

처방 숙지황(熟地黃)·당귀(當歸)·천문동(天門冬)·맥문동(麥門冬) 각 3냥, 백복령(白茯苓)·인삼(人蔘)·산약(山藥)·복신(茯神)·원지강제(遠志薑製) 각 2냥, 육계(肉桂)·주사(朱砂) 각 5돈을 가루로 하여 오동 열매 크기의 환을 지어 인삼탕으로 30알씩 먹는다. 〈局方〉

※ 장원환(壯元丸)

효능 : 심장(心臟)을 보하고 피를 만들어 주며 신(神)을 편하게 하여 뜻을 안정시키고 정치에 힘을 쓰고 독서에 피로하여 건망(健忘)이 많고, 정충(怔忡)으로 잠을 이루지 못하는 것을 치료한다.

오랫동안 먹고 매일 천 마디를 기억할 수 있고 머리 속에는 만 권의 책을 간직한다.

처방 원지강제(遠志薑製)·용안육(龍眼肉)·생건지황주세(生乾地黃酒洗)·현삼(玄蔘)·주사(朱砂)·석창포(石菖蒲) 각 3돈, 인삼(人蔘)·백복령(白茯苓)·당귀주세(當歸酒洗)·산조인초(酸棗仁炒)·맥문동(麥門冬)·백자인거유(栢子仁去油) 각 2돈을 가루로 하여 저심혈(猪心血)로 녹두알 크기의 환을 지어 금박(金箔)으로 겉을 입힌 다음 나미탕(懦米湯)에 20~30알씩 먹는다. 〈回春〉

※ 가미수성원(加味壽星元)

효능 : 담(痰)침이 심포(心包)에 정체하여 정신 집중이 되지 않고, 건망(健忘)과 황홀(恍惚)을 겸하여 풍연(風涎)이

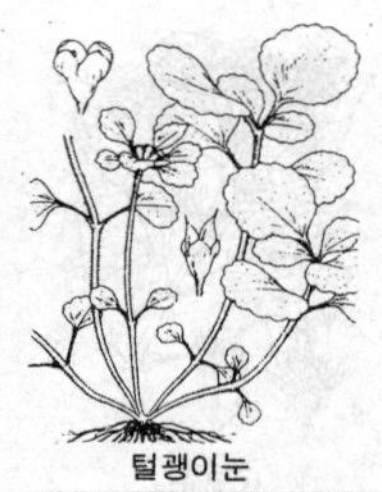
털괭이눈

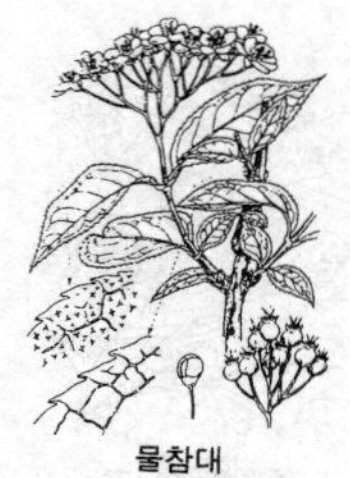
물참대

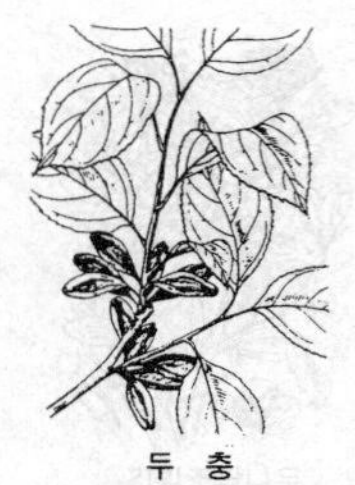
두 충

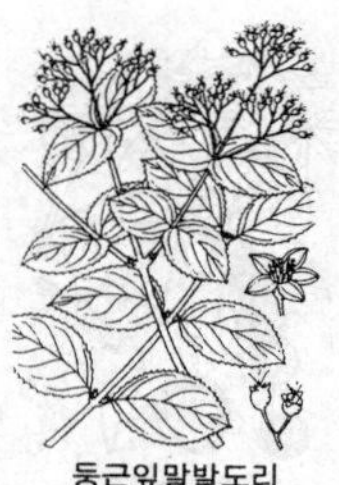
둥근잎말발도리

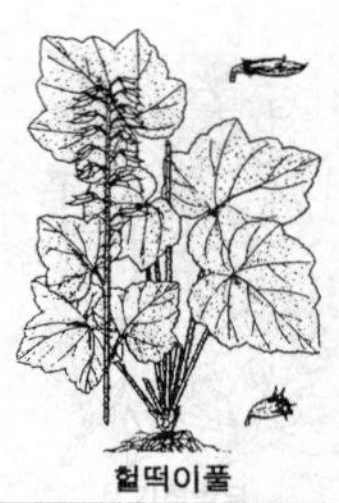
헐떡이풀

자주 흐르고 수족(手足)이 느슨해지는 데 쓰인다.

처방 반하강제(半夏薑製) 6냥, 천남성포(天南星炮) 3냥, 주사수비(朱砂水飛) 1냥(겉을 입힐 것), 호박(琥珀) • 백반고(白礬枯) 각 5돈, 모진주(母眞珠) 1돈을 가루로 하여 강즙면호(薑汁麵糊)에 오동 열매 크기의 환을 지어 주사(朱砂)로 겉을 입힌 다음 강탕(薑湯)에 30~50알을 먹는다. 〈得効〉

※ 주자독서환(朱子讀書丸)

효능 : 건망증(健忘症)을 치료하는 데 쓰인다.

처방 복신(茯神) • 원지강제(遠志薑製) 각 1냥, 인삼(人蔘) • 진피(陳皮) 각 7돈, 석창포(石菖蒲) • 당귀(當歸) 각 5돈, 감초(甘草) 2돈반을 가루로 하여 면호(麵糊)에 녹두알 크기의 환을 지어 주사(朱砂)로 겉을 입힌 다음 취침(就寢)하기 전에 등심전탕(燈心煎湯)으로 50~70알씩을 먹는다. 〈入門〉

※ 공자대성침중방(孔子大聖枕中方)

효능 : 정신을 총명하게 하는 데 쓴다.

처방 귀판용골(龜板龍骨) • 원지강제(遠志薑製) • 석창포(石菖蒲)를 각각 등분서 가루로 하여 2돈씩 1일 3회 술로 먹는다. 〈回春〉

13. 심장(心臟)이 울렁거리고 조동(跳動)할 경우

심장(心臟)이 울렁거리고 동(動)하는 증세는 담(痰)의 작용으로 인해서 생기는 증세이다. 놀라지 않아도 마음이 자연히 동요되고 경공(驚恐)할 경우에도 심장(心臟)이 울렁거리는 것이다. 〈綱目〉

수궐음(手厥陰)의 맥(脈)이 동요되면 심장도 울렁거리고 담(膽)에 병이 들어도 심장은 울렁거리며 사람에게 쫓기는 때와 같은 기분을 느끼게 된다. 〈靈樞〉

태양이 하늘을 맡는 것과 같이 한(寒)과 음(淫)이 이기게 되면 심장도 울렁거리고 상한(傷寒)에 걸리기 쉬운 것이다. 〈內經〉

심장이 울렁거리는 것은 마치 물이 넘칠 듯이 출렁대는 것에 비유한 증세이다. 이것은 대체로 마시는 병에 속하는 증세로써 물을 욕심대로 마시는 증세를 없애주는 약을 써야 된다. 이진탕(二陳湯)과 궁하탕(芎夏湯) 등을 써야 된다.

심장이 뛰는 증세는 위(胃)의 대락(大絡)〔즉 허리(虛里)〕이 가슴을 지나서 폐(肺)를 거치고 왼쪽 젖가슴 밑을 직통하여 의맥(衣脈)과 종기(宗氣)에 응하게 되니 허약하고 담이 있을 때는 동요되고 따라서 얼마 동안 열이 나고 땀이 나게 된다. 〈資生〉

14. 전간(癲癎)일 경우

황제(黃帝)가 묻기를, 사람이 지니고 있는 전질(癲疾)은 어찌하여 생기게 되는가? 기백(岐伯)이 답하기를, 이 병은 태(胎)에서 생기는 태병으로서 태중(胎中)에 있을 때 산모가 크게 놀라면서 기(氣)가 역상(逆上)하여 내리지를 않고 거기에 정기(精氣)와 아울러 간직하기 때문에 아이를 낳게 되면 그 아이가 간질이 생기는 것이다. 또한 양(陽)에 사기(邪氣)가 범(犯)하게 되면 전질(癲疾)이 된다고 하였다. 〈內經〉

풍현(風眩)병은 심기(心氣)가 모자라서 일어나게 되는 증세이니 가슴에 열이 쌓이면 실(實)하고 거기에 담열(痰熱)이 겹친다면 풍(風)이 움직여서 풍(風)과 심(心)이 상호 교란(攪亂)하여 민울(悶鬱)을 억제하지 못하기 때문에 풍현병(風眩病)이 되는 것이다. 〈資生〉

담(痰)이 흉격(胸膈)사이에 있으면 현병(眩病)이 생기게 되나 가벼워서 넘어지지는 않게 되고 담(痰)이 흉격(胸膈)을 넘쳐 나온다면 현기(眩氣)가 심하기 때문에 땅에 넘어지고 인사(人事)를 모르는 증세가 되는 것이다. 이것을 성인(成人)은 전(癲)이라 하고 소아(小兒)는 간(癎)이라고 말하는데 결국은 똑같은 병이다.

넘어져서 정신의 혼미(昏迷)한 증세는 모두 사기(邪氣)가 양(陽)으로 역상(逆上)하여 머리를 현란(眩亂)시키기 때문이다. 기(氣)가 난(亂)하면 맥도(脈道)가 막히게 되고 전신의 구멍은 소통이 되지 않기 때문에 귀에 소리가 잘 안 들리고, 눈에 사람이 잘 보이지 않으니 혼미(昏迷)하고 현도(眩倒)하므로 그 병이 머리에 있기 때문에 전질(癲疾)이라고 하는 것이다. 〈綱目〉

전질(癲疾)은 다섯 종으로 간사(肝邪)는 계간(鷄癎), 심사(心邪)는 마간(馬癎), 비사(脾邪)는 우간(牛癎), 폐사(肺邪)는 저간(猪癎)이라고 하는데, 그 증세가 병명(病名)과 비슷하기 때문에 이름은 달라도 결국은 담(痰) • 화(火) • 경(驚)이 작용하고 있는 것이다. 〈入門〉

대체로 이 증세의 대부분은 담(痰)이 심흉(心胸)에서

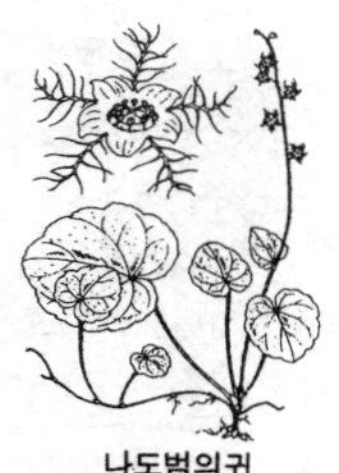
나도범의귀

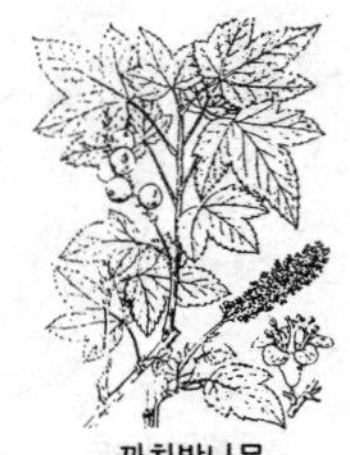
까치밥나무

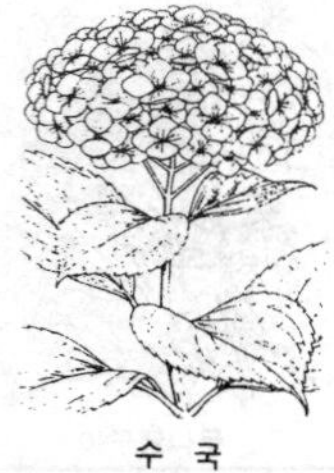
수 국

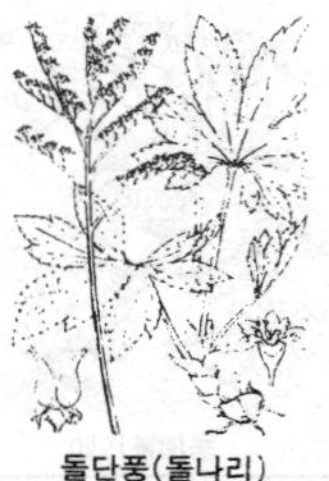
돌단풍(돌나리)

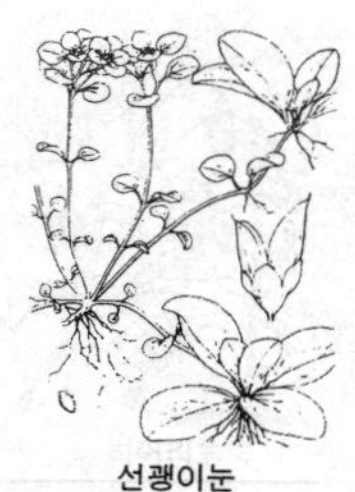
선괭이눈

맺히기 때문인 것으로 치료 방법은 담(痰)을 소개(疎開)시키고 심(心)과 신(神)을 진정시키는 것이 좋다. 신(神)이 자리를 안 지키면 광언망작(狂言妄作)해서 오랫동안 치료되지 않는 것이니 만일 심증(心症)에 더운 열이 있을 때는 청심(淸心)과 열(熱)을 없애주고 담(痰)으로 인해서 심장(心臟)의 구멍이 막히면 담(痰)을 없애주고 심(心)을 편하게 하여 주어야 되는데 이런 경우는 토하고 사(瀉)하는 약(藥)을 쓰면 특히 잘 듣는다. 〈正傳〉

대개 전간(癲癎)은 혼도(昏倒)할 경우에 입안에서 이상한 소리를 내고, 깨어날 때에는 거품을 토하게 되며 깨어난 뒤에도 주기적으로 증세가 반복하여 쉬지 않게 되는 것이며, 만일 중풍(中風)•중한(中寒)•중서(中署)•시궐(尸厥) 등의 증세로 혼도(昏倒)할 경우에는 입안에서 소리도 없고 깨어날 때에도 입에 거품이 없으며 뒤에도 재발이 없는 것이다. 〈綱目〉

전(癲)이란 증세는 참으로 이상한 증세이다. 보통 때는 말을 잘해도 간질이 일어나면 잠잠하고 보통 때는 말이 없다가도 간질(癎疾)이 일어나면 신음을 하는 것이 특징이 되며, 심할 때는 눈을 멀거니 뜨고 바라보면서 혼도하며, 마음이 항상 불안하고 말을 해도 윤리가 없고, 여광(如狂)•여취(如醉)하여 갑자기 혼도(昏倒)하며, 이를 갈고 소리를 지르며 거품을 토하고 인사 불성(人事不省)이 되었다가 금방 깨어나게 된다.

태간(胎癎)에는 소단환(燒丹丸)을 쓰고, 신열(身熱)이 나고, 맥(脈)이 부(浮)할 때는 양간(陽癎)이 되니 묘향환(妙香丸)〔처방은 화문(火門)〕이 즉효약이고, 몸이 차고 맥(脈)이 잠기는 증세는 음간(陰癎)이 되니 오생환(五生丸)을 써야 된다. 대개 담(痰)은 살찐 사람이 많은 것인데 추풍거담환(追風袪痰丸)•가미수성원(加味壽星元)•인신귀사단(引神歸舍丹)을 써야 되며, 여윈 사람은 화(火)가 성(盛)하니 청심담환(淸心痰丸)•용뇌안신환(龍腦安神丸)을 쓰고, 담(痰)이 심장의 구멍을 미란(迷亂)할 때에는 금박진심환(金箔鎭心丸)•공연환(控涎丸)을 쓰며, 담(痰)과 화(火)가 같이 성할 때에는 감수산(甘遂散)을 써서 토하고 사(瀉)해야 하고, 놀래서 생긴 전간(癲癎)은 경기원(驚氣元)과 포담환(抱膽丸)을 써야 되며, 성냄(怒)으로 인해서 생긴 증세는 영신도담탕(寧神導痰湯)(처방은 풍문(風門))과 당귀용회환(當歸龍薈丸)〔처방은 화문(火門)〕을 쓰고 심장의 허손(虛損)과 기혈(氣血)이 모자랄 때는 자음영신탕(滋陰寧神湯)•청심온담탕(淸心温膽湯)•귀신단(歸神丹)을 써야 되며, 부인에게는 가미소요산(加味逍遙散)〔처방은 부인문(婦人門)〕과 주사고(朱砂膏)를 쓰고, 오간(五癎)을 치료할 때에는 용뇌안신환(龍腦安神丸)•육진단(六珍丹)•전씨오색환(錢氏五色丸)•육혼단(育魂丹)•축보환(丑寶丸)•치두환(鴟頭丸)•활호단(活虎丹)•편복산(蝙蝠散)•반단환(礬丹丸)을 써야 되며 간질(癎疾)이 재발할 때에는 단간단(斷癎丹)을 쓴다. 〈諸方〉

※ 소단환(燒丹丸)

효능 : 태경(胎驚)으로 발생되는 간병(癎病)을 치료한다.

처방 태음현정석(太陰玄精石)•경분(經粉) 각 1돈, 분상(粉霜)•붕사(硼砂) 각 5푼을 세연(細硏)해서 한식면(寒食麵) 1돈을 넣고 물방울을 떨어뜨려서 떡처럼 된 뒤에 다시 면(麵)으로 싸서 불속에 묻어 품되 누런빛이 나게 되면 면(麵)은 버리고 다시 물방울을 떨어뜨려서 쌀알 만큼씩 환을 만들어 한 살 된 어린이는 5알, 두 살 된 어린이는 10알을 온수로 복용토록 하여 대변으로 악물(惡物)이 나오도록 한다.

한 소녀가 간질에 걸려서 날씨가 흐리거나 또는 놀라게 되면 염소 울음을 울고 입으로는 거품을 토하게 되었는데 그것은 태(胎)속에서 경기(驚氣)를 받았던 것이다. 대단히 치료가 어려운 증세인데 먼저 소단환(燒丹丸)을 쓰고 다음 사물탕(四物湯)에 황련(黃連)을 더하는데 계절에 따라서 가감하여 쓰고 음식을 담식(淡食)해서 약의 효력을 도와 주니, 반년 동안에 완치 된 것이다. 〈丹溪〉

※ 오생환(五生丸)

효능 : 음간(陰癎)으로 몸이 차갑고 맥(脈)이 가늘어서 느릴 때 쓴다.

처방 천남성(天南星)•반하(半夏)•천오(川烏)•백부자(白附子)•흑두(黑豆) 각 생용(生用) 1냥을 가루로 하여, 강즙호(薑汁糊)에 오동 열매 크기의 환을 지어 3~5알을 담강탕(淡薑湯)으로 먹는다. 〈海臟〉

※ 추풍거담환(追風袪痰丸)

효능 : 풍담(風痰)으로 인해서 발간(發癎)이 될 때 쓴다.

처방 반하(半夏) 6냥을 끓는 물에 씻어서 반은 조각즙(皂角汁)에 섞어서 누룩(麴)을 만들고, 반은 생강즙에 섞

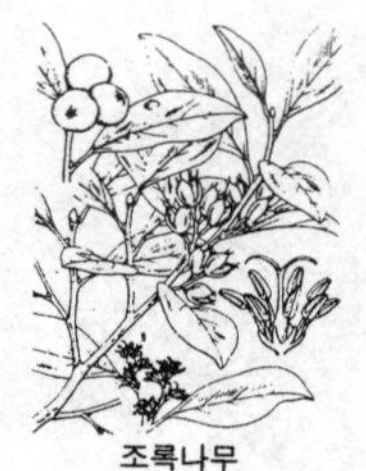
조록나무

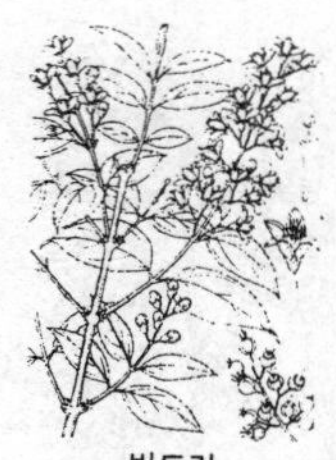
빈도리

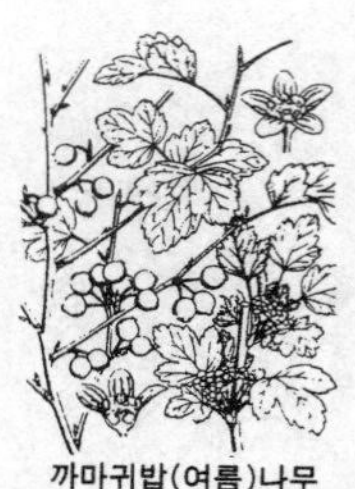
까마귀밥(여름)나무

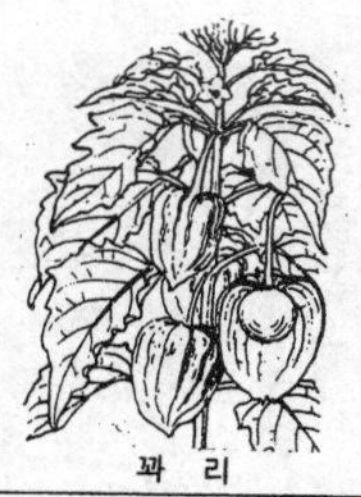
꽈 리

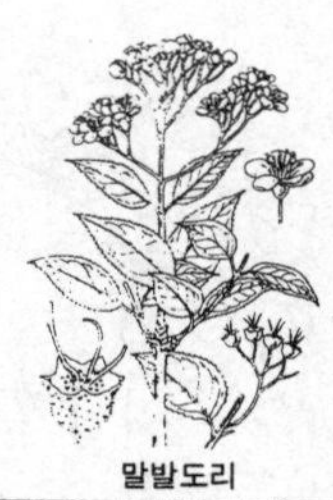
말발도리

어서 누룩을 만든 다음 천남성(天南星) 3냥을 반은 썰어서 백반(白礬)물에 담그어 하룻밤을 재우고, 반은 조각(皂角)물에 담가서 하룻밤을 재우게 된다.

방풍(防風) • 천마(天麻) • 백강잠초(白彊蠶炒) • 백부자외(白附子煨) • 조각초(皂角炒) 각 1냥, 전갈초(全蝎炒) • 백반고(白礬枯) • 목향(木香) 각 5돈을 가루로 하여 강즙호(薑汁糊)에 오동 열매 크기의 환을 지어 주사(朱砂)로 겉을 입혀서 생강탕으로 70~80알씩 먹는다. 〈回春〉

※ 청심곤담환(淸心滾痰丸)

효능 : 전간(癲癎)과 경왕(驚狂) 등의 괴증(怪症)을 치료하며 특히 담화(痰火)를 주로 치료하는 데 쓴다.

처방 대황주증(大黃酒蒸) • 황금(黃芩) 각 4냥, 청몽석(靑礞石)을 염초(焰硝)와 같이 섞어서 금색(金色)이 나도록 하고, 서각(犀角) • 조각(皂角) • 주사수비(朱砂水飛) 각 5돈, 침향(沈香) 2돈반, 사향(麝香) 5푼을 가루로 하여 물에 타서 오동 열매 크기의 환을 짓고 주사(朱砂)로 겉을 입혀서 70알씩 먹는다. 〈回春〉

※ 용뇌안신환(龍腦安神丸)

효능 : 다섯 가지의 전간(癲癎)을 치료하는 데는 신구(新久)의 가릴 것 없이 신효(神効)한 것이다.

처방 백복령(白茯苓) 3냥, 인삼(人蔘) • 지골피(地骨皮) • 맥문동(麥門冬) • 감초(甘草) 각 2냥, 상백피(桑白皮) • 서각방(犀角鎊) 각 1냥,
우황(牛黃) 5돈, 용뇌(龍腦) • 사향(麝香) 각 3돈, 주사(朱砂) • 마아초(馬牙硝) 각 2돈, 금박(金箔) 35쪽을 가루로 하여 꿀로 탄알 크기의 환을 지어 금박(金箔)으로 겉을 입혀서 매번 1알씩을, 겨울에는 온수(温水), 여름에는 냉수(冷水)로 복용한다. 〈河門〉

정전(正傳)에는 복신(茯神)을 쓴다.

※ 금박진심환(金箔鎭心丸)

효능 : 전간(癲癎) • 경계(驚悸) • 정충(正忡)과 담화(痰火) 등의 모든 증세를 치료하는 데 쓴다.

처방 우담제남성(牛膽製南星) 1냥, 주사수비(朱砂水飛) • 호박천축황(琥珀天竺黃) 각 5돈, 우황(牛黃) • 웅황(雄黃) • 진주(眞珠) 각 2돈, 사향(麝香) 반돈을 가루로 하여 꿀로 적당한 환을 짓고 금박(金箔)으로 겉을 발라서 30알을 만들어 1알씩 박하탕(薄荷湯)으로 먹는다. 〈回春〉

※ 공연환(控涎丸)

효능 : 모든 간질(癎疾)이 오래 되어서 완고히 침이 산취 되고 변하여 잡증(雜症)들이 일어나는 데 쓴다.

처방 백강잠강즙침일숙(白彊蠶薑汁浸一宿) • 천궁(川芎) • 생반하(生半夏) 각 5돈, 전갈(全蝎) 7매, 철분(鐵粉) 3돈, 감수(甘遂) 2돈반을 가루로 하여 강즙호(薑汁糊)에 녹두알 크기의 환을 지어 주사(朱砂)로 겉을 입혀서 강탕(薑湯)으로 15알씩 먹는다. 〈入門〉

※ 감수산(甘遂散)

효능 : 다섯 가지의 전간(癲癎)과 또한 부인의 심장이 풍혈(風血)로서 혼미(昏迷)한 데 신효(神効)하다.

처방 감수말(甘遂末) 1돈을 돼지 염통피에 반죽해서 다시 돼지 염통을 쪼개어, 그 속에 넣고 실로 동여 맨 다음 종이로 싸서 물에 담갔다가 만화(慢火)에 구워서 감수말(甘遂末)을 꺼내 가루로 하고, 진사수비말(辰砂水飛末)한 것을 섞은 다음 1돈을 4알의 환으로 만들어 1알씩 먼저 구운 돼지 염통을 달여서 그 물에 복용한다.

만약 대변에 악물(惡物)이 섞여 나오면 중지하고 나오지 않으면 효력이 없는 것이니 제차 1알을 먼저와 같이 먹는다. 〈得効〉

※ 경기원(驚氣元)

효능 : 놀람으로 인해서 실심이 되고 마침내 전질(癲疾)이 일어나서 침 거품을 토하고 혼미(昏迷)해져 깨어나도 정신이 몽롱하고 고치(苦痴)한 데 쓴다.

처방 자소자(紫蘇子) 1냥, 부자(附子) • 목향(木香) • 백화사(白花蛇) • 귤홍(橘紅) • 천마(天麻) • 남성(南星) 각 5돈, 전갈(全蝎) 2돈반, 용뇌(龍腦) • 사향(麝香) 각 5푼과 주사수비(朱砂水飛) 2돈반을 가루로 하여 꿀로써 대추 크기의 환을 지어 주사(朱砂)로 겉을 입혀서 1알씩을 박화탕이나 따뜻한 술로써 먹는다. 〈局方〉

부자(附子)를 빼고 철분(鐵粉)을 더하여 쓰는 것도 좋다. 〈局方〉

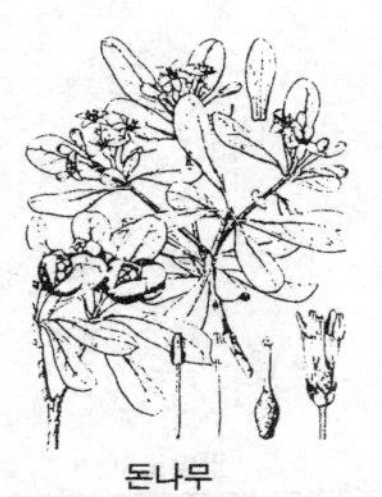
돈나무

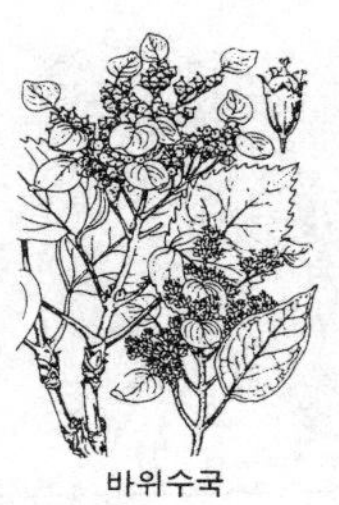
바위수국

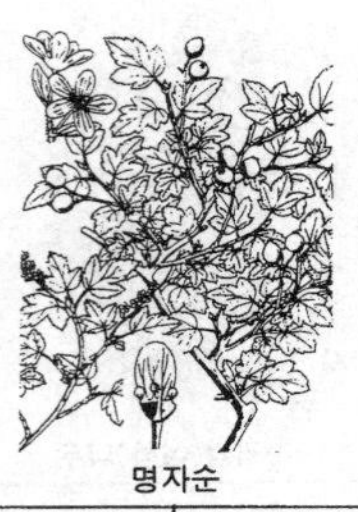
명자순

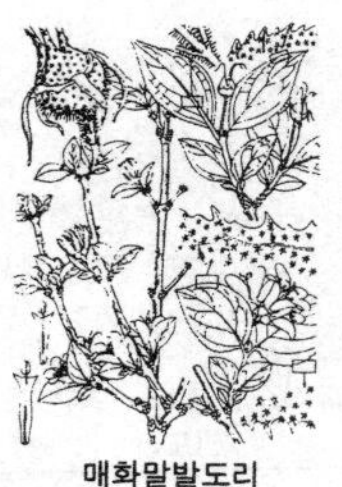
매화말발도리

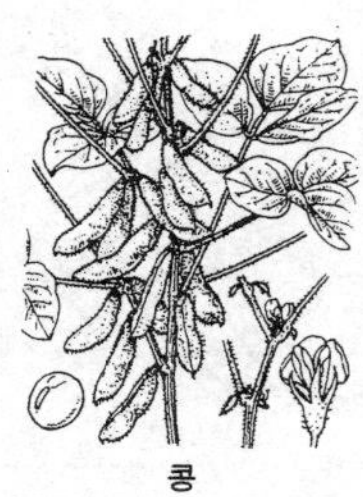
콩

※ 포담환(抱膽丸)

효능 : 모든 전간(巓癎)•풍광(風狂), 또는 경포(驚怖)로 인하여 생긴 모든 증세를 치료한다.

처방 흑연(黑鉛) 2돈반을 냄비에 넣고서 용화시킨 다음 수은(水銀) 2냥을 넣어서 모래와 같이 되거든 주사(朱砂)•유향말(乳香末) 각 1냥을 뜨거울 때에 넣고 버드나무 막대기로 개어 가시연밥 크기의 환을 지어 1알씩을 공복에 정수(井水)로 복용하는데 환자가 잠을 자거든 절대로 깨우지 말고 스스로 깬 뒤에 다시 1알을 먹이면 완치된다.

옛날 충의왕(忠懿王)의 아들이 심질(心疾)에 걸려 이 약을 썼었는데 우연히 풍견(風犬 : 미친개)이 이 약그릇을 핥아먹고 나았다. 그 개의 배를 해부해 보니 그 약이 개의 담(膽)을 끼고 있어서 포담환(抱膽丸)이라고 불렀다는 말이 전한다. 〈經驗方〉

※ 자음영신탕(滋陰寧神湯)

효능 : 전질(巓疾)및 갑작스러운 혼도(昏倒), 또는 담(痰)이 성하여 가슴을 치밀고 당기는 증세를 치료하는 데 쓴다.

처방 당귀(當歸)•천궁(川芎)•백작약(白芍藥)•숙지황(熟地黃)•인삼(人蔘)•복신(茯神)•백출(白朮)•원지(遠志)•남성(南星) 각 1돈, 산조인초(酸棗仁炒)•감초(甘草) 각 5푼, 황련주초(黃連酒炒) 4푼, 생강 3쪽을 넣고, 물로 달여서 먹는다. 〈入門〉

※ 청심온담탕(淸心溫膽湯)

효능 : 모든 간질을 주로 치료하는데 간(肝)을 편하게 하고 울증(鬱症)을 해소하며 화(火)를 맑게 하고 담(痰)을 산화시켜서 심혈(心血)을 더해 준다.

처방 진피(陳皮)•반하(半夏)•복령(茯苓)•지실(枳實)•죽여(竹茹)•석창포(石菖蒲)•황련강즙초(黃連薑汁炒)•향부자(香附子)•당귀(當歸)•백작약(白芍藥) 각 1돈, 맥문동(麥門冬) 8푼, 천궁(川芎)•원지(遠志)•인삼(人蔘) 각 6푼, 감초(甘草) 4푼, 강(薑) 3쪽을 썰어서 2첩으로 하여 물로 달여서 먹는다. 〈醫鑑〉

일명 청심억담탕(淸心抑膽湯)으로도 불리운다. 〈回春〉

※ 귀신단(歸神丹)

효능 : 심기(心氣)가 부족하고 건망(健忘)과 황홀(恍惚)•전간(巓癎)•광란(狂亂)•경계(驚悸)•정충(怔忡) 및 신(神)이 자리를 지키지 못하는 모든 증세와 병을 치른 뒤에 심장이 허약해진 모든 증세를 치료하고 안신(安神)과 영심(寧心)시키고 원기(元氣)를 견고하게 하는 데 특효가 있다.

처방 대괴주사(大塊朱砂) 2냥을 돼지 염통 안에 넣고서 등심(燈心)으로 얽어매고, 호주(好酒)에 쪄서 가루로 하여 산조인초(酸棗仁炒)•백복신(白茯神)•인삼(人蔘)•대당귀(大當歸) 각 2냥, 심홍호박(深紅琥珀)•대원지강즙제(大遠志薑汁製)•용치(龍齒) 각 1냥, 금•은박 각 20쪽을 가루로 하여 술에 끓인 멀건 풀에 오동 열매 크기의 환을 지어 19알부터 39알까지 맥문동전탕(麥門冬煎湯)으로 복용한다.

전간(癲癎)이 심할 때는 유향(乳香)•인삼전탕(人蔘煎湯)으로 복용하고, 꿈이 많고 수면을 못할 때는 산조인전탕(酸棗仁煎湯)으로 먹는다. 〈膠仙•活心〉

※ 오간환(五癎丸)

효능 : 전간(巓癎)의 신구(新舊)를 막론하고 신효하다.

처방 반하(半夏) 2냥, 주세배(酒洗焙)•백강잠초(白彊蠶炒) 1냥반, 남성포(南星炮)•오사육(烏蛇肉)•백반(白礬) 각 1냥, 백부자(白附子) 5돈, 사향(麝香) 3돈, 별말(別末)•주사(朱砂) 2돈반, 수비(水飛)•전갈(全蝎) 2돈초(炒), 웅황(雄黃) 1돈반, 별연(別硏), 오공반조(蜈蚣半條) 거두족구(去頭足灸), 조각(皀角) 4냥, 추쇄(槌碎)를 수 반승(水半升)과 묽은 풀물에 백반(白礬)을 조금 넣어 끓여서 말린 뒤에, 가루로 하여 강즙면호(薑汁麵糊)에 오동 열매 크기의 환을 지어 30환을 생강탕으로 먹는다.

※ 육진단(六珍丹)

효능 : 다섯 가지의 간병(癎病)으로 고함을 지르고 풍간(風癎)으로 혼도(昏倒)해서 거품을 토하고 사지가 뒤틀리는 데 쓴다.

처방 수은(水銀) 1냥반, 흑연(黑鉛) 1냥을 볶아서 가루를 만들고, 웅황(雄黃)•자황(雌黃)•진주(眞珠) 각 1냥, 단사수비(丹砂水飛) 5돈을 가루로 하여, 꿀을 넣고 수없

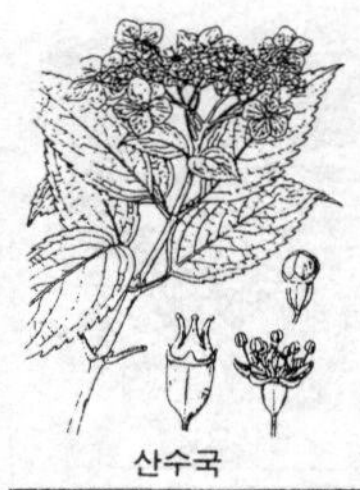
산수국

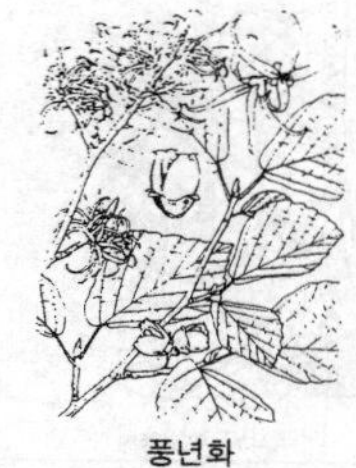
풍년화

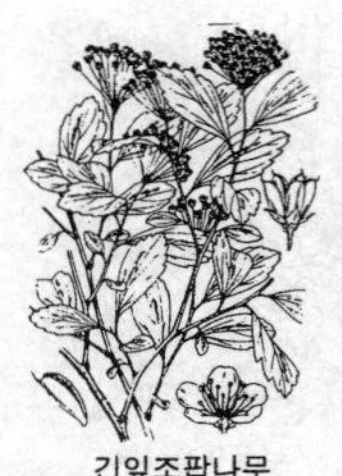
긴잎조팝나무

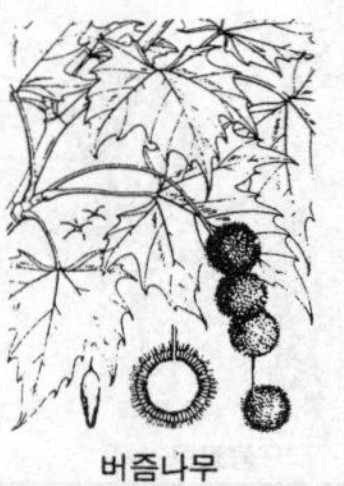
버즘나무

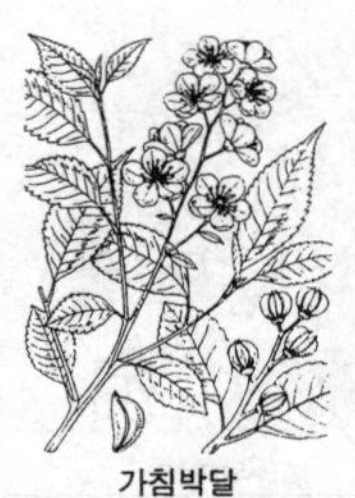
가침박달

이(2~3만번) 찧어서 오동 열매 크기의 환을 지어 강조탕(薑棗湯)에 5알씩 먹는다. 〈三因〉

※ 전씨오색환(錢氏五色丸)

효능 : 모든 간병(癎病)을 치료한다.

처방 웅황증(雄黃蒸)•진주세말(眞珠細末) 각 1냥, 연(鉛) 3냥, 수은(水銀) 2냥 반에 연(鉛)과 같이 졸여서 결사(結砂)하고 주사수비(朱砂水飛) 5돈을 가루로 하여 면호(麵糊)에 삼씨(麻子) 크기의 환을 지어 박하탕으로 3~4알씩 먹는다. 〈正傳〉

※ 육혼단(育魂丹)

효능 : 모든 간병(癎病)과 정충(怔忡)•경포(驚怖)•공구(恐懼)등의 증세를 치료한다.

처방 산약(山藥) 1냥, 반하(半夏)•담성(膽星)•백복신(白茯神)•백출(白朮)•황련초(黃連炒)•원지(遠志)•산조인초(酸棗仁炒)•백자인(柏子仁) 각 6돈, 죽여(竹茹)•천마(天麻)•백부자외(白附子煨)•천궁(川芎) 각 5돈, 서각(犀角)•영양각(羚羊角)•백반(白礬) 2돈반, 전갈(全蝎) 3돈 2푼, 진사(辰砂) 2돈 2푼, 우황(牛黃) 1돈 2푼, 사향(麝香) 1돈, 금박 24쪽을 가루로 하여 죽력(竹瀝)에다 감초고(甘草膏)를 넣고 계두(鷄頭) 크기의 환을 하여 1알을 공복에 묽은 강탕(薑湯)으로 먹는다.

※ 축보환(丑寶丸)

효능 : 모든 전간(巓癎)•정충(怔忡)•축약(畜搦) 즉 사지가 뒤틀리는 것 등의 난증(難症)세를 일으키는 데 주로 치료를 하고 특히 거풍(祛風)•청화(清火)•활담(豁痰)•조기(調氣)•개심(開心)•정지(定志)•안신(安神)•진경(鎭驚) 등에 특효가 있다.

처방 대황 주반구증구쇄(大黃酒拌九蒸九晒), 황금초(黃芩炒) 각 2냥, 담성(膽星)•석창포(石菖蒲) 각 1냥, 백강잠강즙초(白殭蠶薑汁炒) 7돈, 진사(辰砂) 6돈(겉을 입힘), 청몽석하(靑礞石煆)•천마강즙초(天麻薑汁炒)•선각(蟬殼) 각 5돈, 침향(沈香)•서각(犀角) 각 1돈반, 호박(琥珀)•웅황(雄黃) 각 1돈, 우황(牛黃) 5푼, 저심혈(猪心血) 2통을 가루로 하여 죽력(竹瀝)을 풀에 타서 녹두 크기의 환을 만들어 주사(朱砂)로 겉을 입혀서 박하탕(薄荷湯)으로 60알씩 먹는다. 〈醫鑑〉

※ 치두환(鴟頭丸)

효능 : 전간(巓癎)의 악증(惡症)을 치료한다.

처방 치두(鴟頭)〔일매 소존성(一枚燒存性)〕, 황단(黃丹)•조협수구(皂莢酥灸) 각 5돈을 가루로 하여 찹쌀풀에 녹두알 크기의 환을 지어 20~30알을 온수로 먹는다. 〈濟生〉

※ 활호단(活虎丹)

효능 : 적년(積年)의 전간(巓癎)으로 인해서 기혈(氣血)이 모자라는 데 쓴다.

처방 갈호(蝎虎) 1개를 발 네개와 발톱을 잘라 피와 함께 잘 짓이겨서 주사(朱砂)•편뇌(片腦)•사향(麝香)을 조금씩 넣어 고루 섞고 먼저 몽석산(礞石散)을 써서 담연(痰涎)을 내린 다음 박하탕(薄荷湯)에 먼저 약을 같이 고루 씹어서 먹는다. 〈入門〉

※ 편복산(蝙蝠散)

효능 : 모든 간(癎)증세를 치료한다.

처방 박쥐를 잡아 내장을 꺼내버리고, 주사(朱砂) 3돈을 넣어 기왓장에 구우면 젖처럼 녹아 내리는 데 식거든 가루로 하여 한 마리를 4등분해서 백탕(白湯)으로 공복에 먹는다. 어린이는 5등분해서 먹는다. 〈入門〉

※ 반단환(礬丹丸)〔일명 황백단(黃白丹)〕

효능 : 다섯가지 전증(巓症)과 백간증(百癎症)을 통치한다.

처방 황단(黃丹)과 백반(白礬)을 각 1알씩을 먼저 기와에 황단(黃丹)을 깔고, 그 다음 백반(白礬)을 덮어서 숯 5근으로 볶은 다음 가루로 하여 저심혈(猪心血)로 녹두알 크기의 환을 지어 매 10~20알씩 귤피탕(橘皮湯)에 먹는다. 〈三因〉

※ 단간단(斷癎丹)

효능 : 전간(巓癎)이 나았다가 다시 발작(發作)하는 증세를 치료해준다.

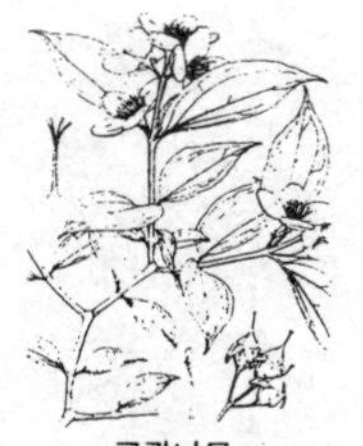
고광나무

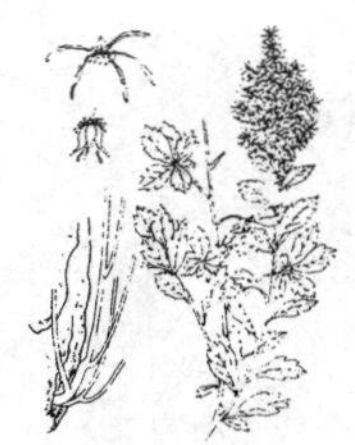
금강인가목

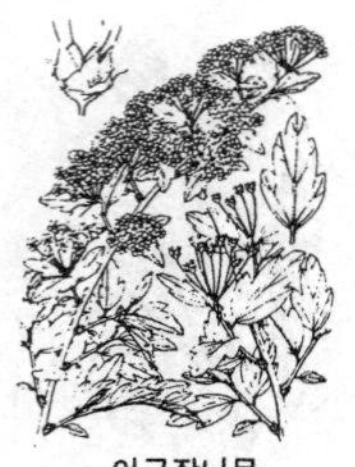
아구장나무

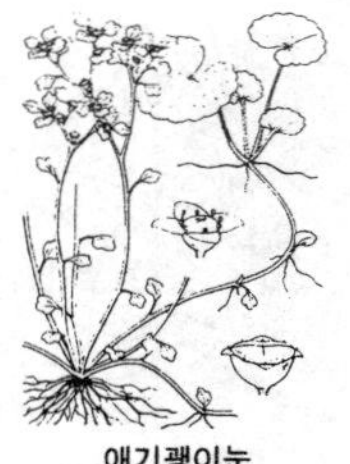
애기괭이눈

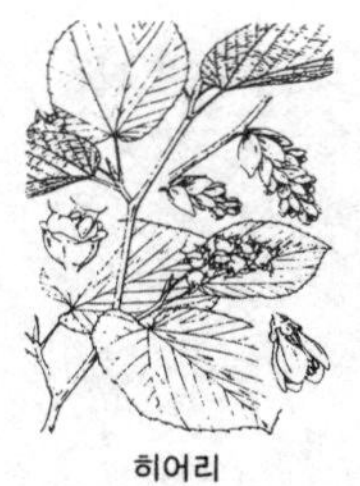
히어리

처방 황기(黃芪), 조구등(釣鉤藤) • 세신(細辛) • 감초(甘草) 각 5돈, 사퇴(蛇退)•일조소존(一條燒存) • 선퇴전자(蟬退全者) 4매, 우황(牛黃) 1자를 가루로 하고, 조육(棗肉)으로 오동 열매 크기의 환을 지어(소아는 녹두알 크기) 20알을 인삼탕으로 먹는다.

15. 전광(癲狂)일 경우

내경(內經)에 이르기를, 황제(黃帝)가 물음에 성을 내며 미쳐서 날뛰는 병이 있는데 이 병은 어째서 생기는가? 기백(岐伯)이 답하기를, 양(陽)에서 발생한 것입니다. 양(陽)이란 것은 폭절(暴折)하여 평정이 잘 되지 않는 것이므로 성을 잘 내는 것입니다.

병명으로는 양궐(陽厥)이라 하고 치료 방법은 밥을 먹이지 말아야 하고 대체로 식물이 음분(陰分)에 들어가면 양(陽)의 기(氣)를 돕기 때문에 식물을 끊고 생철락(生鐵落)을 먹이는 것이 좋고 생철락(生鐵落)은 기질(氣疾)을 다스리는 데 특효가 있습니다. 〈內經〉

도(度)에 지나치게 기뻐하는 것은 전(癲)이라고 하고, 노(怒)를 억누르지 못했을 때를 광(狂)이라 하며, 또 음(陰)이 양(陽)을 이기지 못하여 맥(脈)이 흐르고 박(薄)하면 광증이 일어나고 또 옷을 수렴하지 못하고, 언어의 선악과 사람의 친소(親疎)를 구별을 못하는 것을 신명(神明)의 착란(錯亂)이라 한다. 〈內經〉

양명병(陽明病)이 심하면 옷을 벗고 뛰어다니며, 높은 곳에서 노래도 하고 또는 며칠씩 안 먹어도 굶주린 기색이 없고 담장을 뛰어넘어, 지붕과 같은 곳에 기어오르는 것이 보통 때는 불가능하나 병일 때는 무난히 이루어진다.

이것은 사지(四肢)가 모든 양(陽)의 근본인데 양(陽)이 성(盛)하면 사지(四肢)가 실(實)하므로 높은 곳을 거침 없이 기어오르는 것이다. 옷을 벗고 뛰어다니는 것은 열이 심하기 때문이며, 언어의 선악과 사람의 친소(親疎)를 분간하지 못하는 것은 역시 양(陽)이 성해서 먹지 않고도 미쳐서 날뛰는 것이다. 대부분 사기(邪氣)가 양분(陽分)에 침입되면 미치기가 쉬운 것이다. 〈內經〉

양증(陽症)은 미쳐 날뛰고 음증(陰症)은 갑자기 엎어지는 것이다. 광(狂)이 처음 일어날 때에는 잘 눕지 않고 날뛰는데 그것은 스스로 존대(尊大)하고 아는 척하고 거만하며 웃고 노래하기를 즐기면서 쉬지를 않는다.

전질(癲疾)은 처음 시작할 때 멍청하게 쳐다보며 혼돈하고, 맥(脈)의 3부(三部)의 음양(陰陽)이 전부 성하다. (難經)

전(癲)이란 것은 비정상으로서 정신이 흐리고, 말에 두서가 없게 되며, 광(狂)이란 것은 미쳐 날뛰는 것인데, 가벼우면 기고 만장하여 노래와 춤을 좋아하고 심하면 옷을 벗고 뛰어다니기를 좋아하며 담장도 뛰어넘고 지붕에도 뛰어오르는데 더 심하면 머리를 풀어헤치고 고함을 지르며 물불을 가리지 않고 또한 살인까지 하는데 이것은 담화(痰火)가 막히고 성(盛)해서 그러한 것이다. 〈入門〉

양허(陽虛)와 음실(陰實)하면 전간(癲癎)이 되고, 음허(陰虛)와 양실(陽實)하면 미치게 된다. 또한 양(陽)이 성하면 미치는데 미치면 발동하고 부르짖으며, 음(陰)이 성하면 전(癲)하고 전(癲)하면 혼돈하고 인사 불성(人事不省)이 되는 것이다. 〈百要〉

미치는 것은 헛소리하고 날뛰고, 전(癲)은 갑자기 혼도(昏倒)하여 인사불성(人事不省)이 된다. 경(經)에는 광전질(狂癲疾)이라는 말과 또한 전질위광(癲疾爲狂)이라는 말이 있는데 이말들은 모두가 전광(癲狂)의 겸병(兼病)으로 간주하는 말이 틀림없는 것이다. 〈綱目〉

화(火)가 성(盛)해서 전광(癲狂)이 되는 데는 당귀승기탕(當歸承氣湯) • 삼황사심탕(三黃瀉心湯)〔처방은 상한문(傷寒門)〕 • 황련사심탕(黃連瀉心湯) • 우황사심탕(牛黃瀉心湯)을 쓰고, 담화(痰火)가 울색(鬱塞)해서 전광(癲狂)되는 데는 우황청심환(牛黃淸心丸)〔처방은 풍문(風門)〕 청심곤담환(淸心滾痰丸)을 써야 되고, 풍담(風痰)이 심장을 혼미(昏迷)해서 전광(癲狂)이 되는 데는 철분산(鐵粉散) • 울금환(鬱金丸) • 통설산(通泄散)을 써야 되며, 놀래서 상심(喪心) • 망혼(亡魂) • 실백(失魄)해서 전광(癲狂)이 되는 데는 진심단(鎭心丹) • 포담환(抱膽丸) • 엽씨웅주환(葉氏雄朱丸) • 일취고(一醉膏)를 써야 되고 노신(勞神)을 지나치게 하여 전광(癲狂)이 되는 데는 진사영지환(進砂寧志丸) • 영지화담탕(寧志化痰湯) • 양혈청심탕(養血淸心湯) • 우거육(牛車肉)을 써야 하며, 전광(癲狂)으로 잠을 이루지 못하는 증세에는 영지고(寧志膏) • 진사산(進砂散)을 쓴다. 전(癲)이란 증세는 전도(癲倒) • 작란(醋亂)해서 간(癎)과 광(狂)을 겸한 증세가 된다. 〈諸方〉

※ 당귀승기탕(當歸承氣湯)

효능: 양광(陽狂) • 분주(奔走) • 매리(罵詈)하는 증세를 치료한다.

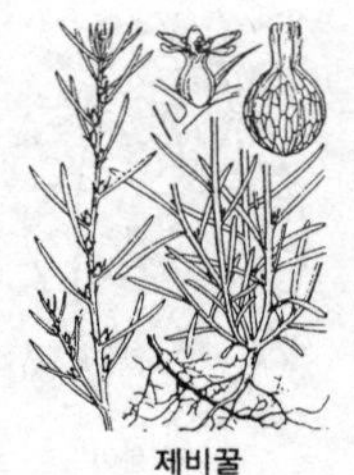

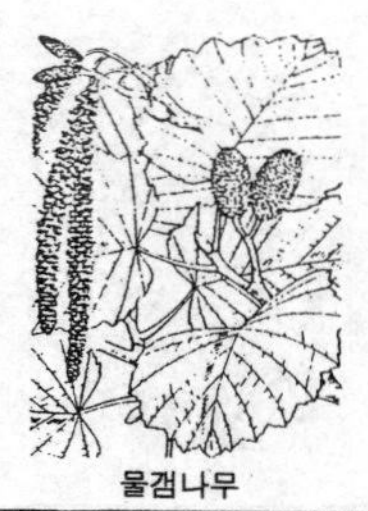

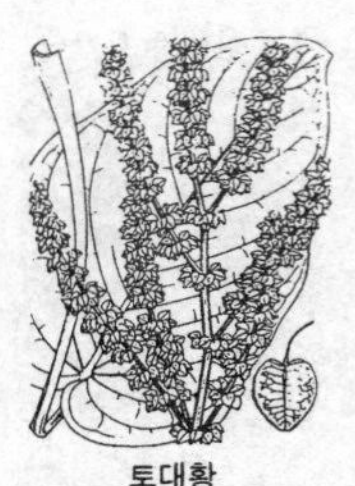

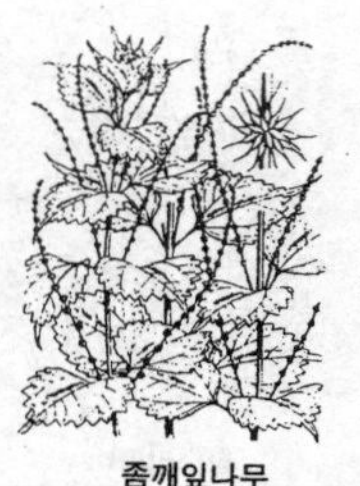

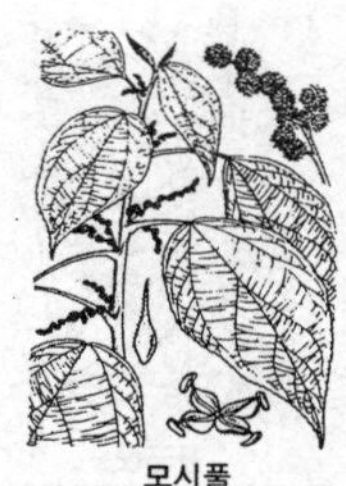

처방 당귀(當歸)·대황(大黃) 각 1냥, 망초(芒硝) 7돈, 감초(甘草) 5돈을 가늘게 썰어 매 1냥에 생강 5쪽, 대추 10개를 넣어 물주발로 물이 절반이 되도록 달여서 거재(去滓)하여 더울 때 먹는다.

초(硝)와 황(黃)은 위속(胃中)의 실열(實熱)을 없애 주고, 당귀(當歸)는 보혈(補血)이 되며 감초(甘草)는 속을 완화(緩和)하게 해주고 생강과 대추를 더하는 것은 약기(藥氣)를 위속에 끌어들이는 작용을 하는 것이다. 〈保命〉

※ 황련사심탕(黃連瀉心湯)

효능 : 광질(狂疾)을 전적으로 치료한다.

처방 황금(黃芩) 2냥, 황련(黃連)·생지황(生地黃)·지모(知母) 각 1냥, 감초(甘草) 5돈을 가늘게 썰어서 매 5돈씩 물로 달여서 먹는다.

※ 우황사심탕(牛黃瀉心湯)

일명 남극연생탕(南極延生湯)

효능 : 전간(癲癎)과 심경(心經)의 사열(邪熱)및 광란(狂亂)·정신 불상(精神不爽)을 치료한다.

처방 대황생(大黃生) 1냥, 용뇌(龍腦)·주사수비(朱砂水飛)·우황(牛黃) 각 1돈을 가루로 하여 3돈씩 생강즙에 꿀을 타서 같이 먹는다. 〈丹心〉

※ 철분산(鐵粉散)

효능 : 전광(癲狂)·가소(歌笑)·나체(裸體)등으로 물불을 가리지 않는 증세를 치료한다.

처방 둥글고 흰 반하(半夏) 굵은 것, 남성(南星)·진철분(眞鐵粉)·백부자(白附子)·강활(羌活) 각 2냥, 천오(川烏)(생것으로 굵은 것)1냥반, 대주사(大朱砂)·홍명호박(紅明琥珀)·백강잠(白殭蠶) 각 1냥, 백반하(白礬煆) 5돈, 전갈(全蝎) 50개, 금박(金箔) 30쪽을 가루로 하여 4돈씩을 생강 4냥의 즙에다 같이 먹는데, 만약 너무 매우면 온수를 다소 타서 복용해도 무방하다.

철분(鐵粉)은 화담(化痰)과 진심(鎭心)할 뿐 아니라, 간사(肝邪)를 억제하고 크게 놀라서 다시 간사(肝邪)가 태성(太盛)하면 철분(鐵粉)만이 제압할 수가 있다.

내경(內經)에 이르기를, 양궐(陽厥)이 성하고 대노발광(大怒發狂)할 때에는 생철락(生鐵落)으로써 치료한다는 말이 바로 그 것이다. 〈本事〉

※ 울금환(鬱金丸)

효능 : 전광(癲狂)이 오랫동안 회복되지 않는 증세는 놀라고 걱정하는 것으로 인해서 담연(痰涎)이 심장(心臟)의 구멍에 머물러 막혀 있기 때문이다.

처방 선두(蟬肚)·울금(鬱金) 7냥, 명반(明礬) 3냥을 가루로 하고 풀물에 오동 열매 크기의 환을 지어 50알씩 온수로 먹는다. 처음 먹으면 심흉(心胸) 사이에 어떠한 물질이 내려가는 것 같고, 차차 기분이 좋아지면서 계속 복용하면 담(痰)이 없어지고 속이 편하게 된다. 〈得効〉

※ 통설산(通泄散)

효능 : 갑자기 전광(癲狂)이 일어나서 그치지 않고, 또한 풍기(風氣)로 침을 흘리면서 기운이 막히고 혼돈하는 데 쓴다.

처방 오이 꼭지가루 3돈에 경분(經粉) 1자를 더하여 물을 타서 입에 넣어 주면 잠시 뒤에 침이 스스로 흐른다. 만약 흐르지 않을 때는 사탕(砂糖)한줌을 입속에 넣어서 같이 삼키면 침이 바로 나온다. 〈丹心〉

어떤 부인이 갑자기 전광(癲狂)이 일어나서 그치지 않아 의원에게 물었더니, 이것은 크게 놀라고 걱정하여 담(痰)이 심포(心包)를 범(犯)한 것이니 그 근원을 긁어내지 않으면 안 된다 하고 참외 꼭지 5돈을 가루로 해서 매 1돈을 정화수에 타 먹으니 바로 토하고 토한 뒤에 잠을 자는데 절대로 깨우지 않도록 하였다. 이것이 득효방(得効方)의 고정향산(苦丁香散)과 같다. 〈經驗方〉

※ 진심단(鎭心丹)

효능 : 광전(狂癲)·망혼(亡魂)·실백(失魄)과 얼굴이 유령(幽靈)과 같이 되었을 때 쓴다.

처방 진사수비(辰砂水飛)·백반하(白礬煆)를 같이 나누어 1알씩을 인삼전탕(人蔘煎湯)으로 먹는다. 〈三因〉

※ 엽씨웅주환(葉氏雄朱丸)

효능 : 놀람과 걱정이 지나쳐서 실심(失心)하고 또는 생각이 지나치게 쌓여서 담연(痰涎)이 되고 심포(心包)에 정체(停滯)해서 광란(狂亂)으로 분주(奔走)한 형태가 일어나는 데 쓴다.

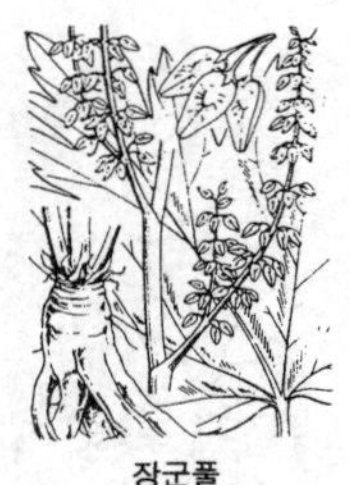
장군풀

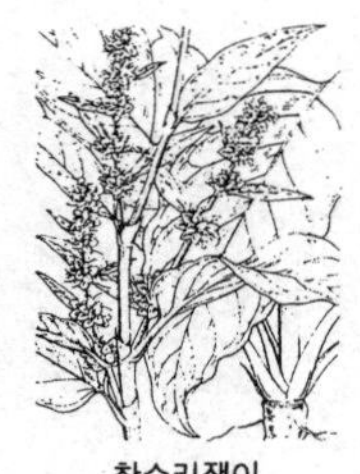
참소리쟁이

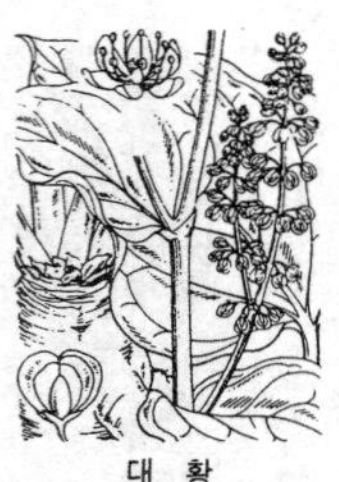
대 황

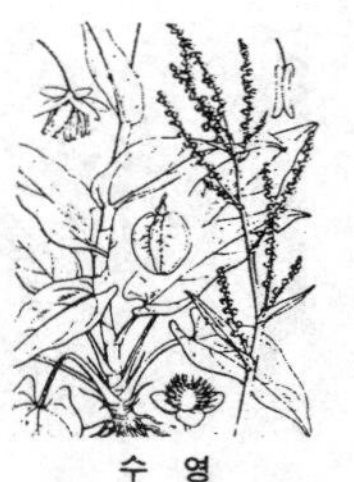
수 영

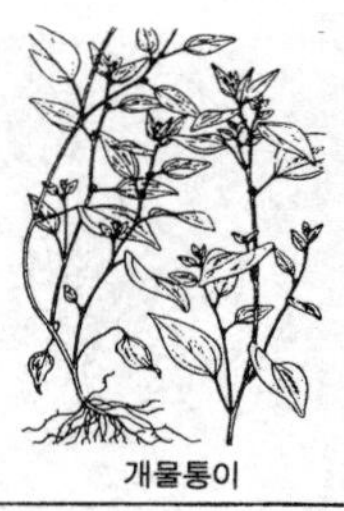
개물통이

처방 과괴주사(顆塊朱砂)1돈반, 웅황(雄黃) 1돈 반을 가루로 하여 저심혈(猪心血)에 오동 열매 크기의 환을 지어 주사(朱砂)로 겉을 입히고 매 3알을 인삼(人蔘)이나 석창포전탕(石菖蒲煎湯)으로 먹는다. 안혼정백(安魂定魄)하고 심기(心氣)를 보(補)해 준다. 〈簡易〉

※ 일취고(一醉膏)

효능 : 심양 전광(心恙癲狂)을 치료해 준다.

처방 무회주(無灰酒) 2잔에 진마주(眞麻油) 4냥을 타서 버드나무 가지 20개로써 번갈아 1,2백번 저으면 유주(油酒)가 섞여 고액(膏藥)처럼 되는데 강제로 먹이면 바로 취해서 잠을 잘 잔다. 토하거나 토하지 않아도 약효에는 관계가 없다. 〈得效〉

※ 진사영지환(辰砂寧志丸)

효능 : 지나친 노신(勞神)으로 심혈(心血)을 상(傷)하고 경계(驚悸)•정충(怔忡)•몽매(夢寐)가 불안해지고 사람이 쫓아오는 것 같고 심질(心疾)을 이루어서 심하면 전광(癲狂)하게 될 때에 쓴다.

처방 진사(辰砂) 2냥을 호주(好酒) 2되에 넣고서 끓이되, 술이 2잔 정도로 줄어들면 그것으로 원지강제(遠志薑製)•석창포(石菖蒲)•산조인초(酸棗仁炒)•유향구(乳香炙)•당귀주세(當歸酒洗)•백복신(白茯神)•백복령(白茯苓) 각 7돈, 인삼(人蔘) 5돈을 가루로 하여 저심(猪心) 1개를 난도질하여, 약가루에 섞은 다음 진사주(辰砂酒)와 함께 끓여서 잘 반죽하여 녹두알 크기의 환을 지어 잠잘 때 조탕(棗湯)으로 60~70알씩 먹는다. 〈回春〉

※ 영지화담탕(寧志化痰湯)

효능 : 전광(　狂)이 처음으로 발생할 경우에 쓴다.

처방 담제남성(膽製南星)•반하(半夏)•진피(陳皮)•복령(茯苓)•황연강즙초(黃連薑汁炒)•천마(天麻)•인삼(人蔘)•산조인초(酸棗仁炒)•석창포(石菖蒲) 각 1돈, 생강(薑) 5쪽을 물로 달여 먹고 다음 양혈청심탕(養血淸心湯)으로 보양(補養)한다.

※ 양혈청심탕(養血淸心湯)

처방 당귀(當歸)•생지황(生地黃) 각 1돈반, 인삼(人蔘)•백출(白朮)•복신(茯神)•원지강제(遠志薑製)•산조인초(酸棗仁炒)•천궁(川芎) 각 1돈, 감초(甘草) 5푼을 물로 달여서 먹는다. 〈醫鑑〉

※ 우거육(牛車肉)

효능 : 실심(失心)과 전광(癲狂)을 치료한다.

처방 자하거(紫河車)와 우두(牛肚) (소창자)를 등분한 다음 난숙(爛熟)하여 양에 따라 수시로 먹으면 제일 좋다. 〈入門〉

※ 진사산(辰砂散)

효능 : 모든 전광(癲狂)•광언(狂言)•망주(妄走)및 혼백(魂魄)이 나가서 잠을 이루지 못하는 것을 치료한다.

처방 광명진사(光明辰砂) 1냥, 산조인미초(酸棗仁微炒)•광채유향(光彩乳香) 각 5돈을 가루로 하여 환자의 음주량에 취(醉)하도록 온주(温酒)에 타서 한꺼번에 먹고 많이 취하게 하되 토할 정도는 피하고 마신 뒤에는 자리에 편히 눕힌다.

증세가 가벼울 때에는 반나절이나 하루, 심독(深篤)한 사람은 2~3일 동안 잘 자는데 보호자가 옆을 지키고 조용히 환자를 살피면서 깨지 않도록 해야 한다.

만일 주위의 분요(紛擾)로 인해서 깨게 되면 치료하기가 어려울 것이며 스스로 깨어나면 신혼(神魂)이 안정된 것이다. 〈綱目〉

어느 중(僧))이 전질(癲疾)에 걸려서 잠을 이루지 못하고 모든 약을 써도 효험이 없어서 손조(孫兆)가 말하기를, 오늘밤으로 잠을 자게 하고 명후일(明後日)이면 완치되는데 짠 것을 많이 먹여서 갈증이 나게 하라고 하였다. 시키는 대로 한 다음 사실대로 말하니 손조가 온주(温酒) 일각(一角)에 산약(散藥)을 타서 주었는데 그 약을 먹고 잠시 뒤에 다시 약을 찾기에 반각(半角)정도로 화약(和藥)을 해서 돈복(頓服)시키니, 이틀밤을 자고 일어나면서부터는 정신의 이상이 깨끗하게 없어졌다.

그 연유를 물으니, 손조(孫兆)는 세상 사람들은 안신(安神)만 시키고 혼신(昏神)을 시키지 못하니, 이 약은 영원방(靈苑方)에 있는 진사산(辰砂散)이라고 하였다. 〈綱目〉

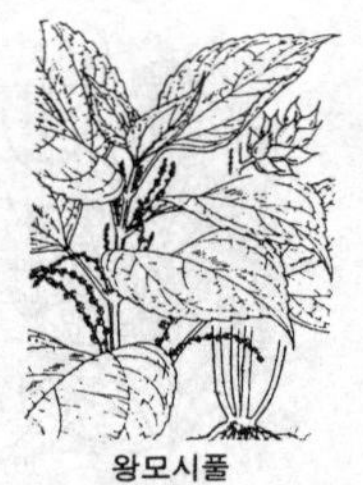
왕모시풀

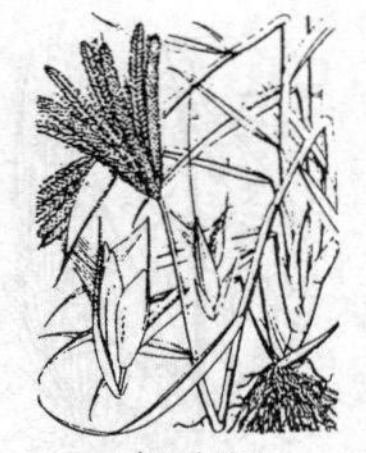
나도바랭이

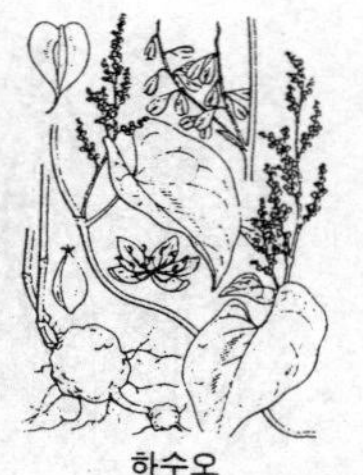
하수오

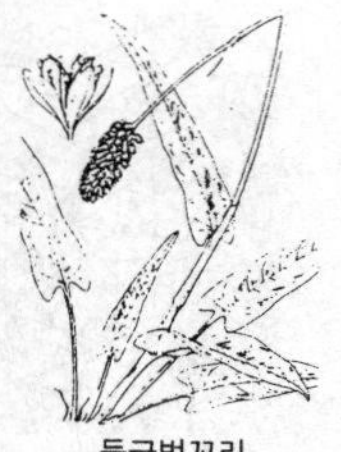
둥근범꼬리

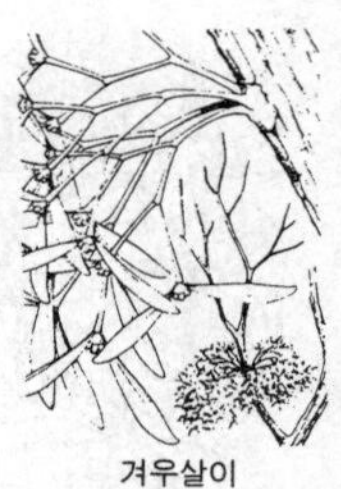
겨우살이

16. 하리(下利)를 시켜서 광증(狂症)을 치료할 경우

어떤 사람이 양궐증(陽厥症)에 걸려서 광로(狂怒)•매리(罵詈)•궐곡(厥哭)하고 6맥(六脈)이 무력해서 피부가 얼음처럼 싸늘하고 증세가 발작하면 큰소리로 부르짖었다 하니, 역로방(易老方)에 탈식(奪食)하면 병이 그치게 된다는 학설에 따라서 일체의 먹을 것을 주지 않고 대승기탕(大承氣湯)〔처방은 상한문(傷寒門)〕으로써 내려(下) 주니 6~7차례에 걸쳐 많은 양의 설사를 하고 난 뒤 몸이 따뜻해지고 맥(脈)이 뛰면서 병이 나을 것이다. 〈綱目〉

어떤 노인이 자기에게 맡겨진 부역이 너무 많은 것을 걱정한 끝에 광태(狂態)가 폭발하여 입과 콧속에 벌레가 기어다니는 것과 같은 증세가 계속하여 수년 동안 두 손으로 후벼뜯고 맥(脈)이 홍대(洪大)하여 거문고 줄과 같은데 대인(戴人)이 진단하고「간(肝)은 모계(謀計)를 주관하고, 담(膽)은 결단을 주관하는 것인데 부역(賦役)이 너무 많아 능히 견디지 못하게 되면 간(肝)은 모계(謀計)를 찾아내도 담(膽)은 결단을 못하며 굴(屈)한 것도 펴지 못하고 노(怒)를 설(泄)할 수도 없어서 심화(心火)가 서리고 서려서 양명금(陽明金)을 타(乘)고 작용했으나 위(胃)는 본래 토(土)에 속하고 간(肝)은 목(木)에 속하며 담(膽)은 상화(相火)에 속하니 화(火)가 목기(木氣)를 따라서 위(胃)에 들어감으로써 미치는 것이다」하고 뜨거운 방에 눕히고 여러차례 많은 땀을 흘리게 한 뒤 조위승기탕(調胃承氣湯)〔처방은 상한문(傷寒門)〕으로써 20여회나 하리(下利)를 시키니 혈수(血水)와 어혈(瘀血)이 섞여서 두서너 되가 나오더니 다음날에 진정되었다. 다시 통성산(通聖散)으로 그 뒤를 조양(調養)해 주었다. 〈儒門事親〉

17. 탈영(脫營)하면 실정(失精)이 될 경우

귀(貴)했던 사람이 천(賤)해지면 탈영(脫營)이 되고, 부(富)했던 사람이 가난하게 되면 실정(失精)이 된다. 비록 현저(顯著)하게 사기(邪氣)에 중독되지는 않아도 병이 내포(內包)해서 체중이 날로 줄어들고, 기운이 쇠약해서 소름이 끼치고, 가끔 놀라는 증상이 일어나는데 심할 경우에는 밖으로는 위(衛)가 소모되고 안으로는 영(榮)을 빼앗기는 것이다.

주(註)에 이르기를, 피는 걱정으로 인해서 끓고 기(氣)는 슬픔을 따라서 줄기 때문에 영(榮)과 위(衛)가 구갈(俱竭)하는 것이다. 〈內經〉

이러한 증상일 때는 음식맛이 없고 정신이 게을러지며 살이 여위게 되니, 안으로는 교감단(交感丹)〔처방은 기문(氣門)〕을 먹고, 밖으로는 향염산(香鹽散)으로 양치질을 하면 좋다. 〈入門〉

천왕보심단(天王補心丹)•가감진심단(加減鎭心丹)•승양순기탕(升陽順氣湯)•청심보혈탕(淸心補血湯)을 쓴다.

※ 가감진심단(加減鎭心丹)

효능 : 기혈 부족(氣血不足), 심신 허손(心神虛損)을 치료한다.

처방 천문동(天門冬)•황기말구(黃芪蜜炙)•당귀신주배(當歸身酒焙)•숙지황(熟地黃) 각 1냥반, 맥문동(麥門冬)•생건지황(生乾地黃)•백복신(白茯神)•산약(山藥) 각 1냥, 오미자(五味子)•원지강즙제(遠志薑汁製)•인삼(人蔘)등 각 5돈을 가루로 하여 꿀로써 녹두알 크기의 환을 지어 주사(朱砂)로 겉을 입히고 온주(溫酒) 또는 미음(米飮)으로 50~70알씩 먹는다. 〈北窓〉

※ 승양순기탕(升陽順氣湯)

효능 : 분노(忿怒)하면 간(肝)이 상하고 생각이 많으면 비(脾)가 상하며 슬픔이 쌓이면 폐(肺)를 상하여 각 경락(經絡)에 화(火)가 움직이고 원기(元氣)를 상(傷)하여 열이 나면서 음식 생각이 없는 데 쓴다.

처방 황기밀구(黃芪蜜炙) 2돈, 인삼(人蔘)•반하강제(半夏薑製) 각 1돈, 신국초(神麴炒) 7푼반, 당귀(當歸), 초두구(草豆蔲)•진피(陳皮)•승마(升麻)•시호(柴胡) 각 5푼, 황백(黃栢)•감초구(甘草炙) 각 2푼반, 생강(薑) 3쪽을 넣고 물에 달여 먹는다. 〈丹心〉

18. 오지(五志)를 서로 이기게 할 경우

간(肝)은 지(志)가 있으므로 성을 내니 성을 내면 간(肝)이 상하고 슬픔이 노함을 이기며, 마음의 지(志)가 있어 기쁨이 되니 기쁨이 마음을 상하고 두려움이 기쁨을 이기며, 비(脾)에 지(志)가 있어 생각이 되는데 생각은 비(脾)를 상하고 성냄이 생각을 이기며 폐(肺)의 지(志)가 있어 근심이 되니 근심이 폐(肺)를 상하고 기쁨이 근심을 이기며, 신에 지(志)가 있어 두려움이 되니 두려움이 신(腎)을 상(傷)하고 생각이 두려움을 이기는 것이다.

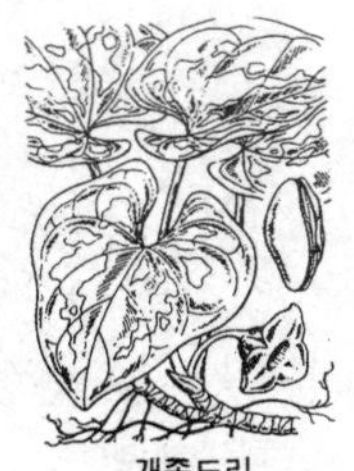
개족도리

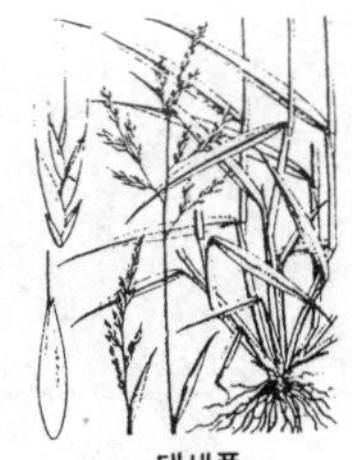
대새풀

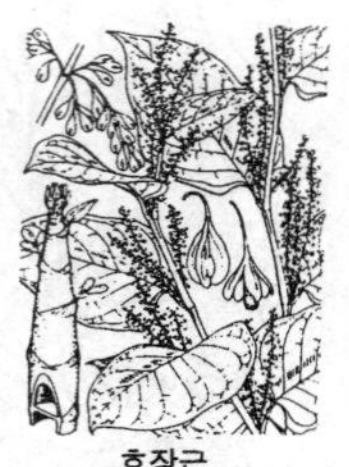
호장근

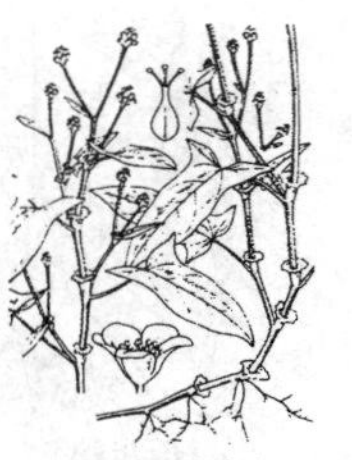
나도미꾸리낚시

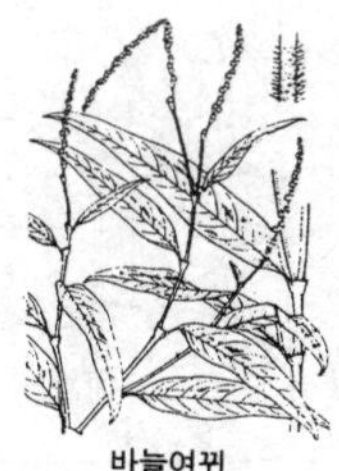
바늘여뀌

〈內經〉

오지(五志)의 화(火)가 울결(鬱結)하기 때문에 담(痰)과 전광(癲狂)이 되니 당연히 인사(人事)로써 제어해야 한다.

만약 성을 내서 간(肝)을 상한 증세는 근심으로 여기게 하고 두려움으로써 풀어주며, 기쁨이 마음을 상(傷)한 증세라면 두려움으로 이기게 하고 성냄으로써 풀어주며, 생각이 비(脾)를 상(傷)한 증세라면 성냄으로 이기게 하고 기쁨으로써 풀어주며, 근심이 폐(肺)를 상(傷)한 증세라면 기쁨으로 이기게 하고 생각으로써 풀어주며, 두려움이 신(腎)을 상(傷)한 증세라면 생각으로 이기게 하고 근심으로써 풀어주며, 놀람이 담(膽)을 상(傷)한 증세라면 근심으로 이기게 하고, 두려움으로써 풀어주며, 슬픔이 심포(心包)를 상(傷)한 증세라면 두려움으로 이기게 하고, 성냄으로써 풀어주어야 한다.

이 방법은 잘 살펴서 써야 한다. 〈丹溪〉

어느 부인이 음식을 전폐(全廢)하고 노매(怒罵)를 일삼으며, 좌우에 시종하는 사람들을 죽이려고 덤비고, 악담(惡談)을 그치지 않는데, 의원들이 여러 처방으로 치료를 했으나 효험이 없었다. 대인(戴人)이 진찰 후 말하기를, 「이 병은 약으로써 치료하기가 어렵다.」하여 두 젊은 여자로 하여금 단분(丹粉)을 짙게 바르게 하여서 배우처럼 꾸며보였더니, 그 부인이 크게 웃으며 말은 하지 않고 다음날 다시 씨름꾼맵시로 차려서 보였더니 역시 큰 웃음을 그칠 줄 몰랐으며, 또한 그 옆에 두 부인으로 하여금 좋은 음식을 갖추어 맛있게 먹으면서 음식맛을 자랑했더니, 부인은 역시 조금씩 맛을 보고 먹게 된 것이다. 그리하여 몇일이 안 되어서 음식을 잘 먹고, 약을 먹지 않아도 병이 나았으며, 계속해서 잉태(孕胎)까지 하였다는 일화가 있다. 그렇기 때문에 의원은 재능도 있어야 하고 약의 처방에만 집착해서는 안 된다. 〈張子和〉

어떤 여인이 약혼한 뒤에 그 배우자가 장사차 집을 나간지 2년이 되어도 돌아오지 않으므로 그녀가 식음을 전폐하고 계속 누워서 정신이 나간 것 같고 다른 병증(病症)은 없었으나 다만 골방이나 음침한 곳을 택하여 기거하기를 좋아하니, 이것은 사념(思念)의 과다로 인하여 기결(氣結)이 된 것이므로 약으로만 치료해서 치료되는 증세가 아니고 어떠한 기쁜 일이 있으면 자연히 치료되는 증세이다.

그렇지 않으면 대노(大怒)하는 것도 또한 요법(療法)이 된다. 그러므로 그녀의 집사람으로 하여금 그녀를 대로(大怒)케 해서 통곡을 하게 하여 마음껏 울도록 한 뒤 투제(投劑)를 하였더니, 그때 비로소 밥을 먹었다 한다.

그런 뒤에 다시 약혼한 남자가 곧 돌아온다고 속였더니 과연 병이 재발되지 않았다. 대체로 비(脾)가 사념(思念)을 주관하는데 사념(思念)이 지나치면 비기(脾氣)가 응결(凝結)하여 먹지 않고, 노(怒)는 간목(肝木)에 속하는데 지나치게 성을 내면 목기(木氣)가 승발(昇發)하여 비기(脾氣)와 충돌하는 것이다. 〈丹溪〉

19. 신병(神病)의 불치(不治) 증세일 경우

신(神)을 간직하면 살고 신(神)을 잃으면 죽는다. 실신(失神)이란 정신이 떠나가서 혼미(昏迷)하게 되는 것이다. 〈內經〉

전질(癲疾)에 구토를 하여 진액(津液)이 넘어오면 이것은 기(氣)가 하설(下泄)하는 증세이니 치료하지를 못한다. 〈靈樞〉

전(癲)·광(狂)·간(癎)의 모든 증세가 때로는 발작했다가 때로는 그치는 증세는 치료할 수 있으나, 먹지도 못하고 혼미(昏迷)한 상태는 죽게 된다. 〈得効〉

따라서 전(癲)·광(狂)·간(癎)의 병은 정신이 없고, 눈이 멍청하면 살기가 어렵고, 〈正傳〉 전질(癲疾)이 발작해서 미친짓을 겸하게 되면 치료하기가 어렵다. 〈靈樞〉

20. 정신병의 치료 용약(用藥)일 경우

사람의 몸에서 주요한 기관은 심(心)이요, 심(心)을 조양(調養)하는 것은 혈(血)이다. 심(心)과 혈(血)이 허종(虛忪)하면 신기(神氣)가 떠나고 경계(驚悸)가 시작된다. 경(驚)은 공포의 증상이고 계(悸)는 정종의 증상이다.

경자(驚者)는 활담(豁痰)하고 경(驚)을 안정시키는 약을 주어야 하고 계자(悸者)는 물을 배설하고 음(飮)(담(痰)의 일종)을 그치게 하는 약을 써야 한다. 〈直指〉

건망(健忘)은 심·비(心·脾) 2장(二臟)의 혈소(血少)·신결(神缺)에 있는 것이니 양혈안신(養血安神)의 약으로써 조양(調養)해야 한다. 〈醫鑑〉)

광(狂)은 담화(痰火)의 실성(實盛) 때문에 있는 것이요, 전(癲)은 심혈(心血)의 부족때문에 있는 증세이나, 대개 이러한 증세는 사상(思想)을 너무 고원(高遠)하게 가졌기 때문에 그 뜻을 못 이루는 사람에게 있는 증세다.

간병(癎病)은 주로 담(痰) 때문에 생긴 증세로 화(火)가 움직이는 데에 주로 그 원인이 있는 것이다. 치료에는 간(癎)은 토하고, 광(狂)은 내리고, 전(癲)은 안신(安神)

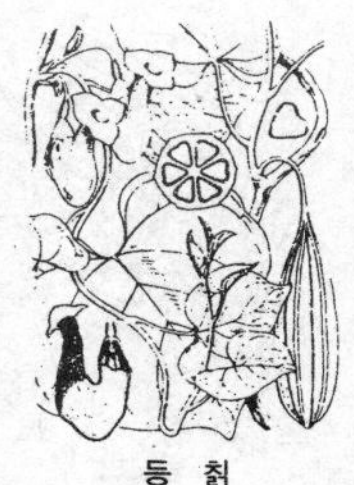
등 칡

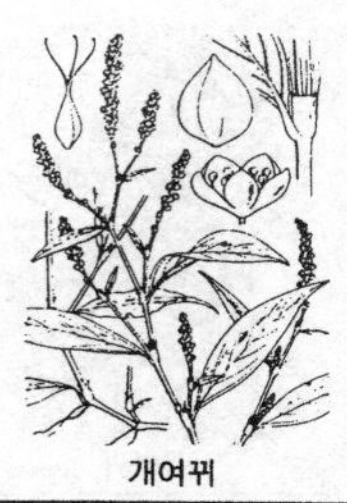
개여뀌

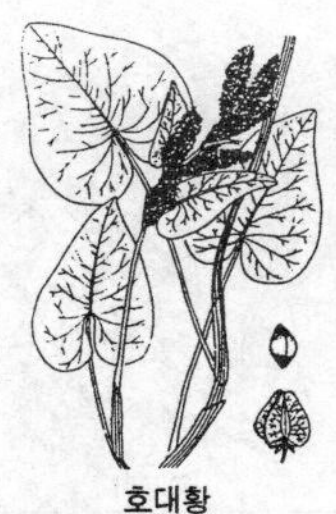
호대황

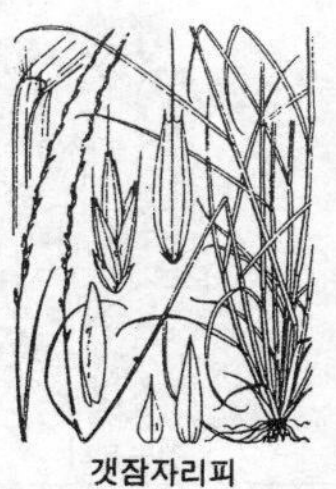
갯잠자리피

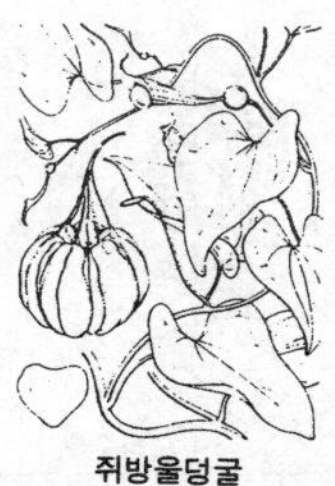
쥐방울덩굴

과 양혈(養血)을 하여 담화(痰火)를 없애주어야 한다. 〈正傳〉

전광(癲狂)이 오랫동안 낫지를 않으면 삼성산(三聖散)으로 토하게 한 다음 삼승기탕(三承氣湯)을 써서 설사토록 해야 된다. 〈保命〉

오지(五志)가 지나치게 난동하는 모든 증세는 화(火)의 작용 때문이다. 대체로 기(氣)는 양(陽)이 되므로 그 작용이 가볍고 신체의 요동과 노상(勞傷)은 모두 양화(陽火)의 작용 때문에 신광(神狂)과 기란(氣亂)을 하여 열병이 된다.

장자화(張子和)가 말하기를, 하간(河間)이 오지(五志)의 증세를 치료하는데 학설의 뜻(意)에 따라서 약을 쓴다.

희(喜)•노(怒)•비(悲)•사(思)•공(恐)의 증세가 모두 심화(心火)의 평정(平定)을 주(主)로 하는데, 노상(勞傷)만은 동(動)에 기인한 것이 되고 동(動)은 양(陽)에 속한 것이 되며, 경(驚)은 마음에 해(駭)하고 마음은 화(火)에 속하니 이 두 가지는 모두 심화(心火)를 평정(平定)하는 것으로 치료한다. 〈丹心〉

21. 신병(神病)을 통치(通治)하는 약이(藥餌)

우황청심원(牛黃淸心元)•팔물정지원(八物定志元)•14우원(十四友元)•주사안신환(朱砂安神丸)•평보진심단(平補鎭心丹)•육혼단(育魂丹)•축보환(丑寶丸)•안신환(安神丸)•호박정지환(琥珀定智丸)•천왕보심단(天王補心丹)•금박진심환(金箔鎭心丸)•진사묘향산(辰砂妙香散)•진사영지환(辰砂寧志丸)•가미영신환(加味寧神丸)•가감온담탕(加減温膽湯)•보심환(補心丸) 등으로써 모두 심신(心神)의 병을 통치한다. 〈諸方〉

※ 우황청심원(牛黃淸心元)

심기부족(心氣不足)•신지부정(神志不定)•희노무상(喜怒無常)•전광발작(癲狂發作)•정신혼란(精神昏亂) 등의 증세를 치료한다.

※ 팔물정지원(八物定志元)

효능: 심신(心神)을 보익(補益)하고 혼백(魂魄)을 안정시키며, 담(痰)을 없애주고 열을 내려 주며, 경계(驚悸)와 정충(怔忡)을 치료해 준다.

처방 인삼(人蔘) 1냥반, 석창포(石菖蒲)•원지(遠志)•복신(茯神)•백복령(白茯苓) 각 1냥, 백출(白朮)•맥문동(麥門冬) 각 5돈, 우황(牛黃) 3돈, 주사(朱砂) 2돈을 가루로 하고 꿀로 오동 열매 크기의 환을 지어 미음으로 50알씩 먹는다. 〈海藏〉

※ 14우원(十四友元)

효능: 심(心)과 간(肝)을 보(補)해 주고 신지(神志)의 불안과 수면의 부족함을 치료한다. 내경(內經)에 이르기를, 「장부(臟腑)에 상처가 있고, 정(情)이 의지할 곳은 있으나 사람이 그 병이 되는 증세를 모를 때는 누워 있어도 편하지가 않다.

처방 용치세연(龍齒細研) 2냥, 숙지황(熟地黃)•백복령(白茯苓)•백복신(白茯神)•산조인초(酸棗仁炒)•인삼(人蔘)•육계(肉桂)•아교주(阿膠珠)•원지주쇄증(遠志酒晒蒸)•당귀(當歸)•황기(黃芪)•백자인(柏子仁)•자석영(紫石英)은 하세연(煆細研)하여 각 1냥에 진사(辰砂) 5돈을 가루로 하여 꿀로 오동 열매 크기의 환을 지어 탕(湯)으로 30~40알씩 먹는다.

한위공(韓魏公)이 심병(心病)에 걸려서 정충(怔忡)•건망(健忘)•몽매 황홀(夢寐恍惚)•수면 부족(睡眠不足)으로 백약(百藥)을 써도 효력이 없었는데 대체로 이러한 증세는 우수 사려(憂愁思慮)로 인하여 심혈(心血)을 소모했기 때문에 생긴 병이다.

당귀(當歸)•지황(地黃) 등을 써서 심혈(心血)을 자양(滋養)시켜야 효과를 얻는 것이요, 만약 발산약에 창포류(菖蒲類)를 먹으면 심기(心氣)가 더욱 흩어지고, 당귀(當歸)•황기(黃芪)를 써야만 큰 효과가 있을 것이다. 〈經驗方〉

※ 평보진심단(平補鎭心丹)

효능: 여러가지 생각이 지나쳐서 심혈(心血)이 모자라고 경계(驚悸)•정충(怔忡)•정신 황홀(精神恍惚)•이몽(異夢)•종계(忪悸)•번울(煩鬱) 및 신기 상패(腎氣傷敗), 유정 백탁(遺精白濁)하여 뜻밖에 신체가 허약한 데 쓴다.

처방 용치(龍齒) 2냥반, 숙지황(熟地黃)•천문동(天門冬)•원지강제(遠志薑製)•산약(山藥) 각 1냥반, 백복령(白茯苓)•오미자(五味子)•차전자(車前子)•육계(肉桂)•맥문동(麥門冬)등 각 1냥 2돈반, 주사(朱砂)•수비

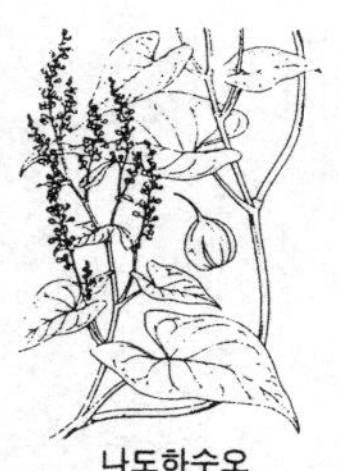
나도하수오

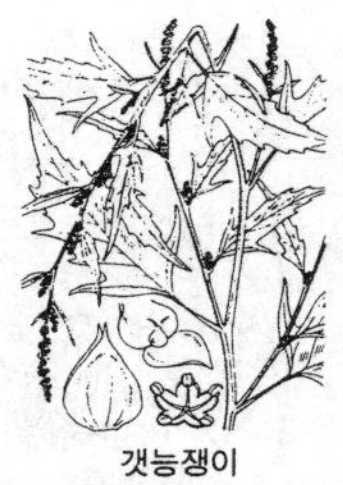
갯능쟁이

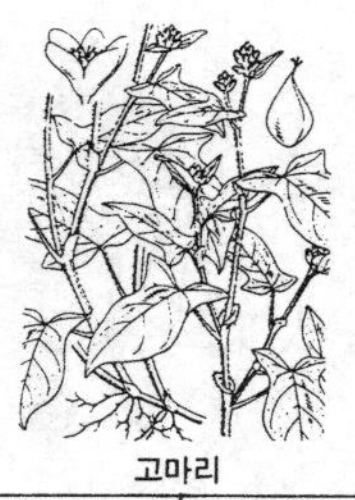
고마리

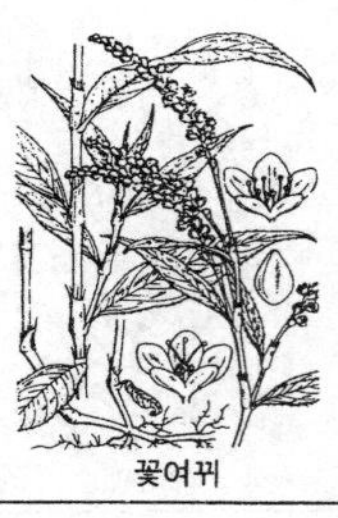
꽃여뀌

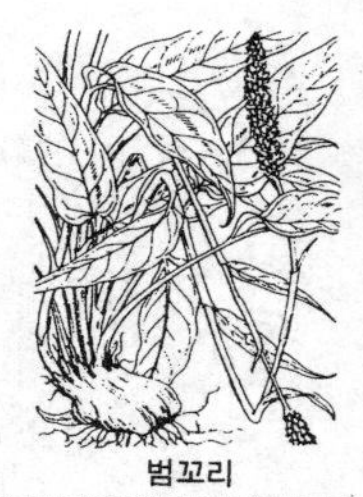
범꼬리

위의(水飛爲衣) • 인삼(人蔘) 각 5돈, 산조인초(酸棗仁炒) 2돈반을 가루로 해서 꿀로 오동 열매 크기의 환을 지어 공복에 온주(温酒)나 혹은 미음으로 30~50알씩을 먹는다. 〈入門〉

※ 안신환(安神丸)

효능 : 전간(癲癇) • 경광(驚狂) • 담화(痰火) 등 모든 증세에 쓴다.

처방 인삼(人蔘) • 백복령(白茯苓) • 산조인초(酸棗仁炒) • 당귀(當歸) • 생지황주초(生地黃酒炒) • 황련주초(黃連酒炒) • 진피거백(陳皮去白) • 남성강제(南星薑製) 각 1냥, 주사(朱砂) • 수비위의(水飛爲衣) • 천축황(天竺黃) 각 5돈, 웅황(雄黃) 각 2돈을 가루로 하여 꿀로 오동 열매 크기로 하여 주사(朱砂)로 겉을 입히고 미음으로 50알씩 먹는다.

동풍(動風)과 신열(辛熱)하는 음식물은 피한다. 〈回春〉

※ 호박정지환(琥珀定志丸)

일명 호박정지환(琥珀定智丸)

효능 : 보심(補心) • 생혈(生血) • 안혼(安魂) • 정백(定魄) • 부간(扶肝) • 장담(壯膽) • 신혼 부정(神魂不定) • 경전(驚戰) • 허약(虛弱) • 기핍(氣乏)한 데 쓴다.

처방 천남성(天南星) 8냥 〔깨끗한 땅을 파고 구덩이를 만들어서 숯불을 피워 구덩이가 작열(灼熱)하면 호주(好酒) 몇 되를 구덩이 안에 부은 뒤 남성(南星)을 동이에 넣고서 뚜껑을 덮어 숯불로 둘러싸고, 다음날 꺼내어 가루로 만든 것〕, 건인유강즙제(乾人乳薑汁製) • 인삼(人蔘) • 백복령(白茯苓) • 백복신(白茯神) 각 3냥, 대주사(大朱砂)〔공저심(公猪心)을 할개(割開)하여 그 속에 넣어 가지고 실로 묶어서 태주(胎酒)두 주발에 끓인 것〕 • 석창포(石菖蒲) • 저담즙초(猪膽汁炒) • 원지(遠志)〔깨끗한 땅을 파고 구덩이를 만들어 숯불을 피워 작열(灼熱)할 때 취육(取肉)한 것〕 • 저담(猪膽)을 달여서 말린 뒤에 다시 강즙제(薑汁製) 각 2냥, 진호박(眞琥珀) 1냥을 가루로 하여 꿀로 오동 열매 크기의 환을 지어 잠잘 때에 강탕(薑湯)으로 50~70알씩 먹는다.

※ 천왕보심단(天王補心丹)

효능 : 영심(寧心)을 보신(保神)하고 정충(怔忡)과 경계(驚悸)를 없애며 기억력과 심신을 양육(養育)시킨다.

처방 생건지황주세(生乾地黃酒洗) 4냥, 황련주초(黃連酒炒) 2냥, 석창포(石菖蒲) 1냥, 인삼(人蔘) • 당귀주세(當歸酒洗) • 오미자(五味子) • 천문동(天門冬) • 맥문동(麥門冬) • 백자인(栢子仁) • 산조인초(酸棗仁炒) • 현삼(玄蔘) • 백복신(白茯神) • 단삼(丹蔘) • 길경(桔梗) • 원지(遠志) 각 5돈을 가루로 하여 꿀로 오동 열매 크기의 환을 지어 주사(朱砂)로 겉을 입혀서 잠잘 때에 등심(燈心) • 죽엽전탕(竹葉煎湯)으로 30~50알씩을 먹는다. 〈回春〉

※ 가미영신환(加味寧神丸)

효능 : 심혈 부족(心血不足) • 경계(驚悸) • 정충(怔忡) • 건망(健忘) • 황홀(恍惚) 등 모든 담화증(痰火症)을 치료한다.

처방 생건지황(生乾地黃) 1냥반, 당귀(當歸) • 백작약(白芍藥) • 백복신(白茯神) • 맥문동(麥門冬) • 진피(陳皮) • 패모초(貝母炒) 각 1냥, 원지강제(遠志薑製) • 천궁(川芎) 각 7돈, 산조인초(酸棗仁炒) • 황련(黃連) • 감초(甘草) 각 5돈을 가루로 하여 꿀로 녹두알 크기의 환을 지어 주사(朱砂)로 겉을 입혀서 조탕(棗湯)으로 50~70알씩 먹는다. 〈集略〉

※ 가감온담탕(加減溫膽湯)

효능 : 담(痰)이 심하여 심규(心竅)를 막고, 신(神)이 떠나서 우사(憂思)가 울결(鬱結)하여 경공(驚恐) • 상심(傷心)하고 불안하여 자주 놀라고 정충(怔忡) • 번민(煩悶) • 비가(悲歌) • 규매(叫罵) • 분주(奔走)해서 인사 불성이 된 것을 치료한다.

처방 복신(茯神) • 반하제(半夏製) • 진피(陳皮) • 지실(枳實) • 치자초(梔子炒) • 백출(白朮) • 맥문동(麥門冬) • 황련(黃連) 각 1돈, 당귀(當歸) • 산조인초(酸棗仁炒) • 죽여(竹茹) 각 8푼, 인삼(人蔘), 진사말(辰砂末) 5푼, 감초(甘草) 3푼, 생강 3쪽, 대추 2개, 오매(烏梅) 1개를 물로 달여서 죽력(竹瀝) 반 잔에 진사말(辰砂末) 5푼을 타서 먹는다. 〈醫鑑〉

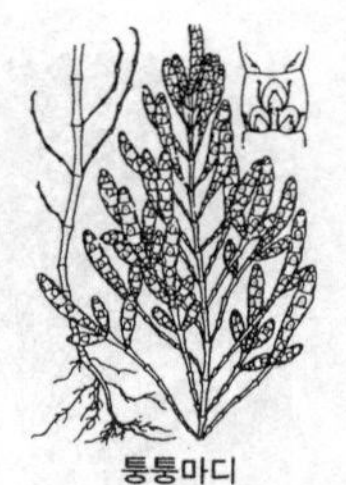
퉁퉁마디

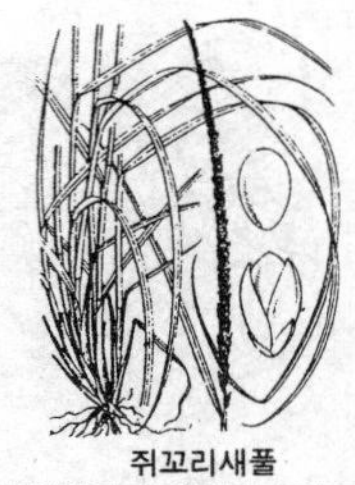
쥐꼬리새풀

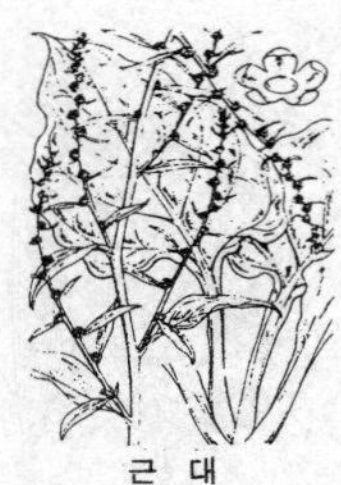
근 대

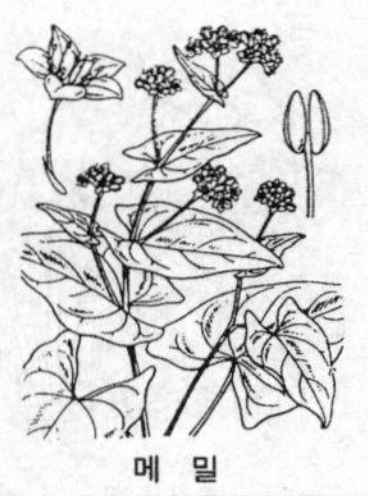
메 밀

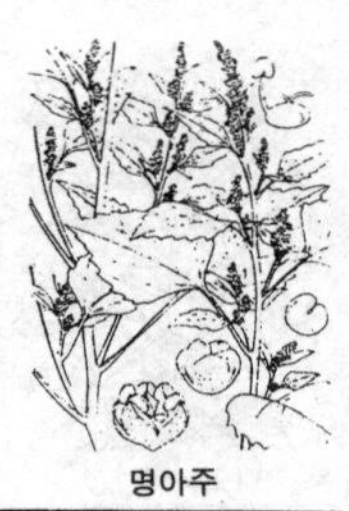
명아주

※ 보심환(補心丸)

효능 : 심장(心臟)이 허약하여 손이 떨리는 증세를 치료한다.

처방 산조인초(酸棗仁炒) • 백자인(栢子仁) 각 3냥, 원지강즙초(遠志薑汁炒) 2냥반, 당귀(當歸) • 생건지황(生乾地黃) • 감초(甘草) 각 1냥반, 인삼(人蔘) 1냥, 복신(茯神) 7돈, 석창포(石菖蒲) 6돈, 우담남성(牛膽南星) • 반하국(半夏麴) 5돈, 호박(琥珀) 3돈, 천궁(川芎) • 사향(麝香) 각 1돈, 금박(金箔) 20쪽을 가루로 하여 떡처럼 쪄서 녹두알 크기의 환을 지어 주사(朱砂) 5돈으로 겉을 입혀서 침 또는 강탕으로 70~80알씩 삼킨다. 이것은 경험비방이다. 〈正傳〉

단방(單方 (16종류)

※ 주사(朱砂)

정신을 기르고 혼백(魂魄)을 편하게 하니 상복(常服)하면 통신(通神)한다. 심열(心熱) • 심허(心虛)에는 주사(朱砂)가 아니면 고치지 못하니 가루를 수비(水飛)해서 1돈씩 꿀물에 먹는다. 〈本草〉

※ 자석영(紫石英)

경계(驚悸)를 안정시키고 혼백(魂魄)을 편안하게 한다. 쌀알 크기로 부수어서 물 한 말을 붓고 끓여 두 되 정도로 줄어들면 그 징청(澄淸)을 마시는데 속칭 자수정(紫水晶)이라고도 한다. 〈本草〉

※ 수은(水銀)

안신(安神)하고, 심장(心臟)의 정충(怔忡)과 경계(驚悸)를 진정시킨다. 〈入門〉

영사(靈砂)를 계속 먹으면 통신(通神)하고 혼백(魂魄)을 안정(安靜) 시켜 주며 마음이 신령(神靈)해진다. 영사(靈砂)를 원숭이에게 계속 먹이면 사람과 통화(通話)가 가능하다고 하였다.

※ 철장(鐵漿)

전간(癲癎) • 발열(發熱) • 광주(狂走) • 심기난동(心氣亂動) • 주호(走呼) 등의 모든 증세를 치료한다. 생철(生鐵)을 물로 달여서 그 물을 마신다. 〈本草〉

※ 인삼(人蔘)

정신과 혼백(魂魄)과 경계(驚悸)를 치료하고, 개심(開心)과 익지(益智)를 하여 기억력을 증강시킨다. 인삼가루 1냥을 돼지 기름 1돈과 술을 함께 반죽해서 먹는다. 100일만 계속 먹으면 매일 천 마디 말을 기억하고, 피부도 윤택해진다. 〈本草〉

※ 천문동(天門冬)

안혼(安魂)과 정백(定魄)을 하고 경계(驚悸)와 전광건망(癲狂健忘)을 치료한다. 거심작말(去心作末)해서 온수(溫水)에 2돈씩 먹는다. 〈本草〉

※ 석창포(石菖蒲)

심장(心臟)의 구멍을 열어 주고 건망증(健忘症)을 치료하며, 지혜를 도와 준다. 창포(菖蒲)와 원지(遠志)를 등분해서 가루로 하여 1일 3회, 1돈씩을 온수(溫水)로 먹는다. 오래 먹으면 귀와 눈이 총명해지고 겉에서 속을 볼 수 있고 천리 밖의 일을 관찰할 수 있다. 〈千金〉

전간(癲癎)을 주로 치료하니 가루로 하여 2돈씩을 돼지 염통을 끓인 물로 공복에 먹는다. 〈正傳〉

※ 원지(遠志)

혼백(魂魄)을 편하게 하고 지혜를 더해 주며 건망증(健忘症)을 치료한다. 감초(甘草)물에 담가서 끓인 뒤에 뼈는 버리고 살을 말려 가루로해서 매 2돈씩을 술로써 먹는다. 〈本草〉

※ 복신(茯神)

혼백(魂魄)을 편하게 하고 정신을 조양(調養)해 주며 경계(驚悸)와 건망증(健忘症)을 치료한다. 가루로 하여 2돈씩 술로 먹는다. 원지(遠志)와 같이 먹으면 더욱 좋다. 〈本草〉

※ 황련(黃連)

경계(驚悸) • 번조(煩燥) • 심열(心熱)을 치료한다. 가루로 해서 꿀물로 먹거나, 또는 환으로 해서 먹어도 좋다.

※ 연실(蓮實)

신(神)을 길러주며, 많이 먹으면 즐거워지고 걱정도 없

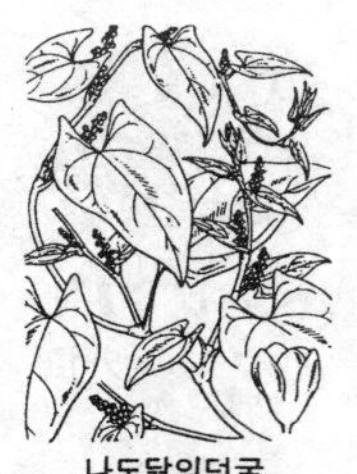
나도닭의덩굴

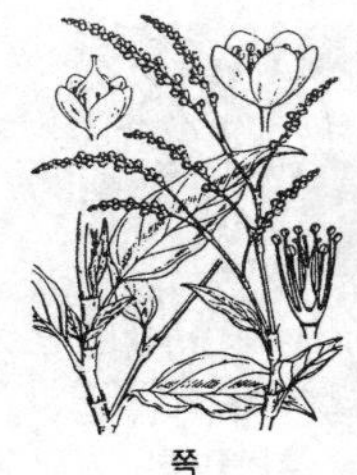
쪽

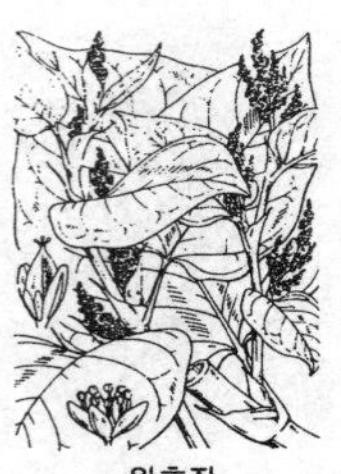
왕호장

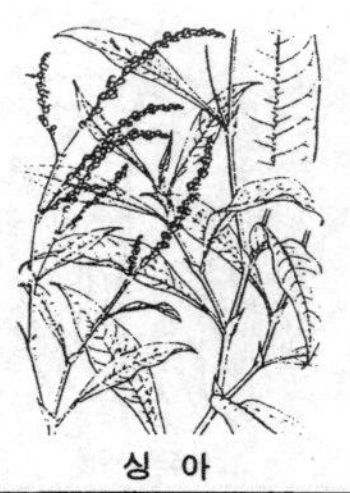
싱 아

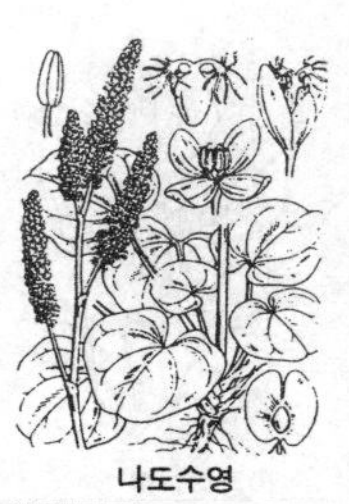
나도수영

어진다. 죽을 끓여 먹어도 좋고, 껍질을 벗기고 말려서 가루로 하여 물에 타면 붉은 껍질이 다시 떠오르는데 건어버리고 푸른 것만 가루로 해서 용뇌(龍腦)를 조금 넣고 더운물로 점복(點服)하면 영지(寧志)와 청신(淸神)이 된다.

※ 치두(鴟頭)

전간(癲癎)을 주로 치료하게 되니 구워서도 먹고, 또는 치두 두 개를 태워서 황련(黃連) 1냥과 함께 가루로 하여 환으로 해서 먹는다. 〈本草〉

※ 복익(伏翼)

오래 먹으면 즐겁고 사람을 끄는 마력이 있으며 근심 걱정이 없어진다. 굽거나 고아서 먹되, 날아다니는 것보다 움츠리고 있는 것이 효력이 더 많다. 〈本草〉

※ 사향(麝香)

전간(癲癎)·경계(驚悸)·황홀(恍惚)·안신(安神)을 주로 치료한다. 가루로 하여 더운물에 점복(點服)한다. 〈本草〉

※ 저심(猪心)

안혼(安魂)·정백(定魄)하고 경계(驚悸)·전광(癲狂)·건망증(健忘症)을 치료하니 환이나 가루로 먹어도 모두 좋다. 〈本草〉

※ 우황(牛黃)

심혈(心血)의 부족을 보(補)하고 경계(驚悸)·건망(健忘)·전간(癲癎)·우사(憂邪)·분양(忿恙) 등을 치료한다. 피를 빼어 약에 넣기도 하고 구워서 먹기도 하며 쪄서 먹기도 한다. 〈本草〉

※ 자하거(紫河車)

〔사람의 태의(胎衣)〕

전광(癲狂)·건망(健忘)·정충(怔忡)·황홀(恍惚)·경포(驚怖)·심신 불안(心神不安)·다언 불안(多言不安) 등을 치료하고, 안심(安心)·양혈(養血)·정신에 특효가 있으니 찌개나 삶아서도 먹고, 약에 넣어서 환으로 하여 먹기도 한다. 〈本草〉

※ 침구법(鍼灸法)

전간(癲癎)이 낮에 발작하면 양교(陽蹻: 申脈)를 취할 것이며, 밤에 발작하면 음리〔陰利 : 소해(昭海)〕를 취할 것이며 각각 27장을 뜨고(易老), 또한 백회(百會)와 풍지(風池)를 뜬다. 〈資生〉

전광(癲狂)에는 풍륭(豊隆)·기문(期門)·온류(温留)·통곡(通谷)·축빈(築賓)·양곡(陽谷)·후계(後谿)·음곡(陰谷)을 택한다. 〈綱目〉

실신(失神)하고 치해(痴騃)할 때는 신문(神門)·중충(中衝)·귀복(鬼服)·구미(鳩尾)·후계(後谿)·대종(大鍾)을 택한다. 〈綱目〉

간사(間使)에는 30장(壯)을 뜨고, 천추(天樞)에는 100장(壯)을 뜬다.

건망(健忘)에는 열결(列缺)·심유(心兪)·신문(神門)·중완(中脘)·삼리(三里)·소해(少海)를 택하고 또한 백회(百會)를 뜬다. 〈綱目〉

공구(恐懼)하고 놀라는 데는 연곡(然谷)·내관(內關)·음릉(陰陵)·천협계(泉俠谿)·행간(行間)을 택하고, 심장이 울렁거리고 동요하는 데는 대릉(大稜)·삼리(三里)를 택한다. 〈綱目〉

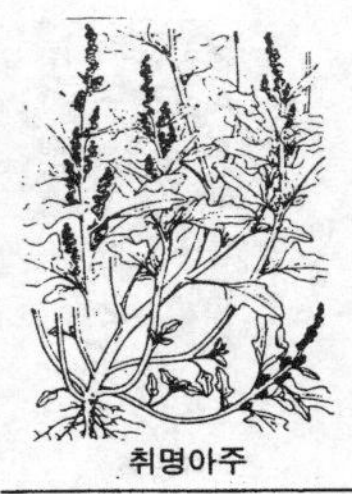
취명아주

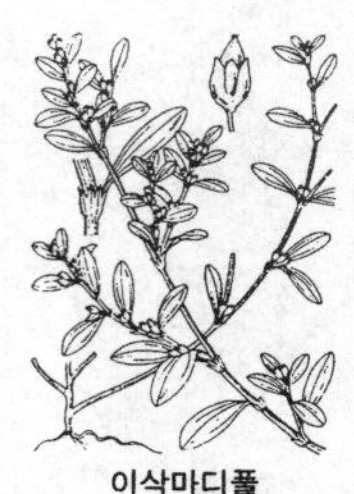
이삭마디풀

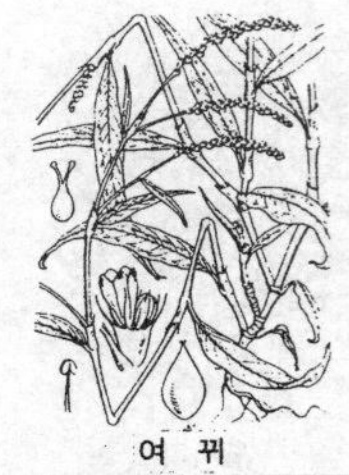
여 뀌

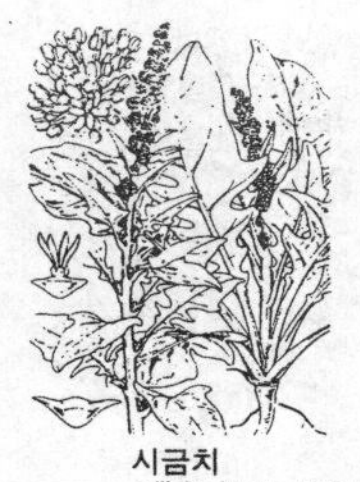
시금치

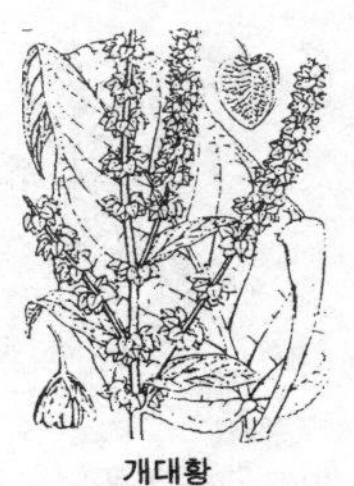
개대황

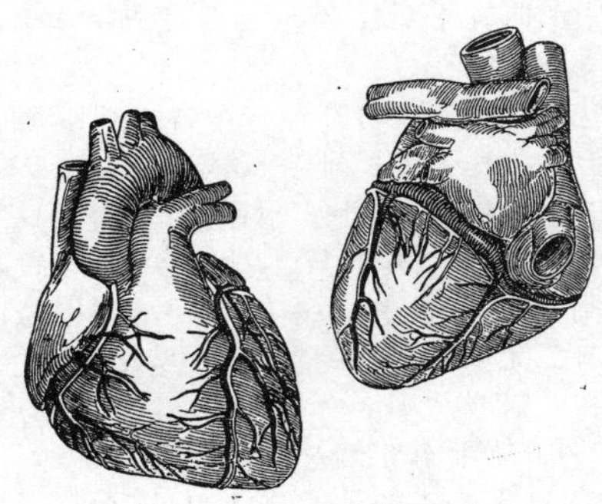

내경편(內景篇) (二)

五. 혈(血)

1. 음혈(陰血)이 수곡(水穀)에서 일어날 경우

영추(靈樞)에 이르기를, 중초(中焦)가 수곡(水穀)의 기운을 받아서 붉게 나온다.

수곡(水穀)이 위장(胃腸)에 들어가면 맥도(脈道)가 운행하고 수분이 경(經)에 들어가서 피가 된다. 〈靈樞〉

영(榮)은 수곡(水穀)의 정기(精氣)로써 오장(五臟)을 조양(調養)하고 육부(六腑)를 거쳐서 맥(脈)에 들어가기 때문에 맥(脈)의 상•하를 둘러서 오장(五腸)을 관철(貫徹)하고 육부(六腑)를 연락하는 것이다. 〈內經〉

2. 혈(血)이 영(榮)이 될 경우

피가 영(榮)이 된다는 사실은 신체의 번영을 말하고 있으니 눈은 피를 얻어서 보게 되고, 발은 피를 얻어서 걷게 되며, 손은 피를 얻어서 움켜쥐고, 손가락은 피를 얻어서 물건들을 만지게 된다. 〈內經〉

영(榮)은 수곡(水穀)의 정기(精氣)다. 비(脾)에서 생화(生化)해서 심장(心臟)의 통솔을 받고 간(肝)에서 받아서는 폐(肺)에 선포하고 신장(腎臟)에서 배설하면 전신에 퍼지게 되 눈이 잘 보이게 되며 귀가 들리고 손이 움직이며 손바닥을 움켜쥐고 발이 걸음을 걷고 오장(五臟)이 진액(津液)을 얻어 육부(六腑)가 그 진액을 받아서 맥(脈)으로 전하게 된다.

진액(津液)이 적으면 깔깔하고 많으면 실(實)하니 항상 음식으로 자양(滋養)하기 때문에 양(陽)이 생화(生化)되고 음(陰)이 보양(補養)해서 그 액체(液體)를 취하여 변화되는 것이 피가 되는 것이다. 그러므로 피가 성하면 형체도 성하고 피가 약하면 형체도 쇠약해지는 것이다. 〈劉宗厚〉

3. 혈(血)과 기(氣)가 배합될 경우

피를 비유할 때 물과 같고 기(氣)를 비유하면 바람과 같으니 바람이 물위에 불면 물은 바람을 따르게 된다. 대체로 기(氣)라는 것은 피를 통솔하는 것인데 기(氣)가 돌아다니면 되고 돌게 되고, 기(氣)가 그치면 피도 그치게 되며 기(氣)가 따뜻하면 피는 부드럽고 기(氣)가 차가우면 피가 삽(澁)하게 되며 기(氣)가 잠시라도 돌지를 않으면 피도 또한 그때는 돌지를 않고 정지하게 되는 것이다.

병이 혈분(血分)에서 나면 기(氣)로써 인도할 수 있겠지만 병이 만약 조양(調養)에서 나면 피를 아무리 조양(調養)해도 고칠 수가 없다. 그렇기 때문에 사람의 한 몸은 첫째, 기(氣)를 조양(調養)해야 되고 둘째, 피를 조양(調養)해야 되는 것이니 이것은 양(陽)이 먼저이고 음(陰)은 그 뒤가 되는 이치가 되는 것이다. 〈直指〉

4. 맥법(脈法)일 경우

맥경(脈經)에 이르기를, 맥(脈)은 삽(澁)•유(濡)•약(弱)하면 망혈(亡血)이 된다.

맥결(脈訣)에 이르기를, 실혈제증(失血諸症)에 맥(脈)이 규(竅), 침(沈)•세(細)•부(浮)가 큰 것이 난치(難治)에 속한다. 규맥(竅脈)은 실혈(失血)이고 삽맥(澁脈)은 소혈(少血)이다. 다시 말하여 토혈(吐血)의 맥(脈)은 반드시 크고 규(竅)하며 큰 것은 발열(發熱)하고 규(竅)한 것은 실혈(失血)이 된다. 〈正傳〉

육혈(衄血)이 멎지 않고 맥(脈)이 클 때는 역(逆)이 된다. 〈靈樞〉

맥(脈)이 손가락 끝에 이르고 육혈(衄血)하면서 신열(身熱)이 일어나면 죽는다. 또한 복창(腹脹)하고 변혈(便血)하며, 맥(脈)이 크고 때로 끊어지는 증세도 죽는다. 만약 병자가 코피를 흐르고, 토하며 맥(脈)은 당연히 침세(沈細)해야하는데 도리어 부대(浮大)하고 굳어지면 죽는다. 〈難經〉

많은 피를 흘리고 맥(脈)이 실(實)한 증세라면 치료하기가 어렵다. 〈仲景〉

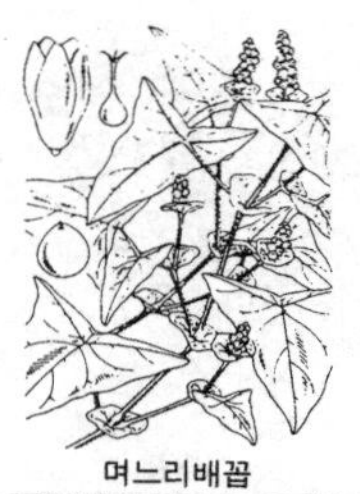
며느리배꼽

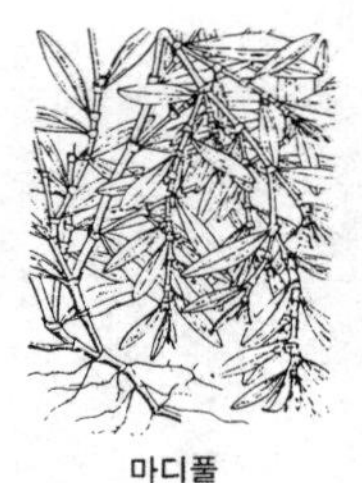
마디풀

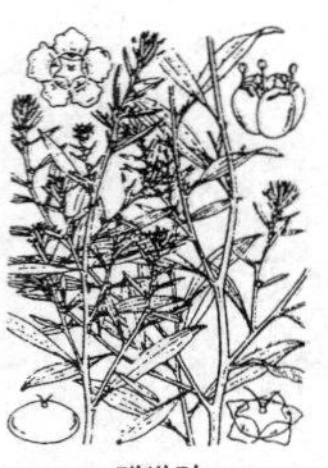
댑싸리

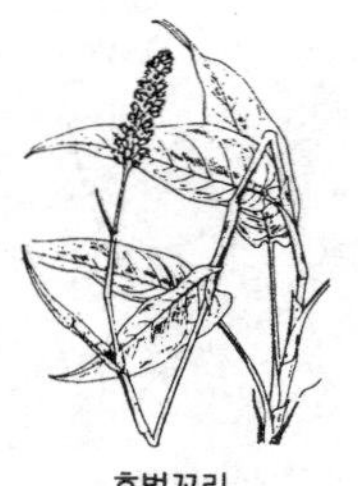
호범꼬리

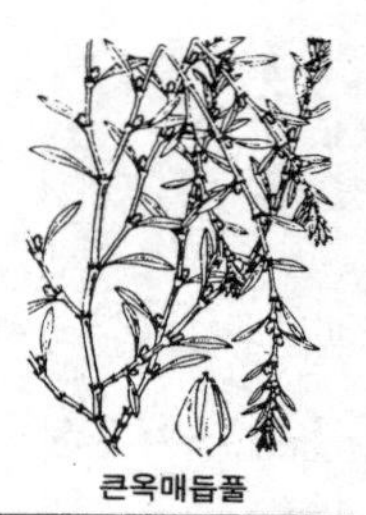
큰옥매듭풀

코피를 토하며 맥이 미끄러운 증세가 자주 있으면 치료하기가 어렵다. 〈丹溪〉

피가 침에 섞여 나오는데 맥(脈)이 적고 약한 증세는 살게 되고, 실(實)하고 큰 증세는 죽게 된다. 모든 실혈(失血) 증세에 맥(脈)이 크고 심하면 대체로 치료가 어렵다. 〈丹溪〉

5. 열(熱)이 혈(血)을 상(傷)할 경우

열(熱)은 모두가 심장(心臟)에서 나오게 되는데 열(熱)이 많으면 피를 상하게 된다. 세심산(洗心散)을 쓰지 않고서는 치료하지 못한다. 〔처방은 화문(火門)〕

열(熱)이 피를 상하게 하는 증세에는 사순청량음(四順清涼飮)〔처방은 화문 〈火門〉〕을 쓴다. 〈直指〉

대부분 사람의 몸에 피가 배설하는 것은 전부가 열(熱)로 인한 증세이니 피는 뜨거운 것을 만나면 돌게 되고 차가운 것을 만나면 엉키며, 대부분 코와 입으로 흘러나오는 것은 모두가 양(陽)이 성하고 음(陰)은 허약해서 오르기만 하고 내리지는 않아서 피는 기(氣)를 따라 위로 넘쳐 나오게 되니 당연히 음(陰)을 보(補)하고 양(陽)을 억제해야 한다. 그리고 기(氣)가 내려가면 피는 경락(經絡)으로 들어간다. 〈丹溪〉

피가 뜨거우면 넘쳐흐르기 때문에 빛이 붉고, 차가우면 엉키고 삽(澁)하기 때문에 혈(血)의 빛이 검은 것이다. 〈三因〉

6. 칠정(七情)이 혈(血)을 동(動)할 경우

모든 피는 심장에 속하여 지배를 받게 된다. 지나친 성을 내면 얼굴빛이 창백하여지고, 피가 위(胃)에서 응결하여 빈혈증을 일으키면 혼도(昏倒)되고, 성을 내면 기(氣)가 역상(逆上)하고, 지나치면 피를 토한다. 〈內經〉

성을 지나치게 내면 피를 토하고 폭비(暴痺)가 생기며 간(肝)과 폐(肺)가 서로 공박(攻搏)하면 피가 코와 입으로 넘쳐흐르게 되니 노기(怒氣)로 인하여 피가 넘치게 되는 것은 노(怒)를 억제하여 음(陰)을 상하지 않도록 한다. 만일 음(陰)을 상(傷)하면 체내(體內)의 모든 화가 일어나고 심하면 화가 피를 따라 경락(經絡)을 통하여 순서없이 돌게 되는데 그럴 때는 보명생지황산(保命生地黃散)(처방은 아래에 있음)을 쓴다. 〈內經〉

갑자기 기뻐하면 마음이 움직여서 피를 만들지 못하고, 갑자기 성을 내면 간(肝)을 상(傷)하여 피를 간직하지 못하며, 걱정이 쌓이면 폐(肺)를 상(傷)하고 실망하면 신(腎)을 상하게 되니 위와 같은 모든 증세는 피를 손상시킨다.

대개 인체 안에 화(火)가 움직이면 피에는 해가 되는 것인데 열이 나는 증세는 해울탕(解鬱湯)을 쓰고 허한 증세는 보명산(保命散)(처방은 입문〈入門〉 참조)을 쓴다. 성을 크게 내서 실신(失神)되면 간(肝)이 상하고 피를 토하게 되니 황련(黃連) • 향부(香附) • 청대(靑黛) • 시호(柴胡) • 감초(甘草) 등으로 간(肝)을 치료해 주면 스스로 낫게 된다. 〈入門〉

갑자기 기뻐하여 심장을 상하면 기(氣)가 늘어져서 심장으로부터 피가 나오지 않게 되니 간(肝)이 정상을 잃고 갑자기 성을 내어서 간(肝)을 상하면 기(氣)가 역상(逆上)하여 간(肝)이 피를 받지 못하기 때문에 피가 갈 곳이 없게 되며, 또 방사(房事)를 심하게 해서 음화(陰火)가 끓어 오르면 피가 화를 겸하여 일어나기 때문에 경락(經絡)을 교란(攪亂)시키고 정상적인 운행을 하지 못하게 한다. 〈正傳〉

7. 내장(內藏)이 상(傷)해서 피를 손실(損失)할 경우

갑자기 과식을 하게 되면 배가 부르고 기동을 제대로 못하며, 운동이나 노동을 너무 지나치게 하면 양락맥(陽絡脈)이 상하고 피가 밖으로 넘치며, 피가 밖으로 넘치면 코피가 나고, 음락맥(陰絡脈)이 상하면 피가 안으로 넘치니 즉 후혈(後血)이라 한다.

혈출(血出)이 상칠규(上七竅)하면 혈일(血溢)이 되고, 대소변으로 피가 나오는 것을 혈설(血泄)이라고 한다.

8. 모든 실혈 증세(失血症勢)일 경우

피가 위로 돌게 되면 피를 토하기도 하고 코피를 흘리는 동시에 허로(虛勞)가 생기고, 밑으로 흐르게 되면 혈변(血便)이 나오게 되며, 방광에 열(熱)이 쌓이면 융폐(隆閉)하여 소변으로 피가 흐르게 되고, 위장(胃腸)으로 스며들면 장풍(腸風)이 되고, 음(陰)이 허하고 양(陽)이 치받으면 붕중〔崩中 : 자궁 출혈〕이 된다. 습기(濕氣)가 증열(蒸熱) • 어혈(瘀血)하면 피가 밑으로 내려가 머물고, 열이 심하여 피가 썩으면 농혈(膿血)이 되고, 화(火)가 심하여 피를 녹이면 검붉게 나오고, 열(熱)이 음(陰)을 이기면 창(瘡)이 되고, 습기(濕氣)가 피에 닿으면 피부에 가려움증이 생기고, 그 피가 위로 맺으면 건망증(健忘症)이 되고, 밑에 맺으면 씨근거리기를 잘한다. 〈丹心〉

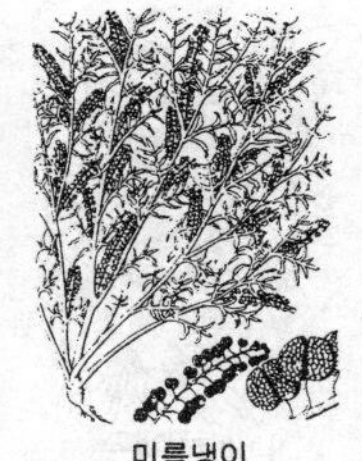
미륵냉이

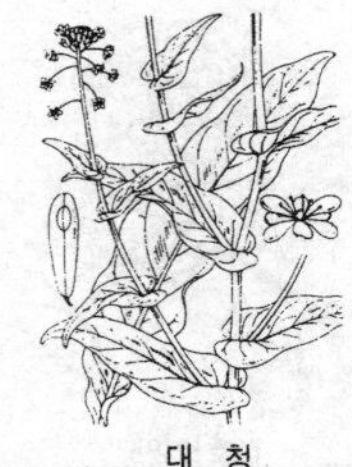
대 청

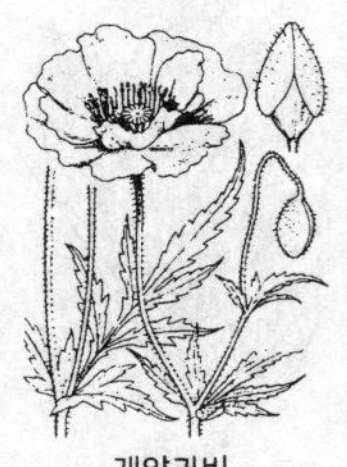
개양귀비

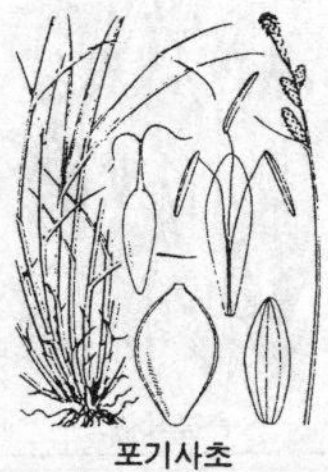
포기사초

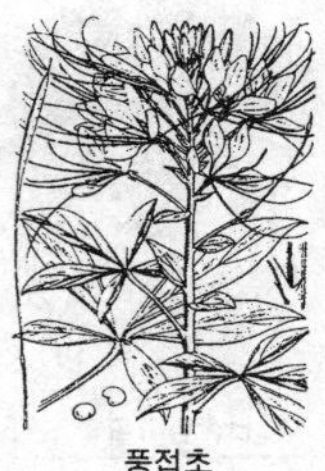
풍접초

피가 폐(肺)를 지나 코로 넘쳐 나오는 것을 코피(衄血)라고 하고, 위장(胃臟)에서 입으로 넘쳐 나오는 것을 구혈(嘔血) 또는 토혈(吐血)이라 하며, 수혈(睡血) 또는 각혈(咯血)이라는 것은 신(腎)에서 나오는 것이고, 해혈(咳血)•수혈(嗽血)은 폐(肺)에서 나오는 것이다.

담(痰)이 피에 섞여 나오는 것은 간혹 신(腎)에서도 나오고 또는 폐(肺)에서도 나오는데 소변에서 나오는 것을 요혈(尿血) 또는 혈림(血淋)이라 하고 대변에서 나오는 것은 장풍(腸風) 또는 혈치(血痔)라고 한다. 〈正傳〉

땀구멍에서 나오는 것은 기뉵(肌衄)이라고 하고, 잇몸에서 나오는 것은 치육혈(齒衄血)이라 하며, 혀에서 나오는 것은 설뉵(舌衄)이라 하고, 위(委)속에서 나오는 것을 괵혈(膕血)이라 하며, 구규(九竅)에서 나오는 것을 구규출혈(九竅出血)이라 한다.

9. 혈색(血色)을 신구(新舊)로 구별할 경우

신혈(新血)은 선홍(鮮紅)이며, 구혈(舊血)은 응결(凝結)되고 검다. 또한 풍증(風症)이면 빛이 푸르고, 한증(寒症)이면 검으며, 서증(暑症)이면 붉고, 습증(濕症)이면 그을음과 옥루수(屋漏水)와 같다. 〈入門〉

양증(陽症)은 신선한 피가 넘쳐 나오고, 음증(陰症)은 돼지 간(肝)과 같은 색의 피가 나온다. 〈綱目〉

처음 대변할 때에 갈색의 피가 나오는 것은 증세가 중(重)하고, 또 다음 대변할 때에 진갈색으로 나오는 것은 증세가 더욱 중(重)하며, 세번째 흑색으로 나오는 것은 위매(危罵)하니 그것은 화조(火燥)로 인한 증세인 것이다.

마치 염소의 피가 햇볕에 말리면 갈색으로 변하고 조금 후에 흑색으로 변하는 것과 같다. 〈海藏〉

10. 어혈(瘀血)이 축적(蓄積)될 경우

축혈(蓄血)이란 어혈(瘀血)이 축적(蓄積)한 것을 말한다.

상한(傷寒) 때문에 열병(熱病)이 나면 피부빛이 노랗고 대변이 검으며 미친 것 같고 건망(健忘)이 많은 증세를 축혈(蓄血)이라고 한다. 〈仲景〉 잘 잊고 광기가 있고 몸빛이 노랗고 대변이 검으면 병이 아주 심한 것이며, 아랫배가 부풀고 소변이 불리(不利)한 증세는 경(輕)한 것이다. 〈海藏〉

축혈(蓄血)과 다른 증세는 담(痰)을 토하고 조갈증(燥渴症)을 일으키며, 혼도(昏倒)하고 멍청하게 씨근덕거리면서 양치질을 좋아한다. 〈直指〉

모든 병이 낮에는 가볍고 밤에는 무거운 증세는 어혈(瘀血)로 인한 것인데 대개 양치질을 하면서 물 삼키는 것을 싫어하는 것이 특징이다. 〈入門〉

대개 축혈(蓄血)이란 증세는 상•중•하의 구별이 있으니 피가 가래와 섞여서 코로 나오는 것은 상부(上部)라 하고, 가슴속에서 맺힌 것은 중부(中部)라 하며, 하초(下焦)에 쌓인 것을 하부(下部)라 한다. 피가 상초(上焦)에 쌓이면 건망증(健忘症)에 걸리게 되니, 서각지황탕(犀角地黃湯) (처방은 아래에 있음)을 쓰고, 중초(中焦)에 쌓이면 가슴이 빠근하며 몸빛은 노랗고 양치질한 물을 삼키지 못하니 도인승기탕(桃仁承氣湯) 〔처방은 상한문〈傷寒門〉〕을 쓰고, 하초(下焦)에 쌓이면 발광(發狂)하고 대변이 검으며 아랫배가 딴딴해서 아프니 저당환(抵當丸)을 쓰되, 대변에 검은빛이 없어지도록 먹는다. 〔처방은 상한문(傷寒門)〕 생지황탕(生地黃湯)은 삼초(三焦)의 축혈(蓄血)을 줄로 치료한다. 〈海藏〉

어혈(瘀血)이 말라서 맺혀진 데는 옥촉산(玉燭散)을 쓰고, 하초(下焦)의 축혈(蓄血)에는 도인(桃仁)•오령지(五靈脂)•생지황(生地黃)•대황(大黃)•감초(甘草)등 약재를 써서 이롭게 하면 특효하다. 〈丹心〉

몰약(沒藥)•소목(蘇木)•수질(水蛭)•맹충(虻虫)•오령지(五靈脂)•유첨도인(留尖桃仁)은 모두가 어혈(瘀血)을 풀어준다. 〈本草〉

※ 생지황탕(生地黃湯)

효능 : 축혈증(蓄血症)으로 맥(脈)이 침(沈)•세(細)•미(微)하고, 피부가 냉하고 아랫배가 창만(脹滿)되며, 광조(狂燥)•대변 흑색(大便黑色)•소변 자리(小便自利)•노유기약자(老幼氣弱者) 등에 특효가 있다.

처방 생지황즙(生地黃汁) 1되〔없으면 생건지황(生乾地黃) 2냥을 쓴다.〕, 건칠초인진(乾漆炒烟盡) 2냥, 생우즙(生藕汁) 반 되〔자소즙(刺蘇汁) 1되만으로 대용할 수도 있음〕, 생염엽(生鹽葉) 한 줌(없으면 건말(乾末) 반 되), 맹충(虻虫) 20개 볶은 것, 수질(水蛭) 10개 볶은 것, 대황(大黃) 1냥, 도인(桃仁)을 갈아서 반 냥을 수(水) 3되에 달여서 2냥쯤 되거든 반을 나누어 먹는다.

한나절이 지나도록 피가 밑으로 내리지 않으면 나머지를 다시 먹는다. 이 처방은 저당탕(抵當湯)이나 환에 비해서 성질이 평온한 것인데 저당환(抵當丸)을 쓰면 하혈

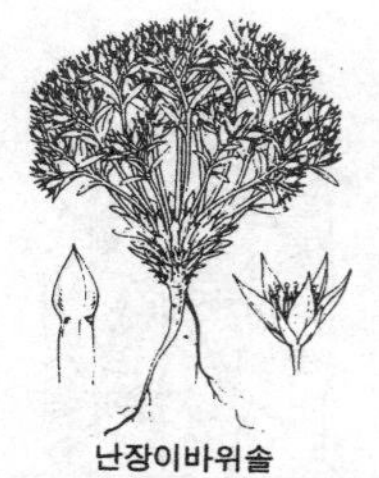
난장이바위솔

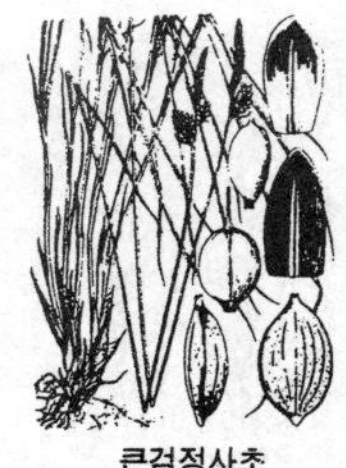
큰검정사초

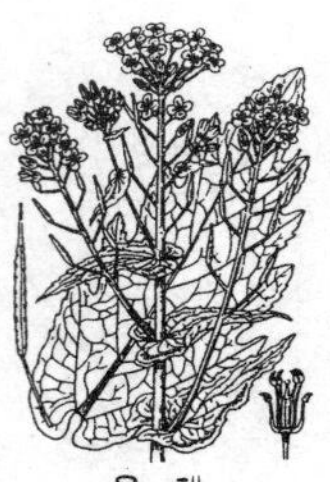
유 채

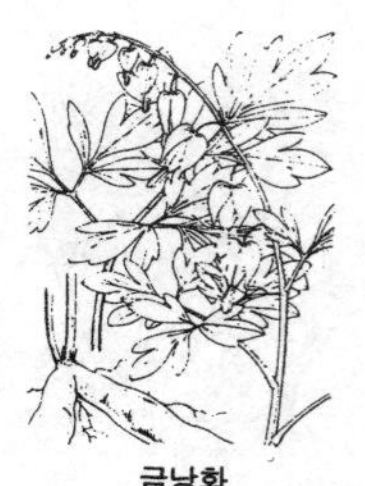
금낭화

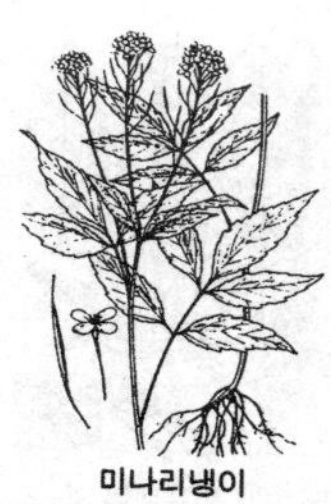
미나리냉이

(下血)이 그치지 않을 염려가 있어서 이 약의 처방이 생긴 것이다. 〈海藏〉

11. 혈병(血病)의 길흉(吉凶)일 경우

구혈(九血)이 역행(逆行)하면 치료가 어렵고 순행(順行)하면 치료가 쉬우며, 조열(潮熱)이 없으면 경(輕)하고 조열(潮熱)이 있으면 중할 것이며 조열이 성하고 맥(脈)이 크면 죽게 되고, 구규(九竅)에 출혈을 하고 신열(身熱)이 성하여 누워 있지 못하면 죽게 된다.

대부분 혈증에 양(陽)이 성하면 몸이 뜨겁고 갈증이 많으며, 음(陰)이 성하면 몸이 차고 갈증이 없는 것이다. 그러나 혈(血)은 음(陰)에 속하기 때문에 몸이 찬 것이 치료하기가 쉬운 증세인데, 만약 심장과 폐장(肺臟)의 맥이 잘못되어서 피가 샘솟 듯이 입과 코로 나오면 치료가 어려운 것이다. 〈入門〉

방사(房事)가 과해서 얼굴이 못쓰게 되고 신열이 나며 혈색이 창백하고 대변에 어혈(瘀血)이 나오는 것을 역증(逆症)이라 한다. 또한 코피가 나와서 그치지 않고, 맥이 큰 것과 가래와 피가 소변으로 나오고 육탈(六脫)이 되며, 맥이 작고 경(輕)한 증세와 토혈(吐血)을 하고 가슴이 뻐근하며 등이 당기고, 맥이 작고 빠른 증세와 배가 부르고 혈변이 나오며, 맥이 크면서 때때로 끊어지는 증세 및 가래와 소변으로 피가 섞여 나오고 육탈(六脫)이 되며, 맥이 손가락 끝에 받치는 증세 등이 모두 역증(逆症)이다. 〈靈樞〉

모든 혈증(血症)에 신열(身熱)이 나고 맥(脈)이 크면 치료가 어려우니 치료가 어려운 증세는 사기(邪氣)가 승(勝)한 까닭이며, 몸이 차고 맥이 조용한 증세는 치료가 쉬운 것인데 치료가 쉬운 증세는 정기(正氣)가 회복됐기 때문이다. 피가 넘쳐서 위로 향하여 가래와 구토로 나오는 것은 모두가 흉증(凶症)이 되나 만약 변해서 밑으로 향하여 이질(痢疾)이 되면 치료하기도 쉬우니 대체로 피가 위로 오르면 역(逆)이 되므로 치료가 어려울 것이며, 밑으로 내리면 순하여서 치료가 쉽다. 중경(仲景)에 이르기를, 모든 축혈증(蓄血症)에 하혈(下血)이 되면 스스로 낫는 경우가 있고, 만약 무병(無病)한 사람이 갑자기 하혈(下血)하면 그것은 병이 더해질 염려가 있는 것이라 하였다.

이러한 것을 미루어 볼 때 혈증(血症)이 상향(上向)하였다가 다시 하향(下向)하여 악리(惡痢)로 변해서 사기(邪氣)가 물러가고 좋은 징조가 됨을 알 수 있다. 〈東垣〉

토혈(吐血)을 하고 가래가 치밀고 상기(上氣)되며 맥이 잦아지고 열이 있어서 눕지 못하면 죽게 된다. 〈仲景〉

갑자기 별일도 없이 악혈(惡血)로 설사하는 증세는 심장의 기(氣)가 끊어진 것으로서 치료가 어렵다. 상한태양증(傷寒太陽症)에 코피가 나는 것은 병이 나을 징조이고 열이 방광에 맺혀서 피가 밑으로 내리는 것도 역시 나을 징조이다.

다른 병에 축열(蓄熱)이 되고 상초(上焦)에 담혈(痰血)이 쌓여서 토하는 것도 고치기 쉬운 증세이고, 또한 피를 토한 뒤 스스로 그치면 약을 쓰지 않아도 된다. 〈東垣〉

12. 망혈(亡血)과 탈혈증(脫血症)일 경우

비두(鼻頭)의 색이 흰 것은 망혈(亡血)이고 충맥(衝脈)은 혈해(血海)인데 혈해(血海)가 모자라면 온 몸에 혈색이 적고 정광(精光)이 없어지며, 혈탈(血脫)한 것은 얼굴빛이 희고 말라서 광채가 없고 그 맥이 공허한 것이다. 〈靈樞〉

팔에 청맥(靑脈)이 많으면 탈혈(脫血)로 보고 편하게 누워서 맥이 성한 것도 역시 탈혈(脫血)이라 한다. 〈內經〉

육맥(六脈)이 현(弦)하고 세(細)하며 삽(澁)할 때 진찰을 해보고 속이 텅비면 얼굴빛이 희고 탈혈(脫血)이 되는데 사물탕(四物湯)과 삼재환(三才丸)을 같이 쓴다. 〈東垣〉

※ 삼재환(三才丸)

효능 : 혈허(血虛)를 보(補)해 준다.

처방 천문동(天門冬) • 숙지황(熟地黃) • 인삼(人蔘)을 등분하여 가루로 하고 꿀로 오동 열매 크기의 환을 지어 100알씩 술에 먹는다. 〈綱目〉

13. 육혈(衄血)일 경우

코가 뇌(腦)로 통하기 때문에 피가 위로 넘쳐서 코로 나오고 겸하여 양명열(陽明熱)이 답답하면 입과 코로 같이 나온다. 코피가 폐(肺)에서 나오는 것은 사궁산(莎芎散) • 삼황보혈탕(三黃補血湯) • 계소산(鷄蘇散) • 도씨생지금련탕(陶氏生地芩連湯) • 보명생지황산(保命生地黃散) • 청뉵탕(淸衄湯) • 해울탕(解鬱湯) 등을 쓴다. 〈入門〉

코피에는 양혈(涼血) • 행혈(行血)을 위주로 하니 서각

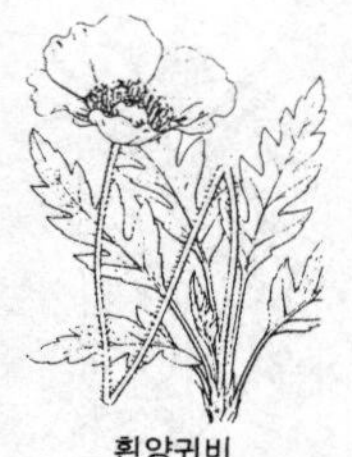
흰양귀비

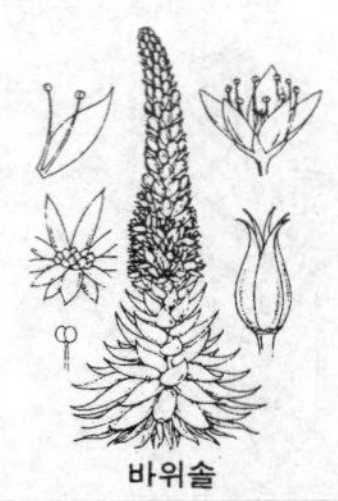
바위솔

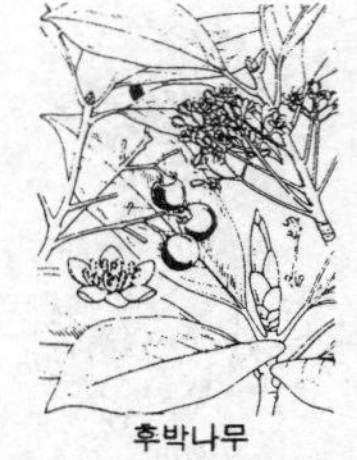
후박나무

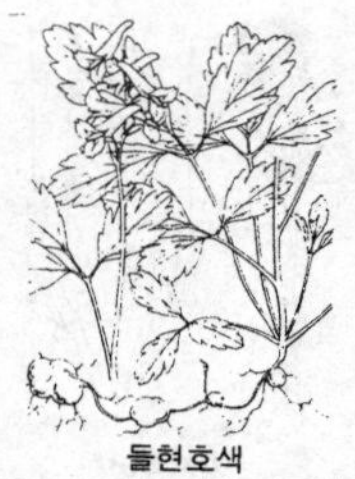
들현호색

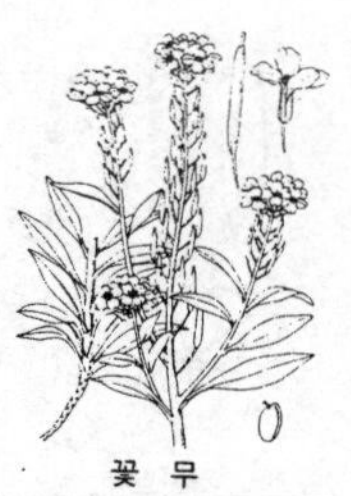
꽃 무

지황탕(犀角地黃湯)에 울금(鬱金)을 넣고 편금(片芩)과 승마(升麻)를 더하여 쓰면 좋다. 〈丹溪〉

코피가 폐(肺)에서 나오는 것은 서각(犀角)·승마(升麻)·치자(梔子)·황금(黃芩)·작약(芍藥)·생하(生煆)·자원(紫菀)·단삼(丹參)·아교(阿膠) 등이 주치제(主治劑)가 된다. 〈東垣〉

비(脾)가 간(肝)에 열을 전하면 경뉵(驚衄)이 되고 또 봄철이 되면 코가 막히고 코피가 나며 또 소음증(小陰症)에는 육혈과 한혈(汗血)이 나오고 양명궐역(陽明厥逆)에는 천수(喘嗽)·신열(身熱)·선경(善驚)·육혈(衄血)을 겸한다. 〈內經〉

코피가 그치지 않을 때 사향산(麝香散)과 한비(寒鼻) 및 피를 멈추게 하는 모든 약을 쓴다. 상한 제증(傷寒諸症)에 땀이 나야 할 때 땀이 안 나면 열이 성하여 혈(血)에 핍박(逼迫)하는 증세로 반드시 코피가 난다.

마황승마탕(麻黃升麻湯)·마황계지탕(麻黃桂枝湯)·활석환(滑石丸)을 쓰고 콧물이 흘러서 오랫동안 멎지 않으면 또한 코피가 될 수도 있으니 서각지황탕(犀角地黃湯)을 쓴다. 〈入門〉

※ 사궁산(莎芎散)

효능：코피를 주로 치료한다.

처방 향부자(香附子) 4냥, 천궁(川芎) 2냥을 가루로 하여 매 2돈씩 맑은 차로 조절해 먹는다. 단계심법(丹溪心法)에는 궁부음(芎附飮)에 향부(香附)를 더하면 개울(開鬱)·행기(行氣)를 시켜서 사화(邪火)가 경락(經絡)에 흘러버리고, 천궁(川芎)을 더하면 혈(血)이 화(和)해서 간에 통하는데 대부분 혈귀(血歸)·화산(火散)이 되면 혈(血)이 곧 그치게 된다. 〈入門〉

※ 삼황보혈탕(三黃補血湯)

효능：육맥(六脈)이 허(虛)하고, 코피와 토혈(吐血)하는 것을 치료한다.

처방 승마(升麻)·백작약(白芍藥) 각 2돈, 숙지황(熟地黃) 1돈, 당귀(當歸)·천궁(川芎) 각 7푼반, 생지황(生地黃)·시호(柴胡)·황금(黃芩)·목단피(牧丹皮) 등을 등분해 잘게 썰어서 한 첩으로 하여 물로 달여 먹는다. 〈丹心〉

※ 계소산(鷄蘇散)

효능：코피가 그치지 않는 증세는 폐금(肺金)이 상화(相火)의 제어(制禦)를 받기 때문이다.

처방 계소엽(鷄蘇葉)·황금(黃芩)·생지황(生地黃)·아교주(阿膠珠)·백모근(白茅根) 각 1돈, 맥문동(麥門冬)·길경(桔梗)·포황초(蒲黃炒)·패모초(貝母炒)·상백피(桑白皮)·감초구(甘草炙) 각 5푼, 생강 3쪽을 썰어서 한 첩으로 하여 물로 달여 먹고, 겸해서 황단(黃丹)을 콧구멍에 불어 넣는다. 〈正傳〉

※ 도씨생지금련탕(陶氏生地芩連湯)

효능：비혈 부지(鼻血不止)·실혈 과다(失血過多)·헛소리와 실신(失神), 눈을 감고 허공을 더듬으며 인사 불성(人事不省)인 데에 쓴다.

처방 생지황(生地黃)·황금(黃芩)·황련(黃連)·치자(梔子)·천궁(川芎)·적작약(赤芍藥)·시호(柴胡)·길경(桔梗)·서각방(犀角膀)·감초(甘草) 각 1돈, 대조(大棗) 1개를 잘게 썰어서 한 첩으로 지어 물로 달여 먹는데 연근즙(蓮根汁)에다 흑즙(黑汁)을 타서 먹는다. 〈入門〉

※ 청뉵탕(淸衄湯)

효능：코피를 주로 치료하는 데 쓰인다.

처방 당귀(當歸)·적작약(赤芍藥)·생지황(生地黃)·향부자(香附子)·황금(黃芩)·치자(梔子)·측백엽(側柏葉) 각 1돈, 황련(黃連) 7푼, 적복령(赤茯苓)·길경(桔梗) 각 5푼, 생감초 3푼, 우절(藕節) 5개를 잘게 썰어서 물로 달여 동변(童便)을 넣고 먹는다. 〈回春〉

※ 해울탕(解鬱湯)

효능：코피를 주로 치료하는 데 쓰인다.

처방 시호(柴胡)·황련(黃連)·황금(黃芩)·지골피(地骨皮)·황기(黃芪)·생지황(生地黃)·숙지황(熟地黃)·백작약(白芍藥) 각 1돈씩을 잘게 썰어서 한 첩으로 지어 물로 달여 먹는다. 〈入門〉

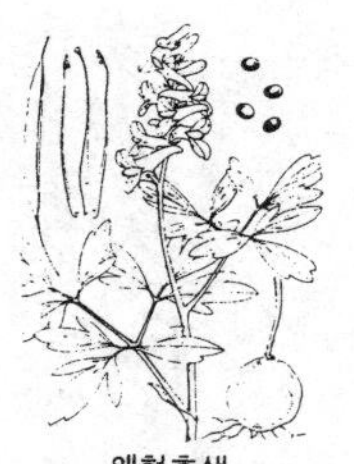
왜현호색

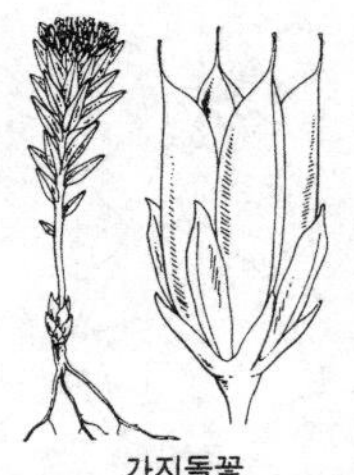
가지돌꽃

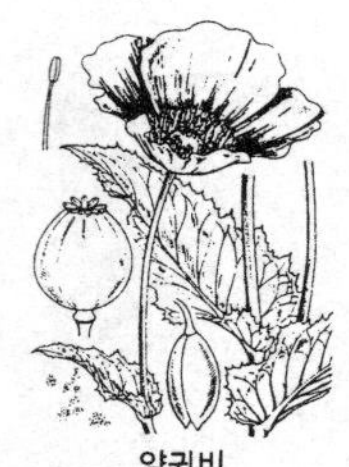
양귀비

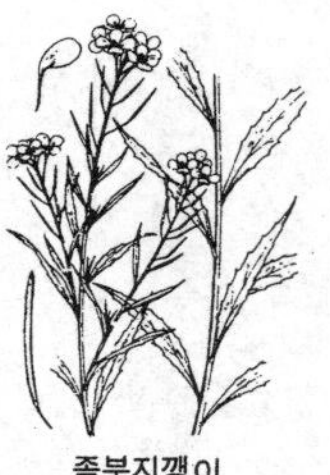
좀부지갱이

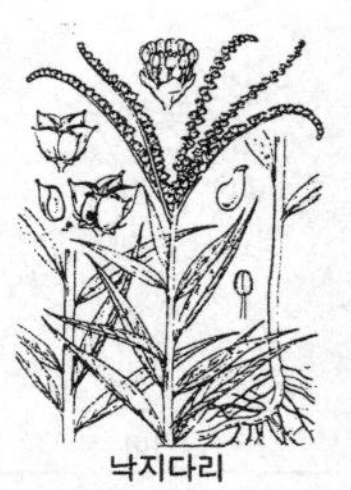
낙지다리

※ 서각지황탕(犀角地黃湯)

효능 : 육혈(衄血)과 토혈(吐血) 부지(不止) 및 상초 어혈(上焦瘀血)·면황(面黃)·대변 흑색(大便黑色)등을 소화(消化)한다.

처방 생지황(生地黃) 3돈, 적작약(赤芍藥) 2돈, 서각방(犀角脖)·목단피(牧丹皮) 각 1돈을 잘게 썰어서 한 첩을 물로 달여 먹는다. 〈入門〉

회춘(回春)에는 당귀(當歸)·황금(黃芩)·황련(黃連) 각 1돈을 더해서 쓴다.

※ 마황승마탕(麻黃升麻湯)

효능 : 상한(傷寒)에 해열을 하지 못해서 코피가 나오는 것을 홍한(紅汗)이라고 하는 데 쓴다.

처방 마황(麻黃)·승마(升麻)·적작약(赤芍藥)·황금(黃芩)·석고(石膏)·적복령(赤茯苓)·감초구(甘草炙) 각 1돈, 생강 3쪽을 물로 달여서 따뜻하게 먹고 땀을 낸다. 〈入門〉

※ 마황계지탕(麻黃桂枝湯)

효능 : 상한(傷寒)에 땀을 내지 못하여 코피가 날 때와 또는 감기로 해서 코피나 토혈(吐血)을 하는 데 쓴다.

처방 마황(麻黃)·백작약(白芍藥)·황금(黃芩)·감초구(甘草炙) 각 1돈, 계지(桂枝)·당귀(當歸) 각 5푼, 맥문동(麥門冬)·인삼(人蔘) 각 3푼, 오미자(五味子) 5알을 잘게 썰고 한 첩으로 지어 물로 달여서 먹는다. 〈東垣〉

※ 사향산(麝香散)

효능 : 코피가 멎지 않고 계속 흐르는 것을 치료한다.

처방 백반고(白礬枯)·백룡골(白龍骨) 각 3돈, 사향(麝香) 1푼반을 가루로 하여 냉수로 콧구멍을 씻은 뒤에 조금씩 불어 넣는다. 또 부드러운 탈지면에 약가루를 묻혀서 콧구멍을 막아 두는 것이 더욱 묘약이다. 〈得効〉

※ 활석환(滑石丸)

효능 : 상한(傷寒)에 땀을 못내고 코피가 계속되는 데 이 약을 급히 쓰면 바로 멎게 한다.

처방 활석(滑石)가루를 밥으로 버무려서 오동 열매 크기의 환을 만들어 10알씩 냉수로 먹으면 신효하다. 〈綱目〉

※ 코피(衄血)를 그치게 하는 방법

코피가 오랫동안 그치지 않고 모든 약에도 효력이 없을 때 쓰면 신효하다. 큰 백지 한 장 또는 두 장을 십여 겹으로 접어서 냉수에 담갔다가 이마의 백회혈(百會穴) 사이에 붙이고 뜨거운 다리미로 다리면 종이 몇 장이 마르지 않아서 피가 곧 그친다. 〈東垣〉

또 단단한 가는 줄로써 왼쪽 코에서 피가 나오면 오른손의 중지중절(中指中節)을 동여매고, 오른쪽 코에서 피가 나면 반대로 왼손의 중지중절을 동여매고, 양쪽이 다 출혈하면 양손 중지를 모두 견고하게 동여매는 데 어느 쪽이든 한 쪽은 색이 있는 줄로 한다. 〈種杏〉

또한 백급(白笈)을 가루로 해서 냉수에 개어 가지고 산관상(山棺上) 양미간에 발라 두면 곧 멎는데 연달아 가루 3돈을 물에 타서 복용하면 더욱 좋다. 또는 마늘 한 뿌리를 짓이겨 떡을 동전 크기로 만들어서 왼쪽에서 피가 나오면 좌각심(左脚心)에 붙이고, 오른쪽에서 피가 나오면 우각심(右脚心)에 붙이면 피가 바로 멎는다. 〈本草〉

홍보고(洪寶膏)를 냉수에 개어서 후정상(後頂上)에 바르면 혈로(血路)가 즉시 끊어진다. 〈回春 參照〉

14. 구혈(嘔血)과 토혈(吐血)일 경우

구(嘔)와 토(吐)를 구분하는 데는 피를 한 그릇 정도 받아 보아서 소리가 나는 것은 구(嘔)라고 하며 한동이를 받아도 소리가 나지 않는 것은 토(吐)라 한다. 〈入門〉

구토(嘔吐)는 피가 위에서 나오는 것인데 실(實)한 증세는 서각지황탕(犀角地黃湯)을 쓰고, 허약한 증세는 소건중탕(小健中湯)에 황련(黃連)을 더해서 쓰면 좋다. 〈丹心〉

토혈(吐血)은 세 가지가 있는데 내육(內衄)이 있고, 폐저(肺疽)로 인하여 코피를 흘리는 증세가 있고, 위가 상해서 나오는 증세가 있다. 출혈이 콧구멍으로 나오는 것 같으면서도 입으로 나오니 이것은 심폐(心肺)에서 위속으로 흘러들어가 그 빛이 또는 팥죽물과 같고 또는 제간(諸肝)을 썰어 놓은 것과 같아서 위속에 응체(凝滯)하면

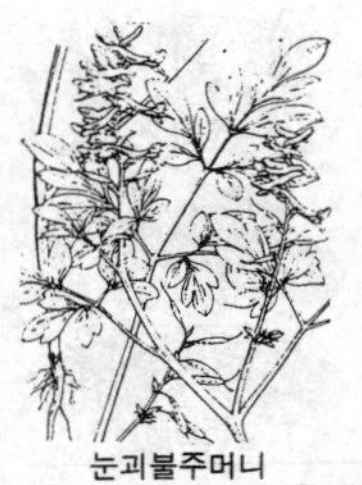
눈괴불주머니

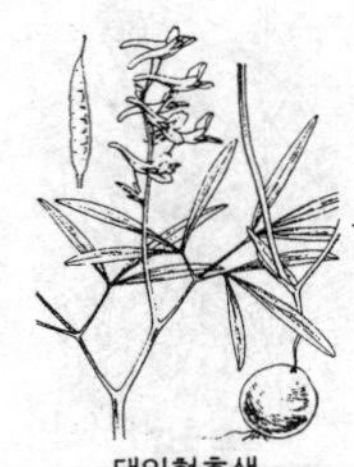
댓잎현호색

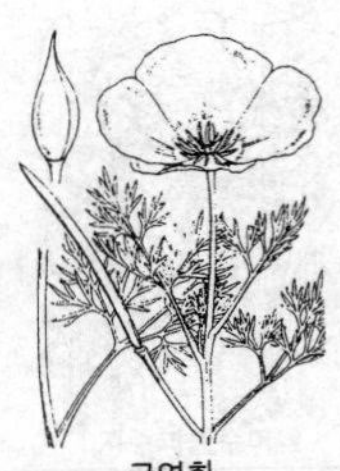
금영화

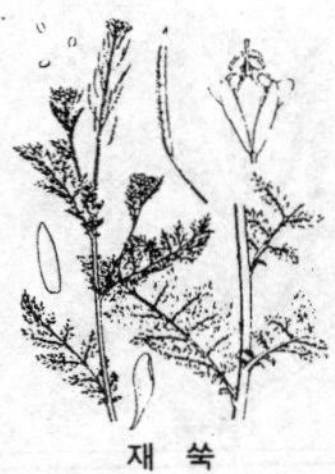
재 쑥

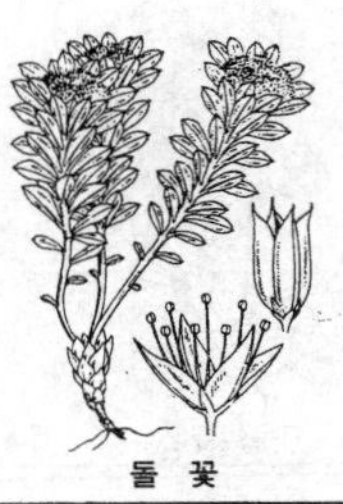
돌 꽃

번민을 못이겨 바로 토하는 것이니 여러 되 내지 여러 말 정도까지 이른다. 이 증세는 과로 또는 음식 과상(過傷)에서 온 것이다. 폐저(肺疽)는 음주한 후에 독열(毒熱)이 위속에 쌓였다가 다른 음식을 토하면 따라나오게 되는 것이니 1홉에서 1되까지도 토한다. 상위(傷胃)라는 증세는 음식을 많이 먹은 뒤 위를 차게 하면 소화를 못시키고 번민하는 증세인데 이것은 억지로라도 토해야 한다. 이런 때에 음식 토한 것이 기(氣)의 상충(上衝)함을 따라서 위구(胃口)를 열상(裂傷)하여 넘어오는 수가 있는데 혈색이 붉어지고 또 배가 결리고 아프며 온 몸에는 진땀이 흐른다. 만일 이 증세에 그 맥(脈)이 견고하고 잦으면 고치기가 어렵다. 〈千金〉

상위(傷胃)로 토혈(吐血)하는 증세는 이중탕(理中湯)에 천궁(川芎)•건갈(乾葛)을 첨가하고 폐저(肺疽)와 토혈(吐血)에는 갈황환(葛黃丸)을 쓰며, 내육(內衄)과 토혈(吐血)에는 실(實)하면 삼황사심탕(三黃瀉心湯)에 생지황(生地黃)을 첨가하고 허(虛)하면 복령보심탕(茯苓補心湯)과 인삼구폐산(人蔘救肺散)을 쓴다. 〈千金〉

주객(酒客)이 해수(咳嗽)가 있으면 반드시 토혈(吐血)하는데 극음(極飮)과 과음을 했기 때문이며 이것은 폐저(肺疽)에 속한다. 〈仲景〉

폭토(暴吐)해서 검붉은 피가 나올 때 엉킨 덩어리가 따라 넘어오는데 이것은 열(熱)이 혈(血)을 상하고 속에 어혈(瘀血)이 있으므로 토하는 것이 제일 좋다. 사물탕(四物湯)에 황련해독탕(黃連解毒湯)을 합하여 쓰고 또 토혈한 뒤 가슴속에 기(氣)가 막힌 것 같은 느낌이 있는 증세는 도인승기탕(桃仁承氣湯) 〔처방은 한문〈寒門〉 참조〕으로 내려 주어야 한다. 〈丹心〉

화(火)가 혈(血)에 실려서 경락(經絡)을 착란(錯亂)하고 망행(妄行)하는 것에는 사물탕(四物湯)에 산치(山梔)•동변(童便)•생강즙을 더한다. 동변과 생강즙은 토혈에 아주 좋은 약으로 쓰인다. 〈丹心〉

토혈(吐血)은 대개가 화병으로 담(痰)이 성해도 화(火)를 치료하면 지혈이 된다. 〈入門〉

땀은 심장의 액이므로 열이 나면 홍색으로 변하여 상규(上竅)로 역출(逆出)하고, 상한(傷寒)에 실한(失汗)하면 열독(熱毒)이 장(臟)으로 들어가서 어혈(瘀血)이 입으로 나오는데 대개가 양명(陽明)에 속하는 증상이다. 대부분 눈이 붉고 뼈에 열이 나고 신(神)이 혼미하고 광섬(狂譫)하며 흉복(胸腹)이 갑자기 아픈 증상은 모두 혈증(血症)인 것이다. 경(輕)한 증상에는 서각지황탕(犀角地黃湯)에 황금(黃芩)•치자(梔子)•모근(茅根)•우절(藕節)을 더해 쓰고 중(重)한 증상에는 도인승기탕(桃仁承氣湯)•저당탕환(抵當湯丸) 〔처방은 한문(寒門) 참조〕을 쓴다. 〈入門〉

토혈(吐血)에는 대계음자(大薊飮子)•연심산(蓮心散)•시재백출산(是齋白朮散)•천문동탕(天門冬湯)을 쓰고, 구비(口鼻)에서 같이 나올 때는 사생환(四生丸)•방상산(蚌霜散)•측백산(側柏散)•우즙산(藕汁散)•흑신산(黑神散)•칠생탕(七生湯)•청열해독탕(淸熱解毒湯)•화예석산(花蕊石散)•오신탕(五神湯)•구담환(狗膽丸) 등을 쓴다.

※ 갈황환(葛黃丸)

효능 : 일명 갈련환(葛連丸)이라고 하며, 과음(過飮)으로 열이 심하여 코피가 나고 죽을 지경에 이르는 데 쓴다.

처방 황련(黃連) 4냥, 갈화(葛花) 2냥〔없으면 갈근(葛根)을 대용함〕을 가루로 하여 대황말(大黃末)을 물에 달여서 오동 열매 크기의 환을 지어 더운물에 100알씩 삼킨다. 〈回春〉

※ 삼황사심탕(三黃瀉心湯)

효능 : 열이 많아서 토혈(吐血)을 심하게 하는 데 쓴다.

처방 대황(大黃) 3돈, 황금(黃芩) 각 1돈, 생지황(生地黃) 2돈을 잘게 썰어서 1첩으로 하고 물로 달여 먹는다.

※ 복령보심탕(茯苓補心湯)

효능 : 노심 토혈(勞心吐血)을 치료하는 데 쓴다.

처방 백작약(白芍藥) 2돈, 숙지황(熟地黃) 1돈반, 당귀 1돈 3푼, 천궁(川芎)•백복령(白茯苓)•인삼(人蔘)•전호(前胡)•반하(半夏) 각 7푼, 진피(陳皮)•지각(枳殼)•길경(桔梗)•건갈(乾葛)•자소엽(紫蘇葉)•감초(甘草) 각 5푼, 생강 5쪽, 대추 2개를 넣고 잘게 썰어 1첩으로 하고 물로 달여서 먹는다. 〈三因〉

※ 인삼구폐산(人蔘救肺散)

효능 : 일명 구맥산(救脈散)이라 하며, 과로로 허약하여 토혈(吐血)하는 데 쓴다.

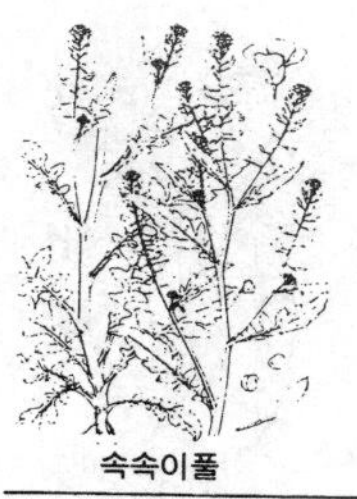
속속이풀

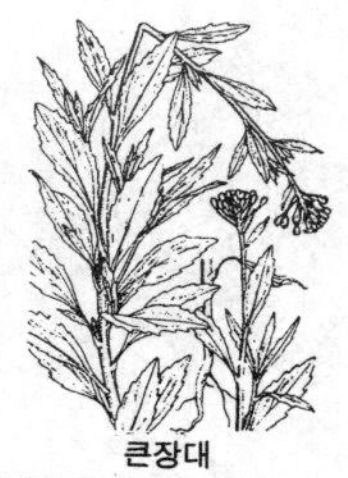
큰장대

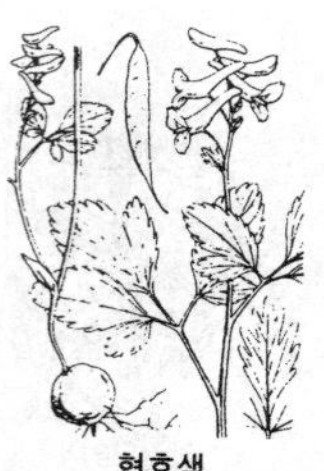
현호색

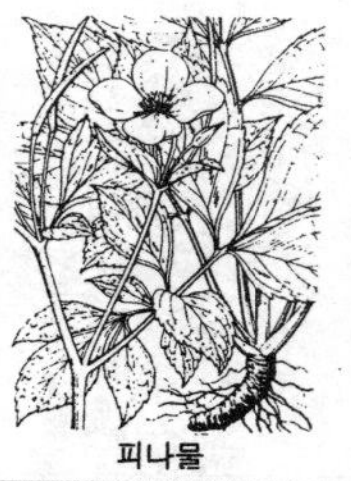
피나물

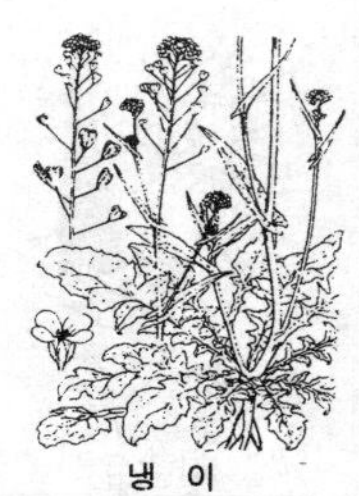
냉 이

처방 인삼(人蔘)•황기(黃芪)•백작약(白芍藥)•숙지황(熟地黃)•당귀소(當歸梢) 각 1돈, 승마(升麻)•시호(柴胡)•진피(陳皮)•창출(蒼朮)•소목(蘇木)•감초구(甘草炙) 각 5푼을 잘게 썰어서 1첩으로 하여 물로 달여 먹는다. 〈東垣〉

※ 대계음자(大薊飮子)

일명 대계산(大薊散)이라고 한다.

효능 : 신열물(辛熱物)과식으로 인하여 폐(肺)와 위(胃)를 상(傷)하고 피를 토하는 것을 폐저(肺疽)라고 한다.

처방 대계근(大薊根)•상백피(桑白皮)•서각(犀角)•승마(升麻)•포황초(蒲黃炒)•행인(杏仁)•길경(桔梗)•감초(甘草) 각 1돈을 잘게 썰고 한 첩으로 하고 물에 달여 먹는다. 〈丹心〉

※ 연심산(蓮心散)

효능 : 노심 토혈(勞心吐血)을 주로 치료하는 데 쓴다.

처방 연자심(蓮子心) 50개, 찹쌀 50알을 가루로 하여 술에 먹는다. 〈得効〉

※ 시재백출산(是齋白朮散)

효능 : 과식(過食)과 과도(過度)한 노동으로 인하여 상위(傷胃)•토혈(吐血)하는 것을 치료해 준다.

처방 백출(白朮) 2돈, 인삼(人蔘)•백복령(白茯苓)•황기(黃芪) 각 1돈, 산약(山藥)•백합(百合) 각 7푼반, 감초(甘草) 5푼, 전호(前胡)•시호(柴胡) 각 2푼반, 생강 3쪽, 대추 2개를 넣어 잘게 썰고 1첩으로 하고 물로 달여 먹는다. 〈簡易〉

※ 천문동탕(天門冬湯)

효능 : 깊은 사려(思慮)로 인한 상심(傷心)과 토혈(吐血)•코피흘리는 증세를 치료한다.

처방 천문동(天門冬)•원지(遠志)•백작약(白芍藥)•우절(藕節)•맥문동(麥門冬)•황기(黃芪)•아교주(阿膠珠)•몰약(沒藥)•당귀(當歸)•생지황(生地黃) 각 7푼, 인삼(人蔘)•감초(甘草) 각 3푼, 생강 3쪽을 넣어 잘게 썰어서 1첩으로 하고 물로 달여 먹는다. 〈資生〉

※ 사생환(四生丸)

효능 : 코피•토혈(吐血)을 하고 양(陽)이 음(陰)을 승(乘)하며 열혈(熱血)이 망행(妄行)하는 증세를 치료한다.

처방 생하엽(生荷葉)•생애엽(生艾葉)•생측백엽(生側栢葉)•생지황엽(生地黃葉) 각 등분하고 짓이겨서 적당한 크기의 환을 지어 1알씩 물 1잔에 달여 먹는다. 〈丹心〉

다른 처방에는 하엽(荷葉)이 없을 때 생박하엽(生薄荷葉)을 넣었다.

※ 방상산(蚌霜散)

상손(傷損)과 토혈(吐血) 및 술이 만취한 뒤에 방사 과로(房事過勞)로 인하여 피가 망행(妄行)해서 입과 코로 같이 나오는 모든 증세를 치료한다. 처방은 제상(諸傷) 참조

※ 흑신산(黑神散)

효능 : 상손(傷損)으로 말미암아 토혈(吐血)이 입과 코로 나오는 것을 치료한다.

처방 산촌과저(山村鍋底)의 백초상(百草霜)을 가루로 하고 매 2돈을 찹쌀 미음에 먹는다. 〈得効〉

다른 처방에는 3돈을 냉수에 먹는다고 하였다.

※ 측백산(側栢散)

효능 : 심(心)•폐(肺)가 내상(內傷)함으로써 토혈(吐血)과 하혈(下血)을 하며 샘솟듯이 입과 코로 구출(俱出)할 때 급구(急救)하지 않으면 위태롭지만 이 약을 복용하면 곧 편안하게 된다.

처방 측백엽(側栢葉)을 쪄서 말린 것 2냥반, 형개수소회(荊介穗燒灰)•인삼(人蔘) 각 1냥을 가루로 하고 매 3돈에 백면(白麵) 2돈과 같이 깨끗한 물에 타서 묽은 죽처럼 만들어 먹는다. 〈經驗〉

※ 우즙산(藕汁散)

효능 : 토혈(吐血)과 코피를 흘리는 데 주로 치료한다.

처방 생우즙(生藕汁)•생지황즙(生地黃汁)•대계즙

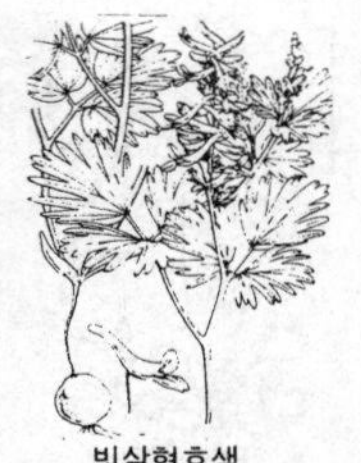
빗살현호색

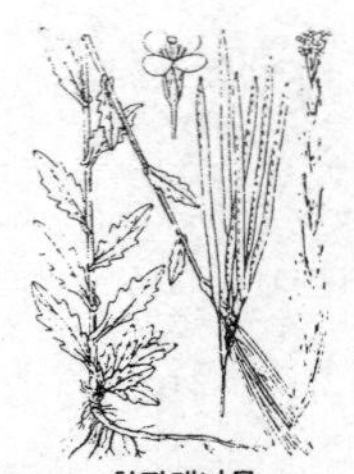
참장대나물

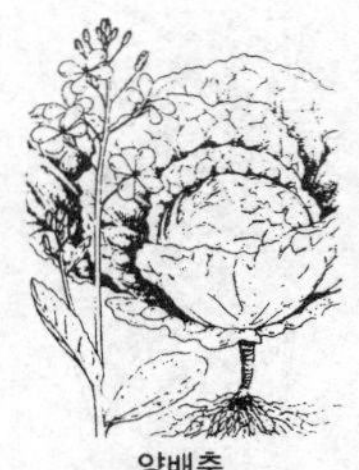
양배추

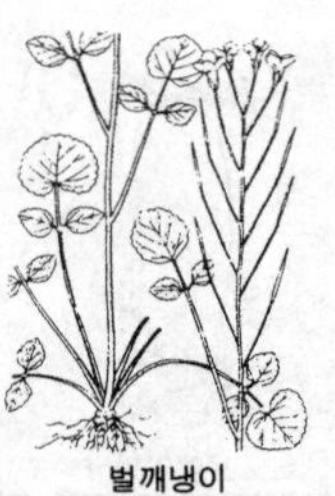
벌깨냉이

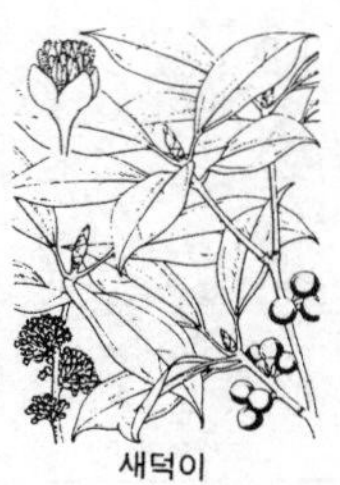
새덕이

(大薊汁) 각 3홉과 생꿀 반 수저를 조화(調和)해서 찻잔에 따라 한 번씩 먹는다. 〈醫生〉

※ 칠생탕(七生湯)

효능 : 피가 입과 코로 끊임없이 나오며, 모든 약이 효험이 없을 때 이 약을 쓴다.

처방 생지황(生地黃) • 생하엽(生荷葉) • 생우절(生藕節) • 생구채(生韭菜) • 생모근(生茅根) 각 1냥, 생강 5돈을 짓찧어 자연즙(自然汁)을 내고 1홉을 농마경묵즙(濃磨京墨汁)과 같이 타서 섞어 먹는다. 〈回春〉

※ 청열해독탕(淸熱解毒湯)

효능 : 토혈(吐血)과 코피를 흘리는 데 주로 치료한다.

처방 승마(升麻) 2돈, 생지황(生地黃) 1돈반, 황백(黃栢) • 적작약(赤芍藥) • 목단피(牧丹皮) 각 7푼, 건갈(乾葛) • 황련(黃連) • 황금(黃芩) • 길경(桔梗) • 치자(梔子) • 연교(連翹) • 감초(甘草) 각 5푼, 생강 3쪽을 넣어 잘게 썰어서 1첩으로 하고 물로 달여 먹는다. 〈醫鑑〉

※ 화예석산(花蕊石散)

효능 : 과로로 허약해서 토혈(吐血)하고 오장(五臟)이 붕괴하여 많은 양의 피를 흘리는 데 쓴다.

처방 화예석(花蕊石)과 화하세말(火煆細末)을 동변(童便) 한 종지와 같이 달여서 3돈 내지 5돈씩으로 따뜻하게 먹는데 남자는 술 반그릇과 여자는 초(醋) 반 그릇을 동뇨(童尿)와 함께 달여 먹으면 어혈(瘀血)이 누런 물로 변하여 흘러내리나 다시 약을 써야만 된다. 〈可久〉

※ 오신탕(五神湯)

효능 : 특히 부인이 토혈(吐血)할 때 주로 치료하는 데 쓴다.

처방 생우즙(生藕汁) • 자소즙(刺蘇汁) • 생지황즙(生地黃汁) • 백밀(白蜜) 각 1잔, 생강즙(生薑汁) 반 잔을 같이 달여서 반 잔 정도가 되면 백면초(白麵炒) 한 것 1돈씩을 넣어 섞어서 먹는다. 〈雲岐〉

※ 구담환(狗膽丸)

효능 : 여러 날을 계속해서 토혈(吐血)하여 그치지 않는 데 쓴다.

처방 오령지(五靈脂)를 가루로 하여 구담즙(狗膽汁)에 가시연밥 크기의 환을 지어 1알을 생강을 우린 술로 삼킨다. 먹은 뒤에 물로 양치하지 말아야 되고 흰 죽물을 많이 마시지 말아야 한다. 〈入門〉

[다른처방]

또 다른 처방에는 토혈(吐血)이 그치지 않는데도 본인의 토한 피가 냄새가 나지 않으면(냄새가 나면 안 된다) 자기(磁器)에 담아서 불에 말려 가루로 하고 매 1돈 또는 1돈 2푼을 맥문동전탕(麥門冬煎湯)에 조복(調服)하면 나오던 피가 곧 그친다. 〈回春〉

박궐증(薄厥症)]

입문(入門)에 이르기를, 평상시에는 아무런 병도 없었던 어떤 사람이 갑자기 반말의 피를 토하고, 맥(脈)이 현(弦)하고 급하니 진경괴(陳景魁)가 보고 「이것을 박궐(薄厥)이라 하는데 대로(大怒) • 기역(氣逆)하고 음양(陰陽)이 분병(奔併)한 것이라」하고 육울탕(六鬱湯)으로 치료했더니 곧 나았다. 〔처방은 적취(積聚) 참조〕〈入門〉

15. 해혈(咳血) • 수혈(嗽血) • 타혈(唾血) • 각혈(咯血)일 경우

해혈(咳血)은 기침을 심하게 하면 출혈이 되는 증상으로 폐(肺)에 원인이 있는 것이니 용뇌계소환(龍腦鷄蘇丸) • 계소산(鷄蘇散)(처방은 위에서) • 현상고(玄霜膏)를 쓰고, 수혈(嗽血)은 담(痰)에 피가 섞여 나오는 증상으로써 비(脾)에 원인이 있는 것이니 육군자탕(六君子湯)에 상백피(桑白皮) • 편금령(片芩) • 지각(枳殼) • 오미자(五味子)를 가(加)해 쓰고 화(火)가 있으면 가미소요산(加味逍遙散)을 쓰며, 타혈(唾血)은 선혈(鮮血)이 가래를 따라나오는 증상으로써 신(腎)에 원인이 있는 것이니 자음강화탕(滋陰降火湯)〔처방은 화문(火門) 참조〕을 쓰고, 침에 혈사(血絲)가 섞여 같이 나오는 증상은 폐위증(肺痿症)이란 것인데 고치기가 어렵다. 각혈(咯血)은 칵하면서 혈설(血屑)을 토하고 혹은 뱉어도 나오지 않으며 심하면 가는 혈사〔血絲 : 사녹(血線)〕를 띠고 나오는데 이것은 정혈(精血)이 고갈(枯竭)된 증상이니 사물탕(四物湯)에 죽력(竹瀝) • 강즙(薑汁) • 동변(童便) • 청대(靑黛)를 가해

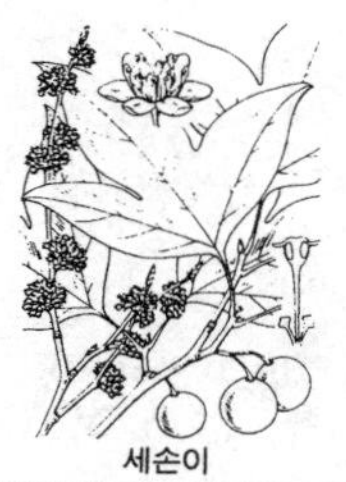
세손이

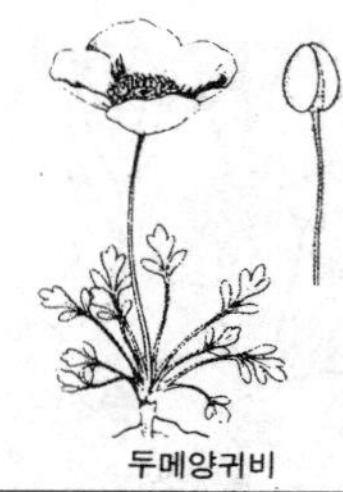
두메양귀비

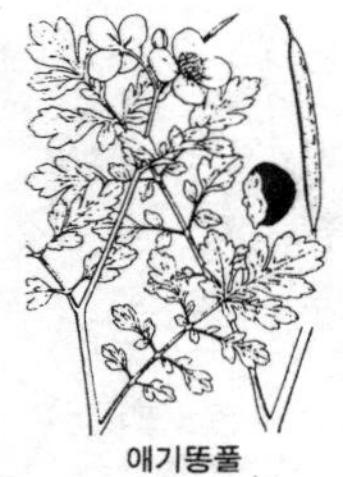
애기똥풀

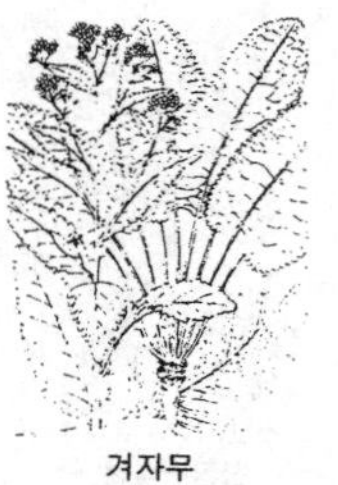
겨자무

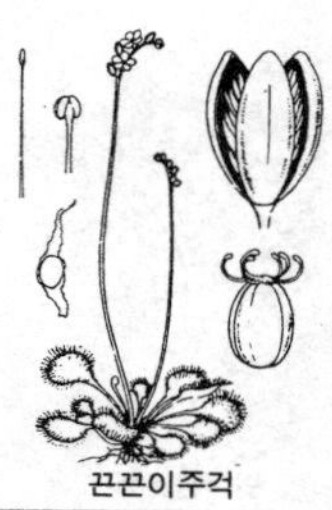
끈끈이주걱

서 쓰거나 자음강화탕(滋陰降火湯) • 보명생지황산(保命生地黃散)〔처방은 아래에〕 • 성병자(聖餅子)를 쓴다. 〈入門〉

피가 먼저 나오고 담(痰)이 뒤에 나오는 증상은 음허화동(陰虛火動)하여 담(痰)이 내려가지 못하는 것으로써 사물탕(四物湯)에 패모(貝母) • 천화분(天花粉)을 가하여 화담(化痰)을 시키고 산치인(山梔仁) • 맥문동(麥門冬) • 목단피(牧丹皮)를 가하여 강화(降火)를 시키며, 또한 담수(痰嗽)가 먼저 나오고 붉은 피가 뒤에 나오는 증상은 담화 적열(痰火積熱)이니 담화 하강(痰火下降)이 급한 것으로써 산치지황탕(山梔地黃湯)을 쓰고, 담(痰) • 수(嗽) • 연(涎)이 대혈(帶血)하여 나오는 것은 위구(胃口)에 더운 피가 훈증(薰蒸)하여 나오는 증상으로 중(重)하면 산치(山梔)를 쓰고 경(輕)하면 남실(藍實)을 쓴다. 〈丹心〉

담(痰)을 먼저 토하고 피가 뒤에 나오는 것은 적열(積熱)이니 청폐탕(淸肺湯)을 쓰고, 피를 먼저 토하고 담(痰)이 뒤에 나오는 것은 음허(陰虛)한 증상이므로 자음강화탕(滋陰降火湯)을 쓴다. 〈回春〉

※ 용뇌계소환(龍腦鷄蘇丸)

> **효능** : 해(咳) • 수(嗽) • 타(唾) • 각혈(咯血) 등을 치료하는 데 쓴다.

처방 박하(薄荷) 1근, 맥문동(麥門冬) 4냥, 포황(蒲黃) • 아교(阿膠) 각 2냥, 감초(甘草) 1냥반, 인삼(人蔘) • 황기(黃芪) 각 1냥을 가루로 한 다음 별도로 시호(柴胡) • 목통(木通) 각 2냥을 반 사발쯤 되도록 달여서 앞의 약들을 같이 두 밤 동안 담가두었다가 즙을 내어 꿀을 알맞게 넣고 끓인 뒤 다시 생건지황가루(生乾地黃末) 6냥과 시호(柴胡) • 목통즙(木通汁)을 반죽하여 약한 불에 달여서 고약으로 되면 완두콩 크기의 환을 지어 20알씩 따뜻한 물에 삼킨다. 〈局方〉

※ 현상고(玄霜膏)

> **효능** : 각혈(咯血)과 토혈(吐血) 및 허로(虛勞)에 신통한 효험이 있다.

처방 오매즙(烏梅汁) • 이즙(梨汁) • 시상(柿霜) • 백사당(白砂糖) • 백밀(白蜜) • 나복즙(羅蔔汁) 각 4냥, 생강즙(生薑汁) 1냥, 적복령말(赤茯苓末) 8냥을 유즙(乳汁)에 담갔다가 건조시키기를 9차례 하고 관동화(款冬花) • 자원말(紫菀末) 각 2냥을 같이 사과(砂鍋)에 넣어 달여서 고약을 만들고 탄자(彈子) 크기의 환을 지어 1알씩을 잠잘 때 침으로 씹어서 삼킨다. 〈入門〉

※ 가미소요산(加味逍遙散)

> **효능** : 담(痰) 속에 피가 섞여 나오는 증상을 치료하는 데 쓴다.

처방 목단피(牧丹皮) • 백출(白朮) 각 1돈반, 당귀(當歸) • 적작약(赤芍藥) • 도인(桃仁) • 패모(貝母) 각 1돈, 산치(山梔) • 황금(黃芩) 각 8푼, 길경(桔梗) 7푼, 청피(靑皮) 5푼, 감초(甘草) 3푼을 잘게 썰고 1첩으로 지어 물로 달여서 먹는다. 〈入門〉

※ 성병자(聖餅子)

> **효능** : 각혈(咯血)을 주로 치료하는 데 쓴다.

처방 행인(杏仁) 40알, 거피첨 연세 동황납초(去皮尖研細同黃蠟炒)하여 청대(靑黛) 1돈을 넣고 찧어서 떡처럼 만들어 두었다가 쓸 때에는 곶감 1개 속에 조금씩 떼어 넣고, 습지(濕紙)로 두텁게 봉하고 구워서 가루로 하여 미음에 조복(調服)한다. 〈正傳〉

※ 산치지황탕(山梔地黃湯)

> **효능** : 담(痰)을 먼저 토하고 뒤에 피가 나오는 것을 주로 치료한다. 이 증세에는 담화(痰火)를 하강(下降)하는 것이 시급하다.

처방 산치인(山梔仁) 1돈 2푼, 생지황(生地黃) • 적작약(赤芍藥) • 지모(知母) • 패모(貝母) • 과루인(瓜蔞仁) 각 1돈, 천화분(天花粉) • 목단피(牧丹皮) • 맥문동(麥門冬) 각 5푼을 잘게 썰고 1첩으로 해서 물로 달여 먹는다. 〈入門〉

※ 청폐탕(淸肺湯)

> **효능** : 담(痰)이 먼저 나오고 피가 뒤에 나오는 증세는 적열(積熱)인데 이를 주치(主治)한다.

처방 적복령(赤茯苓) • 진피(陳皮) • 당귀(當歸) • 생지황(生地黃) • 적작약(赤芍藥) • 천문동(天門冬) • 맥문

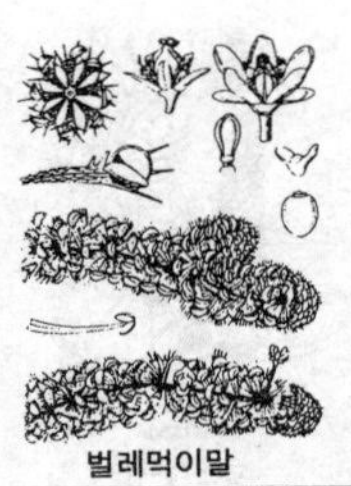
벌레먹이말

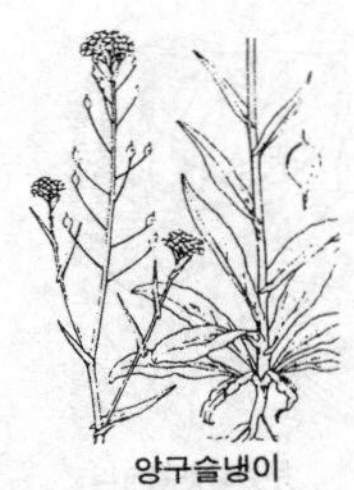
양구슬냉이

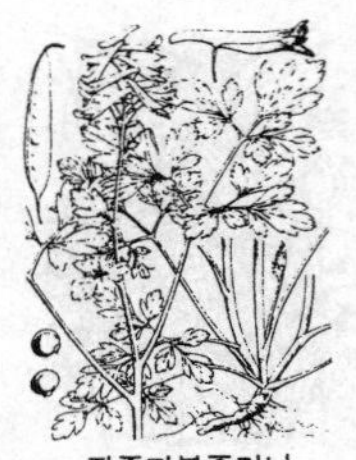
자주괴불주머니

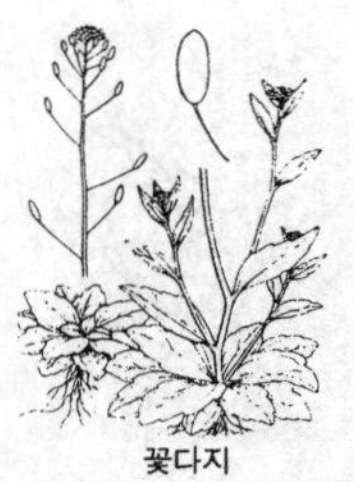
꽃다지

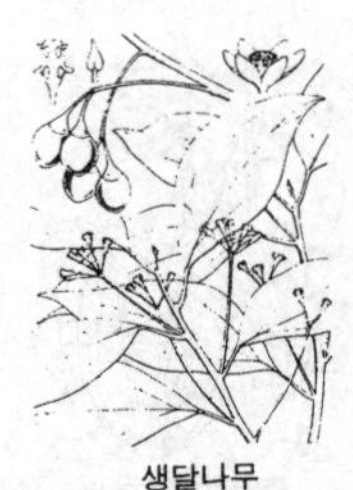
생달나무

동(麥門冬) • 황금(黃芩) • 치자(梔子) • 자원(紫菀) • 아교주(阿膠珠) • 상백피(桑白皮) 각 7푼, 감초(甘草) 3푼을 잘게 썰어서 1첩으로 하고 대추 2개, 오매(烏梅) 1개를 넣어 물로 달여서 먹는다. 〈回春〉

※ 하간생지황산(河間生地黃散)

효능 : 울열(鬱熱) • 육(衄) • 토(吐) • 각(咯) • 타혈(唾血)을 치료하는 데 쓴다.

처방 구기자(枸杞子) • 시호(柴胡) • 황련(黃連) • 지골피(地骨皮) • 천문동(天門冬) • 백작약(白芍藥) • 황금(黃芩) • 황기(黃芪) • 생지황(生地黃) • 숙지황(熟地黃) • 감초(甘草) 각 7푼을 잘게 썰어서 1첩으로 하고 물로 달여 먹는다. 〈丹心〉

※ 청화자음탕(淸火滋陰湯)

효능 : 구(嘔) • 토(吐) • 수(嗽) • 각(咯) • 타혈(唾血)에 쓴다.

처방 천문동(天門冬) • 맥문동(麥門冬) • 생지황(生地黃) • 목단피(牧丹皮) • 적작약(赤芍藥) • 산치자(山梔子) • 황련(黃連) • 산약(山藥) • 산수유(山茱萸) • 택사(澤瀉) • 적복령(赤茯苓) • 감초(甘草) 각 7푼을 잘게 썰고 1첩으로 지어 물로 달여서 동변(童便)을 먹는다. 〈回春〉

※ 청해탕(淸咳湯)

효능 : 해혈(咳血)을 치료하는 데 쓴다.

처방 당귀(當歸) • 백작약(白芍藥) • 도인(桃仁) • 패모초(貝母炒) 각 1돈, 백출(白朮) • 목단피(牧丹皮) • 황금(黃芩) • 치자초흑(梔子炒黑) 각 8푼, 청피(靑皮) • 길경(桔梗) 각 5푼, 감초(甘草) 3푼을 잘게 썰고 1첩으로 해서 물로 달여 먹는다. 〈回春〉

※ 청각탕(淸咯湯)

효능 : 각혈(咯血)을 치료하는 데 쓴다.

처방 진피(陳皮) • 반하(半夏) • 복령(茯苓) • 지모(知母) • 패모(貝母) • 생지황(生地黃) 각 1돈, 길경(桔梗) • 치자초흑(梔子炒黑) 각 7푼, 행인(杏仁) • 아교주(阿膠珠) 각 5푼, 상백피(桑白皮) 1돈반, 감초(甘草)5푼, 박계(薄桂) 2푼을 잘게 썰어서 1첩으로 하고 생강 3쪽을 넣어 물로 달여서 먹는다. 〈回春〉

※ 청타탕(淸唾湯)

효능 : 타혈(唾血)을 치료하는 데 쓴다.

처방 지모(知母) • 패모(貝母) • 길경(桔梗) • 황백염수초갈색(黃柏鹽水炒褐色) • 숙지황(熟地黃) • 현삼(玄蔘) • 원지(遠志) • 천문동(天門冬) • 맥문동(麥門冬) 각 1돈, 건강초흑(乾薑炒黑) 5푼을 잘게 썰어서 1첩으로 하고 물에 달여서 먹는다. 〈回春〉

※ 현상설리고(玄霜雪梨膏)

효능 : 해(咳) • 수(嗽) • 타(唾) • 각(咯) • 토혈(吐血) • 노심 동화(勞心動火) • 노수(勞嗽) 등의 증세에 모든 약이 효험이 없을 때 이 약을 쓴다.

처방 설리(雪梨) 60개를 거심피(去心皮) • 취즙(取汁) 약 20종지〔산(酸)한 것은 못 쓴다〕, 생우즙(生藕汁) 10종지, 생지황즙(生地黃汁) 10종지, 맥문동전취즙(麥門冬煎取汁) 5종지, 생나복즙(生蘿葍汁) 5종지, 백모근즙(白茅根汁) 10종지, 이상 제즙(諸汁)을 잘 걸러서 숯불에 달여 연밀(煉蜜) 1근, 이당(飴糖) 8냥, 시상(柿霜) 8냥, 생강즙 반 잔을 넣고 죽처럼 되도록 고아서 3~5수저를 시간의 구애없이 1일 3회를 먹는다. 〈醫鑑〉

※ 은포산(恩袍散)

효능 : 각(咯) • 타(唾) • 토혈(吐血)을 주로 치료한다.

처방 진생포황(眞生蒲黃) • 박하(薄荷) 각 1냥을 가루로 하고 매 3돈을 상백피탕(桑白皮湯)에 섞어서 복용한다. 〈綱目〉

16. 요혈(尿血)일 경우

열(熱)이 포(胞)로부터 방광에 옮겨지면 파리해지고 오줌에 피가 섞이어 나온다. 〈內經〉

열(熱)이 하초(下焦)에 있으면 요혈(尿血)한다. 〈仲景〉

대부분 요혈(尿血)이 임질(淋疾)로 변하면 통증이 있고, 피가 오줌에 섞여서 나오면 방광으로 나온다. 만약 피가 나와도 통증이 없으면 심(心)이 소장(小腸)에 이열

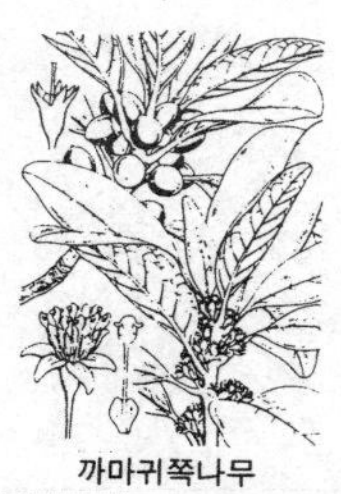
까마귀쪽나무

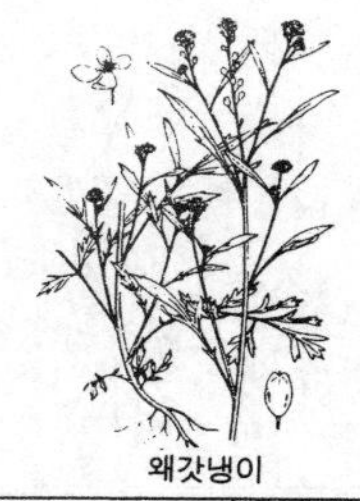
왜갓냉이

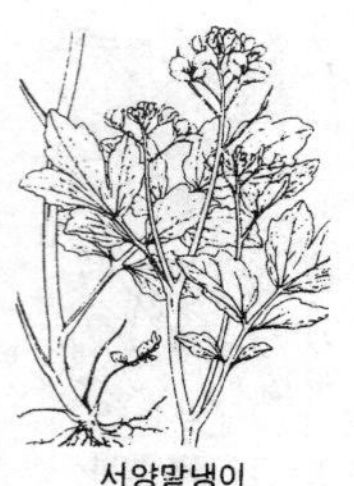
서양말냉이

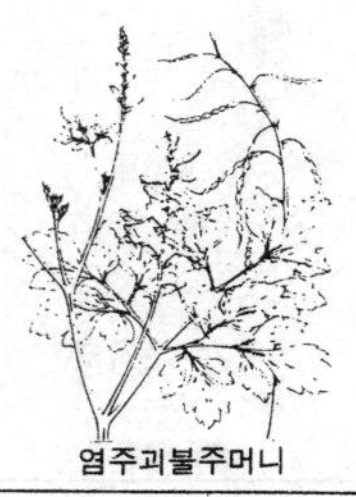
염주괴불주머니

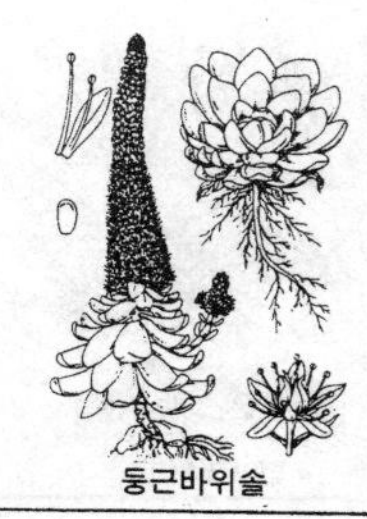
둥근바위솔

(移熱)하여 정규(精竅)속으로 나온다. 〈正傳〉

소변으로 피가 나오고 통증이 없으면 요혈(尿血)이요, 임질(淋疾)이 아니다. 이것은 피가 정규(精竅)속에서 나오는 것이므로 심(心)이 소장(小腸)에 열을 옮겼기 때문이다. 사물탕(四物湯)에 산치(山梔)•활석(滑石)•우슬(牛膝)•금련(芩蓮)을 가해서 쓰거나, 발회산(髮灰散)•호박산(琥珀散)을 쓴다. 〈入門〉

또 팔정산(八正散)에 〔처방은 소변(小便) 참조〕 맥문동(麥門冬)을 가하여 달여서 복용한다. 〈鉤玄〉

요혈(尿血)에는 청장탕(淸臟湯)•청열자음탕(淸熱滋陰湯)•소계음자(小薊飮子)•강밀탕(薑蜜湯)을 쓰거나 또는 사물탕(四物湯)에 오령산(五苓散)〔처방은 한문(寒門) 참조〕을 가(加)해서 쓴다. 주상요혈(酒傷尿血)에는 복령조혈탕(茯苓調血湯)을 쓰고, 색상요혈(色傷尿血)에는 녹각교환(鹿角膠丸)•신기환(腎氣丸)〔처방은 허로문(虛勞門) 참조〕을 쓰며, 노인은 육미지황환(六味地黃丸)〔처방은 허로문(虛勞門) 참조〕, 부인은 당귀산(當歸散), 어린아이는 입효산(立効散)을 각각 쓴다.

또한 실열(實熱)이 있으면 당귀승기탕(當歸承氣湯)〈처방은 아래에 있음〉으로 강하(降下)시켜 준다. 〈仲景〉

※ 발회산(髮灰散)

효능 : 요혈(尿血)을 치료하는 데 쓴다.

처방 난발(亂髮)을 태워서 남은 재를 가루로 하여 2돈씩을 초탕〔醋湯 : 초(醋) 2홉, 탕(湯) 조금〕에 타서 먹는다. 〈綱目〉

※ 발회환(髮灰丸)

효능 : 요혈(尿血)을 치료하는 데 쓴다.

처방 발회(髮灰)에 측백엽즙(側柏葉汁)과 찹쌀가루를 동내(同匂)해서 오동 열매 크기의 환을 지어 백탕(白湯)에 50알씩을 삼킨다. 〈正傳〉

※ 호박산(琥珀散)

효능 : 요혈(尿血)을 치료하는 데 쓴다.

처방 호박(琥珀)을 가루로 하여 등심(燈心)•박하전탕(薄荷煎湯)에 2돈을 타서 먹는다. 〈入門〉

※ 청장탕(淸腸湯)

효능 : 요혈(尿血)을 치료하는 데 쓴다.

처방 당귀(當歸)•생지황(生地黃)•치자초(梔子炒)•황련(黃連)•적작약(赤芍藥)•황백(黃柏)•구맥(瞿麥)•적복령(赤茯苓)•목통(木通)•편축(萹蓄)•지모(知母)•맥문동(麥門冬) 각 7푼, 감초(甘草) 5푼, 등심(燈心) 1단, 오매(烏梅) 1개를 잘게 썰고 1첩으로 해서 물로 달여 먹는다. 〈回春〉

※ 청열자음탕(淸熱滋陰湯)

효능 : 요혈(尿血)•변혈(便血)을 치료하는 데 쓴다.

처방 생지황(生地黃)•맥문동(麥門冬)•백자초흑(栢子炒黑) 각 1돈, 현삼(玄蔘)•목단피(牧丹皮) 각 8푼, 당귀(當歸)•천궁(川芎)•적작약(赤芍藥) 각 5푼, 지모(知母)•황백병주초(黃柏並酒炒)•백출(白朮)•진피(陳皮)•감초(甘草) 각 3푼을 잘게 썰고 1첩으로 해서 물로 달여 먹는다. 〈醫鑑〉

※ 소계음자(小薊飮子)

효능 : 하초 결열(下焦結熱)과 요혈(尿血)을 치료하는 데 쓴다.

처방 우절(藕節) 2돈, 당귀(當歸) 1돈, 산치인(山梔仁) 8푼, 소계(小薊)•생지황(生地黃)•활석(滑石)•통초(通草)•포황(蒲黃) 각 5푼, 감초(甘草) 3푼을 잘게 썰어서 1첩으로 하고 죽엽(竹葉) 7쪽을 넣어 물로 달여 먹는다. 〈丹心〉

※ 강밀탕(薑蜜湯)

효능 : 소변 출혈(小便出血)에 쓴다.

처방 생강 7쪽, 꿀 반 잔, 백모근(白茅根) 한 줌을 물로 달여서 먹는다. 〈得効〉

※ 복령조혈탕(茯苓調血湯)

효능 : 술과 면(麵)을 과식(過食)하고 방사 과로(房事過勞)한 뒤 소변으로 피가 나오는 증세를 치료하는 데 쓴다.

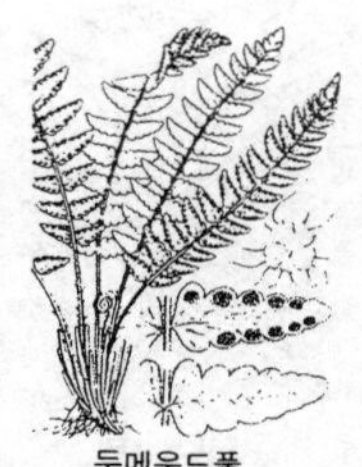
두메우드풀

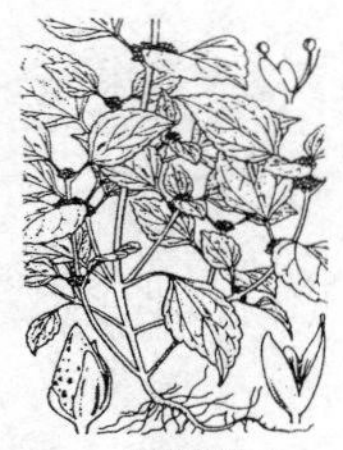
큰물통이

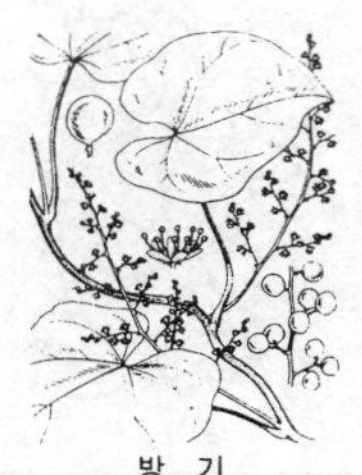
방 기

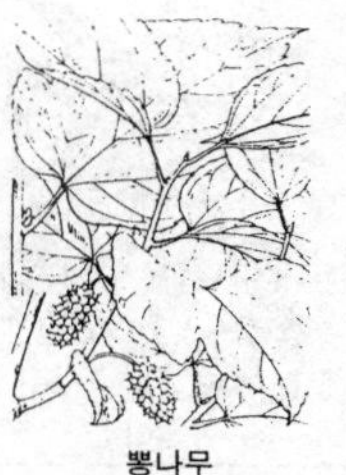
뽕나무

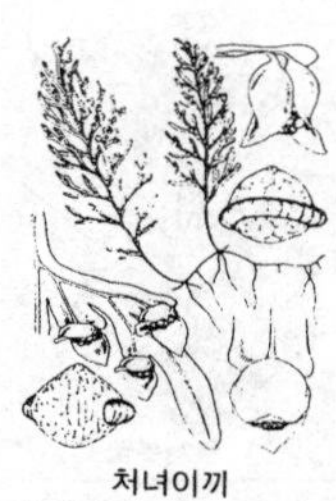
처녀이끼

처방 적복령(赤茯苓) 1돈반, 적작약(赤芍藥)·천궁(川芎)·반하국(半夏麴) 각 7푼, 전호(前胡)·시호(柴胡)·청피(靑皮)·지각(枳殼)·길경(桔梗)·상백피(桑白皮)·백모근(白茅根)·등심(燈心)·감초(甘草) 각 5푼, 생강 5쪽, 꿀 2수저를 넣고 물로 달여서 먹는다. 〈得効〉

※ 당귀산(當歸散)

효능 : 부인의 요혈(尿血)을 치료하는 데 쓴다.

처방 생지황(生地黃) 2돈반, 소계엽(小薊葉) 2돈, 당귀(當歸)·영양각설(羚羊角屑)·적작약(赤芍藥) 각 1돈반을 잘게 썰고 1첩으로 하여 물로 달여서 먹는다. 〈丹心〉

※ 녹각교환(鹿角膠丸)

효능 : 방사 과로(房事過勞)와 소변에 피가 나오는 것을 치료해 준다.

처방 녹각교(鹿角膠) 1냥, 초(炒) 작주(作珠), 몰약(沒藥)·유발회(油髮灰) 각 6돈을 가루로 하고 백모근즙(白茅根汁)에 풀을 조금 넣어 오동 열매 크기의 환을 지어 공복에 염탕(鹽湯)으로 70알 삼킨다. 〈得効〉

※ 입효산(立効散)

효능 : 소아의 요혈(尿血)을 치료하는 데 쓴다.

처방 포황(蒲黃)·생지황(生地黃)·적복령(赤茯苓)·감초(甘草) 각 1돈을 잘게 썰고 1첩으로 해서 물로 달여 먹는다. 〈丹心〉

또한 감초(甘草)·승마전수(升麻煎水)에 익원산(益元散)을 넣어 먹으면 좋다.

17. 변혈(便血)이 될 경우

강목(綱目)에 이르기를, 결음(結陰)이 되면 변혈(便血)이 1되가 나오고 두 번째 결음(結陰)이 되면 2되가 나오며, 세 번째 결음(結陰)이 되면 3되가 나오는데 주(註)에 말하기를, 「결음(結陰)이란 증세는 음기(陰氣)가 내결(內結)하여 밖으로 운행하지 못하기 때문에 피가 돌아갈 곳이 없으니 장간(腸間)으로 스며들어 가므로 변혈(便血)이 되는데 그 맥(脈)이 허(虛)하고 삽(澁)하다. 평위지유탕(平胃地楡湯)·결음단(結陰丹)으로 주로 치료한다.」 〈綱目〉

입문(入門)에 이르기를, 사기(邪氣)가 오장(五臟)에 있으면 음맥(陰脈)이 화합되지 않고 음맥(陰脈)이 화합되지 않으면 피가 멈추게 되는 것이다. 대부분 사(邪)가 오장(五臟)에 있으면 3음(三陰)의 맥락(脈絡)이 화합되지 못하고 결취(結聚)하여 피가 멈추고 넘쳐서 장(腸)으로 들어감으로써 변혈(便血)이 되는 것이다. 〈入門〉

중경(仲景)에 이르기를, 변(便)이 먼저 나오고 피가 뒤에 나오는 증세는 원혈(遠血)이니 황토탕(黃土湯)으로 치료하고, 피가 먼저 나오고 변(便)이 뒤에 나오는 증세 근혈(近血)이니 적소두당귀산(赤小豆當歸散)으로 치료한다. 〈仲景〉

변혈(便血)에는 위풍장(胃風腸)〔처방은 대변문(大便門) 참조〕·청장탕(淸臟湯)·유사탕(楡砂湯)·지유산(地楡散)·연각환(連殼丸)·가감사물탕(加減四物湯)·괴화산(槐花散) 등으로 치료하고, 실열(實熱)이 있는 증세에는 당귀승기탕(當歸承氣湯)으로 치료하며, 오랫동안 낫지 않아서 원기(元氣)가 하함(下陷)한 증세에는 후박전(厚朴煎)·보중익기탕(補中益氣湯)〔처방은 내상문(內傷門) 참조〕으로 치료하고, 음식으로 인하여 속이 상한 것은 평위산(平胃散)〔처방은 내상문(內傷門) 참조〕에 지각(枳殼)·괴화(槐花)·당귀(當歸)·오매(烏梅)를 가해서 치료하며, 주독(酒毒)으로 인한 변혈(便血)은 주증황련환(酒蒸黃連丸)으로 치료한다. 〈諸方〉

※ 평위지유탕(平胃地楡湯)

효능 : 결음 변혈(結陰便血)을 주로 치료하는 데 쓴다.

처방 창출(蒼朮)·승마(升麻)·부자포(附子炮) 각 1돈, 지유(地楡) 7푼, 갈근(葛根)·후박(厚朴)·백출(白朮)·진피(陳皮)·적복령(赤茯苓) 각 5푼, 건강(乾薑)·당귀(當歸)·신국초(神麴炒)·백작약(白芍藥)·익지인(益智仁)·인삼(人蔘)·감초구(甘草炙) 각 3푼에 생강 3쪽, 대추 2개를 잘게 썰고 1첩으로 해서 물로 달여 먹는다. 〈寶鑑〉

※ 결음단(結陰丹)

효능 : 결음 변혈(結陰便血)을 주로 치료하는 데 쓴다.

처방 지각(枳殼)·위령선(威靈仙)·황기(黃芪)·진

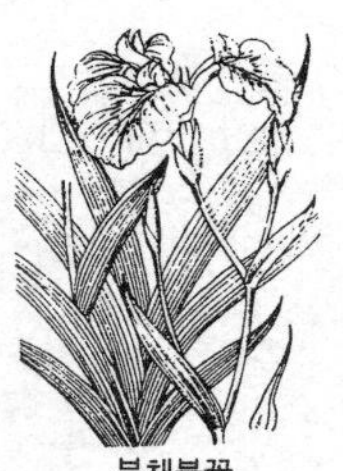
부채붓꽃

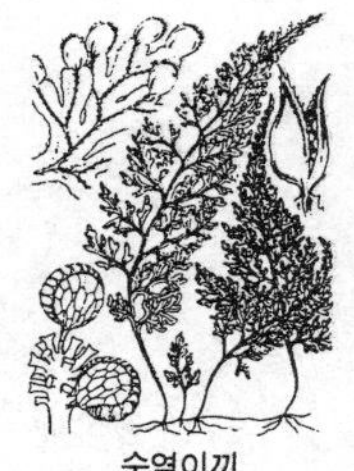
수염이끼

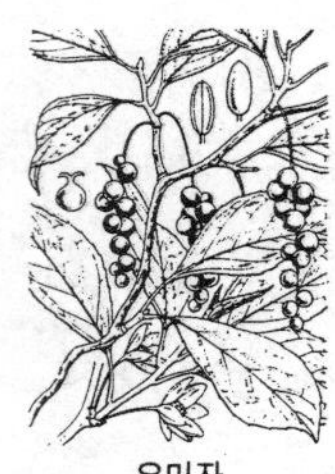
오미자

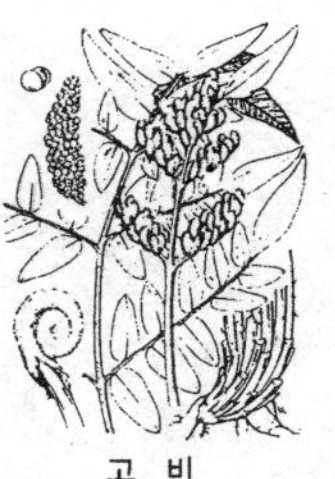
고 비

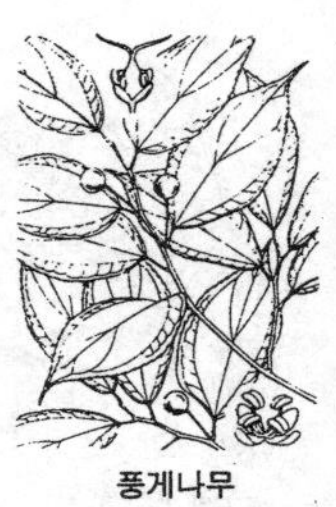
풍게나무

피(陳皮)·춘근(椿根)·백피(白皮)·하수오(何首烏)·형개수(荊芥穗) 각 5돈을 가루로 하고 술풀로 오동 열매 크기의 환을 지어 진한 미음에 식초를 조금 넣어서 50~60알을 먹는다. 〈寶鑑〉

※ 황토탕(黃土湯)

효능 : 대변이 먼저 나오고 피가 뒤에 나오는 데 쓴다.

처방 아궁이 속의 황토(黃土) 3돈, 숙지황(熟地黃)·백출(白朮)·부자포(附子炮)·아교주(阿膠珠)·황금(黃芩)·감초구(甘草灸) 각 1돈을 잘게 썰고 1첩으로 해서 물에 달여 먹는다. 〈仲景〉

※ 적소두당귀산(赤小豆當歸散)

효능 : 피가 먼저 나오고 대변이 뒤에 나오는 데 쓴다.

처방 적소두〔赤小豆 : 붉은팥〕 5냥을 물에 담그어 싹이 나면 햇볕에 말리고 당귀(當歸) 1냥을 가루로 하여 장수(漿水)에 1일 3회 2돈씩 타서 먹는다.

※ 청장탕(淸臟湯)

효능 : 변혈(便血)을 주로 치료하는 데 쓴다.

처방 생지황(生地黃) 1돈, 당귀주세(當歸酒洗)·지유(地楡) 각 8푼, 황금(黃芩)·치자초흑(梔子炒黑)·황백초(黃柏炒) 각 7푼, 백작약(白芍藥)·황련(黃連)·측백엽(側柏葉)·아교주(阿膠珠) 각 6푼, 천궁(川芎)·괴각초(槐角炒) 각 5푼을 잘게 썰고 1첩으로 해서 물로 달여 복용한다. 〈回春〉

※ 유사탕(楡砂湯)

효능 : 결음 변혈(結陰便血)을 치료하는 데 쓴다.

처방 지유(地楡) 4냥, 축사(縮砂) 7매를 연(硏)한 것, 생감초(生甘草) 1돈반, 구감초(炙甘草) 1돈을 잘게 썰고 1첩으로 해서 물로 달여 먹는다. 〈入門〉

※ 지유산(地楡散)

효능 : 오랫동안 하혈(下血)하는 증세를 치료하는 데 쓴다.

처방 지유(地楡)·권백(卷柏) 각 5돈을 썰어서 사관(砂罐)에 구워 10번 정도 끓이고 따뜻하게 데워 먹는다. 〈丹心〉

※ 연각환(連殼丸)

효능 : 내장 하혈(內腸下血)에 맥락(脈絡)이 맺힌 증세를 풀어주는 데 쓴다.

처방 황련(黃連)·지각(枳殼) 각 2냥을 썰어서 괴화(槐花) 4냥과 함께 볶은 뒤 괴화(槐花)는 골라내어 버리고 가루로 하여 떡처럼 쪄서 오동 열매 크기의 환을 지어 백탕(白湯)에 50~70알을 삼킨다. 〈入門〉

※ 가감사물탕(加減四物湯)

효능 : 변혈(便血)·장풍(腸風)을 치료하는 데 쓴다.

처방 측백엽(側栢葉)·생지황(生地黃)·당귀(當歸)·천궁(川芎) 각 1돈, 지각(枳殼)·형개(荊芥)·괴화초(槐花炒)·감초구(甘草灸) 각 5푼, 생강 3쪽, 오매(烏梅) 1개를 넣어 잘게 썰고 1첩으로 해서 물로 달여 먹는다. 〈得効〉

※ 괴화산(槐花散)

효능 : 장위(腸胃)가 습(濕)으로 인하여 헛배가 부르고 하혈하는 증세를 치료하는 데 쓴다.

처방 괴화초(槐花炒) 2돈, 창출(蒼朮)·후박(厚朴)·진피(陳皮)·당귀(當歸)·지각(枳殼) 각 1돈, 오매육(烏梅肉)·감초구(甘草灸) 각 5푼을 잘게 썰어서 1첩으로 하고 물로 달여 먹는다. 〈丹心〉

※ 당귀승기탕(當歸承氣湯)

실열(實熱)과 변혈(便血)을 치료하는 데 쓴다.

당귀(當歸) 2돈, 후박(厚朴)·지실(枳實)·대황(大黃) 각 8푼, 망초(芒硝) 7푼을 잘게 썰어서 물로 달여 복용한다. 〈丹心〉

※ 후박전(厚朴煎)

효능 : 변혈(便血)과 모든 하혈(下血)을 치료하는 데 쓴다.

처방 후박(厚朴)·생강 각 5냥을 함께 짓찧어 황색이 되도록 볶아 놓고 백출(白朮)·신국(神麴)·맥아(麥芽)

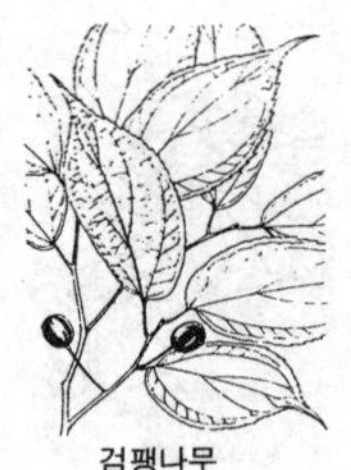
검팽나무

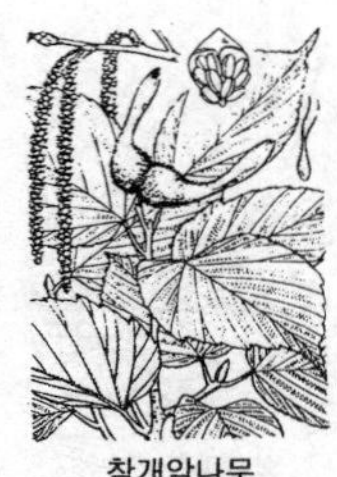
참개암나무

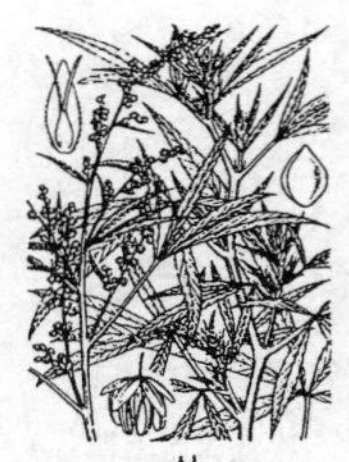
삼

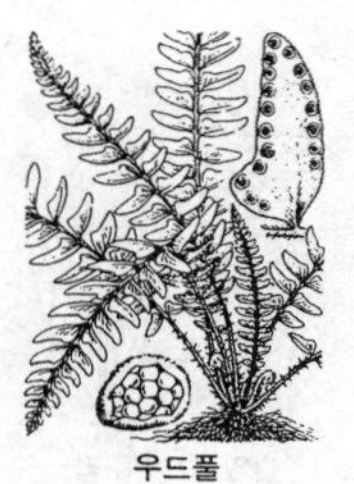
우드풀

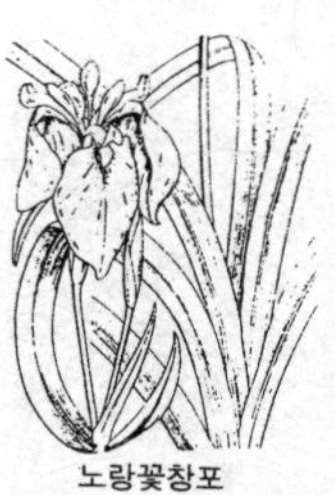
노랑꽃창포

• 오미자(五味子) 각 1냥을 같이 황색이 되도록 볶은 다음 가루로 해서 물풀로 오동 열매 크기의 환을 지어 미음에 100알을 삼킨다.

대부분 비위(脾胃)가 본래 피와는 무관하지만 기허 장박(氣虛腸薄)으로써 영위(榮衛)로 스며들어서 내려가게 되는 것이다.

후박(厚朴)은 장위(腸胃)를 후(厚)하게 하고 맥아(麥芽)는 주식(酒食)을 소화시키며, 백출(白朮)은 수혈(水血)을 인도하니 뛰어난 효능이 있는 것이다. 〈入門〉

※ 주증황련환(酒蒸黃連丸)

효능 : 주독(酒毒)으로 인하여 적열(積熱)하고 변혈(便血)하며 항문까지 뜨거운 증세를 치료하는 데 쓴다.

처방 황련(黃連) 4냥을 좌주침(剉酒浸)하여 햇볕에 하룻밤을 두었다가 말려서 좁쌀풀로 오동 열매 크기의 환을 지어 더운물에 30~50알을 삼킨다. 〈得効〉

18. 장벽(腸澼) 증세가 될 경우 [후음(後陰)편 참조]

19. 치뉵(齒衄)이 될 경우

잇몸에서 피가 나오는 것을 치뉵(齒衄)이라 한다. 치조(齒槽)는 위(胃)에 속하고 치아(齒牙)는 신(腎)에 속하는 것이니, 만약 양명(陽明)이 소음(少陰)으로 전해 들어가면 2경(二經)이 서로 병합하여 피가 아봉(牙縫)과 치근(齒根)으로부터 토하듯이 나온다. 그러나 대부분의 사람들은 그것이 아혈(牙血)이라는 것을 잘 알지 못한다.

냉수로 양치질을 하면 피가 잠시 그쳤다가 조금 지나면 또 나오는데 이것은 밖으로는 녹포산(綠袍散)을 쓰고, 안으로는 해독탕(解毒湯)에 서각지황탕(犀角地黃湯)이나 생지금련탕(生地芩連湯)을 합하여 쓴다. 〈入門〉

치뉵(齒衄)에는 형괴산(荊槐散) • 소계산(小薊散) • 울금산(鬱金散) 등을 쓴다.

※ 녹포산(綠袍散)

효능 : 치봉 출혈(齒縫出血)이 그치지 않는 데 쓴다.

처방 황백(黃柏) • 박하(薄荷) • 망초(芒硝) • 청대(青黛)를 각 등분하여 가루로 하고 용뇌(龍腦)를 약간 넣어서 아상(牙床)에 바르면 곧 피가 그치게 된다. 〈入門〉

※ 형괴산(荊槐散)

효능 : 아선 출혈(牙宣出血)을 치료하는 데 쓴다.

처방 형개수(荊介穗)와 괴화초(槐花炒)를 각 등분하여 가루로 하고 항상 아치(牙齒)에 바르거나 약간 점복(點服)하면 된다. 〈得効〉

※ 울금산(鬱金散)

효능 : 치은 출혈(齒齦出血)을 주로 치료하는 데 쓴다.

처방 울금(鬱金) • 백지(白芷) • 세신(細辛)을 각 등분하여 가루로 해서 아치(牙齒)에 문지르고 죽엽(竹葉) • 죽여(竹茹)에 소금을 약간 넣어 달인 물로 양치질한다. 〈得効〉

※ 소계산(小薊散)

효능 : 아선 출혈(牙宣出血)을 치료하는 데 쓴다.

처방 백초상(百草霜) • 소계(小薊) • 향부자(香附子) • 포황초(蒲黃炒) 각 5돈을 가루로 하여 늘 아치(牙齒)에 발라 준다. 〈得効〉

[다른 처방]

치봉(齒縫)에 출혈이 심할 시에는 염탕(鹽湯)으로 항상 양치하고 난 뒤에 소금으로 문지른다. 또한 청죽여(青竹茹)를 초(醋)에 담가서 하룻밤 재운 물에 양치하거나 또 죽엽(竹葉)을 진하게 달인 물에 소금을 약간 넣어서 양치하기도 하며, 작설(雀舌)을 진하게 달인 물에 양치한다. 〈本草〉

한편 향부자(香附子) 가루를 생강즙에 담그어 하룻밤 지난 후 양치하고, 남은 가루는 치아에 발라 두며, 또 지골피전탕(地骨皮煎湯)으로 양치하고 삼킨다. 〈綱目〉

20. 설뉵(舌衄)일 경우

피가 혀에서 나오는 증세를 설뉵(舌衄)이라 하며, 문합산(蚊蛤散)을 쓴다. 포황초(蒲黃炒)를 가루로 해서 발라주면 곧 멎게 되고, 또한 괴화초(槐花炒)를 가루로 해서 발라 주거나 붉은 팥 1되를 짓찧어 즙으로 해서 마시기도 한다. 〈本草〉

[다른 처방]

발회(髮灰) 2돈, 식초 2홉을 타서 먹고 발라 준다. 〈綱

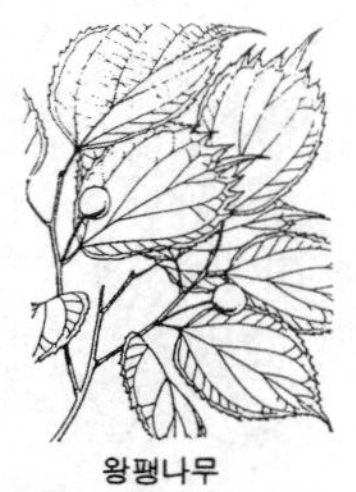
왕팽나무

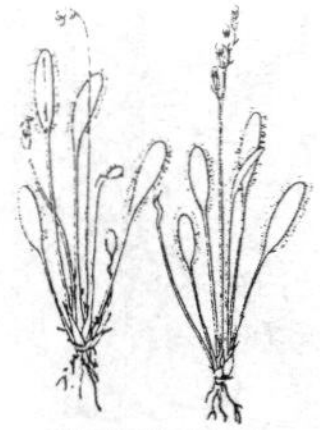
긴잎끈끈이주걱

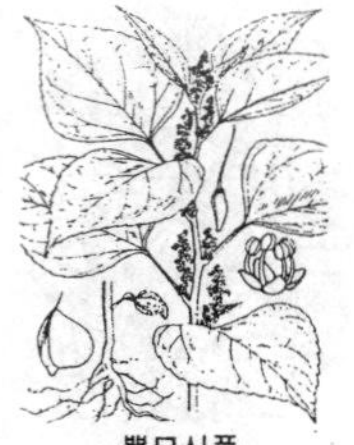
뽕모시풀

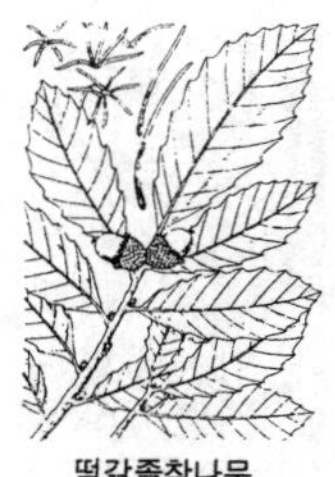
떡갈졸참나무

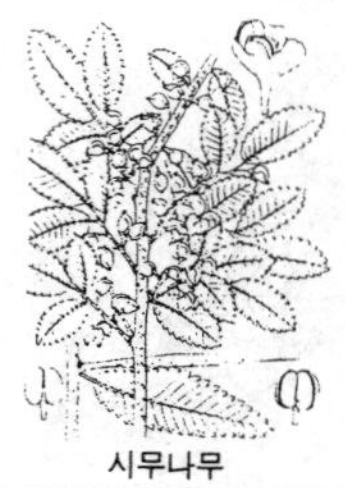
시무나무

目〉

※ 문합산(蚊蛤散)

효능 : 설상(舌上)에서 피가 샘솟듯이 나오는 것을 치료해 준다.

처방 오배자(五倍子) • 백교향(白膠香) • 모려분(牡蠣粉)을 등분하여 가루로 해서 환부에 발라 준다. 〈得効〉

21. 혈한(血汗)일 경우

내경(內經)에 이르기를, 소음(少陰)이 닿는 곳에 혈한(血汗)이 생긴다고 하였다. 〈內經〉

담(膽)이 열(熱)을 받게 되면 피가 망행(妄行)해서 혈한(血汗)이 되는데 정명산(定命散)을 쓴다. 〈河間〉

평소에 병이 없던 사람이 갑자기 땀이 나서 옷을 더럽히고 심하면 붉은 물을 들이는데 이것을 혈한(血汗) 또는 홍한(紅汗)이라고 하니 기쁨이 너무 크면 오히려 마음이 상하게 되어 기(氣)가 흩어지며 피가 기(氣)를 따라서 옮겨다니므로 황기건중탕(黃芪建中湯)〔처방은 허로문(虛勞門) 참조〕을 쓰고 겸하여 묘향산(妙香散)을 금은기(金銀器)에 달인 소맥문동전탕(小麥門冬煎湯)에 조하(調下)하고 또한 산모의 혈한(血汗)에는 율초즙방(葎草汁方)을 쓴다. 〈三因〉

※ 정명산(定命散)

효능 : 혈한(血汗)을 치료하는 데 쓴다.

처방 주사(朱砂) • 한수석(寒水石) • 사향(麝香)을 등분하여 가루로 해서 매 반 돈을 맑은 물에 조하(調下)한다. 〈河間〉

※ 율초즙방(葎草汁方)

효능 : 산모가 너무 기뻐하여 붉은 땀이나서 옷을 더럽게 하는 데 쓴다.

처방 율초(葎草)로 즙을 낸 것 2되에 식초 2홉을 넣어서 산모가 1잔씩 공복에 복용하는데 끓여서 먹으면 더욱 효과가 있다. 〈三因〉

또한 고슴도치 껍질을 불에 태운 것을 미음(米飮)에 조복(調服)하고 육(肉)은 삶아서 먹으면 좋다. 〈本草〉

22. 구규(九竅)의 출혈(出血)인 경우

갑자기 크게 놀라면 구규(九竅)로부터 피가 넘쳐흐르는데 이것을 구규 출혈(九竅出血)이라 한다. 〈本草〉

상한소음증(傷寒少陰症)에 의원이 잘 알지 못하여 강제로 발한(發汗)시키게 되면 복열(伏熱)이 혈도(血道)를 핍박(逼迫)함으로써 구규(九竅)에서 출혈을 하는데 이것을 하궐 상갈(下厥上竭)이라고 하니 불치(不治)에 속하는 것이다. 〔한문(寒門)에 상설(詳說)되어 있음.〕

구규 출혈(九竅出血)에는 측백산(側柏散)〔처방은 위에 있음〕을 쓰고, 또한 백초상(百草霜) • 유발회(油髮灰) • 용골(龍骨)가루를 피가 나오는 곳에 불어 넣기도 하며 발라주기도 한다. 〈入門〉

본초(本草)에 이르기를, 갑자기 크게 놀라서 심장이 두근거려 구규(九竅)로부터 피가 넘쳐흐르면 갓잡은 돼지나 양의 피를 배가 부르도록 따뜻하게 해서 마시면 곧 멎는다. 구규(九竅)와 사지(四肢)의 지간(指間)으로 출혈(出血)하는 것은 갑자기 심하게 놀랐기 때문이니 갓난 송아지의 배꼽 속의 똥을 불에 태운 것을 1일 3~4회 물로 먹고 또한 소계(小薊)를 찧어 즙을 낸 것 1잔에 술 반 잔을 타서 먹고 말린 것은 가루로 해서 냉수에 먹는다. 〈本草〉

다른 처방은 병자가 모르는 사이에 정화수(井華水)를 얼굴에 뿜으면 멎을 수도 있다. 〈本草〉

손가락 사이의 가려운 증세가 여러 해 동안에 걸쳐서 창(瘡)이 되면 피가 나는데 똥통에 걸친 막대기를 불에 태워서 붙이면 곧 멎는다. 〈得効〉

입문(入門)에 이르기를, 피가 피부 사이로 새어 나올 때는 창호지를 술에 넣고 끓인 다음 그 종이를 솜처럼 찢어서 출혈 부위에 붙이면 곧 그친다. 〈入門〉

괵중(膕中), 즉 오금에서 피가 나와 그치지 않는 것은 혈허(血虛)하기 때문이므로 십전대보탕(十全大補湯)을 쓴다. 〈入門〉

23. 상손 실혈(傷損失血)이 될 경우

제상부(諸傷部)에 상설(詳說)되어 있다.

24. 실혈 현훈(失血眩暈)할 경우

대개 실혈 과다(失血過多)에는 반드시 현기증이 일어나 기절하며 또한 피가 자궁에서 쏟아져 나오는 증세와 아치(牙齒)를 많이 뽑아서 실혈(失血)이 과다한 증세, 금

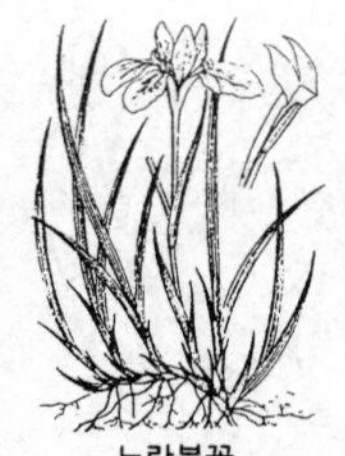
노랑붓꽃

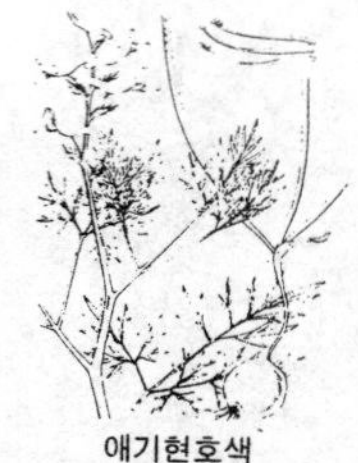
애기현호색

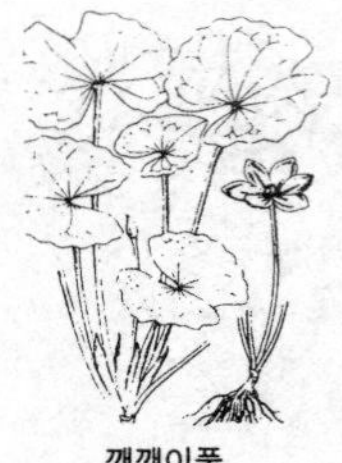
깽깽이풀

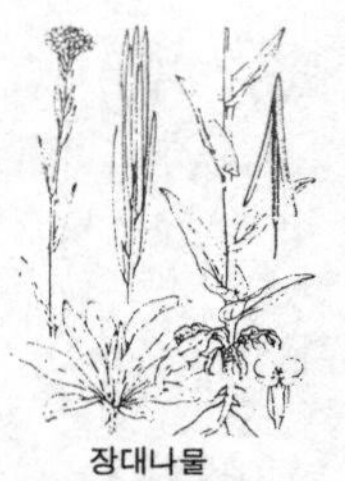
장대나물

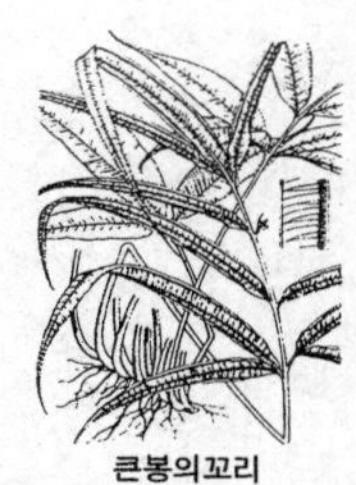
큰봉의꼬리

창 실혈(金瘡失血)과 산후거혈(產後去血)의 과도(過度)에 모두 이러한 증세가 일어나니 대제궁귀탕(大劑芎歸湯)〔처방은 부인문(婦人門) 참조〕을 달여서 먹는다.

입문(入門)에 이르기를, 토뉵(吐衄)이 아주 심해서 멎지 않는 데는 혈훈(血暈)을 치료해야 되는데, 띠의 뿌리를 연기가 날 때까지 태워서 식초를 뿌리고 코로 그 냄새를 맡게 되면 기훈(氣暈)을 예방할 수 있으며, 냉수로 환자의 얼굴에 풍기게 되면 놀란 후에 멎을 수가 있다. 〈入門〉

실혈(失血)의 과다로 현훈(眩暈)해서 인사 불성(人事不省)이 되는 데는 생지금련탕(生地芩連湯) • 전생활혈탕(全生活血湯)을 쓴다. 〈入門〉

혈훈(血暈)은 전부가 실혈(失血)의 과다로 인해 현기증이 일어나고 또한 맥(脈)이 미(微) • 삽(澁)하므로 급히 궁귀탕(芎歸湯)으로써 구한 다음 가미사물탕(加味四物湯)을 쓴다. 〈回春〉

토혈(吐血)과 코피의 과다로 말미암아 혼미 불성(昏迷不省)한 증세에는 생지황(生地黃) 3~5근을 즙으로 내어 계속 마시고, 또 생것을 씹어서 그 즙을 삼키고 찌꺼기로 콧구멍을 막으면 신기한 효험이 있다. 또한 호묵(好墨)을 갈아서 마시거나 묵향(墨香)을 코로 맡는 것도 좋다. 〈本草〉

※ 생지금련탕(生地芩連湯)

효능 : 부인이 붕루(崩漏)로 말미암아 대탈혈(大脫血)이 되고. 남자가 실혈 과다(失血過多)로 인하여 고조(涸燥)되어서 옷깃을 만지고 평상(平床)을 어루만지고 허공을 더듬으며 눈을 감고 손 발질을 마음대로 마구 하며 조리가 없이 되는대로 말을 하고 실신(失神)하고. 코가 마르고 기(氣)가 거친 증세를 치료하는 데 쓴다.

처방 생지황(生地黃) • 천궁(川芎) • 당귀(當歸) 각 1돈반, 적작약(赤芍藥) • 산치자(山梔子) • 황금(黃芩) • 황련(黃連) 각 7푼, 방풍(防風) 2돈을 물로 달여서 서서히 마시면 된다. 이것은 위급한 증세이므로 이 처방을 써야만 된다. 〈入門〉

※ 가미사물탕(加味四物湯)

효능 : 혈허(血虛)로 인하여 현훈(眩暈) 졸도하고 고함을 지르면 갑자기 구할 방법이 없으며. 많이 움직이면 허(虛)가 심해져서 죽음에 이른다.

처방 당귀(當歸) • 천궁(川芎) • 백작약(白芍藥) • 생지황(生地黃) • 숙지황(熟地黃) • 황기(黃芪) • 인삼(人蔘) • 백출(白朮) • 진피(陳皮) • 백복령(白茯苓) • 형개수(荊芥穗) • 감초(甘草) 각 7푼, 대추 2개, 오매(烏梅) 1개를 잘게 썰어서 물로 달여 복용한다. 〈回春〉

25. 흑약(黑藥)이 지혈(止血)할 경우

강목(綱目)에 이르기를, 불에 태워서 쓰는 모든 흑약(黑藥)이 다 지혈(止血)하는 데 쓰인다. 〈綱目〉

내경(內經)에 이르기를, 북방(北方)의 흑색(黑色)이 능하게 신(腎)으로 통하니 피는 마음의 색이라 피가 흑(黑)을 보면 그치는 것은 신수(腎水)가 심화(心火)를 제압하는 오묘한 이치이다. 〈綱目〉

지혈(止血)에는 오회산(五灰散) • 십회산(十灰散) • 십회환(十灰丸)과 백초상(百草霜) • 송연묵(松煙墨) • 유발회(油髮灰) • 신면회(新綿灰) • 종려회(棕櫚灰) 등을 쓰고, 또한 치자(梔子) • 건시(乾柿) • 형개(荊芥) • 연방(蓮房) • 위피(蝟皮) • 우각새(牛角鰓) 모두 불에 태워서 단복(單服)한다.

※ 오회산(五灰散)

효능 : 모든 실혈(失血)과 혈붕(血崩)을 치료하는 데 쓴다.

처방 연봉각(蓮蓬殼) • 황견(黃絹) • 난발(亂髮) • 백초상(百草霜) • 종려피(棕櫚皮)를 각각 불로 태운 것을 골고루 등분하고 치자초흑(梔子炒黑) • 포황초(蒲黃) • 송연묵(松煙墨) • 혈갈(血竭)을 가하여 가루로 하고 3돈씩 생우즙(生藕汁)이나 생나복즙(生蘿葍汁)에 타서 먹는다. 또는 꿀로 오동 열매 크기의 환을 지어 미음으로 50알을 삼켜도 좋다. 〈回春〉

※ 십회산(十灰散)

효능 : 구(嘔) • 토(吐) • 각(咯) • 수혈(嗽血)과 허로(虛勞)로 인하여 대토혈(大吐血)한 증세를 치료한다.

처방 대계(大薊) • 소계(小薊) • 하엽(荷葉) • 백엽(栢葉) • 모근(茅根) • 천근(茜根) • 대황(大黃) • 치자(梔子) • 종려피(棕櫚皮) • 목단피(牧丹皮)를 등분하여 불에 태운 것으로 화독(火毒)을 없애고 가루로 하여 생우즙(生藕汁) • 생나복즙(生蘿葍汁)에 송연묵(松煙墨) 반 주발을 갈아서 5돈을 타서 먹으면 곧 그친다. 〈新書〉

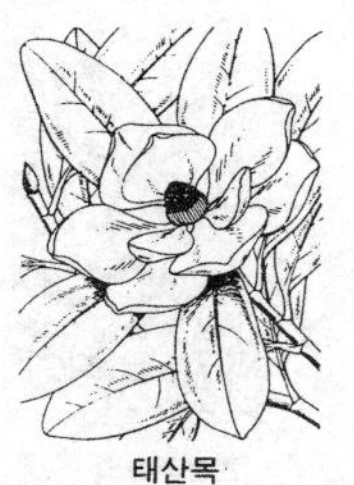
태산목

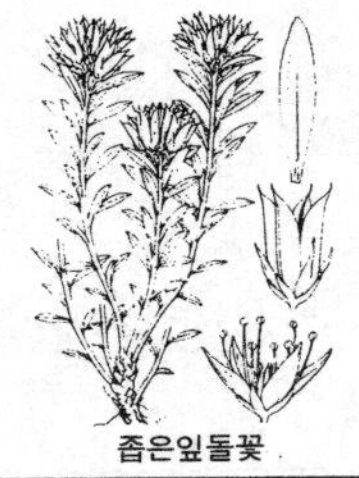
좁은잎돌꽃

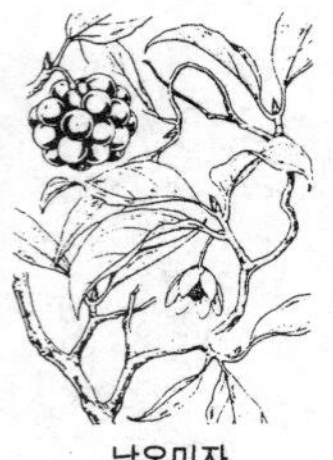
남오미자

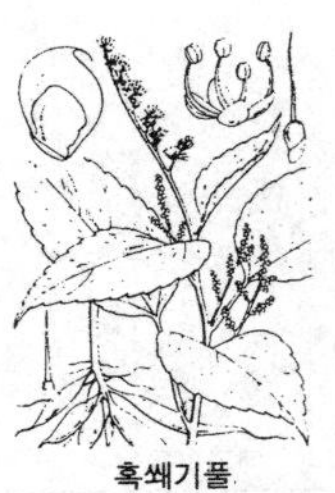
혹쐐기풀

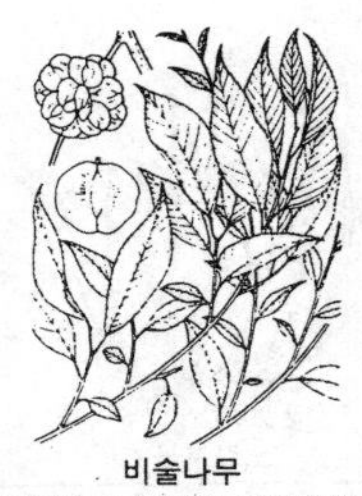
비술나무

※ 십회환(十灰丸)

효능 : 모든 실혈(失血) 및 혈붕(血崩)을 치료한다.

처방 황견(黃絹) • 마미(馬尾) • 우절(藕節) • 애엽(艾葉) • 포황(蒲黃) • 연봉(蓮蓬) • 유발(油髮) • 종려(棕櫚) • 적송피(赤松皮) • 신면(新綿) 등을 각각 등분해서 불에 태워 가루로 하고 식초에 찹쌀풀을 끓여서 오동 열매 크기의 환을 지어 미음으로 100알을 먹는다. 〈得効〉

26. 금기(禁忌)할 경우

내경(內經)에 이르기를, 짠 것이 피로 들어가니 적게 먹는 것이 좋으며, 또한 오랫동안 보는 것이 피를 상하니 혈소(血少) • 혈허(血虛)한 사람은 침을 맞아서 많은 출혈(出血)을 하지 말아야 좋다. 〈內經〉

27. 치혈(治血)하는 약이(藥餌)

단계(丹溪)가 이르기를, 대부분 혈약(血藥)을 쓰는 데는 피로 말미암아 단(單)으로 그치지 않도록 한다. 또한 완전히 한량약(寒涼藥)만을 쓰지 말고 반드시 맵고 따뜻하며 승(昇)하는 약을 가하여 써야 되는데 만약 양약(涼藥)만 쓸 때는 술로 삶거나 볶아서 쓰면 한(寒)이 열(熱)을 일으키게 된다. 〈丹溪〉

오래도록 혈증(血症)에 신음하여 피가 진원(眞元)에 들어가지 않고 모든 약이 무효한 증세에는 천궁(川芎)으로써 군재(君材)를 삼아 쓰면 기이한 효능이 난다. 〈丹溪〉

대부분 피가 열(熱)을 보게 되면 움직이고 한(寒)을 볼 때는 엉키게 된다. 피를 구토하여 많이 나오기 전에 억지로 지혈(止血)을 시키거나 저절로 막히게 되면 피가 흉격(胸膈)사이에 머무르게 되어 어혈(瘀血)이 될 수도 있으니 반드시 어혈(瘀血)을 없애주고 서늘하게 해서 그치도록 해야 한다. 어혈(瘀血)을 없애주는 데는 서각지황탕(犀角地黃湯), 양혈(涼血)에는 도씨생지금련탕(陶氏生地芩連湯)을 각각 쓰고 지삽(止澁)에는 측백산(側栢散) • 구담환(狗膽丸)을 쓴다. 〈入門〉

단심(丹心)에 이르기를, 대체로 도인(桃仁) • 홍화(紅花) • 소목(蘇木) • 혈갈(血竭) • 목단피(牧丹皮)는 혈체(血滯)의 치제(治劑)이고, 포황(蒲黃) • 아교(阿膠) • 지유(地楡) • 백초상(百草霜) • 종려회(棕櫚灰)는 혈붕(血崩)의 치제(治劑)이고, 유향(乳香) • 몰약(沒藥) • 오령지(五靈脂) • 능소화(凌霄花)는 혈통(血痛)의 치제(治劑)이며, 종용(蓯蓉) • 쇄양(鎖陽) • 우슬(牛膝) • 구기자(枸杞子) • 익모초(益母草) • 하고초(夏枯草) • 패귀판(敗龜板)은 혈허(血虛)의 치제(治劑)이며, 유락(乳酪)과 혈액류(血液類)의 물(物)은 혈조(血燥)의 치제(治劑)이고, 건강(乾薑) • 육계(肉桂)의 속(屬)은 혈한(血寒)의 치제(治劑)이며, 생지황(生地黃) • 고삼(苦蔘)의 속(屬)은 혈열(血熱)의 치제(治劑)이다. 〈丹心〉

혈증(血症)을 치료할 때에 방풍(防風)이 상사(上使)가 되고 연시(連翅) • 황련(黃連)이 중사(中使)가 되며 지유(地楡)가 하사(下使)가 된다는 것을 명심해야만 한다. 〈丹心〉

혈결 제약(血結諸藥)에는 반드시 식초탕을 타는 것이 약효에 아주 좋다. 구감초(炙甘草) • 포건강(炮乾薑) 매 3돈을 달여 복용하면 남녀간의 실혈(失血)의 기(氣)를 고쳐서 회복하는데 효험이 아주 좋다. 〈丹心〉

피가 부족한 데에는 감초(甘草)를 쓰고, 혈색의 어흑(瘀黑)에는 숙지황(熟地黃)을 쓰며, 혈색의 선홍(鮮紅)에는 생지황(生地黃)을 쓴다. 만일 맥(脈)이 홍실(洪實)하고 통증이 심한 증세에는 주대황(酒大黃)으로 화혈(和血)하고, 당귀(當歸)로써 통증을 멈추게 한다. 〈東垣〉

28. 실혈병(失血病)의 약이(藥餌)

모든 실혈 제병(失血諸病)에는 사물탕(四物湯) • 보영탕(補榮湯) • 보명생지황산(保命生地黃散) • 청열자음탕(淸熱滋陰湯)〔처방은 위에 있음〕 • 감리고(坎离膏) • 고영산(固榮散) • 혈여산(血餘散) • 측백탕(側柏湯) • 동자뇨(童子尿) 등을 많이 쓴다.

※ 사물탕(四物湯)

효능 : 혈병(血病)의 통치약(通治藥)으로 쓴다.

처방 숙지황(熟地黃) • 백작약(白芍藥) • 천궁(川芎) • 당귀(當歸) 각 1돈2푼반을 썰어서 1첩으로 하고 물로 달여 먹는다. 〈局方〉

[다른 처방]

봄에는 천궁(川芎)을, 여름에는 작약(芍藥)을 쓰고, 가을에는 지황(地黃)을, 겨울에는 당귀(當歸)를 각각 배용(倍用)해서 쓴다. 또한 봄에는 방풍(防風)을, 여름에는 황금(黃芩)을 쓰고, 가을에는 천문동(天門冬)을, 겨울에는 계지(桂枝)를 각각 가하여 쓴다. 〈綱目〉

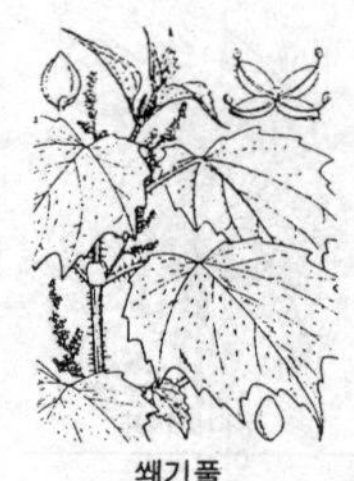
쐐기풀

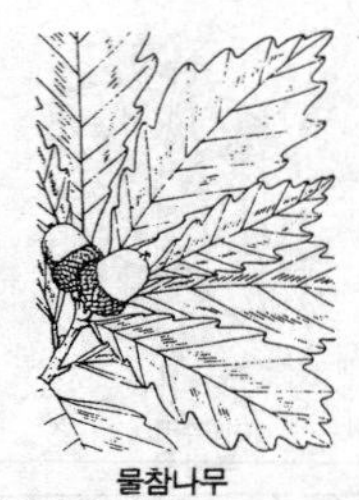
물참나무

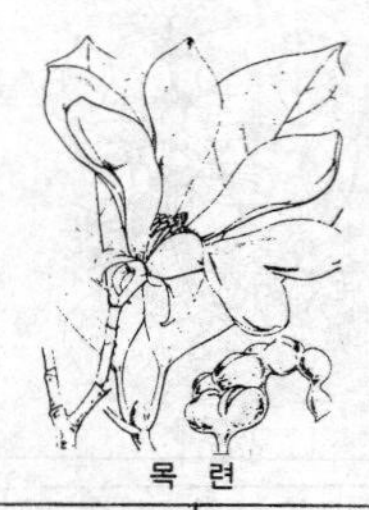
목 련

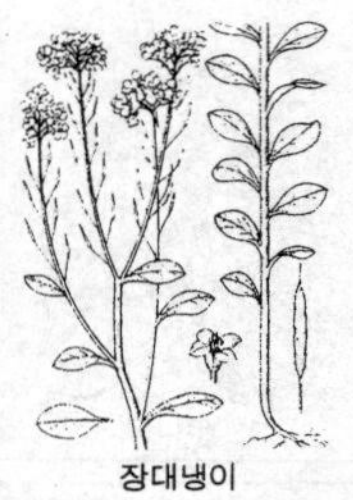
장대냉이

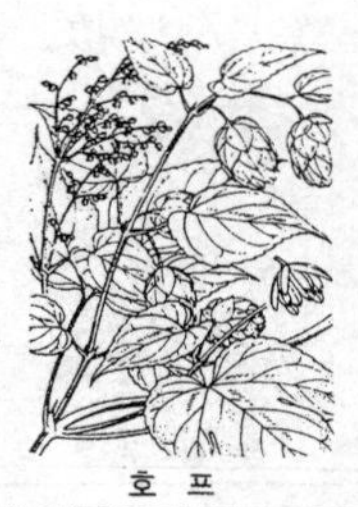
호 프

당귀(當歸)는 피를 화(和)하게 하여 경맥(經脈)에 돌아가고, 작약(芍藥)은 양혈(涼血)•보신(補腎)해 주고, 생지황(生地黃)은 생혈(生血)•영심(寧心)하게 하며, 숙지황(熟地黃)은 보혈(補血)•강신(強腎)하고, 천궁(川芎)•행혈(行血)을 통간(通肝)해 준다. 〈丹心〉

혈약(血藥)은 사물(四物)을 시초로 삼아야 한다. 천궁(川芎)은 혈약(血藥) 중에서 기약(氣藥)이니 간경(肝經)을 통하며 성미가 신산(辛散)하여 피가 기(氣)에 체(滯)한 것을 운행하고, 지황(地黃)은 혈약(血藥) 중의 혈약(血藥)이니 신경을 통하며 성미가 감한(甘寒)하여 진음(眞陰)의 허(虛)한 증세를 회생시킨다. 당귀(當歸)를 삼치(三治)로 나누는 것은 혈약(血藥) 중의 주약(主藥)이니 간경(肝經)을 통하며 성미가 신온(辛溫)하여 피를 맑게 해서 각각 그 경(經)으로 돌아갈 수 있도록 하는 일을 하고, 작약(芍藥)은 음분(陰分)의 치약(治藥)이니 비경(脾經)을 통하며 성미가 산한(酸寒)하여 양혈(涼血)을 시키고 또한 혈허 복통(血虛腹痛)을 치료하므로 음약(陰藥)을 쓰려할 때는 반드시 사물(四物)에 원칙을 두어야 되는 것이다. 〈劉宗厚〉

※ 보영탕(補榮湯)

효능 : 모든 실혈(失血)을 통치(通治)하는 데 쓴다.

처방 당귀(當歸)•백작약(白芍藥)•생지황(生地黃)•숙지황(熟地黃)•적복령(赤茯苓)•치자인(梔子仁)•맥문동(麥門冬)•진피(陳皮) 각 1돈, 인삼(人蔘)•감초(甘草) 각 5푼, 대추 2개, 오매(烏梅) 1개를 넣어 썰어서 물로 달여 먹는다. 〈回春〉

※ 보명생지황산(保命生地黃散)

효능 : 울열(鬱熱)하며 육혈(衄血)•토혈(吐血)하고 변혈(便血)•요혈(尿血)하며 모든 실혈(失血)에 한증(寒症)이 없는 사람에게 쓴다.

처방 생지황(生地黃)•숙지황(熟地黃)•구기자(枸杞子)•지골피(地骨皮)•천문동(天門冬)•백작약(白芍藥)•황기(黃芪)•시호(柴胡) 각 1돈, 황금(黃芩)•황련(黃連)•감초(甘草) 각 5푼을 물로 달여서 먹는다. 맥(脈)이 약하고 몸이 양(涼)하면 계피(桂皮)를 가하여 먹는다. 〈丹心〉

※ 감리고(坎离膏)

효능 : 음허(陰虛)•화동(火動)으로 말미암아 육(衄)•토(吐)•해(咳)•수(嗽)•각(咯)•타혈(唾血)하는 증세에 쓴다.

처방 황백(黃柏)•지모(知母) 각 4냥, 생지황(生地黃)•숙지황(熟地黃)•천문동(天門冬)•맥문동(麥門冬) 각 2냥, 행인(杏仁) 7돈, 호도인 거피정(胡桃仁去皮淨) 4냥, 백밀(白蜜) 4냥, 우치제(右治劑)에서 먼저 황백(黃柏)•지모(知母)를 동변(童便) 3주발에 담그고, 측백엽(側柏葉) 한 줌을 4주발이 되도록 달여서 찌꺼기를 추려 버리고 또 천문동(天門冬)•맥문동(麥門冬)과 생지황(生地黃)•숙지황(熟地黃)을 위의 약즙에다 넣고 물 2주발을 부어 다시 달여서 찌끼를 거두고, 동시에 그 찌끼는 진흙처럼 짓찧어서 다시 거기에 물 1~2주발을 붓고 달여서 진한 즙이 되면 앞의 즙에다 넣고, 행인(杏仁)•도인(桃仁)을 짓찧어서 즙을 만들어 꿀과 같이 전즙(全汁)에 배합하여 달여서 고약(膏藥)을 만들어 사기 항아리에 담아 단단히 봉하고 물 속에 넣어 하루가 지나면 화독(火毒)이 빠진다. 백엽탕(柏葉湯)에 3~5수저를 공복에 먹으며 쇠그릇은 쓰지 않는다. 〈回春〉

※ 고영산(固榮散)

효능 : 토(吐)•육(衄)•변(便)•요혈(尿血) 등 모든 실혈(失血)을 치료하는 데 쓴다.

처방 진포황(眞蒲黃)•지유(地楡) 각 1냥, 백지(白芷) 5돈, 감초(甘草) 2돈반을 가루로 해서 매 4돈을 온주(溫酒)에 타서 먹는다. 〈丹心〉

※ 혈여산(血餘散)

효능 : 육(衄)•토(吐)•변(便)•요혈(尿血) 등 모든 실혈(失血)을 주로 치료하고 겸해서 내붕(內崩)도 치료해 준다.

처방 흩어진 머리를 조각수(皂角水)에 깨끗이 씻어서 볕에 말려 불에 태운 재를 매 2돈씩 백모근전탕(白茅根煎湯)이나 초탕(醋湯)에 타서 먹는다. 〈丹心〉

이것을 환(丸)으로 하면 발회환(髮灰丸)이라고 한다.

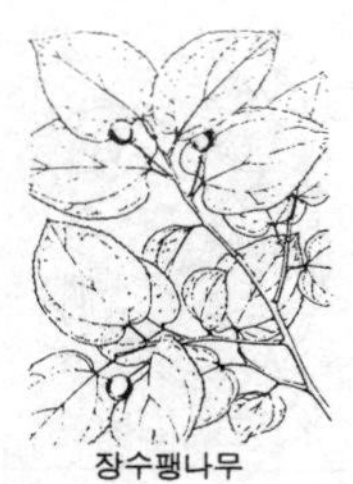
장수팽나무

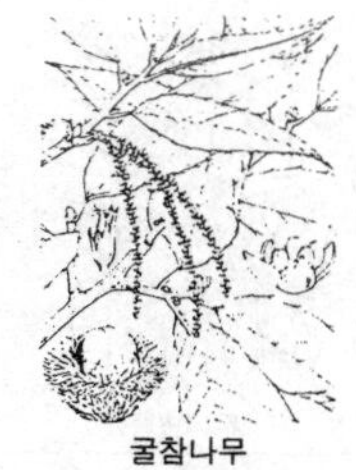
굴참나무

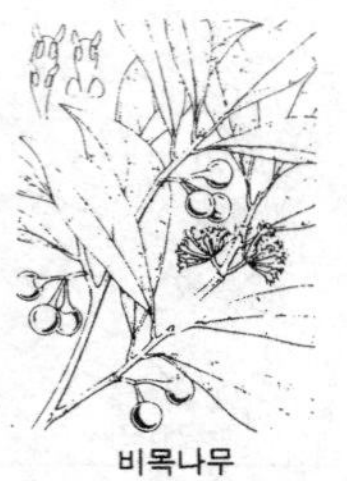
비목나무

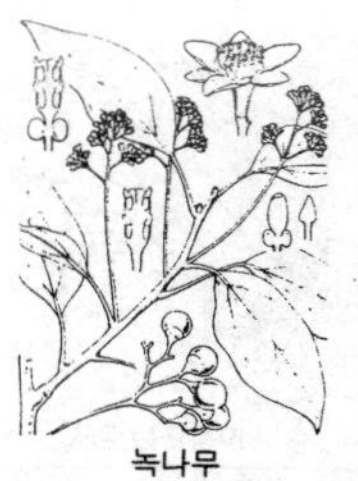
녹나무

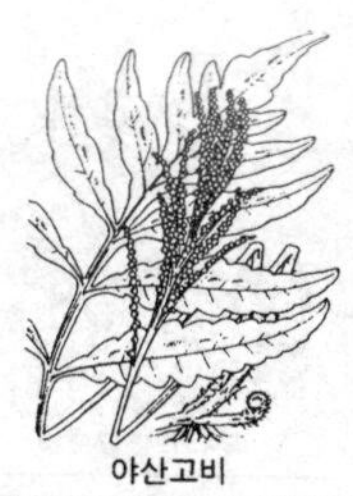
야산고비

※ 측백탕(側栢湯)

효능 : 토혈(吐血)·육혈(衄血)과 혈붕(血崩)·혈리(血痢) 등 모든 실혈(失血) 증세를 치료하는 데 쓴다.

처방 측백엽(側柏葉)을 볕에 쪼여 말린 다음 달여서 그것을 차로 대용하면 지혈(止血)과 자음(滋陰)한다. 일명 백탕(柏湯), 또는 백차(栢茶)라고 한다. 〈入門〉

※ 동자뇨(童子尿)

모든 허(虛)와 토(吐)·육(衄)·각혈(咯血)의 약 속에 동변(童便)을 1홉씩 넣으면 효력이 빠르다. 한가지 중탕(重湯)하여 돈복(頓服)하는 것도 좋다.

오줌이란 것은 강화(降火)·자음(滋陰)하고 어혈(瘀血)을 소화시키며, 토혈(吐血)과 코피 등 모든 피를 멎게 한다.

선현(先賢)이 말하기를, 「모든 실혈(失血)에 한량약(寒涼藥)을 쓰면 십(十)에 일생이 없고 오줌을 먹으면 백(百)에 일사(一死)가 없다」라고 했으니 이것이 불변의 명언이다.

동변(童便) 한 종지에 생강즙 2~3방울을 떨어뜨려서 매일 2~3회 먹으면 좋다. 〈本草〉

단방(單方) (22종류)

※ 백초상(百草霜)

산촌의 가마솥 밑의 것이 좋으니 솥 밑을 긁어서 가루로 하여 쓴다. 피가 검은색을 보면 그치는데 이 약을 주로 쓴다. 실혈(失血)에 불어 넣기도 하고 냉수에 조복(調服)하기도 하며 환으로 지어 복용하기도 한다. 〈本草〉

※ 정화수(井華水)

구규 출혈(九竅出血)과 코피가 멎지 않는 데 쓴다. 갑자기 얼굴에 뿜어서 환자로 하여금 놀라게 하면 된다. 〈本草〉

※ 생황지(生黃地)

토(吐)·육(衄)·변(便)·요혈(尿血) 등 모든 실혈(失血)을 치료하는 데 쓴다. 즙(汁)을 만들어 1일 3회로 반되쯤 마시는데 박하즙(薄荷汁)이나 생강즙을 넣으면 더욱 좋다. 〈丹心〉

※ 차전자엽(車前子葉) 및 근(根)

육(衄)·토(吐)·요혈(尿血)을 멎게 한다. 즙으로 해서 5홉 정도 마신다. 〈本草〉

※ 포황(蒲黃)

모든 파혈(破血)을 멎게 한다. 생(生)은 보혈을 하고 초(醋)는 냉수에 2~3돈을 타서 먹는다.

※ 궁궁(芎藭)

행혈(行血)을 하고 토(吐)·육(衄)·변(便)·요혈(尿血) 등 모든 실혈(失血)을 치료한다. 달여서 먹거나 가루로 하여 먹어도 모두 좋다. 〈本草〉

※ 당귀(當歸)

모든 혈(血)을 치료하며, 화혈(和血)·행혈(行血)·양혈(養血)도 치료해 준다. 궁궁(芎藭)과 합하면 궁귀탕(芎歸湯)이 된다. 혈(血)을 다스리는 데는 제일 좋다. 〈綱目〉

※ 천근(茜根)

토(吐)·육(衄)·변(便)·요혈(尿血) 및 붕중(崩中)을 치료하니 가루로 해서 매 2돈을 냉수로 먹는다. 〈本草〉

※ 백모근(白茅根)

지혈(止血)하고, 토(吐)·육(衄)·변(便)·요혈(尿血) 등 모든 혈질(血疾)을 치료하니 물로 달여 복용한다. 꽃도 동공(同功)으로 쓴다. 〈本草〉

※ 애엽(艾葉)

토(吐)·육(衄)·변(便)·요혈(尿血) 등 모든 실혈(失血)을 치료하니 즙(汁)을 내어 마시고 말린 것은 달여서 복용한다. 〈本草〉

※ 지유(地楡)

육(衄)·토혈(吐血)을 그치게 하고 결음 변혈(結陰便血)을 주로 다스리니 물로 달여서 복용한다. 〈本草〉

※ 대소계(大小薊)

모든 혈질(血疾)을 치료하고 파혈(破血)·지혈(止血)해 주니, 즙을 내어 마시고 꿀을 섞으면 더욱 효과가 있다.

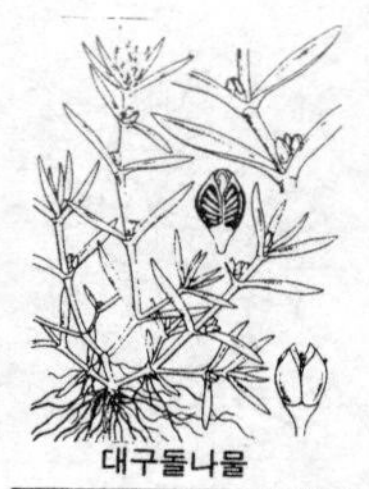
대구돌나물

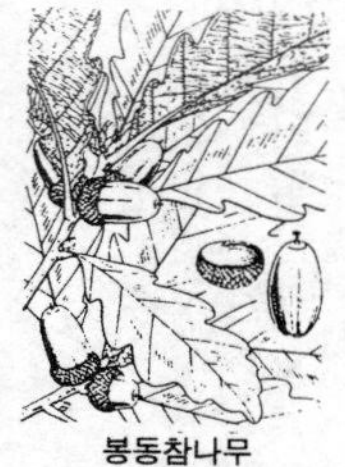
붕동참나무

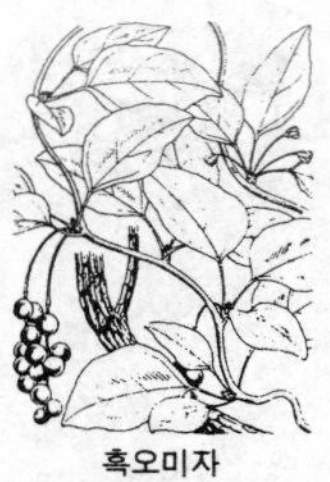
흑오미자

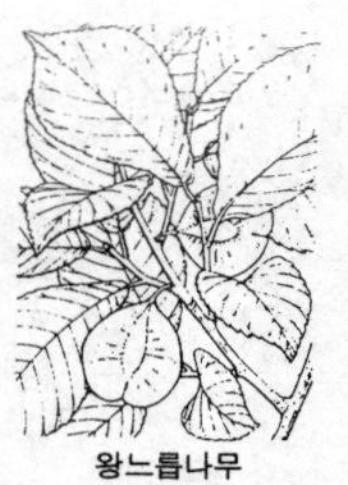
왕느릅나무

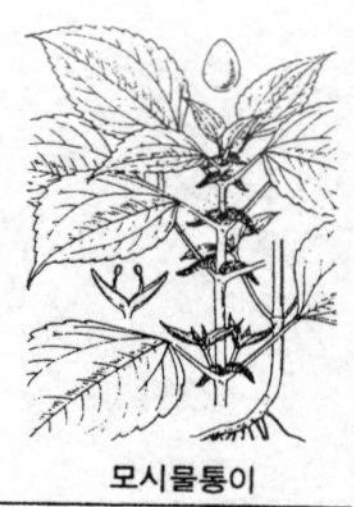
모시물통이

〈本草〉

※ 울금(鬱金)

토(吐) • 육혈(衄血)을 멎게 하고 악혈(惡血)을 없애주니 가루로 해서 동변(童便) • 강즙(薑汁) • 호주(好酒)에 타서 마신다. 또한 담혈(痰血)을 잘 치료하니 가루로 해서 구즙(韭汁) • 동변(童便)에 타서 마시면 담혈(痰血)이 저절로 없어진다. 〈丹心〉

※ 백급(白芨)

육(衄) • 토(吐) • 해(咳) • 타(唾) • 각혈(咯血)을 치료하니 가루로 해서 3돈을 냉수에 조복(調服)하면 신효하고 미음(米飮)에 복용해도 좋다.

백급(白芨)이 혈규(血竅)에 이르면 곧 보(補)해 주니 피가 그친다.

어느 죄인이 심한 고문으로 인하여 토(吐) • 육혈(衄血)이 흘러나와 인사 불성(人事不省)이었는데 백급(白芨) 가루를 조복(調服)시키니 오래 되지 않아 나았다. 그 뒤에 흉부 수술(胸部手術)을 해보니 백급말(白芨末)이 폐규(肺竅)에 엉겨 있었다고 전한다. 〈醫說〉

※ 괴화(槐花)

양혈(涼血)하고, 각(咯) • 타혈(唾血) 및 하혈(下血)을 그치게 한다.

볶아서 가루로 하여 열주(熱酒)에 2돈을 타서 먹는다. 또 치뉵(齒衄)을 잘 치료하니 그 가루를 잇몸 헐린 데 바르면 살아난다. 또한 볶아서 가루로 하여 달여 먹어도 좋다.

※ 측백엽(側栢葉)

토(吐) • 육(衄) • 변(便) • 요혈(尿血) 및 모든 실혈(失血)을 그치게 하고 지혈(止血) • 자음(滋陰)한다. 가루로 하여 먹거나 달여서 먹고, 즙으로 먹어도 다 좋다. 〈入門〉

※ 송연묵(松煙墨)

모든 실혈(失血)을 그치게 한다. 생지황즙(生地黃汁)에 갈아서 마시거나 또는 우물에 갈아서 마셔도 좋다. 〈丹心〉

※ 생우즙(生藕汁)

어혈(瘀血)을 없애 주고 모든 출혈을 그치게 한다. 지황즙(地黃汁) • 열주(熱酒) • 동변(童便)을 섞어서 마시면 더욱 좋다. 〈本草〉

※ 구즙(韭汁)

토(吐) • 육(衄) • 각(咯) • 타혈(唾血)을 그치게 하고 흉격문(胸膈問)에 어혈(瘀血)이 엉긴 것을 치료하니 즙을 내어 3~4잔을 차게 하여 마시면 가슴이 번조(煩燥)하여 편하지 않다가도 조금 후면 저절로 낫는다. 〈丹心〉

※ 난발회(亂髮灰)

모든 실혈(失血)과 토(吐) • 육(衄) • 변(便) • 요(尿) • 구규 출혈(九竅出血)을 치료한다. 가루로 하여 초탕(醋湯)이나 정화수(井華水)에 2돈을 조복(調服)하고, 환(丸)으로 먹어도 좋다. 〈本草〉

※ 제혈(諸血)

육축(六畜)과 장(獐) • 녹(鹿)의 피가 사람 몸의 피의 부족, 또는 얼굴에 핏기가 없는 것을 치보(治補)해 주고 과로로 인한 토혈(吐血)에는 흑구혈(黑狗血)을 마시면 즉시 차도가 있다. 〈壽域〉

※ 나복즙(蘿蔔汁)

육(衄) • 토(吐) • 해(咳) • 타(唾) • 담혈(痰血)을 치료해 주니 즙을 내어 소금을 조금 넣어서 마시면 좋고, 좋아하는 술을 조금 섞어서 마시면 더욱 좋다. 기(氣)가 내리면 지혈(止血)한다. 〈種杏〉

※ 침구법(鍼灸法)

육(衄) • 토혈(吐血) 및 하혈(下血)에는 은백(隱白) • 대릉(大陵) • 신문(神門) • 대계혈(大谿穴)을 택한다. 〈易老〉

코피에는 신회(顖會) • 상성(上星)을 뜸 뜬다. 〈資生〉

대추(大顀) • 아문(瘂門)을 뜸 뜨면 코피가 곧 그친다. 〈丹心〉

코피가 멎지 않을 때는 삼릉침(三稜鍼)으로써 기충(氣衝)을 택하여 출혈시키면 바로 낫는다. 〈東垣〉

육혈(衄血)에는 상성(上星) • 풍부(風府) • 아문(瘂門) • 합곡(合谷) • 내정(內庭) • 삼리(三里) • 조해혈(照海

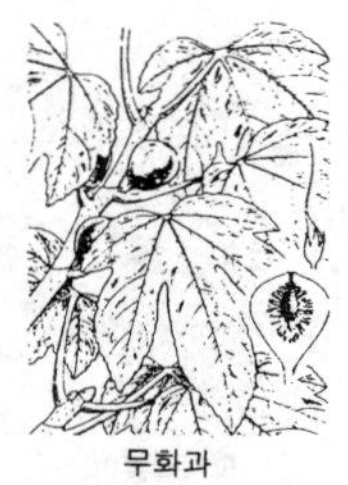
무화과

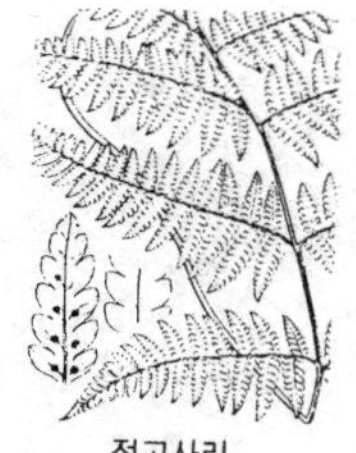
점고사리

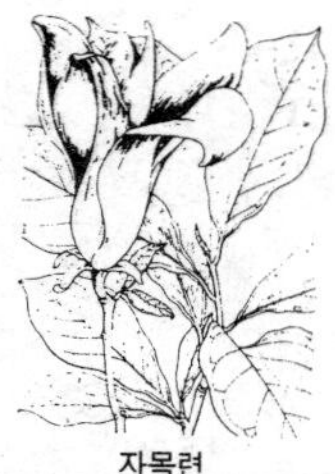
자목련

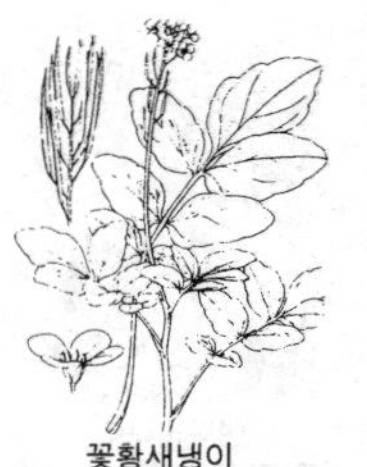
꽃황새냉이

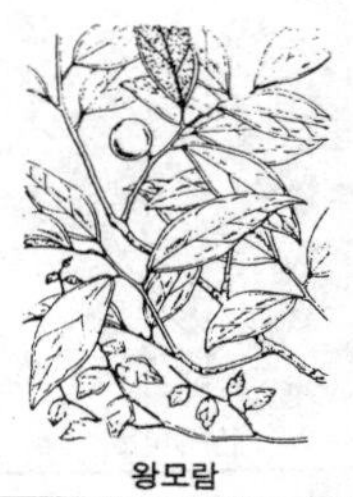
왕모람

穴)을 택한다. 〈綱目〉

토혈(吐血)에는 대릉혈(大陵穴)에 뜸을 뜬다. 〈得効〉

토혈(吐血)에는 풍부(風府) • 대추(大顀) • 단중(膻中) • 상완(上脘) • 기해(氣海) • 관원(關元) • 삼리혈(三里穴)을 택한다. 〈綱目〉

구혈(嘔血)에는 상완(上脘) • 대릉(大陵) • 극문(隙門) • 신문혈(神門穴)을 택한다. 〈東垣〉

관맥(關脈)이 규(竅)하고 대변 출혈(大便出血)이 심한 증세는 격유(膈兪)가 상했기 때문이니 격유(膈兪)에 뜸을 뜬다. 〈脈經〉

허로(虛勞)하여 토혈(吐血)할 때는 중완혈(中脘穴)에 300장의 뜸을 뜨고, 토(吐) • 타혈(唾血)에는 폐유(肺兪)를 나이대로 뜸을 뜨고, 구비 출혈(口鼻出血)이 멎지 않는 증세는 일명 뇌육(腦衄)이라고 하는데 상성혈(上星穴)에 50장의 뜸을 뜬다. 〈得効〉

하혈(下血)하여 그치지 않는 데는 제심(臍心)과 척골(脊骨)을 평량(平量)해서 척골(脊骨)에 7장의 뜸을 하면 곧 그친다. 〈資生〉

六. 몽(夢)

1. 혼백(魂魄)이 몽(夢)으로 될 경우

모든 꿈이란 혼백(魂魄)이 사물과 관계하는 데서 연기(緣起)하고, 또 형체를 접하면 사물이 생기고, 정신이 사물을 만나면 꿈으로 반영된다. 〈類聚〉

옛날의 진인(眞人)은 꿈이 없었다. 꿈이 없다는 것은 신(神)이 밖으로 나가지 않고 수사(守舍)했기 때문이다. 〈正理〉

심(心)이 실(實)하면 꿈에 우(憂) • 경(驚) • 괴(怪)의 환상이 떠오르고, 허(虛)하면 혼백이 비양(飛揚)하며 분운(紛紜)해서 꿈이 많아진다. 별리산(別離散) • 익기안신탕(益氣安神湯)이 좋다. 〈入門〉

사기(邪氣)가 혼백(魂魄)으로 말미암아 불안하게 되는 것은 혈기(血氣)가 부족한 때문이니 혈기(血氣)가 부족한 것은 심(心)에 속하는 것이며, 심(心)이 허하면 사람이 두려움이 많아지므로 눈을 감고 잠자면 꿈에 멀리 떠나서 정신이 흩어지고 혼백이 망행(妄行)해진다. 증세가 심해져서 음기(陰氣)가 쇠(衰)한 사람은 미치게 되고, 양기(陽氣)가 쇠(衰)한 사람은 정신 이상이 된다. 〈仲景〉

※ 별리산(別離散)

효능 : 심장의 풍기(風氣)가 병이 됨으로써 남자의 꿈에는 여자가 보이고 여자의 꿈에는 남자가 보이는데 이 약으로써 사(邪)를 접근하지 못하도록 하기 때문에 별리산(別離散)이라 칭한 것이다.

처방 백출(白朮) 1냥, 천웅(天雄) • 부자(附子) • 육계(肉桂) • 건강(乾薑) • 천근(茜根) 각 3돈, 인우엽(茵芋葉) • 상기생(桑寄生) 각 5돈, 세신(細辛) • 창포(菖蒲) 각 2돈을 가루로 해서 매 2돈을 공복에 백탕(白湯)으로 조복(調服)한다. 열이 있으면 웅(雄) • 부(附) • 강(薑) • 계(桂)를 빼고 지모(知母) • 황백(黃柏) 각 3돈, 당귀(當歸) • 지황(地黃) 각 5돈을 가해 준다. 〈入門〉

※ 익기안신탕(益氣安神湯)

효능 : 칠정(七精)과 육음(六淫)이 상감(相感)해서 심(心)이 허(虛)하고 꿈이 많아지며 편히 못자고 황홀 경계(恍惚驚悸)하는 증세를 치료해 준다.

처방 당귀(當歸) • 복신(茯神) 각 1돈, 생지황(生地黃) • 맥문동(麥門冬) • 산조인초(酸棗仁炒) • 원지(遠志) • 인삼(人蔘) • 황기밀초(黃芪蜜炒) • 우담남성(牛膽南星) • 죽엽(竹葉) 각 8푼, 감초(甘草) • 황련(黃連) 각 4푼을 잘게 썰어서 1첩으로 하고 생강 2쪽, 대추 2개를 넣어서 물로 달여 복용한다. 〈回春〉

2. 음사(淫邪)가 꿈을 일으킬 경우

정기(正氣)와 사기(邪氣)가 밖에서 안으로 침입하여 정사(定舍)가 없으면 오히려 장내(臟內)에서 음사(淫邪)를 일으키고 그래도 정할 곳을 찾지 못하면 영위(榮衛)와 함께 다니고 혼백(魂魄)과 같이 비양(飛揚)하여 사람으로서는 누워도 편하지 않고 꿈만 꾸게 하므로 음기(陰氣)가 성하면 꿈에 큰물을 헤엄치듯 두려워 하고, 양기(陽氣)가 성하면 큰 화재를 만나서 신체가 번작(燔灼)하고, 음양(陰陽)이 모두 성하면 서로 살해하고, 위가 성하면 날며, 아래가 성하면 높은 곳에서 떨어진다. 굶주리면 꿈에 취하고, 배부르면 주고, 간기(肝氣)가 성하면 성내며, 폐기(肺氣)가 성하면 울음을 터뜨리고, 심기(心氣)가 성하면 선소(善笑) • 선공(善恐)하며, 비기(脾氣)가 성하면 노래를 부르고 신체가 무거워서 들지 못하며, 신기(腎氣)

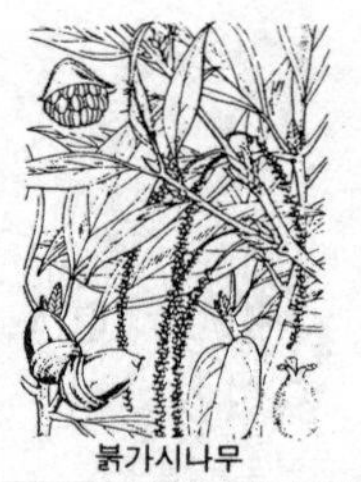
붉가시나무

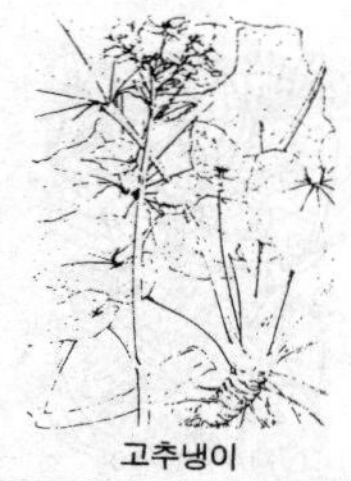
고추냉이

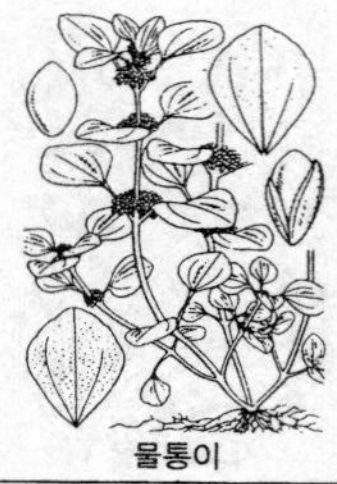
물통이

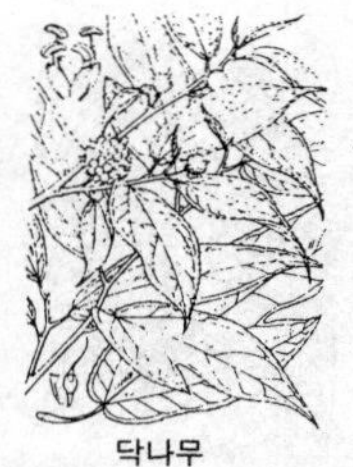
닥나무

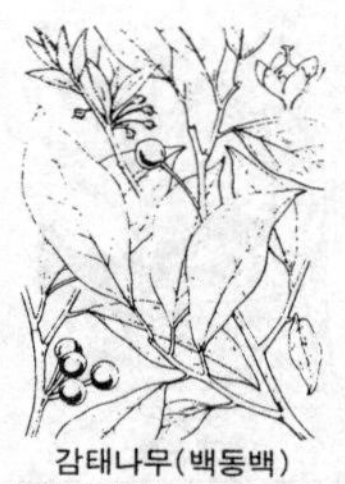
감태나무(백동백)

가 성하면 등마루•허리가 끊어질 듯한 헛된 생각이 일어난다. 〈岐伯〉

궐기(厥氣)가 심(心)에 들어가면 꿈에 구산(丘山)과 연화(煙火)를 보고, 폐(肺)에 들어가면 비양(飛揚)하여 기이한 금철(金鐵)을 보며, 간(肝)에 들어가면 나무가 우거진 숲을 보고, 비(脾)에 들어가면 꿈에 구릉(丘陵)•대택(大澤)•괴옥(壞屋)•풍우(風雨)를 보며, 신(腎)에 들어가면 깊은 연못에 빠져서 몸이 물 속에 머물러 있고, 방광에 들어가면 돌아다니고, 위(胃)에 들어가면 꿈에 음식을 먹으며, 대장(大腸)에 들어가면 꿈에 들판을 이리저리 돌아다니고, 소장(小腸)에 들어가면 꿈에 고을과 시가지의 도로를 보고, 담(膽)에 들어가면 싸워서 송사(訟事)하거나 쇠갈고리로 자상(自傷)하며, 음부(陰部)에 들어가면 남녀가 교접하고, 목에 들어가면 꿈에 참살(斬殺)하며, 정강이에 들어가면 꿈에 주행(走行)해도 전진하지 못하고 또한 깊은 구덩이나 숲 속에 처해 있으며, 팔과 다리에 들어가면 꿈에 일어나 절을 하고, 오줌통에 들어가면 꿈에 설사하는 꿈들을 꾼다. 〈靈樞〉

3. 오장(五臟)의 허증(虛症)•실증(實症)이 꿈이 될 때

간기(肝氣)가 허(虛)하면 꿈에 균향(菌香)과 살아 있는 풀들을 보고 실(實)하면 꿈에 깊은 숲 속에 누워서 일어나지 못하며, 심기(心氣)가 허(虛)하면 꿈에 불을 지르고 양물(陽物)이 실(實)하면 꿈에 생물의 불에 굽는 것을 보며, 비기(脾氣)가 허(虛)하면 꿈에 음식이 모자라고 실(實)하면 꿈에 담장을 쌓고 지붕을 덮으며, 폐기(肺氣)가 허(虛)하면 꿈에 흰 물건과 남을 참살(斬殺)에 붉고 깨끗한 핏자국을 보며 실(實)하면 꿈에 병란(兵亂)을 보고, 신기(腎氣)가 허(虛)하면 꿈에 배(舟)와 사람이 물에 빠지는 것을 보고 실(實)하면 꿈에 물 속에 엎드려서 공포를 느낀다. 〈內經〉

4. 양기(陽氣)의 출입으로 오매(寤寐)가 될 경우

영추(靈樞)에 이르기를, 위기(衛氣)가 운행하는 것이 낮에는 양(陽)에 운행하니 눈이 떠져서 활동을 하고, 밤에는 음(陰)에 운행하니 눈이 감기어 잠자게 되는 것이다. 〈靈樞〉

입과 코로 호흡하는 것이 혼(魂)이 되고 귀와 눈으로 듣고 보는 일이 백(魄)이 되는 것이니 귀•눈과 입•코를 상대적으로 말하면 입과 코는 양(陽)이 되고 귀와 눈은 음(陰)이 되는 것이며, 이목구비(耳目口鼻)와 장부(臟腑)를 상대적으로 말하면 이목구비(耳目口鼻)는 양(陽)이 되고 장부(臟腑)는 음(陰)이 되므로 양기(陽氣)가 신체 밖에서 양분(陽分) 25도를 움직이면 이목구비(耳目口鼻)가 전부 양기(陽氣)를 받으므로 지각(知覺)•시청(視聽)•동작을 하면서 깨어 있는 것이고, 양기(陽氣)가 장부(臟腑)안에서 음분(陰分) 25도를 움직이면 이목구비(耳目口鼻)는 양기(陽氣)의 운동이 없어지기 때문에 지각(知覺)이 없어지고 잠자게 되는 것이다. 그러므로 총명한 사람은 양(陽)이 많고 아울러 잠도 적은 것이다. 〈入門〉

5. 혼침(昏沈)하면 수면이 많게 되는 경우

영추(靈樞)에 이르기를, 족태양(足太陽)이 목을 통하여 뇌에 들어가는 것이 바로 눈에 속하므로 눈은 목(目), 또는 안(眼)이라고 한다. 안계(眼系)가 목의 한가운데에 두 가닥의 힘줄에서부터 뇌에 들어감으로써 음교(陰蹻)와 양교(陽蹻)로 나눠어지니 음양(陰陽)이 서로 만나서 양(陽)이 음(陰)에 들어가고 음(陰)이 양(陽)으로부터 나와서 서로 눈의 예자(銳眥)에 모여서 양기(陽氣)가 성하면 눈이 떠지고 음기(陰氣)가 성하면 눈을 감게 된다. 〈靈樞〉

위기(衛氣)가 음(陰)에 들어가지 못하면 양(陽)에 머물러 있을 수 밖에 없고 양(陽)에만 머물러 있으면 양기(陽氣)가 만성(滿盛)하여 음(陰)에 들어가지 못하기 때문에 눈을 감고 있지 못하는 것이고, 또한 위기(衛氣)가 음(陰)에만 머물러 있고, 양(陽)에 들어가지 못하면 음(陰)이 즉시 만성(滿盛)하여 양(陽)에 들어가지 못하기 때문에 자연히 눈이 감긴다. 〈入門〉

상한(傷寒)의 사기(邪氣)가 음(陰)에 들어가면 수면이 많아지고, 혼미해져서 눈을 감고 있는 증세는 음(陰)은 닫는 것을 주장하기 때문이고, 묵묵히 말하지 않는 증세도 또한 그러한 원인인 것이다. 만약 태양증(太陽症)같으면 수면을 많이 하여도 해롭지는 않을 것이다.

양명증(陽明症)에 열이 속에 있어서 잠이 많으면 소시호탕(小柴胡湯)〔처방은 한문(寒門) 참조〕을 쓰고, 소음증(少陰症)에 맥이 가늘고 잠이 많아 질 수도 있는데 대부분 깨면 양(陽)이 움직이고 잠이 들면 음(陰)이 움직이니 이것은 족소음(足少陰)에서부터 시작했기 때문에 자고 싶어하는 것이니 복령사역탕(茯苓四逆湯)으로 익음회

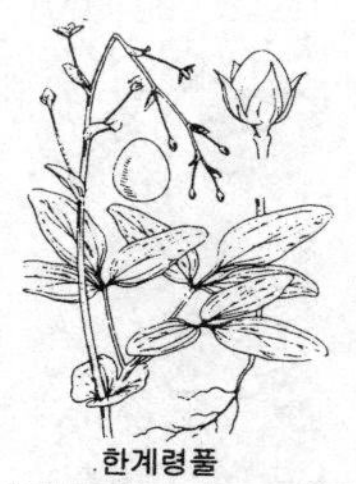
한계령풀

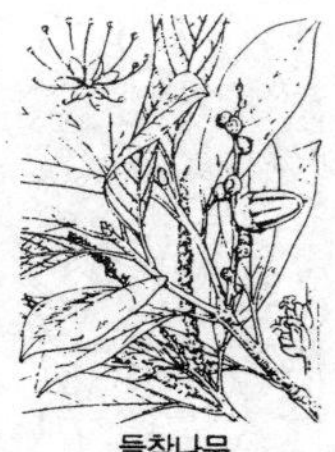
들참나무

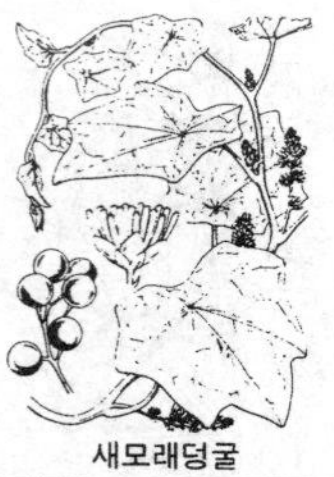
새모래덩굴

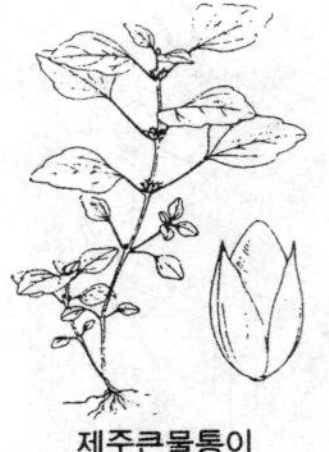
제주큰물통이

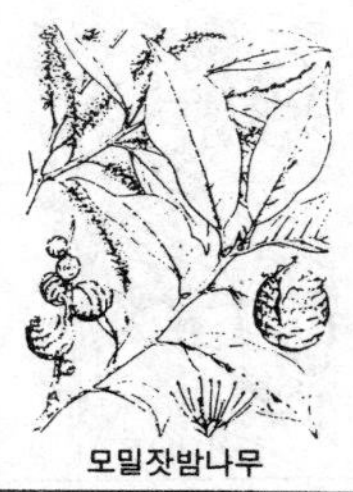
모밀잣밤나무

양(益陰回陽) 시켜 준다. 또는 열병에 땀을 낸 뒤 맥이 침세(沈細)하고 몸이 차며 눕기를 좋아하고 혼침 불성(昏沈不省)한 증세에는 급히 사역탕(四逆湯)을 쓰고 사지(四肢)를 따뜻하게 하여 주어야 한다.

그렇지 않으면 깊은 잠을 자다가 죽는 수가 많다. 오로지 땀을 낸 뒤에 잠을 취하는 것은 기(氣)가 바로 되는 것이니 굳이 약을 쓸 필요는 없다. 〈入門〉

풍온(風温)과 호혹증(狐惑症)이 다면(多眠)한다. 〔자세한 것은 본문 참조〕

6. 허번(虛煩)하면 수면이 어려울 경우

황제(黃帝)가 묻기를, 「사람이 눈을 감지 못하고 눕지 못하는 증세는 어떠한 기운(氣運)으로 그러한 것인가?」 백고(伯高)가 답하기를, 「위기(衛氣)가 낮에는 양(陽)에서 움직이다가 밤에는 음(陰)에서 움직이는데 늘 족소음(足少陰)의 부분을 따라 오장 육부(五臟六腑)를 돌아다니는 것이 원칙이다. 만약 궐기(厥氣)가 장부(臟腑)에 들어와 있으면 위기(衛氣)는 홀로 밖에서만 돌아다니고 음분(陰分)에 들어가지 못한다. 그리하여 위기(衛氣)는 양(陽)에서만 돌아다니게 되고, 양(陽)에서 움직이면 양(陽)이 만성(滿盛)하여 양교(陽蹻)가 무너지므로 음(陰)에 들어가지 못하니 음(陰)은 저절로 허(虛)해지고 눈이 감겨지지 않는다.

반하탕(半夏湯) 1제를 써서 음양(陰陽)을 통하여 주면 눕고 서는 것이 원상 회복되니 그때는 장류수(長流水) 8되를 길어서 만번 정도 교란(攪亂)한 뒤에 비로소 위의 맑은 것만 5되를 달여 거기에 차좁쌀 1되와 반하(半夏) 5홉을 넣어 갈대로 불을 때고 서서히 끓인 다음 찌꺼기를 걷어 내고 즙(汁)을 1되반 정도를 내어 매일 3회로 작은 잔에 나누어 마시며 양에 따라 조금씩 양을 늘려도 좋다. 병이 새로 생긴 사람은 위의 약즙(藥汁)을 따라 정량대로 복용한 뒤에 편하게 누우면 땀이 나는데 이렇게 땀을 흘리면 병이 치료한다. 병이 오래된 사람은 전즙(全汁)을 3등분 해서 마시면 치료된다.」〈伯高〉

몸엔 열이 있는 줄을 잘 모를 정도인데 머리와 눈이 혼미(昏迷)해지고 아프며, 입이 마르고 목구멍이 마르면서 목마르지 않으며, 잠을 이루지 못하는 증세는 모두 허번(虛煩)이다. 〈三因〉

큰 병을 앓은 후 허번 불매(虛煩不寐)하는데는 온담탕(温膽湯)을 쓰고, 심할 때는 익원산(益元散)〔처방은 서문(署門) 참조〕에 주사(朱砂)•우황(牛黃)을 가해서 쓴다. 〈入門〉

단지 열만 있는 것을 허번(虛煩)이라 하고, 앉아 있기가 불안하고 잠을 잘 이루지 못하는 것을 번(煩)이라고 하니 죽엽석고탕(竹葉石膏湯)•산조인탕(酸棗仁湯)〔처방은 아래에 있음〕을 쓴다. 〈入門〉

불면증(不眠症)에는 2종이 있으니 아주 큰 병을 앓은 후에 허약한 사람과 나이가 많아서 쇠로(衰老)한 노인이 불면하는 증세인데 육군자탕(六君子湯)〔처방은 담문(痰門) 참조〕에 산조인초(酸棗仁炒)•황기(黃芪)를 가하여 쓰고, 담(痰)이 담경(膽經)에 있어서 신(神)이 제자리에 돌아가지 못하여 불면하는 증세에는 온담탕(温膽湯)에 남성(南星)•산조인초(酸棗仁炒)를 가해 쓴다. 〈醫鑑〉

허번(虛煩)이란 것은 가슴이 번요(煩擾)하여 편치 못한 증세이다. 내경(內經)에 이르기를, 「음허(陰虛)하면 내열(內熱)한다」하였는데 요즘 사람들은 허번(虛煩)을 단지 음허(陰虛)한 것이 내열(內熱)한 까닭이라 하니 그러므로 상한(傷寒)의 토(吐)와 하후(下後)와 또는 곽란(霍亂)•토사(吐瀉) 뒤의 진액 고갈(津液枯竭)을 대다수가 허번증(虛煩症)으로 보고 있다. 〈醫鑑〉

허번 불면증(虛煩不眠症)에는 영지고(寧志膏)•산조인탕(酸棗仁湯)•고침무우산(高枕無憂散)•진주모원(眞珠母元)•독활탕(獨活湯) 등을 쓰고, 마음으로 애를 써서 담(膽)이 냉(冷)하고 불면하는 증세에는 정지원(定志元)에 산조인초(酸棗仁炒)•백자인초(栢子仁炒)를 가한 환(丸)에 주사(朱砂)나 유향(乳香)으로 겉을 입혀서 조탕(棗湯)으로 50알을 삼키며, 가미온담탕(加味温膽湯)을 쓰기도 한다. 〈醫鑑〉

전광불수(癲狂不睡)와 상한 불수(傷寒不睡)는 각각 본문에 있다.

※ 산조인탕(酸棗仁湯)

효능 : 모든 허번 불수(虛煩不睡)와 상한(傷寒) 토(吐)•하후(下後)의 허번 불수(虛煩不睡)를 치료하는 데 쓴다.

처방 석고(石膏) 2돈반, 산조인초(酸棗仁炒)•인삼(人蔘) 각 1돈반, 지모(知母)•적복령(赤茯苓)•감초(甘草) 각 1돈, 계심(桂心) 5푼, 생강 3쪽을 넣고 물로 달여서 먹는다. 〈入門〉

※ 온담탕(温膽湯)

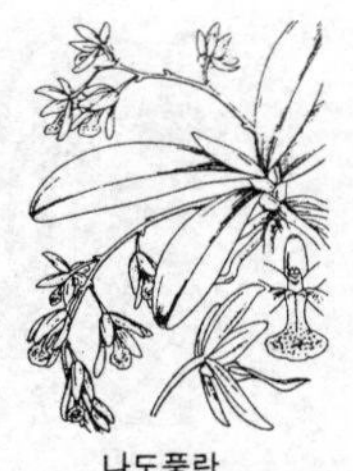
나도풍란

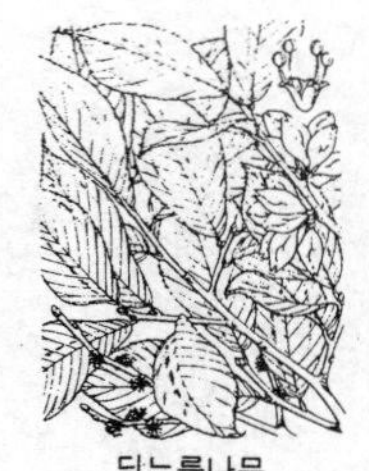
딩느릅나무

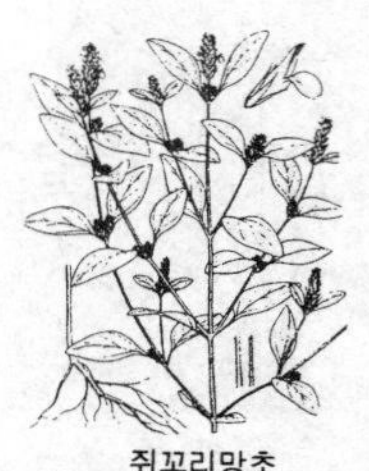
쥐꼬리망초

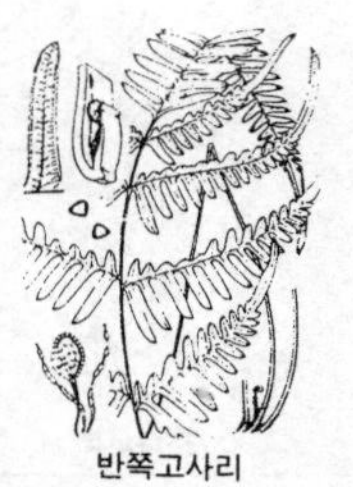
반쪽고사리

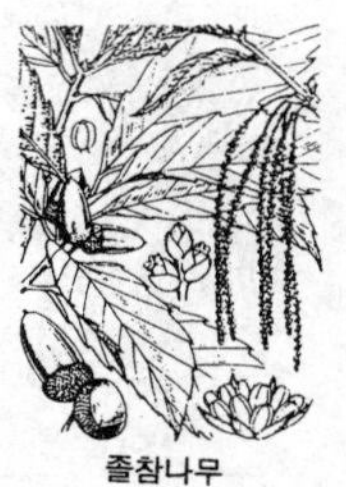
졸참나무

효능: 심담(心膽)이 약하여 모든 사물을 대하면 놀라기를 잘하며 꿈자리가 좋지 않고 허번(虛煩)으로 잠을 못 자는 증세를 치료한다.

처방 반하(半夏) • 진피(陳皮) • 백복령(白茯苓) • 지실(枳實) 각 2돈, 청죽여(青竹茹) 1돈, 감초(甘草) 5푼, 생강 5쪽, 대추 2개를 넣어 물로 달여서 먹는다. 〈醫鑑〉

경계(驚悸) • 정충(怔忡) • 실지 불매(失志不寐) 등의 증세는 모두 담연(痰涎)이 마음을 핍박(逼迫)한 까닭이니 이 약으로써 담기(痰氣)를 치료하는 것이 가장 좋다. 〈醫鑑〉

❊ 가미온담탕(加味溫膽湯)

효능: 심담(心膽)이 허겁(虛怯)하고 사물을 대하면 놀라기 잘하며, 꿈자리가 좋지 않고 허번 불수(虛煩不睡)하는 것을 치료한다.

처방 반하(半夏) 3돈반, 진피(陳皮) 2돈 2푼, 죽여(竹茹) • 지실(枳實) 각 1돈반, 산조인초(酸棗仁炒) • 원지(遠志) • 오미자(五味子) • 인삼(人蔘) • 숙지황(熟地黃) • 백복령(白茯苓) • 감초(甘草) 각 1돈, 생강 5쪽, 대추 2개를 넣어 물로 달여서 먹는다. 〈回春〉

이것은 앞의 처방에 산조인(酸棗仁) • 오미자(五味子) • 원지(遠志) • 인삼(人蔘) • 숙지황(熟地黃)을 가한 것이니 심(心) • 간(肝) • 기(氣) • 혈(血)이 허(虛)한 사람은 반드시 먹어야만 된다.

❊ 영지고(寧志膏)

효능: 허번 불수(虛煩不睡)와 꿈에 위험한 곳을 지나고, 누워도 편치 않은 증세를 치료한다.

처방 산조인초(酸棗仁炒) 2냥, 인삼(人蔘) 1냥, 주사(朱砂) 5돈, 유향(乳香) 2돈반을 가루로 하여 꿀에 달여서 콩알 크기의 환을 지어 매 1알을 온주(溫酒)나 대조탕(大棗湯)에 삼킨다. 〈局方〉

부인의 실혈(失血)이 과다해서 심신이 불안하고 잠을 못자는 데는 주사(朱砂) • 산조인초(酸棗仁炒) • 인삼(人蔘) • 백복신(白茯神) • 호박(琥珀) 각 7돈반, 유향(乳香) 2돈을 가루로 하여 매 1돈을 등심조자탕(燈心棗子湯)에 타서 먹는다. 〈大全良方〉

❊ 산조인탕(酸棗仁湯)

효능: 잠을 이루지 못하거나 또는 너무 많이 자는 증세를 치료한다.

처방 산조인미초(酸棗仁微炒) • 인삼(人蔘) • 백복령(白茯苓)을 각 등분해서 가루로 하여 매 1돈에 물 1잔을 부어 7분 정도 달여서 만약 수면을 원하면 차게 해서 먹고 불면을 원하면 뜨겁게 해서 먹는다. 〈醫鑑〉

❊ 고침무우산(高枕無憂散)

효능: 심담(心膽)의 허겁(虛怯) • 주야 불수(晝夜不睡)에 백약(百藥)이 효과가 없는 데에는 이 약이 가장 좋다.

처방 인삼(人蔘) 5돈, 석고(石膏) 3돈, 진피(陳皮) • 반하(半夏) • 백복령(白茯苓) • 지실(枳實) • 죽여(竹茹) • 맥문동(麥門冬) • 용안육(龍眼肉) • 감초(甘草) 각 1돈반, 산조인초(酸棗仁炒) 1돈을 2첩으로 나누어서 물로 달여 먹는다. 〈醫鑑〉

❊ 진주모환(眞珠母丸)

효능: 신혼 불녕(神魂不寧), 경계 불안(驚悸不安), 잠을 이루지 못하는 증세를 치료한다.

처방 진주모(眞珠母) 7돈반, 숙지황(熟地黃) • 당귀(當歸) 각 1냥반, 인삼(人蔘) • 산조인초(酸棗仁炒) • 백자인(柏子仁) • 서각(犀角) • 백복신(白茯神) 각 1냥, 침향(沈香) • 용치(龍齒) 각 5돈을 가루로 하여 꿀로 오동열매 크기의 환을 지어서 주사(朱砂)로 겉을 입히고 매 40~50알을 박하탕(薄荷湯)으로 1일 2회 삼킨다.

이 처방에서 진주모(眞珠母)가 군(君)이 되고 용치(龍齒)가 도우니 진주모(眞珠母)는 간경(肝經)에 들어가는 첫째 약이며, 용치(龍齒)는 간(肝)과 같은 종류인 까닭이다. 사람들은 용치(龍齒)와 호정(虎睛)을 모두 진심약(鎭心藥)인 줄은 알면서 용치(龍齒)의 안혼(安魂)과 호정(虎睛)의 정백(定魄)은 잘 모르고 있다.

용(龍)이 능히 변화함으로써 혼(魂)이 놀아나 불안정한 증상을 호(虎)가 전정(專靜)함으로 백(魄)을 시키어 그쳐서 자리를 지키도록 하는 것이니 만일 백(魄)이 불안하면 호정(虎睛)을 쓰고 혼(魂)이 비양(飛揚)하면 용치(龍齒)를 쓰면 기이한 효과가 있다. 〈本事〉

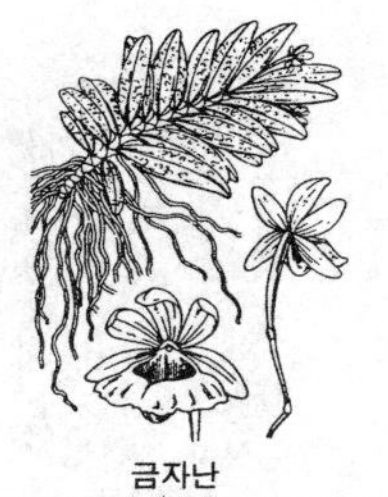
금자난

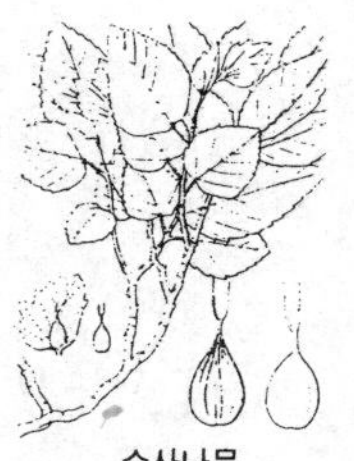
소사나무

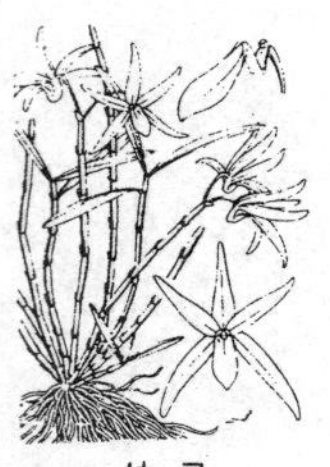
석 곡

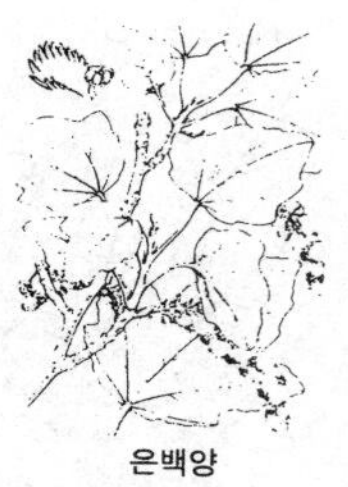
은백양

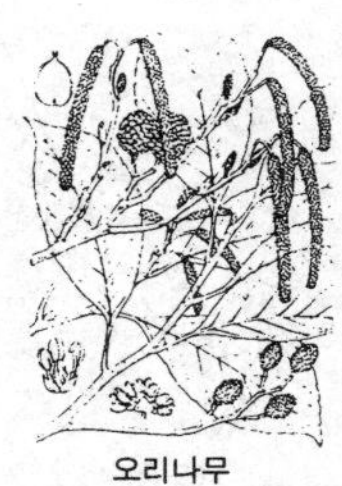
오리나무

※ 독활탕(獨活湯)

신혼 불녕(神魂不寧), 경계 불안(驚悸不安), 불면증 등을 치료한다.

독활(獨活) • 강활(羌活) • 인삼(人蔘) • 전호(前胡) • 세신(細辛) • 반하(半夏) • 사삼(沙蔘) • 오미자(五味子) • 백복령(白茯苓) • 산조인초(酸棗仁炒) • 감초(甘草) 각 7푼, 생강 3쪽, 오매(烏梅) 1개를 넣어 물로 달여서 복용한다. 〈本事〉

7. 혼(魂)이 유리(遊離)되어 수면하지 못할 경우

사명동생(四明董生)이라는 사람이 신기 불녕(神氣不寧)증세로 인하여 항상 누우면 혼백(魂魄)이 비양(飛揚)하여 몸은 잠자리에 있으나 신혼(神魂)이 신체를 떠나는 것을 깨닫고 놀라고 두려워서 밤새도록 잠을 이루지 못하는데 허학사(許學士)가 진찰하고 말하기를, 「맥(脈)의 상태는 간장(肝臟)이 사(邪)를 받은 증세이니 심병(心病)이 아니다.

평인(平人)은 간(肝)이 사(邪)를 받지 않으니 누우면 혼이 간(肝)에 돌아가고 신(神)이 정(靜)하여 안면(安眠)하는 것이지만 이 증세는 간기(肝氣)가 허(虛)하고 사기(邪氣)가 엄습한 증세이다. 원래 간(肝)은 혼(魂)을 간직하는 것인데 간(肝)에 사(邪)가 있으면 혼(魂)이 돌아오지 못하므로 누우면 혼(魂)이 비양(飛揚)해서 몸을 떠나게 된다.

또한 간(肝)은 노(怒)를 맡았기 때문에 노(怒)하면 병이 위급해지는 것이다」하고 진주모환(眞珠母丸) • 독활탕(獨活湯) 두 가지 처방으로 약을 썼더니 한 달만에 병근(病根)이 모두 없어졌다고 한다. 〈本事〉

8. 사념(思念)이 맺혀서 잠을 이루지 못할 경우

어떤 부인이 사려(思慮) 과상으로 인하여 2년동안 잠을 이루지 못했는데 대인(戴人)이 진단하기를, 「양손의 맥(脈)이 함께 완(緩)하니 이것은 비(脾)가 사(邪)를 받은 증상이다. 비(脾)는 원래 사(思)를 맡았기 때문이라」하고 그 남편과 상의하여 성을 내서 충격을 주기로 결정하고 부인이 보는 앞에서 많은 재물을 낭비하여 수일동안 많은 술을 마시고 놀다가 가버리니 그 부인이 크게 화를 내고 땀을 많이 흘렸는데 그날 밤에 편히 잠을 자고 8~9일동안 계속해서 잠을 잤다.

그로부터 밥을 잘 먹고 맥(脈)이 회복되었는데 이것은 담(膽)이 허해서 비(脾)의 사려 불매(思慮不寐)하는 증세를 억제하지 못한 데 까닭이 있는 것이므로 이제 격노(激怒)를 시키니 이것은 노담(怒膽)으로써 비(脾)를 제어함으로 인하여 잠을 자고 밥을 먹게 된다. 〈子和〉

9. 노소(老少)의 수면이 다를 경우

황제(黃帝)가 묻기를, 「노인은 밤에 잠자지 않고 젊은이는 낮에 잠자지 않는데 이것은 어떤 기(氣)가 그렇게 하도록 시키는 것인가?」 기백(岐伯)이 답하기를, 「그것은 장년은 기혈(氣血)이 성하고 기육(肌肉)이 윤활하며 기도(氣道)가 통하여 영위(榮衛)의 움직이는 것이 그 정상을 잃지 않으므로 낮에는 정(精)하고 밤에는 잠을 자는 것이며, 노인은 기혈(氣血)이 쇠퇴하고 기육(肌肉)이 고갈하며 기도(氣道)가 삽(澁)하니 오장(五臟)의 기(氣)가 서로 박격(搏擊)하여 영기(榮氣)가 쇠소(衰少)하고 위기(衛氣)가 체삽(滯澁)하므로 낮에는 정(精)하지 못하고 밤에도 역시 잠을 이루지 못한다.」〈靈樞〉

10. 수면(睡眠)의 정도와 음양(陰陽)의 허(虛) • 실(實)을 구별할 경우

상한(傷寒)과 잡병에 잠이 많은 것은 양허 음성(陽虛陰盛)한 것이며, 잠이 없는 것은 음허 양성(陰虛陽盛)한 때문이다. 밝은 것을 좋아하면 양(陽)에 속하는 것이니 원기(元氣)가 실(實)한 것이며, 어두운 것을 좋아하면 음(陰)에 속하는 것이니 원기(元氣)가 허(虛)한 것이다.

또한 잠잘 때 벽을 향하는 것은 음(陰)에 속하는 것이니 원기(元氣)가 허(虛)한 것이며, 밖을 향하는 것은 양(陽)에 속하는 것이니 원기(元氣)가 실(實)한 것이다. 〈回春〉

11. 누워있어도 편치 않을 경우

사람이 누우면 피가 간(肝)으로 돌아가는 것인데 피가 정(靜)하지 않으면 누워도 간(肝)으로 돌아가지 못하기 때문에 몹시 놀라서 잘 누워 있지를 못한다. 〈綱目〉

내경(內經)에 이르기를, 오장(五臟)에 상처가 있거나 정기(精氣)가 편측(偏側)되는 일이 생기면서 그 병의 맹동(萌動)을 알지 못하면 자기도 모르게 누워도 편치 못하다. 〈內經〉

14우원(十四友元)이 주치(主治)하고 또한 심(心) • 간

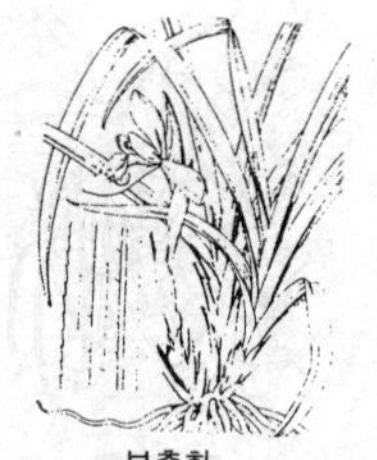
보춘화

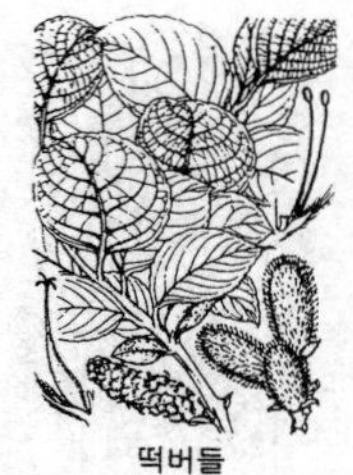
떡버들

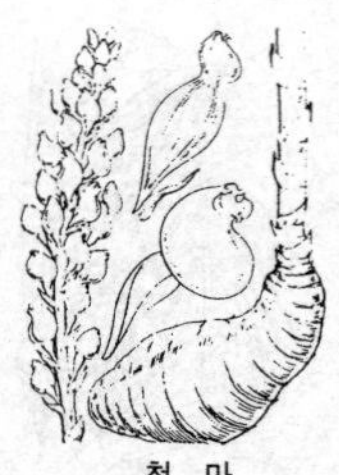
천 마

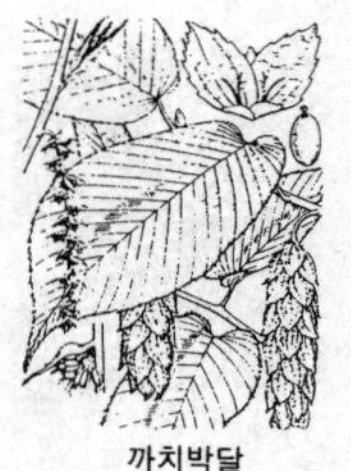
까치박달

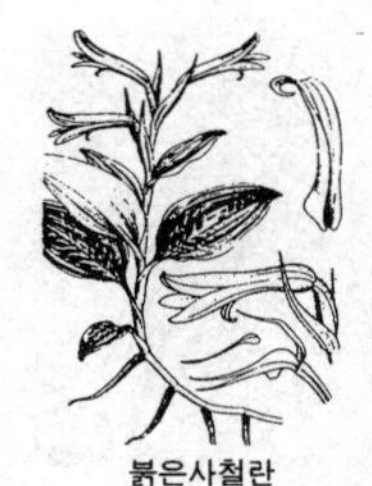
붉은사철란

(肝)의 허(虛)와 와수 불안(臥睡不安)을 치료한다. 사람이 구부리고 눕지 못하는 것은 폐장(肺臟)의 기(氣)가 왕성하기 때문이다. 폐(肺)란 것은 오장(五臟)의 양상과 같이 되어 있는데 폐기(肺氣)가 왕성해져서 폐(肺)가 커지면 구부려서 눕지 못하는 것이다.

또한 족삼양(足三陽)은 내려가는 것이고, 양명(陽明)은 위(胃)의 맥(脈)으로서 역시 내려가는 것인데 양명(陽明)이 역행하여 올바른 길을 운행하지 않으면 눕지를 못한다. 위(胃)가 화(和)하지 않으면 누워도 편치 않으며, 천식(喘息)하는 것은 수기(水氣)의 작용으로 인한 것이다. 〈內經〉

12. 몸이 무거워서 눕기를 좋아할 경우

황제(黃帝)가 묻기를, 「사람이 눕기를 좋아하는 것은 무슨 기(氣) 때문인가?」 기백(岐伯)이 답하기를, 「사람이 눕기를 좋아하게 되면 장위(腸胃)가 크고 피부에 습기가 차서 기육(肌肉)과 서로 분해가 잘 되지 않음으로써 그러한 것이다. 장위(腸胃)가 크면 위기(衛氣)가 오래 머물고 피부가 습하면 분육(分肉)이 풀리지 않아서 그 돌아다니는 것이 느린데 위기(衛氣)란 것은 낮에는 양(陽)에서 움직이고 밤에는 음(陰)에서 움직이는 까닭에 양기(陽氣)가 끝나면 잠을 자고 음기(陰氣)가 끝나면 깨어나는 것이다.

그렇기 때문에 장위(腸胃)가 크면 위기(衛氣)의 움직이는 것이 느리고 피부가 습하며, 분육(分肉)이 풀리지 않으면 음(陰)에서 오래 머물게 되고, 그 기(氣)가 정(精)하지 않아서 눈이 감기어짐으로 눕게 되는 것이다.」〈靈樞〉

간허(肝虛)·비(脾)·신허(腎虛)가 모두 몸을 무겁게 하고 번울(煩鬱)하도록 한다. 주(註)에 이르기를, 「간(肝)이 허(虛)하면 비(脾)가 두려움이 적어서 몸이 무겁고, 신(腎)이 허(虛)하면 비(脾)가 신(腎)을 이기므로 몸이 또한 무거워진다. 그리고 비(脾)가 병들거나 족태음(足太陰)의 맥이 병들면 몸이 무거워진다.」〈內經〉

게으르고 눕기를 좋아하는 것은 비위(脾胃)에 습기가 있기 때문이니 평위산(平胃散)〔처방은 내상문(內傷門) 참조〕을 쓴다. 그러므로 몸이 무거운 것은 모두가 습기로 인한 것이다. 〈東垣〉

13. 사람을 싫어하고 고독을 좋아할 경우

내경(內經)에 이르기를, 족양명(足陽明)의 맥(脈)이 움직이면 사람과 불을 멀리하고 문을 닫으며 혼자 있기를 좋아하는데 소음(少陰)이 허(虛)해도 역시 그러하다. 또한 양명(陽明)이 역하면 천식(喘息)을 하며, 한탄하고 사람을 싫어하며, 가슴이 답답하고 괴로워한다. 〈內經〉

14. 잠자는 법

누울 때 몸을 옆으로 하고 무릎을 구부리게 되면 심기(心氣)를 보익(補益)하는 것이며, 잠을 깨어서는 다리를 똑바로 뻗으면 정신이 흩어지지 않는다. 대부분 사지(四肢)를 쭉 뻗고 바로 누우면 마(魔)와 매(魅)를 끌어들이는 것이다. 공자가 말하기를, 「침불시(寢不尸), 즉 죽은 사람처럼 똑바로 눕지 말라」는 것이 이와 상통하는 말이다. 〈活人心〉

낮잠을 이루지 못하면 실기(失氣)한다. 저녁에 누울 때 항상 입을 다무는 습관을 가져야 하니 입을 열고 자면 실기(失氣)하고, 사(邪)가 입으로 들어가서 병을 일으키게 된다. 또한 무릎을 구부리고 몸을 옆으로 하여 누워서 기력(氣力)을 첨익(添益)해야 한다.

정(正)·언(偃)·앙(仰)은 모두가 좋은 침법(寢法)은 되지 못한다. 「수불염축 각불염서(睡不厭踧 覺不厭舒)」란 말을 생각해야 한다. 또한 사람이 척수(尺睡), 즉 사지(四肢)를 뻗고 바로 누우면 귀주(鬼疰)와 사마(邪魔)가 따른다. 그리고 하룻밤 사이에 다섯 번은 반복해서 눕는 것이 좋다. 〈得効〉

밤에 안면(安眠)을 못하는 것은 금침(衾枕)이 두꺼워서 열이 심한 까닭인데 땀을 닦고 이불을 적당히 덮으면 편히 잘 수 있다. 배가 고파서 불면하면 조금 먹고, 배불러서 불면하면 차를 마시고 조금 걷는 것이 좋다. 〈東垣〉

잠잘 때 등불을 밝히면 신(神)이 불안해진다. 〈活人心〉

잠잘 때 앙와(仰臥)하는 것은 좋지 않으며, 손으로 심장의 위를 덮으면 마사(魔邪)가 잠을 깨우지 못한다. 만일 어둠 속에서 귀염(鬼魘)을 받으면 불을 비추지 말 것이며 또 가까이 가서 급히 부르지 말고 다만 심장밑을 손가락으로 약간 꼬집고 손을 그곳에 얹어 준 뒤에 불러서 깨우고 조협(皂莢)가루나 혹은 반하(半夏)가루를 콧속에 불어 넣으면 곧 깨어난다. 〈千金〉

15. 악몽을 물리칠 경우

악몽을 꾸고 난 뒤에는 말을 하지 말고 냉수를 동쪽으로 향하여 뿜고 주문을 외우되 「악몽은 초목에 붙고 호몽(好夢)은 주옥(珠玉)을 이루어라」 하면 불길함이 사라진

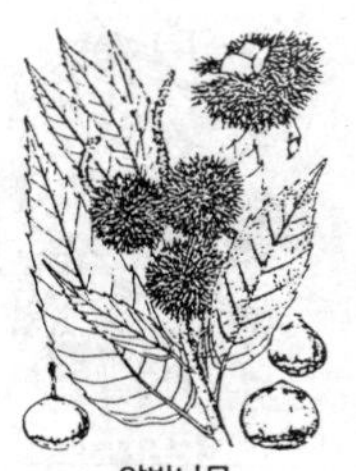
약밤나무

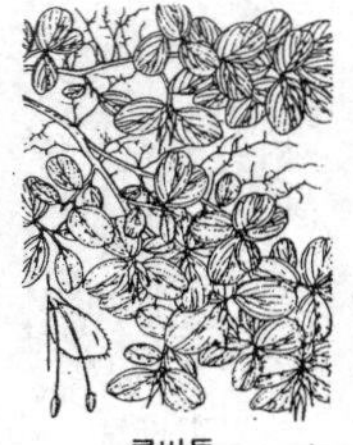
콩버들

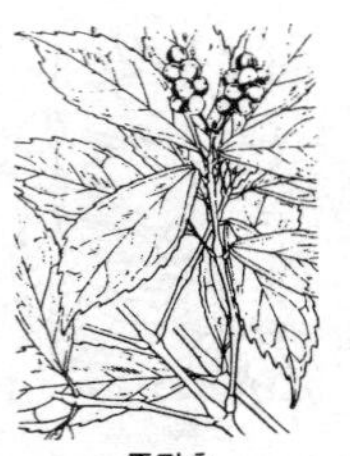
죽절초

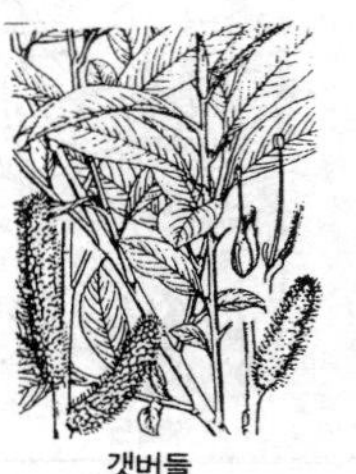
갯버들

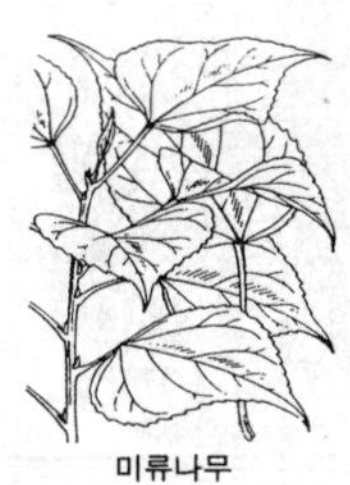
미류나무

다. 그리고 꿈의 선악은 말하지 않는 것이 좋다. 〈得効〉

사향(麝香)을 오래 먹으면 악몽이 없고 또 진사(眞麝) 1괴를 베갯속에 넣어두면 사(邪)를 없애고 악몽을 없애준다. 소합향(蘇合香)을 복용하면 몽마(夢魔)를 물리칠 수 있으며, 패용(佩用)해도 좋다. 호두골(虎頭骨)을 베갯속에 넣고 자면 악몽을 물리친다. 〈本草〉

서각(犀角)이 제마(除魔)하니 복용하거나 몸에 차거나 모두 좋다. 또한 영양각(羚羊角)이 심기(心氣)를 편히 하고 사마(邪魔)를 쫓아낸다. 〈本草〉

16. 약을 쓸 경우

허(虛)하고 꿈이 많아 자주 어지러운 데는 인삼에 용골(龍骨)을 가하여 쓴다. 〈本草〉

담(膽)이 허(虛)하면 잠을 이루지 못하고 냉한 데는 산조인초말(酸棗仁炒末)을 죽엽전탕(竹葉煎湯)에 조복(調服)하고, 담(膽)이 실(實)하고 잠이 많으며 열(熱)이 많은 데는 산조인(酸棗仁)을 그대로 가루로 해서 강즙(薑汁)과 초납다전탕(炒臘茶煎湯)에 조복한다. 〈海藏〉

단심(丹心)에 이르기를, 어떤 사람이 두려움으로 말미암아 사람이 자꾸 잡으러 오는 것 같고 누워 자는 것이 불안하며 음식의 맛을 모르는 데는 인삼(人蔘)•백출(白朮)•당귀신(當歸身)으로 군(君)을 삼고 진피(陳皮)로 좌(佐)를 삼아 황백염초(黃柏鹽炒)와 현삼구(玄蔘灸)를 각각 조금씩 달여서 복용하니 한 달 남짓 되어서 치유되었다. 이것은 두려움 때문에 신(腎)을 상(傷)한 것이니 황백(黃柏)•현삼(玄蔘)으로써 삼귀등약(蔘歸等藥)을 신(腎)으로 끌어들이는 것이다. 〈丹心〉

단방(單方) (18종류)

※ 녹두육(鹿頭肉)

번민 다몽(煩悶多夢)과 야몽(夜夢)에 귀물(鬼物)을 보는 증세를 치료한다. 즙을 내어 마시고 살은 삶아서 먹는 것이 좋다. 〈本草〉

※ 안식향(安息香)

부인의 몽중 귀교(夢中鬼交)를 치료한다. 웅황(雄黃)을 합해서 환을 만들어 연소(煙燒)해서 단전혈(丹田穴 : 石門穴)을 그 훈김에 쐬이면 영원히 사라진다. 〈本草〉

※ 고죽엽(苦竹葉)

허번 불수(虛煩不睡)를 치료하니 달여서 먹는다. 〈本草〉

※ 소맥(小麥)

번열(煩熱)과 잠이 적음을 치료하니 삶아서 먹는다. 〈本草〉

※ 산조인(酸棗仁)

잠이 많으면 날것으로 쓰고 잠을 이루지 못하면 볶아서 쓴다. 〈本草〉

※ 유백피(楡白皮)

잠을 이루지 못함을 치료하니 맨 처음 나는 협인(莢仁)으로 국을 끓여 먹으면 잠이 많아진다. 〈本草〉

※ 임금(林檎)

잠을 이루지 못함을 치료하니 많이 먹으면 많이 잔다. 〈本草〉

※ 목근(木槿)

달여서 먹으면 잠을 잘 잔다. 〈本草〉

※ 순•궐(蓴•蕨)

많이 먹으면 잠을 많이 잔다. 〈本草〉

※ 사삼(沙蔘)

잠이 많은 것을 치료하니 달여서 먹거나 구워서 먹으면 좋다. 〈本草〉

※ 통초(通草)

비달(脾疸)과 불면(不眠)을 치료하니 삶아서 먹는다. 〈本草〉

※ 오매(烏梅)

잠을 이루지 못하는 데에 차를 만들어 마신다. 〈本草〉

※ 차(茶)

따뜻하게 데워 마시면 잠이 적어진다. 〈本草〉

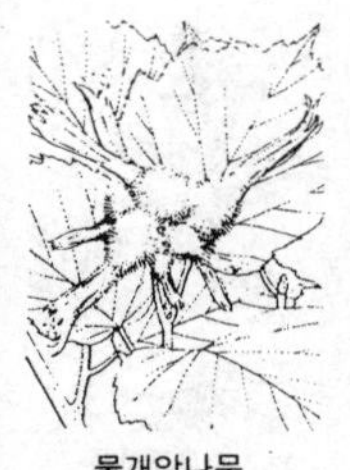
물개암나무

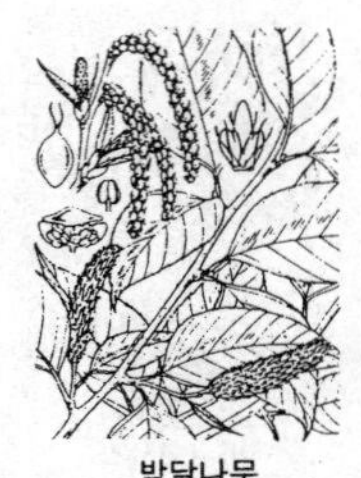
박달나무

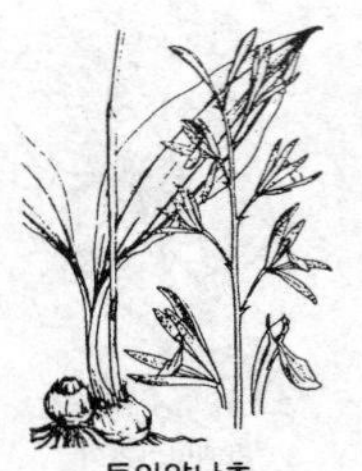
두잎약난초

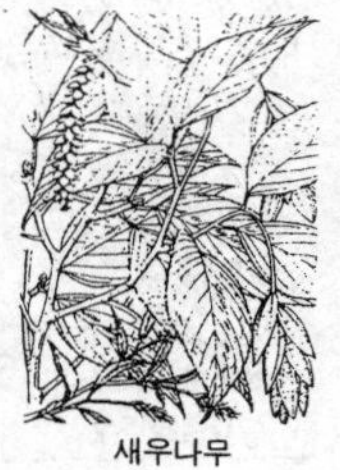
새우나무

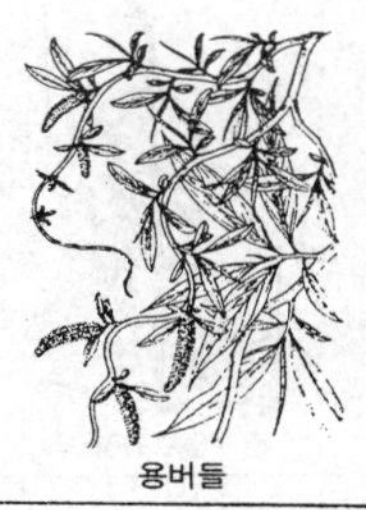
용버들

※ 고채(苦菜) 및 고거(苦苣)

오래 먹으면 잠이 적어진다. 〈本草〉

※ 복익(茯翼)

피를 내어 눈 속에 떨어뜨리면 잠을 못 잔다. 〈本草〉

※ 마두골(馬頭骨)

베갯속에 넣어 두면 잠이 없어진다. 〈本草〉

※ 초결명자(草決明子)

오래 먹으면 잠이 없어진다. 〈本草〉

※ 침구법(鍼灸法)

담(膽)이 냉해져서 잠을 못 자는 데는 규음(竅陰)을 취하고, 침곤 수다(沈困睡多)한 데는 무명지(無名指)의 둘째 마디를 꼽쳐 놓고 첨단(尖端)을 취하여 1장의 뜸을 뜬다. 〈綱目〉

놀라서 잠을 이루지 못하는 데는 음교(陰交)를 취하고 눕지 못하는 데는 부극(浮隙)을 취한다. 〈甲乙〉

七. 성음(聲音)

1. 성음(聲音)이 신(腎)에서 나올 경우

심(心)은 목소리의 주가 되고, 폐(肺)는 목소리의 문이 되며, 신(腎)은 목소리의 근원이 된다. 풍(風)•한(寒)•서(暑)•습(濕)•기(氣)•혈(血)•담(痰)•열(熱) 등의 사기(邪氣)가 심폐(心肺)에 관계되는 것은 병이 위에 있는 것이니 증세에 따라 분류하여 사기(邪氣)를 쫓으면 천뢰(天籟)가 울리겠지만 만약에 신(腎)이 허(虛)하여 병이 되는 증세는 모든 기(氣)를 본원(本元)에 돌려 보내지 못하기 때문에 기(氣)가 역(逆)하여 상충(上衝)하고, 해수(咳嗽)와 담옹(痰壅)으로 또는 헐떡거리며 또는 흉복(胸腹)이 창만(腸滿)하여 백해(百骸)가 견제(牽制)하며, 기침이 더욱 심하고 기(氣)가 더욱 빈핍(貧乏)하며, 목소리가 더욱 건조해진다. 〈直指〉

한 소아가 토하고 설사를 하였는데 전씨(錢氏)가 과루탕(瓜蔞湯)〔처방은 소아문(小兒門) 참조〕을 써서 나았으며, 또한 대•소변을 못했는데 다른 의원이 이 약을 쓰니 몸이 냉하여 음식을 먹지 못하므로 익황산(益黃散)•사군자환(使君子丸)을 쓰니 다시 몸이 따뜻해지고 음식을 먹게 되었다.

그 소아가 또 말을 하지 못하니 전씨(錢氏)가 말하기를, 「이것은 양약(涼藥)을 써서 대•소변에는 도움이 되었으나 비신(脾腎)이 함께 허(虛)하게 되었는데 이제 비(脾)는 이미 실(實)하고 신(腎)이 심히 허(虛)하다.」 하고 육미지황원(六味地黃元) 〔처방은 허노문(虛勞門) 참조〕을 쓰니 곧 나았다. 〈錢乙〉

신(腎)이 허(虛)하여 소리가 나오지 않는 데는 인삼평보탕(人蔘平補湯)을 쓰고, 중병을 앓은 뒤 목소리가 쉴 때는 신기환(腎氣丸)을 쓴다.

※ 인삼평보탕(人蔘平補湯)

효능 : 신허(腎虛)하여 소리가 나오지 않는 증세를 치료한다.

처방 인삼(人蔘)•천궁(川芎)•당귀(當歸)•숙지황(熟地黃)•백복령(白茯苓)•백작약(白芍藥)•토사자(兎絲子)•오미자(五味子)•두충(杜冲)•파극(巴戟)•귤홍(橘紅)•반하국(半夏麴) 각 6푼, 우슬(牛膝)•백출(白朮)•파고지(破故紙)•호로파(胡蘆巴)•익지(益智)•감초구(甘草炙) 각 3푼, 석창포(石菖蒲) 2푼, 생강 3쪽, 대추 2개를 넣고 물로 달여서 오경초(五更初)의 신기(腎氣)가 열릴 때 기침과 말을 하지 말고 묵묵히 마신다. 〈直指〉

회춘(回春)의 자음탕(滋陰湯)이 이 약과 같다.

2. 성음(聲音)으로 병의 증세를 분별할 경우

내경(內經)에 이르기를, 천식(喘息)을 보고 목소리를 들어서 고통스러움을 알아야 한다. 중완(中脘)이 왕성하고 장(臟)이 창만(脹滿)하며, 기(氣)가 승(勝)하고 두려운데 상(傷)한 자는 소리가 실중(室中)에서부터 나오는 것 같으니 이것은 습기에 중독되었기 때문이다. 〈內經〉

환자의 소리가 적막한 것 같고 가끔 놀라는 듯한 것은 골절(骨節)사이에 병이 있는 것이고, 어둡고 명랑하지 못한 것은 심격(心膈)사이에 병이 있는 것이며, 추추(啾啾), 즉 귀성(鬼聲)과 비슷하고 가늘고 긴 것은 머리에 병이 있는 것이다. 〈靈樞〉

오음(五音)을 듣고 병명을 알아야 한다. 예를 들면 간병(肝病)은 소리가 슬프고 폐병(肺病)은 급하며 심병(心病)은 웅장하고 비병(脾病)은 느리며 신병(腎病)은 잠잠하고 대장병(大腸病)은 길고 소장병(小腸病)은 짧으며

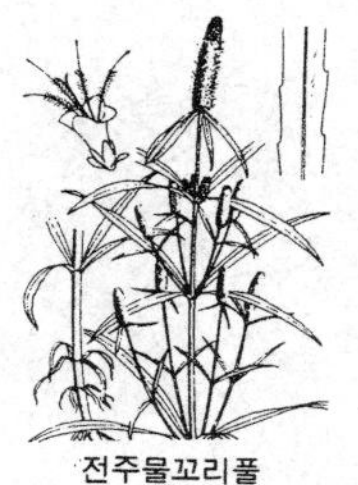
전주물꼬리풀

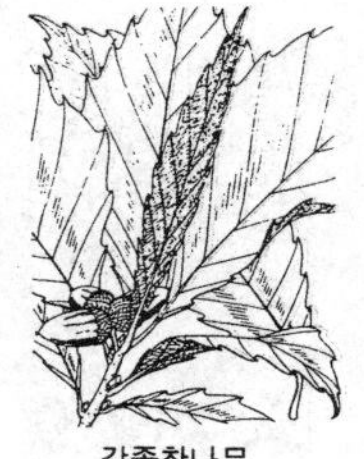
갈졸참나무

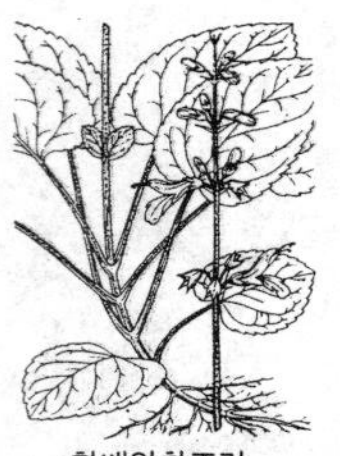
참배암차즈기

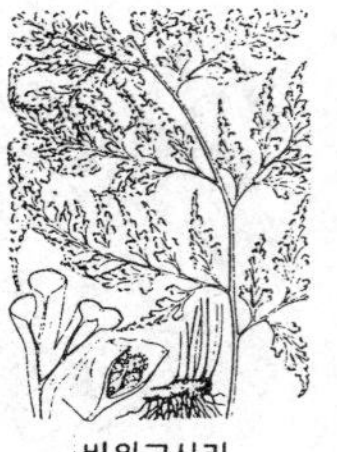
바위고사리

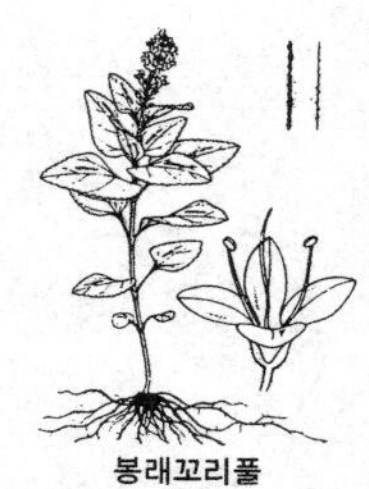
봉래꼬리풀

위병(胃病)은 빠르고 담병(膽病)은 맑으며 방광병(膀胱病)은 작은 것이다. 〈回春〉

금성(金聲)은 울리고 토성(土聲)은 탁하며 목성(木聲)은 길고 수성(水聲)은 맑으며 화성(火聲)은 마른 듯하다. 〈入門〉

토성(土聲)은 깊은 도가니 속에서 나오는 것 같다.

습기가 이기면 그러한 것이니 습(濕)은 수(水)와 같다. 〈東垣〉

3. 갑자기 말을 하지 못할 경우

황제(黃帝)가 묻기를, 「사람이 갑자기 우에(憂恚)하여서 소리가 없는 것은 무슨 길이 막힌 것이며, 무슨 기운이 생겨서 소리를 창달(彰達)하지 못하게 하는 것인가?」 소사(少師)가 답하기를, 「인후(咽喉)는 수곡(水穀)의 길이요, 후룡(喉嚨)은 기운(氣運)이 오르고 내리는 곳이요, 회염〔會厭 : 인(咽)과 후(喉)의 중간〕은 목소리의 문호(門戶)요, 구진(口唇)은 목소리의 부채(扇)요, 혀는 목소리의 기계요, 현옹(懸雍)은 목소리의 관문이요, 항상(頏顙)은 분기(分氣)가 새어 나오는 것이요, 횡골(橫骨)은 신기(神氣)의 움직임으로 혀를 발(發)하는 것이니 그렇기 때문에 콧속에서 콧물이 나와도 거두지 못하는 것은 항상(頏顙)이 열리지 않아서 분기(分氣)를 잃은 것이다.」

회염(會厭)이 적고 엷으면 기(氣)를 일으키는 것이 빠르고 그 개합〔開闔 : 열고 닫는 것〕이 쉬우면 그 출기(出氣)가 쉬운 것이다.

염(厭)이 크고 두터우면 개합(開闔)이 어렵고 기(氣)가 나오는 것이 느리므로 말할 때에 중언 부언(重言復言)하는 것이다.

그리고 갑자기 소리가 나지 않는 것은 한기(寒氣)가 회염(會厭)에 들어가면 회염(會厭)이 일어나지 못하고 발(發)해도 충분히 내리지 못하여 그 개합(開闔)도 이루지 못하기 때문에 소리가 없는 것이다. 〈靈樞〉

술에 취하여 당풍(當風)해 누우면 말을 못한다. 〈得効〉

갑자기 말을 못하는 데는 형소탕(荊蘇湯)·인삼형개산(人參荊芥散)·사간탕(射干湯)을 쓴다.

갑자기 벙어리가 된 데는 행인오(杏仁熬) 7돈반, 계심말(桂心末) 2돈반을 같이 짓찧어서 자두만하게 만들어서 얇은 솜으로 싼 뒤에 입으로 넣어 빨아 먹는다. 또한 고죽엽(苦竹葉)이나 귤피(橘皮)를 진하게 달여서 자주 먹는다. 〈本草〉

풍냉졸실음(風冷卒失音)에는 자소엽(紫蘇葉)·형개수(荊芥穗) 각 1냥을 즙으로 내어 술에 섞은 다음 반 잔을 따뜻하게 데워서 먹는다. 〈丹心〉

※ 형소탕(荊蘇湯)

효능 : 풍한(風寒)을 감(感)하여 졸아(卒瘂) 및 실음(失音)한 증세를 치료한다.

처방 형개수(荊芥穗)·자소엽(紫蘇葉)·목통(木通)·귤홍(橘紅)·당귀(當歸)·날계(辣桂)·석창포(石菖蒲) 각 1돈을 물에 진하게 달여서 먹는다. 〈直指〉

※ 인삼형개산(人參荊芥散)

효능 : 감모(感冒)·풍한(風寒)·언어 불출(言語不出)·인건(咽乾)·비체(鼻涕) 증세를 치료해 준다.

처방 인삼(人參)·형개수(荊芥穗)·진피(陳皮)·길경(桔梗)·반하(半夏)·세신(細辛)·행인(杏仁)·통초(通草)·마황(麻黃)·감초(甘草) 각 1돈, 생강(生薑) 5쪽을 넣고 물로 달여서 먹는다. 〈丹心〉

※ 사간탕(射干湯)

효능 : 천행(天行)하는 혹한(酷寒)과 폭열(暴熱)이 속으로 잠복하여 해수(咳嗽)해서 숨을 잘 쉬지 못하고 목구멍이 쉬어서 소리를 내지 못하고 마른 기침에 가래가 없고 목구멍 속에 무엇이 걸린 것 같은 데를 치료한다.

처방 반하(半夏) 2돈, 행인(杏仁)·진피(陳皮)·계심(桂心)·지실(枳實) 각 1돈, 사간(射干)·당귀(當歸)·독활(獨活)·마황(麻黃)·자원(紫菀)·감초(甘草) 각 5푼, 생강 5쪽을 넣어 물로 달여서 먹는다. 〈仲景〉

4. 잡병으로 인하여 소리가 막힐 경우

중풍 환자가 음식·좌와(坐臥)하는 것은 항상 같은데 말과 소리를 못하는 것을 속칭 아풍(瘂風)이라 하니 소속명탕(小續命湯)〔처방은 풍문(風門) 참조〕에 부자(附子)를 빼고 석창포(石菖蒲) 1돈을 가해서 쓰는데 가자청음탕(訶子淸音湯)을 써도 좋다. (처방은 아래에 있음)

기침으로 인해서 소리를 내지 못하는 증세에는 인삼청폐산(人參淸肺散)·행인전(杏仁煎)·합개환(蛤蚧丸)을 쓰고, 담(痰)이 막혀 소리를 내지 못하는 증세에는 옥분환(玉粉丸)과 궁신산(芎辛散)을 쓴다. 허손(虛損)·초췌

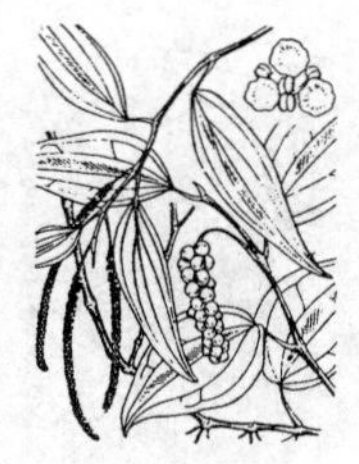
후추등

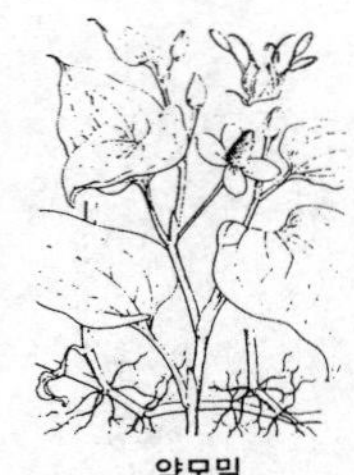
약모밀

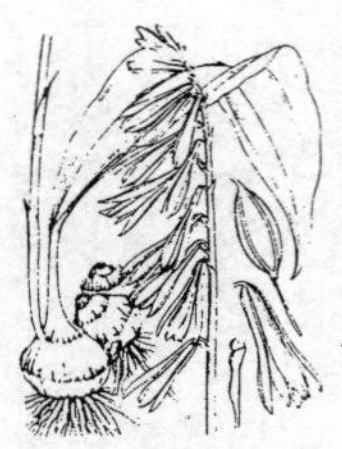
약난초

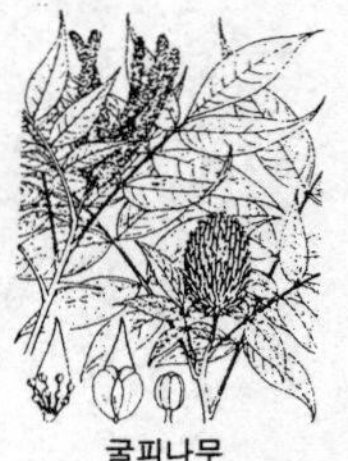
굴피나무

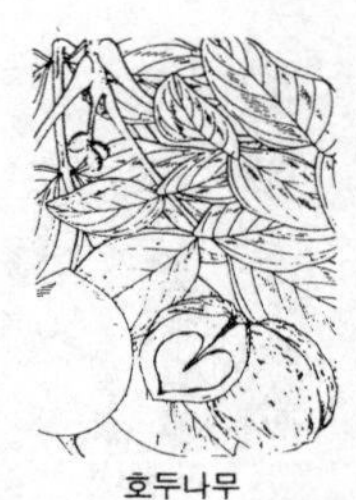
호두나무

(憔悴)•기혈 부족(氣血不足)•실음 구음(失音久瘖)한 데는 천진원(天眞元)〔처방은 내장(內腸) 참조〕을 반 달 동안 먹으면 자연히 성음(聲音)이 트여진다. 〈得効〉

노래를 너무 많이 불러 소리가 막힌 것은 향성파적환(響聲破笛丸)을 쓰고, 인후통(咽喉痛)으로 창(瘡)이 되어서 소리가 막힌 것은 통애산(通隘散)〔처방은 인후(咽喉) 참조〕을 쓰며, 두창(痘瘡) 후에 소리를 못 내는 것은 빙씨천화산(馮氏川花散)〔처방은 소아문(小兒門) 참조〕을 쓰며, 산후(產後)에 소리가 막혀서 말을 못하는 것은 복령보심탕(茯苓補心湯)〔처방은 구혈문(具血門) 참조〕을 쓴다.

※ 인삼청폐산(人蔘淸肺散)

효능: 담수(痰嗽)와 인건(咽乾)으로 인하여 소리가 나오지 않는 데 쓴다.

처방 인삼(人蔘)•진피(陳皮)•패모초(貝母炒) 각 1돈반, 반하(半夏)•길경(桔梗)•복령(茯苓)•상백피(桑白皮)•지모(知母)•지각(枳殼)•행인(杏仁)•황련(黃連) 각 1돈, 관동화(款冬花) 7푼, 맥문동(麥門冬)•지골피(地骨皮)•감초(甘草) 각 5푼, 오미자(五味子) 20개, 2첩으로 나누고 물에 달여서 먹는다. 〈丹心〉

※ 행인전(杏仁煎)

효능: 기침 때문에 소리가 안 나오는 것을 치료한다.

처방 행인니(杏仁泥)•백밀(白蜜)•사탕설(砂糖屑)•생강즙(生薑汁) 각 1잔, 상백피(桑白皮)•목통(木通)•패모초(貝母炒) 각 1냥반, 자원(紫菀)•오미자(五味子) 각 1냥, 석창포(石菖蒲) 5돈, 위의 6종류에 물 5되를 부어서 반 되가 되도록 달여 찌끼를 추려 버리고 행(杏)•밀(蜜)•당(糖)•강(薑)을 넣고 다시 달여 묽으스름한 고약을 만들어 매 1수저를 먹는다. 또는 지모(知母)•관동화(款冬花)를 가하면 더욱 좋다. 〈直指〉

※ 합개환(蛤蚧丸)

효능: 폐(肺)에 피가 쌓여서 아프고 소리를 내지 못하는 증세와 오랜 기침으로 소리를 내지 못하는 데 쓴다.

처방 합개(蛤蚧)를 일대초구(一對醋灸)•가자육(訶子肉)•아교주(阿膠珠)•생지황(生地黃)•맥문동(麥門冬)•세신(細辛)•감초(甘草) 각 5돈을 가루로 하여 꿀로 대추 크기의 환을 지어 매 1알을 먹는다. 〈丹心〉

※ 옥분환(玉粉丸)

효능: 겨울에 한담(寒痰)이 맺혀서 소리가 나오지 않는 것을 치료한다.

처방 반하세강제(半夏洗薑製) 5돈, 초오숙초(草烏熟炒)•계심(桂心) 각 2푼반을 가루로 하여 생강즙에 떡처럼 쪄서 가시연밥 알맹이의 크기로 환을 지어 매 1알을 잠잘 때에 먹는다. 오래 된 것도 낫는다. 〈綱目〉

※ 궁신산(芎辛散)

효능: 열담(熱痰)의 옹성(壅盛)으로 소리를 나오지 않는 것을 치료하는데 이것은 조열(燥熱)의 소치(所致)이다.

처방 천궁(川芎)•세신(細辛)•방풍(防風)•길경(桔梗)•백지(白芷)•강활(羌活)•상백피(桑白皮) 각 1돈, 감초(甘草) 5푼, 생강 2쪽, 박하(薄荷) 3엽을 넣어 물로 달여서 먹는다. 〈得効〉

※ 향성파적환(響聲破笛丸)

효능: 노래를 너무 많이 불러서 목이 잠긴 증세를 치료한다.

처방 박하(薄荷) 4냥, 연교(連翹)•길경(桔梗)•감초(甘草) 각 2냥반, 백약전(百藥煎) 2냥, 천궁(川芎) 1냥반, 축사(縮砂)•가자초(訶子炒)•대황주초(大黃酒炒) 각 1냥을 가루로 하여 계자청(鷄子淸)에 오동 열매 크기의 환을 지어 매 1알을 잠잘 때에 입에 넣어서 녹여 내린다. 〈回春〉

5. 역기(逆氣)가 음(瘖)이 될 경우

사기(邪氣)가 인후(咽喉)를 들어오면 말을 못하고 손발이 차고 대변이 불편하니 족소음(足少陰)을 찾아서 침질과 뜸질을 한다. 황제(黃帝)가 묻기를, 「갑자기 소리가 나오지 않을 때는 어떻게 침을 놓아야 되는가?」 기백(岐伯)이 답하기를, 「족소음(足少陰)이 위로는 혀에 연결이 되고 횡골(橫骨)에 연락하여 회염(會厭)에서 끝이 나니 두 번 그 혈맥(血脈)을 사(瀉)해야만 탁기(濁氣)가 물러가는 것이다. 회염(會厭)의 궐(厥)이 위로는 임맥(任脈)

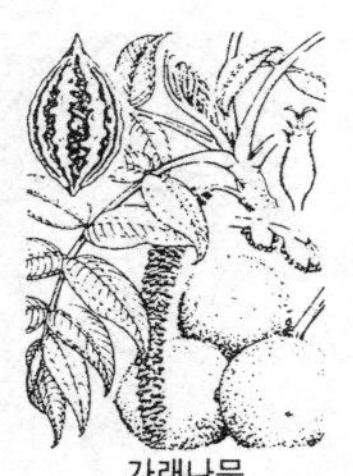
가래나무

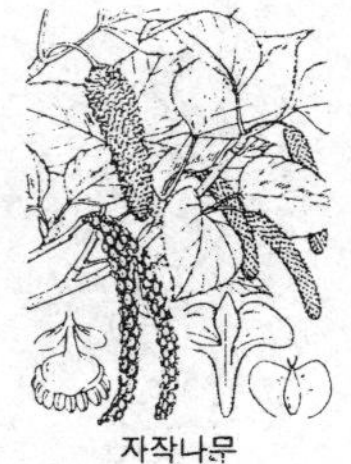
자작나무

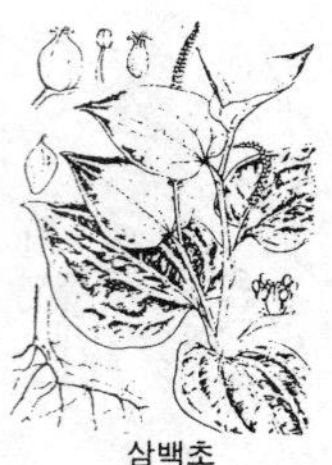
삼백초

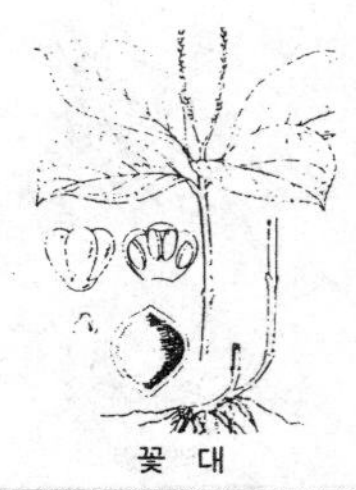
꽃 대

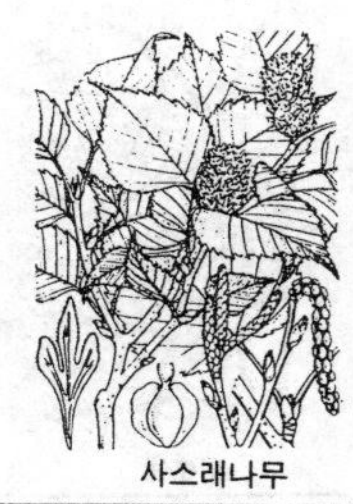
사스래나무

에 연락되어 있으니 천돌(天突)을 취하면 염(厭)이 일어난다.」〈靈樞〉

한 남자가 오랫동안 담수(痰嗽)로 앓던 중 갑자기 풍한(風寒)에 감염 되었는데 술과 고기를 먹고 나자, 드디어 궐기(厥氣)가 인후(咽喉)를 침범하여 벙어리가 되는 증세를 보였는데, 풍륭(豊隆) 2혈에 각각 3장의 뜸을 뜨고 조해(照海) 2혈에 각각 1장의 뜸을 뜨니 즉시 말을 하게 되었다.

그리고 황금(黃芩)을 군(君)으로 하여 강화(降火)를 하고 행인(杏仁)·진피(陳皮)·길경(桔梗)을 신(臣)으로 하여 사(邪)를 사출(瀉出)하고 가자(訶子)와 감초(甘草)로써 도우니 곧 나았다. 가자(訶子)는 역기(逆氣)를 설(泄)하고 감초(甘草)는 원기(元氣)를 온화하게 한다. 〈綱目〉

6. 음아(瘖瘂)에 2종(種)일 경우

음(瘖)이란 사(邪)가 음분(陰分)에 들어가면 생기는 것으로 1은 설음(舌瘖)이니 중풍(中風)에 혀를 잘 움직이지 못하는 것이고, 2는 후음(喉瘖)이니 기침이 심해서 말을 못하는 것이다. 설음(舌瘖)은 비록 혀를 잘 움직이지 못하여도 목구멍과 말소리는 평소와 같은 것이며, 후음(喉瘖)은 목이 쉬어서 말은 못해도 혀만은 자유로 움직이게 된다. 〈綱目〉

7. 성시(聲嘶)일 경우

오장(五臟)이 기침을 오랫동안 하면 목소리가 쉬는데 성시(聲嘶)란 것은 후(喉)가 파(破)한 것이지 인문(咽門)이 병든 것은 아니다. 〈得効〉

기침으로 인하여 목소리가 쉰 것은 혈허(血虛)하여 열을 받은 것이니 청대(青黛)·합분(蛤粉)을 꿀로 환을 지어 먹는다. 〈丹心〉

힘을 쓰고 벌벌 떨며 소리가 쉰 것은 기(氣)가 허(虛)하고 위(衛)가 심히 냉(冷)한 때문이니 목이 쉰 데는 시호승마탕(柴胡升麻湯)·윤폐환(潤肺丸)·밀지전(蜜脂煎)을 쓴다.

※ 시호승마탕(柴胡升麻湯)

효능: 상한 해수(傷寒咳嗽)·성시(聲嘶) 및 인통(咽痛)을 치료한다.

처방 시호(柴胡)·황금(黃芩)·반하(半夏)·승마(升麻)·건갈(乾葛)·지실(枳實)·길경(桔梗)·지모(知母)·패모(貝母)·현삼(玄蔘)·상백피(桑白皮)·감초(甘草) 각 7푼에 생강 3쪽을 넣어 물로 달여서 먹는다. 〈醫鑑〉

※ 윤폐환(潤肺丸)

효능: 구해 성시(久咳聲嘶)·언어 불능(言語不能)을 치료한다.

처방 가자피(訶子皮)·오배자(五倍子)·오미자(五味子)·편금(片芩)·감초(甘草)를 각각 등분하여 가루로 하고 앵두 크기의 환을 지어 매 1알을 녹여 삼킨다. 〈入門〉

※ 밀지전(蜜脂煎)

효능: 폭실음(暴失音)과 성시(聲嘶)를 치료하며 매일 먹으면 폐(肺)가 윤택해진다.

처방 저지(猪脂) 2근을 달여서 찌끼를 걸러내고 흰꿀 1근을 넣어 다시 달여서 사기 그릇에 담아 두면 고(膏)가 되니 수시로 1수저씩 먹는다. 〈入門〉

8. 신겁(腎怯)과 실음(失音)이 비슷할 경우

전중양(錢仲陽)에 이르기를, 토하고 설사하거나 중병을 앓은 뒤 비록 소리는 내도 말은 할 수 없으니 이것은 실음(失音)이 아니고 신겁(腎怯)이라고 말하는 것인데 위로 양(陽)에 접하지 못했기 때문이다. 보신지황원(補腎地黃元)〔처방은 허로(虛勞) 참조〕으로 주로 치료한다. 〈錢仲陽〉

9. 숨소리에 잡음이 섞일 경우

편히 눕지도 못하고 숨소리에 이상한 소리가 섞여 나오는 것은 양명(陽明)이 역(逆)해서 그렇게 된 것이다.

족삼양(足三陽)은 아래로 내려가야 하는데 이것이 역(逆)해서 위로 올라가기 때문에 숨소리가 이상하다. 양명(陽明)이란 즉 위맥(胃脈)인데 역(逆)해서 그 길을 밟지 못하면 눕지도 못하는 것이고, 기거(起居)는 늘 같아도 숨소리가 이상한 것은 폐(肺)의 낙맥(絡脈)이 역(逆)한 것이다. 낙맥병(絡脈病)은 그리 대단한 것은 아니므로 기거(起居)는 늘 같은데 숨소리만 이상한 것이다. 〈內經〉

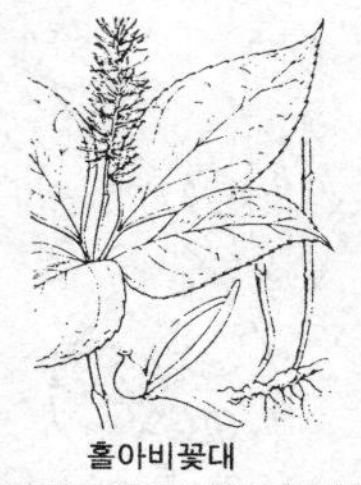
홀아비꽃대

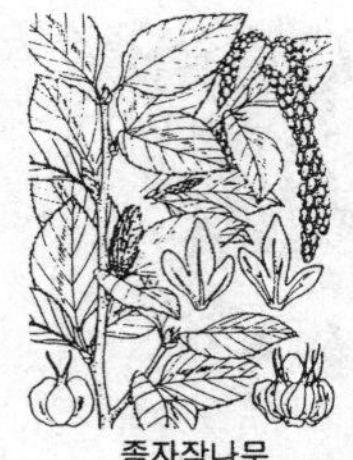
좀자작나무

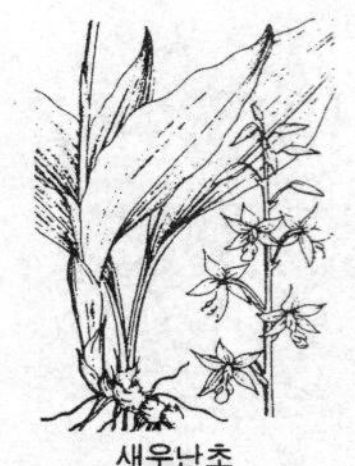
새우난초

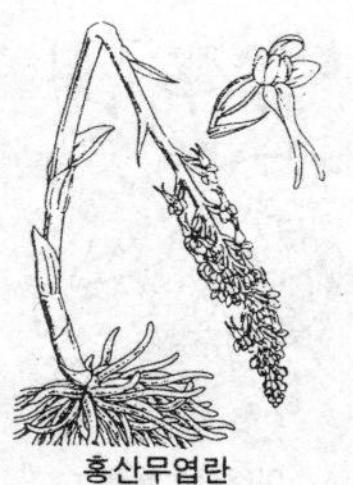
홍산무엽란

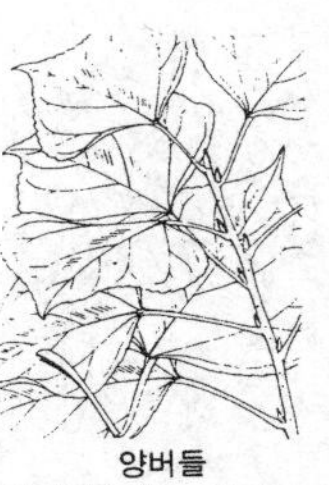
양버들

10. 난치증(難治症)일 경우

내상허손(內傷虛損)으로 인하여 목구멍에 창(瘡)이 나고 말을 못하는 증세는 치료가 어렵다. 〈入門〉

병자의 오장(五臟)이 이미 탈정(奪精)되고 신명(神明)이 자리를 지키지 않고 목이 쉬게 되면 치료가 어렵다. 〈扁鵲〉

병자의 음양(陰陽)이 끊어지고 목소리가 쉬어서 말을 못하면 치료가 어려운 것이다.

11. 상한(傷寒)의 호혹 성아(狐惑聲瘂)와 소아의 감리 성아(疳痢聲瘂)일 경우

이상은 각각 본문에 자세히 나와 있다.

12. 성음(聲音)을 통치(通治)할 경우

예사로 성음(聲音)이 맑지 않을 때는 가미고본환(加味固本丸)•가미상청환(加味上淸丸)•요량환(嘹喨丸)•발성산(發聲散)•가자산(訶子散)•가자청음탕(訶子淸音湯)•출성음방(出聲音方) 등을 쓰는 것이 아주 효과적이다.

※ 가미고본환(加味固本丸)

효능 : 남녀의 목소리가 맑지 못하거나 목이 쉰 것을 치료한다.

처방 생건지황(生乾地黃)•숙지황(熟地黃)•당귀(當歸)•황백밀구(黃柏蜜灸)•백복령(白茯苓) 각 1냥, 천문동염초(天門冬鹽炒)•맥문동염초(麥門冬鹽炒)•지모(知母)•가자(訶子)•아교주(阿膠珠) 각 5돈, 인삼(人蔘) 3돈, 오매(烏梅) 15개, 취육〔取肉 : 가루로 할 것〕•인유(人乳)•우유(牛乳)•이즙(梨汁) 각각 1주발을 가지런히 하고 가루를 꿀로 콩 크기의 환을 지어 가자탕(訶子湯) 또는 나복탕(蘿葍湯)으로 80~100알을 먹는다. 〈入門〉

※ 가미상청환(加味上淸丸)

효능 : 청성(淸聲)•윤폐(潤肺)•지해(止咳)•상기(爽氣)를 편안하게 한다.

처방 백사탕(白砂糖) 8냥, 박하엽(薄荷葉) 4냥, 시상(柿霜) 4냥, 현명분(玄明粉)•붕사(硼砂)•한수석(寒水石)•오매육(烏梅肉) 각 5돈, 편뇌(片腦) 5푼을 가루로 하여 감초풀로 달여서 고약처럼 만들어 가시연밥알맹이 크기로 환을 지어 매 1알을 다탕(茶湯)에 녹여 먹는다. 〈回春〉

※ 가자산(訶子散)

효능 : 기침이 심하여 소리가 안 나는 증세를 치료한다.

처방 가자피(訶子皮) 3돈 반생 반초(半生半炒), 길경(桔梗) 5돈 반생 반초(半生半炒), 감초(甘草) 2돈 반생 반초(半生半炒), 목통(木通) 3돈을 잘게 썰어서 2첩으로 지어 매 1첩을 물로 달여서 찌꺼기를 버리고 지황즙(地黃汁) 작은 1잔을 넣어 잠자기 전에 마신다. 〈丹心〉

※ 요량환(嘹喨丸)

효능 : 목이 쉬어서 오랫동안 소리도 내지 못하고 말을 못하는 것을 치료한다.

처방 향춘아즙(香椿芽汁) 4냥〔없으면 담향춘아말(淡香春芽末) 4냥 대용〕, 인유(人乳)•백밀(白蜜)•이즙(梨汁) 각 4냥을 가루로 하여 적절히 균등해서 중탕(重湯)에 끓인 백탕(白湯)에 수시로 먹는다. 〈回春〉

※ 발성산(發聲散)

효능 : 소리가 나지 않는 증세를 치료한다.

처방 황과루(黃瓜蔞) 1개를 썰어서 볶고 길경(桔梗) 7돈반 반생 반초(半生半炒), 백강잠초(白殭蠶炒) 5돈, 감초초(甘草炒) 2돈을 가루로 하여 매 3돈을 더운 술 또는 생강탕(生薑湯)에 타서 먹는다. 〈海藏〉

※ 청음산(淸音散)

효능 : 말 소리가 맑지 않은 것을 치료한다.

처방 위의 가자산(訶子散)에서 길경(桔梗)은 날것으로 하고, 목통(木通)은 반생 반초(半生半炒)하여 쓴다. 〈醫鑑〉

※ 가자청음탕(訶子淸音湯)

효능 : 모든 풍(風)으로 인하여 목이 쉬어서 말을 못할 때 치료한다.

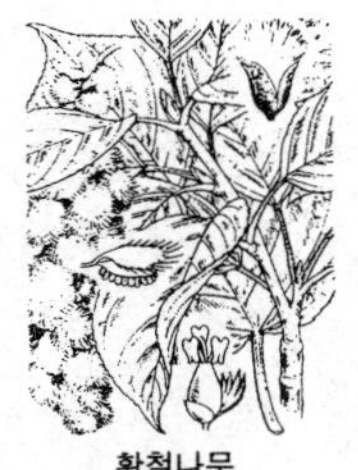
황철나무

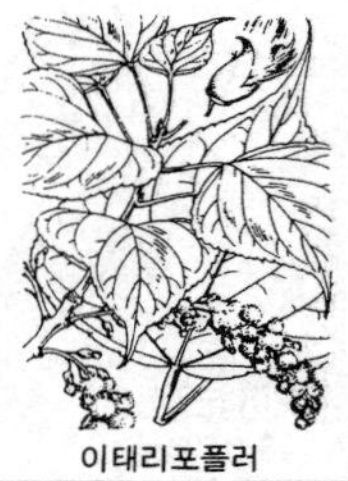
이태리포플러

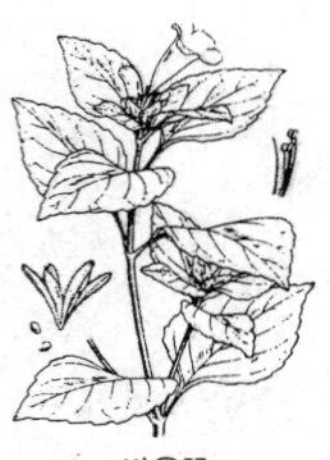
방울꽃

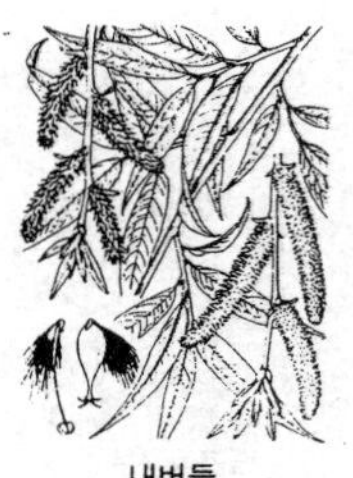
내버들

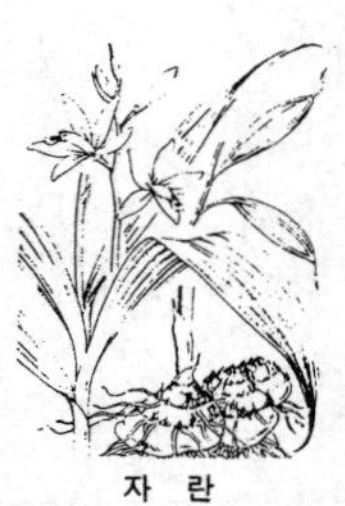
자 란

처방 가자(訶子) 49개의 씨를 빼고 반생 반포(半生半炮)한 것, 길경(桔梗) 1냥을 반생 반포(半生半炮)한 것, 감초(甘草) 2돈을 반생 반구(半生半炙)해서 거친 가루로 하여 매 7돈을 물로 달여서 찌꺼기를 버리고 사내아이 오줌 한 잔을 넣어 먹는데 3차례 먹으면 쾌히 낫는다. 〈醫鑑〉

[다른 처방]

건해수(乾咳嗽)로 인하여 소리를 내지 못하는 증세를 치료한다. 백출(白朮) 2돈, 인삼(人蔘)•귤홍(橘紅) 각 1돈반, 반하국(半夏麴) 1돈, 백복령(白茯苓)•상백피(桑白皮)•천문동(天門冬) 각 7푼, 감초(甘草)•청피(靑皮) 각 3푼, 오미자(五味子) 10알, 지모(知母)•지골피(地骨皮)•과루(瓜蔞)•인길경(仁桔梗) 각 5푼, 생강 3쪽을 넣어 물에 달여서 먹는다. 여름에는 황금(黃芩) 5푼을 가한 것과 사물탕(四物湯)에 동변(童便)•죽력(竹瀝)•강즙(薑汁)•초황백(炒黃柏)을 가한 두 가지 약을 주야로 번갈아 마시면 두 달 정도면 쾌유한다. 〈丹溪〉

단방(單方) (12종)

※ 석창포(石菖蒲)

목소리가 쉰 증세를 치료하니 달여서 먹거나 가루로 먹어도 나 좋다. 〈本草〉

※ 연복자(燕覆子)

오장(五臟)의 기(氣)가 끊어진 것을 잇고, 말소리의 기(氣)를 보충하니 항상 복용하면 좋다. 〈本草〉

※ 통초(通草)

목소리가 쉰 증세를 치료하니 달여서 복용하면 좋다. 〈本草〉

※ 행인(杏仁)

우유를 넣고 끓여 먹으면 소리와 기(氣)를 부드럽게 한다.

행인(杏仁) 1되(껍질을 벗긴 것)를 우유 1냥과 함께 달여서 꿀을 조금 넣고 오동 열매 크기의 환을 지어 미음에 15~20알을 먹는다. 〈本草〉

※ 계심(桂心)

추위로 인하여 목소리가 쉰 증세를 치료하니 가루로 하여 침에 섞어서 삼킨다. 목구멍이 가렵고 아프며 목이 쉬어 말을 못하는 데는 계심(桂心)•행인(杏仁) 각 1냥을 가루로 하여 꿀을 넣고 앵두 크기로 환을 지어 솜으로 싸고 침에 녹여서 빨아 삼킨다. 〈本草〉

※ 고죽엽(苦竹葉)

갑자기 목이 쉬어서 소리가 껄떡거리고 나오지 않는 증세를 치료하니 진하게 달여서 먹는다. 〈本草〉

※ 귤피(橘皮)

갑자기 목이 쉬어 소리를 못 내게 된 증세를 치료하니 진하게 달여 즙으로 자주 먹는다. 〈本草〉

※ 이(梨)

중풍(中風)으로 목이 쉬어서 말을 못하는 증세를 치료하니 생즙(生汁)을 내어 1일 2회 1홉씩 마신다. 〈本草〉

※ 건시(乾柿)

목소리를 부드럽게 하니 물에 담가서 매일 먹는다. 〈本草〉

※ 호마유(胡麻油)

말을 못하는 것을 주치(主治)하고 폐(肺)를 부드럽게 하니 죽력(竹瀝)•생강즙•동변(童便) 등에 타서 마시면 좋다.

※ 동자뇨(童子尿)

오랜 기침으로 목이 쉰 것을 강화(降火)시켜 준다. 사람의 오줌이 목소리를 부드럽게 하니 더웁게 해서 마신다. 〈綱目〉

※ 계자(鷄子)

많이 먹으면 소리가 좋아지니, 물에 끓여서 물과 함께 먹는다. 〈本草〉

※ 침구법(鍼灸法)

갑자기 목소리를 내지 못하는 증세에는 천돌(天突)을 택한다. 〈靈樞〉

궐기(厥氣)가 목구멍을 침범하여 말을 하지 못하는 증세는 조해(照海)를 택한다. 〈靈樞〉

목구멍이 마비되어 갑자기 말을 못하는 증세는 풍륭(豊

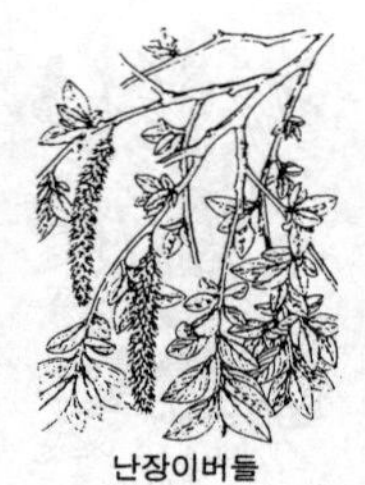
난장이버들

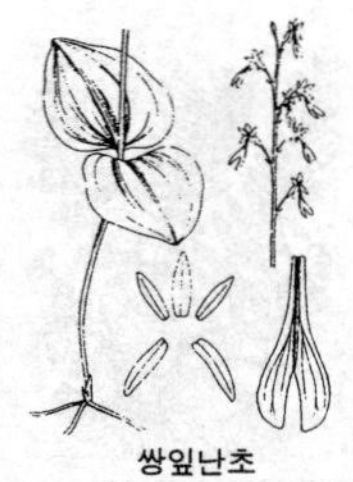
쌍잎난초

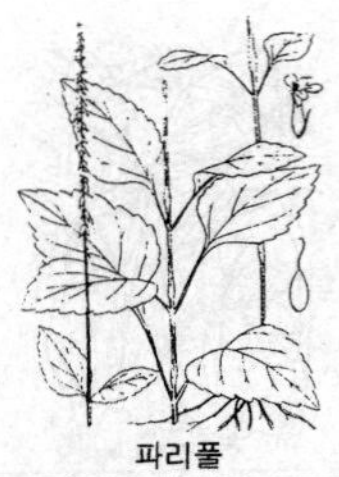
파리풀

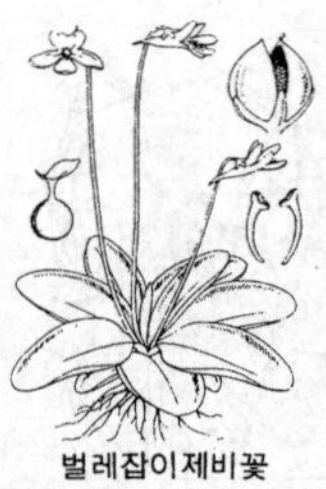
벌레잡이제비꽃

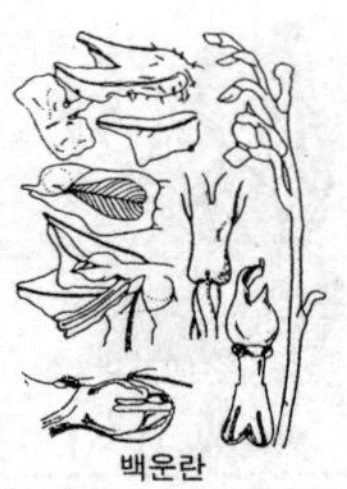
백운란

隆)을 택한다. 〈靈樞〉

갑자기 혀가 굳어 말을 못하는 증세, 숨이 차고 목구멍에서 가래가 나는 증세에는 부돌(扶突)과 염천(廉泉)을 택한다. 〈靈樞〉

갑자기 목이 쉰 증세는 신문(神門)과 용천(涌泉)을 택한다. 〈綱目〉

갑자기 혀가 굳어 말을 못하고 벙어리가 되는 증세에는 합곡(合谷)•양교(陽交)•통곡(通谷)•천정(天鼎)•기문(期門)•지구(支溝)•용천(涌泉)을 택한다. 〈甲乙經〉

八. 언어(言語)

1. 폐(肺)가 소리에 작용되어 언어로 될 경우

난경(難經)에 이르기를, 폐(肺)가 소리를 주관하니 간(肝)에 들어가면 부르짖음이 되고 심(心)에 들어가면 언어가 되며 비(脾)에 들어가면 노래가 되고 신(腎)에 들어가면 신음이 되며 자입(自入), 즉 폐(肺)에 들어가면 곡(哭)이 된다. 또한 폐사(肺邪)가 심(心)에 들어가면 헛소리와 망어(妄語)를 하게 된다. 〈難經〉

2. 언어의 섬망(譫妄)일 경우

스스로 말하는 것을 언(言)이라 하고 대답하는 것을 어(語)라 한다. 〈得効〉

헛소리란 것은 난어(亂語)•망어(妄語)를 말하는 것이니 평소에 당했던 일을 말하기도 하고, 눈을 빤히 뜨고 보지 않은 것을 말하기도 하며, 혼잣말을 하거나 잠꼬대로 중얼거리기도 하며, 앓기도 하고 심하면 미친 사람처럼 욕하고 꾸짖기도 하는 것을 모두 다 섬어(譫語)라고 하는데 이것은 흉열(胸熱)이 심(心)을 승(乘)해서 그러한 것이다. 〔한문(寒門)에 자세히 설명되어 있음〕

사기(邪氣)가 양명(陽明)에 들어가면 섬언(譫言)•망어(妄語)를 하는데 대부분 상한(傷寒)이 처음에는 피모(皮毛)로부터 들어가서 폐(肺) 속으로 좇아오는 증세이다.

폐(肺)는 소리를 주관하니 심(心)에 들어가면 말이 되는 것이니 눈을 감고서 스스로 말하고 또한 평소에 하던 일과 보았던 일들을 말하는 것이 즉 섬어(譫語)이다. 눈을 크게 뜨고 남과 함께해서 말을 하면서 평소에 없었던 일들을 말하는 것을 광언(狂言)이라고 한다. 〈東垣〉

섬어(譫語)는 말에 논리가 없는 것이니 사기(邪氣)가 이긴 것이다. 〈回春〉

옷을 헤치고 먹지도 않으며 언어에 선악도 가리지 않고 친소(親疎)를 가리지 않는 증세는 신명(神明)이 난(亂)한 것이니 즉 광질(狂疾)이다. 〈內經〉

슬퍼하고 울며 신음하고 언어가 섬망(譫妄)한 증세 등 여러 가지 증세가 있는데 모두 사수(邪祟)에 드는 것이다. 〈綱目〉

3. 말하지 못하는 증세일 경우

사(邪)가 음박(陰搏)에 들어가면 벙어리가 되는데 설음(舌瘖)과 후음(喉瘖)으로 구별된다. 〔성음부(聲音部)에 상세히 나와 있음〕 말하지 못하는 증상이 여러 종류가 있는데 혀가 굳어서 말을 못하는 증세, 신(神)이 혼미하여 말을 못하는 증세, 입이 다물려서 말하지 못하는 증세, 혀가 마비되어 어삽(語澁)한 증세 등이 있는데 그 중에 치담(治痰)과 치풍(治風)은 신(神)을 편히 하고 기(氣)를 기르는 등의 모든 치료법이 각각 다르다. 기혈(氣血)이 허손된 것과 신허(腎虛)한 것, 노인이 갑자기 말을 못하는 것은 십전대보탕(十全大補湯)〔처방은 허로(虛勞) 참조〕에 계(桂)는 빼고 창포(菖蒲)•원지(遠志)를 가해서 쓴다. 〈入門〉

4. 담(痰)이 막히고 혈(血)이 망(亡)하여 벙어리가 될 경우

족소음(足少陰)의 맥(脈)이 설본(舌本)에 껴있고 족태음(足太陰)의 맥(脈)이 설본(舌本)에 이어져 있으며 수소음(手少陰)의 별맥(別脈)도 설본(舌本)에 매여 있으므로 이 3맥이 허(虛)하면 담연(痰涎)이 그 허(虛)를 타고 맥(脈)의 길을 막아서 혀를 잘 움직이지 못하게 하고 또한 이 3맥이 망혈(亡血)하면 혀에 피의 영양(榮養)이 없어져서 벙어리가 된다.

내경(內經)에 이르기를, 「족소음(足少陰)의 맥(脈)을 찔러서 더욱 허(虛)하게 하고 출혈하면 혀가 말하지 못하는 것이라」 하였고 또한 「혀밑의 중맥(中脈)을 찔러서 출혈이 심하여 그치지 않으면 벙어리가 된다」 하였으니 급히 혈(血)을 보해야 한다. 그리고 3맥에 풍열(風熱)이 적중하면 설맥(舌脈)이 풀려서 벙어리가 되고, 풍한(風寒)이 들어가면 설맥(舌脈)이 오므라져서 벙어리가 되니 각각 그 증세에 따라 치료해야 된다. 〈丹溪〉

담색불어(痰塞不語)에는 도담탕(導痰湯)〔처방은 담문

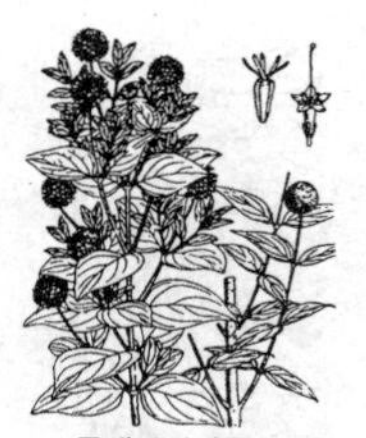
중대가리나무

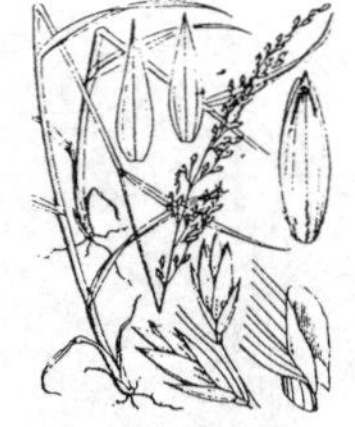
자주포아풀

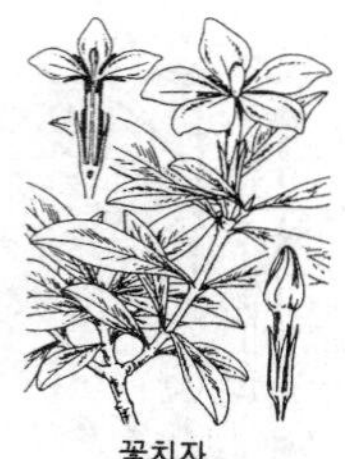
꽃치자

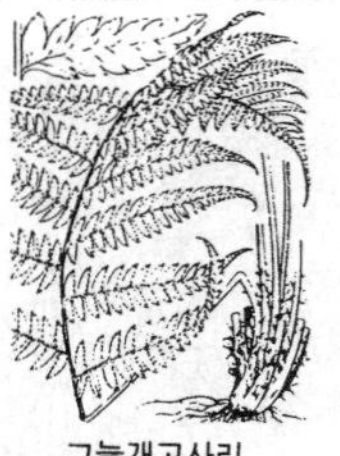
그늘개고사리

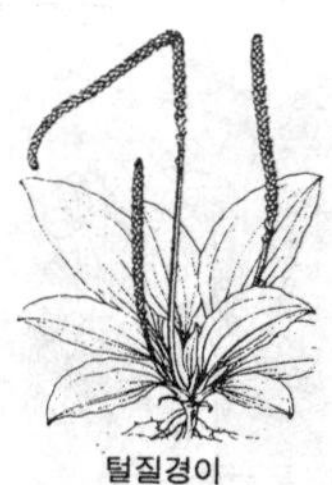
털질경이

(痰門) 참조]에 창포(菖蒲)·죽여(竹茹)·인삼(人蔘) 혹은 금련(芩連)을 가해 쓰고 망혈 불어(亡血不語)엔 사물탕(四物湯)〔처방은 허로문(虛勞門) 참조]에 인삼(人蔘)·백출(白朮)·진피(陳皮)·감초(甘草)·창포(菖蒲)·원지(遠志)를 가해서 쓴다. 〈入門〉

[다른 처방]

어떤 남자가 상한 발열(傷寒發熱)로 말미암아 문득 신(神)이 혼미해서 벙어리가 되고, 몸이 허(虛)하고 담(痰)이 있었는데 인삼(人蔘) 3돈, 황기(黃芪)·백출(白朮)·당귀(當歸)·진피(陳皮) 각 1돈을 달인 탕에 죽력(竹瀝)과 생강즙을 넣어 먹었더니 13일 만에 한 마디의 말을 하고, 반 달 만에 혀가 잘 움직여서 말을 하기 시작하였으며, 열이 내리고 완치되었다 하니 이것은 담색(痰塞)한 증세이다.

또 어떤 남자가 술을 과음해서 토혈(吐血)한 뒤에 말을 못하고 목이 말라서 물만 마시고 맥(脈)이 빨랐는데 당귀(當歸)·작약(芍藥)·천궁(川芎)·지황(地黃) 각 1돈, 백출(白朮)·인삼(人蔘) 각 2돈, 진피(陳皮) 1돈반, 감초(甘草) 5푼을 물에 달여서 복용하고 죽력(竹瀝)·동변(童便)·강즙(薑汁)을 넣어서 20여첩을 먹으니 말이 나왔다. 이것은 망혈음(亡血瘖)이라고 말하는 증세이다. 〈丹心〉

5. 맥법(脈法)일 경우

촌구맥(寸口脈)이 미(微)하고 삽(澁)한데 미(微)한 증세는 위기(衛氣)가 모자라는 것이며, 삽(澁)한 증세는 영기(榮氣)가 없는 것이니 위(衛)가 모자라면 숨이 짧아지고 얼굴이 거칠고, 혈(血)이 모자라면 얼굴이 그을리며 영위(榮衛)가 함께 허(虛)하여지면서 그릇된 말이 많아지는 것이다. 〈脈訣〉

심(心)의 맥박이 굳어지고 길어지면 반드시 통증이 생기고 혀가 말려서 말을 못한다. 〈內經〉

심맥(心脈)이 깔깔함이 심하면 벙어리가 되고, 수소음(手少陰)의 별맥(別脈)을 통리(通里)라고 하는데 별도로 위로 올라가 마음속에 들어가서 설본(舌本)에 매였으니 허(虛)하면 벙어리가 된다. 〈靈樞〉

6. 언어가 분명하지 못할 경우

언어가 중복 되고 목소리가 똑똑하지 못하니 정(鄭)·위(衛)의 부정한 소리(淫聲)와 같은 증상이다. 〔한문(寒門)에 자세한 설명이 있음〕〈入門〉

정성(鄭聲)이란 증세는 말이 접속되지 않는 것이니 기(氣)가 탈(脫)한 증세이다. 〈回春〉

말이 무거운 증세는 소리가 떨리며 힘이 없어서 말이 서로 접속이 되질 않아 목구멍 속에서 소리가 나게 되는 것이므로 큰 병을 앓은 뒤에 흔하게 있는 일이다. 〈內經〉

7. 언어가 가늘 경우

말소리가 가늘고 하루 종일 말한 것을 다시 되풀이하는 증세는 탈기(奪氣)된 것으로 보아야 한다. 〈內經〉

젖가슴이 기(氣)의 해(海)가 되는데 모자라면 기력(氣力)이 적고 말을 많이 못한다. 〈靈樞〉

진기(眞氣)가 허약하고 맥(脈)이 가늘며 말이 느린 증세에는 인삼황기탕(人蔘黃芪湯)·익기환(益氣丸)을 쓴다. 〈易老〉

8. 부르짖음일 경우

간(肝)이 소리에 있어서 부르짖음이 된다. 〈內經〉

조갑(爪甲)이 푸르고 꾸짖지 않을 수 없는 것은 담기(膽氣)가 끊어진 증세이니 꾸짖는다는 것은 노성(怒聲)이며, 광병(狂病)은 여기에 속하지 않는다. 〈千金方〉

손톱·발톱이 푸르고 호매(呼罵)하는 증세에는 힘줄이 끊어지는 경우가 많게 되니 이런 때에는 결국 9일을 넘기기가 어렵게 되는 것이다. 〈脈經〉

9. 웃음이 될 경우

심기(心氣)가 허(虛)하면 슬퍼하고 실(實)하면 웃음을 그치지 않는다. 〈靈樞〉

심(心)이 신(神)을 간직하니 남아 있으면 웃음을 금치 못하고 모자라면 슬퍼한다. 〈內經〉

심(心)의 외증(外症)은 안색이 붉고 입이 마르며 잘 웃는다. 〈難經〉

심(心)이 성(聲)에 있어서 웃음과 기쁨이 되니 심화(心火)에 속한다. 〈內經〉

심(心)이 실(實)하면 웃으면서 기뻐한다. 〈皇甫士安〉

희(喜)는 심화(心火)의 지(志)가 되는 것이니 기쁨이 극하여 웃는 일은 마치 바짝바짝 타는 것이 심하면 울면서 웃는 것과 같은 형상이다. 그러므로 웃음의 병은 심화(心火)가 왕성하기 때문에 일어난다. 〈河間〉

※ 치료법

어떤 부인이 웃음병에 걸려서 6개월이 넘도록 온갖 치료에도 효과가 없었는 데 대인(戴人)이 이르기를, 「이 병

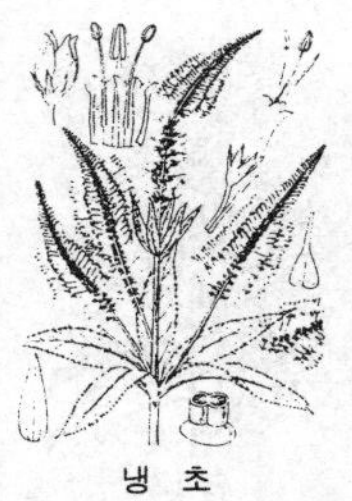
냉 초

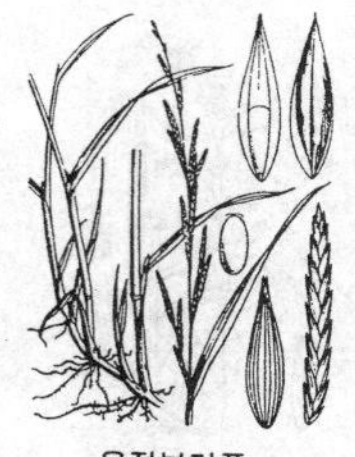
육절보리풀

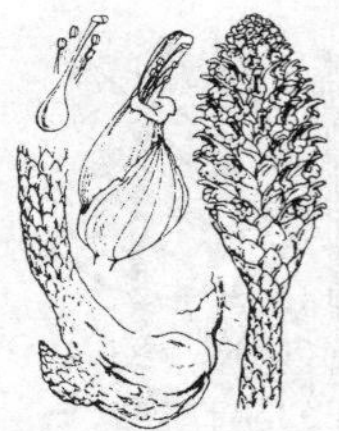
오리나무더부살이

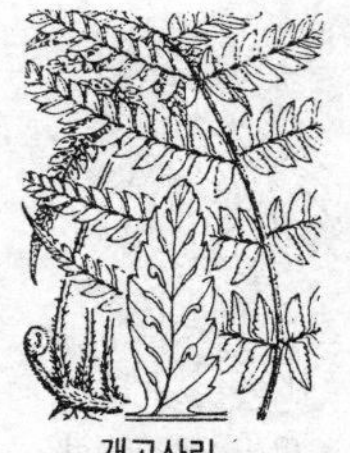
개고사리

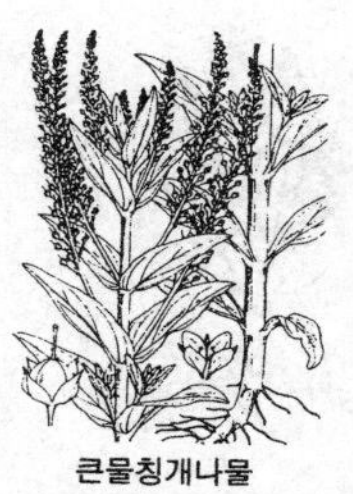
큰물칭개나물

은 치료가 아주 쉬운 것이다.」라고 자신을 한 다음 소금의 덩어리 2냥쯤을 불에 발갛게 달구어서 식은 뒤에 잘게 갈은 것을 강물 한 사발과 같이 달여서 3차례로 나누어 복용하게 하고, 비녀로 목구멍을 더듬어 열담(熱痰) 4~5되를 토하게 한 뒤에 황련해독탕(黃連解毒湯)을 연이어 복용하게 했더니 몇일이 안 되어서 완치되었다.

신(神)이 유여(有餘)하면 웃음을 쉬지 않으니 신(神)이란 것은 심화(心火)이며 화(火)가 풍(風)을 얻으면 타오르므로 웃음이 된다.

오행(五行) 가운데 오직 화(火)가 소(笑)로 되니 한 노인이 웃음을 그치지 못하고 입으로 침을 흘리는데 황련해독탕(黃連解毒湯)〔처방은 견한문(見寒門) 참조〕에 반하(半夏)•죽엽(竹葉)•죽력(竹瀝)•강즙(薑汁)을 더하여 쓰니 웃음이 곧 그쳤다. 〈子和〉

10. 노래가 될 경우

비(脾)가 소리에 작용해서 노래가 된다. 〈內經〉

족양명(足陽明)의 병이 심하면 위로 올라가서 노래가 된다. 〈靈樞〉

전광(巓狂)과 사수(邪祟)의 병이 모두 노래도 하고 울기도 한다. 〈綱目〉

비(脾)가 음악을 좋아하니 그것이 비(脾)의 성(性)인 것이다. 〈延壽〉

11. 울음이 될 경우

폐(肺)가 소리에 작용해서 울음이 되니 울음이란 것은 폐(肺)의 본성(本聲)이다. 〈內經〉

폐(肺)의 외부 증세는 얼굴빛이 희고 재채기가 잦으며, 슬픔과 근심이 많고 즐거움이 없으며, 울기를 잘하고 부인의 장(臟)이 마르면 비상(悲傷)하여 울고 싶어 한다. 〔부인문(婦人病)에 자세히 나와 있음〕〈難經〉

12. 앓는 소리(呻吟)할 경우

신(腎)이 소리에 작용하여 신(呻)이 된다. 〈內經〉

신음(呻吟)이란 곤(困)한 것이 중(重)하여 밖으로 나타난 것이다. 〈脈訣〉

신병(腎病)에 신음(呻吟)을 좋아하니 신음(呻吟)은 앓는 소리이다. 〈入門〉

13. 기지개를 할 경우

신(腎)이 기지개가 된다. 〈內經〉

신병(腎病)은 얼굴빛이 검고 잘 두려워하며 기지개를 자주 켠다. 〈難經〉

기지개는 위기(衛氣)가 낮에는 양(陽)에 돌아다니고 밤에는 음(陰)에 돌아다니니 음(陰)은 밤을 주관하므로 밤이 되면 눕고 양(陽)은 낮을 주관하여 낮이 되면 깨어 있으며, 양(陽)은 오르는 것을 주관하고 음(陰)은 내리는 것을 주관하므로 음기(陰氣)가 밑에 쌓였는데 양기(陽氣)가 다하지 않으면 양은 오르고 음(陰)은 내려가는데 음(陰)•양(陽)이 서로 끄는 까닭에 기지개를 자주 한다.

족양명(足陽明)의 맥(脈)이 병들면 기지개를 자주 한다. 〈靈樞〉

학질(瘧疾)이 시작될 때 기지개를 자주하며 2양(二陽 : 胃)과 일음(一陰 : 心包)이 발병하면 한숨을 쉬고 기지개를 한다.

주(註)에 말하기를, 기가 위(胃)에서 울(鬱)하는 까닭에 기지개를 하는 것이다. 〈內經〉

기(氣)가 결핍되면 기지개 하여 몸을 흠신(欠伸)한다. 〈入門〉

14. 재채기를 할 경우

재채기란 것은 태양(太陽)의 기(氣), 양기(陽氣)가 온화하고 이롭게 하여 심(心)에 차서 코로 나오는 것이다. 〈靈樞〉

폐(肺)의 외부 증세는 얼굴빛이 희고 재채기를 자주 한다. 〈難經〉

재채기는 콧속이 가렵고 기(氣)가 솟아나와 소리를 내는 것이며, 코가 폐(肺)의 구멍이 되고 가려움은 화(火) 때문인 것이니 그렇게 되면 재채기는 화(火)가 금(金)을 편승(便乘)해서 나오는 것이다. 〈河間〉

주리(腠理)가 성글면 재채기를 자주 한다. 〈綱目〉

기지개는 기핍(忌乏) 때문에 하는 것이고, 재채기는 기(氣)가 통하기 때문에 나는 것이다. 〈綱目〉

15. 트림할 경우

재채기와 더불어 포기(飽氣)를 토해내는 것이다. 〔내상문(內傷門)에 상세히 나타나 있음〕

16. 한숨 쉴 경우

황제(黃帝)가 묻기를, 「한숨은 무슨 기(氣)가 그렇게 만드는 것인가?」 기백(岐柏)이 답하기를, 한숨이란 것은 사람이 우수(憂愁)하면 심계(心系)가 급하고, 기도(氣

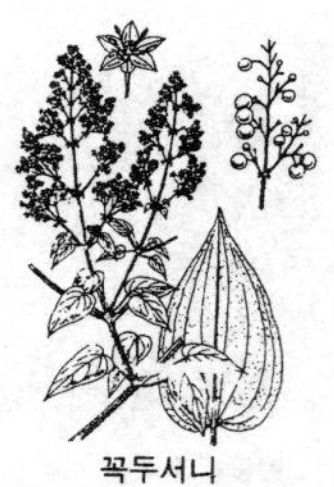
꼭두서니

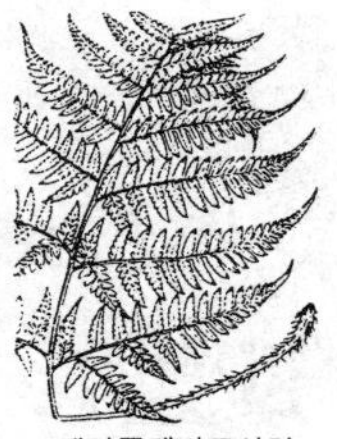
애기족제비고사리

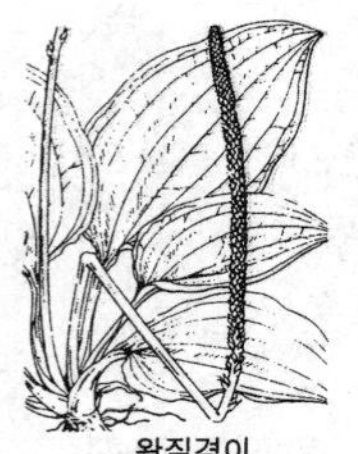
왕질경이

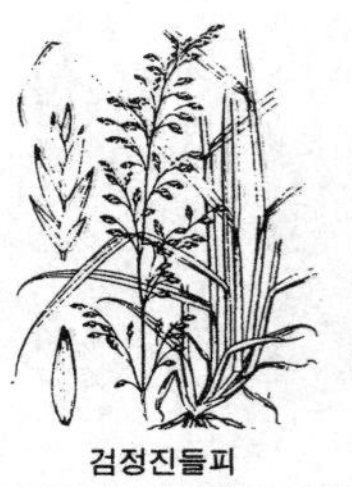
검정진들피

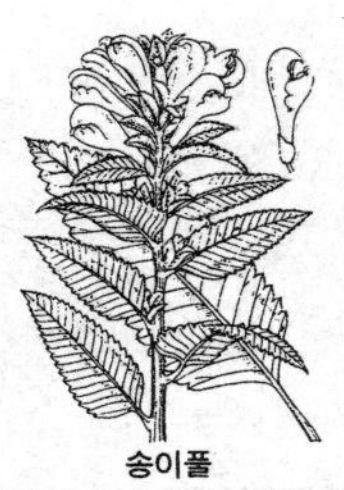
송이풀

道)가 약하고 불리하기 때문에 한숨을 쉬게 된다. 〈靈樞〉

담병(膽病)에 한숨을 자주 쉬며, 족소양(足少陽)의 맥(脈)이 병들면 입이 쓰고 한숨이 나온다. 〈靈樞〉

17. 대경(大驚)해서 말을 못할 경우

대경(大驚)한 기(氣)가 심(心)에 들어가면 혈(血)이 무력하여 담(痰)이 심규(心竅)를 메우기 때문에 벙어리가 되니 밀타승산(密陀僧散)·원지환(遠志丸)·복신산(茯神散)을 쓴다. 〈直指〉

※ 밀타승산(密陀僧散)

효능 : 경기(驚氣)가 심(心)에 들어가면 벙어리가 되어 말을 못하는 증세를 치료한다.

처방 밀타승(密陀僧)을 곱게 가루로 하여 매 1돈씩 맑은 차에 마신다. 또 다른 처방은 더운 술에 마시고, 열이 있으면 사향탕(麝香湯)에 복용하라고 하였다. 옛날에 어떤 사람이 호랑이와 뱀에게 놀라서 벙어리가 되었는데 이 약을 먹고 나았다는 말이 전해지고 있다. 〈虞世〉

※ 원지환(遠志丸)

효능 : 놀람으로 인하여 언어가 전착(顚錯)한 증세를 치료한다.

처방 원지강제(遠志薑製)·남성우담제(南星牛膽製)·인삼(人蔘)·백부자(白附子)·백복신(白茯神)·산조인초(酸棗仁炒) 각 5돈, 주사(朱砂) 3돈 수비(水飛), 사향(麝香) 1돈, 금박(金箔) 5쪽을 가루로 하여 꿀로 오동열매 크기의 환을 지어 주사(朱砂)로 겉을 입혀서 박하탕(薄荷湯)으로 매회 30알을 하루에 두 번 먹는다. 〈本事〉

※ 복신산(茯神散)

효능 : 놀람으로 인하여 언어가 전착(顚錯)한 증세를 치료한다.

처방 복신(茯神)·생건지황(生乾地黃)·백작약(白芍藥)·천궁(川芎)·당귀(當歸)·길경(桔梗)·백복령(白茯苓)·원지강제(遠志薑製)를 가루로 하여 매 2돈을 물 2잔, 등심(燈心) 1돈, 대추 2개를 같이 7푼이 되도록 달여서 복용한다. 한 부인이 난리(亂離)를 만나 경질(驚疾)을 얻었는데 이 약과 원지환(遠志丸)을 먹고 나았다 한다. 〈本事〉

18. 중풍(中風)으로 말하지 못할 경우

풍문(風門)에 보면 자세히 설명되어 있다.

19. 말이 삽(澁)하여 풍(風)이 될 경우

풍문(風門)에 보면 자세히 설명되어 있다.

20. 부인이 산전(產前)과 산후(產後)에 말하지 못할 경우

부인문(婦人門)에 보면 자세히 설명되어 있다.

21. 소아(小兒)가 말을 늦게 할 경우

소아문(小兒門)에 자세히 설명되어 있다.

22. 언어에 있어서 주의를 할 경우

언어를 적게 하여 내기(內氣)를 기른다. 〈七禁文〉

말이 많으면 기침이 되기 쉽고 또는 목소리가 쉴 경우가 있다. 〈脈訣〉

말하고 소리내어 글을 읽거나 할 때 항상 소리가 기해(氣海)에 있다는 것을 생각하고 해가 지면 말하는 것과 글을 소리내어 읽는 것을 삼가며 편안하게 아침을 기다리는 것이 좋다. 〈得効〉

밥먹을 때 말하지 않는 것이 좋으며 말하면서 밥먹는 습관이 있으면 흉배통(胸背痛)이 생긴다. 옛 어른들의 식불어침불언(食不語寢不言)이란 말은 이를 두고 한 말이다. 〈得効〉

누워서 크게 말을 하면 기력을 손상하고 또한 잠잘 때에 웃으면서 하는 말은 피한다. 그것은 오장(五臟)이 종(鍾)이나 경(磬)과 같아서 달아 매지 않고는 두드리지 말아야 옳은 것이다. 〈得効〉

걸음을 걸을 때도 말을 안하는 것이 좋고, 말할 일이 있으면 일단 걸음을 멈추고 말하는 것이 좋으며, 걸으면서 말을 하면 기력을 손상시킨다. 〈得効〉

23. 불치증(不治症)일 경우

환자가 옷깃을 어루만지고 헛소리를 하는 증세는 치료가 어렵다. 〈華陀〉

환자가 음양(陰陽)이 구절(俱絶)하고 옷을 끌어올리고 허공을 더듬으며 망언(妄言)하는 것은 치료가 어렵다. 〈華佗〉

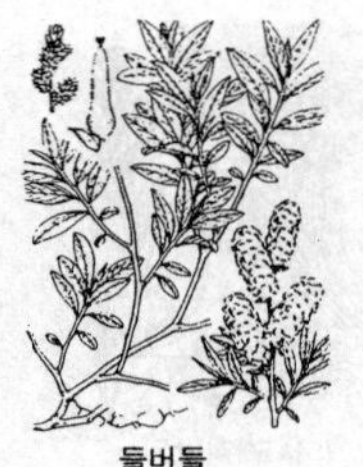
들버들

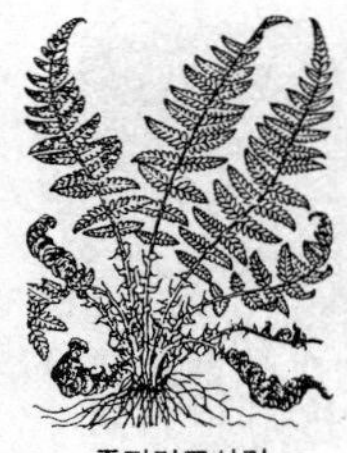
주저리고사리

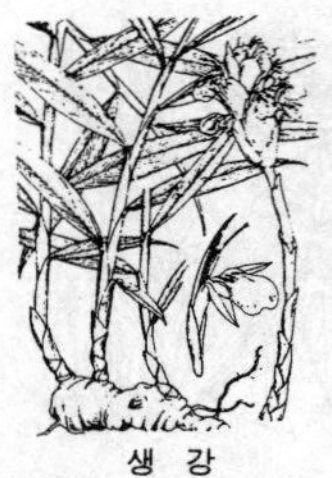
생 강

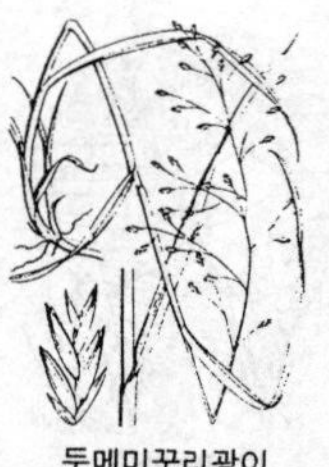
두메미꾸리광이

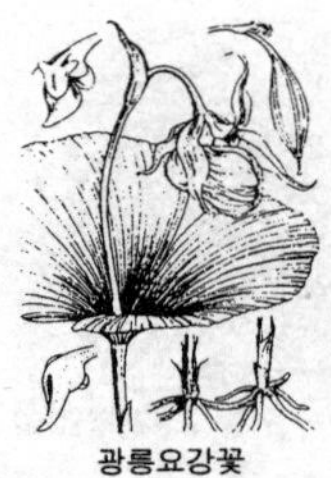
광릉요강꽃

환자가 망어 착란(妄語錯亂)하고 또 말도 하지 못하는 증세는 치료가 어렵다. 열병(熱病)과 미친 증세는 이 예에 속하지 않는다. 〈醫鑑〉

※ 침구법(鍼灸法)

말을 못하고 벙어리가 된 데는 합곡(合谷)•용천(涌泉)•양교(陽交)•통곡(通谷)•천정(天鼎)•기문(期門)•지구(支溝)를 택한다. (甲乙經)

족태음(足太陰)의 맥(脈)이 병들고 설본(舌本)이 강해서 말을 못하고 또 수소음(手少陰)의 별맥(別脈)을 통리(通里)라고 하는데 이것이 허(虛)하면 말을 못하니 이 혈(穴)을 택한다. 〈靈樞〉

혀가 느려서 말을 못하는 데는 아문(瘂門)을 택하고, 설하(舌下)에 종(腫)이 나서 말을 못하는 데는 염천(廉泉)을 택한다. 〈資生〉

九. 진액(津液)

1. 체내(體內)의 진액(津液)일 경우

주리(腠理)가 발설(發泄)하면 땀이 나서 끈끈하니 이것을 진(津)이라 하고 진(津)이 나와 버리면 주리(腠理)가 열리고 땀이 많이 흐른다. 〈靈樞〉

수곡(水穀)이 체내(體內)에 들어가서 기(氣)가 가득차면 진한 액(液)이 뼈에 들어가고 뼈는 굴신(屈伸)에 속하니 진택(津澤)을 끌어들여서 뇌수(腦髓)를 보익(補益)해 주고 피부를 윤택하게 하는 것을 액(液)이라고 한다. 액(液)이 나와 버리면 뼈를 구부리고 펴는 것이 불편하며, 피부색이 마르고 뇌수(腦髓)가 소모되며, 정강이가 아프고 귀가 자주 울린다. 〈資生〉

수곡(水穀)이 입으로 들어가서 장위(腸胃)에 들어오면 그 액(液)이 5가지로 나누어지는데 날이 차고 옷이 엷으면 오줌과 기(氣)가 되며, 날이 따뜻하고 옷이 두터우면 땀이 되고, 비애(悲哀)의 기(氣)가 어울리면 눈물이 되며, 속이 더웁고 위(胃)가 늦추어지면 잠이 되고, 사기(邪氣)가 안에서 역(逆)하면 기(氣)가 막히고 움직이지 않아서 수창증(水脹症)이 생긴다. 〈資生〉

주리(腠理)가 발설(發泄)하여 땀이 진(溱 : 성한 모양)한 것을 진(津)이라 하고 진(津)이 피부의 구멍에 어려 붙어서 움직이지 않는 것을 액(液)이라 한다. 〈內經註〉

대장(大腸)은 진(津)을 주관하고 소장(小腸)은 액(液)을 주관하는데 대장(大腸)•소장(小腸)이 함께 위(胃)의 영기(榮氣)를 받아서 곧 진액(津液)을 상초(上焦)에 보내고 피모(皮毛)에 관개(灌漑)하여 주리(腠理)를 충실하게 하여 주니 만약 음식을 조절하지 않고 위기(胃氣)가 모자라면 대장(大腸)•소장(小腸)이 받아들일 곳이 없기 때문에 진액(津液)이 말라서 없어진다. 〈東垣〉

2. 신(腎)이 액(液)을 주관할 경우

신(腎)이 오액(五液)을 주관해서 오장(五臟)을 분화시키므로 간(肝)에 들어가게 되면 눈물이 되고, 심(心)에 들어가게 되면 땀이 되며, 비(脾)에 들어가게 되면 연(涎)이 되고, 폐(肺)에 들어가면 체(涕)가 되며, 자입(自入)하면 타(唾)가 된다. 〈難經〉

오장(五臟)이 액(液)으로 화(化)하니 심(心)은 땀이 되고, 폐(肺)는 체(涕)가 되며, 간(肝)은 누(淚)가 되고, 비(脾)는 연(涎)이 되며, 신(腎)은 타(唾)가 되는 것을 보통 일컬을 때 오액(五液)이라 한다. 〈靈樞〉

3. 맥법(脈法)일 경우

척(尺)이 삽(澁)하고 맥(脈)이 활(滑)하면 땀이 많아진다. 주(註)에 이르기를, 「척부(尺膚)가 삽(澁)하고 척맥(尺脈)이 활(滑)함을 말하는 것이니 이것은 땀이 많이 흘러서 피가 마르고 진(津)이 탈손(脫損)하는 것이다. 맥(脈)이 크면서 허(虛)하고, 부(浮)하고 유(濡)하면 땀이 많다.」〈正傳〉

한맥(汗脈)은 부허(浮虛)하고 또는 삽(澁)하며 또는 유(濡)하고 연(軟)하며 흩어지고 크게 번지니 갈증이 심해져서 걷잡을 수 없이 마시게 된다. 〈脈訣〉

남자의 보통 맥(脈)이 허약하고 가늘어지면 식은땀이 잘 나온다. 〈脈訣〉

간맥(肝脈)이 부허(浮虛)하고 혹은 유(濡)하고 혹은 삽(澁)하면서 저절로 땀이 나는 증세는 촌(寸)에 있고 식은땀이 흐르는 증세는 척(尺)에 있다. 〈回春〉

촌구맥(寸口脈)이 가늘고 척맥(尺脈)이 급하면 허손(虛損)하고 땀이 많이 나며, 음기(陰氣)가 항상 끊어져 있고 양기(陽氣)가 보이지 않는다. 〈仲經〉

상한(傷寒)에 맥(脈)이 부(浮)하고 더디며 얼굴에 열이 나고 붉고 떨리면 당연히 땀을 내어 풀어 주어야 하며 맥(脈)이 더디기만 한 것은 양기(陽氣)가 없는 것이니 땀을 내면 몸이 반드시 가렵다. 〈丹溪〉

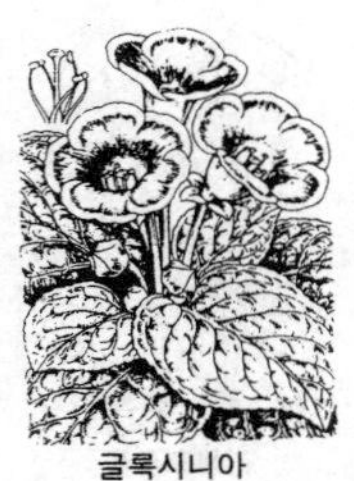
글록시니아

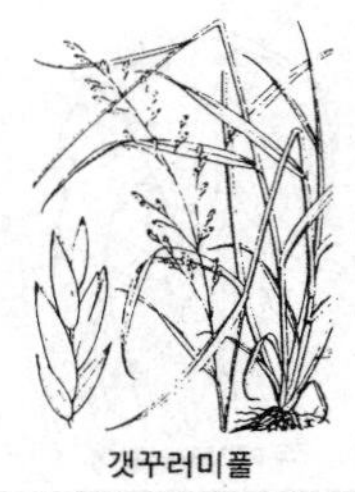
갯꾸러미풀

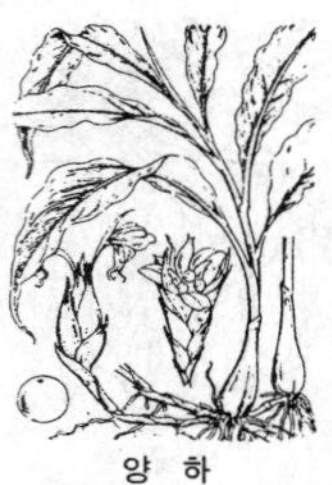
양 하

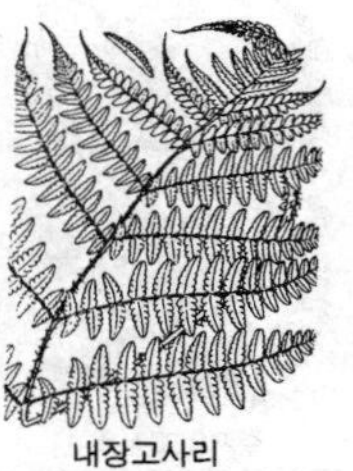
내장고사리

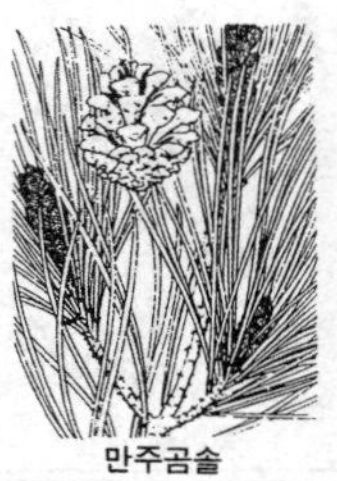
만주곰솔

4. 땀이 습열(濕熱)로 인하여 될 경우

심(心)이 땀을 만든다. 〈內經〉

양(陽)이 음(陰)에 더하면 땀이 된다. 주(註)에 이르기를, 「양기(陽氣)가 위로 치받으면 음(陰)이 그것을 응고시키고 훈증(熏蒸)하므로 땀이 된다. 또 양기(陽氣)가 땀이 되는 일은 천지의 비와 같은 것이다.」〈內經〉

신사(腎邪)가 심(心)에 들어가면 땀이 된다.

땀은 심(心)의 액(液)이니 심(心)이 움직이면 땀이 난다. 〈醫鑑〉

심(心)은 군화(君火)가 되고 비(脾)는 토(土)에 속하니 이것은 습(濕)과 열(熱)이 서로 맞닿으면 땀이 되는 것이다. 시루 속의 소주(燒酒)가 탕화(湯火)의 훈증(熏蒸)이 없으면 한액(汗液)이 되지 않는 것과 그 이치가 같다. 〈正傳〉

배불리 먹을 때는 땀이 위(胃)에서 나고, 놀라서 정기(精氣)를 빼앗기면 땀이 심장(心臟)에서 나며, 무거운 짐을 지고 멀리 갈 때는 땀이 신장(腎臟)에서 나고, 놀라서 달아날 때는 땀이 간(肝)에서 나고, 몸을 흔들면서 힘든 일을 하면 땀이 비(脾)에서 난다. 〈內經〉

위기(衛氣)가 허(虛)하면 땀이 많고 영혈(榮血)이 허(虛)하면 땀이 나지 않는다. 〈綱目〉

풍병(風病)에 땀이 많은 증세는 바람이 기(氣)를 흩뜨리기 때문이다. 〔풍문(風門)에 상세히 나와 있음〕

담증(痰症)에 땀이 있으면 머리가 어지러우면서 구역질을 하니 궁하탕(芎夏湯)〔처방은 담음문(痰飮門) 참조〕을 쓰고, 화기(火氣)가 상증(上蒸)하면 위(胃) 속의 습기가 또한 땀이 되니 양격산(涼膈散)〔처방은 화문(火門) 참조〕을 쓴다. 〈丹溪〉

5. 수시로 땀이 날 경우

정전(正傳)에 이르기를, 자한(自汗)이란 것은 아무 때나 축축하게 땀이 흐르고 움직이면 더욱 심하며, 양허(陽虛)에 속하고 위기(胃氣)가 맡은 것이니 치법(治法)은 보양(補陽)·조위(調胃)해야 한다. 〈正傳〉

위기(衛氣)가 주리(腠理)를 살찌우고 합벽(闔闢)을 맡았으니 위기(衛氣)가 허(虛)하면 주리(腠理)가 소활(疎濶)하고 개합(開闔)의 주사(主司)가 없어서 땀이 많다. 〈靈樞〉

땀이 한편으로 치우쳐 나면 신체도 편고(偏枯)한다. 〈內經〉

땀이 많고 몸이 연약한 증세는 습기 때문이다. 심(心)은 열(熱)을 주관하고 비(脾)는 습(濕)을 주관하는데 습(濕)·열(熱)이 서로 맞닿으면 마치 땅의 증기(蒸氣)가 구름·비·안개·이슬이 되는 것과 같은 것이니 조위탕(調衛湯)·옥병풍산(玉屛風散)을 쓰고, 위열(胃熱)이 있으면 이감탕(二甘湯)을 쓴다. 〈入門〉

자한(自汗)은 기허(氣虛)·습(濕)·담(痰)에 속하는데 기허(氣虛)에는 인삼(人蔘)과 황기(黃芪)에 계지(桂枝)를 조금 더하며, 진양(眞陽)이 허(虛)하면 부자(附子)를 조금 더하고 동변(童便)에 달인다. 〈丹溪〉

내상(內傷) 및 모든 허손증(虛損症)에 자한(自汗)이 멎지 않는 증세는 모두 보중익기탕(補中益氣湯)〔처방은 내상(內傷) 참조〕에 부자(附子)·마황근(麻黃根)·부소맥(浮小麥)을 조금 가해 쓰면 신효하다. 단 승(升)·시(柴)를 밀수초제(蜜水炒製)해야만 그의 승발용한(昇發勇悍)의 성(性)을 죽이고 또한 삼(蔘)·기등약(芪等藥)을 끌어서 기표(肌表)까지 이르게 한다. 〈東垣〉

중경(仲景)의 계지탕(桂枝湯)은 외감(外感)·풍사(風邪)·자한(自汗)을 치료하는 성약(聖藥)이고, 황기건중탕(黃芪建中湯)은 외감 기허(外感氣虛)와 자한(自汗)의 신약(神藥)이며, 보중익기탕(補中益氣湯)은 내상 기허(內傷氣虛)와 자한(自汗)의 묘약이다. 〈東垣〉

상한(傷寒)의 자한(自汗)에는 아홉 가지 증세가 있다. 〔한문(寒門)에 상세히 기록되어 있음〕

자한(自汗)에 황기탕(黃芪湯)·황기육일탕(黃芪六一湯)〔처방은 옹달문(癰疽門) 참조〕·삼귀요자(蔘歸要子)·모려산(牡蠣散)·소건중탕(小建中湯)〔처방은 허로문(虛勞門) 참조〕·삼기탕(蔘芪湯)·쌍화탕(雙和湯)〔처방은 허로문(虛勞門) 참조〕·계부탕(桂附湯)·출령탕(朮苓湯)·진액단(鎭液丹)·삼부탕(蔘附湯)·기부탕(芪附湯) 등을 같이 쓴다.

※ 조위탕(調衛湯)

효능: 습기가 승(勝)하여 자한(自汗)하는 증세를 치료한다.

처방 마황근(麻黃根)·황기(黃芪) 각 1돈, 강활(羌活) 7푼, 생감초(生甘草)·당귀미(當歸尾)·생황금(生黃芩)·반하(半夏) 각 5푼, 맥문동(麥門冬)·생지황(生地黃) 각 3푼, 저령(猪苓) 2푼, 소목(蘇木)·홍화(紅花) 각 1푼, 오미자(五味子) 7알을 물에 달여서 먹는다. 〈東垣〉

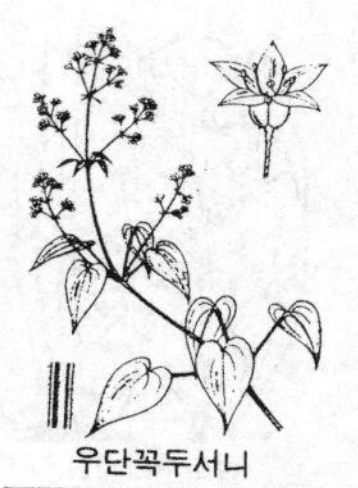
우단꼭두서니

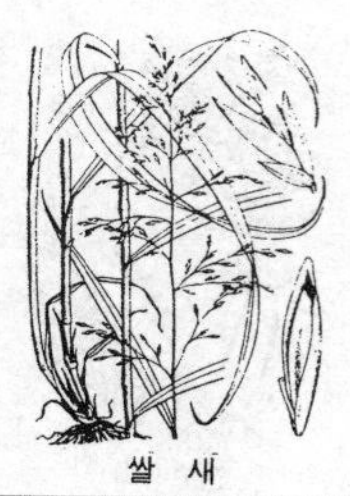
쌀 새

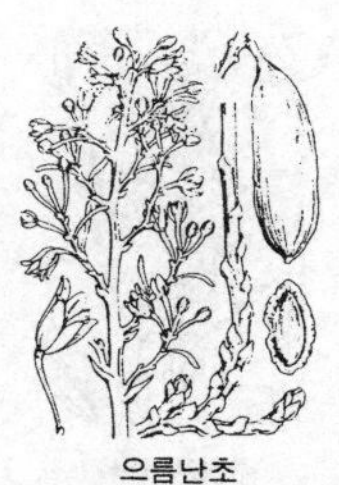
으름난초

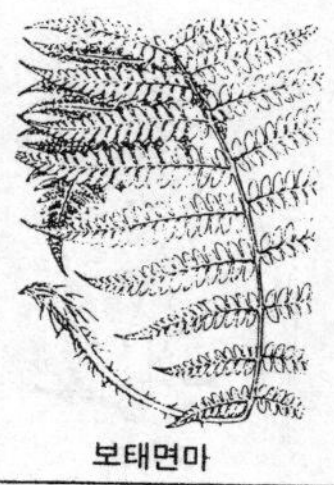
보태면마

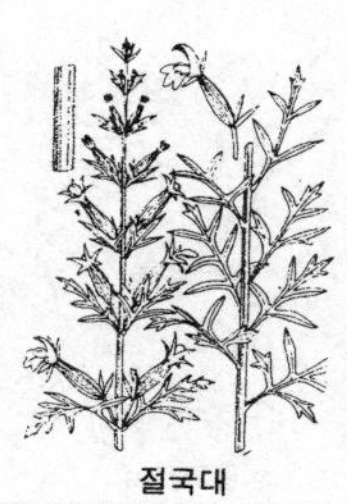
절국대

※ 옥병풍산(玉屛風散)

효능 : 표허 자한(表虛自汗)을 치료해 준다.

처방 백출(白朮) 2돈반, 방풍(防風)・황기(黃芪) 각 1돈 2푼을 물에 달여서 먹는다. 방풍(防風)・황기(黃芪)는 표기(表氣)를 실(實)하게 하고, 백출(白朮)은 내습(內濕)을 마르게 하기 때문에 효과가 많다. 〈丹心〉

※ 이감탕(二甘湯)

효능 : 위열(胃熱)과 식후에 땀을 비오듯이 흘리는 증세를 치료한다.

처방 생감초(生甘草)・구감초(灸甘草)・오미자(五味子)・오매육(烏梅肉)을 각각 등분하고 매 5돈에 생강 2쪽, 대추 2개를 넣어 물에 달여서 먹는다. 〈入門〉

※ 황기탕(黃芪湯)

효능 : 음양 편허(陰陽偏虛)와 자한(自汗) 또는 식은땀이 나는 증세를 치료한다.

처방 황기밀초(黃芪蜜炒) 2돈 2푼, 생건지황(生乾地黃)・천문동(天門冬)・백복령(白茯苓)・마황근(麻黃根) 각 1돈 5푼, 당귀(當歸) 1돈 2푼, 맥문동(麥門冬) 각 1돈, 오미자(五味子)・부소맥(浮小麥)・감초(甘草) 각 7푼, 방풍(防風) 5푼을 물에 달여서 먹는다. 〈醫鑑〉

이 약제가 엄씨황기탕(嚴氏黃芪湯)과 같은데 용골(龍骨)은 빼고 지황(地黃)은 생으로 쓴다.

※ 삼귀요자(蔘歸要子)

효능 : 심기(心氣)가 허손(虛損)하고 자한(自汗)하는 증세는 이 약으로 심액(心液)을 빨아들인다.

처방 인삼(人蔘)・당귀(當歸)를 썰어서 각 5돈, 저심(猪心) 1개를 쪼개어 두 조각을 내고, 저심혈(猪心血)에 물 2주발을 타서 먼저 돼지 심장을 달여서 1주발반쯤 되거든 위의 두 가지 약을 넣고 같이 달여서 8푼까지 달인 뒤에 맑은 즙을 내고 돼지 심장을 씹어서 맑은 즙에 같이 먹는다. 〈丹心〉

※ 모려산(牡蠣散)

효능 : 제허 부족(諸虛不足)과 신체에 항상 자한(自汗)이 있어서 밤에 누우면 더욱 심하고 오래 되어도 뚜렷하게 여위지도 않으며 마음이 항상 놀라는 증세를 치료한다.

처방 모려하(牡蠣煆)・마황근(麻黃根)・황기(黃芪)・지모(知母) 각 1냥을 가루로 하여 부소맥전탕(浮小麥煎湯)에 2돈씩 타서 먹고 썰어서 달인 다음 먹어도 좋다. 〈得効〉

단계(丹溪)의 자한(自汗) 치법(治法)은 방풍(防風)・황기(黃芪)・백출(白朮)・모려분(牡蠣粉)・마황근(麻黃根)을 각 등분하여 물에 달여서 먹는다.

※ 소건중탕(小建中湯)

효능 : 표허 자한(表虛自汗)을 치료한다.

처방 허로문(虛勞門) 참조, 황기건중탕(黃芪建中湯)은 본방(本方)에서 황기(黃芪)를 더한 것이니 허로 자한(虛勞自汗)을 치료하고, 당귀건중탕(當歸建中湯)은 본방에 당귀(當歸) 1냥을 더한 것이니 혈허 자한(血虛自汗)을 치료하며, 또 계지부자탕(桂枝附子湯)은 본방에서 계지(桂枝) 5돈, 포부자(炮附子) 반 개를 더한 것이니 자한(自汗)이 멎지 않고 계속 흐르는 데는 매(每) 7돈에 생강 7쪽, 대추 2개를 넣어 물로 달여서 먹는다. 〈得効〉

※ 삼기탕(蔘芪湯)

효능 : 자한(自汗)을 치료해 준다.

처방 황기밀초(黃芪蜜炒)・인삼(人蔘)・백출(白朮)・백복령(白茯苓)・당귀(當歸)・숙지황(熟地黃)・백작약주초(白芍藥酒炒)・산조인초(酸棗仁炒)・모려분(牡蠣粉) 각 1돈, 진피(陳皮) 7푼, 감초(甘草) 2푼, 대추 2개, 부소맥(浮小麥) 한 줌, 오매(烏梅) 1개를 넣어 물로 달여서 먹는다. 〈醫鑑〉

※ 출령탕(朮苓湯)

효능 : 허한(虛汗)을 치료한다.

처방 황기(黃芪)・방풍(防風)・백복령(白茯苓)・백출(白朮)・마황근(麻黃根) 각 5돈, 감초구(甘草灸) 2돈

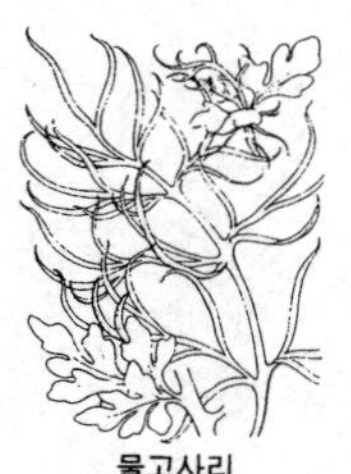
물고사리

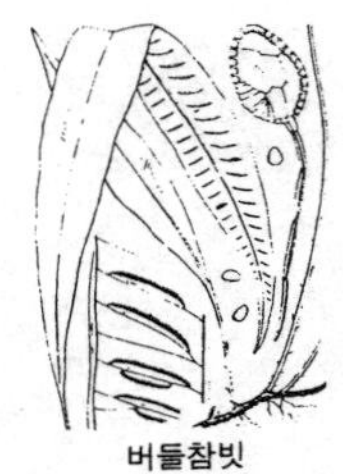
버들참빗

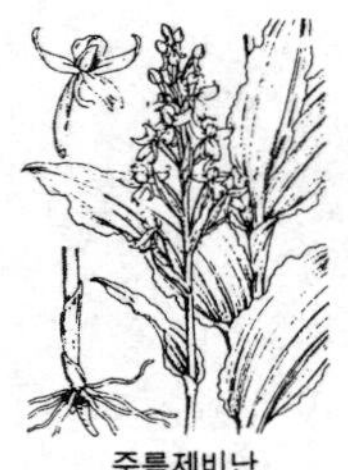
주름제비난

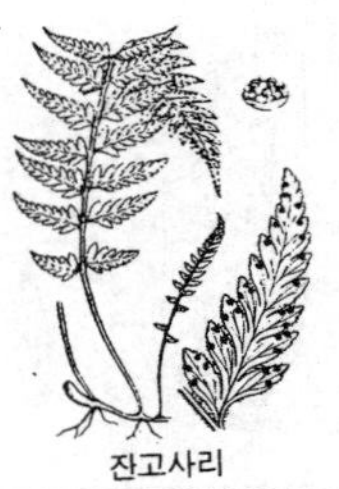
잔고사리

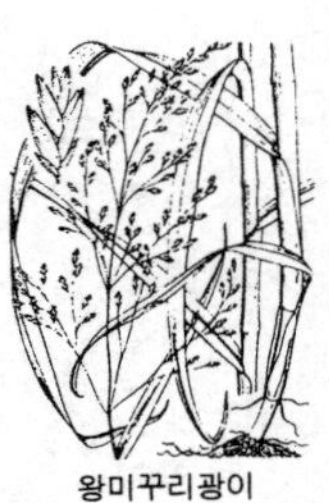
왕미꾸리광이

반을 썰어서 매 7돈을 부소맥(浮小麥) 100알과 같이 달여서 먹는다. 〈眞指〉

※ 진액단(鎭液丹)

효능 : 자한(自汗)을 치료한다.

처방 황기밀초(黃芪蜜炒) 2냥반, 대부자외(大附子煨) 2냥, 거피제(去皮臍) 동변침초(童便浸炒), 방풍초(防風炒) • 백출초(白朮炒) • 백작약주초(白芍藥酒炒) • 육계(肉桂) 각 1냥을 가루로 하여 술풀에 오동 열매 크기의 환을 지어 공복에 더운 술로 50알을 먹는다. 산조인(酸棗仁)을 더하면 더욱 좋다. 〈醫鑑〉

※ 삼부탕(蔘附湯)

효능 : 양허 자한(陽虛自汗)을 치료한다.

처방 인삼(人蔘) 5돈, 부자포(附子炮) 1냥을 잘게 썰어서 3첩을 지어 생강 3쪽을 넣고 물에 달여서 먹는다. 〈濟生〉

※ 기부탕(芪附湯)

효능 : 기허 자한(氣虛自汗)을 치료한다.

처방 황기밀초(黃芪蜜炒) • 부자포(附子炮) 각 2돈반, 생강 3쪽을 넣어 물로 달여서 먹는다. 〈濟生〉

※ 계부탕(桂附湯)

효능 : 자한(自汗)이 흘러 그치지 않는 증세를 치료한다.

처방 계지(桂枝) • 부자포(附子炮) 각 2돈반을 썰고 위의 것과 같이 달여서 먹는다. 〈濟生〉

6. 도한(盜汗)일 경우

신병(腎病)을 앓는 사람은 잠들면 땀이 나고 바람을 싫어한다. 주(註)에 말하기를, 잠자리에서 나는 땀은 식은땀의 증세이다. 〈內經〉

식은땀이란 잠잘 때 땀이 나고 깨면 그치는 증세이다.

식은땀이란 것은 잠잘 때에 온 몸이 목욕한 것 같고 잠을 깨서 일어나면 나지 않으며 음허(陰虛)에 속하는데 영혈(榮血)의 주관하는 증세이니 보음 강화(補陰降火)를 해야 한다. 〈正傳〉 도한(盜汗)이란 음허(陰虛) • 혈허(血虛)하고 화(火)가 있는 것이니 당귀육황탕(當歸六黃湯)이 아주 좋고 또 사물탕(四物湯)〔처방은 혈문(血門) 참조〕에 지모(知母)와 황백(黃柏)을 더해 쓰고 겸하여 기허(氣虛)하면 삼출(蔘朮) • 황기(黃芪)를 더한다. 〈丹心〉

식은땀과 신화(腎火)가 움직이는 증세는 정기탕(正氣湯)을 쓰고, 비습(脾濕)이 성(盛)하면 사제백출산(四製白朮散)을 쓰며, 간(肝)에 열이 있으면 용담산(龍膽散)을 쓰고, 졸려서 눈을 감으면 땀이 나는 사람은 담(膽)에 열이 있는 것이니 소시호탕(小柴胡湯)〔처방은 한문(寒門) 참조〕을 쓰고 당귀지황탕(當歸地黃湯) • 모려산(牡蠣散) • 삼기탕(蔘芪湯)을 같이 쓴다.

※ 당귀육황탕(當歸六黃湯)

효능 : 식은땀이 나는 증세를 치료하는 성약(聖藥)이다.

처방 황기(黃芪) 2돈, 생지황(生地黃) • 숙지황(熟地黃) • 당귀(當歸) 각 1돈, 황금(黃芩) • 황련(黃連) • 황백(黃柏) 각 7푼을 물에 달여서 먹는다. 〈河間〉

황기(黃芪)는 표기(表氣)를 실(實)하게 하고, 당귀(當歸)와 생숙지황(生熟地黃)은 음혈(陰血)을 보하며 금련(芩連)과 황백(黃柏)은 내화(內火)를 없애주는 데 신효(神効)하다. 〈丹心〉

※ 정기탕(正氣湯)

효능 : 음화(陰火)를 내려 주고 식은땀을 멎게 치료해 준다.

처방 황백(黃柏) • 지모(知母) 각 1돈반씩 볶은 것, 감초구(甘草灸) 5푼을 물에 달여서 먹는다. 〈入門〉

※ 사제백출산(四製白朮散)

효능 : 식은땀 나는 증세를 치료한다.

처방 백출(白朮) 4냥을 썰어서 4포를 만들어 황기(黃芪) • 석곡(石斛) • 모려(牡蠣) • 소맥부(小麥麩) 각 1냥을 함께 볶아서 백출(白朮)이 황색이 되거든 백출(白朮)만 꺼내서 가루로 하고 매 3돈을 좁쌀 미음에 타서 먹으면 아주 좋다. 〈丹溪〉

※ 용담산(龍膽散)

효능 : 간열(肝熱) 때문에 식은땀이 나는 증세를 치료해 준

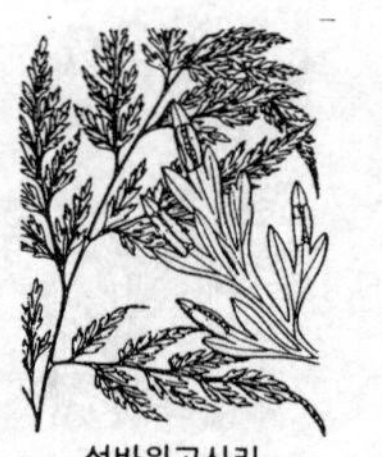
선바위고사리

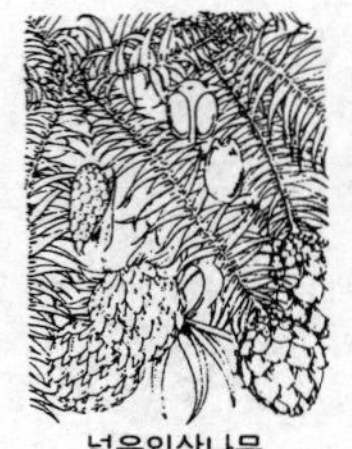
넓은잎삼나무

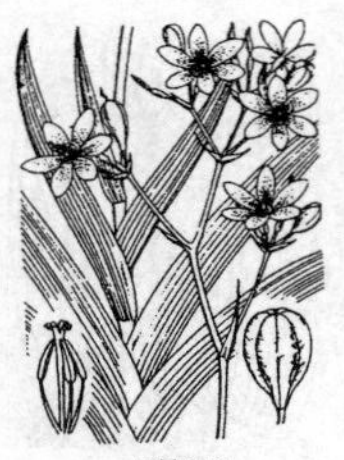
범부채

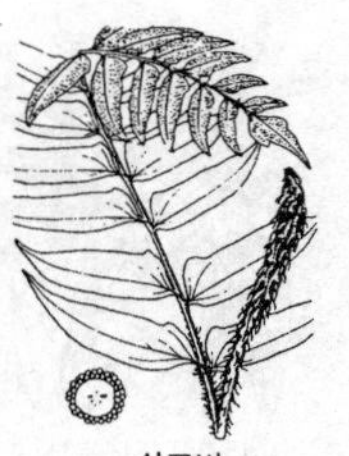
쇠고비

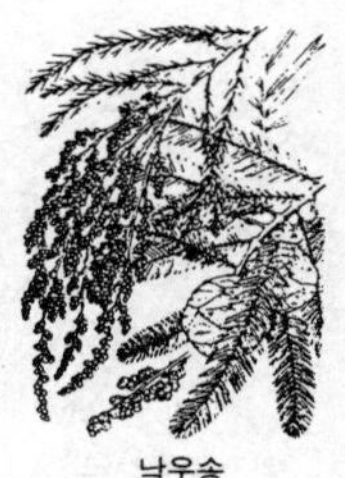
낙우송

다.

처방 용담초(龍膽草)와 방풍(防風)을 각 등분하여 가루로 하고 매 1돈을 쉬고 있을 때 미음에 타서 먹는다. 〈直指〉

※ 당귀지황탕(當歸地黃湯)

효능 : 식은땀과 기혈 양허(氣血兩虛)를 치료해 준다.

처방 당귀(當歸)·숙지황(熟地黃)·생지황(生地黃)·백작약주초(白芍藥酒炒)·백출(白朮)·백복령(白茯苓)·황기밀초(黃芪蜜炒) 각 1돈, 황백(黃柏)·지모병밀수초(知母並蜜水炒)·진피(陳皮) 각 8푼, 인삼(人蔘) 5푼, 감초(甘草) 3푼, 대추 1개, 부소맥(浮小麥) 한 줌을 넣어 물에 달여서 먹는다. 〈醫鑑〉

※ 모려산(牡蠣散)

효능 : 식은땀과 저절로 땀이 많이 나는 증세를 치료한다.

처방 모려하(牡蠣煆)·황기(黃芪)·마황근(麻黃根)을 각각 등분하여 썰어서 매 5돈을 부소맥(浮小麥) 100알과 같이 달여서 먹는다. 〈三因〉

또 다른 처방은 모려산(牡蠣散)이 식은땀 나는 것을 치료하는데 모려분(牡蠣粉)·백출(白朮)·방풍(防風)을 각각 등분해서 가루로 하여 2돈을 술에 타서 먹으면 곧 그친다.

※ 삼기탕(蔘芪湯)

효능 : 허약한 사람의 식은땀을 치료한다.

처방 인삼(人蔘)·황기(黃芪)·백출(白朮)·백복령(白茯苓)·백편두(白扁豆)·산약(山藥)·진피(陳皮)·건갈(乾葛)·반하국(半夏麴)·감초(甘草) 각 1돈을 물로 달여서 먹는다. 〈丹心〉

7. 소아(小兒)의 도한(盜汗)일 경우

한 사내아이가 출생한 뒤 7년 동안 식은땀이 흘렀는데 모든 약이 무효해서 양격산(涼膈散)과 삼황원(三黃元)〔처방은 모두 화문(火門) 참조〕을 쓰니 3일만에 나았다. 대부분 신(腎)이 5액(五液)을 주관하고 또 그것은 화(化)해서 5습(五濕)이 되니 상화(相火)가 신(腎)을 핍박(逼迫)하면 신수(腎水)가 올라가서 심(心)의 허(虛)를 타고 수소음(手少陰)에 들어가며, 심화(心火)가 타올라서 폐(肺)에 침입하게 되니 이것은 그를 이기지 못하는 사람에게 속이는 이치와 같다. 피모(皮毛)가 이 때문에 열리고 현부(玄府)가 닫히지 않아서 땀이 되는 것이니 먼저 양격산(涼膈散)으로 가슴속의 상화(相火)를 토해 낸 다음 삼황원(三黃元)으로 심화(心火)를 제거하여 음분(陰分)을 도와 주게 되면 신수(腎水)가 제자리로 돌아오고 땀이 저절로 멎는다. 〈海藏〉

8. 머리에서 땀이 날 경우

머리란 것은 모든 양(陽)의 모이는 곳인데 사기(邪氣)가 모든 양(陽)을 쳐서 진액(津液)이 위로 모이면 땀이 머리에 나게 된다. 〈明理〉

머리는 삼양(三陽)의 모이는 곳이니 대개, 삼음(三陰)의 맥이 가슴까지 왔다가 다시 되돌아가는 것인데 머리에 땀이 나는 것은 대체로 양(陽)이 허(虛)했기 때문이다. 그러므로 땀이 나는 증세는 양(陽)의 작용이고, 음(陰)은 땀을 내지 못한다. 〈本事〉

머리에 땀이 나서 목에 그치고 돌아가는 것은 혈증(血症)인 것이며, 이마에 땀이 치우치는 것은 대체로 머리가 육양(六陽)의 모이는 곳이므로 열기(熱氣)가 훈증(熏蒸)하여 땀이 나는 것이다. 부분적으로 말하면 턱은 신(腎)에 속하고 이마는 심(心)에 속하니 삼초(三焦)의 화(火)가 신수(腎水)를 마르게 하고 그 마른 나머지의 수분이 위로 핍박(逼迫)해서 심(心)의 부분에 침입하기 때문에 발(發)하여 머리에 땀이 되고 이마 위가 더욱 많다.〔치법(治法)은 한문(寒門)에 자세히 나와 있음〕〈海藏〉

습(濕)한 사람은 두액(頭額)에 땀이 많이 난다.〔습문(濕門)에 자세히 나와 있음〕

양명위(陽明胃)가 실(實)하면 머리에 땀이 나고〈한문(寒門)에 자세히 나와 있음〉수(水)가 결흉(結胸)하면 또한 머리에 땀이 난다.〔흉부(胸部)에 자세히 나와 있음〕

9. 심한(心汗)일 경우

다른 곳에는 땀이 없고 홀로 심공(心孔)의 한 곳에만 있는데 여러 가지 생각하는 것이 지나치게 많으면 땀이 많고 병은 심(心)에 있으니 진애탕(陳艾湯)을 쓴다. 〈丹溪〉

여러 가지 생각이 지나치게 많아서 심공(心孔)에 땀이 나는 증세에는 진애탕(陳艾湯)을 쓰고 또는 뽕나무 두 번

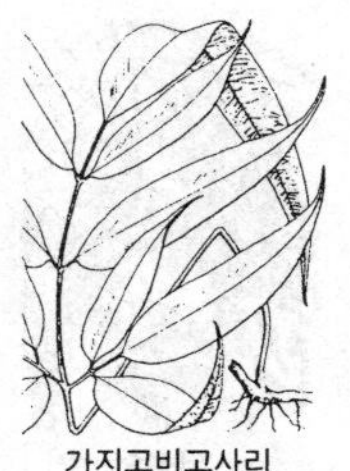
가지고비고사리

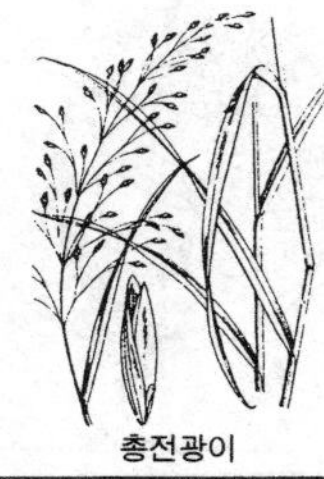
총전광이

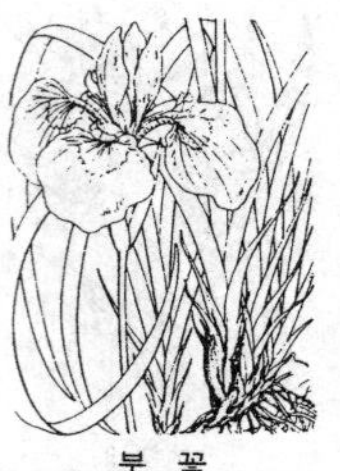
붓 꽃

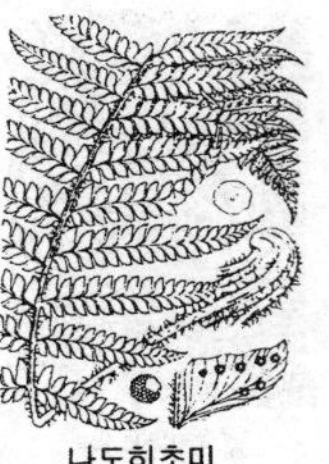
나도히초미

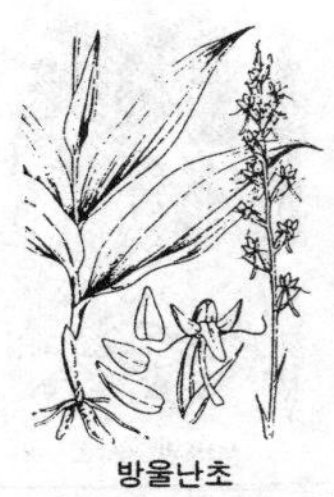
방울난초

째 잎을 이슬을 띤채 따서 음건배(陰乾焙)하여 가루로 한 것 매 2돈을 공복일 때 미음에 복용하면 식은 땀이 멎는다. 〈入門〉

심액(心腋)의 땀은 대인(大人)은 심혈(心血)이 일성(溢盛)한 증세이니 얼굴빛이 항상 붉고 소아(小兒)는 놀람으로 인해서 얻는다. 심액(心腋)의 식은땀이 오랫동안 그치지 않는 데는 삼귀요자(蔘歸腰子)(처방은 위에 있음)를 써서 심혈(心血)을 거두면 잘 낫는다. 〈得効〉

심한(心汗)에는 복령보심탕(茯苓補心湯)을 쓴다.

※ 진애탕(陳艾湯)

효능 : 땀이 심두(心頭)로부터 나는 증세를 심한(心汗)이라 하는데 이것을 치료한다. 또한 심액(心腋)의 식은땀도 치료해 준다.

처방 백복령(白茯苓) 2냥을 가루로 하여 매 2돈을 진하게 달여서 진애탕(陳艾湯)에 같이 먹는다. 〈得効〉

※ 복령보심탕(茯苓補心湯)

효능 : 심한(心汗)을 주로 치료한다. 심한(心汗)은 심공(心孔)에서부터 나오는 것이니 칠정(七情)이 울결(鬱結)하여 이루어지는 것이다.

처방 백복령(白茯苓) • 인삼(人蔘) • 백출(白朮) • 당귀(當歸) • 생지황(生地黃) • 산조인초(酸棗仁炒) • 백작약(白芍藥) • 맥문동(麥門冬) • 진피(陳皮) • 황련(黃連) 각 1돈, 감초(甘草) 3푼, 주사(朱砂) 5푼(별도로 가루를 해 둔다), 대추 2개, 오매(烏梅) 1개, 부소맥(浮小麥) 100알과 같이 달여서 주사(朱砂) 가루를 타서 먹는다. 〈回春〉

10. 수족(手足)에서 땀이 날 경우

수족(手足)의 땀은 진액(津液)이 위부(胃腑)에서부터 밖으로 스며 나오면 수족(手足)에 저절로 땀이 난다. 열이 위부(胃腑)에 모여 핍박(逼迫)해서 내보내는 것은 양명증(陽明症)이니 대시호탕(大柴胡湯)〈처방은 한문(寒門) 참조〉으로 내려 준다. 〈入門〉

수족(手足)의 땀에 금(芩) • 연(連) • 백(柏)과 보약을 쓰는데 효력이 없을 때는 팔물탕(八物湯)에 반하(半夏) • 복령(茯苓)을 군(君)으로 삼고 백부자(白附子) • 천오(川烏)를 좌(佐)로 삼아 쓰니 땀이 곧 그쳤다. 〈綱目〉

다리에 땀이 날 때는 백반(白礬) • 건갈(乾葛) 각 5돈을 가루로 하여 물 3주발에 수십 번 팔팔 끓도록 달여서 날마다 씻고 붕대로 감아 두면 3~5일만에 저절로 멎는다. 〈本事〉

모반단(牡礬丹)〔처방은 전음문(前陰門) 참조〕은 양액(兩腋)과 양각(兩脚)의 땀이 오랫동안 멎지 않을 때 쓰인다.

11. 음한(陰汗)일 경우

음한(陰汗)은 신허(腎虛) • 양쇠(陽衰)하기 때문이니 국방안신환(局方安腎丸)〔처방은 요문(腰門)을 쓰고〕, 소안신원(小安腎元)〔처방은 허로(虛勞) 참조〕을 건구장전탕(乾舊漿煎湯)에 소금을 조금 넣어 먹으며, 대산원(大蒜元)도 또한 가능하다. 또 다른 처방에, 사상자주침초(蛇床子酒浸炒) • 백반(白礬) • 진장전수(陳醬煎水)로 환부를 씻어 준다. 〈得効〉

단심(丹心)에 이르기를, 음낭한(陰囊汗)에 밀타승(密陀僧)을 가루로 하여 합분(蛤粉)과 합해서 환부에 바른다.

음한(陰汗)에 노감석(爐甘石) 2돈반, 방분(蚌粉) • 황련(黃連) • 오배자(五倍陰子) 각 1돈 2푼반을 가루로 하여 먼저 노봉방(露蜂房) • 대복피(大腹皮) 전탕(煎湯)으로 씻은 뒤에 바른다. 〈直指〉

※ 대산원(大蒜元)

효능 : 음한(陰汗)으로 인해 습(濕)하고 가려운 증상을 치료한다.

처방 큰 마늘(大蒜)을 적당하게 구워서 껍질을 벗긴 다음 곱게 짓찧어서 가루로 한 것을 담두시말(淡豆豉末)로 오동 열매 크기의 환을 만들어 주사(朱砂)로 겉을 입혀서 조자(棗子) • 등심전탕(燈心煎湯)으로 30알을 공복에 먹는다. 〈得効〉

12. 혈한(血汗)과 황한(黃汗)일 경우

혈문(血門)과 저문(疸門)에 자세히 설명되어 있다.

13. 누풍증(漏風症)일 경우

황제(黃帝)가 묻기를, 「신열(身熱)로 앓아서 해타(懈墮)하고 땀이 나서 목욕한 것 같고 바람을 싫어하며 기(氣)가 적은 증세는 무슨 증(症)인가?」 기백(岐伯)이 답

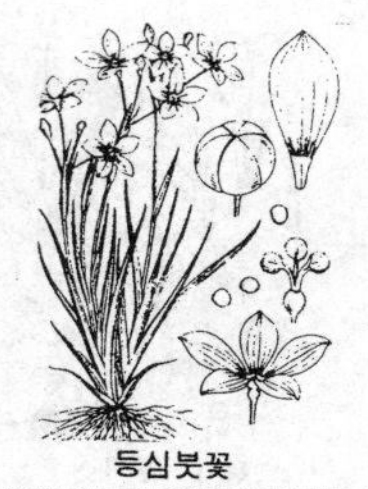
등심붓꽃

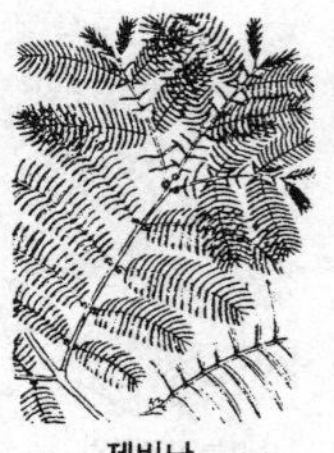
제비난

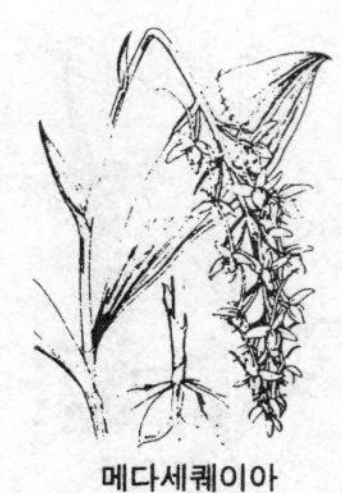
메다세쿼이아

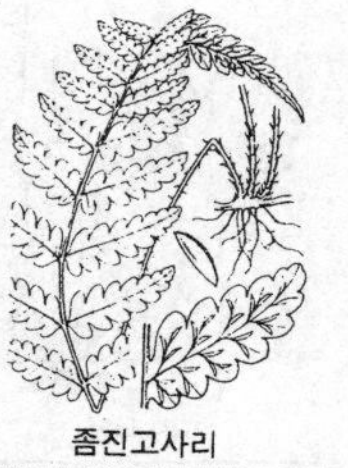
좀진고사리

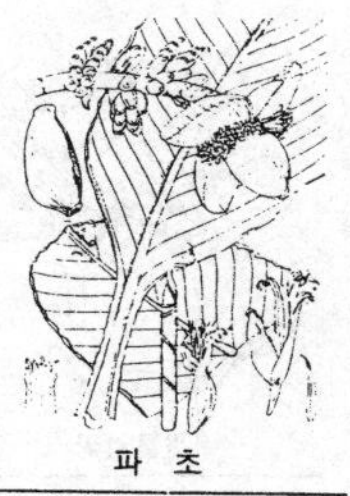
파 초

하기를, 「주풍(酒風) 또는 누풍(漏風)이라고 하는데 누풍(漏風)의 증세는 땀이 많아서 홑옷을 입지 못하고 음식을 먹으면 땀이 많이 나며, 심하면 신열(身熱)•천식(喘息)에 옷이 항상 젖고 갈증이 나며 힘든 일을 못한다.」 백출산(白朮散)으로 주치(主治)한다. 〈內經〉

※ 백출산(白朮散)

효능 : 음주 중풍(飮酒中風)으로 인하여 땀이 많이 나는 증세를 치료해 주는데 그냥 두면 소갈병(消渴病)이 된다.

처방 방풍(防風) 2냥반, 백출(白朮) 1냥 2돈, 모려하(牡蠣煆) 3돈을 등분해서 가루로 하여 매 2돈을 더운물에 마신다. 〈河間〉

14. 망양증(亡陽症)일 경우

땀이 많아서 그치지 않는 증세를 망양(亡陽)이라고 하며 또한 땀이 나오지 않는 증세도 망양(亡陽)이라고 한다. 만일 심장(心臟)이 비색(痞塞)하고 가슴이 번거로우며 얼굴빛이 푸르고 살이 실룩거리는 증세는 난치(難治)이며, 얼굴빛이 누렇고 수족(手足)이 따뜻한 증세는 치료할 수 있다. 〈入門〉

땀이 그치지 않으면 진양(眞陽)이 망(亡)하기 때문에 망양(亡陽)이라 하며 이것은 몸이 반드시 냉(冷)하니 비한(痺寒)이 되기가 쉽다. 〈入門〉

발한(發汗)이 지나치게 많으면 양(陽)이 허(虛)해서 견고하지 못하고 진액(津液)이 망(亡)하며 소변이 난삽(難澁)해진다. 사지(四肢)는 모든 양(陽)의 근본이니 진액(津液)이 탈망(脫亡)하면 굴신(屈伸)을 맡은 뼈가 불리해진다. 사지(四肢)의 구급(拘急)에는 계지부자탕(桂枝附子湯)을 쓴다. 〈入門〉

한다망양(汗多亡陽)에는 지한법(止汗法)을 쓰고〈처방은 아래에 있다〉, 양허 망양(陽虛亡陽)에 땀이 나지 않는 증세는 도씨재조산(陶氏再造散)〔처방은 한문(寒門) 참조〕을 쓴다.

※ 계지부자탕(桂枝附子湯)

효능 : 상한(傷寒)에 땀이 많이 나서 그치지 않고 사지(四肢)가 구급(拘急)해서 굴신(屈伸)이 어려운 증세를 치료한다.

처방 계지(桂枝)•부자포(附子炮) 각 3돈, 백작약(白芍藥) 2돈, 감초구(甘草炙) 1돈, 생강 5쪽, 대추 2개를 넣고 물에 달여서 먹는다. 〈入門〉

15. 지한법(止汗法)일 경우

홍분(紅粉)과 온분(溫粉)을 바르고 또 독승산(獨勝散)으로 배꼽을 메우거나, 모려(牡蠣)•맥부(麥麩)•마황근(麻黃根)•고본(藁本)•나미(懦米)•방풍(防風)•백지(白芷)를 등분해서 가루로 하여 전신에 바른다. 〈入門〉

마황(麻黃)을 잘못 쓰면 망양(亡陽)이 된다. 땀이 나는 것을 멎게 할수 없을 때는 환자의 머리털이 물 속에 잠기게 해 두고 나미분(懦米粉)•용골(龍骨)•모려(牡蠣)가루를 환부에 바른다. 〈入門〉

※ 온분(溫粉)

효능 : 자한(自汗)을 치료한다.

처방 백출(白朮)•고본(藁本)•천궁(川芎)•백지(白芷)를 각 등분해서 가루로하여 약가루 1냥에 좁쌀 가루 1냥을 고루 섞어서 바른다. 〈丹心〉

※ 홍분(紅粉)

효능 : 자한(自汗)을 치료한다.

처방 마황근(麻黃根)•모려분(牡蠣粉) 각 1냥, 적석지(赤石脂)•용골(龍骨) 각 5돈을 가루로 하여 바른다. 〈得効〉

※ 독승산(獨勝散)

효능 : 자한(自汗)과 도한(盜汗)을 치료한다.

처방 오배자(五倍子)•백반고(白礬枯)를 등분하여 가루로 하고 침으로 조제해서 배꼽 속에 메우고 붕대로 싸매어 두면 바로 낫는다. 〈醫鑑〉

또 다른 처방은 하수오(何首烏)를 가루로 하여, 침으로 조제해서 배꼽 속을 봉해 두면 묘약이 된다. 〈丹心〉

16. 땀이 나지 않을 경우

땀이란 것은 혈(血)의 이명(異名)이기 때문에 영추(靈樞)에 말하기를, 「탈혈(奪血)이 되면 땀이 없고 탈한(奪汗)이 되면 혈(血)이 없다.」라고 하였다. 한여름에 목욕하고 음식을 먹어도 땀이 없는 증세는 겉이 실(實)한 것이니 겉이 실(實)하면 땀이 나지 않는다. 〈丹溪〉

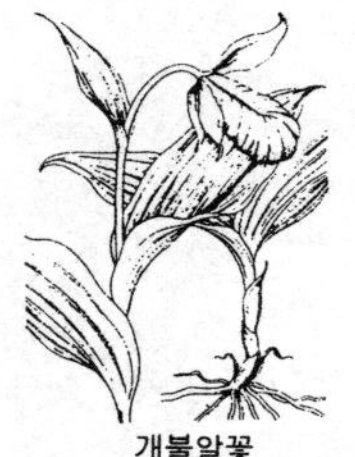
개불알꽃

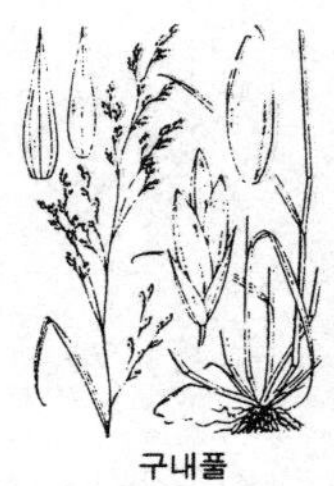
구내풀

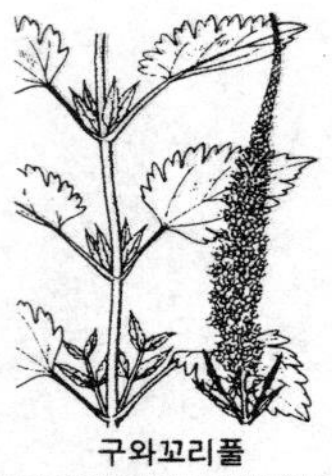
구와꼬리풀

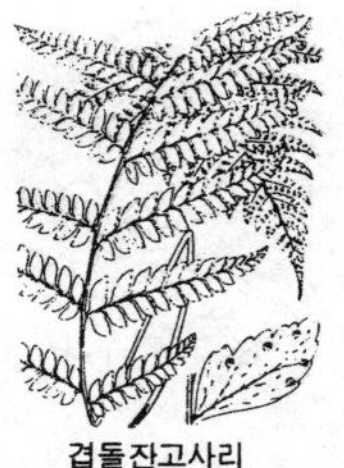
겹돌잔고사리

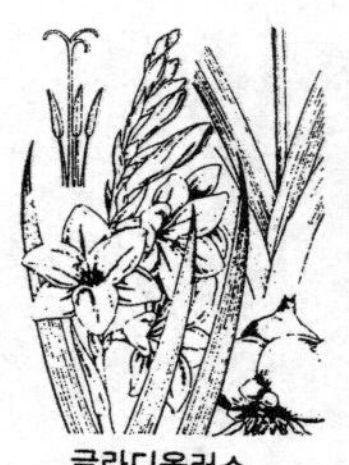
글라디올러스

삼양(三陽)이 실(實)하고 삼음(三陰)이 허(虛)하면 땀이 나지 않고, 삼음(三陰)이 실(實)하며 삼양(三陽)이 허(虛)하면 허한(虛汗)이 멎지 않는다. 〈直指〉

진기(眞氣)가 모손(耗損)되고 위(胃) 속에 수(水)가 성(盛)하면 땀이 나서 멎지 않고 위(胃) 속에 진기(眞氣)가 갈(竭)하며 음화(陰火)가 쇠(衰)해서 땀이 없고 조(燥)하면 이것은 음양(陰陽)이 구쇠(俱衰)한 증세이며 사계절 땀이 없는 증세이니 형체를 오래 지탱하지 못한다. 〈東垣〉

상한(傷寒)의 음증(陰症)은 모두 땀이 없다. 〔한문(寒門)에 자세히 나와 있음〕

양기(陽氣)가 남아 돌면 몸이 열(熱)하고 한(汗)은 없고, 음기(陰氣)가 남아 돌면 땀은 많고 몸은 차가우며, 음양(陰陽)이 모두 남아 돌면 땀이 없어도 차갑다. 〈內經〉

17. 절한(絶汗)일 경우

구슬같은 땀이 나서 흐르지 않다가 다시 그 자리에서 마르는 증세를 절한(絶汗)이라 한다. 〈內經註〉

육양기(六陽氣)가 함께 끊어지면 절한(絶汗)이 되는 것인데 이것은 매우 침중(沈重)한 증세로 치료가 아주 어렵다. 〈靈樞〉

18. 유한(柔汗)일 경우

중경(仲景)에 이르기를, 유한(柔汗)이 황색으로 발(發)하면 비기(脾氣)가 절(絶)한 증세이다. 주(註)에 말하기를, 「유(柔)는 음(陰)이 되는 것이니 유한(柔汗)은 즉 냉한(冷汗)이다.」〈仲景〉

또는 유한(油汗)이라고도 하는데, 즉 점한(粘汗)이 끈적끈적 들러붙는 것이다.

19. 땀이 위험할 경우

상한(傷寒)의 열증(熱症)에 땀이 나고 머리털에 윤기가 있는 증세, 땀이 기름과 같은 증세, 땀이 엉겨서 구슬과 같은 증세는 모두 치료가 어렵다. 〈直指〉

상한(傷寒)에 땀이 나고 털이 윤기가 나는 증세와 또 기름같은 증세와 땀방울이 구슬을 꿴 것 같고 이마에 붙어 흐르지 않는 증세는 모두 불치에 속하는 것이다. 〈明理〉

상한(傷寒)에 맥(脈)이 부(浮)하고 홍(洪)하며 땀이 기름같고 털이 윤기가 나며 천식(喘息)이 심한 증세는 거의 명(命)이 끊어진 증세이니 치료가 어렵다. 〈仲景〉

상한양병(傷寒陽病)에는 자한(自汗)이 아홉 가지가 있는데 모두 치료할 수 있으며 음병(陰病)에는 땀을 내면 안 된다. 음독(陰毒)은 이마 위와 손등에 모두 냉한(冷汗)이 있고 심하면 물에 젖은 것 같은데 이것은 양(陽)이 허(虛)하고 음(陰)이 왕성하여 장차 망양(亡陽)이 되는 증세이니 치료를 할 수 없다. 〈活人〉

20. 금기(禁忌)일 경우

겨울에 천지가 폐색(閉塞)하고 기혈(氣血)을 간직할 때는 비록 병이 있어도 땀을 많이 내지 않아야 된다. 〈活人〉

자한(自汗)에 생강을 피하는 것은 주리(腠理)를 열 수가 있기 때문이다. 〈丹溪〉

자한(自汗)에 신랄(辛辣)한 맛과 오신(五辛)의 종류를 피해서 먹는다.

21. 기(氣)가 쌓여서 진액(津液)이 될 경우

옛사람 말에 「양(陽) 속에서 음(陰)을 낳고 음(陰) 속에서 양(陽)을 낳으며 기(氣) 속에서 액(液)을 낳고 액(液) 속에서 기(氣)를 낳는다」 하였고, 또한 「액(液)을 쌓아서 기(氣)를 낳고 기(氣)를 쌓아서 액(液)을 낳는다」 하였다. 〈直格書〉

주자(朱子)가 이르기를, 「양(陽)이 변하고 음(陰)이 합하여 처음에 수화(水火)를 낳는다.」 하였으니, 수화(水火)라는 것은 기(氣)인 것이며 유동(流動)하고 섬삭(閃爍)하여 그 체(體)가 오히려 허(虛)하였고 그 형(形)이 미정(未定)한데 두 번째로 목(木)·금(金)을 낳으면 뚜렷이 정형(定形)이 있는 것이니 처음의 것, 수화(水火)는 스스로 나는 것이다.

정자(程子)가 말하기를, 「감(坎)은 수(水)이니 일(一)이 중(中)에서 비롯됨에 유생(有生)의 처음이라」 하였고, 노재포씨(魯齋鮑氏)가 말하기를, 「물체가 처음 날 때에 그 형(形)이 다 수화(水火)로 되는 것은 만물의 이치다.」 하였다.

혹자(或者)가 묻기를, 「천일생수(天一生水)란 것이 또한 징험(徵驗)이 있는가?」 답하기를 「사람의 일신(一身)에 가(可)히 징험(徵驗)할 수 있으니 탐심(貪心)이 움직이면 진(津)이 나고 애심(哀心)이 움직이면 눈물이 나며 부끄러움이 움직이면 땀이 나고 욕심이 움직이면 정(情)이 나는 것인데 인심(人心)이 적연(寂然)하여 움직이지

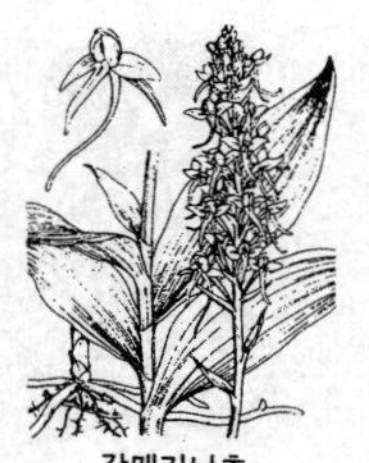
갈매기난초

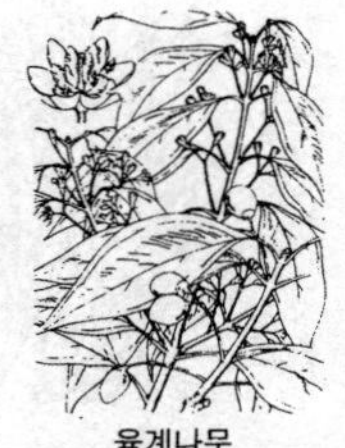
육계나무

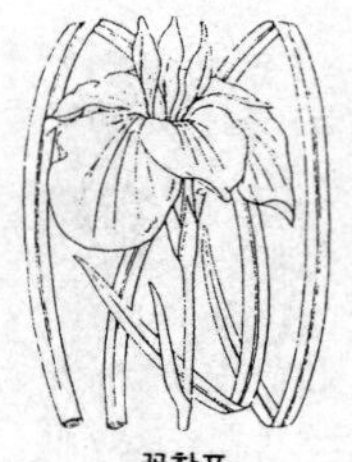
꽃창포

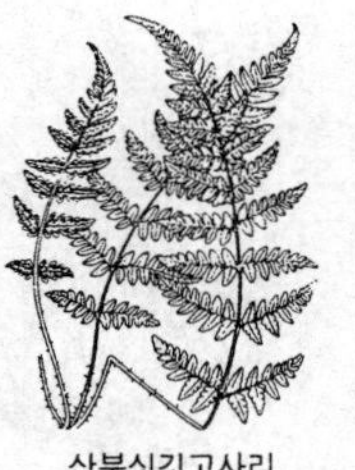
산부싯깃고사리

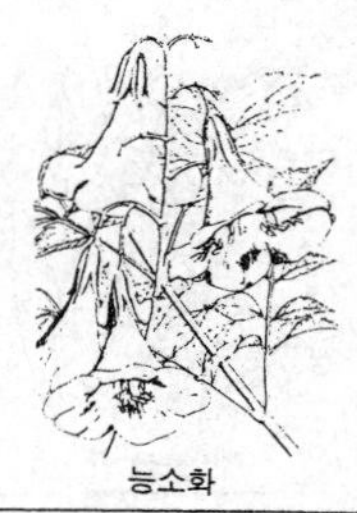
능소화

않을 때에는 태극(太極)인 것이다. 그러나 마음이 한번 움직이면 태극(太極)이 따라 움직여서 양(陽)을 낳으니 그러므로 심(心)이 움직이면 수(水)를 낳게 되는데 즉 천일생수(天一生水)의 징험(徵驗)이 되는 증거가 된다.」

양(陽)에서 수(水)가 나서 음(陰)에서 만들어지는데 기(氣)가 처음 움직이면 양(陽)이 나고 기(氣)가 모여서 정(靜)하면 수(水)를 만드는 이치를 사람이 숨을 모아서 내어 뿜어 보면 가히 짐작할 수 있게 된다.

대체로 신(神)이 기(氣)의 주가 되는데 신(神)이 움직이면 기(氣)가 따르고 기(氣)는 수(水)의 모(母)가 되므로 기(氣)가 한 곳에 모이면 수(水)가 되는 것이다. 〈正理〉

22. 울음이 될 경우

신(腎)이 액(液)을 주관하며 간(肝)으로 들어가면 울음이 된다. 〈難經〉

황제(黃帝)가 묻기를, 「사람이 슬퍼서 울게 되면 눈물이 나는 것은 어떤 기(氣)로 인한 것인가?」 기백(岐伯)이 답하기를, 「심(心)은 오장 육부(五臟六腑)의 주가 되는 것이고, 목(目)은 종맥(宗脈)의 모인 곳이고, 액(液)이 오르는 길이며, 구비(口鼻)는 기(氣)의 문호(門戶)이므로 비(悲)·애(哀)·우(憂)·수(愁)하면 심(心)이 움직이고 오장 육부(五臟六腑)가 모두 흔들리고 종맥(宗脈)이 감동하며 액도(液道)가 열려서 체루(涕淚)가 나는 것이다.

액(液)이란 것은 정기(精氣)를 관개(灌漑)해 주고 공규(孔竅)를 추켜 주는 것이므로 액(液)이 오르는 길이 열리면 울게 되고 울어서 그치지 않으면 액(液)이 갈(竭)하며 액(液)이 갈(竭)하면 정(精)이 관개(灌漑)되지 않고 정(精)이 관개(灌漑)되지 않으면 눈에 보이는 것이 없으니 이것을 탈정(奪精)이라고 한다. 〈靈樞〉

오장육부(五臟六腑)의 진액(津液)이 모두 위로 눈에 이르니 마음이 슬픈데 기(氣)가 어울리면 심계(心系)가 급하며 심계(心系)가 급하면 폐(肺)가 들리며 폐(肺)가 들리면 액(液)이 상일(上溢)한다. 심계(心系)와 폐(肺)는 들려서는 안 되는 것인데 잠시 올랐다 잠시 내렸다 하므로 기침을 하고 눈물이 난다. 〈靈樞〉

노인은 담즙(膽汁)이 모자라서 울어도 눈물이 나오지 않고 웃으면 반대로 눈물이 나오니 화(火)가 왕성하고 수(水)가 모자라는 까닭이다. 그러므로 담(膽)이 열(熱)하면 또한 눈물이 흐른다. 〈入門〉

23. 체(涕)가 될 경우

읍체(泣涕)는 뇌(腦)에서부터 일어나는 것이며 뇌(腦)는 음(陰)이니 뇌(腦)에서 스며 나오는 것이 체(涕)가 된다. 〈內經〉

신(腎)이 액(液)을 주관하니 폐(肺)에 들어가면 체(涕)가 되므로 체(涕)는 폐(肺)의 액(液)이 되는 것이다. 〈難經〉

담(膽)이 열(熱)을 뇌에 전하면 콧줄기가 맵고 비연증(鼻淵症)이 되니 비연(鼻淵)이란 콧물이 흘러서 그치지 않는 것이다. 〔비문(鼻門)에 자세히 나와 있음〕 풍(風)에 상(傷)하면 코에서 청체(淸涕)가 흐른다. 〈綱目〉

폐(肺)가 열(熱)하면 콧물이 황탁(黃濁)해서 고름처럼 흘러나오고 그 방울의 크기가 탄알과 같다. 이러한 것이 콧속에 머무르고 흘러나오지 않으면 폐(肺)가 상(傷)하고 폐(肺)가 상(傷)하면 치료가 어렵다. 〔비문(鼻門)에 자세히 나와 있음〕 코에 탁체(濁涕)를 흘리는 것은 풍열(風熱)에 속하는 증세이며 청체(淸涕)를 흘리는 것은 폐냉(肺冷)에 속하는 것이다. 〈回春〉

24. 침(唾)을 흘릴 경우

황제(黃帝)가 묻기를 사람의 침이 흘러 내리는 것은 무슨 기(氣)가 그렇게 하는가? 기백(岐伯)이 답하기를 구각(口角)에 흘러 나와서 멈추지 못하는 것을 연(涎)이라고 한다. 〈直指〉

대개 침이 흐르는 것은 음식이 위(胃)에 들어가는데 위(胃)에 열(熱)이 있으면 충(虫)이 움직이고 충(虫)이 움직이면 위(胃)가 느슨해지고 위(胃)가 느슨해지면 염천(廉泉)이 열리기 때문에 침이 흐른다. 〈靈樞〉

어떤 사람이 침이 흘러서 멎지 않고 이유없이 희소(喜笑)하며 반벙어리가 되었는데 맥(脈)이 홍대(洪大)하므로 금(芩)·연(連)·치(梔)·창(蒼)·백출(白朮)·반하(半夏)·죽력(竹瀝)·강즙(薑汁)을 먹이니 5일만에 침이 멎고 웃음을 멈추었다. 〈綱目〉

구각(口角)에 침이 흘러서 멎지 않고 구안(口眼)이 괘사(喎斜)한 데에 통천유풍탕(通天愈風湯) 달인물에 청심도담환(淸心導痰丸) 50알을 삼켜 내리면 낫는다. 〈綱目〉

수없이 청수(淸水)를 토하고 냉(冷)한 침이 밑에서부터 위로 솟아오르는 것은 비열(脾熱) 때문이니 이진탕(二

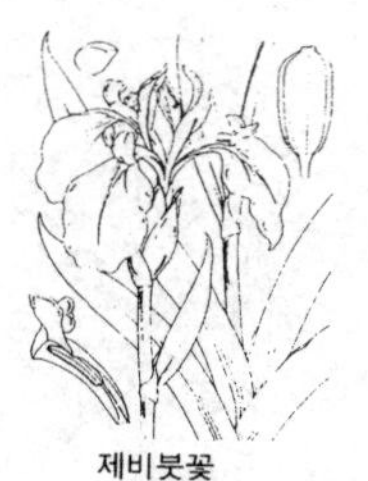
제비붓꽃

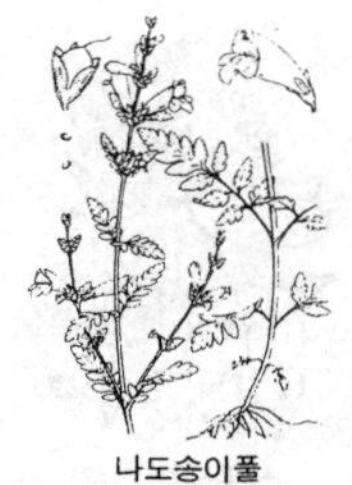
나도송이풀

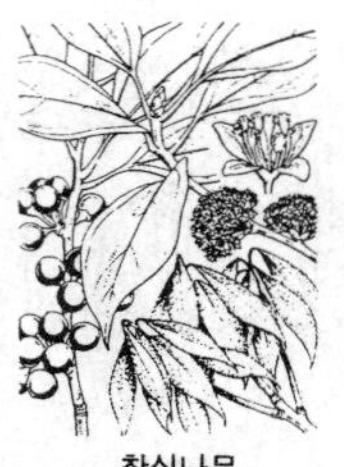
참식나무

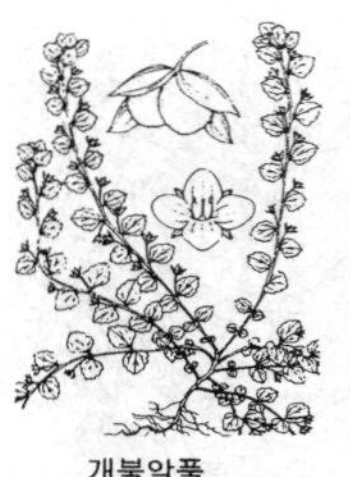
개불알풀

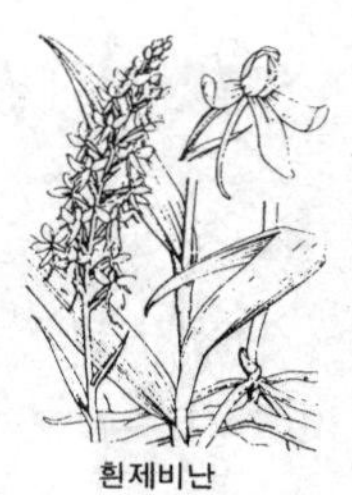
흰제비난

陳湯)〔처방은 담음(痰飮) 참조〕에 백출(白朮)·백작약(白芍藥)·승마토초(升麻土炒)·금련(芩連)·치자(梔子)·신국(神麴)·맥아(麥芽)·건생강(乾生薑)을 더하여 환을 지어 먹거나 달여서 먹는다. 〈入門〉

※ 통천유풍탕(通天愈風湯)

처방 길경(桔梗) 3돈, 백출(白朮) 1돈반, 인삼(人蔘)·남성포(南星炮)·패모초(貝母炒) 각 1돈, 위령선(威靈仙)·연교(連翹)·방풍(防風)·형개수(荊芥穗)·감초(甘草) 각 5푼, 과루인(瓜蔞人) 15알, 생강 3쪽을 넣어 물에 달여서 형력(荊瀝)과 강즙(薑汁)을 조금 넣어 따뜻하게 해서 먹는다. 〈綱目〉

※ 청심도담환(淸心導痰丸)

처방 천남성(天南星)·반하병강즙제(半夏並薑汁製) 각 2냥, 백부자(白附子)·천화분(天花粉) 1냥, 황련초(黃連炒)·울금(鬱金) 각 7돈반, 백강잠초(白殭蠶炒)·강활(羌活)·천마(天麻) 각 5돈, 천오염제(川烏鹽製) 2돈을 가루로 하여 강즙호(薑汁糊)에 오동 열매 크기의 환을 지어 먹는다. 〈綱目〉

25. 침이 될 경우

침은 신(腎)의 액(液)이다. 내경(內經)에 이르기를, 「신(腎)이 침이 되고 침은 아치(牙齒)에서 난다.」

신(腎)이 냉(冷)하면 침이 많고, 열(熱)하면 침이 없는 것이다. 물이 입에 있는 것을 화지(華池), 또는 옥천(玉泉)이라고 한다. 황정경(黃庭經)에 이르기를, 「옥천(玉泉)의 청수(淸水)를 영근(靈根)에 관개(灌漑)하니 잘 알아서 수양하면 능히 장생(長生)할 수 있다」하였으니, 영근(靈根)이란 것은 혀를 말함이다. 〈活人心〉

큰 병을 앓고 난 뒤에 침을 자주 뱉는 것은 위상(胃上)에 한(寒)이 있는 증세이니 이중환(理中丸)으로 더웁게 해야 한다. 〈仲景〉

동원(東垣)에 이르기를, 큰 병이 처음 나은 뒤에 침을 멈추지 못하고 또는 백말(白沫)을 뱉는 것은 위구상(胃口上)에 정한(停寒)이 된 증세이니 이중환(理中丸)〔처방은 한문(寒門) 참조〕에 익지인(益智仁)을 가해 쓴다. 〈東垣〉

충증(虫症)에는 연(涎)·타(唾)가 많다. 〔충문(虫門)에 자세히 나와 있다〕

26. 회진법(廻津法)일 경우

진인(眞人)이 말하기를, 「언제나 땅에 침을 뱉지 않는 법을 지키라」하였으니, 대부분 입 속의 진액(津液)이 모두 금장(金漿)과 옥례(玉醴)인지라 하루 종일 뱉지 말고 머금어서 삼키면 자연히 정기(精氣)가 머물고 면목(面目)이 빛나는 것이다. 대부분 사람의 몸이 진액(津液)을 본바탕으로 삼으니 피부에는 한(汗)이 되고 육(肉)에는 혈(血)이 되며 신(腎)에는 정(精)이 되고 입에는 진(津)이 되며 비(脾)에는 담(痰)이 되고 눈에는 누(淚)가 된다.

한(汗)·혈(血)·누(淚)·정(精)이 한 번 나가면 모두 돌아오지 못하지만 오직 진·타(津·唾)만은 능히 돌릴 수 있으니 돌리면 생생(生生)하는 이치(意義)가 다시 계속된다. 어떤 사람이 침을 너무 자주 뱉었는데 진액(津液)이 말라서 몸이 여위더니 회진법(廻津法)을 배워 그대로 계속했더니 회복되었다는 말이 있다. 〈延壽書〉

27. 통치약(通治藥)

자한(自汗)·도한(盜汗) 모든 땀나는 증세에 황기탕(黃芪湯)·모려산(牡蠣散)〔처방은 위에 있음〕·중익기탕(補中益氣湯)〔처방은 내상(內傷) 참조〕·쌍화탕(雙和湯)〔처방은 허로(虛勞) 참조〕 등을 같이 쓴다.

단방(單方) (24종류)

※ 석고(石膏)

해기(解肌)하고 독한(毒汗)을 치료하니 잘게 빻아서 물로 달여서 먹는다. 〈本草〉

※ 갈근(葛根)

해기(解肌)·발표(發表)·출한(出汗)하고 주리(腠理)를 여니 물에 달여서 먹는다. 〈本草〉

※ 마황(麻黃)

마디를 없애면 땀을 내고 뿌리와 마디는 겉을 실(實)하게 하며 땀을 멎게 하니 물로 달여서 먹는다. 〈本草〉

※ 부평(浮萍)

발한(發汗)에 최첩(最捷)하니 풍문(風門)의 거풍단(去

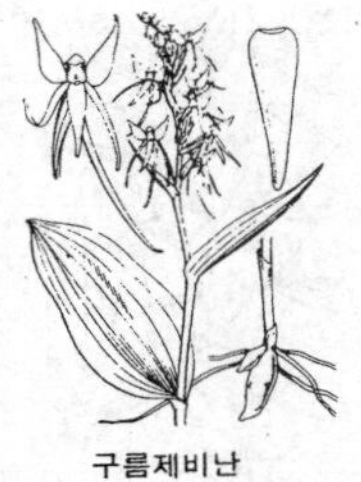
구름제비난

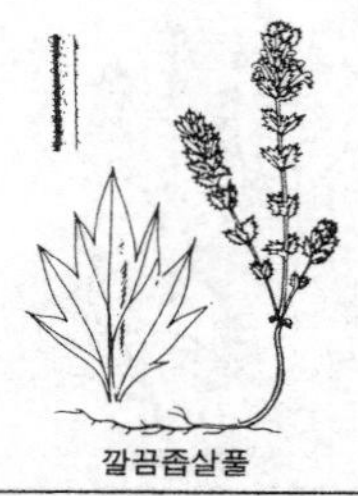
깔끔좁쌀풀

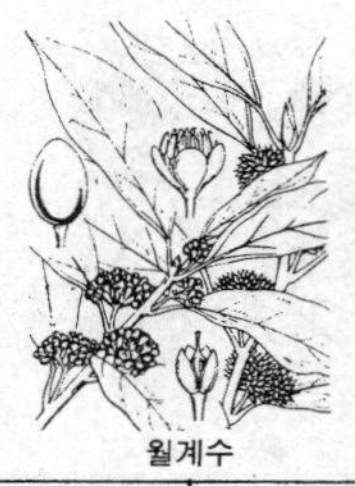
월계수

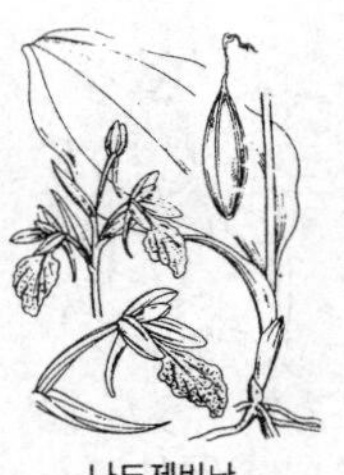
나도제비난

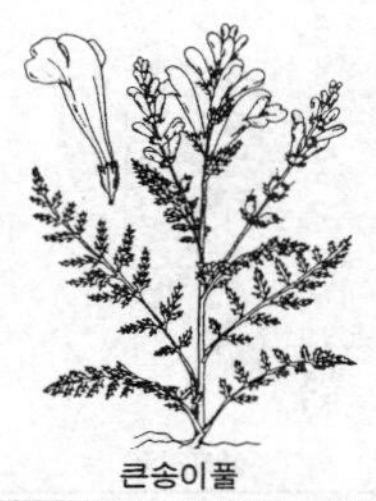
큰송이풀

風丹) 처방에 자세히 설명되어 있다.

❊ 형개(荊芥)
발한(發汗)과 해열(解熱)하는 데 물로 달여서 먹는다. 〈本草〉

❊ 박하(薄荷)
독한(毒汗)을 발(發)하고 노핍(勞乏)을 풀고 두목(頭目)을 맑게 하니 물로 달여서 먹는다. 〈本草〉

❊ 총백(葱白)
연수용(連鬚用)하면 해표(解表)•출한(出汗)하고, 풍사(風邪)를 흩으니 물로 달여서 먹는다. 〈本草〉

❊ 자소엽(紫蘇葉)
표기(表氣)를 흩뜨리고 땀을 내게 한다. 〈本草〉

땀이 나지 않는 증세에는 청피(淸皮)와 함께 달여 복용하면 곧 땀이 난다. 〈丹溪〉

❊ 인동등(忍冬藤)
오랫동안 쌓인 진울(陳鬱)한 기(氣)를 흩뜨리고, 땀을 나게 하니 삶아서 먹는다. 〈丹溪〉

❊ 세신(細辛)
산풍(散風)과 땀을 나게 하니 물로 달여 먹으며, 가루로 하여 복용하면 기(氣)가 막히게 된다. 〈本草〉

❊ 행인(杏仁)
해기(解肌)와 발한하니 물로 달여서 먹는다. 〈本草〉

❊ 두시(豆豉)
발한(發汗)하고 또 오랫동안 식은땀이 나는 데는 1되쯤 볶아서 술 3되에 담그었다가 3일만에 마시고 낫지 않으면 다시 먹는다. 〈本草〉

❊ 백출(白朮)
땀을 멈추게 하고 식은땀을 치료하는 데 극효가 있으니 백출(白朮)을 있는대로 썰어서 작은 덩어리를 만들고 부맥(浮麥) 1되에 물 1말을 같이 끓여 조려서 마른 뒤에 꺼내어 썰어서 불에 말리고 보리는 버린 다음 가루로 하여 매 2돈을 부맥(浮麥) 달인 물에 타서 먹는다. 〈得効〉

❊ 계지(桂枝)
표허 자한(表虛自汗)•지한(止汗)을 치료하니 가을과 겨울에만 달여서 먹는다. 〈東垣〉

❊ 산조인(酸棗仁)
잠잘 때 땀이 나는 것을 멎게 하니 산조인초(酸棗仁炒)•인삼(人參)•백복령(白茯苓)을 가루로 하여 매 2돈을 미음과 함께 먹는다. 〈得効〉

❊ 상엽(桑葉)
식은땀을 멎게 하는 데 큰 효험이 있으니 청상(靑桑) 두 번째 잎을 그늘에 말리고 불에 쬐어서 가루로 하여 미음과 함께 먹는다. 〈入門〉

❊ 방풍(方風)
땀을 멈추게 하고 식은땀을 멎게 하니, 물로 달여서 먹는데 잎이 더욱 좋다. 〈本草〉

❊ 모려분(牡蠣粉)
땀을 멎게 하고 두충(杜冲)을 화(和)해서 함께 먹으면 식은땀을 치료해 주며, 마황근(麻黃根)과 함께 가루로 하여 바르면 식은땀이 그치게 된다. 〈本草〉

❊ 부소맥(浮小麥)
표허(表虛)를 실(實)하게 하고 저절로 땀이 나는 증세를 치료하니 물로 달여서 먹는다. 대개 저절로 땀을 흘리는 데는 면식(麵食)을 많이 하는 것이 좋다. 〈得効〉

❊ 황기(黃芪)
표허(表虛)를 실(實)하게 하고 저절로 흐르는 땀을 치료하니 밀수초황기(蜜水炒黃芪)에 구감초(炙甘草)를 조금 넣어서 물에 달여 먹는다. 자한(自汗)에는 봄•여름에만 황기(黃芪)를 쓴다. 〈東垣〉

❊ 마황근(麻黃根)
자한(自汗)과 도한(盜汗)을 치료하니 물로 달여 먹고 또한 모려분(牡蠣粉)을 부드럽게 하여 몸에 바르면 땀을 멎게 한다. 〈本草〉

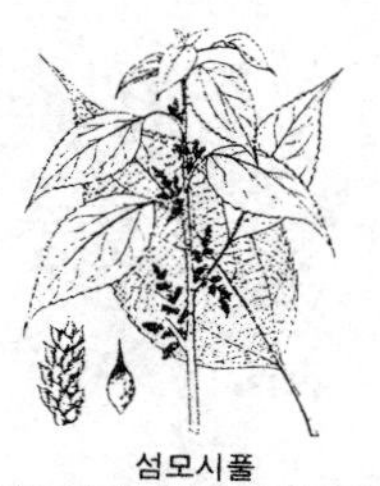
섬모시풀

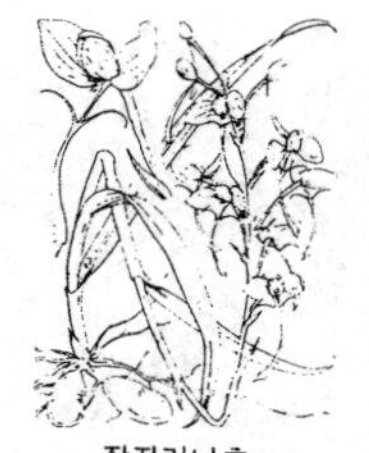
잠자리난초

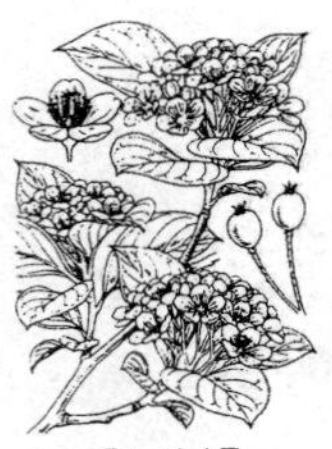
윤노리나무

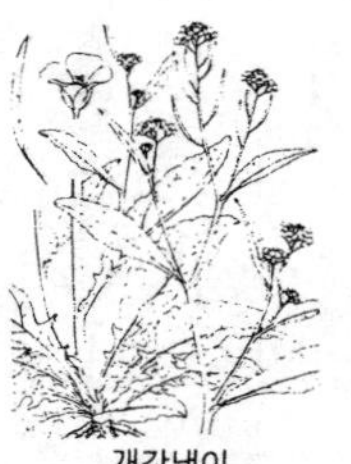
개갓냉이

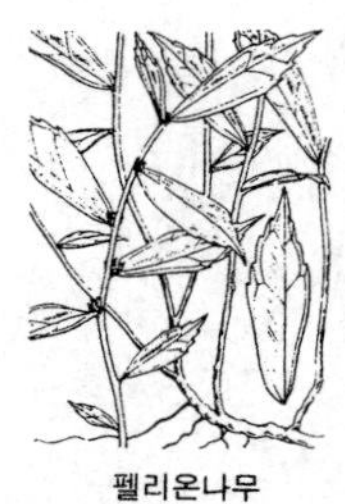
펠리온나무

※ 초목(椒目)

식은땀을 치료하는 데 가장 좋다. 볶아서 가루로 하여 반 돈을 생저(生猪)의 윗입술을 삶은물 1홉과 같이 편하게 먹으면 효과가 있다. 〈本草〉

※ 오매(烏梅)

침이 많이 나오는 증세를 치료하니 차대용으로 마신다. 〈本草〉

※ 백복령(白茯苓)

자한(自汗)•도한(盜汗)을 치료하니 가루로 하여 오매(烏梅)와 진애전탕(陳艾煎湯)에 2돈을 타서 먹는다. 〈得効〉

※ 침구법(鍼灸法)

식은땀이 멎지 않는 데에는 음극(陰隙)을 택하여 사(瀉)한다. 〈綱目〉

땀이 나지 않는 데는 곡차(曲差)를 택하고, 식은땀에 음도(陰都)•오리(五里)•간사(間使)•중극(中極)•기해(氣海)를 택하고, 허손 도한(虛損盜汗)에 백로(百勞)•폐유(肺兪)를 택한다. 〈甲乙經〉

상한(傷寒)에 땀이 나지 않는 데는 합곡(合谷)•복류(復溜)를 택하여 같이 사(瀉)하는 것이 좋다.

十. 담음(痰飮)

1. 담(痰)•연(涎)•음(飮)의 삼자(三者)가 다를 경우

담(痰)이란 진액(津液)의 이명(異名)이니 사람이 그것을 믿고서 지체(肢體)를 윤양(潤養)하는 것이다. 담(痰)•연( )•음(飮) 3자(三者)가 또 이일분수(理一分殊)의 분별이 있으니 포락(包絡)에 숨어 있다가 기(氣)를 따라서 떠올라 폐(肺)를 침로(侵虜)하고 가래를 옹색(壅塞)하며 일어나 움직이는 것은 담(痰)이고, 비원(脾元)에 모여서 기(氣)를 따라 상일(上溢)하고 구각(口角)으로 흘러나오는 것은 연)이며, 오직 음(飮)이란 증세는 위부(胃府)에 나서 구(嘔)도 되고 토(吐)도 되니 이것이 위(胃)의 병인 것이다. 〈直指〉

2. 담(痰)과 음(飮)을 청(淸)•탁(濁)으로 분별할 경우

담(痰)은 진액(津液)의 열(熱) 때문에 되는 것이니 열(熱)하면 진액(津液)이 훈증(熏蒸)해서 탁(濁)해지므로 그 이름을 담(痰)이라고 한다. 〈丹心〉

수(水)•음(飮)은 출처는 같으나 이름은 다르다. 비토(脾土)에 휴손(虧損)이 있으면 마시는 모든 수장(水漿)이 잘 전화(傳化)되지 않아서 또는 심하(心下)에 머물고 또는 협간(脇間)에 모이며 또는 경락(經絡)에 흘러 들고 또는 방광에 넘쳐 나와서 병이 되는 수가 많다. 〈直指〉

음(飮)이란 것은 물을 마신 것이 흩어지지 않아서 병이 된 것이고, 담(痰)은 화염(火炎)의 훈작(熏灼)으로 인해 생기는 것이므로 담(痰)의 형색(形色)은 주탁(稠濁)하고 음(飮)은 빛이 맑다.

담(痰)을 옛날에는 음(飮)이라 하고 지금은 담(痰)이라 하는데 실상은 모두 같다.

3. 왕은군(王隱君)의 담론(痰論)

담증(痰症)은 고금(古今)에 상세히 설명한 것이 없다. 처방론에 비록 현음(懸飮)•유음(留飮)•지음(支飮)•담음(痰飮) 등 모든 음(飮)이 다르기는 하지만 그 병의 근원은 알지 못한다.

혹은 두풍(頭風)•현훈(眩暈)하고 목혼(目昏)•이명(耳鳴)하며, 혹은 입과 눈이 실룩거리고 미릉(眉稜)과 이륜(耳輪)이 가렵고, 또는 사지(四肢)에 바람이 나고 뻣뻣해서 아픈 것 같으나 아프지는 않고, 또는 치아와 볼이 아프고 가려우며 잇몸이 부어서 아프고 가려운 증세 등이 있으며, 또는 기(氣)를 트림하고 산(酸)을 머금어서 조잡(嘈雜)하고 구홰(嘔噦)하며, 또는 목구멍이 막혀서 뱉어도 나오지 않으며 삼켜도 넘어가지 않아서 색깔은 그을음과 같고 모양은 헌솜이나 복숭아진이나 상한 조개 같은 것이 나오고, 또는 심하(心下)에 빙설(氷雪)이 머무른 것 같아서 심두(心頭)에 냉통(冷痛)이 자주 발작하고, 또는 꿈자리가 기괴하여 도깨비의 형상이 나타나고, 또는 팔다리가 아프고 맥이 없으며 요배(腰背)가 졸통(卒痛)하고, 또는 사지(四肢)의 골절이 아픈 것이 일정하지 않고 손이 마비되고 팔이 쑤시며 서멀거리고, 또는 척주(脊柱)에 손바닥 크기의 얼음장이 있는 것 같으면서 한통(寒痛)하고, 또는 온 몸이 서멀거려 벌레가 기는 것 같고, 또는 눈시울

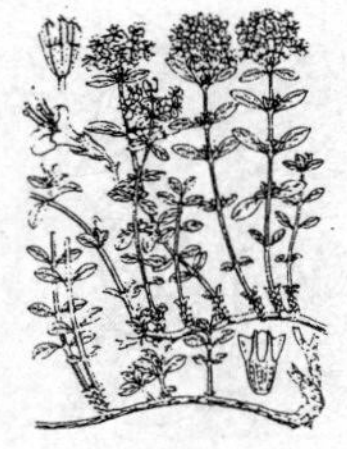
백리향

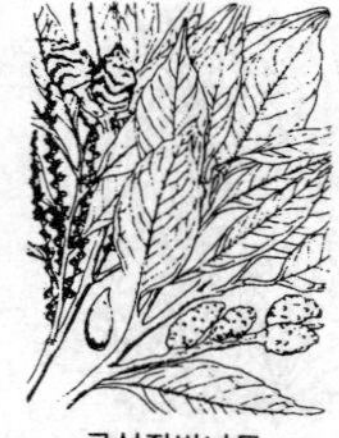
구실잣밤나무

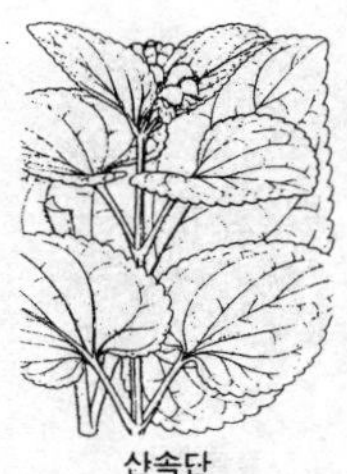
산속단

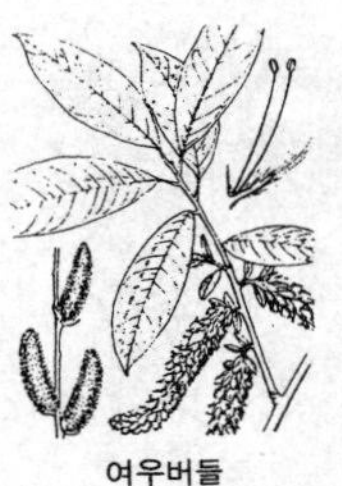
여우버들

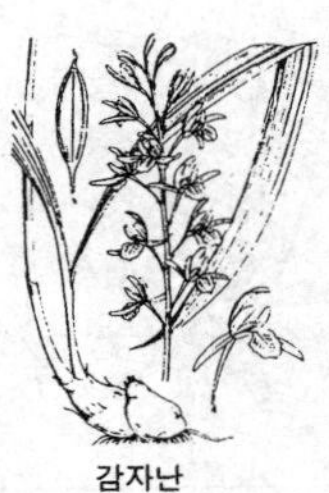
감자난

이 깔깔하고 가려우며 입안이 헤어지고 혓바닥에 백태(白苔)가 끼고, 심하면 목이 쉬기도 하며, 또는 목을 둘러서 결핵(結核)이 생기나 나력(瘰癧)은 아니고 또는 흉복간(胸腹間)에 두 기(氣)가 서로 맞닿는 것 같으면서 트림하고 번민(煩悶)하면 연기가 위로 오르는 것 같고 머리와 얼굴에 열이 나며, 또는 실지(失志)하며 전광(癲狂)하고, 또는 중풍(中風)과 사지가 마비되어 반신 불수(半身不遂)가 되고, 또는 노채(癆瘵) 곧 폐결핵(肺結核)의 임염〔荏苒 : 세월을 오래 끄는 것〕한 질병이 생기며, 또는 풍비(風痺)와 각기(脚氣)의 증세가 일어나고, 또는 심장 밑이 정충(怔忡)•경계(驚悸)하여 누군가가 자기를 잡으러 오는 것 같고, 또는 천(喘)•해(咳)•구(嘔)•토(吐)하고, 또는 냉연(冷涎)과 녹수(綠水)와 흑즙(黑汁)을 토하며 심하면 폐옹(肺癰)•장독(腸毒)•변농(便膿)•연파(攣跛) 즉 손과 발이 구부러지는 증세가 된다. 안과 밖의 질병의 종류를 모두 헤아릴 수 없이 많으니 이것이 다 담(痰) 때문에 일어나는 증세이다.

대체로 진액(津液)이 먼저 엉기면 담(痰)과 음(飮)이 되어서 상초(上焦)로 솟아오르므로 입이 마르고 목구멍도 마르며, 흘러서 밑으로 내려가면 대•소변이 폐색(閉塞)하고 얼굴이 여위고 털도 마르며 부인은 경(經)이 닫혀서 통하지 않고 소아는 경간(驚癎)과 축약〔搐搦 : 당기고 틀어지는 것〕이 일어나므로 치법(治法)은 당연히 먼저 패담(敗痰)을 좇아낸 다음에 허실(虛實)을 보아서 조리(調理)해야 되니 침향곤담환(沈香滾痰丸)으로 모든 삼초담음(三焦痰飮)의 통치제(通治劑)로 삼는다. 〈王隱君〉

유종후(劉宗厚)가 이르기를, 담(痰)의 증세에 대하여 중경(仲景)에서는 4음(四飮)과 6증(六症)을 질서 없이 삼인(三因)•내외(內外)가 모두 적절주의를 취했으나 왕은군(王隱君)만은 사람의 모든 질병을 논할 때에 대부분이 담에서 나온다고 주장한 것은 앞에서 알지 못한 것을 알아낸 것이며 참으로 깊이 담(痰)의 정상(情狀)을 알고 그 요지를 얻었다고 하겠다.

제곤담환(製滾痰丸) 처방이 사질(斯疾)을 치료하는데 아주 쉽게 되어 있다. 그러나 중경(仲景)과 삼인(三因)은 표리 내외(表裏內外)가 있고 한(汗)•하(下)•온(温)•이(利)의 법칙이 있는데 비하면 좀 소활(疎濶)한 감이 있고, 또 허실 한열(虛實寒熱)이 같지 않은 것도 있다. 〈劉宗厚〉

4. 음병(飮病)을 8종류로 볼 경우

유음(留飮)•벽음(癖飮)•담음(痰飮)•일음(溢飮)•유음(流飮)•현음(懸飮)•지음(支飮)•복음(伏飮) 등 8증(八症)이 있으나 모두가 음주(飮酒)와 모한(冒寒)과 또는 음수(飮水)의 지나침으로 인해서 된 증세다. 〈仲景〉

◎ 유음(留飮)

유음(留飮)이란 것은 물이 심하(心下)에 멈추어 있고 배척(背脊)에 손바닥만한 찬 것이 있는 것 같고, 또는 단기(短氣)하면서 갈(渴)하고 사지 역절(四肢歷節)이 동통(疼痛)하며 갈빗대가 인통(引痛)하고 기침이 심해진다. 〈入門〉

유음증(留飮症)은 사지 역절(四肢歷節)이 아프고 기단(氣短)하고 맥(脈)이 잠기니 오래 되면 골절이 어긋나는 전간(癲癎)이 될 수도 있다. 도담탕(導痰湯)을 잘 가감(加減)해서 쓰고, 궁하탕(芎夏湯)(처방은 아래에 있음)을 통용한다. 〈入門〉

◎ 벽음(癖飮)

수벽(水癖)이 양협(兩脇) 밑에 있으면서 움직이면 소리가 난다. 십조탕(十棗湯)〔처방은 한문(寒門) 참조〕과 삼화신우환(三花神祐丸)〔처방은 아래에 있음〕을 쓴다.

◎ 담음(痰飮)

원래는 비성(肥盛)하던 사람이 점차 여위어지고 물이 장간(腸間)에 머물러서 소리가 나는 증세를 담음(痰飮)이라 하는데 영계출감탕(苓桂朮甘湯)을 쓴다. 심하(心下)에 담음(痰飮)이 있게 되면 가슴과 갈빗대가 뻐근하며 눈이 현란하게 된다. 〈仲景〉

담음(痰飮)은 물이 장위(腸胃)에 머물러서 이상한 물소리가 나고 그 증세가 있는 사람은 폭비(暴肥)와 폭수(暴瘦)하니 신출환(神朮丸)을 쓴다. 〈入門〉

※ 영계출감탕(苓桂朮甘湯)

효능 : 담음(痰飮)을 치료한다.

처방 적복령(赤茯苓) 2돈, 계지(桂枝)•백출(白朮) 각 1돈반, 감초(甘草) 1돈을 물에 달여서 먹는다. 〈仲景〉

※ 신출환(神朮丸)

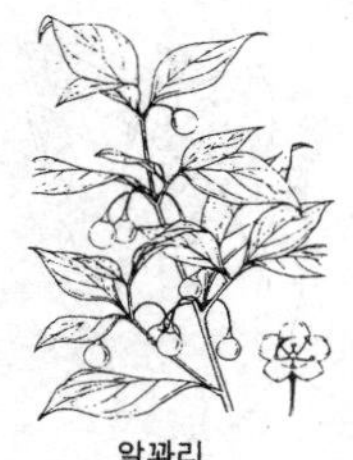
알꽈리

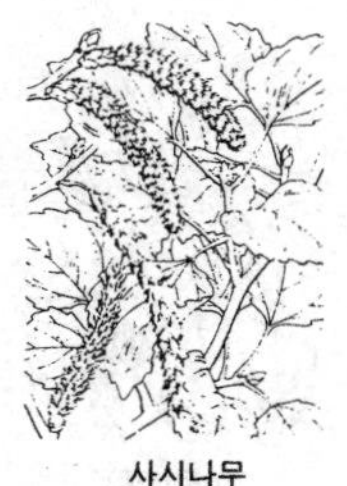
사시나무

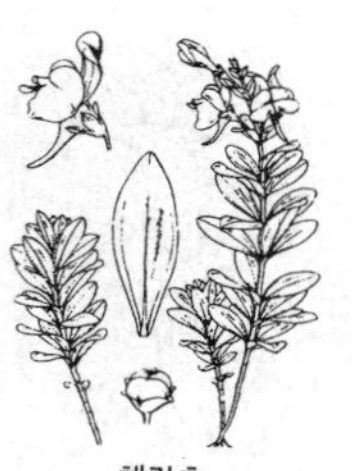
해란초

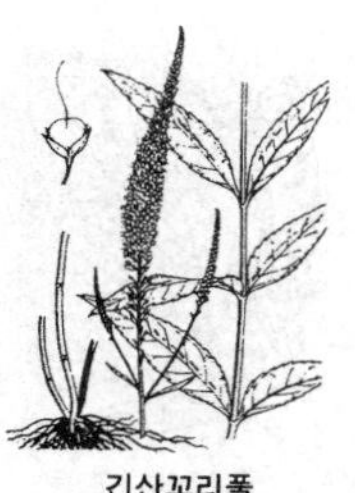
긴산꼬리풀

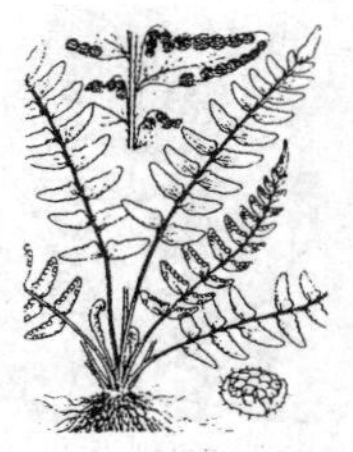
좀가물고사리

효능: 담음(痰飮)이 마치 포대에 물을 넣어 거르는 소리가 날 때. 또는 산수(酸水)를 구토하는 증세를 치료한다. 〈本事〉

처방 창출 감침거피배건(蒼朮泔浸去皮焙乾) 1근을 가루로 하고 백지마(白脂麻) 5돈을 물 2잔에 걸러낸 즙, 대추 30개를 진하게 달여 씨와 껍질을 걷어내고, 마즙(麻汁)에 고루 섞어서 묽은 고(膏)를 만든 다음에 출말(朮末)을 타서 반죽을 하고 찧어서 오동 열매 크기의 환을 지어 매일 공복에 온수로 100~200알을 삼켜 내린다. 처음 먹을 때는 흉격(胸膈)이 약간 조(燥)해지는데 산치자산(山梔子散)을 1번 먹으면 조(燥)한 증세가 없어진다. 〈本草〉

※ 산치자산(山梔子散)

치자(梔子) 1미(一味)를 말려 가루로 하여 끓는 물에 1돈을 타서 먹는다.

◎ **일음(溢飮)**

물을 마신 다음 흘러 들어가서 사지(四肢)에 들어가면 당연히 땀이 나야 하는데 땀이 나지 않고 몸이 무겁고 아픈 증세를 일음(溢飮)이라고 하니 소청룡탕(小青龍湯)을 주로 쓴다. 〈仲景〉

◎ **현음(懸飮)**

마신 뒤에 물이 갈빗대 밑에 고여서 기침과 가래가 나오며 통증이 있는 증세를 현음(懸飮)이라고 하니 십조탕(十棗湯)〔처방은 한문(寒門) 참조〕을 주로 쓴다.

현음(懸飮)은 물이 흘러 내려가다가 협하(脇下)에 머물러서 기침과 침을 뱉으면 인통(引痛)하면서도 자꾸 갈증이 나는 증세이니 삼화신우환(三花神祐丸)을 주로 쓴다. 〈入門〉

◎ **지음(支飮)**

기침이 역상(逆上)하고 안석(案席)에 몸을 기대어 숨을 쉬게 되고 기(氣)가 짧아서 눕지도 못하며 얼굴이 종기가 난 것 같은 증세를 지음(支飮)이라고 하니 소청룡탕(小青龍湯)〔처방은 한문(寒門) 참조〕을 주로 쓴다.

또한 맥(脈)이 빠르고, 괴롭고 현훈(眩暈)하면 이것은 지음(支飮)이 가슴속에 있기 때문이니 복령오미자탕(茯苓五味子湯)을 주로 쓴다. 〈仲景〉

지음(支飮)은 헐떡거리고 눕지도 못하며 거기에다 단기(短氣)를 겸한 증세이니 그 맥(脈)은 평(平)하다. 〈仲景〉

※ 복령오미자탕(茯苓五味子湯)

효능: 지음(支飮)과 손발의 냉비(冷痺)와 가래가 많은 것과 소복(小腹)의 기(氣)가 가슴과 목구멍에 상충(上衝)하고 얼굴이 뜨거워서 취한 것 같으며 때로는 현훈(眩暈)하는 등의 증세에 쓴다.

처방 적복령(赤茯苓) 2돈, 계심(桂心)・감초(甘草) 1돈반, 오미자(五味子) 1돈 2푼반을 물에 달여서 먹는다. 지음(支飮)은 반드시 현모(眩冒)하니 현모(眩冒)하면 욕지기를 하고, 욕지기를 하면 다시 창만(脹滿)한다. 반하(半夏)를 더해서 그 음증(飮症)을 없애야 되는데 음증(飮症)이 욕지기만 없으면 곧 낫는다. 〈仲景〉

◎ **복음(伏飮)**

흉격(胸膈) 위에 담(痰)이 차서 숨이 가쁘고 기침을 하며 또는 토하는 증세가 일어나면 한열(寒熱)이 교작(交作)하고 배통(背痛)・요통(腰痛)이 일어나며 눈물이 스스로 나오고 또는 몸이 꿈틀꿈틀 움직이는 증세에는 삼화신우환(三花神祐丸)과 공연단(控涎丹)을 쓴다. 〈入門〉

5. 담병(痰病)을 9종류로 볼 경우

풍담(風痰)・한담(寒痰)・습담(濕痰)・열담(熱痰)・울담(鬱痰)・기담(氣痰)・식담(食痰)・주담(酒痰)・경담(驚痰) 등 증세가 있는데 그 근본은 여러 가지가 있다. 열(熱)・기(氣)・풍(風)・경(驚)・음(飮)・식(食)・서(暑)・냉(冷)・비허(脾虛)・주(酒)・신허(腎虛) 등으로 인해서 일어나는 여러 가지 증세가 있다.

◎ **풍담(風痰)**

탄탄(癱瘓)의 기이한 증세가 일어나고 두풍(頭風)으로 인하여 현훈(眩暈)하고 민란(悶亂)하며 또는 축약(搐搦)하고 순동(瞤動)한다.

※ 청주백원자(清州白圓子)

효능: 풍담(風痰)이 옹성(壅盛)하고 구토(嘔吐)・현훈(眩暈) 및 탄탄풍(癱瘓風)을 치료한다.

처방 반하(半夏) 7냥, 천남성(天南星) 3냥, 백부자(白附子) 2냥, 천오(川烏) 5돈을 날것으로 가루를 하여 맑은 물에 담그는데 춘5(春五)・하3(夏三)・추7(秋七)・동 10일(冬十日)이 적절한 일이다. 아침 저녁으로 물을 바꾸어

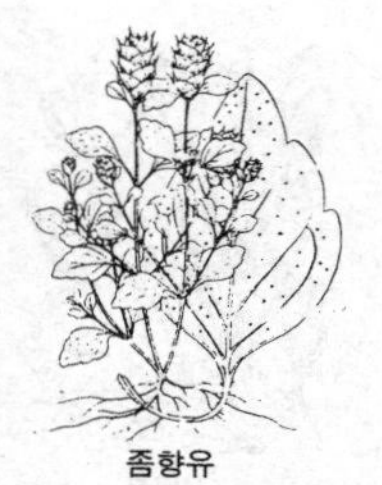
좀향유

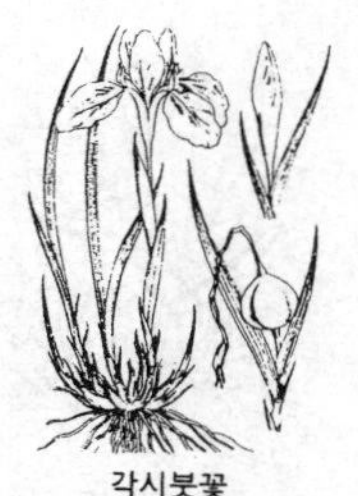
각시붓꽃

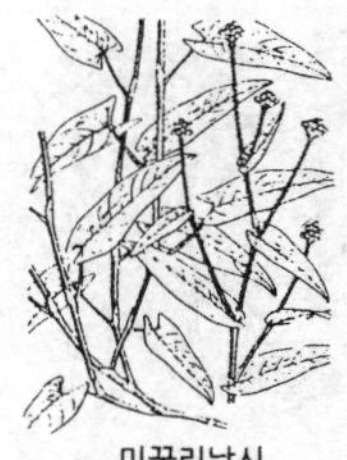
미꾸리낚시

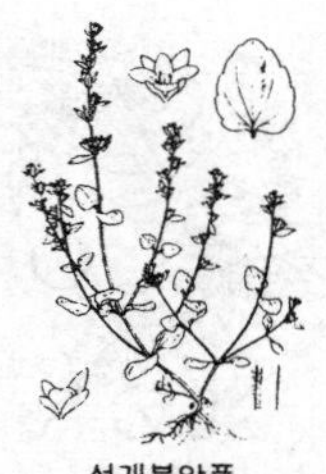
선개불알풀

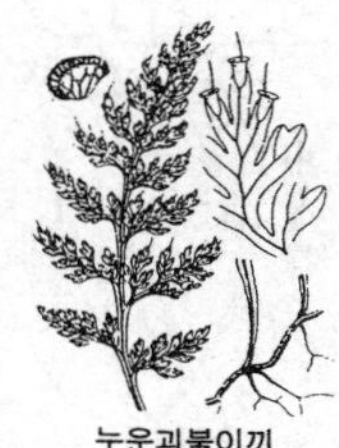
누운괴불이끼

서 일수가 되거든 생견대(生絹袋) 속에 넣어 잘 걸러내고 물이 다 빠지면 그 찌꺼기를 햇볕에 말려서 다시 가루로 하여 찹쌀죽의 맑은 물로 녹두알 크기로 환을 지어 생강탕에 30～50알을 먹는다.

❊ 도담탕(導痰湯)

효능 : 풍담(風痰)을 치료한다.

처방 반하강제(半夏薑製) 2돈, 남성포(南星炮) • 귤홍(橘紅) • 지각(枳殼) • 적복령(赤茯苓) • 감초(甘草) 각 1돈, 생강 5쪽을 넣어 물에 달여서 먹는다. 〈得効〉

◎ **한담(寒痰)**

한담(寒痰)이란 것은 즉 냉담(冷痰)이다. 뼈가 마비되고 사지(四肢)를 움직일 수 없으며, 기(氣)가 자통(刺痛)하고 번열(煩熱)은 없어도 응결(凝結)해서 청냉(淸冷)하다. 온중화담환(溫中化痰丸) • 온위화담환(溫胃化痰丸) • 신법반하탕(新法半夏湯) 등을 쓴다. 〈丹心〉

❊ 온중화담환(溫中化痰丸)

효능 : 냉담(冷痰) • 구홰(嘔噦) • 오심(惡心)을 치료한다.

처방 청피(靑皮) • 진피(陳皮) • 양강(良薑) • 건강(乾薑) 등을 각각 등분하여 가루로 하고 초호(椒糊)에 오동 열매 크기의 환을 지어 미음으로 50알을 먹는다. 〈局方〉

❊ 온위화담환(溫胃化痰丸)

효능 : 흉격(胸膈) 사이에 한음(寒飮)과 냉담(冷痰)이 있는 증세를 치료한다.

처방 반하제(半夏製) 3냥, 건강포(乾薑炮) • 백출배(白朮焙) • 진피(陳皮) 각 2냥을 가루로 하여 강즙호(薑汁糊)에 오동 열매 크기의 환을 지어 생강탕에 20～30알을 먹는다. 〈綱目〉

❊ 신법반하탕(新法半夏湯)

효능 : 비위(脾胃)에 냉담(冷痰)이 있어서 구역(嘔逆)과 오심(惡心)하고 음식 생각이 없는 증세에 쓴다.

처방 대반하(大半夏) 4냥을 절편(切片)하여 백반말(白礬末) 1냥에 섞어서 탕에 하루동안 담그었다가 걸러서 다시 생강즙에다 하루동안 담가서 끓인 뒤에 즙이 진해지면 불에 쬐여 말려서 가루로 하고 또 감초구(甘草炙) 2냥, 귤홍(橘紅) • 축사(縮砂) • 신국초(神麴炒) • 초과(草果) 각 1냥, 정향(丁香) • 백두구(白豆蔻) 각 5돈을 가루로 하여 매 1돈을 강염탕(薑鹽湯)에 같이 먹는다. 〈局方〉

◎ **습담(濕痰)**

온 몸이 무겁고 연약하고 권태로우며 곤약(困弱)한 증세는 신출환(神朮丸)〔처방은 위에 있음〕• 삼정환(三精丸) • 산선환(山仙丸) 또는 이진탕(二陳湯)에 창출(蒼朮) • 백출(白朮)을 가한 것 등을 쓴다. 〈局方〉

❊ 산정환(山精丸)

효능 : 건비(健脾) • 청화(淸火)하고 습담(濕痰)을 조(燥)하게 하는 데 쓴다.

처방 창출감침(蒼朮泔浸) 3일만에 대나무 칼로 껍질을 벗기고 그늘에 말린 것 2근, 흑상심(黑桑椹) 1말로 즙을 짠 것에다 창출(蒼朮)을 담가서 햇볕에 말리기를 9번을 반복해서 가루로 하고 구기자(枸杞子) • 지골피(地骨皮) 각 1근을 가루로 하여 꿀로 오동 열매 크기의 환을 지어 매번 100알을 더운 물에 먹는다. 〈必用方〉

❊ 삼선환(三仙丸)

효능 : 습담(濕痰)을 치료한다.

처방 반하(半夏) • 남성(南星) 각 1근을 가루로 하여 생강즙에 넣어서 조각으로 만든 것을 체에 넣고 쑥잎이나 또는 닥나무잎으로 덮어서 황색이 나도록 띄워 햇볕에 말리고 5 • 6월경에 누룩을 만들어서 누룩 매 4냥에 향부말(香附末) 2냥을 넣어 강즙호(薑汁糊)에 오동 열매 크기의 환을 지어 생강탕에 50알을 먹는다. 〈入門〉

◎ **열담(熱痰)**

열담(熱痰)이란 것은 즉 화담(火痰)이다. 열담의 색은 누렇고 번열(煩熱)과 조결(燥結)이 많으며 두면(頭面)이 홍열(烘熱)하고 혹은 눈꺼풀이 짓무르고 목이 쉬며 전광(巓狂) • 조잡(燥雜) • 오뇌(懊惱) • 정충(怔忡) 등의 증상이 일어난다. 청기화담환(淸氣化痰丸) • 가미윤하환(加味潤下丸) • 소조중탕(小調中湯) • 황금이격환(黃芩利膈丸) • 이중활담탕(理中豁痰湯) • 청열도담탕(淸熱導痰湯) 등을 쓴다. 〈丹心〉

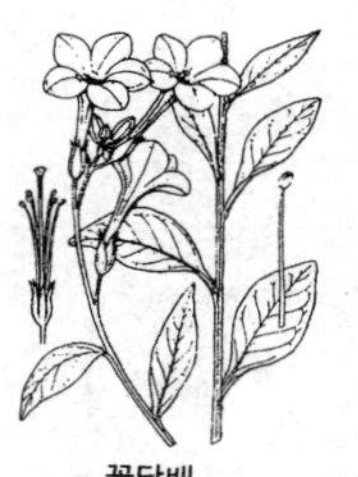
꽃담배

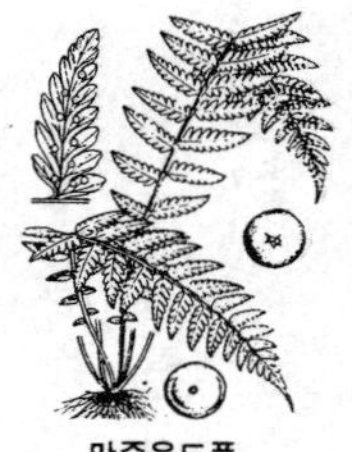
만주우드풀

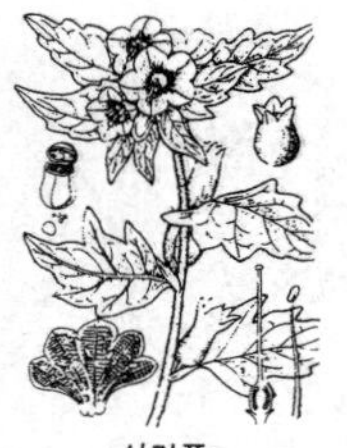
사리풀

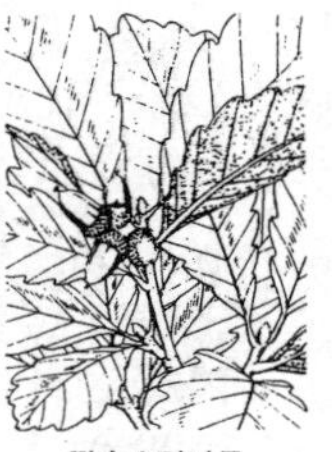
떡속소리나무

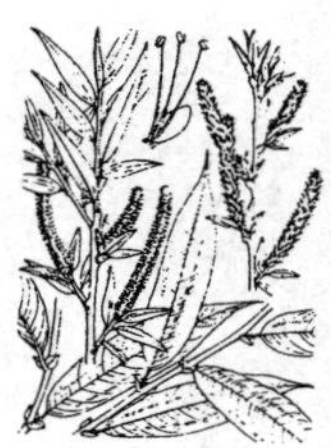
선버들

※ 청기화담환(淸氣化痰丸)

효능 : 열담(熱痰)을 치료한다.

처방 반하제(半夏製) 2냥, 진피(陳皮) • 적복령(赤茯苓) 각 1냥반, 황금(黃芩) • 연교(連翹) • 치자(梔子) • 길경(桔梗) • 감초(甘草) 각 1냥, 박하(薄荷) • 형개(荊芥) 각 5돈을 가루로 하여 강즙호(薑汁糊)에 오동 열매 크기의 환을 지어 생강탕에 50알을 먹는다. 이 처방은 이진탕(二陳湯)에 양격산(涼膈散)을 합한 것이다. 〈丹心〉

※ 가미윤하환(加味潤下丸)

효능 : 담화(痰火)를 내려 주는 명약이다.

처방 귤홍(橘紅) 8냥, 반하좌(半夏剉) 2냥을 소금 5돈을 녹인 물에 끓여서 말린 뒤에 남성(南星) • 황금(黃芩) • 황련(黃連) • 감초(甘草) 각 1냥과 함께 가루로 하여 생강즙에 담그고 떡처럼 쪄서 녹두알 크기의 환을 지어 백탕(白湯)에 50~70알을 먹는다. 〈丹心〉

※ 소조중탕(小調中湯)

효능 : 모든 담화(痰火)와 괴병(怪病)을 치료하고 비위(脾胃)를 조절하는 데도 신효하다.

처방 황련(黃連) 달인 탕에 감초(甘草)를 담근 것, 감초(甘草) 달인 탕에 황련(黃連)을 담근 것, 과루인(瓜蔞仁) 달인 물에 반하(半夏)를 담근 것, 반하(半夏) 달인 물에 과루인(瓜蔞仁) 담근 것을 각각 볶아서 물이 마르는 대로 각각 등분하고 썰어서 매 5돈에 생강 3쪽을 넣어 물에 달여 먹는다. 또는 사미(四味)를 가루로 하고 양강(良薑)을 달여 즙을 내서 오동 열매 크기의 환을 지어 백탕(白湯)에 50알을 먹으면 더욱 좋다. 〈入門〉

※ 대조중탕(大調中湯)

효능 : 허약해서 담화(痰火)가 있는 증세에는 아주 좋은 약이다.

처방 앞의 처방에다 인삼(人蔘) • 백출(白朮) • 백복령(白茯苓) • 천궁(川芎) • 당귀(當歸) • 지황(地黃) • 백작약(白芍藥)을 가한 것이다. 〈入門〉

※ 황금이격환(黃芩利膈丸)

효능 : 가슴속의 열을 없애고 격상(膈上)의 담(痰)을 이롭게 하여 준다.

처방 생황금초(生黃芩炒) • 황금(黃芩) 각 1냥, 반하제(半夏製) • 황련(黃連) • 택사(澤瀉) 각 5돈, 남성포(南星炮) • 지각(枳殼) • 진피(陳皮) 각 3돈, 백출(白朮) 2돈, 백반(白礬) 1돈, 나복자초(蘿葍子炒) 5돈, 조각(皀角) 1돈을 가루로 하여 떡처럼 쪄서 오동 열매 크기의 환을 지어 백탕(白湯)에 50알을 삼켜서 넘긴다. 〈正傳〉

※ 이중활담탕(理中豁痰湯)

효능 : 격상(膈上)과 위(胃) 속의 열담(熱痰)을 치료하는 데는 가장 좋다.

처방 백출(白朮) • 백작약(白芍藥) 각 1돈, 인삼(人蔘) • 백복령(白茯苓) • 반하제(半夏製) • 과루인(瓜蔞仁) • 진피(陳皮) • 천문동(天門冬) • 맥아초(麥芽炒) 각 7푼, 황금주초(黃芩酒炒) • 향부자염수초(香附子鹽水炒) • 황련강즙초(黃連薑汁炒) • 길경(桔梗) 각 5푼, 지실(枳實) • 감초(甘草) 각 3푼을 물에 달여서 찌꺼기를 걸러내고 강즙(薑汁) 2수저와 죽력(竹瀝) 6수저를 넣어 먹는다. 〈必用方〉

※ 청열도담탕(淸熱導痰湯)

효능 : 증한(憎寒) • 장열(壯熱) • 두목 혼침(頭目昏沈) • 기상 천급(氣上喘急) • 구토 연말(口吐涎沫)하는 등 모든 증세는 7정(七情)의 내상(內傷) 때문에 담(痰)이 심규(心竅)를 혼미(昏迷)하게 하고, 신(神)이 자리를 지키지 않기 때문에 담(痰)이 저절로 생긴다.

처방 황련(黃連) • 황금(黃芩) • 과루인(瓜蔞仁) • 남성포(南星炮) • 반하제(半夏製) • 진피(陳皮) • 적복령(赤茯苓) • 길경(桔梗) • 백출(白朮) • 인삼(人蔘) 각 7푼, 지실(枳實) • 감초(甘草) 각 5푼, 생강 3쪽, 대추 2개를 넣고 물에 달여서 죽력(竹瀝)과 강즙(薑汁)을 넣어 먹는다. 〈醫鑑〉

◎ **울담(鬱痰)**

노담(老痰)과 조담(燥痰)과 같은 증세로 즉 화담(火痰)이 심폐(心肺) 사이에 울(鬱)해서 오래 되면 흉격(胸膈)에

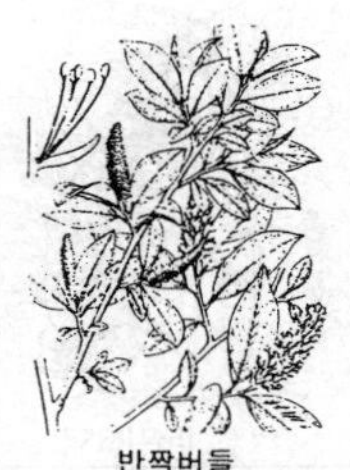
반짝버들

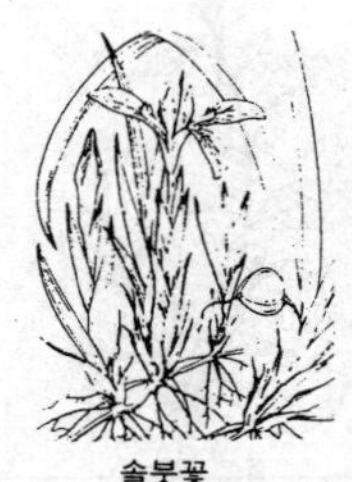
솔붓꽃

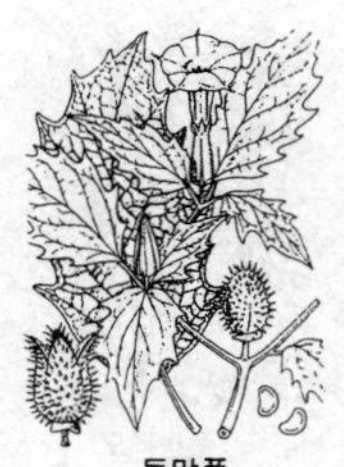
독말풀

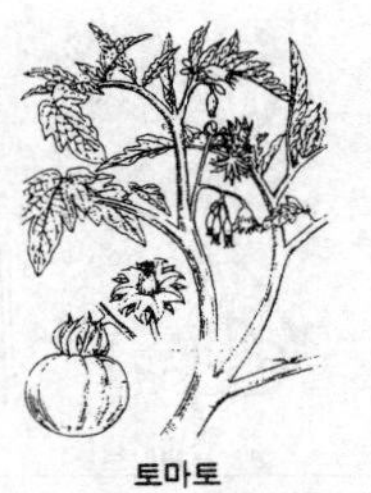
토마토

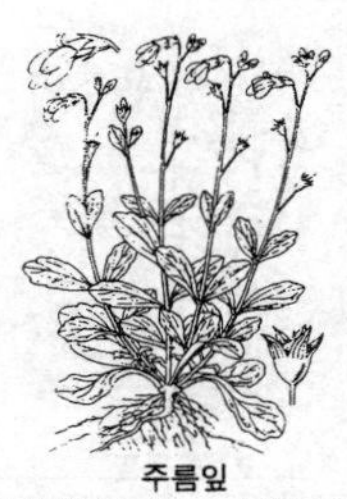
주름잎

엉기고 말라붙어서 뱉지를 못하며 털이 마르고 얼굴이 창백하여 고골(枯骨)과 같고 인건(咽乾)과 구조(口燥)해서 해수(咳嗽)와 천촉(喘促)이 겸하는 증세이다. 절재화담환(節齋化痰丸)•억담환(抑痰丸)•하천고(霞天膏)•청화활담환(淸火豁痰丸)•가감이진탕(加減二陳湯)•과루지실탕(瓜蔞枳實湯) 등을 쓴다.

※ 절재화담환(節齋化痰丸)

효능: 울담(鬱痰)과 노담(老痰)이 말라붙어서 뱉지 못하는 데에 쓰인다.

처방 천문동(天門冬)•편금주초(片芩酒炒)•과루인(瓜蔞仁)•귤홍(橘紅)•해분(海粉) 각 1냥, 망초(芒硝)•향부자(香附子)•염수초(鹽水炒)•길경(桔梗)•연교(連翹) 각 5돈, 청대(靑黛) 2돈을 가루로 하여 달여진 꿀에 강즙(薑汁)을 조금 넣어서 오동 열매 크기로 또는 밀크기로 하여 담강탕(淡薑湯)에 50~70알을 먹는다. 〈雜著〉

※ 억담환(抑痰丸)

효능: 조담(燥痰)•울담(鬱痰)•건수(乾嗽)를 치료한다.

처방 과루인(瓜蔞仁) 1냥, 패모초(貝母炒) 5돈, 반하제(半夏製) 2돈을 가루로 하여 떡처럼 쪄서 녹두알 크기로 환을 지어 강탕(薑湯)에 100알을 먹는다. 〈丹心〉

※ 하천고(霞天膏)

허담(虛痰)과 노담(老痰)이 가슴에 접착되고 장위(腸胃)에 머물러 사수(邪祟)가 되니 당연히 이 고약을 써서, 토하고 설사해도 허손(虛損)되지 않음이 마치 보허(補虛)하는 약 중에 나채고열(癩瘵鼓噎)을 치료하는 약을 쓰고 담(痰)이 쌓이지 않게 만전의 공을 거두는 것과 같으니 이 약을 쓰는 것은 비유해 보면 창름(倉廩)을 텅 비운다 해도 다시 안온(安穩)할 수 있는 것과 같은 묘리(妙理)이다.

대체로 실담(實痰)•신담(新痰)을 치료하는 데는 남성(南星)과 반하(半夏)를 써서 조(燥)하게 하고, 귤홍(橘紅)과 지각(枳殼)으로 흩어 주고, 저령(猪苓)과 복령(茯苓)으로 삼투(滲透)하고, 황금(黃芩)과 황련(黃連)으로 내리게 하고, 파두(巴豆)와 부자(附子)로 유통(流通)하고, 죽력(竹瀝)과 과루(瓜蔞)로 윤택하게 한다.

※ 청화활담환(淸火豁痰丸)

효능: 상초(上焦)의 울화(鬱火)와 담연 옹성(痰涎壅盛)•흉격 불리(胸膈不利)와 목구멍이 번조(煩燥)하고 끼룩거려서 무엇인가 걸린 것 같으나 토해도 나오지 않으며 삼켜도 넘어가지 않는 데 쓴다.

처방 대황(大黃)을 주반(酒拌)하여 아홉 번을 찌고 아홉 번을 햇볕에 말린 것 2냥반, 백출초(白朮炒)•지실부초(枳實麩炒)•진피염수초(陳皮鹽水炒) 각 2냥, 황금주초(黃芩酒炒)•황련주초(黃連酒炒)•치자초(梔子炒)•남성(南星)•반하(半夏) 2미(二味)를 백반(白礬)•조각(皂角)•생강(生薑) 각 1냥으로써 7일간 물에 담근 것 각 1냥반, 패모초(貝母炒) 1냥 3돈, 연교(連翹)•천화분(天花粉)•백복령(白茯苓)•신국초(神麴炒)•백개자초(白芥子炒) 각 1냥, 현명분(玄明粉) 7돈, 청몽석(靑礞石)을 염초(焰硝) 1냥과 동하(同煆)하여 금색처럼 된 것, 청대(靑黛)•감초(甘草) 각 5돈, 침향(沈香) 2돈을 같이 가루로 하여 죽력(竹瀝)으로 오동 열매 크기의 환을 지어 다청(茶淸)에 60~70알을 먹는다.

※ 가감이진탕(加減二陳湯)

효능: 노담(老痰)•조담(燥痰)•열담(熱痰)을 치료한다.

처방 귤홍(橘紅)을 소금물에 담갔다가 불에 쬐어 말린 것 1돈 2푼, 지실(枳實)•황금초(黃芩炒) 각 1돈, 백출(白朮)•패모초(貝母炒)•변향부(便香附) 각 9푼, 백복령(白茯苓)•천화분염수초(天花粉鹽水炒) 각 7푼, 방풍(防風)•연교(連翹) 각 5푼, 감초(甘草) 3푼을 같이 물에 달여서 먹는다.

※ 과루지실탕(瓜蔞枳實湯)

효능: 담결(痰結)이 토해도 나오지는 않고 흉격(胸膈)이 작통(作痛)하여 누워서 전측(轉側)을 하지 못하며, 또는 담결(痰結)하여 흉만(胸滿)하고 기(氣)가 급하며, 또는 담(痰)이 심규(心竅)를 혼미(昏迷)하게 해서 말을 잘 못하는 증세를 치료한다.

처방 과루인(瓜蔞仁)•지실(枳實)•길경(桔梗)•적복령(赤茯苓)•패모초(貝母炒)•진피(陳皮)•편금(片芩)•치자(梔子) 각 1돈, 당귀(當歸) 6푼, 축사(縮砂)•

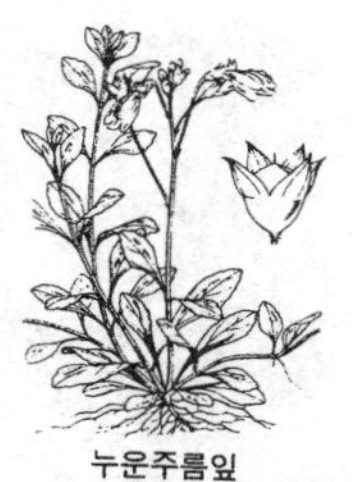
누운주름잎

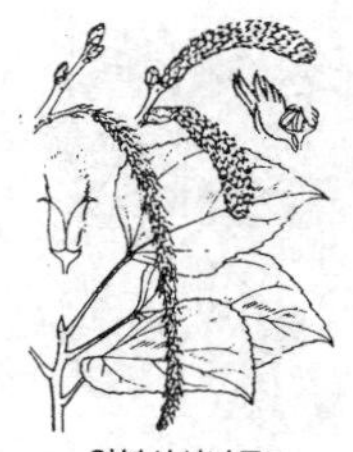
일본사시나무

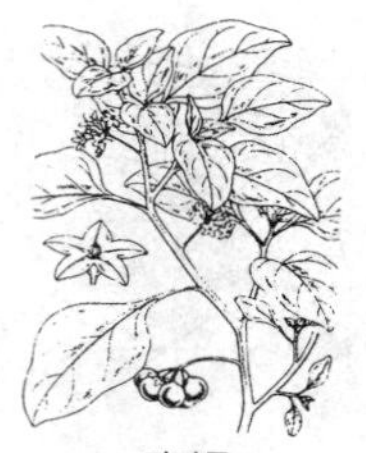
까마중

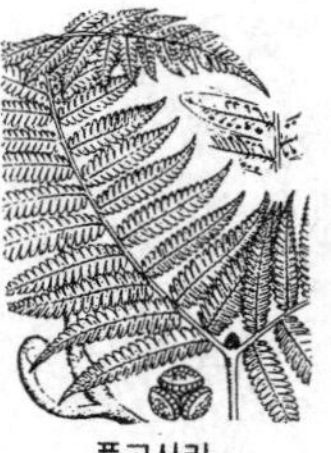
풀고사리

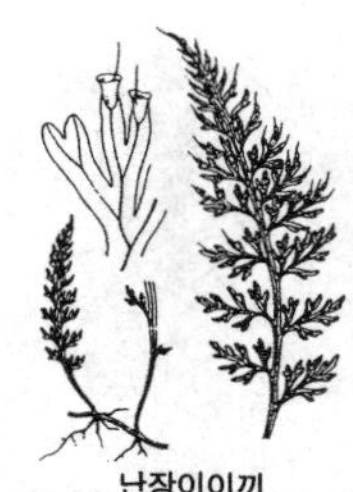
난장이이끼

목향(木香) 각 5푼, 감초(甘草) 3푼을 물에 달여서 죽력(竹瀝) 5수저, 강즙(薑汁) 반 수저를 넣어 먹는다. 〈回春〉

◎ **기담(氣痰)**

7정(七情)이 울결(鬱結)하고 담(痰)이 목구멍에 체해서 형(形)이 패서(敗絮), 또는 매핵(梅核)과 같으며 뱉어도 나오지 않고 삼켜도 넘어가지 않으며 흉격(胸膈)이 비민(痞悶)한 데는 청화활담환(淸火豁痰丸)·옥분환(玉粉丸)·가미사칠탕(加味四七湯)·윤하환(潤下丸)·이신산(二腎散)·전호반하탕(前胡半夏湯)·가미이진탕(加味二陳湯) 등이 가장 좋다. 〈入門〉

※ 옥분환(玉粉丸)

효능 : 기담(氣痰)을 치료한다.

처방 삼선환(三仙丸)에서 향부(香附)를 빼고 귤홍(橘紅)가루 2냥을 더한 것이다. 〈入門〉

※ 가미사칠탕(加味四七湯)

효능 : 담기(痰氣)가 울결(鬱結)하여 목구멍 사이에 막혀서 토하지도 못하고 삼켜도 넘어가지 않는 증세를 매핵기(梅核氣)라고 한다.

처방 반하(半夏)·진피(陳皮)·적복령(赤茯苓) 각 1돈, 신국초(神麴炒)·지실(枳實)·남성포(南星炮) 각 7푼, 청피(靑皮)·후박(厚朴)·자소엽(紫蘇葉)·빈랑(檳榔)·축사(縮砂) 각 5푼, 백두구(白豆蔻)·익지인(益智仁) 각 3푼, 생강 5쪽을 넣어 물에 달여서 먹는다. 〈醫鑑〉

※ 윤하환(潤下丸)

효능 : 담(痰)이 쌓여 체한 것을 치료하고 담수(痰嗽)와 강담(降痰)에 특히 신효하다.

처방 진피(陳皮) 1근 거백(去白)한 것을 소금 2냥과 같이 물에 녹여서 달인 것을 불에 쬐여 말리고 감초(甘草) 2냥을 구워서 같이 가루로 하여 탕(湯)에 담갔다가 떡처럼 쪄서 오동 열매 크기의 환을 지어 백탕(白湯)에 30~50알을 먹는다. 〈必用〉

※ 이신산(二腎散)

효능 : 청폐(淸肺)·소담(消痰)·하기(下氣)하고 주독(酒毒)을 풀어 준다.

처방 귤홍(橘紅) 1근, 감초(甘草) 4냥을 소금 반냥 녹인 물에다 끓여서 불에 쬐여 말리고 가루로 하여 조석(朝夕)에 각 2수저씩 담강탕(淡薑湯) 또는 백비탕(百沸湯)에 먹는다. 〈綱目〉

※ 전호반하탕(前胡半夏湯)

효능 : 기담(氣痰)의 옹성(壅盛)을 치료한다.

처방 전호(前胡)·반하(半夏)·적복령(赤茯苓) 각 1돈, 진피(陳皮)·자소엽(紫蘇葉)·지각(枳殼) 각 7푼, 목향(木香)·감초(甘草) 각 5푼, 생강 5쪽, 오매(烏梅) 1개를 넣어 물에 달여서 먹는다. 〈直指〉

※ 가미이진탕(加味二陳湯)

효능 : 기담(氣痰)이 목구멍에 막혀서 매핵기(梅核氣)가 된 증세를 치료한다.

처방 반하(半夏)·진피(陳皮)·적복령(赤茯苓)·지각(枳殼)·길경(桔梗) 각 1돈, 편금(片芩)·치자초(梔子炒) 각 7푼, 자소엽(紫蘇葉)·백두구인(白豆蔻仁)·감초(甘草) 각 5푼, 생강 3쪽을 물에 달여서 먹는다. 〈醫鑑〉

◎ **식담(食痰)**

식담(食痰)이란 것은 즉 식적담(食積痰)인데 음식물이 소화가 되지 않거나 또는 어혈(瘀血)이 껴서 과낭(窠囊)이 되고 뱃속에 덩어리와 비만증을 일으키는 증세를 말한다. 청몽석환(靑礞石丸)·황과루환(黃瓜蔞丸)·정전가미이진탕(正傳加味二陳湯) 등을 쓴다.

※ 청몽석환(靑礞石丸)

효능 : 습열담(濕熱痰)을 치료하고 식적담(食積痰)을 없애준다.

처방 청몽석(靑礞石) 2냥을 염초(焰硝) 2냥과 같이 관내(罐內)에 넣어서 뚜껑을 닫고 염니(鹽泥)를 섞어서 말린 뒤에 불에 달구어 식은 다음에 끄집어 내고, 천남성(天南星) 2냥과 백반말(白礬末) 5돈을 물에 담그어 2일 된 것, 반하(半夏)와 조각(皂角)을 물에 담그어 2일 된 것, 편금강즙초(片芩薑汁炒)·적복령(赤茯苓)·지실부초(枳

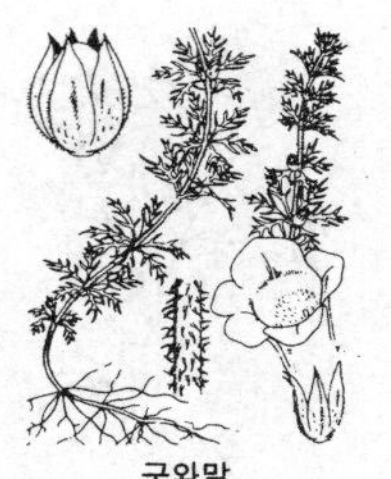
구와말

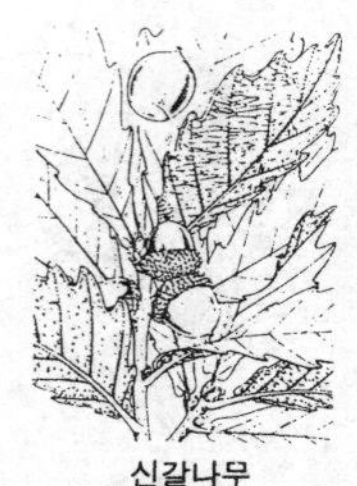
신갈나무

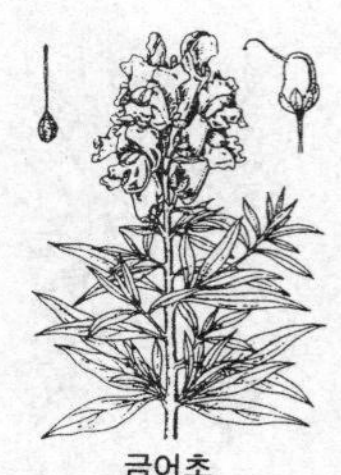
금어초

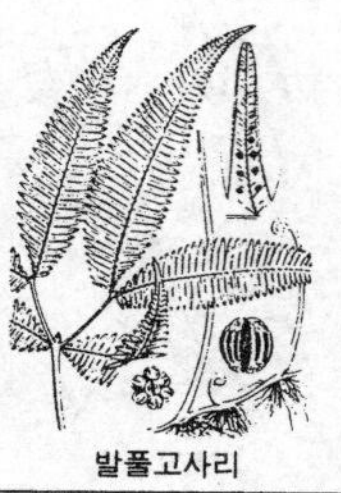
발풀고사리

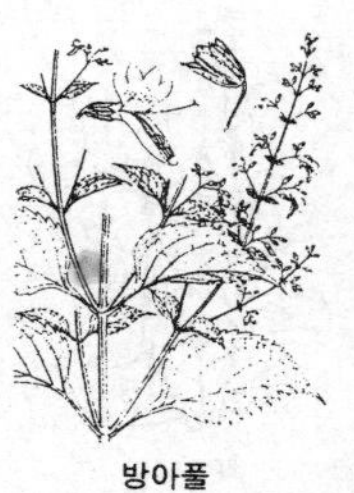
방아풀

實麸炒) 각 3냥, 풍화초(風化硝)를 나복(蘿蔔)과 같이 끓여서 초화(硝化)하여 나복(蘿蔔)은 버리고 여과하여 우담(牛膽) 속에 넣고 바람에 말려서 5돈을 가루로 하고 강즙자(薑汁煮)의 신국(神麴)으로 풀을 끓여 오동 열매 크기의 환을 해서 백탕(白湯)에 30~50알을 먹는다. 이 약의 묘리(妙理)는 풍화초(風化硝)에 있다. 〈入門〉

❊ 황과루환(黃瓜蔞丸)

효능 : 식적담(食積痰)을 치료한다.

처방 과루인(瓜蔞仁) • 반하국초(半夏麴炒)를 각 등분하여 가루로 하고 과루즙(瓜蔞汁)에 오동 열매 크기의 환을 해서 강즙죽력(薑汁竹瀝)에 30~50알을 먹는다. 〈入門〉

❊ 정전가미이진탕(正傳加味二陳湯)

효능 : 식적담(食積痰)을 치료하고 도담(道痰) • 보비(補脾) • 소식(消食) • 행기(行氣)한다.

처방 산사육(山楂肉) 1돈반, 향부자(香附子) • 반하(半夏) 각 1돈, 천궁(川芎) • 백출(白朮) • 창출(蒼朮) 각 8푼, 귤홍(橘紅) • 복령(茯苓) • 신국초(神麴炒) 각 7푼, 축사연(縮砂研) • 맥아초(麥芽炒) 각 5푼, 감초구(甘草炙) 3푼, 생강 3쪽, 대추 2개를 넣어 물에 달여서 먹는다. 〈正傳〉

◎ **주담(酒痰)**

술을 마셔서 소화가 안 되거나 또는 술을 마신 뒤 물을 많이 마시며 다시 술을 마시고 다음날에 또 토하고 음식은 먹지 못하며 산수(酸水)를 구토(嘔吐)하는 데는 서죽당화담환(瑞竹堂化痰丸) • 향부과루청대환(香附瓜蔞青黛丸) • 소조중탕(小調中湯) • 척담산(滌痰散) • 대금음자(對金飮子)〔처방은 내상(內傷) 참조〕에 반하(半夏)와 건갈(乾葛) 각 1돈을 가하여 쓴다. 〈正傳〉

❊ 서죽당화담환(瑞竹堂化痰丸)

효능 : 주담(酒痰)을 치료하고 소식(消食) • 쾌비(快脾) • 순기(順氣)한다.

처방 반하(半夏) • 남성(南星) • 생강(生薑) • 백반(白礬) • 조각(皂角) 각 4냥을 노구솥에 같이 넣어 물에 삶되 남성(南星)이 백점(白點)이 없어질 때로 하고 조각(皂角)은 버린다. 청피(青皮) • 진피(陳皮) • 건갈(乾葛) • 소자(蘇子) • 신국(神麴) • 맥아(麥芽) • 산사육(山楂肉) • 나복자(蘿蔔子) • 향부자(香附子) • 행인(杏仁) 각 1냥을 가루로 하여 강즙(薑汁)에 담갔다가 떡처럼 쪄서 오동 열매 크기의 환을 해서 매 50~70알을 식후 및 다주(茶酒)에 먹는다. 〈入門〉

❊ 향부과루청대환(香附瓜蔞青黛丸)

효능 : 조담(燥痰) • 울담(鬱痰) • 주담(酒痰)을 치료한다.

처방 위의 3가지〔향부(香附) • 과루(瓜蔞) • 청대(青黛)〕를 가루로 하여 꿀로 가시연밥 크기의 환을 지어 매 1알을 식후나 잘 때에 녹여서 삼킨다. 적담(積痰)은 청대(青黛) • 과루(瓜蔞)가 아니면 제거하지 못한다. 〈入門〉

◎ **경담(驚痰)**

자주 놀라서 담(痰)이 맺히고 덩어리로 되어 흉복(胸腹) 속에 있으며 증세가 일어나면 조동(跳動)하여 아픔을 견디지 못하며 또는 전간(癲癎)이 되는 수도 있는데 부인들이 이러한 증세에 많이 걸린다. 여기에는 묘응단(妙應丹)과 곤담환(滾膽丸)을 쓴다.

❊ 묘응단(妙應丹)

신체가 끌어당기고 은통(隱痛)해서 견디기 어려운 증세인데 이곳 저곳으로 돌기 때문에 풍독(風毒)인가 의심하고 또는 탄탄(癱瘓)인 듯하고 또는 옹저(癰疽)인 듯하나 모두가 그런 것은 아니고 오직 담연(痰涎)이 심격(心膈)에 복재(伏在)하기 때문에 이러한 증세가 일어나므로 이 약을 쓰면 효과가 있다. 〔처방은 아래 참조〕 일명 공연단(控涎丹)이라고도 한다. 〈河間〉

6. 맥법(脈法)일 경우

맥(脈)이 겹으로 현(弦)한 증세는 한음(寒飮)이고, 한쪽으로 현(弦)한 증세는 음(飮)이다. 폐음(肺飮)은 맥(脈)이 현(弦)하지 않고 다만 천촉(喘促)하고 단기(短氣)하며, 맥(脈)이 침(沈)하고 현(弦)한 증세는 현음(懸飮)이니 안으로 아픔이 있고, 맥(脈)이 부(浮)하며 세활(細滑)한 증세는 음(飮)에서 상(傷)한 것이다. 〈仲景〉

맥(脈)이 한쪽으로 현(弦)한 증세는 음(飮)이 되고 또는 침(沈) • 현(弦) • 활(滑)을 겸하며 또는 결(結)하고 또는 복(伏)한 증세는 담음(痰飮)이 관절에 꼭 들어맞는 증세이다. 〈脈訣〉

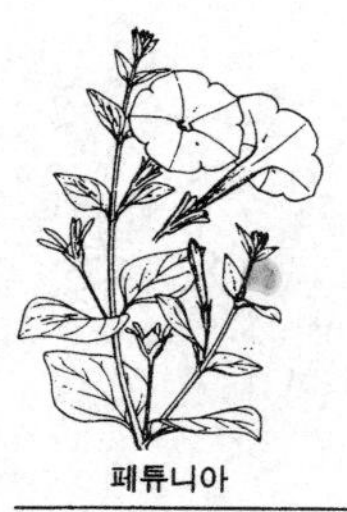
페튜니아

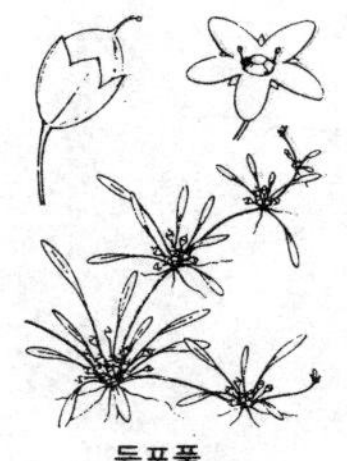
등포풀

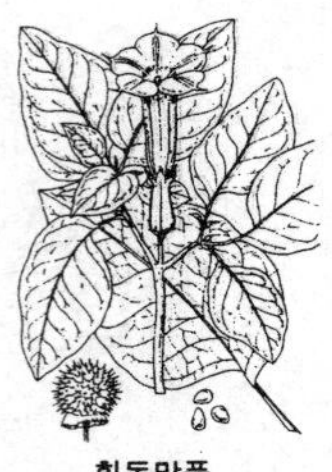
흰독말풀

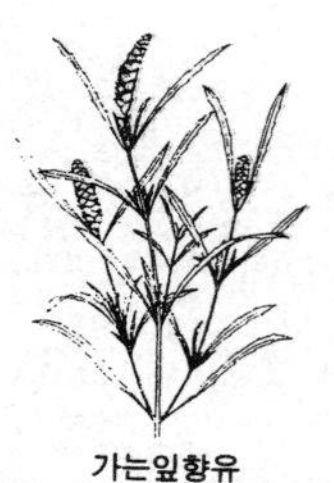
가는잎향유

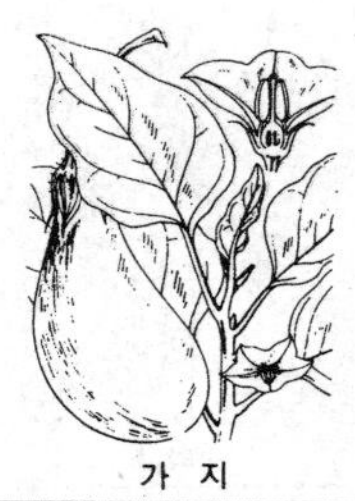
가 지

7. 담음(痰飮)의 외증(外症)일 경우

척부(尺膚)가 거칠어서 말라 죽은 고기의 비늘과 같은 증세는 수일음(水溢飮)이고, 살결이 선명한 증세는 유음(留飮)이며, 맥(脈)이 크고 심하(心下)에 유음(留飮)이 있으면 등이 한랭해서 물과 같다. 물이 심(心)에 있으면 심하(心下)가 굳게 쌓이고 단기(短氣)•오수(惡水)하여 물을 잘 안 마시며, 물이 폐(肺)에 있으면 침과 거품을 토하고 물을 많이 마시며, 물이 비(脾)에 있으면 소기(少氣)하고 몸이 무거우며, 물이 간협(肝脇) 아래에 있으면 지만(支滿)하고 재채기를 하며 아프고, 물이 신(腎)에 있으면 심하(心下)가 떨린다. 〈仲景〉

담(痰)이 있으면 눈꺼풀과 눈 아래에 반드시 연회흑색(煙灰黑色)이 있다. 〈丹心〉

눈꺼풀과 눈 아래에 연회훈흑색(煙灰熏黑色)이 있는 증세는 담(痰)이다. 〈醫鑑〉

무슨 병이든지 백약(百藥)이 효험이 없어 관상맥(關上脈)이 복(伏)하며 크면 담증(痰症)이니 공연단(控涎丹)을 쓴다. 〈丹心〉

입문(入門)에 이르기를, 모든 담증(痰症)은 먹는 것이 적어도 기색(肌色)이 평소와 같으며 모든 수증(水症)은 갈비가 빽빽하고 심하(心下)가 두근거린다. 〈入門〉

8. 담음(痰飮)의 모든 증세일 경우

담(痰)의 질환이 새로 생겨 경(輕)한 증세는 형색(形色)이 청백 희박(淸白稀薄)하고 기미(氣味)가 또한 담(淡)하며, 오래 되고 중(重)한 증세는 황탁(黃濁)하고 주점(稠粘)하고 엉겨서 뱉어도 잘 나오지 않으며 점점 악미(惡味)를 이루어서 산(酸)•날(辣)•성(腥)•조(臊)•함(鹹)•고(苦)의 맛과 냄새가 나고 심하면 핏기를 띠고 나오는 수도 있다. 또한 한열(寒熱)과 동통(疼痛) 증세 등도 일으키게 된다. 〈直指〉

담(痰)을 뱉어도 나오지 않는 증세는 담결(痰結)이고, 또 갈빗대 아래가 아프고 한열(寒熱)이 오고 가며 해수(咳嗽)하고 기급(氣急)한 증세도 또한 담결(痰結)이다. 〈回春〉

9. 담(痰)을 빛으로 구별할 경우

한담(寒痰)은 맑고, 습담(濕痰)은 희며, 열담(熱痰)은 누렇고, 화담(火痰)은 검으며, 노담(老痰)은 아주 단단히 달라 붙는다. 〈入門〉

10. 담음유주증(痰飮流注症)일 경우

갑자기 흉(胸)•배(背)•수(手)•각(脚)•요(腰)•과(胯)가 은은(隱隱)히 아파서 견디기가 어렵고 근골(筋骨)을 잇대어 당기며 아프고 좌와(坐臥)가 불안하며 가끔씩 통증이 일정치 않게 자리를 바꾸는 증세를 속의(俗醫)들은 주주(走注)라 하여 풍약(風藥)이나 침구(鍼灸)를 쓰는데 그것은 모두 무익한 것이며 또한 풍독(風毒)이 결취(結聚)하여 종기가 되는 것이라 해서 난잡(亂雜)하게 약을 쓰니 이것도 역시 틀린 것이다.

이 증세는 담연(痰涎)이 심격(心膈)의 위와 아래에 있다가 변하여 이런 증세가 되는 것인데 두통이 일어나서 머리를 들지 못하고 또는 신의(神意)가 혼권(昏倦)하여 잠이 많아지며 또는 음식맛이 없고 담타(痰唾)가 주점(稠粘)하며 밤에는 목구멍에서 톱질하는 소리가 나며 자면서 많은 침을 흘리고 손과 발이 냉비(冷痺)하며 기맥(氣脈)이 통하지 않으면 탄탄(癱瘓)이라고 진단하기 쉬운데 그것은 잘못된 것이다. 이런 증세가 있으면 빨리 공연단(控涎丹)을 쓰면 그 증상이 자신도 모르는 사이에 쉽게 낫는 것이다. 〈得效〉

※ 공연단(控涎丹) (일명초응단)

효능 : 담음(痰飮)이 흘러들어서 통증이 되는 데 쓴다.

처방 감수(甘遂)•자대극(紫大戟)•백개자(白芥子)를 각각 등분해서 가루로하여 풀로서 오동열매 크기로 환을 하여 햇볕에 말려서 잠잘 때 강탕(薑湯), 또는 탕수(湯水)로 7~10알을 삼켜 내리면 신효(神効)하다. 경담(驚痰)에는 주사(朱砂)로써 겉을 입히고 통증이 심하면 전갈(全蝎)을 가하며 주담(酒痰)에는 웅황(雄黃)을 가하고, 비통(臂痛)에는 목별자(木鱉子)와 계심(桂心)을 가하며, 경담(驚痰)이 성괴(成塊)한 데는 천산갑(穿山甲)•별갑(鱉甲)•현호색(玄胡索)•봉출(蓬朮)을 가한다.

11. 담병(痰病)과 사수(邪祟)일 경우

혈기(血氣)라 함은 사람의 신(神)으로 신기(神氣)가 허핍(虛乏)하면 사(邪)가 그 틈을 타서 들어가는 것은 이론적으로는 그럴듯 하지만 만약 기혈(氣血)이 같이 허하고 담(痰)이 중초(中焦)에 들어와서 오르고 내리는 것을 방해하며 움직이는 기능을 잃고 나아가서는 12기관이 모두 그 직책을 잃게 되면 시(視)•청(聽)•언(言)•동(動)

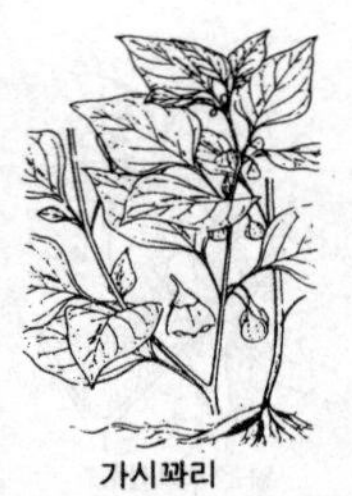
가시꽈리

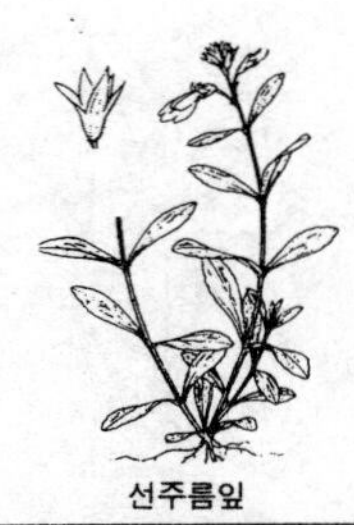
선주름잎

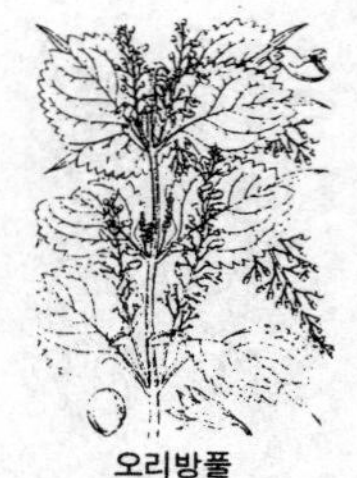
오리방풀

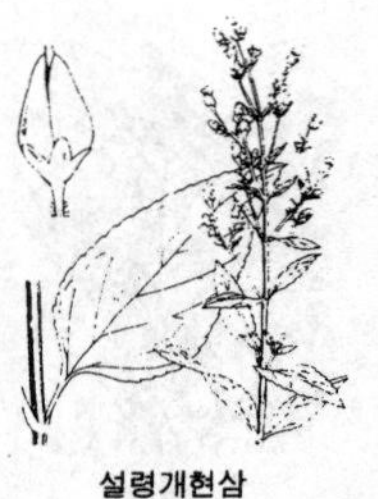
설령개현삼

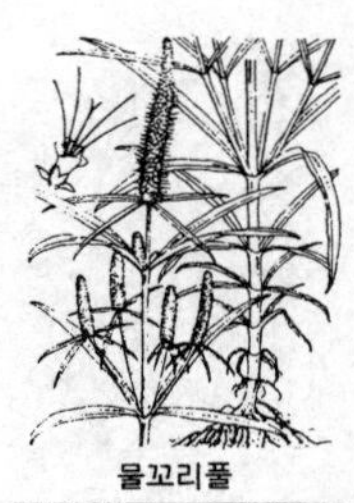
물꼬리풀

이 모두 다 허망해지는 것인데 이러한 증세를 사(邪)로써 치료하면 생명을 위태롭게 하는 것이다.

첫째 강염탕(薑鹽湯)을 많이 먹여서 토하게 하며 또는 죽력(竹瀝)이나 향유(香油)를 많이 관장(灌腸)하고 그 다음 도씨도담탕(陶氏導痰湯)을 쓴다.

※ 도씨도담탕(陶氏導痰湯)

효능: 담(痰)이 심규(心竅)를 혼미(昏迷)하게 하여 그 증세가 귀수(鬼祟)와 같을 때에 쓴다.

처방 반하(半夏) 1돈, 적복령(赤茯苓)•천남성(天南星)•지실(枳實) 각 8푼, 진피(陳皮)•황금(黃芩)•황련(黃連)•백출(白朮)•과루인(瓜蔞仁) 각 5푼, 길경(桔梗) 4푼, 인삼(人蔘) 3푼, 감초(甘草) 2생강 3편과 대추 2개를 넣고 물로 달여서 잘 때에 죽력(竹瀝)과 강즙(薑汁)을 조금 먹어서 먼저 담(痰)을 토한 다음 이 약을 먹는다. 〈入門〉

12. 담궐(痰厥)일 경우

담궐(痰厥)이란 것은 다 속이 허해서 한기(寒氣)를 받았기 때문인 병으로 담기(痰氣)가 저색(阻塞)하고 손 발이 차고 냉하여 마비되고 혼도(昏倒)하며 맥이 침세(沈細)한 증세이다. 가미이진탕(加味二陳湯)•청화화담탕(淸火化痰湯)•학정단(鶴頂丹)•소아방(小兒方)•탈명산(奪命散)등을 쓴다. 〈入門〉

※ 가미이진탕(加味二陳湯)

효능: 담궐(痰厥)을 치료해준다.

처방 반하제(半夏製)•진피(陳皮)•백복령(白茯苓)•당귀(當歸)•지실(枳實)•길경(桔梗)•행인(杏仁) 각 1돈, 양강(良薑)과 축사(縮砂) 각 5푼, 목향(木香)•계피(桂皮)•감초(甘草) 각 3푼, 생강 5편을 물에 달여 먹는다. 〈回春〉

※ 청화화담탕(淸火化痰湯)

효능: 열담(熱痰)이 가슴속에 맺혀서 뱉어도 나오지 않아서 번민(煩悶)하고 작통(作痛)하는 증세를 담결(痰結)이라고 한다.

처방 반하제(半夏製)•진피(陳皮)•적복령(赤茯苓) 각 1돈, 길경(桔梗)•지각(枳殼)•과루인(瓜蔞仁) 각 2푼, 목향(木香)•감초(甘草) 각 3푼, 생강 3편을 물로 달여서 반쯤 되면 망초(芒硝)를 조금 넣어 찌꺼기는 버리고 또 죽력(竹瀝)•강즙(薑汁)을 조금 넣어 조절해 먹는다. 〈回春〉

※ 학정단(鶴頂丹)

효능: 담열(痰熱)이 목구멍을 막고 숨소리가 톱질하는 소리와 같고 담(痰)이 흉격(胸膈)에 맺혀서 뻐근하고 아픈 증세를 치료한다.

처방 명백반(明白礬) 1냥, 심홍(心紅) 5돈 혹은〔황단〈黃丹〉을 대용하여도 좋다〕을 가루로하고 1수저씩을 옹기 그릇에 넣어서 용화(熔化)하고 더울때에 노끈처럼 꼬아 벗 열매 크기로 환을하여 박하전탕(薄荷煎湯)으로 매 1알을 삼킨다. 〈入門〉

직지방(直指方)의 공담(控痰)에 좋은 처방은 백반(白礬)과 황단(黃丹) 각 1냥을 불에 태워서 가루로 하여 밀가루 풀에 삼씨 크기로 환을 하여 완담(頑痰)의 미색(迷塞)과 공규(孔竅)의 불통(不通)과 소리를 못낼 때에 치료한다. 30알을 가지고 갈아 가루로 하고 전갈(全蝎)을 조금 넣어 강탕(薑湯)으로 조관(調灌)하면 담(痰)을 토해내고 곧 낫는다.

13. 담괴(痰塊)일 경우

사람은 몸통의 상•중•하에 괴(塊)가 있어서 종기의 독과 같은 것이 피부속과 막외에 많이 흩어져 있어 이것은 습담(濕痰)이 유주(流注)하고 결핵(結核) 해져서 흩어지지 않는데 기인하는 증세이다. 그 환자가 보통 때에 무엇을 즐겨 먹었는가를 물어 그것을 약으로 써서 모두 토하거나 설사시킨 뒤 소담(消痰)과 산핵(散核)의 약을 쓴다.

이진탕(二陳湯)에 대황(大黃)•연교(連翹)•시호(柴胡)•길경(桔梗)•백개자(白芥子)• 황련(黃連)•강즙초(薑汁炒)를 가해서 물로 달이고 죽력(竹瀝)을 넣어서 많이 먹으면 자연히 사라진다. 〈丹心〉

담음(痰飮)이 흉(胸)•배(背)•두(頭)•항(項)•액(腋)•과(胯)•요(腰)•퇴(腿)•수(手)•족(足) 등 모든 부위를 유주(流注)하고 한자리에 모이게 되면 붓고 뻣뻣한 작용을 함으로서 아프기도 하고 또는 아프지 않기도 하는데 만져 보면 피가 왕래하는 것도 없고 혹시 있다 하

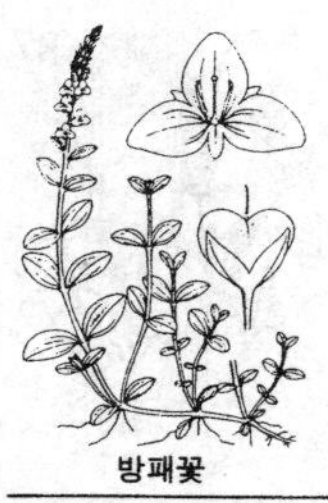
방패꽃

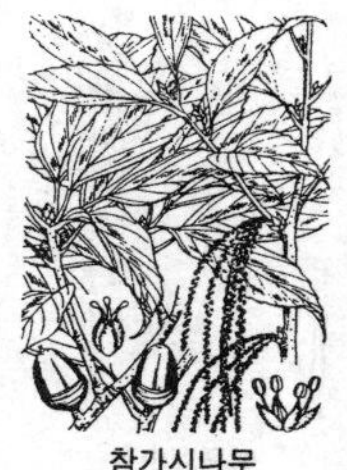
참가시나무

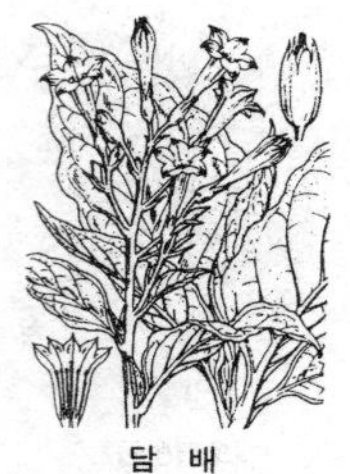
담 배

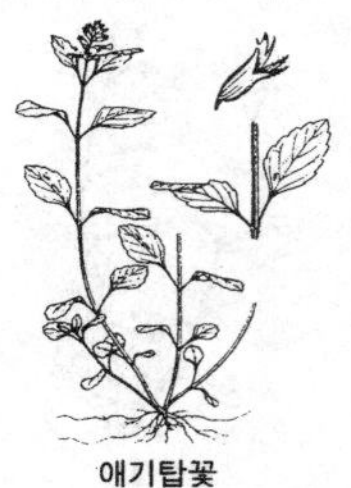
애기탑꽃

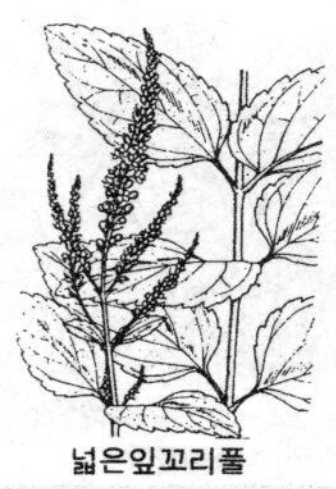
넓은잎꼬리풀

여도 붉으스름한 살색에 따스한 기운도 없고 통처(痛處)가 딴딴해서 돌과 같으며 침파(鍼破)해도 농혈(膿血)도 없고 나오는 것은 박혈(薄血)이나 또는 청수(淸水)나 자즙(紫汁)뿐이며 또 살이 문들어져서 헌 솜과 같고 또 나력(瘰癧)과도 같은 데 거죽과 살의 중간에 있으면서 계란과 같이 불룩한 것이 옮겨다니며 연(軟)하고 활(滑)하여 딴딴하지도 않고 다만 목구멍에 담(痰)이 맺혀서 한열(寒熱)이 왕래할 뿐이다. 반혼탕(返魂湯)〔처방은 옹달문(癰疽門)〕에 남성(南星)•반하(半夏)를 가해 쓴다. 〈醫鑑〉

온몸의 이곳 저곳에 멍울(塊)이 있는 것은 대부분 담(痰)이 돌아다니는 증세이다. 가미소위단(加味小胃丹)과 죽력달담환(竹瀝達痰丸)을 쓴다. 〈入門〉

담괴(痰塊)에는 개기소담탕(開氣消痰湯)이 적합한 약이며 또 천남성(天南星)과 초오(草烏)를 나누어서 가루로 하여 강즙(薑汁)에다 고약처럼 만들어서 결핵(結核)한 곳에 붙이면 곧 사라진다. 〈醫鑑〉

온몸에 종괴(腫塊)가 있고 또는 분육(分肉)과 골수(骨髓)사이에 계란줄처럼 멍울이 이어 있는 증세는 전부가 습담(濕痰)이 경락(經絡)에 유주(流注)한 증세이니 이진탕(二陳湯)을 가감해서 같이 쓴다. 〈回春〉

※ 가미소위단(加味小胃丹)

효능：풍담(風痰)•비적(痞積)•현운(眩暈)•후비(喉痺)•탄탄(癱瘓)•불어(不語)•복중비괴(腹中痞塊)등의 증세에는 신효하다.

처방 소위단(小胃丹)〔처방은 아래에 있음〕에 남성(南星)과 반하(半夏)를 가하되 백반(白礬)•조각(皀角)을 강즙수(薑汁水)에 15차례 끓여서 각 2냥반, 창출(蒼朮)을 미감(米泔)•백반(白礬)•조각(皀角)•행인(杏仁)을 아울러 백반(白礬)•조각수(皀角水) 거품에 담가 거첨(去尖)하고 홍화주증(紅花酒蒸)•진피(陳皮)•지실(枳實)을 아울러 백반수포(白礬水泡)에 반일동안 담가서 볶으고 백출(白朮)•백개자초(白芥子炒) 각 1냥을 가루로 하며 강즙(薑汁)•죽력(竹瀝)•신국(神麴)을 끓여서 녹두알 크기로 환을 하여 20~30알을 강탕(薑湯)으로 삼킨다. 〈入門〉

한편 도담소위단(導痰小胃丹) 의감(醫鑑) 이라고도 하고 또는 죽력화담환(竹瀝化痰丸) 회춘(回春)이라고도 한다.

※ 죽력달담환(竹瀝達痰丸)

효능：담을 대변으로 배설시키고 원기(元氣)는 손상하지 않는다. 단계(丹溪)가 이르기를 담(痰)이 사지(四肢)에 있는데 죽력(竹瀝)이 아니면 열어 줄 것이 없다, 하였으니 이것이 바로 그 약이다.

처방 반하강제(半夏薑製)•진피거백(陳皮去白)•백출미초(白朮微炒)•백복령(白茯苓)•대황주침증쇄건(大黃酒浸蒸晒乾)•황금주초(黃芩酒炒) 각2냥, 인삼(人參)•감초구(甘草灸) 각 1냥반, 청몽석쇄(靑礞石碎) 2냥, 염초(焰硝) 1냥, 동화하(同火煆)•침향(沈香) 5돈을 가루로 하여 죽력(竹瀝) 한 사발반에 강즙(薑汁) 3수저를 넣어서 반죽하여 햇볕에 말리기를 5~6차례 한 뒤에 다시 죽력(竹瀝)•강즙(薑汁) 전에 미음(米飮)이나 또는 강탕(薑湯)으로 삼킨다. 〈入門〉

한편 죽력운담환(竹瀝運痰丸)이라고도 한다.

※ 개기소담탕(開氣消淡湯)

효능：가슴속과 위완(胃脘)에서 목구멍에 닿기까지 공간이 아주 좁아서 조(條)와 같고 동통(疼痛)하며 손 발에 결핵(結核)이 있어 호도(胡桃)와 같은 증세에 쓴다.

처방 길경(桔梗)•편향부자(便香附子)•백강잠초(白殭蠶炒) 각 1돈, 진피(陳皮)•편금(片芩)•지각(枳殼) 각 7푼, 전호(前胡)•반하(半夏)•지실(枳實)•강활(羌活)•형개(荊芥)•빈랑(檳榔)•사간(射干)•위령선(威靈仙) 각5푼, 목향(木香)과 감초(甘草)도 각 3푼에 생강 3편을 물에 달여 먹는다. 〈醫鑑〉

14. 담(痰)뱉기를 좋아할 경우

가슴속에 찬 것이 있으면 담(痰) 뱉기를 좋아한다. 〈局方〉

비(脾)가 허해서 신수(腎水)를 통제하지 못하면 담(痰)을 많이 토한다. 가래를 뱉으면서도 기침은 하지 않는 증세는 팔미원(八味元)을 쓰니 팔미원(八味元)은 비신(脾腎)이 양허(兩虛)하여 담(痰)은 있어도 기침을 하지 않는데 쓴다. 단심(丹心) 큰병 뒤에 담(痰)을 많이 뱉은 것은 위(胃)가 냉(冷)한 증세이니 이중탕(理中湯)〔처방은 한문(寒門)〕을 쓴다. 〈入門〉

흰 거품이 많은 증세는 위구(胃口)에 찬 것이 머물러

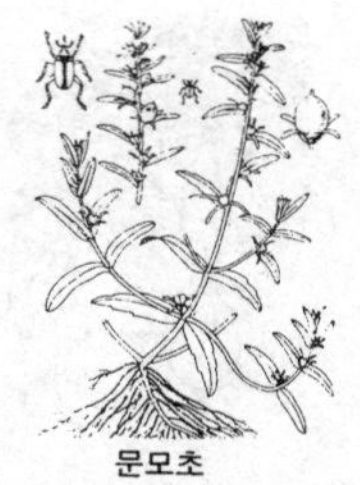
문모초

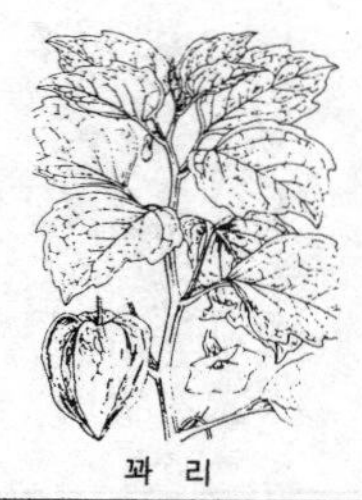
꽈 리

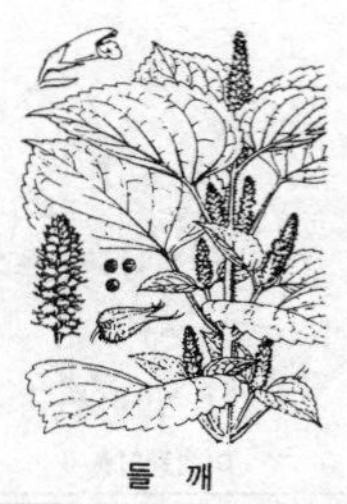
들 깨

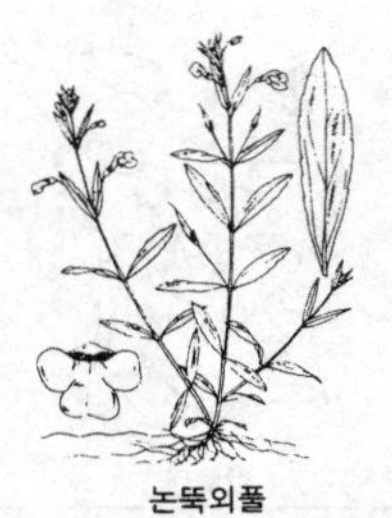
논뚝외풀

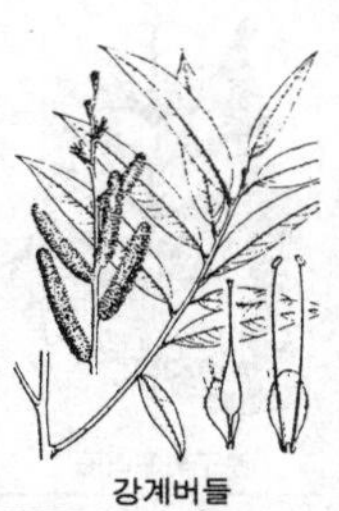
강계버들

있는 것이니 위의 처방에다 익지인(益智仁)을 가해 쓰고, 타담(唾痰)을 많이 하는 것은 반하온폐탕(半夏温肺湯) 동원(東垣) 또는 이진탕(二陳湯)에 정향(丁香)과 축사(縮砂)를 가해 쓴다. 〈丹心〉

※ 반하온폐탕(半夏溫肺湯)

효능 : 중완(中脘)에 담수(痰水)가 있으면 심장(心臟)밑이 울렁거려 조잡(嘈雜)해서 청수(淸水)를 타토(唾吐)하고 음식을 잘 먹지 못하니 이것은 위(胃)가 허냉(虛冷)한 증세이며 그 맥이 침(沈)·현(弦)·세(細)·지(遲)한다.

처방 반하(半夏)·진피(陳皮)·선복화(旋覆化)·인삼(人蔘)·세신(細辛)·계심(桂心)·길경(桔梗)·백작약(白芍藥)·적복령(赤茯苓)·감초(甘草) 각 1돈에 생강 5편을 넣어 물에 달여 먹는다.

15. 담결(痰結)일 경우

목구멍에 이상한 것이 있어서 뱉지도 못하고 삼키지도 못하는 것은 담결(痰結)이다. 〈醫鑑〉

이와같은 증세는 또한 노담(老痰)이라고도 하니 중한 증세는 대부분을 토해야 하고, 가벼운 증세는 과체산(瓜蔕散)〔처방은 담음문〈痰飮門〉〕을 쓰며, 기실(氣實)한 증세는 형(荊)·력(瀝)을 쓴다. 〈丹心〉

담(痰)의 결핵(結核)이 목구멍에 있어 조(燥)해서 들고 나오지 못하는 것은 화담약(化痰藥)에 함하고 내견(耐堅)하는 자재(資材)를 써야 하니 절제화담환(節齊化痰丸)이 가장 묘약(妙藥)이다. 〔처방은 위에 있음〕 이러한 노담(老痰)은 술 마시는 사람에게 흔히 있는데 주열(酒熱)이 위로 올라가 폐(肺)와 위(胃)에 울(鬱)하여져서 이루어지는 것이다.

천문동(天門冬)과 편금(片芩)은 폐화(肺火)를 씻어내고 해분(海粉)과 망초(芒硝)는 함(鹹)해서 내견(耐堅)하며 과루인(瓜蔞仁)은 윤폐강담(潤肺降痰)하고 향부자(香附子)는 개울강기(開鬱降氣)하고 연교길경(連翹桔梗)은 담결(痰結)을 열어 강화(降火)하며 청대(靑黛)는 울화(鬱火)를 여는 것이니 반하와 남성(南星)과 같은 신조(辛燥)한 약제는 쓰지 않아야 한다. 〈丹心〉

16. 담음(痰飮)이 졸사(卒死)하지 않을 경우

병이 오래 되어서 세월을 미루어 가며 죽지 않는 증세는 대개 식적(食積)과 담음(痰飮) 때문인 것이다. 그 원인은 위기(胃氣)가 또한 담적(痰積)에 자양(滋養)을 받기 때문에 음식이 비록 적어도 위기(胃氣)가 갑자기 허해지지는 않기 때문이다. 〈丹心〉

17. 담음(痰飮)이 난치(難治)일 경우

기실(氣實)한 열담(熱痰)은 토해내기가 어렵고 엉긴 덩어리는 토해도 나오지 않으며 기(氣)가 울체(鬱滯)한 증세는 난치(難治)이고 또 기(氣)가 실(實)하고 담(痰)이 열결(熱結)한 증세도 난치(難治)이다. 〈丹心〉

목구멍 속에서 녹녹(漉漉)하게 소리가 나고 천식(喘息)이 급해서 담(痰)을 토해도 나오지 않는 증세는 난치(難治)요, 또 약을 먹은 뒤에 담(痰)을 토하는 증세는 효력이 있는 것이요, 토하지도 못하고 뱉지도 못하는 증세는 난치(難治)다. 〈回春〉

담연(痰涎)등 병은 일정치 못하고 각양각색이나 오직 노채(勞瘵)에 담(痰)에 담(痰)이 있는 증세가 난치(難治)니 고황(膏肓)과 사화혈(四花穴)을 뜸뜨는 것이 가장 좋다. 〈資生經〉

폐(肺)와 위경(胃經)이 허하면 담(痰)이 생점(生粘)을 하니 폐(肺)와 위(胃)에서 나오는 증(症)이다. 담연(痰涎)이 목구멍에서 응체(凝滯)하여 톱질을 하는 소리가 나고 때때로 놀라는 것은 간혹 토사(吐瀉) 때문에 생기고 또 비(脾)가 허하면 폐도 같이 허하고 담음(痰飮)이 유일(流溢)해져서 전간(巓癎)을 일으키는 수도 있으나 이것은 난치(難治)다. 〈全嬰方〉

18. 담음(痰飮)을 토(吐)할 경우

담(痰)이 격(膈) 위에 있으면 토를 해야 하고 사(瀉)하면 안된다. 맥(脈)이 부(浮)하게 되면 토해야 한다. 담(痰)이 경락중(經絡中)에 있으면 토하지 않으면 안된다. 토하는 것은 발산(發散)하기 위함이고 담(痰)을 내기위한 것은 아니다. 토담약(吐痰藥)은 그 기(氣)를 승제(昇提)시켜 주면 잘토할 수 있다. 방풍(防風)·치자(梔子)·천궁(川芎)·길경아다(桔梗芽茶)·생강(生薑)·제즙(虀汁)의 류나 혹은 이진탕(二陳湯)·과체산(瓜蔕散)등을 쓴다.

19. 담음(痰飮)을 치료할 경우

비토(脾吐)를 실(實)하게 하고 비습(脾濕)을 조(燥)하게 하는 것이 담음(痰飮)의 근본 증세를 낫게 하는 것이다. 〈丹心〉

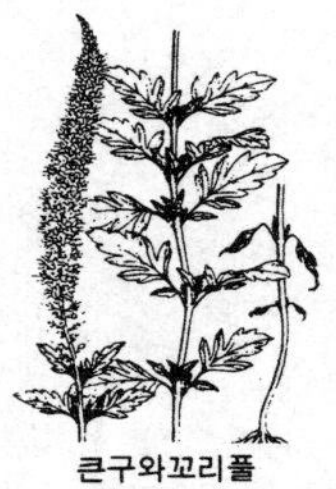
큰구와꼬리풀

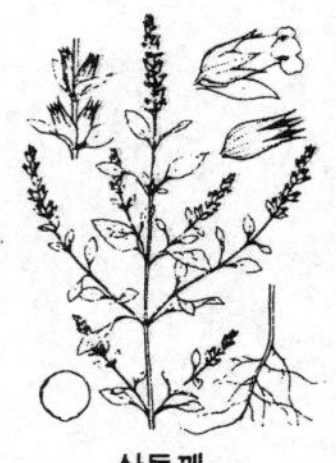
산들깨

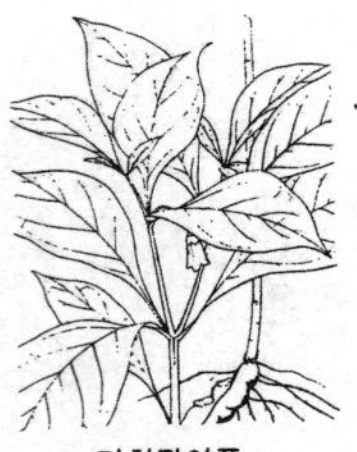
미치광이풀

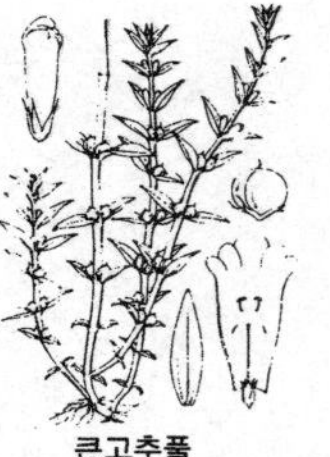
큰고추풀

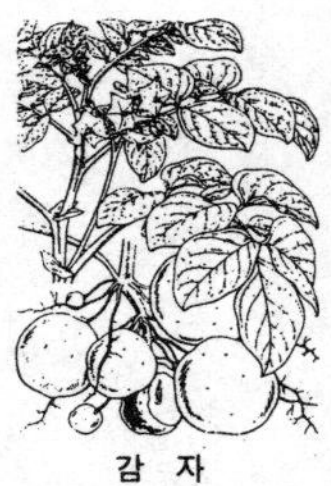
감 자

허한 사람이 중초(中焦)에 담(痰)이 있으면 위기(胃氣)가 의지해서 자양(滋養)을 받기 때문에 갑자기 담(痰)을 쳐(攻)서는 안되고 만약 처면은 더욱 허해지기 때문이다.〈丹心〉

담 치료에 이제(利劑)를 써서 비기(脾氣)를 하허(下虛)시키면 담(痰)이 오히려 성하고 많아지니 비위(脾胃)를 보(補)하고 중기(中氣)를 맑게해서 담(痰)이 스스로 내려가도록 해야 된다. 〈丹心〉

담 치료에 먼저 순기(順氣)를 하고 다음에 분도(分導)를 한다. 그러나 기(氣)가 승(昇)하는 증세는 화(火)에 속하며 기(氣) 때문에 움직이는 증세를 담기(痰氣)라고 한다. 순기도담탕(順氣導痰湯)을 써야 하고 화(火) 때문에 움직이는 증세를 담화(痰火)라 하니 청열도담탕(清熱導痰湯)을 쓰고, 습(濕) 때문에 움직이는 증세를 습담(濕痰)이라 하니 도담탕(導痰湯)과 이진탕(二陳湯)을 같이 쓴다. 〈入門〉

양(陽)이 허약하고 신(腎)이 한(寒)하면 냉담(冷痰)이 넘쳐 올라서 혼운(昏暈)하며 밤에는 천촉(喘促)이 많아지고 상기(上氣)가 된다. 팔미환(八味丸)〔처방은 허노문〈虛勞門〉〕과 흑석단(黑錫丹)으로써 진압(鎭壓)해 밑으로 떨어뜨려야 한다. 〈入門〉

비(脾)가 허약하여 행하지 못하는 증세는 육군자탕(六君子湯)에 죽력(竹瀝)과 강즙(薑汁)을 가하고 또는 보중익기탕(補中益氣湯)에 반하(半夏)•죽력(竹瀝)•강즙(薑汁)을 가해 쓴다. 〈入門〉

장자화(張子和)에 이르기를 음(飮)에는 보(補)하는 것이 없고 반드시 물을 없애 주어야 하므로 한(汗)•토(吐)•하(下) 3가지를 쓰면 낫기는 하나 다시 한(寒)을 끼고 허(虛)를 끼는 부작용이 일어날 염려가 있는 것이다. 또 혈기(血氣)가 결핍된 사람은 담체(痰滯)를 도거(導去)해 주어야 한다. 또 보(補)와 접(接)을 겸해서 해야 미더운 것이니 나의 3가지 방법에 치중해서도 안된다. 〈丹心〉

담(痰)은 비(脾)와 위(胃)에서 나는 증세이니 치료방법은 당연히 비(脾)를 실(實)하게 하고 습기를 조하게 하여야하며 또는 담(痰)이 기(氣)를 따라오르기 때문에 순기(順氣)가 첫째요 분도(分導)가 다음이 된다. 또 기(氣)가 오르는 증세는 화(火)에 속하므로 순기(順氣)는 강화(降火)를 시키는데 달려 있다. 〈醫鑑〉

신(腎)이 오액(五液)을 주관하기 때문에 변해서 오습(五濕)이 되므로 습(濕)이 담(痰)을 낳고 담(痰)이 기침 때문에 움직이는 증세는 비습(脾濕)의 작용이다. 반하(半夏)가 담(痰)의 표(標)는 설(泄)해도 그 원인을 설(泄)하지는 못하니 원인을 설(泄)하는 것은 즉 신(腎)을 설(泄)하는 것이다. 십조탕삼화신우환(十棗湯三花神佑丸)이 적격이다. 〔처방은 밑에 있음〕

열담(熱痰)은 말게해야 하니 석고(石膏)•청대(靑黛)•치자(梔子)•황금(黃芩)•황련(黃連)을 쓰고, 한담(寒痰)은 온(温)하게 해야 하니 반하(半夏)•건강(乾薑)•부자(附子)•육계(肉桂)를 쓴다.

조담(燥痰)은 윤(潤)하게 해야 하니 과루인(瓜蔞仁)•행인(杏仁)•오미자(五味子)•천화분(天花粉)을 쓴다.

습담(濕痰)은 조(燥)하게 해야하니 창출(蒼朮)•백출(白朮)•후박(厚朴)•복령(茯苓)을 쓴다.

풍담(風痰)은 흩어지게 해야하니 남성(南星)•조각(皀角)•백부자(白附子)•죽력(竹瀝)을 쓴다. 노담(老痰)은 연(軟)하게 해야하니 해석(海石)•망초(芒硝)•과루인(瓜蔞仁)•망각(芒殼)•변향부(便香附)를 쓴다.

식적담(食積痰)은 소화를 해야 함으로 산사자(山楂子)•신국(神麴)•맥아(麥芽)를 쓴다. 대강 말하면 인삼(人蔘)과 감초(甘草)는 비(脾)를 보(補)하고 백출(白朮)과 반하(半夏)는 습(濕)을 조(燥)를 하며, 진피(陳皮)와 청피(靑皮)는 기(氣)를 이롭게 하고, 복령(茯苓)과 택사(澤瀉)는 수(水)를 삼투(滲透)시키는 것이다. 〈丹心〉

※ 순기도담탕(順氣導痰湯)

처방 반하(半夏)•남성(南星)•복령(茯苓)•지실(枳實)•진피(陳皮)•향부자(香附子)•오약(烏藥) 각 1돈, 목향(木香)•침향(沈香)•감초(甘草) 각5푼과 생강 5편을 물에 달여 먹는다. 〈丹心〉

※ 육군자탕(六君子湯)

효능 : 기허(氣虛)와 담성(痰盛)을 치료해준다.

처방 반하(半夏)•백출(白朮) 각 1돈반, 진피(陳皮)•백복령(白茯苓)•인삼(人蔘)각 1돈, 감초구(甘草灸) 5푼, 생강 3편 대추 2개를 넣고 물에 달여 먹는다. 〈正傳〉

20. 담음(痰飮)을 치료(治療)하는 약

담음(痰飮)의 치료에는 이진탕(二陳湯)•복령반하탕(茯苓半夏湯)•궁하탕(芎夏湯)•견음지실환(蠲飮枳實丸)•천금지미환(千金指迷丸)•적담환(敵痰丸)•소위단

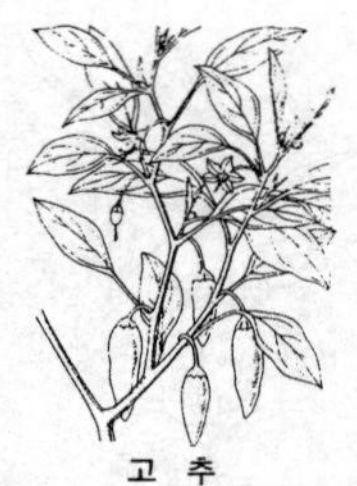
고 추

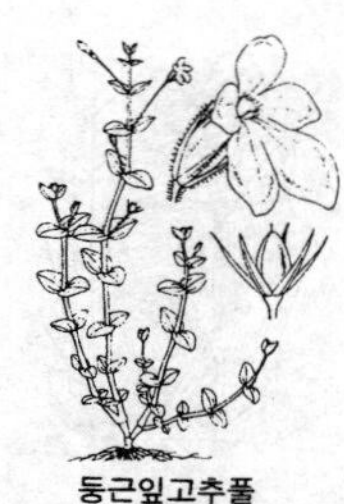
둥근잎고추풀

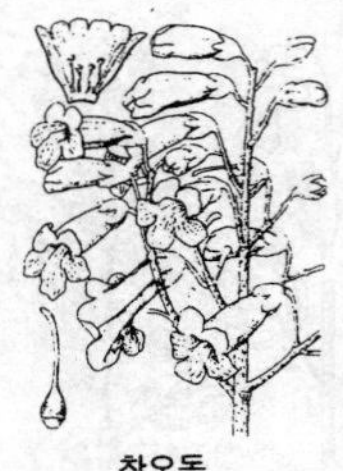
참오동

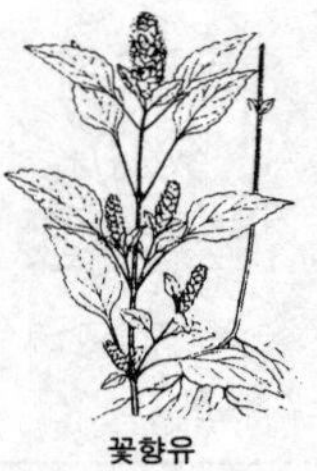
꽃향유

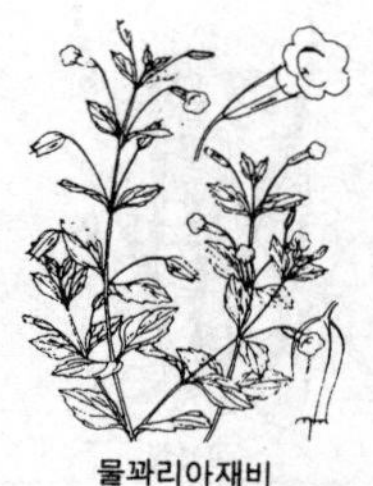
물꽈리아재비

(小胃丹)을 같이 쓰고, 담음냉증(痰飮冷症) 치료에는 오음탕(五飮湯)과 파담소음원(破痰消飮元)을 쓰고, 습열담음(濕熱痰飮)의 치료에는 곤담환(滾痰丸)과 목향화중환(木香和中丸)을 쓰며, 식적담음(食積痰飮) 치료에는 청기화담환(淸氣化痰丸)을 쓰고, 허인(虛人)이나 노인의 담음(痰飮) 치료에는 죽력지출환(竹瀝枳朮丸)과 하천고(霞天膏)를 쓴다.

※ 이진탕(二陳湯)

효능 : 담음제증(痰飮諸症)과 또는 구토(嘔吐) • 오심(惡心) • 두현(頭眩) • 심계(心悸) • 한열(寒熱) • 유주작통(流洲作痛)하는 것을 치료한다.

처방 반하제(半河製) 2돈, 귤피(橘皮) • 적복령(赤茯苓) 각 1돈, 감초구(甘草灸) 5푼, 강(薑) 3편을 넣어 물에 달여 먹는다. 〈正傳〉

방씨(方氏)가 말하기를 반하(半夏)는 활담(豁痰)과 조습(燥濕)을 하고, 귤홍(橘鴻)은 소담(消痰)과 기(氣)를 이롭게 하며 복령(茯苓)은 강기(降氣)와 삼습(滲濕)하고, 감초(甘草)는 보비(補脾) • 화중(和中)하니 비(脾)를 보하면 습기가 생기지 않고 습(濕)을 조(燥)하게 하고 삼투(滲透)시키면 담(痰)이 생기지 않고 이기강기(利氣降氣)하면 담(痰)이 없어지니 그야말로 체용(體用)이 겸비되고 표본(標本)이 양진(兩盡)한 약이니 이 약을 쓰는 사람은 증세에 따라서 잘 기감할 일이다. 〈丹心〉

※ 복령반하탕(茯苓半夏湯)

효능 : 정담(停痰)과 유음(留飮)이 일어나서 병이 된 것을 모두 치료한다.

처방 반하제(半夏製) 3돈, 적복령(赤茯苓) 2돈, 생강 7편을 물로 달여 먹는다.

※ 대반하탕(大半夏湯)

효능 : 치료법은 위와 같다.

처방 반하제(半夏製) • 진피(陳皮) • 적복령(赤茯苓) 각 2돈반을 잘 썰어서 1첩으로 하여 생강 5편을 넣고 물로 달여 먹는다. 〈丹心〉

※ 궁하탕(芎夏湯)

효능 : 축수(逐水) • 이음(利飮)에 같이 쓴다.

처방 천궁(川芎) • 반하제(半夏製) • 적복령(赤茯苓) 각 1돈, 진피(陳皮) • 청피(靑皮) • 지각(枳殼) 각 5푼, 백출(白朮) • 감초구(甘草灸) 각 2푼반, 생강 5편을 물로 달여 먹는다. 〈直指〉

※ 견음지실환(蠲飮枳實丸)

효능 : 축음(逐飮) • 도기(導氣) • 청격(淸膈) 등을 소담(消痰)한다.

처방 흑견우자두말(黑牽牛子頭末) 3냥, 지실부초(枳實麸炒) • 반하제(半夏製) • 귤홍(橘紅) 각 1냥을 가루로 하여 밀풀에 오동열매 크기로 환을 하여 매 50알을 강탕(薑湯)으로 삼켜 내린다. 〈東垣〉

※ 천금지미환(千金指迷丸)

효능 : 모든 담음(痰飮)을 치료해준다.

처방 반하국(半夏麴) 2냥, 백복령(白茯苓) 「허약한 사람은 유즙(乳汁)에 반증(拌蒸)하고 수인(廋人)은 축사(縮砂)와 같이 술에 담것다가 축사(縮砂)와 같이 술에 담것다가 축사(縮砂)는 버리고 다시 생지황즙(生地黃汁)에 침증(浸蒸)한다」. 지각(枳殼)을 맥부(麥麸)와 같이 초수(醋水)에 초(炒)해서 각 1냥, 풍화초(風化硝) 2돈반을 가루로하여 강즙호(薑汁糊)에 오동열매 크기로 환을 해서 매 30~50알을 강탕(薑湯)으로 삼켜 내린다. 10일간만 먹으면 대변이 진흙처럼 활(滑)하게 나오므로 이것이 담적(痰積)이 제소(除消)되는 증상이다. 〈入門〉

위의 약을 비위담(脾胃痰)에는 신국호(神麴糊)에 환을 지어도 혈분담(血分痰)에는 주호(酒糊)에 환을 만들고 기분상초담(氣分上焦痰)에는 떡처럼 쪄서 환을 하며 족담(足痰)에는 우슬고(牛膝膏)에 환을 하고 골절사지담(骨節四肢痰)에는 염주강즙호(鹽酒薑汁糊)에 환을 하며 담병(痰病)의 고질화(痼疾化)에는 우고(牛膏)에 환을 하여 많이 먹으면 충분히 즙(汁)과 하(下)의 토(吐)를 겸해서 할 수 있으니 도창법(倒倉法)과 비슷한 방법이다. 〈入門〉

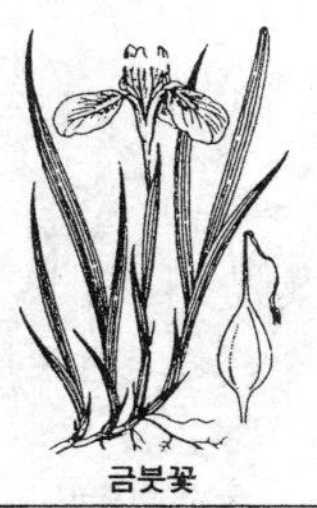
금붓꽃
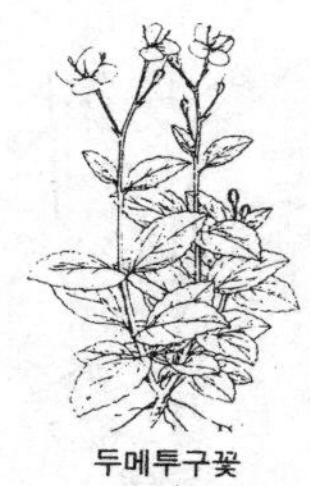
두메투구꽃
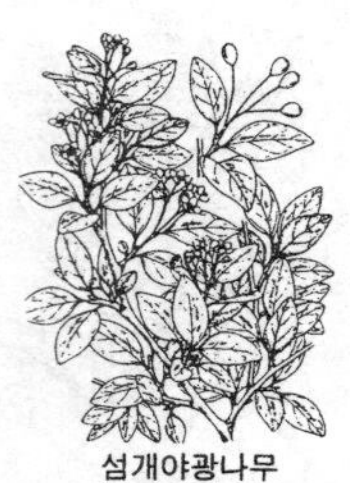
섬개야광나무
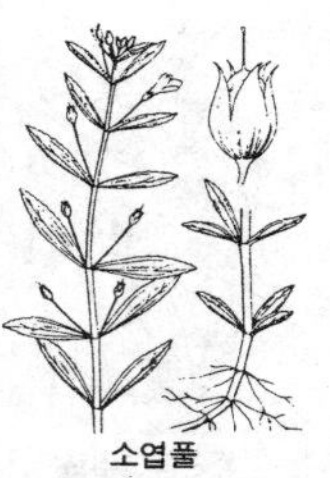
소엽풀
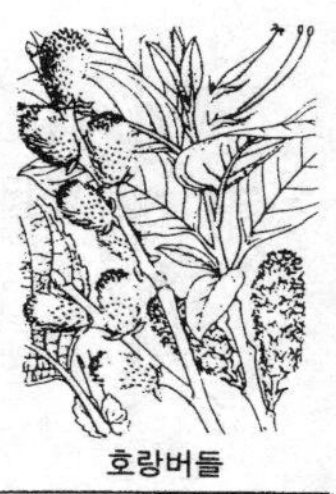
호랑버들

※ 적담환(敵痰丸)

효능 : 담음(痰飮)을 통치해 준다.

처방 흑견우자(黑牽牛子) 두말(頭末) 3냥, 조각수구(皀角酥炙) 2냥, 백반고(白礬枯)·반하국(半夏麴)·진피거백(陳皮去白) 각 1냥을 가루로 하여서 물로 오동열매 크기의 환을 강탕(薑湯)으로 40~50알을 내린다. 〈奇効〉

※ 신선추담원(神仙墜痰元)

효능 : 담음(痰飮)을 통치(通治)한다.

처방 흑견우자 두말(黑牽牛子頭末) 3냥, 조각수구(皀角酥炙) 1냥6돈, 백반생(白礬生) 1냥을 가루로하여 물에 오동열매 크기로 환을 해서 30~50알을 술로 같이 먹는다. 〈瑞竹〉

※ 소위단(小胃丹)

효능 : 격상(膈上)의 습담(濕痰)과 열적(熱積)을 치료해준다.

위로는 흉격(胸膈)의 담(痰)을 없애주고 밑으로는 장위(腸胃)의 담(痰)을 내리게 한다. 단 위(胃)가 허약하고 적게 먹는 사람은 쓰지 말아야 한다. 또 풍담(風痰)·열담(熱痰)·습담(濕痰)·식적담(食積痰)을 치료해준다.

처방 선복화초침일숙초흑(旋覆花醋浸一宿炒黑) 수면리(遂麵裹)를 외숙(煨熟)하여 물에 반나절을 담근 후에 햇볕에 말리고 대극장유수(大戟長流水)에 끓여 쇄건(晒乾) 각 5돈을 대황 습지(大黃 濕紙)에 싸서 외숙(煨熟) 2냥을 가루로 하여 죽으로 피마자 크기로 환을 하여 매 10알을 잘 때에 침으로 삼킨다. 〈丹心〉

※ 오음탕(五飮湯)

효능 : 오음(五飮) 즉 유음(留飮)·벽음(癖飮)·담음(痰飮)·일음(溢飮)·유음(流飮)의 다섯 가지 증세를 치료해준다.

처방 선복화(旋覆花)·인삼(人蔘)·진피(陳皮)·지실(枳實)·백출(白朮)·복령(茯苓)·후박(厚朴)·반하(半夏)·택사(澤瀉)·저령(猪苓)·전호(前胡)·계심(桂心)·백작약(白_藥)·감초(甘草) 각 7푼, 생강 10편을 넣어 물에 달여 먹으면 신효(神効)하다. 〈海藏〉

※ 파담소음원(破痰消飮元)

효능 : 일절의 담음(痰飮)을 치료해준다.

처방 청피(青皮)·진피(陳皮)·삼릉포(三稜炮)·봉출포(蓬朮炮)·양강외(良薑煨)·건강포(乾薑炮)·초과외(草果煨) 각 1냥을 가루로 하고 수면호(水麵糊)에 오동열매 크기로 환을 하여 강탕(薑湯)으로 50알을 삼킨다. 〈得効〉

※ 곤담환(滾痰丸)

습열담적(濕熱痰積)으로 인하여 백병(百病)이 변생(變生)하는 데 쓴다. 대황주증황금거후(大黃酒蒸黃芩去朽) 각 8냥, 청몽석(青礞石) 1냥, 염초(焰硝)1냥과 같이 가마솥에 넣고 뚜껑을 덮어서 진흙으로서 봉하고 마른 뒤에 불로 달구었다가 식으면 꺼내되 몽석(礞石)이 금색(金色)이 되어야 한다.

침향(沈香) 5돈을 가루로 하여 적수(敵水)에 오동 열매 크기로 환을 하여 다청(茶淸)에 40~50알을 먹는다. 약 먹을 때는 반드시 잘 때에 내려보내되 흉격(胸膈)의 위치에 머물러 있도록 해서 모든 악물을 밀어내고 점차로 복(腹)과 장(腸)에 들어가도록 한다. 실심(失心)하고 실지(失志)하여 광(狂)한데는 매 100알을 먹고 중풍탄탄(中風癱瘓), 어성변비(瘀盛便秘)에는 30~50알씩 보통 먹고 편신근골(遍身筋骨)이 어통(瘀痛)하여 그 증상(症狀)을 형용(形容) 하기 어려울 때와 또는 애기(曖氣)와 향산(香酸)을 해서 가슴속에 기괴(氣塊)가 폐색(閉塞)하고 연음(涎飮)을 구토(嘔吐)하게 되면 매 70~80알을 먹고 심하(心下)에 정충이 있고 음양(陰陽)이 궐격(闕格)하여 괴상한 증세가 변생하는 증세와 갑자기 목이 잠기고 눈이 붉은데 역시 70~80알을 먹고 볼과 턱에 종기가 나고 목을 둘러서 결핵(結核)이 있고 또는 입이 헤어지고 혀가 문드러지는 데는 50~60알을 먹고, 심기(心氣)가 냉통(冷痛)하여 빙괴(氷塊)가 들어있는 것 같고 또는 뱃속에 산입(散入)하여 창자를 졸라메듯이 아프고 위로 두면(頭面)을 공박(攻迫)하여 종경(腫硬)이 편만(遍滿)하여 종이 일어나서 연부(軟浮)하여 혹양혹통(或痒或痛)하여 이곳 저곳을 번갈아 가며 솟아나서 점점(漸漸) 독질(篤疾)이 되는 것은 다 독담(毒痰)이 침입하여 장옹(腸癰)이나 내저(內疽)를 되게 하니 매70~80알을 먹는다.

이질(痢疾)은 적백(赤白)을 묻지 않고 또는 혈괴(血塊)

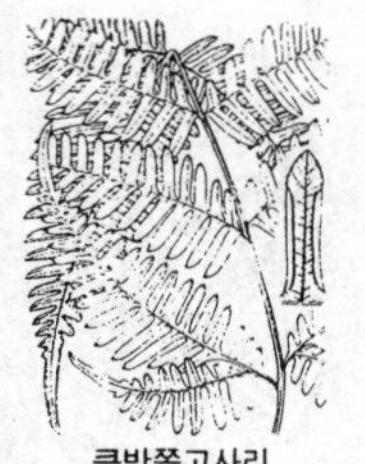
큰반쪽고사리

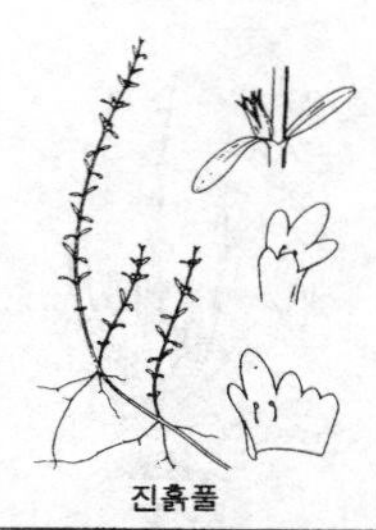
진흙풀

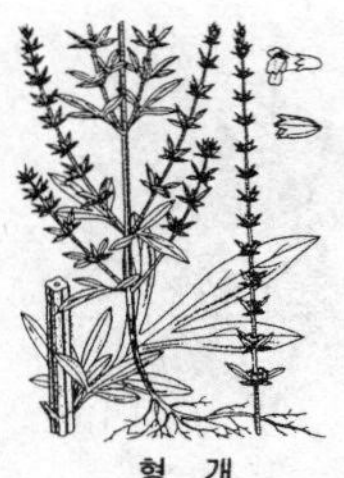
형 개

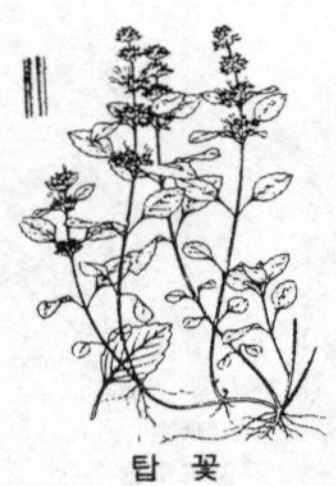
탑 꽃

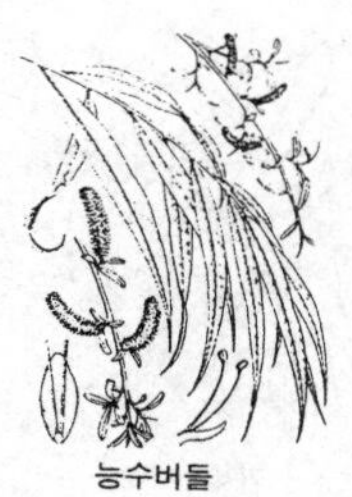
능수버들

와 악물(惡物)을 띠고 나오는데는 80~90알을 먹고 모든 세월이 천연(遷延)하는 내외제반잡증(內外諸般雜症)에 백약(百藥)이 무효하고 의서(醫書)에도 그 증상을 말한 것이 없고 의원도 그 증세를 분별치 못하는 증세에 복용하면 효력이 없는 것이 없다. 왕수군(王隨君) 말하자면 이 처방은 대황(大黃)과 황금(黃芩)으로써 양명위(陽明胃)속의 습열(濕熱)을 대사(大瀉)하고 몽석(礞石)으로써 적담(積痰)을 밑으로 떨어뜨리고 침향(沈香)은 모든 기(氣)를 끌어서 위로는 하늘에 이르고 밑으로는 땅에까지 미치는 것이다. 단심(丹心) 또는 주사(朱砂) 2냥으로써 겉을 입히기도 한다.

※ 목향화중환(木香和中丸)

효능 : 담연(痰涎)을 화해주고 습열(濕熱)을 없애고 흉격(胸膈)을 이롭게 하며 비위(脾胃)를 부드럽게 한다.

처방 흑견우자두말(黑牽牛子頭末) 2냥3돈, 활석(滑石) 2냥, 대황(大黃) 1냥2돈, 목향(木香)•황금(黃芩)•청몽석(靑礞石)•지각(枳殼)•빈랑(檳榔)•청피(靑皮)•진피(陳皮) 각 5돈, 침향(沈香) 1돈을 가루로 하여 물로 오동열매 크기로 환을 해서 또는 다청(茶淸)으로 50알을 삼켜 내린다. 〈仰藥〉

※ 청기화담환(淸氣化痰丸)

효능 : 모든 담음(痰飮)및 식적(食積)과 주적(酒積)으로 성담옹성(成痰壅盛)한 것을 치료해준다.

처방 남성(南星)•반하(半夏) 이미(二味)를 백반(白礬)•조각(皂角)•생강(生薑) 각 2냥을 물에 담가서 하루 밤을 새운뒤 썰어서 조각을 내서 같이 다리되 남성(南星)의 백점(白點)이 없어지거든 햇볕에 말려서 각 2냥에 신국초(神麴炒)와 맥아초(麥芽炒) 각 1냥반, 진피(陳皮)•나복자초(蘿蔔子炒)•과루인(瓜蔞仁) 향부미(香附米)•산사육(山楂肉)•백두구(白豆蔻) 각 1냥, 청피(靑皮)•건갈(乾葛)•황련(黃連) 각 5돈, 황금(黃芩) 8돈, 해분(海粉) 7돈을 가루로하고 죽력(竹瀝)과 강즙포(薑汁炮)를 떡처럼 쪄서 오동열매 크기로 환을 지어 또는 다청(茶淸)으로 50~70알을 삼킨다. 〈醫鑑〉

※ 죽력지출환(竹瀝枳朮丸)

효능 : 노인이나 허약한 사람이 담이성하여 음식 맛이 없는 증세를 치료하고 건비(健脾)•소식(消食)•화담(化痰)•청화(淸火)하고 현운(眩暈)을 없애준다.

처방 반하(半夏)와 남성(南星)을 백반(白礬)•조각(皂角)•생강(生薑)과 함께 반나절 동안 달여서 조각(皂角)과 생강(生薑)은 버리고 불에 쬐어 말린 뒤에 지실(枳實)•조금(條芩)•진피(陳皮)•창출(蒼朮)을 미감침염수초(米醋浸鹽水炒)•산사육(山徙肉)•백개자초(白芥子炒)•백복령(白茯苓) 각 1냥, 황연강즙초(黃連薑汁炒)•당귀주세(當歸酒洗) 각 5돈을 가루로하고 신국(神麴) 6냥에 강즙(薑汁)과 죽력(竹瀝) 각 1잔으로 삶은 풀에 오동열매 크기로 환을 지어 또는 백탕(白湯)으로 100알을 삼킨다. 〈入門〉

단방(單方) (23종)

※ 백반(白礬)

가슴속의 담음(痰飮)을 토해 내니 물 2되에 1냥을 넣어 1되까지 달여서 꿀 반홉을 넣고 한번에 모두 복용하면 잠시 뒤에 곧 토하는데 토하지 않으면 더운물을 조금 마신다. 〈本草〉

※ 창출(蒼朮)

담수(痰水)를 소멸하고 담음(痰飮)이 과낭(窠囊)을 이룬 증세를 치료하는 데는 효력이 크다. 즉 위의 신출환(神朮丸)이다. 성(性)이 마르기 때문에 습(濕)을 치료한다. 〈本草〉

※ 패모(貝母)

소담(消痰)하고, 또 가슴의 담기(痰氣)를 치료하는 데는 가장 좋은 묘약이다. 〈本草〉

패모환(貝母丸)의 패모(貝母)를 동변(童便)에 3일 동안 담가서 씻고 햇볕에 말려서 가루로하고 당상에 섞어서 수시로 먹는다. 〈入門〉

※ 전호(前胡)

열담(熱痰)을 치료하고, 담(痰)이 차서 가슴이 비만(痞滿)하는 증세를 치료하니 3돈을 물에 달여서 먹는다. 〈本草〉

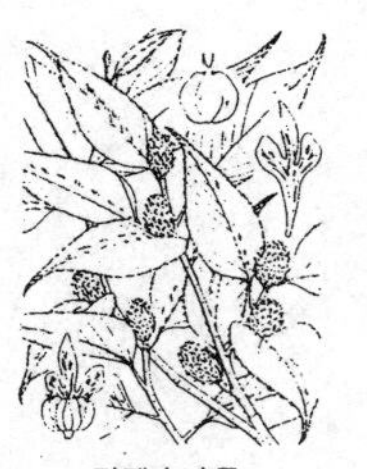
거제수나무

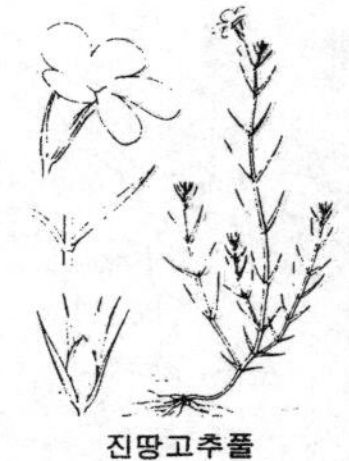
진땅고추풀

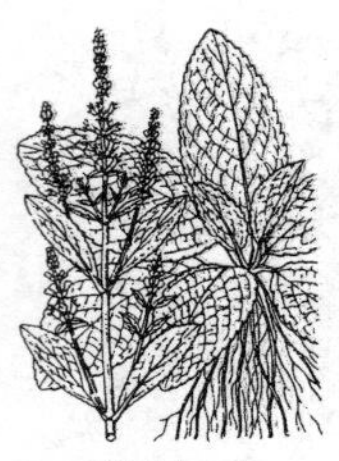
배암차즈기

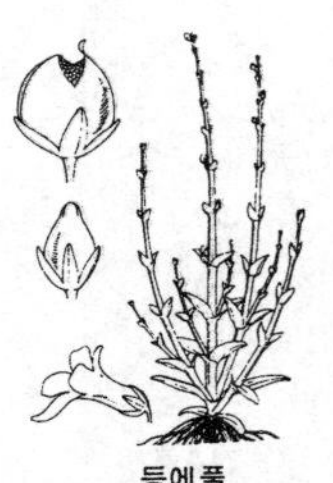
등에풀

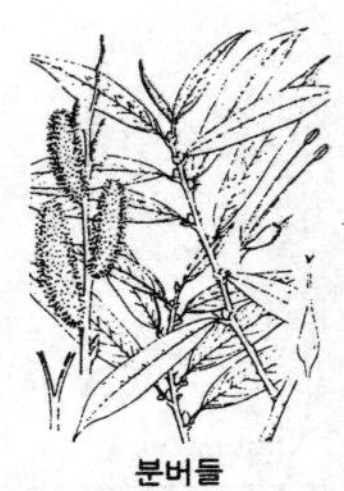
분버들

※ 건강(乾薑)

한담(寒痰)을 치료하고, 소담(消痰)과 하기(下氣)를 하니 환으로 지어서 먹거나 달여서 복용해도 모두 좋다. 〈本草〉

※ 생강(生薑)

담(痰)을 없애고, 하기(下氣)를 하며, 냉담(冷痰)을 없애 주고, 위기(胃氣)를 조절한다. 〈本草〉

담벽(痰癖)을 치료하니 생강(生薑) 4돈과 부자생(附子生) 2돈을 물에 달여서 먹는다. 〈本草〉

※ 반하(半夏)

한담(寒痰)을 치료하고 비위(脾胃)의 습기(濕氣)를 이겨서 화담(化痰)을 시킨다. 〈湯液〉

담연(痰涎)을 소화(消化)하고 가슴속의 담만(痰滿)을 없앤다. 〈本草〉

반하유초(半夏油炒)는 습담(濕痰)을 치료하는 데 아주 좋다. 〈丹心〉

담(痰) 치료에는 반하(半夏)를 쓰되 열(熱)에는 황금(黃芩)을 가하고, 풍(風)에는 남성(南星)을 가하며, 비(痞)에는 진피(陳皮)와 백출(白朮)을 가한다. 〈入門〉

반하환(半夏丸)이 담천(痰喘)과 심통(心痛)을 치료하니 반하향유초(半夏香油炒)를 가루로 하여 미음으로 오동 열매 크기의 환을 지어 강탕(薑湯)으로 30~50알을 먹는다. 〈入門〉

※ 반하국(半夏麴)

담병(痰病) 치료에는 반하(半夏)가 가장 좋으니 반드시 누룩을 만들어서 써야 된다. 그리고 또 하천고(霞天膏)•백개자(白芥子)•강즙(薑汁)•반탕(礬湯)•죽력(竹瀝)을 넣어 누룩을 만들어서 담적(痰積)의 오래된 증세를 치료하니 담(痰)이 저절로 부패해서 대•소변을 따라서 나오도록 하고 또 흩어져서 종창(腫瘡)이 되어 치료되는 경우도 있다.

이것이 반하국(半夏麴)의 신기한 작용이다. 남성(南星)으로 도우면 풍담(風痰)을 치료하고, 황련(黃連)•과루인(瓜蔞仁)을 강즙(薑汁)과 술에 담가서 향유(香油)로 누룩을 반죽한 것을, 볶은 것으로 도와 쓰면 화담(火痰)을 치료하며, 부초(麸炒)한 지실(枳實)과 강즙(薑汁)에 침증(浸蒸)하여 해분(海粉) 유(類)로써 도와 쓰면 노담(老痰)을 치료하며, 창출(蒼朮)과 백출(白朮)을 미감강즙침초(米泔薑汁浸炒)•건강(乾薑)•오두(烏頭)로써 도와 쓰면 습담(濕痰)을 치료한다. 제법(製法)은 잡병편에 상세히 기술되어 있다. 〈丹心〉

※ 반하제법(半夏製法)

대반하(大半夏) 1근을 석회(石灰) 1근에 물 7주발을 타서 동이에 넣어 잘 젓고 흔들어서 징청(澄淸)은 따로 두고 찌꺼기는 버린 뒤에 반하(半夏)를 담가서 낮에는 햇볕에 쬐고 밤에는 이슬 맞히기를 7일 동안을 하여 정화수(井華水)로 깨끗이 3~4번 씻고 3일 동안 담가서 거품을 빼되 매일 3차례 물을 갈아서 말린 뒤에 백반(白礬) 8냥, 피초(皮硝) 1근을 동이에 물 7~8사발을 부어 반하(半夏)와 함께 담가 역시 7일 동안을 주쇄 야로(晝晒夜露)하여 물로 씻기를 3~4번 하고 3일 동안 거품을 빼며 매일 3차례 물을 갈아서 꺼내어 말린 뒤에 감초(甘草)•박하(薄荷) 각 4냥, 정향(丁香)•지실(枳實)•목향(木香)•백강(白薑)•진피(陳皮)•청피(靑皮)•지각(枳殼)•오미자(五味子)•축사(縮砂) 각 5돈, 백두구(白頭蔻)•육계(肉桂) 각 3돈, 침향(沈香) 1돈을 썰어서 물 15주발에 타서 반하(半夏)를 함께 동이 속에 넣어 14일간 거품을 빼되 일쇄야로(日晒夜露)하고 자주 저어 흔들어서 날수가 차면 건져내어 흰 헝겊에 싸서 뜨거운 방바닥에 잘 방치하여 그릇으로 덮고서 선향(線香) 세 개 정도가 탈만한 시간이 지난 뒤에 반하(半夏)를 골라내어 말려서 쓴다.

담화(痰火)가 있는 사람은 복용하면 첫날에 대변에서 어교(魚膠)같은 것이 나오고 하룻밤만 자고 나면 담(痰)의 뿌리가 빠져서 영원히 재발하지 않는다. 이 약이 화담(化痰)하는 데는 신(神)과 같은 것이다.

이것을 실험해 보려면 그릇에 담을 뱉어서 거기에 반하(半夏)를 조금만 넣으면 담(痰)이 당장에 청수(淸水)로 되어 버린다. 담질(痰疾)이 있고 중풍(中風)으로 말을 못하는 증세에 7~8알을 갈아서 정수(井水)에 복용하고 손으로 배를 슬슬 문지르면 곧 깨어나면서 말을 하게 된다. 〈回春〉

※ 과루인(瓜蔞仁)

열담(熱痰)•주담(酒痰)•노담(老痰)•조담(燥痰)을 치료하고, 윤폐(潤肺)•화담(化痰)•강기(降氣)하며, 흉격중(胸膈中)의 구니(垢膩)를 씻어 주니 환으로 지어서 먹거나 달여서 복용해도 모두 좋다. 〈丹心〉

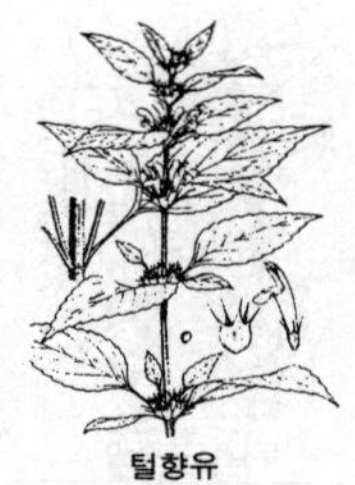
털향유

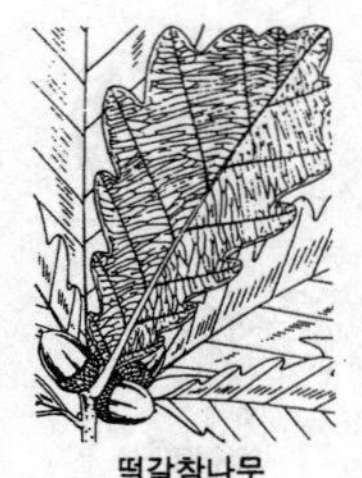
떡갈참나무

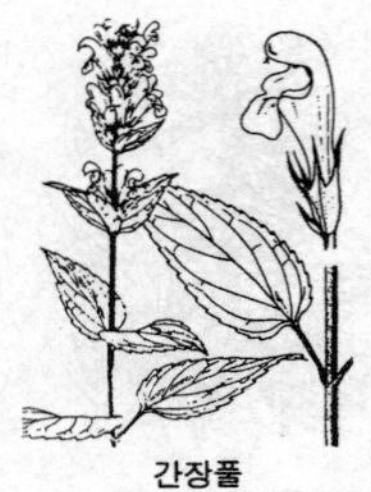
간장풀

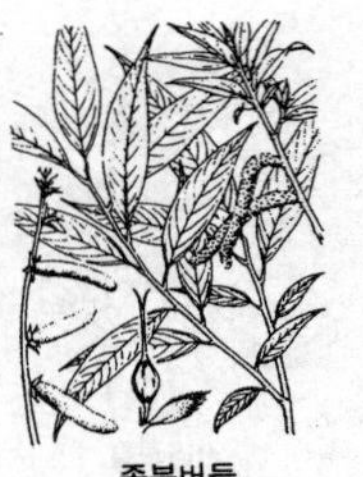
좀분버들

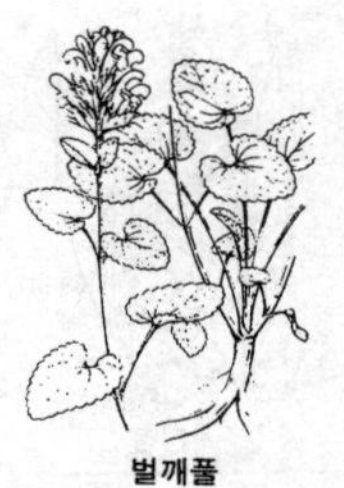
벌깨풀

※ 정력자(葶藶子)

가슴속의 담음(痰飮)을 없애고 폐경(肺經)의 물을 내보내니 가루로 복용하거나 달여서 복용해도 모두 좋다. 〈本草〉

※ 선복화(旋覆花)

가슴 위의 담결(痰結)과 가래가 교칠(膠漆) 같은 것과 심협(心脇)의 담수(痰水)를 없애 주니 달여서 복용하거나 환으로 지어서 복용해도 모두 좋다. 〈本草〉

※ 지실(枳實)

흉협(胸脇)의 담벽(痰癖)을 없애 주니 달여서 복용하거나 환으로 지어서 복용해도 모두 좋다. 〈本草〉

※ 지각(枳殼)

소담(消痰)하고 흉격(胸膈)의 담체(痰滯)를 흩뜨려 주니 달여서 복용하거나 가루로 해서 복용해도 모두 좋다.

※ 천남성(天南星)

풍담(風痰)을 치료하니 포(炮)해서 누른빛이 날 때 쓴다. 생강 7쪽을 넣고 물에 달여서 복용하거나, 또는 강즙호(薑汁糊)에 환을 지어서 먹는다. 〈本草〉

※ 청몽석(青礞石)

식적담(食積痰)을 치료하니 염초(焰硝)와 같이 화하(火煆)하여 먹으면 담적(痰積)이 대변을 따라 나온다. 환을 지어 복용하거나 가루로 해서 복용해도 모두 다 좋다. 〈入門〉

※ 모과(木瓜)

담(痰)을 없애고 담타(痰唾)를 그치게 한다. 〈本草〉

모과를 달여서 복용하면 담(痰)이 치료되고 비위(脾胃)를 이롭게 한다.

모과(木瓜)를 난숙(爛熟) 취육(取肉)하여 찧어 가지고 체로 걸러서 연밀(煉蜜) • 강즙(薑汁) • 죽력(竹瀝)을 넣고 달여서 하루에 3~4회 1수저씩 먹는다. 〈俗方〉

※ 오매(烏梅)

거담(去痰)과 지갈(止渴)을 하니 차로 만들어서 먹는다. 〈本草〉

※ 백개자(白芥子)

가슴의 담랭(痰冷)을 치료한다. 〈本草〉

담(痰)이 협하(脇下)에 있을 때 백개자(白芥子)가 아니면 치료하지 못하니 가루로 복용하거나 달여서 복용해도 모두 좋다. 〈丹心〉

※ 과체(瓜蔕)

담(痰)을 토하게 하니 담(痰)이 심흉(心胸)에 있어서 민절(悶絶)할 때에 과체산(瓜蔕散)으로 토하게 하면 바로 소생한다.

※ 해분(海粉)

열담(熱痰)이 내리고, 습담(濕痰)이 마르며, 결담(結痰)이 연(軟)해지고, 완담(頑痰)이 없어진다. 탕약(湯藥)에는 넣지 못하고 환약(丸藥)에만 넣어서 쓴다. 제법(製法)은 잡병편에 있다. 〈丹心〉

※ 합분(蛤粉)

담(痰)을 떨어뜨리고 굳은 담을 연하게 하니 해합화하(海蛤火煆)한 분(粉)을 가루로 하거나 환으로 지어서 먹는다. 〈丹心〉

※ 현각(蜆殼)

태워서 백회(白灰)를 만들어 복용하면 심흉(心胸)의 담수(痰水)를 없애 준다. 〈本草〉

※ 침구법(鍼灸法)

모든 담음증(痰飮症)에는 풍륭(豊隆)과 중완혈(中脘穴)을 택한다. 가슴속에 담음(痰飮)이 있어 토역(吐逆)해서 먹지를 못하는 증세에는 거궐(巨闕)과 족삼리혈(足三里穴)을 택한다. 〈綱目〉

일음(溢飮)에는 중완혈(中脘穴)을 택한다. 〈甲乙〉

삼초(三焦)에 정수(停水)되고 기(氣)가 치고(攻), 먹지 못하는 증세에는 유도(維道) • 중봉(中封) • 위유(胃兪) • 신유혈(腎兪穴)을 택한다. 〈東垣〉

담증(痰症)에는 종류가 많은데 오직 족유(足惟)나 노채(癆瘵)에 담(痰)이 있으면 치료하기가 어렵다.

고황혈(膏肓穴)을 조구(早灸)하여 장수(壯數)가 더할수록 내리는 것이 빠르니 꿀렁꿀렁하게 물이 흐르는 것 같은 증상을 느끼면 담(痰)이 내리기 시작하는 것이다.

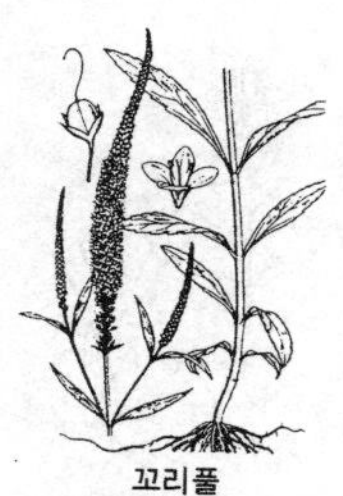
꼬리풀

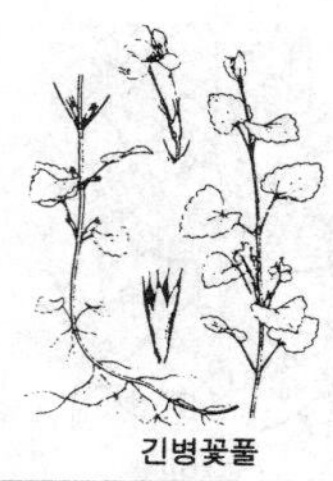
긴병꽃풀

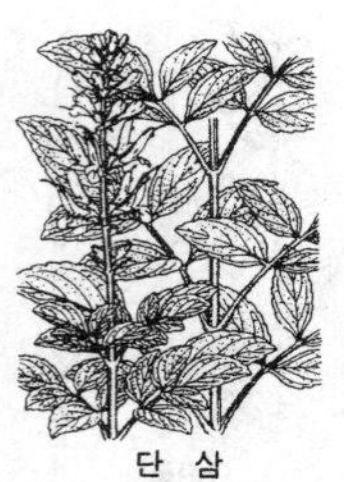
단 삼

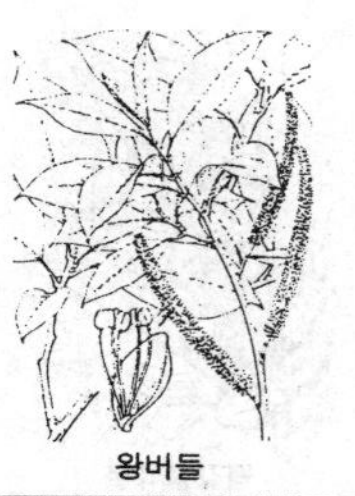
왕버들

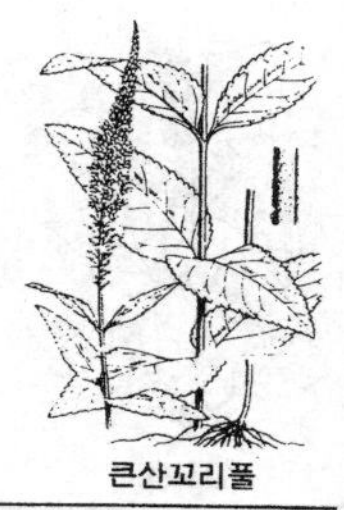
큰산꼬리풀

내경편(內景篇) (三)

十一. 오장육부(五臟六腑)

1. 의자(醫者)가 오장육부를 알아야 할 경우

세상 사람들은 천지만물의 이치를 알려고 애를 쓰면서도 자기 자신의 오장육부(五臟六腑)·모발(毛髮)·근골(筋骨)의 구조는 잘 모르고 있다. 더구나 의자(醫者)가 모른데서야 될 말인가? 〈入門〉

2. 장부(臟腑)의 음양(陰陽)일 경우

내경(內經)에 말하기를 사람의 장(臟)은 음(陰)이 되고 부(腑)는 양(陽)이 된다. 즉 간심(肝心)·비·폐(肺)·(腎)의 오장(五臟)은 음(陰)이며 담(膽)·위(胃)·대장·소장·방광(肪胱)·삼초(三焦)의 육부(六腑)는 양(陽)이 된다. 〈內經〉

3. 장(臟)과 부(腑)의 맡은 일일 경우

영추(靈樞)에 말하기를 오장(五腸)은 정신과 혈기(血氣)·혼백(魂魄)을 간직하고 육부(六腑)는 수곡(水穀)을 소화시켜서 진액(津液)을 돌아가게 한다. 〈靈樞〉

내경(內經)에 말하기를 오장(五臟)은 정기(精氣)를 간직하고 토해내지 않으므로 가득 차도 실(實)하지 않고 육부(六腑)는 화한 것을 전하기만 하고 간직하지 않으므로 실(實)해도 가득차지 않는다 그 원인은 수곡(水穀)이 입에 들어가면 위(胃)는 실(實)하고 장(腸)은 허하며 음식(飮食)이 내려가면 장(腸)은 실(實)하고 위(胃)는 허하기 때문이다. 〈內經〉

4. 장(臟)과 부(腑)가 결합할 경우

영추(靈樞)에 말하기를 폐(肺)는 대장(大腸)과 합하므로 대장(大腸)은 전도(傳道)의 부(腑)요, 심(心)은 소장(小腸)과 합하므로 소장은 수성(受盛)의 부(腑)며, 간(肝)은 담(膽)과 합함으로 위(胃)는 오곡(五穀)의 부(腑)며, 신(腎)은 방광(肪胱)과 합하므로 방광(肪胱)은 진액(津液)의 부(腑)며, 소음(小陰)은 신(腎)은 폐(肺)와 연계(連繫)되므로 양장(兩臟)을 가지며 삼무(三無)는 중지(中漬)의 부(腑)로써 수도(水道)가 나오며 방광(肪胱)에 속해서 이것은 고(孤)의 부(腑)라고 한다. 이상과 같이 육부(六腑)는 서로가 결합되고 있다. 〈靈樞〉

5. 오장(五臟)이 칠규(七竅)에 통할 경우

오장(五臟)은 항상 안에서 위의 칠규(七竅)를 살피고 있는 까닭에 폐기(肺氣)는 코에 통하니 폐(肺)가 온화하면 코는 충분히 향취(香臭)를 안다. 심기는 혀에 통하니 심(心)이 온화하면 혀는 충분히 맛을 안다.

비기(脾氣)는 입에 통하니 비(脾)가 온화하면 입은 충분히 오곡(五穀)을 안다. 신기(腎氣)는 귀에 통하니 신(腎)이 온화하면 귀는 충분히 오음(五音)을 안다.

오장(五臟)이 온화하지 않으면 칠규(七竅)가 통하지도 않고 육부(六腑)가 온화하지 않으면 유결(留結)하여 옹병(癰病)이 된다. 〈靈樞〉

6. 오장(五臟)에 결합 되는 각 기관일 경우

코는 폐(肺)의 관(官)이 되니 폐(肺)가 병들면 천식(喘息)을 하게 되고 코가 벌름거린다. 눈은 간(肝)의 관(官)이 되니 간(肝)이 병들면 눈초리가 푸르다. 입술은 비(脾)의 관(官)이 되니 심(心)이 병들면 혀가 말리고 양관(兩觀)이 붉어진다. 귀는 신(腎)의 관(官)이니 신(腎)이 병들면 얼굴과 양쪽 광대뼈와 귀가 검고 마른다. 〈靈樞〉

7. 오장(五臟)이 크고 작을 경우

오장(五臟)이 작으면 초조(焦燥)하고 애를 쓰면서도 마음에는 항상 근심이 많고, 오장(五臟)이 다 크면 일에는 게으르고 근심은 없다. 오장(五臟)이 다 높이 달리면 기상이 높고, 반대로 오장(五臟)이 다 낮으면 딴 사람에게 지배받는 것을 좋아한다. 오장(五臟)이 다 굳세면 병이 없고, 오장(五臟)이 다 약하면 항상 병으로 고통(苦痛)

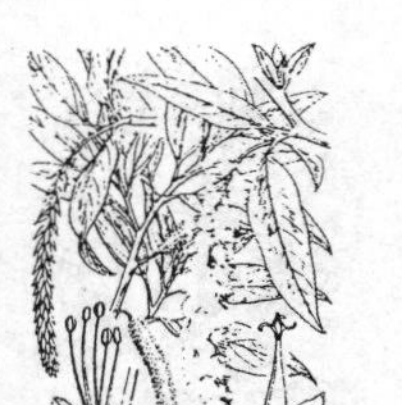
쪽버들

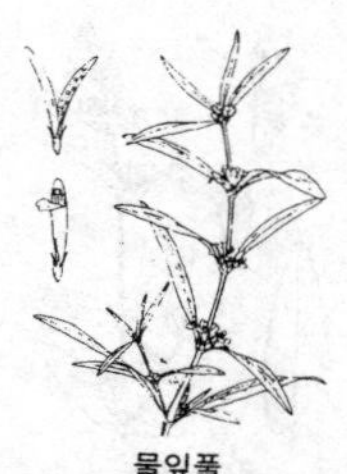
물잎풀

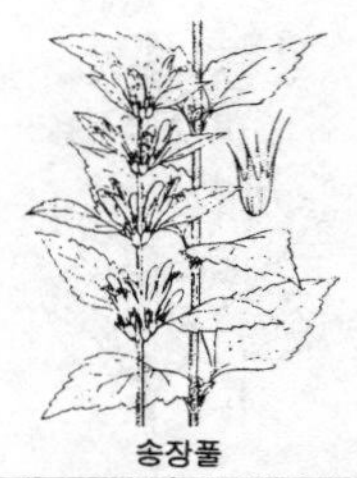
송장풀

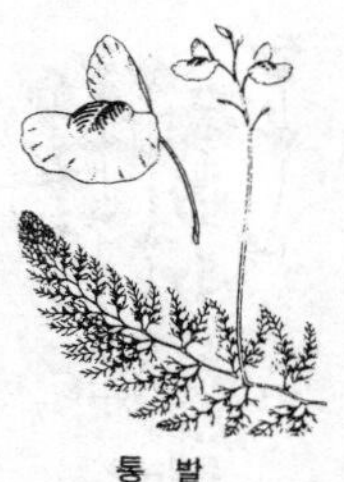
통 발

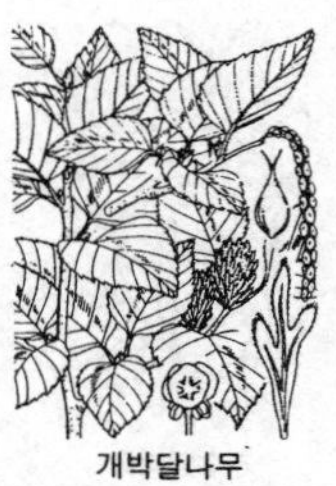
개박달나무

을 받는다. 오장(五臟)이 다 잔정(端正)하면 온화한 이점이 있어 인심을 얻고, 오장(五臟)이 다 편경(偏傾)하면 간사하고 도적(盜賊)질을 잘하며 보통 사람이 못되고 언어(言語)를 반복(反復)한다. 〈靈樞〉

8. 신(神)과 형(形)의 구장(九臟)일 경우

신장(神臟)이 다섯, 형장(形臟)이 넷, 합하면 구장(九臟)이 된다. 간(肝)은 혼(魂)을 간직하고 심(心)은 신(神)을 간직하며, 비(脾)는 뜻을 간직하고 폐(肺)는 백(魄)을 간직하며 또 신(腎)은 지(志)를 간직한다. 이상의 다섯가지가 신장(腎臟)이다.

네가지 형장(形臟)은 두각(頭角)•이목(耳目)•구치(口齒)•골중(骨中)이다. 이것은 마치 그릇이 벌어져 허(虛)해도 굴하지 않고 물건을 간직할 수 있는 것과 같기 때문에 형장(形臟)이라고 한다. 〈內經〉

9. 또 다른 육부(六腑)일 경우

뇌(腦)•수(髓)•골(骨)•맥(脈)•담(膽)•흉(胸)(여자의 경우)는 지기(地氣)가 나는 곳을 기항(奇恒)의 부(腑)라고 한다. 즉 정상보다 다른 부(腑)라는 뜻이 있다. 〈內經〉

10. 장위(腸胃)의 길이•용량(容量)

장위(腸胃)의 길이는 오장팔척사촌(五丈八尺四寸)으로 장위(腸胃)가 받을수 있는 수곡(水穀)의 용량은 구두이승일홉반(九斗二升一合半)을 담을 수 있다. 〈靈樞〉

11. 오장 사기(五臟邪氣)가 적중할 경우

황제(黃帝)가 묻기를「사기(邪氣)가 장(臟)에 적중 되는 것을 어떻게 대처(對處)하여야 하는가?」하니 기백(岐伯)이 답하기를 걱정하고 두려워하면 심(心)을 상(傷)하고 또 몸은 찬데 냉(冷)한 것을 마시면 폐(肺)를 상(傷)한다. 이것은 양한(兩寒)의 상감(相感)으로 안밖이 다 상(傷)하는 것이다. 그래서 기(氣)가 역상(逆上)했다가 내리면 악혈(惡血)로 되서 머물러 있고, 또 크게 놀래어 기가 역상해서 내리지 않고 가슴밑에 쌓이면 간을 상하게 하는데 그 증세가 얻어 맞은 것처럼 쓰러지고 또 술취해서 방사(房事)한 뒤에 땀을 흘리고 바람을 쐬면 비(脾)를 상한다. 또 힘을 지나치게 써서 무거운 것을 운반하는 과로를 하거나 방사(房事)가 지나쳐서 땀이 난뒤에 목욕하면 신을 상한다. 〈靈樞〉

12. 오장(五臟)의 정경(正經)이 병이날 경우

근심 걱정을 지나치게 하면 심(心)을 상(傷)하고 몸이 찬데 냉(冷)한 것을 많이 마시면 폐(肺)를 상(傷)하며 크게놀래 기(氣)가 역상(逆上)해서 내리지 않으면 간(肝)을 상(傷)하며 습지(濕地)에 오래 앉아 있거나 억지로 입방(入房)하면 신(腎)을 상하는 것이니 이것이 모두 정경(正經)이 스스로 병든다고 한다. 〈難經〉

13. 장부(臟腑)를 진맥(診脈)할 경우

맥(脈)이 빠르면 병이 부에 있고, 더디면 장(臟)에 있으며, 빠르면 몸이 덥고 더디면 몸이 차다. 모든 양은 덥고 음(陰)은 차기 때문에 장(臟) 부(腑)의 병을 알수가 있다. 〈難經〉

14. 장부(臟腑)의 모든 이상증세일 경우

병(病)은 더운것이 좋은 증세가 있고, 찬것이 좋은 증세가 있으며, 사람을 보고 싶어하는 증세가 있고, 보기 싫어하는 증세가 있으며, 이 모든 병증(病症)은 각각 어느 장(臟)과 부(腑)에서 생기느냐하면, 대체로 찬것을 좋아하는 증세와 사람을 보고 싶어하는 증세가 부(腑)에 있고, 더운 것을 좋아하고 사람 보기를 싫어하는 증세는 장(臟)에 있다.

그 이유는 부(腑)는 양(陽)에 속(屬)하므로 찬것을 좋아하고 사람을 보고 싶어하는 것이며, 장(臟)은 음(陰)에 속(屬)하므로 더운것을 좋아하고 문을 닫고 혼자 거처하며 시끄러움을 싫어하니 이러한 구별로서 장부(臟腑)의 병을 알수 있다. 〈難經〉

장(臟)의 병(病)은 옮기지 않고 한곳에만 있고, 부(腑)의 병은 돌아다니며 일정한 곳이 없다. 〈靈樞〉

15. 장부병(臟腑病) 치료가 난이(難易)할 경우

장병(臟病)은 난치(難治)이고 부병(腑病)은 이치(易治)가 된다. 즉 장병(臟病)은 그 승(勝)한 곳으로 전하기 때문에, 가령 심병(心病)은 폐(肺)에 전하고 폐(肺)는 간(肝)에 전하며, 간(肝)은 비(脾)에 전하고 비(脾)는 신(腎)에 전하며, 신(腎)이 심(心)에 전하면 한 장(臟)이 두 번 전하지 못하므로 다음으로 전(傳)을 받을 곳은 죽게 되는 것이다. 부병(腑病)은 자(子), 즉 약한 곳으로 전하기 때문에 가령 심병(心病)은 비(脾)에 전하고 비(脾)

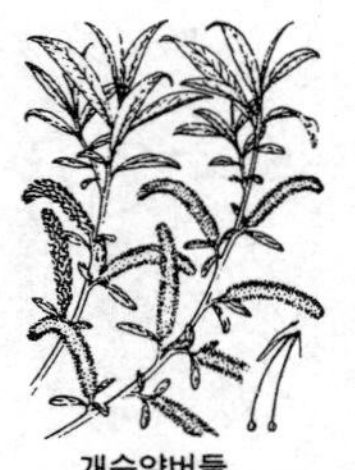
개수양버들

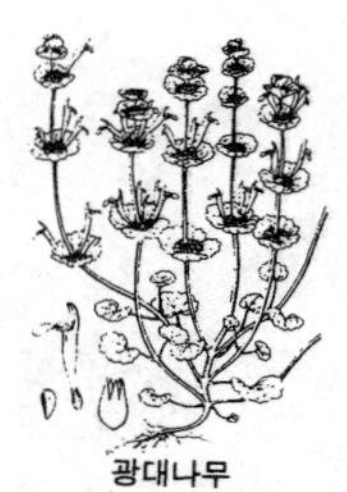
광대나무

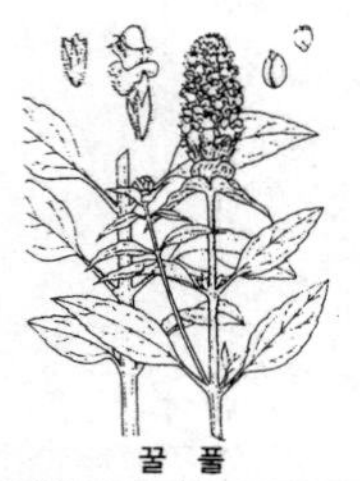
꿀 풀

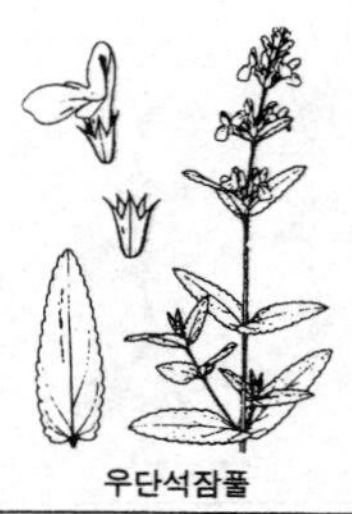
우단석잠풀

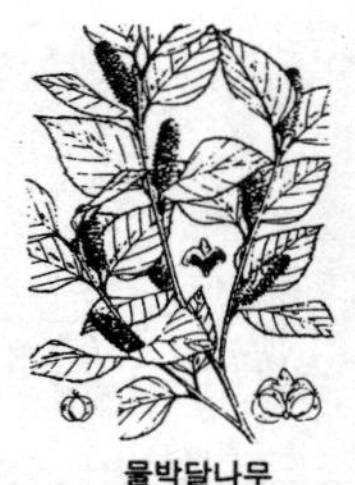
물박달나무

는 폐(肺)에 전하며, 폐(肺)는 신(腎)에 전하고 신(腎)은 간(肝)에 전하며, 간(肝)은 심(心)에 전하는 것으로써 이것은 자모(子母)가 서로 전하여 멎었다가 다시 계속하니 생생(生生)의 이(理)가 있다는 것이다.

사풍(邪風)의 빠르기가 비바람과 같기 때문에 다음과 같이 치료해야 된다. 먼저 피모(皮毛)를 치료하고, 그 다음은 기부(肌膚)를 치료하며, 다음은 근맥(筋脈)을 치료하고, 다음은 육부(六腑)를, 그리고 오장(五臟)을 치료한다. 만약 오장(五臟)을 먼저 치료하면 반은 죽고 반은 살게 된다. 〈內經〉

16. 오장(五臟)과 육부(六腑)의 관계일 경우

오장(五臟)이 공평치 못한 증세는 육부(六腑)의 폐색(閉塞)에서 일어난다.

오장천착론(五臟穿鑿論)에 이르기를, 심(心)과 담(膽)이 서로 통하는 것이니 심병(心病)과 정충(怔忡)에는 온담(温膽)을 주로 하며 담병(膽病)은 전율(戰慄)과 전광(巓狂)을 하니 보심(補心)을 주로 한다. 간이 대장과 서로 통하므로 간병(肝病)에는 당연히 대장을 소통시키고 대장병은 또 간경(肝經)을 평온케 하는 것을 주로 한다. 비(脾)는 소장과 통하므로 비병(脾病)에는 소장을 사(瀉)하고 소장병에는 또 비토(脾土)를 윤택하게 하는 것을 주로 한다. 폐가 방광과 서로 통하므로 폐병에는 방광의 물을 청리(淸利)하게 하고, 방광병은 폐기(肺氣)를 맑게 하는 것을 주로 해야 되며, 신(腎)은 3초(三焦)를 통하므로 고르게 하고 3초병(三焦病)에는 바로 신(腎)을 보해야 된다. 이것이 모두 하나의 묘한 이치가 된다. 〈入門〉

17. 오장병(五臟病)이 간헐(間歇)적으로 심해질 경우

사기(邪氣)가 몸에서 승(勝)함으로써 서로 증가하여 그 소생하는 곳에 닿으면 낫게 되고, 승(勝)하는 곳에 닿으면 심하게 되는 것이다. 소생한 곳에 다달아서 계속 유지되면 그 자리가 결정되어서 기생하는 것이므로 반드시 먼저 오장(五臟)의 맥(脈)을 정한 뒤에 비로소 간심(間甚)의 시기와 사생(死生)의 기일을 알 수가 있는 것이다.

오장(五臟)의 병은 시일로써 낫게 되고 심한 증세는 점(占)하면 느낄 수가 있어서 전중양(錢仲陽)은 그 이치를 깊이 깨달았다. 학자는 이것을 연구하여야 된다. 〈綱目〉

이를테면 간병(肝病)이 여름에는 낫게 되고 가을에 심할 때는, 겨울에는 그대로 유지되고 봄에는 생겨나는 것과 같이 다른 병도 이와 같은 과정을 거치게 된다.

18. 오장(五臟)의 사기(死期)일 경우

오장(五臟)은 기(氣)를 낳은 곳에서 받은 뒤 승(勝)하는 데로 전하고 또 기(氣)는 낳은 곳에서 수사(守舍)하며 승(勝)하지 못하는 곳에 닿으면 이 병은 죽게 된다. 이것은 기(氣)가 역(逆)하기 때문이다.

간(肝)이 심(心)에서 기(氣)를 받아 비(脾)에 전하고 〔승하지 못하는 곳〕 신(腎)에 수사(守舍)하는 것이기 때문에 폐(肺)에 닿으면 죽게 되며, 심(心)이 비(脾)에서 기(氣)를 받아 폐(肺)에 전하고 간(肝)에 수사(守舍)하므로 신(腎)에 닿으면 죽게 된다. 비(脾)는 간(肝)에서 기(氣)를 받아 신(腎)에 전하고 심(心)에 수사(守舍)하므로 간(肝)에 닿으면 죽게 된다. 폐(肺)는 신(腎)에서 기(氣)를 받아 간(肝)에 전하고 비(脾)에 수사(守舍)하므로 심(心)에 닿으면 죽게 되며, 신(腎)은 간(肝)에서 기(氣)를 받아 심(心)에 전하고 폐(肺)에 수사(守舍)하므로 비(脾)에 닿으면 죽게 된다. 이것을 모두 역사(逆死)라고 한다. 하루 하룻밤을 다섯 단계로 나누어서 죽는 자의 조만(早晩) 시간을 점칠 수 있다. 〈內經〉

19. 장부(臟腑)의 기(氣)가 끊기는 시기일 경우

기문(氣門)에 상세히 설명되어 있다.

단방(單方) (23종)

※ 갱미(粳米)

오장(五臟)을 평온하게 하니 흰 죽을 끓여서 이른 새벽에 항상 먹으면 위기(胃氣)가 화창(和暢)하고 진액이 솟아난다. 〈本草〉

※ 소맥면(小麥麵)

오장(五臟)을 온화하게 하니 항상 복용하면 좋다. 〈本草〉

※ 대맥(大麥)

오장(五臟)을 실(實)하게 하니 반(飯)·면(麵)·죽(粥)이 모두 좋다. 〈本草〉

※ 교맥(蕎麥)

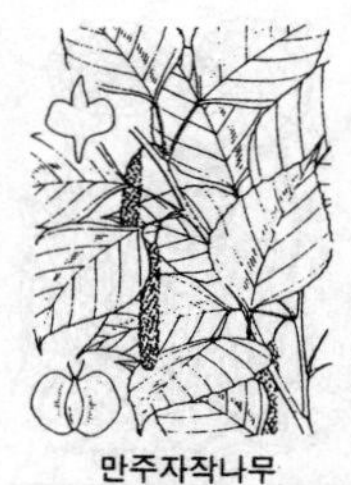
만주자작나무

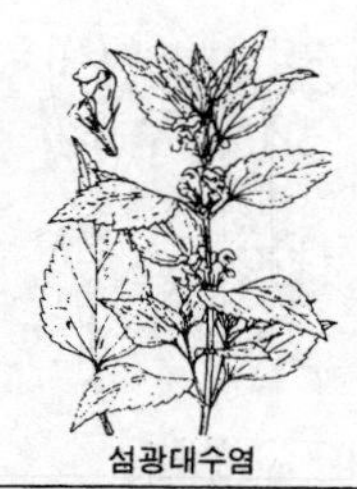
섬광대수염

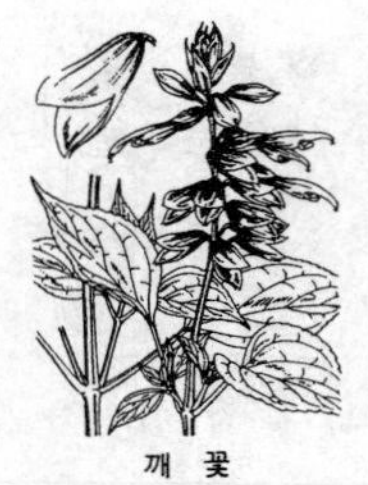
깨 꽃

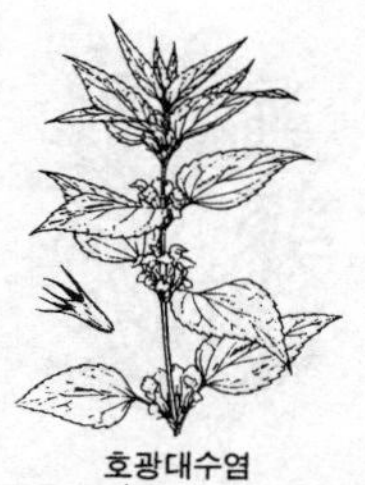
호광대수염

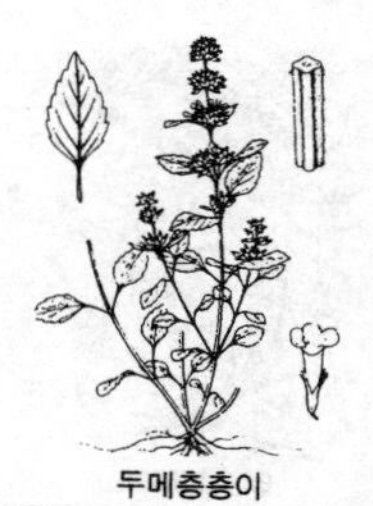
두메층층이

오장(五臟)의 재예(滓穢)를 단련하니 면이나 죽으로 해서 먹으면 좋다. 〈本草〉

❊ 흑두(黑豆)
오장(五臟)의 결적(結積)을 풀어준다. 물에 담가서 싹을 낸 것을 대두황권(大豆黃卷)이라 하는데 오장(五臟)과 위기(胃氣)의 결적(結積)을 치료하니 달여서 먹는다. 〈本草〉

❊ 호마(胡麻)
오장(五臟)을 윤택하게 하니 반(飯)이나 면(麵)을 만들어 항상 먹으면 좋다. 즉 흑임자(黑任子)라 한다. 〈本草〉

❊ 인유(人乳)
오장(五臟)을 보(補)하니 항상 먹으면 좋다. 〈本草〉

❊ 우두(牛肚)
오장(五臟)을 보(補)하니 무르도록 삶아서 초장(醋醬)에 화(和)해 먹는다. 〈本草〉

❊ 우수(牛髓)
오장(五臟)을 편하게 하니 술과 같이 먹는다. 〈本草〉

❊ 녹육(鹿肉)
오장(五臟)을 강하게 하니 무르도록 삶아서 먹는다. 장육(獐肉)이 또한 오장(五臟)을 보익(補益)하니 항상 먹으면 좋다. 〈本草〉

❊ 구육(狗肉)
오장(五臟)을 편하게 하니 오미(五味)를 섞어서 무르도록 삶아서 공복에 먹으면 좋으며, 황구육(黃狗肉)이 더욱 좋다. 〈本草〉

❊ 황자계(黃雌鷄)
오장(五臟)을 보익(補益)하니 삶아서 오미(五味)를 섞어서 먹는다. 〈本草〉

❊ 작육(雀肉)
오장(五臟)의 부족한 기(氣)를 보(補)하니 구워서 먹는다. 〈本草〉

❊ 밀(蜜)
오장(五臟)을 편하게 하고, 기(氣)의 부족함을 보(補)하니 죽에 타서 먹고 약에 타서 오랫동안 먹으면 더욱 좋다. 〈本草〉

❊ 우유(牛乳)
즉, 낙(酪)인데 오장(五臟)을 보(補)하니 죽(粥)으로 해서 항상 먹으면 좋다. 〈本草〉

❊ 즉어(鯽魚)
오장(五臟)을 보익(補益)하니 삶거나 달이거나 또는 쪄서 항상 먹으면 좋다. 〈本草〉

❊ 연자(蓮子)
오장(五臟)의 기(氣)의 부족을 치료하니 가루로 하여 죽을 쑤어 항상 먹으면 좋다. 그 뿌리를 우(藕)라고 하는데 쪄서 먹으면 오장(五臟)을 심히 보(補)한다. 〈本草〉

❊ 해송자(海松子)
오장(五臟)을 윤택하게 하니 죽으로 해서 항상 먹으면 좋다. 〈本草〉

❊ 대조(大棗)
오장(五臟)을 보(補)하니 달여서 먹는다. 〈本草〉

❊ 규채(葵菜)
오장(五臟)의 기옹(氣壅)을 통하므로 매월 1회씩 먹으면 장부(臟腑)를 통리(通利)시키니 역시 채(菜)의 주가 된다. 〈本草〉

❊ 생강(生薑)
장부(臟腑)를 열어 주니 항상 먹는 것이 좋고, 궐(闕)하면 안 된다.

❊ 총백(葱白)
장부(臟腑)를 조화시키니 달여서 복용한다. 〈本草〉

❊ 개자(芥子)
오장(五臟)을 통리(通利)하니 미오연(微熬研)해서 장(醬)을 만들어 먹고, 그 눈경(嫩莖)은 나물로 하여 먹으

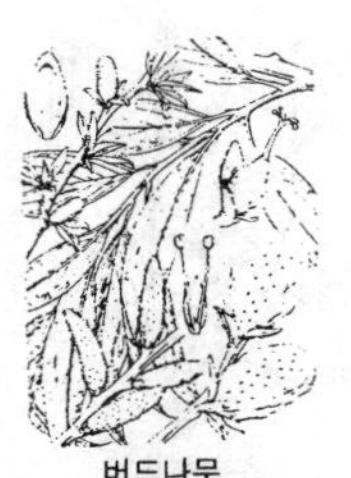
버드나무

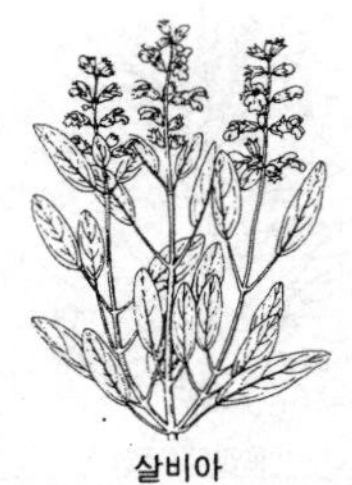
살비아

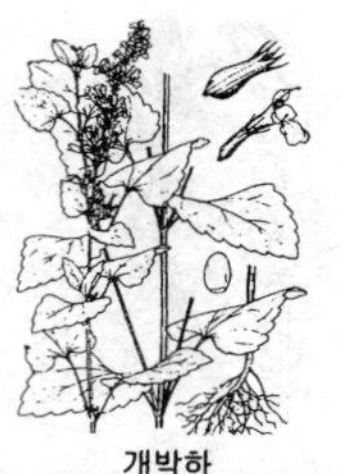
개박하

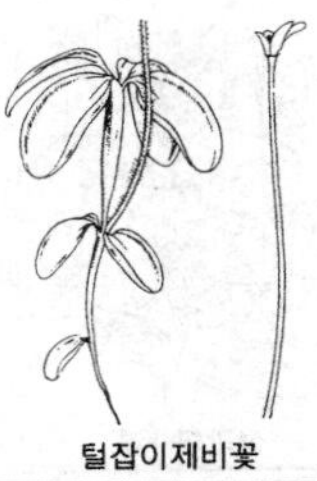
털잡이제비꽃

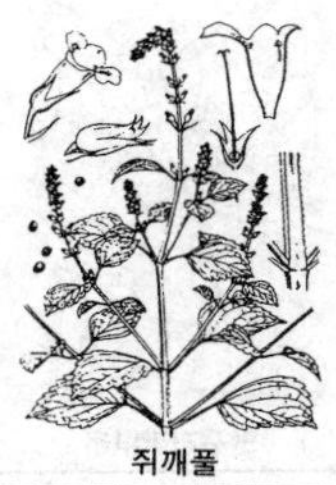
쥐깨풀

면 좋다. 〈本草〉

十二. 간장(肝臟)

1. 간장(肝臟)의 형상

간(肝)에는 2포엽(二布葉)과 7소엽(七小葉)이 있는데 마치 목갑(木甲)이 벌어진 것과 같은 형상이고, 포엽(布葉)마다 지락맥(支絡脈)이 있으며 그 거중(居中)의 맥(脈)이 온화한 기(氣)를 선발하니 혼(魂)의 관(官)이 된다. 〈內經註〉

간(肝)에는 2대엽(二大葉)과 7소엽(七小葉)이 있는데 왼쪽이 3엽(三葉)이고, 오른쪽이 4엽(四葉)으로 나뉘며 목갑(木甲)의 다엽(多葉) 같다. 〈入門〉

간의 무게가 4근 4냥이며, 왼쪽 3엽(三葉)과 오른쪽 4엽(四葉)으로 전부가 7엽(七葉)인데 혼을 간직한다. 〈難經〉

2. 간장(肝臟)의 위치

간(肝)은 왼쪽에 달려 있다. 〈內經〉

간(肝)의 계(系)가 격하(膈下)에서부터 왼쪽 갈비와 갈비뼈 위에 붙어 있으며, 폐(肺)속으로 들어가서 격락(膈絡)한다. 〈入門〉

기문 2혈(期門二穴)이 간(肝)의 막(膜)이니 양유 직하(兩乳直下) 1치반 떨어진 곳에 있고, 등에 있어서는 간유(肝兪)가 척골(脊骨)의 9협하(九脇下)에 있으니 이것이 간(肝)의 위치가 된다. 〈銅人〉

3. 간장(肝臟)이 주관하는 시·일(時·日)일 경우

간(肝)은 봄을 주관하고, 족궐음(足厥陰)과 소양(少陽)을 주치(主治)하는데 그 날짜는 갑을(甲乙)이 된다. 동쪽에서 바람이 일어나고, 바람이 나무를 낳고, 나무가 산(酸)을 낳으며, 산(酸)이 간(肝)을 낳는다. 또한 간(肝)이고, 그늘 속의 소양(少陽)이 되고 춘기(春氣)와 통하게 된다. 〈內經〉

4. 간장(肝臟)에 속해 있는 물류(物類)일 경우

하늘에서는 풍(風)이 되고, 땅에서는 목(木)이 되며, 몸에서는 근(筋)이 되고, 장에서는 간(肝)이 된다. 또 색(色)에서는 창(蒼)이 되고, 음(音)에서는 각(角)이 되며, 성(聲)에서는 호(呼)가 되고, 변동(變動)에서는 악(握)이 되며, 규(竅)에서는 목(目)이 되고, 미(味)에서는 산(酸)이 되며, 지(志)에서는 노(怒)가 되며, 그 액(液)은 누(淚)가 되고, 그 영(榮)은 조(爪)가 되며, 그 취(臭)는 조(臊)가 되고, 그 괘(卦)는 진(震)이 되며 생수(生數)가 3이고, 성수(成數)가 8이다. 그 곡(穀)은 마(麻)가 되고 (一作麥), 그 축(畜)은 견(犬)이 되며(一作鷄), 그 충(虫)은 모(毛)가 되고, 그 수(數)는 8이 되며, 그 과(果)는 자두(李)가 되고, 그 채(菜)는 구(韭)가 되며, 그 맥(脈)은 족궐음(足厥陰)이 된다. 〈內經〉

5. 간장(肝臟)의 대·소(大小)

간(肝)은 장수(將帥)가 되어 밖으로 나타난다. 그 견고성(堅固性)을 알기 위해서는 목(目)의 크고 작음을 본다. 얼굴빛이 푸르고 주름살이 작은 사람은 간(肝)이 작고, 주름살이 굵은 사람은 간(肝)이 큰 것이다. 가슴이 넓고 발목이 밖으로 튀어나온 사람은 간(肝)이 높이 달리고, 갈빗대가 오므라지고 발목이 토끼처럼 생긴 사람은 간(肝)이 내려온 것이다. 흉협(胸脇)이 좋은 사람은 간(肝)이 견고하고, 협골(脇骨)이 약한 사람은 간(肝)이 약하고, 가슴과 등이 서로 알맞게 어울린 사람은 간(肝)이 단정(端正)하고, 협골(脇骨)이 편경(偏傾)한 사람은 간이 기울어진 것이다.

간(肝)이 작으면 장(臟)이 편하며 협하(脇下)에 병이 없고, 크면 위(胃)를 핍박(逼迫)하고 목구멍을 괴롭히며 마음이 불안하고 또 협하(脇下)에 동통(疼痛)을 일으킨다. 또 높게 달리면 몸이 거북하고 갈빗대가 걸리며 식분(息賁)이 되고, 내려 달리면 위(胃)를 핍박(逼迫)하고 협하(脇下)가 공허(空虛)하여 사(邪)를 받기 쉬우며, 간(肝)이 견고하면 장(臟)이 편하고 좀처럼 상(傷)하지 않으며, 약하면 소갈병(消渴病)에 걸릴 염려가 있고 상하기 쉬우며, 단정(端正)하면 온화하고 이로우며 상하지 않고, 편경(偏傾)하면 협하(脇下)에 동통(疼痛)을 자주 일으키게 된다. 〈靈樞〉

6. 간장(肝臟)의 상증(傷症)일 경우

높은 곳에서 추락하면 악혈(惡血)이 몸 속에 고이고, 크게 성을 내어 기(氣)가 역상(逆上)해서 내리지 않고 협하(脇下)에 쌓이면 간(肝)이 상(傷)하고 또 크게 성을 내면 기(氣)가 역상(逆上)해서 간(肝)이 상(傷)하게 된다.

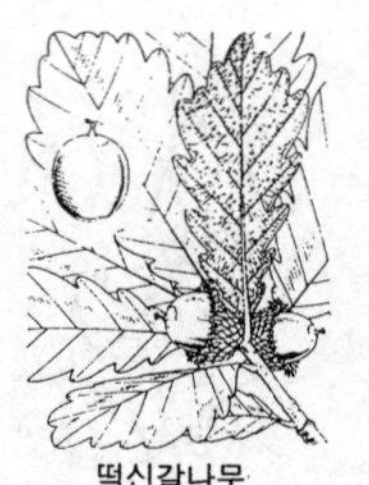
떡신갈나무

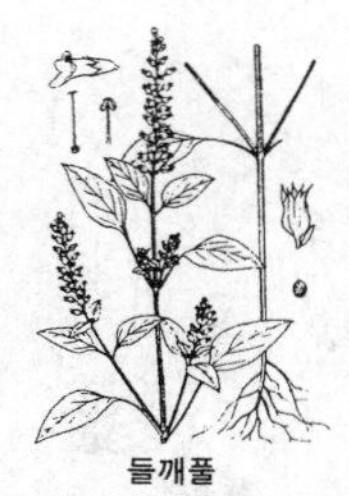
들깨풀

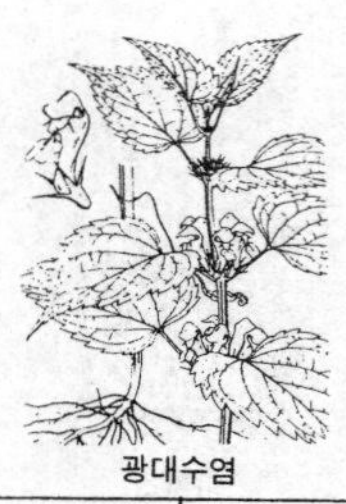
광대수염

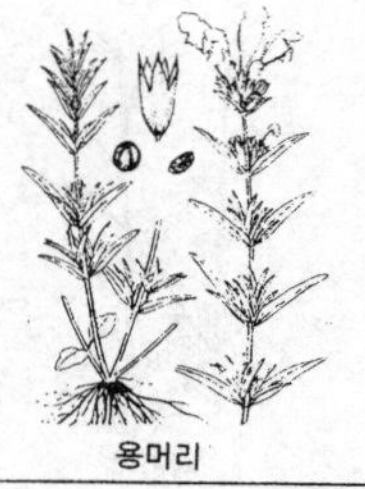
용머리

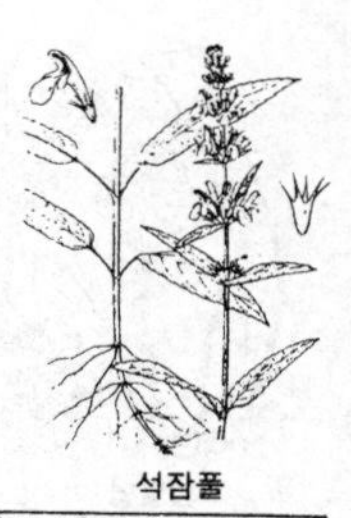
석잠풀

〈靈樞〉

분노해서 기(氣)가 거꾸로 올라가 내리지 않으면 간(肝)이 상(傷)하게 된다. 〈難經〉

7. 간장(肝臟)의 병증(病症)일 경우

사(邪)가 간(肝)에 있으면 양쪽 협(脇)이 중통(中痛)하여 속이 차고 악혈(惡血)이 속에 머물게 된다. 〈靈樞〉

간장병(肝臟病) 환자는 양쪽 갈비 밑이 아프고 소복(小腹)이 당기며 성을 잘 낸다. 폐(肺)가 간(肝)에 전하는 것을 간비(肝脾)라 하고, 일명 궐협통출식(厥脇痛出食)이라고도 한다. 간(肝)에 열이 있으면 얼굴빛이 푸르고 손톱이 마르게 된다. 〈內經〉

겉 증세는 깨끗한 것을 좋아하고 얼굴빛이 푸르며 성을 잘 내고, 속 증세는 배꼽의 왼쪽에 동기(動氣)가 있어서 만지면 딱딱하고 아프며 그 증세는 사지(四肢)가 만폐(滿閉)하고 임삽(淋澁)하며 변(便)이 어렵고 힘줄이 반전(反轉)하는데 이 모두가 간병(肝病)의 증세가 된다. 〈難經〉

뼈가 마르고 살이 많이 빠지며 가슴속이 기만(氣滿)하고 뱃속이 아프고 심중(心中)이 불안하며 어깨와 목 등 전신에 열이 있고 대퇴(大腿)가 부서지며, 살이 빠지면 눈두덩이 꺼지고 진장맥(眞藏脈)이 나타나 눈에 물건이 보이지 않아 곧 죽게 되고, 보인다 해도 위에서 말한 불승(不勝)한 때에 이르면 죽게 되는 것이다. 주(註)에 이르기를, 「이것은 간(肝)에 장맥(臟脈)이 나타난 증세이고, 불승(不勝)의 때라는 것은 경•신(庚辛)의 달(月)을 말한다」라고 했다. 〈內經〉

8. 간장병(肝臟病)의 허실(虛實)일 경우

간장(肝臟)은 혈(血)을 간직하고 혈(血)은 혼(魂)을 보호하는데, 간기(肝氣)가 허약하면 두려워하고 실(實)하면 성을 잘 낸다. 간(肝)이 실(實)하면 양협(兩脇)의 밑이 아프고 소복(小腹)이 결리며 성을 잘 내고, 허(虛)하면 눈이 희미하여 보이지 않고 귀가 잘 들리지 않으며, 다른 사람들이 자기를 잡으러 오는 것과 같은 공포감을 느끼게 된다. 〈靈樞〉

간(肝)에 혈(血)이 너무 많이 있으면 성을 잘 내고 부족하면 공포감을 느끼게 된다. 〈內經〉

사람이 동(動)하면 혈(血)이 경(經)에 통하고, 정(靜)하면 혈(血)이 간(肝)으로 돌아가니 이것은 간(肝)이 혈해(血海)이기 때문이다. 〈入門〉

9. 간장병(肝臟病)이 간헐(間歇)적으로 심해질 경우

병이 간(肝)에 있으면 여름에 낫고, 여름에 낫지 않으면 가을에는 더욱 심하고, 가을에 죽지 않으면 겨울 동안은 지속이 되며 봄에는 더욱 심해진다. 간병(肝病)은 병(丙)•정(丁)에 낫고, 병(丙)•정(丁)에 낫지 않으면 경(庚)•신(辛)에는 더하고, 경(庚)•신(辛)에 죽지 않으면 임(壬)•계(癸)에 지속되며 갑(甲)•을(乙)에 심해진다. 간병(肝病)은 아침에는 평온하고 석양에는 심해지며 한밤중에는 조용해진다. 〈內經〉

10. 간장병(肝臟病)을 치료할 경우

간(肝)이 급하면 고통이 많으니 속히 단 것을 먹여서 늦추어 주어야 하는데 여기에는 감초(甘草)가 주제(主劑)이고, 갱미(粳米)•우육(牛肉)•조(棗)•규(葵)를 먹는다. 주(註)에 이르기를, 「간이 급해서 괴로워하는 것은 그 기(氣)가 남아 있어서 그러한 것이니 매운 것을 먹어야 한다. 여기에는 천궁(川芎)이 당제(當劑)이고, 허약하면 생강과 진피(陳皮) 등으로 보(補)해 준다.」〈內經〉

간병(肝病)에는 단 것을 먹어야 하는데 갱미(粳米)•우육(牛肉)•조(棗)•규(葵) 등에서 그 당분을 취하여 급하게 늦추어 주어야 한다. 〈內經〉

간병(肝病)에 마(麻)•견육(犬肉)•자두(李)•부추(韮) 등의 신맛을 취하는 것은 산(酸)이 간(肝)의 본미(本味)이기 때문이다. 〈甲乙〉

간(肝)이 허할 때는 사물탕(四物湯)•청간탕(淸肝湯)•보간환(補肝丸)을 쓰고, 실(實)할 때는 사청환(瀉靑丸)•세간산(洗肝散)•당귀용회환(當歸龍薈丸)을 쓴다. 〈海藏〉

간병(肝病)에는 당풍(當風)을 금한다. 〈內經〉

※ 청간탕(淸肝湯)

효능 : 간경(肝經)이 혈허(血虛)하고 노화(怒火)가 있는 증세를 치료한다.

처방 백작약(白芍藥) 1돈반, 천궁(川芎)•당귀(當歸) 각 1돈, 시호(柴胡) 8푼, 산치자(山梔子)•목단피(牧丹皮) 각 4푼을 물에 달여서 먹는다. 〈入門〉

※ 보간환(補肝丸)

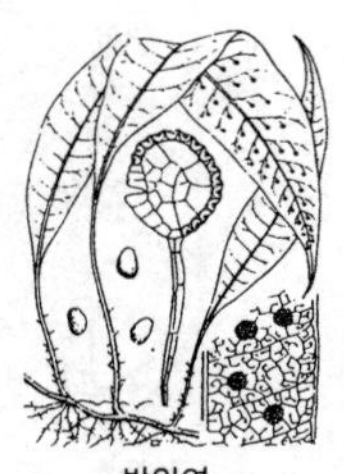
밤일엽

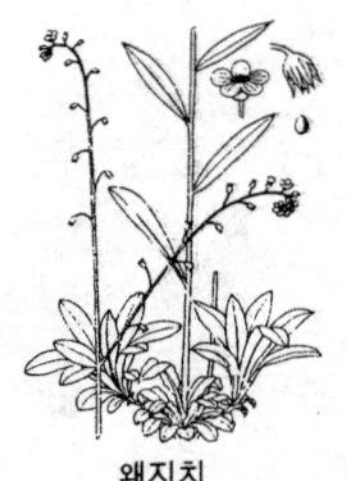
왜지치

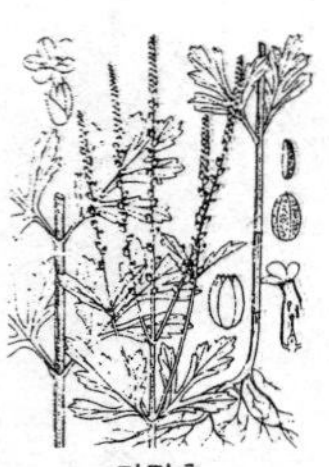
마편초

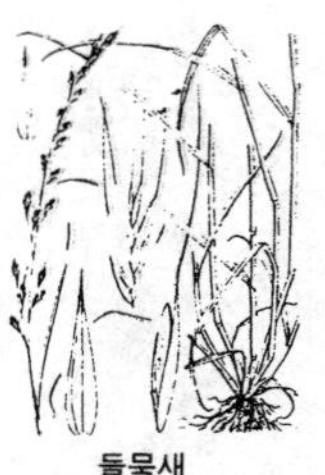
들묵새

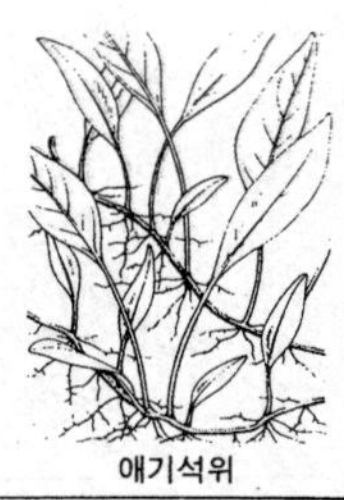
애기석위

효능 : 간(肝)이 허한 증세를 치료한다.

처방 사물탕(四物湯)에 방풍(防風)과 강활(羌活)을 가하여 꿀로 환을 지어서 먹는다.

일명 양간환(涼肝丸)이라고 한다. 〈綱目〉

※ 사청환(瀉靑丸)

효능 : 간(肝)이 실(實)한 증세를 치료한다.

처방 당귀(當歸) • 초용담(草龍膽) • 천궁(川芎) • 치자(梔子) • 대황외(大黃煨) • 강활(羌活) • 방풍(防風)을 각 등분하여 가루로 하고 꿀에 가시연밥 크기의 환을 지어 매 1알을 죽엽탕(竹葉湯)이나 당온수(糖温水)로 녹여서 먹는다.

※ 세간산(洗肝散)

효능 : 치료 방법은 위에서와 같다.

처방 강활(羌活) • 당귀(當歸) • 박하(薄荷) • 방풍(防風) • 대황(大黃) • 천궁(川芎) • 치자초(梔子炒) • 감초구(甘草炙) 각 1돈을 물에 달여서 복용하되 초용담(草龍膽) 1돈을 가하는 것이 더욱 좋다. 〈海藏〉

※ 당귀용회환(當歸龍薈丸)

효능 : 간장(肝臟)의 실열(實熱)로 협통(脇痛)이 있는 증세를 치료한다.

처방 당귀(當歸) • 초용담(草龍膽) • 산치자(山梔子) • 황련(黃連) • 황백(黃柏) • 황금(黃芩) 각 1냥, 대황(大黃) • 노회(蘆薈) • 청대(靑黛) 각 5돈, 목향(木香) 2돈반, 사향(麝香) 반 돈을 각각 가루로 하여 작은 콩알 크기의 환을 지어 강탕(薑湯)에 20~30알을 먹는다. 〈綱目〉

11. 간기(肝氣)가 끊어진 경우

족궐음(足厥陰)의 기(氣)가 끊어지면 근(筋)도 기(氣)가 끊어지는데 궐음(厥陰)은 간맥(肝脈)이기 때문이다. 간(肝)은 근(筋)이 합해진 것이고, 근(筋)은 음기(陰器)에 모여서 혀에 연결되기 때문에 맥(脈)이 영(榮)하지 않으면 근(筋)이 급하고, 근(筋)이 급하면 혀와 난(卵)을 끌어당기므로 입술이 푸르고 혀가 당기며 난(卵)이 닫혀서 근(筋)이 먼저 죽고 경일(庚日)에 위독하여 신일(辛日)에 죽게 된다. 궐음(厥陰)이 끝을 알리면 속은 열이 나고 목구멍이 마르면서 소변이 잦아지고 심중(心中)이 번민하며, 심할 때는 혀가 말리고 난(卵)이 위로 줄어들어서 죽게 된다. 〈靈樞〉

입술이 푸르고 뒤집혀지며 사지가 휘청거리고 땀이 나는 증세는 간기(肝氣)가 끊어진 증세이다. 〈仲景〉

간기(肝氣)가 끊어지면 8일만에 죽는데, 그 이유는 얼굴빛이 푸르고 엎드려서 졸게 되며 눈이 보이지 않고 땀이 물과 같이 흘러내려서 그치지 않기 때문이다. 〈脈經〉

12. 간장(肝臟)의 수양법(修養法)일 경우

항상 정월 • 2월 • 3월의 초하룻날 아침 일찍이 동쪽을 향해 편히 앉아서 이를 세 번 마주치고, 동쪽의 청기(靑氣)를 아홉 번 마시고 90번을 폐기(閉氣)하여 숨을 쉰다. 〈養生書〉

13. 간장(肝臟)의 도인법(導引法)일 경우

바르게 앉아서 양손을 포개어 밥통 아래쪽을 여러 번 문지르고 천천히 좌우로 3~5번 정도에 걸쳐 몸을 늦추고, 다시 바르게 앉아 양손을 끌어서 서로 맞대고 반복하면서 가슴에 닿도록 3~5번 정도를 한다. 이것은 간의 적취(積聚) • 풍사(風邪) • 독기(毒氣)를 없애는 것이다. 〈臞仙〉

단방(單方) (21종)

※ 초용담(草龍膽)

간담(肝膽)의 기(氣)를 보익(補益)한다. 〈本草〉

달여서 복용하면 간장(肝臟)의 습열(濕熱)이 치료된다. 〈湯液〉

※ 공청(空靑)

치료법은 위와 같다.

나무를 본받아 색이 푸르며, 간(肝)에 들어갈 때는 세말수비(細末水飛)하여 점복(點服)하고 또는 약을 넣어 먹기도 한다. 〈本草〉

※ 황련(黃連)

간을 진압하고 열독(熱毒)을 없애 주니 가루로 복용하거나 달여서 복용해도 모두 다 좋다. 〈本草〉

※ 세신(細辛)

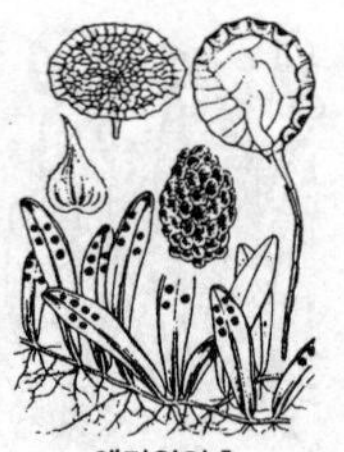
애기일엽초

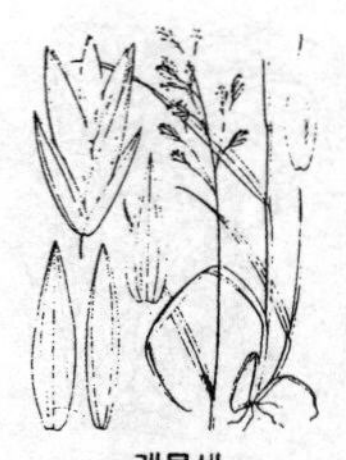
개묵새

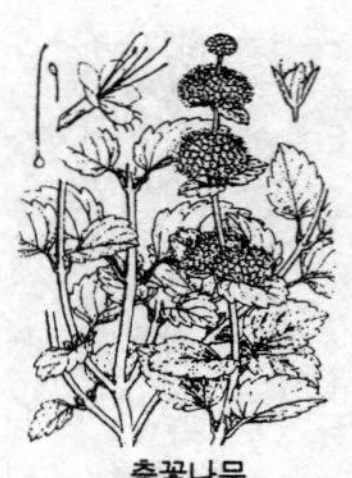
층꽃나무

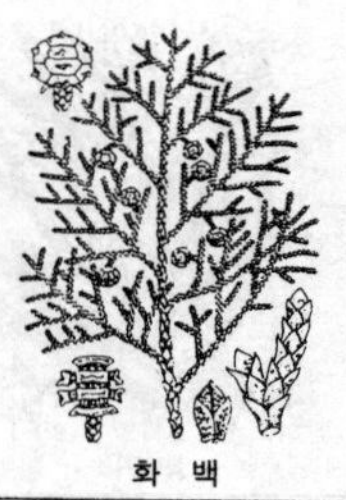
화 백

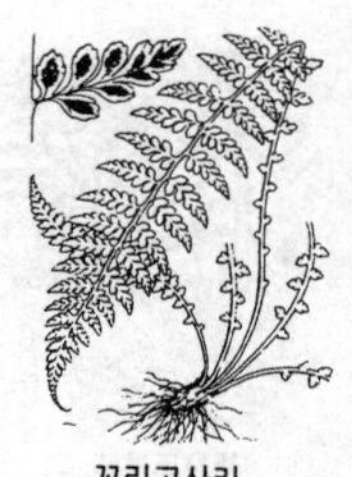
꼬리고사리

간담(肝膽)을 보익(補益)하니 달여서 복용하거나, 가루로 복용해도 모두 좋다. 〈本草〉

❊ 결명자(決明子)
간열(肝熱)을 없애고 간기(肝氣)를 도와 주며, 또한 간의 독열(毒熱)을 치료하니 가루로 하여 먹거나 또는 눈경(嫩莖)을 가지고 나물을 만들어 먹기도 한다. 〈本草〉

❊ 차전자(車前子)
간을 치료하니 가루로 하여 먹거나 또는 볶아서 달여 먹기도 하고 눈엽(嫩葉)으로 국을 끓여서 먹어도 좋다. 〈本草〉

❊ 제자(薺子)
즉, 석명자(菥明子)이다. 간옹(肝壅)을 주로 치료하니 가루로 하여 먹고, 눈근(嫩根)을 쌀과 섞어서 죽을 끓여 먹으면 혈(血)을 끌어서 간으로 보낸다. 〈入門〉

❊ 복분자(覆盆子)
보간(補肝) • 명목(明目)하니 가루로 해서 먹거나 생으로 먹거나 모두 좋다. 〈本草〉

❊ 청상자(青箱子)
진간(鎭肝)하고 간장(肝臟)의 열을 주로 치료하니 가루로 하여 먹는다. 〈本草〉

❊ 산조인(酸棗仁)
간기(肝氣)를 보익(補益)하니 가루로 하여 먹거나 달여서 복용해도 모두 좋다. 〈本草〉

❊ 산수유(山茱萸)
간을 더웁게 하니 가루로 하여 먹거나 달여서 복용해도 모두 좋다. 〈本草〉

❊ 초삼(炒蔘)
간기(肝氣)를 치료하니 달여서 먹거나 또는 나물로 하여 먹으면 좋다. 〈本草〉

❊ 창이자(蒼耳子)
간열(肝熱)을 주로 치료하고 눈을 밝게하니 달여서 먹거나 가루로 하여 먹으면 모두 좋다. 〈本草〉

❊ 작약(芍藥)
보간(補肝) • 완중(緩中)하니 간을 손상한 사람은 속을 부드럽게 한다는 것이 즉 완중(緩中)이다. 가루로 하여 먹거나 달여서 먹어도 모두 좋다. 〈湯液〉

❊ 고삼(苦蔘)
간담기(肝膽氣)를 치료하니 달여서 먹는다. 〈本草〉

❊ 청피(青皮)
간기(肝氣)가 통달(通達)하지 못할 때 이 약으로써 소통하니 가루로 하여 먹거나 달여서 먹어도 모두 좋다. 〈丹心〉

❊ 모과(木瓜)
간에 들어가면 근(筋)과 혈(血)을 보익하니 달여서 먹는다. 〈本草〉

❊ 소맥(小麥)
간기(肝氣)를 다스리니 달여서 먹는다. 〈本草〉

❊ 총백(葱白)
간의 사기(邪氣)를 없애 주니 달여서 먹거나 또는 즙을 내서 먹기도 한다. 〈本草〉

❊ 구(韭)
간기(肝氣)를 충족시키니 나물로 무쳐서 매일 먹으면 좋다. 〈本草〉

❊ 이(李)
간병(肝病)에 매일 먹으면 좋다. 〈本草〉

十三. 심장(心臟)

1. 심장(心臟)의 형상일 경우

심장(心臟)의 형상은 아직 피지 않은 연꽃과 같고 그 중앙에는 9공(九空)이 있어서 천진(天眞)의 기(氣)를 끌어당기니 그것이 신(神)의 집(宇)이다. 〈內經註〉

심장(心臟)의 무게는 12냥으로 그 가운데 7공(七孔)과 3모(三毛)가 있어서 정즙(精汁) 3홉을 담고 장신(臟神)을

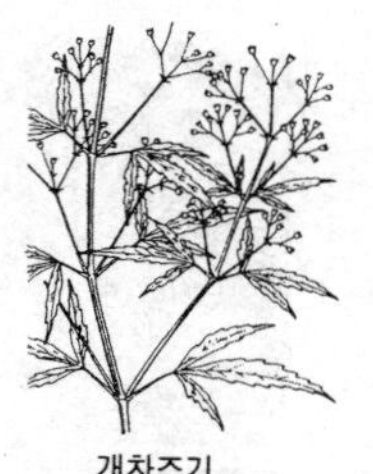
개차즈기

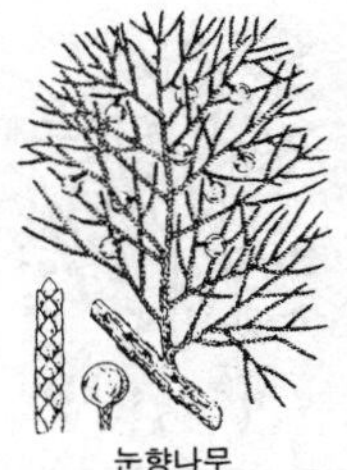
눈향나무

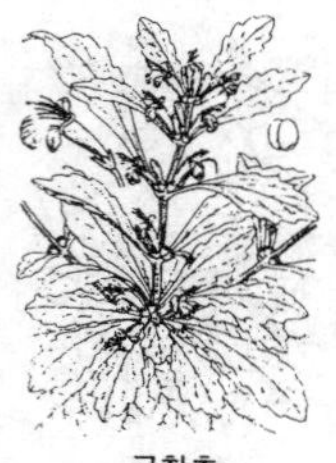
금창초

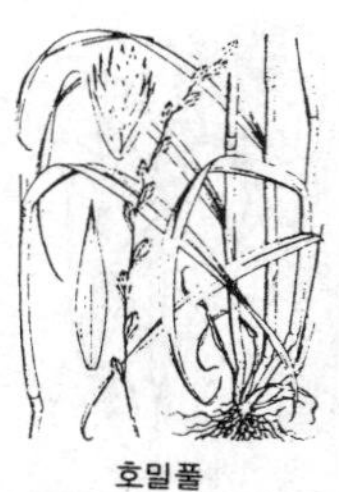
호밀풀

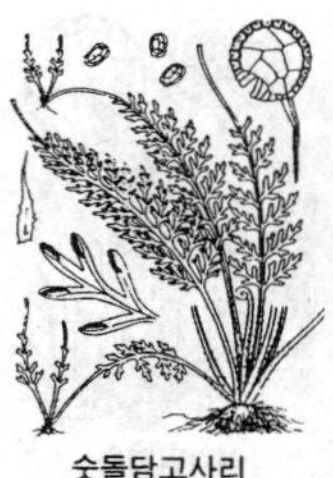
숫돌담고사리

위주로 한다. 〈難經〉

상지(上智)의 사람은 심(心)에 7규(七竅)와 3모(三毛)가 있고, 중지(中智)의 사람은 심(心)에 5규(五竅)와 2모(二毛)가 있으며, 하지(下智)의 사람은 심(心)에 3규(三竅)와 1모(一毛)가 있고, 보통 사람은 심(心)에 2규(二竅)가 있을뿐 모(毛)는 없고, 우인(愚人)은 심(心)에 1규(一竅)가 있되 아주 비좁은데 규(竅)가 없으면 신(神)의 출입이 어려운 것이다. 심(心)에 7공(七孔)과 3모(三毛)가 있어 7공(七孔)은 북두칠성을 응(應)하고 3모(三毛)는 3태(三台)를 응(應)한다. 그러므로 심(心)이 지성이면 하늘이 응(應)한다는 것이다. 〈入門〉

심포락(心包絡)은 심(心)을 싼 막(膜)이 되니, 즉 심(心)의 밖을 둘러싸고 있다. 〈正傳〉

심형(心形)은 피지 않은 연꽃과 같아서 위는 크고 밑은 첨예(尖銳)하며, 거꾸로 매달려서 폐에 붙어 있는 것이다. 〈類聚〉

2. 심장(心臟)의 위치일 경우

심(心)은 폐(肺)와 간(肝)의 중간에 위치(位置)하고 있다. 〈入門〉

오장계(五臟系)는 심(心)에 통하고 심(心)은 또한 오장계(五臟系)에 통한다. 심(心)의 계(系)가 오장(五臟)의 계(系)와 서로 연결되어 있어서 오장(五臟)에 병이 있으면 먼저 심(心)을 괴롭히고, 그 계(系)가 또 위로는 폐(肺)에 이어져 있으며 별개(別系)가 또 폐의 양엽(兩葉) 속에서 뒤를 향하여 척(脊)을 통한 것이 신(腎)이며, 신(腎)에서부터 방광에 가서 방광막락(膀胱膜絡)과 병행(並行)하여 수뇨(溲尿)하는 곳까지 이르러 극궁 부분(極窮部分)으로 내려간다. 〈入門〉

거궐혈(巨闕穴)은 즉, 심(心)의 막(膜)이 되니 배(背)에 있어서는 심유(心兪)가 척(脊)의 오추하(五顀下)에 있으니 이것이 심(心)이 있는 위치가 된다. 〈銅人〉

3. 심장이 주관하는 시•일(時日)

심(心)은 여름을 주관하니 수소음(手少陰) 태양(太陽)을 주로 치료하고 기일은 병일(丙日)과 정일(丁日)이 된다. 남쪽에서 열(熱)을 낳고 열(熱)은 화(火)를 낳으며 화(火)가 고(苦)를 낳고 고(苦)가 심(心)을 낳는다. 심(心)은 살 수 있는 근본이고, 신(神)의 변화하는 곳이 되며, 양중(陽中)의 태양(太陽)이니 하기(夏氣)에 통하는 것이다. 〈內經〉

4. 심장에 관계되는 물류(物類)일 경우

하늘에서는 열(熱)이 되고, 땅에서는 화(火)가 되며, 괘(卦)에서는 이(离)가 되고, 체(體)에서는 맥(脈)이 되며, 장(臟)에서는 심(心)이 되고, 색(色)에서는 적(赤)이 되며, 음(音)에서는 징(徵)이 되고, 성(聲)에서는 소(笑)가 되며, 동(動)에서는 우(憂)가 되고, 규(竅)에서는 설(舌)이 되고, 미(味)에서는 고(苦)가 되고, 지(志)에서는 희(喜)가 되며, 그 액(液)은 한(汗)이 되고, 그 영(榮)은 색(色)이 되며, 그 취(臭)는 초(焦)가 되고, 그 수는 7이 되며, 그 곡(穀)은 맥(麥)이 되고(一作馬), 그 축(畜)은 양(羊)이 되며(一作馬), 그 충(虫)은 우(羽)로 되고, 그 과(果)는 행(杏)이 되며, 그 채(菜)는 해(薤)가 되고, 그 맥(脈)은 수소음(手少陰)이 된다. 〈內經〉

5. 심장(心臟)의 대•소(大小)일 경우

오장(五臟)과 육부(六腑)에서는 심(心)이 주가 되는데, 결분(缺盆)과 같아서 도(道)가 되고 괄골(骷骨)이 남음이 있어 갈우(髑骬)라는 심폐골(心蔽骨)을 사후(伺候)한다.

적색에 주름살이 작은 사람은 심(心)이 작고, 주름살이 굵은 사람은 심(心)이 크며, 갈우(髑骬)가 없으면 심장(心臟)이 높이 달리고, 갈우(髑骬)가 작으면서 짧고 들리면 심(心)이 내려 붙고, 갈우(髑骬)가 길면 심(心)이 견고하고, 갈우(髑骬)가 약소(弱小)하고 엷으면 심(心)이 위약(脆弱)하고, 갈우(髑骬)가 곧고 내려 붙어서 들리지 않으면 심(心)이 단정하게 되고, 갈우(髑骬)가 한쪽으로 기울거나 쏠리면 심(心)은 편경(偏傾)이 된다.

심(心)이 작으면 상하기가 쉽고 걱정을 잘하며, 심(心)이 크면 걱정해도 심(心)을 상하게 하지 못하고, 심(心)이 높이 달리면 폐(肺) 속이 가득해서 번민(煩悶)하고 건망증이 심하며 지난 일을 잘 기억하지 못하며, 심(心)이 하수(下垂)하면 한(寒)에는 상하기가 쉽고 두려움이 많으며, 심(心)이 견고하면 장(臟)이 편하고 수사(守舍)가 견고하며, 심(心)이 약하면 소단(消癉)에 자주 걸리고 열중(熱中)하며, 심(心)이 단정하면 화리(和利)하고 상하지도 않으며, 심이 편경(偏傾)하면 지조가 온전하지 못하고 수사(守司)가 없는 것이다. 〈靈樞〉

6. 심장(心臟)의 상증(傷症)일 경우

여러 가지 생각과 근심 걱정을 하면 심(心)을 상하게 된다. 〈難經〉

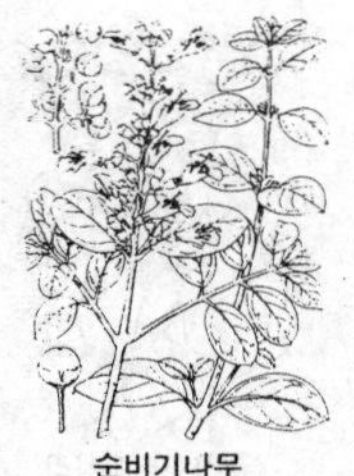
순비기나무

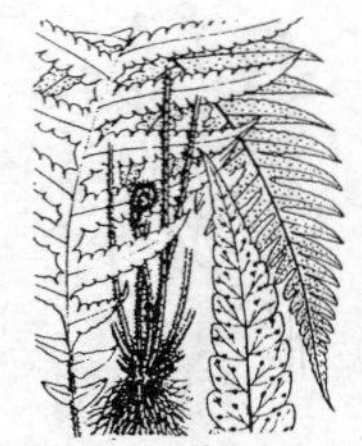
설설고사리

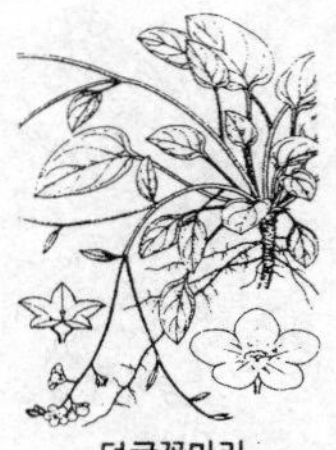
덩굴꽃마리

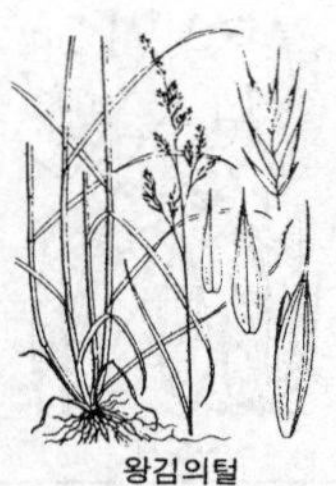
왕김의털

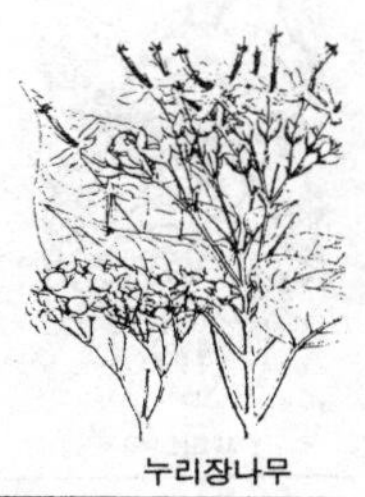
누리장나무

사(邪)가 들어와서 혼백(魂魄)을 불안하게 하면 혈기(血氣)가 적고, 혈기(血氣)가 적은 증세는 심(心)에 관계되는 증세이니 심기(心氣)가 허하면 두려움이 많으며 눈을 감고 잠을 자려고 해도 꿈속에서 멀리 다니고 정신이 이산(離散)하며 혼백(魂魄)이 망행(妄行)하고, 음기(陰氣)가 쇠하면 전(巓)이 되고 양기(陽氣)가 쇠하면 광(狂)이 되는 것이다.

심(心)이 상하면 약간의 노권(勞倦)에도 얼굴이 붉어지며 몸이 무겁고 심중(心中)이 아프면서 번민(煩悶)하며 열이 나고 배꼽 위가 조동(跳動)하며 맥이 현(弦)하는데 이러한 증세가 모두 심장이 상한 것이 된다. 〈仲景〉

7. 심장병(心臟病)의 증세일 경우

심(心)에 사(邪)가 있으면, 심(心)이 아프고 희비(喜悲)가 무상(無常)하며 간혹 어지러워서 넘어지는 증세도 일어난다. 〈靈樞〉

신(腎)이 병을 심(心)에 전달하면 근(筋)과 맥이 서로 끌어당기므로 급한 병이 일어나는데 그 병명을 계(瘈)라고 한다. 심(心)에 열이 있으면 얼굴빛이 붉어지고 낙맥(絡脈)이 넘치게 된다. 〈內經〉

겉 증세로는 얼굴이 붉으며 입이 마르고 웃기를 잘하며, 속 증세로는 배꼽 위에 동기(動氣)가 있기 때문에 만지면 딴딴하고 아프며 마음이 번잡스럽고 심장이 아프며 손바닥에 열이 나고 완(啘)하는데 이러한 증세가 모두 심병(心病)이 된다. 〈難經〉

큰 뼈가 마르고 살이 많이 빠지며 가슴속에 기(氣)가 가득하여 천식(喘息)을 하면 불편하고, 안으로는 아프고 어깨와 목이 당기면 한 달만에 죽게 되고 진장맥(眞藏脈)이 나타날 때는 하루만에 죽게 된다. 주(註)에 이르기를, 「이런 증세는 심(心)의 장맥(藏脈)이 나타난 증세이니 1개월 이내에 죽는다.」고 하였다. 〈內經〉

건망(健忘) • 경계(驚悸) • 불안(不安)한 증세는 모두 심혈(心血)이 적기 때문이다. 〈入門〉

8. 심장병(心臟病)의 허 • 실(虛實)일 경우

심(心)은 맥(脈)을 간직하고 맥(脈)은 신(神)을 지키는데 심기(心氣)가 허(虛)하면 슬퍼하고, 심기(心氣)가 실(實)하면 웃음이 그치지 않게 된다. 심(心)이 실(實)하면 가슴속이 아프고 갈비 밑이 가득하면서 또한 아프며 가슴과 등과 어깨와 어깻죽지의 사이가 아프고 두 팔이 안으로 통증이 있으며, 심(心)이 허(虛)하면 흉복(胸腹)과 대협(大脇)이 밑이 허리와 등이 서로 끌어당겨서 아프게 된다. 〈靈樞〉

심(心)이 신(神)을 간직하기 때문에 신(神)이 남아 있으면 웃음을 그치지 못하고, 신(神)이 모자라면 슬퍼하게 된다. 〈內經〉

9. 심장병이 간헐적(間歇的)으로 심해질 경우

병이 심(心)에 있으면 긴 여름에 낫고, 긴 여름에 낫지 않으면 겨울에는 더 심해지며, 겨울에 죽지 않으면 봄에 지속하다가 여름에 일어난다.

심병(心病)은 무(戊)와 기(己)에 낫고, 무(戊)와 기(己)에 낫지 않으면 임(壬)과 계(癸)에 심하며, 임(壬)과 계(癸)에 죽지 않으면 갑(甲)과 을(乙)에 지속하다가 병(丙)과 정(丁)에 일어난다. 심병(心病)은 정오에 명랑하고 한밤중이 되면 더 심하며 보통 때는 조용해진다. 〈內經〉

10. 수소음(手少陰)이 움직이지 못할 경우

황제(黃帝)가 묻기를, 「수소음(手少陰)의 맥(脈)이 스스로 움직이지 못하는 것은 무엇 때문인가?」 기백(岐伯)이 답하기를, 「소음(少陰)은 심맥(心脈)이고, 심(心)은 오장과 육부의 대왕(大王)이니 제왕(帝王)과 정신의 거사(居舍)가 되는 것이다. 견고하면 사(邪)가 침입하지 못하지만 만일 사(邪)가 침입하면 상하고, 상하게 되면 신(神)이 가며, 신(神)이 가면 죽게 된다. 그렇기 때문에 모든 사(邪)가 심(心)에 있게 되면 모두 심(心)의 포락(包絡)에 있는 것이다. 포락(包絡)이란 것은 심(心)의 주맥(主脈)이므로 소음(少陰)이 보내지 않는 것이다.」

황제(黃帝)가 묻기를, 「소음(少陰)이 보내지 않으면 병이 되지 않는가?」 기백(岐伯)이 답하기를, 「그 외경(外經)은 병이 들어도 장(臟)은 병들지 않았으므로 홀로 그 경혈(經穴)을 장후(掌後)의 예골(銳骨) 끝에 취(取)하는 것이다.」〔즉, 신문혈(神門穴)이다〕〈靈樞〉

11. 심장병(心臟病)의 치료법

심(心)이 느린 증세가 괴로우면 급히 산(酸)을 먹어서 거두어 들인다. 주(註)에 이르기를, 「심(心)이 느린 증세를 괴로워하는 것은 심기(心氣)가 허약한 때문이니 심(心)이 연(軟)하기를 원한다면 급히 짠 것을 먹어서 연(軟)하게 하는데 짠 것은 보(補)하고 단 것은 사(瀉)한다.」고 하

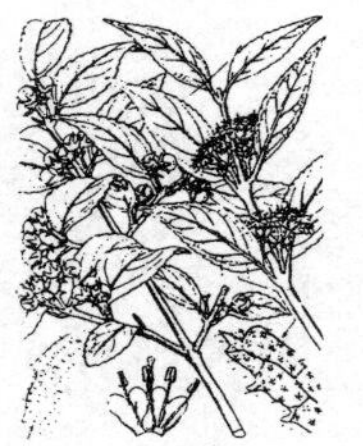
새비나무

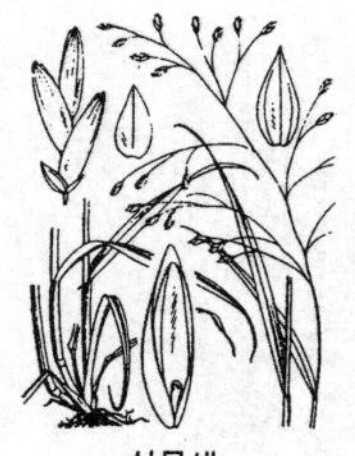
산묵새

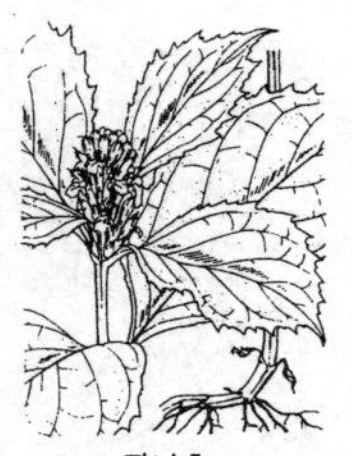
자난초

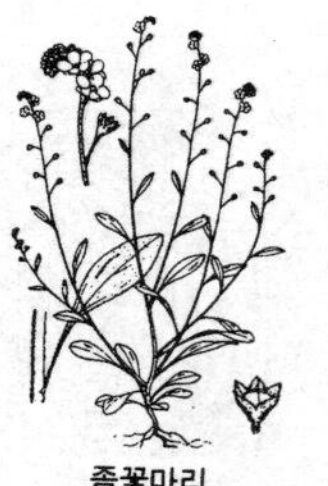
좀꽃마리

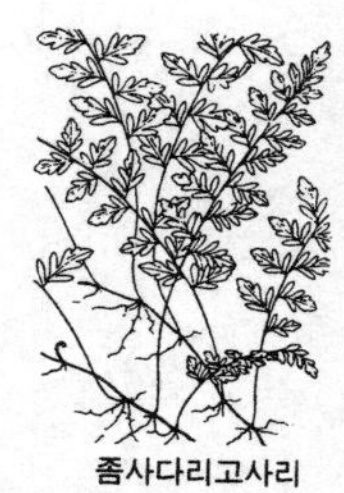
좀사다리고사리

였다. 〈內經〉

심(心)이 느려서 괴로우면 오미자(五味子)를 먹고, 심(心)이 허약하면 초염(炒鹽)을 써서 보(補)하고, 연(軟)하기를 원할 때는 망초(芒硝)로써 보(補)하고 감초(甘草)로써 사(瀉)하는데 이것이 모두가 심기(心氣)를 실(實)하게 한다. 〈東垣〉

심병(心病)에는 산(酸)을 먹어야 하는데 소두(小豆)·견육(犬肉)·자두(李)·부추(韭)의 신맛으로써 거둔다. 〈內經〉

심병(心病)에는 맥(麥)·양육(羊肉)·행(杏)·해(薤) 등을 먹는데 본맛을 그대로 취한다. 〈甲乙經〉

심(心)이 허(虛)할 때는 전씨안신환(錢氏安神丸)과 성심산(醒心散)을 써야 하고, 심(心)이 실(實)할 때는 사심탕(瀉心湯)과 도적산(導赤散)을 쓴다. 〈綱目〉

심병(心病)에는 더운 음식과 더운 옷을 금해야 된다. 〈內經〉

※ 전씨안신환(錢氏安神丸)

효능 : 심(心)이 허할 때 보(補)해 준다.

처방 주사수비(朱砂水飛) 1냥 맥문동(麥門冬)·마아초(馬牙硝)·백복령(白茯苓)·산약(山藥)·한수석(寒水石)·감초(甘草) 각 5돈, 용뇌(龍腦) 2푼반을 가루로 하여 1냥을 꿀로 30알의 환을 지어서 매 1알을 사탕물에 먹는다. 〈錢乙〉

※ 성심산(醒心散)

효능 : 심(心)의 허열(虛熱)을 치료한다.

처방 인삼(人蔘)·맥문동(麥門冬)·오미자(五味子)·원지(遠志)·복신(茯神)·생지황(生地黃)·석창포(石菖蒲)를 각 등분하여 썰어서 물에 달여서 먹는다.

※ 사심탕(瀉心湯)

일명 황련사심탕(黃連瀉心湯)이라 한다.

효능 : 심열(心熱)을 치료한다.

처방 황련(黃連)을 많든 적든 관계 없이 고운 가루로 하여 2푼반이나 5푼, 또는 1돈을 더운물에 먹는다. 〈錢乙〉

※ 도적산(導赤散)

심열(心熱)을 치료하지만 원래는 소장약(小腸藥)이라고 한다. 〔처방은 아래에 있음〕

※ 십미도적산(十味導赤散)

효능 : 심장(心臟)의 실열(實熱)·구설 생창(口舌生瘡)·경계(驚悸)·번갈(煩渴) 등을 치료한다.

처방 황련(黃連)·황금(黃芩)·맥문동(麥門冬)·반하(半夏)·지골피(地骨皮)·복신(茯神)·적작약(赤芍藥)·목통(木通)·생지황(生地黃)·감초(甘草) 각 5푼에 생강 5쪽을 넣고서 물에 달여서 먹는다. 〈活人書〉

[다른 처방]

황련(黃連) 날 것을 군(君)으로 삼고 관계(官桂) 약간으로써 보좌하여 백비탕(百沸湯)에 꿀을 넣고 공복에 먹으면 눈 깜짝할 사이에 심신(心腎)이 교합된다. 〈丹心〉

12. 심장의 기(氣)가 끊어진 경우

수소음(手少陰)의 기(氣)가 끊어지면 맥(脈)이 통하지 않고, 맥(脈)이 통하지 않으면 혈(血)이 통하지 않으며 얼굴빛에 광택이 없어진다. 그렇기 때문에 얼굴빛이 검어 칠흑자(漆黑紫)의 색깔이 나타나는 증세는 혈(血)이 벌써 죽은 증세가 된다. 임일(壬日)에는 위독하고 계일(癸日)에 죽게 된다. 〈靈樞〉

그 형체가 연매(煙煤)와 같고, 직시(直視)하면서 머리를 흔드는 사람은 심기(心氣)가 벌써 끊어진 증세가 된다. 〈仲景〉

심기(心氣)가 끊어지면 하루만에 죽게 된다. 왜냐하면 그 증세는 어깨로 숨을 쉬며 뒤로 돌아다 본다. (말하기는 2일만에 죽는다고 했다) 〈綱目〉

13. 심장의 수양법(修養法)

항상 4월과 5월의 삭망 청단(朔望淸旦)에 남쪽을 향하여 단정히 앉아서 이를 아홉 번 마주치고, 침으로 양치질을 세 번 한 뒤에 생각을 조용히 하여 숨을 쉬고, 상념을 주입(注入)해서 이궁(离宮)의 적색기(赤色氣)를 맞이하여 입으로 세 번 머금고, 30번의 숨을 쉬어 폐기(閉氣)를 한다. 〈養生書〉

14. 심장의 도인법(導引法)일 경우

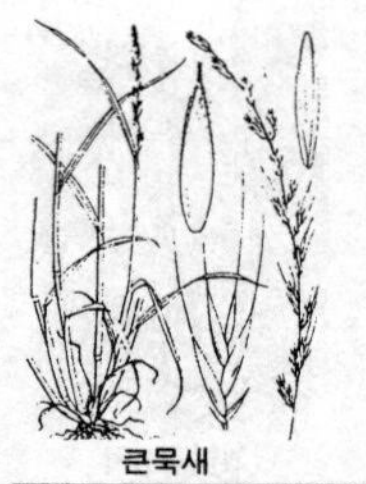
큰묵새

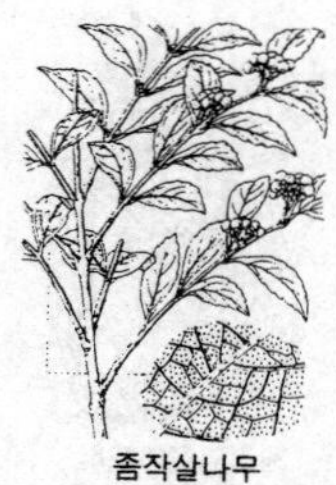
좀작살나무

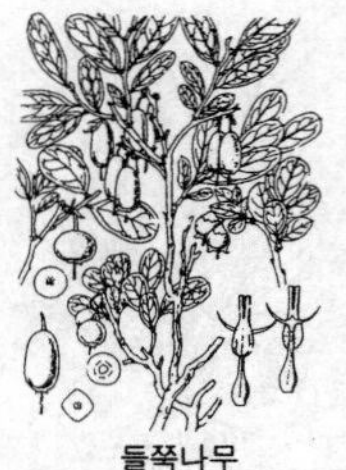
들쭉나무

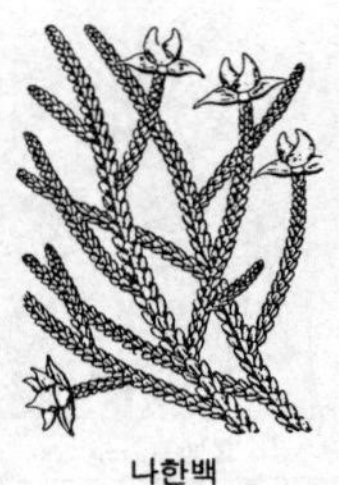
나한백

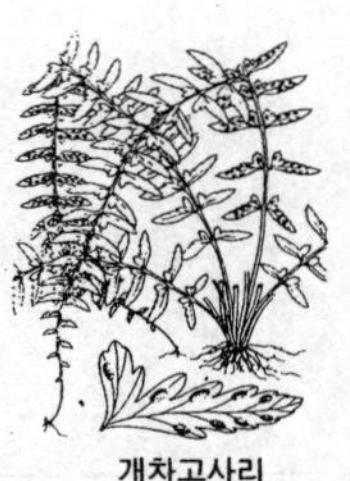
개차고사리

두 손에 주먹을 쥐어 힘을 주고 주먹을 아래 위로 교차시켜 가슴 밑에 좌우로 왕래시키되 한 번은 한 주먹이 위로, 한 번은 밑으로 가도록 하는데 이것을 각각 6회 정도 한다. 또 똑바로 앉아서 한 손으로 팔 위를 가볍게 만지고 한 손은 밑으로 하여서 공중에 무거운 돌을 던지는 것처럼 하고, 또 두 손을 서로 깍지를 끼고 발로 양쪽 손바닥을 5•6회쯤 밟으면 심흉간(心胸間)의 풍사(風邪)의 모든 증세가 없어지게 된다. 폐기(肺氣)를 오랫동안 한 뒤에 눈을 감고 세 번 진액(津液)을 마시며 세 번 이를 마주친다. 〈臞仙〉

단방(單方) (22종)

※ 주사(朱砂)

화(火)를 본 받았으니 적색이 심장에 들어와서 심신(心神)을 진양(鎭養)한다. 〈本草〉

주사(朱砂)만이 심열(心熱)을 없애 주니 수비(水飛)해서 약을 넣어 쓰거나 또는 점복(點服)을 한다. 〈湯液〉

※ 적석지(赤石脂)

심기(心氣)를 보양하니 화하(火煅)•수비(水飛)하여 약을 넣어 먹거나 가루로 해서 먹는다. 〈本草〉

※ 금박(金箔)과 은박(銀箔)

모두 진심(鎭心)하니 약을 넣어서 먹는다. 〈本草〉

※ 황단(黃丹)

진심(鎭心)과 안신(安神)을 하니 수비(水飛)하여 약을 넣어서 쓴다. 〈本草〉

※ 석창포(石菖蒲)

심공(心孔)을 열고, 심지(心智)를 보익(補益)하여 총명하게 하니 가루나 삶아서 먹으면 모두 좋다. 〈本草〉

※ 맥문동(麥門冬)

심열(心熱)을 맑게 하고 심기(心氣)의 부족을 보(補)하니 거심(去心)하고 달여서 먹는다. 〈本草〉

※ 원지(遠志)

심기(心氣)를 바르게 하니 거심(去心)해서 가루로 하거나 달여서 먹는다. 〈本草〉

※ 생지황(生地黃)

심혈(心血)을 보(補)하고 또한 심열(心熱)을 치료하니 즙을 내서 먹거나 또는 달여서 먹는다. 〈本草〉

※ 황련(黃連)

심열(心熱)을 맑게 하고 심중(心中)의 악혈(惡血)을 없애 주니 달이거나 가루로 해서 먹으면 모두 좋다. 〈本草〉

※ 복신(茯神)

심장을 열어주니 가루로 하거나 달여서 먹으면 모두 좋다. 〈本草〉

※ 귀갑(龜甲)

심(心)을 보(補)한다. 거북이는 영물(靈物)이므로 보심(補心)에는 특히 영험(靈驗)이 있으니 가루로 하여 점복(點服)한다. 〈丹心〉

※ 연자(蓮子)

조심(助心)과 안심(安心)을 하고 심기(心氣)를 통하게 하니 가루로 하거나 달여서 복용해도 모두 좋다. 또는 연자(蓮子) 1근을 흑피(黑皮)를 띤채 볶아 찧어서 가루로 하여 흑피(黑皮)는 버리고 감초(甘草)를 살짝 볶아서 1냥을 가루로 하고 2돈씩 끓는 염탕(鹽湯)에 점복(點服)하면 심허(心虛)를 크게 보(補)하고 기(氣)를 더하게 한다. 〈居家必用〉

※ 행(杏)

심병(心病)에 먹으면 좋다. 〈本草〉

※ 소맥(小麥)

심기(心氣)를 길러주고 심병(心病)에 좋으니 항상 먹는다. 〈本草〉

※ 서각(犀角)

심신(心神)을 진정시키니 가루로 해서 약을 넣어 쓰거나, 또는 물에 갈아서 즙을 내어 먹는다. 〈本草〉

※ 계자(鷄子)

진심(鎭心)을 하고, 그중 흰자위는 심하(心下)의 복열

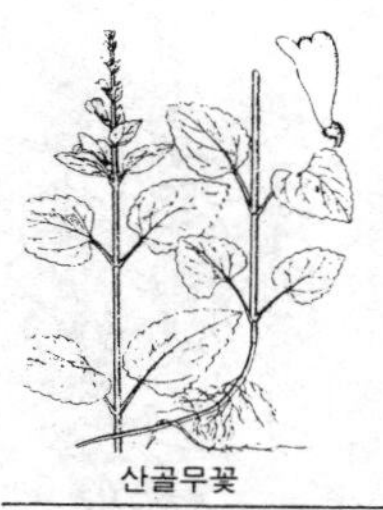
산골무꽃

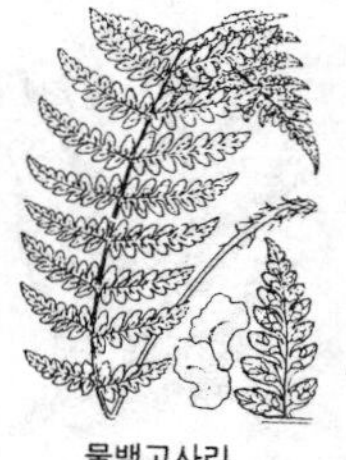
물뱀고사리

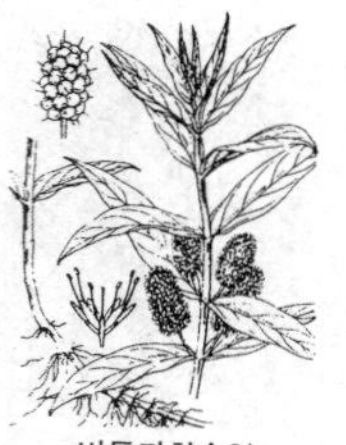
버들까치수영

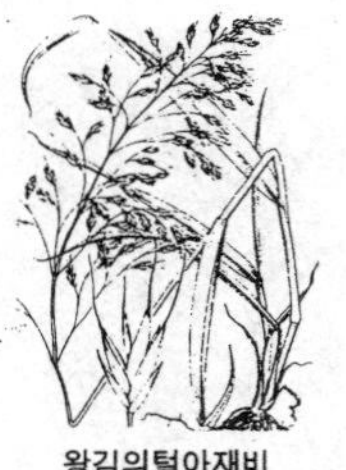
왕김의털아재비

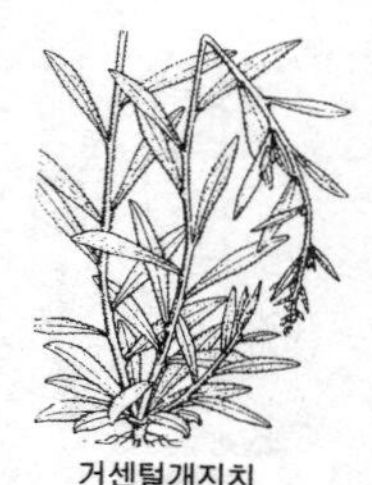
거센털개지치

(伏熱)을 없애니 날것으로 1알씩 먹는다. 〈本草〉

※ 고채(苦菜)

심신(心神)을 편하게 하니 항상 먹으면 좋다. 〈本草〉

※ 적소두(赤小豆)

심공(心孔)을 열어주니 미음을 쑤어 먹거나 또는 즙을 끓여 마시기도 한다. 〈本草〉

※ 죽엽(竹葉)

심(心)을 서늘하게 하고 심(心)의 번열(煩熱)을 없애니 달여서 탕으로 하여 마신다. 〈本草〉

※ 박하즙(薄荷汁)

심(心)의 열(熱)을 없애니 즙을 내어 마신다. 〈本草〉

※ 연교(連翹)

심(心)의 객열(客熱)을 없애니 삶아서 탕으로 하여 마신다. 〈本草〉

※ 치자(梔子)

심중(心中)의 객열(客熱)을 없애고 또한 심중(心中)의 번민(煩悶)과 초조(焦燥)를 없애니 삶아서 탕으로 하여 마신다. 〈本草〉

十四. 비장(脾臟)

1. 비장(脾臟)의 형상일 경우

비(脾)의 형상은 말굽과도 같고 위완(胃脘)을 내포하고 있으므로 토형(土形)을 닮은 것이다. 경락(經絡)의 기(氣)가 속으로 돌아가서 진령(眞靈)의 기운(氣運)을 운영하니 의(意)의 사(舍)가 된다. 〈內經〉

비(脾)의 형상이 말굽과 같고, 또한 도겸(刀鎌)과도 같다. 〈入門〉

비(脾)의 무게는 2근 3냥이며, 편광(扁廣)은 3치이고 길이는 5치 인데 산고(散膏) 반 근이 있으므로 혈(血)을 싸고 오장(五臟)을 따뜻하게 하여 의(意)를 간직한다. 〈難經〉

비(脾)는 비(俾)로 통하니 위장의 아래에 있으면서 위기(胃氣)를 도와 주고 수곡(水穀)의 소화를 맡는다. 위(胃)는 받아들이는 것을 위주로 비(脾)는 소화시키는 일을 위주로 한다. 〈綱目〉

2. 비장(脾臟)의 위치일 경우

비(脾)의 길이는 1척인데 태창(太倉)을 엄호(掩護)하니 태창(太倉)이라 함은 위(胃)의 상구(上口), 즉 중완혈(中脘穴)이 된다. 〈東垣〉

비(脾)가 중완(中脘)에서 1치 2푼 위와 심(心)에서 3치 6푼 밑에 위치하고, 신(腎)과는 3치 6푼이 떨어진 곳에 있다. 그 중간의 1치 2푼쯤 되는 곳을 황정(黃庭)이라 하는데, 하늘에서는 태양이며 땅에서는 태음(太陰)이고, 인(人)에서는 중황조기(中黃祖氣)가 된다. 도가(道家)들은 비(脾)를 황정(黃庭)이라 했는데, 황(黃)은 그 중앙의 색을 말하고, 정(庭)은 그 사방의 중앙을 의미한 것이다. 비(脾)가 몸의 중앙에 있기 때문에 황정(黃庭)이라고 했다. 〈入門〉

비(脾)와 위(胃)는 막(膜)으로써 서로 이어져 있다. 〈內經〉

장문혈(章門穴)은, 곧 비(脾)의 막(膜)이며 제방(臍傍)에 직재(直在)해서 조단(助端)에 있으므로, 등에서는 척(脊)의 11추(顀) 밑이 곧 비(脾)의 위치가 된다. 〈銅人〉

3. 비장(脾臟)이 주관하는 시·일(時日)일 경우

비(脾)는 긴 여름을 주관하므로 족태음양명(足太陰陽明)을 주로 치료를 하고, 그 일진은 무일(戊日)과 기일(己日)이 된다. 중앙이 습(濕)을 낳고 습(濕)이 토(土)를 낳으며 토(土)가 감(甘)을 낳고 감(甘)이 비(脾)를 낳는다. 비(脾)가 토(土)에 속하기 때문에 긴 여름과 4계절을 주관한다. 〈內經〉

4. 비장과 관련있는 물류(物類)일 경우

하늘에는 습(濕)이고, 땅에는 흙이며, 괘(卦)에는 곤(坤)이고, 몸에는 살이며, 장(臟)에는 비(脾)이고, 색에는 황(黃)이며, 음(音)에는 궁(宮)이고, 소리에는 노래이며, 변동(變動)에는 홰(噦)이고, 규(竅)에는 구(口)이며, 맛에는 감(甘)이고, 뜻에는 생각이다. 그 액(液)에는 연(涎)이고, 그 영(榮)에는 진(唇)이며, 그 취(臭)에는 향(香)이고, 그 수는 5며, 그 곡(穀)은 직(稷)이고, 그 축(畜)은 우(牛)며, 그 충(蟲)은 과(倮)이고, 그 과(果)는

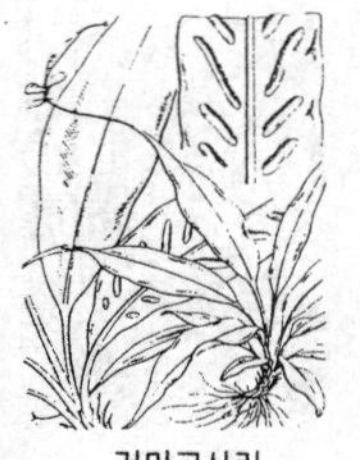
거미고사리

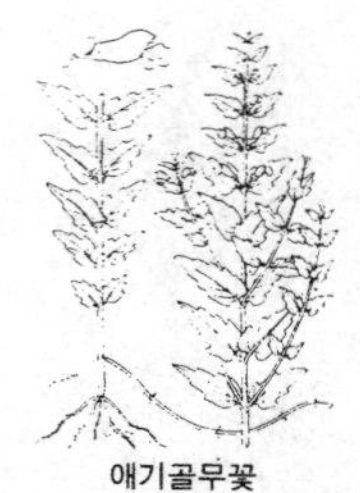
애기골무꽃

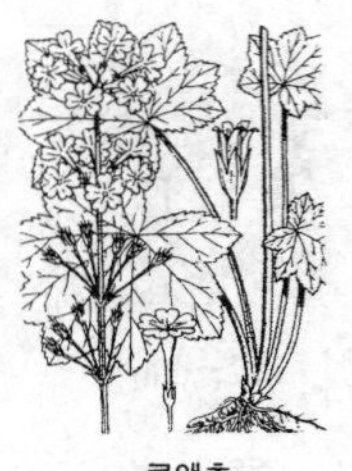
큰앵초

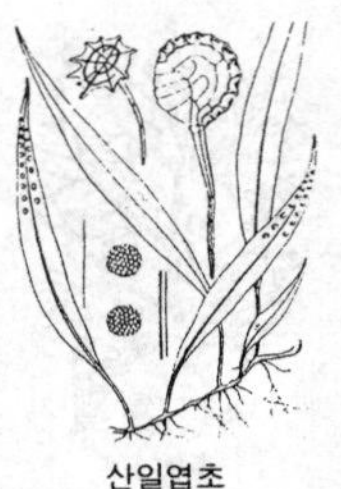
산일엽초

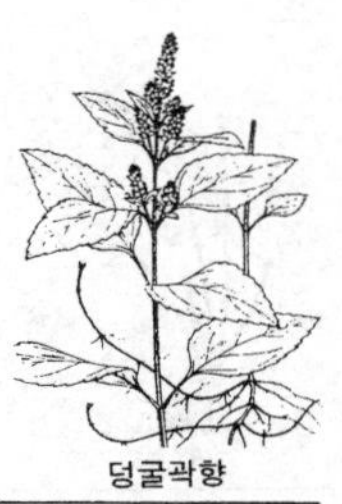
덩굴곽향

대추이며, 그 채(菜)는 규(葵)이고, 그 맥(脈)은 족태음(足太陰)이다. 〈內經〉

5. 비장(脾臟)의 대•소(大小)일 경우

비(脾)는 호위를 주로 맡아서 음식을 받아들일 때 입술의 호악(好惡)을 보면 그의 좋고 나쁜 것을 안다. 황색에 주름살이 가늘거나 그 수가 적은 것은 비(脾)가 작으며, 거칠은 것은 비(脾)가 크고, 입술이 들린 때는 비(脾)가 높으며, 입술이 밑으로 처지면 비(脾)가 밑으로 떨어지고, 입술이 견고한 것은 비(脾)가 견고하며, 입술이 크고 견고하지 못한 것은 비(脾)가 약하고, 입술의 위아래가 좋은 것은 비(脾)가 똑바르며, 입술이 편거(偏擧)한 것은 비(脾)가 편경(偏傾)한 것이다.

비(脾)가 작으면 장(臟)이 편하고 사(邪)에도 잘 상하지 않으며, 비(脾)가 크면 주묘(湊眇)를 괴롭게 하고 아파서 돌아다니지를 못하며, 비(脾)가 높으면 묘(眇)가 협(脇)의 끝을 끌어당겨서 아프고, 비(脾)가 밑으로 떨어지면 아래로 대장(大腸)을 더 눌러서 장이 사(邪)를 받기 쉽고, 비(脾)가 견고하면 장이 편해서 상하지 않으며, 비(脾)가 허약하면 소단(消癉)을 잘 앓고, 비(脾)가 단정하면 온화해서 상하지 않으며, 비(脾)가 기울게 되면 창만증(脹滿症)에 잘 걸린다. 〈靈樞〉

6. 비장(脾臟)의 상증(傷症)일 경우

싸워서 넘어지거나 취한 뒤에 방사(房事)를 하거나 땀을 많이 흘린 뒤에 당풍(當風)을 하면 비(脾)는 상한다. 〈靈樞〉

음식을 먹은 뒤 바로 힘든 일을 하면 비(脾)가 상한다. 〈難經〉

비(脾)가 간의대부(諫議大夫)의 직(職)과 같은 것이니, 대체로 음식을 좋아하는 사람이 마음속으로는 많이 먹고 싶으나 비(脾)가 받아들이지 않기 때문에 이것을 간의(諫議)라고 이름한다. 〈入門〉

7. 비장(脾臟)의 병증(病症)일 경우

사(邪)가 비(脾)•위(胃)에 있으면 기육(肌肉)이 동통(疼痛)하고, 양기(陽氣)가 남아 있고 음기(陰氣)가 부족하면 열이 있고 배가 쉽게 고프며, 음기(陰氣)가 남아 있고 양기(陽氣)가 부족하면 속이 차갑고 장(腸)이 울며 배가 아프다. 〈靈樞〉

비(脾)의 겉 증세는 얼굴빛이 누렇고 트림을 자주하며 생각하는 것이 많고 맛을 잘 아는 것이다. 속 증세는 배꼽 정도에 동기(動氣)가 있어서 만지면 딴딴하고 아픈 느낌이며, 배가 창만(脹滿)하고 음식의 소화가 잘 되지 않으며, 몸이 무겁고 관절이 아프며 태타(怠惰)해서 눕기를 좋아하고 사지(四肢)를 움직이지 못하니 이런 증세들이 모두 비병(脾病)의 증세가 된다.

큰 뼈가 마르고 많은 살이 빠지면서 가슴속에 기(氣)가 가득하고 천식(喘息)이 불편하며, 내통(內痛) 때문에 어깨와 목이 당기고 몸에 열이 나서 살이 여위고 균육(䐃肉)이 바스러지며 진장(眞臟)이 보이게 되면 열 달 안에 죽게 된다. 주(註)에 이르기를, 「이것은 비(脾)의 장맥(藏脈)이 나타난 증세이니 300일 안에 죽는다.」 했다. 간(肝)이 사(邪)를 비(脾)로 전하면 비풍(脾風)이 되고, 소단증(消癉症)이 일어나서 복중(腹中)에 열이 나면 번심(煩心)하고 황(黃)이 나온다. 비열(脾熱)하면 얼굴빛이 누르고 힘살이 경련을 일으킨다. 〈內經〉

8. 비장병(脾臟病)이 허실(虛實)할 경우

비(脾)는 영(營)을 맡고 영(營)은 의(意)를 보살피는데 비기(脾氣)가 허(虛)하면 사지(四肢)를 못 쓰고 오장(五臟)이 편하지가 못하며, 실(實)하면 배가 부르고 경수(涇溲)하는데 불편하다. 주(註)에 이르기를, 「경(涇)은 대변이고, 수(溲)는 소변이다.」 〈靈樞〉

비(脾)가 실(實)하면 몸이 무겁고 배가 자주 고프며 살이 늘어지고 발을 움직이지 못하니 걸음을 걸어도 다리가 뒤틀리고 발바닥이 아프며, 비(脾)가 허(虛)하면 배가 가득하여 장(腸)이 울리고 손설(飧泄)을 하며 음식이 잘 소화도 안 되고, 비(脾)가 남아 있으면 복창(腹脹)이 되어서 대소변이 편치를 못하고, 비(脾)가 부족하면 사지(四肢)를 쓰지 못하게 된다. 〈內經〉

9. 비장병(脾臟病)이 간헐적(間歇的)으로 심해질 경우

비병(脾病)은 가을에 낫고, 가을에 낫지 않으면 봄에는 더 심하며, 봄에 죽지 않으면 여름까지 지속되다가 한여름에 일어나게 된다. 비병(脾病)은 경일(庚日)과 신일(辛日)에 낫고, 경일(庚日)과 신일(辛日)에 낫지 않으면 갑일(甲日)과 을일(乙日)에 더 심하고, 갑일(甲日)과 을일(乙日)에 죽지 않으면 병일(丙日)과 정일(丁日)에는 지속되다가 무일(戊日)과 기일(己日)에 일어나게 된다. 비병(脾病)은 정오에는 명랑하고 해뜰 때는 더 심하며 석양이

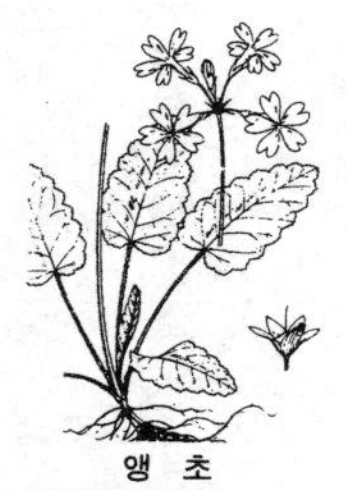
앵 초

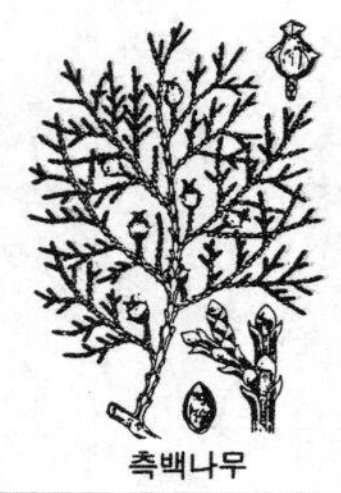
측백나무

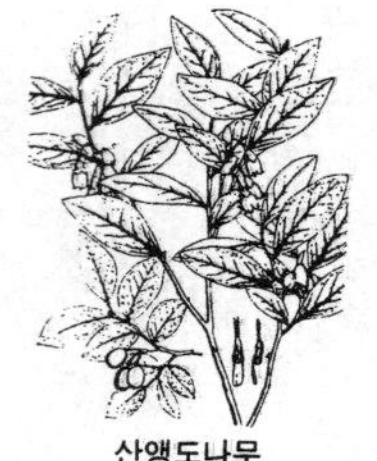
산앵도나무

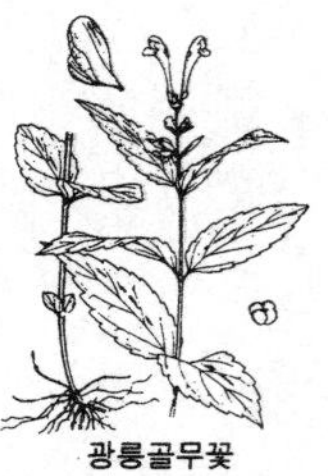
광릉골무꽃

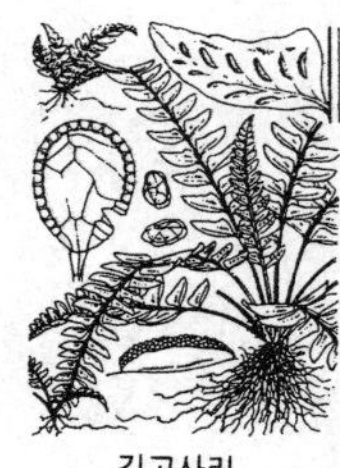
깃고사리

조용해진다. 〈內經〉

10. 비장병(脾臟病)을 치료할 경우

비(脾)가 습(濕)으로 인해 괴로워하면 즉시 쓴 것을 먹어서 마르게 하고, 비(脾)가 급할 때 느리게 하려면 단 것을 먹어서 늦추어 준다. 〈內經〉

비(脾)가 습(濕)한 증세는 남아 있는 증세이니 백출(白朮)을 쓰고, 비(脾)가 느린 증세는 부족한 증세이니 감초(甘草)를 쓴다. 또 인삼은 단맛으로 보(補)하고 황련(黃連)은 쓴맛으로써 토하게 한다. 비(脾)가 허(虛)하면 감초(甘草)·대추 등으로 보(補)하고 비(脾)가 실(實)할 때는 지실(枳實)로써 토하게 한다. 비(脾)가 허(虛)하면 익황산(益黃散)과 보비탕(補脾湯)을 쓰고, 실(實)할 때는 사황산(瀉黃散)과 조위승기탕(調胃承氣湯)〔처방은 상한문(傷寒門) 참조〕을 쓴다. 〈東垣〉

비병(脾病)에는 짠 것을 먹어야 하니 대두(大豆)·돈육(豚肉)·율(栗)·곽(藿) 등은 모두 짠 것이다. 즉, 소승(所勝)되는 맛을 취한다. 〈內經〉

비병(脾病)에는 갱미(粳米)·우육(牛肉)·조(棗)·규(葵) 등을 먹어야 되는데 이것은 본맛을 얻기 위한 것이다. 〈甲乙經〉

비병(脾病)에는 온식(溫食)·포식(飽食)·습지(濕地)·유의(濡衣)를 절대 금해야 된다. 〈內經〉

❋ 익황산(益黃散)

효능: 비장(脾臟)의 허랭(虛冷) 증세와 복통 설사를 치료한다.

처방 진피(陳皮) 1냥, 청피(靑皮)·가자육(訶子肉)·감초구(甘草灸) 각 5돈, 정향(丁香) 2돈을 각각 가루로 하여 매 2돈을 달여서 먹거나 또는 5돈씩 썰어 물에 달여서 먹는다. 일명 보비산(補脾散)이라고 한다. 〈海藏〉

❋ 보비탕(補脾湯)

효능: 비장(脾臟)의 허랭(虛冷)·구토·설사·소화 불량 등을 치료한다.

처방 맥아초(麥芽炒)·감초구(甘草灸) 1냥반, 인삼(人蔘)·백복령(白茯苓)·초과(草果)·건강포(乾薑炮) 각 1냥, 후박(厚朴)·진피(陳皮)·백출(白朮) 각 7돈반을 썰어서 5돈씩 하여 물에 달여서 먹는다. 〈三因方〉

❋ 사황산(瀉黃散)

일명 사비산(瀉脾散)이라 한다.

효능: 비열(脾熱)·구창(口瘡)·구취(口臭)를 치료한다.

처방 치자(梔子) 1돈반, 곽향(藿香)·감초(甘草) 각 1돈, 석고말(石膏末) 8푼, 방풍(防風) 6푼을 썰어서 1첩으로 하여 밀주(蜜酒)에 살짝 볶은 다음 물에 달여서 먹는다. 〈海藏〉

11. 비장(脾臟)의 기(氣)가 끊어진 경우

족태음(足太陰)의 기(氣)가 끊어지면 맥(脈)이 영(榮)하지 못한다. 입술과 혀는 기육(肌肉)의 뿌리가 되니, 맥(脈)이 영(榮)하지 못하면 기육(肌肉)이 연약하고, 기육(肌肉)이 연약하면 혀가 늘어지면서 인중(人中)이 살찌게 되고, 인중(人中)이 살찌면 입술이 뒤집혀지고, 입술이 뒤집혀지면 기육(肌肉)이 먼저 죽기 때문에 갑일(甲日)에 위독하고 을일(乙日)에는 죽게 된다.

태음(太陰)이 끊어지면 배가 창만(脹滿)해서 숨쉬기가 어렵고 한숨을 자주 쉬며 구토를 하는데, 구토를 하면 역(逆)하고, 역(逆)하면 얼굴빛이 붉어지고, 역(逆)하지 않으면 위아래가 통하지 못하니, 위아래가 통하지 못하면 얼굴빛이 검고 피모(皮毛)가 타며 그것으로 끝이 나게 된다. 〈靈樞〉

비기(脾氣)가 끊어지면 12일(一云 五日)만에 죽게 된다.

이 증세는 입이 냉(冷)하고 다리에 종기가 나며 복열(腹熱)이 나고 아랫배가 창만(脹滿)해서 설사가 자신도 모르게 수시로 나오게 된다. 〈脈經〉

입의 가장자리가 틀어지고 검어지며 유한(柔汗)이 누른빛을 내는 증세는 비기(脾氣)가 끊어진 증세이다. 〈仲景〉

12. 비장(脾臟)의 수양법(修養法)일 경우

항상 6월달의 초순과 4계절의 끝달의 18일 아침 일찍이 바르게 앉고 안정시켜서 다섯 번 심호흡을 한 뒤 이를 1~2번 마주치고 곤궁(坤宮) 중앙의 황기(黃氣)를 마셔서 12번을 입안에 넣고 침을 흠뻑 들이마시며 50번 숨쉬고 폐기(閉氣)를 한다. 〈養生書〉

13. 비장(脾臟)의 도인법(導引法)일 경우

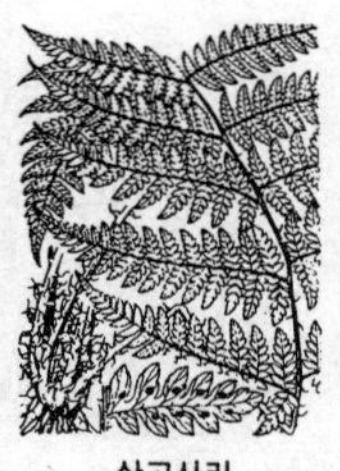
산고사리

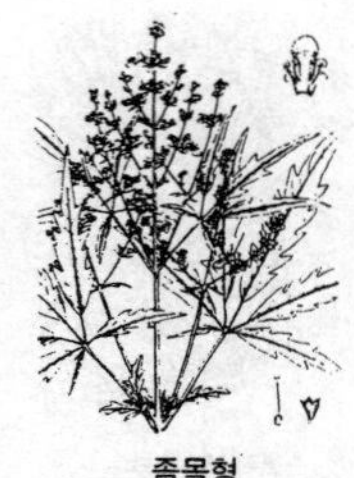
좀목형

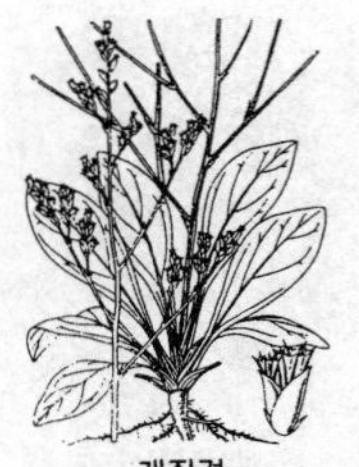
갯질경

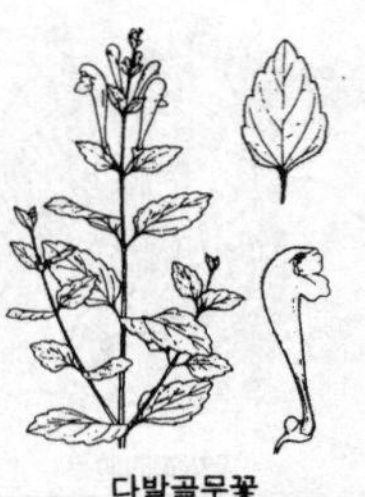
다발골무꽃

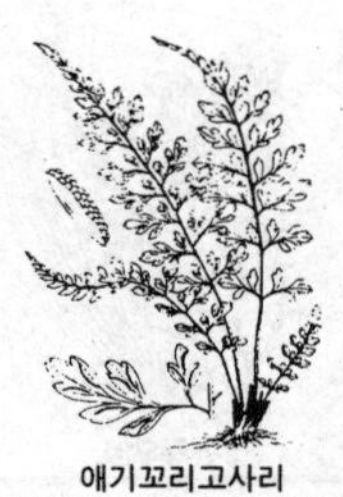
애기꼬리고사리

편안히 앉아서 한쪽 다리는 펴고 한쪽 다리는 구부린 뒤에 양손을 뒤로 향하여 뒤에서 끌어당기기를 3~5번 정도하고, 다시 꿇어 앉아 양손으로 땅을 짚고 좌우로 힘을 들여서 호랑이와 같이 몸을 3~5번 정도 돌이키면 비장(脾臟)의 적취(積聚) • 풍사(風邪) • 회식(喜食)을 없애게 된다. 〈臞仙〉

단방(單方) (24종)

※ 웅황(雄黃)
비(脾)를 보익(補益)하게 한다. 웅황(雄黃)이 토(土)를 법(法)함으로써 색이 누렇고, 비(脾)에 들어가니 물에 걸러서 쓴다. 〈本草〉

※ 창출(蒼朮)
건비(健脾)하고 습(濕)을 마르게 하니 뜨물에 담가서 하룻밤을 재운 뒤 썰어 말려서 가루로 하여 복용하거나 달여서 복용한다. 〈本草〉

산정환(山精丸)이 즉, 창출(蒼朮)을 뜨물에 담가 가루로 해서 신국호(神麴糊)에 환을 지어 만든 것이다. 〈丹心〉

※ 백출(白朮)
보비(補脾)를 하니 먹는 방법은 창출(蒼朮)과 같다. 〈丹心〉

※ 승마(升麻)
비(脾)의 마비(痲痺)를 없애는 데는 이 약으로만 치료가 되니 썰어서 물에 달여 먹는다. 〈丹心〉

※ 축사(縮砂)
비위(脾胃)를 따뜻하게 하니 가루로 하거나 달여서 먹거나 모두 좋다. 〈本草〉

※ 곽향(藿香)
조비(助脾)와 온비(温脾)를 하니 가루로 하거나 달여서 먹거나 모두 좋다. 〈本草〉

※ 정향(丁香)
비(脾)를 따뜻하게 하고, 비(脾)가 냉해서 기(氣)가 부드럽지 않은 증세를 치료하니 달이거나 가루로 하여 먹거나 모두 좋다. 〈本草〉

※ 통초(通草)
비달증(脾疸症)에 언제나 졸리는 증세를 먼저 치료하는데 물에 달여서 먹는다. 〈本草〉

※ 후박(厚朴)
비(脾)를 따뜻하게 하고 비기(脾氣)를 잘 통하게 하니 물에 달여 먹는다. 〈本草〉

※ 귤피(橘皮)
비(脾)가 소화를 시키지 못하는 증세를 치료하니 달이거나 가루로 해서 먹거나 모두 좋다. 〈本草〉

※ 대조(大棗)
비(脾)를 다스리고 속을 편하게 하니 삶은 물을 마시거나 또는 달여서 살을 따로 하여 비위(脾胃)의 환약(丸藥)에 넣어 쓰면 더욱 좋다. 〈湯液〉

※ 건시(乾柿)
비기(脾氣)를 건장하게 하고, 비(脾)가 허약해서 소화가 되지 않는 증세에 쓰니 우유와 꿀을 섞어 달여서 먹는다. 〈本草〉

※ 이당(飴糖)
비(脾)를 건강하게 한다. 즉, 흑설탕을 자주 먹으면 좋다. 〈本草〉

※ 직미(稷米)
비(脾)의 양식이 되니 항상 먹으면 좋다. 〈本草〉

※ 속미(粟米)
비(脾)를 이롭게 하니 미음이나 밥으로 하여 항상 먹으면 좋으며 다른 종류의 좁쌀들도 그 효능은 같다. 〈本草〉

※ 진창미(陳倉米)
비(脾)를 따뜻하게 하니 삶은 물을 자주 먹으면 좋다. 〈本草〉

※ 유미(懦米)
맛이 달고 비(脾)의 양식이 되니 삶아서 그 물을 자주

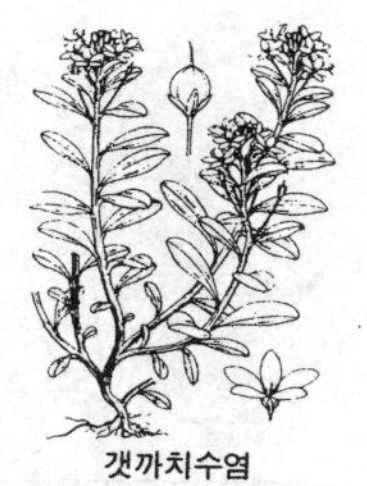
갯까치수염

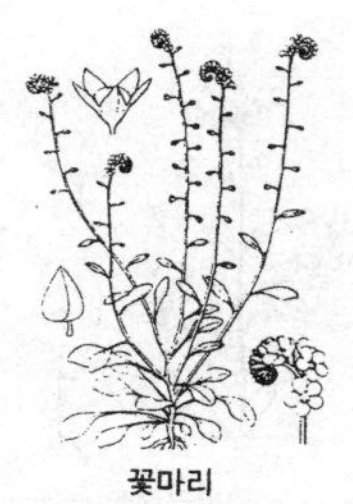
꽃마리

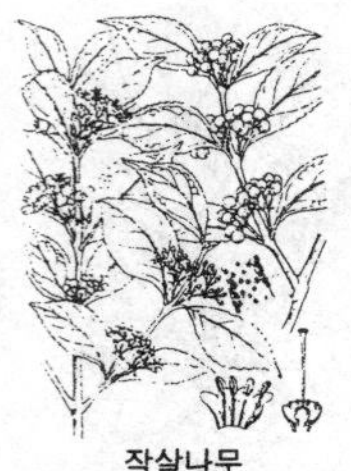
작살나무

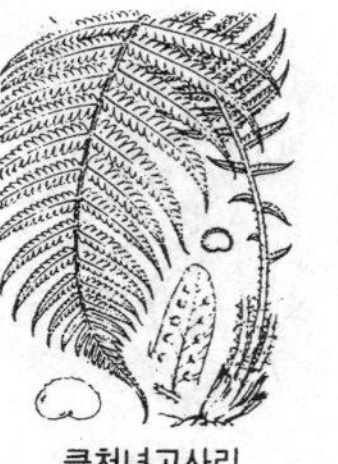
큰처녀고사리

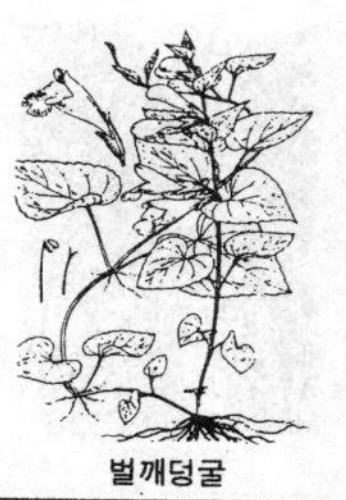
벌깨덩굴

마신다. 〈本草〉

※ 대맥아(大麥芽)

비(脾)를 보(補)하고 소화를 시키니 삶아서 그 물을 자주 마신다. 〈本草〉

※ 신국(神麴)

비(脾)를 건강하게 하고 소화를 시키니 가루로 하거나 삶아서 먹거나 모두 좋다. 〈本草〉

※ 우육(牛肉)

비기(脾氣)를 길러 주는데, 우두(牛肚)가 더욱 좋으니 푹 고아서 자주 먹으면 좋다. 〈本草〉

※ 밀(蜜)

비기(脾氣)를 길러 주니 비약(脾藥)에 넣어도 좋고 미음에 타서 자주 먹으면 더욱 좋다. 〈本草〉

※ 즉어(鯽魚)

이 고기는 진흙을 먹기 때문에 보비(補脾)와 양위(養胃)에 효험이 많으니 갱(羹)·증(蒸)·회식(膾食)이 모두 좋다. 〈本草〉

※ 치어(鯔魚)

보비(補脾)를 하며, 이 고기도 역시 식니(食泥)하므로 즉어(鯽魚)와 같은 효과가 있다. 〈本草〉

※ 규(葵)

비기(脾氣)를 충족시켜 주니 국이나 나물로 만들어서 먹는다. 〈本草〉

十五. 폐장(肺臟)

1. 폐장(肺臟)의 형상일 경우

폐(肺)의 형상은 어깨와 같고 이대포엽(二大布葉) 가운데에는 24구멍이 줄지어 있다. 제장(諸臟)의 맑고 탁한 기(氣)를 분포하고 장백(藏魄)을 주관하고 있다. 〈內經註〉

폐(肺)의 무게는 3근 3냥이고, 6엽(六葉)과 양이(兩耳)를 합하면 모두 8엽이 된다. 〈難經〉

폐(肺)의 형상은 어깨와 같고, 또는 경쇠나 일산(日傘)과 같으며 오장(五臟) 위에 매달려 있다. 〈入門〉

2. 폐장(肺臟)의 부위일 경우

폐(肺)는 오른쪽에 달려 있다. 〈內經〉

폐계(肺系)가 둘이 있는데 하나는 목구멍을 거쳐서 심계(心系)에 통해 있고, 또 하나는 심(心)에서부터 폐(肺)의 양대엽(兩大葉) 사이로 들어가서 구부러져 다시 뒤로 향하고 있다. 〈入門〉

중부(中腑)의 2혈(二穴)은 폐(肺)의 막(膜)이므로 유방에서 바로 올라가 늑골(肋骨)의 세 개의 중간에 있다. 등에서는 폐유(肺兪)가 척수(脊髓)의 제 3추(三顀) 밑에 있다. 이것이 폐(肺)의 위치이다. 〈銅人〉

3. 폐장(肺臟)이 주관하는 시·일(時日)일 경우

폐(肺)가 가을을 주관하니, 수태음양명(手太陰陽明)을 주로 치료하며 기일은 경일(庚日)과 신일(辛日)이다. 서방(西方)이 조(燥)를 낳고, 조(燥)는 금(金)을 낳으며, 금(金)은 신(辛)을 낳고, 신(辛)은 폐(肺)를 낳는다. 폐(肺)는 양중(陽中)의 태음(太陰)이 되기 때문에 추기(秋氣)와 서로 통하는 것이다. 〈內經〉

4. 폐장(肺臟)에 관련되는 물류(物類)일 경우

하늘에서는 조(燥)이고, 땅에서는 금(金)이며, 괘(卦)에서는 태(兌)이고, 몸에서는 피모(皮毛)이며, 장(臟)에서는 폐(肺)이고, 색에서는 흰색이며, 음(音)에서는 상(商)이고, 소리에서는 곡(哭)이며, 변동(變動)에서는 해(咳)이고, 규(竅)에서는 비(鼻)이며, 미(味)에서는 신(辛)이고, 지(志)에서는 우(憂)이다. 그 맥(脈)은 수태음(手太陰)이고, 그 액(液)은 체(涕)이며, 그 영(榮)은 모(毛)이고, 그 취(臭)는 성(腥)이며, 그 수는 9가 되고, 그 곡(穀)은 도(稻)이며, 그 축(畜)은 닭이고(一作馬), 그 충(虫)은 개(介)이며, 그 과(果)는 복숭아이고, 그 채(菜)는 총(葱)이며, 그 경(經)은 수태음(手太陰)이다. 〈內經〉

5. 폐장(肺臟)이 크고 작을 경우

폐(肺)는 오장 육부를 양산처럼 덮고 있다. 그 색이 백색에 주름살이 가늘면 폐가 작고, 굵으면 폐와 어깨가 크며 가슴이 벌어지고, 목구멍이 내려가면 폐(肺)가 높이

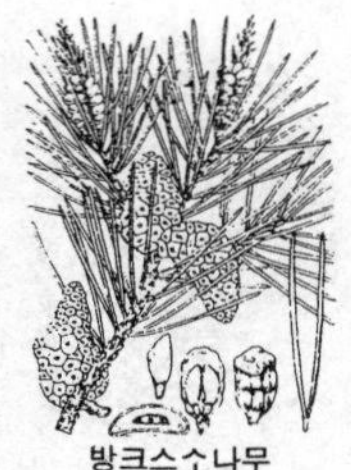
방크스소나무

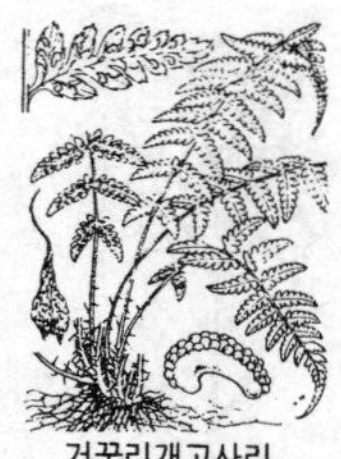
거꾸리개고사리

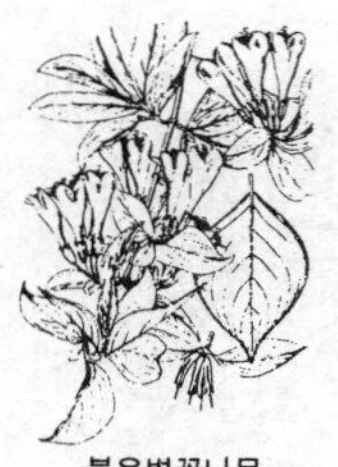
붉은병꽃나무

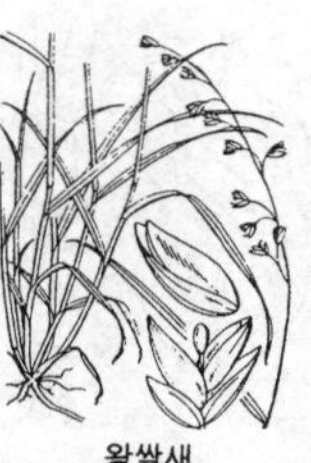
왕쌀새

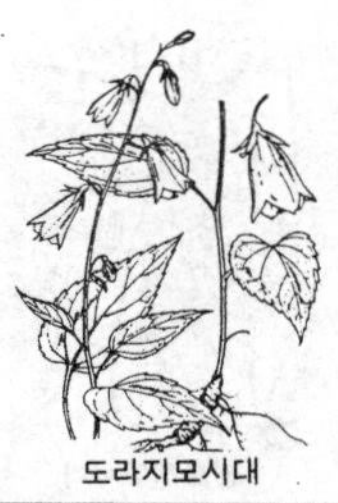
도라지모시대

달리고, 겨드랑이가 좁고 갈비가 벌어지면 폐(肺)가 밑으로 떨어지고, 어깨와 등이 두터우면 폐가 견고하며, 엷으면 폐(肺)가 취약(脆弱)하고, 등과 가슴이 두터우면 폐(肺)가 단정하며, 갈비가 편소(偏疎)하면 폐가 편경(偏傾)한 것이다.

폐(肺)가 작으면 마시는 것도 적고 천갈(喘喝)에 병이 생기지 않으며, 폐(肺)가 크면 마시는 것이 많아지고 흉비(胸痺) • 후비(喉痺) 등의 증세에 걸리기 쉽고, 폐(肺)가 높이 달리면 상기(上氣)되어 천식(喘息) • 해수(咳嗽)가 되며, 폐가 하수(下垂)하면 기(氣)가 커서 폐(肺)를 핍박(逼迫)하고, 협하(脇下)를 잘 앓게 되며, 폐가 견고하면 해수(咳嗽)와 상기(上氣)가 없고, 폐(肺)가 취약(脆弱)하면 소단(消癉)에 고민하여 상하기 쉬우며, 폐가 단정하면 온화해서 상하지 않고, 폐(肺)가 편경(偏傾)하면 가슴 한쪽에 통증을 일으킨다. 〈靈樞〉

6. 폐장(肺臟)의 상증(傷症)일 경우

얼굴이 창백해지고 냉한 음식을 마시거나 먹으면 폐(肺)를 상하게 된다. 〈靈樞〉

폐가 상한 사람은 노력하면 혈(血)을 해타(咳唾)하고, 또한 그 맥(脈)이 긴(緊)하고 부(浮)하며 삭(數)하면 토혈(吐血)을 하게 된다. 이것이 모두 조요(躁擾)하고 성을 내는 데서 일어나는 것이며, 또한 폐상 기옹(肺傷氣壅)의 원인이 되고 있다. 〈脈經〉

중경(仲景)에 이르기를, 상초(上焦)에 열이 있으면 해수(咳嗽)하고 폐위(肺痿)가 되며, 기침을 하면 탁한 침과 그 속에 거품이 섞여 나오고 촌구맥(寸口脈)이 삭(數)한 것이 그 증세이다. 그리고 또 입안이 마르며 기침을 하고 가슴이 은근히 아프며 맥(脈)이 활삭(滑數)하면 폐옹(肺癰)이 되는 것이다. 〈仲景〉

7. 폐장병(肺臟病)의 증세일 경우

사(邪)가 폐(肺)에 있으면 피부가 아프고 한열(寒熱)이 왕래하며, 상기(上氣)가 잘되고 천식을 하며, 땀이 많이 나고 해수(咳嗽)를 하며, 어깨와 등이 움직거리게 된다. 〈靈樞〉

풍한(風寒)이 폐(肺)에 들어오면 폐비(肺痺)가 일어나서 기침을 하고 상기(上氣)된다. 폐병은 천해(喘咳)와 역기(逆氣)가 나고 견배(肩背)가 아프며 땀이 나고, 궁둥이를 비롯해서 다리와 무릎과 넓적다리와 종아리와 발이 모두 아프다. 허(虛)가 심하게 되면 소기(少氣)해서 숨을 계속 쉬지를 못하고, 귀가 먹고 목구멍이 마른다. 폐가 열(熱)하면 살빛이 희고 모발이 패(敗)한다. 〈內經〉

겉 증세로는 얼굴빛이 희고 재채기를 자주하며 우울하고 자주 울게 되며, 속 증세로는 배꼽의 오른쪽에 동기(動氣)가 있는데 만지면 딴딴하고 아프며 천해(喘咳)하고 으슬으슬 한열(寒熱)이 왕래한다. 〈難經〉

또한 큰 뼈가 마르고 많은 살이 빠지며, 가슴속이 기만(氣滿)하고 천식(喘息)을 하여 편치 못하고, 이상한 것이 얼굴에 보이면 6개월 전후에 죽게 된다. 만일 진장맥(眞藏脈)이 나타나면 죽을 날을 정한 것과 같으므로 이것은 폐(肺)의 장맥(藏脈)이 나타난 증세이며 180일 안에 죽게 된다. 〈內經〉

8. 폐장병(肺臟病)의 허실(虛實)일 경우

폐기(肺氣)가 허약하면 코로 숨쉬기가 곤란하고 소기(少氣)하며, 실(實)하면 천갈(喘喝)하고 가슴이 들먹이며 숨을 쉬면서 위를 쳐다보게 된다. 〈靈樞〉

폐(肺)가 기(氣)를 간직하니 기(氣)가 남아 있으면 천식 상기(喘息上氣)하고, 기(氣)가 모자라면 숨이 이롭고, 기(氣)가 적다. 폐(肺)가 실(實)하면 기(氣)가 역(逆)하고 등이 아프고 마음이 답답하며, 허(虛)하면 호흡이 거북하고 소기(少氣)하며 기침을 하면 상기(上氣)되고 피가 나오며 앓는 소리를 낸다. 〈內經〉

9. 폐병(肺病)이 간헐적(間歇的)으로 심해질 경우

폐병(肺病)은 겨울이 되면 낫고, 겨울에 낫지를 않으면 여름에는 더 심해지고, 여름에 죽지 않으면 한여름까지 지속하고, 가을이 되면 일어난다. 폐병(肺病)은 임일(壬日)과 계일(癸日)에 낫고, 임일(壬日)과 계일(癸日)에 낫지 않으면 병일(丙日)과 정일(丁日)에 더 심하며, 병일(丙日)과 정일(丁日)에 죽지 않으면 무일(戊日)과 기일(己日)에 지속하고, 경일(庚日)과 신일(辛日)에 일어난다. 폐병은 해질 무렵에는 명랑하고, 정오에는 심해지며, 한밤중에는 조용해진다. 〈內經〉

10. 폐장병(肺臟病)을 치료할 경우

폐(肺)는 기(氣)가 상역(上逆)하는 증세를 괴로워하니 속히 쓴 것을 먹어서 내보내야 된다. 주(註)에 이르기를, 「폐기(肺氣)가 상역(上逆)하는 증세는 그 기(氣)가 남아 있는 것이다. 수렴하려면 산(酸)을 먹어야 하니 산(酸)은

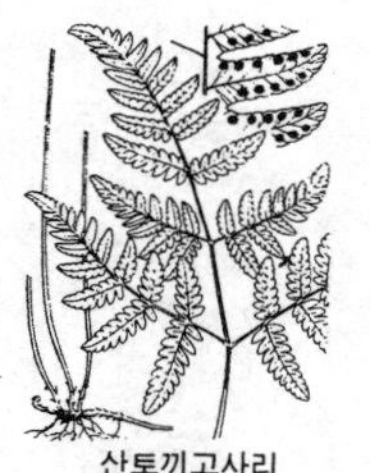
산토끼고사리

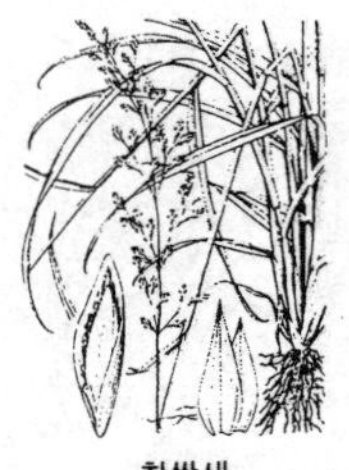
참쌀새

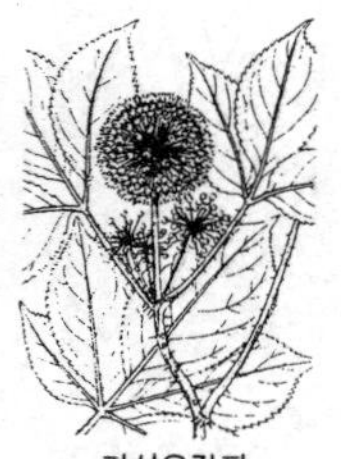
가시오갈피

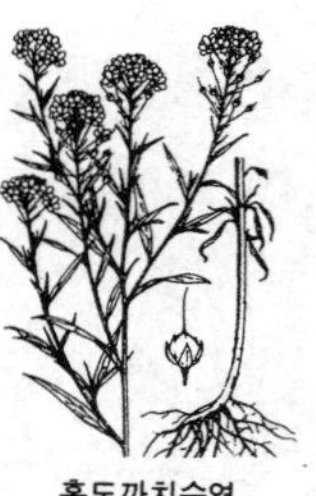
홍도까치수염

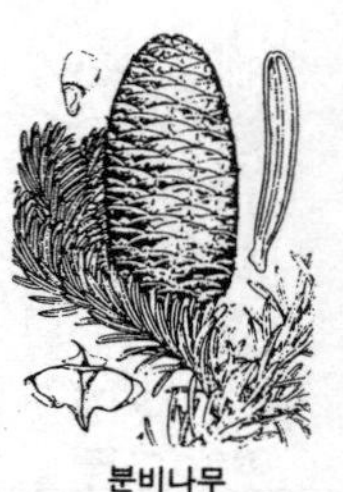
분비나무

보(補)하고 신(辛)은 사(瀉)한다」고 했다. 〈內經〉

폐(肺)가 기(氣)의 상역(上逆)을 괴로워하는 증세에는 가자피(訶子皮 : 一作 黃芩)를 쓰고, 수렴(收斂)하는 증세에는 백작약(白芍藥)을 쓰며, 산보(酸補)에는 오미자(五味子), 신사(辛瀉)에는 상백피(桑白皮)를 쓴다. 〈東垣〉

폐병(肺病)에는 맥(麥)•양육(羊肉)•행(杏)•해(薤)로 쓴맛을 취하게 되면 하기(下氣)를 한다. 〈內經〉

폐병(肺病)에는 서(黍)•계육(鷄肉)•도(桃)•총(葱)을 먹는데 본맛을 취할 목적인 것이다. 〈甲乙經〉

폐병(肺病)에는 찬 음식과 찬 옷을 피해야 한다. 〈內經〉

폐가 허(虛)한 증세에는 보폐산(補肺散)과 독삼탕(獨蔘湯)〔처방은 기문(氣門) 참조〕을 쓰고, 폐가 실(實)한 증세에는 사백산(瀉白散)과 인삼사폐탕(人蔘瀉肺湯)을 쓴다.

※ 보폐산(補肺散)

일명 아교산(阿膠散)이라고 한다.

효능 : 폐(肺)가 허(虛)한 증세를 치료한다.

처방 아교주(阿膠珠) 2돈, 서점자(鼠粘子)•나미초(懦米炒) 각 1돈 2푼, 마두령초(馬兜鈴炒) 7푼, 감초초(甘草炒) 5푼, 행인부초(杏仁麸炒) 9개를 물에 달여서 먹는다. 〈錢乙〉

※ 사백산(瀉白散)

일명 사폐산(瀉肺散)이라고 한다.

효능 : 폐(肺)가 실(實)한 증세를 치료한다.

처방 상백피(桑白皮)•지골피(地骨皮) 각 2돈, 감초(甘草) 1돈을 썰어서 1첩으로 하여 물에 달여 먹고, 또는 지모(知母)•패모(貝母)•길경(桔梗)•치자(梔子)•맥문동(麥門冬)•생지황(生地黃)을 가하기도 하는데 이것도 또한 좋은 방법이다. 〈入門〉

※ 인삼사폐탕(人蔘瀉肺湯)

효능 : 폐(肺)의 실열(實熱)을 치료한다.

처방 황금(黃芩)•치자(梔子)•지각(枳殼)•박하(薄荷)•연교(連翹)•행인(杏仁)•상백피(桑白皮)•대황주증(大黃酒蒸)•길경(桔梗)•감초(甘草) 각 7푼을 썰어서 1첩으로 하여 물에 달여서 먹는다. 〈丹心〉

11. 폐장(肺臟)의 기(氣)가 끊어진 경우

수태음(手太陰)의 기(氣)가 끊기면 피모(皮毛)가 마른다. 태음(太陰)의 행기(行氣)가 피모(皮毛)를 따뜻하게 하기 때문에 기(氣)가 영(榮)하지 않게 되면 피모(皮毛)가 마르고, 피모가 마르면 진액(津液)이 줄어들고 피절(皮節)이 상하며, 피절(皮節)이 상하면 손톱이 마르고 모발이 꺾여지므로 이것은 모발이 먼저 죽은 것이다.

병일(丙日)에 위독해서 정일(丁日)에 죽게 된다. 폐기(肺氣)가 끊어지면 3일만에 죽는데, 그 이유는 입과 코가 벌어지고 기(氣)가 나가서 돌아오지 못하기 때문이다. 〈脈經〉

땀이 나고 털이 윤(潤)하며 천식(喘息)이 계속되는 증세는 폐기(肺氣)가 끊어진 것이다. 〈仲景〉

12. 폐장(肺臟)을 수양할 경우

7•8•9월의 초하루와 보름날 새벽 해가 돋을 때에 서쪽을 향하여 앉아서 이를 일곱 번 마주치고 침을 세 번 삼키며, 눈을 감고 심사(心思)를 바로잡으며, 태궁(兌宮)의 백기(白氣)를 일곱 번 머금고 70번의 숨을 쉰 후 폐기(肺氣)한다. 〈養性書〉

13. 폐장(肺臟)을 도인(導引)할 경우

똑바로 앉아서 두 손을 땅에 짚고 몸과 척주(脊柱)를 굽힌 다음 머리를 위로 향해서 다섯 번을 들면 폐(肺)의 풍사(風邪)와 쌓인 피로를 제거해 준다. 또한 주먹을 돌려서 척주(脊柱) 위의 좌우를 3~5번 정도 두드리면 흉억간(胸臆間)의 풍독(風毒)을 제거해 준다. 또 다시 폐기(閉氣)를 오랫동안 한 뒤 눈을 감고 진액(津液)을 마시면서 이를 세 번 마주친다.

단방(單方) (22종)

※ 운모(雲母)

보폐(補肺)하며, 금(金)을 법(法)했으므로 색이 희고 폐에 들어가니 물에 걸러서 가루로 하여 먹는다. 〈本草〉

※ 인삼(人蔘)

폐(肺) 속의 양기(陽氣)를 보(補)해 준다. 갑자기 상기

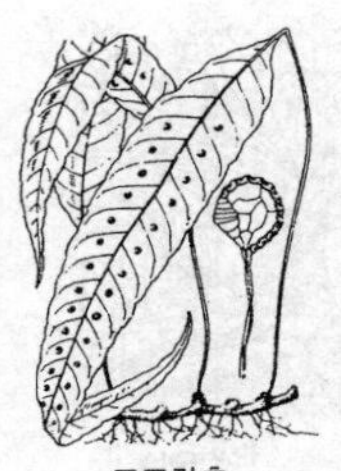
큰고란초

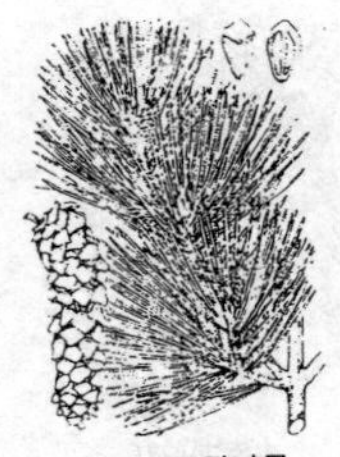
스트로브잣나무

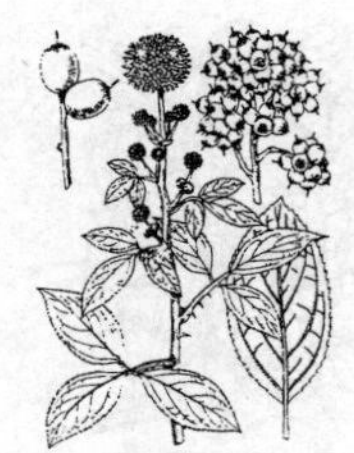
지리산오갈피

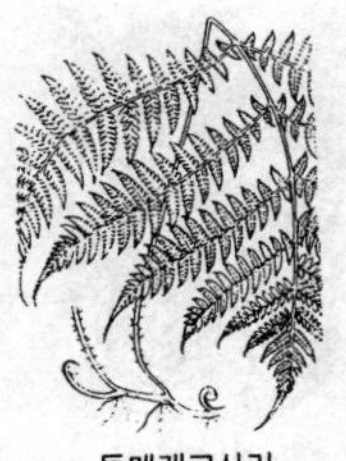
두메개고사리

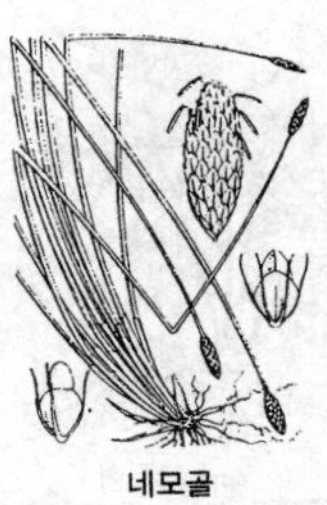
네모골

(上氣) 되고 숨이 헐떡거리면서 기(氣)가 끊어지려고 하며 어깨가 자신도 모르게 들먹거리면 폐기(肺氣)가 끊어질 우려가 있는 증세이니 인삼고(人蔘膏) • 독삼탕(獨蔘湯)을 돈복(頓服)한다. 또는, 가루로 하여 1일 5~6회 조절해서 먹는다. 〈本草〉

❊ 천문동(天門冬)
폐(肺) 속의 양기(陽氣)를 도와 주니 삶거나 가루로 하여 먹는다. 또는, 술에 타서 먹는다. 〈本草〉

❊ 맥문동(麥門冬)
폐열(肺熱)을 치료한다. 맥문동(麥門冬) • 인삼(人蔘) • 오미자(五味子) 등 삼미(三味)가 생맥산(生脈散)이 되는 것이니 폐 속의 복화(伏火) 때문에 기(氣)가 끊어지려는 증세를 낫게 한다. 〈湯液〉

❊ 오미자(五味子)
폐기(肺氣)를 수렴(收斂)하니 차로 하거나 환으로 해서 먹는다. 〈本草〉

❊ 사삼(沙蔘)
폐기(肺氣)를 보하고, 폐 속의 음기(陰氣)를 보하니 달여서 먹거나 여러 가지 양념으로 무쳐서 먹어도 좋다. 〈本草〉

❊ 편황금(片黃芩)
폐열(肺熱)을 치료하니 환으로 하거나 삶거나 가루로 해서 먹으면 모두 좋다. 〈本草〉

❊ 자원(紫菀)
폐익(肺益)과 폐청(肺淸)을 하니 삶아서 먹으면 좋다. 〈本草〉

❊ 패모(貝母)
폐(肺)를 윤활하게 하니 가루로 하여 설탕으로 환을 만들어 먹는다. 또는, 삶아서 복용해도 좋다. 〈本草〉

❊ 길경(桔梗)
폐기(肺氣)를 치료하고, 폐열(肺熱) 때문에 기촉(氣促)한 것을 치료한다. 가루로 복용하거나 삶아서 먹는다. 〈本草〉

❊ 마두령(馬兜鈴)
폐(肺)를 보하고 열을 제거하니 삶아서 먹는다. 〈本草〉

❊ 상백피(桑白皮)
폐(肺)를 사(瀉)하고 폐 속의 수기(水氣)를 없애니 삶아서 먹는다. 〈本草〉

❊ 정력자(葶藶子)
폐옹(肺壅)과 천급(喘急)을 치료하니 씨를 볶은 것 5돈, 대추 5개를 같이 달여서먹는다.

❊ 귤피(橘皮)
폐기(肺氣)를 이롭게 하고 기(氣)의 역상(逆上)을 치료하니 삶거나 가루로 하여 먹는다. 〈本草〉

❊ 지각(枳殼)
폐기(肺氣)를 흩어지게 하니 삶거나 가루로 하여 먹는다. 〈本草〉

❊ 호도(胡桃)
염폐(斂肺)와 기침을 멎게 하니 자주 먹는 것이 좋다. 〈湯液〉

❊ 오매(烏梅)
폐기(肺氣)를 수렴(收斂)하주니 차로 해서 마신다. 〈湯液〉

❊ 행인(杏仁)
치폐(治肺) • 윤조(潤燥) • 산결(散結)하니 죽으로 해서 먹는다. 〈本草〉

❊ 도(桃)
폐병(肺病)에 먹으면 좋다. 〈本草〉

❊ 서미(黍米)
폐병(肺病)에 밥을 지어 먹으면 좋다. 〈本草〉

❊ 우유(牛乳)
윤폐(潤肺) • 양폐(養肺)하니 낙죽(酪粥)을 만들어 자주 먹으면 좋다. 〈本草〉

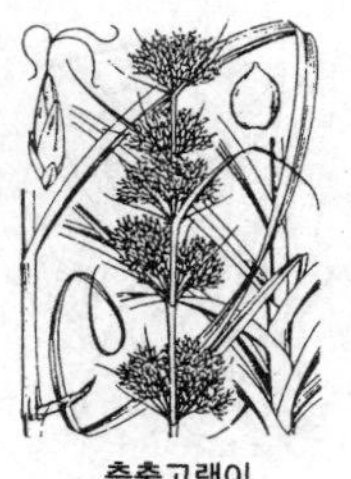
층층고랭이

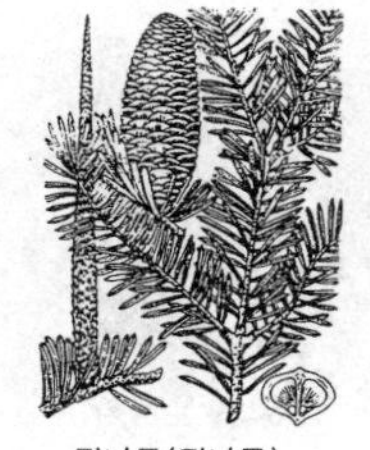
젓나무(전나무)

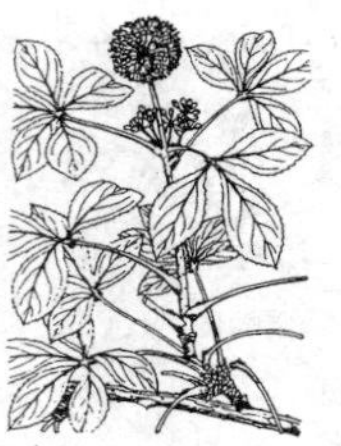
섬오갈피

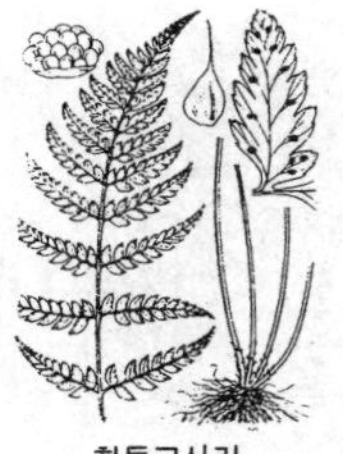
한들고사리

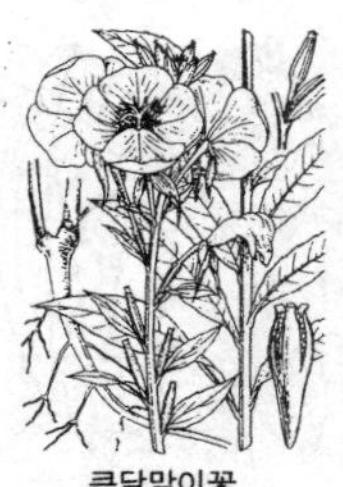
큰달맞이꽃

※ 계자백(鷄子白)

윤폐(潤肺)·소열(消熱)하니 생으로 삼킨다. 〈本草〉

十六. 신장(腎臟)

1. 신장(腎臟)의 형상일 경우

신장(腎臟)은 두 개가 있는데 그 형상은 붉은콩이 서로 엉킨 것 같으며, 척골(脊骨)의 근(筋)에 붙어서 기름으로 쌓여 있고 장정(臟精)을 위주로 한다. 〈內經〉

신(腎)은 두 개인데 한 개의 무게가 9냥으로 합하면 1근 2냥이니 왼쪽은 수(水)에 속하고 오른쪽은 화(火)에 속하며, 남자는 좌신(左腎)을 위주로 하고 여자는 우신(右腎)을 위주로 하는 것이다.

신(腎)의 형상은 붉은콩이 서로 엉킨 것 같고, 환곡(環曲)해서 등골 뼈의 막 속에 붙어 있는데 속은 희며 겉은 자색이다. 양신(兩腎)의 2계(二系)가 서로 통해서 밑으로 가고 위로는 심계(心系)와 통해서 합일이 되니 이른바 「감북이남(坎北離南), 수화상감(水火相感)」이라는 것이다. 〈入門〉

2. 신장(腎臟)을 둘로 볼 경우

다른 장(臟)은 모두 하나 뿐인데 비하여 신장(腎臟)만은 둘이니 왼쪽은 신(腎)이고 오른쪽은 명문(命門)이다.

명문(命門)이란 정신과 원기(元氣)가 들어 있고 신(腎)이 아니다. 남자는 정(精)을 간직하고 있으며, 여자는 포(胞)가 달려 있기 때문에 신(腎)은 하나로 볼 수가 있다. 〈難經〉

명문(命門)은 정장(正臟)이 아니고, 삼초(三焦)는 정부(正腑)가 아니다. 〈入門〉

3. 신장(腎臟)의 부위일 경우

신장(腎臟)이 배꼽과 서로 마주보면서 허리와 대응하고 있으니, 허리는 즉 신(腎)의 외후(外候)이다. 신(腎)이 열녀(列女)같이 앞에 나오지 않고 뒷편에 있으면서 2개로 되어 있다. 〈類聚〉

경문(京門)의 두 혈(穴)은 신(腎)의 막(膜)이니 허리에 붙어서 척계(脊季)와 늑하(肋下)의 1치 8푼에 있으며, 척추의 14추 밑에서 배꼽과 서로 마주 대하고 있다. 이것이 신(腎)이 있는 부위이다. 〈銅人〉

명문(命門)의 계(系)는 즉, 심포락(心包絡)이므로 그 경(經)은 수궐음(手厥陰)이고, 그 부(腑)는 3초(三焦)이다. 그 부위는 심하(心下)와 횡격막(横膈膜)의 위에 있고, 격막(膈膜)의 밑에 종으로 떨어져서 횡막(横膜)과 같이 서로 틈도 없이 붙어 있으며, 그 자리에 황지(黃脂)가 여러겹으로 둘러싸고 있는 것이 심장이다. 황지(黃脂) 밖으로 가는 근막(筋膜)이 실오라기와 같이 심폐(心肺)와 서로 연결되어 포락(包絡)이 된다. 〈入門〉

4. 신장(腎臟)이 주관하는 시·일(時日)일 경우

신(腎)은 겨울을 주관하니 족소음태양(足少陰太陽)을 주로 치료하고, 기일은 임계일(壬癸日)이 된다. 북쪽이 한(寒)을 낳고, 한(寒)은 수(水)를 낳으며, 수(水)가 함(鹹)을 낳고, 함(鹹)이 신(腎)을 낳는다. 신(腎)은 음(陰)속의 소음(小陰)이 되므로 동기(冬氣)와 통한다. 〈內經〉

신(腎)은 수곡(水穀)의 정(精)을 받아서 지극히 고요한 것을 주관하며, 오직 자시(子時)에 탁기(濁氣)가 한번 움직일 따름이다. 〈入門〉

5. 신장(腎臟)과 관계있는 물류(物類)일 경우

신(腎)이 하늘에서는 한(寒)이 되고, 땅에서는 수(水)가 되며, 괘(卦)에서는 감(坎)이 되고, 몸에서는 뼈가 되며, 장(臟)에서는 신(腎)이 되고, 색(色)에서는 흑(黑)이 되며, 음(音)에서는 우(羽)이고, 성(聲)에서는 신(呻)이 되며, 변동에서는 율(慄)이 되고, 규(竅)에서는 이(耳)가 되며, 미(味)에서는 타(唾)가 되고, 지(志)에서는 공(恐)이 된다. 그 맥(脈)은 족소음(足少陰)이고, 그 액(液)은 타(唾)가 되며, 그 영(榮)은 발(髮)이 되고, 그 취(臭)는 부(腐)가 되며, 그 수는 6이 되고, 그 곡(穀)은 두(豆)가 되며, 그 축(畜)은 시(豕)가 되고, 그 충(蟲)은 인(鱗)이 되며, 그 과(果)는 율(栗)이 되고, 그 채(菜)는 곽(藿)이 되며, 그 경(經)은 족소음(足少陰)이 되는 것이다. 〈內經〉

6. 신장(腎臟)이 크고 작을 경우

신(腎)은 밖을 주관하여 듣는 것을 맡고 있다. 귀의 좋고 나쁨을 보아서 그 성질을 알게 된다. 흑색에 주름살이 적으면 신(腎)도 작고, 주름살이 굵으면 신(腎)도 크며, 귀가 높으면 신(腎)도 높고, 귀의 뒤가 함(陷)하면 신(腎)

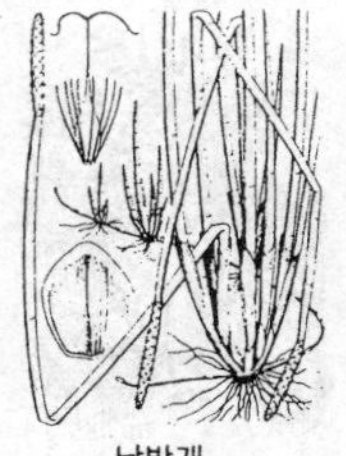
남방개

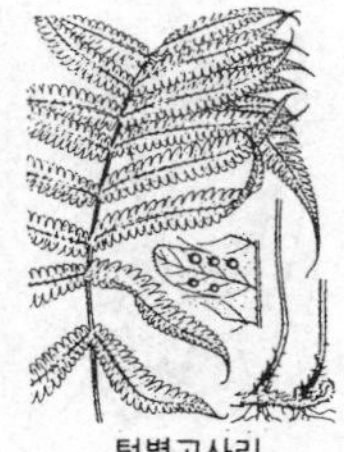
털별고사리

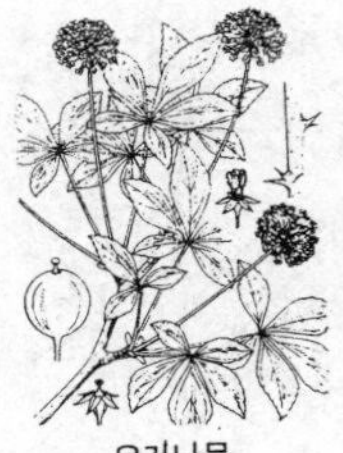
오가나무

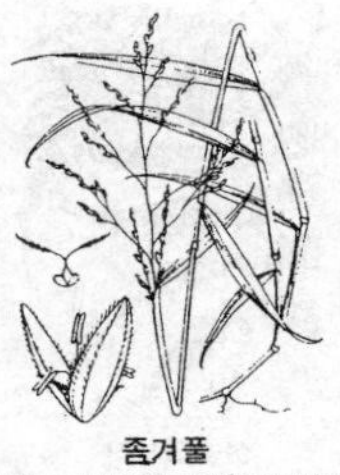
좀겨풀

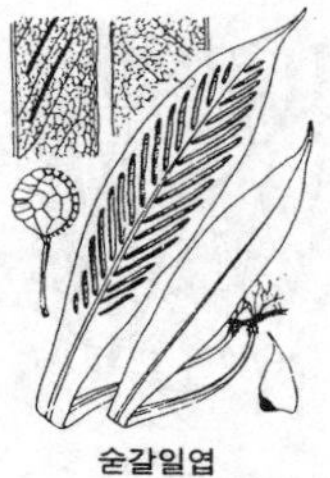
숟갈일엽

이 내려 붙고, 귀가 견고하면 신(腎)도 견고하며, 귀가 엷고 견고하지 못하면 신(腎)도 취약(脆弱)하고, 귀가 좋아서 앞으로 아차(牙車)에 붙으면 신(腎)도 단정하며, 귀가 한쪽으로 높으면 신(腎)도 한쪽으로 기울어진다.

신(腎)이 작으면 장(臟)도 편하기 때문에 상하지 않고, 신(腎)이 크면 요통(腰痛)이 자주 생기며 사(邪)에도 상하기가 쉽고, 신(腎)이 높이 있으면 등과 척추가 아파서 면앙(俛仰)하기가 어렵고, 신(腎)이 내려 붙어 있으면 허리와 궁둥이가 아프고 호산(狐疝)에 걸리기가 쉬우며, 신(腎)이 견고하면 요배통(腰背痛)에 걸리지도 않고, 신(腎)이 약하면 소단(消癉)을 잘하며, 신(腎)이 단정하면 온화하여 상하지도 않고, 신(腎)이 한쪽으로 기울면 허리와 궁둥이의 통증으로 고생을 하게 된다. 〈靈樞〉

7. 신장(腎臟)의 상증(傷症)일 경우

힘을 써서 무거운 것을 운반하고 입방(入房)하여 정도에 지나치며, 땀을 많이 흘리고 입욕(入浴)을 하면 신(腎)이 상(傷)하게 된다. 〈靈樞〉

습지에 오랫동안 앉아 있거나 힘을 써서 물에 들어가면 신(腎)이 상하게 된다. 〈難經〉

8. 신장(腎臟)의 병증(病症)일 경우

사(邪)가 신(腎)에 있으면 골수통(骨髓痛)과 음비(陰痺)에 걸리게 된다. 음비(陰痺)란 그냥 만져만 보아서는 알 수가 없으며, 배가 가득하고 허리가 아프며, 대변이 어렵고 견(肩)•배(背)•경(頸)•항(項)이 모두 아프며, 수시로 현훈(眩暈)한다. 〈靈樞〉

비(脾)가 사(邪)를 신(腎)에 전하게 되면 산가(疝瘕)가 되어 소복(小腹)이 번열(煩熱)하고 아프며, 소변 속에 백액(白液)이 섞여 나오는데 또는 고(蠱)라고도 한다.

신(腎)이 열(熱)하면 얼굴이 검게 되며 이가 초고(焦枯)한다. 큰 뼈가 마르고 많은 살이 빠지며 견수(肩髓)가 안으로 소모되고 동작이 느리게 되며 진장맥(眞藏脈)이 가끔 나타나면 1년만에 죽고, 정확히 나타나면 1~2일만에 죽는다.

주(註)에 말하기를, 「이것은 신(腎)의 장맥(藏脈)이 나타났기 때문이니 365일 이내에 죽는다」고 하였다. 〈內經〉

겉 증세는 얼굴빛이 검고 겁이 많으며 기지개를 자주 한다. 속 증세는 배꼽 아래에 동기(動氣)가 있는데 만지면 딴딴하고 아프며, 역기(逆氣)와 소복(小腹)에 갑자기 통증이 있으며, 설사와 후중기(後重氣)가 있고, 정강이와 발이 차며, 위로 역(逆)하게 된다.

9. 신장병(腎臟病)이 허실(虛實)할 경우

신기(腎氣)가 허약하면 궐역(厥逆)하고, 실(實)하면 창증(脹症)이 생긴다. 신(腎)이 실(實)하면 배가 부르고 다리의 장단지가 붓게 되며, 천해(喘咳)를 하고 몸이 무거우며 잠을 잘 때 땀이 나고 바람을 싫어하며, 허약하면 가슴이 아프고 대•소복(大•小腹)이 모두 아프며 청궐(淸厥)하고 마음이 즐겁지 않게 된다. 〈靈樞〉

신(腎)이 허약하면 마음이 까닭 없이 초조해지고 자주 무서워한다. 〈入門〉

10. 신장병(腎臟病)이 간헐적(間歇的)으로 심해질 경우

신병(腎病)은 봄에 낫고, 봄에 낫지 않으면 한여름에 심하며, 한여름에 죽지 않으면 가을에 계속되고, 겨울에 일어난다. 신병(腎病)은 갑일(甲日)과 을일(乙日)에 낫고, 갑일(甲日)과 을일(乙日)에 낫지 않으면 무일(戊日)과 기일(己日)에 심하며, 무일(戊日)과 기일(己日)에 죽지 않으면 경일(庚日)과 신일(辛日)에까지 계속되고, 임일(任日)과 계일(癸日)에 일어난다. 신병(腎病)은 밤중에 명랑하고 사계(四季)에는 심하며 석양에는 조용해진다. 〈內經〉

11. 신장병(腎臟病)을 치료할 경우

신(腎)이 조(燥)로 인하여 괴로울 때에는 속히 매운 약을 먹어서 윤(潤)하게 하고, 주리(腠理)를 열어서 진액(津液)을 만들고 기(氣)를 통하게 해야 한다. 신(腎)을 견고하게 하려면 쓴 것으로 보(補)하고, 짠 것으로 사(瀉)한다. 〈內經〉

신(腎)이 조(燥)로 인해서 괴로우면 지모(知母)와 황백(黃柏)을 쓰고, 견고하게 하는 데도 역시 지모(知母)가 좋으니 황백(黃柏)으로써 보하고 택사(澤瀉)로써 사(瀉)한다. 또 신허(腎虛)에는 숙지황(熟地黃)을 쓰면 좋다. 〈東垣〉

신병(腎病)에는 황조(黃棗)•계육(鷄肉)•도(桃)•총(葱)의 매운맛을 취해서 윤(潤)하게 한다. 〈內經〉

신병(腎病)에는 불을 쬐거나, 더운 음식과 옷 등을 금한다. 〈內經〉

신(腎)이 원래 실(實)이 없기 때문에 사(瀉)해서는 안된다. 〈錢氏〉는 단지 보신지황환(補腎地黃丸)을 쓰고, 사

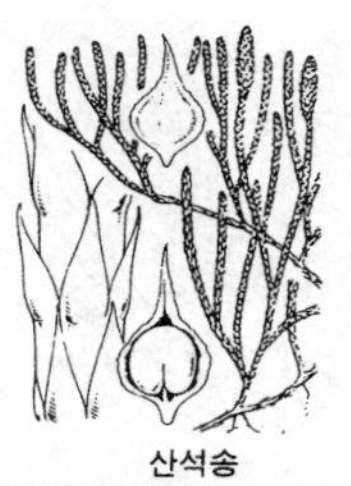
산석송

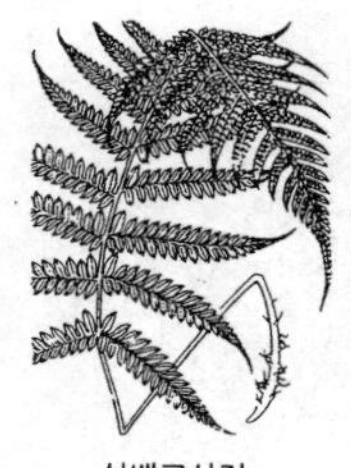
산뱀고사리

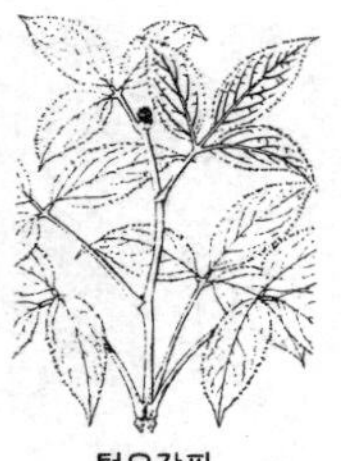
털오갈피

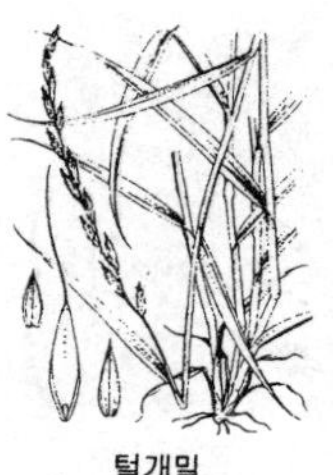
털개밀

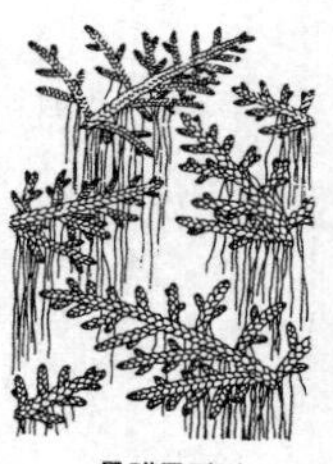
물개구리밥

신(瀉腎)하는 약은 쓰지 않았다. 〈鋼目〉

왼쪽 신(腎)은 수(水)에 속하기 때문에 수(水)가 모자라면 음(陰)이 허약하니, 보신환(補腎丸) • 육미지황환(六味地黃丸) • 자음강화탕(滋陰降火湯)을 쓴다. 오른쪽 신(腎)은 화(火)에 속하기 때문에 화(火)가 모자라면 양(陽)이 허약하니, 팔미환(八味丸)과 가감팔미환(加減八味丸) • 온신산(溫腎散)을 쓴다.

※ 보신환(補腎丸)

효능 : 신수 부족(腎水不足)과 음허(陰虛)를 치료한다.

처방 귀판주구(龜板酒炙) 4냥, 지모(知母) • 황백병주침초(黃柏並酒浸炒) 각 3냥, 건강(乾薑) 1냥을 가루로 해서 죽으로 오동 열매 크기의 환을 만들어 공복에 염탕(鹽湯)으로 50~70알을 먹는다. 〈東垣〉

※ 육미지황환(六味地黃丸)

효능 : 치료하는 방법은 위와 같다.

처방 숙지황(熟地黃) 8냥, 산약(山藥) • 산수유(山茱萸) 각 4냥, 택사(澤瀉) • 목단피(牧丹皮) • 백복령(白茯苓) 각 3냥을 각각 가루로 해서 꿀로 오동 열매 크기의 환을 지어 더운 술이나 염탕(鹽湯)으로 50~70알을 먹는다. 〈正傳〉

혈허(血虛) • 음쇠(陰衰)에는 숙지황(熟地黃)을 군재(君材)로 삼고, 정활(精滑)한 데는 산수유(山茱萸)를 군재(君材)로 삼으며, 소변이 임삽(淋澁)한 데는 택사(澤瀉)로 군재(君材)를 삼고, 심기(心氣)가 모자라는 데는 목단피(牧丹皮)로 군재(君材)를 삼는다. 〈綱目〉

※ 자음강화탕(滋陰降火湯)

효능 : 신수 부족(腎水不足)과 음허(陰虛)와 화동(火動)을 치료한다.

처방 백작약(白芍藥) 1돈 3푼, 당귀(當歸) 1돈 2푼, 숙지황(熟地黃) • 천문동(天門冬) • 맥문동(麥門冬) • 백출(白朮) 각 1돈, 생지황(生地黃) 8푼, 진피(陳皮) 7푼, 지모(知母) • 황백병밀수초(黃柏並蜜水炒) • 감초구(甘草炙) 각 5푼을 썰어서 1첩으로 하여 생강 3쪽과 대추 2개를 넣어 물에 달여서 먹는다. 〈回春〉

※ 팔미환(八味丸)

효능 : 명문(命門)에 화 부족(火不足)과 양허(陽虛)를 치료한다.

처방 숙지황(熟地黃) 8냥, 산약(山藥) • 산수유(山茱萸) 각 4냥, 목단피(牧丹皮) • 백복령(白茯苓) • 택사(澤瀉) 각 3냥, 육계(肉桂) • 부자포(附子炮) 각 1냥을 가루로 하여 꿀에 오동 열매 크기로 환을 만들어 공복에 더운 술이나 염탕(鹽湯)으로 50~70알씩 먹는다. 오미자(五味子)를 가해주면 신기환(腎氣丸)이 된다. 〈仲景〉

노년에 수화(水火)가 다 갈(渴)하고 신기(腎氣)가 허핍(虛乏)하며, 하원(下元)이 냉비(冷憊)하고 요통(腰痛) • 각연(脚軟)하며, 밤에 오줌이 잦고 얼굴이 검어지며, 입이 마르고 귀가 초고(焦枯)하는 모든 증세를 치료하는 좋은 약이다. 〈入門〉

※ 가감팔미환(加減八味丸)

효능 : 신수(腎水)를 보하고 명문(命門)의 화(火)를 아울러 보한다.

처방 숙지황(熟地黃) 2냥, 산약미초(山藥微炒) • 산수유(山茱萸) 각 1냥, 택사주증(澤瀉酒蒸) • 목단피(牧丹皮) • 백복령(白茯苓) 각 8돈, 오미자약초(五味子略炒) 1냥반, 육계(肉桂) 5돈을 각각 가루로 하고 꿀로 오동 열매 크기의 환을 만들어 이른 새벽에 말하기 전에 염탕(鹽湯)이나 온주(温酒)에 50~70알을 먹고 또 해질 무렵 공복에 다시 먹는다. 〈得効〉

이 재료를 썰어서 달여 먹으면 가감팔미탕(加減八味湯)이 되는 것이다.

※ 온신산(溫腎散)

효능 : 신(腎)과 명문(命門)의 허한(虛寒)과 요척(腰脊)의 중병을 치료한다.

처방 숙지황(熟地黃) 1돈반, 우슬(牛膝) • 육종용(肉蓯蓉) • 오미자(五味子) • 파극(巴戟) • 맥문동(麥門冬) • 감초구(甘草炙) 각 8푼, 복신(茯神) • 건강(乾薑) • 두충초(杜沖炒) 각 5푼을 썰어서 1첩으로 하여 물에 달여 먹고 또는 가루로 해서 2돈을 더운 술에 먹기도 한다. 〈丹心〉

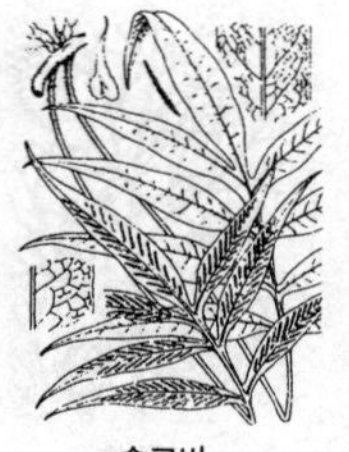
손고비

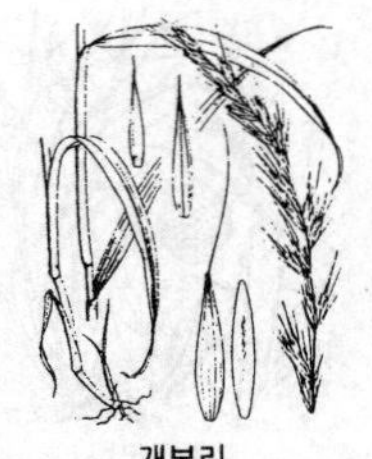
개보리

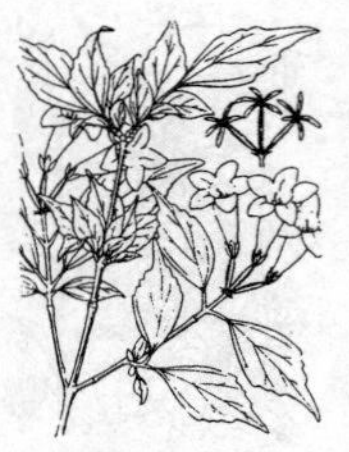
주걱댕강나무

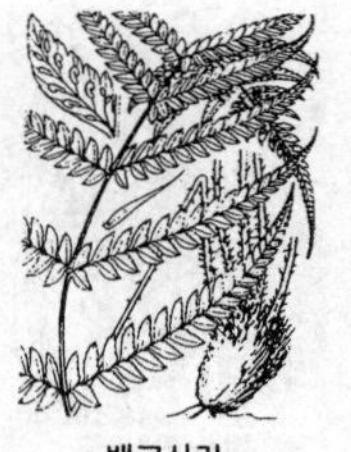
뱀고사리

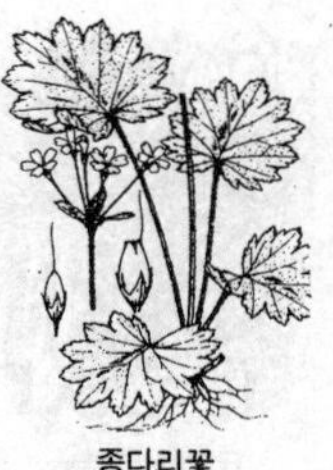
좀다리꽃

12. 양장(兩臟)이 1부(一腑)에 합쳐질 경우

소변이 청리(淸利)하고 맥(脈)이 침지(沈遲)하면 냉기(冷氣)가 신(腎)으로 들어가게 된다. 소변이 적삽(赤澁)하고 맥(脈)이 침삭(沈數)하면 열기(熱氣)가 명문(命門)으로 들어가는 것이니, 신(腎)과 명문(命門)의 맥(脈)이 같다는 것이므로 받아들인 병이 방광부에 같이 들어간다는 것이 증명되고 있다. 〈入門〉

13. 신장(腎臟)의 기(氣)가 끊어질 경우

소음(少陰)이 없어지면 얼굴이 검고 치아가 길어지며 때가 끼고 배가 불러서 폐색(閉塞)하며 위아래가 통하지 못하여 죽게 된다. 〈內經〉

족소음(足少陰)의 기(氣)가 끊어지면 뼈가 마른다. 소음(少陰)이란 동맥(冬脈)이므로 숨어서 운행을 하고, 골수를 유윤(濡潤)하게 하므로 골수가 유윤(濡潤)하지 못하면 살이 붙을 수가 없고, 뼈와 살이 서로 붙지 않으면 살이 연(軟)하며, 살이 연(軟)하면 치아가 길어져서 때가 끼고 두발의 광택이 없어진다. 이것은 뼈가 이미 죽은 것이며, 무일(戊日)에 위독하면 기일(己日)에 죽는다. 〈靈樞〉

대•소변을 잊어버리고 미친 말을 하며, 눈이 뒤집히고 똑바로 바라보는 것은 신기(腎氣)가 끊어진 증세이다. 맥(脈)이 부(浮)하고 홍(洪)하며, 땀이 기름과 같고 숨을 헐떡거리며, 수장(水漿)이 넘어가지 않고 형체가 어질지 못하여 조용했다 어지러웠다 하는 것은 명문(命門)의 기(氣)가 끊어진 것이다. 〈仲景〉

신기(腎氣)가 끊어지면 4일경에 가장 위험하다. 이가 마르고 얼굴이 검게 되며, 눈빛이 누렇고 허리가 끊어지는 것 같으며, 저절로 물과 같은 땀을 흘려서 단일(單日)에 위험하고 또 인중(人中)이 평탄해지면 10일경에 위험하다.

14. 신장(腎臟)을 수양할 경우

항상 10~12월의 초하루와 보름날 해가 돋을 때에 북쪽을 향해 편하게 앉아서 이를 서로 마주치며 침을 일곱 번 삼키고, 현궁(玄宮)의 흑기(黑氣)를 세 번 마시고 다섯 번 삼키며, 60번의 숨을 쉬어 폐기(閉氣)한다. 〈養性書〉

15. 신장(腎臟)을 도인(導引)할 경우

똑바로 앉고 두 손으로 양쪽 귀를 좌우로 쓰다듬어서 갈비쪽으로 끌어 내려오기를 3~5차례 하고, 두 손을 가슴에 붙였다 떼었다 하면서 몸을 펴기를 3~5차례 하며, 발을 앞뒤•좌우로 들고 내리기를 계속하면 요•신(腰腎)•방광의 풍사(風邪)와 적취(積聚)를 없앤다. 〈膠仙〉

16. 신(腎)의 유혈(兪穴)을 마찰할 경우

잠자기 전에 잠자리에 앉아서 발을 드리우고, 옷을 벗고 폐기(閉氣)를 하며, 혀를 입천장에 대게 하고 항문을 오므리며, 손으로 양신(兩腎)의 유혈(兪穴)을 마찰하기를 각각 120회를 한다(많이 할수록 좋다). 이렇게 한 뒤에는 이를 마주치고 눕는 것이다. 신원(腎元)의 허랭(虛冷)과 소변의 활삭(滑數)을 주로 치료한다. 〈養老書〉

단방(單方) (23종)

※ 자석(磁石)

신기(腎氣)를 보하고 신허(腎虛)•이성(耳聲)•목혼(目昏) 등을 치료한다.

자석(磁石)은 수(水)를 법(法)하므로 색이 검고 선(腎)에 들어간다. 가루로 하여 물에 걸러서 약에 넣어 쓴다. 〈本草〉

※ 양기석(陽起石)

신기(腎氣)를 보하고 신기(腎氣)의 허랭(虛冷)을 치료하니 가루로 하여 물에 걸러서 약에 넣어 쓴다. 〈本草〉

※ 염(鹽)

약을 끌어서 신(腎)에 들어가게 한다. 화염초(和鹽炒)와 입염(入鹽)하는 것이 모두 인경(引經)의 뜻인 것이다. 〈本草〉

※ 토사자(兎絲子)

신(腎) 속의 양기(陽氣)를 보하고 신랭(腎冷)을 치료하니 술에 담가 두었다가 가루로 하여 술에 먹거나 또는 약에 넣어서 쓴다. 〈本草〉

※ 육종용(肉蓯蓉)

명문(命門)의 상화(相火)가 모자람을 보하니 술에 넣고 쪄서 약에 넣어 쓴다. 〈湯液〉

※ 오미자(五味子)

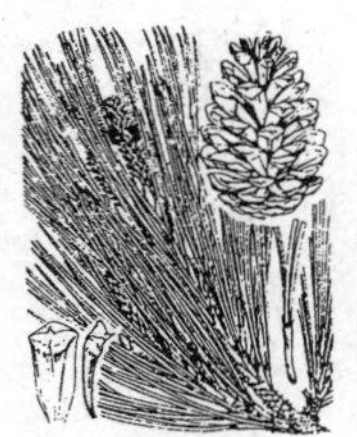
테에다소나무

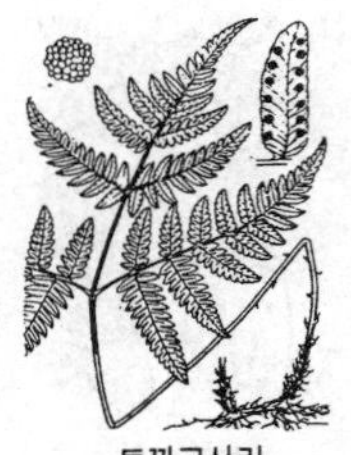
토끼고사리

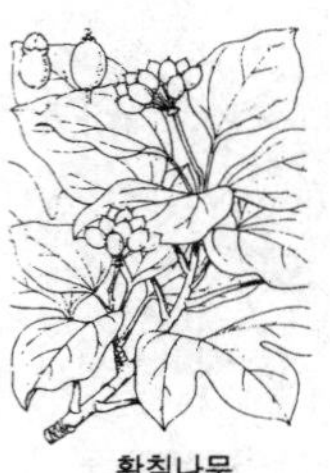
황칠나무

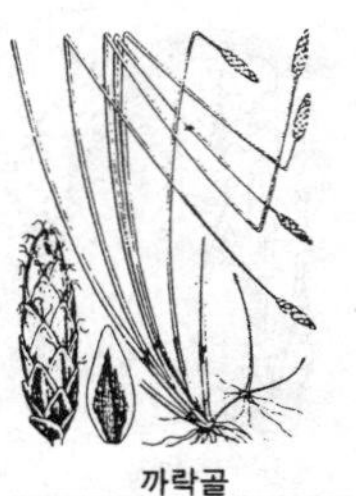
까락골

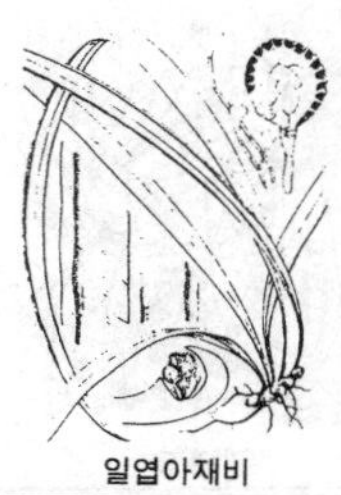
일엽아재비

수장(水臟)을 따뜻하게 하고 신(腎)을 보해 준다. 술류상형(述類象形)한 것이니 환으로 먹거나 삶아 먹어도 모두 좋다. 〈本草〉

※ 숙지황(熟地黃)

화력(火力)을 이용해서 구증(九蒸)을 했으므로 신정(腎精)을 보(補)한다. 팔미환(八味丸)의 군재(君材)로 삼는 것은 천일 소생(天一所生)의 근원이 되기 때문이다. 〈湯液〉

※ 지모(知母)

신음(腎陰)이 모자람을 보하고 신열(腎熱)을 치료해 준다. 염수(鹽水)에 볶아서 환으로 먹거나 삶아서 먹어도 좋다. 〈本草〉

※ 백자인(柏子仁)

신장(腎臟)을 윤택하게 하고 신랭(腎冷)을 치료하니, 환으로 해서 먹거나 약에 넣어서 먹는다. 〈本草〉

※ 두충(杜冲)

신랭(腎冷)을 치료하고 신로(腎勞)와 요각(腰脚)의 냉통(冷痛)을 치료하니, 볶아서 환으로 하거나 삶아서 먹는다. 〈本草〉

※ 침향(沈香)

명문(命門)의 화(火)가 모자람을 보해 준다. 가루로 하여 약에 넣어 쓰거나 물에 갈아서 즙을 내어 먹는다. 〈本草〉

※ 산수유(山茱萸)

보신(補腎)과 첨정(添精)을 하고, 수장(水臟)을 따뜻하게 하며, 정기(精氣)를 삽(澁)하게 한다. 환으로 하거나 삶아서 먹는다. 〈本草〉

※ 모려(牡蠣)

보신(補腎)을 하니, 불에 구워서 가루로 하여 환약(丸藥)에 넣고 살은 삶아서 먹는다. 〈本草〉

※ 상표소(桑螵蛸)

신(腎)이 약해서 누정(漏精)하는 것을 치료한다. 주세약증(酒洗略蒸)해서 환약(丸藥)에 넣는다. 〈本草〉

※ 복분자(覆盆子)

신장(腎臟)을 이롭게 하고 또 난신(暖腎)을 하니, 술에 담갔다가 불에 말린 후 환약에 넣어 쓰기도 하고 가루로 하여 먹기도 한다. 〈本草〉

※ 파고지(破古紙)

신장(腎臟)을 따뜻하게 보해 주고 약기(藥氣)를 끌어서 신(腎)에 보내기도 한다. 볶아서 가루로 하여 약에 넣어 쓰기도 하고 가루로 해서 먹기도 한다. 〈本草〉

※ 녹용(鹿茸)

신허(腎虛)를 보해 주고 요신(腰腎)의 허랭(虛冷)을 치료한다. 수(酥)해서 가루로 하여 환약에 넣거나 또는 가루로 해서 먹는다. 〈本草〉

※ 녹각교(鹿角膠)

신장(腎臟)이 기쇠(氣衰)하고 허손(虛損)한 증세를 치료하니 볶아서 주(珠)를 만들어 가루로 해서 먹는다. 〈本草〉

※ 올눌제(膃肭臍)

신(腎)을 이롭게 하고, 신정(腎精)이 쇠손(衰損)하며 과색(過色)해서 노췌(勞瘁)가 된 것을 치료하며, 또한 난신(暖腎)을 한다. 술에 담갔다가 구워서 향취가 나면 가루로 해서 먹거나 환약(丸藥)에 넣어 쓴다. 〈本草〉

※ 구음경(狗陰莖)

보신(補腎)하고, 음위 불기(陰痿不起)를 치료하여 강하게 하고 더웁게 하고 크게도 한다. 구워서 가루로 하여 먹고 환약(丸藥)에 넣기도 한다. 〈本草〉

※ 우신(牛腎)

보신(補腎)해 주니, 자주 먹는 것이 좋다. 〈本草〉

※ 율(栗)

보신(補腎)해 주니, 신병(腎病)에는 구워서 자주 먹으면 좋다. 〈本草〉

※ 흑두(黑豆)

소금을 넣어서 삶아 먹으면 보신(補腎)해 주니, 자주

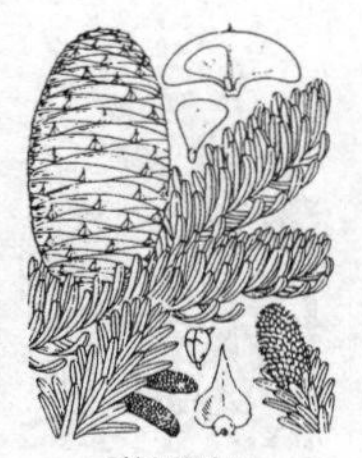
일본젓나무

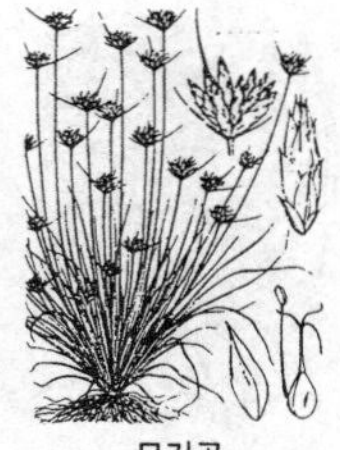
모기골

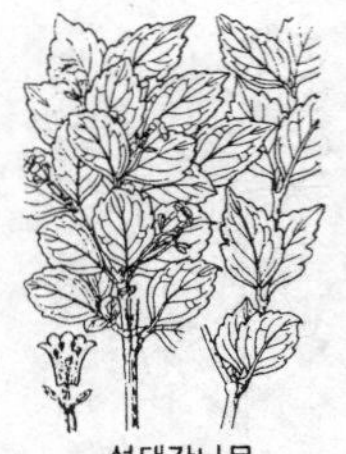
섬댕강나무

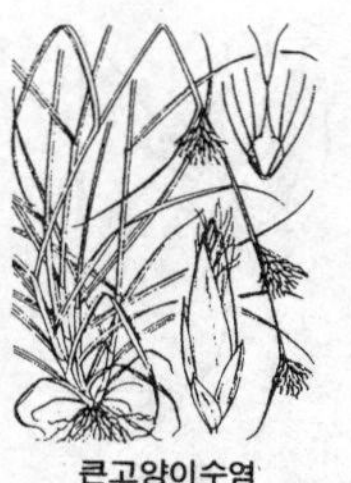
큰고양이수염

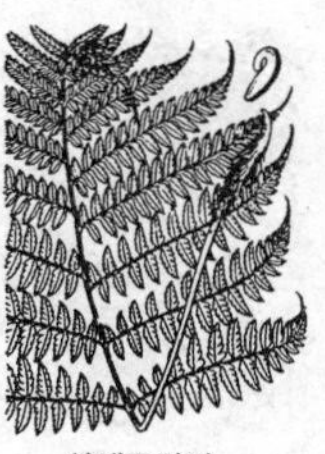
산개고사리

먹으면 좋다. 〈療食〉

十七. 담낭(膽囊)

1. 담낭(膽囊)의 형상일 경우

그 색은 현(玄)하고, 그 형태는 매달린 표(瓢)와 같은데 간(肝)의 단엽(短葉) 사이에 붙어 있으며, 무게는 2냥(1작 3냥) 3수(三銖)이고, 정즙(精汁) 3홉이 담겨져 있으며, 출입하는 구멍은 없다. 〈入門〉

간(肝)의 남은 기(氣)가 담(膽)에 모여 들면 정(精)이 되어 안으로는 정(精)을 간직하여 설(泄)하지 않게 하고, 밖으로는 사물을 보는데 밝으니 청정(淸淨)의 부(腑)가 되며 눈으로 통한다. 〈脈訣〉

2. 담낭(膽囊)의 위치일 경우

담(膽)은 액(液)을 주관하고 있으므로 양쪽 겨드랑과 결분(缺盆)이 담(膽)의 통로가 된다. 〈入門〉

일•월(日•月)의 두 구멍은 담(膽)의 막이니 젖가슴 밑에 삼늑단(三肋端)과 기문(期門) 밑의 5푼이 떨어진 곳에 있고, 등에 있어서는 담유(膽兪)가 척(脊)의 제 10추(顀) 밑의 양방(兩傍)에 있으니 이것이 담(膽)의 위치가 된다. 〈銅人〉

3. 담낭(膽囊)이 결단을 주관할 경우

담(膽)은 금(金)에서 나고, 금(金)은 무(武)를 주관하기 때문에 중정(中正)의 관(官)이 되며 결단이 나온다. 강정과단(剛正果斷)한 기(氣)를 받아들여 직접 결재해서 의심이 없고, 사(私)가 없는 것은 담(膽)의 기(氣)가 바르기 때문이다. 〈入門〉

4. 담낭병(膽囊病)의 외증(外症)일 경우

눈밑을 싸고 있는 테두리가 크면 담(膽)도 가로 달린 것이며, 간(肝)은 손톱에 응(應)하니 손톱이 두껍고 얼굴빛이 누르면 담(膽)도 두껍고, 손톱이 엷고 얼굴빛이 붉으면 담(膽)도 엷으며, 손톱이 단단하고 얼굴빛이 푸르면 담(膽)도 급하고, 손톱이 유(濡)하며 얼굴빛이 붉으면 담(膽)도 느리고, 손톱이 곧고(直) 얼굴빛이 희고 맺힌 곳이 없으면 담도 곧으며, 손톱이 거칠고 얼굴빛이 검으며 주름이 많으면 담(膽)이 맺혀진 증세이다. 〈靈樞〉

5. 담낭(膽囊)의 상증(傷症)일 경우

담(膽)은 용감한 것인데 놀라거나 두려워하면 담(膽)이 상하게 된다. 얼굴이 푸르고 탈색된 증세는 담(膽)이 공포에 질린 증세이다. 〈子和〉

6. 담낭병(膽囊病)의 증세일 경우

담(膽)에 병이 들면 한숨을 자주 쉬게 되고 입이 쓰며, 토할 때는 고즙(苦汁)이 나오고 심중(心中)이 울렁거리며, 누군가가 잡으러 오는 것 같고 목구멍이 가랑가랑하면서 가래침을 자주 뱉는다. 〈靈樞〉

아프고 번민(煩悶)해서 왼편 갈빗대의 다섯 번째쯤 안에 피가 맺혀 혹이 나고 마도(馬刀)가 나며, 담(膽)의 외후(外候)가 인문(咽門)이 되므로 열이 옹색(壅塞)하면 창(瘡)이 생기고 종통(腫痛)을 한다. 〈入門〉

담병(膽病)은 한열(寒熱)이 많이 난다. 〈入門〉

7. 담낭병(膽囊病)의 허실(虛實)일 경우

담(膽)이 허약하면 공포 때문에 두려워서 혼자서는 누워 있지도 못하고, 담(膽)이 실(實)하면 성을 자주 내고, 용감하다. 담(膽)이 허약하면 두려움이 많아서 용감하지도 못하고 수면도 못하며, 실(實)하면 수면이 많다. 〈入門〉

8. 담낭병(膽囊病)을 치료할 경우

담(膽)이 허할 때는 인숙산(仁熟散)을 쓰고, 담(膽)이 실(實)할 때는 반하탕(半夏湯)을 쓴다. 소시호탕(小柴胡湯)이 한열(寒熱)의 왕래를 치료하니 소양경(少陽經)의 주약이 된다. 〔처방은 상한문(傷寒門) 참조〕 물로 달여서 징청(澄淸)을 따뜻하게 먹으면 담(膽)에 들어간다. 〈入門〉

※ 인숙산(仁熟散)

효능 : 담(膽)이 허하여 두렵고 무거워서 혼자서는 누워 있지도 못하는 증세를 치료한다.

처방 백자인(柏子仁)•숙지황(熟地黃) 각 1돈, 인삼(人蔘)•지각(枳殼)•오미자(五味子)•계심(桂心)•산수유(山茱萸)•감국(甘菊)•복신(茯神)•구기자(枸杞子) 각 7푼반을 썰어서 1첩으로 하여 물에 달여 먹거나 또는 가루로 하여 더운 술에 2돈씩 먹는다. 〈入門〉

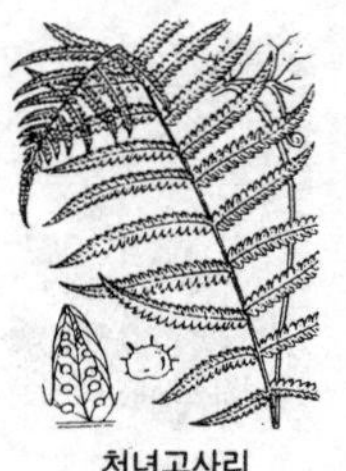
처녀고사리

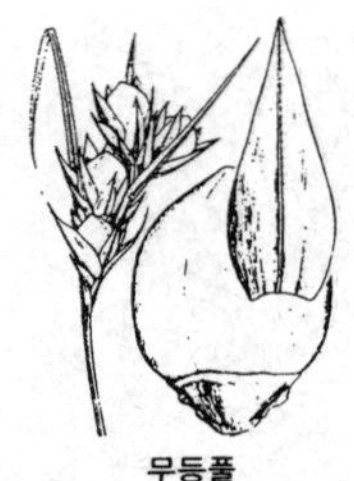
무등풀

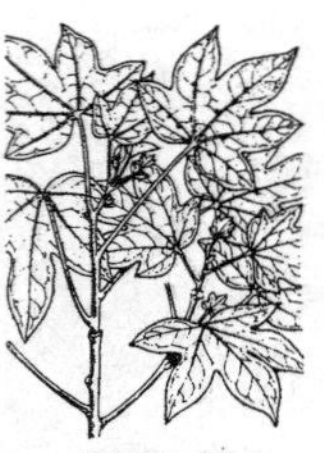
단풍박쥐나무

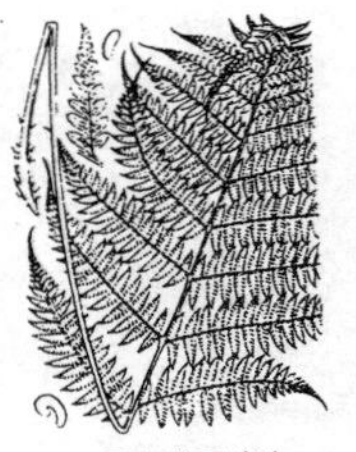
구슬개고사리

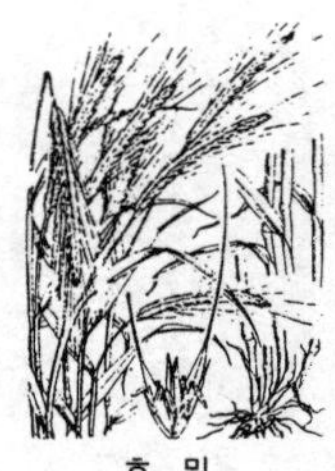
호 밀

※ 반하탕(半夏湯)

효능 : 담(膽)의 실열(實熱)과 번민(煩悶)을 치료한다.

처방 생지황(生地黃) • 산조인초(酸棗仁炒) 각 5돈, 반하(半夏) • 생강(生薑) 각 3돈, 원지(遠志) • 적복령(赤茯苓) 각 2돈, 황금(黃芩) 1돈, 서미(黍米) 1홉을 모두 썰고 잘 처리하여 1냥씩으로 장류수(長流水)에 달여서 맑고 깨끗하게 하여 먹는다. 〈入門〉

9. 담낭(膽囊)의 기(氣)가 끊어진 경우

담(膽)은 족소양(足少陽)인데 그 기(氣)가 끊기면 귀가 먹고 몸의 뼈마디가 모두 풀리고 눈이 직시(直視)하고 계(系)가 끊어진다. 계(系)가 끊어지면 하루 반만에 죽고 또한 얼굴빛이 먼저 청백(靑白)하면 죽게 된다. 〈靈樞〉

담기(膽氣)가 끊어지면 7일만에 죽으며 눈썹이 기울게 된다. 〈脈經〉

10. 담낭(膽囊)의 도인법(導引法)일 경우

편하게 앉아서 양쪽 발바닥을 합하고 머리를 뒤로 젖히면서 두 손으로 다리를 당겨 일으켜서 3~5차례 흔들어 주고, 두 다리를 뻗고 앉아서 두 손을 땅에 대고 버티면서 몸을 들고 허리와 등을 3~5차례쯤 흔들면 담(膽)의 풍독(風毒)과 사기(邪氣)를 없애 준다. 〈臞仙〉

단방(單方) (5종)

※ 시호(柴胡)

담병(膽病)의 한열(寒熱)과 족소양경(足少陽經)을 치료하는 주된 약이 된다. 또 담비(膽痺)는 이 약으로만 없앨 수 있다. 잘 썰어서 물에 달이고 깨끗하게 하여 먹는다. 〈湯液〉

※ 건지황(乾地黃)

심담기(心膽氣)를 도와 주니, 달이거나 환으로 하여 먹는다. 〈本草〉

※ 황련(黃連)

담(膽)을 유익하게 하니, 달이거나 환으로 하거나 가루로 하여 먹는다. 〈本草〉

※ 세신(細辛)

담기(膽氣)를 더해 주니, 물에 달여서 먹는다. 〈本草〉

※ 백백합(白百合)

담(膽)을 바르게 하니 물에 달여서 먹는다. 〈本草〉

十八. 위(胃)

1. 위(胃)의 형상일 경우

위(胃)의 길이는 1자 6치가 되는데 우곡 굴신(紆曲屈伸)한 길이는 2자 6치가 되며 크기는 1자 5치이고, 지름은 5치로서 수곡(水穀) 3말 5되를 받을 수 있으며 유장(留藏)되어 있는 곡(穀)이 2되이고 저장된 물이 1말 5되가 된다. 〈靈樞〉

위(胃)의 무게는 2근 14냥이 된다. 〈難經〉

위(胃)는 시장과 같다. 주(註)에 이르기를, 「수곡(水穀)이 들어갈 때에는 오미(五味)가 같이 들어가니 시장과 같은 것이다」라고 하였다. 〈內經〉

위(胃)를 태창(太倉)이라 하고, 속칭 밥통이라고도 한다. 수곡(水穀) 3말 5되를 받는데 보통 사람이 하루에 두 번 대변을 보면 한 번은 2되 반이고, 하루는 5되를 배설하며 7일이면 3말 5되의 수곡(水穀)이 나오기 때문에 7일 동안 음식을 먹지 않으면 죽는 것이니, 위(胃) 속의 수곡(水穀)과 진액(津液)이 절핍(絶乏)되는 증세를 말한다. 〈入門〉

2. 위(胃)의 위치일 경우

인문(咽門)에서 위(胃)에 닿기 까지의 길이는 1자 6치인데, 위(胃)는 심폐골(心蔽骨)과 배꼽과의 중간 위아래 각 4치에 뻗쳐서 위치하고 있다. 〈難經〉

중완(中脘)의 한 구멍이 위(胃)의 막으로 심폐골(心蔽骨)과 배꼽의 중간 위아래 각 4치에 뻗쳐 있고, 등에는 위유(胃兪)가 척(脊)의 제 12추 아래 양쪽에 있으니 이것이 위(胃)의 위치가 된다. 〈銅人〉

3. 위(胃)가 수곡(水穀)의 해(海)일 경우

사람은 곡(穀)에서 기(氣)를 받고 곡(穀)은 위에 주입이 되니, 위(胃)는 수곡(水穀)과 기혈(氣血)의 바다인 것이다. 바다의 운기(雲氣)를 운행하는 것은 천하(天下)이

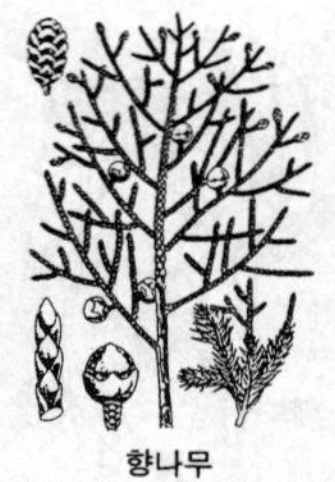
향나무

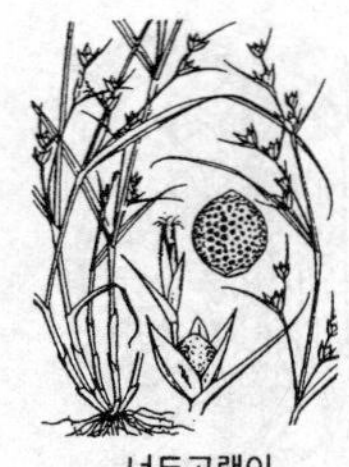
너도고랭이

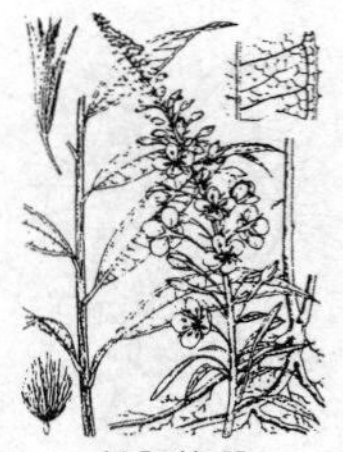
분홍바늘꽃

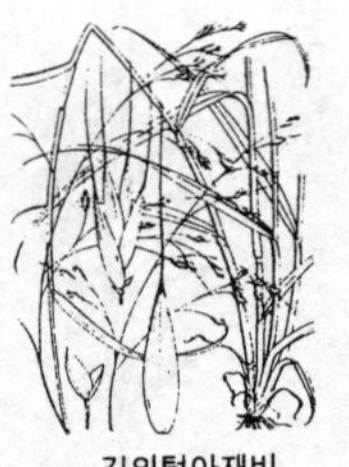
김의털아재비

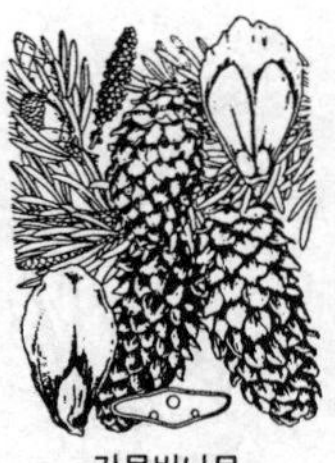
가문비나무

고, 위(胃)의 기혈(氣血)을 내(出)는 것은 경수(經隧)가 되니 경수(經隧)는 오장 육부(五臟六腑)의 큰 통로가 된다.

위(胃)는 오장 육부의 바다이기 때문에 수곡(水穀)이 위(胃)에 들어가고 장부(臟腑)가 위(胃)에서 기(氣)를 얻고 오미(五味)가 각각 그 좋아하는 곳으로 돌아간다. 즉, 산(酸)은 간(肝)으로 가고, 쓴 것은 심(心)으로 가고, 단 것은 비(脾)로 가고, 매운 것은 폐(肺)로 가고, 짠 것은 신(腎)으로 들어가서 곡기(穀氣)와 진액(津液)이 통하면 영위(榮衛)가 크게 통하여 조박(糟粕)을 융화시켜서 차례대로 전해 들어간다. 〈靈樞〉

위(胃)는 수곡(水穀)의 바다가 되고, 비(脾)는 소화하는 역할을 맡는다. 물이 경(經)에 들어가면 피가 되고, 곡(穀)이 위(胃)에 들어가면 맥도(脈道)가 통하기 때문에 혈(血)을 기르지 않을 수 없고 위(胃)를 따뜻하게 하지 않을 수 없으니 피가 따뜻하고 위(胃)가 온화하면 천 년을 살 수 있다. 〈入門〉

음식이 위(胃)에 들어가면 위(胃)는 실(實)하고 장(腸)은 허하며, 음식이 내리면 장(腸)은 실(實)하고 위(胃)는 허하다. 위(胃)가 가득하게 차면 장(腸)이 허하고, 장(腸)이 가득하게 차면 위(胃)가 허하여 허실(虛實)이 서로 교체되어 기(氣)가 오르고 내려서 병이 없게 된다. 〈靈樞〉

4. 위부(胃腑)의 대·소(大小)

갈우(髑骬)에서부터 천추(天樞)에 닿기까지 길이가 8치가 되니 이것이 지나치면 위(胃)가 크고 그렇지 않으면 위(胃)가 작다. 〈靈樞〉

5. 위병(胃病)의 외증(外症)일 경우

위(胃)를 바다로 해서, 광해(廣骸)•대경(大頸)•장흉(張胸)하기 때문에 오곡이 용납된다. 비(脾)가 육(肉)에 응(應)하므로 육군(肉䐃)이 견대(堅大)하면 위(胃)는 두텁고, 육군(肉䐃)이 취약(脆弱)하면 위(胃)는 엷고, 육군(肉䐃)이 작고 취약하면 위(胃)는 견고하지를 못하고, 육군(肉䐃)이 몸에 잘 맞지 않으면 위(胃)가 아래로 처지고, 처지면 하완(下脘)이 약해서 이롭지 못하고, 육군(肉䐃)이 단단하지 못한 사람은 위(胃)가 느리고, 육군(肉䐃)이 나루(裸累)〔육란(肉卵), 즉 살 속에 울퉁불퉁한 것〕가 없으면 위(胃)가 급하며, 육군(肉䐃)에 소나루(小裸累)가 많으면 위(胃)가 결(結)하고, 결(結)하면 상완(上脘)이 약해서 이롭지 못하다. 〈靈樞〉

6. 위(胃)의 상증(傷症)일 경우

음식을 많이 먹으면 위가 상한다. 〈內經〉

위(胃)가 상한 증세는 음식 생각이 없고 흉복(胸腹)이 창통(脹痛)하고 구얼오심(嘔噦惡心)하며, 희기(噫氣)와 탄산(呑酸)을 하고 면황(面黃)과 기수(肌瘦)하고 태타(怠惰)와 기와(嗜臥)하며 자리(自利)가 많다. 〈東垣〉

7. 위병(胃病)의 증세일 경우

위(胃)가 병들면 배가 가득하고, 위완(胃脘)이 심(心)에 당(當)해서 아프며 위쪽으로 두 갈비를 버티고 흉격(胸膈)이 끼룩거려 통하지를 않고 음식이 내려가지 않는다. 음식이 내려가지 않고 흉격(胸膈)이 막혀서 통하지 않는 것은 사(邪)가 위완(胃脘)에 있는 증세이다. 위(胃) 속이 차면 손이 어제(魚際)의 낙맥(絡脈)에 푸른색이 많고, 위(胃) 속이 따뜻하면 붉은색이 많은 것이다.

얼굴에 열이 있는 증세는 족양명(足陽明)이 병들고, 양쪽 발등의 맥(脈)이 견(堅)한 것도 족양명(足陽明)이 병든 것이니 이것이 모두 위맥(胃脈)이기 때문이다. 〈靈樞〉

8. 위병(胃病)의 허실(虛實)일 경우

위맥(胃脈)이 실(實)하면 창기(脹氣)가 있고, 위맥(胃脈)이 허약하면 설사를 한다. 〈內經〉

위(胃) 속의 원기(元氣)가 성하면 약간의 과식을 해도 상하지 않으며 먹을 때가 지나가도 배가 고프지 않고, 비(脾)•위(胃)가 왕성하면 선식(善食)해서 살이 찌고, 비(脾)•위(胃)가 모두 허약하면 먹지를 못하고 몸이 마르며 조금씩 먹어서 현상을 유지한다고 해도 사지(四肢)를 움직이지 못한다. 〈東垣〉

9. 위병(胃病)을 치료할 경우

사람의 몸은 아무런 근본도 없이, 다만 수곡(水穀)으로써 삶을 지속해 가는 것인데 대체로 비(脾)•위는 토(土)에 속하기 때문에 수곡(水穀)을 받아들임이 인간의 근본이 되는 것이다. 〈丹心〉

오미(五味)가 담백하면 신(神)이 상쾌하고, 기(氣)가 깨끗하고 맑다. 〈回春〉

위병(胃病)의 치료에는 음식을 조절하고 한온(寒溫)을 적의(適宜)하며, 징심(澄心)•식려해서 천천히 진기(眞氣)의 회복을 기다려야 한다. 〈東垣〉

위(胃)가 실(實)할 때는 평위산(平胃散)을 쓰고, 위

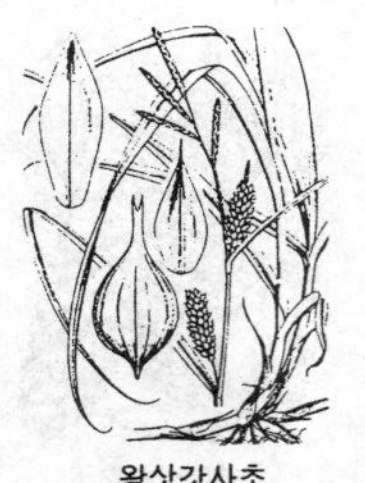
왕삿갓사초

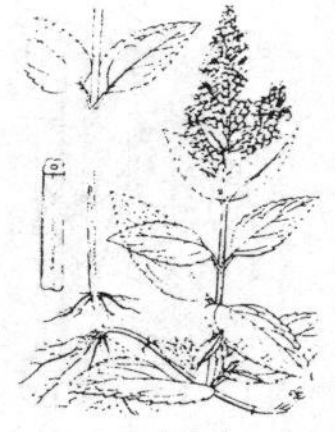
개곽향

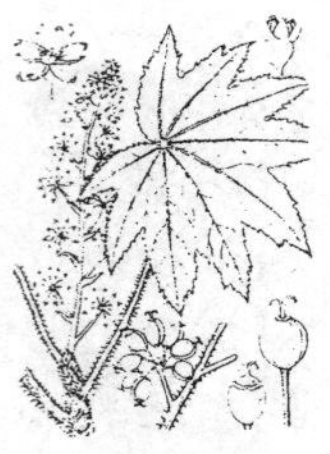
땃두릅나무

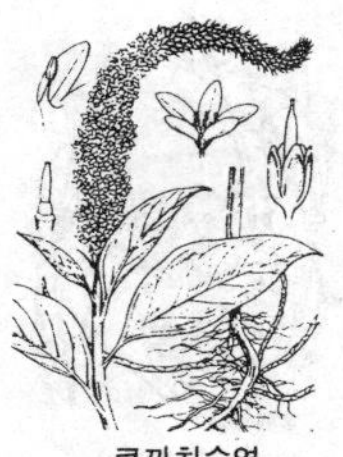
큰까치수염

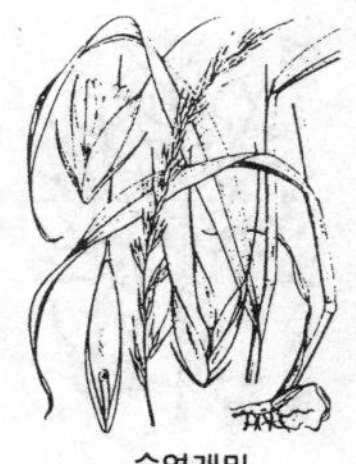
수염개밀

(胃)가 허할 때는 이공산(異功散)과 보중익기탕(補中益氣湯)을 쓰며, 음식을 먹지 못할 때는 양위진식탕(養胃進食湯)을 쓴다.

※ 평위산(平胃散)

효능 : 비(脾)와 위(胃)가 불화(不和)할 때와 음식 생각이 없는 증세와, 심(心)과 복(腹)의 창통(脹痛), 오심(惡心)과 희기(噫氣), 탄산(呑酸)과 면황(面黃), 기수(肌瘦)와 태타(怠惰), 기와(嗜臥), 그리고 자리(自利)가 많고 또는 곽란(霍亂), 오열(五噎), 팔비(八痞), 격기(膈氣), 반위(反胃) 등 여러 가지 증세를 치료하는 약이다.

처방 창출(蒼朮) 2돈, 진피(陳皮) 1돈 4푼, 후박(厚朴) 1돈, 감초(甘草) 6푼을 썰어서 1첩으로 하여 생강 3쪽, 대추 2개를 넣어 물에 달여서 복용한다. 또는 가루로 하여 강조탕(薑棗湯)에 2돈씩 점복(點服)한다. 〈入門〉

평위산(平胃散)은 결렬(決烈)하고 모산(耗散)하는 약으로, 실제는 보위(補胃)하는 약이 아니고 다만 토기(土氣)의 탁한 증세를 씻어 주고 위(胃)를 편안하게 해 주는 것이기 때문에 위기(胃氣)가 편안할 때는 자주 먹지 말아야 한다. 〈丹心〉

※ 이공산(異功散)

효능 : 비(脾)·위(胃)가 허약하고 음식 생각이 없으며 배가 아프면서 자리(自利)할 때에 쓴다.

처방 인삼(人蔘)·백출(白朮)·백복령(白茯苓)·진피(陳皮)·감초(甘草) 각 1돈을 썰어서 1첩으로 지어 생강 3쪽과 대추 2개를 넣어 물에 달여서 먹는다. 〈東垣〉

※ 양위진식탕(養胃進食湯)

효능 : 비(脾)와 위(胃)가 허약하고 음식도 먹지를 못하며, 얼굴이 누렇게 살이 빠지고 가슴이 비민(痞悶)하여 소화가 되지 않고, 트림을 하면 신물이 나오는 등 여러 가지 증세를 치료한다.

처방 창출(蒼朮) 2돈, 인삼(人蔘)·백출(白朮) 각 1돈, 진피(陳皮)·후박(厚朴)·백복령(白茯苓)·감초구(甘草炙) 각 7푼, 신국초(神麴炒)·맥아초(麥芽炒) 각 5푼을 썰어서 1첩으로 하여 생강 3쪽과 대추 2개를 넣어 물에 달여서 먹는다. 또는 가루로 해서 꿀에 오동 열매 크기의 환을 지어 매 2돈을 미음에 조절하여 먹는다. 〈必用〉

10. 위기(胃氣)가 끊어진 경우

위(胃)는 족양명(足陽明)에 해당하는 것이니 그 기(氣)가 끊어지면, 입과 눈이 실룩거리고 잘 놀라며 망언(妄言)을 하고 얼굴빛이 누렇게 되며 상하경(上下經)이 성하고 불인(不仁)하면 바로 죽게 된다. 〈內經〉

위기(胃氣)가 끊기면 5일만에 죽는데, 그것은 척주(脊柱)가 동통(疼痛)을 하고 허리가 무거우며 반복(反覆)을 못하는 증세로 알아야 한다. 〈脈經〉

단방(單方) (27종)

※ 석고(石膏)

위열(胃熱)을 없애 주고 위(胃) 속의 화(火)를 전사(專瀉)한다.

1냥을 물에 달여서 먹거나 또는 물로 걸러서 2돈씩 물에 타서 먹기도 한다. 〈本草〉

※ 갈근(葛根)

개위(開胃)와 하식(下食)을 하고 주독(酒毒)을 풀기도 한다.

물에 달여서 먹거나 물에 걸러서 가루를 만들어 물에 타서 먹는다. 〈本草〉

※ 인삼(人蔘)

위기(胃氣)를 보(補)하고 또는 개위(開胃)와 소화를 시키니, 달여서 먹거나 가루로 하여 먹어도 또한 좋다. 〈本草〉

※ 백두구(白豆蔻)

위랭(胃冷)을 치료하고 수곡(水穀)의 소화를 시키니, 갈아서 가루로 하여 물에 달여서 먹거나 가루로 하여 먹어도 또한 좋다. 〈本草〉

※ 창출(蒼朮)

위(胃)를 강하게 하며 위(胃) 속의 습(濕)을 없애 주니, 달이거나 환으로 하거나 가루로 해서 먹어도 모두 좋다. 〈本草〉

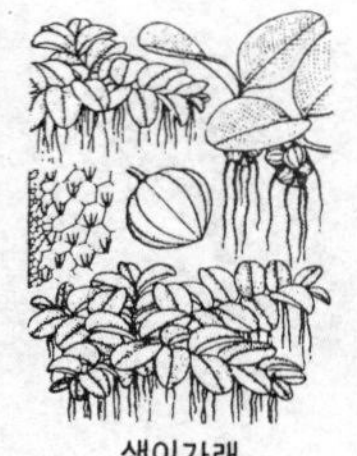
생이가래

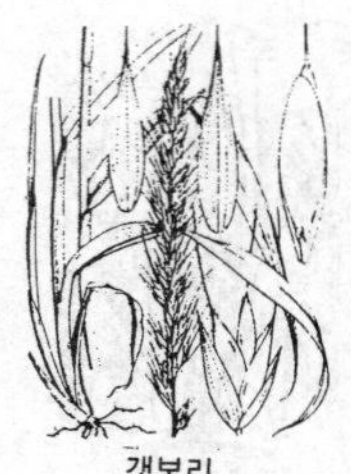
갯보리

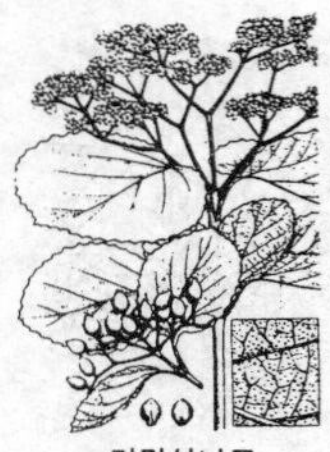
가막살나무

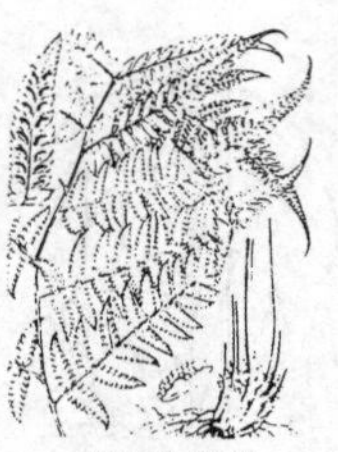
광릉개고사리

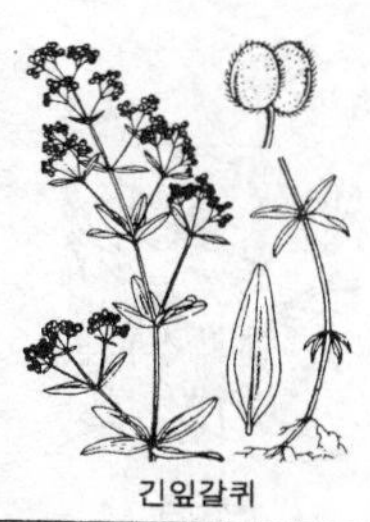
긴잎갈퀴

※ 백출(白朮)
위(胃)를 보(補)하고, 복용 방법은 위와 같다.

※ 대두(大豆)
위(胃) 속의 열비(熱痺)를 없애 주고, 대두황권(大豆黃卷)은 위기(胃氣)를 잘 치료해 준다.

삶아 먹거나 또는 가루로 하여 2돈씩 물에 타서 먹기도 한다. 〈本草〉

※ 정향(丁香)
위(胃)를 따뜻하게 하니, 삶아서 먹거나 또는 가루로 해서 먹는다. 〈本草〉

※ 축사(縮砂)
위(胃)를 따뜻하게 하고 수곡(水穀)의 소화를 시키니, 달여서 먹거나 가루로 하여 먹어도 모두 좋다. 〈本草〉

※ 건강(乾薑)
개위(開胃)와 온위(温胃)를 하니 달이거나, 가루로 하고 또는 환으로 해서 먹어도 모두 좋다. 〈本草〉

※ 대맥(大麥)
평위(平胃)와 개위(開胃)를 하니 밥이나 죽을 끓여서 자주 먹으면 좋다. 또한 대맥(大麥)의 싹은 개위(開胃)와 소화에도 좋다. 〈本草〉

※ 갱미(粳米)
위기(胃氣)를 보(補)하니 흰 죽을 끓여서 자주 먹으면 좋다. 〈本草〉

※ 직미(稷米)
위(胃)를 이롭게 하니 밥이나 죽으로 먹어도 모두 좋다. 〈本草〉

※ 청량미(靑粱米)
위(胃)·비(脾)를 치료하니 무리를 만들어 마시면 효험이 좋다. 〈本草〉

※ 우두(牛肚)
보위(補胃)를 하니 무르익게 삶아 먹으면 좋고, 낙죽(酪粥)도 또한 위(胃) 속의 열(熱)을 없애 주니 자주 먹으면 좋다. 〈本草〉

※ 양육(羊肉)
개위(開胃)를 잘하니 무르익게 삶아 먹는다. 국을 끓여 먹어도 또한 좋다. 양두(羊肚)는 보위(補胃)도 한다. 〈本草〉

※ 황구육(黃狗肉)
위(胃)를 보(補)하고 또 장(腸)과 위(胃)를 두텁게 하니, 무르게 삶아 먹거나 또는 포로 만들어 구워 먹어도 좋다. 〈本草〉

※ 황자계(黃雌鷄)
보위(補胃)를 하니, 무르게 삶거나 죽으로 끓여 먹는다. 〈本草〉

※ 즉어(鯽魚)
위기(胃氣)를 평안하게 보(補)하니, 찌거나 국으로 하거나 회로 만들어 먹어도 다 좋다. 〈本草〉

※ 치어(鯔魚)
개위(開胃)를 하니, 국이나 회로 만들어 먹어도 모두 좋다. 〈本草〉

※ 석수어(石首魚)
개위(開胃)를 하니, 자주 먹으면 좋다. 〈本草〉

※ 우(芋)
개위(開胃)와 관위장(寬胃腸)을 하니, 국으로 끓여서 자주 먹으면 좋다. 〈本草〉

※ 귤피(橘皮)
개위(開胃)를 하니, 차로 끓여 마시거나 가루로 하여 강탕(薑湯)에 점복(點服)을 한다. 〈本草〉

※ 대조(大棗)
위기(胃氣)를 평안하게 하고 장(腸)과 위(胃)를 두텁게 하니, 자주 먹으면 좋다. 〈本草〉

※ 건시(乾柿)

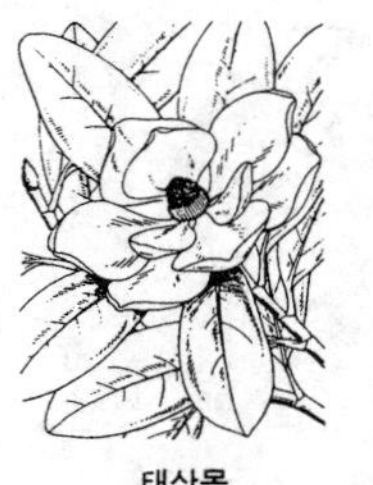
태산목

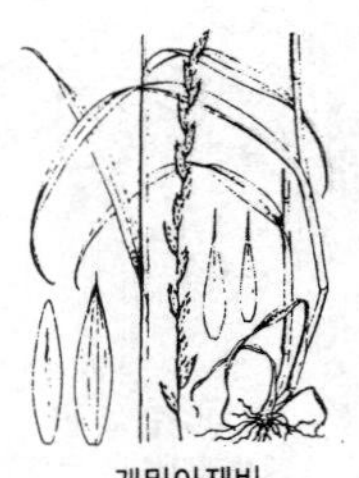
개밀아재비

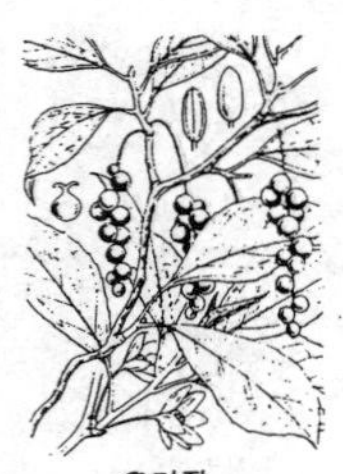
오미자

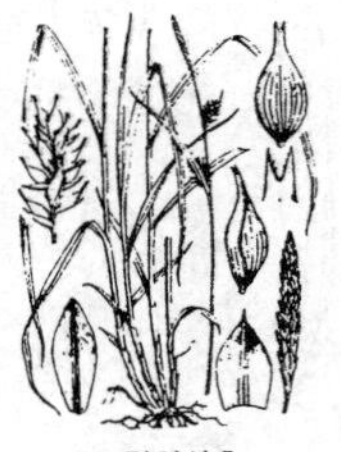
털잎사초

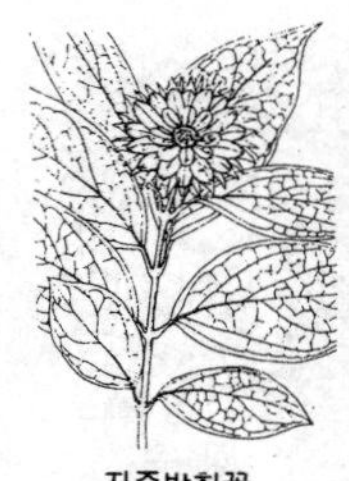
자주받침꽃

개위(開胃)를 하고 장(腸)과 위(胃)를 두텁게 하니, 자주 먹으면 좋다.

※ 부추(韭)

위(胃)속의 열을 없애니 자주 먹으면 좋다. 〈本草〉

十九. 소장(小腸)

1. 소장(小腸)의 형상일 경우

소장(小腸)의 길이는 3장 2척이고, 넓이는 2치반이며, 지름은 8푼반에서 조금 모자라고, 무게는 2근 14냥이 된다. 배꼽 근처의 왼쪽으로 돌아서 16곡(一六曲)으로 쌓여서 곡(穀)을 2말 4되, 물을 6되 3홉반이 되는 분량을 담을 수 있다. 〈靈樞〉

2. 소장(小腸)의 위치일 경우

소장(小腸)이 뒤로는 척주(脊柱)에 붙어 있고, 배꼽에 와서는 왼쪽으로 돌아서 잎처럼 쌓이어 내려간다. 〈靈樞〉

위(胃)의 하구(下口)가 즉 소장(小腸)의 상구(上口)가 되는데 유문(幽門)이라 하고, 배꼽 위로 한 치의 수분혈(水分穴)이 즉 소장(小腸)의 하구(下口)가 된다. 〈入門〉

관원혈(關元穴)이 배꼽 밑 3치에 있으니 이것이 소장(小腸)의 막(膜)이며, 등에서는 소장유(小腸兪)가 척(脊)의 18추 바로 밑의 양쪽 방(傍)에 있으니 이것이 소장의 위치가 된다. 〈銅人〉

3. 소장(小腸)의 임무일 경우

위(胃)가 수곡(水穀)의 소화를 시키면 그 찌꺼기가 위(胃)의 하구(下口)에서부터 소장(小腸)의 상구(上口)에 들어가서 다시 하구(下口)로 와서 청탁(淸濁)한 수액(水液)을 분비하고 또 방광의 상구(上口)에 들어가서 예탁(穢濁)한 것은 다시 대장(大腸)의 상구(上口)로 들어간다. 난경주(難經註)에 이르기를, 「소장과 대장의 그 부근을 난문(闌門)이라.」하니 난(闌)은 분격(分隔)한다는 의미가 된다. 〈入門〉

4. 소장병(小腸病)의 외증(外症)일 경우

입술이 두껍고 인중(人中)이 길면 소장(小腸)도 또한 그러하다. 심(心)이 맥(脈)에 응하는 것이니 피(皮)가 두꺼우면 맥(脈)도 두껍고 맥(脈)이 두꺼우면 소장도 두꺼우며, 피(皮)가 엷으면 맥(脈)도 엷고 맥(脈)이 엷으면 소장(小腸)도 엷으며, 피(皮)가 완(緩)하면 맥(脈)도 완(緩)하고 맥(脈)이 완(緩)하면 소장(小腸)도 크고 길며, 피(皮)가 엷고 맥(脈)이 충(衝)하고 작으면 소장도 작고 짧으며, 제양(諸陽)의 경맥(經脈)도 모두 굴곡이 많은 것은 소장(小腸)이 결(結)한 때문이다. 〈靈樞〉

5. 소장병(小腸病)의 증세일 경우

중기(中氣)가 모자라면 장(腸)도 고명(苦鳴)하니, 소장(小腸)에 병이 있으면 소복(小腹)도 아프고 요(腰)와 척(脊)이 고환(睾丸)을 당겨서 아프며 수시로 이전(耳前)의 열 때문에 고민을 하게 된다. 소장(小腸)이 고환(睾丸)을 당기고 요(腰)와 척(脊)을 잡아당기며 위로 심장(心臟)을 찌르는 것은 사(邪)가 소장(小腸)에 있기 때문이다. 〈靈樞〉

소장(小腸)이 병들면 설사를 한다. 〈內經〉

소장(小腸)에 기(氣)가 있으면 소복(小腹)이 아프고, 소장(小腸)에 혈(血)이 있게 되면 소변이 순조롭지 못하고, 소장(小腸)에 열이 있게 되면 음경(陰莖) 속이 아프다. 〈入門〉

6. 소장병(小腸病)을 치료할 경우

소장(小腸)은 심(心)의 부(腑)가 되니 병이 있으면 통리(通利)를 시켜야 하는데, 도적산(導赤散)과 적복령탕(赤茯苓湯)을 쓰는 것이다.

※ 도적산(導赤散)

효능 : 소장(小腸)의 열과 소변의 해로운 것을 치료한다.

처방 생지황(生地黃)・목통(木通)・감초(甘草) 각 1돈과 청죽엽(靑竹葉) 7장을 넣고 달여서 먹는다. 〈錢乙〉

※ 적복령탕(赤茯苓湯)

효능 : 소장(小腸)의 열과 얼굴이 붉어지고 땀을 많이 흘리는 증세와 소변에 해로운 증세를 치료한다.

처방 목통(木通)・적복령(赤茯苓)・빈랑(檳榔)・생지황(生地黃)・황금(黃芩)・적작약(赤芍藥)・맥문동(麥門冬)・감초(甘草) 각 1돈을 썰어서 1첩으로 지어 생강 5쪽을 넣고 물에 달여서 먹는다. 〈必用方〉

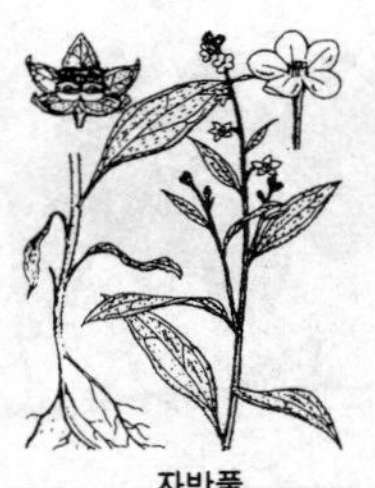
자반풀

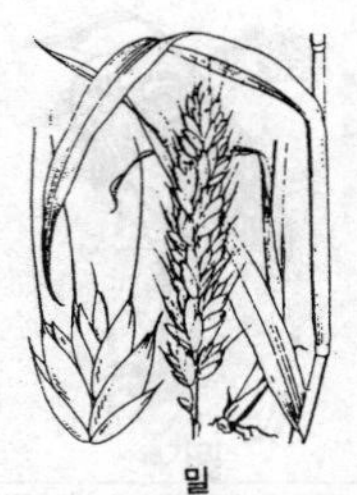
밀

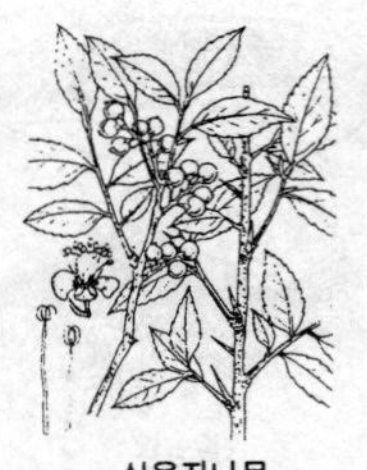
산유자나무

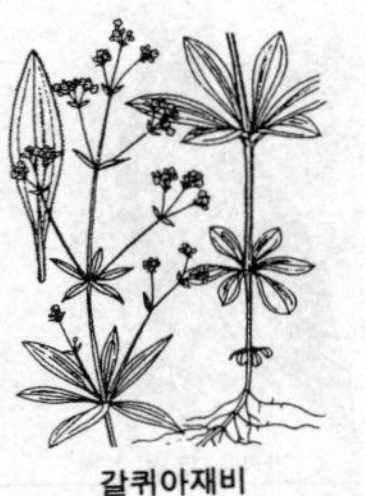
갈퀴아재비

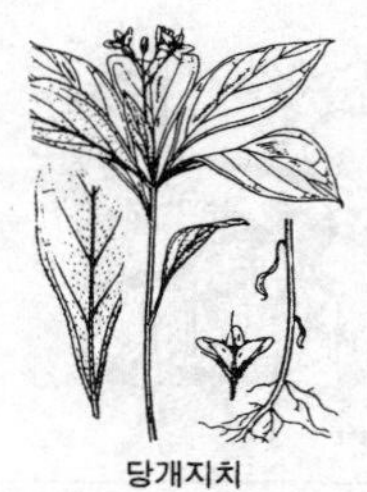
당개지치

7. 소장(小腸)의 기(氣)가 끊긴 경우

소장(小腸)의 기(氣)가 끊기면 6일만에 죽게 되고, 머리털이 곤두서서 마른 삼과 같이 빳빳하고 저절로 흘리는 땀이 그치지를 않는다.

단방(單方) (9종)

※ 택사(澤瀉)

소장(小腸)을 순통하게 하고 소변을 이롭게 하니 물에 달여서 먹는다. 〈本草〉

※ 목통(木通)

소장(小腸)을 통하게 하고 물을 내리게 하니 물에 달여서 먹는다. 〈本草〉

※ 구맥(瞿麥)

심경(心經)을 통하게 하고 소장(小腸)을 이롭게 하는 가장 적절한 약이니 물에 달여서 먹는다. 〈本草〉

※ 연교(連翹)

소장(小腸)을 통하게 하니 물에 달여서 먹는다. 〈本草〉

※ 복신(伏神)

소장(小腸)의 해로운 것을 치료하니 물에 달이거나 가루로 해서 먹는다.

※ 흑두(黑豆)

삶아서 즙을 내어 먹으면 장(腸) 속의 임로(淋露)를 치료하고 또한 장통(腸痛)을 치료하니, 볶아서 더울 때 술에 담갔다가 마셔도 좋다. 〈本草〉

※ 치자(梔子)

소장(小腸)의 열을 치료하니 물에 달여서 먹는다. 〈本草〉

※ 동과즙(冬瓜汁)

소장(小腸)을 이롭게 한다. 〈本草〉

※ 자규즙(煮葵汁)

소장(小腸)을 윤활하게 하니 국이나 나물로 만들어 먹는다. 〈本草〉

二〇. 대장(大腸)

1. 대장(大腸)의 형상일 경우

대장(大腸)은 일명 회장(廻腸), 또는 광장(廣腸)이라고도 하는데 길이가 무려 2장 1척이고, 넓이가 8치이고, 지름이 2치 5푼이며, 무게는 2근 12냥이고, 오른쪽으로 돌아서 16곡(一六曲)을 거듭 쌓이고, 곡(穀) 2되와 수(水) 7되반을 담을 수 있다. 〈難經〉

장(腸)과 위(胃)가 들어가는 곳에서부터 나오는 곳까지의 길이가 6장 4치 4푼이고, 회곡(廻曲)한 구비가 32곡이며 장(腸)과 위(胃)가 합해서 수곡(水穀) 8말 7되 6홉 8푼의 1홉을 받게 된다. 〈難經〉

2. 대장(大腸)의 위치일 경우

대장(大腸)이 뒤로는 척(脊)에 붙어서 소장의 찌꺼기를 받고, 배꼽에서부터 오른쪽으로 돌아서 위아래로 거듭 쌓이고 하구(下口)는 항문에 이어져 있다. 〈入門〉

천추(天樞)의 2혈(二穴)은 대장(大腸)의 막이니 배꼽 근처의 각 3치 되는 곳에 있고, 배(背)에 있어서는 대장유(大腸兪)가 척(脊)의 제 16추 밑의 양옆에 있으니 이것이 대장(大腸)의 위치가 된다. 〈銅人〉

3. 대소장(大小腸)의 연계(連系)일 경우

대장(大腸)과 소장(小腸)의 계(系)가 명치 아래와 등골뼈로부터 심(心)•신(腎)•방광에 이어지게 되어 지막(脂膜)과 근락(筋絡)이 산포(散布)하여 싸고 있다. 그러나 각각 문리(紋理 : 주름살)를 나누어 대소장(大小腸)과 방광을 연락하고 있으며, 거기에 얽힌 가는 맥(脈)은 기혈(氣血)과 진액(津液)을 유주(流注)시키는 길이 되고 있다. 〈入門〉

4. 대장병(大腸病)의 외증(外症)일 경우

비수(鼻隧)의 길이로써 대장(大腸)을 측지(測知)한다. 폐(肺)가 피(皮)를 주관하니 피(皮)가 후(厚)하면 대장(大腸)도 두텁고, 피(皮)가 엷으면 대장(大腸)도 엷으며, 피(皮)가 완(緩)하고 배의 둘레가 크면 대장도 크고 길며, 피(皮)가 급하면 대장(大腸)도 급하고 짧으며, 피(皮)가 활(滑)하면 대장(大腸)도 곧고, 거죽과 살이 서로 떨어지

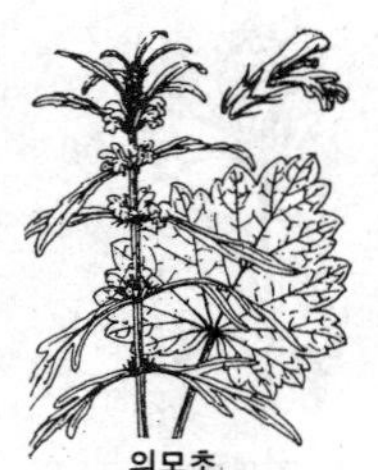
의모초

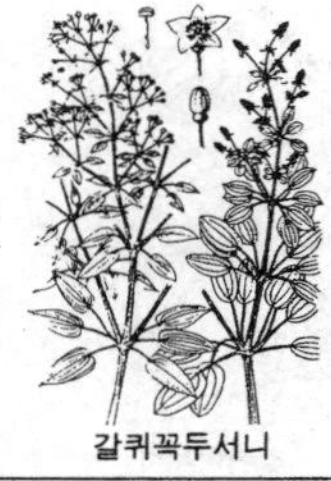
갈퀴꼭두서니

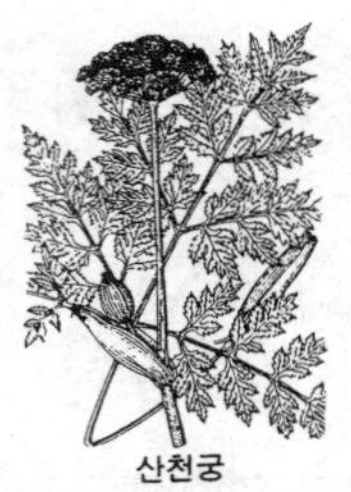
산천궁

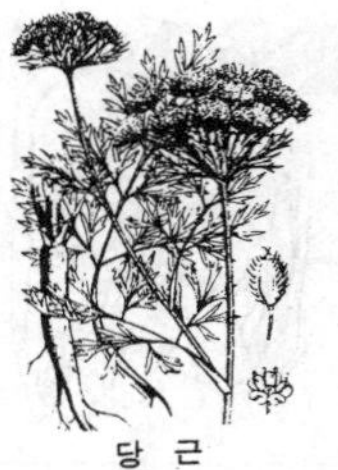
당 근

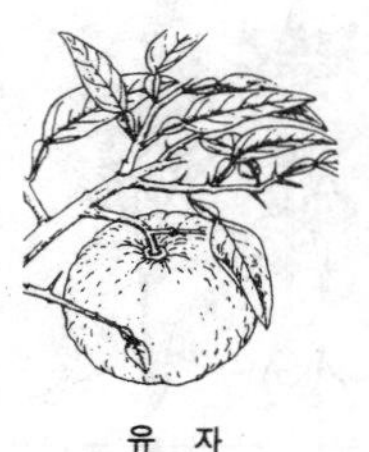
유 자

지 않으면 대장(大腸)도 결(結)한다. 천추(天樞) 밑으로 횡골(橫骨)에 닿기까지 길이가 6치반이 되니 이보다 더 길면 회장(廻腸)이 광대하고, 모자라면 좁고 짧은 것이다. 〈靈樞〉

5. 대장병(大腸病)의 증세일 경우

대장(大腸)이 병들면 장(腸)이 끊어질 듯이 아프고 울리며, 겨울에 거듭 감한(感寒)이 되면 곧 설사를 하고 배꼽이 아파서 오래 서 있지를 못한다. 배가 아프고 장(腸)이 울며 기(氣)가 상충(上衝)하고 가슴이 헐떡거리므로 오래 서 있지 못하는 것은 사(邪)가 대장에 있기 때문이다. 장(腸) 속이 차면 장(腸)이 울고 설사를 하며, 장(腸) 속이 더우면 누런 것이 나오는데 미음과 같다. 〈靈樞〉

대장(大腸)과 소장(小腸)이 모두 손설(飧泄)을 하는데, 장비(腸痺)는 자주 마시고 배설은 비정상이 되며 기(氣)가 헐떡거리는 것이 심해지고 간간이 손설(飧泄)을 한다. 〈內經〉

대장(大腸)이 차면 목당(鶩溏 : 오리똥)같은 것이 많고, 열이 있으면 장구(腸垢)가 끼게 된다. 〈仲經〉

장(腸)이 허약하면 울고 또 한기(寒氣)가 상박(相搏)하게 되면 장(腸)이 울게 된다. 〈入門〉

6. 대장병(大腸病)을 치료할 경우

황제(黃帝)가 묻기를, 「위(胃)는 열을 싫어하고 청랭(淸冷)을 좋아하며 대장(大腸)은 청랭(淸冷)을 싫어하고 열을 좋아하니 양쪽이 조화가 안 되는데 어떻게 섭양(攝養)해야 하는가?」 기백(岐伯)이 답하기를, 「이것을 조양(調養)하는 것은 음식과 의복을 조절하고 또는 한온(寒温)도 적절하게 조절하는 수밖에 없다.」

한(寒)은 처창(凄滄 : 싸늘한 것)을 피해야 되고 더위에는 땀나는 행동을 하지 말아야 하며, 음식은 차도 싸늘한 것과 더위에도 따끈따끈한 것을 먹지 말아야 하니 한온(寒温)이 적중(適中)하게 되면 기(氣)가 정상을 유지하여 사벽(邪僻)이 생기지 않는다. 〈靈樞〉

대장(大腸)이 더울 때는 사백탕(瀉白湯)을 쓰고, 찰 때에는 실장산(實腸散)을 쓴다.

❊ 사백탕(瀉白湯)

효능 : 대장 실열(大腸實熱) • 제복통(臍腹痛) • 통창불통(痛脹不痛)을 치료해 준다.

처방 생지황(生地黃) 2돈, 적복령(赤茯苓) • 망초(芒硝) 각 1돈, 진피(陳皮) • 죽여(竹茹) • 황금(黃芩) • 치자(梔子) • 황백(黃柏) 각 5푼에 생강 3쪽과 대추 2개를 넣어 물에 달여서 먹는다. 〈入門〉

❊ 실장산(實腸散)

효능 : 대장 허한(大腸虛寒)과 복통 • 설사를 치료한다.

처방 후박(厚朴) • 육두구외(肉豆蔻煨) • 가자피(訶子皮) • 축사연(縮砂硏) • 진피(陳皮) • 창출(蒼朮) • 적복령(赤茯苓) 각 1돈, 목향(木香) • 감초구(甘草灸) 각 5푼을 썰어서 1첩으로 지어 생강 3쪽과 대추 2개를 넣어 물에 달여서 먹는다. 〈直指〉

7. 대장(大腸)의 기(氣)가 끊긴 경우

대장기(大腸氣)가 끊어지면 치료를 못하는데, 그것은 설리(泄利)가 항도(恒度)가 없이 흐르다 그치게 되면 죽게 된다. 〈脈經〉

단방(單方) (24종)

❊ 가자피(訶皮)

삽장(澁腸)과 지설(止泄)을 하니 달여서 쓰거나 가루로해서 먹으면 좋다. 〈本草〉

❊ 황구두골(黃狗頭骨)

설리(泄利)가 그치고, 대장(大腸)의 활탈(滑脫)을 견고히 한다. 누렇게 불에 구워서 가루로 하여 미음에 섞어서 먹거나 또는 환으로 해서 먹는다. 〈本草〉

❊ 오배자(五倍子)

장허(腸虛)를 치료하고 장(腸)을 삽(澁)하게 하며 장(腸)의 활탈(滑脫)을 견고하게 하니, 가루로 하여 쓰거나 또는 환으로 해서 먹는다. 〈本草〉

❊ 석류각(石榴殼)

삽장(澁腸)을 하고 지설(止泄)을 하니 달이거나 가루로 해서 먹는다. 〈本草〉

❊ 진창미(陳倉米)

삽장위(澁腸胃)와 조위(調胃)를 하니 밥이나, 죽이나,

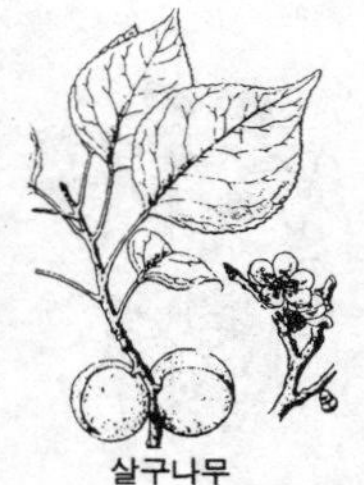

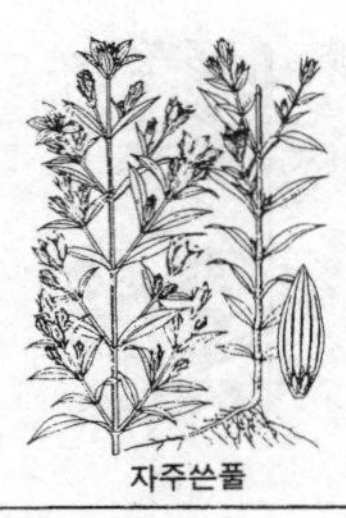

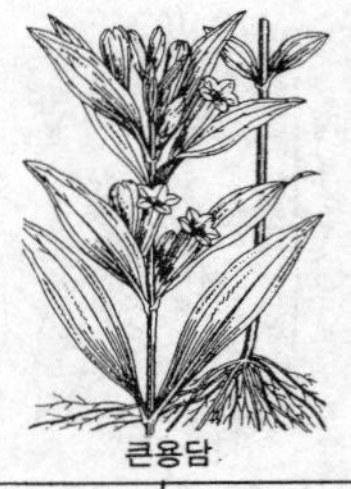

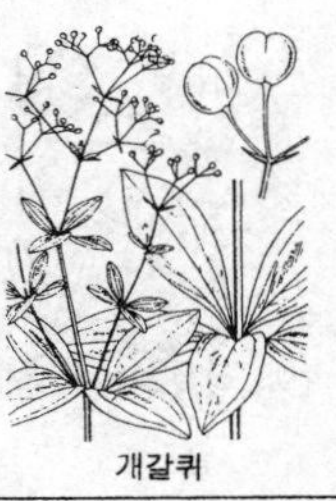

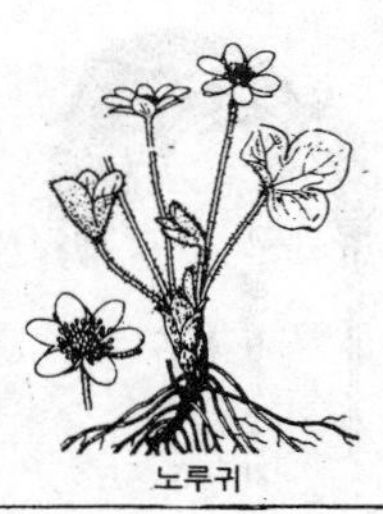

마실 것으로 해서 먹는다. 〈本草〉

※ 속미구(粟米糗)
대장(大腸)을 실(實)하게 하니 미숫가루로 만들어 물에 타서 먹으면 좋다.

※ 오매(烏梅)
삽장(澁腸)을 하니 차로 끓여서 마신다. 〈本草〉

※ 상실(橡實)
장(腸)과 위(胃)를 두텁게 하고 장(腸)을 삽(澁)하게 하니 가루로 하여 미음에 타서 먹고 또는 환으로 하여 먹으면 좋다. 〈本草〉

※ 모려분(牡蠣粉)
대소장(大小腸)을 삽(澁)하게 하니 가루로 하여 미음에 타서 먹거나 또는 환으로 해서 먹으면 좋다. 〈本草〉

※ 욱리인(郁李仁)
장(腸) 속의 결기(結氣)를 치료하니 가루로 하여 물에 타서 먹는다. 〈本草〉

※ 대황(大黃)
대소장(大小腸)을 이롭게 하니 달이거나 환으로 해서 먹는다. 〈本草〉

※ 속수자(續隨子)
대소장(大小腸)을 이롭게 하니 가루로 해서 먹거나 환으로 해서 먹기도 한다. 〈本草〉

※ 상백피(桑白皮)
대소장(大小腸)을 이롭게 하니 물에 달여서 먹는다. 〈本草〉

※ 치자(梔子)
대소장(大小腸)의 많은 열을 치료하니 달이거나 가루로 해서 먹는다. 〈本草〉

※ 도화(桃花)
대소장(大小腸)을 이롭게 하니 떨어진 꽃을 주워서 면(麵)에 섞어 소병(燒餠)을 만들어 먹으면 아주 좋다. 〈子和〉

※ 지마유(脂麻油)
즉, 향유(香油)이다. 대소장(大小腸)을 순통하게 하니 그냥 먹거나 또는 깨죽에 타서 먹기도 한다. 〈本草〉

※ 마인(麻仁)
대장(大腸)의 풍열(風熱)과 변비를 치료하니 물에 갈아서 즙을 내어 마시거나 또는 죽으로 끓여서 먹는다. 〈本草〉

※ 수근(水芹)
대소장(大小腸)을 이롭게 하니 그 줄기와 잎을 찧어서 즙을 마시거나 나물을 만들어서 자주 먹으면 아주 좋다. 〈本草〉

※ 사순(絲蓴)
대소장(大小腸)의 허기(虛氣)를 보(補)해 주니 국이나 김치를 만들어서 먹는다. 〈本草〉

※ 총백(葱白)
대소장(大小腸)을 순통하게 하니 즙을 짜서 마시거나 삶아서 그 물을 마신다. 〈本草〉

※ 동과(冬瓜)
대소장(大小腸)을 이롭게 하니 국을 끓이거나 김치를 만들어 먹으면 좋다. 〈本草〉

※ 숭채(菘菜)
장(腸)과 위(胃)를 이롭게 하니 국을 끓이거나 김치를 만들어 자주 먹으면 좋다. 〈本草〉

※ 우유(牛乳)
대장(大腸)을 이롭게 하니 죽을 끓여서 먹거나 또는 그냥 마셔도 좋다. 〈本草〉

※ 동자뇨(童子尿)
대장(大腸)을 이롭게 하니 생강즙과 감초가루를 조금 타서 먹으면 좋다. 〈本草〉

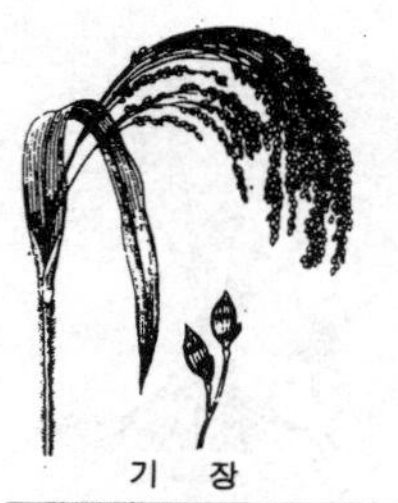
기 장

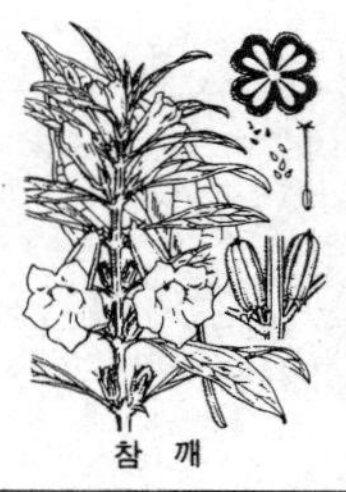
참 깨

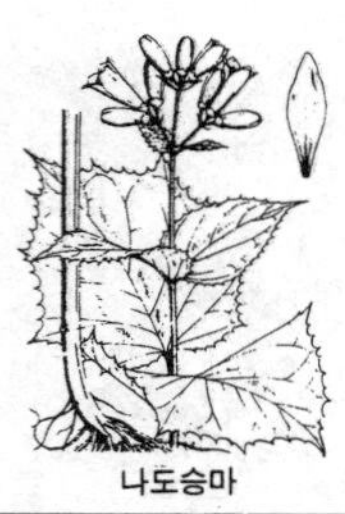
나도승마

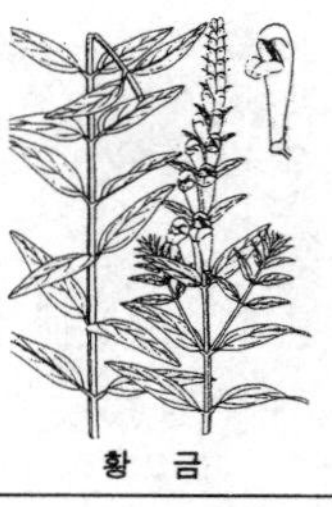
황 금

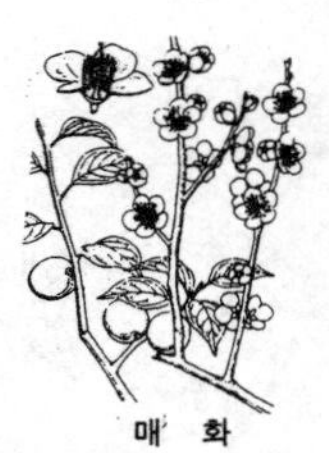
매 화

二一. 방광(膀胱)

1. 방광의 형상일 경우

방광(膀胱)은 비어 있기 때문에 물을 받아서 진액(津液)의 부(腑)가 된다. 상구(上口)는 있고 하구(下口)는 없으며, 기해(氣海)의 기(氣)를 얻어서 시화(施化)를 하면 대소변이 유주 설사(流注泄瀉)를 하고, 기해(氣海)의 기(氣)를 토하여 모자라면 비삽(秘澁)해서 통하지 못한다. 상구(上口)의 넓이가 2치반이고, 중간 넓이가 9치인데 오줌을 9되 9홉을 담고 무게가 9냥 2수가 된다. 〈難經〉

2. 방광의 위치일 경우

방광은 소복(小腹) 속에 있다. 〈靈樞〉

중극(中極)의 2혈(二穴)이 방광의 막이 되는데 배꼽 아래로 4치 떨어진 곳에 있다. 등에 있어서는 방광유(膀胱兪)가 척(脊)의 제19추 밑의 양쪽 곁에 있다. 이것이 방광의 위치가 된다. 〈銅人〉

3. 방광의 전수(傳受)일 경우

수액(水液)이 소장(小腸)에서부터 분비되어 즙이 되어서 방광 속으로 들어가면 포기(胞氣)가 화(化)하여 오줌을 만들어서 새어 나가게 한다. 〈內經〉

방광이 비록 진액(津液)의 부(腑)가 되지만 진액(津液)을 수성(受盛)하는 데는 방광 속에 있는 포(胞)가 맡아서 한다. 그리하여 유찬(類纂)에서 이르기를, 「방광은 포(胞)의 실(室)이라」고 하였다. 〈東垣〉

4. 방광병의 외증(外症)일 경우

비(鼻)의 구멍이 밖으로 드러나면 방광이 누설 된다. 〈靈樞〉

신(腎)은 뼈에 응(應)하므로, 살갗이 조밀하고 피부가 두꺼워지면 삼초 방광(三焦膀胱)이 두껍고, 살갗이 굵고 피부가 엷으면 삼초 방광(三焦膀胱)이 엷고, 주리(腠理)가 성글면 삼초 방광(三焦膀胱)이 느리며, 피부가 급하고 가는 털이 없으면 삼초 방광(三焦膀胱)이 급하고, 가는 털이 예쁘고 굵으면 삼초 방광(三焦膀胱)이 곧으며, 가는 털이 성글면 삼초 방광(三焦膀胱)이 맺혀진다. 〈靈樞〉

5. 방광병의 증세일 경우

방광에 병이 들면 소복(小腹)의 한쪽이 부어서 아프고 손으로 만지면 곧 소변을 하고 싶어 소변을 누려고 해도 나오지 않으며, 어깨에 열이 나고 맥(脈)이 빠져드는 것 같으며, 작은 발가락의 외렴(外廉)과 정강이와 발꿈치가 모두 열이 난다. 〈靈樞〉

방광이 이롭지 못하면 융폐(癃閉)하여 불약(不約)할 때는 소변이 저절로 흘러나온다. 〈內經〉

방광이 병들면 하초(下焦)에 열이 맺히고 소복(小腹)이 고만(苦滿)하며 포(胞)가 전(轉)하여 소변이 이롭지 못하고 발광을 하며, 하초(下焦)가 냉하면 습담(濕痰)이 상일(上溢)해서 타담(唾痰)을 많이 하고 소변이 임력(淋瀝)하고 또는 유뇨(遺尿)를 하게 된다. 〈入門〉

6. 방광병을 치료할 경우

방광이 허하면 소변을 그치지 못하니 기제환(旣濟丸)•가감팔미탕(加減八味湯)에 산수유(山茱萸)를 더하여 오약(烏藥)•익지인(益智仁)•파고지(破故紙)를 더하고 〔처방은 신장문(腎臟門) 참조〕, 실(實)하면 소변이 통하지 않으므로 익원산(益元散)〔처방은 서문(署門) 참조〕과 규자탕(葵子湯)을 쓰며 또한 오령산(五苓散)을 방광의 주된 약으로 쓴다.

※ 기제환(旣濟丸)

효능 : 방광이 허할 때와 소변을 참지 못하는 증세를 치료한다.

처방 토사자주제(兎絲子酒製)•익지인초(益智仁炒)•백복령(白茯苓)•구자초(韭子炒)•육종용주세(肉蓯蓉酒洗)•당귀(當歸)•숙지황(熟地黃) 각 5돈, 황백(黃柏)•지모병염초(知母並鹽炒)•모려하(牡蠣煆)•산수유주증거핵(山茱萸酒蒸去核) 각 3돈, 오미자(五味子) 1돈을 가루로 하고 주면호(酒麵糊)에 오동 열매 크기의 환을 하여 공복에 염탕(鹽湯)으로 100알씩을 먹는다. 〈醫鑑〉

※ 규자탕(葵子湯)

효능 : 방광의 실열(實熱)과 소변이 통하지 않는 증세를 치료한다.

처방 규자(葵子)•적복령(赤茯苓)•저령(猪苓)•지실(枳實)•구맥(瞿麥)•활석(滑石)•목통(木通)•황금(黃芩)•차전자(車前子)•감초(甘草) 각 1돈을 가루로

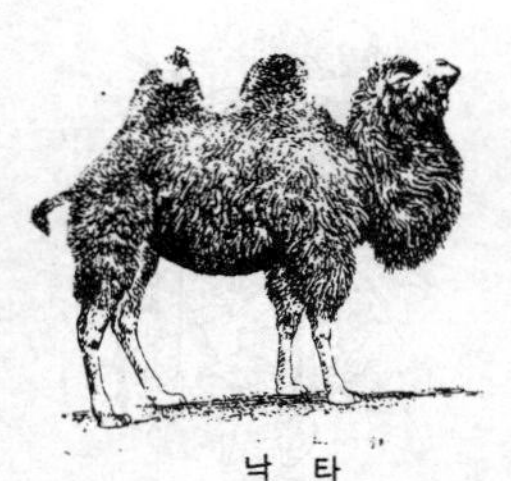
낙 타

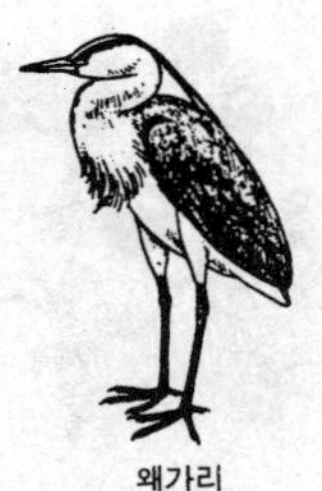
왜가리

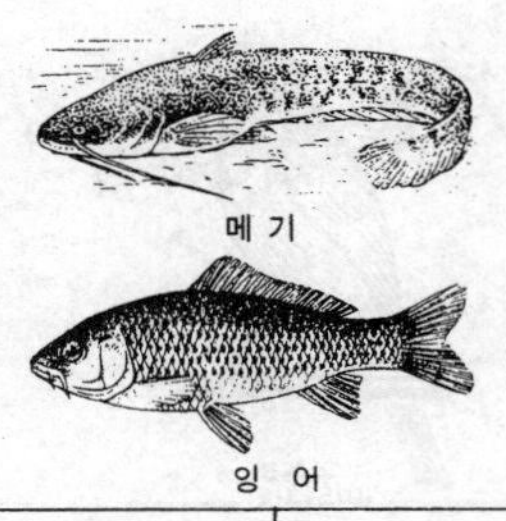
메 기
잉 어

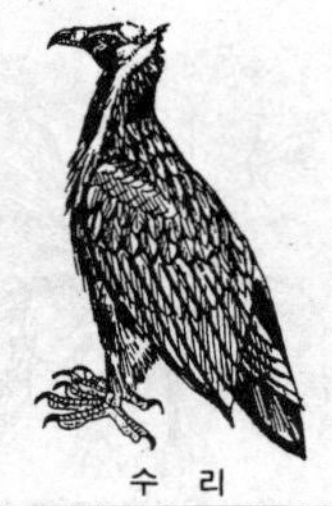
수 리

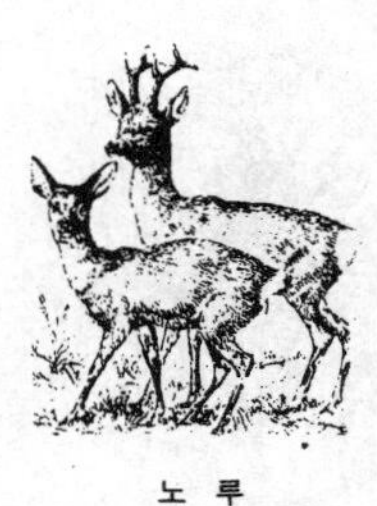
노 루

하여 생강 5쪽을 넣고 물에 달여서 먹는다. 〈濟生〉

7. 방광의 기(氣)가 끊어진 경우

유뇨(遺尿)를 하고 미친 소리를 하며 눈이 뒤집혀지고 멍하니 바라보는 것은 방광의 기(氣)가 끊어진 증세이다. 방광의 맥(脈)이 족태양(足太陽)이 되기 때문에 끊어지면 눈이 뒤집혀지고 사지(四肢)가 뒤틀어지며 살빛이 창백하고 식은땀이 나는데 식은땀이 나면 죽게 된다. 〈內經〉

단방(單方) (17종)

※ 택사(澤瀉)
방광의 열을 이롭게 하며 수도(水道)를 잘 통하게 하니 물에 달여서 먹는다. 〈本草〉

※ 회향(茴香)
방광을 따뜻하게 하고 냉기를 없애 주니 가루로 하여 점복(點服)하거나 또는 달여서 먹는다. 〈本草〉

※ 방기(防己)
방광의 열을 없애 주니 썰어서 물에 달여 먹는다. 〈本草〉

※ 석위(石韋)
방광의 심한 열을 치료해 주니 물에 달여서 먹는다. 〈本草〉

※ 지부자(地膚子)
방광의 열을 주로 치료하고 소변을 이롭게 하니 물에 달이거나 가루로 하여 먹는다. 〈本草〉

※ 구맥(瞿麥)
방광의 사역(邪逆)을 없애고 소변을 순통하게 하니 물에 달여서 먹는다. 〈本草〉

※ 백자인(柏子仁)
방광의 냉(冷)과 농숙수(膿宿水)를 없애 주니 가루로 하거나 환을 만들어 먹는다. 〈本草〉

※ 위령선(威靈仙)
방광의 숙농(宿膿)과 오수(惡水)를 없애 주니 가루로 하거나 달여서 먹는다. 〈本草〉

※ 욱리인(郁李仁)
방광의 급통(急痛)을 치료하니 가루로 하거나 환을 만들어 먹는다. 〈本草〉

※ 청귤피(靑橘皮)
방광의 유열(留熱)과 정수(停水)를 없애 주니 달이거나 가루로 하여 먹는다. 〈本草〉

※ 황백(黃柏)
방광의 열을 없애고 하규(下竅)를 이롭게 하니 달이거나 또는 환으로 해서 먹는다. 〈本草〉

※ 오약(烏藥)
방광과 신간(腎間)의 냉통(冷痛)을 치료하니 달이거나 가루로 해서 먹는다. 〈本草〉

※ 초목(椒目)
방광의 급(急)함을 주로 치료하니 가루나 환을 만들어 먹는다. 〈本草〉

※ 저신(猪腎)
방광의 순통을 이롭게 하고 또한 보해 주니 삶아서 먹거나 즙을 내어 먹는다. 〈本草〉

※ 오수유(吳茱萸)
방광을 따뜻하게 해 주니 물에 달여서 먹으면 좋다. 〈本草〉

※ 곤포(昆布)
방광의 급(急)함을 치료하고 수기(水氣)가 내리지 못하는 데 쓴다. 4냥을 썰어서 총백(葱白) 3줄기를 넣고 무르도록 삶아서 생강·후추·소금을 섞어서 먹는다. 〈本草〉

※ 어회(魚膾)
방광의 물을 없애 주니 강(薑)·초(醋)·산(蒜) 등 양

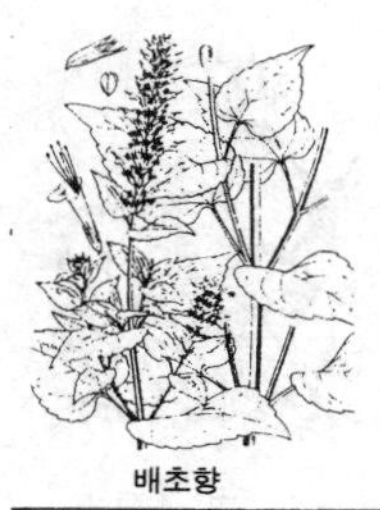
배초향

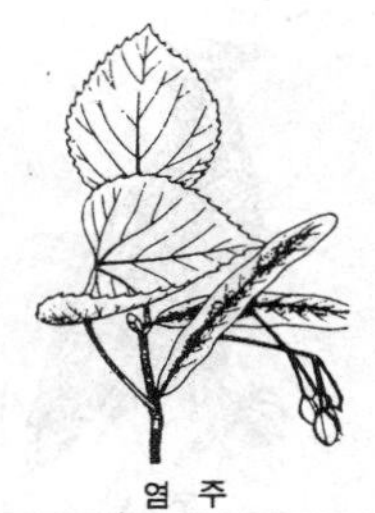
염 주

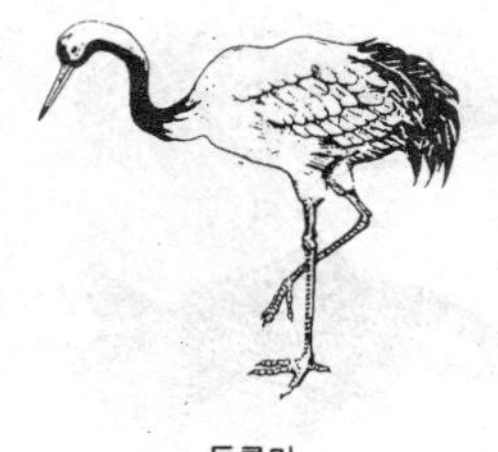
두루미

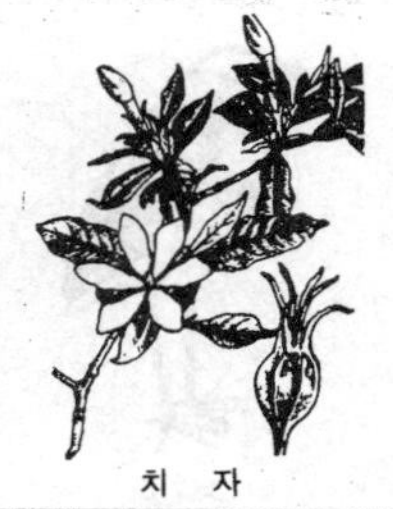
치 자

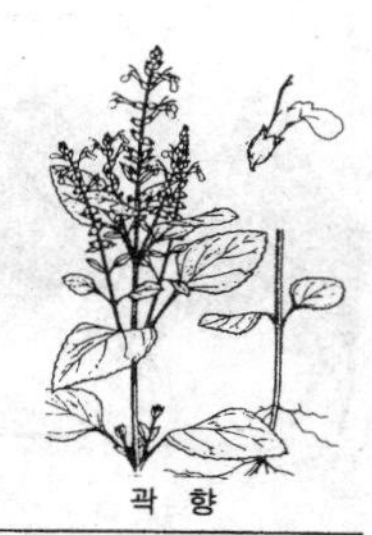
곽 향

념을 고루 섞어서 먹는다. 〈本草〉

二二. 삼초(三焦)

1. 삼초(三焦)의 형상일 경우

상초(上焦)는 안개와 같으며, 중초(中焦)는 거품과 같고, 하초(下焦)는 도랑과 같은 것이다. 〈靈樞〉

상초(上焦)는 주로 양기(陽氣)를 내어서 피부와 분육(分肉 : 피부와 뼈의 중간 부분의 살을 말함)의 사이를 따뜻하게 하여 무로(霧露)가 증발하는 것과 같으니 상초(上焦)는 안개와 같다고 말하는 것이다.

중초(中焦)는 주로 수곡(水穀)을 변화시켜서 그 정미(精微)한 기운이 위로 폐(肺)에 들어가게 하고 피가 되어 경수(經隧)에 운행을 하며, 오장(五臟)을 번영하게 해서 전신을 두루 돌고 있는 것이 마치 거품과 같으므로 중초(中焦)는 거품과 같다고 말한 것이다. 하초(下焦)는 주로 대소변을 통리하여 적기에 전해 내려서 배출하면 다시 받아들이지 않고 비색(秘塞)한 것을 개통하니 하초(下焦)를 도랑과 같다고 말한 것이다. 〈入門〉

삼초(三焦)는 강자〔腔子 : 심장(心臟)을 주로한 장부(臟腑)의 중간(中間)〕를 주관하고 또한 장(腸)과 위(胃)의 총사령관이 된다. 가슴의 황막〔肓膜 : 흉격막(胸膈膜)〕에서부터 위를 말하여 상초(上焦)라 하고, 황막(肓膜)의 아래에서 배꼽의 위를 말하여 중초(中焦)라 하며, 배꼽의 밑을 말하여 하초(下焦)라 하는데 통틀어 말하기를 삼초(三焦)라고 한다. 〈正傳〉

2. 삼초(三焦)의 위치일 경우

상초(上焦)는 심하(心下)와 하격(下膈)과 위(胃)의 상구(上口)에 있어서 주로 받아들이는 것을 맡아서 내보내지〔出〕는 않으며, 그의 주관하는 부분은 단중(膻中)과 옥당〔玉堂 : 혈명(穴名)〕 밑의 1치 6푼, 즉 양쪽 젖 사이의 움푹한 곳에 위치한다. 중초(中焦)는 위(胃)의 중완(中脘)을 주관해서 수곡(水穀)을 소화시키므로 그의 주관은 배꼽 곁에 있다. 하초(下焦)는 배꼽 아래와 방광의 위에 있어서 맑고 탁한 것을 분별하여 반출(搬出)해 가는 전도(傳道)의 역할을 맡고 있기 때문에 그의 위치는 배꼽 아래의 1치에 위치한 것이다. 〈難經〉

머리에서 심장에 닿기까지가 상초(上焦)의 위치가 되며, 심장에서 배꼽까지가 중초(中焦)의 위치이고, 배꼽에서 발까지가 하초(下焦)의 위치가 된다. 〈海藏〉

삼초(三焦)의 부(腑)는 기충(氣衝)에 있고, 기충(氣衝)은 즉 음양(陰陽)의 도로이며 족양명(足陽明)이 일어나는 곳이다. 수곡(水穀)을 소화하고, 그의 작용은 12경락(十二經絡)을 관통하며 위아래를 왔다 갔다하여 기혈(氣血)을 운영하기 때문에 이것을 징험(徵驗)해서 기충(氣衝)이 삼초(三焦)의 행기(行氣)하는 부(腑)가 된다는 것을 알 수 있다. 〈入門〉

상·중·하 삼초(三焦)가 통해서 일기(一氣)가 되어 신체의 전부를 호위한다. 삼초(三焦)는 정부(正腑)가 아니기 때문에 형태는 없고 쓰는 것만 있다. 〈東垣〉

3. 삼초(三焦)의 전수(傳受)일 경우

상초(上焦)는 위(胃)의 상구(上口)에서 출발하여 목구멍의 그 위를 모두 합해서 흉격(胸膈)을 관통하여 가슴의 모두를 거치고 겨드랑을 거쳐서 태음(太陰)의 분(分)을 따라 양명(陽明)에 돌아오고, 위로는 혀 아래의 족양명(足陽明)에 닿아서 항상 영(榮)과 같이 양(陽)의 25번 정도 운행하고 또 음(陰)의 25번 정도로 운행하여 1주(一周)하고 회복해서 다시 수태음(手太陰)에 대회(大會)하는데 이것을 위기(衛氣)라 한다. 중초(中焦)는 위 속에서부터 상초(上焦)의 뒤를 거쳐서 수기(受氣)하여 조박(糟粕)을 분비하고 진액(津液)을 훈증(熏蒸)함으로써 정미(精微)한 것을 화성(化成)하여 위로 폐맥(肺脈)에 관주(灌注)하면 이것이 피가 되어서 신체를 받드는 것인데 오로지 경수(經隧)를 운행하므로 이것을 영기(榮氣)라 한다. 하초(下焦)는 회장(廻腸)을 들러서 방광에 들어가기 때문에 수곡(水穀)이 항상 위(胃) 속에 머물러서 조박(糟粕)을 만들어 대장(大腸)에 전해 내리고, 하초(下焦)의 근원을 만들어 삼입(滲入)하고 분비하여 즙을 내려보내 방광까지 닿게 한다. 〈靈樞〉

상초(上焦)가 안개와 같은 것은 기(氣)이고, 하초(下焦)가 도랑과 같은 것은 혈(血)이며, 중초(中焦)는 기혈(氣血)을 분배해 주는 곳이다. 〈東垣〉

심(心)과 폐(肺)는 상초(上焦)가 없다면 영위(榮衛)를 어떻게 주관하며, 비(脾)와 위(胃)는 중초(中焦)가 없다면 수곡(水穀)을 어떻게 소화하며, 간(肝) 신(腎)은 하초(下焦)가 없다면 진액을 어떻게 소결(疎決)하겠는가? 삼초(三焦)란 것은 수곡(水穀)의 도로이고, 기(氣)의 종시(終始)인 동시에 무형(無形)한 용체(用體)로서 모든 기(氣)를 주로 지니고 있다. 〈入門〉

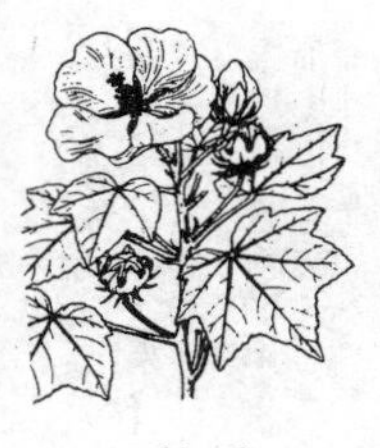
부 용

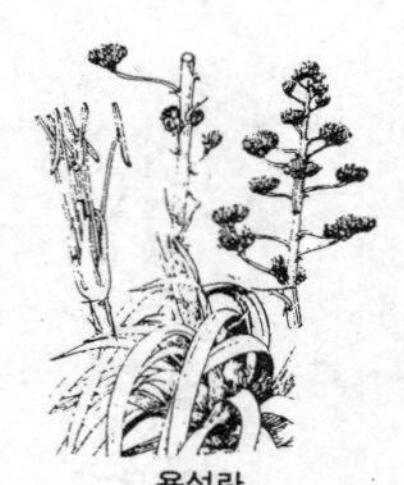
용설란

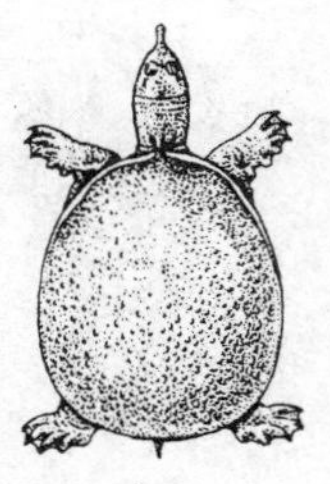
자 라

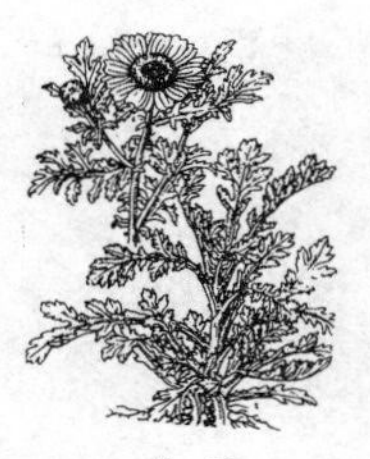
쑥 갓

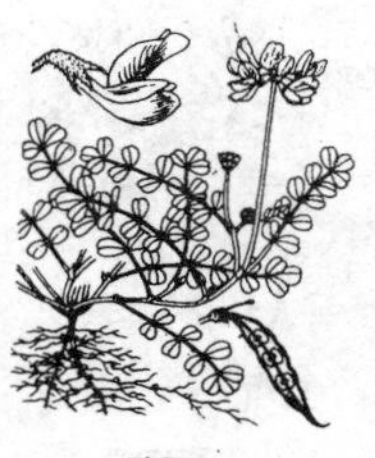
자운영

4. 삼초병(三焦病)의 외증(外症)일 경우

콧대의 중앙이 불룩하게 올라오면 삼초(三焦)가 맺히는 것이다. 〈靈樞〉

삼초(三焦)의 외증(外症)은 방광에 상세히 서술되어 있다.

5. 삼초병(三焦病)의 증세일 경우

삼초(三焦)가 병이 들면 복기(腹氣)가 가득하고 소복(小腹)이 더욱 딴딴해서 소변이 어렵고 급하며, 그것이 넘치면 수류(水留) 즉 창(脹)이 되니, 소복(小腹)이 아프고 부어서 소변을 못 누는 것은 삼초(三焦)가 맺혀서 사(邪)를 보내기 때문이다. 〈靈樞〉

상초(上焦)가 안개와 같다는 것은 안개가 흩어지지 않으면 천만(喘滿)이 되니 이것은 반출(搬出)만 하고 납입(納入)이 없기 때문이고, 중초(中焦)가 거품과 같다는 것은 거품이 이롭지 않으면 유음(留飮)이 되고 유음(留飮)이 흩어지지 않으면 중만(中滿)이 되어 위에서 들이지〔納〕를 못하고 밑으로 내지〔出〕도 못하는 것이며, 하초(下焦)가 도랑과 같다는 것은 도랑이 흐르지를 못하면 꽉 차서 착란(錯亂)하는 것과 같으니 이것은 위에서는 받아들여도 밑에서는 배설을 못하기 때문이다. 〈海藏〉

하초(下焦)가 넘쳐흐르면 물이 된다. 〈內經〉

삼초(三焦)는 병화(丙火)의 부(腑)가 되므로 일어나면 무근(無根)의 상화(相火)가 된다. 〈入門〉

6. 삼초병(三焦病)을 치료할 경우

삼초(三焦)는 흩어서 내보내는 기관이므로 마치 수도와 같다. 대개 삼초(三焦)라는 것은 상•중•하의 수곡(水穀)의 도로이기 때문에 병이 들면 대소변을 통리(通利)하게 해야 하니 지각환(枳殼丸)•목향빈랑환(木香檳榔丸)•삼화산(三和散)을 쓴다.

※ 지각환(枳殼丸)

효능 : 삼초(三焦)가 맺히고 대소변이 통하지 않을 때 치료한다.

처방 지각(枳殼) 2냥, 진피(陳皮) 1냥, 빈랑(檳榔) 5돈, 목향(木香) 2돈반, 흑견우자(黑牽牛子) 4냥에 반은 생으로 하고 반은 초숙(炒熟)하여 두드려서 두말(頭末)을 취해 1냥반을 가루로 해서 꿀로 오동 열매 크기의 환을 지어 강탕(薑湯)으로 30~50알씩을 먹는다. 〈河間〉

※ 목향빈랑환(木香檳榔丸)

효능 : 삼초(三焦)를 소도(疎導)하고 쾌기(快氣)와 윤장(潤腸)을 한다.

처방 반하국(半夏麴)•조각수구거피(皁角稨炙去皮)•현자(弦子)•욱리인거각작말(郁李仁去殼作末) 각 2냥, 목향(木香)•빈랑(檳榔)•지각(枳殼)•행인(杏仁)•청피(青皮) 각 1냥을 가루로 하고 조각 4냥은 별도로 장수(漿水)에 담가서 끓여 고(膏)를 만드는데 찌꺼기는 버리고 꿀을 조금 넣어서 오동 열매 크기의 환을 지어 공복에 강탕(薑湯)으로 50~70알씩을 먹는다. 〈局方〉

단방(單方) (13종)

※ 황기(黃芪)

삼초(三焦)를 보하고 위기(衛氣)를 실(實)하게 하니 이것은 상•중•하•내외•삼초(三焦)의 전반적인 치료약으로서 물에 달여서 먹는다. 〈湯液〉

※ 연복자(燕覆子)

삼초(三焦)의 객열(客熱)을 없애 주니 삶아서 먹는다. 〈本草〉

※ 우수(牛髓)

삼초(三焦)를 평온하게 하니 술에 타서 먹는다. 〈本草〉

※ 익지인(益智仁)

삼초(三焦)를 편하게 하니 가루로 하거나 환으로 해서 먹어도 모두 좋다. 〈本草〉

※ 지마유(脂麻油)

삼초(三焦)의 열독기(熱毒氣)를 내리게 하니 그대로 취하여 먹는다. 〈本草〉

※ 첨과(甜瓜)

삼초(三焦) 사이의 옹색(壅塞)한 기(氣)를 통하니 불에 익혀서 먹는다. 〈本草〉

※ 인삼(人蔘)

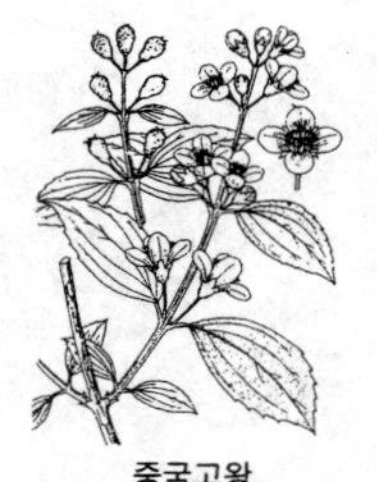
중국고왕

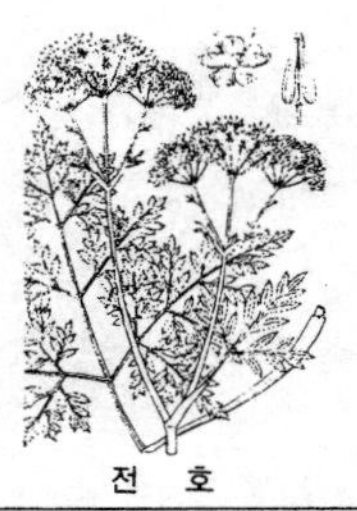
전 호

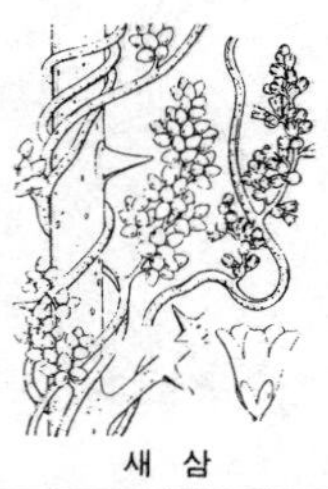
새 삼

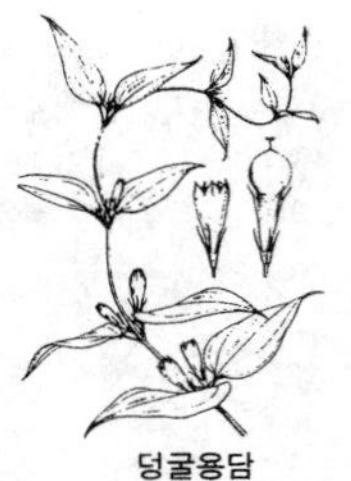
덩굴용담

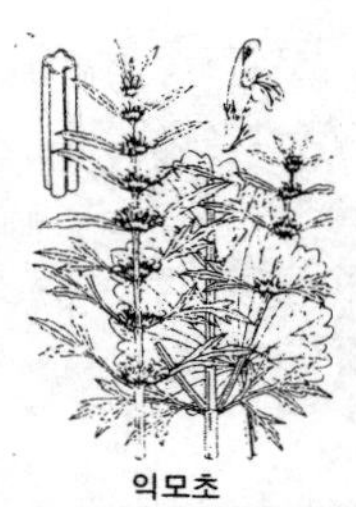
익모초

상초(上焦)의 원기(元氣)를 보하니 달이거나 환으로 해서 먹어도 모두 좋다. 〈湯液〉

※ 황구육(黃狗肉)

하초(下焦)를 실(實)하게 하니 삶아서 오미(五味)를 섞어 먹는다. 〈本草〉

※ 순육(鶉肉)

우유와 함께 달여서 먹으면 하초(下焦)에 살이 찌게 된다. 〈本草〉

※ 청귤(青橘)

하초(下焦)의 냉기(冷氣)를 치료하니 달이거나 가루로 해서 먹어도 모두 좋다. 〈本草〉

※ 우(藕 : 蓮根)

연근(蓮根)을 쪄서 먹으면 하초(下焦)를 실(實)하게 한다. 〈本草〉

※ 저장(猪腸)

하초(下焦)의 허갈(虛竭)을 보(補)하니 삶아서 먹거나 국을 끓여 먹는다. 〈本草〉

※ 사순(絲蓴)

하초(下焦)를 편하게 하니 국을 끓여 먹는다. 〈本草〉

二三. 포(胞)

1. 포(胞)의 형상일 경우

포(胞)를 일명 적궁(赤宮) 또는 단전(丹田) 또는 명문(命門)이라고 한다. 남자는 포(胞)에 정(精)을 간직하여 시화(施化)하도록 하고 부인은 포(胞)로써 잉태를 하는데, 모두 생화(生化)의 근원이 되기는 하나 오행(五行)은 아니다. 물도 아니고 불도 아닌 천지의 색다른 이름으로써 곤토(坤土)의 만물 생성을 상징하는 것이다. 〈東垣〉

내경(內經)에 이르기를, 포(胞)는 음(陰)에 간직되어서 지(地)를 상징하니 기항(奇恒)이라고 일컫는다.

이 포(胞)는 방광 속의 오줌 담는 포(胞)는 아니다.

2. 포(胞)의 위치일 경우

부인의 태(胎)가 있는 위치를 자궁 또는 포문(胞門)이라고 한다. 〈東垣〉

포(胞)는 일명 단전(丹田), 또는 개원〔開元 : 혈명(穴名)〕이라 하는데 배꼽 밑의 3치, 방원(方圓)의 4치에 있고, 등골뼈의 양신(兩腎) 사이의 중앙에 붙어 있는 붉은 곳이 된다. 왼쪽은 청색이며 오른쪽은 희고, 위는 누렇고 아래는 검다. 3치는 3광(三光)을 뜻하고, 4치는 4시(四時)를 뜻하며, 5색은 오행(五行)을 뜻한 것이다. 양쪽 신(腎)을 대해(大海)라고 하는데 혈기(血氣)를 저장하기 때문에 대중(大中)이라고도 부른다. 즉, 말하자면 사람의 몸 위아래 사방 중의 가장 중심이 되는 것이다. 〈資生〉

포(胞)는 일명 자궁이라고도 하는데 한(寒)이 있으면 잉태를 하지 못한다. 〈仲景〉

3. 포(胞)가 혈실(血室)의 임무를 맡을 경우

충맥(衝脈)과 임맥(任脈)이 모두 포(胞)에서부터 일어나 위로 뱃속을 돌아서 경락(經絡)의 바다가 된다. 〈靈樞〉

내경(內經)에 이르기를, 여자는 14세에 천계(天癸)가 되고 임맥(任脈)이 통하며 대충맥(大衝脈)이 왕성하고 월사(月事)가 내리기 때문에 잉태를 할 수 있는 것이다. 주(註)에 이르기를, 「계(癸)는 임계(壬癸)이니 북방수간(北方水干)의 이름이다. 임맥(任脈)과 충맥(衝脈)은 똑같이 기경맥(奇經脈)인데 충맥(衝脈)과 임맥(任脈)이 유통되면 경혈(經血)이 점차로 영일(盈溢)하여 때를 따라서 내리고 천진(天眞)의 기(氣)가 작용하기 때문에 천계(天癸)라고 한다.

그러나 충(衝)은 혈해(血海)가 되고 임맥(任脈)은 포태(胞胎)를 주관해서 서로가 관련성을 가지기 때문에 잉태하는 것이다. 월사(月事)는 평온한 것으로 언제나 3주만에 한 번씩 오는 것이요, 기일을 지키지 못하는 것은 병이 되는 것이다.」〈良方〉

혈실(血室)이란 혈(血)이 있는 위치이며 영위(榮衛)가 멎어서 경맥(經脈)이 유회(流會)하는 자리이니 즉 충맥(衝脈)이 그것이다. 충맥(衝脈)이 혈해(血海)가 되고 모든 경(經)이 거기에 모이는 곳으로 남자는 운전해서 행하고 여자는 머물면서 그치게 된다. 남자는 운행을 하니 쌓이는 것이 없고, 여자는 머물게 되니 쌓여서 가득 차게 된다. 만(滿)이란 때에 따라서 넘친다는 의미도 되니 즉 월사(月事)가 된다. 달이 차면 기울어지는 현상과 같다. 〈綱目〉

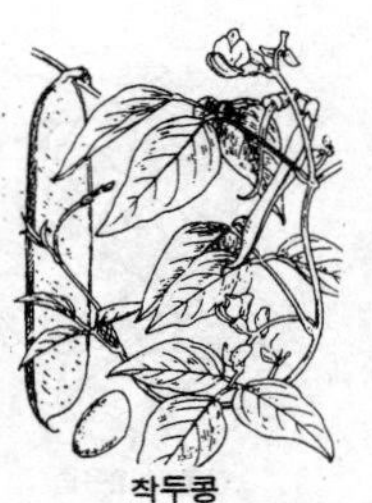
작두콩

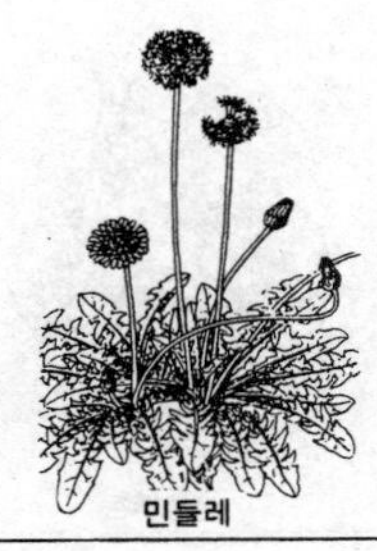
민들레

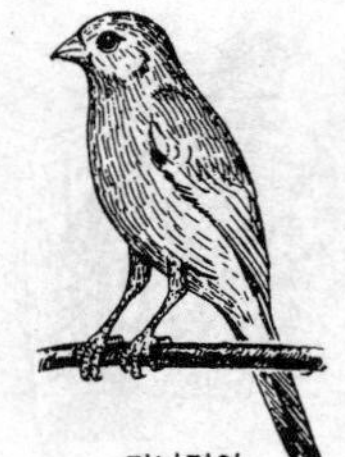
카나리아

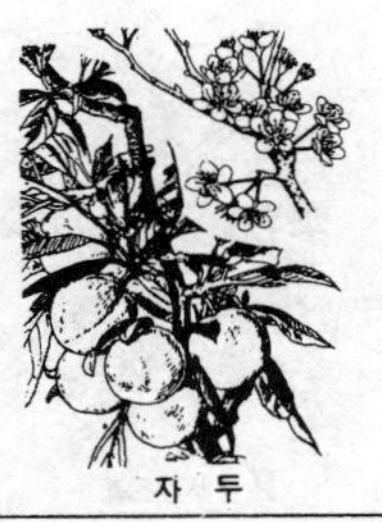
자 두

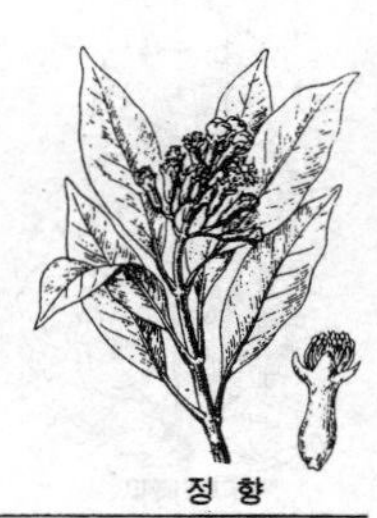
정 향

4. 맥법(脈法)일 경우

맥(脈)이 미(微)하면 기혈(氣血)이 구허(俱虛)하므로 나이가 적은 사람은 망혈(亡血)이 되니 자식에게 젖을 먹일 때에 하리(下利)를 하면 회복이 되나 그렇지 않으면 거경〔居經 : 거(居)는 저축의 뜻〕이 되어서 3개월만에 한 번씩 나오게 된다. 〈脈經〉

소음맥(少陰脈)이 미(微)하면 정(精)이 없고, 더디면 음(陰) 속이 차고, 삽(澁)하면 월혈(月血)이 오지 않으니 이것이 거경(居經)이 되어 3개월 동안에 한 번 나오게 된다. 〈脈經〉

부인이 적백(赤白)이 누하(漏下)해서 하루 몇 되 가량 하혈(下血)을 하는데 맥(脈)이 급질(急疾)되면 죽고 더디게 되면 살게 된다.

부인의 적백(赤白)이 누하(漏下)가 멎지 않을 경우 맥(脈)이 작고 허활(虛滑)하면 살고, 크고 굳어서 실(實)하고 삭(數)하면 죽게 된다. 〈脈經〉

촌관맥(寸關脈)은 고르고 정상인데 척맥(尺脈)이 끊어져서 닿지 않으면 월수(月水)가 이롭지 못하다. 척맥(尺脈)이 오다가 가끔 끊어지면 월수(月水)가 이롭지 못하고, 간맥(肝脈)이 잠기면 월수(月水)가 이롭지 못하며, 척맥(尺脈)이 활(滑)하면 혈기가 실(實)하기 때문에 부인은 경맥(經脈)이 이롭지 못한 것이다.

맥(脈)이 오는데 거문고 줄과 같으면 소복(小腹)이 아프고 월수(月水)가 이롭지 못하여 공규〔孔竅 : 질구(膣口)를 말함〕에 창(瘡)이 난다. 대하(帶下)의 맥(脈)은 당연히 지활(遲滑)해야 되는 것이니 허한 것을 피한다. 〈醫鑑〉

5. 월경(月經)에 이상이 있을 경우

여자는 보통 14세에 천계(天癸)가 이르고 49세에 천계(天癸)가 마르는데 월사(月事)가 일찍 오면 성질이 기교하고 늦게 오면 노둔(魯鈍)하다. 월사(月事)가 시작되면 음양(陰陽)이 화합하여 드디어 잉태를 할 수 있게 된다. 14세로부터 20세까지 월사(月事)가 없으면 명(命)이 바람 앞의 촛불과 같고 또는 죽지 않아도 일생에 병이 많고 하루도 편안하게 살 수 없게 된다.

4계절에 한 번씩 운행하는 것도 역시 해는 없지만 1년에 1번씩 운행하는 것은 좋지 않다. 또한 일생에 정상적으로 나오지 않다가 만년에 와서 벽질(僻疾)이 있으면 치료를 못하게 된다. 〈得効〉

6. 월경 질환(月經疾患)과 혈색(血色)일 경우

경수(經水)는 즉 음혈(陰血)이다. 음(陰)은 반드시 양(陽)을 따르기 때문에 화색(火色)을 품수(稟受)한 것이다. 혈(血)은 기(氣)와 배합되니 기(氣)가 열이 있으면 혈(血)도 열이 있고 기(氣)가 한(寒)하면 혈도 한(寒)하고 기(氣)가 오르면 혈(血)도 오르고 기(氣)가 내려가면 혈(血)도 내려가고 기(氣)가 응결(凝結)되면 혈(血)도 응결되고 기(氣)가 체(滯)하면 혈(血)도 체(滯)하고 기(氣)가 맑으면 혈(血)도 역시 맑고 기(氣)가 탁하면 혈(血)도 탁하며 가끔가다가 혈(血)이 엉긴 덩어리가 나오는 증세는 기(氣)가 응결한 증세이며, 월사(月事)가 시작하려고 할 때에 동통(疼痛)하는 증세는 기(氣)가 체(滯)한 증세이고, 월사(月事)가 끝난 뒤에 통증이 생기는 증세는 기혈(氣血)이 구허(俱虛)한 증세이며, 색이 담(淡)한 증세도 허한 증세이고 물이 섞인 것이다.

정상적으로 나오지 않는 증세는 기(氣)가 난(亂)한 증세이며, 자색은 기(氣)가 열이 있는 증세이고, 흑색은 기(氣)가 많은 열이 있는 증세이니 사람들은 흔히 자색•흑색•동통(疼痛)•성괴(成塊)한 증세를 풍랭(風冷)이라고 해서 온열(溫熱)한 약을 쓰는데 이것은 화(禍)가 발을 돌리기 전에 말하는 것이다. 〈丹心〉

심(心)이 혈(血)을 주관하므로 혈색이 붉은 것은 정상이라 하며, 월사(月事)가 비록 시기는 지나도 색이 붉으면 정상적인 것이니 치료하기가 쉽다. 〈入門〉

7. 혈(血)을 화(和)할 경우

월경의 빛이 자줏빛의 증세는 풍(風)이 되니 사물탕(四物湯)에 방풍(防風)•백지(白芷)•형개(荊芥)를 가(加)하여 쓰고, 그 빛이 검으면 열이 심한 증세이다. 덩어리로 엉키고 빛이 자주색인 증세는 혈(血)에 열이 있는 증세이니 궁귀탕(芎歸湯)에〔처방은 부인문(婦人門)〕 인삼(人蔘)•황기(黃芪)•백작약(白芍藥)•향부자(香附子)를 가하고, 담(淡)한 증세는 물이 섞인 증세이니 이진탕(二陳湯)에〔처방은 담음문(痰陰門)〕 천궁(川芎)•당귀(當歸)를 가하고, 또한 색이 담(淡)한 증세는 기혈이 구허(俱虛)한 증세이니 팔물탕(八物湯)〔처방은 허로문(虛勞門)〕을 쓰라고 했다.

색이 인록수(烟塵水)나 옥루수〔屋漏水 : 초가 지붕이 썩어서 흘러 내리는 물〕나 팥물과 같은 증세나 황색을 띤

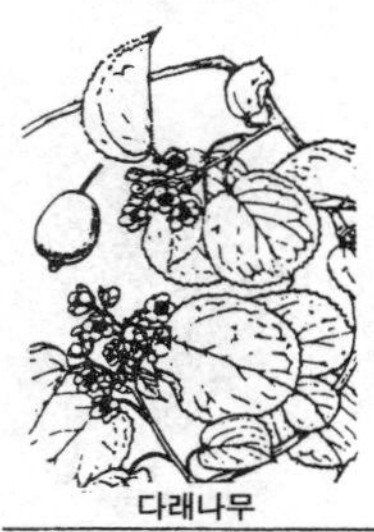
다래나무

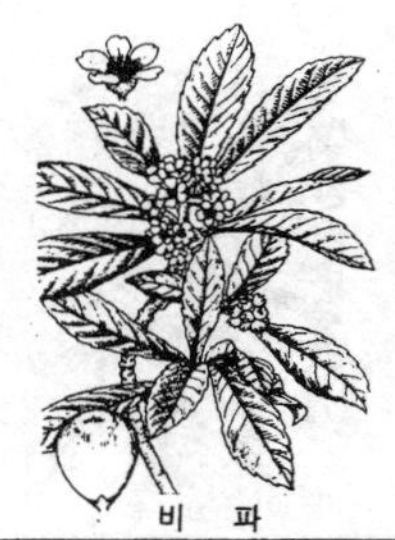
비 파

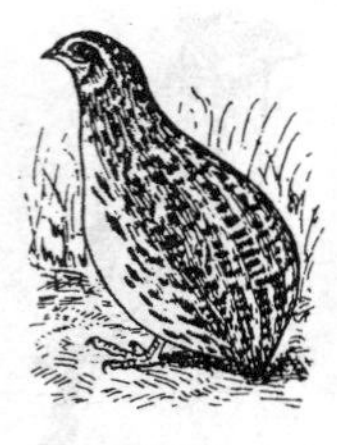
메추라기

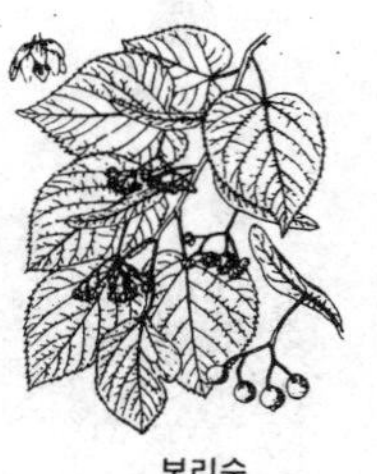
보리수

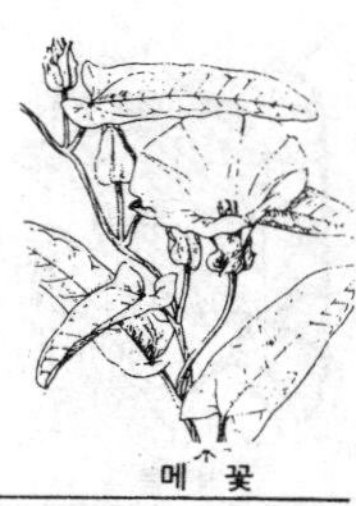
메 꽃

증세는 모두 습담(濕痰)이니 이진탕(二陳湯)에 진교(秦艽)·방풍(防風)·창출(蒼朮)을 가한다. 그리고 색이 검은팥물과 같은 것은 사물탕(四物湯)에 금(芩)·연(連)을 가하라고 했다. 엉킨 덩어리가 나오고 색이 변하지 않는 증세는 기(氣)가 체(滯)한 증세이니 사물탕(四物湯)에 향부자(香附子)·현호삭(玄胡索)·지각(枳殼)·진피(陳皮)를 가한다. 많이 쓰이는 약으로 백자부귀환(百子附歸丸)과 호박조경환(琥珀調經丸)을 쓴다.

※ 호박조경환(琥珀調經丸)

효능 : 포(胞)가 냉해서 무자(無子)한 증세는 충분히 그 월경을 순조롭게 치료해 준다.

처방 향부미(香附米) 1근을 두 포(包)로 만들어 어린 남자아이 오줌과 식초에 담가서 9일이 지난 뒤에 깨끗이 씻어 숙애(熟艾) 4냥을 넣고 주물러서 다시 초(醋) 5주발을 약그릇에 넣고 같이 끓여서 마른 뒤에 천궁(川芎)·당귀(當歸)·백작약(白芍藥)·숙지황(熟地黃)·생건지황(生乾地黃)·몰약(沒藥) 각 2냥, 호박(琥珀) 1냥을 가루로 하고 초호(醋糊)에 오동 열매 크기의 환을 지어 100알을 공복에 애초탕(艾醋湯)으로 먹는다. 〈入門〉

8. 월경(月經)이 부조(不調)할 경우

여자의 경수(經水)의 양이 적어지면서 전과 같지 않은 증세는 전에 설사를 했거나 많은 땀을 흘렸거나 또는 소변이 너무 이(利)해서 진액(津液)이 망했기 때문이고, 반면에 경수(經水)가 많아지는 증세로는 고통스러운 일로 인해서 공구(恐懼)하고 대변이 힘들고 몸에 땀이 없기 때문이다. 〈脈經〉

월사(月事)가 고르지 못해서 그전이나 그후에 하고 양이 많거나 적어지며, 행방(行房) 후에 통증이 있는 증세는 허약해서 그러한 증세이다. 양이 적고 빛이 맑은 것은 혈(血)이 허한 증세이고, 너무 많은 것은 기(氣)가 허한 증세이며, 앞으로 나오려는데 통증이 생기고 뭉쳐서 흩어지지 않는 것은 체한 증세이므로, 검붉은 것은 체(滯)에 열이 낀 증세이다. 〈丹心〉

월사(月事)가 고르지 못하면서 통증을 겸한 증세가 있고 열이 일어나는 수도 있으며, 또 나오는 시기가 고르지 못하면서 시기가 이르기도 하고 늦을 때도 있는데 일찍 나오는 증세는 허약한 증세이다. 또한 동통(疼痛)을 하면서 보통때의 통증과 경전(經前)의 통증은 피가 쌓인 증세이며, 경후(經後)의 통증은 혈허(血虛)한 증세이다. 열이 항시 있는 것과 월사 중에만 열이 날 때가 있으니 전자는 혈허(血虛)해서 적(積)이 있는 증세이고, 후자는 혈허(血虛)해서 열이 있는 증세이다. 〈丹心〉

9. 월경 부조(月經不調)를 치료할 경우

경수(經水)가 혹은 일찍도 하고 혹은 늦기도 하고 혹은 많고 혹은 적고 혹은 달이 지나도 나오지 않거나 혹은 한 달에 두세 번씩 나오는 것은 모두가 고르지 못한 증세이니 조경산(調經散)을 쓰고 또한 사물탕(四物湯)으로 주된 치료를 하는 경우도 있다. 〈丹心〉

월경에 임박해서 복통이 있는 증세는 피가 삽(澁)해서 그러하니 청열조혈탕(清熱調血湯)과 사물탕(四物湯)에 현호삭(玄胡索)·고련근(苦練根)·봉출(蓬朮)·향부자(香附子)·도인(桃仁)·황련(黃連)을 가해 쓰고, 월경이 있은 뒤에 복통이 있는 것은 허(虛)에 열이 낀 증세로 팔물탕(八物湯)을 가감해서 쓴다[처방은 허로문(虛勞門)]. 기일보다 일찍 나오는 것은 기혈(氣血)이 구열(俱熱)한 증세이니 청경사물탕(清經四物湯)과 사물탕(四物湯)에 시호(柴胡)·황금(黃芩)·황련(黃連)을 더해 쓰고, 늦게 나오는 것은 혈허(血虛)한 증세이니 통경사물탕(通經四物湯)과 사물탕(四物湯)에 황기(黃芪)·진피(陳皮)·인삼(人蔘)·승마(升麻)를 더해 쓰고, 월경이 고르지 못한 증세에는 자부환(煮附丸)·묵부환(墨附丸)·사제향부환(四製香附丸)·칠제향부환(七製香附丸) 등이 모두 쓰인다. 〈入門〉

※ 청열조혈탕(清熱調血湯)

효능 : 경수(經水)가 나올 때에 뱃속이 진통이 있는 증세는 기혈(氣血)이 구실(俱實)한 증세이다.

처방 당귀(當歸)·천궁(川芎)·백작약(白芍藥)·생건지황(生乾地黃)·황련(黃連)·향부자(香附子)·도인(桃仁)·홍화(紅花)·봉출(蓬朮)·현호삭(玄胡索)·목단피(牧丹皮) 각 7푼을 물에 달여서 먹는다. 〈醫鑑〉

※ 조경산(調經散)

일명 온경탕(温經湯)이라고 한다.

효능 : 월경이 고르지 못한 증세를 치료한다.

처방 맥문동(麥門冬) 2돈, 당귀(當歸) 1돈반, 인삼(人

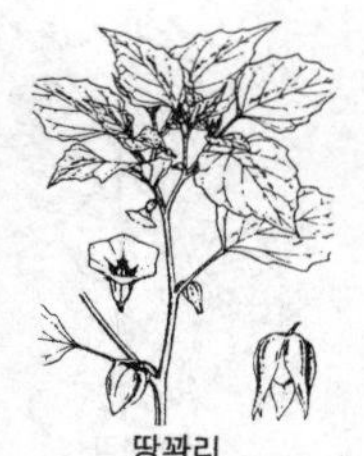
땅꽈리

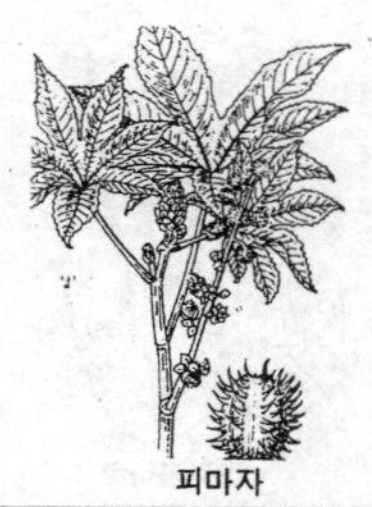
피마자

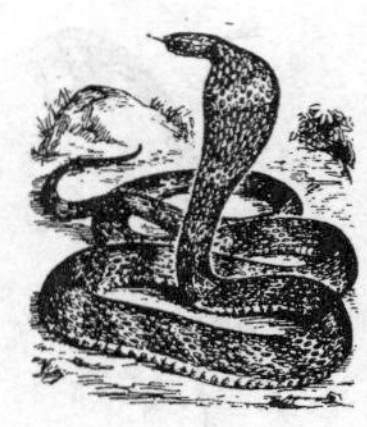
코브라

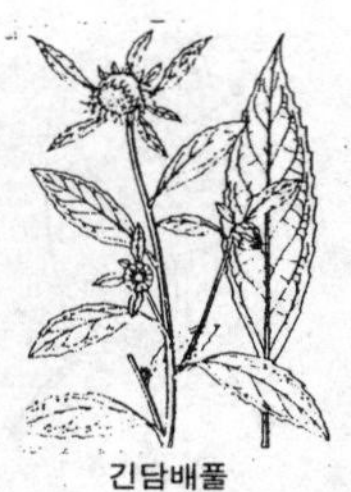
긴담배풀

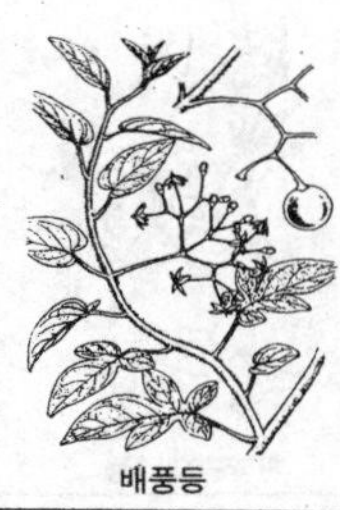
배풍등

蔘)·반하제(半夏製)·백작약(白芍藥)·천궁(川芎)·목단피(牧丹皮) 각 1돈, 아교주(阿膠珠)·감초구(甘草炙) 각 7푼반, 오수유(吳茱萸)·육계(肉桂) 각 5푼, 생강 3쪽을 넣어 물에 달여서 먹는다. 〈入門〉

❊ 천금조경탕(千金調經湯)

효능 : 치료는 위와 같은 방법이다.

처방 당귀(當歸)·천궁(川芎)·백작약(白芍藥) 각 1돈, 맥문동(麥門冬)·반하(半夏) 각 7푼, 인삼(人蔘)·아교주(阿膠珠)·목단피(牧丹皮)·오수유(吳茱萸)·육계(肉桂) 각 5푼, 감초(甘草) 5푼을 물에 달여서 먹는다. 〈回春〉

❊ 청경사물탕(淸經四物湯)

효능 : 경수(經水)가 기일보다 일찍 나오는 증세는 혈허(血虛)와 열이 있는 증세이니 이것을 치료한다.

처방 당귀(當歸) 1돈반, 생건지황(生乾地黃)·조금(條芩)·향부자(香附子) 각 1돈, 백작약(白芍藥)·황련(黃連)·강즙초(薑汁炒) 각 8푼, 천궁(川芎)·아교주(阿膠珠)·황백(黃柏)·지모(知母) 각 5푼, 애엽(艾葉)·감초(甘草) 각 3푼을 썰어서 1첩으로 지어 달여서 먹는다. 〈醫鑑〉

❊ 통경사물탕(通經四物湯)

효능 : 경수(經水)가 기일보다 늦게 나올 때는 혈허(血虛)에 한(寒)이 있는 증세이니 이것을 치료한다.

처방 당귀(當歸) 1돈반, 숙지황(熟地黃)·백작약(白芍藥)·향부자(香附子)·봉출(蓬朮)·소목(蘇木) 각 1돈, 목통(木通) 8푼, 천궁(川芎)·육계(肉桂)·감초(甘草) 각 5푼, 홍화(紅花) 3푼, 도인(桃仁) 20개를 넣고 물로 달여서 먹는다. 〈醫鑑〉

❊ 자부환(煮附丸)

효능 : 월경이 고르지 않고 제복(臍腹)에 동통이 심하며, 얼굴빛이 누렇고 먹는 것이 줄어들며, 대하(帶下)나 붕루(崩漏)한 데를 치료한다.

처방 향부자(香附子)를 문질러서 털은 버리고 호초(好醋)에 달인 것을 한나절 동안 불에 말려서 가루로 하고 초호(醋糊)에 오동 열매 크기의 환을 지어 미음으로 50~70알씩을 먹는다. 〈綱目〉

일명 향부환(香附丸) 또는 초부환(醋附丸)이라고도 하는데 남자의 비첩 관계(婢妾關係) 때문에 기울(氣鬱)해서 경수(經水)가 지나치게 많은 증세를 치료한다.

❊ 묵부환(墨附丸)

효능 : 부인의 경수(經水)가 고르지 않을 때와 무자(無子)일 때 치료한다.

처방 사제향부자(四製香附子) 1근과 정숙애(淨熟艾) 4냥, 초(醋) 1주발을 넣어 달여서 복용하거나 또는 돌절구에 찧어서 떡을 만들어 새 벽돌 위에 배건(焙乾)하고 백복령(白茯苓)·당귀(當歸)·인삼(人蔘)·천궁(川芎)·경묵화하홍초쉬(京墨火煆紅醋淬) 각 1냥, 목향(木香) 5돈을 가루로 하여 초호(醋糊)로 오동 열매 크기의 환을 지어 더운 술로 70~80알을 먹는다. 〈入門〉

❊ 사제향부환(四製香附丸)

효능 : 월경이 고르지 않은 증세를 치료하고 경맥(經脈)을 고르게 한다.

처방 향부미(香附米) 1근을 4제(四製)로 나누어 그중 하나는 소금물에다 강즙(薑汁)을 더해 달여서 약간 볶아 강담(降痰)을 하고, 하나는 쌀로 만든 초(醋)에 담가 달여서 약간 볶아 보혈(補血)을 하고, 하나는 산치인(山梔仁) 4냥과 같이 볶아서 치자(梔子)는 버리는데 울(鬱)을 흩어지게 하고, 하나는 어린 사내아이 오줌에 씻어서 볶지 않으니 강화(降火)한다. 위의 4재료를 가루로 하고 다시 천궁(川芎)·당귀(當歸) 각 2냥을 같이 또 가루로 하여 주면호(酒麵糊)에 오동 열매 크기의 환을 지어 매 50~70알을 먹는다. 〈種杏〉

입문(入門)에는 향부미(香附米) 1근을 4포(四包)로 나누어 주(酒)·초(醋)·동변(童便)·염수(鹽水)에 각각 7일을 담갔다가 불에 쬐어 말리고 찧어서 가루로 하여 초호(醋糊)에 환을 지어서 염주(鹽酒)로 먹는다.

❊ 칠제향부환(七製香附丸)

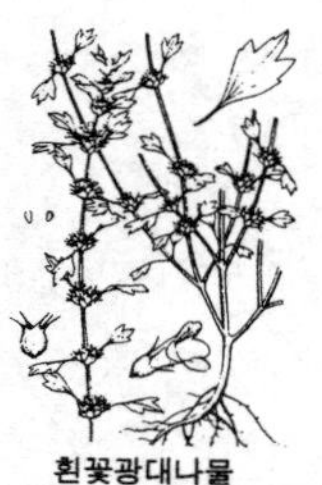
흰꽃광대나물

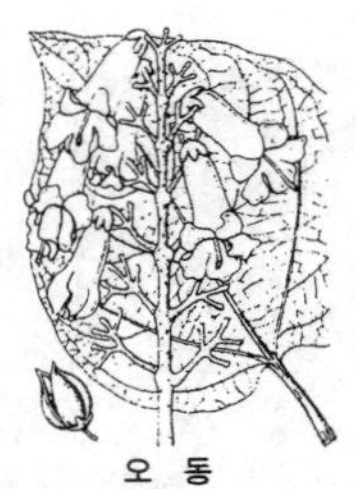
오 동

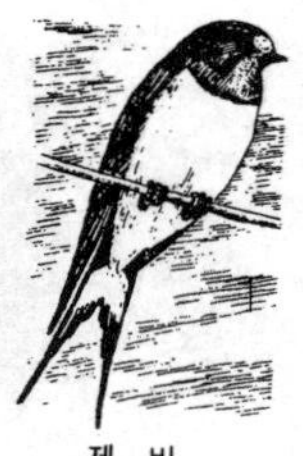
제 비

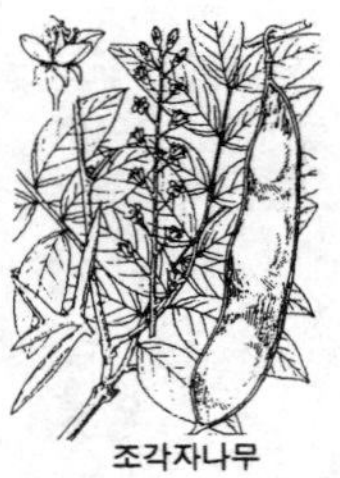
조각자나무

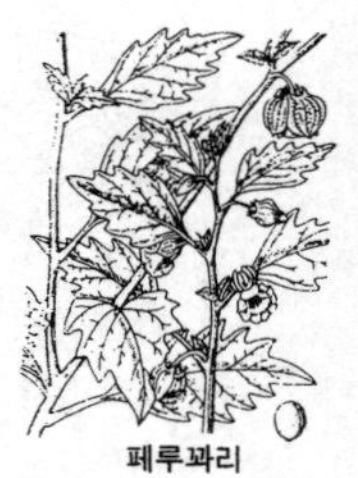
페루꽈리

효능 : 월경이 고르지 못하여 맺혀서 징가(癥瘕)된 증세와 골증 발열(骨蒸發熱)한 증세를 치료해 준다.

처방 향부미(香附米) 14냥을 7포(七包)로 나누어서 1포는 당귀(當歸) 2냥과 같이 주침(酒浸)하고, 2포는 봉출(蓬朮) 2냥과 같이 어린 사내아이 오줌에 담그고, 3포는 목단피(牧丹皮)와 애엽(艾葉) 각 1냥과 같이 뜨물에 담그고, 4포는 오약(烏藥) 2냥과 같이 뜨물에 담그고, 5포는 천궁(川芎)·현호삭(玄胡索) 각 1냥과 같이 물에 담그고, 6포는 삼릉(三稜)과 시호(柴胡) 각 1냥과 같이 식초에 담그고 7포는 홍화(紅花)와 오매(烏梅) 각 1냥과 같이 소금물에 담근다.

이것을 봄에는 5일, 여름에는 3일, 가을에는 7일, 겨울에는 10일을 말려서 다만 향부(香附)만 가지고 가루로 해서 각각 담갔던 약물에 다시 넣고 풀로 오동 열매 크기의 환을 지어 취침 전에 술로 80알을 먹는다. 〈入門〉

10. 월경이 막혔을 경우

월사(月事)가 나오지 않는 것은 포맥(胞脈)이 닫혀졌기 때문이다.

포맥(胞脈)은 심(心)에 속하고 포(胞) 속에 이어진 것인데 기(氣)가 폐에 상박(上迫)하면 심기가 통하지 않으므로 월사(月事)가 나오지 못한다. 〈內經〉

소장이 대장에 열을 옮기면 복가(伏瘕)가 되고 또 잠기게 된다.

주(註)에 이르기를, 「혈이 삽(澁)하여 이롭지 못하면 월경이 침체해서 운행을 하지 않는다」고 하였다. 〈內經〉

내경(內經)에 이르기를, 「2양(二陽)의 병이 심비(心脾)에 일어나면 은곡(隱曲)을 얻지 못해서 여자는 월경이 나오지 않는다.」 대개 충(衝)과 임(任)은 경락(經絡)의 바다가 되니 수태양소장(手太陽小腸)과 수소음심(手少陰心)과 같이 겉과 속이 되는데 충임(衝任)의 기(氣)가 성하면 혈(血)이 때에 따라서 내리고 만약 걱정 때문에 마음이 상하면 피가 나오지 않는다. 비(脾)는 심(心)의 자(子)이니 비(脾)가 실양(失養)하면 먹는 것이 적어지고 생화(生化)의 근원이 끊어지며 월경이 닫히고 고르지도 못하니, 마땅히 심(心)은 기혈(氣血)의 주가 되고 비(脾)와 위는 기혈(氣血)의 근본이 된다는 것을 알아야 한다. 〈入門〉

월사(月事)가 닫혀서 나오지 못하는 증상이 세 가지가 있다. 그 하나는 위가 약하고 얼굴이 여위며 기혈(氣血)이 쇠하고 진액(津液)이 나지 않고 경수(經水)가 끊어지니 이것을 혈고경절(血枯經絶)이라고 하는데 중초(中焦)가 열을 무릅쓰고 맺힌 증세이며, 둘째는 심포맥(心包脈)이 홍삭(洪數)하여 때로는 성급하게 하며 대소변이 불편하고 경수(經水)가 닫히는데 이것은 혈해(血海)가 건고(乾枯)해서 하초포맥(下焦胞脈)에 열이 맺힌 증세이고, 셋째는 노심(勞心) 때문에 심화(心火)가 올라가고 월경이 나오지 못하는 증세인데 포맥(胞脈)이 닫히고 상초(上焦)의 심(心)·간(肝)·폐(肺)에 열이 맺혀진 증세이다. 〈東垣〉

처녀와 총각이 상념이 쌓인 것이 마음에 겹쳐서 사려가 지나치면 노손(勞損)이 되는데 남자는 신색(神色)이 먼저 흩어지고, 여자는 월수(月水)가 먼저 닫힌다.

또한 심병(心病)에 비(脾)를 기르지 않으면 음식을 제대로 못 먹고, 비(脾)가 허할 때는 금(金)이 휴손(虧損)하니 기침이 나온다. 〈良方〉

11. 월경 불통을 치료 할 경우

포맥(胞脈)이 닫히면 월경이 나오지 않으니 먼저 심화(心火)를 내리게 하는 약을 먹어야 하는데 삼화탕(三和湯)과 옥촉산(玉燭散)을 쓰고 다음에 오보원(五補元)〔처방은 허로문(虛勞門)〕을 쓰고 그 뒤에 위생탕(衛生湯)으로써 보비(補脾)·양혈(養血)을 해야 되며, 이양(二陽)의 병 때문에 월경이 나오지 않는 증세는 먼저 심화(心火)를 사(瀉)하면 혈(血)이 스스로 내리니 역시 위와 같은 처방을 쓴다. 〈潔古〉

기(氣)가 위로 폐에 다가가서 월경이 나오지 않는 증세는 도담(導痰) 강화(降火)하면 심기가 밑으로 통하게 되어서 월경이 나오게 되니 통경탕(通經湯)을 주치약으로 쓴다. 〈丹心〉

선현들의 혈폐(血閉)를 치료하는 방법은 보혈(補血)과 사화(瀉火)를 주장했는데 보혈(補血)에는 사물탕(四物湯)을 쓰고 사화(瀉火)에는 조위승기탕(調胃承氣湯), 즉 옥촉산(玉燭散)을 쓴다. 〈綱目〉

위가 약하고 피가 말라서 월사(月事)가 닫혀 나오지 않는 증세는 보중익기탕(補中益氣湯)〔처방은 내상문(內傷門)〕에 천궁(川芎)·생지황(生地黃)·천화분(天花粉)을 더해 쓰고, 산후의 실혈(失血)에 경(經)이 닫히는 경우가 있는데 십전대보탕(十全大補湯)〔처방은 허로문(虛勞門)〕을 쓴다. 〈入門〉

습담(濕痰)이 끈끈하게 붙어서 경(經)이 닫힌 증세에

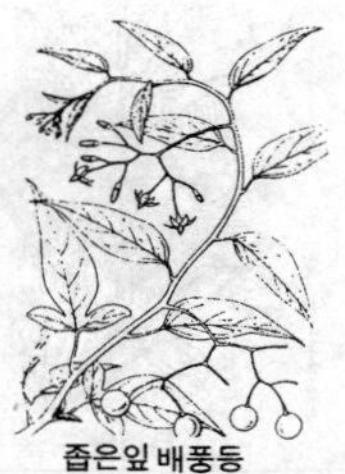
좁은잎배풍등

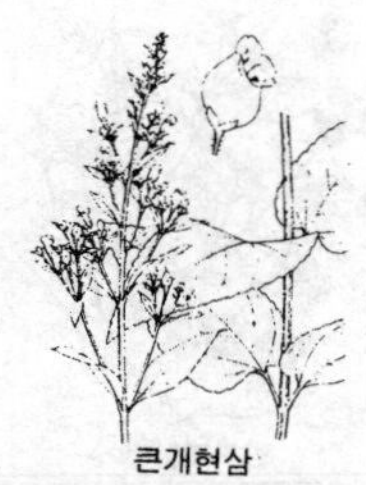
큰개현삼

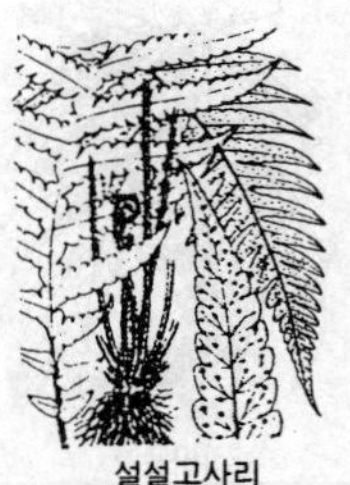
설설고사리

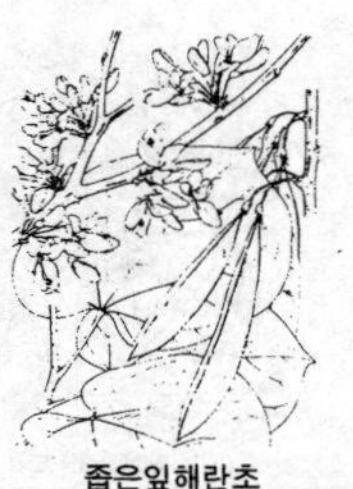
좁은잎해란초

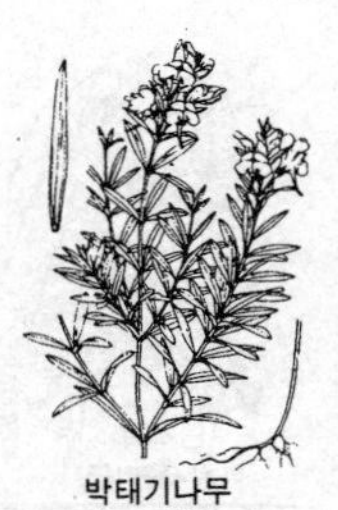
박태기나무

는 도담탕(導痰湯)〔처방은 담음문(痰飮門)〕에 천궁(川芎)·당귀(當歸)·황련(黃連)을 더해 쓰고 지황(地黃)은 쓰지 말고 피해야 한다. 〈入門〉

처녀가 노심(勞心) 때문에 혈(血)이 막힌 증세에는 백자인환(柏子仁丸)과 택란탕(澤蘭湯)을 쓴다. 〈良方〉

기혈(氣血)이 성실(盛實)해서 경(經)이 닫힌 증세는 만통환(萬痛丸)과 혈극고(血極膏)가 좋다. 〈入門〉

혈해(血海)가 동통(疼痛)한 증세에는 오약탕(烏藥湯)을 쓴다. 〈東垣〉

혈(血)이 막힌 증세에는 증미사물탕(增味四物湯)·도경환(導經丸)·서금산(瑞金散)·육합탕(六合湯)을 쓰고, 비(脾)와 위에 울화(鬱火)가 있어 혈(血)이 모손(耗損)해서 통하지 않는 증세에는 귀비탕(歸脾湯)을 쓰고, 간과 비(脾)가 울노(鬱怒) 때문에 혈(血)이 상하고 통하지 않는 데는 가미귀비탕(加味歸脾湯)을 쓴다. 〈良方〉

※ 삼화탕(三和湯)

효능 : 열결(熱結)과 혈폐(血閉)를 치료한다.

처방 생건지황(生乾地黃)·백작약(白芍藥)·천궁(川芎)·당귀(當歸)·연교(連翹)·대황(大黃)·박초(朴硝)·박하(薄荷)·황금(黃芩)·치자(梔子)·감초(甘草) 각 7푼을 썰어서 1첩으로 지어 물에 달여서 먹는다. 〈丹心〉

이 처방은 사물탕(四物湯)·조위승기탕(調胃承氣湯)·양격산(涼膈散) 세 가지 처방을 합한 것이다.

※ 옥촉산(玉燭散)

효능 : 월경이 응체(凝滯)해서 통하지 못하고 징가(癥瘕)가 된 증세를 치료한다.

처방 당귀(當歸)·백작약(白芍藥)·천궁(川芎)·숙지황(熟地黃)·대황(大黃)·망초(芒硝)·감초(甘草) 각 1돈을 물로 달여서 먹되 설사가 나면 쓰지 못한다. 〈丹心〉

※ 위생탕(衛生湯)

효능 : 보비(補脾)와 양혈(養血)을 한다.

처방 황기(黃芪) 2돈, 당귀(當歸)·백작약(白芍藥)·감초(甘草) 각 1돈을 물에 달여서 먹는다. 〈元素〉

※ 통경탕(通經湯)

효능 : 월경이 닫힌 증세를 치료한다.

처방 당귀(當歸)·천궁(川芎)·백작약(白芍藥)·생건지황(生乾地黃)·대황(大黃)·관계(官桂)·후박(厚朴)·지각(枳殼)·지실(枳實)·황금(黃芩)·소목(蘇木)·홍화(紅花) 각 7푼에 오매(烏梅) 1개, 생강 3쪽과 대추 2개를 넣어 물에 달여서 먹는다. 〈醫鑑〉

심기(心氣)가 밑으로 통하지 않기 때문에 월경이 나오지 않는 증세에는 황련(黃連)·후박(厚朴)을 쓰며, 도담(導痰) 강화(降火)를 하면 월경이 오니 이 약을 쓰면 좋다. 여기에 황련(黃連) 7푼을 더해 주면 더욱 좋다.

※ 백자인환(柏子仁丸)

효능 : 노심으로 인해서 월경이 막힌 증세를 치료한다.

처방 택란(澤蘭) 2냥, 백자인초(柏子仁炒) 별연(別研)·우슬주배(牛膝酒焙)·권백(卷柏) 각 1냥으로 가루를 만들어 꿀로 오동 열매 크기의 환을 지어서 공복에 미음으로 50~70알씩을 먹는다. 〈良方〉

※ 택란탕(澤蘭湯)

효능 : 치료 방법은 위에서와 같다.

처방 택란엽(澤蘭葉) 2돈, 당귀(當歸)·백작약초(白芍藥炒)·감초(甘草) 각 1돈을 물에 달여서 먹는다. 〈良方〉

※ 만통환(萬痛丸)

효능 : 월경이 어혈(瘀血)되어 막히고 배꼽과 배가 아픈 증세를 치료한다.

처방 건칠(乾漆)을 쇄초(碎炒)하는데 연기가 나지 않을 정도에서 그치고 소무릎을 하룻밤 술에 담갔다가 불에 말려서 각 1냥을 가루로 하고 생지황즙(生地黃汁) 1되를 은그릇 속에 넣어 약한 불에 고아서 고(膏)를 만들어 오동 열매 크기의 환을 지어 매 20~30알을 공복에 미음으로 먹는다. 〈拔粹〉

일명 만병환(萬病丸)이라고도 부른다.

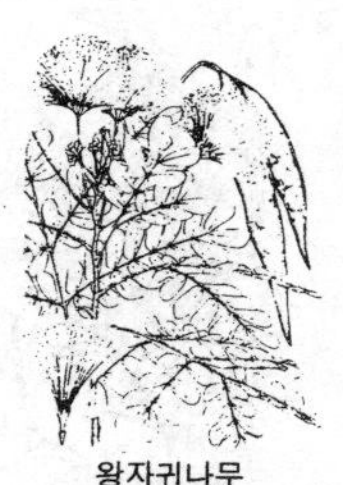
왕자귀나무

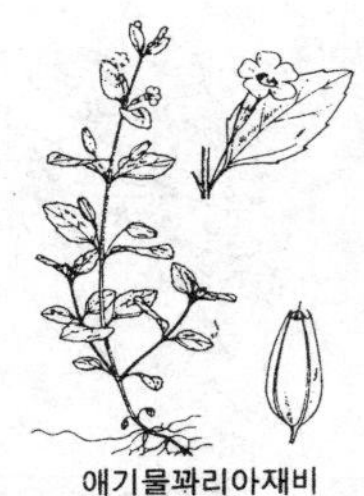
애기물꽈리아재비

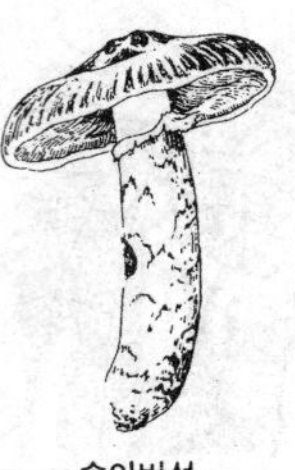
송이버섯

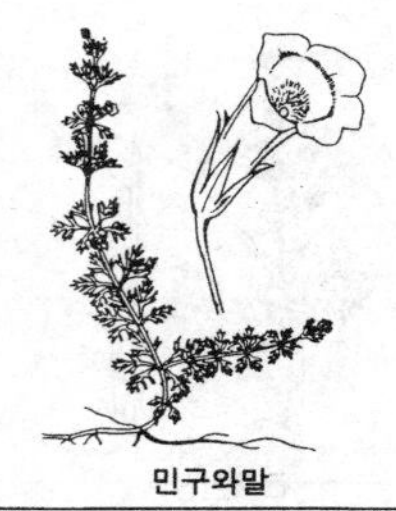
민구와말

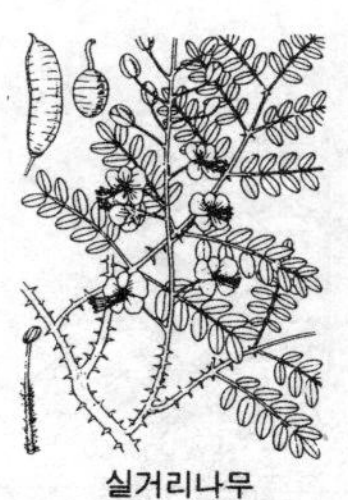
실거리나무

❊ 혈극고(血極膏)

효능 : 월경이 막혀서 통하지 않을 때 치료한다.

처방 대황(大黃)을 가루로 하고 초로 볶아서 고(膏)를 만들어 큰 밤알 크기의 환을 지어 매 1알을 더운 술에 조절하여 취침 전에 먹으면 대변이 좋아지는데 1~2차례 하리(下利)하면 경수(經水)가 스스로 내리는 부인의 선약(仙藥)이 된다.

당귀두(當歸頭)를 더하면 일명 단대황고(單大黃膏)라고도 한다. 〈謙用〉

❊ 오약탕(烏藥湯)

효능 : 부인의 혈해(血海)에 동통(疼痛) 증세를 치료한다.

처방 향부자(香附子) 2돈, 오약(烏藥) 1돈반, 목향(木香) • 감초(甘草) 각 5푼을 썰어 물에 달여서 먹는다. 〈東垣〉

❊ 도경환(導經丸)

효능 : 월경이 닫히고 요복(腰腹)이 동통(疼痛)하는 증세를 치료한다.

처방 대황(大黃) 2냥, 당귀(當歸) • 천궁(川芎) • 백작약(白芍藥) • 관계(官桂) • 도인(桃仁) • 감초(甘草) 각 1냥, 혈갈(血竭) 2돈반, 홍화(紅花) 1돈, 반묘유미동초(班猫懦米同炒) 20개를 가루로 만들어 오동 열매 크기의 환을 지어 술로 30알씩을 먹는다. 〈丹心〉

❊ 서금산(瑞金散)

효능 : 월경이 제대로 나오지 못하고 혈기(血氣)가 촬통(撮痛)하는 증세를 치료한다.

처방 강황(薑黃) 1돈반, 목단피(牧丹皮) • 봉출(蓬朮) • 홍화(紅花) • 당귀(當歸) • 적작약(赤芍藥) • 천궁(川芎) • 현호삭(玄胡索) • 관계(官桂) 각 7푼을 술반 물반으로 달여서 먹는다. 〈丹心〉

❊ 육합탕(六合湯)

효능 : 월경이 제대로 나오지 않아서 엉킨 덩어리가 있고 동통(疼痛)하는 증세를 치료한다.

처방 사물탕(四物湯)에 봉출(蓬朮) • 관계(官桂)를 등분하고 썰어 물로 먹는다. 〈丹心〉

❊ 가미귀비탕(加味歸脾湯)

효능 : 간(肝)과 비(脾)가 노(怒)해서 울(鬱)하고 월경이 불통하는 증세를 치료한다.

처방 귀비탕(歸脾湯)에 시호(柴胡) • 산치인(山梔仁) 각 1돈을 더하여 물로 달여서 먹는다. 〈良方〉

12. 처녀의 월경이 불통(不通)일 경우

여자는 14세에 충(衝) • 임맥(任脈)이 성하고 피가 스스로 나오는 것인데 혹 적기에 월경이 나오지 않으면 홍화당귀산(紅花當歸散) • 혈극고(血極膏)〔처방은 위에 있음.〕 • 삼신환(三神丸) • 목단피탕(牧丹皮湯) • 통경환(通經丸)을 쓰고, 또는 사물탕(四物湯)〔처방은 혈문(血門)〕에 봉출(蓬朮) • 도인(桃仁) • 목단피(牧丹皮) • 현호삭(玄胡索) • 홍화주배(紅花酒焙)를 더해서 쓴다.

❊ 홍화당귀산(紅花當歸散)

효능 : 처녀의 월경 불통과 또는 어혈(瘀血)이 쌓여서 요복(腰腹)이 동통(疼痛)한 증세를 치료한다.

처방 적작약(赤芍藥) 2냥, 유기노(劉奇奴) 1냥 2돈반, 자원(紫菀) • 당귀미(當歸尾) • 우슬(牛膝) • 소목(蘇木) • 감초(甘草) 각 5돈, 백지(白芷) • 홍화(紅花) • 계심(桂心) 각 3돈반을 가루로 하여 2돈씩 술에 타서 복용하며 홍화(紅花)는 특히 술로 복용하면 더욱 좋다. 〈雲歧〉

❊ 삼신환(三神丸)

효능 : 처녀의 월경 후가 순조롭지 못하고 복통이 있는 증세를 치료한다.

처방 귤홍(橘紅) 2냥, 현호삭초제(玄胡索醋製) • 당귀주초(當歸酒炒) 각 1냥을 가루로 하여 주호(酒糊)에 오동 열매 크기의 환을 지어 애초탕(艾醋湯)으로 100알을 먹는다. 〈丹心〉

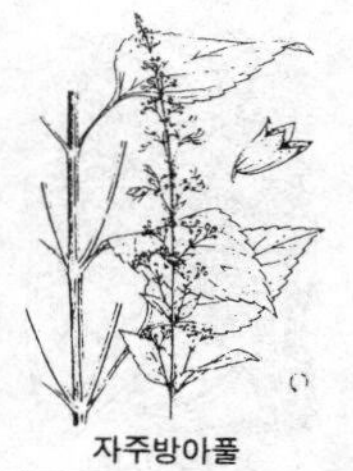
자주방아풀

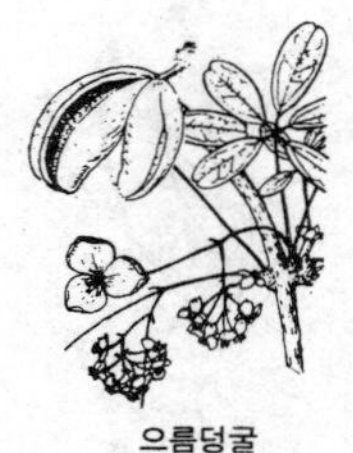
으름덩굴

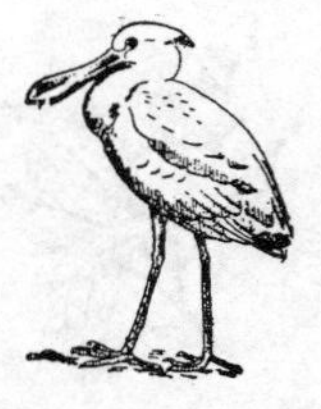
가리새

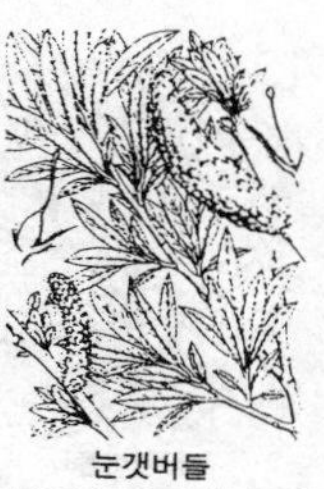
눈갯버들

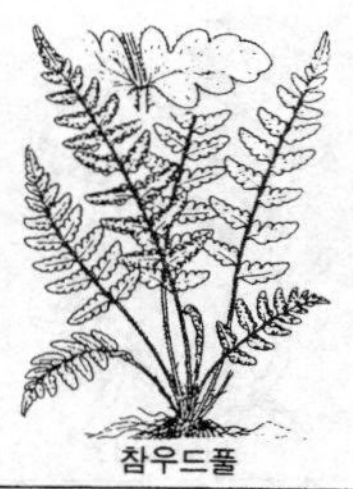
참우드풀

※ 목단피탕(牧丹皮湯)

효능 : 처녀의 월경 불순과 해수 발열(咳嗽發熱)을 치료한다.

처방 당귀(當歸) • 목단피(牧丹皮) 각 1돈반, 백작약(白芍藥) • 생건지황(生乾地黃) • 진피(陳皮) • 백출(白朮) • 향부자(香附子) 각 1돈, 천궁(川芎) • 시호(柴胡) • 황금(黃芩) 각 7푼, 감초 4푼을 물로 달여서 먹는다. 〈回春〉

※ 통경환(通經丸)

효능 : 처녀가 월경이 통하지 않고 혈가(血瘕)가 있는 증세를 치료한다.

처방 계심(桂心) • 청피(青皮) • 대황(大黃) • 건강(乾薑) • 천초(川椒) • 봉출(蓬朮) • 건칠초(乾漆炒) • 당귀(當歸) • 도인(桃仁) • 홍화(紅花) 각 5돈을 가루로 하여 먼저 2냥을 식초에 고약처럼 달여서 남은 가루를 넣고 오동 열매 크기의 환을 지어 초탕(醋湯)으로 50~70알을 먹는다. 〈入門〉

13. 월경 불통으로 인하여 가(瘕)가 될 경우

충맥(衝脈)과 임맥(任脈)이 모두 포(胞) 속에서 생겨나 피의 바다가 되는데 피가 삽(澁)하여 운행을 못하면 가(瘕)가 되어서 통증이 일어난다.

임맥(任脈)에 병이 들면 남자는 칠산(七疝)이 되고, 여자는 가취(瘕聚)가 된다. 〈難經〉

월경이 운행을 못하면 피가 맺혀 가(瘕)가 되는 증세는 귀출파징탕(歸朮破癥湯) • 증미사물탕(增味四物湯) • 사물조경탕(四物調經湯) • 입효산(立效散) • 지황통경원(地黃通經元) • 무극환(無極丸) • 도인전(桃仁煎) 등이 모두 쓰인다.

※ 귀출파징탕(歸朮破癥湯)

효능 : 월경이 통하지 않고 뱃속에 적괴(積塊)가 있어서 동통(疼痛)을 하는 증세를 치료한다.

처방 향부자초초(香附子醋炒) 1돈반, 삼릉(三稜) • 봉출병초자(蓬朮並醋煮) • 백작약(白芍藥) • 당귀미(當歸尾) • 청피(青皮) 각 1돈, 오약(烏藥) 7푼, 홍화(紅花) • 소목(蘇木) • 관계(官桂) 각 5푼을 술을 조금 넣고 달여서 먹는다. 〈集略〉

※ 증미사물탕(增味四物湯)

효능 : 혈가(血瘕)의 동통(疼痛)을 치료한다.

처방 사물탕(四物湯)에 삼릉(三稜) • 봉출병초초(蓬朮並醋炒) • 건칠초(乾漆炒) • 관계(官桂) 각 1돈을 가하여 물에 달여서 먹는다. 〈東垣〉

※ 사물조경탕(四物調經湯)

효능 : 월경이 닫히고 적괴(積塊) 때문에 동통(疼痛)하는 증세를 치료한다.

처방 향부초초(香附醋炒) 1돈, 당귀(當歸) • 천궁(川芎) • 백작약주초(白芍藥酒炒) • 시호(柴胡) • 황금(黃芩) • 지각(枳殼) 각 7푼, 숙지황(熟地黃) • 진피(陳皮) • 백출(白朮) • 삼릉(三稜) • 봉출병초초(蓬朮並醋炒) • 백지(白芷) • 회향염수초(茴香鹽水炒) • 현호삭(玄胡索) 각 5푼, 청피(青皮) • 축사(縮砂) • 홍화(紅花) • 감초(甘草) 각 3푼, 생강 3쪽과 총백(葱白) 3줄기를 넣고 물에 달여서 먹는다. 〈回春〉

※ 입효산(立効散)

효능 : 여러해 동안 피가 쌓였기 때문에 뱃속이 항상 동통(疼痛)이 있는 증세를 치료한다.

처방 청피(青皮) • 진피(陳皮) • 오약(烏藥) • 건강(乾薑) • 향부자(香附子) • 봉출(蓬朮) • 삼릉(三稜)을 각 등분하여 썰어 식초로 삶아서 말린 것을 가루로 하여 공복에 진피전탕(陳皮煎湯)으로 2돈씩 조절해서 먹는다. 〈濟陰〉

※ 지황통경환(地黃通經丸)

효능 : 혈가(血瘕) 때문에 술잔 크기로 뭉친 것이 배꼽 밑에 있어서 통증이 있는 증세를 치료한다.

처방 숙지황(熟地黃) 2냥, 맹충초(虻虫炒) • 수질나미동초거미(水蛭糯米同炒去米) • 도인(桃仁) 각 50개를 가루로 하고 꿀로 오동 열매 크기의 환을 지어 공복에 더운 술로 70~80알을 먹는다. 〈正傳〉

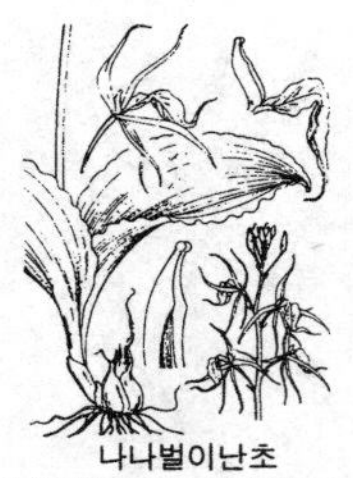
나나벌이난초

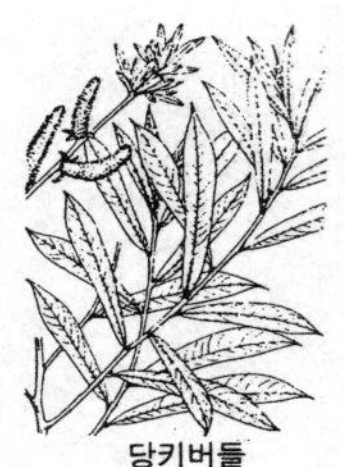
당키버들

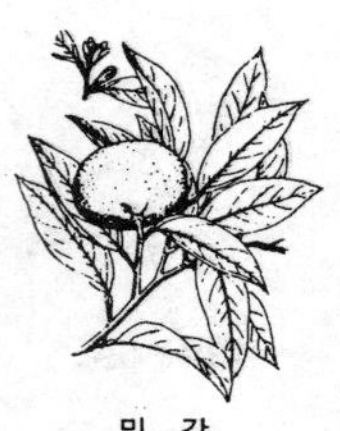
밀 감

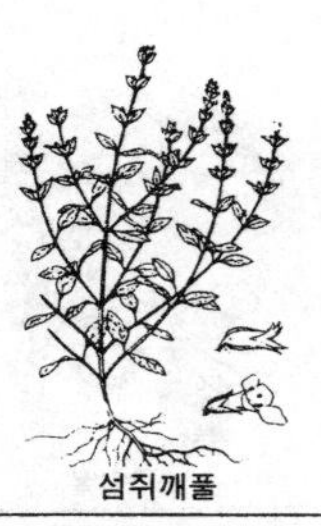
섬쥐깨풀

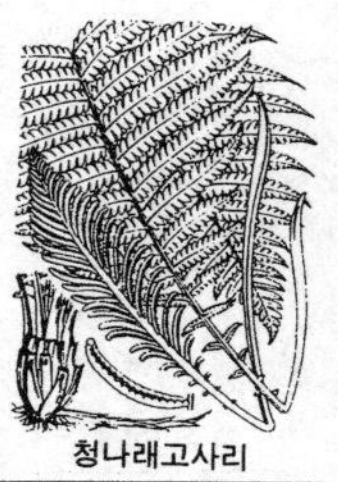
청나래고사리

※ 무극환(無極丸)

효능 : 월경이 막혀서 혈괴(血塊)가 있으며 고통하는 증세를 치료한다.

처방 금문대황(錦紋大黃) 4냥을 1냥은 술에 삶고 1냥은 식초에 삶으며 1냥은 어린 사내아이의 오줌에 삶고 1냥은 소금물에 삶기를 각 7차례 하고 다시 합하여 7증 7쇄(七蒸七晒)해서 가루로 하여 당귀(當歸) • 숙지황(熟地黃) 각 1냥반을 진하게 달인 즙으로 풀을 끓여 오동 열매 크기의 환을 지어 홍화탕(紅花湯)으로 30알씩 먹는다. 〈醫鑑〉

※ 천금도인전(千金桃仁煎)

효능 : 혈가(血瘕)가 • 혈적(血積) • 월경 불통의 증세를 치료한다.

처방 도인(桃仁) • 대황(大黃) • 박초(朴硝) 각 2냥, 맹충(虻虫) 5돈을 가루로 하여 호초(好醋) 2되반과 같이 은으로 된 그릇에 넣어 약한 불로 1되반이 될 때까지 달여서 도인(桃仁) • 대황(大黃) • 맹충(虻虫)을 넣고 1000회 이상 저은 다음 박초(朴硝)를 타고 뜨거울 때에 계속 저은 다음 내어서 오동 열매 크기의 환을 지어 저녁밥을 먹지 말고 밤중에 일어나서 5알을 더운 술에 복용하면 악물(惡物)이 나오는데 만일 나오지 않으면 다시 먹어서 선혈(鮮血)이 나올 때는 바로 약을 그친다. 〈良方〉

14. 혈고병(血枯病)일 경우

가슴과 갈비가 빼근하고 음식을 먹지 못하는 증세가 일어나면, 비린 냄새가 나고 맑은 물이 코로 나오며 타혈(唾血)을 하고 사지(四肢)가 싸늘하고 눈이 가끔씩 어지러우며 대소변으로 피가 섞여 나오니 병명이 무엇이며 무엇 때문에 일어나는 것인가? 지백(岐伯)이 답하기를, 「이것을 혈고(血枯)라 하는데, 어릴 때에 피를 많이 쏟고 취한 뒤에 입방(入房)해서 기(氣)가 마르고 간(肝)이 상했기 때문에 월사(月事)가 말라서 월경이 없으니, 오적골환(烏賊骨丸)과 팔물탕(八物湯)을 쓴다.」〈良方〉

※ 오적골환(烏賊骨丸)

오적어골(烏賊魚骨)과 여여(藘茹)를 나누어서 가루로 하여 새알(雀卵)에 작은 콩 크기의 환을 지어 매 10알을 포어탕(鮑魚湯)에 1일 3회씩 복용하고 비위(脾胃)에 맞는 음식을 눌러 먹는다. 〈良方〉

혈고(血枯)와 경폐(經閉)에는 사물탕(四物湯)에 도인(桃仁)과 홍화(紅花)를 더해 쓴다. 〈丹心〉

15. 혈붕(血崩)과 혈루병(血漏病)일 경우

음허(陰虛)와 양박(陽搏)을 붕(崩)이라고 한다. 주(註)에 이르기를, 음맥(陰脈)이 모자라고 양맥(陽脈)이 성박(盛搏)하면 속이 붕괴되어서 피가 내린다. 비애(悲哀)가 지나치면 포락(胞絡)이 끊기고 포락(胞絡)이 끊기면 양기(陽氣)가 속에서 발동하여 심장 밑이 붕괴되고 소변을 자주 보며 피가 섞여서 나온다. 〈丹心〉

대체로 비애(悲哀)를 하면 심계(心系)가 급하고 폐(肺)의 포엽(布葉)이 위로 들려서 상초(上焦)가 불통이 되고 영위(榮衛)가 흩어지지 않으며 열기가 속에 있어서 포락(胞絡)이 끊기고 양기(陽氣)가 속에서 고동하여 일어나면 심장 밑이 붕괴되는데 이것은 심포(心包)가 내붕(內崩)해서 하혈을 하는 증세이다. 〈入門〉

때가 아닌 피가 흘러내려서 임력〔淋瀝 : 질컥거리는 것〕하여 그치지 않는 증세를 누하(漏下)라 하고, 갑자기 쏟아져서 산이 무너지는 것과 같은 증세를 붕중(崩中)이라고 한다. 〈入門〉

피가 붕루(崩漏)해서 그치지 않는 증세에는 세 가지가 있는데 첫째는 비(脾)와 위(胃)가 허손하여 신(腎)으로 떨어져서 상화(相火)와 같이 합쳐지고 습열(濕熱)이 밑에 핍박(逼迫)하면 월수(月水)가 붕괴해서 그치지를 않는데, 그 빛이 검붉고 특히 여름철의 썩은 고기 냄새가 나고 백대하(白帶下)가 섞여 있으며 맥(脈)이 침세(沈細) • 질삭(疾數)하고 또는 침현(沈弦) • 홍대(洪大)하니 이러한 증세는 열 때문에 일어나는 증세이다.

또한 허리와 배꼽 밑이 아픈 증세에는 비(脾)와 위(胃)를 크게 보(補)하여 혈기(血氣)를 승거(升擧)해 주어야 한다. 둘째는 귀한 몸이 세력을 잃고 천하게 되면 심기(心氣)가 모자라고 화(火)가 치밀어 혈맥(血脈) 속이 왕성하고 또 음식을 포기하고 얼굴은 병자같지는 않으나 마음에 병이 생겨서 경수(經水)가 오자마자 끊어지고 또는 쏟아져서 그치지 않는 증세에는 마음의 동요가 없도록 하고 기혈(氣血)을 크게 보해서 비(脾)와 위(胃)를 양거(揚擧)해 주고 심화(心火)를 진정시키는 약으로 보음 사양(補陰瀉陽)을 시키면 경수(經水)가 스스로 그치는 경우도 있다. 셋째는 비애(悲哀)가 너무 심하면 포락(胞絡)이 끊어지므로, 위에서 미리 설명한 것과 같다. 〈東垣〉

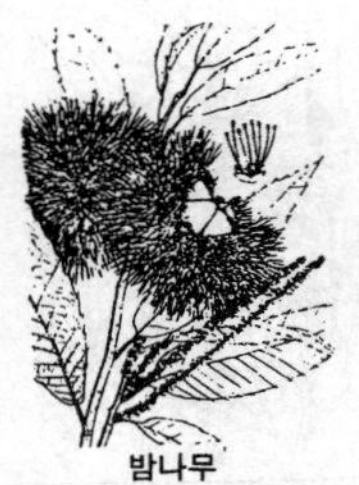
밤나무

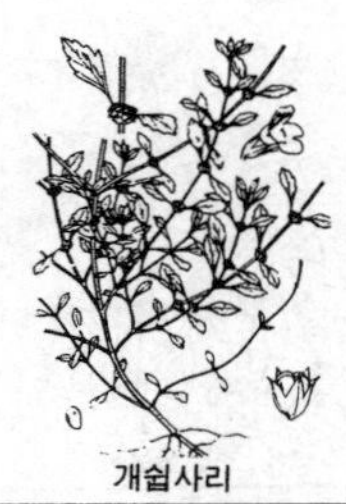
개쉽사리

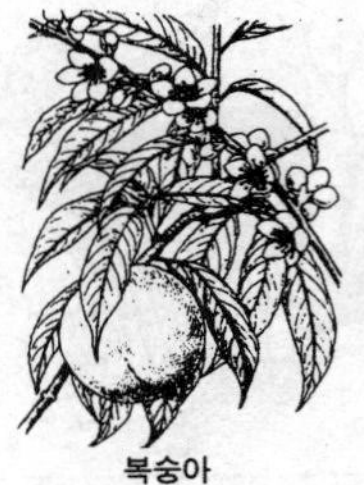
복숭아

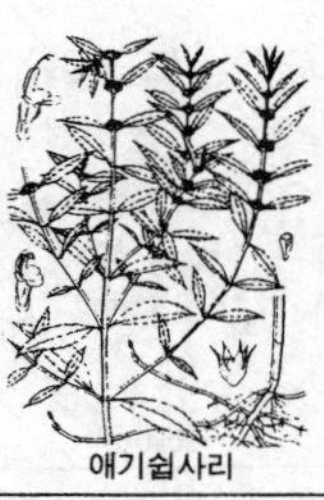
애기쉽사리

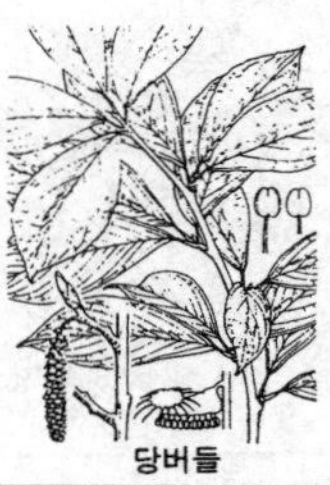
당버들

16. 혈붕(血崩)과 혈루(血漏)를 치료할 경우

혈붕(血崩)이란 월경이 착란(錯亂)해서 진흙처럼 넘쳐 흐르는 증세이니 갑자기 그치게 하면 피가 엉켜서 벌집과 같은 것이 생기고 또 혈붕(血崩)을 방치해 두면 현훈(眩暈)이 일어나서 정신을 잃고 쓰러질 우려가 있으니 먼저 오령지말〔五靈脂末 : 독행산(獨行散)〕 1돈을 더운 술에 타서 먹는다.

오령지말(五靈脂末)은 행혈(行血)과 지혈(止血)의 성질을 겸한 것이니 복용한 뒤에 계속해서 오적산(五積散)〔처방은 한문(寒門)〕에 방풍(防風)과 형개(荊芥)를 더하고 식초를 조금 넣어 1~2첩 달여서 먹고, 다시 오령지산(五靈脂散)을 써서 묵은것을 없애고 새것을 살게 하는데 그래도 듣지 않을 때는 쓰는 약의 순서대로 오회(五灰)와 십회환(十灰丸)〔처방은 혈문(血門)〕을 쓰는 것이다.

비애(悲哀)가 심했기 때문에 붕루(崩漏)가 될 때는 비금산(備金散)과 사제향부환(四製香附丸)을 쓰고, 월경이 있을 때 범방(犯房)해서 충(衝)•임맥(任脈)을 상하게 하면 경혈(經血)이 쏟아지는 경우도 있으니 온경탕(溫經湯)을 쓰고, 습(濕)과 열이 밑으로 치밀어서 붕루(崩漏)가 되면 그 빛은 검붉고 썩은 냄새가 나니 해독사물탕(解毒四物湯)에 양혈지황탕(涼血地黃湯)•고경환(固經丸) 등을 쓰고, 우울증이 지나치게 많고 또한 잘 살던 여자가 실패해서 가난하게 되면 흔히 붕루(崩漏)가 되는데 개울사물탕(開鬱四物湯)을 쓰고, 위기(胃氣)가 밑으로 떨어져서 경수(經水)가 쏟아지는 증세는 승양조경탕(升陽調經湯)•익위승양탕(益胃升陽湯)〔처방은 내상문(內傷門)〕•승양제습탕(升陽除濕湯)•시호조경탕(柴胡調經湯)〔처방은 입문(入門)〕을 쓰고, 혈붕(血崩)이 급하면 그 표(標)를 치료해야 하는데 백지탕(白芷湯)에 백초상말(百草霜末)을 조절해 먹고 더 심하면 종려회(棕櫚灰) 또는 구두골회(狗頭骨灰) 또는 오령지(五靈脂)를 반생 반초(半生半炒)해서 가루로 한 것을 합하여 술에 타서 먹은 뒤에 사물탕(四物湯)에 금(芩)•연(連)•삼(蔘)•기(芪)•향부(香附)•건강(乾薑)을 가해서 조절해 쓴다. 〈丹心〉

부인이 40대 후반에 비애가 너무 심하면 피가 달아나서(走) 붕루(崩漏)하는 경우도 있는데 이러한 때에는 절대로 조열(燥熱)하는 약을 쓰지 말고 먼저 황련해독탕(黃連解毒湯)을 쓰고 다음 삼화탕(三和湯)으로 조절해서 치료를 한다. 〈醫鑑〉

처녀가 남자를 사모하다 혈붕(血崩)이 심하여 허로(虛勞)가 되는 증세는 치료하기가 힘드니 사물탕(四物湯)에 시호(柴胡)•황금(黃芩) 또는 가미소요산(加味逍遙散)을 더해 쓴다.

붕루(崩漏)에 한(寒)이 있을 때는 복룡간산(伏龍肝散)과 정향교애탕(丁香膠艾湯)을 쓰며, 열이 낀 데는 양혈지황탕(涼血地黃湯)과 해독사물탕(解毒四物湯)을 쓰고, 같이 쓸 때는 당귀작약탕(當歸芍藥湯)•기효사물탕(奇効四物湯)•자부환(煮附丸) 등을 쓴다. 사물탕(四物湯)에 형개(荊芥)•조금(條芩)을 더해 쓰면 피를 멎게 하는 데 특효약이다. 〈正傳〉

검은 약에 피를 멎게 하는 것이 있으니 오회산(五灰散)•십회환(十灰丸)〔처방은 혈문(血門)〕•여성산(如聖散)•입효산(立効散) 등을 쓰고, 붕루(崩漏)가 지나치게 많아서 현훈(眩暈)하고 정신이 없어 쓰러지면 생지금련탕(生地芩連湯)과 전생활혈탕(全生活血湯)을 쓴다.

※ 비금산(備金散)

효능 : 혈붕(血崩)이 지속되는 증세를 치료한다.

처방 향부자초흑(香附子炒黑) 4냥, 당귀미(當歸尾) 1냥 2돈, 오령지초(五靈脂炒) 1냥을 가루로 하여 매 2돈을 초탕(醋湯)으로 공복시에 먹는다. 〈綱目•入門〉

※ 해독사물탕(解毒四物湯)

효능 : 붕루(崩漏)로 인하여 얼굴빛이 누렇고 배가 아픈 증세를 치료한다.

처방 황금(黃芩)•황련(黃連)•황백(黃柏)•치자(梔子)•생건지황(生乾地黃)•당귀(當歸)•백작약(白芍藥)•천궁(川芎) 각 1돈을 물에 달여서 먹는다. 〈入門〉

이 처방은 황련해독탕(黃連解毒湯)과 사물탕(四物湯)을 합한 제약이다.

※ 양혈지황탕(涼血地黃湯)

효능 : 혈붕(血崩)으로 인해서 신수(腎水)에 음(陰)이 허하여 포락(包絡)의 상화(相火)를 못 지켜서 피가 달아나고 붕괴된 증세를 치료한다.

처방 강활(羌活)•방풍(防風)•시호(柴胡) 각 1돈, 생지황(生地黃)•당귀(當歸) 각 5푼, 지모(知母)•황백(黃柏)•형개(荊芥)•세신(細辛)•고본(藁本)•황련(黃連)

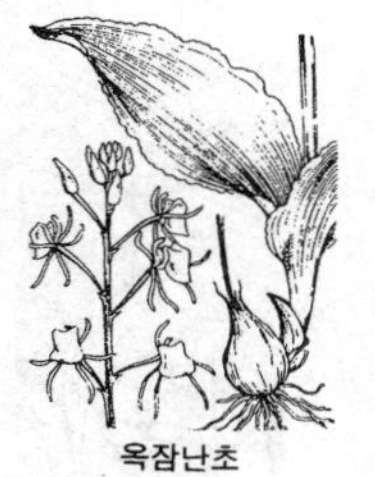
옥잠난초

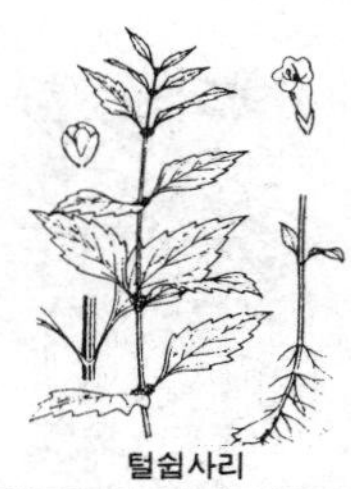
털쉽사리

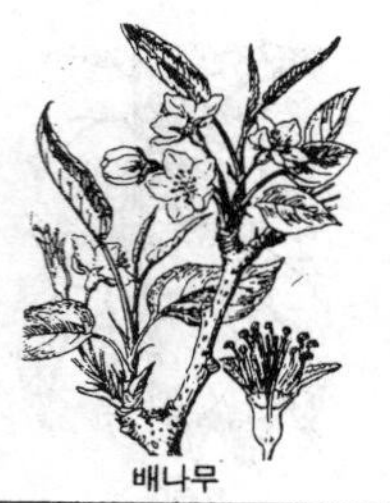
배나무

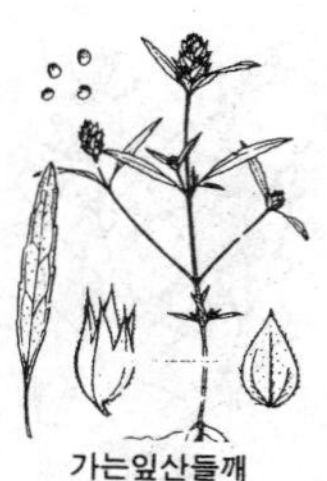
가는잎산들깨

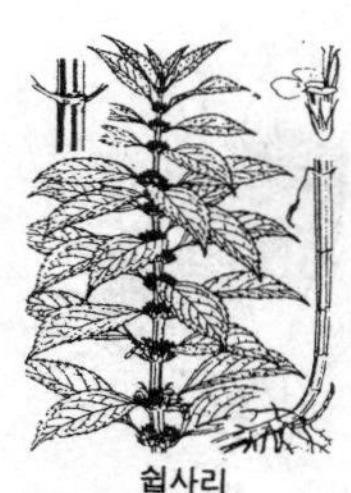
쉽사리

•승마(升麻)•감초(甘草) 각 3푼, 홍화(紅花) 1푼을 물에 달여서 먹는다. 〈入門〉

※ 고경환(固經丸)

효능: 경수(經水)의 과다한 증세를 치료한다.

처방 황금(黃芩)•백출(白朮)•귀판(龜板) 각 1냥, 저근백피(樗根白皮) 7돈, 황백초(黃柏炒) 3돈, 향부자 동변침배(香附子童便浸焙) 2돈반을 가루로 하여 술풀로 오동열매 크기의 환을 지어 백탕(白湯)으로 50~70알을 먹는다. 〈入門〉

※ 개울사물탕(開鬱四物湯)

효능: 붕루(崩漏)가 심기(心氣)의 작용 때문에 생기는 경우가 자주 있는데 높은 자리에 있다가 권세를 잃거나 또는 먼저 귀하고 뒤에 천하면 이런 증세가 일어난다.

처방 향부미초(香附米炒)•당귀신(當歸身)•백작약주초(白芍藥酒炒)•숙지황(熟地黃)•백출(白朮) 각 1돈, 천궁(川芎)•황기(黃芪)•포황초(蒲黃炒)•지유(地楡)•인삼(人蔘) 각 5푼, 승마(升麻) 3푼을 물에 달여서 먹는다. 〈正傳〉

※ 승양조경탕(升陽調經湯)

효능: 속이 상했기 때문에 중기(中氣)가 밑으로 떨어지고 폭붕(暴崩)이 그치지 않는 증세를 치료한다.

처방 시호(柴胡)•강활(羌活)•창출(蒼朮)•황기(黃芪) 각 1돈, 당귀(當歸)•방풍(防風)•승마(升麻)•고본(藁本)•감초(甘草) 각 7푼, 만형자(蔓荊子) 5푼, 독활(獨活) 3푼을 물에 달여서 먹고 밥을 한 그릇 먹어서 누른다. 〈入門〉

※ 익위승양탕(益胃升陽湯)

혈괴(血塊)가 쏟아져 내리고 또한 멀건 물이 쏟아지는 증세는 앞뒤의 2음(二陰)이 혈탈(血脫)해서 밑이 고갈했기 때문이다. 혈탈(血脫)에 기(氣)를 더해 주는 것은 옛날 사람들의 치료 방법이니 이것은 양(陽)을 내고 음(陰)을 조장키 위한 뜻이다. 〔처방은(內傷門)〕

※ 승양제습탕(升陽除濕湯)

효능: 혈붕(血崩)이 그치지 않는 증세는 비(脾)와 위(胃)가 허한데 심포(心胞)해서 편승(便乘)을 해서 피가 붕루(崩漏)하기 때문이다.

처방 황기(黃芪)•창출(蒼朮)•강활(羌活) 각 1돈, 시호(柴胡)•승마(升麻)•방풍(防風)•고본(藁本)•감초구(甘草炙) 각 7푼, 만형자(蔓荊子) 5푼, 독활(獨活)•당귀(當歸) 각 3푼을 물에 달여서 먹는다. 〈東垣〉

※ 시호조경탕(柴胡調經湯)

효능: 치료 방법은 위에서와 같다.

처방 창출(蒼朮) 1돈반, 시호(柴胡) 1돈, 강활(羌活)•독활(獨活)•고본(藁本)•승마(升麻) 각 7푼, 갈근(葛根)•당귀(當歸)•감초(甘草) 각 5푼, 홍화(紅花) 2푼을 물에 달여서 먹는다. 〈東垣〉

위와 같은 네 가지 처방은 모두가 위로 받들어 올려 주는 것으로써 먼저 익위승양탕(益胃升陽湯)을 먹고, 그래도 효험이 없으면 나중의 두 처방 승양제습탕(升陽除濕湯)과 시호조경탕(柴胡調經湯)을 쓰면 크게 승거(升擧)하니 봄•여름 2절기의 습기가 오래 쌓여서 내려가는 증세를 치료하는 데 착안한 신기한 처방이다. 〈綱目〉

※ 복룡간산(伏龍肝散)

효능: 충(衝)•임경(任經)이 허해서 붕루(崩漏)가 되고 제복(臍腹)이 냉통(冷痛)한 증세를 치료한다.

처방 천궁(川芎)•애엽(艾葉) 각 1돈반, 복룡간(伏龍肝) 1돈, 적석지(赤石脂)•맥문동(麥門冬) 각 7푼, 당귀(當歸)•건강(乾薑)•숙지황(熟地黃)•육계(肉桂)•감초(甘草) 각 5푼에 대추 2개를 넣어 달여서 먹고 또는 가루로 해서 미음에 2돈씩을 넣어 먹는다. 〈入門〉

※ 정향교애탕(丁香膠艾湯)

효능: 붕루(崩漏)가 그치지 않고 때때로 지붕 썩은 물이 새는 것처럼 나오고 혹은 백대(白帶)가 흐르고 배꼽 밑이 얼음같이 찬 증세를 치료한다.

처방 당귀(當歸) 1돈반, 생애엽(生艾葉) 1돈 2푼, 아

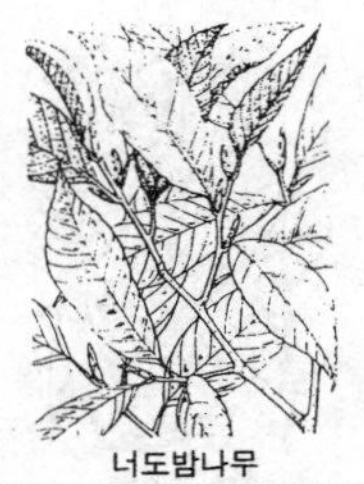
너도밤나무

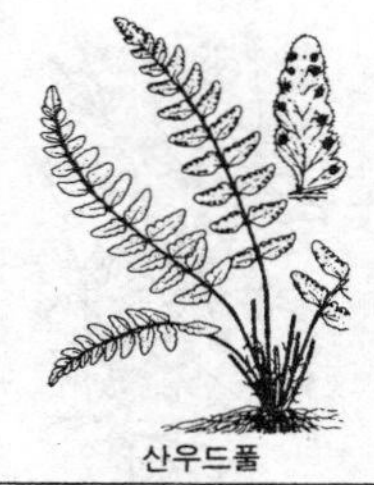
산우드풀

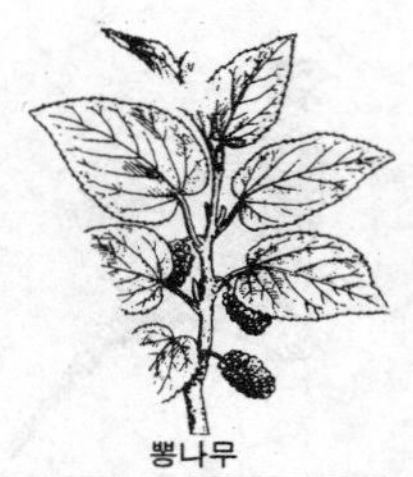
뽕나무

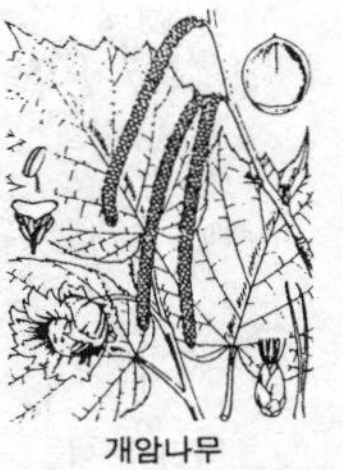
개암나무

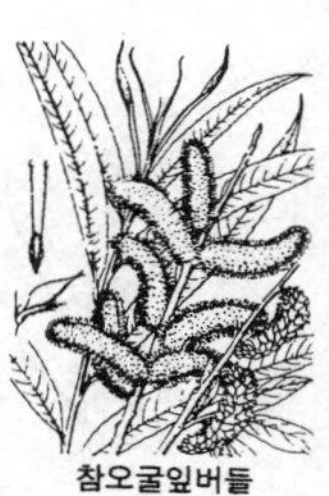
참오굴잎버들

교주(阿膠珠) 7푼, 천궁(川芎) • 정향(丁香) 각 5푼, 숙지황(熟地黃) • 백작약(白芍藥) 각 4푼을 물에 달여서 먹는다. 〈東垣〉

❊ 당귀작약탕(當歸芍藥湯)

효능 : 경루(經漏)가 그치지 않고 기(氣)가 약하여 곤권(困倦)한 증세는 중기(中氣)가 허약해서 밑으로 내리는 것이 심하기 때문인데 이것을 치료한다.

처방 창출(蒼朮) • 백출(白朮) • 당귀(當歸) • 백작약(白芍藥) 각 1돈반, 황기(黃芪) 1돈, 진피(陳皮) • 숙지황(熟地黃) 각 5푼, 감초구(甘草炙) • 생지황(生地黃) 각 3푼, 시호(柴胡) 2푼을 물에 달여서 먹는다. 〈東垣〉

❊ 기효사물탕(奇効四物湯)

효능 : 혈붕(血崩) 치료에 신효하다.

처방 사물탕(四物湯)에 아교주(阿膠珠) • 애엽(艾葉) • 황금(黃芩) 각 7돈을 가하고 생강 5쪽을 넣어 물에 달여서 먹는다. 〈得効〉

❊ 여성산(如聖散)

효능 : 치료하는 방법은 위에서와 같다.

처방 종려(棕櫚) • 오매(烏梅) 각 1냥, 건강(乾薑) 1냥반을 병소존성(並燒存性)해서 가루로 하여 매 2돈씩 오매탕주(烏梅湯酒)에 공복시 먹는다. 〈丹心〉

❊ 입효산(立効散)

효능 : 치료 방법은 위에서와 같다.

처방 당귀(當歸) • 연화예(蓮花蕊) • 백면자(白綿子) • 홍화(紅花) 각 1냥을 썰어서 종이에 싸고 염니(鹽泥)로 단단히 봉한 뒤에 소존성(燒存性)해서 가루로 하여 사향(麝香)을 조금 넣고 매 2돈씩 더운 술로 공복에 먹는다. 〈東垣〉

❊ 전생활혈탕(全生活血湯)

효능 : 붕루(崩漏)가 심해서 눈이 혼탁하고 의식조차 없는 증세는 대부분 피의 폭망(暴亡) 때문에 일어나는 것이다. 피가 망(亡)하면 심신(心神)이 자랄 곳이 없고 기혈을 폭손(暴損)하니 어떻게 오래 가겠는가? 당연히 보해서 기혈(氣血)을 끌어올려 주고 양(陽)을 도우면 눈을 뜨고 신(神)이 돌아오는 것이다.

이 처방은 보혈(補血) • 생혈(生血) • 익양(益陽)을 겸하니 손발의 궐음 부족(厥陰不足)을 보해 준다.

처방 백작약(白芍藥) • 승마(升麻) 각 1돈, 방풍(防風) • 강활(羌活) • 독활(獨活) • 시호(柴胡) • 당귀신(當歸身) • 갈근(葛根) • 감초(甘草) 각 7푼, 고본(藁本) • 천궁(川芎) 각 5푼, 생지황(生地黃) 4푼, 만형자(蔓荊子) • 세신(細辛) 각 3푼, 홍화(紅花) 1푼을 물에 달여서 먹는다. 〈東垣〉

17. 적 • 백대하증(赤 • 白帶下症)일 경우

비(脾)가 신(腎)에 전하는 병을 산가(疝瘕)라 하는데 소복(小腹)이 번열(煩熱)하면서 아프고 소변으로 백대(白帶)와 백탁(白濁)이 나오는 것이니 이러한 증세를 고(蠱)라고도 한다. 〈內經〉

임맥(任脈)에 병이 들면 여자의 대하(帶下)와 가취(瘕聚)가 생기는 것이다.

주(註)에 이르기를, 「임맥(任脈)이 포(胞)의 위로부터 대맥(帶脈)을 지나 배꼽 위를 뚫기 때문에 대하(帶下)라 하고 또 대맥(帶脈)이 계륵(季肋)과 장문(章門) 두 혈(穴)로부터 일어나서 마치 띠(帶)를 묶어 놓은 것과 같으니 이것은 습(濕) • 열이 맺혀져서 흩어지지 않기 때문이다.

맺혀진다는 것은 원결(寃結)이라는 뜻이니 굴(屈)하고 체(滯)해서 통증이 생기면 열이 흩어지지 않는다.」 적대(赤帶)라는 것은 열이 소장(小腸)에 들어간 증세이며, 백대(白帶)라는 것은 열이 대장(大腸)에 들어간 증세인데 그 원인을 살펴보면 모두 습열(濕熱)이 맥(脈)에 맺혀서 진액(津液)이 유일(流溢)하고 적 • 백대하(赤 • 白帶下)가 되어서 배꼽 밑이 아프고 음(陰) 속이 계속해서 내리는 것이다. 〈保命〉

소복(小腹)이 맺히면 열이 임맥(任脈)에 맺혀서 포(胞)의 위에서부터 대맥(帶脈)을 지나 대 • 소장의 갈라진 곳까지 닿게 되니 소변으로 흰 액체가 내리는 증세이다. 대하증(帶下症)이란 알고 보면 적 • 백탁(赤 • 白濁)과 같은 증세로써 다만 통증만 없는 증세이다. 〈入門〉

부인의 대하(帶下)라는 증세는 아주 어려운 병으로 심하면 생산(生産)을 못하니 급히 치료를 해야 된다. 편작(扁鵲)이 귀부인들의 대하증(帶下症)을 많이 치료했으므

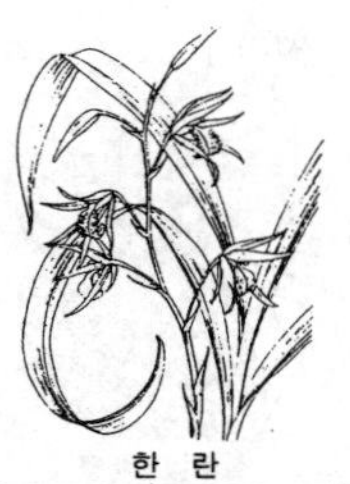
한 란

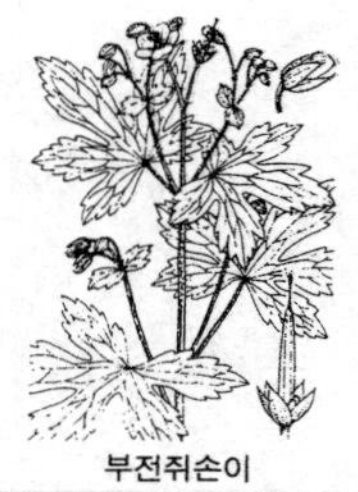
부전쥐손이

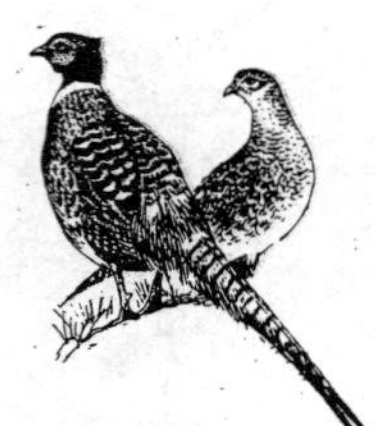
꿩

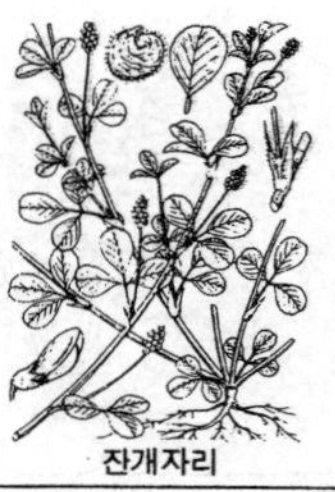
잔개자리

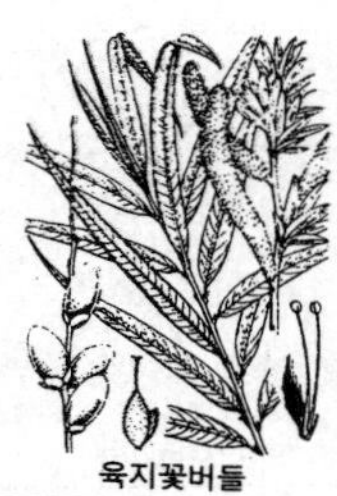
육지꽃버들

로 대하의(帶下醫)라는 말을 들었다고 한다. 〈綱目〉

부인의 대하증(帶下症)에 맥(脈)이 부(浮)하고 오한(惡寒)이 있으며 누하(漏下)하면 치료가 어려운 증세이다. 〈脈經〉

18. 대하증(帶下症)을 치료할 경우

대(帶)와 누(漏)는 모두 위(胃) 속에 담(痰)이 쌓여서 흘러내려 방광에 스며들어서 대·소장으로 나오는 것이니 승제(昇提)해서 올려 주는 것이 제일 타당하다. 심한 증세는 상초(上焦)로 토하고 하초(下焦)로 내보내서 이진탕(二陳湯)〔처방은 담음문(痰飮門)〕에 창출(蒼朮)·백출(白朮)·승마(升麻)·시호(柴胡)를 취해 쓰거나 또는 창백저피환(蒼柏樗皮丸)을 쓴다. 〈丹心〉

부인의 월경이 순조롭지 못하면 오후 늦게 열이 나고 소복(小腹)이 급해지며 손바닥이 번열(煩熱)하고 입술과 입이 건조해지는데 이 증세는 대하(帶下)에 속하는 증세이다. 그 까닭은 반드시 반산(半產)을 지낸 일이 있고 어혈(瘀血)이 소복(小腹)에 맺혀서 없어지지 못한 증세이니 그것은 입술이 건조한 증세이므로 온경탕(温經湯)을 주약으로 쓴다. 〈仲景〉

대하(帶下)는 전적으로 습열(濕熱) 때문에 생기는 병이니 적(赤)은 혈(血)에 속하고 백(白)은 기(氣)에 속하는 증세인데 주된 치료는 습(濕)을 말려 주어야 한다. 〈丹心〉

적·백대하(赤·白帶下)에는 복룡간산(伏龍肝散)·고련환(苦練丸)·백작약산(白芍藥散)을 쓴다.

비인(肥人)의 백대(白帶)는 습담(濕痰)의 소행이니 창백저피환(蒼柏樗皮丸)을 쓰고, 수인(瘦人)의 백대(白帶)는 열의 소행이니 금백저피환(芩柏樗皮丸)·보경고진탕(補經固眞湯)·백렴원(白斂元)·보궁환(補宮丸)·사신환(四神丸)·청백산(淸白散) 등을 쓴다.

대하(帶下)가 오래되어 양기(陽氣)가 극도로 허하고 백활(白滑)이 밑으로 흘러서 콧물과 같고 비린내가 나며 늘 슬픔을 감추지 못하는 증세는 주자당귀환(酒煮當歸丸)·계부탕(桂附湯)을 쓴다. 〈入門〉

잉부(孕婦)의 백대(白帶)에는 금출저피환(芩朮樗皮丸)을 쓰고, 처녀의 대하(帶下)에는 호박주사환(琥珀朱砂丸)을 쓰는데 모든 대하(帶下)에는 후미(厚味)를 먹지 않는 것이 조건이 된다. 〈入門〉

※ 창백저피환(蒼柏樗皮丸)

효능 : 비인(肥人)의 백대(白帶)와 습담(濕痰)을 치료한다.

처방 창출(蒼朮)·황백(黃柏)·저근백피(樗根白皮)·해석(海石)·반하제(半夏製)·천궁(川芎)·향부자(香附子)·건강(乾薑)을 각 등분하여 가루로 하여 초호(醋糊)에 오동 열매 크기의 환을 지어 백탕(白湯)으로 50~70알을 먹고 여름에는 건강(乾薑)을 빼고 활석(滑石)을 대용한다. 〈入門〉

※ 고련환(苦練丸)

효능 : 열이 대·소장에 들어가 적·백대하(赤·白帶下)가 된 증세를 신통하게 치료한다.

처방 고련자(苦練子)를 빻아서 술에 담그고, 회향초(茴香炒)·당귀(當歸)를 각 등분하여 가루로 하고 술풀로 오동 열매 크기의 환을 지어 매 30~50알을 공복에 더운 술로 먹는다. 〈保命〉

※ 백작약산(白芍藥散)

효능 : 적·백대(赤·白帶)가 오랫동안 그치지 않는 증세를 치료한다.

처방 백작약(白芍藥) 2냥, 건강(乾薑) 5돈을 각각 누렇게 볶아서 가루로 하여 1일 2회씩 매 2돈을 미음에 적절히 먹는다. 〈綱目〉

※ 금백저피환(芩栢樗皮丸)

효능 : 수인(瘦人)의 대하(帶下)는 열로 인한 증세인데 이것을 치료한다.

처방 황금(黃芩)·황백(黃柏)·저근백피(樗根白皮)·활석(滑石)·천궁(川芎)·해석(海石)·청대(靑黛)·당귀(當歸)·백작약(白芍藥)을 각 등분해서 가루로 하여 초풀로 오동 열매 크기의 환을 지어 백탕(白湯)에 50~70알을 먹는다. 〈入門〉

※ 보경고진탕(補經固眞湯)

효능 : 백대(白帶)를 치료하니, 붕중(崩中)이 오래되면 백대(白帶)가 되고 누하(漏下)가 오래되면 골고(骨枯)가 되니, 대부분

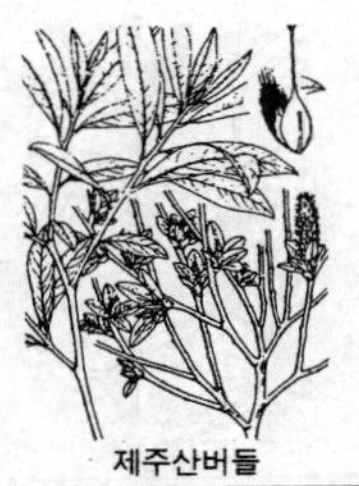
제주산버들

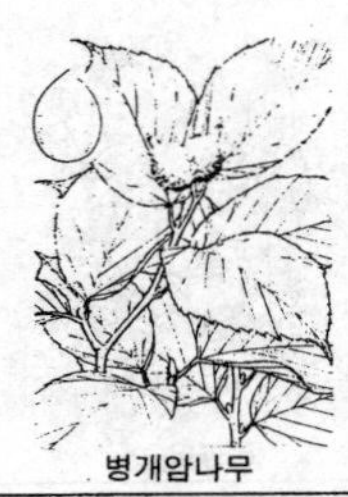
병개암나무

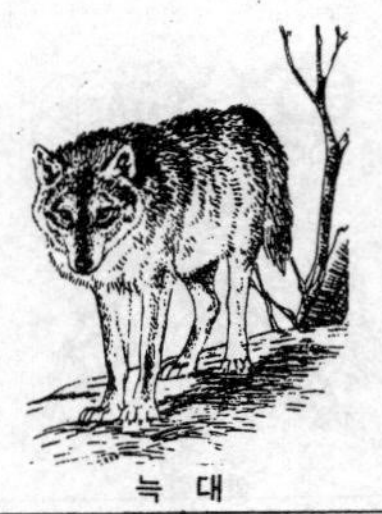
늑 대

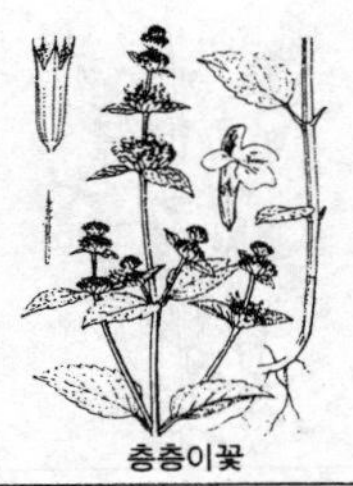
층층이꽃

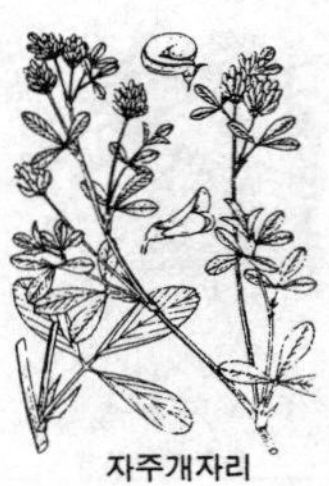
자주개자리

혈붕(血崩)이 오래되면 피가 적어지고 다시 양(陽)이 망해서 희어지고 활(滑)한 것이 흘러서 그치지 않으며 혈해(血海)도 같이 마르는 증세이다.

처방 건강세말(乾薑細末) • 인삼(人蔘) 각 2돈, 욱리인니(郁李仁泥) • 시호(柴胡) • 진피불거백(陳皮不去白) • 황금생(黃芩生) 각 1돈, 백규화(白葵花) 7타를 썰어서 황금(黃芩)을 제해 두고 물 두 잔으로 먼저 달여서 약이 1잔 7푼쯤 되거든 다시 황금(黃芩)을 넣고 달여 한 잔이 되거든 공복에 따뜻하게 복용하고 입에 맞는 음식을 먹어서 누른다. 〈東垣〉

❊ 백렴원(白斂元)

효능 : 충(衝) • 임맥(任脈)이 허한(虛寒)하고 대하(帶下)가 흰 증세를 치료한다.

처방 녹용요거모(鹿茸燎去毛)하여 초증배(醋蒸焙) 2냥, 백렴(白斂) • 금모(金毛) • 구척(狗脊) 각 1냥을 가루로 하여 애(艾)와 초(醋)로 달인 물에 찹쌀풀을 섞어 오동 열매 크기의 환을 지어 공복에 더운 술로 50~70알을 먹는다. 〈得効〉

❊ 보궁환(補宮丸)

효능 : 백대(白帶)와 백음(白淫)을 치료한다.

처방 녹각상(鹿角霜) • 백복령(白茯苓) • 백지(白芷) • 백출(白朮) • 오적어골(烏賊魚骨) • 백미(白微) • 백작약(白芍藥) • 모려분(牡蠣粉) • 산약(山藥)을 각 등분해서 가루로 하여 꿀로 오동 열매 크기의 환을 지어 미음으로 50알을 먹는다. 〈丹心〉

❊ 사신환(四神丸)

효능 : 백대(白帶)를 치료한다.

처방 향부미(香附米) 8냥을 술 • 초 • 소금물 • 사내아이 오줌에 각각 담갔다가 2냥만 3일이 지나면 건져 내어 볶은 다음 창출(蒼朮) 4냥을 뜨물에 담그고 모려분초(牡蠣粉炒) • 축사초(縮砂炒) • 저근백피밀수초(樗根白皮蜜水炒) 각 2냥을 가루로 하여 황미반(黃米飯)에 오동 열매 크기의 환을 지어 공복에 50~70알을 술로 먹는다. 〈醫鑑〉

❊ 청백산(淸白散)

효능 : 백대(白帶)를 치료한다.

처방 당귀(當歸) • 천궁(川芎) • 백작약(白芍藥) • 생지황주세(生地黃酒洗) • 황백염수초(黃柏鹽水炒) • 패모(貝母) • 저근백피주초(樗根白皮酒炒) 각 1돈, 건강초흑(乾薑炒黑) • 감초(甘草) 각 5푼에 생강 3쪽을 넣어 물로 달여서 먹는다. 〈醫鑑〉

❊ 주자당귀환(酒煮當歸丸)

효능 : 백대(白帶)가 오랫동안 그치지 않고 허리 밑으로는 얼음처럼 차며 얼굴빛은 희고 눈이 푸르며 살이 마르는데 이러한 증세는 상 • 중 • 하의 3양(三陽)과 진기(眞氣)가 모두 허약하기 때문이다.

처방 당귀(當歸) 1냥, 양강(良薑) • 부자포(附子炮) 각 7돈, 회향(茴香) 5돈을 썰어서 좋아하는 술 1잔반과 같이 달이되 술이 진하고 마르거든 초황염(炒黃鹽)과 전갈(全蝎) 각 3돈, 시호(柴胡) 2돈, 감초구(甘草炙) • 천련자(川練子) • 정향(丁香) • 목향(木香) • 승마(升麻) 각 1돈, 현호삭(玄胡索) 4돈을 넣어 가루로 하고 주면호(酒麵糊)에 오동 열매 크기의 환을 지어 공복에 담초탕(淡醋湯)으로 50~70알을 먹는다. 〈東垣〉

❊ 고진환(固眞丸)

효능 : 백대(白帶)가 오랫동안 그치지 않고 제복(臍腹)이 냉통(冷痛)한 증세를 치료한다.

처방 건강(乾薑) 4냥, 용골(龍骨) • 당귀(當歸) 각 2냥, 시호(柴胡) • 백석지(白石脂) 각 1냥을 가루로 하여 밀풀로 오동 열매 크기의 환을 지어 백탕(白湯)으로 20~30알을 먹고 밥을 먹어 누른다. 〈入門〉

❊ 계부탕(桂附湯)

효능 : 백대(白帶)에 비린 냄새가 나고 슬픔에 잠기는 증세는 대한(大寒)한 증세이다.

처방 부자포(附子炮) 3돈, 육계(肉桂) 1돈, 황백(黃柏) • 지모(知母) 각 5푼을 물에 달여서 먹는다. 〈東垣〉

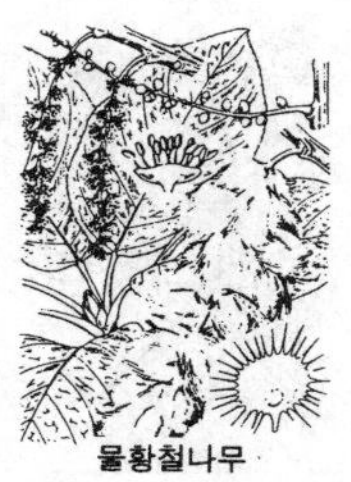
물황철나무

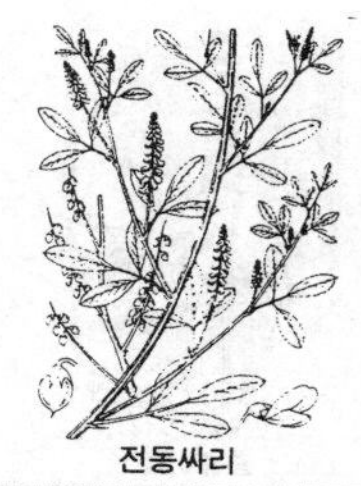
전동싸리

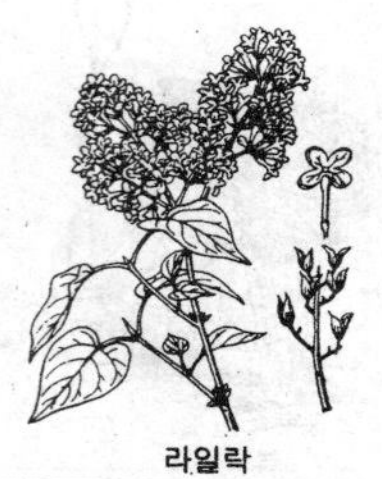
라일락

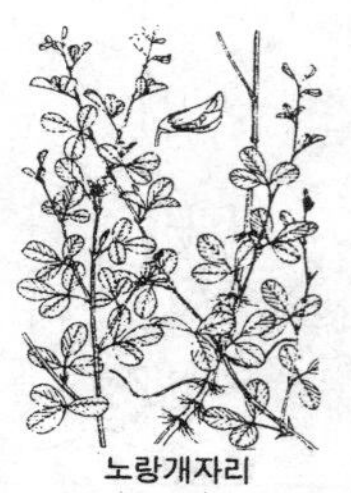
노랑개자리

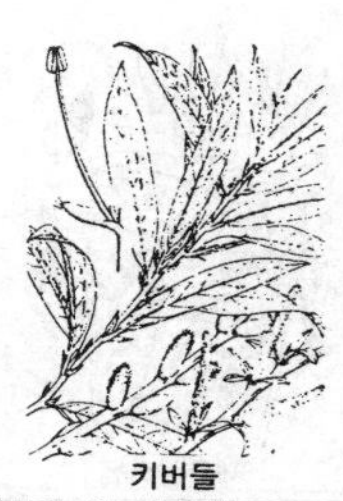
키버들

※ 금출저피환(芩朮樗皮丸)

효능 : 임부의 백대(白帶)를 낫게해준다.

처방 황금(黃芩)•백출(白朮) 각 3돈, 저근백피(樗根白皮)•백작약(白芍藥)•산수유(山茱萸) 각 2돈반, 백지(白芷)•황련(黃連) 각 2돈, 황백(黃柏) 1돈을 가루로 하여 주호(酒糊)에 오동 열매 크기의 환을 지어 백탕(白湯)에 50알을 먹는다.

임부의 대하(帶下)는 모두가 습열(濕熱)로 인한 증세이다. 〈入門〉

※ 호박주사환(琥珀朱砂丸)

효능 : 처녀의 경수(經水)가 처음 시작할 때 놀라거나 또는 풍랭(風冷)으로 인하여 경수(經水)가 그치면서 대하(帶下)로 변하는 경우도 있다.

처방 호박(琥珀)•목향(木香)•당귀(當歸)•몰약(沒藥) 각 4돈, 유향(乳香) 2돈, 사향(麝香)•주사(朱砂) 각 2푼반을 가루로 하여 물에 연밥 크기의 환을 지어 매 1알을 더운 술에 타서 먹는다. 〈入門〉

19. 토(吐)•하(下)로 백대증(白帶症)을 치료할 경우

한 부인이 백대(白帶)에 걸려서 물처럼 흘러내리고 냄새 때문에 옆에 있을 수 없을 정도인데, 대인(戴人)이 말하기를, 「이것은 탁한 물이 본래 열(熱)한 것인데 이것이 태양경(太陽經)을 타고 들어가니 그곳에 있는 찬물이 탁한 물을 밀어내지 못해서 그러한 것이다. 천수(天水)는 높은 곳에서 추하(趨下)하는 것이므로 당연히 먼저 그 상원(上源)을 끊어야 한다.」고 했다. 그리고 과체산(瓜蔕散)을 써서 담(痰)을 2~3되 토하게 하고 다음날에는 도수환(導水丸)을 먹여서 더러운 물 10여행을 3회로 나누어 내려 주니 땀이 온 몸에 나고, 다시 그 다음날 아침이 되어서 환자가 스스로 말하기를, 「속에서 더러운 물이 다 나왔다.」고 하니 그 다음부터는 한랭(寒冷)한 약을 써서 6개월간 복용시키니 잉태까지 했다 한다. 〈子和〉

또 다른 처방으로 장(腸) 속에 고름이 있어서 이슬처럼 내리고 비린 냄새가 심하며 배꼽과 배가 다시 냉통(冷痛)하는 데는 백지환(白芷丸)을 써서 고름을 씻어 내리게 한다.

처방 단엽홍촉규근(單葉紅蜀葵根) 2냥, 백지(白芷) 1냥, 백작약(白芍藥)•백반고(白礬枯) 각 5돈을 가루로 하여 꿀로 오동 열매 크기의 환을 지어 미음으로 15알씩 복용하여 고름이 모두 나온 다음에 다시 또 다른 약으로써 보(補)한다. 만일 규근(葵根)이 없으면 소목절(蘇木節)로써 대신 쓴다. 〈入門•本草〉

20. 오색 대하증(五色帶下症)일 경우

오붕(五崩)이란 어떠한 증세인가? 스승이 말하기를, 백붕(白崩)의 형상은 콧물과 같고, 적붕(赤崩)은 붉은 비단빛과 같고, 황붕(黃崩)은 썩은 오이와 같고, 청붕(靑崩)은 감색과 같고, 흑붕(黑崩)은 멍든 피와 같다. 〈脈經〉

오색 대하(五色帶下)에는 간(肝)이 상하면 진흙빛과 같고, 심(心)이 상하면 홍진(紅津)과 같고, 폐(肺)가 상하면 콧물과 같고, 비(脾)가 상하면 썩은 오이와 같고, 신(腎)이 상하면 멍든 피와 같다. 〈入門〉

흘러내리는 5색이 각각 오장(五臟)에 응하니 오장이 모두 허하면 오색(五色)도 같이 흐르는 증세는 모두 혈(血)의 병이라는 것이 증명된다. 〈得効〉

오색 대하(五色帶下)에는 위풍탕(胃風湯)〔처방은 대변문(大便門)〕과 오적산(五積散)〔처방은 한문(寒門)〕에서 마황(麻黃)을 빼고 형개수(荊芥穗)를 가하며 복룡간산(伏龍肝散)•온청음(溫淸飮)•지유산(地楡散)•향부산(香附散)을 쓴다.

※ 온청음(溫淸飮)

붕루(崩漏)가 계속되면서 오색(五色)이 상잡(相雜)하며 얼굴이 누렇고 복통을 하면서 한열(寒熱)이 오고 갈 때에 쓴다. 일명 해독사물탕(解毒四物湯)이라고도 한다.

※ 지유산(地楡散)

효능 : 오색(五色)이 흘러내리고 얼굴이 누렇게 여위며 허갈(虛竭)한 증세에 쓰인다.

처방 지유(地楡) 3냥을 썰어서 초(醋) 1되에 달이되 10여회 끓인 뒤 공복에 1홉씩 더울 때 먹는다. 〈入門〉

※ 향부산(香附散)

효능 : 오색 붕루(五色崩漏)를 치료한다.

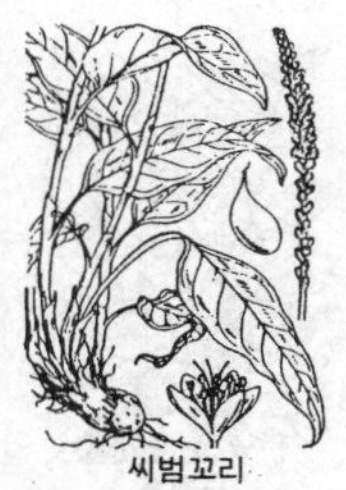
씨범꼬리

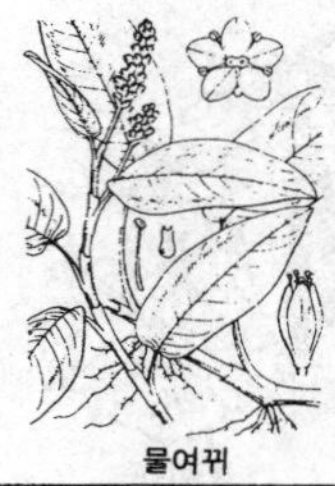
물여뀌

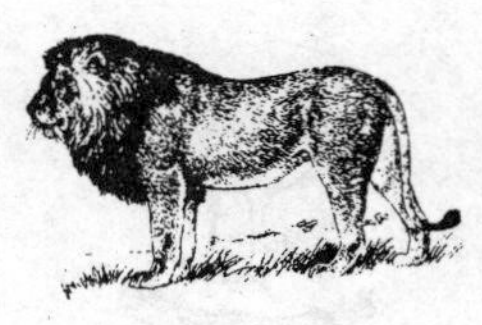
사 자

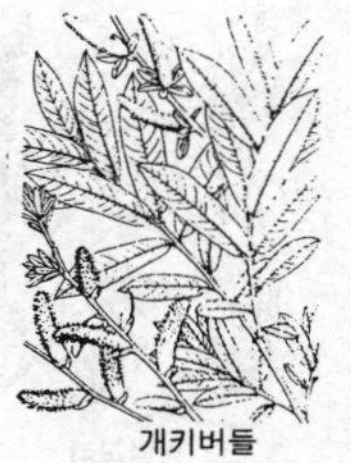
개키버들

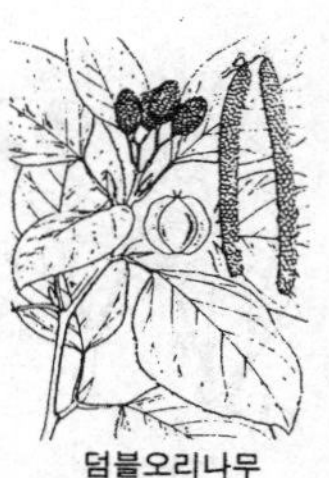
덤불오리나무

처방 향부자(香附子)의 털을 없애고 찧어서 초에 한나절을 삶아 불에 쬐어서 가루로 하여 매 2돈씩 공복에 미음으로 먹으면 신효하다. 〈本事〉

21. 한(寒)이 혈실(血室)에 들어갈 경우

월경이 불통되면 배꼽 둘레가 차고 산통(疝痛)이 일어나며 그 맥(脈)은 잠기고 굳어지는데 이것은 한기(寒氣)가 혈실(血室)에 들어가 혈(血)이 응결되어 운행을 못하므로 통증이 되는 증세이니 계지도인탕(桂枝桃仁湯)을 쓴다.

※ 계지도인탕(桂枝桃仁湯)

처방 계피(桂皮)•적작약(赤芍藥)•생건지황주세(生乾地黃酒洗) 각 2돈, 감초구(甘草灸) 1돈, 도인(桃仁) 30개, 생강 3쪽과 대추 2개를 넣어 물로 달여서 먹는다. 〈丹心〉

22. 열이 혈실(血室)에 들어갈 경우

부인이 상한(傷寒)으로 열이 나면서 경수(經水)가 나오다 그쳤다 하고 낮에는 명랑해도 밤이면 헛소리를 하는데 마치 미친 것 같으니 이러한 증세는 열이 혈실(血室)에 들어갔기 때문이다. 치료에는 시호파어탕(柴胡破瘀湯)과 조경탕(調經湯)을 쓴다. 〈仲景〉

※ 시호파어탕(柴胡破瘀湯)

효능 : 열이 혈실(血室)에 들어간 증세와 축혈증(蓄血症)을 치료한다.

처방 시호(柴胡) 2돈, 황금(黃芩)•반하(半夏)•적작약(赤芍藥)•당귀(當歸)•생지황(生地黃) 각 1돈을 물에 달여서 먹는다. 〈入門〉

※ 조경탕(調經湯)

효능 : 열이 혈실(血室)에 들어간 증세를 치료한다.

처방 시호(柴胡)•생지황(生地黃) 각 1돈반, 적작약(赤芍藥)•당귀(當歸)•황금(黃芩) 각 1돈, 반하(半夏)•인삼(人蔘)•천궁(川芎)•감초(甘草) 각 5푼에 생강 3쪽과 대추 2개를 넣어 물에 달여서 먹는다. 〈海藏〉

23. 갱년기의 월경 불순

부인이 49세가 지나면 월경이 당연히 그쳐야 되는데도 매월 그대로 나오고 또는 너무 많아서 그치지 않는 경우가 있으니 금심환(芩心丸)•당귀산(當歸散)•가미사물탕(加味四物湯)을 쓴다.

※ 금심환(芩心丸)

효능 : 월경이 그친 지 여러 해가 지난 후에 다시 나오고 또는 흘러내려서 그치지 않는 증세를 치료한다.

처방 조황금(條黃芩) 2냥을 쌀뜨물에 담그거나 초에 담그기를 하루 정도 하여 구워서 말리고 또 담그고 굽기를 7회로 해서 가루로 하여 초호(醋糊)에 환을 지어 공복시 70알을 더운 술로 1일 2회씩 먹는다. 〈瑞竹〉

※ 자금환(子芩丸)

효능 : 치료 방법은 위에서와 같다.

처방 조황금(條黃芩) 4냥을 썰어서 초에 담그고 투명한 종이에 싸서 말리기를 7회하고 당귀주세(當歸酒洗)와 향부미초초(香附米醋炒) 각 2냥을 가루로 하여 초풀에 오동 열매 크기의 환을 지어서 공복에 50~70알을 술에 먹는다. 〈醫鑑〉

※ 당귀산(當歸散)

효능 : 부인의 천계(天癸)가 이미 때를 넘기고 경맥(經脈)이 순조롭지 못하거나 또는 3~4개월 동안 불통이 되거나 또는 월 2회씩 통하기도 하면서 요복(腰腹)이 동통(疼痛)한 것을 치료한다.

내경(內經)에 이르기를, 「7손(七損) 8익(八益)이라.」 했으니 이것은 여자가 77은 49의 7수가 다 되어도 경(經)이 그치지 않는 것은 피가 남아 있어서 그런 경우도 있으니 다만 그치게 하는 데 힘쓰지 말고 정상적으로 돌아가도록 해서 요통 등의 증상이 없게 하는 치료가 우선이다.

처방 당귀(當歸)•천궁(川芎)•백작약초(白芍藥炒)•조황금초(條黃芩炒) 각 1냥, 백출(白朮) 5돈을 가루로 하여 매 2돈을 공복에 1일 2회씩 술로 먹는다. 〈本事〉

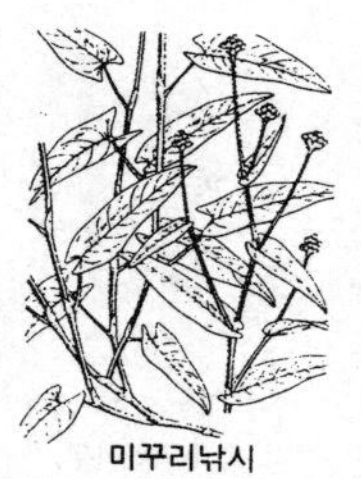
미꾸리낚시

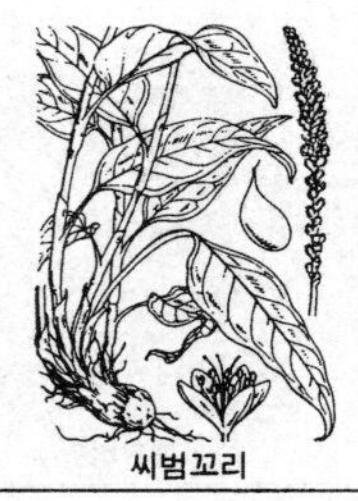
씨범꼬리

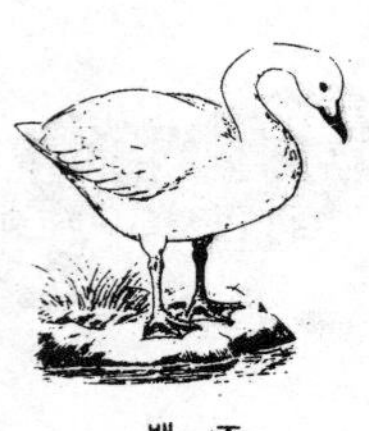
백 조

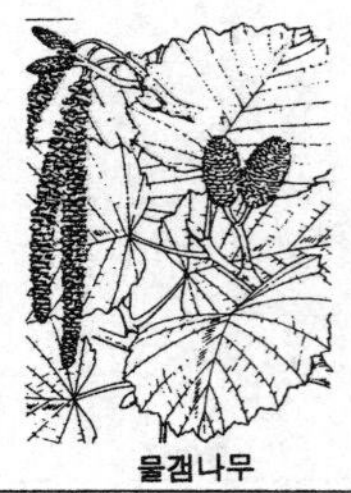
물겸나무

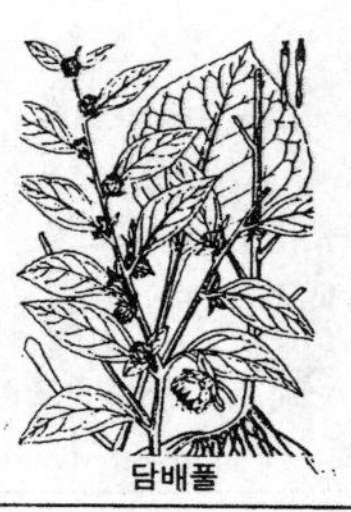
담배풀

※ 가미사물탕(加味四物湯)

효능 : 월경이 그친 지 여러 해 후에 다시 나오고 결국은 붕루(崩漏)가 되어서 복통과 한열(寒熱)이 생기는 증세를 치료한다.

처방 사물탕(四物湯) 4돈에 인삼(人蔘)·오수유(吳茱萸) 각 1돈을 가하고 생강 3쪽과 대추 2개를 물로 달여서 먹는다. 〈得効〉

단방(單方) (41종)

※ 복룡간(伏龍肝)

즉, 부엌 바닥의 흙을 말한다. 주로 부인의 붕중(崩中)과 대하(帶下)에 피를 그치게 하는 성약(聖藥)이 되며 대개는 마른 것이 습한 것을 없애 준다. 〈湯液〉

혈로(血露)를 치료하는데 잠초(蠶砂)와 아교(阿膠) 각 1냥, 복룡간(伏龍肝) 반 냥을 가루로 하여 더운 술로 2돈씩 적절히 먹는다. 〈本草〉

※ 백초상(百草霜)

혈붕(血崩)을 치료한다.

백초상말(百草霜末) 2돈을 구담즙(狗膽汁)에 반죽해서 2회로 나누어 먹는데 당귀주(當歸酒)로 먹는다. 〈本草〉

※ 망초·박초(芒硝·朴硝)

월경이 막힌 증세와 피가 막혀 어혈(瘀血)이 된 증세를 치료한다.

가루 1돈을 담초탕(淡醋湯)으로 공복에 먹는다. 〈本草〉

※ 건지황(乾地黃)

포(胞)가 새서 하혈하는 증세를 치료하니 달여서 먹거나 환으로 먹어도 모두 좋다. 〈本草〉

※ 익모초(益母草)

적(赤)·백대하(白帶下)를 치료한다.

꽃이 필 때 채취해서 찧어 가루로 하여 공복에 1일 3회 2돈씩 술에 타서 먹는다. 〈本草〉

※ 포황(蒲黃)

붕루(崩漏)와 적(赤)·백대하(白帶下)를 치료한다.

볶은 가루 2돈을 더운물에 먹거나 또는 환으로 해서 먹는다. 〈本草〉

※ 당귀(當歸)

붕루(崩漏)와 월경 불리를 주로 치료한다. 달여서 먹거나 가루로 하여 먹어도 모두 좋다. 〈本草〉

피가 쌓인 데는 당귀(當歸) 4돈과 건칠(乾漆) 3돈을 가루로 해서 꿀로 환을 하여 15알을 술에 먹는다. 〈良方〉

※ 황금(黃芩)

피가 닫힌 증세와 임로 하혈(淋露下血)을 치료한다. 〈本草〉

혈붕(血崩)에는 황금(黃芩)을 가루로 하여 태워서 2돈을 술에 타서 공복에 먹는다. 〈良方〉

※ 작약(芍藥)

혈폐(血閉)를 치료하니 달이거나 가루로 하거나 환으로 하여 먹어도 모두 좋다. 〈本草〉

※ 백지(白芷)

붕루(崩漏)와 적(赤)·백대하(白帶下)를 치료하니 달이거나 가루로 하여 먹어도 모두 좋다. 〈本草〉

적(赤)·백대(白帶)에는 백지(白芷) 1냥, 오적어골소(烏賊魚骨燒) 2개, 태발(胎髮) 1단을 말려서 가루로 하여 2돈을 공복에 술로 먹는다. 〈良方〉

※ 산장초(酸漿草)

적(赤)·백대하(白帶下)를 치료하니 그늘에 말려 가루로 해서 2돈을 공복에 술로 먹는다. 〈本草〉

※ 지유(地楡)

대하(帶下)의 12종류 병을 주로 치료하니 1은 적(赤)이 많은 증세이고, 2는 백(白)이 많은 증세이고, 3은 월경이 막힌 증세이고, 4는 음식〔陰蝕 : 부인의 음중(陰中)에 생창(生瘡)하는 증세〕이고, 5는 자궁이 굳어지는 증세이고, 6은 자궁의 문이 편벽되는 증세이고, 7은 교합할 때에 아픔을 못 견디는 증세이고, 8은 소복(小腹)이 한통(寒痛)하는 증세이고, 9는 자궁의 문이 닫히는 증세이고, 10은

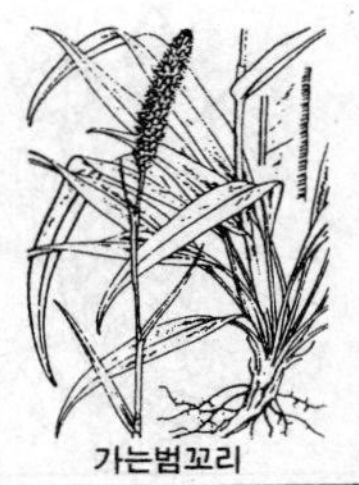
가는범꼬리

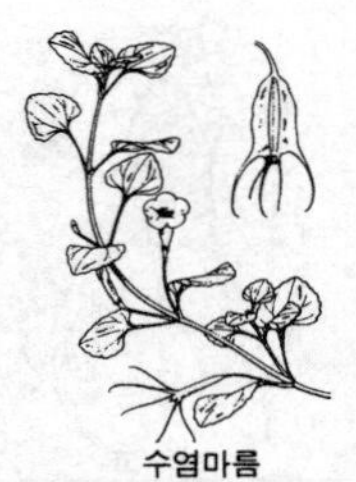
수염마름

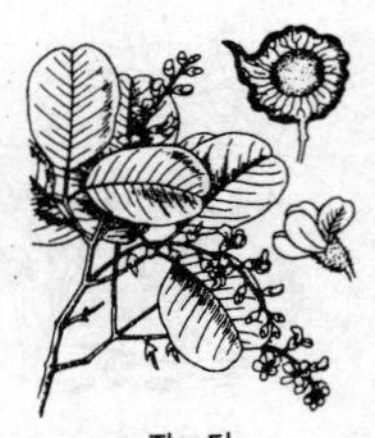
자 단

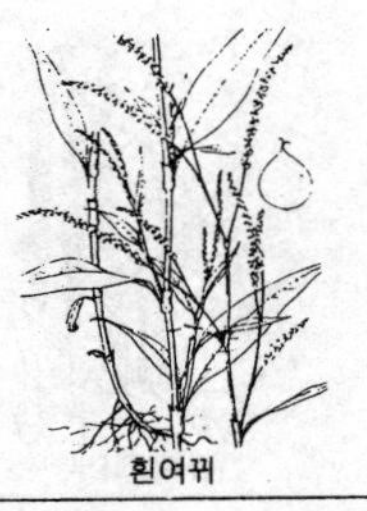
흰여뀌

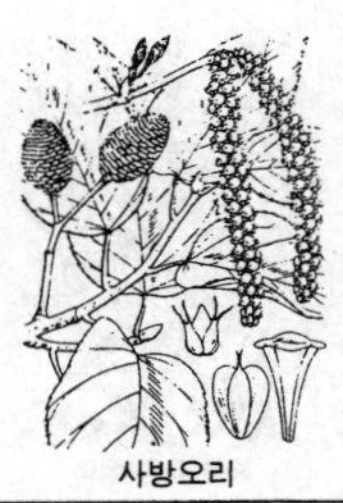
사방오리

자궁이 냉한 증세이고, 11은 꿈에 귀물(鬼物)과 같이 교합하는 증세이고, 12는 오장(五臟)이 부정하는 증세이고, 그 밖에 또 붕부지(崩不止)하는 증세를 치료하니 달여서 먹거나 가루로 먹어도 모두 좋다. 〈本草〉

적(赤)•백대(白帶) 때문에 뼈만 남은 데는 지유(地楡) 1근을 고아서 고(膏)를 만들어 1일 2회로 공복에 2홉씩 먹는다. 〈良方〉

❊ 궁궁(芎藭)

붕루(崩漏)를 치료하니 달이거나 가루로 해서 복용해도 모두 좋다. 〈本草〉

혈붕(血崩)을 치료하니 1냥을 썰어 술 5잔과 달여서 1잔이 되면 거재(去滓)하고 생지황즙(生地黃汁) 1잔을 넣어 재차 달이는데 2~3회 끓거든 3푼을 먹는다. 〈良方〉

❊ 애엽(艾葉)

붕루(崩漏)와 대하(帶下)를 주로 치료하니 달여서 먹는다. 또 혈붕(血崩)에 숙애(熟艾) 계자대(鷄子大)와 아교주(阿膠珠) 5돈, 건강포흑(乾薑炮黑) 1돈을 달여서 먹는다. 〈本草〉

❊ 대계(大薊)•소계(小薊)

붕루(崩漏)와 적(赤)•백대(白帶)를 주로 치료하니 즙을 내어 먹는다. 〈本草〉

혈붕(血崩)에는 뿌리 5냥과 모근(茅根) 3냥을 술에 달여서 먹는다. 〈良方〉

❊ 목단피(牧丹皮)

월경 불통을 주로 치료하니 달이거나 가루로 해서 복용해도 모두 좋다. 〈本草〉

❊ 삼릉(三稜)

월경을 통하게 하고 혈가(血瘕)를 파(破)한다. 달이거나 가루로 하거나 환으로 하여 먹어도 모두 좋다. 〈本草〉

❊ 현호삭(玄胡索)

월경이 고르지 않는 증세와 붕중(崩中)의 임로(淋露)를 주로 치료한다. 달이거나 환으로 하거나 가루로 해서 먹어도 모두 좋다. 〈本草〉

❊ 대황(大黃)

혈(血)이 닫혀서 창만(脹滿)하고 모든 노혈(老血)이 유결(留結)해서 가(瘕)를 이룬 데 쓰니 달이거나 환으로 해서 먹어도 모두 좋다. 〈本草〉

❊ 상목이(桑木耳)

월경이 고르지 못한 증세와 붕중(崩中)과 대하(帶下)와 또는 월경이 막혀서 혈(血)이 뭉친 증세에 쓰니 술에 달여서 먹거나 또는 태운 것 2돈을 술에 타서 먹어도 좋다. 〈本草〉

❊ 교맥면(蕎麥麵)

적(赤)•백대하(白帶下)를 치료하니 적거나 많음을 가리지 말고 달걀 흰자위에 섞어 환으로 해서 백탕(白湯)으로 30~50알을 공복에 먹으면 바로 낫는다. 〈回春〉

❊ 저근백피(樗根白皮)

붕루(崩漏)와 적(赤)•백대하(白帶下)를 치료하니 흰 뿌리 한 줌을 물 1되에 달여서 2푼을 먹거나 또는 가루로 해서 꿀로 환을 지어 먹어도 좋다. 〈回春〉

❊ 상실각(橡實殼)

붕중(崩中)과 대하(帶下)를 주로 치료하니 태워서 가루로 만들어 미음에 타서 먹는다. 이 각(殼)을 창이(蒼耳)와 같이 태워서 가루로 하여 백지(白芷)•건강포(乾薑炮)•사물탕(四物湯)을 더해서 먹어도 좋다. 〈正傳〉

❊ 종려피(棕櫚皮)

붕루(崩漏)와 대하(帶下)를 치료하니 태워서 재로 만들어 백반고말(白礬枯末)과 등분하여 2돈을 술에 타서 먹거나 또는 사과(絲瓜) 태운 것을 가루로 해서 염탕(鹽湯)에 먹어도 좋다. 〈本草〉

❊ 모려(牡蠣)

붕루(崩漏)와 적(赤)•백대하(白帶下)를 치료하니 말려서 누렇게 구워 가루를 만들고 초(醋)에 환을 지어 다시 하연세말(煆硏細末)한 것을 애초탕(艾醋湯) 오고(熬膏)에 환을 하여 역시 애초탕(艾醋湯)으로 50알을 먹는다. 〈綱目〉

❊ 별갑(鼈甲)

오색(五色)이 새어 내리는 것을 치료하니 말려서 누렇

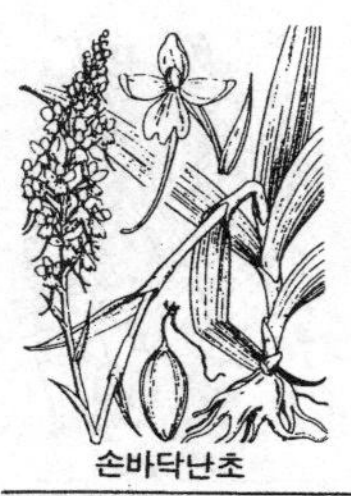
손바닥난초

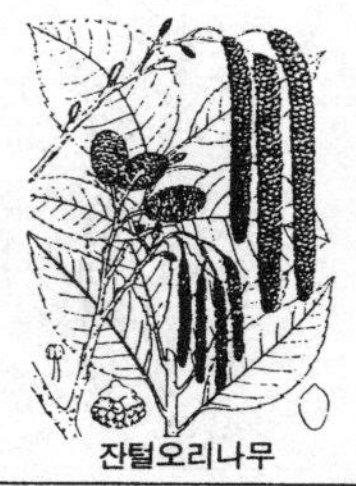
잔털오리나무

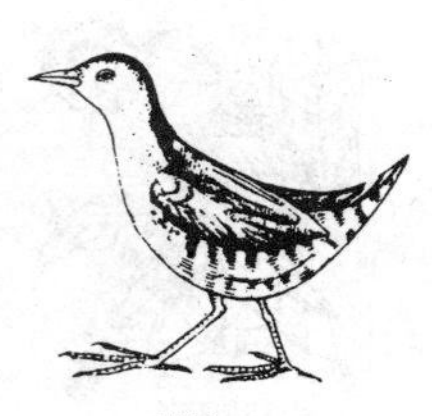
뜸부기

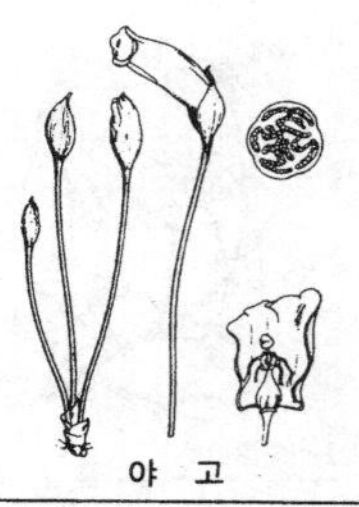
야 고

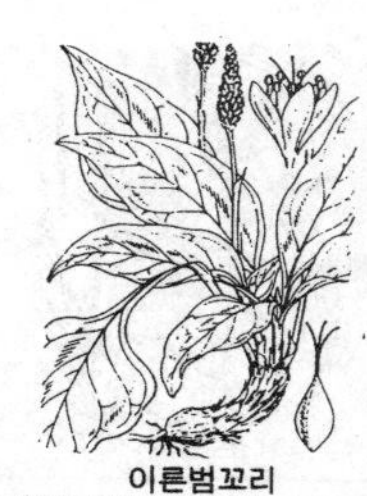
이른범꼬리

게 구워 가루로 하여 1돈을 술에 마시고 그 살로 국을 끓여서 자주 먹으면 좋다. 〈本草〉

※ 잠퇴지(蠶退紙)

붕루(崩漏)와 대하(帶下)를 주로 치료하니 태워서 가루로 하여 미음과 같이 먹는다. 〈本草〉

※ 오적어골(烏賊魚骨)

혈고(血枯)를 치료하고 월경을 통하게 하며 붕루(崩漏)를 치료하니 환으로 하거나 가루로 해서 먹는다. 〈本草〉

※ 만려어(鰻鱺魚)

대하(帶下)의 백 가지 병을 치료하니 굽거나 고아서 먹는다. 〈本草〉

※ 모서시(牡鼠屎)

처녀의 월경 불통을 치료하니 태워서 가루로 하여 1돈을 술에 타서 먹으면 신효하다. 이것을 환자에게 알리면 안 된다. 〈本草〉

※ 맹충(虻蟲)

처녀의 월경 불통과 어혈(瘀血)과 적혈(積血)과 혈폐(血閉)를 치료하니 날개와 발을 버리고 볶아서 가루로 하여 초탕(醋湯)으로 먹거나 환으로 해서 먹는다.

※ 수질(水蛭)

치료 방법은 위와 같고 파혈(破血)의 좋은 재료이니 토막을 내어 석회와 같이 2~3회 볶아서 가루로 하거나 환으로 해서 먹는다. 〈本草〉

※ 오령지(五靈脂)

경혈(經血)을 통하게 하고 혈붕 부지(血崩不止)와 적(赤)•백대하(白帶下)를 치료하니 반은 생으로 하고 반은 볶아서 1돈을 술에 타서 복용하거나 또는 환으로 해서 먹는다. 〈丹心〉

※ 형개수(荊芥穗)

혈붕(血崩)과 혈루(血漏)가 멎지 않음을 치료하니 태워서 가루로 하여 매 2돈을 어린 사내아이 오줌에 타서 먹는다. 〈良方〉

※ 촉규화(蜀葵花)

붉은 꽃은 적대(赤帶)를, 흰 꽃은 백대(白帶)를 치료하니 가루로 하여 더운 술에 2돈을 타서 마시고, 단엽(單葉)의 홍촉규근(紅蜀葵根)은 대하(帶下)의 농혈(膿血)을 산(散)해 주는 데 신효하다. 〈本草〉

※ 수근(水芹)

붕루(崩漏)와 대하(帶下)를 치료하니 나물을 만들어 먹고 또 달이거나 생식도 모두 좋다. 〈本草〉

※ 녹각교(鹿角膠)

붕루(崩漏)와 적대하(赤帶下)를 주로 치료하니 볶아서 가루로하여 2돈을 술에 먹거나 환으로 먹거나 달여서 먹어도 좋다. 〈本草〉

※ 녹용(鹿茸)

붕루(崩漏)와 적(赤)•백대하(白帶下)를 치료하니 볶아서 가루로 하여 1돈을 술에 타서 먹는다. 〈本草〉

녹각(鹿角)을 태워서 재를 먹어도 좋다.

※ 작육(雀肉)

혈붕(血崩)•대하(帶下)를 치료하니 구워서 먹고 전을 부쳐 먹기도 한다. 〈本草〉

※ 우각새(牛角鰓)

혈붕(血崩)과 적(赤)•백대하(白帶下)를 치료하니 태워서 재로 하여 2돈을 술에 타서 먹고 또는 환으로 해서 먹어도 좋다. 〈本草〉

※ 황구두골(黃狗頭骨)

혈붕(血崩)과 적(赤)•백대하(白帶下)를 주로 치료하니 태워서 재로 하여 1돈을 술에 타 먹거나 환으로 먹어도 좋다. 음경(陰莖)과 음란(陰卵)은 대하(帶下)의 12병을 치료하니 소존성(燒存性) 가루로 하여 1돈을 술에 타서 복용하거나 환으로 해서 먹어도 좋다. 〈本草〉

※ 침구법(鍼灸法)

월경이 고르지 못할 때는 음독(陰獨)•중극(中極)•삼음교(三陰交)•신유(腎兪)•기해(氣海)를 택한다. 〈綱目〉

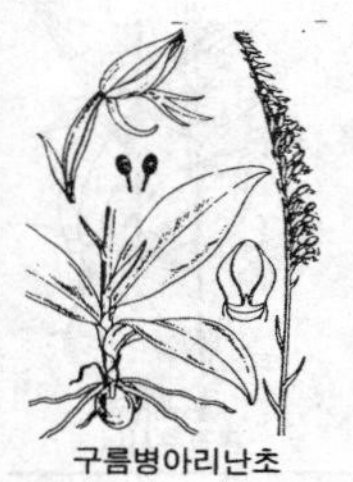
구름병아리난초

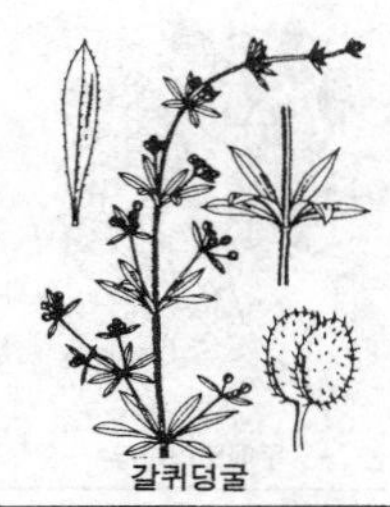
갈퀴덩굴

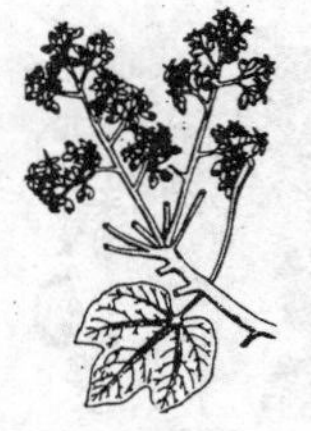
오동나무

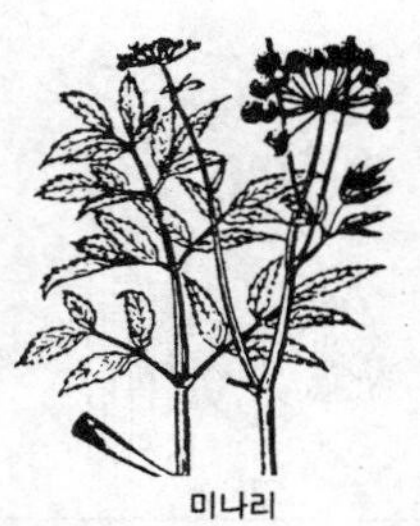
미나리

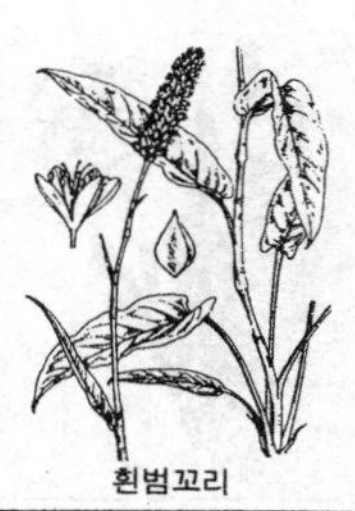
흰범꼬리

월경이 끊어진 때는 중극(中極)·삼음교(三陰交)·신유(腎兪)·합곡(合谷)·사만(四滿)·삼리(三里)를 택한다. 〈綱目〉

붕루(崩漏)가 멎지 않을 때는 혈해(血海)·음곡(陰谷)·삼음교(三陰交)·행간(行間)·대충(大衝)·중극(中極)을 택한다. 〈綱目〉

적(赤)·백대하(白帶下)에는 중극(中極)·신유(腎兪)·기해(氣海)·삼음교(三陰交)·장문(章門)·행간(行間)을 택한다. 적(赤)·백대하(白帶下)에는 대맥혈(帶脈穴)을 뜨는 것이 가장 신기하다.

어떤 여인이 병에 걸려 위와 같이 혈(穴)에 뜸을 뜨니 난데없이 귀신이 몸에 붙어서 외쳐 말하기를, 「뜸이 나한테 붙었다. 나는 곧 간다.」고 하더니 잠시 뒤에 바로 나았다는 말이 있다. 〈資生〉

적대(赤帶)에는 중극(中極)·기해(氣海)·위중(委中)을 택하고 백대(白帶)에는 곡골(曲骨)·승음(承陰)·중극(中極)을 택한다. 〈綱目〉

경(經)이 끊어진 지 오래 되었는데 갑자기 대붕(大崩)하는 데는 풍륭(豊隆)·석문(石門)·천추(天樞)·중완(中脘)·기해(氣海)를 택한다. 〈綱目〉

二四. 충(蟲)

1. 삼시충(三尸蟲)일 경우

중황경(中黃經)에 이르기를, 「1은 상충(上虫)이니 뇌속에 살고 2는 중충(中虫)이니 명당(明堂)에 살고 3은 하충(下虫)이니 위(胃)에 살고 있으므로 그 이름을 팽거(彭琚)·팽질(彭質)·팽교(彭矯)라고 하며, 사람이 옳은 일을 하면 미워하고 그른 일을 하면 좋아한다.」 상전(上田)은 원신(元神)이 사는 곳인데 사람이 여기를 열지 못하고 단지 시충(尸虫)이 그 자리에 살고 있으니 윤회 생사(輪廻生死)의 마치는 시기를 모르는 것이다.

만약 원신(元神)을 시키어 본궁(本宮)에 깃들게 하면 시충(尸虫)이 저절로 없어지고 진식(眞息)이 안정되는데 말하자면 일규(一竅)가 열리면 만규(萬竅)가 똑같이 열리고 대관(大關)이 통하면 백해(百骸)가 모두 통하게 되므로 이것은 천진(天眞)이 영(靈)을 내려오게 하고 신아닌 신이 되는 것이다. 〈養性書〉

※ 거삼시충원(去三尸蟲元)

처방 생지황(生地黃) 3말을 동쪽으로 향한 부엌에서 갈대불로 달여 세 번 끓이고, 청칠(淸漆) 2되를 넣어서 가시 막대기로 저어 흔들되 해가(日影) 1자쯤 옮기는 시간이 되면 황단(黃丹) 3냥을 넣고 다시 해가 1자쯤 옮겨지거든 과자즙(瓜子汁) 3되를 넣고, 또 1자쯤 옮기는 시간에 대황말(大黃末) 3냥을 넣은 다음 이때부터는 약한 불로 달여서 오동 열매 크기의 환을 지어 공복에 1알씩 먹으면 3일만에 탁한 피가 콧속에서 흐르고 20일만에는 모든 벌레가 내리고 50일이 되면 온갖 병이 다 낫고 얼굴빛에 광택이 난다. 〈得効〉

2. 구충(九蟲)일 경우

모든 벌레가 다 음식 조절을 못한 때문이거나 또는 생선회·생채(生菜)·냉물 섭취(冷物攝取)의 원인으로써 쌓이고 쌓임이 오래되어 습열(濕熱)을 만들고 습열(濕熱)이 훈증(熏蒸)하면 담(痰)과 어혈(瘀血)이 응결(凝結)해서 오행(五行)의 기(氣)를 따라 변화하고 모든 기괴한 형상의 병증(病症)들이 나타나는데 그 이름에는 아홉 종류가 있다.

1은 복충(伏虫)이니 길이가 4치쯤 되고 모든 벌레의 어른이 되며, 2는 회충이니 길이가 한 자쯤 되고 심장을 꿰뚫으면 곧 살인하며 즉 식충(食虫), 3은 백충(白虫)이니 길이가 1치 가량이며 모자(母子)가 서로 계속 번식시키고 길어지니 또한 살인을 하며, 4는 육충(肉虫)이니 형상이 썩은 살구와 같아서 심(心)이 번울(煩鬱)하고 만민(滿悶)하게 되며, 5는 폐충(肺虫)이니 형상이 누에와 같고 사람에게 해수(咳嗽)케 하며, 6은 위충(胃虫)이니 형상이 개구리와 같고 사람에게 구토하고 치밀고 조잡하면서 흙·숯·생쌀·다(茶)·소금·생강·후추 등 물류(物類)를 즐기게 하고, 7은 약충(弱虫) 혹은 격충(膈虫)이라고 하며 형상이 과판(瓜瓣)과 같아서 사람에게 침을 많이 뱉게 하고, 8은 적충(赤虫)이니 형상이 생육(生肉)과 같아서 사람의 장(腸)이 울게 하고, 9는 요충이니 형상이 채충(菜虫)과 같고 아주 미세해서 광장(廣腸)에 살고 있는데 많으면 치(痔)가 되고 심하면 나옹(癩癰)과 개선(疥癬)이 되니 위와 같은 모든 증세에는 관중환(貫衆丸)을 쓴다. 〈外臺〉

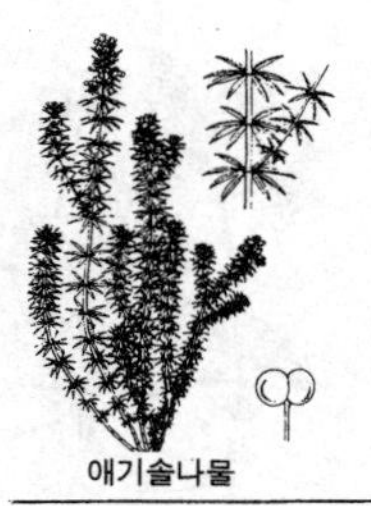
애기솔나물

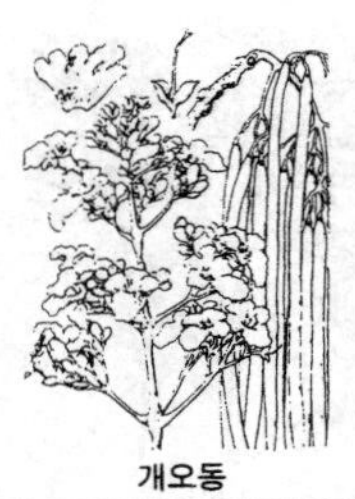
개오동

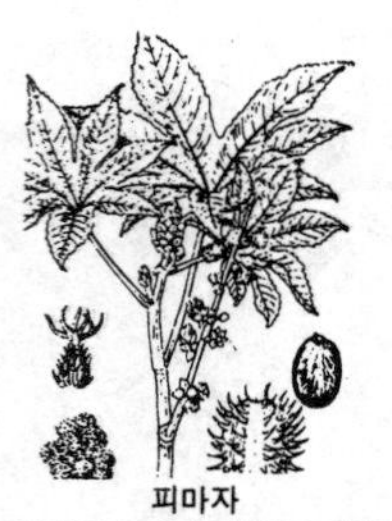
피마자

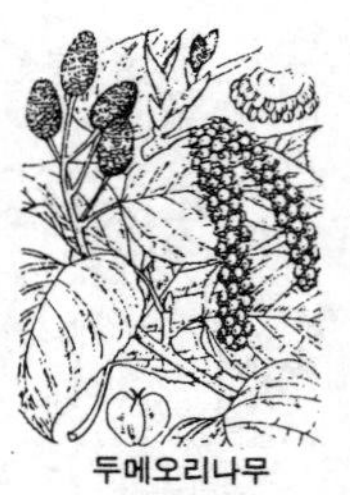
두메오리나무

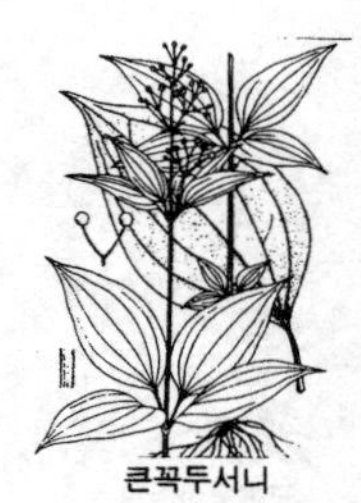
큰꽉두서니

※ 관중환(貫衆丸)

효능 : 삼시(三尸)와 구충(九虫)을 없애 준다.

처방 뇌환(雷丸) 1냥반(一兩半)은 적충(赤虫)을 죽이고, 관중(貫衆) 1냥 2돈반은 복충(伏虫)과 시충(尸虫)을 죽이고, 낭아(狼牙) 1냥은 위충(胃虫)을 죽이고, 백강잠(白殭蠶) 1냥은 격충(膈虫)을 죽이고, 백곽로(白藿蘆)는 시충(尸虫)을 죽이고, 건칠(乾漆)은 백충(白虫)을 죽이고, 후박(厚朴)은 폐충(肺虫)을 죽이고, 웅황(雄黃)은 시충(尸虫)을 죽이니 각 7돈반을 가루로 해서 꿀로 오동 열매 크기의 환을 지어 5알씩 먹되 세 번 먹은 뒤에 점가(漸加)해서 10알까지 이르러 20알이 되면 삼시(三尸)와 구충(九虫)이 다 녹아 내린다. 〈正傳〉

3. 오장충(五臟蟲)일 경우

사람이 피로하면 열이 나고 열이 나면 벌레가 생기는데 심충(心虫)을 회충(蛔虫)이라 하고, 비충(脾虫)을 촌백충(寸白虫)이라 하고, 신충(腎虫)은 실을 잘라 놓은 것 같고, 간충(肝虫)은 썩은 살구와 같고, 폐충(肺虫)은 누에와 같으니 모두 사람을 죽이는 것으로서 그 중에 폐충(肺虫)이 가장 위독한 것이다.

폐충(肺虫)은 폐엽(肺葉) 속에 살면서 폐계(肺系)를 먹으므로 채질(瘵疾)을 이루어서 각혈(咯血)을 하고 목소리가 쉬니 약의 힘이 미치기 어렵기 때문에 치료가 매우 어렵다. 〈千金〉

여기에는 달과산(獺瓜散)을 쓴다.

4. 습열(濕熱)이 충(蟲)을 낳게 할 경우

습열(濕熱)이 울(鬱)하고 쌓이면 충(虫)을 낳게 하고 장부(臟腑)가 허약하면 침식(侵蝕)하게 된다. 〈丹心〉

습열생충(濕熱生虫)이라는 것은 마치 벼이삭이 비에 젖고 해에 쬐면 벼의 마디에 벌레가 생기는 것과 같은 증세이다.

충적(虫積)은 굶주림으로 인하여 조섭(調攝)을 잃고 또 성회(腥膾)로 술안주를 하고 또 우양육(牛羊肉)을 구워먹고 또 비름과 자라를 같이 먹으면 중완(中脘)의 기가 허약하여 습열(濕熱)을 운화(運化)시키지 못하므로 촌백•회궐(寸白蛔厥)의 제충(諸虫)이 서식하는데 구인(蚯蚓)의 형이 있는가 하면 단어형(團魚形)과 같은 것도 있다. 이것을 혈별(血鼈)이라고 하는데 어린아이에게 많이 있다. 〈回春〉

5. 맥법(脈法)일 경우

관맥(關脈)이 굳어서 활(滑)한 것은 회독(蛔毒)이고, 맥이 잠겨서 부(浮)한 것은 촌백충(寸白虫)이고, 관맥(關脈)이 미(微)하고 부(浮)하면 쌓인 열이 위 속에 있기 때문에 회충을 구토하고 건망증이 심해진다. 〈脈經〉

제충(諸虫)에 맥이 잠기고 실(實)한 사람은 살고, 허약하고 큰 사람은 죽게 된다. 척맥(尺脈)이 잠기고 활(滑)한 것은 촌백충(寸白虫)이 있고, 충맥(虫脈)이 마땅히 침약(沈弱)하고 현(弦)해야 하는데 오히려 홍대(洪大)하면 곧 회충이 심한 증세를 알 수 있다. 〈正傳〉

노채(勞瘵)의 맥이 삭(數)하거나 또는 거칠고 가는 데다 조한(潮汗) • 해혈(咳血) • 육탈(肉脫)이 심하면 죽는다. 〈回春〉

음항(陰肛)을 충식(虫蝕)하는 데 맥이 허소(虛小)한 사람은 살고, 경급(勁急)한 사람은 죽는다. 〈正傳〉

6. 충(蟲)의 외증(外症)일 경우

팔목의 뒤가 굵고 그 밑으로 3~4치에 열이 있는 사람은 장 속에 벌레가 있는 것이다.

위 속에 열이 있으면 벌레가 움직이고 벌레가 움직이면 위가 느리고 위가 느리면 염천(廉泉)이 열려서 침이 흘러나온다. 〈靈樞〉

대체로 충통(虫痛)의 증세는 배 밑에 덩어리가 생겨서 손으로 만지면 이리저리 움직이면서 통증이 그치지 않으며, 오경(五更)에 마음이 조잡(糟雜)하고 아관(牙關)이 강경하며, 연말(涎沫)을 구토하고 또는 맑은 물을 토하며, 자면서 이를 갈고 얼굴빛이 청황(青黃)해지며, 음식을 많이 먹어도 살이 찌지 않는다. 〈得効〉

충증(虫症)은 눈두덩과 코밑이 검푸르며 얼굴빛이 누렇고 볼 위에는 몇 줄기의 혈사(血絲)가 있던 흔적이 나타나는데 그 형상이 게〔蟹〕발톱과 같다.

얼굴에 흰 반점이 있고 입술이 붉고 무엇이나 잘 먹고 마음이 조잡하며 얼굴빛이 보통과 다르고 볼 위에 게발톱으로 그은 것 같은 흔적이 있으면 이것은 충증(蟲症)인 것이다. 〈入門〉

충통(虫痛)의 증세는 가끔씩 더하다 덜하다 하는데 통증이 나면 심장을 움켜쥐고 입으로 맑은 물을 토하고 인중(人中)과 코와 입술이 동시에 청흑(青黑)해지고 배가 아프며 뱃가죽의 힘줄이 푸르게 된다. 〈醫鑑〉

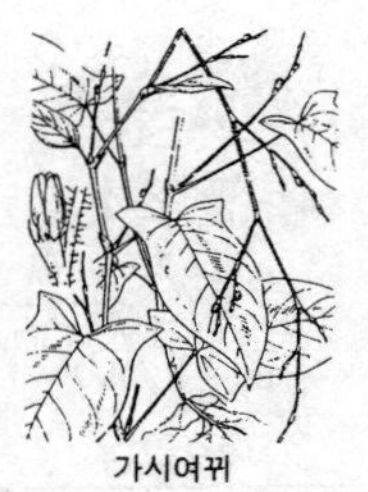
가시여뀌

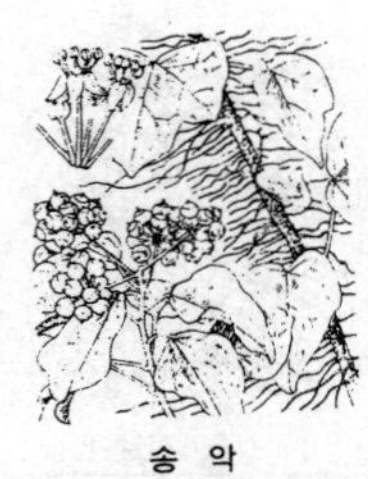
송 악

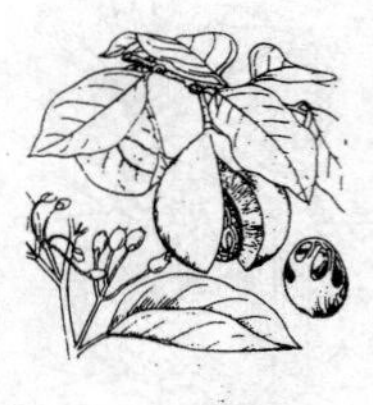
육두구

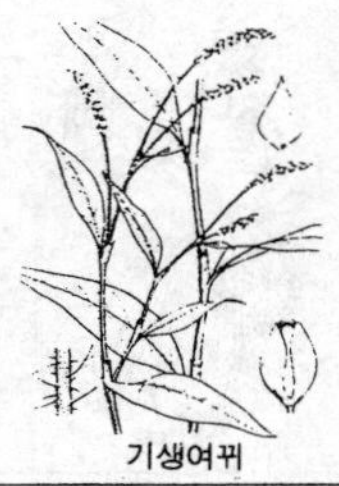
기생여뀌

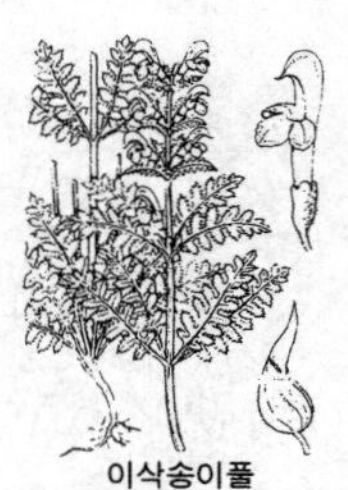
이삭송이풀

어린아이가 배가 아프고 입에서 맑은 물이 나올 때는 충통(虫痛)이다. 〈回春〉

삼충(三虫)의 증세는 모두 입에서 침이 나온다. 〈綱目〉

7. 충(蟲)으로 변하는 물류(物類)일 경우

산 속의 계곡물 속에 뱀과 벌레류 등의 유정(遺精)을, 물마시면서 잘못 마시거나 또는 생과실과 소채(蔬菜)에 붙은 벌레를 잘못 먹어서 심복(心腹)이 결리고 아프며 그쳤다가 다시 일어나는 데는 백약이 무효하지만 단지 웅사환(雄砂丸)만은 효력이 있다. 〈入門〉

밤에 물을 잘못 마셔서 거머리를 삼켜 뱃속에 들어가면 간혈(肝血)을 빨아먹기 때문에 복통이 일어나 견디지 못하고 얼굴과 눈이 누렇게 여위며 전연 먹지도 못하는데 그냥 두면 곧 죽으니 밭가운데 마른 진흙 조금과 조그마한 죽은 어류 4마리와 껍데기를 벗긴 콩 10알을 같이 짓이겨 돼지기름으로 반죽해서 녹두 크기로 환을 지어 논 속의 찬물로 10알을 삼키면 조금 지난 뒤에 크고 작은 거머리들이 사출(瀉出)되는데 곧 사물탕(四物湯)에 황기(黃芪)를 더해서 달여 먹고 조보(調補)시켜야 한다. 〈得効〉

봄과 가을 한 때에 뱀의 종류들이 정(精)을 떠고 미나리밭에 들어가는 경우가 있다. 그 밭의 미나리를 우연히 먹고 병이 일어나면 간질처럼 손발이 푸르고 배가 만통(滿痛)하여 견디지 못하게 되는데 한식(寒食) 엿 3되를 1일 3회씩 먹으면 뱀의 새끼들을 토하고 병이 낫게 된다. 〈仲景〉

잘못해서 뱀이 교합한 물을 마시고 가(瘕)가 되어서 만통(滿痛)한 데는 웅황(雄黃)을 먹으면 낫는다. 〈入門〉

칠전영응단(七轉靈應丹)과 만응환(萬應丸)이 통용된다.

※ 웅사환(雄砂丸)

효능 : 모든 벌레를 죽이는 데 쓴다.

처방 관중(貫衆)·산석유피(酸石榴皮) 각 5돈, 학슬(鶴虱)·무이(蕪荑)·건칠(乾漆)·백강잠(白殭蠶) 각 3돈, 주사(朱砂)·웅황(雄黃)·뇌환(雷丸)·감수(甘遂) 각 1돈반을 가루로 하여 쌀풀에 삼씨 크기로 환을 해서 매 10알을 오경(五更) 때에 미음으로 삼킨다. 사향(麝香)을 조금 넣으면 더욱 좋다. 〈入門〉

※ 만응환(萬應丸)

효능 : 모든 벌레를 죽이는 데 쓴다.

처방 대황(大黃) 8냥, 빈랑(檳榔) 5냥, 흑견우두말(黑牽牛頭末) 4냥을 가루로 하고 조각(皀角) 10알과 고련근피(苦練根皮) 1근을 즙을 내어 함께 달여서 고(膏)를 만들고 오동 열매 크기의 환을 지어 먼저 침향말(沈香末)로써 겉을 입히고 다시 뇌환(雷丸)가루로 겉을 입혀 오경(五更) 때에 설탕물에 3알을 삼켜 내린다. 〈入門〉

8. 회(蛔)가 치밀어 충(蟲)을 토할 경우

심장의 동통(疼痛)이 진정되다가 또 번(煩)하고 조금 지난 뒤에 다시 그치며 무엇이든지 먹으면 구토하고 또 번민(煩悶)하여 회충을 토하는데 이것을 회궐(蛔厥)이라고 한다.

회궐(蛔厥)은 으레 토하는 증세로 환자가 조용했다가 다시 번민(煩悶)하는 것은 속에 한(寒)을 가지고 있기 때문에 회가 올라와서 흉격(胸膈)에 들어가므로 번민하는데, 조금 뒤에 그치고 먹으면 토하고 또 일어나는 증세는 회가 밥냄새를 맡고 움직이기 때문에 토하는 것이니 오매환(烏梅丸)으로써 주로 치료한다.

환자가 한기가 있으면서 땀을 내는 증세는 위 속이 냉하기 때문인데 반드시 회(蛔)를 토한다.

먼저 이중탕(理中湯)〔처방은 한문(寒門)〕에 오매(烏梅) 3개를 넣어 달여서 복용한 다음 오매환(烏梅丸)을 쓴다. 〈仲景〉

회궐(蛔厥)은 위가 차기 때문에 생기며 긴 벌레로서 위가 냉하면 토한다.

냉약을 쓰지 말고 이중탕(理中湯)에 초천초(炒川椒)와 빈랑(檳榔)을 더해서 달인 물로 오매환(烏梅丸)을 삼켜 내리면 신효(神効)하다. 〈丹心〉

경(經)에 이르기를, 「벌레가 심장을 꿰뚫으면 사람을 죽이니 심복(心腹)에 심한 통증이 생겨서 견디지 못하고 청즙(青汁)과 황록수(黃綠水)를 토하고 침과 거품이 나오면서 벌레를 토하며 통증이 일어났다 그쳤다 하는 데는 무이산(蕪荑散)·화충환(化虫丸)을 주제(主劑)로 쓴다」고 했다. 〈得効〉

어린아이의 충통(虫痛)에는 영반산(靈礬散)을 쓴다. 〈回春〉

회궐(蛔厥)로 심통(心痛)하는 증세는 안충산(安虫散)

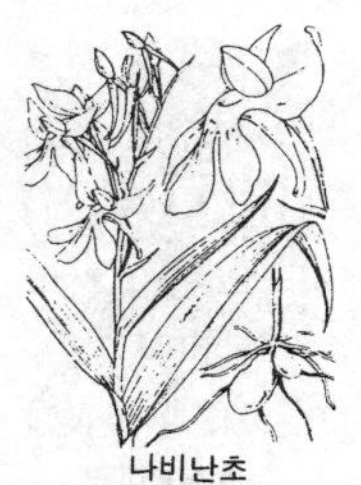
나비난초

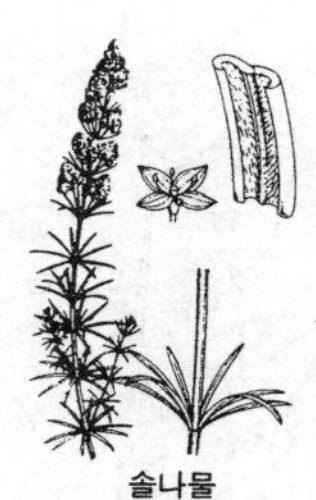
솔나물

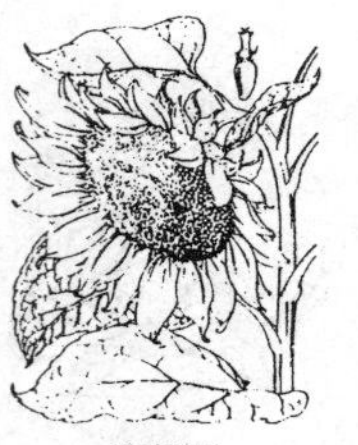
해바라기

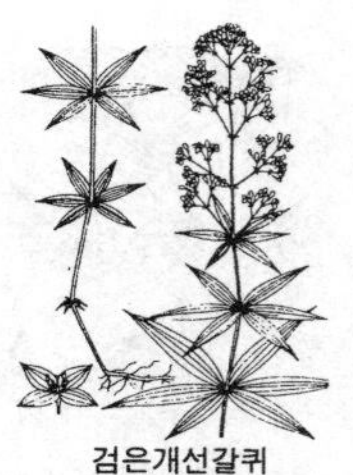
검은개선갈퀴

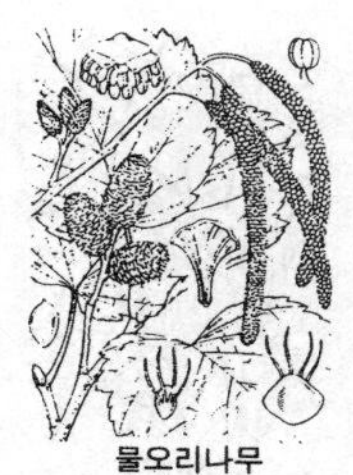
물오리나무

•화충산(化虫散) •추충취적산(追虫取積散)을 쓴다. 이것을 치료하지 않으면 벌레의 자모(子母)가 상생(相生)하여 그치지 않는다. 어린아이의 입과 콧속으로 흑충(黑虫)이 나오게 되면 치료를 못한다. 〈得効〉

※ 오매환(烏梅丸)

효능 : 회궐(蛔厥)의 심복통(心腹痛)을 치료한다.

처방 오매(烏梅) 15개, 황련(黃連) 7돈반, 당귀(當歸) •천초(川椒) •세신(細辛) •부자포(附子炮) •계심(桂心) •인삼(人蔘) •황백(黃柏) 각 3돈을 가루로 하고 초(醋)에 오매(烏梅)를 담가서 육(肉)을 취하여 약가루에 넣고 찧어서 오동 열매 크기의 환을 지어 미음으로 10~20알을 삼켜 내린다. 〈得効〉

※ 무이산(蕪荑散)

효능 : 회(蛔)가 심장을 물어서 아픈 데를 치료한다.

처방 무이(蕪荑) •뇌환(雷丸) 각 5돈, 건칠초연진(乾漆炒煙盡) 1돈을 가루로 하여 더운물로 2돈을 먹고 어린아이는 반 돈을 조절해 먹는다. 〈得効〉

※ 화충환(化蟲丸)

효능 : 회궐(蛔厥) 때문에 심복(心腹)이 통민(痛悶)한 데를 치료한다.

처방 호분초(胡粉炒) •백반(白礬) 반생 반고(半生半枯) •빈랑(檳榔) •고련근(苦楝根) 각 5돈, 학슬(鶴虱) 3돈을 가루로 하고 밀풀에 오동 열매 크기의 환을 지어 성인은 20알을, 어린아이는 5알을 묽은 미음에 향유(香油) 2~3방울을 넣어 삼켜 내리면 적은 것은 녹아서 물이 되고 큰 것은 저절로 내리게 된다. 〈局方〉

※ 화충산(化蟲散)

효능 : 회궐(蛔厥) 때문에 심복(心腹)이 아프고 침 흘리는 것을 치료한다.

처방 뇌환(雷丸) 2개, 빈랑(檳榔) 2개, 학슬(鶴虱) 2돈, 사군자육(使君子肉) 7개를 가루로 하고 경분(輕粉) 1자를 넣어 두 번에 나누어 먹는데 먹는 방법은 저육(猪肉) 1냥을 썰어 조각즙(皂角汁)에 담가서 하룻밤 재운 것을 새벽에 약한 불에 향유(香油)를 발라 구워서 익힌 다음 위의 약가루를 육편(肉片)에 뿌려서 공복에 씹어 삼키면 정오쯤 되어서 벌레가 저절로 내린다. 〈得効〉

※ 영반산(靈礬散)

효능 : 어린아이의 회궐(蛔厥)로 인한 심통(心痛)을 치료한다.

처방 오령지(五靈脂) 2돈, 고백반(枯白礬) 5푼을 가루로 하여 매 2돈을 물에 달여서 먹으면 벌레를 토하고 병이 낫는다. 〈醫鑑〉

※ 안충산(安蟲散)

효능 : 충통(虫痛)을 치료한다.

처방 화충환(化虫丸) 재료를 가루로 하여 매 1돈씩 미음에 먹는다. 〈局方〉

※ 추충취적산(追蟲取積散)

효능 : 충적(虫積)을 치료한다.

처방 무이(蕪荑) •뇌환(雷丸) •석회(錫灰) •사군자(使君子) •빈랑(檳榔) •흑견우자두말(黑牽牛子頭末) •대황(大黃) •학슬(鶴虱) •목향(木香)을 각 등분해서 가루로 하여 꿀로 삼씨 크기의 환을 지어 물에 20~30알을 삼켜 내리고 또는 가루로 하여 꿀물이나 설탕물에 1수저를 타서 먹는다. 〈醫鑑〉

9. 온위안충(溫胃安蟲)할 경우

한 여인이 오심(惡心)하고 벌레를 토하는 데 모든 치료약이 효력이 없으므로 매번 살충약을 쓰면 토하는 증세가 더욱 심해졌다.

손조(孫兆)가 이것을 진찰하고 말하기를, 「육맥(六脈)이 다 세(細)하니 충맥(虫脈)이 아니다. 한(寒)을 가지고 있으므로 벌레가 불안하여 토하게 되고 또 살충약을 쓰면 벌레가 약에 못이겨서 더욱 더 많이 토하게 되는 것이다.」하고 유황(硫黃)과 부자포(附子炮) 각 1냥을 가루로 하여 쌀풀에 삼씨 크기의 환을 지어 미음에 30알을 삼켜 내리니 완쾌되어 재발되지 않았다. 〈綱目〉

10. 주충(酒蟲)으로 심통(心痛)할 경우

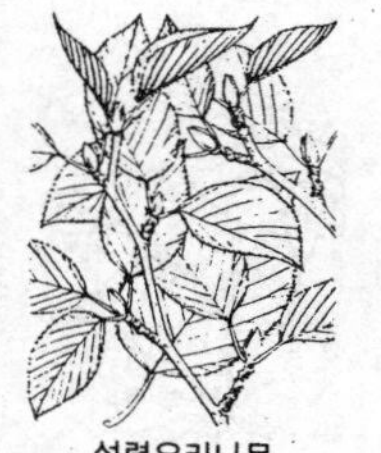
설령오리나무

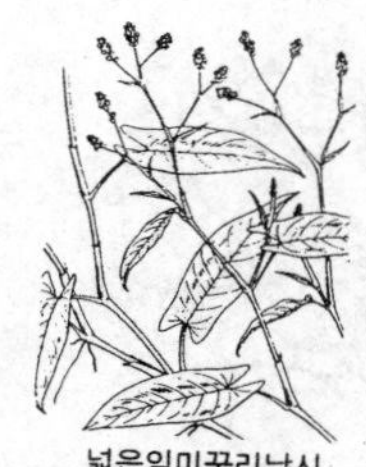
넓은잎미꾸리낚시

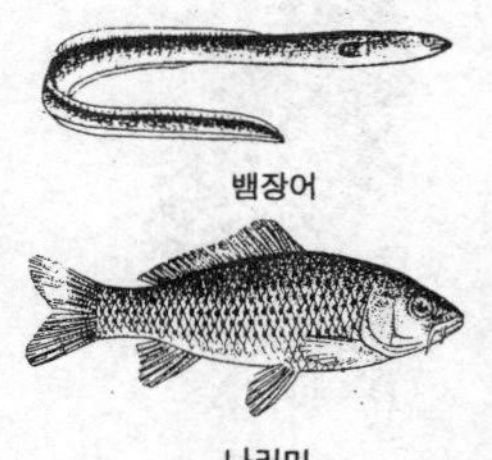
뱀장어
나리미

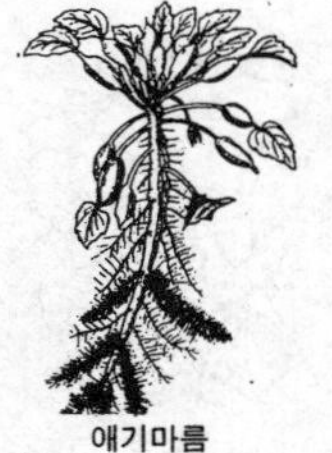
애기마름

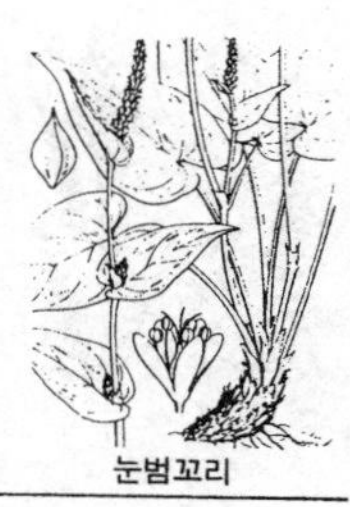
눈범꼬리

양중신(楊仲臣)이 심통(心痛)에 시달리면서도 술을 즐겨해서 처음 두세 잔을 마시면 반드시 분주해져서 30~50회씩 두 발로 퉁탕거리고, 그 술이 차차 몸에 배면 다시 술을 마시기 시작하여 다음날 아침 청황수(靑黃水)를 토하고 며칠 후에는 비린내를 풍기며 6~7일이 되어서야 약간 진정이 되는데 대인(戴人)이 이르기를, 「이것은 주충(酒虫)이라 당연히 솟아올라야 된다.」하고 약을 써서 벌레 1마리를 토해 내니 적황색에 길이가 6~7치나 되고 형상이 완전한 뱀과 같았으며 병은 곧 나았다 한다. 〈子和〉

11. 촌백충(寸白蟲)일 경우

촌백충(寸白虫)은 색이 희고 생김새가 편정(扁正)하여 장과 위 속에 살면서 때로는 저절로 나오기도 하는데 사람의 정기를 모손하니 벽금산(碧金散)을 쓴다.

❋ 벽금산(碧金散)

효능 : 촌백충(寸白虫)을 치료한다.

처방 고련근(苦楝根) 1냥, 학슬(鶴虱)・빈랑(檳榔)・사군자육(使君子肉)・청대(靑黛) 각 5돈, 사향(麝香) 2돈반을 가루로 하여 어른은 2돈 어린아이는 반 돈을 공복에 돼지고기 삶은 물에 조절해서 먹는다.

또는, 석회(錫灰)・무이(蕪荑)・빈랑(檳榔)을 가루로 하여 매 2돈을 공복에 미음으로 먹는다. 〈得效〉

12. 응성충(應聲蟲)일 경우

사람이 말을 할 때 목구멍 속에서 소리가 들리고 서로 응(應)하는데 그것을 응성충(應聲虫)이라 한다.

예전에 어떤 사람이 이 병에 걸려서 의원이 그 사람에게 본초(本草)를 외우게 했더니 외우는 대로 모두 흉내 내다가 뇌환(雷丸)에는 외우는 소리가 없으므로 뇌환(雷丸)을 먹였더니 바로 나았다 한다. 〈入門〉

뱃속에서 사람의 소리를 따라 흉내 내는 것이 있으니 이것을 응성충(應聲虫)이라고 한다. 판감즙(板監汁) 1잔을 3회로 나누어 먹으면 바로 낫는다. 〈得效〉

13. 호혹충(狐惑蟲) … 상한문(傷寒門) 참조

14. 소갈충(消渴蟲) … 소갈문(消渴門) 참조

15. 치루충(痔瘻蟲) … 후음문(後陰門) 참조

16. 모든 창충(瘡蟲) … 제창문(諸瘡門) 참조

17. 치충(齒蟲) … 아치문(牙齒門) 참조

18. 노채충(勞瘵蟲)일 경우

노채(勞瘵)를 다른 이름으로 전시병(傳尸病)이라고도 하는데 사람이 죽은 뒤에 다시 친속(親屬)에게 전하기 때문에 그렇게 일컫는다. 또 전주(傳疰)라고도 하는데 그 병이 윗사람에서부터 아랫사람에게 전해지고 증세가 옆이나 곁의 사람에게도 전염되어 재앙을 일으키게 된다. 〈綱目〉

채충(瘵虫)의 형상이 혹은 말똥구리와 같고 혹은 홍사마미(紅絲馬尾)와도 같으며 혹은 개구리와 같고 혹은 고슴도치와 같으며 혹은 쥐와 같으며 또는 면(麵)이 무르녹은 것과 같은데 발은 있고 머리는 없으며 또는 정혈(精血)로 변해서 원양(元陽)의 속에까지 들어가는 등 그 형상을 모두 표현할 수가 없어 분별하기조차 어려우니 세 사람까지 전염되면 그 형상이 인형이나 귀신과 같은 것도 있다. 〈得效〉

채질(瘵疾)의 원인은 흔히 혈기(血氣)가 부족한 소년 시절에, 주색(酒色)에 상손(傷損)해서 그 열독(熱毒)이 울적(鬱積)하여 이물(異物)과 악충(惡虫)을 자라게 하여 장부(臟腑)와 정혈(精血)을 먹고 변화해서 여러 가지 괴상한 물체를 만든 것이니 그 밑에 받들고 있는 사람은 날이 지날수록 악기(惡氣)를 많이 받아서 전염되기 쉽다. 그렇기 때문에 허기지거나 배가 고플 때에는 절대로 채환자(瘵患者)의 방에 들어가지 말아야 되고 조상과 문병, 의복과 기용(器用)에서도 허함을 타서 전염이 된다. 〈直指〉

19. 노채병(勞瘵病)을 구별할 경우

노채(勞瘵)와 전시(傳尸)에는 모두 벌레가 있으니 먼저 안식향(安息香)을 태워서 환자가 그 연기를 맡고도 기침을 하지 않게 되면 전시(傳尸)가 아니고, 해수(咳嗽)를 해서 그치지 않게 되면 전시(傳尸)인 것이니 태을명월단(太乙明月丹)을 먹는다.

또 환자의 손에 유향(乳香)을 태워서 훈(薰)하고 다시 손바닥을 젖혀서 비단으로 그 위를 덮고 훈(薰)하면 한참 뒤에 손등에 털이 한 치나 되는 것이 나는데 희고 누른 것은 치료할 수 있고, 붉은 것은 조금 어렵고, 검푸른 것은

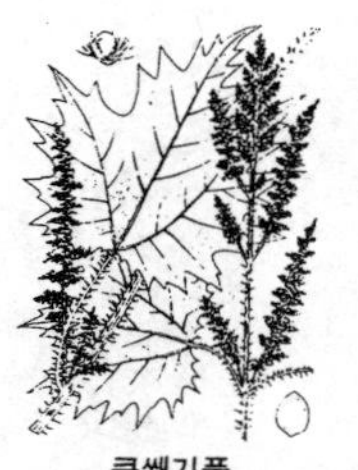
큰쐐기풀

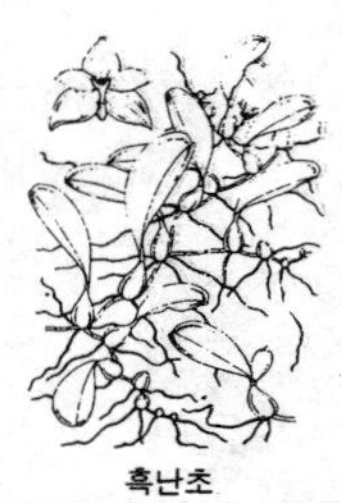
흑난초

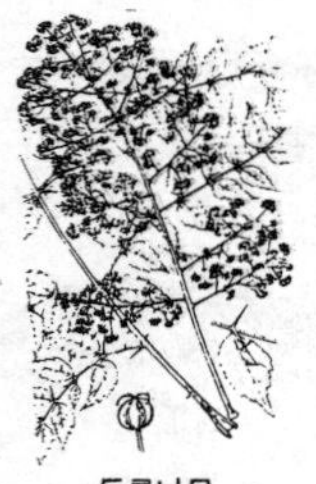
두릅나무

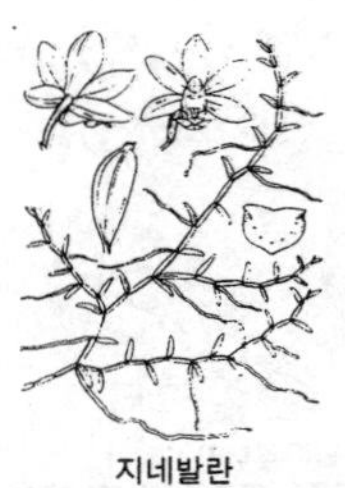
지네발란

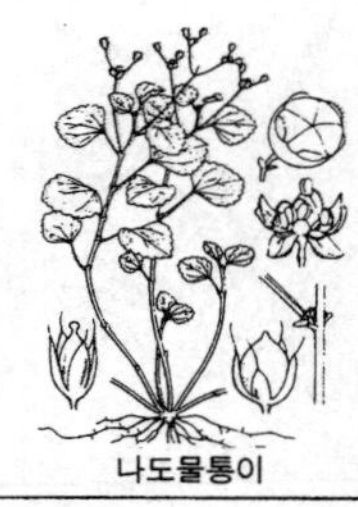
나도물통이

난치(難治)가 되니 이것이 가장 묘험(妙驗)인 것이다. 만약 털이 나지 않으면 그 증세가 아니다. 〈綱目〉

20. 노채병(勞瘵病)의 증세일 경우

채(瘵)에는 6증(六症)이 있는데 조열(潮熱)·도한(盜汗)·각혈(咯血)·담수(痰嗽)·유정(遺精)·설사 등으로 경(輕)하면 6증(六症)이 하나씩 일어나고 중(重)하면 6증이 함께 일어난다. 대개 화(火)가 위에서 움직이면 조열(潮熱)과 각혈(咯血)을 하고 화(火)가 밑에서 움직이면 유정(遺精)과 설사를 하는 것이다. 〈入門〉

노채병(勞瘵病)을 처음 얻어서 반와 반기(半臥半起)하는 것을 업엽(殗殜)이라 하고, 기(氣)가 급하고 담해(痰咳)하는 것을 폐위(肺痿)라 하고, 골수가 더운 것을 골증(骨蒸)이라 하고, 안으로 오장(五臟)에 전하는 것을 복련(復連)이라 하고, 허손(虛損)이 심한 것을 노극(勞極)이라 한다.

남자는 신(腎)에서 심(心)으로 전하고 심(心)은 폐(肺)에 전하고 폐(肺)는 간(肝)에 전하고 간(肝)은 비(脾)에 전하며, 여인은 심(心)에서 폐(肺)로 전하고 폐(肺)는 간(肝)에 전하고 간(肝)은 비(脾)에 전하고 비(脾)는 신(腎)에 전하는데 신(腎)이 전하는 것이 진(盡)해지면 죽게 된다. 〈入門〉

병의 증세가 대개 한열(寒熱)과 식은땀이 같이 나고 꿈속에서 괴물과 교합을 하며 백탁(白濁)을 흘리고 머리털이 말라서 곤두서며 또는 뱃속에 덩어리가 생기고 또는 뇌의 뒤 양쪽 가에 핵(核)이 맺히고 가슴속이 벅차며 번민(煩悶)하고 어깨와 등이 동통(疼痛)하며 두 눈이 어두워지고 사지(四肢)가 무력해지며 무릎과 다리가 몹시 아프고 눕기를 잘하며 증세가 양병(佯病)과 비슷하다. 보통 아침이 되면 정신이 매우 좋아지나 정오가 지나면 사지(四肢)에 미열이 생기면서 얼굴에는 핏기가 없고 남의 허물을 지나치게 말하기를 좋아하고 늘 분노를 품고 있으며, 걷거나 서면 다리가 약하고 누워도 불편하며 꿈속에서 먼저 죽은 분들이 자주 보이고 놀라기를 잘하고 가끔 기침을 하면 담연(痰涎)이 말라붙고 또 피고름을 토해서 폐위(肺痿)의 증세 같기도 하고 가끔 설사를 하여 여위고 곤핍(困乏)하며 입과 코가 마르고 볼과 입술이 붉으며 비록 음식 생각은 있어도 먹지를 못하고 죽음이 눈앞에 있어도 정신은 오히려 좋아서 마치 물이 말라도 고기가 죽는 것을 깨닫지 못하는 것과 같다. 〈得效〉

노채(勞瘵)가 음허(陰虛)를 주관하니 대체로 오전은 양(陽)에 속하고 오후는 음(陰)에 속하는데 음(陰)이 허하면 열이 오후부터 자정까지 계속된다. 깨는 것은 양(陽)에 속하고, 자는 것은 음(陰)에 속하므로 음(陰)이 허하면 잘 때에 식은땀이 난다. 오르는 것은 양(陽)에 속하고 내리는 것은 음에 속하니, 음(陰)이 허하면 담연(痰涎)이 위로 올라가 그치지 않고 토하게 된다. 〈丹心〉

21. 노채(勞瘵)의 난치증(難治症)일 경우

몸이 여위는 것은 화(火)에 속하니 불이 몸을 소삭(燒爍)하며 육탈(肉脫)이 되면 치료가 어렵게 된다. 〈丹心〉

채질(瘵疾)에 뼈가 아프고 노곤해지고 소리가 잠기고 쉬며 얼굴이 마르고 검게 되면 치료가 어렵게 된다. 〈直指〉

노채(勞瘵)에는 목구멍에 창(瘡)이 생겨 목소리가 쉬면 죽게 되고, 허로(虛勞)해서 설사가 안 그쳐도 또한 죽게 된다. 〈入門〉

22. 충(蟲)을 죽이는 복약법(服藥法)일 경우

도장경(道藏經)에 이르기를, 모든 벌레의 머리가 밑으로 향하고 있으나 초하루부터 초닷새까지는 머리가 위로 향하니 약을 복용하는 것은 이때를 이용해야 된다고 하였다. 〈綱目〉

상반월(上半月)은 벌레의 머리가 모두 위로 향하므로 치료하기가 쉽고, 하반월(下半月)은 벌레의 머리가 모두 밑으로 향하므로 치료하기가 어렵다. 먼저 육즙(肉汁)이나 또는 당밀을 먹어서 벌레의 머리를 상향(上向)시키고 그 뒤에 약을 먹어서 죽게 한다. 〈得效〉

채충(瘵虫)이 영이(靈異)해서 약을 잘 받지 않으니 먹는 약명을 환자에게는 알리지 않는 것이 좋다. 〈直指〉

3시(三尸)와 9충(九虫)은 모두가 영이(靈異)하니 쓰는 약과 구하는 것을 환자가 알면 벌레가 깨닫고 약을 받지 않는다. 대개 이 종류의 벌레들은 성질이 이미 통령(通靈)하여 있으니 정심(精審)해서 약을 쓰지 않으면 안 된다. 〈得效〉

살충약을 먹을 때는 전날에 저녁밥을 먹지 말고 다음날 아침 배가 몹시 고플 때에 먼저 구운 살진 고기 1쪽을 씹어 그 즙을 삼킨 뒤에 약을 먹어야 된다. 〈綱目〉

23. 모든 충(蟲)의 치료약일 경우

항상 살충약을 만든다는 말은 하지 않아야 되는데 만약 그런 말을 하면 벌레가 모두 아래로 달아나는 것을 많이

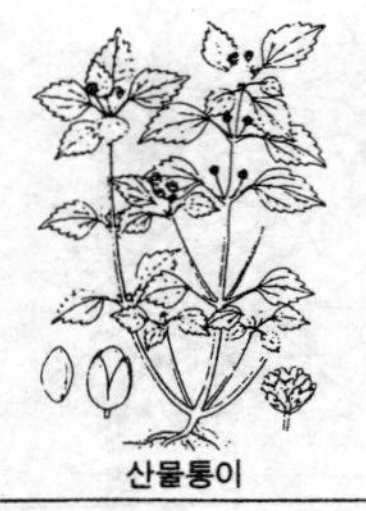
산물통이

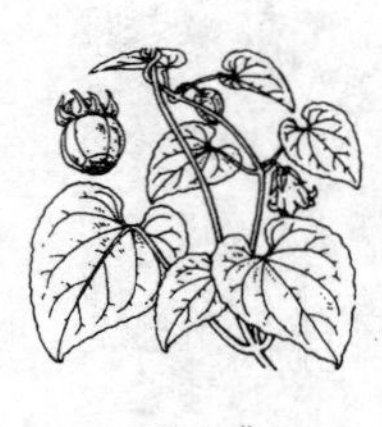
더 덕

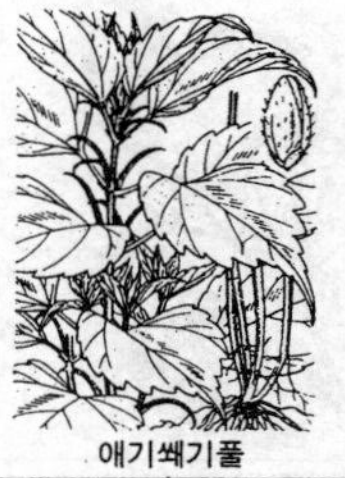
애기쐐기풀

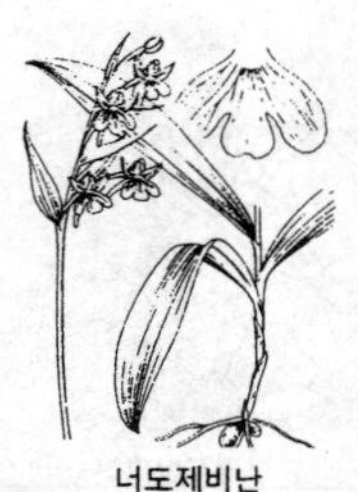
너도제비난

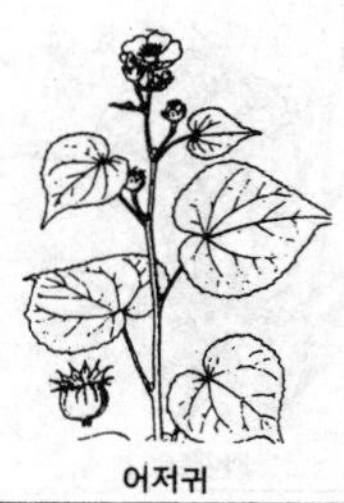
어저귀

경험하였다. 〈本草〉

모든 벌레가 뱃속에 있으면서 자모(子母)가 상생(相生)하여 점점 자성(滋盛)을 하므로 쌓인 것을 부수고 그 뿌리를 없애지 않으면 안된다. 목향삼릉산(木香三稜散)•하충산(下虫散)•추충취적산(追虫取積散)•묘응환(妙應丸)•칠전영응단(七轉靈應丹)•우선단(遇仙丹)•추충환(追虫丸)•만병해독단(萬病解毒丹)•오선환(五仙丸) 등을 쓰는 것이 좋다.

채(瘵)를 치료하는 것이 첫째는 벌레를 죽여서 그 뿌리를 없애는 것이고, 둘째는 허(虛)를 보해서 그 진원(眞元)을 회복시키는 것이니 만일 병세가 이미 악화되어 원기(元氣)가 떨어지면 비록 법을 따라서 치료해도 살리기가 힘들다.

이런 경우에는 할 수 없이 다음 사람에게 전염시키는 것을 막을 수 밖에 없다. 〈正傳〉

노채병(勞瘵病)은 음허(陰虛)와 담(痰)과 혈(血)을 주로 하는 병이니 사물탕(四物湯)에 초황백(炒黃栢)•죽력(竹瀝)•동변(童便)•강즙(薑汁)을 가해 쓴다. 〈丹心〉

노채(勞瘵)와 전시(傳尸)는 한열(寒熱)이 침로해서 오랫동안 기침을 하고 각혈(咯血)을 하며 매일 여위어지는데 먼저 삼요탕(三拗湯)〔처방은 해수문(咳嗽門)〕을 먹은 다음 연심산(蓮心散)을 쓰면 만분의 일이라도 실수가 없게 된다. 〈丹心〉

노채병(勞瘵病)의 살충에는 태을명월단(太乙明月丹)•천령개산(天靈盖散)•자금정자(紫金錠子)•오지산(五枝散)•신수산(神授散)을 쓰고, 보허(補虛)에는 경옥고(瓊玉膏)•자하거환(紫河車丸)•응신음자(凝神飮子)를 쓴다. 〈入門〉

노채(勞瘵)와 전시(傳尸)의 치료약이 한두 가지가 아니지만 효험을 보는 사람이 드무니, 이 병으로 죽는 사람은 화분(火焚)해서 다음 사람에게 전염되지 않도록 하는 것이 가장 좋은 방법이 된다. 〈箕瑣〉

※ 목향삼릉산(木香三稜散)

효능 : 뱃속에 벌레가 있어서 얼굴이 누렇게 된 것을 치료한다.

처방 흑견우자(黑牽牛子) 반생 반초(半生半炒)하여 두말(頭末)을 취해서 5돈, 대황(大黃) 3돈, 대복자(大腹子)•빈랑(檳榔)•뇌환(雷丸)•석회초초(錫灰醋)•삼릉외(三稜煨)•목향(木香) 각 2돈을 가루로 하여 매 3돈을 공복에 육즙(肉汁)을 삼키고 꿀물에 먹는다. 〈瑞竹〉

※ 하충산(下蟲散)

효능 : 뱃속의 모든 벌레를 치료한다.

처방 사군자육(使君子肉)•빈랑(檳榔) 각 1돈, 대황(大黃) 5푼을 가루로 해서 고련근전탕(苦練根煎湯)에 먹는다. 〈醫鑑〉

※ 묘응환(妙應丸)

효능 : 벌레가 쌓인 것을 치료한다.

처방 빈랑(檳榔) 1냥 2돈, 흑견우두말(黑牽牛頭末) 3돈, 대황(大黃)•뇌환(雷丸)•석회(錫灰)•무이(蕪荑)•목향(木香)•사군자(使君子) 각 1돈을 가루로 하고 총백전탕(葱白煎湯)을 하룻밤 이슬 맞힌 것으로 기장 크기의 환을 해서 매 4돈을 오경(五更)에 총탕(葱湯)으로 삼켜 내린다. 촌백충(寸白虫)은 석류근피(石榴根皮)를 달인물에 삼켜 내리고 어린애는 1돈 혹은 5푼을 먹이면 날샐 무렵에 벌레가 모두 내린다. 이 처방은 진기(眞氣)를 조금도 손상하지 않고 충(虫)과 적(積)과 기(氣)를 치료하니 한 번 먹어도 효험을 본다. 〈入門〉

※ 칠전영응단(七轉靈應丹)

효능 : 제반 충적(諸般虫積)을 치료한다.

처방 묘응환(妙應丸)에서 사군자(使君子)를 뺀 것이며 먹는 법은 위와 같다. 〈丹心〉

※ 우선단(遇仙丹)

효능 : 충적(虫積)을 치료한다.

처방 흑견우자 반생 반초 두말(黑牽牛子半生半炒頭末) 4냥, 삼릉(三稜)•봉출(蓬朮)•인진(茵蔯)•빈랑〔檳榔 : 구생용(俱生用)〕각 5돈을 가루로 하여 매 약말(藥末) 4냥을 백면(白麵) 1냥, 조각(皂角) 5돈으로 끓인 물에 오동 열매 크기의 환을 지어 매 3돈을 오경(五更)에 맑은 물로 먹으면 병이 경(經)한 것은 한 번에 효력을 보고, 병이 중한 것은 두 번을 먹되 반드시 나쁜 것들이 다 빠져 내려야 한다.

내리는 벌레들은 천심충(穿心虫)•혈별충(血鼈虫)•

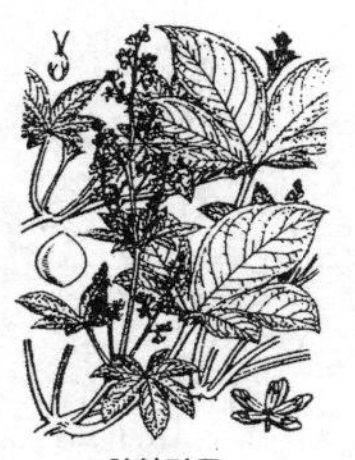
환삼덩굴

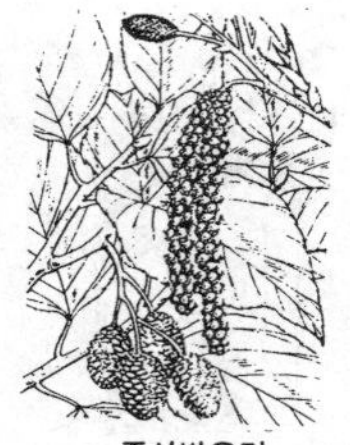
좀사방오리

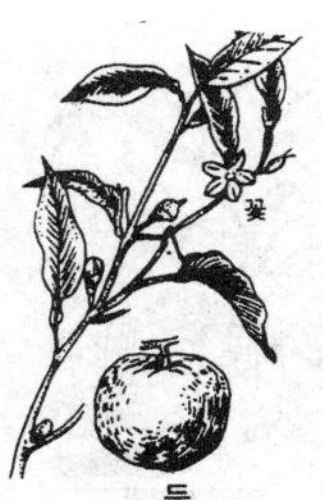
등

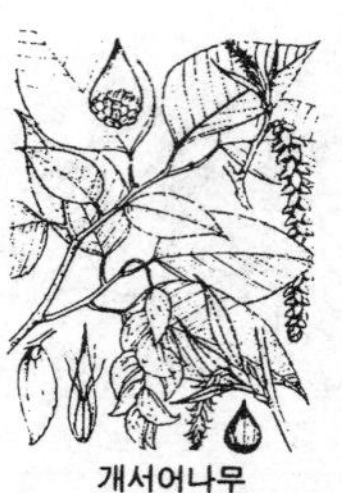
개서어나무

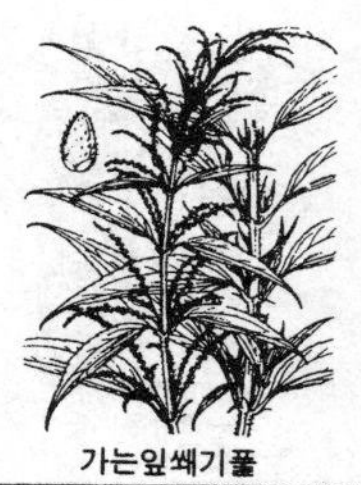
가는잎쐐기풀

전시충(傳尸虫)·폐충(肺虫)·질심충(疾心虫)·적혈충(積血虫)·세충(細虫)·장충(長虫)·촌백충(寸白虫) 등 그 모양이 여러 가지가 있다. 또는 오색(五色)이 되는 것도 있고 또는 고기가 언 것과 같은 것도 있다.

이 처방은 왕경략(王經略)이 광동(廣東)에 갔을 때 산람장기(山嵐瘴氣)에 중습(中濕)해서 뱃속이 창만(脹滿)하고 백약이 무효하였는데, 우연히 한 도인을 만나 이 약을 주어서 먹었더니 벌레가 내렸는데 그 모양은 뱀과 같으며 길이가 3치 정도였고 병도 곧 나았다고 한다. 〈醫鑑〉

※ 추충환(追虫丸)

효능 : 충적(虫積)을 내리는 데 쓴다.

처방 흑견우자두말(黑牽牛子頭末) 1냥, 대황(大黃) 3돈, 사군자육(使君子肉) 2돈, 목향(木香)·빈랑(檳榔)·무이(蕪荑)·석회(錫灰) 각 1돈 2푼을 가루로 하고 조각(皂角)과 고련근피(苦楝根皮)를 2주발의 물에 진하게 달여 고(膏)를 만들고 오동 열매 크기의 환을 지어 침향말(沈香末)로 겉을 입혀서 매 50알을 공복에 설탕물로 먹는다. 〈回春〉

※ 오선환(五仙丸)

효능 : 모든 벌레를 치료하는 데는 신(神)과 같다.

처방 대황(大黃) 4냥, 조각(皂角)·뇌환(雷丸)·고련근(苦楝根) 각 1냥, 목향(木香) 2돈을 가루로 하고 술풀에 오동 열매 크기의 환을 지어 찬물에 30~40알을 먹는다. 〈回春〉

※ 연심산(蓮心散)

효능 : 노채병(勞瘵病)을 치료한다.

처방 당귀(當歸)·황기(黃芪)·감초(甘草)·별갑초구(鼈甲醋炙)·전호(前胡)·시호(柴胡)·독활(獨活)·강활(羌活)·방풍(防風)·방기(防己)·복령(茯苓)·반하(半夏)·황금(黃芩)·진피(陳皮)·아교주(阿膠珠)·관계(官桂)·작약(芍藥)·마황〔麻黃 : 뿌리와 마디를 그대로〕·행인(杏仁)·연화예(蓮花蘂)·남성(南星)·천궁(川芎)·지각(枳殼) 각 5푼, 완화초초흑색(芫花醋炒黑色) 1촬을 생강 3쪽과 대추 2개를 넣어 물에 달여 먹고 이상한 물건을 토하는 것을 기다려 완화(芫花)는 점차로 감소시킨다. 대개 완화(芫花)와 감초(甘草)가 살충제인데 초(炒)한 것은 열을 없애고 한(寒)을 없애는 것이니 신기함이 여기에 있다. 〈丹心〉

※ 태을명월단(太乙明月丹)

효능 : 전시(傳尸)와 노채(勞瘵)를 치료한다.

처방 토분(兎糞) 2냥, 천령개수구(天靈盖酥炙)·별갑수구(鼈甲酥炙) 각 1냥, 웅황(雄黃)·목향(木香) 각 5돈, 경분(輕粉) 2돈반을 가루로하여 좋은 술 1되와 대황말(大黃末) 반 냥으로 고(膏)를 만들어 콩 크기로 환을 지어 주사(朱砂)로 겉을 입혀서 오경초(五更初)에 어린 사내아이 오줌에 술을 타서 1알을 삼키는데 환자가 모르게 하면 반드시 벌레를 토할 것이며 혹시 효력이 없거든 다음날 다시 한번 먹는다. 〈綱目〉

※ 자금정자(紫金錠子)

효능 : 전시(傳尸)와 노채(勞瘵)를 치료한다.

처방 한 여인이 오랫동안 노채(勞瘵)로 고생하다가 이 약 한 알을 갈아 마셨더니 곧 작은 벌레 10여 마리를 토하고 또 소합향원(蘇合香元)을 먹으니 6개월만에 나았다. 그래서 이 약을 널리 채병자(瘵病者)에게 쓰게 하니 효험이 없는 사람은 하나도 없었다. 〈入門〉

한 가정의 5형제가 모두 이 병에 걸려서 세 사람이 죽고 두 사람이 남았는데, 어떤 사람이 이 약을 각각 한 알씩 먹였더니 한 사람은 고름 같은 것이 내리고 한 사람은 죽은 벌레를 수없이 내리더니 두 사람이 모두 나았다. 〈醫鑑〉

이것을 일명 만병해독환단(萬病解毒丸丹)이라 한다. 〔처방은 해독문(解毒門)〕

※ 천령개산(天靈盖散)

효능 : 채충(瘵虫)을 치료한다.

처방 천령개(天靈盖) 양지대(兩指大)를 단향탕(檀香湯)에 씻어서 수구(酥炙)·빈랑(榔) 5개, 감수(甘遂)·아위(阿魏)·사향(麝香)·안식향(安息香) 각 2돈, 주사(朱砂) 1돈을 가루로 하여 매 3돈을 먹는다. 따로 해백(薤白)·총백(葱白) 각 14줄기, 청호(靑蒿) 2줌을 감초

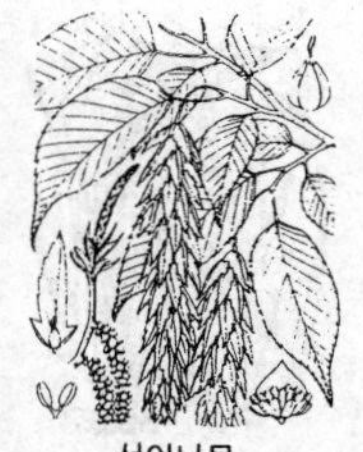
서어나무

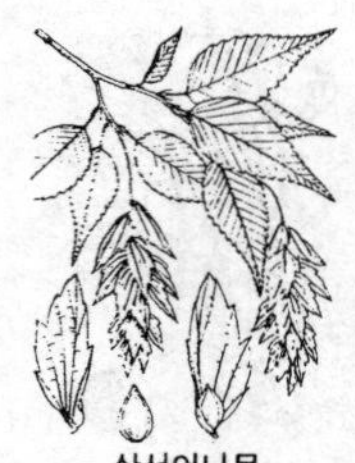
산서어나무

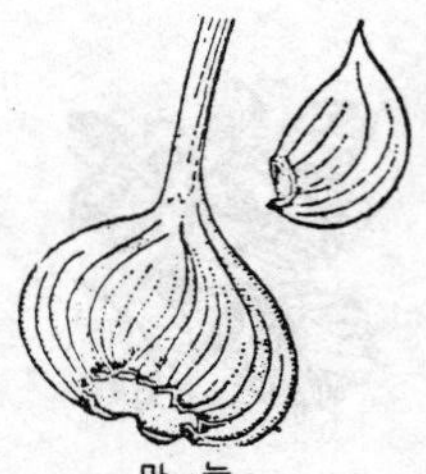
마 늘

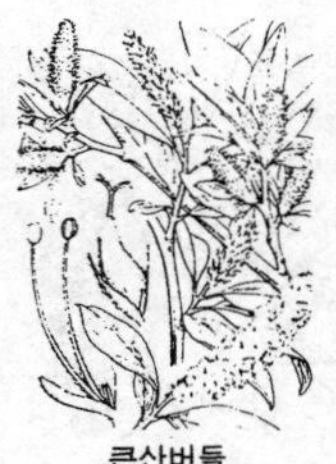
큰산버들

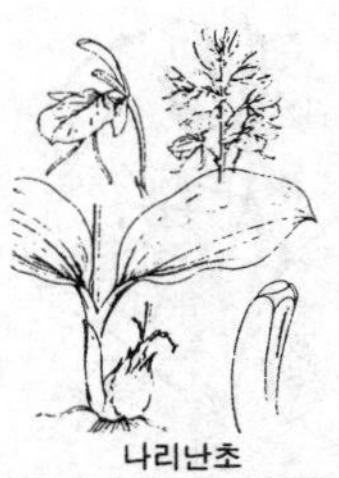
나리난초

(甘草) • 도지(桃枝) • 유지(柳枝) • 매지(梅枝)가 모두 동쪽으로 뻗은 것 각 5치, 상백피(桑白皮) • 석류근피(石榴根皮) 각 1쪽을 동뇨(童尿) 4되로 탕그릇에 문무화(文武火)로 달여서 1되가 되도록 한 다음 세 번에 나눠서 먹고 한 번 먹을 때마다 앞의 약가루를 넣어 오경초(五更初)에 조절해 먹으며 남자가 먹는 약은 여자가 달이고 여자가 먹는 약은 남자가 달이며 약을 먹은 후에 토하고자 하면 백매(白梅)를 먹는다.

오경말(五更末)쯤 되면 노충(勞虫), 또는 악물(惡物) • 황수(黃水) • 흑분(黑糞) 같은 것을 내린다. 만약 내리지 않으면 다시 한 번 더 먹고 날샐 무렵에 또 한 번 먹는데 만약 설사가 그치지 않으면 용골(龍骨)과 황련(黃連)을 등분해서 가루로 하여 3돈을 냉수로 복용하고 흰죽으로 보(補)한다. 〈入門〉

※ 오지산(五枝散)

효능 : 전시(傳尸)의 노충(勞虫)을 내리게 한다.

처방 도지(桃枝) • 상지(桑枝) • 이지(李枝) • 석류지(石榴枝) • 매지(梅枝)가 모두 동쪽으로 뻗은 작은 가지 각 7줄기를 길이 3치로 자른 것, 청호(靑蒿) 한 줌, 고련근(苦楝根) 7치로 자른 것, 생남청(生藍靑) 7잎, 총백연근세(葱白連根洗) 7토막을 사내아이 오줌 2되반에 달여서 반쯤 졸거든 찌꺼기를 걷어 내고 안식향(安息香) • 아위(阿魏) 각 1돈을 달여서 1잔을 만들어 맑게 걸러서 주사(朱砂) • 웅황(雄黃) • 뇌환(雷丸) • 고백반(枯白礬) • 유황(硫黃) 각 반 돈을 가루로 하고, 빈낭말(檳榔末) 1돈, 사향(麝香) 2푼반을 넣어서 잘 섞은 다음 2회로 나누어 먹되 매월 초순 오경(五更)에 공복에 1번 먹어도 만일 벌레가 내리지 않거든 이른 아침에 다시 또 먹으면 벌레와 쌓인 오물을 토하거나 설사할 것이다. 만일 큰 벌레가 나오면 곧 집게로 집어서 불에 태우고 유리병 안에 넣어서 깊은 산 속에 묻어 버리고 환자의 의복과 상석(床席)도 모조리 불에 태워서 땅 속에 묻어 없애야 한다. 〈直指〉

※ 신수산(神授散)

효능 : 전시(傳尸)와 채충(瘵虫)을 죽인다.

처방 홍초(紅椒) 2근(씨와 주둥이 오므라진 것은 버림)을 약간 볶아서 가루로 하여 매 1돈을 공복시 미탕(米湯)에 먹는다.

약을 먹은 후에 만일 어지럽고 번민증(煩悶症)이 있으면 다시 술풀에 오동 열매 크기의 환을 지어 30~50알을 공복에 먹는다.

※ 경옥고(瓊玉膏)

노채(勞瘵)를 치료하고 자혈(滋血), 보기(補氣)해서 원기(元氣)를 견고하게 하는 성약(聖藥)이다. 1가지로 약으로 10사람의 노채(勞瘵)를 구할 수 있다.

처방은 신형문(身形門)에 있음.

※ 자하거환(紫河車丸)

효능 : 전시(傳尸) • 노채(勞瘵)를 치료하니 2개월이면 완치되고 가벼운 증세는 1개월이면 된다.

처방 자하거(紫河車)를 불에 쬐어 말린 것 1구, 별갑초구(鼈甲醋灸) 5돈, 길경(桔梗) • 호황련(胡黃連) • 대황(大黃) • 고삼(苦參) • 황백(黃栢) • 지모(知母) • 패고피심(敗鼓皮心) • 인중백(人中白) 각 2돈반, 초용담(草龍膽) • 감초(甘草) 각 2돈, 서각(犀角) • 봉출(蓬朮) • 망초(芒硝) 각 1돈반, 진사(辰砂) 1냥을 물에 걸러 찌꺼기를 없애고 가루로 해서 꿀로 오동 열매 크기의 환을 지어 진사(辰砂)로 겉을 입혀서 더운 술로 20~30알을 먹는다.

장열(腸熱)에는 식전에 먹고, 격열(膈熱)에는 식후에 먹는다. 〈入門〉

※ 응신음자(凝神飮子)

효능 : 노채(勞瘵)의 한열(寒熱)로 땀을 흘리는 것과 각혈(咯血)로 많이 여윈 증세를 치료한다.

처방 인삼(人蔘) • 당귀(當歸) • 백작약(白芍藥) • 백복신(白茯神) • 백복령(白茯苓) • 황기(黃芪) • 백출(白朮) • 반하국(半夏麴) • 오미자(五味子) • 숙지황(熟地黃) • 연육(蓮肉) • 맥문동(麥門冬) • 길경(桔梗) • 감초(甘草) 각 7푼을 가루로 하고, 오매(烏梅) 1개와 홍조(紅棗) 2개를 넣어 물에 달여서 먹는다. 〈得効〉

24. 노채충(勞瘵蟲)을 구별할 경우

거두어 들인 한 벌레의 빛을 보면 자연히 그 병이 경(輕)하고 중(重)한지를 알 수 있다.

벌레가 먼저 장부(臟腑)의 지고(脂膏)를 먹으면 그 빛

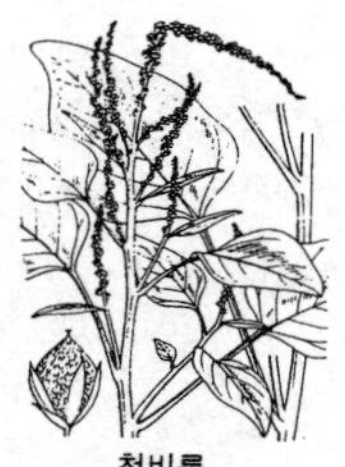
청비름

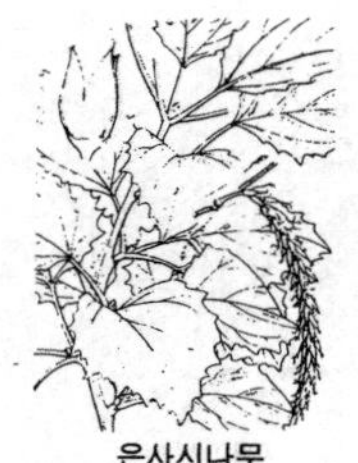
은사시나무

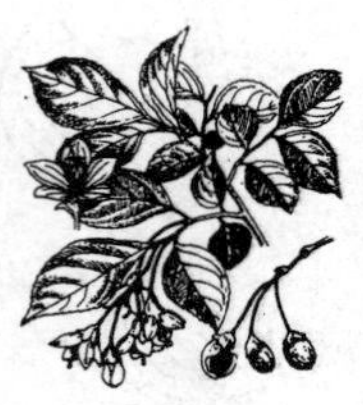
때죽나무

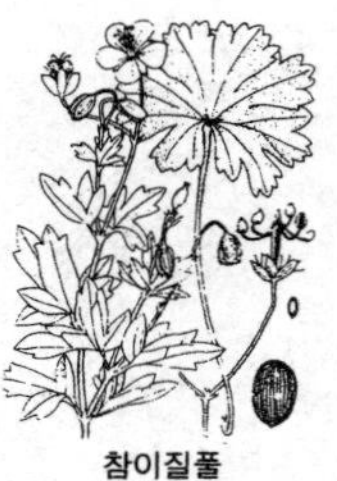
참이질풀

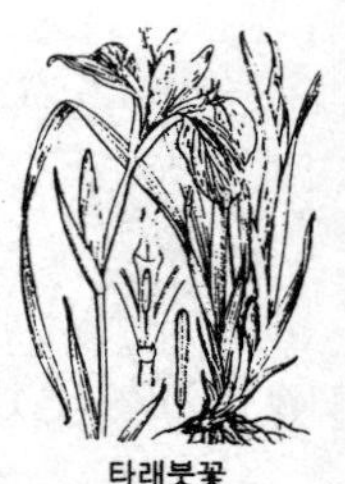
타래붓꽃

이 희고, 혈육(血肉)을 먹으면 빛이 황적(黃赤)하고, 정수(精髓)를 먹으면 빛이 자색이고 정수(精髓)가 다 되면 검어지며, 신(腎) 속으로 들어오면 환자가 죽게 된다. 벌레가 백색이면 30일쯤 보약을 먹어서 치료할 수 있고, 자흑색(紫黑色)이면 병이 이미 고질적인 것이니 120일쯤 보약으로 치료해 볼 수 있는 것이다. 그러나 10가운데 1~2 정도 구할 뿐이다. 누가 말하기를, 벌레의 머리가 붉은 것은 사람의 살을 먹는 것이니 그 병을 치료할 수 있고, 벌레의 머리가 희면 사람의 뼈를 먹은 것이니 치료하기가 어렵다고 했다. 〈得効〉

벌레의 주둥이가 청•적•황색은 치료할 수 있으나 흑•백색은 정수(精髓)를 먹은 것이니 치료하지 못한다. 또 이르기를, 벌레가 홍색인 것은 치료할 수 있고, 그 색이 흑색이면 치료가 어렵고, 흰색이면 고칠 수 없다고 한다. 〈聖効〉

벌레의 주둥이가 검으면 벌써 신장으로 들어간 것이니 치료를 못한다. 〈醫鑑〉

25. 모든 벌레가 좋아하고 싫어하는 약물일 경우

무릇 충병(蟲病)에는 감초(甘草)를 쓰지 않는다. 대개 벌레는 단 것을 맛보면 일어나고, 신 것을 먹으면 그치고, 쓴 것을 맛보면 정(定)하고, 매운 것을 맛보면 머리를 숙이고 내려간다. 〈入門〉

회(蛔)를 치료하는 데에 감초를 쓰지 않는다. 단 것은 대개 회(蛔)가 즐기는 것이니 위로 움직이고, 신 것을 보면 조용하고, 쓴 것을 보면 안정을 하고, 매운 것을 보면 머리를 숙이고 내려간다. 〈回春〉

단 것은 감초(甘草)•이당(飴糖)•밀(蜜)•사탕 등이고, 신 것은 초(醋)•오매(烏梅)•석류(石榴) 등이며, 쓴 것은 웅담(熊膽)•저담(猪膽)•황백(黃柏)•고삼(苦蔘) 등이고, 매운 것은 개자(芥子)•천초(川椒)•생강 등이다.

단방(單方) (39종)

※ 묘간(猫肝)

채충(瘵虫)을 죽이니 흑고양이의 간을 말려서 가루로 하여 오경(五更)에 공복시 온주(温酒)에 같이 먹는다. 〈直指〉

※ 황정(黃精)

오래 먹으면 삼시충(三尸虫)을 내리게 하니 가루로 먹거나 또는 환으로 해서 먹는다.

상시(上尸)는 실질(實質)을 좋아하며 100일이면 내리고, 중시(中尸)는 오미(五味)를 좋아하며 60일이면 내리고, 하시(下尸)는 오색을 좋아하며 30일이면 내리는데 모두 물컹해져서 나온다.

※ 뇌환(雷丸)

삼시(三尸) 및 회충•촌백충을 죽인다. 물에 담갔다가 껍질을 벗기고 불에 쬐어 말려서 가루로 하여 1돈씩을 월초 오경(五更)에 미음으로 조절해 먹는다. 〈本草〉

※ 천문동(天門冬)

삼시충(三尸蟲)과 복시(伏尸)를 없애니 가루나 환으로 먹으면 모두 좋다. 〈本草〉

※ 호분(胡粉)

삼충(三蟲)을 죽이고 시충(尸蟲)을 치료하는 좋은 약제이다. 촌백충(寸白虫) 치료에는 호분(胡粉) 1돈을 공복일 때 곰국에 타서 먹으면 효험이 크다. 〈本草〉

※ 석류황(石硫黃)

뱃속의 벌레를 죽이는 데 금액단(金液丹)을 만들어 먹으면 좋다. 〈本草〉

※ 흑연회(黑鉛灰)

쌓인 것이 있어서 저절로 벌레를 토하는 사람을 치료하니 연(鉛)을 볶아서 회(灰)를 만들어 빈랑말(檳榔末)과 함께 미음에 2돈을 먹는다. 촌백충(寸白虫)은 연회(鉛灰) 4돈을 공복에 먼저 살진 고기를 씹고 사탕물에 타서 먹으면 벌레가 모두 내린다. 〈綱目〉

※ 백랍진(白鑞塵)

벌레를 몰살시키니 환이나 신약으로 넣어 쓴다. 계자(鷄子)로 한 백랍진(白鑞塵)을 환으로 해서 술풀에 먹으면 촌백충의 치료가 된다. 〈正傳〉

※ 석창포(石菖蒲)

뱃속의 모든 벌레를 죽이니 달이거나 가루•환으로 해

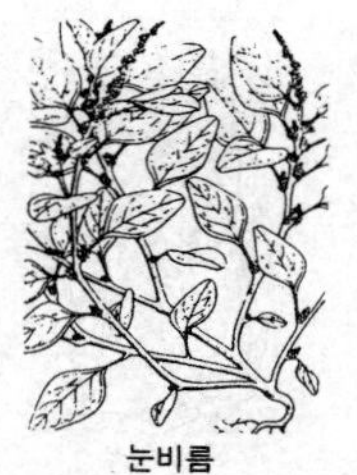
눈비름

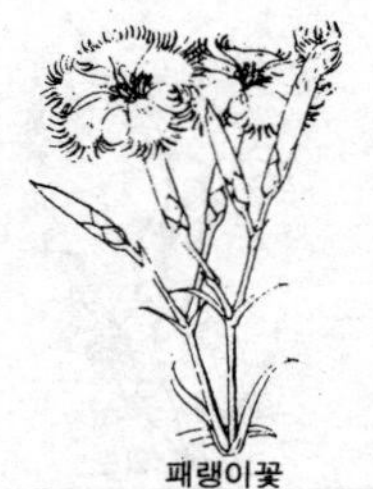
패랭이꽃

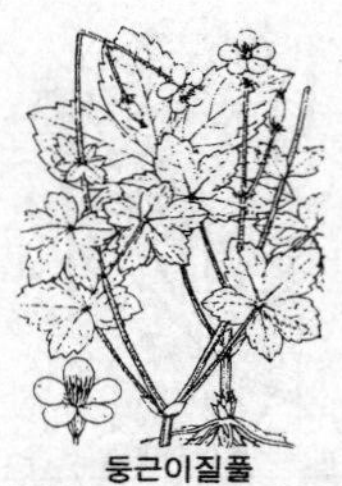
둥근이질풀

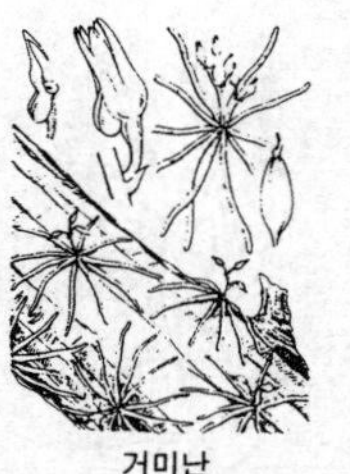
거미난

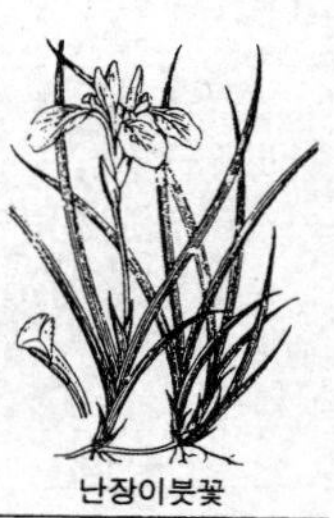
난장이붓꽃

서 먹는다. 〈本草〉

※ 의이근(薏苡根)

삼충(三蟲)을 내리고 또 회충의 심통(心痛)을 치료하니 뿌리로써 즙을 내어 죽을 만들어 먹고 또 1되를 농즙으로 먹으면 효험이 크다. 〈本草〉

※ 고삼(苦蔘)

악충(惡虫)을 죽이니 술에 담가서 마신다. 〈本草〉

※ 무이(蕪荑)

삼충(三虫)을 없애고 촌백충(寸白虫)을 쫓아내며 모든 벌레를 죽이니 밀가루에 섞어서 볶는데 황색이 되거든 가루로 하여 미음에 2돈을 먹는다. 〈本草〉

※ 애즙(艾汁)

회충을 죽이니 공복에 1되쯤 마시면 내린다. 〈本草〉

※ 청대(靑黛)

악충(惡虫)을 녹여서 물을 만드니 이것이 남엽(藍葉)으로 정(靛)을 만든 것인데 가루로 하여 물에 먹는다. 〈本草〉

※ 남청즙(藍靑汁)

효력은 위와 같으니 1되쯤 마시는 것이 좋으며 채충(瘵虫)을 녹여서 물로 변화시킨다.

생람(生藍) 청즙(靑汁) 큰 것 한 잔에 웅황(雄黃)•고백반(枯白礬)•안식향(安息香)•강진향말(降眞香末) 각 반 돈, 사향(麝香) 한 푼 가루로 하여 월초 오경(五更)에 공복에 먹는다. 〈本草〉

※ 관중(貫衆)

삼충(三蟲) 및 촌백충(寸白虫)을 죽이니 공복에 달여 먹거나 또는 가루로 하여 먹는다. 〈本草〉

※ 낭아(狼牙)

벌레를 전부 죽이니 가루로 해서 꿀로 삼씨 크기의 환을 지어 공복에 미음으로 1~2돈 먹는다. 〈本草〉

※ 사군자(使君子)

살충을 하고 어린애의 회충에 더욱 좋으니 7개를 불에 구워 껍질을 벗기고 공복에 더운물로 복용하면 벌레가 모두 나온다. 〈回春〉

※ 편축(萹蓄)

삼충(三虫) 및 회충을 죽이고 충통(虫痛)을 진정시키니 끓여서 즙을 내어 공복에 1되쯤 먹으면 벌레가 내린다. 〈本草〉

※ 학슬(鶴虱)

오장충(五臟虫)을 죽이고, 살충약에 제일 중요한 것이니 회요충(蛔蟯虫)을 주로 치료한다. 회궐심통(蛔厥心痛)에는 가루로 해서 꿀로 오동 열매 크기의 환을 지어 밀탕(蜜湯)으로 40알을 먹는다.

충통(虫痛)에는 가루 2돈을 공복에 더운 술로 먹으면 벌레가 모두 내린다. 〈本草〉

※ 생지황(生地黃)

충심통(虫心痛)을 치료하니 즙을 밀가루에 반죽하여 수제비를 떠서 먹거나 쌀에 섞어서 쌀무리를 만들어 먹으면(소금은 피함) 벌레가 영원히 나오지 않는다. 〈本草〉

※ 괴목이(槐木耳)

회충•심통(心痛)을 치료하니 괴상(槐上)의 목이(木耳)를 따서 소존성(燒存性) 가루로 하여 물에 먹어도 낫지 않거든 더운물 1되를 마시면 벌레가 곧 내린다. 〈本草〉

※ 천초(川椒)

채충(瘵虫)과 모든 벌레를 죽이니 달이거나 환으로 해서 먹어도 좋다. 〈本草〉

채(瘵)를 치료하는 데는 홍초(紅椒) 2푼, 고련근(苦練根) 1푼을 가루나 환으로 먹으면 시충(尸虫)이 전부 대변으로 나온다. 달여서 복용해도 좋다. 〈正傳〉

※ 건칠(乾漆)

삼충(三虫)•전시(傳尸)•노충(勞虫)을 죽이니 빻아서 볶는데 연기가 안나기까지 볶아서 가루로 하여 꿀로 오동 열매 크기의 환을 지어 온수에 15알을 먹는다. 가루로 하여 먹으면 회궐심통(蛔厥心痛)에 좋다. 〈本草〉

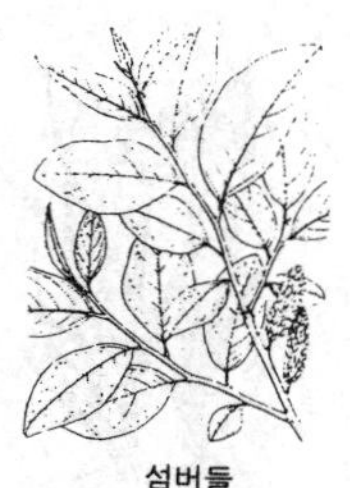
섬버들

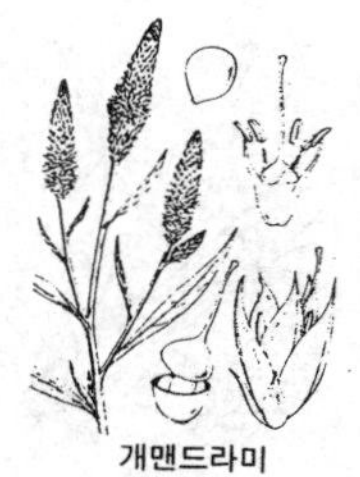
개맨드라미

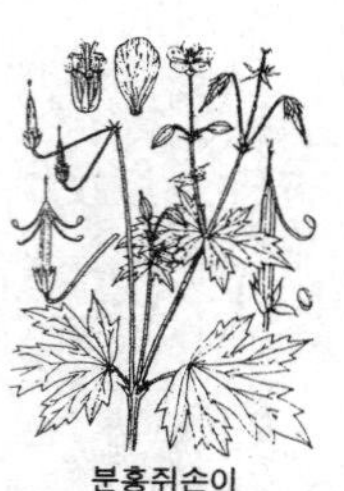
분홍쥐손이

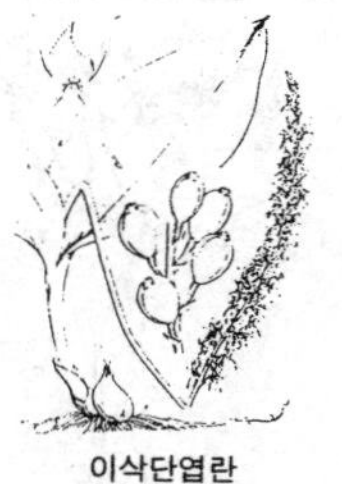
이삭단엽란

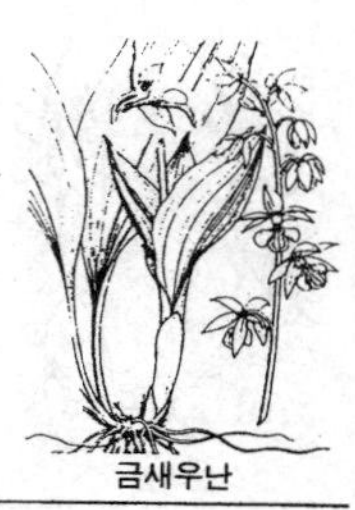
금새우난

※ 빈랑(檳榔)
삼충(三虫)·복시(伏尸) 및 촌백충(寸白虫)을 치료하니 적색(赤色) 미고(味苦)한 것을 골라서 굽고 가루로 하여 매(每) 2돈을 공복에 총밀탕(葱蜜湯)으로 먹으면 즉효이다. 〈本草〉

※ 비실(榧實)
삼충(三蟲)과 촌백충(寸白蟲)을 치료하니 항상 7개씩 먹되 한 근을 먹으면 벌레가 모두 근절(根絶)된다. 〈回春〉

※ 고련근(苦練根)
모든 벌레를 죽이니 뿌리의 흰 껍질을 가루로 하여 미음에 2돈씩 먹는다. 〈本草〉

회궐심통(蛔厥心痛)에는 흰 껍질을 잘게 썰어 진하게 달여서 1잔을 천천히 마시고 또는 즙으로써 죽을 끓여 먹기도 한다. 흰 껍질 1냥을 잘게 썰고 검은콩 20알을 넣어 물로 달여서 사탕(砂糖) 2돈을 넣고 먹으면 벌레가 곧 내린다. 〈入門〉

※ 만려어(鰻鱺魚)
전시(傳尸)·노채충(勞瘵虫) 및 모든 벌레를 죽이니 자숙(煮熟)하여 오미(五味)를 화(和)해서 자주 먹거나 또는 말려서 구워 먹으면 좋다. 〈本草〉

※ 백경구인(白頸蚯蚓)
삼충(三虫)과 복시(伏尸)와 장충(長虫)·회충을 죽이니 말려서 가루로 하여 미음에 타서 먹든지 또는 즙을 내어 먹는다. 〈本草〉

※ 금선와(金線蛙)
시주채충(尸疰瘵虫) 및 회(蛔)를 죽이니 이것을 굽든지 또는 지져서 자주 먹는다.

※ 석류동인근피(石榴東引根皮)
벌레나 촌백충(寸白虫)을 죽이니 껍질 한 줌을 진하게 달여서 공복에 먹으면 모든 벌레가 곧 내린다. 〈本草〉

※ 앵도동행근(櫻桃東行根)
벌레와 촌백충(寸白虫)을 치료하니 진하게 달여서 먹는다. 〈本草〉

※ 도엽(桃葉)
삼충(三虫)과 시충(尸虫)을 치료하니 즙을 내어 마신다. 〈本草〉

※ 지마유(脂麻油)
벌레를 전부 죽이니 1홉에 계란 2개와 망초(芒硝) 2냥을 타서 먹으면 곧 내린다. 〈種杏〉

※ 마치현(馬齒莧)
모든 벌레와 촌백충(寸白虫)을 죽이니 즙을 내어 먹거나 삶아서 소금과 초를 넣어 공복에 먹으면 벌레가 저절로 내린다. 〈本草〉

※ 야압(野鴨)
뱃속의 모든 벌레와 12종의 벌레를 죽이니 삶아서 먹거나 즙을 만들어 먹기도 한다. 〈本草〉

※ 웅담(熊膽)
벌레를 죽이고 회심통(蛔心痛)을 치료하니 콩알만큼 더운물에 타서 먹는다. 〈本草〉

※ 탁목조(啄木鳥)
채충(瘵虫)을 죽이니 산 놈을 잡아서 주사말(朱砂末) 4냥과 정저육(精猪肉) 4냥을 세절 반균(細切拌勻)하여 먹이면 일주야(一晝夜)만에 육(肉)을 다 먹는데 탁목조(啄木鳥)를 진흙 속에 넣어서 단단히 봉하고 하룻밤 동안 화하(火煆)해서 이튿날 일광을 보이지 말고 내어서 진흙은 버리고 은석기내(銀石器內)에 잘 갈아서 가루로 하여 좋은 술에 사향(麝香) 조금을 넣어서 한 번 먹고 환자의 장(帳) 속을 닫아두면 벌레가 입과 콧속에서 나오는데 빨리 집게로 끓는 기름에 넣어 죽인다. 〈正傳〉

※ 동자뇨(童子尿)
노채(勞瘵)에 가장 좋다. 고인이 이르기를, 「양약(涼藥)을 먹어서 백(百)에 하나도 살지 못하나 어린 사내아이의 오줌을 마셔서는 만(萬)에 하나도 죽지 않는다.」 하였으니 비위(脾胃)가 허(虛)하고 기혈(氣血)이 약한 사람이 보양하는 약속에 조금씩 넣으면 강화(降火)약을 대신하고, 먹을 때에 강즙(薑汁)이나 감초(甘草)가루를 조금

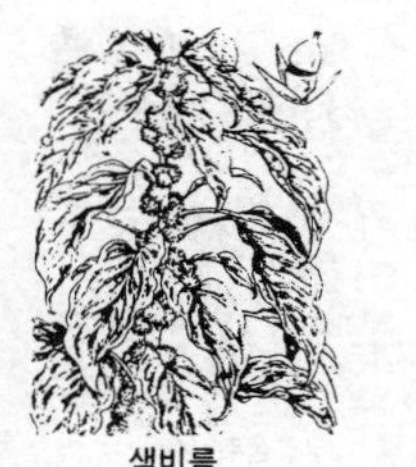
색비름

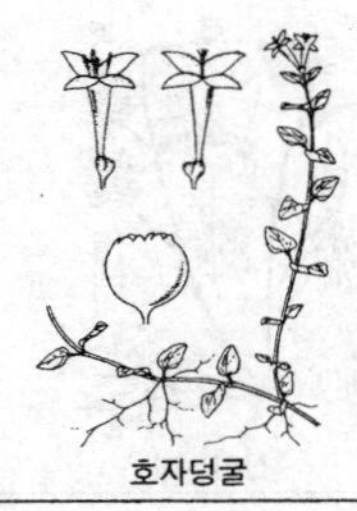
호자덩굴

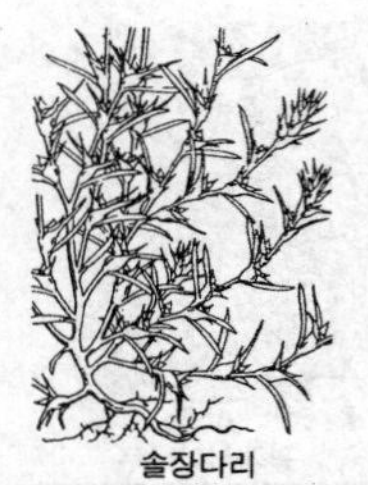
솔장다리

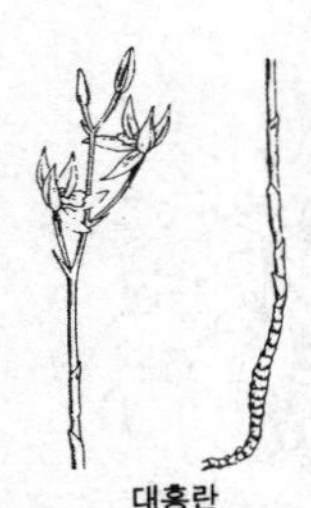
대홍란

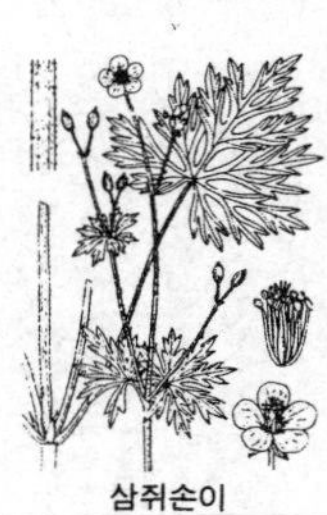
삼쥐손이

넣으면 더욱 좋다. 〈入門〉

※ 침구법(鍼灸法)

골증(骨蒸) • 전시(傳尸) • 노채(勞瘵)에는 최씨사화혈(崔氏四花穴 : 침구편에 상세히 나와 있음)을 일찍 구(灸)해야 하고 늦으면 구하지 못한다. 〈入門〉

채충(瘵虫)이 폐(肺) 속에 살면서 폐계(肺系)를 먹으므로 피를 토하고 목이 쉰다. 폐계(肺系)는 고(膏)의 위이며, 황(肓)의 밑으로써 침(鍼)과 약이 미치지 못하므로 급하게 고황유(膏肓兪) • 폐유(肺兪) • 사화혈(四花穴)을 구(灸)하는 것이 좋다.

노채(勞瘵)를 치료하는 데는 육신(六神)이 다 모이는 계해야(癸亥夜) 삼경(三更)을 택해서 윗옷을 벗고 요상(腰上) 양방(兩傍)의 조금 함(陷)한 요안(腰眼)이라고 하는 곳에 몸을 곧추서서 붓으로써 그곳을 점정(點定)한 다음, 침상에 올라가 얼굴을 가리고 누운 뒤 적은 애주(艾炷)로 칠장(七壯)을 뜨면 벌레를 구토하거나 설사를 하고 곧 편안해지니, 이것을 우선구(遇仙灸)라고 한다. 〈得効〉

하루 먼저 요안혈(腰眼穴)을 점정(點定)해 놓고 밤중 자시(子時)와 계해일(癸亥日)이 교차될 때를 기해서 칠장(七壯) 또는 구장(九壯)을 구(灸)하는 것이 더욱 좋으니 벌레가 대변으로 나오거든 곧 태워 버려야 한다. 〈醫鑑〉

골증 노열(骨蒸勞熱)에는 고황(膏肓) • 삼리(三理)를 구(灸)한다. 노채 골증(勞瘵骨蒸)와 판치(板齒)가 고초(枯焦)하는 데는 대추(大顀) • 구미(鳩尾)를 각각 27장씩 뜨고 또 고황(膏肓) • 폐유(肺兪) • 사화(四花) • 대추(大顀) • 등의 혈(血)을 일찍 구(灸)하면 백발백중으로 효험이 있다. 〈以上 入門〉

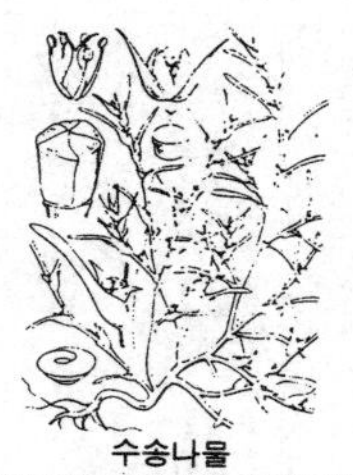
수송나물

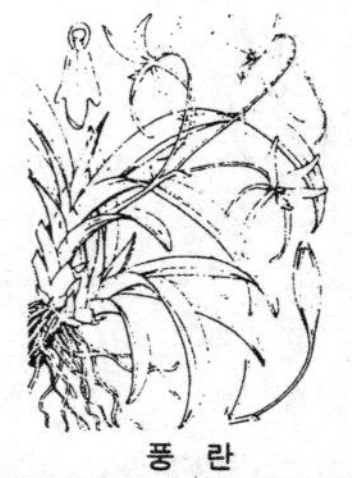
풍 란

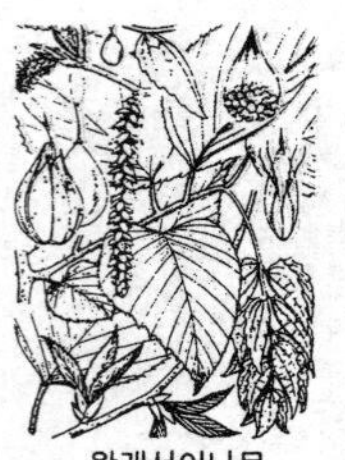
왕개서어나무

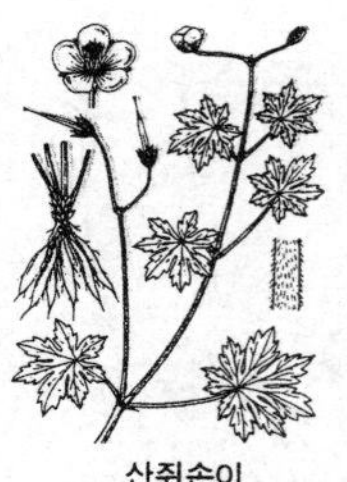
산쥐손이

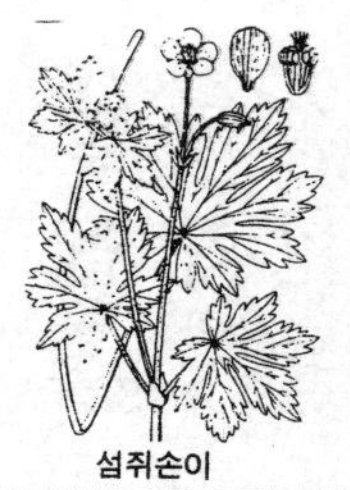
섬쥐손이

循環器

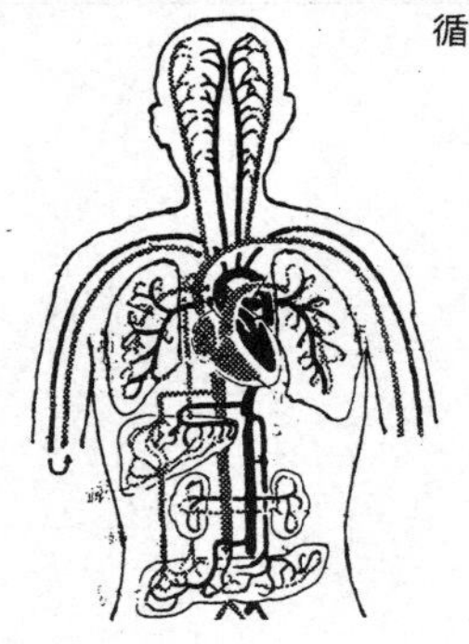

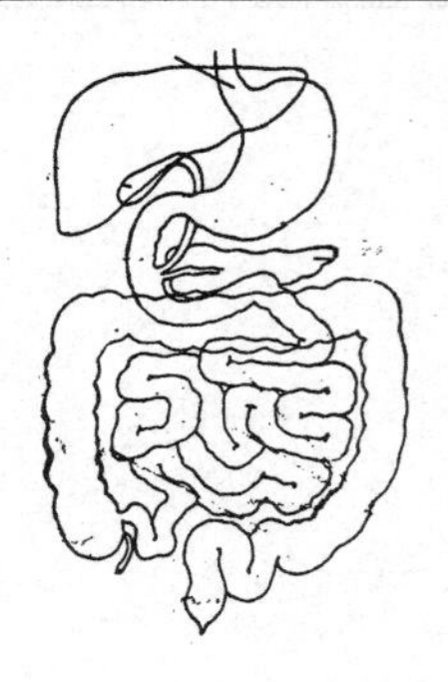

내경편(內景篇) (四)

二五. 소변

1. 소변의 원인일 경우

수곡(水穀)이 언제나 위(胃) 속에 있어서 조박(糟粕)을 만들고, 대장(大腸)으로 내려보내서 하초(下焦)를 이룩하고, 하초(下焦)에서 다시 스며서 같이 내려가면 맡은 일을 다하고 또 다른 즙을 분비하여 하초(下焦)를 따라서 방광으로 스며든다. 〈靈欄〉

수곡(水穀)을 소장(小腸)으로부터 난문(闌門)에서 받고 분리해 놓으면 그 물은 방광 상구에 스며들어서 소변이 된다. 위의 말을 종합해 보면 소변은 즉 비별(泌別)되는 물이 방광으로 스며들어 나오는 것이다.

내경(內經)에 이르기를, 「마시면 바로 위(胃)에 들어가서 정기(精氣)를 유일(遊溢)시켜 위로 비(脾)에 보내면 비기(脾氣)가 정기(精氣)를 흩어서 폐(肺)에 전하여 수도(水道)를 통하게 하고 방광에 보내면 소변의 정미(精微)한 기운이 비(脾)와 폐(肺)에 올라가서 운화(運化)되는 것이다. 소변은 물인데, 물이 아래로 흐르는 것은 그 성질이 그렇기 때문이다. 마신 것이 위(胃)에 들어가면 그 정기(精氣)는 비록 위로 올라가지만 그 본체는 실질적으로 오르지 못하는 것이니, 어찌 소변이 홀로 기화(氣化) 때문에 이루어진다고 하겠는가? 또 방광은 진액(津液)을 가지고 있는 곳이니 기(氣)가 변하면 꼭 나온다. 또한 수(水)는 기(氣)의 자(子)이고 기(氣)는 수(水)의 모(母)이니, 기(氣)가 운행하면 물이 운행하고 기(氣)가 막히면 물도 막히는 것이다.」어떤 사람이 말하기를, 「소변은 순전히 분비로 나오는 것이요, 운화(運化)로 이루어지는 것이 아니다.」하니 그것은 위와 같은 이치에 밝지 못하기 때문이다. 〈東垣〉

2. 포(脬)가 요기(尿器)로 될 경우

방광을 진액(津液)의 부(腑)라고 하나 진액을 수성(受盛)하는 것은 오줌통이 방광 속에 살고 있기 때문이다. 내경(內經)에 이르기를, 「포(脬)는 방광에 열을 옮긴다.」했고 영추(靈樞)에는, 「방광의 포(脬)가 엷고 축축(濡)하다」하였고, 유찬(類纂)에서는, 「방광은 포(脬)의 실(室)이라.」했다. 그러므로 포(脬)가 방광 속에 있으면서 상구(上口)는 있어도 하구(下口)가 없어서 진액(津液)이 이미 포(脬)에 담겼어도 스스로 나가지는 못하고 반드시 기화(氣化)의 힘을 얻어서 차차 포외(胞外)로 스며 나가서 포하(脬下)의 빈 곳에 쌓여서는 마침내 소변이 되어 전음(前陰)으로 나가는 것이다.

만약 포하(脬下)에 빈 곳이 없다면 소변이 급할 때에 어찌 곧 나올 수가 있겠는가? 이것으로 미루어 볼 때 소변이 포하(脬下)의 빈 곳에 쌓이면 더 이상 용납할 수가 없기 때문에 소변을 바로 보게 되는 것이다. 〈東垣〉

3. 소변의 색을 분별할 경우

수액(水液)이 흐린 것은 모두가 열에 속한다. 소변이 누런 것은 소복(小腹) 속에 열이 있는 증세이고, 간(肝)의 열병과 족양명(足陽明)의 맥(脈)에 병기(病氣)가 성한 증세는 전부가 소변의 빛이 누렇다. 〈內經〉

달증(疸症)의 소변은 황백즙(黃柏汁)과 같다. 〈仲景〉

소변에는 오색(五色)이 있으니 적색과 백색이 가장 많다. 적색은 대개 술 때문인 증세이고, 백색은 하원(下元)이 허랭(虛冷)한 증세이다. 〈資生〉

하초(下焦)에 피가 없으면 소변이 삽(澁)하고 잦으며 누렇다. 〈正傳〉

소변을 참지 못하면서 붉은 것은 열이 있는 증세이고, 흰 것은 기허(氣虛)한 증세이다. 〈丹心〉

4. 맥법(脈法)일 경우

소음맥(少陰脈)이 삭(數)하면 부인은 음중(陰中)에 종기가 나고 남자는 기림(氣淋)이 생긴다. 신맥(腎脈)이 활(滑)하고 실(實)하면 융퇴(癃癀)가 된다. 〈仲景〉

유정(遺精)과 백탁(白濁)은 당연히 척맥(尺脈)에 징험

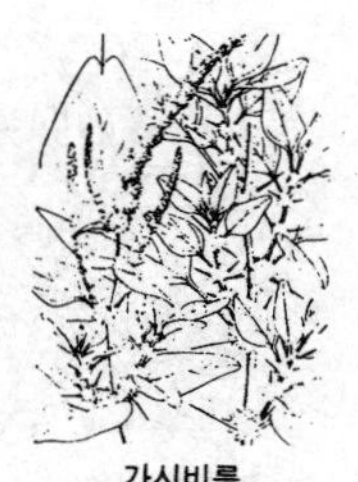
가시비름

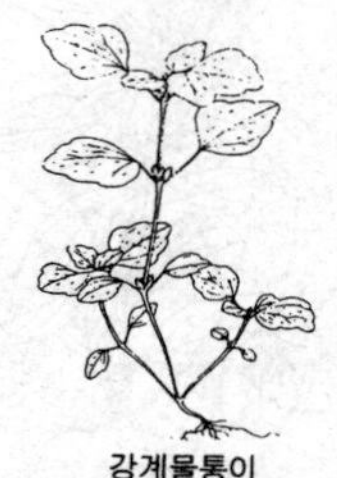
강계물통이

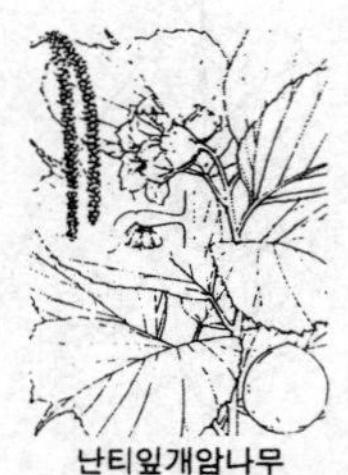
난티잎개암나무

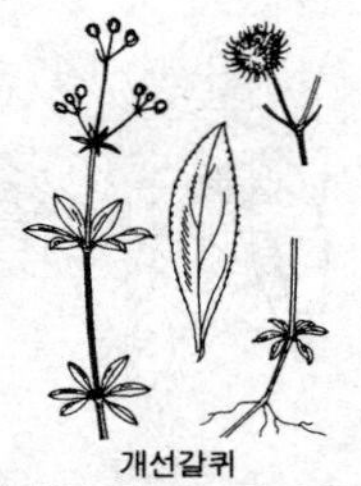
개선갈퀴

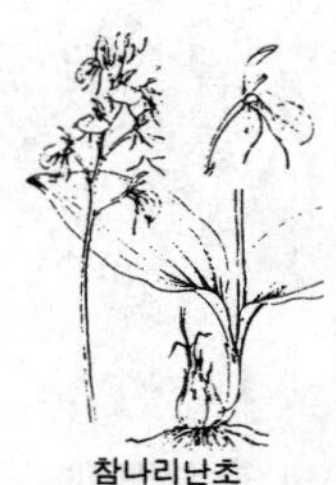
참나리난초

(徵驗)할 것이니, 결(結)·규(芤)·동(動)·긴(緊)의 맥(脈)은 위의 2증(二症)의 적(的)이 된다. 〈脈訣〉

변혈(便血)하면 규(芤)하고, 삭(數)하면 황적색이 나며, 실맥(實脈)에 오줌이 통하지 않기 때문에 열이 방광에 있다. 〈脈訣〉

두 척맥(尺脈)이 홍(洪)하고 빠르면 반드시 변이 탁하고 유정(遺精)한다. 〈正傳〉

임맥(淋脈)이 성대하고 실(實)하면 살고, 허세(虛細)하고 삽(澁)하면 죽는다. 〈脈經〉

융병(癃病)에 맥(脈)이 가늘면 치료하지 못한다. 〈綱目〉

임병(淋病)의 맥(脈)이 세(細)하고 빽빽하면 해롭지 않고, 소음맥(少陰脈)이 순조롭지 못하면 기(氣)가 방광을 닫으니 여인이 그러하면 음중(陰中)에 종기가 나고 커지며, 실(實)하면 치료가 쉽고, 허하고 순조롭지 못하면 치료가 어렵다. 〈醫鑑〉

5. 소변난(小便難)의 외증(外症)일 경우

비두(鼻頭)의 빛이 누르면 소변이 반드시 어려운 증세이다. 〈仲景〉

콧날의 빛이 누르면 소변이 어려운 증세이다. 〈正傳〉

6. 소변의 불리증(不利症)일 경우

음(陰)이 허하면 소변이 어렵다. 〈仲景〉

소변이 삽(澁)한 것은 피가 화(火)로 인하여 달아서 하초(下焦)에 피가 없고 기(氣)가 밑으로 내려가지 못하여 스며서 새는 영(令)이 행하지 않는 것이니 보음 강화(補陰降火)를 해야 한다. 사물탕(四物湯)에 지모(知母)·황백(黃栢)을 가해 쓴다. 〈丹心〉

하초(下焦)에 피가 없으며 소변이 삽(澁)하고 잦으면서 빛이 누른 증세는 사물탕(四物湯)에 지모(知母)·황백(黃栢)·우슬(牛膝)·감초초(甘草梢)를 더해 쓴다. 〈丹心〉

소변이 어렵다는 것은 소변이 나올 때 불쾌한 것을 말한다. 경(經)에 이르기를, 「양(陽)이 음분(陰分)에 들어가면 방광에 열이 있고 소변이 어려우니, 오직 음분(陰分)이 허하여 양열(陽熱)이 타고 들어가는 증세인데 만약에 소변이 황적색이면 만전목통산(萬全木通散)을 써서 이롭게 해 주어야 한다.」〈入門〉

소변이 잦고 이롭지 못한 증상이 세 가지가 있는데 대변을 설사해서 진액(津液)이 삽소(澁少)한 것이 하나이니 이롭게 하면 되고, 열이 하초(下焦)를 쳐서(搏) 진액(津液)을 행하지 못하게 하는 것이 둘째이니 반드시 스며나오도록 하고, 비위(脾胃)의 기(氣)가 삽(澁)하면 수도(水道)를 통조(通調)해서 방광에 수하(輸下)시켜 운화(運化)하지 못하는 것이 셋째니 순기(順氣)해서 시화(施化)해 나가도록 하며 복령호박산(茯苓琥珀散)을 쓴다. 〈綱目〉

위는 성하고 아래는 허해서 소변이 적삽(赤澁)하고 또는 임질(淋疾)까지 될 수가 있으니 청심연자음(淸心蓮子飮)〔처방은 소갈문(消渴門)〕·도적산(導赤散)〔처방은 오장문(五腸門)〕을 쓴다. 〈得効〉

신허(腎虛)에 소변이 잦고 임력(淋瀝)해서 저절로 스며 나오려는 증세는 평보원(平補元)을 쓴다. 〈直指〉

❊ 만전목통산(萬全木通散)

효능 : 방광의 열로 인하여 소변이 어렵고 누른 데 쓴다.

처방 활석(滑石) 2돈, 목통(木通)·적복령(赤茯苓)·차전자초(車前子炒)·구맥(瞿麥) 각 1돈을 가루로 하여 물에 달여 먹고, 또는 가루 3돈을 물에 먹는다. 〈入門〉

❊ 복령호박산(茯苓琥珀散)

효능 : 소변이 삽(澁)하고 잦은 증세를 스며 나오게 하고 분리해 준다.

처방 택사(澤瀉) 1냥, 활석(滑石) 7돈, 적복령(赤茯苓)·백출(白朮)·호박(琥珀)·저령(猪苓) 각 5돈, 육계(肉桂)·감초구(甘草灸) 각 3돈을 가루로 하여 매 3돈씩 장류감란수(長流甘瀾水) 1잔에 먹는다. 〈綱目〉

❊ 평보원(平補元)

효능 : 소변이 잦고 스며서 저절로 나오며 유뇨(遺尿)를 참지 못할 때 쓴다.

처방 토사자주제(兎絲子酒製)·산수유주침배(山茱萸酒浸焙)·익지인(益智仁) 각 5돈, 천련육(川鍊肉)·우슬(牛膝)·호로파초(胡蘆巴炒)·두충(杜冲)·강즙초(薑汁炒)·파극(巴戟)·육종용주침(肉蓯蓉酒浸) 각 3돈반, 유향(乳香) 2돈을 가루로 하여 찹쌀풀에 오동 열매 크기의 환을 지어 조탕(棗湯)이나 또는 염탕(鹽湯)으로 50알을 먹는다. 〈直指〉

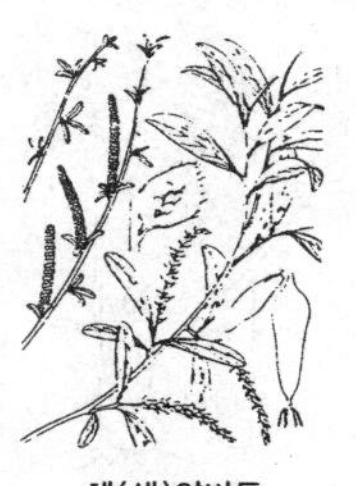
채(새)양버들

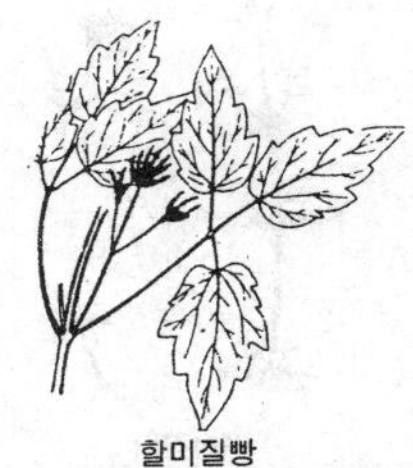
할미질빵

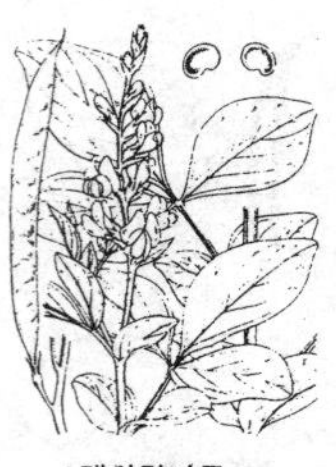
갯활량나무

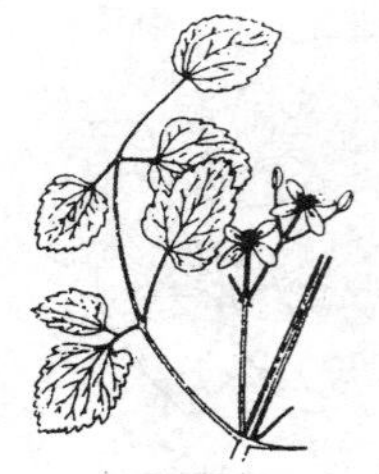
국화으아리

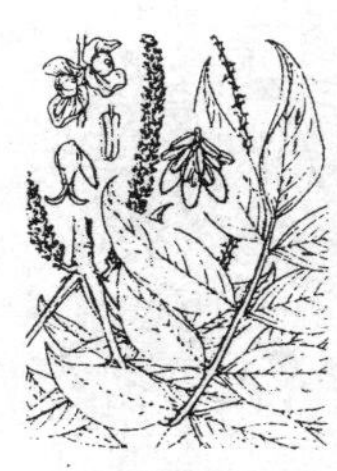
중국굴피나무

7. 소변이 불통(不通)일 경우

포(胞)가 방광에 열을 옮기면 소변이 통하지 않고 오줌에 피가 섞이어 나온다. 〈內經〉

방광이 이롭지 못하면 소변이 불통된다. 〈內經〉

팔정산(八正散)에 목향(木香)을 더하는 것이 주가 되는 약이다. 〈丹心〉

족궐음(足厥陰)의 맥(脈)이 음기(陰器)를 지나기 때문에 유뇨(遺尿)와 소변을 누지 못하는 병에 걸리기 쉬우며, 여자는 정공(挺孔)에 연결이 되니 구멍은 즉 오줌 구멍의 끝이다. 그 병의 발생은 융치(癃痔)와 유뇨(遺尿)이고, 족삼초(足三焦)란 것은 태양(太陽)의 별맥(別脈)이니 방광에 들어가서 연결되어 하초(下焦)를 집약(集約)하니 실(實)하면 융폐(癃閉)하고 허하면 유뇨(遺尿)한다. 〈綱目〉

폐륭(閉癃)을 합해서 말하면 모두 같은 병이고, 나누어서 말하면 폭(暴)과 구(久)의 차이점이 있다. 대개 폐(閉)라는 증세는 폭병(暴病)으로써 소변이 점적(點滴)해서 방울방울 떨어지고 잘 나오지를 않으니 속칭 소변 불통이란 병이고, 융(癃)이란 증세는 구병(久病)으로서 소변이 방울방울 새어 나오고 하루에도 수십 번 또는 100여차례나 하는 증세이니 임병(淋病)이 바로 이것이다. 〈綱目〉

열이 하초(下焦)에 있게 되면 막혀서 편하지 않으니 그 증세는 소변이 폐색해서 갈(渴)하지 않고 때로 조급해진다. 〈元素〉

소변이 통하지 않을 때 기(氣)와 혈(血)의 다름이 있으니 혹시 목이 마르면서 소변이 통하지 않는 것은 열이 상초(上焦)의 기분(氣分)에 있기 때문에 청폐산(淸肺散)을 쓰고, 목마르지 않고 소변이 통하지 않는 것은 열이 하초(下焦)의 혈분(血分)에 있기 때문이니 자신환(滋腎丸)을 쓴다. 〈東垣〉

소변이 통하지 않아서 배꼽 밑이 공처럼 불룩하고 통민(痛悶)해서 견딜 수가 없는 증세는 치료법이 두 가지가 있다. 만약 기(氣)가 운화(運化)하지 못하여 통하지 않는 증세는 진피복령탕(陳皮茯苓湯)에 목향(木香)과 침향(沈香)가루 2돈을 타서 공복에 먹으며 겸해서 토하게 하여 제거해 주고, 한편 피가 밑에서 오예(汚穢)하여 통하지 않으면 도인승기탕(桃仁承氣湯)〔처방은 한문(寒門)〕을 써서 부셔야 한다. 〈綱目〉

열이 있으면 통하지 않고 냉하면 억제하지 못하며, 열이 성하면 소변이 폐색(閉塞)하고 열이 없이 미미하면 소변 누기가 어렵고 겨우 나온다. 〈直指〉

소변의 통하지 않음은 혈삽(血澁) 때문으로 기(氣)가 안 통하고 구멍이 삽(澁)한 증세이니 도기제조탕(導氣除燥湯)을 쓴다. 〈東垣〉

소변이 통하지 않는 데는 오령산(五苓散) • 도적원(導赤元) • 지부자탕(地膚子湯) • 선기산(宣氣散) • 통관환(通關丸) • 저령탕(猪苓湯) • 가미오령산(加味五苓散) • 투천산(透泉散)을 쓴다.

※ 팔정산(八正散)

효능 : 방광에 쌓인 열로 인해 소변을 누지 못하고 통하지 않는 데 쓴다.

처방 대황(大黃) • 목통(木通) • 구맥(瞿麥) • 변축(萹蓄) • 활석(滑石) • 치자(梔子) • 차전자(車前子) • 감초(甘草) 각 1돈, 등심(燈心) 1돈을 넣어 공복에 물로 달여서 먹는다. 〈局方〉

※ 청폐산(淸肺散)

효능 : 목이 마르고 소변이 막힌 데 쓴다.

처방 저령(猪苓) • 통초(通草) 각 1돈반, 적복령(赤茯苓) • 택사(澤瀉) • 등심(燈心) • 차전자(車前子) 각 1돈, 변축(萹蓄) • 목통(木通) • 구맥(瞿麥) 각 7푼, 호박(琥珀) 5푼을 공복에 물로 달여서 먹는다. 〈東垣〉

※ 자신환(滋腎丸)

일명 설신환(泄腎丸)이라고 한다.

효능 : 목이 마르지 않고 소변이 막힌 데 쓴다.

처방 황백(黃柏) • 지모병주세배(知母竝酒洗焙) 각 1냥, 육계(肉桂) 반 돈을 가루로 하고 물로 오동 열매 크기의 환을 지어 공복에 백탕(白湯)으로 100알을 먹는다. 〈東垣〉

어떤 사람이 소변이 통하지 않아 복부(腹部)가 부풀고 각부(脚部)가 부종(浮腫)하며 눈동자가 튀어 나오고 밤낮으로 잠을 이루지 못하여 고통이 많은 데다가 구토까지 해서 여러 의원들의 치료도 효험이 없었다. 동원(東垣)에 이르기를, 「방광은 진액(津液)의 부(腑)이니 기(氣)가 운화(運化)하면 나올 수 있고, 소변이 통하지 못하는 증세는 음(陰)이 없고 양기(陽氣)가 운화(運化)하지 못해서

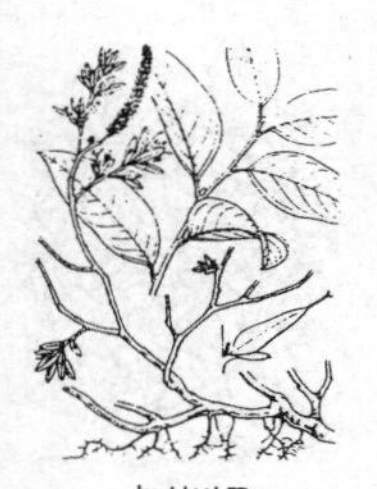
눈산버들

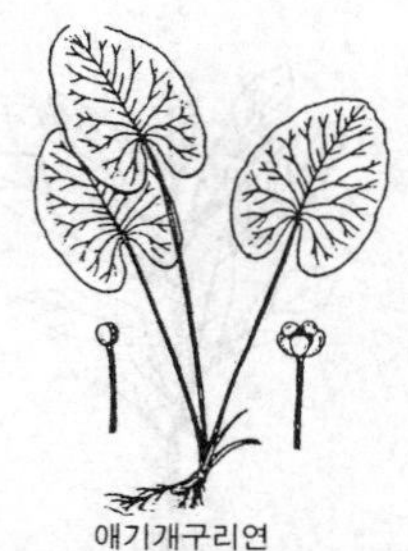
애기개구리연

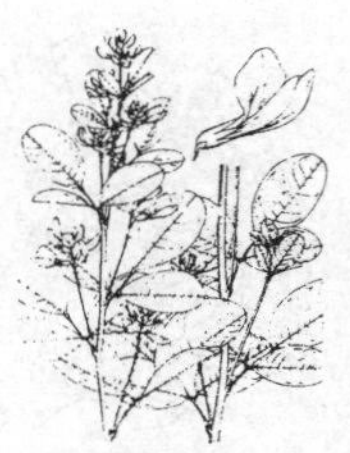
꽃참싸리

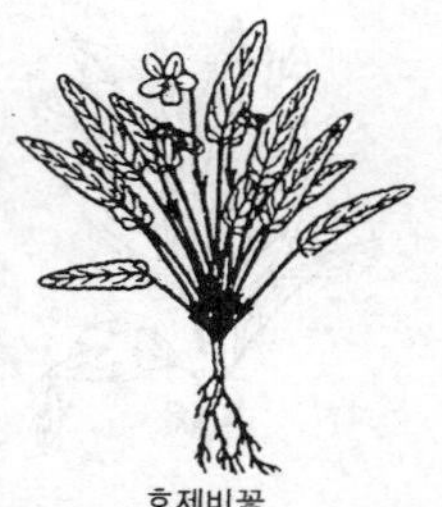
호제비꽃

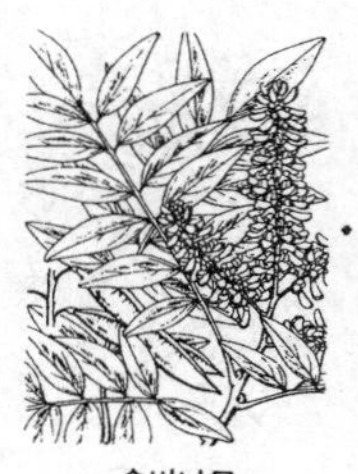
솔비나무

그러한 것이다. 이 사람은 봉양(奉養)이 너무 후(厚)하고 고량(膏粱)이 열을 쌓았기 때문에 방광의 신부(腎腑)가 오랫동안 말라 있고 소변이 운화(運化)되지 않는 증세이므로 죽을 때가 아침 저녁에 있으니 다만 하초(下焦)를 치료하면 낫는 것이라.」하고 처방을 내었는데, 먹은 후 조금 있으니 소변이 샘솟듯하고 바로 차도가 있었다.

※ 도기제조탕(導氣除燥湯)

효능 : 소변이 통하지 않음을 치료한다.

처방 적복령(赤茯苓) 1돈반, 황백(黃栢) 1돈 2푼, 활석(滑石)·지모(知母)·택사(澤瀉) 각 1돈, 등심(燈心) 1돈을 물에 달여서 공복에 먹는다. 〈東垣〉

※ 도적원(導赤元)

효능 : 방광에 열이 있고 소변이 나오지 않는 데 쓴다.

처방 대황초(大黃炒) 1냥반, 치자(梔子) 1냥 2돈, 목통(木通)·생건지황(生乾地黃) 각 8돈, 적작약(赤芍藥)·적복령(赤茯苓)·활석(滑石) 각 4돈을 가루로 하여 꿀로 오동 열매 크기의 환을 지어 도적산(導赤散)〔처방은 오장문(五臟門)〕을 달인 탕으로 공복에 30~50알을 먹는다. 〈直指〉

※ 지부자탕(地膚子湯)

효능 : 하초(下焦)에 열결(熱結)해서 소변이 나오지 않는 것을 치료한다.

처방 지부자(地膚子) 1돈, 지모(知母)·황금(黃芩)·저령(猪苓)·구맥(瞿麥)·지실(枳實)·승마(升麻)·통초(通草)·동규자(冬葵子)·해조(海藻) 각 7푼을 썰어서 1첩으로 하여 공복에 물로 달여 먹는다. 여인의 방로(房勞) 후 소변이 나오지 않고 맥(脈)이 침세(沈細)한 데에는 저신반척(猪腎半隻)을 넣어 함께 달여 먹으면 가장 효험이 좋다. 〈得效〉

※ 선기산(宣氣散)

효능 : 오줌이 나오지 못해서 급통(急痛)한 증세를 치료한다.

처방 감초초(甘草炒)·목통(木通) 각 3돈, 치자(梔子) 2돈, 규자(葵子)·활석(滑石) 각 1돈을 가루로 하여 2돈을 등심탕(燈心湯)에 먹는다. 〈丹心〉

※ 통관환(通關丸)

효능 : 소변이 통하지 않을 때 치료해준다.

처방 황백(黃柏)·지모병주초(知母竝酒炒)·활석(滑石) 각 2냥, 목통(木通) 1냥, 육계(肉桂) 3돈을 가루로 하여 물로 오동 열매 크기의 환을 지어 공복에 백탕으로 100알을 먹는다. 〈醫鑑〉

※ 저령탕(猪苓湯)

효능 : 열결(熱結)로 말미암아 소변이 통하지 않을 때 쓴다.

처방 저령(猪苓)·목통(木通)·택사(澤瀉)·활석(滑石)·지각(枳殼)·황백주침(黃栢酒浸)·우슬(牛膝)·맥문동(麥門冬)·구맥(瞿麥)·변축(萹蓄)·차전자(車前子) 각 7푼, 감초(甘草) 3푼, 등심(燈心) 1돈을 넣어 공복에 물로 달여서 먹는다. 〈回春〉

※ 가미오령산(加味五苓散)

효능 : 허한(虛寒)해서 소변이 통하지 않을 때 치료한다.

처방 오령산(五苓散) 재료를 등분해서 당귀(當歸)·지각(枳殼)·우슬(牛膝)·목통(木通)·감초초(甘草梢) 등을 나누어 넣고 또 등심(燈心) 한 줌을 넣어 같이 달여서 공복에 먹는다. 〈回春〉

※ 투천산(透泉散)

효능 : 소변이 붉어지고 통하지 않는 증세를 치료한다.

처방 활석(滑石) 1냥, 망초(芒硝)·감초(甘草) 각 5돈, 호박(琥珀) 2돈반을 가루로 하여 매 2돈을 공복에 등심(燈心)을 달인 탕으로 먹는다. 〈總錄〉

8. 허(虛)한노인의 소변 불통일 경우

노인의 소변이 통하지 않는 것은 대부분 기단(氣短)과 혈허(血虛)하기 때문인 것이니 사물탕(四物湯)에 황기(黃芪) 달인 물을 가해서 공복에 자신환(滋腎丸)을 먹는다. 노인의 기허(氣虛) 때문에 소변이 통하지 않을 땐 사물탕(四物湯)에 황기(黃芪)와 인삼을 가해서 자신환(滋

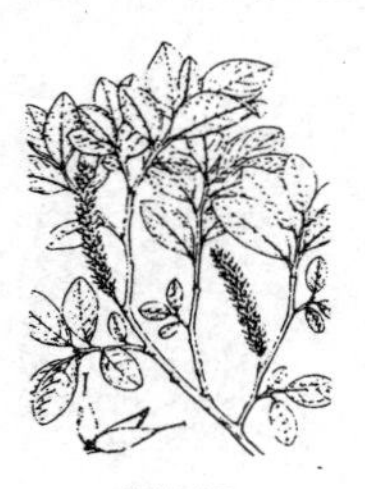
쌍실버들

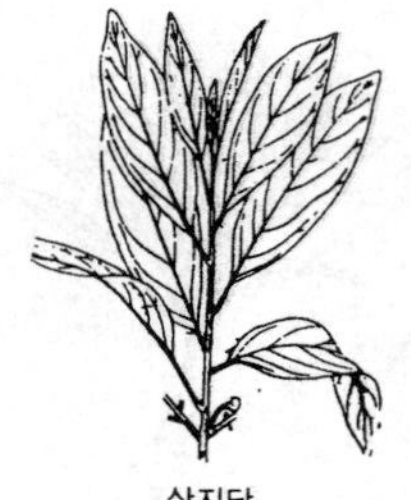
삼지닥

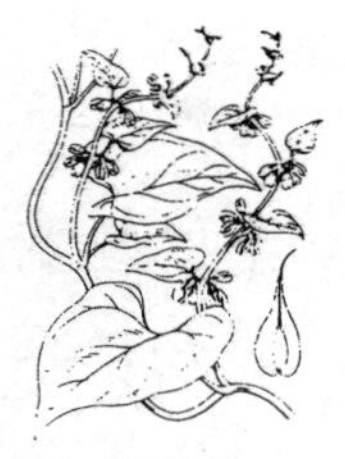
큰닭의덩굴

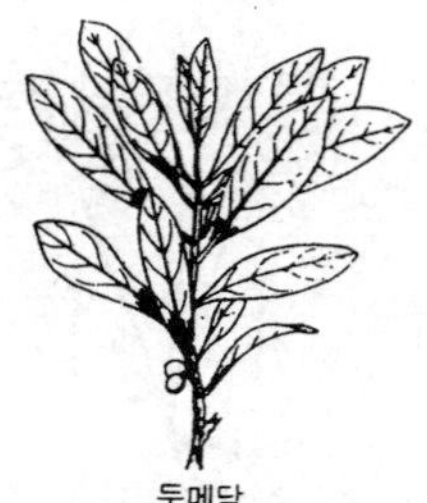
두메닥

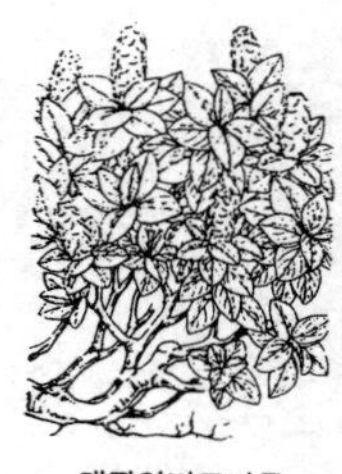
매자잎버드나무

腎丸)을 공복에 먹는다. 〈正傳〉

노인과 허약한 사람의 소변 불통에는 호박(琥珀)가루를 인삼(人蔘)•적복령(赤茯苓) 달인 물에 타서 공복에 먹는다. 〈丹心〉

9. 소변 불통을 토해야 될 경우

소변의 불통은 기허(氣虛)와 혈허(血虛) 때문이니 실열(實熱)과 담기(痰氣)가 있어서 폐색(閉塞)한 증세는 모두 토해서 그 기(氣)를 올려 주어야 한다. 기(氣)가 오르면 물이 저절로 내리는 것이니 대부분 기(氣)가 물을 이어서 싣고 있기 때문이다. 기허(氣虛)에는 삼출(蔘朮)과 승마(升麻)를 쓰고, 혈허(血虛)에는 사물(四物)을 쓰며, 담(痰)이 많을 때는 이진(二陳)을 먼저 복용한 뒤에 토하고, 실열(實熱)에는 팔정산(八正散)을 쓴다.

어떤 사람이 소변 불통에 모든 약이 효과가 없으므로 단계(丹溪)가 이르기를, 「이것은 적담병(積痰病)이라는 증세로서 적담(積痰)이 폐에 있다. 폐는 상초(上焦)가 되고 방광은 하초(下焦)가 되는데 상초(上焦)가 막히면 하초(下焦)도 따라서 막히는 것이다. 비유하면 물방울처럼 적수(滴水)하는 그릇이 윗구멍을 통한 뒤에 아랫구멍으로 물이 나오는 이치와 같은 것이다.」하고 곧 이진탕(二陳湯)을 써서 토하게 하니 병이 씻은 듯이 나았다. 〈丹溪〉

담(痰)이 머물러 있으면 수도(水道)가 통하지 않으므로 이진탕(二陳湯)에 향부자(香附子)•목향(木香)•목통(木通)을 가하여 달여서 먼저 한 잔을 마시고 나머지 찌꺼기로 목구멍을 가렵게 하여 토하도록 하여서 그 기(氣)를 받들어 준다. 기(氣)가 오르면 물이 자연히 내리는 것이다. 실열(實熱)로 통하지 않을 때는 설탕물에 흑견우(黑牽牛)가루를 1~2돈을 먹고 토해 버린다. 〈入門〉

10. 소변 불통을 사(瀉)할 경우

실열(實熱)로 인하여 오줌이 막혔을 때는 팔정산(八正散)을 쓰는데 대변이 잘 나오면 소변도 저절로 잘 통한다. 〈丹心〉

수도(水道)가 제 구실을 하지 못하는 것은 그 원인이 신(腎)에 있는 것이니 당연히 견우(牽牛)와 택사(澤瀉)를 쓰는 것이고, 그 결과는 폐(肺)에 있으니 마땅히 정력(葶藶)과 상피(桑皮)를 쓰며 다시 목통(木通)과 활석(滑石)으로 도와서 투달(透達)하는 것이다. 그러나 대변과 소변은 맥락(脈絡)이 서로 통하고 있으니 만일 오래도록 소변이 통하지 않으면 다만 신보원(神保元)〔처방은 기문(氣門)〕을 써서 몇 번 사(瀉)하면 소변이 저절로 통한다. 〈直指〉

실열(實熱) 때문에 소변이 닫히고 나오지 않으면 도수환(導水丸)•삼화신우환(三花神祐丸)을 쓴다.

11. 전포증(轉脬症)일 경우

전포증(轉脬症)의 증세는 배꼽 밑이 급통(急痛)하고 소변이 통하지 않게 된다. 억지로 소변을 참거나 또는 소변이 급한 데도 빨리 달리거나 음식을 많이 먹고 소변을 억지로 참거나 또는 많이 먹은 뒤에 말을 타고 달리거나 또는 소변을 참고 입방(入房)하여 수기(水氣)가 상역(上逆)해서 기(氣)가 포(脬)를 핍박(逼迫)하면 굴하고 거슬려서 신장(伸張)을 하지 못하는 증세 등으로 생긴 것이니 포(脬)가 떨어지면 바로 죽는다. 〈直指〉

전포증(轉脬症)은 잉부(孕婦)에게 많이 있는 것으로서 그 원인은 참거나 웅크리고 소변을 하고 또는 취포(醉飽)한 뒤에 입방(入房)해서 소장(小腸)의 기(氣)로 하여금 역(逆)해서 통하지 않게 하는 데 있다. 대장(大腸)의 기(氣)가 막히면 바깥물이 들어가지 못하고 방광 속의 물이 나오지 못하게 되니, 방광이 임력(淋瀝)하고 급하기 때문에 언제나 소변을 보려고 할 때마다 통증은 참을 수 없이 심하고 대변이 또한 급하고 잦으면 이질(痢疾)같지만 이질(痢疾)은 아니다.

이러한 경우 손으로 배꼽 밑을 문지르면 소변이 저절로 나오는 때도 있으나 심하면 배가 붓고 포종(脬腫)이 되니, 치료는 양약(涼藥)을 써서 소장(小腸) 속의 열을 대장(大腸)으로 소리(疎利)시키면 통설(通泄)하게 되므로 뱃속이 교란(攪亂)하고 통증이 일어나면서 대변이 곧 내리고 오줌통도 따라서 정상으로 돌아가면 저절로 순조롭게 된다. 〈直指〉

전포(轉脬)는 이석산(二石散)에 목통(木通)•차전자(車前子)를 등분해서 달여 먹고 음탕울법(陰湯熨法)을 쓰면 좋다. 〈入門〉

전포(轉脬)에는 포황산(蒲黃散)•활석산(滑石散)•총백탕(葱白湯)을 쓴다. 노인이 전포(轉脬)로 위독해서 죽으려 하는 데는 육미지황환(六味地黃丸)에 택사(澤瀉)를 배로 해서 쓰고, 잉부(孕婦)의 전포(轉脬)에는 삼출음(蔘朮飮)을 쓴다.

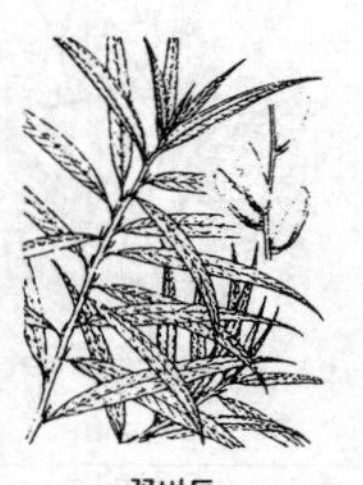
꽃버들

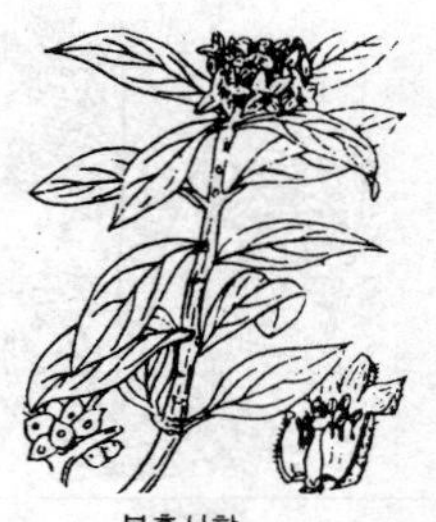
분홍서향

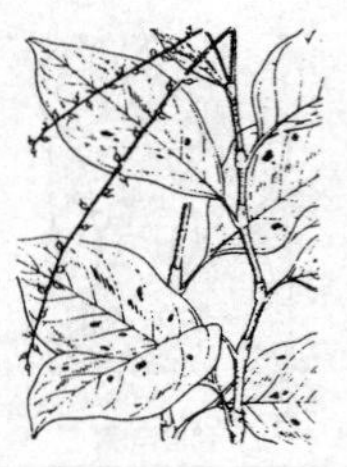
이삭여뀌

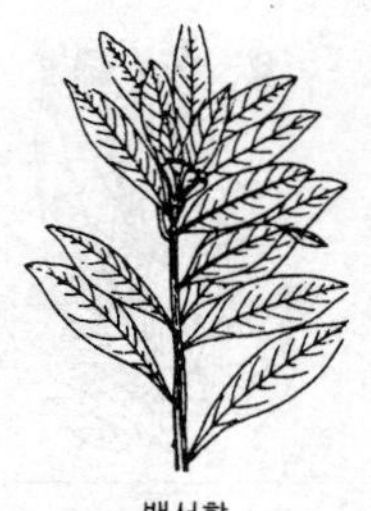
백서향

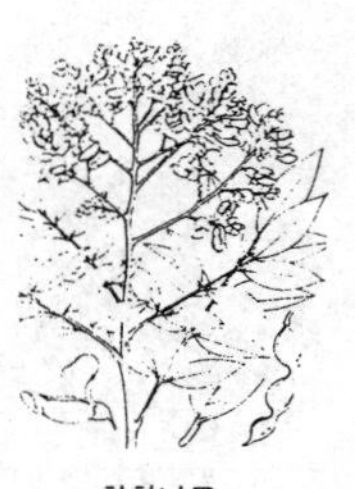
회화나무

※ 이석산(二石散)

효능: 전포(傳脬)가 된 지 8~9일이 지나도 소변을 누지 못하는 데 쓴다.

처방 활석(滑石) • 한수석(寒水石) • 규자(葵子) 각 1돈에 물 10잔을 반이 되도록 달여서 공복에 두 번으로 나누어 먹는다. 〈入門〉

※ 포황산(蒲黃散)

효능: 전포(轉脬)로 인하여 소변을 누지 못하는 데 쓴다.

처방 포황(蒲黃) • 활석(滑石)을 각 등분해서 가루로 하여 매 2돈을 계자청(鷄子淸)에 같이 먹는다. 〈總錄〉

※ 활석산(滑石散)

효능: 전포(轉脬)로 인하여 소변을 누지 못하는 데 쓴다.

처방 한수석(寒水石) 2냥, 활석(滑石) • 난발회(亂髮灰) • 차전자(車前子) • 목통(木通) 각 1냥, 규자(葵子) 1홉을 물 1말로 달여서 5되가 되거든 1되씩 하루에 3차례 먹으면 바로 효과가 있다. 〈得効〉

※ 총백탕(葱白湯)

효능: 소변이 갑자기 통하지 않고 소복(小腹)이 부풀어서 기(氣)가 상충(上衝)하여 심장을 찌르고 민절하여 죽으려 하는 것은, 경우(驚憂)와 폭로(暴怒)로 말미암아 기(氣)가 방광을 타고 들어가서 방광이 닫혀지고 포계(脬系)가 바르지 못한 때문이다.

처방 진피(陳皮) 3냥, 규자(葵子) 1냥, 총백(葱白) 3줄기를 물 5되에 달여서 2되가 되거든 세 번으로 나눠 먹는다. 〈得効〉

※ 삼출음(蔘朮飮)

효능: 잉부(孕婦)가 전포(轉脬) 때문에 소변이 통하지 않는 데 쓴다.

처방 사물탕(四物湯)에 인삼(人蔘) • 백출(白朮) • 반하(半夏) • 진피(陳皮) • 감초(甘草) 각 1돈을 가하고 생강 3쪽에 대조(大棗) 2개를 넣어 물에 달여서 공복에 먹고 먹은 뒤에 많이 토한다. 〈丹溪〉

[다른 처방]

규자(葵子) • 치자초(梔子炒) • 활석(滑石) 각 5돈, 목통(木通) 3돈을 물에 달여서 공복에 복용하고, 다시 규자(葵子) • 치자초(梔子炒) • 활석(滑石)을 가루로 하여 우렁이를 넣어서 짓찧거나 또는 생총즙(生葱汁)을 조금 넣어 고약처럼 해서 배꼽에 붙이면 바로 효과가 있다. 〈正傳〉

어떤 잉부(孕婦)가 수태한 지 9개월쯤 되어서 전포(轉脬)가 있어 소변이 막히고 다리가 부으며 얼굴이 여윈데다가 맥(脈)이 왼쪽은 좀 순하나 오른쪽이 삽(澁)했으니, 이것은 많이 먹어서 기(氣)가 상하고 태계(胎系)가 약해져서 스스로 들지를 못하며 밑으로 방광을 누르므로 닫혀서 통하지 않는 증세이다. 여기에 인삼(人蔘) • 백출(白朮) • 당귀(當歸) • 작약(芍藥) • 진피(陳皮) • 반하(半夏) • 감초(甘草) 등을 4첩으로 만들어 달여 먹고 또 재탕을 달여서 먹은 뒤에 손가락으로 목구멍에 넣어 토하게 하니 소변이 크게 통했는데 검은 물이 나왔다. 〈丹溪〉

어떤 잉부(孕婦)가 전포(轉脬)가 되고 맥(脈)이 가늘고 기(氣)가 약하여 태(胎)가 방광의 하구(下口)를 누르는 데 보약을 쓰면 급만(急滿)을 더할 염려가 있으므로 산파로 하여금 참기름을 손에 칠해 산문(產門)에 넣어서 태(胎)를 일으켜 주니 소변이 나오기를 샘솟듯 했다. 〈丹溪〉

또 잉부(孕婦)를 눕혀서 거꾸로 두어 번 추켜 주고 다시 일으켜 세우면 태(胎)가 위로 올라가고 소변이 잘 나온다고 한다. 〈丹溪〉

12. 관격증(關格症)일 경우

사(邪)가 육부(六腑)에 있으면 양맥(陽脈)이 순조롭지 않고 양맥(陽脈)이 순조롭지 않으면 기(氣)가 머물고 기(氣)가 머물면 양맥(陽脈)이 성하며, 사(邪)가 오장(五臟)에 있으면 음맥(陰脈)이 순조롭지 않고 음맥(陰脈)이 순조롭지 않으면 피가 머물고 피가 머물면 음맥(陰脈)이 성하게 된다.

음기(陰氣)가 너무 성하면 양기(陽氣)가 서로 일을 하지 못하기 때문에 격(格)하는 것이요, 양기(陽氣)가 너무 성하면 음기(陰氣)가 서로 일을 하지 못하기 때문에 관(關)이 되고, 음양(陰陽)이 함께 성하여 서로 일을 하지 못하면 관격(關格)이 되는데 관격(關格)이란 증세는 그 명(命)을 다하지 못하고 죽는 증세이다. 〈靈樞〉

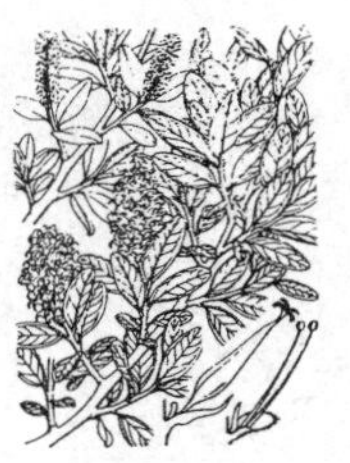
진퍼리버들

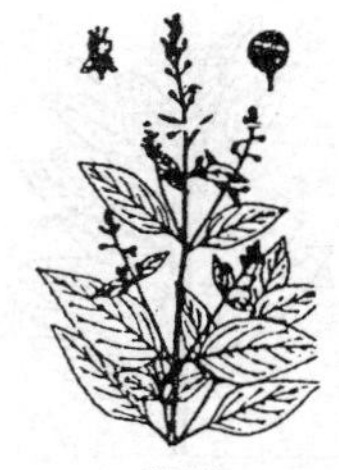
털이슬

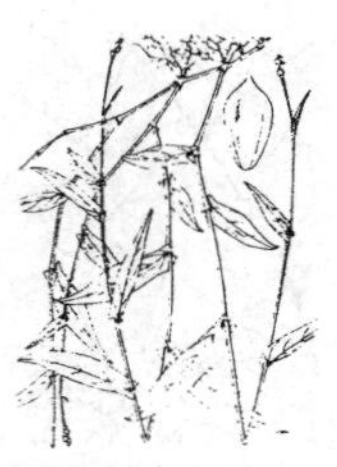
긴화살여뀌

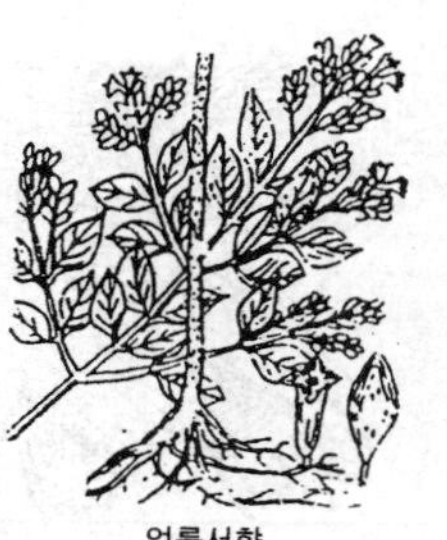
얼룩서향

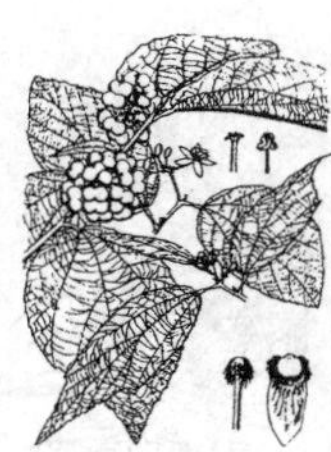
장구밥나무

관(關)하면 소변을 누지 못하고, 격(格)하면 토(吐)하고 역(逆)한다. 관(關)은 기(氣)가 열이 많이 있는 증세이고, 격(格)은 기(氣)가 매우 차가운 증세이다.

숨을 내쉴 수 없는 증세를 관(關)이라 하고 숨을 들이쉴 수 없는 증세를 격(格)이라 하니, 한(寒)이 가슴 속에 있으면 막히고 끊어져서 숨을 쉬지 못하며 열이 하초(下焦)에 있으면 막혀서 변을 누지 못하는 것이다. 〈潔古〉

음양(陰陽)이 위치를 바꾸는 증세를 관격(關格)이라고 하니, 한(寒)이 가슴에 있으면 수장(水漿)이 내리지 않기 때문에 격(格)이라 하며 열이 단전(丹田)에 있으면 소변이 통하지 않기 때문에 관(關)이라 한다. 〈雲岐〉

관(關)은 소변을 누지 못하고, 격(格)은 토역(吐逆)하는 증세이니 위아래가 같이 병든 증세이다. 〈綱目〉

내경(內經)에 이르기를, 「인영맥(人迎脈)이 기구(氣口)보다 4배가 크면 격(格)이 되고, 기구맥(氣口脈)이 인영(人迎)보다 4배가 크면 관(關)이 되는 것이다.」 양촌맥(兩寸脈)이 모두 성하면 관격(關格)이 되니 그 증세는 다구토하고 소변을 누지 못한다. 〈正傳〉

이 증세는 죽기가 쉬운데 원인은 한(寒)이 위에 있고 열이 밑에 있기 때문이다. 〈丹心〉

대•소변을 누지 못하는 것을 음양관격(陰陽關格)이라고 하는데 즉 삼초(三焦)가 맺혀 있어 운행하지 못하는 증세이니 흐르는 물에 팔정산(八正散)을 달여서 먹는다. 〈類聚〉

관격(關格)은 가슴 속에 무엇인가 걸린 것이 있는 듯하면서 오르지도 내리지도 않고 먹을 것을 먹지도 못하니, 이것은 기(氣)의 횡격(橫格)이다. 〈醫鑑〉

관격(關格)에는 망초탕(芒硝湯)과 대승기탕(大承氣湯)을 쓴다.

중허자(中虛者)는 보중익기탕(補中益氣湯)에 빈랑(檳榔)을 가해서 오르도록 하여 주고, 담격(痰格)에는 지축이진탕(枳縮二陳湯)을 쓴다.

※ 망초탕(芒硝湯)

효능 : 관격 불통(關格不通)을 치료한다.

처방 망초(芒硝) 2냥반, 활석(滑石) 3냥, 동규자초(冬葵子炒) 3홉에 활석(滑石)과 규자조말(葵子粗末) 5돈을 반쯤 달인 후에 망초(芒硝) 1돈을 넣고 또다시 달여서 공복에 먹는다. 〈總錄〉

※ 지축이진탕(枳縮二陳湯)

효능 : 관격(關格)의 위아래가 통하지 않음을 치료하니 이것은 담(痰)이 중초(中焦)를 막은 증세인데 이 약을 먹고 담(痰)을 나오게 한다.

처방 지실(枳實) 1돈, 천궁(川芎) 8푼, 축사(縮砂)•백복령(白茯苓)•패모(貝母)•진피(陳皮)•소자(蘇子)•과루인(瓜蔞仁)•후박(厚朴)•변향부자(便香附子) 각 7푼, 목향(木香)•침향(沈香) 각 5푼, 감초(甘草) 3푼을 목향(木香)•침향(沈香)을 빼고 썰어서 1첩으로 지어 생강 3쪽을 넣고 물에 달여서 죽력(竹瀝)과 침향(沈香)•목향(木香) 각 5푼을 진하게 갈아 넣고 먹는다. 〈醫鑑〉

13. 관격(關格)을 토하고 사(瀉)할 경우

관격(關格)에는 반드시 토하여 막힌 기(氣)를 푸는 것이 시급한 것이고, 반드시 담(痰)을 칠 필요가 없는 것이다. 담(痰)이 있으면 이진탕(二陳湯)〔처방은 담문(痰門)〕으로 토하고, 중기(中氣)가 허해서 조종을 못하면 보중익기탕(補中益氣湯)에 목향(木香)•빈랑(檳榔)을 가해서 오르고 내리게 한다. 〈丹心〉

음양관격(陰陽關格)에 전후가 통하지 않는 증세는 대변이 순조로우면 소변도 자연히 잘 나온다. 〈鉋玄〉

관격(關格)은 급한 증세이므로 죽고 사는 것은 시간에 달렸으니 하초(下焦)를 치료하면 나을 수 있고, 대승기탕(大承氣湯)을 쓴다. 〈入門〉

어떤 부인이 갑자기 토역(吐逆)하고 대•소변이 통하지 않아 번민(煩悶)하고 사지(四肢)가 떨리며 맥(脈)이 없어서 대승기탕(大承氣湯)을 쓰니 밤중이 되어 대변이 점점 통하고 맥(脈)이 순조로워지며 이튿날에는 회복되었는데 이것은 관격병(關格病)이 난치(難治)란 것을 말하는 것이다. 내가 알기로는 죽게 된 사람을 고친 때는 이것뿐이다. 〈孫兆〉

관격(關格)에는 담삼(淡滲)하고 소변을 이롭게 하는 약은 피한다. 〈入門〉

한 어린아이가 소변 불통에 뛰고 소리를 치며 몸부림을 치는데 사석(砂石)과 대변 비결(大便秘結)로 항문이 1~2치쯤 튀어 나왔으므로 대인(戴人)이 이르기를, 「이것은 하초(下焦)가 막힌 것이니 토하(吐下)하지 않으면 열어줄 수 없고 물을 먹이지 않으면 소변이 통하지 못한다.」 하고 조위승기탕(調胃承氣湯) 1냥에 견우자두말(牽牛子

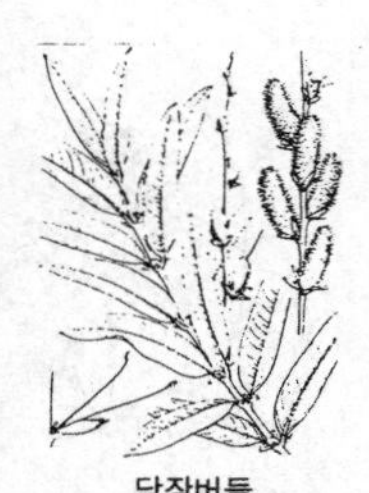
닥장버들

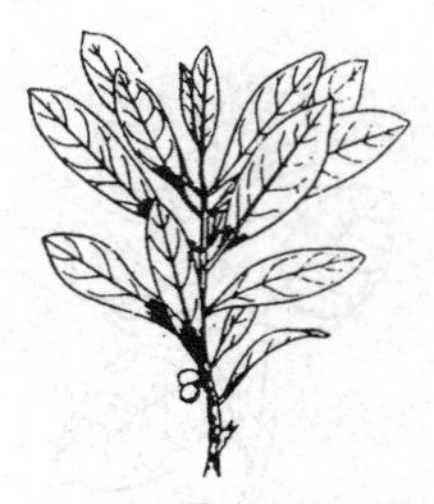
두메닥

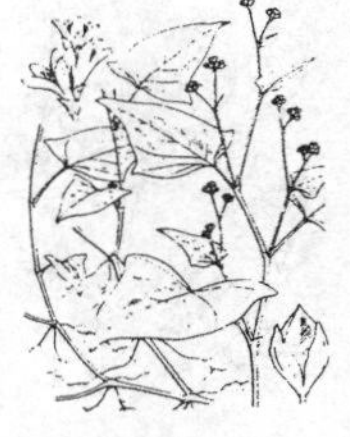
세뿔여뀌

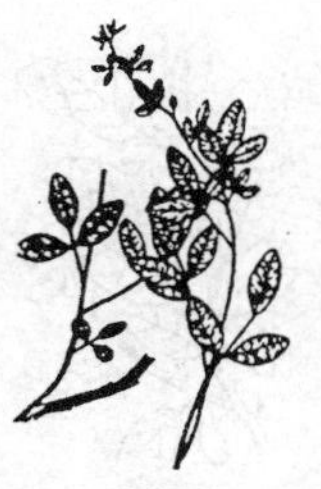
해변싸리

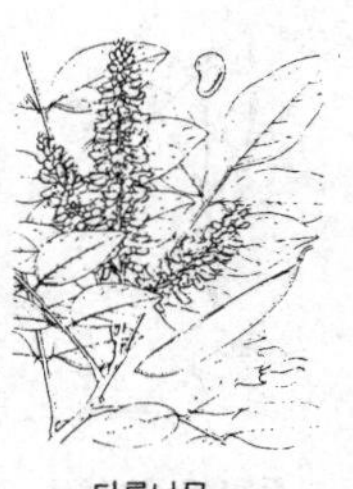
다릅나무

頭末) 3돈을 더해서 흐르는 물로 달여 먹이고 또 과체(瓜蔕)가루를 겨자씨 크기로 환을 하여 60알을 먹여서 위로는 토하고 밑으로는 설사를 하여 고름도 나오고 피도 나와 조금 진정된 뒤에 맑은 물 1잔씩을 20~30번 먹이니 병이 씻은 듯이 나았다. 〈子和〉

14. 세울법(洗熨法)일 경우

음양울법(陰陽熨法), 또는 냉열울법(冷熱熨法)이라고 한다. 포전(脬轉)과 대•소변의 불통을 치료하는데 먼저 찬 습포(濕布)로 소복(小腹)을 여러 번 문지른 다음 뜨거운 습포(濕布)로 문지르면 변이 통한다. 〈入門〉

포전(脬轉)으로 소변이 불통할 때는 생강(生薑)•총백(葱白)•자소엽(紫蘇葉) 각 한 줌을 달여서 그 김으로 온몸을 따뜻하게 하고 소복(小腹)•외신(外腎)•항문 근처를 여러 번 따뜻하게 씻고 깨끗이 닦은 뒤에 바로 누워서 다리를 드리우고 서서히 서기(舒氣)한 다음 적복령(赤茯苓)•적작약(赤芍藥)•백작약(白芍藥) 각 5돈, 촉규자(蜀葵子) 2돈반을 달인 물에 소합향원(蘇合香元)〔처방은 기문(氣門)〕 3알과 청염말(青鹽末) 반 돈을 공복에 따뜻하게 복용하면 즉시 효과가 있다. 〈得効〉

소변이 힘들고 소복(小腹)이 창만(脹滿)할 때 급히 치료하지 않으면 안 된다. 총백(葱白) 3근을 잘게 썰어 볶아서 뜨겁게 하여 헝겊으로 두 포(包)를 싸서 교대로 배꼽 밑을 찜질하면 곧 통한다. 〈得効〉

또 볶은 소금 반 근을 베보자기에 싸서 배꼽 밑을 찜질해도 통한다. 〈得効〉

산후에 소변이 통하지 않고 배가 풍선처럼 부풀어 올라서 번란(煩亂)하고 요란하여 사람을 분간치 못하는 증세는 해산할 때에 포(脬)가 활동을 못한 증세이니 소금을 배꼽에 채우고 총백(葱白) 10여 뿌리를 잘게 썰어서 소금 위에 깐 다음 대애주(大艾炷)로써 뜸을 하면 열기(熱氣)가 뱃속으로 들어가는 것을 느끼면서 차차 통한다. 〈得効〉

15. 엄제법(掩臍法)일 경우

전포증(轉脬症)은 대부분 치료가 어렵기 때문에 치료가 늦으면 생명이 위태롭게 된다. 감수말(甘遂末)을 물에 개어서 배꼽 밑에 바르고 감초절(甘草節) 달인 물을 마셔서 배꼽까지 내려가도록 하여 두 약이 서로 반대되면 포(脬)가 스스로 굴러 움직여지고 소변이 샘솟듯 하니 이것이 구급(救急)의 좋은 처방이다. 단 두 약을 두 사람이 각각 다른 곳에서 사다가 써야 하고 한 곳에서 같이 사오면 효력이 적어진다. 〈鉋玄〉

소변이 막히면 전라생(田螺生)을 찧어서 배꼽을 봉하면 곧 통한다. 〈綱目〉

소변 불통에는 사향(麝香)•반하말(半夏末)을 배꼽에 메우고 위에다 총백(葱白)과 전라(田螺)를 찧어서 떡을 만들어 붙인 뒤에 붕대로 감고 조각연(皀角煙)을 음중(陰中)에 불어 넣으면 통하고, 여인은 조각전탕(皀角煎湯)으로 음호(陰戶) 안을 씻으면 된다. 〈回春〉

백자병(白磁瓶)에 물을 가득 넣고서 글씨가 쓰인 종이로써 병 구멍을 7중으로 꼭 봉하고 환자의 배꼽에 소금 한 줌으로 메운 뒤에 병 구멍을 거꾸로 하여 배꼽 위에 세워두면 환자가 냉기를 느끼면서 바로 소변이 통한다. 〈類聚〉

소변의 융폐 불통(癃閉不痛)한 데는 첩제고(貼臍膏)와 통관산(通關散)을 쓴다.

※ 통관산(通關散)

효능 : 소변 불통을 치료한다.

처방 백반생(白礬生)•백염(白鹽) 각 2돈반을 반죽해서 배꼽 위에다 둘레를 만들고 위의 약을 채운 뒤에 냉수를 약 위에 떨어뜨리면 곧 통한다. 〈類聚〉

16. 난치증(難治症)일 경우

구토를 하면서 소변이 통하지 않는 증세는 치료가 어려우며, 배가 북처럼 팽팽하면서 소변이 통하지 않는 것도 또한 치료가 어렵다. 〈回春〉

노인이 기가 허하기 때문에 소변이 통하지 않고 하초(下焦)에 혈기가 마르면 죽는다. 〈正傳〉

관격(關格)이 통하지 않고 소변이 통하지 않으며 머리에 땀이 없으면 치료할 수 있는 증세이고, 땀이 있으면 치료가 어렵다. 〈仲景〉

머리에 땀이 나고 안팎에서 관격(關格)하여 소변이 통하지 않으면 이것은 양(陽)이 탈락된 증세이니 치료를 못한다. 〈得効〉

17. 소변의 불금증(不禁症)일 경우

유뇨(遺尿)는 소변이 나와도 자신은 깨닫지 못하는 증세이다. 〈綱目〉

방광이 맺히지 않으면 유뇨(遺尿)를 한다. 〈內經〉

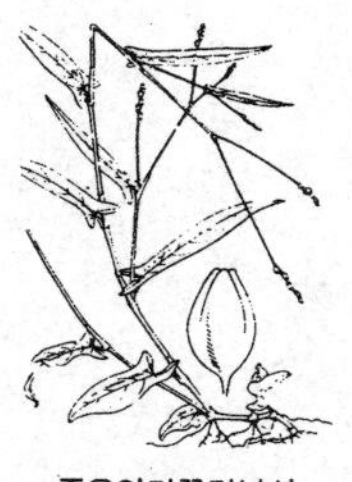
좁은잎미꾸리낚시

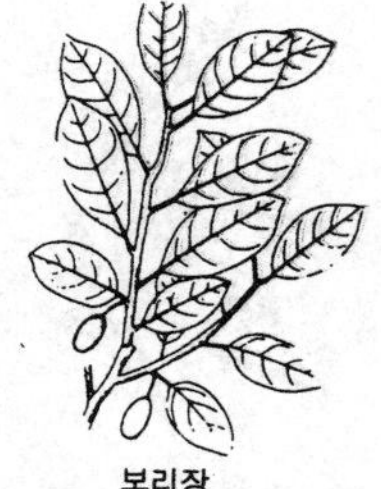
보리장

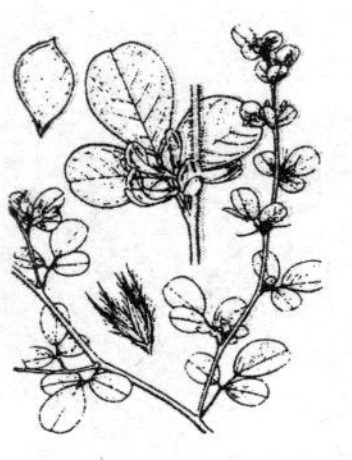
괭이싸리

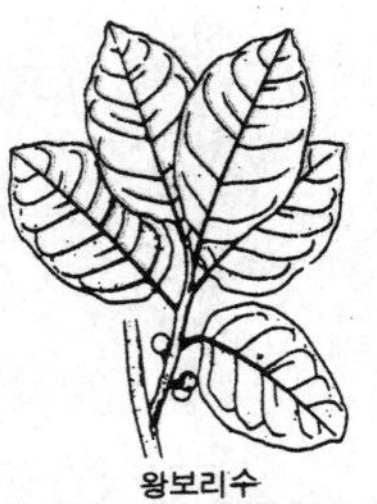
왕보리수

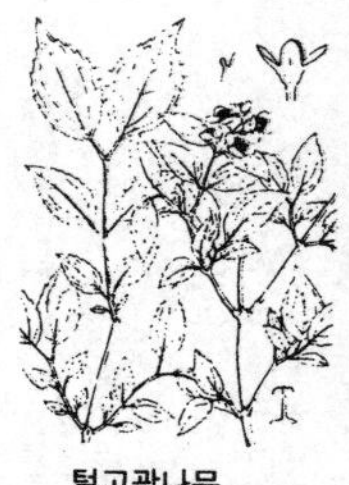
털고광나무

수천(水泉)이 그치지 않는 것은 방광이 부장(不藏)하기 때문이다. 〈內經〉

신(腎)과 방광이 같이 허약하고 내기(內氣)가 충실치 못하기 때문에 포중(脬中)이 저절로 활(滑)해서 나오는 것이 많고 빛이 희니 이것은 밤이 되면 음(陰)이 성해서 더욱 심하다. 〈直指〉

하초(下焦)에 혈(血)이 차고 허로(虛勞)·내손(內損)하면 소변이 저절로 나오는 것을 느끼지 못한다. 〈直指〉

하초(下焦)가 허한(虛寒)해서 따뜻하게 해도 수액(水液)을 제어하지 못하면 소변이 저절로 나오는 것을 참지 못한다. 〈直指〉

폐기(肺氣)가 허하면 소변의 빛이 변하고 계속 흐르게 된다. 〈甲乙〉

내경(內經)에 이르기를, 「수(水)의 본(本)이 신(腎)에 있고 그 끝은 폐에 있다.」고 하였으니 단 하나의 물이 위로부터 내려와서 서로 꿰뚫어 통한다는 것을 알 수 있다. 〈直指〉

경(經)에 이르기를, 「아래가 갈(竭)하면 유뇨(遺尿)를 한다.」하였으니 아래가 허하다는 것은 방광의 하초(下焦)가 허한 증세이다.

중경(仲景)이 말하기를, 「하초(下焦)가 갈(竭)하면 유뇨(遺尿)를 하고 실변(失便)하는 것은 그 기(氣)가 허해서 스스로 제어하지 못하기 때문이다. 또 하초(下焦)가 돌지 않으면 유뇨(遺尿)를 하니 세상 사람들은 상표소(桑螵蛸)와 계비치(鷄肶胵) 등을 쓴다.」고 한 말이 즉 그것이다. 〈綱目〉

소변을 유실(遺失)하는 증세는 폐기(肺氣)가 허해서 그러한 것이니 당연히 편히 누워서 기(氣)를 기르고 노역(勞役)을 하지 말며, 삼기(蔘芪)로써 보하여 낫지 않으면 반드시 열이 있는 것이니 황백(黃柏)과 생지황(生地黃)을 쓴다. 〈綱目〉

소변을 참지 못하고 빛이 붉은 증세는 열이 있는 것이고, 흰 것은 허한 증세이다. 〈入門〉

소변이 정도가 없고 임력(淋瀝)하면 음정(陰挺)이 위비(痿痺)된 증세이니 육미지황환(六味地黃丸)에 택사(澤瀉)를 빼고 익지인(益智仁)을 가해서 쓴다. 〈回春〉

소변을 참지 못함은 열과 허(虛)에 속하는 것이니 열이 나면 오령산(五苓散)에 해독탕(解毒湯)을 합해서 쓰고, 허하면 오령산(五苓散)에 사물탕(事物上)을 합해서 산수유(山茱萸)·오미자(五味子)를 가해 쓴다. 〈丹心〉

아래가 허약하고 속이 손상(損傷)하여 소변을 참지 못하는 증세는 방광의 음혈(陰血)을 보해서 화사(火邪)를 사출(瀉出)하는 증세를 위주로 하니, 가감팔미환(加減八味丸)·육미지황원(六味地黃元)에 지모(知母)·황백(黃柏)·오미자(五味子)를 가한 것과 보음환(補陰丸)이 가장 효험이 좋다.

허랭(虛冷)하여 소변을 참지 못하고 밤이면 더욱 심한 증세는 축천원(縮泉元)·비원단(秘元丹)을 쓰고, 노인이 허약할 때는 오자원(五子元)·가구자원(家韮子元)·삼기탕(蔘芪湯)을 쓰고, 산후의 유뇨(遺尿)에는 보포음(補脬飮)과 저포탕(猪脬湯)을 쓰고, 어린이의 유뇨(遺尿)에는 계장산(鷄腸散)과 계비치산(鷄肶胵散)을 쓰고, 같이 쓰는 데는 대토사자원(大兎絲子元)·용향원(茸香元)·기제환(旣濟丸)을 쓴다.

※ 축천원(縮泉元)

효능: 포기(脬氣)가 모자라서 소변이 잦고 1일 백여 번 누는 데 쓴다.

처방 오약(烏藥)과 익지인(益智仁)을 나누어서 가루로 하여 술로 삶은 산약(山藥)풀에 오동 열매 크기의 환을 지어 잘 때 염탕(鹽湯)으로 70알을 먹는다. 〈入門〉

※ 비원단(秘元丹)

허손(虛損)해서 소변을 참지 못하고 위급한 증세를 치료한다.

※ 오자원(五子元)

효능: 소변을 참지 못하고 밤이면 더욱 심하여 머리가 어지럽고 다리가 약한 증세는 노인과 허약한 사람에게 많은데 정액(精液)을 소모하고 갑자기 죽는 일이 많다.

처방 토사자주제(兎絲子酒製)·구자약초(韭子略炒)·익지인(益智仁)·회향초(茴香炒)·사상자초(蛇床子炒)를 각 등분해서 가루로 하여 술풀로 오동 열매 크기의 환을 해서 찹쌀 미음으로 50~70알을 먹는다. 〈得効〉

※ 가구자원(家韮子元)

효능: 신양(腎陽)이 쇠약하고 냉해서 유뇨(遺尿)를 참지 못하는 증세를 치료한다.

처방 가구자약초(家韮子略炒) 6냥, 녹용요거모(鹿茸

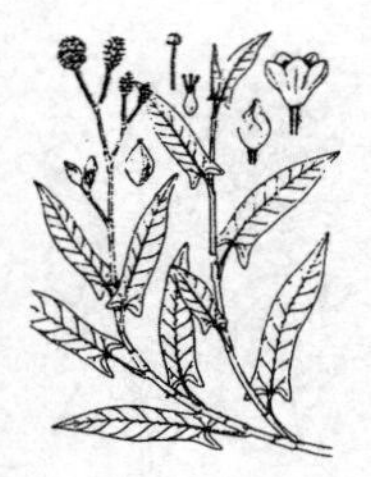
긴미꾸리낚시

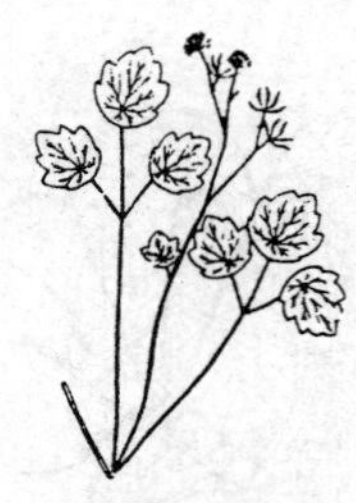
돈잎꿩의다리

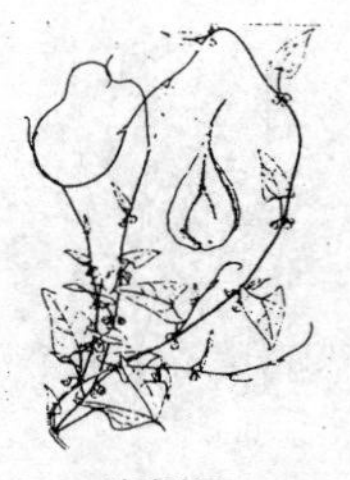
닭의덩굴

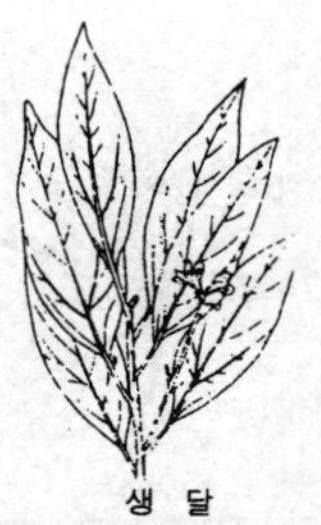
생 달

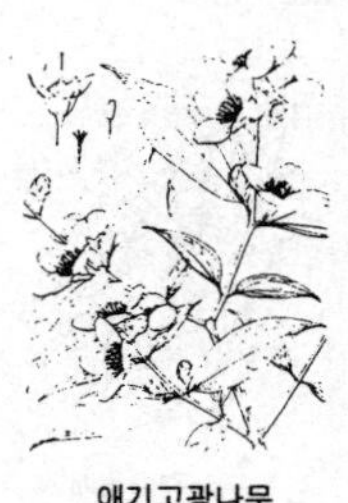
애기고광나무

燎去毛) 4냥, 육종용주침(肉蓯蓉酒浸) • 우슬주침(牛膝酒浸) • 숙지황(熟地黃) • 당귀주세(當歸酒洗) 각 2냥, 토사자주제(兎絲子酒製) • 파극(巴戟) 각 1냥반, 두충초(杜沖炒) • 석곡주세(石斛酒洗) • 건강포(乾薑炮) • 계심(桂心) 각 1냥을 가루로 하고 술풀로 오동 열매 크기의 환을 해서 공복에 온주(温酒) 또는 염탕(鹽湯)으로 100알을 먹는다. 〈得効〉

※ 삼기탕(蔘芪湯)

효능 : 기허(氣虛)와 유뇨(遺尿)를 치료한다.

처방 인삼(人蔘) • 황기밀초(黃芪蜜炒) • 백복령(白茯苓) • 당귀(當歸) • 숙지황(熟地黃) • 적복령(赤茯苓) • 진피(陳皮) 각 1돈, 익지인연(益智仁硏) 8푼, 승마(升麻) • 육계(肉桂) 각 5푼, 감초(甘草) 3푼, 생강 3쪽, 대추 2개를 물에 달여서 공복에 먹고 노인은 포부자(脬附子)를 가한다. 〈回春〉

※ 보포음(補脬飮)

효능 : 부인이 해산 때문에 포(脬)를 상하여 소변을 참지 못하고 또는 습(濕)이 새어서 마르지 않고 소변이 불편한 데 쓴다. 〈得効〉

처방 생황사견(生黃絲絹) 1자를 잘게 썰어서 빻고 백목단근피(白牧丹根皮) 가루 2돈〔천엽화(千葉花)의 것〕, 백급(白芨) 가루 1돈을 물 한 사발에 달이되 견(絹)이 녹아서 엿과 같이 되거든 공복에 먹고 먹을 때 소리를 내지 말아야 한다.

소리를 내면 효험이 없다. 〈得効〉

※ 저포탕(猪脬湯)

효능 : 부인이 해산 때문에 포(脬)를 상해서 소변을 참지 못하는 증세를 치료한다.

처방 인삼(人蔘) • 백출(白朮) 각 2돈, 도인(桃仁) • 진피(陳皮) • 황기(黃芪) • 백복령(白茯苓) • 천궁(川芎) • 당귀(當歸) 각 1돈을 썰어서 1첩으로 하고 저포(猪脬) 또는 양포(羊脬)를 넣어 같이 달여서 공복에 먹는다. 〈丹心〉

어떤 부인이 난산인데 산파(產婆)가 조심하지 않아서 오줌통이 파손되어 소변이 새어 나오는 임력병(淋瀝病)에 걸려 결국은 폐인이 되었다.

기육(肌肉)의 파손이 밖에 있는 것은 보완하면 되는 것이고, 파손된 증세가 비록 속에 있어도 또한 치료가 된다고 생각하여 맥(脈)을 보니 허(虛)가 심하므로 준보(峻補)할 생각으로 이 약을 극기(極飢)할 때에 한 달 동안 먹였더니 안정되었다.

이것은 혈기가 급격하게 자라나 저절로 완치된 것이니 더디게 하면 치료가 어렵다. 〈丹溪〉

※ 계장산(鷄腸散)

효능 : 어린아이가 유뇨(遺尿)를 참지 못함을 치료한다.

흔히 이것은 오줌통이 차거나 또는 양기(陽氣)가 모자라기 때문이다.

처방 계장(鷄腸) 구운 것 • 모려분(牡蠣粉) • 백복령(白茯苓) • 상표소증(桑螵蛸蒸) 각 5돈, 날계(辣桂) • 용골(龍骨) 각 2돈반을 썰어서 매 2돈에 생강 3쪽, 대추 2개를 넣어 물에 달여서 공복에 먹고 또는 가루로 하여 1돈을 미음에 같이 먹는다. 〈得効〉

※ 계비치산(鷄肶胵散)

효능 : 어린아이의 유뇨(遺尿)에 좋다.

처방 계비치(鷄肶胵) 1구, 계장(鷄腸) 1구,, 소존성(燒存性) • 저포(猪脬) 1개 구초(灸焦)를 가루로 하여 1돈씩 술에 타서 먹는다. 〈回春〉

※ 대토사자원(大兎絲子元)

효능 : 포기(脬氣)가 허한(虛寒)하고 소변을 참지 못하는 증세를 치료한다.

처방 토사자주제(兎絲子酒製) • 육종용주침(肉蓯蓉酒浸) 각 2냥, 모려하(牡蠣煆) • 오미자(五味子) • 부자포(附子炮) • 녹용주구(鹿茸酒灸) 각 1냥, 상표소주구(桑螵蛸酒灸) 각 5돈을 가루로 해서 술풀에 오동 열매 크기의 환을 지어 공복에 온주(温酒) 또는 염탕(鹽湯)으로 70알을 먹는다. 〈得効〉

※ 용향원(茸香元)

효능 : 허손(虛損) • 허랭(虛冷)으로 소변을 참지 못하는 증세를 치료한다.

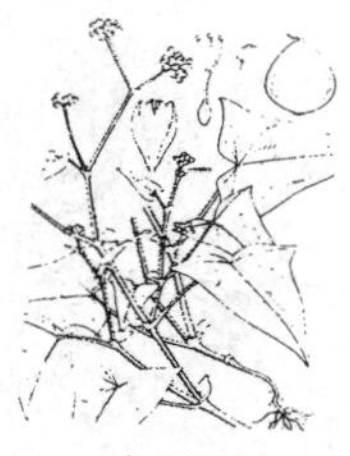
며느리밑씻개

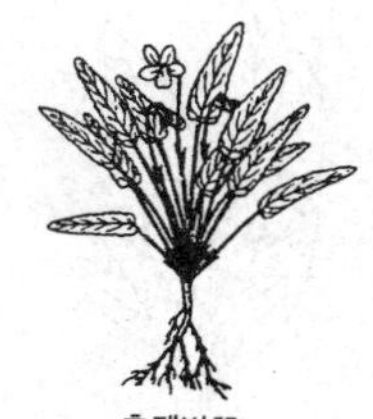
호제비꽃

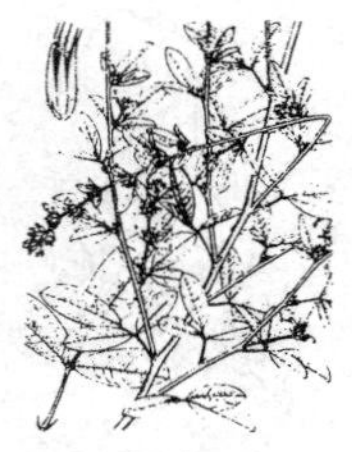
미국수국

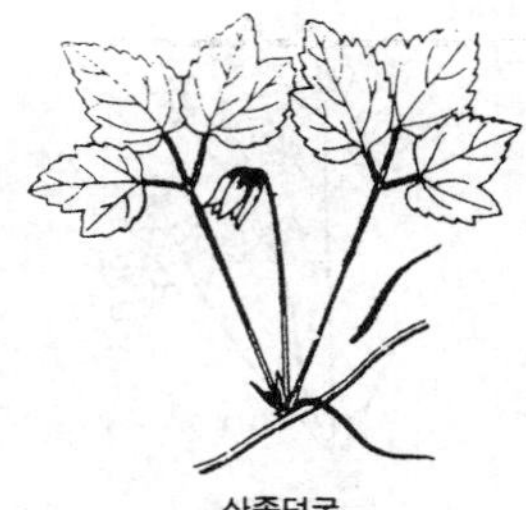
산종덩굴

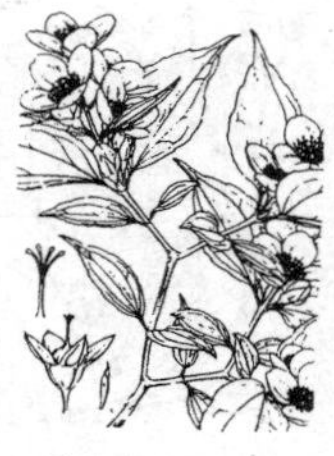
얇은잎고광나무

처방 계내금구(鷄內金灸) 7돈반, 녹용수구(鹿茸酥灸) • 육종용주침(肉蓯蓉酒浸) • 당귀주세(當歸酒洗) 각 5돈, 용골하(龍骨煆) • 모려분(牡蠣粉) • 파극(巴戟) • 적석지(赤石脂) • 우여량하초쉬연(禹餘粮煆醋淬硏) • 백강(白薑) • 익지인(益智仁) • 유향(乳香) 각 2돈반을 가루로 하여 찹쌀풀에 오동 열매 크기의 환을 지어 공복에 염탕(鹽湯)으로 70알을 먹는다. 〈直指〉

※ 기제환(旣濟丸)

효능 : 포기(脬氣)가 모자라기 때문에 음화(陰火)가 있고 소변을 참지 못하는 데 쓴다.

처방 토사자주제(兎絲子酒製) • 익지인초(益智仁炒) • 백복령(白茯苓) • 구자초(韭子炒) • 육종용주세(肉蓯蓉酒洗) • 당귀(當歸) • 숙지황(熟地黃) 각 5돈, 황백(黃柏) • 지모(知母) 병염수초(並鹽水炒) • 모려분(牡蠣粉) • 산수유육주증(山茱萸肉酒蒸) 각 3돈, 오미자 1돈을 가루로 하여 면호(麵糊)로 오동 열매 크기의 환을 지어 공복에 염탕(鹽湯)으로 100알을 먹는다. 〈醫鑑〉

18. 각종 임질(淋疾)일 경우

임질(淋疾)의 증세는 소변이 좁쌀 같고 아랫배가 당기며 배꼽도 아프고 당긴다. 〈仲景〉

임질(淋疾)의 발생은 모두 신허(腎虛)해서 방광에 열이 있기 때문이다. 심신(心腎)에 기(氣)가 울(鬱)하면 쌓이는 것이 하초(下焦)에 있으니 방광이 급하고 고혈(膏血)이 사석(砂石)으로 변하여 소변에 섞여 나오는 것이니 이렇게 되면 나올 듯 말 듯 새어 나오며 그치지 않는 증세가 생기고 심해서 그 구멍을 메우면 끊어질 듯이 아파서 견디지 못한다. 〈直指〉

무릇 소장(小腸)에 기(氣)가 있으면 소변이 벅차고, 혈(血)이 있으면 소변이 삽((澁)하고, 열이 있으면 소변이 통하니, 통하는 증세는 혈림(血淋)이고, 통(痛)하지 않으면 요혈(尿血)이다. 패정(敗精)이 맺힌 증세는 사(砂)가 되고, 그것이 산(散)하면 고(膏)가 되고, 금석(金石)이 맺힌 증세는 석(石)이 된다. 〈直指〉

보약을 쓸 때 먼저 조심해야 할 것은, 기(氣)를 보하면 더욱 벅차고 혈(血)을 보하면 더욱 삽(澁)하며 열을 보하면 더욱 성하게 되니 수도가 운행을 못하고 곡도(穀道)까지 폐알(閉遏)해서 치료할 수가 없다. 〈直指〉

임질(淋疾)의 증세는 소변이 방울방울 떨어지고 삽(澁)하며, 아프고 그칠듯 그치지 않고 다시 발작한다. 〈醫鑑〉

임질(淋疾)은 대부분 열에 속하는데 또 냉증도 있는 것은 심신(心腎)의 기(氣)가 울(鬱)하기 때문에 소장과 방광이 이롭지 못하고 또는 분노 • 방로(房勞) • 인뇨(忍尿) • 주육(酒肉) • 습열(濕熱)로 말미암아 간경(肝經)에 흘러 들어오지 못하며, 음공(陰孔)이 울결(鬱結)하여 처음에는 열림(熱淋)에 그치다가 오래되면 화기가 사석림(砂石淋)이 되니 이것은 마치 탕관에 오랫동안 불을 달구면 그 속의 물건이 눌어 붙어서 덩어리가 되는 것과 같은 것이다. 〈入門〉

신허(腎虛)가 심하여 임질이 된 증세는 당연히 신정(腎精)을 보해서 소변을 이롭게 할 것이고, 단 한 가지 쓰임으로 이수제(利水劑)만 써서는 안 된다. 〈正傳〉

오림(五淋)이란 증세는 방광의 쌓인 열이다. 〈回春〉

임질(淋疾)은 소복(小腹)이 창만(脹滿)하니 사신탕(瀉腎湯)을 쓴다. 〈入門〉

모든 임질(淋疾)이 다 열에 속하고 또한 냉림(冷淋)이 있다 해도 천백 가운데 하나에 불과한 것이다. 〈綱目〉

임질(淋疾)은 비록 5가지가 있다고는 하나 모두가 열에 속하니 자신환(滋腎丸) 100알을 사물탕에 감초소(甘草炒) • 호장근(虎杖根) • 목통(木通) • 도인(桃仁) • 활석(滑石) • 목향(木香)을 가해서 달인 탕으로 먹고 겸하여 삼음교〔三陰交 : 혈명(穴名)〕에 뜸하는 것을 거듭하면 더욱 효과가 있다. 〈丹心〉

임질(淋疾)에는 땀을 내는 것을 피하는데 땀을 내면 변혈(便血)이 나온다. 〈仲景〉

19. 임질(淋疾)이 8종일 경우

1은 노림(勞淋), 2는 혈림(血淋), 3은 열림(熱淋), 4는 기림(氣淋), 5는 석림(石淋), 6은 고림(膏淋), 7은 사림(沙淋), 8은 냉림(冷淋)이다. 〈本草〉

◎ 노림(勞淋)

노고와 피권(疲倦)해서 허손(虛損)이 심하면 소변이 통하지 않고 소복(小腹)이 갑자기 아프다. 〈本草〉

노림(勞淋)은 방사(房事)를 하면 곧 일어나니 통증이 기충〔氣衝 : 혈명(穴名)〕을 당기고 꽁무니까지 이른다. 〈正傳〉

노상(勞傷)하고 허손(虛損)하면 일어나니 사물탕(四物湯)에 지모(知母) • 황백(黃柏) • 활석(滑石) • 호박(琥珀)을 가해 쓴다. 〈入門〉

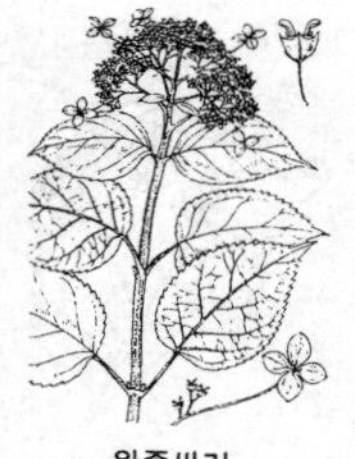
왕좀싸리

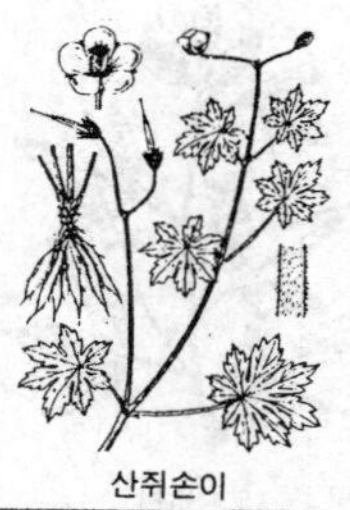
산쥐손이

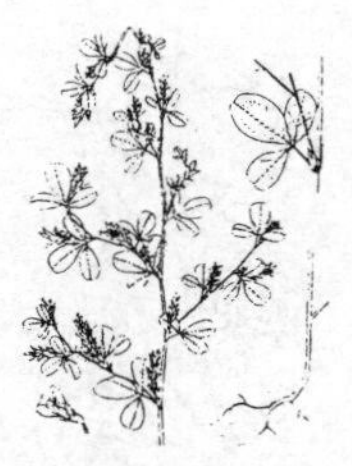
둥근매듭풀

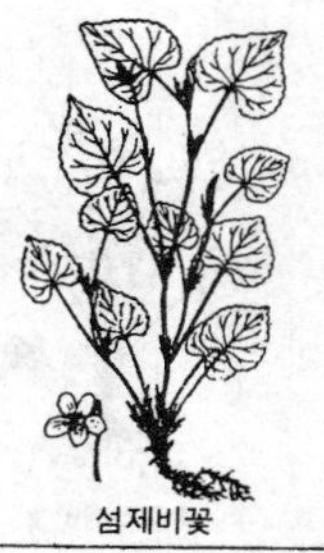
섬제비꽃

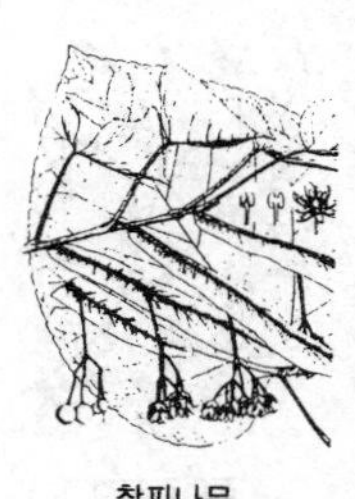
찰피나무

주색에 지나치면 방광의 기(氣)를 상하고, 허손(虛損)이 있어서 임질(淋疾)이 되기도 하니 보중익기탕(補中益氣湯)을 써서 진기(眞氣)를 승보(昇補)시켜야 한다. 〈醫鑑〉

정욕을 억지로 참고 배설하지 않으면 음정(淫精)이 밑으로 스며서 임질(淋疾)이 되는 경우도 있으니 익원고진탕(益元固眞湯)을 쓴다. 〈醫鑑〉

※ 익원고진탕(益元固眞湯)

효능 : 정욕을 억지로 참아 음정(淫精)을 배설하지 않으면 밑으로 스며서 임질(淋疾)이 된 증세를 치료한다.

처방 감초소(甘草炒) 2돈, 산약(山藥) • 택사(澤瀉) 각 1돈반, 인삼(人蔘) • 백복령(白茯苓) • 연화예(蓮花蕊) • 파극(巴戟) • 승마(升麻) • 황백주초(黃柏酒炒) 각 1돈을 썰어서 물로 달여 공복에 먹는다. 〈醫鑑〉

◎ **혈림(血淋)**

소변이 나오지 않고 가끔 피가 나오며, 동통(疼痛)하고 만급(滿急)한 증세이다. 〈本草〉

열을 만나면 생기고 심하면 요혈(尿血)을 하며 열이 맺혀서 음경(陰莖)이 아프니 사물탕(四物湯)에 지모(知母) • 황백(黃柏) • 택사(澤瀉) • 적복령(赤茯苓)을 기해 쓴다. 〈入門〉

빛이 고운 것은 심(心)과 소장이 허하고 더운 증세이니 도적산(導赤散)에 감초(甘草)를 빼고 황금(黃芩)을 가해 쓰고, 빛이 흑두즙(黑豆汁)과 같이 검은 것은 신(腎)과 방광의 화(火)니 오림산(五淋散)을 쓰고, 혈림(血淋)에는 증미도적산(增味導赤散) • 금황탕(金黃湯) • 소계음자(小薊飮子)를 쓰고, 사혈(死血)이 성림(成淋)한 증세는 우슬고(牛膝膏)가 가장 좋다.

※ 증미도적산(增味導赤散)

효능 : 혈림(血淋)의 삽통(澁痛)을 치료한다.

처방 생건지황(生乾地黃) • 목통(木痛) • 황금(黃芩) • 차전자(車前子) • 치자인(梔子仁) • 천궁(川芎) • 적작약(赤芍藥) • 감초(甘草) 각 1돈, 생강 3쪽, 죽엽(竹葉) 10잎을 물에 달여서 공복에 먹는다. 〈直指〉

※ 금황탕(金黃湯)

효능 : 소변에 피가 섞여 나오고 수도가 삽통(澁痛)하는 데 쓴다.

처방 울금(鬱金) • 구맥(瞿麥) • 생건지황(生乾地黃) • 차전자(車前子) • 활석(滑石) • 망초(芒硝) 각 5돈을 거칠게 가루로 하여 매 5돈을 물에 달여서 공복에 먹는다. 〈類聚〉

※ 소계음자(小薊飮子)

효능 : 하초(下焦)에 열이 맺힌 요혈(尿血)과 임통(淋痛)을 치료한다.

처방 생지황(生地黃) 2돈, 소계근(小薊根) • 활석(滑石) • 통초(通草) • 포황초(蒲黃炒) • 우절(藕節) • 죽엽(竹葉) • 당귀(當歸) • 산치인(山梔仁) • 감초구(甘草灸) 각 7푼을 물에 달여 공복에 먹는다. 〈濟生〉

◎ **열림(熱淋)**

소변이 뜨겁고 색이 붉으며 임력(淋瀝)해서 불결하고 배꼽 밑이 급통(急痛)한다. 〈本草〉

폭림(暴淋)은 통증이 심하고 소변색이 붉으며 임력(淋瀝)하니 팔정산(八正散)과 도적원(導赤元)을 쓰고, 자신환(滋腎丸) 100알을 도적산(導赤散)에 치자(梔子)를 더해서 달인 물로 공복에 먹고, 익원산(益元散)〔처방은 서문(署門)〕 2돈에 목향(木香) • 빈랑(檳榔) • 회향(茴香) 각 1돈을 가루로 하여 그것을 더해서 공복에 백탕(白湯)으로 같이 먹는다. 〈入門〉

◎ **기림(氣淋)**

소변이 삽(澁)하고 막혀서 항상 물방울이 남아 있으므로 다되지 않고 아랫배가 창만(脹滿)하니 침향산(沈香散) • 통비산(通秘散) 또는 익원산(益元散)에 목향(木香) • 빈랑(檳榔) • 회향(茴香)을 가루로 한 것을 더해서 위에서와 같이 먹는다. 〈入門〉

기허(氣虛)해서 성림(成淋)된 것은 팔물탕(八物湯)에 황기(黃芪) • 호장근(虎杖根) • 황금(黃芩) • 우슬(牛膝)을 가하여 달여서 먹는다. 〈丹心〉

※ 침향산(沈香散)

효능 : 기림(氣淋)으로 아랫배가 몹시 팽창하는 증상에 쓴다.

처방 규자(葵子) • 적작약(赤芍藥) 각 7돈반, 침향(沈

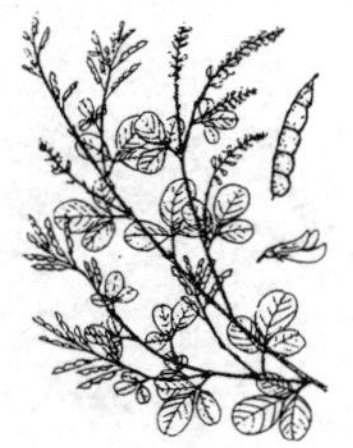
잔디갈고리

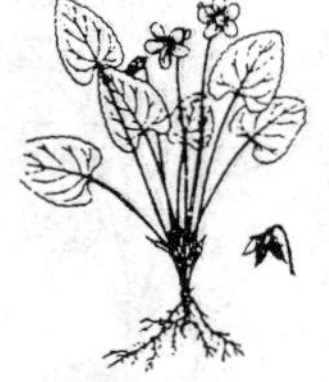
왜주걱제비꽃

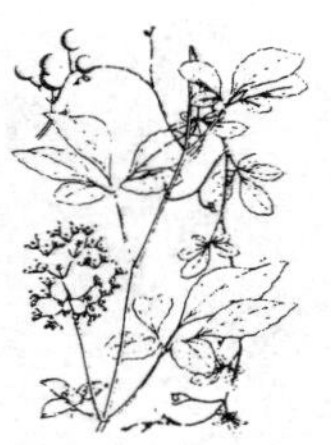
거지덩굴

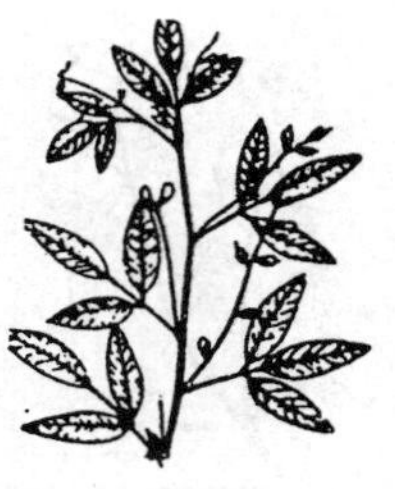
늦싸리

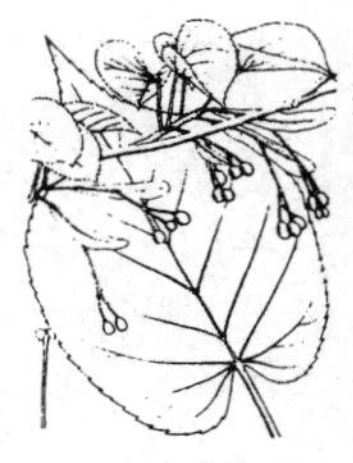
털피나무

香)·석위(石韋)·활석(滑石)·왕불유행(王不留行)·당귀(當歸) 각 5돈, 진피(陳皮)·청피(靑皮)·목향(木香)·감초(甘草) 각 2돈반을 가루로 하여 매 2돈을 공복에 보리 달인물로 같이 먹는다. 〈入門〉

썰어서 1냥을 달여 먹는 것을 침향음(沈香飮)이라 한다.

※ 통비산(通秘散)

효능 : 기림(氣淋)으로 인한 아픔을 견디지 못하는 증세를 치료한다.

처방 향부자(香附子)·진피(陳皮)·적복령(赤茯苓)을 각 등분하여 좌작(剉作) 5돈을 물에 달여서 공복에 먹는다. 〈得効〉

◎ 석림(石淋)

음경(陰莖) 속이 아프고 소변이 나오지 않으며, 소복(小腹)이 당기고 급통(急痛)해서 팽창하며, 소변으로 사석(砂石)이 내리고 민절(悶絶)해서 견디지를 못한다. 〈本草〉

경(莖) 속이 아프고 힘을 쓰면 사석(砂石)이 나온다. 〈正傳〉

사림(沙淋)은 기름이 엉겨서 흩어지기가 쉽고, 석림(石淋)은 결괴(結塊)가 되니 없어지기가 어려운 것이다.

석림(石淋)을 쳐서 치료하는 데는 지각산〔枳殼散 : 즉 육일지곡산(六日枳殼散)〕을 달인 물에 내복단〔來復丹 : 처방은 기문(氣門)〕을 먹는 것이 좋으니 오래 먹으면 관락(關絡)이 열리고 통하여 대변이 순조롭고 소변으로 석괴(石塊)가 나온다. 〈直指〉

익원산(益元散)이 석림(石淋)을 주로 치료한다. 〈丹心〉

※ 석연환(石燕丸)

효능 : 석림(石淋)을 치료한다.

처방 석연자소적초쉬 (石燕子燒赤淬) 3차연 (三次硏) 수비배건 (水飛焙乾), 활석 (滑石) ·석위 (石韋) ·구맥수(瞿麥穗) 각 1냥을 가루로 해서 오동 열매 크기의 환을 지어 구맥(瞿麥)·등심전탕(燈心煎湯)으로 공복에 30～50알을 1일 2회 먹는다. 〈綱目〉

※ 활석산(滑石散)

효능 : 사석림(沙石淋)을 치료한다.

처방 활석(滑石)·석고(石膏) 각 5돈, 석위(石韋)·구맥(瞿麥)·목통(木通)·촉규자(蜀葵子) 각 3돈을 가루로 하여 매 2돈을 총백(葱白) 2줄기, 등심(燈心) 한 줌, 꿀 2수저를 달여서 공복에 같이 먹는다. 〈直指〉

※ 붕사산(硼砂散)

효능 : 사석림(沙石淋)으로 갑자기 아플 때 치료한다.

처방 붕사(硼砂)·호박(琥珀)·적복령(赤茯苓)·촉규자(蜀葵子)·진귤피(陳橘皮) 각 3돈을 가루로 하여 2돈을 총백(葱白) 2줄기, 맥문동(麥門冬) 21알, 꿀 2수저를 달인 탕으로 공복에 먹는다. 〈直指〉

◎ 고림(膏淋)

소변이 고(膏)와 같고 경(莖) 속이 삽(澁)하고 아프다. 〈入門〉

소변이 탁하기가 고(膏)와 같으며 뜨고 엉기는 것이 기름과 같은 증세다. 〈正傳〉

녹각상환(鹿角霜丸)·추석원(秋石元)·해금사산(海金沙散)·향아산(香皃散)을 쓴다.

어떤 어린아이가 고림(膏淋)에 걸려 3년 동안 약과 침구(鍼灸)가 효력이 없었는데 대인(戴人)이 말하기를, 「고(蠱)의 질(疾)이고 또한 백음(白淫)이라고도 하는 증세이니 실로 소복(小腹)의 열 때문에 생긴 증세이며 허한 증세가 아니다.」하고 토하는 약으로써 담(痰) 3되를 토하고 또 쌓인 오물을 두어 번 내리니 병이 곧 나았다. 〈子和〉

8가지 임병(淋病) 가운데 비교적 통증이 적은 기림(氣淋)과 노림(勞淋)의 조기 발견에 힘써야 된다.

※ 녹각상환(鹿角霜丸)

효능 : 고림(膏淋)의 황(黃)·적(赤)·백암(白黯)이 기름덩이와 같고 임삽(淋澁)해서 통증이 일어나는 증세를 치료한다.

처방 녹각상(鹿角霜)·백복령(白茯苓)·추석(秋石)연(煉)한 것을 각 등분하여 가루로 하고 면풀로 오동나무 열매 크기의 환을 지어 공복에 미음으로 50알을 먹는다.

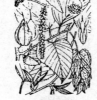

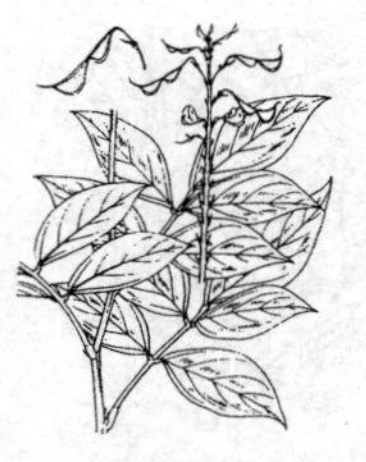
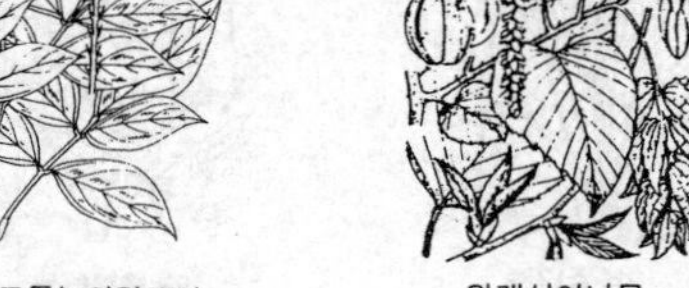
큰도둑놈의갈고리 왕개서어나무
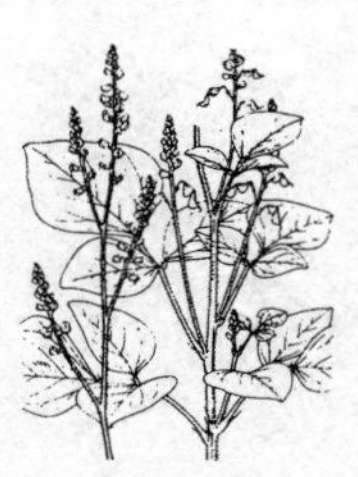
개도둑놈의갈고리
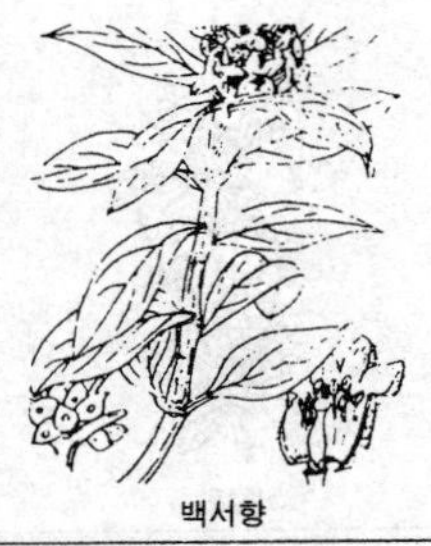
백서향
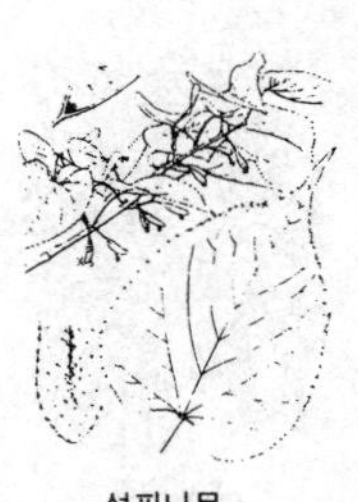
섬피나무

〈三因〉

❋ 추석원(秋石元)

효능 : 고림(膏淋)의 황(黃)·적(赤)·백암(白黯)이 고(膏)와 유밀(油蜜)의 형상같은 증세를 치료한다.

처방 백복령(白茯苓) 1냥, 상표소구(桑螵蛸灸)·녹각교주(鹿角膠珠)·추석(秋石) 각 5돈을 가루로 하여 떡풀에 오동 열매 크기의 환을 지어 공복에 인삼탕(人蔘湯)으로 50알을 먹는다. 〈直指〉

❋ 해금사산(海金沙散)

효능 : 고림(膏淋)을 치료한다.

처방 해금사(海金沙)·활석(滑石) 각 1냥, 감초(甘草) 2돈반을 가루로 하여 매 1돈을 맥문동(麥門冬)·등심(燈心) 달인 탕에 먹는다. 〈入門〉

❋ 향아산(香兒散)

효능 : 혈림(血淋)·고림(膏淋) 등의 칼로 끊는 듯이 아플 때 쓴다.

처방 진사향(眞麝香) 5푼, 총백(葱白) 1뿌리를 함께 찧어서 즙을 내고 해아다(孩兒茶) 3돈반, 호박(琥珀) 2푼반을 가루로 하여 백비탕(百沸湯)에 총즙(葱汁)을 넣어서 공복에 같이 먹으면 바로 효과가 있다. 〈種杏〉

◎ **사림(沙淋)**

음경(陰莖) 속에 모래가 있으므로 삽(澁)하고 아프며 소변이 잘 나오지 않고, 모래가 나오면 아픔이 그친다. 〈正傳〉

소변에 가는 모래가 나와서 요강 밑에 쌓이는 증세인데 방광의 음화(陰火)가 타서 진액(津液)이 엉킨 것이니, 경(輕)하면 모래가 되고 중하면 돌이 되는 증세이다.

사림(沙淋)에는 이신산(二神散)·어석산(魚石散)·고장산(苦杖散)·호박산(琥珀散)을 쓴다.

❋ 이신산(二神散)

효능 : 사석림(砂石淋)으로 갑자기 아플 때 치료한다.

처방 해금사(海金沙) 7돈반, 활석(滑石) 5돈을 가루로 하여 2돈을 가지고 목통(木通)·맥문동(麥門冬)·차전초(車前草) 달인 물에 꿀을 조금 넣어 먹는다. 〈丹心〉

❋ 어석산(魚石散)

효능 : 사석림(砂石淋)으로 경(莖) 속이 아플 때 치료한다.

처방 석수어두중골(石首魚頭中骨) 5대를 불에 태워서 가루로 한 것, 활석(滑石) 5돈을 가루로 하여 2푼을 먹는데, 목통탕(木通湯)에 같이 먹으면 모래가 모두 나오고 낫는다. 〈正傳〉

❋ 고장산(苦杖散)

효능 : 사석림(砂石淋)이 소변할 때 요강 속에서 떨어지는 소리가 나고 아파서 견디지 못하는 증세를 치료한다.

처방 호장근(虎杖根)을 썰어서 매 1냥에 물 5잔을 넣어 달이되 1잔이 되도록 달여서 찌꺼기는 버리고 사향(麝香)과 유향(乳香)을 조금씩 갈아 넣어서 먹는다. 〈得効〉

❋ 호박산(琥珀散)

효능 : 사석림(砂石淋)을 치료한다.

처방 호박(琥珀)·활석(滑石) 각 2돈, 목통(木通)·당귀(當歸)·목향(木香)·울금(鬱金)·변축(萹蓄) 각 1돈을 가루로 하여 매 3돈을 노위엽전탕(蘆葦葉煎湯)으로 공복에 먹는다.

위엽(葦葉)이 없으면 죽엽(竹葉)을 대용한다. 〈丹心〉

◎ **냉림(冷淋)**

반드시 먼저 한율(寒慄)하고 소변을 하는데 삽삭(澁數)하고 경(莖) 속이 부어서 아프다. 〈入門〉

또한 냉(冷)을 끼고 생기는 것도 있으니 그 증세는 한율(寒慄)하면서 수변(溲便)한다. 대부분 냉기와 정기(正氣)가 서로 다투는 것인데 냉기가 이기면 벌벌 떨어서 임(淋)이 되고, 정기(正氣)가 이기면 한율(寒慄)이 풀리고 소변을 잘 누는 것이다. 〈直指〉

냉림(冷淋)에는 팔미환(八味丸)·생부탕(生附湯)·목향탕(木香湯)을 쓴다.

❋ 생부탕(生附湯)

효능 : 냉림(冷淋)에 소변이 삽통(澁痛)하고 부들부들 떨며 한기가 많아지는 데 쓴다.

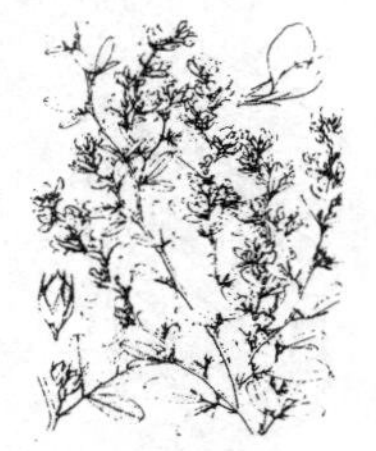
청비수리

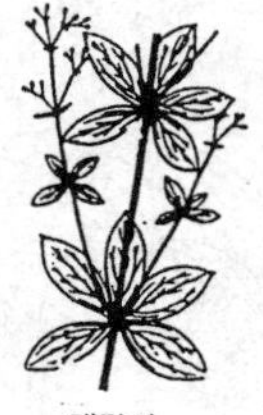
개갈퀴

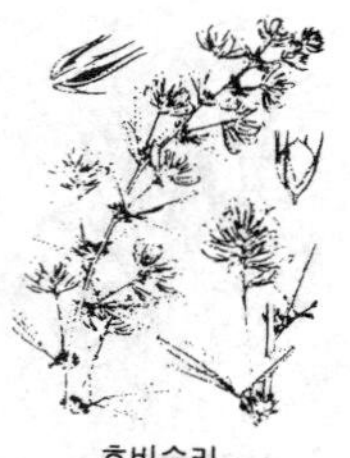
호비수리

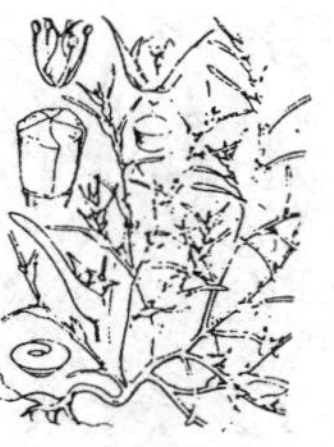
수송나물

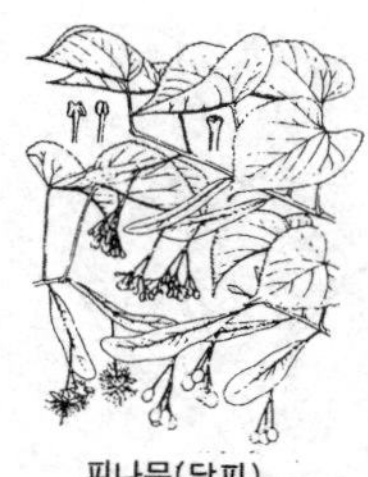
피나무(달피)

처방 부자생(附子生)·활석(滑石) 각 7푼, 목통(木通)·반하제(半夏製)·구맥(瞿麥) 각 1돈 2푼, 생강(生薑) 7쪽, 등심(燈心) 20줄기, 꿀 반 수저를 공복에 물로 달여서 먹는다. 〈得効〉

※ 목향탕(木香湯)

효능 : 냉림(冷淋)에 소변이 삽통(澁痛)하고 신체가 청랭(淸冷)한 증세를 치료한다.

처방 목통(木通)·목향(木香)·당귀(當歸)·백작약(白芍藥)·청피(靑皮)·회향(茴香)·빈랑(檳榔)·택사(澤瀉)·진피(陳皮)·감초(甘草) 각 7푼, 육계(肉桂) 3푼을 썰어서 1첩으로 하여 생강 5쪽을 넣고 물에 달여서 공복에 먹는다. 〈直指〉

20. 각종 임질(淋疾)을 치료할 경우

임증(淋症)의 발생은 한두 가지가 아니니, 혹은 방로(房勞) 혹은 분노 혹은 순주(醇酒) 혹은 후미(厚味)로 발생한다. 대개 방로(房勞)는 음허화동(陰虛火動)하는 증세이고, 분노는 기동생화(氣動生火)하는 것이며, 순주후미(醇酒厚味)는 습열(濕熱)을 만드는 것이니, 쌓인 열이 오래되면 열이 하초(下焦)에 맺혀서 임력(淋瀝)이 되고 통증이 있는데 처음엔 열림(熱淋)·혈림(血淋) 정도에서 그치다가 오래되면 수액(水液)을 끓이고 조려서 고약과 같고 모래와 같아 돌처럼 되는 증세이다. 열을 흩고 소변을 이롭게 하는 것은 열림(熱淋)·혈림(血淋)을 치료할 뿐이며, 고림(膏淋)·사림(沙淋)·석림(石淋)에 닿아서는 반드시 개울(開鬱)하여 기(氣)를 운행하며 악혈(惡血)을 부수고 음(陰)을 보해야만 치료할 수가 있다. 옛 처방에 울금(鬱金)·호박(琥珀)을 쓰는 것은 울(鬱)을 여는 것이고, 청피(靑皮)·목향(木香)은 기(氣)를 운행하는 것이며, 포황(蒲黃)·우슬(牛膝)은 악혈(惡血)을 파(破)하는 것이고, 황백(黃栢)·생지황(生地黃)은 음(陰)을 붙게 하는 것이다. 동원(東垣)이 소복통(小腹痛)을 치료하는 데에 청피(靑皮)·황백(黃栢)을 쓰니 청피(靑皮)는 간을 소통하고 황백(黃柏)은 신(腎)을 붙게 하는 것이니 소복(小腹)은 즉 간신(肝腎)의 부위이기 때문이다. 〈丹心〉

모든 임병(淋病)에는 사신탕(瀉腎湯)·울금황련환(鬱金黃連丸)·삼인호박산(三因琥珀散)·석위산(石韋散)·오림산(五淋散)·통초탕(通草湯)·호박산(琥珀散)·이신산(二神散)·필효산(必効散)·해금사산(海金沙散)·담료방(澹寮方)·부인백모탕(婦人白茅湯)·소아약독성림(小兒藥毒成淋) 등을 같이 쓴다.

※ 사신탕(瀉腎湯)

효능 : 제림(諸淋)에 소복(小腹)이 갑자기 팽창하여 심한 증세는 이 약을 써야 한다.

처방 대황(大黃) 2돈을 썰어서 꿀그릇에 넣고 물에 담가서 하룻밤 지난 것, 자석쇄(磁石碎) 1돈 6푼, 석창포(石菖蒲)·생지황(生地黃) 각 1돈, 현삼(玄蔘)·세신(細辛) 각 8푼, 망초(芒硝)·적복령(赤茯苓)·황금(黃芩) 각 6푼, 감초(甘草) 4푼, 물 2잔을 1잔반까지 되도록 달인 다음 대황(大黃)을 넣고 다시 7푼까지 되게 달여서 찌꺼기는 버리고 망초(芒硝)를 넣어 휘저어서 공복에 먹는다. 〈入門〉

※ 울금황련환(鬱金黃連丸)

효능 : 소장(小腸)과 방광의 쌓인 열로 인하여 융폐 불통(癃閉不通)하고 또는 유뇨(遺尿)를 참지 못하며 또는 백탁(白濁)이 뜨물 같거나 고림(膏淋)이 피고름과 같은 증세이거나 또는 치자수(梔子水)와 같은 증세, 그리고 사석(沙石)이 쌀알과 같은 증세와 가루풀 같은 증세 등이 모두 열로 인한 것이니 모두 치료한다.

처방 활석(滑石)·백복령(白茯苓) 각 4냥, 흑견우두말(黑牽牛頭末) 3냥, 황금(黃芩)·대황(大黃)·호박(琥珀) 각 2냥, 울금(鬱金)·황련(黃連) 각 1냥을 가루로 하여 물로 오동 열매 크기의 환을 지어 끓인 물에 50~70알을 먹는다. 〈丹心〉

※ 삼인호박산(三因琥珀散)

효능 : 오림(五淋)의 삽통(澁痛)과 소변에 농혈(膿血)이 나오는 것을 치료한다.

처방 호박(琥珀)·해금사(海金沙)·몰약(沒藥)·포황(蒲黃)을 각 등분해서 가루로 하여 매 3돈을 공복에 훤초근(萱草根) 달인 탕에 먹는다. 〈綱目〉

※ 석위산(石韋散)

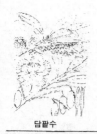

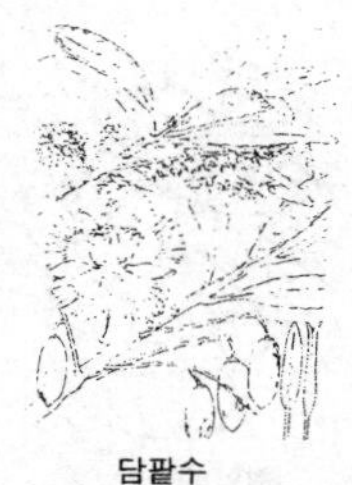
담팔수

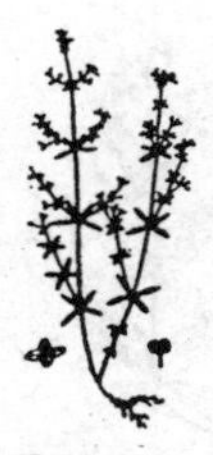
좀네잎갈퀴

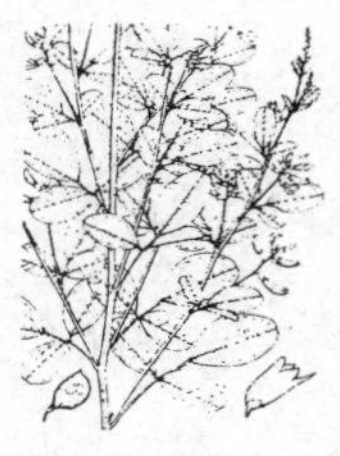
싸 리

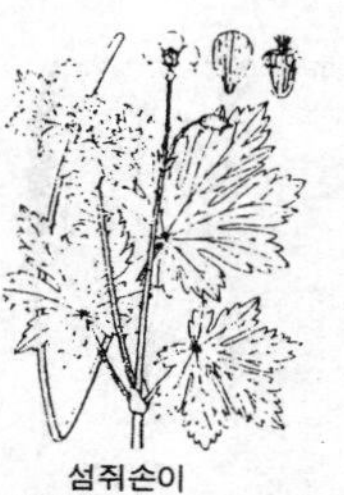
섬쥐손이

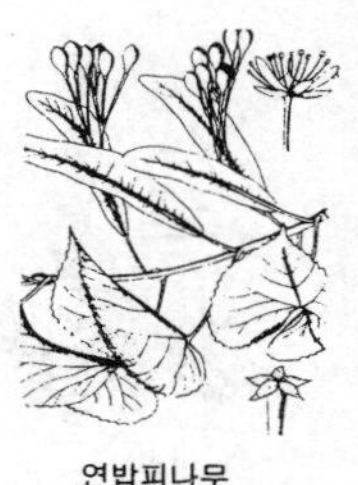
연밥피나무

효능 : 모든 임병(淋病)을 치료한다.

처방 활석(滑石) 2돈, 백출(白朮) • 구맥(瞿麥) • 적작약(赤芍藥) • 동규자(冬葵子) • 석위(石韋) • 목통(木通) 각 1돈, 당귀(當歸) • 왕불유행(王不留行) • 감초(甘草) 각 5푼을 가루로 하여 매 2돈을 공복에 보리 달인 탕으로 먹는다. 〈局方〉 또는 1냥을 썰어서 물에 달여 먹기도 한다.

※ 오림산(五淋散)

효능 : 다섯 가지 임병(淋病)을 치료한다.

처방 적작약(赤芍藥) • 산치인(山梔仁) 각 2돈, 당귀(當歸) • 적복령(赤茯苓) 각 1돈, 조황금(條黃芩) • 감초(甘草) 각 5푼을 물에 달여서 공복에 먹는다. 〈醫鑑〉

※ 통초탕(通草湯)

효능 : 오림(五淋)을 통치(通治)한다.

처방 규자(葵子) • 모근(茅根) • 도교(桃膠) • 구맥(瞿麥) • 당귀(當歸) • 포황(蒲黃) • 활석(滑石) • 왕불유행(王不留行) 각 1돈, 감초(甘草) 5푼, 생강 5쪽을 넣어 물에 달여서 공복에 먹는다. 〈濟生〉

※ 필효산(必効散)

효능 : 오림(五淋)을 통치(通治)한다.

처방 당귀(當歸) • 생지황(生地黃) • 적복령(赤茯苓) • 활석(滑石) • 우슬(牛膝) • 산치인(山梔仁) • 맥문동(麥門冬) • 지각(枳殼) • 변축(萹蓄) • 목통(木通) • 지모(知母), 황백병주초(黃柏竝酒炒) 각 7푼, 감초(甘草) 5푼, 등심(燈心) 1단을 넣어 물로 달여서 공복에 먹는다. 〈醫鑑〉

※ 해금사산(海金沙散)

효능 : 오림(五淋)을 치료하는데 한 번 먹으면 신기한 효과가 있다.

처방 당귀주세(當歸酒洗) • 대황주침(大黃酒浸) • 우슬주세(牛膝酒洗) • 목향(木香) • 웅황(雄黃) • 해금사(海金沙) 각 5돈을 가루로 하여 매 2돈을 자기 전에 좋아하는 술과 같이 먹는다. 〈醫鑑〉

※ 담료오림산(澹寮五淋散)

효능 : 오림(五淋)을 치료한다.

처방 치자인(梔子仁) 1돈반, 적복령(赤茯苓) • 적작약(赤芍藥) 각 1돈, 목통(木通) • 활석(滑石) • 감초(甘草) 각 8푼, 죽엽(竹葉) • 인진(茵蔯) 각 5푼을 물에 달여서 공복에 먹는다. 〈永類〉

※ 백모탕(白茅湯)

효능 : 부인의 산후 제림(産後諸淋)에 고(膏) • 석(石) • 냉(冷) • 열(熱)을 모두 치료한다.

처방 백모근(白茅根) 5돈, 구맥(瞿麥) • 백복령(白茯苓) 각 2돈반, 규자(葵子) • 인삼(人蔘) 각 1돈 2푼반, 포황(蒲黃) • 도교(桃膠) • 활석(滑石) 각 7푼, 감초(甘草) 5푼, 자패(紫貝) 2개하(二箇煆), 석수어두중골(石首魚頭中骨) 4개하(四箇煆)를 썰어서 2첩으로 하여 생강 3쪽, 등심(燈心) 20줄기를 넣어서 물에 달여 공복에 먹는다. 〈入門〉

또는 가루로 해서 매 2돈을 목통탕(木通湯)으로 먹는다.

21. 소변이 적 • 백탁(赤白濁)할 경우

소변이 적탁(赤濁), 또는 백탁(白濁)이 나오는데 그 모양이 마치 도래샘처럼 요기면(尿器面)에서 돌면서 기름과 같이 빛깔이 일정하지 않고 소변의 징청(澄淸)은 밑으로 처지며 위에 뜨는 것은 고약이나 풀처럼 엉기고 또는 적농(赤膿)과 같은 것이 나타나니 모두 습열(濕熱)이 내상(內傷)했기 때문이다.

이것을 비유하면 천기(天氣)에 열이 나면 물이 혼탁(渾濁)한 증세와 같으니 혼탁지병(渾濁之病)은 습열(濕熱)로 인한 것이다. 〈回春〉

선현이 이르기를, 「여름은 흙이 마르고 물이 탁하며, 겨울은 흙이 굳어지고 물이 맑다.」 하니 이것이 즉 위에서 말한 이치이다.

수화(水火)가 이미 제도(濟度)하면 흙이 굳어지고 물이 맑아지는 것이다.

소변의 백탁(白濁)은 대부분 비(脾)에 허열(虛熱)이 있고 신(腎)이 모자라며 토사(土邪)가 수(水)를 간섭한다.

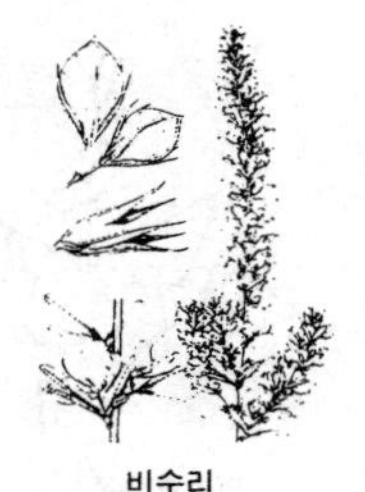
비수리

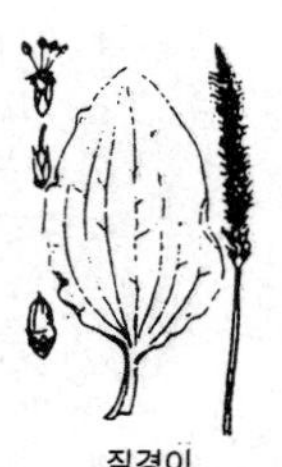
질경이

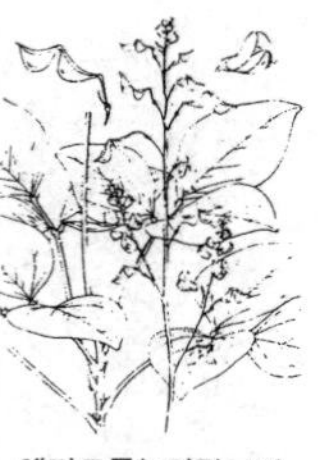
애기도둑놈의갈고리

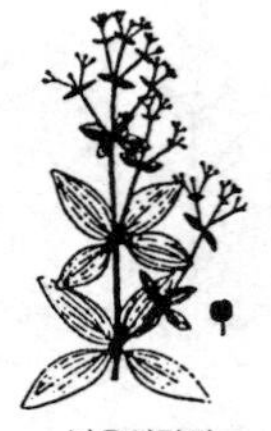
넓은잎갈퀴

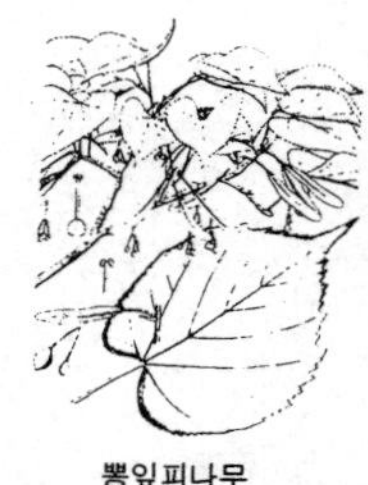
뽕잎피나무

〈得効〉

수액(水液)의 혼탁(渾濁)한 증세는 모두가 열에 속한다. 〈內經〉

소변의 탁한 증세는 비위(脾胃)의 습열(濕熱)이 밑으로 흘러서 방광에 새어 들어가기 때문에 소변이 희거나 붉고 혼탁해서 맑지 못하다. 혈(血)이 허하고 열이 많으면 적탁(赤濁)이 되니 이것은 심(心)과 소장(小腸)의 주된 병으로서 화(火)에 속하기 때문이고, 기(氣)가 허하고 열이 적으면 백탁(白濁)이 되니 이것은 폐(肺)와 대장(大腸)의 병으로서 금(金)에 속한다. 〈正傳〉

적•백탁(赤白濁)은 모두 비위(脾胃)의 습열(濕熱) 때문에 중초(中焦)가 맑지 않고, 탁기(濁氣)가 방광에 스며들어서 소변을 탁하게 한다. 〈入門〉

적탁(赤濁)은 심(心)이 허하고 열이 있으니 사려로 인하여 얻은 것이고, 백탁(白濁)은 신(腎)이 허하고 한(寒)이 있으니 기욕(嗜慾) 때문에 이루어지는 것이다. 〈醫鑑〉

소변이 탁한 것은 습열(濕熱)에 허(虛)도 있고 담(痰)도 있는 증세이니 적(赤)은 혈(血)에 속하고 백(白)은 기(氣)에 속하는데 이질(痢疾)과 대하(帶下)의 치료법은 같다. 〈丹心〉

적•백탁(赤白濁)에 비대한 사람은 습담(濕痰)이 많으니 이진탕(二陳湯)에 창출(蒼朮)•백출(白朮)•승마(升麻)•시호(柴胡)를 가해 쓰고 또는 성반합분환(星半蛤粉丸)을 쓰기도 하고, 여윈 사람은 주로 허화(虛火)가 많으니 사물탕(四物湯)에 지모(知母)•황백(黃柏)을 가한 것 또는 진주분환(珍珠粉丸)〔처방은 정문(精門)〕•저백환(樗柏丸)을 쓴다. 〈入門〉

사려 노심(思慮勞心)에는 진사묘향산(辰砂妙香散)〔처방은 신문(神門)〕•금련환(金蓮丸)을 쓰고, 방로상신(房勞傷腎)에는 비해분청음(萆薢分淸飮)•소토사자원(小兎絲子元)〔처방은 허로문(虛勞門)〕을 쓰고, 비정(脾精)을 거두어 들이지 못하여 누탁(漏濁)이 된 데에는 창출난명단(蒼朮難名丹)•사초고진단(四炒固眞丹)•납령원(蠟苓元)을 쓰고, 위기(胃氣)가 아래로 내린 데는 보중익기탕(補中益氣湯)〔처방은 내상문(內傷門)〕을 쓴다.

또한 변탁(便濁)에는 반드시 가감진주분환(加減珍珠粉丸)을 같이 복용해야 된다. 〈入門〉

치료법은 마땅히 습(濕)을 마르게 하고 화(火)를 내려주며 겸해서 제거해 주는 이진탕(二陳湯)에 창출(蒼朮)•백출(白朮)•승마(升麻)•시호(柴胡)•백작약(白芍藥)을 가해 쓴다. 〈丹心〉

백탁(白濁)에는 사군자탕(四君子湯)〔처방은 견기문(見氣門)〕에 오령산(五苓散)〔처방은 견한문(見寒門)〕을 합하여 달여서 복용하고 또 비정원(秘精元)•고본원(固本元)•반령환(半苓丸)•도적탕(導赤湯)도 모두 좋은 치료제이다.

적탁(赤濁)에는 가미청심음(加味淸心飮)과 청심연자음(淸心蓮子飮)이 좋다. 적백탁(赤白濁)에는 감실원(芡實元)에 묘응환(妙應丸)•진사묘향산(辰砂妙香散)•수화분청음(水火分淸飮)•상표소산(桑螵蛸散)을 쓴다.

적백탁(赤白濁)에 소복동통(小腹疼痛)으로 견딜 수가 없는 데는 한(寒)으로써 치료하니 동원주자당귀환(東垣酒煮當歸丸)이 가장 좋다. 〈正傳〉

※ 성반합분환(星半蛤粉丸)

효능: 습열(濕熱)로 인한 백탁(白濁)을 치료한다.

처방 합분(蛤粉) 2냥, 남성(南星)•반하병강제(半夏並薑製)•창출(蒼朮)•청대(靑黛) 각 1냥을 가루로 하여 강즙자신국(薑汁煮神麴)으로 죽을 해서 오동 열매 크기의 환을 하여 공복에 강탕(薑湯)으로 50~70알을 먹는다. 〈入門〉

※ 저백환(樗柏丸)

효능: 습열 담화(濕熱痰火)로 소변이 탁한 증세를 치료한다.

처방 황백(黃柏 : 降火) 3냥, 저근백피(樗根白皮 : 澁腸) 1냥, 청대(靑黛 : 解鬱)•건강(乾薑 : 歛肺下氣) 각 3돈, 활석(滑石 : 利竅)•합분(蛤粉 : 入腎)•신국(神麴 : 燥濕) 각 5돈을 가루로 해서 신국호(神麴糊)에 오동 열매 크기의 환을 하여 공복에 백탕(白湯)으로 50~70알을 먹는다. 〈入門〉

※ 금련환(金蓮丸)

효능: 사려 상심으로 말미암아 소변이 적탁(赤濁)한 데 쓴다.

처방 석연육(石蓮肉)•백복령(白茯苓)•용골(龍骨)•천문동(天門冬)•맥문동(麥門冬)•백자인(柏子仁)•당귀(當歸)•산조인(酸棗仁)•자석영(紫石英)•원지(遠志)•유향(乳香)•용치(龍齒) 각 1냥을 가루로 하여 꿀로

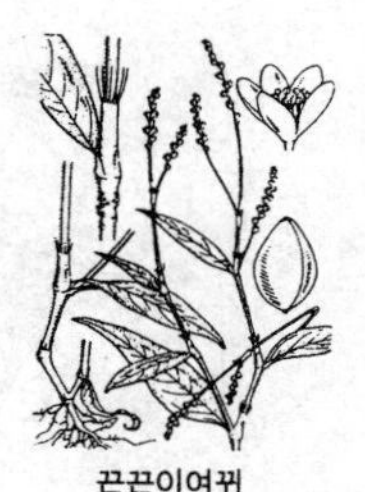
끈끈이여뀌

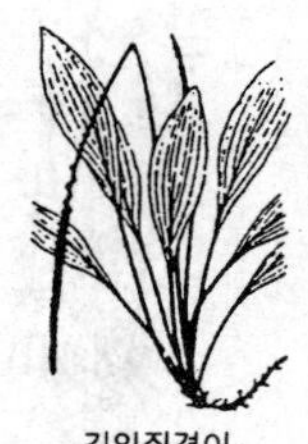
긴잎질경이

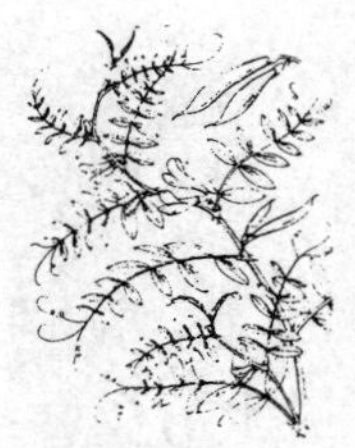
구주갈퀴덩굴

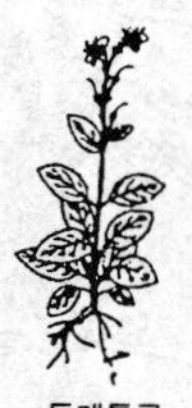
두메투구

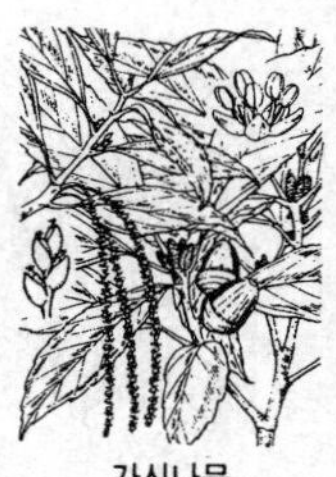
가시나무

오동 열매 크기의 환을 하여 주사(朱砂)로 겉을 입혀서 공복에 더운 술이나 또는 조탕(棗湯)으로 70알을 먹는다. 〈入門〉

※ 비해분청음(萆薢分淸飮)

효능 : 소변의 백탁(白濁)이 풀과 같이 엉겨진 증세를 치료한다.

처방 석창포(石菖蒲) • 오약(烏藥) • 백복령(白茯苓) 각 1돈, 감초(甘草) 5푼을 썰어서 1첩으로 하고 소금 한 줌을 넣어 물에 달여서 공복에 먹는다. 〈正傳〉

※ 창출난명단(蒼朮難名丹)

효능 : 비정(脾精)을 참지 못하고 소변이 누탁(漏濁)하며, 임력(淋瀝)해서 그치지 않고 손과 발에 힘이 없고 요배(腰背)가 동통(疼痛)한 데에 창출(蒼朮) 등의 약을 써서 비정(脾精)과 비위(脾胃)를 거두어 들이지 않을 수 없다. 비(脾)란 것은 정(精)이 곡(穀)에서 났기 때문이다.

처방 창출제(蒼朮製) 4냥, 회향초(茴香炒) • 천련자육(川練子肉) 각 7돈반, 천오포(川烏炮) • 파고지초(破故紙炒) • 백복령(白茯苓) • 용골(龍骨) 각 1냥을 가루로 해서 주면(酒麵)풀에 오동 열매 크기의 환을 하여 주사(朱砂)로 겉을 입히고 공복에 미음으로 50~70알을 먹는다. 〈直指〉

※ 사초고진단(四炒固眞丹)

효능 : 원장(元臟)이 오랫동안 허해서 유정 백탁(遺精白濁)한 증세와 오림(五淋) • 칠산(七疝)과 부인의 붕대(崩帶) 증세 등을 치료한다.

처방 창출(蒼朮) 1근을 썰어서 4개로 나누어 1개는 회향(茴香) • 청염(靑鹽) 각 1냥과 같이 볶고, 1개는 오약(烏藥) • 천련자(川練子) 각 1냥과 같이 볶고, 1개는 천초(川椒) • 파고지(破故紙) 각 1냥과 같이 볶고, 1개는 주초(酒炒)로 같이 볶는데 모두 출(朮)이 황색이 되도록 한 뒤에 출(朮)만 취해서 가루로 하여 약주초(藥酒醋)풀에 오동 열매 크기의 환을 하여 공복에 30~50알을 먹는데 남자는 술로 내리고 여자는 초로 내린다. 취포(醉飽)한 뒤에 색욕(色慾)을 꺾지 못해서 상비 손신(傷脾損腎)한 것은 비(脾)가 신(腎)을, 토(土)가 수(水)를 각각 이긴 것이니 소변이 황탁(黃濁)하고 치자즙(梔子汁)과 같으며 요강의 밑바닥에 석회(石灰) 같은 것이 가라앉고 또는 혈점(血點) 같은 것이 그 속에 엉겨져 있으니 이것은 마땅히 비위(脾胃)를 보양해야 하므로 이 약을 쓰는 것이 좋다. 〈醫鑑〉

※ 납령원(蠟苓元)

일명 위희원(威喜元)이라 한다.

효능 : 신(腎)의 사습(邪濕) 때문에 정기(精氣)가 단단하지 못하고 소변이 백탁(白濁)해서 임력(淋瀝)하여 그치지 않는 증세와 부인의 백음(白淫) • 백대(白帶)에 소변이 뜨물 같은 증세를 치료한다.

처방 설백복령(雪白茯苓) 4냥을 썰어 저령(猪苓) 2돈반과 같이 달여서 20여차례 끓거든 저령(猪苓)은 버리고 복령(茯苓)만 취하여 가루로 하고 황랍(黃蠟) 4냥을 녹여서 콩알 크기로 환을 하여 가늘게 썰어서 공복에 조탕(棗湯)으로 천천히 내려 보내는데 소변이 맑아지는 정도에 따라 분량을 조절한다.

※ 가감진주분환(加減珍珠粉丸)

효능 : 적백탁(赤白濁) 및 백음(白淫)을 치료해준다.

처방 황백 반생 반초(黃柏半生半炒) • 합분(蛤粉) 각 3냥, 활석(滑石) 2냥, 저근백피(樗根白皮) 1냥, 청대(靑黛) • 건강초갈색(乾薑炒褐色) 각 5돈을 가루로 하여 초신국타(炒神麴打)풀에 오동 열매 크기의 환을 하여 공복에 더운 술로 70알 또는 100알을 먹는다. 황백(黃柏)은 음화(陰火)를 내리며 습열(濕熱)을 없애 주고, 합분(蛤粉)은 보신(補腎)하고, 활석(滑石)은 이규(利竅)하고, 저근백피(樗根白皮)는 습열(濕熱)을 대조(大燥)하고, 청대(靑黛)는 울(鬱)을 풀어 주며 화(火)를 내리고, 건강(乾薑)은 폐기(肺氣)를 거두어 들이고 아래로 내리게 하여 음혈(陰血)을 낳으니 염제초(鹽製炒)하여 미흑(微黑)해서 쓴다. 〈丹心〉

※ 비정원(秘精元)

효능 : 아래가 허하고 포(脬)가 한(寒)하여 소변이 백탁(白濁)한 증세에 쓴다.

처방 모려하(牡蠣煆) • 토사자주제(兎絲子酒製) • 용

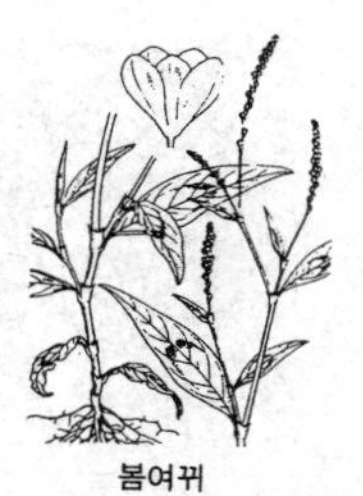
봄여뀌

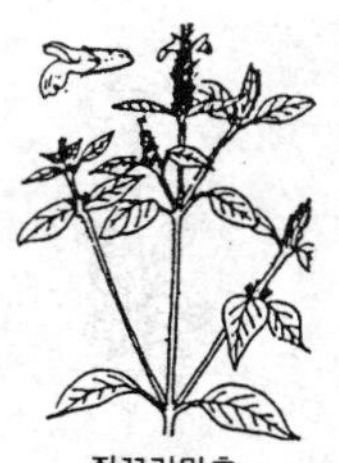
쥐꼬리망초

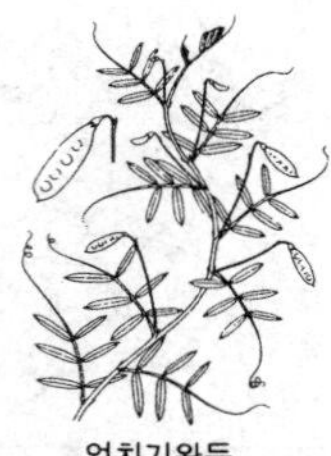
얼치기완두

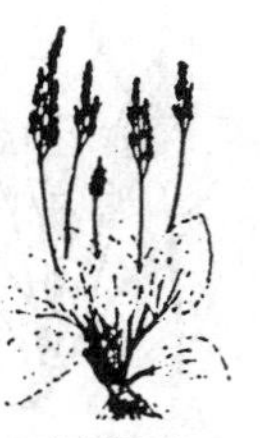
가지질경이

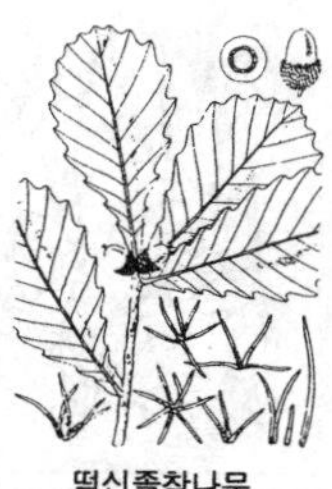
떡신졸참나무

골(龍骨) • 생오미자(生五味子) • 구자초(韭子炒) • 백복령(白茯苓) • 백석지하(白石脂煆) • 상표소구(桑螵蛸炙)를 각 등분하여 가루로 하고 술풀에 오동 열매 크기의 환을 해서 공복에 염탕(鹽湯)으로 70~90알을 먹는다. 〈丹心〉

※ 고본원(固本元)

효능 : 소변이 탁한 증세를 치료한다.

처방 감초구(甘草炙) 3냥, 저령(猪苓) 2냥반, 연화예(蓮花蕊) • 황련(黃連) 각 2냥, 백복령(白茯苓) • 축사(縮砂) • 익지인(益智仁) • 반하강제(半夏薑製) • 황백초(黃柏炒) 각 1냥을 탕에 떡처럼 쪄서 오동 열매 크기의 환을 하여 더운 술에 50~70알을 삼켜 내린다. 〈正傳〉

※ 반령환(半苓丸)

일명 정문저령환(精門猪苓丸)이라 한다.
백탁(白濁)을 치료한다.

※ 도적탕(導赤湯)

효능 : 소변이 뜨물과 같은 증세를 치료하는데 대략 2번 먹으면 쾌유된다. 〈醫鑑〉

처방 목통(木通) • 활석(滑石) • 황백(黃柏) • 적복령(赤茯苓) • 생지황(生地黃) • 치자인(梔子仁) • 감초소(甘草梢) 각 1돈, 지각(枳殼) • 백출(白朮) 각 5푼을 썰어서 1첩으로 하여 공복에 물로 달여 먹는다. 〈回春〉

※ 가미청심음(加味淸心飮)

효능 : 심열(心熱)로 인하여 소변 적탁(小便赤濁)한 증세를 치료한다.

처방 연육(蓮肉) • 백복령(白茯苓) 각 1돈반, 익지인(益智仁) • 맥문동(麥門冬) • 원지(遠志) • 인삼(人蔘) 각 8푼, 석창포(石菖蒲) • 차전자(車前子) • 백출(白朮) • 택사(澤瀉) • 감초(甘草) 각 5푼을 썰어서 1첩으로 하여 등심(燈心) 20줄기를 넣고 물에 달여서 공복에 먹는다. 〈得効〉

※ 묘응환(妙應丸)

효능 : 적백탁(赤白濁)을 치료한다.

처방 토사자주제(兎絲子酒製) • 상표소구(桑螵蛸炙) • 천련육(川楝肉) 각 5돈, 모려하(牡蠣煆) 3돈, 용골(龍骨) • 진사(辰砂) • 석창포(石菖蒲) • 적복령(赤茯苓) • 백복령(白茯苓) • 익지인(益智仁) • 연육(蓮肉) • 축사(縮砂) 각 2돈반을 가루로 해서 산약호(山藥糊)에 오동 열매 크기의 환을 해서 낮에는 인삼산조인탕(人蔘酸棗仁湯)으로 50알을 삼켜 내리고, 잘 때는 경미탕으로 50알을 삼켜 내린다. 〈丹心〉

※ 계청원(鷄淸元)

효능 : 소변이 탁한 데에 모두 쓴다.

처방 대반하(大半夏) 생것을 가루로 해서 계자청(鷄子淸)으로 오동 열매 크기의 환을 하여 다소 마르거든 적복령(赤茯苓)을 잘 섞어서 불에 오래 볶으되 환알이 벌어지는 정도로 하고, 저령(猪苓)가루는 양약(養藥)하기 위하여 함께 그릇 속에 넣고, 백복령(白茯苓) 달인 탕으로 공복에 30~50알을 먹는다. 〈直指〉

※ 수화분청음(水火分淸飮)

효능 : 적백탁(赤白濁)을 치료한다.

처방 적복령(赤茯苓) 1돈, 익지인(益智仁) • 비해(萆薢) • 석창포(石菖蒲) • 저령(猪苓) • 차전자(車前子) • 택사(澤瀉) • 백출(白朮) • 진피(陳皮) • 지각(枳殼) • 승마(升麻) 각 7푼, 감초(甘草) 5푼을 1첩으로 하여 달여서 공복에 먹는다. 〈醫鑑〉

※ 상표소산(桑螵蛸散)

효능 : 소변이 뜨물과 같고 하루에도 수십 번을 누며, 심신이 어지럽고 수췌(瘦瘁)함을 치료하니 이것은 여로(女勞)에서 오는 증세이다.

처방 상표소(桑螵蛸)를 염수(鹽水)에 찐 것, 원지강제(遠志薑製) • 석창포염초(石菖蒲鹽炒) • 용골(龍骨) • 인삼(人蔘) • 백복신(白茯神) • 당귀주세(當歸酒洗) • 별갑초구(鼈甲醋炙) 각 5돈, 감초구(甘草炙) 2돈반을 가루로 하여 매 2돈을 자기 전에 인삼(人蔘) • 복령(茯苓) • 상백피(桑白皮) 달인 탕으로 먹는다. 상피(桑皮)는 수(水)를

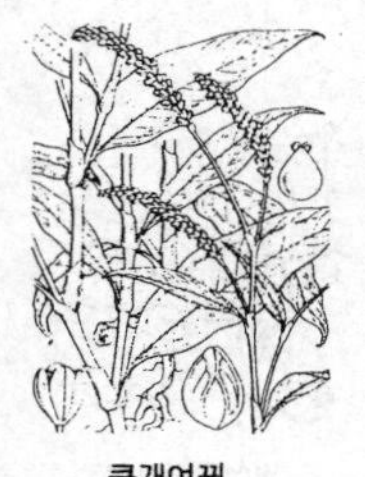
큰개여뀌

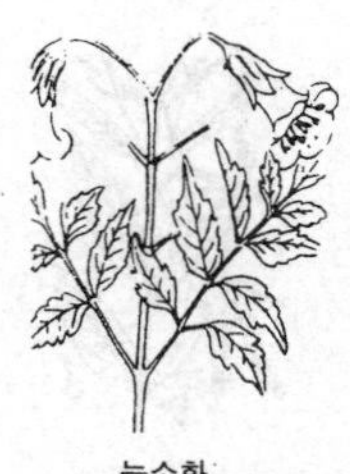
능소화

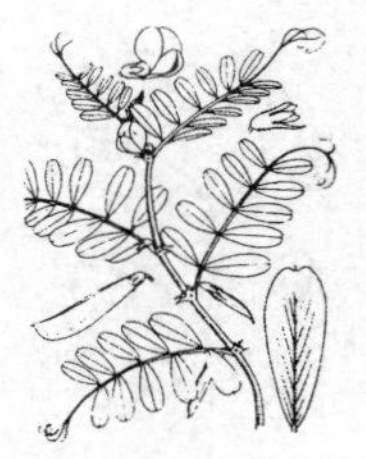
살갈퀴

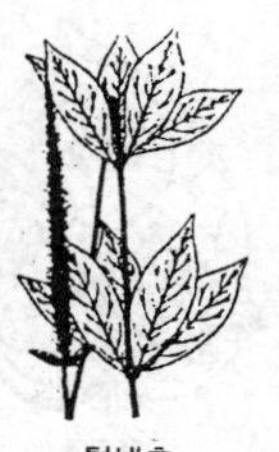
털냉초

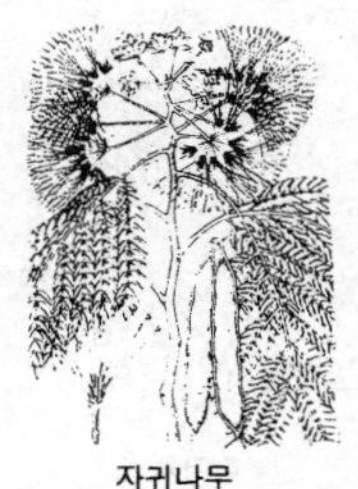
자귀나무

운행하고 표소(螵蛸)를 접해서 신경(腎經)에 돌아가도록 한다.

22. 고병(蠱病)과 백음(白淫)일 경우

내경(內經)에 이르기를, 「비(脾)가 신(腎)에 전하는 병명을 산가(疝瘕)라」하였는데 소복(小腹)이 번열(煩熱)하고 아프며 흰 것이 나오니 일명 고(蠱)라고 한다.

주(註)에 이르기를, 「신맥(腎脈)이 척(脊)을 꿰뚫어서 신(腎)에 속하고 방광에 이어지기 때문에 소복(小腹)이 번열(煩熱)하고 아프며 소변으로 백액(白液)이 나온다. 번열(煩熱)이 속으로 맺혀서 지육(脂肉)을 소식(消蝕)하는 것이 마치 벌레가 먹는 것과 같아서 날마다 손삭(損削)하기 때문에 이르기를, 교접이 점점 미약하다」고 하였다.

무릇 비(脾)가 풍사(風邪)를 받아서 신경(腎經)에 전하면 사열(邪熱)이 속에서 달구는데 그 증세가 소복(小腹)이 번열(煩熱)하고 아프며 소변에 백액(白液)이 나오는 것이니 병명을 고(蠱)라고 한다. 대개 사열(邪熱)이 내울(內鬱)하면 진정을 지키지 못하기 때문이다. 이 증세에는 육종용환(肉蓯蓉丸)을 쓴다. 〈類聚〉

내경(內經)에 이르기를, 「생각이 끝이 없고 소원 성취를 못하며 여색(女色)을 즐기고 입방(入房)을 심하게 하면 종근(宗筋)이 이완해지고, 발병하면 근위증(筋痿症)과 백음(白淫)이 되니 백물(白物)이 임음(淋淫)해서 정수(精水)와 같은 것을 말하는 것인데 반령환(半苓丸)을 쓴다.」

대인(戴人)이 이르기를, 「유뇨(遺尿)·폐륭(閉癃)·음위(陰痿)·포비(脬脾)·정활(精滑)·백음(白淫)은 모두 남자의 산(疝)이고, 혈(血)이 말라서 월사(月事)하지 못하고 요슬(腰膝)에 열이 있으며, 발에 힘이 없고 목구멍이 마르며 융폐(癃閉)하고 소복(小腹)에 덩어리가 있어서 이곳 저곳 옮기고 전음(前陰)이 튀어 나오고 후음(後陰)에 치핵(痔核)이 있는 증세는 모두 여자의 산(疝)인데, 단 여자는 산(疝)이라고 하지 않고 가(瘕)라고 한다. 〈子和〉

※ 육종용환(肉蓯蓉丸)

효능 : 고병(蠱病)을 치료한다.

처방 육종용(肉蓯蓉)·백복령(白茯苓)·황기(黃芪)·택사(澤瀉)·모려분(牡蠣粉)·오미자(五味子)·용골(龍骨)·당귀(當歸) 각 1냥을 가루로 하고 꿀로 오동 열매 크기의 환을 하여 공복에 30알을 술로 먹는다. 〈類聚〉

23. 포비증(脬痺症)일 경우

포비증(脬痺症)은 소복(小腹)과 방광을 만지면 안으로 아픈 것이 마치 끓는 물을 아픈 곳에 따르는 것 같고 소변을 삽(澁)하게 하며 맑은 코를 흘린다. 대체로 방광이란 진액(津液)의 부(腑)이고 기(氣)가 운화(運化)해서 나오는 것인데, 이제 풍(風)·한(寒)·습(濕)의 사기(邪氣)가 포(脬) 속에 침입하여 기(氣)가 화출(化出)하지 못하기 때문에 포(脬)가 찼는데도 수도(水道)가 통하지 않는 것이다. 족태양(足太陽)의 경(經)이 이마로부터 뇌에 이어지면 뇌기(腦氣)가 아래로 내려와 비(鼻)에 이르러 콧물이 된다. 〈綱目〉

포비(脬痺)는 즉 한림(寒淋)의 종류로서 풍(風)·한(寒)·습(濕)에 속하니 파극환(巴戟丸)과 온신탕(温腎湯)을 쓴다. 〈入門〉

※ 파극환(巴戟丸)

효능 : 포비(脬痺)에 소변이 삽(澁)해서 통하지 않는 증세를 치료한다.

처방 파극(巴戟) 1냥반, 상표소부초(桑螵蛸麩炒)·원지강제(遠志薑製)·생건지황주세(生乾地黃酒洗)·산약부자포속단(山藥附子炮續斷)·육종용주침(肉蓯蓉酒浸) 각 1냥, 두충초(杜沖炒)·석곡(石斛)·녹용(鹿茸)·용골(龍骨)·토사자주자(兎絲子酒煮)·오미자(五味子)·산수유(山茱萸)·관계(官桂) 각 3돈을 가루로 하고 꿀로 오동 열매 크기의 환을 하여 공복에 50~70알을 술에 먹는다. 〈綱目〉

※ 온신탕(溫腎湯)

효능 : 포비(脬痺)로 인하여 소변이 이롭지 못한 증세를 치료한다.

처방 적복령(赤茯苓)·백출(白朮)·택사(澤瀉)·건강포(乾薑炮) 각 1돈 2푼반으로 썰어서 1첩으로 하고 물에 달여서 공복에 먹는다. 〈類聚〉

24. 경중(莖中)이 가렵고 아플 경우

사내아이가 정(精)이 성하기도 전에 여자를 교접하고, 노녀(老女)가 음(陰)이 쇠한 뒤에 색(色)을 생각해서 그

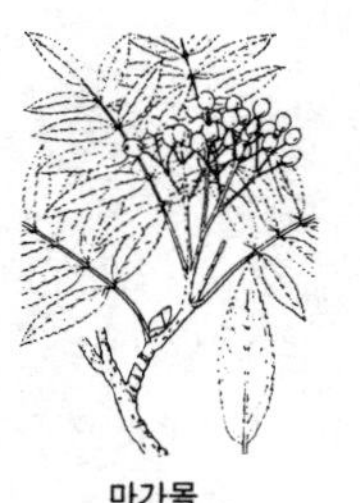
마가목

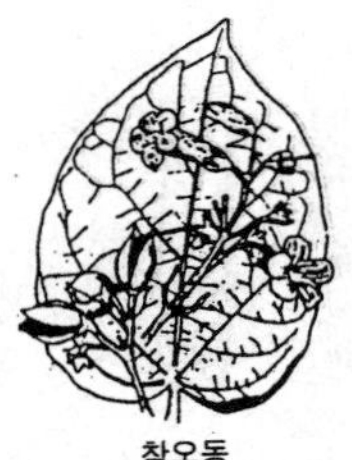
참오동

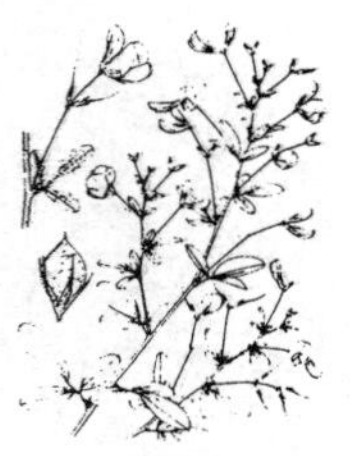
좀싸리

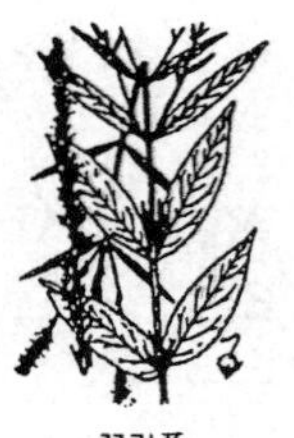
꼬리풀

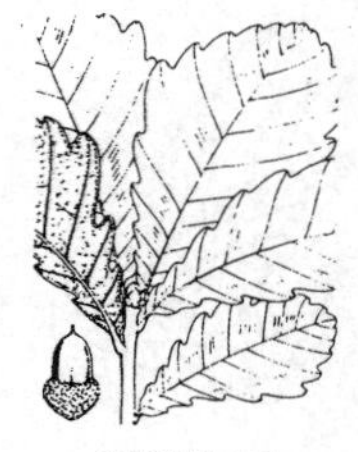
떡신갈참나무

정기를 손상하면 정(精)이 나오지 않으므로 패(敗)하여 경(莖) 속이 아프고 가려워서 임(淋)이 되니 팔미환(八味丸)에 차전자(車前子)·우슬(牛膝)을 가하여 달여서 먹는다.

만약 정(精)이 이미 갈(竭)했는데 다시 소모를 하면 대소변의 길이 견제되고 동통(疼痛)하니, 동통(疼痛)하면 할수록 더욱 욕정이 움직이고 대소변이 나오면 나올수록 더욱 아프게 되니, 팔미환(八味丸)에 배부자(倍附子)로 구한다. 이러한 증세에는 화원(化源)을 자양(滋養)시켜야 되며 잘못하여 지(知)·백(柏)과 같이 묽게 스미는 약을 쓰면 이미 진양(眞陽)을 설사하고 다시 진음(眞陰)을 손상한다. 〈入門〉

간경(肝經)에 기가 체하여 열이 있고 경(莖)이 당기며 갈비가 뜨끔거리고 아픈 데는 삼령호박탕(蔘苓琥珀湯)을 쓴다. 〈入門〉

임병(淋病)에 경(莖) 속이 아파서 못 견디는 데는 육군자탕(六君子湯)〔처방은 담음문(痰飮門)〕에 지모(知母)·황백(黃柏)·활석(滑石)·석위(石葦)·호박(琥珀)을 더하여 달여서 먹는다. 〈丹心〉

경중(莖中)이 아프고 백진(白津)이 나오면 소변이 막히고 가끔씩 가려우니 소시호탕(小柴胡湯)에 치자(梔子)·택사(澤瀉)·황련초(黃連炒)·적복령(赤茯苓)을 가하여 쓰고, 겸해서 육미지황환(六味地黃丸)〔처방은 오장문(五臟門)〕을 쓰는 것이 아주 좋다. 〈回春〉

소변이 임삽(淋澁)하고 경(莖) 속이 아프게 되는 증세는 간경(肝經)의 습열(濕熱)에 속하는 것이니 용담사간탕(龍膽瀉肝湯)〔처방은 전음문(前陰門)〕을 쓴다. 〈回春〉

정(精)이 갈(竭)해도 아프지는 않고 경(莖)이 가렵기만 할 때에는 팔미환(八味丸)을 쓰며, 열이 성하여 경(莖) 속이 삽(澁)하고 아픈 데는 도적산(導赤散)〔처방은 오장문(五臟門)〕에 치자(梔子)와 대황(大況)을 더해서 쓴다. 〈入門〉

경(莖) 속이 가렵고 백진(白津)이 나오는 증세는 흔히 비토(脾土)가 모자라서 금수(金水)를 자생(酒生)하지 못하여 간경(肝經)의 혈허(血虛)와 화조(火燥)를 이루게 한 증세이니 보중익기탕(補中益氣湯)과 청심연자음(淸心蓮子飮)을 서로 번갈아 먹는다. 대개 비위(脾胃)는 간(肝)·신(腎)의 근원이 되니 심(心)이 주관하고 있다. 〈入門〉

음경(陰莖)이 아픈 것은 궐음경(厥陰經)에 기(氣)가 막히고 열을 겸한 것이니 감초소(甘草炒)를 쓰는 것은 대부분 그 기(氣)를 늦추어 주기 때문이다. 〈正傳〉

※ 삼령호박탕(蔘苓琥珀湯)

효능 : 임삽(淋澁)하고 경(莖) 속이 아파서 못 견디는 증세에 쓴다.

처방 천련육(川練肉)·감초소(甘草炒) 각 1돈, 현호삭(玄胡索) 7푼, 인삼 5푼, 적복령(赤茯苓) 4푼, 호박(琥珀)·택사(澤瀉)·시호(柴胡)·당귀미(當歸尾)·청피(靑皮)·황백(黃柏) 각 3푼을 썰어서 등심(燈心) 1단을 넣어 물로 달여서 공복에 먹는다. 〈入門〉

[다른 처방]

임병(淋病)으로 경(莖) 속이 아플 때는 감초소(甘草炒)·목통(木通) 각 2돈, 청피(靑皮)·황백(黃柏)·택사(澤瀉) 각 1돈을 썰어서 1첩으로 하여 물에 달여서 공복에 먹는다. 〈丹心〉

25. 교장증(交腸症)일 경우

부인의 소변 속으로 대변이 섞여서 나오는 것을 교장증(交腸症)이라고 하는데 오령산(五苓散)을 쓰되, 혹시 효과가 없으면 구복두(舊幞頭)를 태워서 재로하여 술에 타 먹는다. 〈得効〉

어떤 부인이 병이 나은 뒤에 소변으로 대변이 섞여서 나오니 이것은 음양(陰陽)이 보내 주는 것을 잃은 증세인데 이 병명을 대소장교(大小腸交)라고 한다.

먼저 오령산(五苓散) 2제를 먹은 다음 보중익기탕(補中益氣湯)을 쓰고 나았다. 〈回春〉

어떤 부인이 술을 좋아하여 자주 많이 마셔도 취하지 않더니 돌연 술찌꺼기 같은 것이 전규(前竅)로 나오며 육맥(六脈)이 모두 침삽(沈澁)하니 사물탕(四物湯)에 해금사(海金沙)·목향(木香)·빈랑(檳榔)·목통(木通)·도인(桃仁)을 가해서 먹고 나았다.

이 여인은 술을 많이 먹으니, 기(氣)가 오르고 내리지 않아서 양(陽)이 아주 허하고 또 술의 습기가 쌓인 지 오래 되어 열로 변하여 혈(血)을 달구고 음(陰)이 또한 많이 허하며 음양(陰陽)이 함께 허하여도 곧 죽지 않는 것은 그 형태가 실한 때문이니, 술 속에는 곡기(穀氣)가 오히려 있는 것을 알 수 있다.

그러나 3개월 후에는 반드시 죽는다고 했더니 과연 그러했다. 〈丹溪〉

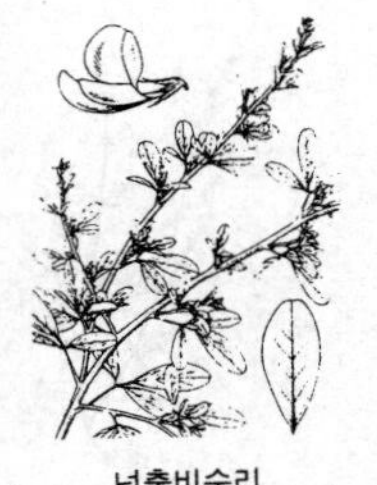
넌출비수리

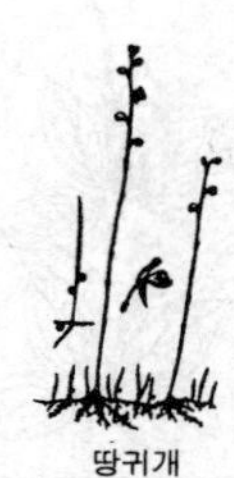
땅귀개

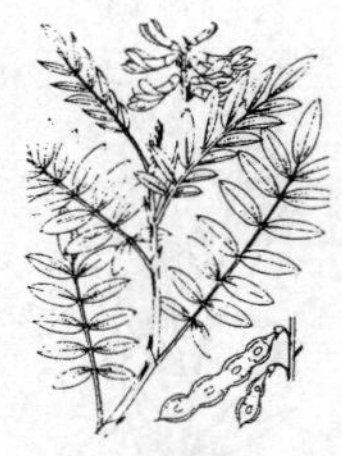
넓은잎황기

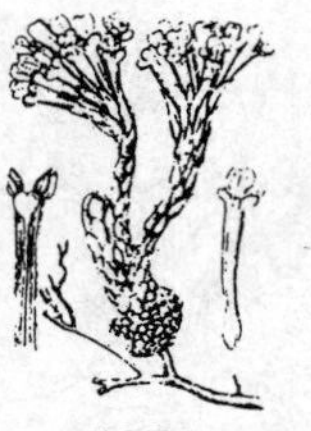
황육종용

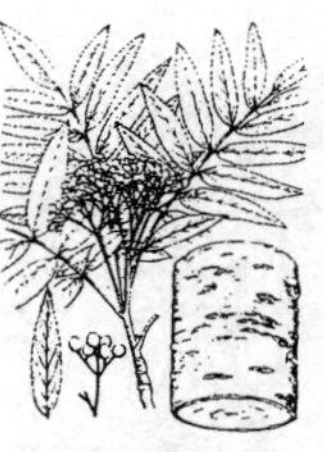
당마가목

26. 소변의 양

노인과 젊은 사람이 같은 양의 물을 마셔도 젊은 사람은 소변의 양이 적고 노인은 소변의 양이 많은 것은 어찌 된 이치일까? 그것은 젊은 사람은 춘하(春夏)의 기(氣)와 같아서 오름이 많고 내림이 적으며, 노인은 추동(秋冬)의 기(氣)와 같아서 내림은 많고 오름이 적으니 같지 않은 것이다. 〈正傳〉

27. 마신 뒤에 곧 소변할 경우

내경(內經)에 말하기를, 「마시는 것이 위에 들어가면 정기를 유일(遊溢)시켜 위로 비(脾)에 보내 주면 비기(脾氣)가 정(精)을 흩어서 폐에 돌려 보내는 것이라」 하였다.

병자는 마시는 것이 위에 들어가면 배꼽 밑에 닿을 때 곧 소변을 누고 싶어하니, 이것은 정기(精氣)가 비(脾)에 보내 주지 않고 폐에도 돌아가지 않기 때문에 심화(心火)가 위를 치므로 입이 마르고 목구멍이 마르게 되는데 보중익기탕(補中益氣湯)을 쓴다. 〈東垣〉

술을 마시면 위에 들어가니 곡(穀)은 미숙(未熟)한데 술이 금방 소변으로 나오는 것은 무슨 이치인가? 대개 술이란 익은 곡식의 액으로서 그 기운이 모질고 맑기 때문에 곡(穀)보다 늦게 들어가도 먼저 나온다.

단방(單方)

〔모두 48종 가운데 투격산(透膈散)과 우슬고(牛膝膏)가 있다.〕

※ 활석(滑石)

이규(利竅)하고 수도(水道)를 통하는데 지조(至燥)의 제(劑)가 된다. 소변을 이롭게 하고 임삽(淋澁)을 치료하니 활석(滑石)을 단 하나만 먹으면 즉 익원산(益元散)이 된다. 〈本草〉

※ 초석(硝石)

오림(五淋)과 소변 불통을 치료한다. 설백초석(雪白硝石)을 잘 갈아서 매 2돈을 노림(勞淋)에는 규자탕에 타서 내리고, 혈림(血淋)과 열림(熱淋)에는 냉수에 타서 내리고, 기림(氣淋)에는 대통탕(大通湯)에 타서 내리며, 석림(石淋)에는 격지초(隔紙炒) 하여 온수에 타서 내리고, 소변 불통에는 참밀 달인물로 공복에 먹으니 이름을 투격산(透膈散)이라고 한다. 모든 약이 효과가 없어도 이것을 먹으면 곧 낫는다. 〈本草〉

※ 해금사(海金沙)

소장(小腸)을 통리(通利)하고 사림(沙淋)의 요폐(尿閉)를 치료한다. 1냥에 납다(臘茶)가루 5돈을 넣고 섞어서 생강과 감초 달인물에 3돈을 타서 먹는다. 〈本草〉

※ 부석(浮石)

사림(沙淋)의 삽통(澁痛)을 치료한다. 가루로 하여 2돈을 감초 달인 물로 공복에 먹는다. 〈直指〉

※ 임석(淋石)

석림(石淋) 환자의 소변 속에서 나오는 잔돌을 말하는 것이니 임수(淋水)에 갈아서 마시면 부서진 돌이 소변을 따라 나온다. 〈直指〉

※ 감초소(甘草梢)

맛이 담백한 것은 경(莖) 속의 찌를 듯이 아픈 것을 치료하니 목통(木通)과 함께 공복에 달여서 먹는다. 요관(尿管)이 삽통(澁痛)한 데는 맛이 담백하여 달지 않은 것을 취해서 먹는다. 〈湯液〉

※ 비해(萆薢)

밤에 소변이 많은 것과 유뇨(遺尿)하는 증세, 또 소변의 횟수가 밤낮으로 한도가 없는 것을 치료한다.

달여 먹고 또 가루로 하여 술풀에 환을 해서 공복에 염탕(鹽湯)으로 70알을 먹는다. 〈得効〉

※ 우슬(牛膝)

노인의 유뇨(遺尿)를 치료한다. 소변이 삽(澁)하고 경(莖) 속이 아파서 견딜 수가 없을 때 술에 달여 공복에 먹는다. 〈本草〉

우슬고(牛膝膏)는 사혈(死血)이 작림(作淋)함을 치료하는데, 우슬(牛膝) 1냥을 썰어 물 5잔에 1잔이 되도록 달여서 사향(麝香)을 조금 넣어 공복에 먹는다. 우슬(牛膝)은 치림(治淋)의 좋은 성약(聖藥)이다. 〈丹心〉

※ 차전초(車前草)

소변을 이롭게 하고 오림(五淋)과 융폐 불통(癃閉不通)

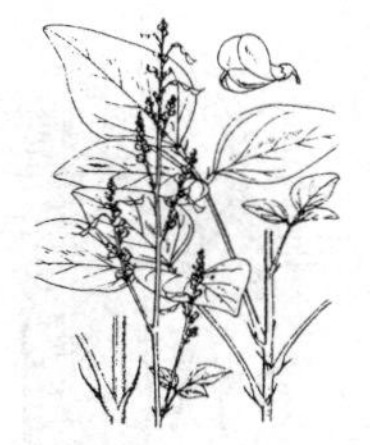
도둑놈의갈고리

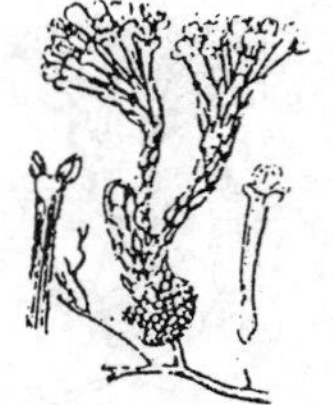
황육종용

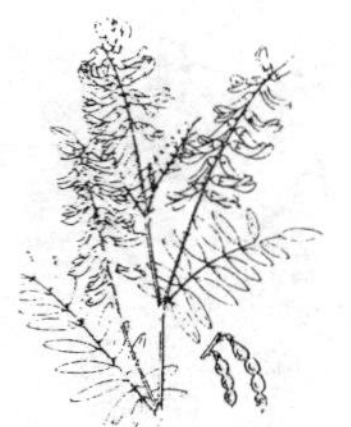
묏황기

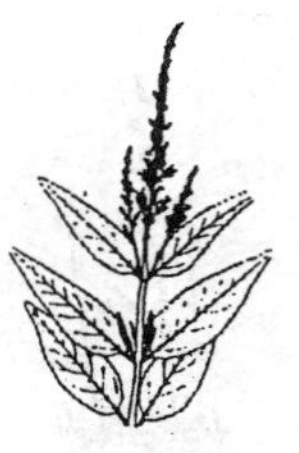
긴산꼬리

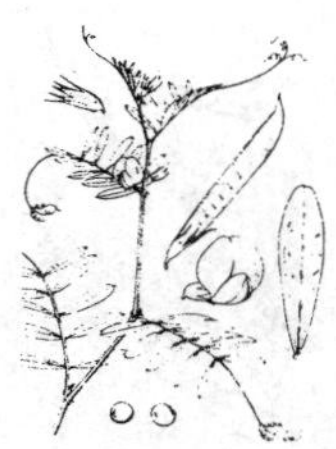
가는갈퀴

을 치료한다. 뿌리와 잎을 즙을 내어 1잔에 꿀 1수저를 넣어 먹는다.

사(沙)•석림(石淋)에는 즙을 내어 한수석말(寒水石末)을 넣어서 먹고, 혈림(血淋)에는 즙을 해서 공복에 먹는다. 차전자(車前子)가 근엽(根葉)과 효력이 같으니 달여 먹거나 가루로 먹어도 좋다. 〈本草〉

※ 동규자(冬葵子)

오림(五淋)을 치료하고 소변을 이롭게 한다. 뿌리 또한 임(淋)을 치료하고 소변을 이롭게 하니 모두 달여서 공복에 먹는다. 〈本草〉

※ 택사(澤瀉)

오림(五淋)을 치료하고 소변의 삽(澁)한 것을 그치게 한다. 포중(脬中)의 유구(留垢)를 없애고 소변의 임력(淋瀝)을 그치게 하니 맛이 짠 것으로써 충분히 복수(伏水)를 설(泄)하고 포(脬) 속의 오래 쌓인 것들을 없애니 달여 먹거나 가루로 먹어도 좋다. 〈湯液〉

※ 지부초(地膚草)

소변을 이롭게 하고 또 소변 불통을 주로 치료한다. 즙을 내어 마시면 곧 통하고 기사회생(起死廻生)하는 효력이 있다.

씨와 줄기와 잎이 다 효력이 같으니 물에 달여 먹는다. 〈本草〉

※ 목통(木通)

오림(五淋)을 치료하며 관격(關格)을 열고 또 소변이 급하고 아픈 것을 주로 치료한다. 썰어서 달이고 공복에 먹는다.

※ 구맥(瞿麥)

오림(五淋)과 모든 융폐(癃閉)와 관격(關格)을 치료하니 물에 달여 먹는다. 석림(石淋)에 구맥자(瞿麥子)를 가루로 하여 1돈을 술에 먹으면 돌이 곧 내린다. 〈本草〉

※ 황금(黃芩)

오림(五淋)과 열림(熱淋)•혈림(血淋)을 치료하니 물에 달여서 먹는다. 〈本草〉

※ 익지인(益智仁)

소변의 빈(頻)•삭(數)을 치료한다. 염수(鹽水)에 담가서 달여 먹고 또는 환으로도 먹는다. 〈醫鑑〉

※ 산장초(酸漿草)

모든 임(淋)의 삽통(澁痛)을 치료하고 수도(水道)를 순화시킨다.

생즙(生汁) 1홉에 술 1홉을 타서 공복에 먹으면 금방 통한다. 〈本草〉

※ 석위(石韋)

오림(五淋)의 융폐(癃閉)와 오줌주머니의 결열 불통(結熱不通)을 치료하고 수도(水道)를 이롭게 하니 물로 달여 먹는다. 〈本草〉

※ 견우자(牽牛子)

융폐(癃閉)해서 소변이 통하지 않는 증세를 주로 치료하고 수도(水道)를 이롭게 하니 두말(頭末) 2돈을 취하여 목통(木通)과 치자(梔子) 달인 물에 타서 먹는다. 〈本草〉

※ 등심초(燈心草)

오림(五淋)을 주로 치료하고 수도(水道)를 이롭게 하니 물로 달여서 공복에 먹는다. 〈本草〉

※ 변축(萹蓄)

오림(五淋) 및 소변 불통을 치료한다. 물가에 자줏빛 꽃이 핀 변축(萹蓄) 뿌리를 즙으로 해서 1잔을 공복에 먹으면 바로 통한다. 〈經驗〉

※ 율초(葎草)

오림(五淋)을 주로 치료하고 소변을 이롭게 하니 즙을 내어 먹거나 물로 달여 먹는다. 고림(膏淋)에는 즙 2되를 취하여 초 2홉을 타서 공복에 1잔을 마시면 바로 차도가 있다. 〈本草〉

※ 훤초근(萱草根)

소변의 삽통(澁痛)을 치료하고 또 사석림(沙石淋)을 내리게 하니 그 뿌리로 즙을 내어 공복에 먹는다. 〈丹心〉

※ 유백피(楡白皮)

오림(五淋)을 치료하고 또 석림(石淋)을 주로 치료하니 물에 달여서 공복에 먹으면 활(滑)해서 능히 이규(利

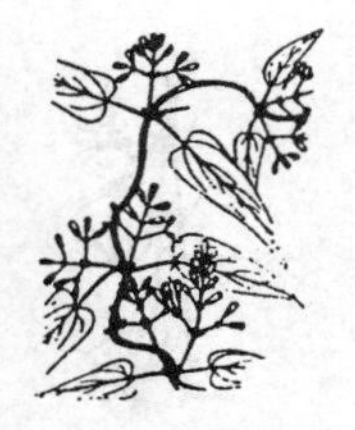
가는잎계요등

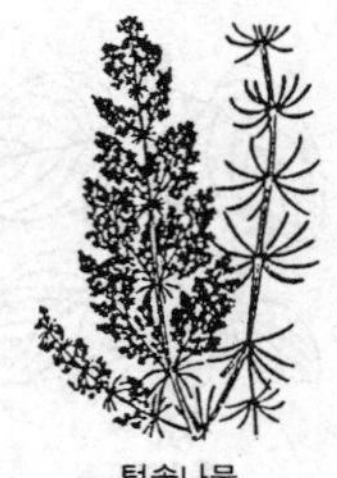
털솔나물

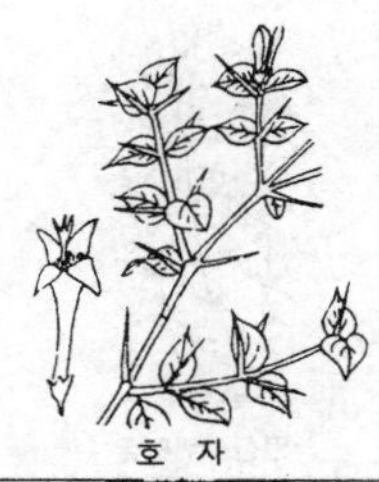
호 자

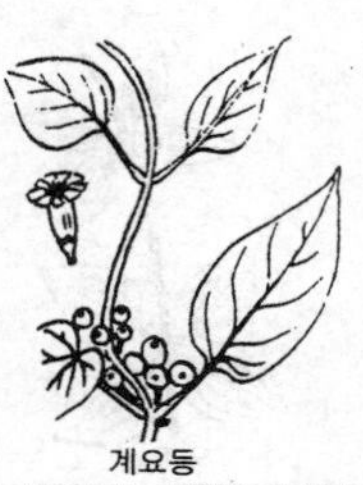
계요등

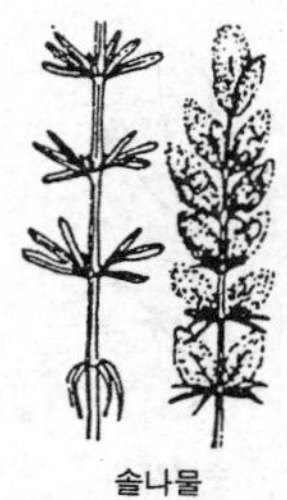
솔나물

竅) 한다. 〈本草〉

※ 복령(茯苓)

오림(五淋)과 소변의 불통을 주로 치료하고 수도(水道)를 이롭게 하니 달여 먹거나 가루로 먹어도 좋다. 〈本草〉

※ 호박(琥珀)

오림(五淋)과 모든 사(沙)•석림(石淋)을 주로 치료하고 소변을 이롭게 하니 가루로 하여 2돈을 공복에 총백전탕(葱白煎湯)으로 먹으면 효력이 있다. 〈綱目〉

※ 호장근(虎杖根)

오림(五淋)을 통하게 하고 소변을 이롭게 하니 1냥을 물로 달여서 사향(麝香)과 유향말(乳香末)을 조금 넣어 공복에 복용하면 바로 효력이 있으니 일명 두우슬(杜牛膝)이라고도 한다. 〈本草〉

※ 치자(梔子)

오림(五淋)을 통하게 하고 소변을 이롭게 하며 또 혈체(血滯)하여 소변의 불편한 것을 치료하고 열림(熱淋)•혈림(血淋)에는 더욱 효과가 좋다. 치자실(梔子實)이 소변을 이롭게 하는 것이 아니고 폐를 맑게 하는 것이다.

폐기(肺氣)가 맑고 방광이 이것을 얻으면 기(氣)가 능히 운화(運化)해서 소변을 순조롭게 한다. 〈湯液〉

※ 저령(猪苓)

소변을 이롭게 하고 수도(水道)를 통하게 하니 달여서 먹는다. 〈本草〉

오령산(五苓散)에 저령(猪苓)이 있으니 이것은 능히 수도(水道)를 이롭게 하는 것인데 모든 탕약이 이와 같이 완쾌한 것이 없다. 〈湯液〉

※ 산수유(山茱萸)

소변의 활삭(滑數)함을 그치게 하고 노인의 소변을 순조롭게 조절하여 주니 달여 먹거나 환으로 먹어도 다 좋다. 〈本草〉

※ 상표소(桑螵蛸)

소변의 활삭(滑數)과 유뇨(遺尿)와 백탁(白濁)을 치료한다. 술로 쪄서 가루로 하여 강탕(薑湯)에 2돈을 먹으면 아주 좋다. 〈本草〉

※ 모려분(牡蠣粉)

소변의 활리(滑利)함을 그치게 하니 환으로 먹거나 또는 가루로 먹는다. 〈本草〉

※ 석수어두중골(石首魚頭中骨)

석림(石淋)을 주로 치료하니 불에 태워서 가루로 하여 공복에 2돈을 물에 타서 먹는다. 〈本草〉

※ 석룡자(石龍子)

오림(五淋)을 주로 치료하고 수도(水道)를 이롭게 하며 석림(石淋)을 내린다. 1매를 불에 구워서 가루로 하여 공복에 물로 먹는다. 〈本草〉

※ 구인즙(蚯蚓汁)

소변 불통을 치료하니 공복에 반 대접을 먹으면 바로 통한다. 〈本草〉

※ 누고(螻蛄)

석림(石淋)과 수도(水道)를 내린다. 7매를 가지고 소금 2냥과 같이 기와 위에 말려서 가루로 하여 더운 술로 1돈을 먹으면 곧 낫는다. 〈本草〉

소변 불통에 모든 약이 효과가 없을 때 산놈 1매를 생으로 갈아서 사향(麝香)을 조금 넣어 맑은 물로 공복에 먹으면 곧 통한다. 〈類聚〉

※ 도교(桃膠)

석림(石淋)을 내려 준다. 대추씨만한 것을 가지고 여름에는 냉수, 겨울에는 온수로 공복에 1일 3회만 먹으면 석(石)이 내린다. 〈本草〉

※ 미후도(獼猴桃)

석림(石淋)을 내리니 익은 것을 먹는다. 등(藤) 속의 즙이 아주 활(滑)하여 석림(石淋)을 내리니 즙을 취하여 생강즙을 조금 타서 마신다. 〈本草〉

※ 동과(冬瓜)

오림(五淋)을 치료하고 소변을 이롭게 하니 즙을 내어 1잔 마신다. 〈本草〉

※ 홍촉규경근(紅蜀葵莖根)

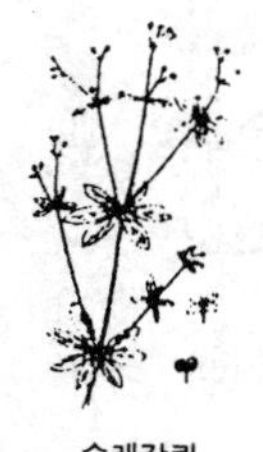
수레갈퀴

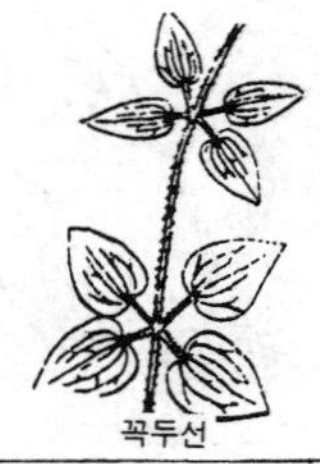
꼭두선

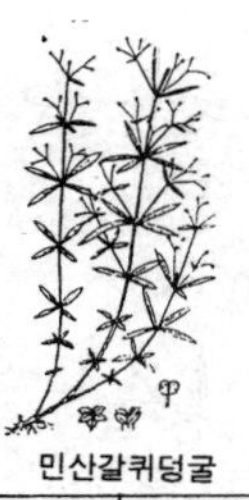
민산갈퀴덩굴

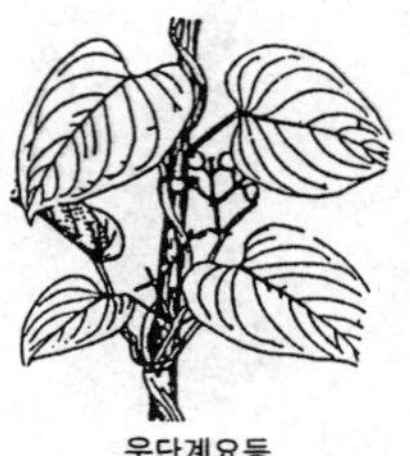
우단계요등

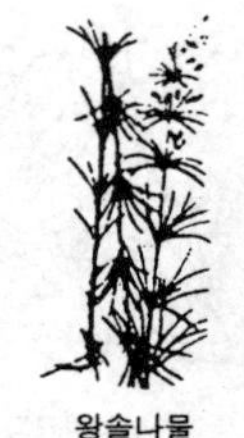
왕솔나물

임(淋)을 치료하고 소변을 이롭게 하며 꽃과 씨의 효력이 같으니 물로 달여서 먹는다.

※ 난발회(亂髮灰)

오림(五淋)을 주로 치료하고 또 전포(轉脬)로 인한 소변의 불통을 치료하니 재로된 가루 2돈을 초탕(醋湯)에 타서 먹는다. 〈綱目〉

혈림(血淋)에는 2돈을 백모근(白茅根)과 차전자전탕(車前子煎湯)에 타서 먹는다. 〈丹心〉

발회(髮灰)가 보음(補陰)하는 효력이 아주 빠르다. 〈丹心〉

※ 인조갑(人爪甲)

전포(轉脬)와 요폐(尿閉)를 치료한다. 자신의 손톱을 가지고 재로 하여 물에 타서 마신다. 〈本草〉

※ 저담(猪膽)

소변 불통을 주로 치료하니 담즙을 더운술 속에 넣어서 먹는다. 〈本草〉

소변의 폐삽(閉澁)에 돼지생담을 경두(莖頭)에다 둘러 씌워서 조금 뒤에 즙이 구멍 속으로 들어가면 소변이 저절로 나오고 부인은 즙을 음부 속에 방울로 떨어뜨려 넣으면 반드시 통하게 된다. 〈類聚〉

※ 저포(猪脬)

유뇨(遺尿)를 치료한다. 잘 씻고 구워서 공복에 온주로 먹는다. 〈得効〉

※ 양두(羊肚)

소변이 잦은 것을 치료하니 밥통을 취해서 국을 끓여 먹는다. 〈本草〉

유뇨(遺尿)를 치료하니 양의 밥통에 물을 가득 넣어서 양두(兩頭)를 잘라 매고 삶은 뒤에 한복판을 잘라서 나오는 물을 마신다. 〈綱目〉

※ 우뇨(牛尿)

소변을 이롭게 하고 또 통하지 않는 증세를 치료하니 수소의 더운 오줌을 마신다. 〈本草〉

※ 계장(鷄腸)

유뇨(遺尿)와 소변의 참지 못함을 치료하니 장닭을 고아서 온주(温酒)에 타서 먹거나 또는 불에 태워서 가루로 하여 온주 1돈씩 같이 먹는 것도 좋다. 〈本草〉

※ 웅계비치이황피(雄鷄肶胵裏黃皮)

유뇨(遺尿) 및 소변의 활삭불금(滑數不禁)을 주로 치료하니, 태운 재가루를 매 2돈씩 온주에 같이 마시되 남자는 암놈을, 여자는 숫놈을 쓰고 장(腸)과 같이 태워서 먹는 것이 더욱 좋다. 〈本草〉

※ 침구법(鍼灸法)

융폐(癃閉)에는 음교(陰蹻), 즉 조해혈(照海穴) 대돈(大敦)·위양(委陽)·대종(大鍾)·행간(行間)·위중(委中)·음릉천(陰陵泉)·석문(石門)을 선택한다. 〈甲乙〉

소변 임폐(小便淋閉)에는 관원(關元) (8푼), 삼음교(三陰交) (2푼) 즉투(卽透)·음곡(陰谷)·음릉천(陰陵泉)·기해(氣海)·태계(太谿)·음교(陰交)를 선택한다. 〈綱目〉

석림(石淋)에는 관원(關元)·기문(氣門)·대돈(大敦)을 선택한다. 〈東垣〉

혈림(血淋)에는 기해(氣海)·관원(關元)을 선택한다. 〈東垣〉

열림(熱淋)에는 음릉천(陰陵泉)·관원(關元)·기충(氣衝)을 선택한다. 〈東垣〉

소변활삭(小便滑數)에는 중극(中極)을 구(灸)하고 신유(腎兪)·음릉천(陰陵泉)·기해(氣海)·음곡(陰谷)·삼음교(三陰交)를 선택한다. 〈綱目〉

유뇨 불금(遺尿不禁)에는 음릉천(陰陵泉)·음양천(陰陽泉)·대돈(大敦)·곡골(曲骨)을 선택한다. 〈東垣〉

경중통(莖中痛)에는 행간(行間)을 삼십장 구(灸)하고 또 중극(中極)·태계(太谿)·삼음교(三陰交)·복류(復溜)를 선택한다. 〈資生〉

백탁(白濁)에는 신유(腎兪)를 구(灸)하고 또 장문(章門)·곡천(曲泉)·관원(關元)·삼음교(三陰交)를 선택한다. 〈綱目〉

부인의 전포(轉脬)로 인하여 소변을 누지 못하는 데는 곡골(曲骨)·관원(關元)을 선택한다. 〈甲乙〉

부인의 음중(陰中)이 아플 때는 음릉천(陰陵泉)을 선택한다. 〈甲乙〉

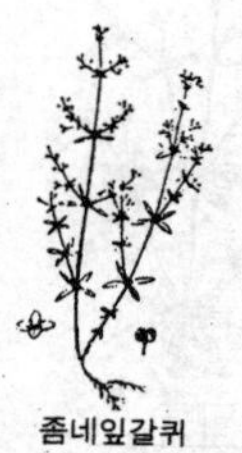
좀네잎갈퀴

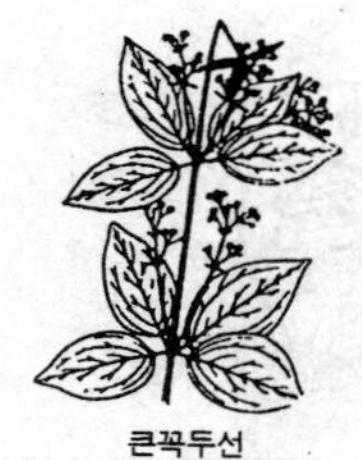
큰꼭두선

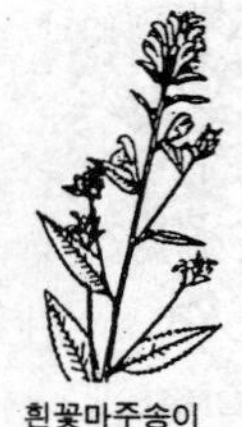
흰꽃마주송이

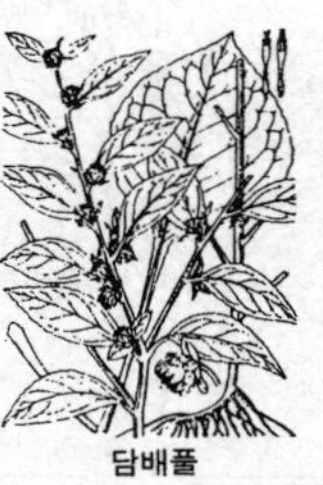
담배풀

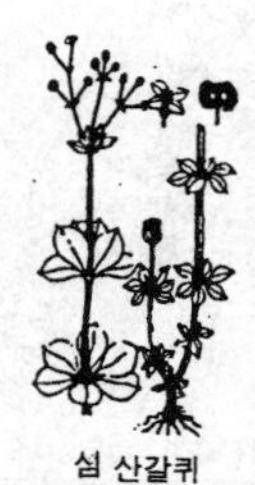
섬 산갈퀴

二六. 대변(大便)

1. 대변의 원인일 경우

난경(難經)에 이르기를, 「대장(大腸)과 소장(小腸)의 만나는 곳이 난문(闌門)이 된다.」

대개 위 속의 수곡(水穀)이 소화되면 위의 아랫입에서 소장의 윗입으로 들어가고, 소장의 아랫입에서 청탁(淸濁)을 분비하여 수액은 방광에 들어가서 오줌이 되고 찌꺼기는 대장(大腸)으로 들어가서 대변이 되니, 난문(闌門)에서 나뉘어져 관(關)과 난(闌)이 분격(分隔)되기 때문에 난문(闌門)이라고 한다. 〈內經〉

대장(大腸)은 전해 주는 관(關)이니 음식물을 소화해서 내보낸다.

주(註)에 말하기를, 「화물(化物)을 대변이라 했다.」

2. 대변의 병인(病因)일 경우

적풍(賊風)의 허사(虛邪)는 양(陽)이 받고 음식과 기거의 실조(失調)는 음(陰)이 받으니 양(陽)이 받는 것은 육부(六腑)로 들어가고 음(陰)이 받는 것은 오장(五臟)으로 들어간다.

육부(六腑)에 들어가면 몸에 열이 생기며 갑자기 눕고 위로는 숨을 헐떡이게 되며, 오장(五臟)에 들어가면 막히고 가득 차서 밑으로는 새게 되고 오래 되면 장벽〔腸澼 : 이질(痢疾)〕이 된다. 〈內經〉

봄바람에 상하면 여름에는 반드시 설사를 한다.

그것은 봄바람에 상하여 사기(邪氣)가 머물러 있고 떠나지 않다가 마침내 새버리기 때문이다.

오랜 풍(風)이 으로 들어가면 장풍(腸風)과 설사가 되고 청기(淸氣)가 밑에 있거나 습(濕)이 이기면 유설(濡泄)한다. 주(註)에 이르기를, 「습(濕)이 이기면 안으로 비위(脾胃)를 치니 비위(脾胃)가 습(濕)을 받으면 수곡(水穀)이 분별되지 않으므로 대장이 전해 주니 주사(注瀉)하는 것이다.」〈內經〉

창고에 물건을 간직하지 않으면 이것은 문호(門戶)가 불필요한 것이다.

주(註)에 이르기를, 「이것은 대장의 문호(門戶)가 거두어 들이지 못하고 설사한다는 뜻이다.」〈內經〉

대장(大腸)에 한(寒)이 있으면 목당〔鶩溏 : 진흙 같은 대변〕이 많고 열이 있으면 창자에 때가 생긴다. 〈仲景〉

장구(腸垢)란 것은 창자 사이에 쌓인 즙과 기름기를 말하고 또한 체하(滯下)라고 하는데 습화(濕火)가 창자 속에 체(滯)해 있으니 체하(滯下)라고 한다. 〈入門〉

이질(痢疾)의 원인 2가지 중에 1은 더울 때 번갈(煩渴)하면 생것과 찬것을 방자한 마음으로 먹는 것이고, 2는 밤에 이불을 잘못 덮어서 풍습(風濕)이 밖에서 들어온 것이니 두 가지가 모두 수곡(水穀)을 소화시키지 못하도록 하고 열을 나게 하면 열이 습과 합해서 기분을 상하고 기혈(氣血)이 모두 상하면 적백리(赤白痢)가 되는 것이다. 〈丹心〉

고인(古人)이 말하기를, 「쌓여서 이(痢)가 안 되는 것이 없다.」 하였으니 모두 다 더운 달에 생것과 찬것을 과식하여 음식을 소화시키지 못하기 때문에 쌓이고 체해서 이(痢)가 되는 것이다. 〈類聚〉

3. 대변색을 구별할 경우

장 속이 차면 장이 울고 설사를 하며 장 속이 더우면 누른 죽같은 것을 사(瀉)한다. 〈靈樞〉

흰색의 변을 누는 것은 한(寒)이 있고, 청・황・홍・적・흑색인 것은 모두 열이 있는 증세이다.

어떤 사람은 이색(痢色)이 푸른 것을 한(寒)이라고 하는데 그것은 잘못이다.

상한소음병(傷寒少陰病)에 순청수(純靑水)를 하리(下痢)하는 것은 열이 속에 있는 증세이다.

어린아이의 경기에 이색(痢色)이 푸른 것이 많은 점으로 보아 청색은 열이 있는 증세가 분명한 것이다.

이색(痢色)이 누른 것은 비(脾)에 열이 있는 것이고, 홍색인 것은 열이 있는 것으로 심화(心火)의 색이며, 적색인 것은 열이 심한 것이고, 흑색인 것은 화열(火熱)이 극히 높으면 도리어 물을 겸해서 화(化)하기 때문이다. 〈原病〉

혈(血)이 차면 엉기므로 이색(痢色)이 반드시 자흑(紫黑)이고 덩어리가 되며 또는 농혈(膿血)도 섞여서 나오는데 대부분 농(膿)은 전부터 쌓인 것이고, 혈(血)은 새로 쌓인 것이다. 〈入門〉

습(濕)이 많으면 오설(五泄)이 되어서 물을 기울이듯이 기울여 쏟게 한다. 〈入門〉

열리(熱痢)는 자흑색(紫黑色)이고, 한리(寒痢)는 희어서 오리똥과 같으며, 습리(濕痢)는 흑두즙(黑豆汁)과 같고, 풍리(風痢)는 완전히 청수(靑水)를 사(瀉)하고, 기리(氣痢)는 게의 똥과 같고, 적리(積痢)는 색이 누르면서

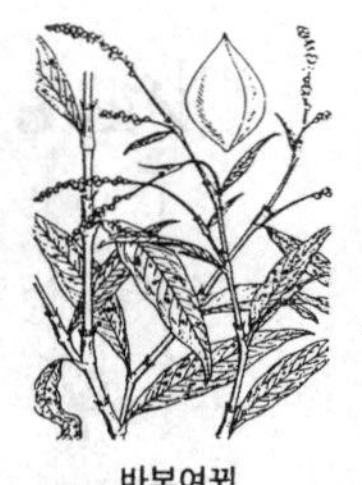
바보여뀌

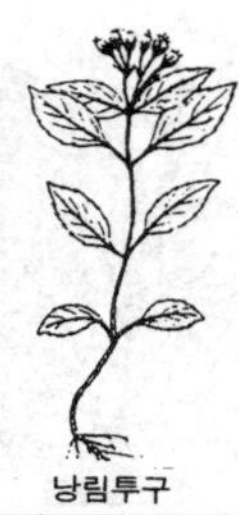
낭림투구

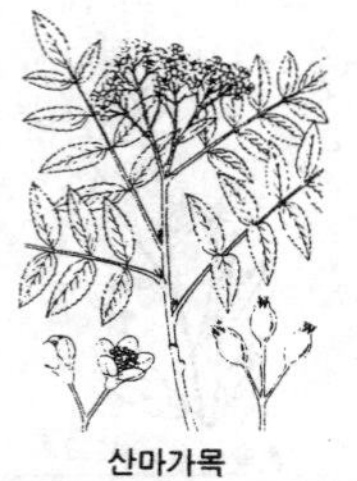
산마가목

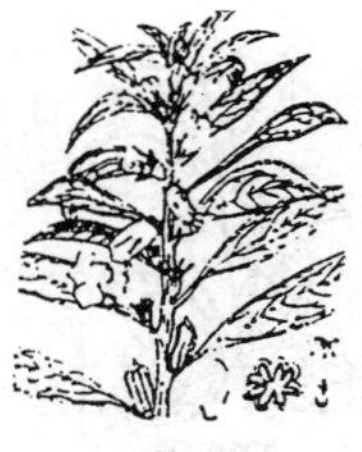
참 깨

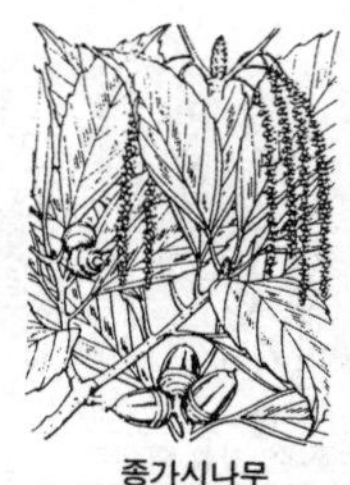
좀가시나무

또는 어뇌(魚腦)와 같고, 허리(虛痢)는 색이 희면서 콧물과 같고, 고주리(蠱疰痢)는 닭의 간과 같다. 〈入門〉

4. 맥법(脈法)일 경우

설사가 맥(脈)이 느슨하고 때로 작으며 맺히는 증세는 살고, 부대(浮大)하고 촉(數)한 증세는 죽는다. 〈正傳〉

설사에 맥(脈)이 홍대(洪大)하면 역(逆)이 된다. 〈靈樞〉

설사를 하고 출혈이 그치지 않으며 맥(脈)이 실(實)하면 치료가 어렵다. 〈內經〉

설사맥(泄瀉脈)이 잠긴 것으로 바람에 상하면 들뜨고, 추위에 상하면 가늘어지고, 더위에 상하면 작아지고, 습(濕)에 상하면 느슨해진다. 〈醫鑑〉

설사맥(泄瀉脈)이 원래는 침(沈)한 것인데 더딘 것은 한(寒)이 들어온 증세이고, 빠른 것은 화열(火熱)한 증세이며, 더위에 허한 것은 활탈(滑脫)한 증세이며, 더위에 습한 것은 완약(緩弱)하니 한여름에 많이 있다. 〈回春〉

이질(痢疾)에는 농혈(膿血)이 나오는데 맥이 작고 머물러 있으면 살고, 빠르고 또 열이 있는 증세는 죽는다. 〈脈經〉

하리맥(下痢脈)이 미약하면서 빠른 것은 저절로 나으려 하는 증세이니 비록 열이 있어도 죽지는 않는다. 〈仲景〉

하리맥(下痢脈)이 크면 낫지를 않는다. 〈仲景〉

하리(下痢)를 하루 10여회 하고 맥이 도리어 실하면 죽는다. 〈仲景〉

하리맥(下痢脈)이 작고 가늘어야 하고 크게 되면 안 된다. 〈仲景〉

하리맥(下痢脈)이 작은 증세는 곧 낫는 것이요, 크고 들뜨는 증세는 일어날 날을 기대할 수 없다. 〈脈訣〉

적(積)이 없으면 이(痢)가 되지 않는다. 그러나 맥은 마땅히 활대(滑大)할 것이고, 들뜨고 현급(弦急)하면 죽고, 가늘게 되면 해가 없다. 〈脈訣〉

대개 이질(痢疾)에는 몸이 서늘하고 맥이 가늘면 살고, 몸에 열이 있고 맥이 크면 치료하기가 어렵다. 〈丹心〉

하리맥(下痢脈)이 아주 작으면 길하고, 크게 들뜨면 치료가 어렵다. 〈濟生〉

대변이 폐결(閉結)하고 비맥(脾脈)이 침삭(沈數)하여 밑으로 척맥(尺脈)에 이어지면 양결(陽結)이 되고, 2척맥(二尺脈)이 허하고 또 가늘며 더디면 음결(陰結)이 되고, 우척맥(右尺脈)이 들뜨면 풍결(風結)이 된다. 〈醫鑑〉

노인과 허인(虛人)의 폐결(閉結)에 맥이 작탁(雀啄)하면 치료를 할 수 없다. 〈醫鑑〉

5. 설사증에 5종이 있을 경우

위설(胃泄) • 비설(脾泄) • 대장설(大腸泄) • 소장설(小腸泄) • 대가설(大瘕泄) 등이 있다. 위설(胃泄)은 음식이 화가 안 고 빛이 누르니 위풍탕(胃風湯)을 쓰고, 비설(脾泄)은 배가 잔뜩 부르고 설(泄)을 쏟는 것 같으며 먹으면 토역(吐逆)을 하니 위령탕(胃苓湯)을 쓰고, 대장설(大腸泄)은 먹은 것이 군박(窘迫)하며 대변이 희고 장(腸)이 울며 끓는 듯이 아프니 오령산(五苓散)을 쓰고, 소장설(小腸泄)은 소변이 삽(澁)하고 대변에 농혈(膿血)이 섞이며 소복(小腹)이 아프니 작약탕(芍藥湯)을 쓰고, 대가설(大瘕泄)은 속이 급하며 뒤가 무겁고 변소에는 자주 가지만 대변은 나오지 않고 경(莖) 속이 아프니 대황탕(大黃湯)을 쓴다. 〈醫林〉

※ 위풍탕(胃風湯)

효능 : 장위(腸胃)의 습독(濕毒) 때문에 배가 아프고 흑두즙(黑豆汁) 같은 것이 나오며 또 어혈(瘀血)이 나오는 데 쓴다.

처방 인삼(人蔘) • 백출(白朮) • 적복령(赤茯苓) • 당귀(當歸) • 천궁(川芎) • 백작약(白芍藥) • 계피(桂皮) • 감초(甘草) 각 1돈, 속미(粟米) 한 줌을 물로 달여서 먹는다. 〈得効〉

※ 위령탕(胃苓湯)

효능 : 비위(脾胃)에 습(濕)이 성해서 설사 복통하고 수곡(水穀)을 소화시키지 못하는 데 쓴다.

처방 창출(蒼朮) • 후박(厚朴) • 진피(陳皮) • 저령(猪苓) • 택사(澤瀉) • 백출(白朮) • 적복령(赤茯苓) • 백작약(白芍藥) 각 1돈, 육계(肉桂) • 감초(甘草) 각 5푼, 생강 3쪽, 대추 2개를 넣어 물로 달여서 먹는다. 〈醫鑑〉

6. 여러 가지 설사증일 경우

설사에는 습설(濕泄) • 유설(濡泄) • 풍설(風泄) • 한설(寒泄) • 서설(暑泄) • 화설(火泄) • 열설(熱泄) • 허설(虛泄) • 활설(滑泄) • 손설(飱泄) • 주설(酒泄) • 담설(痰泄) • 식적설(食積泄) • 비설(脾泄) • 신설(腎泄) • 비신설(脾

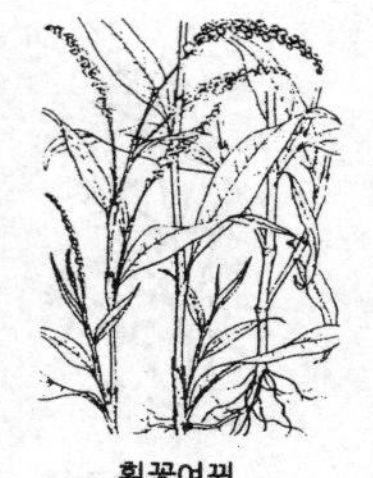
흰꽃여뀌

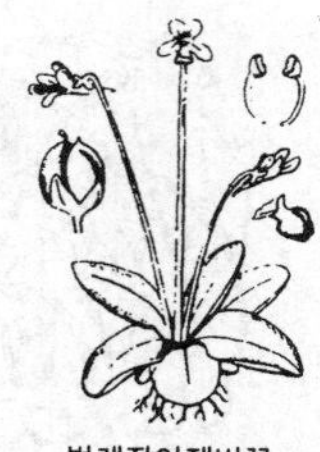
벌레잡이제비꽃

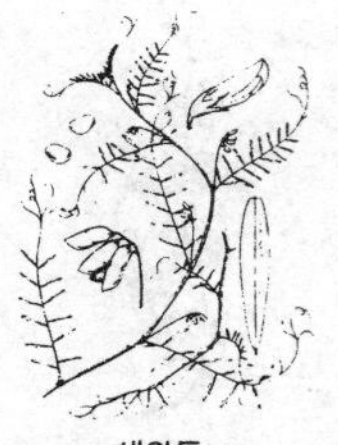
새완두

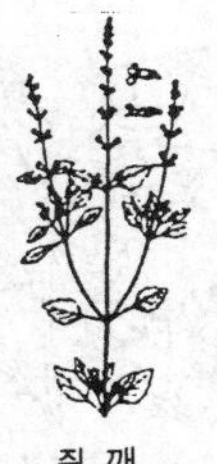
쥐 깨

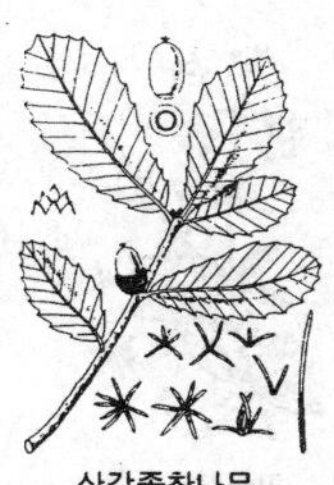
산갈졸참나무

腎泄)·낭설(瀼泄)·폭설(暴泄)·동설(洞泄)·구설(久泄) 등이 있다.

대부분 설(泄)은 모두 습(濕)을 겸하는 것이니 처음에는 당연히 중초(中焦)를 분리하고 하초(下焦)를 스며서 이롭게 해야 하며 오래 된 증세는 올려 주며 반드시 활탈(滑脫)해서 불금(不禁)한 뒤에만 삽약(澁藥)을 써서 그치게 한다. 〈入門〉

설사를 치료할 때는 보허(補虛)를 하되 감온제(甘溫劑)로만 쓰는 것은 기(忌)해야 한다.

달면 습(濕)이 나고 열을 맑게 하는데 또한 아주 쓴약을 쓰지 말 것이니 약이 쓰면 비(脾)를 상하게 하므로 단지 담제(淡劑)로써 이규(利竅)를 시키는 것이 좋다. 〈入門〉

설사를 낫게 하려면 먼저 수곡(水穀)을 분리해야 하니 차전자전탕(車前子煎湯)에 오령산(五苓散)〔처방은 한문(寒門)〕을 먹고, 다음은 중초(中焦)를 바르게 하니 이중탕(理中湯)과 치중탕(治中湯)을 쓰되 이(理)·치중탕(治中湯)이 효과가 없으면 고장환(固腸丸)을 쓴다. 〈濟生〉

사(瀉)를 치료하는 데는 먼저 중초(中焦)를 치료하니 이중탕(理中湯)과 환약이 그것이고, 중초(中焦)를 치료해서 효과가 없으면 적석지우여량탕(赤石脂禹餘粮湯)〔처방은 한문(寒門)〕을 쓰는 것이다.

설사의 모든 약을 쓰는 데는 흔히 환으로 만들어 쓴다. 〈正傳〉

또한 설사에 소변이 맑고 삽(澁)하지 않은 증세는 한(寒)이고, 적삽(赤澁)한 증세는 열(熱)이다. 〈原病〉

손발이 차면 냉증(冷症)이고, 더우면 열증(熱症)이다. 〈直指〉

대변에 곡식이 그대로 나오고 색이 변하지도 않으며 토하고 이(利)하며 더럽고 비린 냄새가 나며 소변이 맑고 삽(澁)하지 않으며 몸이 차고 목이 마르지 않으며 맥(脈)이 아주 작으면서 느린 것은 모두 한증(寒症)이다.

곡(穀)과 육(肉)이 소화되는 것은 말할 것도 없이, 열(熱)이라고 단정해도 좋으니, 한설(寒泄)로써 곡육(穀肉)이 소화된다는 것은 있을 수 없다. 〈原病〉

또한 화성(火性)이 아주 빨라서 전화(傳化)하는 것이 정상을 잃어서 완곡(完穀)이 소화되지 않고 음식이 그대로 나오는 수도 있으니 중경(仲景)에 이르기를, 「사열(邪熱)은 곡(穀)을 죽이지 못하지만 열이 습(濕)을 얻으면 먹은 것이 그대로 나오게 된다」하였다. 〈原病〉

심하게 나는 설사는 양(陽)이 아니고, 오래도록 나는 설사는 음(陰)이 아니다. 〈機要〉

완전한 치료에는 삼백탕(三白湯)·조습탕(燥濕湯)·익원산(益元散)을 쓴다.

※ 고장환(固腸丸)

효능: 설리(泄痢)가 오래 되어서 어지럽고 차지며 여위고 약한 데는 이것으로써 삽(澁)하게 한다.

처방 용골(龍骨)·부자포(附子炮)·고백반(枯白礬)·가자피(訶子皮) 각 1냥, 정향(丁香)·양강(良薑)·적석지(赤石脂)·백두구(白豆蔻)·축사(縮砂) 각 5돈, 목향(木香) 3돈을 가루로 하고 초풀에 오동 열매 크기의 환을 하여 미음으로 30알을 먹는다. 〈入門〉

※ 삼백탕(三白湯)

효능: 모든 설사를 치료한다.

처방 백출(白朮)·백복령(白茯苓)·백작약(白芍藥) 각 1돈반, 감초구(甘草灸) 각 5푼을 썰어서 물로 달여 먹는다. 삼백(三白)은 설사의 긴요한 약이다. 〈入門〉

※ 조습탕(燥濕湯)

효능: 모든 설사를 치료다.

처방 백출(白朮) 2돈, 백복령(白茯苓)·백작약초(白芍藥炒) 각 1돈반, 진피(陳皮) 1돈, 감초구(甘草灸) 5푼을 물로 달여 먹는다. 〈必用〉

이것은 삼백탕(三白湯)에 진피(陳皮) 1매를 더한 것이니 일명 출령작약탕(朮苓芍藥湯)이라고도 한다.

◎ **습설(濕泄)**

즉 유설(濡泄), 또는 통설(洞泄)이라고도 하니 증세는 물을 기울이는 것처럼 설(泄)하고 장(腸)이 울고 몸이 무겁고 배는 아프지 않다. 〈入門〉

좌전(左傳)에 이르기를, 「장마가 있으면 복질(腹疾)이 생긴다.」는 것이 즉 그것이다. 한습(寒濕)이 비위(脾胃)를 상하여 수곡(水穀)을 부숙(腐熟)하지 못해서 통설(洞泄)하는 것이 물과 같은 것을 유설(濡泄)이라 하니 위령탕(胃苓湯)에 초두구(草豆蔻)를 더해 쓴다. 〈綱目〉

습설(濕泄)로 몸이 아플 때는 오령산(五苓散)에 강활(羌活)과 창출(蒼朮)을 더해 쓴다. 〈得効〉

수곡(水穀)이 소화가 안 되고 청(淸)과 탁(濁)이 나누

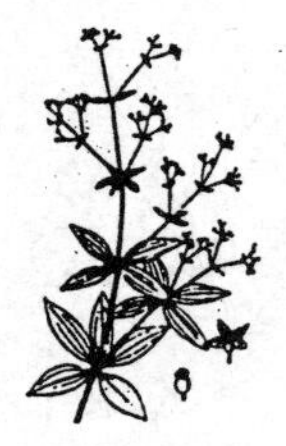
민둥갈퀴

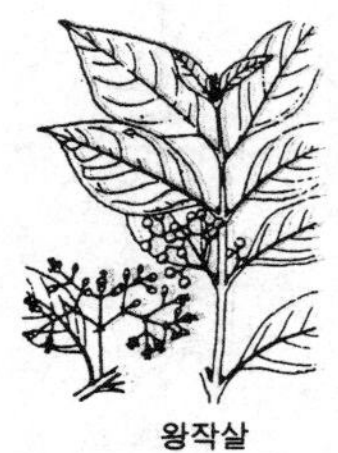
왕작살

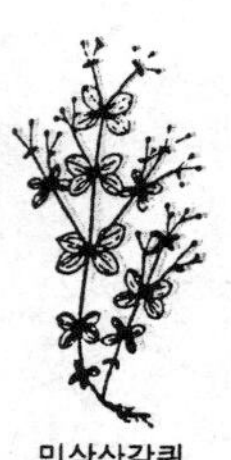
민삼산갈퀴

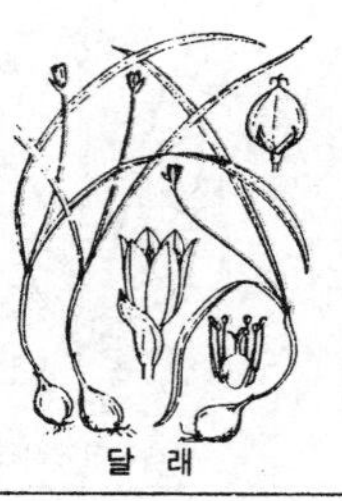
달 래

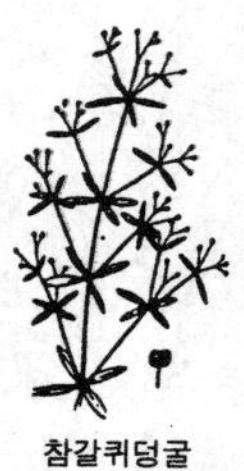
참갈퀴덩굴

어지지 않는 증세는 습설(濕泄)이다. 〈回春〉

물만 누고 배가 아프지 않은 증세는 습설(濕泄)이니 국궁환(麴芎丸)을 쓴다. 〈本事〉

목이 아주 말라서 물을 많이 들이키는 증세는 수곡(水穀)이 동시에 같이 내려가기 때문인 것이니 오령산(五苓散)을 쓴다. 〈易老〉

통설(洞泄)에는 사습탕(瀉濕湯)·위생탕(衛生湯)·만병오령산(萬病五苓散)을 쓴다.

※ 국궁환(麴芎丸)

효능 : 풍습(風濕)과 활설(滑泄)을 치료한다.

처방 신국(神麴)·천궁(川芎)·백출(白朮)·부자포(附子炮)를 각 등분해서 가루로 하여 면호(麵糊)에 오동열매 크기의 환을 하여 공복에 미음으로 30~50알을 먹는다.

좌전(左傳)에 이르기를, 「맥국(麥麴)과 천궁(川芎)이 충분히 제습(除濕)한다.」했으니 비(脾)가 습(濕)하고 새는 것들은 모두가 잘 들으며 또한 먹는 것이 그대로 새는 것도 치료한다. 〈本事〉

※ 사습탕(瀉濕湯)

효능 : 통설(洞泄)을 치료한다.

처방 백출초(白朮炒) 3돈, 백작약초(白芍藥炒) 2돈, 진피초(陳皮炒) 1돈반, 방풍(防風) 1돈, 승마(升麻) 5푼을 물로 달여서 먹는다.

이것은 유초창(劉草窓)의 통설(洞泄)을 치료하는 묘약이다. 〈丹心〉

※ 위생탕(衛生湯)

효능 : 통설(洞泄)을 치료한다.

처방 인삼(人蔘)·백출(白朮)·백복령(白茯苓)·산약(山藥)·진피(陳皮)·의이인(薏苡仁)·택사(澤瀉) 각 1돈, 황련(黃連) 감초(甘草) 각 5푼을 물에 달여 공복에 먹는다. 〈入門〉

※ 만병오령산(萬病五苓散)

효능 : 습설(濕泄)로 사수(瀉水)가 많고 배가 아프지 않으나 우는 정도가 우뢰와 같으며 맥이 가는 데 쓴다.

처방 적복령(赤茯苓)·백출(白朮)·저령(猪苓)·택사(澤瀉)·산약(山藥)·진피(陳皮)·창출(蒼朮)·축사초(縮砂炒)·육두구외(肉豆蔻煨)·가자외(訶子煨) 각 8푼, 계피(桂皮)·감초(甘草) 각 5푼, 생강 2쪽과 매(梅) 1개, 등심(燈心) 1단을 넣어 물로 달여서 공복에 먹는다. 〈回春〉

◎ 풍설(風泄)

오풍(惡風)하고 땀을 흘리며 또는 청혈(淸血)을 띤 증세는 봄바람에 상하고, 여름에는 습(濕)에 감염이 되어 발동하기 때문에 설사가 심한 것이다. 〈入門〉

풍사(風邪)가 장(腸)과 위(胃)에 들어가면 대변이 뭉치지 않고 설사를 한다. 〈直指〉

설사하면서 변에 청혈(淸血)을 띠는 증세에는 위풍탕(胃風湯)을 쓴다. 〈回春〉

풍사(風邪)가 안으로 파고든 증세에는 계지마황탕(桂枝麻黃湯)을 먹고 땀을 낸다. 〈綱目〉

◎ 한설(寒泄)

오한(惡寒)하고 몸이 무겁고 배가 부풀으며 끊어지는 듯이 아프고 우뢰같이 울며 압당(鴨溏)이 청랭(淸冷)하고 먹은 음식이 소화가 안 되니 이중탕(理中湯)에 적복령(赤茯苓)·후박(厚朴)을 더하고 또는 치중탕(治中湯)에 축사(縮砂)를 더해서 쓴다. 〈入門〉

갈비가 차고 자리(自利)하며 목이 마르지 않는 증세를 압당(鴨溏)이라 하고 또한 목당(鶩溏)이라고 하는데 내리는 것이 청백(淸白)하니 압시(鴨屎)와도 같다. 〈入門〉

한설(寒泄)을 일명 목당(鶩溏)이라고 하는데 대변이 물과 같다. 부자온중탕(附子溫中湯), 또는 평위산(平胃散)에 이중탕(理中湯)을 합해서 쓴다. 〈入門〉

한설(寒泄)에는 사주산(四柱散)과 육주산(六柱散)이 좋다.

한설(寒泄)에는 아침 저녁으로 약을 먹어야 한다.

대부분 아침에 더운약을 먹고 밤에는 이 약의 힘이 다 된 다음 한 번 먹는다. 〈丹心〉

※ 부자온중탕(附子溫中湯)

효능 : 중한(中寒)·복통(腹痛)·설사로 먹은 음식이 소화가 안 되는 데 쓴다.

처방 부자포(附子炮)·건강포(乾薑炮) 각 1돈반, 인

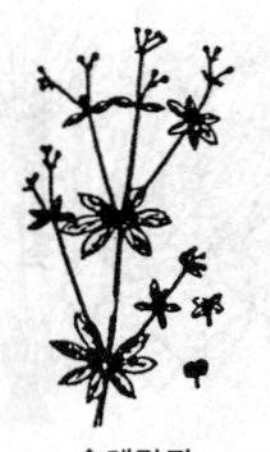
수레갈퀴

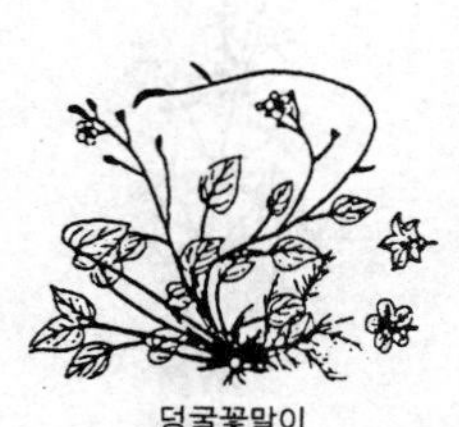
덩굴꽃말이

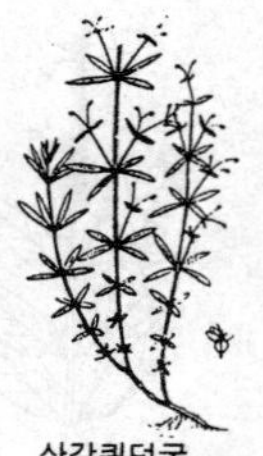
산갈퀴덩굴

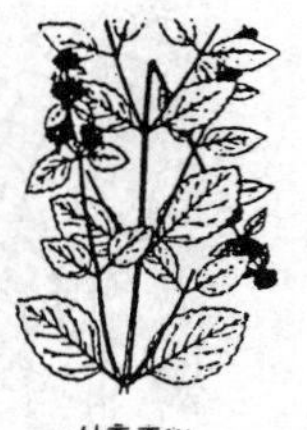
산층층이

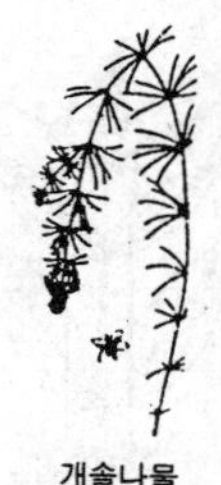
개솔나물

삼(人蔘) • 백출(白朮) • 백복령(白茯苓) • 백작약(白芍藥) • 감초(甘草) 각 1돈, 후박(厚朴) • 초두구외(草豆蔻煨) • 진피(陳皮) 각 6푼을 물에 달여서 공복에 먹는다. 〈綱目〉

❊ 사주산(四柱散)

효능 : 원장(元臟)이 허랭(虛冷)하고 배꼽 근처의 배가 냉하고 아프며 대변이 흘러내리고 귀가 울며 머리가 어지러운 증세를 치료한다.

처방 목향(木香) • 백복령(白茯苓) • 인삼(人蔘) • 부자포(附子炮) 각 1돈 2푼반, 생강 3쪽과 대추 3개에 소금을 조금 넣어 물에 달여서 공복에 먹는다. 〈局方〉

❊ 육주산(六柱散)

효능 : 원장(元臟)이 허랭(虛冷)하고 배꼽 주위의 배가 아프고 설사가 그치지 않는 증세를 치료한다.

처방 사주산(四柱散) • 본방(本方)에 가자(訶子) • 육두구(肉豆蔻)를 등분해서 더한 것이니 물에 달여 먹는다. 〈三因〉

◎ 서설(暑泄)

가슴이 답답하고 목이 마르며 소변이 붉고 폭사(暴寫)하는 것이 물과 같으니 유령탕(薷苓湯)에 백작약(白芍藥) • 차전자(車前子)를 더하고 또는 계령감로음(桂苓甘露飮)을 쓴다. 〈入門〉

한여름에 심하게 설사하는 것이 물과 같고 얼굴에 때가 끼며 맥이 허하고 목이 마르며 땀을 흘리는 데는 향유산(香薷散)과 이공산(異功散)을 합치고 백작약(白芍藥)과 차전자(車前子)를 더해서 진미초(陳米炒) 100알, 오매(烏梅) 1개, 등심(燈心) 1단을 넣어 같이 달여서 먹는다. 〈回春〉

여름 설사에는 국출원(麴朮元) • 청육환(淸六丸) • 통령산(通苓散) • 익원산(益元散) • 육화탕(六和湯) • 청서익기탕(淸暑益氣湯)을 쓴다.

❊ 유령탕(薷苓湯)

효능 : 한여름 설사로 이질(痢疾)을 예방하는 데 쓴다.

처방 택사(澤瀉) 1돈 2푼, 저령(猪苓) • 적복령(赤茯苓) • 백출(白朮) • 향유(香薷) • 황련강즙초(黃連薑汁炒) • 백변두(白篇豆) • 후박제(厚朴製) 각 1돈, 감초(甘草) 3푼을 물로 달여서 먹는다. 〈集略〉

❊ 계령감로음(桂苓甘露飮)

효능 : 여름에 상하여 목이 마르고 설사하며 또는 곽란(霍亂) • 토사(吐瀉)하는 증세를 치료한다.

처방 활석(滑石) 2냥, 적복령(赤茯苓) • 택사(澤瀉) • 석고(石膏) • 한수석(寒水石) • 감초(甘草) 각 1냥, 백출(白朮) • 육계(肉桂) • 저령(猪苓) 각 5돈을 가루로 하여 매 2돈을 열탕이나 냉수에 먹고 꿀이나 강탕(薑湯)을 조금 넣어 먹으면 더욱 좋다. 〈丹心〉

❊ 국출원(麴朮元)

효능 : 여름에 상하여 심한 설사를 하는 데 쓴다.

처방 신국초(神麴炒)와 창출제(蒼朮製)를 각 등분하여 가루로 하고 면호(麵糊)에 오동 열매 크기의 환을 하여 공복에 미음으로 30~50알을 먹는다. 〈局方〉

❊ 청육환(淸六丸)

효능 : 습열(濕熱)과 설사를 치료한다.

처방 익원산(益元散)〔처방은 서문(署門)〕 3냥에 홍국(紅麴) 반냥초(半兩炒)를 더해 가루로 하고 진미반(陳米飯)에 오동 열매 크기의 환을 하여 공복에 백탕으로 50~70알을 먹는다. 〈丹心〉

❊ 통령산(通苓散)

효능 : 서습(暑濕) 설사를 치료하는데 수곡(水穀)을 따로 나누고 번열(煩熱)을 풀어 준다.

처방 택사(澤瀉) • 백출(白朮) • 적복령(赤茯苓) • 목통(木通) • 인진(茵蔯) • 구맥(瞿麥) • 차전자(車前子) 각 1돈을 썰어서 1첩으로 하여 등심(燈心) 1단, 맥문동(麥門冬) 10알을 같이 달여서 먹는다. 〈得効〉

◎ 화설(火泄)

즉, 열사(熱瀉)인데 입이 마르고 차가운 것을 즐기며 한동안 아프면 한동안 설사하는 증세가 교체하는 것이 아주 빠르고 진하며 끈끈하니 황련향유산(黃連香薷散)에 사령산(四苓散)을 합하여 백작약(白芍藥)과 치자초(梔子

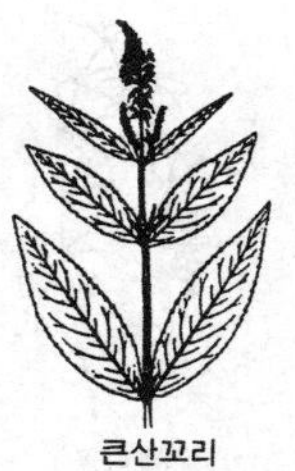
큰산꼬리

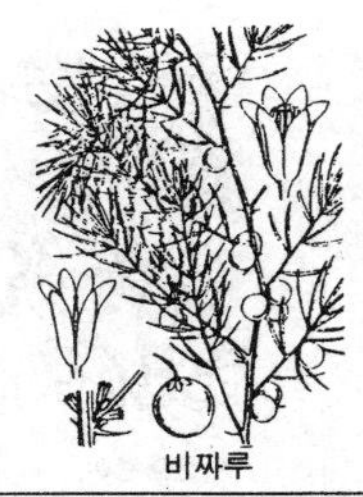
비짜루

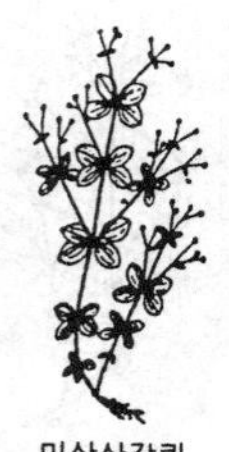
민삼산갈퀴

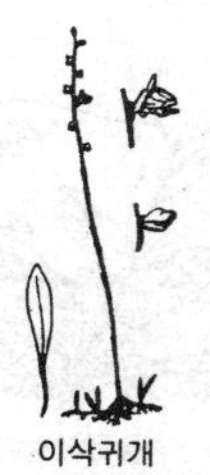
이삭귀개

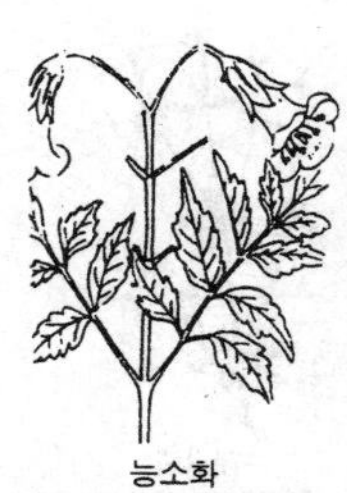
능소화

炒)를 더해서 쓴다. 〈入門〉

배가 아픈 증세가 한동안 지나면 또 토하는 증세가 한동안 바뀌는데 내리는 것이 끓는 물과 같고 후중(後重)하여 막힌 것 같으며 피가 내리고 소변이 적삽(赤澁)하며 목이 마르고 맥(脈)이 빠르니 만병사령산(萬病四苓散)을 쓴다. 〈回春〉

복통(腹痛)하고 물을 토하며 장(腸)이 울고 아픔이 한동안 지나면 토하기를 한동안 하는 증세는 화(火) 때문인 것이니 사령산(四苓散)에 목통(木通)•활석(滑石)•황금(黃芩)•치자를 더해 쓴다. 〈丹心〉

※ 만병사령산(萬病四苓散)

효능 : 열사(熱瀉)를 치료한다.

처방 적복령(赤茯苓)•저령(猪苓)•택사(澤瀉)•창출초(蒼朮炒)•산약(山藥)•백출(白朮)•백작약초(白芍藥炒)•치자초(梔子炒)•진피(陳皮) 각 1돈, 감초구(甘草灸) 5푼, 오매(烏梅) 1개, 등심(燈心) 1단을 같이 달여서 먹는다. 〈回春〉

※ 사령산(四苓散)

즉 오령산(五苓散)에서 육계(肉桂) 한 가지를 뺀 것이다.

◎ **허설(虛泄)**

노곤노곤해 고달프고 힘도 없으며 음식을 먹으면 곧 토하는데 배는 좀처럼 아프지 않다. 사군자탕(四君子湯)〔처방은 기문(氣門)〕에 목향(木香)•축사(縮砂)•연육(蓮肉)•순찹쌀을 가루로 하여 사탕탕(砂糖湯)으로 공복에 먹는다. 〈入門〉

음식이 위에 들어가면 바로 내려가 음식이 소화가 안 되는 증세는 허설(虛泄)이니 승양제습탕(升陽除濕湯)을 쓴다. 〈丹心〉

음식이 위에 들어가면 곧 토하고 수곡(水穀)이 소화가 안 되며 맥이 미약한 데는 삼령연출산(蔘苓蓮朮散)을 쓴다. 〈回春〉

기허(氣虛) 설사에는 사군자탕(四君子湯)에 백출(白朮)을 배로 더하고 황기(黃芪)•승마(升麻)•시호(柴胡)•방풍(防風)을 더해서 제거하면 낫는다. 〈正傳〉

허설(虛泄)에는 양원산(養元散)•가미사군자탕(加味四君子湯)이 모두 좋다. 〈得効〉

※ 승양제습탕(升陽除濕湯)

효능 : 기허(氣虛) 설사에 음식 생각이 없어져서 노곤해 고달프고 힘이 없는 증세에 쓴다.

처방 창출(蒼朮) 1돈반, 승마(升麻)•시호(柴胡)•강활(羌活)•방풍(防風)•신국(神麴)•택사(澤瀉)•저령(猪苓) 각 7푼, 진피(陳皮)•맥아초(麥芽炒)•감초구(甘草灸) 각 5푼을 물에 달여 공복에 먹는다. 〈東垣〉

※ 삼령연출산(蔘苓蓮朮散)

효능 : 기허(氣虛) 설사를 치료한다.

처방 인삼(人蔘)•백출(白朮)•백복령(白茯苓)•산약(山藥)•연자(蓮子)•진피(陳皮) 각 1돈, 축사(縮砂)•곽향(藿香)•가자(訶子)•육두구(肉豆蔻)•건강포(乾薑炮)•감초구(甘草灸) 각 5푼, 오매(烏梅) 1개, 등심(燈心) 1단을 넣어 물에 달여서 먹는다.

※ 양원산(養元散)

효능 : 설사로 인해 음식을 먹지 못하는 데 쓴다.

처방 찹쌀 1되를 물에 담가서 하룻밤 재우고 걸러 말려서 약한불에 볶아 가루로 하고 산약말(山藥末) 1냥, 호초말(胡椒末) 조금을 잘 섞어서 매일 새벽에 반 잔에 사탕(砂糖) 2수저를 넣어서 곤탕(滾湯)하여 같이 먹으면 그 맛이 아주 좋고 자보(滋補)가 크게 된다. 또 연육(蓮肉)과 감인말(芡仁末)을 더하면 더욱 좋다. 〈醫鑑〉

※ 가미사군자탕(加味四君子湯)

효능 : 기허(氣虛) 설사를 치료한다.

처방 사군자탕(四君子湯)에 육두구외(肉豆蔻煨)•가자포(訶子炮) 각 1돈을 더하여 생강 3쪽과 대추 2개를 넣어 물에 달여서 공복에 먹는다. 〈得効〉

◎ **활설(滑泄)**

활설(滑泄)을 억제하지 못하고 오래 설사해도 그치지 않으며 항문이 대나무와 같이 곧게 나와 막지를 못하고 기(氣)가 밑으로 내려가는 데는 보중익기탕(補中益氣湯)에 백작약(白芍藥)•가자(訶子)•육두구(肉豆蔻)를 더해서 쓴다. 〈入門〉

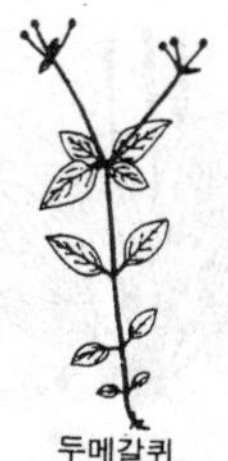
두메갈퀴

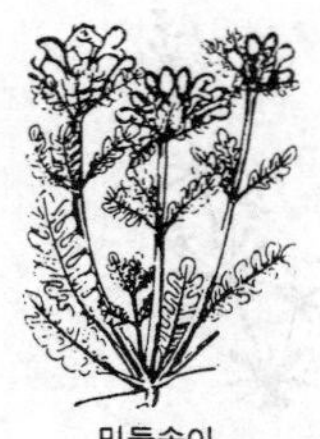
민들송이

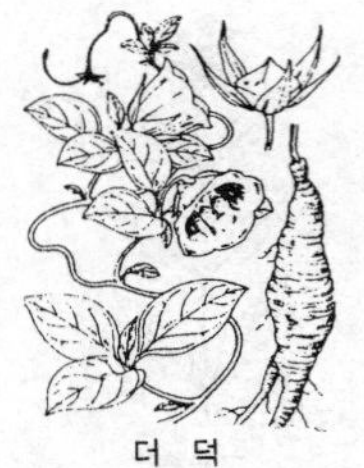
더 덕

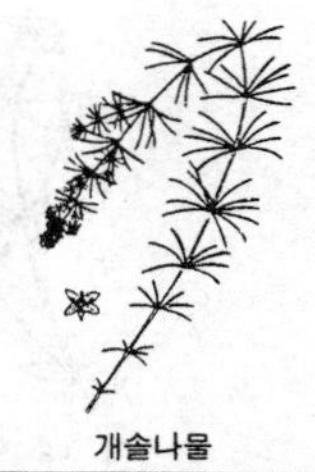
개솔나물

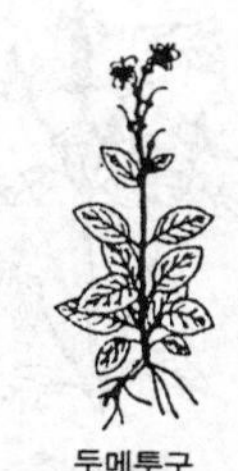
두메투구

낮과 밤의 차도가 없고 장위(腸胃)가 허활(虛滑)해서 억제하지 못하며 맥(脈)이 가는 데는 팔주산(八柱散)을 쓴다. 〈回春〉

활설(滑泄)에 고장환(固腸丸)・우여량환(禹餘粮丸)・목향산(木香散)・실장산(實腸散)을 쓴다. 대장(大腸)이 활설(滑泄)하고 소변으로 정(精)이 나오는 데는 만전환(萬全丸)을 쓴다. 〈入門〉

❊ 팔주산(八柱散)

효능 : 활설(滑泄)을 억제치 못함을 치료한다.

처방 인삼(人蔘)・백출(白朮)・육두구외(肉豆蔻煨)・건강초(乾薑炒)・가자포(訶子炮)・부자포(附子炮)・앵속각밀초(罌粟殼蜜炒)・감초구(甘草炙) 각 1돈을 썰어서 1첩으로 하여 생강 2쪽, 오매(烏梅) 1개, 등심(燈心) 1단을 넣어 공복에 먹는다. 〈回春〉

❊ 우여량환(禹餘粮丸)

효능 : 허한(虛寒)에 활설(滑泄)을 억제치 못함을 치료한다.

처방 우여량하(禹餘粮煆)・용골(龍骨)・필발(蓽撥)・가자포(訶子炮)・건강포(乾薑炮)・육두구외(肉豆蔻煨)・부자포(附子炮)를 각 등분해서 가루로 하고 초풀로 오동 열매 크기의 환을 하여 공복에 미음으로 70알을 먹는다. 〈丹心〉

❊ 목향산(木香散)

효능 : 장한(臟寒) 때문에 활설(滑泄)하고 미곡(米穀)이 소화되지 않으며 위는 열이 있는데 아래는 냉하고 입에 부스럼이 나며 여윈 증세를 치료한다.

처방 목향(木香)・파고지초(破古紙炒) 각 1냥, 양강(良薑)・축사(縮砂)・후박(厚朴) 각 7돈반, 적작약(赤芍藥)・진피(陳皮)・육계(肉桂)・백출(白朮) 각 5돈, 오수유(吳茱萸)・호초(胡椒) 각 2돈반, 육두구외(肉豆蔻煨) 4개, 빈랑(檳榔) 1개를 가루로 하여 매 3돈에 돼지간 4냥을 겹겹으로 쪼개고 뿌려서 바르고, 약장수(藥漿水) 1대접에 초를 조금 넣고서 뚜껑을 덮고 삶아 익힌 후 소금 조금, 총백(葱白) 3줄기, 생강 큰 것을 넣어 같이 삶아서 물을 마시고 건더기는 공복에 냉식(冷食)하면 처음에 미당(微溏)이 있어도 해롭지 않으며 여러 해 된 활설(滑泄)과 냉리(冷痢)도 한 번 먹으면 효력이 있다. 목이 마르면 죽탕(粥湯)을 먹는다. 〈得効〉

❊ 실장산(實腸散)

효능 : 허랭(虛冷)과 설사를 치료한다.

처방 후박강제(厚朴薑製) 1돈반, 육두구외(肉豆蔻煨)・가자포(訶子炮)・축사연(縮砂硏)・진피(陳皮)・창출(蒼朮)・적복령(赤茯苓) 각 1돈, 목향(木香)・감초(甘草) 각 5푼에 생강 3쪽, 대추 2개를 넣고 물로 달여서 먹는다. 〈直指〉

❊ 만전환(萬全丸)

효능 : 오래 된 이질(痢疾)과 설사의 한활(寒滑)을 참을 수 없을 때 쓴다.

처방 적석지(赤石脂)・건강포(乾薑炮) 각 1냥, 호초(胡椒) 5돈을 가루로 하고, 초풀로 오동 열매 크기의 환을 하여 미음으로 5~7알을 먹는다. 〈入門〉

◎ 손설(飧泄)

손설(飧泄)이란 것은 미곡(米穀)이 소화가 되지 않고 설사로 나오는 것이다. 〈綱目〉

저녁밥을 손(飧)이라 하니 밥을 소화하는 것은 저녁밥이 제일 어렵기 때문에 밥이 그대로 나오는 증세를 손설(飧泄)이라고 한다. 〈聖濟〉

내경(內經)에 이르기를, 「청기(淸氣)가 아래에 있으면 손설(飧泄)한다.」 주(注)에 이르기를, 「청기(淸氣)는 양기(陽氣)인데 양(陽)이 열이 되므로 열기가 아래에 있으면 곡(穀)이 소화가 안 되므로 손설(飧泄)이 된다.」 〈內經〉

오랜 풍(風)이 속으로 들어가면 장풍 손설(腸風飧泄)이 된다.

무릇 비위(脾胃)의 충화(冲和)한 기(氣)는 소화하는 것이 그의 책임인데 이제 청기(淸氣)가 밑으로 내려가면 풍사(風邪)가 오래 되어서 위(胃)를 간섭하게 되니 이것은 목(木)이 토(土)를 해치는 증세이다.

그러므로 잘 화한 기(氣)가 충분히 운화(運和)를 못하고 곡물(穀物)을 그대로 나오게 하니 이것을 손설(飧泄)이라고 한다.

또는 음식이 너무 지나쳐서 장위(腸胃)가 상하면 또한

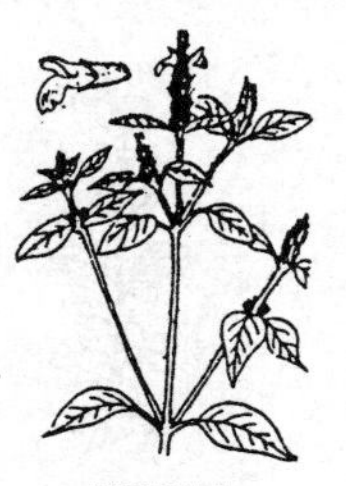
쥐꼬리망초

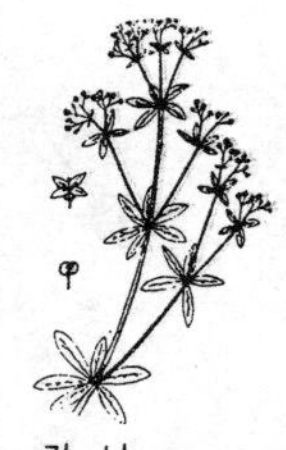
기 나

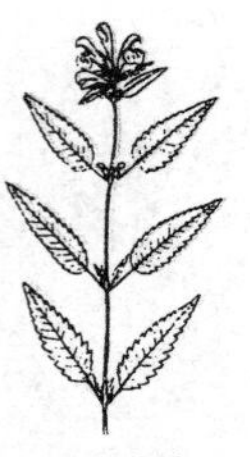
그늘송이

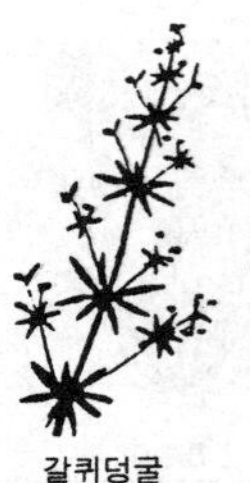
갈퀴덩굴

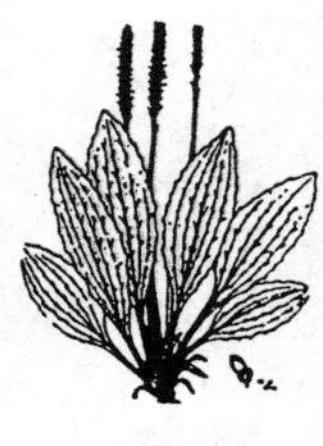
털질경이

미곡(米穀)이 소화가 안 되니 속칭 수곡리(水穀痢)라고 한다. 가감목향산(加減木香散)이 주된 치료제가 된다. 〈衛生〉

손설(飧泄)의 증세는 음식을 먹지 않으면 잠시는 그치는데 음식을 못 먹는 증세는 위가 약하므로 소화를 못 시키기 때문이다.

그러나 먹으면 다시 설사한다. 이것은 마땅히 약으로써 치료해야 하니 양원산(養元散)과 팔선고(八仙糕) 2가지로써 원기를 자양(滋養)하고 설(泄)하는 증세가 차차 그치거든 조금씩 음식을 먹어서 위가 견디면 안심이 된다. 〈東垣〉

손설(飧泄)에는 방풍작약탕(防風芍藥湯)과 창출방풍탕(蒼朮防風湯)을 쓴다.

어떤 사람이 손설(飧泄)로 뱃속이 우뢰와 같은 소리가 나면서 음식이 소화가 안 되고 소변이 삽체(澁滯)하므로 계지마황탕(桂枝麻黃湯)〔처방은 한문(寒門)〕에 강조전(薑棗煎) 대제(大濟)를 더하여 계속 3번을 복용하니 하루 종일 땀을 흘리고 나았다는 말이 있다. 〈子和〉

※ 가감목향산(加減木香散)

효능 : 손설(飧泄)과 수곡리(水穀痢)를 치료한다.

처방 목향(木香) • 양강(良薑) • 승마(升麻) • 빈랑(檳榔) • 인삼(人蔘) • 백출(白朮) 각 2돈반, 신국초(神麴炒) 2돈, 육두구외(肉豆蔲煨) • 오수유탕세(吳茱萸湯洗) • 건강포(乾薑炮) • 진피(陳皮) • 축사(縮砂) 각 5푼을 거친 가루로 하여 매 5돈을 물에 달여 공복에 먹는다.

또한 장풍 손설(腸風飧泄)도 치료한다. 〈綱目〉

※ 팔선고(八仙糕)

효능 : 비위(脾胃)가 허손(虛損)되고 설사가 그치지 않는 증세를 치료하는데 노인과 어린이에게 가장 좋다.

처방 지실부초(枳實麸炒) • 산약(山藥) 각 4냥, 산사육(山楂肉) 3냥, 백복령(白茯苓) • 진피초(陳皮炒) • 연육(蓮肉) 각 2냥, 인삼(人蔘) 1냥을 가루로 하여 멥쌀 5되와 찹쌀 1되반을 가루로 하고 꿀 3근을 넣어 약가루와 섞어서 시루에 찐 다음 말려서 먹는데 탕수(湯水)로써 입 속에 머금어 삼켜 내린다. 〈回春〉

※ 방풍작약탕(防風芍藥湯)

효능 : 손설(飧泄) 때문에 신열이 나고 맥이 당기며 배가 아프면서 목이 마른 데 쓴다.

처방 방풍(防風) • 백작약(白芍藥) 각 2돈, 황금(黃芩) 1돈을 물로 달여 먹는다. 〈東垣〉

※ 창출방풍탕(蒼朮防風湯)

효능 : 오랜 풍(風)으로 손설(飧泄)이 되어서 물도 못 마시고 음식이 그대로 나오는 증세를 치료한다.

처방 창출(蒼朮) 6돈, 마황(麻黃) 2돈, 방풍(防風) 1돈, 생강 7쪽을 넣어 물로 달여서 먹는다. 〈東垣〉

◎ **담설(痰泄)**

토하기도 하고 사(瀉)하지 않기도 하고 또는 많이 토하다가 적게 토하다가 하는 것이다.

이진탕(二陳湯)〔처방은 담음문(痰飮門)〕에 건갈(乾葛) • 백출(白朮) • 신국(神麴)을 더해 쓴다.

실(實)하면 해청환(海靑丸)을, 허하면 육군자탕(六君子湯)을 쓴다. 〈入門〉

담설(痰泄)에 맥이 침활(沈滑)하면 만병이진탕(萬病二陳湯)을 쓴다. 〈回春〉

※ 해청환(海靑丸)

효능 : 담적(痰積) 설사를 치료한다.

처방 해분(海粉) 1냥, 청대(靑黛) 3돈, 황금(黃芩) 2돈, 신국(神麴) 5돈을 가루로 하여 별도로 신국호(神麴糊)로써 오동 열매 크기의 환을 하여 공복에 백탕으로 20~30알을 먹는다. 〈入門〉

※ 만병이진탕(萬病二陳湯)

효능 : 담습(痰濕) 설사를 치료한다.

처방 반하(半夏) • 진피(陳皮) • 적복령(赤茯苓) • 백출(白朮) • 창출(蒼朮) • 산약(山藥) 각 1돈, 축사(縮砂) • 후박(厚朴) • 목통(木通) • 차전자초(車前子炒) • 감초구(甘草炙) 각 5푼, 생강 3쪽, 오매(烏梅) 1개, 등심(燈心) 1단을 넣어 물로 달여서 먹는다. 〈回春〉

◎ **식적설(食積泄)**

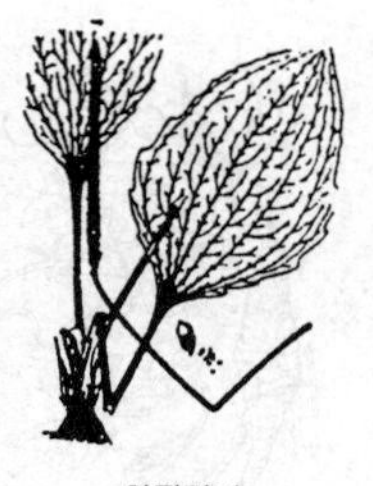
왕질경이

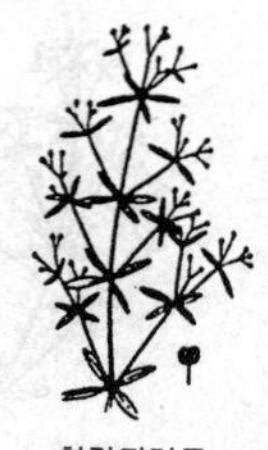
참갈퀴덩굴

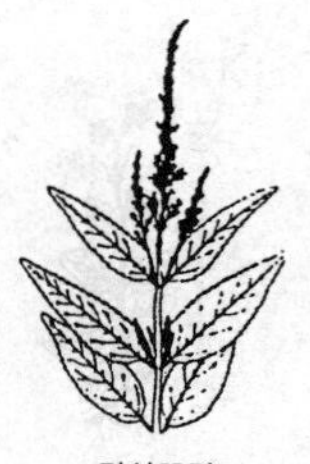
긴산꼬리

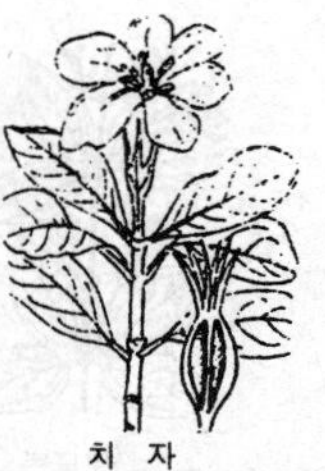
치 자

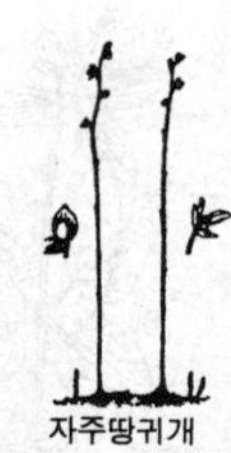
자주땅귀개

설사에 복통이 심하고 설사하고 나면 아픔이 덜하나 계란 썩은 냄새가 나고 트림하면 신물이 나는 증세이다.

평위산(平胃散)에 향부(香附)•축사(縮砂)•초과(草果)•산사자(山楂子)•맥아(麥芽)를 더하여 달여서 먹는다. 〈入門〉

복통이 심하다가 설사하면 아픔이 덜하고 맥이 당기고 활(滑)한 데는 향사평위산(香砂平胃散)에서 지실(枳實)을 빼고 백출(白朮)•백복령(白茯苓)을 더해 쓴다. 〈回春〉

음식이 쌓이면 상해서 설(泄)하는 증세는 대변이 흰 것으로써 알 수 있다. 〈得效〉

적체(積滯) 설사는 배가 꾹 아프다가 설사하며, 또는 창자와 배가 창만(脹滿)해서 만지게 되면 딴딴하니 이런 증세에는 신국(神麴)•맥아(麥芽)•산사류(山楂類)를 써서 소화시킨다. 〈丹心〉

음식을 며칠동안 먹지 못한 뒤에 설사하는 것을 낭설(瀼泄)이라고 하니 지출환(枳朮丸)을 쓴다.

◎ 주설(酒泄)

음식과 술로 상해서 끝내는 주설(酒泄)이 되어 뼈만 남도록 여위고 먹지 못하여 다만 술 1~2잔만 마시고 해를 넘기도록 낫지 않는 데는 향용환(香茸丸)을 쓴다. 〈得效〉

주설(酒泄)은 음주 뒤에 더욱 심한 것인데 평위산(平胃散)에 정향(丁香) •축사(縮砂) •건갈(乾葛) •맥아(麥芽)•신국(神麴)을 가루로 한 것을 더하여 공복에 미음으로 2돈을 같이 먹으면 효험이 있다. 〈得效〉

술에 상해서 새벽이면 반드시 설사하는 데는 이중탕(理中湯)에 생강을 더하여 쓰고 건갈전수(乾葛煎水)에 주증황련환(酒蒸黃連丸)을 공복에 2돈을 복용하면 좋다. 〈丹心〉

※ 향용환(香茸丸)

효능 : 주설(酒泄)을 치료한다.

처방 유향(乳香) 3돈, 녹용요거모수구황(鹿茸燎去毛酥灸黃) 5돈, 육두구(肉豆蔻) 1냥(매개를 양쪽으로 쪼개서 유향(乳香)을 넣어 밀가루로 싸서 불에 굽는다.) 사향(麝香) 2돈을 갈아서 가루로 하고 진한 미음에 오동 열매 크기의 환을 하여 미음으로 50알을 먹는다. 〈入門〉

◎ 비설(脾泄)

비설(脾泄)은 사지(四肢)와 온 몸이 무거우니 중완(中脘)에 방해가 되고 얼굴빛이 누렇고 배와 창자가 잔뜩 부른 증세인데 창출(蒼朮)•백출(白朮)•후박(厚朴)•목향(木香)•건강(乾薑)•생육두(生肉豆) 등을 쓴다. 〈直指〉

비설(脾泄) 증세란 식후에 배가 잔뜩 부르다가 설사하고 나면 곧 부드러워지고 맥이 가는 증세인데 향사육군자탕(香砂六君子湯)을 쓴다. 〈回春〉

비설(脾泄)은 노인 신허(老人腎虛)에서 주로 나오는 것인데 수토동화(水土同化)라고 하는 증세이다. 오수유탕(吳茱萸湯)을 쓴다. 〈得效〉

비설(脾泄)이 오래 되어서 신(腎)에 전하면 이질(痢疾)이 되고 오래 낫지 않으면 조중건비환(調中健脾丸)을 쓴다. 〈入門〉

비설(脾泄)이 오래 되면 대장이 못 견디니 이것은 비기(脾氣)가 이미 탈락한 증세이다.

속히 삽(澁)하게 해야 하니 적석지(赤石脂)•육두구(肉豆蔻)•건강류(乾薑類)를 쓴다. 〈丹心〉

비설(脾泄)에는 고중환(固中丸)을 쓴다. 〈綱目〉

노인의 봉양이 지나쳐서 음식이 비(脾)를 상하면 항상 설사하는 증세가 역시 비설(脾泄)인데 산사국출환(山楂麴朮丸)을 쓴다. 〈入門〉

※ 향사육군자탕(香砂六君子湯)

효능 : 비설(脾泄)을 치료한다.

처방 향부자(香附子)•축사연(縮砂硏)•후박(厚朴)•진피(陳皮)•인삼(人蔘)•백출(白朮)•백작약초(白芍藥炒)•창출초(蒼朮炒)•산약초(山藥炒) 각 1돈, 생강 3쪽, 오매(烏梅) 1개를 넣어 물에 달여서 먹는다. 〈回春〉

※ 오수유탕(吳茱萸湯)

효능 : 비설(脾泄)을 치료한다.

처방 오수유간정(吳茱萸揀淨) 5돈을 물로 삶아 찌꺼기는 버리고 소금을 약간 넣어서 달여서 먹는다.

대개 수유(茱萸)는 능히 방광을 뜨습게 하니 수도(水道)가 벌써 맑으면 대장(大腸)이 스스로 견고해지고 남은 약은 비록 열이 있으나 능히 청탁(淸濁)을 나누지 못한다. 〈得效〉

※ 조중건비환(調中健脾丸)

효능 : 비기(脾氣)와 신기(腎氣)가 허약해서 아침 저녁으로 당

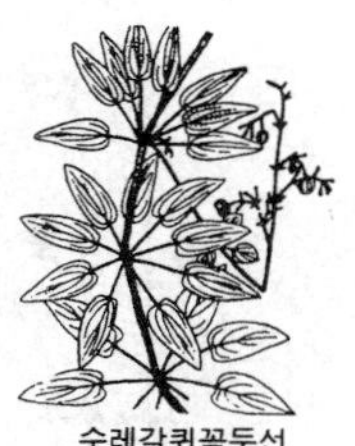
수레갈퀴꼭두선

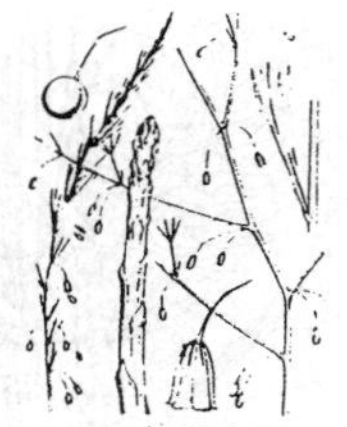
아스파라가스

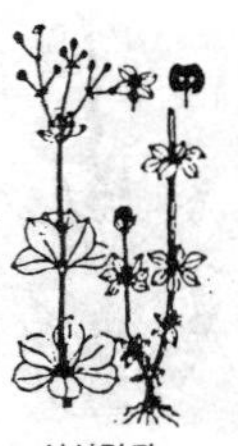
심산갈퀴

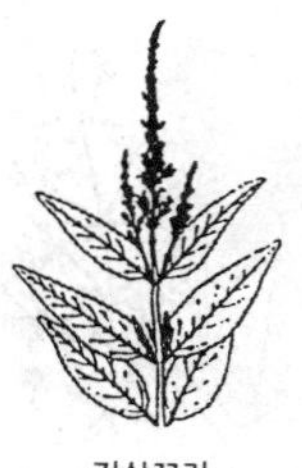
긴산꼬리

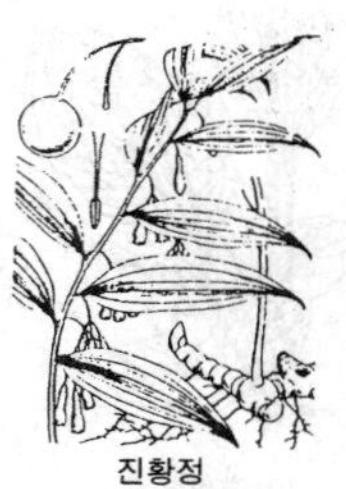
진황정

설(溏泄)하는 증세를 치료한다.

처방 백출(白朮)·파고지초(破故紙炒)·가자포(訶子炮)·육두구외(肉豆蔻煨) 각 1냥, 적복령(赤茯苓)·진피(陳皮) 각 8돈, 황련〔黃連 : 오수유(吳茱萸) 달인 물로 볶은 것〕 7돈, 신국(神麴) 6돈, 목향(木香)·후박(厚朴)·회향초(茴香炒)·축사(縮砂)·산약(山藥)·연자(蓮子) 각 5돈을 가루로 하여 죽으로 오동 열매 크기의 환을 하여 공복에 연자전탕(蓮子煎湯)으로 70알을 먹는다. 〈入門〉

※ 고중환(固中丸)

효능 : 비(脾)가 오래 설(泄)하는 증세를 치료한다.

처방 창출(蒼朮)·육두구외(肉豆蔻煨) 각 1냥을 가루로 하고 죽으로 오동 열매 크기의 환을 하여 공복에 미음으로 50~70알을 먹는다. 파고지초(破故紙炒) 1냥을 더하면 고하환(固下丸)이라고 하는데 신(腎)이 오래 설(泄)하는 것을 치료한다. 〈綱目〉

※ 산사국출환(山楂麴朮丸)

효능 : 노인의 봉양이 지나쳐서 음식이 비(脾)를 상하여 항상 설사하는 증세를 치료한다.

처방 백출초(白朮炒) 2냥, 신국초(神麴炒)·산사육초(山楂肉炒) 각 1냥반, 황금초(黃芩炒)·백작약주초(白芍藥酒炒)·반하강제(半夏薑製) 각 5돈을 가루로 하여 청하(靑荷)잎으로 싸서 찐 밥으로 오동 열매 크기의 환을 하여 백탕(白湯)으로 50알을 먹는다. 〈丹心〉

◎ **신설(腎泄)**

일명 신설(晨泄), 또는 낭설(瀼泄)이라고도 하는데 5경(五更)마다 1번씩 퇴설(𤸷泄)을 하니 이것은 신허(腎虛)해서 음기(陰氣)를 옮기는 것이니 오미자산(五味子散)을 쓴다. 〈本事〉

매 5경초(五更初)에 통설(洞泄)하는데 모든 약이 효과가 없는 증세를 비신설(脾腎泄)이라고 한다. 이신환(二神丸)과 사신환(四神丸)을 쓴다. 〈入門〉

노인의 비신 허설(脾腎虛泄)에는 저장환(猪臟丸)을 쓴다. 〈入門〉

신허(腎虛)한데 색(色)에 상하면 발이 차고, 오래 되면 육탈(肉脫)이 되고 배꼽 밑이 끊기듯이 아프며 또한 배가 울고 퇴설(𤸷泄)을 1번 하니 여기에는 이신환(二神丸)·사신환(四神丸)·오미자산(五味子散)을 쓴다. 〈入門〉

신설(腎泄)은 복통이 일정치 않고 이질(痢疾)과 같으며 뼈도 약하고 얼굴빛이 검고 발바닥이 가끔 차며 척맥(尺脈)이 허하고 약한 증세이니, 파고지(破故紙)·생건강(生乾薑)·육계(肉桂)·목향(木香)·당귀(當歸)로써 주로 치료한다. 〈直指〉

비신(脾腎)이 허하면 신설(腎泄)을 하니 삼신환(三神丸)·조중건비환(調中健脾丸)·육신탕(六神湯)·향강산(香薑散)·목향산(木香散)을 쓴다.

※ 오미자산(五味子散)

효능 : 신설(腎泄)로 매일 오경(五更)과 날이 밝으려 할 때 동설(洞泄)을 한 번하는 것을 신설(晨泄)이라고 한다.

처방 오미자(五味子) 2냥, 오수유(吳茱萸) 5돈을 병초향(竝炒香)으로 가루를 하여 매 2돈을 공복에 미음으로 먹는다. 〈本事〉

※ 이신환(二神丸)

효능 : 비신(脾腎) 허설(虛泄)을 치료한다.

처방 파고지초(破古紙炒) 4냥, 육두구생(肉豆蔻生) 2냥을 가루로 하고 큰 대추 49개, 생강(生薑) 4냥을 쪽으로 썰어서 같이 푹 삶은 뒤에 생강은 버리고 대추살을 취하여 약가루를 넣어서 오동 열매 크기의 환을 하여 공복에 염탕(鹽湯)으로 30~50알을 먹는다. 〈本事〉

※ 사신환(四神丸)

효능 : 비신허(脾腎虛)의 설리(泄痢)와 신설(腎泄)이 해를 넘기게 된 증세를 치료한다.

처방 파고지주침초(破故紙酒浸炒) 4냥, 육두구외(肉豆蔻煨)·오미자초(五味子炒) 각 2냥, 오수유탕포초(吳茱萸湯炮炒) 1냥을 가루로 하고 생강 썰은 것 8냥, 대조(大棗) 100개를 같이 푹 삶아서 생강은 버리고 대추를 취하여 오동 열매 크기의 환을 하고 먹는 법은 위와 같다. 〈回春〉

※ 저장환(猪臟丸)

효능 : 노인의 비신허(脾腎虛)의 설사를 치료한다.

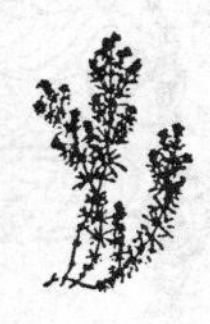
애기솔나물

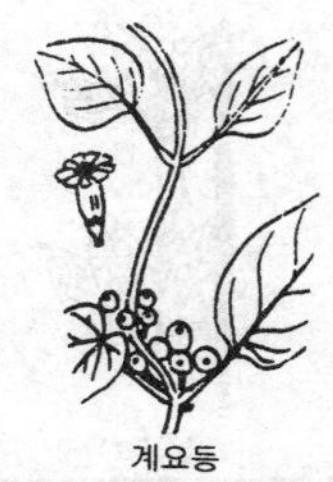
계요등

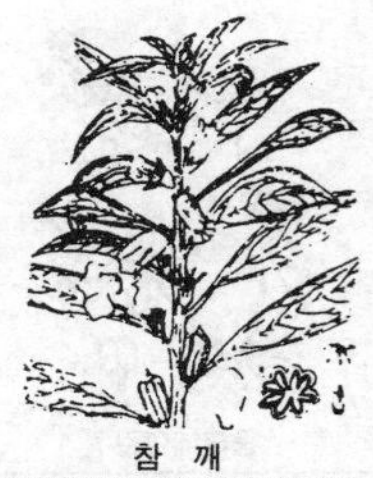
참 깨

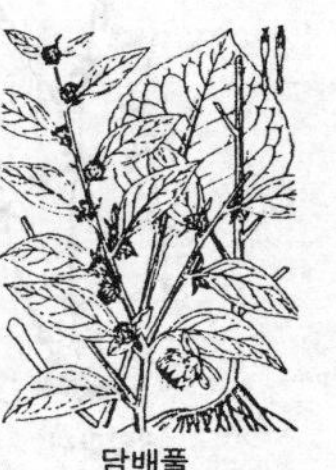
담배풀

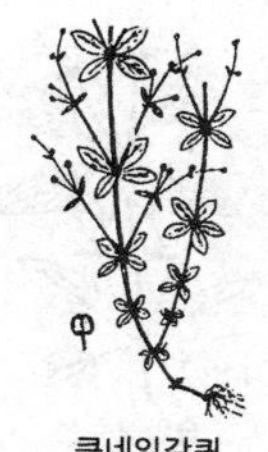
큰네잎갈퀴

처방 오수유(吳茱萸) 다소를 막론하고 염수(鹽水)에 담그고 돼지창자 한쪽 끝을 끊어서 기름을 빼고 깨끗이 씻은 다음에 수유(茱萸)를 창자 속에 넣어서 양쪽을 단단히 졸라매고 삶아서 절구에 짓찧어 오동 열매 크기의 환을 만들어 미음에 50알씩 먹으면 방광을 더욱 덥게 하고 대장(大腸)을 견고하게 하며 음식맛을 돋우고 수도(水道)를 맑게 한다. 〈入門〉

※ 삼신환(三神丸)

효능 : 비신허(脾腎虛)의 설사를 치료한다.

처방 즉, 이신환(二神丸) 재료에 목향(木香) 1냥을 더한 것이며 만드는 법과 먹는 법은 본처방과 같다. 〈瑞竹〉

※ 육신탕(六神湯)

효능 : 비(脾)와 신(腎)이 함께 허해서 설사하는 증세를 치료한다.

처방 육두구외(肉豆蔻煨) • 파고지초(破古紙炒) • 백출(白朮) • 백복령(白茯苓) 각 1돈반, 목향(木香) • 감초구(甘草炙) 각 7푼, 생강 3쪽, 대추 2개를 넣어 물로 달여서 공복에 먹는다. 〈直指〉

※ 향강산(香薑散)

효능 : 신설(晨泄)을 치료한다.

처방 생강 4냥을 쪽으로 썰고 황련(黃連) 2냥을 썰어서 같이 담그어 하룻밤이 지나서 약한 불에 볶는데 생강이 자색이 되면 생강은 버리고 황련(黃連)을 가루로 하여 매 2돈씩 찻물로 한 제를 타서 먹으면 낫는데 만일 빠른 효과를 바란다면 한 제를 4푼으로 더 먹을 수도 있다. 〈得効〉

※ 목향산(木香散)

효능 : 비(脾) • 신설(腎泄)을 치료한다.

처방 육두구(肉豆蔻) • 파고지(破故紙) • 백출(白朮) • 백복령(白茯苓) 각 1돈반, 목향(木香) • 감초(甘草) 각 7푼, 생강 3쪽, 대추 2개를 넣어 물로 달여서 먹는다. 〈得効〉

◎ 폭설(暴泄)

태양(太陽)이 태음(太陰)에 전하면 하리(下痢)에 목당(鶩溏)과 같은 것이 나온다.

대장(大腸)이 견고하지 못하고 갑자기 내리니 대변이 물과 같으며 그 속에는 작게 맺힌 것들이 있어서 그칠 듯하다가 다시 내리고 그치려고 해도 그쳐지지 않고 소변이 아주 맑으니 이것은 한(寒)이다. 이중탕(理中湯)과 장수산(漿水散)을 쓴다. 〈易老〉

아래에서 소리가 없고 몸이 차고 저절로 땀이 나고 소변이 청리(淸利)하고 대변을 참지 못하고 기(氣)는 펴지지도 않고 맥이 희미하고 구토하는 것 등의 증세는 한설(寒泄)에 속하니, 급히 좋은 약으로써 따뜻하게 해야 하는데 장수산(漿水散)을 쓴다. 〈易老〉

폭설(暴泄)에는 장수산(漿水散)과 조진단(朝眞丹)을 쓴다.

※ 장수산(漿水散)

효능 : 폭설(暴泄) 때문에 몸에 식은땀이 나고 맥이 매우 약하고 기가 적어서 말하지 못하고 심하면 토하기까지 하니 이것은 중한 병이다.

처방 반하제(半夏製) 2냥, 건강포(乾薑炮) • 육계(肉桂) • 부자포(附子炮) • 감초구(甘草炙) 각 5돈, 양강(良薑) 2돈반을 가루로 하여 물에 달여서 공복에 뜨겁게 먹는다. 〈易老〉

※ 조진단(朝眞丹)

효능 : 한(寒)이 성해서 설사가 그치지 않고 장(腸)이 울고 복통을 하고 손과 발이 궐랭(厥冷)하고 맥이 매우 약한 데 쓴다.

처방 유황생연(硫黃生硏) 3냥, 백반하(白礬煆) 7돈반을 가루로 하고 물에 담갔다가 떡처럼 쪄서 오동 열매 크기의 환을 하여 주사(朱砂) 3돈으로 겉을 입히고 미음으로 30알을 먹는다. 〈局方〉

◎ 구설(久泄)

궐음경(厥陰經)이 움직이면 하리(下痢)가 그치지 않고 맥이 아주 더디고 손발이 궐역(厥逆)하며 콧물과 침 속에 피고름이 나오니 이 증세는 난치에 속한다.

법(法)에 이르기를, 「풍사(風邪)가 안에서 위축되니 흩어 주어야 한다. 계지마황탕(桂枝麻黃湯)으로 땀을 내야 한다.」〈易老〉

오래된 설(泄)의 원인은 흔히 진음(眞陰)이 허손(虛損)하고 원기가 밑으로 내려서 이루어지는 것이니, 만약 보

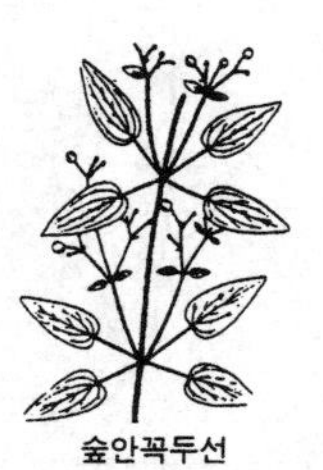
숲안꼭두선

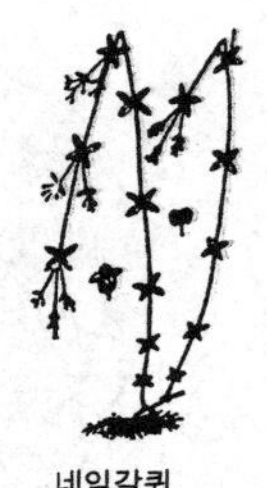
네잎갈퀴

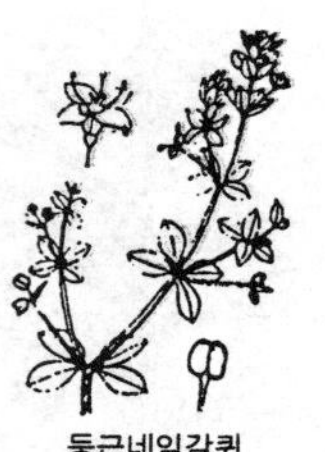
둥근네잎갈퀴

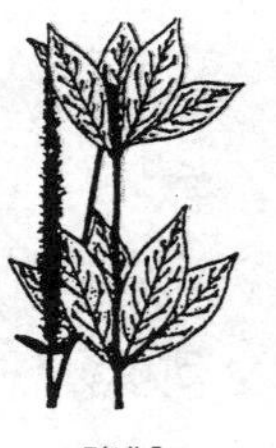
털냉초

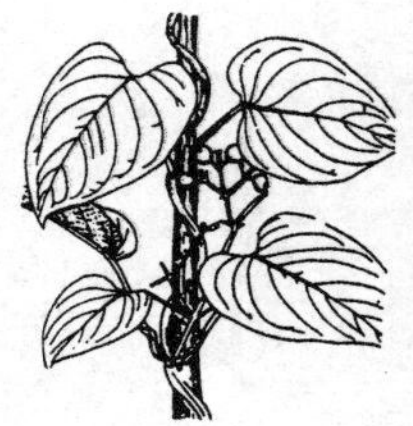
우단계요등

중익기탕(補中益氣湯)과 사신환(四神丸)으로써 그 근본을 자양(滋養)하지 않으면 다음에 또다시 흉비(胸痞)와 복장(腹脹)과 소변 임삽(小便淋澁)이 발생하여 못 고치는 경우가 많다. 〈回春〉

오래 된 설(泄)은 풍사(風邪)가 내축(內縮)한 데 원인이 있으므로 땀을 내게 하지 않으면 안 된다.

그러므로 마황승마탕(麻黃升麻湯)으로써 땀을 내고 사(邪)를 사지(四肢)에 흩고 경락(經絡)에 펴면, 밖으로 사(邪)가 없고 장기(臟氣)가 편안해진다. 〈丹心〉

허활(虛滑)이 오랫동안 낫지 않으면 전변(轉變)해서 이질(痢疾)이 될 염려가 있으니 후박지실탕(厚朴枳實湯)을 써서 급히 치료한다. 〈保命〉

오래 된 설(泄)이 그치지 않으면 파고지(破故紙) • 육두구(肉豆蔻) • 산약(山藥)을 쓴다. 〈丹心〉

오래 된 설(泄)과 동설(洞泄)은 간경(肝經)에 있는 것이니 목(木)이 토(土)를 이겨서 생긴 것인데 역시 장벽(腸澼)이다. 장벽(腸澼)이란 것은 장(腸) 속에 수(水)가 쌓여 있는 것이다. 〈子和〉

오래 된 설(泄)에는 삼출건비환(蔘朮健脾丸) • 온비산(溫脾散) • 가자산(訶子散)을 쓴다.

음식을 조절을 못하고 사는 곳이 급변하여 위기(胃氣)를 손상시키면 위로 오르는 세밀한 기가 오히려 아래로 내려가 오랫동안 설사하고 태음(太陰)이 소음(少陰)으로 보내서 장벽(腸澼)이 된다. 〈東垣〉

※ 마황승마탕(麻黃升麻湯)

풍사(風邪)가 안으로 들어와 구설(久泄)이 그치지 못하는 것을 치료하니 이것으로써 발산시킨다.

※ 후박지실탕(厚朴枳實湯)

효능 : 허활(虛滑)이 오랫동안 지속되고 전변(轉變)해서 이질(痢疾)이 되면 태음(太陰)이 소음(少陰)에 전하는데 이것을 귀적(鬼賊)이라고 하니 이 처방으로 그 전변(轉變)함을 예방한다.

처방 후박강제(厚朴薑製) • 가자피(訶子皮) 반생 반숙(半生半熟) • 지실부초(枳實麩炒) 각 2돈, 목향(木香) 1돈, 대황(大黃) 6푼, 황련(黃連) • 감초구(甘草灸) 각 4푼을 물로 달여서 먹는다. 〈保命〉

※ 삼출건비환(蔘朮健脾丸)

효능 : 오랜 설사로 배꼽 주위가 차고 아픈 데는 이 약으로써 비신(脾腎)을 따뜻하게 보호해야 한다.

처방 창출(蒼朮) 8냥을 2냥은 소금물에 담그고 2냥은 쌀뜨물에 담그고 2냥은 초에 담그고 2냥은 총백초(葱白炒), 인삼(人蔘) • 백출(白朮) • 백복령(白茯苓) • 산약초(山藥炒) • 파고지주초(破故紙酒炒) • 구기자(枸杞子) • 토사자주제(兎絲子酒製) • 연육(蓮肉) 각 2냥, 천연육(川練肉) • 오미자(五味子) • 우슬(牛膝) 각 1냥반, 천초초(川椒炒) • 회향염초(茴香鹽炒) • 진피(陳皮) • 목향(木香) • 원지(遠志) 각 5돈을 가루로 하고 술풀로 오동 열매 크기의 환을 하여 공복에 염탕(鹽湯)으로 100알을 먹는다. 〈回春〉

※ 제습건비탕(除濕健脾湯)

효능 : 오래 된 설(泄)에 얼굴빛이 창백하고 이빨이 성글며 권태를 느끼고 음식맛이 떨어진 증세를 치료한다.

처방 백출(白朮) 1돈반, 창출초(蒼朮炒) • 백복령(白茯苓) • 백작약초(白芍藥炒) 각 1돈, 당귀(當歸) • 진피(陳皮) 각 8푼, 저령(猪苓) • 택사(澤瀉) 각 7푼, 후박(厚朴) • 방풍(防風) 각 6푼, 승마(升痲) • 시호(柴胡) 각 5푼, 감초(甘草) 4푼, 생강 3쪽, 대추 2개를 넣어 물로 달여서 공복에 먹는다. 〈回春〉

※ 온비산(溫脾散)

효능 : 오래 된 설(泄)에는 음식이 소화가 안 되고 수곡(水穀)이 입에 들어가면 즉시 밑으로 내리며 아래가 허랭활탈(虛冷滑脫)한 데 쓴다.

처방 황기밀초(黃芪蜜炒) • 인삼(人蔘) • 백출토초(白朮土炒) • 백복령(白茯苓) • 산약초(山藥炒) • 건강포(乾薑炮) • 가자포(訶子炮) • 육두구외(肉豆蔻煨) • 앵속각밀초(罌粟殼蜜炒) • 초과(草果) • 정향(丁香) • 육계(肉桂) • 부자포(附子炮) • 황련강즙초(黃連薑汁炒) • 축사(縮砂) • 진피(陳皮) • 후박(厚朴) • 감초(甘草) 각 5푼, 생강 3쪽, 대추 2개를 넣어 물에 달여서 먹는다. 〈回春〉

※ 가자산(訶子散)

효능 : 오래 된 설(泄)이 그치지 않을 때 치료한다.

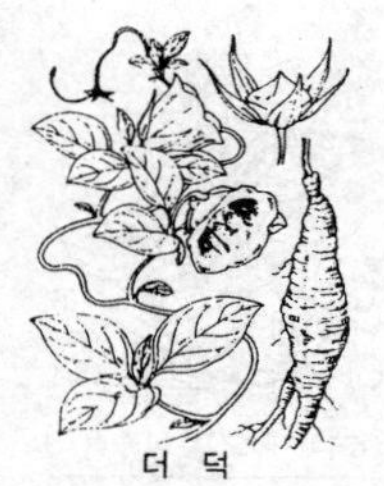
더 덕

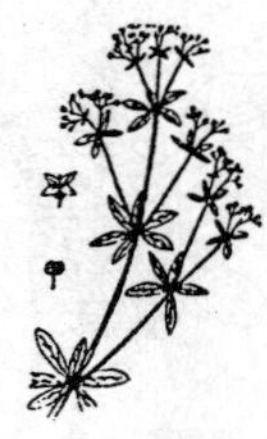
큰잎갈퀴덩굴

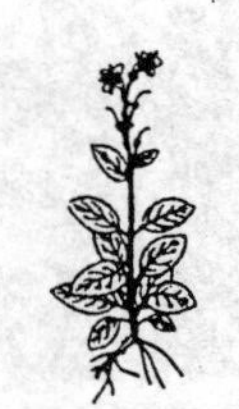
두메투구

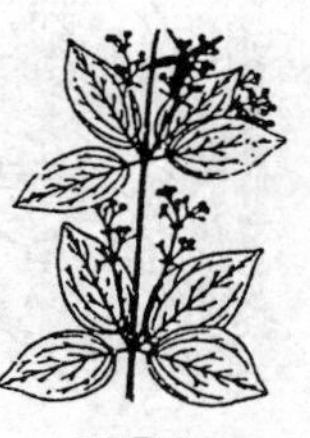
큰꼭두선

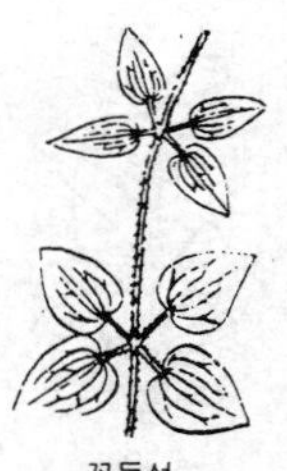
꼭두선

처방 가자피(訶子皮) 1냥, 반생 반숙(半生半熟) 목향(木香) 5돈, 황련(黃連) 3돈, 감초 2돈을 작말(作末)하여 매 2돈을 백출(白朮)·백작약전탕(白芍藥煎湯)에 먹는다. 〈保命〉

7. 설사에 승양(昇陽)하는 약을 쓸 경우

여름 장마철에 설사를 많이 하는데 그 이유는 습이 많아서 오설(五泄)이 되는 것이다.

내경(內經)에 이르기를, 「밑에 있는 것을 끌어 올려 갈(竭)하게 한다」하고 또 「습(濕)을 치료하는데 소변을 이롭게 하지 않으면 안 된다」고 했으니 당연히 담삼(淡滲)한 약으로써 이롭게 해야 한다.

그러나 객사(客邪)와 한습(寒濕)이 밖에서부터 안으로 들어가서 사나울 때 만일 소변이 되는 이로운 약을 쓰면, 이것은 내리는 데다 다시 내리게 하고 그 음(陰)을 더욱 더하여 거듭 그 양을 모손시키는 것이다.

이 처방은 승양(昇陽)하는 것이니 강활(羌活)·독활(獨活)·승마(升麻) 각 1돈반, 방풍(防風)·감초구(甘草炙) 각 1돈을 물로 달여 복용하면 곧 낫는다.

대법(大法)에 이르기를, 「한습(寒濕)이 이기는 것은 풍(風)을 도와서 평(平)한다.」 했고 또 「내려가는 것을 받아들이라」 한 것이 즉 그것이다. 〈東垣〉

8. 사(瀉)와 이(痢)가 다를 경우

설사의 증세는 수곡(水穀)이 소화가 되기도 하고 또는 안 되기도 하는데 오직 고달플 뿐이지만, 체하(滯下)는 그렇지가 않아 여기서 변전(變轉)하면 농(膿)이 나오고 또는 혈(血)이 나오고 또는 농혈(膿血)이 서로 섞이고 또는 장구(腸垢)가 되고 또는 조박(糟粕)이 서로 섞이고 또는 유통(有痛)과 무통(無痛)이 각기 다르니 모두 속이 급하고 뒤가 무거워서 핍박(逼迫)하여 사람을 괴롭히는 것인데 적백(赤白)이 섞여서 흐르는 것이 또 다르다. 〈丹心〉

9. 오래 설(泄)하여 이(痢)가 될 경우

태음경(太陰經)이 습(濕)을 받게 되면 수설(水泄)과 허활(虛滑)이 되므로, 몸이 무겁고 빼근하며 음식맛을 잃고 오래 되면 전변(轉變)해서 농혈리(膿血痢)가 된다. 〈機要〉

이질(痢疾)이란 것은, 영위(榮衛)가 화(和)하지 않고 장위(腸胃)가 허약하기 때문에 냉열(冷熱)의 기(氣)가 허(虛)를 타고 장위(腸胃)에 들어가서 설(泄)하여 이(痢)가 된다. 〈類聚〉

음식을 알맞게 먹지 않고 사는 곳이 적합치 않아서 위기(胃氣)를 손상하면 위로 오르는 세밀한 기(氣)가 오히려 밑으로 내려서 손설(飧泄)이 되니 오래 되면 태음(太陰)이 소음(少陰)에 전하여 장벽(腸澼)이 된다. 〈東垣〉

10. 이질(痢疾)의 모든 증세일 경우

체하(滯下)하는 증세와 내경(內經)에 기재된 것을 보면 혈일(血溢)·혈설(血泄)·혈변(血便)등이 밑으로 흐르는 것이 있고, 옛 처방에는 청(淸)·농혈(膿血)과 설하(泄下)가 있는데 요즈음에는 통틀어서 이질(痢疾)이라 하니 이것은 모두가 같은 것이다. 〈三因〉

이질(痢疾)에는 적리(赤痢)·백리(白痢)·적백리(赤白痢)·수곡리(水穀痢)·농혈리(膿血痢)·금구리(噤口痢)·휴식리(休息痢)·풍리(風痢)·한리(寒痢)·습리(濕痢)·열리(熱痢)·기리(氣痢)·허리(虛痢)·활리(滑痢)·적리(積痢)·구리(久痢)·역리(疫痢)·고주리(蠱疰痢)·오색리(五色痢) 등 20종이 있다.

◎ 적리(赤痢)

적리(赤痢)는 소장(小腸)에서 오는 증세이니 습열(濕熱)이 근본이 되는 것이다. 〈丹心〉

적리(赤痢)는, 즉 하리(下痢)에 혈(血)이 섞여 내리고 몸에 열이 있으니 익원산(益元散)을 목통(木通)·작약초(芍藥炒)·진피(陳皮)·백출전탕(白朮煎湯)에 더하여 먹는다.

적리(赤痢)에는 도적지유탕(導赤地楡湯)·가감평위산(加減平胃散)·지유산(地楡散)·고장환(固腸丸)·청육환(淸六丸) 등을 쓴다.

※ 도적지유탕(導赤地楡湯)

효능 : 적리(赤痢)와 혈리(血痢)를 치료한다.

처방 지유(地楡)·당귀신주세(當歸身酒洗) 각 1돈반, 적작약초(赤芍藥炒)·황련주초(黃連酒炒)·황금주초(黃芩酒炒)·괴화초(槐花炒) 각 1돈, 아교주(阿膠珠)·형개수(荊芥穗) 각 8푼, 감초구(甘草炙) 5푼을 물로 달여 공복에 먹는다. 〈集略〉

※ 가감평위산(加減平胃散)

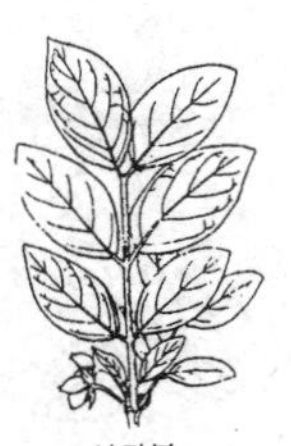
산과불

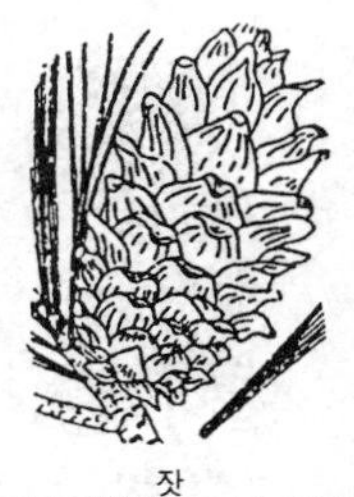
잣

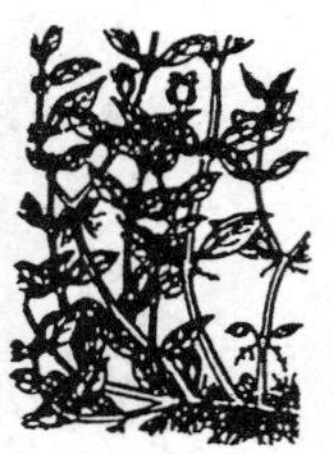
쥐방울꽃

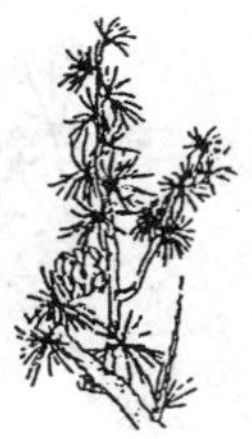
청좀잎갈

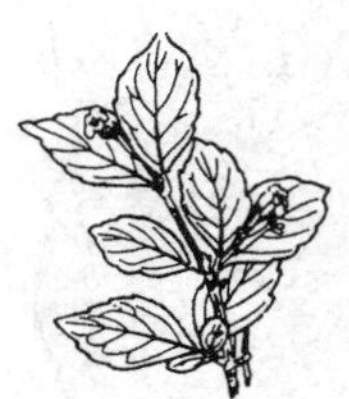
섬댕강이

효능: 적리(赤痢)와 혈리(血痢)를 치료한다.

대체로 비위(脾胃)가 허(虛)하면 혈(血)이 사지(四肢)로 흐르지 않고 오히려 위(胃)로 들어가서 혈리(血痢)가 된다.

처방 백출(白朮)•후박(厚朴)•진피(陳皮) 각 1돈 2푼, 도인(桃仁)•인삼(人蔘)•황련(黃連)•아교주(阿膠珠)•적복령(赤茯苓) 각 7푼, 감초(甘草) 9푼, 목향(木香)•빈랑(檳榔) 각 5푼, 생강 3쪽, 대추 2개를 넣어 물에 달여서 공복에 먹는다. 〈易老〉

※ 지유산(地楡散)

효능: 혈리(血痢)•적리(赤痢)를 치료한다.

처방 지유(地楡)•적작약(赤芍藥)•황련(黃連)•청피(靑皮)를 각 등분하여 가루로 해서 매 3돈을 공복에 담미음(淡米飮)으로 고르게 내린다. 〈丹心〉

※ 고장환(固腸丸)

효능: 혈리(血痢)와 적리(赤痢)를 치료한다.

장위(腸胃)의 진적(陳積)을 없앤 다음에 이 약을 써서 습(濕)을 마르게 해 주어야 한다.

처방 저근백피(樗根白皮)를 불에 말려 가루로 하고 죽으로 오동 열매 크기의 환을 하여 공복에 미음으로 20~30알을 먹는다.

이 약은 성분이 서늘하고 마른 것이니 반드시 볶아서 써야만 한다. 〈丹心〉

◎ **백리(白痢)**

백리(白痢)는 기(氣)에 속하므로 대장(大腸)에 생기고 습열(濕熱)이 원인이 된다. 〈丹心〉

이질(痢疾)은 장위(腸胃)에 습열(濕熱)이 심하여 답답한 데서 생기니 그 병은 열에 속한다.

속설에는 이질(痢疾)이 흰 것을 한(寒)이라고 단정하지만 이것은 잘못 알고있는 것이다.

만약 열에서 나는 창절(瘡癤)이 백농(白膿)이 나온다고 하여 한(寒)이라고 할 수 있을까?

흰 것이 한(寒)이 되고 적(赤)이 열이 된다 하면 적백(赤白)을 같이 한 것은 한열(寒熱)이 함께 장(腸)과 위(胃) 사이에서 생긴 병이라고 할 것인가?

더구나 아래로 핍박(逼迫)하고 군통(窘痛)해서 소변이 적삽(赤澁)하고 백리(白痢)가 많이 있으니 열증(熱症)이 분명한 것이다. 〈河間〉

설리(泄痢)가 변하여 백농(白膿)이 되어도 방울방울 내리는 것은 비(脾)를 더웁게 해야 하고 신(腎)을 더웁게 하는 것이다.

대부분 신(腎)은 골수를 주관하니 백농(白膿)은 골수의 다른 이름이다. 그 증세가 얼굴빛이 약간 검고 뼈의 힘이 아주 약하니 틀림없이 신허(腎虛)한 것으로 보았으면 당연히 파고지(破故紙)•당귀(當歸)•목향(木香)•건강(乾薑)•육계(肉桂) 등을 쓴다. 〈直指〉

백리(白痢)에는 익원산(益元散)•온육환(溫六丸)•수자목향원(水煮木香元)•사백안위음(瀉白安胃飮)을 쓴다.

※ 온육환(溫六丸)

효능: 백리(白痢)를 치료한다.

처방 익원산(益元散) 1제에 건강(乾薑) 1냥을 더해서 가루로 하여 밥으로 오동 열매 크기의 환을 하여 백탕(白湯)으로 50~70알을 먹는다. 〈丹心〉

※ 수자목향원(水煮木香元)

효능: 백리(白痢)와 담홍리(淡紅痢)를 치료한다.

처방 건강(乾薑) 2냥, 앵속각(罌粟殼) 1냥, 가자육(訶子肉) 3돈, 당귀(當歸)•백작약(白芍藥) 각 2돈반, 목향(木香)•청피(靑皮)•진피(陳皮)•감초(甘草) 각 1돈반을 가루로 하여 꿀로 반죽해서 콩알 크기로 환을 만든 다음 더운물로 1알씩 식후에 먹는다. 〈得効〉

※ 사백안위음(瀉白安胃飮)

효능: 백리(白痢)를 치료한다.

처방 백작약초(白芍藥炒)•연육(蓮肉)•창출초(蒼朮炒) 각 1돈, 백출(白朮) 7푼반, 인삼(人蔘)•진피(陳皮)•백복령(白茯苓)•황기밀초(黃芪蜜炒)•당귀주세(當歸酒洗) 각 5푼을 썰어서 1첩으로 하여 물로 달여 공복에 복용하면 신통한 효과를 본다. 〈集略〉

◎ **적백리(赤白痢)**

냉과 열이 고르지 않으면 적백(赤白)이 각각 반이 된다. 여기에는 강묵환(薑墨丸)을 쓴다. 잠시 삽(澁)한 것은 이질(痢疾) 같으나 이질(痢疾)이 아니니 수련환(茱連丸)을

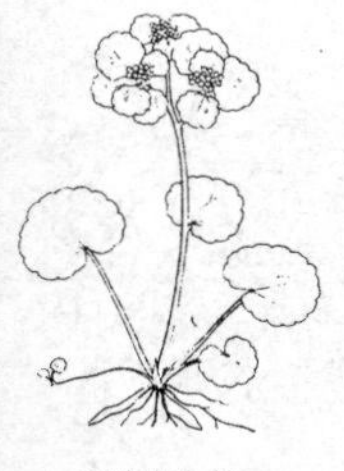
오대산괭이눈

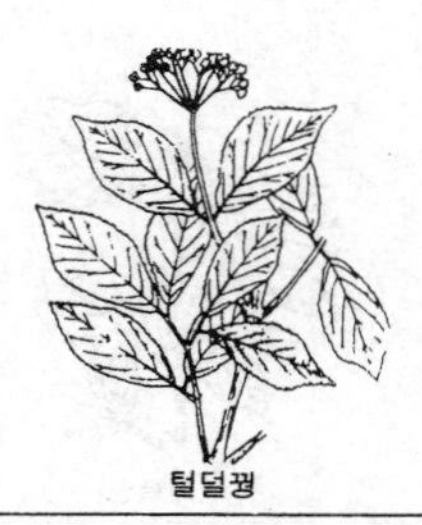
털딜꿩

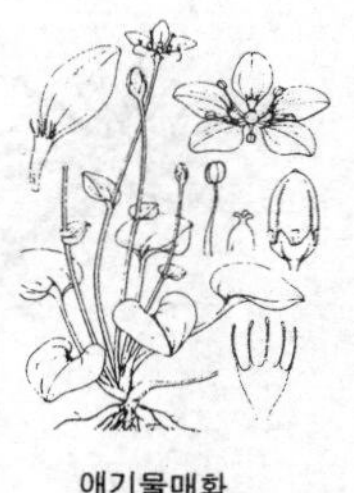
애기물매화

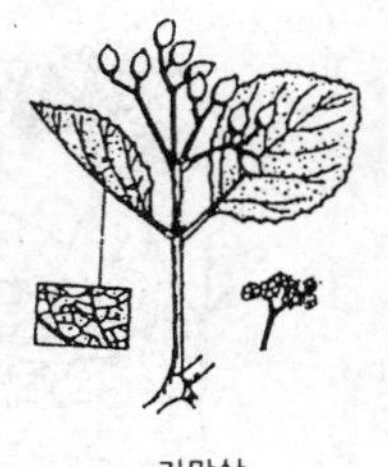
가막살

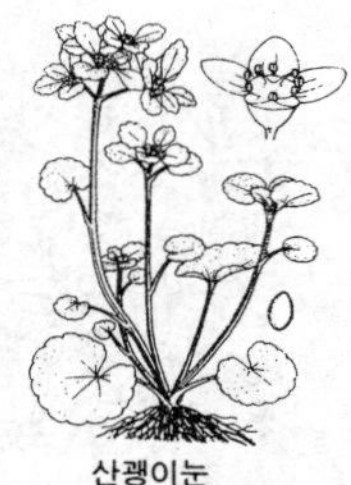
산괭이눈

쓴다. 〈入門〉

적백(赤白)이 섞인 증세는 냉(冷)과 열(熱)이 고르지 않기 때문이니 소주거원(小駐車元)을 쓴다. 〈入門〉

적백리(赤白痢)에는 황련아교원(黃連阿膠元)•고장탕(固腸湯)•진인양장탕(眞人養臟湯)•수련환(茱連丸)을 쓴다.

※ 강묵환(薑墨丸)

효능 : 적백리(赤白痢)와 고주리(蠱疰痢)를 치료한다.

처방 건강초(乾薑炒)와 송연묵하(松煙墨煆)를 등분해서 가루로 하고 초자면호(醋煮麵糊)에 오동 열매 크기의 환을 하여 공복에 미음으로 하루 3번 30~50알씩 먹는다. 〈入門〉

※ 수련환(茱連丸)

일명 황련환(黃連丸)이라고 한다.

효능 : 적백리(赤白痢)를 치료한다.

처방 오수유(吳茱萸)•황련(黃連) 각 2냥을 좋은 술에 같이 담가서 3일이 지난 뒤 각각 골라서 불에 말려 가루로 하고 초풀에 오동 열매 크기의 환을 하여 적리(赤痢)엔 황련환(黃連丸) 30알을 감초탕(甘草湯)에 먹고, 백리(白痢)엔 수유환(茱萸丸) 30알을 건강탕(乾薑湯)으로 먹고, 적백리(赤白痢)엔 두 가지 모두 각각 30알을 감초건강탕(甘草乾薑湯)으로 먹는다.

※ 소주거원(小駐車元)

효능 : 적백리(赤白痢)를 치료한다.

처방 황련(黃連) 3냥, 아교주(阿膠珠) 1냥반, 당귀(當歸) 1냥, 건강(乾薑) 5돈을 가루로 하여 초풀로 오동 열매 크기의 환을 하여 공복에 미음으로 30~50알을 먹는다. 〈入門〉

※ 황련아교원(黃連阿膠元)

효능 : 적백리(赤白痢)와 열리(熱痢)를 치료한다.

처방 황련(黃連) 3냥, 적복령(赤茯苓) 2냥을 가루로 하여 물에 타서 아교초말(阿膠炒末) 1냥과 같이 오동 열매 크기의 환을 하여 미음으로 30~50알을 공복에 먹는다. 〈局方〉

※ 고장탕(固腸湯)

효능 : 적백리(赤白痢)를 치료한다.

처방 앵속각초초(罌粟殼醋炒) 1돈, 백작약(白芍藥) 1돈반, 당귀(當歸)•감초구(甘草灸) 각 7푼반, 진피(陳皮)•가자(訶子)•건강(乾薑) 각 5푼, 인삼(人蔘)•목향(木香) 각 3푼을 물로 달여서 공복에 먹는다. 〈丹心〉

※ 진인양장탕(眞人養臟湯)

효능 : 적백리(赤白痢)와 모든 이질(痢疾)을 치료한다.

처방 앵속각(罌粟殼) 1돈, 감초(甘草) 9푼, 백작약(白芍藥) 8푼, 목향(木香) 7푼, 가자(訶子) 6푼, 육계(肉桂)•인삼(人蔘)•당귀(當歸)•백출(白朮)•육두구(肉豆蔻) 각 3푼을 물로 달여 공복에 더웁게 해서 먹는다. 〈入門〉

◎ 수곡리(水穀痢)

비위(脾胃)의 기(氣)가 허약하면 수곡(水穀)을 소화하지 못하고 조박(糟粕)이 모이지 않아서 수곡리(水穀痢)로 변하게 된다. 〈神巧〉

손설(飧泄)도 또한 수곡리(水穀痢)라고 하니 참조하는 것이 좋다.

◎ 농혈리(膿血痢)

번조(煩燥)하면서 농(膿)을 먼저 내리고 뒤에 혈(血)을 내리면, 황련(黃連)을 쓰지 않으면 그치게 할 수 없으니 이것은 상부의 혈(血)인 것이다. 오한(惡寒)하면서 맥(脈)이 잠기고 또는 허리가 아프며 배꼽 밑이 아픈 것은 또한 황금(黃芩)을 쓰지 않으면 없애지를 못하니 이것은 중부의 혈(血)인 증세이고, 만약 오한(惡寒)하고 맥(脈)이 잠겨서 먼저 혈(血)을 내리고 뒤에 농(膿)을 내릴 때는 지유(地楡)를 쓰지 않으면 없애지를 못하니 이것은 하부의 혈(血)인 증세이다. 〈易老〉

농혈(膿血)이 진하게 끈끈하고 속이 급하며 뒤가 무거운 증세는 모두 화(火)에 속하니 내경(內經)에 말하기를, 「소변이 삽(澁)하고 농혈(膿血)을 내리는 증세는 기(氣)는 운행하지만 혈(血)은 운행하지 않는 것을 알 수 있다」하였으니 대개 소변이 삽(澁)하고 농혈(膿血)을 내리는 것은 병의 원인을 알리는 것이며, 기(氣)는 운행하나 혈(血)이 멎는다는 것은 치료 방법을 말하는 것이다. 그러

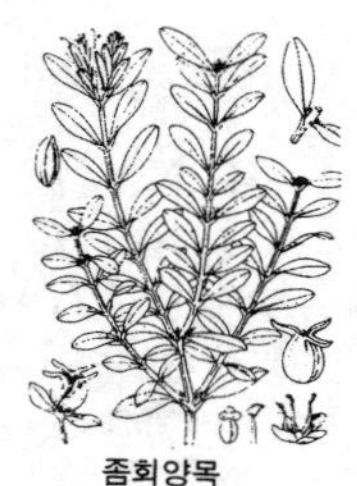
좀회양목

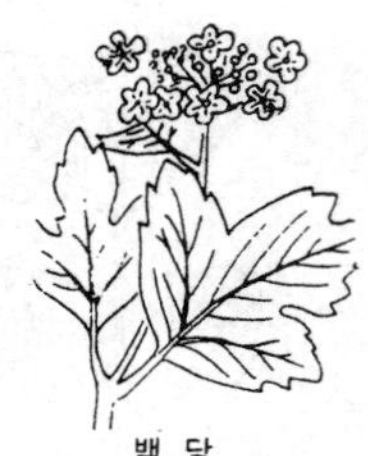
백 당

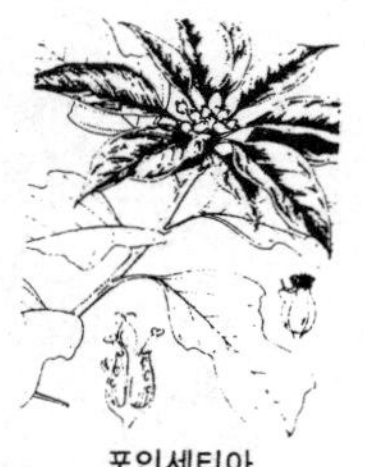
포인세티아

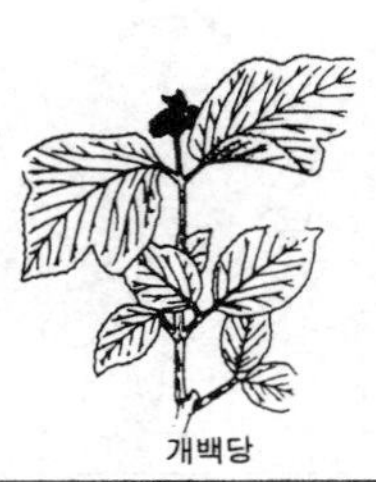
개백당

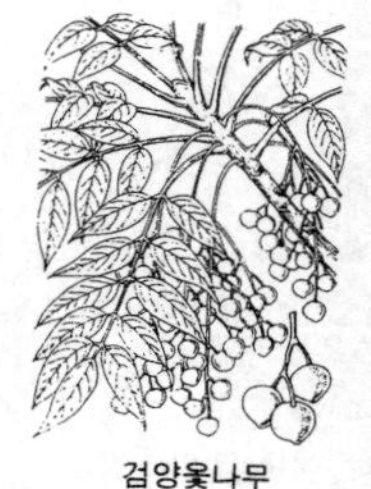
검양옻나무

니 혈(血)을 운행하게 하면 변농(便膿)이 저절로 낫고, 기(氣)를 조절하면 뒤가 무거운 것이 저절로 없어지니 작약탕(芍藥湯)이 주로 치료제가 된다. 〈易老〉

소변이 삽(澁)하고 대변에 농혈이 섞이는 데는 대황탕(大黃湯)으로 내려 주는데 이것은 중한 약이다. 황금작약탕(黃芩芍藥湯)으로 온화하게 하니 이것은 경한 약이 된다. 〈易老〉

농혈(膿血)이 진하고 끈끈하면 화(火)에 속하는 증세이니 태음(太陰)의 습(濕)은 토함을 주로 하고 소음은 이(痢)를 주로 하는데 이것은 먼저 설(泄)함으로써 진액(津液)을 망하게 하고 화(火)가 같이 따라서 조(燥)를 만드는 것이다. 신(腎)이 조(燥)를 싫어하면서도 하초(下焦)에 있으면 혈분(血分)은 그 사(邪)를 받는 것이므로 농혈(膿血)을 내리는 것이니, 이른바 토하는 것은 비(脾)에 속하고 이(痢)는 신(腎)에 속한다는 말이다.

열이 쌓여서 자흑색(紫黑色)이 되는 것은 어혈(瘀血)인데 복통하고 뒤가 무거운 이상한 증세가 생기니 도인승기탕(桃仁承氣湯)으로 내린다. 요(要)는 모든 이(痢)가 다 어혈(瘀血)에서 생기는데 특히 흑색은 어혈(瘀血)이 심하기 때문이다. 〈入門〉

농혈리(膿血痢)에는 도화탕(桃花湯)•도기탕(導氣湯)•황련아교탕(黃連阿膠湯)•도체탕(導滯湯)•지유산(地楡散)•해독금화산(解毒金花散)•작약백피환(芍藥柏皮丸)•인삼산(人蔘散) 등을 쓴다.

※ 작약탕(芍藥湯)

효능 : 이질(痢疾)에 소변이 삽(澁)하고 농혈(膿血)이 섞이는 증세는 혈(血)을 운행하면 변농(便膿)이 저절로 낫고, 기(氣)를 조절하면 뒤가 무거운 것이 저절로 없어지는 데 이 약을 쓴다.

처방 백작약(白芍藥) 2돈, 황련(黃連)•조금(條芩)•당귀미(當歸尾) 각 1돈, 대황(大黃) 7푼, 목향(木香)•빈랑(檳榔)•계심(桂心)•감초(甘草) 각 5푼을 물로 달여서 먹는다. 〈易老〉

※ 대황탕(大黃湯)

효능 : 열리(熱痢)에 농혈(膿血)이 끈끈하고 속이 급하고 뒤가 무거워서 밤낮으로 차도가 없음을 치료한다.

처방 대황(大黃) 1냥을 좋은 술 2잔에 반나절쯤 담그었다가 1잔반으로 달여서 2번에 나누어 고루 먹되 이로울 정도로 하고, 또 작약탕(芍藥湯)을 먹어서 온화하게 하니 이것은 사열(邪熱)을 없애는 약이다.

술에다 달인 것은 위로는 머리끝까지 닿고 밖으로는 거죽털끝까지 통하도록 한다. 〈湯液〉

※ 황금작약탕(黃芩芍藥湯)

일명 황금탕(黃芩湯)이라고 한다.

효능 : 하리(下痢)에 농혈(膿血)이 내리고 신열(身熱)과 복통을 하고 맥이 홍(洪)•삭(數)한 증세를 치료한다.

처방 황금(黃芩)•백작약(白芍藥) 각 2돈, 감초 1돈을 물에 달여서 복용하고 복통이 심하면 계심(桂心) 3푼을 더해 쓴다. 〈丹心〉

※ 도기탕(導氣湯)

효능 : 하리(下痢)와 농혈(膿血)로 속이 급하고 뒤가 무거운 것을 치료한다.

처방 당귀(當歸) 2돈반, 대황(大黃)•황금(黃芩)•백작약(白芍藥) 각 1돈, 황련(黃連)•목향(木香)•빈랑(檳榔) 각 5푼을 물에 달여 먹는다. 〈東垣〉

※ 황련아교탕(黃連阿膠湯)

효능 : 열독(熱毒)과 하리(下痢)에 농혈(膿血)이 섞여서 육즙(肉汁)과 같은 증세에 쓴다.

처방 황련(黃連)•아교주(阿膠珠)•황백(黃柏)•치자(梔子) 각 1돈 2푼반을 물로 달여서 먹는다. 〈海藏〉

※ 도체탕(導滯湯)

효능 : 하리(下痢)•농혈(膿血)•이급(裏急)•후중(後重)•복통•갈음(渴飮) 등이 밤낮으로 한없는 증세를 치료한다.

처방 백작약(白芍藥) 2돈, 당귀(當歸)•황금(黃芩)•황련(黃連) 각 1돈, 대황(大黃) 7푼, 계심(桂心)•목향(木香)•빈랑(檳榔)•감초 각 3푼을 공복에 물로 달여 먹는다. 〈入門〉

※ 지유산(地楡散)

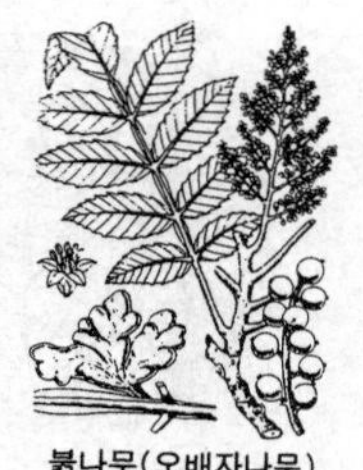
붉나무(오배자나무)

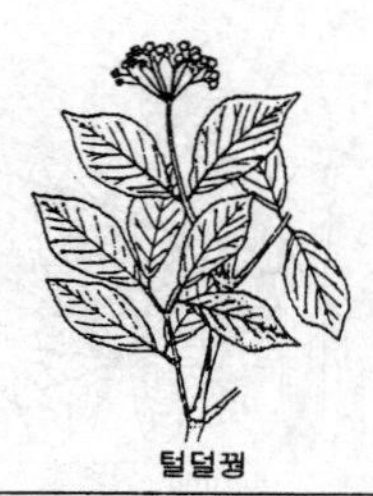
털댕강

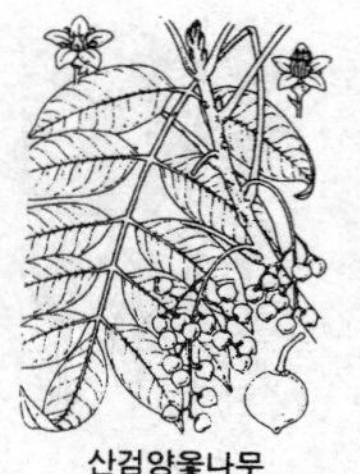
산검양옻나무

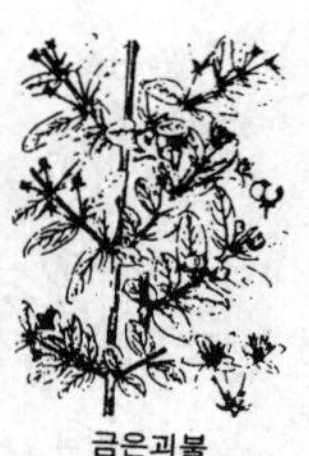
금은괴불

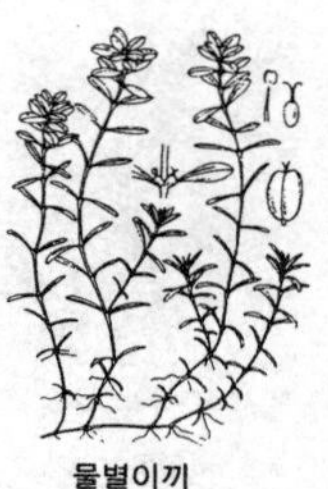
물별이끼

효능 : 열독(熱毒)과 하리(下痢)의 농혈(膿血)을 치료한다.

처방 지유(地楡)・서각(犀角)・황련초(黃連炒)・갈근(葛根)・황금(黃芩) 각 1돈, 치자(梔子) 5푼, 총(葱) 5줄기를 넣어 물에 달여서 먹는다. 〈活人〉

※ 해독금화산(解毒金花散)

효능 : 열독(熱毒)과 농혈리(膿血痢)를 치료한다.

처방 황련(黃連)・황백(黃柏) 각 2돈, 백출(白朮)・황금(黃芩)・적복령(赤茯苓)・적작약(赤芍藥) 각 1돈을 물에 달여서 먹는다. 〈丹心〉

※ 작약백피환(芍藥柏皮丸)

효능 : 습열(濕熱) 악리(惡痢)에 농혈(膿血)이 섞이는 증세를 치료한다.

처방 백작약(白芍藥)・황백피(黃柏皮) 각 1냥, 당귀(當歸)・황련(黃連) 각 5돈을 가루로 하고 물로 작은 콩알 크기의 환을 하여 온수에 30~40알을 먹는다. 〈子和〉

※ 적석지환(赤石脂丸)

효능 : 하리(下痢)・농혈(膿血)・복통을 치료한다.

처방 적석지(赤石脂)・건강(乾薑) 각 1냥, 황련(黃連)・당귀(當歸) 각 2냥을 가루로 하고 꿀로 오동 열매 크기의 환을 하여 미음으로 30~50알을 공복에 먹는다. 〈入門〉

※ 인삼산(人蔘散)

효능 : 주독(酒毒)으로 협열(挾熱)해서 하리(下痢)・농혈(膿血)・복통이 오래도록 낫지 않고 모든 약이 효험이 없는 데 쓴다.

처방 저근백피(樗根白皮)・인삼(人蔘) 각 1냥을 가루로 하여 매 2돈씩을 공복에 미음으로 복용하고, 주(酒)・면(麵)・계(鷄)・저(猪)・어(魚)・과(果)・채(菜)등물(等物)을 피한다. 〈本事〉

◎ 금구리(噤口痢)

이질(痢疾)에 음식을 속에서 받지 않는 것을 속칭 금구리(噤口痢)라고 하는데 혹시 머리가 아프고 심번(心煩)하며 손과 발이 열이 나면 이것은 독기가 위로 심폐(心肺)를 충격하는 증세이니 패독산(敗毒散) 5돈에 연육(蓮肉) 1돈, 진미(陳米) 100알, 생강 3쪽, 대추 2개를 더하여 달여 먹는다.

만약 고삽(苦澁)한 양약(涼藥)의 과음 때문에 음식을 보면 먼저 구토를 하는 증세가 있으면 산약(山藥)을 잘게 썰어 은석기(銀石器)에 절반은 볶고, 절반은 생으로 가루를 만들어 미음에 같이 먹으면 바로 효과가 있다. 〈綱目〉

금구리(噤口痢)는 위 속에 열이 심한 것이니 삼련탕(蔘連湯)과 엄제법(掩臍法)을 쓴다.

사람들은 이것을 모르고 대다수가 더운 약과 감미제(甘味劑)를 쓰는데 이것은 불을 지르고 체한 것을 더욱 체하게 하는 것이다. 〈丹心〉

하리(下痢)에 입을 다물고 먹지 않는 증세는 역시 비허(脾虛) 때문이다. 삼령백출산(蔘苓白朮散)〔처방은 내상문(內傷門)〕에서 산약(山藥)을 빼고 석창포(石菖蒲)를 더해서 가루로 하여 멥쌀 미음으로 2돈씩 먹고, 또는 인삼(人蔘)・적복령(赤茯苓)・석연자(石蓮子)・창포(菖蒲)를 달여 먹으면 가슴이 트이고 저절로 식욕이 생긴다. 〈直指〉

이(痢)를 치료할 때에 미리 앵속각(罌粟殼)을 쓰면 독기 때문에 심락(心絡)을 폐색(閉塞)하여 입을 다물고 먹지 않으니 어미죽(御米粥)을 끓여서 따뜻하게 먹고 해독해야 한다. 〈類聚〉

금구리(噤口痢)에 창름탕(倉廩湯)・개금탕(開噤湯)・석연산(石蓮散)・해금환(解噤丸)・납제고(納臍膏)를 쓴다.

※ 삼련탕(蔘連湯)

효능 : 금구리(噤口痢)에 위 속의 열이 심한 증세를 치료한다.

처방 황련(黃連) 3돈, 인삼(人蔘)・석연육(石蓮肉) 각 2돈을 썰어서 1첩으로 하여 물로 달여 먹고, 진한 즙을 조금씩 삼키고 만약 토하면 두 번 먹어야 하는데 가능하면 한꺼번에 먹는 것이 좋고 겸하여 엄제법(掩臍法)을 쓴다. 〈回春〉

※ 엄제법(掩臍法)

열을 끌어서 밑으로 보낸다. 전라(田螺) 2개에 사향(麝香)을 조금 넣어 짓이겨서 배꼽 속에 채우고 붕대로 잘 싸

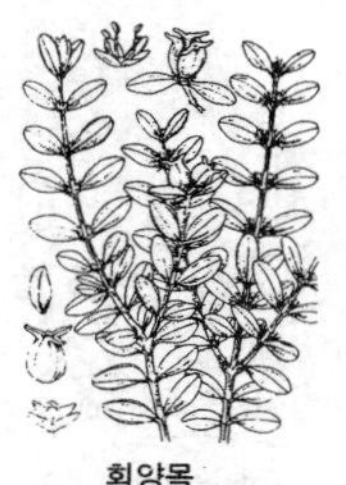
회양목

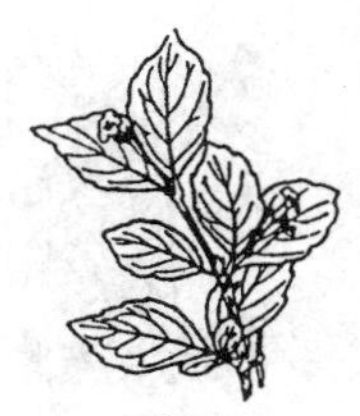
섬댕강이

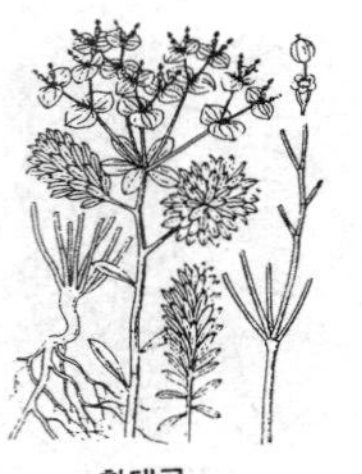
흰대극

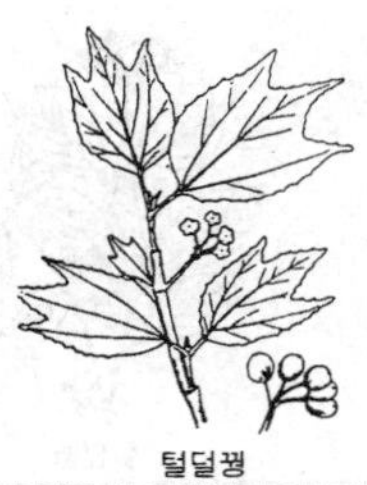
털딸꿩

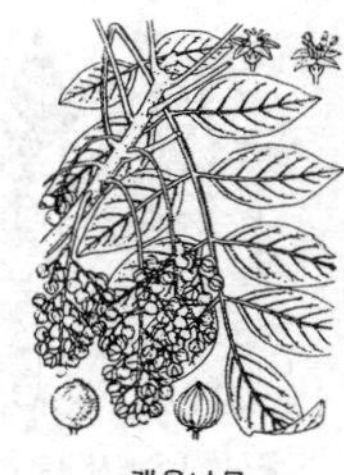
개옻나무

매어 둔다. 〈丹心〉

※ 창름탕(倉廩湯)

효능 : 금구리(噤口痢)에 심번(心煩)하고 손발이 뜨겁고 머리가 아프며 독기가 위로 심폐(心肺)를 충동해서 구토하고 먹지 못하는 증세를 치료한다.

처방 인삼패독산(人參敗毒散)에 황련(黃連) 1돈, 석연육(石蓮肉) 7매, 진창미(陳倉米) 300알, 생강 3쪽, 대추 2개를 넣어 같이 달여서 먹는다. 〈醫鑑〉

※ 개금탕(開噤湯)

효능 : 금구리(噤口痢)를 치료한다.

처방 사탕(砂糖) 7돈, 세다(細茶) 5돈, 축사연(縮砂研) 1돈, 생강 5쪽을 물로 달여서 하룻밤 이슬을 맞히고 이른 아침에 북쪽으로 향하여 뜨시게 먹고 목별자 거각(木鼈子去殼) 3돈, 사향(麝香) 2푼을 찧어서 배꼽을 덮으면〔엄제법(掩臍法)과 같이〕 곧 식욕이 일어난다. 〈回春〉

※ 석연산(石蓮散)

효능 : 금구리(噤口痢)를 치료한다.

처방 석연자거추유심(石蓮子去槌留心)과 육연(肉研)을 가루로 하여 매 2돈을 진미음(陳米飮)에 먹는다. 이 병은 독기가 심폐(心肺)에 상충(上衝)했기 때문이니 이 약으로 심기(心氣)를 통하면 곧 음식 생각이 날 것이다.

동벽토(東壁土)를 볶은 귤피(橘皮)를 가루로 하고 생강과 대추를 넣어 달여 먹어서 도와 준다. 〈綱目〉

※ 해금환(解噤丸)

효능 : 금구리(噤口痢)를 치료한다.

처방 황련(黃連) 8냥과 생강 4냥을 같이 볶아서 생강은 버리고 황련(黃連)을 가지고 가루로 하여 진미음(陳米飮)에 오동 열매 크기의 환을 하여 매 70~80알을 먹는다.

적리(赤痢)에는 진미음(陳米飮)으로 삼켜 내리고, 백리(白痢)에는 귤피탕(橘皮湯)으로 삼켜 내리고, 적백리(赤白痢)에는 진미귤피탕(陳米橘皮湯)으로 삼켜 내린다. 〈丹心〉

※ 납제고(納臍膏)

효능 : 금구리(噤口痢)가 아주 심한 데 쓰면 곧 낫는다.

처방 왕과등련경엽(王瓜藤連莖葉) 서리맞은 것을 햇볕에 말려 불에 태운 재를 향유(香油)에 짓이겨서 배꼽 속에 넣으면 바로 효과가 있다. 〈醫鑑〉

◎ 휴식리(休息痢)

이질(痢疾)이 발작했다 그쳤다 하는 증세를 휴식리(休息痢)라고 한다. 〈類聚〉

휴식리(休息痢)가 오래도록 낫지 않고 기혈(氣血)이 허약해서 거두어 들이지 못하는 데는 팔물탕(八物湯)에 진피(陳皮) • 아교주(阿膠珠) • 황련(黃連) • 황금(黃芩)을 조금씩 더해 쓰고, 비위가 허약한 증세는 보중익기탕(補中益氣湯) • 삼령백출산(蔘苓白朮散)을 쓴다. 〈入門〉

휴식리(休息痢)에는 가미양장탕(加味養臟湯) • 삼근음(三根飮) • 가려륵환(訶黎勒丸) 등이 특효약이다.

※ 가미양장탕(加味養臟湯)

효능 : 휴식리(休息痢)를 치료한다.

처방 진인양장탕(眞人養臟湯)에 부자(附子) • 청피(青皮) • 오약(烏藥) • 복령(茯苓)을 더하여 생강 3쪽과 대추 2개를 넣고 달여서 먹는다. 〈得效〉

※ 삼근음(三根飮)

효능 : 휴식리(休息痢)가 오래 된 데에 쓴다.

처방 오배목근(五倍木根) • 창이초근(蒼耳草根) • 취저목근괄취백피(臭樗木根刮取白皮) 각 등분하여 매 7돈에 생강 3쪽과 대추 2개와 검은콩 36알, 찹쌀 49알을 넣어 같이 달여서 공복에 먹는다. 〈正傳〉

※ 가려륵환(訶黎勒丸)

효능 : 휴식리(休息痢)에 백약이 효과가 없는 증세를 치료한다.

처방 저근백피(樗根白皮) 2냥, 가자육(訶子肉) 5돈, 모정향(母丁香) 30알을 가루로 하고 초호(醋糊)에 오동 열매 크기로 환을 하여 진미음(陳米飮)에 초를 조금 넣어 50알씩 하루에 3번 삼켜 내린다. 〈本事〉

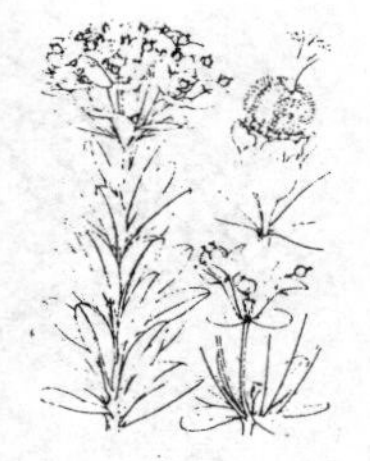
암대극

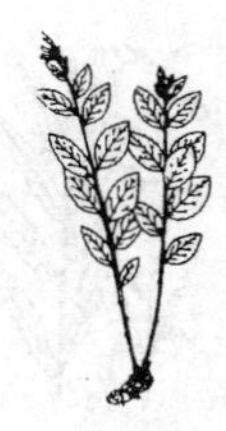
두메잔대

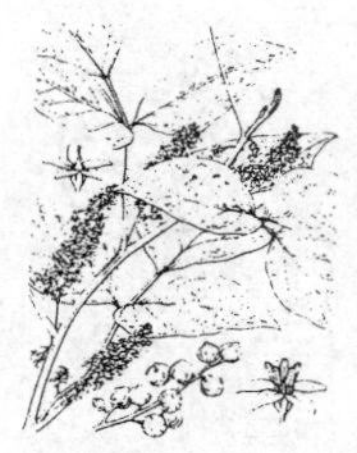
덩굴옻나무

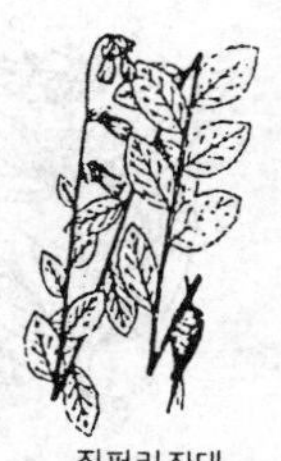
진퍼리잔대

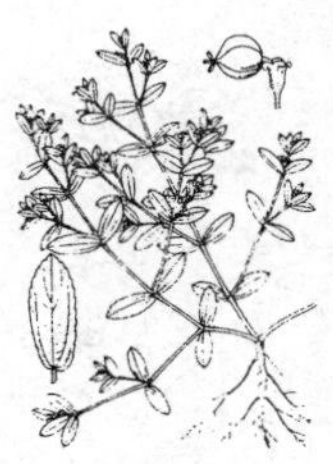
큰땅빈대

※ 신효환(神効丸)

효능: 휴식리(休息痢)에 농혈(膿血)이 계속 나오고 동통(疼痛)하여 아주 약한 데 쓴다.

처방 당귀(當歸) • 오매육(烏梅肉) • 황련(黃連) • 아교주(阿膠珠) 각 등분하여 가루로 하고 꿀로 오동 열매 크기의 환을 하여 후박탕(厚朴湯)으로 30~50알을 삼켜 내리고 심하면 납환(蠟丸)을 공복에 쓴다. 〈入門〉

◎ 풍리(風痢)

풍리(風痢)는 바람을 싫어하고 코가 막히고 살빛도 푸르며 또 아주 맑은 물만을 내리니 창출방풍탕(蒼朮防風湯)을 쓴다. 〈入門〉

풍리(風痢)가 내리는 것은 이(痢)와 같은데 이(痢)가 아니고, 혈(血)과 같은데 혈(血)도 아닌 증세에로 창름탕(倉廩湯)을 쓴다. 〈得効〉

풍리(風痢)에는 위풍탕(胃風湯)(처방은 위에 있음)과 노숙탕(露宿湯)을 쓴다.

※ 노숙탕(露宿湯)

효능: 풍리(風痢)에 청혈(清血)을 내리는 데 쓴다.

처방 행인거피첨(杏仁去皮尖) 7개, 고목창(苦木瘡) 즉 저근백피(樗根白皮) 손바닥 크기로 한 개, 오매(烏梅) 1개, 초과(草果) 1개, 산석류피(酸石榴皮) 반 개, 청피(靑皮) 2개, 감초(甘草) 1치, 생강 3쪽을 넣어 물로 달여서 하룻밤 이슬을 맞히고 다음날 아침 공복에 먹는다. 〈得効〉

◎ 한리(寒痢)

한리(寒痢)는 변색이 압당(鴨溏)과 같고 장(腸)이 울고 아프며 창자가 끊어지는 것 같아서 못 참을 때 이중탕(理中湯)에 가자(訶子) • 육두구(肉豆蔻)를 더해 쓰고, 오래 된 증세는 황련보장탕(黃連補腸湯)을 쓴다. 〈入門〉

한리(寒痢)에는 적석지산(赤石脂散)을 쓴다.

※ 황련보장탕(黃連補腸湯)

효능: 대장(大腸)이 허랭(虛冷)하고 청백색의 변을 누는 데 쓴다.

처방 황련(黃連) 4돈, 적복령(赤茯苓) • 천궁(川芎) 각 3돈, 산석류피(酸石榴皮) 5쪽, 지유(地楡) 5돈, 복룡간(伏龍肝) 2돈을 8돈중으로 썰어서 1첩으로 하여 물로 달여서 공복에 먹는다. 〈入門〉

※ 적석지산(赤石脂散)

효능: 냉리(冷痢)의 적 • 백과 장활(腸滑)을 치료한다.

처방 육두구외(肉豆蔻煨) 1냥, 축사(縮砂) 5돈, 적석지(赤石脂) • 감초구(甘草炙) 각 2돈반을 가루로 하여 매 2돈을 좁쌀 미음에 먹는다. 〈得効〉

◎ 습리(濕痢)

습리(濕痢)에 배가 부르고 몸이 무거워지며 검은콩즙 같은 변이 내리고 또 적(赤) • 흑(黑)이 섞여서 혼탁하니 참으로 위험한 증세다. 당귀화혈산(當歸和血散) • 가미제습탕(加味除濕湯) • 무기환(戊己丸)을 쓴다. 〈入門〉

하리(下痢)가 콩즙과 같은 증세는 습(濕)이니 대개 비위(脾胃)는 수곡(水穀)의 바다가 되고 계속 4장(四臟)을 겸하기 때문에 5색이 서로 섞여 있으니 당연히 먼저 통리(通利)해야 한다.

※ 가미제습탕(加味除濕湯)

효능: 상습(傷濕)해서 하리(下痢)가 검은콩즙과 같은 데 쓴다.

처방 반하(半夏) • 후박(厚朴) • 창출(蒼朮) 각 1돈 2푼, 곽향(藿香) • 진피(陳皮) • 적복령(赤茯苓) 각 7푼, 목향(木香) • 계피(桂皮) • 감초(甘草) 각 5푼, 생강 3쪽, 대추 2개를 넣어 공복에 물로 달여 먹는다. 〈丹心〉

※ 무기환(戊己丸)

효능: 습리(濕痢)를 치료한다.

처방 황련(黃連) • 오수유(吳茱萸) • 백작약(白芍藥) 각 등분해 가루로 하고 면풀에 오동 열매 크기의 환을 지어 공복에 미음으로 50~70알을 삼켜 내린다. 〈局方〉

◎ 열리(熱痢)

열리(熱痢)는 서리(暑痢)와 같으며, 대체로 이질(痢疾)은 복더위 때문에 얻은 증세이니 등이 차고 얼굴에 때가 끼며 또는 얼굴에 기름기가 돌고 이가 마르며 번민(煩悶)하고 목이 말라서 마시기만 하는 것은 모두가 서증(暑症)이다. 경솔하게 부자(附子) 같은 열약(熱藥)을 쓰지 말고 주증황련환(酒蒸黃連丸)을 쓰면 가장 안전하다. 〈得

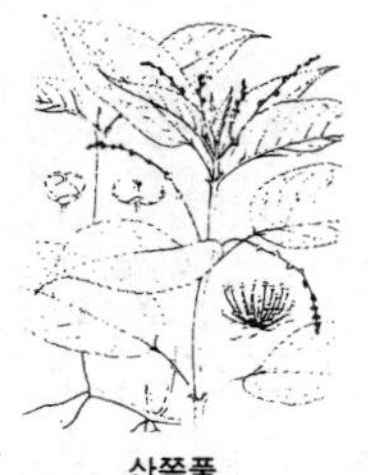
산쪽풀

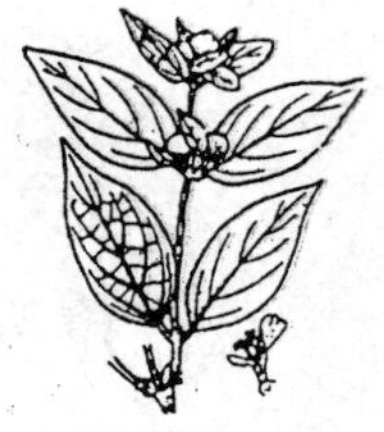
구슬댕강이

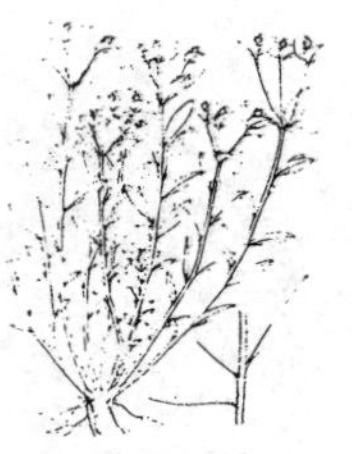
두메대극

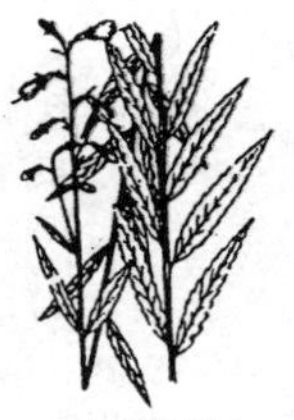
가는잎잔대

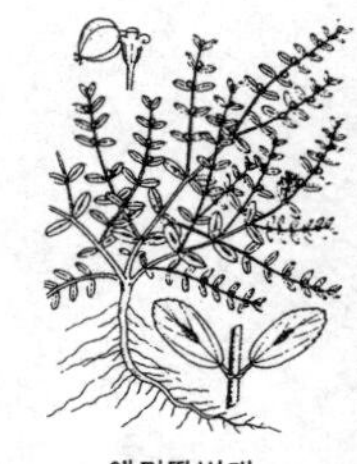
애기땅빈대

效〉

냉열(冷熱)이 장(腸)과 위(胃)사이에 쌓이므로 활설(滑泄)하고 구니(垢膩)가 낀 것을 장구(腸垢)라고 하는데 이것이 열리(熱痢)다. 〈類聚〉

몸의 한쪽에 열이 있어 변색이 순적(純赤)한 것은 서증(署症)으로 보아야 하니 가벼운 증세는 황금작약탕(黃芩芍藥湯)을, 무거운 증세는 도체탕(導滯湯)을 쓰고, 오래된 증세는 황련아교탕(黃連阿膠湯)을 쓴다. 〈入門〉

열을 끼고 하리(下痢)하는 증세는 몸에 열이 있고 입이 마르고 소변이 삽(澁)하여 양이 적고 대변이 급히 아프고 내리는 색깔이 황적색이다. 〈入門〉

열리(熱痢)에는 황금작약탕(黃芩芍藥湯)이 가장 좋다. 〈入門〉

하리(下痢)에 열이 많이 나는 데는 창름탕(倉廩湯)을 쓴다. 〈直指〉

하리(下痢)에 물을 자주 마시는 것은 열이 있기 때문이니 백두옹탕(白頭翁湯)을 쓴다. 〈仲景〉

열리(熱痢)에는 오매환(烏梅丸)과 영위산(寧胃散)에 당귀(當歸)를 더해서 쓴다.

※ 오매환(烏梅丸)

효능 : 열리(熱痢)에 배가 아프고 순혈(純血)을 내리는 증세를 치료한다.

처방 황련(黃連) 1냥반, 오매육(烏梅肉) • 당귀(當歸) • 지각(枳殼) 각 1냥을 가루로 하고 초풀에 오동 열매 크기의 환을 하여 미음으로 공복에 70알을 삼켜 내린다. 〈丹心〉

※ 영위산(寧胃散)

일명 금련작약탕(芩連芍藥湯)이라고 한다.

효능 : 적백 열리(赤白熱痢)를 치료한다.

처방 백작약(白芍藥) 2돈, 황금(黃芩) • 황련(黃連) • 목향(木香) • 지각(枳殼) 각 1돈반, 진피(陳皮) 1돈, 감초구(甘草炙) 5푼을 물로 달여 먹는다.

◎ 기리(氣痢)

기리(氣痢)는 대변의 모양이 해발(蟹渤)과 같고 당기며 아픈 증세가 특색인데 수련환(茱連丸) • 기리한(氣痢丸) • 우유탕(牛乳湯)을 쓴다.

※ 기리환(氣痢丸)

효능 : 기리(氣痢)로 대변이 해발(蟹渤)과 같은 증세를 치료한다.

처방 가자피(訶子皮) • 귤피(橘皮) • 후박(厚朴) 각 1냥을 가루로 해서 꿀로 오동 열매 크기의 환을 하여 공복에 미음으로 30알을 삼켜 내린다. 〈入門〉

※ 우유탕(牛乳湯)

효능 : 기리(氣痢)를 치료한다.

처방 필발(蓽撥) 2돈을 썰어 우유 반 에 같이 달여서 반으로 줄거든 공복에 먹는다. 〈得效〉

당태종(唐太宗)이 기리(氣痢)에 백약이 효력이 없다가 어느 의원이 이 처방을 진상(進上)하여 먹고 바로 나았다. 〈醫鑑〉

◎ 허리(虛痢)

기약(氣弱)하고 고단해서 곡식이 소화가 안 되고 배가 약간 아프다가 많이 아픈 것은 크게 염려할 필요는 없다. 〈入門〉

활리(滑痢)와 허리(虛痢)가 모두 허활(虛滑)을 억제하지 못하고 심하면 기혈(氣血)이 함께 빠지는 증세이니 사물탕(四物湯)에 인삼(人蔘) • 백출(白朮) • 지유(地楡) • 저백피(樗白皮)를 더해 쓰고, 기허(氣虛)에는 진인양장탕(眞人養臟湯)을 쓴다. 〈入門〉

고달프고 기(氣)가 적고 억지로 먹는 것은 협허증(挾虛症)이 된 것이니 당연히 기혈(氣血)을 보하는 약을 쓰면 허(虛)가 회복되고 이질(痢疾)이 저절로 그친다. 〈丹心〉

이질(痢疾)이 오래 되면 기혈(氣血)이 허약해지니 팔물탕(八物湯) • 보중익기탕(補中益氣湯)을 쓴다. 〈回春〉

이질(痢疾)이 오래 되면 내려서는 안 되는데 그것은 위(胃)가 허약한 때문이니 조중이기탕(調中理氣湯)과 가미향련환(加味香連丸)을 증세에 따라서 가려 쓰는 것이 좋다. 〈醫鑑〉

오래 된 이(痢)에 오허증(五虛症)으로 위독한 것은 대단하환(大斷下丸)을 쓴다. 오허(五虛)란 것은 맥(脈)이 가는 증세, 피부가 차가운 증세, 기(氣)가 적은 증세, 전후를 설리(泄利)하는 증세, 음식이 들어가지 않는 증세 등 다섯 가지 악증(惡症)이다. 만일 장(漿)이나 죽이 위에 들어가서 설주(泄注)하는 증세가 그치면 허약해도 살

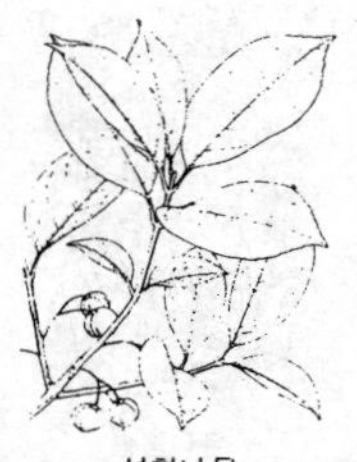
섬회나무

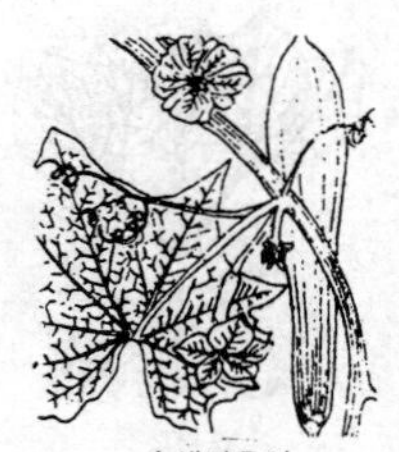
수세미오이

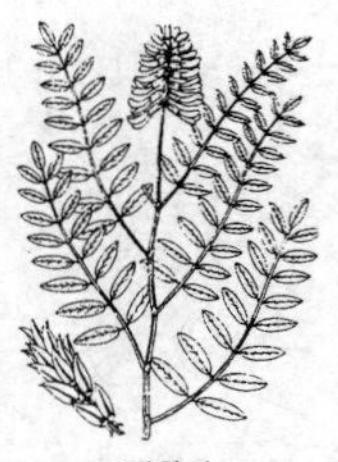
개황기

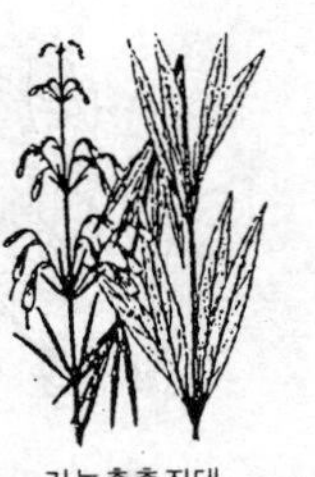
가는층층잔대

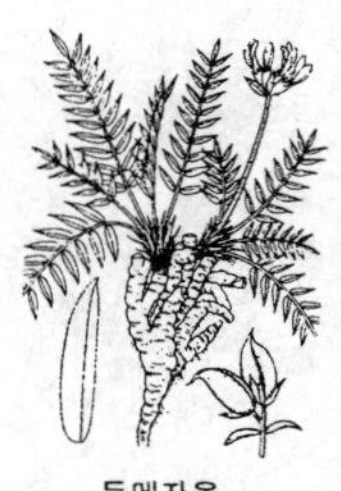
두메자운

아난다. 〈得効〉

허한리(虛寒痢)로 탈항(脫肛)했을 때는 가자피산(訶子皮散)을 쓴다. 〈東垣〉

※ 조중이기탕(調中理氣湯)

효능 : 허리(虛痢)에 기(氣)가 약하고 고달픈 증세를 치료한다.

처방 백출(白朮)•지각(枳殼)•백작약(白芍藥)•빈랑(檳榔) 각 1돈, 창출(蒼朮)•진피(陳皮) 각 8푼, 후박(厚朴) 7푼, 목향(木香) 5푼을 물로 달여 먹는다. 이 처방은 치리(治痢)하는 것은 물론 조리까지 한다. 〈醫鑑〉

※ 가미향련환(加味香連丸)

효능 : 허리(虛痢)와 오래 된 이(痢)및 모든 이증(痢症)을 치료한다.

처방 황련(黃連) 4냥을 오수유(吳茱萸) 달인 물에 담갔다가 볶고 목향(木香) 1냥, 아부용(阿芙蓉) 2돈을 가루로 하고 묵은 쌀풀에 오동 열매 크기의 환을 하여 20~30알씩 연육전탕(蓮肉煎湯)으로 삼켜 내리고 이불을 쓰고 한잠 자고 나면 바로 효과가 있다. 〈入門〉

※ 대단하환(大斷下丸)

효능 : 오래 된 이(痢)가 활삭(滑數)하고 수약(瘦弱)한 증세를 치료한다.

처방 용골(龍骨)•부자포(附子炮)•백반고(白礬枯)•육두구외(肉豆蔻煨)•모려하(牡蠣煆)•가자피(訶子皮)•산석류피(酸石榴皮) 각 1냥, 양강(良薑)•적석지(赤石脂) 각 7돈반, 세신(細辛) 3돈 7푼반을 가루로 하여 초풀에 오동 열매 크기의 환을 하여 좁쌀 미음으로 30알을 삼켜 내린다. 〈入門〉

※ 가자피산(訶子皮散)

효능 : 허한(虛寒)한 적백리(赤白痢)에 탈항(脫肛)된 증세를 치료한다.

처방 어미각밀초(御米殼蜜炒)•귤피(橘皮) 각 5푼, 건강포(乾薑炮) 6푼, 가자피(訶子皮) 7푼반을 가루로 하여 1첩을 물로 달여 공복에 먹는데 찌꺼기도 같이 먹는다. 〈東垣〉

◎ 적리(積痢)

적리(積痢)는 변색이 누르고 또는 생선의 골과 같고 배가 부풀고 추하게 먹는다. 〈入門〉

적(積)이 아니면 이질(痢疾)이 생기지 않는다. 〈直指〉

이질(痢疾)이 적체(積滯)로부터 나니 적(積)이란 것은 음식이 쌓이는 것이요, 체(滯)란 것은 기(氣)가 체(滯)하는 것이니 음식이 쌓여서 나가려고 해도 기가 체(滯)해서 나가지 못하는 증세이다. 그래서 밑으로 처지고 속도 겸해서 급하여 발작했다가 그쳤다 반복하며 하루 저녁에 백여 차례나 내리는 것이니, 이런 증세가 있으면 색의 적•백과 맥(脈)의 대•소를 불구하고 급히 통리(通痢)를 시켜야 하는 것이 선무이다. 〈直指〉

과식에 상한 것은 초냄새를 밑으로 보내고 모든 적(積)이 있는 증세는, 두열(肚熱)과 전통(纏痛)으로써 추지(推知)한다. 〈直指〉

적체(積滯)로 상했을 때 대변이 희면 효과가 있는 것이다. 〈得効〉

식적리(食積痢)에 보화환(保和丸)•감응원(感應元)•소감원(蘇感元)•생숙음자(生熟飮子)를 쓴다.

※ 감응원(感應元)

효능 : 적리(積痢)•구리(久痢)•적백농혈(赤白膿血)의 서로 섞인 증세를 치료한다.

처방 육두구외(肉豆蔻煨)•백초상(百草霜) 각 2냥, 목향(木香) 1냥반, 필징가(蓽澄茄)•삼릉포(三稜炮)•정향(丁香) 각 1냥, 파두(巴豆) 100알의 피(皮)•막(膜)•심(心)•유(油)를 버리고 가루로 한 것, 행인(杏仁) 100알을 거피첨(去皮尖)•쌍인부초(雙仁麸炒) 세연주자(細硏酒煮), 납(蠟) 4냥, 청유(淸油) 1냥을 가루로 하고 먼저 향유(香油)에다 파두(巴豆)•행인(杏仁) 가루를 넣어 납령(蠟令)을 용화시킨 뒤에 나머지 약가루를 반죽해서 매 1냥에 10정씩을 만들어 매 1정을 미음에 먹는다. 또는 녹두알 크기로 환을 해서 백탕(白湯)으로 10알을 삼켜 내려도 좋다. 〈得効〉

※ 소감원(蘇感元)

효능 : 적리(積痢)에 뱃속이 갑자기 아픈 증세를 치료한다.

처방 사향소합원(麝香蘇合元) 4푼, 감응원(感應元) 6

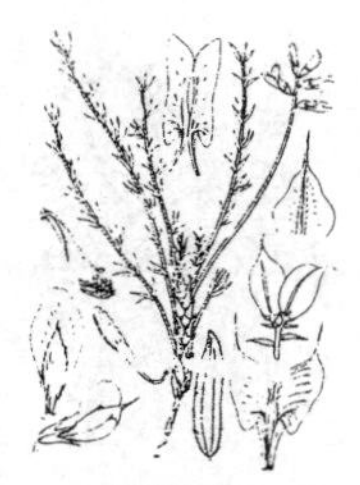
털두메자운

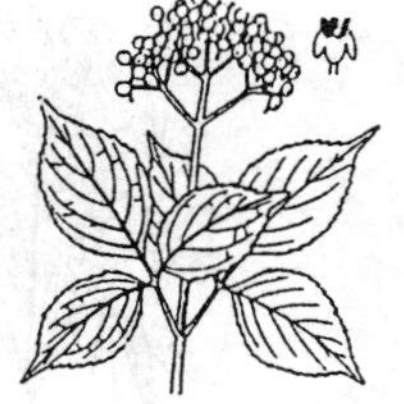
넓은잎딱총

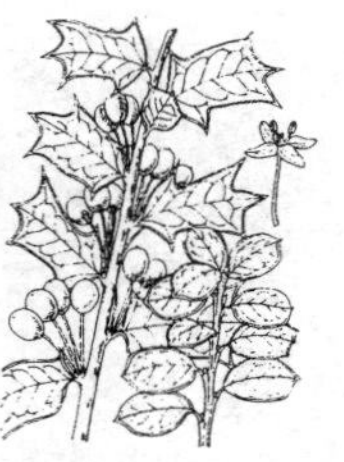
호랑가시나무(묘아자나무)

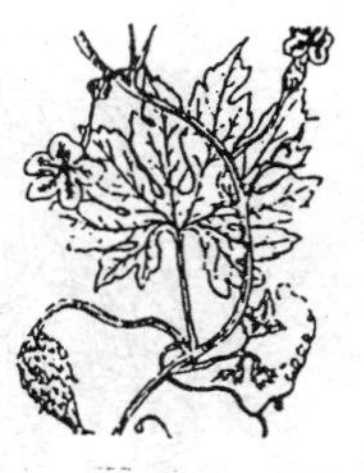
코로신트

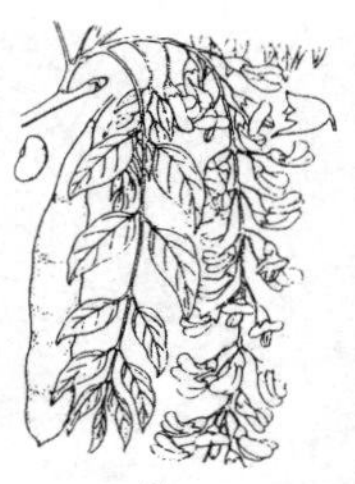
등

푼을 잘 갈아서 녹두알 크기의 환을 지어 미음으로 30알을 삼켜 내린다.〈得効〉

※ 생숙음자(生熟飮子)

효능: 어른의 모든 이질(痢疾)과 어린애의 허적리(虛積痢)가 밤새껏 그치지 않을 때 치료한다.

처방 앵속각(罌粟殼) 큰 것 4개를 속과 꼭지는 버리고 반생 반구(半生半炙), 진피(陳皮) 2쪽 반생 반초(半生半炒), 감초(甘草) 2치 반생 반구(半生半炙), 오매(烏梅) 2개 반생 반외(半生半煨), 대조(大棗) 2개 반생 반외(半生半煨), 생강(生薑) 2덩어리 반생 반외(半生半煨), 목향(木香) 1돈 양편을 만들어 반생 반외(半生半煨), 가자대(訶子大) 2개 반생 반외(半生半煨), 흑두(黑豆) 60알을 반생 반초(半生半炒), 황기(黃芪) 2치 반생 반구(半生半炙), 백출(白朮) 2덩어리 반생 반외(半生半煨), 당귀(當歸) 2치 반생 반외(半生半煨)한 것들을 모두 썰어서 매 5돈을 질그릇 속에 넣고 물 1잔에 달여서 반쯤 되거든 찌꺼기는 버리고 따뜻하게 먹는다.

어린애는 1~2홉을 먹는다. 이 처방은 생숙(生熟)을 나누고 냉열(冷熱)을 고르게 한 것이니 냉(冷)•열(熱)이 벌써 흩어지고 장위(腸胃)가 이미 두터워지면 수곡(水穀)이 저절로 구분이 되니 사리(瀉痢)를 걱정할 필요가 없는 것이다.〈省翁〉

◎ **구리(久痢)**

이질(痢疾)이 이미 10에 7~8은 덜하고 예적(穢積)이 대부분 없어졌어도 조박(糟粕)이 실(實)하지 못한 증세는 초작약(炒芍藥)•초백출(炒白朮)•구감초(炙甘草)•진피(陳皮)•복령전탕(茯苓煎湯)에 고장환(固腸丸) 30알을 삼켜 내린다. 그러나 이 약의 성분이 건조하니 만약 체기(滯氣)가 다 하지 않았다면 신중해야 하므로 경솔하게 쓰지 못한다.〈丹心〉

오래 된 이(痢)에 체허(體虛) 기약(氣弱)하고 활설(滑泄)이 그치지 않을 때는 가자(訶子)•육두구(肉豆蔻)•백반(白礬)•반하(半夏) 등으로써 삽(澁)하게 하고 심한 증세에는 모려(牡蠣)를 더하고 진피(陳皮)로 도우는 것이 좋다. 너무 삽(澁)하면 오히려 더 아플 우려가 있다.〈丹心〉

오래 된 이(痢)가 그치지 않는 데는 이중탕(理中湯)을 먹는 것이 많은 보익(補益)이 된다. 이것은 이질(痢疾)이 하초(下焦)에 있을 때는 적석지우여량탕(赤石脂禹餘粮湯)이 주로 치료하고, 이중(理中)이란 것은 중초(中焦)를 치료하는 것이며, 적석지우여량탕(赤石脂禹餘粮湯)은 하초(下焦)를 단단하게 한다.〈仲景〉

오래 된 이(痢)에 대단하원(大斷下元)•만전환(萬全丸)•진인양장탕(眞人養臟湯)•목향산(木香散)•실장산(實腸散)•가감익기탕(加減益氣湯)•저백피산(樗白皮散) 등을 쓴다.

※ 목향산(木香散)

효능: 오래 된 이(痢)와 혈리(血痢)를 치료한다.

처방 감초구(甘草炙) 1냥, 목향(木香)•황련(黃連) 각 5돈을 같이 볶고, 앵속각(罌粟殼)•생강(生薑) 각 5돈을 같이 볶아서 가루로 하여 사향(麝香)을 조금 넣어 공복에 미음으로 2돈을 먹는다.〈本事〉

※ 가감익기탕(加減益氣湯)

효능: 오래 된 이(痢)에 피약(疲弱)해서 일어나지 못하는 증세를 치료한다.

처방 백출(白朮)•백작약(白芍藥)•진피(陳皮) 각 1돈, 당귀(當歸) 7푼, 황기(黃芪)•인삼(人蔘)•택사(澤瀉)•축사(縮砂)•지유(地楡) 각 5푼, 승마(升麻)•목향(木香)•백두구(白豆蔻)•어미각초초(御米殼醋炒)•감초구(甘草炙) 각 3푼을 물에 달여 공복에 먹는다.〈醫鑑〉

※ 저백피산(樗白皮散)

효능: 오래 된 이(痢)에 모든 약이 효과가 없는 증세를 치료한다.

처방 저근백피(樗根白皮) 1줌, 경미(粳米) 1홉, 총백(葱白) 1줌, 감초(甘草) 1치, 시(豉) 2홉을 물 2되에 반이 되도록 달여서 먹는다.〈得効〉

※ 실장산(實腸散)

효능: 오래 된 이(痢)에 적백(赤白)의 분간을 못하는 데는 이 약으로 황분(黃糞)을 수출(搜出)하는 처방이다.

처방 산약초(山藥炒) 1냥, 황미초(黃米炒) 1홉을 가루로 하여 사탕조열탕(砂糖調熱湯)에 약가루를 타되 묽은 것을 적절하게 해서 서서히 먹은 뒤에 청미탕(清米湯)으

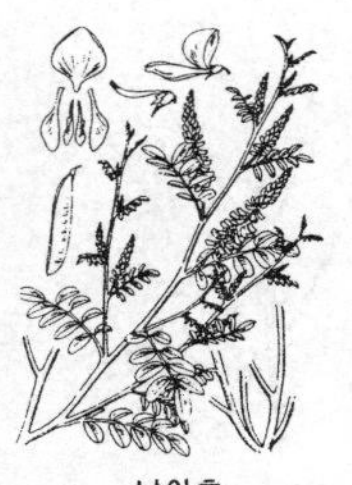
낭아초

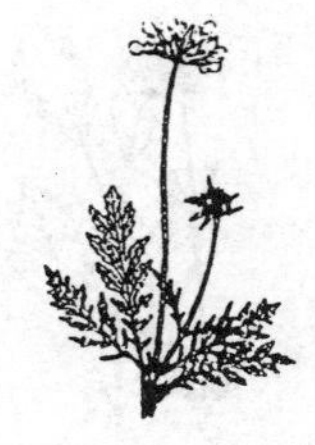
구름체꽃

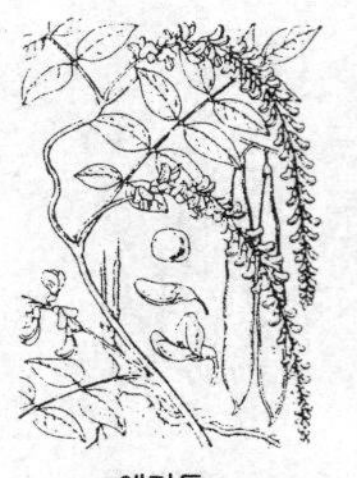
애기등

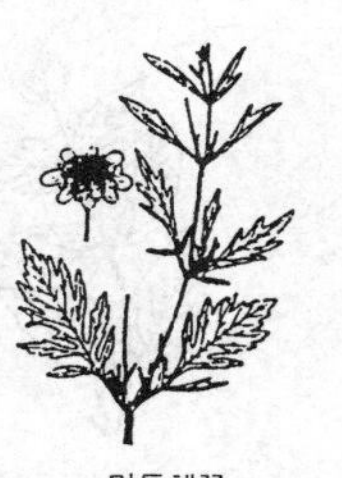
민들체꽃

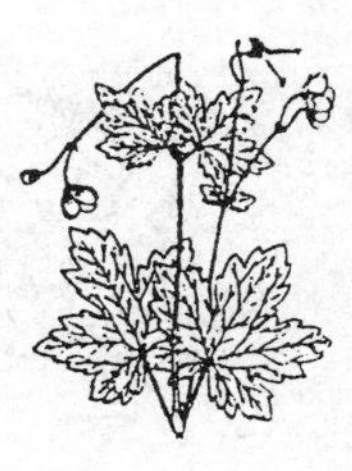

로 입 속을 양치하듯 하는 것이 가장 좋다. 〈回春〉

◎ 역리(疫痢)

한 집에서 전염되는 것은 역독리(疫毒痢)라는 증세이니 운기(運氣)의 상승(相勝)을 살펴서 치료해야 한다. 〈局方〉

인삼패독산(人蔘敗毒散)에 진피(陳皮)·백작약(白芍藥)을 가하여 달여서 먹는다. 또는 강다탕(薑茶湯)으로 미리 예방한다. 〈入門〉

※ 강다탕(薑茶湯)

효능 : 이질(痢疾) 복통을 치료한다.

처방 노생강(老生薑)과 춘다엽(春茶葉)을 등분, 같이 달여 먹는다. 〈醫鑑〉

강(薑)은 양(陽)을 돕고 다(茶)는 음(陰)을 도우며 또 더위와 술독을 풀어 준다. 적(赤)·백(白)·냉(冷)·열(熱)을 불문하고 역리(疫痢)와 복통에 모두 쓰인다. 〈直指〉

열리(熱痢)에는 생강 껍질을 그냥 쓰고 냉리(冷痢)에는 생강 껍질을 버린다. 〈本草〉

◎ 고주리(蠱疰痢)

오래 된 이(痢)가 낫지 않고 독기가 장부(臟腑)를 침식(侵蝕)하여 하혈(下血)이 계간 잡농(鷄肝雜膿) 같은 것을 고주리(蠱疰痢)라고 한다. 〈類聚〉

고주리(蠱疰痢)로 인하여 닭의 간같은 흑혈(黑血)이 내리고 목이 마르며 오장(五臟)이 끊기는 것처럼 아픈 것은, 오석(五石)의 탕(湯)이나 환(丸)을 먹었기 때문인데 그 혈(血)이 백맥(百脈)과 경락(經絡)에서 오는 것이니 천근환(茜根丸)으로써 치료한다. 〈入門〉

※ 천근환(茜根丸)

효능 : 고주리(蠱疰痢)를 치료한다.

처방 천근(茜根)·서각(犀角)·승마(升麻)·지유(地楡)·당귀(當歸)·황련(黃連)·지각(枳殼)·백작약(白芍藥) 각 등분하여 가루로 하고 초풀에 오동 열매 크기의 환을 하여 미음으로 50~70알을 먹는다. 〈濟生〉

※ 영양각원(羚羊角元)

효능 : 고주리(蠱疰痢)를 치료한.

처방 황련(黃連) 2냥, 황백(黃柏)·영양각방(羚羊角鎊) 각 1냥반, 백복령(白茯苓) 1냥을 가루로 하고 꿀로써 오동 열매 크기의 환을 하여 다청(茶淸)으로 50~70알을 먹는다. 〈得効〉

◎ 오색리(五色痢)

이질(痢疾)에 오색(五色)이 같이 내리는 증세는 비위(脾胃)의 식적(食積)과 사기(四氣)가 같이 합해진 증세이니 수련환(茱連丸)으로써 치료한다. 〈入門〉

비위(脾胃)는 수곡(水穀)의 바다가 되니 받지 않는 것이 없고, 또 사장(四臟)을 겸했기 때문에 이질(痢疾)에 오색(五色)이 서로 섞여 있으므로 먼저 통리해야 한다. 〈丹心〉

습독(濕毒)이 성하고 하리(下痢)로 복통을 하며 대변에 농혈(膿血)이 섞이고 또는 상한 육즙과 같을 때는 지유산(地楡散)과 황련아교탕(黃連阿膠湯)〔처방은 위에 있음〕을 쓴다.

오색리(五色痢)에는 비방양장탕(秘方養臟湯)과 사과산(絲瓜散)·신효삼향산(神効蔘香散)을 쓴다.

※ 비방양장탕(秘方養臟湯)

효능 : 오색리(五色痢)를 치료한다.

처방 앵속각밀초(罌粟殼蜜炒) 1돈반, 진피(陳皮)·지각(枳殼)·황련(黃連)·목향(木香)·오매(烏梅)·후박(厚朴)·행인(杏仁)·감초구(甘草炙) 각 7푼, 흑두(黑豆) 30알, 대조(大棗) 2개를 넣어 달여 먹으면 바로 효과가 있다. 〈得効〉

※ 사과산(絲瓜散)

효능 : 오색리(五色痢)와 주리(酒痢)에 변혈(便血)과 복통을 하는 증세를 치료한다.

처방 건사과(乾絲瓜) 1매를 연피소회(連皮燒灰) 가루로 하여 2돈을 술과 같이 공복에 먹는다. 〈集驗〉

※ 신효삼향산(神効蔘香散)

효능 : 오색리(五色痢)와 금구(噤口)·감고(疳蠱)·시역(時疫)의 모든 이증(痢症)을 치료한다.

처방 진피(陳皮)·앵속각(罌粟殼) 각 1냥 2돈, 육두구(肉豆蔻)·적복령(赤茯苓) 각 4돈, 백편두(白扁豆)·인

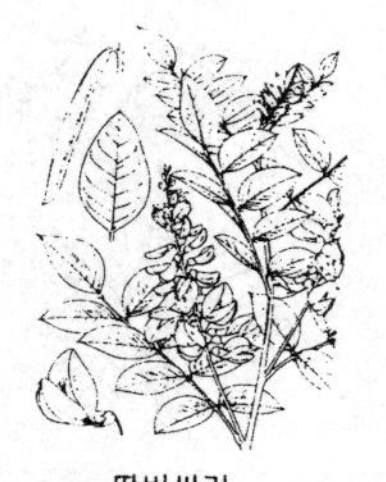
땅비싸리

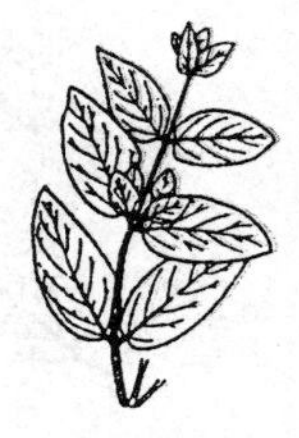
잔털인동

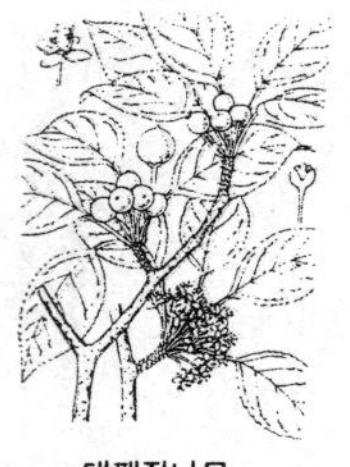
대팻집나무

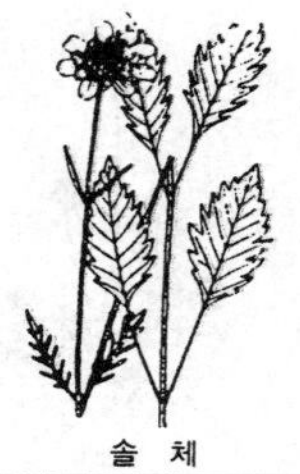
솔 체

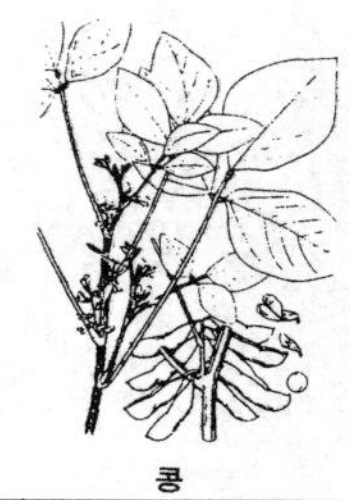
콩

삼(人蔘) • 목향(木香) 각 2돈을 가루로 하여 매 3돈을 먹는다. 〈正傳〉

11. 위험한 8종류의 이질(痢疾)일 경우

1은 열적(熱赤), 2는 냉백(冷白), 3은 냉열(冷熱)에 적백(赤白)을 더한 증세, 4는 식적산취(食積酸臭), 5는 경청(驚靑), 6은 비허불화(脾虛不化), 7은 시행유혈(時行有血), 8은 감사(疳瀉)이다. 〈類聚〉

또는 1은 냉리 백적(冷痢白積)이고, 2는 열리 적적(熱痢赤積)이며, 3은 냉열(冷熱)이 고르지 못하므로 적백(赤白)이 같이 내리고, 4는 감리(疳痢)로 황백적(黃白積)에 간혹 오색(五色)이 나타나고, 5는 경리(驚痢)로 청적(靑積)이 내려도 냄새가 없고, 6은 휴식리(休息痢)에 대변이 검으며 어장(魚腸)과 같고, 7은 농리(膿痢)로 배가 부르고 변의 냄새가 지독히 나고 항문이 아프며, 8은 고주리(蠱疰痢)로 자흑혈(紫黑血)을 내리며 저간(猪肝)과 같다. 〈入門〉

치료 방법으로 소주거환(小駐車丸)과 진인양장탕(眞人養臟湯)을 쓴다. 〈入門〉

12. 이질(痢疾)과 복통일 경우

하리(下痢)하고 복통하는 증세는 폐경(肺經)의 기(氣)가 대장(大腸)의 사이에 울칩(鬱蟄)해 있는 것이니, 실(實)하면 내리고 허(虛)하면 고경(苦梗)한 약제로써 발(發)해 준다. 〈丹心〉

하리(下痢) 복통에 삼기(蔘芪)를 써서는 안 된다. 〈丹心〉

무릇 하리 복통(下痢腹痛)에는 백작약(白芍藥)과 감초(甘草)로써 군(君)을 삼고 당귀(當歸)와 백출(白朮)로 좌(佐)를 하며, 오한(惡寒)에는 계(桂)를 더하고, 오열(惡熱)에는 황백(黃柏)을 더한다. 〈丹心〉

또는 먹는 죽이나 육류를 과식해서 통증이 일어나는 데는 백출(白朮)과 진피전탕(陳皮煎湯)을 복용하고 또한 탈식(奪食)을 해야 하는데, 탈식(奪食)이란 증세는 죽을 덜하고 고기 음식을 끊는 일이다. 〈丹心〉

하리(下痢)에 농혈(膿血)이 섞이고 복통이 그치지 않는 증세는 조위승기탕(調胃承氣湯)에 생강과 대추를 더하여 달여 복용하고 설사가 그치면 오령산(五苓散) 달인 물에 익원산(益元散)을 같이 먹는다.

이질 복통(痢疾腹痛)에 향련환(香連丸) • 강다탕(薑茶湯) [처방은 위에 있음] • 신효월도산(神効越桃散)을 쓴다.

※ 향련환(香連丸)

효능 : 적백농혈(赤白膿血)과 하리 복통(下痢腹痛) 및 모든 이(痢)를 치료한다.

처방 황련(黃連) 1냥, 오수유(吳茱萸) 5돈을 물에 담가서 하룻밤이 지난 뒤에 같이 볶아서 수유(茱萸)는 버리고 목향(木香) 2돈을 가루로 하고 초풀에 오동 열매 크기의 환을 하여 공복에 미음으로 20~30알을 삼켜 내린다. 〈直指〉

※ 신효월도산(神効越桃散)

효능 : 하리(下痢)에 복만통(腹滿痛)해서 견디기 어려운 증세를 치료한다. 이것은 음양(陰陽)이 반착(反錯)하여 불화(不和)가 심하다는 증세이다.

처방 대치자인(大梔子仁) • 양강(良薑) 각 3돈을 가루로 하여 미음으로 2~3돈을 같이 먹는다. 〈綱目〉

13. 이질(痢疾)의 이급(裏急) • 후중증(後重症)일 경우

이급(裏急)은 군박(窘迫)하고 급통(急痛)하는 증세이고, 후중(後重)은 대장(大腸)이 밑으로 떨어지고 무거워서 뒤로 쏟아지는 것 같으니, 그 증세가 한두 가지가 아니다. 화열(火熱)로 인한 것이 있으니 화성(火性)이 급속해서 만들어지는 증세이고, 기체(氣滯) 때문인 것이 있으니 대장의 기(氣)가 옹색(壅塞)해서 선통(宣通)되지 않는 증세이며, 적체(積滯)가 옹성(壅盛)하기 때문에 생기는 것은 무엇인가 맺혀서 밑으로 떨어지는 증세이며, 기허(氣虛) 때문인 것은 대장(大腸)의 기(氣)가 밑으로 떨어져서 위로 오르지 못하는 증세이고, 혈허(血虛) 때문인 것은 그저 앉기만 하고 대변을 누지는 못하며 힘만 많이 쓰는 것이니 치료 방법은, 화열(火熱)은 맑게 하고 기체(氣滯)는 두루 화하고 적체(積滯)된 것은 없애 주며 기허(氣虛)한 것은 오르게 하고 혈허(血虛)한 것은 보(補)하는 것이다. 〈玉機〉

후중(後重)은 원래 사(邪)가 대장(大腸)을 눌러서 밑으로 떨어지게 하므로 대장(大腸)이 위로 오르지 못해서 무거운 것이니, 대황(大黃)과 빈랑(檳榔) 등을 써서 설사해야 하는데 사(邪)를 설사하고도 그대로 있는 것은 대장

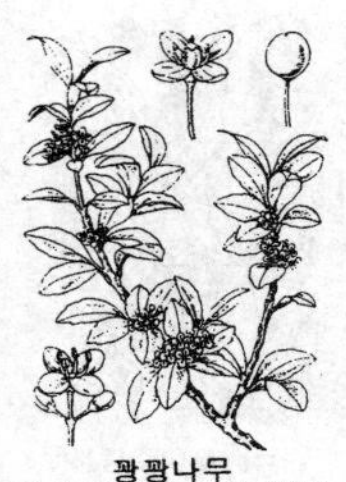
광광나무

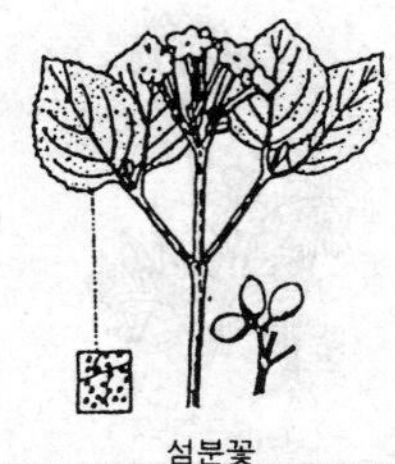
섬분꽃

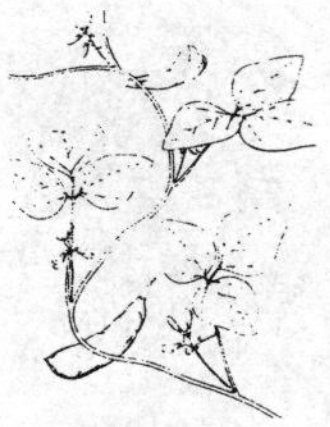
새 콩

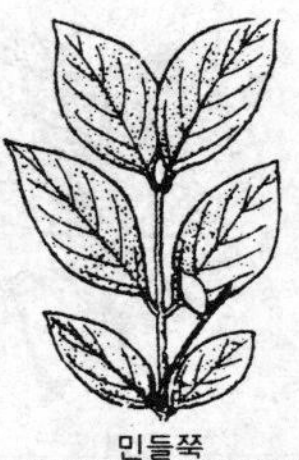
민들쭉

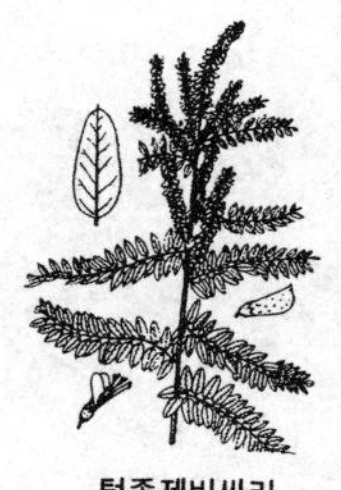
털족제비싸리

(大腸)이 허활(虛滑)하기 때문에 스스로 거두어 들이지 못하여 무거운 것이니, 어미각(御米殼) 등 삽제(澁劑)한 것을 써서 견고하게 하고 기(氣)를 거두어 들이면 저절로 낫는다. 〈丹心〉

밑으로 떨어지는 증세가 이상하고 쌓인 데에 자흑혈(紫黑血)이 있고 또 아픔이 심한 것은 사혈(死血)이 있다는 것을 알 수 있으니, 도인니(桃仁泥)와 활석(滑石)을 써서 행혈(行血)을 시킨다. 〈丹心〉

후중(後重)하고 군박(窘迫)한 데는 기(氣)를 순화시켜야 하니 목향빈랑탕(木香檳榔湯)을 쓴다. 〈易老〉

옛부터 이급(裏急)과 후중(後重)을 치료하는 데는 단지 목향(木香)과 빈랑(檳榔)으로 조기(調氣)하고, 대황(大黃)으로 쌓인 것을 내리는 것이 보통 치료 방법인데 단계(丹溪)에 이르기를, 「도인(桃仁)과 활석(滑石)을 써서 죽은 피를 살리므로 그 효력이 아주 컸다.」〈綱目〉

기(氣)가 운행(運行)하고 혈(血)이 온화하며 쌓인 것이 적어져도 다만 허(虛)가 심하면 이것은 망혈증(亡血症)이 되는 것이니 당귀신(當歸身)•미(尾)를 배로 쓰고, 생지황(生地黃)•생작약(生芍藥)•생도인(生桃仁)으로써 도와 주고 진피(陳皮)로써 화하게 하면 피가 나고 저절로 편안해지는 것이다. 혈(血)이 허(虛)하면 속이 급하기 때문에 당귀신(當歸身)을 쓴다. 〈丹心〉

이급(裏急)이란 증세는 뱃속이 너그럽지 못한 것이고, 헛배로 변소에 가 앉아도 대변이 나오지 않는 증세는 혈허(血虛)하기 때문이고, 후중(後重)이란 것은 허기(虛氣)가 밑으로 떨어지는 것이다. 〈回春〉

14. 이질(痢疾)로 항문이 아플 경우

하리(下痢)로 항문이 아픈 것은 열이 아래로 흘러가기 때문이니 목향(木香)•빈랑(檳榔)•금련(芩連)에 초건강(炒乾薑)을 더해서 달여 먹는다. 〈綱目〉

하리(下痢)로 항문이 아픈 것은 따뜻하게 해 주어야 한다. 〈仲景〉

하리(下痢)로 항문이 아프게 되는 것은 덥게 하고 맑게 해 주어야 한다. 즉 오래 된 병으로 몸이 차고 맥(脈)이 적고 잠긴 것은 덥게 해 주고, 사나운 병 때문에 몸이 뜨겁고 맥(脈)이 뜨며 넓은 것은 맑게 해 주어야 한다. 〈丹心〉

대부분 통증이 있는 것은 열이 밑으로 흐르는 것이다. 〈醫鑑〉

하리(下痢)로 대변을 참지 못하고 항문이 공동(空洞)처럼 열린 것은 총초(葱椒)를 난도(爛擣)해서 항문에 넣고 아울러 산삽(酸澁)하고 고장(固腸)하는 약을 쓰니 어미각(御米殼)•가자피(訶子皮) 등을 써서 거두어 들인다. 〈綱目〉

하리(下痢)로 항문이 아픈 것은 대허(大虛)한 것이니 기왓장을 동전만큼 만들어서 불에 구워 사내어린이 오줌 속에 던졌다가 급히 건져 내어 마르거든 종이에 싸서 아픈 곳에 끼우고 인삼(人蔘)•당귀(當歸)•진피(陳皮)를 진하게 달여서 마신다. 〈綱目〉

또 탱자 열매를 구워서 문지르고 볶은 소금을 문지르며 또 쑥과 황랍(黃蠟)과 가자(訶子)로써 연기를 내어 훈훈하게 하면 가장 좋다. 〈綱目〉

15. 이질(痢疾)을 내려야 할 경우

처음 이질(痢疾)에 걸려 1~2일간에는 원기(元氣)가 아직 허(虛)하지 않으므로 반드시 추탕(推蕩)을 해야 한다. 이것은 통(通) 때문에 통(通)을 쓰는 것이니, 대승기탕(大承氣湯)이나 또는 조위승기탕(調胃承氣湯)으로 내린 다음에 기(氣)와 혈(血)을 보아서 조리하고, 5일 후에는 비위(脾胃)가 허(虛)해지므로 내리지를 못한다. 〈丹心〉

이것은 대체로 말한 것인데 기혈(氣血)이 약한 사람은 1~2일이라도 내려서는 안 되고, 실(實)한 사람은 10여일 후라도 내려야 한다. 〈正傳〉

하리(下痢)로 배가 창만(脹滿)해지면 실(實)한 것이니 내려 주어야 한다. 〈脈經〉

하리(下痢)로 맥(脈)이 오히려 활(滑)한 증세는 속을 반드시 제거해야 할 증세이니 내려야만 낫게 된다. 〈仲景〉

하리(下痢)가 나았으나 다음해에 돌이 되면 재발하는 경우도 있는데 이것은 병의 뿌리가 속에 남아 있는 것이니 대승기탕(大承氣湯)을 써서 내려 없애야 한다. 〈仲景〉

중경(仲景)에 이르기를, 이질(痢疾)을 낫게 하는 치료법에 내려야 되는 것은 모두 승기탕(承氣湯)을 가감해서 쓰며, 대부분 대황(大黃)의 한(寒)은 그 성분이 달아나는 것이니 후박(厚朴)의 따사로움으로써 보좌하여 체기(滯氣)를 잘 운행하게 하고, 감초(甘草)의 감(甘)으로써 탕액(湯液)을 먹기 좋게 하여 장위(腸胃)를 관척(灌滌)하고 경쾌하게 자윤(滋潤)하니 쌓이던 것이 곧 그치게 되는 것이다.

국방(局方)에는 예(例)에 따라서 열약(熱藥)을 주로

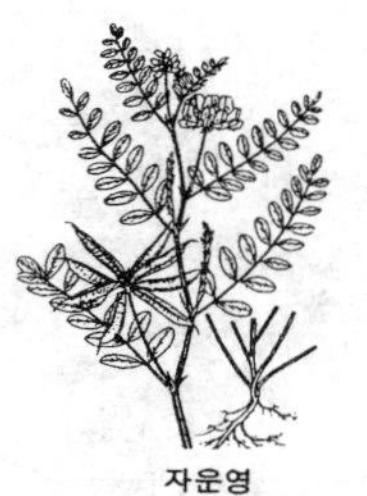
자운영

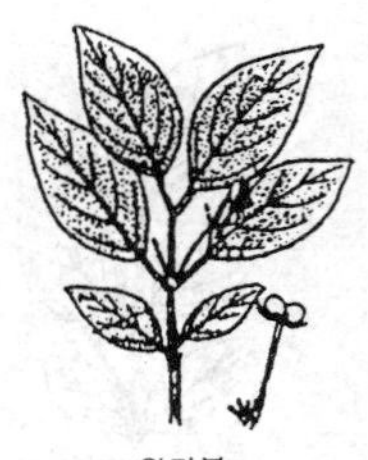
왕괴불

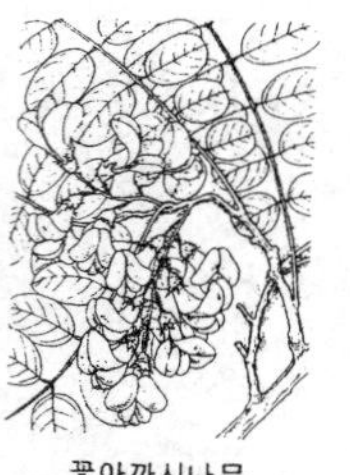
꽃아까시나무

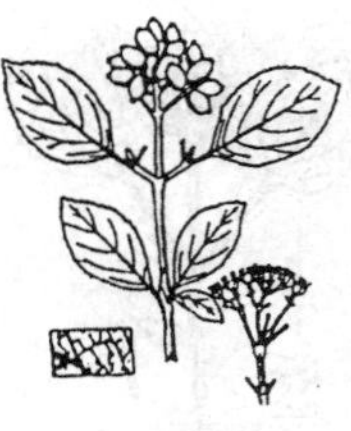
갈래백당이

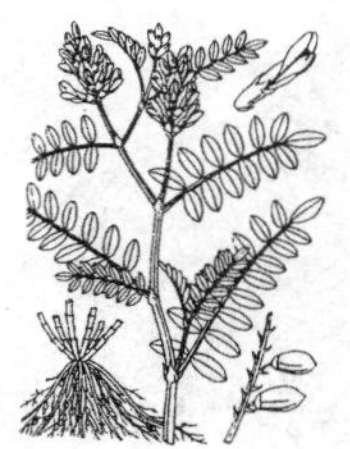
탐라황기

하고 삽약(澁藥)으로 도와 주어 하리청백(下痢淸白)한 데에 쓰니 이급 후중(裏急後重)한 데는 오히려 좋지만 경(經)에 있어서는 밑으로 닥친 증세는 모두가 화열(火熱)에 속하는 것이니 삽열(澁熱)한 약을 가하면 사람을 죽이지 않을 수 가 없다. 〈丹溪〉

16. 이질(痢疾)의 치료 요결(要訣)일 경우

혈(血)을 운행하게 하면 변농(便膿)이 저절로 낫고 기(氣)를 고르게 해 주면 후중(後重)이 저절로 없어진다. 〈河間〉

하리(下痢)를 치료할 때 후중(後重)한 것은 내려야 하니 목향(木香)과 빈랑(檳榔)을 쓰고 또 목향빈랑환(木香檳榔丸)도 쓴다.

복통은 온화해야 하니 작약(芍藥)과 진피(陳皮)를 쓰고 또 작약감초탕(芍藥甘草湯)을 쓰고, 몸이 무거우면 습(濕)을 없애 주어야 하니 복령(茯苓)과 택사(澤瀉)를 쓰고 또 오령산(五苓散)을 쓰며, 맥(脈)이 팽팽한 증세는 풍(風)을 없애 주어야 하니 진교(秦艽)와 방풍(防風)을 쓰고 또 패독산(敗毒散)을 쓰며, 농혈(膿血)이 주점(稠粘)한 데는 중약(重藥)을 써야 하니 대황(大黃)•망초(芒硝)나 대황탕(大黃湯)을 쓰며, 몸이 냉하고 저절로 땀을 흘리는 증세는 열약(熱藥)으로써 더웁게 해야 하니 부자(附子)와 건강(乾薑)을 쓰고 또 장수산(漿水散)을 쓰며, 풍사(風邪)가 내축(內縮)한 것은 땀을 내야 하니 마황(麻黃)•백지(白芷)•건갈(乾葛)을 쓰고 또 마황승마탕(麻黃升麻湯)을 쓰며, 목당(鶩溏)이 나오는 것은 더웁게 해야 하니 육계(肉桂)와 목향(木香)을 쓰고 또 물에 삶은 목향환(木香丸)을 쓴다. 〈易老〉

겉에 있는 증세는 발(發)하고 속에 있는 증세는 내리며 위에 있는 증세는 토하고 밑에 있는 증세는 없애 버리며, 몸의 밖이 더운 증세는 안으로 소통하고 소변이 삽(澁)한 증세는 따로 떼어 놓는다. 〈易老〉

성한 증세는 온화하게 하고 없애야 할 증세는 내리고, 내려서는 안 되는 증세는 그치게 한다. 〈易老〉

이질(痢疾)을 치료하는 데 쓰는 약은 변색이 검을 때는 대황(大黃)을 쓰고, 자(紫)할 때는 지유(地楡)를 쓰고, 홍(紅)할 때는 황금(黃芩)을 쓰고, 담(淡)할 때는 생강(生薑)을 쓰고, 흰 증세는 육계(肉桂)를 쓰고, 누른 증세는 산사(山楂)를 쓰고, 수설(水泄)에는 속각(粟殼)을 쓰고, 아플 때는 목향(木香)과 치자(梔子) 등으로써 각각 치료한다. 〈入門〉

무릇 이(痢)의 초기 증세에는 입효산(立効散)을 한 번 먹으면 바로 효과를 보고 또는 목향도기탕(木香導氣湯)으로써 그 독을 없애 주는 것이 좋은 방법이다. 〈醫鑑〉

이(痢)는 반드시 한(寒)한 것을 써서 열(熱)을 이겨야 하는 것이니 만약 조습(燥濕)을 시키려고 신열재(辛熱材)를 조금 써서 도와 줌으로써 발산하고 개통하면 효과가 없는 것은 없다. 〈河間〉

이질(痢疾)에 아교주(阿膠珠)•당귀(當歸)•청피(靑皮)•적복령(赤茯苓)•황련(黃連)으로 조제를 하고, 오매농밀(烏梅濃蜜)을 같이 달여서 쓰면 오예(惡穢)를 없애 주는 데는 가장 적합하니 적체(積滯)가 없어지면 횟수가 자연히 줄어들게 된다. 〈直指〉

대체로 이질(痢疾)은 풍사(風邪)를 흩고 체기(滯氣)를 운행하며 위완(胃脘)을 우선 열어야 할 것이고, 섣불리 두구(豆蔲)•가자(訶子)•백출(白朮) 등을 써서 오히려 사기(邪氣)를 보하고 머물러 있게 하면 안 되며, 또 속각(粟殼)•용골(龍骨)•모려(牡蠣) 등으로써 장위(腸胃)를 폐삽(閉澁)하면 오랫동안 끌고 갈 증세가 일어날 경우도 있으니 복통과 후중(後重)이 없어진 뒤에 꼭 내리는 약을 쓰는 것이 좋다.

※ 입효산(立効散)

효능 : 적백농혈리(赤白膿血痢)의 복통과 이급(裏急) 후중(後重)에 한 번 먹으면 바로 효과를 본다.

처방 황련(黃連) 4냥, 오수유(吳茱萸) 2냥을 물에 담가서 같이 볶은 뒤 수유(茱萸)는 버리고 지각부초(枳殼麸炒) 2냥을 가루로 하여서 매 3돈을 공복에 황주(黃酒)로 보내 내린다. 이것은 열적(熱積)과 기체(氣滯)의 이질(痢疾)을 치료하는 것이니, 황련(黃連)은 청열(淸熱)하고 지각(枳殼)은 파기(破氣)한다. 〈醫鑑〉

※ 목향도기탕(木香導氣湯)

효능 : 이질(痢疾)이 처음으로 생길 때는 복통을 하고 이급(裏急) 후중(後重)을 하며, 적백(赤白)이 서로 섞이고 열이 생기며 입을 다무는 증세를 치료한다.

처방 대황(大黃) 1돈반, 백작약(白芍藥)•박초(朴硝)•황련(黃連) 각 1돈 2푼, 후박(厚朴)•빈랑(檳榔) 각 1돈, 당귀미(當歸尾)•적복령(赤茯苓) 각 8푼을 물에 달여 먹는다. 〈醫鑑〉

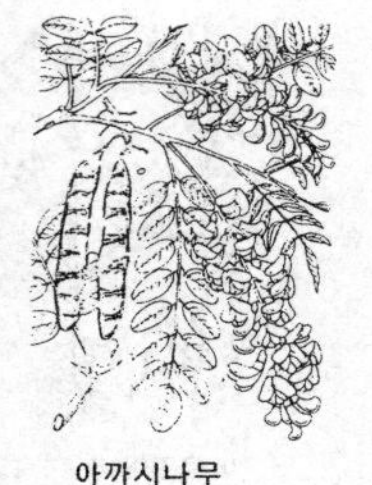
아까시나무

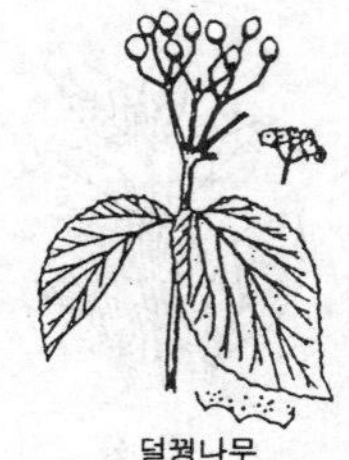
덜꿩나무

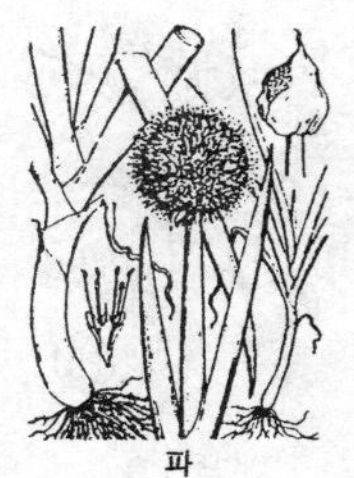
파

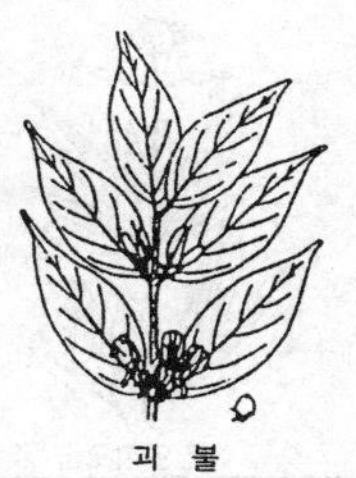
괴 불

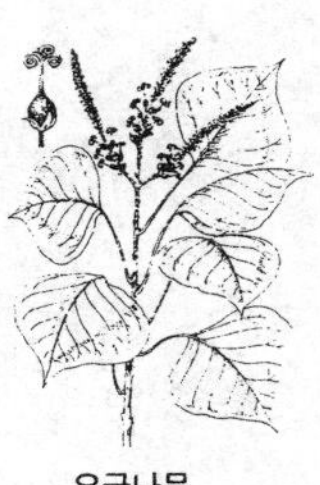
오구나무

17. 이질(痢疾)의 치료약일 경우

이질(痢疾)의 모든 증세에 제복(臍腹)이 동통(疼痛)하고 선혈(鮮血)이 내리고 또는 어혈(瘀血)이 내리며 또는 자흑혈(紫黑血)이 내리고 또는 백농(白膿)이 내리며 또는 적백(赤白)이 섞이고 또는 검은콩즙 같고 또는 어뇌(魚腦)와 같고 또는 초가 지붕의 새는 물과 같은 증세 등 모두가 이급 후중(裏急後重)해서 변소에 자주 가고 밤낮으로 차도가 없는 데에 모두 쓰는 약제로 수자목향고(水煮木香膏)•육신환(六神丸)•황련환(黃連丸)•가미향련환(加味香連丸)•백출안위산(白朮安胃散)•백중산(百中散)•화중음(和中飮)•이간단하탕(易簡斷下湯)•영위산(寧胃散)•구명연년환(救命延年丸) 등을 쓰고, 학질 후의 이질(痢疾)에는 황련목향탕(黃連木香湯)을 써야 한다.

※ 수자목향고(水煮木香膏)

효능 : 모든 이질(痢疾)을 치료한다.

처방 앵속각밀초(罌粟殼蜜炒) 3냥, 축사(縮砂)•육두구외(肉豆蔻煨)•유향(乳香) 각 7돈반, 목향(木香)•정향(丁香)•가자(訶子)•곽향(藿香)•당귀(當歸)•황련(黃連)•후박(厚朴)•진피(陳皮)•청피(靑皮)•백작약(白芍藥)•감초구(甘草炙) 각 5돈, 지각(枳殼)•건강포(乾薑炮) 각 2돈반을 가루로 해서 꿀로 콩알 크기의 환을 하여 물 1잔과 대추 1개를 넣어 같이 달여서 삼켜 내린다. 〈袖珍〉

※ 육신환(六神丸)

효능 : 모든 이질(痢疾)을 치료한다.

처방 황련(黃連)•목향(木香)•지각(枳殼)•적복령(赤茯苓)•신국초(神麴炒)•맥아초(麥芽炒) 각 등분을 가루로 하고 신국호(神麴糊)에 오동 열매 크기의 환을 하여 매 50~70알을 적리(赤痢)에는 감초탕(甘草湯)으로, 백리(白痢)에는 건강탕(乾薑湯)으로, 적백리(赤白痢)에는 건강감초탕(乾薑甘草湯)으로 각각 삼켜 내린다. 〈入門〉

※ 가미향련환(加味香連丸)

효능 : 모든 이질(痢疾)을 치료한다.

처방 황련초(黃連炒) 2냥, 오수유포초(吳茱萸炮炒) 1냥, 목향(木香) 1돈, 백두구외(白豆蔻煨) 1돈반, 유향(乳香)•몰약(沒藥) 각 1돈을 가루로 하고 오매(烏梅)를 물에 담가서 살만 취하고 오동 열매 크기의 환을 하여 매 30알을 먹되 먹는 방법은 위와 같다. 〈醫鑑〉

※ 백출안위산(白朮安胃散)

효능 : 모든 이질(痢疾)을 치료한다.

처방 앵속각밀초(罌粟殼蜜炒) 2돈, 적복령(赤茯苓)•백출(白朮)•차전자(車前子) 각 1돈, 오미자(五味子)•오매육(烏梅肉) 각 5푼을 물로 달여 먹는다. 〈丹心〉

※ 백중산(百中散)

효능 : 모든 이질(痢疾)을 치료하며 2~3번 먹으면 낫는다.

처방 앵속각밀초(罌粟殼蜜炒)•적색후박강제(赤色厚朴薑製) 각 2냥반을 가루로 하여 매 2~3돈을 공복에 미음으로 두루 내리고, 생냉독물(生冷毒物)은 금해야 한다. 〈得效〉

※ 화중음(和中飮)

효능 : 이질(痢疾)의 적(赤)•백(白)과 구(久)•신(新)을 막론하고 무두 특효가 있다. 단지 열이 생기고 입을 다물고 말을 못하는 데는 쓰지 않는다.

처방 앵속각초초(罌粟殼醋炒) 1돈반, 진피(陳皮)•백출(白朮)•적복령(赤茯苓)•적작약(赤芍藥) 각 1돈, 진창미(陳倉米) 2돈, 초과인(草果仁) 7푼, 감초(甘草) 3푼, 사탕(砂糖) 3돈, 오매(烏梅) 1개, 생강 3쪽, 대추 2개를 넣어 물로 달여서 먹는다. 〈正傳〉

※ 이간단하탕(易簡斷下湯)

효능 : 모든 이질(痢疾)을 치료하며 특히 허활리(虛滑痢)에는 특히 효과가 크다.

처방 앵속각(罌粟殼) 14개를 근(筋)•막(膜)•대(帶)•악(蕚)을 버리고 초(醋)에 담가 볶아서 가루로 하고 백출(白朮)•적복령(赤茯苓) 각 1돈, 감초구(甘草炙) 5푼,

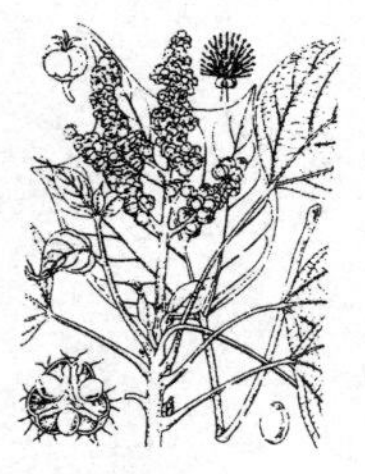
예덕나무

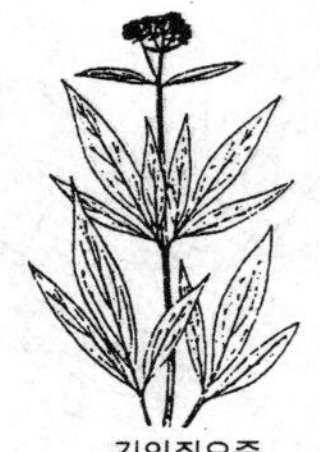
긴잎쥐오줌

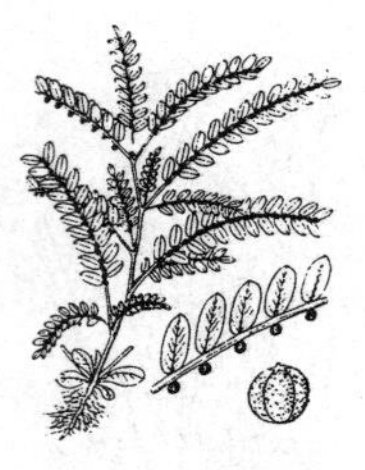
여우구슬

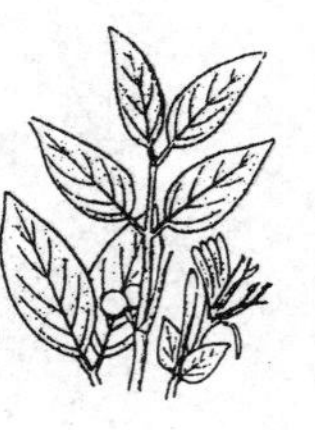
인 동

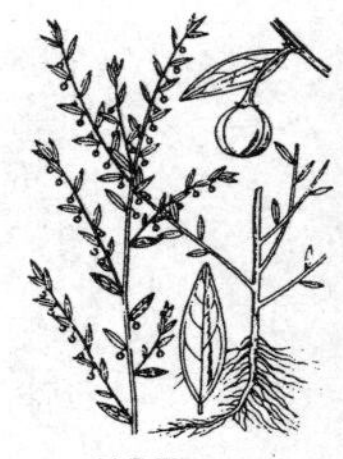
여우주머니

초과(草果) 1개, 진피(陳皮)를 썰어서 1첩으로 하여 물 1대접에 생강 7쪽, 조매(棗梅) 각 7개를 진하게 달여서 2번으로 나누어 먹는다. 〈醫鑑〉

※ 황련목향탕(黃連木香湯)

효능 : 학질 후의 이질(痢疾)을 치료한다.

처방 백작약초(白芍藥炒) 2돈, 백출(白朮) 1돈반, 황련초(黃連炒)·목향(木香)·축사연(縮砂硏)·황금초(黃芩炒)·진피(陳皮)·당귀주세(當歸酒洗) 각 1돈, 감초(甘草) 5푼을 썰어서 1첩을 하고 생강 3쪽을 넣어 물로 달여서 먹는다. 〈醫鑑〉

※ 구명연년환(救命延年丸)

효능 : 남녀의 모든 이질(痢疾)의 심한 증세를 치료한다.

처방 황련(黃連)·건강(乾薑)·당귀(當歸)·아교주(阿膠珠) 각 등분하여 가루로 하고 초에 아교주(阿膠珠)를 달여 불에 녹여서 오동 열매 크기의 환을 하여 매 30~50알을 미음으로 삼켜 내린다. 〈本事〉

18. 설리(泄痢) 치료가 난이(難易)할 경우

태음 비경(太陰脾經)이 습(濕)을 받게 되면 수설(水泄)이 되고 오래 되면 전변(傳變)해서 농혈리(膿血痢)가 되니 이것은 비(脾)가 신(腎)에 전하는 증세인데 이른바 적사(賊邪)라는 것이니 치료가 어렵고, 만일 이(痢)를 한 다음 사(瀉)하게 되면 이것은 신(腎)이 비(脾)에 전하는 증세이고 미약한 사(邪)가 되니 치료가 쉽다. 〈易老〉

손설(飧泄)에 맥(脈)이 크고 손발이 차면 치료가 어렵고, 맥(脈)이 작고 손발이 따뜻하면 치료가 쉽다. 〈脈經〉

하리(下痢)로 미열이 있고 목이 마르며, 맥이 약한 증세와 맥이 잦고 미열이 있으며 땀이 나는 증세는 모두 저절로 낫는다. 〈脈經〉

하리(下痢)로 맥(脈)이 크면 치료가 어렵다. 〈脈經〉

하리(下痢)로 손발이 더우면 치료가 쉽고, 차면 치료가 어렵다. 〈直指〉

하리(下痢)로 구홰(嘔噦)하고 딸꾹질을 하며, 번조(煩燥)하고 몸에 열이 있으면 치료가 어렵다. 〈醫鑑〉

19. 설리(泄痢)가 위험할 경우

하리(下痢)가 생선의 골 같은 증세와 몸에 열이 있고 맥(脈)이 큰 증세는 모두 반생 반사(半生半死)하고, 하리(下痢)로 녹부색(綠腐色) 같은 증세와 순혈(純血)을 토하는 증세와 초가 지붕의 물 새는 것 같은 것이 나오는 증세와 대공(大孔)이 열려서 죽통(竹筒) 같은 증세는 모두 치료가 어렵다. 내경(內經)에 이르기를, 「장벽(腸澼), 즉 이질(痢疾)에 변혈(便血)하고 몸에 열이 있으면 치료가 어렵고, 한(寒)하면 살고, 입술이 주홍과 같으면 치료가 어렵다」하였다. 〈丹溪〉

내경(內經)에 이르기를, 「몸에 열이 있으면 죽고 한(寒)하면 산다」는 말은 대체로 말한 것이니, 반드시 많은 겸증(兼症)을 상세히 진단하여 약을 써야만 된다. 몸에 열이 있으면 죽고, 한(寒)하면 사는 경우가 또 없다고 할 수 있겠는가? 〈丹心〉

하리(下痢)로 손발이 궐랭(厥冷)하고 맥(脈)이 없으면 뜸을 떠야 되니 뜸을 떠서 따뜻하지 않고 맥(脈)이 안 돌아오며 오히려 숨을 헐떡거리면 죽는다. 〈仲景〉

하리(下痢)로 맥(脈)이 끊어지고 손발이 궐랭(厥冷)한데 1년만에 맥(脈)이 돌아오고 손발이 따뜻하면 살고, 맥(脈)이 안 돌아 오면 죽게 된다. 〈仲景〉

배가 울고 가득해서 사지가 맑고 설(泄)하면서 맥(脈)이 크면 이것은 역(逆)이 되니 15일을 지나지 못해서 죽는다. 〈靈樞〉

하리(下痢)의 증세는 몸이 서늘하고 능히 먹을 수 있으며 소변이 통리하면 치료가 쉽고, 몸에 열이 나고 땀이 많고 목이 심하게 마르며 소변이 불편하고 또 손발이 궐랭(厥冷)한데 뜸을 떠도 따뜻하지 않고 겸해서 숨이 헐떡거리고 먹지 못하면 죽는다. 〈得効〉

하리(下痢)로 헛소리를 하고 곧게 보고 조급해서 잠을 못 자고 땀이 그치지 않으며 맥(脈)이 없고 자리(自利)를 금하지 못하며 몸에 열이 나고 맥(脈)이 실한 증세는 모두 치료가 어렵다. 〈入門〉

설사가 오랫동안 그치지 않고 손발이 차며 맥(脈)이 허탈하고 번조(煩躁)하며 딸꾹질을 하고 기(氣)가 짧고 직시하며 혼미해서 사람을 못 알아보는 증세는 치료가 어려운 것이다. 〈回春〉

이질(痢疾)의 치료가 어려운 증세는 맥대(脈大)·신열(身熱)·압시(鴨屎)·발갈(發渴)·해역(咳逆)·오색(五色)·금구(噤口)·홍수(紅水)·진홍(唇紅)·수족랭(手足冷)·기천(氣喘) 등 증세이며 이후(痢後)에 번갈(煩渴)하는 증세는 심기(心氣)가 끊어진 증세이며, 소변이 안 통하고 또는 끊어지고 없는 증세는 독기가 아울러 1장

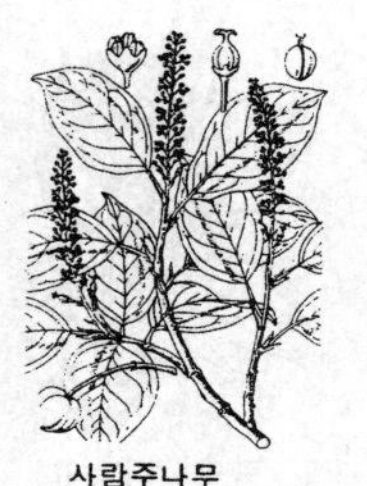
사람주나무

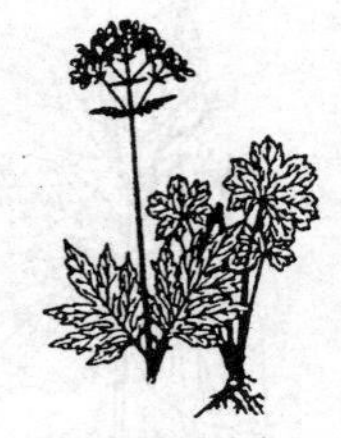
금마타리

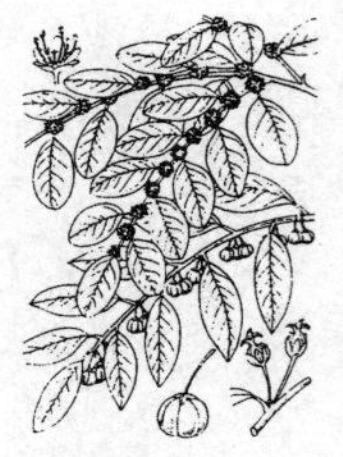
광대싸리

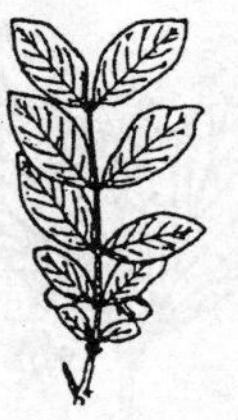
길마기

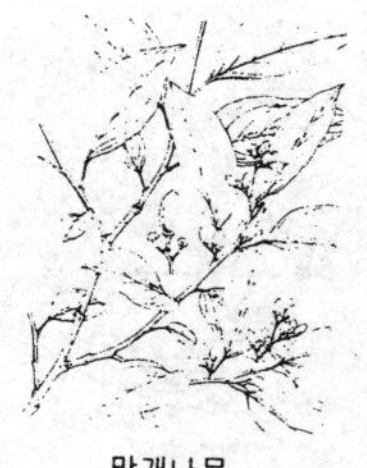
망개나무

(一臟)에 돌아간 것이니 위(胃)가 마르면 치료가 어렵다. 〈類聚〉

소아의 이질(痢疾)에 위기(胃氣)를 많이 상하고 전혀 음식을 못 먹는 증세는 금구(禁口)인데 항문이 크고 아주 검으면 치료가 어렵다.

어린아이의 이질(痢疾)에 항문이 닫히지 않고 누른색의 즙이 계속 흐르는 것은 치료가 어렵다. (得效) 누워서 유시(遺屎)하는 증세를 깨닫지 못하면 역시 치료가 어렵다. 〈扁鵲〉

20. 식후에 대변이 곧 나오는 증세일 경우

식후에 곧 대변을 누는 증세는 대개 비신(脾腎)이 교제(交濟)해서 수곡(水穀)의 분별이 있는데, 비기(脾氣)가 비록 강하지만 신기(腎氣)가 모자라면 음식이 목구멍으로 내리기가 바쁘게 손설(飱泄)하니, 이신환(二神丸)을 공복시 염탕(鹽湯)에 내려 보내서 비신(脾腎)의 기(氣)에게 서로 통하도록 하면 수곡(水穀)이 저절로 소화되는 것이다. 이것이 소위 묘하게 합해서 엉켜진다는 것이다. 〈直指〉

21. 대변의 비결(秘結)하는 증세일 경우

신(腎)이 오액(五液)을 주관하므로 진액(津液)이 윤택하면 대변이 항상 같으며, 만약 기포(飢飽)와 노역(勞役)이 심하거나 또는 매웁고 뜨거운 것을 많이 먹어서 화사(火邪)가 혈액 속에 숨어 있으면 진음(眞飮)을 모산(耗散)하고 진액(津液)이 말라 버리기 때문에 대변이 마르고 맺힌다. 또 늙어서 기(氣)가 허하고 진액(津液)이 모자라서 맺힌 것은 경(經)에 말하기를, 「신(腎)이 마른 것을 미워하니 급히 매운 것을 먹어서 윤택하게 하라」는 것을 알아야 된다. 〈東垣〉

맥(脈)이 들뜨고 삭(數)하여 능히 먹고 대변을 누지 않으면 실(實)한 증세로서 양결(陽結)이라 하는 것이니 17일을 기하여 극심하고, 맥(脈)이 잠기고 더디어서 먹지도 못하며 몸이 무겁고 대변이 경색(硬塞)한 것을 음결(陰結)이라 하니 14일을 기해서 극심하다. 〈仲景〉

열조(熱燥) • 풍조(風燥) • 양결(陽結) • 음결(陰結)이 있으니 경(經)에서 말한 「맺힌 것을 흩으라」는 것이다. 치료법에는 양결(陽結)은 흩고 음결(陰結)은 따뜻하게 하는데 양결(陽結)에는 대황견우산(大黃牽牛散)을 쓰고, 음결(陰結)에는 반류환(半硫丸)을 쓴다. 〈東垣〉

조결(燥結)은 대변이 비삽(秘澁)해서 통하지 않는 것이다. 조(燥)는 소음(少陰)에 속해서 진액(津液)이 모자라는 증세이니 매운 것으로써 윤택하게 하고, 결(結)은 태음(太陰)에 속하며 조분(燥糞)이 있으니 쓴 것으로써 설(泄)한다. 〈入門〉

비결(秘結)의 증세에 허(虛)와 실(實)이 있는데 실(實)하면 장위(腸胃)를 탕으로 씻어서 맺힌 증세를 열고 굳은 증세를 연하게 하는 것 등이니 대황(大黃) • 망초(芒硝) • 지실(枳實) • 후박(厚朴)과 승기탕(承氣湯) 등으로 쓰고, 허(虛)하면 음혈(陰血)을 자양(滋養)하고 마른 것을 윤택하게 하며 맺힌 것을 흩으니 당귀(當歸) • 지황(地黃) • 도인(桃仁) • 마인(麻仁) • 조금(條芩)과 윤조탕(潤燥湯) 등을 쓴다. 〈丹心〉

도(桃) • 행인(杏仁)이 대변의 비결(秘結)을 치료하는 것인데 기(氣)와 혈(血)을 구별하여 치료해야 한다. 낮에 변이 힘든 것은 양기(陽氣)로 운행해서 그러하니 행인(杏仁)을 쓰고, 밤에 변이 힘든 것은 음혈(陰血)에 의해 운행해서 그러하니 도인(桃仁)을 쓰고, 늙어서 허한 사람의 대변이 조비(燥秘)하고 맥(脈)이 들뜨는 것은 기(氣) 때문이니 행인(杏仁)과 진피(陳皮)를 쓰고, 맥(脈)이 잠긴 증세는 피로 인한 것이니 도인(桃仁)과 진피(陳皮)를 쓰는데 진피(陳皮)를 겸하여 쓰는 것은 수양명(手陽明)이 수태음(手太陰)과 함께 겉과 속이 되기 때문이다. 〈海藏〉

혈(血)이 마른 것은 도인(桃仁)과 주대황(酒大黃)으로써 통하고, 기(氣)가 마른 것은 행인(杏仁)과 지실(枳實)로써 통하며, 풍조(風燥)에는 마자인(麻子仁)에 대황(大黃)을 가하여 이롭게 하고, 기(氣)가 삽(澁)해서 통하지 않는 것은 욱리인(郁李仁)과 조각인(皂角仁)으로써 윤택하게 한다. 〈東垣〉

풍조(風燥)에는 소풍윤장환(疎風潤腸丸) • 조각원(皂角元) • 활혈윤조환(活血潤燥丸)을 쓰고, 혈조(血燥)에는 윤장환(潤腸丸) • 윤마환(潤麻丸) • 종침환(蓯沈丸) • 오인환(五仁丸) • 통유탕(通幽湯) • 화혈윤장탕(和血潤腸湯) • 당귀윤조탕(當歸潤燥湯)을 쓰고, 기체(氣滯)에는 삼인환(蔘仁丸) • 수풍윤장환(搜風潤腸丸) • 삼화탕(三和湯) • 사마탕(四磨湯) • 육마탕(六磨湯)을 쓰고, 부인의 비결(秘結)에는 통신산(通神散)과 대마인환(大麻仁丸) 등을 각각 쓴다.

※ 대황견우산(大黃牽牛散)

효능 : 상화(相火)가 장부(臟腑)에 유주(遊走)하여 대변이 비결(秘結)한 증세를 치료한다.

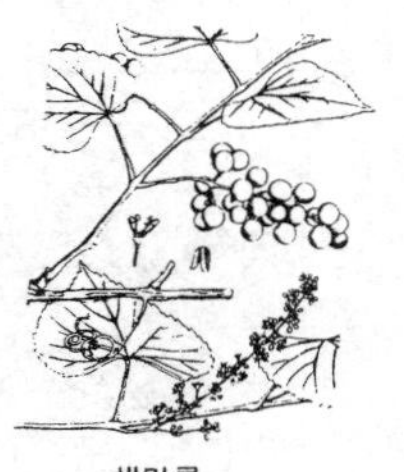
새머루

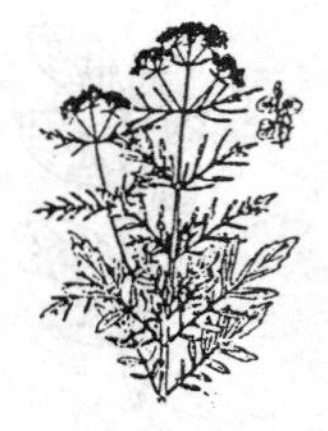
돌마타리

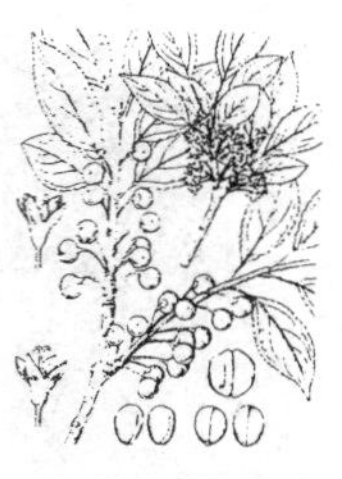
갈매나무

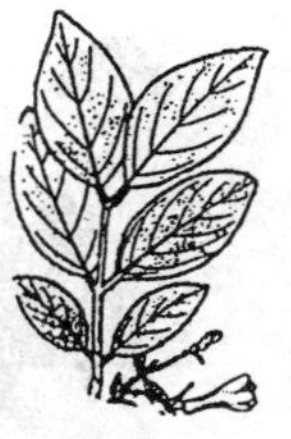
왕털괴불

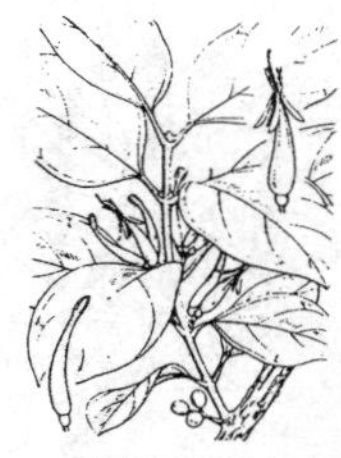
참나무겨우살이

처방 대황(大黃) 1냥, 흑견우자두말(黑牽牛子頭末) 5돈을 가루로 하여 매 3돈을 손과 발이 냉하면 술에 같이 내리고, 열이 있으면 밀탕(蜜湯)에 같이 내린다. 〈保命〉

※ 반류환(半硫丸)

효능 : 노인의 담결(痰結)과 대변비삽(大便秘澁)을 치료한다.

처방 반하강제(半夏薑製)를 가루로 하고, 유황(硫黃)을 잘 갈아서 버드나무로써 추수(槌杸) 등분하고 강즙침증병(薑汁浸蒸餠)에 오동 열매 크기의 환을 하여 더운 술이나 또는 강탕(薑湯)으로 50~70알을 삼켜 내린다. 〈局方〉

※ 칠선환(七宣丸)

효능 : 열이 장위(腸胃)에 머물러서 대변이 비색(秘塞)한 것을 치료한다.

처방 대황(大黃) 1냥, 목향(木香) • 빈랑(檳榔) • 가자피(訶子皮) 각 5돈, 도인(桃仁) 12개를 가루로 하여 꿀로 오동 열매 크기의 환을 하여 더운 물로 50알을 먹는다. 〈東垣〉

※ 후박탕(厚朴湯)

효능 : 대변이 허비(虛秘)를 치료한다.

처방 백출(白朮) 2돈, 후박(厚朴) 1돈 3푼, 진피(陳皮) • 감초(甘草) 각 1돈, 반하국(半夏麴) 9푼, 지실(枳實) 8푼, 생강 3쪽, 대추 2개를 넣어 물로 달여서 먹는다. 〈易老〉

※ 당귀윤조탕(當歸潤燥湯)

일명 윤조탕(潤燥湯)이라고 한다.

효능 : 혈조(血燥)와 대변 비삽(大便秘澁)을 치료한다.

처방 당귀(當歸) • 대황(大黃) • 숙지황(熟地黃) • 도인(桃仁) • 마인(麻仁) • 생감초(生甘草) 각 1돈, 생지황(生地黃) • 승마(升麻) 각 7푼에 홍화(紅花) 2푼을 먼저 위의 7가지를 달여서 반쯤 되거든 도인(桃仁)과 마인(麻仁)을 넣어 또 반쯤 달인 뒤 공복에 먹는다. 〈丹心〉

※ 소풍윤장환(疎風潤腸丸)

효능 : 풍열(風熱)이 울체(鬱滯)해서 대변이 폐삽(閉澁)하고 마른 것은 조(燥)를 윤택하게 하며 혈(血)을 온화하게 하고 풍(風)을 소(疎)하면 저절로 통한다.

처방 마자인(麻子仁) 2냥반, 도인(桃仁) 2냥, 조각소존성(皂角燒存性) 1냥 3돈, 대황(大黃) • 강활(羌活) 각 1냥, 당귀(當歸) • 방풍(防風) 각 3돈을 가루로 하여 꿀로 오동 열매 크기의 환을 하여 백탕(白湯)으로 50~70알을 삼켜 내린다. 〈東垣〉

※ 조각원(皂角元)

효능 : 풍인(風人)의 대변 비삽(秘澁)을 치료한다.

처방 강활(羌活) • 방풍(防風) • 저아조각(猪牙皂角) • 지각(枳殼) • 상백피(桑白皮) • 빈랑(檳榔) • 행인(杏仁) • 백지(白芷) • 진피(陳皮)를 각 등분하여 가루로 하고 꿀로 오동 열매 크기의 환을 해서 더운 물로 30~50알을 삼켜 내리고 열이 있으면 대황(大黃)을 가한다. 〈得効〉

※ 활혈윤조환(活血潤燥丸)

효능 : 풍비(風秘)와 혈비(血秘)에 대변이 늘 말라 맺힌 증세를 치료한다.

처방 윤장환(潤腸丸)에 조각인(皂角仁)을 더한 것이다. 〈東垣〉

※ 윤장환(潤腸丸)

효능 : 대변의 비삽(秘澁)을 치료한다.

처방 행인(杏仁) • 지각(枳殼) • 마인(麻仁) • 진피(陳皮) 각 5돈, 아교주(阿膠珠) • 방풍(防風) 각 2돈반을 가루로 하고 꿀로 오동 열매 크기의 환을 하여 매 50알을 노인은 소자탕(蘇子湯)으로, 젊은 사람은 형개탕(荊芥湯)으로 각각 먹는다. 〈直指〉

※ 윤마환(潤麻丸)

효능 : 혈조(血燥)와 대변이 안 통할 때 윤택하게 한다.

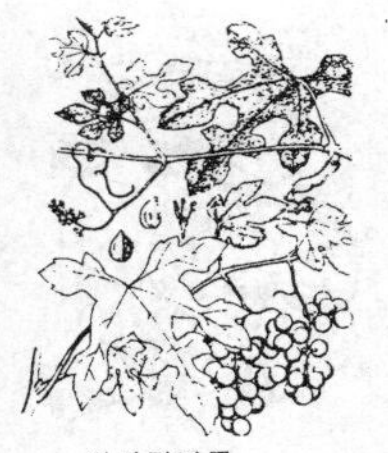
까마귀머루

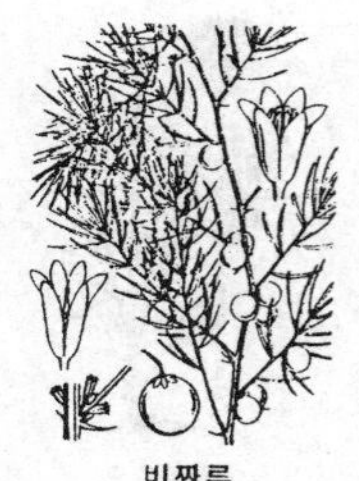
비짜루

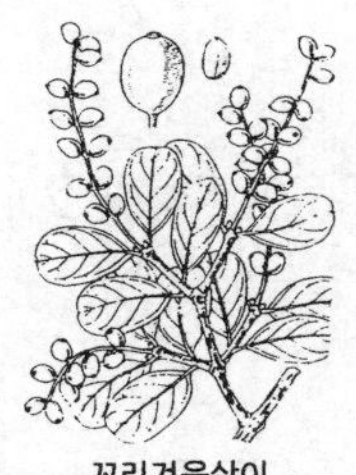
꼬리겨우살이

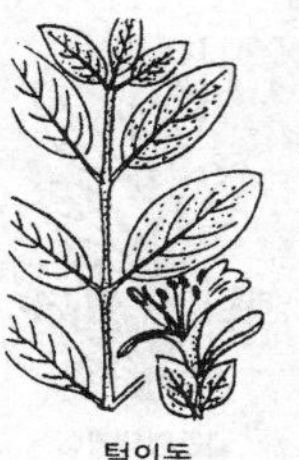
털인동

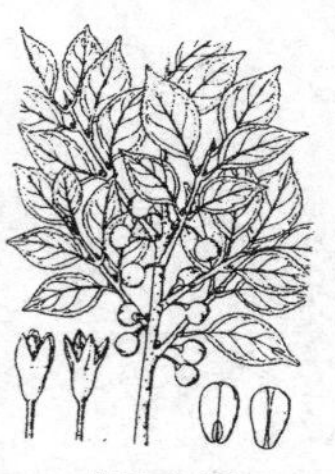
털갈매나무

처방 마인(麻仁)•도인(桃仁)•생지황(生地黃)•당귀(當歸)•지각(枳殼) 각 1냥을 가루로 하고, 꿀로 오동 열매 크기의 환을 하여 백탕(白湯)으로 50알을 삼켜 내린다. 〈丹心〉

정전(正傳)에는 윤체환(潤體丸)이라고 하였다.

※ 종침환(蓯沈丸)

일명 종용윤장환(蓯蓉潤腸丸)이라고 한다.

효능 : 진액(津液)이 마르고 대변이 항상 비결(秘結)한 것을 치료한다.

처방 육종용(肉蓯蓉) 2냥에 침향(沈香) 1냥을 가루로 하고 마인즙호(麻仁汁糊)에 오동 열매 크기의 환을 지어서 매 70알을 공복에 미음으로 삼켜 내린다. 〈入門〉

※ 오인환(五仁丸)

일명 자장오인환(滋腸五仁丸)이라고 한다.

효능 : 진액(津液)이 마르고 대변의 비결(秘結)을 치료하며, 부인의 산후 비결(産後秘結)에는 더욱 좋다.

처방 귤홍(橘紅) 4냥 작말(作末), 도인(桃仁)•행인(杏仁) 각 1냥, 백자인(柏子仁) 5돈, 욱리인초(郁李仁炒) 2돈, 송자인(松子仁) 1돈 2푼반을 가루로 하고 꿀로 오동 열매 크기의 환을 해서 공복에 미음으로 50~70알을 삼켜 내린다. 〈得効〉

※ 소마인환(小麻仁丸)

효능 : 혈조(血燥)와 대변 비결(大便秘結)을 치료한다.

처방 윤마환(潤麻丸)과 같다. 〈入門〉

※ 통유탕(通幽湯)

효능 : 유문(幽門)이 안 통하고 대변이 힘든 것은 매운 것으로써 윤택하게 해야한다.

처방 도인니(桃仁泥)•승마(升麻)•당귀신(當歸身) 각 1돈반, 생지황(生地黃)•숙지황(熟地黃) 각 7푼, 구감초(炙甘草)•홍화(紅花) 각 2푼을 물로 달여서 찌꺼기는 버리고 빈랑(檳榔)가루 반 돈으로 같이 먹는다. 〈東垣〉

※ 화혈윤장탕(和血潤腸湯)

효능 : 대변이 말라 맺혀서 통하지 않는 것을 치료한다.

처방 승마(升麻)•도인(桃仁)•마인(麻仁) 각 1돈반, 대황(大黃)•숙지황(熟地黃)•당귀소(當歸梢) 각 7푼, 생지황(生地黃)•생감초(生甘草) 각 5푼, 홍화(紅花) 3푼을 물로 달여 먹는다. 〈東垣〉

※ 삼인환(蔘仁丸)

효능 : 기옹(氣壅)해서 대변이 비결(秘結)한 증세를 치료한다.

처방 마자인(麻子仁)•대황(大黃) 각 3냥, 당귀신(當歸身) 1냥, 인삼(人蔘) 7돈반을 가루로 하여 꿀로 오동 열매 크기의 환을 하여 공복에 숭늉으로 30알을 삼켜 내린다. 〈入門〉

※ 수풍윤장환(搜風潤腸丸)

효능 : 삼초(三焦)가 불화(不和)하여 기(氣)가 오르지 않고 흉복(胸腹)이 비만하며 대변이 비삽(秘澁)한 증세를 치료한다.

처방 욱리인(郁李仁) 1냥, 목향(木香)•빈랑(檳榔)•청피(靑皮)•진피(陳皮)•나복자초(蘿葍子炒)•괴각(槐角)•지각(枳角)•지실(枳實)•삼릉외(三稜煨)•대황(大黃) 각 5돈을 가루로 하여 꿀로 오동 열매 크기의 환을 하여 공복에 미음으로 50~70알을 삼켜 내린다. 〈丹心〉

※ 삼화탕(三和湯)

기체(氣滯)에 대변이 비삽(秘澁)한 증세를 치료한다. 즉, 기문(氣門)의 삼화산(三和散)이다.

※ 사마탕(四磨湯)

효능 : 기체(氣滯)에 대변 비삽(大便秘澁)을 치료한다.

처방 대빈랑(大檳榔)•침향(沈香)•목향(木香)•오약(烏藥)을 등분하여 각각 수마(水磨)하고 7푼잔을 가지고 2~5회 끓여서 공복에 미지근하게 먹는다. 〈得効〉

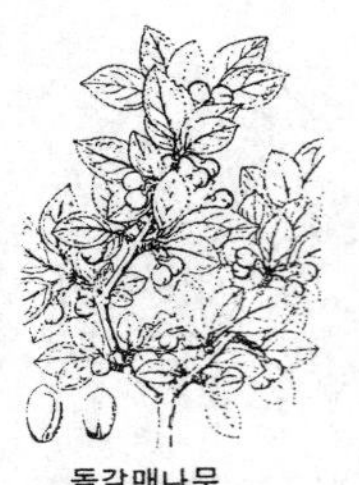
돌갈매나무

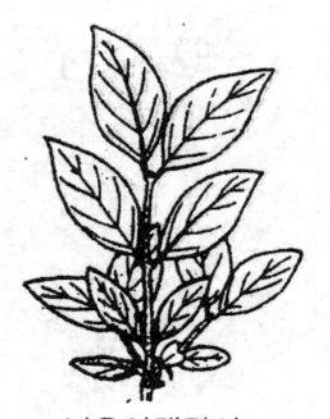
넓은잎댕강이

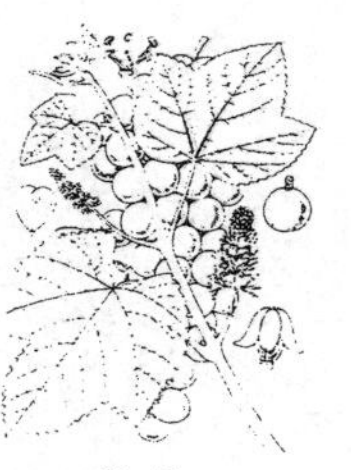
포 도

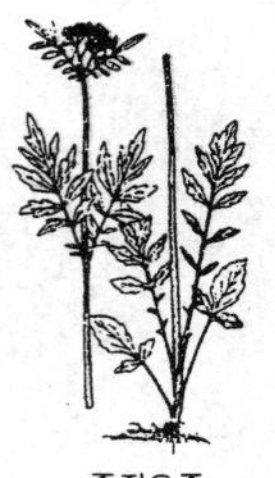
좀쥐오줌

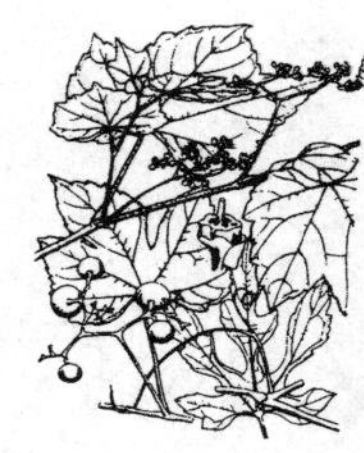
개머루

※ 육마탕(六磨湯)

대변의 비삽(秘澁)에 열이 있는 증세는 사마탕(四磨湯)에 대황(大黃)·지각(枳殼)을 가하여 위의 처방과 같이 농마즙(濃磨汁)으로 먹는다. 〈得效〉

※ 통신산(通神散)

효능 : 부인의 대변 불통을 치료한다.

처방 대황(大黃)·망초(芒硝)·도인(桃仁)·욱리인(郁李仁) 각 1냥, 목향(木香) 5돈을 가루로 하여 매 2돈을 미음으로 같이 내린다. 〈丹心〉

※ 대마인환(大麻仁丸)

효능 : 부인의 풍비(風秘)를 치료한다.

처방 목향(木香)·빈랑(檳榔)·지각(枳殼) 각 1냥, 마인(麻仁)·대황초(大黃炒) 각 3돈을 가루로 하여 꿀로 오동 열매 크기의 환을 하여 공복에 백탕(白湯)으로 30~50알을 삼켜 내린다. 〈丹心〉

22. 노인의 대변 비결(大便秘結)일 경우

노인의 장부(臟腑)는 비삽(秘澁)하므로 대황(大黃)은 쓰지 못한다. 노인은 진액(津液)이 적어서 비삽(秘澁)한 것이니, 만일 대황(大黃)을 먹어서 설사하면 진액(津液)이 모두 망(亡)해서 먹기 전보다 더 비삽(秘澁)해진다. 그러니 대장(大腸)을 자윤(滋潤)하는 약을 먹고 다시 괴화전탕(槐花煎湯)에 항문을 임세(淋洗)하는 것이 효과가 있다. 〈得效〉

노인의 비결(秘結)에는 소풍순기원(疎風順氣元)·소조각원(小皀角元)·이인원(二仁元)·귤행환(橘杏丸)·황기탕(黃芪湯)·교밀탕(膠蜜湯)·소마죽(蘇麻粥)·삼인죽(三仁粥) 등을 쓴다. 유락(乳酪)과 혈감(血餡)·지마즙(脂麻汁)을 항상 먹는 것이 좋다.

※ 소풍순기환(疎風順氣丸)

효능 : 장위(腸胃)에 쌓인 열과 이변(二便)의 조삽(燥澁)과 모든 풍비(風秘)·기비(氣秘)를 모두 치료하고, 노인의 비결(秘結)에는 더욱 좋다.

처방 대황주증쇄칠차(大黃酒蒸晒七次) 5냥, 차전자초(車前子炒) 2냥반, 욱리인(郁李仁)·빈랑(檳榔)·마자인미초(麻子仁微炒)·토사자주제(兎絲子酒製)·우슬주세(牛膝酒洗)·산약(山藥)·산수유(山茱萸) 각 2냥, 지각(枳殼)·방풍(防風)·독활(獨活) 각 1냥을 가루로 하여 꿀로 오동 열매 크기의 환을 하여 매 50~70알을 공복에 다(茶)·주(酒)·미음에 마음대로 삼켜 내린다. 이 약은 대변의 비삽(秘澁)을 전적으로 치료하는 좋은 처방이다. 오래 먹으면 정신이 강건하고 모든 병이 나지 않으니 노인에게 적절한 처방이다. 〈得效〉

※ 소조각원(小皀角元)

효능 : 풍비(風秘)를 치료하는데 노인에게 더욱 좋다.

처방 조각구(皀角炙)·지각(枳殼) 각 등분하여 가루로 하여 꿀로 오동 열매 크기의 환을 하여 미음으로 70알을 삼켜 내린다. 〈得效〉

※ 이인원(二仁元)

효능 : 노인과 허인(虛人)의 풍비(風秘)를 치료한다.

처방 행인(杏仁)·마인(麻仁)·지각(枳殼)·가자육(訶子肉)을 등분하여 가루로 해서 꿀로 오동 열매 크기의 환을 하여 온수로 50알을 삼켜 내린다. 〈得效〉

※ 귤행환(橘杏丸)

효능 : 노인과 허인(虛人)의 기비(氣秘)에 먹으면 대변이 저절로 삽체(澁滯)하지 않는다.

처방 귤피(橘皮)·행인(杏仁)을 등분하여 가루로 하여 꿀로 오동 열매 크기의 환을 하여 미음으로 70알을 삼켜 내린다. 이것은 낮에 대변 누기가 힘든 것을 치료하는 것인데 밤에 대변 누기가 힘든 것은 행인(杏仁)을 빼고 도인(桃仁)을 쓴다. 〈濟生〉

※ 황기탕(黃芪湯)

효능 : 노인의 대변 비삽(大便秘澁)한 증세를 치료한다.

처방 황기(黃芪)·진피거백(陳皮去白) 각 5돈을 가루로 하고 별도로 마자인즙(麻子仁汁) 1잔을 은석기(銀石器)에 달여서 젖같은 것이 일어나면 곧 흰꿀 1수저를 넣고 다시 달여서 앞의 약가루 3돈을 넣어 공복에 2번만 먹

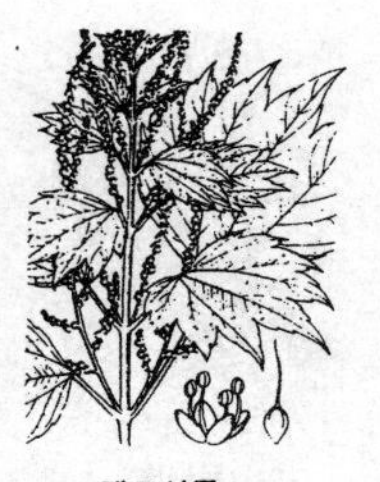
개모시풀

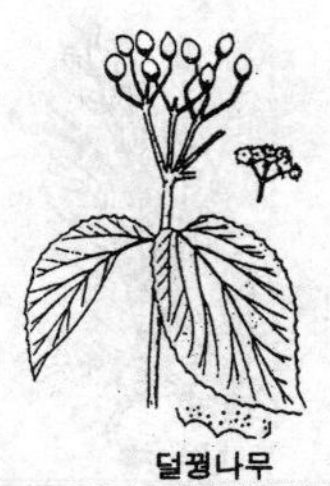
덜꿩나무

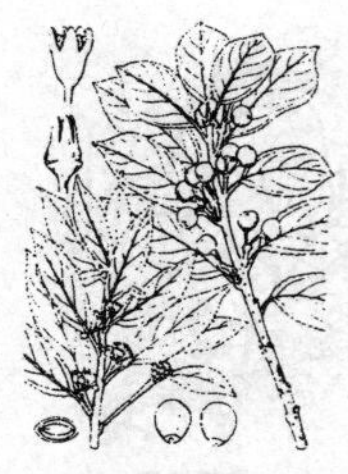
산황나무

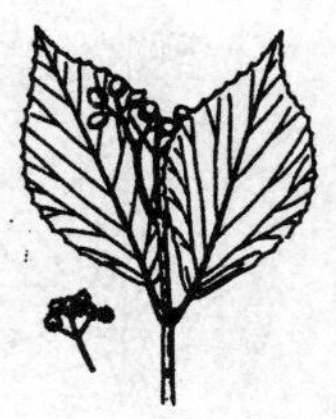
산가막살

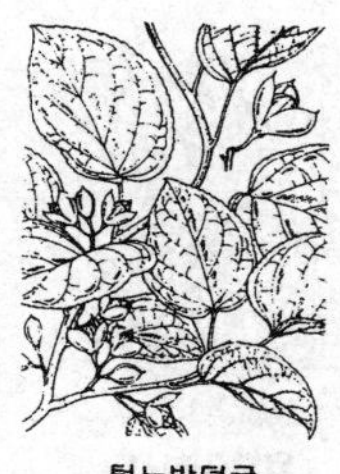
털노박덩굴

으면 효력이 나타나고, 늘 먹으면 비삽(秘澁)할 염려가 없다. 〈得効〉

※ 교밀탕(膠密湯)

효능 : 노인과 허인의 대변의 비삽(秘澁)을 치료한다.

처방 연근대총백(連根大葱白) 3뿌리를 맑은물 1잔으로 파를 푹 익힌 뒤에 파는 버리고 명아교주(明阿膠珠) 2돈과 꿀 2수저를 넣어 고루 섞어서 공복에 먹는다. 〈直指〉

※ 소마죽(蘇麻粥)

효능 : 순기(順氣)하고 대변을 활(滑)하게 하는데, 노인과 허인의 풍비(風秘)・혈비(血秘)・대변 간삽(大便艱澁)과 부인의 산후 변비에 다 먹는다.

처방 소자(蘇子)・마자(麻子)를 다소를 막론하고 등분하여 잘 찧어서 물에 타서 걸러 내고 즙으로 해서 멥쌀가루를 조금 넣어 같이 삶아서 죽으로 해 먹으면 좋고, 늘 먹으면 더욱 좋다. 〈本事〉

어떤 노부인이 갑자기 복통과 두통을 하고 오심(惡心)하고 먹지 않으니, 이것은 노인의 풍비(風秘)로서 장부(臟腑)가 옹체(壅滯)하고 기(氣)가 흉(胸) 속에 모여서 배가 가득 부풀고 오심(惡心)하여 먹지 않고 위로 머리끝까지 닿으면 머리가 아프고 신(神)이 맑지 않아서 이 죽을 두 번 먹으니 기(氣)가 설(泄)하고, 결분(結糞) 10괴가 내리며 장부(臟腑)가 유창하고 모든 질병이 다 나았다고 한다. 〈本事〉

※ 삼인죽(三仁粥)

효능 : 대변의 비결을 치료하는데 노인과 허인에 더욱 좋다.

처방 도인(桃仁)・해송자인(海松子仁) 각 1홉, 욱리인(郁李仁) 1돈을 함께 찧어서 물에 걸러 즙으로 하여 멥쌀을 조금 넣고 죽으로 끓여서 공복에 먹는다. 〈俗方〉

23. 비약(脾約)한 증세일 경우

상한양명병(傷寒陽明病)에 저절로 땀이 나고 소변이 잦으면 진액(津液)이 안으로 마르고, 대변 보기가 힘들어지며 비(脾)가 맺혀지니 비약환(脾約丸)으로 주로 치료를 한다. 〈仲景〉

성무기(成無己)가 이르기를, 「위(胃)는 강하고 비(脾)가 약하면 진액(津液)이 사방으로 퍼지는 것인데, 한데 묶어서 다만 방광에만 보내므로 소변이 잦고 대변이 힘든 것이니, 비약환(脾約丸)으로써 비(脾)의 조결(燥結)한 것을 내리게 하는 것이다.」 단계(丹溪)가 이르기를, 이미 비(脾)가 약하다고 했으니 비(脾)가 약하면 토(土)가 휴결(虧缺)되고, 폐(肺)의 금(金)이 화(火)를 받아서 모손되면 진액(津液)이 마르고, 비(脾)가 전수(轉輸)의 임무를 잃고 폐(肺)가 전송(轉送)의 임무를 잃었으니 대변이 한층 더 힘이 들고 소변이 잦아서 장축(藏蓄)할 수 없는 것은 당연한 것이다.

마땅히 음혈(陰血)을 자양(滋養)하여 양화(陽火)에게 치열(熾烈)하지 못하게 하면, 폐금(肺金)이 운행해서 청화(清化)하고 비토(脾土)가 청건(清健)하여 진액(津液)을 운행하기 때문에 장(腸)이 부드러워서 자연히 통하는 것이다. 비약환(脾約丸)은 열이 심하고 기(氣)가 실(實)한데 쓰는 것인데 서북인의 장실(壯實)한 사람에게 쓰면 곧바로 효력이 있고, 만약 열은 비록 성하나 기혈(氣血)이 부실한 동남인에게 쓰면 비(脾)가 더욱 약하고 장(腸)이 더욱 마르니 서북인은 개결(開結)하는 것이 주가 되고, 동남인은 윤조(潤燥)하는 것이 도움이 된다는 것을 알아야 한다. 〈丹溪〉

※ 비약환(脾約丸)

일명 마인환(麻仁丸)이라고 한다.

효능 : 소변이 잦고 대변이 어려운 증세. 즉 비약증(脾約症)을 치료한다.

처방 대황증(大黃蒸) 4냥, 지실(枳實)・후박(厚朴)・적작약(赤芍藥) 각 2냥, 마자인(麻子仁) 1냥반, 행인(杏仁) 1냥 2돈반을 가루로 하여 꿀로 오동 열매 크기의 환을 하여 공복에 더운 물로 50알을 삼켜 내린다. 〈局方〉

24. 대변의 불통증(不通症)일 경우

대변이 비결(秘結)한 증세는 항상 건조하고 밑으로 보내기가 어려우니 불통이라는 것은 오랫동안 통하지 못하고 막혀서 몹시 팽창한 증세이다. 열사(熱邪)가 안으로 들어가면 위(胃)에 조분(燥糞)이 있고, 삼초(三焦)에 숨은 열이 있어서 진액(津液)이 마르니 이것은 대장(大腸)이 협열(挾熱)해서 그런 것이다.

허한 사람은 냉(冷)을 간직하고 있기 때문에 혈맥(血脈)

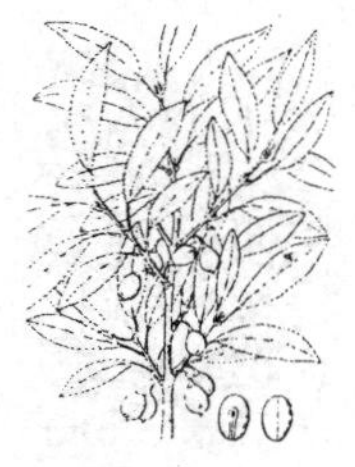
연밥갈매나무

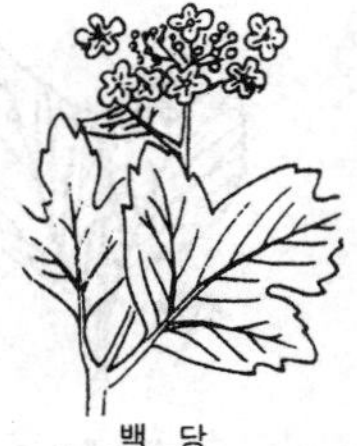
백 당

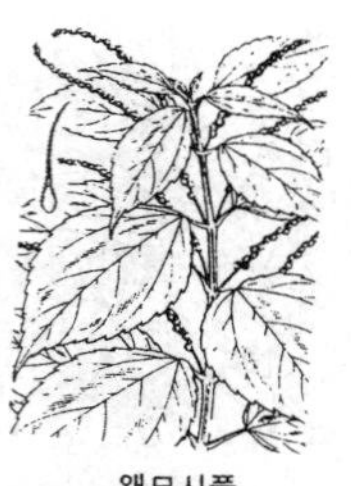
왜모시풀

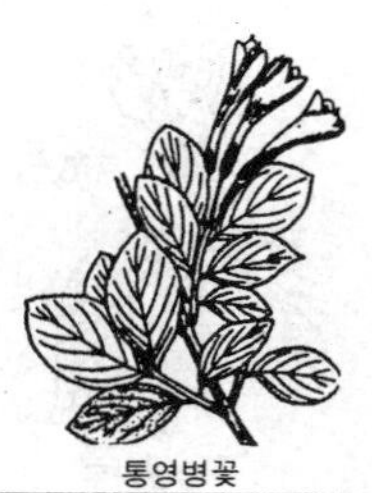
통영병꽃

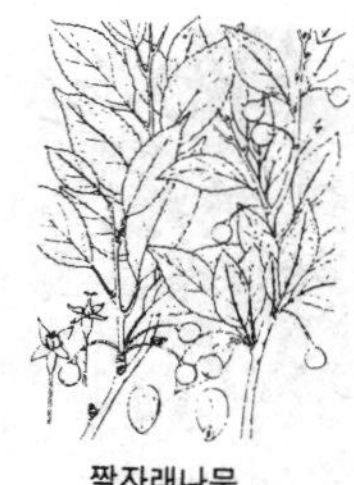
짝자래나무

이 마르며, 노인은 장(腸)이 차고 기도(氣道)가 삽(澁)한데 이것은 대장(大腸)이 냉(冷)을 껴서 그런 것이다. 배가 가득 부풀어서 아프며 번민(煩悶)하고 가슴이 비만해서 구토를 하고자 하는 것은 전부터 먹은 것이 머물러서 체한 증세이다.

장위(腸胃)가 풍(風)을 받아서 마르고 비삽(秘澁)하는 것은 풍기(風氣)가 번작(燔灼)하는 것이니, 만약 기(氣)가 밑으로 내리지 않고 곡도(穀道)가 힘이 들면 희역(噫逆)하고 핍만(乏滿)한 증세가 반드시 대변 불통(大便不通)이 되는 것이다. 열이 있는 증세는 삼황탕(三黃湯)〔처방은 입문(入門)〕을 쓰고, 냉한 증세는 반류환(半硫丸)을 쓰고, 숙식(宿食)에는 비적원(脾積元)을 쓰고, 풍비(風秘)에는 마인환(麻仁丸)을 쓰고(즉 비약환(脾約丸), 기(氣)가 밑으로 내리지 않는 데는 길경지각탕(桔梗枳殼湯)을 각각 쓴다. 대장이 폐(肺)와 함께 겉과 속이 되는데 대변은 모든 기(氣)의 도로가 통하므로 폐기(肺氣)를 널리 펴지게 하는 것이 치료법의 요긴한 곳이 되는 것을 알아야 한다. 〈直指〉

오랜 병으로 뱃속에 실열(實熱)이 있고, 대변 불통에는 윤장환(潤腸丸)으로 조금씩 이롭게 할 것이고, 매우 이로운 약은 쓰지 못한다. 〈正傳〉

대변이 닫힌 데에 승기탕류(承氣湯類)를 써서 불통하면, 사물탕(四物湯)에 빈랑(檳榔)•지각(枳殼)•도인(桃仁)•홍화(紅花)를 가해 쓴다. 〈醫鑑〉

옛 처방에는 대변을 통하는 데에 모두 기(氣)를 내리는 약을 썼으니 대체로 폐기(肺氣)가 안 내리면 대변의 전송(傳送)이 잘 안 되므로 행인(杏仁)•가자(訶子) 등을 쓰는 것이 바로 그것이다. 노인•허인•풍인(風人)의 진액(津液)이 적고 비삽(秘澁)한 것은 당연히 약으로써 활(滑)하게 할 것이니 마인(麻仁)•지마(脂麻)•아교(阿膠) 등을 써야만 된다. 만일 경솔하게 지나친 약을 써서 쫓으려 하면 진액(津液)이 달아나고 기혈(氣血)이 모손되므로 비록 잠시 동안 통한다 하더라도 곧 다시 비결(秘結)해서 잘못하면 다른 병을 유발시키기가 쉽다. 〈丹心〉

대변이 불통하는 데는 영보단(靈寶丹)•소감환(蘇感丸)•윤장탕(潤腸湯)•대황음자(大黃飮子)를 쓰고, 노인과 허인(虛人)에게는 윤장탕(潤腸湯)을 쓰고, 부인에게는 통신산(通神散)과 조도음(調導飮)을 쓴다. 외치(外治)에는 선적환(宣積丸)과 제분산(提盆散)을 쓴다.

※ 비적원(脾積元)

효능: 음식이 쌓여 있어 배가 잔뜩 부르고, 탄산(呑酸)하며 대변의 비결(秘結)한 것을 치료한다.

처방 봉출(蓬朮) 1냥반, 삼릉(三稜) 1냥, 청피(靑皮) 5돈, 양강초자절편배건(良薑醋煮切片焙乾), 목향(木香)•백초상(百草霜)•파두상(巴豆霜) 각 2돈반을 가루로 하여 면호(麵糊)에 삼씨 크기로 환을 만들어 귤피탕(橘皮湯)으로 50~70알을 삼켜 내린다. 〈得效〉

※ 영보단(靈寶丹)

효능: 대변의 불통을 치료하고 적체(積滯)를 내려 준다.

처방 목향(木香)•침향(沈香)•유향(乳香) 각 반 돈, 파두피(巴豆皮)의 심(心)•유(油)를 버리고 2돈을 가루로 하고 대조(大棗) 3개를 쪄서 살을 취하여 찧어서 녹두알 크기의 환을 만들어 1알씩 냉수로 내려 보내는데, 만일 서너 번 내리고자 하면 먼저 냉수를 세 모금 마신 뒤에 다시 냉수로 내려 보내고, 또 5~6번을 내리고자 하면 물을 자주 마시면 된다. 〈膠山〉

※ 윤장탕(潤腸湯)

효능: 대변의 비삽(秘澁)이 오랫동안 통하지 않는 증세를 치료한다.

처방 마자인(麻子仁) 1잔반을 갈아서 물에 넣어 껍질은 버리고 즙을 취하여 지마(脂麻) 반 잔을 갈아서 물에 담그어 즙을 취하고, 도인(桃仁) 1냥을 연니(研泥)•형개수(荊芥穗) 1냥을 가루로 하여 잘 화합해서 소금을 조금 넣고 같이 달여 차 대신으로 마시면 좋은데 대변이 통할 때까지 마신다. 〈丹心〉

※ 대황음자(大黃飮子)

효능: 열 때문에 말라서 대변이 통하지 않는 증세를 치료한다.

처방 생지황(生地黃) 2돈, 대황외(大黃煨)•행인(杏仁)•치자(梔子)•승마(升麻)•지각(枳殼) 각 1돈, 인삼(人蔘)•황금(黃芩)•감초(甘草) 각 5푼, 생강(生薑) 5쪽, 콩자반 21알, 오매(烏梅) 1개를 넣어서 같이 달여 먹

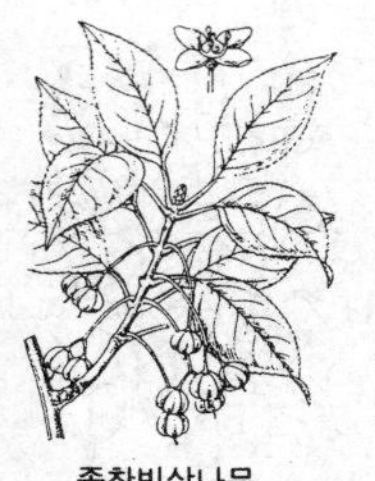
좀참빗살나무

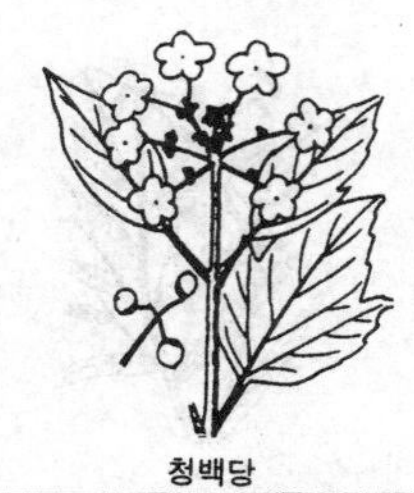
청백당

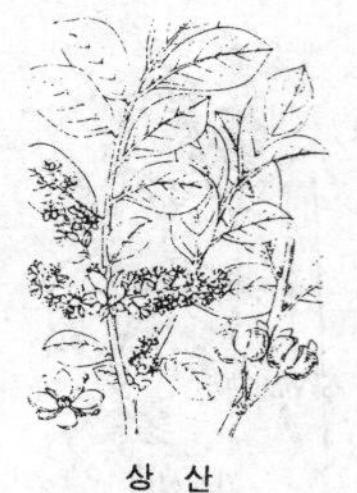
상 산

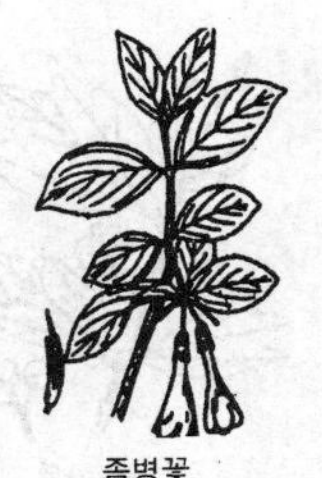
좀병꽃

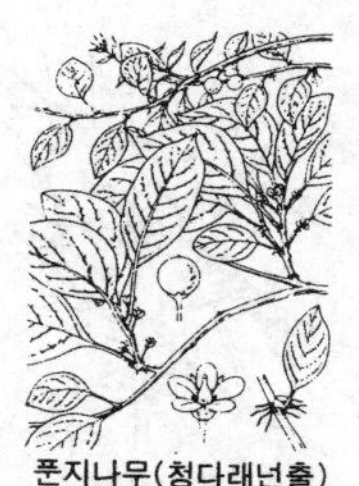
푼지나무(청다래넌출)

는다. 〈直指〉

※ 윤장환(潤腸丸)

효능 : 노인의 피가 적고 장위(腸胃)가 말라서 대변이 닫히고 무려 7~8일 동안 변을 못 보고 변색이 돼지똥이나 염소똥 같은 증세를 치료한다.

처방 당귀(當歸) • 생지황(生地黃) • 지각(枳殼) • 도인(桃仁) • 마인(麻仁)을 등분, 가루로 하여 꿀로 오동 열매 크기의 환을 하여 공복에 미음으로 40~50알을 삼켜 내린다. 〈醫鑑〉

※ 윤장탕(潤腸湯)

효능 : 노인과 허인(虛人)의 대변이 막힌 것을 치료한다.

처방 봉밀(蜂蜜) 1냥, 향유(香油) 5돈, 박초(朴硝) 한 줌, 물 1종지를 넣고 달여서 따뜻하게 먹는다.

※ 조도음(調導飮)

효능 : 부인의 산전 산후에 대변의 불통한 증세를 치료한다.

처방 당귀(當歸) • 천궁(川芎) • 방풍(防風) • 지각(枳殼) 각 1돈 2푼반, 감초(甘草) 3푼, 생강 3쪽, 대추 2개를 넣어 물로 달인 다음 공복에 먹는다. 〈直指〉

※ 선적환(宣積丸)

효능 : 대변이 막힌 것을 치료한다.

처방 파두거각(巴豆去殼) • 건강(乾薑) • 구자(韭子) • 양강(良薑) • 유황(硫黃) • 감수(甘遂) • 백빈랑(白檳榔)을 등분하여 가루로 하고 밥으로 달걀노른자 크기의 환을 하여, 이른 아침에 먼저 초탕(椒湯)에 손을 씻고 피마자 기름을 손바닥에 바르고 약 1알을 쥐고 한참 동안 지나면 변이 나오고 그친다. 그치려고 할 때는 냉수에 손을 씻으면 된다. 〈本事〉

※ 제분산(提盆散)

효능 : 대변의 불통을 치료한다.

처방 초오극세말(草烏極細末)과 흰파 1개를 뿌리를 끊으면 즙이 나오는데 거기에다 초오(草烏)가루를 묻혀서 단자(團子)를 만들어 항문에 넣어 두면 바로 통한다.

즉, 벽력전(霹靂箭)이라는 것인데 대•소변의 불통을 치료한다. 〈丹心〉

25. 대 • 소변이 불통할 경우

대•소변의 불통은 내경(內經)에 말하기를, 「삼초약(三焦約)이라는 증세인데 약(約)이라는 것은 운행을 않는다」는 뜻이다.

또 말하기를, 「대•소변 불통은 음양(陰陽)의 관격(關格)이니 곧 삼초약(三焦約)의 병이라」고 하였다. 〈病源〉

삼초약(三焦約)의 대•소변 불통에는 지각환(枳殼丸)과 추기환(推氣丸)을 쓰고, 또는 삼일승기탕(三一承氣湯) • 차구산(車狗散) • 철각환(鐵脚丸) • 전도산(顚倒散) • 도환산(倒換散) • 강랑산(蜣蜋散) • 첩제고(貼臍膏)를 쓰고, 외치(外治)에는 회생신고(廻生神膏) • 정향산(丁香散)과 엄제법(掩臍法) • 도변법(導便法) 등을 쓴다.

※ 추기환(推氣丸)

효능 : 기(氣)가 오르지 않고 대변이 비삽(秘澁)하며, 소변이 붉고 누런 증세를 치료한다.

처방 흑견우두말(黑牽牛頭末) • 대황(大黃) • 빈랑(檳榔) • 지실(枳實) • 진피(陳皮) • 황금(黃芩)을 등분해서 가루로 하여 강즙(薑汁) 달인 풀에 오동 열매 크기의 환을 해서 담강탕(淡薑湯)으로 30~50알을 삼켜 내린다. 〈得効〉

※ 삼일승기탕(三一承氣湯)

상한(傷寒)과 잡병으로 열이 성하여 대•소변이 통하지 않고 흉복(胸腹)이 많이 아픈 데 쓴다.

망초(芒硝)를 대황(大黃)으로 끓어서 대장(大腸)에 들어가면 마른 것을 윤택하게 하고 굳은 것은 연하게 하며 열을 없앤다.

밑으로 변뇨(便尿)를 말하면 다 음(陰)이요, 앞뒤로 말하면 앞은 기(氣)이고 뒤는 혈(血)이며, 신(腎)을 말하면 대•소변의 어려움을 총관(總管)하는 것이다.

소변이 삽(澁)하고 대변이 비결(秘結)하는 증세는 대부분 물이 적어서 그러하니 경(經)에 말하기를, 「열이 안에서 들뜨면 함(鹹)과 한(寒)으로써 치료하고 쓴것으로 도우니 망초(芒硝)와 대황(大黃)을 써서 서로 수용하도록 한다.」하였다. 〈東垣〉

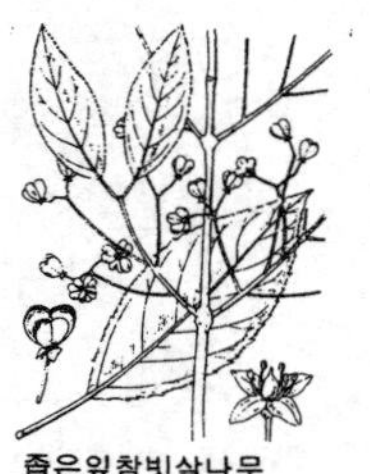
좁은잎참빗살나무

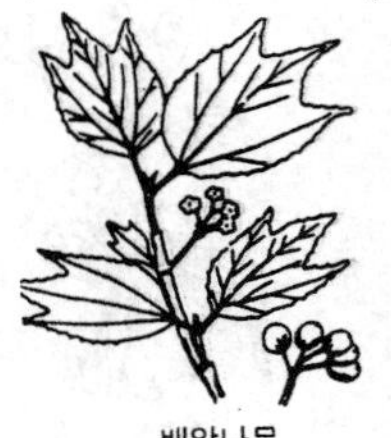
배암나무

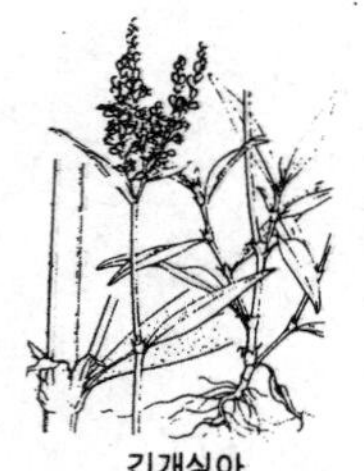
긴개싱아

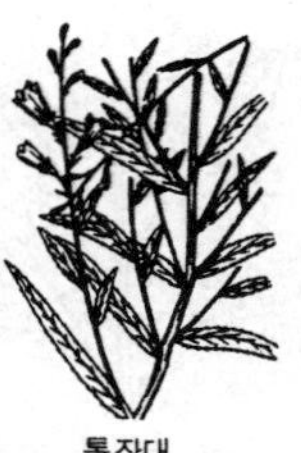
톱잔대

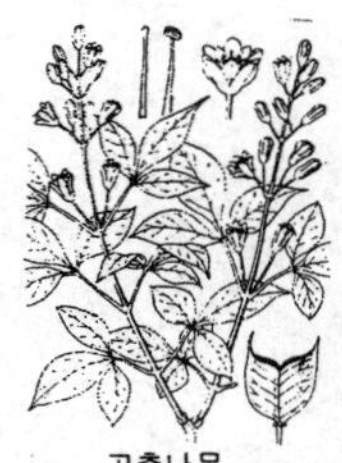
고추나무

※ 차구산(車狗散)

효능: 대소변이 오래 통하지 않고 번만(煩滿)한 증세를 치료한다.

처방 추차객(推車客) 7개, 토구(土狗) 7개에서 남자병에는 추차(推車)는 머리를 토구(土狗)는 몸을 쓰고, 여자병에는 토구(土狗)는 머리를 추차(推車)는 몸을 쓰는데 위의 2가지를 기왓장 위에 올려 말린 것을 가루로 하여 호목수피(虎目樹皮) 동남으로 향한 것을 달여서 같이 먹으면 즉시 통하는 특효를 본다. 〈本事〉

추차(推車)는 즉 강랑(蜣蜋: 말똥구리)이고, 토구(土狗)는 즉 누고(螻蛄: 도르래)이며, 호목수(虎目樹)는 저목(樗木)이라고도 하고 또는 호장(虎杖)이라고도 하는데 저목(樗木)이 옳은 것 같다.

※ 감수산(甘遂散)

효능: 대•소변의 불통을 치료한다.

처방 적피감수(赤皮甘遂) 2냥, 연밀(煉蜜) 2홉을 고루 섞어서 매 1냥을 4등분하여 1일 1번씩 꿀물로 같이 먹는다. 〈得効〉

※ 철각환(鐵脚丸)

효능: 대•소변의 불통을 치료한다.

처방 대조각소존성(大皀殼燒存性)을 가루로 해서 주면호(酒麵糊)에 섞어 오동 열매 크기의 환을 하여 술로 30알을 삼켜 내린다. 〈回春〉

※ 첩제고(貼臍膏)

효능: 대•소변의 불통을 치료한다.

처방 감수(甘遂)를 가루로 하여 면(麵)에 섞어 풀처럼 끓여서 배꼽과 배꼽 밑의 딴딴한 곳에 붙이고, 따로 감초(甘草)를 달여 먹으면 바로 통한다. 〈類聚〉

※ 전도산(顚倒散)

효능: 대•소변의 불통을 치료한다.

처방 대황(大黃)•활석(滑石)•조각(皀角) 각 3돈, 만일 소변이 불통하면 활석(滑石) 3돈을 더 가하고, 대변이 불통하면 대황(大黃) 3돈을더 가하며, 대•소변이 같이 불통하면 대황(大黃)•활석(滑石)을 각각 3돈씩 더 가하여 가루로 한 것을 매 3돈씩 공복에 더운 술로 같이 먹는다. 〈醫鑑〉

※ 도환산(倒換散)

효능: 대•소변의 불통을 치료한다.

처방 대변이 불통하면 대황(大黃) 1냥, 행인(杏仁) 3돈으로 하고, 소변이 불통하면 대황(大黃) 3돈, 행인(杏仁) 1냥을 2첩으로 나누어서 물로 달여 먹는다. 〈類聚〉

※ 강랑산(蜣蜋散)

일명 이묘산(二妙散)이라고 한다.

효능: 대•소변의 불통을 치료한다.

처방 6•7월경에 소나 말의 똥 속에서 강랑(蜣蜋: 말똥구리)을 잡아서 많든 적든 관계치 않고 끈에 꿰어 그늘에 말려서 저장해 두었다가 쓸 때에 부서지지 않고 완전한 것 1마리를 깨끗한 기왓장 위에다 놓고 사면에 잿불을 놓아 쬐어 말린 뒤에 칼로 허리를 잘라서 만약 대변이 불통하면 잘라진 윗쪽을 쓰고, 소변이 불통하면 잘라진 아랫쪽을 쓰고, 대•소변이 다 불통하면 전체를 가루로 하여 깨끗한 물에 같이 먹으면 바로 통한다. 〈回春〉

※ 회생신고(廻生神膏)

효능: 음증(陰症)으로 대•소변이 며칠간 통하지 않아 위급할 때 쓴다.

처방 모려진분(牡蠣陳粉)•건강포(乾薑炮) 각 1냥을 가루로 하여 남자병에는 여자의 침으로써 같이 하여 손바닥에 열이 나도록 문지른 뒤에 양쪽 불알(卵)을 덮어서 땀이 나면 낫고, 여자병에는 남자의 침으로 같이 해서 손바닥에 열이 나도록 문질러서 양쪽 젖을 덮어 땀이 나면 곧 낫는데, 난(卵)과 유(乳)는 남녀의 근체(根蔕)이며, 감리(坎離)의 분속(分屬)인 때문이다. 〈海藏〉

※ 정향산(丁香散)

효능: 대•소변의 불통을 치료한다.

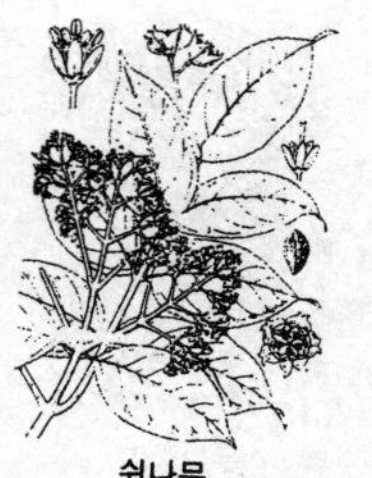
쉬나무

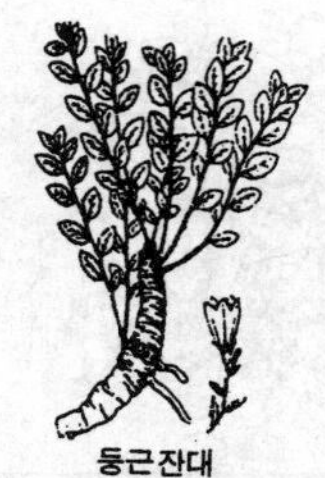
둥근잔대

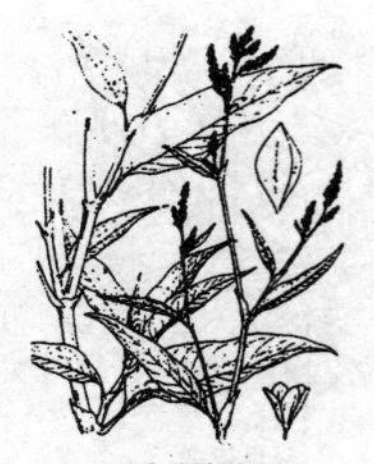
왜개싱아

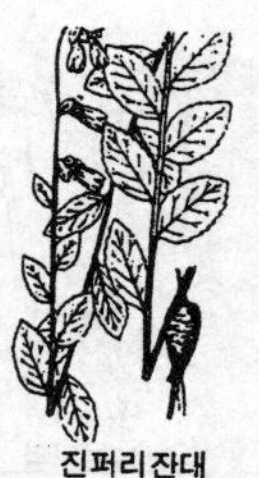
진퍼리잔대

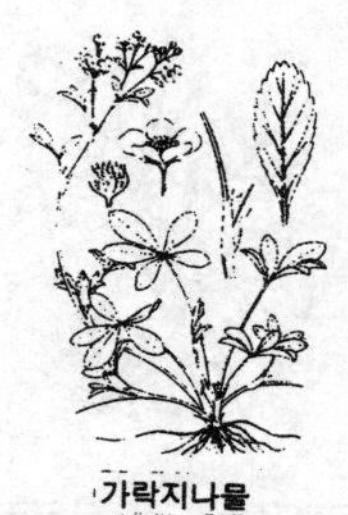
가락지나물

처방 고정향(苦丁香) 5돈, 천오포(川烏炮) • 초오포(草烏炮) • 백지(白芷) • 저아조각포(猪牙皀角炮) • 세신(細辛) 각 3돈, 호초(胡椒) 1돈, 사향(麝香) 조금을 가루로 하여 죽통(竹筒)으로 항문에 약가루를 불어 넣으면 바로 통한다. 〈回春〉

26. 엄제법(掩臍法)일 경우

대•소변의 불통을 치료하니 백반(白礬)가루 한 숟갈을 배꼽 속에 채우고 냉수로써 방울을 떨어뜨려서 냉기가 뱃속에 통하면 곧 대•소변이 통한다. 〈丹心〉

푸른 연뿌리 1~2줄기를 흙 묻은 채로 생강 한 덩어리, 묽은 콩자반 21알, 소금 한 수저를 가루로 해서 반죽하여 떡을 만들어서 불에 뜨끈뜨끈하게 쬐어 배꼽 속에 붙이고 붕대로 감아 두면 조금 지난 뒤에 자연히 통하는데 만약 통하지 않으면 다시 떡 1개를 만들어 갈아 붙인다. 〈丹溪〉

대변이 불통해서 혼모(昏冒)하고 사람을 못 알아볼 때는 살아 있는 우렁이 1~2개에 소금 한 숟갈을 넣고 껍질째로 찧어서 환자의 배꼽 밑 1치 3푼쯤에 붙이고 붕대로 싸매어 두면 곧 대통(大通)한다. 〈得効〉

또는 우렁이를 껍질째 찧고 사향(麝香) 조금을 넣어서 배꼽 속에 붙이고 손으로 문지르면 곧 통한다. 〈入門〉

대•소변 불통에 파두육(巴豆肉) • 행인(杏仁) • 조각(皀角) 등을 가루로 하고 떡을 만들어 배꼽 위에 덮고 불에 구우면 스스로 통한다. 〈綱目〉

당팽이 고약은 불통을 치료하는데, 달팽이 세 개를 껍질째 사향(麝香)을 조금 넣고 찧어서 배꼽 속에 붙인 다음 손으로 문지르고 조금 지나면 곧 통(大通)한다.

달팽이가 없으면 우렁이를 대신 쓰는데 자주 시험하고 자주 경험한 처방이다. 〈回春〉

27. 도변법(導便法)일 경우

모든 대변 불통이나 노인과 허한 사람의 약을 쓰기가 불편할 때 쓴다.

꿀을 달여 볶은 데다 조각말(皀角末)을 조금 넣어서 덩이를 만들어 항문에 넣으면 빠르게 통한다. 〈丹心〉

◎ **밀전도법(蜜煎導法)**

꿀 7홉을 약한 불에 끓여서 엿과 같이 되거든 대추씨처럼 환을 지어서 항문에 넣고 손으로 누르고 있다가 대변을 누고자 할 때 버린다. 〈仲景〉

대변 불통에는 돼지 쓸개 1개를 즙을 내어 초를 조금 넣고 항문 속에 넣어두면 자연히 통한다. 〈仲景〉

◎ **밀태법(蜜兌法)**

대변 불통에는 꿀 3홉에다 돼지 쓸개즙 2개를 넣고 끓여서 엿과 같이 되거든 식혀서 엉긴 뒤에 작은 손가락만하게 만들어 찬물에 넣었다가 다시 건져서 항문에 넣으면 곧 통하게 된다.

◎ **훈방(熏方)**

대변의 불통에는 그릇에다 조각(皀角)을 태워서 통 속에 넣고 아래쪽 부분을 훈훈하게 하면 저절로 낫는다. 〈得効〉

◎ **밀도법(蜜導法)**

불에 달인 꿀을 짙은 황색이 되도록 조려서 냉수 속에 기울여 넣어서 급히 손가락 끝처럼 만들고 사향(麝香)과 조각(皀角)가루를 섞어서 겉을 입히고 기름을 대장내에 바르고 항문에 삽입해 주면 대변이 곧 통한다. 〈回春〉

◎ **저담즙도법(猪膽汁導法)**

돼지 쓸개 1개를 즙을 조금 버리고 초를 조금 넣어서 대나무통을 윗구멍에 대고 항문 속에 삽입하여 손가락으로 눌러서 대장 속까지 들어가면 조금 후에 바로 통한다. 〈回春〉

◎ **향유도법(香油導法)**

대롱을 파즙에 담가서 대장 속까지 깊이 넣고, 향유반(香油半) 온수반을 돼지 오줌통 속에 넣어 대롱에다 댄 다음 환자의 다리를 거꾸로 달아매고 오줌통을 눌러서 쏘아 넣으면 조금 지난 뒤에 바로 통한다. 〈回春〉

대변이 여러날 통하지 않고 모든 약이 효과가 없을 때 입으로 향유(香油)를 먹은 다음 작은 대롱으로 항문에 주입하고 항문 속에 향유(香油)를 불어 넣으면 환자는 기름이 들어가는 것이 마치 지렁이가 위로 기어 올라가는 것 같은 느낌이 든다.

잠시 뒤에 흑분(黑糞)이 나오고 편안해진다. 〈正傳〉

단방(單方) (54종)

※ 유황(硫黃)

냉사(冷瀉)와 폭사(暴瀉)가 물과 같이 내리는 것을 치료하니 유황(硫黃)과 활석(滑石)을 등분하여 가루로 하여 더운물로 3돈을 같이 내리면 곧 그친다. 〈得効〉

※ 염초(焰硝)

관격(關格)에 대소변의 불통을 치료하니 꿀 1잔, 초(硝)

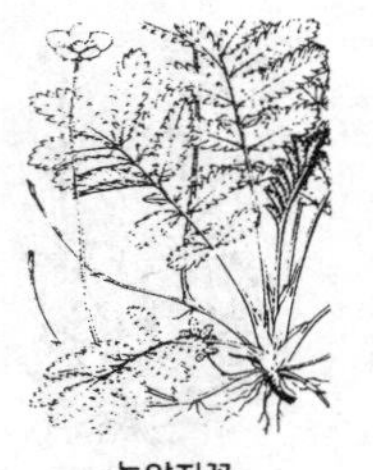
눈양지꽃

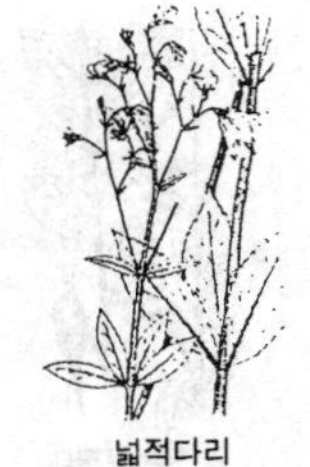
넓적다리

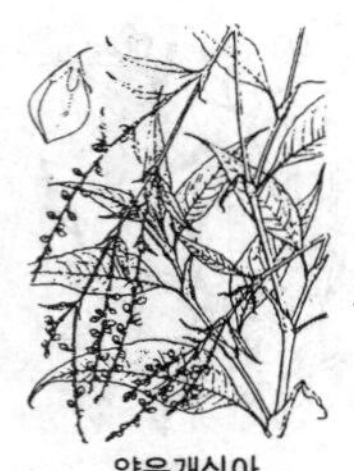
얇은개싱아

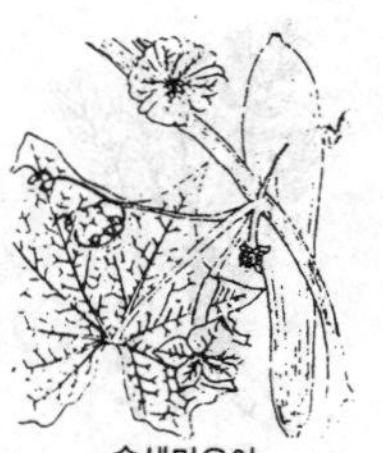
수세미오이

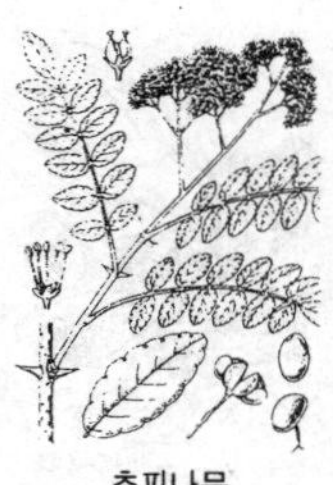
초피나무

2돈, 백탕(白湯) 1잔을 공복에 같이 먹으면 바로 통한다. 〈回春〉

※ 호황토(好黃土)

설리적백(泄痢赤白)과 복통 하혈을 치료한다. 물에 끓여 3~5번 끓은 뒤 찌꺼기는 버리고 1~2되를 더웁게 먹는다. 〈本草〉

※ 백초상(百草霜)

폭사리(暴瀉痢)를 치료하니 가루로 하여 2돈을 미음으로 같이 내린다. 〈本草〉

오랫동안 설사가 그치지 않을 때 백초상말(白草霜末)을 죽에 환을 만들어서 백탕(白湯)으로 삼켜 내린다. 〈綱目〉

※ 창출(蒼朮)

상습(傷濕)과 설사를 치료하니 또는 복령(茯苓)을 합하고 또는 작약(芍藥)을 합해서 매 5돈을 물로 달여서 먹는다. 만일 상풍 설사(傷風泄瀉)에는 방풍(防風)을 합해서 물로 달여서 먹는다. 〈湯液〉

※ 백출(白朮)

모든 설사를 치료하니 달여 먹거나 가루나 환으로 해서 같이 달여서 먹으면 지설(止泄)에 더욱 좋다. 〈湯液〉

※ 차전초(車前草)

열설(熱泄)을 치료하니 줄기과 잎을 가지고 즙을 내어 한 잔에 꿀 1홉을 넣어 2번으로 나누어 더웁게 먹는다. 〈本草〉

※ 차전자(車前子)

모든 설사를 치료하는 데 좋으니 볶아서 가루로 하여 공복에 2돈을 미음으로 같이 내리면 가장 좋고 또는 물로 달여 먹어도 좋다. 〈得効〉

※ 목향(木香)

모든 설사와 이질(痢疾)을 치료하니 달여 먹거나 가루로 해 먹어도 좋고, 또는 황련(黃連)을 합해서 환으로 먹으면 적백제리(赤白諸痢)를 치료하는 데 아주 좋은 요약(要藥)이 된다. 〈本草〉

※ 백작약(白芍藥)

설사와 이질(痢疾)을 치료하니 달여 먹거나 가루로 먹고 환으로 먹어도 좋다. 산수감완(酸收甘緩) 하니 하리(下痢)에 꼭 써야 하는 약이다. 〈湯液〉

※ 황련(黃連)

적(赤)·백리(白痢)에 복통과 농혈(膿血)이 내리는 증세를 치료한다. 황련(黃連) 3돈을 술에 달여 먹고 또는 가루로 하여 달걀흰자로 환을 하여 먹으면 좋다.

황련(黃連)으로 이질(痢疾)을 치료하는 것이 대개 쓴 것으로 마르게 하는 것이니, 열리(熱痢)와 혈리(血痢)에는 좋아도 냉리(冷痢)에는 쓰지 못한다. 〈本草〉

※ 건강(乾薑)

냉설(冷泄)과 냉리(冷痢)에 달여 먹거나 가루로 먹어도 모두 좋다.

만약 혈리(血痢)면 태워서 가루로 하여 매번 1돈을 미음에 같이 내린다. 〈本草〉

※ 토과근(土瓜根)

대변의 불통을 치료하니 즙을 내어 대롱으로 항문 속에 불어 넣는다. 〈綱目〉

※ 마린자(馬藺子)

수리(水痢)를 치료하니 황색이 나도록 볶아서 가루로 하여 백면(白麵)과 등분하고 미음에 2돈을 같이 내린다. 〈本草〉

※ 훤초근(萱草根)

대변의 불통을 치료하니 1줌을 생강과 같이 두드려서 즙을 내어 마시면 바로 통한다. 〈綱目〉

※ 황금(黃芩)

장벽(腸澼)과 적(赤)·백리(白痢)·복통·신열(身熱)을 치료하니 작약(芍藥)과 같이 달여 먹고 환이나 가루로 먹어도 다 좋다. 〈湯液〉

※ 애엽(艾葉)

적(赤)·백리(白痢) 및 농혈리(膿血痢)를 주로 치료하니 초에 달여서 공복에 먹는다. 〈本草〉

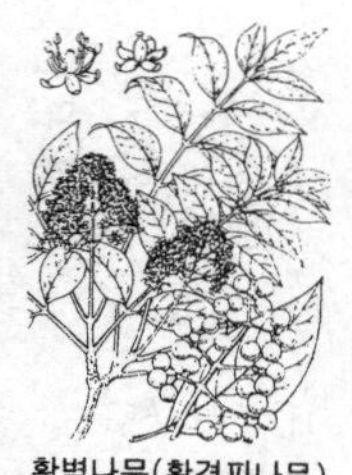
황벽나무(황경피나무)

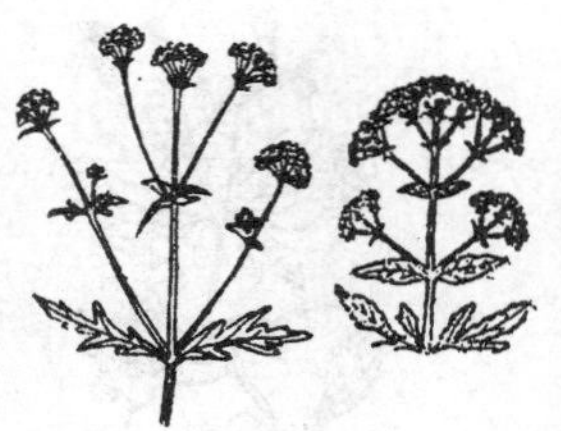
마타리

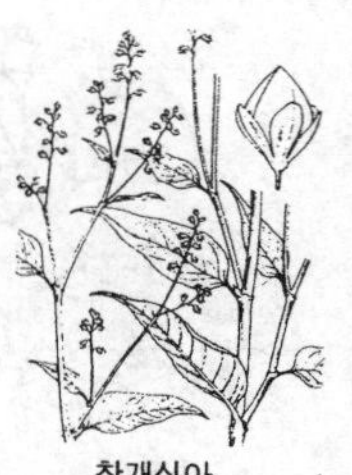
참개싱아

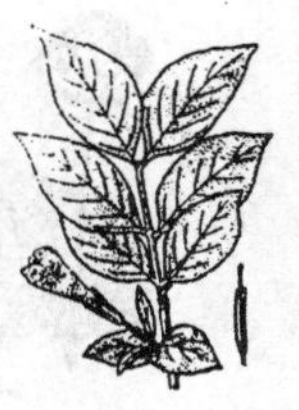
소영도리

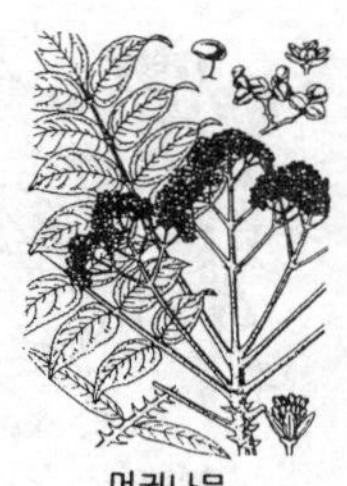
머귀나무

※ 지유(地楡)

이(痢)를 치료한다. 성분이 침한(沈寒)하여 하초(下焦)에 들어가는데, 적백리(赤白痢) 및 농혈리(膿血痢)를 치료하니 3홉을 물로 달여 공복에 먹고, 수사(水瀉) 및 백리(白痢)에는 쓰지 않는다. 〈本草〉

※ 축사(縮砂)

냉설(冷泄)과 휴식리(休息痢)를 치료하니 가루로 하여 1돈을 공복에 미음으로 같이 내린다. 〈丹心〉

※ 육두구(肉豆蔻)

설사가 폭수(暴水)와 같고 수설(水泄)이 그치지 않는 데는 3개를 밀가루에 싸서 굽고 가루로 하여 미음에 같이 내리면 효과가 있다. 냉리(冷痢)에 복통이 있어서 못 먹는 데는 가루 1돈을 미음으로 같이 내린다. 〈綱目〉

※ 흑견우자(黑牽牛子)

대•소변을 통리하는데, 대변이 통하지 않으면 반은 생으로 하고 반은 볶아서 가루로 하여 매 2돈을 강탕(薑湯)에 같이 내리고, 만일 통하지 않으면 더운 차에 같이 내린다.

풍비결삽(風秘結澁)에는 살짝 볶아서 가루로 1냥, 부초도인말(麸炒桃仁末) 5돈을 꿀로 오동 열매 크기의 환을 해서 온수에 30알을 삼켜 내린다. 〈本草〉

※ 대황(大黃)

대•소변을 통리하고, 열리(熱痢)로 농혈(膿血)이 내리는 데 쓴다. 대변을 통하려면 물로 달여 먹고, 열리(熱痢)에는 술로 달여 먹는다. 〈綱目〉

※ 변축(萹蓄)

대•소변의 불통을 치료하니 자주색 꽃이 피고 물가에 난 것이 좋다. 뿌리의 즙을 내어 1잔을 마시면 곧 통한다. 〈綱目〉

※ 유백피(楡白皮)

대•소변의 불통을 치료한다. 물에 달여 먹는다. 〈本草〉

※ 빈랑(檳榔)

대•소변을 통리하고 또 대변 불통을 치료하니, 가루 2돈을 공복에 꿀물로 같이 먹는다. 〈綱目〉

※ 오배자(五倍子)

장허 설사(腸虛泄瀉)에 가루로 하여 백탕(白湯)으로 2돈을 같이 먹으면 곧 그친다. 〈本草〉

※ 상실(橡實)

장(腸)을 삽(澁)하게 하고 지설(止泄)하니 가루로 하여 미음에 타서 먹는다. 〈本草〉

※ 가자피(訶子皮)

설사와 적(赤)•백(白) 제리(諸痢)를 주로 치료한다. 가자(訶子) 3개중 2개는 굽고, 1개는 생으로 같이 가루로 하여 더운물로 같이 먹는다.

기리(氣痢)와 구리(久痢)에는 불에 구워서 껍질을 가루로 하고 2돈을 미음에 섞어서 같이 먹으면 좋다. 〈本草〉

※ 적소두(赤小豆)

설사를 그치게 하므로 죽을 끓여 먹는다. 적(赤)•백리(白痢)에 죽을 끓여서 납(蠟) 1냥을 타서 먹으면 즉시 차도가 생긴다. 〈本草〉

※ 생지마유(生脂麻油)

열비(熱秘)와 대변의 불통을 치료하니 한 홉 가량 먹으며 편해지는 것을 한도로 한다. 〈本草〉

※ 나미(懦米)

설사를 치료하는데 반은 생으로 반은 볶아서 죽을 쑤어 먹는다. 〈醫鑑〉

※ 신국(神麴)

설리(泄痢)를 그치게 하니 볶아서 가루로 하여 좁쌀미음에 1일 3회로 2돈씩 같이 내린다. 〈本草〉

더위로 폭설(暴泄)하는 데는 신국초(神麴炒)와 창출제(蒼朮製)를 등분하여 가루로 하고 밀풀에 오동 열매 크기의 환을 하여 미음으로 30알을 삼켜 내리니 국출환(麴朮丸)이라고 한다. 〈綱目〉

※ 앵속각(鶯粟殼)

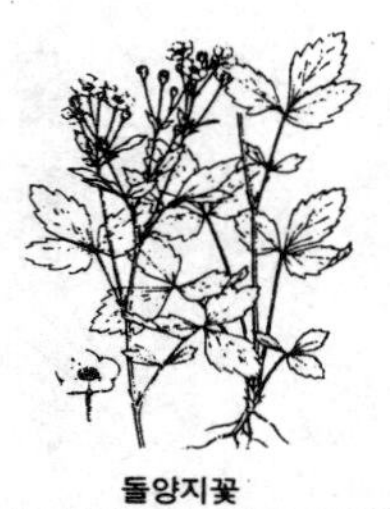
돌앙지꽃

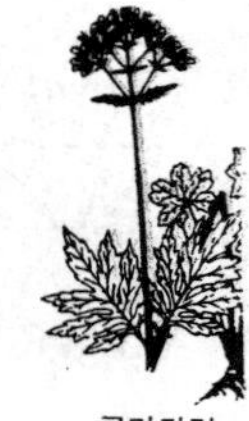
금마타리

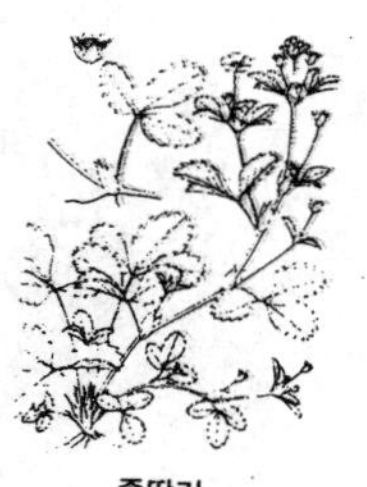
좀딸기

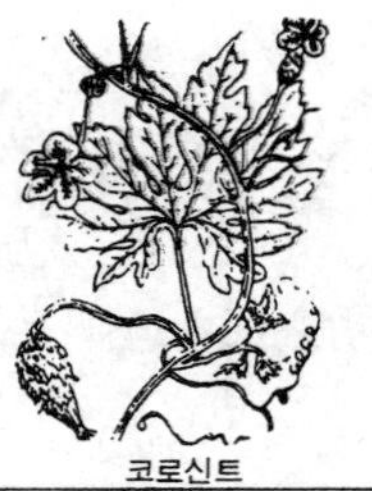
코로신트

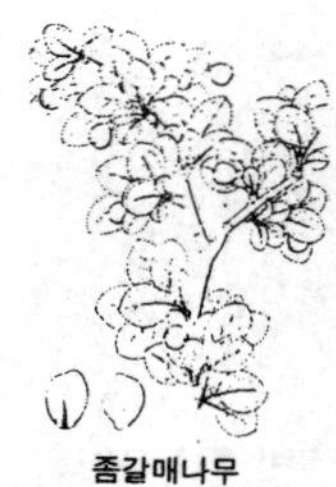
좀갈매나무

모든 이질(痢疾)을 치료한다. 만일 오래 되면 배가 아프지 않은 것인데 이러한 증세에는 당연히 장(腸)을 삽(澁)하게 하면 낫는다.

속과 꼭지를 버리고 초에 볶아서 가루로 하여 미음에 1돈을 같이 먹는다. 〈直指〉

이것은 이질(痢疾)을 치료하는데 효험이 크지만 단지 일찍 쓰면 성분이 긴삽(緊澁)하므로 구역(嘔逆)하거나 금구리(噤口痢)가 되는 경우도 많다. 〈綱目〉

오래 된 이(痢)가 허활(虛滑)하고 하루 100번이나 변을 누는 데는 각(殼)을 생강즙에 담가서 하룻밤을 재우고 볶아서 가루로 하여 매번 2돈을 미음에 같이 내리면 바로 효과가 있으며, 이것을 백중산(百中散)이라고도 한다. 〈入門〉

※ 동규자(冬葵子)

대•소변이 불통하고 배가 창만(脹滿)하여 몹시 괴로울 때 동규자(冬葵子) 2되를 물 4되로 달여서 1되가 되거든 돼지기름 1홉을 넣어 같이 먹으면 바로 통한다. 〈本草〉

※ 계장초(鷄腸草)

어린아이의 적백리(赤白痢)에는 즙 1홉쯤 하여 꿀을 타서 먹으면 좋다. 〈本草〉

※ 제채(薺菜)

적(赤)•백리(白痢)에 뿌리와 잎을 태운 재를 가루로 하여 미음에 타서 먹으면 효과가 크다. 〈本草〉

※ 총백(葱白)

대•소장의 불통을 치료하니 흰 부분만을 가지고 찧어서 초를 섞어 소복(小腹) 위에 붙이면 바로 효과가 있다. 적(赤)•백리(白痢)에 총백(葱白) 1줌을 잘게 썰어서 쌀에 섞어 죽을 끓여 먹는다. 〈本草〉

※ 구채(韭菜)

모든 이질(痢疾)을 치료하는데, 적리(赤痢)에는 구즙(韭汁)에 술을 타서 1잔을 더웁게 마시고, 수곡리(水穀痢)에는 국과 죽으로 또는 살짝 구워서 마음대로 먹고, 백리(白痢)에는 달여서 먹는다. 〈本草〉

※ 해백(薤白)

구리(久痢)•냉사(冷瀉)에는 수시로 삶아 먹는다. 적백리(赤白痢)에는 흰 부분만 가지고 쌀과 같이 죽을 쑤어 먹는다. 〈本草〉

※ 독두산(獨頭蒜)

대변 불통에 1개를 불에 구워서 껍질을 버리고 헝겁에 싸서 아래쪽 부분의 냉한 데에 넣으면 바로 통한다. 〈本草〉

※ 마치현(馬齒莧)

대•소변을 이롭게 하니 쌀과 오미(五味)를 넣어 국을 끓여 먹는다. 적(赤)•백리(白痢)에는 즙을 내어 3홉에다 달걀흰자 1개를 넣어 반죽하여서 더웁게 먹으면 곧 낫는다. 또는 비름으로 국을 끓여서 소금•간장•생강•초를 넣어 먹기도 한다. 어린아이의 혈리(血痢)에는 즙 1홉에 꿀 한 수저를 넣어 먹는다. 〈本草〉

※ 백나복(白蘿葍)

구리(久痢)를 낫게 하니 즙을 내어 1잔에 꿀 1잔을 넣어 달여서 더웁게 먹으면 곧 낫는다. 〈回春〉

※ 난발(亂髮)

대•소변의 불통에 불태운 재를 1일 3회로 1돈씩 더운 물로 같이 먹는다. 적(赤)•백리(白痢)에 먹는 방법은 위와 같고 또는 환을 해서 같이 먹는다. 〈本草〉

※ 황자계(黃雌鷄)

오래 된 적(赤)•백리(白痢)를 치료한다. 1쪽을 보통 때와 같이 국을 끓여 먹는다. 장(腸)이 활(滑)하고 하리(下痢)하는 데는 1쪽을 불에 굽고 소금과 초를 발라 다시 불에 구워서 말려 가지고 공복에 먹는데, 구계산(灸鷄散)이라고도 한다. 〈本草〉

※ 계자(鷄子)

적(赤)•백리(白痢)가 오래 된 데는 초에 삶아서 공복에 먹고, 또는 1개를 태워서 납(蠟) 1돈을 섞어 가지고 볶아 먹고 또 노른자를 가지고 호분(胡粉)을 타 가지고 태워서(燒) 가루로 하여 1돈을 술과 같이 먹는다. 〈本草〉

※ 오골계(烏骨鷄)

어린아이의 금구리(噤口痢)를 치료한다. 1쪽을 삶아서

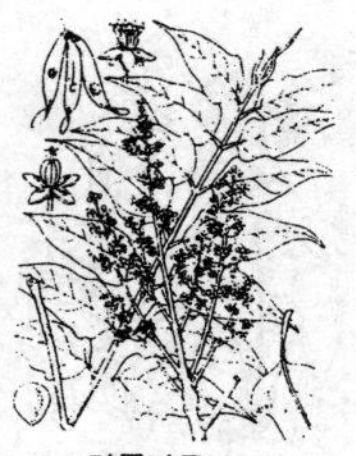
가죽나무

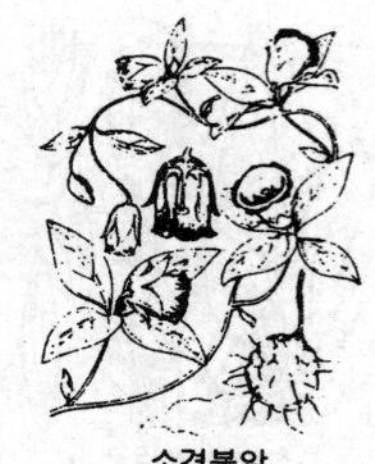
소경불알

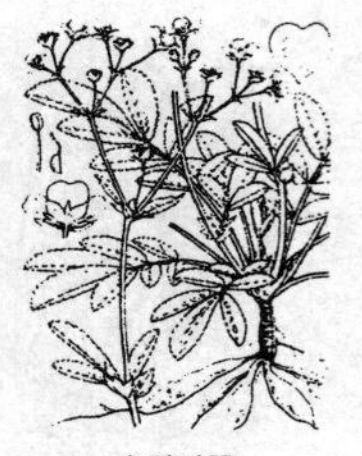
솜양지꽃

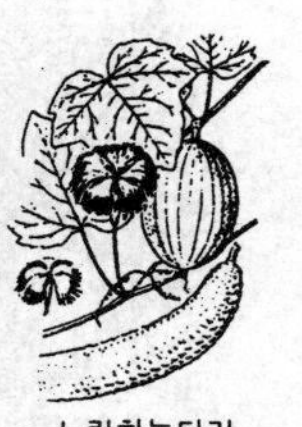
노랑하늘타리

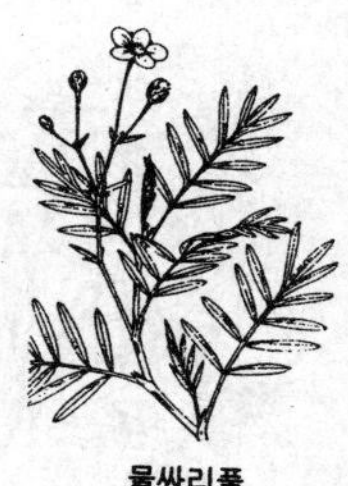
물싸리풀

맑은 즙을 내어 자주 먹으면 이질(痢疾)이 그치고 위(胃)가 열린다. 〈名翁〉

※ 가압(家鴨)

이질(痢疾)을 그치게 한다. 무르게 삶아서 즙을 마시고 살도 먹으며 국을 끓여 먹기도 한다. 〈本草〉

※ 치(雉)

구리(灸痢)에 장(腸)이 활(滑)하여 음식이 내리지 않는 증세를 치료한다. 귤(橘)•초(椒)•총(葱)•염(鹽)•장(醬)을 고루 섞어서 도래떡을 만들어 먹는다. 〈本草〉

※ 우간(牛肝)

이질(痢疾)을 치료하니 초에 삶아서 먹는다. 〈本草〉

※ 우각새(牛角鰓)

적백리(赤白痢)와 냉리(冷痢)의 사혈(瀉血)을 치료한다.

불에 태워서 가루로 하여 더운 술 또는 미음에 2돈을 타서 먹고 또는 환을 하여 먹기도 한다. 〈本草〉

※ 황웅구두골(黃雄狗頭骨)

구리(久痢)•노리(勞痢)•휴식리(休息痢)를 치료하니 뇌골(腦骨)을 누렇게 구워서 가루로 한 후 미음에 2돈을 타서 먹고 또는 꿀로 환을 하여 먹기도 한다. 〈本草〉

※ 구간(狗肝)

하리(下痢)와 제(臍)•복통을 치료한다. 개의 간 1구를 엷게 썰어서 쌀 1되에 넣어 죽을 끓여 파•후추•소금•간장을 섞어 먹는다. 〈本草〉

※ 저담(猪膽)

대변의 불통을 치료하는데, 상세한 것은 도변법(導便法)에 기록되어 있다.

※ 저간(猪肝)

냉설(冷泄)•습설(濕泄)을 치료한다. 돼지 간 1마리분을 엷게 썰어 가자피말(訶子皮末)을 발라서 약한 불에 구워 가루로 한 것을 5돈씩 공복에 잘 씹어서 미음으로 내려 보낸다. 〈本草〉(本草)

폭설(暴泄)•습설(濕泄)에는 돼지 간을 간장에 삶아서 먹는다. 〈得効〉

기(氣)가 허(虛)하여 하리(下痢)할 때 돼지 간 전부를 편으로 썰어 초 1되를 넣고 달여서 말린 후 공복에 먹으면 아주 신통하다. 〈入門〉

※ 침구법(鍼灸法)

목이 몹시 마를 때 물을 마시면 활설(滑泄)이 되고, 물이 들어가면 곧 설(泄)하는데 또 마시면 약으로 치료가 어렵다. 대추(大顀)를 35장 뜸을 한다. 〈易老〉

설사가 35년간 낫지를 않아서 백회(百會)를 5~7장의 뜸질을 했더니 나았다. 〈醫鑑〉

오래 설리(泄痢)하는 데는 천추(天樞)•기해(氣海)를 뜸하면 곧 그친다. 〈丹溪〉

설리(泄痢)가 그치지 않을 때는 신관(神闕)에 7장을 뜸질하고(1회 3~7장) 관원(關元)에 30장을 뜸한다. 〈得効〉

당설(溏泄)에는 배꼽 속을 뜸질하는 것이 제1이고, 삼음교(三陰交)가 그 다음이다. 〈資生〉

설리(泄痢)에 비유(脾兪)를 나이대로 뜸하고 제중(臍中) 20장, 관원(關元) 100장, 3보(三報) 27장을 뜸한다. 〈得効〉

손설(飧泄)에 음릉천(陰陵泉)•연곡(然谷)•거허(巨虛)•상렴(上廉)•대충(大衝)을 택한다. 〈綱目〉

설사가 물과 같고 손발이 차고 맥(脈)이 끊어질 듯하며, 제복통(臍腹痛)해서 점점 단기(短氣)한 데는 기해(氣海) 100장을 뜸한다. 〈得効〉

하리 복통(下痢腹痛)으로 농혈변(膿血便)을 하는 데는 단전(丹田)•복류(復溜)•소장유(小腸兪)•천추(天樞)•복애(腹哀)를 택한다. 〈東垣〉

냉리(冷痢)에는 관원•궁곡(關元窮谷)을 각 50장 뜸한다. 〈東垣〉

이급•후중(裏急後重)에는 합곡•외관(合谷外關)을 택한다. 〈東垣〉

이부지(痢不止)에는 합곡(合谷)•삼리(三里) 음릉천 중완 관원(陰陵泉中脘關元)•천추(天樞)•신관(神闕)•중극(中極)을 택한다. 모든 하리(下痢)에는 대도(大都) 5장 상구(商丘)•음릉천(陰陵泉)에 각 3장을 뜸한다. 〈綱目〉

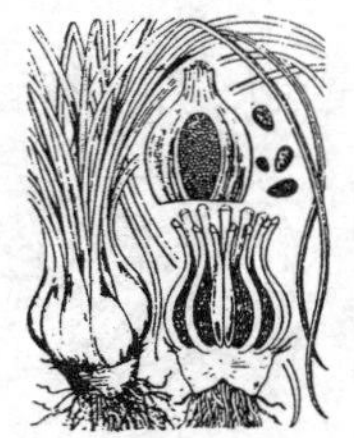
물부추

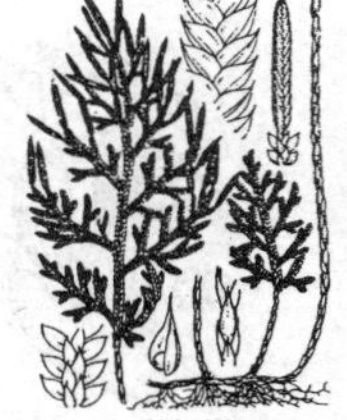
개부처손

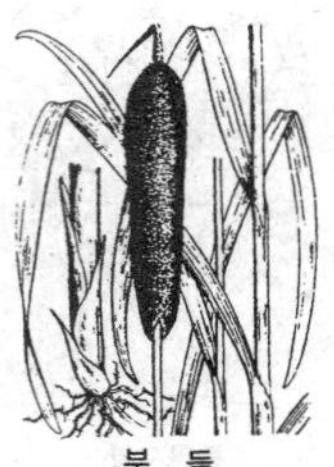
부 들

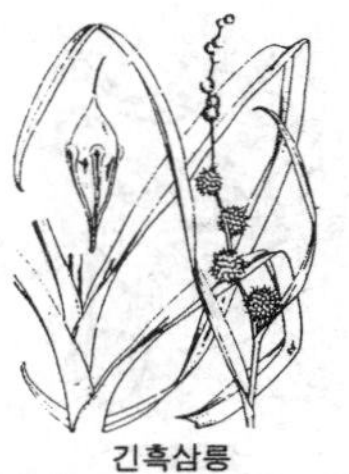
긴흑삼릉

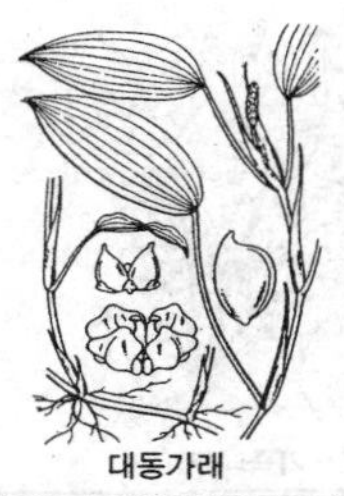
대동가래

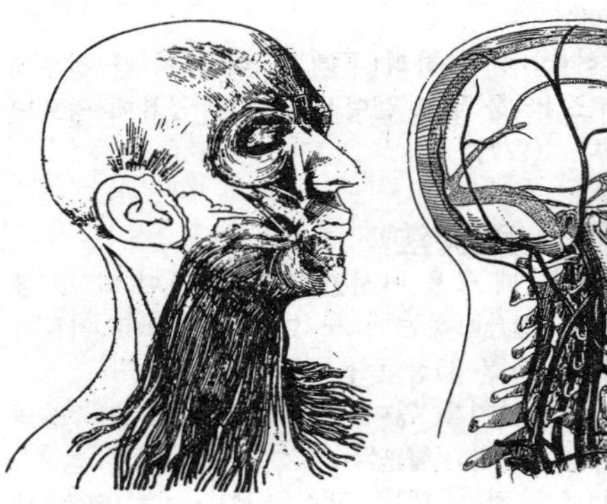
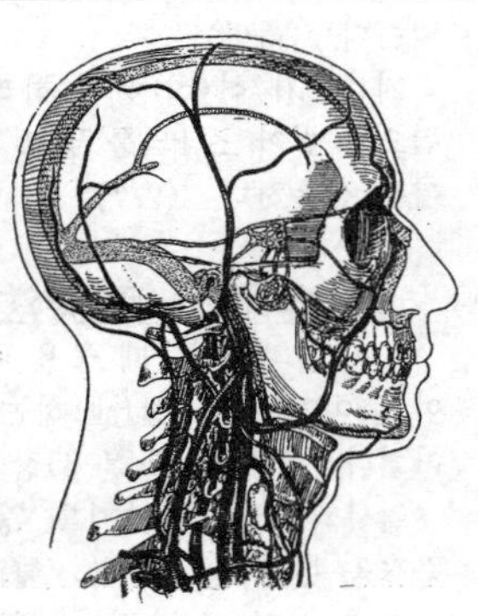

외형편(外形篇) (一)

一. 두(頭)

1. 두부(頭部)는 천곡(天谷)이며 신(神)을 간직할 때

곡(谷)이란 천곡(天谷)이고, 신(神)이란 일신(一身)의 원신(元神)으로 하늘의 곡(谷)은 조화(造化)를 포함하여 허공을 용납하고, 땅의 곡(谷)은 만물을 포용하여 산천을 싣고 있다. 사람이 천지와 같이 품수(禀受)를 함께 하여 또한 곡(谷)이 있으니, 그 곡(谷)에 진일(眞一)을 간직하고 원신(元神)을 주거시킨다. 그리하여 머리에 구궁(九宮)이 있어서 위로 구천(九天)을 응(應)하고, 중간의 일궁(一宮)을 이환(泥丸)이라 하며, 또는 황정(黃庭)•곤륜(崑崙)•천곡(天谷) 등으로 그 이름은 매우 많으나 이것은 모두가 원신(元神)이 거주하는 곳을 말한다.

공허하여 골짜기와 같고 신(神)이 거기에 거(居)하므로 곡신(谷神)이라고 하니, 신(神)이 있으면 살고 떠나면 죽는 것이다. 낮에는 사물에 접하고 밤에는 꿈에 접하여 신(神)이 그 거주를 편하게 하지 못하는 것은 보통 사람의 천곡(天谷)이다. 황제(黃帝)의 내경(內經)에 말하기를, 천곡(天谷)은 원신(元神)이 지켜 저절로 되게 하는데 말하자면 인신(人身)의 가운데는 위에 천곡(天谷)과 이환(泥丸)이 있으니 신(神)을 간직하는 부(腑)이고, 중앙에 응곡(應谷)과 강궁(降宮)이 있어 기를 간직하는 부(腑)이며, 밑에는 허곡(虛谷)과 관원(關元)이 있으니 정(精)을 간직하는 부(腑)가 되는데 천곡(天谷)은 원궁(元宮)이므로 원신(元神)의 거실(居室)로서 영성(靈性)이 존재하니 이것이 신(神)의 요지가 된다. 〈正理〉

2. 두부(頭部)에 구궁(九宮)이 있을 때

머리에는 구궁(九宮)이 있고, 뇌에는 구판(九瓣)이 있으니 1은 쌍단궁(雙丹宮)이고, 2는 명당궁(明堂宮)이고, 3은 이환궁(泥丸宮)이고, 4는 유주궁(流珠宮)이고, 5는 대제궁(大帝宮)이고, 6은 천정궁(天庭宮)이고, 7은 극진궁(極眞宮)이고, 8은 현단궁(玄丹宮)이고, 9는 태황궁(太皇宮)이다. 궁(宮)마다 각각 신(神)이 있어서 주관하고 있으니 이른바 원수구궁진인(元首九宮眞人)이라는 것이다. 〈黃庭〉

묻기를, 이환궁(泥丸宮)은 바로 어디쯤 있는가? 답하기를, 머리에 구궁(九宮)이 있는데 한가운데를 이환(泥丸)이라고 하며, 구궁(九宮)이 나열하고 칠규(七竅)가 응해서 통하는 자리가 이환(泥丸)의 궁(宮)이니 혼백의 혈(穴)이다. 〈正理〉

3. 뇌가 수해(髓海)일 때

뇌는 수(髓)의 바다가 되니 수해(髓海)가 남음이 있으면 가볍게 움직여서 힘이 많고, 모자라면 현전(眩轉)하고 귀가 울며 현모(眩冒)해서 모든 것이 보이지 않는다.

뇌는 수(髓)의 바다이며 모든 수(髓)가 뇌에 속하기 때문에 위로는 뇌에 이르고 아래로는 꽁무니 끝에 닿기까지가 모두 정수(精髓)의 오르고 내리는 길이 된다. 〈入門〉

수(髓)란 것은 뼈가 가득 쌓이니 수(髓)가 상하면 뇌수(腦髓)가 소삭(消爍)하고 신체가 풀려서 가지 못하는 것이다. 주(註)에 말하기를, 「가지 않는다는 것은 충분히 행하지 못한다」는 뜻이다. 〈內經〉

뇌는 머리의 덮는 뼈이니 백회(百會)의 혈분(穴分)이 바로 그것이다.

4. 두부(頭部)의 크기일 때

머리의 큰골 둘레가 2자 6치이고, 머리털의 덮인 곳이 해골(顱)로부터 항(項)까지가 2자 2치이고, 머리털로부터 턱까지가 1자이고, 귀 뒤의 완골(完骨)에 닿는 곳이 넓이가 9치이다. 〈靈樞〉

5. 두부병(頭部病)의 외증(外症)일 때

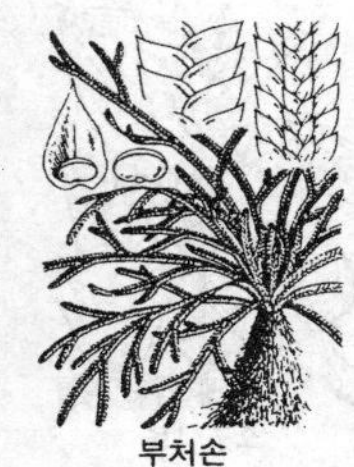
부처손

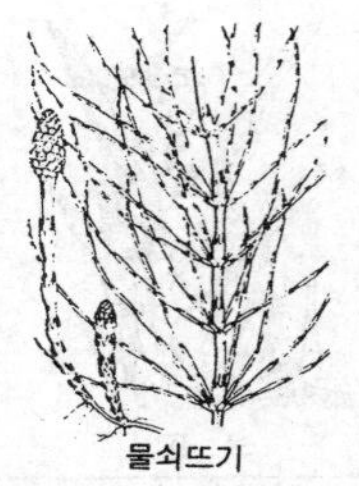
물쇠뜨기

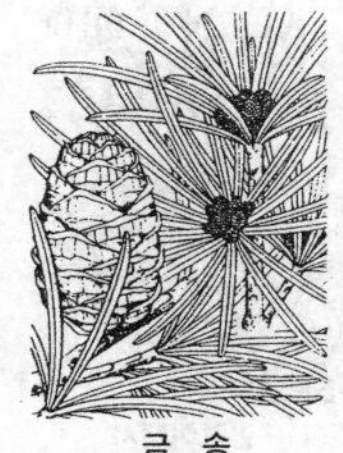
금 송

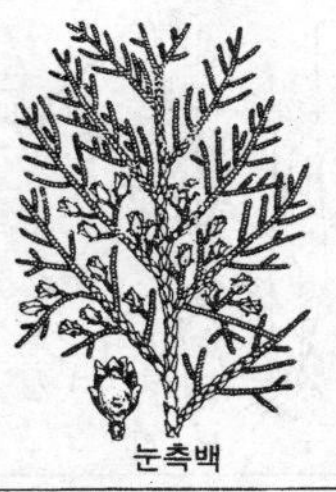
눈측백

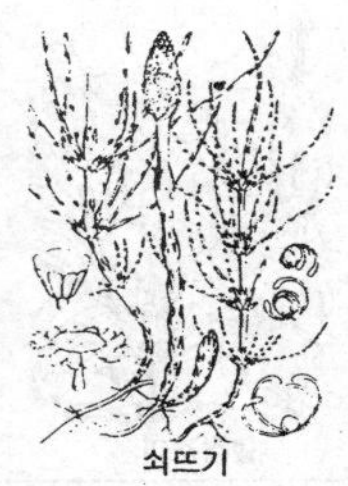
쇠뜨기

머리는 깨끗하고 맑은 부(腑)이니 머리가 기울고 보는 것이 깊으면 정신을 빼앗기게 된다. 〈內經〉

상한(傷寒)에 머리가 무거워서 들지 못할 때는 두 가지 증세가 있으니, 태양에 병이 깊으면 머리를 못 들고 음양병(陰陽病)에도 머리를 못 들으니 모두가 급한 병에 속한다. 〈入門〉

상한(傷寒)에 양맥(陽脈)이 순조롭지 않으면 머리를 흔들고, 심장의 기(氣)가 끊겨도 또한 흔들며 치병(痓病)으로 풍(風)이 성해도 또한 머리를 흔드니 모두가 급한 증세이다. 〈入門〉

속(裏) 「경맥(經脈) • 장(腸) • 위(胃) 등」에 통증이 있으면서 머리를 흔드는 것도 또한 중한 증세이다. 〈入門〉

6. 맥법(脈法)일 때

만약 두통과 안통(眼痛)을 하고, 맥(脈)이 급하고 짧으며 거칠면 치료가 어렵다. 〈綱目〉

두통에 맥(脈)이 부활(浮滑)하면 낫기 쉽고, 짧고 거칠면 치료가 어렵다. 〈得効〉

두통에 짧고 삽(澁)하면 치료가 어렵고, 부(浮)하고 활(滑)한 증세는 풍담(風痰)이니 치료가 쉬운 것이다. 〈脈訣〉

양맥(陽脈)이 현(弦)하면 두통을 의심할 필요가 없다. 〈脈訣〉

간맥(肝脈)이 넘치고 크면 반드시 현운(眩暈)하니 예방을 해야 한다. 〈入門〉

촌구맥(寸口脈)의 중앙이 짧은 증세는 두통이 있기 때문이다. 〈正傳〉

촌구맥(寸口脈)이 긴급하거나 또는 들뜨거나 짧고 또는 현(弦)한 증세는 모두 두통을 주관하는 증세이다. 〈醫鑑〉

두통에 양증(陽症)은 현(弦)하고 들뜨며, 풍증(風症)은 긴한(緊寒)하고, 풍열(風熱)은 홍(洪)하고 촉(數)하며, 습증(濕症)은 가늘며 견고하고, 기허 두통(氣虛頭痛)은 비록 현(弦)하나 반드시 깔깔하고, 담궐(痰厥)은 활(滑)하고, 신궐(腎厥)은 견실(堅實)하다. 〈脈訣〉

풍(風) • 한(寒) • 서(暑) • 습(濕) • 기울(氣鬱) • 생연(生涎) • 하허(下虛) • 상실(上實)이 모두 현운(眩暈)의 장본이 되는데 풍(風)은 들뜨고, 한(寒)은 긴(緊)하고, 습(濕)은 가늘며, 서(暑)는 허(虛)하고, 생연(生涎)은 현(弦)하며 활(滑)하고 허맥(虛脈)은 없는 것이다. 〈脈訣〉

신궐 두통(腎厥頭痛)은 그 맥(脈)이 들면 현(弦)하고 누르면 견고하다. 〈丹心〉

두통에 왼손의 맥(脈)이 삭(數)한 증세는 열이요, 맥(脈)이 삽(澁)한 증세는 사혈(死血)이 있는 것이며, 오른손의 맥(脈)이 실(實)한 증세는 담(痰)이 쌓여 있는 증세요, 맥(脈)이 큰 것은 병이 오래 된 때문이다. 〈丹心〉

7. 두풍증(頭風症)일 때

증세의 대부분은 음담(飮痰)에 그 원인이 있으나, 또는 목욕한 뒤에 양풍(涼風)을 쐬고 또는 오래 누워서 바람을 맞아서 적풍(賊風)이 뇌와 항(項)에 들어가면 목(頸)에서부터 위로 귀 • 눈 • 입 • 코 • 눈썹 사이에 마비불인(麻痺不仁)한 곳이 있고, 두중두운(頭重頭暈)이 있으며 두피가 완후(頑厚)하여도 깨닫지 못한다. 또는 입과 혀가 불인(不仁)하여 음식맛을 알지 못하고 이롱(耳聾) 안통(眼痛)이 일어나며, 미릉(眉稜)의 위아래가 끌어 당기고, 코가 향내음을 맡으면 향내음이 지독하고 냄새를 맡으면 지독한 냄새가 나며 또는 하품과 기지개를 하다가 현훈(眩暈)하는 등의 증세가 일어나는데 열이 있으면 소풍산(消風散)을 쓰고, 냉하면 추풍산(追風散)을 쓰고, 같이 쓰는 데는 천궁다조산(川芎茶調散)과 거풍통기산(祛風通氣散)을 쓴다. 〈入門〉

두풍(頭風)이 일어날 때 번민(煩悶)하고 동통(疼痛)하기 때문에 수건으로 머리를 싸매고자 하는 것은 열울(熱鬱)이니, 이진탕(二陳湯)에 주금(酒芩) • 형개(荊芥) • 천궁(川芎) • 박하(薄荷) • 석고(石膏) • 세신(細辛)을 더해 쓰고 또는 소풍백해산(消風百解散)을 쓴다. 〈入門〉

두풍(頭風)에 백지산(白芷散) • 천향산(天香散) • 가감궁신탕(加減芎辛湯) • 국화다조산(菊花茶調散)을 쓰고, 부인두풍(婦人頭風)에는 양혈거풍탕(養血祛風湯)을 쓴다.

❋ 소풍산(消風散)

효능 : 모든 풍(風)이 위로 올라가서 두목(頭目)이 어지러우며 코가 막히고 피부가 마비되고 가려우며, 또는 부인의 혈풍(血風)에 두피가 부풀고 가려운 증세를 치료한다.

처방 형개(荊芥) • 감초(甘草) 각 1돈, 인삼(人蔘) • 복령(茯苓) • 백강잠(白殭蠶) • 천궁(川芎) • 방풍(防風) • 곽향(藿香) • 선각(蟬殼) • 강활(羌活) 각 5푼, 진피(陳

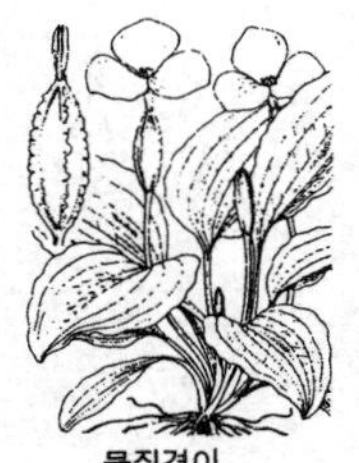
물질경이

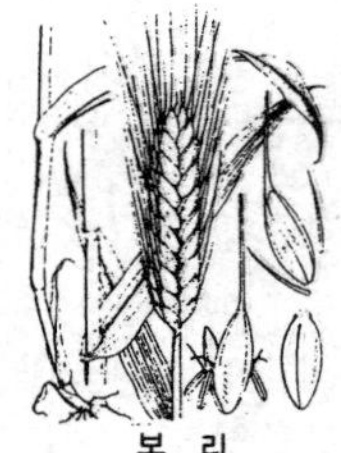
보 리

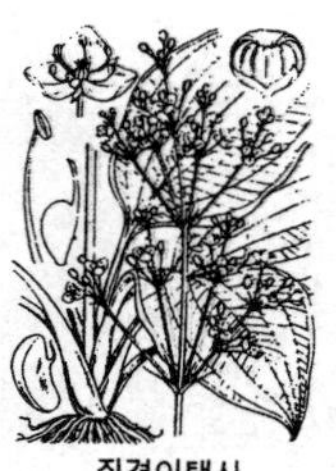
질경이택사

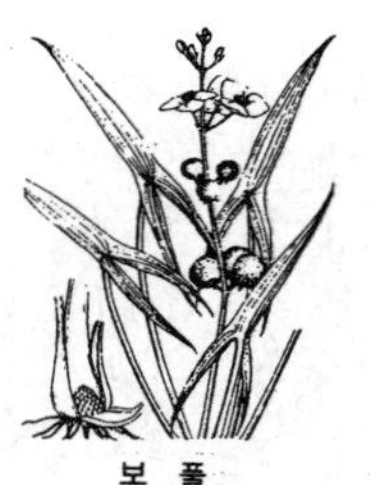
보 풀

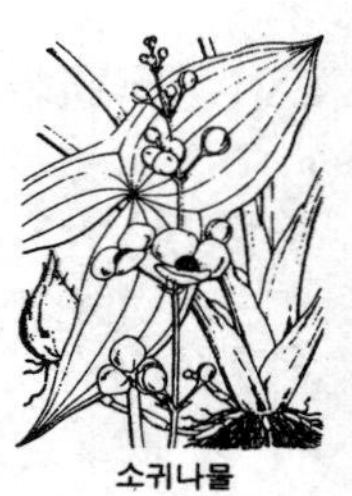
소귀나물

皮)•후박(厚朴) 각 3푼을 썰어서 1첩에다 세다(細茶) 한 줌을 넣어 같이 달여 먹고 또는 가루로 하여 매 2돈을 차나 더운 술로 같이 내린다. 〈入門〉

※ 추풍산(追風散)

효능 : 편(偏)•정두풍(正頭風) 및 얼굴의 유풍(遊風)으로 벌레가 기어가는 것 같은 증세를 치료한다.

처방 천오포(川烏炮)•석고하(石膏煆)•백강잠초(白殭蠶炒)•방풍(防風)•형개(荊芥)•감초(甘草) 각 5돈, 남성포(南星炮)•백부자포(白附子炮)•강활(羌活)•천마(天麻)•전갈(全蝎)•지룡(地龍)•백지(白芷) 각 2돈반, 초오포(草烏炮)•몰약(沒藥)•유향(乳香)•웅황(雄黃) 각 1돈 2푼반을 가루로 하여 매 반 돈을 잘 때에 차나 또는 더운 술로 같이 내린다. 〈直指〉

※ 백지산(白芷散)

효능 : 두면(頭面)의 제풍(諸風) 등과 풍현(風眩)을 치료한다.

처방 백지(白芷)를 무우즙에 담가 말려서 가루로 하여 매 2돈을 비탕(沸湯)에 식사 후에 같이 내린다. 〈入門〉

※ 천향산(天香散)

효능 : 구(久)•신(新)의 두풍(頭風)이 일어나면 완비(頑痺)하고 가려우며 또는 두드러기 같은 것이 나고 정담(停痰)하고 구토하며 음식이 안 들어가는 것을 치료하니 다시 복용하면 완전히 제거된다.

처방 남성(南星)과 반하(半夏)를 같이 7번 물에 씻고 천오(川烏)와 생백지(生白芷) 각 1돈을 물에 달여 생강즙 반 잔을 넣어서 조금 먹고, 머리 위에 괴자침(塊子鍼)을 놓는 것이 효과가 많다. 〈丹心〉

※ 가감궁신탕(加減芎辛湯)

효능 : 두풍(頭風)이 눈으로 오는 것을 치료한다.

처방 천궁(川芎)•세신(細辛)•백지(白芷)•석고(石膏)•고본(藁本)•조각(皂角)•강활(羌活)•방풍(防風)•형개(荊芥)•길경(桔梗)•만형자(蔓荊子)•감국(甘菊)•박하(薄荷)•감초(甘草) 각 5푼을 물로 달여서 먹는다. 〈醫鑑〉

※ 국화다조산(菊花茶調散)

효능 : 두풍(頭風)에 비색(鼻塞)하고 또는 한쪽으로 치우쳐 머리가 아픈 증세를 치료한다.

처방 감국(甘菊)•천궁(川芎)•형개(荊芥)•강활(羌活)•백지(白芷)•감초(甘草) 각 1냥, 방풍(防風) 7돈반, 세신(細辛) 5돈, 선각(蟬殼)•백강잠(白殭蠶)•박하(薄荷) 각 2돈반을 가루로 하여 매 2돈을 식사 후에 찻물에 같이 먹는다. 〈丹心〉

※ 양혈거풍탕(養血祛風湯)

효능 : 부인의 두풍(頭風)은 일어날 때마다 아찔하고 흔들려서 배나 차 위에 선 것과 같은 증세는 대개 간이 허(虛)하고 풍(風)이 갑자기 덮쳐 오기 때문이다.

처방 당귀(當歸)•천궁(川芎)•생건지황(生乾地黃)•방풍(防風)•형개(荊芥)•강활(羌活)•세신(細辛)•고본(藁本) •석고만형자(石膏蔓荊子)•반하(半夏)•선복화(旋覆花)•감초(甘草) 각 5푼을 생강 3쪽, 대추 2개를 넣어 물로 달여서 복용한다. 〈醫鑑〉

◎ 현운(眩暈)

위가 허(虛)하면 어지럽다. 또 상기(上氣)가 모자라면 눈이 어지럽다. 장부(臟腑)•근골(筋骨)•혈기(血氣)의 정(精)이 맥(脈)과 함께 안계(眼系)가 되니, 위로 뇌 뒤에 속하며 목 속으로 나가는데 사(邪)가 목에 적중할 때 신체의 허함을 엿보아서 깊이 들어가면 결국에는 안계(眼系)를 따라서 뇌에 들어가니 뇌에 들어가면 뇌가 어지럽고, 뇌가 아찔해지면 안계(眼系)를 끌어당기는 것이 급하며 눈이 따라서 아찔해지는 것이다. 〈靈樞〉

내경(內經)에 이르기를, 「두통과 전질(巓疾) 때문에 하허상실(下虛上實)한 증세는 족소음(足少陰)과 거양(巨陽)에 책임이 있으니 심하면 신(腎)에 들어간다.」

순몽(徇蒙)하고 초우(招尤)하며 눈이 어지럽고 귀가 먹게 되며, 상허(上虛)와 하실(下實)한 증세는 족소양궐음(足少陽厥陰)에 책임이 있고 심하면 간(肝)에 들어간다. 하허(下虛)란 것은 신허(腎虛)한 것이니 신허(腎虛)하면 두통이 일어나고, 상허(上虛)란 것은 간허(肝虛)한

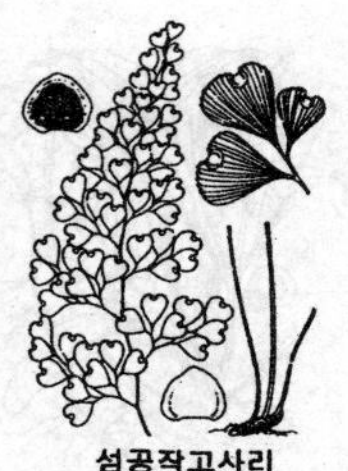
섬공작고사리

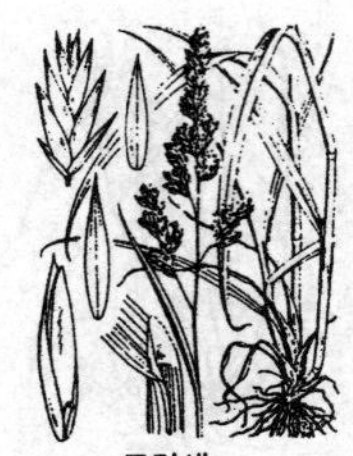
도리새

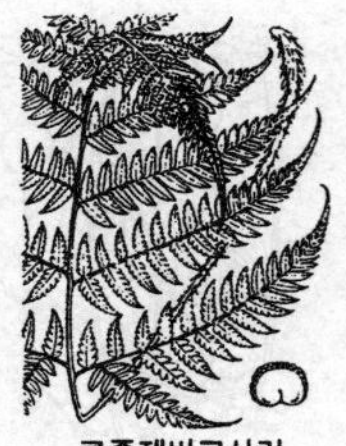
큰족제비고사리

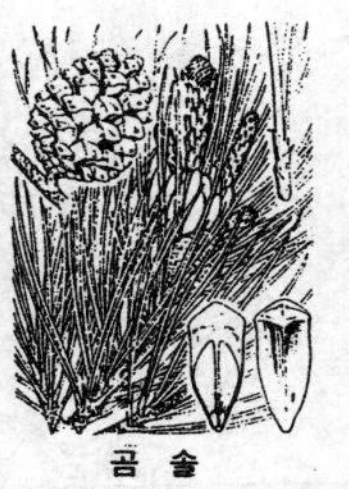
곰 솔

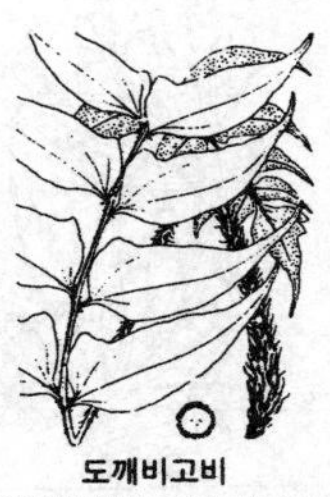
도깨비고비

것이니 간(肝)이 허(虛)하면 머리가 어지럽게 된다. 순몽(徇蒙 : 물건으로 머리를 덮는 것)은 물몽(物蒙)과 같으니, 그 머리가 흔들려 바르지 못하며 눈이 어지럽고 귀가 먹는 것은 모두 운(暈)의 증세이다. 간궐(肝厥)은 머리가 어지럽고, 신궐(腎厥)은 전통(巓痛)하는 등 증세가 모두 틀리는 것이다. 〈綱目〉

내경(內經)에 이르기를, 「모든 풍(風)의 어지럽고 흔들리는 증세가 다 간(肝)에 속한다.」하였는데 하간(河間)이 이르기를, 「도(掉)는 흔들리는 것이고, 현(眩)은 혼란하고 선운(旋運)하는 것이니 풍(風)이 움직임을 주장하기 때문이다.」라고 했다. 풍기(風氣)가 움직이면 머리와 눈을 어지럽게 하는 증세는 풍목(風木)이 왕성하면 반드시 금(金)이 쇠해서 목(木)을 억제하지 못하고, 목(木)이 다시 화(火)를 내니 풍(風)과 화(火)가 모두 양(陽)에 속하기 때문에 겸화(兼化)하고, 양(陽)이 또 움직임을 주관하니 두 움직이는 증세가 서로 치고 싸우면 머리와 눈이 어지러워서 선전(旋轉)하지 않을 수 없다.

화(火)가 본래 움직이는 증세인데 불꽃이 바람을 얻으면 스스로 선전(旋轉)한다. 사람이 배나 차를 탄 것이나 또는 환무(環舞)해서 어지러워하는 것은 그 움직이는 증세가 그치지 않고 좌우가 구부러지기 때문이다.

경(經)에 이르기를, 「곡직(曲直)과 동요(動搖)는 풍(風)의 작용이며, 어지럽고 구토하는 것은 풍열(風熱)이 심하기 때문이라」하였다.

어지러운 것은 중풍(中風)의 시작이니 비대하고 흰 사람은 사군자탕(四君子湯)을 쓰고, 배밀(倍蜜)과 구황기(炙黃芪)에 반하(半夏)와 진피(陳皮)를 가하고 천궁(川芎)과 형개(荊芥)를 조금 가하여 머리와 눈을 맑게 하며, 검고 여윈 사람은 이진탕(二陳湯)과 사물탕(四物湯)을 합해 편금(片芩)과 박하(薄荷)를 가하고, 죽력(竹瀝)과 강즙(薑汁)에 사내아이 오줌을 넣어서 쓴다. 〈正傳〉

어지러움은 위가 성하고 아래가 허약하기 때문인데 대부분 허(虛)한 것은 기(氣)와 혈(血)이요, 실(實)한 것은 담연(痰涎)과 풍화(風火)이다. 대부분 담(痰)이 없으면 어지럽지 않으니 비록 풍(風) 때문인 것이라도 반드시 담(痰)은 있는 것이다. 〈丹心〉

담(痰)은 위에 있고, 화(火)는 아래에 있으니 화담(火痰)이 위로 올라서 담(痰)을 움직인 데는 이진탕(二陳湯)에 주금(酒芩) • 치자(梔子) • 황련(黃連) • 창출(蒼朮) • 강활(羌活)을 가해 쓴다. 〈丹心〉

어지러움에 풍(風) • 열(熱) • 담(痰) • 기(氣) • 허(虛) • 습(濕)이 있다.

◎ **풍운(風暈)**

풍(風)에 상(傷)해서 어지러워하는 것이니, 오풍(惡風)하고 스스로 땀을 흘리며 또는 본래 두풍(頭風)이 있어서 일어나는 때도 있는데 천궁산(川芎散)과 궁궁산(芎藭散)을 쓴다.

※ 천궁산(川芎散)

효능 : 풍증(風症) 현운(眩暈)을 치료한다.

처방 산수유육(山茱萸肉) 1냥, 산약(山藥) • 감국(甘菊) • 인삼(人蔘) • 천궁(川芎) • 복신(茯神) 각 5돈을 가루로 하여 매 2돈을 술로 같이 내린다. 〈本事〉

※ 궁궁산(芎藭散)

효능 : 두풍 현운(頭風眩暈)을 치료하고, 겸해서 간허운(肝虛暈)을 치료하니 부인에게 더욱 좋다.

처방 천궁(川芎) 1돈, 당귀(當歸) 7푼반, 강활(羌活) • 선복화(旋覆花) • 만형자(蔓荊子) • 세신(細辛) • 석고(石膏) • 고본(藁本) • 형개수(荊芥穗) • 반하국(半夏麴) • 숙지황(熟地黃) • 방풍(防風) • 감초(甘草) 각 5푼을 생강 3쪽을 물로 달여서 복용한다. 〈本事〉

양혈거풍탕(養血祛風湯)과 같아도 분량이 다르다.

◎ **열운(熱暈)**

화열(火熱)이 위로 올라와 번갈(煩渴) 인음(引飮)하고 또는 한여름의 열성(熱盛) 때문에 일어나기도 하니 대황산(大黃散)과 형황탕(荊黃湯)을 쓴다.

※ 대황산(大黃散)

효능 : 어지러워서 못 견디는 증세는 화염(火炎)이 오르기 때문이다.

처방 대황주침초삼차(大黃酒浸炒三次) 가루로 하여 맑은차에 1~2돈을 타서 먹는다. 〈丹心〉

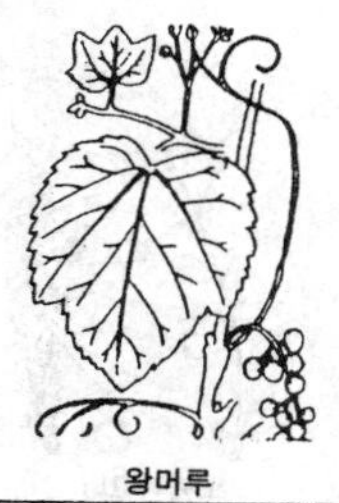
왕머루

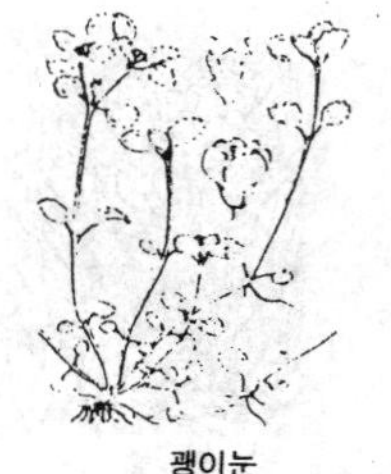
괭이눈

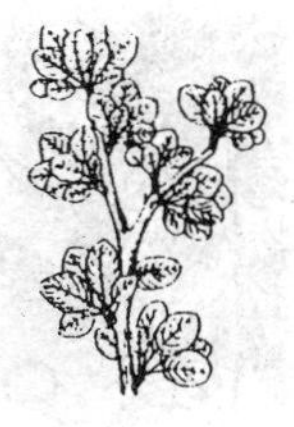
솜길매

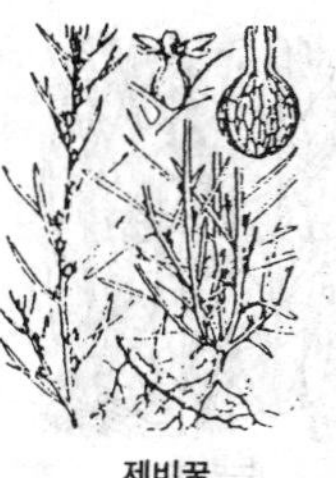
제비꿀

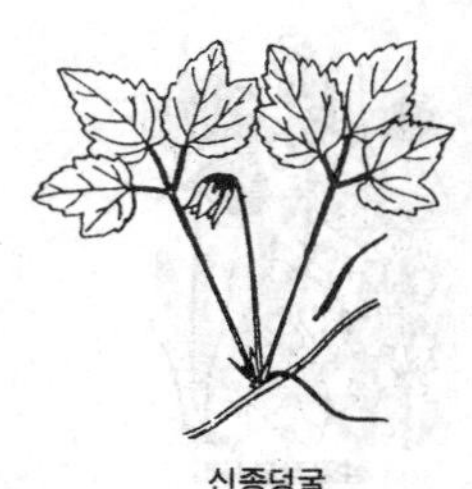
신종덩굴

※ 형황탕(荊黃湯)

효능 : 풍열(風熱)과 현훈(眩暈)을 치료한다.

처방 대황주초(大黃酒炒)・형개수(荊芥穗)・방풍(防風) 각 2돈을 썰어서 물에 달여 먹되 도움이 될 때까지 계속 먹는다. 〈丹心〉

◎ **담훈**(痰暈)

담성 구토(痰盛嘔吐)하고 두중 불거(頭重不擧)하는 증세이다. 어지럽고 두근거리는 증세는 음(飮)이니 반하복령탕(半夏茯苓湯), 즉 복령반하탕(茯苓半夏湯)〔처방은 담음(痰飮) 참조〕와 택사탕(澤瀉湯)을 쓴다. 담훈(痰暈)에 백부자환(白附子丸)・천마반하탕(天麻半夏湯)・인삼전호탕(人蔘前胡湯)・청훈화담탕(淸暈化痰湯)을 쓴다.

※ 택사탕(澤瀉湯)

효능 : 심하(心下)에 지음(支飮)이 있으면 어지러워서 괴로워한다.

처방 택사(澤瀉) 2냥반, 백출(白朮) 1냥반을 썰어서 물 2되를 1되가 되기까지 달여 2번 먹는다. 〈仲景〉

※ 백부자환(白附子丸)

효능 : 풍담(風痰)의 현훈(眩暈)과 두통을 치료한다.

처방 백부자포(白附子炮)・천남성포(天南星炮)・반하강제(半夏薑製)・선복화(旋覆花)・감국(甘菊)・천마(天麻)・천궁(川芎)・귤홍(橘紅)・백강잠초(白殭蠶炒)・건강(乾薑) 각 1냥, 전갈초(全蝎炒) 5돈을 가루로 하고, 생강(生薑) 반 근을 즙을 짜서 고루 섞어 풀을 끓여 오동열매 크기의 환을 하여 형개탕(荊芥湯)으로 50알을 삼켜 내린다. 〈丹心〉

※ 천마반하탕(天麻半夏湯)

효능 : 풍담(風痰)으로 현훈(眩暈)하고 토하려 하는 증세를 치료한다.

처방 천마(天麻)・반하제(半夏製) 각 1돈, 귤피(橘皮)・시호(柴胡) 각 7푼, 황금주초(黃芩酒炒)・백복령(白茯苓)・전호(前胡)・감초구(甘草灸) 각 5푼, 황련(黃連) 3푼, 생강 3쪽을 넣어 물로 달여서 먹는다. 〈綱目〉

※ 인삼전호탕(人蔘前胡湯)

효능 : 풍담(風痰)으로 머리가 어지럽고 목현(目眩)한 증세를 치료한다.

처방 반하국(半夏麴) 1돈, 자소엽(紫蘇葉)・지각(枳殼)・적복령(赤茯苓)・남성포(南星炮)・전호(前胡)・귤홍(橘紅)・감초구(甘草灸) 각 8푼, 목향(木香)・인삼(人蔘) 각 3푼, 생강 5쪽을 넣어 물로 달여서 먹는다. 〈丹心〉

※ 청훈화담탕(淸暈化痰湯)

효능 : 풍화담(風火痰)으로 어지러운 증세를 치료한다.

처방 진피(陳皮)・반하제(半夏製)・백복령(白茯苓) 각 1돈, 지실(枳實)・백출(白朮) 각 7푼, 천궁(川芎)・황금(黃芩)・백지(白芷)・강활(羌活)・인삼(人蔘)・남성포(南星炮)・방풍(防風) 각 5푼, 세신(細辛)・황련(黃連)・감초(甘草) 각 3푼, 생강 3쪽을 넣어 물로 달여서 먹는다. 또는 가루로 하여 생강즙을 끓인 풀로 환을 해서 먹는다. 〈醫鑑〉

◎ **기훈**(氣暈)

칠정(七情)이 너무 상해서 기울(氣鬱)하고 담연(痰涎)이 생겨도 그 담연(痰涎)이 심규(心竅)를 미색(迷塞)하므로 어지러우며, 눈썹 있는 곳의 뼈가 아프고 눈을 뜨지 못하는 증세이니, 옥액탕(玉液湯)과 보허음(補虛飮)을 쓰면 좋다.

※ 옥액탕(玉液湯)

효능 : 기울(氣鬱)・생연(生涎)・현훈(眩暈)・정계(怔悸)・미릉골통(眉稜骨痛)한 증세를 치료한다.

처방 반하강제(半夏薑製) 4돈과 생강 10쪽을 넣어 물로 달이고 침향(沈香)을 갈아서 그 물을 조금 넣어 마신다. 〈入門〉

※ 보허음(補虛飮)

효능 : 기울(氣鬱)・연성(涎盛)・면열(面熱)・종계(忪悸) 및 풍허(風虛)・현훈(眩暈)을 치료한다.

처방 인삼(人蔘)・맥문동(麥門冬)・산약(山藥) 각 1돈, 백복령(白茯苓)・복신(茯神) 각 8푼, 반하제(半夏製)

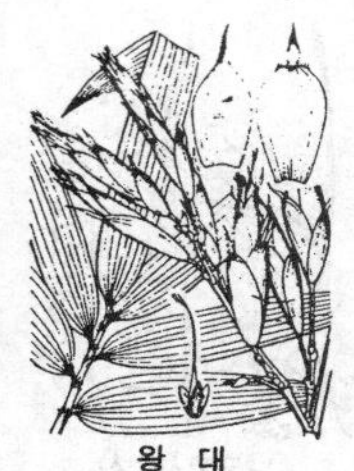
왕 대

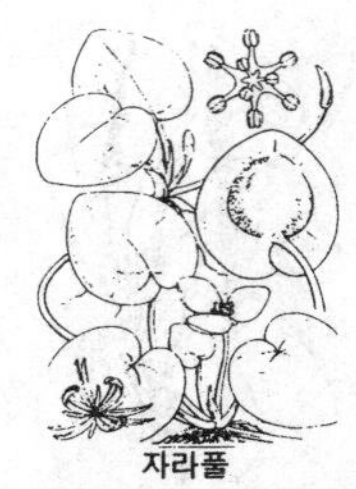
자라풀

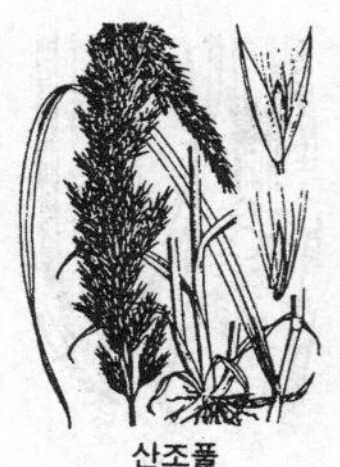
산조풀

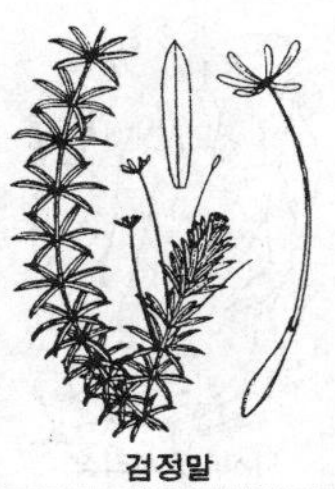
검정말

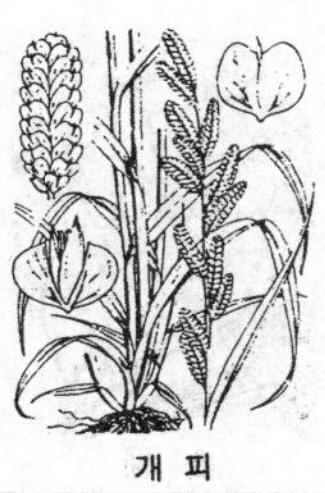
개 피

• 황기(黃芪) 각 7푼, 전호(前胡) • 숙지황(熟地黃) 각 5푼, 지각(枳殼) • 원지강제(遠志薑製) • 감초구(甘草炙) 각 3푼, 생강 5쪽, 차좁쌀 한 줌을 넣어 물로 달여서 더울 때 먹는다. 〈入門〉

◎ **허운(虛暈)**

내상(內傷)으로 기(氣)가 허(虛)하여 어지러운 데는 보중익기탕(補中益氣湯)〔처방은 내상문(內傷門)〕을 쓰고, 피를 너무 많이 흘려서 어지러운 증세에는 궁귀탕(芎歸湯)〔처방은 부인문(婦人門)〕을 쓰며, 허훈(虛暈)에는 향귤음(香橘飮)과 자음건비탕(滋陰健脾湯)을 쓴다.

노인이 일찍 일어나 어지러워하다가 잠깐 후에 스스로 안정하는 것은 양허(陽虛)이니 흑석단(黑錫丹)을 쓰고, 신허(腎虛)하여 기(氣)가 돌아오지 않으면 십전대보탕(十全大補湯)을 쓴다.

※ 향귤음(香橘飮)

효능 : 기허(氣虛)의 현운(眩暈)을 치료한다.

처방 반하제(半夏製) 2돈, 진피(陳皮) • 백복령(白茯苓) • 백출(白朮) 각 1돈, 목향(木香) • 정향(丁香) • 축사연(縮砂硏) • 감초구(甘草炙) 각 5푼을 썰어서 1첩으로 하여 생강 5쪽을 넣어 물로 달여서 복용한다. 〈丹心〉

※ 자음건비탕(滋陰健脾湯)

효능 : 일을 할 때에 심지(心志)가 편안치 않고 어지러우며, 착잡한 증세는 심비(心脾)가 허겁(虛怯)하기 때문이니 기혈허손(氣血虛損) 때문에 담음(痰飮)이 있고 어지러워하는 증세를 치료하는 신선한 약이다.

처방 백출(白朮) 1돈반, 진피염수세거백(陳皮鹽水洗去白) • 반하제(半夏製) • 백복령(白茯苓) 각 1돈, 당귀(當歸) • 백작약(白芍藥) • 생건지황(生乾地黃) 각 7푼, 인삼(人蔘) • 백복신(白茯神) • 맥문동(麥門冬) • 원지제(遠志製) 각 5푼, 천궁(川芎) • 감초(甘草) 각 3푼을 썰어서 1첩으로 하여 생강 3쪽, 대추 2개를 넣어 물로 달여 복용한다. 〈回春〉

◎ **습운(濕暈)**

비를 자주 맞고 습(濕)에 상해서 코가 막히고 숨쉬기가 답답하며 어지러워하는 데는 궁출탕(芎朮湯)이 좋다.

※ 궁출탕(芎朮湯)

효능 : 비를 맞아 습(濕)으로 인하여 두중(頭重) • 비색(鼻塞) • 어지러운 증세를 치료한다.

처방 천궁(川芎) • 백출(白朮) • 반하강제(半夏薑製) 각 2돈, 감초구(甘草炙) 5푼을 썰어서 1첩으로 하여 생강 7쪽을 넣어 물로 달여서 복용한다. 〈入門〉

8. 두(頭) • 목(目)이 청리(淸利)하지 않을 때

이것은 풍(風) • 습(濕) • 열(熱) • 담연(痰涎)이 정명(精明)의 부(腑)에 울(鬱)하기 때문에 머리와 눈이 청상(淸爽)하지 못한 증세이니 천궁환(川芎丸) • 방풍산(防風散) • 옥설탕(沃雪湯) • 청신양영탕(淸神養榮湯)을 쓴다.

※ 천궁환(川芎丸)

효능 : 머리와 눈을 맑게 하고 어지러움을 그치게 하며 소풍(消風)과 화담(化痰)을 한다.

처방 길경(桔梗) 5냥, 천궁(川芎) • 박하(薄荷) 각 3냥 2돈반, 세신(細辛) • 방풍(防風) • 감초(甘草) 각 1냥 2돈반을 가루로 하여 꿀에 섞어서 매 1냥반으로 5알을 지어서 1알씩을 맑은 차로 같이 내린다. 〈丹心〉

※ 방풍산(防風散)

효능 : 머리와 눈이 맑지 못한 것을 치료하고, 풍(風)을 없애고 눈을 밝게 한다.

처방 방풍(防風) • 천궁(川芎) • 백지(白芷) • 감국(甘菊) • 감초(甘草) 각 1냥을 가루로 하여 매 2돈을 맑은 차로 같이 내린다. 〈丹心〉

※ 청신양영탕(淸神養榮湯)

효능 : 머리와 눈을 맑게 하고 정신을 도와 준다.

처방 맥문동(麥門冬) • 당귀(當歸) 각 1돈 2푼, 천궁(川芎) 1돈, 백지(白芷) 7푼, 박하(薄荷) • 감국(甘菊) • 강활(羌活) • 치자(梔子) 각 5푼, 감초(甘草) 4푼, 승마(升麻) 2푼을 썰어서 1첩으로 하여 생강 3쪽과 차를 조금 넣어 물로 달여 먹는다. 〈集略〉

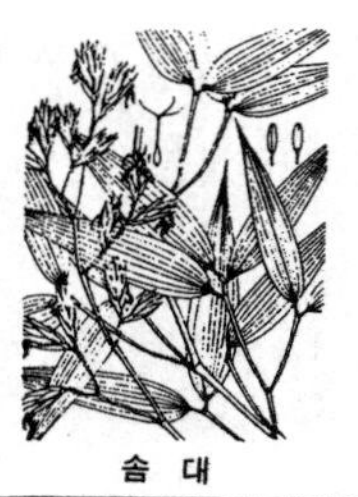
솜 대

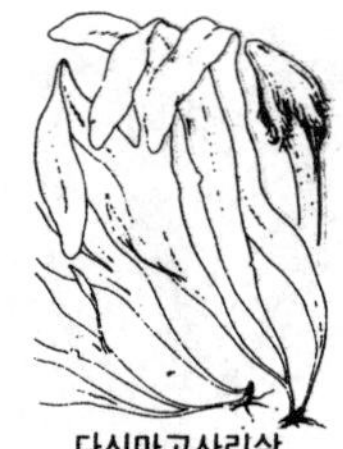
다시마고사리삼

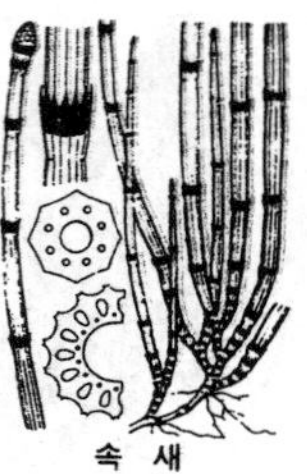
속 새

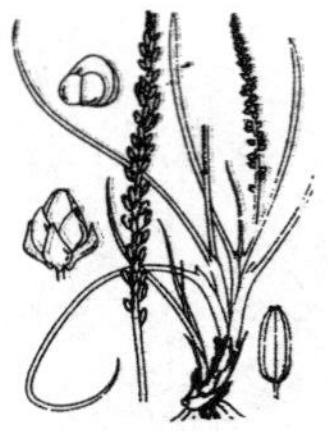
지 채

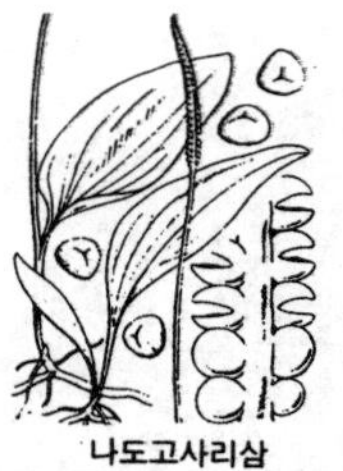
나도고사리삼

※ 옥설탕(沃雪湯)

효능 : 머리와 눈이 흐리며 어지럽고, 정신이 맑지 못하며 목구멍이 마르고 코가 막히는 증세를 치료한다.

처방 박하엽(薄荷葉) 3냥, 감초(甘草) 1냥 4돈, 형개수(荊芥穗) • 백염(白鹽) 각 1냥 2돈, 천화분(天花粉) 2돈 7푼, 축사(縮砂) 1돈을 가루로 하여 매 1돈씩을 더운 물로 같이 먹는다. 〈類聚〉

※ 천궁산(川芎散)

효능 : 머리와 눈이 맑지 않은 증세를 치료한다.

처방 주초황련(酒炒黃連) • 주초편금(酒炒片芩) 각 1냥, 생건지황(生乾地黃) • 감초구(甘草灸) 각 7돈반, 강활(羌活) • 방풍(防風) • 고본(藁本) • 승마(升麻) • 생감초(生甘草) 각 5돈, 시호(柴胡) 3돈반, 천궁(川芎) 2돈반을 가루로 하여 매 2돈을 식사 후에 맑은 차로 같이 먹는다. 〈正傳〉

9. 정두통(正頭痛)일 때

대개 손의 삼양(三陽)은 손에서부터 머리에 닿고, 발의 삼양(三陽)은 머리에서부터 발에 닿는데 이렇게 손과 발의 육양(六陽)의 맥(脈)은 모두 머리에 오르는 것이다. 〈靈樞〉

삼양(三陽)은 두통이 있고, 삼음(三陰)은 두통이 없는 것인데 오직 궐음맥(厥陰脈)이 독맥(督脈)으로 같이 수전(首巓)에 모이기 때문에 두통이 있고 소음(少陰)이 또한 두통이 있다. 〈活人〉

두통은 담(痰) 때문에 생기는 것이 많고 아픔이 심한 것은 화(火)가 많은 것이니 토해야 될 증세가 있고, 내려야 될 증세가 있으며 모든 경(經)의 기(氣)가 체(滯)하면 또한 두통을 일으킨다. 〈丹心〉

두통이 눈에 이어서 아픈 증세는 풍담(風痰)이 위를 친 증세이니 백지(白芷)를 써서 열어 주어야 한다. 〈丹心〉

두통을 치료하는 데는 천궁다조산(川芎茶調散) • 일자경금산(一字輕金散) • 여성병자(如聖餠子) • 칠생환(七生丸)을 쓴다.

두통에 천궁(川芎)을 써서 낫지 않으면 각각 인경약(引經藥)을 더해야 할 것이니 태양(太陽)에는 강활(羌活)이고, 양명(陽明)에는 백지(白芷)이며, 소양(少陽)에는 시호(柴胡)이고, 태음(太陰)에는 창출(蒼朮)이며, 소음(少陰)에는 세신(細辛)이고, 궐음(厥陰)에는 오수유(吳茱萸)를 각각 쓴다. 〈丹心〉

두통은 정두통(正頭痛)이 있고, 편두통(偏頭痛)이 있고, 풍한두통(風寒頭痛) • 습열두통(濕熱頭痛) • 궐역두통(厥逆頭痛) • 담궐두통(痰厥頭痛) • 열궐두통(熱厥頭痛) • 습궐두통(濕厥頭痛) • 진두통(眞頭痛) • 취후두통(醉後頭痛) • 기궐두통(氣厥頭痛) 등이 있다.

부인 두통에는 양혈거풍탕(養血祛風湯)(처방은 위에 있음)과 사신산(四神散)을 쓰고, 또 뇌풍증(腦風症)과 수풍증(首風症)은 따로 아래에 나타나 있다.

탄기(炭氣)가 사람을 훈(熏)하면 또한 두통이 생기는데 치료 방법은 나복조하(蘿葍條下)에 있다.

족태양(足太陽)의 맥이 이마에 올라가서 수전(首巓)을 거쳐 바로 낙뇌(絡腦)에 들어가서 목으로 내려가면, 그 병이 머리를 위로 부딪혀서 눈이 아프고 목이 빠지는 듯하니 이것을 정두통(正頭痛)이라 한다. 〈靈樞〉

※ 천궁다조산(川芎茶調散)

효능 : 편(偏) • 정두통(正頭痛)과 두풍(頭風) • 비색(鼻塞) • 성중(聲重)을 치료한다.

처방 박하(薄荷) 2냥, 천궁(川芎) • 형개수(荊芥穗) 각 1냥, 강활(羌活) • 백지(白芷) • 감초(甘草) 각 5돈, 방풍(防風) • 세신(細辛) 각 2돈반을 가루로 하여 매 2돈을 맑은차에 타서 식사 후에 먹고 또는 7돈씩 썰어서 다(茶)를 조금 넣어 달여 먹어도 좋다.

편두통(偏頭痛)에는 가루로 하여 파즙에 고루 섞어서 양태양혈(兩太陽穴)에 붙여도 효과가 있다. 〈得效〉

※ 일자경금산(一字輕金散)

효능 : 편(偏) • 정두풍통(正頭風痛)으로 뇌풍(腦風)을 끼고 눈썹 있는 곳의 뼈가 아프며, 두 눈을 끌어당겨서 빠지는 것같이 동통(疼痛)하고 예막(瞖膜)이 생겨서 물건을 봐도 분명치 않은 것을 치료한다.

처방 천궁(川芎) • 백지(白芷) • 곽향(藿香) • 형개(荊芥) • 선복화(旋覆花) • 석고(石膏) • 방풍(防風) 각 5돈, 남성(南星) • 천오생(川烏生) 각 2돈반, 초오(草烏) 1돈

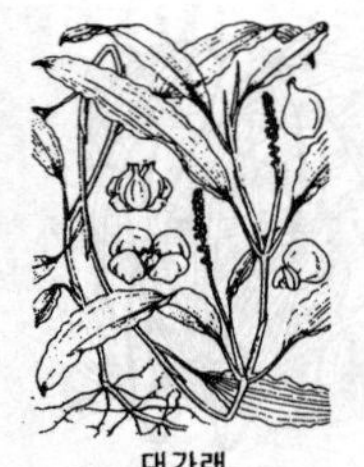
대가래

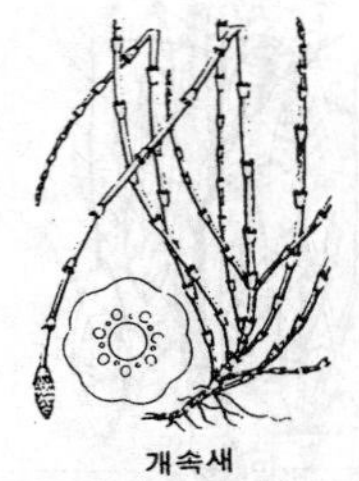
개속새

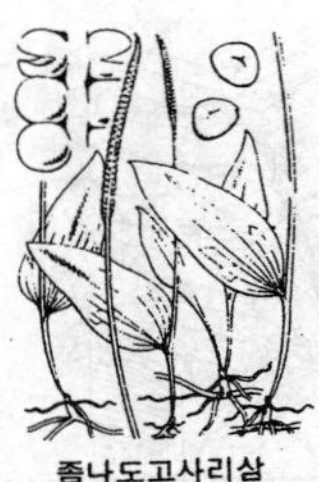
좀나도고사리삼

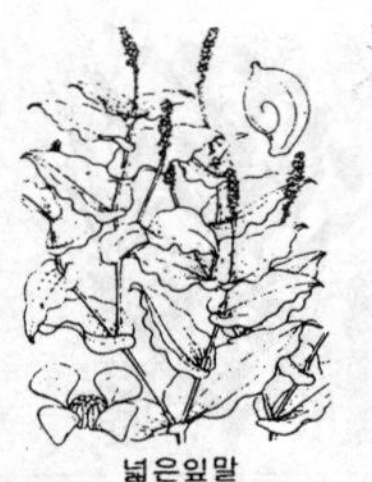
넓은잎말

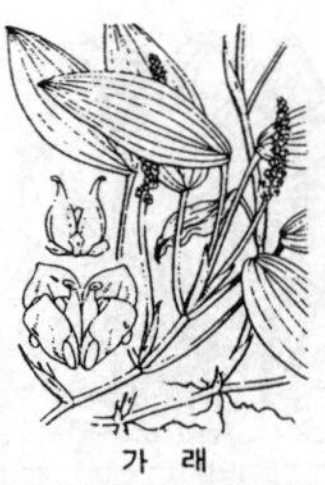
가 래

반을 썰어 햇빛에 말려서 가루로 하여 매 1자를 맑은차로 같이 내리면 효과가 있다. 〈得効〉

※ 여성병자(如聖餠子)

효능: 풍한(風寒)이 양경(陽經)에 숨어 있는 것과 기궐(氣厥)·담궐(痰厥)의 모든 두통을 치료한다.

처방 남성(南星)·건강(乾薑)·천궁(川芎)·천오(川烏)·감초(甘草) 각 1냥, 방풍(防風)·반하제(半夏製)·천마(天麻)·세신(細辛) 각 5돈을 가루로 하여 강즙면호(薑汁麵糊)에 반죽하고 가시연밥 크기로 떡처럼 만들어서 매 떡 5개를 씹어 맑은차나 더운 술에 마음대로 내려 보낸다. 〈丹心〉

※ 칠생환(七生丸)

효능: 남녀의 팔반두풍(八般頭風)과 모든 두통, 담궐(痰厥)·신궐(腎厥)·상한(傷寒)·상풍두통(傷風頭痛)을 같이 치료한다.

처방 천궁(川芎)·천오(川烏)·초오(草烏)·남성(南星)·반하(半夏) 두 가지는 냉수세 거활(冷水洗去滑)·백지(白芷)·석고(石膏) 구생용(俱生用) 각 등분하고, 세신(細辛)·전갈(全蝎)을 가하여 각 반씩 덜고서 위의 것을 가루로 하고 구채(韭菜)의 자연즙(自然汁)에 오동열매 크기의 환을 만들어 생파를 씹은 뒤에 맑은차로 7~9알씩 삼켜 내린다. 〈回春〉

※ 사신산(四神散)

효능: 부인의 혈풍현운(血風眩暈)과 두통을 치료한다.

처방 감국(甘菊)·당귀(當歸)·선복화(旋覆花)·형개수(荊芥穗) 각 등분해서 가루로 하여 매 2돈을 파의 밑동 3치를 차가루 1돈을 달인 물로 같이 내린다. 〈良方〉

10. 편두통(偏頭痛)일 때

편두통(偏頭痛)이란 것은 머리의 반쪽이 아픈 증세를 말한다. 〈丹心〉

머리의 한쪽 반이 차고 아픈 증세가 편두통(偏頭痛)이다. 〈丹心〉

편두통(偏頭痛)이 오른쪽에 있으면 담(痰)과 열(熱)에 속하는 증세인데 담(痰)이면 창출(蒼朮)과 반하(半夏)를 쓰고, 열(熱)이면 주제편금(酒製片芩)을 쓰며, 왼쪽에 있으면 풍(風)과 혈허(血虛)에 속하는 증세이니 풍(風)이면 형개(荊芥)와 박하(薄荷)를 쓰고, 혈허(血虛)면 궁귀(芎歸)·작약(芍藥)·주황백(酒黃柏)을 쓴다. 〈丹心〉

편두통(偏頭痛)이 오른쪽에 있으면 이진탕(二陳湯)에 천궁(川芎)·백지(白芷)·방풍(防風)·형개(荊芥)·박하(薄荷)·승마(升麻)를 가해 쓰고, 왼쪽에 있으면 이진탕(二陳湯)에 사물탕(事物湯)을 합하고 방풍(防風)·형개(荊芥)·박하(薄荷)·세신(細辛)·만형자(蔓荊子)·시호(柴胡)·주금(酒芩)을 가해서 쓴다. 〈正傳〉

두풍(頭風)이 심해서 오래 되면 눈까지 어두워진다. 편두통(偏頭痛)은 소양상화(少陽相火)에 속하는 증세인데 오래 되면 눈이 어지럽고 대변이 비삽(秘澁)하게 되니 당연히 출혈을 하고 많이 내려야 한다. 〈子和〉

편두통(偏頭痛)이 오래 되면 대변이 마르고 눈이 붉어지며, 어지러운 것은 폐(肺)가 간기(肝氣)를 타서 울혈(鬱血)이 옹색하여 그렇게 되는 것이다. 대승기탕(大承氣湯)으로 내리고, 밖으로는 대황(大黃)과 망초(芒硝)를 가루로 하여 정저니(井底泥)에 섞어서 양태양혈(兩太陽穴)에 붙이면 낫는다. 〈入門〉

편두통(偏頭痛)에는 천궁다조산(川芎茶調散)·일자경금산(一字輕金散)·천궁산(川芎散)·궁서원(芎犀元)·축비법(㗜鼻法)을 쓴다. 〈入門〉

족소양(足少陽)의 맥(脈)이 눈의 예자(銳眥 : 눈초리) 위에 일어나서 두각(頭角)에 닿으면 이마가 아프니 이것이 편두통(偏頭痛)이 된다. 〈靈樞〉

※ 천궁산(川芎散)

효능: 편두통(偏頭痛)에 효과가 있다.

처방 감국(甘菊)·석고(石膏)·천궁(川芎)·백강잠생(白殭蠶生) 각 6돈을 가루로 하여 매 3돈을 맑은차로 같이 내린다. 〈綱目〉

※ 궁서원(芎犀元)

효능: 편두통(偏頭痛)을 치료한다.

처방 천궁(川芎)·석고(石膏) 각 1냥, 인삼(人蔘)·적복령(赤茯苓)·세신(細辛)·감초(甘草) 각 5돈, 맥문

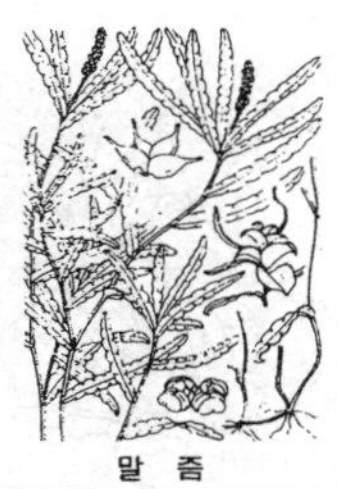
말즘

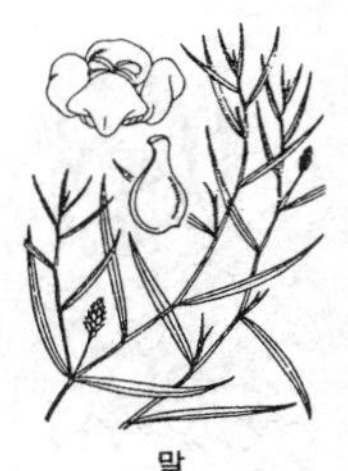
말

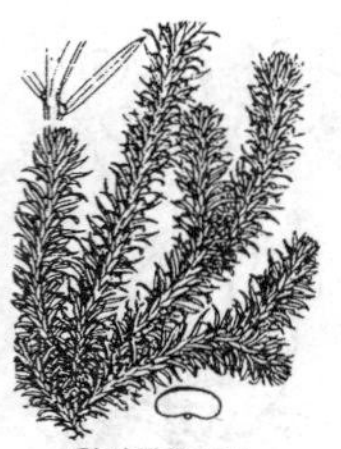
왕다람쥐꼬리

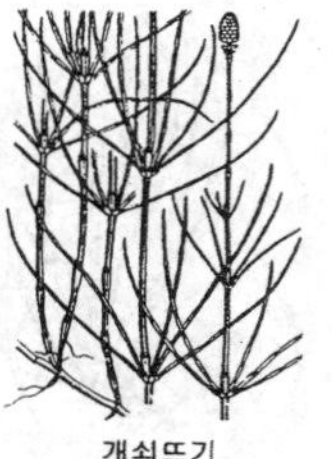
개쇠뜨기

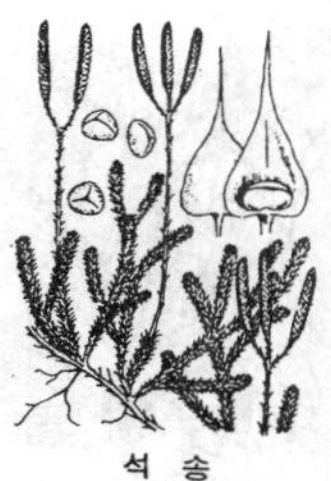
석송

동(麥門冬) 7돈반, 아교주(阿膠珠) 4돈, 치자인(梔子仁)•용뇌(龍腦)•서각(犀角) 각 2돈반, 주사(朱砂) 5돈반(겉을 입힐 것)을 가루로 하여 달인 꿀에 가시연밥 크기로 환을 하고 주사(朱砂)로 겉을 입혀서 1~2알을 잘게 씹어서 맑은차나 더운 술로 마음대로 내려 보낸다. 〈得効〉

편두통(偏頭痛)은 한쪽이 아프고 코가 막혀서 냄새를 맡지 못하는데, 이 약을 여러 번 먹고 재채기해서 진한 농이 한 방울 흘러나오면 바로 낫는다. 〈得効〉

11. 풍한두통(風寒頭痛)일 때

풍한(風寒)이 위를 상하면 사(邪)가 밖에서 경락(經絡)으로 들어가 진한(振寒)하고 두통하며, 또는 한(寒)의 사(邪)가 양경(陽經)에 숨어 있으면 편(偏)•정두통(正頭痛)이 되니 삼오칠산(三五七散)•궁신탕(芎辛湯)•궁지향소산(芎芷香蘇散)•여성병자(如聖餠子) 등을 쓴다. 〈東垣〉

※ 삼오칠산(三五七散)

효능: 풍한(風寒)이 뇌에 들어가서 두통과 눈이 어지러운 데 쓴다.

처방 방풍(防風) 2냥, 산수유(山茱萸)•건강포(乾薑炮)•적복령(赤茯苓) 각 1냥반, 부자포(附子炮)•세신(細辛) 각 7돈반을 가루로 하여 매 2돈을 더운 술에 타서 내리고, 또는 7돈을 썰어서 생강 3쪽, 대추 2개를 넣어 물로 달여서 복용한다. 〈局方〉

※ 궁신탕(芎辛湯)

효능: 풍(風)•한(寒)•습(濕)이 뇌에 있어서 두통과 어지러움, 구토를 하는 데 쓴다.

처방 천궁(川芎) 3돈, 세신(細辛)•백출(白朮) 각 1돈반, 감초(甘草) 1돈을 썰어서 1첩으로 하여 생강 5쪽, 다아(茶芽)를 조금 넣어서 물로 달여서 복용한다. 〈濟生〉

12. 습열두통(濕熱頭痛)일 때

심번(心煩)하고 두통하는 증세는 병이 가슴속에 있는 것인데 즉 습열(濕熱)로 인한 두통이다. 청공고(淸空膏)와 소청공고(小淸空膏)를 쓰고, 또 토법(吐法)을 쓴다. (처방은 아래에 있음)

※ 청공고(淸空膏)

효능: 풍(風)•습(濕)•열(熱)로 인한 편(偏)•정두통(正頭痛)을 치료한다.

처방 황금(黃芩) 3냥을 반생반주초(半生半酒炒), 감초구(甘草炙) 1냥반, 방풍(防風)•강활(羌活)•황련주초(黃連酒炒) 각 1냥, 시호(柴胡) 7돈, 천궁(川芎) 5돈을 가루로 하여 매 2돈을 맑은차에 고루 섞어 고(膏)를 만들어 자기 전에 입안에 넣어 녹이고 끓인 물을 조금 머금어서 고루 내린다.

이 고약이 모든 두통에 모두 효과가 있는데 단지 혈허두통(血虛頭痛)이 어미(魚尾)로부터 이어진 데는 효과가 없다. 〈東垣〉

※ 소청공고(小淸空膏)

효능: 풍(風)•습(濕)•열(熱)로 인한 편(偏)•정두통(正頭痛)을 치료한다.

처방 편금(片芩)을 잘게 썰고 술에 담가 말려서 가루로 하여 맑은차로 2돈을 고루 내리고, 술로 고루 내려도 좋다. 〈丹心〉

13. 궐역두통(厥逆頭痛)일 때

대한(大寒)이 들어가면 안으로 골수(骨髓)에 이르며, 수(髓)는 뇌를 주로 삼기 때문에 뇌가 역(逆)하면 두통에 치통을 겸하는 것이니, 즉 궐역두통(厥逆頭痛)이라는 증세이므로 강활부자탕(羌活附子湯)을 쓴다.

궐(厥)이란 증세는 역(逆)한다는 뜻인데, 사기(邪氣)가 양경(陽經)에 역상(逆上)해서 아픔이 심하면 궐(厥)을 일으키고 두통에 치통을 겸하는 증세이니, 백부자산(白附子散)을 쓴다.

궐두통(厥頭痛)은 즉 신궐전정통(腎厥巓頂痛)인데 아픔을 견디지 못하는 증세이니 옥진환(玉眞丸)을 쓴다. 〈本事〉

※ 강활부자탕(羌活附子湯)

효능: 대한(大寒)이 뇌에 들어가서 뇌통과 치통을 겸하는

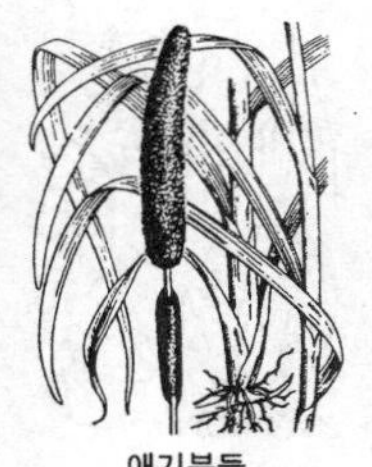
애기부들

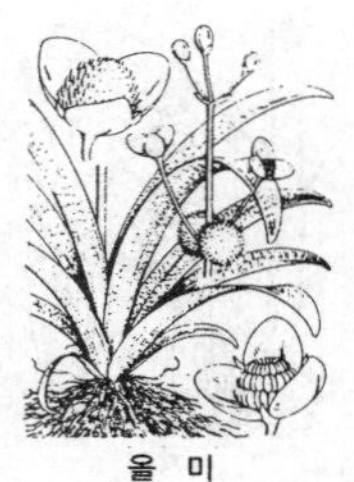
올 미

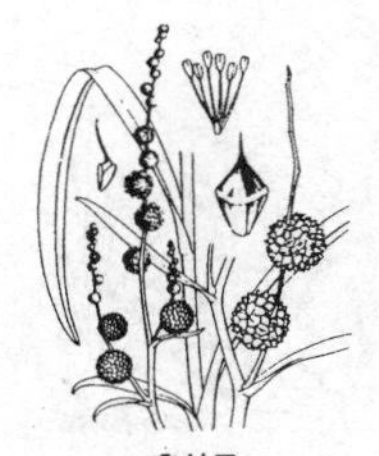
흑삼릉

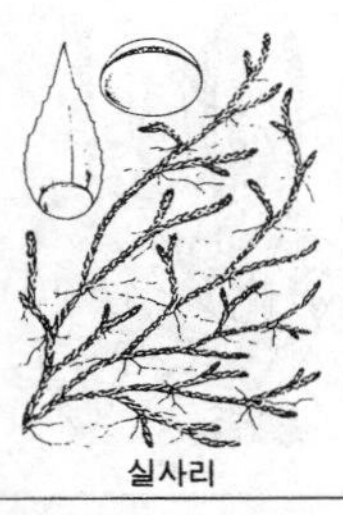
실사리

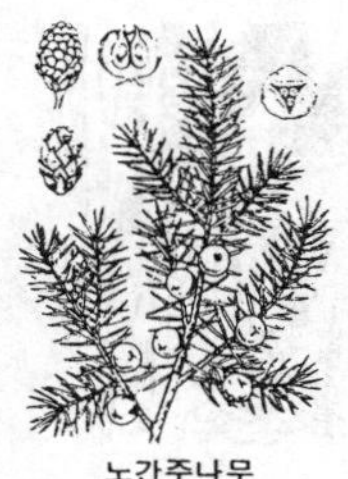
노간주나무

증세를 뇌풍(腦風)이라고 하는데, 이 약이 제일 효과가 크다.

처방 마황(麻黃)•부자(附子)•방풍(防風)•백지(白芷)•백강잠초(白殭蠶炒) 각 1돈, 황백(黃柏)•강활(羌活)•창출(蒼朮) 각 7푼, 황기(黃芪)•승마(升麻)•감초구(甘草灸) 각 5푼을 썰어서 1첩으로 하여 물로 달여서 식사 후에 복용한다. 〈東垣〉

※ 백부자산(白附子散)

효능: 풍한(風寒)이 뇌에 들어가서 뇌가 역(逆)하여 두통과 치통으로 두 눈을 끌어당기어 끝내는 실명까지 하는 경우도 있다.

처방 백부자(白附子) 1냥, 마황(麻黃)의 마디를 버리지 않은 것과 천오(川烏)•남성(南星) 각 5돈, 전갈(全蝎) 5개, 건강(乾薑)•주사(朱砂)•사향(麝香) 각 2돈반을 가루로 하여 더운 술로 5푼을 복용하고 조금 누워 있는다. 〈得効〉

두통과 치통으로 오랫동안 고통받는 증세는 풍한(風寒)이 골수(骨髓)에 머물러 있기 때문이다.

수(髓)는 뇌로 위주(爲主)하니 뇌가 역(逆)하기 때문에 두통에 치통을 같이하는 것이다. 백부자산(白附子散)을 먹고 곡수혈(曲鬢穴)에 뜸을 한다. 〈資生〉

※ 옥진환(玉眞丸)

효능: 내경(內經)에 이르기를, 「두통과 전질(巓疾)을 하고 아래가 약하고 위가 실한 것은 족소음(足少陰)과 거양(巨陽)에 책임이 있는 증세이니 심하면 신(腎)에 들어간다.」고 했는데, 허학사(許學士)가 신궐두통(腎厥頭痛)에 이 약을 주로 썼다.

처방 유황(硫黃) 2냥, 석고하(石膏煆)•반하제(半夏製)•초석(硝石) 각 1냥을 가루로 하고 강즙호(薑汁糊)에 오동 열매 크기의 환을 하여 그늘에 말려서 매 20~30알을 강탕(薑湯) 또는 미음으로 삼켜 내린다. 〈綱目〉

두통에 힘줄이 경련하고 뼈가 무겁고 기(氣)가 적어지며, 하품하고 배가 많이 부르며 가끔 놀라고 잘 눕지 않으며 기침하고 답답해 한다.

맥(脈)이 들면 당기고 누르면 돌같이 단단한 증세는 신기(腎氣)가 모자라 안에서 착 달라붙고 기(氣)가 역상(逆上)하는 것이니 이것을 신궐(腎厥)이라고 하는데, 이 약을 복용하고 관원(關元)에 100장의 뜸을 뜬다. 〈資生〉

14. 담궐두통(痰厥頭痛)일 때

두통이 일어날 때는 두 볼이 청황(靑黃)하고 어지러워서 눈을 뜨지 못하고 말하기를 싫어하며 신체가 무겁고 토할 것 같은 증세는 궐음(厥陰)과 태음(太陰)의 합병증이니, 병명은 담궐두통(痰厥頭痛)이라고 한다.

처방에는 옥호환(玉壺丸)과 반하백출천마탕(半夏白朮天麻湯)을 쓴다. 〈東垣〉

담궐두통(痰厥頭痛)에는 상청백부자환(上淸白附子丸)•정풍병자(定風餠子)•궁신도담탕(芎辛導痰湯)을 쓴다. 〈得効〉

습담통(濕痰痛)에 삼생환(三生丸), 또는 이진탕(二陳湯)에 남성(南星)•창출(蒼朮)•천궁(川芎)•세신(細辛)을 가해서 쓴다. 〈入門〉

※ 옥호환(玉壺丸)

효능: 담궐두통(痰厥頭痛)의 어지러운 증세를 치료한다.

처방 백면(白麵) 3냥, 반하생(半夏生) 각 1냥, 천마(天麻)•백출(白朮) 각 5돈, 웅황수비(雄黃水飛) 3돈반을 가루로 하여 생강즙에 오동 열매 크기의 환을 하여 매 30알을 물 1잔 끓인 데 넣어 5~7번 끓은 뒤에 약이 떠서 오르는 것을 기다려서 걸러 두고 따로 생강탕(生薑湯)을 만들어서 식사 후에 삼켜 내린다. 〈入門〉

※ 반하백출천마탕(半夏白朮天麻湯)

효능: 비위(脾胃)가 허약하며 담궐두통(痰厥頭痛)을 앓는데, 그 증세는 머리가 괴롭게 아프고 몸이 무거우며 사지가 궐랭(厥冷)하고 구토로 어지러우면서 눈을 뜨지 못하고 풍운(風雲) 속에 몸을 둔 것 같은 증세를 치료한다.

처방 반하제(半夏製)•진피(陳皮)•맥아초(麥芽炒) 각 1돈반, 백출(白朮)•신국초(神麴炒) 각 1돈, 창출(蒼朮)•인삼(人蔘)•황기(黃芪)•천마(天麻)•백복령(白茯苓)•택사(澤瀉) 각 5푼, 건강(乾薑) 3푼, 황백주세(黃柏酒洗) 2푼을 썰어서 1첩으로 하여 생강 5쪽을 넣고 물에 달여서 복용한다. 〈東垣〉

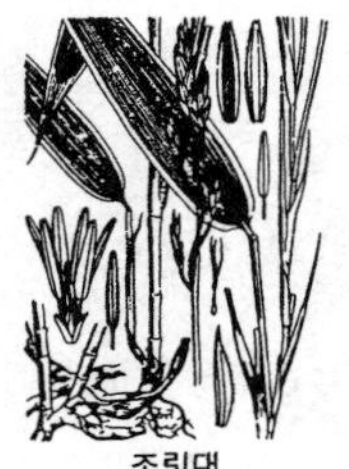
조릿대

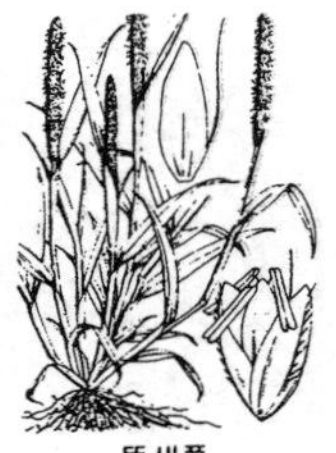
뚝새풀

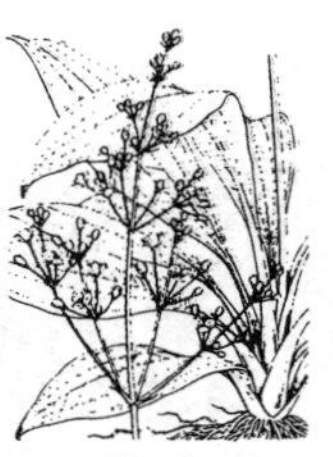
택 사

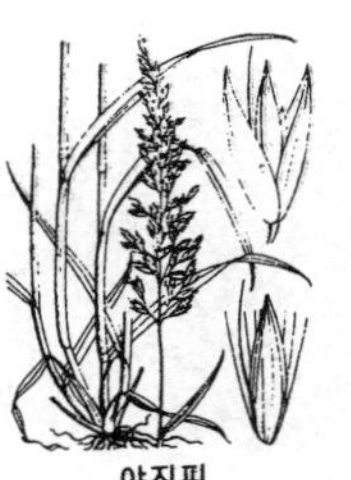
야지피

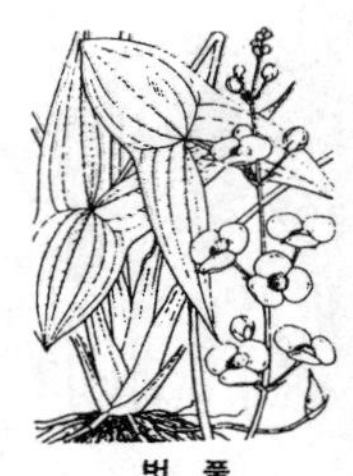
벗 풀

두통이 극심한 증세는 족태음 담궐두통(足太陰痰厥頭痛)이라 하는데 반하(半夏)가 아니면 치료하지 못하며, 황기(黃芪)는 달고 더워서 화(火)를 마르게 하니, 원기를 보하고 표허(表虛)를 실하게 해서 저절로 흐르는 땀을 그치게 한다. 인삼(人蔘)도 달고 더워서 사화(瀉火)하니 보중 익기(補中益氣)하고, 이출(二朮)은 모두 쓰고 달아서 제습(除濕)•보중(補中)•익기(益氣)하고, 택사(澤瀉)•복령(茯苓)은 소변을 이롭게 하여 습(濕)을 인도하며, 귤피(橘皮)는 쓰고 더워서 익기 조중(益氣調中)하고, 신국(神麴)은 먹은 것을 소화하여 위(胃) 속의 체기(滯氣)를 척탕(滌蕩)하며, 맥아(麥芽)는 관중(寬中)하여 위기(胃氣)를 돕고, 건강(乾薑)은 신열(辛熱)하여 중한(中寒)을 씻고, 황백(黃柏)은 매우 고한(苦寒)하므로 주세(酒洗)하여 동천(冬天)에 소화(小火)의 재천 발조(在泉發燥)하는 것을 치료한다.

※ 상청백부자환(上淸白附子丸)

효능：풍담(風痰)이 성하여 두통과 눈이 아찔하고 어지러워서 비틀거리며, 구토와 트림을 하고 오심(惡心)하여 정신이 흐릿한 데는 이 약을 자주 먹으면 제풍 화담(除風化痰)하고 머리와 눈을 밝게 하여 준다.

처방 백부자포(白附子炮)•반하제(半夏製)•천궁(川芎)•감국(甘菊)•남성포(南星炮)•백강잠초(白殭蠶炒)•진피거백(陳皮去白)•선복화(旋覆花)•천마(天麻) 각 1냥, 전갈초(全蝎炒) 반 냥을 가루로 하고 생강즙에 담가 떡을 쪄서 오동 열매 크기로 환을 해서 30알을 강탕(薑湯)으로 삼켜 내린다. 〈得效〉

※ 정풍병자(定風餠子)

효능：담궐두통(痰厥頭痛)과 구토를 하며 어지러운 증세를 치료한다.

처방 천오(川烏)•천궁(川芎)•남성(南星)•반하(半夏)•건강(乾薑)•천마(天麻)•백복령(白茯苓)•백부자(白附子)•감초(甘草) 각 등분하여 생것을 그대로 가루로 하고 강즙(薑汁)풀에 가시연밥 크기로 떡을 만들어 주사(朱砂)로 겉을 입혀서 매 1개씩을 씹어서 강탕(薑湯)으로 내려 보낸다. 〈得效〉

※ 궁신도담탕(芎辛導痰湯)

효능： 담궐두통(痰厥頭痛)을 치료한다.

처방 반하제(半夏製) 2돈, 천궁(川芎)•세신(細辛)•남성포(南星炮)•진피(陳皮)•적복령(赤茯苓) 각 1돈, 지각(枳殼)•감초(甘草) 각 5푼에 생강 7쪽을 넣어 물로 달여서 복용한다. 〈得效〉

※ 삼생환(三生丸)

효능：담궐두통(痰厥頭痛)을 치료한다.

처방 반하•백부자(半夏白附子)•천남성(天南星) 각 등분해서 가루로 하여 생강즙에 담그어 떡으로 쪄서 녹두알 크기로 환을 하여 식후에 강탕(薑湯)으로 40~50알을 삼켜 내린다. 〈得效〉

15. 기궐두통(氣厥頭痛)일 때

기혈(氣血)이 허(虛)하고 궐기(厥氣)가 역상(逆上)하면 머리가 아프고 귀가 울며, 구규(九竅)가 불편하고 두태양혈(太陽穴)이 심하게 아픈 증세는 즉 기허두통(氣虛頭痛)인데 순기화중탕(順氣和中湯)과 황기익기탕(黃芪益氣湯)을 쓰고, 혈허두통(血虛頭痛)은 어미(魚尾)로부터 위로 들어와서 아픈 증세이니 당귀보혈탕(當歸補血湯)과 가미사물탕(加味四物湯)을 쓴다.

눈썹 끝과 귀옆 머리털과의 사이를 어미(魚尾)라고 한다. 기혈구허(氣血俱虛)의 두통에는 가미조중익기탕(加味調中益氣湯)과 안신탕(安神湯)을 쓰고, 중병 후의 기허두통(氣虛頭痛)에는 사주산(四柱散)에 다(茶) 조금을 가해 쓰고, 기(氣)가 위로 올라가서 내리지를 않고 궐(厥)해서 머리가 아픈 데는 궁오산(芎烏散)을 쓴다. 〈入門〉

※ 순기화중탕(順氣和中湯)

효능： 기허두통(氣虛頭痛)에는 양기(陽氣)를 승보(昇補)시켜야 한다.

처방 황기밀초(黃芪蜜炒) 1돈반, 인삼(人蔘) 1돈, 백출(白朮)•당귀(當歸)•작약(芍藥)•진피(陳皮) 각 5푼, 승마(升麻)•시호(柴胡) 각 3푼, 만형자(蔓荊子)•천궁(川芎)•세신(細辛) 각 2푼을 물로 달여 복용한다.

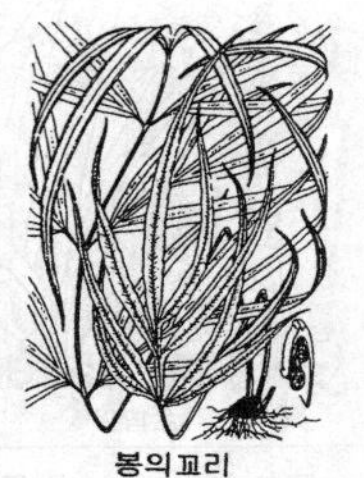
봉의꼬리

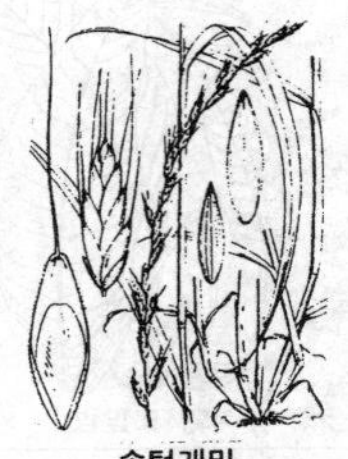
속털개밀

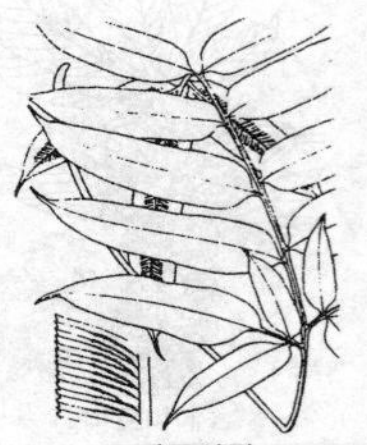
고비고사리

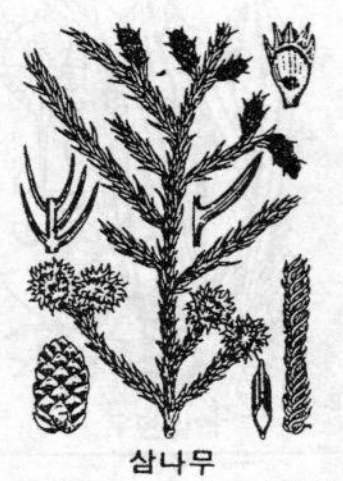
삼나무

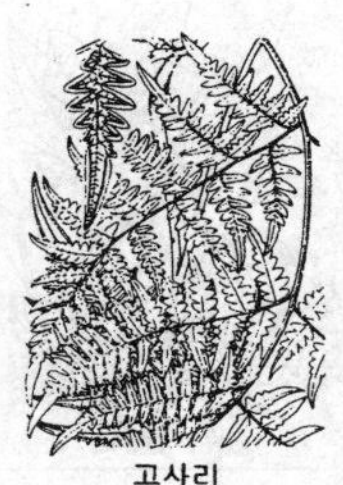
고사리

❊ 황기익기탕(黃芪益氣湯)

효능 : 기허두통(氣虛頭痛)을 치료한다.

처방 황기밀초(黃芪蜜炒) 1돈, 인삼(人蔘) • 백출(白朮) • 반하제(半夏製) • 진피(陳皮) 각 7푼, 당귀주세(當歸酒洗) • 천궁(川芎) • 고본(藁本) • 감초(甘草) 각 5푼, 황백주초(黃柏酒炒) • 승마(升麻) • 세신(細辛) 각 5푼에 생강 3쪽, 대추 2개를 넣어 물로 달여서 복용한다. 〈回春〉

❊ 당귀보혈탕(當歸補血湯)

효능 : 혈허두통(血虛頭痛)을 치료한다.

처방 생건지황주초(生乾地黃酒炒) • 백작약(白芍藥) • 천궁(川芎) • 당귀(當歸) • 편금주초(片芩酒炒) 각각 1돈, 방풍 • 시호(防風柴胡) • 만형자(蔓荊子) 각 5푼, 형개(荊芥) • 고본(藁本) 각 4푼을 물로 달여서 복용한다. 〈醫鑑〉

❊ 가미사물탕(加味四物湯)

효능 : 혈허(血虛) 때문에 음화(陰火)가 위로 치밀어 올라 머리가 아픈 데 쓴다.

처방 당귀(當歸) • 천궁(川芎) • 생건지황주초(生乾地黃酒炒) • 황백주초(黃柏酒炒) • 지모주초(知母酒炒) • 황금주초(黃芩酒炒) • 황련주초(黃連酒炒) • 만형자(蔓荊子) • 치자초(梔子炒) 각 7푼을 물로 달여서 복용한다. 〈回春〉

❊ 가미조중익기탕(加味調中益氣湯)

효능 : 기혈구허(氣血俱虛) 때문에 머리가 아픈 것을 치료하는데 그 효과는 신기하다.

처방 황기밀초(黃芪蜜炒) 1돈, 인삼(人蔘) • 창출(蒼朮) • 감초(甘草) 각 7푼, 진피(陳皮) • 당귀(當歸) • 천궁(川芎) 각 5푼, 목향(木香) • 승마(升麻) • 시호(柴胡) • 세신(細辛) • 만형자(蔓荊子) 각 3푼을 물로 달여 복용한다. 〈東垣〉

❊ 안신탕(安神湯)

효능 : 기혈(氣血)이 허(虛)하고 화(火)가 있어서 두통 • 두선(頭旋) • 안흑(眼黑) 등의 증세를 치료한다.

처방 황기(黃芪) 1돈반, 강활(羌活) • 황백주침(黃柏酒浸) 각 1돈, 시호(柴胡) • 승마(升麻) • 생지황(生地黃) • 지모(知母) 주침(酒浸) 각 5푼, 방풍(防風) 2푼반, 생감초(生甘草) • 구감초(炙甘草) 각 2푼을 물로 달이되 두 번 끓인 뒤에 천궁(川芎) • 만형자(蔓荊子) 각 3푼을 더 넣어서 다시 달여 반쯤 되거든 식사 후에 따뜻하게 복용한다. 〈東垣〉

❊ 궁오산(芎烏散)

처방 천궁(川芎) • 오약(烏藥)을 각 등분해서 가루로 하여 매 2돈을 소칭추(燒稱錘)를 담가 우러난 술로 같이 먹으면 산후의 두통도 고친다. 〈入門〉

16. 열궐두통(熱厥頭痛)일 때

머리가 아프고 번열(煩熱)하는 증세는 심한 추위에도 풍한(風寒)을 좋아하여 한풍(寒風)을 쏘이면 잠깐 그쳤다가 다시 더운 곳에 들어가거나 또 연화(煙火)를 보면 통증이 다시 일어나는 증세인데 청상사화탕(淸上瀉火湯)과 방풍산(防風散)을 쓴다. 〈東垣〉

❊ 청상사화탕(淸上瀉火湯)

효능 : 열궐두통(熱厥頭痛)을 치료한다.

처방 시호(柴胡) 1돈, 강활(羌活) 8푼, 주황금(酒黃芩) • 주지모(酒知母) 각 7푼, 주황백(酒黃柏) • 구감초(炙甘草) • 황기(黃芪) 각 5푼, 생지황(生地黃) • 주황련(酒黃連) • 고본(藁本) 각 4푼, 승마(升麻) • 방풍(防風) 각 3푼반, 만형자(蔓荊子) • 당귀신(當歸身) • 창출(蒼朮) • 세신(細辛) 각 3푼, 형개수(荊芥穗) • 천궁(川芎) • 생감초(生甘草) 각 2푼, 주홍화(酒紅花) 1푼을 썰어서 1첩으로 하여 물로 달여서 복용한다. 〈東垣〉

❊ 방풍산(防風散)

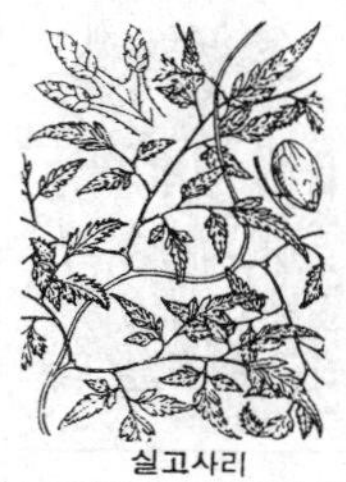
실고사리

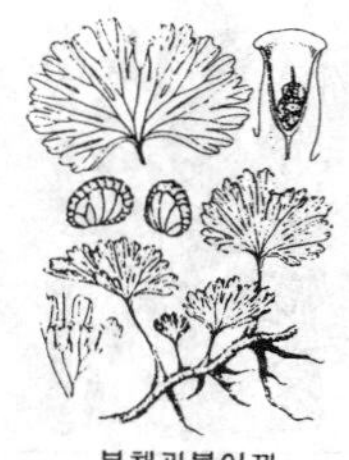
부채괴불이끼

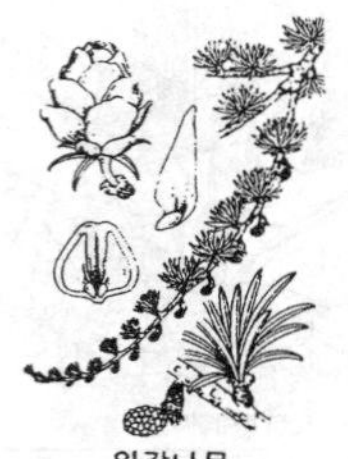
잎갈나무

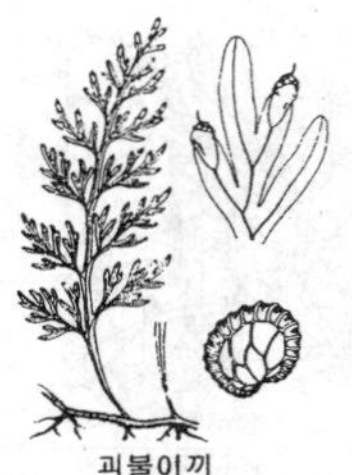
괴불이끼

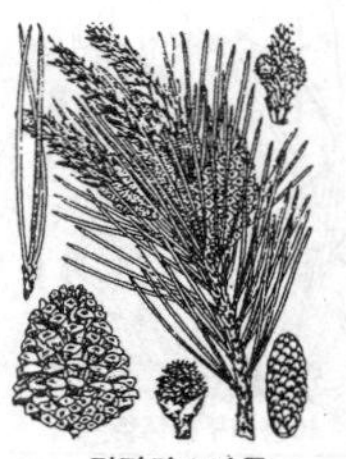
리기다소나무

효능 : 쌓인 열이 위로 올라가서 두통이 불과 같은 데 쓴다.

처방 강활(羌活) • 방풍(防風) • 당귀(當歸) • 대황(大黃) • 천궁(川芎) • 치자(梔子) • 박하(薄荷) 각 1돈, 선각(蟬殼) • 감초(甘草) 각 5푼을 등심(燈心) 20줄기, 고죽엽(苦竹葉) 10장을 넣어 물로 달여서 복용한다. 〈得効〉

17. 습궐두통(濕厥頭痛)일 때

비를 자주 맞고 습(濕)에 상해서 두중(頭重)에 어지러워서 동통(疼痛)하는 증세로서 음우(陰雨)를 만나면 더욱 심하니, 궁신탕(芎辛湯) (처방은 위에 있음)과 궁출제현탕(芎朮除眩湯)을 쓴다. 〈入門〉

※ 궁출제현탕(芎朮除眩湯)

효능 : 한습(寒濕)에 촉감되어 어지럽고 머리가 심하게 아픈 증세를 치료한다.

처방 천궁(川芎) 2돈, 백출(白朮) • 부자생(附子生) 각 1돈, 계피(桂皮) • 감초(甘草) 각 5푼, 생강 7쪽, 대추 2개를 넣어 물로 달여서 복용한다. 〈入門〉

18. 진두통(眞頭痛)일 때

아래의 불치병 종류 속에 설명이 상세히 기록되어 있다.

19. 취후두통(醉後頭痛)일 때

내상문(內傷門)에 설명이 상세히 기록되어 있다.

20. 두통에 6경(六經)을 구별할 때

두통은 모두 풍약(風藥)으로 치료한다는 말은 높은 산마루는 다만 바람만이 도달할 수 있다는 것에 견주어서 말한 것이다. 그러나 또한 삼양(三陽)과 삼음(三陰)에는 다른 증세가 있다. 태양두통(太陽頭痛)은 풍한(風寒)을 싫어하고 맥(脈)이 들뜨고 급하니 강활(羌活) • 독활(獨活) • 마황(麻黃) • 천궁(川芎)의 종류를 쓰고, 소양두통(少陽頭痛)은 한열(寒熱)이 오고가며 맥(脈)이 당기고 가느니 시호(柴胡) • 황금(黃芩)의 종류를 쓰고, 양명두통(陽明頭痛)은 저절로 땀이 나고 열이 나며 맥(脈)이 느리고 길며 실(實)하니 건갈(乾葛) • 승마(升麻) • 석고(石膏) • 백지(白芷)의 종류를 쓰고, 태음두통(太陰頭痛)은 반드시 담(痰)이 있고 몸이 무겁고 맥(脈)이 잠기며 느리니 창출(蒼朮) • 반하(半夏) • 남성(南星)의 종류를 쓰고, 소음두통(少陰頭痛)은 삼음(三陰) • 삼양경(三陽經)이 흐르지 않고 발이 차가우며 기(氣)가 역(逆)하여 한궐(寒厥)이 되며 맥이 잠기고 가늘으니 마황부자세신탕(麻黃附子細辛湯)을 쓰고, 궐음두통(厥陰頭痛)은 담말(痰沫)을 토하며 궐랭(厥冷)하고 맥(脈)이 들뜨고 느리니 오수유탕(吳茱萸湯)을 쓰고, 삼양(三陽)이 합하면 두통이 일어나니 삼양탕(三陽湯)을 쓰는 것이다. 〈東垣〉

삼양(三陽)이 열이 있고 답답하여 머리가 아프며 햇빛을 보지 못하는 데는 이마를 얼음으로 냉각시켜야 하므로 한(汗) • 하(下) • 토(吐) 세 가지 방법을 써야 한다. 〈子和〉

※ 삼양탕(三陽湯)

효능 : 삼양(三陽)이 합해서 두통이 되는 증세를 치료한다.

처방 강활(羌活) • 방풍(防風) • 석고(石膏) • 시호(柴胡) • 백지(白芷) • 천궁(川芎) 각 1돈, 형개(荊芥) • 승마(升麻) • 갈근(葛根) • 작약(芍藥) • 세신(細辛) 각 5푼에 연근(連根) • 총백(葱白) 3뿌리를 넣어 물로 달여서 복용한다. 〈海藏〉

21. 뇌풍증(腦風症)일 때

풍기(風氣)가 풍부(風腑 : 혈이름)를 따라서 오르면 뇌풍(腦風)이 된다. 〈內經〉

그 증세는 목과 등이 한(寒)을 겁내고 뇌호(腦戶 : 혈이름)가 심하게 냉하니 신성산(神聖散)과 태양단(太陽丹)을 써야 한다. 〈河間〉

※ 신성산(神聖散)

효능 : 뇌풍(腦風)을 치료한다.

처방 마황(麻黃) • 세신(細辛) • 갈근반생반초(葛根半生半炒) • 곽향엽(藿香葉) 각 등분하여 가루로 하고 매 2돈을 형개박하주(荊芥薄荷酒)로 고루 내린다. 〈河間〉

※ 태양단(太陽丹)

효능 : 뇌(腦)가 찬 것은 모두 사(邪)가 상초(上焦)에 들어

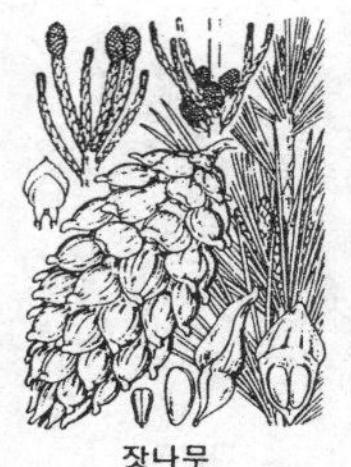
잣나무

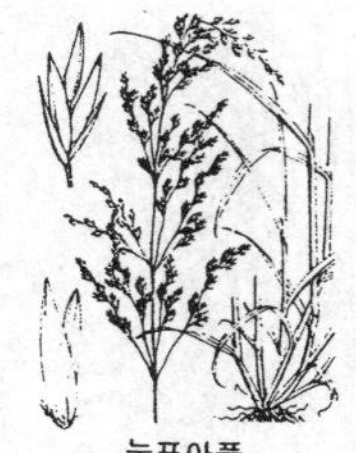
눈포아풀

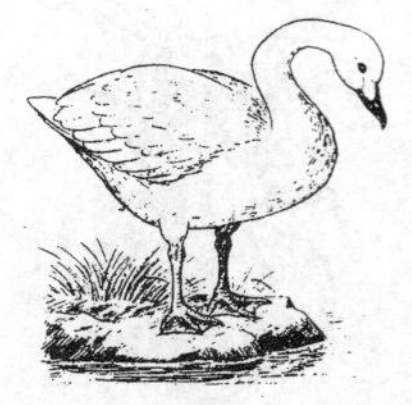
백 조

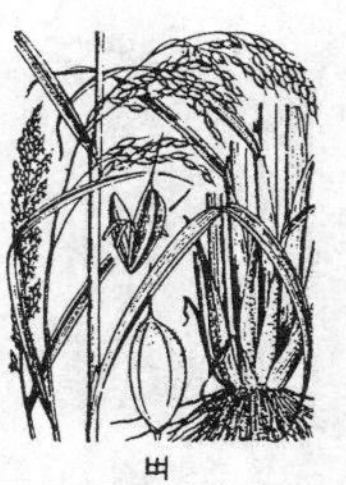
벼

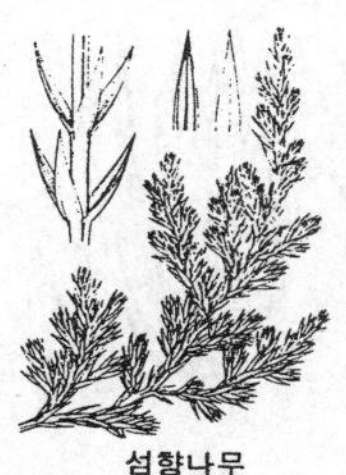
섬향나무

가서 두통이 일어나고 밤낮으로 편안치 못한 증세인데 이 약이 주로 치료한다.

처방 석고(石膏) 2냥, 천궁(川芎)•천오포(川烏炮)•백지(白芷)•감초(甘草) 각 1냥, 용뇌(龍腦) 2돈을 가루로 하여 달인 꿀물로 환을 만들어 2~3알을 식사 후 총다탕(葱茶湯)으로 씹어 내린다. 〈得効〉

22. 수풍증(首風症)일 때

목욕 후 바람을 심히 쏘이면 수풍증(首風症)이 되니, 그 증세는 이마에 땀이 많고 바람을 싫어하며, 하루 전에 바람을 쏘이면 다음날은 병이 심하고 두통이 너무 심하다가 다시 돌이 되면 조금 낫게 된다. 〈內經〉

대천궁환(大川芎丸)으로 치료한다. 〈河間〉

목욕 뒤에 어지럽고 머리가 아픈 데는 백지환(白芷丸)을 쓴다. 〈入門〉

※ 대천궁환(大川芎丸)

효능 : 수풍을 치료한다.

처방 천궁(川芎) 4냥, 천마(天麻) 1냥을 가루로 하여 꿀로 환을 하되 1냥으로 10알을 만들어서 매 1알씩 씹어서 차나 술로 내려 보낸다. 〈河間〉

※ 백지환(白芷丸)

효능 : 목욕 뒤에 어지럽고 두통을 하며, 또는 두풍(頭風)으로 어지러운 데 먹으면 눈이 밝아진다. 폭한(暴寒)이 잠깐 따뜻해지면 신사(神思)가 맑지 못하고 머리와 눈이 희미하며 어지러운 데에 모두 복용한다.

처방 신백지(新白芷)를 많든 적든 썰어서 나복즙(羅蔔汁)에 담갔다가 말려서 가루로 하여 꿀로 탄알 크기의 환을 지어 매 1알을 씹어서 형개탕(荊芥湯)으로 내려 보낸다. 〈本事〉

23. 미릉골통(眉稜骨痛)일 때

미심(眉心)에서 미량(眉梁)까지 뼈가 아픈 증세는 담(痰)이니 이진탕(二陳湯)에 청주백원자(青州白元子)를 삼켜 내린다. 〈得効〉

미릉골통(眉稜骨痛)이 눈까지 뻗쳐서 눈을 못 뜨고 낮에는 조용하고 밤에는 아주 심하며 또는 습담(濕痰) 때문에 눈자위(眶) 부위의 뼈가 아프고 몸이 무거운 데는 궁신도담탕(芎辛導痰湯)에 천오(川烏)•백출(白朮)을 더해서 쓴다. 〈入門〉

미릉골통(眉稜骨痛)에는 선기탕(選奇湯)과 상청산(上清散)을 쓴다.

미광통(眉眶痛)은 풍열(風熱)과 담(痰)에 속하니 백지(白芷)와 주편금(酒片芩)을 등분하고 가루로 하여 맑은 차나 더운 술로 2돈을 고루 내린다. 〈丹心〉

미륜골통(眉輪骨痛)은 담화(痰火)에 속하는 증세이고, 미광통(眉眶痛)도 또한 담화(痰火)의 징후인 것이다. 〈回春〉

풍한(風寒) 때문에 미골(眉骨)이 아플 때는 천오(川烏)와 초오(草烏) 각 1돈을 사내아이 오줌에 같이 담갔다가 이틀 후에 볶고, 세신(細辛)•강활(羌活)•주편금(酒片芩)•감초구(甘草炙) 각 반 돈을 같이 가루를 만들어서 둘로 나누어 식사 후에 맑은차로 고루 내린다. 〈正傳〉

※ 선기탕(選奇湯)

효능 : 미릉골통(眉稜骨痛)을 치료한다.

처방 강활(羌活)•방풍(防風)•반하제(半夏製) 각 2돈, 주편금(酒片芩) 1돈반, 감초(甘草) 1돈에 생강 3쪽을 넣어 물로 달여서 먹는다. 〈回春〉

※ 상청산(上清散)

효능 : 풍두통(風頭痛)과 미골(眉骨)•안광(眼眶)이 모두 아픈 증세를 치료한다.

처방 천궁(川芎)•울금(鬱金)•작약(芍藥)•형개(荊芥)•박하(薄荷)•망초(芒硝) 각 2돈반, 유향(乳香)•몰약(沒藥) 각 5푼, 용뇌(龍腦) 2푼반을 가루로 하여 매 1자를 콧속에 넣는다. 〈丹心〉

24. 두통의 불치(不治)•난치증(難治症)일때

진두통(眞頭痛)이란 증세는 두통이 심하여 뇌까지 아프고 손발이 차서 마디까지 이르면 치료가 어렵다. 〈靈樞〉

진두통(眞頭痛)은 통증이 위로 풍부(風腑)를 꿰뚫어 이환궁(泥丸宮)에까지 들어가면 약으로는 치료를 못하고,

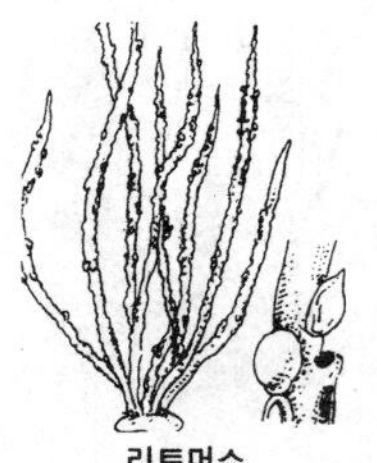
리트머스

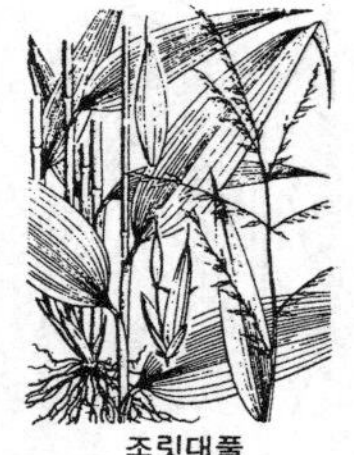
조릿대풀

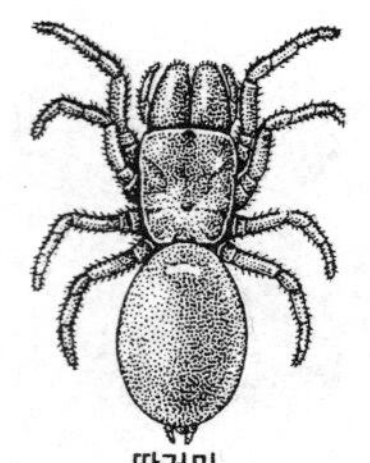
땅거미

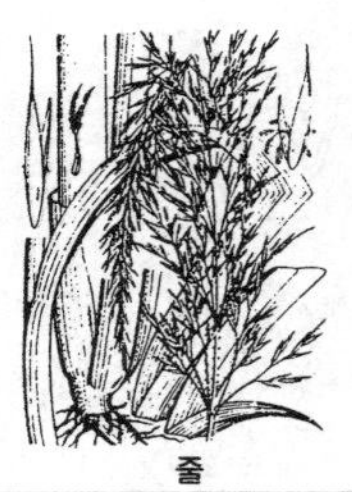
줄

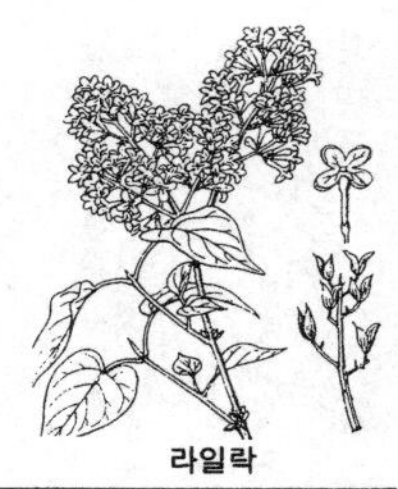
라일락

아침에 발병하면 저녁에 죽고 저녁에 발병하면 아침에 죽는 증세이다. 머리 속은 인체의 근본인데, 근본이 먼저 끊어진 증세가 된다. 〈得効〉

머리가 침통(沈痛)하여 이환(泥丸)에 들어가고 손발이 차고 손톱 발톱이 푸른 증세는 진두통(眞頭痛)인데 치아까지 이어서 아프고, 심한 증세는 소음궐증(少陰厥症)에 속하니 모두 치료가 어렵다. 〈入門〉

두통과 안통(眼痛)으로 오래 보아도 보이지 않는 사람은 치료가 어렵다. 〈綱目〉

머리와 눈이 모두 동통(疼痛)하고 갑자기 안 보이는 사람은 치료가 어렵다. 〈醫鑑〉

설사를 많이 하고 자주 어지러우며 스스로 무례하면 치료가 어렵다. 〈回春〉

어지러움에 말이 횡설수설하고 땀이 많으며, 하리(下利)하고 때로는 스스로 무례한 것은 아주 허한 증세이니 치료가 어렵다. 〈入門〉

25. 풍두선(風頭旋)일 때

풍두선(風頭旋)이란 것은 별로 아프지도 않고, 자신도 모르는 사이에 늘 머리가 흔들리는 증세이다. 간풍(肝風)이 왕성하면 머리가 흔들린다. 〈綱目〉

치료 방법은 두풍(頭風)과 같다. 어떤 사람이 7년 동안 머리를 흔드는 증세가 있고 3년 동안을 하혈했는데 백방으로 약을 썼으나 효력을 못 보고 있었는데, 이것은 간에 혈(血)이 태성(太盛)하고 또 밖에서 풍열(風熱)이 타고 들어갔기 때문이다.

간은 목(木)에 속하니 목(木)이 성해서 비토(脾土)를 이기고, 비(脾)와 폐(肺)는 모자의 사이인데 같이 간을 이기지 못하면 혈(血)이 마침내 대변에 쌓이기 때문에 변혈(便血)이 그치지 않는 것이다. 이러한 증세에는 다만 간기(肝氣)를 덜고 풍(風)을 없애 주며 비(脾)를 보익해 주는 처방으로 약을 써야 된다.

약을 시험 삼아 써 보았더니 2~3회 복용하고 나았으며, 10여일이 지난 뒤에는 혈(血)이 그치고 백농(白膿)이 내리면서 편안하였다.

방풍(防風) 3냥, 과루근(瓜蔞根) • 황기밀초(黃芪蜜炒) • 강활(羌活) • 백작약(白芍藥) 각 5돈, 서각설(犀角屑), • 감초(甘草) 각 2돈반, 사세구(蛇 蛻灸) • 적구(赤鉤) • 등조자(藤釣子) • 마황(麻黃) 각 1돈을 가루로 하여 대추살로 오동 열매 크기의 환을 하여 식후에 박하탕(薄荷湯)으로 50~70알을 삼켜 내리는데, 단 2번 복용하면 머리 흔들리는 증세가 그치고 변혈(便血)이 낫는다. 〈綱目〉

26. 뇌봉(腦縫)이 파열했을 때

대열(大熱)에 두열(頭熱)이 겸하면 뇌봉(腦縫)이 터지는 경우가 있으니 검은이(黑虱) 300~500마리를 찧어서 붙이면 낫는다. 〈本草〉

27. 머리에 백설(白屑)이 날 때

머리에 비듬(白屑)이 생기는 것은 폐(肺)의 증세이다.

폐(肺)는 피모(皮毛)를 주관하기 때문에 풍열(風熱)로 인하여 두피가 마르고 가려우며 비듬이 생기는데 소풍산(消風散)이 주된 치료제가 된다. 〈綱目〉

두풍(頭風)에 비듬이 나며 마르고 가려운 데는 여로전탕(黎蘆煎湯)으로 머리를 씻고 마르기 직전에 여로(黎蘆) 가루를 머리에 문질러서 가죽 속에 들어가도록 2일 정도 붕대로 싸매어 두면 가려운 증세가 없어지니 1회에 듣지 않으면 다시 한번 더 써 보면 효과가 있다. 〈入門〉

다른 처방으로는 백지(白止)와 영릉향(零陵香)을 가루로 하여 머리에 바르고, 3~5일 지난 뒤에 빗질해서 비듬을 없애 주면 2~3회에 낫는다. 〈綱目〉

두풍백설(頭風白屑)에는 와송(瓦松)을 볕에 말려서 불에 태운 재로 임즙(淋汁)에 6~7번 정도 머리를 따뜻하게 감으면 차도가 있다. 〈本草〉

곰의 뇌수(腦髓)를 기름을 짜서 머리에 문지르면 비듬이 없어진다. 〈本草〉

28. 축비법(嗃鼻法)일 때

풍연(風涎)과 편(偏) • 정두통(正頭痛)을 치료한다.

필발말(蓽撥末) 3돈을 돼지 쓸개즙에 개고 다시 쓸개에 넣어서 마른 뒤에 천궁(川芎) • 백지(白芷) • 고본(藁本) • 청대(靑黛) • 현호삭(玄胡索) 각 2돈을 가루로 하고 물에 반죽하여 가시연밥 크기로 환을 하여 환자를 눕히고, 1알을 섞어서 콧속에 넣어 콧속이 약 맛을 느끼고 목구멍에 들어가면 환자를 일으켜서 앉히고 입에다 동전 1개를 물리면 침을 한 사발쯤 흘린 뒤에 곧 낫는데, 이것을 일립금(一粒金)이라고 한다. 〈入門 • 正傳〉

편(偏) • 정두통(正頭痛)에는 초석말(硝石末) 약간을 콧속에 불어 넣으면 곧 낫는데 왼쪽이 아프면 오른쪽 콧속에, 오른쪽이 아프면 왼쪽 콧속에 불어 넣는다. 뇌공

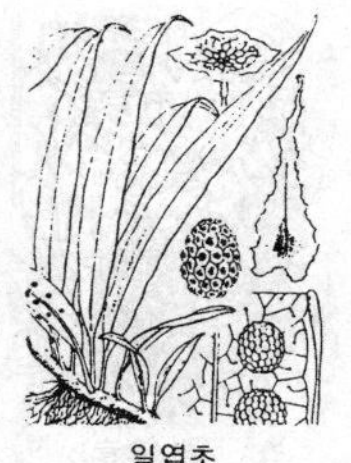
일엽초

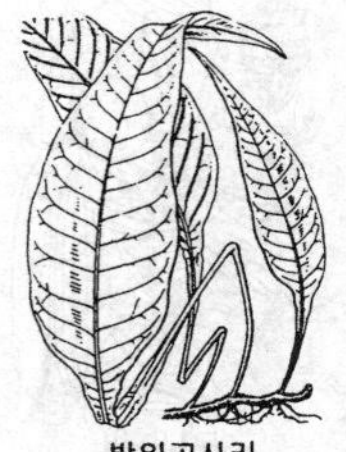
밤잎고사리

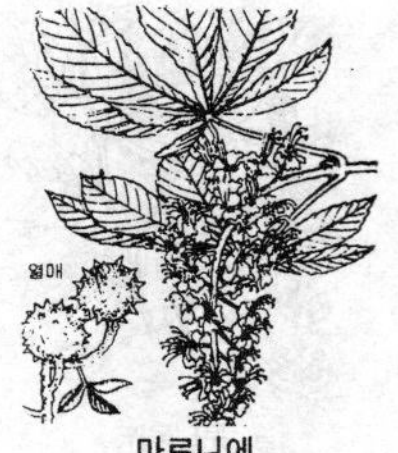

마로니에

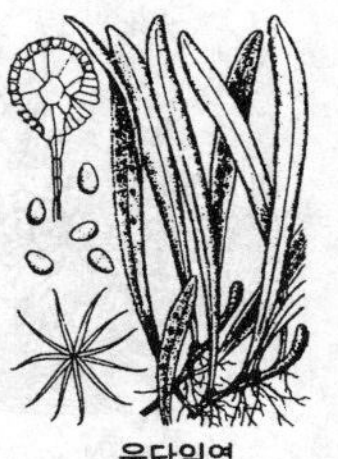
우단일엽

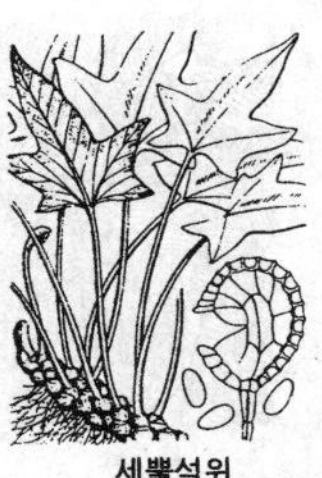
세뿔석위

(雷公)이 말하기를, 「뇌가 아파서 죽으려고 할 때는 코에 초말(硝末)을 불어 넣는다.」는 것이 즉 이 처방이다. 〈本草〉

편두통(偏頭痛)에는 필발(蓽撥)을 가루로 하여 환자에게 입에 더운물을 머금도록 하고, 왼쪽이 아프면 오른쪽 콧속에, 오른쪽이 아프면 왼쪽 콧속에 각각 조금씩 불어 넣고 또 묽은 죽에 반 돈을 타서 먹게 한다. 〈本草〉

졸두통(卒頭痛)에는 조각말(皀角末)을 콧속에 불어 넣어서 재채기를 하게 하면 낫는다. 〈本草〉

편두통(偏頭痛)에는 생나복즙(生蘿蔔汁)을 작은 조개껍질에 한 잔되게 짜서 놓은 다음 환자를 편히 눕혀 놓고 왼쪽이 아프면 왼쪽 콧속에 넣어 주고, 오른쪽이 아프면 오른쪽에 넣어 주고, 좌우가 아프면 좌우의 콧속에 같이 넣어 주면 효과가 있으므로 수십 년이 된 환자가 단 1~2번 정도 넣으면 낫는다. 〈本草〉

축비(嗃鼻)에는 또한 불와산(不臥散)•상청산(上淸散)•육성산(六聖散)을 쓴다.

※ 불와산(不臥散)

효능: 머리가 아파서 견디기 어려운 데 쓴다.

처방 현호삭(玄胡索) 7개, 청대(靑黛) 2돈, 저아조각(猪牙皀角) 2냥을 가루로 하여 물에 반죽해서 떡을 살구씨의 알맹이 크기로 만들어 환자에게 편히 눕도록 하여 약을 물에 타서 대롱으로써 남자는 왼쪽, 여자는 오른쪽 콧속에 넣어서 약맛이 목구멍에 닿아 신맛을 느끼거든 일어나 앉아서 동전 1개를 입에 물고 있으면 침이 나와서 동이에 차고 곧 낫는다. 〈丹心〉

일명 청대산(靑黛散)이라고 하는데 조각(皀角) 2쪽을 넣는다.

※ 육성산(六聖散)

효능: 모든 두통을 다 치료한다. 두풍(頭風)•아통(牙痛)•적안(赤眼)•뇌사(腦瀉)•이명(耳鳴)과 편•정두통(偏•正頭痛)•비색(鼻塞)•성중(聲重) 등 증세를 치료한다.

처방 유향(乳香)•몰약(沒藥)•천궁(川芎)•웅황(雄黃)•백지(白芷) 각 2돈, 망초(芒硝) 5돈을 가루로 하여 환자에게 편히 눕게 하고 입에 양수(涼水)를 머금게 하며 약가루를 콧속에 약간 불어 넣으면 바로 낫는다. 〈回春〉

29. 두통의 토법(吐法)일 때

풍두통(風頭痛)에 혹시 연(涎)을 토하지 않고 오랫동안 있으면 눈이 어두워지고 치료하기가 어렵다. 과체산(瓜蔕散)으로 세 번 토하면 바로 차도가 있다. 〈保命〉

두풍(頭風) 뒤에는 안질이 생기는데 눈이 반쯤 보이면 구할 수 있으니 방풍산(防風散)으로 토하게 한다. 〈保命〉

두풍(頭風)으로 어지러운 데는 독성산(獨聖散)으로 토하게 한 뒤에 청상(淸上)•강화(降火)의 약을 쓰니 방풍통성산(防風通聖散)에 반하(半夏)•남성(南星)을 가해 쓴다. 〈子和〉

담연두통(痰涎頭痛)에 가슴이 번민(煩憫)하고 토할 것 같은 데는 과체산(瓜蔕散)으로 토하게 한다. 〈入門〉

습(濕)한 사람이 두통하고 비색(鼻塞)하며 성중(聖重)할 때는 환자에게 물을 입에 머금게 하고 과체산말(瓜蔕散末) 조금을 콧속에 불어 넣는데 누런물이 나오는 것을 한도로 한다. 〈入門〉

졸두통(卒頭痛)이 쪼개지는 것 같은 증세는 냉(冷)도 아니고 풍(風)도 아니며 격(膈)에 담(痰)이 있고 궐기(厥氣)가 위로 올라간 것이므로 궐두통(厥頭痛)이라고 하는데 토하면 바로 차도가 있다.

차(茶)를 그대로 삶아서 1~2되 마시면 토하고 또 마시기를 여러 번하면 담즙(痰汁)이 모두 나오고 그치는데, 사람에게 손(損)이 없고 갈증이 나면 바로 차도가 생긴다. 〈本草〉

30. 두통의 하법(下法)일 때

삼양(三陽)의 열(熱)로 답답하고 머리가 아파서 햇빛을 보지 못하면 이마에 얼음을 얹어 두어야 하는데 한(汗)•토(吐)•하법(下法)을 쓴다. 〈子和〉

두풍(頭風)이 오래 되면 눈이 어두워지고, 편두통(偏頭痛)이 오래 되면 또 대•소변이 비삽(秘澁)하니 대승기탕(大承氣湯)으로써 내려야 한다. 〈子和〉

맥이 움직이고 머리가 무겁고 아프면서 열이 있으며 열기가 왕래하는 증세는 위(胃)에 속하니 조위승기탕(調胃承氣湯)으로써 내리면 곧 낫게 된다. 〈綱目〉

단방(單方) (26종)

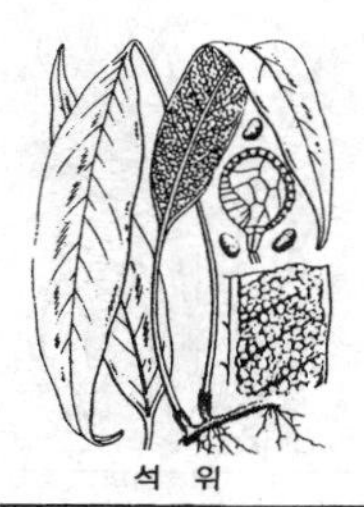
석 위

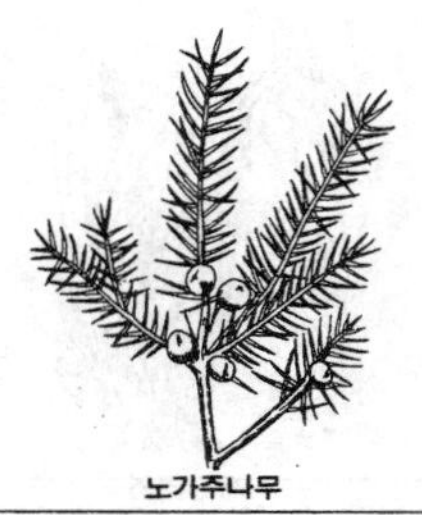
노가주나무

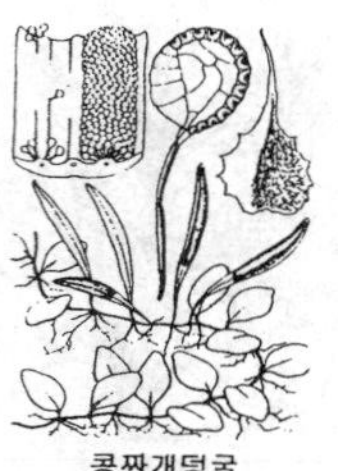
콩짜개덩굴

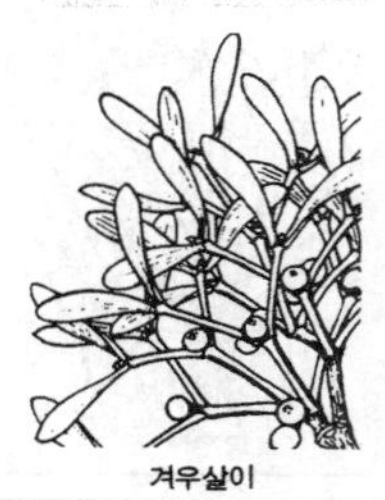
겨우살이

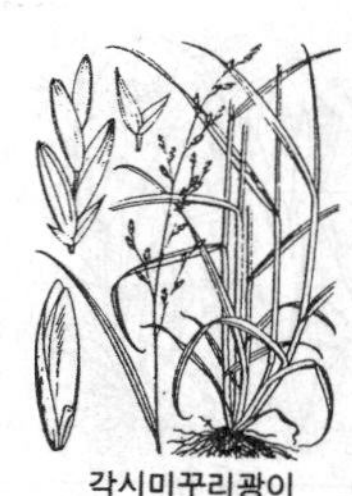
각시미꾸리광이

※ 초석(硝石)

편(偏)·정두통(正頭痛)을 치료하니 초말(硝末)을 약간 가지고 왼쪽이 아프면 오른쪽 콧속에, 오른쪽이 아프면 왼쪽 콧속에 불어 넣으면 바로 낫는다.

염초(焰硝) 도 같은 효능이 있다. 〈本草〉

※ 석고(石膏)

열궐두통(熱厥頭痛)과 양명두통(陽明頭痛)을 주로 치료하니 백호탕(白虎湯)을 쓴다. 〈本草〉

양명두통(陽明頭痛)에는 석고(石膏)·천궁(川芎)·백지(白芷)를 각 등분하고 가루로 하여 매 3돈을 맑은차에 같이 내리니, 즉 이것이 석고산(石膏散)이다. 〈綱目〉

※ 감국(甘菊)

풍현두통(風眩頭痛)을 치료하니 꽃을 가루로 하여 1일 2회로 1돈씩 술과 같이 먹고, 또는 술을 만들거나 술에 담갔다가 먹어도 좋다. 또 어린 줄기나 잎으로써 국을 끓이거나 나물을 만들어 먹어도 좋고, 또 백국(白菊)은 더욱 좋다. 〈本草〉

※ 강활(羌活)

적풍(賊風) 때문에 두통현운(頭痛眩暈)하는 증세는 태양두통(太陽頭痛)에 속하고, 또 풍독(風毒) 때문에 머리와 이가 연이어 아픈 증세를 치료하니 달여서 복용한다.

※ 세신(細辛)

풍두통(風頭痛)과 뇌동(腦動)을 주로 치료하고, 두면(頭面)의 풍(風)을 치료하는 데는 유일한 약이 된다. 〈本草〉

족소음신경(足少陰腎經)의 두통을 치료하니 달이거나 가루로 먹어도 좋다. 〈綱目〉

※ 궁궁(芎藭)

풍사(風邪)가 뇌에 들어가서 두통하는 증세를 치료하고, 두면(頭面)의 풍(風)을 고치는 유일한 약이다. 〈本草〉

편(偏)·정두통(正頭痛)에 자주 먹으면 완치가 된다. 천궁(川芎) 2냥, 향부자(香附子) 4냥을 가루로 하여 2돈을 맑은차에 고루 내리니 약의 이름이 점두산(點頭散)이 된다. 〈得効〉

열궐두통(熱厥頭痛)에 천궁(川芎)·석고(石膏)를 등분하여 물에 달여서 먹으니 약의 이름이 천궁석고탕(川芎石膏湯)이 된다. 〈綱目〉

천궁(川芎)은 궐음경두통(厥陰經頭痛)이 뇌에 있는 증세를 치료한다. 〈綱目〉

편두통(偏頭痛)에는 잘게 썰어서 술을 담가 먹고 또는 달이거나 가루로 먹어도 모두 좋다. 〈本草〉

※ 방풍(防風)

대풍(大風) 때문에 머리가 어지럽고 아픈 증세를 주로 치료하고, 또 두면(頭面)의 풍(風)을 치료한다. 달여 먹거나 가루로 먹어도 다 좋다. 〈本草〉

상부의 풍사(風邪)를 치료하는 효험이 아주 좋은 약이다. 〈湯液〉

※ 결명자(決明子)

두풍(頭風)을 치료하고 눈이 밝아지니 베갯속에 넣고 베면 매우 좋다. 〈本草〉

편두통(偏頭痛)에는 가루를 물에 개어 태양혈(太陽穴)에 붙이면 아주 신기하다. 〈本草〉

※ 갈근(葛根)

주로 상한(傷寒)과 중풍(中風)의 두통에 달여서 복용한다. 〈本草〉

양명경두통(陽明經頭痛)의 약이다. 〈湯液〉

※ 창이(蒼耳)

풍두(風頭)의 한통(寒痛)을 치료한다. 혈풍(血風)이 부인의 뇌를 쳐서 혼미하여 쓰러진 데는 눈심(嫩心)을 그늘에 말려서 가루로 하여 2돈을 술로 먹으니 약의 이름이 갈기산(喝起散)이 된다. 〈本草〉

이 약이 뇌에 닿는 특성이 있어서 정수리를 잘 통하니, 가루로 먹는 것이 제일 좋고 달여 먹어도 좋다. 〈本草〉

※ 마황(麻黃)

풍한두통(風寒頭痛)에는 마디를 버리고 달여 먹는다. 〈本草〉

※ 당귀(當歸)

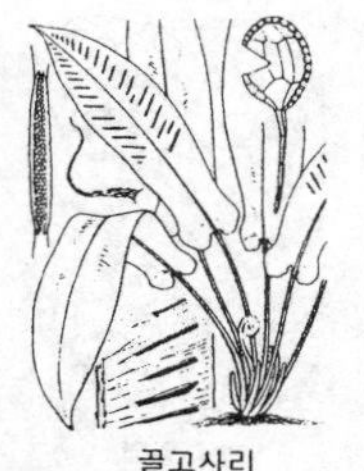
골고사리

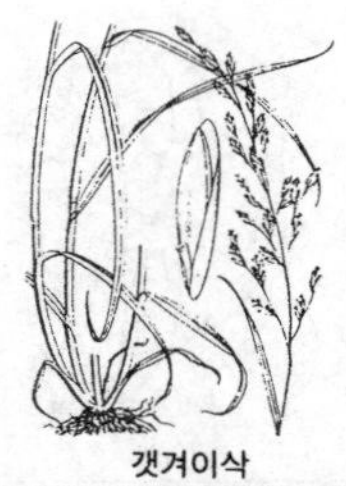
갯겨이삭

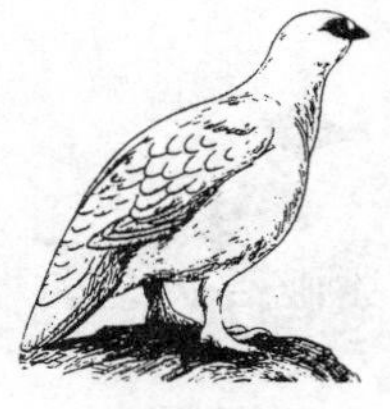
뇌 조

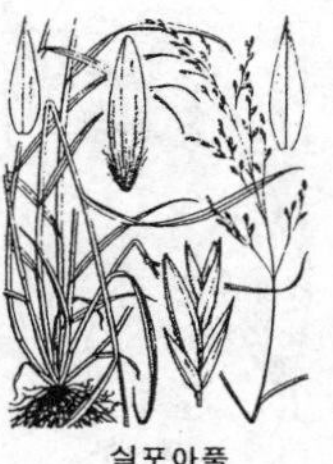
실포아풀

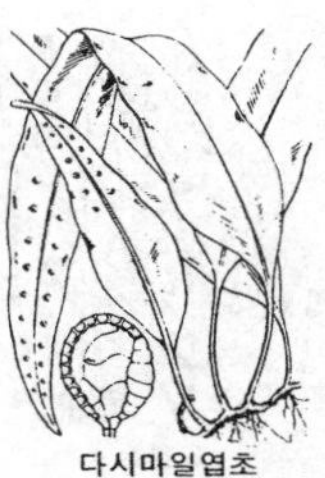
다시마일엽초

혈허두통(血虛頭痛)에는 잘게 썰어서 술로 달여 먹는다. 〈本草〉

※ 백지(白芷)

열풍두통(熱風頭痛)을 치료하고 또 풍현(風眩)을 주로 치료하니 환을 만들어 먹으면 도량환(都梁丸)이 된다. 〈本草〉

양명두통(陽明頭痛)이 이마에 있는 증세를 치료하니 달여 먹거나 가루로 먹어도 모두 좋다. 〈湯液〉

※ 고본(藁本)

풍두통(風頭痛)과 두풍(頭風)을 없애 준다. 〈本草〉

뇌치통(腦齒痛)•전정통(巓頂痛)을 치료하고 모든 약을 끌어서 꼭대기에까지 오르도록 한다. 달여 먹거나 가루로 먹거나 다 좋다. 〈丹心〉

※ 반하(半夏)

두현(頭眩)을 주로 치료한다. 〈本草〉

족태음(足太陰) 담궐두통(痰厥頭痛)에 반하(半夏)가 아니면 치료가 어려우니 달여서 복용한다. 〈東垣〉

※ 만형자(蔓荊子)

풍두통(風頭痛)과 뇌명(腦鳴)을 주로 치료하니 달여서 복용한다. 〈本草〉

태양경두통(太陽經頭痛)의 약이므로 풍사(風邪)를 흩고, 머리가 혼미하고 눈이 어두운 것을 없애 준다. 〈丹心〉

※ 산수유(山茱萸)

두풍(頭風)과 뇌골통(腦骨痛), 간허현운(肝虛眩暈)을 치료한다. 간장약이니 달여서 복용한다. 〈本草〉

※ 조협(皀莢)

두풍(頭風)과 두통을 치료하니 가루로 하여 콧속에 불어 넣고 또 몰약(沒藥)으로도 쓴다. 〈本草〉

※ 다(茶)

납다(臘茶)가 머리와 눈을 맑게 하니 달여서 탕으로 하여 자주 마시고, 낙엽도 효과가 같다. 〈本草〉

※ 총백(葱白)

수염이 달린 흰파가 상한 두통(傷寒頭痛)을 치료한다. 달여 먹고 땀을 내면 곧 낫게 되니 태양경약(太陽經藥)이다. 〈本草〉

※ 녹두(綠豆)

두풍(頭風)과 두통을 치료하니 베갯속에 넣어 베면 좋다. 〈本草〉

※ 박하(薄荷)

두풍(頭風)과 풍열두통(風熱頭痛)을 치료하니 위를 맑게 하는 좋은 약으로 달여 먹거나 가루로 먹거나 다 좋다. 〈本草〉

※ 형개(荊芥)

두선(頭旋)•목현(目眩)•두풍(頭風)의 좋은 약이니 달이거나 가루로 먹거나 다 좋다. 〈本草〉

두풍(頭風)에는 형개수(荊芥穗)•석고하(石膏煆)를 등분하고 가루로 하여 매 2돈을 생강탕으로 내리니 약의 이름이 형개산(荊芥散)이다. 〈綱目〉

※ 나복(蘿蔔)

편두통(偏頭痛)에는 즙을 내어 콧속에 넣어 준다. (위의 축비법(嗃鼻法)에 상세한 설명이 있음) 숯이나 연탄이 탈 때 나는 독한 냄새로 두통하는 데는 생나복(生蘿蔔)을 즙을 내어 마시고, 없으면 나복(蘿蔔)씨를 갈아서 즙을 내어 마셔도 좋다. 〈得効〉

※ 황우뇌수(黃牛腦髓)

편(偏)•정두통(正頭痛)을 치료하니 골 1개에 백지(白芷)•천궁말(川芎末) 각 3돈을 합하여 놋그릇에 넣고 술을 부어 더웁게 먹되 양껏 먹으면 취했다가 깬 뒤에 병이 낫는다. 〈入門〉

※ 치두(鴟頭)

두풍(頭風)으로 어지럽고 졸도하는 것을 치료한다. 태워서 재로 하여 술에 타서 복용한다. 〈本草〉

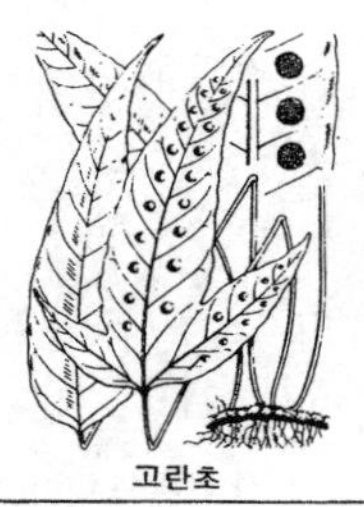
고란초

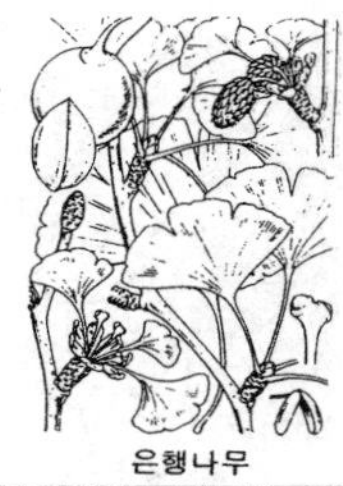
은행나무

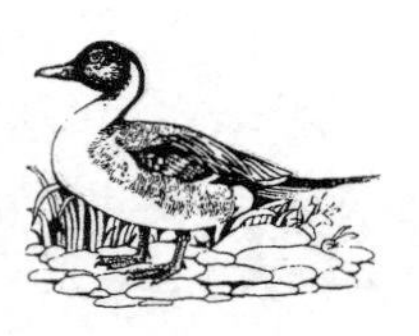
고방오리

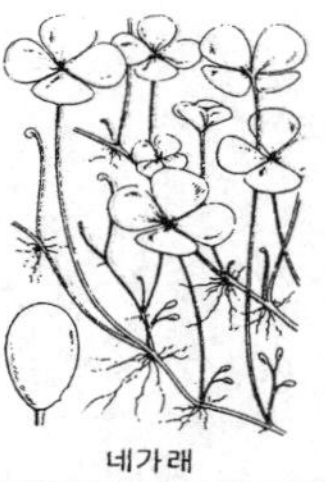
네가래

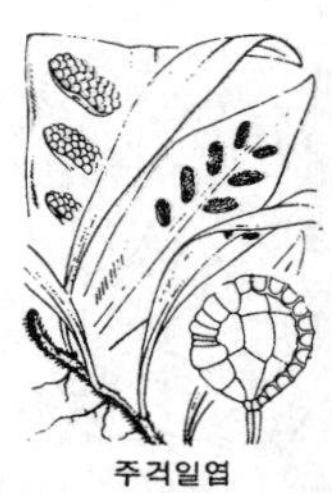
주걱일엽

※ 침구법(鍼灸法)

어지러움에는 신정(神庭)·상성(上星)·신회(顖會)·전정(前頂)·뇌공(腦空)·풍지(風池)·양곡(陽谷)·대도(大都)·지음(至陰)·금문(金門)·신맥(申脈)·족삼리(足三里)를 택한다. 〈綱目〉

어지러움과 추위를 무서워해서 봄과 여름에도 늘 모자를 쓰고 잠시라도 벗으면 곧 일어나는 데는 백회(百會)·상성(上星)·풍지(風池)·풍륭(風隆)을 택한다. 〈綱目〉

편두통(偏頭痛)과 정두통(正頭痛)에는 사죽공(絲竹空)·풍지(風池)·합곡(合谷)·중완(中脘)·해계(解谿)·족삼리(足三里)를 택한다. 〈綱目〉

정두통(正頭痛)에는 백회(百會)·상성(上星)·신정(神庭)·태양(太陽)·합곡(合谷)을 택한다. 〈綱目〉

신궐두통(腎厥頭痛)에는 관원(關元) 100장을 뜸한다. 〈資生〉

궐역두통(厥逆頭痛) 및 치통에는 곡수(曲鬢) 7장을 뜸한다. 〈資生〉

두풍두통(頭風頭痛)에는 백회(百會)를 택하면 곧 나으며, 또 신회(顖會)·전정(前頂)·상성(上星)·백회(百會)를 뜸한다. 〈丹心〉

뇌통(腦痛)·뇌선(腦旋)·뇌사(腦瀉)·뇌열(腦熱)·뇌랭(腦冷)에는 신회(顖會)를 뜸한다. 〈資生〉

미릉골통(眉稜骨痛)에는 찬죽(攢竹)·합곡(合谷)·신정(神庭)·두유(頭維)·해계(解谿)를 택한다. 〈綱目〉

어떤 늙은 부인이 두통을 앓아서 손발을 보니 혈락(血絡)이 모두 자흑색이므로 침으로 찔러서 흑즙(黑汁)같은 출혈을 시킨 뒤에 병을 받은 경(經)을 택하여 침을 놓으니 시원하게 낫다 한다. 〈綱目〉

편두통(偏頭痛)과 정두통(正頭痛)에는 아시혈(阿是穴)을 택하여 침을 놓으면 바로 낫게 된다.

二. 면(面)

이마는 천정(天庭)이 되니 심(心)에 속하고, 턱은 지각(地閣)이 되니 신(腎)에 속하고, 코는 얼굴의 한가운데 있으니 비(脾)에 속하고, 왼쪽 빰은 간(肝)에 속하고, 오른쪽 빰은 폐(肺)에 속하니 이것이 오장(五臟)의 자리가 되므로 그 빛을 보아서 병을 알 수 있다.

코로부터 머리끝에 닿기까지를 천중(天中)이라 하고, 천중(天中)의 밑을 천정(天庭)이라 하니 즉 이마를 말하고, 천정(天庭)의 밑을 사공(司空)이라 하며, 사공(司空)의 밑을 인당(印堂)이라 하니 양쪽 눈썹의 한가운데에 있고, 인당(印堂)의 밑을 산근(山根)이라 하니 즉 양쪽 눈의 사이가 되고, 산근(山根)의 밑을 비준(鼻準)이라 하니 즉 명당(明堂)이며, 비준(鼻準)의 밑을 인중(人中)이라 하고, 인중의 밑을 승장(承漿 : 혈이름)이라 하며, 승장(承漿)의 밑을 지각(地閣)이라 하니 즉 턱이 되는 것이며, 이마의 양쪽 각(角)을 방광(方廣) 또는 태양혈(太陽穴)이라 한다.

천중(天中)·천정(天庭)·사공(司空)·인당(印堂)·액각(額角)·방광(方廣) 등의 부위에 병이 있으면 존망(存亡)을 정하니 이것이 명문(命門)이 되는 데도 불구하고 이것을 견주어 헤아리는 사람들이 드물다.

천중(天中)·천정(天庭)·사공(司空)·인당(印堂)·액각(額角)·방광(方廣)이 모두 명문(命門)의 자리이며, 안위(安危)를 알 수 있는 곳이 된다. 〈入門〉

오색을 명당(明堂)에서 결정하니 명당(明堂)은 즉 코를 말한다. 명당(明堂)의 빛이 푸르거나 검으면 아픔이 있고, 누렇고 붉으면 열이 있으며, 희면 한(寒)이 있는 것이다. 〈靈樞〉

맥(脈)의 동정(動靜)으로 정명(精明 : 혈이름)을 보고, 오색(五色)을 살펴서 오장(五臟)의 남음과 모자람을 보고 육부(六腑)의 강약과 성쇠를 보며, 이것으로써 죽음과 삶의 나뉘어짐을 결정하게 된다.

주(註)에 이르기를, 정명(精明)은 혈(穴)의 이름이니 명당(明堂)의 좌우와 양눈의 눈자위 안에 있다. 〈內經〉

1. 얼굴에 여러 양(陽)이 모일 때

손의 삼양(三陽)이 손에서 일어나 머리까지 닿는 것이다. 〈靈樞〉

수태양(手太陽)의 맥(脈)이 결분(缺盆)에서부터 목을 꿰뚫어 볼에 올라서 눈초리에 닿고, 수소양(手少陽)의 맥(脈)이 결분(缺盆)에서부터 귀의 상각(上角)에 올라 구부러져서 볼에 내렸다가 다시 이마에 닿고, 수양명(手陽明)의 맥(脈)이 결분(缺盆)에서부터 목에 올라서 볼을 꿰뚫고 인중(人中)에서 서로 합하며, 위로는 콧구멍(鼻孔)을 끼니 이것은 밑으로부터 얼굴로 오르는 것이다. 〈銅人〉

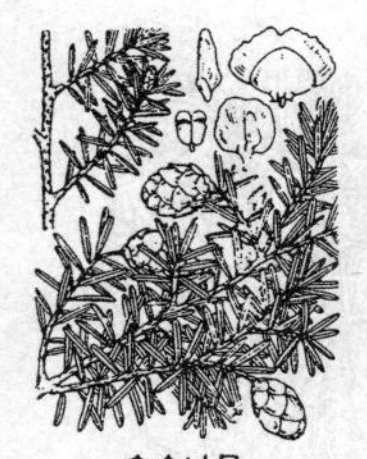
솔송나무

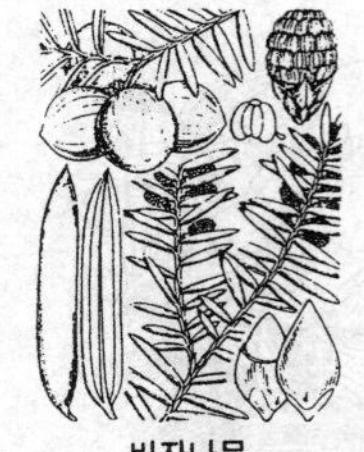
비자나무

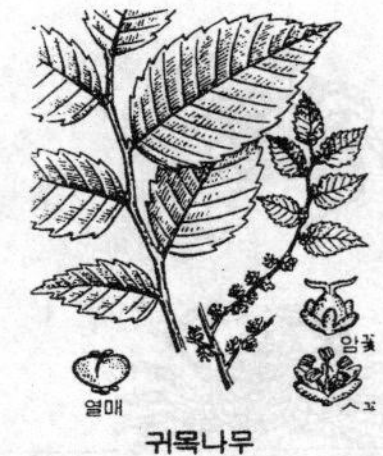

귀목나무

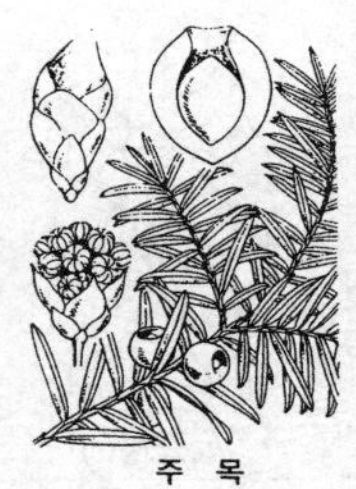
주 목

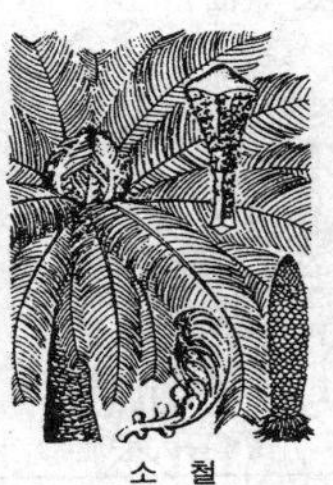
소 철

발의 삼양(三陽)이 머리에서 뻗어 발에 닿는다. 족태양(足太陽)의 맥(脈)이 눈의 눈초리에서 일어나 이마에 올라 정상에서 서로 합하고, 족소양(足少陽)의 맥(脈)이 눈초리에서 일어나 위로 두각(頭角)에 닿고, 족양명(足陽明)의 맥(脈)이 코에서 일어나 코줄기(頞)에 미치니 이것은 얼굴에서 일어나 발까지 닿는 것이다. 〈銅人〉

이것은 손발의 육양(六陽)의 맥(脈)이 함께 얼굴에 모인 것이다.

2. 얼굴이 추위를 견딜 때

황제(黃帝)가 묻기를, 「얼굴과 몸의 형태는 뼈에 속하여 힘줄에 이어지고 피와 같이 기이(氣耳)에 합하는데, 겨울에 추우면 땅이 터지고 얼음이 얼며 갑자기 추우면 손발이 게을러지나 그래도 사람은 얼굴을 내놓고 다니니 그 까닭을 알고자 한다.」

기백(岐伯)이 답하기를, 「사람의 12경맥(十二經脈)과 365락(三六五絡) 속에 그 혈기(血氣)가 모두 얼굴에 올라 공규(空竅)로 달아나고, 그 맑은 기운이 위로 눈에 뻗어 눈이 밝게 되며, 따로 그 기운이 귀로 뻗어서 듣는 것이 되고, 종기(宗氣)가 위로 코에 나아가서 냄새를 맡으며, 탁기(濁氣)가 위(胃)에서 나와 혀에 뻗어 맛을 알고, 기(氣)의 진액(津液)이 모두 위로 얼굴에 모이기 때문에 피부가 두텁고 살이 굳세니 심한 더위와 극심한 추위도 가히 이겨내지 못하게 되는 것이다.」 〈靈樞〉

얼굴이 추위를 잘 참는 것은 대략 사람의 머리는 모든 양(陽)이 모이는 곳이며, 모든 음맥(陰脈)은 다 목에 닿아 다시 돌아가되 단지 모든 양맥(陽脈)만은 다 위로 머리까지 올라가기 때문에 얼굴이 추위에 견디는 것이다. 〈難經〉

3. 면병(面病)이 위(胃)에 속할 때

손과 발이 육양(六陽)의 경(經)이 모두 머리에 닿지만 족양명위(足陽明胃)의 맥(脈)은 코에서 일어나 코줄기에서 서로 합치게 되어 이에 들어가고 입술을 둘러 빰 둘레를 비껴서 귀 앞의 과객주인(過客主人 : 혈이름)에 올라 얼굴 위에 연결되기 때문에 얼굴의 병은 전부 위(胃)에 속한다. 얼굴과 코에 자색이 생기며 또는 주근깨가 생기고 얼굴이 뜨거나 차갑거나 하는데 그 증세에 따라서 치료를 해야 한다. 〈醫鑑〉

4. 면부(面部)의 지수일 때

두 광대뼈 사이의 거리는 7치가 된다. 〈靈樞〉

5. 얼굴에 열이 있을 때

얼굴이 뜨거운 것은 족양명(足陽明)의 병인 것이다. 〈靈樞〉

얼굴이 술에 취한 것 같이 붉은 것은 위(胃)의 열이 상훈(上熏)한 증세이다. 〈仲景〉

얼굴의 열은 울열(鬱熱)이 원인이 된다. 〈丹心〉

얼굴의 열은 위병(胃病)인 것이다. 〈東垣〉

음식을 조절하지 않으면 위(胃)가 병이 들고, 위가 병이 들면 기(氣)가 짧고 정신이 없으며, 열을 많이 낳아서 수시로 화(火)가 위로 올라가서 얼굴을 태운다. 〈東垣〉

얼굴의 열로 괴로워하며 맥(脈)이 넓고 큰 힘이 있으면 그것은 양명경(陽明經)에 피가 많기 때문인데, 고량(膏粱)의 쌓인 열 때문에 생긴 증세이다. 따라서 조위승기탕(調胃承氣湯) 7돈에 황련(黃連) 3돈, 서각(犀角) 1돈을 더해서 두세 번 아래로 소통시키고 그 다음에 승마황련탕(升麻黃連湯)으로 치료하면 낫게 된다. 〈寶鑑〉

※ 승마황련탕(升麻黃連湯)

효능 : 얼굴의 열을 치료한다.

처방 승마(升麻) • 건갈(乾葛) 각 1돈, 백지(白芷) 7푼, 백작약(白芍藥) • 감초(甘草) 각 5푼, 황련주초(黃連酒炒) 4푼, 서각설(犀角屑) • 천궁(川芎) • 형개수(荊芥穗) • 박하(薄荷) 각 3푼을 썰어서 먼저 물 반 잔에 천궁(川芎) • 형개(荊芥) • 박하(薄荷)를 담그고 나머지는 모두 한꺼번에 물 2잔으로 달여서 한 잔쯤 되거든 위의 세 가지를 넣고 다시 달여 7푼쯤 된 후에 찌꺼기는 버리고 식사 뒤에 더웁게 복용하되 주면(酒麵)과 오신(五辛)은 피한다. 〈寶鑑〉

6. 얼굴이 차가울 때

얼굴이 찬 증세는 위(胃)가 허(虛)하기 때문이다. 〈丹心〉

위(胃) 속에 찬 것과 습(濕)이 있으면 얼굴이 찬 증세를 참지 못하니 먼저 부자이중탕(附子理中湯)을 쓰고, 그

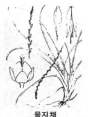

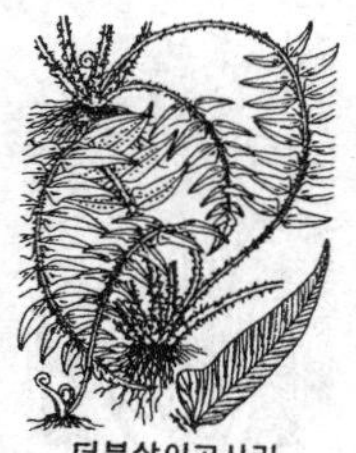
더부살이고사리

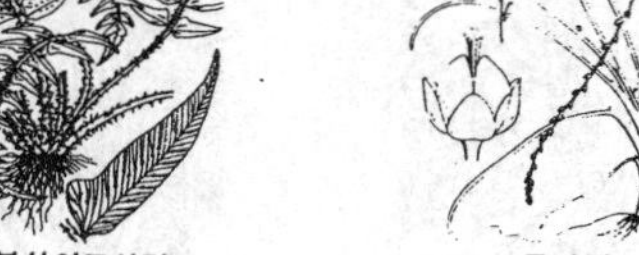
물지채

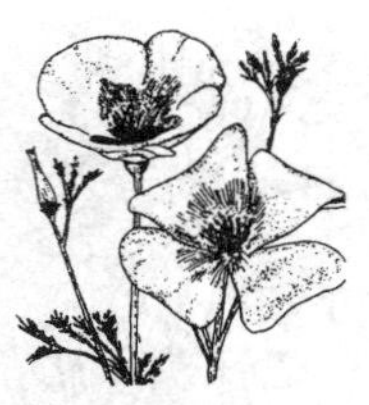
누두상화관

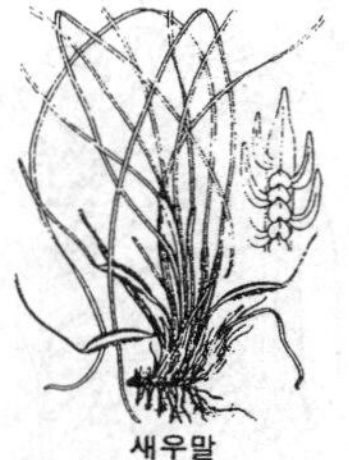
새우말

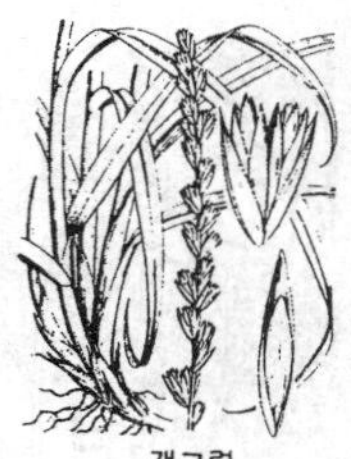
갯그령

다음에 승마부자탕(升麻附子湯)을 쓴다. 〈入門〉

어떤 노파가 면한증(面寒症)으로 인하여 바람을 쐬일 수도 없고, 모든 치료가 효과가 없는데 이것은 나이가 많고 평소에 다과를 많이 먹었기 때문에 양명(陽明)의 기(氣)가 오르지 못해서 그런 것이니 먼저 부자이중탕(附子理中湯)으로 속을 따뜻하게 하고 그 다음 승마부자탕(升麻附子湯)으로 치료하면 낫는다. 〈入門〉

※ 승마부자탕(升麻附子湯)

효능 : 얼굴이 찬 것을 치료한다.

처방 승마(升麻)•부자포(附子炮)•갈근(葛根)•백지(白芷)•황기밀초(黃芪蜜炒) 각 7푼, 인삼(人蔘)•초두구(草豆蔻)•감초구(甘草炙) 각 5푼, 익지인(益智仁) 3푼을 가루로 하고 1첩으로 하여 수염이 달린 흰파 3뿌리를 넣어 같이 달여서 식사 전에 복용한다. 〈入門〉

7. 얼굴에 오색(五色)이 있을 때

간(肝)의 외증(外症)은 얼굴이 푸르고 화를 잘 내며, 심(心)의 외증(外症)은 얼굴이 붉고 웃기를 잘 하며, 비(脾)의 외증(外症)은 얼굴이 누렇고 트림을 잘 하며, 폐(肺)의 외증(外症)은 얼굴이 희고 재채기를 하며, 신(腎)의 외증(外症)은 얼굴이 검고 두려워하며 기지개를 잘 한다. 〈難經〉

족궐음(足厥陰)의 맥(脈)이 병들면 얼굴에 때가 끼고 빛이 어두워지며, 족소양(足少陽)의 맥(脈)이 병들면 얼굴에 때가 끼고, 수궐음(手厥陰)의 맥이 병들면 얼굴이 붉고, 족소음(足少陰)의 맥(脈)이 병들면 얼굴이 검어서 숯빛과 같고, 족양명(足陽明)의 맥(脈)이 병들면 얼굴이 검게 된다. 〈靈樞〉

태양병(太陽病)의 끝에는 얼굴빛이 희고 진땀이 나며, 소음병(少陰病)의 끝에는 얼굴이 검고 이빨이 길어지며 때가 끼고, 태음병(太陰病)의 끝에는 얼굴이 검고 피모(皮毛)가 마르게 된다. 〈靈樞〉

촌구맥(寸口脈)이 작은 증세는 위기(衛氣)가 쇠(衰)한 증세이고, 삽(澁)한 증세는 영혈(榮血)이 모자라는 증세이니 위기(衛氣)가 쇠(衰)하면 얼굴빛이 누르고, 영혈(榮血)이 모자라면 얼굴빛이 푸르다. 또 음양(陰陽)이 같이 허하면 얼굴빛이 푸르고 희다. 〈仲景〉

얼굴과 입술이 자주색과 흑색이면 승마백지탕(升麻白芷湯)을 쓴다. 〈醫鑑〉

어떤 부인이 근심 걱정 때문에 식음을 전폐해서 얼굴빛이 검고 광택이 없는데 입술 주위가 더욱 심하여 마음이 초조해서 주린 것 같았다. 이것은 심폐(心肺)의 양기(陽氣)가 허(虛)하여 영위(榮衛)를 운행시켜서 광택을 밖으로 나가지 못하게 하고, 간신(肝腎)의 음기(陰氣)가 위로 양(陽)에 넘치기 때문에 검은 빛이 얼굴에 나타나며, 또 비(脾)의 영기(靈氣)는 입술에 있으므로 수(水)가 와서 토(土)를 업신여기기 때문에 검은 빛이 입술에 나타나는데 충화순기탕(沖和順氣湯)으로 양명(陽明)의 일어나는 기(氣)를 도우니 곧 나았다. 〈寶鑑〉

※ 충화순기탕(沖和順氣湯)

처방 갈근(葛根) 1돈반, 승마(升麻)•백지(白芷)•방풍(防風) 각 1돈, 황기(黃芪) 8푼, 인삼(人蔘) 7푼, 감초(甘草) 4푼, 백작약(白芍藥) 각 3푼에 생강 3쪽, 대추 2개를 넣어 물로 달여서 복용한다. (아침과 점심 사이가 좋다) 〈寶鑑〉

8. 면대양증(面戴陽症)일 때

모든 병으로 얼굴이 붉은 증세는 화열(火熱)이 비록 잠복해 있으나 함부로 속을 쳐서 양기(陽氣)가 답답하도록 해서는 안 된다. 사기(邪氣)가 경(經)에 있으면 당연히 겉을 발산시켜 없애 주어야 한다. 경(經)에 이르기를, 「화울(火鬱)하면 발산한다」라는 것이 즉 그것이고, 창양(瘡瘍)도 역시 그것이다. 〈東垣〉

면대양(面戴陽)이란 것은 부화(浮火)가 충격하기 때문에 생기는 증세이다. 그리고 비록 얼굴이 붉어도 불빛과 같지 않는 것은 아래가 허(虛)하기 때문이다. 그런데 보통 의원들은 잘 진찰을 하지 않고 그저 찬 약을 써서 기(氣)를 없어지게 하여 결국 중병을 일으키게 된다. 〈入門〉

얼굴이 붉은 것은 양기(陽氣)를 답답하게 해서 겉으로 나타나는 증세이므로 풀어 주고 땀을 내면 낫는다. 〈仲景〉

상한소음증(傷寒少陰症)의 면대양(面戴陽)은 아래가 허해서 그러는 것이니 통맥사역탕(通脈四逆湯)에 총백(葱白) 9뿌리를 가해서 달여서 복용한다. 〈仲景〉

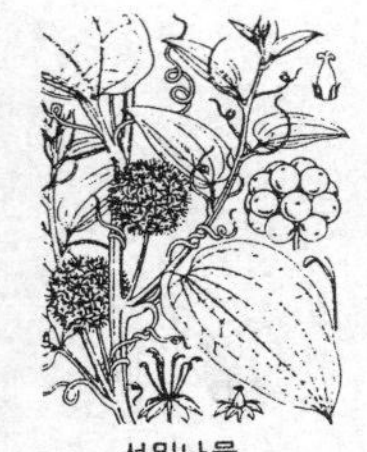
선밀나물

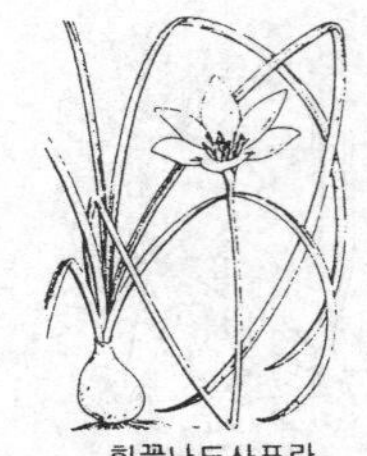
흰꽃나도사프란

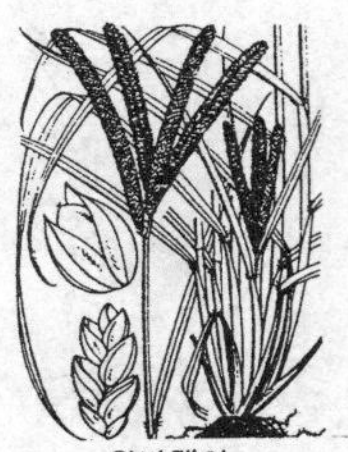
왕바랭이

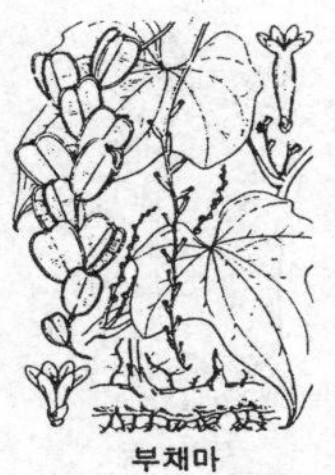
부채마

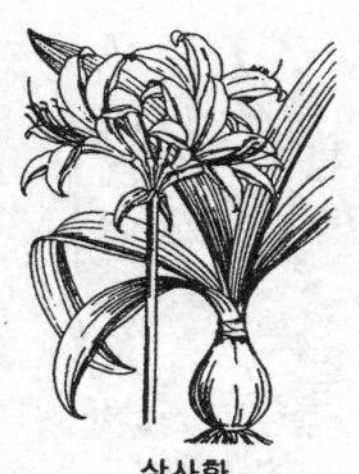
상사화

얼굴이 붉은 것은 양기(陽氣)가 답답해서 겉에 있으니 총백(葱白)으로 양기(陽氣)를 통하게 한다. 〈綱目〉

9. 위풍증(胃風症)일 때

위풍(胃風)은 얼굴에 종기를 일으킨다. 〈入門〉

얼굴의 종기를 풍(風)이라고 한다. 〈內經〉

식사 후 찬바람을 쐬면 그러한 증세가 생기는 것인데 음식이 안 내리고 얼굴이 여위며 배가 부풀고, 바람을 싫어하며 머리에 땀이 많이 나고 가슴이 막혀서 통하지도 않으며 맥(脈)의 우관(右關)이 어지럽고 느리니 그 원인은 부(浮)를 띠고 있는 까닭이다. 〈東垣〉

허풍(虛風)을 쐬어서 마비되고 아관(牙關 : 위아래 잇몸이 서로 닿는 곳)이 아주 급하며 눈알이 흔들리고 위(胃)에 바람이 있어서 얼굴이 붓는 데는 승마위풍탕(升麻胃風湯)을 쓴다. 〈東垣〉

※ 승마위풍탕(升麻胃風湯)

효능 : 위풍(胃風) 때문에 생긴 얼굴의 종기를 치료한다.

처방 승마(升麻) 2돈, 백지(白芷) 1돈 2푼, 당귀(當歸)•갈근(葛根)•창출(蒼朮) 각 1돈, 감초(甘草) 1돈반, 마황 불거절(麻黃不去節) 5푼, 시호(柴胡)•고본(藁本)•강활(羌活)•황백(黃柏)•초두구(草豆蔻) 각 3푼, 만형자(蔓荊子) 2푼에 생강 3쪽, 대추 2개를 넣어 물에 달여서 식사 후에 복용한다. 〈東垣〉

※ 서각승마탕(犀角升麻湯)

효능 : 양명위경(陽明胃經)의 풍열독(風熱毒)을 치료한다.

처방 서각(犀角) 1돈반, 승마(升麻)•강활(羌活)•방풍(防風) 각 1돈, 천궁(川芎)•백부자(白附子)•백지(白芷)•황금(黃芩)•감초(甘草) 각 5푼을 물로 달여서 식사 후 잠잘 때에 한 번 복용한다. 〈本事〉

10. 신풍증(腎風症)일 때

황제(黃帝)가 묻기를, 「신풍(腎風)에 병이 들면 얼굴과 장부(臟腑)가 부풀어 막히는데 법으로써 침질을 할 수 있는가?」 기백(岐伯)이 답하기를, 허하면 침을 놓지 않는 것이니 침질이 부당할 때 침질을 하면 5일 뒤에 열이 나는데 그 열은 가슴과 등으로부터 머리까지 닿고 땀이 나며 손이 덥고 입이 마르고 목이 마르며, 오줌이 누렇고 눈 밑이 붓고 뱃속이 울며 몸이 무거워서 걷기가 힘이 든다. 주(註)에 이르기를, 「부으면 막힌다는 증세는 눈 밑에 와잠(臥蠶)이 어린 증세를 말함이다.」 〈內經〉

얼굴이 부어 부종(浮腫)이 나고 동통(疼痛)하며, 그 빛이 흑색이고 땀이 많으며 바람을 싫어하는 증세는 신풍증(腎風症)에 속하는 것이니 치료 방법은 아직 분명하지 못하다. 〈三因〉

11. 답시종(搭顋腫)일 때

시종(顋腫)을 일명 작시(痄顋)라고 하는데 풍열(風熱)과 고량(膏粱)의 쌓인 열 때문에 일어나는 증세이니 승마황련탕(升麻黃連湯)이나 형방패독산(荊防敗毒散)을 쓰고, 종기가 오래되도록 없어지지 않고 농(膿)이 되려고 할 때는 탁리소독산(托裏消毒散)을 쓴다. 시협(顋頰)•치아•진구(辰口)가 함께 종기가 되어 출혈하는 증세는 청위산(清胃散)에 석고(石膏)를 가해 쓴다. 〈入門〉

답시종(搭顋腫)에는 가미소독음(加味消毒飮)을 쓴다. 〈醫林〉

시종(顋腫)에는 팥을 가루로 해서 계자청(鷄子清)이나 초에 이겨서 붙인다. 〈綱目〉

어린아이의 독기가 시(顋)를 치는데 붉은 종기가 되면 치료가 어려우니 조각(皀角) 2냥, 남성생(南星生) 2돈, 찹쌀 1홉을 가루로 해서 강즙(薑汁)에 고루 바르면 바로 효과가 있다. 〈本事〉

※ 가미소독음(加味消毒飮)

효능 : 답시종(搭顋腫)을 치료한다.

처방 형개(荊芥)•방풍(防風)•악실(惡實)•감초(甘草)•연교(連翹)•강활(羌活) 각 1돈을 물로 달여서 복용한다. 의감(醫鑑)에는 이것을 구풍해독산(驅風解毒散)이라 한다. 〈醫林〉

어떤 사람이 머리와 목에 종기가 나고 눈이 주먹같이 부어서 맥(脈)이 넓고 커지는 증세를 보고 대인(戴人)이 말하기를, 「내경(內經)에 말하기를 얼굴의 종기는 풍(風)이라 했으니 이것은 풍(風)이 양명경(陽明經)을 탄 것이다. 기혈(氣血)에는 모두 풍종(風腫)이 많으니 땀을 내어

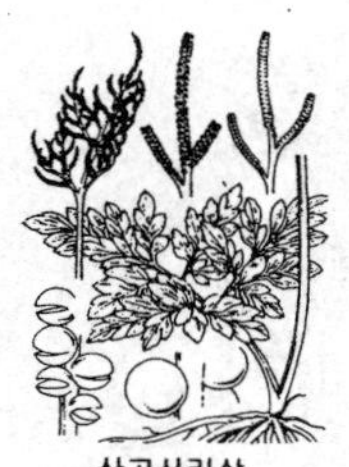
산고사리삼

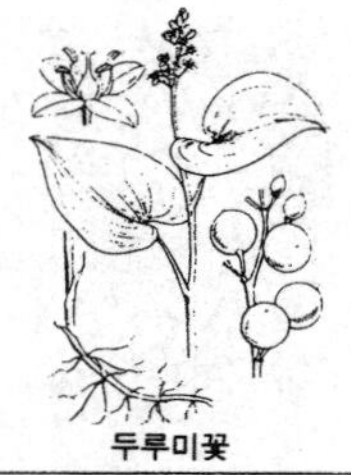
두루미꽃

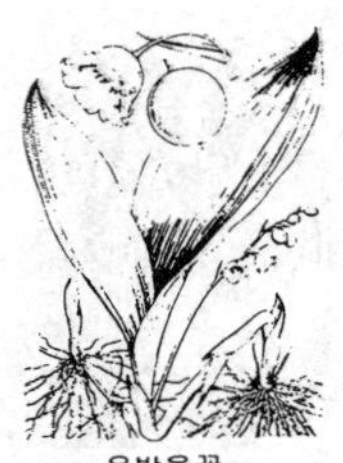
은방울꽃

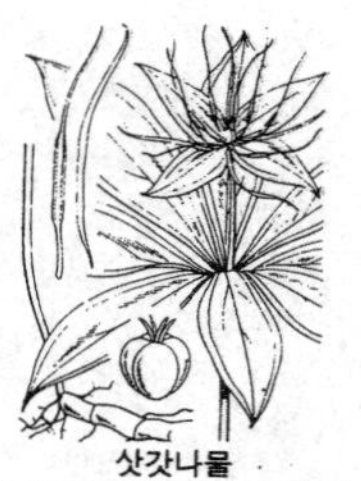
삿갓나물

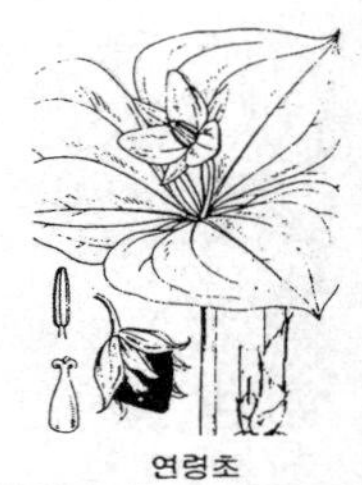
연령초

야 한다.」하고, 통성산(通聖散)에서 초(硝)•황(黃)을 버리고 생강•파•콩자반을 넣어서 달여 먹게 하여 땀을 조금 나게 한 다음 풀뿌리로 콧속을 찔러서 피를 내니 종기가 바로 없어졌다고 한다. 〈子和〉

12. 면상(面上)의 잡병일 때

풍자(風刺)•분자(粉刺)•간증(皯贈)•좌비(座痱)•주병(酒病)•폐풍창(肺風瘡) 등의 증세는 모두가 얼굴에 생기는 병이다. 〈入門〉

풍(風)이 피부에 있고 담(痰)이 장부(臟腑)에 쌓이면 얼굴에 기미가 생기고, 비(脾)•폐(肺)의 풍습(風濕)이 열(熱)과 서로 싸움을 해서 홍자색의 부스럼이 나고 종기가 일기도 하니 승마위풍탕(升麻胃風湯)을 적당하게 해서 쓴다. 〈入門〉

얼굴에 열독(熱毒)•창절(瘡癤)•사비(痤痱)가 나는 데는 백련산(柏連散)•유황고(硫黃膏)•백부자산(白附子散)•청상방풍탕(淸上防風湯)을 쓴다. 또 모든 풍자(風刺)•분자(粉刺)•작란(雀卵)•반간증(班皯贈)•암자(黶子) 등이 나는 데는 옥용산(玉容散)•연교산(連翹散)•홍옥산(紅玉散)•옥용서시산(玉容西施散)•황제도용금면방(皇帝塗容金面方)•옥용고(玉容膏) 등을 쓴다. 얼굴의 반랑(瘢痕)은 의중백어(衣中白魚) 37개, 백석지(白石脂) 2돈반, 응분백(鷹糞白) 7돈반, 백부자(白附子) 2돈반, 백강잠(白殭蠶) 5돈을 가루로 하여 돼지기름에 고루 섞어서 밤마다 홍터에 바르고 다음날 아침에 씻어 버린다. 〈類聚〉

※ 유황고(硫黃膏)

효능 : 얼굴의 부스럼과 코와 볼의 자적색(紫赤色) 및 풍자(風刺)•분자(粉刺) 등에 쓴다.

처방 생유황(生硫黃)•백지(白芷)•과루근(瓜蔞根)•이분(膩粉) 각 반 돈, 전갈(全蝎) 3개, 선각(蟬殼) 5개, 완청(芫靑) 7개를 발은 버리고 가루로 하며, 따로 향유(香油)•황랍(黃蠟)을 섞어서 불위에서 잘 저어 약가루를 반죽하여 자기 전과 세수를 한 뒤에 조금씩 바르되 눈에는 들어가지 않도록 하면서 며칠간 쓰면 코와 빰의 적자색은 사라지고, 풍자(風刺)•분자(粉刺)는 하룻밤 사이에 그 효력이 일어난다. 〈得効〉

※ 백련산(柏連散)

효능 : 얼굴의 열독(熱毒)과 악창(惡瘡)을 치료한다.

처방 황백구(黃栢灸)•황련(黃連)•호분초(胡粉炒)를 각각 등분하여 가루로 해서 돼지기금에 섞어 자주 부스럼 위에 발라 준다. 〈得効〉

※ 백부자산(白附子散)

효능 : 얼굴의 열창(熱瘡)과 또는 반점을 치료한다.

처방 백부자(白附子)•밀타승(密陀僧)•백복령(白茯苓)•백지(白芷)•관분(官粉)을 각 등분하여 가루로 하고, 나복전탕(蘿葍煎湯)으로 얼굴을 씻은 뒤에 약가루를 양젖에 이겨서 발랐다가 이튿날 아침에 씻어 버린다. 사람의 젖으로 대신하기도 한다. 〈醫鑑〉

※ 청상방풍탕(淸上防風湯)

효능 : 상초(上焦)의 화(火)를 맑게 하고 머리의 창절(瘡癤)•풍열독(風熱毒)을 치료한다.

처방 방풍(防風) 1돈, 연교(連翹)•백지(白芷)•길경(桔梗) 각 8푼, 주초편금(酒炒片芩)•천궁(川芎) 각 7푼, 형개(荊芥)•치자(梔子)•황련주초(黃連酒炒)•지각(枳殼)•박하(薄荷) 각 5푼, 감초(甘草) 3푼을 물로 달이고, 죽력(竹瀝) 5수저를 넣어서 복용한다. 〈醫鑑〉

※ 옥용산(玉容散)

효능 : 얼굴의 기미 또는 소창(小瘡)•좌비(痤痱)•분자(粉刺)의 종류와 피부의 소양(瘙痒) 등을 치료하고 태를 베껴준다.

처방 조각(皂角) 1근, 승마(升麻) 2냥 6돈반, 저실자(楮實子) 1냥 6돈반, 백지(白芷)•백급(白芨)•천화분(天花粉)•녹두분(綠豆粉) 각 3돈 3푼반, 감송(甘松)•축사(縮砂)•백정향(白丁香) 각 1돈 6푼반, 찹쌀 3홉 반을 가루로 하여 얼굴을 씻는다.

장뇌(樟腦) 2돈을 더해도 좋다. 〈醫鑑〉

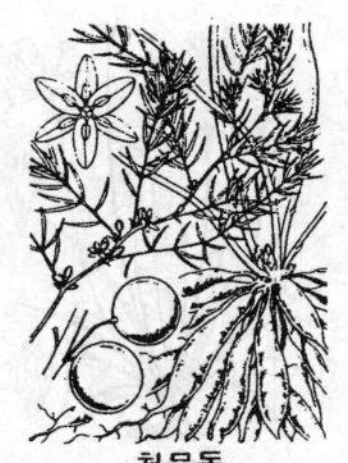
천문동

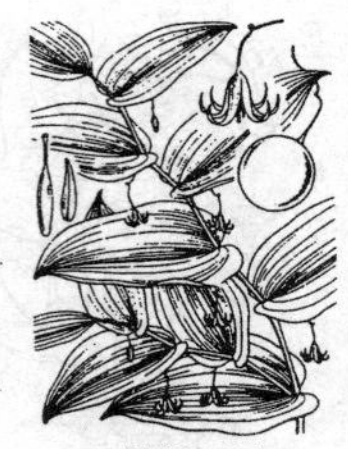
죽대아재비

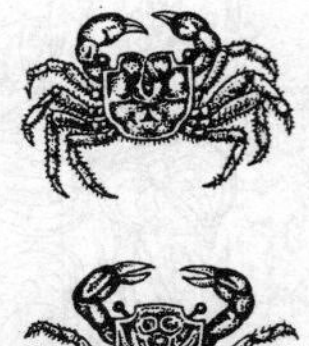
모발게

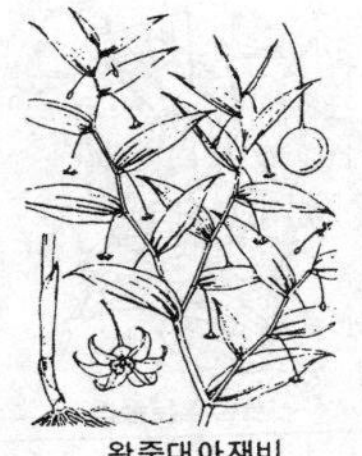
왕죽대아재비

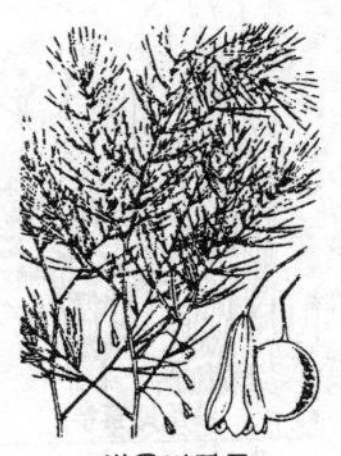
방울비짜루

※ 연교산(連翹散)

효능: 일명 청폐산(淸肺散)이라고 한다.
얼굴의 곡각창(糓嘴瘡), 즉 분자(粉刺)를 치료한다.

처방 연교(連翹)·천궁(川芎)·백지(白芷)·편금(片芩)·황련(黃連)·사삼(沙蔘)·형개(荊芥)·상백피(桑白皮)·치자(梔子)·패모(貝母)·감초(甘草) 각 7푼을 물로 달여 식사 후에 복용한다. 〈回春〉

※ 홍옥산(紅玉散)

효능: 얼굴에 나는 모든 주자(酒刺)·풍자(風刺)·흑암(黑黶)·반자(斑子)를 치료한다.

처방 백지(白芷)·곽향(藿香)·아조(牙皂) 각 2돈, 감송(甘松)·삼내자(三乃子)·목택(木澤)·백정향(白丁香)·세신(細辛)·행인(杏仁)·밀타승(密陀僧) 각 1돈, 천화분(天花粉)·백복령(白茯苓) 각 1돈반, 장뇌(樟腦) 5푼, 백급(白芨) 3푼을 가루로 하여 잘 때 침에 섞거나 혹은 젖에 섞어서 얼굴에 바르고 이튿날 아침에 더운물로 씻으면 얼굴이 구슬과 같이 희어진다. 〈醫鑑〉

※ 옥용서시산(玉容西施散)

처방 녹두분(綠豆粉) 2냥, 백지(白芷)·백급(白芨)·백검(白斂)·백강잠(白薑蠶)·백부자(白附子)·천화분(天花粉) 각 1냥, 감송(甘松)·삼내자(三乃子)·모향(茅香) 각 5돈, 영릉향(零陵香)·방풍(防風)·고본(藁本) 각 2돈, 비조각(肥皂角) 2정을 가루로 하여 얼굴을 씻으면 얼굴색이 구슬과 같다. 〈醫鑑〉

※ 황제도용금면방(黃帝塗容金面方)

처방 주사(朱砂) 2돈, 건연지(乾燕脂) 1돈, 관분(官粉) 3돈, 오매육(烏梅肉) 5개, 소뇌(小腦) 5돈, 천궁(川芎) 약간을 가루로 하여 잠잘 때에 침에 개어서 얼굴에 문지르고 다음날 아침 더운물로 씻으면 어린이 얼굴처럼 젊고 아름다우니 이것이 신선들만이 쓰는 용법이다. 〈醫鑑〉

※ 옥용고(玉容膏)

효능: 얼굴의 조창(燥瘡)과 반흔암(斑痕黶) 등 모든 자(刺)를 치료한다. (처방은 잡방〈雜方〉 참조)

처방 고백반(枯白礬) 1냥, 생유황(生硫黃)·백부자(白附子) 각 2돈을 가루로 하여 잠잘 때에 침에 개어서 바르고 다음날 아침에 씻어 버리면 분자(粉刺) 치료에 좋다. 〈醫鑑〉

분자(粉刺)와 비사(鼻瘡)를 치료하니 웅황(雄黃)·연분(鉛粉) 각 1돈, 유황(硫黃) 5푼을 가루로 하여 젖에 섞어서 고루 바르고 다음날 아침에 씻어 버린다. 〈回春〉

13. 안마법(按摩法)일 때

손바닥을 더워지도록 서로 비벼서 이마를 자주 문지르는 것은 천정(天庭)을 닦는 것으로 머리까지 이어서 2, 3, 7번 문지르면 얼굴이 저절로 빛나게 되니, 이른바 손은 항상 얼굴에 있어야 하는 것이다. 〈養生書〉

14. 얼굴에 나타나는 위험 증세일 때

환자의 얼굴이 빛이 없고 이틀 동안 검으면 치료가 어렵다. 〈扁鵲〉

얼굴이 붓고, 색이 검은 사람은 치료가 어렵다. 〈扁鵲〉

환자의 영위(榮衛)가 끊어지고 얼굴이 부으면 치료가 어렵다. 〈扁鵲〉

얼굴에 병이 있으면서 문득 붉은점이 나타나면 대부분 치료가 어렵다. 〈丹心〉

단방(單方) (25종)

※ 염탕(鹽湯)

얼굴의 오색(五色) 부스럼을 치료하니 따뜻한 소금물에 솜을 담가서 하루 5~6차례씩 부스럼에 바르면 잘 낫는다. 〈本草〉

※ 백반(白礬)

분자(粉刺)를 치료한다. 백반가루를 술에 개어 바른다. 〈得効〉

얼굴의 자적색의 기미와 땀띠를 치료하니 백반(白礬)

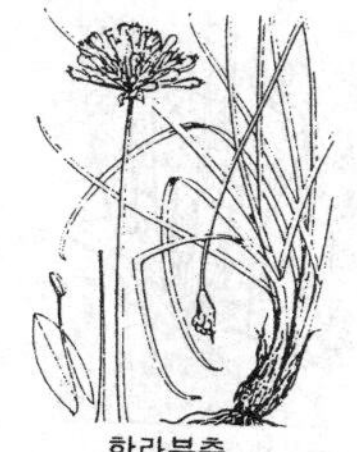
한라부추

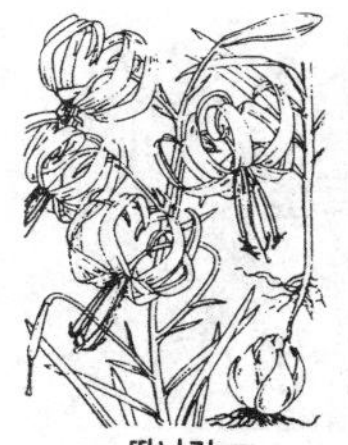
땅나리

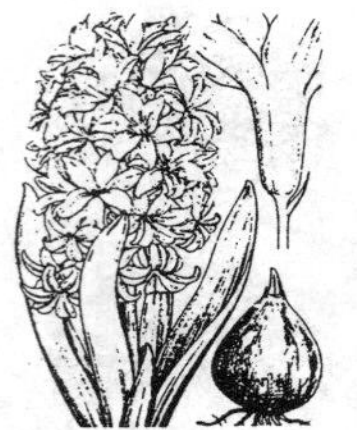
히야신스

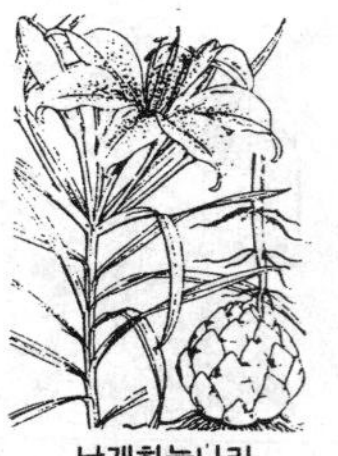
날개하늘나리

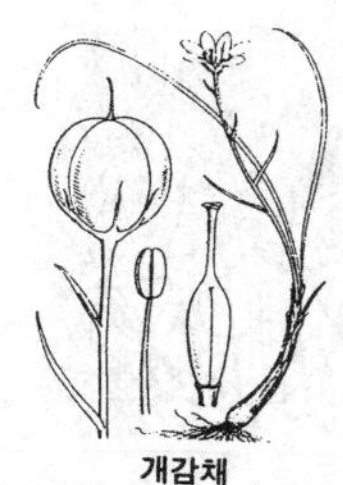
개감채

• 유황(硫黃) 등분에 황단(黃丹)을 조금 섞어서 가루로 하여 침에 개어서 바른다. 〈入門〉

※ 밀타승(密陀僧)

얼굴의 주근깨와 반점을 치료하니 가루로 하여 젖에 개어서 바른다. 밤마다 바르면 얼굴빛이 좋아지고 또 적포(赤疱)를 치료한다. 〈本草〉

※ 석회(石灰)

얼굴의 흑자(黑子) • 식육(瘜肉) • 분자(粉刺)를 치료하니, 석회가루를 물에 개어서 죽처럼 만들고 찹쌀알을 넣어서 하룻밤 재인 뒤에 쌀알이 수정과 같이 되거든 침끝으로 검은 사마귀를 찌른 다음 찹쌀알을 건져서 그 위에 붙여 두었다가 반나절쯤 지난 뒤 검은 사마귀에서 즙이 나오면 약을 떼어 버리고 물을 대지 말아야 한다. 〈本草〉

※ 장수(漿水)

신 것이 피부를 희게 하니, 따뜻한 장수(漿水)로 얼굴을 씻고 헝겊으로 검은 사마귀를 문질러서 통증이 조금 생기게 한 다음 백단(白檀)을 물에 갈아서 바른다. 〈本草〉

또 좁쌀죽의 윗물을 걷어서 맛이 신 것을 바른다.

※ 주사(朱砂)

얼굴빛을 좋게 하니, 수비(水飛)해서 정화수에 조금씩 찍어 먹는다. 〈本草〉

※ 여회(藜灰)

얼굴의 간증(鼾黵) • 분자(粉刺) • 흑점(黑點)을 없애니, 재를 물에 타서 바른다. 〈本草〉

※ 토사자묘(兎絲子苗)

치료는 위와 같다.

싹을 찧어 즙을 내어서 매일 바른다. 〈本草〉

※ 과루근(瓜蔞根)

얼굴빛을 광택나게 하고 손과 얼굴의 주름살을 편다. 분(粉)을 만들어 항상 바르면 매우 좋다. 〈本草〉

※ 익모초(益母草)

얼굴약에 넣으면 광택을 나게 하니, 5월 5일에 뿌리와 잎을 채취하여 햇볕에 쬐어 말려서 가루로 하여 달걀만하게 떡을 만들어 구워서 질그릇 속에 두고 다시 갈아 체에 쳐서 쓰면 주근깨를 없애고 얼굴빛을 빛나게 한다. 〈本草〉

※ 백지(白芷)

기미와 흠집을 없애고 얼굴빛을 윤택하게 하니, 기름을 만들어 바르면 좋다. 〈本草〉

※ 생강즙(生薑汁)

얼굴에 생긴 손톱자국을 치료한다. 즙을 경분(輕粉)에 섞어서 바르면 얼굴이 고와진다. 〈本草〉

※ 고본(藁本)

주근깨, 주사(酒齄), 검은 깨 등을 없애 주니 목약(沐藥)과 면지(面脂)를 만들어 쓰면 좋다. 〈本草〉

※ 토과근(土瓜根)

얼굴빛을 곱게 하니, 가루로 하여 좁쌀 미음에 타서 밤에 세수를 한 뒤 발랐다가 아침에 씻으면 광택이 나고, 100일을 계속하면 광채가 사람을 쏠 정도이다. 〈本草〉

※ 백부자(白附子)

얼굴의 백병(百病)을 고치니, 면지(面脂)에 넣어서 쓴다. 〈本草〉

※ 백복령(白茯苓)

주근깨를 없애 주고 얼굴빛을 곱게 하니, 가루로 하여 꿀에 섞어서 항상 얼굴에 바른다. 〈本草〉

※ 상시회(桑柴灰)

치료는 위와 같다.

여회(藜灰)와 같이 즙으로 하여 볶아서 바른다. 〈本草〉

※ 상엽(桑葉)

얼굴의 폐독창(肺毒瘡)이 대풍창(大風瘡)과 같이 된

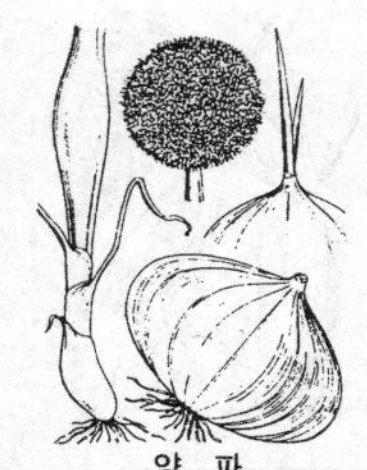
양 파

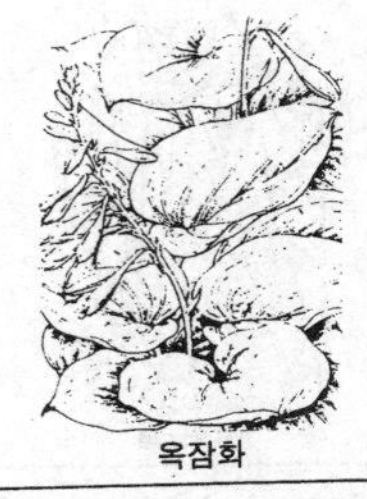
옥잠화

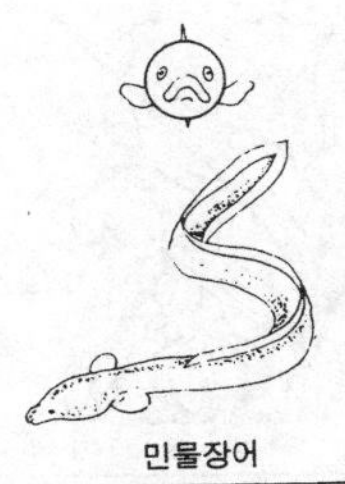
민물장어

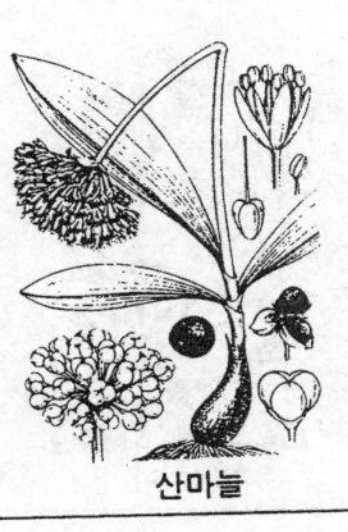
산마늘

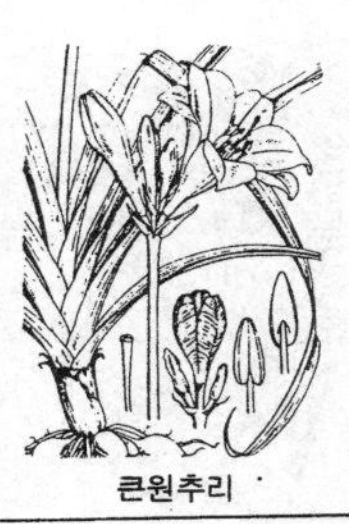
큰원추리

증세를 치료한다. 잎사귀를 쪄서 햇볕에 말려 가루로 하고 매일 3회 2돈씩 물에 타서 먹는다. 약명을 녹운산(綠雲散)이라고 한다. 〈本草〉

※ 진주(眞珠)

치료는 위와 같다.

가루로 하여 젖에 타서 자주 바른다. 〈本草〉

※ 밀(蜜)

자주 먹으면 얼굴에 빛이 난다. 〈本草〉

치료는 위와 같다.

※ 백강잠(白殭蠶)

치료는 위와 같다.

가루로 하여 자주 바르고, 또 의어(衣魚)와 독수리의 흰 똥으로 등분하여 가루로 하고 젖즙에 타서 바른다. 〈本草〉

※ 복분자(覆盆子)

얼굴빛을 곱게 한다.

봉류(蓬蘲)도 효과가 같다. 〈本草〉

※ 오매육(烏梅肉)

주근깨를 없애고 악육(惡肉)을 없애 주니, 모든 약에 타서 쓴다. 〈本草〉

주근깨에는 매육(梅肉) • 앵도지(櫻桃枝) • 저아조각(猪牙皀角) • 자배(紫背) • 부평(浮萍)을 등분하고 가루로 하여 세수를 하면 좋다. 〈入門〉

백매(白梅)도 효과가 같다.

※ 율피(栗皮)

밤의 얇은 껍질을 가루로 하여 꿀에 타서 얼굴에 바르면 피부가 고와진다. 〈本草〉

※ 도화(桃花)

얼굴빛이 좋아지니, 술에 담가서 마신다.

얼굴의 부스럼에서 누런물이 나오는 데는 도화(桃花)를 가루로 하여 1일 3회 1돈씩 물로 같이 먹는다. 〈本草〉

※ 행인(杏仁)

얼굴의 기미를 없애 주니, 달걀의 흰자위에 타서 바르고 이튿날 아침에 더운 술로 씻는다. 얼굴이 바람을 쐬어 부은 데도 찧어서 바른다. 〈本草〉

※ 만청자(蔓菁子)

기름을 짜서 면지(面脂)에 넣어 쓰면 주근깨를 없애고, 또 잘 갈아서 바르면 주름살이 펴진다. 〈本草〉

※ 동과인(冬瓜仁)

얼굴빛을 빛나게 하니, 면지(面脂)를 만들어 쓴다.

씨 3~5되를 껍질을 벗기고 가루로 하여 꿀로 환을 해서 공복에 30알씩 먹는다.

오래도록 먹으면 얼굴빛이 구슬과 같다. 〈本草〉

※ 총백(葱白)

바람에 상하여 얼굴과 눈이 부은 증세를 치료하니, 달인 물에 씻고 마시기도 한다. 〈本草〉

※ 노자시(鸕鷀屎)

얼굴의 간증(皯黵) • 암지(黶痣) • 반자(瘢疵) • 포간(皰皯) • 작란반(雀卵斑)을 없애 주니, 흰 똥을 돼지기름에 섞어서 바른다. 〈本草〉

※ 웅지(熊脂)

주근깨를 없애고 얼굴빛을 곱게 하니, 바르고 먹는다. 〈本草〉

※ 고양담(羖羊膽)

치료는 위와 같다.

담(膽)을 술에 타서 끓여 바르고 문지르기를 1일 3회하면 바로 차도가 있다. 〈本草〉

※ 대저제(大猪蹄)

노인의 얼굴을 광택있게 한다. 대저제(大猪蹄) 1개를 장물에 달여서 아교와 같이 만들어 가지고 밤에는 얼굴에 바르고, 아침에는 장물로 씻으면 주름살이 펴진다. 〈本草〉

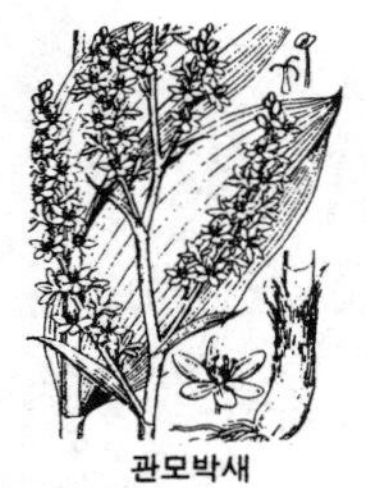
관모박새

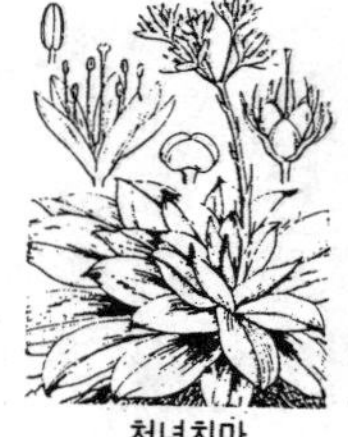
처녀치마

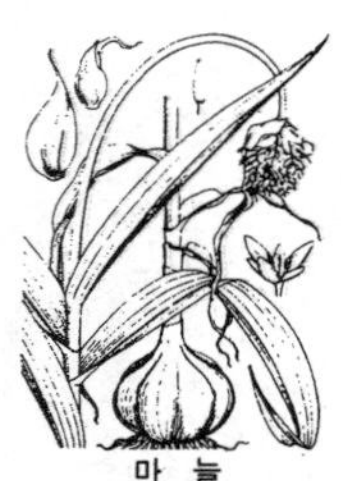
마 늘

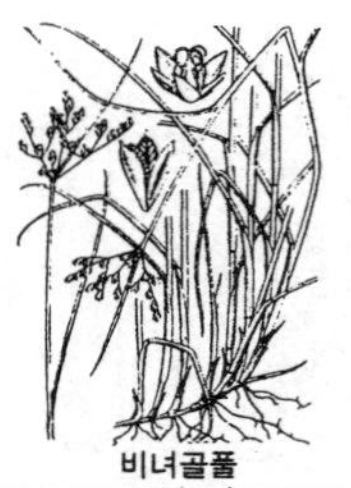
비녀골풀

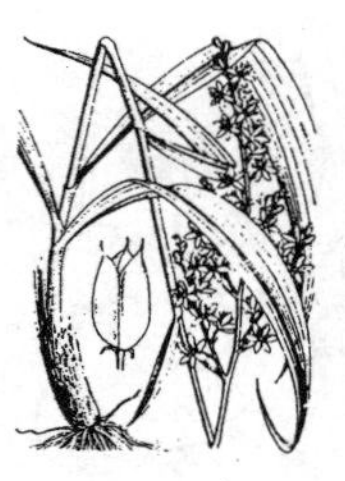

※ 녹각(鹿角)

구워서 가루로 해 가지고 1일 3회 2돈씩 복용하면 얼굴빛이 꽃과 같이 된다. 장물로써 진하게 갈아서 얼굴에 바르면 주름살이 생기지 않고 부스럼을 없애며 겸해서 얼굴빛이 고와진다. 소년이 기(氣)가 성(盛)하여 얼굴에 부스럼이 생긴 데는 사슴기름을 죽처럼 끓여 바르면 바로 차도가 있다. 〈本草〉

三. 안(眼)

1. 눈이 장부(臟腑)의 정(精)일 때

오장(五臟)•육부(六腑)의 정기(精氣)가 전부 위로 또는 눈으로 올라가서 정(精)이 되는데 그 정기(精氣)가 눈이 되고, 뼈의 정기가 눈동자가 되며, 근(筋)의 정기가 검은 눈자위가 되고, 피의 정기(精氣)가 낙((絡)이 되어서 다시 눈의 흰자위가 된다.

기육(肌肉)의 정(精)은 근골(筋骨)과 혈기의 정(精)을 묶고 싸서 맥계(脈系)와 함께 뇌로 통하고, 뇌후(腦後)로 나와 목으로 통한다. 그러하기 때문에 사(邪)가 목에 맺혀서 신체의 허한 부분을 만나면 적중되는데 그것이 깊숙이 들어가면 안계(眼系)를 따라서 뇌로 들어가고, 뇌로 들어가면 뇌가 어지럽고, 안계(眼系)가 끌어당기는 증세가 급하고 눈이 어지러워진다.

즉, 풍(風) 때문에 생긴 어지러움이다. 사(邪)가 정(精)에 적중하였는데 정(精)이 사(邪)를 비적(比敵)하지 못하면 정(精)이 흩어지고, 정(精)이 흩어지면 보는 것이 두 갈래로 나뉘니 그것을 시기(視岐)라고 하는데 이 시기는 두 개의 물건으로 보이기 때문이다.

눈이란 것은 오장(五臟)•육부(六腑)의 정(精)이요, 영위(榮衛)와 혼백이 머무는 곳이다. 신(神)이 피로하면 혼백이 흩어지고 마음이 요란스럽기 때문에 눈동자와 검은자위가 음(陰)에 법(法)하며, 흰자위와 적맥(赤脈)은 양(陽)을 법(法)한다.

따라서 음양(陰陽)이 합하여 정명(精明)이 되는 것이다. 눈은 마음의 심부름꾼이요, 마음은 신(神)을 지키는 곳이 되니 정신은 요란스러워도 마음은 요동되지 않는다.

갑자기 예사롭지 않은 일을 보면 정신과 혼백이 혼란해서 서로 이끌지 못하기 때문에 의심이 일어난다. 〈靈樞〉

이러하니 오장(五臟)•육부(六腑)와 12경맥(十二經脈)•365락(三百六十五絡)의 혈기가 모두 비토(脾土)로부터 받아 위로 눈에 관철해서 밝음을 얻는다.

그리하여 비(脾)가 허하면 오장(五臟)의 정기(精氣)가 모두 자리를 잃어 눈이 밝지 못하고 결국은 시력 상실을 가져 온다. 〈綱目〉

백정(白睛)은 폐에 속하고 기(氣)의 정(精)은 기륜(氣輪)이 되고, 흑정(黑睛)은 간에 속하고 근(筋)의 정(精)은 풍륜(風輪)이 되고, 상하검(上下瞼)은 비(脾)에 속하고 육(肉)의 정(精)은 육륜(肉輪)이 되고, 대소자(大小眥)는 심(心)에 속하고 혈(血)의 정(精)은 혈륜(血輪)이 되고, 동인(瞳人)은 신(腎)에 속하고 골(骨)의 정(精)은 수륜(水輪)이 된다. 〈得効〉

◎ 기륜(氣輪)

병의 원인은 추위와 더위를 무시하고 찬 미음을 너무 많이 먹어서 몸이 허소(虛疎)하며 한사(寒邪)가 속으로 들어가면 그 증세가 아프거나 어두워, 백정(白睛)에 전하면 적근(赤筋)이 생기고 부어서 붉으며, 해를 보면 안개가 낀 것 같고, 물건을 보면 연기가 낀 것 같다. 이것을 치료하지 않으면 백막(白膜)이 생기게 된다. 〈得効〉

◎ 풍륜(風輪)

병의 원인은 희로(喜怒)가 항상 없고 노력과 걱정을 해야 하며, 낮에 눈을 많이 쓰고 밤에 잔 글씨를 읽으면 눈초리가 한층 더 깔깔하고 동자가 아프며, 물건을 밝게 볼 수가 없고 눈시울이 다급하니 거풍약(去風藥)을 써야 한다. 〈得効〉

◎ 육륜(肉輪)

병의 원인은 더운 것을 지나치게 먹고 매운 것을 좋아하며, 먼 길을 무리하게 걸어서 잠을 즐기면 풍(風)이 쌓이고 담(痰)이 거북해져서 눈물이 많이 나며 눈 부위가 아프고 어혈(瘀血)이 정자(睛子)를 침노하므로 비(脾)를 소성(疎醒)하는 약을 써야 한다. 〈得効〉

◎ 혈륜(血輪)

병의 원인은 칠정(七情)이 시달려서 안으로는 마음을 동요시키고, 밖으로는 눈에 부담을 가한다. 그 증세로는 적근(赤筋)이 눈자위에 감기고 백막(白膜)이 정자(睛子)를 침노하여 눈시울이 붓고 뜨기가 힘들며 혼삽(昏澁)해진다. 급히 치료하지 않으면 실명하기가 쉬우니 세심양혈

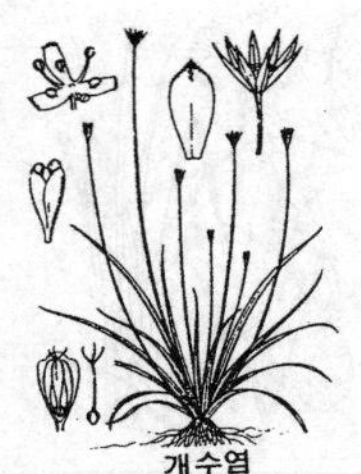
개수염

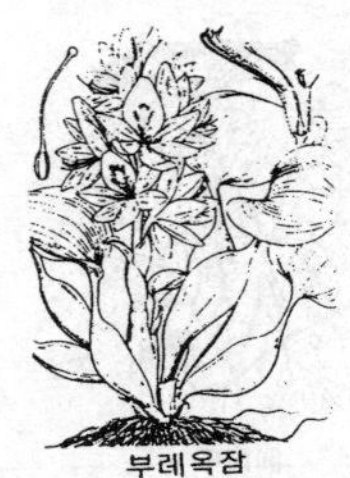
부레옥잠

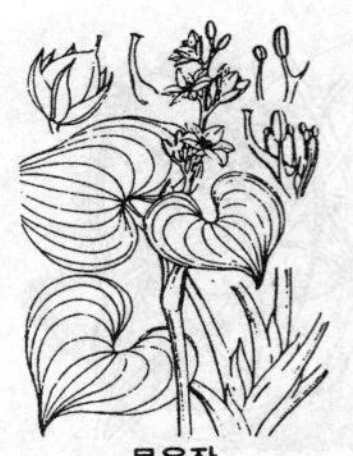
물옥잠

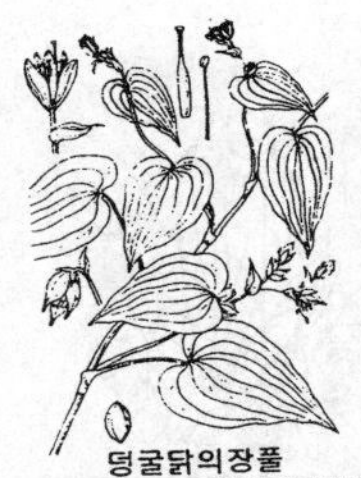
덩굴닭의장풀

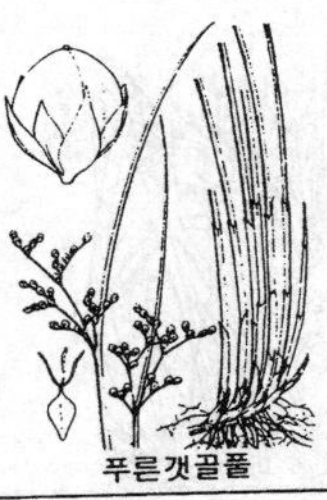
푸른갯골풀

(洗心涼血)의 약을 써야 한다. 〈得效〉

◎ 수륜(水輪)

병의 원인은 과로에 즐기려는 욕심을 못 누르고 칠정(七情)을 상한 데다가 술과 면을 너무 많이 먹고, 짠맛과 매운 맛을 좋아하면 신경을 움직여서 흑수(黑水)에 통하면 찬 눈물이 계속 흐르며, 파리가 눈으로 모여들고 풍허(風虛)를 쌓아 모아서 또는 삽(澁)하고 또는 가려워서 안질이 되고 계속 혼암(昏暗)하니 보신약(補腎藥)을 써야 한다. 〈得效〉

천곽(天廓)은 폐(肺)와 대장(大腸)의 전도(傳道)가 되고, 지곽(地廓)은 비(脾)와 위(胃)의 수곡(水穀)이 되고, 화곽(火廓)은 심명문(心命門)의 포양(抱陽)이 되고, 수곽(水廓)은 신(腎)의 회음(會陰)이 되고, 풍곽(風廓)은 간(肝)의 양화(養化)가 되고, 뇌곽(雷廓)은 소장(小腸)의 관천(關泉)이 되고, 산곽(山廓)은 담(膽)의 청정(淸淨)이 되고, 택곽(澤廓)은 방광의 진액(津液)이 된다. 〈得效〉

◎ 천곽(天廓)

병의 원인은 눈이 쌓인 산에서 사냥을 하여 눈(雪)의 반사빛을 많이 받고, 밤에 잔 글씨를 읽으며 생선을 많이 먹고 추위와 더위를 무릅써서 생기는 병이다. 그 증세는 물건을 보면 연기가 낀 것 같고, 눈자위가 아파서 눈뜨기가 힘이 든다. 〈得效〉

◎ 지곽(地廓)

병의 원인은 습기가 머리를 적시고 찬 기운이 동자를 엄습하기 때문에 일어난다. 그 증세는 눈시울이 다급하고, 어혈(瘀血) 때문에 부스럼이 난다. 〈得效〉

◎ 화곽(火廓)

병의 원인은 심신이 두려우며, 적맥(赤脈)이 눈자위를 침노하고, 피가 동자에 들어가면 병이 일어난다. 그 증세는 검두(瞼頭)에 붉은 종기가 생기고 정자(睛子)가 동통(疼痛)하며 뜨거운 눈물이 쏟아진다. 〈得效〉

◎ 수곽(水廓)

병의 원인은 힘을 들여 싸우고 방망이로 치고 활을 당기며 말을 힘있게 몰고 달리면 병이 일어난다. 그 증세는 항상 혼암(昏暗)하고 정자(睛子)가 어지럽고 눈물이 많이 난다. 〈得效〉

◎ 풍곽(風廓)

병의 원인은 창구멍의 바람을 막지 않고 좌와(坐臥)에 항상 풍기(風氣)가 있으면 뇌 속에 풍사(風邪)가 침입하여 병이 일어난다. 그 증세는 흑정(黑睛)이 항상 가렵고 양쪽 눈시울이 항상 짓무르며 혼암(昏暗)하고 눈물이 많이 난다. 〈得效〉

◎ 뇌곽(雷廓)

병의 원인은 베개를 베지 않고 잠자며 술취한 뒤에 행방(行房)하고, 혈맥(血脈)이 가득 차고 넘쳐서 풍사(風邪)가 안으로 들어가면 병이 일어난다. 그 증세로는 눈자위 주위에 붉은 종기가 나고 검(瞼) 속에 부스럼이 나며, 눈털이 말리고 정자(睛子)에 무살(努肉)이 덮이는 것이다. 〈得效〉

◎ 산곽(山廓)

병의 원인은 동자를 찔러서 손상하고 무살이 양정(兩睛)에 나며, 쌍정(雙睛)을 가려우면 병이 일어난다. 그 증세는 눈이 어둡고 어혈(瘀血)이 정자(睛子)를 침범하는 것이다. 〈得效〉

◎ 택곽(澤廓)

병의 원인은 봄에 풀어 주지 못하고, 겨울에 양독(陽毒)을 모으며, 더운 것을 많이 먹으면 뇌지(腦脂)가 응취(凝聚)하여 병이 일어난다. 그 증세는 혈루(血淚)가 조수처럼 흐르고 구름과 안개가 낀 것 같고 흑화(黑花)가 보인다. 〈得效〉

2. 안정(眼睛)이 오장(五臟)에 속할 때

처음과 끝의 붉은 눈초리는 심(心)에 속하고, 눈에 찬 백정(白睛)은 폐에 속하고, 오정(烏睛)의 둥글고 큰 것은 간에 속하며, 위·아래의 육포(肉胞)는 비(脾)에 속하고, 그 중간의 흑동(黑瞳)의 한 점이 칠흑과 같은 것은 신(腎)이 주로 관리한다. 〈直指〉

백정(白睛)은 폐에 속해서 기륜(氣輪)이라고 하는데 붉은 증세는 심(心)에 속하니 혈맥(血脈)을 다니는 것이며, 흑정(黑睛) 위에서 나뉘어져서 약간 푸른 증세는 간에 속하고, 나머지 검은 증세는 신(腎)에 속하고, 중간의 한 점의 동자는 담(膽)에 속하는 것이다. 〈入門〉

3. 눈의 내·외자(眥)일 때

눈초리가 밖(귀쪽)으로 찢어진 것이 예자(銳眥)이며, 안으로 코에 가까운 것이 내자(內眥)가 되며 그리고 위는 외자(外眥)가 되는 것이다. 〈靈樞〉

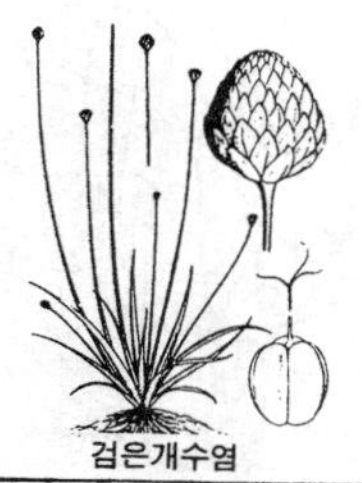
검은개수염

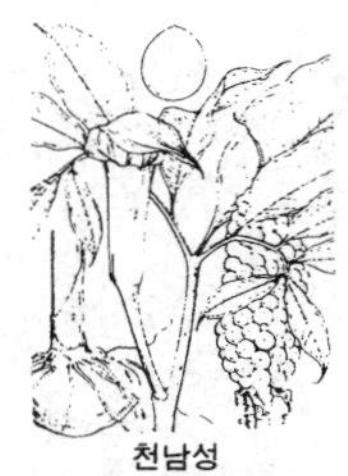
천남성

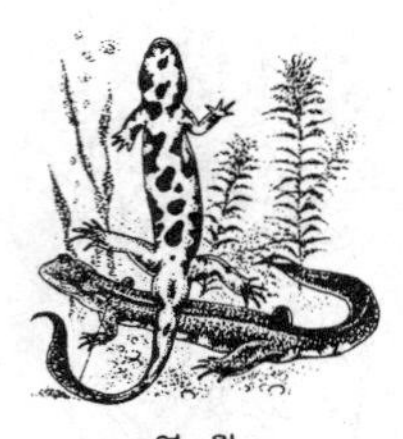
영 원

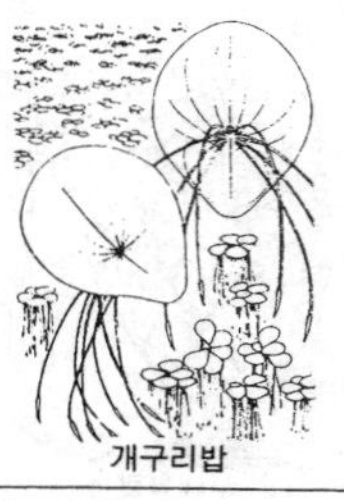
개구리밥

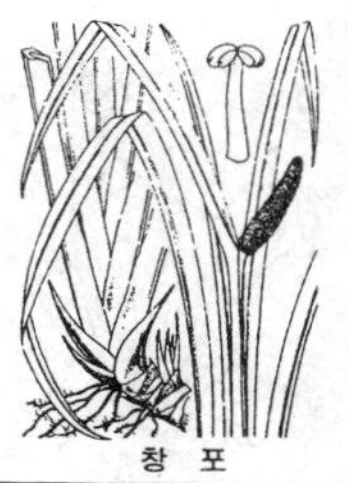
창 포

족태양(足太陽)이 눈의 상강(上綱)이 되고, 족양명(足陽明)이 눈의 하강(下綱)이 된다. 〈靈樞〉

눈초리가 네 끝과 눈시울과 속눈썹의 근본이 되는 것이다. 〈內經註〉

눈의 내자(內眥)는 태양경(太陽經)이 일어나는 자리이니 혈(血)이 많이 모이고 기(氣)가 적으며, 예자(銳眥)는 소양경(少陽經)으로 혈(血)은 적고 기(氣)가 많으며, 상강(上綱)은 태양경(太陽經)으로 또한 혈(血)이 많고 기(氣)가 적으며, 하강(下綱)은 양명경(陽明經)으로 혈(血)과 기(氣)가 모두 많은 것이다. 이 삼경이 눈에 같이 모이지만 단지 족궐음경(足厥陰經)은 목계(目系)에만 연해 있으니 혈(血)이 많은 증세는 태양(太陽)과 양명(陽明)이 실(實)하기 때문이고, 혈(血)이 모자라는 증세는 궐음(厥陰)이 허하기 때문이다.

그러므로 출혈이 되는 증세는 태양(太陽)과 양명(陽明)에 좋으니 이 두 경(經)은 혈(血)이 많기 때문이다. 태양(太陽)과 양명(陽明)을 찔러서 출혈시키면 눈이 한층 더 밝아지고, 소양(少陽)을 찔러서 출혈시키면 눈이 한층 더 어두워진다. 〈子和〉

4. 모든 맥(脈)이 눈에 속할 때

심(心)은 맥에 합하고, 모든 맥은 눈에 속한다. 〈內經〉

오장(五臟) • 육부(六腑)의 정기가 모두 비(脾)에서 받고 눈에 닿기 때문에 비위(脾胃)를 치료하면 기(氣)가 오르고 신(神)이 맑아진다. 간이 비록 눈을 총괄하여 밝은 빛을 비쳐도 사실은 신정(腎精)과 심신(心神)이 주관하는 것이 되기 때문에 정(精)을 보(補)하고 신(神)을 편하게 해 주는 것이 눈을 치료하는 근본이 되는 것이다. 〈入門〉

마음이 번거로워서 음식을 잘 먹지도 못하고 과로하여 비위(脾胃)가 허약하며, 심화(心火)가 성하면 백맥(百脈)이 끌어오르고 혈맥(血脈)이 역행하며 사(邪)가 털구멍을 침노하니 말하자면 하늘이 밝으면 해와 달이 밝지 않다는 것이다.

비(脾)는 모든 음(陰)의 첫째이며, 눈은 혈맥의 종주이기 때문에 비(脾)가 허하면 오장(五臟)의 정기가 맡은 모든 책임을 잃고 밝은 것을 눈으로 되돌려 보내지 못한다.

마음은 군화(君火)가 되니 주인되는 신(神)이 당연히 조용해서 편안해야 하며 상화(相火)가 그 지시를 받아야 되니, 상화(相火)란 것은 포락(包絡)이면서도 백맥(百脈)이 모두 눈을 영화롭게 하는 것을 주관하고 있다. 만일 과로하여 혈맥(血脈)을 상하게 되면 모든 병이 생기니, 비위(脾胃)를 치료해서 혈(血)을 보양하고 신(神)을 편안하게 하지 못하면 그것은 겉만 치료하고 근본을 모르는 것과 같으므로 위와 같은 이치를 모르는 까닭이다. 〈東垣〉

5. 맥법(脈法)일 때

왼쪽 촌맥(寸脈)이 넓고 빠르면 심화(心火)가 타오르고, 관맥(關脈)이 당기고 넓으면 간화(肝火)가 성하며, 오른쪽 촌관(寸關)이 같이 당기고 넓으면 간목(肝木)이 상화(相火)의 기세를 껴서 폐금(肺金)을 누르고 비토(脾土)에 편승한다. 〈醫鑑〉

눈이 화병(火病)을 근본으로 하니 심(心)과 간(肝)의 맥(脈)이 빠르고 넓으며, 우촌관(右寸關)과 상화(相火)의 상충(上衝)이 나타나게 된다. 〈回春〉

눈에 흑화(黑花)가 보이는 것은 신허(腎虛)에서 일어나는 증세이니 왼손 척맥(尺脈)이 잠기고 촘촘하면 그렇게 된다. 〈類聚〉

6. 눈이 간(肝)의 구멍이 될 때

간(肝)의 구멍은 눈이다. 〈內經〉

동방의 청색이 간(肝)에 통해서 눈에 구멍을 열고, 간(肝)에 정(精)을 간직한다. 〈內經〉

누우면 피가 간(肝)으로 돌아가는데 간(肝)이 혈(血)을 받으면 눈이 보인다. 〈內經〉

간기(肝氣)가 눈에 통하니 간(肝)이 온화하면 충분히 오색을 분별할 수 있다. 〈難經〉

간(肝)이 허하면 눈이 침침해서 잘 보이지를 않는다. 〈內經〉

눈이 어두운 것은 간기(肝氣)를 치료하지 않아서 생기는 증세이다. 〈海藏〉

눈은 간(肝)의 바깥 과녁인데 간(肝)은 목(木)을 택하고, 신(腎)은 수(水)를 택하므로 충분히 목(木)을 낳아서 자모(子母)가 서로 합하기 때문에 간(肝)과 신(腎)의 기(氣)가 충족되면 광채가 밝고 모자라면 혼몽(昏蒙)하고 어지럽다. 심(心)은 신(腎)의 집이며 간(肝) • 신(腎)의 다음이 되니 대부분 심(心)은 혈(血)을 주관하고 간(肝)

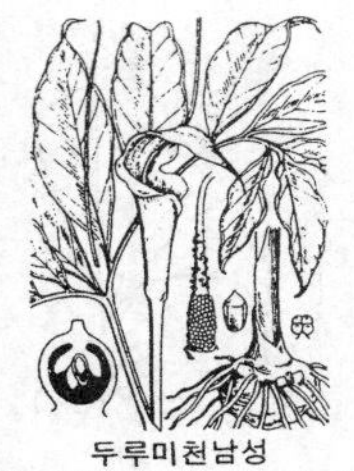
두루미천남성

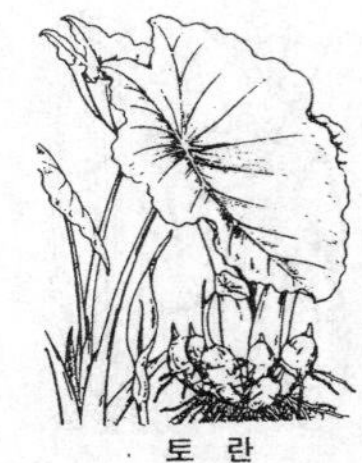
토 란

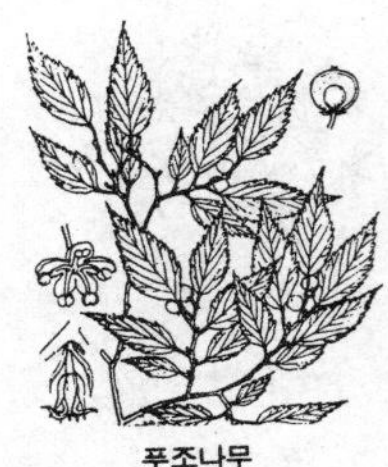
푸조나무

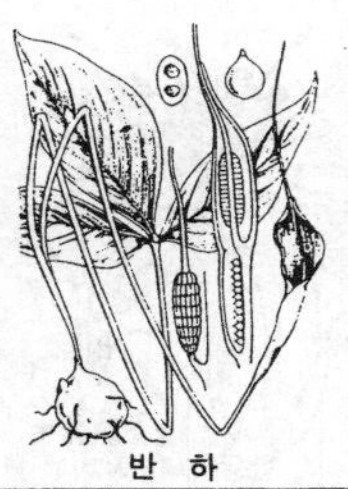
반 하

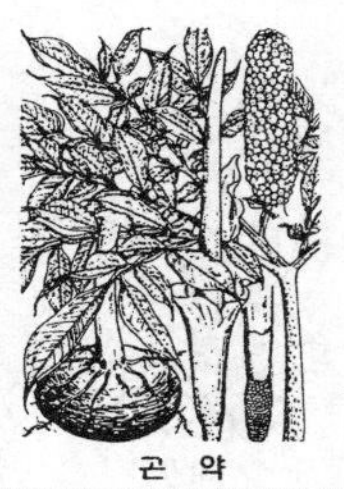
곤 약

은 혈(血)을 간직하는데 혈(血)이 충분히 생열(生熱)을 한다. 대개 열이 눈에 충동하여 일어나면 당연히 마음을 맑게 하고 간(肝)을 서늘하게 해야 한다. 〈直指〉

간(肝)이 혈(血)을 간직하니 열이 있으면 눈이 적종(赤腫)하고 나아도 눈이 현란하다. (안화조〈眼花條〉에 자세한 설명이 있음) 적종(赤腫)은 지황죽(地黃粥)을 먹으면 잠도 자고 바로 낫는다. 〈入門〉

※ 지황죽(地黃粥)

효능 : 자고 일어나면 적종(赤腫)했다가 조금 지나면 희게 되고 또 잠시 뒤에 없어지니 이것은 간병(肝病)이 아니고 혈열(血熱)인 것이다. 누우면 혈(血)이 간(肝)으로 돌아가는데 혈열(血熱)도 역시 간(肝)에 들어가기 때문에 자고 일어나면 눈이 붉으나 조금 있으면 혈(血)이 다시 사지에 흩어지므로 지황죽(地黃粥)으로 간(肝)과 혈(血)을 차게 해 주어야 할 것이다.

처방 생지황(生地黃)을 많든 적든 관계치 않고 즙을 내어 쌀 반 되를 담가서 불린 다음에 햇볕에 쬐어 말리기를 3차례 해서 질그릇에 물 한 그릇을 끓여 위의 말린 쌀 한 홉을 넣고 묽은 죽(粥)을 끓여 식사 후에 먹으면 바로 효과가 있다. 〈入門〉

7. 눈병에 한증(寒症)이 없을 때

안과의 각 병목(病目)을 살펴보면 한증(寒症)은 없고 단지 허(虛)와 열이 있으니, 한(寒)은 혈(血)을 삽(澁)하게 하므로 위로 들어가지는 않는다. 〈入門〉

8. 눈에 화(火)가 없으면 병들지 않을 때

눈이 화(火)가 없으면 병이 안 된다는 것은 무슨 말인가? 흰자위가 붉어지면 화(火)가 폐(肺)를 편승한 증세이고, 육륜(肉輪)이 붓는 것은 화(火)가 비(脾)를 편승한 증세이며, 흑수(黑水)의 신광(神光)이 없는 것은 화(火)가 간(肝)과 신(腎)을 편승한 증세이고, 적맥(赤脈)이 눈에 얽히는 것은 화(火)가 저절로 심한 증세이다. 눈을 치료하는 것은 내경(內經)의 「열이 오르면 종기가 난다」라는 한 구절로써 잘 알 수 있는 것이다. 눈이 심하게 붉어지고 부어서 밝은 빛을 싫어하고 눈물이 계속 흐르며 심한 추위에 눈이 동통(疼痛)하는 것 등은 모두가 화열(火熱) 때문인 것이다. 화(火)를 치료하는 것이 약으로는 찬 것과 짠 재료요, 또 토하고 내리는 것이며, 침으로는 신정(神庭)·상성(上星)·시회(顋會)·전정(前頂)·백회(百會)를 택하면 눈에 백태가 낀 증세와 아픈 증세, 어두운 증세와 부은 증세 등도 곧 낫는다. 〈子和〉

눈의 병이 대부분 열 때문에 나는 것이니 치료는 당연히 마음을 맑히고, 간을 서늘하게 해 주고 혈(血)을 조절하며 기(氣)를 순하게 해야 한다. 〈直指〉

9. 눈병의 원인일 때

매운 것들을 생식하고, 뜨거운 음식을 먹은 뒤에 머리에 침(鍼)을 놓아서 출혈을 많이 하고, 멀리 쳐다보며 밤에 잔 글씨를 읽고, 연기를 쏘이며 도박을 즐기고, 밤에 과식과 술에 더운 음식을 먹고, 오랫동안 책을 베끼고 세밀한 조각을 하며, 지나치게 울고 방사(房事)를 참지 못하며, 해와 달의 빛을 자주 보고 달빛 아래에서 독서를 하며, 밤에 별과 달을 많이 보고 시력을 많이 써서 산천 초목을 멀리서 보는 것 등이 모두 눈을 상하게 하는 원인이 되는 것이다. 또 산양을 좋아하고 찬바람을 맞으며 걷거나 밤낮 쉬지 않고 등산하고 비바람을 무릅쓰는 것이 모두 눈을 상하게 하는 원인이 된다. 〈千金〉

눈병은 대부분 풍열(風熱)·혈소(血少)·신로(神勞)·신허(腎虛)에 속하는 것이다. 〈丹溪〉

10. 내장(內障)일 때

내장(內障)은 간의 병이 된다. 〈回春〉

내장(內障)이란 것은 동자 속이 희미한 증세인데 외모로 볼 때는 성한 눈과 비슷하고 오직 눈동자 속에 희미하게 푸르고 흰 것이 있는데 없는 경우도 있다. 〈綱目〉

내장(內障)은 한 눈을 먼저 앓고 그 다음 두 눈을 다 앓게 되는데 이것은 백태가 흑정(黑睛) 속에서 동자를 덮기 때문에 그러한 것이다. 대부분 흑정(黑睛)을 통하는 맥은 목계(目系)인데, 족궐음(足厥陰)·족태양(足太陽)·수소음(手少陰) 삼경(三經)에 속하는 것이니, 삼경이 허하면 사(邪)가 목계(目系)에서 흑정(黑睛)으로 들어가 안질이 된다. 침(鍼)으로는 당연히 삼경의 유혈(兪穴)인 천주(天柱)·풍부(風府)·대충(大衝)·통리(通里) 등의 혈(穴)을 택해야 된다. 〈綱目〉

내장(內障)은 아프지도 않고 눈물도 흘러나오지 않으

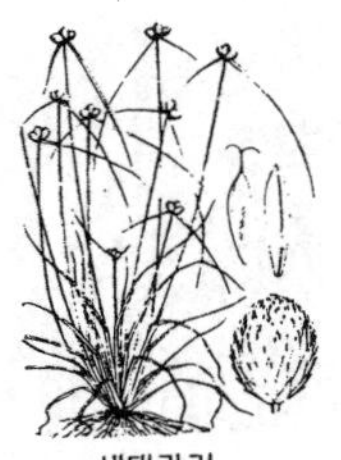
세대가리

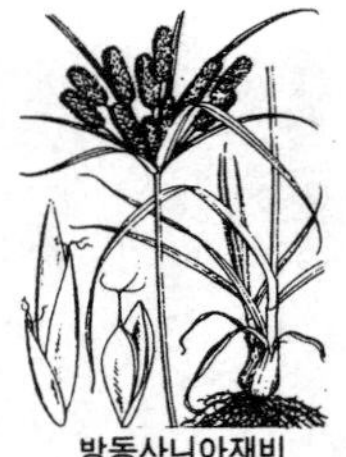
방동사니아재비

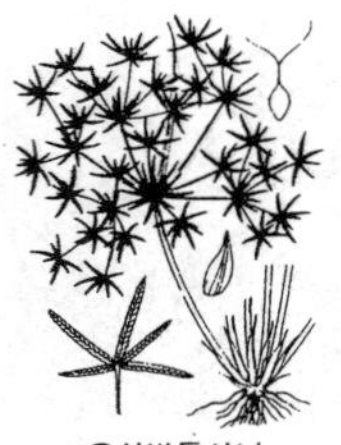
우산방동사니

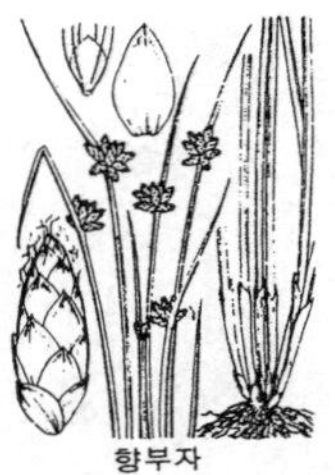
향부자

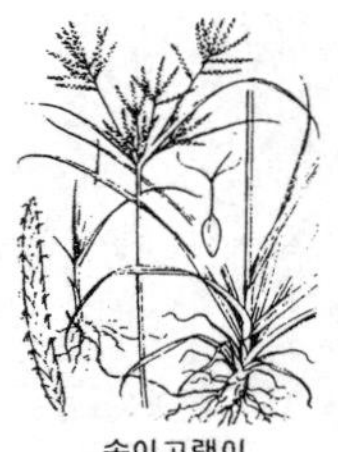
송이고랭이

며, 자세히 보면 엷은 안개와 가벼운 연기같은 것이 눈에 낀다. 날으는 파리와 같은 벌레가 허공에 어지럽게 보이는 증세가 생기는데 뇌지(腦脂)가 오륜(烏輪)에 응결하고 안질이 흑수(黑水)에 생기는 것이다. 〈類聚〉

내장(內障)은 혼미하니 밖에는 예막(瞖膜)이 없고 뇌지(腦脂)가 내려 흘러서 검은 구슬에 맺혀 다시 흰것으로 변하는데 때로는 금색과 같기도 하고 때로는 녹두색과 같기도 하며 또는 구름이나 연기와 같고 또는 오색이 나타나기도 한다. 치료하기는 외장(外障)보다 어렵고 만약 뇌지(腦脂)가 눈동자의 배반(背反)에 응결되면 치료하기가 어렵다. 〈入門〉

눈병은 대부분 혈(血)이 적으며 신(神)이 피로하고 신(腎)이 허약한 데 속하니, 당연히 피를 기르고 수(水)를 보(補)하며 신(神)을 편하게 하여야 될 것이다. 〈丹心〉

혼약(昏弱)해서 모든 것을 보기 싫어하고 내장(內障) 때문에 흑화(黑花)가 일어나서 눈동자가 흩어지고 커지는 것은 모두 속병에 속하는 것이다. 〈丹心〉

색욕(色慾)에 상하고 신정(腎精)이 허약한 증세는 익음신기환(益陰腎氣丸)을 쓰고, 간혈(肝血)이 허약한 증세는 양간환(養肝丸)•생숙지황환(生熟地黃丸)을 쓰고, 간(肝)과 신(腎)이 모두 허약한 증세는 주경원(駐景元)•가감주경원(加減駐景元)•명목장수환(明目壯水丸)을 쓴다. 〈入門〉

혈(血)이 적고 신(腎)이 고달프며 신(腎)이 허약한 증세는 자음지황환(滋陰地黃丸)과 자신명목탕(滋腎明目湯)을 쓰고, 내장(內障)에는 보간산(補肝散)•추예환(墜瞖丸)•양간원(羊肝元)•본사방양간원(本事方羊肝元)•보신환(補腎丸)•기령환(杞苓丸)•오퇴산(五退散)•밀몽화산(密蒙花散)•충화양위탕(沖和養胃湯)•당귀탕(當歸湯)•환정환(還睛丸)•발운퇴예환정환(撥雲退瞖還睛丸) 등을 쓴다.

※ 익음신기환(益陰腎氣丸)

효능: 경(經)에 말하기를, 「장수(壯水)의 주된 치료는 양광(陽光)을 진정시키고 음(陰)을 보양해 주는 데 있다」고 하였다.

처방 숙지황(熟地黃) 2냥, 생건지황주배(生乾地黃酒焙)•산수유(山茱萸) 각 1냥, 오미자(五味子)•산약(山藥)•목단피(牧丹皮)•시호(柴胡)•당귀미주세(當歸尾酒洗) 각 5돈, 복신(茯神)•택사(澤瀉) 각 2돈반을 가루로 해서 오동 열매 크기로 환을 지어 주사(朱砂)로 겉을 입히고 공복에 염탕(鹽湯)으로 50~70알을 먹는다. 〈正傳〉

다른 처방에는 주사(朱砂)를 빼고 자음신기환(滋陰腎氣丸)이라고 하였다.

※ 양간환(養肝丸)

효능: 간장(肝臟)이 모자라기 때문에 눈꼽이 희미하고 눈꼽이 끼고 눈물이 나며, 부인의 혈허(血虛) 때문에 생긴 안질(眼疾)을 치료한다.

처방 당귀(當歸)•천궁(川芎)•백작약(白芍藥)•숙지황(熟地黃) 각 1냥, 방풍(防風)•저실자초(猪實子炒)•차전자주초(車前子酒炒)•몽인탕침거피(矇仁湯浸去皮) 각 5돈을 가루로 하여 꿀로 오동 열매 크기로 환을 하여 백탕(白湯)으로 공복에 70알을 먹는다. 〈醫鑑〉

※ 생숙지황환(生熟地黃丸)

효능: 혈허 안혼(血虛眼昏)을 치료한다.

처방 생건지황(生乾地黃)•숙지황(熟地黃)•석고(石膏)•현삼(玄蔘) 각 1냥을 가루로 하여 꿀로 오동 열매 크기로 환을 해서 공복에 맑은차로 50~70알을 먹는다. 〈入門〉

※ 주경원(駐景元)

효능: 간신(肝腎)이 같이 허하고 흑화(黑花)가 생기며 혼탁하고 또는 안질병이 생기는 데 쓴다.

처방 토사자주제(兎絲子酒製) 5냥, 차전자초(車前子炒)•숙지황(熟地黃) 각 3냥을 가루로 하여 꿀로 오동 열매 크기로 환을 해서 공복에 더운 술로 50~70알을 먹는다. 〈局方〉

또는 구기자(枸杞子) 1냥반을 더하는 것이 한층 더 좋다고 하였다.

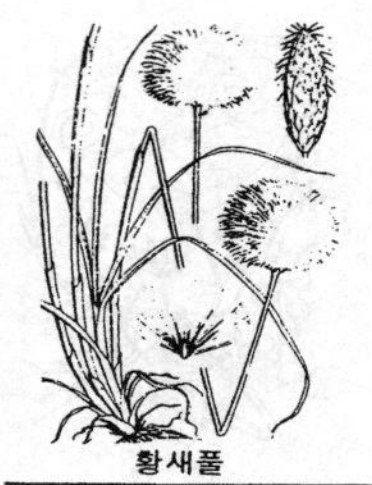
황새풀

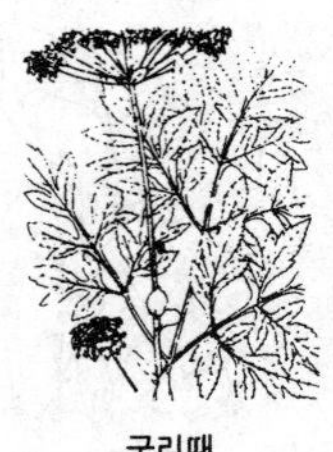
구리때

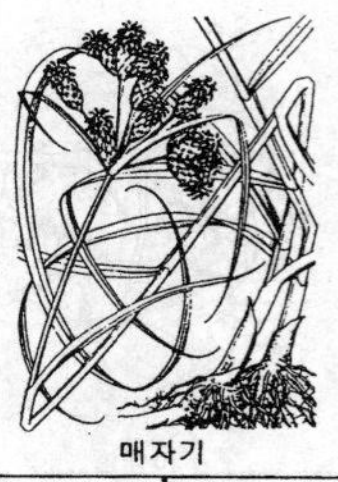
매자기

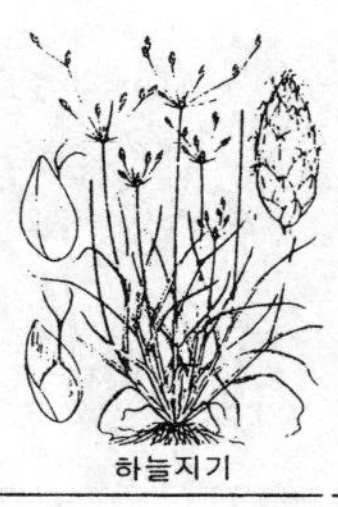
하늘지기

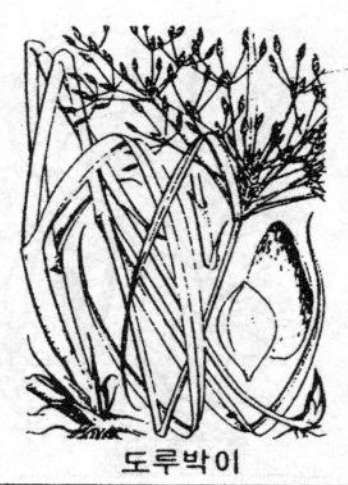
도루박이

※ 가감주경원(加減駐景元)

효능: 치료는 위와 같다.

처방 토사자(兎絲子) 8냥, 구기자(枸杞子)·오미자(五味子)·차전자(車前子)·저실자(猪實子)·천초초(川椒炒) 각 1냥, 숙지황(熟地黃)·당귀신(當歸身) 각 5돈을 가루로 해서 꿀로 오동 열매 크기로 환을 지어 공복에 더운 술 또는 염탕(鹽湯)으로 50~70알을 먹는다. 〈簡易〉

※ 명목장수환(明目壯水丸)

효능: 간신(肝腎)이 모자라고 눈이 혼암하여 늘 검은 꽃이 보이고 찬 눈물이 흐르는 데는 이 장수환(壯水丸)이 별을 진정시키고 보신(補腎)·양간(養肝)·생혈(生血)·명목(明目) 등을 해 준다.

처방 황백(黃柏)·지모병유즙반(知母並乳汁拌)·쇄건초(晒乾炒) 각 2냥반, 숙지황(熟地黃)·생건지황주세(生乾地黃酒洗)·천문동(天門冬)·산수유주증(山茱萸酒蒸)·감국(甘菊) 각 2냥, 구기자주세(枸杞子酒洗) 1냥 6돈, 우슬주세(牛膝酒洗) 1냥 3돈, 인삼(人蔘)·당귀주세(當歸酒洗)·오미자(五味子)·토사자(兎絲子)·백복신(白茯神)·산약(山藥)·백자인초(柏子仁炒)·택사(澤瀉)·목단피주세(牧丹皮酒洗) 각 1냥, 백두구(白豆蔻) 3돈을 가루로 해서 오동 열매 크기로 환을 지어 공복에 염탕(鹽湯)으로 100알을 먹는다. 〈醫鑑〉

※ 자음지황환(滋陰地黃丸)

효능: 혈소(血少)·신로(神勞)·신허(腎虛)·목혼(目昏)·동자산대(瞳子散大)·시물혼화(視物昏花) 등의 증세를 치료하는 것으로 양혈(養血)·양혈(凉血)·산화(散火)·제풍(除風)을 해야 한다.

처방 숙지황(熟地黃) 1냥, 시호(柴胡) 8돈, 생건지황주배(生乾地黃酒焙) 7돈반, 당귀신주세(當歸身酒洗)·황금(黃芩) 각 5돈, 천문동(天門冬)·지골피(地骨皮)·오미자(五味子)·황련(黃連) 각 3돈, 인삼(人蔘)·지각(枳殼)·감초구(甘草灸) 각 2돈을 가루로 해서 꿀로 녹두알 크기로 환을 지어 매 100알을 맑은 차로 내려 보낸다. 〈丹心〉

눈이 혼암하고 잠깐 밝았다가 잠깐 어둡고 하는 증세는 실혈(失血)을 했기 때문이니 이 약과 정지환(定志丸)〔처방은 신문(神門)〕을 같이 먹는 것이 좋다. 〈保命〉

※ 자신명목탕(滋腎明目湯)

효능: 혈소(血少)·신로(神勞)·신허(腎虛)의 눈병을 치료한다.

처방 당귀(當歸)·천궁(川芎)·백작약(白芍藥)·생지황(生地黃)·숙지황(熟地黃) 각 1돈, 인삼(人蔘)·길경(桔梗)·치자(梔子)·황련(黃連)·백지(白芷)·만형자(蔓荊子)·감국(甘菊)·감초(甘草) 각 5푼, 등심(燈心) 한 줌을 넣어 물에 달여서 식사 후에 먹는다. 〈回春〉

※ 보간산(補肝散)

효능: 간풍(肝風) 내장(內障)은 아프거나 가렵지는 않고 오화(五花)가 어지럽고 또는 한 가지 물건이 두 가지로 보이는 증세에 쓴다.

처방 영양각(羚羊角)·방풍(防風) 각 1냥, 인삼(人蔘)·적복령(赤茯苓) 각 7돈반, 강활(羌活)·차전자(車前子)·세신(細辛)·현삼(玄蔘)·황금초(黃芩炒) 3돈반을 가루로 하여 매 2돈을 미음으로 식사 후에 먹는다. 영양각(羚羊角)이 궐음경(厥陰經)을 운행을 하고, 강활(羌活)·방풍(防風)·차전자(車前子)가 태양경(太陽經)을 운행하니 혹시 근맥(筋脈)이 고삽(枯澁)하면 하고초(夏枯草)를 더해 쓰면 더욱 좋다. 〈綱目〉

※ 추예환(墜瞖丸)

효능: 내장(內障)의 안질(眼疾)을 치료한다.

처방 청양담(靑羊膽)·청어담(靑魚膽) 각 7개, 웅담(熊膽) 2돈반, 우담(牛膽) 5돈, 사향(麝香) 3푼, 석결명수비말(石決明水飛末) 1냥을 가루로 하여 밀풀에 오동 열매 크기로 환을 해서 공복에 맑은차로 10알을 먹는다. 청어담(靑魚膽)이 없을 때는 달담(獺膽) 3개나 돼지의 쓸개 1개도 좋다. 〈綱目〉

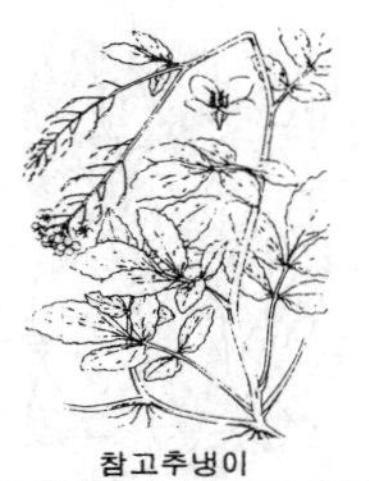
참고추냉이

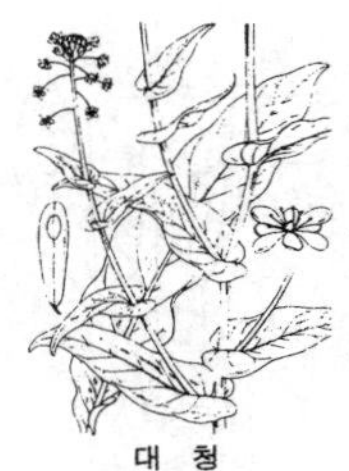
대 청

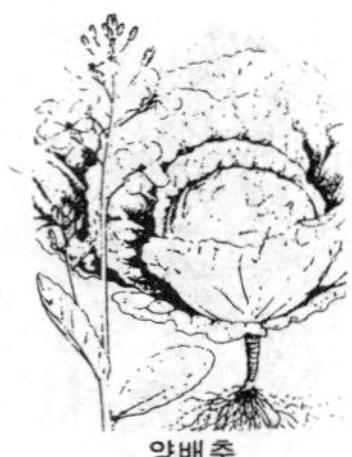
양배추

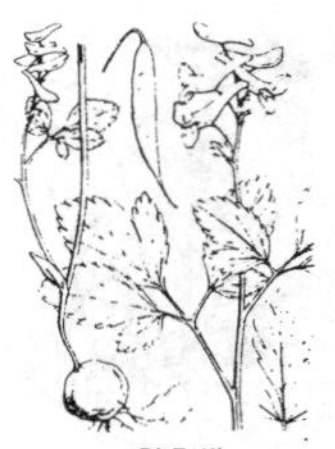
현호색

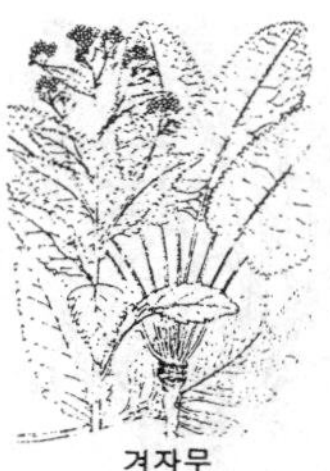
겨자무

※ 양간원(羊肝元)

효능 : 눈의 모든 질환과 장예(障瞖) 및 청맹(青盲)을 치료한다.

처방 황련세말(黃連細末)과 백양자간(白羊子肝) 1구를 막은 버리고 질그릇에 같이 갈아서 손으로 오동 열매 크기로 환을 만들어 공복에 더운물로 30알을 삼켜 내리고 계속 5번을 만드는데 청양간(青羊肝)이 더욱 좋다.

※ 본사방양간원(本事方羊肝元)

효능 : 내장청맹(內障青盲)을 치료한다.

처방 백갈양(白羯羊)의 자간(子肝) 1쪽을 엷게 썰어서 기왓장 위에서 불에 쬐어 말리고, 숙지황(熟地黃) 1냥반, 토사자(兎絲子) • 결명자(決明子) • 차전자(車前子) • 지부자(地膚子) • 오미자(五味子) • 구기자(枸杞子) • 충위자(茺蔚子) • 고저력자(苦葶藶子) • 청상자(青箱子) • 몽인(蠓仁) • 맥문동(麥門冬) • 택사(澤瀉) • 방풍(防風) • 황금(黃芩) • 백복령(白茯苓) • 계심(桂心) • 세신(細辛) 각 1냥을 가루로 하여 꿀로 오동 열매 크기로 환을 지어 더운물로 30~50알을 1일 3회 먹는다.

※ 보신환(補腎丸)

효능 : 신허(腎虛) 때문에 눈이 어둡고 내장(內障)이 생기는 증세를 치료한다.

처방 자석화하초쉬(磁石火煅醋淬) 7차례 연수비(研水飛) • 토사자주제(兎絲子酒製) 각 2냥, 숙지황(熟地黃) • 육종용주침배(肉蓯蓉酒浸焙) • 석곡(石斛) • 오미자(五味子) • 구기자(枸杞子) • 저실자(猪實子) • 복분자주침(覆盆子酒浸) • 차전자주증(車前子酒蒸) 각 1냥, 침향(沈香) • 청염(青鹽) 각 5돈을 가루로 하여 꿀로 오동 열매 크기로 환을 지어서 공복에 염탕(鹽湯)으로 70알을 먹는다. 〈濟生〉

※ 기령환(杞苓丸)

효능 : 신허(腎虛) 때문에 눈이 혼암하고 내장(內障)이 되려는 증세를 치료한다.

처방 복령(茯苓) 4냥(반은 붉고 반은 흰 것), 구기자주침(枸杞子酒浸) 2냥, 토사자주제(兎絲子酒製) • 당귀(當歸) 각 1냥, 청염(青鹽) 5돈을 가루로 해서 꿀로 오동 열매 크기로 환을 지어 공복에 더운물로 50~70알을 먹는다. 〈丹心〉

※ 오퇴산(五退散)

효능 : 내장(內障)을 치료한다.

처방 선퇴(蟬退) • 사퇴(蛇退) • 잠퇴(蠶退) • 오계란각(烏鷄卵殼) • 남자발(男子髮) 각 등분해서 소존성(燒存性) 가루로 하여 돼지의 간을 달인 탕으로 1돈씩 고루 내린다. 〈入門〉

※ 밀몽화산(密蒙花散)

효능 : 16가지의 내장(內障)으로 여러 해 동안 혼암한 증세를 치료한다.

처방 밀몽화(密蒙花) 2냥, 영양각(羚羊角) • 제조(蠐螬 : 桑蠶) • 인삼(人蔘) • 복분자(覆盆子) • 지부자(地膚子) • 구기자(枸杞子) • 감초(甘草) 각 1냥, 충위자(茺蔚子) • 석명자(石蓂子) • 감국(甘菊) • 괴화(槐花) 각 5돈을 가루로 하여 매 2돈을 미음으로 고루 내린다. 〈得効〉

※ 충화양위탕(冲和養胃湯)

효능 : 비위(脾胃)의 허약과 심화(心火)와 삼초(三焦)가 다 함께 성(盛)하고 상충(上衝)해서 생긴 내장(內障)을 치료한다.

처방 황기(黃芪) • 강활(羌活) 각 1돈, 인삼(人蔘) • 백출(白朮) • 승마(升麻) • 건갈(乾葛) • 당귀(當歸) • 감초구(甘草炙) 각 7푼, 시호(柴胡) • 백작약(白芍藥) 각 5푼, 방풍(防風) • 백복령(白茯苓) 각 3푼, 오미자(五味子) 2푼, 건강(乾薑) 1푼을 물로 달여 반쯤 되거든 황금(黃芩) • 황련(黃連) 각 5푼을 넣고 다시 달여서 두 번 정도 끓여 찌꺼기는 버리고 식후에 따뜻하게 먹는다. 〈東垣〉

※ 당귀탕(當歸湯)

효능 : 간신(肝腎)과 눈동자를 보(補)하여 밝게 해 준다.

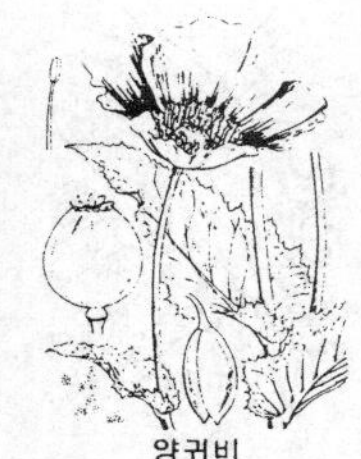
양귀비

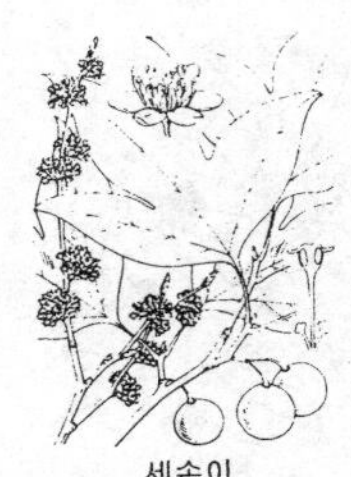
세손이

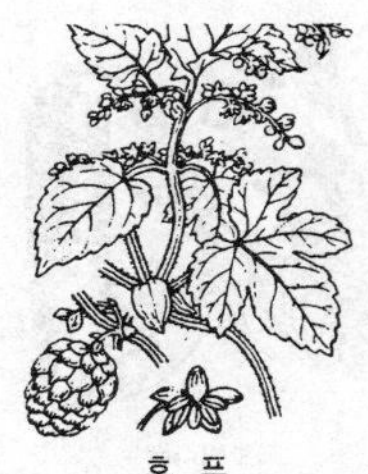
호 프

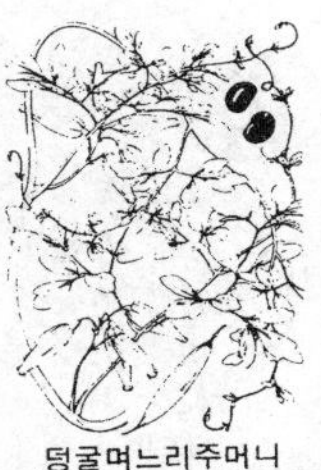
덩굴며느리주머니

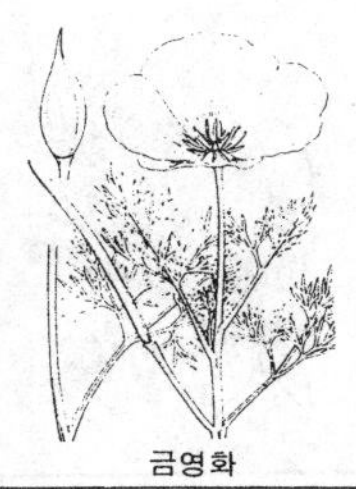
금영화

처방 시호(柴胡) 2돈, 생지황(生地黃) 1돈반, 당귀(當歸)•백작약(白芍藥) 각 1돈, 황금(黃芩)•황련(黃連) 주침(酒浸) 각 7푼반, 감초구(甘草炙) 5푼을 물로 달여 공복에 먹는다. 〈醫林〉

※ 발운퇴예환정환(撥雲退瞖還睛丸)

효능 : 내장(內障)을 치료하니, 자주 먹거나 한평생 먹어도 혼화(昏花)하지 않는다.

처방 흑지마(黑脂麻) 5냥, 밀몽화(密蒙花)•목적(木賊)•백질려(白疾藜)•선퇴(蟬退)•청염(靑鹽) 각 1냥, 박하(薄荷)•백지(白芷)•방풍(防風)•천궁(川芎)•지모(知母)•형개수(荊芥穗)•구기자(枸杞子)•백작약(白芍藥)•생감초(生甘草) 각 5돈, 감국(甘菊) 6돈, 당귀주세(當歸酒洗) 3돈을 가루로 하여 꿀로 콩알 크기로 환을 해서 1알씩 식사 후에 꼭꼭 씹어서 맑은차로 고루 삼켜 내린다. 〈回春〉

내장(內障)에는 원예(圓瞖)•빙예(氷瞖)•삽예(澁瞖)•활예(滑瞖)•산예(散瞖)•횡개예(橫開瞖)•부예(浮瞖)•침예(沈瞖)•언월예(偃月瞖)•조화예(棗花瞖)•황심예(黃心瞖)•흑화예(黑花瞖)•태환(胎患)•오풍변(五風變)•뇌두풍(雷頭風)•경진(驚振)•녹풍(綠風)•오풍(烏風)•청풍(靑風)•간허작목(肝虛雀目)•간허목암(肝虛目暗)•흑풍(黑風)•고풍작목(高風雀目) 등 모두 23종류가 있는 것이다.

◎ 원예(圓瞖)

검은 구슬 위에 둥근 점이 한 개 있는데 햇빛에 보면 약간 작고 그늘에서 보면 크게 보이며 물건을 봐도 확실치도 않고 또 검은 꽃이 보이니 이것은 간과 신(腎)이 같이 허약하기 때문에 생기는 증세이므로 보간산(補肝散)과 보신환(補腎丸)을 쓴다. 〈得効〉

◎ 빙예(氷瞖)

얼음처럼 단단하고 곁에서 보면 스스로 동자 안에 통해 보이고, 그늘과 밝은 데서 보아도 그 형태가 같은데 아프면서 눈물이 나오니 이것은 간과 담의 병이므로 이러한 증세에는 통간산(通肝散)을 써야 되는 것이다. 〈得効〉

◎ 활예(滑瞖)

수은(水銀)방울과 같은 것이 있으면서 다만 약간 누른 빛을 띠고, 동통(疼痛)하지 않으며 눈물도 없고 동인(瞳人)을 가리운 증세이다. 〈得効〉

◎ 삽예(澁瞖)

약간의 붉은빛이 생겼다가 없어지고 눈의 양쪽 곁에 희미한 빛이 있으며 동인(瞳人) 위에 의지색(擬脂色)과 같은 것이 보이고 간혹 삽통(澁痛)은 있으나 눈물은 안 흘린다. 〈得効〉

◎ 산예(散瞖)

모양이 고기 비늘같고 또는 빰 밑에 좁쌀 모양으로 돋아나며 밤낮으로 동통(疼痛)하되 동인(瞳人)이 더욱 아프고 항상 열루(熱淚)를 흘리니 이 세 가지 증세는 모두 간과 폐가 서로 전해서 생기는 증세이므로 팔미환정산(八味還睛散)을 쓴다. 〈得効〉

◎ 횡개예(橫開瞖)

눈의 윗시울에 칼 모양인 것이 옆으로 있고 아랫시울이 아주 엷으며 붉지도 아파하지도 않으니 이런 증세는 많지 않다. 〈得効〉

◎ 부예(浮瞖)

위가 얼음빛과 같은 흰색이 동인(瞳人)을 둘러서 작은 자두(眥頭)에서부터 흑주(黑珠)에까지 이었는데 아프지도 않고 혈색의 상조(相潮)도 없다. 〈得効〉

◎ 침예(沈瞖)

흰 점이 흑수(黑水) 밑에 간직해 있으며 햇빛에서 자세히 보면 약간 그 백안정(白眼睛)이 보이고, 통증이 낮에는 가볍고 밤에는 무거우며 가끔 눈물이 나니 공청원(空靑元)을 쓴다.

◎ 언월예(偃月瞖)

막(膜)은 기름이 엉긴 것과 같고 한 변은 두껍고 한 변은 엷어서 조각달과 같은데 그 색이 희고 흠이 없으니 앞에 있는 4가지 증세 등 모두의 치료가 어려운 것이다.

◎ 조화예(棗花瞖)

톱니 같은 것이 한 바퀴 돌아서 4~5개가 서로 이어지고 붉으며, 찌르는 것 같이 아픈 증세가 침(鍼)과 같고 물건을 보면 안개가 낀 것 같으며, 한낮에는 동통(疼痛)이 심해서 눈물이 많고 혼암하다. 〈得効〉

◎ 황심예(黃心瞖)

4변이 다 흰색인데 중앙의 한 점만이 누렇고 덩어리진 것이 흑주(黑珠) 위에 있어 삽루(澁淚)를 흘리니 이것은 간(肝)•폐(肺)의 풍열(風熱)이므로 환정산(還睛散)•추예환(墜瞖丸)을 쓴다. 〈得効〉

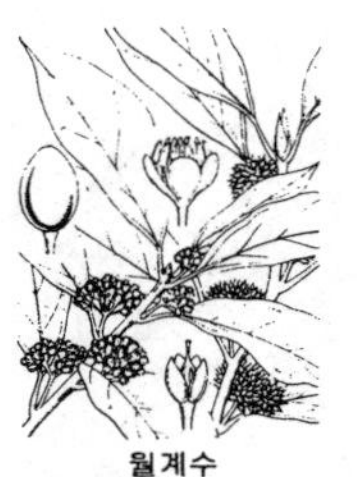
월계수

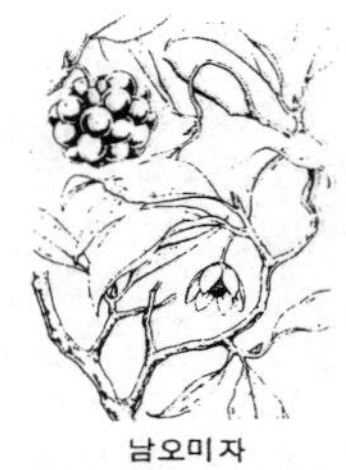
남오미자

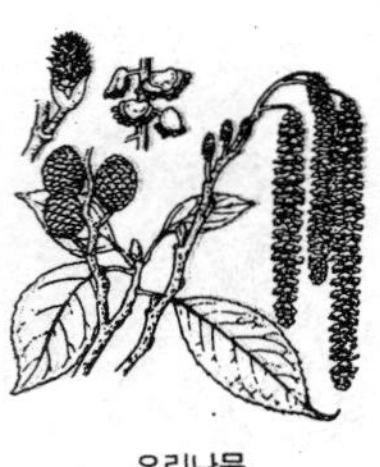
오리나무

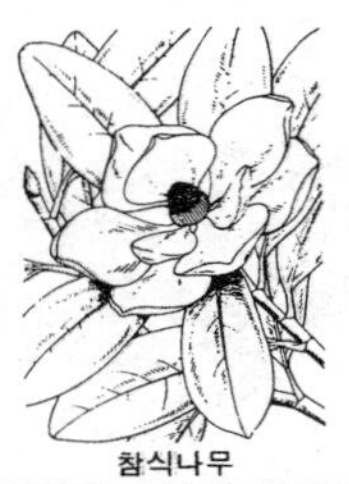
참식나무

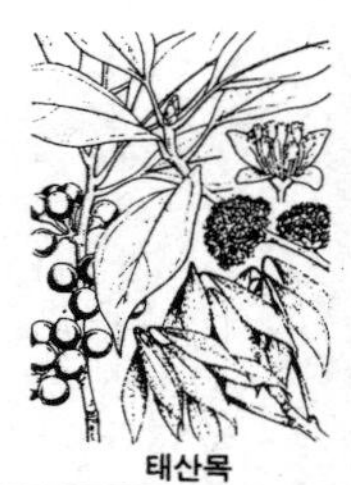
태산목

◎ 흑화예(黑花瞖)

그 모양이 푸르며, 크고 작은 자두(眥頭)가 삽통(澁痛)하고 자주 눈물을 흘리며 입이 쓰니, 이것은 담(膽)이 풍한(風寒)을 받은 것인데 양담원(涼膽元)을 쓴다. 〈得効〉

◎ 태환(胎患)

날 때부터 사물을 보면 정자(睛子)가 굴러서 불쾌하고, 4~5세가 되면 동인(瞳人)은 깨끗한데 혼암해서 안 보이고 노년이 될 때까지 치료하는 약이 없으니 이것은 태중에서 열을 받아 생긴 증세이다. 〈得効〉

◎ 오풍변(五風變)

오색이 변해서 내장(內障)이 되고, 두통은 심해도 눈물이 없으며 밝은 낮에도 어두운 곳에 앉은 것 같으니 이것은 독풍(毒風)과 뇌열(腦熱) 때문에 생긴 증세이다. 〈得効〉

◎ 뇌두풍(雷頭風)

이것은 열독(熱毒)된 기(氣)가 안정중(眼睛中)에 들어가서 동인(瞳人)을 끌어당겨 작기도 하고 크기도 하며, 검고 어두워서 전혀 보지를 못하는 증세이다. 〈得効〉

◎ 경진(驚振)

병든 눈이 또다시 다쳐서 내장(內障)이 되고 밤낮으로 동통(疼痛)하여 세 가지 빛을 보지 못하므로 앞의 네 가지 증세와 함께 치료를 못하는 것이니 환정산(還睛散)을 쓴다. 〈得効〉

◎ 녹풍(綠風)

첫 병에 머리가 돌고 두 액각(額角)이 서로 동인(瞳人)을 끌어당겨 코와 가슴이 이어 아프고 홍백화(紅白花)가 일어난다. 간이 열을 받으면 왼 눈에 먼저 생기고, 폐가 열을 받으면 오른 눈에 먼저 생기고, 간과 폐가 열을 받으면 양쪽 눈이 함께 병이 일어나는데 먼저 영양각산(羚羊角散)을 쓰고 다음 환정산(還睛散)을 먹는다. 〈得効〉

◎ 오풍(烏風)

눈은 비록 가렵고 아파도 머리는 어지럽지 않고 다만 점점 혼암하여 사물이 가리운 것 같고 예장(瞖障)은 없어도 가끔 흑화(黑花)가 어지러우니 이것은 간(肝)에 실열(實熱)이 있는 증세이니 사간산(瀉肝散)을 쓴다. 〈得効〉

◎ 흑풍(黑風)

이 증세가 녹풍증(綠風症)과 비슷하지만 가끔 흑화(黑花)가 일어나는 것이 다르다. 신(腎)이 풍사(風邪)를 받아 열이 눈을 친 증세이니 신(腎)을 서늘하게 하여야 한다. 〈得効〉

◎ 청풍(靑風)

눈이 아프거나 어지럽지 않고 동인(瞳人)이 엄연하여 보통 사람 같기는 하지만 머리를 약간 흔들고 흑화(黑花)가 보이며 혼암한 점이 다르니 환정산(還睛散)을 쓴다.

◎ 간허작목(肝虛雀目)

작목(雀目)이란 해가 지면 바로 모든 것이 보이지 않는 증세이다. 〈綱目〉

간허(肝虛)와 혈소(血少) 때문에 가끔 꽃이 일어나며 또는 때때로 두통이 있고, 오래 되면 양쪽 눈이 모두 어두워지는데 어린애는 감질(疳疾) 때문에 얻는 증세이니 합분환(蛤粉丸)을 쓴다. 〈得効〉

어린애의 간감작목(肝疳雀目)에는 풍감환(風疳丸)을 쓴다. 〈入門〉

낮에는 밝고 밤에는 어두운 증세를 작목(雀目)이라 하는데 (類聚) 작목(雀目)에는 작맹산(雀盲散)을 쓴다. 〈直指〉

참새 머리에서 피를 받아서 눈속에 몇 방울 넣으면 바로 효과가 있고, 양의 간을 묽게 삶아서 먹으면 좋다. 〈本草〉 계맹(鷄盲)과 작목(雀目)에는 지황(地黃)으로 볶은 돼지 간을 쓴다. 〈種杏〉

소의 간을 회를 하여 먹어도 좋다. 〈俗方〉

◎ 고풍작목(高風雀目)

앞의 증세와 같으나 단지 해가 지면 사물이 보이지 않고 해가 지나도록 낫지 않으며 눈동자가 누런 것은 황풍(黃風)이라는 증세인데 치료가 어렵다. 〈得効〉

작목(雀目)이 해가 지면 안 보이다가 날이 밝으면 다시 보이는 증세는 간허(肝虛)로 인한 것이다. 경(經)에 이르기를, 「눈이 혈(血)을 얻어서 충분히 본다.」고 하였으니 간(肝)에 혈(血)이 모자라면 눈이 예장(瞖障)해서 밝지 않은데 밤이 되면 어둡고 새벽이면 다시 밝아지는 것은 목(木)이 해(亥)에 나서 묘(卯)에 왕성하고, 신(申)에 끊어지고 유(酉)·술(戌)의 시간에 목기(木氣)가 심히 쇠약하기 때문에 어둡다.

묘시(卯時)가 되면 목기(木氣)가 아주 성하여 눈이 다시 밝아진다. 작목(雀目)이 변해서 황창(黃脹)이 되어 죽는 증세는 목(木)이 신(申)에서 끊어진다. 즉, 수(水)·토(土)의 오래 사는 곳에서 목(木)이 허약하고 토(土)가 성하기 때문에 변해서 황창(黃脹)이 되니, 평위산(平胃

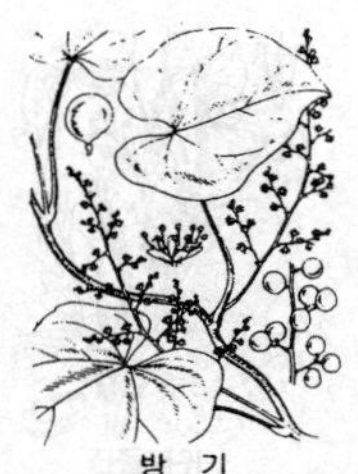
방 기

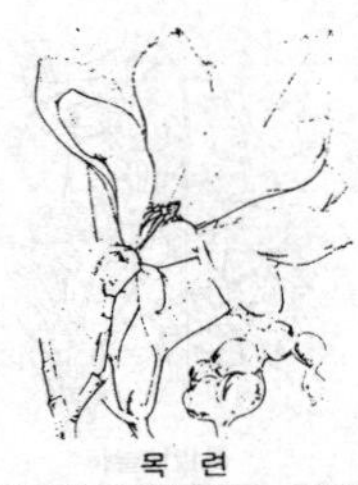
목 련

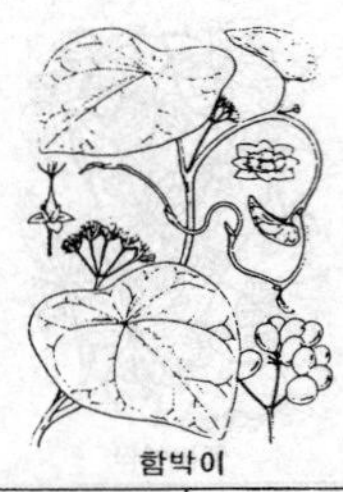
함박이

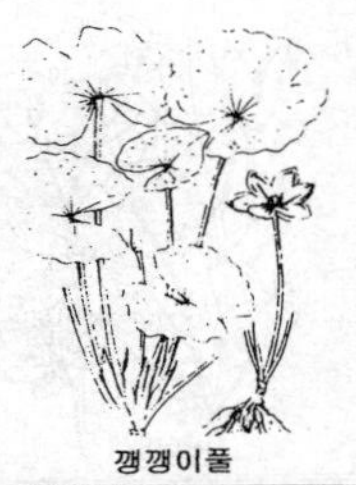
깽깽이풀

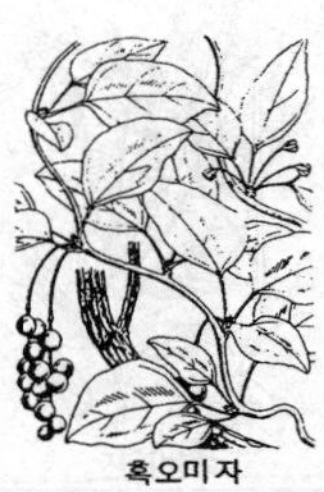
흑오미자

散)으로써 토기(土氣)를 평온하게 하고 사물탕(四物湯)으로 간(肝)의 허(虛)를 보양해 준다. 〈正傳〉

고풍작목(高風雀目)에는 환정환(還睛丸)을 쓴다. 〈類聚〉

◎ 간허목암(肝虛目暗)

멀리서 바라보면 잘 보이지 않고 흑화(黑花)가 자주 일어나며 눈 주변이 적통(赤痛)하고 가끔 1가지 물건이 2가지로 보이니 보간산(補肝散)이 아주 좋다. 〈得効〉

※ 보간산(補肝散)

효능 : 원예(圓瞖)가 흑주(黑珠) 위에 있어서 혼화(昏花)한 증세를 치료한다.

처방 시호(柴胡) 1돈반, 백작약(白芍藥) 1돈, 숙지황(熟地黃) • 백복령(白茯苓) • 감국(甘菊) • 세신(細辛) • 감초(甘草) 각 7푼, 백자인(柏子仁) • 방풍(防風) 각 5푼을 물에 달여 먹는다. 〈得効〉

※ 보신원(補腎元)

효능 : 치료 방법은 위와 같다.

처방 육종용(肉蓯蓉) • 구기자(枸杞子) 각 1냥, 파극(巴戟) • 산약(山藥) • 파고지초(破古紙炒) • 회향(茴香) • 목단피(牧丹皮) 각 5돈, 청염(靑鹽) 2돈반을 가루로 하여 꿀로 오동 열매 크기로 환을 하여 공복에 염탕(鹽湯)으로 30~50알을 복용한다. 〈得効〉

※ 공청원(空靑元)

효능 : 침예(沈瞖)를 세밀히 살펴서 그 병이 아주 깊은 곳에 있는 증세를 치료한다.

처방 방풍(防風) • 생건지황(生乾地黃) • 지모(知母) 각 2냥, 오미자(五味子) • 차전자(車前子) • 석결명(石決明) • 세신(細辛) 각 1냥, 공청(空靑) 2돈을 가루로 하여 꿀로 오동 열매 크기의 환을 하여 공복에 매 10알을 맑은 차로 고루 내린다. 〈得効〉

※ 양담원(涼膽元)

효능 : 흑화예(黑花瞖)를 치료한다. 즉, 담(膽)이 풍한(風寒)을 받아서 되는 증세이다.

처방 방풍(防風) • 노회(蘆薈) 각 1냥, 황련(黃連) • 황금(黃芩) • 초용담(草龍膽) 각 5돈, 지부자(地膚子) • 황백(黃柏) 각 2돈반을 가루로 하여 꿀로 오동 열매 크기의 환을 하여 공복에 박하탕(薄荷湯)으로 30알을 먹는다. 〈得効〉

※ 통간산(通肝散)

효능 : 빙예(氷瞖)를 치료한다.

처방 산치자(山梔子) • 백질려(白疾藜) • 지각(枳殼) • 형개(荊芥) • 감초(甘草) 각 5돈, 차전자(車前子) • 서점자초(鼠粘子炒) 각 2돈반을 가루로 하여 매 2돈을 고죽엽(苦竹葉) 달인 탕으로 고루 내린다. 〈得効〉

※ 팔미환정산(八味還睛散)

효능 : 내장(內障)의 모든 장예혼화(障瞖昏花)를 치료한다.

처방 초결명(草決明) 1냥, 백질려(白疾藜) • 방풍(防風) • 목적(木賊) • 치자인(梔子仁) • 감초(甘草) 각 5돈, 선각(蟬殼) • 청상자미초(靑箱子微炒) 각 2돈반을 가루로 하여 매 2돈을 맥문동탕(麥門冬湯)으로 고루 내린다. 〈得効〉

※ 영양각산(羚羊角散)

효능 : 녹풍(綠風)의 내장혼화(內障昏花)를 치료한다.

처방 감국(甘菊) • 방풍(防風) • 천궁(川芎) • 강활(羌活) • 차전자(車前子) • 천오(川烏) • 세신(細辛) 각 5돈, 반하국(半夏麴) • 영양각(羚羊角) • 박하(薄荷) 각 2돈반을 가루로 하여 매 2돈을 생강(生薑) • 형개(荊芥) 달인 탕으로 고루 내리고, 또는 7돈을 썰어서 생강 3쪽을 넣어 달여서 먹는다. 〈得効〉

※ 영양각환(羚羊角丸)

효능 : 치료 방법은 위와 같다.

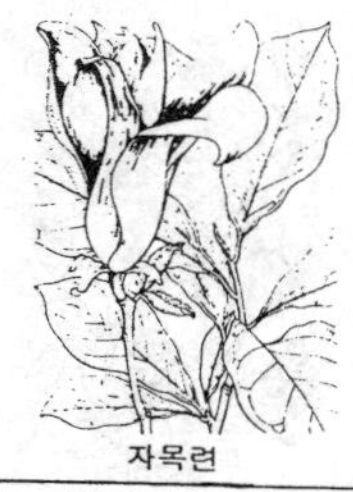
자목련

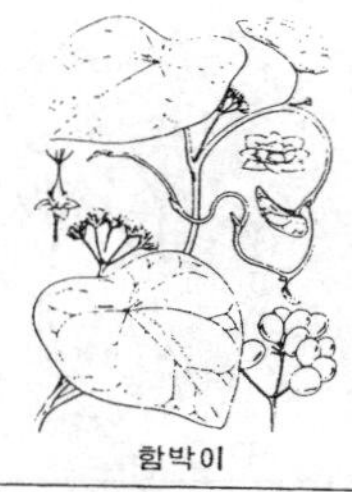
함박이

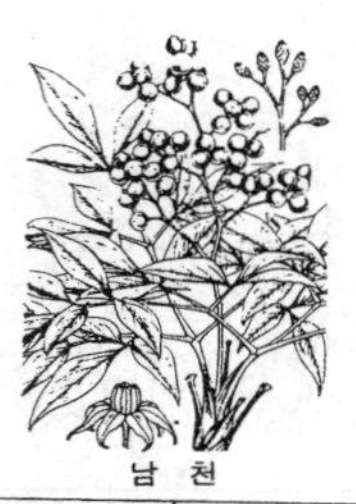
남 천

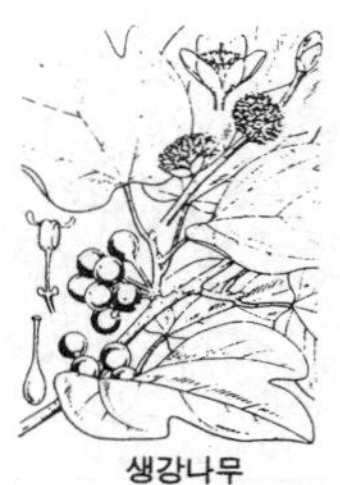
생강나무

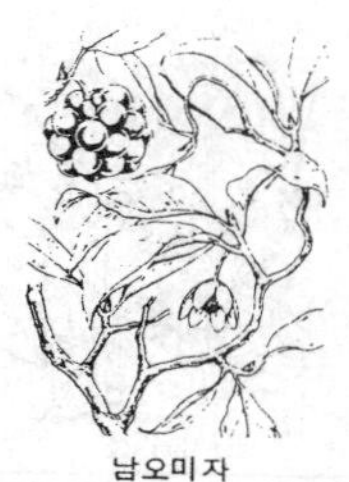
남오미자

처방 영양각설(羚羊角屑) 1냥, 석결명(石決明) • 초결명(草決明) • 차전자(車前子) • 서각설(犀角屑) 각 7돈반, 독활(獨活) • 방풍(防風) • 만형자(蔓荊子) • 감국(甘菊) • 남실(藍實) • 치자(梔子) • 감초(甘草) 각 5돈을 가루로 하여 꿀로 오동 열매 크기의 환을 해서 온수에 30알을 삼켜 내린다. 〈類聚〉

※ 사간산(瀉肝散)

효능 : 오풍(烏風)의 혼암(昏暗)을 치료한다.

처방 대황(大黃) • 감초(甘草) 각 5돈, 욱리인(郁李仁) • 형개수(荊芥穗) 각 2돈반을 공복에 물로 달여 복용한다. 〈得効〉

※ 합분환(蛤粉丸)

효능 : 작목(雀目)을 치료한다.

처방 합분(蛤粉)과 황랍(黃蠟)을 등분하여 납(蠟)을 녹이고 가루를 타서 대추씨 크기의 환을 만들고 돼지 간 2냥을 쪼개서 약을 그 속에 넣어 동여매고 물 한 사발에 끓여서 뜨거울 때 건져 눈에 훈하고 조금 식거든 먹는다. 〈綱目〉

※ 풍감환(風疳丸)

효능 : 어린아이의 간감(肝疳)과 작목(雀目)을 치료한다.

처방 청대(靑黛) • 황련(黃連) • 천마(天麻) • 오령지(五靈脂) • 야명사(夜明砂) • 천궁(川芎) • 노회(蘆薈) 각 2돈, 초용담(草龍膽) • 방풍(防風) • 선각(蟬殼) 각 1돈반, 전갈(全蝎) 2개, 건섬두(乾蟾頭) 3돈을 가루로 하고 저담즙(猪膽汁)에 익혀서 삼씨 크기로 환을 하여 박하탕(薄荷湯)으로 10알을 삼켜 내린다. 〈入門〉

※ 작맹산(雀盲散)

효능 : 작목(雀目) 때문에 밤눈이 어두운 증세를 치료한다.

처방 수퇘지 간을 대칼로 쪼개고 야명사(夜明砂)를 조금 넣어 실로 동여매고 뜨물에 달여 7푼쯤 되거든 더울 때에 잘 씹어서 즙을 먹는다. 〈直指〉

수퇘지 간을 익혀서 야명사(夜明砂)를 섞어 환을 만들어 먹기도 한다. 〈入門〉

※ 환정환(還睛丸)

효능 : 고풍작목(高風雀目)이 점점 내장(內障)이 되려고 하는 증세를 치료한다.

처방 석결명하연수비(石決明煅研水飛) • 복분자(覆盆子) • 충위자(茺蔚子) 각 2냥, 괴실초(槐實炒) • 인삼(人蔘) • 세신(細辛) • 방풍(防風) • 백복령(白茯苓) • 감국(甘菊) • 백자인(柏子仁) • 천궁(川芎) 각 1냥을 가루로 하고 꿀로 오동 열매 크기의 환을 해서 더운물로 30알을 삼켜 내린다. 〈類聚〉

11. 외장(外障)일 때

외장(外障)은 폐(肺)의 병이다. (回春) 눈동자가 밖으로 가리워지면 어둡다. 〈綱目〉

눈이 아플 때 적맥(赤脈)이 위에서 내려온 증세는 태양병(太陽病)이고, 밑에서 올라간 증세는 양명병(陽明病)이며, 밖에서 안으로 들어온 증세는 소양병(少陽病)이다. 적맥예(赤脈瞖)가 처음에 위에서 내려오는 증세는 태양(太陽)에 속하니 겉을 주로 치료하고, 반드시 미릉골(眉稜骨)이 동통(疼痛)하며 또는 뇌와 목이 아프고 또는 편두종통(偏頭腫痛)이 생긴다.

치료 방법은 따뜻하게 해 주고 흩어 주어야 한다. 온제(温劑)로는 납다음(臘茶飮)을 쓰고, 산제(散劑)로는 하고초산(夏枯草散)과 선기탕(選奇湯)을 쓴다. 적맥예(赤脈瞖)가 처음에 아래에서 위로 올라가는 증세와 또는 내자(內眥)에서 밖으로 나오는 증세는 모두 양명(陽明)에 속하니, 속을 주관하기 때문에 그 증세가 열이 많고 변이 실(實)한 것인데 치료 방법은 내리고 차게 해야 한다.

내리는 데는 명목유기음(明目流氣飮) • 전씨사청환(錢氏瀉靑丸) • 국방온백원(局方温白元)에 황련(黃連) • 황백(黃柏)을 가한 것을 쓰고, 차게 하는 데는 일미황련양간원(一味黃連羊肝元)을 쓴다. 적맥예(赤脈瞖)가 처음에는 외자(外眥)에서 안으로 들어가는 것은 소양(少陽)이니 반표반리(半表半裏)로 치료하되 풀어 주어야 하며 신선퇴운환(神仙退雲丸)을 쓴다. 〈綱目〉

외장(外障)에는 간장적열(肝臟積熱) • 혼정(混睛) • 노육반정(努肉攀睛) • 막입수륜(膜入水輪) • 정예근심(釘瞖根深) • 흑예여주(黑瞖如珠) • 화예백함(花瞖白陷) • 수하

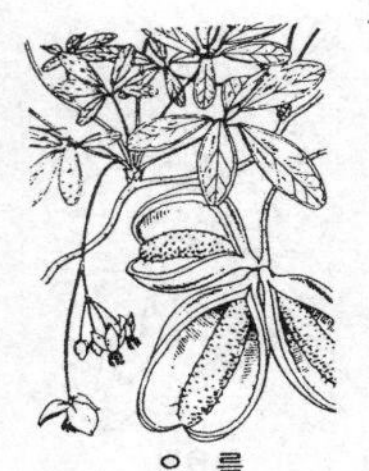
으 름

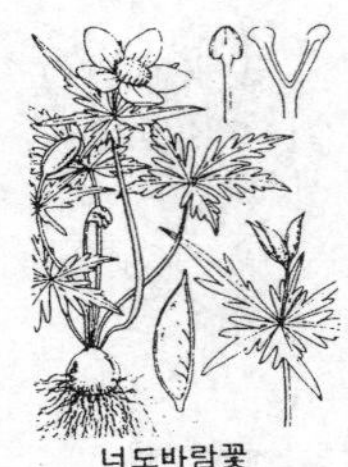
너도바람꽃

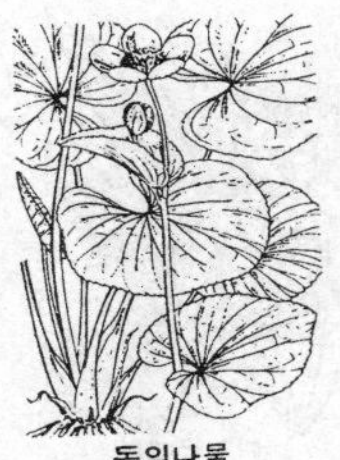
동의나물

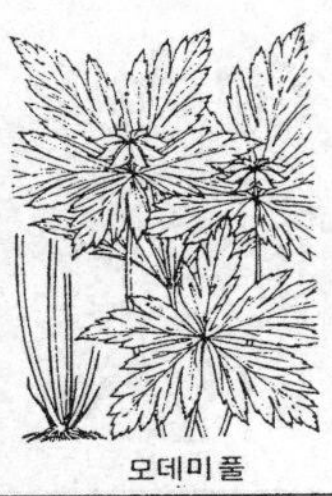
모데미풀

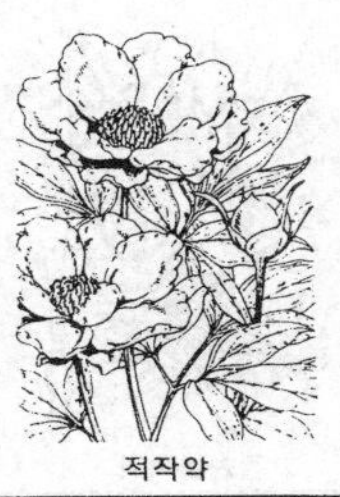
적작약

심예(水煆深瞖)·옥예부만(玉瞖浮滿)·순역생예(順逆生瞖)·계관현육(鷄冠蜆肉)·검생풍속(瞼生風粟)·포육교응(胞肉膠凝)·누정농출(漏睛膿出)·해정동통(蟹睛疼痛)·돌기정고(突起睛高)·풍기괘편(風起喎偏)·도첩거모(倒睫擧毛)·풍견검출(風牽瞼出)·신숭동통(神崇疼痛)·선라첨기(旋螺尖起)·골안응정(鶻眼凝睛)·녹로전관(轆轤轉關)·피물당타(被物撞打)·당자생예(撞刺生瞖)·혈관동인(血灌瞳人)·매목비진비사(昧目飛塵飛絲)·천행적목(天行赤目)·적안후생예(赤眼後生瞖)·태풍적란(胎風赤爛)·풍적창질(風赤瘡疾)·충풍누출(衝風淚出)·폭풍객열(暴風客熱)·검경정통(瞼硬睛痛)·통여침자(痛如鍼刺)·양극난임(痒極難任)·동인건(瞳人乾)·결(缺)·황막상충(黃膜上衝)·적막하수(赤膜下垂)·소자적맥(小眥赤脈)·양검점정(兩瞼粘睛)·소아통정(小兒痛睛)·소아태중생췌(小兒胎中生贅)·소아청맹(小兒靑盲) 등의 증세가 있다.

◎ **간장적열(肝臟積熱)**

눈이 먼저 적종(赤腫)을 앓고 동통(疼痛)하며 외명(畏明) 수광(羞光)하고 눈물이 삽(澁)해서 눈을 뜨기가 힘들고 갑자기 예막(瞖膜)이 나는데, 처음 한쪽 눈을 앓아서 보이지 않다가 두 눈이 모두 아프게 된다. 이것은 간장(肝臟)에 열이 쌓인 증세인데 석결명산(石決明散)을 쓴다. 〈得効〉

풍안(風眼)이 부으면 허약하고, 열안(熱眼)이 부으면 단단하다. 〈直指〉

눈이 붓고 아픈 증세는 간(肝)의 실열(實熱)로 인한 것이다. 〈回春〉

눈이 붓고 발이 찬 데는 더운물로 자주 씻으면 좋다. 〈綱目〉

간장풍열(肝臟風熱)에는 발운산(撥雲散)·국방밀몽화산(局方密蒙花散)·선화산(蟬花散)·세간명목탕(洗肝明目湯)·산열음자(散熱飮子)를 쓰고, 간장적열(肝臟積熱)에는 세간산(洗肝散)·사간산(瀉肝散)·사청환(瀉靑丸)·시호탕(柴胡湯)·사물용담탕(四物龍膽湯)을 쓰고 탕포산(湯泡散)으로 씻는다.

◎ **혼정(混睛)**

흰자위가 먼저 붉은 뒤에 가렵고 아프며 눈물이 나와서 폐삽(閉澁)하고 눈을 못 뜨며, 오래 될수록 동자가 변해서 푸르게 되고 눈에 기름이 가득 엉겨서 동자에 적맥(赤脈)이 가로 꿰어 있으니 지황산(地黃散)을 쓴다. 〈得効〉

◎ **노육반정(努肉攀睛)**

눈이 먼저 붉고 진물러서 오랫동안 시달리는 증세는 간(肝)이 풍열(風熱)의 충격을 받아서 생기고, 또는 과로 때문에 생기기도 한다. 또는 가렵고 또는 아프며 눈의 양쪽 자두(眥頭)에 근막(筋膜)이 노출되고 심기가 편치 않으니, 계속 걱정만 하면 마침내 반정(攀睛)이 되는 증세인데 이황산(二黃散)과 정심원(定心元)을 쓴다. 〈得効〉

양쪽 자(眥)가 두드러지고 노육(努肉)이 나오는 증세는 심(心)이 더웁고 혈(血)이 왕성하기 때문이다. 〈直指〉

반정(攀睛)과 노육(努肉)은 심(心)이 더운 증세이다. 대자(大眥)가 붉고 육퇴(肉堆)가 일어나는 증세는 심경(心經)의 실열(實熱)이고, 소자(小眥)가 붉고 사혈(絲血)이 창만(脹滿)한 증세는 심경(心經)의 허열(虛熱)이다. 〈回春〉

노육(努肉)에는 속효산(速効散)을 쓴다. 〈醫鑑〉

노육(努肉)이 동자를 침노하는 것이니 당귀미(當歸尾)·형개수(荊芥穗)·황련(黃連)·방풍(防風)·박하(薄荷)·박초(朴硝)·붕사(硼砂)를 등분 달여서 따뜻할 때 씻는다. 〈入門〉

배(梨)즙에 황련(黃連)을 담근 것과 또는 첫 사내아이의 젖에 수참새의 똥을 섞어서 눈에 떨어뜨리면 모두 효과가 있다.

◎ **양검점정(兩瞼粘睛)**

이것은 곧 난현풍(爛弦風)이라는 증세인데 두 눈이 적란(赤爛)하고, 가렵고 아프며 오래도록 낫지를 않는다. 〈得効〉

눈가가 붉게 짓물러서 오래 된 증세를 속칭 적할(赤瞎)이라고 하는데 삼릉침(三稜鍼)으로 눈시울 밖을 찔러서 습열(濕熱)을 토해 내면 바로 낫는다. 〈東垣〉

난현풍(爛弦風)이란 증세는 풍(風)이 안계(眼系)를 따라 오르고 가슴에 열이 쌓여 있는 증세이니, 음식을 먹을 때 노기를 껴서 열을 쌓은 증세이다. 눈가가 곪아 터져서 붓고 그 속에서 가늘고 작은 충사(蟲絲)가 생기며 잘 낫지 않는 증세이니, 환정자금단(還睛紫金丹)을 쓰되 은비녀로 찍어서 가려운 데는 벌레를 죽여서 뿌리를 끊고, 또 방풍통성산(防風通聖散)에 초(硝)와 황(黃)을 빼고 가루로 하여 술에 반죽하고 잘 말려서 처방대로 복용하고 짙은 맛이 있는 음식은 모두 금한다. 〈綱目〉

노감석산(爐甘石散)으로써 점검하고, 구풍산(驅風散)

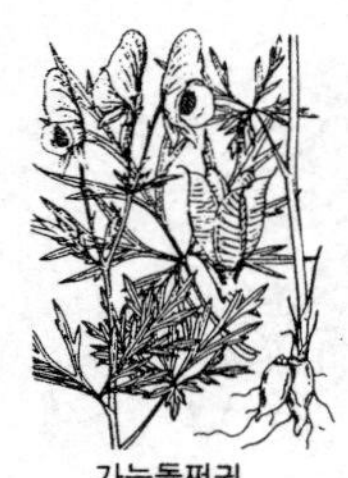
가는돌쩌귀

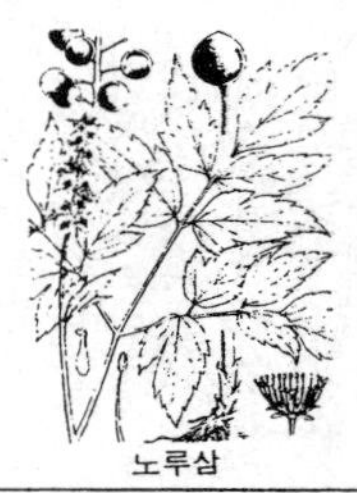
노루삼

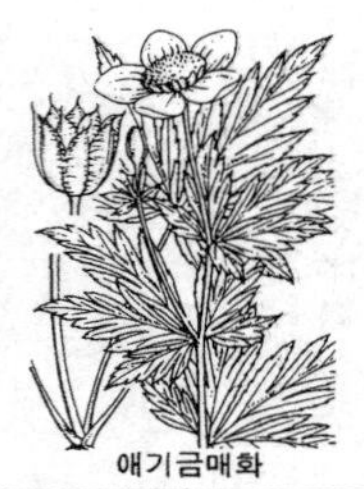
애기금매화

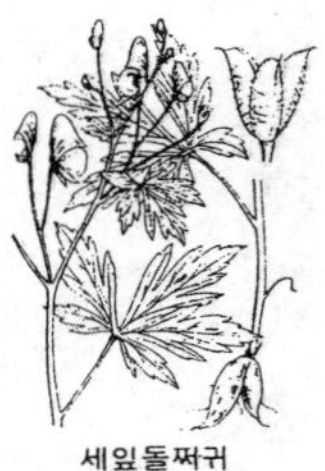
세잎돌쩌귀

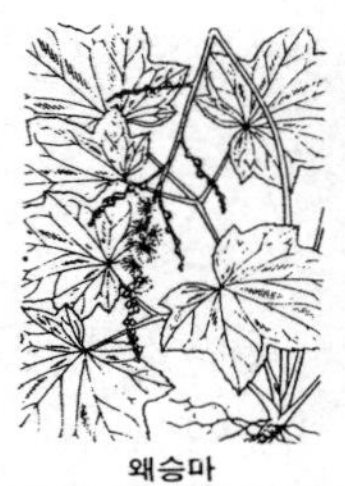
왜승마

과 광대중명탕(廣大重明湯)으로 씻고, 살균을 하는 데는 성초산(聖草散)을 쓴다. 어린아이가 처음 나서 두 눈이 붉고 눈가가 짓물러서 3~4세가 되도록 낫지 않는 데는 소풍산(消風散)을 뽕나무 뿌리의 속껍질 달인 물로 고루 내린다. 〈入門〉

◎ 막입수륜(膜入水輪)

이것은 흑주(黑珠) 위에 부스럼이 나서 조금 나은 뒤에 그 흔적이 없어지지 않고 수륜(水輪)에 들어가서 광명은 끊어지지 않으나 치료는 어려운 것이다. 〈得効〉

◎ 정예근심(釘瞖根深)

심(心)과 간(肝)에 열이 머물러서 눈이 동통(疼痛)하고 예막(瞖膜)이 생기며, 오래 되면 그 색이 은못과 같고 흑정(黑睛)에 들어가면 치료가 어려운 증세이다. 〈得効〉

눈동자 위에 예(瞖)가 나서 은정자(銀釘子) 머리와 같기 때문에 정예(釘瞖)라고 하는데 석결명산(石決明散)으로써 점(點)한다. 〈類聚〉

◎ 흑예여주(黑瞖如珠)

흑수(黑水) 위에 검은콩과 같은 것이 생겨나서 동통(疼痛)하며 눈물이 나오므로 점약(點藥)을 못 쓰게 하는데 그 까닭은 신(腎)이 허약해서 풍열(風熱)을 받아 생기는 증세이니 먼저 영양각산(羚羊角散)을 쓰고 다음에는 보신환(補腎丸)을 먹는다. 〈得効〉

◎ 화예백함(花瞖白陷)

백예(白瞖)가 동자에 둘려 있고 점점이 꽃과 비늘 모양으로 나타나니, 이것은 간(肝)과 폐(肺)에 쌓인 열을 간직한 증세인데 먼저 마예고(磨瞖膏)를 쓰고 다음 영양각산(羚羊角散)을 먹는다. 〈得効〉

화예(花瞖)란 것은 눈동자 위에 문득 백예(白瞖)가 생겨 그 모양이 대추 꽃의 화판과 같고 고기 비늘과도 같다. 용뇌산(龍腦散)을 점(點)한다. 〈類聚〉

◎ 수하심예(水瑕深瞖)

흑수(黑水) 속에 말썽이 생겨 옆으로 서리고 푸른빛이 잠겨서 깊이 들어가니, 동통(疼痛)이 계속되고 있는 것은 오장(五臟)이 함께 열을 받은 증세이니 청량산(淸涼散)을 쓴다. 〈得効〉

◎ 옥예부만(玉瞖浮滿)

흑주(黑珠) 위에 옥색이 뜨나 아프지 않으며 예(瞖)의 뿌리가 붉지 않은데, 침을 쓰는 것은 적합치 않으니 다만 환정산(還睛散)을 먹고 마예고(磨瞖膏)를 붙이면 바로 낫는다. 〈得効〉

◎ 순역생예(順逆生瞖)

대개 예(瞖)가 밑에서 위로 올라가는 증세는 순하고, 위에서 내려가는 것은 역(逆)이 되니 순한 것은 치료가 되고, 역(逆)은 치료가 어렵다. 차전산(車前散)을 먹고 마예고(磨瞖膏)를 붙인다. 〈得効〉

◎ 계관현육(鷄冠蜆肉)

예(瞖)가 검(瞼) 속에서 생겨 닭의 볏이나 상한 조개고기와 같고 또는 푸르고 검으며, 눈가죽을 뒤집어 보면 조애(阻碍)와 통초(痛楚)가 많고 수명외광(羞明畏光)하니 이것은 비경(脾經)이 먼저 열을 받아서 전하는 것이 있는 증세이니 석결명산(石決明散)을 먹는다. 〈得効〉

검(瞼) 속에 닭의 볏과 조개살 같은 것이 나는 것은 비(脾)의 풍열(風熱) 때문인 증세이니 관음초(觀音草), 즉 초용담(草龍膽)을 매일 쓰고, 핏기가 사라지거든 은수저로 풍독(風毒)을 씻어 내고, 약물을 점(點)하고 긁어 내면 종기가 다시 나지 않는다. 〈入門〉

◎ 검생풍속(瞼生風粟)

양쪽 검(瞼)의 위아래에 처음에는 쌀눈 크기로 나고 차차 커져서 쌀알만하여 그것이 붉고 희면서 과히 아프지도 않은데, 이것은 간(肝)에 어혈(瘀血)이 쌓여서 생기는 증세이니 소독음(消毒飮)을 쓴다. 〈得効〉

검생풍속(瞼生風粟)을 일명 속안(粟眼)이라고 하는데, 안검(眼瞼)의 피육상하(皮肉上下)에 무살이 좁쌀과 같고 눈물이 나면 아프니 눈가죽을 뒤집어서 침(鍼)으로 찔러 없애고 아울러 탕산제(湯散劑)를 먹고 풍열(風熱)을 없애게 한다. 〈類聚〉

눈의 상·하포(上·下胞)와 또는 목진(目唇) 사이에 옴과 같은 점이 생기는 것은 열이 비(脾)에 있는 증세이니 가미형황탕(加味荊黃湯)을 쓴다. 〈入門〉

◎ 포육교응(胞肉膠凝)

안포(眼胞)의 피육(皮肉)에 아교(阿膠)가 어려 붙은 것 같은 증세가 있고, 종기가 솟아 복숭아와 오얏과 같으며 가끔씩 열루(熱淚)가 나는 것은 즉 풍독(風毒) 때문이다. 소풍산(消風散)을 먹고 화초고(花草膏)를 붙인다. 〈得効〉

위아래 포(胞)에 복숭아같이 붉은 것은 비열(脾熱) 때문인 증세이다. 〈回春〉

열기(熱氣)가 쌓이면 포(胞)를 상하여 포(胞)가 닫혀지니 영양각산(羚羊角散)과 세안탕(洗眼湯)을 쓴다.

◎ 누정농출(漏睛膿出)

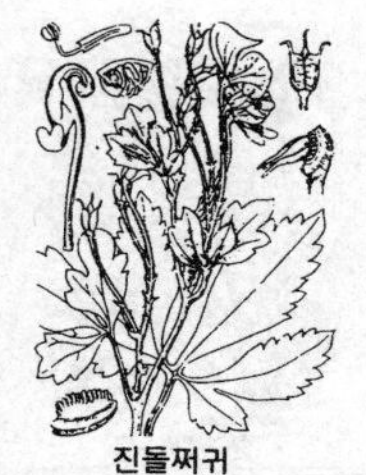
진돌쩌귀

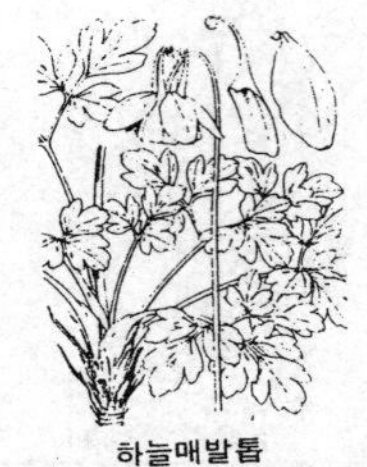
하늘매발톱

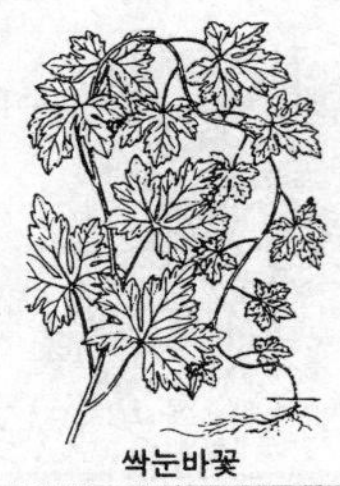
싹눈바꽃

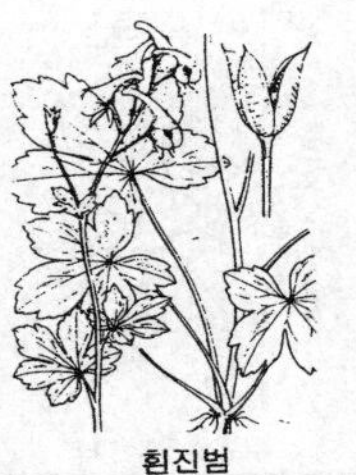
흰진범

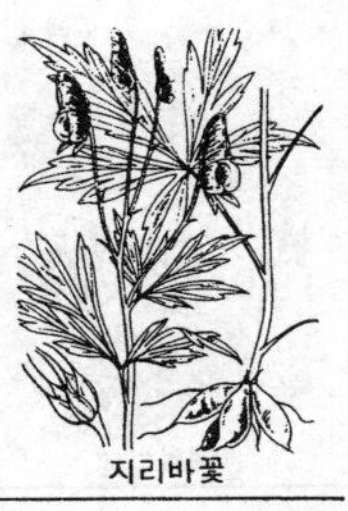
지리바꽃

눈초리에 부스럼이 나고 고름이 나며 예장(瞖障)도 없고 아프지도 않는 증세는 심기의 불안과 풍열(風熱)이 검(瞼) 속에 있기 때문에 생기는 증세이니 백미환(白薇丸)을 쓴다. 〈得効〉

풍열(風熱)이 눈초리에 들어가면 눈초리 속에서 점이 생기고 진액이 타서(乘) 모이므로 고름이 나와 안 그치니 속칭 누정(漏睛)이라는 증세이다. 눈이 부스럼 때문에 농혈(膿血)이 나온 뒤에 큰 예두(瞖頭)에서 계속 고름이 나오는 증세를 또한 누정(漏睛)이라고 하니, 바로 치료하지 않으면 검은 점이 생겨서 침손(侵損)하여 치료가 어려우니 황기산(黃芪散)과 점약(點藥)을 쓴다. 〈類聚〉

◎ **해정동통(蟹睛疼痛)**

콩알 같은 것이 흑주(黑珠) 위에 나고 아파서 못 견디는 증세를 손예(損瞖)라고 하니 석결명산(石決明散)을 쓴다. 〈得効〉

간(肝)에 쌓인 열이 있어서 눈에 상충(上衝)하면 눈의 통증이 심하고, 흑정(黑睛) 위에 흑주자(黑珠子)가 나서 게 눈(蟹目)과 같기 때문에 지은 병명이다. 또는 콩알 크기의 것이 나와 있으니 손예(損瞖)라고 하여 치료가 힘들다. 영양각산(羚羊角散)과 점약(點藥)을 쓴다. 〈類聚〉

◎ **돌기정고(突起睛高)**

풍독(風毒)이 오장(五臟)에 들어가 흩어지지 않고 갑자기 튀어나와서 가렵고 아픈 증세는 열이 심하기 때문이니 사간산(瀉肝散)을 쓴다. 〈得効〉

풍열(風熱)과 담음(痰飮)이 장부(臟腑)에 쌓여 있어서 열을 낳고 눈에 상충(上衝)하기 때문에 안주자(眼珠子)가 튀어나오므로 정창(睛脹)이라고 말을 하는데 서늘한 약을 먹어서 간(肝)을 사(瀉)해야 한다. 또한 눈동자가 부풀어 오르는 까닭은 수륜(水輪)이 부풀었기 때문이다. 〈類聚〉

오륜(烏輪)이 갑자기 일어나고, 속이 더워지고 찌르는 듯이 아픈 증세를 열안(熱眼)이라고 하니 맑은 물을 관주(灌注)한다. 〈直指〉

흑정창(黑睛脹)에는 용담산(龍膽散)을 쓰고, 백정창(白睛脹)에는 청폐산(淸肺散)을 쓴다.

◎ **풍기괘편(風起喎偏)**

편풍(偏風)이 끌어당기므로 양쪽 눈이 비틀어지고 눈물이 자주 나오며, 예막(瞖膜)이 없으며 가렵고 아프지 않으므로 소풍산(消風散)을 형개탕(荊芥湯)으로 고루 내리고, 또는 선화무비산(蟬花無比散)을 쓴다. 〈照得〉

눈이 흘겨보는 증세는 풍사(風邪)가 간(肝)을 공격해서 동자를 끌어당기는 것이니 괴자환(槐子丸)을 쓴다. 〈類聚〉

◎ **도첩권모(倒睫拳毛)**

눈물이 줄줄 흐르고 예막(瞖膜)이 생기며 눈시울이 급하여 넘어져서 눈을 못 뜨고 아픈 것은 비(脾)가 풍열(風熱)을 받은 증세이니 먼저 사간산(瀉肝散)을 먹고 그 다음 오퇴산(五退散)·신효명목탕(神効明目湯)·명목세신탕(明目細辛湯)을 쓴다. 〈東垣〉

도첩권모(倒睫拳毛)라는 것은 즉 속눈썹의 털이 눈 안으로 들어가는 증세를 말한다. 〈綱目〉

눈두덩이가 당기어 줄어들면 도첩권모(倒睫拳毛)의 징조가 되는 것이니 대부분 양(陽)이 허약하면 눈두덩이 급해지고, 음(陰)이 허약하면 동자가 흩어지는 것이다. 〈綱目〉

도첩권모(倒睫拳毛)는 눈이 다급하고 가죽이 줄어드는 증세이니 숨은 열이 속에서 치고 음기(陰氣)가 밖에서 행동한다. 내열(內熱)과 화사(火邪)를 없애므로 눈가죽을 늦추어 주면 털이 곧 나오고 예(瞖)가 저절로 없어진다. 손으로 속 눈시울을 끄집어 내어서 밖으로 향하게 하고, 삼릉침(三稜鍼)으로 찔러 열혈(熱血)을 내고 왼쪽 손톱으로 침끝을 찔러 두면 바로 낫게 되는 것이다. 〈綱目〉

치료 방법은 무명이(無名異 : 석락〈石藥〉)를 가루로 하여 종이 속에 넣어 말아서 불을 붙이고 입으로 불어서 연기를 쏘이면 털이 자연히 일어난다. 또 권모(拳毛)를 빼어 버리고 슬자혈(虱子血)을 눈 속에 여러 번 넣어 주면 바로 낫는다. 〈綱目〉

또는 목별자(木鼈子) 1개를 껍질을 버리고 찧어서 솜으로 싸서 콧구멍을 채우되 왼눈이면 오른쪽 콧구멍을, 오른눈이면 왼쪽 콧구멍을 채우면 1~2밤을 지나고 속눈썹이 저절로 곧게 되는 것이다. 〈正傳〉

◎ **풍견검출(風牽瞼出)**

위아래 눈시울이 다 붉고 또 한쪽 눈이 뒤집혀서 나오는 증세는 비(脾)가 풍독(風毒)을 받은 증세이니 오퇴산(五退散)을 쓰되 만일 오래도록 눈시울이 붉으면 치료를 못한다. 〈得効〉

◎ **신숭동통(神崇疼痛)**

평소에 아무런 이유도 없이 갑자기 침으로 찌르고 불로 지지는 것 같이 아프며, 양쪽 태양혈(太陽穴)이 당기고 아침에는 가벼우나 늦게는 무거운 증세는 먼저 편하게 하

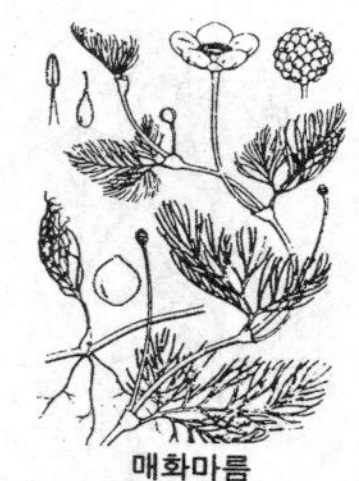
매화마름

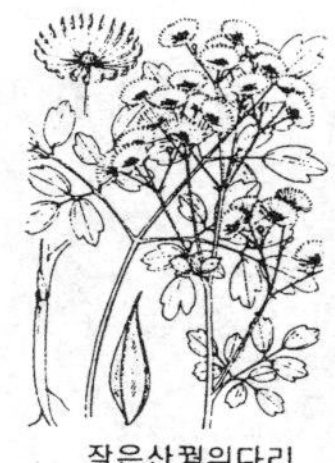
작은산꿩의다리

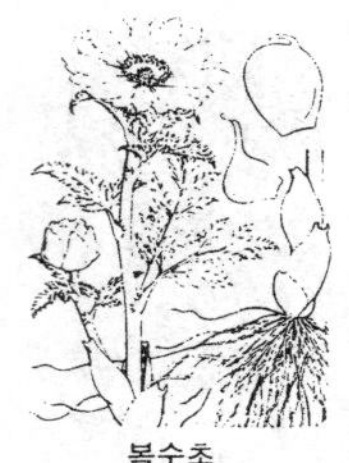
복수초

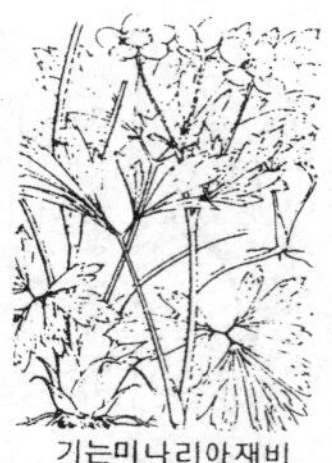
기는미나리아재비

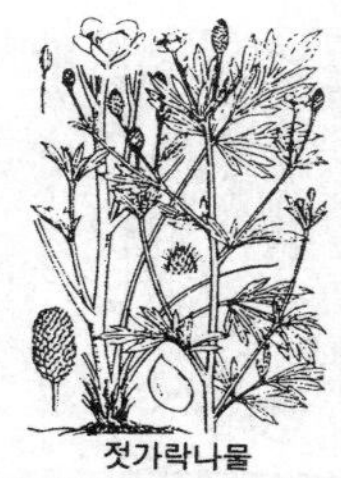
젓가락나물

고 곧 석결명산(石決明散)을 먹도록 하는 것이 좋다. 〈得効〉

◎ **선라첨기(旋螺尖起)**

눈이 아프고 예막(瞖膜)이 생겨 뾰족한 것이 솟아나와 붉고 소라 껍질과 같은 증세는 먼저 통간산(通肝散)을 먹고 그 다음 석결명산(石決明散)을 먹는다. 〈得効〉

◎ **골안응정(鶻眼凝睛)**

눈 둘레가 뻣뻣해서 움직일 수 없는 증세를 골안응정(鶻眼凝睛)이라고 하는데 치료가 어려운 데 속한다. 〈得効〉

◎ **녹로전관(轆轤轉關)**

정(睛)이 위아래 눈시울에 간직되어서 가운데로 돌아가지 못하는 증세는 치료가 어렵다. 〈得効〉

천문동음자(天門冬飮子)와 사간산(瀉肝散)을 쓴다.

풍한(風寒)이 동자를 꿰어 들어가고 안대를 두르면 동자가 끌려서 밑으로 내려가니 이것을 추정안(墜睛眼)이라 하는데 역시 녹로전관(轆轤轉關)의 종류가 된다. 만일 시일이 오래 되어서 동자를 상하고 두 눈이 같이 꺼지면 보지를 못하니 서각산(犀角散)을 쓴다. 〈類聚〉

◎ **피물당타(被物撞打)**

눈이 타박상으로 인해 계속 아프고 동자가 놀라서 혼암하며, 눈시울에 어혈(瘀血)이 생기는 증세에는 지황고(地黃膏)를 붙이고 다음에 석결명산(石決明散)을 쓴다. 〈得効〉

눈이 타박상을 입어서 동자가 돌출하여 안대가 끊어지지 않는 증세는 곧 눈시울 속에 밀어 넣고 붕대를 싸맨 뒤에 생지황(生地黃)을 찧어서 붙인다. 또한 생지황산(生地黃散)을 먹되 만일 어혈(瘀血)이 있으면 침(鍼)으로 찔러 나오게 하고 다시 점안약(點眼藥)을 쓴다. 안대가 끊어지고 정(睛)이 못쓰게 된 것은 치료를 못한다. 〈類聚〉

◎ **당자생예(撞刺生瞖)**

타박상 때문에 예(瞖)가 나서 아프고 또는 풍열(風熱)을 같이하여 어둡고 보이지 않을 때는 먼저 경효산(經効散)을 먹은 다음 석결명산(石決明散)을 먹어야 한다. 〈得効〉

◎ **혈관동인(血灌瞳人)**

동자에 피가 스며들어서 바늘로 찌르는 것처럼 아프고 예막(瞖膜)도 없으며 사물을 보는 데 밝지 못한 증세는 간기(肝氣)가 닫히고 피가 돌아갈 곳이 없어서 그러한 것이니, 당연히 혈(血)을 끌어서 간(肝)에 돌려보내 주어야 하므로 통혈원(通血元)과 차전자산(車前子散)을 쓴다. 〈得効〉

또 화(花)가 나는 증세를 막으려면 또다시 환정산(還睛散)을 먹는다. 〈入門〉

만약 예장(瞖障)이 생겼으면 생지황즙(生地黃汁)에 대황(大黃)가루를 섞어 고약을 만들어서 눈에 비단을 깔고 그 위에 고약으로 습포(濕布)하되 비단을 자주 갈아 가며 행한다. 〈得効〉

◎ **미목비진비사(眯目飛塵飛絲)**

티끌이 눈에 들어가서 동자에 붙어 안 떨어지거나 또는 먼지가 들어가거나 모래가 들어가서 아프고, 손으로 문질러도 눈을 못 뜨는 데는 구맥산(瞿麥散)을 쓴다. 〈得効〉

먼지가 눈에 들어가서 아프고 눈을 못 뜨는 데는 좋은 먹을 갈아서 붓으로 찍어 넣고, 잠시 감고 있다가 떠보면 들어간 것이 모여서 동자 위에 붙어 있으니 부드러운 솜으로 닦아 내면 곧 낫고, 안 되면 다시 이 방법을 쓴다. 〈綱目〉

먼지가 눈에 들어간 데는 대마자(大麻子) 1홉을 잘 갈고, 맑은 물 1주발에 담근 뒤 흔들어서 혀를 거기에 담그고 있으면 침이 저절로 나오고 곧 신기하게 빠져 나오며, 또 가자엽(茄子葉)과 사람의 머리 때를 눈 속에 찍어 넣으면 먼지가 곧 나온다. 〈綱目〉

모든 티끌이 눈에 들어갔을 때는 소의 힘줄을 찧어서 실과 같이 만들어 닦아내면 나오며, 또 붓으로 찍어 넣으면 곧 나온다. 〈綱目〉

◎ **천행적목(天行赤目)**

눈이 갑자기 붉게 붓고 새벽이나 석양에 통삽(痛澁)하는 증세는 유행하는 눈병이니, 사간산(瀉肝散)을 먹고 오행탕(五行湯)으로 씻는다. 〈得効〉

석결명산(石決明散)과 구고탕(救苦湯)을 복용하고 또 세안탕(洗眼湯)으로 씻고 오황고(五黃膏)와 지황고(地黃膏)를 붙인다. 〈丹心〉

◎ **적안후생예(赤眼後生瞖)**

이 증세는 가벼우면 탈이 없지만 무거우면 아프고 백정(白睛) •홍화자막(紅花眥膜)이 생겨나니 이것은 오장(五臟)에 쌓인 열 때문인 증세이므로 지황고(地黃膏)를 붙인 다음에 사간산(瀉肝散)을 먹는다. 〈得効〉

지나치게 붉은 뒤에 열이 폐경(肺經)에 들어가서 가벼우면 뚱뚱하게 살이 찔 뿐이지만 무거우면 운막(雲膜)이 생기고 만약 황색의 막이 밑에 나서 흑정(黑睛)을 상충

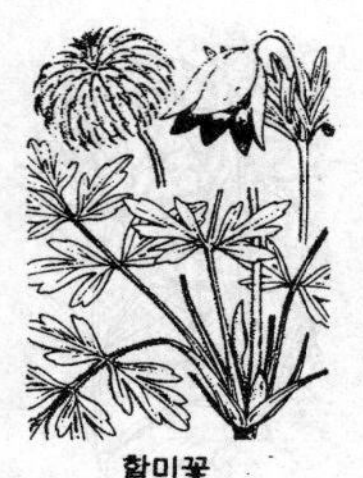
할미꽃

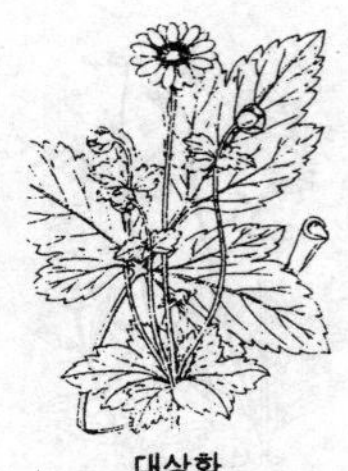
대상화

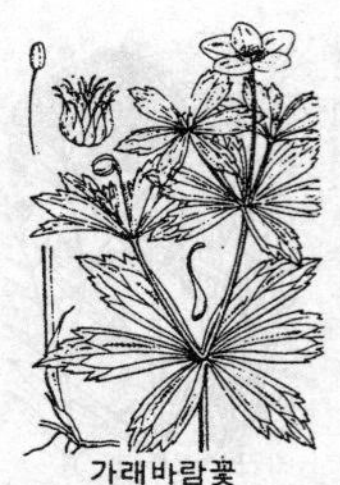
가래바람꽃

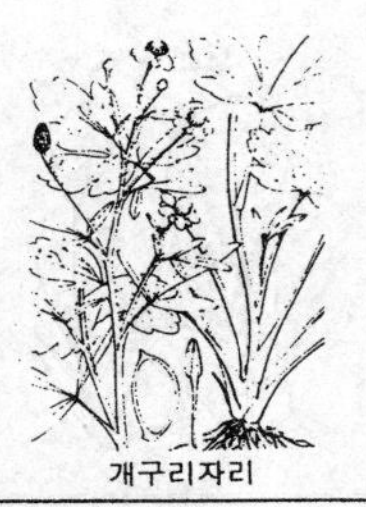
개구리자리

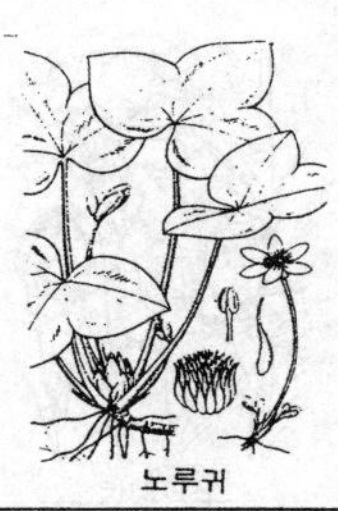
노루귀

(上衝)하는 증세는 치료할 수 있고, 적막(赤膜)이 위에서 밑으로 내려와 흑정(黑睛)을 덮으면 이것을 수렴막(垂簾膜)이라 하는데 치료가 어렵다. 〈入門〉 관음몽수환(觀音夢授丸)을 쓴다.

◎ **태풍적란(胎風赤爛)**

어린이가 처음 나서 이런 증세가 있고, 3~4세가 되어서 두 눈이 붉고 눈시울이 짓물러서 수시로 가렵고 아프니 먼저 소풍산(消風散)을 먹은 다음에 탕포산(湯泡散)으로 씻고 용뇌고(龍腦膏)를 붙인다. 〈得効〉

◎ **풍적창질(風赤瘡疾)**

양쪽 눈시울이 주사(朱砂)를 바른 것 같이 붉고 부스럼이 나며 흑정(黑睛)이 홀로 드러나고 전염이 되지 않는 것은 비장(脾臟) 속에 풍열(風熱)을 간직해서 생기는 증세이니, 오래도록 치료하지 않으면 예막(瞖膜)이 생기므로 오퇴산(五退散)을 먹고 탕포산(湯泡散)으로 씻는다. 〈得効〉

◎ **충풍누출(衝風淚出)**

겨울에 한층 더 심한 증세이니 이것은 폐가 허약한데 찬바람을 쐬어서 일어난 증세이니 백강잠산(白殭蠶散)을 쓴다. 〈得効〉

바람을 쐬면 눈물이 나는 증세를 속칭 냉루(冷淚)라고 하는 말은 잘못된 말이다.

바람이 안에서 부딪치고 화(火)가 밖에서 일어나면 풍열(風熱)이 서로 다투므로 눈물이 나는 것이니 당귀음자(當歸飮子)를 먹고, 밖으로는 패모(貝母)의 크고 기름진 것을 한 개 골라서 호초(胡椒) 7알을 더하여 동이나 철에 닿지 말고 가루로 하여 잘 때에 바르는 것이 가장 좋다. 〈子和〉

열루(熱淚)가 흐르고 양눈시울이 붉은 것은 간열(肝熱)이 심한 증세이니 당귀용회환(當歸龍薈丸)을 복용한다.

간이 허약하고 객열(客熱)이 있는데 바람을 맞으면 냉루(冷淚)가 흐르니 귀규탕(歸葵湯)·목적산(木賊散)을 쓴다.

냉루(冷淚)가 날 때 허약하면 사물탕(四物湯)에 목적(木賊)·방풍(防風)·감국(甘菊)·백지(白芷)를 가해 쓰고, 실(實)하면 창출산(蒼朮散)을 쓴다. 〈類聚〉

◎ **폭풍객열(暴風客熱)**

눈이 폭풍의 열을 받게 되면 백정(白睛)이 예장(瞖障)을 일으켜 흑주(黑珠)를 덮어 눈시울이 붓고 가렵고 아픈데는 사간산(瀉肝散)을 쓴다. 〈得効〉

◎ **검경정통(瞼硬睛痛)**

눈시울 속이 붉고 단단하며 눈동자가 아프고 눈물이 나며 눈이 흐려서 밝은 빛을 못 쳐다보면 통간산(通肝散)을 쓰고, 만일 예장(瞖章)이 있을 때는 춘설고(春雪膏)를 붙인다. 〈得効〉

◎ **통여자침(痛如刺鍼)**

눈동자가 별안간 아파서 바늘로 찌르는 것과 같고 두 눈 속이 다급하여 앉고 눕기도 불편한 증세는 열독(熱毒)이 심장에 있는 것이니, 세심산(洗心散)을 먼저 먹고 환정산(還睛散)을 다음에 먹는다. 〈得効〉

◎ **양극난임(痒極難任)**

가려운 증세가 심하고 눈동자가 눈초리에 이어져 가려워서 눈시울을 거두지 못하는 증세는 담이 풍열(風熱)을 받은 것이니 구풍일자산(驅風一字散)을 쓴다. 〈得効〉

◎ **동인건결(瞳人乾缺)**

눈동자가 건삽(乾澁)해서 눈물이 없고, 처음에는 아프다가 뒤에는 약간 진정되며 또 어두워서 잘 보이지를 않으니 치료가 어려운 증세다. 〈得効〉

◎ **황막상충(黃膜上衝)**

검은 동자가 밑에서 황막(黃膜)을 낳고 상충(上衝)하고 아픔이 심하며, 눈뜨기가 힘든 증세는 비가(脾) 풍독(風毒)을 받아서 일어나는 증세이니 서각음(犀角飮)을 쓴다. 〈得効〉

◎ **적막하수(赤膜下垂)**

눈 속에 막이 생겨서 위에서부터 아래로 드리워 검은 동자를 덮는 증세를 수렴막(垂簾膜)이라고 하는데 바람을 쐬면 눈물이 흐르고 햇빛을 무서워하고 흐려서 밝은 빛을 보기 힘든 것은 객사(客邪)가 상충(上衝)한 증세이니 백점고(百點膏)를 붙인 다음 통간산(通肝散)을 먹는다. 〈得効〉

◎ **소자적맥(小眥赤脈)**

작은 눈초리 속에 적맥(赤脈)이 생겨서 점점 커지고 충안(衝眼)이 급하면 곧 치료를 해야 한다.

이것은 삼초(三焦)의 쌓인 열이니 서각음(犀角飮)을 먹고, 열독물(熱毒物)과 방사(房事)를 피해야 한다. 〈得効〉

◎ **소아통정(小兒通睛)**

어린애의 두 눈동자가 같이 동쪽을 보면 서쪽이 보이고 머리를 두드리면 눈동자가 구르는데, 이것은 간이 경풍(驚風)을 받아서 생긴 증세이니 우황환(牛黃丸)을 복용

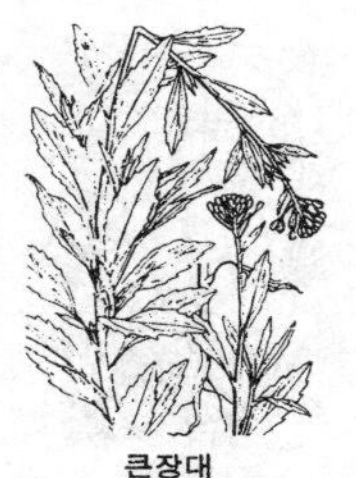
큰장대

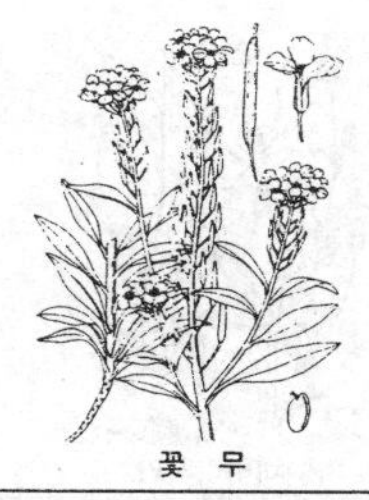
꽃 무

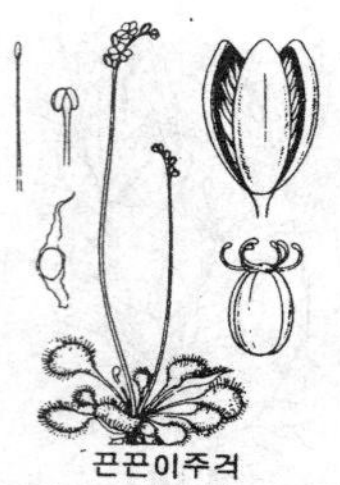
끈끈이주걱

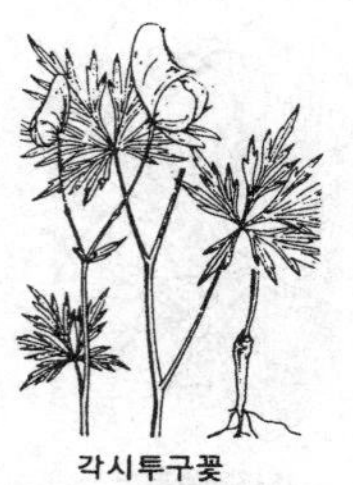
각시투구꽃

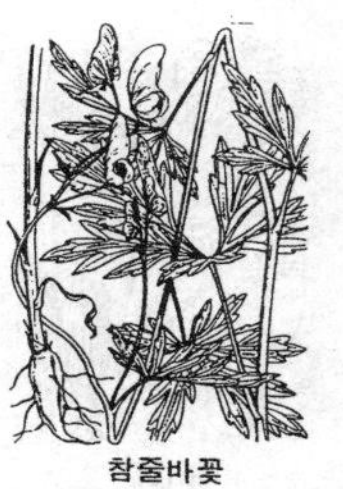
참줄바꽃

한다. 〈入門〉

◎ **소아태중생췌(小兒胎中生贅)**

눈시울 속에서 사마귀가 나는 것으로, 처음에는 삼씨와 같이 적으나 오래 되면 콩알만큼 커지는 것이다. 이것은 비경(脾經)의 풍열(風熱) 때문인 것이니 오퇴산(五退散)을 가감하여 쓴다. 〈得効〉

◎ **소아청맹(小兒青盲)**

태중에 풍(風)을 받아 오장(五臟)이 순조롭지 못하고, 황즙을 구토하며, 양쪽 눈이 똑같이 사물을 못 보니 이것을 치료하는 방법은 없다. 〈得効〉

청맹(青盲)은 눈동자의 흑백이 분명하면서도 사물이 보이지는 않는다. 〈回春〉

◎ **투침(偸鍼)**

눈을 찔러서 상한 증세를 속칭 투침(偸鍼)이라고 한다. 〈綱目〉

눈초리에 작은 포(疱)와 가늘고 붉은 점이 나서 부스럼과 같은 증세는 침으로써 찔러 터뜨리면 바로 낫기 때문에 투침(偸鍼)이라고 하는데, 사실은 태양경(太陽經)의 결열(結熱)인 증세이다. 〈醫林〉

비(脾) 사이의 쌓인 열로 음식이 소화가 안 되면 투침(偸鍼)이 된다. 진피(陳皮)와 사탕(砂糖)을 달인 물에 대황(大黃)가루 1돈을 타서 복용하여 먹어서 이롭게 하면 바로 없어진다. 〈直指〉

투침(偸鍼)은 생남성(生南星)과 생황(生黃)을 이겨서 고약을 만들어 양태양혈(兩太陽穴)에 붙이면 낫는다. 〈綱目〉

※ 납다음(臘茶飮)

효능 : 적맥예(赤脈瞖)가 위에서 내려오는 증세는 태양(太陽)에 속하니 온산(溫散)시켜야 한다.

처방 아다(芽茶)・부자(附子)・백지(白芷) 각 1돈, 세신(細辛)・천궁(川芎)・방풍(防風)・강활(羌活)・형개(荊芥) 각 반 돈, 소금 약간을 넣어 물로 달여 먹는다. 〈綱目〉

※ 하고초산(夏枯草散)

간허(肝虛) 때문에 동자가 아프고, 냉루(冷淚)가 그치지 않고 햇빛을 무서워하며 밝은 것을 싫어하는 증세를 치료한다.

처방은 아래에 있음.

※ 명목유기음(明目流氣飮)

효능 : 간경(肝經)이 모자라고 풍열(風熱)이 위를 치니 보는 것이 혼암하고 계속 흑화(黑花)가 나타나서 눈물이 많고 은삽(隱澁)하며 또는 예장(瞖障)이 생기는 증세를 치료한다.

처방 창출(蒼朮) 1냥, 초결명(草決明) 7돈반, 대황(大黃)・천궁(川芎)・세신(細辛)・오실(惡實)・감국(甘菊)・방풍(防風)・백질려(白蒺藜)・형개(荊芥)・만형자(蔓荊子)・현삼(玄蔘)・목적(木賊)・황금(黃芩)・치자(梔子)・감초(甘草) 각 5돈을 가루로 하여 매 2돈을 잘 때에 찬 술이나 꿀물로 고루 내린다. 〈入門〉

※ 신선퇴운환(神仙退雲丸)

효능 : 모든 예막(瞖膜)과 안팎의 장(障)이 혼암하고, 눈동자가 없는 것을 치료하니 효과가 있고 신기한 처방이 된다.

처방 당귀주세(當歸酒洗) 1냥반, 천궁(川芎)・목적거절(木賊去節)・동변침배(童便浸焙)・밀몽화(密蒙花)・형개수(荊芥穗)・지골피(地骨皮)・백질려(白蒺藜)・감국(甘菊)・강활(羌活) 각 1냥, 천초초(川椒炒) 7돈반, 과루근(瓜蔞根)・지실(枳實)・만형자(蔓荊子)・박하(薄荷)・초결명초(草決明炒)・감초구(甘草灸) 각 5돈, 사세(蛇蛻)・선세(蟬蛻)・황련(黃連) 각 3돈을 가루로 하여 꿀로 환을 하고 매 1냥으로 10알을 만들어 맑은 차나 또는 끓인 물로 1알씩 삼켜 내린다. 〈正傳〉

※ 석결명산(石決明散)

효능 : 일명 대결명산(大決明散)이라고 한다.

간열(肝熱) 때문에 눈이 부어서 아프며 예막(瞖膜)이 생기고, 또는 비(脾)가 열이 있어 눈시울 속에 닭의 볏과 조갯살 같은 것이 생겨서 아프고 또는 소라 모양으로 뾰족히 일어나는 증세 등에 쓴다.

처방 석결명(石決明)・초결명(草決明) 각 1냥, 강활(羌活)・치자(梔子)・목적(木賊)・청상자(青箱子)・적작약(赤芍藥) 각 5돈, 대황(大黃)・형개(荊芥) 각 2돈반을 가루로 하여 매 2돈을 맥문동탕(麥門冬湯)에 고루 내린다. 〈入門〉

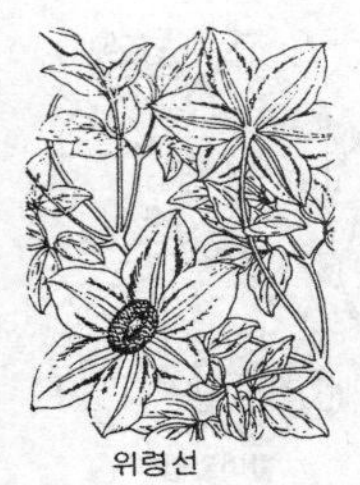
위령선

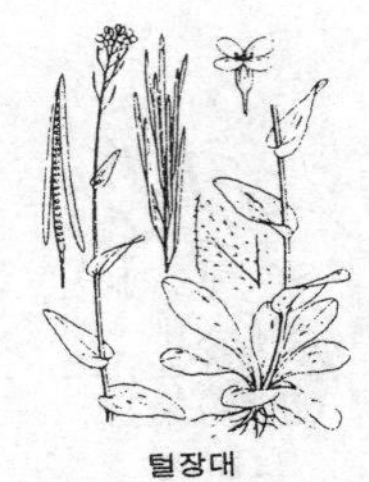
털장대

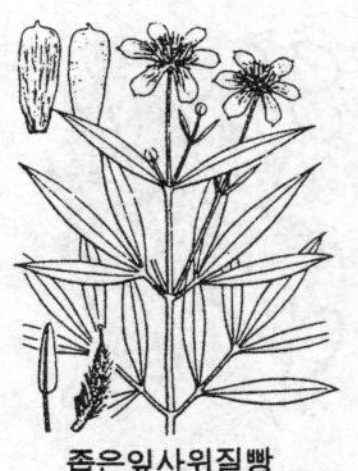
좁은잎사위질빵

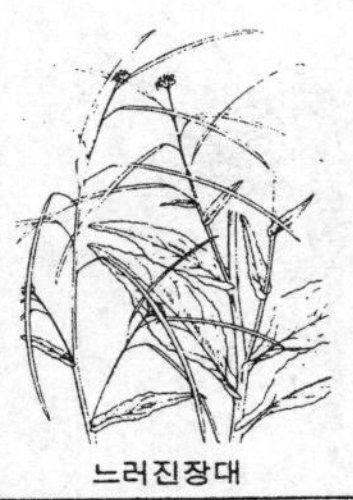
느러진장대

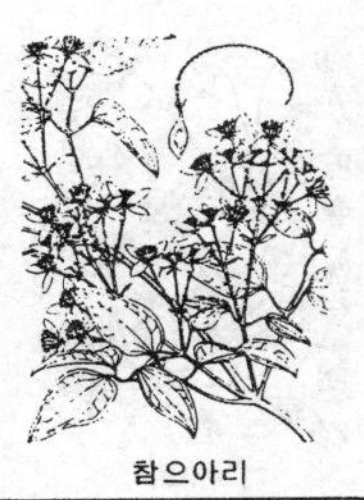
참으아리

※ 발운산(撥雲散)

효능 : 풍독(風毒)이 위를 치고 눈이 혼암하며, 예막(瞖膜)이 눈동자를 가려서 가렵고 아프며 눈물이 많은 증세를 치료한다.

처방 시호(柴胡) 2냥, 강활(羌活)•방풍(防風)•감초(甘草) 각 1냥을 가루로 하여 매 2돈을 박하탕(薄荷湯), 맑은차에 고루 내리거나 5돈을 썰어서 물에 달여 먹는다. 〈入門〉

※ 국방밀몽화산(局方密蒙花散)

효능 : 풍안(風眼)으로 혼암하고 눈물이 많으며, 겸해서 붉은 종기가 갑자기 나는 증세를 치료한다.

처방 밀몽화(密蒙花)•백질려초(白蒺藜炒)•강활(羌活)•목적(木賊)•감국(甘菊)•석결명(石決明) 각 등분, 가루로 하여 매 1돈을 맑은차로 고르게 내린다. 〈局方〉

※ 선화산(蟬花散)

효능 : 간경(肝經)에 열이 쌓여서 독기가 위를 치고 들어와 눈이 붉고 부으며, 안질이 생기고 눈물이 많은 증세를 치료한다.

처방 초용담(草龍膽)•감국(甘菊)•밀몽화(密蒙花)•만형자(蔓荊子)•형개수(荊芥穗)•천궁(川芎)•선각(蟬殼)•청상자(靑箱子)•초결명(草決明)•치자(梔子)•방풍(防風)•목적(木賊)•백질려(白蒺藜)•감초(甘草)를 각 등분하고 가루로 하여 매 2돈을 맑은차나 또는 형개탕(荊芥湯)으로 고루 내린다. 〈入門〉

※ 세간명목탕(洗肝明目湯)

효능 : 모든 풍열(風熱)과 눈에 붉은 종기가 나고 아픈 것을 치료한다.

처방 당귀미(當歸尾)•천궁(川芎)•적작약(赤芍藥)•생지황(生地黃)•황련(黃連)•황금(黃芩)•치자(梔子)•석고(石膏)•연교(連翹)•방풍(防風)•형개(荊芥)•박하(薄荷)•강활(羌活)•만형자(蔓荊子)•감국(甘菊)•백질려(白蒺藜)•길경(桔梗)•감초(甘草) 각 5푼을 물로 달여서 식사 후에 먹는다. 〈回春〉

※ 산열음자(散熱飮子)

효능 : 눈이 갑자기 붉게 부어서 아픈 증세를 치료한다.

처방 방풍(防風)•강활(羌活)•황금(黃芩)•황련(黃連) 각 등분하고 썰어서 5돈씩 물로 달여 먹는다. 〈易老〉

※ 시호탕(柴胡湯)

효능 : 간화(肝火)가 성해서 눈이 붉게 붓고 아픈 증세를 치료한다.

처방 시호(柴胡)•적작약(赤芍藥)•천궁(川芎)•당귀(當歸)•청피(靑皮)•초용담(草龍膽)•치자(梔子)•연교(連翹) 각 1돈, 감초(甘草) 5푼을 물로 달여 식사 후에 먹는다. 〈回春〉

※ 사물용담탕(四物龍膽湯)

효능 : 눈이 붉게 붓고 아프며, 운예(雲瞖)가 많이 생기는 증세를 치료한다.

처방 천궁(川芎)•당귀(當歸)•적작약(赤芍藥)•생건지황(生乾地黃) 각 1돈 3푼, 강활(羌活)•방풍(防風) 각 8푼, 초용담(草龍膽)•방기(防己) 각 6푼을 물로 달여 먹는다. 〈海藏〉

※ 영양각산(羚羊角散)

효능 : 두 눈시울의 종기가 복숭아와 오얏과 같고 눈을 못 뜨는 증세를 치료한다.

처방 영양각설(羚羊角屑)•방풍(防風)•강활(羌活)•인삼(人蔘)•적복령(赤茯苓)•승마(升麻)•대황(大黃)•차전자(車前子)•현삼(玄蔘)•황금(黃芩) 각 7푼, 치자(梔子)•세신(細辛) 각 3푼을 물로 달여 먹는다. 〈類聚〉

※ 영양각산(羚羊角散)

효능 : 해정(蟹睛)으로 아픈 증세를 치료한다.

처방 영양각설(羚羊角屑)•황련(黃連)•적작약(赤

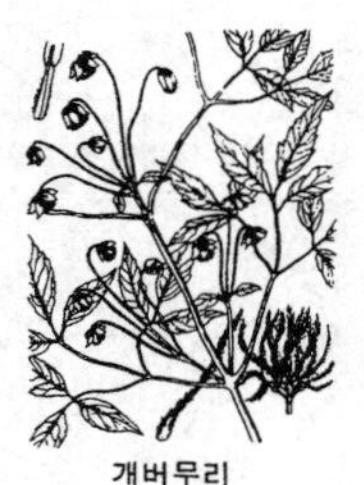
개버무리

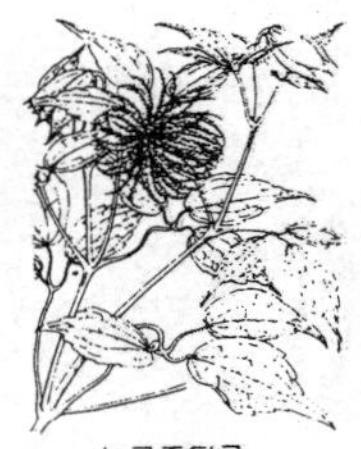
누른종덩굴

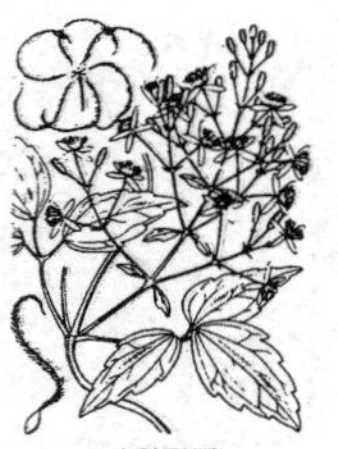
사위질빵

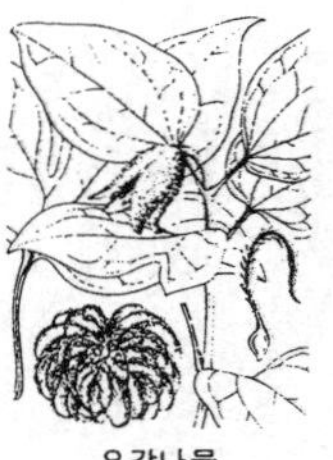
요강나물

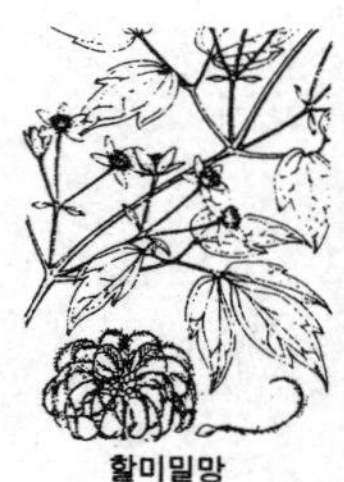
할미밀망

藥) • 노근(蘆根) • 목통(木通) • 선복화(旋覆花) • 상백피(桑白皮) 각 1돈, 대황(大黃) 7푼, 감초(甘草) 3푼, 죽엽(竹葉) 7쪽을 물로 달여 먹는다. 〈類聚〉

※ 지황산(地黃散)

효능 : 혼정(昏睛)을 치료한다.

처방 생지황(生地黃) 1냥, 적작약(赤芍藥) • 당귀(當歸) • 감초(甘草) 각 5돈을 썰어서 5돈씩 물로 달여 먹는다. 〈得効〉

※ 이황산(二黃散)

효능 : 궂은살로 동자가 가리워진 증세를 치료한다.

처방 대황(大黃) • 황금(黃芩) • 방풍(防風) • 박하(薄荷) 각 1돈 2푼반에 꿀을 약간 넣어서 같이 달여 먹는다. 〈得効〉

※ 정심원(定心元)

효능 : 치료 방법은 위와 같다.

처방 맥문동(麥門冬) 1냥, 석창포(石菖蒲) • 구기자(枸杞子) • 감국(甘菊) 각 5돈, 원지(遠志) 2돈반을 가루로 하고 꿀로 오동 열매 크기의 환을 하여 30알을 삼켜 내린다. 〈得効〉

※ 속효산(速効散)

효능 : 노육(努肉)과 홍사(紅絲), 홍백예장(紅白瞖障) 및 백주(白珠) 위에 죽은 피가 있어서 붉은 힘줄이 간혹 눈시울에 오르고 복숭아같이 부어서 밤낮으로 아프고 혼암한 증세를 치료한다.

처방 황련(黃連) • 황금(黃芩) • 황백(黃柏) • 치자(梔子) • 연교(連翹) • 박하(薄荷) • 형개(荊芥) • 시호(柴胡) • 당귀(當歸) • 생지황(生地黃) • 지골피(地骨皮) • 천화분(天花粉) • 만형자(蔓荊子) • 감국(甘菊) • 오실(惡實) • 백질려(白蒺藜) • 초결명(草決明) • 석결명(石決明) • 지각(枳殼) • 감초(甘草) 각 5푼을 물로 달여 식사 후에 먹는다. 〈醫鑑〉

※ 노감석산(爐甘石散)

효능 : 난현풍(爛弦風)을 치료한다.

처방 노감석(爐甘石)을 많든 적든간에 먼저 사내아이 오줌으로 담금질을 7차례하고 다음 황련(黃連)과 작설(雀舌) 달인 물에 담금질을 각각 7차례하여 세 가지 담금질한 즙을 합해서 다시 3차례를 담금질하여 식힌 뒤에 노감석(爐甘石)을 가루로 하고 뇌(腦), 사(麝) 각 조금씩을 눈의 짓무른 곳에 바르면 잘 낫는다. 〈綱目〉

또는 녹색 노감석(爐甘石)을 사내아이 오줌에 담금질을 3번하여 1일 낮과 밤동안 화독(火毒)을 내고 가루로 하여 황련(黃連)가루를 다같이 사내아이 오줌에 담가서 맑은 즙을 가지고 안질에 바른다. 〈直指〉

※ 성초산(聖草散)

효능 : 난현풍(爛弦風)과 충양(蟲痒)을 치료한다.

처방 복분자(覆盆子) 잎사귀의 즙을 짜서 검은 헝겊으로 두 눈을 덮고 붓으로 즙을 찍어 두 동자를 그린 뒤에 그 곳을 중심으로 즙을 떨어뜨리면 벌레가 나온다. 〈得効〉

또는 복분자(覆盆子)의 연한 잎사귀에 초생남아(初生男兒) 유즙(乳汁)을 넣어서 짓이겨 환을 지어서 눈의 가장자리에 얹어 두면 벌레가 저절로 나온다. 〈直指〉

※ 청량산(淸涼散)

효능 : 수하(水蝦)와 심예(深瞖)의 푸른색을 치료한다.

처방 만형자(蔓荊子) • 형개수(荊芥穗) • 고죽엽(苦竹葉) • 감초(甘草) 각 1돈반, 치자(梔子) 7푼반, 박하(薄荷) 7잎을 물로 달여 먹는다. 〈得効〉

※ 차전산(車前散)

효능 : 간경(肝經)의 열독(熱毒)이 위로 올라가 예(瞖)가 나며 피가 동자 속에 들어가고, 밝은 것을 싫어하며 눈물이 많은 증세를 치료한다.

처방 밀몽화(密蒙花) • 감국(甘菊) • 백질려(白蒺藜) • 강활(羌活) • 초결명(草決明) • 차전자(車前子) • 황금

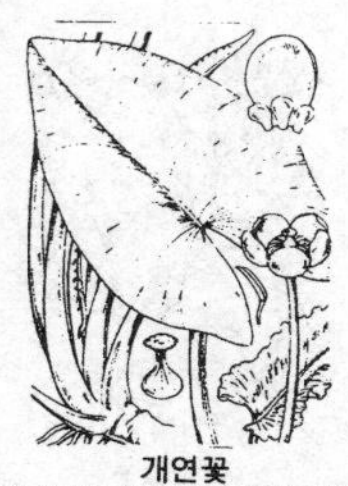
개연꽃

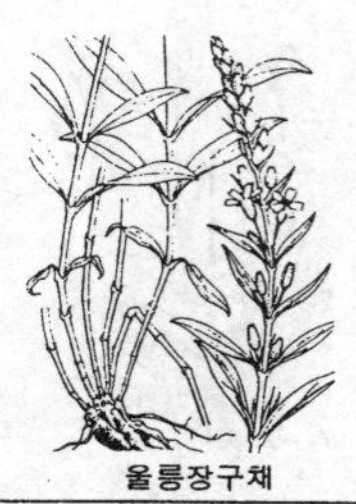
울릉장구채

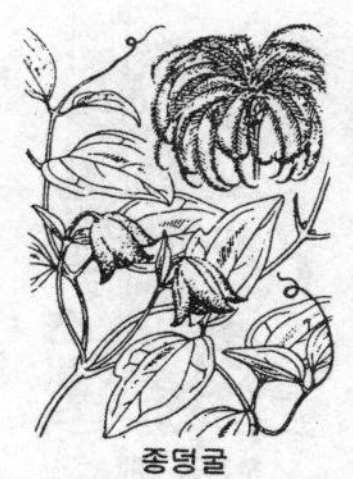
종덩굴

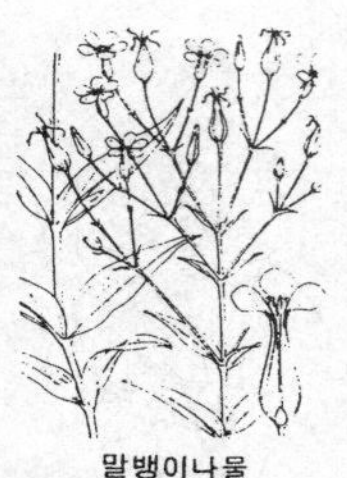
말뱅이나물

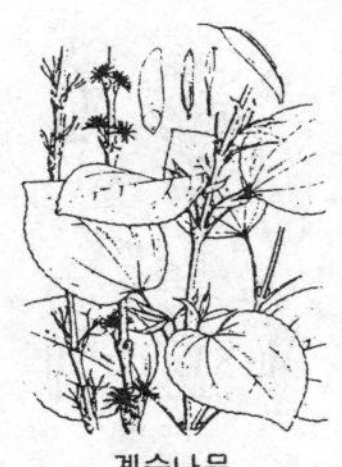
계수나무

(黃芩) • 초용담(草龍膽) • 감초(甘草)를 각 등분하여 가루로 하고 매 2돈을 미음으로 고루 내린다. 〈得効〉

❋ 소독음(消毒飮)

효능 : 눈시울에 풍(風)으로 좁쌀처럼 돋아나는 증세를 치료한다.

처방 대황외(大黃隈) • 형개수(荊芥穗) 각 2돈, 오실(惡實) • 감초(甘草) 각 1돈을 물로 달여 먹는다. 〈得効〉

❋ 백미원(白薇元)

효능 : 동자가 새서 고름이 나는 증세를 치료한다.

처방 백미(白薇) 5돈, 방풍(防風) • 강활(羌活) • 백질려초(白蒺藜炒) • 석류피(石榴皮) 각 2돈반을 가루로 하고 쌀가루풀에 오동 열매 크기의 환을 하여 백탕(白湯)으로 30알을 삼켜 내린다. 〈得効〉

❋ 황기산(黃芪散)

효능 : 치료 방법은 위와 같다.

처방 황기(黃芪) • 방풍(防風) • 황금(黃芩) • 대황외(大黃隈) 각 1돈, 지골피(地骨皮) • 원지(遠志) • 인삼(人蔘) • 적복령(赤茯苓) • 누로(漏蘆) 각 5푼을 물로 달여 아침 저녁으로 식사 후에 먹는다. 〈類聚〉

❋ 용담산(龍膽散)

효능 : 간열(肝熱) 때문에 동자가 붓고, 적훈(赤暈)으로 어둡고 아픈 증세를 치료한다.

처방 초용담(草龍膽) • 치자인(梔子仁) 각 2돈, 방풍(防風) • 천궁(川芎) • 현삼(玄蔘) • 형개(荊芥) • 인진(茵蔯) • 감국(甘菊) • 저실자(猪實子) • 감초(甘草) 각 1돈을 가루로 하여 매 2돈을 식사 후에 맑은차로 고루 내린다. 〈直指〉

❋ 청폐산(淸肺散)

효능 : 폐열(肺熱)이 위를 쳐서 눈의 흰자위가 붓고 밤낮으로 아픈 증세를 치료한다.

처방 상백피(桑白皮) • 편금(片芩) • 감국(甘菊) • 지각(枳殼) • 방풍(防風) • 형개(荊芥) • 시호(柴胡) • 승마(升麻) • 적작약(赤芍藥) • 당귀미(當歸尾) • 현삼(玄蔘) • 백질려(白蒺藜) • 목적(木賊) • 선복화(旋覆花) • 첨정력자(甜葶藶子) • 감초(甘草) 각 5푼을 물로 달여 식사 후에 먹는다. 〈醫鑑〉

❋ 선화무비산(蟬花無比散)

효능 : 풍안(風眼)과 기안(氣眼)에 어둡고 눈물을 흘리며, 가려운 예(瞖)와 머리가 풍(風)으로 당기고 눈가가 짓무르는 증세를 치료한다.

처방 창출(蒼朮)을 사내아이의 오줌에 담가서 이틀밤을 재인 뒤 썰어서 말린 것 • 백작약(白芍藥) 각 1냥, 백질려초(白蒺藜炒) 8돈, 백복령(白茯苓) 4돈, 석결명제(石決明製) • 당귀(當歸) • 방풍(防風) • 강활(羌活) 각 3돈, 사세(蛇蛻) • 조각수세배(皀角水洗焙) • 형개(荊芥) • 세신(細辛) 각 1돈을 가루로 하여 매 2돈을 맑은차나 또는 뜨물로 식사 후에 고루 내린다.

❋ 괴자환(槐子丸)

효능 : 풍사(風邪)가 동자를 당겨서 흘겨보는 증세를 치료한다.

처방 괴실(槐實) 2냥, 복분자(覆盆子) • 산조인초(酸棗仁炒) • 백자인(柏子仁) • 차전자(車前子) • 만형자(蔓荊子) • 서점자초(鼠粘子炒) 각 1냥을 가루로 하고 꿀로 오동 열매 크기의 환을 하여 술에 30알을 삼켜 내린다. 〈類聚〉

❋ 오퇴산(五退散)

효능 : 비(脾)가 풍독(風毒)을 받아서 눈썹이 말리고 눈을 찌르며 아픈 증세를 치료한다.

처방 천산갑초(穿山甲炒) • 천오포(川烏炮) • 감초구(甘草炙) 각 5돈, 선퇴(蟬退) • 잠퇴(蠶退) • 사퇴초자(蛇退醋煮) • 저제퇴초(猪蹄退炒) • 형개수(荊芥穗) 각 2돈반을 가루로 하여 매 2돈을 염탕(鹽湯)으로 식사 후에 고루 내린다. 〈入門〉

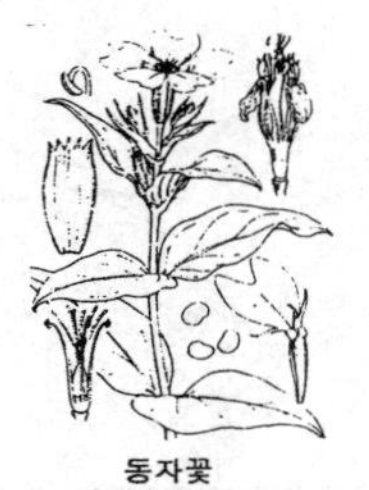
동자꽃

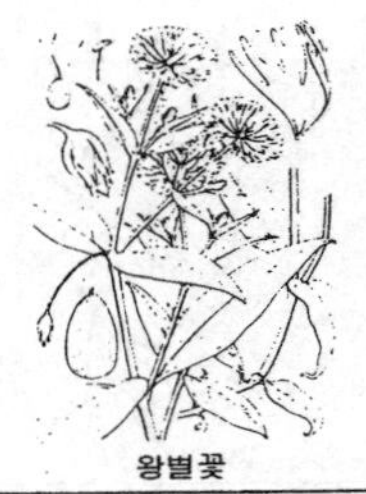
왕별꽃

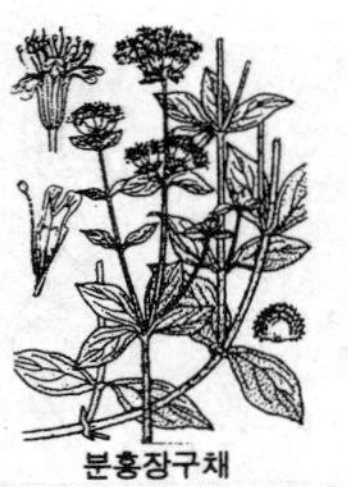
분홍장구채

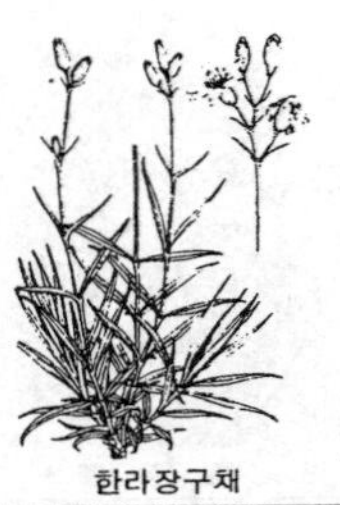
한라장구채

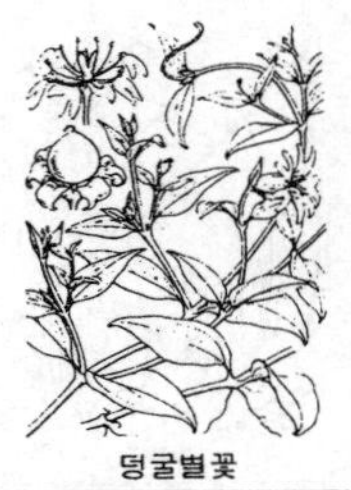
덩굴별꽃

❋ 신효명목탕(神効明目湯)

효능 : 눈의 사방이 당겨서 눈썹이 되말리고 위아래의 눈시울과 눈의 가장자리가 붉고 짓물러서 동자가 아프면 눈물을 흘리며 눈을 못 뜨는 증세를 치료한다.

처방 감초(甘草) 2돈, 갈근(葛根) 1돈반, 방풍(防風) 1돈, 만형자(蔓荊子) 5푼, 세신(細辛) 2푼을 물로 달여 식사 후에 먹는다. 〈東垣〉

❋ 명목세신탕(明目細辛湯)

효능 : 치료 방법은 위와 같다.

처방 강활(羌活) • 마황근(麻黃根) 각 1돈반, 방풍(防風) 1돈, 형개(荊芥) 7푼, 고본(藁本) • 백복령(白茯苓) • 당귀(當歸) 각 5푼, 생지황(生地黃) • 만형자(蔓荊子) • 천궁(川芎) 각 3푼, 도인(桃仁) 5개, 천초(川椒) 4개, 세신(細辛) • 홍화(紅花) 각 2푼을 물로 달여 먹는다. 〈東垣〉

❋ 천문동음자(天門冬飮子)

효능 : 눈동자가 제자리로 돌아오지 않는 증세를 치료한다.

처방 천문동(天門冬) • 충위자(茺蔚子) • 지모(知母) 각 1돈, 인삼(人蔘) • 적복령(赤茯苓) • 강활(羌活) 각 7푼, 오미자(五味子) • 방풍(防風) 각 5푼을 물로 달여 식사 후에 먹는다. 〈入門〉

❋ 서각산(犀角散)

효능 : 동자를 아래로 떨구고 실명한 증세를 치료한다.

처방 차전자(車前子) • 구기자(枸杞子) 각 1냥, 괴자(槐子) • 오미자(五味子) • 청상자(靑箱子) • 우방자초(牛蒡子炒) • 충위자(茺蔚子) • 호황련(胡黃連) 각 7돈반, 서각설(犀角屑) • 영양각설(羚羊角屑) 각 5돈, 토끼 간 1구를 구운 것을 가루로 하여 매 2돈을 식사 후에 괴자(槐子) 달인 물로 고루 내린다. 〈類聚〉

❋ 지황고(地黃膏)

효능 : 눈에 타박상을 입어서 아프고 혼암한 증세를 치료한다.

처방 생지황(生地黃) 1홉을 즙을 낸 것, 황련(黃連) 1냥, 황백(黃栢) • 한수석(寒水石) 각 5돈에 3가지를 가루로 하고, 지황즙(地黃汁)에 섞어서 떡을 만들어 종이를 펴고 눈 위에 붙이는데 타박상뿐 아니라 모든 풍열적목(風熱赤目)과 열루(熱淚)가 흐르는 데도 모두 좋다. 〈得効〉

❋ 생지황산(生地黃散)

효능 : 눈이 타박상으로 붓고 아픈 증세를 치료한다.

처방 생건지황(生乾地黃) • 천궁(川芎) • 영양각(羚羊角) • 대황(大黃) • 적작약(赤芍藥) • 지각(枳殼) • 목향(木香) 각 1돈을 물로 달여서 식사 후에 먹는다. 〈類聚〉

❋ 경효산(輕効散)

효능 : 타박상이나 찔려서 예(瞖)가 생기고, 눈이 어둡고 아프며 물건을 보지 못하는 증세를 치료한다.

처방 시호(柴胡) 2돈, 대황(大黃) • 당귀(當歸) • 적작약(赤芍藥) • 서각(犀角) 각 1돈, 감초(甘草) 5푼을 물로 달여 식사 후에 먹는다. 〈入門〉

❋ 통혈환(通血丸)

효능 : 피가 눈동자에 흘러 들어서 아프기는 해도 장예(障瞖)는 없는 증세를 치료한다.

처방 천궁(川芎) • 당귀미(當歸尾) • 방풍(防風) • 형개(荊芥) 각 1냥, 생건지황(生乾地黃) • 적작약(赤芍藥) • 감초(甘草) 각 5돈을 가루로 하고 꿀로 콩알 크기의 환을 하여 매 1알을 식사 후에 박하(薄荷)나 형개탕(荊 湯)에 씹어서 삼킨다. 〈入門〉

❋ 구맥산(瞿麥散)

효능 : 모래가 눈에 들어가서 껄끄럽고 아픈 증세를 치료한다.

처방 구맥초황(瞿麥炒黃)을 가루로 하여 아연(鵝涎)

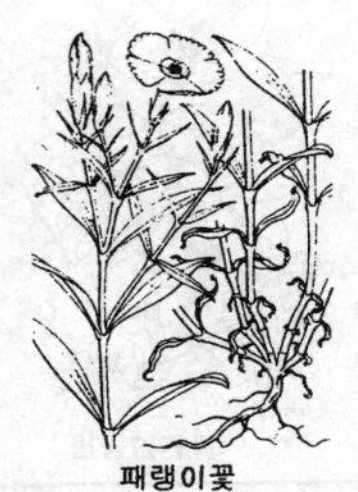
패랭이꽃

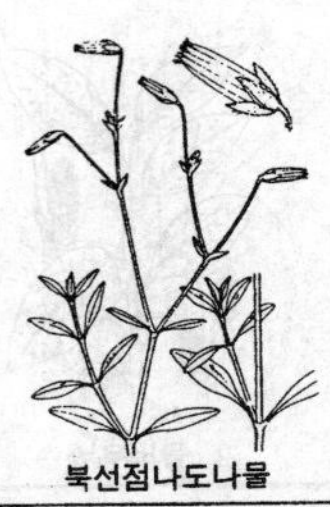
북선점나도나물

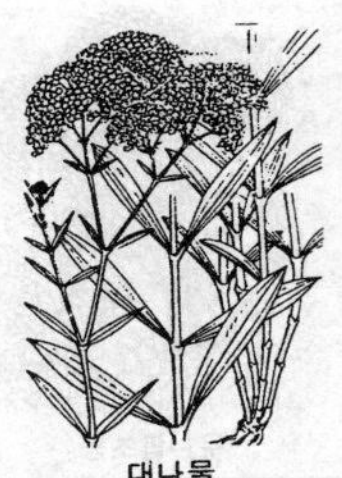
대나물

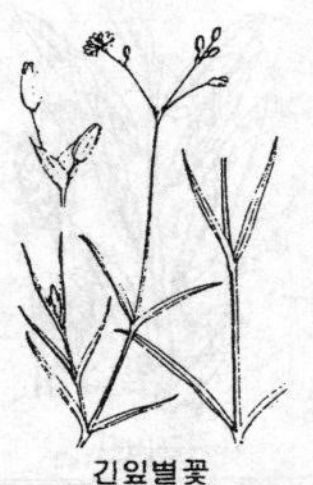
긴잎별꽃

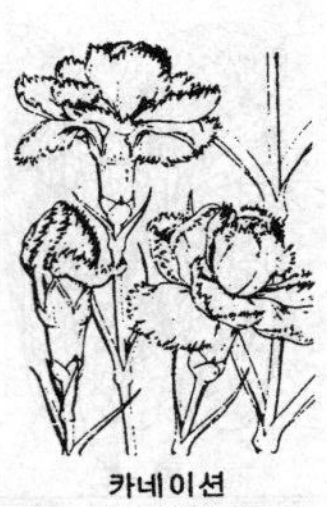
카네이션

에 섞어 놓고 자주 양쪽 눈 가장자리에 약간씩 발라 주면 모래가 나오고 바로 낫는다. 〈得効〉

❊ 구고탕(救苦湯)

효능 : 눈에 갑자기 붉은 종기가 나서 아픔을 못 참는 증세를 치료한다.

처방 창출(蒼朮)・초용담(草龍膽) 각 1돈 4푼, 당귀(當歸)・감초(甘草) 각 1돈, 천궁(川芎) 6푼, 생지황(生地黃)・황백(黃柏)・황금(黃芩)・지모(知母) 각 5푼, 강활(羌活)・승마(升麻)・시호(柴胡)・방풍(防風)・고본(藁本)・황련(黃連) 각 3푼, 길경(桔梗)・연교(連翹)・세신(細辛)・홍화(紅花) 각 2푼을 물로 달여서 식사 후에 먹는다. 〈正傳〉

❊ 오황고(五黃膏)

효능 : 눈이 붉으며 종기로 아픈 증세를 치료한다.

처방 황백(黃柏) 1냥, 황련(黃連)・황금(黃芩)・대황(大黃) 각 5돈을 가루로 하여 매 1돈을 꿀물에 섞어서 고약을 만들고 헝겊 위에 펴 왼쪽과 오른쪽의 대양혈(大陽穴)에 붙이고 마르면 더운물로 적셔 준다. 〈御藥〉

❊ 관음몽수환(觀音夢授丸)

효능 : 내장(內障) 때문에 눈이 붉고 또는 짠것을 많이 먹어서 생긴 증세를 치료한다.

처방 야명사(夜明砂)・당귀(當歸)・선퇴(蟬退)・목적(木賊) 각 3냥을 가루로 하여 백갈양간(白羯羊肝) 4냥을 삶아서 고약이 되도록 짓이겨서 오동 열매 크기의 환을 하여 공복에 끓인 물로 50알을 100일 동안 삼켜 내리면 쾌히 낫는다. 〈得効〉

❊ 백강잠산(白殭蠶散)

효능 : 폐가 허약한데 바람을 쐬면 찬 눈물이 나오고 겨울에 더욱 심한 증세를 치료한다.

처방 황상엽(黃桑葉) 1냥, 목적(木賊)・선복화(旋覆花)・백강잠(白殭蠶)・형개수(荊芥穗)・감초(甘草) 각 3돈, 세신(細辛) 5돈을 가루로 하여 7돈을 물로 달여 식사 후에 복용하고 또는 가루로 하여 2돈을 형개탕(荊芥湯)에 고루 내린다. 〈入門〉

❊ 귀규탕(歸葵湯)

효능 : 사물을 보면 흑화(黑花)가 일어나 보이고 눈물이 흐르며, 깔깔하여 눈 속에 화기가 머물러서 햇빛과 불빛을 꺼리는 증세를 치료한다.

처방 승마(升麻) 1돈, 황기(黃芪)・주금(酒芩)・방풍(防風)・강활(羌活) 각 7푼, 만형자(蔓荊子)・연교(連翹)・생지황(生地黃)・당귀(當歸)・인삼(人蔘)・홍규화(紅葵花)・생감초(生甘草) 각 5푼, 시호(柴胡) 3푼을 물로 달여 식사 후에 더웁게 먹는다. 〈入門〉

❊ 목적산(木賊散)

효능 : 눈에 냉루(冷淚)가 많이 흐르는 증세를 치료한다.

처방 목적(木賊)・목이소존성(木耳燒存性)을 등분, 가루로 하여 매 2돈을 뜨거운 쌀뜨물로 고루 내린다. 〈入門〉

❊ 창출산(蒼朮散)

효능 : 간장(肝臟)에 풍열(風熱)이 성하여 냉루(冷淚)가 흘러서 안 그치는 증세를 치료한다.

처방 창출(蒼朮)・목적(木賊)・백질려(白蒺藜)・방풍(防風)・강활(羌活)・천궁(川芎)・감초(甘草)를 각 등분, 가루로 하여 매 2돈을 따뜻한 쌀뜨물로 식사 후에 고루 내린다. 〈醫鑑〉

❊ 구풍일자산(驅風一字散)

효능 : 눈이 가려운 증세가 아주 심한 것을 치료한다.

처방 천궁(川芎)・형개(荊芥)・천오포(川烏炮) 각 5돈, 강활(羌活)・방풍(防風) 각 2돈반을 가루로 해서 2돈을 박하탕(薄荷湯)으로 식사 후에 고루 내린다. 〈得効〉

❊ 서각산(犀角散)

효능 : 황막(黃膜)이 상충(上衝)하여 눈동자가 아프고, 폐삽(閉澁)한 증세를 치료한다.

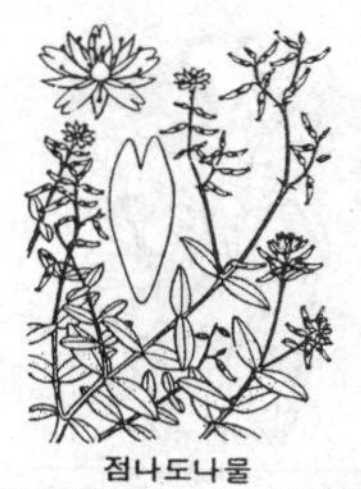
점나도나물

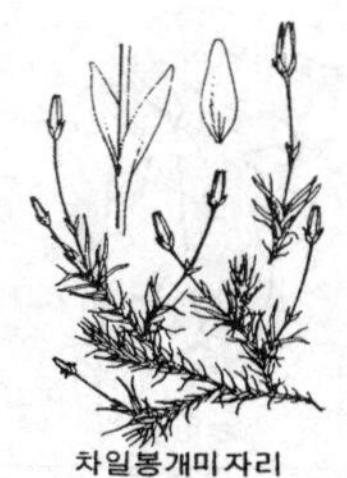
차일봉개미자리

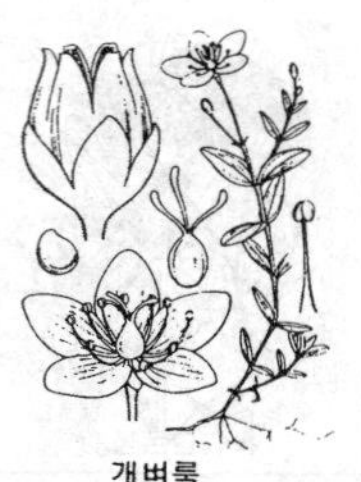
개벼룩

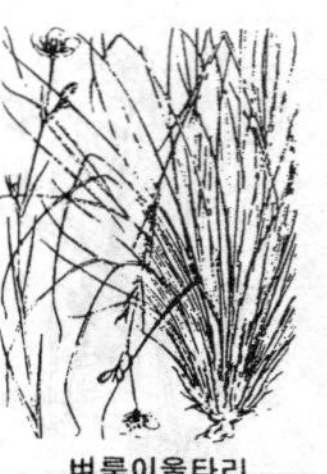
벼룩이울타리

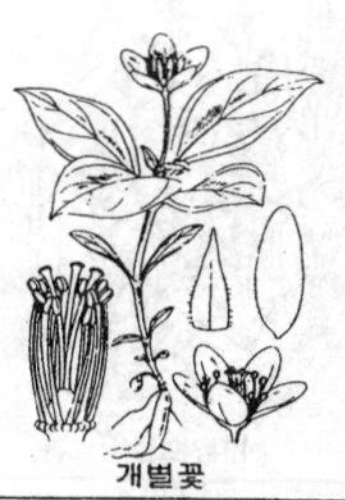
개별꽃

처방 서각정(犀角釘) 2돈, 강활(羌活)·황금(黃芩)·차전자(車前子) 각 1돈, 백부자(白附子)·맥문동(麥門冬) 각 5푼을 물로 달여 식사 후에 먹는다. 〈得効〉

※ 우황환(牛黃丸)

효능 : 어린아이의 통정(通睛)을 치료한다.

처방 서각설(犀角屑) 2돈, 우황(牛黃) 1돈, 금박(金箔)·은박(銀箔) 각 5쪽, 감초(甘草) 2돈반을 가루로 하여 꿀로 녹두알 크기로 환을 하여 매 7알을 박하탕(薄荷湯)으로 고루 내린다. 〈入門〉

12. 예막(瞖膜)일 때

풍열(風熱)이 심하면 생기고 또는 반두(斑痘) 뒤에 생길 때에도 있는데, 간기(肝氣)가 성해서 외부에 일어나는 증세이니, 퍼져서 흩어지게 하여 없애 주어야 하는 증세이다.

만일 소통시켜서 이롭게 하면 사기(邪氣)가 쌓여서 예(瞖)가 한층 더 심해진다. 사기(邪氣)가 이미 안정한 증세를 빙예(氷瞖)가 잠겼다 하고, 사기(邪氣)가 굳어서 깊은 증세를 함예(陷瞖)라고 한다. 그러므로 당연히 흔발(焮發)하는 재료를 써서 사기(邪氣)로 하여금 다시 움직이도록 하고, 예막(瞖膜)으로 하여금 다시 떠서 나오도록 하여 퇴예(退瞖)할 약을 쓰면 스스로 없어지는데 오래된 증세는 빠른 효과를 바랄 수가 없으니 인내로 치료를 해야 한다. 〈綱目〉

예(瞖)가 폐장(肺臟)에서 일어나는 것인데 폐(肺)의 열이 가벼우면 의식이 분명치 않을 뿐이고, 무거우면 예(瞖)가 생긴다. 예(瞖)가 비록 열에서 생기나 치료 방법은 예(瞖)를 먼저 치료하고 열은 다음에 치료하는 것이니, 그것은 열이 아주 심하면 예(瞖)가 생긴다는 원칙에 따른 것이다. 만일 먼저 적열(赤熱)을 치료하면 피가 물이 되어 예(瞖)를 제거하지 못한다. 〈直指〉

예막(瞖膜)의 무겁고 가벼운 것은 내장부(內障部)에 상세히 설명이 되어있다. 흑정(黑睛)에 예(瞖)가 있으면 지모(知母)와 황백(黃栢)을 쓰는데, 익본자신환(益本滋腎丸)과 명목지황환(明目地黃丸)을 써도 좋다. 〈丹心〉

과로나 찬 약을 지나치게 먹어서 구규(九竅)가 이롭지 못하고 청(靑)·백예(白瞖)가 대자(大眥)에 나타나는 증세는, 즉 양기(陽氣)가 허약한 증세이니 보양탕(補陽湯)과 연백익음환(連柏益陰丸)·국정환(菊睛丸)을 쓴다. 경(經)에 이르기를, 「화(火)의 근본을 없애면 음예(陰瞖)가 없어진다.」고 했으니 바로 그것을 말한다. 〈東垣〉

신예(新瞖)가 나는 증세는 겉으로 흩어지게 하면 되니 강활퇴예탕(羌活退瞖湯)을 쓰고, 혈허(血虛)하고 열이 있는 증세는 신선퇴운환(神仙退雲丸)을 쓰고, 빙예(氷瞖)에는 영양각산(羚羊角散)을 쓰고, 함예(陷瞖)에는 영양각산(羚羊角散)에 신선퇴운환(神仙退雲丸)을 같이 먹는다. 〈綱目〉

예막(瞖膜)이 점점 생기는 데는 결명원(決明元)·선화산(蟬花散)·국화산(菊花散)·지황산(地黃散)·발운퇴예환(撥雲退瞖丸)·정전양간원(正傳羊肝元)·오수중명환(五秀重明丸)·퇴운산(退雲散)·마광산(磨光散)·도인개장산(道人開障散)·보간산(補肝散)·결명산(決明散)·발운탕(撥雲湯) 등을 모두 쓰고 겸하여 바르는 약을 쓴다.

부예(膚瞖)란 것은 눈동자 위에 파리 날개 같은 것이 붙어 있는 증세인데 오적·어골(烏賊魚骨)과 용뇌(龍腦) 각 1돈을 가루로 하여 1일 3~4회 눈에 바르면 좋다. 〈類聚〉

※ 익본자신환(益本滋腎丸)

효능 : 검은 눈동자에 예막(瞖膜)이 나고 또는 음허(陰虛)해서 눈동자가 퍼져서 커지는 증세를 치료한다.

처방 황백(黃栢)·지모병주세초(知母並酒洗炒) 각 등분을 가루로 하고 물에 오동 열매 크기의 환을 하여 공복에 염탕(鹽湯)으로 50~70알을 삼켜 내린다. 〈東垣〉

※ 명목지황환(明目地黃丸)

효능 : 정(精)을 낳고 피와 신(腎)과 간(肝)을 보(補)하고, 예막(瞖膜)과 차정(遮睛)과 수삽(羞澁), 또는 눈물을 많이 흘리고 지나치게 붉어진 열안(熱眼)을 치료한다.

처방 생건지황주세(生乾地黃酒洗)·숙지황(熟地黃) 각 4냥, 우슬주세(牛膝酒洗)·백질려초(白蒺藜炒) 각 3냥, 지모염수초(知母鹽水炒)·토사자주제(兎絲子酒製)·독활(獨活)·구기자(枸杞子) 각 2냥을 가루로 하여 꿀로 오동 열매 크기의 환을 하여 염탕(鹽湯)으로 100알을 삼켜 내린다. 〈回春〉

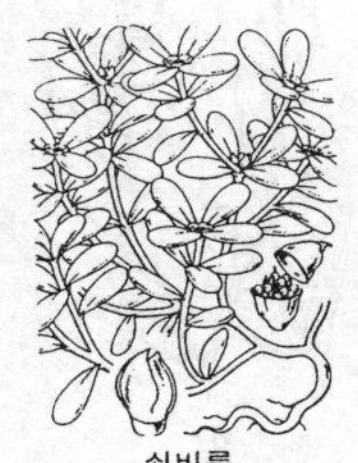
쇠비름

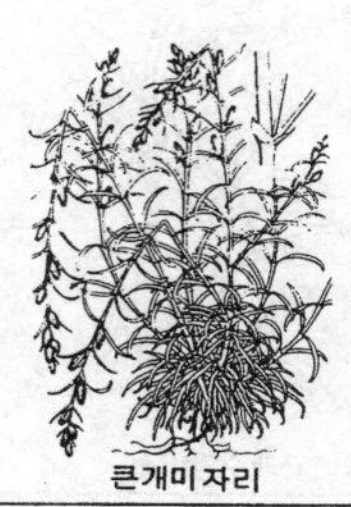
큰개미자리

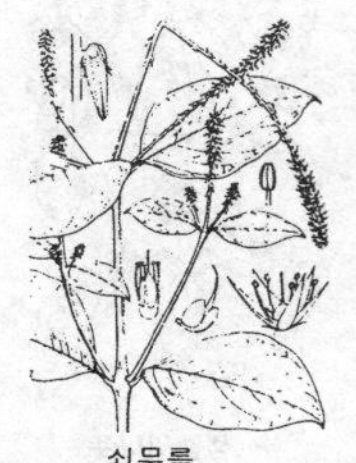
쇠무릎

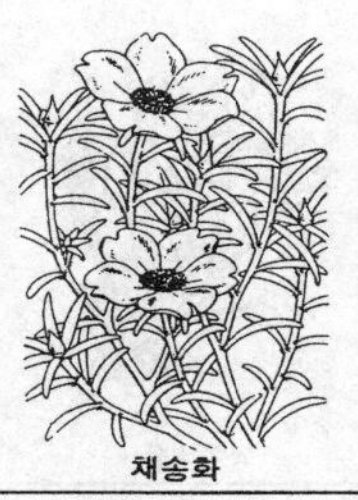
채송화

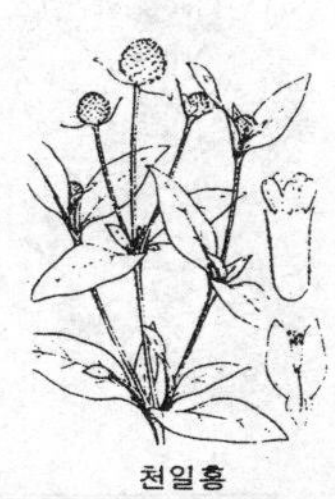
천일홍

❊ 보양탕(補陽湯)

효능 : 방광·간·신경이 답답해서 눈에 통하지 않고, 청(青)·백예(白瞖)가 대자(大眥)에 드러나는 증세를 치료한다.

처방 시호(柴胡) 1돈반, 강활(羌活)·독활(獨活)·인삼(人蔘)·감초(甘草)·숙지황(熟地黃)·백출(白朮)·황기(黃芪) 각 5푼, 택사(澤瀉)·진피(陳皮)·방풍(防風)·백작약(白芍藥)·생지황(生地黃)·백복령(白茯苓)·지모(知母)·당귀(當歸) 각 3푼, 육계(肉桂) 1푼을 물로 달여 공복에 복용하고 새벽에는 보양탕(補陽湯)을 복용하고 잘 때에는 연백익음환(連栢益陰丸)을 먹는다. 〈東圓〉

❊ 연백익음환(連柏益陰丸)

효능 : 치료 방법은 위와 같다.

처방 초결명(草決明)·조금(條芩)·황련주초(黃連酒炒)·황백(黃栢)·지모(知母) 염주초(鹽酒炒) 각 1냥, 강활(羌活)·독활(獨活)·오미자(五味子)·당귀(當歸)·방풍(防風)·감초(甘草) 각 5돈, 석결명하(石決明煆) 3돈을 가루로 하여 꿀로 녹두알 크기의 환을 하여 맑은차로 100알을 삼켜 내린다. 보양탕(補陽湯)을 많이 먹고 이 약을 적게 먹는 것이 좋다. 〈東垣〉

❊ 국정원(菊睛元)

효능 : 오른쪽의 간(肝)·신(腎)이 모자라기 때문에 눈에 흑화(黑花)가 생기고, 혼암해서 청백예(青白瞖)가 나는 증세를 치료한다.

처방 감국(甘菊) 4냥, 구기자(枸杞子) 3냥, 숙지황(熟地黃)·육종용(肉蓯蓉) 각 2냥, 파극(巴戟) 1냥을 가루로 하여 꿀로 오동 열매 크기의 환을 해서 공복에 더운 술 또는 염탕(鹽湯)으로 50~70알을 삼켜 내린다. 〈直指〉

❊ 강활퇴예탕(羌活退瞖湯)

효능 : 태양(太陽)의 한수(寒水)와 예막(瞖膜)이 눈동자를 가리운 증세, 사물이 안 보이는 증세 등을 치료한다.

처방 강활(羌活) 1돈반, 방풍(防風) 1돈, 형개(荊芥)·박하(薄荷)·고본(藁本) 각 7푼, 주지모(酒知母) 5푼, 주황백(酒黃栢) 4푼, 천궁(川芎)·당귀신(當歸身) 각 3푼, 마황(麻黃)·주생지황(酒生地黃) 각 2푼, 천초(川椒)·세신(細辛) 각 1푼을 물로 달여 식사 후에 먹는다. 〈東垣〉

❊ 영양각산(羚羊角散)

효능 : 빙예(氷瞖)가 오래도록 낫지 않는 증세를 치료한다.

처방 영양각설(羚羊角屑)·승마(升麻)·세신(細辛) 각 2냥, 감초 1냥을 가루로 하여 절반은 꿀로 오동 열매 크기의 환을 하고, 절반은 산(散)으로 하여 1돈을 끓여서 50알을 삼켜 내린다. 〈保命〉

❊ 결명원(決明元)

효능 : 열로 눈병을 앓은 뒤 독기가 눈을 쳐서 예막(瞖膜)과 차장(遮障)이 되는 증세를 치료한다.

처방 맥문동(麥門冬)·당귀(當歸)·차전자(車前子) 각 2냥, 청상자(青葙子)·방풍(防風)·지각(枳殼) 각 1냥, 충위자(茺蔚子)·세신(細辛)·구기자(枸杞子)·택사(澤瀉)·생건지황(生乾地黃)·석결명(石決明)·황련(黃連) 각 5냥을 가루로 하여 꿀로 오동 열매 크기의 환을 하여 공복에 맥문동탕(麥門冬湯)으로 50~70알을 삼켜 내린다. 〈得効〉

❊ 선화산(蟬花散)

효능 : 풍안(風眼)과 열안(熱眼)으로 부어서 아프고, 예막(瞖膜)이 생기는 증세를 치료한다.

처방 선각(蟬殼)·감국(甘菊)·천궁(川芎)·방풍(防風)·강활(羌活)·치자(梔子)·백질려초(白蒺藜炒)·초결명초(草決明炒)·형개수(荊芥穗)·만형자(蔓荊子)·곡정초(穀精草)·밀몽화(密蒙花)·목적(木賊) 거절(去節)하여 동변침쇄(童便浸淬)·창출(蒼朮)·감초구(甘草炙) 각 등분을 가루로 하여 매 2돈을 맑은차에 고루 내린다. 〈直指〉

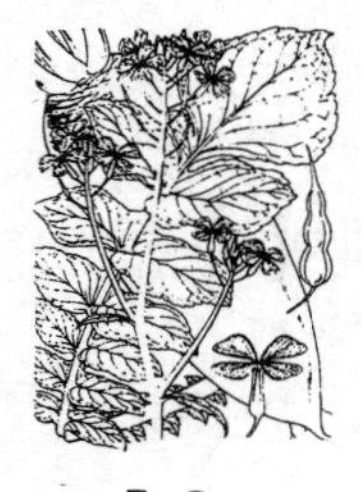
무 우

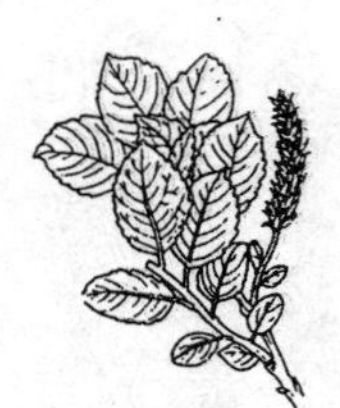
쌍잎버들

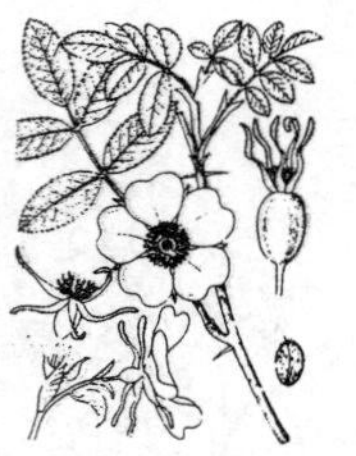
생열귀나무

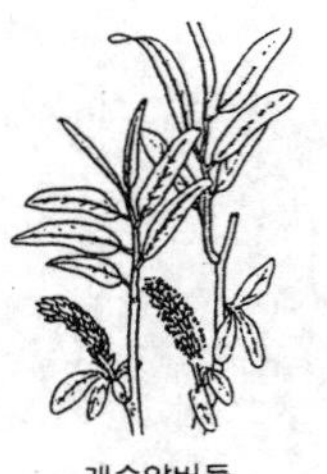
개수양버들

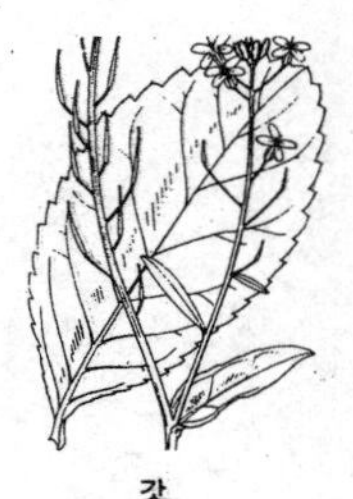
갓

※ 지황산(地黃散)

효능 : 심간(心肝)의 옹(壅)과 열로 눈이 붉고 부어서 아프기 때문에 적예(赤瞖)가 생기며 또는 백막(白膜)이 눈동자를 가리우고 주변이 어수선한 증세는 치료하기 쉬우나, 만일 검은 눈동자를 심하게 가리면 실명하는 경우도 많다.

처방 숙지황(熟地黃)·당귀(當歸) 각 5돈, 생건지황(生乾地黃)·목통(木通)·감초(甘草) 각 3돈, 황련(黃連)·대황(大黃)·방풍(防風)·강활(羌活)·서각설(犀角屑)·선각(蟬殼)·목적(木賊)·곡정초(穀精草)·현삼(玄蔘)·백질려(白蒺藜) 각 2돈을 가루로 하여 매 2돈을 양간탕(羊肝湯)에 1일 3회로 식사 후에 고루 먹는다.

어린아이의 창진 여독(瘡疹餘毒)이 눈에 들어가서 예(瞖)가 나는 증세도 치료한다. 〈海藏〉

※ 국화산(菊花散)

효능 : 간(肝)이 풍독(風毒)을 받아서 눈이 붉게 붓고 눈물이 많으며 점점 예막(瞖膜)이 생기는 증세를 치료한다.

처방 감국(甘菊) 4냥, 선각(蟬殼)·목적(木賊)·강활(羌活)·백질려(白蒺藜) 각 3냥, 형개(荊芥)·감초 각 2냥을 가루로 하여 매 2돈을 맑은차로 고루 삼켜 내린다. 〈入門〉

※ 발운퇴예환(撥雲退瞖丸)

효능 : 예막(瞖膜)을 치료한다.

처방 감국(甘菊)·천초(川椒)·대적(大賊)·백질려(白蒺藜)·밀몽화(密蒙花)·사퇴(蛇退)·천궁(川芎)·만형자(蔓荊子)·형개수(荊芥穗)·석연자하(石燕子煆)·황련(黃連)·박하(薄荷)·과루근(瓜蔞根)·지실(枳實)·강활(羌活)·당귀(當歸)·지골피(地骨皮)·감초 각 등분을 가루로 하여 꿀로 콩알 크기의 환을 하여 매 1알을 맑은차로 삼켜 내린다. 〈醫林〉

※ 정전양간원(正傳羊肝元)

효능 : 예장(瞖障)과 청맹(靑盲)을 치료한다.

처방 황련(黃連) 1냥, 감국(甘菊)·방풍(防風)·박하(薄荷)·당귀(當歸)·천궁(川芎) 각 3돈을 가루로 하여 백양간(白羊肝) 1구를 쪄서 찧고 환을 만들어 먹는다. 〈正傳〉

※ 오수중명환(五秀重明丸)

효능 : 예막(瞖膜)이 눈동자를 가리고 혼화(昏花)한 증세를 치료한다.

처방 감국화개두(甘菊花開頭) 500개, 형개(荊芥) 500수, 목적거절(木賊去節) 500절, 저실(楮實) 500개, 천초개구(川椒開口) 500알을 가루로 하여 꿀로 콩알 크기로 환을 해서 매 1알을 맑은차로 고루 삼켜 내린다. 〈綱目〉

※ 퇴운산(退雲散)

효능 : 외장(外障)의 예막(瞖膜)이 눈동자를 덮은 증세를 치료한다.

처방 당귀(當歸)·생건지황(生乾地黃)·곡정초(穀精草)·백국(白菊)·목적(木賊)·강활(羌活)·석결명하(石決明煆)·대황주초(大黃酒炒)·만형자(蔓荊子)·백지(白芷)·황백(黃栢)·연교(連翹)·초용담(草龍膽) 각 1돈, 선퇴(蟬退) 7개를 물로 달여서 식사 후에 따뜻하게 먹는다. 〈回春〉

※ 마광산(磨光散)

효능 : 풍안(風眼)과 예장(瞖障)을 치료한다.

처방 백질려초(白蒺藜炒)·방풍(防風)·강활(羌活)·석결명하(石決明煆)·감국(甘菊)·초결명(草決明)·선각(蟬殼)·사퇴(蛇退)·천궁(川芎)·감초염수구(甘草鹽水灸) 각 5돈을 가루로 하여 매 2돈을 맥문동탕(麥門冬湯)에 식사 후에 고루 삼켜 내린다. 〈直指〉

※ 도인개장산(道人開障散)

효능 : 모든 장예(障瞖)를 치료한다.

처방 사퇴세배(蛇退洗焙)·선퇴(蟬退)·황련(黃連) 각 5돈, 감초생(甘草生) 2돈, 녹두피(綠豆皮) 1냥을 거친 가루로 하여 매 2돈을 물로 달여 식사 후에 먹는다. 〈直指〉

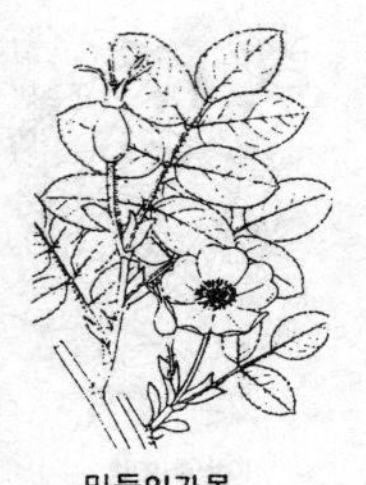
민둥인가목

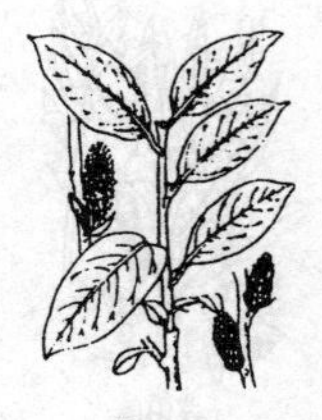
여우버들

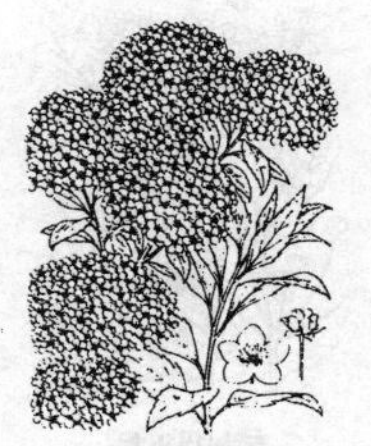
공조팝나무

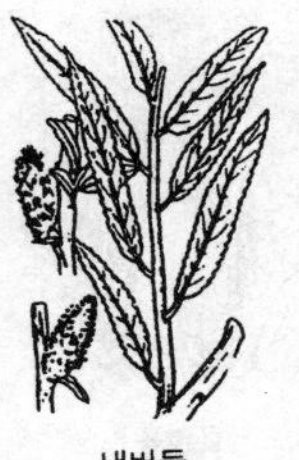
냇버들

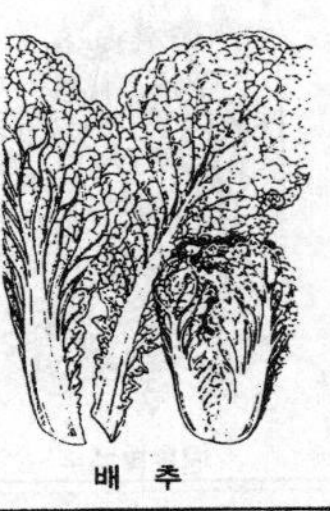
배 추

※ 보간산(補肝散)

효능 : 간(肝)과 신(腎)이 허약하고 흑주(黑珠) 위에 예(瞖)가 나는 증세를 치료한다.

처방 시호(柴胡) 1돈 8푼, 백작약(白芍藥) 1돈 3푼, 숙지황(熟地黃)・백복령(白茯苓)・감국(甘菊)・세신(細辛) 각 9푼, 백자인(栢子仁)・방풍(防風)・감초(甘草) 각 5푼을 물로 달여 공복에 먹는다. 〈入門〉

※ 결명산(決明散)

효능 : 풍열(風熱)의 독기가 위를 쳐서 두 눈이 붓고 아프며 또는 예막(瞖膜)・적맥(赤脈)과 궂은살이 생겨서 삽양혼화(澁痒昏花)하여 내장(內障)이 되려는 증세를 치료한다.

처방 석결명(石決明)・초결명(草決明)・황금(黃芩)・감국(甘菊)・목적(木賊)・석고(石膏)・적작약(赤芍藥)・천궁(川芎)・강활(羌活)・만형자(蔓荊子)・감초(甘草) 각 7푼에 생강 5쪽을 넣어 물로 달여 먹는다. 〈得効〉

※ 발운탕(撥雲湯)

효능 : 눈에 흑(黑)・백예(白瞖)가 나고 은삽(隱澁)해서 열기가 힘들며 아픔이 없는 증세는 족태양방광(足太陽膀胱)이 명문상화(命門相火)의 전오(煎熬)를 받아 역행해서 한수예(寒水瞖)를 이루는 증세이다.

처방 강활(羌活)・방풍(防風)・황백(黃柏) 각 1돈, 형개(荊芥)・고본(藁本)・승마(升麻)・당귀(當歸)・지모(知母)・생감초(生甘草) 각 7푼, 시호(柴胡) 5푼, 천궁(川芎)・황기(黃芪)・갈근(葛根)・세신(細辛)・생강(生薑) 각 3푼을 물로 달여 식사 후에 먹는다. 〈東垣〉

13. 안화(眼花)일 때

눈에 흑화(黑花)가 보이는 증세는 간과 신(神)이 함께 허약한 증세이다. 〈局方〉

위가 허약한 증세는 간허(肝虛)에 속하는데 언제나 머리가 어지럽고 눈에 안화(眼花)가 일어나며 동자가 아파서 귀가 우는 것이다. 〈入門〉

혼화(昏花)란 것은 기(氣)를 상한 증세이고, 혼암(昏暗)이란 것은 혈(血)을 상한 증세이며, 열증(熱症)이 또한 밝은 것을 보지 못하고 햇볕을 무서워하며 속이 허(虛)하면 밝은 빛을 조금도 가까이 못한다. 〈入門〉

흑화(黑花)는 신허(腎虛) 때문이고, 오색화(五色花)는 신허(腎虛)의 객열(客熱)이고, 청화(靑花)는 담허(膽虛)이며, 홍화(紅花)는 화성(火盛)이고, 산묘(散杳)은 동자가 흩어져서 사물을 보는 것이 아득하기 때문이다. 〈入門〉

양(陽)은 흩어지는 것을 주장하기 때문에 양(陽)이 허약하면 눈시울이 급해서 도첩권모(倒睫拳毛)가 되고, 음(陰)은 거두어 들이는 것이니 음(陰)이 허(虛)하여 거두어 들이지 못하면 눈동자가 흩어져서 눈이 흐리고 안화(眼花)가 되는 것이다. 〈東垣〉

신(腎)은 골(骨)을 주관하고 골(骨)의 정(庭)이 동자가 되는데 커지는 증세는, 신수(腎水)가 허하고 뼈가 마르며 심포락(心包絡)의 화(火)가 같이 탄 증세이므로 바람과 열을 없애고 양혈(涼血)과 익혈(益血)을 해서 모산(耗散)한 기(氣)를 거두어 들여야 하니 자음지황환(滋陰地黃丸)을 쓰면 아주 신기하다. 〈東垣〉

안화(眼花)에는 숙지황환(熟地黃丸)・삼화오자환(三花五子丸)・환정환(還睛丸)・초목환(椒目丸)・주경원(駐景元)・보신환(補腎丸)・익본자신환(益本滋腎丸)・명목장수환(明目壯水丸)・의감환정환(醫鑑還睛丸) 등을 쓰고 오담고(五膽膏)를 점한다.

※ 숙지황환(熟地黃丸)

효능 : 신허(腎虛)해서 흑화(黑花)가 보이는 증세를 치료한다.

처방 숙지황(熟地黃)・석곡(石斛)・토사자주제(兎絲子酒製)・방풍(防風)・황기(黃芪)・차전자(車前子)・충위자(茺蔚子)・복분자(覆盆子)・육종용주침(肉蓯蓉酒浸)・자석하제(磁石煆製)・지부자(地膚子) 각 1냥, 토간(兎肝) 1구구건(一具炙乾)을 가루로 하여 꿀로 오동 열매 크기의 환을 하여 공복에 염주(鹽酒)로 50~70알을 먹는다. 〈類聚〉

※ 삼화오자환(三花五子丸)

효능 : 눈에 흑화(黑花)와 날아가는 파리가 보이고 예장(瞖障)이 일어나는 증세를 치료한다.

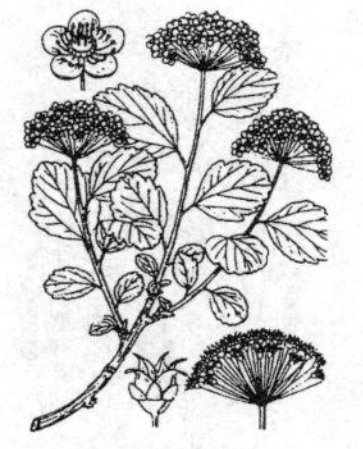
산조팝나무

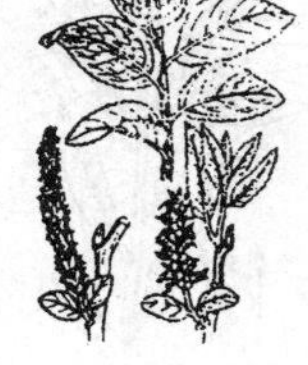
왕버들

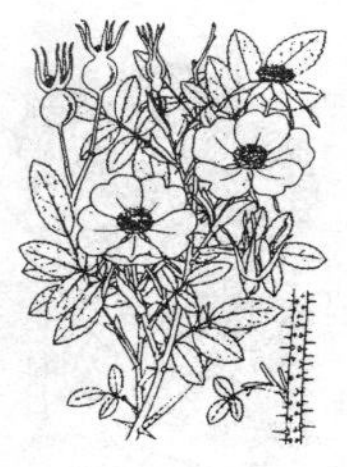
붉은인가목

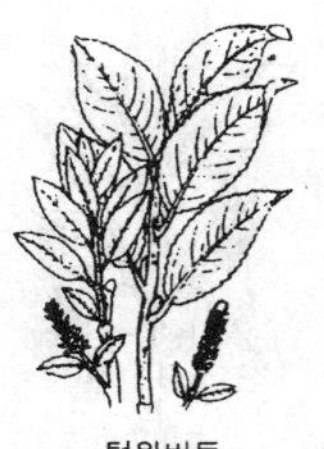
털왕버들

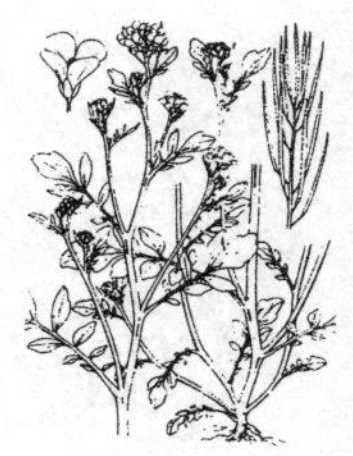
황새냉이

처방 밀몽화(密蒙花) • 선복화(旋覆花) • 감국화(甘菊花) • 결명자(決明子) • 구기자(枸杞子) • 토사자주제(兎絲子酒製) • 서점자(鼠粘子) • 지부자(地膚子) • 석결명하(石決明煆) • 감초(甘草) 각 등분을 가루로 하여 오동 열매 크기의 환을 하여 식사 후에 맥문동탕(麥門冬湯)으로 50알을 삼켜 내린다. 〈醫林〉

※ 환정환(還睛丸)

효능 : 눈에 오색화(五色花)가 보이는 증세를 치료한다.

처방 세신(細辛) • 오미자(五味子) 각 2냥반, 인삼(人蔘) • 길경(桔梗) • 황금(黃芩) • 숙지황(熟地黃) • 방풍(防風) • 지모(知母) • 충위자(茺蔚子) • 차전자(車前子) 각 2냥, 현삼(玄蔘) 5돈을 가루로 하여 꿀로 오동 열매 크기의 환을 하여 공복에 맑은차로 30~50알을 삼켜 내린다. 〈入門〉

※ 초목환(椒目丸)

효능 : 오랫동안 눈에 흑화(黑花)가 날리며 혼암(昏暗)한 증세를 치료한다.

처방 창출(蒼朮) 2냥, 초목초(椒目炒) 1냥을 가루로 하여 초호(椒糊)로 오동 열매 크기의 환을 하여 맑은차에 50알을 먹는다. 〈入門〉

※ 오담고(五膽膏)

효능 : 눈이 어둡고 늘 흑화(黑花)가 날리며 내장(內障)이 되려는 증세를 치료한다.

처방 청양담(靑羊膽) 1매, 황우담즙(黃牛膽汁) 1홉, 웅담(熊膽) 2돈반, 이어담(鯉魚膽) 7돈반, 오계담(烏鷄膽) 5매, 우황(牛黃) 5돈을 가루로 하고, 먼저 모든 담을 합한 다음에 우황(牛黃)가루와 같이 넣어 고루 섞고 은이나 돌그릇으로 약한불에 달여서 고약을 만들어 식사 후에 더운 술로 반 돈을 같이 내리고 이어서 약을 눈에 조금 바른다. 〈類聚〉

14. 안동(眼疼)일 때

눈이 아픈 데는 두 가지가 있는데 1은 눈초리와 흰자위가 아픈 증세이고, 2는 목주(目珠)와 흑안(黑眼)이 아픈 증세이다. 눈초리와 흰자위가 아픈 증세는 양(陽)에 들기 때문에 낮에는 아픔이 심한데 아주 찬 약을 바르면 오히려 효력이 있으니 경(經)에 이르기를, 「백안(白眼)과 적맥(赤脈)은 양(陽)에 법(法)한다.」는 증세이고, 목주(目珠)와 흑안(黑眼)이 아픈 것은 음(陰)에 들기 때문에 밤에 더 심한데 아주 찬 약을 바르면 오히려 해가 되니 경(經)에 이르기를, 「눈동자와 흑안(黑眼)은 음(陰)에 법(法)한다.」는 증세이다. 〈綱目〉

목주(目珠)가 아프고 미릉(眉稜)과 액각(額角)이 연이어 아프며 밤이 되면 더 심한데 아주 찬 약을 바르면 오히려 더하고, 모든 약이 효과가 없으므로 궐음(厥陰)과 소양(少陽)을 구(灸)하니 아픔은 그쳤지만 반 달 만에 다시 일어나는 것이다.

마침내 하고초산(夏枯草散)을 맑은차에 고루 내리게 하니 처음 먹고 아픔이 반쯤 덜어지고 4~5일 만에 완쾌했는데 뒤에도 여러 번 시험한 결과 효과를 보았다. 〈綱目〉

눈이 붉고 아픈 증세는 간열(肝熱)이 더 심한 증세이다. 〈回春〉

동자(瞳子)가 아파서 견딜 수 없을 때는 당귀(當歸) • 세신(細辛) • 박하(薄荷)를 등분하고 가루로 하여 매 2돈을 맥문동탕(麥門冬湯)에 1일 3회씩 삼켜 내린다. 〈本事〉

검은 자위가 아픈 데는 지모(知母)와 황백(黃栢)으로 맥신화(脈腎火)를 토하고, 당귀(當歸)로 음수(陰水)를 돕는다. 〈丹心〉

눈이 붉고 아프며 맥(脈)이 실대(實大)하고 변비일 때는 사청환(瀉靑丸)과 세간산(洗肝散)〔처방은 오장문(五臟門)〕으로써 조금 이롭게 해주면 낫고, 또는 구고탕(救苦湯)을 쓰기도 한다. 〈入門〉

탕화(湯火)로 눈을 상해서 붓고 아픈 데는 찬 약을 발라서는 안 되니 오행탕(五行湯)으로 더웁게 씻고 지황고(地黃膏)(처방은 위에 있음)를 붙여 준다. 〈入門〉

독서와 침치료를 지나치게 하여 눈이 아픈 증세를 병명으로 간로(肝勞)라고 하는데, 단지 눈을 감고 조리하는 것이 좋다. 〈入門〉

※ 하고초산(夏枯草散)

효능 : 일명 보간산(補肝散)이라고 한다.
간이 허약하여 눈동자가 아프고 냉루(冷淚)가 자주 흐르며 햇빛과 밝은 것을 꺼리는 데 쓴다.

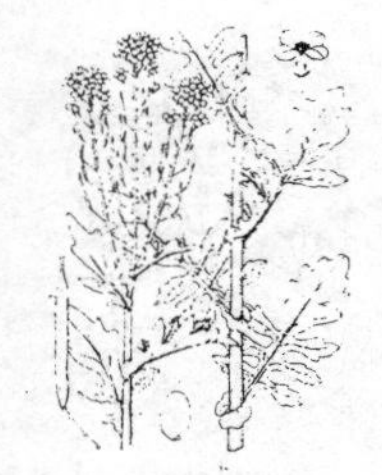
나도냉이

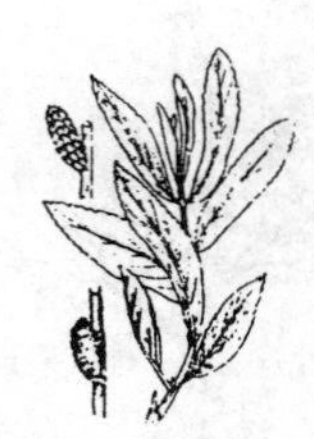
눈갯버들

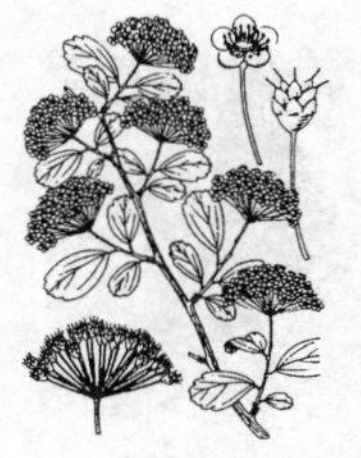
긴잎산조팝나무

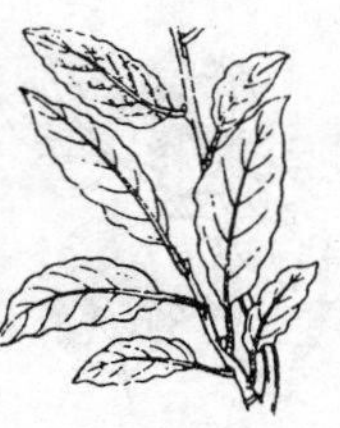
좀호랑버들

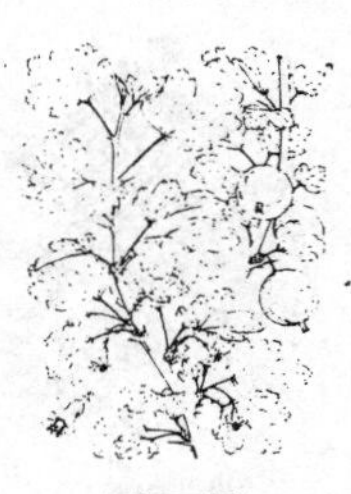
구우즈베리

처방 하고초(夏枯草) 2냥, 향부자(香附子) 1냥, 감초(甘草) 5돈을 가루로 하여 맑은차로 매 2돈을 식사 후에 고루 내린다.

하고초(夏枯草)는 검은자위가 아프고 밤에 더 심한 증세를 치료하는 데 아주 효과가 있고, 대개 흑주(黑珠)가 목계(目系)를 이어서 궐음경(厥陰經)에 속하니 하고초(夏枯草)가 궐음(厥陰)과 혈맥(血脈)을 보양하는 힘이 많기 때문에 특효한 약이다. 〈本草〉

※ 구고탕(救苦湯)

눈이 너무 붉게 부었기 때문에 괴롭고 아픈 것을 참지 못하는 증세를 치료한다. (처방은 위에 있음)

15. 안혼(眼昏)일 때

오장(五臟)의 정명(精明)이 눈에 모였으니 눈의 깨끗함에 결점이 없으면 눈이 밝은 법이다. 〈得効〉

정명(精明)이란 것은 만물을 보고 흑백과 장단을 가리는 것인데 이것을 살피지 못하면 정(精)이 쇠약해진 것이다. 〈內經〉

족소음(足少陰)의 맥(脈)이 병들면 눈이 희미해지고 보이지를 않는다. 〈靈樞〉

간이 허약하면 눈이 어둡다. 〈內經〉

영추(靈樞)에 이르기를, 「기(氣)가 벗어나면 눈이 어둡다.」하고, 난경(難經)에 이르기를, 「탈음(脫陰)한 자는 눈이 어둡다.」하였으니, 대체로 음양(陰陽)이 합해서 정명(精明)이 되는 것인데 기혈(氣血)이 모자라면 눈이 어두워진다. 사물을 보아도 밝지 않고 흑화(黑花)가 보이는 증세는 신기(腎氣)가 약해서 그러한 것이다. 〈保命〉

눈이 어두운 증세는 대부분 열로 인한 것이다. 그러나 현부(玄腑)란 것은 사람의 장부(臟腑)•피모(皮毛)•기육(肌肉)•근막(筋膜)•골수(骨髓)•조아(爪牙)를 모두 간직하고 기(氣)의 출입, 오르고 내리는 길과 문이 되는 곳이니, 조금이라도 막힘이 있고 작용을 못하면 모두 열기(熱氣)가 답답하고 현부(玄腑)가 꼭 닫히므로 기액(氣液)•혈맥(血脈)•영위(榮衛)•정신이 제대로 출입과 오르고 내림을 하지 못하는 까닭이다.

각각 맺힌〔結〕것이 미미하고 심한 증세에 따라서 병의 가볍고 무거움이 나뉘어지기 때문에 열로 눈이 답답하면 안 보이며, 또 눈이 어둡고 흑화(黑花)가 보이는 증세는 열기가 심해서 눈에 일어나기 때문이다. 〈河間〉

눈이 어두운 증세는 열이 심하기 때문이다. 상한(傷寒)에 열이 심하면 눈이 어두워 사람을 가리지 못하니, 눈이 희미하면 가까이 올수록 분별하지 못하고 또는 구슬발을 가리운 것 같고 또는 파리 날개가 보이며 또는 흑화(黑花)가 보이는 것은 모두 눈의 현부(玄腑)가 꼭 닫히고 영위(榮衛)와 정신이 오르내리지 못하기 때문이다. 〈入門〉

눈이 갑자기 안 보이는 증세는 기(氣)가 벗어났기 때문이니 인삼고(人蔘膏)로 보양하고 혈약(血藥)을 써서 행혈(行血)을 시켜야 한다. 〈丹心〉

오래된 병으로 눈이 어두운 증세는 신장(腎臟)의 진음(眞陰)이 허하기 때문이다. 〈回春〉

안혼(眼昏)에는 주경원(駐景元)•자음지황원(滋陰地黃元)•가미자주환(加味磁朱丸)•사물오자원(四物五子元)•만청자환(蔓菁子丸)•환정원(還睛元)을 쓰고, 상한(傷寒)•열병(熱病) 후에 눈이 어둡고 혹은 예막(瞖膜)이 생기는 증세는 석결명산(石決明散)을 먹고 춘설고(春雪膏)를 바르며, 부인의 안혼(眼昏)에는 억청명목탕(抑靑明目湯)을 쓴다.

※ 가미자주환(加味磁朱丸)

효능 : 일명 신국환(神麴丸)이라고 한다.

안혼(眼昏)에 오래 먹으면 눈이 밝아지고 100세까지 잔 글씨를 읽을 수 있다.

처방 자석하초쉬(磁石煆醋淬) 7차를 세말수비(細末水飛) 2냥, 주사연수비(朱砂硏水飛) 1냥, 침향(沈香) 5돈을 가루로 하고 신국말(神麴末) 2냥으로 풀을 쑤어 오동 열매 크기로 환을 하여 염탕(鹽湯)이나 미음으로 30~50알을 공복에 복용한다. 자석(磁石)은 물을 법(法)하니 신(腎)에 들어가고, 주사(朱砂)는 화(火)를 법(法)하니 심(心)에 들어가고, 침향(沈香)은 수화(水火)를 오르내리게 한다. 〈直指〉

또는 야명사(夜明砂) 1냥을 가해도 된다.

※ 사물오자원(四物五子元)

효능 : 안혼(眼昏)을 치료한다.

처방 당귀(當歸)•천궁(川芎)•숙지황(熟地黃)•백작약(白芍藥)•구기자(枸杞子)•복분자(覆盆子)•지부자(地膚子)•토사자(兎絲子)•차전자(車前子) 각 등분을

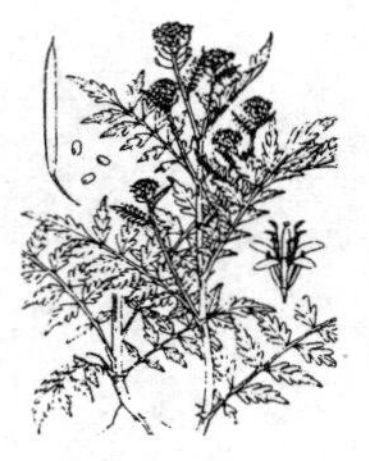
싸리냉이

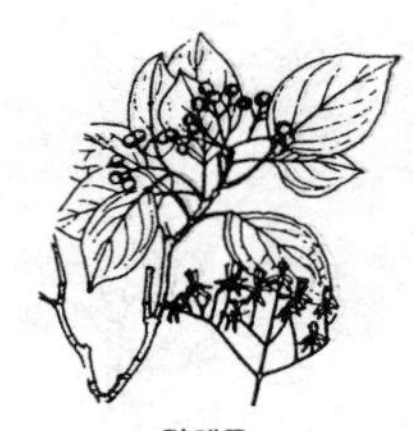
말채목

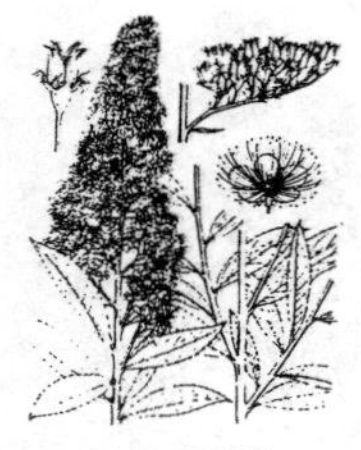
꼬리조팝나무

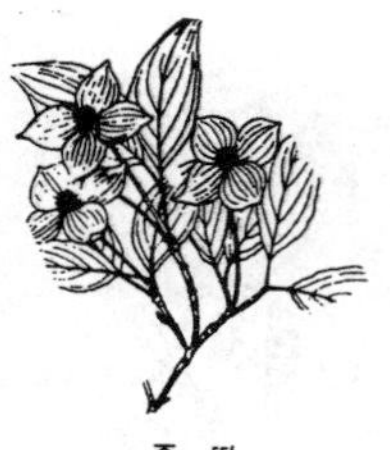
준 딸

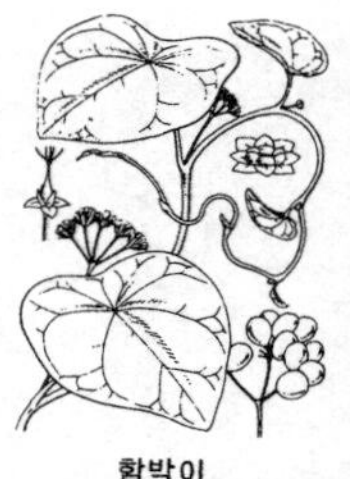
할박이

가루로 하여 꿀로 오동 열매 크기의 환을 하여 공복에 염탕(鹽湯)으로 50~70알을 삼켜 내린다.

※ 만청자환(蔓菁子丸)

효능 : 치료 방법은 위와 같다.

처방 만청자(蔓菁子) • 오미자(五味子) • 구기자(枸杞子) • 지부자(地膚子) • 청상자(靑葙子) • 결명자(決明子) • 저실자(楮實子) • 충위자(茺蔚子) • 토사자(兎絲子) 각 1냥을 가루로 하고 꿀로 오동 열매 크기의 환을 하여 공복에 술로 50~70알을 삼켜 내린다. 〈集成〉

※ 억청명목탕(抑靑明目湯)

효능 : 부인이 노기로 간을 상해서 눈이 어두운 증세를 치료한다.

처방 당귀(當歸) • 백작약(白芍藥) • 생건지황(生乾地黃) • 백출(白朮) • 적복령(赤茯苓) • 진피(陳皮) • 반하(半夏) • 초용담(草龍膽) • 시호(柴胡) • 황련(黃連) • 치자(梔子) • 목단피(牧丹皮) • 백두구(白豆蔻) • 감초(甘草) 각 7푼에 생강 3쪽, 대추 2개를 넣어 달여 먹는다. 〈醫鑑〉

16. 노인의 안혼(眼昏)일 때

노인의 안혼(眼昏)은 혈기가 허약하고 간엽(肝葉)이 엷으며 담즙(膽汁)이 묽어져 있는 증세이다. 〈脈訣〉

눈동자는 수기(水氣)가 위에 있으니 보는 것이 밝고, 노인은 화(火)가 위에 있으니 보는 것이 어둡다. 〈入門〉

노인 안혼(老人眼昏)에는 환정환(還睛丸)(처방은 위와 아래에 있음) • 야광육신환(夜光育神丸) • 명안지황환(明眼地黃丸) • 자음지황환(滋陰地黃丸) • 여선옹방(呂仙翁方)을 쓰고, 노상 혼암(勞傷昏暗)엔 익기총명탕(益氣聰明湯)을 쓴다.

※ 야광육신환(夜光育神丸)

효능 : 노인의 안혼(眼昏)을 치료한다.

처방 숙지황(熟地黃) • 생건지황(生乾地黃) • 원지(遠志) • 우슬(牛膝) • 토사자(兎絲子) • 구기자(枸杞子) • 감국(甘菊) • 지각(枳殼) • 지골피(地骨皮) • 당귀(當歸) 각 등분을 가루로 하고 꿀로 오동 열매 크기의 환을 해서 공복에 50~70알을 술로 삼킨다. 〈養老〉

※ 여선옹방(呂仙翁方)

효능 : 노인의 내장(內障)과 혼암(昏暗)을 치료한다.

처방 숙지황(熟地黃) • 천초미초(川椒微炒) • 감국(甘菊)을 각 등분하여 작말(作末)하고 꿀로 오동 열매 크기의 환을 하여 공복에 염탕(鹽湯)으로 50~70알을 삼켜 내린다.

한 노인이 늘 운수(雲水)를 공양하는데 한 도인(道人)을 만나 며칠동안 환대를 했더니, 도인은 노인의 목혼다루(目昏多淚)한 증세를 보고 이 처방을 주어서 그대로 먹고 효과를 보았다 한다. 〈醫說〉

※ 익기총명탕(益氣聰明湯)

효능 : 노인의 노상(勞傷)과 허손(虛損) 때문에 눈이 희미하고 귀가 우는 데에 오래 먹으면, 내장(內障)의 혼암(昏暗) • 이명(耳鳴) • 이롱(耳聾) 증세가 모두 없어지고 또 정신이 상쾌하며 먹는 것이 배로 늘고 귀와 눈이 총명해진다.

처방 감초구(甘草灸) 1돈 2푼, 인삼(人蔘) • 황기(黃芪) 각 1돈, 승마(升麻) • 갈근(葛根) 각 6푼, 만형자(蔓荊子) 3푼, 백작약(白芍藥) • 황백주초(黃柏酒炒) 각 2푼을 물로 달여서 아침 저녁으로 복용하고, 복용 후에 잠을 자면 더욱 신효하다. 〈丹心〉

17. 원시와 근시일 때

멀리는 보여도 가까이는 보지 못하는 것은 양기(陽氣)가 남아 있고 음(陰氣)가 모자라는 증세이니, 즉 혈(血)이 허하고 기(氣)가 성하여 화(火)가 남아 있는 것이다. 가까이는 보아도 멀리를 못 보는 것은 양기(陽氣)가 모자라고 음기(陰氣)가 남아 있는 것이니, 즉 기(氣)는 허하고 혈(血)이 성하기 때문이다. 혈(血)이 성한 것은 음화(陰火)가 남아 있는 증세이고, 기(氣)가 허한 증세는 원기가 쇠약한 증세이니 이것은 노인의 예증(例症)이다. 〈東垣〉

멀리는 보여도 가까이는 보지 못하는 증세는 화(火)는 있고 수(水)가 없는 증세이니 법(法)으로 보아서 신(腎)을 보양해야 하며 지지환(地芝丸)과 육미지황환(六味地

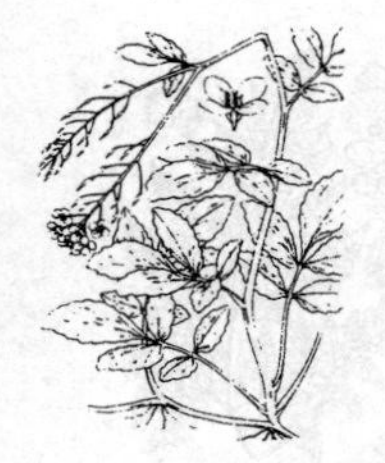
참고추냉이

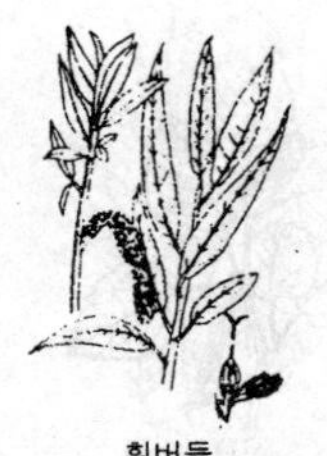
흰버들

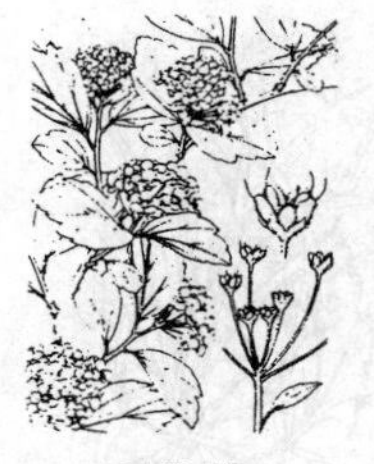
당조팝나무

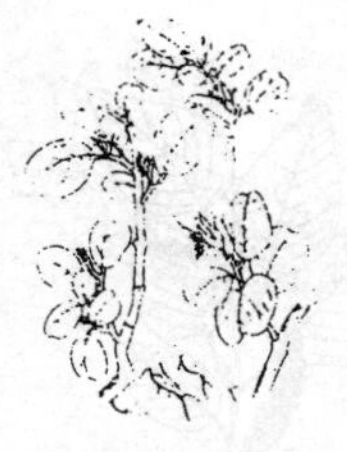
쪽버들

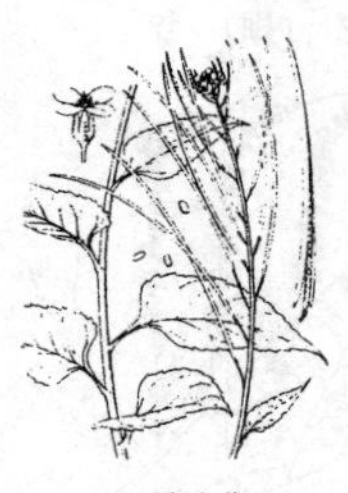
노란장대

黃丸)에 모려(牡蠣)를 더해 쓰고, 가까이는 보아도 멀리를 못 보는 증세는 수(水)는 있어도 화(火)가 없는 증세인데 법(法)으로는 당연히 심(心)을 보해야 하니 정지환(定志丸)에 복령(茯苓)을 더해 쓴다. 〈海藏〉

가까이를 못 보는 데는 새벽에 지지환(地芝丸)을 먹고, 멀리를 보지 못하는 데는 밤에 정지환(定志丸)을 먹어야 한다. 〈東垣〉

※ 지지환(地芝丸)

효능 : 가까이를 못 보는 증세를 치료한다.

처방 숙지황(熟地黃) • 천문동(天門冬) 각 4냥, 지각(枳殼) • 감국(甘菊) 각 2냥을 가루로 해서 꿀로 오동 열매 크기의 환을 하여 공복에 맑은차로 100알을 삼켜 내린다. 〈東垣〉

18. 눈을 깜박이지 못할 때

족태양(足太陽)의 근육이 눈의 상강(上綱)이 되고, 족양명(足陽明)의 근육이 눈의 아래 시울이 되니 열이 있으면 근육이 늘어져서 눈을 뜨지 못한다. 〈綱目〉

눈을 못 뜨고 눈이 부시며 밝은 것을 두려워하는 증세는 풍열(風熱)이 끌어당긴 때문이니 궁지향소산(芎芷香蘇散)에 전호(前胡) • 연수총백(連鬚葱白) 3뿌리를 더해서 달여 먹는다. 〈得效〉

19. 눈곱이 많을 때

눈이 붉고 혈사(血絲)가 많으며 눈곱이 많은 증세는 모두가 열안(熱眼)이니 경효산(經効散)을 쓴다. 〈得效〉

눈곱이 많고 맺혀서 딴딴한 증세는 폐가 실(實)한 증세이고, 눈곱이 묽은 것은 폐가 허한 증세이다. 〈回春〉

안질이 아프면서도 눈곱이 안 나오는 증세는 원기(元氣)가 노곤하고 신경이 허한 증세이니 밤중에 소변을 2~3번 누고 양기(陽氣)를 없애서 내장(內障)이 생기고 또는 뇌지(腦脂)가 흘러내리고 또는 눈동자가 열리고 커지니, 이것은 모두 신(腎)이 노곤하고 흑수(黑水)가 흩어진 증세이다. 팔미환(八味丸)〔처방은 허로문(虛勞門)〕• 십전대보탕(十全大補湯)에 구기자(枸杞子) • 감국(甘菊)을 더한 것을 쓴다. 〈得效〉

20. 물체가 둘로 보일 때

어느 병자가 물체를 볼 때 둘로 보이는 증세를, 의원이 간기(肝氣)가 성한 증세로 잘못 진단하여 간을 없애는 약을 쓰니 효험이 없었다. 영추(靈樞)에 이르기를, 「눈의 계(系)가 위로는 뇌에 속하고 뒤로는 항(項) 속으로 나가니 사(邪)가 그 정(精)에 적중하여 정(精)이 흩어지면 보는 것이 두 갈래가 된다.」라는 말을 생각하고 구풍입뇌(驅風入腦)하는 약을 썼더니 좋은 결과가 나타났다. 구풍일자산(驅風一字散)이나 보간산(保肝散)을 쓰는 것이 좋다. 〈本事〉

혼암(昏暗)해서 멀리를 못 보고 하나의 물건을 보는데 둘도 되고 셋도 되는 증세는 간과 신(腎)이 허한 증세이니 듣는 증세로 신기환(腎氣丸)과 지지환(地芝丸)을 쓴다. 〈入門〉

※ 보간산(補肝散)

효능 : 풍사(風邪)가 뇌에 들어가서 하나를 보아도 둘이 되고 내장(內障)이 되려는 데 쓴다.

처방 천궁(川芎) • 당귀(當歸) • 지골피(地骨皮) • 창출(蒼朮) • 백출(白朮) • 밀몽화(密蒙花) • 강활(羌活) • 천마(天麻) • 박하(薄荷) • 시호(柴胡) • 고본(藁本) • 석고(石膏) • 목적(木賊) • 연교(連翹) • 세신(細辛) • 길경(桔梗) • 방풍(防風) • 형개(荊芥) • 감초(甘草) 각 5푼, 치자(梔子) • 백지(白芷) 각 3푼을 물로 달여서 식사 후에 먹는다. 〈回春〉

21. 독서로 눈이 모손(耗損)될 때

눈이 피를 얻어서 충분히 보여도 오래 보면 피를 상하여 눈도 모손(耗損)이 된다. 〈綱目〉

피가 간을 주장하기 때문에 글을 지나치게 읽으면 간을 상하고, 간이 상하면 풍열(風熱)이 생기고, 열기가 위로 오르면 눈을 어둡게 하니 보약은 먹지 말고 피를 보(補)하여 간을 편하게 하며 눈을 밝게 하는 데는 지황원(地黃元)을 쓴다. 〈綱目〉

독서를 지나치게 하면 간을 상하고 눈을 손상시킨다. 진나라의 범녕(范寧)이 안질을 앓아서 장담(張湛)에게 처방문을 구하니 담(湛)이 답하기를, 1. 글을 적게 읽고 2. 생각을 적게 하고 3. 안을 온전히 주시하고 4. 밖을 간략하게 관찰하고 5. 늦게 일어나고 6. 일찍 자는 것이 여섯 가지를 신조로 해서 수양을 해야 할 것이다.

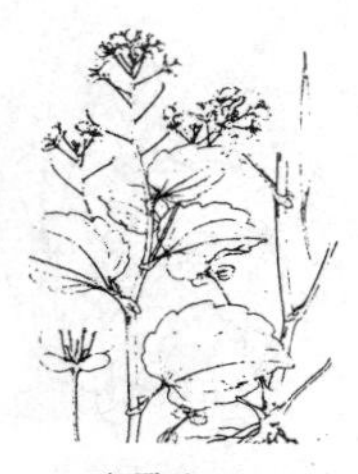
눈쟁이냉이

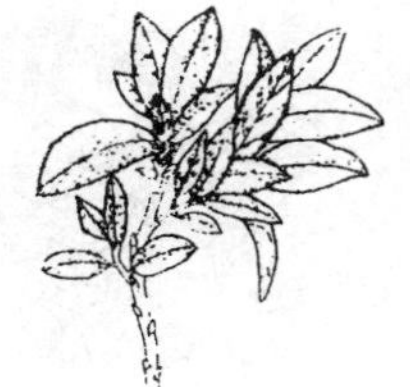
새버들

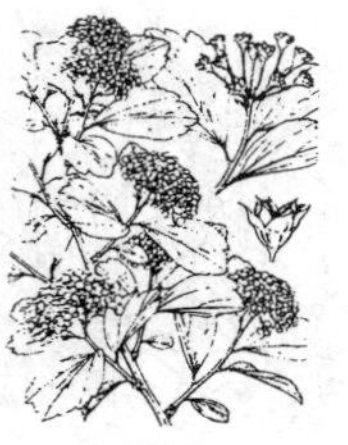
떡조팝나무

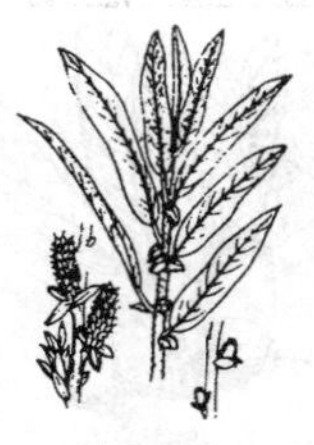
진퍼리버들

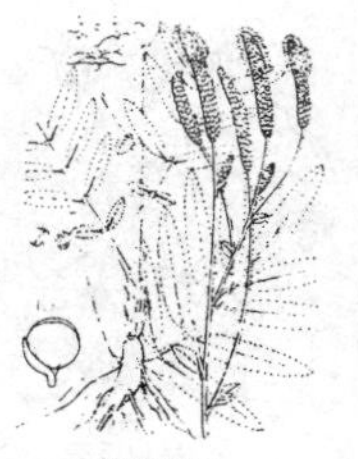
긴오이풀

이 여섯 가지가 신화(神火)를 달이고 기사(氣篩)에 내려서 가슴에 쌓였다가 7일이 지나면 심전(心田)에 들어가니, 위의 6가지로써 수양을 하면 1년이면 자신의 눈썹을 헤아릴 수 있고, 자신의 눈금을 헤아릴 것이므로 평생을 그렇게 수련하면 담벽의 밖을 꿰뚫어 볼 것이라 하였다. 이것이 단순한 말뿐이 아니고 실지로 신기한 처방인 것이다. 〈本事〉

※ 지황원(地黃元)

효능 : 오래 보는 것이 피를 상하며, 피가 간을 주장하므로 간이 상하면 눈이 어둡고 저절로 풍열(風熱)이 나니 당연히 익혈(益血)과 진간(鎭肝)을 해야 한다.

처방 숙지황(熟地黃) 1냥반, 황련(黃連)・결명자(決明子) 각 1냥, 방풍(防風)・감국(甘菊)・강활(羌活)・계심(桂心)・주사수비(朱砂水飛)・몰약(沒藥) 각 5돈을 가루로 하고 꿀로 오동 열매 크기의 환을 하여 공복에 더운 물로 50~70알을 삼켜 내린다. 〈得効〉

22. 곡읍(哭泣)으로 실명할 때

황제(黃帝)가 묻기를, 「사람이 슬퍼서 체읍(涕泣)하는 것은 어느 기(氣)가 그렇게 만드는 것인가?」 기백(岐伯)이 답하기를, 「심(心)은 오장 육부(五臟六腑)의 주인이고, 눈은 종맥(宗脈)이 모이는 곳이니 액(液)의 오르는 길이며, 입과 코는 기(氣)의 문이 되므로 슬퍼하고 걱정하면 심(心)이 움직이고 심(心)이 움직이면 오장 육부(五臟六腑)가 다 흔들리며, 종맥(宗脈)이 감동을 받아서 액도(液道)가 열리므로 슬픈 눈물이 나오는 것이니 액(液)이란 것은 정(精)에 들어가고 구멍을 추겨주는 것이다.」

그리하여 상액(上液)의 길이 열리면 읍(泣)하는 증세가 그치지 않고 액(液)이 마르며, 정(精)이 관주(灌注)를 못 받으면 눈이 안 보이는 것이다. 그것을 탈정(奪精)이라고 한다. 〈靈樞〉

23. 눈병의 표리(表裏)와 허실(虛實)을 구별할 때

눈의 병이 부(腑)에 있으면 겉이 되니 당연히 풍(風)을 없애고 열을 흩어야 하며, 장(臟)에 있으면 속이 되니 당연히 혈(血)을 기르고 신(神)을 편하게 해야 한다. 〈保命〉

만일 갑자기 실명을 하고 혼삽(昏澁)하며 예막(瞖膜)이 나고 눈곱이 많은 증세는 모두 겉이 되니 겉으로 발산하여 없앨 것이고, 흐려서 물건을 보고 싶어 하지 않고 내장(內障)이 생기며 흑화(黑花)가 날리고 눈동자가 흩어지는 증세는 모두가 속이 되니 혈(血)을 기르고 수(水)를 보(補)하며 신(神)을 편하게 해서 고루 치료한다. 〈入門〉

성인(聖人)이 비록 「눈이 피를 얻어서 충분히 본다.」고 말을 했으나 혈(血)도 또한 지나치거나 못 미치면 눈이 닳아 없어져서 빛을 잃는 것이니 젊은 사람은 지나침이 많고 늙은 사람은 못 미침이 많으니 신중하게 진찰을 해야 한다. 〈子和〉

안질의 근원은 허(虛)와 실(實), 두 가지가 넘지 않는다. 허한 증세는 눈이 혼화(昏花)하고 신경의 진수(眞水)가 모자라는 증세이고, 실(實)한 증세는 눈이 부어 아프고 간경(肝經)의 풍열(風熱)이 심한 증세이다. 실(實)하면 그 풍열(風熱)을 흩고, 허(虛)하면 그 진음(眞陰)을 자(滋)하고, 허(虛)・실(實)이 서로 맺어진 증세는 산열(散熱)과 자음(滋陰)을 같이 해야 하니 이것이 속치료의 큰 방법이다. 그러나 날을 거듭해서 열이 쌓이고 피가 엉켜 반정(攀睛)이 되고, 어육(瘀肉)・예막(瞖膜)・적란(赤爛)의 증세가 일어나는 것은 바르고 씻어 주는, 겉치료의 처방으로는 도저히 고칠 수 없는 증세이다. 〈丹心〉

24. 눈병의 이치(易治)와 난치(難治)일 때

외장(外障)은 치료가 쉽고, 내장(內障)은 치료가 어렵다. 갑자기 생기는 증세는 겉이 되니 치료가 쉽고, 오래된 병은 속이 되니 치료가 어렵다. 〈保命〉

진주예(眞珠瞖)로서 모양이 부서진 쌀과 같은 증세는 흩어지기 쉽고, 매화예(梅花瞖)로서 모양이 매화잎과 같은 증세는 사라지기가 어려운 것이다. 〈直指〉

눈동자가 마르고 이지러지며 아프고 삽(澁)해서 눈물이 없고 또는 백예(白瞖)가 흑수(黑水) 밑에 간직되고 햇빛을 보기 싫어하며 또는 양쪽 눈이 서로 번갈아 아프고 낮에는 가벼우며 밤에는 무거운 증세가 내장(內障)에 오색이 상간(相間)하고 머리가 아프며, 눈물이 없고 낮에도 어두운 곳에 있는 것 같이 깜깜하고, 뇌두풍열(雷頭風熱)의 독기가 동자 속에 들어가고 동자가 작아지거나 또는 커지고 희미해서 보이지 않는 증세는 모두다 치료가 어렵다. 〈入門〉

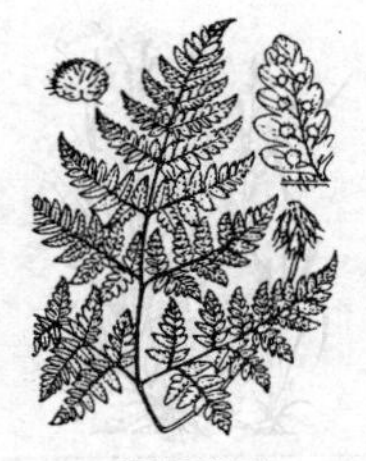
금털고사리

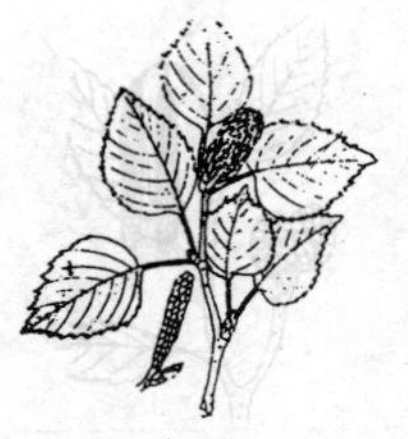
사스래

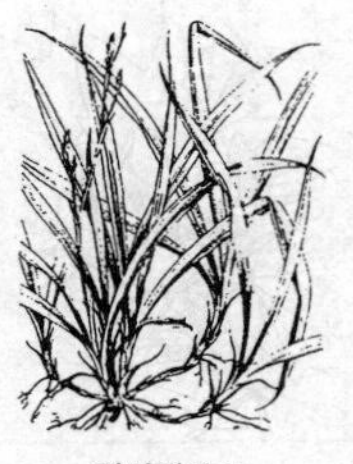
지리대사초

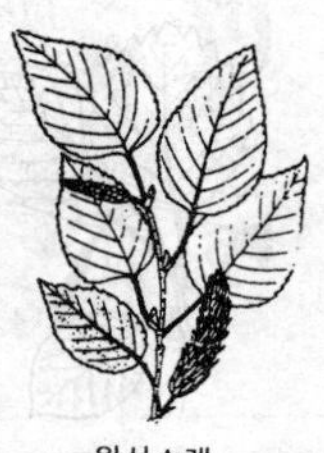
왕사스래

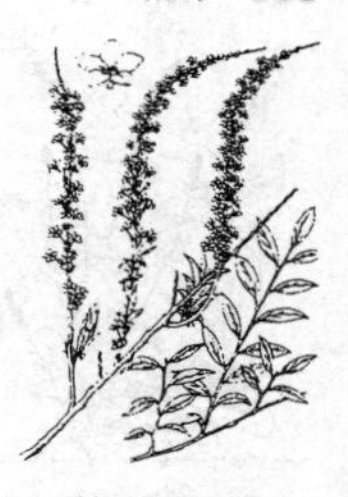
가는잎조팝나무

25. 눈에서 불이 날 때

음양이병(陰陽易病)과 부인의 해산할 무렵에 나타나는 증세이다. 〈入門〉

26. 눈병의 금기(禁忌)일 때

주색•칠정(七情)•닭•물고기•술•면류•참쌀•짠 것•신것•튀김 등 모든 독물을 피한다. 눈은 한 몸의 주인인데 먹는 것을 피하지 못하면 약도 또한 효력이 없고, 한 몸을 저절로 망치는 것이다. 매일 삶은 돼지고기로 밥을 먹고 또 산약(山藥)과 나복(蘿蔔) 및 차나 과일류를 먹는 것이 좋다. 〈得効〉

27. 눈병을 조양(調養)할 때

눈의 힘을 기르는 자는 항상 눈을 감는다. 〈養生書〉

독서와 장기와 바둑을 지나치게 하면 간로(肝勞)에 걸리니, 3년간 눈을 감지 않으면 치료하기가 어렵다. 〈資生〉

간로(肝勞)의 조양법(調養法)은 팽진인(彭眞人)이 안질을 치료하는데 밤낮을 가리지 않고 눈을 동그랗게 떠서 바라보다가 다시 감고 조금 뒤에 또다시 해서 그 공간을 쌓으니 마침내 아주 가는 털끝을 보았고, 서진인(徐眞人)이 또 안질을 앓아서 어두운 방에 똑바로 앉아서 동자를 구르고 돌리기를 81번씩 하고 눈을 감고 신(神)을 모아서 또다시 먼저대로 했더니, 몇년이 안 되어서 신광(神光)이 나타나고 금테와 같이 빛이 나며 영원히 두 눈의 흐린 것을 제거했다.

손바닥을 열이 나도록 서로 비빈 뒤에 두 눈을 문지르기를 매번 27번씩 하면 눈의 장예(障瞖)가 저절로 없어지고, 거풍(去風)하면 이것보다 좋은 방법은 없다. 〈養性〉

손으로 양쪽 눈썹 뒤 약간 꺼진 곳을 39번 문지르고 또 손바닥과 손가락으로 두 눈밑과 양쪽 광대뼈의 위를 문지르며, 손으로 귀를 40번 끌어당기고 비벼서 약간의 열이 나도록 한 뒤에 그 손으로 이마를 39번 문지른 다음 눈시울에서 위로 올라가 눈썹에 닿고, 입으로는 침을 여러 번 합해서 삼키니 이렇게 계속 실행하면 눈이 청명(淸明)하고 1년 정도면 능히 밤에 독서를 할 수 있다. 〈養性〉

오색이 모두 눈을 상하고 오직 조각(皀角)풀로 만든 병풍만이 눈의 힘을 조양(調養)한다. 〈延壽〉

28. 목시(目視)로서 알 수 있는 위험한 때

병인이 눈을 똑바로 보면 죽기 쉽다. 〈扁鵲〉

눈동자가 높으면 태양(太陽)이 부족하고, 눈을 치뜨면 태양(太陽)이 끊어진 증세이니 이것은 죽음과 삶을 결정하는 긴요한 것이 되는 증세이므로 자세히 살피지 않으면 안 된다. 〈內經〉

태양맥(太陽脈)이 끝이 될 때에는 눈을 치뜨고, 또 족태양(足太陽)의 기(氣)가 끊어져 눈을 치뜨면 죽기 쉽다. 〈內經〉

눈이 안으로 꺼지면 죽게 되니 태양맥(太陽脈)이 눈의 내자(內眥)에서 일어나는데 눈이 안으로 꺼진 것은 태양(太陽)이 끊어진 것이기 때문에 죽는다. 〈內經〉

안포(眼胞)가 꺼지면 죽게 되는 것을 알아야 한다. 〈脈訣〉

눈을 치뜨면 눈이 똑바로 보게 되어 움직일 수가 없다. 〈綱目〉

장부(臟腑)의 정화(精華)가 모두 위로 눈에 들어가는 증세인데, 눈이 똑바로 보는 증세는 눈을 뒤집어 쓰고 동자가 위로 올라붙는 것이니 죽을 증세이다. 〈入門〉

족소양(足少陽)이 끊어지면 백 마디가 모두 풀어지고 목계(目系)가 끊어진다.

내경(內經)에 말하기를, 「눈의 맥계(脈系)가 끊어지면 눈이 움직이지 못하기 때문에 똑바로 보는 것이고, 심하게 떠는 증세는 곧게 보아서 놀란 것과 같다.」

직시(直視)란 것은 사물을 보는데 눈동자가 움직이지 않는 증세이다. 만일 눈동자가 움직이면 곧게 보는 것이 아니다. 상한(傷寒)에 곧게 보는 증세는 사기(邪氣)가 옹성(壅盛)하고, 장부(臟腑)의 기(氣)가 눈에 위로 성하지 못하니 치료가 어렵다. 코피를 흘리는 데는 땀을 내지 않아야 하니, 땀을 내면 곧게 보고 눈을 감지도 못하나 도리어 심한 증세는 아니고, 다만 광언(狂言)•반목(反目)•직시(直視)•요두(搖頭)하고 장부(臟腑)의 기(氣)가 끊어진 증세이니 바로 죽는다. 〈綱目〉

29. 점안약(點眼藥)일 때

무릇 바르고 씻는 것이 만일 갑자기 눈이 붓고 혈(血)이 옹색하며 기(氣)가 체한 증세는 한번에 3~5번씩 바르고, 기혈(氣血)이 약간 허한 증세는 약을 먹어서 그 원인을 막고 약물로 씻을 것이며, 날 때부터 운막(雲膜)이 있

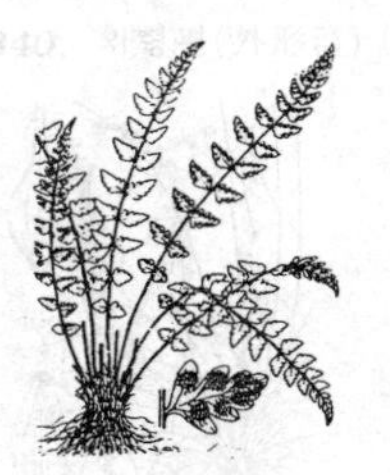
큰솜털고사리

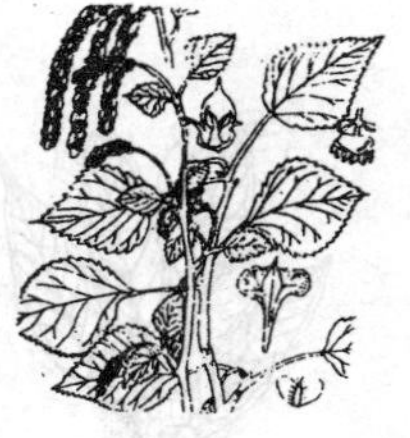
자작

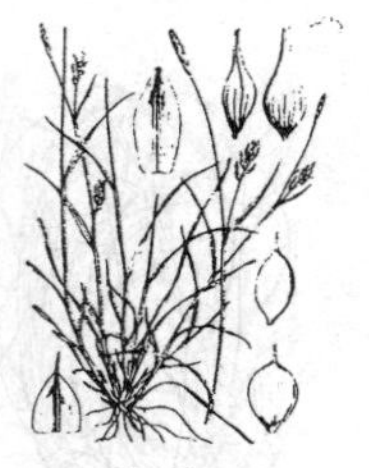
장성사초

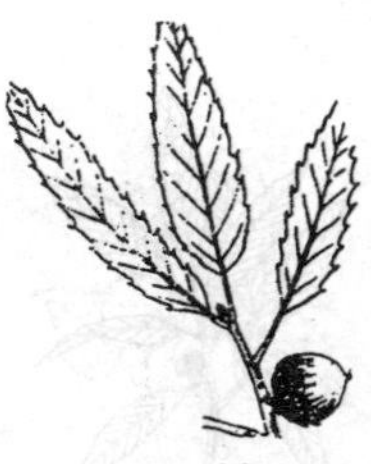
상수리

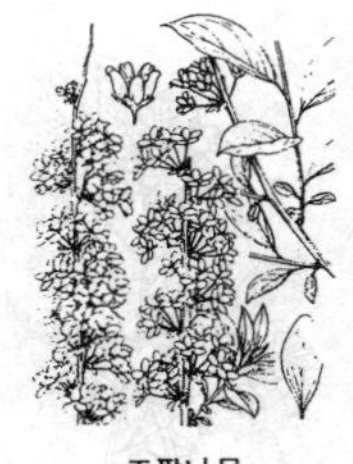
조팝나무

으면 점약을 쓰고 예막(瞖膜)이 없으면 다만 씻어서 고루 치료할 수 있고, 찬 약을 지나치게 쓰는 것과 찬물로 씻는 것 및 침칼과 불로 지지는 것 등은 피해야 한다. 〈入門〉

점약(點藥)에는 마예고(磨瞖膏)·춘설고(春雪膏)·백점고(百點膏)·환정자금단(還睛紫金丹)·점예고(點瞖膏)·삼광고(三光膏)·용뇌고(龍腦膏)·몽인고(蒙仁膏)·명경고(明鏡膏)·이백미화초고(二百味花草膏)·오담고(五膽膏)·풍고(楓膏)·석결명산(石決明散)·용뇌산(龍腦散)·점난현풍약(點爛弦風藥)·점루정농출약(點漏睛膿出藥)·점해안동통약(點蟹眼疼痛藥)·점당타상안약(點撞打傷眼藥)·점안생육예약(點眼生肉瞖藥) 등이 있다.

❊ 마예고(磨瞖膏)

효능 : 예막(瞖膜)을 치료한다.

처방 몽인구함거피감(蒙仁口含去皮殼) 1냥, 편뇌(片腦) 3돈, 공청(空靑) 2돈을 질그릇 속에서 몽글게 갈고 개어서 조금씩 눈 속에 넣는다. 〈得効〉

❊ 춘설고(春雪膏)

효능 : 목적(木賊)·종통(腫痛)·누출(淚出)·자란(眥爛)을 치료한다.

처방 몽인거각피연압거유(蒙仁去殼皮研壓去油) 2냥, 용뇌(龍腦) 2돈반, 생밀(生蜜) 6돈을 가루로 하고 구리로 조금씩 바른다. 난현풍(爛弦風)과 해가 오래 된 연광적란증(連眶赤爛症)에 가장 효과가 있다. 〈局方〉

❊ 춘설고(春雪膏)

효능 : 안목 적종(眼目赤腫)과 예장(瞖障)이 일어나는 증세를 치료한다.

처방 붕사(硼砂) 3돈, 용뇌(龍腦) 1돈, 박초(朴硝) 5돈을 아주 몽근 가루로 하여 조금씩 입 속의 침에 섞어서 눈에 넣고 감았다가 잠시 뒤에 뜨면 눈물이 나면서 효과가 있다. 〈得効〉

❊ 환정자금단(還睛紫金丹)

효능 : 난현풍(爛弦風)을 치료한다.

처방 백밀(白蜜) 2냥, 노감석(爐甘石) 1냥을 불에 10번을 삶아서 물 속에 반나절을 담그고, 황단수비(黃丹水飛) 6돈, 오적어골(烏賊魚骨) 1돈, 망사세연수비(硇砂細研水飛)를 사기 그릇에 넣어 중탕(重湯)으로 끓여서 저절로 마르게 한 것·사향(麝香) 각 5푼, 백정향(白丁香) 2푼반, 경분(輕粉) 1푼을 꿀과 옹기 그릇에 넣어 약한불에 끓인 후에 감석말(甘石末)을 다시 약간 넣고, 그 다음 황단(黃丹)을 넣어서 버드나무 가지로 휘저어 합하고 또 나머지 약가루를 넣어서 손에 붙지 않을 정도로 해서 연밥 크기의 환을 하여 매 1알을 더운물에 녹여서 항상 눈에 바른다. 〈東垣〉

❊ 백점고(百點膏)

효능 : 예막(瞖膜)을 치료한다.

처방 황련(黃連) 2돈을 썰어서 물 1주발에 넣어 반주발이 되도록 달여서 방풍(防風) 8푼, 당귀신(當歸身)·감초(甘草) 각 6푼, 몽인니(蒙仁泥) 3푼을 넣어서 달이고 탕으로 하여 찌꺼기는 버리고 연밀(煉蜜)을 조금 넣어서 다시 끓여 가지고 바르기를 1일 5~7차례를 하는데 자기 전에 하는 것이 더욱 좋다.

어떤 사람이 예(瞖)를 6년 동안 앓은 뒤 눈동자에 운기(雲氣)가 덮였는데 이 약을 쓰고 효과를 보았다. 〈東垣〉

❊ 점예고(點瞖膏)

효능 : 치료 방법은 위와 같다.

처방 주사수비(朱砂水飛) 2돈, 붕사(硼砂) 1돈반, 몽인(蒙仁) 21알을 짓이겨 진주란(眞珠爛)·석고(石膏) 각 반 돈, 웅담(熊膽) 2푼반, 사향(麝香) 1푼을 가루로 하여 좋은 꿀에 섞은 뒤 쪄서 익히고 사기 그릇에 넣어 두고 진피전탕(秦皮煎湯)에 조금씩 넣어서 구리 젓가락으로 찍어서 자두(眥頭)에 바르면 눈물이 흐르고 효과가 있다. 〈直指〉

❊ 삼광고(三光膏)

효능 : 흙이 들어가서 눈이 상한 것을 치료한다.

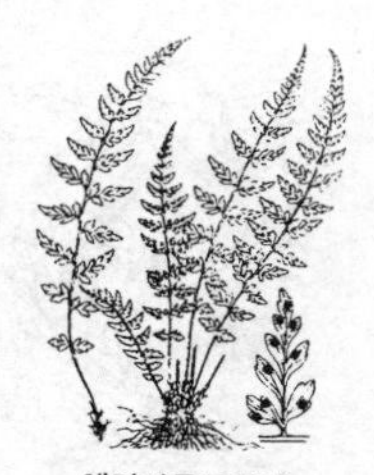
애기가물고사리

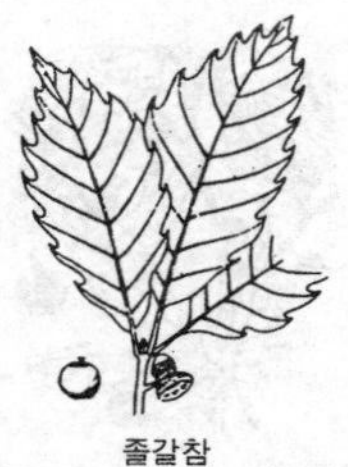
졸갈참

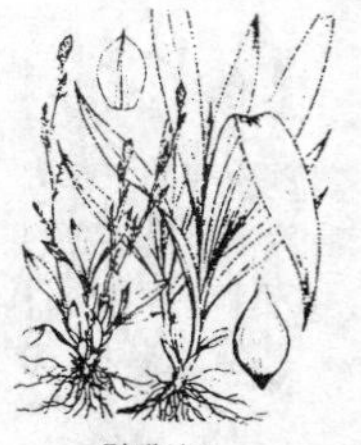
털대사초

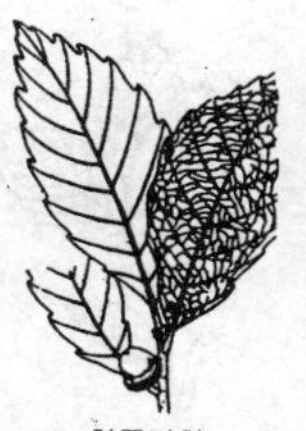
청졸갈참

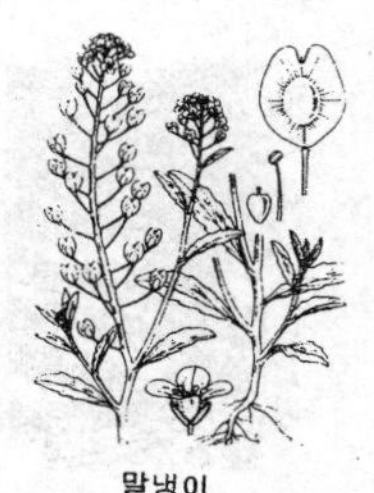
말냉이

처방 주사(朱砂)·웅황(雄黃)·붕사(硼砂) 각 등분을 가루로 하여 유즙에 섞어서 주발 속에 바르고 땅에 엎은 뒤 쑥으로 연기를 쏘여 누른색이 되도록 하고 주발째 두었다가 쓸 때마다 향유(香油)를 조금 넣고 개어서 안각(眼角)에 바른다. 〈醫鑑〉

❊ 용뇌고(龍腦膏)

효능 : 어린아이의 태풍적란(胎風赤爛)을 치료한다.

처방 용뇌(龍腦) 1돈, 몽인니(蘔仁泥) 2돈반, 행인(杏仁) 7개를 짓이겨서 사람의 젖을 조금 넣어 고약을 만들어 눈에 바른다. 〈醫林〉

❊ 몽인고(蘔仁膏)

효능 : 예장(瞖障) 치료에 신기한 효과가 있다.

처방 몽인니(蘔仁泥) 1냥, 붕사(硼砂) 1돈 2푼, 용뇌(龍腦) 5푼, 웅담(熊膽) 3돈을 가루로 하고 생밀(生蜜) 4냥에 고루 섞어서 사기 그릇에 넣어 두고 조금씩 내어 바른다. 〈入門〉

❊ 명경고(明鏡膏)

효능 : 눈의 혼화(昏花)·노육(努肉)·운예(雲瞖)로 부어서 아픈 데 효과가 있다.

처방 황단수비(黃丹水飛) 1냥, 관분(官粉)·유향(乳香)·망사(硇砂) 각 5푼, 붕사(硼砂)·동록(銅綠) 각 3푼, 몰약(沒藥) 2푼을 가루로 하여 연밀(煉蜜)에 물을 조금 넣어 약가루를 고루 섞고 쑥잎으로 훈(熏)하여 향유(香油) 약간을 개어서 눈에 바르니 이것은 신기한 처방이다. 〈醫鑑〉

❊ 이백미화초고(二百味花草膏)

효능 : 화안(火眼)과 난현풍(爛弦風)으로 가렵고 아프며, 눈물을 흘리는 증세를 치료한다.

처방 갈양담(羯羊膽) 1개에 꿀을 넣고 주사(朱砂) 조금을 같이 넣어 그늘에 말리고 매번 1알씩을 가지고 물에 녹여 눈에 바른다. 이 꿀은 온갖 꽃에서 나오니 양(羊)이 온갖 풀을 먹는 까닭에 이름한 것이다. 〈入門〉

❊ 오담고(五膽膏)

처방 안혼(眼昏)·흑화(黑花)·내장(內障)을 치료한다(처방은 위에 있음)

❊ 풍고(楓膏)

효능 : 난현(爛弦)·적종(赤腫)·유루(流淚)를 치료한다.

처방 단풍나무 잎을 진하게 달여 찌꺼기는 버리고 즙을 취해서 고약을 만들어 조금씩 눈에 바르고 또 잘게 썰어서 소주에 타서 쪄가지고 그 즙을 바른다. 〈俗方〉

❊ 석결명산(石決明散)

효능 : 눈에 정예(丁瞖)가 생겨서 종아리가 아주 두텁고 오랫동안 낫지 않는 증세를 치료한다.

처방 석결명(石決明)·진주(眞珠)·호박(琥珀) 각 7돈반, 오적어골(烏賊魚骨) 5돈, 용뇌(龍腦) 1돈을 세말(細末)하여 구리선으로 큰 콩알만큼 찍어서 눈 속에 1일 3회씩 바른다. 〈類聚〉

❊ 용뇌산(龍腦散)

효능 : 화예(花瞖)를 치료한다.

처방 용뇌(龍腦) 1돈, 박초(朴硝) 5돈을 가루로 하여 구리 젓가락으로 찍어서 바른다. 〈類聚〉

❊ 점란현풍약(點爛弦風藥)

처방 박하(薄荷)·형개(荊芥)·세신(細辛)을 가루로 하여 불에 태워서 사발에 꿀을 조금 바르고 연기에 쬐어 그을음을 앉혀서 눈에 바르면 기적적인 효과가 있다. 〈入門〉

❊ 점루정농출약(點漏睛膿出藥)

처방 웅황(雄黃)·석결명(石決明)·마아초(馬牙硝) 각 1냥, 청염(靑鹽) 5돈, 밀(蜜) 3홉, 청양담(靑羊膽) 3개를 가루로 하고 꿀과 같이 담즙(膽汁) 속에 넣고 이복시

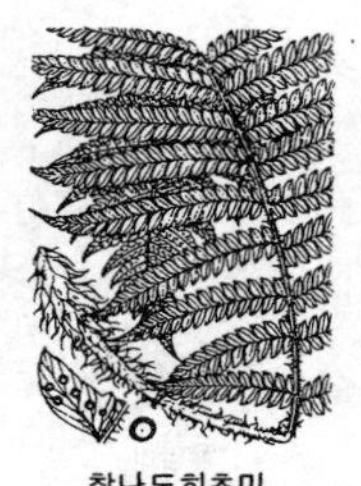
참나도히초미

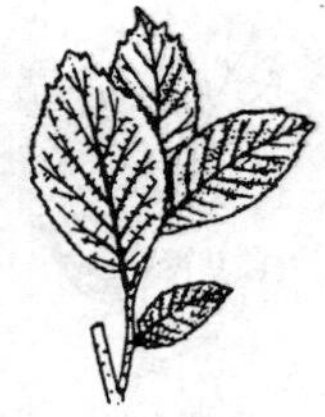
둥근난티느릅

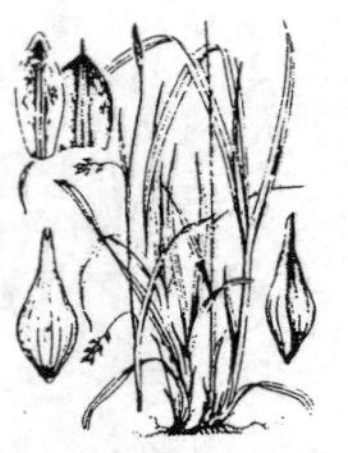
쇠낚시사초

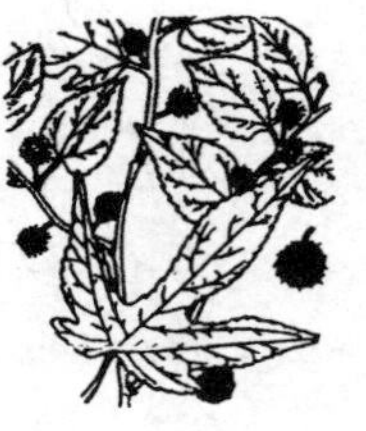
닥

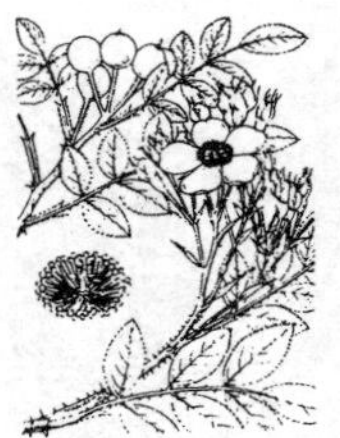
용가시나무

(二伏時 : 2일 낮과 밤)를 지나서 사기 그릇에 담아 두고 조금씩 1일 3~4차례 눈에 바른다. 〈類聚〉

※ 점해안동통약(點蟹眼疼痛藥)

처방 분저담(豶猪膽 : 거세저〈去勢猪〉), 큰 대추만 한 것, 행인(杏仁) 7개를 짓이기고, 박초(朴硝) 1돈, 용뇌(龍腦) 2돈을 가루로 하여 조금씩 눈에 바른다. 〈類聚〉

※ 점당타상안약(點撞打傷眼藥)

처방 양담(羊膽) 2개, 계담(鷄膽) 3개, 이어담(鯉魚膽) 2개의 즙을 한데 합해서 조금씩 자주 바른다. 〈類聚〉

※ 점안생육예약(點眼生肉瞖藥)

효능 : 눈 속에 식육(息肉)이 나고 예(瞖)가 가득하여 눈동자를 덮으며 주관(珠管)같은 것이 생기는 증세를 치료한다.

처방 구치(具齒) 7개, 소말(燒末), 진주(眞珠)를 등분해서 가루로 하여 예육(瞖肉) 위에 5번을 가루로 바르면 낫는다. 〈千金〉

30. 세안약(洗眼藥)일 때

눈을 씻는 데는 탕포산(湯泡散)·세안탕(洗眼湯)·구풍산(驅風散)·광대중명탕(廣大重明湯)·오행탕(五行湯)·진피산(秦皮散)을 쓴다.

※ 탕포산(湯泡散)

효능 : 풍독적안(風毒赤眼)·종통(腫痛)·화예(花瞖)·다루(多淚) 등의 증세를 치료한다.

처방 황련(黃連)·적작약(赤芍藥)·당귀(當歸) 각 1돈을 물로 달여 뜨거울 때 쏘이며, 씻고 차지면 다시 데워서 자주 씻는 것이 좋고, 예전에는 설수(雪水)에 씻기도 하였다. 안질은 모두 혈맥(血脈)이 엉켜서 생기는 증세이기 때문에 피가 도는 약에 황련(黃連)을 합해서 치료한다. 혈(血)이 열을 받으면 곧 운행하기 때문에 뜨거울 때에 씻는 것이 좋다. 〈局方〉

또는 당귀(當歸)·적작약(赤芍藥)·황련(黃連)·방풍(防風)·행인(杏仁) 각 5돈, 박하(薄荷) 3돈, 동록(銅綠) 2돈을 합해서 3돈을 가지고 물로 달이는데 뜨거울 때에 먼저 김을 쐬고 뒤에 씻으며 식으면 다시 데워서 먼저와 같이 한다.

※ 세안탕(洗眼湯)

효능 : 심하게 붉은 눈을 치료한다.

처방 적작약(赤芍藥)·방풍(防風) 각 5푼, 당귀(當歸)·황련(黃連) 각 1돈, 행인(杏仁) 4개, 물 반종지에 인유(人乳)를 조금 넣어 끓여서 맑고 깨끗하게 하여 1일 4~5차씩 따뜻할 때에 씻고 바른다. 〈丹心〉

※ 구풍산(驅風散)

효능 : 난현풍(爛弦風)·부예(浮瞖)·노육(努肉)·반정(攀睛)·삽양(澁痒)·삽루(澁淚) 등의 증세를 치료한다.

처방 초용담(草龍膽)·방풍(防風) 각 5돈, 동록(銅綠) 3돈, 오배자(五倍子) 2돈, 죽엽(竹葉) 한 줌을 거친 가루로 하여서 매 1돈을 끓는 탕 2홉에 넣어 맑고 깨끗하게 하여 씻으면 바로 효과가 있다. 〈得効〉

※ 광대중명탕(廣大重明湯)

효능 : 양검(兩瞼)의 적란(赤爛)·종통(腫痛)·가려워 긁어서 부스럼이 된 증세. 은삽(隱澁)해서 눈을 뜨지 못하는 등의 증세를 치료한다.

처방 초용담(草龍膽)·감초(甘草) 생불좌(生不剉)·방풍(防風)·세신(細辛) 각 1돈을 썰어서 큰 주발 1그릇 반에 먼저 초용담(草龍膽)을 달여서 반쯤 되거든 나머지 3가지를 넣어서 다시 달여 작은 주발 반쯤을 만들어 찌꺼기는 버리고 1일 5~7차례씩 데워서 씻는다. 〈東垣〉

※ 오행탕(五行湯)

효능 : 심하게 붉은 눈과 시행안질(時行眼疾)로 부어서 아픈 것을 치료한다.

처방 황백(黃白) 1가지를 가루로 하여 축축한 종이로 싸고 황니(黃泥)로 거듭 싸서 노끈으로 동여매고 불에 구워서 마른 뒤에 약가루를 꺼내어 콩알 크기로 환을 만들어 솜에 싸가지고 물에 담그어 밥 위에 쪄서 뜨거울 때에

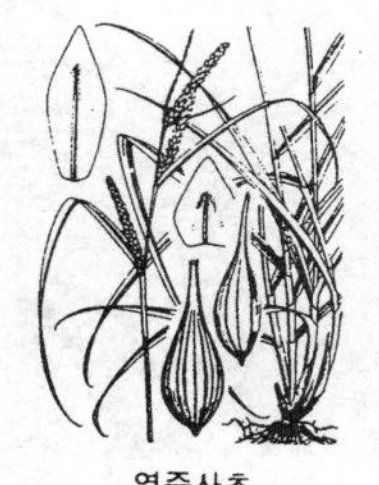
염주사초

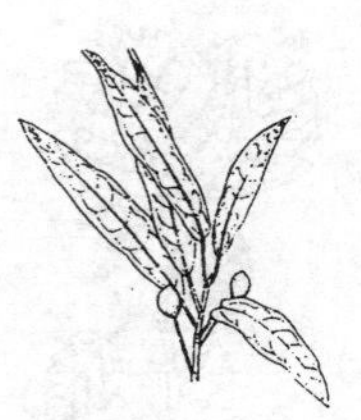
가는잎천선과

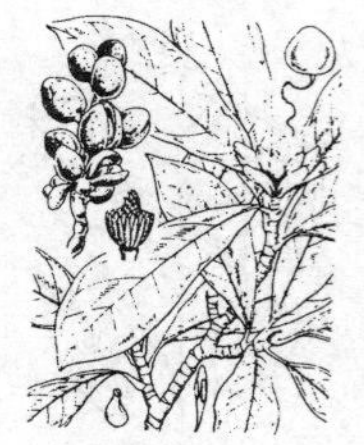
초령목

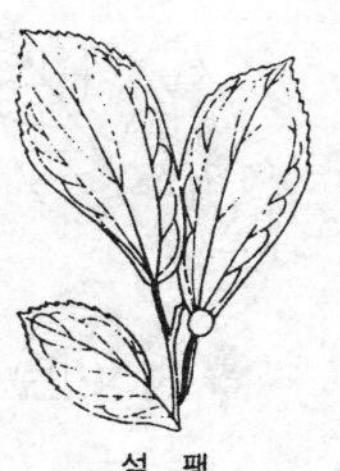
섬 팽

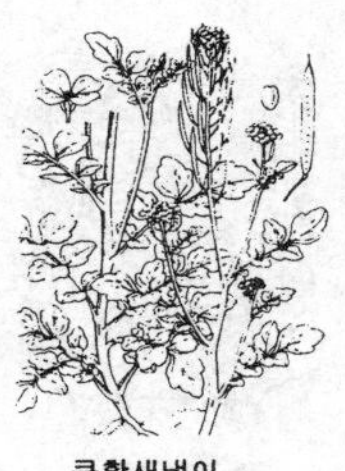
큰황새냉이

김을 쏘이고 씻는 것이 아주 신기하다.

이 처방이 금•목•수•화•토의 과정을 거친 것이므로 오행탕(五行湯)이라고 하는 것이다. 〈入門〉

※ 진피산(秦皮散)

효능 : 양쪽 눈의 적종(赤腫)으로 아프고 흐르는 눈물 때문에 청백예(青白瞖)가 생긴 증세를 치료한다.

처방 진피(秦皮)•황련(黃連)•활석(滑石) 각 1돈을 거친 가루로 하여 달인 탕으로 1일 세 차례 더웁게 씻는다. 〈局方〉

31. 눈병의 치료약일 때

비(脾)가 열을 받으면 안포(眼胞)가 붉게 붓고, 신(神)이 노고하면 눈동자가 아프며, 심(心)에 열이 있으면 피가 눈동자로 흘러 들어가고 바람에 상하면 눈물이 흐르며, 허번(虛煩)하면 눈이 어둡고, 힘을 많이 쓰면 눈초리가 붉으며, 부스럼이 생기는 증세는 풍열(風熱)이 폐에 들어간 증세이고, 위황(痿黃)한 것은 술이 비(脾)를 상한 증세이다. 〈入門〉

목혼(目昏)에 꽃이 보이는 것을 치료하는 양간환(羊肝丸)은 양간(羊肝)으로써 황련(黃連)등의 약을 끌어서 간에 들어가 간 속의 모든 답답함을 흩고, 간 속의 답답증이 흩어지면 눈의 현부(玄腑)가 통리(通利)해서 밝아지기 때문에 황련(黃連)의 종류가 울(鬱)을 흩는 것이다. 충위자(茺蔚子)의 종류는 기울(氣鬱)을 풀고, 궁귀(芎歸)의 종류는 혈울(血鬱)을 풀고, 자석(磁石)의 종류는 두목(頭目)의 울(鬱)을 풀고 사기(邪氣)를 떨어뜨려서 아래로 내리게 하고, 만청자(蔓菁子)는 기(氣)를 내리고 통중(通中)을 시키니 이치는 또한 같은 것이다.

기혈(氣血)이 답답하면 눈이 어둡다는 항간의 말이 사실로 현대인을 속이지 않은 것이다. 〈綱目〉

내외장(內外障)의 모든 증세를 널리 치료하는 약으로서 환정환(還睛丸)•신선퇴운환(神仙退雲丸)•발운퇴예환정환(撥雲退瞖還睛丸)•고본환정환(固本還睛丸)•대명복광산(大明復光散)•석고강활산(石膏羌活散)•속효산(速効散)•석결명산(石決明散)•가감발운산(加減撥雲散)•통성산가감법(通聖散加減法) 등이 있다.

보신(補腎)을 하고 눈을 치료하는 약은 반드시 오경초(五更初)의 신기(腎氣)가 열리고 말을 하기 전에 먹는 것이 가장 좋다. 〈直指〉

※ 환정환(還睛丸)

효능 : 멀고 가까운 모든 안질(眼疾)•내외예막(內外瞖膜)의 반정 노육(攀睛努肉)•난현 풍안(爛弦風眼) 및 늙은 노인의 허약 때문에 생기는 목혼(目昏)•다치(多眵)•영풍(迎風)•냉루(冷淚)하는 증세, 시물 혼화(視物昏花)•구성 내장(久成內障) 등 모든 증세에 이 약이 가장 좋으며, 강화 승수(降火昇水)를 잘 하니 오래 먹으면 밤에 충분히 잔 글씨를 읽을 수 있다.

처방 천문동(天門冬)•맥문동(麥門冬)•생건지황(生乾地黃)•숙지황(熟地黃) 각 3냥, 지모주초(知母酒炒) 2냥, 인삼(人蔘)•지골피(地骨皮)•육종용주침(肉蓯蓉酒浸)•우슬(牛膝)•두충주초(杜冲酒炒)•석곡(石斛)•행인(杏仁) 각 1냥반, 당귀주세(當歸酒洗)•백복령(白茯苓)•산약증(山藥蒸)•토사자주제(兎絲子酒製)•황백주초(黃栢酒炒)•지각(枳殼)•감국주세(甘菊酒洗)•청상자(青箱子)•초결명(草決明)•백질려(白蒺藜)•영양각설(羚羊角屑) 각 1냥, 방풍(防風)•서각(犀角) 각 8돈, 천궁(川芎)•오미자(五味子)•황련(黃連)•감초구(甘草灸) 각 7돈을 가루로 하여 꿀로 오동 열매 크기의 환을 하여 공복에 염탕(鹽湯)으로 100알을 삼켜 내린다. 〈醫鑑〉

※ 고본환정환(固本還睛丸)

효능 : 모든 안질(眼疾)과 내외예막(內外瞖膜)이 눈동자를 가리고, 풍안(風眼)이 난현(爛弦)한 증세와 허약한 노인의 눈곱이 풀처럼 많은 증세와 바람을 맞으면 냉루(冷淚)가 흐르고 물건을 보면 혼화(昏花)가 나타나는 것 등을 치료한다.

처방 천문동(天門冬)을 술에 담가서 찧어 진흙처럼 만들고, 맥문동(麥門冬)•생건지황(生乾地黃) 술에 담근 것•숙지황(熟地黃) 각 3냥, 인삼(人蔘)•백복령(白茯苓)•산약(山藥)•구기자(枸杞子) 각 1냥반, 우슬주세(牛膝酒洗)•석곡주세(石斛酒洗)•초결명미초(草決明微炒)•행인(杏仁)•감국(甘菊)•토사자주제(兎絲子酒製)•지각(枳殼) 각 1냥, 영양각설(羚羊角屑)•방풍(防風)•청상자(青箱子) 각 8돈, 오미자(五味子)•감초(甘草)•황련(黃連)•백질려(白蒺藜)•천궁(川芎) 각 7돈을 가루로 하여 꿀로 오동 열매 크기의 환을 지어 공복에 염탕

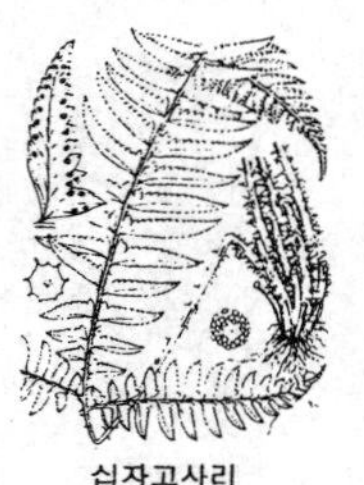
십자고사리

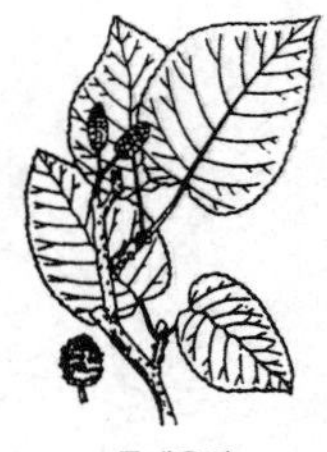
두메오리

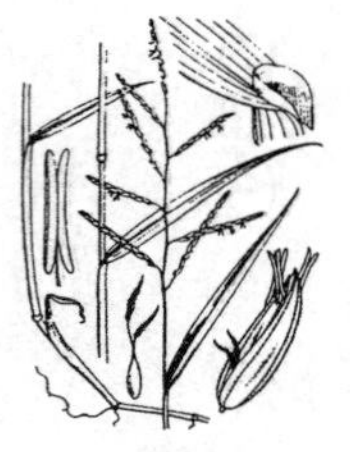
나도겨풀

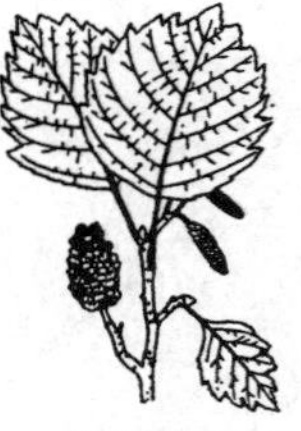
산오리

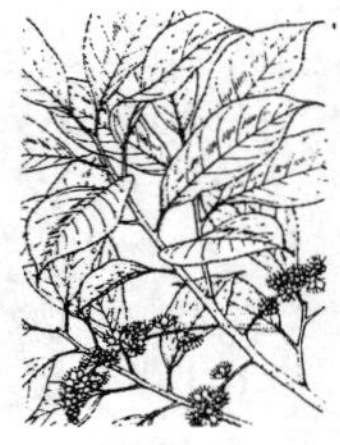
섬개벚나무

(鹽湯)으로 50~70알을 삼켜 내린다. 〈正傳〉

※ 대명복광산(大明復光散)

효능 : 모든 안질(眼疾)과 내외장예(內外障瞖)를 치료한다.

처방 당귀미주세(當歸尾酒洗) • 생건지황주침(生乾地黃酒浸) • 황백주초(黃柏酒炒) • 황련주초(黃連酒炒) • 황금주초(黃芩酒炒) • 시호(柴胡) • 백복령(白茯苓) • 지각(枳殼) • 강활(羌活) • 방풍(防風) • 형개(荊芥) • 석고(石膏) • 감국(甘菊) • 선퇴(蟬退) • 차전자초(車前子炒) • 밀몽화(密蒙花) • 백질려초(白蒺藜炒) • 목적(木賊) • 청상자초(靑葙子炒) • 석결명하(石決明煆) • 영양각설(羚羊角屑) • 감초(甘草) 각 5푼을 물로 달여서 식사 후에 따뜻하게 해서 먹는다. 〈醫鑑〉

※ 석고강활산(石膏羌活散)

효능 : 멀고 가까운 곳의 내외예장(內外瞖障) • 풍열(風熱) • 혼암(昏暗) • 난현적안(爛弦赤眼) • 도첩권모(倒睫拳毛) 등 일체의 안질(眼疾)을 치료한다.

처방 석고〔石膏 : 청예추동(淸瞖墜疼)〕 • 강활〔羌活 : 뇌열두풍(腦熱頭風)〕 • 황금〔黃芩 : 세심퇴열(洗心退熱)〕 • 고본〔藁本 : 두풍두통(頭風頭痛)〕 • 밀몽화〔密蒙花 : 수명파일(羞明怕日)〕 • 목적〔木賊 : 퇴예장(退瞖障)〕 • 백지〔白芷 : 두목청리(頭目淸利)〕 • 나복자〔蘿蔔子 : 도첩(倒睫)을 일으킴〕 • 세신〔細辛 : 소풍(疎風)〕 • 마인〔麻仁 : 권모(拳毛)를 일으킴〕 • 천궁〔川芎 : 치두풍(治頭風)〕 • 창출〔蒼朮 : 개울행기(開鬱行氣)〕 • 감국〔甘菊 : 명일거풍(明目去風)〕 • 형개〔荊芥 : 목중생창(目中生瘡)〕 • 감초〔甘草 : 해독(解毒)〕를 등분해서 가루로 하여 매 2돈을 꿀탕으로 고루 내리고, 또는 두번 씻은 뜨물로 고루 내리기도 한다. 〈入門〉

※ 가감발운산(加減撥雲散)

효능 : 모든 눈병을 치료한다.

처방 강활(羌活) 2냥 2돈반, 감국(甘菊) 1냥 9돈, 목적(木賊) • 백질려(白蒺藜) 각 1냥 1돈반, 방풍(防風) • 시호(柴胡) • 창출(蒼朮) • 지각(枳殼) • 천궁(川芎) • 감초(甘草) 각 1냥 1돈, 형개(荊芥) • 박하(薄荷) 각 1냥, 선각(蟬殼) 7돈반, 석결명하제(石決明煆製) • 밀몽화(密蒙花) 각 4돈을 가루로 하여 매 2돈을 박하탕(薄荷湯)으로 식사 후에 고루 내린다. 〈醫林〉

※ 통성산가감법(通聖散加減法)

효능 : 눈의 적종(赤腫) • 풍열난현(風熱爛弦) • 내외장예(內外障瞖) • 수명파일(羞明怕日) • 도첩출루(倒睫出淚) • 양검적란(兩瞼赤爛) • 홍근(紅筋) • 어혈(瘀血) 등을 치료한다.

처방 통성산(通聖散)에서 초황(硝黃)을 빼고 강활(羌活) • 감국(甘菊) • 세신(細辛) • 백질려(白蒺藜) • 목적(木賊) • 만형자(蔓荊子) • 초결명(草決明) • 독활(獨活) • 현삼(玄蔘) • 선퇴(蟬退)를 더해서 쓴다. 〈回春〉

단방(單方) (50종)

50가지인데 백룡산(白龍散) • 입소산(立消散) • 염출산(鹽朮散)이 있다.

※ 마아초(馬牙硝)

눈의 적종(赤腫) • 예장(瞖障) • 삽루(澁淚)로 아픈 것을 치료하니 가루로 해서 바르거나 먹으면 효과가 좋다. 〈本草〉

백룡산(白龍散)이 눈을 밝게 하고 예(瞖)를 물리친다. 마아초(馬牙硝)를 두꺼운 종이에 싸서 품안에 살이 닿도록 넣어 120일이 지난 후에 가루로 하고 용뇌(龍腦)를 쌀알 두 개만큼 넣어서 눈 속에 바른다. 안혼(眼昏) 때문에 예(瞖)가 생기고 눈동자가 상하지 않은 것을 치료한다. 〈本草〉

※ 공청(空靑)

하늘의 푸름이 나무를 법(法)하기 때문에 빛이 푸르고 간(肝)에 들어간다. 청맹(靑盲)을 고치고 눈을 밝히며 예막(瞖膜)을 없애고 눈동자의 상한 것이 다시 보이며, 그 껍질을 마예고(磨瞖膏)에 넣으면 효과가 있다. 〈本草〉

※ 식염(食鹽)

달여서 탕으로 하여 따뜻할 때에 눈을 씻으면 혼적(昏赤)을 없앤다. 소금(鹽)이 충분히 피를 흩기 때문이다. 〈直指〉

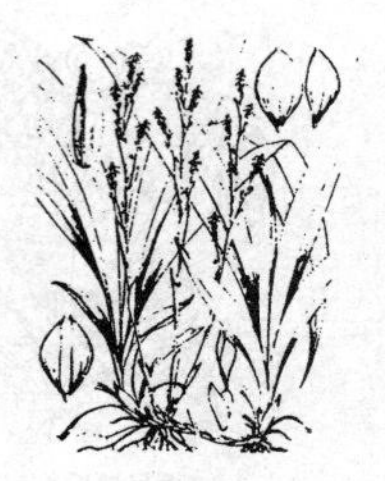
대사초

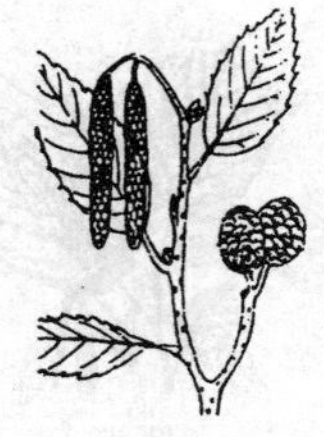
참오리

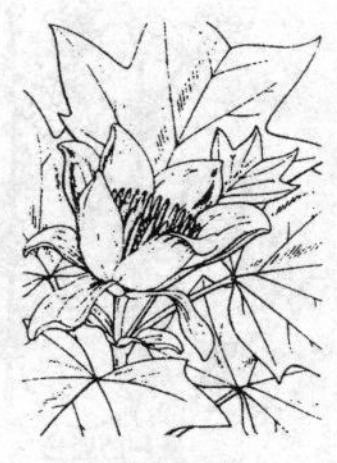
튜울립나무

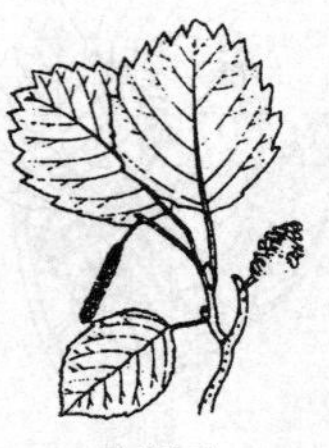
두메오리

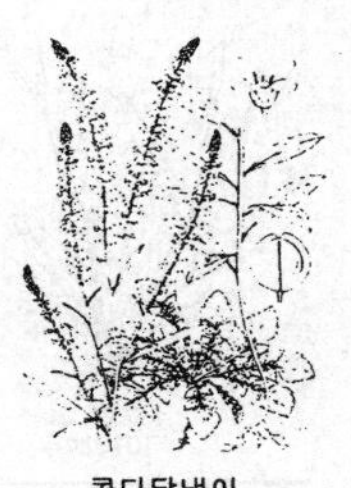
콩다닥냉이

입소산(立消散)이 부예(浮瞖)와 속예(粟瞖)와 무막(霧膜)의 차정(遮睛)을 치료한다. 눈처럼 흰 소금을 가루로 하여 등심초(燈心草)를 소금에 묻혀서 가볍게 예상(瞖上)에 바르면 반드시 효과가 있다. 〈直指〉

일찍 일어나서 소금 끓인 물로 양치하고 그것을 토하여 눈을 씻으면, 눈을 보양하고 이를 튼튼하게 한다. 〈本草〉

※ 청염(靑鹽)

눈을 밝게 하니 끓여서 눈을 씻는다. 〈本草〉

눈이 삽(澁)한 데는 깨끗한 소금으로 닦으면 낫는다. 맑은 소금도 좋지만 청염(靑鹽)이 더 효과가 있다. 끓인 탕으로 눈을 씻고 약에 넣어도 좋다. 〈資生〉

※ 백반(白礬)

예(瞖)와 노육(努肉)을 없애 주니 좁쌀만큼 눈에 넣으면 눈물이 나는데 자주 닦아주면 아주 좋다. 〈本草〉

※ 동청(銅靑)

즉, 동록(銅綠)이다. 명목(明目) • 거부(去膚) • 적식육(赤息肉)을 없애 주고 또는 난현풍(爛弦風)을 치료한다. 백반을 불에 태운 것 1냥, 동청(銅靑) 3돈을 가루로 하여 매 반 돈을 끓인 물 1홉에 맑은 거품을 내서 따뜻하게 씻으면 처음에는 반드시 삽(澁)할 것이니, 눈을 감고 앉아서 삽(澁)한 증세가 그치도록 기다리면 자연히 눈이 뜨이고 효과가 있으니 1일 4~5차례씩 씻는다. 〈得効〉

※ 정화수(正華水)

눈이 붉은 것과 부예(膚瞖)를 없애 준다. 눈동자가 까닭없이 부어 올라서 1~2치 튀어나온 데에 맑은 물로써 눈 속에 넣어 주면 눈동자가 저절로 들어간다. 솟아나는 물도 좋다. 맥문동(麥門冬) • 상백피(桑白皮) • 치자인(梔子仁)을 물로 달여 먹는다. 〈本草〉

※ 붕사(硼砂)

노육(努肉)과 어혈(瘀血)에는 붕사(硼砂) 1돈, 용뇌(龍腦) 반 푼을 가루로 하여 등심초(燈心草)로 약가루를 찍어 1일 3번 살 위에 바른다. 〈入門〉

※ 노감석(爐甘石)

풍안(風眼)으로 눈물이 안 그치는 증세를 치료한다. 노감석(爐甘石)과 오적어골(烏賊魚骨)을 등분하고 용뇌(龍腦)를 조금 넣어 가루로 하여 눈 속에 바르면 눈물이 바로 그친다. 〈入門〉

※ 석창포(石菖蒲)

먼지가 눈에 들어가서 붓고 아픈 데는 석창포(石菖蒲)를 부드럽게 빻아서 왼쪽 눈에 들어갔으면 오른쪽 콧속에 넣으면 바로 효과가 있다. 〈得効〉

※ 감국(甘菊)

예막(瞖膜)을 없애 주고 눈을 밝게 하며 안혈(眼血)을 양생(養生)하고 내장(內障)과 풍루(風淚)를 치료하니, 가루로 먹거나 달여서 먹거나 모두 좋다. 〈本草〉

※ 창출(蒼朮)

내외장(內外障)을 치료하니, 창출(蒼朮) 4냥을 썰어서 청염(靑鹽) 1냥과 같이 볶으되 누른 빛이 나거든 소금은 버리고, 목적(木賊) 2냥을 동변제(童便製)하고 가루로 해서 매 1돈을 더운 뜨물에 1일 2~3번씩 고루 내린다. 약명은 염출산(鹽朮散) 〈直指〉

작목(雀目)에는 창출말(蒼朮末) 3돈, 저간(猪肝) 2냥을 쪼개어 약가루를 뿌려서 동여매고 좁쌀 1홉과 물 한 주발에 삶아 익혀서 눈을 훈(熏)한 뒤에 먹으면 효과가 매우 크다. 〈綱目〉

※ 초용담(草龍膽)

양쪽 눈에 붉은 종기가 나고 눈동자가 부풀어 예막(瞖膜)이 생기며 엉킨 살이 솟아 올라서 아픔을 견디지 못하는 증세를 치료하고 안질(眼疾)에 꼭 써야 하는 약이니, 환이나 달여 먹어도 모두 좋다. 〈湯液〉

※ 세신(細辛)

눈을 밝게 한다. 초결명(草決明) • 이어담(鯉魚膽) • 청양간(靑羊肝)과 함께 모두 눈이 아픈 증세를 치료한다. 〈本草〉

※ 황련(黃連)

청맹(靑盲) • 장예(障瞖) • 열기목통(熱氣目痛) • 자란누출(眥爛淚出) 등의 증세를 치료하니, 달이거나 가루로 먹어도 모두 좋다. 황련(黃連)을 유즙에 담가서 눈에 바

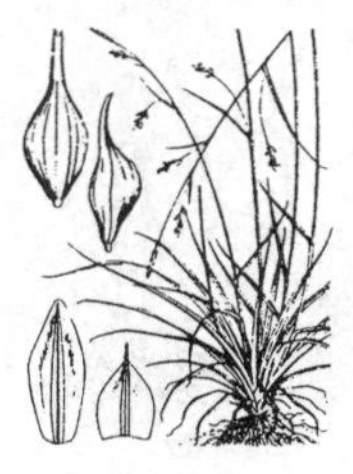
낚시사초

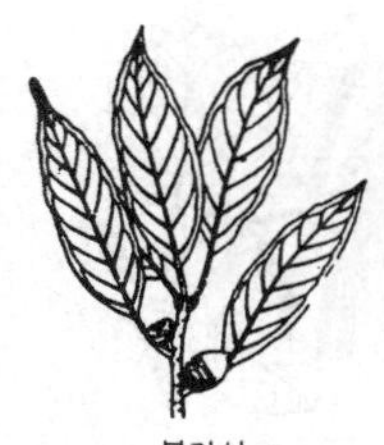
붉가시

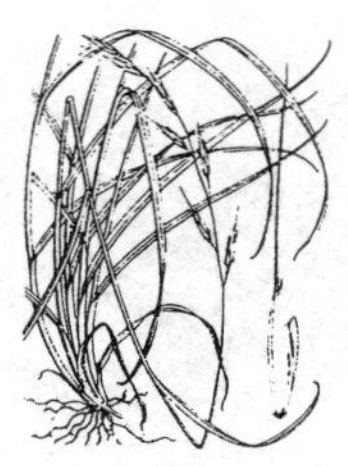
호오리새

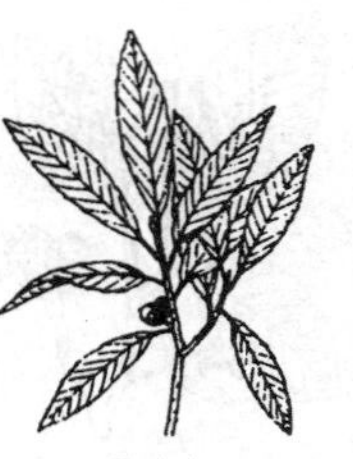
돌가시

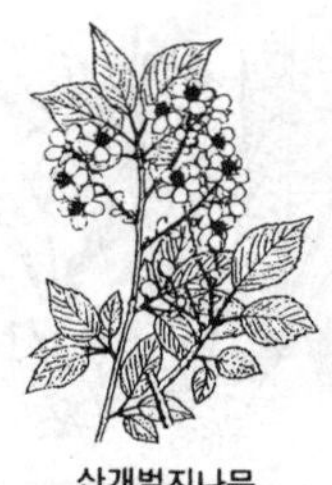
산개벚지나무

르면 백병(百病)을 고친다. 자(眥)가 상해서 눈물이 나는 데는 황련(黃連) 달인 즙을 솜에 묻혀서 자주 닦아주면 효과가 있다. 〈本草〉

※ 결명자(決明子)

청맹(靑盲)과 눈 속의 무살과 운예(雲瞖)와 적(赤)·백막(白膜)과 종기로 눈물이 나는 증세를 치료하고 간열(肝熱)을 없애 주니, 매일 아침 1수저를 공복에 먹으면 100일이면 밤에 사물을 촛불 없이 본다. 여러 해 동안 실명(失明)한 데는 결명자(決明子) 2되를 가루로 하여 매번 2돈을 식사 후에 미음으로 고루 내리면 신기하다. 결명(決明) 잎을 나물로 무쳐서 자주 먹으면 눈이 밝아지는 데에 가장 좋다. 〈本草〉

작목(雀目)·결명자(決明子) 각 1냥, 지부자(地膚子) 5돈을 가루로 하여 죽으로 환을 지어 먹는다. 〈千金〉

※ 청상자(靑箱子)

간장(肝臟)의 열독(熱毒)이 충안(衝眼)해서 적장예(赤障瞖)와 청맹(靑盲)과 종기가 나는 증세를 치료한다. 또한 내장(內障)을 치료하는 데 매우 좋으니 볶아서 가루로 하여 매 1돈을 미음으로 고루 내린다. 〈本草〉

※ 목적(木賊)

간담(肝膽)을 보익(補益)하고 눈을 밝게 하며, 안질(眼疾)과 예막(瞖膜)을 치료한다. 사내아이 오줌에 담가서 하룻밤이 지난 뒤 햇볕에 말려 마디를 버리고 가루로 해서 바르거나 달여 먹어도 좋다. 〈本草〉

※ 하고초(夏枯草)

눈동자가 아파서 밤이면 심한 증세를 치료한다. 하고초(夏枯草) 5돈, 향부자(香附子) 1냥을 가루로 하여 매 1돈을 맑은차로 고루 내린다. 〈本草〉

이 풀은 3~4월에 꽃이 피고 여름을 지나서 음기(陰氣)가 나면 마르니, 순양(純陽)의 기(氣)를 받아서 궐음(厥陰)의 혈맥(血脈)을 돕는 효과가 있기 때문에 검은자위를 치료하는 데 신(神)과 같은 것은, 양(陽)으로 음(陰)을 치료하기 때문이다. 〈綱目〉

※ 괴실(槐實)

눈을 밝게 하고 혼암(昏暗)을 없애 준다. 10월 상사일(上巳日)에 괴각(槐角)을 따서 항아리 속에 넣고 우담즙(牛膽汁)으로 절여서 봉하고 100일이 지난 뒤에 꺼내서 처음 1개를 공복에 먹고 이튿날 2개를 먹으며, 10일에는 10개를 먹은 다음부터는 다시 줄여서 1개까지 돌아가는 것인데 오래 먹을수록 좋다. 〈本草〉

※ 저실자(楮實子)

간열(肝熱)로 예(瞖)가 생기는 증세를 치료한다. 또한 기예(氣瞖)의 세점(細點)과 반정예막(攀睛瞖膜)을 치료하니 가루로 하여 꿀탕에 1돈을 식사 후에 고루 내린다. 〈直指〉

※ 황백(黃柏)

목열(目熱)·적통(赤痛)·다루(多淚)를 치료하고 세간(洗肝)과 눈을 밝게 하니 달인 탕으로 씻으면 좋다. 〈本草〉

백피(柏皮)를 젖에 담가서 구워 가지고 짜서 즙을 내어 눈이 아플 때 바른다. 〈綱目〉

※ 상지전탕(桑枝煎湯)

청맹(靑盲)을 치료해서 사물 보는 것을 매눈과 같이 만든다. 정월 8일·2월 8일·3월 6일·4월 6일·5월 5일·6월 2일·7월 7일·8월 25일·9월 12일·10월 2일·11월 26일·12월 그믐 중에 매번 신일(神日)을 택하여 상시회(桑柴灰) 1홉을 끓이고 사기 그릇 속에 부어서 맑고 깨끗하게 하여 눈을 더웁게 씻고 차가워지면 다시 데워서 따뜻하게 씻으면 효과가 있다. 〈本草〉

바람을 맞으면 냉루(冷淚)가 흐르는데, 겨울에 뽕잎 마르지 않은 것을 따서 놋그릇에 끓여 눈을 따뜻하게 씻으면 효과가 많다. 〈綱目〉

※ 죽력(竹瀝)

눈이 붉고 자통(眥痛)해서 눈을 못 뜨며 또는 예장(瞖障)이 생기는 증세를 치료하니, 죽력(竹瀝)에 황련(黃連)을 넣어서 하룻밤 재워 즙을 내서 바른다. 〈本草〉

※ 진피(秦皮)

눈 속의 청예(靑瞖)와 백막(白膜)을 주로 치료하고, 양쪽 눈의 붉은 종기로 아프고 눈물이 그치지 않는 데에 진피(秦皮) 1되를 달여서 맑게 하여 차게 씻으면 특효하니,

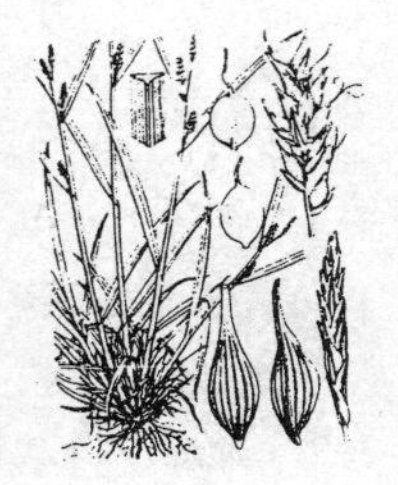
보리사초

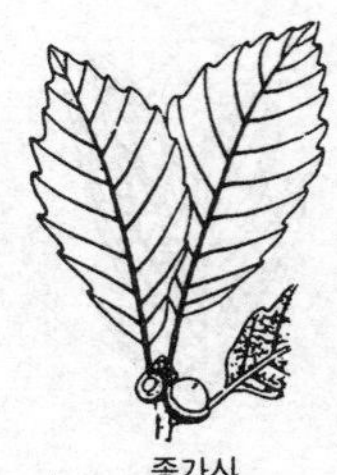
종가시

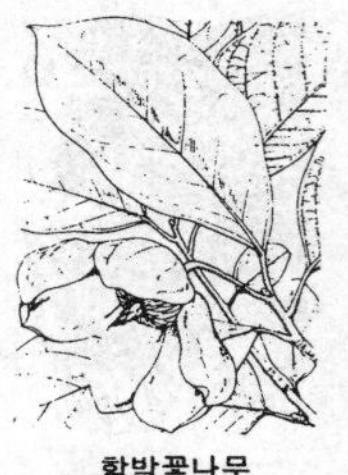
함박꽃나무

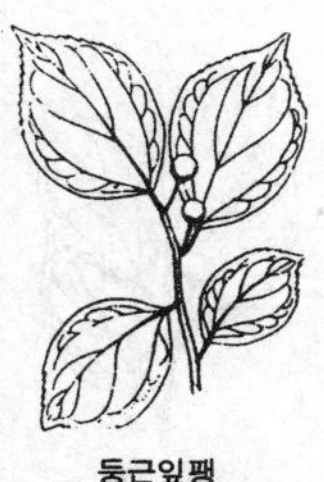
둥근잎펭

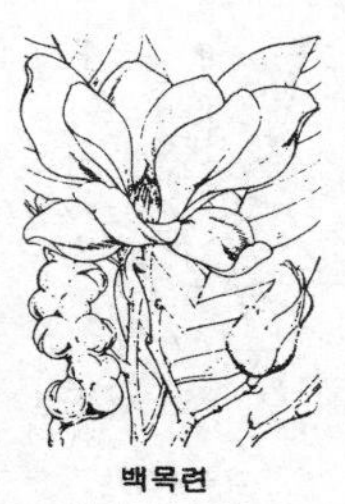
백목련

눈동자를 보익(補益)하고 눈을 밝게 한다. 눈이 붉고 눈동자 위의 부스럼과 예운(瞖暈)이 나는 것을 치료하는 데는 진피(秦皮) 1냥을 물 1되에 담가서 푸른색이 나오면 솜으로 찍어 눈에 바르고, 조금 아픔이 있어도 해가 없으니 한참 있다가 더운 즙을 씻어 버리고 다시 새것을 바르기를 매일 10번씩 하면 이틀이 지나지 않아서 차도가 생긴다. 〈本草〉

※ 오배자(五倍子)

풍독(風毒)이 위를 쳐서 눈이 부어 가렵고 아프며, 양쪽 빰이 적란부예(赤爛浮瞖)하고 어육(瘀肉)이 동자를 침노하는 증세를 치료한다. 오배자(五倍子) 1냥, 만형자(蔓荊子) 1냥반을 가루로 하여 매 2돈을 물 2잔과 함께 약탕기에 달여서 1잔쯤 되거든 더운 물방울로 2~3차례 눈을 씻으면 밝아지고 삽양(澁痒)을 없애 준다. 〈本草〉

※ 석결명(石決明)

청맹(靑盲)과 장예(障瞖)를 없애니, 껍질을 물에 담가 눈을 씻으면 밝아지고, 불에 구워 가루로 하여 물에 타서 눈에 바르면 예막(瞖膜)을 없앤다. 씨도 눈을 밝게 한다. 〈本草〉

※ 이어담(鯉魚膽)

목열(目熱)•적통(赤痛)•청맹(靑盲)•예장(瞖障)에 바르면 많은 효과를 본다. 작목(雀目)과 담뇌(膽腦)도 좋다. 〈本草〉

※ 제조(蠐螬)

눈 속의 무살과 청예(靑瞖)•백막(白膜)•예장(瞖障)•청맹(靑盲)을 없앤다. 즙을 내서 눈 속에 떨어뜨리고 또 불에 말려서 가루로 하여 먹는다. 성언(盛彥)의 어머니가 먹고 눈이 다시 밝았으니, 비록 효성이라고 하지만 약의 성분이 바로 그러했던 것이다. 벼의 껍질이 눈에 들어가서 나오지 않는데 보드라운 헝겊을 눈 위에 덮고 제조(蠐螬)를 가지고 헝겊 위를 문질러 주면 껍질이 베에 붙어 나온다. 〈本草〉

※ 오적어골(烏賊魚骨)

눈 속의 부예(浮瞖)와 적(赤)•백예(白瞖)를 치료한다. 갈아서 만든 가루를 꿀에 섞어서 바르고 용뇌(龍腦) 조금을 넣으면 더욱 좋다. 〈本草〉

※ 야명사(夜明砂)

즉, 박쥐의 똥이니 내(內)•외장(外障)을 치료하고, 눈을 밝게 하며 혼화(昏花)를 없애 주니, 일어서(淘) 불에 말리고 가루로 하여 환이나 가루로 먹어도 좋다. 〈本草〉

※ 전라즙(田螺汁)

간열(肝熱)•목적(目赤)•종통(腫痛)을 주로 치료하니, 큰 논우렁이를 물에 넣어서 진흙을 버리고 뚜껑을 떼고 황련(黃連)가루 1돈과 사향(麝香) 조금을 넣어서 땅의 위에 놓아 하룻밤을 재우고 다음날 닭의 털로 우렁이 속의 즙을 찍어서 아픈 눈을 씻으면 바로 차도가 생긴다. 〈綱目〉

※ 강랑(蜣蜋)

모래나 티끌이 눈에 들어가서 나오지 않는 데는 강랑(蜣蜋) 1개를 가지고 그 등을 눈 위에 그림자처럼 어른거리면 모래나 티끌이 저절로 나온다. 〈本草〉

※ 이즙(梨汁)

갑자기 붉은 눈이 되고 노육(努肉)이 나오는 데는 좋은 배 1개를 찧어 즙을 내고 황련(黃連) 3가지를 썰어 솜에 싸서 담갔다가 누른 빛이 울어나면 눈에 바른다. 〈綱目〉

※ 대맥즙(大麥汁)

보리 껍질이 눈에 들어가서 안 나올 때는 쌀보리를 달여 즙을 내서 씻으면 바로 나온다. 〈本草〉

※ 만청자(蔓菁子)

청맹(靑盲)을 치료하고 눈이 밝아 환히 본다. 단 눈동자가 상하지 않았으면 대부분 치료가 된다. 씨 6되를 쪄서 열탕에 넣어 추겨 가지고 건져서 햇볕에 말리기를 세번하고 가루로 하여 1일 2번씩 식사 후에 2돈을 술과 같이 먹는다. 만청자(蔓菁子) 3되, 식초 3되를 끓여서 햇볕에 말려 가루로 하여 1일 3회 1~2돈씩 맑은 물에 타서 먹으면 밤에 사물을 환히 본다. 〈本草〉

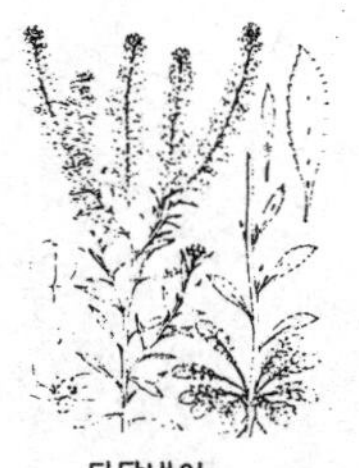
다닥냉이

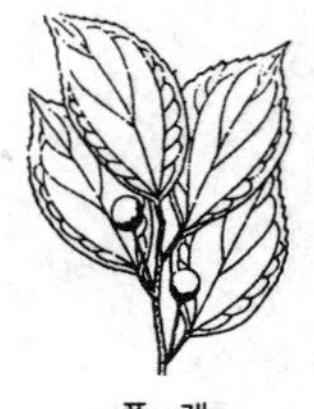
풍 게

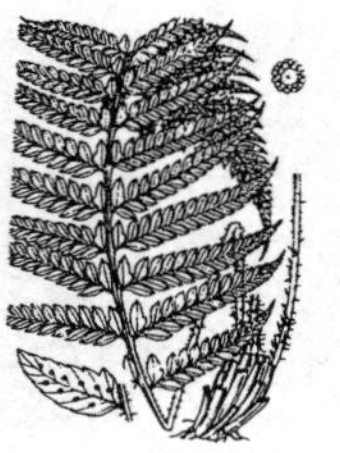
검정개관중

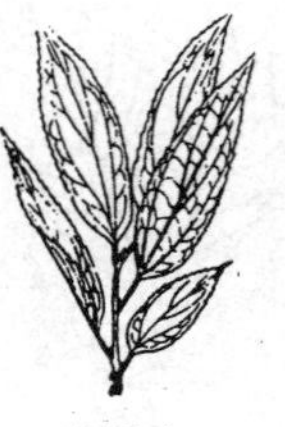
긴잎풍게

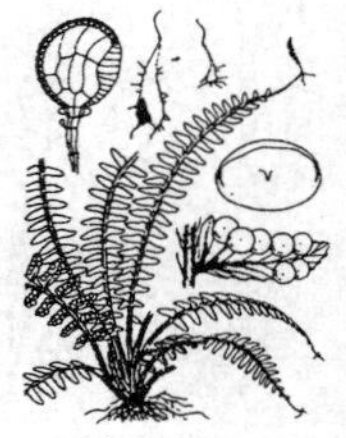
낚시고사리

※ 제채자(薺菜子)

일명 신명자(菥蓂子)라고 한다. 청맹(青盲)을 치료하고 눈을 밝게 하며 예장(瞖障)을 없앤다. 가루로 하여 가루로 먹거나 환으로 먹어도 모두 좋으며, 뿌리는 눈이 아픈 것을 치료하니 국이나 나물을 만들어 자주 먹으면 좋고, 심하게 붉거나 눈이 아픈 데는 뿌리를 즙으로 하여 눈에 바른다. 〈本草〉

※ 수생남자유(首生男子乳)

눈이 붉으며 아프고 눈물이 많은 증세를 치료한다. 젖이 눈을 치료하는 데 효험이 많은 까닭은 무엇인가? 대부분 심(心)이 혈(血)을 낳고 간(肝)이 혈(血)을 간직하니, 간(肝)이 혈(血)을 받으면 충분히 볼 수 있는 것은 물이 경(經)에 들어가면 혈(血)이 되는 것과 연관되어 있기 때문이다. 또한 위로는 젖이 되고 아래로는 월수(月水)가 되기 때문에 젖이 바로 혈(血)이라는 것을 알 수 있다. 그것을 눈에 바르면 아주 좋은 효과가 나타난다. 〈本草〉

※ 인뇨(人尿)

눈을 밝게 하고 붉은 종기와 혼예(昏瞖)를 없애 주니, 사내아이의 오줌을 먹고 씻으면 가장 좋다. 〈本草〉

내가 일생 동안에 눈이 붉어서 괴로워 하는데, 사내아이의 오줌을 쓴다. 눈의 적삽(赤澁)에 자기 오줌을 손가락으로 찍어서 눈을 3~4차례 씻으면 조금 뒤에 바로 효과가 있다. 이것은 진기(眞氣)가 사열(邪熱)을 핍박해서 없애는 것이다. 〈綱目〉

※ 선각(蟬殼)

목혼(目昏)과 장예(障瞖)를 치료하니, 날개와 발을 버리고 가루로 먹거나 달여서 먹는다. 〈本草〉

※ 사세(蛇蛻)

눈을 밝게 하고 장예(障瞖)를 없앤다. 초침(醋浸)하고 구건(炙乾)하여 가루로 하거나 환으로 지어 먹는다. 뱀이 허물을 벗을 때 입으로부터 벗는데 눈동자도 따라서 벗어지니, 예막(瞖膜)을 없애는 것은 이 뜻을 가진 것이다. 〈本草〉

※ 조웅계담즙(烏雄鷄膽汁)

눈의 흐린 것을 치료하니 자기 전에 항상 바르면 좋다. 〈本草〉

※ 웅작시(雄雀屎)

눈 속에 노육(努肉)이 나는 증세와 적맥(赤脈)이 눈동자를 꿰는 증세와 부예(膚瞖) 및 적(赤)·백막(白膜)을 주로 치료한다. 똥을 처음 낳은 사내아이 먹는 젖에 섞어서 바른다. 〈本草〉

백막(白膜)을 치료하는 데 웅작시(雄雀屎)·용뇌(龍腦) 각 약간을 젖에 개어서 눈에 바른다. 〈類聚〉

어린아이 작목(雀目)에는 참새 머리의 피를 자주 바른다. 〈本草〉

※ 웅담(熊膽)

안질(眼疾)이 적란(赤爛)하고 예(瞖)가 생기며 눈물이 많은 증세를 치료하니, 곰의 쓸개를 물에 개어서 자주 바르면 신기한 효과가 있다. 〈資生〉

※ 우간(牛肝)

눈을 밝게 하니, 회를 만들어 먹거나 쪄서 먹어도 좋다. 검은 소 쓸개가 눈을 밝게 하니 눈에 바르면 좋다. 〈本草〉

※ 청양간(青羊肝)

청맹(青盲)을 치료하고 눈을 밝게 하며 흐린 것을 없애 준다.

영양간(羚羊肝) 1구를 엷게 썰어 기왓장 위에 깔고서 불에 구워 말리고, 초결명(草決明) 반 되와 요자(蓼子) 1홉을 함께 볶아서 향내가 나거든 함께 찧어 가루로 하여, 꿀 끓인 물에 1돈을 섞어서 1일 3번 식사 후에 먹고, 더 복용할 때는 2돈까지 해서 2제까지 먹으면 눈이 아주 밝고 밤에 잔 글씨를 읽을 수 있다. 〈本草〉

눈이 붉고 흐리며 아픈 데는 양간을 엷게 썰어서 5가지 맛을 섞어 먹으면 아주 좋다. 〈本草〉

열병 뒤에 실명(失明)한 데는 양간을 엷게 썰어서 눈 위에 붙이고 또 생으로 먹으면 더욱 신기하다. 〈本草〉

청양(青羊)의 쓸개가 청맹(青盲)과 눈을 밝게 하는 데 주로 치료하니, 눈에 바르면 적장(赤障)·백막(白膜)·풍루(風淚)를 없애 준다. 또 열병 뒤에 실명한 데는 양의

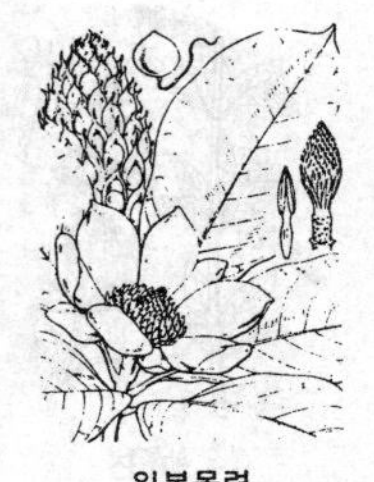
일본목련

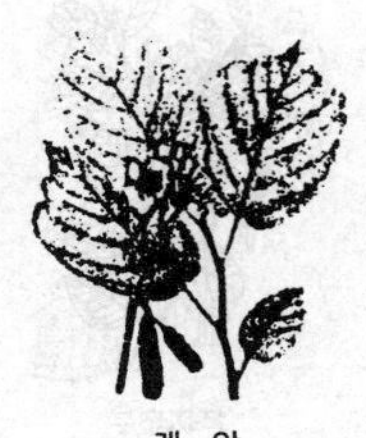
개 암

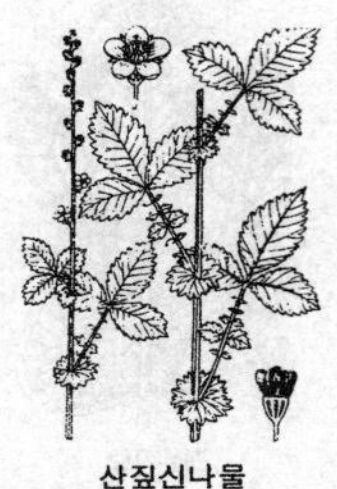
산짚신나물

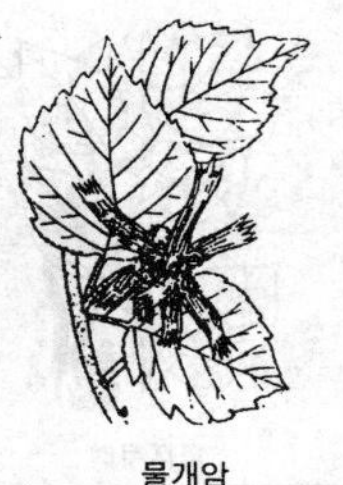
물개암

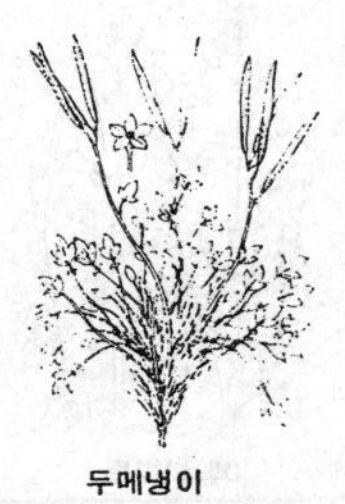
두메냉이

쓸개즙을 눈에 바르면 신기하다. 〈本草〉

눈의 모든 질환에는 양의 쓸개 하나에 꿀 1돈을 넣어서 단단히 봉하고 달여서 식은 뒤에 눈에 바르면 효과가 있다. 〈得効〉

눈의 질환에는 청양간(靑羊肝)이 제일 좋고 흑양(黑羊)과 백양(白羊)은 그 다음이다. 〈丹心〉

※ 견담(犬膽)

눈을 밝게 하고 눈 속의 고름을 없애 준다. 6월 초복에 쓸개를 가지고 술에 타서 먹는다. 눈이 가렵고 적삽(赤澁)한 데는 쓸개즙을 눈에 바른다. 〈本草〉

※ 저간(猪肝)

눈을 밝게 하고 또 간열(肝熱)과 목적(目赤)으로 아픈 증세를 치료하니, 돼지의 간 1구를 엷게 썰어 5가지 맛과 간장과 초를 섞어서 먹는다. 〈本草〉

작목(雀目)에는 돼지의 간을 뜨물에 삶아서 병든 눈에 김을 쐬고 또 먹는다. 〈本草〉

청맹(靑盲)에는 돼지 쓸개 하나를 약간 익혀서 좁쌀 크기로 환을 만들어 눈 속에 넣으면 좋다. 〈本草〉

외장예(外障瞖)에는 돼지 쓸개 하나를 은석기(銀石器)에 달여 고약처럼 만들어서 용뇌(龍腦) 약간을 넣어 눈에 바르고, 동시에 돼지 쓸개 흰 껍질을 잘 말려서 불에 태워 재로 하여 예(瞖) 위에 바르면 3~5번 정도에 효과를 볼 수 있다. 〈得効〉

※ 달담(獺膽)

장예(障瞖)가 흑화(黑花)와 파리가 나는 듯하는 증세와 사물을 보아서 알아 보지 못하는 데 수달피의 쓸개즙을 눈에 바르고 약에 넣어도 좋다. 〈本草〉

※ 토간(兎肝)

눈을 밝게 하고 흐린 것을 치료하니, 초결명(草決明)에 섞어서 환을 지어 먹는다. 열독이 상충(上衝)해서 눈이 흐린 데는 간을 생으로 먹되 양간(羊肝)을 먹을 때와 같이 한다. 눈이 흐리고 아픈 데는 생간을 즙을 짜서 사람의 젖을 넣고 눈에 바르면 좋다. 〈本草〉

※ 침구법(鍼灸法)

눈동자가 아픈 데는 풍부(風府)·풍지(風池)·통리(通里)·합곡(合谷)·신맥(申脈)·조해(照海)·대돈(大敦)·규음(竅陰)·지음(至陰)을 택한다. 〈綱目〉

목적(目赤)·종예(腫瞖)·수명(羞明)·은삽(隱澁)할 때는 상성(上星)·백회(百會)·찬죽(攢竹)·공정(空睛)·명동(明瞳)·자료(子髎)·태양(太陽)·합곡(合谷)을 택하고 또 풀줄기로 콧구멍을 찔러서 피를 많이 내면 곧 낫는다. 〈子和〉

눈이 심하게 붉고 종기로 아플 때 신정(神庭)·상성(上星)·신회(顖會)·전정(前頂)·백회(百會)를 택해서 피를 내면 바로 낫고, 또 광명(光明)·지오회(地五會)혈을 택한다. 〈綱目〉

모든 장예(障瞖)에는 정명(睛明)·사백(四白)·태양(太陽)·백회(百會)·상양(商陽)·여태(厲兌)·광명(光明)을 택해서 각각 피를 내고, 합곡(合谷)·삼리(三里)·명문(命門)·간유(肝兪)·광명(光明)에 각각 뜸을 뜬다. 〈綱目〉

내장(內障)에는 족궐음(足厥陰)·족소음(足少陰)·양교(陽蹻)를 택한다. 〈綱目〉

예(瞖)를 없애는 것은 거위 날개를 끊어서 흑정(黑睛)에는 가깝게 하고, 백정(白睛)에는 대면 막(膜)이 저절로 모여서 솟아오르니 침(鍼)으로 끌어당겨 가볍게 긁어버리면 눈이 밝아지고 사물을 볼 것이니, 헝겊으로 눈을 싸매고 피를 막으면 3일 만에 낫는다. 〈千金〉

노육(努肉)이 눈동자를 당기는 데는 정명(睛明)·풍지(風池)·기문(期門)·태양(太陽)혈을 택하여 피를 낸다. 〈綱目〉

난현풍(爛弦風)에는 대골공(大骨空)을 택하여 9장을 뜸하고, 입으로 불을 불어서 끄고, 삼릉침(三稜鍼)으로 눈두덩이를 찔러서 피를 내면 바로 낫는다. 〈綱目〉

바람을 쏘여서 냉루(冷淚)가 흐르고 눈곱이 끼며 흑화(黑花)가 보이는 데는 대골공(大骨空)과 소골공(小骨空)을 택하여 뜸을 하고 불을 불어서 끄며 또 임읍(臨泣)과 합곡(合谷)혈을 택한다. 〈綱目〉

청맹(靑盲)에는 거교(巨髎)혈을 뜸하고 또 간유(肝兪)·명문(命門)·상양(商陽)혈을 택한다. 〈得効〉

눈이 희미한 데는 삼리(三里)혈을 뜸하고 승읍(承泣)에 침을 놓으며 또 간유(肝兪)·동자교(瞳子髎)혈을 택한다. 〈綱目〉

작목(雀目)에는 신정(神庭)·상성(上星)·전정(前頂)·백회(百會)·정명(睛明)혈을 택하여 피를 내면 바로

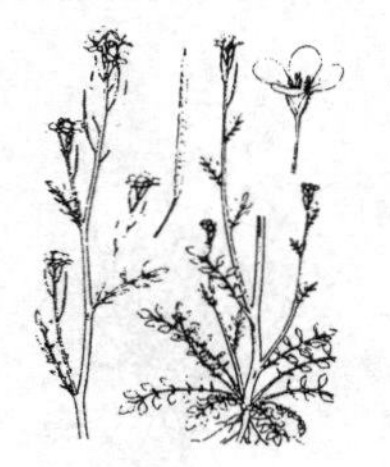
좁쌀냉이

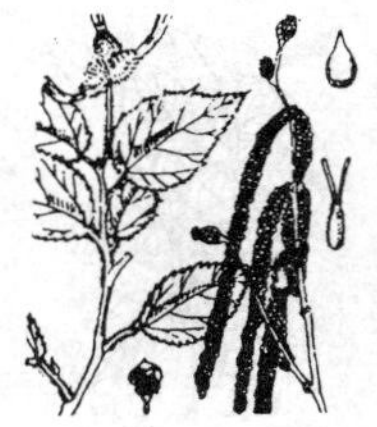
참개암

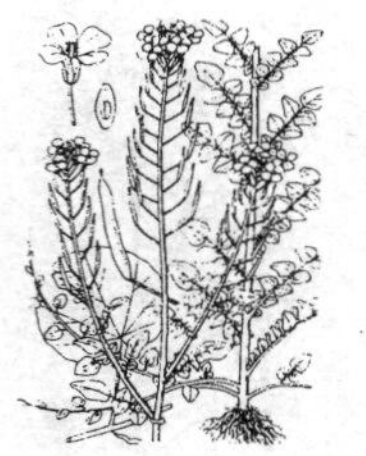
논냉이

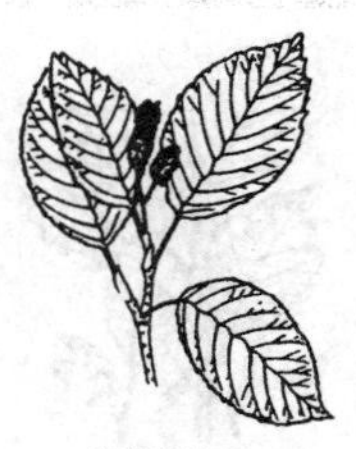
만주오리

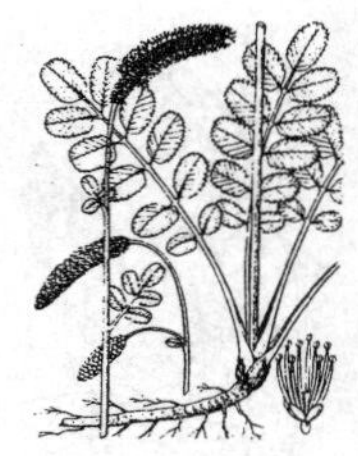
산오이풀

낫고, 또 간유(肝兪)·조해(照海)혈을 택한다. 〈綱目〉

폭맹(暴盲) 때문에 사물이 안 보이는 데는 찬죽(攢竹)과 정전(頂前) 오혈(五穴)을 택하고, 또 콧속을 찔러서 피를 많이 내면 바로 밝아진다. 〈子和〉

눈이 종기로 아프고 동자가 튀어나오려는 데 손가락 열 개의 사이를 찔러서 피를 내면 바로 낫는다. 〈易老〉

눈을 치뜨고 못 보는 데는 이마의 제2추골(第二顀骨)과 제5추골(第五顀骨) 위를 각각 7장을, 한꺼번에 불을 붙여 뜸하면 좋다. 〈寶鑑〉

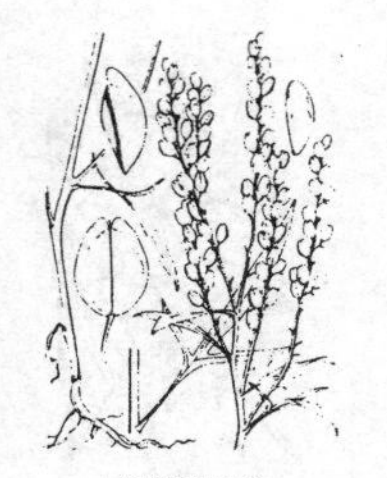
큰다닥냉이

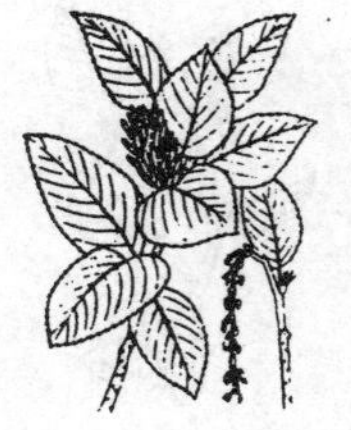
개박달

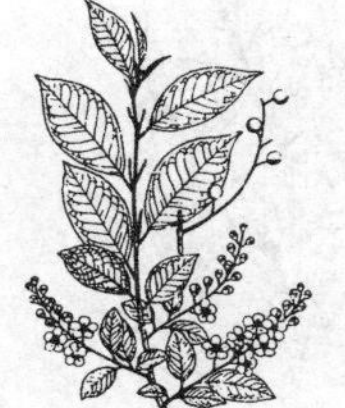
귀룽나무

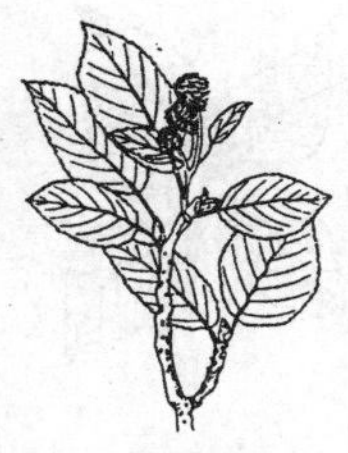
설령오리

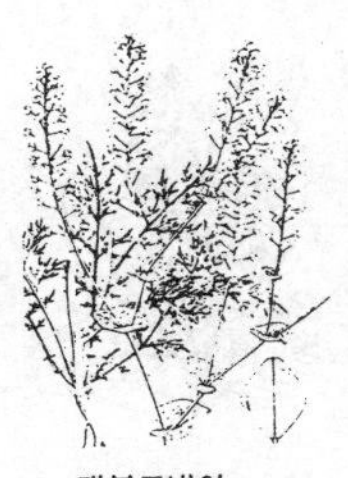
대부도냉이

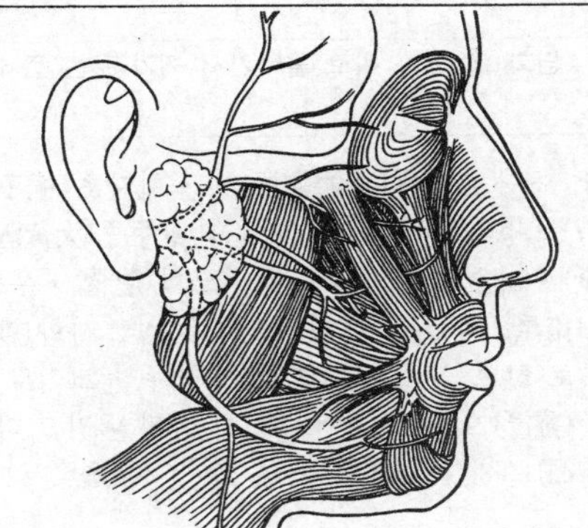

외형편(外形篇) (二)

四. 이(耳)

1. 귀와 눈이 양기(陽氣)를 받을 때

사람의 귀와 눈이 달의 경우와 같아서 달이 반드시 햇빛을 받아서 밝듯이, 귀와 눈도 역시 양기(陽氣)의 힘을 얻어 마침내 총명하게 되는 것이다. 그러므로 귀와 눈의 음혈(陰血)이 허해지면 양기(陽氣)의 힘을 못 받고 저절로 작용을 못하여 총명을 잃게 되니, 귀와 눈의 총명은 반드시 혈기가 서로 순조롭게 움직여야만 보고 듣게 되는 것이다. 〈綱目〉

2. 귀와 신(腎)의 관계

내경(內經)에 이르기를, 「신(腎)은 귀를 주관한다.」하였고, 또 이르기를, 「신(腎)이 규(竅)에서는 귀가 된다.」고 하였으니 신기(腎氣)가 귀에 통하여 신(腎)이 온화하면 귀가 충분히 5음(五音)을 잘 듣게 된다. 〈難經〉

또 내경(內經)에 이르기를, 「신(腎)이 정(精)을 간직했다.」하였고, 영추(靈樞)에 이르기를, 「정(精)이 벗어나면 귀가 안 들린다.」하였으니 신(腎)은 족소음(足少陰)의 경(經)이 되고 정(精)을 주관하며, 기(氣)가 귀에 통하므로 귀는 종맥(宗脈)이 모이는 곳이 된다. 정기(精氣)가 서로 어울리면 신장(腎臟)이 강성하여 귀가 오음(五音)을 잘 듣고, 혹시 기혈(氣血)이 노상(勞傷)하고 겸하여 풍사(風邪)를 받으면 신장(腎臟)이 상하고 정기(精氣)가 떨어지며 귀가 먹어 들리지 않는다. 〈寶鑑〉

3. 맥법(脈法)일 때

귀가 들리지 않고 맥(脈)이 크면 살고, 가늘게 처지면 치료가 어렵다. 〈脈經〉

좌촌맥(左寸脈)이 홍(洪)•삭(數)하면 심화(心火)가 불타 오르고, 양척(兩尺)이 홍(洪)•삭(數)하면 상화(相火)가 불타 오르니, 그러면 반드시 유정(遺精)과 몽설(夢泄)을 하고 두 귀가 울거나 들리지를 않는다. 〈正傳〉

신맥(腎脈)이 뜨고 성(盛)하면 풍(風)이고, 홍(洪)하고 실(實)하면 열(熱)이며, 가늘고 깔깔하면 허한 증세이다. 〈醫鑑〉

귓병에 신(腎)이 허(虛)하고 더디거나 머무를 때 그 맥(脈)이 뜨고 크면 풍(風)이고, 넓고 움직이면 화(火)가 있는 것이며, 잠기고 깔깔하면 기(氣)가 엉키고 잦으며 실(實)하면 열(熱)이 닫힌다. 오랫동안 귀가 안 들리게 되는 것은 완전히 신(腎)에 책임이 있고, 심한 병에 맥(脈)이 들뜨고 양척(兩尺)이 서로 같거나 빠르면 음화(陰火)가 위로 치밀어 오른다. 〈回春〉

4. 귀가 울(鳴) 때

황제(黃帝)가 묻기를, 「귀가 우는 것은 무엇 때문인가?」 기백(岐伯)이 답하기를, 「귀는 종맥(宗脈)이 모인 곳인데 위(胃) 속이 비면 종맥(宗脈)이 허하고, 종맥(宗脈)이 허하면 밑으로 흐르는 맥(脈)이 갈(渴)하므로 귀가 우는 것이다.」〈靈樞〉

상기(上氣)가 모자라면 귀가 울고, 수해(髓海)가 모자라면 뇌가 어지럽고 귀가 운다. 〈靈樞〉

즐기는 욕심이 절차가 없고 힘을 너무 많이 쓰면 중년 후와 중병 뒤에 신수(腎水)가 마르고 음화(陰火)가 불타 올라서 서로 귀가 가렵고 매미처럼 울며 혹은 종소리가 나는데, 빨리 치료하지 않으면 차차 농외(聾聵)가 되는 것이다. 〈正傳〉

귀가 우는 것은 풍사(風邪)에 접촉이 되어 기(氣)와 같이 서로 충격하고 그 소리가 조조(嘈嘈)한데 궁지산(芎芷散)을 쓰고, 혹은 신기(腎氣)가 모자라고 종맥(宗脈)이 허약하면 풍사(風邪)가 귀에 들어간 것이니, 먼저 오령산(五苓散)에 지각(枳殼)•귤피(橘皮)•자소(紫蘇)•생강(生薑)을 같이 달여 청목향원(青木香元)을 삼켜 내려서 사(邪)를 흩고, 풍(風)을 서로 트이고 기(氣)를 밑으로

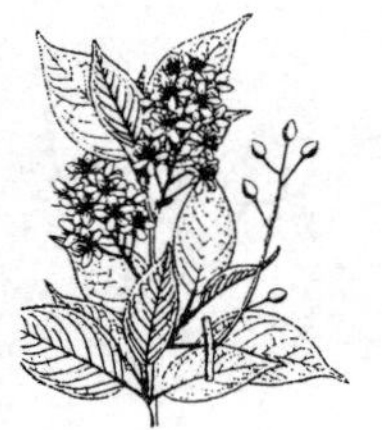
개벚지나무

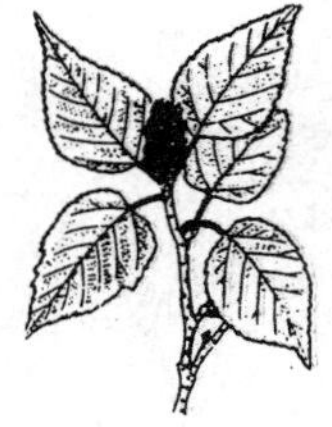
가새사시

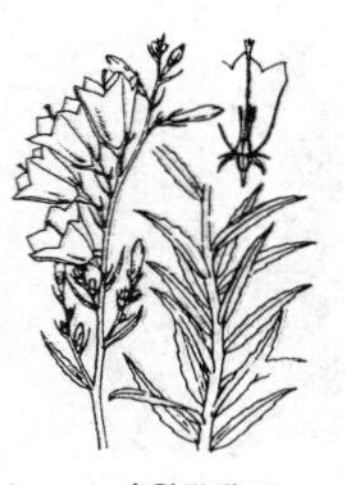
수원잔대

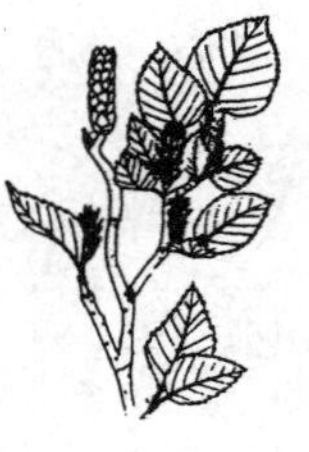
좀고채목

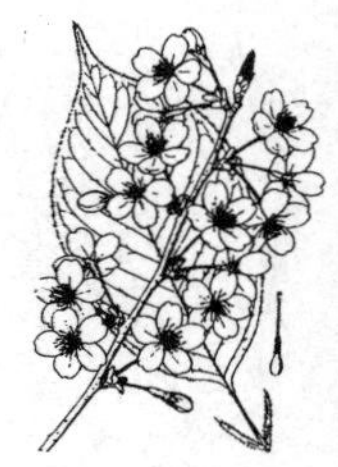
왕벚나무

내리며 계속해서 궁귀음(芎歸飮)으로 보양한다. 〈直指〉

풍열(風熱)과 주열(酒熱)로 귀가 우는 증세에는 통성산(通聖散)에 지각(枳殼)•시호(柴胡)•남성(南星)•길경(桔梗)•청피(青皮)•형개주초제(荊芥酒炒製)를 더해서 달여 먹는다. 〈丹心〉

담화(痰火)가 위로 오르고 두 귀가 울며 차차 귀가 안 들리려고 할 때는 가감용회환(加減龍薈丸)•침사주(鍼砂酒)•통명리기탕(通明利氣湯)•복총탕(復聰湯)을 쓴다. 〈醫鑑〉

귀가 우는 것은 신정(腎精)의 부족과 음허화동(陰虛火動) 때문인 증세로 담화(痰火)가 있으면 심하고 신(腎)이 허약하면 작게 우니 보신환(補腎丸)•황기환(黃芪丸)•대기환(大芪丸)•자신통이탕(滋腎通耳湯)을 쓰고, 또는 육미지황환(六味地黃丸)을 전갈(全蝎) 49매를 누렇게 볶아서 가루로 하여 매 2돈을 더운 술에 섞어서 100알을 같이 삼킨다. 〈得効〉

귓속이 소란한 증세는 음허(陰虛)하기 때문이다. 〈丹心〉

※ 궁지산(芎芷散)

효능 : 바람이 귀에 들어가서 허약하고 우는 증세를 치료한다.

처방 천궁(川芎) 1돈반, 백지(白芷)•창출(蒼朮)•진피(陳皮)•세신(細辛)•석창포(石菖蒲)•후박(厚朴)•반하(半夏)•목통(木通)•자소엽(紫蘇葉)•날계(辣桂)•감초(甘草) 각 7푼, 생강 3쪽과 연수총백(連鬚葱白) 2줄기를 넣어 물로 달여 먹는다. 〈入門〉

※ 궁귀음(芎歸飮)

효능 : 풍사(風邪)가 귀에 들어가서 허약하여 우는 증세를 치료한다.

처방 천궁(川芎)•당귀(當歸)•세신(細辛) 각 1돈, 날계(辣桂)•석창포(石菖蒲)•백지(白芷) 각 7푼에 생강 3쪽, 대추 2알, 자소(紫蘇) 7잎을 넣어 물로 달여 식사 후에 먹는다. 〈直指〉

※ 가감용회환(加減龍薈丸)

효능 : 담화(痰火)가 위로 올라가서 귀가 우는 증세를 치료한다.

처방 초용담주세(草龍膽酒洗)•치자초(梔子炒)•황금(黃芩)•청피(青皮) 각 1냥, 대황주증(大黃酒蒸)•청대(青黛)•시호(柴胡) 각 5돈, 노회(蘆薈)•우담(牛膽)•남성(南星) 각 3돈, 목향(木香) 2돈반, 사향(麝香) 5푼을 가루로 하고 신국호(神麴糊)에 녹두알 크기로 환을 지어 강탕(薑湯)으로 1일 3번 20알씩 삼켜 내리고 다시 침사주(鍼砂酒)로써 기(氣)를 통해 준다. 〈醫鑑〉

※ 침사주(鍼砂酒)

침사(鍼砂) 1냥, 천산갑말(穿山甲末) 1돈으로 침사(鍼砂)를 반죽해서 하룻밤이 지난 뒤에 천산갑(穿山甲)은 골라내고 침사(鍼砂)를 술 1주발에 3~4일 동안 담가서 술을 머금었다가 삼키고 자석(磁石) 1덩이를 솜에 싸서 귀를 막고 노여움과 색(色)을 참아야 한다. 〈醫鑑〉

※ 통명이기탕(通明利氣湯)

효능 : 허화(虛火)와 담기(痰氣)가 귓속에 답답하게 이어지고 또는 닫히고 또는 울며, 담화(痰火)가 아주 성하고 배가 부르며 조급한 것을 치료한다.

처방 패모(貝母) 1돈 2푼, 진피(陳皮) 1돈, 황련(黃連)•황금병주침(黃芩並酒浸)•저담즙반초(猪膽汁拌炒)•황백주초(黃柏酒炒)•치자초(梔子炒)•현삼주세(玄蔘酒洗) 각 7푼, 창출염수초(蒼朮鹽水炒)•백출(白朮)•향부자변초(香附子便炒)•생건지황강즙초(生乾地黃薑汁炒)•빈랑(檳榔) 각 5푼, 천궁(川芎) 4푼, 목향(木香) 2푼반, 감초(甘草) 2푼에 생강 3쪽을 넣어 물에 달여서 죽력(竹瀝) 5수저를 섞어 먹는다. 〈醫鑑〉

※ 복총탕(復聰湯)

효능 : 담화(痰火)가 위로 치올라서 귀가 울고 귀가 먹는 증세를 치료한다.

처방 반하(半夏)•적복령(赤茯苓)•진피(陳皮)•감초(甘草)•변축(萹蓄)•목통(木通)•구맥(瞿麥)•황백염초(黃栢鹽炒) 각 1돈에 생강 3쪽을 물로 달여 먹는다. 〈丹心〉

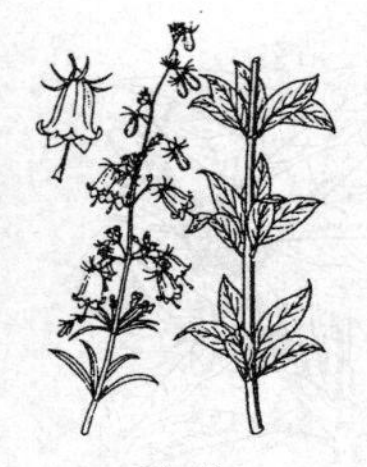
잔 대

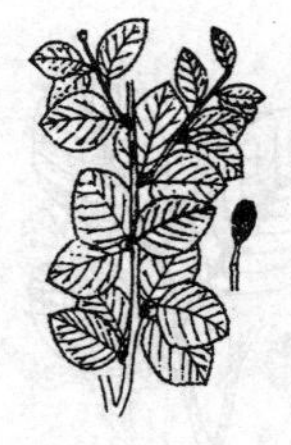
부전자작

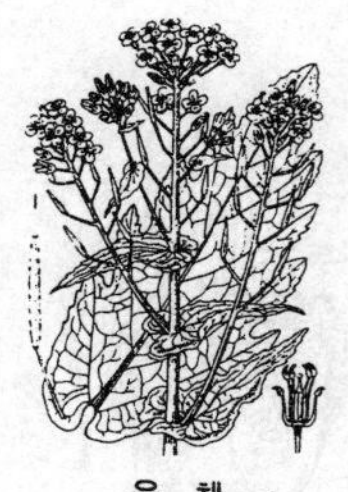
유 채

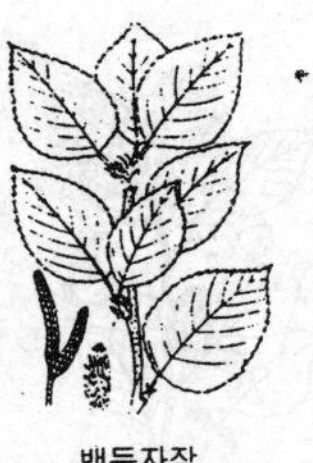
백두자작

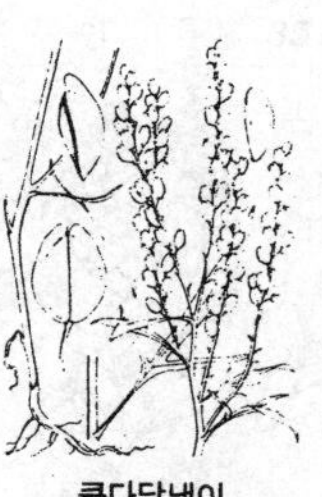
큰다닥냉이

※ 보신환(補腎丸)

효능 : 음허화동(陰虛火動)해서 귀가 우는 증세를 치료한다.

처방 숙지황(熟地黃)·토사자주제(兎絲子酒製) 각 8냥, 당귀신(當歸身) 3냥반, 육종용(肉蓯蓉) 5냥, 산수유(山茱萸) 2냥반, 황백(黃柏)·지모병주초(知母並酒炒) 각 1냥, 파고지주초(破古紙酒炒) 5돈을 가루로 하여 주호(酒糊)에 오동 열매 크기의 환을 지어 공복에 염탕(鹽湯)으로 50~70알을 삼켜 내린다. 〈丹心〉

※ 황기환(黃芪丸)

효능 : 신허(腎虛)하여 귀가 울고 밤에 누우면 종소리가 들리는 것 같은 증세를 치료한다.

처방 황기(黃芪) 1냥, 백질려초(白蒺藜炒)·강활(羌活) 각 5돈, 대부자포(大附子炮) 1개, 갈양신(羯羊腎) 1대, 배건(焙乾)한 것을 주호(酒糊)에 오동 열매 크기로 환을 지어 공복에 외총염탕(煨葱鹽湯)으로 30~50알을 삼켜 내린다. 〈寶鑑〉

※ 대보환(大補丸)

효능 : 귀가 울어서 귀머거리가 되려는 증세를 치료한다.

처방 황백(黃柏) 8냥을 썰어서 사람의 젖에 반균쇄건(拌勻晒乾)한 것을 다시 염수(鹽水)로 갈색이 나도록 볶아서 가루로 하고 물로 오동 열매 크기로 환을 하여 공복에 염탕(鹽湯)으로 100알을 삼켜 내린다. 일명 독승환(獨勝丸)이라고도 한다. 〈醫鑑〉

※ 자신통이탕(滋腎通耳湯)

효능 : 신허(腎虛)와 귀가 울고 귀머거리가 되려는 증세를 치료한다.

처방 당귀(當歸)·천궁(川芎)·백작약(白芍藥)·생건지황주초(生乾地黃酒炒) 각 1돈, 지모(知母)·황백병주초(黃柏並酒炒)·황금주초(黃芩酒炒)·시호(柴胡)·백지(白芷)·향부자(香附子) 각 7푼을 공복에 달여서 먹는다. 〈回春〉

5. 귀가 들리지 않을 때

귀가 먹는 것은 모두 열(熱)에 속하고 있으나 왼쪽 귀가 먹은 것, 오른쪽 귀가 먹은 것, 양쪽 같이 귀가 먹은 것 등 구별이 있으므로 구분을 해야 한다. 왼쪽 귀가 먹은 것은 족소양(足少陽)의 화(火) 때문인 것인데 성을 잘 내는 사람에게 많이 있으니 용회환(龍薈丸)이 주로 치료하고, 오른쪽 귀가 먹은 것은 족태양(足太陽)의 화(火) 때문인 것인데 색욕(色慾)을 즐기는 사람에게 많이 있으니 육미지황환(六味地黃丸)이 주로 치료하며, 양쪽 귀가 같이 먹는 것은 족양명(足陽明)의 화(火) 때문인 것인데 순주(醇酒)와 짙은 맛을 좋아하는 사람에게 많이 있으니 통성산(通聖散)과 곤담환(滾痰丸)으로 주로 치료한다. 이 3가지의 병을 논의하면 분노 때문에 귀가 먹는 경우가 제일 많으니 궐음소양(厥陰少陽)의 화(火)가 많은 까닭이다. 〈丹心〉

신수(腎水)가 이규(耳竅)를 통하니 충분히 소리를 듣는 것은 수(水)가 금(金)으로부터 나기 때문이다. 폐(肺)가 한 몸의 기(氣)를 주관해서 귀를 꿰뚫기 때문에 소리가 들리므로, 귀가 먹는 것은 모두 반드시 조기(調氣)와 개울(開鬱)을 우선으로 하여야 한다. 수시로 자석양신환(磁石羊腎丸)을 써서 구멍을 열어 주어야 한다.

대부분 귀가 먹는 것은 모두 담화(痰火)의 울결(鬱結)이니, 자석(磁石)의 진추(鎭墜)와 오(烏)·계(桂)·초(椒)·신(辛)·창포(菖蒲)의 신산유통(辛散流通)의 작용이 아니면 노담(老痰)과 울화(鬱火)를 무엇으로써 개유(開愈)할 것인가?

통성산(通聖散)으로써 온화하게 하는 것이 가장 좋다. 〈入門〉

왼쪽 귀가 먹는 것은 부인에게 많이 있는 것이니 분노가 많기 때문이고, 오른쪽 귀가 먹는 것은 남자에게 많이 있는 것이니 색욕(色慾)이 많기 때문이며, 왼쪽과 오른쪽이 같이 귀가 먹는 것은 비대한 사람에게 많이 있으니 기름기와 당분이 많기 때문이다. 〈寶鑑〉

새로 귀가 먹는 것은 열이 많고, 오래 된 것은 허가 많기 때문이다. 〈入門〉

귀가 먹는 데는 풍롱(風聾)·습롱(濕聾)·허롱(虛聾)·졸롱(卒聾) 등이 있으니 왼쪽 귀가 먹는 데는 용담탕(龍膽湯), 오른쪽 귀가 먹는 데는 자음지황탕(滋陰地黃湯), 양쪽 귀가 함께 먹는 데는 주제통성산(酒製通聖散)

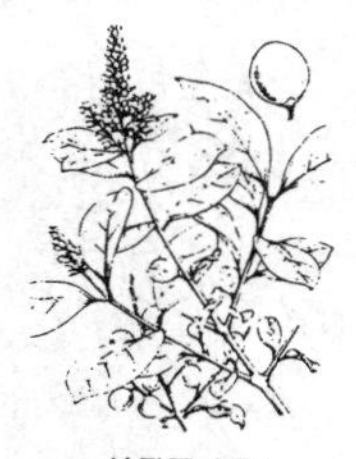
섬쥐똥나무

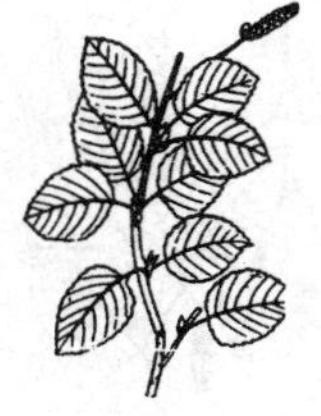
덤불자작

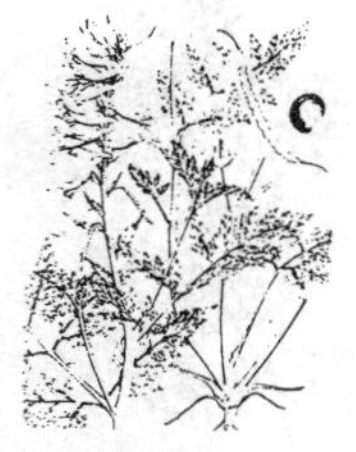
산괴불주머니

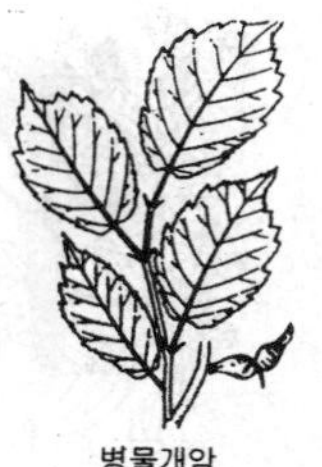
병물개암

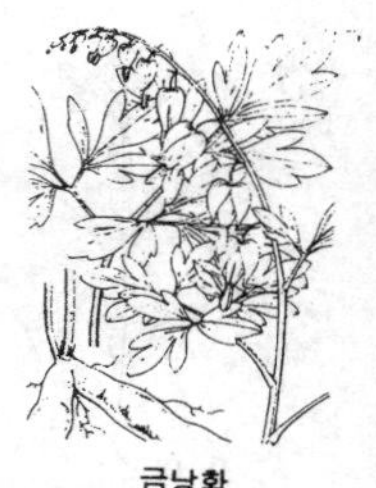
금낭화

과 청총화담환(淸聰化痰丸)을 쓴다. 〈回春〉

※ 자석양신환(磁石羊腎丸)

효능 : 귀가 먹는 모든 증세에는 허(虛)를 보(補)하고, 구멍을 열고 울(鬱)을 행(行)하며 풍(風)을 흩고 습(濕)을 없앤다.

처방 자석(磁石) 3냥을 하(煆)하고, 총백(葱白)·목통(木通) 각 3냥을 썰어 함께 물에 밤새도록 달여서 자석(磁石)을 가지고 가루로 하여 물에 거른 것 2냥, 천궁(川芎)·백출(白朮)·천초(川椒)·조육(棗肉)·방풍(防風)·백복령(白茯苓)·세신(細辛)·산약(山藥)·원지(遠志)·천오(川烏)·목향(木香)·당귀(當歸)·녹용(鹿茸)·토사자(兎絲子)·황기(黃芪) 각 1냥, 육계(肉桂) 6돈반, 숙지황(熟地黃) 2냥, 석창포(石菖蒲) 1냥반을 가루로 하고 양신(羊腎) 두 개를 술에 삶아 잘 익히고 술풀에 오동 열매 크기의 환을 하여 공복에 더운 술 또는 염탕(鹽湯)으로 50알을 삼켜 내린다. 〈入門〉

※ 용담탕(龍膽湯)

효능 : 분노가 담화(膽火)를 낳게 하여 왼쪽 귀가 먹게 되는 것을 치료한다.

처방 황련(黃連)·황금(黃芩)·치자(梔子)·당귀(當歸)·진피(陳皮)·우담(牛膽)·남성(南星) 각 1돈, 초용담(草龍膽)·향부자(香附子) 각 8푼, 현삼(玄蔘) 7푼, 청대(靑黛)·목향(木香) 각 5푼, 건강초흑(乾薑炒黑) 3푼을 생강 3쪽을 넣어 현명분(玄明粉) 3푼과 섞어 먹는다. 〈回春〉

※ 자음지황탕(滋陰地黃湯)

효능 : 색욕(色慾)이 상화(相火)를 움직여서 오른쪽 귀가 먹게 된 것을 치료한다.

처방 숙지황(熟地黃) 1돈반, 산약(山藥)·산수유(山茱萸)·당귀(當歸)·천궁(川芎)·백작약(白芍藥) 각 8푼, 목단피(牧丹皮)·택사(澤瀉)·백복령(白茯苓)·석창포(石菖蒲)·원지(遠志)·지모(知母)·황백병염주초(黃柏並鹽酒炒) 각 6푼을 공복에 물로 달여 먹는다. 중병 후에 귀가 먹는 것도 치료한다. 〈回春〉

※ 청총화담환(淸聰化痰丸)

효능 : 음식의 짙은 맛에 노기를 껴서 간(肝)과 위(胃)의 화(火)를 움직여서 귀가 먹고 귀가 우는 증세를 치료한다.

처방 귤홍거백염수세(橘紅去白鹽水洗)·적복령(赤茯苓)·만형자(蔓荊子) 각 1냥, 편금주초(片芩酒炒) 8돈, 황련주초(黃連酒炒)·백작약주침하(白芍藥酒浸煆)·생지황주세(生地黃酒洗)·시호(柴胡)·반하강제(半夏薑製) 각 7돈, 인삼(人蔘) 6돈, 청피초초(靑皮醋炒) 5돈, 생감초(生甘草) 4돈을 가루로 하고 파를 끓인 물에 담가 떡을 쪄서 녹두알 크기로 환을 하여 맑은차에 100알을 고루 내린다. 〈回春〉

◎ **풍롱(風聾)**

풍롱(風聾)이란 증세는 풍사(風邪)가 귀에 들어가면 반드시 귓속이 가렵고 또는 머리가 아프고 풍열(風熱)이 답답한 증세이니 주제통성산(酒製通聖散)을 쓴다.

귀가 먹는 것은 모두 열(熱)에 속하는 동시에 소양궐음열(少陽厥陰熱)이 많은 증세이니 개담산(開痰散)을 쓰고, 풍열(風熱)에는 통성산(通聖散)에 주외대황(酒煨大黃)을 더 넣어서 쓰고 두 번째는 주초대황(酒炒大黃)을 더 넣어서 쓰며 3번 먹은 후에는 모든 약을 넣어 쓰는데 술로 볶아서 같이 쓰고 물로 달여 식사 후에 복용한다. 〈丹心〉

※ 계향산(桂香散)

효능 : 풍허이롱(風虛耳聾)을 치료한다.

처방 남성포(南星炮)·백지(白芷) 각 1돈, 날계(辣桂)·천궁(川芎)·당귀(當歸)·세신(細辛)·창포(菖蒲)·목향(木香)·목통(木通)·백질려(白蒺藜)·마황(麻黃)·감초(甘草) 각 7푼, 자소(紫蘇) 7잎, 생강 3쪽, 파의 밑동 2뿌리를 넣어 물로 달여 먹는다. 〈入門〉

◎ **습롱(濕聾)**

습롱(濕聾)이란 증세는 빗물이 귀에 들어가서 물에 젖으면 귀 안이 종기로 아프니 양격산(涼膈散)(처방은 入門)에 주초대황(酒炒大黃)을 더 넣고 또 황금주침초(黃芩酒浸炒)에 강활(羌活)·방풍(防風)·형개(荊芥)를 더해서 물로 달여 먹고, 또는 오령산(五苓散)(처방은 寒門)에 진피(陳皮)·지각(枳殼)·자소(紫蘇)를 더해서 생강을 넣고 달여 먹는다. 황룡산(黃龍散)에 용뇌(龍腦)를 조금 넣

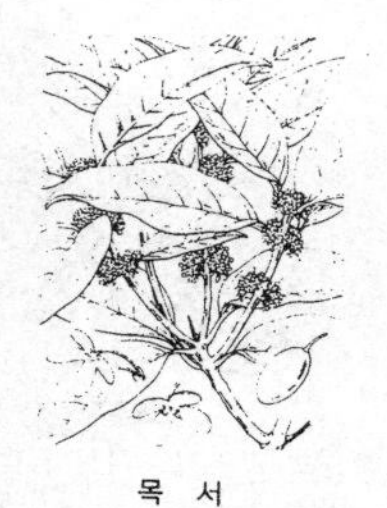
목 서

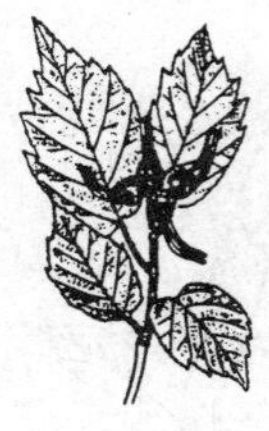
좀개암

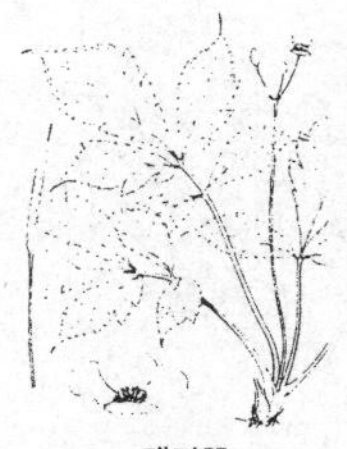
매미꽃

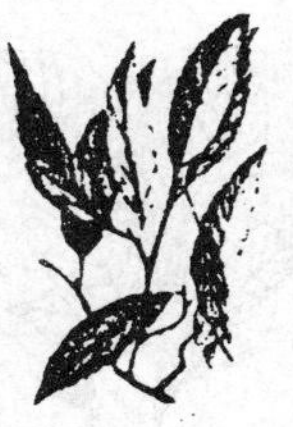
좀새우나무

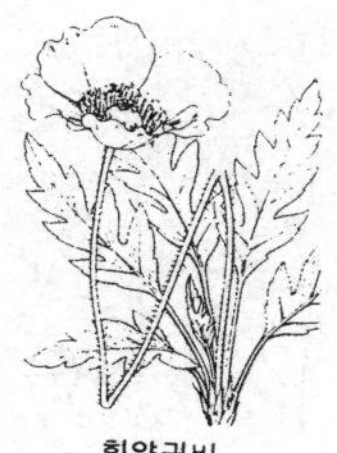
흰양귀비

어 귓속에 불어 넣으면 신기하다. 〈入門〉

※ 황룡산(黃龍散)

효능 : 목욕할 때 귀에 물이 들어가서 농(膿)이 생긴 증세와 어린아이의 귀에 진물이 나는 것을 치료한다.

처방 고백반(枯白礬) • 용골하(龍骨煆) • 황단수비(黃丹水飛) • 연지소회(臙脂燒灰) • 해표소하(海螵蛸煆) 각 1돈, 사향(麝香) 조금을 가루로 하여 귓속을 탈지면으로 닦아 내고, 가루를 묻혀서 귓속에 넣는데 매일 바꾸어 준다. 〈回春〉

◎ 허롱(虛聾)

오래 설사하고 또는 중병 뒤에 풍사(風邪)가 허(虛)를 따라 같이 귀에 들어가서 기(氣)와 합세하여 서로 따지고 지껄여서 울고 가끔씩 눈에 흑화(黑花)가 보이는 증세이니, 사물탕(四物湯) (처방은 血門) • 지모(知母) • 황백병염주초(黃柏並鹽酒炒) • 창포(菖蒲) • 원지(遠志)를 더해서 물로 달여 먹고, 또는 신기환(腎氣丸) (처방은 虛勞門)에 자석(磁石) • 파고지(破故紙) • 토사자(兎絲子) • 황백(黃柏)을 더해서 공복에 염탕(鹽湯)으로 내려 보낸다. 노력 때문에 탈기(脫氣)한 사람은 보중익기탕(補中益氣湯)에 창포(菖蒲) • 백복령(白茯苓) • 황백(黃柏) • 지모병염수초(知母並鹽水炒)를 더해서 물로 달여 먹는다. 〈入門〉

◎ 노롱(勞聾)

정(精)이 빠져 버린 사람은 귀가 먹는데 그 증세는 볼과 관자뼈(頰•顴)가 빛이 검고 귓바퀴가 오래 그을리고 때가 끼는 증세이다. 방로(房勞) 때문에 정(精)이 없어진 사람은 인삼양영탕(人蔘養榮湯)에 지모(知母) • 황백병염수초(黃柏並鹽水炒)를 더해서 달여 먹고, 또는 보골지환(補骨脂丸) • 익신산(益腎散)을 쓴다. 〈入門〉

신허이롱(腎虛耳聾)에는 육미지황환(六味地黃丸)에 원지(遠志) • 창포(菖蒲) • 황백(黃柏) • 지모병염수초(知母並鹽水炒)를 더해서 쓴다. 음허화동(陰虛火動)으로 귀가 먹는 것도 치료한다. 〈回春〉

신허(腎虛)로 귀가 먹는 데는 소신산(燒腎散)을 쓰고, 신허(腎虛)로 귀가 오래 먹는 데는 강갈산(薑蝎散)을 각각 써서 열리게 한다. 〈三因〉

※ 보골지환(補骨脂丸)

효능 : 피로해서 귀가 먹은 것을 치료한다.

처방 자석하쉬(磁石煆淬) 1냥 2돈반, 숙지황(熟地黃) • 당귀(當歸) • 천궁(川芎) • 육계(肉桂) • 토사자(兎絲子) • 천초(川椒) • 파고지(破故紙) • 백질려(白蒺藜) • 호로파(胡蘆巴) • 두충(杜沖) • 백지(白芷) • 창포(菖蒲) 각 2돈을 가루로 하여 꿀로 오동 열매 크기로 환을 해서 공복에 파의 밑동을 끓인 물로 50알을 삼켜 내린다. 〈入門〉

※ 익신산(益腎散)

효능 : 신허(腎虛)로 귀가 먹는 것을 치료한다.

처방 자석하쉬(磁石煆淬) • 파극(巴戟) • 천초(川椒) 각 1냥, 석창포(石菖蒲) • 침향(沈香) 각 5돈을 가루로 하여 저신(猪腎) 하나를 잘게 썰고 총백(葱白) 1돈과 약말(藥末) 1돈, 염(鹽) 1수저를 넣어 섞어 가지고 축축한 종이로 10번을 싸서 불에 묻어 뜨겁게 하여 공복에 잘 씹어서 술로 내려 보낸다. 〈直指〉

※ 소신산(燒腎散)

효능 : 치료 방법은 위와 같다.

처방 자석하초쉬(磁石煆醋淬) 7번, 부자포(附子炮) • 천초초(川椒炒) • 파극(巴戟) 각 1냥을 가루로 하여 저신(猪腎) 하나를 잘게 썰고 파의 밑동과 부추 각 1돈에 약가루 1돈, 염(鹽) 1수저를 넣어 섞어 가지고 축축한 종이로 싸서 불에 태워 공복에 잘 씹어서 더운 술로 내려 보내면 10일 만에 효과를 본다. 〈保命〉

※ 강갈산(薑蝎散)

효능 : 신허(腎虛) 때문에 귀가 먹은 지가 10년 이내면 1번만 먹어도 낫는다.

처방 전갈(全蝎) 49개 거소세배(去梢洗焙), 생강절편여갈대(生薑切片如蝎大) 49쪽을 은석기 속에 볶아 말려서 가루로 하여 저녁은 먹지 말고 잘 때에 술과 같이 한 번 먹고 2경쯤 되어서 약을 다 마시면 5경쯤에 귓속에서 여러 가지 악기의 소리가 들리면서 귀가 밝아진다. 〈三因〉

◎ 궐롱(厥聾)

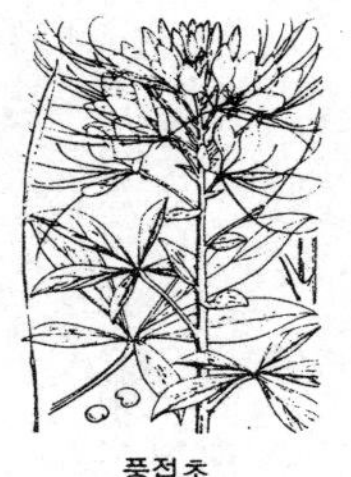
풍접초

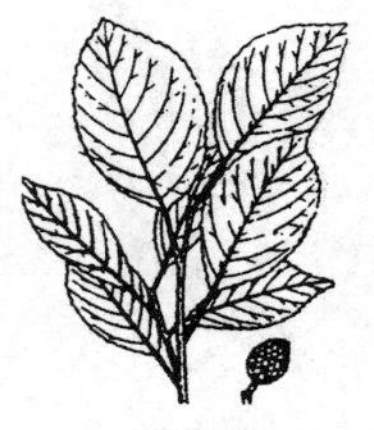
털떡오리

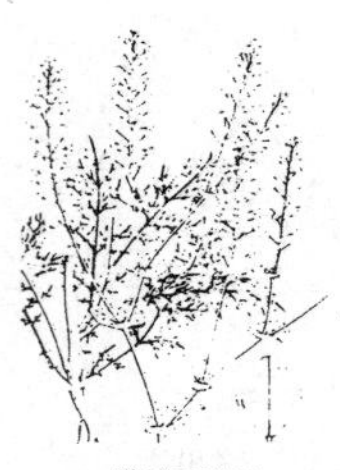
대부도냉이

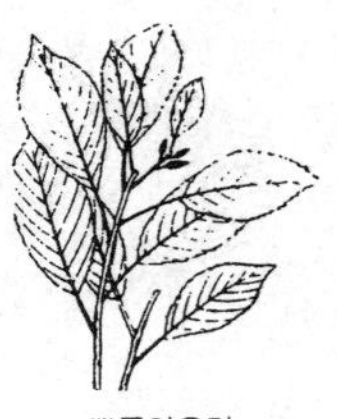
뾰족잎오리

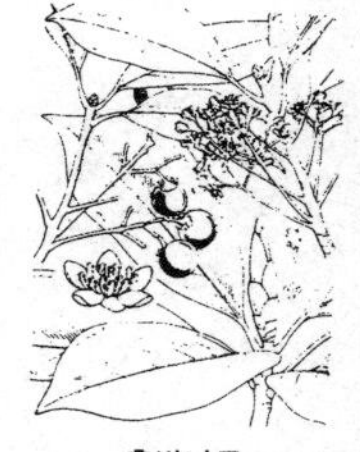
후박나무

폭궐(暴厥) 때문에 귀가 먹은 것은 귀 한쪽이 막혀서 안 통하니, 내기(內氣)가 폭박(暴薄)했기 때문이다. 〈內經〉

오장 육부(五臟六腑)•12경맥(十二經脈)이 귀에 맺게 되는 것은 그 음양경기(陰陽經氣)가 서로 합쳐질 때가 있으니 합치면 오장(五臟)의 기(氣)가 역(逆)한다. 그 증세를 궐(厥)이라고 하는데 궐기(厥氣)가 서로 쳐서 이맥(耳脈)에 들어가면 귀가 먹으므로 궐롱(厥聾)이라고 한다.

기역이롱(氣逆耳聾)에 3가지가 있으니 간(肝)•수태양(手太陽)•소양(少陽) 등의 증세이다. 경(經)에 이르기를, 「간기(肝氣)가 역하면 머리가 아프고 귀가 먹는다.」는 것은 즉 이것을 말한다. 수태양(手太陽)의 기(氣)가 역하여 귀가 먹는 것은 그 증세가 귓속에 기(氣)가 가득하고 열(熱)이 막히며, 수소양(手少陽)의 기(氣)가 역하여 귀가 먹는 것은 그 증세가 귓속이 혼혼(渾渾)하고 순순(焞焞)하니 모두 사물탕(四物湯)으로 용회환(龍薈丸)을 삼켜 내리고, 또는 소신산(燒腎散)으로 통한다. 〈寶鑑〉

장기(臟氣)가 역하여 귀의 속이 막히고 안 통하는 증세는 반드시 어지러움을 같이 하니 당귀용회환(當歸龍薈丸)을 쓰고, 겸해서 색이단(塞耳丹)으로 귀를 막는다. 〈入門〉 열기(熱氣)가 막힌 증세는 귀가 울지 않는다.

◎ 졸롱(卒聾)

졸롱(卒聾)이란 것은 신기(腎氣)가 쇠약하고 풍사(風邪)가 경락(經絡)에 두드려 귓속에 들어가면 정기(正氣)와 사기(邪氣)가 서로 치고 들기 때문에 졸롱(卒聾)이 되는 것이니, 궁지산(芎芷散)과 청신산(淸神散)을 쓴다. 심하게 귀가 먹은 데는 포황고(蒲黃膏)와 용뇌고(龍腦膏)로 귀를 막는다.

감수(甘遂)를 가루로 하고 환을 만들어서 귓속에 넣고 감초탕(甘草湯)을 복용하는데 감수환(甘遂丸)과 감초탕(甘草湯)을 두 사람이 각각 약을 지어서 쓸 것이며, 한 자리에 같이 두어서는 안 된다. 또 파두(巴豆) 20알과 송향(松香) 5돈을 파즙에 찧어서 환을 만들어 솜으로 싸서 귀를 막으면 효과가 있다. 〈入門〉

6. 소리가 중복해 들릴 때

귀가 중복되어 들리는 데는 청신산(淸神散)•총이탕(聰耳湯)•지황탕(地黃湯)을 쓴다.

※ 청신산(淸神散)

효능 : 풍기(風氣)가 귀를 막아 늘 중복되어 들리고 머리와 눈이 맑지 못한 증세를 치료한다.

처방 백강잠(白殭蠶)•감국(甘菊) 각 1냥, 강활(羌活)•형개(荊芥)•목통(木通)•천궁(川芎)•향부자(香附子)•방풍(防風) 각 5돈, 석창포(石菖蒲)•감초(甘草) 각 2돈반을 가루로 하여 매 2돈을 식사 후에 맑은차로 고루 내린다. 또는 썰어서 물로 달여 먹어도 좋다. 〈入門〉

※ 총이탕(聰耳湯)

효능 : 귀가 중복으로 들리고 맑지 못한 증세를 치료한다.

처방 황백주초(黃柏酒炒) 1돈, 당귀주세(當歸酒洗)•백작약주초(白芍藥酒炒)•생지황주세(生地黃酒洗)•천궁(川芎)•지모주초(知母酒炒)•진피(陳皮)•오약(烏藥)•백지(白芷)•방풍(防風)•강활주세(羌活酒洗)•독활주세(獨活酒洗)•박하(薄荷)•만형자(蔓荊子)•고본주세(藁本酒洗) 각 5푼, 세신(細辛) 3푼을 물로 달여 식사 후에 먹고, 먹은 뒤에 머리를 숙이고 잠시 동안 쉬는 것이 좋다. 〈醫鑑〉

※ 지황탕(地黃湯)

효능 : 신경열(腎經熱) 때문에 오른쪽 귀가 안 들리고, 항상 마음속이 편하지 못하면 이중으로 들리고 허명(虛鳴)하며 아픈 증세를 치료한다.

처방 자석하쉬(磁石煆淬)가루 2냥, 생건지황주세(生乾地黃酒洗) 1냥반, 지각(枳殼)•강활(羌活)•상백피(桑白皮)•방풍(防風)•황금(黃芩)•목통(木通) 각 1냥, 감초(甘草) 5돈을 거친 가루로 하여 매 4돈을 물로 달여서 1일 2번 먹는다. 〈本草〉

7. 귀에서 진물이 흐를 때

귀는 종맥(宗脈)이 모이는 곳이며, 신기(腎氣)가 통하는 곳이니 족소음(足少陰)의 경(經)이다. 기혈(氣血)을 노상(勞傷)함으로써 열기가 허(虛)에 같이 하여 그 경(經)에 들어가 모이면 농(膿)이 생겨 귀를 막으므로 병명을 정이(聤耳)라고 한다. 〈綱目〉 귓속에 진액(津液)이 있는

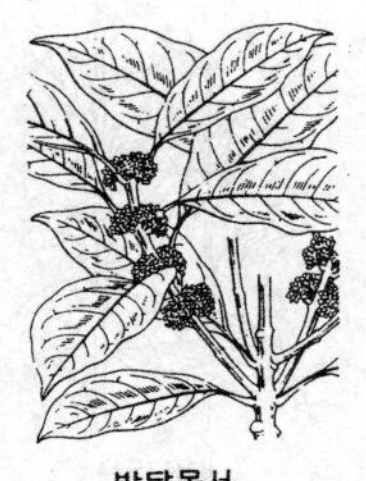
박달목서

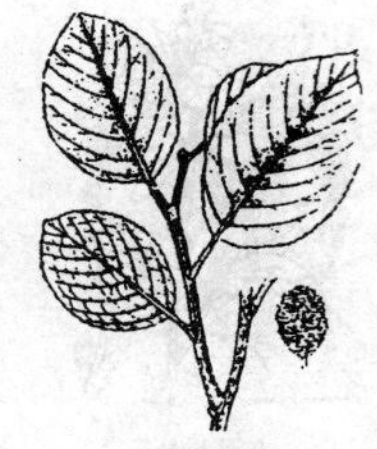
넓은잎잔털오리

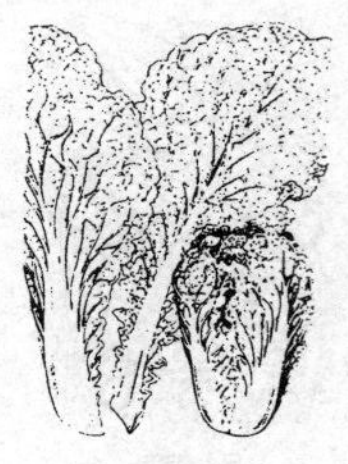
배 추

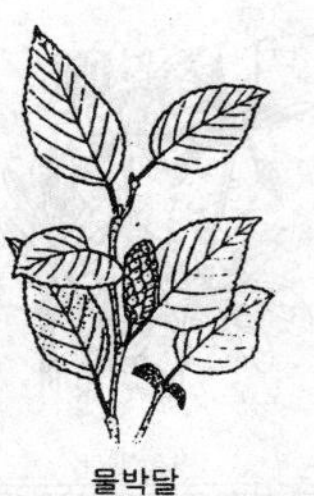
물박달

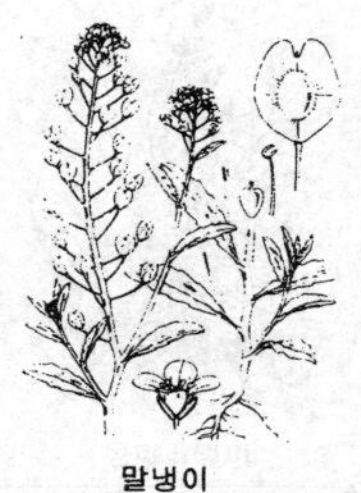
말냉이

증세인데, 만일 풍열(風熱)이 치고 돌면 진액(津液)이 굳게 엉켜서 핵(核)이 되고 귀를 막기 때문에 심하게 귀가 먹어 정이(聤耳)가 되고, 열기가 허(虛)를 같이 하여 맥(脈)을 따라서 귀에 들어가니 흩어지지 않고 농즙(膿汁)이 나오는 증세를 농이(膿耳)라고 한다. 〈直指〉

귓속의 진액(津液)이 엉켜서 핵(核)이 되고 귀를 막아서 심하게 귀가 먹어 정이(聤耳)가 된 데는 시호총이탕(柴胡聰耳湯)을 먹고, 겉으로는 저지(猪脂)•지룡(地龍)•과저매(鍋底煤)를 등분하고 파즙에 대추씨 크기로 환을 하여 솜에 싸서 귀에 넣고 축축해지면 빼어 버리고 2~3번 반복하면 효과를 본다.

※ 시호총이탕(柴胡聰耳湯)

효능 : 정이(聤耳)와 귓속의 건결(乾結)과 귀가 울어서 귀머거리가 되는 증세를 치료한다.

처방 연교(連翹) 3돈, 시호(柴胡) 2돈, 인삼(人蔘)•당귀(當歸)•감초(甘草) 각 1돈을 썰어서 1첩으로 지어 생강 3쪽을 물 2잔에 넣고 1잔이 되도록 달인 다음 찌꺼기는 버리고 수질말(水蛭末) 5푼, 맹충(蝱虫) 3개, 사향말(麝香末) 1푼을 넣고 끓여 식사 후에 먹는다. 〈東垣〉

8. 통증으로 귀가 곪을 때

풍사(風邪)가 소음경(少陰經)을 같이 따라서 귓속에 들어가 열기(熱氣)가 모이면 아프면서 아침 저녁으로 농(膿)이 생기고, 또는 풍열(風熱)이 위를 쳐서 부어서 아프고 오래 되면 농즙(膿汁)이 흘러 나오는 것을 모두 농이(膿耳)라고 하는데 농(膿)을 없애지 못하면 귀가 먹는다. 〈入門〉

귓속이 아픈 데는 서점자탕(鼠粘子湯)•만형자산(蔓荊子散)•서각음자(犀角飮子)•형개연교탕(荊芥連翹湯)을 쓴다. 〈東垣〉

농즙(膿汁)을 없애는 데는 홍면산(紅綿散)•저성산(抵聖散)•황룡산(黃龍散)•명반산(明礬散)•취이산(吹耳散)을 쓴다. 귀가 아픈 데는 백룡산(白龍散)으로써 귀를 막는다. 귀가 열이 있어 즙(汁)이 나는 데는 활석(滑石)•석고(石膏)•천화분(天花粉)•방풍(防風) 각 1돈, 용뇌(龍腦) 1푼을 가루로 하여 귓속에 넣으면 바로 그친다. 〈綱目〉

※ 서점자탕(鼠粘子湯)

효능 : 귓속에 부스럼이 나서 앵두와 같고, 심하게 아픈 증세를 치료한다.

처방 연교(連翹)•편금주초(片芩酒炒)•현삼(玄蔘)•길경(桔梗)•치자주초(梔子酒炒)•서점자초(鼠粘子炒)•초용담주초(草龍膽酒炒)•판람근(板藍根)•생감초(生甘草) 각 1돈을 물로 달여서 식사 후에 먹고 음주 1~2잔을 한다. 〈醫鑑〉

※ 만형자산(蔓荊子散)

효능 : 신경(腎經)에 풍열(風熱)이 있고 귓속이 열로 아프며 농즙(膿汁)이 나오고 또는 울고(鳴) 또는 귀가 먹는 증세를 치료한다.

처방 만형자(蔓荊子)•적복령(赤茯苓)•감국(甘菊)•전호(前胡)•생지황(生地黃)•맥문동(麥門冬)•상백피(桑白皮)•적작약(赤芍藥)•목통(木通)•승마(升麻)•감초(甘草) 각 7푼, 생강 3쪽, 대추 2개를 넣어 물로 달여 식사 후에 먹는다. 〈正傳〉

※ 서각음자(犀角飮子)

효능 : 풍열(風熱)•이롱(耳聾)•종통(腫痛)•농수(膿水)를 치료한다.

처방 서각설(犀角屑)•목통(木通)•석창포(石菖蒲)•현삼(玄蔘)•적작약(赤芍藥)•적소두(赤小豆)•감국(甘菊) 각 1돈, 감초(甘草) 5푼에 생강 5쪽을 넣어 물로 달여 먹는다. 〈濟生〉

※ 형개연교탕(荊芥連翹湯)

효능 : 양쪽 귀가 부어서 아픈 것은 신경(腎經)에 풍열(風熱)이 있는 증세이다.

처방 형개(荊芥)•연교(連翹)•방풍(防風)•당귀(當歸)•천궁(川芎)•백작약(白芍藥)•시호(柴胡)•지각(枳殼)•황금(黃芩)•치자(梔子)•백지(白芷)•길경(桔梗) 각 7푼, 감초(甘草) 5푼을 물로 달여서 식사 후에 먹는다. 〈回春〉

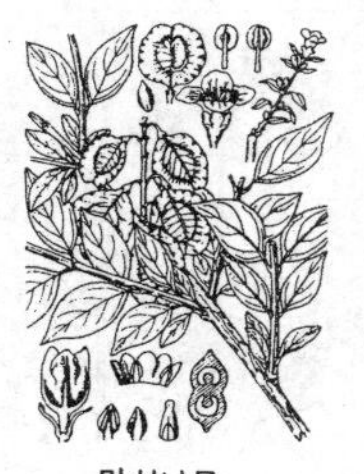
미선나무

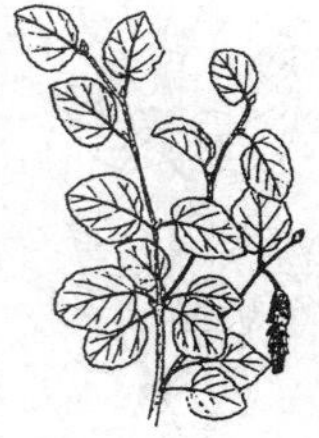
민좀자작

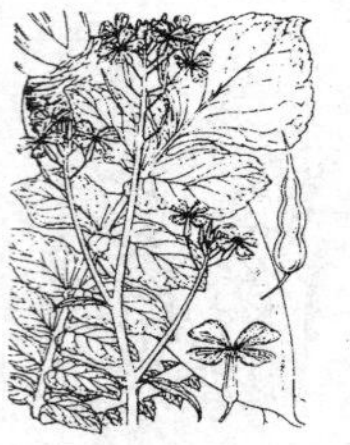
무 우

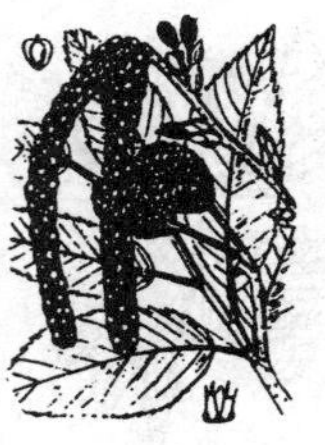
사방오리

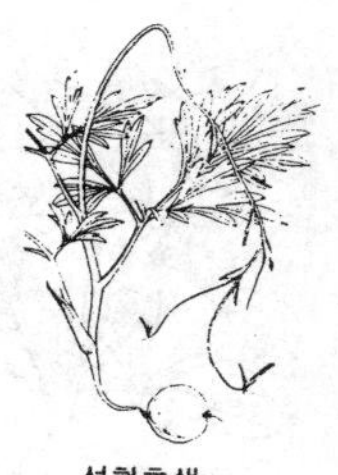
섬현호색

※ 동원서점자탕(東垣鼠粘子湯)

효능 : 귓속이 아프고 부스럼이 생긴 증세를 치료한다.

처방 길경(桔梗) 1돈반, 황기(黃芪) • 시호(柴胡) 각 7푼, 서점자(鼠粘子) • 연교(連翹) • 생건지황주초(生乾地黃酒炒) • 당귀미(當歸尾) • 황금(黃芩) • 생감초(生甘草) • 구감초(炙甘草) 각 5푼, 곤포(昆布) • 소목(蘇木) • 황련(黃連) • 포황(蒲黃) • 초용담(草龍膽) 각 3푼, 도인(桃仁) 3개, 홍화(紅花) 1푼을 물로 달여 식사 후에 먹는다. 〈東垣〉

※ 홍면산(紅綿散)

효능 : 농이(膿耳)를 치료한다.

처방 고백반(枯白礬) • 해표소(海螵蛸) 각 1돈, 건연지(乾臙脂) 5푼, 사향(麝香) 1자를 연내(硏匀)하여 먼저 솜으로 귓속의 농즙(膿汁)을 닦아내고 종이 줄(繩)에 약가루를 찍어서 귓속에 넣어 두면 바로 마르고 낫는다. 〈丹心〉

※ 저성산(抵聖散)

효능 : 귓속에 농즙(膿汁)이 흐르고 해가 지나도록 낫지 않는 증세를 치료한다.

처방 오적골(烏賊骨) 3돈, 유향(乳香) 2돈, 고백반(枯白礬) • 건연지(乾臙脂) • 경분(輕粉) 각 1돈, 사향(麝香) 5푼을 가루로 하여 귓속에 깨끗한 종이에다 싸라기 크기의 환을 만든 것을 싸서 넣는다. 〈東垣〉

※ 명반산(明礬散)

효능 : 신경(腎經)에 열이 있어서 귀에 상충(上衝)하여 진액(津液)이 엉켜 있으므로 농즙(膿汁)이 되고, 또는 목욕물이 들어가서 머물러 농(膿)이 되는데 다만 아프지도 않으면서 도무지 낫지 않는 증세에 쓴다.

처방 고백반(枯白礬) • 용골(龍骨) 각 3돈, 건연지(乾臙脂) 1돈, 사향(麝香) 약간을 가루로 하고 고름을 씻은 다음 약가루를 불어 넣는다. 〈丹心〉

※ 취이산(吹耳散)

효능 : 신경(腎經)이 풍열(風熱)로 인하여 귓속에 농즙(膿汁)이 나오는 증세를 치료한다.

처방 건연지(乾臙脂) • 해표소(海螵蛸) • 고백반(枯白礬) • 용골(龍骨) • 적석지(赤石脂) • 밀타승하(密陀僧煆) • 담반(膽礬) • 청대(淸黛) • 붕사(硼砂) • 황련(黃連) 각 1돈, 용뇌(龍腦) 2푼, 사향(麝香) 1푼을 가루로 하여 농즙(膿汁)을 닦아내고 귓속에 불어 넣는다. 〈回春〉

※ 백룡산(白龍散)

효능 : 귓속이 갑자기 심하게 아픈 증세를 치료한다.

처방 한수석하(寒水石煆) 4냥, 오적어골(烏賊魚骨) • 활석(滑石) 각 1냥, 붕사(硼砂) 3돈, 경분(輕粉) 1돈을 가루로 해서 향유(香乳)에 풀처럼 섞어 종이에 찍어서 귓속에 넣으면 아픔이 멎는다. 〈東垣〉

9. 귀가 가려울 때

귀의 가려움증이 1일에 1번 일어나면 위태한 증세이니, 침(鍼)으로써 피를 나게 하며, 조금 나았다가 다음날 다시 재발하면 이것은 신장이 허(虛)한 것으로 인해서 부독(浮毒)이 위를 치는 증세이니 고치기가 쉽지 않다. 처방으로는 투빙단(透氷丹)을 쓰고, 술 • 닭 • 돼지 • 맵고 뜨거운 것은 피한다. 한 달 동안만 먹으면 낫는데 만일 낫지 않으면 효력이 없는 것이다. 〈得効〉 현삼패모탕(玄蔘貝母湯)도 좋다.

※ 현삼패모탕(玄蔘貝母湯)

효능 : 귀가 열이 있어 즙이 나오고 가려운 것은 담화(痰火) 때문인 증세이다.

처방 방풍(防風) • 패모(貝母) • 천화분(天花粉) • 황백염수초(黃白鹽水炒) • 백복령(白茯苓) • 현삼(玄蔘) • 백지(白芷) • 만형자(蔓荊子) • 천마(天麻) • 반하제(半夏製) 각 1돈, 감초(甘草) 5푼에 생강 3쪽을 넣어 물로 달여서 식사 후에 먹는다. 〈醫鑑〉

10. 투관통기약(透關通氣藥)일 때

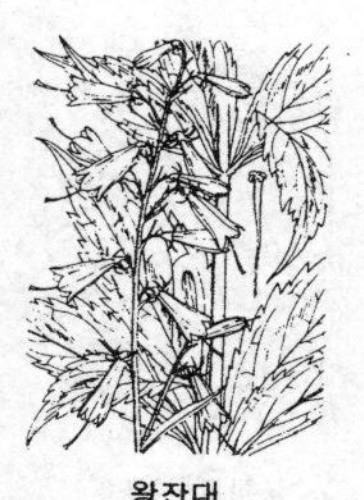
왕잔대

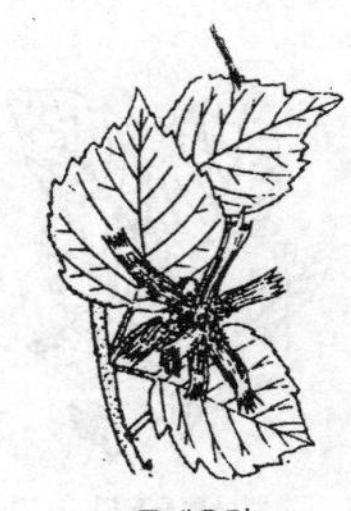
두메오리

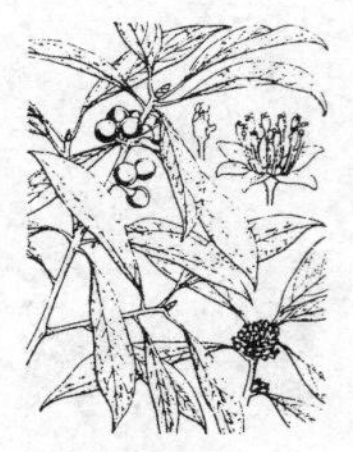
육박나무

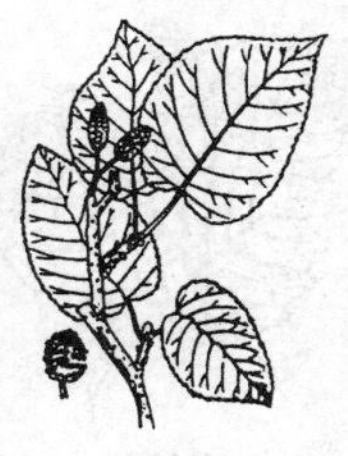
물개암

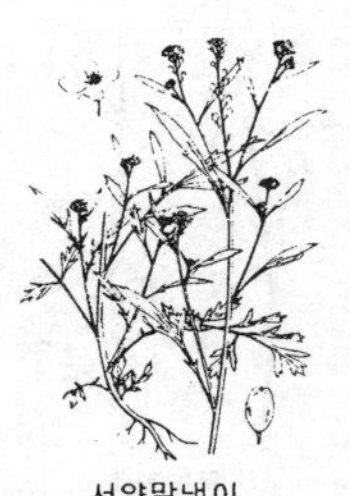
서양말냉이

사기(邪氣)가 닫혀서 귀머거리가 되는 것은 투관통기약(透關通氣藥)을 써야 하는데 색이단(塞耳丹)•통신산(通神散)•침사주(鍼砂酒)•포황골(蒲黃骨)•용뇌골(龍腦骨)•감수산(甘遂散)•투이통(透耳筒)•투철관법(透鐵關法) 등을 쓴다.

※ 색이단(塞耳丹)

효능 : 기(氣)가 막혀서 날 때부터 귀머거리가 된 것을 치료한다.

처방 석창포(石菖蒲) 1치, 파두육(巴豆肉) 1알, 전갈(全蝎) 1개를 가루로 하여 파에서 흐르는 액에 섞고 대추씨 크기로 환을 지어 솜에 싸서 귓속을 막는다. 〈得効〉

※ 통신산(通神散)

효능 : 귀머거리를 치료한다.

처방 전갈(全蝎) 부서지지 않은 것 1개, 토구(土狗) 2매, 지룡(地龍) 2조, 웅황(雄黃)•백반 반생 반하(白礬半生半煆) 각 반 돈, 사향(麝香) 2푼반을 가루로 하여 파로 약가루를 찍어서 귀 안에 넣고, 숨을 들이쉬어 오랫동안 내쉬지 않으며 벽을 보고 앉아서 한 시간 정도 심신을 진정하는 것을, 3일에 한 번씩 한다. 〈直指〉

※ 포황고(蒲黃膏)

효능 : 갑자기 귀가 먹는 것을 치료한다.

처방 세신(細辛)•포황(蒲黃) 각 5돈, 행인(杏仁)•신국(神麴) 각 7돈반을 가루로 하여 행인고(杏仁膏)에 환을 만들되 대추씨 크기로 하여 솜에 싸서 귀를 막는데 하루에 한 번씩 바꾸어 막는다. 〈寶鑑〉

※ 용뇌고(龍腦膏)

효능 : 치료 방법은 위와 같다.

처방 용뇌(龍腦) 1푼, 초목(椒目) 5돈, 행인니(杏仁泥) 2돈반을 가루로 하여 대추씨 크기로 환을 만들고 솜에 싸서 귀를 막는데 하루에 두 번씩 바꾸어 막는다. 〈寶鑑〉

※ 감수산(甘遂散)

효능 : 귀머거리를 치료한다.

처방 감수(甘遂)가루를 파즙에 섞어 환을 하여 솜에 싸서 귀에 막고, 입에는 감초탕(甘草湯)을 머금으며 두 가지 약을 두 곳에서 지어야 효과가 있다. 〈入門〉

※ 투이통(透耳筒)

효능 : 신기(腎氣)가 허(虛)해서 귀가 우는 증세는 풍수(風水) 소리와 같고 또는 종이나 경쇠의 소리와 같으며, 또는 갑자기 심하게 귀가 먹는 증세를 치료한다.

처방 초목(椒目)•파두육(巴豆肉)•석창포(石菖蒲)•송지(松脂) 각 반 돈을 가루로 하고, 납(蠟)을 용화하여 대통과 같이 만들어 솜에 싸서 귀에 넣는데 하루에 한 번씩 넣는다. 〈得効〉

※ 투철관법(透鐵關法)

효능 : 귀가 먹은 것을 치료한다.

처방 자석(磁石) 2덩이를 대추씨처럼 만든 뒤 사향(麝香) 약간을 자석(磁石)의 뾰족한 곳에 발라서 두 귓구멍 안에 막고, 입에 쇠 1덩어리를 물고 한참 있으면 양쪽 귀에 기운이 통하는 소리가 삽삽(颯颯)하게 나는 것을 정도로 해서 3~5차례 하면 바로 낫는다. 〈醫鑑〉

11. 귀의 수양법(修養法)일 때

손으로 귓바퀴를 문지르되 몇번이고 좋으니 말하자면 성곽(城廓)을 닦아서 신기(腎氣)를 보(補)함으로써 낳아서부터 귀가 먹는 것을 예방한다. 〈養性〉

귀의 힘을 기르는 사람은 언제나 배가 불러야 한다. 〈養性〉

12. 귓병의 난치증(難治症)일 때

오래된 귀머거리에 신기(腎氣)가 허약하고 끊어져서 안 들리는 것은 치료가 어렵다. 〈入門〉

13. 귀에 벌레가 들어갔을 때

벌레가 귀에 들어가서 나오지 않을 때는 칼 두 자루를

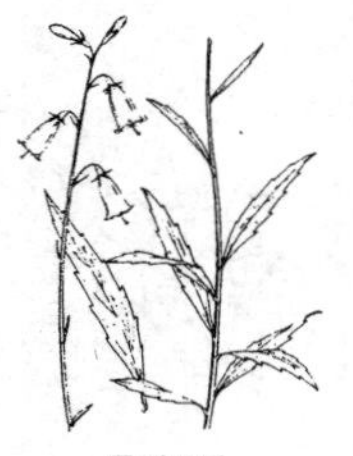
두메잔대

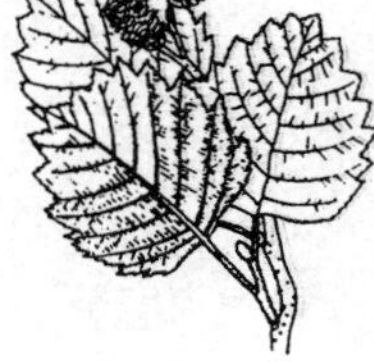
털떡오리

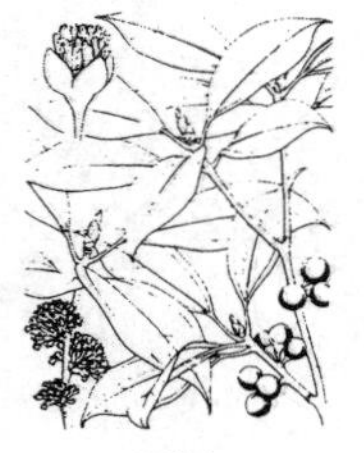
새덕이

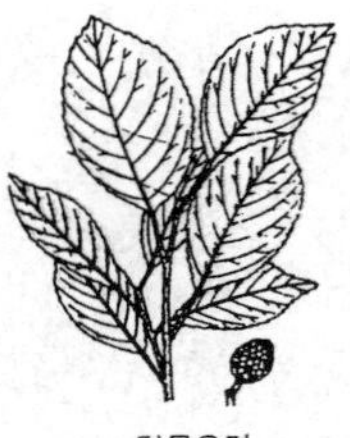
털물오리

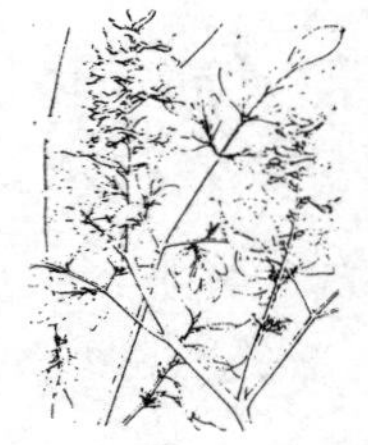
눈괴불주머니

가지고 귀에 대고 서로 마찰해서 소리를 내면 벌레가 저절로 나온다. 또 거울을 두드려도 나온다. 〈本草〉

차강지(車釭脂)를 귓구멍에 바르면 벌레가 나온다. 〈本草〉

벌레나 이(虱)가 귀에 들어가면 백교향(白膠香)을 태워 연기를 쏘이면 귀안이 뜨거워 벌레가 저절로 나온다. 〈綱目〉

남청즙(藍靑汁)을 귓속에 떨어뜨리면 벌레가 죽어서 나온다. 〈得効〉

벌레가 귀에 들어가서 아픔이 생긴 데는 뱀장어 고기진을 귓속에 바른다. 〈本草〉

천초(川椒)가루를 초에 적셔서 그 즙을 귓속에 떨어뜨리면 벌레가 저절로 나온다. 〈本草〉

복숭아잎을 삶아서 비벼가지고 귓속을 막으면 벌레가 나온다. 〈本草〉

나쁜 벌레가 귀에 들어갔을 때는 복숭아잎으로 베개를 만들어 베면 벌레가 코로 나온다. 〈得効〉

날으는 벌레가 귀에 들어갔을 때는 좋은 초를 귓속에 떨어뜨리면 벌레가 죽어서 나온다. 〈綱目〉

또 간장을 귓속에 찍어 넣으면 바로 나오고 또 놋그릇을 귓가에 대고 두드리면 나온다. 〈本草〉

아무런 벌레나 귀에 들어갔을 때는 부추 • 파 • 생강즙 또는 삼씨 기름을 귓속에 떨어뜨리면 바로 나온다. 〈本草〉

당나귀 젖이나 우유를 떨어뜨리면 바로 나온다. 〈丹心〉

지네가 귀에 들어갔을 때는 생강즙이나 부추즙을 찍어 넣으면 바로 나온다. 〈本草〉

돼지고기를 구워 귀에 붙이면 지네가 나온다. 〈本草〉

유연(蚰蜒 : 땅지네)이 귀에 들어갔을 때는 생반하(生半夏)를 가루로 하여 삼씨 기름에 섞어서 귓속에 바르면 벌레가 향내를 맡고 나온다. 〈綱目〉

서부충(鼠婦虫)을 개어서 종이에 발라 가지고 말아서(卷) 귓속에 넣으면 벌레가 저절로 나오고, 또 달팽이를 물에 갈아 그 즙을 귓속에 떨어뜨리면 벌레가 나온다. 〈綱目〉

참기름을 달여 떡을 만들어서 베면 벌레가 바로 나온다. 〈本草〉

마늘즙을 귓속에 떨어뜨리면 벌레가 저절로 나온다. 〈本草〉

우유나 당나귀 젖을 귓속에 찍어 넣으면 벌레가 물이 된다. 〈本草〉

귓속에 어떤 물건이 들어갔을 때 활줄이나 노끈의 한끝을 두드려 비벼서 끝에 아교를 묻혀서 붙여 가지고 천천히 끌어낸다. 〈本草〉

개미가 귀에 들어간 데는 천산갑(穿山甲)을 불에 태워서 가루로 하여 물에 섞어서 귓속에 넣으면 바로 나온다. 〈本草〉

돼지기름 또는 소기름, 또는 살을 구워서 귓구멍에 붙이면 벌레가 저절로 나온다.

파줄기를 귓구멍에 대고 힘껏 빨면 나온다. 〈本草〉

모든 벌레의 종류가 귀에 들어갔을 때는 대롱을 귀에 대고 힘껏 빨면 나온다. 〈丹心〉

단방(單方) (20종)

※ 백반(白礬)

고름이 귓속에서 나오는 증세를 치료하니 가루로 하여 사향(麝香)을 조금 넣어 솜에 싸서 귀를 막는다. 〈本草〉

※ 염(鹽)

귀가 갑자기 심하게 아픈 데는 소금 3~5되를 물에 넣고 끓여서 푸른 빛깔의 베를 덮고 베개로 하여 김을 쏘이고, 식으면 다시 따뜻하게 해서 베면 낫는다. 〈綱目〉

※ 자석(磁石)

오래도록 귀가 먹은 것을 치료한다. 긴자석(緊磁石) 콩알만큼한 것과 천산갑(穿山甲) 태운 가루 2푼반을 새 솜에 싸서 귓구멍을 막고 입에 조그마한 쇳조각을 물고 있으면, 귓속에서 비바람 소리가 나고 바로 낫는다. 〈綱目〉

또 자석(磁石)을 갈아 가루를 솜으로 싸서 귀가 먹은 귓속에 넣고 따로 침사(鍼砂)가루를 반대편의 귓속에 넣으면 바로 통한다. 〈直指〉

※ 창포(菖蒲)

귀가 먹은 것을 치료한다. 석창포(石菖蒲) 1치, 파두육(巴豆肉) 1알을 두드려 환을 만들어 솜에 싸서 귀를 막는데 하루에 한 번씩 바꾸어 막는다. 아픈 귀에는 즙을 해서 찍어 넣으면 효과가 있다. 〈本草〉

※ 생지황(生地黃)

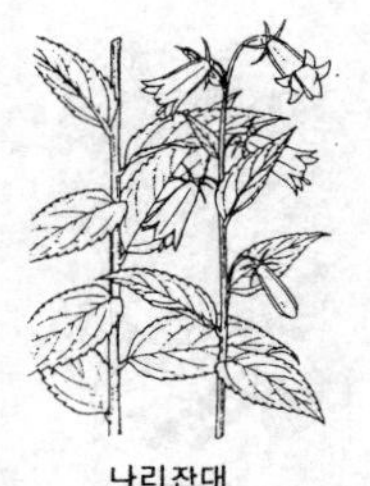
나리잔대

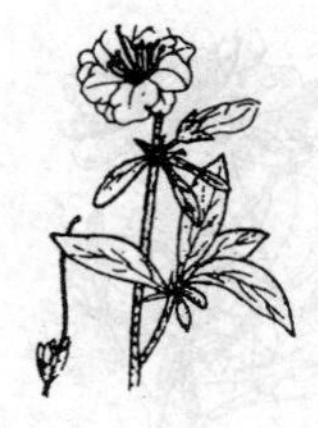
겹철쭉

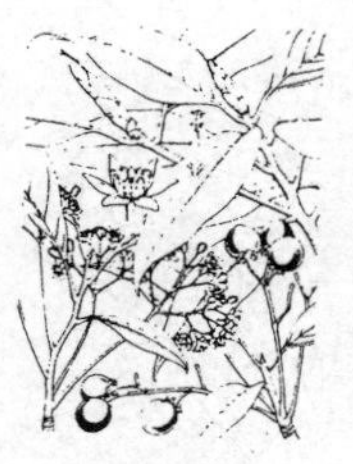
센달나무

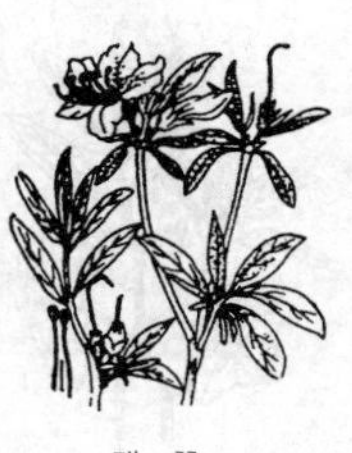
개 꽃

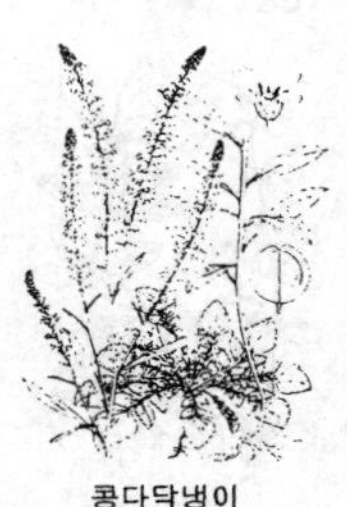
콩다닥냉이

귀가 울고 귀가 먹은 것을 치료하니, 생지황(生地黃)을 불에 태워서 재로 하여 솜에 싸서 귀를 자주 막는데 나을 때까지 자주 바꾸어 막는다. 〈本草〉

※ 박하(薄荷)

물이 귀에 들어간 데는 박하즙을 조금 넣으면 바로 효과를 본다. 〈經驗〉

※ 비마자(萆麻子)

귀가 먹은 것과 귀가 우는 것을 치료하니, 비마자(萆麻子) 껍질을 벗긴 것 49알과 큰 대추살 10개를 사람의 젖에 섞어서 짓찧어 대추씨 크기로 환을 지어 솜에 싸가지고 귀에 막는데 열이 나는 정도에 따라 하루 한 번씩 바꾼다. 약명을 조자정(棗子錠)이라고 한다. 〈得効〉

※ 감수(甘遂)

오래도록 귀가 먹은 것을 치료하니 감수(甘遂) 반 치를 솜에 싸서 귓속을 막고 감초(甘草) 반 치를 씹으면 바로 통한다. 〈綱目〉

또 감수(甘遂)가루를 오른쪽 귀에 넣고 왼쪽 귀에도 불어 넣으면 효과가 있는데 양쪽 귀에 넣는 가루를 두 사람이 각각 만들어야 된다. 〈丹心〉

※ 파두(巴豆)

귀가 먹고 오래 되어 아픈 것을 치료하니 파두(巴豆)살 1냥, 송지(松脂) 3냥을 함께 찧어서 대추씨 크기로 환을 하여 솜에 싸서 하루 한 번씩 바꾸어 귀에 막는다. 〈本草〉

파두(巴豆) 1알을 껍질을 벗기고 밀초에 싸되 침으로 한쪽에 구멍을 내어서 귓속을 막는다. 〈本草〉

파두(巴豆)살 14개를 가루로 하고 거위기름 반 냥을 불에 녹여서 환을 지어 솜에 싸서 귀를 막는다. 〈丹心〉

※ 귀뇨(龜尿)

오래도록 귀가 먹은 것을 치료한다. 거북의 오줌을 푸른 파관 속에 넣어서 귓속에 넣어 준다. 거북의 오줌을 받는 법은 거울을 거북이에게 비추면 거북이가 음(淫)이 일어나서 오줌을 누며, 또 쑥으로 그의 꼬리를 뜨면 오줌을 흘린다. 〈丹心〉

※ 이어담(鯉魚膽)

귀가 먹은 것을 치료한다. 담즙(膽汁)을 받아서 귓속에 넣어 준다. 〈本草〉

심하게 귀가 먹은 데는 이어뇌수(鯉魚腦髓) 2냥을 멥쌀 3홉에 소금장을 넣어 죽을 쑤어 먹는다. 〈入門〉

※ 서담(鼠膽)

오랫동안 귀가 먹은 것을 치료한다. 쓸개즙을 환자에게 옆으로 눕게 하고 귓속에 넣으면 반대의 귀로 즙이 나오는데, 처음에는 귀가 더 어둡다가 반나절이 지나면 낫고 30년간 귀가 먹은 것도 치료가 된다.

단, 얻기가 어려운데 그것은 쥐가 죽으면 쓸개가 바로 녹아 버리기 때문이다. 어떤 사람이 말하기를, 매월 초사흘 전에는 안 녹는다고 하였다. 〈入門〉

쥐의 뇌골을 싸서 귀를 차게 해도 좋다.

※ 구인즙(蚯蚓汁)

귀가 먹은 것을 치료한다. 지렁이를 파잎 속에 넣으면 물이 되니 귓속에 찍어 넣는다. 〈本草〉

※ 사고(蛇膏)

귀가 먹은 것을 치료한다. 사고(蛇膏)로 귀를 막으면 바로 효과가 있다. 〈千金〉

귓속이 갑자기 많이 아파서 못 견디는 데는 뱀의 허물을 태워서 귓속에 불어 넣으면 바로 낫는다. 〈正傳〉

※ 행인(杏仁)

귀가 아프고 고름이 나오는 증세를 치료하니, 붉게 볶아서 가루로 하여 파즙에 환을 만들어 솜에 싸서 1일 3번 귀를 바꾸어 막는다. 〈本草〉

※ 개자(芥子)

귀가 먹은 것을 치료한다. 가루로 하고 젖에 환을 만들어 솜에 싸서 귀를 1일 2번씩 바꾸어 막는다. 〈本草〉

※ 계포란각(鷄抱卵殼)

귓속이 헐고 아파서 못 견디는 것을 치료하니, 계란 껍질을 볶아 가루로 하여 향유(香油)에 섞어서 귓속에 넣으면 아픔이 바로 그친다. 〈種杏〉

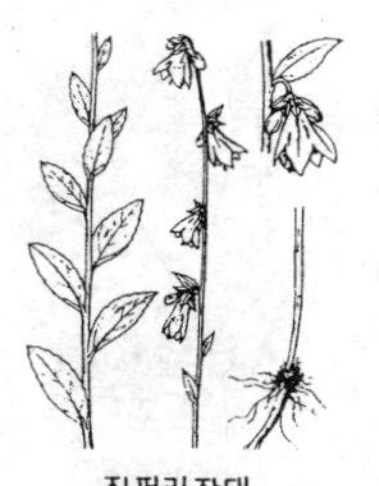
진퍼리잔대

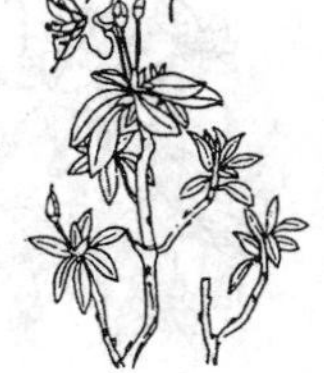
장백철쭉

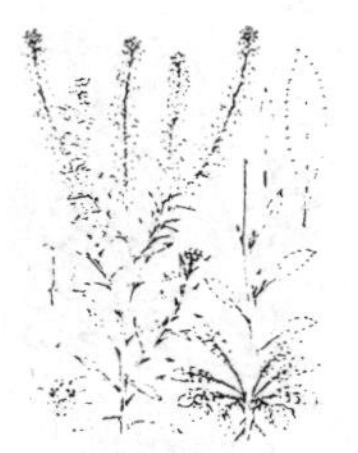
다닥냉이

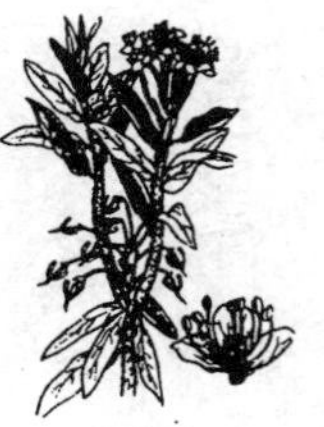
애기참반디

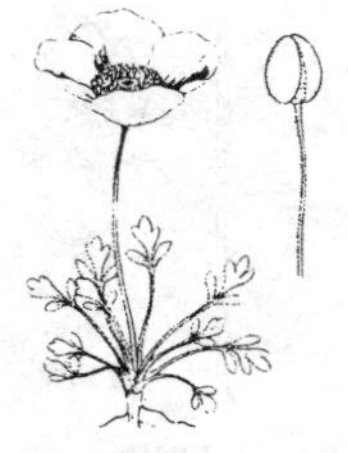
두메양귀비

※ 웅묘뇨(雄猫尿)

귀가 먹은 것을 치료하니, 수고양이 오줌을 받아서 귓속에 넣으면 바로 효과가 있는데, 오줌을 받는 방법은 생강으로 이빨을 문지르면 오줌을 눈다. 〈綱目〉

※ 사향(麝香)

기(氣)가 막혀서 귀가 먹은 것을 치료하니, 진사향(眞麝香)을 파구멍으로써 귀에 불어 넣고 그 파잎을 찧어서 막으면 저절로 밝아진다. 〈回春〉

※ 노생지(驢生脂)

오랫동안 귀 먹은 것을 치료한다. 생비계를 생초(生醋)에 익혀서 찧어 솜에 싸서 귀를 막으면 효과가 좋다. 〈本草〉

※ 침구법(鍼灸法)

귀가 우는 데는 액문(液門)·이문(耳門)·중저(中渚)·상관(上關)·완골(完骨)·임읍(臨泣)·양곡(陽谷)·전곡(前谷)·후계(後溪)·양계(陽溪)·편력(偏歷)·합곡(合谷)·대릉(大陵)·대계(大溪)·금문(金門)을 택한다.

귀 먹은 데는 중저(中渚)·외관(外關)·화료(和髎)·청회(聽會)·청궁(聽宮)·합곡(合谷)·상양(商陽)·중충(中衝)혈을 택한다.

심하게 귀 먹은 데는 천유(天牖)·사독(四瀆)혈을 택한다. 귀가 심하게 먹은 데는 7푼 길이의 창출(蒼朮)을 1두(一頭)는 평평하게 깎고 또는 뾰족하게 깎아서 뾰족한 것을 귓속에 꽂고 평평한 데다 7장의 뜸을 뜨는데, 심하게 아픈 데는 27장을 떠서 귓속이 열을 느끼면 바로 낫는다. 〈綱目〉

五. 비(鼻)

1. 비(鼻)를 신려(神廬)라 할 때

황정경(黃庭經)에 이르기를, 「신려(神廬)로 숨을 쉬고 단전(丹田)으로 통하게 하니, 신려(神廬)라는 것은 즉 코를 말하는데 신기(神氣)의 출입하는 문」이라고 하였다. 〈類聚〉

2. 비(鼻)가 현빈(玄牝)의 문호(門戶)일 때

노자(老子)가 묻기를, 「곡신(谷神)이 안 죽는 것을 현빈(玄牝)이라고 하니, 현빈(玄牝)의 문이 천지의 근원이 되고 계속해서 끊어지지 않고 같이 있어도 움직이지 않는다. 어째서 현빈(玄牝)의 문이라고 하는가?」 답하기를, 「그것은 코가 천기(天氣)를 통하므로 현문(玄門)이라 하고, 입이 지기(地氣)를 통하므로 빈호(牝戶)라 하니 입과 코가 즉 현빈(玄牝)의 문이 되는 것이다.」〈正理〉

3. 비(鼻)가 폐(肺)의 규(竅)가 될 때

내경(內經)에 이르기를, 「서쪽의 흰색이 폐(肺)에 통하고 코에 구멍을 연다. 폐(肺)의 구멍은 코가 된다.」〈正理〉

오기(五氣)가 코에 들어가서 심폐(心肺)에 있게 되므로 심폐(心肺)에 병이 있으면 코가 이롭지 못한 것이다. 〈正理〉

난경(難經)에 말하기를, 「폐기(肺氣)가 코에 들어가니 폐(肺)가 온화하면 코가 향기로운 냄새를 맡는다.」

4. 맥법(脈法)일 때

왼쪽 촌맥(寸脈)이 들뜨고 느리면 상풍(傷風)이 되어서 코가 막히고 콧물이 흐르며, 오른쪽 촌맥(寸脈)이 부풀고 빠르면 코피가 나고 코에 붉은 점이 된다. 〈正傳〉

5. 비연(鼻淵)일 때

담(膽)이 열을 뇌로 옮기면 알(頞 : 콧줄기)이 신(辛)하고 흐르니, 비연(鼻淵)이라는 것은 탁(濁)한 콧물이 그치지 않고 흐르는 증세이다. 그것이 전변(傳變)해서 코피로 눈이 어두워진다.

주(註)에 말하기를, 「담액(膽液)이 밑으로 흘러서 탁한 물이 되는데 흘러서 안 그치면 우물과 같으므로 비연(鼻淵)이라고 하며 오래도록 안 그치면 반드시 코피가 되어 실혈(失血)이 많아서 눈이 어두워진다.」 비연(鼻淵)이란 것은 바깥의 추위가 속의 열을 억제하는 증세이다. 〈正傳〉

코가 탁한 물을 흘리는 증세는 풍열(風熱)에 속한다. 〈回春〉

비연(鼻淵)에는 황련통성산(黃連通聖散)·방풍탕(防風湯)·창이산(蒼耳散)·형개연교탕(荊芥連翹湯)을 쓴

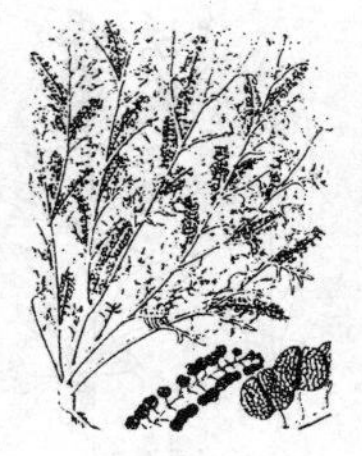
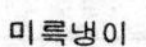
미륵냉이

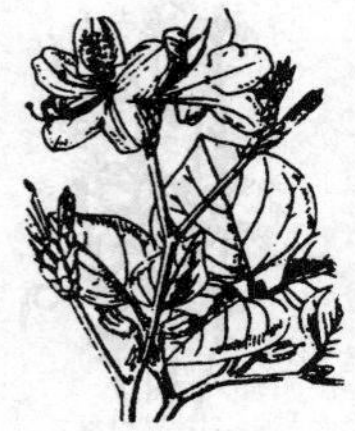
세잎진달래

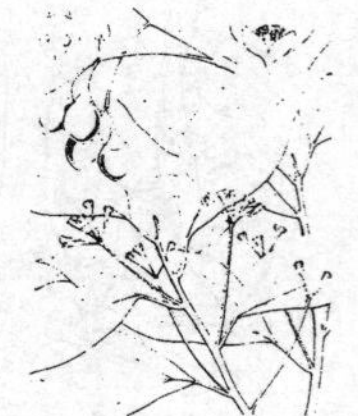
생달나무

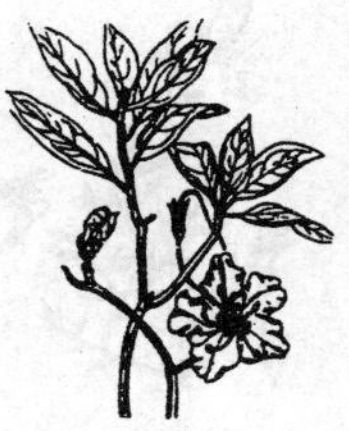
흰진달래

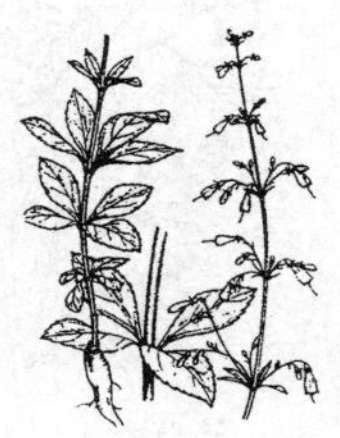
털잔대

다.

어떤 사람이 코에 탁한 물이 흐르고 거친 기(氣)가 있는데 맥(脈)이 작은 줄 같고 오른쪽 마디는 활(滑)하며 왼쪽 마디는 삽(澁)하므로 상성(上星)·합곡(合谷)혈을 뜸하고, 다음 주금(酒芩) 2냥, 창출(蒼朮)·반하(半夏) 각 1냥, 신이(辛夷)·세신(細辛)·천궁(川芎)·백지(白芷)·석고(石膏)·인삼(人蔘)·갈근(葛根) 각 5돈을 썰어서 7첩에 나누어 먹으니 완전히 나았다. 〈丹溪〉

콧속에 계속 누런 콧물을 흘리고 냄새가 나며 심하면 뇌가 심하게 아프니, 속칭 공뇌사(控腦砂)라고 하는데 벌레가 뇌속을 먹는 증세이다.

사과등(絲瓜藤)의 가까운 뿌리 3~5자를 태워서 가루로 하여 술에 타서 먹으면 바로 낫는다. 〈正傳〉

❊ 황련통성산(黃連通聖散)

효능 : 비연증(鼻淵症)을 치료한다.

처방 즉, 풍문(風門)의 방풍통성산(防風通聖散)에 주초황련(酒炒黃連)·박하엽(薄荷葉)을 더해서 달여 먹는다. 〈醫鑑〉

❊ 방풍탕(防風湯)

효능 : 비연(鼻淵)에 탁한 눈물이 흘러서 안 그치는 증세를 치료한다.

처방 방풍(防風) 2냥, 주초(酒炒)·편금(片芩)·인삼·천궁(川芎)·맥문동(麥門冬)·감초구(甘草灸) 각 1냥을 가루로 하여 매 2돈을 끓인 물에 같이 먹는다. 식사 후 1일 3번씩 먹으며 또는 썰어서 달여 먹어도 좋다. 〈河間〉

❊ 창이산(蒼耳散)

효능 : 비연(鼻淵)을 치료한다.

처방 백지(白芷) 1냥, 신이(辛夷) 5돈, 창이자초(蒼耳子炒) 2돈반, 박하(薄荷) 1돈을 가루로 하여 매 2돈을 파 끓인 물로 식사 후에 고루 내린다. 〈三因〉

❊ 형개연교탕(荊芥連翹湯)

효능 : 비연(鼻淵)을 치료한다.

처방 형개(荊芥)·시호(柴胡)·천궁(川芎)·당귀(當歸)·생지황(生地黃)·적작약(赤芍藥)·백지(白芷)·방풍(防風)·박하(薄荷)·치자(梔子)·황금(黃芩)·길경(桔梗) 각 5푼, 감초 3푼을 물로 달여 먹는다. 〈回春〉

6. 비구(鼻鼽)일 때

비구(鼻鼽)란 것은 코에서 맑은 콧물이 흐르는 증세이다. 〈本草〉

콧속에서 물이 나오는 증세를 구(鼽)라고 한다. 〈內經〉

상풍(傷風)하면 저절로 코에서 맑은 물이 흐른다. 〈綱目〉

코에서 맑은 물이 흐르는 데는 천초산(川椒散)을 쓴다.

코에서 물이 나오는 데는 이진탕(二陳湯)에 천궁(川芎)·당귀(當歸)·세신(細辛)·백지(白芷)·방풍(防風)·강활(羌活)·길경(桔梗)·박하(薄荷)·생강을 더해서 달여 먹고, 겉으로는 세신고(細辛膏)로 콧속을 막는다. 〈入門〉

노인의 비구(鼻鼽)가 그치지 않는 데는 독두산(獨頭蒜) 4~5개를 찧어서 발바닥에 붙이고 종이로 덮어서 싸매 두면 콧물이 저절로 그친다. 〈種杏〉

❊ 천초산(川椒散)

효능 : 비구(鼻鼽)를 치료한다.

처방 홍초초(紅椒炒)·가자육(訶子肉)·백강(白薑)·생계심(生桂心)·천궁(川芎)·세신(細辛)·백출(白朮)을 각 등분하고 가루로 하여 매 2돈을 더운 술로 고루 내린다. 〈得効〉

❊ 세신고(細辛膏)

효능 : 코가 막히고 뇌가 차며 맑은 물이 안 그치는 것을 치료한다.

처방 세신(細辛)·천초(川椒)·건강(乾薑)·천궁(川芎)·오수유(吳茱萸)·부자(附子) 각 7돈반, 조각설(皀角屑) 5돈, 계심(桂心) 1냥, 저유(猪油) 6냥, 저유(猪油)를 끓여 고약을 만들어서 하룻밤 재우고 쓴 술에 앞의 약을 담가서 돼지기름에 끓이되 부자(附子)가 누런색이 되거든 중지하고 솜으로 싸서 콧구멍을 막는다. 〈入門〉

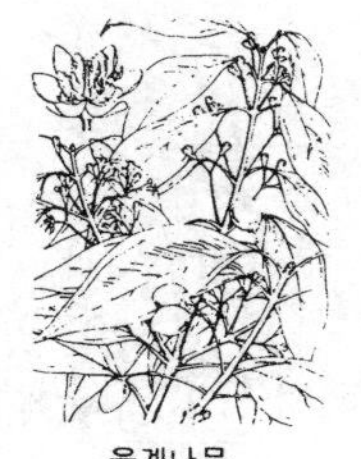
육계나무

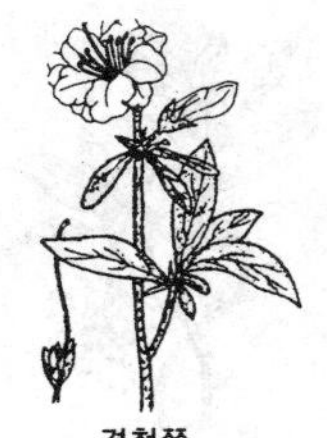
겹철쭉

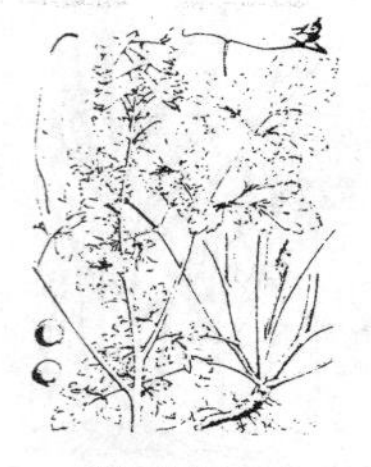
자주괴불주머니

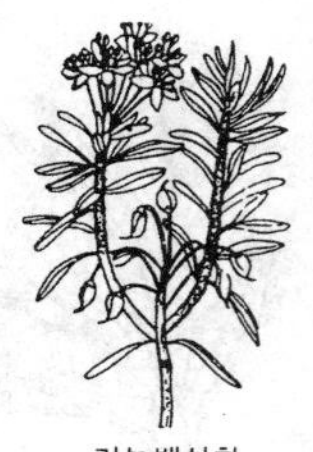
가는백산차

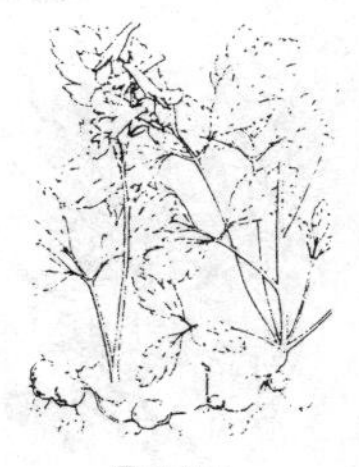
들현호색

7. 비뉵(鼻衄)일 때

혈문(血門)에 상세하게 설명이 나와 있다.

8. 비색(鼻塞)일 때

비색증(鼻塞症)은 모두 폐에 속한다. 〈綱目〉

한기가 피모(皮毛)를 상하면 코가 막히고 이롭지 못하며 화(火)가 청도(淸道)를 답답하게 찌를 듯하면 향내를 모르니, 새로 일어난 증세는 우연히 풍한(風寒)을 자극하여 코가 막히고 소리가 둔하며 콧물을 흘리고 재채기를 하니 강활충화탕(羌活沖和湯)•삼소음(蔘蘇飮)을 쓰며, 오래 된 증세는 역시 풍한(風寒)을 자극하여 비색증(鼻塞症)이 일어나는 것이니 청금강화양격산(淸金降火涼膈散)에 천궁(川芎)•형개(荊芥)•백지(白芷)를 더해 쓴다. 〈入門〉

비색(鼻塞)이 심한 사람은 어한탕(禦寒湯)•필징가환(蓽澄茄丸)을 쓰고, 향냄새를 모르는 사람은 여택통기탕(麗澤通氣湯)을 쓰고, 코 안에 굳은 것이 있는 사람은 남성음(南星飮)을 쓰고, 겉으로는 필발병(蓽撥餠)을 신문(顖門)에 붙이고 또 창포(菖蒲)•조각(皀角)가루를 솜에 싸서 코를 막는다. 〈入門〉

비옹(鼻齆)이란 증세는 폐(肺)가 풍랭(風冷)에 상하여 진액(津液)이 차게 막히고 비기(鼻氣)가 잘 통하지 않으며 향냄새를 알지 못하는 증세이니 궁규산(芎竅散)을 쓴다. 〈直指〉

코가 막혀서 향내를 알지 못하는 데는 온폐탕(溫肺湯)과 통규탕(通竅湯)•창포산(菖蒲散) 등을 쓴다.

※ 어한탕(禦寒湯)

효능 : 감한(感寒) 비색(鼻塞)을 치료한다.

처방 황기(黃芪) 1돈, 창출(蒼朮) 7푼, 진피(陳皮)•인삼(人蔘)•승마(升麻) 각 5푼, 방풍(防風)•백지(白芷)•불이초(佛耳草)•관동화(款冬花)•감초(甘草) 각 3푼, 황련(黃連)•황백(黃柏)•강활(羌活) 각 2푼을 물로 달여 먹는다. 〈東垣〉

※ 필징가환(蓽澄茄丸)

효능 : 비색불통(鼻塞不通)을 치료한다.

처방 박하엽(薄荷葉) 3돈, 형개수(荊芥穗) 1돈반, 필징가(蓽澄茄) 5푼을 가루로 하고 꿀로 앵두 크기의 환을 하여 계속 입속에서 녹여 내린다. 〈綱目〉

※ 여택통기탕(麗澤通氣湯)

효능 : 폐(肺)에 풍열(風熱)이 있어 코가 향냄새를 모르는 것을 치료한다.

처방 황기(黃芪) 1돈, 창출(蒼朮)•강활(羌活)•독활(獨活)•방풍(防風)•승마(升麻)•갈근(葛根) 각 7푼, 감초구(甘草炙) 5푼, 마황(麻黃)•천초(川椒)•백지(白芷) 각 3푼에 생강 3쪽과 대추 2개, 총백(葱白) 3치를 넣어 물로 달여 먹는다. 〈河間〉

※ 남성음(南星飮)

효능 : 풍사(風邪)가 뇌에 들어가고 잘 때 냉기가 있으며 콧속에 끈끈한 것이 있어서 질색(窒塞)을 하고 뇌기(腦氣)가 잘 통하지 않아 끝내는 골속에서 물이 나오는 증세를 치료한다.

처방 대백(大白)•천남성(天南星)을 썰어서 끓는 물에 2번 담갔다가 불에 쬐어 말려서 매 2돈을 먹되 대추 7개, 감초(甘草) 약간을 같이 달여 식사 후에 3~4번 먹으면 콧속의 굳은 것이 저절로 나오고 뇌기(腦氣)가 통하며 골수의 물을 거두어 들이게 되니, 필발병(蓽撥餠)으로 신문(顖門)에 붙이고 다리미로 다려서 열기가 통하도록 한다. 〈得効〉

※ 필발병(蓽撥餠)

효능 : 비색(鼻塞)과 탁체(濁涕)를 치료한다.

처방 필발(蓽撥)•향부자(香附子)•대산(大蒜)을 같이 찧어서 떡을 만들어 깁에 펴서 신문(顖門)에 붙이고 다리미로 다린다. 〈入門〉

※ 궁규산(芎竅散)

효능 : 비색(鼻塞)해서 코가 막히려는 것을 치료한다.

처방 궁규(芎竅)•빈랑(檳榔)•마황(麻黃)•육계(肉桂)•목통(木通)•세신(細辛)•백지(白芷)•창포(菖蒲)

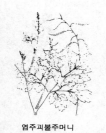

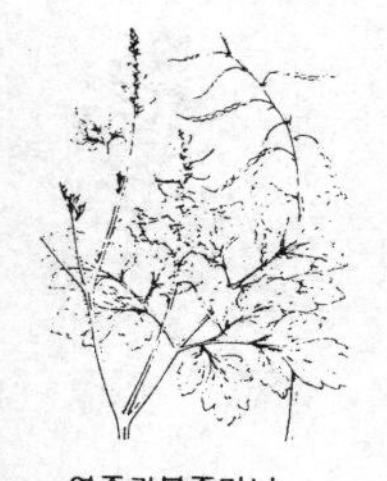
염주괴불주머니

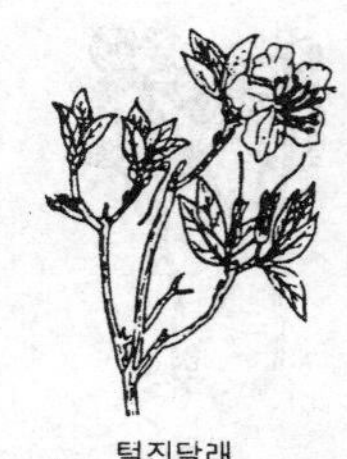
털진달래

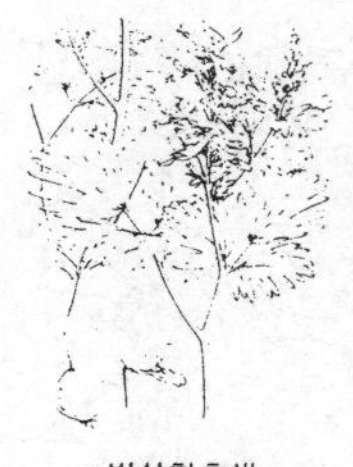
빗살현호색

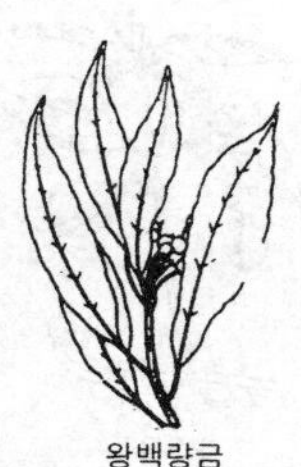
왕백량금

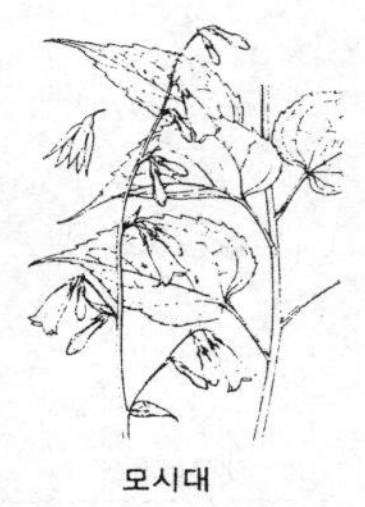
모시대

각 7푼, 목향(木香) • 천초(川椒) • 감초(甘草) 각 3푼반에 생강 3쪽, 자소엽(紫蘇葉) 5쪽을 넣어 물로 달여 먹는다. 〈直指〉

※ 온폐탕(溫肺湯)

효능 : 코가 향내를 맡지 못하는 증세를 치료한다.

처방 마황(麻黃) 2돈, 황기(黃芪) • 승마(升麻) 각 1돈반, 방풍(防風) • 갈근(葛根) • 강활(羌活) • 감초구(甘草炙) 각 1돈, 정향(丁香) 2푼, 총백(葱白) 3뿌리를 같이 달여서 식사 후에 더웁게 먹는다. 〈東垣〉

※ 온위탕(溫衛湯)

효능 : 코가 향내음을 맡지 못하고 눈 속에 화(火)가 서려 있으며, 음랭(陰冷) 때문에 발이 저린 증세를 치료한다.

처방 당귀신(當歸身) 1돈반, 황기(黃芪) • 창출(蒼朮) • 승마(升麻) • 지모(知母) • 시호(柴胡) • 강활(羌活) 각 1돈, 인삼(人蔘) • 방풍(防風) • 백지(白芷) • 황백(黃柏) • 택사(澤瀉) • 감초(甘草) 각 5푼, 진피(陳皮) • 청피(靑皮) • 황련(黃連) • 목향(木香) 각 3푼을 물로 달여 먹는다. 〈東垣〉

※ 통규탕(通竅湯)

효능 : 풍한(風寒)으로 인하여 코가 막히고 소리가 둔하며 콧물을 흘리고 향냄새를 모르는 증세를 치료한다.

처방 방풍(防風) • 강활(羌活) • 고본(藁本) • 승마(升麻) • 건갈(乾葛) • 천궁(川芎) • 창출(蒼朮) 각 1돈, 백지(白芷) 5푼, 마황(麻黃) • 천초(川椒) • 세신(細辛) • 감초(甘草) 각 3푼에 생강 3쪽, 파의 밑동 2뿌리를 넣어 물로 달여 먹는다. 〈醫鑑〉

※ 창포산(菖蒲散)

효능 : 비색(鼻塞)해서 숨을 쉬기가 어려운 증세를 치료한다.

처방 창포(菖蒲) • 조각(皂角)을 등분하고 가루로 하여 매 1돈을 솜에 싸서 코를 막고 편히 누워서 잠시 지낸다. 〈綱目〉

※ 비불문향취방(鼻不聞香臭方)

처방 박하(薄荷) 3돈, 세신(細辛) • 백지(白芷) • 방풍(防風) • 강활(羌活) • 당귀(當歸) • 천궁(川芎) • 반하(半夏) • 길경(桔梗) • 진피(陳皮) • 적복령(赤茯苓) 각 1돈을 물로 달여 먹는다. 〈回春〉

9. 비치(鼻痔)일 때

가벼우면 코에 부스럼이 되고, 무거우면 비치(鼻痔)가 되는데 모두 폐열(肺熱)에 속한다. 〈入門〉

비치(鼻痔)란 것은, 폐기(肺氣)가 열이 심하여 오래 되면 탁하게 엉겨서 군살이 되게 하여 대추만한 큰 알맹이가 콧구멍을 막고 심하면 코가 막히기까지 한다. 방풍통성산(防風通聖散)에 삼릉(三稜) • 해조(海藻)가루를 더해서 고루 먹고, 겉으로는 신이고(辛夷膏)로 콧구멍을 막는다. 〈入門〉

군살은 위(胃) 속에 먹은 것이 쌓여 있고 열담(熱痰)이 흘러가는 증세이니 남성(南星) • 반하(半夏) • 창출(蒼朮) • 신국(神麴) • 세신(細辛) • 백지(白芷) • 감초주초(甘草酒炒) • 금련(芩連)을 달여 먹고, 겉으로는 과반산(瓜礬散)을 쓰면 낫는다. 〈綱目〉

콧속에 궂은 살이 나서 냄새가 나며 아파서 손을 대지 못하는 증세는 백반(白礬) 가루에 망사(硇砂)를 섞어서 불어 넣으면 조금 지난 뒤에 물로 변해서 내리니 승습탕(勝濕湯)과 사백산(瀉白散)을 계속해서 쓴다. 이것은 짙은 맛이 엉겨서 걸리고 습열(濕熱)이 폐문(肺門)을 쏘이는 것이니 마치 비가 개인 땅에 갑자기 지균(芝菌)이 나는 것과 같다.

비치(鼻痔)에는 과정산(瓜丁散) • 백황산(白黃散) • 양폐산(羊肺散)을 쓴다.

※ 신이고(辛夷膏)

효능 : 콧속에 군살이 질색(窒塞)하여 아픈 것을 치료한다.

처방 신이(辛夷) 2냥, 세신(細辛) • 목통(木通) • 목향(木香) • 백지(白芷) • 행인(杏仁) 각 5돈, 양수(羊髓) • 저지(猪脂) 2냥에 약을 섞어서 돌 그릇에 약한 불로 조려 고약을 만들어서 적황색이 되거든 용뇌(龍腦)와 사향(麝

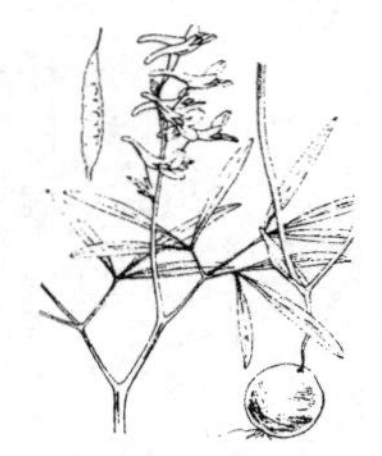
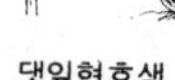
댓잎현호색

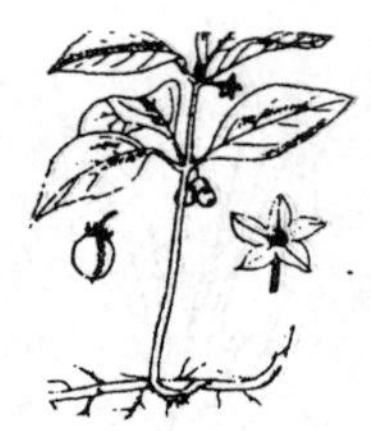
자금우

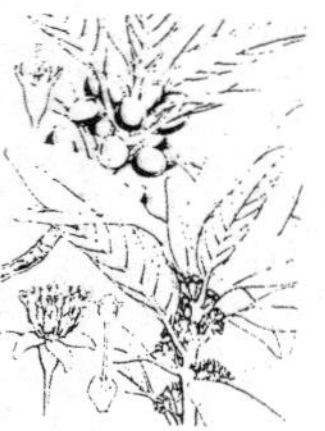
까마귀쪽나무

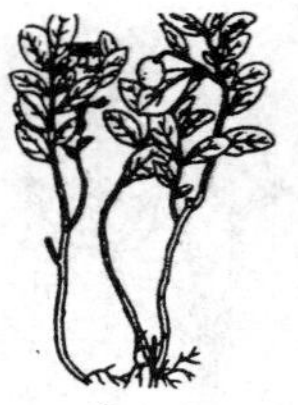
월귤

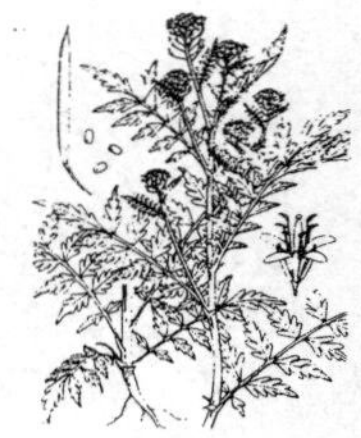
싸리냉이

香) 각 1돈을 넣어 환으로 만들어 솜에 싸서 콧속에 넣어 두면 며칠 만에 군살이 없어지고 바로 낫는다. 〈御院〉

어린아이가 콧물을 많이 흘릴 때 이것을 신문(顖門)에 붙이고 또 콧속에 바르면 낫는다. 〈丹心〉

※ 과반산(瓜礬散)

효능 : 비치(鼻痔)를 낫게 한다.

처방 과체(瓜蔕) 4돈, 감수(甘遂) 1돈, 고백반(枯白礬)•나각회(螺殼灰)•초오첨(草烏尖) 각 5푼을 가루로 하여 참기름에 환을 만들어 콧구멍에 매일 1번씩 넣는데 아픈 곳에 닿도록 하면 치(痔)가 물로 변하여 나오고 바로 낫는다. 〈入門〉

※ 과정산(瓜丁散)

효능 : 일명 세신산(細辛散)이라고 한다.
코에서 냄새와 군살[속칭 비치(鼻痔)]이 있어 향냄새를 맡지 못하는 증세를 치료한다.

처방 과체(瓜蔕)•세신(細辛)을 등분하고 가루로 지어 콩알만큼 솜에 싸서 콧속을 막으면 군살이 바로 누런 물로 변하여 방울져서 나오는데 3~4일도 못되어 낫는다. 〈得効〉

※ 백황산(白黃散)

효능 : 비옹(鼻齆)•식육(瘜肉)•비치(鼻痔) 등을 치료한다.

처방 백반(白礬)•웅황(雄黃)•세신(細辛)•과체(瓜蔕)를 등분하고 가루로 하여 웅견담즙(雄犬膽汁)에 환을 만들어 솜에 싸서 콧속에 넣는다. 〈丹心〉

※ 양폐산(羊肺散)

효능 : 폐옹(肺壅) 때문에 군살이 나고 향냄새를 모르는 증세를 치료한다.

처방 양폐(羊肺) 1구, 백출(白朮) 4냥, 육종용(肉蓯蓉)•목통(木通)•건강(乾薑)•천궁(川芎) 각 1냥을 가루로 하여 물에 타서 묽은 풀처럼 만들어 양폐(羊肺) 속에 넣고, 또 삶아 익혀 볕에 말려서 가루로 하여 식사 후에 미음에 2돈을 타서 먹는다. 〈三因〉

10. 비창(鼻瘡)일 때

콧속에 부스럼이 생기는 것은 폐열(肺熱)한 증세이니 황금탕(黃芩湯)과 세폐산(洗肺散)을 쓴다. 〈回春〉

비창(鼻瘡)에는 사백산(瀉白散)에 주초편금(酒炒片芩)•백자(柏子)•길경(桔梗)•박하(薄荷)를 더해 쓴다. 또 비창(鼻瘡)에는 행인유(杏仁油)에 소금을 넣어서 바른다. 〈入門〉

비창(鼻瘡)에는 황백(黃柏)•고삼(苦蔘)•빈랑(檳榔)을 등분하고 가루로 하여 돼지기름에 섞어서 바르고, 또는 청대(靑黛)•괴화(槐花)•행인(杏仁)을 개어서 바르기도 한다. 〈得効〉

대풍창(大風瘡)•천포창(天疱瘡)은 모두 비중생창(鼻中生瘡)인데 콧대가 무너진다.

※ 황금탕(黃芩湯)

효능 : 폐화(肺火)가 왕성해서 콧구멍이 마르고 또는 부스럼이 나서 아픈 증세를 치료한다.

처방 편금주초(片芩酒炒)•치자연피주초(梔子連皮酒炒)•길경(桔梗)•적작약(赤芍藥)•상백피(桑白皮)•맥문동(麥門冬)•형개수(荊芥穗)•박하(薄荷)•연교(連翹) 각 1돈, 감초(甘草) 3푼을 식사 후에 복용한다. 〈回春〉

※ 세폐산(洗肺散)

효능 : 비중생창(鼻中生瘡)을 치료한다.

처방 편금주초(片芩酒炒) 2돈, 오미자(五味子)•천문동(天門冬)•맥문동(麥門冬)•반하(半夏)•행인(杏仁) 각 1돈, 감초(甘草) 5푼을 썰어서 1첩으로 하여 생강 5쪽을 넣고 물로 달여 식사 후에 먹는다. 〈回春〉

11. 비통(鼻痛)일 때

코가 아픈 것은 풍사(風邪)가 정기(正氣)와 같이 서로 싸워서 콧길이 통하지 않으므로 아픔이 되는 것이다. 인삼순기산(人蔘順氣散)•통기구풍탕(通氣驅風湯)을 쓰고, 혹시 담화(痰火)가 폐(肺)를 상충(上衝)해서 비격(鼻膈)이 은은히 아파지는 증세는 이진탕(二陳湯)에 편금

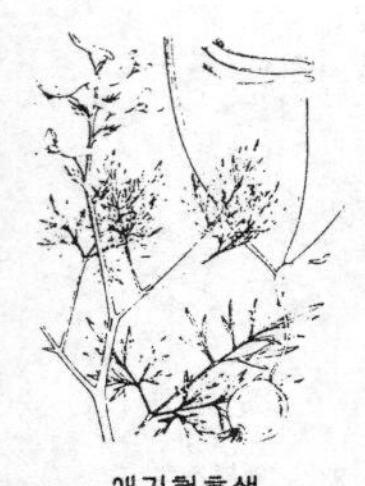
애기현호색

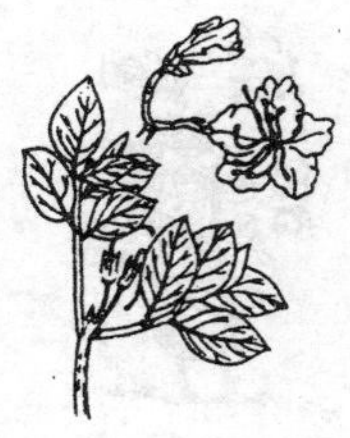
왕진달래

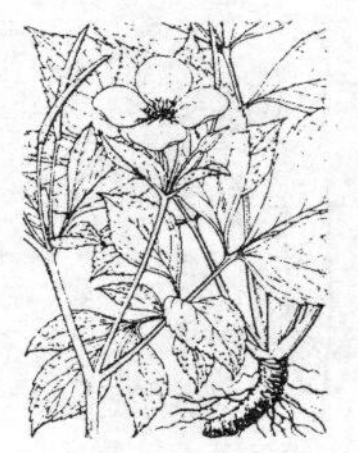
피나물

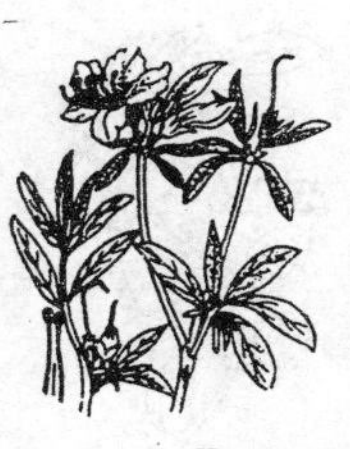
개 꽃

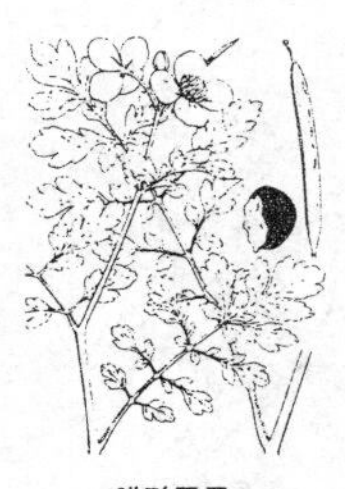
애기똥풀

(片芩)・치자(梔子)・길경(桔梗)・맥문동(麥門冬)을 가해서 달여 먹는다. 〈入門〉

12. 비차(鼻皻)일 때

비차(鼻皻)란 것은 코의 끝이 붉은 증세이니 심하면 검은 갈색으로 되는데 술꾼들에게 많이 있다. 혈열(血熱)이 폐(肺)에 들어가서 답답하고 오래 되면 혈(血)이 탁하게 엉기고 빛이 붉으며, 또는 술을 마시지 않아도 붉은 증세는 폐풍창(肺風瘡)이라고 하는데 역시 혈열(血熱)이 폐(肺)에 들어간 것이니 청혈사물탕(清血四物湯)과 치자인환(梔子仁丸)을 같이 먹고 겉으로는 유황산(硫黃散)을 쓴다. 〈入門〉

폐장(肺臟)이라는 것이 그 자리가 높고 몸이 가냘프며 성질이 오한(惡寒)하고 또 심한 열이 있기 때문에 더운 술을 즐겨 마시는 사람은 처음에는 폐장(肺臟)의 울열(鬱熱)에 상하고, 오래 되면 밖으로 나타나서 코주부와 코끝이 붉은 증세가 되는데 열을 얻으면 붉고 추위를 받으면 검어진다. 〈正傳〉

주차비(酒皻鼻)는 즉 열혈(熱血)이 폐(肺)에 들어간 증세이다. 〈正傳〉

주차비(酒皻鼻) 및 폐풍창(肺風瘡)은 백룡환(白龍丸)으로 매일 세수하고 계속 용호단(龍虎丹)을 먹으면 반 달만에 밝고 깨끗해진다. 〈直指〉

주차(酒皻)에는 능소화산(凌霄花散)과 삼귀환(蔘歸丸)을 쓰고, 폐풍창(肺風瘡)에는 폐풍환(肺風丸)・승마탕(升麻湯)・청폐음자(淸肺飮子)를 쓴다. 〈一方〉

※ 청혈사물탕(清血四物湯)

효능 : 주차(酒皻)를 치료한다.

처방 천궁(川芎)・당귀(當歸)・적작약(赤芍藥)・생지황(生地黃)・편금주초(片芩酒炒)・홍화주배(紅花酒炒)・적복령(赤茯苓)・진피(陳皮) 각 1돈, 생감초(生甘草) 5푼에 생강 2쪽을 물로 달여서 오령지말(五靈脂末) 1돈을 섞어 식사 후에 먹는다. 〈回春〉

※ 치자인환(梔子仁丸)

효능 : 주차(酒皻)를 치료한다.

처방 노산치자인말(老山梔子仁末)을 황랍(黃蠟)과 등분하여 녹여서 콩알 크기로 환을 만들어 맑은차에 씹어 삼키고 더운 것을 피하면 반 달 만에 효과를 본다. 〈得効〉

※ 유황산(硫黃散)

효능 : 비차(鼻皻)를 치료한다.

처방 생유황(生硫黃) 5돈, 행인(杏仁) 2돈반, 경분(輕粉) 1돈을 가루로 하여 술에 고루 섞어서 자기 전에 바르고 다음날 아침에 씻어 버린다. 〈回春〉

※ 백룡환(白龍丸)

효능 : 주차(酒皻)가 얼굴에 가득히 검은 갈색으로 되는 증세를 치료한다.

처방 천궁(川芎)・고본(藁本)・세신(細辛)・백지(白芷)・감초(甘草) 각 등분하고 가루로 하여 4냥에 하석고말(煆石膏末) 1근을 넣어 물로 콩알 크기로 환을 하여 매일 이 약으로 세수도 하고 또는 밤에 바르고 아침에 씻는다. 〈丹心〉

※ 능소화산(凌霄花散)

효능 : 주차비(酒皻鼻)를 치료하는데, 3차례가 안 되어서 근절이 된다.

처방 능소화(凌霄花)・산치자(山梔子)를 등분하고 가루로 하여 매 2돈을 식사 후에 맑은차로 같이 먹는다. 〈得効〉

※ 삼귀환(蔘歸丸)

효능 : 주차(酒皻)를 치료하니, 즉 혈열(血熱)이 폐에 들어간 것이다.

처방 고삼(苦蔘) 4냥, 당귀(當歸) 2냥을 가루로 하여 술풀에 오동 열매 크기의 환을 하여 뜨거운 차에 70~80알을 고루 내린다. 〈醫鑑〉

※ 폐풍환(肺風丸)

효능 : 얼굴과 코의 풍사(風瘡) 및 차포(皻皰)를 치료한다.

처방 세신(細辛)・선복화(旋覆花)・강활(羌活) 각 2

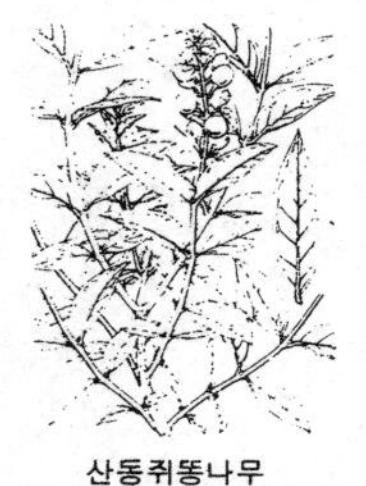
산동쥐똥나무

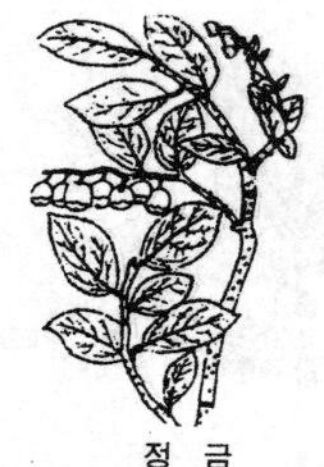
정 금

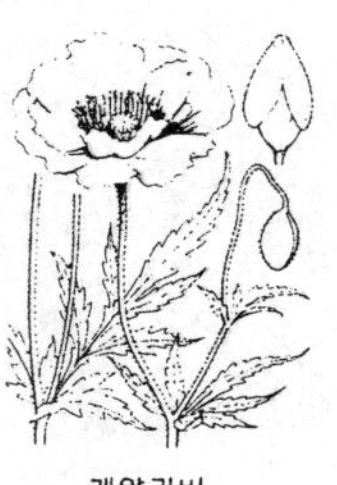
개양귀비

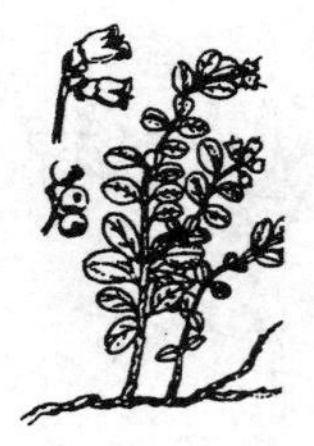
산들쭉

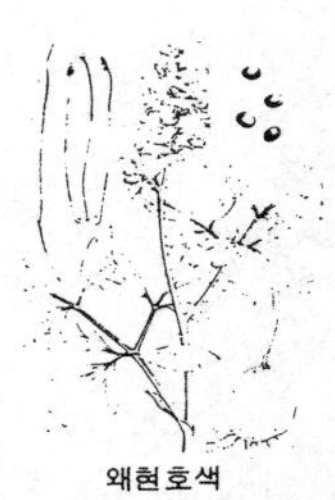
왜현호색

냥, 만잠아구(晩蠶蛾灸) • 고삼(苦蔘) 각 1돈을 가루로 만들고 연한 밥에 오동 열매 크기로 환을 해서 식사 후에 찻물로 50~70알을 고루 내린다. 〈東垣〉

※ 승마탕(升麻湯)

효능 : 폐풍창(肺風瘡)을 치료한다.

처방 진피(陳皮) • 감초(甘草) 각 1돈, 창출(蒼朮) • 건갈(乾葛) • 길경(桔梗) • 승마(升麻) 각 7푼, 적작약(赤芍藥) • 대황주증(大黃酒蒸) 각 5푼, 반하(半夏) • 적복령(赤茯苓) • 백지(白芷) • 당귀(當歸) 각 3푼, 지각(枳殼) • 건강(乾薑) 각 2푼, 생강 3쪽, 등심(燈心) 한 줌을 넣어 같이 달여 먹는다. 〈丹心〉

※ 청폐음자(淸肺飮子)

효능 : 비홍(鼻紅)과 폐풍창(肺風瘡)을 치료한다.

처방 박하(薄荷) 1냥, 산다화(山茶花) • 호마인(胡麻仁) • 편금주초(片芩酒炒) • 치자(梔子) • 갈화(葛花) • 고삼(苦蔘) • 감초(甘草) 각 7돈, 연교(連翹) • 형개(荊芥) • 작약(芍藥) • 방풍(防風) 각 3돈을 가루로 하여 매 2돈을 맑은차에 같이 먹은 다음 바르는 약을 쓴다. 〈醫鑑〉

※ 차비거홍방(搽鼻去紅方)

처방 백반(白礬) • 수은(水銀) • 경묵(京墨) 각 1돈, 행인(杏仁) 49개, 경분(輕粉) 7푼, 백양엽(白楊葉) 7개, 대풍자(大風子) 49개, 오미자(五味子) 49알, 핵도(核桃) 7개를 가루로 하여 계자청(鷄子淸)에 섞어서 환부에 바른다. 〈醫鑑〉

13. 면(面) • 비(鼻)가 자흑(紫黑)일 때

얼굴은 양(陽) 속의 양(陽)이 되고 코는 얼굴의 한가운데에 자리잡고 있으니 한 몸의 피가 얼굴과 코로 운반되어서 모두가 아주 맑은 피가 되는 것이다. 술꾼은 주기(酒氣)가 훈증하면 얼굴과 코가 술을 받아서 심한 열이 나고, 더운 피가 추위를 받으면 더럽고 탁하며 응삽(凝澁)하여 운행하지 못하기 때문에 빛이 검은 자색으로 되는 것이다. 치료 방법은 당연히 막힌 피를 통하며 새로운 피를 낳게 할 것이니 청혈사물탕(淸血四物湯)을 쓰고, 기약(氣弱)한 사람은 주황기(酒黃芪)를 가한다. 〈正傳〉

14. 비체(鼻涕)일 때

진액문(津液門)에 상세히 나와 있다.

15. 비체(鼻嚏)일 때

언어문(言語門)에 상세하게 나와 있다.

16. 비색(鼻色)을 보고 병을 구별할 때

코끝이 푸르면 병이 있고, 검으면 피로한 증세이고, 붉으면 풍(風)이며, 누르면 변이 힘들고, 선명하면 먹은 것이 체해서 신물이 나온다. 〈靈樞〉

코의 색이 푸르고 뱃속이 심하게 아프며 냉(冷)한 사람은 치료가 어렵다. 〈正傳〉

코끝이 약간 흰 것은 망혈(亡血)된 증세이며, 붉은 것은 피가 열이 있는 증세이니 술꾼에게 많이 있다. 〈三因〉

17. 코의 수양법일 때

언제나 가운뎃손가락으로 콧대의 양쪽을 20~30번씩 문질러서 겉과 속이 같이 열이 나도록 하는데, 이른바 높은 곳에 흐르도록 하여 폐(肺)를 윤택하게 한다는 것이다. 〈養性〉

언제나 콧속의 털을 뽑아 없애야 하니 신기(神氣)의 드나드는 문이기 때문이다. 〈養性〉

단방(單方) (15종)

※ 백염(白鹽)

주차(酒齇)를 치료하니 진타(津唾)에 섞어서 계속 문질러 주면 신기하다. 〈得効〉

※ 백반(白礬)

콧속의 군살을 치료하니 백반말(白礬末)을 돼지기름에 개어서 솜에 싸가지고 콧속을 막으면 아주 좋다. 〈本草〉

※ 유황(硫黃)

코가 붉은 것을 치료하는 데는 귀신과 같다. 유황을 덩어리로 소주에 넣는데 세 번 담그어서 가루로 하고 가자즙(茄子汁)에 섞어서 3차례 바르면 바로 효과가 있다.

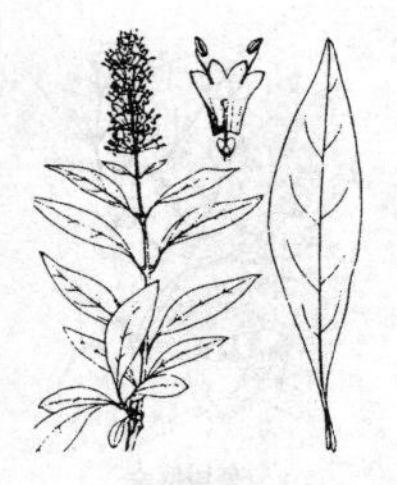
버들쥐똥나무

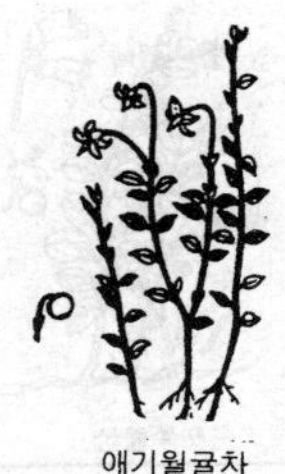
애기월귤차

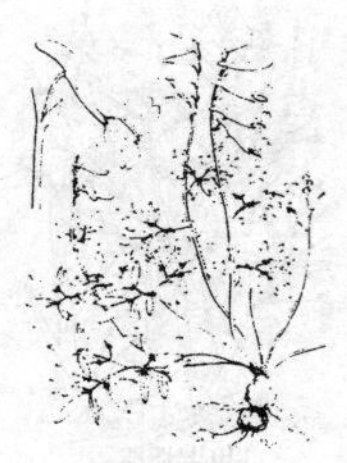
좀현호색

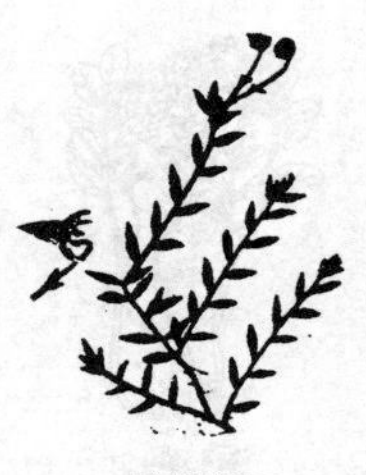
털덩굴월귤

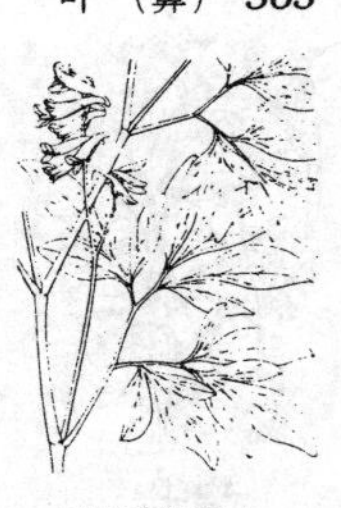
큰괴불주머니

〈種杏〉

※ 웅황(雄黃)

콧속의 군살을 치료한다.

대추씨 크기로 만들어 콧속에 넣어 두면 군살이 저절로 없어진다. 〈本草〉

※ 경분(輕粉)

주차(酒齄)를 치료한다.

경분(輕粉)과 유황(硫黃)을 가루로 하여 침에 섞어서 문지르거나 또는 경분(輕粉)·유황(硫黃)·유향(乳香)·세신(細辛)을 가루로 하여 침에 반죽하여 붙인다. 〈綱目〉

※ 세신(細辛)

코 막힌 것과 군살을 없애 주니 과체(瓜蒂)와 함께 쓰면 과정산(瓜丁散)이 된다. 군살이 늘어져 밖에까지 나오는 데도 이 약을 바르면 없어진다. 〈綱目〉

※ 궁규(芎藭)

콧물이 많은 것을 치료하니, 달이거나 가루로 먹거나 모두 좋다. 〈本草〉

※ 건강(乾薑)

코가 막힌 것을 치료하니, 가루로 해서 꿀로 환을 만들어 콧속에 넣는다. 〈本草〉

※ 신이(辛夷)

코가 막힌 것을 통한다. 가루로 하여 파 끓인 물에 1돈을 같이 먹고, 또 솜에 싸서 콧속을 막는다. 〈本草〉

※ 조각(皂角)

코가 막힌 것을 치료한다.

구워서 가루로 하여 약간씩 콧속에 넣는다. 또 음식이 콧속에 들어가서 나오지 않는 것은, 콧속에 약간 불어 넣으면 재채기를 하면서 나온다. 〈本草〉

※ 백초상(百草霜)

코에 부스럼이 오래 되어 부스럼이 헐어서 심한 냄새가 나는 증세를 치료한다. 가루로 하여 찬물에 2돈을 같이 먹는다. 〈綱目〉

※ 과체(瓜蔕)

콧속의 군살을 없애 주니 가루를 솜에 싸서 콧속에 넣고, 또는 양의 기름에 섞거나 세신(細辛)에 섞는 것이 좋다. 〈本草〉

※ 호유(胡荽)

콧속의 군살을 없애 주니, 짓찧어서 콧속에 넣으면 군살이 저절로 없어진다. 〈丹心〉

※ 견담(犬膽)

코가 막히는 것과 군살을 주로 치료하니, 과체(瓜蔕)와 세신말(細辛末)을 쓸개즙에 섞어서 코를 막으면 바로 효과가 있다. 〈本草〉

※ 구두골회(狗頭骨灰)

망사(硇砂) 약간을 재와 섞어서 콧속에 불어 넣으면 군살이 자연히 없어진다. 〈丹心〉

구두골회(狗頭骨灰) 1돈과 정향(丁香) 반 돈을 가루로 하여 콧속에 불어 넣으면 군살이 변해서 물이 된다. 〈類聚〉

※ 침구법(鍼灸法)

코에 탁한 물이 흐르는 데는 상성(上星) 27장을 뜸하고, 또 인중(人中)과 풍부(風府)혈을 택하여 낫지 않으면 백회(百會)·풍지(風池)·풍문(風門)·대추(大顀)혈을 택한다. 〈綱目〉

코가 막혀서 향냄새를 맡지 못하는 데는 영향(迎香)·상성(上星)·합곡(合谷)혈을 택하여 낫지 않으면 인중(人中)·풍부(風府)·백로(百勞)·전곡(前谷)혈을 뜸질한다. 〈綱目〉

콧물이 흐르고 냄새가 나는 데는 상성(上星)·곡차(曲差)·합곡(合谷)·인중(人中)·영향(迎香)혈을 택한다. 〈東垣〉

콧물이 많이 흐르는 데는 신회(顖會)·전정(前頂)·영향(迎香)혈을 뜸을 한다. 〈資生〉

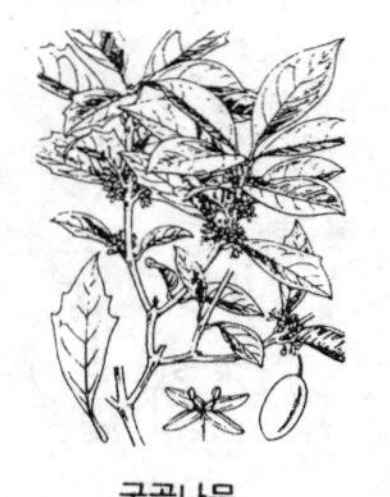
구골나무

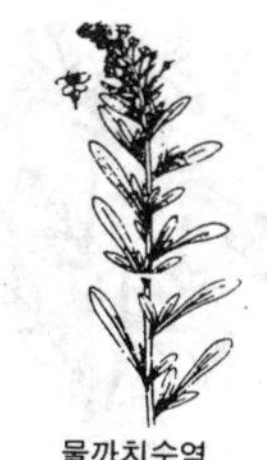
물까치수염

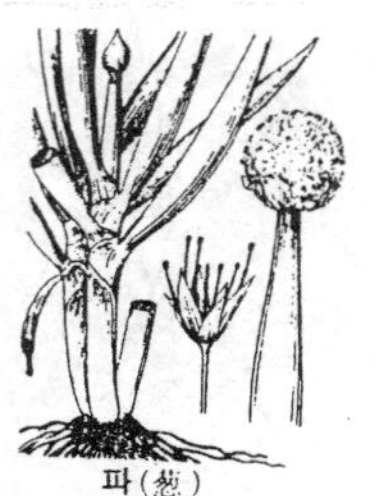
파(葱)

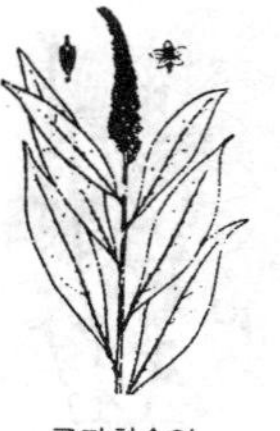
큰까치수염

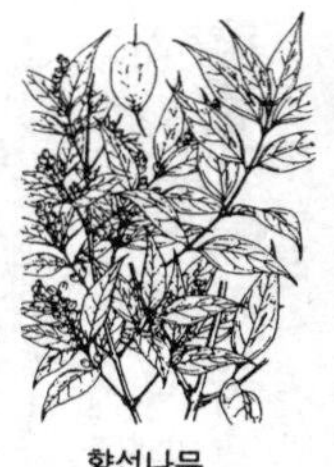
향선나무

六. 구설(口舌)

1. 입을 옥지(玉池)라고 할 때

황정경(黃庭經)에 말하기를, 「옥지(玉池)의 맑은 물이 영근(靈根)에 관주(灌注)한다.」하였다. 또 주(註)에 말하기를, 「옥지(玉池)는 입을 말함이며, 맑은 물은 진액(津液)을 이름이고, 영근(靈根)은 혀를 말한 것이다.」라고 하였다.

2. 혀가 심(心)에 속할 때

심(心)이 구멍에 있어서 혀가 된다. 또는 심기(心氣)가 혀에 통하므로 심(心)이 온화하면 충분히 5가지 맛을 안다. 혀는 심(心)의 싹이다. 〈入門〉

혀는 심(心)의 관(官)이 되니 5가지 맛보는 것을 주재한다. 심(心)의 본맥(本脈)은 혀뿌리에 매었고, 비(脾)의 낙맥(絡脈)은 혀 옆에 매었고, 간맥(肝脈)은 음기(陰器)를 돌아서 혀의 근본에 매었으니, 신(腎)의 진액(津液)이 혀끝에 나와서 오장(五臟)에 퍼지는 것을 심(心)이 실질적으로 주관하는 셈이다. 삼경(三經)이 사기(四氣)의 중독됨을 입으면 혀가 말려서 말을 못하고, 7정(七情)의 기(氣)가 답답하면 혀에 부스럼이 나서 말을 못하며, 심(心)에 열이 있으면 혀가 상하여 부스럼이 나고 간(肝)이 막히면 엉키면 피가 솟아나고, 비(脾)가 닫히면 백태(白苔)가 눈(雪)과 같은 것이 생기니 이것이 모두 다 혀의 병이 된다. 〈得効〉

3. 구진(口唇)이 비(脾)에 속할 때

한가운데의 누런색이 비(脾)에 들어가서 통하고 입에 구멍을 열기 때문에 병이 혀의 뿌리에서 난다. 또한 비(脾)가 구멍에 있어서 입이 된다. 〈內經〉

비기(脾氣)가 입에 통하니, 비(脾)가 온화하면 충분히 5가지 맛을 안다. 〈難經〉

심(心)은 혀를 주장하고 비(脾)는 진구(唇口)를 주관하므로 심비(心脾)의 2기가 계속 서로 통하고 있는 것이다. 〈入門〉

입술은 비(脾)에 속하므로 바람을 맞으면 경련을 일으키고, 차면 떨면서 오그라지며, 열이 있으면 말라서 찢어지고, 혈(血)이 허하면 핼쑥하고, 기(氣)가 울하면 부스럼이 나는 것이니 입술에 병이 있으면 증세에 따라서 비(脾)를 치료하는 것이 좋다. 〈入門〉

4. 맥법(脈法)일 때

왼쪽 마디 맥(脈)이 넓거나 촘촘하면 심(心)에 열이 있고 입이 쓰며, 오른쪽 마디 맥(脈)이 들뜨고 촘촘하면 폐(肺)에 열이 있고 맵다. 왼쪽 관(關)이 당기고 촘촘하면 담(膽)이 허(虛)하고 입이 쓰며, 넓고 실(實)하면 간(肝)에 열이 있고 입이 시며, 오른쪽 관(關)이 침실(沈實)하면 비(脾)에 열이 있고 입이 달며, 넓거나 촘촘하면 입에 부스럼이 나고 또는 혀가 무겁고 뻣뻣하게 된다. 〈脈訣〉

입과 혀에 부스럼이 나고 맥(脈)이 넓으며 질(疾)하고 빠른데 거기에 맥(脈)의 허(虛)를 끼면 중기(中氣)가 모자라는 증세이다. 〈得効〉

5. 구설(口舌)이 오미(五味)를 주관할 때

심기(心氣)가 혀에 통하니 충분히 5가지 맛을 알고, 비기(脾氣)가 입에 통하니 또한 5가지 곡식의 맛을 아는 것이다. 입맛은 열(熱)이 이기면 쓰고, 추위가 이기면 짜며, 먹은 음식이 소화가 안 되면 시고, 번조(煩燥)하면 삽(澁)하며, 허약하면 묽고, 종기가 나면 달며, 답답하면 입 냄새가 나고, 체해서 엉기면 부스럼이 나는 것이니 입의 진액(津液)이 오장(五臟)을 통하는데 장기(臟氣)가 따라 이기면 맛이 입에 맞는 것이다. 〈得効〉

위(胃)가 상하고 양(陽)이 허약하면 입맛이 없고, 신(腎)이 상하고 음(陰)이 허약하면 입맛이 있다. 〈入門〉

용뇌계소원(龍腦雞蘇元)이 위열(胃熱)·구취(口臭)·폐열(肺熱)·후성(喉腥)·비열(脾熱)·구감(口甘)·담열(膽熱)·구고(口苦)·간열(肝熱)·구산(口酸) 및 가슴속의 열울(熱鬱) 등 증세를 치료한다.

6. 구산(口酸)일 때

간(肝)에 열이 있으면 입이 시고, 목(木)이 비(脾)의 편에 타면 입이 또한 시니 소시호탕(小柴胡湯)에 초용담(草龍膽)·청피(靑皮)를 더해서 쓰고, 심하면 당귀용회환(當歸龍薈丸)을 쓴다. 〈入門〉

7. 구고(口苦)일 때

심(心)에 열이 있으면 입이 쓰고, 또는 부스럼이 나니 양격산(涼膈散)과 사심탕(瀉心湯)을 쓴다.

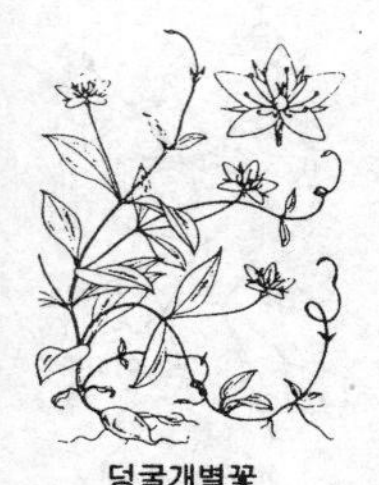
덩굴개별꽃

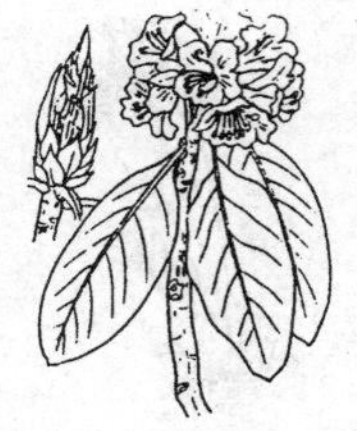
홍만병초

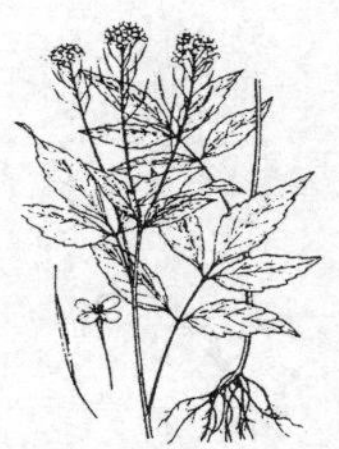
미나리냉이

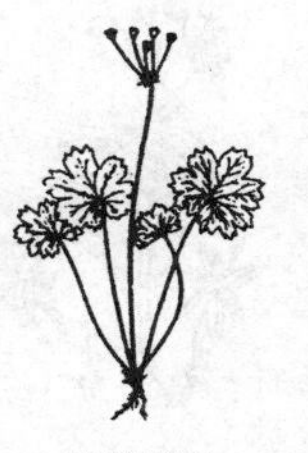
금강봄맞이

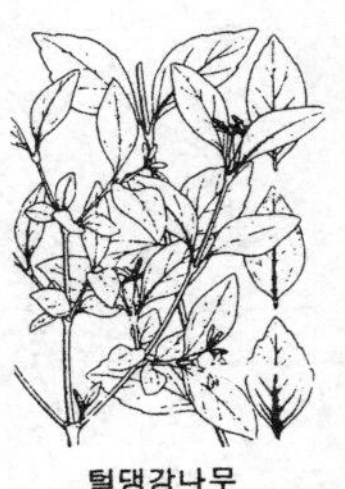
털댕강나무

간(肝)이 열을 담(膽)에 옮기면 입이 쓰니, 소시호탕(小柴胡湯)에 맥문동(麥門冬)•산조인(酸棗仁)•지골피(地骨皮)•원지(遠志)를 가해서 쓴다. 병이 있고 입이 쓴 증세를 담단(膽癉)이라고 하는데, 이것은 모려(謀慮)를 자주 하면서 결단을 못하기 때문에 담(膽)이 허약하고 기(氣)가 위로 넘쳐서 입이 쓴 것이다. 또 간기(肝氣)가 열이 있으면 담(膽)이 설(泄)하고 입이 쓰며 근막(筋膜)이 마른다.

석(釋)에 말하기를, 「간(肝)은 모려(謀慮)를 주관하고 담(膽)은 결단을 주관하여 즙(汁) 3홉을 담고 있으며, 담(膽)이 혹시 결단을 못하고 급하게 성을 내면 기(氣)가 위로 오르고 담즙(膽汁)이 위로 넘치기 때문에 입이 쓰니 용담사간탕(龍膽瀉肝湯)이 주로 치료한다.」〈綱目〉

입이 쓸 때는 익담탕(益膽湯)을 쓴다. 〈正傳〉

8. 구감(口甘)일 때

비(脾)에 열이 있으면 입이 달고, 혹시 냄새가 날 때는 사황산(瀉黃散)과 삼황탕(三黃湯)을 쓴다. 〈入門〉

병이 있고 입이 단 증세는 병명을 무엇이라고 하는가? 이것은 오기(五氣)의 상일(上溢)이니 비단(脾疸)이라고 하는데 단(疸)이란 것은 즉 열(熱)이다. 위(胃)에 열이 있으면 입이 달고, 허약하면 입이 싱거운 것이다. 〈入門〉

9. 구신(口辛)일 때

폐(肺)에 열이 있으면 입이 매우니 감길탕(甘桔湯)과 사백산(瀉白散)을 쓰고, 폐(肺)에 열이 있고 목구멍이 비린 데는 가감사백산(加減瀉白散)을 쓴다.

10. 구함(口鹹)일 때

신(腎)에이 열이 있으면 입이 짜니 자신환(滋腎丸)과 자음대보환(滋陰大補丸)을 쓴다. 〈入門〉

※ 용담사간탕(龍膽瀉肝湯)

효능 : 입에 쓴맛이 돌 때 치료한다.

처방 시호(柴胡) 1돈, 황금(黃芩) 7푼, 생감초(生甘草)•인삼(人蔘)•천문동(天門冬)•황련(黃連)•초용담(草龍膽)•산치인(山梔仁)•맥문동(麥門冬)•지모(知母) 각 5푼, 오미자(五味子) 7알을 물로 달여서 공복에 먹으며 맵고 뜨거운 것을 피한다. 〈綱目〉

※ 익담탕(益膽湯)

효능 : 모려(謀慮)를 결단치 못해서 담(膽)이 허약하고 기(氣)가 위로 넘치며 입이 쓴 증세를 치료한다.

처방 황금(黃芩)•인삼(人蔘)•감초(甘草) 각 1돈, 원지(遠志) 7푼, 관계(官桂) 5푼, 고삼(苦蔘)•복신(茯神) 각 3푼을 물로 달여 먹는다. 〈河間〉

※ 삼황탕(三黃湯)

효능 : 비열(脾熱)과 입에 단맛이 돌 때 치료한다.

처방 황련(黃連)•황금(黃芩)•치자(梔子)•석고(石膏)•작약(芍藥)•길경(桔梗)•복령(茯苓) 각 8푼, 백출(白朮)•감초(甘草) 각 3푼에 오매(烏梅) 1개를 넣어 물로 달여 먹는다. 〈回春〉

※ 가감사백산(加減瀉白散)

효능 : 폐열(肺熱)과 후성(喉腥)을 치료한다.

처방 상백피(桑白皮) 2돈, 길경(桔梗) 1돈반, 지골피(地骨皮)•감초구(甘草灸) 각 1돈, 황금(黃芩)•맥문동(麥門冬) 각 5푼, 오미자(五味子) 15알, 지모(知母) 7푼을 1일 2번씩 물로 달여 먹고, 주면(酒麵)과 맵고 뜨거운 음식을 피한다. 어떤 사람이 고량(膏粱)과 음주를 지나치게 하고 노심(勞心)까지 겹쳐서 폐기(肺氣)를 상하니, 기(氣)에서 비린내가 나고 가래가 진하고 끈끈하여 입이 쓰며 혀가 마르는데 이 약을 먹고 나았다 한다. 〈寶鑑〉

11. 입에서 악취가 날 때

구취는 위열(胃熱) 때문인 것이다. 허화(虛火)가 울열해서 가슴속에 쌓아 두면 입에서 냄새가 나는 것이니 궁지고(芎芷膏)를 쓴다. 〈入門〉

구취의 한 증세는 즉 열기가 가슴 사이에 쌓여 있고 열(熱)을 끼며, 상충(上衝)하여 입으로 내뱉는 증세이다. 〈直指〉

심(心)이 피로하고 좋은 것을 먹으면 비린내가 나므로 가감사백산(加減瀉白散)을 쓴다.

고기를 많이 먹으면 입에서 냄새가 심하므로 신공환(神功丸)을 쓰고, 위의 열로 입에서 냄새가 나는 데는 용뇌

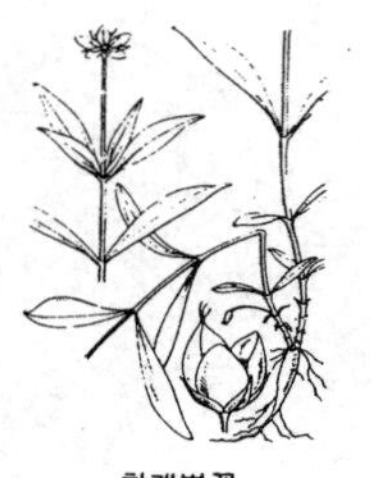
참개별꽃

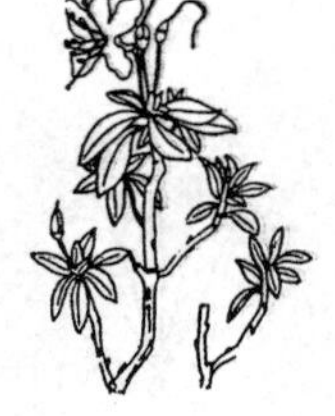
창백철쭉

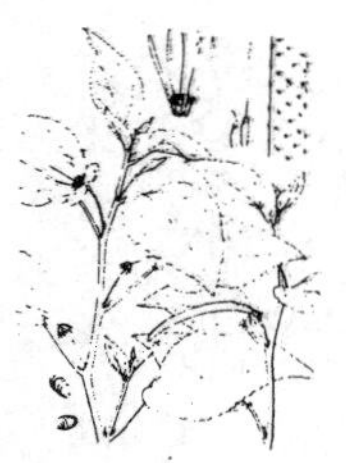
수까치깨

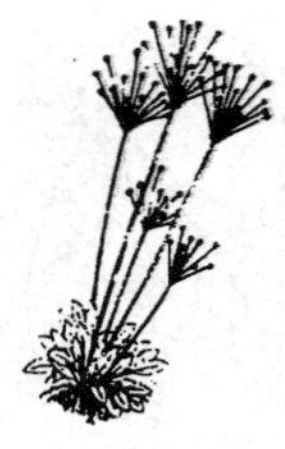
애기봄맞이

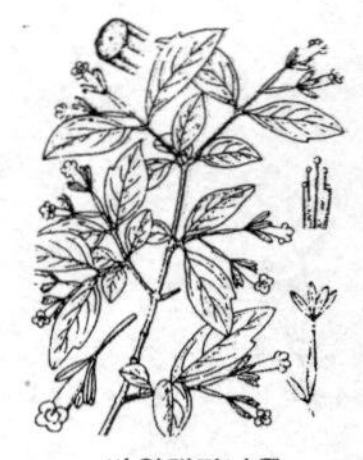
바위댕강나무

계소환(龍腦雞蘇丸)•가감감로음(加減甘露飮)•승마황련환(升麻黃連丸)을 쓴다. 피고름을 토하고 폐(肺)가 헐어 있는 증세와 같으면서 입에서 냄새가 나는 증세는 소풍산(消風散)에 남자의 발회(髮灰)를 가해서 미음에 같이 내리면 두 번에 바로 차도가 생긴다. 〈丹心〉

어떤 사람이 입냄새가 심하여 늘 옆으로 가는 것과 같아서 비록 친척이라 하더라도 이야기 하기가 난처한데 대인(戴人)이 이르기를, 「폐금(肺金)이 원래 비린 것을 좋아하는 것인데 금(金)이 화(火)의 편에 탄 것이 되니, 화(火)가 냄새를 좋아하므로 오래 되면 썩게 되니 썩는 것은 신(腎)에 드는 증세이다. 이것은 진원(眞元)이 심하면 오히려 물로 변하는 것이니 병이 위에 있으므로 당연히 토해야 한다」하고, 다조산(茶調散)으로 토하여 병의 7푼쯤을 없애 주고 밤이 되어 주차환(舟車丸)을 써서 5~7번 설사를 시키니 아침이 되어서 결국 입냄새가 없어졌다. 〈子和〉

※ 궁지고(芎芷膏)

효능 : 구기(口氣)의 열취(熱臭)를 치료한다.

처방 천궁(川芎)•백지(白芷)를 등분하고 가루로 하여 꿀로 연밥 크기의 환을 해서 매 1알을 자기 전에 녹여서 삼킨다. 〈得効〉

※ 가감감로음(加減甘露飮)

효능 : 위열(胃熱)•구취(口臭)•구창(口瘡)•아선(牙宣)을 치료한다.

처방 숙지황(熟地黃)•생지황(生地黃)•천문동(天門冬)•황금(黃芩)•비파엽(枇杷葉)•인진(茵蔯)•지각(枳殼)•석곡(石斛)•감초(甘草) 각 1냥, 서각(犀角) 3돈을 가루로 하여 매 2돈씩 물로 달여 먹는다. 이 처방에서 서각(犀角) 1가지가 드는 것이 묘한 이치와 기이한 효과가 있다. 〈本草〉

※ 승마황련환(升麻黃連丸)

효능 : 입냄새가 심해서 가까이 갈 수 없는 증세를 치료한다.

처방 황금주세(黃芩酒洗) 2냥, 황련(黃連) 1냥, 생강(生薑 : 取汁)•연화(蓮花)•청피(靑皮)•승마(升麻) 각 5돈, 생감초(生甘草) 3돈, 백단향(白檀香) 2돈을 가루로 하여 떡처럼 찌고 콩알 크기로 환을 만들어 매 1알을 끓인 물에 잘 씹어서 고루 내린다. 〈正傳〉

12. 구미(口糜)일 때

구미(口糜)란 것은 입의 부스럼이 문드러지는 것이다. 〈入門〉

방광이 열을 소장(小腸)에 옮기면 격장(膈腸)이 되어서 변을 못 누고 위로는 입이 문드러지니, 이열탕(移熱湯)과 시호지골피탕(柴胡地骨皮湯)을 쓴다. 장부(臟腑)가 열을 쌓아서 입과 혀에 부스럼이 나는 데는 국방양격산(局方涼膈散)과 회춘양격산(回春涼膈散)이 좋다. 또 입과 혀에 부스럼이 나면 옥지음자(玉芝飮子)를 쓰고, 승마산(升麻散)에 용석산(龍石散)을 같이 쓰며 또는 벽설(碧雪)을 바르거나 붕사원(硼砂元)을 입에 물기도 한다. 해묵은 부스럼에는 흑삼환(黑蔘丸)을 쓴다. 〈入門〉

입의 부스럼이 붉은 증세는 심열(心熱)이니 유향산(乳香散)과 천화분말(天花粉末)을 바르고, 부스럼 빛이 흰 것은 폐열(肺熱)이니 몰약산(沒藥散)과 청금산(靑金散)을 쓰고 황백(黃柏)과 필발(蓽撥)을 가루로 하여 바르고 얼마 동안 지난 뒤에 물로 양치해 버린다. 〈入門〉

※ 이열탕(移熱湯)

구미(口糜)와 심위(心胃)의 열의 막히고 입에 부스럼이 문드러진 증세를치료한다.

또 도적산(導赤散)과 사령산(四苓散)을 각 등분하여 달여 먹는다. 내경(內經)에 이르기를, 「방광이 열을 소장에 옮기면 위로 구미(口糜)가 되니 술꾼에게 이 병이 많다.」〈綱目〉

※ 시호지골피탕(柴胡地骨皮湯)

효능 : 방광이 열을 소장에 옮겨서 위로 구미(口糜)가 된 증세를 치료한다.

처방 시호(柴胡)•지골피(地骨皮) 각 2돈반을 물로 달여 먹는다. 〈河間〉

※ 회춘양격산(回春涼膈散)

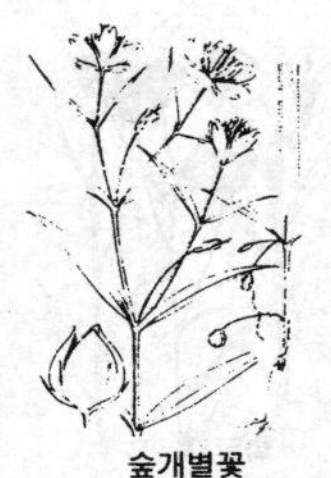
숲개별꽃

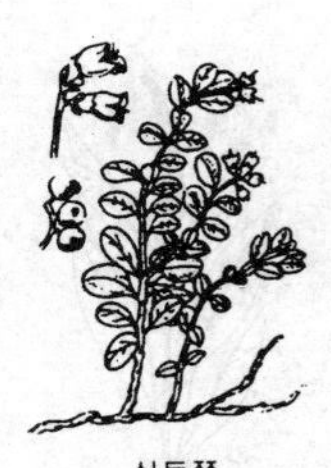
산들쭉

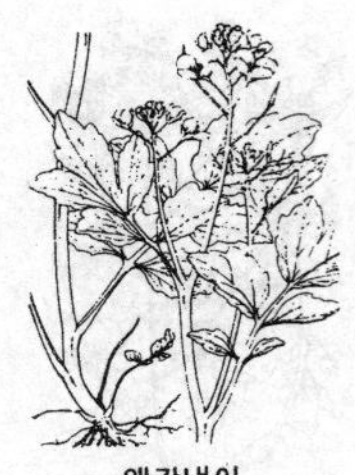
왜갓냉이

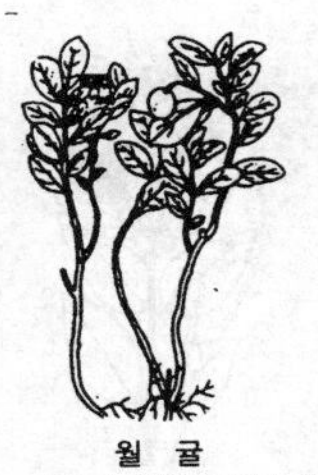
월귤

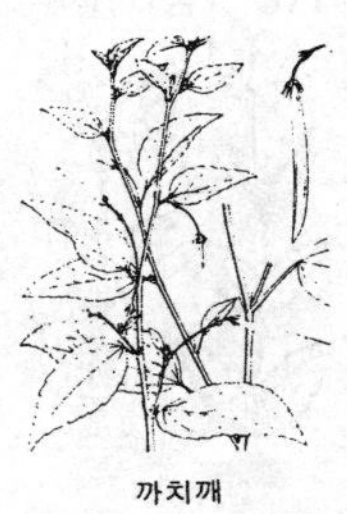
까치깨

효능 : 삼초(三焦)의 화(火)가 성(盛)하여 입과 혀에 부스럼이 나는 증세를 치료한다.

처방 연교(連翹) 1돈 2푼, 황금(黃芩) • 치자(梔子) • 길경(桔梗) • 황련(黃連) • 박하(薄荷) • 당귀(當歸) • 생지황(生地黃) • 지각(枳殼) • 적작약(赤芍藥) • 감초(甘草) 각 7푼을 물로 달여 먹는다. 〈回春〉

※ 옥지음자(玉芝飮子)

효능 : 가슴의 열 때문에 입과 혀에 부스럼이 생기고 목구멍의 종기로 아픈 증세를 치료한다.

처방 감초구(甘草炙) 2냥, 곽향엽(藿香葉) • 석고하(石膏煆) • 치자인(梔子仁) 각 1냥을 가루로 하여 매 1돈을 냉수로 고루 내린다. 〈東垣〉

※ 승마산(升麻散)

효능 : 심비(心脾)에 열이 있고 입과 혀에 부스럼이 생겨 터진 증세를 치료한다.

처방 승마(升麻) • 현삼(玄蔘) • 천궁(川芎) • 생지황(生地黃) • 맥문동(麥門冬) 각 1돈, 대황(大黃) • 황련(黃連) • 황금(黃芩) • 감초(甘草) 각 5푼에 생강 3쪽과 대추 2개를 넣어 물에 달여 먹는다. 〈直指〉

※ 붕사원(硼砂元)

효능 : 입과 혀에 부스럼이 나고 입의 냄새를 치료한다.

처방 한수석(寒水石) 2냥반, 붕사(硼砂) 5돈, 마아초(馬牙硝) 1돈, 용뇌(龍腦) • 사향(麝香) 각 5푼을 가루로 하여 감초(甘草) 5돈을 즙을 내어 약말(藥末)을 달여서 고약처럼 만들어 연밥 크기로 환을 해서 침에 녹여 삼키고 또는 가루를 그냥 환부에 뿌리기도 한다. 〈直指〉

※ 흑삼환(黑蔘丸)

효능 : 입과 혀에 부스럼이 나서 해가 넘도록 병으로 앓는 증세를 치료한다.

처방 현삼(玄蔘) • 천문동(天門冬) • 맥문동(麥門冬)을 등분해서 가루로 하고 꿀로 콩알 크기의 환을 만들어 매 1알을 녹여서 삼킨다. 〈丹心〉

13. 허화(虛火)와 구창(口瘡)일 때

구창(口瘡)에 냉약을 써서 낫지 않는 증세는 중초(中焦)의 기(氣)가 모자라고 허화(虛火)가 위로 뜨는 증세이니, 먼저 이중탕(理中湯)을 쓰고 더 심하면 부자(附子)를 가해서 쓴다. 〈丹心〉

음허(陰虛)하면 사물탕(四物湯)에 지모(知母) • 황백(黃柏)을 가해서 쓰고, 허화 핍상(虛火泛上)에는 감초와 건강(乾薑)을 가루로 하여 잘 씹어서 머금었다가 삼킨다. 〈入門〉

14. 진종(唇腫)과 진창(唇瘡)일 때

사위탕(瀉胃湯) • 의이인탕(薏苡仁湯) • 작약탕(芍藥湯)을 쓴다. 진설(唇舌)이 애를 태우며 입이 헤지고 부스럼이 나는 증세는 심비(心脾)가 열을 받아서 그러한 것이니, 황련(黃連)을 물에 적시어 오래 끓여 마시고 만일 목이 많이 마를 때 적게 마시면 죽엽석고탕(竹葉石膏湯)을 쓴다. 〈直指〉

부스럼이 심하여 오래 낫지 않는 것은 8월의 쪽잎(藍葉)을 즙을 내어 씻으면 불과 3일에 바로 차도가 생긴다. 〈丹心〉

또 흰 연화판(蓮花瓣)을 붙이면 바로 효과가 있고 입술이 터져서 피가 나는 것도 바로 그친다. 〈丹心〉

※ 사위탕(瀉胃湯)

효능 : 위(胃)의 실열(實熱) 때문에 진구(唇口)가 말라서 찢어지고 답답하여 목이 마르며 변비가 있는 증세를 치료한다.

처방 대황(大黃) 2돈반, 갈근(葛根) 1돈, 길경(桔梗) • 지각(枳殼) • 전호(前胡) • 행인(杏仁) 각 5푼에 생강 3쪽을 넣어 물로 달여 먹는다. 〈入門〉

※ 의이인탕(薏苡仁湯)

효능 : 풍종(風腫)이 비(脾)에 있어서 진구(唇口)가 고루 움직이는 것을 치료한다.

처방 의이인(薏苡仁) • 방기(防己) • 적소두초(赤小豆炒) • 감초구(甘草炙) 각 1돈반을 물로 달여 먹는다. 〈得

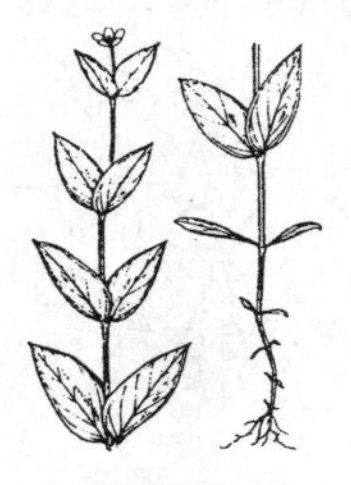
긴개별꽃

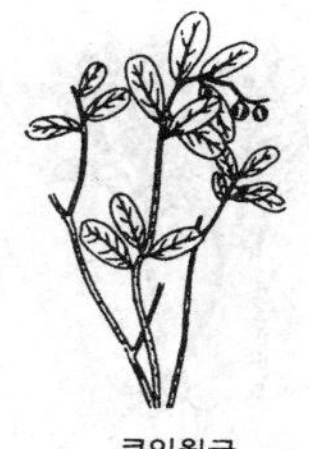
큰잎월귤

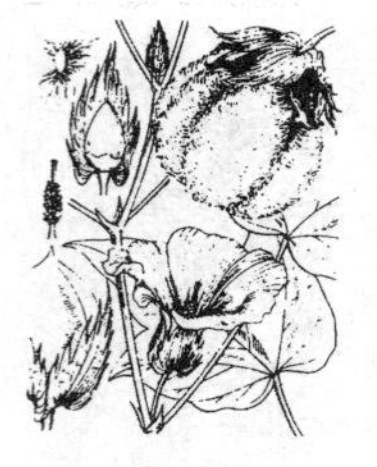
목 화

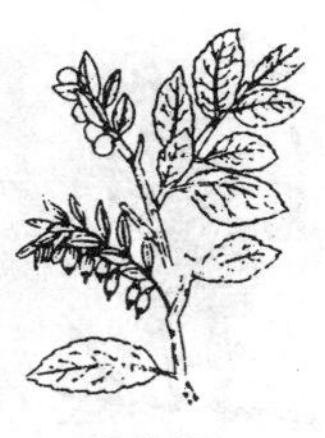
모새나무

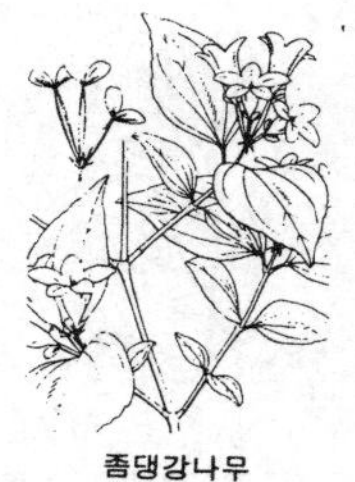
좀댕강나무

効〉

※ 작약탕(芍藥湯)

효능 : 비화(脾火)가 성(盛)하여 구진(口唇)이 부스럼이 생기고 또는 많이 먹었으나 쉽게 배가 고픈 증세를 치료한다.

처방 적작약(赤芍藥) • 치자(梔子) • 황련(黃連) • 석고(石膏) • 연교(連翹) • 박하(薄荷) 각 1돈, 감초(甘草) 5푼을 물로 달여 먹는다.

15. 견진(繭唇)일 때

구진(口唇)이 바싹 작아져서 다시 합하지 못하고 음식도 못 먹으니 급하게 치료하지 않으면 죽는다. 이것은 기이한 병에 드는데 견진(繭唇)이라 하고 또는 긴진(緊唇) • 심진(瀋唇) 등의 병명을 갖는다. 실(實)한 증세는 사황산(瀉黃散)과 사황음자(瀉黃飮子)를 쓰고, 종기가 난 증세는 의이인탕(薏苡仁湯)과 황백산(黃柏散)을 같이 쓰고 백회산(白灰散)을 고루 붙인다. 〈濟生〉

겉으로는 푸른 껍질을 태워서 재로 하여 돼지기름에 반죽하여서 바르고 다시 청피회말(青皮灰末) 매 1돈을 술에 고루 먹는다. 〈入門〉

난발(亂髮) • 노봉방(露蜂房) • 육축모소회(六畜毛燒灰)를 돼지기름에 섞어서 바른다. 〈得効〉

또 뱀의 허물이나 굼벵이를 태워 재로 하여 돼지기름에 섞어서 바른다. 〈得効〉

※ 사황음자(瀉黃飮子)

효능 : 풍열(風熱)이 비경(脾經)에 쌓여서 입술이 마르고 갈라져서 피가 나고 빛이 죽은 데 쓴다.

처방 승마(升麻) • 백지(白芷) • 지각(枳殼) • 황금(黃芩) • 방풍(防風) • 반하(半夏) • 석곡(石斛) 각 1돈, 감초(甘草) 5푼에 생강 5쪽을 넣어 물로 달여 먹는다. 〈濟生〉

※ 황백산(黃柏散)

효능 : 견진(繭唇)을 치료한다.

처방 황백(黃柏) 2냥에 오배자(五倍子) • 밀타승(密陀僧) 각 2돈과 감초(甘草) 2푼을 가루로 하여 물에 개어서 황백(黃柏)에 발라 약즙(藥汁)이 다 되도록 굽고 황백(黃柏)을 아주 엷게 쪽으로 썰어서 자기 전에 견진(繭) 위에 붙여 두면 아침에 바로 낫는다. 〈入門〉

※ 백회산(白灰散)

효능 : 긴진(緊唇)을 치료한다.

처방 흰 헝겊을 등심(燈心)처럼 만들어서 손가락같이 크게 하고 도끼날(斧刀) 위에 놓고 불사르면 즙이 조금 나오는데 그것을 닦아서 진상(唇上)에 바른다. 고청포(故青布)도 위와 같이 하여 바르고 태워서 재로 하여 돼지기름에 고루 붙여도 좋다. 〈得効〉

16. 설종(舌腫)일 때

혀의 종기가 입에 가득차서 기(氣)를 토하지 못하는 증세를 목설(木舌)이라고 한다. 〈入門〉

목설(木舌)은 심비(心脾)의 열이 막혀서 엉킨 것이다. 〈入門〉

목설(木舌)은 혀의 종기가 크고 거칠며, 차차 종기가 단단하여 입에 가득차는 증세이니 빨리 치료하지 않으면 죽는다. 〈綱目〉

목설(木舌)은 혀가 종기로 단단하여 온화하고 연하지 않은 증세이니 백초상(百草霜) • 망초(芒硝) • 활석(滑石)을 가루로 하여 술에 개어 붙인다. 〈丹心〉

목설(木舌)의 치료 방법은 자설(紫雪) 2돈에 죽력(竹瀝)을 섞어서 입 속을 자주 닦으면 바로 없어진다. 〈綱目〉

모든 혀의 종창(腫脹)에 용뇌파독산(龍腦破毒散) 반돈을 손가락으로 찍어다 혀에 문지르고 삼켜도 좋다. 〈丹心〉

어떤 노인이 설근(舌根)에 종기가 나서 차차 입에 가득차고 그 증세가 심히 흉하여 대인(戴人)이 이르기를, 「혈(血)이 실(實)한 증세는 당연히 터뜨려서 치료해야 한다.」 하고 쇠꽃이 침으로써 매일 8~9번을 찔러서 약 2~3잔의 피를 흐르게 하니 종기가 없어지고 아픔이 덜어졌다. 혀라는 것은 심(心)의 외후(外候)인데 심(心)이 혈(血)을 주관하기 때문에 혈(血)이 나오면 낫는다. 〈子和〉

설종(舌腫)에는 황련탕(黃連湯) • 청열여성산(清熱如聖散) • 호박서각고(琥珀犀角膏) • 상염산(霜鹽散)을 쓴다.

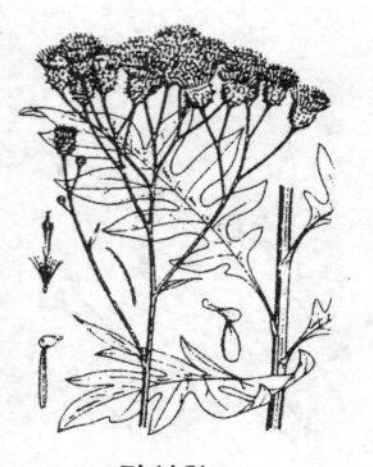
각시취

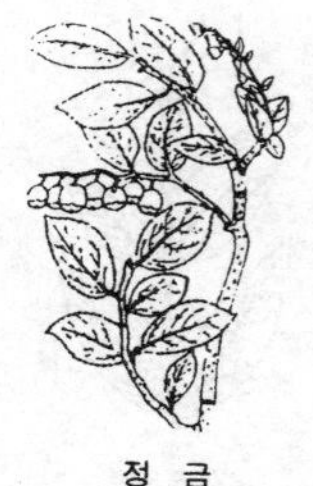
정 금

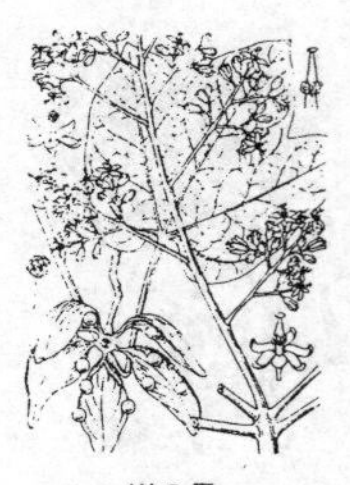
벽오동

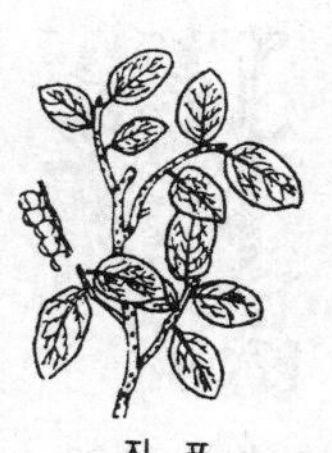
지 포

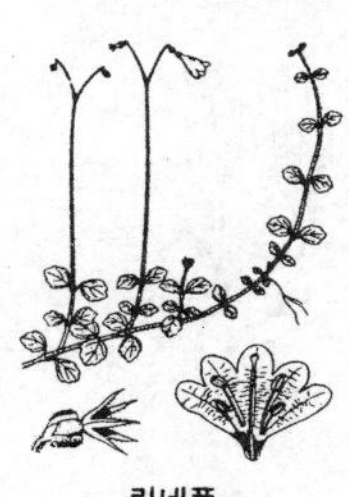
린네풀

※ 황련탕(黃連湯)

효능 : 심화(心火) 때문에 혀에 부스럼이 나고 또는 혀가 말라서 벌어지며 또는 혀에 피가 나게 되고 또는 혀가 굳은 것을 치료한다.

처방 황련주초(黃連酒炒) • 치자초(梔子炒) • 생지황주세(生地黃酒洗) • 맥문동(麥門冬) • 당귀주세(當歸酒洗) • 적작약(赤芍藥) 각 1돈, 서각(犀角) • 박하(薄荷) • 감초 각 5푼을 물로 달여 식사 후에 먹는다. 〈回春〉

※ 청열여성산(淸熱如聖散)

효능 : 혀밑에 종기가 맺힌 것이 터져서 누런 가래가 나오고 다시 재발하는 증세를 치료한다.

처방 연교(連翹) 1돈반, 오실(惡實) • 황련(黃連) 각 1돈, 천화분(天花粉) • 치자인(梔子仁) 각 7푼, 지각(枳殼) • 시호(柴胡) • 형개(荊芥) • 박하(薄荷) 각 5푼, 등심(燈心) 1단을 넣어 물로 달여서 약간 차게 먹는다. 〈回春〉

※ 호박서각고(琥珀犀角膏)

효능 : 목구멍과 혀에서 생기는 부스럼에 효과가 있다.

처방 산조인(酸棗仁) • 인삼(人蔘) • 복신(茯神) 각 2돈, 서각(犀角) • 호박(琥珀) • 주사(朱砂) 각 1돈, 용뇌(龍腦) 1푼을 가루로 해서 꿀에 콩알 크기로 환을 하여 매 1알을 맥문동전탕(麥門冬煎湯)으로 1일에 3~5알을 녹여 내린다. 〈入門〉

※ 상염산(霜鹽散)

효능 : 혀가 갑자기 크게 부은 증세를 치료한다.

처방 백초상(百草霜) • 청염(靑鹽)을 등분하고 가루로 하여 맑은 물에 개어서 바르고 청염(靑鹽)이 없으면 백염(白鹽)도 좋다. 〈入門〉

17. 중설(重舌)일 때

혀뿌리에 붙어서 또 하나의 작은 혀가 나는 증세를 중설(重舌)이라고 하는데, 침으로 찔러서 나쁜 피를 빼내야 한다. 〈入門〉

혀 밑에 작은 혀 같은 것이 나는 증세를 중설(重舌)이라 하고, 뺨속과 입천장에 나는 것을 중악(重腭)이라 하고, 잇몸 위에 나는 것을 중은(重齦)이라 하니 모두 침으로 찔러서 피를 내야 한다. 〈綱目〉

중설(重舌)은 심비(心脾)에 열이 성한 것이니 청대산(靑黛散)을 쓴다. 〈入門〉

혀가 부어서 입에 가득하여 소리를 못 내고 음식을 못 먹는 증세를 중설(重舌)이라고 하니 포황(蒲黃)을 아픈 자리에 바르고 죽력(竹瀝)에 섞어서 쓰는 것도 좋으며, 황련(黃連)을 달여 그 물을 자주 머금으면 좋다. 〈入門〉

황백(黃柏)가루를 죽력(竹瀝)에 섞어서 바르고 또 백초상(百草霜) • 염초(焰硝) • 활석말(滑石末)을 술에 섞어서 바른다. 〈入門〉

중설(重舌)에는 여성승금정(如聖勝金錠)으로 관규(關竅)를 연다. 〈得効〉

중설(重舌)에는 자설(紫雪)을 죽력(竹瀝)에 섞어서 바르고 그 즙을 삼켜 내린다. 〈綱目〉

※ 청대산(靑黛散)

효능 : 중설(重舌)을 치료한다.

처방 황련(黃連) • 황백(黃柏) 각 3돈, 청대(靑黛) • 마아초(馬牙硝) • 주사(朱砂) 각 6푼, 용뇌(龍腦) 1푼을 가루로 하여 먼저 박하즙(薄荷汁)으로 입안을 씻고 약가루를 바른다. 목구멍의 부스럼도 치료가 된다. 〈入門〉

18. 중설(重舌)을 마찰할 때

중설(重舌)의 심한 증세에는 먼저 손톱을 깎고 손가락으로 혀밑 힘줄 위를 문질러서 혀뿌리까지 차차 깊이 들어가면서 문지르기를 3번쯤 하고, 다시 손가락에 물을 찍어서 머리 뒤의 연과(燕窠)와 소갱(小坑)의 중근(中筋)까지 문지르되 위로부터 밑으로 내려가서 조금 구부려 가지고 깊이 문질러 들어가기를 또한 3번쯤 한다. 어린아이는 젖을 잘 빨면 낫는다. 〈得効〉

19. 목설(木舌)일 때

치료 방법은 설종(舌腫)과 같다.

20. 설뉵(舌衄)일 때

혈문(血門)에 보면 상세하게 설명이 나와 있다.

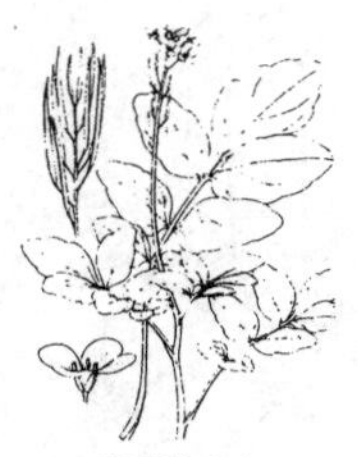
꽃황새냉이

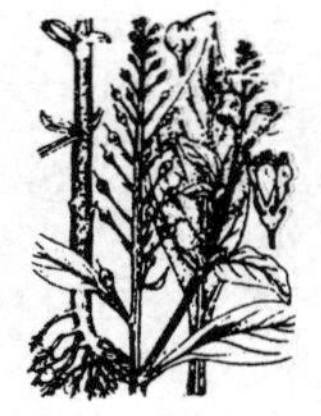
점박이까치수염

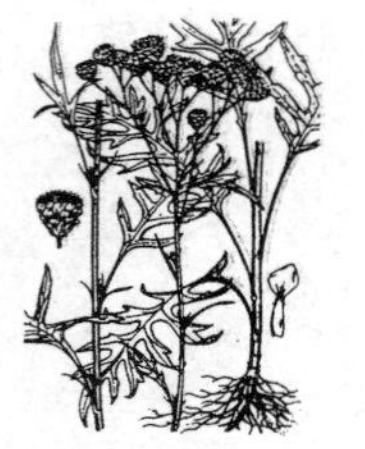
큰각시취

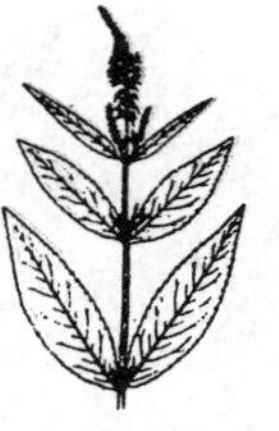
까치수염

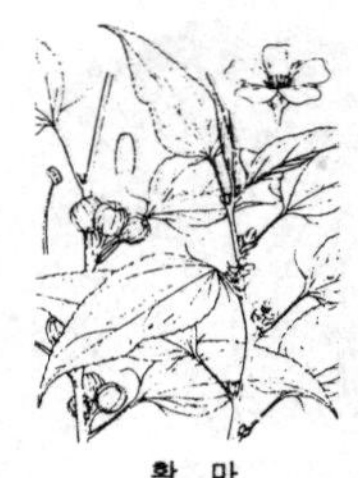
황 마

21. 설장(舌長)과 설단(舌短)일 때

혀를 토해서 거두어 들이지 못하는 증세를 양강(陽強)이라 하고, 혀가 위축되어 말을 못하는 증세를 음강(陰強)이라 한다. 〈醫鑑〉

상한열병(傷寒熱病) 뒤에 범방(犯房)해서 얻은 병의 증세를 음양역(陰陽易)이라고 하는데 혀가 2~3치 나와서 죽는다. 〈仲景〉

상한열병(傷寒熱病) 뒤에 혀가 한 치가 넘게 나와서 여러 날을 거두어 들이지 못하는 데는 편뇌(片腦)를 가루로 하여 혀 위에 바르면 곧 오므라지니 5돈쭘 쓰는 것이 적합할 것이다. 〈醫說〉

족궐음(足厥陰)의 기(氣)가 끊어지면 혀가 말려서 짧아진다. 궐음(厥陰)은 간에 속하고, 간은 근(筋)을 주관해서 음기(陰器)에 모이고 혀뿌리에서 그치기 때문에 간의 기(氣)가 끊어지면 혀가 말리고 고환이 오므라든다. 〈靈樞〉

혀는 심(心)의 관(官)이니 심(心)이 병들면 혀가 말리고 짧아진다. 〈靈樞〉

22. 설(舌)에 태(胎)가 생길 때

혀는 심(心)의 관(官)이니 남쪽의 화(火)가 본래는 붉고 윤택한 것인데, 상한(傷寒)에 사기(邪氣)가 겉에 있을 때엔 혀에 태(胎)가 없다가 사기(邪氣)가 속으로 전해 들어오면 진액(津液)이 엉겨서 혀 위에 태(胎)가 난다. 〈明理〉

혀 위의 태(胎)가 미끄러운 증세는 단전(丹田)에 열이 있고, 가슴속에 한사(寒邪)가 처음 전하여 안으로 들어간다. 〈仲景〉

한(寒)이 변하여 열이 되면 혀 위의 태(胎)가 미끄럽지 않고 깔깔하니 이것은 열이 진액(津液)을 닳아 없애고, 미끄러운 증세는 벌써 말라 버린 때문이다.

만일, 열이 위(胃)에 모이면 혀가 누렇게 되니 금궤(金匱)에 말하기를, 「혀가 누른 증세는 설사하면 낫고 만일 혓바닥이 검으면 열의 극심한 증세이다.」라고 하였다.

영추(靈樞)에 말하기를, 「열병에 입이 마르고 혀가 검게 되면 죽는데 심(心)이 혀에 구멍을 열고 검은 것은 신(腎)의 빛깔이 되니 수화(水火)가 서로 형살(刑殺)하여 틀림없이 죽는다.」〈明理〉

신(腎)이 허약해서 화가 있는 증세는 끝이 없는 허화(虛火)이니 혀의 색이 1~2점의 약간 검은 증세는 보신(補腎)과 강화(降火)의 약을 쓰면 된다. 〈入門〉

설태(舌胎)에는 찰설법(擦舌法)을 쓴다. 혀가 검은 것은 모두 위급한 증세이며, 오직 냉활(冷滑)하고 묽은 먹과 같은 증세는 끝이 없는 화(火)인 것이다. 〈入門〉

23. 혀를 마찰할 때

설태(舌胎)가 희고 미끄러운 증세는 생강을 꿀에 찍어서 문지르고 또는 생강 꿀물로 씻기도 한다.

만일 설태(舌胎)가 황적색이고 조삽(燥澁)한 증세는 손가락에 깨끗한 헝겊을 싸고 찬물에 담가서 자주 문지르면 가벼운 것은 곧 벗겨지고, 심한 것은 잘 안 되는데 더 진한 약을 쓰면 진액(津液)이 돌아와서 태(胎)가 없어진다. 〈入門〉

24. 혓바늘이 돋아날 때

혀에 가시가 나는 증세는 심한 열이 맺힌 것이다. 〈入門〉

혀에 붉은 좁쌀 같은 것이 나면 자설(紫雪)에 죽력(竹瀝)을 섞어서 바른다. 〈入門〉

노심(勞心) 때문에 혀에 부스럼이 난 증세는 호박서각고(琥珀犀角膏)를 쓴다. 비열(脾熱) 때문에 설태(舌胎)가 건삽(乾澁)하고 흰 눈과 같은 증세는 박하밀(薄荷蜜)과 빙얼환(氷蘗丸)을 쓴다. 〈入門〉

혀가 조삽(燥澁)해서 양매(楊梅)가시와 같은 것은 생강을 좋게 쪽으로 썰어서 꿀에 담갔다가 혀 위를 문지르면 가시가 없어진다. 〈東垣〉

※ 박하밀(薄荷蜜)

효능 : 혀에 부스럼이 생기고 또는 백태(白胎)가 건삽(乾澁)해서 말을 잘 못하는 증세를 치료한다.

처방 박하자연즙(薄荷自然汁)과 흰 꿀을 등분하여 바르면 낫는다. 먼저 생강을 쪽으로 해 꿀물에 찍어서 닦아낸 뒤에 약을 바른다. 〈三因〉

생강 꿀물로 씻어낸 뒤에 주사(朱砂)•웅황(雄黃)•붕사(硼砂)•뇌사(腦麝) 각각 조금씩을 가루로 하여 바르면 역시 좋다. 〈得効〉

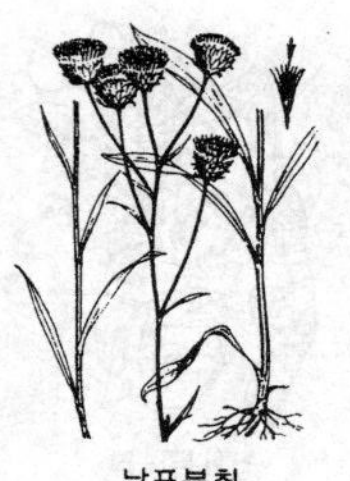
남포분취

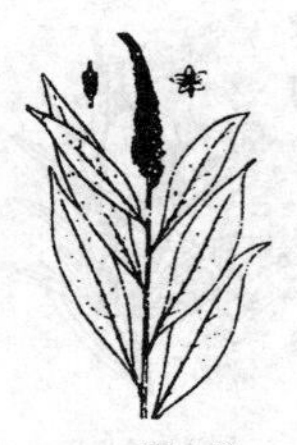
큰까치수염

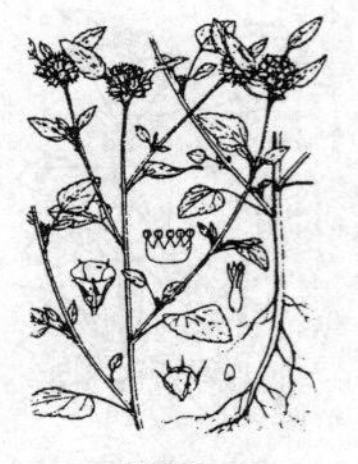
불암초

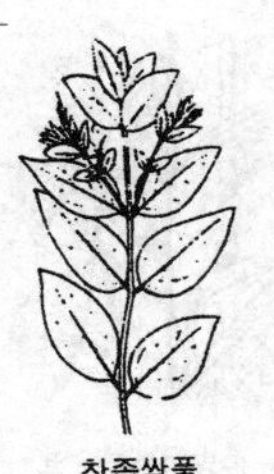
참좁쌀풀

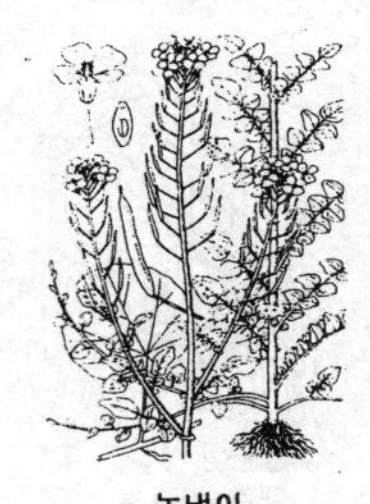
논냉이

※ 빙얼환(氷蘗丸)

효능 : 구설(口舌)에 부스럼이나 좁쌀같은 것이 난 증세를 치료한다.

처방 황백(黃柏)·박하(薄荷)·붕사(硼砂)를 각 등분하고 용뇌(龍腦)는 반으로 줄여 꿀로 오동 열매 크기의 환을 하여 녹여서 삼킨다. 〈入門〉

25. 구설(口舌)의 크기

입술에서 이빨에 닿기까지의 길이는 9푼이고, 입의 넓이는 2치반이며, 이빨 뒤에서 회염(會厭)에 닿기까지의 길이는 3치반이고, 대용(입에 머금는 용량)은 5홉이며, 혀의 무게가 10냥이고, 혀의 길이가 7치이며, 넓이가 2치반이 된다. 〈靈樞〉

26. 기지개와 하품으로 턱이 빠질 때

대개 흠신(欠伸 : 기지개와 하품)으로 인하여 협차(頰車)가 어긋나서 개합(開合)이 안 되는 것은, 술을 많이 취하도록 한 뒤에 잠을 재우고 조각(皀角)가루를 콧속에 불어 넣으면 재채기를 하고 바로 잡힌다. 〈三因〉

흠신(欠伸) 때문에 협차(頰車)가 어긋나고 입을 못 벌리는 데는 두 손으로 턱을 끌어서 차차 밀어 주면 다시 들어가는데, 빨리 손가락을 빼내서 물리지 않도록 해야 한다. 〈得效〉

보차(輔車)가 열려서 합할 수 없는 데는 남성(南星)을 가루로 하여 생강즙에 섞어서 붙이고 붕대로 동여매어 하룻밤 지나면 나으니 풍(風)을 쫓아내기 때문이다. 〈得效〉

턱의 뼈가 어긋나는 데는 환자에게 바로 앉게 하고 손으로 눈을 20번이상 많이 비빈 뒤에, 환자의 입을 벌리고 엄지손가락을 입 속에 넣어 이빨을 밖으로 잡아 당기고, 양손가락으로 턱을 밀어 내려 앉히면 상두(上兜)가 바로 입에 들어가서 그대로 잡아진다. 〈醫林〉

하품하다가 입을 못 열고 또 갑자기 입을 다물고 물도 못 마시는데 방관하면 구하기가 어려우니, 바로 염매(鹽梅) 1개를 살을 내어 어금니에 문지르면 입을 열고 만일 열어서 다시 합하지 못하면 또 염매(鹽梅)살로써 개합(開合)이 잘 되도록 문지른다.

바로 치풍약(治風藥)을 써야 된다. 〈十三方〉

27. 혀와 볼을 깨물 때

황제(黃帝)가 묻기를, 「사람이 저절로 혀를 깨무는 증세는 어떠한 기(氣)가 그렇게 만드는 것인가?」 기백(岐伯)이 답하기를, 「이것은 궐역(厥逆)이 위로 달리면 맥기(脈氣)가 따라서 올라가니 소음기(少陰氣)가 닿으면 혀를 물고 소양기(少陽氣)가 닿으면 볼을 물고 양명기(陽明氣)가 닿으면 입술을 물게 되는 것이다.」

신성복기탕(神聖復氣湯)이 교협(咬頰)·교진(咬唇)·교설(咬舌)과 혀뿌리의 딱딱함을 치료한다. 〈東垣〉

28. 침을 흘릴 때

진액문(津液門)에 상세하게 설명이 나와 있다.

29. 입을 열지 못할 때

풍문(風門)에 상세하게 설명이 나와 있다.

30. 진설(唇舌)을 보고 병을 구별할 때

비병(脾病)이 오래 되면 허약해서 입술이 희게 된다. 비(脾)는 폐(肺)의 어머니로 모자가 모두 허약하면 서로 일을 하지 못하기 때문에 겁(怯)이라고 한다. 비(脾)가 진(唇)을 주관하니 진(唇)이 희고 빛이 나는 것은 길하고, 희기가 시체의 뼈와 같은 것은 죽는다. 〈錢乙〉

혈기가 허겁(虛怯)하여 냉(冷)이 같이 오르면 입술이 푸르고 또 이마가 검고 푸르면 춥게 된다. 〈錢乙〉

족태음기(足太陰氣)가 끊어지면 입술이 뒤집혀지고 입술이 뒤집혀지면 치료가 어렵다. 입술은 살의 근본이니 입술이 뒤집혀지는 증세는 살이 먼저 죽은 것이다. 〈靈樞〉

혀가 말려서 짧은데 만일 입술이 푸르고 난(卵)이 쭈그러지면 틀림없이 위급하니 간(肝)의 기(氣)가 끊어졌기 때문이다. 〈綱目〉

상한열병(傷寒熱病)에 입이 물고기 입과 같고 닫지 못하며 기(氣)가 나가서 안 돌아오면 죽는다. 〈扁鵲〉

환자가 입을 벌린 지 3일이 되면 죽는다. 〈扁鵲〉

환자가 입술이 뒤집혀지고 인중(人中)이 부풀어 오르면 죽는다. 〈扁鵲〉

혀뿌리가 헤지고 열이 안 그치면 역(逆)한다. 〈得效〉

입술과 입이 함께 붉게 부은 것은 열이 극심한 증세이고, 입술과 입이 함께 검푸른 증세는 추위가 극심한 증세

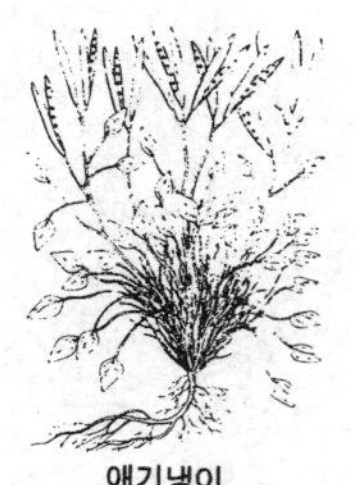
애기냉이

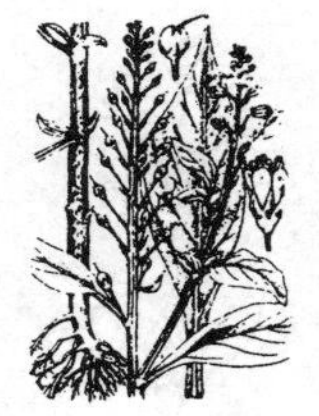
점박이까지수염

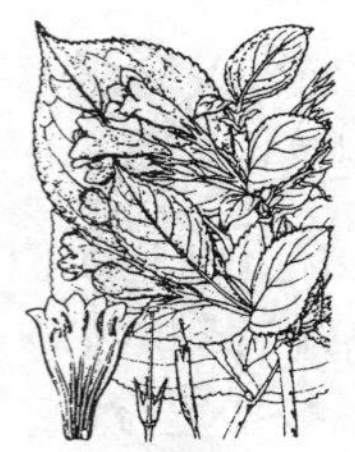
소영도리나무

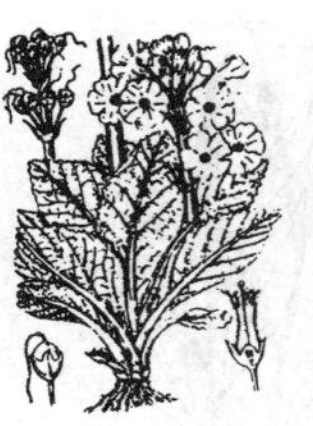
취란화

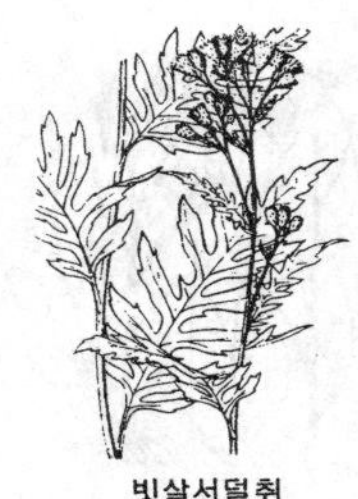
빗살서덜취

이다. 〈回春〉

31. 소아의 구설병(口舌病)일 때

어린아이의 입 안의 부스럼에 약을 쓰기가 너무나 어려운 데는 대남성(大南星)의 중심을 가지고 용안(龍眼) 큰 것을 가루로 하여 초에 섞어서 각심(脚心)에 바르면 또한 효과가 있다. 〈綱目〉

어린아이의 입 안의 부스럼에는 황백(黃柏)•청대(靑黛)를 등분하고 편뇌(片腦)를 조금 넣어 가루로 하여 죽력(竹瀝)에 섞어서 바른다. 〈入門〉

유모는 사심탕(瀉心湯)과 양격산(涼膈散)을 먹는 것이 좋다. 어린아이의 입 안의 부스럼에는 박하즙(薄荷汁)으로 입 안을 닦고 서과수(西瓜水)를 천천히 마신다. 〈入門〉

파두육(巴豆肉) 1알에 황단(黃丹) 약간을 넣고 찧어서 떡을 만들어 미심(眉心)에 붙이고 종이를 덮어 두었다가 반시간 지나서 떼어 버리면 바로 효과가 있다. 〈丹心〉

중설(重舌)과 목설(木舌)도 위와 같이 치료한다. 어린아이가 혀를 날름거리는 증세는 비장(脾臟)에 미열이 있어서 혀의 계통이 긴급하기 때문에 때때로 혀를 내미는 증세이니 사황산(瀉黃散)을 서서히 먹이면 낫는 것이며, 만일 큰 병 뒤에도 혀를 내미는 증세는 나쁘다. 〈錢乙〉

32. 구설창(口舌瘡)에 쓰이는 약물일 때

부연산(赴宴散)•겸금산(蒹金散)•황백산(黃白散)•녹포산(綠袍散)•벽설(碧雪)•환금산(換金散)•용석산(龍石散)•유향산(乳香散)•몰약산(沒藥散)•청금산(靑金散) 등을 쓴다.

※ 부연산(赴宴散)

효능 : 입 안의 부스럼을 치료한다.

처방 오배자(五倍子) 1냥, 황백(黃柏) 밀구자색(蜜炙紫色)•활석(滑石) 각 5돈을 가루로 하여 매 반 돈을 입 안에 바르면 기적적인 효과가 있다. 〈澹寮〉

또는 희고 붉은 입 부스럼을 치료하는 데는 황백(黃柏)•청대(靑黛)•밀타승(密陀僧)을 등분해서 가루로 하여 바른다. 〈丹心〉

또는 입 부스럼이 문드러지고 아픈 데는 황련(黃連)•황금(黃芩)•황백(黃柏)•치자(梔子)•세신(細辛)•건강(乾薑)을 각 등분하여 가루로 해서 먼저 뜨물로 양치하고 바른다. 〈回春〉

※ 겸금산(蒹金散)

효능 : 열독 때문에 입과 혀에 부스럼이 난 증세를 치료한다.

처방 황련(黃連)•세신(細辛)을 등분해서 가루로 하여 먼저 탈지면으로 아픈 곳을 닦고 약가루를 바르면 침을 토하고 바로 낫는다. 〈三因〉

※ 황백산(黃白散)

효능 : 입 안의 부스럼과 입 속의 감창(疳瘡)을 치료하는 데 신기하다.

처방 황백(黃柏)•해아다(孩兒茶)•고백반(枯白礬)을 각 등분해서 가루로 하여 먼저 찬 뜨물로 양치하고 이 약을 바른다. 〈回春〉

※ 벽설(碧雪)

효능 : 구설생창(口舌生瘡)•설강(舌强)•시종(腮腫)•후폐(喉閉) 등의 증세를 치료한다.

처방 포황(蒲黃)•청대(靑黛)•붕사(硼砂)•염초(焰硝)•감초를 각 등분해서 가루로 하여 손가락으로 입 속에 바르고 침으로 삼킨다. 〈得効〉

※ 녹포산(綠袍散)

효능 : 입 안의 부스럼을 치료한다.

처방 황백밀구(黃柏蜜炙) 1냥, 청대(靑黛) 3돈, 편뇌(片腦) 2푼을 가루로 하여 아픈 곳에 바르면 침을 토하고 바로 유쾌해진다. 〈醫鑑〉

※ 환금산(換金散)

효능 : 독열(毒熱)한 입 안의 부스럼을 치료한다.

처방 건강(乾薑)•황련(黃連)을 등분해서 가루로 하여 부스럼 위에 바르면 처음에는 약간 쓰리나 바로 가라앉아 낫는다. 〈得効〉

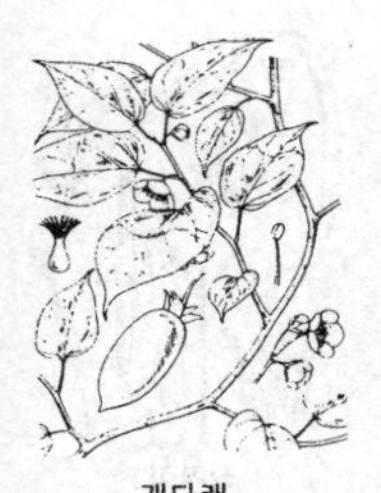
개다래

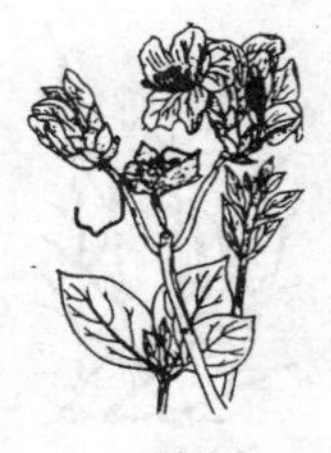
제주참꽃

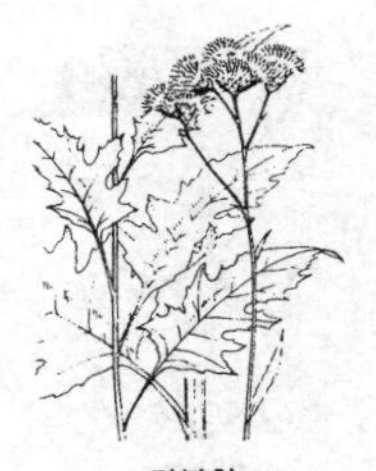
긴분취

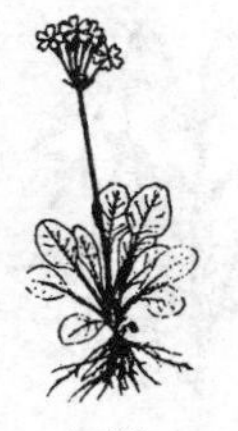
눈앵초

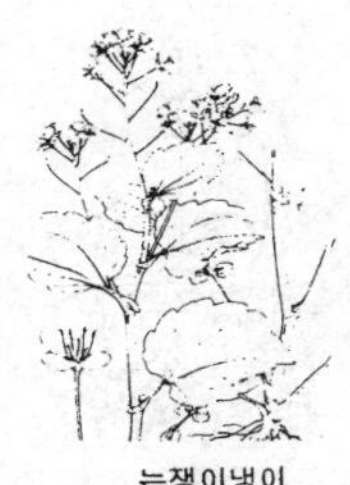
는쟁이냉이

※ 용석산(龍石散)

효능 : 입 안에 부스럼이 나고 목구멍이 부어서 막힌 증세를 치료한다.

처방 한수석(寒水石) 3냥, 주사(朱砂) 2돈반, 편뇌(片腦) 2푼을 가루로 하여 아픈 곳에 1일 3~5번씩 바른다. 〈綱目〉

※ 유향산(乳香散)

효능 : 입 속의 붉은 부스럼을 치료한다.

처방 유향(乳香) • 몰약(沒藥) 각 1돈, 백반(白礬) 반 돈, 동록(銅綠) 약간을 가루로 하여 바른다. 〈綱目〉

※ 몰약산(沒藥散)

효능 : 입 속의 흰 부스럼을 치료한다.

처방 유향(乳香) • 몰약(沒藥) • 웅황(雄黃) 각 1돈, 경분(輕粉) 반 돈, 파두상(巴豆霜) 약간을 가루로 해서 바른다. 〈綱目〉

※ 청금산(靑金散)

효능 : 입 속의 흰 부스럼이 아주 나쁘고 모양이 목이(木耳)와 같은 증세를 치료한다.

처방 오배자(五倍子) • 청대(靑黛) 각 4돈을 가루로 하여 기름에 섞어서 부스럼 위에 붙이고, 목구멍 속의 부스럼이 헐은 증세는 대통으로 불어 넣으면 침을 토한다. 〈丹心〉

33. 구설창(口舌瘡)을 외치(外治)할 때

수유산(茱萸散) • 여성산(如聖散) • 탁족법(濯足法) • 화독법(化毒法) 등을 쓴다.

※ 수유산(茱萸散)

효능 : 입 안의 부스럼과 목구멍이 아픈 증세를 치료한다.

처방 오수유(吳茱萸) • 지룡(地龍)을 등분해서 가루로 하고 쌀초로 생누룩을 넣어 함께 섞어서 족심(足心)에 바르면 효과가 있다. 〈得効〉

또는 단지 수유(茱萸)만으로 가루를 하여 물에 개어 족심(足心)에 붙여도 효과가 있다. 〈得効〉

입에 가득히 부스럼이 났을 때는 초오(草烏) • 남성(南星) 각 1개, 생강 1덩이를 가루로 하여 매 2돈을 초에 섞어서 자기 전에 수족심(手足心)에 붙이면 바로 낫는다. 〈本草〉

※ 여성산(如聖散)

효능 : 어린아이가 입 안의 부스럼 때문에 젖을 못 빠는 증세를 치료한다.

처방 파두(巴豆) 1알을 껍질을 벗기고 잘 갈아서 기름은 버리지 말고, 주사(朱砂)와 황단(黃丹)을 각 약간씩 넣어 종이에 발라서 어린아이의 신상(顖上)의 털을 베어내고 신문(顖門) 위에 붙이면 좁쌀같은 것이 일어나는데 더운물로 약을 씻고 다시 창포물로 씻으면 편안하고 신기하게 낫는다. 〈簡易〉

※ 탁족법(濯足法)

효능 : 아래가 허약하고 위가 막혀서 입 안에 부스럼이 나는 증세를 치료한다.

처방 백반(白礬) 2~3냥을 가루로 하여 끓는 물에 타서 발을 한나절 동안 담그고 있으면 바로 효과가 있다. 〈丹心〉

※ 화독법(化毒法)

입 안에 난 부스럼의 신구(新久)를 가리지 말고 밤에 누워서 자기의 양쪽 불알을 양손으로 30~50번 주무르고, 잠이 깬 다음에도 계속하면 점점 차도가 있다. 〈東垣〉

34. 주객의 후설(喉舌)에 생창(生瘡)할 때

내상문(內傷門)에 상세하게 설명이 나와 있다.

35. 입에 벌레가 들어갔을 때

구급문(救急門)에 상세하게 설명이 나와 있다.

36. 혀가 끊어질 때

어른이나 아이가 뜻밖에 칼로 혀끝이 잘려도 아직 끊어

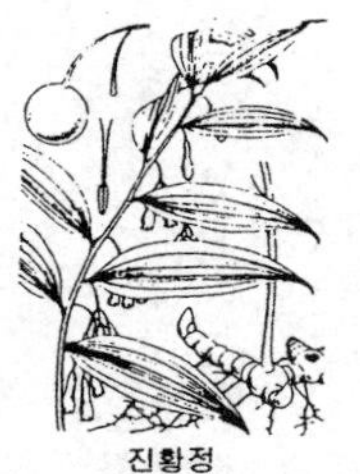
진황정

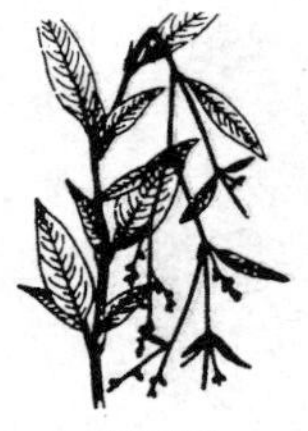
왜개승애

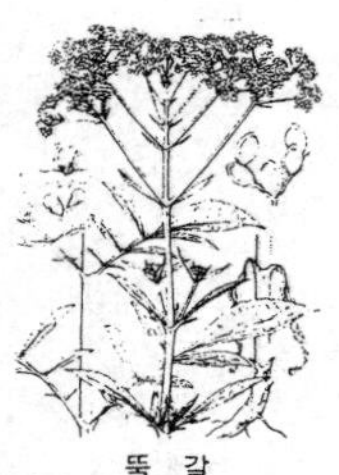
뚝 갈

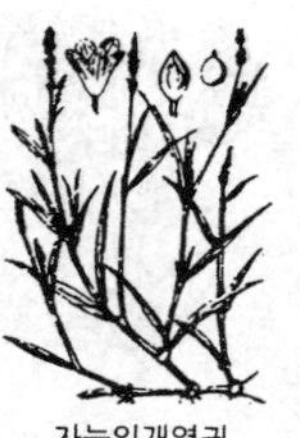
가는잎개역귀

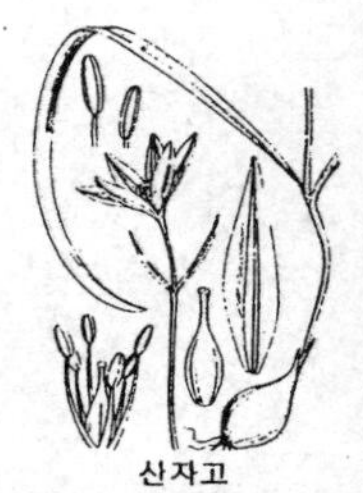
산자고

지지 않았으면 계란 속의 백연피(白軟皮)를 혀의 상처에 씌워 감고, 파혈단(破血丹)을 꿀에 섞어서 혀뿌리에 바르면 피가 그치니 다시 꿀에 밀을 약간 빡빡하게 타서 백연피(白軟皮) 위에 붙인다. 대부분 백연피(白軟皮)란 성분이 연해서 충분히 약의 성분을 통투(通透)할 수 있으니 3일간을 계속해서 붙여 주면 혀가 서로 붙게 되는데, 그 때에는 백연피(白軟皮)를 버리고 다만 꿀과 밀만 부지런히 붙이면 7일 만에 완전히 치료가 된다. 〈醫林〉

걷다가 넘어지면서 혀를 깨물어 피가 그치지 않으면 거위의 깃을 쌀초에 담가서 상한 곳을 자주 씻으면 피가 바로 그치니 사황(砂黃) • 행인(杏仁) • 붕사(硼砂)를 조금씩 가루로 하고 꿀에 섞어서 고약처럼 만들어 녹여 머금었다가 삼키면 낫게 된다. 〈入門〉

혀끝이 물려서 상한 데는 제창문(諸瘡門)의 하감창(下疳瘡) 치료하는 약을 쓰는데, 먼저 유향(乳香)과 몰약(沒藥) 달인 물을 입 속에 머금어서 아픔이 그치게 된 뒤에 약을 바르면 완전히 효과가 있다. 즉, 흑연(黑鉛) • 수은(水銀) • 한수석(寒水石) • 경분(輕粉) • 붕사(硼砂) 등의 5가지의 처방이다. 〈回春〉

입술과 혀를 보수하는 방법은 생게(鮮蟹)를 불에 태워서 매 2돈을 유향(乳香)과 몰약(沒藥) 각 2돈반에 섞어서 바르면 바로 살이 나고, 만일 입술과 혀의 상처가 크면 천오(川烏) • 초오(草烏)를 가루로 하여 냉수에 섞어서 종이에 펴고 상처에 붙이면 아픈 것을 느끼지 못하니, 칼로 수술을 하고 피가 흐를 때는 진석회(陳石灰)를 바르면 피가 바로 그치게 되고 나은 뒤에도 혀가 굳으면 흰 닭볏의 피를 바르면 바로 부드러워진다. 〈醫鑑〉

※ 파혈단(破血丹)

처방 천화분(天花粉) 3냥, 적작약(赤芍藥) 2냥, 강황(薑黃) • 백지(白芷) 각 1냥을 가루로 하여 약간의 가루를 바르거나 꿀에 섞어서 붙이거나 한다. 〈醫林〉

단 방(單方) (32종)

※ 백반(白礬)

입 안의 부스럼을 치료하니 더운물 반 주발에 백반(白礬) 한 줌을 넣어 따뜻할 때에 여러 번 양치하면 낫는다. 〈種杏〉

생백반(生白礬)을 가루로 하여 붙여도 또한 효과가 있다. 〈丹心〉

※ 담반(膽礬)

입 안의 부스럼을 치료하니, 반(礬)을 불에 달궈서 가루로 하여 부스럼에 바르면 침을 토하고 바로 낫는다. 〈本草〉

※ 백초상(百草霜)

혀에 갑자기 종기가 나서 돼지 태보와 같고 입에 가득 차는 데 급하게 치료를 안하면 위태롭다. 서리(霜)를 갈아서 초와 섞어 붙이면 바로 차도가 있다. 〈丹心〉

혀에 갑자기 난 종기에는 깨진 가마솥 밑의 검정을 갈아 초에 섞어서 혀의 위아래에 바르는데 벗겨지면 다시 바르며, 소금을 약간 넣으면 더욱 좋고 침으로 째어서 피를 내고 약을 붙이면 가장 좋다. 〈綱目〉

※ 정화수(井華水)

입의 냄새를 제거해 주니, 아침에 입에 머금었다가 변소 밑에 토하기를 여러 번 하면 없어진다. 〈本草〉

※ 붕사(硼砂)

혀가 종기로 부풀어 올라 들어가지 않는 데는 붕사(硼砂)를 가루로 하여 생강쪽에 묻혀서 종기가 난 자리를 문지르면 낫는다. 〈綱目〉

구창(口瘡)에는 붕사(硼砂)와 염초(焰硝)를 입 속에 머금고 남성(南星)을 가루로 하여 초에 섞어서 족심(足心)에 붙이면 효과가 있다. 〈正傳〉

※ 마아초(馬牙硝)

중설(重舌)을 치료하니, 초(硝)를 가루로 하여 혀 밑에 1일 3번 붙여 준다. 〈本草〉

※ 승마(升麻)

입 안의 부스럼과 구기(口氣)의 감닉(疳䘌)을 치료하니. 진하게 달이고 소금을 약간 넣어서 자주 양치하면 좋다. 〈本草〉

※ 세신(細辛)

입 냄새 및 익치(䘌齒)가 부어 아픈 것을 치료하는데,

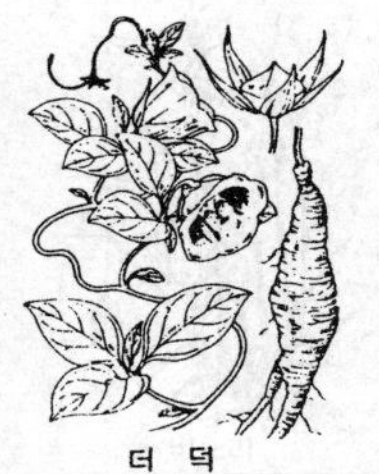
더 덕

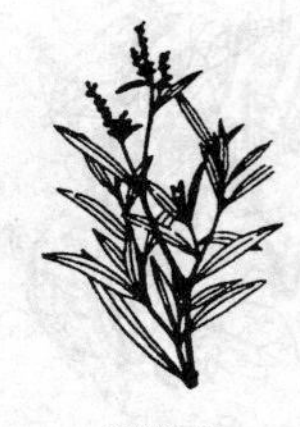
긴개승애

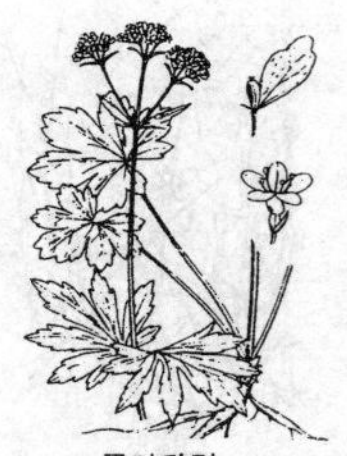
금마타리

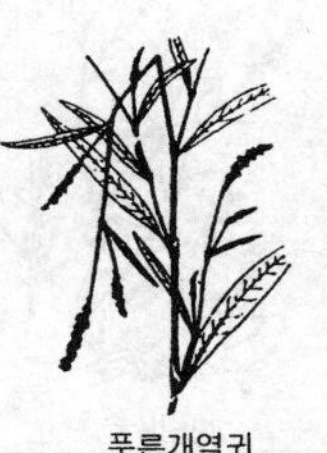
푸른개역귀

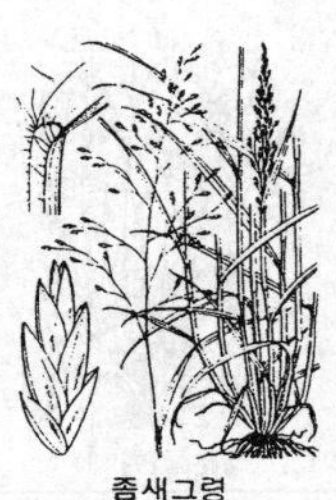
좀새그령

진한 즙을 내서 더웁게 머금어 차게 토하면 바로 차도가 있다. 〈本草〉

※ 황련(黃連)

입과 혀에 부스럼이 나는 증세를 치료하니 좋은 술에 황련(黃連)을 끓여 머금어 내리면 바로 낫는다. 〈丹心〉

※ 포황(蒲黃)

중설(重舌)과 혀에 부스럼이 나는 증세를 치료하니, 약간 볶아서 뿌린다. 〈本草〉

혀의 종기가 입에 가득한 데는 포황(蒲黃)가루를 자주 혀 위에 뿌리고 황련탕(黃連湯)을 머금어 내려서 심화(心火)를 나오게 한다. 〈正傳〉

※ 익지(益智)

심기(心氣)의 모자람과 입의 냄새를 치료하니, 익지(益智)는 껍질을 벗기고 감초(甘草)가루를 더하여 삼켜 내리고 또는 끓인 물에 적셔 먹기도 한다. 〈得効〉

※ 회향(茴香)

구취(口臭)를 없애 주니, 싹과 줄기를 국으로 끓여 먹거나 생으로 먹어도 좋다. 〈本草〉

※ 사간(射干)

늙은 피가 심비(心脾) 사이에 있어서 기침으로 침을 뱉고, 말을 하면 입 냄새가 나는 데는 뿌리를 삶아서 그 물을 마신다. 〈本草〉

※ 향유(香薷)

입 냄새를 없애는데 아주 빠른 것이니 정향(丁香)이 미치지 못한다. 끓여서 즙을 내어 마시거나 양치를 한다. 〈丹心〉

※ 오배자(五倍子)

입 안의 부스럼은 가루로 해서 붙이면 음식을 먹는다. 〈本草〉

입 안의 부스럼이 헤지고 아픈 데는 오배자(五倍子) 1냥을 꿀에 굽고 황백(黃柏)•활석(滑石) 각 5돈, 동록(銅綠) 2돈, 사향(麝香) 2푼반을 가루를 하여 뿌리면 효과가 매우 크다. 〈正傳〉

긴진(緊唇)에 오배자(五倍子)•가자육(訶子肉)을 등분해서 가루로 하여 입술 위에 붙이면 바로 효과가 있다. 〈丹心〉

※ 장미근(薔薇根)

입과 혀에 부스럼이 나서 오래도록 낫지 않는 것을 치료하니 진하게 달여서 약간씩 입에 머금되 더웁게 머금어 차게 토하면 바로 효과가 있고 겨울에는 뿌리를, 여름에는 줄기와 잎을 쓴다. 〈本草〉

※ 백양수지(白楊樹枝)

입 안의 부스럼을 치료하니 가지를 간장에 달여 소금을 넣어서 입에 머금어 양치한다. 〈本草〉

※ 빈랑(檳榔)

입아귀(口吻)에 부스럼이 나서 백란(白爛)한 데는 태워서 재로 하여 경분(輕粉)을 조금 넣어 건삼(乾糝)한다. 〈得効〉

※ 황백(黃柏)

입 안의 부스럼을 치료하는 데 신과 같으니 꿀로 볶아서 가루로 하여 바른다. 〈湯液〉

황백(黃柏)을 초(醋)에 적셔서 머금으면 역시 낫는다. 〈本草〉

심(心)과 비(脾)의 열로 혀와 볼에 부스럼이 난 데는 꿀로 볶아 황백(黃柏)과 청대(靑黛)를 가루로 하여 바른다. 〈本草〉

※ 고죽엽급력(苦竹葉及瀝)

입 안의 부스럼을 치료하니, 잎을 달여서 탕으로 양치하고 역(瀝)은 바른다. 〈本草〉

※ 밀(蜜)

입술과 입 안의 부스럼을 치료하니 계속 머금는다. 〈本草〉

※ 누고(螻蛄)

입 안의 부스럼에 좋은 약이니 누고(螻蛄)를 잘 갈아서 붙이면 바로 효과를 보고, 누고(螻蛄)가 소장(小腸)과 방광으로 달리니 그 효과가 아주 빠르다. 〈綱目〉

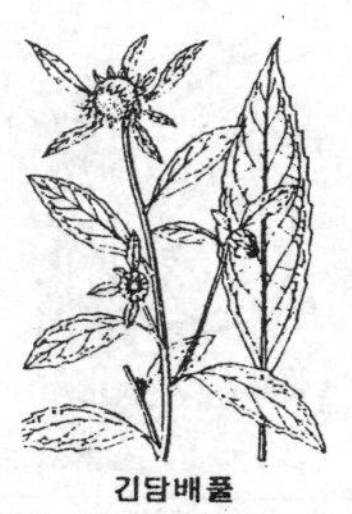
긴담배풀

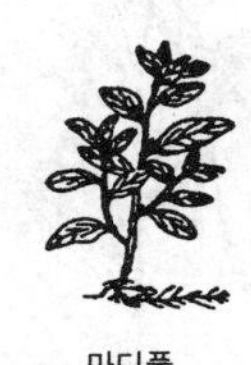
마디풀

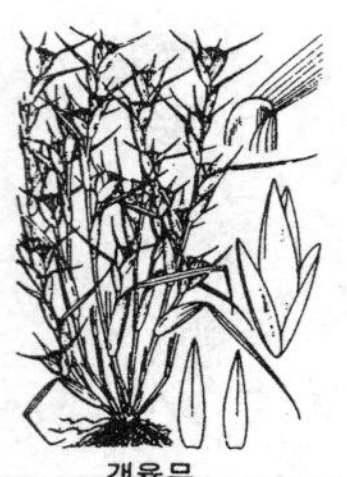
갯율무

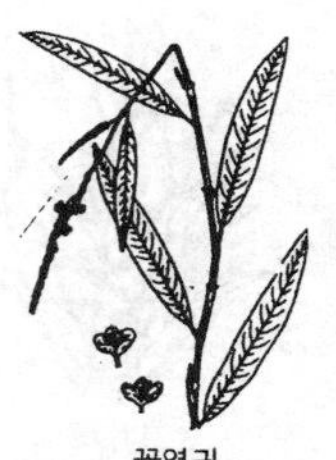
꽃역귀

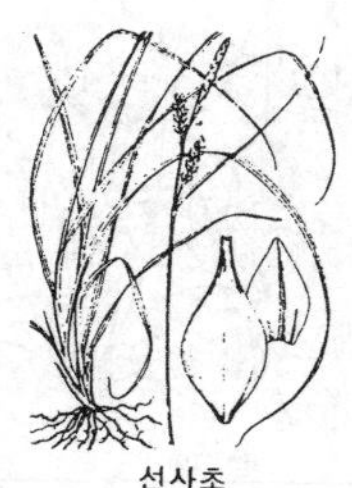
선사초

※ 사세(蛇蛻)

긴진(緊唇)·중악(重腭)·중은(重齦)을 치료하니 태워서 가루로 하여 붙인다. 〈本草〉

※ 백매(白梅)

입 냄새가 나는 것을 치료하니 계속 머금으면 입 안이 향기롭다. 〈本草〉

※ 유자(柚子)

술을 마시는 사람의 입 냄새에 씹거나 달여서 탕으로 마신다. 〈本草〉

※ 첨과(甜瓜)

입 냄새에는 오이씨를 가루로 해서 꿀로 앵두 크기로 환을 하여 매일 아침에 1알씩 양치하여 머금는다. 입 안의 부스럼에는 오이 속의 즙을 삼켜 내린다. 〈本草〉

※ 서과(西瓜)

입 안의 부스럼을 치료하니, 오이 속의 즙을 천천히 마시고, 겨울에는 껍질을 태워 재로 하여 머금는다. 〈丹心〉

※ 인유즙(人乳汁)

노인이 입 안의 부스럼으로 음식을 못 먹는 데는 사람 젖을 데워 먹으면 아주 좋다. 〈本草〉

※ 난발회(亂髮灰)

입 안의 냄새로 접근할 수 없을 때 난발회(亂髮灰) 1돈을 정화수(井華水)로 공복에 고루 내린다. 〈醫說〉

혀가 부은 데는 난발회(亂髮灰)를 물에 고루 내린다. 〈綱目〉

※ 양유(羊乳)

어린아이의 입 안의 부스럼이 문드러진 데는 양젖을 자주 먹이면 좋고 혀가 부은 데도 효과가 있다. 〈本草〉

※ 비마자(萆麻子)

혀가 부어 올라 피가 나는 데는 기름을 내어 종이를 담가서 태워 연기를 쏘이면 바로 효과가 있다. 〈綱目〉

※ 자소엽(紫蘇葉)

티끌이 입과 혀 사이에 들어가서 수포가 난 데는 잎을 가지고 잘 씹어서 끓인 물로 내려 보내면 바로 효과가 있다. 〈丹心〉

※ 침구법(鍼灸法)

입 안의 부스럼은 승장(承漿)·합곡(合谷)·인중(人中)·장강(長強)혈을 택하고 또 금진(金津)·옥액(玉液)혈을 택하여 각각 피가 나오게 한다. 〈綱目〉

또 위중(委中)혈을 택하고 후계(後谿)혈을 토하니, 이 이혈(二穴)은 즉 심화(心火)·신수(腎水) 2경(二經)의 곁이 되는 것이다. 〈綱目〉 담유(膽兪)·소장유(小腸兪)혈을 각각 7장씩 뜸하고 또 대충(大衝)·노궁(勞宮)혈을 찌른다. 〈東垣〉

혀에 종기가 나서 말하기가 어려운 데는 염천(廉泉)·옥액(玉液)혈을 택하여 각각 삼릉침(三稜鍼)으로 피를 내고, 또 천돌(天突)·소상(少商)·연곡(然谷)·풍부(風府)혈을 택한다. 〈綱目〉

혀가 말린 데는 액문(液門)·이간(二間)혈을 택한다. 〈綱目〉

혀가 늘어져 침이 흐르는 데는 음곡(陰谷)혈을 택한다. 〈綱目〉

혀가 긴급한 데는 아문(瘂門)혈을 택하고, 혀가 느린 데는 풍부(風府)혈을 택한다. 〈資生〉

혀가 종기로 부어 올라서 심한 데는 먼저 혀끝이나 혀 위나 혀 곁을 찔러서 피를 내야 하며, 단지 혀밑의 염천혈(廉泉穴)만은 침을 억제하는 곳이다. 〈回春〉

긴진(緊唇)을 개합(開合)하지 못하는 데는 수호구(手虎口)를 남자는 왼쪽, 여자는 오른쪽을 뜨고 또 승장(承漿)혈을 3장 뜬다. 〈得效〉

혀가 부은 데는 혀 밑에 반드시 금충(噤蟲)이 있는데 그 모양이 누고(螻蛄)나 와잠(臥蠶)과 같고 머리와 꼬리가 있으며 머리에 흰빛이 있는데 철락(鐵烙)으로 머리를 지지면 사라져 버린다. 〈三因〉

혈종(血腫)이 저포(猪胞)와 같은 데는 침으로 혀밑 양쪽 곁의 대맥(大脈)을 찔러 피를 내면 바로 사라지는데, 혹시 가운데 맥(脈)을 찔러서 피가 안 그치면 죽는다. 만일 잘못 찔렀으면 동저(銅猪)를 불에 달구어 낙(烙)하고, 또는 초에 백초상(百草霜)을 섞어서 바르면 즉시 저절로

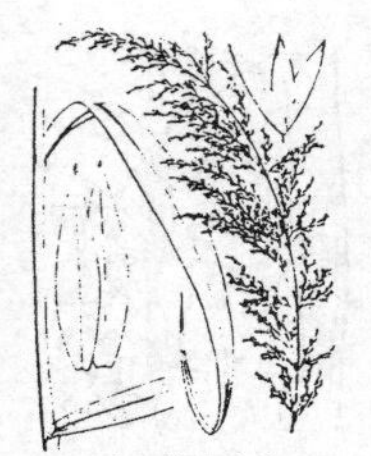
나도딸기광이

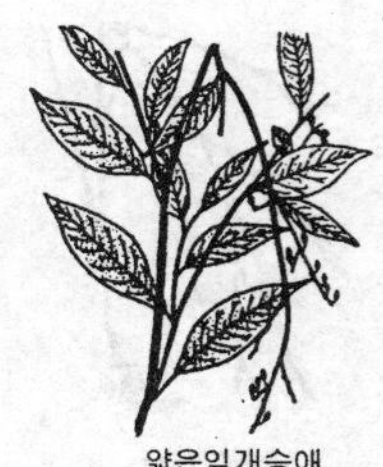
얇은잎개승애

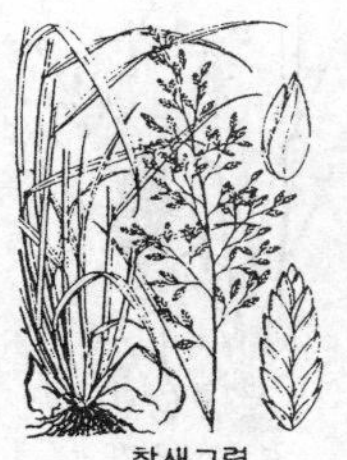
참새그령

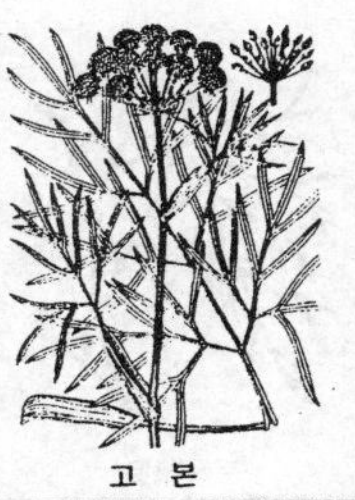
고 본

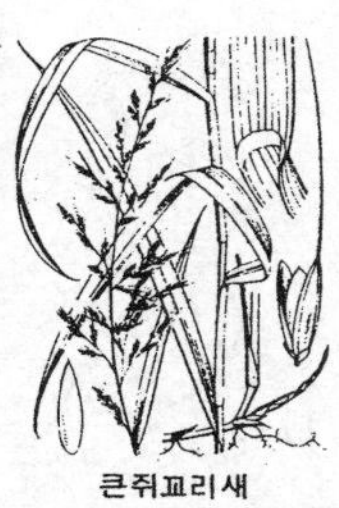
큰쥐꼬리새

사라지는 것인데 이 증세를 사람들은 잘 모르고 잘못 치료해서 죽는다. 〈得効〉

七. 아치(牙齒)

1. 이와 뼈의 관계일 때

이는 뼈의 나머지로, 신(腎)이 그 영양을 맡고 호흡하는 문호(門戶)가 되는 것이다. 〈得効〉

이(치아)란 것은 뼈의 마지막이고, 수(髓)의 기르는 곳이 되며 신(腎)이 주관하기 때문에 경(經)에 이르기를, 「신(腎)이 허약하면 이가 소통되고 정(精)이 성하면 이가 단단하고, 허열(虛熱)하면 이가 흔들리는 것이다.」〈直指〉

이는 뼈에 속하니 신(腎)의 표(標)가 된다. 〈入門〉

2. 상하은(上下齦)이 수족의 양명(陽明)에 속할 때

이는 수족양명맥(手足陽明脈)의 지나가는 자리가 되니, 잇몸은 곤상(坤上)에 속하고 족양명(足陽明) 위(胃)의 관락(貫絡)으로서 그쳐서 움직이지 않으며 수양명대장(手陽明大腸)의 맥(脈)이 관락(貫絡)하는 것이다. 〈東垣〉

3. 치통으로 오한 • 오열이 있을 때

영추(靈樞)에 이르기를, 「위(胃)는 열을 싫어하고 맑고 찬 것을 즐겨하며, 대장(大腸)은 맑고 찬 것을 싫어하고 열을 즐겨한다.」고 하였다. 족양명 위낙맥(足陽明胃絡脈)이 이의 상봉(上縫)에 들어가니 그 병이 찬 음식을 즐기고 더운 음식을 싫어하며, 수양명 대장낙맥(手陽明大腸絡脈)은 이의 하봉(下縫)에 들어가니 그 병이 더운 음식을 즐기고 찬 음식을 싫어한다. 〈入門〉

어금니가 열로 아프면 찬물을 싫어하고, 어금니가 찬 것으로 아프면 더운물을 싫어하며, 찬 것과 더운 것을 모두 싫어하지 않는 증세는 어금니가 풍으로 아픈 것이다. 〈入門〉

위(胃)에 실열(實熱)이 있으면 윗니의 통증이 극심하니 양격산(涼膈散)과 주증대황(酒蒸大黃)을 주로 쓰고, 지모(知母) • 석고(石膏) • 승마(升麻)로 보좌토록 해서 달인 물로 자주 머금어 삼키면 바로 낫는다. 〈東垣〉

위쪽 어금니가 아프면 족소음 신경허열(足少陰腎經虛熱)에 속하니 세신탕(細辛湯)을 쓰고, 아래쪽 어금니가 아프면 수양명 허열(手陽明虛熱)의 풍(風)에 속하니 백지탕(白芷湯)을 쓴다. 〈醫鑑〉

찬 음식을 싫어하고 더운 음식을 두려워하는 증세는 입효산(立効散)을 쓴다. 〈東垣〉

❊ 세신탕(細辛湯)

처방 세신(細辛) 1돈반, 만형자(蔓荊子) • 서점자(鼠粘子) 각 1돈, 승마(升麻) • 황련(黃連) • 방기(防己) 각 7푼, 황백(黃柏) • 지모(知母) 주초(酒炒) 각 5푼, 박하(薄荷) 3푼, 필발(蓽撥) 1푼을 물로 달여 먹는다. 〈醫鑑〉

❊ 백지탕(白芷湯)

처방 방풍(防風) • 형개(荊芥) • 연교(連翹) • 백지(白芷) • 박하(薄荷) • 적작약(赤芍藥) • 석고(石膏) 각 1돈을 물로 달여 먹는다. 〈醫鑑〉

❊ 입효산(立効散)

효능 : 어금니가 아파서 못 견디고, 찬 음식을 싫어하며 더운 음식을 두려워하는 증세를 치료한다.

처방 초용담주세(草龍膽酒洗) 3돈, 방풍(防風) 1돈, 승마(升麻) 7푼, 감초구(甘草灸) 5푼, 세신(細辛) 3푼을 썰어서 1첩을 하여 물로 달여서 껍질을 추려 내고 숟가락 끝을 입 속에 넣어 아픈 곳을 집적거리고 머금으면 조금 지난 뒤에 바로 그친다. 만일 더운 음식을 지나치게 싫어하면 초용담(草龍膽) 1돈을 가한다. 〈東垣〉

4. 아치(牙齒)의 변화일 때

내경(內經)에 이르기를, 「여자는 7세면 신기(腎氣)가 성하고 이를 갈며 머리털도 길어지고, 21세면 신기(腎氣)가 평균치로 되기 때문에 진아(眞牙)가 나서 전부 길어지고, 남자는 8세면 신기(腎氣)가 실(實)하고 이를 갈며 머리털이 길어지고, 24세에 신기(腎氣)가 평균치로 되기 때문에 진아(眞牙)가 나서 전부 길어지고, 40세면 신기(腎氣)가 허약해서 털이 빠지고 이가 마르며, 64세면 이와 머리털을 간다.」라고 하였으니 간다는 말은 빠져 버린다는 뜻이다.

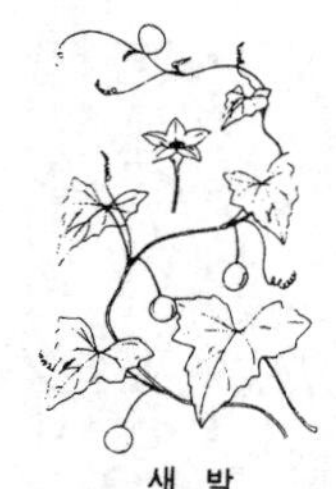
새 박

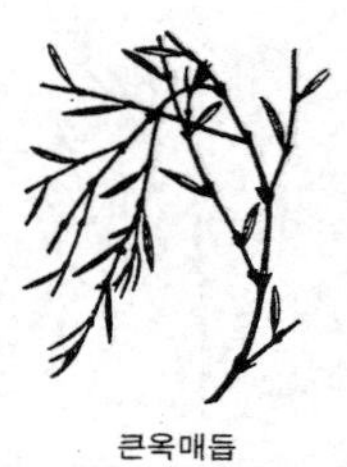
큰옥매듭

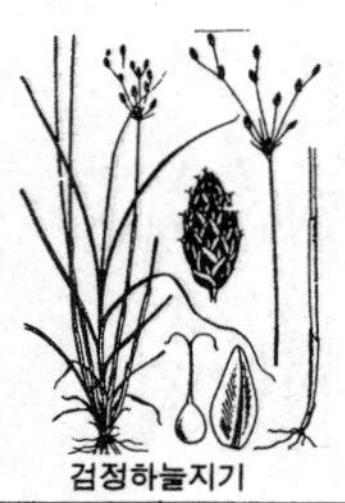
검정하늘지기

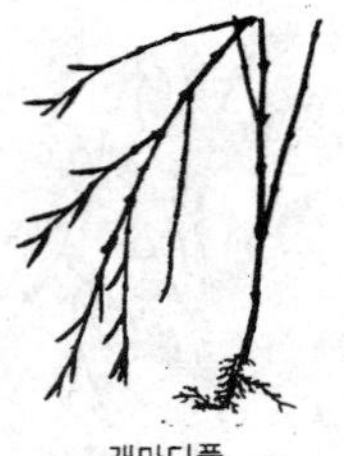
개마디풀

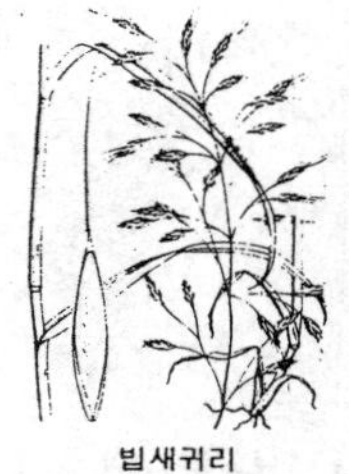
빕새귀리

아이가 난 지 8달 만에 판치(板齒)가 비로소 나는 것이니, 진아(眞牙)란 것은 아상(牙床)의 끝에 마지막으로 나는 것이다. 〈類聚〉

5. 아치(牙齒)의 명칭일 때

입 앞의 양쪽 대치(大齒)를 판치(板齒)라 하고, 그 양쪽 옆의 긴 것을 아치(牙齒)라 하고, 어금니의 잇몸을 아상(牙床)이라고 한다. 〈類聚〉

6. 맥법(脈法)일 때

우관맥(右關脈)이 넓고 촘촘하며 또는 팽팽하고 넓으면 장위(腸胃) 속에 풍열(風熱)이 있고 이가 아프며, 척맥(尺脈)이 넓게 커지고 허약하면 신(腎)이 허약한 것이니 이가 흔들리고 성기어 상화(相火)가 타올라서 아픈 것이다. 〈醫鑑〉

이가 아프면 신(腎)이 허약하고, 척맥(尺脈)이 지체되고 커지면 화(火)가 타오르고, 척맥(尺脈)이 넓어지면 이가 성기고 흔들려서 빠지며, 우촌관(右寸關)이 촘촘하고 넓으며 팽팽하면 이것은 위장풍열(胃腸風熱)에 속하니 침이 많다. 〈回春〉

7. 치통을 7종으로 구별할 때

어금니의 통증이 위 속의 습열(濕熱) 때문에 위로 이와 잇몸의 사이에 나가서 풍한(風寒)을 입거나 또는 찬 것을 마셔서 답답하게 되면 습열(濕熱)이 밖으로 알리지 못하기 때문에 통증이 되는 것이다. 추위는 표(標)가 되기 때문에 밖으로 맵고 더웁게 양치하는 약을 쓰며 열은 본(本)이 되기 때문에 안으로 맵고 시원하고 열을 흐트리는 약을 쓴다. 〈丹心〉

같이 쓰는 것으로 찰아방(擦牙方)과 사전소거산(謝傳笑去散)을 쓴다. 수양명(手陽明)의 지맥(支脈)이 이에 들어가서 막히면 이가 뜨고, 허약하면 선로(宣露)하고, 풍(風)을 끼면 위로 머리를 치고, 감닉(疳䘌)이 되면 변해서 충치가 빠지게 된다. 〈直指〉

이가 아플 때 입을 열고 바람을 마시면 아픔이 심한 증세는 위 속에 풍사(風邪)가 있기 때문이며, 입을 열면 더러운 냄새가 나서 접근할 수 없는 것은 장위(腸胃) 속에 열이 쌓여 있기 때문이고, 잇몸에 종기가 나고 아픈 증세는 위열(胃熱)이며, 아프면서 흔들리는 것은 신원(腎元)이 허약한 증세이며, 구멍이 있으면서 아픈 증세는 벌레가 먹은 것이다. 〈醫鑑〉

바람을 마시면 통증이 심한 것과 입을 열면 더러운 냄새가 나는 증세는 모두 당귀연교음(當歸連膠飮)을 쓴다. 〈回春〉

한증(寒症)에 이가 굳어지며 아프고, 열이 심하면 이가 흔들리고 잇몸이 들추어지며 아픔이 되는 것이다. 〈東垣〉

시원해지면서 아픔이 심한 증세는 한증(寒症)이고, 서늘한 바람을 마시면 아픔이 그치는 증세는 열증(熱症)이다. 〈綱目〉

치통에는 풍열(風熱)•풍랭(風冷)•열통(熱痛)•독담(毒痰)•어혈(瘀血)•충식(虫蝕) 등이 있다.

◎ 풍열통(風熱痛)

풍열(風熱)이란 바깥 바람이 속의 열과 어울려 서로 싸워서 잇몸이 붓고 아프며 고름이 나고 더러운 냄새가 나는 증세이니 서각승마탕(犀角升麻湯)을 쓰고 곁들여서 형개탕(荊芥湯)으로 양치를 한다. 〈入門〉

◎ 풍랭통(風冷痛)

풍랭(風冷)이란 잇몸에 종기도 없고 벌레 먹은 것도 아니면서 날로 점점 흔들리는 것이니 온풍산(温風散)을 쓰고 겸하여 개소산(開笑散)으로 양치를 한다. 〈入門〉

◎ 열통(熱痛)

열통(熱痛)이란 증세는 이에 장위(腸胃)의 열이 쌓이고 잇몸이 종기로 문드러지며 구기(口氣)가 더러운 냄새가 나는 것이니, 양격산(涼膈散)에 지모(知母)•석고(石膏)•승마(升麻)를 더해서 도와 주고 주증대황(酒蒸大黃)을 주로 하여 머금어 삼키면 바로 낫는다. 〈東垣〉

위열치통(胃熱齒痛)은 찬 것을 즐겨하고 더운 것을 싫어하니 청위산(淸胃散)•사위탕(瀉胃湯)•자음청위환(滋陰淸胃丸)을 쓴다. 어떤 부인이 치통으로 아주 고생을 하는데 말을 타고 밖에 나가 찬바람을 쐬면 아픔이 그치고, 집에 돌아오면 아픔이 다시 재발하니 이것은 양명습열(陽明濕熱)이 성한 증세이므로 조위승기탕(調胃承氣湯)에 황련(黃連)을 더해서 3~5번을 토해 내리고, 겉으로는 괵귀산(馘鬼散)으로 아픈 이를 문지르면 바로 효과가 있다. 〈東垣〉

술꾼의 어금니 아픈 데는 찬물로 자주 양치를 한다. 〈入門〉

◎ 한통(寒痛)

한사(寒邪)가 뇌를 쳐들어가면 머리와 이가 계속해서 아픈 것이니 강활부자탕(羌活附子湯)•갈소산(蝎梢散)

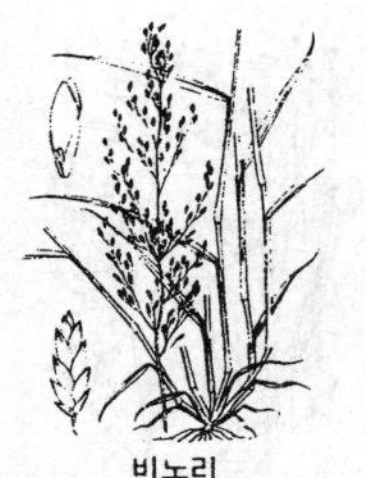
비노리

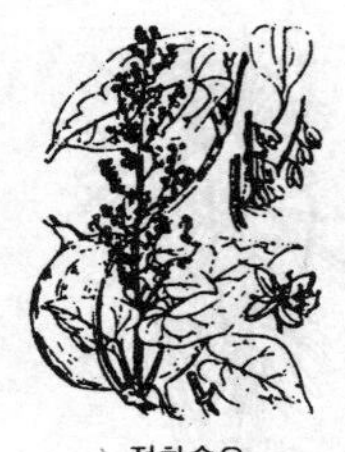
적하수요

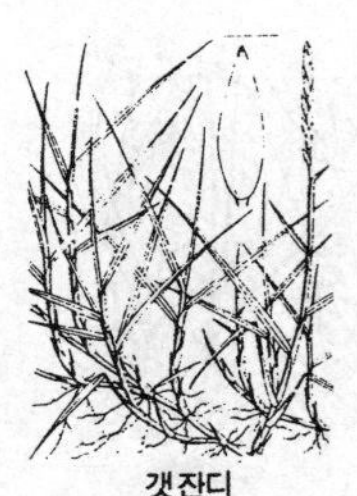
갯잔디

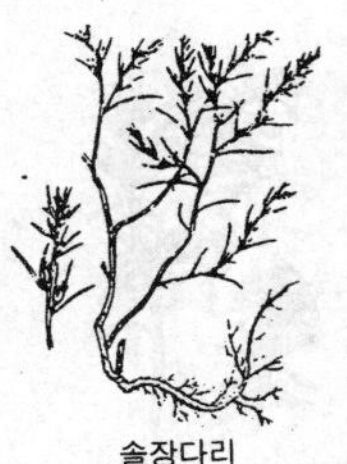
솔장다리

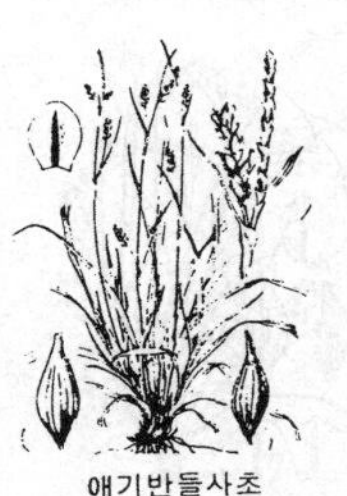
애기반들사초

• 세신산(細辛散)을 쓰고, 냉증치통(冷症齒痛)에는 향초산(香椒散)을 쓰고, 한열(寒熱)에 모두 아픈 것은 한열통(寒熱痛)이라고 하니 당귀용담산(當歸龍膽散)을 쓴다. 〈東垣〉

◎ **독담통(毒痰痛)**

열이 있으면 담(痰)이 나고 독기가 위를 쳐서 경락(經絡)에 흘러 들어가면 아픔이 제일 심하며, 겉 증세는 담(痰)이 성하고 기침을 하며 침을 흘린다. 〈直指〉

이진탕(二陳湯)에 세신(細辛) • 지각(枳殼) • 생강(生薑) • 대조(大棗) • 오매(烏梅)를 더하여 달여 먹고, 강황(薑黃) • 필발(蓽撥)을 등분하여 달여서 탕을 하고 따뜻할 때에 혀를 탕 속에 담그면 침이 흐르고 바로 효과가 있다. 〈直指〉

◎ **어혈통(瘀血痛)**

풍열(風熱)이 잇몸 사이를 협공(挾攻)해서 피가 나고 어(瘀)가 막혀서 없어지지 않으며 침으로 찌르듯이 아픈 증세이니 서각지황탕(犀角地黃湯)이나 가감감로음(加減甘露飮)에 승마(升麻)를 가해서 쓴다. 〈入門〉

오령지(五靈脂)를 초에 달여서 머금어 삼키면 바로 효과가 난다. 〈得效〉

충치로 인한 아픔이 여러 해 동안 낫지 않는 데는 양명축혈(陽明畜血)로 치료하니, 도인승기탕약재(桃仁承氣湯藥材)를 가루로 해서 꿀로 오동 열매 크기의 환을 지어 먹는다. 술을 좋아하는 사람이 많이 이 증세를 얻는데 여러 번 먹으면 효과가 있다. 〈海藏〉

◎ **충식통(蟲蝕痛)**

음식을 먹고 이를 깨끗하게 닦지 않으면 썩은 냄새의 기(氣)가 오래 배어서 시일이 오래 되면 잇몸에 구멍이 생기고 벌레가 그 사이를 하나씩 차례로 모두 먹게 되는데 감닉(疳䘌)과 같은 것이 모두 그 종류이다. 반드시 벌레를 없애야만 아픔이 그친다. 〈直指〉

이 병이 변하여 골조풍(骨槽風)이 되니 피를 흘리고 뼈가 드러나는 데는 옥지산(玉池散)을 쓴다. 〈入門〉

※ 당귀연교음(當歸連膠飮)

효능 : 이가 아플 때 바람을 마시면 아픔이 심하고 입을 열면 더러운 냄새가 나는 증세를 치료한다.

처방 당귀(當歸) • 생지황(生地黃) • 천궁(川芎) • 연교(連膠) • 방풍(防風) • 형개(荊芥) • 백지(白芷) • 강활(羌活) • 황금(黃芩) • 치자(梔子) • 지각(枳殼) • 감초(甘草) 각 7푼, 세신(細辛) 3푼을 물로 달여 먹는데 시간의 구애를 받지 않는다. 〈回春〉

※ 온풍산(溫風散)

효능 : 풍랭치통(風冷齒痛)을 치료한다.

처방 당귀(當歸) • 천궁(川芎) • 세신(細辛) • 백지(白芷) • 필발(蓽撥) • 고본(藁本) • 노봉방(露蜂房) 각 1돈을 물로 달여 먹으며 또는 머금어서 양치하고 토한다. 〈入門〉

※ 청위산(淸胃散)

효능 : 위열(胃熱) 때문에 위아래 이가 모두 아파서 참을 수가 없고 두뇌를 끌어당기고 열이 일어나 얼굴에 가득하고 냉(冷)을 즐겨하며 열(熱)을 싫어하는 증세를 치료한다.

처방 승마(升麻) 2돈, 목단피(牧丹皮) 1돈반, 당귀(當歸) • 생지황(生地黃) • 황련(黃連) 각 1돈을 물로 달여 약간 차게 먹는다. 〈東垣〉

※ 사위탕(瀉胃湯)

효능 : 어금니가 아픈 것을 치료하는 데는 신과 같다.
이 처방은 위열(胃熱)을 중심으로 낸 것이다.

처방 당귀(當歸) • 천궁(川芎) • 적작약(赤芍藥) • 생지황(生地黃) • 황련(黃連) • 목단피(牧丹皮) • 치자(梔子) • 방풍(防風) • 형개(荊芥) • 박하(薄荷) • 감초 각 1돈을 물로 달여 먹는다. 〈回春〉

※ 자음청위환(滋陰淸胃丸)

효능 : 양명경혈열(陽明經血熱) 때문에 위아래의 어금니 자리가 붉게 부어 문드러져서 아프고 잇몸이 오므라지고 잇몸이 드러나는 것을 치료한다.

처방 석고하초쉬(石膏煆醋淬) 1냥, 당귀(當歸) • 생지황병주세(生地黃並酒洗) • 치자염수초(梔子鹽水炒) • 목단피(牧丹皮) 각 1냥, 황련주세(黃連酒洗) • 지모(知母) • 갈근(葛根) • 방풍(防風) 각 7돈, 승마(升麻) • 백지(白芷) 각 5돈, 생감초절(生甘草節) 4돈을 가루로 하여 떡처

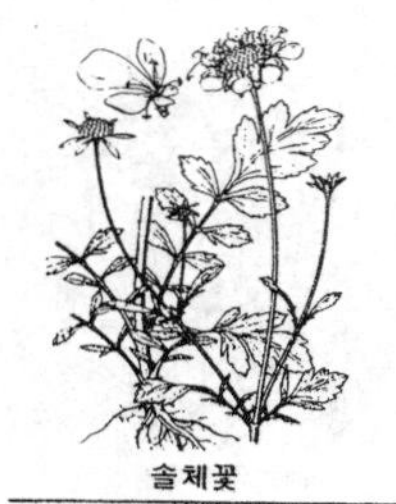
솔체꽃

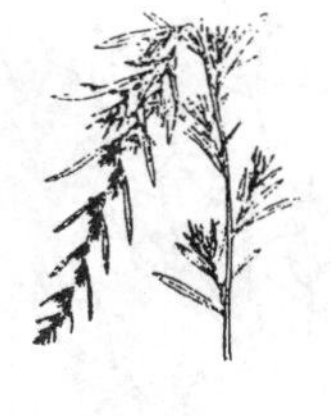
갯댑싸리

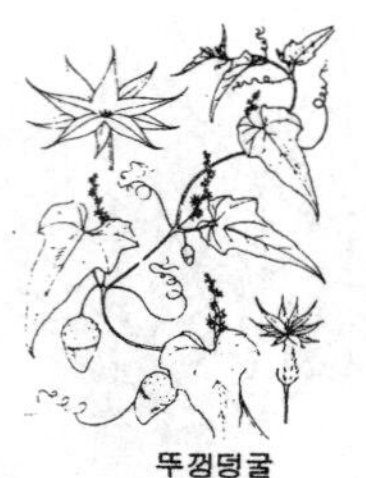
뚜껑덩굴

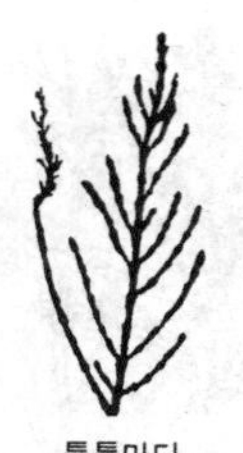
퉁퉁마디

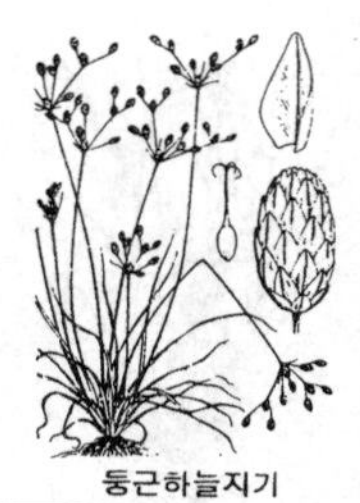
둥근하늘지기

럼 쪄서 오동 열매 크기로 환을 지어 미음으로 100알을 삼켜 내린다. 〈回春〉

※ 정통산(定痛散)

효능 : 벌레 먹은 어금니의 아픔이 심한 것을 치료한다.

처방 당귀(當歸)•생지황(生地黃)•세신(細辛)•건강(乾薑)•백지(白芷)•연교(連翹)•고삼(苦蔘)•황련(黃連)•천초(川椒)•오매(烏梅)•감초(甘草)•길경(桔梗) 각 1돈을 물로 달여서 머금었다가 삼켜 내린다. 〈回春〉

8. 아치(牙齒)가 움직일 때

잇몸이 드러나고 흔들리는 것은 신원(腎元)이 허약한 증세이니 팔미환(八味丸)으로 자음(滋陰) 보신(補腎)한다. 〈入門〉

어금니가 자리를 내고 흔들리는 증세는 백아산(白牙散)과 향염산(香鹽散)으로 문지르고 양치한다.

잇몸이 흔들리는 데는 환소단(環少丹)과 독활산(獨活散)을 쓰고, 이를 단단히 하는 데는 양경골회(羊經骨灰) 2돈, 당귀(當歸)•백지(白芷)•저아조각(猪牙皀角)•청염(靑鹽) 각 1돈을 가루로 하여 어금니 위를 문지른다. 〈得効〉

※ 독활산(獨活散)

효능 : 양명풍열(陽明風熱)이 쳐들어가서 잇몸이 드러나고 아파지는 증세를 치료한다.

처방 독활(獨活)•강활(羌活)•천궁(川芎)•방풍(防風) 각 1돈 6푼, 생지황(生地黃)•형개(荊芥)•박하(薄荷) 각 1돈, 세신(細辛) 7푼을 물로 달여서 먹는다. 〈丹心〉

9. 아치(牙齒)가 탈락할 때

어금니 자리가 부어서 아프고 흔들리며 검게 문드러져서 빠지는 것을 치료하는 데는 청위탕(淸胃湯)•신공환(神功丸)•강활산(羌活散)에 고치산(固齒散)•옥지산(玉池散)을 같이 쓴다.

※ 청위탕(淸胃湯)

효능 : 어금니 자리가 부어서 아프고 흔들리며 검게 문드러져서 빠지는 것은 모두 수족(手足)과 양명(陽明)의 2경에 속한다.

처방 석고말(石膏末) 2시(匙)•치자초(梔子炒)•연교(連翹)•목단피(牧丹皮)•조금(條芩) 각 1돈, 생지황주세(生地黃酒洗)•황련초(黃連炒) 각 8푼, 승마(升麻)•백작약외(白芍藥猥)•길경(桔梗) 각 7푼, 곽향(藿香) 5푼, 감초(甘草) 3푼을 썰어서 1첩으로 하여 물로 달여 식사 후 오래 있다가 먹는다. 〈回春〉

※ 신공환(神功丸)

효능 : 고기를 많이 먹는 사람의 입 냄새 때문에 가까이 할 수 없고 어금니가 벌레 먹어서 빠지는 것을 치료한다.

처방 승마(升麻) 1돈반, 난향엽(蘭香葉)•당귀신(當歸身)•곽향(藿香)•목향(木香) 각 1돈, 황련(黃連)•축사(縮砂) 각 5푼, 생지황주세(生地黃酒洗)•감초생(甘草生) 각 3푼을 가루로 하여 떡처럼 쪄서 녹두알 크기로 환을 하여 끓인 물로 100알을 삼켜 내린다. 〈東垣〉

※ 강활산(羌活散)

효능 : 풍한습(風寒濕)이 뇌에 들어가서 아프고 잇몸이 흔들리며 튀어나오는 증세를 치료한다.

처방 시호(柴胡) 5돈, 마황(麻黃)•방풍(防風) 각 3돈, 양경골회(羊經骨灰) 2돈, 강활(羌活) 1돈반, 초두구(草豆蔻) 1돈, 당귀신(當歸身) 6푼, 창출(蒼朮)•승마(升麻) 각 5푼, 고본(藁本)•백지(白芷)•계지(桂枝) 각 3푼, 세신(細辛) 약간을 가루로 하여 더운물로 양치하고 문지르면 아픔이 멎게 된다. 〈東垣〉

10. 이(耳)•비(鼻)를 막고 치통을 고치는 약일 때

웅황정통고(雄黃定痛膏)•살충환(殺虫丸)•색이약(塞耳藥)•곡래소거산(哭來笑去散)•치아동방(治牙疼方) 등을 쓴다.

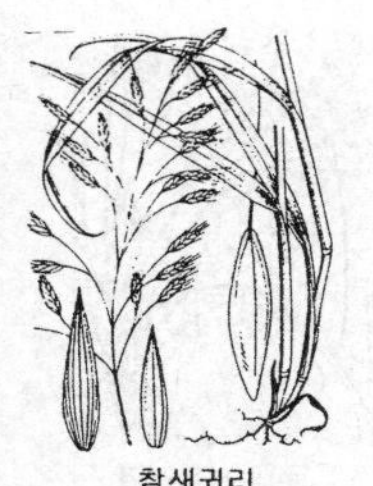
참새귀리

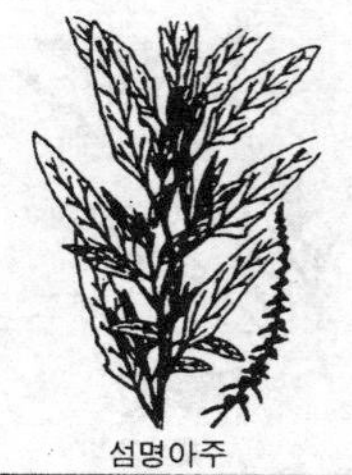
섬명아주

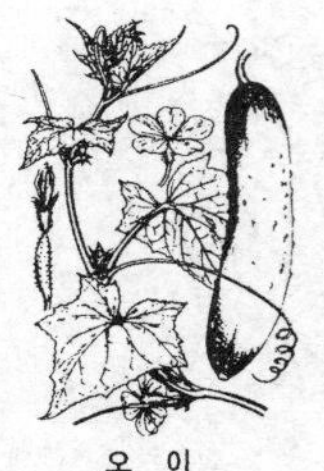
오 이

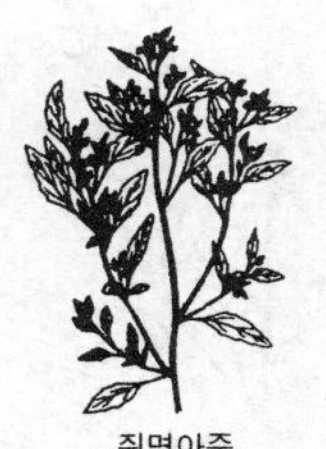
쥐명아주

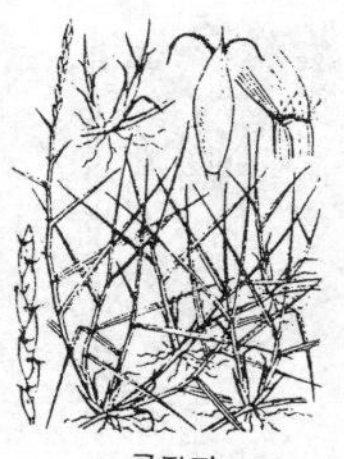
금잔디

※ 웅황정통고(雄黃定痛膏)

효능 : 아통(牙痛)을 치료한다.

처방 대산(大蒜) 2매, 세신(細辛)・염초(焰硝) 각 3돈, 웅황(雄黃) 1돈, 저아조각(豬牙皂角) 4돈을 가루로 하고 산고(蒜膏)에 오동 열매 크기로 환을 하여 매 1알을 솜에 싸서 왼쪽 어금니가 아프면 왼쪽 귓속을 막고, 오른쪽 어금니가 아프면 오른쪽 귓속을 막는데 조금 지나면 아픔이 그치고 특이한 효과가 있다. 〈綱目〉

※ 살충환(殺蟲丸)

효능 : 벌레 먹은 어금니가 아플 때 치료한다.

처방 호비상(好砒霜)을 많으나 적으나 가리지 않고 황단(黃丹) 약간을 넣고 황랍(黃蠟)을 녹여 덩이를 만들면서 곧 누른콩 크기로 환을 만들어 솜에 싸고 꼬리를 만들어서 오른쪽 어금니가 아프면 오른쪽 귀에, 왼쪽 어금니가 아프면 왼쪽 귀에 깊이 넣어 하룻밤이 지나면 벌레가 모두 죽고 영원히 벌레 때문에 아프지 않는다. 〈醫鑑〉

※ 색이약(塞耳藥)

효능 : 어금니가 아픈 것을 치료한다.

처방 벽종이로 호초(胡椒)가루를 싸서 왼쪽 어금니가 아플 때는 오른쪽 귀를, 오른쪽 어금니가 아플 때는 왼쪽 귀를 막은 뒤에 손으로 가리우고 옆으로 누워서 조금 기다리면 이마에 땀이 약간 흐르고 바로 유쾌해진다. 〈醫鑑〉

※ 곡래소거산(哭來笑去散)

효능 : 어금니가 아픈 데 특히 효과가 있다.

처방 웅황(雄黃)・유향(乳香)・호초(胡椒)・사향(麝香)・필발(蓽撥)・양강(良薑)・세신(細辛)을 각 등분해서 가루로 하여 약간씩 남자는 좌측, 여자는 우측 콧속에 불어 넣으면 바로 낫는데 만일 어금니가 아파서 볼이 부었으면 종이로 약가루를 말아서 향유를 찍어 불에 태워서 어금니 아픈 자리에 외용으로 김을 쏘이면 바로 부기가 빠진다. 〈醫鑑〉

※ 치아동방(治牙疼方)

처방 웅황(雄黃)・몰약(沒藥) 각 1돈, 세신(細辛) 반 돈을 가루로 하여 왼쪽 어금니가 아플 때는 왼쪽 코와 오른쪽 귀에, 오른쪽 어금니가 아플 때는 오른쪽 코와 왼쪽 귀에 각각 약간씩 불어 넣는다. 〈得効〉

11. 충치통을 치료할 때

어금니가 벌레 먹은 것을 치료하는 데는 작은 기와조각 위에 기름을 약간 떨어뜨리고 구자(韭子)를 조금 놓아서 연기가 나도록 불사르고 물그릇 속에 넣되 물이 잠기지 않도록 하고 새는 용기로 덮어서 벌레 먹은 어금니를 그 연기에 쏘이도록 하면 어금니 속의 벌레가 모두 물그릇 속에 떨어져서 침과 같으니 거듭 시험을 해도 효과가 나타난다. 〈綱目〉

벌레 먹은 어금니가 아플 때는 구채두(韭菜頭)를 뿌리가 달린 채로 해판(檞板 : 관솔 판자) 위의 진흙을 긁어서 화내(和匂)하여 아픈 어금니와 뺨 위에 발라 종이로 덮어두면 조금 지난 뒤 작은 벌레가 진흙약 위에 나오며, 능히 뿌리를 뽑을 수 있는 약이다. 〈得効〉

몇해가 된 벌레 먹은 이를 치료하는 데는 작맥초(雀麥草)를 고호엽(苦瓠葉) 30장의 이슬에 씻어서 하룻밤 재우고 이튿날 아침에 작맥초(雀麥草)를 꺼내어 길이 2치, 넓이 1치, 두께 5푼으로 접어 호엽(瓠葉)으로 싸서 초에 담가 두었다가 점심때쯤 두 개를 꺼내어 뜨겁게 구워서 벌레 먹은 이에 1개를 붙이고 바깥 볼에 1개를 붙여서 그 위에 다리미질을 하여 뜨겁게 하고 차지면 바꾸는데 한동안 지난 뒤에 놋그릇에 물을 떠서 붙였던 약을 씻어 보면 벌레가 많으면 30~40매, 적으면 10~20매가 나온다.

늙은 놈은 황적색이고, 젊은 놈은 백색이다. 〈千金〉

또는 낭탕자(莨菪子) 3홉을 병 속에 넣고 청동전(靑銅錢) 7매를 빨갛게 불에 달구어 병 속에 넣으면 낭탕자(莨菪子)가 소리를 내고 연기가 나올 것이니 대통으로 연기를 끌어서 아픈 이에 쏘이면 벌레가 나오고 아픔이 그친다. 낭탕자(莨菪子)가 없을 때는 총자(葱子)・구자(韭子)도 역시 좋다. 〈千金〉

※ 구자환(韭子丸)

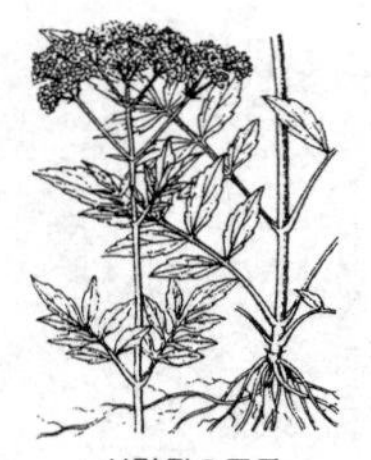
설령쥐오줌풀

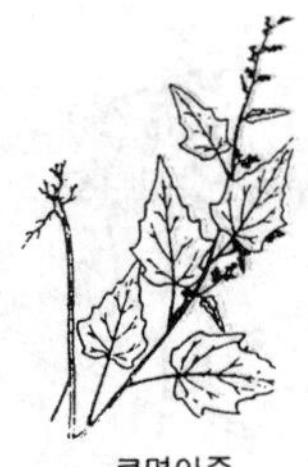
큰명아주

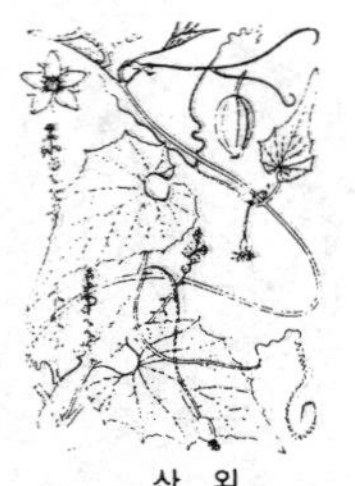
산 외

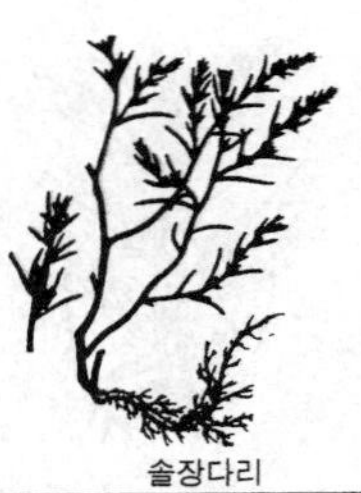
솔장다리

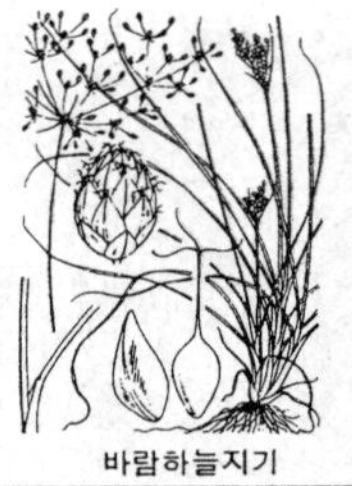
바람하늘지기

효능 : 벌레 먹은 어금니가 아플 때 치료한다.

처방 구자(韭子) • 전갈(全蝎) 각 1냥, 유향(乳香) • 웅황(雄黃) 각 2돈반을 가루로 하고 누런 밀을 녹여 꿀로 콩알 크기의 환을 해서 자기병 속에 1알을 넣어 태우고 종이로 병 입을 덮은 다음 죽관(竹管)으로 연기를 끌어서 아픈 어금니에 쏘이면 벌레가 모두 나오고 약병을 물 속에 넣어 보면 벌레가 수중에 흩어져 있다. 〈千金〉

※ 일소산(一笑散)

효능 : 벌레 먹은 어금니가 아파서 못 견디는 데 효과가 있다.

처방 천초(川椒)를 가루로 하고 파두(巴豆) 1알을 갈아서 고약처럼 만들어 밥에 섞어 환을 만들고 솜에 싸서 어금니 사이에 끼워 두면 낫는다. 〈膠仙〉

12. 감닉창(疳䘌瘡)일 때

혈갈산(血竭散) • 신공환(神功丸) • 사향산(麝香散) • 옥지산(玉池散) • 치아감약(治牙疳藥) 등을 쓴다. 천포창(天疱瘡) • 후아감(後牙疳)은 창류(瘡類)에 상세하게 설명이 나와 있다.

※ 혈갈산(血竭散)

효능 : 아감악창(牙疳惡瘡)이 오랫동안 낫지 않는 데 붙인다.

처방 포황(蒲黃) 2돈, 용골(龍骨) • 고백반(枯白礬) 각 1돈, 한수석하(寒水石煆) 4돈, 혈갈(血竭) 5푼을 가루로 하여 약간씩 부스럼 위에 뿌리고 종이로 붙인다. 〈丹心〉

※ 사향산(麝香散)

효능 : 감닉(疳䘌)으로 어금니 잇몸에서 냄새가 고약하고 고름이 나오는 데 바른다.

처방 고백반(枯白礬) • 청대(靑黛) • 호황련(胡黃連) • 노회(蘆薈) 각 2돈반, 하마회(蝦蟆灰) 반 돈, 사향(麝香) 2푼반을 가루로 하여 매 반 돈을 아픈 곳에 뿌려서 바르면 바로 효과가 있고 호동루(胡桐淚) 2돈반을 가하면 더욱 좋다. 〈直指〉

13. 아감(牙疳)을 치료할 때

신비(信砒) • 청대(靑黛) • 경분(輕粉) 각 1돈, 사향(麝香) 5푼을 가루로 하여 종이에 향유(香油)를 칠하고 약가루를 뿌리며 부스럼의 크고 작음에 따라 자기 전에 붙여 두었다가 이튿날 새벽에 떼어 버리고, 맑은 물에 입을 양치하고 삼키지 말 것이며 서너 번쯤 붙이면 반드시 효과를 본다. 〈東垣〉

14. 이의 빛이 깨끗하지 못할 때

어금니가 누렇고 검어지는 데는 석고(石膏)가루 • 사과(砂窠)가루 각 1냥, 영릉(零陵) • 백지(白芷) • 청염(靑鹽) • 승마(升麻) 각 2돈반, 세신(細辛) 1돈, 사향(麝香) 반 돈을 가루로 하여 매일 새벽에 조금씩 이 위를 문지르고 더운물로 양치하여 토해내는 데 약명은 백아약(白牙藥)이다. 〈丹心〉

15. 치옹(齒壅)이 있을 때

잇몸 사이에 궂은 살이 점점 길어 나는 것을 치옹(齒壅)이라고 하는데 생지황즙(生地黃汁) 1종지를 내서 조각(皀角) 몇 쪽을 불에 구워 지황즙(地黃汁)에 담가서 즙이 없어질 때까지 반복하여 햇빛에 말려서 가루로 하여 붙이면 바로 오므라든다. 〈入門〉

16. 아치(牙齒)가 점장(漸長)할 때

어금니가 날마다 점점 길어 나고 입을 벌려서 음식을 먹기가 어려운 것은 대개 수액(髓液)이 넘쳐흐르는 때문이니, 다만 백출(白朮)가루를 물에 타서 마시고 또 달여서 양치하면 저절로 낫는다. 〈得効〉

17. 투치(鬪齒)일 때

어금니가 타박상을 입어서 떨어지려고 하는 데는 점초(點椒) 5돈, 천령개(天靈盖) • 홍내소(紅內消) • 백지(白芷) 각 2돈을 가루로 하여 흔들리는 이에 바르면 바로 안전하고, 또는 이미 떨어져도 핏줄이 끊어지지 않은 것은 잇몸 사이에 약을 발라서 치료할 수 있다. 〈入門〉

또 질려근(蒺藜根)을 불에 태워 재로 해서 흔들리는 이에 바르면 바로 견뢰(堅牢)하여지니 약명은 질려산(蒺藜散)이다. 〈瑞竹〉

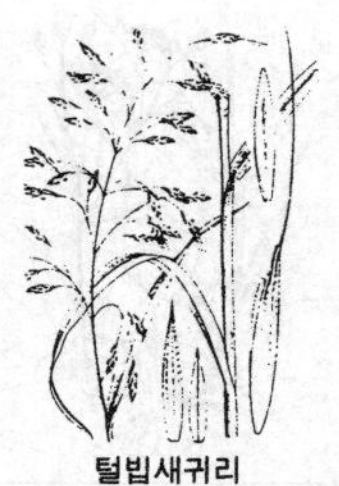
털빕새귀리

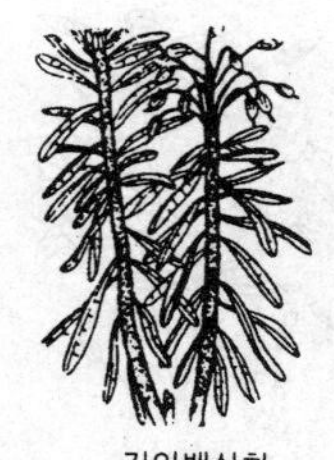
긴잎백산차

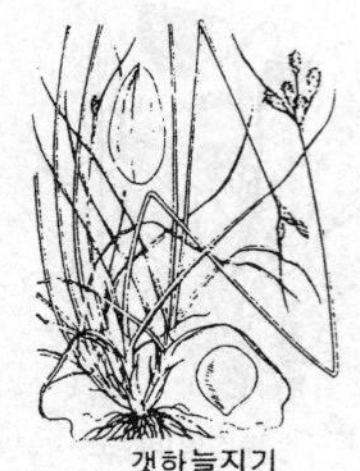
갯하늘지기

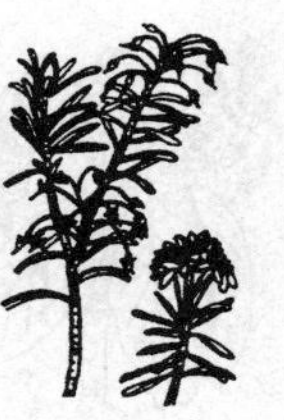
애기백산차

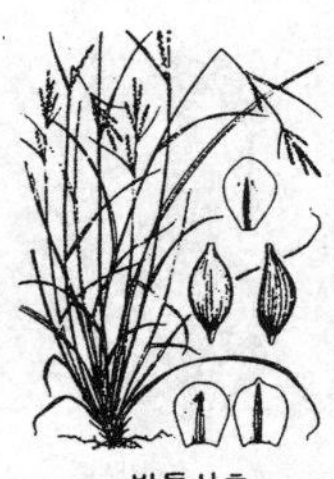
반들사초

18. 치뉵(齒衄)일 때

혈문(血門)에 상세하게 나와 있다.

19. 계치(齘齒)일 때

자면서 윗니와 아랫니를 서로 갈아서 소리가 나는 것을 계치(齘齒), 또는 알치(戛齒), 또는 교치(咬齒)라고 하는데 치료 방법은 환자의 누운 자리 밑의 진개(塵芥) 약간을 입 속에 넣고 환자에게 알리지 않으면 바로 치료가 된다. 〈類聚〉

20. 통치(痛齒)를 뺄 때

아픈 이를 빼는 데 손을 안 대고도 저절로 빠질 수가 있으니 천초(川椒)•세신(細辛) 각 1냥, 초오(草烏)•필발(蓽撥) 각 5돈을 가루로 하여 각각 조금씩 아픈 이에 문지르면 저절로 빠진다. 〈本事〉

벌레 먹은 이를 빼는 방법은 붕사(硼砂)•주사(朱砂) 각 2돈, 천오첨(川烏尖) 7개, 부자첨(附子尖) 14개, 섬수(蟾酥) 7개, 신비(信砒) 2돈을 5월 5일에 합해 가루로 하여 조금씩 어금니에 문지르면 어금니가 저절로 빠지는데 뒤에 곧 방풍(防風)•형개(荊芥)•감초 달인 탕으로 양치하고 토해 낸다. 〈本事〉

낙아방(落牙方)은 말고기를 썰어서 10냥, 신비(信砒)•파두육(巴豆肉) 각 5돈을 가루로 하여 말고기에 뿌려 돌그릇에 담아 두고 불에 말려서 가루로 하여 벌레 먹은 어금니가 아플 때에 아픈 자리에 피를 조금 내고 약을 바르면 떨어진다. 〈綱目〉

취아방(取牙方)은 용간(龍肝 : 묘 속의 陳石灰•안담(鴈膽) 1개인데 용간(龍肝)을 안담(鴈膽) 속에 넣어 그늘에 말려서 가루로 하여 조금씩 어금니 뿌리에 바르면 바로 떨어지는데 입 속에 들어가는 것은 급히 피한다. 〈種杏〉

21. 낙치(落齒)를 다시 나게 할 때

뇌공(雷公)이 말하기를, 「어금니를 나게 하는 방법은 숫쥐의 뼈가루를 의뢰하여야 된다.」 하였으니 어금니가 끊어져서 몇 년간 나지 않는 증세는 웅서척골(雄鼠脊骨)을 가루로 하여 부러진 곳에 문지르면 바로 자라나서 정상으로 된다. 〈本草〉

아락중생법(牙落重生法)은 숫쥐 한 마리를 껍질을 벗기고 망사(硇砂)가루를 뿌려 두면 3일 만에 살이 문드러져서 없어지니 뼈를 거두어 불에 말리고 향부자(香附子) 1냥, 백지(白芷)•천궁(川芎)•상백피(桑白皮)•지골피(地骨皮)•포공영(蒲公英)•천초(川椒)•한련초(旱蓮草)•청염(青鹽)•천근피(川槿皮) 각 3돈을 가루로 하여 100일 동안 문지르면 떨어진 이가 다시 나오니 훌륭한 방법이다. 〈醫鑑〉

22. 산(酸)을 먹어 이를 다칠 때

신것을 많이 먹으면 이빨이 약해지는 것은 수생목(水生木)인데 수기(水氣)가 약하고 목기(木氣)가 성하기 때문이다. 〈本草〉

치초(齒齼)에는 호도(胡桃)살을 잘 씹으면 풀린다. 〈本草〉

23. 치병(齒病)에 문지르는 약물일 때

이가 아플 때는 사전소거산(謝傳笑去散)•향초산(香椒散)•픽귀산(鹹鬼散)•갈소산(蝎梢散)•세신산(細辛散)•당귀용담산(當歸龍膽散)•찰아방(擦牙方)•찰아지통방(擦牙止痛方)•신허위열아동방(腎虛胃熱牙疼方)•고치산(固齒散) 등을 쓴다.

※ 사전소거산(謝傳笑去散)

효능 : 어금니가 아플 때 치료한다.

처방 유향(乳香)•몰약(沒藥)•웅황(雄黃)•양두첨오약(兩頭尖烏藥)을 등분해서 가루로 하여 아픈 곳에 문지르면 침을 토하고 바로 낫는다. 〈入門〉

※ 고치산(固齒散)

처방 큰 쥐 한 마리를 살을 거두고 뼈만 가지고 천초초(川椒炒)•유향(乳香) 각 2냥, 향부자초(香附子炒)•백질려초(白蒺藜炒)•청염(青鹽) 각 1냥을 가루로 하여 이를 매일 문지르면 영원히 치통이 없어진다. 〈回春〉

※ 향초산(香椒散)

효능 : 차가움으로 이가 아플 때 치료한다.

처방 향부자(香附子)•천초(川椒)•파고지(破故紙)

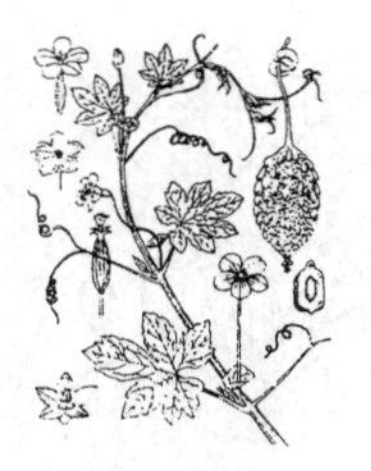
여 주

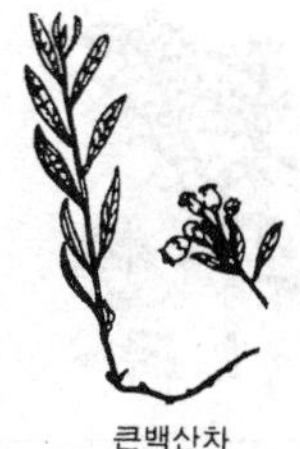
큰백산차

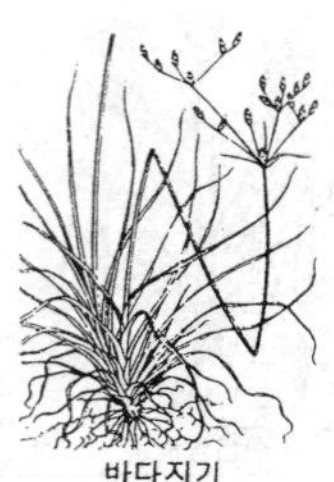
바다지기

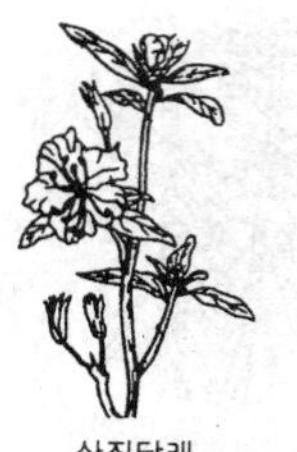
산진달래

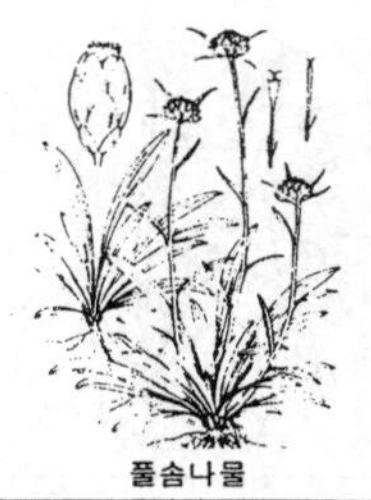
풀솜나물

각 2돈, 필발(蓽撥) 1돈을 가루로 하고 초염(炒鹽) 2돈을 넣어 아픈 이 위에 문지른다. 〈得効〉

❊ 괵귀산(馘鬼散)

효능 : 위열(胃熱) 치통을 치료한다.

처방 황련(黃連)•호동루(胡桐淚)•형개수(荊芥穗)•박하(薄荷)•승마(升麻)•양경골회(羊經骨灰)를 등분하고 사향(麝香)을 약간 넣어 가루로 하여 문지르면 특히 효과가 있다. 〈東垣〉

❊ 갈소산(蝎梢散)

효능 : 심한 추위가 뇌를 쳐서 어금니가 아픈 것을 치료한다.

처방 양경골회(羊經骨灰) 2돈반, 마황(麻黃) 1돈반, 초두구피(草豆蔲皮) 1돈, 강활(羌活) 5푼, 계지(桂枝)•승마(升麻)•방풍(防風)•고본(藁本)•황기(黃芪) 각 3푼, 당귀신(當歸身)•시호(柴胡) 각 2푼, 전갈소(全蝎梢) 약간을 가루로 하여 아픈 이 위에 문지른다. 〈東垣〉

❊ 세신산(細辛散)

효능 : 심한 추위가 뇌를 쳐서 머리와 이가 연이어 아픈 것을 치료한다.

처방 마황(麻黃) 3돈, 계지(桂枝)•양경골회(羊經骨灰) 각 2돈반, 강활(羌活)•초두구(草豆蔲) 각 1돈반, 당귀(當歸) 4푼, 고본(藁本)•창출(蒼朮) 각 3푼, 방풍(防風)•시호(柴胡)•승마(升麻)•백지(白芷) 각 2푼, 세신(細辛) 1푼을 가루로 하여 먼저 더운물로 양치하고 약을 바른다. 〈東垣〉

❊ 당귀용담산(當歸龍膽散)

효능 : 한열(寒熱) 치통을 치료한다.

처방 승마(升麻)•마황(麻黃)•초용담(草龍膽)•황련(黃連)•초두구(草豆蔲) 각 1돈, 생지황(生地黃)•백지(白芷)•당귀소(當歸梢)•양경골회(羊經骨灰) 각 5푼을 가루로 하여 문지른다. 〈東垣〉

❊ 찰아방(擦牙方)

무릇 어금니가 아플 때는 반드시 호초(胡椒)와 필발(蓽撥)을 써야만 충분히 잇속의 들뜬 열을 발산하는 것이지만, 승마(升麻)와 한수석(寒水石)으로 감독하고 맵고 시원한 박하(薄荷)•형개(荊芥)•세신(細辛)의 종류로 도와야 한다.

어금니가 아픈 데는 맑고 시원한 약을 쓰고, 더욱 아픔이 심한 것은 증세에 따라서 치료하는데 필발(蓽撥)•세신(細辛)•천초(川椒)•형개(荊芥)•박하(薄荷)•장뇌(樟腦)•청염(靑鹽)을 가루로 하여 문지른다. 〈丹心〉

❊ 찰아지통방(擦牙止痛方)

황채봉과(黃蠆蜂窠) 1개에 천초(川椒)를 과(窠)에 가득차게 넣고 다시 백염(白鹽) 1돈으로 과구(窠口)를 봉하여 소존성(燒存性)하고 백지(白芷)•양경골회(羊經骨灰) 각 1돈을 같이 갈아서 가루로 하여 먼저 맑은차로 양치한 뒤에 문지르고 구멍이 있으면 약가루를 그 속에 메우면 효과를 볼 수 있다. 〈正傳〉

❊ 신허위열아동방(腎虛胃熱牙疼方)

양경골회(羊經骨灰) 4냥, 석고(石膏) 5냥, 승마(升麻)•생지황(生地黃) 각 5돈, 황련(黃連) 1돈, 호동루(胡桐淚) 3돈, 용담초(龍膽草) 반 돈을 가루로 하여 문지르고 물로 양치한다. 〈入門〉

24. 치병(齒病)에 함수(含漱)하는 약물

옥지산(玉池散)•형개탕(荊芥湯)•개소산(開笑散)•초염산(椒鹽散)•아동금수약(牙疼噙漱藥) 등을 써야 한다.

❊ 옥지산(玉池散)

효능 : 풍(風)과 벌레 먹은 어금니가 아프기 때문에 문드러지고 흔들리며 또는 변해서 골조풍(骨槽風)을 이루어 피고름이 나오고 잇몸이 드러나는 것을 치료한다.

처방 지골피(地骨皮)•백지(白芷)•세신(細辛)•방풍(防風)•승마(升麻)•천궁(川芎)•당귀(當歸)•괴화(槐花)•고본(藁本)•감초(甘草) 각 1돈, 생강 3쪽, 검은콩 100알을 넣어 물로 달여서 더울 때 양치하여 식으면 토

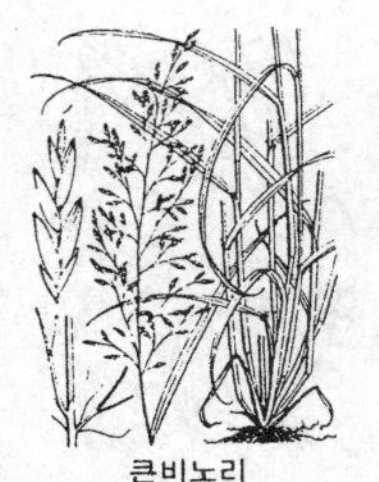
큰비노리

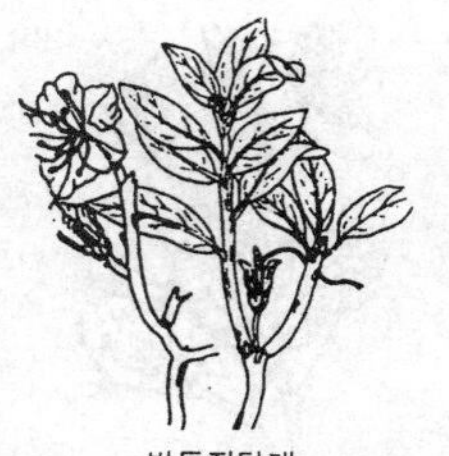
반들진달래

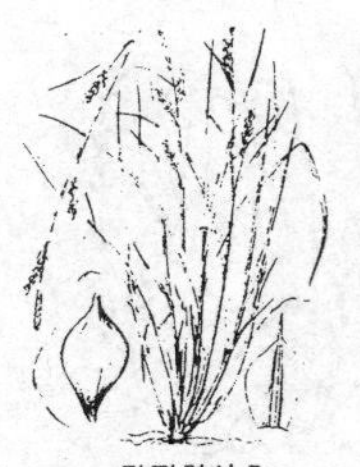
가지청사초

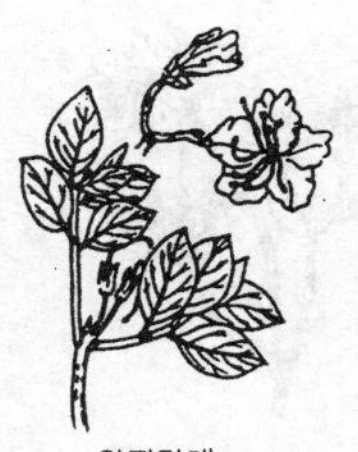
왕진달래

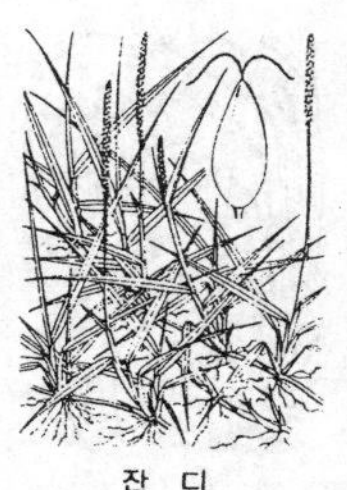
잔 디

한다. 〈直指〉

※ 형개탕(荊芥湯)

효능 : 풍열치통(風熱齒痛)을 치료한다.

처방 형개(荊芥) • 박하(薄荷) • 승마(升麻) • 세신(細辛) 각 3돈을 가루로 하여 매 2돈을 끓는 탕으로 머금어 양치하고 토한다. 〈直指〉

※ 개소산(開笑散)

효능 : 풍랭치통(風冷齒痛)을 치료한다.

처방 백지(白芷) • 세신(細辛) • 양강(良薑) • 필발(蓽撥) • 천초(川椒) • 향부자(香附子) • 노봉방(露蜂房)을 각 등분해서 가루로 하여 매 3돈을 물에 달여서 머금어 양치하고 또는 문지른다. 〈直指〉

※ 초염산(椒鹽散)

효능 : 벌레 먹은 어금니가 아플 때 치료한다.

처방 천초(川椒) • 백염(白鹽) • 노봉방(露蜂房) 각 1돈, 파 3뿌리를 넣어 물로 달여서 더울 때 양치하고 차가워지면 토한다. 〈直指〉

※ 봉와산(蜂窩散)

효능 : 풍(風) • 충아통(虫牙痛)을 치료한다.

처방 노봉방(露蜂房) • 백질려(白蒺藜) • 천초(川椒) • 애엽(艾葉) • 총근(葱根) • 형개(荊芥) • 세신(細辛) • 백지(白芷) 각 1돈을 물에 초와 같이 달여서 더울 때에 양치하고 차가워지면 토한다. 〈回春〉

※ 아동금수약(牙疼噙漱藥)

벌집 1개를 매 한 구멍에 호초(胡椒) • 천초(川椒) 각 1알씩 넣고 사발에 물을 담아서 적신 뒤에 황백(黃柏)을 손가락 크기로 하여 3쪽을 벌집에 꽂아서 주발 뚜껑을 덮고 종이로 굳게 봉한 다음 끓여서 따뜻할 때에 머금었다가 식으면 토해 버린다. 〈醫鑑〉

25. 수양으로 고치(固齒)할 때

모든 양생(養生)이 구치(口齒)보다 좋은 것이 없으니 양치를 하지 않고 씻지도 않으면 손상과 충두(虫蠹)의 매개가 되는 것이다.

서독(暑毒)과 주독(酒毒)이 계속 이의 사이에 숨어 있으니 자주 양치하고 씻어야 한다.

새벽에 세수하고 양치한 것을 손바닥에 토해서 눈을 씻으면 밝은 것을 알게 되는 것이니 죽는 날까지 계속하면 그보다 더 좋은 묘책이 없다. 〈直指〉

이를 아침과 저녁으로 마주쳐서 정신을 집중시키는 것을 집신신(集身神)이라고 하는데 만일, 뜻밖에 흉칙한 환경에 처하여 왼쪽 이를 36번 마주치는 것을 타천종(打天鍾)이라 하고, 혹시 더러운 것을 물리치려고 오른쪽 이를 그렇게 마주치는 것을 추천경(搥天磬)이라 하고, 또 정신을 차리려고 가운데 이를 그렇게 마주치는 것을 명천고(鳴天鼓)라고 한다. 〈養生〉

이가 아파서 과일이나 채소를 못 먹는 것은 이빨이 드러난 것이니 소금물을 머금어 양치하고 이를 마주치면 효과가 있다. 〈類聚〉

매일 새벽에 소금으로 더운물에 양치하고 이를 딱딱 마주치기를 100번씩 하면 불과 5일에 효과를 볼 수 있다. 〈千金〉

음식을 먹고 나서 바로 진한 차로 양치하면 기름때가 없어지고 비위가 유쾌해진다.

육류의 남은 찌꺼기가 이 사이에 있던 것이 다(茶)를 머금으면 스스로 없어지는 것은 이의 성미가 쓴 것을 좋아하기 때문이니 이것을 계속하면 이가 견고하고 충두(虫蠹)가 아주 없어진다. 〈延壽〉

이에 붙은 누렇고 검은색 물질이 문드러진 뼈와 같은 것을 치상(齒床)이라고 하는데 이를 치료하는 사람은 먼저 이것을 침칼로써 긁어 버리고 다른약을 쓰니 그렇지 않으면 이가 잇몸에 붙지 않는다. 〈千金〉

어떤 사람이 중년에 풍질(風疾)을 얻어서 위아래 이를 계속 서로 마주치는 버릇을 고치지 못하더니 이것 때문에 120세까지의 장수를 얻었다는 이야기가 있다. 〈抱朴子〉

26. 치병(齒病)의 금기일 때

잇병에는 기름 종류나 마른 대추를 먹지 말아야 한다. 〈千金〉

이가 아플 때는 지마유(脂麻油) • 건조(乾棗) • 계심(桂心) 등을 피하니, 만약 먹으면 치료를 해도 바로 재발이

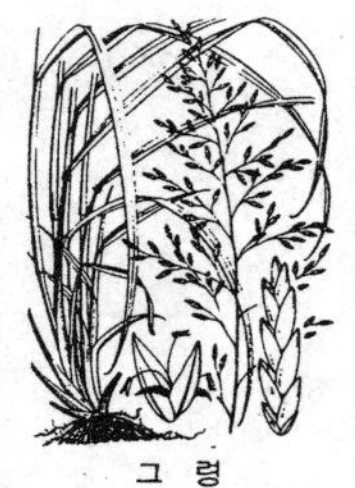
그 령

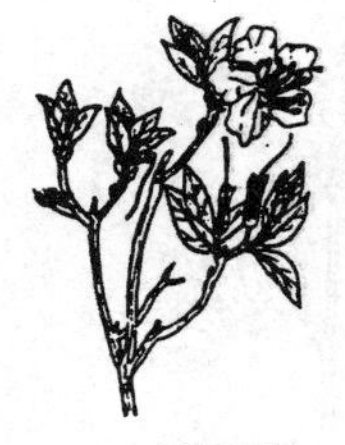
털진달래

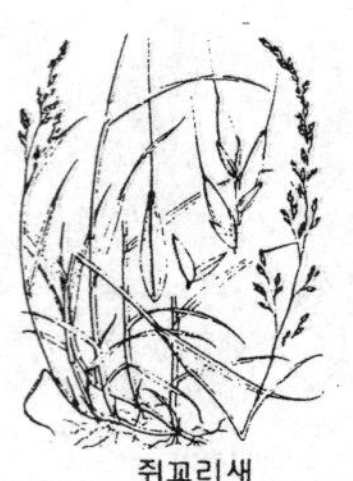
쥐꼬리새

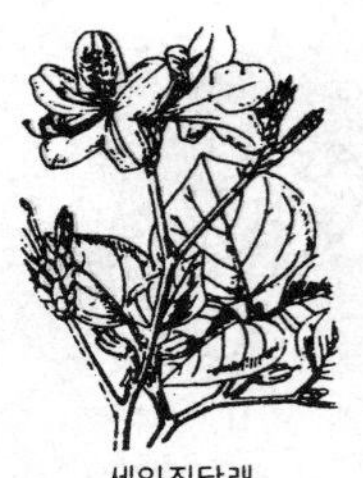
세잎진달래

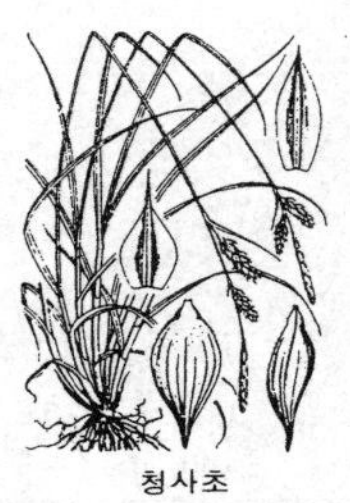
청사초

된다. 〈千金〉

일식 월식할 때에 음식을 먹으면 이 아픈 일이 많은 것이니 특히 그날을 피해야 한다. 〈千金〉

27. 이의 색으로 병세를 구별할 때

아픈 사람의 입술에 종기가 나고 이빨이 그을리고 마른 증세는 죽는 것이니 비(脾)와 신(腎)이 끊어졌기 때문이다. 〈扁鵲〉

아픈 사람의 이가 갑자기 변해서 검어지면 13일 만에 죽으니 소음(少陰)이 끊어졌기 때문이다. 〈扁鵲〉

아픈 사람의 음양(陰陽)이 모두 마르면 그 이가 팥을 삶아 놓은 모양과 같으며 죽는다. 〈扁鵲〉

단 방(單方) (27종)

여신산(如神散)이 있다.

※ 백반(白礬)

어금니가 부어서 아픈 것을 치료하니, 고백반(枯白礬)•노봉방(露蜂房)을 등분해서 가루로 하여 매 2돈을 물로 달여서 더운 약의 기운이 아픈 곳에 스며들도록 하고 차가워지면 토한다. 〈本草〉

※ 웅황(雄黃)

이의 벌레를 죽이니 가루로 하여 대추살에 환을 만들어서 구멍에 메운다. 〈本草〉

※ 담반(膽礬)

벌레 먹은 이가 아픈 것을 치료하니 이빨이 아파서 모두 빠지기 전에 담반(膽礬)가루를 사람의 젖에 섞어서 아픈 이와 빠진 이 속에 1일 3번을 문지르면 아픈 이는 낫고 빠진 이는 다시 나는데 100일 동안 이와 같이 치료를 한다. 〈本草〉

※ 백염(白鹽)

잇몸의 선로(宣露)와 흔들리는 증세를 치료한다.

소금가루로 문지르고 더운물을 머금어 양치하기를 매일 100번씩 하면 불과 5일이면 아무리 큰 병이라도 완치가 되고 견고해진다. 〈本草〉

치뉵(齒衄)에는 소금 끓인 물을 입에 머금으면 바로 그친다. 〈本草〉

※ 청염(靑鹽)

입신(入腎)과 입골(入骨)을 하고 충분히 단단한 이가 되니 문지르고 금화(噙化)하는 것이 모두 좋다. 〈得効〉

모든 치통을 치료한다. 청염(靑鹽) 2냥, 백염(白鹽) 4냥을 천초(川椒) 4냥 달인 물에 넣어 볶아서 가루로 하고 이 위에 문지르며 겸해서 더운물을 머금어 양치하고 토하여 그 물로써 눈을 씻으면 더욱 밝아진다. 〈入門〉

※ 승마(升麻)

이의 풍닉종통(風䘌腫痛)과 아근부란(牙根浮爛) 때문에 피고름이 나오는 데는 달여서 탕으로 먹고 또 자주 머금어 양치한다. 〈本草〉

※ 백질려(白蒺藜)

풍아통(風牙痛) 및 감식(疳蝕)을 치료하니 가루로 하여 2돈을 소금 1수저와 같이 달여 더울 때에 머금어 양치하면 지통 고치(止痛固齒)에 큰 효과가 있다. 〈入門〉

※ 골쇄보(骨碎補)

어금니의 통증으로 흔들리고 피가 나는 데는 2냥을 썰어서 검도록 볶고 가루로 만들어 세수를 한 후에 잇몸에 문질렀다가 토한다. 〈綱目〉

골쇄보(骨碎補)를 동으로 된 칼로 편으로 썰고 놋솥에 볶아서 괴목 가지로 저어 약간 검은색이 되면 불을 끄고 식은 뒤에 다시 볶아서 검은색이 된 뒤에 가루로 하여 자주 이를 문지르면 아주 굳은 뼈와 단단한 이가 되고 아픔이 재발도 하지 않으며, 어금니가 흔들릴 때에 자주 문지르면 견고해지고 다시 흔들리지 않는다. 〈醫鑑〉

※ 세신(細辛)

풍랭치통(風冷齒痛)과 주아통(蛀牙痛)을 치료하니 세신(細辛)•백지전탕(白芷煎湯)을 머금어 양치한다. 〈綱目〉

※ 고삼(苦蔘)

치통을 치료하니 1일 3되를 달여 끓인 탕을 머금어서 양치하여 5~6일 계속하고 열결혈(列缺穴)을 뜸하면 완전히 치료가 된다. 〈漢史〉

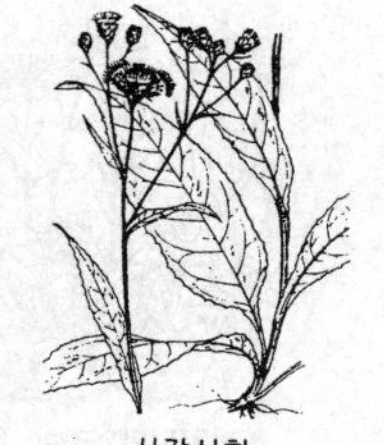
산각시취

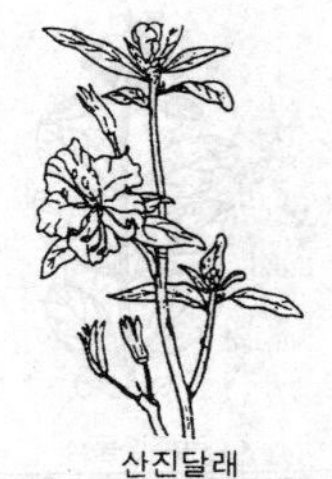
산진달래

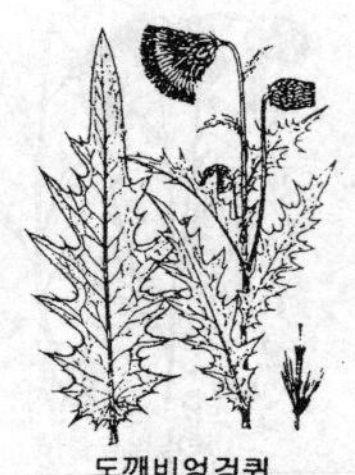
도깨비엉겅퀴

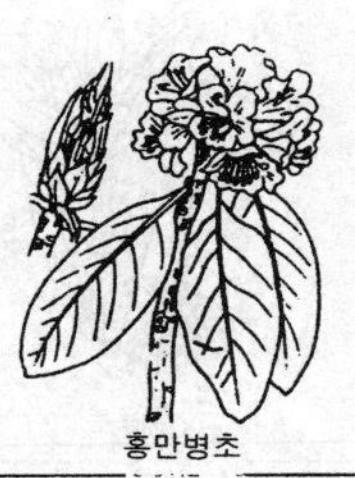
홍만병초

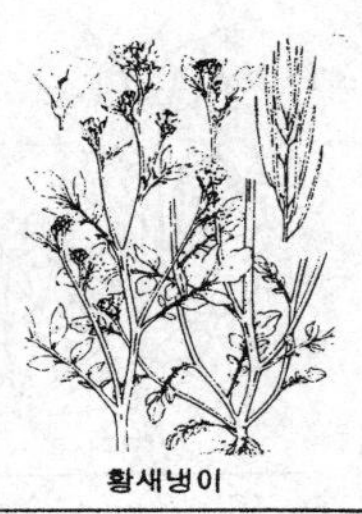
황새냉이

※ 천선자(天仙子)

즉 낭탕자(莨菪子)이다. 치통 출혈을 주로 치료한다. 〈本草〉

충아통(虫牙痛)에 구멍을 대어 놓고 씹으면 충이 곧 나온다. 〈本草〉

충아통(虫牙痛)에 천선자(天仙子) 태운 연기를 죽관으로써 아픈 이에 닿게 하고 쏘이면 벌레가 바로 죽고 영원히 낫는다. 〈綱目〉

※ 파두(巴豆)

어금니 아픈 것을 치료하니 파두(巴豆) 1알을 불에 구워서 껍질을 벗기고 마늘 1개를 속을 파서 파두(巴豆)를 넣고 엷은 솜으로 싸서 아픈 자리를 따라서 좌•우 귓속을 막는다. (本草) 벌레로 이가 아프면 파두육(巴豆肉) 1알과 천초말(川椒末) 1돈을 밥으로 삼씨 크기의 환을 하여 솜에 싸서 구멍을 막는다.

※ 호동루(胡桐淚)

풍감닉(風疳䘌) • 치아동통(齒牙疼痛) • 골조풍(骨槽風)을 치료하니 가루로 하여 문지른다. 〈本草〉

한증아통(寒症牙痛)에는 쓰지 않는다. 〈綱目〉

※ 천초(川椒)

치발(齒髮)을 단단하게 하고 치통을 없애 준다. 〈本草〉

치통에는 초를 달여서 머금어 양치하고 토한다. 〈本草〉

치통에는 오직 천초(川椒)를 써서 마비시키지만 열로 아플 때는 쓰지 않는다. 〈直指〉

아치통(牙齒痛)에는 천초노봉방(川椒露蜂房)을 나누어 가루로 하여 매 2돈을 소금 1수저와 함께 물로 달여서 머금어 양치하고 토하는데 약명은 여신산(如神散)이라고 한다. 〈局方〉

※ 욱리근(郁李根)

치통을 치료하고 이를 단단하게 한다. 〈本草〉

치우종통(齒齲腫痛)에는 욱리근 백피(郁李根白皮)를 물에 달여서 머금어 양치하고 식으면 바꾸는데 토해낸 것을 세밀하게 보면 벌레가 따라 나오고 바로 낫는다. 〈本草〉

※ 백양수피(白楊樹皮)

아통(牙痛)을 치료하니 초에 달여서 머금어 양치하고 토한다. 〈本草〉

치통(齒痛)에 백양수피(白楊樹皮) 또는 약(藥)을 달여 탕을 머금어 양치하고 토한다. 〈類聚〉

※ 노봉방(露蜂房)

어금니가 아플 때 달여서 탕으로 머금어 양치한다. 〈本草〉

충통(虫痛)으로 구멍이 생겼을 때에 벌집과 매운 것을 달인 탕으로 머금어 양치한다. 〈本草〉

※ 탁목조(啄木鳥)

딱따구리나무가 덧니를 치료한다. 〈淮南子〉

좀먹은 이가 생겨 아픈 데는 딱따구리새 혀끝을 솜에 싸서 아픈 곳에 닿게 하고 씹으면 효과가 있다. 〈本草〉

아치감닉(牙齒疳䘌)에는 딱따구리새를 구워 가루로 해서 구멍 속에 넣으면 3번이면 바로 차도가 있다. 〈本草〉

※ 섬수(蟾酥)

벌레 먹은 이가 아플 때 치료하니 구멍에 약간 넣으면 침을 토하고 삼키는 것은 금한다. 〈本草〉

어금니가 아프면 섬수(蟾酥)와 은주(銀珠)를 환으로 하되 치자씨 크기로 하여 아픈 곳에 넣어 두면 아픔이 그치고, 3알 정도면 짙은 침 몇 입을 토하고 바로 낫는다. 〈綱目〉

※ 지주(蜘蛛)

아감(牙疳)의 냄새를 치료하니 거미를 죽여 가루로 해서 연지(臙脂)와 사향(麝香)을 넣어 붙인다. 〈直指〉

또 큰 거미를 태워 가루로 하고 사향(麝香)을 넣어서 붙인다. 〈直指〉

※ 행인(杏仁)

잇몸이 아플 때는 행인(杏仁) 100개, 염(鹽) 1돈, 수(水) 1되를 끓여 거품이 나오거든 3번을 머금어 양치하고 토하면 낫는다. (本草)

풍(風) • 충아통(虫牙痛)에는 침으로 찌르고, 행인(杏仁)을 등잔불에 쪼여서 뜨거울 때에 아픈 이 위에 붙이기

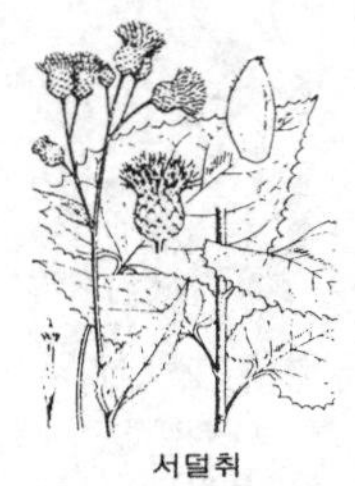
서덜취

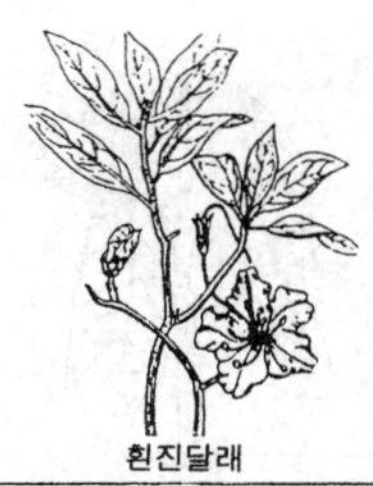
흰진달래

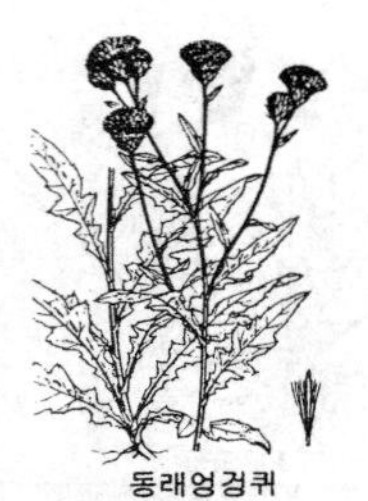
동래엉겅퀴

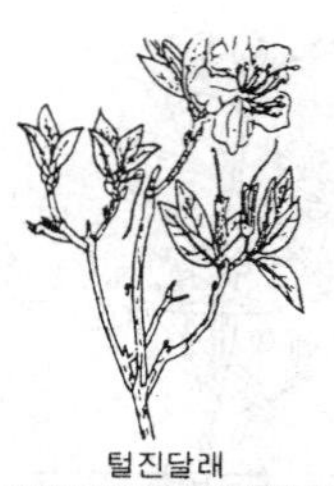
털진달래

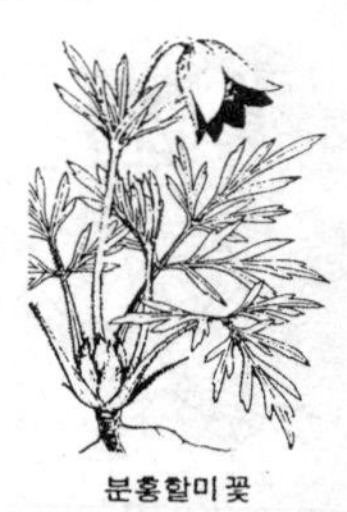
분홍할미꽃

를 7개까지 하면 영원히 끊어지고 아프지도 않는다. 〈得效〉

※ 사과(絲瓜)

충아통(虫牙痛)에는 먼저 더운 쌀 초를 머금어 양치하면 벌레가 나오고 또 수세미외를 태워서 가루로 하여 문지른다. 〈綱目〉

풍(風)·충아통(虫牙痛)에는 서리 맞은 늙은 수세미외를 태워서 가루로 하여 아픈 곳에 문지르면 바로 그친다. 〈得效〉

※ 웅작시(雄雀屎)

벌레 먹은 이에는 똥을 솜에 싸서 구멍 속에 하루 한 번씩 막는다. 〈本草〉

※ 녹용(鹿茸)

생치(生齒)·고치(固齒)해서 늙지 않게 하니 가루로 먹거나 환으로 먹어도 역시 좋다. 〈本草〉

※ 양경골회(羊脛骨灰)

이를 단단히 하고 신허(腎虛) 때문에 이가 흔들리는 데는 계속 문지르면 아주 좋다. 〈入門〉

※ 우치(牛齒)

어금니를 단단하게 한다. 어금니 30개를 불에 구워서 가루로 하여 2돈을 달여 탕으로 더울 때 양치하여 식으면 토하고, 또는 가루로 문지르면 흔들리는 것은 모두 단단해진다. 〈本草〉

※ 마야안(馬夜眼)

풍(風)·충통(虫痛)을 치료하니, 말의 무릎 위에 있는 마야안(馬夜眼)을 칼로 긁어서 쌀알만하게 하여 구멍 속에 넣거나 아픈 곳에 대고 씹으면 침이 나고 바로 낫게 되는데 삼키는 것은 금한다. 〈得效〉

※ 침구법(鍼灸法)

영추(靈樞)에 말하기를, 「치통에 찬 음식을 싫어하지 않을 때는 족양명(足陽明)을 택하고 윗니가 아플 때도 또한 같으며, 그리고 찬 음식을 싫어하는 것은 수양명(手陽明)을 택하고 아랫니가 아플 때도 같이 한다.」 수양명(手陽明)이 입에 들어가서 어금니를 두른 것을 대영(大迎)이라고 하니 하치우(下齒齲)를 택하고, 족태양(足太陽)이 입에 들어가서 이를 두른 것을 각손(角孫)이라고 하니 상치우(上齒齲)를 택한다. 〈得效〉

수양명(手陽明)의 다른 이름을 편력(偏歷)이라 하며 이의 한통(寒痛)을 주관하므로 이것을 택한다. 〈綱目〉

아통(牙痛)과 아조(牙槽)에는 태계(太谿)혈을 택하고 뜸을 하여 윗니 아픈 것을 치료하며, 두 사이를 뜸을 하여 아랫니 아픈 것을 치료하며 위중(委中)혈을 침(鍼)하고 또 발의 내과양첨(內踝兩尖)을 뜸해서 윗니 아픈 것을 치료하고, 용현(龍玄)이 열결상청맥(列缺上靑脈) 속에 있으므로 뜸을 하여 아랫니 아픈 것을 치료하고, 승장(承漿)·풍부(風府)·합곡(合谷)·내정(內庭)혈을 뜸하여 윗니 아픈 것을 치료한다. 〈綱目〉

치통에는 열결(列缺)을 7장 뜸하면 영원히 아프지 않고, 또 견우(肩髃)를 7장 뜸하고 이수(耳垂)의 아래와 어금니가 끝난 곳의 뼈 위를 3장 뜸한다. 〈得效〉

치통에 선(線)으로써 중지(中指)의 끝으로부터 손바닥 뒤의 횡문(橫紋) 뒤를 팔에 재어서 팔 한복판에 3장을 뜸하되 이의 좌통(左痛)과 우통(右痛)을 따라서 같이 뜸한다. 〈得效〉

이가 아플 때는 엄지손가락을 구부려서 뒤에 옴폭 들어간 곳을 3장 뜸하면 처음 뜸할 때는 아통(牙痛)이 생기고 재차 뜸할 때는 아(牙)에서 소리가 나는 것 같고 세 번째 뜸할 때는 아픔이 그치고 오래도록 재발이 없으니 아마 이것이 양계혈(陽谿穴)인 것 같다. 왼쪽이 아플 때는 오른쪽을 뜸하고 오른쪽이 아플 때는 왼쪽을 뜸한다. 〈資生〉

아통(牙痛)에 백약이 효험이 없는데 양쪽 이당(耳當)을 3장씩 뜸하면 바로 그친다. 〈回春〉

八. 인후(咽喉)

1. 인(咽)과 후(喉)일 때

영추(靈樞)에 말하기를, 「목구멍은 수곡(水穀)의 길이요, 후롱(喉嚨)은 기(氣)의 오르고 내리는 곳이며, 회염(會厭)은 소리의 문(門)이고 현옹(懸雍)은 소리의 관(關)이다.」 내경(內經)에 말하기를, 「후(喉)는 천기(天氣)를 주관하고 인(咽)은 지기(地氣)를 주관한다.」 또 말하기를,

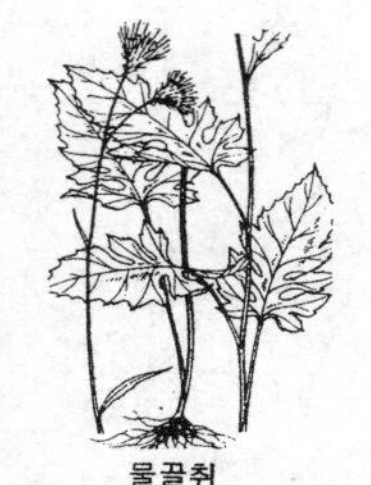
물골취

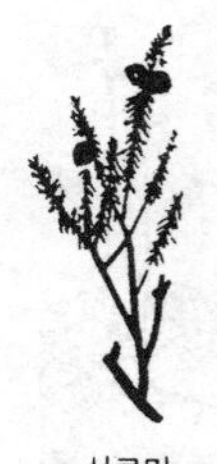
시로미

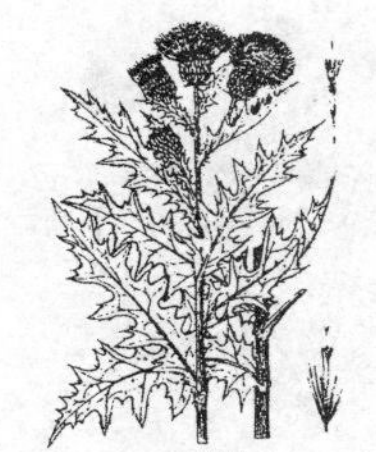
엉겅퀴

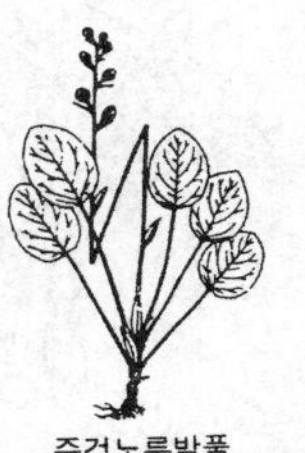
주걱노루발풀

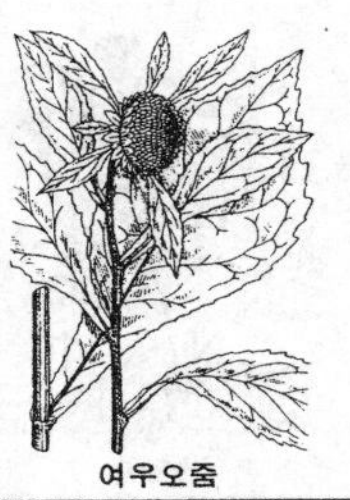
여우오줌

「지기(地氣)는 익(嗌)에 통한다.」하였는데, 주(註)에 말하기를, 「익(嗌)은 목구멍 밑의 가슴속과 폐의 양잎 사이를 이어 붙은 곳의 이름이니, 익(嗌)은 즉 낮은 곳이며 인(咽)은 즉 익(嗌)의 높은 곳이라」고 하였다.

후(喉)란 것은 후(侯)와 서로 통하고 인(咽)이란 것은 연(嚥)과 뜻이 같으니 인(咽)은 삼완(三脘)에 붙어서 위(胃)에 통하기 때문에 모든 것을 삼킬 수 있고, 후(喉)는 오장(五臟)을 통해서 폐(肺)에 얽혀 있기 때문에 기(氣)를 사후(伺候)하니 이런 점으로 보아 기(氣)를 후(喉)하고 곡(穀)을 인(咽)하는 것이 분명하다. 〈得効〉

인(咽)은 위(胃)의 계(系)요, 후(喉)는 폐기(肺氣)의 통하는 곳이니 인(咽)으로써 모든 것을 삼키고 후(喉)로써 기(氣)를 사후(伺候)하는 것은 이치는 하나이고 나누면 다른 것이 된다. 〈直指〉

인(咽)은 모든 음식을 삼키는 문호이다. 〈綱目〉

2. 인후(咽喉)와 회염(會厭)과 설(舌)의 용도가 다를 때

인(咽)과 후(喉)와 회염(會厭)과 설(舌)의 사자(四者)가 같이 일문(一門)에 있으면서 그 쓰임이 각각 다르니 후(喉)로써 기(氣)를 들이기 때문에 후기(喉氣)는 천(天)에 통하고, 인(咽)으로써 음식을 들이기 때문에 인기(咽氣)는 지(地)에 통하고 회염(會厭)은 그 위를 주관해서 열고 닫음을 맡으니 후(喉)를 가리우면 음식이 안 내려가고 가리우지 않으면 후(喉)가 뒤섞이니 반드시 혀가 그 잇몸을 막고 버텨야만 후(喉)가 열리는 것이다. 사자(四者)가 서로 쓰임이 정해져 있으니 하나만 없어도 음식을 먹지 못하고 죽는 법이다. 〈子和〉

3. 인후(咽喉)의 크기일 때

영추(靈樞)에 말하기를, 「인문(咽門)의 무게는 10냥이고, 넓이는 2치반이며, 위(胃)까지의 길이는 1자 6치이다. 후롱(喉嚨)의 무게는 12냥이고, 넓이는 2치이며, 길이는 1자 2치이다.」〈子和〉

선경(仙經)에 말하기를, 「강궁(絳宮)의 중루(重樓)는 12급인데 사람의 후롱관(喉嚨管)이 12마디가 있다.」〈養性〉

4. 맥법(脈法)일 때

양쪽 촌맥(寸脈)이 들떠서 넓고 넘치는 것은 후비증(喉痺症)이니 맥(脈)이 작고 감추어지면 치료가 어렵다. 〈正傳〉

목구멍의 맥(脈)이 양쪽 마디가 많이 넘치는 증세는 위로 성하고 아래로 허약한 것이니 대체로 맥(脈)의 미복(微伏)을 피한다. 〈回春〉

5. 인후(咽喉)의 병이 화(火)에 속할 때

내경(內經)에 말하기를, 「일음일양(一陰一陽)이 맺어진 것을 후비(喉痺 : 痺는 닫는다는 뜻)이라.」고 한다. 주(註)에 말하기를, 「일음(一陰)은 심주(心主)의 맥(脈)을 말함이고, 일양(一陽)은 삼초(三焦)의 맥(脈)을 말함이니 삼초(三焦)와 심주(心主)의 맥(脈)이 모두 후(喉)에 이어졌으므로 기열(氣熱)이 안으로 맺어지면 후비(喉痺)가 되는 것이다.」

일음(一陰)은 간(肝)과 심포(心包)이고, 일양(一陽)은 담(膽)과 삼초(三焦)인데 사경(四經)이 모두 상화(相火)가 있으니 화(火)는 담(痰)의 근본이며, 담(痰)은 화(火)의 지표가 된다. 〈入門〉

소음(少陰)의 군화(君火)와 소양(少陽)의 상화 이맥(相火二脈)이 모두 목구멍에 이어져 있으니 군화(君火)의 기세가 느슨해지면 열이 맺혀서 아픔과 종기가 되고, 상화(相火)의 기세가 빠르면 종기가 심하고 어질지 못해서 비(痺)가 되며, 비(痺)가 심하면 통하지 않고 담(痰)이 막혀서 죽는다. 〈入門〉

목구멍의 병이 모두 화열(火熱)에 드는 것인데 비단 여러 가지 종류의 가볍고 무거운 차이가 있으니 즉 화(火)의 느슨하고 심함이 있기 때문이다. 작고 가벼운 증세는 늦추어 치료하고 심하고, 급한 증세는 단지 침으로 찔러서 피를 내게 하는 것이 가장 좋은 방법이 된다. 〈正傳〉

6. 인후(咽喉)의 병명과 증세일 때

목구멍의 병에는 단유아(單乳蛾)•쌍유아(雙乳蛾)•쌍후폐(雙喉閉)•전후풍(纏喉風)•급후비(急喉痺)•현옹수(懸癰垂)•매핵기(梅核氣)•시인(尸咽)•곡적(穀賊)•골경(骨硬)•인통(咽痛)•인창(咽瘡) 등 여러 가지가 있다. 인후현옹(咽喉懸癰)에 관한 병은 빨리 치료하지 않으면 모든 환자를 죽인다. 〈直指〉

◎ 단유아(單乳蛾)•쌍유아(雙乳蛾)•후비(喉痺)

회염(會厭)의 양쪽 곁에 종기가 난 것을 속칭 쌍유아(雙乳蛾)라고 하는데 치료가 되는 증세이고, 한쪽 곁에

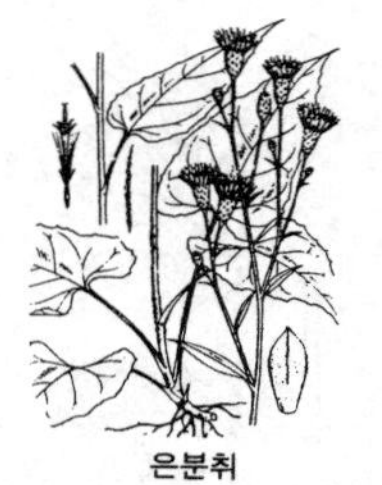
은분취

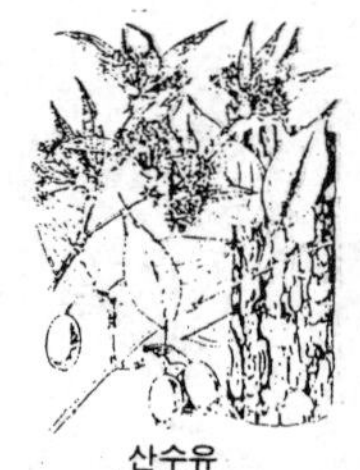
산수유

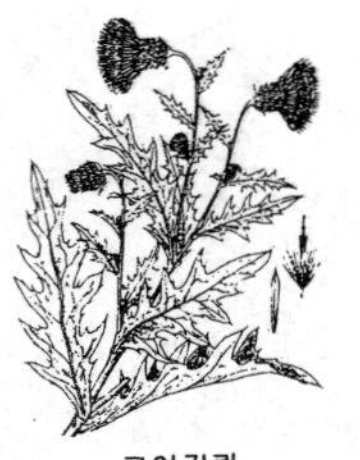
큰엉겅퀴

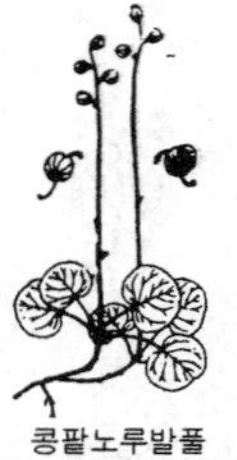
콩팥노루발풀

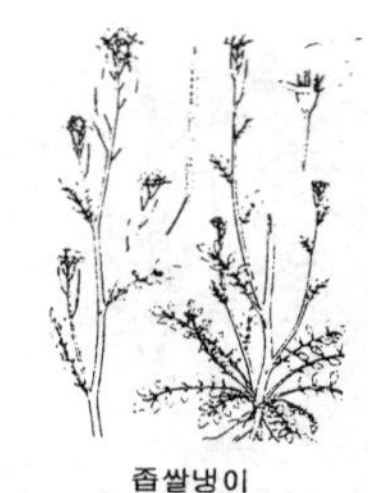
좁쌀냉이

난 것을 단유아(單乳蛾)라고 하는데 치료가 어려운 증세다. 옛날에는 통틀어 후비(喉痺)라고 했는데 모두가 상화(相火)의 충역(衝逆) 때문인 것이다. 〈正傳〉

모두가 열기의 상행 때문에 후(喉)의 양쪽 부근에 서로 엉겨서 종기가 나는 것이니 그 모양이 유아(乳蛾)와 같다고 해서 1은 단(單)이고, 2는 쌍(雙)이라고 하는 것이다. 〈醫鑑〉

단아풍(單蛾風)은 그 모양이 작은 수저와 같이 둥글고 인후관(咽喉關) 위의 혹은 왼편, 혹은 오른편에 있으니 관(關) 밑에 나면 치료가 어렵게 되는 것이며, 쌍아풍(雙蛾風)은 두 개가 후관(喉關)의 양쪽 가에 달려 있으니 역시 작은 수저와 같이 둥글며 관(關) 아래는 치료가 어렵다. 〈得効〉

그 유아(乳蛾)의 약간 적은 것을 후폐(喉閉)라고 한다. 〈醫鑑〉

후비(喉痺)는 담열(痰熱) 때문에 일어나는 증세가 많다. 〈丹心〉

전후풍(纏喉風)과 후폐(喉閉)의 증세가 모두 흉격간(胸膈間)에 본래는 담연(痰涎)이 있었거나 또는 주색(酒色) 때문에 7정(七情)을 억제하지 못하고 화(火)가 움직여서 목구멍을 막히게 한 증세이니 안과 밖이 부어서 아프고 수장(水漿)이 들어가지 않으니 위태롭고 긴급한 것이다. 〈丹心〉

후비(喉痺)란 것은 목구멍 속의 숨이 통하지 않고 말이 안 나오며 천기(天氣)가 닫히는 것이다. 〈綱目〉

여성승금정(如聖勝金錠)•해독웅황원(解毒雄黃元)•우황양격원(牛黃涼膈元)•칠보산(七寶散)•담반산(膽礬散)•계내금산(雞內金散)•비급단(備急丹)•용뇌고(龍腦膏)•청룡담(靑龍膽)•취후산(吹喉散)을 골라서 쓰고, 실화(實火)에는 청량산(淸涼散), 허화(虛火)에는 가미사물탕(加味四物湯)을 각각 쓴다.

※ 여성승금정(如聖勝金錠)

효능: 목구멍이 급히 막히고 단아(單蛾)•쌍아(雙蛾)•결후(結喉)•중설(重舌)•목설(木舌) 등의 증세를 치료한다.

처방 유황(硫黃)•천궁(川芎)•납다(臘茶)•박하(薄荷)•천오(川烏)•초석(硝石)•생지황(生地黃)을 각 등분해서 가루로 하여 생총즙(生葱汁)에 반죽하고 1냥으로 10정을 만들어서 매 1정을 먼저 찬물로써 양치를 하고 다음에 박하(薄荷) 5~7잎을 약 1정과 함께 씹어서 맑은 물로 삼켜 내리는데 심한 증세에는 3정을 계속 삼켜 내린다. 〈局方〉

※ 해독웅황원(解毒雄黃元)

효능: 목구멍이 막히고 입이 다물려서 물과 미음을 못 내리는 긴급한 증세를 치료한다.

처방 웅황수비(雄黃水飛)•울금(鬱金) 각 2돈반, 파두(巴豆) 14알의 껍질을 벗긴 기름을 가루로 해서 초면(醋麵)풀에 녹두알 크기로 환을 하여 맑은 차에 7알을 고루 내리고 만일 닫힌 증세이면 초로 갈아서 콧속에 넣으면 조금 지난 뒤에 담을 토해 내고 바로 깨어난다. 〈局方〉

※ 우황양격원(牛黃涼膈元)

효능: 인후종통(咽喉腫痛)•구설생창(口舌生瘡)•함협적종(頷頰赤腫)•열담옹색(熱痰壅塞) 등을 치료한다.

처방 마아초(馬牙硝)•한수석하(寒水石煆)•석고하(石膏煆) 각 2냥, 감초(甘草) 1냥, 우담남성(牛膽南星) 7돈반, 자석영하 수비(紫石英煆水飛) 5돈, 우황(牛黃)•용뇌(龍腦)•사향(麝香) 각 2돈반을 가루로 하여 꿀에 섞어 1냥에 30알을 만들어서 매 1알을 박하탕(薄荷湯)으로 씹어 내린다. 〈局方〉

※ 칠보산(七寶散)

효능: 후폐(喉閉)와 단(單)•쌍아(雙蛾)를 치료한다.

처방 저아조각(猪牙皂角) 1정, 전갈(全蝎) 10개, 붕사(硼砂)•웅황(雄黃)•백반(白礬)•담반(膽礬) 각 1돈을 가루로 하여 목구멍 속에 불어 넣으면 바로 낫는다. 〈丹心〉

※ 담반산(膽礬散)

효능: 인후비(咽喉痺)와 부어서 막힌 것을 치료한다.

처방 담반(膽礬) 반 돈, 전갈(全蝎) 2개를 가루로 하고 닭의 털로써 약을 묻혀 목구멍 속에 넣으면 조금 지난 뒤에 목구멍이 트이고 소리가 나며 나으니, 다음 생하엽(生荷葉)을 잘 갈아서 맑은 물에 고루 내리면 독연(毒涎)

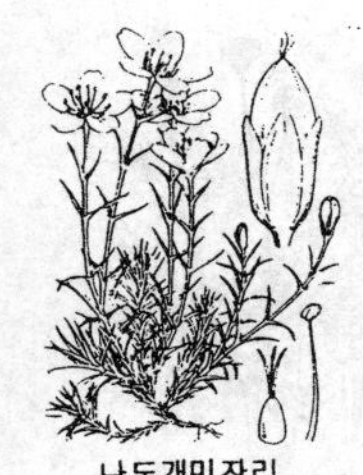
나도개미자리

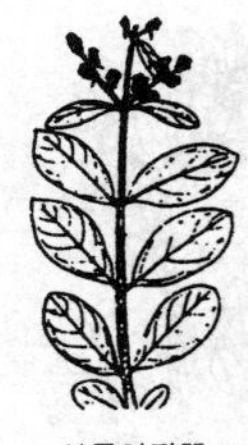
상동잎쥐똥

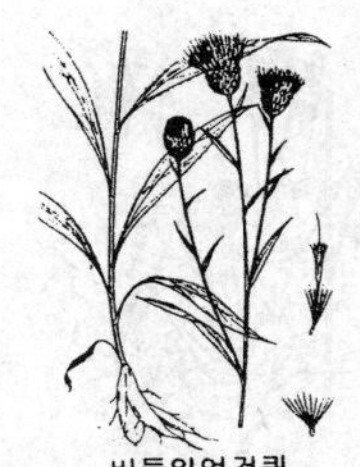
버들잎엉겅퀴

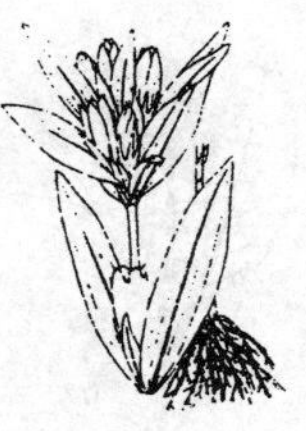
큰용담

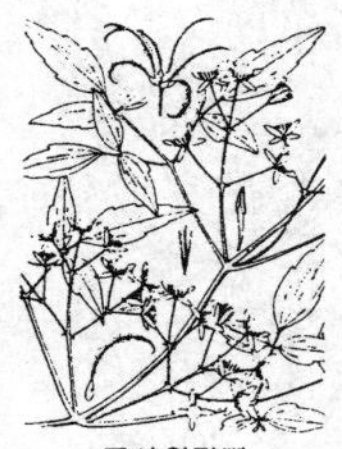
좀사위질빵

을 토하고 바로 낫는 것인데 토하지 않으면 다시 먹는다. 〈直指〉

※ 계내금산(雞內金散)

효능 : 후폐(喉閉)와 단(單) • 쌍아(雙蛾)를 치료한다.

처방 섣달에 닭 똥집 속의 누런 껍질을 그늘에 말려서 가루로 하여 1돈, 녹두가루 3돈을 생꿀에 섞어서 환 3개를 하여 삼켜 내리면 효과가 있다. 〈必用〉

※ 비급단(備急丹)

효능 : 목구멍이 닫힌 데를 치료한다.

처방 청대(青黛) • 망초(芒硝) • 백강잠(白殭蠶) 각 1냥, 감초(甘草) 4냥을 가루로 하여 섣달에 우담(牛膽)의 누런 것이 있는 것을 골라서 약가루를 넣어 49일이 지난 뒤에 다시 가루로 하여 목구멍 속에 불어 넣으면 특히 효과가 있다. 〈綱目〉

※ 용뇌고(龍腦膏)

효능 : 후비종통(喉痺腫痛)을 치료한다.

처방 박하엽(薄荷葉) 1근, 감초(甘草) 3냥, 방풍(防風) • 천궁(川芎) • 길경(桔梗) 각 2냥, 염초(焰硝) 1냥, 백두구(白豆蔻) 30알, 축사(縮砂) 5알, 편뇌(片腦) 1돈을 가루로 하여 꿀로 콩알 크기의 환을 만들어 입에 녹여서 삼킨다. 〈別方〉

※ 청룡담(青龍膽)

효능 : 목구멍이 막히고 부어서 아픈 것과 단(單) • 쌍아(雙蛾)를 치료하는데 좋은 효과가 있다.

처방 담반(膽礬)을 청어담(青魚膽) 속에 넣어서 그늘에 말려 가루로 해서 목구멍 속에 불어 넣으면 효과가 있고 청어(青魚)가 없으면 여어담(蠡魚膽)으로 대신 쓰는데 섣달의 것이 더욱 좋다. 〈活人〉

※ 취후산(吹喉散)

효능 : 목구멍이 부어서 막힌 증세를 치료한다.

처방 담반(膽礬) 5돈을 청어담(青魚膽) 속에 넣어 바람에 말려서 파두(巴豆) 7개(껍질을 벗긴 것), 염초(焰硝) 2돈반을 간 것, 동청(銅青) 1돈, 경분(輕粉) 5푼, 청대(青黛) 1자에 담반(膽礬)을 파두(巴豆)와 같이 동그릇 속에 넣어서 파두(巴豆)에 염초(焰硝) 등 4가지를 합하고 다시 사향(麝香)을 조금 넣어 약간씩 목구멍 속에 불어 넣으면 피섞인 담을 토하고 바로 낫는다. 〈綱目〉

※ 청량산(清涼散)

효능 : 실화(實火)와 목구멍이 부어서 아픈 증세를 치료한다.

처방 길경(桔梗) 1돈반, 치자(梔子) • 연교(連翹) • 황금(黃芩) • 방풍(防風) • 지각(枳殼) • 황련(黃連) • 당귀(當歸) • 생지황(生地黃) • 감초(甘草) 각 7푼, 박하(薄荷) • 백지(白芷) 각 3푼, 등심(燈心) 1단, 세다(細茶) 한 줌을 넣어 물로 달여 먹는다. 〈回春〉

※ 가미사물탕(加味四物湯)

효능 : 허화(虛火) • 후비(喉痺) • 후통(喉痛) • 후창(喉瘡)에 강화(降火)를 가장 잘 한다.

처방 길경(桔梗) • 감초(甘草) 각 1돈반, 숙지황(熟地黃) • 백작약(白芍藥) 각 7푼, 당귀(當歸) • 천궁(川芎) • 황백밀수초(黃柏蜜水炒) • 지모(知母) • 천화분(天花粉) 각 5푼을 물로 달이고 죽력(竹瀝) 1종지를 넣어서 먹는다. 〈回春〉

◎ 급후비(急喉痺)

창(瘡)이 인익(咽嗌)에 일어나는 것을 맹저(猛疽)라고 하니 이 증세를 급히 치료하지 않으면 목이 막히고 기(氣)가 통하지 않으며 반일 만에 죽는다.

후폐(喉閉)가 폭발(暴發) • 폭사(暴死)하는 증세를 주마후비(走馬喉痺)라고 한다. 〈醫鑑〉

후(喉)가 회염(會厭)이 되는 것은 경(經)에서 말한 흡문(吸門)이란 것이다. 호흡을 맡고 오르고 내리는 것을 주관하여 사람 몸의 긴관(緊關)한 탁약문호(橐籥門戶)가 되는 것이니 만일 갑자기 부어서 아프고 물과 미음이 들어가지 못하며 말도 통하지 못하면 바로 죽는 것이니 가히 놀라지 않을 수 없다. 〈正傳〉

위의 증세는 빨리 침법(鍼法) • 토법(吐法)을 써서 구

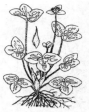

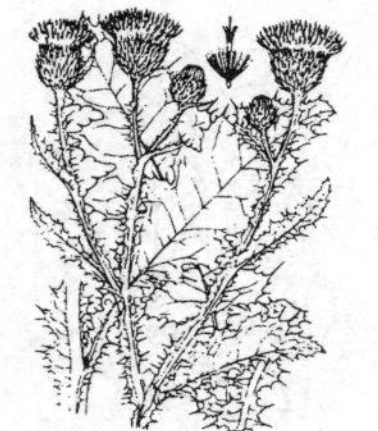
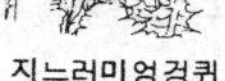
지느러미엉겅퀴

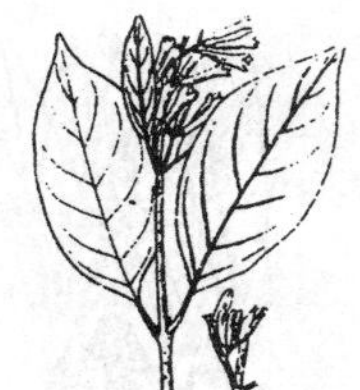
꽃개회

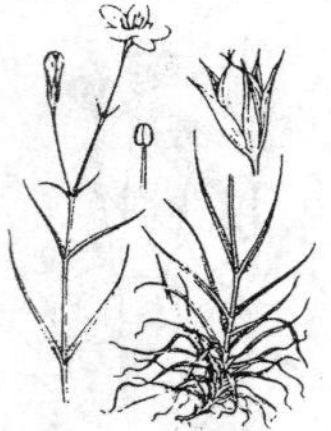
관모개미자리

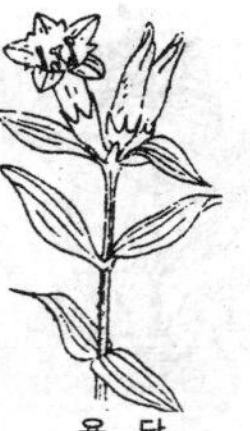
용 담

새끼노루귀

한다. 약이 안 내려가면 곡죽관(曲竹管)으로써 약을 넣어 목구멍에 들어가도록 하는 것이 좋다. 〈類聚〉

급후폐(急喉閉)로 그 소리가 코고는 소리와 같고 담(痰)이 끓는 것 같은 증세는 폐기(肺氣)가 이미 끊어진 증세니, 인삼고(人蔘膏)로 구하고 생강즙과 죽력(竹瀝)을 써서 열어 주며 계속해서 자주 쓰는 것이 좋다. 만일 삼고(蔘膏)가 없으면 우선 독삼탕(獨蔘湯)을 달여서 급히 구해야 하니 빨리 치료하면 10에 7~8은 구할 수 있고 그렇지 않으면 4~5는 구할 수 있으니 늦으면 하나도 구하지 못한다. 〈綱目〉

손조(孫兆)가 반원종(潘元從)이란 사람의 급후폐(急喉閉)를 치료하는데 약 반 돈을 목구멍 속에 불어 넣으니 잠깐 사이에 피고름을 토하고 완쾌되었다. 반(潘)이 사례해 말하기를, 「다급했던 병을 명공(明公)이 아니면 구하지 못하는 증세이고, 약이 아니면 치료도 못하는 증세이다.」고 하며 많은 돈을 내놓고 그 처방문을 알려고 하니 손(孫)이 말하기를, 「저아조각(猪牙皀角)·백반(白礬)·황련(黃連)을 등분하여 기와 위에서 말려 불로 가루를 한 것이라.」 하고 그 돈은 받지 않았다. 〈回春〉

아관(牙關)이 급한 증세는 바로 관(關)을 열어야 하는데 일자산(一字散)과 이선산(二仙散)을 쓰고, 독이 맺힌 증세는 여성승금정(如聖勝金錠)·해독웅황원(解毒雄黃元)·용뇌파독산(龍腦破毒散)·탈명산(奪命散)·옥약시(玉鑰匙)·금쇄시(金鎖匙)·파두연(巴豆煙) 등을 쓴다. 목구멍의 기운이 꺾여서 기(氣)가 통하지 않는 데는 찬물을 천천히 넣어 준다. 〈山居〉

※ 용뇌파독산(龍腦破毒散)

효능 : 급(急)·만(慢)·후폐(喉閉)와 종색불통(腫塞不通)에 쓴다.

처방 망초(芒硝) 4냥, 청대(靑黛)·백강잠(白殭蠶)·감초(甘草) 각 8돈, 포황(蒲黃) 5돈, 마발(馬勃) 3돈, 용뇌(龍腦)·사향(麝香) 각 1돈을 가루로 하여 매 1돈을 맑은 물에 고약처럼 하여 가늘게 삼키면 바로 피를 내고 낫는데 만일 후비(喉痺)가 아니면 저절로 없어진다. 망초(芒硝)가 없으면 염초(焰硝)로 대용한다. 〈御院〉

※ 일자산(一字散)

효능 : 급후비(急喉痺)·전후풍(纏喉風)·인후폐색(咽喉閉塞)·수곡불하(水穀不下)·아관긴급(牙關緊急)·인사 불성(人事不省) 등의 증세를 치료한다.

처방 저아조각(猪牙皀角) 7돈, 웅황(雄黃) 2돈, 생백반(生白礬)·여로(藜蘆) 각 1돈, 갈소(蝎梢) 7장을 가루로 하여 약간씩 콧속에 불어 넣으면 담을 토한다. 〈入門〉

※ 이선산(二仙散)

효능 : 급후폐(急喉閉) 및 전후풍(纏喉風)의 급한 증세를 치료한다.

처방 담반(膽礬) 1돈, 백강잠(白殭蠶) 2돈을 가루로 하여 목구멍 속에 약간을 불어 넣는다. 〈入門〉

※ 탈명산(奪命散)

효능 : 급후폐(急喉閉)를 치료한다.

처방 고백반(枯白礬)·백강잠초(白殭蠶炒)·붕사(硼砂)·조각(皀角) 각 등분해서 가루로 하여 목구멍 속에 약간을 불어 넣으면 담(痰)을 토하고 차도가 있다. 〈丹心〉

※ 옥약시(玉鑰匙)

효능 : 급후폐(急喉閉) 및 전후풍(纏喉風)을 치료한다.

처방 염초(焰硝) 7돈반, 붕사(硼砂) 2돈반, 백강잠(白殭蠶) 1돈 2푼반, 용뇌(龍腦) 조금을 가루로 하여 죽관(竹管)으로 반 돈을 후(喉) 속에 불어 넣으면 특효가 있다. 〈直指〉

※ 금쇄시(金鎖匙)

효능 : 급후폐(急喉閉) 및 전후풍(纏喉風)을 치료한다.

처방 주사(朱砂) 3푼 2리, 고백반(枯白礬)·담반(膽礬) 각 1푼 6리, 붕사(硼砂) 1푼 2리, 웅담(熊膽)·염초(焰硝)·편뇌(片腦)·사향(麝香) 각 1푼을 가루로 하여 반 돈을 후(喉) 속에 불어 넣는다. 〈醫鑑〉

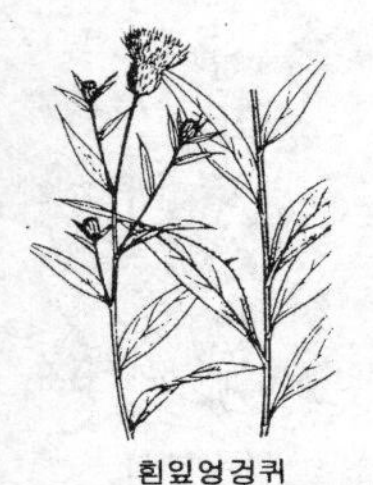
흰잎엉겅퀴

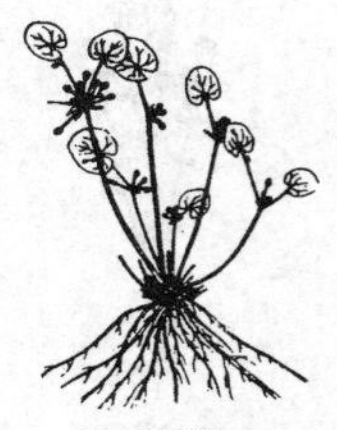
흰어리연

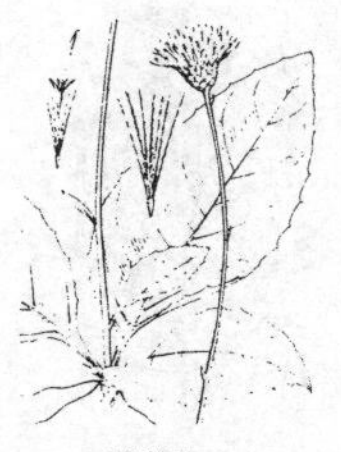
담배취

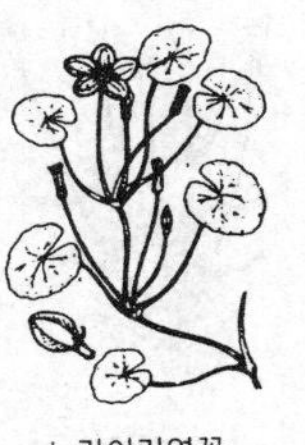
노랑어리연꽃

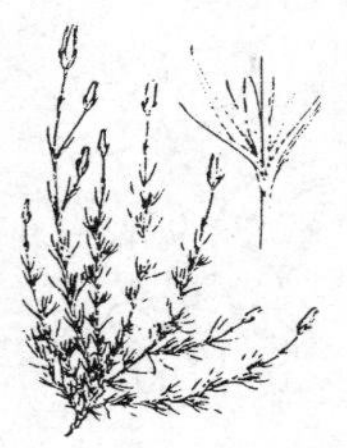
너도개미자리

※ 파두연(巴豆烟)

효능 : 후폐(喉閉)의 위급한 증세를 개관(開關)하여 치료한다.

처방 파두(巴豆)살을 종이로 눌러 기름을 내고 종이를 말아서 1쪽에 불을 붙였다가 불어 끄고 그 연기로써 콧속을 쏘이면 한꺼번에 콧속에서 침 같은 것이 나오고 아관(牙關)이 저절로 열린다. 〈經驗〉

또한 파두(巴豆)는 참관탈문(斬關奪門)하는 장수와 같은 것이다. 열을 흘려 보내야 하는데 열로써 열을 치는 것이 방해를 받지 않는다. 〈丹心〉

◎ 전후풍(纏喉風)

열이 목구멍에 맺혀서 종기가 밖에까지 둘리고 마비되어 가려우며 종기가 큰 증세를 전후풍(纏喉風)이라 한다. 〈醫鑑〉

전후풍(纏喉風)은 귓가로부터 턱밑까지 붉은 증세이니 대부분 겉과 속이 모두 종기가 나는 것은 전후풍(纏喉風)이 된다. 〈得効〉

전후풍(纏喉風)의 증세가 일어나기 2일쯤 앞서서 가슴에 기(氣)가 급하고 촉박하다가 갑자기 목구멍이 부어서 아프고 손과 발이 차며 기(氣)가 막혀 통하지 못하니 단 시일에는 치료가 안 된다. 〈丹心〉

전후풍(纏喉風)은 담열(痰熱)에 속하니 목구멍의 안팎에 종기가 나는 증세이다. 〈丹心〉

해독웅황원(解毒雄黃元) • 여성승금정(如聖勝金錠) • 용뇌파독산(龍腦破毒散) • 일자산(一字散) • 이선산(二仙散) • 옥약시(玉鑰匙) • 파두연(巴豆烟) • 웅황산(雄黃散) • 불수산(佛手散) • 백반산(白礬散) • 빙매환(氷梅丸)을 쓰고 겸하여 침법(鍼法)과 토하는 법을 쓴다.

※ 웅황산(雄黃散)

효능 : 전후풍(纏喉風)의 위급한 것을 치료한다.

처방 파두(巴豆) 7알을 3알은 껍질을 벗겨서 그대로 갈고 4알은 껍질을 벗겨서 등불에 태워서 갈고 건상황여(乾桑黃茹) 2쪽, 웅황(雄黃) 1덩이를 잘 간 것, 울금(鬱金) 1개를 갈아 합하여 다시 갈아서 조금씩을 맑은 차에 고루 내리는데 만일 입이 닫혀서 목이 막힌 경우는 죽관(竹管)으로 목구멍 속에 불어 넣으면 조금 지난 뒤에 토하고 편안해진다. 〈得効〉

※ 불수산(佛手散)

효능 : 전후풍(纏喉風)에 아주 효과가 좋다.

처방 망초(芒硝) 1냥, 백강잠(白殭蠶) 5돈, 감초(甘草) 2돈반, 청대(靑黛) 1돈을 가루로 하여 조금씩 목구멍 속에 뿌려 주고 막힌 것이 심하면 죽관(竹管)으로 불어 넣는다. 〈類聚〉

※ 백반산(白礬散)

효능 : 전후풍(纏喉風)과 급후폐(急喉閉)를 치료한다.

처방 백반(白礬) 3돈과 파두(巴豆) 3개를 껍질을 벗기고 6쪽으로 나누어 쟁개비 같이 볶으되 반(礬)이 마르면 두(豆)는 버리고 반(礬)을 택해 가루로 하여 물에 타서 흘려 내리고 또는 목구멍에 넣어 준다. 〈類聚〉

◎ 현옹수(懸癰垂)

현옹(懸癰)은 상악(上腭)에 나는 증세이니 비록 목구멍에 관한 증세는 아니나 사나운 종기가 나는 것으로 보아 열기의 소치인 것으로 본다. 〈直指〉

현옹(懸癰)을 제종(帝鍾)이라고도 한다. 현옹(懸癰)의 종기가 아래로 번져서 길이가 몇 치 되는 것을 제종(帝鍾)이라 하는데 염반산(鹽礬散)을 써야 하고 섣불리 침으로 터뜨렸다가는 사람을 죽인다. 〈得効〉

현옹(懸癰)이라는 것은 목소리의 관(關)이 되므로 만약 장부(臟腑)의 숨은 열이 목구멍에 오르면 현옹(懸癰)이 길게 되고 종기가 나는 것이니 취후산(吹喉散) • 현삼산(玄蔘散) • 붕사산(硼砂散)을 써야 한다. 〈類聚〉

신상한(腎傷寒) • 인통(咽痛) 및 제종(帝鍾)에 종기가 난 데는 침을 피하고 사상자(蛇床子)를 병 속에 넣어 태워서 연기를 내고 아픈 사람에게 목구멍 속으로 빨아들이도록 하면 바로 낫는다. 〈入門〉

※ 염반산(鹽礬散)

효능 : 현옹(懸癰)이 길어져서 목구멍이 방해가 되는 증세를 치료한다.

처방 염화(鹽化) • 백반고(白礬枯)를 가루로 하여 젓가락 끝에 약을 찍어서 아픈 곳에 바르면 바로 차도가 있

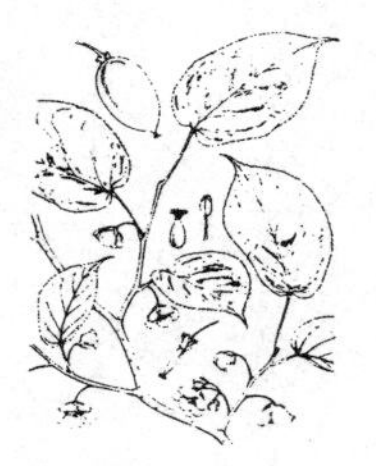
쥐다래

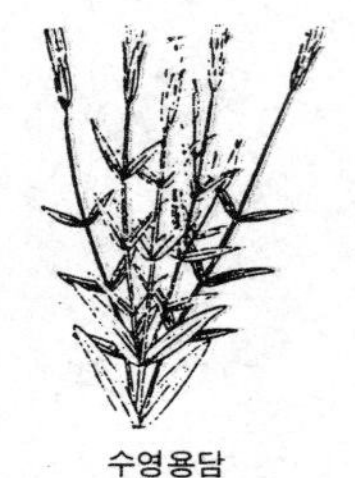
수영용담

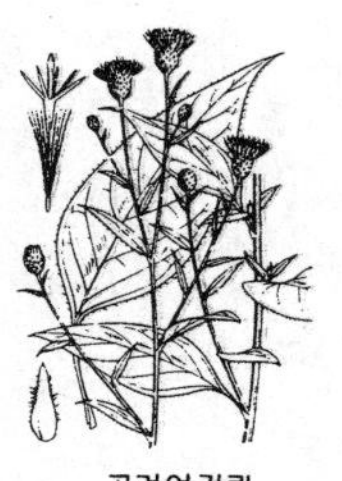
고려엉겅퀴

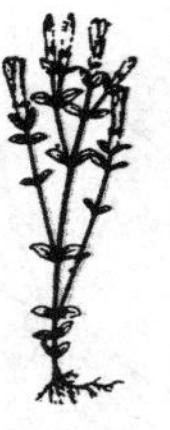
비로용담

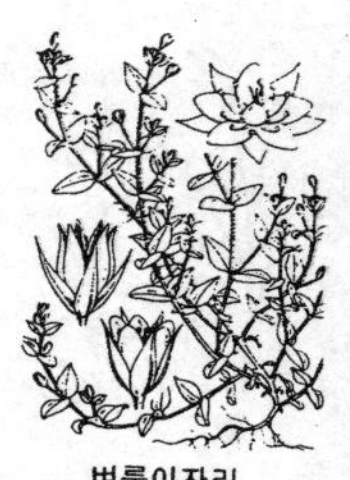
벼룩이자리

다.〈本草〉

❊ 취후산(吹喉散)

효능：현옹(懸雍) 밑의 종기로 아픈 것과 모든 목구멍의 질환을 치료한다.

처방 담반(膽礬)•백반(白礬)•염초(焰硝)•편뇌(片腦)•산두근(山豆根)•진사(辰砂)•계내금배(鷄內金焙)를 가루로 하여 죽관(竹管)으로 목 속에 조금씩 불어 넣으면 바로 효과가 있다.〈回春〉

❊ 현삼산(玄蔘散)

효능：현옹종통(懸雍腫痛)이 길게 번진 데에 쓴다.

처방 현삼(玄蔘) 1냥, 승마(升麻)•사간(射干)•대황주세(大黃酒洗) 각 5돈, 감초구(甘草炙) 2돈반을 썰어서 가루로 하여 물에 달여서 먹는다.〈類聚〉

❊ 붕사산(硼砂散)

효능：치료 방법은 위와 같다.

처방 붕사(硼砂)•마아초(馬牙硝)•활석(滑石) 각 5돈, 용뇌(龍腦)•백반(白礬) 각 3돈을 가루로 하여 맑은 물에 반 돈을 타서 먹는다.〈類聚〉

◎ 매핵기(梅核氣)

칠정(七情)이 기울(氣鬱)하여 맺어진 담연(痰涎)이 기(氣)를 따라서 모여 쌓이고 단단하고 커서 덩어리와 같은데, 심복(心腹) 사이에 있어서 또는 목구멍을 막아 매실씨와 흩트러진 솜의 모양 같아서 뱉어도 안 나오고 삼켜도 안 넘어가고 계속 일어나면 숨이 끊어질 것 같아 거슬려서 먹는 것을 방해하니 사칠탕(四七湯)으로 치료한다.〈得效〉

남녀를 가리지 않고 또는 가슴과 목구멍 사이에 매실씨와 같은 것이 작용하는 증세가 있으면 사물을 대할 때에 성내지 말고 음식은 찬 것을 먹지 말아야 한다.〈直指〉

매핵기(梅核氣)란 것은 목구멍 사이를 장애하여 뱉어도 안 나오고 삼켜도 안 넘어가는 것은 마치 매실씨와 같은 것이 걸려 있는 상태이다.

처음에 기쁨과 노여움이 지나가고 쌓인 열이 저장되어서 담(痰)이 답답하게 막혀 이 치병이 생긴 것이니 가미사칠탕(加味四七湯)•가미이진탕(加味二陳湯)을 쓴다.〈醫鑑〉

❊ 가미사칠탕(加味四七湯)

효능：매핵기(梅核氣)를 치료하는 데 신기하다.

처방 자소엽(紫蘇葉)•반하(半夏)•후박(厚朴)•적복령(赤茯苓)•진피(陳皮)•지실(枳實)•남성(南星)•축사(縮砂)•신국(神麴) 각 1돈, 청피(靑皮) 7푼, 백두구(白豆蔲) 6푼, 빈랑(檳榔)•익지인(益智仁) 각 3푼, 생강 5쪽을 넣어 물로 달여 먹는다.〈醫鑑〉

❊ 가미이진탕(加味二陳湯)

효능：치료 방법은 위와 같다.

처방 이진탕(二陳湯)에 지각(枳殼)•길경(桔梗)•황금(黃芩)•치자(梔子)•소자(蘇子)•백두구(白豆蔲) 각 7푼을 더하여 1첩에 생강 3쪽을 넣어 물로 달여 먹는다.〈醫鑑〉

◎ 시인(尸咽)

시인(尸咽)이란 것은 음양이 온화하지 않고 비(脾)•폐(肺)가 옹성(壅盛)해서 풍열(風熱)의 독기가 널리 통하지 못하기 때문에 시충(尸虫)을 움직여서 위로 후(喉)를 먹으니 또는 가렵고 또는 아픈 증세가 닉(䘌)의 증세와 같다.〈直指〉

상한(傷寒)의 호혹증(狐惑症)과 같으므로 삶는 것이 좋다.

◎ 곡적(穀賊)

곡적(穀賊)이란 것은 곡식의 가시가 쌀에 붙었다가 잘못 먹음으로써 인문(咽門)에 체하면 바뀌는 것이 여의치 못해서 풍열(風熱)이 쌓이고 모여서 혈기와 같이 서로 다투면 끝내 종기를 이루는 증세이니, 급히 치료하지 않으면 위급한 증세이다.〈直指〉

벼와 보리의 가시를 잘못 삼켜서 인(咽) 사이에 정체하여 안 내리는 것은 급히 거위(鵝)의 입 속의 침을 내서 넣어 주면 바로 내려간다.

거위의 침이 충분히 곡식을 소화시키기 때문이다.〈綱目〉

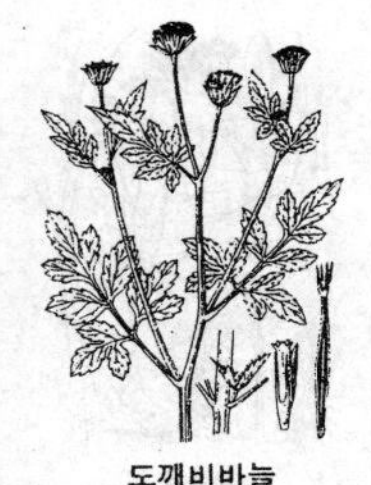
도깨비바늘

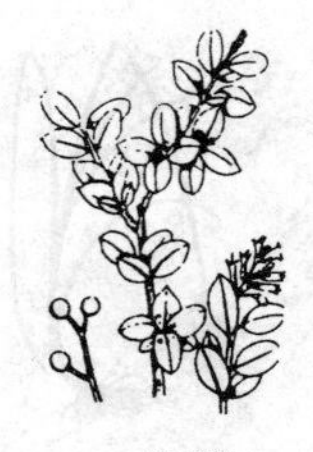
좀쥐똥

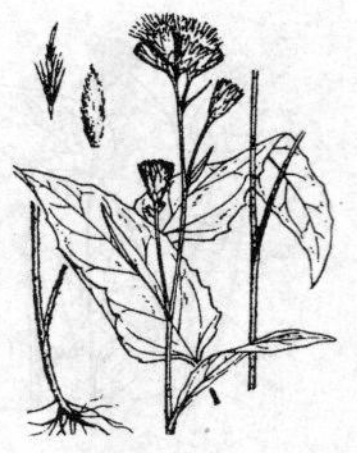
비단분취

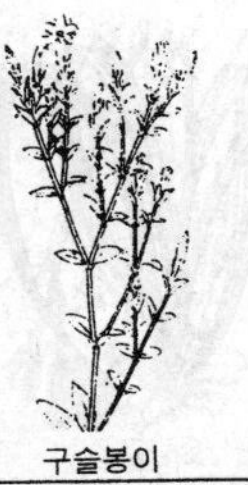
구슬봉이

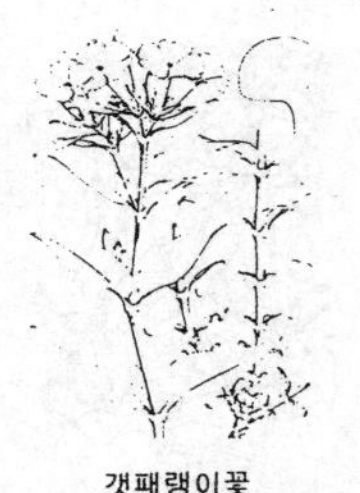
갯패랭이꽃

※ 치곡적방(治穀賊方)

처방 호박(琥珀)・송지(松脂) 각 5돈, 망사(硇砂) 2돈반, 유향(乳香) 1돈 2푼반을 가루로 하고 황랍(黃蠟)을 녹여 연밥 크기의 환을 만들어 계속 머금어서 삼켜 내린다. 〈類聚〉

또는 마아초(馬牙硝) 반 돈을 잘 갈고 솜으로 싸서 머금었다가 침으로 삼키고 낫는 것을 한도로 하며 또 아픈 자리를 침질하여 검은 피를 내고 염탕(鹽湯)으로 양치를 한다. 〈類聚〉

◎ 인후통(咽喉痛)

인통(咽痛)은 익통(嗌痛)을 말함이고 아픔이란 것은 목구멍이 충분히 침과 음식을 못 삼키고 지기(地氣)가 막힌 것을 말함이며, 또 후비인통(喉痺咽痛)이라고 하는 것은 목구멍이 함께 병이 들어서 천지의 기가 같이 막힌 것을 말함이니 대부분 후비(喉痺)는 반드시 인익(咽嗌)의 아픔을 같이하는데 인익(咽嗌)의 아픔은 후비(喉痺)를 겸하지 않는 것이다. 〈綱目〉

인통(咽痛)은 풍사(風邪)가 후(喉) 사이에 쳐들어 가면 기(氣)가 답답하여 더워지기 때문에 아픔이 생기는 것이다. 〈直指〉

목구멍이 말라서 계속 거친 털을 삼켜서 걸려 있는 느낌이 드는 증세를 풍조(風燥)라 하니 형방패독산(荊防敗毒散)에 박하(薄荷)・황금(黃芩)・반하(半夏)・배길경(倍桔梗)을 더하고 생강을 넣어 물로 달여 먹는다. 〈入門〉

목구멍이 아픈 데에는 상청원(上淸元)・가감박하전원(加減薄荷煎元)・용뇌고(龍腦膏)・형황탕(荊黃湯)・필용방(必用方)・감길탕(甘桔湯)・금소환(金消丸)・청화보음탕(淸火補陰湯)・강설산(絳雪散) 등을 쓰는 것이 좋다.

※ 상청원(上淸元)

효능 : 목구멍이 부어서 아픈 것과 혀에 부스럼이 나는 것을 치료해서 신기(神氣)를 상쾌하게 한다.

처방 박하엽(薄荷葉) 1근, 축사(縮砂) 4냥, 감초 2냥, 방풍(防風)・길경(桔梗)・황금(黃芩) 각 1냥을 가루로 하여 꿀을 섞고 1냥으로 20알을 만들어서 매 1알씩을 계속 머금어서 삼켜 내린다. 〈奇効〉

※ 가감박하전원(加減薄荷煎元)

효능 : 풍열(風熱)과 인후종통(咽喉腫痛)을 치료한다.

처방 박하엽(薄荷葉) 8냥, 방풍(防風)・천궁(川芎)・백두구(白豆蔻) 각 1냥, 축사(縮砂)・감초 각 5돈, 용뇌(龍腦) 5푼, 길경(桔梗) 2냥을 가루로 하여 꿀에 섞어서 1냥으로 30알을 만들어 매 1알을 계속 머금어서 삼켜 내린다. 〈御藥〉

※ 형황탕(荊黃湯)

효능 : (風熱)이 체하여 목구멍이 부어서 아프고 대변이 비삽(秘澁)한 데 쓴다.

처방 형개(荊芥) 4돈, 대황(大黃) 1돈을 물에 달여 공복에 먹는다. 〈入門〉

※ 필용방감길탕(必用方甘桔湯)

효능 : 풍열(風熱) 때문에 목구멍이 부어 아픈 것과 또는 후비증(喉痺症)에 신과 같은 효과가 있다.

처방 길경(桔梗) 2돈, 감초(甘草)・형개(荊芥)・방풍(防風)・황금(黃芩)・박하(薄荷) 각 1돈을 물에 달여서 천천히 먹는다. 현삼(玄蔘) 1돈을 더하는 것이 한층 더 좋다. 〈必用〉

※ 금소환(金消丸)

효능 : 목구멍이 부어서 아픈 것을 치료한다.

처방 황백(黃柏)・형개(荊芥)・사간(射干)・황금(黃芩)을 각 등분해서 가루로 하여 꿀로 앵두 크기의 환을 만들고 매 1알을 먹는다. 〈簡易〉

※ 청화보음탕(淸火補陰湯)

효능 : 허화상승(虛火上升)・후통(喉痛)・후폐(喉閉), 또는 부스럼이 나는 증세를 치료한다.

처방 현삼(玄蔘) 2돈, 백작약(白芍藥)・숙지황(熟地黃) 각 1돈, 당귀(當歸)・천궁(川芎)・황백동변초(黃柏童便

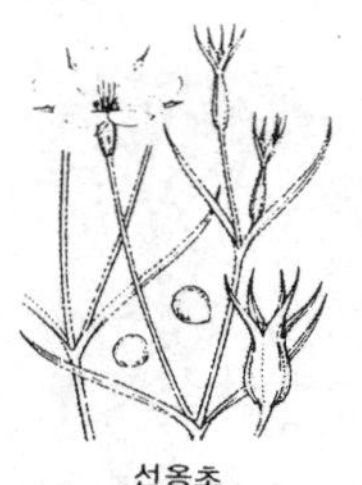
선옹초

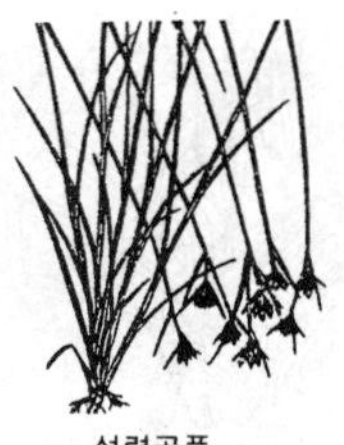
설령골풀

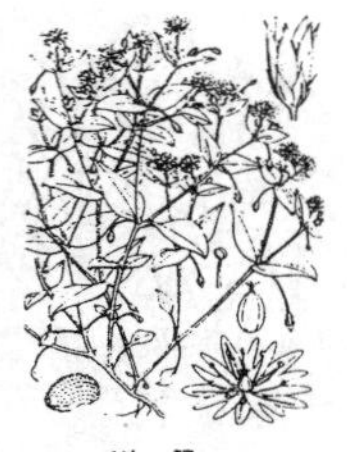
별 꽃

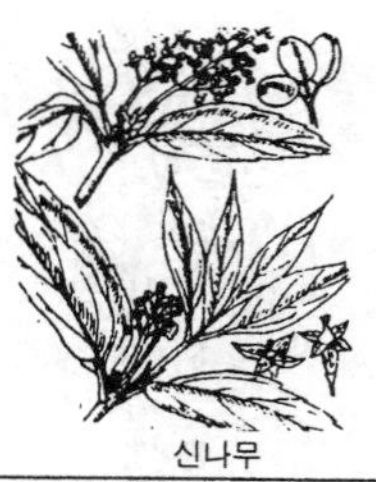
신나무

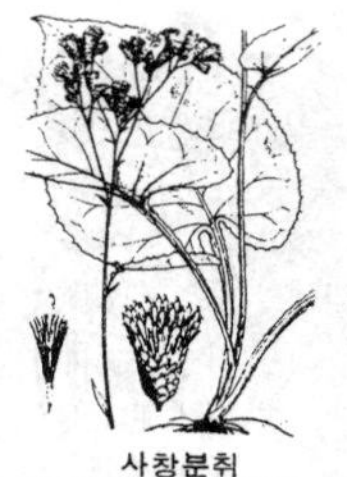
사창분취

炒)·지모생(知母生)·천화분(天花粉)·감초 각 7푼을 물로 달여 죽력(竹瀝) 3수저를 넣어 더웁게 먹는다. 〈醫鑑〉

후(喉)가 마르고 아픈 데는 사물탕(四物湯)에 길경(桔梗)·형개(荊芥)·황백(黃柏)·지모(知母)를 더하여 달여 먹는다. 〈正傳〉

※ 강설산(絳雪散)

효능 : 목구멍의 열통(熱痛), 종기로 막힌 증세를 치료한다.

처방 한수석하(寒水石煆) 5돈, 붕사(硼砂)·마아초(馬牙硝)·주사(朱砂) 각 1돈, 용뇌(龍腦) 반 돈을 가루로 하여 매 1스푼을 입 속에 넣어서 연진(嚥津)한다. 〈直指〉

◎ **상한인통(傷寒咽痛)**

상한(傷寒)의 양독(陽毒)과 음독(陰毒)에는 모두 인통(咽痛)이 있으니 본문에 상세히 설명되어 있다. 〈仲景〉

복기병(伏氣病)이란 것은 때아닌 사나운 추위가 사람에게 속으로 느껴서 소음경(少陰經)에 숨어 있으면 처음에는 알지 못해도 십여 일 후에 병이 일어나는데, 먼저 인통(咽痛)이 일어나고 다음에는 반드시 하리(下利)하며 맥(脈)이 약하므로 옛처방에 신상한(腎傷寒)이라고 하였으니 반하계감탕(半夏桂甘湯)을 쓴다. 〈活人〉

소음(少陰)에 한(寒)이 들어와서 인통(咽痛)한 데는 감길탕(甘桔湯)·길경탕(桔梗湯)·형개탕(荊芥湯)을 쓴다.

※ 반하계감탕(半夏桂甘湯)

효능 : 신상한(腎傷寒)과 인통(咽痛)을 치료한다.

처방 반하강제(半夏薑製)·계피(桂皮)·감초 각 2돈, 생강 5쪽을 넣고 달여서 미지근하게 천천히 삼켜 내린다. 〈活人〉

※ 감길탕(甘桔湯)

효능 : 소음(少陰)에 추위가 들어오고 인통(咽痛)한 증세를 치료한다.

처방 길경(桔梗) 3냥, 감초 1냥을 썰어 5돈을 물에 달여서 위와 같이 먹는다. 〈海藏〉

※ 길경탕(桔梗湯)

효능 : 치료 방법은 위와 같다.

처방 길경(桔梗) 1냥, 감초 2냥을 썰어서 5돈으로 하여 물로 달여 위와 같이 먹는다.

◎ **인후창(咽喉瘡)**

인창(咽瘡)이란 증세는 위완(胃脘)의 실열(實熱)이 상초(上焦)를 훈증(熏蒸)하여 백두적근(白頭赤根)이 일어나니 발성산(發聲散)을 쓴다. 〈直指〉

인후생창(咽喉生瘡)에는 생강 등의 신랄제(辛辣劑)를 쓰면 오히려 해를 받는다. 〈綱目〉

양매(楊梅)·천포창(天疱瘡)에는 경분(輕粉)을 먹으면 독기가 흘러들어서 인후창(咽喉瘡)이 썩어 문드러지는 증세가 있음은 제창문(諸瘡門)에 상세한 설명이 있다. 인후창(咽喉瘡)에는 이격탕(利膈湯)·우방자탕(牛蒡子湯)·청화보음탕(清火補陰湯)·불수산(佛手散)·발성산(發聲散)·치후비생창방(治喉痺生瘡方) 등을 쓴다.

※ 이격탕(利膈湯)

효능 : 목구멍에 부스럼이 나는 것을 치료한다.

처방 박하(薄荷)·형개(荊芥)·방풍(防風)·길경(桔梗)·인삼(人蔘)·서점자초(鼠粘子炒)·감초 각 1냥을 가루로 하여 매 2돈을 비탕(沸湯)에 섞어 먹고 인통(咽痛)에는 백강잠(白殭蠶)을 더해 쓴다. (本事)

※ 우방자탕(牛蒡子湯)

효능 : 인후종통(咽喉腫痛)·아관긴급(牙關緊急)과 또는 창옹(瘡癰)이 나고 또는 나은 뒤에 다시 흉(胸)·협(脇)을 쳐서 기(氣)가 다급하고 신열(身熱)로 앓아서 쉬지를 못하는 증세를 치료한다.

처방 우방자(牛蒡子) 2돈, 현삼(玄蔘)·서각(犀角)·승마(升麻)·황금(黃芩)·목통(木通)·길경(桔梗)·감초 각 1돈을 물로 달여서 식사 후에 먹는다. 〈入門〉

※ 불수산(佛手散)

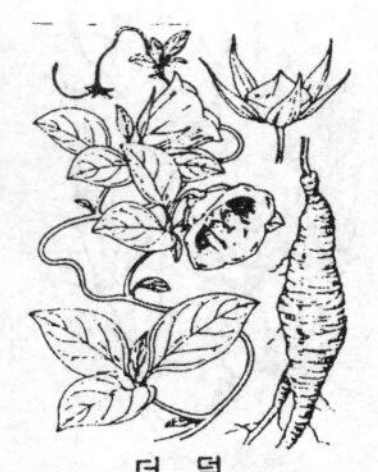
더 덕

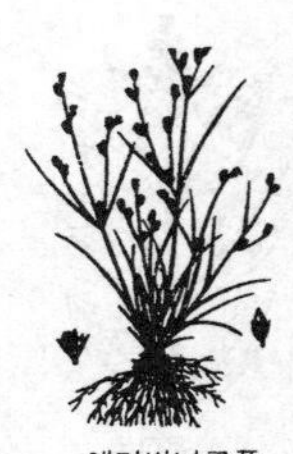
애기비녀골풀

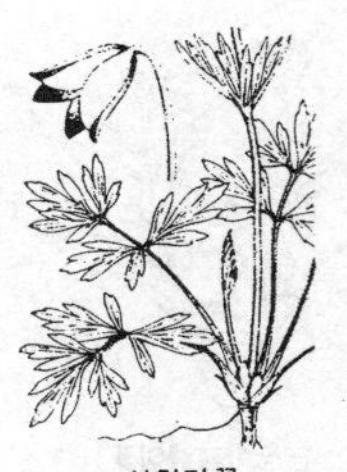
산할미꽃

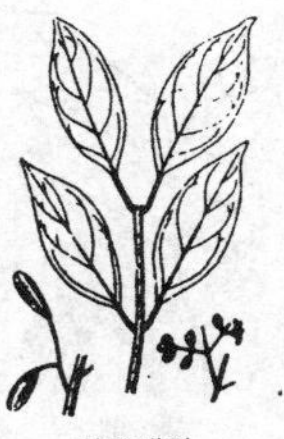
버들개회

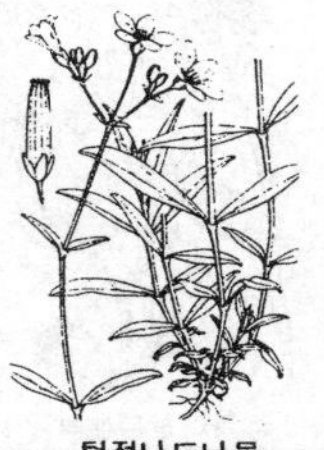
털점나도나물

효능 : 풍열(風熱) 때문에 목구멍이 부어서 아픈 증세를 치료한다.

처방 박하엽(薄荷葉) 2냥, 망초(芒硝) 1냥, 감초 7돈, 길경(桔梗) • 포황(蒲黃) 각 5돈, 청대(靑黛) 2돈을 가루로 하여 약간씩 바르거나 또는 죽관(竹管)으로 목구멍 속에 불어 넣는다. 〈丹心〉

※ 발성산(發聲散)

효능 : 인통(咽痛)과 부스럼이 나서 가슴이 답답하고 말소리에 방해되는 증세를 치료한다.

처방 황과루대(黃瓜蔞大) 1개, 길경(桔梗) 7돈반, 백강잠초(白殭蠶炒) 5돈, 감초초(甘草炒) 2돈을 가루로 하여 조금씩 물기를 없게 하고 만일 목구멍이 부어 아프면서 좌우에 붉은색이 있거나 또는 한변이 붉거나 자색이고 길게 뻗은 증세는 이 약에 박초(朴硝) 1돈을 더해서 쓰고 또 후(喉) 속에 작고 흰 부스럼이 있으면 백반(白礬)가루 반 돈을 더한다. 〈綱目〉

※ 치후비생창방(治喉痺生瘡方)

후비(喉痺) • 유아종통(乳蛾腫痛) • 생창궤란(生瘡潰爛)으로 물이나 미음이 안 들어가서 죽을 지경에 이른 데 쓴다.

파두육(巴豆肉) • 세신(細辛)을 등분해서 가루로 하여 종이로 약가루를 말아서 양쪽을 동여매고 한가운데를 잘라서 양쪽 콧구멍 속에 집어 넣으면 처음에는 머리와 이마가 얼음처럼 차면서 목구멍이 바로 열린다. 〈種杏〉

7. 후비(喉痺) 때문에 실음(失音)할 때

목구멍에 부스럼이 생겨 소리가 막혀서 나오지 못할 때는 비전강기탕(秘傳降氣湯)에서 진피(陳皮)를 빼고 황금(黃芩)을 더해서 복용하며 일찍이 양(涼)약을 많이 먹어서 소리가 무너진 사람도 또한 이 약을 쓴다. 〈入門〉

인비실음(咽痺失音)에는 통애산(通隘散) • 증손여성탕(增損如聖湯) • 형개탕(荊芥湯) • 통관음(通關飮) • 길경탕(桔梗湯) • 신효산(神效散)을 쓰고, 후폐생창실음(喉閉生瘡失音)에는 자설(紫雪)을 쓰면 아주 효과가 크다.

※ 통애산(通隘散)

효능 : 후통(喉痛) • 생창(生瘡) • 성아(聲啞)를 치료한다.

처방 백붕사(白硼砂) 2돈, 해아다(孩兒茶) • 청대(靑黛) • 활석(滑石) • 한수석(寒水石) 각 1돈, 포황(蒲黃) • 마아초(馬牙硝) • 고백반(枯白礬) 각 6푼, 황련(黃連) • 황백(黃柏) 각 5푼, 편뇌(片腦) 2푼을 가루로 하여 질게 익혀서 혀로 1알을 눌러서 삼켜 내리면 특효이고 또는 가루를 갈대관으로 조금씩 목구멍에 불어 넣으면 역시 효과가 있다. 〈醫鑑〉

※ 증손여성탕(增損如聖湯)

효능 : 목구멍이 부어서 아프고 가슴이 답답하여 말소리가 안 나오는 것을 치료한다.

처방 길경(桔梗) 2냥, 감초구(甘草炙) 1냥반, 지각(枳殼) • 방풍(防風) 각 5돈을 가루로 하여 3돈을 달인 물에 술을 약간 넣어 흔들어서 마신다. 〈綱目〉

※ 형개탕(荊芥湯)

효능 : 인후종통(咽喉腫痛)으로 말소리가 안 나올때 먹으면 아주 신통하다.

처방 길경(桔梗) 2냥, 감초 1냥, 형개수(荊芥穗) 5돈을 가루로 하여 매 4돈에 생강 3쪽을 넣어 물로 달여서 천천히 먹는다. 〈三因〉

※ 통관음(通關飮)

효능 : 후비(喉痺) • 종통(腫痛)으로 말하기가 어려울 때 이 약을 쓰는 것은 종치법(從治法)을 응용했으니 좋은 치료가 된다.

처방 길경(桔梗) 2돈, 감초구(甘草炙) 1돈반, 인삼(人蔘) • 백출(白朮) • 적복령(赤茯苓) 각 1돈, 방풍(防風) 7푼, 박하(薄荷) • 형개(荊芥) • 건강포(乾薑炮) 각 5푼을 물에 달여 먹는다. 〈正傳〉

※ 길경탕(桔梗湯)

효능 : 목구멍이 부어 아프고 소리가 거북해서 말하기가 어려울 때 치료한다.

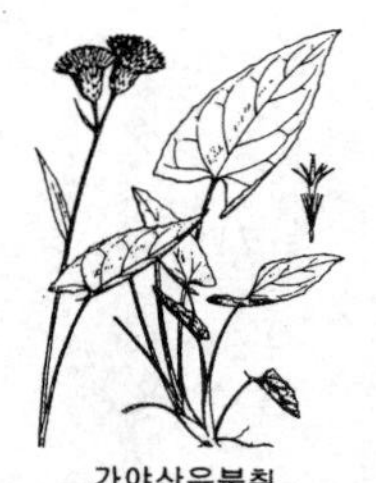
가야산은분취

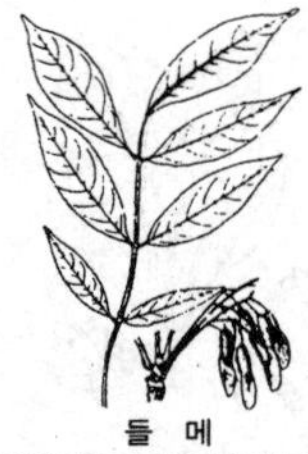
들 메

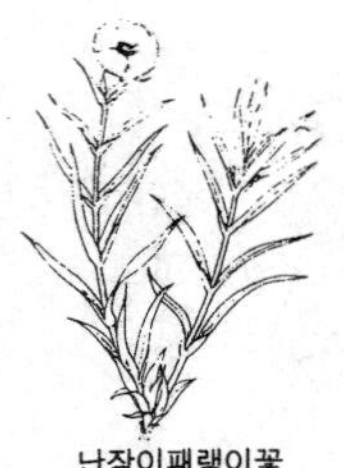
난장이패랭이꽃

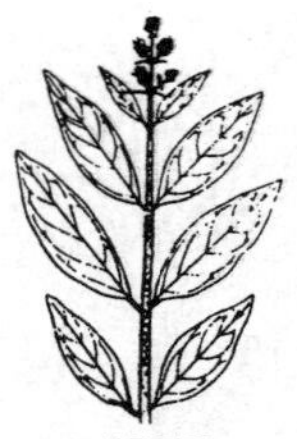
산동쥐똥

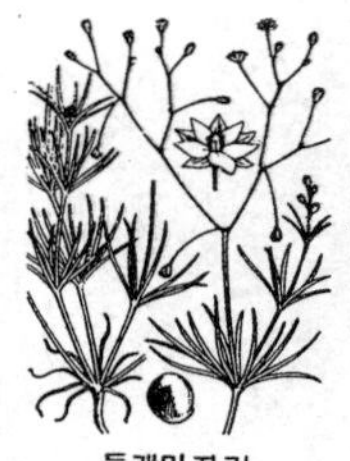
들개미자리

처방 길경(桔梗) • 감초 각 1돈반, 당귀(當歸) • 마발(馬勃) 각 1돈, 마황(麻黃) 5푼, 백강잠(白薑蠶) • 황금(黃芩) 각 3푼, 계지(桂枝)를 조금 넣어 물로 달여 먹는다. 〈東垣〉

※ 신효산(神効散)

효능 : 후비(喉痺) 때문에 말소리가 안 나오는 증세를 치료한다.

처방 형개수(荊芥穗) • 비마육(萆麻肉) 등분해서 가루로 하고 꿀로 환을 만들어 솜에 싸서 머금는다.

또는 저아조각(猪牙皀角)에 상매(霜梅)를 넣어 가루로 하여 삼켜 내린다.

8. 천행후비(天行喉痺)일 때

유행성 인통(咽痛)에는 보제소독음자(普濟消毒飮子)를 쓴다. 후비(喉痺)가 모두 비슷한 증세로 앓는 것은 천행운기(天行運氣)의 사(邪)라고 하는 증세인데, 초약을 섞어 먹고 찬 약으로 토해 내려서 그 사기(邪氣)가 안에서 복잡하게 얽혀 새나오지 못하도록 하는 것을 크게 피한다. 〈綱目〉

천행후비(天行喉痺)에는 압자(鴨紫) 담반(膽礬)을 가루로 하여 반 돈을 목구멍 속에 불어 넣으면 담(痰)을 토하고 바로 낫는다. 〈正傳〉

9. 인후(咽喉)가 급폐(急閉)하여 침을 놓을 때

목구멍이 갑자기 막힌 증세는 모두 상화(相火)에 속한다. 오직 침으로 찔러 피를 흘리게 하는 것이 가장 좋은 방법이 된다. 〈正傳〉

후비(喉痺)는 나쁜 피가 흩어지지 않기 때문에 일어나는 증세이다. 이 증세를 치료하는데 폭발하는 증세는 반드시 먼저 발산시키고 발산해도 낫지 않으면 담(痰)을 택하며 담을 택해도 낫지 않으면 나쁜 피를 없애는데 침(鍼)으로 해야 된다. 〈綱目〉

대부분 후폐(喉閉)의 급한 증세는 바로 침으로 피를 내고 겸하여서 담연(痰涎)을 시원하게 토하는 것이 중요하고 만약 늦어져서 못 구하면 죽는다. 〈回春〉

화(火)가 막혀서 답답하면 침으로 피를 내어서 흩으러 버려야 하니, 즉 땀을 내는 것과 이치가 같은 것으로 피가 많이 나오면 낫는 것이다. 그리고 침(鍼) 때문에 부스럼이 생기면 강즙(薑汁)을 더운 물에 타서 자주 마시면 좋다.

대개 관(關) 위의 혈포(血泡)는 침(鍼)이 제일 빠른 효과가 있고, 관(關) 밑에 있어서 잘 안 보이는 것은 환자에게 입에 물을 머금고 갈대관 끝으로 콧구멍을 찔러서 피를 내는 것이 가장 좋다. 〈入門〉

인후종통(咽喉腫痛) 중에서 다만 신상한(腎傷寒)과 제종풍(帝鍾風)에는 침(鍼)을 피한다. 〈入門〉

10. 인후(咽喉)가 급폐(急閉)한 것을 토할 때

후비(喉痺)에 어른과 어린아이를 막론하고 토하지 않으면 안 되는데 담반(膽礬)과 석록(石綠)의 종류를 가루로 하여 박하즙(薄荷汁)에 초(醋)를 타서 닭의 털로 찍어서 목구멍 속에 넣으면 천천히 담(痰)을 내며 토하는 것이 좋다. 〈湯液〉

후비(喉痺)는 대부분 담(痰)에 속하니 토하는 법을 써야 한다. 〈丹心〉

취후산(吹喉散) • 인담진첩법(引痰眞捷法) • 거연방(去涎方)을 쓰고 또는 좋은 초를 머금어 삼키면 담을 토한다.

※ 취후산(吹喉散)

효능 : 후폐(喉閉)와 종통(腫痛)을 치료한다.

처방 녹반(綠礬) 5돈을 청어담(青魚膽) 속에 넣어서 바람에 말리고, 파두(巴豆) 7개를 껍질을 벗기고 박초(朴硝) 2돈반을 잘 갈아서 동청(銅青) 1돈, 경분(輕粉) 5푼, 청대(青黛) 조금에 담반(膽礬)을 파두(巴豆)와 같이 동요내(銅陶內)에 비과(飛過)하여 파두(巴豆)는 버리고 박초(朴硝) 등 4가지를 합하여 다시 사향(麝香) 조금을 넣고 조금씩 찍어서 목구멍 속에 불어 넣으면 피섞인 담을 토하고 쾌유해진다. 〈正傳〉

※ 인담진첩법(引痰眞捷法)

효능 : 후비(喉痺)를 치료한다.

처방 겨울에 청어담(青魚膽)에 백반(白礬)을 넣어 두었다가 쓸 때에 백초상초(百草霜炒)와 소금 조금을 더해

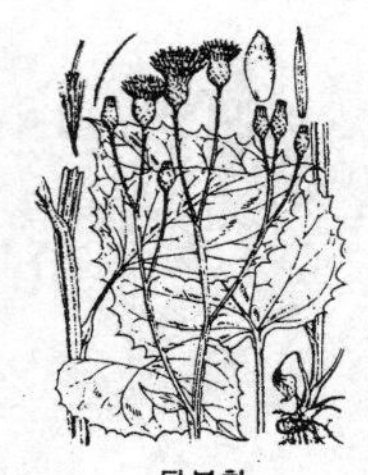
당분취

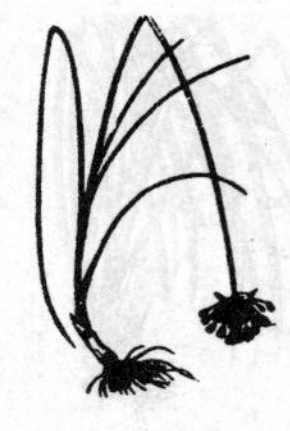
실달래

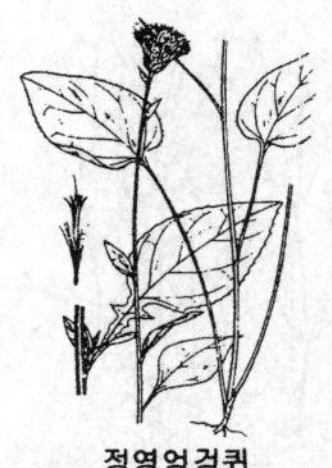
정영엉겅퀴

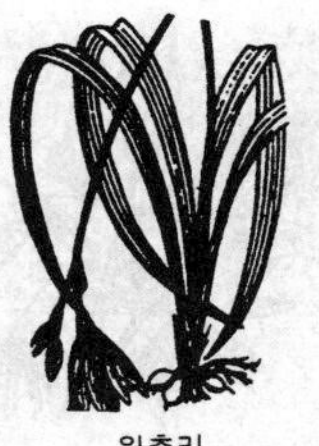
원추리

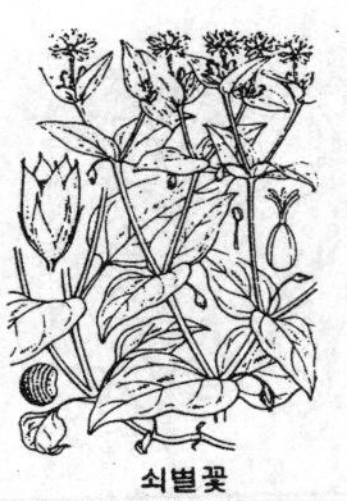
쇠별꽃

서 초(醋)에 고루 섞어 오리털로 약을 찍어서 담(痰)을 끌어내는데, 만약 청어담(青魚膽)이 없으면 백반 반 냥, 파두육(巴豆肉) 10개를 같이 말려서 파두(巴豆)는 버리고 반(礬)을 위에서와 같이 하여 담을 토하면 특효가 있다. 토한 뒤에는 쇠수저로 불어 넣고 필용방 감길탕(必用方甘桔湯)을 자주 먹는 것이 가장 좋다. 〈入門〉

※ 거연방(去涎方)

효능 : 후비(喉痹)를 치료한다.

처방 저아조각(猪牙皂角) 5돈, 담반(膽礬) 1돈, 청대(青黛) 5푼을 가루로 하고 초풀에 앵두 크기로 환을 해서 매 1알을 더운 비단에 싸서 젓갈로 찍어 좋은 초로 윤투(潤透)케 한 뒤에 젓가락을 목구멍 속에 넣어 부스럼 위에 약이 닿게 하고 환자에게 젓가락을 깨물게 하면 담연(痰涎)이 물처럼 쏟아져 나오면서 목이 풀리는데 바로 방풍통성산(防風通聖散)을 먹는다. 〈丹心〉

11. 인후폐(咽喉閉)를 치료할 때

화성(火性)이 급속하여 병이 일어나면 사나우나 또는 침질하고 또는 토해서 그 독을 통하도록 해야 되는 것이다. 이것은 표(標)를 치료하는 것이므로 반드시 겸하여서 내경(內經)의 종치법(從治法 : 병을 치료할 때에 침과 뜸 또는 토법(吐法)을 쓰고 바로 계속해서 설사약을 쓰는 것이니 말하자면 방법에 따라서 치료한다는 뜻이다)을 응용하여 길경(桔梗) • 감초(甘草) • 현삼(玄蔘) • 승마(升麻) • 방풍(防風) • 강활(羌活) • 형개(荊芥) • 인삼(人蔘) • 백출(白朮) • 복령(茯苓)의 종류로써 주재료를 하고 건강(乾薑) • 부자(附子)를 약간씩 더해서 천천히 자주 복용하고, 한번에 먹으면 좋지 않으니 이것이 본래의 방법인 것이다. 그리고 찬 약을 경솔하게 쓰지 말고 위의 열이 없어지기 전에 속이 차게 되면 다시 숨이 차고 창(脹)이 일어날 염려가 있으니, 그렇게 되면 치료가 어렵게 된다. 〈正傳〉

후통(喉痛)에는 반드시 형개(荊芥)를 쓰고 음허화담(陰虛火痰)에는 반드시 현삼(玄蔘)을 쓴다. 〈丹心〉

인후종통(咽喉腫痛)의 모든 증세에는 보통 청량산(清涼散)을 더하거나 덜해서 쓴다. 〈回春〉

같이 쓰이는 것으로는 빙매환(氷梅丸) • 용뇌천궁원(龍腦川芎元) • 청인이격산(清咽利膈散) • 필용방 감길탕(必用方甘桔湯) • 용뇌파독산(龍腦破毒散) • 금쇄시(金鎖匙) • 호박서각고(琥珀犀角膏) 등을 쓴다.

※ 빙매환(氷梅丸)

효능 : 18종후비(十八種喉痺)에 같은 효과가 있고 또 후풍종통(喉風腫痛)에도 같은 효과가 있다.

처방 대남성(大南星) 35개, 대반하(大半夏) • 백반(白礬) • 백염(白鹽) • 방풍(防風) • 박초(朴硝) 각 4냥, 길경(桔梗) 2냥, 감초(甘草) 1냥, 간(揀) 7푼, 숙대매실(熟大梅實) 100개를 먼저 초(硝)와 소금을 물에 담가서 만 하루를 지낸 뒤에 각 약을 연쇄(碾碎 : 찧어서 부수는 것)하여 물에 넣고 고루게 해서 매실(梅實)을 물에 담그는데 매실(梅實)이 물에 잠기는 것이 3손가락 정도되는 것을 한정으로 하고 7일 만에 꺼내서 햇빛에 말려 가지고 또 전번 물에 넣어 담갔다가 햇빛에 말려 약물이 모두 마르거든 매실씨를 질그릇 동이에 넣어서 입을 봉하여 두는데 서리처럼 흰 빛이 나는 것이 좋다. 쓸 때에는 솜에 싸서 입 속에 넣고 천천히 빨아 삼키면 담(痰)이 나오고 바로 낫는다. 〈回春〉

입문(入門)에는 조각(皂角)은 있어도 감초(甘草)는 없다.

※ 용뇌천궁환(龍腦川芎丸)

효능 : 목구멍의 모든 병을 치료하니 칠규(七竅)를 통리하면 기(氣)가 상쾌하여 신(神)이 맑고, 열을 물리치고 담(痰)을 없애며 바람을 쫓고 막힌 것을 트이게 한다.

처방 박하엽(薄荷葉) 5냥 3돈, 길경(桔梗) 1냥반, 천궁(川芎) • 방풍(防風) • 감초(甘草) 각 1냥, 백두구(白豆蔻) 5돈, 편뇌(片腦) 3돈, 축사인(縮砂仁) 2돈을 가루로 하여 꿀에 섞어서 20알을 만들어 매 1알을 고루 씹어서 맑은 차로 삼켜 버리면 특효하다. 〈御院〉

※ 청인이격산(清咽利膈散)

효능 : 유아(乳蛾)와 후폐(喉閉) 등의 증세를 모두 치료한다.

처방 길경(桔梗) • 연교(連翹) 각 1돈, 대황(大黃) • 망초(芒硝) • 악실(惡實) • 형개(荊芥) 각 7푼, 편금(片

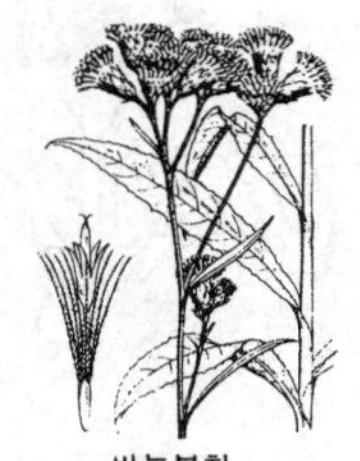
바늘분취

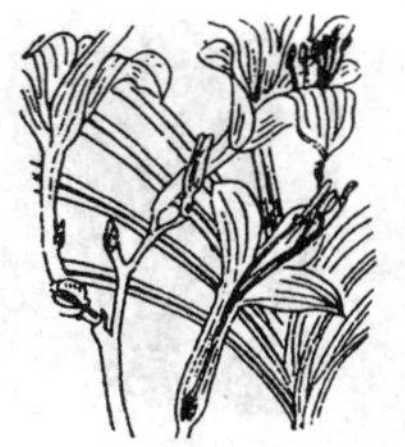
흰여로

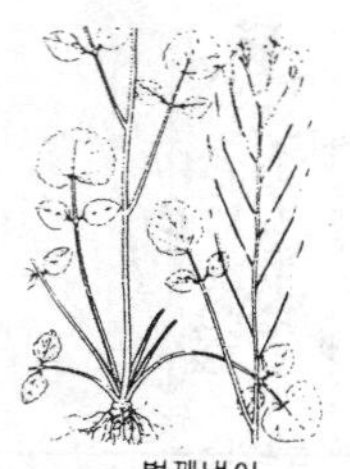
벌깨냉이

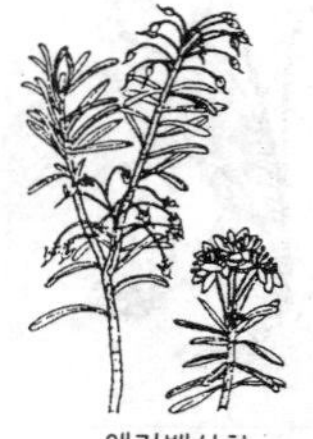
애기백산차

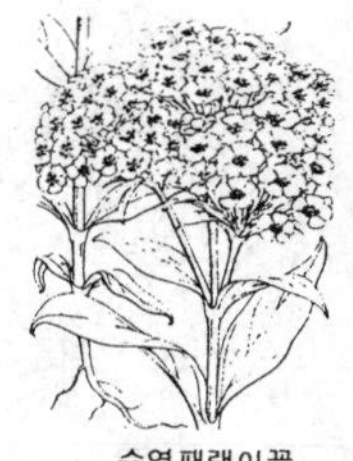
수염패랭이꽃

芩) • 치자(梔子) • 박하(薄荷) • 방풍(防風) • 현삼(玄蔘) • 황련(黃連) • 금은화(金銀花) • 감초(甘草) 각 5푼에서 대황(大黃) • 금련(芩連) • 치자(梔子)는 술로 같이 볶고 물에 달여서 식사 후에 더울 때 먹는다. 〈醫鑑〉

12. 인후(咽喉)의 난치증(難治症)일 때

대부분 목구멍이 닫혀 독기가 심(心)에 돌아가고 가슴 앞이 잔뜩 부어서 기(氣)가 번거롭고 다급하여 설사가 그치지 않는 증세는 치료가 어렵다. 〈得效〉

후비(喉痺)가 처음 일어날 때에 가슴이 막히고 기가 다급하며, 목구멍이 부어 아프고 손발이 차며 기(氣)가 닫히고 통하지 않으면 바로 죽는다. 〈入門〉

인후비(咽喉痺)에 차가운 약과 초약(草藥)을 그대로 써서 단지 눈앞의 효과만 보려는 것은 상열(上熱)이 없어지지 않았는데 한기가 다시 일어나면 독기가 같이 배에 들어가서 가슴 앞이 높이 부어 오르고, 위로는 기침을 하고 밑으로는 설사를 하며, 손톱과 발톱이 검붉으면 7일 뒤에는 전혀 먹지를 못하고 입이 물고기 입과 같이 되어서 죽는다. 〈入門〉

13. 어골(魚骨)이 목구멍에 걸렸을 때

물고기의 뼈가 목구멍에 걸려서 안 내려가는 데는 옥설무우산(玉屑無憂散)을 쓴다. 〈三因〉

생선 뼈를 치료하는 법이 종류에 따라 치료하니, 예를 들면 노자(鸕鷀)가 물고기의 뼈를 치료하고 자석(磁石)이 침 꽂힌 것을 치료하며 머리털이 걸린 것을 치료하니 살쾡이의 뼈가 짐승의 뼈가 걸린 것을 치료하는 것과 같이 각각 그 종류를 좇는다. 〈三因〉

모든 물고기의 쓸개가 모두 뼈를 내리게 하니 궤어(鱖魚) • 여어(蠡魚) • 즉어담(鯽魚膽)을 모두 쓰게 되는 것이며 섣달에 거둔 것이 더욱 좋다. 더운 술에 섞어 마셔서 토하면 나오는 것이고, 토하지 않으면 다시 술을 마셔서 토하는 것을 한도로 하는 것이 좋고 그래도 토하지 않으면 다시 전과 같이 먹으면 결국은 토하고 만다. 〈本草〉

관중(貫衆)을 진하게 달여 한 잔반을 3등분해서 계속 먹으면 잠시 뒤에 토하고 뼈가 나온다. 〈得效〉

축사(縮砂)와 감초(甘草)를 가루로 하여 솜에 싸서 머금어 삼키면 바로 토해 낸다. 〈丹心〉

야저(野苧)뿌리를 깨끗이 씻어서 문드러지게 찧어 앵두알 크기로 만드는데 만일 닭의 뼈가 걸렸으면 닭국에 먹고, 생선의 가시가 걸렸으면 생선국에 먹으면 바로 나온다. 〈丹心〉

물고기의 뼈가 목구멍에 가로 걸려 있는데는 잉어의 비늘을 태워서 가루를 만들어 물에 타 마시면 뼈가 연해져서 나온다. 〈本草〉

물고기의 뼈가 두중(肚中 : 밥통)에서 찌르고 아프면 오수유즙(吳茱萸汁) 1잔을 마시면 뼈가 연해져서 나온다. 〈綱目〉

훤초근즙(萱草根汁)을 마시면 곧 내린다. 〈綱目〉

해달피(海獺皮)를 끓여서 즙을 마시며 수달(水)도 좋다. 또 노자(鸕鷀: 가마우지) 또는 어구조(魚狗鳥 : 물새, 물총새)를 태워서 재로 하여 물에 타 먹으면 바로 내린다. 〈本草〉

봉선화씨를 물에 개어서 숟갈로 즙을 떠 삼키면 내리는데 씨가 없으면 뿌리를 쓴다. 〈醫鑑〉

조각(皂角)가루를 코에 불어 넣으면 재채기를 계속하고 나온다. 〈類聚〉

14. 수골(獸骨)이 목구멍에 걸렸을 때

짐승의 뼈가 목구멍에서 안 내려가는 증세를 경(骾)이라고 하는데, 상아(象牙)를 물에 갈아서 삼켜 내리고 빗(梳)도 좋다. 〈得效〉

뽕나무 위의 벌레가루를 쌀초에 달여서 넣고 양치하면 스스로 내린다. 〈得效〉

개를 거꾸로 매달았다가 풀어 놓으면 침을 흘리는데 그 침을 그릇에 받아서 천천히 삼켜 내리면 뼈가 물로 변하여 신기하니 그 이유는 개가 뼈를 잘먹기 때문이다. 〈回春〉

모든 육골경(肉骨骾)에는 닭발 한 쌍을 태워서 재를 물에 타 먹는다. 〈類聚〉

수골경(獸骨骾)에는 호랑이의 뼈를 가루로 하여 물에 타 먹고, 너구리 뼈도 좋고 달여서 즙을 먹는 것도 좋다. 〈本草〉

닭 뼈와 생선 뼈가 목구멍에 걸리면 백매육(白梅肉)을 찧어서 큰 환을 만들고 솜에 싸서 탄탄하고 가는 선(線)으로 꿰매어서 찬물로 삼키고 선(線)의 한쪽을 손에 붙잡고 있으면 토하면서 바로 나온다. 〈回春〉

※ 옥설무우산(玉屑無憂散)

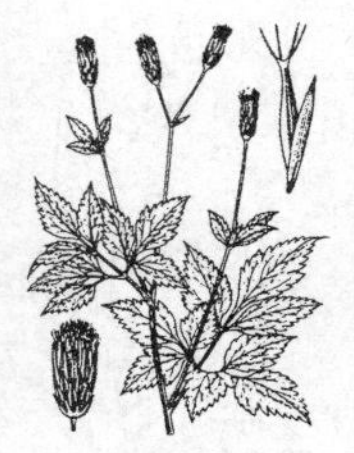
털도깨비바늘

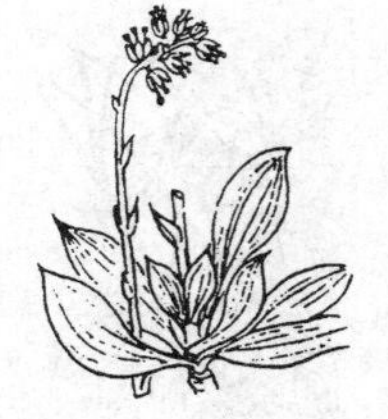
성성이치마

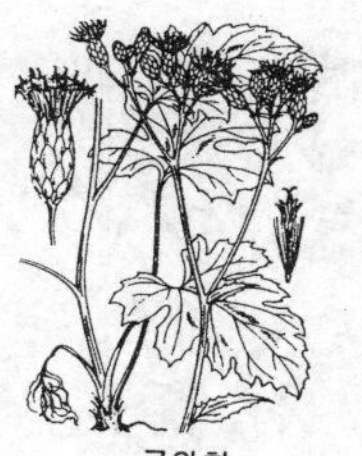
구와취

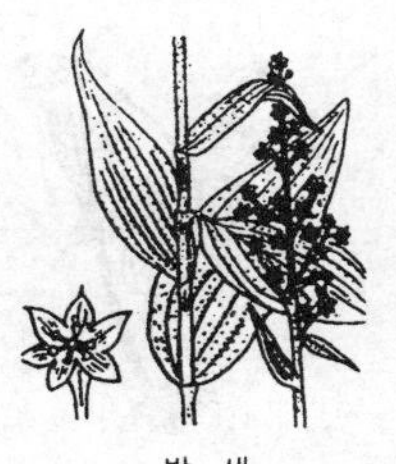
박 새

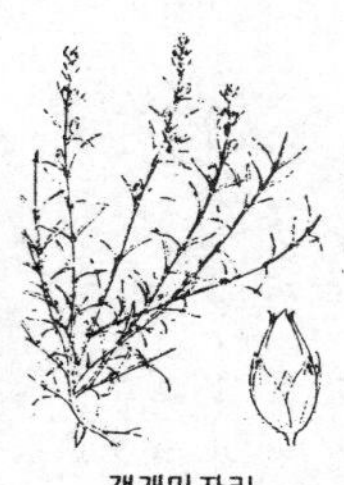
갯개미자리

효능 : 모든 물고기의 뼈가 목구멍에 걸려서 안 내려가는 증세와 전후풍(纏喉風)에 쓴다.

처방 한수석하(寒水石煆)•붕사(硼砂) 각 3돈, 현삼(玄蔘)•관중(貫衆)•활석(滑石)•축사(縮砂)•산두근(山豆根)•황련(黃連)•감초(甘草)•적복령(赤茯苓)•형개수(荊芥穗) 각 5돈을 가루로 하여 매 1돈을 입에 넣고 맑은 물을 마신다. 〈得効〉

15. 고기뼈를 꺼낼 때

뼈가 목에 걸려서 안 내려가는 데는 소의 힘줄이나 사슴 힘줄을 모아서 물에 담가 노끈을 꼬아 맨 끝을 콩알 크기로 하여 삼켜서 뼈가 걸려 있는 곳까지 내려가도록 하고 한끝을 손에 쥐고 천천히 당겨 올리면 뼈가 힘줄 끝에 붙어 나온다. 〈本草〉

또는 솜을 작게 뭉쳐 꿀에 끓여서 위의 방법과 같이 쓰면 바로 나온다. 〈得効〉

해백(薤白)을 씹어서 부드럽게 하여 노끈에 매어 가지고 위의 방법과 같이 쓰면 바로 나온다. 〈本草〉

또는 구백(韭白)을 위의 방법과 같이 써도 된다. 〈醫鑑〉

활줄의 한끝을 두드려 풀어서 위의 방법과 같이 써도 된다. 〈俗方〉

※ 주법(呪法)

모든 뼈가 목구멍에 걸려서 안 내려가는 데는 깨끗한 그릇에 맑은 물 1잔을 담아서 두 손으로 받들고 동쪽을 향해 앉아서 외우기를, 「근정(謹請), 태상(太上), 동류순수(東流順水), 급급(急急), 여남방화제 진령칙(如南方火帝津令勅)」이라고 한번에 7번을 하고 곧 입에 가득한 기(氣)를 불어서 물 속에 넣는다. 이렇게 하기를 7차례 해서 그 물을 환자에게 주어 마시게 하면 바로 내려간다. 또는 이 주수(呪水)를 침이나 대쪽이 걸린 데도 마시면 효과가 있다. 〈醫鑑〉

※ 양법(禳法)

물고기의 뼈가 안 내려가는 데는 물고기의 뼈 1개를 환자의 머리털 속에 꽂아 두고 말을 안하면 내려간다고 한다. 〈種杏〉

16. 여러 가지 물건을 오탄(誤呑)할 때

금•은붙이를 잘못 삼켜서 뱃속에 있는 것은 수은을 먹어서 녹인다. 〈綱目〉

금은 수은을 보면 진흙처럼 무르게 되므로 금•은붙이를 잘못 먹은 사람은 반 냥을 먹으면 바로 녹아서 나온다. 〈本草〉

금•은붙이와 동전을 잘못 먹은 데는 축사(縮砂)를 진하게 달인 물을 마시면 저절로 내리고 발제(葧薺 : 올미, 땅밤)를 갈아서 먹으면 저절로 나오며, 또 견탄(堅炭)을 가루로 하여 미음에 같이 먹으면 대변으로 검은 매실처럼 되어서 나온다. 〈入門〉

동전과 쇠붙이를 잘못 먹은 데는 발제(葧薺)를 양껏 먹으면 조금 지난 뒤에 저절로 나온다. 동전과 쇠붙이를 발제(葧薺)와 같이 씹으면 진흙처럼 부서진다. 〈類聚〉

호도(胡桃)를 많이 먹으면 동이 저절로 녹는다. 〈回春〉

호분(胡粉) 1냥을 물에 섞어서 다시 나누어 먹으면 나온다. 〈本草〉

돈을 잘못 먹은 데는 달인 꿀 2되를 먹으면 바로 나오고 또 엿 1근을 서서히 다 먹으면 나오며, 가락지나 비녀가 넘어간 데도 이것을 먹으면 나온다. 〈本草〉

은비녀나 또는 대쪽을 잘못 삼켜서 안 나오는 데는 백당(白糖 : 흰 엿) 몇 근을 먹으면 삼킨 것을 싸가지고 나온다. 〈類聚〉

어린아이가 돈을 먹은 데는 규즙(葵汁)을 끓여서 차게 마시면 나오고 뿌리와 잎과 씨도 효과가 같다. 〈本草〉

비녀를 모르고 삼킨 데는 해백(薤白)을 누렇게 되도록 익혀서 썰지 말고 베어서 입에 가득 차도록 먹으면 바로 나온다. 〈本草〉

침이나 바늘 등을 모르고 삼킨 데는 자석을 대추씨만하게 갈아서 광채가 나게 한 다음 구멍을 뚫어서 실로 매고 삼켜 내리면 침이 따라 나온다. 〈本草〉

또는 잠두(蠶豆)를 삶아서 부추와 같이 씹어 먹으면 침이 부추와 같이 대변으로 섞여 나온다. 〈入門〉

대쪽을 모르고 삼킨 데는 은을 달궈서 술 속에 넣어 뜨거울 때 마시고, 또는 철도끼를 간 물을 넣어 내리면 또한 효과가 있다. 〈本草〉

못•활촉•침•돈 등을 모르고 삼킨 데는 돼지나 양고기의 비계를 많이 먹으면 삼킨 것을 싸가지고 나온다. 〈本草〉

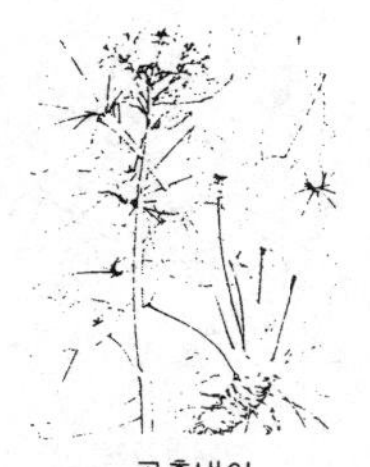
고추냉이

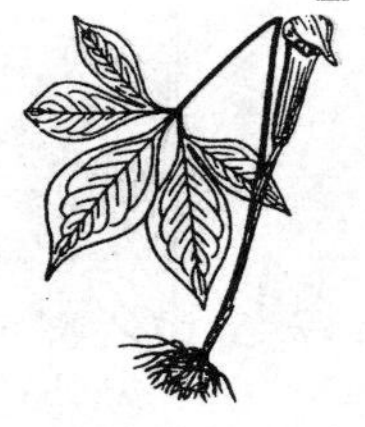
둥근잎천남성

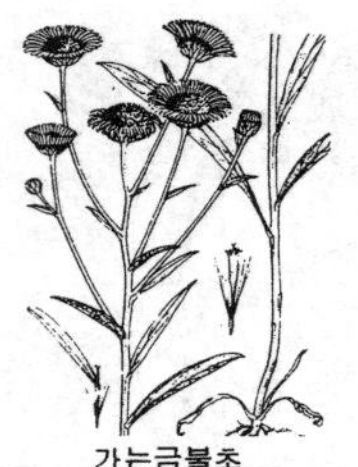
가는금불초

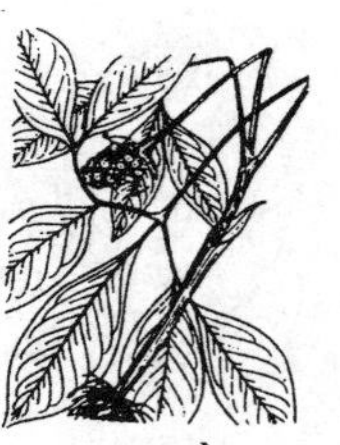
점박이천남성

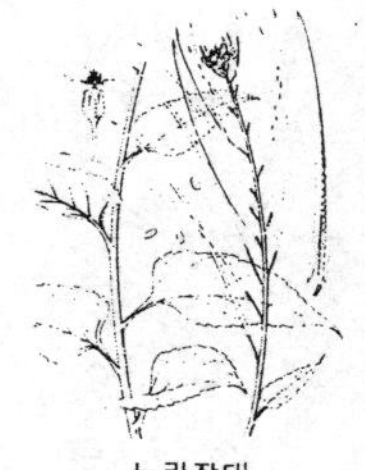
노란장대

동•철붙이를 모르고 삼킨 데는 살찐 돼지고기와 아욱 나물을 많이 먹으면 저절로 나온다. 〈類聚〉

낚시가 실을 이어서 넘어갔을 때에 당기지 말고 호박주(琥珀珠)나 의이자(薏苡子)를 길게 꿰어서 낚시가 있는 곳까지 넣어 당겨내면 따라 나온다. 〈類聚〉

머리털을 모르고 삼켜서 목구멍에 얽힌 데는 난발회(亂髮灰)를 1돈 물에 타 먹고 또는 묵은 나무빗을 태워 재로 해서 술에 타 먹는다. 〈本草〉

17. 모든 충류(蟲類)를 오탄(誤呑)했을 때

지네를 모르고 삼켜 목구멍 속에 있어서 애를 태우는 데는 돼지의 생피를 먹이고 계속해서 맑은 기름을 넣어 주면 지네가 피 속에 싸여 나오니 바로 웅황(雄黃)가루를 물에 타서 마셔서 그 독을 풀어야 한다. 〈綱目〉

거머리를 모르고 삼키면 거머리가 죽지 않고 뱃속에 살아 있으면서 간의 피를 먹기 때문에 복통으로 못 견디고 얼굴과 눈이 누렇게 여위어 결국은 죽게 되니, 논 가운데 진흙 조그마한 것 한 덩어리와 작은 물고기 죽은 것 3~4마리를 돼지기름에 녹이고 파두(巴豆) 10개를 껍질을 벗기고 갈아서 진흙 속에 넣고 녹두알 크기로 환을 만들어서 찬물에 10알씩 삼켜 내리면 조금 지난 뒤에 크고 작은 거머리가 모두 나오는데, 바로 사물탕(四物湯)에 황기(黃芪)를 더하여 달여서 먹고 보양해야 한다. 〈入門〉

거머리가 뱃속에 들어간 데는 진한 차를 많이 마시면 저절로 나온다. 〈種杏〉

거머리를 모르고 삼킨 데는 꿀을 많이 먹으면 곧 변해서 물이 된다. 또 논 가운데의 진흙을 앵두 크기로 환을 지어 냉수에 1알씩 삼켜 내리면 거머리가 바로 나온다. 〈回春〉

단 방(單方) (28종)

※ 백반(白礬)

목구멍이 막힌 것을 치료하니, 명백반말(明白礬末) 1돈을 파두육(巴豆肉) 1알과 같이 볶아 말리고 반(礬)을 골라서 가루로 하여 목구멍 속에 불어 넣으면 침이 나오고 자연히 유쾌해진다. 〈直指〉

전후풍(纏喉風)에는 백반말(白礬末) 반 돈을 오계자청(烏雞子淸) 1개분에 섞어서 목구멍 속에 넣어 주면 바로 효과가 있다. 〈綱目〉

※ 박초(朴硝)

후비(喉痺)에 신기한 효과가 있으니 입 속에 머금어 천천히 그 즙을 삼키면 바로 차도가 있고 마아초(馬牙硝)와 염초(焰硝)도 효과는 같다. 〈本草〉

인(咽) 속의 부스럼에는 박초(朴硝) 1돈, 마자(麻子) 껍질 벗긴 것 1알을 함께 잘 갈아서 맑은 물에 섞어 먹으면 바로 효과가 있다. 〈綱目〉

※ 붕사(硼砂)

인후비(咽喉痺)에 중요한 약이니 머금어서 삼켜 내린다. 〈本草〉

곡적증(穀賊症)에는 붕사(硼砂)와 마아초(馬牙硝)를 등분 가루로 하여 반 돈을 솜에 싸서 즙을 머금어 삼킨다. 〈直指〉

※ 승마(升麻)

인후 비통(咽喉痺痛)에는 달여서 즙을 하여 머금어 삼킨다. 〈本草〉

※ 마린근(馬藺根)

후폐(喉閉)로 위급한 데는 뿌리를 찧어 즙을 내서 조금씩 삼켜 내리고, 입이 닫혔으면 대고 넣어 준다. 잎과 씨도 효과는 같고, 씨는 49개를 가루로 하여 물로 달여 먹고 잎은 1냥을 달여 먹는다. 〈本草〉

※ 우방자(牛蒡子)

후비(喉痺)에는 씨 1홉을 반은 볶고 반은 그대로 가루를 하여 더운 술로 1돈을 고루 내리고, 또 씨 6푼, 마린자(馬藺子) 8푼을 가루로 하여 물에 타 먹는다. 〈本草〉

※ 길경(桔梗)

인후통(咽喉痛)과 후비(喉痺)를 치료하니, 길경(桔梗)•감초(甘草)를 등분하여 물로 달여서 천천히 삼킨다. 후비(喉痺)에 잠겨 종기가 나서 볼에까지 이어지고 기(氣)를 자주 토하는 증세를 마후비(馬喉痺)라고 하는데, 2냥을 물 3되와 같이 달여서 1되가 되면 3번으로 나누어 먹는다. 〈本草〉

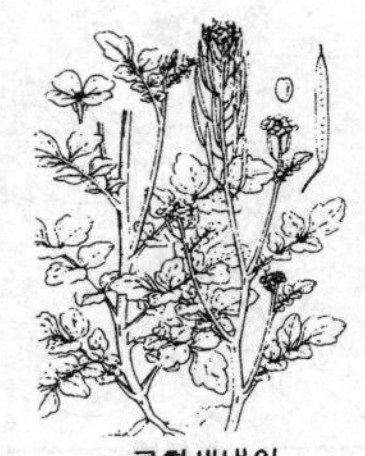
큰황새냉이

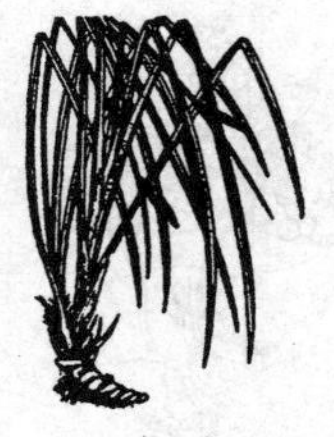
석창포

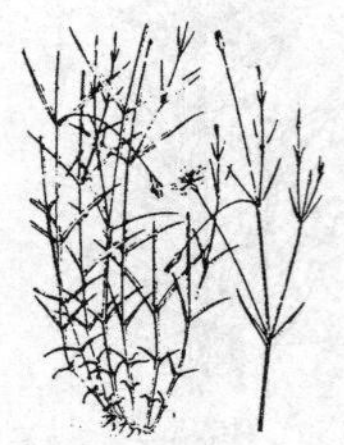
실별꽃

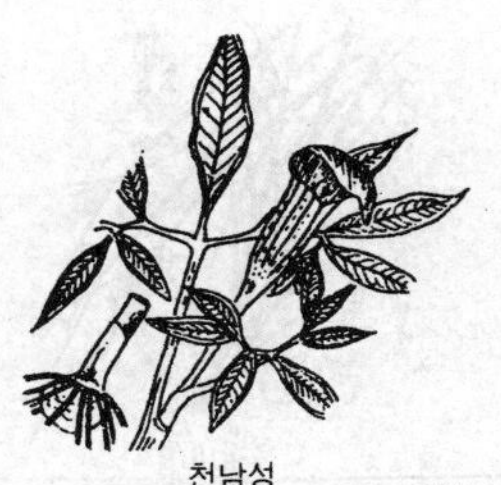
천남성

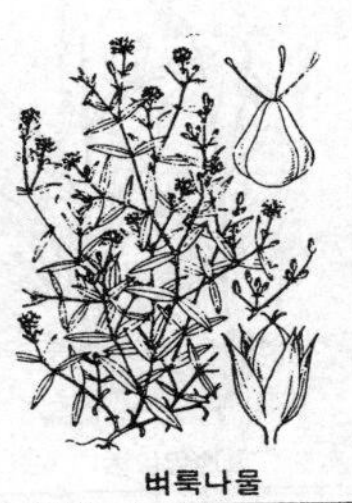
벼룩나물

※ 사간(射干)

후폐(喉閉)로 인하여 물과 미음이 안 들어가는 증세를 치료하니, 뿌리를 찧어 즙을 내서 천천히 삼킨다. 후비(喉痺)를 치료하는 데 가장 신속한 것이다. 또는 초에 갈아서 즙을 내어 삼켜 내리고 담과 침을 끌어내는 것이 신기하다. 〈丹心〉

※ 비마자(萆麻子)

후비(喉痺)와 인비(咽痺) 및 부스럼이 나는 데는 씨를 껍질을 벗긴 것 1개, 박초(朴硝) 1돈을 맑은 물에 같이 갈아서 계속 이어 먹으면 바로 효과를 본다. 〈丹心〉

또는 씨를 살만 취해서 찧고 종이에 말아서 연기가 나도록 태워서 마시면 후비(喉痺)를 치료하니 약의 이름은 성연통(聖烟筒)이라고 한다. 〈正傳〉

※ 마발(馬勃)

후폐(喉閉)와 인통(咽痛)을 치료하니 꿀에 반죽하여 먹는다. 〈本草〉

또 백반(白礬)과 같이 등분해서 가루로 하여 거위깃 관으로 목구멍 속에 불어 넣으면 담(痰)을 토하고 신기하게 낫는다. 〈綱目〉

※ 조협(皀莢)

급후폐(急喉閉)에는 두드려서 껍질과 씨를 버리고 물 1잔에 버무려서 넣어 내리면 토하거나 안 토하거나 바로 편안해진다. 〈得效〉

※ 여어담(蠡魚膽)

급후폐(急喉閉)에 조금씩 아픈자리에 바르면 약이 묻으면서 바로 효과가 있다. 중한 증세면 물을 섞어서 넣으면 좋고 섣달에 잡은 것이 더욱 좋다. 〈本草〉

※ 벽전(壁錢)

후비(喉痺) • 쌍유아(雙乳蛾)를 치료하니 벽전와(壁錢窩) 1개를 환자의 뒷머리 털을 하나 뽑아서 얽어매고 등불 위에다 쇠 젓갈로 집어서 태워 가루로 하여 아픈곳에 불어 넣으면 즉석에서 없어진다. 〈回春〉

※ 제조(蠐螬)

후비(喉痺)를 치료하니 즙(汁)을 내어 목구멍속에 떨어뜨리면 바로 열린다. 〈本草〉

※ 사세(蛇蛻)

후폐(喉閉)에 태워서 가루로하여 목구멍속에 불어넣는다. 전후풍(纒喉風)으로 기(氣)가 안통하는데 뱀 허물을 구워서 누런색이 되거든 당귀(當歸)와 등분 가루로 하여 1돈을 술에 타먹으면 낫는다. 〈本草〉

※ 구인(蚯蚓)

목구멍이 막힌 것을 치료하니 즙을 내서 머금으면 목구멍이 바로 열린다. 〈本草〉

※ 백강잠(白殭蠶)

급후폐(急喉閉)에 가루로하여 생강즙에 섞어서 넣어 내리면 바로 낫는다. 〈本草〉

또 강잠초(殭蠶炒) • 백반생(白礬生)을 등분가루로 하여 백매육(白梅肉)에 앵두크기로 환을하여 솜에 싸서 머금어 녹여서 그 즙을 삼키면 바로 효과가 있다. 〈直指〉

※ 누고(螻蛄)

목구멍의 목이 메이고 또 모든 것들이 걸려서 안내려가는 증세를 치료한다. 뇌(腦)를 취해 삼켜내린다. 〈本草〉

※ 석해(石蟹)

목구멍이 부어서 막힌데 치료하니 찧어서 즙을 짜 가지고 넣어주면 바로 열린다. 〈本草〉

※ 웅작분(雄雀糞)

목과 입이 다물어진 것을 치료하니 똥을 잘 갈아서 어운물에 반돈을 타서 넣는다. 〈本草〉

※ 계자(鷄子)

목구멍을 열고 또 목구멍이 막힌 증세를 치료하니 날계란 1개를 노란자위는 버리고 쌀 초를 넣어 겻불이나 또는 잿불에 익혀서 더울때 먹으면 1~2차례에 바르면 차도가 있다. 〈綱目〉

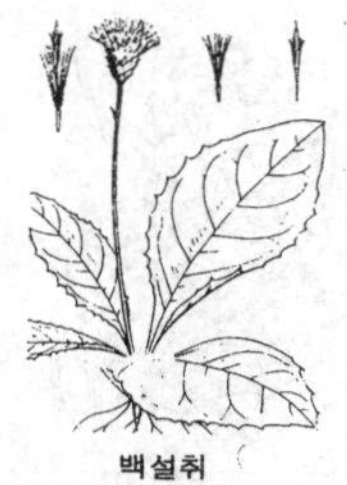
백설취

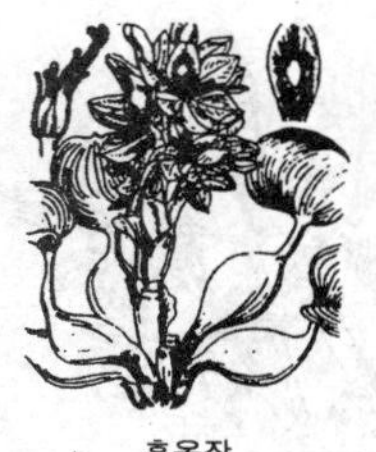
흑옥잠

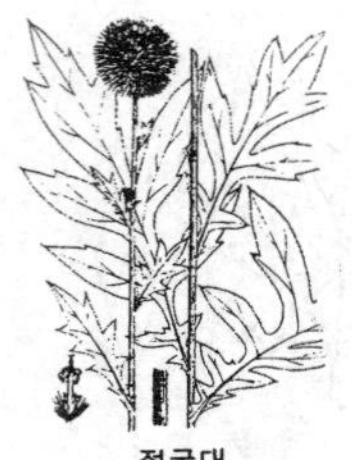
절굿대

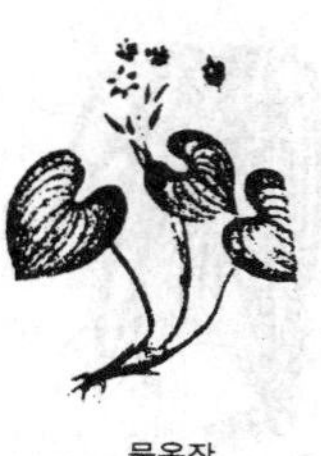
물옥잠

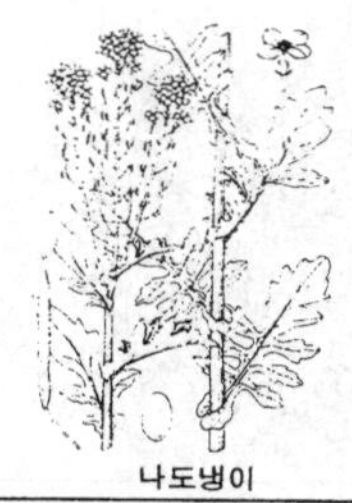
나도냉이

※ 포화상비아(匏花上飛蛾)

목구멍이 부어 아프고 막힌데 태워서 가루로 하여 목구멍속에 불어 넣으면 바로 효과가 있다. 〈俗方〉

※ 이즙(梨汁)

후비(喉痺)의 열통(熱痛)에 좋은 배로 즙을 내서 자주 마시고 많이 먹으면 좋은 효과가 있다. 〈正傳〉

※ 나복즙(羅蔔汁)

후비(喉痺)가 물과 곡식이 내려가지 못하는데 즙(汁)을 천천히 내리면 바로 좋아진다. 〈綱目〉

※ 이당(飴糖)

생선뼈가 걸려서 안내려가는데 계란 노란자 크기로 환을 하여 삼켜 내리고 만일 삼켜내리지 않으면 더 크게 환을하여 만들어 씹으면 넘겨도 좋다. 〈本草〉

※ 미초(米醋)

목구멍 부스럼을 거두어주고 후비(喉痺)를 치료하니 좋은 초를 머금어 양치하여 담을 토하면 신기하다. 〈回春〉

※ 대맥면(大麥麵)

전후풍(纏喉風)으로 음식이 안 내리는데는 면(麵)을 가지고 죽을 만들어 먹으면 미끄럽고 편리하게 내려가서 위기(胃氣)를 돕는다. 〈本草〉

※ 지마(脂麻)

곡적(穀賊)을 치료하니 볶아서 가루로하여 섞어 먹는다. 〈直脂〉

※ 침구법(鍼灸法)

후폐(喉閉)에 소상(少商) • 합곡(合谷) • 척택(尺澤) 혈을 모두 침을 놓는다. 〈丹心〉

후비(喉痺)는 나쁜피가 흩어지지 않기 때문이니 찔러서 나쁜피를 내는 것이 가장 좋은 방법이다. 〈綱目〉

목구멍의 종비(腫痺)에 풍부(風府)혈을 침한다. 목구멍의 모든 병과 독기(毒氣)가 심(心)에 들어가는 것들을 주로 치료하고, 목의 악(惡)증세에도 효과가 있다. 또 소상(少商)혈을 침(鍼)놓으면 인후종통(咽喉腫痛)이 모두 치료가 된다. 합곡(合谷)혈을 침놓고 또 상성(上星)혈을 침놓으면 협종전후풍(頰腫纏喉風) 등 증세를 치료하고 또 족삼리(足三里)혈을 침놓는다. 〈得効〉

후비(喉痺)에는 풍륭(豊隆) • 용천(涌泉) • 관충(關衝) • 은백(隱白) • 소충(少衝)혈을 택한다. 〈綱目〉

누년(累年) 후비(喉痺)에는 남자는 좌측 여자는 우측으로 수대지조갑(耳垂珠下) 반치의 시골(腮骨)의 근처에 7장을 뜸하고 27장을 뜸하면 더욱 신기하다. 〈得効〉

족양명(足陽明)의 별명을 풍륭(豊隆)이라고 하고 그 병은 기(氣)가 거스르면 후비(喉痺)로서 졸음(卒瘖)이 되는 것이니 취해야 한다. 〈靈樞〉

九. 경항(頸項)

1. 경항(頸項)의 크기일 때

결후(結喉)에서 밑으로 결분중(缺盆中)에 닿기까지의 길이가 4촌이고, 항발(項髮)에서 밑으로 배골(背骨)에 닿기까지의 길이가 2촌반이다. 〈靈樞〉

2. 경항(頸項)의 위치(位置)일 때

앞이 경(頸)이 되고 뒤가 항(項)이 된다. 결분(缺盆)의 중앙이 임맥(任脈)이되니 천공(天空)이라하고 1차는 임맥측(任脈側)의 동맥(動脈)이니 족양명(足陽明)이며 이름은 인영(人迎)이고, 이차는 수양명(毛陽明)의 맥(脈)이니 이름은 부돌(扶突)이고, 3차는 수태양(手太陽)의 맥이니 이름은 천창(天窓)이고, 4차는 족소양(足少陽)의 맥(脈)이니 이름은 천용(天容)이고, 6차는 족태양(足太陽)의 맥(脈)이니 이름은 천주(天柱)이고, 7차는 항(項)의 중앙(中央)의 독맥(督脈)이니 이름은 풍부(風府)라고 한다. 〈靈樞〉

3. 항강(項強)일 때

모든 경항(頸項)의 강(強)한 것은 모두 습(濕)에 속한다. 〈內經〉

항강(項強)하고 갑자기 입이 닫히고 등이 반장(反張)하는 것을 치(痓)라고 한다. 〈仲景〉

경항(頸項)은 즉 족태양방광(足太陽膀胱)의 경(經)으로 족소음신경(足少陰腎經)이 방광경(膀胱經)과 같이 겉과 속이 되기 때문에 태양(太陽)이 풍습(風濕)을 감중(感

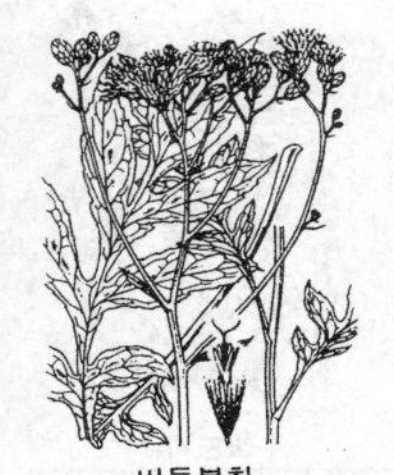
버들분취

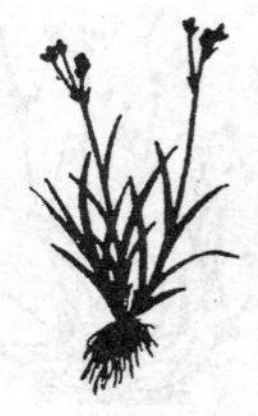
좀꽝의밤

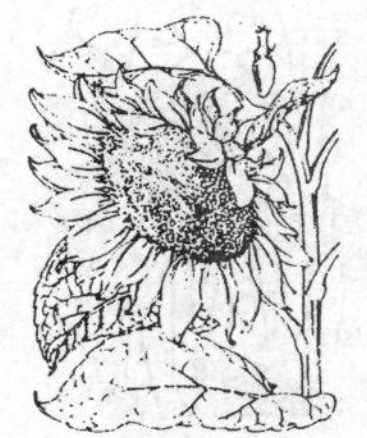
해바라기

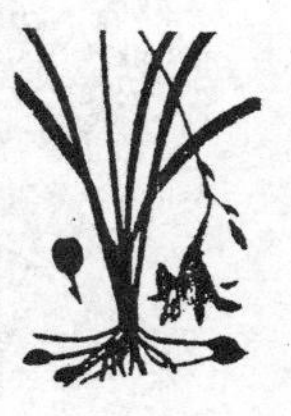
들원추리

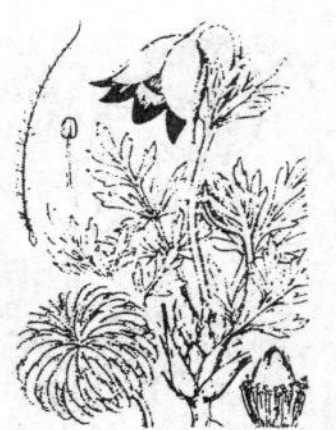
가는잎할미꽃

中)하면 경항(頸項)이 심하게 아프고 허리가 피장(皮張)해서 질증(疾症)이 된다. 〈本事〉

항강(項強)에는 모과전(木瓜煎) 초부산(椒附散)•강활미습탕(羌活米濕湯)을 쓴다. 어떤사람이 항강(項強)해서 돌아보지 못하고 움직이면 미통(微痛)하고 맥(脈)이 현(弦)•촉(數)•실(實)하면 담열(痰熱)이 태양경(太陽經)에 치고드는 것이니 이진탕(二陳湯)에 주금(酒芩)•강활(羌活)•홍화(紅花)를 더해서 2번 먹으면 낫는다. 〈丹心〉

상한(傷寒)의 항강(項強)과 결흉(結胸)의 항강(項強)과 치병(痓病)도 또한 항강(項強)에 속하고 있으니 같이 본문(本門)을 보는 것이 좋다.

※ 모과전(木瓜煎)

효능: 힘줄이 급해서 목을 옮기지 못하는 증세에 쓴다.

처방 모과(木瓜) 2개를 떼고 속을 오려낸 뒤에 몰약(沒藥) 5돈, 유향(乳香) 2돈반을 같이 갈아서 이 2가지를 모과(木瓜)속에 넣고 뚜껑을 덮은뒤 큰 대통에 넣어서 밥위에 3~4차례 찌고 짓이겨서 고약처럼 만들어 매번 2~3수저씩 지황주(地黃酒)에 섞어 내린다.

주법(酒法)은 지황즙(地黃汁) 반잔에 좋은술 2잔을 타서 더울때 먹는다.

어느 환자가 이 증세가 한낮에 일어나서 해질 무렵에 진정되니 이 질환은 반드시 발에서 일어나는 것인데, 족태양(足太陽)의 힘줄이 발에서 항절(項節)에 닿는것은 간(肝)의 합(合)이고, 이(离)에서 건(乾)에 닿기까지는 신기(腎氣)가 끊어지고 간기(肝氣)가 약하여서 간신(肝腎) 2장이 음기(陰氣)를 받기 때문에 일어나는 것인데 이 처방을 3번먹고 나았다.

※ 초부산(椒附散)

효능: 신기(腎氣)가 위로 치고 들어서 항배(項背)가 돌지 못하는 증세를 치료한다.

처방 대부자(大附子) 1개를 구워 껍질은 버리고 가루로하여 매 2돈과 호천초(好川椒) 20알에백면(白麵)을 메워 놓고 물 1잔반, 생강(生薑)7편을 달여서 7푼쯤 되거든 초(椒)는 버리고 소금을 넣어서 공복에 더웁게 먹는다. 한 사람이 항근(項筋)이 아파서 등까지 이어지고 움직일 수 없는데 모든 풍약(風藥)이 모두 효력이 없었다.

천금(千金)에 이르기를 「수(髓)에 신기(腎氣)가 있어서 등을 치면 강해진다.」는 말이 떠올라서 이 처방을 주었더니 차도(差度)가 있었다. 대부분 신기(腎氣)가 허리에서 척상(脊上)을 끼고 조계혈(曹溪穴)에 닿은 뒤에 니환궁(泥丸宮)에 들어가니 조계(曹溪)의 1혈(一穴)이 옮기는데 깨끗하지 않으면 꿰뚫지 못하는 것이다 이 증세는 거슬러가서 등까지 닿아 지나가지 못하는 것이니 초(椒)를 써서 경(經)에 끌어 돌아가도록 하니 편안해지는 것이며 기(氣)가 위로 거스르는 증세를 초(椒)가 끌어내기 때문에 낫는다. 〈本事〉

※ 회수산(回首散)

효능: 두항(頭項)이 강급(強急)하고 힘줄이 급해서 마치 베개에 목을 삔 것처럼 꺽여서 목을 못돌리게 된 증세에 쓴다.

처방 오약순기산(烏藥順氣散)에 강활(羌活)•독활(獨活)•모과(木瓜)를 더해서 물에 달여 먹는다.

※ 강활승습탕(羌活勝濕湯)

효능: 태양경(太陽經)이 한습(寒濕)에 꼭 알맞게 되어 목이 뻣뻣하고 빠지는 것 같고 돌아다 보지 못하는데 쓴다.

처방 강활(羌活)•독활(獨活) 각 2돈, 고본(藁本)•방풍(防風)•감초(甘草) 각 1돈, 천궁(川芎)•만형자(蔓荊子) 각 5푼을 물로 달여 먹는다. 〈東垣〉

4. 항연(項軟)일 때

항연(項軟)이란 것은 천주골(天柱骨)이 거끄러진 증세이니 건골산(健骨散)•생근산(生筋散)을 쓴다. 어린 아이가 감질(疳疾)을 오래 앓아서 몸이 허약하고 먹지 못하며 또는 모든 병 뒤에 천주골(天柱骨)이 거꾸러진 증세를 의원들이 잘 모르고 흔히들 오연(五軟)이라고 한다. 〈綱目〉

어린 아이가 풍(風)때문에 머리를 못들고 목이 연하며 또는 앞으로 처지고 또는 뒤로 젖혀지는데 천주환(天柱丸)과 오가피산(五加皮散)을 쓰고 풍열항연(風熱項軟)에는 양간원(涼肝元)을 합해서 쓴다. 〈得効〉

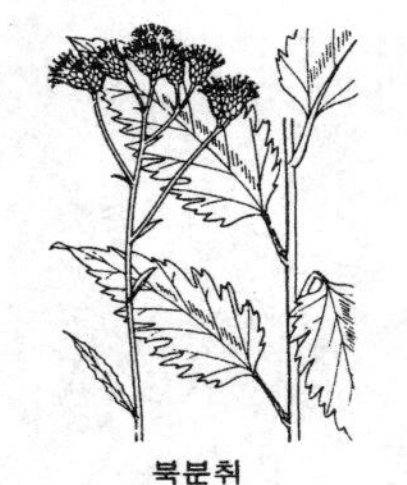
북분취

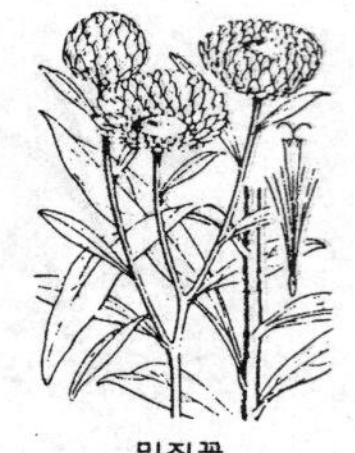
밀짚꽃

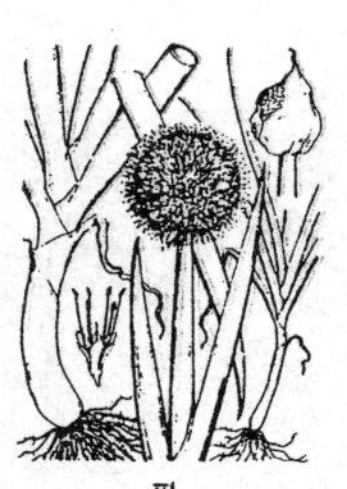
파

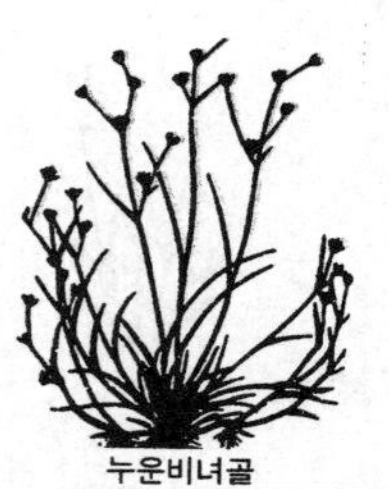
누운비녀골

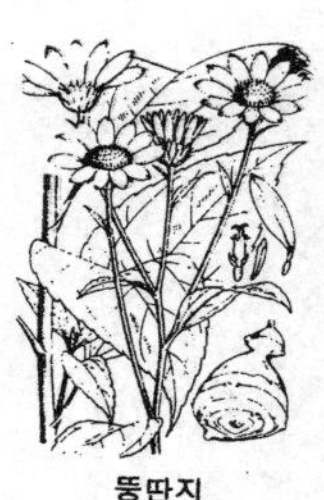
뚱딴지

※ 천주원(天柱元)

효능 : 항연(項軟)을 치료한다.

처방 사함석(蛇含石) 큰 덩이 하나를 불에 사루어 담금질을 7차례하여 울금(鬱金) 가루 약간을 잘 갈아서 사향(麝香)을 조금 넣어 밥으로 연밥 크기로 환을하여 매 1알을 형개탕(荊芥湯)에 생강즙 2~3방울을 떨어뜨려서 고루 내려야 한다. 〈得効〉

※ 오가피산(五加皮散)

효능 : 치료 방법은 위와 같다.

처방 껍질을 가루로하고 술에 섞어서 항골(項骨) 위에 붙이되 마르면 바꿔 붙인다. 〈得効〉

5. 풍부(風府)를 보호(保護)할 때

풍부(風府)는 혈명(穴名)이니 뇌(腦) 뒤에 있고 내경(內經)에 말하기를 「거장(巨陽)이양 모든 양(陽)의 소속인데 그 맥(脈)이 풍부(風府)에 이어졌기 때문에 모든 양(陽)의 주된 기(氣)가」 되는 것이다. 그러니 상한(傷寒)이 여기에서 일어나는 것이다. 북쪽 사람들은 털로써 싸고 남쪽 사람들은 겁이 약해서 비단으로 그 목을 싸니 속된 말로 삼각(三角)이란 것이 바로 그것이다. 겁이 약한 사람은 목 뒤를 보양(保護)해야 옳은 것이다. 〈資生〉

단방(單方) (4종)

※ 흑두(黑豆)

두항(頭項)으로 목이 뻣뻣해서 못돌아 보는데 검은 콩을 뜨겁게 쪄서 포대속에 넣고 벤다. (本草)

※ 도엽(桃葉)

풍항(風項)으로 목이 뻣뻣해서 못돌아 보는데 복숭아 잎을 쪄서 포대에 넣어 목에 붙이고 다리미로써 다린다. 〈本草〉

※ 활서(活鼠)

목이 뻣뻣하고 몸속이 급한 사람은 산 쥐를 잡아 배를 째고서 오장(五臟)을 버리고 따뜻한 기운이 있을때에 붙이면 차도가 있다. 〈本草〉

※ 비마엽(萆麻葉)

풍습항강(風濕項強)을 치료하니 늘 붙이면 신기하다. 〈俗方〉

※ 침구법(鍼灸法)

항강(項強)에는 승장(承漿)혈과 풍부(風府)혈을 택한다. 〈綱目〉

경항(經項)이 아프고 뻣뻣한데는 통천(通天) • 백회(百會) • 풍지(風池) • 완골(完骨) • 아문(瘂門) • 대저(大杼)혈을 택한다. 〈甲乙〉

경항통(經項痛)에는 후계(後谿)혈을 택한다. 〈綱目〉

경종(頸腫)에는 족양명(足陽明) • 수양명(手陽明)의 양경(兩頸)을 택한다. 〈綱目〉

十. 배(背)

1. 배척(背脊)의 골절수(骨節數)일 때

여골(膂骨)에서 밑으로 미저(尾骶)에 닿기까지 21마디이고, 그 길이가 3자이다. 〈醫樞〉

위의 7추는 매추(每顀)에 1치4푼1리니 합쳐서 9치8푼7리고, 가운데의 7추(七顀)는 매추(每顀)에 1치6푼1리니 합쳐서 1자2푼7리고 아래의 7추(七顀)는 매추(每顀)에 1치2푼6리이니, 합쳐서 8치8푼2리다. 〈神應〉

21추의 길이가 3자이니 위의 7추(七顀)가 9치8푼7리고, 가운데 7추(七顀) 아래의 7추(七顀)가 합쳐서 2자 1푼3리니 모두 합해서 3자가 된다. 〈資生〉

2. 등의 3관(三關)일 때

등뒤의 3관(三關)은 뇌(腦) 뒤를 옥침관(玉枕關)이라고 하고 협척(夾脊)을 녹노관(轆轤關)이라 하고 수화(水火)의 즈음을 미려관(尾閭關)이라 하니 즉 정기(精氣)의 오르고 내른 길이다. 〈正理〉

척골(脊骨) 24마디의 끝마디를 미려혈(尾閭穴) 또는 용호혈(龍虎穴) • 조계로(曹溪露) • 삼차로(三岔露) • 하차로(河車露) • 조천령(朝天嶺) • 상천제(上天梯)라는 여러가지 이름이 있다. 미려혈(尾閭穴)의 골두(骨頭)가 동금(潼金)과 같이 둥글고 위에 환규(丸竅)가 있어서 안과

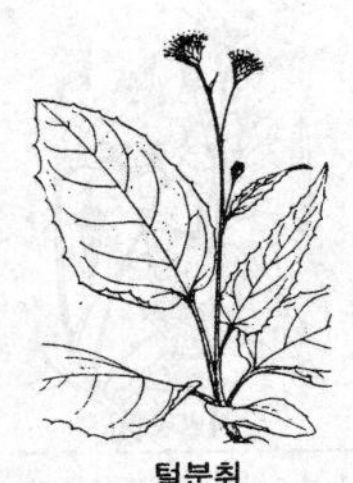
털분취

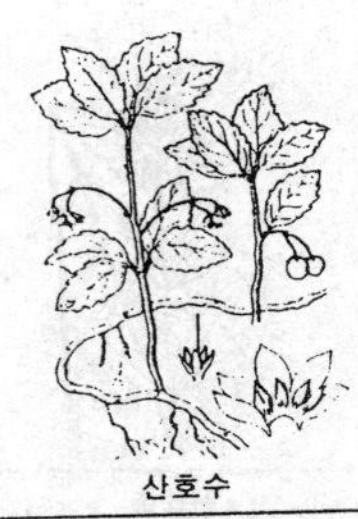
산호수

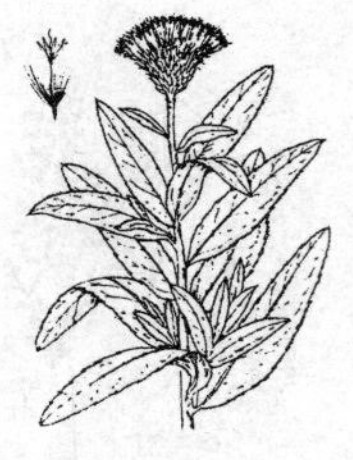
조뱅이

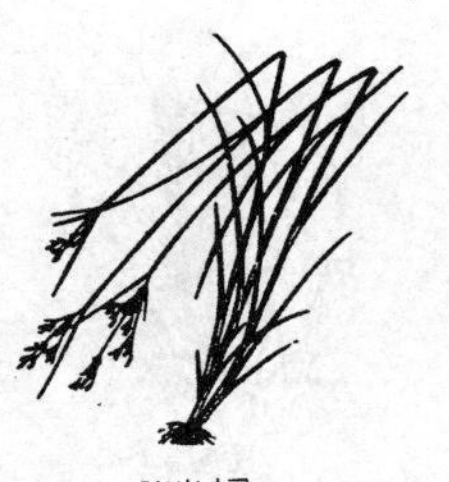
청비녀골

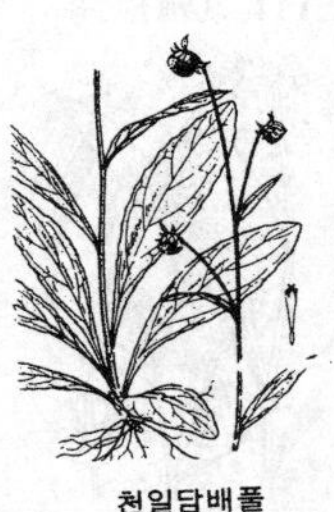
천일담배풀

겉이 서로 이어지니 즉 니환궁(泥丸宮)이다.

척골(脊骨)의 양쪽 곁 3조(三條)의 경로(逕路)가 상충(上衝)하여 곧 정문(頂門)과 니환궁(泥丸宮)에 닿고 다시 내려가서 단전(丹田)에 닿아서 미려혈(尾閭穴)에 잇는다. 미려혈(尾閭穴)은 즉 하관(下關)이고, 아래에서 위의 18마디 까지가 가운데 관(關)이고 니환궁(泥丸宮)이 위의 관(關)이 되니 이것이 3관(三關)이다.

3. 맥법(脈法)일 때

신맥(腎脈)이 너무 활발하지 못하면 척(脊)이 구부러진다. 〈靈樞〉

촌구맥(寸口脈)이 재촉하고 손가락으로 위를 치면 어깨와 등이 아프다. 〈內經〉

맥(脈)이 크면 심하(心下)에 남아있는 음식이 있고 등이 서늘하다. 〈仲景〉

등이 심한 추위를 받으면 맥(脈)이 크게 들뜨고 힘이 없으니 이것은 양(陽)이 허약한 때문이다. 〈丹心〉

4. 배(背)가 흉(胸)의 부(府)가 될 때

등이란 가슴의 부(府)가 되니 등이 굽고 어깨가 달리면 가슴은 결국 무너지게 된다. 〈內經〉

5. 배한(背寒)일 때

속에 한담(寒痰)이 숨어 있으면 한(寒)이 등에서 일어나니 손바닥처럼 넓은 찬물건이 있다. 〈直指〉

등이 몹시 찬 증세는 담음(痰飮)이 있기때문이니 중경(仲景)이 말하기를「심하(心下)에 남아있는 음식이 있으면 등이 심하게 차고 얼음처럼 차니 복령환(茯苓丸)이 주로 치료한다.」〈綱目〉

등의 한가운데에 계속 한쪽의 물덩이가 있는 것처럼 찬 것은 담음(痰飮)의 소행이니 도담탕(導痰湯)과 소자강기탕(蘇子降氣湯)을 합해서 먹는다. 〈入門〉

매일처럼 등위에서 1가닥의 선(線)과 같이 추위가 일어나는 것은 담(痰)이 되니 토해내고 내려야 한다. 〈丹心〉

등이 찬 것은 음(陰)과 양(陽)이 다름이 있으니 상한소음증(傷寒少陰症)에 등이 몹시 찬 증세는 입속이 온화하고 양명증(陽明症)에 등이 몹시 찬 것은 입속이 마르게 되니 이것이 찬 것과 더운 것을 가리는 것이다. 〈入門〉

등이 찰 때 어한고(禦寒膏)를 붙인다. 〈醫鑑〉

※ 어한고(禦寒膏)

> **효능**: 몸이 허약하면 등위가 몹시 차고 여름에도 옷 벗는 것을 두려워하고, 부인은 산후(産後)에 풍냉(風冷)이 습격을 받으면 손발이 차고 아프며 뼈에까지 미치는 증세등에 쓰고 또 허리가 아플 때도 치료한다.

처방 생강(生薑) 반근을 자연즙(自然汁)을 내서 명교(明膠) 3냥, 유향(乳香)·몰약(沒藥) 각 1돈반을 더하여 동작(銅杓)속에 넣어 달여서 다시 옮겨 중탕(重湯)을 하되 버드나무 가지로써 자주 저어서 고약이 되거든 다시 천초(川椒)가루를 조금 넣고 다시 젓는다.

백지에 약을 펴서 아픈 곳에 붙이고 신바닥을 불에 뜨겁게 쬐어서 약붙인 위에 닿게 한다. 이렇게 하기를 5~7일 정도 하면 효과가 나타나고 또 작은 부스럼이 나도 해는 되지 않는다. 〈醫鑑〉

6. 배열(背熱)일 때

등의 열은 폐(肺)에 속하니 폐(肺)가 상초(上焦)에 있으므로 열(熱)이 등에 응하는 것이다. 〈入門〉

7. 배통(背痛)일 때

어깨와 등이 아픈 것은 폐(肺)의 범위에 든다. 내경(內經)에 말하기를「서쪽 바람이 가을에 일어나면 병이 폐(肺)에 있다. 그러니 어깨와 등이 따라서 병이 나니 그것은 가을의 병(病)이 어깨와 등에 있기 때문이다.」또 말하기를「가을의 맥(脈)이 지나치게 크면 거스르는 기(氣)가 되고 등에 아픔이 생긴다.」〈綱目〉

폐(肺)가 병이 들면 기침을 하고 역기(逆氣)하며 어깨와 등이 아프고 땀이 많이 난다. 또는 사(邪)가 신(腎)에 있으면 어깨와 등이 병이나고 목이 아픈 것이다. 〈靈樞〉

어깨와 등이 아픈데는 통기방풍탕(通氣防風湯)을 쓰고 척골(脊骨)이 아프고 목이 뻣뻣하며 허리가 끊어지는 것 같이 아픔이 심한 데는 강활승습탕(羌活勝濕湯)을 쓴다. 배심(背心)의 한곳이 아픈 데는 삼합탕(三合湯)을 쓴다. 〈醫鑑〉

척골(脊骨)과 갑안(胛眼)이 아픈데는 창출복전탕(蒼朮復煎湯)을 쓴다. 〈丹心〉

※ 갑안(胛眼)＝(어깨와 등의 중간부분)

엉덩이 끝이 아픈 증세는 음(陰)이 허약하고 방광(膀胱)

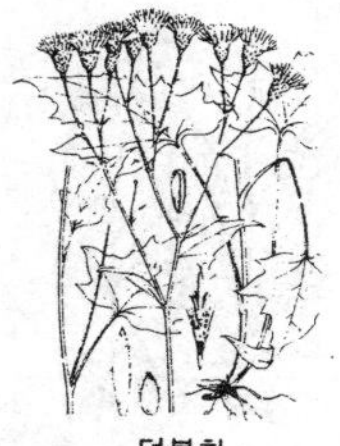
덤불취

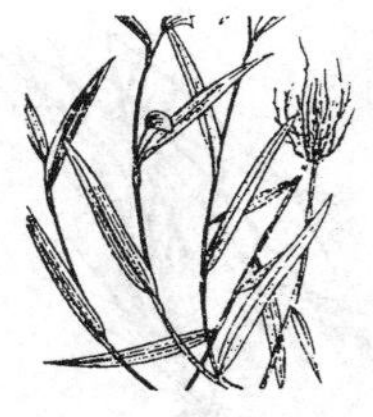
가는잎달개비

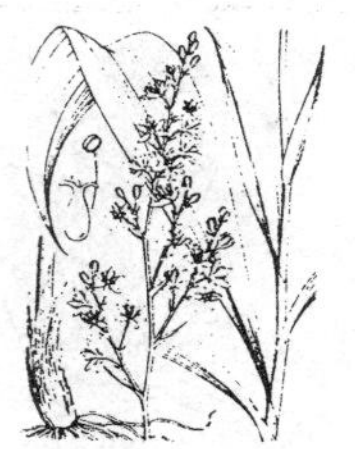
여 로

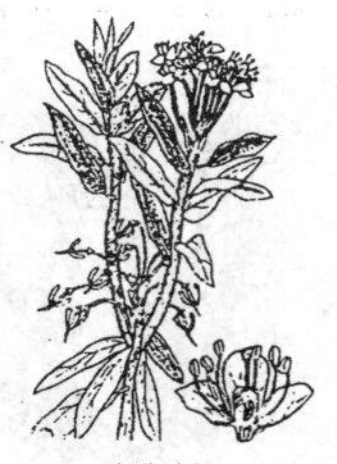
산백산차

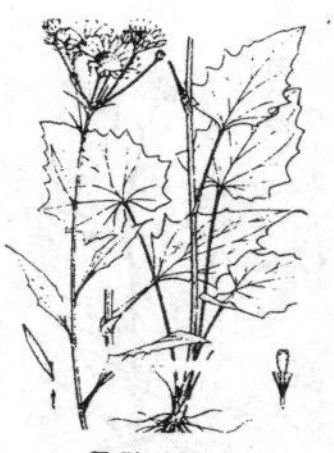
국화방망이

에 화(火)가 있으므로 사물탕(四物湯)에 지모(知母)•황백(黃柏)•계(桂)를 조금 더해서 쓰고 담이 있으면 이진탕(二陳湯)에 택사(澤瀉)•전호(前胡)•목향(木香)을 더해서 약의 효력을 끌게 하고 아픔이 심하면 유향(乳香)•몰약(沒藥)을 더한다. 〈入門〉

어깨가 아픈 것은 괴롭게 애를 쓰는 소치(所致)이니 예술 계통에 일하는 사람이나 문벌 있는 여인의 정신을 많이 쓰는 사람에게 많이 있고 색노(色勞)한 사람에게도 또한 많은 것이니 오직 고맹혈(膏肓穴)을 뜸하는 것이 아주 신기하다. 〈資生〉

한 남자가 등뼈에서 한줄의 아픔이 생겨서 어깨를 지나 가슴과 갈비까지 닿았는데 그 아픔이 밤낮을 쉬지 않고 맥(脈)이 당기고 잦으며 거듭 크게 뚫리고 또 왼쪽이 오른쪽보다 큰데 내생각으로 어깨뼈는 소장경(小腸經)이고 가슴과 갈비 언저리는 담경(膽經)이니 이것은 반드시 여러가지 생각으로 심(心)을 상(傷)한 것이며 심장(心臟)보다 소장부(小腸府)가 먼저 병이 든 것이기 때문에 아픔이 어깨뼈에서 생기고 또 여러가지 생각을 해서 단정하지 못하기 때문에 담(膽)에 돌아가고 아픔이 가슴과 갈비 언저리까지 닿는 증세는 소장(小腸)의 화(火)가 담목(膽木)을 같이한 것이니 이것은 자(子)가 모(母)를 승(乘)한 것으로 실사(實邪)가 된 것이다. 환자에게 물으니 과연 사업을 계획해서 성공을 못한 후 실패한 끝에 병이 났다는 것이니 인삼(人蔘) 4푼, 목통(木通) 2푼을 달인 탕에 용회환(龍薈丸)을 두 세번 쓰니 바로 차도가 있었다. 〈丹溪〉

※ 통기방풍탕(通氣防風湯)

효능 : 태양경(太陽經)이 한습(寒濕)에 걸려들어 어깨와 등이 아파서 돌아보지도 못하고 또 어깨와 등이 아픈 것은 즉 풍열(風熱)이 폐(肺)와 같이하여 폐기(肺氣)가 답답해진 증세이다.

처방 황기(黃芪)•승마(升麻)•시호(柴胡) 각 1돈, 방풍(防風)•방풍(防風)•강활(羌活)•진피(陳皮)•인삼(人蔘)•감초(甘草) 각 5푼, 청피(靑皮) 3푼, 백두구(白豆蔻)•황백(黃柏) 각 2푼을 달여 먹는다. 〈東垣〉

※ 삼합탕(三合湯)

효능 : 배심(背心)의 한곳이 아픈데 치료를 한다.

처방 오약순기산(烏藥順氣散)에 이진탕(二陳湯)과 향소산(香蘇散)을 합하고, 강활(羌活)•창출(蒼朮)을 더해서 물로 달여 먹는다. 〈醫鑑〉

※ 창출복전탕(蒼朮復煎湯)

효능 : 한습(寒濕)이 서로 합하여 뇌(腦)가 아프고 척추뼈와 갑안(胛眼)•슬빈(膝臏)(종지뼈)이 이어서 아픈데 쓴다.

처방 창출(蒼朮) 4냥, 물 2주발을 1주발이 될때까지 달여서 찌꺼기는 버리고 강활(羌活)•승마(升麻)•택사(澤瀉)•시호(柴胡)•고본(藁本)•백출(白朮) 각 5푼, 황백(黃柏) 3푼, 홍화(紅花) 조금을 썰어서 창출탕(蒼朮湯)에 넣어 다시 달여서 반쯤 되거든 더울 때 먹는다. 〈丹心〉

8. 척강(脊強)일 때

독맥(督脈)의 별명을 장강(長強)이라 하는데 그 병이 실(實)하면 척추뼈가 강해진다. 〈靈樞〉

족태양(足太陽)의 맥(脈)이 병들면 허리와 척추가 심하게 아프다. 〈靈樞〉

방광과 신(腎) 사이에 냉기가 쳐들어 오면 등뼈와 허리척추가 강하고 구부리기가 불편하니, 오심탕(烏沈湯)을 쓴다. 척통(脊痛)•항강(項強)•배통(背痛) 때문에 돌아보지 못하는 증세는 족태양(足太陽)•수태양경(手太陽經)이 중습(中濕)되고 기(氣)가 답답해서 움직이지 못하는 것이니 강활승습탕(羌活勝濕湯)을 쓴다.

9. 배(背)의 구루(傴僂 : 꼽추)일 때

중습(中濕)하면 등이 꼽추가 되고 발에 경련이 있어 폐인(廢人)이 되는데 감수(甘遂) 1돈을 가루로 하여 돼지의 음경(陰莖)에 발라서 구워 먹으면 좋고 또 위로 토하고 아래로 설사하면 낫는다. 〈入門〉

어떤 사람이 등이 꼽추가 되고 발에 경련이 있어 맥(脈)이 잠기고 당기는데 외신산(煨腎散)을 쓰니, 위로 토하고 밑으로 설사한 뒤 쾌유해졌다. 〈丹心〉

허리와 척추 사이에 뼈마디가 튀어나온 것 역시 중습(中濕) 때문인 것이니 내경(內經)에 말하기를, 「습열(濕熱)을 없애지 않으면 큰 힘줄이 당겨서 짧고 작은 힘줄이 늘어져서 길어지니, 짧으면 구애를 받고 길면 늘어지게 된다.」 주(註)에 말하기를, 「큰 힘줄이 열을 받으면 당기

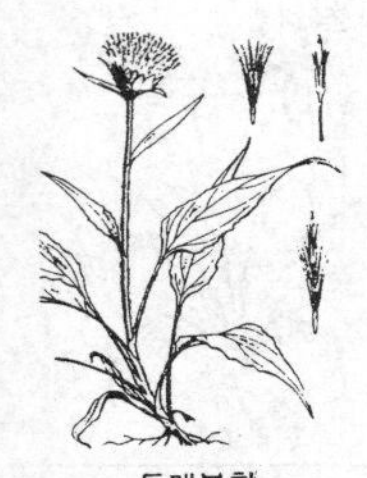
두메분취

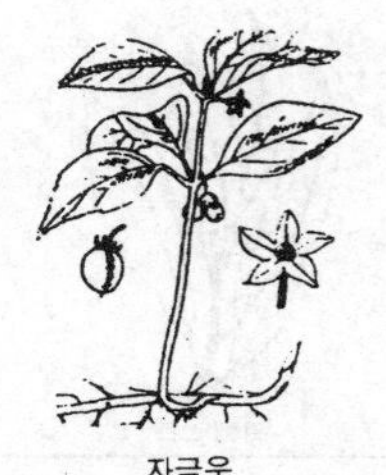
자금우

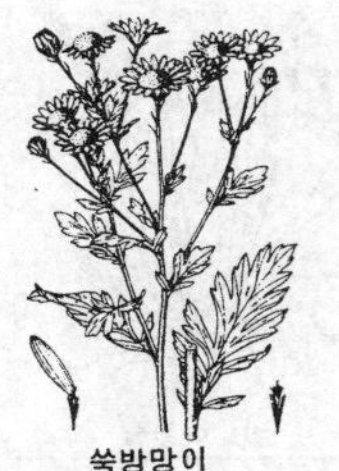
쑥방망이

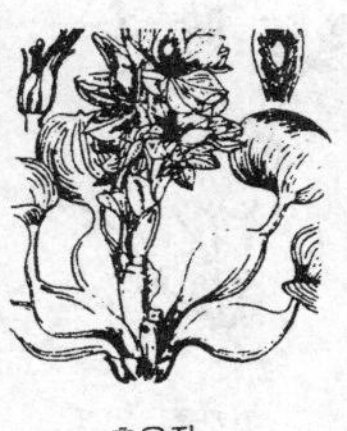
흑오잠

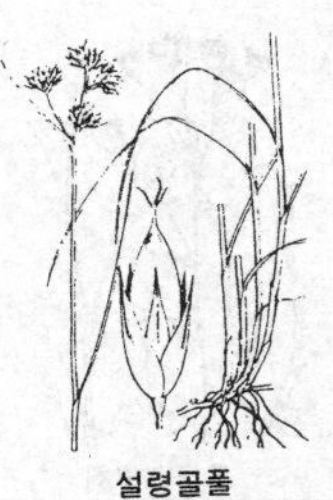
설령골풀

고 짧으며, 작은 힘줄이 습(濕)에 들면 늘어나서 길게 되므로 등이 굽어지고 뼈와 힘줄이 튀어나오는 증세이니 위의 방법에 따라 치료한다.」〈綱目〉

노인의 꼽추는 뼛속의 골이 모자라고 독맥(督脈)이 허약한 것이니 신(腎)을 보하고 뼛속의 골을 더하는 약을 쓸 수 밖에 없다. 〈類聚〉

10. 구배(龜背)일 때

소아문(小兒門)에 상세한 내용이 나와 있다.

단방(單方) (4종)

※ 강활(羌活)

풍습(風濕) 때문에 척통(脊痛)과 항강(項強)해서 돌아보지 못하는 데는 물에 달여 먹는다. 〈湯液〉

※ 독활(獨活)

중습(中濕) 때문에 목을 못 펴는 데는 술에 달여 먹는다. 〈本草〉

※ 오약(烏藥)

방광과 신장 사이에 냉기가 치고 들어와 등뼈가 아픈 데는 달여 먹고 또는 가루로 먹어도 좋다. 〈湯液〉

※ 온내제(膃肭臍)

배(背)와 어깻죽지가 뒤틀리고 괴로워하며 아픈 데는 술에 구워서 가루로 먹거나 환으로 먹어도 모두 좋다. 〈本草〉

※ 침구법(鍼灸法)

척추뼈가 심하게 아플 때는 인중(人中)혈을 택한다. 〈綱目〉

어깨와 등이 아픈 데는 수삼리(手三里)혈을 택한다. 〈綱目〉

등과 어깨뼈가 아픈 데는 오추(五樞)•곤륜(崑崙)•현종(縣鍾)•견정(肩井)•갑봉혈(胛縫穴) 및 비(臂)의 2치 반을 택하여 사륙흡(瀉六吸)을 한다. 〈綱目〉

등이 아픈 것은 힘들게 애를 쓰기 때문이니 고맹(膏肓)이 요혈(要穴)이 되고 또는 등의 위가 먼저 아프고 어깨 위를 끌어당겨서 이어지는 아픈 증세는 고맹(膏肓)이 병든 것이니 고맹유(膏肓兪)와 견정(肩井)을 뜸하면 낫는다. 〈資生〉

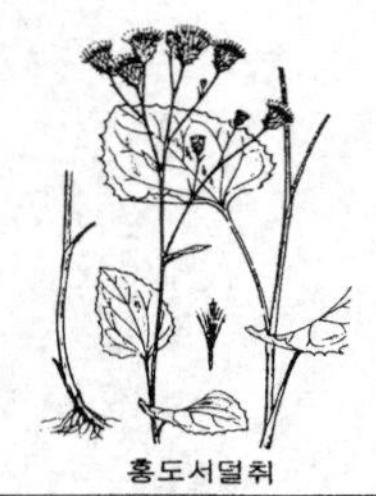
홍도서덜취

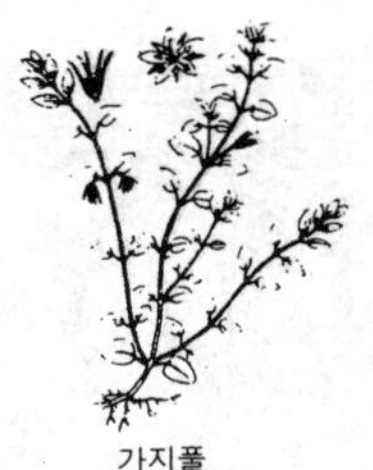
가지풀

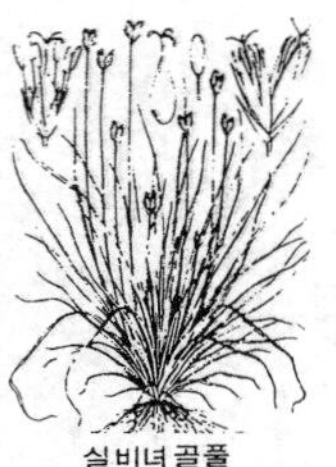
실비녀골풀

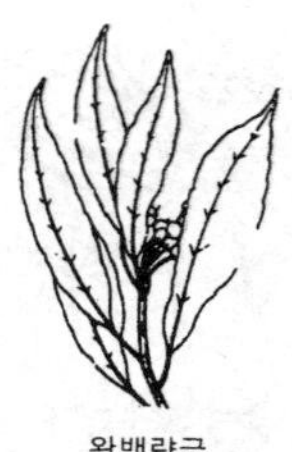
왕백량금

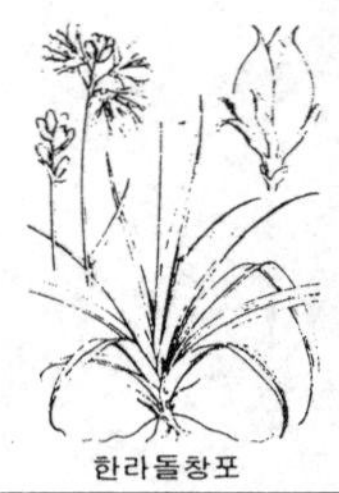
한라돌창포

굳은입천장
여린입천장
목젖
편도선
혀

외형편(外形篇) (三)

十一. 흉(胸)

1. 흉격(胸膈)의 명칭일 때

가슴이라는 것은 호흡이 지나는 곳이고 음식이 지나가는 문이 되니, 조절을 한번만 안해도 사기(邪氣)가 가슴속에 교대로 닿는 것이니 나쁜 조짐이 있다는 뜻에서 흉(胸)이라고 한 것이다. 〈入門〉

격막(膈膜)이 심폐(心肺) 밑에 있어서 배(背)•척(脊)•흉(胸)•복(腹)과 같이 둘레에 밀착하여 막(幕)처럼 엉성함이 없으니, 대부분 격(隔)이란 것은 격(膈)과 뜻이 통하는 것으로 탁기(濁氣)를 가리어서 위로 심폐(心肺)에 무덥지 않도록 하는 것이므로 격(膈)이라 한다. 〈入門〉

2. 흉격(胸膈)의 크기일 때

가슴둘레가 4자 5치이고, 결분(缺盆)에서 밑으로 할우(䯏骬 : 심장뼈)에 닿기까지의 길이가 9치가 된다. 〈靈樞〉

인(咽)에서 그 아래와 격(膈)에서 그 위를 가슴이라고 한다. 〈入門〉

3. 흉격(胸膈)의 위치일 때

격(膈)은 심(心)과 폐(肺)의 나뉘어진 범위이다. 〈綱目〉

가슴과 배는 장부(臟腑)의 성곽(城廓)이 되고, 양젖사이는 심주(心主)의 궁성(宮城)이 된다. 〈靈樞〉

· 목구멍 밑이 즉 위완(胃脘)이니, 위완(胃脘)은 격(膈)과 폐사(肺系)를 꿰뚫어서 서로 합하여 폐사(肺系) 뒤에 있으니 그 위가 즉 인문(咽門)이다. 위완(胃脘)의 밑은 즉 위(胃)의 윗입인데 분문(賁門)이라고 하며 그 격막(膈膜)이 서로 붙은 사이에 또 만지(漫脂)가 서로 둘러싸고 있다. 〈入門〉

위완(胃脘)은 격(膈)과 심폐(心肺)를 꿰뚫어 격막(膈膜)과 서로 같이 이어져 있다. 〈入門〉

심포락(心包絡)이 심하 횡격막(心下橫膈膜)의 위에 위치해서 격막(膈膜)의 아래까지 비스듬히 서 있어 횡막(橫膜)과 같이 서로 붙어 있고 그곳에 황지(黃脂)가 겹겹이 싸여 있는데 즉 심장이 자리하고 있는 곳이다. 만지(漫脂)의 밖에 세근막(細筋膜)이 실과 같이 되어서 심(心)과 폐(肺)와 같이 서로 이어져 묶여 있으니 이것이 즉 포락(包絡)이 된다. 〈入門〉

4. 장부(臟腑)의 경맥(經脈)이 격(膈)을 관통할 때

수태음(手太陰)의 맥(脈)이 격(膈)에 오르니 폐(肺)에 속하고, 수양명(手陽明)의 맥(脈)이 격(膈)에 내렸으니 대장(大腸)에 속하고, 족양명(足陽明)의 맥(脈)이 격(膈)에 내려서 위(胃)에 속하며 비(脾)를 연락하고, 족태음(足太陰)의 맥(脈)이 격(膈)에 올라 인문(咽門)을 끼고 그 지맥(支脈)이 따로 격(膈)에 오르니 심중(心中)에 닿고, 수소음(手少陰)의 맥(脈)이 격(膈)에 내려서 소장(小腸)에 연락하며, 수태양(手太陽)의 맥(脈)이 격(膈)에 내리니 소장(小腸)에 속하며, 족소음(足少陰)의 맥(脈)이 위로 간(肝)과 격(膈)을 관통하고, 수궐음(手厥陰)의 맥(脈)이 격(膈)에 내리니 삼초(三焦)를 연락하며, 수소양(手少陽)의 맥(脈)이 격(膈)에 내리니 삼초(三焦)에 편속(偏屬)되며, 족소양(足少陽)의 맥(脈)이 격(膈)을 꿰고 간(肝)을 연락해서 담(膽)에 속하고, 족궐음(足厥陰)의 맥(脈)이 위로 격(膈)을 꿰어서 협륵(脇肋)에 퍼져 있다. 위와 같이 11경이 모두 격(膈)을 관통했으나 다만 족태양(足太陽)만은 등을 따라 내려왔으니 격(膈)을 관통하지 않았다. 〈銅人〉

5. 맥법(脈法)일 때

맥(脈)이 양(陽)은 작고 음(陰)이 당기면 가슴이 마비

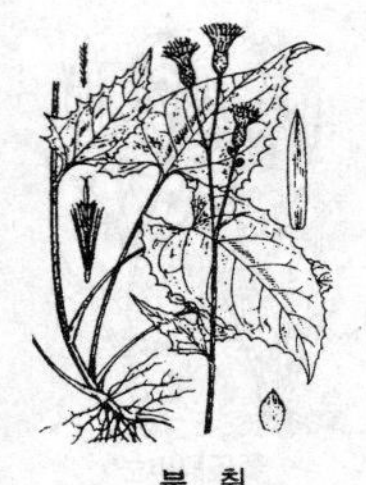
분 취

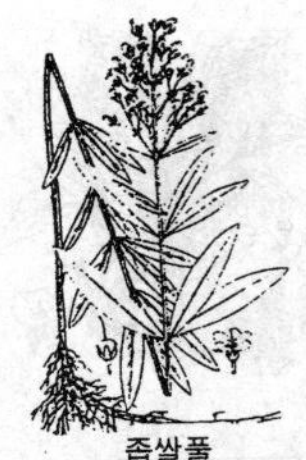
좁쌀풀

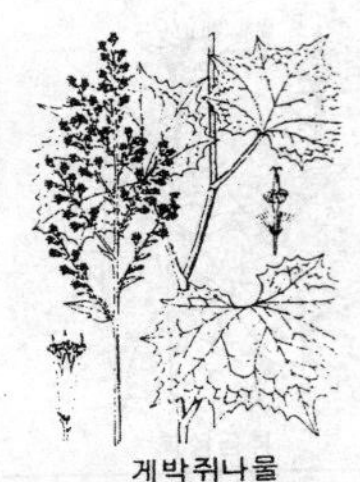
게박쥐나물

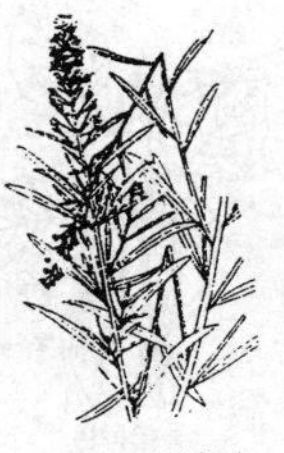
진퍼리까치수염

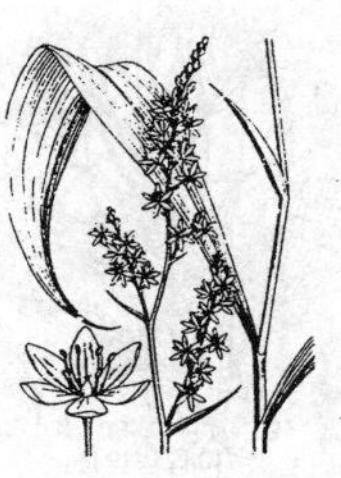
삼수여로

되고 아프니 양(陽)이 작기 때문에 상초(上焦)에 있는 것을 알 수 있고, 음(陰)이 당기기 때문에 흉비(胸痺)와 심통(心痛)이 있는 것을 알 수 있다. 〈仲景〉

심복통(心腹痛)에 맥이 잠기고 가는 증세가 보이는 것은 당연하고, 들뜨고 커지는 증세는 안 보여야 한다. 〈得効〉

심복통(心復痛)에 맥(脈)이 잠기고 가늘어야 하며, 들뜨고 커지며 당기고 긴 것은 피해야 한다. 〈醫鑑〉

심복통(心復痛)의 맥(脈)이 잠기고 가는 것은 좋으나 들뜨고 당기며 커지고 긴 증세는 죽은 맥(脈)이다. 〈脈訣〉

맥(脈)이 잠기고 당기며 가늘고 움직이는 것은 모두 아픈 증세이니, 심통(心痛)은 촌맥(寸脈)에 있고 복통은 관맥(關脈)에 있으며 하부는 척맥(尺脈)에 있으니 맥(脈)의 모양이 뚜렷하게 드러나는 것이다. 〈脈訣〉

흉비(胸痺)에 맥(脈)이 윤기가 있으면 담(痰)이 있고, 맺히고 당기며 굽고 또 비삽(痞澁)하면 기(氣)가 약한 것이다. 〈脈訣〉

심통(心痛)에 왼팔 맥이 촘촘하면 열이 많고, 깔깔하면 죽은 피가 있다. 오른팔 맥이 급하고 실(實)하면 쌓인 담이 있고 맥(脈)이 크면 오래된 병의 증세이니 양팔의 맥(脈)이 견고하고 안 크면 능히 내릴 수 있는 것이고, 아픔이 심하면 맥(脈)이 반드시 굽는 것이다. 비병(痞病)에 우관맥(右關脈)이 당기는 증세가 많으니 당기고 더디면 반드시 심하(心下)가 굳은 것이다. 〈正傳〉

심맥(心脈)이 작고 급하면 아프고, 작으면서 크면 심(心)이 비(痺)하고 등을 끌어당겨서 아프며, 짧고 촘촘하거나 또는 그저 깔깔하면 심(心)이 아픈 증세이다. 〈正傳〉

6. 심통(心痛)과 위완통(胃脘痛)일 때

심(心)의 포락(包絡)이 위(胃)의 입과 같이 서로 응하여 때때로 비(脾)가 아파서 심(心)에 이어지고, 또는 양(陽)이 허약하고 음(陰)이 숙이면 또한 심하(心下)가 갑자기 아픈 것이다. 〈直指〉

진심통(眞心痛)이란 것은 급히 죽고 치료하지 못하는 증세이고, 심통(心痛)으로 오래 고통을 받는 증세는 심(心)의 지별락(支別絡)이 풍사(風邪)와 냉열(冷熱)이 쳐들어온 것이 되어서 아프고 진(疹)이 되면 죽지는 않으나 가끔씩 발작하여 오랫동안 낫지도 않고 고생한다. 〈得効〉

위(胃)의 윗입을 분문(賁門)이라 하는데 분문(賁門)은 심(心)과 서로 이어지므로 경(經)에 이르기를, 위완(胃脘)이 심(心)에 해당해서 아프다는 것이니 속칭 심통(心痛)이라는 말은 틀린 말이다. 즉, 9가지의 심통(心痛)의 그 원인을 자세히 살펴보면 모두가 위완(胃脘)에 있는 증세이고, 심(心)에 있는 증세는 아니다. 〈正傳〉

위완(胃脘)은 심(心)에 해당되서 아프고 비장(脾臟)은 심(心)에 이어서 아픈 증세이니, 국방(局方)에도 심통(心痛)이라고 하였다. 대부분 심통(心痛)은 적고 비위통(脾胃痛)이 많은데, 심통(心痛)은 여러 가지 생각으로 인한 증세이며, 비위통(脾胃痛)은 음식과 담음(痰飮)에 기인한 때문이다. 〈入門〉

심통(心痛)은 가슴속이 아픈 증세이다. 〈內經〉

모든 경(經)의 심통(心痛)이 등을 끌어당기는 증세는 대개가 풍랭(風冷)에 속하고, 모든 부(府)의 심통(心痛)이 머리를 숙이기가 어렵고 구토하고 설사하는 증세는 많은 열에 속한다. 〈入門〉

7. 심통(心痛)이 9종일 때

1은 벌레이고, 2는 병의 전염이고, 3은 바람이고, 4는 두려움이고, 5는 먹는 것이고, 6은 마시는 것이고, 7은 찬 것이고, 8은 열이고, 9는 주고 받는 것이니 모두 쓰는 것으로 수념산(手拈散)·구통원(九痛元)·통령산(通靈散)·염통원(拈痛元)·신성대침산(神聖代鍼散) 등을 쓴다.

※ 수념산(手拈散)

효능 : 9가지의 심통(心痛)과 심비통(心脾痛)에 영험한 데에 다음과 같은 시가 있다.

처방 초과현호삭(草果玄胡索)이요, 영지병몰약(靈脂並沒藥)을 술에 섞어 32돈하면 일사수념각(一似手拈刼)이로다. 〈綱目〉

※ 구통원(九痛元)

효능 : 9가지의 심통(心痛)과 적랭(積冷)과 심흉통(心胸痛)을 치료한다.

처방 포부자(炮附子) 3냥, 오수유(吳茱萸)·인삼(人蔘)·건강포(乾薑炮)·파두거피유(巴豆去皮油) 각 1냥, 낭독(狼毒) 5돈을 가루로 하여 꿀로 오동 열매 크기로 환

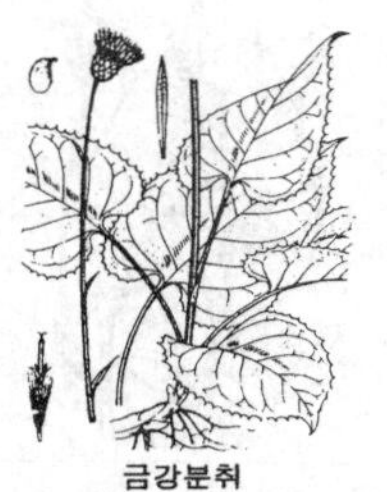
금강분취

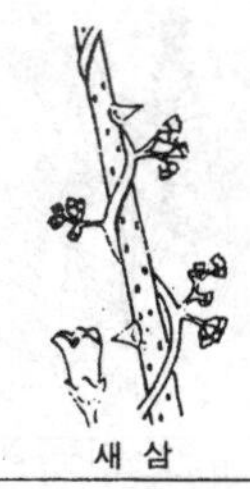
새 삼

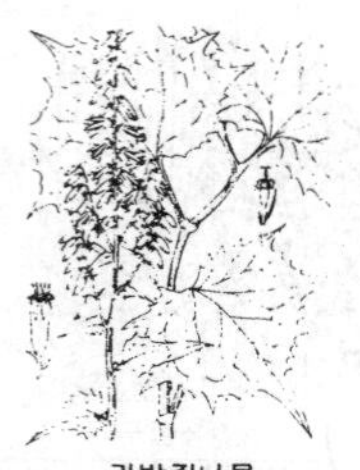
귀박쥐나물

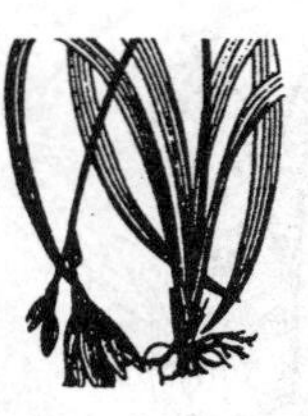
들원추리

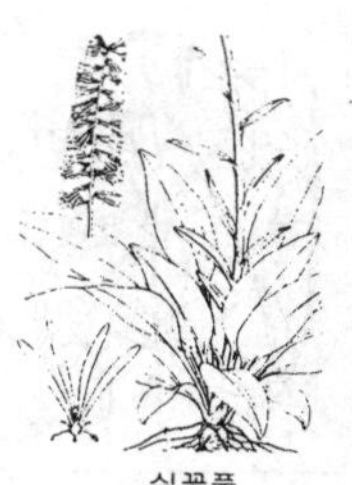
실꽃풀

을 하여 더운 술로 3~5알씩 삼켜 내린다. 〈局方〉

※ 통령산(通靈散)

효능 : 9가지의 심통(心痛)을 치료한다.

처방 포황(蒲黃) • 오령지(五靈脂) 각 1냥, 목통(木通) • 적작약(赤芍藥) 각 5돈을 썰어서 5돈으로 하여 소금을 조금 넣어서 달여 먹는다. 〈入門〉

※ 염통원(拈痛元)

효능 : 9가지의 심통(心痛)을 치료한다.

처방 건강생(乾薑生) 7돈반, 오령지(五靈脂) • 목향(木香) • 당귀(當歸) • 봉출(蓬朮) 각 5돈을 가루로 하여 꿀로 오동 열매 크기의 환을 지어 진피전탕(陳皮煎湯)으로 20~30알을 삼켜 내린다. 〈直指〉

◎ **충심통(虫心痛)**

위완(胃脘)이 아프고 아픔이 진정되면 또다시 음식을 먹은 뒤 가끔 발작하고 가끔 그치는 증세는 충통(虫痛)이다. 〈丹心〉

심통(心痛)에 물을 토하는 증세는 충통(虫痛)이고, 물을 토하지 않는 증세는 냉심통(冷心痛)이다. 〈綱目〉

충통증(虫痛症)은 심복(心腹)이 아프고 위아래가 같이 찌르며 침을 내뱉고 또는 맑은 물을 토하고 얼굴빛이 청황(青黃)한 증세인데 화충환(化虫丸) • 화충산(化虫散) • 묘응환(妙應丸) 등을 쓴다. 충통(虫痛)은 이진탕(二陳湯)에 고련근(苦楝根)을 더해서 달여 먹는다. 〈醫鑑〉

충통(虫痛)은 어린아이에게 많이 있으니 충부(虫部)를 참조해서 치료하는 것이 좋다.

◎ **주심통(疰心痛)**

갑자기 악오(惡忤)와 시주(尸疰)를 당하여 신혼 졸도(神昏卒倒)하고 입을 다물며 인사 불성하는 증세이니 소합향원(蘇合香元)이나 비급환(備急丸)을 쓴다.

◎ **풍심통(風心痛)**

풍랭(風冷)에 상하고 또는 간사(肝邪)가 심(心)을 편승해서 양쪽 갈빗대 언저리가 당기고 아픈 증세이니, 마황계지탕(麻黃桂枝湯)이나 분심기음(分心氣飮)을 쓴다. 〈入門〉

◎ **계심통(悸心痛)**

칠정(七情) 때문에 가슴이 두근거리고, 놀래서 심통(心痛)까지 되는 증세이니 사칠탕(四七湯) • 가미사칠탕(加味四七湯) • 칠기탕(七氣湯) • 정기천향탕(正氣天香湯)을 쓴다〈入門〉 심(心)이 상한 사람은 힘든 일을 하면 얼굴이 붉어지고 아래가 무거우며, 심중(心中)이 아프고 번거롭고 열이 일어나며 배꼽 위가 힘차게 움직이고 맥(脈)이 당기니 진사묘향산(辰砂妙香散)을 쓴다. 〈入門〉

◎ **식심통(食心痛)**

날것과 찬것을 먹고 또 음식을 지나치게 많이 먹어서 심통(心痛)이 되는 증세이니 향소산(香蘇散) • 평위산(平胃散) • 향사양위탕(香砂養胃湯)을 쓴다. 〈入門〉

◎ **음심통(飮心痛)**

물을 마시는데 상하여 담과 침이 모여 심통(心痛)이 찌르는 것 같이 아프니 궁하탕(芎夏湯)과 오령산(五苓散)을 쓰고, 물을 마시면 흘러들어가 가슴 언저리가 아픈 증세는 삼화신우환(三花神祐丸)을 쓴다. 〈入門〉

◎ **냉심통(冷心痛)**

한기가 배유(背兪)의 맥(脈)에 기거하면 혈맥(血脈)이 삽(澁)하고 혈맥(血脈)이 삽(澁)하면 혈허(血虛)하며 혈허(血虛)하면 아파서. 배유(背兪)가 심(心)에 흘러가기 때문에 서로 끌어당겨 아프다. 〈內經〉

얼굴이 차고 찬것을 마시면 바람을 당하여 찬것을 가지며 또는 신사(腎邪)가 심(心)을 편승하여 아프면 심(心)이 매달려서 주린 것 같고 설리(泄利)하며 아래가 무거우니 오적산(五積散)을 쓴다. 〈入門〉

한랭심통(寒冷心痛)에는 부양조위탕(扶陽助胃湯) • 계지사칠탕(桂枝四七湯) • 계설향산(雞舌香散) • 신효산(神効散) • 각통산(却痛散) • 초두구환(草豆蔻丸) • 온위탕(温胃湯) • 추도산(抽刀散) • 이강환(二薑丸) 등을 쓴다.

※ 부양조위탕(扶陽助胃湯)

효능 : 위완(胃脘)이 심(心)에 처해서 아픈 증세는 경(經)에 말하기를, 「한기가 장위(腸胃)의 사이에 들면 갑자기 아프고 열을 얻으면 그친다.」는 것인데 이 약으로써 주로 치료제를 삼는다.

처방 부자포(附子炮) 2돈, 건강포(乾薑炮) 1돈반, 초두구(草豆蔻) • 익지인(益智仁) • 백작약주초(白芍藥酒炒) • 인삼(人蔘) • 감초구(甘草炙) • 관계(官桂) 각 1돈, 오수유(吳茱萸) • 백출(白朮) • 진피(陳皮) 각 5푼에 생강 3쪽과 대추 2개를 넣어 물로 달여 먹는다. 〈丹心〉

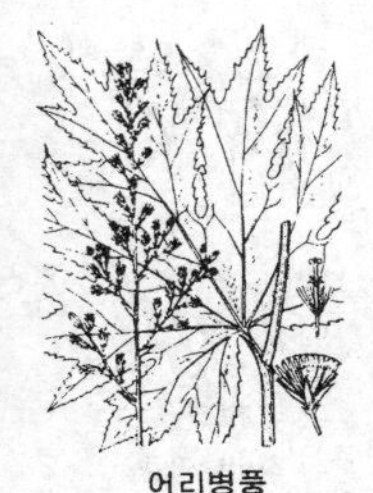
어리병풍

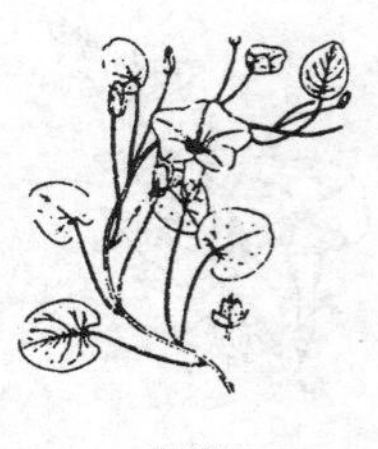
갯메꽃

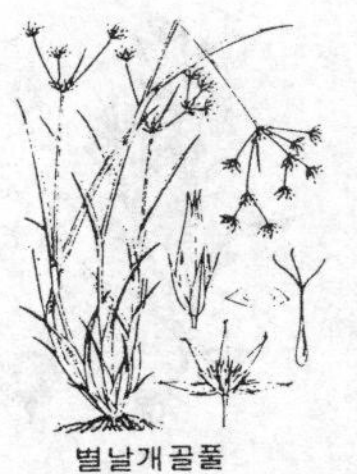
별날개골풀

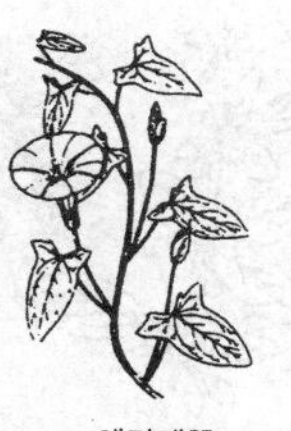
애기메꽃

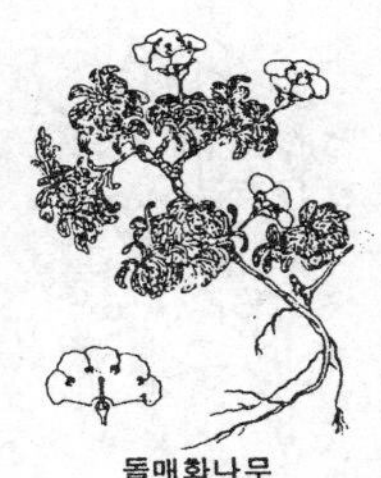
돌매화나무

※ 계지사칠탕(桂枝四七湯)

효능 : 한사(寒邪)가 치고 들어와 심통(心痛)이 있는 증세를 치료한다.

처방 계지(桂枝)·반하(半夏) 각 2돈, 백작약주초(白芍藥酒炒) 1돈반, 백복령(白茯苓)·후박(厚朴)·지각(枳殼) 각 7푼, 인삼(人蔘)·자소엽(紫蘇葉)·감초구(甘草炙) 각 5푼을 썰어서 1첩으로 하여 생강 3쪽과 대추 2개를 넣어 물로 달여 먹는다. 〈直指〉

※ 계설향산(雞舌香散)

효능 : 심복(心腹)의 냉통(冷痛)을 치료한다.

처방 정향(丁香) 100개, 백작약주초(白芍藥酒炒) 2냥, 좋은 생강 1냥, 감초구(甘草炙) 5돈을 가루로 하여 매 2돈을 진미음(陳米飮)으로 삼켜 내린다. 〈得効〉

※ 신효산(神効散)

효능 : 모든 심비통(心脾痛)이 찬것을 만나면 갑자기 배려통(背膂痛)을 일으켜서 못 견디는 데 쓰면 근절된다.

처방 목향(木香)·청피(青皮)·진피(陳皮)·맥아(麥芽)·지각(枳殼)·삼릉(三稜)·봉출(蓬朮)·신국(神麴)·백작약(白芍藥)·백지(白芷)·육계(肉桂)·현호삭(玄胡索)·파고지(破古紙)·감초(甘草) 각 7푼, 필징가(蓽澄茄)·정향(丁香) 각 3푼에 생강 5쪽과 대추 2개를 넣어 물로 달여 먹는다. 〈得効〉

※ 각통산(却痛散)

효능 : 심기가 냉통(冷痛)하여 못 견디는 것을 치료한다.

처방 천오포(川烏炮) 1돈반, 당귀(當歸)·육계(肉桂)·석창포(石菖蒲)·목향(木香)·호초(胡炒) 각 1돈, 오령지(五靈脂)·포황초(蒲黃炒) 각 5푼에 염(鹽)과 초(醋)를 조금씩 넣어 물로 달여 먹는다. 〈入門〉

※ 초두구환(草豆蔲丸)

효능 : 가을과 겨울에 찬것에 상하여 위완(胃脘)이 심(心)에 당해서 아픈 것을 치료한다.

처방 지실(枳實) 2냥, 초두구외(草豆蔲煨)·백출(白朮) 각 1냥, 맥아초(麥芽炒)·신국초(神麴炒)·반하제(半夏製) 각 5돈, 건생강(乾生薑)·청피(青皮)·진피(陳皮) 각 2돈, 볶은 소금 5푼을 가루로 하고 떡처럼 쪄서 녹두알 크기로 환을 하여 끓인 물에 50~70알을 삼켜 내린다. 〈東垣〉

※ 온위탕(溫胃湯)

효능 : 찬 약을 많이 먹어서 위완(胃脘)이 아픈 데 쓴다.

처방 진피(陳皮)·황기(黃芪) 각 7돈, 익지인(益智仁) 6돈, 백두구(白豆蔲)·강황(薑黃)·건강(乾薑)·택사(澤瀉) 각 3돈, 축사(縮砂)·후박(厚朴)·인삼(人蔘)·감초(甘草) 각 2돈을 가루로 하여 매 3돈을 생강 3쪽을 넣어 물로 달여 먹는다. 〈東垣〉

일명 익위산(益胃散)이라고 한다. 〈入門〉

※ 추도산(抽刀散)

효능 : 급심(急心)·냉통(冷痛)을 치료한다.

처방 반묘(斑猫) 7개, 호초(胡炒) 49알을 같이 볶은 뒤에 묘(猫)는 초쇄(焦碎)하여 버리고 초(椒)를 가지고 가루로 하여 더운 술에 고루 내린다. 〈丹心〉

※ 이강환(二薑丸)

효능 : 심비(心脾)의 냉통(冷痛)을 크게 치료한다.

처방 포건강(炮乾薑)과 좋은 생강을 등분하여 가루로 하고 면풀에 오동 열매 크기의 환을 하여 귤피(橘皮) 달인 탕으로 20~30알을 삼켜 내린다. 〈綱目〉

◎ **열심통(熱心痛)**

쌓인 열이 심(心)을 치고 더위가 심(心)에 들어가서 면목(面目)이 적황(赤黃)하고, 신열(身熱)과 번조(煩燥)로 손바닥이 뜨겁고 대변이 딴딴한 데는 연부육일탕(連附六一湯)·금령자산(金鈴子散)·사궁산(莎芎散)·치강음(梔薑飮)을 쓰고, 심하면 대승기탕(大承氣湯)으로 내린다. 〈入門〉

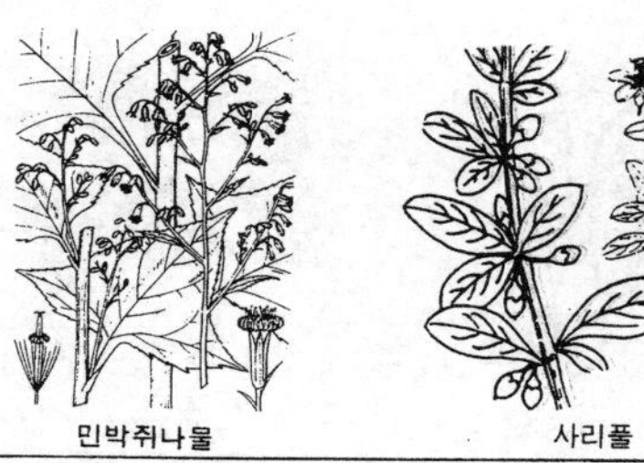
민박쥐나물

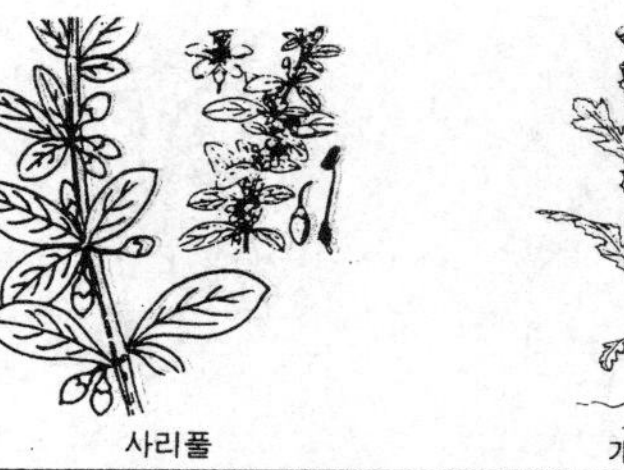
사리풀

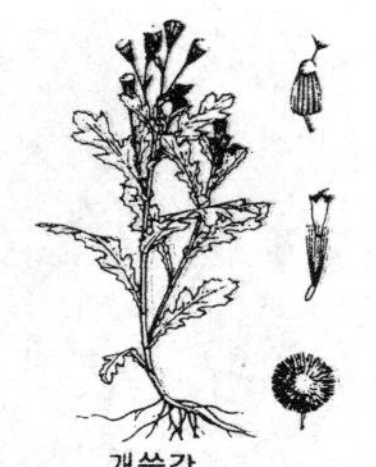
개쑥갓

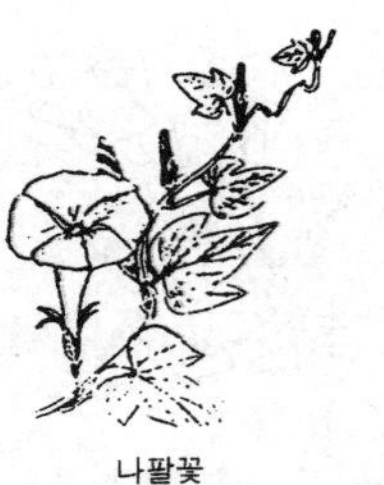
나팔꽃

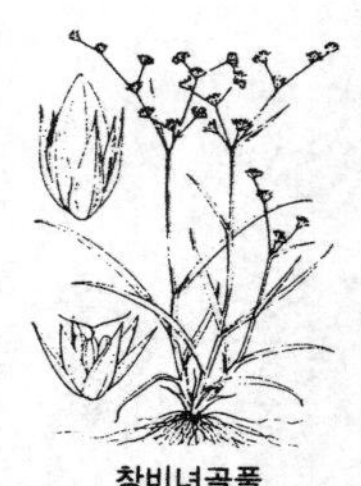
창비녀골풀

실열 심통(實熱心痛)에는 소시호탕(小柴胡湯)에서 인삼(人蔘)·감초(甘草)를 빼고 지각(枳殼)·치자인(梔子仁)·적작약(赤芍藥) 각 1돈을 더해서 물로 달여 먹는다. 〈醫鑑〉

※ 연부육일탕(連附六一湯)

효능 : 열이 답답하게 막혀서 위완(胃脘)이 심하게 아픈 것을 치료한다.

처방 황련(黃連) 6돈, 부자(附子) 1돈을 썰어서 1첩으로 하여 생강 3쪽과 대추 2개를 넣어 물로 달여 먹는다. 〈入門〉

※ 금령자산(金鈴子散)

효능 : 일명 현금산(玄金散)이라 한다.
열궐심통(熱厥心痛)을 치료한다.

처방 금령자(金鈴子)·현호삭(玄胡索) 각 1냥을 가루로 하여 매 2돈을 술에 섞어서 먹으면 아픔이 그치는데, 지출환(枳朮丸)을 계속 써서 여사(餘邪)를 없앤다. 〈保命〉

※ 사궁산(莎芎散)

효능 : 보통 때에 열약(熱藥)을 많이 먹어서 위완통(胃脘痛)이 되어 고질이 된 증세를 치료한다.

처방 향부자(香附子)·천궁(川芎) 각 5돈, 황련(黃連)·치자(梔子) 각 2돈반, 목향(木香)·건강(乾薑) 각 1돈반, 빈랑(檳榔)·주황금(酒黃芩)·망초(芒硝) 각 1돈을 가루로 하여 매 2돈을 열강탕(熱薑湯)으로 아플 때에 고루 내린다. 〈入門〉

※ 치강음(梔薑飮)

효능 : 위열 작통(胃熱作痛)을 치료한다.

처방 산치인(山梔仁) 15개를 볶아 물 1주발에 달여서 6푼이 되면 생강즙 3수저를 넣어 다시 달여서 더웁게 먹고, 또는 천궁(川芎) 1돈을 넣는 것도 더욱 좋다. 〈入門〉

◎ 거래통(去來痛)

심통(心痛)이 가끔 일어났다가 그치고 오래도록 낫지 않는 증세이다. 심포락(心包絡)이 풍사(風邪)와 냉열(冷熱)에 편승되어 성진(成疹)까지 되는데 죽지는 않아도 때때로 발작하고 오래도록 낫지 않는 증세이니 신선구기탕(神仙九氣湯)으로 삼켜 내리고 구통원(九痛元)을 1번 복용하면 바로 그친다. 〈得效〉

심위(心胃)가 오래 아픈 데는 사궁산(莎芎散)·묘응환(妙應丸)·정향비적원(丁香脾積元) 등을 쓴다.

8. 심통(心痛)이 6종일 때

1은 비심통(脾心痛)이고, 2는 위심통(胃心痛)이고, 3은 신심통(腎心痛)이고, 4는 적심통(積心痛)이고, 5는 궐심통(厥心痛)이고, 6은 진심통(眞心痛)이다. 〈類聚〉

◎ 비심통(脾心痛)

비심통(脾心痛)이란 심하(心下)가 갑자기 아픈 증세로, 심통(心痛)이 심해서 갈비 아래까지 닿아 칼로 베는 듯이 아픈 것은 벌써 비장(脾臟)에까지 이어진 것이니, 옛처방에 비통(脾痛)이라고 한 것이 즉 그것이다. (正傳) 송곳이나 침으로 심(心)을 찌르는 듯이 심한 심통(心痛)을 비심통(脾心痛)이라고 한다. 〈靈樞〉

가자산(訶子散)·수념산(手拈散)·복원통기산(復元通氣散)을 쓴다.

※ 가자산(訶子散)

효능 : 심비(心脾)가 냉통(冷痛)해서 못 견디는 데는 1번 먹으면 바로 효과가 있다.

처방 가자포(訶子炮)·후박(厚朴)·건강포(乾薑炮)·초과(草果)·진피(陳皮)·양강초(良薑炒)·복령(茯苓)·신국초(神麴炒)·맥아초(麥芽炒)·감초구(甘草炙) 각 등분해서 가루로 하여 매 3돈을 넣어 물로 달여서 아플 때에 먹는다. 〈得效〉

◎ 위심통(胃心痛)

배가 부르고 심통(心痛)하며 위완(胃脘)이 심(心)에 당해서 아픈 증세이다. 내경(內經)에 말하기를, 「목울(木鬱)이 일어나면 모든 사람이 위완(胃脘)을 앓는다」 했으니 심(心)에 잡혀서 아프고 위로 양갈비와 격(膈)·인(咽)을 버텨서 통하지 않고 또 궐음(厥陰)이 위완(胃脘)을 이기면 위완(胃脘)이 심(心)에 잡혀서 아픈 증세이다.」〈綱目〉

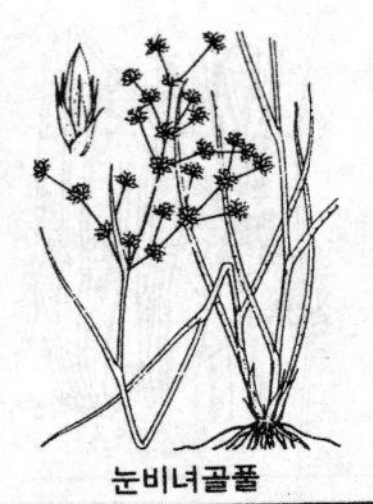
눈비녀골풀

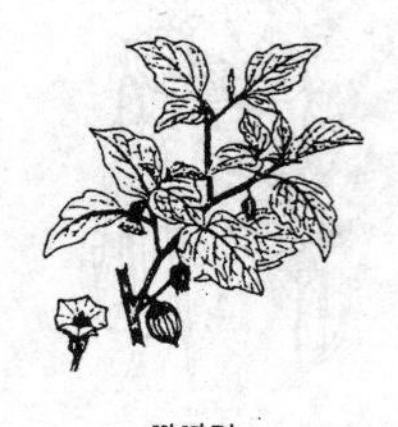
땅꽈리

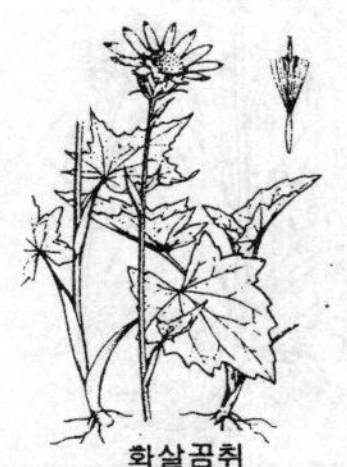
화살곰취

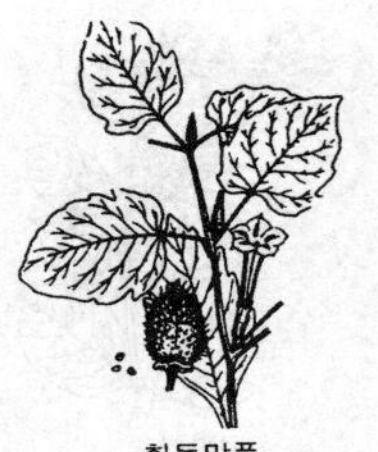
흰독말풀

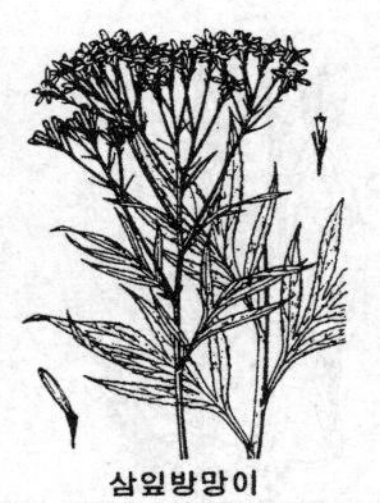
삼잎방망이

대부분 목기(木氣)가 답답해지면 백성이 병이 생기니 토(土)가 패하고 목(木)이 이긴 증세이다. 대부분 위(胃)가 비(脾)의 부(腑)가 되고 양(陽)이 음(陰)보다 먼저 되기 때문에 장(臟)은 병이 안 들고 부(腑)가 먼저 병이 든다. 초두구환(草豆蔻丸) • 가미기출환(加味芪朮丸) • 청열해울탕(淸熱解鬱湯) • 청울산(淸鬱散)을 쓴다. 〈正傳〉

❊ 가미기출환(加味枳朮丸)

효능 : 담(痰)을 맑게 하고 식적(食積) • 주적(酒積) • 다적(茶積) • 육적(肉積)이 위완(胃脘)에 쌓여 심(心)에 잡혀서 아픈 증세와 비만(痞滿) • 오심(惡心) • 조잡(嘈雜) • 희기(噫氣) • 탄산(呑酸) • 구토 • 비통(脾痛) 등의 증세를 치료한다.

처방 백출(白朮) 3냥, 지실(枳實) • 창출(蒼朮) • 저령(猪苓) • 맥아초(麥芽炒) • 신국초(神麴炒) • 반하(半夏) 각 1냥, 택사(澤瀉) • 적복령(赤茯苓) • 천궁(川芎) • 황련(黃連) • 동벽토동초(東壁土同炒) • 백라사각하(白螺螄殼煆) 각 7돈, 축사(縮砂) • 초두구(草豆蔻) • 황연동벽토초(黃連東壁土炒) • 청피(靑皮) • 나복자초(蘿蔔子炒) • 건생강(乾生薑) 각 5돈, 진피거백(陳皮去白) • 변향부(便香附) • 과루인(瓜蔞仁) • 후박(厚朴) • 빈랑(檳榔) 각 3돈, 목향(木香) • 감초(甘草) 각 2돈을 가루로 하여 청하엽포탕(靑荷葉泡湯)에 멥쌀가루를 적셔서 풀을 만들어 오동열매 크기로 환을 만들어 맑은 미음으로 100알을 삼켜 내린다. 〈正傳〉

❊ 청열해울탕(淸熱解鬱湯)

효능 : 심통(心痛), 즉 위완통(胃脘痛)에 1번 복용하면 바로 그친다.

처방 산치자초흑(山梔子炒黑) 1돈반, 지각(枳殼) • 천궁(川芎) • 향부자(香附子) 각 1돈, 황련초(黃連炒) • 창출(蒼朮) 각 7푼, 진피(陳皮) • 건강초흑(乾薑炒黑) • 감초구(甘草灸) 각 5푼에 생강 3쪽을 넣어 물에 달여 먹고 음식을 한나절만 피한다. 〈醫鑑〉

❊ 청울산(淸鬱散)

효능 : 위(胃) 속에 복화(伏火)가 있고 명치 뒤에 진한 담이 있어 위의 입이 아프고 신물을 구토하며 오심번민(惡心煩悶)하는 것을 치료한다.

처방 반하(半夏) • 진피(陳皮) • 백복령(白茯苓) • 창출(蒼朮) • 변향부(便香附) • 신국(神麴) • 황련강즙초(黃連薑汁炒) • 치자강즙초(梔子薑汁炒) 각 1돈, 천궁(川芎) 6푼, 건강초흑(乾薑炒黑) 5푼, 감초구(甘草灸) 2푼에 생강 3쪽을 넣어 물로 달여 먹는다. 〈醫鑑〉

◎ **신심통(腎心痛)**

심통(心痛)이 등과 함께 서로 당기고 계종(瘈瘲)을 겸해서 마치 뒤에서 그 심(心)을 저촉(抵觸)하는 것 같고 등이 굽는 증세를 신심통(腎心痛)이라고 한다. (靈樞) 아래가 무겁고 설사가 힘들며 추위에 드는 증세를 신심병(腎心病)이라고 한다. 〈類聚〉

신(腎)이 심(心)에 옮기면 근맥(筋脈)이 병들어서 서로 끌어당기고 심하(心下)가 갑자기 아프게 되니 병명을 계(瘈)라고 한다. 〈內經〉

신(腎)의 적(積)을 분돈(賁豚)이라고 하니 배꼽 밑에서 위를 찔러 심통(心痛)이 아주 심한 증세이다. 오령산(五苓散)에서 백출(白朮)을 없애고 육계(肉桂)를 배로 넣어 쓴다. 〈入門〉

신보원(神保元) • 오침탕(烏沈湯) • 반총산(蟠葱散) • 신성복기탕(神聖復氣湯)등을 쓴다.

❊ 신성복기탕(神聖復氣湯)

효능 : 신원(神元)과 방광경중(膀胱經中)에 양기(陽氣)가 모자라고 흉협(胸脇)과 제복(臍腹)이 끌어당겨서 냉통(冷痛)하고 풍한(風寒)을 매우 싫어하고 또 열이 오르면 불과 같으며 차고 얼음과 같은 증세를 치료한다.

처방 하루 전에 황백(黃柏) • 황련(黃連) • 생지황병주세(生地黃並酒洗) • 지각(枳殼) 각 3푼을 맑은 물에 담그고, 또 세신(細辛) • 천궁(川芎) • 만형자쇄(蔓荊子碎) 각 2푼을 맑은 물에 담그고 따로 강활(羌活) • 시호(柴胡) 각 1돈, 고본(藁本) • 감초(甘草) 각 8푼, 당귀(當歸) 6푼, 방풍(防風) • 인삼(人蔘) • 욱리인(郁李仁) 각 5푼, 건강포(乾薑炮) • 부자포(附子炮) 각 3푼, 백규화(白葵花) • 삼타거심쇄(三朶去心碎)를 물 5잔과 같이 달여서 2잔이 되도록 달이고, 황기(黃芪) • 초두구외(草豆蔻煨) 각 1돈, 귤홍(橘紅) 5푼을 넣어 같이 달여서 1잔이 되거든 앞에 담그어 2가지 약을 넣고 다시 달여 1잔이 되도록 달여서

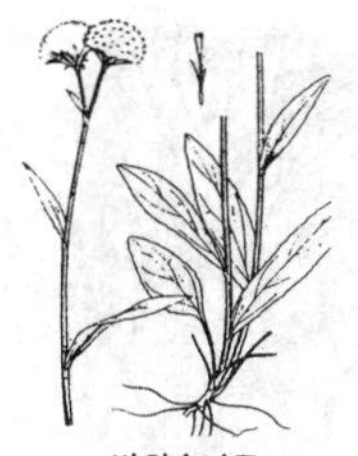
바위솜나물

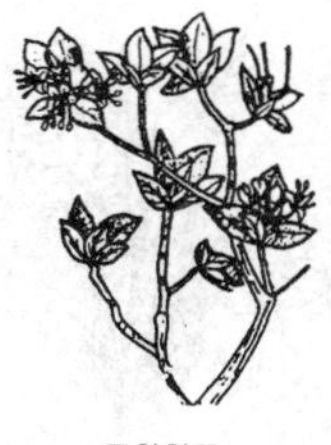
큰흰참꽃

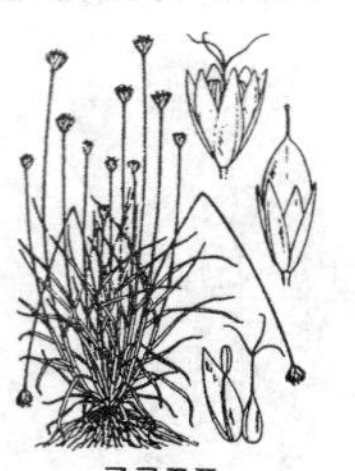
구름골풀

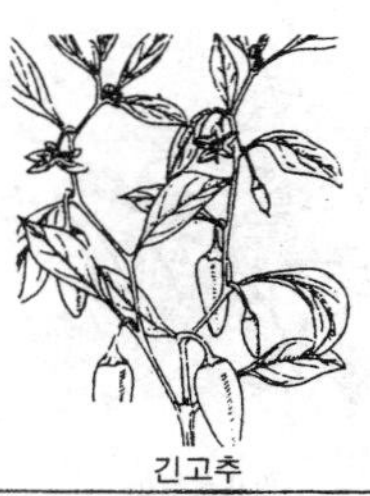
긴고추

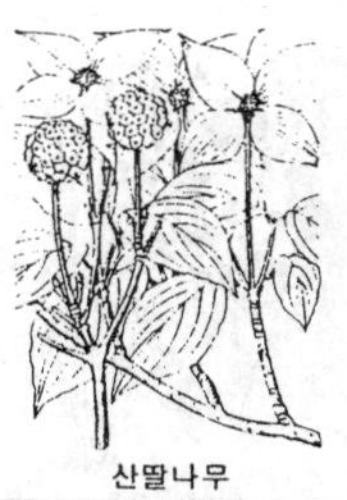
산딸나무

찌꺼기는 거두고 공복에 더울 때 먹는다. 〈東垣〉

◎ 적심통(積心痛)

음식이 쌓여서 음식을 만나면 보내 버린다. 〈類聚〉

식사 후에 갑자기 아찔해서 넘어지고 입이 막혀 말을 못하며 사람을 몰라 보고 사지를 못 움직이는 증세는, 흔히 음식을 너무 많이 먹어서 기도가 꽉 막히고 또는 기(氣)가 괴롭고 번뇌해서 그런 것이니, 급히 강염탕(薑鹽湯)을 써서 많이 넣어 주고 전부 토한 뒤에 평위산(平胃散)과 육군자탕(六君子湯)을 쓴다.

식적심통(食積心痛)에는 행기향소산(行氣香蘇散) • 자황환(煮黃丸) • 초두구환(草豆蔻丸) 등을 쓴다.

※ 행기향소산(行氣香蘇散)

효능 : 안으로는 날것과 찬것에 상하고, 밖으로는 풍한(風寒)을 느끼며 또 칠정(七情)이 괴롭고 성이 나서 음식이 꼭 체하고 가슴과 배가 부어서 아픈 데 쓴다.

처방 자소엽(紫蘇葉) • 진피(陳皮) • 창출(蒼朮) • 향부자(香附子) • 오약(烏藥) • 천궁(川芎) • 강활(羌活) • 지각(枳殼) • 마황(麻黃) • 감초(甘草) 각 1돈에 생강 3쪽을 넣어 물에 달여서 시간의 제한 없이 따뜻하게 먹는다. 〈回春〉

◎ 궐심통(厥心痛)

안과 밖의 사(邪)가 심포락(心包絡)에 범하고, 다른 장(臟)의 사(邪)가 심(心)의 지맥(支脈)을 범한 증세이다. 궐(厥)이란 것은 모든 아픔이 소음(少陰)과 궐음(厥陰)의 기(氣)가 역상하여 맞부딪친 데 기인한 증세이고, 또 아픔이 심하면 궐(厥)을 일으킨다. 〈入門〉

궐심통(厥心痛)이란 다른 장(臟)의 병이 들어와 아픈 증세이다. 사(邪)가 심(心)에 있으면 역시 아프다.〈綱目〉

한궐 심통(寒厥心痛)은 손과 발이 궐역(厥逆)하고 온몸에 찬 땀이 나며, 소변이 맑고 마르지 않으며 기(氣)가 작고 힘이 약하니 급하게 출부탕(朮附湯)으로 따뜻하게 해야 한다. 열궐심통(熱厥心痛)은 몸은 더운데 발이 차고 아픔이 심하여 손발을 가만 두지 못하고 맥(脈)이 넓고 커지니 금령자산(金鈴子散)을 쓴다. 〈保命〉

잠깐 그쳤다가 잠깐 심하며 성진(成疹)해서 오래도록 끌고 죽지 않는 증세를 궐심통(厥心痛)이라고 한다. 〈類聚〉

◎ 진심통(眞心痛)

심(心)이 아프고 손발이 푸른 것이 관절까지 미치는 증세이다. 〈類聚〉

진심통(眞心痛)이란 것은 손발이 푸른 것이 관절에 미치고 심통(心痛)이 심하니, 아침에 발작하면 저녁에 죽고 저녁에 발작하면 아침에 죽는다. 〈靈樞〉

진심통(眞心痛)은 큰 추위가 심군(心君)에 촉범(觸犯)하거나 더러운 피가 심(心)을 찔러서 손발이 푸른 것이 관절을 통과하는 것이니, 아침에 발작하면 저녁에 죽고 저녁에 발작하면 아침에 죽는다. 〈正傳〉

심(心)이 모든 장(臟)의 주가 되는 것이니 상하면 안되고 상해서 아프면 진심통(眞心痛)이 되는 것이다. 손과 발이 푸르러서 마디까지 미치면 아침에 발작해서 저녁에 죽고, 저녁에 발작하면 아침에 죽는 것이니 치료할 시간 여유가 없다. 〈得効〉

진심통(眞心痛)은 안팎의 사(邪)가 심군(心君)을 범해서 그러하니 하루가 되면 죽게 되고 치료 방법이 없다. 〈入門〉

9. 심(心) • 복(腹)이 병통(併痛)할 때

심복(心腹)이 함께 아픈 데는 이초향량산(二炒香良散) • 이호산(二胡散) • 후박탕(厚朴湯) • 계령산(桂靈散) • 계설향산(鷄舌香散) • 반총산(蟠葱散) • 오적산(五積散) • 비급환(備急丸) • 소합향원(蘇合香元)을 쓴다.

※ 이초향량산(二炒香良散)

효능 : 심복통(心腹痛)을 치료한다.

처방 향부자(香附子)와 좋은 생강을 따로 볶아서 가루로 하여 소금을 조금 넣어서 매 2돈을 미음에 내린다. 만일 같이 볶으면 효과가 없다. 〈入門〉

※ 이호산(二胡散)

효능 : 심복통(心腹痛)을 치료한다.

처방 현호삭(玄胡索)과 호초(胡椒)를 등분해서 가루로 하여 매 2돈을 더운 술로 고루 내린다. 〈入門〉

※ 후박탕(厚朴湯)

효능 : 허한(虛寒)하여 심복(心腹)이 만통(滿痛)하는 증세를 치료한다.

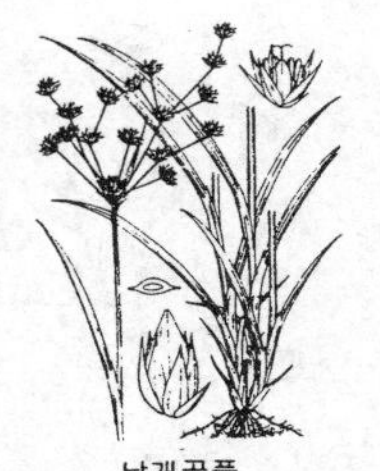
날개골풀

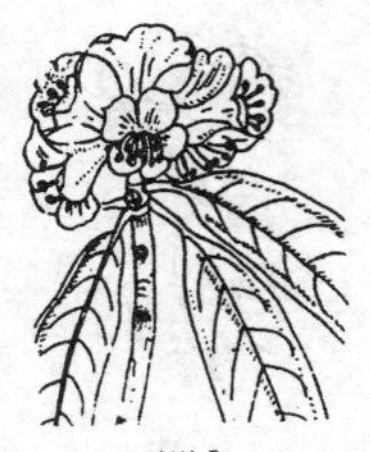
만병초

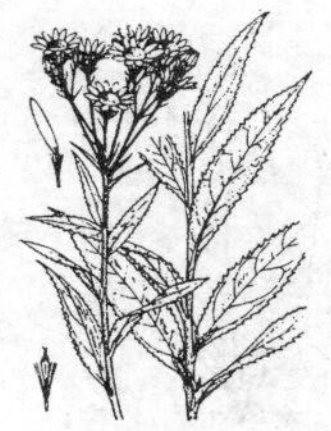
금방망이

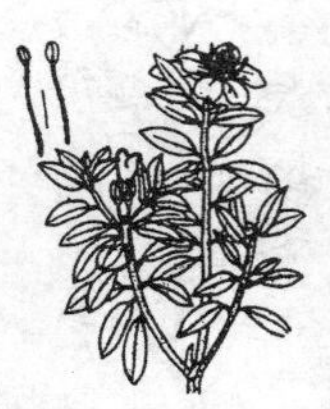
유구철쭉

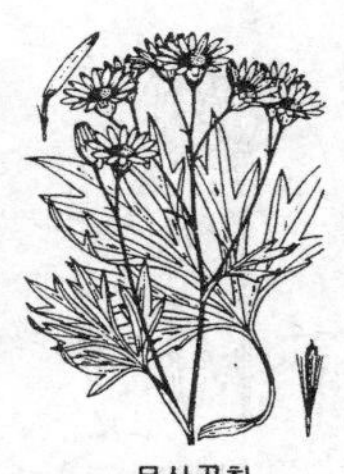
무산곰취

처방 후박(厚朴) • 진피(陳皮) 각 2돈, 적복령(赤茯苓) • 감초구(甘草炙) 각 1돈을 물에 달여서 먹는다. 〈東垣〉

※ 계령산(桂靈散)

효능 : 심복(心腹)이 심하게 아프고 위급한 증세에 쓴다.

처방 계심(桂心) • 오령지(五靈脂) • 양강초(良薑炒) • 후박제(厚朴製) 각 등분해서 가루로 하여 더운 초탕에 1돈을 타서 먹으면 바로 효과가 있다. 〈丹心〉

10. 칠정(七情)이 심통(心痛)을 일으키고 식적(食積) • 담음(痰飮) • 어혈(瘀血) 등이 위완통(胃脘痛)을 일으킬 때

◎ **칠정심통(七情心痛)**

칠정(七情)이란 희(喜) • 노(怒) • 우(憂) • 사(思) • 비(悲) • 경(驚) • 공(恐)인데, 대부분 기쁘면 기가 흩어지고 성을 내면 기(氣)가 오르며 근심을 하면 기(氣)가 잠기고 그리워하면 기(氣)가 맺혀지며 슬퍼하면 기가 사라지고 놀라면 기(氣)가 어지럽고 두려워하면 기가 내리니 칠정(七情)이 모두 심기로부터 답답하게 맺히므로 아픔이 되는 것이지만, 오직 희(喜)만은 기를 흩으므로 충분히 칠정(七情)의 답답함을 흩어서 아픔을 그치게 한다.

◎ **식적위완통(食積胃脘痛)**

과식으로 인하여 쌓여서 체가 되고 위완통(胃脘痛)이 되는 증세는 먼저 토법(吐法)을 쓰고 다음에 향소산(香蘇散)에 생강(生薑) • 총백(葱白) • 오매(烏梅)를 넣어 달여 먹는다. 〈得効〉

또는 평위산(平胃散)에 신국(神麴) • 맥아(麥芽) • 산사육(山査肉)을 더해서 쓴다. 〈入門〉

가미이진탕(加味二陳湯)과 가미지출환(加味枳朮丸)을 쓴다.

◎ **담음위완통(痰飮胃脘痛)**

위(胃) 속에 유음(流飮)과 청담(淸痰)이 있는 것 같고 아프며 뱃속이 녹록(漉漉)해서 소리가 나고 손발이 한통(寒痛)하며 또는 요슬배협(腰膝背脇)이 서로 당겨서 아픔이 되는 데는 소위단(小胃丹) • 삼화신우환(三花神祐丸) • 궁하탕(芎夏湯) • 가미이진탕(加味二陳湯) • 가미지출환(加味枳朮丸) 등을 쓴다.

◎ **어혈위완통(瘀血胃脘痛)**

심통(心痛)에 맥(脈)이 삽(澁)한 증세는 사혈(死血)이 있는 것이다. 또 증세가 아프게 될 때에 끓인 물을 마시면 약간 그치게 되는 것도 사혈(死血)이 있는 것이니 도인승기탕(桃仁承氣湯)으로 내린다. 〈丹心〉

만약 평소에 뜨거운 음식을 즐겨 먹어서 사혈(死血)이 위구(胃口)에 머물러서 아프게 되는 것은 도인승기탕(桃仁承氣湯)으로 내리고, 가벼운 증세는 구즙(韭汁)과 길경(桔梗)으로 열어 준다. 〈丹心〉

끓인 물을 마시고 그치게 되는 것은 평소에 더운 것을 많이 먹었기 때문인데 피가 죽어서 위완(胃脘)에 있는 것이니 도인승기탕(桃仁承氣湯)으로 내린다. 〈入門〉

부인의 엉긴 피가 심비(心脾)에 들어가서 아픔이 심한 증세는 오적산(五積散)에 삼릉(三稜) • 봉출(蓬朮) • 도인(桃仁) • 홍화(紅花)를 더해서 쓴다. 〈入門〉

실소산(失笑散) • 신선침사원(神仙沈麝元) • 현호삭환(玄胡索丸) • 승금산(勝金散) 등을 쓴다.

※ 현호삭환(玄胡索丸)

효능 : 죽은 피가 심통(心痛)을 일으키는 데 쓴다.

처방 현호삭(玄胡索) 1냥반, 계심(桂心) • 홍화(紅花) • 활석(滑石) • 홍국(紅麴) 각 5돈, 도인(桃仁) 30개를 가루로 하여 물에 담갔다가 떡처럼 쪄서 오동 열매 크기의 환을 하여 초탕(醋湯)으로 50~70알을 삼켜 내린다. 〈入門〉

※ 승금산(勝金散)

효능 : 어혈 심통(瘀血心痛)을 치료한다.

처방 계지(桂枝) • 현호삭(玄胡索) • 오령지(五靈脂) • 당귀(當歸) 각 등분하고 가루로 하여 매 3돈을 주수(酒水) 각 반에 달여 먹는다. 〈直指〉

11. 심위통(心胃痛)의 허실(虛實)을 구별할 때

누르면 통증이 그치는 것은 허약한 증세이니 이진탕(二陳湯)에 초건강(炒乾薑)을 더해서 온화하게 한다. 〈丹心〉

허통(虛痛)에는 귀비탕(歸脾湯) • 가미소건중탕(加味小建中湯) • 삼출산(蔘朮散)을 쓰고, 누르면 통증이 오히려 심한 것은 실(實)하기 때문이니 대시호탕(大柴胡湯)

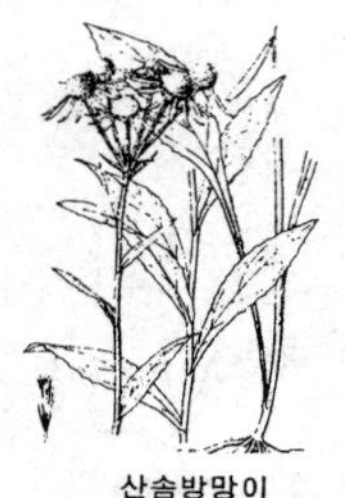
산솜방망이

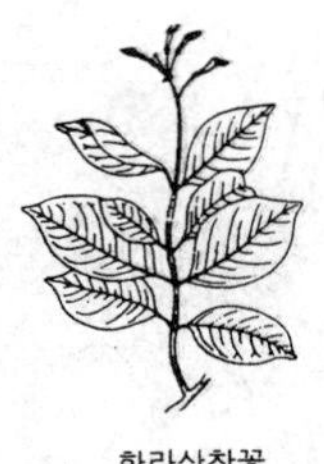
한라산참꽃

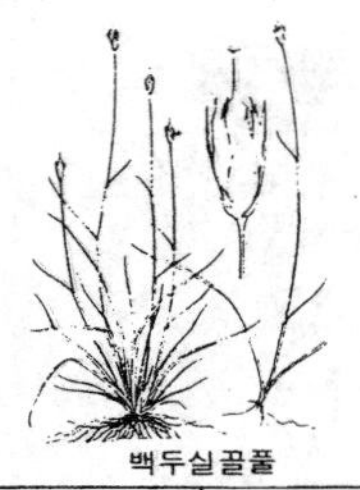
백두실골풀

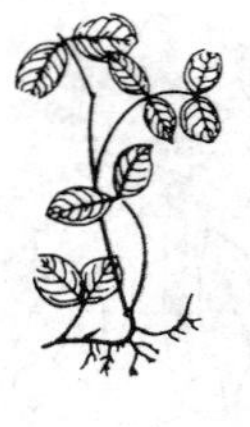
철 쭉

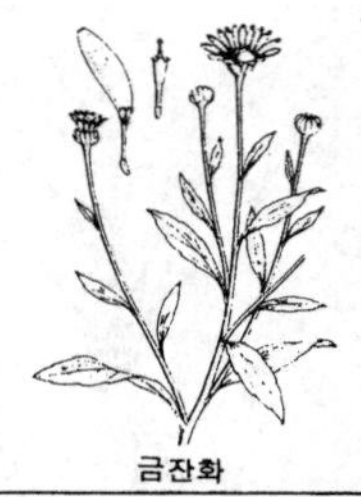
금잔화

으로 내린다. 〈仲景〉

실통(實痛)에는 치유환(梔萸丸)과 자황환(煮黃丸)을 쓴다.

❊ 가미소건중탕(加味小建中湯)

효능 : 심복통(心腹痛)을 못 견디는 데는 약간 누르면 아픔이 심하고 많이 누르면 아픔이 그치게 되는 것은 허한증(虛寒症)이다.

처방 백작약주초(白芍藥酒炒) 3돈, 계심(桂心) 1돈반, 감초구(甘草灸) • 원지강즙초(遠志薑汁炒) 각 1돈에 생강 5쪽과 대추 2개를 넣어 물로 달여 먹는다. 〈得効〉

❊ 삼출산(蔘朮散)

효능 : 허약한 사람의 심비통(心脾痛)을 치료한다.

처방 인삼(人蔘) • 백출(白朮) • 건강포(乾薑炮) • 백두구(白豆蔻) • 축사(縮砂) • 정향(丁香) • 귤피(橘皮) • 감초초(甘草炒) 각 1돈에 생강 3쪽을 넣어 물로 달여 복용하는데 볶아 놓은 진방분(眞蚌粉) 1돈을 넣어서 같이 먹는 것이 더욱 신기하다. 〈得効〉

❊ 치유환(梔萸丸)

효능 : 기실 심통(氣實心痛)에 어루만지면 더욱 심하게 아픈 증세를 치료한다.

처방 산치인초초(山梔仁炒焦) 1냥반, 오수유(五茱萸) • 향부자(香附子) 각 2돈반을 가루로 하여 떡처럼 쪄서 천초 크기의 환을 하여 생강과 생지황(生地黃)을 끓인 탕으로 20~30알을 삼켜 내린다. 〈入門〉

❊ 자황환(煮黃丸)

효능 : 심통(心痛)이 크게 실(實)한 증세를 치료하는데, 성낸 뒤의 음식 때문에 졸통(卒痛)하고 번민(煩悶)하여 심흉(心胸)이 부어 올라 손을 못 대며 변이 막힌 증세를 내려 주어야 한다.

처방 웅황수비(雄黃水飛) 1냥, 파두육(巴豆肉) 5돈, 백면(白麵) 2냥을 고루 갈아서 물로 오동 열매 크기의 환을 하여 매 12알을 좁쌀 미음으로 끓이고 거기에 찬 미음을 걸러 넣어서 시간마다 미음으로 1알씩 삼켜 내려 1일에 12알을 모두 써서 아래를 이롭게 하면 바로 낫는 것이니, 고창탕(藁蒼湯)을 먹어서 남은 사(邪)를 없애야 한다. 〈入門〉

❊ 고창탕(藁蒼湯)

효능 : 자황환(煮黃丸)을 먹고 나서 이것을 계속 먹어야 근절된다.

처방 고본(藁本) 5돈, 창출(蒼朮) 1냥을 썰어서 매 5돈씩 물에 달여 먹는다. 〈入門〉

12. 심위통(心胃痛)을 치료할 때

대부분 심위통(心胃痛)에 새로운 증세나 오래된 증세를 가려서 만약 몸이 한기(寒氣)를 받고 찬것을 먹고 얻은 것이면 처음 일어날 때에는 온산(温散)을 쓰고 또는 온리(温利)도 하는데, 온산(温散)이란 것은 마황계지탕(麻黃桂枝湯)과 계지사칠탕(桂枝四七湯)을 말한 것이고, 온리(温利)는 구통원(九痛元)과 자황환(煮黃丸)을 말한 것이다.

약간 오래되면 답답함을 이루고 답답함이 오래되면 찌는 듯이 더웁고 더위가 오래되면 틀림없이 화(火)가 되니, 이런 때 만일 온산(温散)과 온리(温利)의 법을 쓰면 조화첨병(助火添病)될 염려가 있다. 그러므로 처방 중에 산치(山梔)로써 열약(熱藥)의 갈길을 정했으니 사(邪)가 굴복하고 병이 물러가게 되며 정기(正氣)가 되돌아오고 증세가 편안해진다. 〈丹心〉

한랭(寒冷)이 밖에서 들어간 증세는 처음엔 답답하고 차며 오래되면 열로 변하게 되니 처음과 끝이 모두 더운 것이니 한(寒) • 열(熱) • 혈(血) • 충(虫)을 가려서 치료해야 한다. 차면 더웁게 하고 더우면 맑게 하며 피는 흩어지게 하고 벌레는 죽이면 대부분 치료에 모자람이 없을 것이다. 〈丹心〉

❊ 마황계지탕(麻黃桂枝湯)

효능 : 밖으로는 한랭(寒冷) 때문에 심통(心痛) • 악통(惡痛) • 발열(發熱)이 있고, 안으로는 오장(五臟)을 쳐서 구급(拘急)하고 몸을 옆으로 돌리지 못하는 증세에 쓴다.

처방 마황(麻黃) • 계지(桂枝) • 작약(芍藥) • 세신(細

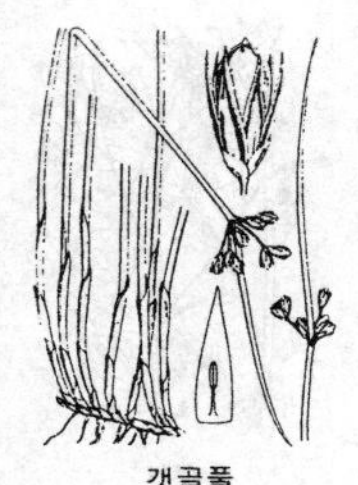
갯골풀

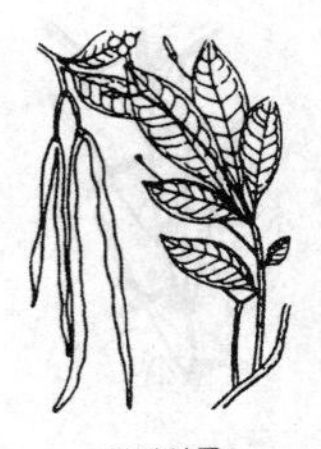
왕마삭줄

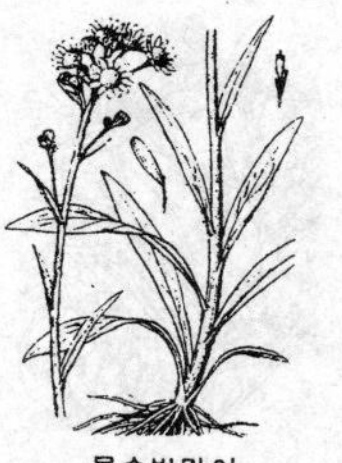
물솜방망이

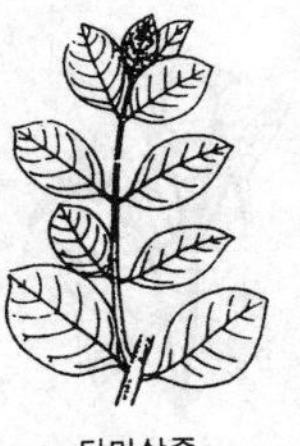
당마삭줄

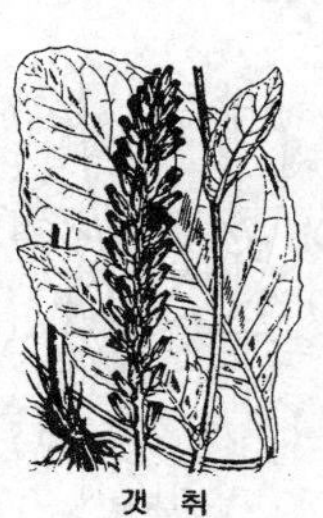
갯 취

辛) • 건강(乾薑) • 감초(甘草) 각 1돈, 향부자(香附子) • 반하(半夏) 각 7푼, 생강 5쪽을 넣어 물로 달여 먹는다. 〈三因〉

13. 심위(心胃) 통증에 보기약(補氣藥)을 못 쓸 때

통증이 심하면 맥(脈)이 반드시 굴복하니 더운 약의 부자(附子) 종류를 쓸 것이고, 삼출(蔘朮) 등의 보약은 안 써야 한다. 대부분 모든 통증에는 보기(補氣)를 금하고 있기 때문이다. 〈丹心〉

모든 통증에는 보기약(補氣藥)을 쓰지 말아야 하니 기(氣)가 왕성해서 통하지 않으면 통증이 더욱 심하다. 〈醫鑑〉

14. 심위통(心胃痛)에 대한 겁약(劫藥)일 때

통증을 그치게 하는 유력한 겁약(劫藥)은 창졸산(倉卒散) • 연부육일탕(連附六一湯) • 추도산(抽刀散) • 유통산(愈痛散) • 치강음(梔薑飮) • 신령단(神靈丹) • 치심두동방(治心頭疼方) 등을 쓴다. 심통(心痛)에는 산치(山梔)와 겁약(劫藥)을 써서 그치게 하는 것인데 통증이 다시 일어나고 앞의 약이 효과가 없으면 현명분(玄明粉) 1돈을 더해서 쓰면 바로 그친다. 〈丹心〉

※ 창졸산(倉卒散)

효능 : 기(氣)가 허리와 배 사이에서 급히 매고 아프게 하여 굽히거나 펴지 못하고 아픔을 못 견디며 저절로 땀이 흘러 세수한 것 같고 손발이 얼음처럼 차서 죽음에 이른 것을 치료한다.

처방 산치자(山梔子) 49개, 연피소반과(連皮燒半過), 대부자포(大附子炮) 1개 거피제(去皮臍)를 거친 가루로 하여 매 2돈에 물 1주발로 달여서 7푼쯤 되거든 소금을 약간 넣어서 먹는다. 〈得効〉

천궁(川芎) 1돈을 더하면 한층 더 좋다. 〈醫鑑〉

속칭 치부탕(梔附湯)인데 산증(疝症)도 치료한다. 〈入門〉

※ 유통산(愈痛散)

효능 : 급한 심통(心痛)과 위통(胃痛)을 치료한다.

처방 오령지(五靈脂) • 현호삭초(玄胡索炒) • 봉출외(蓬朮煨) • 당귀(當歸) • 양강초(良薑炒)를 등분하고 가루로 하여 매 2돈을 더운 초탕에 타서 먹는다. 〈丹心〉

※ 신령단(神靈丹)

효능 : 급한 심통(心痛)에 바로 효력이 있다.

처방 오령지(五靈脂) • 포황초(蒲黃炒) 각 1냥, 양강(良薑) 5돈을 반묘(斑猫) 20개와 같이 볶아서 묘(猫)는 버리고 방기(防己) 5돈을 가루로 하여 초풀에 조각자(皀角子) 크기로 환을 해서 매 1알을 쑥 달인 탕으로 고루 내리며 또는 가루로 하여 2돈씩 술로 내리기도 한다. 〈活心〉

※ 치심두동방(治心頭疼方)

처방 노래로써 처방하면 오매(烏梅) 3개, 조(棗)3개, 행인(杏仁) 7개를 1처도(一處搗)하여 사향(麝香) 1알을 주전복(酒煎服)하면 길이 심불통(心不痛)하고 노장까지 탈이 없다. 즉 오매(烏梅) 3개, 대조(大棗) 3개를 모두 씨는 버리고, 행인(杏仁)을 거품처럼 해서 껍질과 씨를 버린 후 사향(麝香) 콩 크기의 1알을 넣어 같이 진흙처럼 찧어 황주(黃酒) 1잔에 같이 달이고 두어 번 끓거든 아플 때에 따뜻하게 먹는다. 부인이 더욱 효과가 빠르다. 〈必用〉

15. 심위통(心胃痛)에 토해야 할 때

대부분 심통(心痛)은 모두 담점(痰粘) 때문인 것이니 이진탕(二陳湯)을 증세에 따라 더하거나 덜해서 쓴다. 통증이 허리와 어깨를 쳐서 궐역(厥逆)을 일으키고 구토를 하며 모든 약이 효과가 없는 데는 이진탕(二陳湯)에 창출(蒼朮) • 천궁(川芎) • 치자(梔子)를 더해 달여 먹고 모두 토하여 쌓인 담을 한 사발쯤 토하면 바로 낫는다. 〈入門〉

염탕(鹽湯)을 많이 마시고 거위깃으로써 쌓인 담을 모두 토하면 바로 그친다. 〈醫鑑〉

음식을 지나치게 많이 먹어 심(心) • 흉(胸)을 상하고 통증이 심하여 인사 불성하는 데는 강염탕(薑鹽湯)을 많이 마시고 모두 토하면 바로 그친다. 〈雜著〉

식적담(食積痰) 때문에 심위통(心胃痛)이 심한 데는 과체산(瓜蔕散)으로써 토하고 또 나복자(蘿蔔子) 5홉을 기름에 볶아서 가루로 하여 미음으로 걸러서 향유(香油)

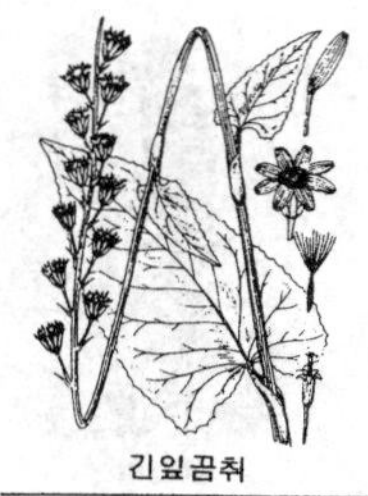
긴잎곰취

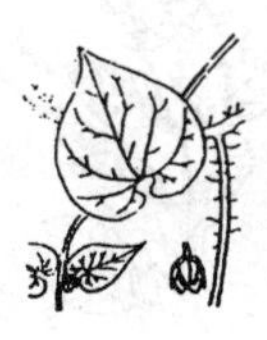
은조롱

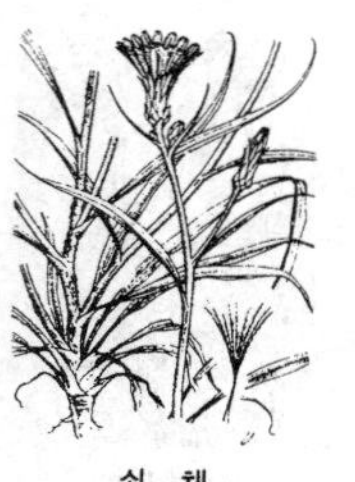
쇠 채

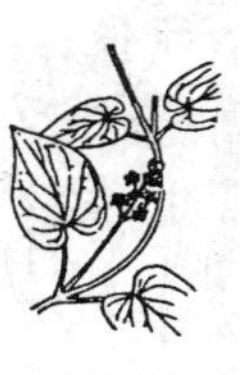
박주가리

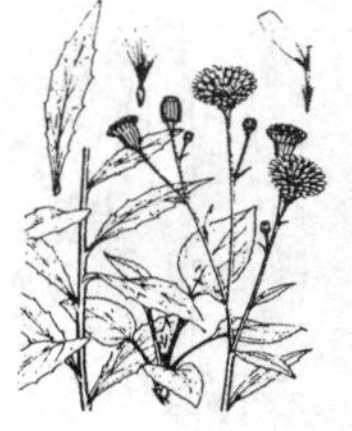
조밥나물

와 꿀을 조금씩 넣고 흔들어서 더웁게 복용하면 토한다. 〈丹心〉

16. 심위통(心胃痛)에 하리(下利)해야 할 때

심비통(心脾痛)에 대•소변이 불통인 것은 담(痰)이 중초(中焦)를 막아 가리고 기(氣)가 하초(下焦)에 모였기 때문이다. 〈丹心〉

심통(心痛)에 맥(脈)이 견고하고 대변을 못 누는 증세는 내려야 하니 대시호탕(大柴胡湯)을 쓰고, 위완(胃脘)에 습(濕)이 있어서 아픈 증세는 소위단(小胃丹)으로 내려야 한다. 〈丹心〉

통하면 아프지 않고 통하지 못하면 아픈 것이다. 모든 실(實)이 아픔이 되고 아픔은 이롭게 되는 것을 따라서 덜어지며 심위통(心胃痛)이 심한 데는 반드시 내리는 약을 써서 이롭게 하는 것이 가장 빠른 방법이다. 〈東垣〉

심복통(心腹痛)에 구토를 하고 대변이 안 통하는데 대변을 이롭게 하려면 소감원(蘇感元)을 강즙포탕(薑汁泡湯)으로 삼켜 내리는 것이 가장 신기하다. 사향소합원(麝香蘇合元) 4푼, 감응원(感應元) 6푼을 섞어서 갈고 녹두 크기로 환을 만들어 20~30알을 삼켜 내린다. 〈直指〉

구통원(九痛元) • 자황환(煮黃丸) • 신보원(神保元)을 쓴다.

17. 심위통(心胃痛)에 음식을 금기할 때

심통(心痛)이 비록 날짜가 오래 걸리고 밥을 못 먹어도 안 죽으며, 만일 아픔이 그치면 곧 밥을 먹을 수 있어도 다시 아프니 약을 복용해야만 비로소 음식을 정상대로 먹을 수 있다. 〈丹心〉

대체로 심통(心痛)은 며칠간 안 먹어도 괜찮으며 아픔이 그친 뒤 바로 제멋대로 먹으면 다시 통증이 일어난다. 〈入門〉

병이 조금 그치게 된 뒤에 만일 5가지를 제멋대로 먹으면 반드시 재발이 되니 잘못을 의원에게 만 돌려서는 안 된다. 〈丹心〉

18. 구흉(龜胸)일 때

소아문(小兒門)에 상세한 내용이 나와 있다.

19. 흉비(胸痞)일 때

가슴이 가득 차고도 아프지 않는 증세는 비(痞)라 하고, 가득 차서 아픈 증세는 결흉(結胸)이라고 하는데 비(痞)는 결흉(結胸)에 비하면 가벼운 증세다. 처음부터 끝까지 쓰는 약은 대부분 같으나 다만 가볍고 무거운 차이가 있을 뿐이다. 〈入門〉

비(痞)라는 것은 심하(心下)가 가득 차고 아프지 않은 증세이며 태음(太陰)의 습토(濕土)가 막힌 것을 주로 하여 즉 토(土)가 심하(心下)에 와서 비(痞)를 만든 증세이고, 상한(傷寒)에 너무 빠르게 내리면 또한 비(痞)가 되는 것이니, 그것은 한(寒)이 좋은 피를 상하는 것인데 심(心)이 혈(血)을 주로 하고 사(邪)가 근본에 들어가기 때문에 심하(心下)의 비(痞)가 되는 것이다. 중경(仲景)의 사심탕(瀉心湯)이나 처방문에는 모두 황련(黃連)을 써서 심하(心下)의 토사(土邪)를 내리니 효력을 내는 소리가 방망이에 이르는 것과 같다. 〈東垣〉

술이 쌓인 잡병에 많이 내리면 역시 비(痞)가 되는 것이니, 대부분 가슴속의 기(氣)가 허약하기 때문에 심(心)의 범위에 내려오는 고로 심하(心下)의 비(痞)가 되게 한 증세이므로, 당연히 위기(胃氣)를 끌어올리고 혈약(血藥)을 같이 써야 한다. 만일 기약(氣藥)을 모두 써서 갈 곳을 제시하면 기(氣)가 더욱 밑으로 내려 반드시 중만(中滿)과 고창(鼓脹)으로 변하는 것이다. 〈東垣〉

비만(痞滿)이 창만(脹滿)과는 같지 않은 것이다. 창만(脹滿)은 안이 가득 부르면서 밖으로 형태가 나타나고, 비만(痞滿)은 안으로 속이 답답한 증세를 느끼면서 밖으로는 부풀은 흔적이 없는 증세이니 이것은 음(陰)이 숨어있고 양(陽)이 쌓여서 기혈(氣血)이 활동하지 않으며 심하(心下)에 머물러서 가득 메우고 막혀서 답답하게 되니 모두 토사(土邪)의 소치인 것이다. 〈丹心〉

내경(內經)에 말하기를, 「태음(太陰)이 닿는 곳에 적음(積飮)과 비격(痞隔)이 생긴다.」고 하였다.

비(痞)라는 것은 비(否)니 주역(周易)에 말하기를, 「천지(天地)가 서로 합하지 않으면 비(否)하고 외강내유하면 만물이 통하지 않는다.」하는 뜻이다. 모든 것이 비(否)로써 마칠 수는 없기 때문에 비(痞)가 오래 되면 가득 부풀게 되어 치료하기가 어려운 것이다. 〈正傳〉

비(痞)라는 것은 가슴이 너무 답답하여 화통되지 않은 증세이다. 〈醫鑑〉

한비(寒痞)는 기실이중환(枳實理中丸)을 쓰고, 열비(熱痞)는 가감함흉탕(加減陷胸湯)을 쓰고, 담비(痰痞)는 시경반하탕(柴梗半夏湯)을 쓰고, 비통(痞痛)에는 과루실

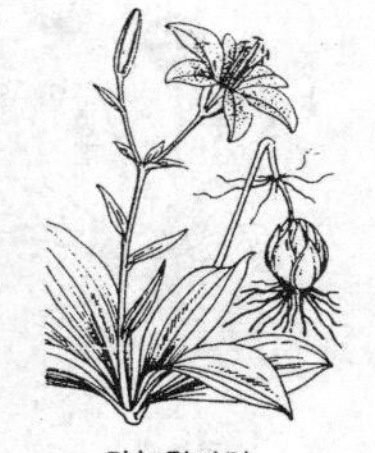
하늘말나리

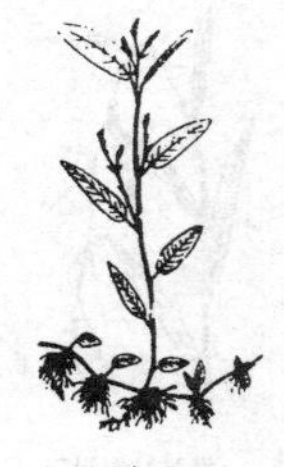
역 귀

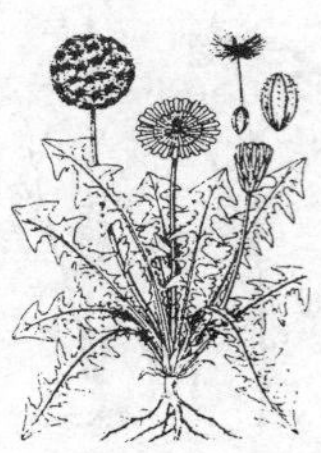
좀민들레

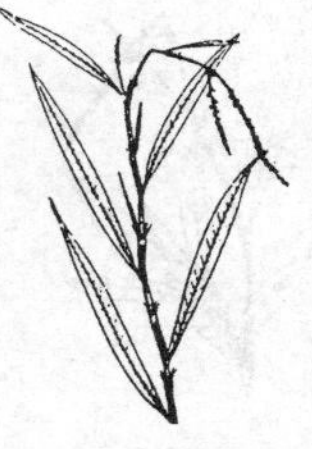
가는꽃역귀

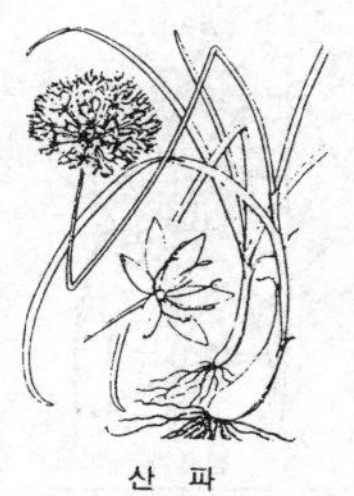
산 파

환(瓜蔞實丸)을 쓰고, 구비(久痞)에는 황련소비환(黃連消痞丸)을 쓰고, 식사 후의 심하비(心下痞)에는 평보기출환(平補枳朮丸)을 쓰고, 허비(虛痞)에는 기실소비환(枳實消痞丸)을 쓰고, 소화가 안 되어 발생한 비(痞)에는 귤피기출환(橘皮枳朮丸)을 쓰고 또는 이진탕(二陳湯)에 산사(山査)・신국(神麴)・맥아(麥芽)를 더한 것을 쓰고, 음(陰)이 숨어 있고 양(陽)이 쌓여서 일어난 비(痞)에는 향사양위탕(香砂養胃湯)과 가미기출환(加味枳朮丸) 등을 각각 쓰고, 같이 쓰는 데는 길경기각탕(桔梗枳殼湯)・해울화중탕(解鬱和中湯)・이진탕(二陳湯)을 더하거나 덜해서 쓴다.

※ 지실이중환(枳實理中丸)

효능 : 한실(寒實) 비만(痞滿)을 치료한다.

처방 기실부초(枳實麸炒)・인삼(人蔘)・백복령(白茯苓)・백출(白朮)・건강포(乾薑炮)・감초구(甘草炙) 각 등분하고 가루로 하여 꿀에 섞어서 1냥으로 4알을 만들어 끓인 물에 삼켜 내린다. 〈得效〉

상한(傷寒) 결흉(結胸)으로 심흉(心胸)이 답답하고 아파서 손을 댈 수가 없으며 기(氣)가 끊어지려고 할 때 함흉탕(陷胸湯)이나 함흉환(陷胸丸) 등은 효과가 없어도 이 약을 쓰면 효험이 아주 좋다. 〈綱目〉

※ 가미함흉탕(加味陷胸湯)

효능 : 열비(熱痞)로 흉격(胸膈)이 심하게 아픈 증세를 치료한다.

처방 길경(桔梗)・기각(枳殼) 각 1돈 5푼, 반하(半夏)・황련(黃連)・황금(黃芩)・과루인(瓜蔞仁)・맥문동(麥門冬) 각 1돈, 생강 5쪽을 넣어 물로 달여 먹는다. 〈醫林〉

※ 시경반하탕(柴梗半夏湯)

효능 : 담열(痰熱)이 성해서 흉비(胸痞)・협통(脇痛)한 데 쓴다.

처방 시호(柴胡) 2돈, 과루인(瓜蔞仁)・반하(半夏)・황금(黃芩)・기각(枳殼)・길경(桔梗) 각 1돈, 청피(青皮)・행인(杏仁) 각 8푼, 감초 4푼, 생강 3쪽을 넣어 물로 달여 먹는다. 〈入門〉

※ 과루실환(瓜蔞實丸)

효능 : 흉비통(胸痞痛)이 등까지 뻗치고 기침이 심하며 괴로운 데 쓴다.

처방 과루인(瓜蔞仁)・기각(枳殼)・반하제(半夏製)・길경(桔梗) 각 1냥을 가루로 하여 생강즙에 오동 열매 크기로 환을 하여 강탕(薑湯)으로 50~70알을 삼켜 내린다. 〈濟生〉

과루인(瓜蔞仁)은 폐(肺)를 윤택케 하고 담(痰)을 내리며, 기각(枳殼)은 체기(滯氣)를 없애 주고, 반하(半夏)는 습(濕)을 마르게 하며, 길경(桔梗)은 가슴을 열고 모든 약을 안내해서 진실로 답답함과 심한 기침을 잘 치료하는 처방이라 하겠다. 그러나 담(痰)이 화(火) 때문에 움직이는 증세이니 황련(黃連)을 더하는 것이 한층 더 신기하다. 〈丹心〉

※ 황련소비환(黃連消痞丸)

효능 : 심하(心下)의 비(痞)가 오랫동안 낫지 않을때 쓴다.

처방 황금(黃芩)・황련초(黃連炒) 각 6돈, 기실부초(枳實麸炒) 5돈, 반하제(半夏製) 4돈, 강황(薑黃)・백출(白朮)・택사(澤瀉) 각 3돈, 인삼(人蔘)・진피(陳皮)・후박(厚朴) 각 2돈, 저령(猪苓) 1돈반, 축사(縮砂)・건강(乾薑)・신국(神麴)・감초 각 1돈을 가루로 하여 떡처럼 쪄서 오동 열매 크기로 환을 하여 끓인 물로 100알을 삼켜 내린다. 〈丹心〉

※ 평보지출환(平補枳朮丸)

효능 : 식후의 심하비(心下痞)를 치료하고 담(痰)을 없애 주며 비(脾)를 건장하게 하고 속을 조절한다.

처방 백출(白朮) 3냥, 백작약(白芍藥) 1냥반, 진피(陳皮)・기실(枳實)・황련(黃連) 각 1냥, 인삼(人蔘)・목향(木香) 각 5돈을 가루로 하여 하엽농전탕(荷葉濃煎湯)에 풀을 끓여 오동 열매 크기로 환을 하여 미음으로 100알을 삼켜 내린다. 〈入門〉

백출(白朮)은 비기(脾氣)를 보하니 군(君)으로 삼고, 백작약(白芍藥)은 비혈(脾血)을 보하니 신(臣)으로 삼고, 진피(陳皮)・기실(枳實)은 비(痞)를 갈아 없애고 황련

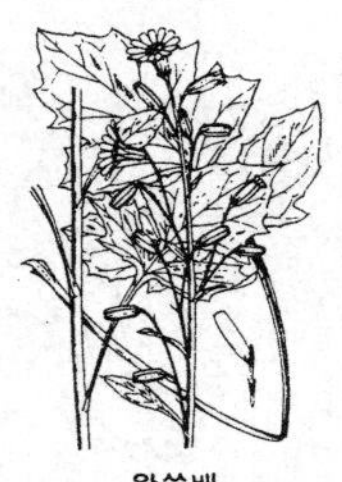
왕씀배

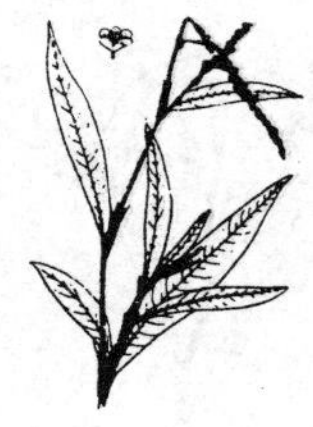
흰꽃역귀

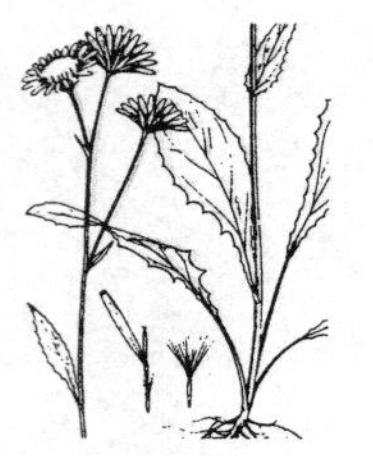
껄껄이풀

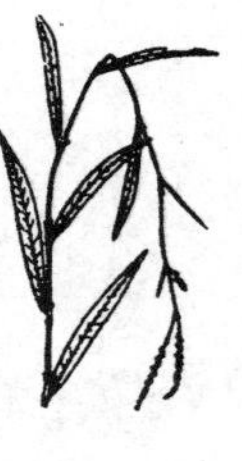
큰끈끈이역귀

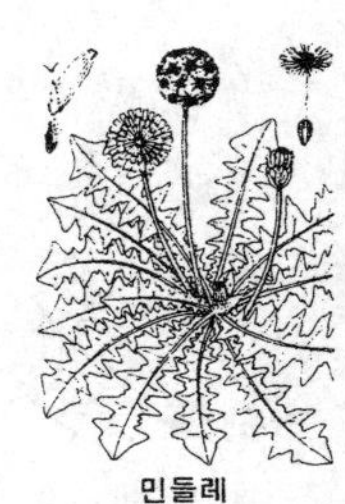
민들레

(黃連)은 열을 맑게 하니 보좌를 삼으며, 인삼(人蔘)은 기(氣)를 보하고 목향(木香)은 기(氣)를 조절하니 사(使)를 삼는 것이다.

이렇게 되면 기혈(氣血)을 보하고 담화(痰火)를 없애주며 기도를 통해서 병사(病邪)가 계속 없어지고 비위(脾胃)가 점차 건장해진다. 〈丹心〉

※ 기실소비환(枳實消痞丸)

효능 : 일명 실소환(失笑丸)이라 한다. 〈東垣〉
심하(心下)가 허약해서 비(痞)가 되고 나쁜 음식을 먹어서 게을러지며 우관맥(右關脈)이 당기는 증세를 치료한다.

처방 기실(枳實) • 황련(黃連) 각 5돈, 후박(厚朴) 4돈, 반하국(半夏麴) • 인삼(人蔘) • 백출(白朮) 각 3돈, 건생강(乾生薑) • 백복령(白茯苓) • 맥아(麥芽) • 감초 각 2돈을 가루로 하여 떡처럼 쪄서 오동 열매 크기로 환을 하여 끓인 물에 100알을 공복에 삼켜 내린다. 〈入門〉

※ 향사양위탕(香砂養胃湯)

효능 : 음복(陰伏) • 양축(陽蓄)의 비만(痞滿)을 치료하고, 비위(脾胃)를 조양(調養)하며 음양(陰陽)을 오르게 하여 천지의 편안함을 이루게 하는 것이다.

처방 백출(白朮) • 진피(陳皮) • 반하(半夏) • 백복령(白茯苓) 각 1돈, 향부자(香附子) • 축사(縮砂) • 목향(木香) • 기실(枳實) • 후박(厚朴) • 곽향(藿香) • 백두구(白豆蔻) 각 7푼, 감초 3푼, 생강 3쪽, 대추 2개를 넣어 물로 달여 먹는다. 가미기출환(加味枳朮丸)도 이 약과 효력이 같다. 〈回春〉

※ 길경기각탕(桔梗枳殼湯)

효능 : 일명 길경탕(桔梗湯)이라 한다. 〈入門〉
비기(痞氣)로 가슴이 가득 부풀고 편치 않아서 괴로워하며 죽으려는 증세에는 차고 더운것을 가리지 말고 모두 쓰며, 또 상한결흉(傷寒結胸)에 먹으면 특히 효과가 있다.

처방 길경(桔梗) • 기각(枳殼) 각 2돈, 감초(甘草) 각 1돈에 생강 5쪽을 넣어 달여서 먹는다. 〈直指〉

※ 해울화중탕(解鬱和中湯)

효능 : 비만(痞滿)으로 속에 열이 있고 밤에 편히 잘 수 없으며 누우면 괴로움이 더하는 증세를 치료한다.

처방 진피거백(陳皮去白) 1돈 2푼, 변향부(便香附) • 적복령(赤茯苓) • 기각(枳殼) • 치자초(梔子炒) 각 1돈, 반하(半夏) • 전호(前胡) 각 7푼, 황련강즙초(黃連薑汁炒) • 신국초(神麴炒) • 후박(厚朴) • 청피(靑皮) • 소자초(蘇子炒) 각 5푼, 감초(甘草) 4푼에 생강 5쪽을 넣어 물로 달여 먹는다. 〈回春〉

20. 비(痞)에 한열(寒熱)이 있을 때

한비(寒痞)는 마르지 않고 맥(脈)이 더디니 매운것과 단것으로 흩어야 하니 기실이중환(枳實理中丸)의 종류를 쓰고, 열비(熱痞)는 목이 마르고 맥(脈)이 빠르니 쓰고 찬것으로 내려야 하는데 황련소비환(黃連消痞丸)과 가미함흉탕(加味陷胸湯)의 종류를 쓴다. 〈綱目〉

21. 비(痞)에 허실(虛實)이 있을 때

비(痞)에 허실(虛實)의 차이가 있다.

실비(實痞)는 대변이 막히니 후박기실탕(厚朴枳實湯)을 쓰고, 허비(虛痞)는 대변이 이로우니 작약진피탕(芍藥陳皮湯)을 쓴다. 〈東垣〉

비(痞)에 허(虛)와 실(實)이 있으니 대변이 쉽고 이로운 것은 허약한 증세이고, 대변이 어렵고 막힌 것은 실(實)한 증세이다. 〈入門〉

22. 비(痞)를 토하(吐下)시킬 때

과식으로 상하여 심흉(心胸)이 답답하고 괴로우며 토하려고 할 때는 토해야 한다. 〈東垣〉

음식으로 비(脾)를 상해서 비만(痞滿)한데 가벼운 증세는 황련소비환(黃連消痞丸)과 귤피기출환(橘皮枳朮丸)을 쓰고, 심한 증세는 내리고 토해야 하니 내리는 데는 기실도체환(枳實導滯丸)과 빈랑(檳榔) • 목향(木香)을 더한 것과 자황환(煮黃丸)을 쓰고 토하는 데는 이진탕(二陳湯)과 과체산(瓜蔕散)을 쓴다. 〈丹心〉

23. 비병(痞病)을 치료할 때

심하비(心下痞)에는 기실초(枳實炒)와 황련(黃連)을

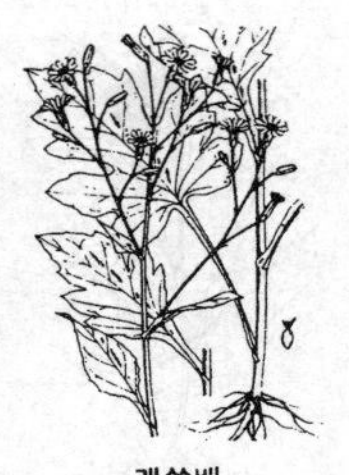
개쑥배

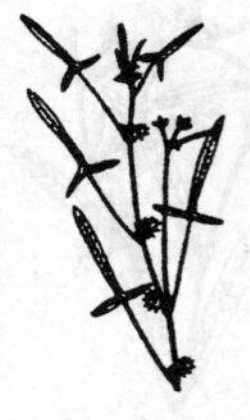
좀나도미꾸리

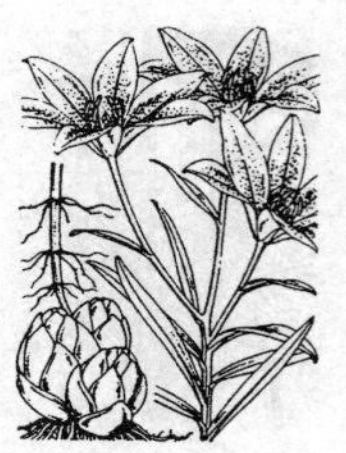
하늘나리

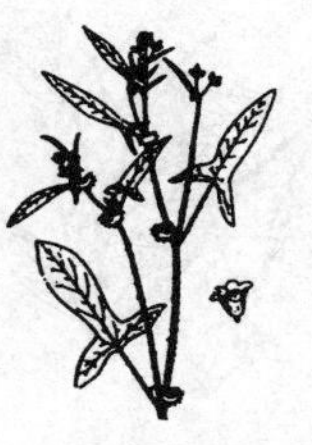
나도미꾸리

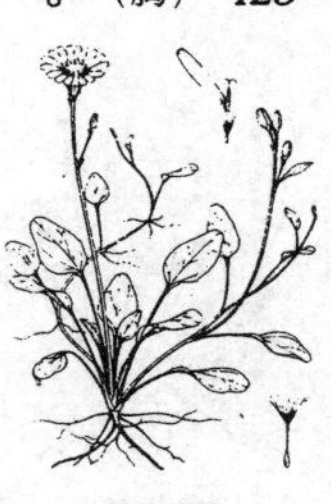
좀씀바귀

쓴다.

만약 품부(禀賦)가 실(實)하고 기(氣)가 실(實)한데 속이 답답하면 기실(枳實)•황련(黃連)•청피(靑皮)•진피(陳皮)•기각(枳殼) 등을 쓰고, 품부(禀賦)가 약하고 기(氣)가 약하며 음식이 소화가 안 되는 비(痞)에는 백출(白朮)•산사(山査)•신국(神麴)•맥아(麥芽)•진피(陳皮) 등을 쓰고, 살찐 사람의 심하비(心下痞)는 습담(濕痰)이니 창출(蒼朮)•반하(半夏)•축사(縮砂)•복령(茯苓)•활석(滑石) 등을 쓰며, 여윈 사람의 심하비(心下痞)는 울열(鬱熱)이니 기실(枳實)•황련(黃連)•갈근(葛根)•승마(升麻) 등을 쓰며, 감한(感寒) 때문에 음식이 소화가 안 되는 심하비(心下痞)는 곽향(藿香)•초두구(草豆蔻)•축사(縮砂)•오수유(吳茱萸)를 쓰고, 비(痞)에 피가 과낭(窠囊)을 만든 데는 도인(桃仁)•홍화(紅花)•향부(香附)•대황(大黃) 등을 쓴다. 〈丹心〉

왕도(王道)는 사라지고 보양하는 것이며, 경솔하게 토하거나 내리지를 않기 때문에 옛날 사람들은 비(痞)를 치료하는 데 황련(黃連)•황금(黃芩)•기실(枳實)의 쓴것으로 내리고, 후박(厚朴)•생강•반하(半夏)의 매운 것으로 흐트리고, 저령(猪苓)•복령(茯苓)•택사(澤瀉)의 묽은 것으로 스며들게 하는 대도(大道)를 썼다.

대부분 비(痞)는 습(濕)과 함께 치료하는 것이 원칙인데 위와 아래로 나누어서 습(濕)을 없애는 것이 좋다. 〈正傳〉

상한(傷寒)에는 원래 비(痞)가 없는 것인데, 당연히 땀을 내야 할 증세를 용의(庸醫)들이 오히려 내리게 해서 비(痞)를 만드는 것이니 기실이중환(枳實理中丸)이 가장 적합한 약이다.

비(痞)에는 원칙적으로 길경기각탕(桔梗枳殼湯)을 쓰는 것은 기(枳)와 길(桔)이 능히 행기(行氣)를 하기 때문이다. 〈活人〉

대부분의 비(痞)는 피에서 오는 증세이니 비(痞)를 치료할 때에 비토(脾土)를 보익(補益)하고 혈약(血藥)으로 치료하는 것이 가장 현명하다. 〈海藏〉

24. 비기(痞氣)를 덮을 때

나복자(蘿蔔子) 3홉, 생강 2냥, 총백(葱白) 7뿌리, 귤엽(橘葉) 한 줌, 백면(白麵) 반 홉을 같이 찧어서 볶아 더울 때에 비만(痞滿)한 곳에 붙이고 그 위에 깨끗한 헝겊을 덮어서 싸매어 두었다가 한나절이 지나서 가슴속에 열이 나고 답답하거든 곧 풀어서 버리고 다시 손을 불에 쬐어서 주물러 주는 것인데, 한열(寒熱)•허실(虛實)을 막론하고 같이 이 방법을 쓰면 효과가 많다.

※ 귤잎이 없으면 초엽(椒葉)을 대신 쓴다. 〈入門〉

25. 비기(痞氣)를 다림질할 때

심흉비(心胸痞)와 모든 흉격(胸膈)의 한결(寒結)•열결(熱結)•수결(水結)•식결(食結)•담결(痰結)•비결(痞結)등을 치료한다.

생강 1근을 즙을 내어 즙은 별도로 두고 그 찌꺼기를 볶은 다음에 헝겊에 싸서 심흉협하(心胸脇下)의 아픈 곳에 붙이고 그 위에 다리미로 따뜻하게 다리면 통증이 시원하게 낫는데 생강이 식으면 재차 따뜻하게 하여 다림질한다. 만약 열이 맺혔으면 볶지 않고 그냥 쓴다. 〈入門〉

26. 결흉(結胸)일 때

상한병(傷寒病)이 양(陽)에서 일어난 증세를 오히려 내리면 열이 들어가서 결흉(結胸)이 되고, 상한병(傷寒病)이 음(陰)에서 일어난 증세를 오히려 내리면 비(痞)가 되는 것으로, 결흉(結胸)이 되는 것은 내리기를 너무 빨리 했기 때문인 것이다. 〈仲景〉

결흉증(結胸症)은 심(心)에 당(當)해서 급하게 아프고 번민(煩悶)해서 미음도 들어가지 못하며 단지 쳐다볼 수는 있어도 구부릴 수는 없으므로 유치증(柔痓症)과 비슷하다. 〈入門〉

심하(心下)가 가득하고 굳어지며 아픈 증세는 결흉(結胸)이 되고, 가득하면서도 아프지 않는 증세는 비(痞)가 되는 것이니 반하사심탕(半夏瀉心湯)이 주치약이 된다. 〈仲景〉

대결흉(大結胸)•소결흉(小結胸)•한실결흉(寒實結胸)•수결흉(水結胸)•혈결흉(血結胸)•음양독결흉(陰陽毒結胸) 등의 증세가 있고 또 지결증(支結症)이라는 것도 있다.

결흉(結胸)과 비기(痞氣)를 치료하는 데는 길경기각탕(桔梗枳殼湯)을 같이 쓴다. 〈入門〉

◎ 대결흉(大結胸)

대결흉(大結胸)은 만지지 않아도 아프고 가슴이 배꼽을 이어서 단단하고 아파서 손도 댈 수가 없고 대변을 누지 못하며 오후에 많은 열이 생기는 증세이니 대함흉탕(大陷胸湯)•천결산(穿結散)을 쓴다.

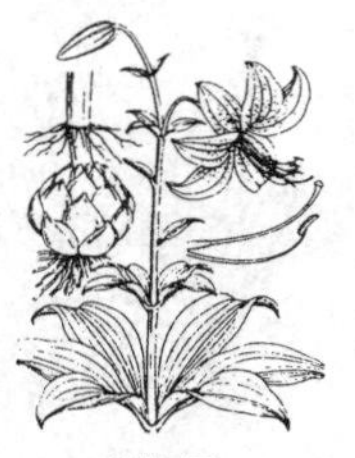
섬말나리

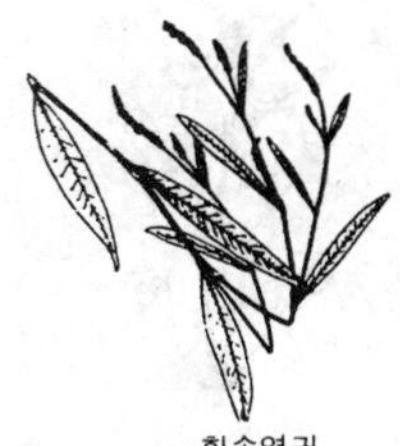
흰솜역귀

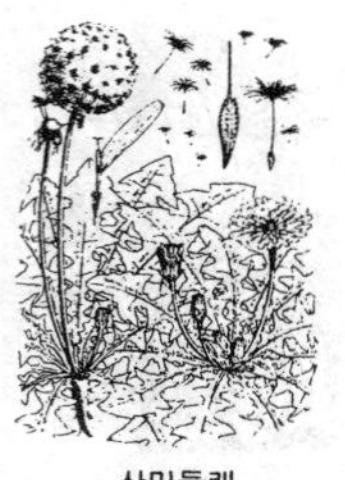
산민들레

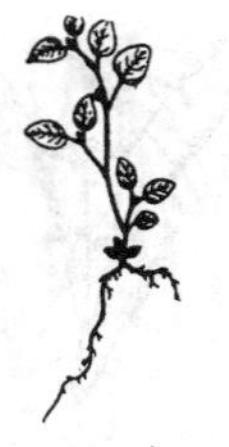
관모개메밀

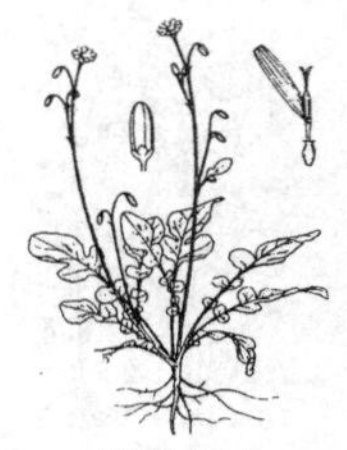
개보리뺑이

대결흉(大結胸)이란 증세는 심하(心下)가 가득하고 굳어지며 아파서 손을 가까이 댈 수도 없는 증세이다. 〈仲景〉

※ 천결산(穿結散)

효능 : 크게 실하고 가득하여 심흉(心胸)이 높아지며, 기(氣)가 막혀 통하지 않는 결흉(結胸)에 쓴다.

처방 섬수(蟾酥)・사향(麝香)・경분(輕粉)・파두육(巴豆肉) 각 조금씩을 잘 갈아서 사람의 젖에 넣어 기장 크기로 환을 만들어 생강탕으로 2~3알을 삼켜 버린다. 〈綱目〉

◎ **소결흉**(小結胸)

만지면 아프고 심하(心下)가 뻣뻣한 증세이니, 소함흉탕(小陷胸湯)을 쓴다.

소결흉(小結胸)이란 심하(心下)에 있는 증세인데 만지면 심하게 아프다. 〈仲景〉

◎ **한실결흉**(寒實結胸)

몸에 열이 없고 입도 마르지 않으며, 단지 마음속이 부풀어서 단단하고 아프면 열이 없는 증세이니 기실이중환(枳實理中丸)을 쓰되, 심한 증세는 삼물백산(三物白散)을 쓴다. 〈入門〉

◎ **열실결흉**(熱實結胸)

심하(心下)가 가득하고 뻣뻣하므로 괴로워하고 신열이 나서 목이 마르는 증세이니 가미함흉탕(加味陷胸湯)・시함탕(柴陷湯)을 쓴다. 〈入門〉

※ 시함탕(柴陷湯)

효능 : 열실(熱實) 결흉(結胸)과 수결(水結)・담결(痰結)을 치료한다.

처방 반하(半夏) 3돈, 감초(甘草) 5푼, 과루인(瓜蔞仁)・시호(柴胡) 각 2돈, 황금(黃芩)・황련(黃連) 각 1돈, 인삼(人蔘) 7푼, 생강 5쪽, 대추 2개를 넣어 물로 달여 먹는다.

즉, 소시호탕(小柴胡湯)에 소함흉탕(小陷胸湯)을 합한 것이다. 〈入門〉

◎ **수결흉**(水結胸)

상한(傷寒) 결흉(結胸)에 많은 열이 없는 증세이니, 이것은 수결(水結)이 흉협(胸脇)에 있으면서 단지 머리에서 약간의 땀이 나는 증세인 것이다. 〈仲景〉

상한(傷寒)에 물을 많이 마시면 물이 심하(心下)에 머물러 있으므로 수결흉(水結胸)이 되고, 다만 머리에서는 약간의 땀이 나도 몸에는 많은 열이 없으며 심하(心下)가 거북하고 만지면 골골하는 소리가 나는 증세를 수결흉(水結胸)이라고 하니 적복령탕(赤茯苓湯)을 쓰되, 심한 증세는 대함흉탕(大陷胸湯)을 쓴다. 〈入門〉

대개 수결흉(水結胸)은 갈빗대 사이와 머리에서 반드시 땀이 나는 증세이다. 〈綱目〉

수결흉(水結胸)에는 기출탕(枳朮湯)을 쓴다.

※ 반하복령탕(半夏茯苓湯)

효능 : 일명 적복령탕(赤茯苓湯)이라고 한다.
물이 심하(心下)에 머물러서 수결흉(水結胸)이 되고 비만(痞滿)하여 머리에서 땀이 나는 데 쓴다.

처방 반하(半夏)・적복령(赤茯苓) 각 2돈, 진피(陳皮)・인삼(人蔘)・천궁(川芎)・백출(白朮) 각 1돈, 생강 5쪽을 넣어 물로 달여 먹는다.

※ 기출탕(枳朮湯)

효능 : 심하(心下)가 크게 굳어서 사발같은 것이 있고, 그 가에 있는 선반(旋盤)같은 것을 기분(氣分)이라고 이름하는데, 즉 물을 많이 마셔서 맺힌 증세이다.

처방 백출(白朮) 4돈, 기실(枳實) 2돈을 달여서 먹는다. 〈千金〉

◎ **혈결흉**(血結胸)

부인의 상한(傷寒)으로 피가 가슴에 맺혀서 통증을 못 견디는 것이니 해합산(海蛤散)과 현호삭산(玄胡索散)을 쓴다. 〈入門〉

※ 해합산(海蛤散)

효능 : 혈결흉(血結胸)으로 못 견디도록 아파서 손을 못 대는 증세를 치료한다.

처방 해합분(海蛤粉)・활석(滑石)・감초(甘草) 각 1냥, 망초(芒硝) 5돈을 가루로 하여 매 2돈을 계자청(雞子淸)에 타서 먹는다.

이것을 먹으면 소장(小腸)이 이롭고 젖가슴의 피가 저

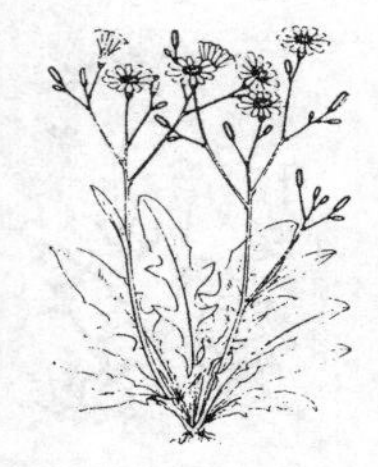
선씀바귀

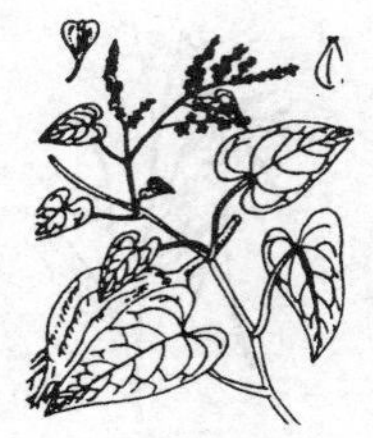
왕호장

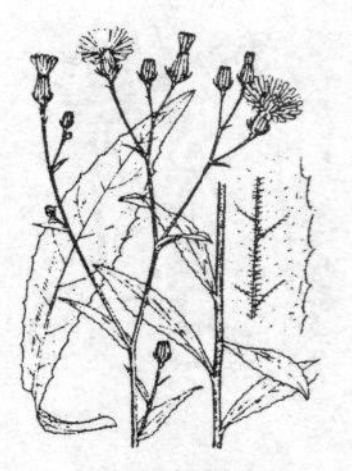
쇠서나물

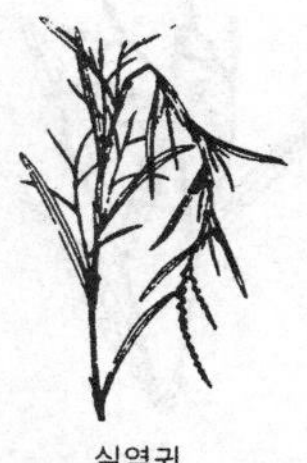
실역귀

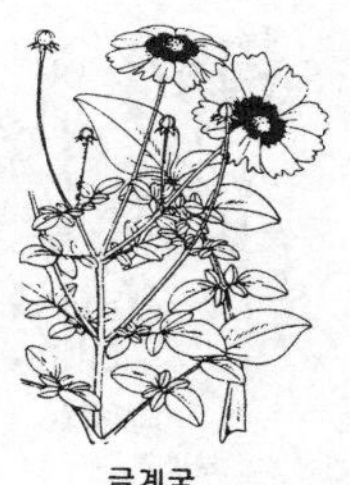
금계국

절로 흩어지는 것이다. 대부분 소장(小腸)이 막히면 젖가슴의 피가 흐르지 못하고, 소장(小腸)이 잘 통하게 되면 젖가슴 속의 피가 흩어지고 통증이 저절로 그친다. 〈得効〉

※ 현호삭산(玄胡索散)

효능 : 부인의 피가 맺혀서 심복(心腹)이 아프게 되고 허리와 어깨가 이어서 아프며 위아래가 찌르고, 심하면 사지가 뒤틀리는 데 쓴다.

처방 현호삭초(玄胡索炒) • 당귀(當歸) • 포황초(蒲黃炒) • 적작약(赤芍藥) • 관계(官桂) 각 1돈, 강황(薑黃) • 목향(木香) • 유향(乳香) • 몰약(沒藥) 각 7푼, 감초구(甘草炙) 5푼, 생강 7쪽을 넣어 물로 달여 먹는다. 〈得効〉

◎ **음양독결흉(陰陽毒結胸)**

상한(傷寒)에 음양(陰陽) 이독(二毒)이 복역(伏逆)하여 변해서 결흉(結胸)이 되며, 스스로 이롭게 하는 증세가 있고 스스로 이롭게 못하는 증세가 있으니 결흉(結胸)의 구제법(灸臍法)에 의하여 이롭게 해야 한다.

그리고 양독(陽毒)의 먹는 약에는 활룡산(活龍散)이고, 음독(陰毒)의 먹는 약에는 파결단(破結丹)을 쓰며, 설사를 하면 음양(陰陽)이 오르내리고 영위(榮衛)가 널리 퍼지므로 자연히 많은 땀이 나고 풀려지는 것이다.

만약 심하(心下)가 이미 맺혔으면 5일 정도 길어지게 되니 대부분 치료를 하지 못한다. 〈入門〉

※ 활룡산(活龍散)

효능 : 양독결흉(陽毒結胸)에 약이 내려도 안 통하고 또는 약간 통해도 다시 막히는 증세를 치료한다.

처방 활지룡(活地龍) 사조대자(四條大者)를 흙은 버리고 짓이긴 것을 생강즙 • 박하즙(薄荷汁) • 꿀 각 한 수저에 넣고, 맑은 물에 고루 섞어서 천천히 주입시키는데 만일 열이 성하면 편뇌(片腦) 약간을 더하여 쓴다. 〈入門〉

양증결흉(陽症結胸)에 모든 약이 효력 없는 사람에게 지렁이 12마리를 문드러지게 찧고 꿀 반 잔과 물 반 주발에 타서 넣어 준다. 〈得効〉

먹은 뒤에 한 시간 정도 편히 자고 심하(心下)를 어루만지며 다시 한참 동안 더 자도록 하면 땀이 흐르고 바로 낫는다. 〈醫鑑〉

※ 파결단(破結丹)

효능 : 음양독(陰陽毒) 복역(伏逆)이 변해서 결흉(結胸)이 되고 5~6일 동안 대변이 비결(秘結)하여 쳐도(攻) 안 되고 환히 트이게 해도 안 되는 데는 이 약이 주로 치료제가 된다.

처방 진사(辰砂) • 청몽석(靑礞石) • 정력자(葶藶子) • 육두구(肉豆蔻) • 목향(木香) • 계심(桂心) • 부자(附子) • 파두(巴豆) • 흑축두말(黑丑頭末) 각 5돈, 경분(輕粉) 반 푼, 사향(麝香) 5푼, 금박(金箔) 5쪽을 가루로 하고 쌀물 반 주발에 진사(辰砂) • 부자(附子) • 흑축(黑丑) 3가지를 넣고 끓여 고약처럼 만든 다음 나머지 약을 넣어 조각자(皂角子) 크기로 환을 만들어 가루분으로 겉을 입혀서 매 2알을 끓인 꿀로 삼켜 내린다. 〈入門〉

◎ **지결(支結)**

상한(傷寒)에 심하(心下)가 번민(煩悶)해도 가득 차지도 않고 굳게 막히지도 않은 증세를 지결(支結)이라 하니 계지인삼탕(桂枝人蔘湯)을 쓴다. 상한(傷寒)에 내리기도 전에 흉격(胸膈)에 기(氣)가 막히고 속을 많이 태우는 증세는 비(痞)도 아니고 결흉(結胸)도 아닌데, 시경탕(柴梗湯) • 시진탕(柴陳湯)을 쓰고, 위(胃)가 허약한 사람은 반하사심탕(半夏瀉心湯)을 쓴다. 〈入門〉

※ 계지인삼탕(桂枝人蔘湯)

효능 : 지결(支結)을 치료한다.

처방 계지(桂枝) • 감초(甘草) 각 2돈, 인삼(人蔘) • 백출(白朮) • 건강(乾薑) 각 1돈을 물로 달여 먹는다. 〈入門〉

※ 시경탕(柴梗湯)

효능 : 흉격(胸膈)이 만민(滿悶) • 비통(痞痛)한 증세를 치료한다.

처방 시호(柴胡) 2돈, 황금(黃芩) • 반하(半夏) • 기각(枳殼) • 길경(桔梗) 각 1돈, 인삼(人蔘) 7푼, 감초(甘草) 5푼, 생강(生薑) 5쪽, 대추 2개를 넣어 물로 달여 먹는다. 〈入門〉

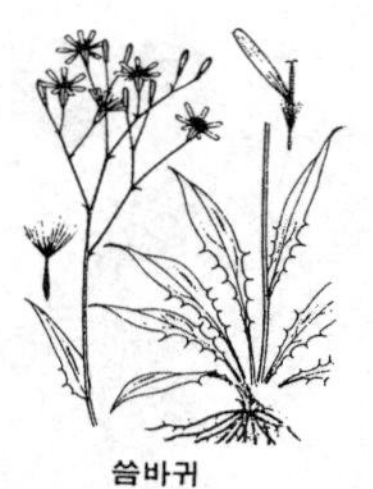
씀바귀

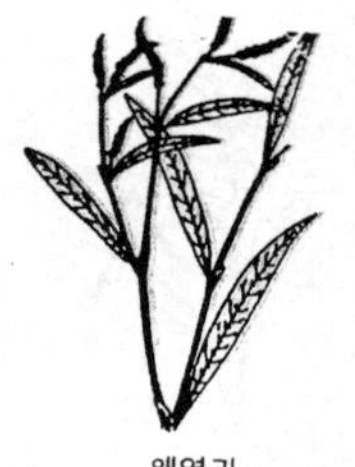
왜역귀

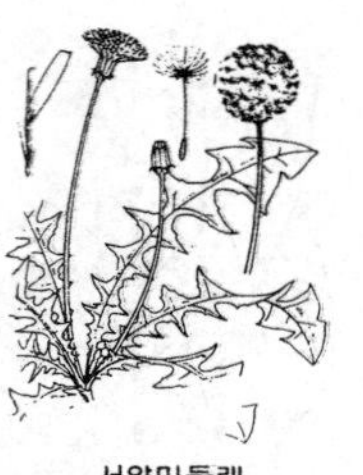
서양민들레

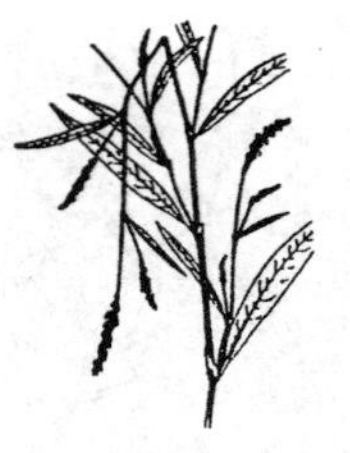
푸른개역귀

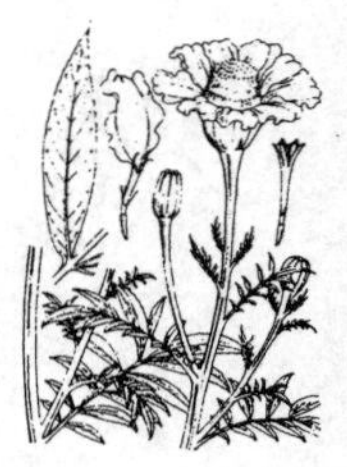
천수국

※ 시진탕(柴陳湯)

효능: 담열(痰熱)에 흉격(胸膈)이 비만(痞滿)한 증세를 치료한다.

처방 시호(柴胡) 2돈, 황금(黃芩) • 반하(半夏) • 적복령(赤茯苓) • 진피(陳皮) 각 1돈, 인삼(人蔘) 7푼, 감초(甘草) 5푼을 위의 처방과 같이 달여 먹는다.

27. 결흉(結胸)을 덮어서 치료할 때

갓난 노란 병아리 1마리, 생강 4냥을 같이 찧어 볶아서 미지근하게 하여 가슴 위의 아픈 곳에 붙이고 헝겊으로 동여매어 한나절쯤 지나면 뱃속의 열조(熱燥)가 풀리는 것을 느낄 때는 다시 손가락으로 문질러 준다. 〈入門〉

28. 결흉(結胸)을 다림질할 때

음증결흉(陰症結胸)으로 손발이 궐랭(厥冷)한 데는 큰 파 10뿌리, 생강 1냥을 짓이겨 떡처럼 하여 구워서 따뜻할 때에 배꼽에 붙이고 다리미로 그 위를 다리면 열기가 속에 들어가고 무슨 소리가 나면 그만 둔다. 그 다음은 기실이중환(枳實理中丸)의 종류를 쓴다. 〈入門〉

29. 결흉(結胸)의 난치증(難治症)일 때

결흉(結胸)에 맥(脈)이 크게 들뜬 사람은 내려서는 안되는데 만약 내린다면 바로 죽게 된다.

결흉증(結胸症)에 번조(煩燥)하면 치료가 어렵다. 〈仲景〉

결흉증(結胸症)에 음맥(陰脈)이 나타나고 음증(陰症)이면서 오히려 천식하고 구역을 하면 역시 치료가 어렵다. 〈入門〉

단 방(單方) (38종)

※ 복룡간(伏龍肝)

졸심통(卒心痛)에 가루로 하여 더운물 2돈에 타서 먹고, 냉증(冷症)일 때는 술에 타서 먹는다. 〈本草〉

※ 백반(白礬)

심통(心痛)에 가루로 하여 맑은 차로 1돈을 타서 먹는다. 〈綱目〉

또는 백반(白礬)가루 2돈을 초 반 잔에 끓여서 더웁게 먹으면 바로 그치니 더운 침을 없애는 데 효력이 크다. 〈丹心〉

※ 백초상(百草霜)

심통(心痛)에 가루로 하여 2돈을 사내아이의 오줌에 섞어 먹으면 바로 낫는다. 〈丹心〉

※ 염(鹽)

위완통(胃脘痛)으로 다급하고 약이 없을 때는 소금을 칼끝에 올려 놓고 칼과 같이 불에 달구고 물그릇에 소금 묻은 칼끝을 여러 번 담가서 물이 더울 때 마시면 담을 토하고 바로 낫는다. 〈正傳〉

※ 목향(木香)

9종의 심통(心痛)을 치료하니 가루로 하여 술에 타서 먹는다. 목향(木香)이 가슴과 배 사이에 막힌 찬 기운을 내리게 하고 귤피(橘皮) • 육두구(肉豆蔻) • 생강(生薑)으로 돌보는 것이 적절한 방책이다. 〈本草〉

※ 생지황(生地黃)

모든 심통(心痛)에 신(新) • 구(久)를 불문하고 즙을 내어 국수처럼 주물러 수제비를 만들어 찬물에 일어서 먹으면 한참 지난 후에 설사를 하면서 긴 벌레 한 가닥이 따라 나오고 다시 일어나지 않는다. 〈本草〉

※ 건강(乾薑)

졸심통(卒心痛)을 주로 치료하는 것이니 가루로 하여 미음에 2돈을 섞어 먹는다. 〈本草〉

※ 생강(生薑)

반하(半夏)와 같이 달여 먹으면 심하(心下)의 급통(急痛)이 주로 치료된다.

또 생강즙(生薑汁)에 행인(杏仁)을 넣어 달여 먹으면 기결(氣結)과 심흉(心胸)의 비(痞)를 치료하는 데 특히 효과가 있다.

※ 황련(黃連)

졸심통(卒心痛)에 썰어서 물로 달여 1일 3번을 먹는다. 황련(黃連)이 심하(心下)의 비만(痞滿)을 치료하는 데 반

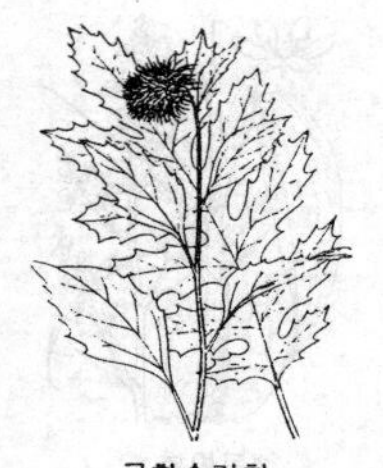
국화수리취

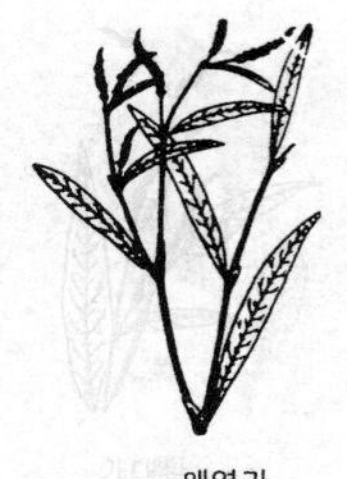
왜역귀

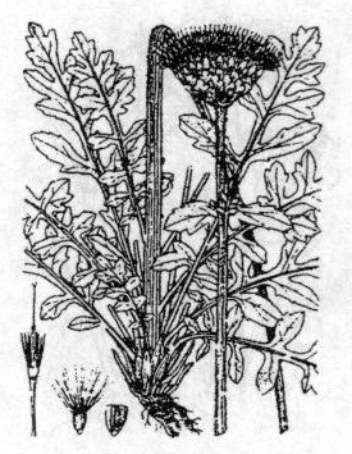
뻐꾹채

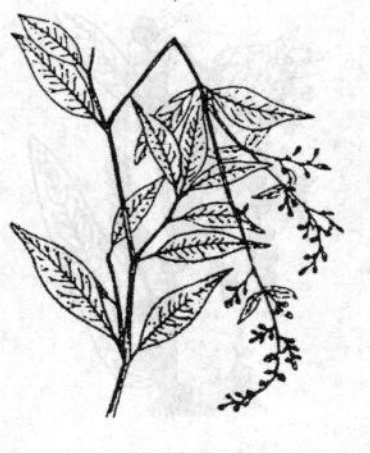
참개승애

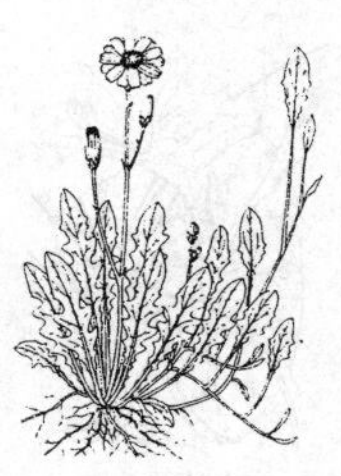
벋은씀바귀

드시 필요한 약이다. 중경(仲景)이 9종의 심하비(心下痞)를 치료하는 데에 오등사심탕(五等瀉心湯)을 모두 썼다. 황련(黃連)이 심하(心下)의 토사(土邪)를 내리기 때문에 비(痞)를 치료하는 데 가장 효과가 크다. 〈湯液〉

※ 과루실(瓜蔞實)

흉비통(胸痞痛) 때문에 눕지도 못하고 심통(心痛)이 등에까지 이어 아픈 데는 황과루(黃瓜蔞) 큰 것 1개, 해백(薤白) 3냥, 반하제(半夏製) 4냥을 썰어서 막걸리 7되에 달여 2되쯤 되거든 2번으로 나누어 먹는다. 〈綱目〉

흉통(胸痛)과 담수(痰嗽)에 과루자(瓜蔞子)를 껍질과 같이 볶아서 가루로 하여 밀풀로 오동 열매 크기의 환을 하여 미음으로 50알을 삼켜 내린다. 〈本草〉

※ 초두구(草豆蔻)

심복(心腹)의 냉통(冷痛)에는 초두구인(草豆蔻仁)과 치자(梔子) 볶은 것 을 가루로 하여 생강즙에 환을 만들어 먹고 또는 한 가지만 달여 먹기도 한다. 〈丹心〉

이 약은 성분이 따뜻하여 충분히 체기(滯氣)를 흩으리니 만일 위완(胃脘)이 차서 통증이 일어나는 데 쓰면 북이 북채에 잘 응하듯 하고, 습담(濕痰)으로 아픈데에도 먹으면 바로 효과가 있는데, 단 열통(熱痛)에는 쓰지 못한다. 〈正傳〉

※ 진애엽(陳艾葉)

졸심통(卒心痛)을 치료하는 데에 숙애(熟艾)를 진하게 달여 먹으면 바로 차도가 있다. 〈本草〉

※ 현호삭(玄胡索)

심통(心痛)에 가루로 하여 술에 타서 먹는다. 뇌공(雷公)이 말하기를, 「심통(心痛)에 죽게 되거든 바로 현호삭(玄胡索)을 찾아라」하는 것이 즉 그것이다. 〈本草〉

혈자심통(血刺心痛)을 치료하는 데 토초(土炒)하여 가루로 하고 매 2돈을 더운 술로 같이 내리면 바로 낫는다. 〈得効〉

※ 백부자(白附子)

심통(心痛)을 치료하는 데 구워서 가루로 하여 매 2돈을 더운물에 같이 먹으면 바로 효과가 있다. 〈本草〉

※ 반하(半夏)

흉비(胸痞)를 삭여 없애고 담(痰)과 심하(心下)의 급한 아픔과 견비(堅痞)를 치료하니 반하(半夏)를 가루로 하여 향유(香油)에 볶고 생강즙에 떡처럼 쪄서 환을 하여 생강탕에 30~50알을 삼켜 내린다. 또한 기침을 하면서 심통(心痛)하는 증세도 치료가 된다. 〈綱目〉

※ 우담남성(牛膽南星)

결흉(結胸)이 오랫동안 낫지 않고 미친 말을 하면서 대•소변이 통하지 않는 데는 가루로 하여 매 2돈을 인삼탕(人蔘湯)에 타서 먹고 조금 지난 뒤에 다시 더운 인삼탕(人蔘湯)을 먹으면 소변으로 누렇고 검은 것이 나오니 이것이 효과가 있는 것이다. 〈得効〉

※ 건칠(乾漆)

9종의 심통(心痛)과 어혈심통(瘀血心痛)을 치료한다.

건칠(乾漆)을 볶아서 연기가 없어지면 가루로 하여 초에 오동 열매 크기로 환을 하여 더운 술이나 초탕으로 5~7알을 삼켜 내린다. 〈本草〉

※ 치자(梔子)

위구열통(胃口熱痛)에 치자(梔子)가 없으면 못 고치니 강즙(薑汁)으로 보좌하고 천궁(川芎)으로 열어 준다. 심통(心痛)에는 대치자(大梔子) 15개를 가지고 껍질을 벗겨서 볶고 진하게 달인 탕 1잔에 생강즙을 넣어 맵게 하고 천궁(川芎)가루 1돈을 가하여 다시 달여서 복용하면 바로 효력이 있다. 또는 치자인(梔子仁)을 볶아서 가루로 하고 생강즙에 환을 만들어 복용하면 또한 효력이 있다. 〈丹心〉

※ 기실(枳實)

심하비(心下痞)를 치료하니, 결고(潔古)가 이것을 써서 비경(脾經)에 쌓인 피를 없애게 했으므로 심하비(心下痞)를 치료하는 데 기실(枳實)을 쓴다. 비(脾)에 쌓인 피가 없으면 심하(心下)가 비(痞)하지 않는데, 기실(枳實)이 비(脾)사이의 엉긴 피를 풀어 주니 엉긴피가 거두어지면 비(痞)가 자연히 없어진다. 기실(枳實)이 아니면 비(痞)를 제거하지 못한다. 〈東垣〉

흉비통(胸痞痛)에는 밀기울을 볶아서 가루로 하여 미

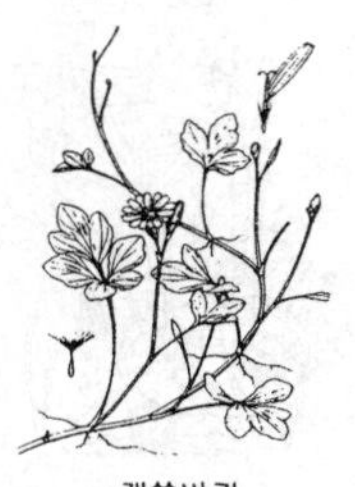
갯씀바귀

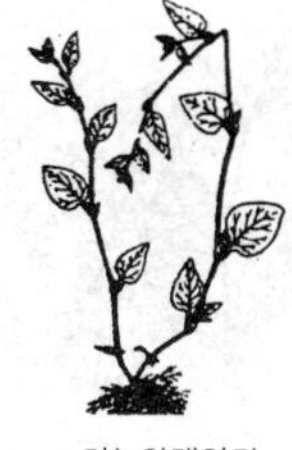
가는잎갯역귀

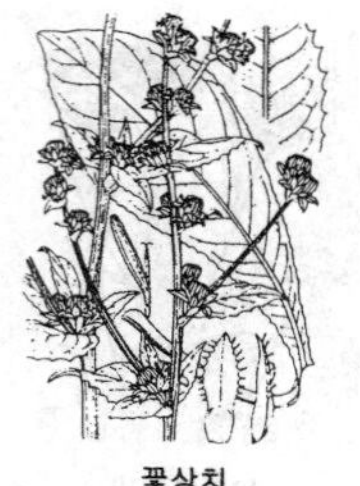
꽃상치

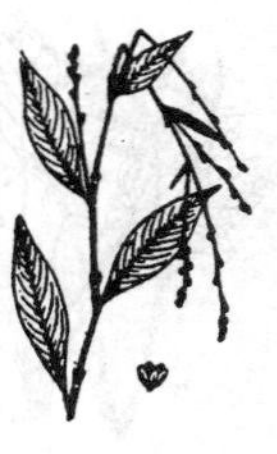
장대역귀

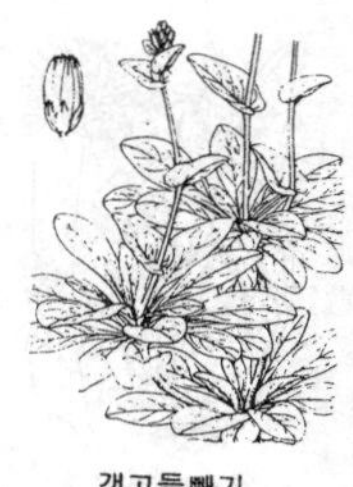
갯고들빼기

음으로 2돈을 같이 먹고 물로 달여 먹어도 좋다. 〈本草〉

※ 다(茶)
오래된 심통(心痛)으로 못 견디는 데는 차를 끓여서 초를 조금 넣어 마시면 더욱 좋다. 〈本草〉

※ 호초(胡椒)
심복(心腹)의 냉통(冷痛)을 치료하니 술로 달여 그 즙을 마신다. 또 호초(胡椒) 49알과 유향(乳香) 1돈을 가루로 하여 남자는 생강탕으로, 여자는 당귀탕(當歸湯)으로 각각 고루 내린다. 〈丹心〉

※ 천초(川椒)
심복(心腹)의 냉통(冷痛)에는 술에 달여 즙을 마신다. 열을 견디지 못해서 얼음과 찬것을 지나치게 먹으면 냉이 쌓여 심비(心脾)가 아프고 반 년 이상 낫지 않는 데는 천초(川椒) 30알을 미음으로 삼켜 내리면 바로 효력이 있고 재발도 생기지 않는다. 〈得効〉

※ 합분(蛤粉)
심기(心氣)를 못 참는 데는 합분(蛤粉) 볶은 것을 끓인 물에 섞어 먹는다. 〈丹心〉

합분(蛤粉)에 향부(香附)가루를 섞어 생강즙에 타서 먹으면 담심통(痰心痛)에는 아주 효과가 있다. 〈丹心〉

열심통(熱心痛)에는 합분(蛤粉)과 백초상(百草霜)을 가루로 하여 맑은 차나 찬물에 같이 먹는다. 〈丹心〉

※ 전라각(田螺殼)
졸심통(卒心痛)에는 전라난각(田螺爛殼)을 태워서 가루로 하여 더운 1돈반을 술에 같이 내리면 바로 효과가 있다. 〈綱目〉

또 습담(濕痰)과 위완통(胃脘痛)에 먹어도 바로 그친다. 〈正傳〉

※ 만려어(鰻鱺魚)
모든 벌레로 인한 심통(心痛)으로 침을 토하는 데는 약간 구워서 더울 때 먹으면 3~5번 정도에 차도가 있다. 〈本草〉

※ 오적어묵(烏賊魚墨)
부인의 붕루(崩漏)가 심하고 심통(心痛)이 있는 증세를 살혈심통(殺血心痛)이라 하는데, 오징어 몸통을 볶아서 가루로 하여 초에 같이 먹고 소산후(小產後)에 하혈을 많이 하여 심통(心痛)하는 증세를 치료한다. 〈入門〉

※ 밀(蜜)
졸심통(卒心痛)에는 꿀과 생강즙 각 1홉을 물에 타서 복용하면 바로 그친다. 〈本草〉

※ 도인(桃仁)
심통(心痛)을 치료하니 7개를 가지고 껍질을 버리고 불에 익혀서 갈아 물 1홉에 섞어 복용하면 좋고, 또 30년이나 묵은 증세도 고친다. 〈本草〉

※ 도노(桃奴)
심통(心痛)과 주통(疰痛)을 치료하니 도노(桃奴)를 가루로 하여 매 2돈을 더운 술로 공복에 같이 마신다.

일명 반도주(蟠桃酒)라고 한다. 〈醫鑑〉

※ 도지(桃枝)
졸심통(卒心痛)에는 지(枝) 한 줌을 술 1되에 달여서 반 되가 되거든 1번 복용하면 크게 효과를 본다. 〈本草〉

※ 개자(芥子)
심통(心痛)에는 주초(酒醋)에 갈아서 즙을 내어 마신다. 〈本草〉

※ 지마유(脂麻油)
심통(心痛)에는 차고 더운것을 가릴 것 없이 생향유(生香油) 1홉을 마신다. 또 회심통(蛔心痛)에도 좋다. 어떤 사람이 허리가 아파서 심장을 끌어당기고 발작이 일어나면 기절을 하는데 서문백(徐文伯)이 말하기를, 「발가(髮瘕)라」하고 기름을 먹이니 뱀같은 것을 토하는데 눈은 없고, 달아매어 놓았더니 물방울처럼 녹아 떨어지고 단지 한 마리만 남았다. 〈本草〉

※ 총백(葱白)
심복통(心腹痛)과 급심동(急心疼)으로 잇몸을 다물고

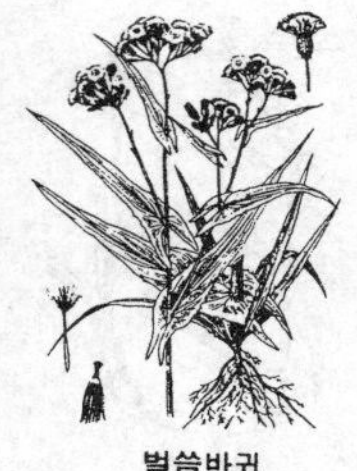
벌씀바귀

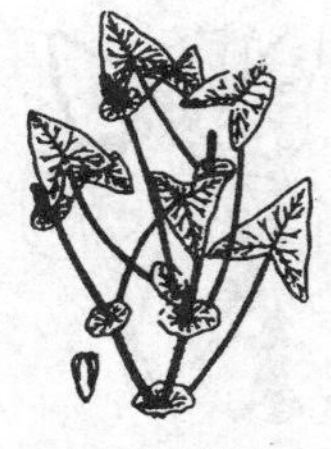
며느리배꼽

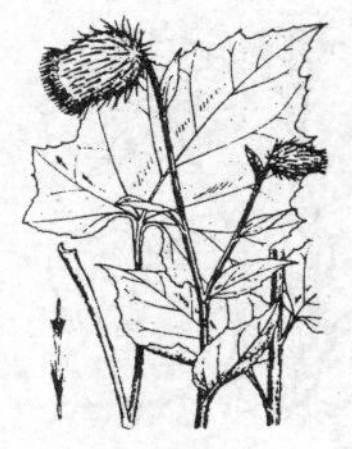
수리취

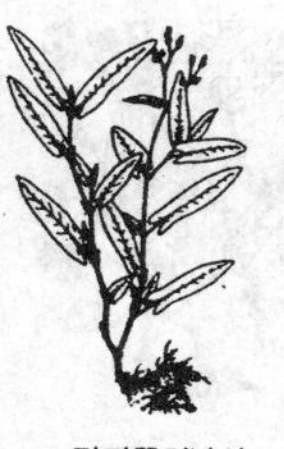
긴미꾸리낚시

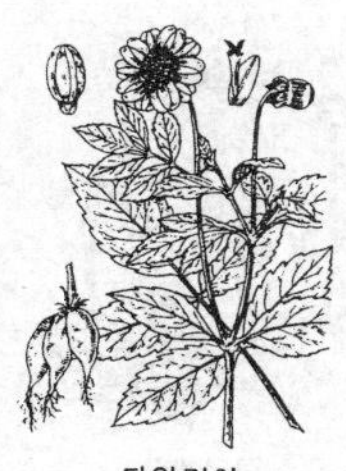
다알리아

죽을 것 같은 증세를 치료한다.

노총백(老葱白) 3~5뿌리를 두드려 고약처럼 만들어서 입을 열고 고약을 목구멍까지 넣고 향유(香油) 4냥으로 내려 보내는데 파즙이 내려가면 틀림없이 깨어나고, 뱃속에 쌓인 벌레가 누런 물로 변하여 설사로 나오고 유쾌해지며 재발이 없다. 〈綱目〉

※ 산(蒜)

혈기심통(血氣心痛)에는 생마늘을 즙을 내서 1잔 마시면 바로 차도가 있다. 오랜 심통(心痛)에는 작은 마늘을 초에 달여서 배가 부르도록 마시면 좋은 효과가 있고 소금은 금해야 한다. 〈本草〉

※ 구즙(韭汁)

흉비(胸痞)와 심중급통(心中急痛)과 또는 아픔이 어깨 위까지 연이어 죽을 정도로 아픈 증세를 치료하니 즙을 내서 마시면 가슴속의 나쁜 피를 토하고 낫는다. 〈本草〉

먹고서 답답함이 오래 되면 위완(胃脘)에 엉긴 피가 있어서 아프게 되니 부추즙 1잔으로 먼저 도인(桃仁) 10개를 씹어서 같이 내려 보낸다. 〈正傳〉

부추즙은 충분히 가슴속의 나쁜 피와 체기(滯氣)를 없앤다. 〈綱目〉

※ 계란(鷄卵)

심통(心痛)에는 1개를 깨어 좋은 초 2홉에 타고 따뜻하게 해서 1번만 먹으면 바로 차도가 있다. 〈本草〉

※ 사향(麝香)

귀주심통(鬼疰心痛)을 치료하니 큰 콩만한 것을 더운 물에 갈아서 먹는다. 〈本草〉

※ 웅담(熊膽)

충심통(虫心痛)에 큰 콩만한 것을 물에 타서 마시면 큰 효력이 있다. 〈資生〉

※ 침구법(鍼灸法)

9종의 심통(心痛)에는 간사(間使)・영도(靈道)・공손(公孫)・대충(大衝)・족삼리(足三里)・음릉천(陰陵泉) 혈을 택한다. 〈綱目〉

졸심통(卒心痛)에는 연곡(然谷)・상완(上脘)・기해(氣海)・용천(涌泉)・간사(間使)・지구(支溝)・대돈(大敦)・독음(獨陰)・족삼리(足三里)를 취한다. 〈資生〉

위완통(胃脘痛)에는 족삼리(足三里) 혈을 택한다. 〈靈樞〉

병이 가슴에 있으면 반드시 혼문(魂門) 혈을 뜸하고 침질해야 한다. 〈資生〉

음유(陰維)가 병이 들어 심통(心痛)한 데는 내관(內關) 혈을 택한다. 〈難經〉

수(手)는 심(心)이 주관을 하니, 병이 있어서 실(實)하면 심통(心痛)이 되는데 내관(內關) 혈을 택한다. 〈綱目〉

심통(心痛)이 등을 끌어당기는 데는 경골(京骨)・곤륜(崑崙) 혈을 택해서 낫지 않으면 연곡(然谷)・위양(委陽) 혈을 택한다. 〈靈樞〉

심비통(心脾痛)에는 거궐(巨闕)・상완(上脘)・중완(中脘) 혈을 택한다. 〈綱目〉

궐심통(厥心痛)은 즉 신심통(腎心痛)인데 경골(京骨)・곤륜(崑崙) 혈을 택해서 낫지 않으면 연곡(然谷)・대도(大都)・태백(太白)・태계(太谿)・행간(行間)・대충(大衝)・어제(魚際)・태연(太淵) 혈을 택한다. 〈靈樞〉

충심통(虫心痛)에는 상완(上脘)・중완(中脘)・음도(陰都) 혈을 택한다. 〈得効〉

혈심통(血心痛)에는 기문(期門) 혈을 택한다. 〈綱目〉

상한결흉(傷寒結胸)에는 먼저 아픈 사람에게 심폐골하(心蔽骨下)의 아픈 곳 좌반(左畔) 혈을 비비고, 가는 침으로써 좌반(左畔)・지구혈(支溝穴)에 놓은 다음 좌간사(左間使) 혈을 찌르니 쌍관자(雙關刺)라고 부르는 것이며, 또 다음 좌행간(左行間)・좌일벽(左一壁) 혈을 찌르면 결흉(結胸)이 바로 효력이 있고 우반(右畔) 혈도 위 방법과 같이 찔러서 호흡하여 침을 멈추면 바로 낫는다. 〈綱目〉

심흉비(心胸痞)에는 용천(涌泉)・태계(太谿)・중충(中衝)・대릉(大陵)・온백(穩白)・태백(太白)・소충(少衝)・신문(神門) 혈을 택한다. 〈綱目〉

결흉(結胸)에 몸이 누런색이면 용천(涌泉) 혈을 택한다. 〈綱目〉

결흉(結胸)의 뜸의 방법은 파두(巴豆) 10알을 껍질을 버리고 잘 갈아서 황련(黃連) 가루 1돈과 합하여 진한 침으로써 떡을 만들어 배꼽에 붙이고 쑥으로 그 위를 뜨면 뱃속에서 소리가 나면서 병이 없어진다. 장수(壯數)는 헤아리지 말고 병이 나을 때까지 한다. 뜸을 마친 뒤에는 더운물에 손을 담그고 헝겊으로 닦아야 하는데 그것은 부스

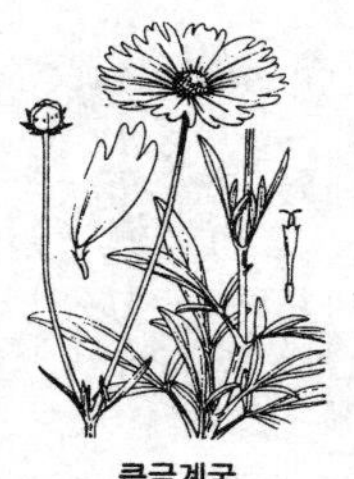
큰금계국

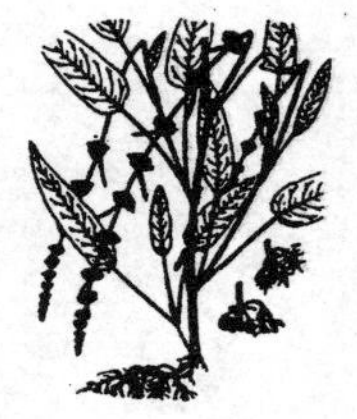
발소투쟁이

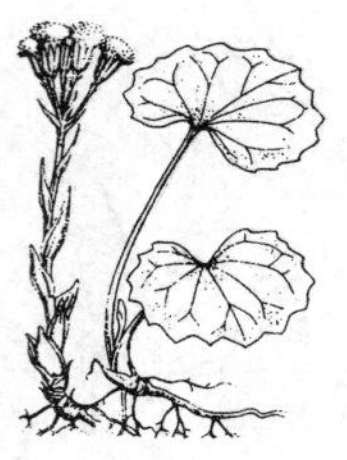
개머위

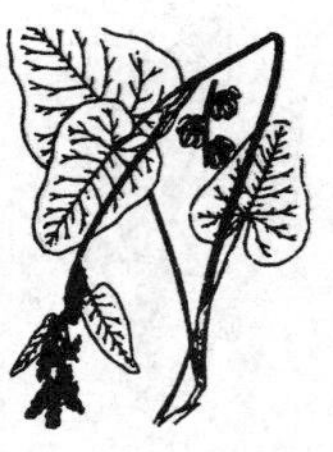
호대황

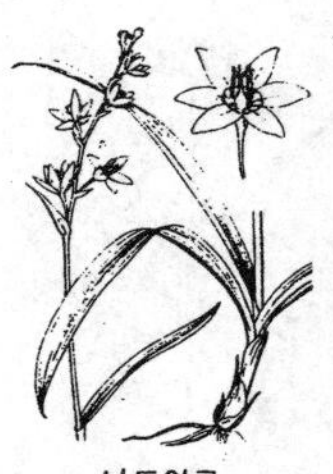
나도여로

럼이 나기 쉬운 때문이다. 〈綱目〉

모든 심복(心腹)·흉(胸)·협(脇)·요(腰)·배(背)의 고통에는 천초(川椒)를 가루로 하여 초에 섞어서 떡을 만들어 아픈 곳에 붙이고, 숙애(熟艾)를 떡 위에 펴놓고 불을 붙여서 태우면 통증이 바로 그친다. 〈醫鑑〉

十二. 유(乳)

1. 유방의 간격

양쪽 젖 사이의 넓이가 9치반이다. 〈靈樞〉

2. 남신(男腎)·여유(女乳)가 성명(性名)의 근본이 될 때

남자는 신(腎)으로써 중(重)을 삼고 여자는 젖으로써 중(重)을 삼으니, 위와 아래는 같지 않아도 성명(性命)의 근본은 동일하다. 〈直指〉

여자는 음(陰)에 속하니 음(陰)이 다하면 반드시 아래에서 위로 오르기 때문에 유방이 커지고 음호(陰戶)가 움츠러지는 것이고, 남자는 양(陽)에 속하니 양(陽)이 다하면 틀림없이 위에서 아래로 내려가기 때문에 음경(陰莖)은 밑으로 처지고 유두(乳頭)는 움츠러지는 것이다. 〈入門〉

3. 산후에 젖이 나오지 않을 때

젖이 안 나오는 일이 두 가지가 있는데 기혈(氣血)이 성(盛)하고 막혀서 운행되지 않는 증세가 있고, 또 기혈(氣血)이 허약하고 말라서 운행되지 않는 증세가 있다. 허한 증세는 보하고 실(實)한 증세는 소통시켜야 하는데, 소통하는 데는 통초(通草)·누로(漏蘆)·토과(土瓜) 등을 쓰고, 보양하는 데는 종유분(鍾乳粉)·저제(猪蹄)·즉어(鯽魚) 등을 쓴다. 〈三因〉

여러 번 해산을 해도 젖이 안 나는 증세는 진액(津液)이 없기 때문이니 보익하는 약으로 움직여 주고 비록 젖이 나오기는 하나 많지 않은 증세는 월경이 나오게 하는 약으로 움직여 주며 다시 곰국을 끓여서 준다.

대부분 부인의 젖은 충맥(衝脈)과 위경(胃經)에 의하여 통하기 때문에 부인이 본래부터 충임경(衝任經)에 병이 있으면 젖이 적고 얼굴빛이 누르며 태어난 아이가 아주 약하고 병이 많은 것이다. 〈良方〉

기혈(氣血)이 허약해서 젖이 적은 증세는 종유분(鍾乳粉) 2돈을 누로농전탕(漏蘆濃煎湯)에 같이 먹고, 또는 저현제(猪懸蹄) 1쌍을 통초(通草) 5냥과 같이 달여서 즙을 마시며, 또는 즉어(鯽魚)와 목통(木通)을 달여서 즙을 마시는 것도 좋다. 〈入門〉

4. 젖을 많게 할 때

기(氣)가 체해서 젖이 적은 데는 누로산(漏蘆散)을 쓰고, 기(氣)가 차서 젖이 적은 데는 용천산(涌泉散)을 쓴다. 〈入門〉 익원산(益元散)을 냉강탕(冷薑湯) 또는 우물물로 1일 3번을 같이 먹으면 젖즙이나 오는 데 아주 효력이 크다. 〈入門〉

젖을 나게 하는 데 저제탕(猪蹄湯)·통유탕(通乳湯)·통초탕(通草湯)·입효방(立効方)·종유산(鍾乳散) 등을 쓴다.

※ 누로산(漏蘆散)

> **효능**: 젖이 엉기고 막혀서 돌아다니지 않고, 젖속이 부어서 아프고 악성 종기가 되려할 때 이것을 먹으면 자연히 없어진다.

처방 누로(漏蘆) 2돈반, 사세(蛇蛻) 1조소(一條燒), 과루(瓜蔞) 1개를 가루로 하여 2돈을 술에 타서 먹고 열갱탕(熱羹湯)으로 도우며, 만약 젖이 너무 많아서 갑자기 아프면 따뜻한 헝겊을 덮고 다림질한다. 〈良方〉

※ 용천산(涌泉散)

> **효능**: 젖이 없어서 나오지 않고 부어서 아픈 증세를 치료한다.

처방 구맥수(瞿麥穗)·맥문동(麥門冬)·천산갑포(穿山甲炮)·황룡골(黃龍骨)·왕불유행(王不留行) 각 등분해서 가루로 하여 먼저 저제갱(狙蹄羹)을 먹고 다음 약말(藥末) 1돈을 뜨거운 술로 같이 내리고, 또 목소(木梳)로 좌우의 젖 위를 20~30번 정도 빗질하는데 1일 3차례 한다. 〈綱目〉

※ 통유탕(通乳湯)

> **효능**: 기혈부족(氣血不足)과 유즙삽소(乳汁澁少)를 치료한다.

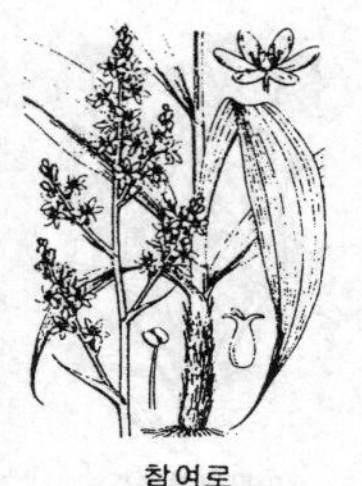
참여로

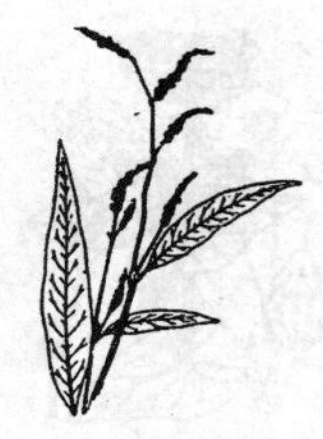
개대황

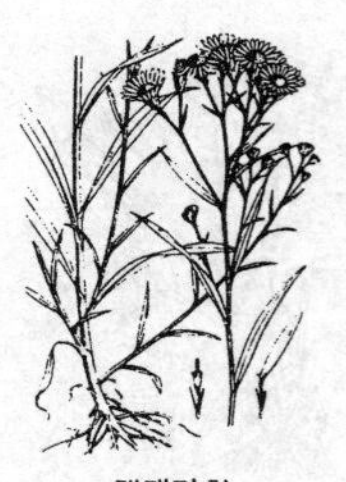
갯개미취

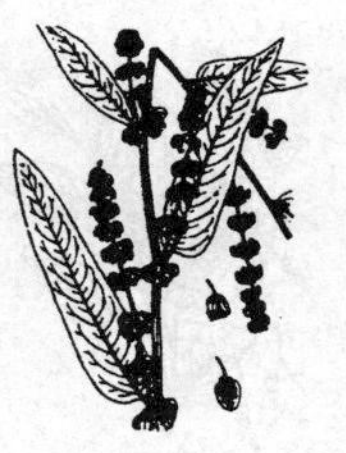
발개역귀

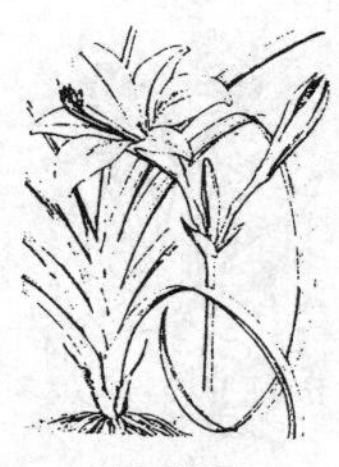
각시원추리

처방 저제(猪蹄) 4쌍, 통초(通草) • 천궁(川芎) 각 1냥, 천산갑(穿山甲) 14편, 포황(炮黃) • 감초(甘草) 1돈을 썰어서 물 5되에 달여 반으로 줄면 3번으로 나누어 먹고 다시 더운 팟국으로 유방을 자주 씻어 준다. 〈醫鑑〉

❊ 통초탕(通草湯)

효능 : 젖이 안 통하는 증세를 치료한다.

처방 길경(桔梗) 2돈, 구맥(瞿麥) • 시호(柴胡) • 천화분(天花粉) 각 1돈, 통초(通草) 7푼, 목통(木通) • 청피(靑皮) • 백지(白芷) • 적작약(赤芍藥) • 연교(連翹) • 감초(甘草) 각 5푼을 물로 달여 마시고 또 유방을 문질러 준다. 〈醫鑑〉

❊ 입효방(立効方)

효능 : 젖이 돌지 않는 것을 치료한다.

처방 와거자(萵苣子) • 찹쌀 각 1홉을 잘 갈아서 물 1주발에 저어서 섞은 다음 감초(甘草)가루 한 수저를 넣어 물로 달여서 자주 마신다. 〈丹心〉

5. 산전에 젖이 날 때

산전에 젖이 자연히 흐르는 것을 유읍(乳泣)이라고 하는데 아기를 낳아도 잘 기르지 못하는 것이며, 산후에 젖이 저절로 흐르는 것은 몸이 허약한 증세이니 보약을 먹어서 그치도록 해야 한다. 〈良方〉

6. 젖을 안 나게 할 때

아기가 젖을 안 빨면 유방이 붓고 아파서 젖이 안 나기를 바라니, 맥아(麥芽) 2냥을 볶아 가루로 하고 4첩을 나누어서 매번 끓인 물에 같이 내린다. (正傳) 또는 젖을 줄이는 데는 맥아(麥芽)가루를 사물탕(四物湯) 달인 물에 같이 먹으면 바로 그친다고 하였다. 〈入門〉

산후에 젖이 크게 부풀은 데는 맥아(麥芽)가루를 먹으면 자연히 줄게 된다. 〈丹心〉

7. 취유(吹乳)와 투유(妬乳)일 때

유방은 양명(陽明)이 지나가는 곳이고, 젖꼭지는 궐음(厥陰)에 속해 있으니 아기에게 젖을 먹이는 어머니가 조양(調養)을 못하면 분노에 거역한 것이 되고 답답함을 막히게 한 것이 된다. 좋은 음식을 공양해서 궐음(厥陰)의 혈(血)이 돌아다니지 않으면 구멍이 닫히고 젖이 안 통하며, 양명(陽明)의 피가 끌어올라서 열이 심하여 고름이 되고 젖먹는 아이가 흉격(胸膈)에 담이 막혀 있을 때 구기(口氣)에 열이 있어서 젖꼭지를 물고 자면 열기가 빨려 들어가서 결국은 결핵(結核)이 되니 취유(吹乳)라고 한다.

처음 병이 났을 때 아픔을 참고 열심히 비벼서 연하게 하여 젖을 빨려서 즙(汁)이 통하도록 하면 자연히 소산(消散)하는 수가 있지만, 때를 놓쳐서 치료하지 않으면 반드시 옹절(癰癤)이 되는 것이다. 아이가 젖을 잘빨지 못하거나 젖을 끊을 때에는 짜 내기를 다 못하는 등의 원인으로 쌓여서 혈기(血氣)와 같이 서로 공박하여 처음에는 부어서 아프고 다음에는 단단하게 맺혀서 손을 못 대는 증세를 투유(妬乳)라고 한다. 〈直指〉

취유(吹乳)는 또한 취내(吹妳)라고도 하는데, 산전에 유방이 알맹이처럼 되는 증세를 내취내(內吹妳)라 하고 산후결핵(産後結核)은 외취내(外吹妳)라고 하니 모두 지패산(芷貝散)이 적합한 약이다. 〈入門〉

산후에 젖을 계속 유통시켜서 쌓이지 않게 해야 한다. 쌓이게 되면 안에서 나쁜 즙이 맺혀서 사나운 열이 생기고 단단히 맺히며, 당기듯이 아프고 크게 말라서 마실 것을 당기므로 유종(乳腫)이 갑자기 아파서 손을 못 대니 투유(妬乳)가 되는 것이며, 옹(癰)이 아닌 것이다.

급히 양손의 어제(魚際)혈을 27장 떠서 옹맥(癰脈)을 끊어 주어야만 다시 악화가 안 되고 손을 대면 젖이 저절로 나오니 그때에는 손으로 유방을 마음껏 눌러서 짜면 젖이 많이 나오는데 고름처럼 되어 나온다. 연교탕(連翹湯)을 내복하고 밖으로는 팥가루를 바르면 바로 차도가 생긴다. 〈資生〉

귤피산(橘皮散) • 승금산(勝金散) • 조합산(皂蛤散) • 입효산(立効散) • 백정산(白丁散) 등을 쓴다.

❊ 귤피산(橘皮散)

효능 : 취내(吹妳) • 투유(妬乳) • 유옹(乳癰)의 맺히지 않은 것은 곧 흩어지게 하고 이미 맺혀서 곪아 터지고 아픈 증세는 그치게 하는 데 특히 효력이 있다.

처방 진피 거백면초(陳皮去白麵炒)를 가루로 하고 사향(麝香)을 합해 갈아서 2돈을 술에 타 먹으면 한 번 먹고

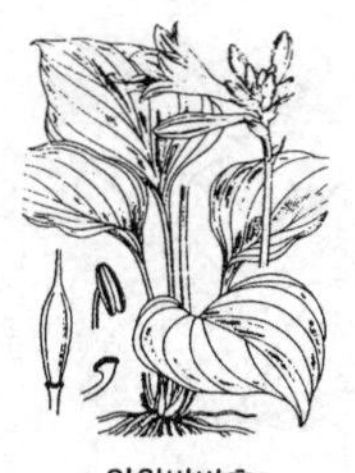
일월비비추

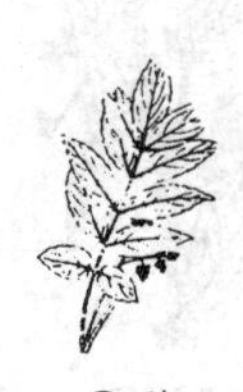
용 안

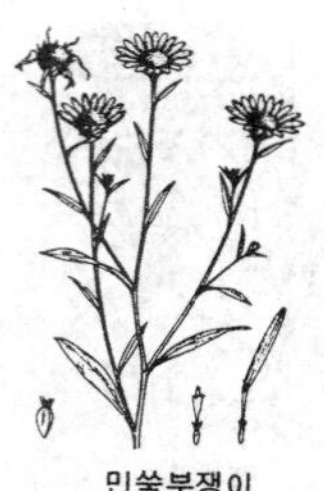
민숙부쟁이

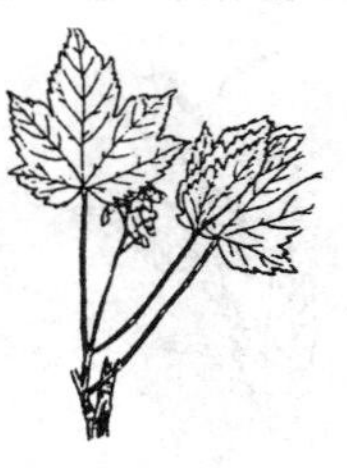
털부게꽃

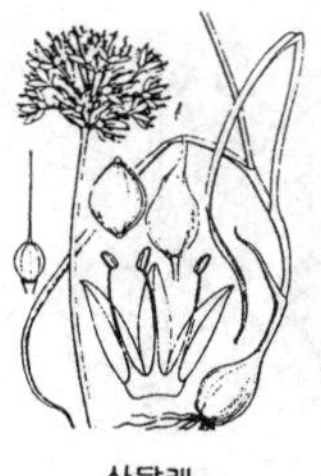
산달래

바로 효과를 본다. 〈雲岐〉

※ 승금단(勝金丹)

효능 : 취유(吹乳)에 특히 효과가 있다.

처방 백치상(百齒霜)을 많거나 적음을 불문하고 무근수(無根水)로 오동 열매 크기의 환을 하여 황단(黃丹)으로 겉을 입혀 매 3알을 도류수(倒流水)로 식후에 내려 보내는데, 왼쪽 젖을 앓으면 왼쪽으로 눕고 오른쪽 젖을 앓으면 오른쪽으로 누워 땀을 내면 바로 낫는다. 〈綱目〉

무근수(無根水) • 도류수(倒流水) 등의 두 가지 물은 수부(水部)에 상세히 기록되어 있다.

※ 조합산(皀蛤散)

효능 : 취내(吹妳)와 투유(妬乳)를 치료한다.

처방 조각회(皀角灰) • 합분(蛤粉) 각 등분해서 유향(乳香) 약간을 넣어 가루로 하여 매 2돈을 더운 술로 같이 내린다. 〈得効〉

※ 입효산(立効散)

효능 : 취내(吹妳)에 특히 효과가 있다.

처방 생강거피(生薑去皮) 1냥, 대황(大黃) • 감초(甘草) 각 5돈, 황과루(黃瓜蔞) 1개를 같이 찧어서 1덩이를 만들어 물 반 주발에 7푼쯤 달여서 찌꺼기는 버리고, 유향(乳香) • 몰약말(沒藥末) 각 1돈을 넣어 고루 섞어서 한 번 먹는다. 〈東垣〉

※ 백정산(白丁散)

효능 : 취내(吹妳)가 처음 일어났을 때에 이 약을 먹으면 젖이 내리고 혈맥(血脈)이 통하여 자연히 없어지게 된다.

처방 백정향직품(白丁香直品)을 가루로 하여 매 2돈을 더운 술에 고루 내린다. 〈醫鑑〉

※ 울법(熨法)

취유(吹乳) • 투유(妬乳)에 연근(連根)을 찧어서 아픈 곳에 붙이고 와관상(瓦罐上)에 잿불을 담아서 총상(葱上)에 한참 동안 얹어 두면 땀이 나고 바로 낫는다. 〈醫鑑〉

8. 유옹(乳癰)일 때

짙은 맛과 습열(濕熱)의 담(痰)이 흉격(胸膈) 사이에 머물러 있어서 체한 것과 같이 서로 공박(攻搏)해서 생기고, 또 젖먹이의 구기(口氣)가 내뿜어서 생기기도 하며 또 노기가 과격하여 체해서 생기는 증세이니 하석고(煆石膏) • 소화피(燒樺皮) • 과루자(瓜蔞子) • 감초절(甘草節) • 청피(青皮)가 모두 효력이 있는 약이다. 부인의 이 증세는 속히 치료하면 바로 없앨 수 있으니 월경이 나올 수 있는 나이에는 모두 경병(輕病)이 되지만, 50~60세가 넘어 월경이 없을 때에는 이 병을 가볍게 볼 수가 없다. 〈丹心〉

결핵(結核)이 오래 되어서 안으로는 부어 아프고 밖으로는 부스럼이 단단히 굳어서 손을 대지도 못하며 또 한열두통(寒熱頭痛)하는 증세를 유옹(乳癰)이라고 하니 터지지 않은 것은 신효과루산(神効瓜蔞散)과 내탁승마탕(內托升麻湯)으로 치료하고, 이미 터진 것은 내탁십선산(內托十宣散)과 팔물탕(八物湯)으로 치료한다. 부인의 유옹(乳癰)은 40대 이전의 혈기가 잘 돌 때에는 치료가 어렵지 않지만, 나이가 많고 혈기가 모삽(耗澁)하면 치료가 아주 힘이 드니 오한(惡寒) • 번조(煩燥) • 발열(發熱) • 대갈(大渴)한 것이 즉 그 증세이다.

심하면 구토를 안 그치니 이것은 독기가 위로 들어가서 생기는 증세이다. 생강감길탕(生薑甘桔湯)이 목구멍 사이의 가장 좋은 약이 되고, 유분탁리산(乳粉托裏散)이 독기를 돌려보내며, 이향산(二香散)에 과루근(瓜蔞根)을 더해서 구토와 갈증을 그치게 하면 모두 그 효과를 얻은 것이고, 다시 만금일취고(萬金一醉膏)로 도우면 모든 일이 끝난 것이다. 〈直指〉

처음 생겼을 때에는 격산구법(隔蒜灸法)을 쓰고 침과 칼은 반드시 피해야 하며, 술을 마시는 사람은 만금일취고(萬金一醉膏)에 궁(芎) • 귀(歸) 각 1냥을 더해서 두 번 복용하면 바로 효과가 있고 술을 마시지 못하는 사람은 과루산(瓜蔞散)을 쓴다. 〈入門〉

부인의 양쪽 유방 사이에 흑두창(黑頭瘡)이란 것이 생기는데 부스럼 끝이 속으로 꺼져서 검은 눈과 같으며 맥(脈)이 당기고 넓은데 누르면 아주 작게 되니 내탁승마탕(內托升麻湯)을 쓴다. 〈正傳〉

유옹(乳癰)의 통증은 즉 혈기가 엉기고 체해서 흩어지지 않기 때문이니 가미지패산(加味芷貝散)을 쓴다. 〈回

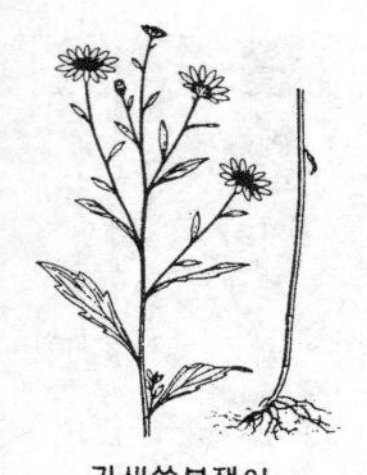
가새쑥부쟁이

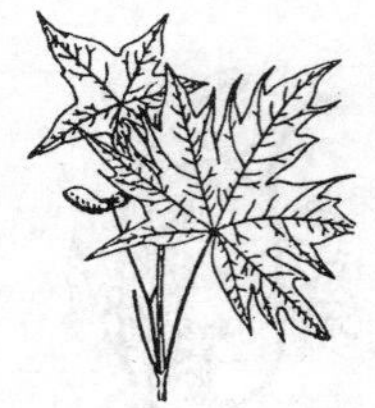
만주고로쇠

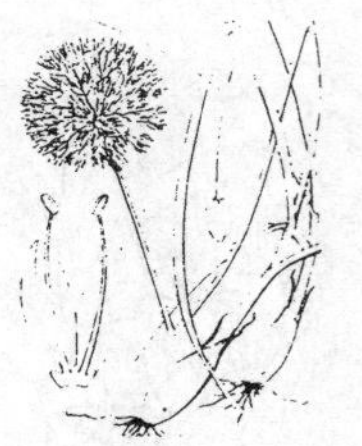
산부추

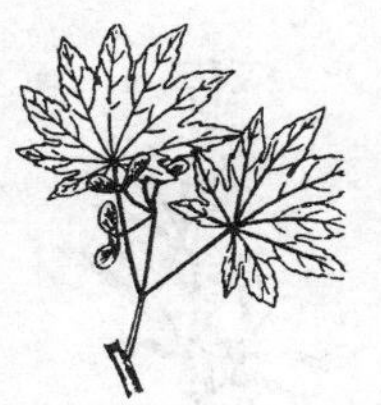
노인단풍

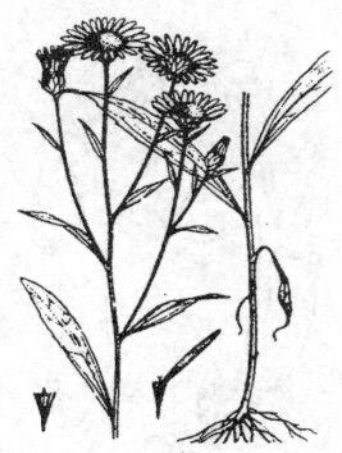
좀개미취

春〉

유옹(乳癰)이 흩어지든 안 흩어지든 단삼고(丹蔘膏)를 같이 쓴다.

※ 신효과루산(神効瓜蔞散)

효능 : 유옹(乳癰)과 내암(妳巖)에 특히 효력이 크다.

처방 황과루대(黃瓜蔞大) 1개를 껍질을 벗기고 구워서 가루로 하고, 감초생(甘草生)•당귀주침배(當歸酒浸焙) 각 5돈, 유향(乳香)•몰약병별연(沒藥並別硏) 각 2돈반을 가루로 하여 위의 약을 합해서 좋은 술 3되와 달여서 1되반이 되거든 찌꺼기는 버리고 3번으로 나누어 식사 후에 먹는다.

내암(妳巖)이면 이것으로써 병의 뿌리를 근절할 수 있는데 만일 독기가 이미 깊어져서 고름이 되었으면 누런 물로 나오며, 위중한 증세이면 두 번을 복용해서 낫는 것을 한도로 한다. 〈精要〉

※ 내탁승마탕(內托升麻湯)

효능 : 유옹(乳癰)의 미궤(未潰)한 증세와 양쪽 유방 사이가 검게 빠진 악성의 부스럼을 치료한다.

처방 승마(升麻)•건갈(乾葛)•연교(連翹) 각 1돈반, 황기(黃芪)•당귀(當歸)•감초구(甘草灸) 각 1돈, 악실(惡實) 5푼, 육계(肉桂) 3푼, 황백(黃柏) 2푼을 물 2잔, 술 1잔과 같이 달여서 먹는다. 〈東垣〉

※ 만금일취고(萬金一醉膏)

효능 : 유옹(乳癰)이 처음 생긴 데 특효가 있다.

처방 황과루(黃瓜蔞) 1개 거피연란(去皮硏爛) 감초(甘草) 5돈, 몰약(沒藥) 2돈반을 가루로 하여 좋은 술 2주발로 달여 1주발이 되거든 2번으로 나누어 복용하고, 중태일 때는 다시 복용하여 완치될 때까지 계속한다. 또는 당귀(當歸)•백지(白芷)•유향(乳香)을 더하는 것이 좋고, 독을 가라앉히려면 조각자(皀角刺)를 더한다. 〈直指〉

※ 과루산(瓜蔞散)

효능 : 유옹(乳癰)이 흩어지지 않는 증세는 빨리 흩어지게 하고 이미 흩어진 증세는 거두어 들인다.

처방 석고(石膏) 2돈, 청피(靑皮)•과루인(瓜蔞仁) 각 1돈, 몰약(沒藥)•감초절(甘草節)•당귀미(當歸尾)•조각자(皀角刺)•금은화(金銀花)•청귤엽(靑橘葉) 각 5푼, 술과 물 각 반으로 달여서 먹는다. 〈入門〉

※ 가미지패산(加味芷貝散)

효능 : 유옹(乳癰)의 단단한 종기로 통증이 생기는 증세를 치료한다.

처방 백지(白芷)•패모(貝母)•천화분(天花粉)•금은화(金銀花)•조각자(皀角刺)•천산갑토초(穿山甲土炒)•당귀미(當歸尾)•과루인(瓜蔞仁)•감초절(甘草節) 각 1돈, 술과 물 각 반으로 달여서 먹는다. 〈回春〉

※ 단삼고(丹蔘膏)

효능 : 유옹(乳癰)의 결핵(結核)으로 찌르는 듯이 아프고 흩어진 뒤에 거두어 들이지 못한 데 쓴다.

처방 단삼(丹蔘)•적작약(赤芍藥)•백지(白芷) 각 등분하여 썰어서 술에 담가 이틀밤을 재우고, 돼지기름 반 근을 넣어서 볶는데 백지(白芷)가 누르면 고약처럼 되니 찌꺼기는 버리고 황랍(黃蠟) 1냥을 넣어 흔든 다음 응고되거든 조금씩 고루 바른다. 〈入門〉

9. 유옹(乳癰)의 치법일 때

푸른 귤의 껍질로 궐음(厥陰)의 체한 증세를 소통하고 석고(石膏)로 양명열(陽明熱)을 맑게 하며, 생감초절(生甘草節)로 더럽고 탁한 피를 돌게 하고 과루자(瓜蔞子)로 종기를 없애며 독을 안내한다. 또는 몰약(沒藥)•청귤엽(靑橘葉)•조각자(皀角刺)•금은화(金銀花)•당귀두(當歸頭)를 더해서 혹은 탕(湯)과 혹은 산(散)에 마음대로 가감하며 술을 조금 써서 도운다. 만일 애화(艾火) 양삼장(兩三壯)으로 아픈곳을 뜸하면 그 효과가 더욱 빠르며 경솔하게 침이나 칼을 더하면 위험을 초래한다. 〈丹心〉

10. 결핵(結核)이 오래 되어 내암(妳巖)이 될 때

부인이 근심과 노여움으로 억눌려 답답해서 시일이 지

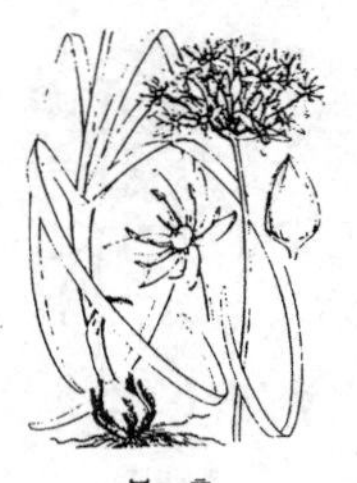
부 추

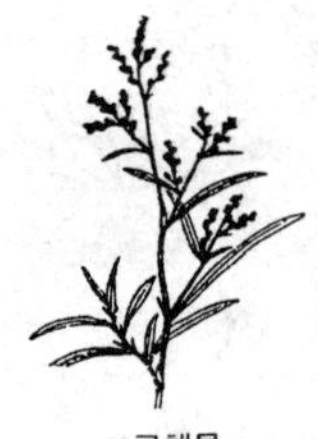
고채목

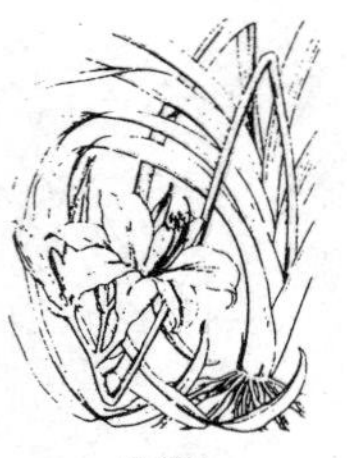
원추리

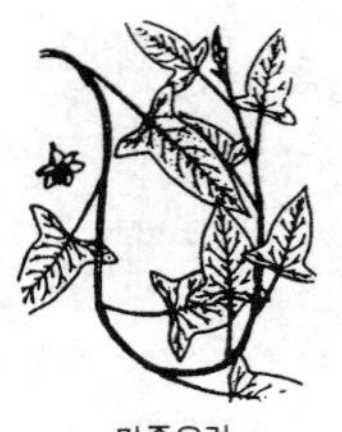
만주오리

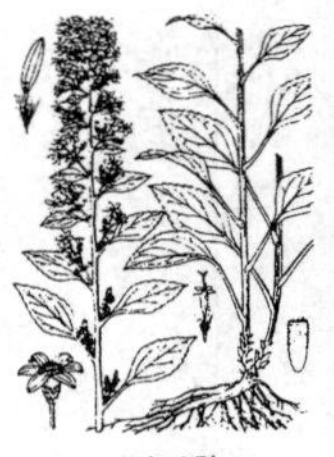
미역취

나면 지날수록 비기(脾氣)가 없어지고 간기(肝氣)가 횡역(橫逆)해서 결국은 은핵(隱核)이 되고 자라와 같아서 아프지도 않고 가렵지도 않다가 십 수년 후에는 마침내 창함(瘡陷)이 되니 이름을 내암(奶巖)이라 하는데, 부스럼의 모양이 감요(嵌凹)하여 암혈(岩穴)과 같은 증세를 뜻하는 것이니 난암(難巖)에 속한다. 만약 시작할 때 병의 근본 원인을 소석(消釋)하고 마음을 맑게 하며 신(神)을 편하게 해서 치료 방법을 베풀면 고칠 수가 있다. 〈丹心〉

부인이 근심 걱정을 쌓고 상하여 유방에 멍울이 맺혀 아프지도 않고 가렵지도 않다가 5~7년 뒤에 겉의 종기가 흑자색이고 안에서는 점점 썩어 문드러지는 증세를 유암(乳巖)이라고 하는데, 기혈(氣血)을 모조리 없애 죽음에 이르는 증세이니 급히 십육미류기음(十六味流氣飮)과 단자청피탕(單煮青皮湯)을 쓰고, 허약하면 단지 청간해울탕(淸肝解鬱湯)을 써서 청심정양(淸心靜養)하여 세월만 넘기는 수밖에 없다. 〈入門〉

내암(內巖)의 시초에는 소기(疎氣)•행혈(行血)할 약을 많이 먹어서 심신을 편하게 하면 나을 수 있다. 이 증세는 흔히 우울•적분(積忿)한 데서 일어나는 원인이니 중년 부인으로서 깨어져 흩어지지 않은 증세는 치료할 수 있고, 부스럼이 성한 증세는 치료할 수가 없다. 〈正傳〉

유방의 멍울에는 지패산(芷貝散)과 귤엽산(橘葉散)을 쓴다.

※ 십육미류기음(十六味流氣飮)

효능 : 내암(妳巖)을 치료한다.

처방 자소엽(紫蘇葉) 1돈반, 인삼(人蔘)•황기(黃芪)•당귀(當歸) 각 1돈, 천궁(川芎)•육계(肉桂)•후박(厚朴)•백지(白芷)•방풍(防風)•오약(烏藥)•빈랑(檳榔)•백작약(白芍藥)•기각(枳殼)•목향(木香)•감초 각 5푼, 길경(桔梗) 3푼에 청피(青皮) 1돈을 더해서 물에 달여 먹는다. 〈正傳〉

※ 단자청피탕(單煮青皮湯)

효능 : 부인의 모든 일이 뜻대로 안 되어서 우울증이 쌓여 유방에 멍울에 맺힌 증세를 치료한다.

처방 푸른 귤의 껍질 4돈을 1일 3회로 물에 달여 먹는다. 〈正傳〉

※ 청간해울탕(淸肝解鬱湯)

효능 : 간장(肝臟)의 울화 때문에 혈(血)을 상하고 유방에 멍울이 맺혀지는 증세를 치료한다. 대부분 간담(肝膽)이 온화하지 못한 증세에 같이 쓴다.

처방 당귀(當歸)•백출(白朮) 각 1돈, 패모(貝母)•적복령(赤茯苓)•백작약(白芍藥)•숙지황(熟地黃)•산치자(山梔子) 각 7푼, 인삼(人蔘)•시호(柴胡)•목단피(牧丹皮)•진피(陳皮)•천궁(川芎)•감초 각 5푼을 물로 달여 먹는다. 〈入門〉

※ 지패산(芷貝散)

효능 : 유방에 멍울이 맺는 증세를 치료한다.

처방 백지(白芷)•패모(貝母)를 등분해서 가루로 하여 매 1돈을 술에 섞어서 자주 먹는다. 멍울에는 이것을 주된 약으로 해서 궁(芎)•귀(歸)•승(升)•시(柴)를 더해서 쓴다. 〈入門〉

※ 귤엽산(橘葉散)

효능 : 유방의 멍울과 유옹(乳癰)이 되는 증세를 치료한다.

처방 조각자약초(皂角刺略炒) 1돈반, 과루인(瓜蔞仁) 1돈, 청피(青皮)•석고(石膏)•감초절(甘草節)•당귀두(當歸頭)•금은화(金銀花)•몰약(沒藥)•포공영(蒲公英) 각 5푼에 청귤엽(青橘葉) 한 줌을 가하여 술 1잔반으로 달여서 1잔이 되거든 식후와 잠자기 전에 먹는다. 〈正傳〉

또는 내암(妳巖)의 시초에는 총백(葱白) 1치와 반하(半夏) 큰 것 한 개를 찧어서 가시연밥 크기로 환을 하여 솜에 싸가지고 왼쪽 젖이 아프면 오른쪽 코를 막고, 오른쪽 젖이 아프면 왼쪽 코를 막으면 이틀이 지난 다음 자연히 없어진다. 〈入門〉

11. 연로한 여자의 유옹(乳癰)이 불치일 때

무릇 유옹(乳癰)의 멍울이 40세 이하는 치료할 수 있으나 50세가 넘으면 치료할 수 없다. 치료한다 해도 죽기가 쉽고 그냥 두면 세월만을 허비하게 되는 것이다. 〈正傳〉

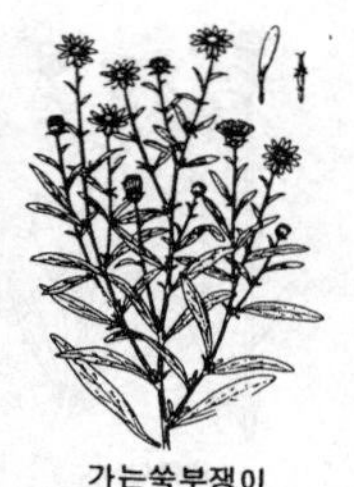
가는쑥부쟁이

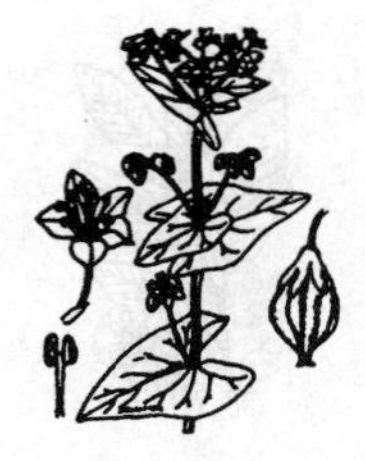
모밀

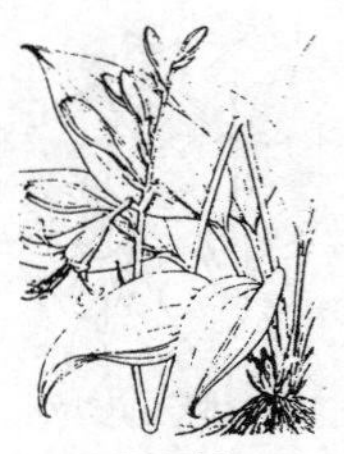
좀비비추

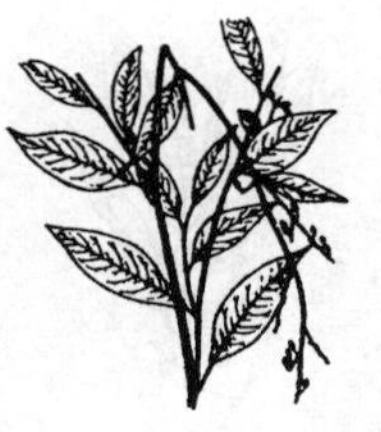
얇은잎개승애

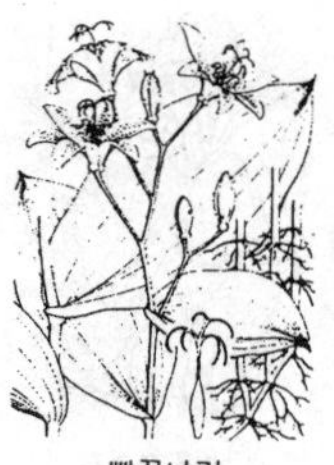
뻐꾹나리

천금(千金)에 말하기를, 여인의 유옹(乳癰)이 40세까지 이하는 치료하기가 어렵지 않으나 40세가 넘으면 치료하면 죽고 그냥 두면 천년을 마친다. 70세인 여인의 유옹(乳癰)에는 외과로 침(鍼)을 쓰는데 비록 잠깐 동안 나았다가 얼마 안 되어서 죽으니, 결과적으로 천금의 말함이 믿어지고 여러 번 그러한 환자의 죽는 경우를 보았다. 〈資生〉

12. 유두가 파열할 때

젖꼭지의 파열에는 가을이 지난 뒤의 냉로가자화(冷露茄子花) 벌어진 것을 그늘에 말려 태워서 가루로 하여 물에 타 먹고, 가을이 되기 전의 것도 역시 쓸 수 있다. 〈得効〉

젖꼭지의 파열과 또는 젖을 빨아 피가 말라서 저절로 파열하고 통증이 많은 증세는 정향(丁香)을 가루로 하여 붙이고, 아픈 곳이 마르면 침에 개어서 붙인다. 〈正傳〉

젖꼭지가 파열되어도 낫는 경우가 있으니 반드시 많이 보해야 한다. 인삼・백출(白朮)・황기(黃芪)・당귀(當歸)・천궁(川芎)・연교(連翹)・백작약(白芍藥)・감초 각 1돈을 물에 달여 먹는다. 〈丹心〉

13. 유현증(乳懸症)일 때

산후에 엉긴 피가 위를 쳐서 양쪽 젖이 길게 늘어나고 매우 작고 가늘게 늘어지며 소복(小腹)이 아파서 못 견디는 증세를 유현증(乳懸症)이라고 하는데 위급한 것이다. 천궁(川芎)・당귀(當歸) 각 1근을 진하게 달여서 자주 더웁게 먹고, 다시 2근을 태워서 환자의 얼굴 밑에 놓고 환자에게 몸을 굽히도록 하여 머리를 숙여서 입과 코와 아픈 젖에 더운 기운을 계속 쐬게 하고, 회복이 잘 안 되면 여성고(如聖膏)를 이마 위에 붙인다. 〈入門〉

14. 남녀의 유질(乳疾)이 서로 다를 때

남자의 유질(乳疾)이 부인의 유질(乳疾)과 같지 않은 것은 여자는 간위(肝胃)를 상하게 하고, 남자는 간신(肝腎)을 상하게 하기 때문이다. 대부분 노화(怒火)와 방로(房勞)가 지나쳐서 간(肝)이 마르고 신(腎)이 허약하면 멍울이 맺혀서 붓고 아프게 되니 십육미류기음(十六味流氣飮)과 청간해울탕(淸肝解鬱湯)을 쓴다. 〈入門〉

단방(單方) (20종)

※ 석고(石膏)

젖을 내리게 하니 2냥을 물에 달여 1일 3번을 먹는다. 〈本草〉

유옹(乳癰)의 시초에는 불에 태워서 가루로 하여 3돈을 더운 술에 타서 먹는다. 〈直指〉

※ 산약(山藥)

날것을 찧어 취유(吹乳)의 종기로 아픈 곳에 붙이면 바로 없어지니 바로 떼어 버려야 한다. 살이 썩어 문드러질 염려가 있다. 〈醫鑑〉

※ 익모초(益母草)

투유(妬乳)의 종기가 성해지는 데는 날것을 찧어서 붙이면 바로 차도가 있다. 마른 것이면 가루로 하여 물에 섞어 붙인다. 〈本草〉

※ 포황초(蒲黃草)

투유(妬乳)와 유옹(乳癰)의 종통(腫痛)을 치료하니 뿌리 날것을 찧어서 붙이고, 하루 두 번씩 먹어도 좋으며 잎을 달여 먹어도 좋다. 〈本草〉

※ 맥문동(麥門冬)

젖을 나게 하니 거심(去心)하고 가루로 하여 2돈을 주마서각(酒磨犀角) 1돈과 같이 섞어 먹으면 불과 2번 정도에 내린다. 〈得効〉

※ 황과루(黃瓜蔞)

유옹(乳癰)의 종통(腫痛)에는 1~2개를 껍질과 씨를 같이한 채로 썰고 빻아서 좋은 술 2되에 달여 1되가 되거든 수시로 따뜻하게 복용하고, 다시 달여서 먹는다. 뿌리가 또한 효력이 있으니 가루로 하여 1돈을 물에 달여 먹는다. 〈本草〉

※ 통초(通草)

젖을 나게 하니 1냥을 썰어서 물로 달여 먹는다. 〈本草〉

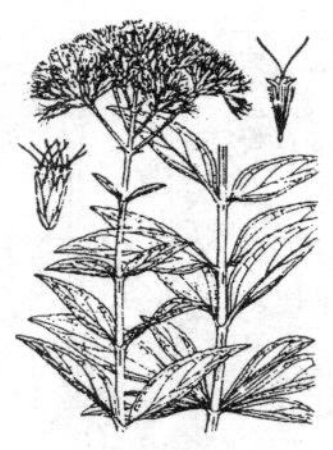
골등골나물

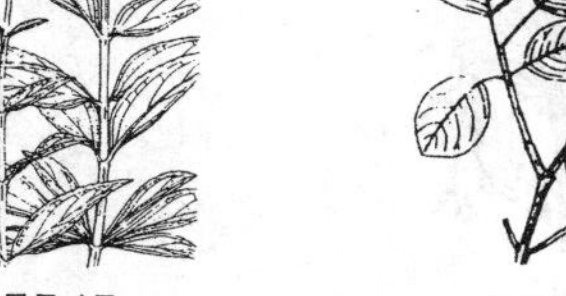
섬회잎

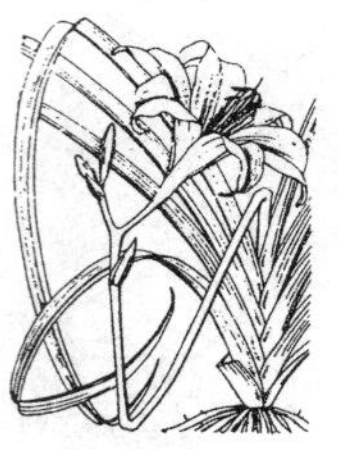
골잎원추리

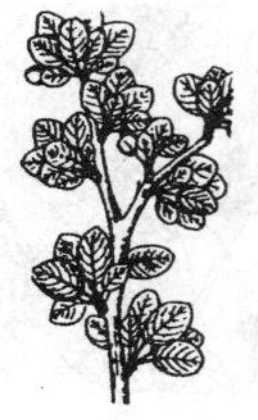
솜갈매

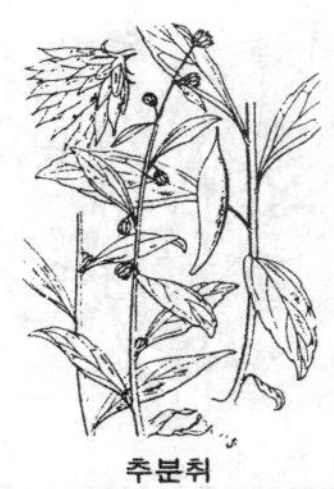
추분취

※ 왕과근(王瓜根)

젖을 나게 하니 가루로 하여 1돈을 1일 3회로 술에 타서 먹는다. 〈本草〉

※ 포공영(蒲公英)

투유(妬乳)와 유옹(乳癰)의 종통(腫痛)을 치료하니 찧어서 인동등(忍冬藤)과 같이 달여 술을 조금 넣고 마시면 곧 졸리운데 이것이 효험이 되는 것이다. 자고 나면 바로 효과가 있다. 〈丹心〉

또 물에 달여 즙을 마시고, 찧어서 아픈 곳에 붙이면 바로 없어진다. 〈入門〉

※ 청상엽(青桑葉)

유경작통(乳硬作痛)에는 연한 잎을 날것으로 찧어서 미음에 섞어 아픈 곳에 붙인다. 〈得効〉

※ 청피(青皮)

젖을 빨면 가렵지도 아프지도 않고 돌처럼 부어 단단한 데는 볶아서 가루로 하여 2돈을 술에 타 먹으면 특히 효과가 있다. 〈本草〉

※ 적소두(赤小豆)

젖을 내리게 하니 달여서 즙을 마시면 바로 내린다. 〈本草〉

투유(妬乳)와 유옹(乳癰)에는 진하게 갈아 술에 타서 찌꺼기는 거두고 따뜻하게 복용하고, 찌꺼기는 아픈 곳에 붙이면 바로 효과가 있다. 〈得効〉)

※ 만청(蔓菁)

유옹(乳癰)이 아프고 한열(寒熱)이 서로 이루어지는 데는 뿌리와 잎을 씻어서 소금을 조금 넣고 찧어서 붙이며, 열이 있으면 다시 바꾸는데 3~5번 정도 바꿔 붙이면 바로 차도가 있다. 〈本草〉

※ 방해(膀蟹) = 게

취유(吹乳)에 특히 효과가 크다. 발은 떼어 버리고 태워서 가루로 하여 매 2돈을 누른 술에 타서 내린다. 〈醫鑑〉

※ 지주(蜘蛛)

취유(吹乳) 및 유옹(乳癰)에는 지주(蜘蛛) 3마리, 붉은 대추 씨를 것 3개로써 대추 속에다 거미를 넣어 볶아서 씹고 소주로 내려 보내면 바로 효과가 있다. 〈醫鑑〉

※ 녹각(鹿角)

투유(妬乳)를 치료하니, 돌 위에다 갈아서 즙을 바르고, 마르면 다시 바른 뒤에 젖속의 누른 물을 빨아내면 바로 없어진다. 〈本草〉

※ 우비(牛鼻)

젖이 나지 않는 증세를 치료하니 국을 끓여 공복에 먹으면 2~3일 만에 즙이 한없이 흐른다. 〈本草〉

※ 저사제(猪四蹄)

부인의 유맥(乳脈)을 잘 움직이게 한다. 〈本草〉

산부의 기혈(氣血)이 허약하여 젖이 없는 데는 돼지 발굽 4쌍과 통초(通草) 4냥, 물 1말을 같이 달여서 4~5되쯤 되거든 계속 마시고, 마신 뒤에 빗 등으로 젖 위를 문지르면 바로 효과가 있다. 〈丹心〉

※ 야저지(野猪脂)

젖이 나지 않는 데는 기름을 한 숟갈 떠서 더운 술 1잔에 타가지고 1일 3번 먹으면 젖이 바로 나고, 또 양도 많으니 다섯 아이를 먹일 수 있다. 〈本草〉

※ 묘아모(猫兒毛)

유로(乳勞) 때문에 옹(癰)이 문드러지고 속이 드러난 데는 배 밑의 털을 태워서 가루로 하여 가루를 조금 넣고 맑은 기름에 개어서 바른다. 〈入門〉

※ 침구법(鍼灸法)

투유(妬乳)에는 태연(太淵)혈을 택한다. 유옹(乳癰)에는 응창(膺窓)·유중(乳中)·거허(巨虛)·하렴(下廉)·대충(大衝)·복류(腹溜)혈을 택한다. 유옹(乳癰)에 모든 약이 통증을 멎게 하지 못하는 데는 족삼리혈(足三里穴)에 침을 5푼 정도 넣으면 바로 멎게 된다. 〈綱目〉

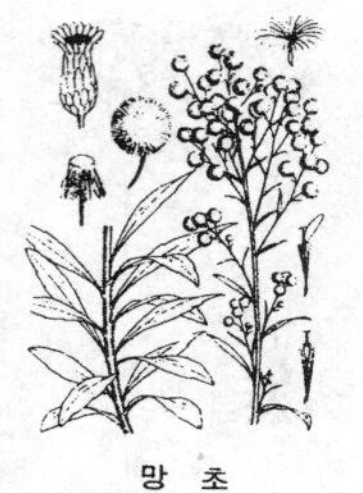
망 초

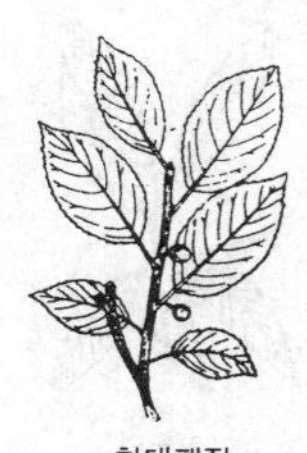
청대팻집

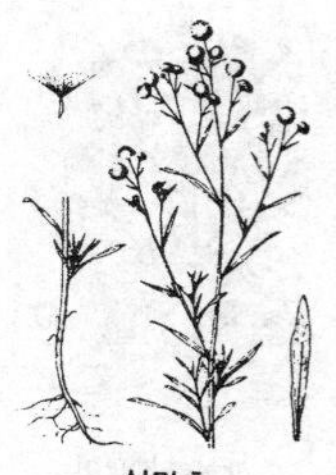
실망초

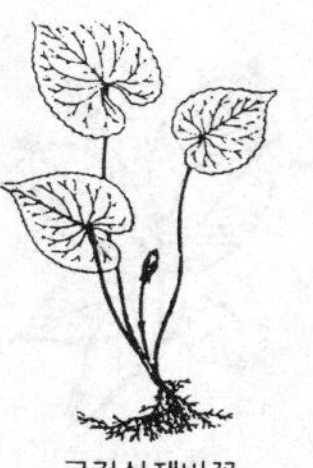
금강산제비꽃

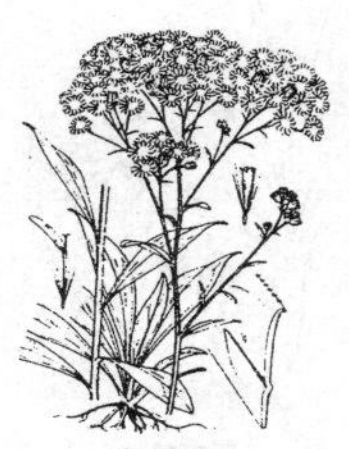
옹굿나물

十三. 복(腹)

1. 배의 둘레의 크기

갈우(髑骬: 심폐골) 밑으로 천추(天樞)에 닿기까지 길이가 8치이니, 천추(天樞) 2혈(二穴)이 배꼽의 양방(兩傍) 각 2치에 해당된다. 천추(天樞) 밑으로 횡골(橫骨)에 닿기까지 길이가 6치반이고, 횡골(橫骨)의 길이가 6치반이다. 〈靈樞〉

2. 대복(大腹)•소복(小腹)일 때

배꼽의 그 위를 대복(大腹)이라 하고, 배꼽의 그 아래를 소복(小腹)이라 한다. 소복(小腹)은 배꼽 양곁의 교골(髎骨) 안을 말한다. 〈內經註〉

비위(脾胃)가 중주(中州)를 주로 관리하니 대복(大腹)과 소복(小腹)이 그의 징후이다. 〈類聚〉

3. 복통을 구별할 때

대복(大腹)은 태음(太陰)에, 제복(臍腹)은 소음(小陰)에, 소복(小腹)은 궐음(厥陰)에 속한다. 〈入門〉

복통에는 구분이 있는데 중완(中脘)의 통증은 태음(太陰)이니 이중탕(理中湯)•가미소건중탕(加味小建中湯)•초두구환(草豆蔻丸)을 주로 쓰고, 제복통(臍服痛)은 소음(少陰)이니 사역탕(四逆湯)과 강부탕(薑附湯) 또는 오적산(五積散)에 오수유(吳茱萸)를 가해 쓰고, 소복통(小腹痛)은 궐음(厥陰)이니 당귀사역탕(當歸四逆湯)에 오수유(吳茱萸)를 가해 쓴다. 〈東垣〉

대복통(大腹痛)은 먹은 것이 쌓이고 외사(外邪)가 많으며, 제복통(臍腹痛)은 적열(積熱)과 담화(痰火)가 많고, 소복통(小腹痛)은 피가 엉기고 담(痰)과 소변의 삽증(澁症)이다. 〈入門〉

심하(心下)에서 소복(小腹)에 닿기까지 모두 굳어지고 아픈 것은 이것이 사실(邪實)인 증세이니 대함흉탕(大陷胸湯)으로 내린다. 소복(小腹)이 굳어지고 아픈 것은 소변이 이로우면 축혈증(畜血症)이고, 이롭지 못하면 요삽증(尿澁症)이다. 〈正傳〉

4. 맥법(脈法)일 때

척맥(尺脈)이 당기면 배가 아프다. 〈醫鑑〉

맥(脈)이 가늘고 긴급하면 뱃속이 찌를 듯이 아프고 음현(陰弦)하면 배가 아프고 급히 당기면 소복이 아프며, 척맥(尺脈)이 급하면 배꼽 밑이 아프고 척맥이 숨거나 실(實)하면 소복(小腹)이 아프다. 〈脈經〉

심복통(心腹痛)에 숨을 쉬지 못하고 맥(脈)이 가늘면서 더딘 증세는 살고, 크고 빠른 증세는 죽는다. 배가 아픈데 맥(脈)이 오히려 크게 들뜨고 길면 죽는다. 〈脈經〉

심복통(心腹痛)에 맥이 가늘게 잠긴 증세는 좋고, 크게 부풀고 길게 당기는 증세는 죽는다. 〈脈經〉

5. 복통에 6종이 있을 때

한(寒)•열(熱)•사혈(死血)•식적(食積)•담음(痰飮)•충(虫) 등 6종의 복통이 있다. 기혈(氣血)•담수(痰水)•식적(食積)•풍랭(風冷)의 모든 증세의 통증은 언제나 모여 있어서 흩어지지 않고, 오직 벌레로 아픈 것만은 그쳤다 일어났다 해서 거래가 정해지지 않고, 또 맑은 물을 구토하는 것이 그 징험이다. 〈直指〉

◎ **한복통(寒腹痛)**

한기(寒氣)가 맥(脈)의 밖에 머무르면 맥(脈)이 차고, 맥(脈)이 차면 오므라지고 오므라지면 맥(脈)이 급히 굽히고, 급히 굽히면 밖으로 작게 맺혀진 것을 끌어당기기 때문에 갑자기 아프고 겸해서 한(寒)에 걸리면 통증이 계속되는 증세이다. 〈內經〉

한기(寒氣)가 배유(背兪)에 머무르면 그 유(兪)가 심(心)에 흘러가기 때문에 서로 끌어당겨서 아픈 것이다. 〈內經〉

한기(寒氣)가 궐음(厥陰)의 맥(脈)에 머무르면 피가 삽(澁)하고 맥(脈)이 급하기 때문에 협근(脇肋)이 소복(小腹)과 함께 당기고 아프다. 〈內經〉

한기(寒氣)가 오장(五臟)에 머무르기 때문에 위로 올라가서 새면 음기(陰氣)가 마르고 양기(陽氣)가 들어가지 못하며, 갑자기 아파서 사람을 알아보지 못하고 죽을 듯이 아프다가 기(氣)가 다시 돌아오면 산다. 〈內經〉

계속해서 면면히 아프고 더하고 덜함이 없는 증세는 한통(寒痛)이다. 〈丹心〉

한통(寒痛)에는 후박온중탕(厚朴温中湯)•계향산(桂香散)•온위탕(温胃湯)•침향마비산(沈香磨脾散)•주자당귀환(酒煮當歸丸)•대구도제고(代灸塗臍膏)•옥포두법(玉抱肚法) 등을 쓴다. 모한(冒寒)졸통(卒痛)에는 오적산(五積散)에 오수유(吳茱萸)•총백(葱白)을 더해서

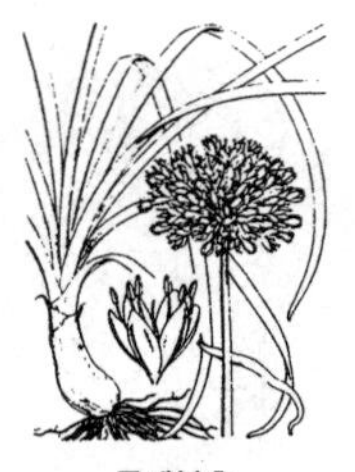
두메부추

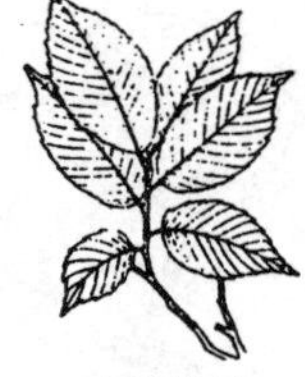
둥근잎느티

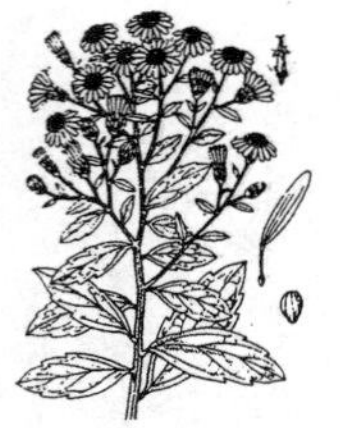
까실쑥부쟁이

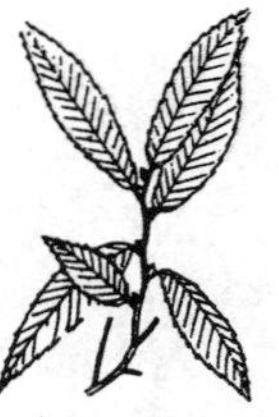
긴잎느티

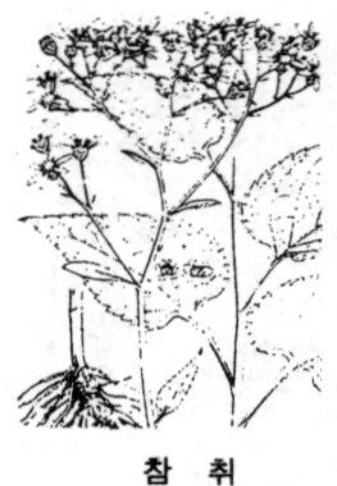
참 취

쓴다. 〈入門〉

※ 후박온중탕(厚朴溫中湯)

효능 : 객한(客寒)이 위(胃)를 침입해서 심복(心腹)이 허랭(虛冷)하며 부풀고 아픈 데 쓴다.

처방 건강포(乾薑炮) 2돈, 후박(厚朴) • 진피(陳皮) 각 1돈반, 적복령(赤茯苓) • 초두구외(草豆蔻煨) 각 7푼, 목향(木香) • 감초구(甘草炙) 각 5푼, 생강 3쪽과 대추 2개를 넣어 물로 달여 먹는다. 무화(戊火)가 이미 쇠해서• 움직이지 못하고 또 겸하여 객한(客寒)이 모여서 많이 아픈 증세는 신열(辛熱)로 흩고, 쓴것과 단것으로 도우면 기(氣)가 더워지고 위(胃)가 온화하여 통증이 자연히 그친다. 〈東垣〉

※ 계향산(桂香散)

효능 : 비장(脾臟)이 오래도록 냉하여 배가 아픈 데 쓴다.

처방 초두구외(草豆蔻煨) • 양강초(良薑炒) • 백출(白朮) • 축사(縮砂) • 감초구(甘草炙) • 생강외절(生薑煨切) • 후박강제(厚朴薑製) • 대조육(大棗肉) 각 1냥, 청피초(青皮炒) • 가자육(訶子肉) 각 5돈, 육계(肉桂) 2돈반, 물 1주발에 같이 삶아서 말리고 모아 가지고 가루로하여 매 2돈을 끓는 물에 소금을 조금 넣어 공복에 같이 먹는다. 배가 아플 때 약을 얻기가 제일 힘든데 이것은 특별히 아픔을 그치게 하는 데 주력했으니 그 이치를 알 수 없다. 〈得効〉

※ 침향마비산(沈香磨脾散)

효능 : 비위(脾胃)가 허한(虛寒)하고 뱃속이 부풀어서 아픈 데 쓴다.

처방 곽향(藿香) 1돈, 정향(丁香) • 백단(白檀) • 목향(木香) • 백두구(白豆蔻) • 축사(縮砂) • 반하국(半夏麴) • 날계(辣桂) • 오약(烏藥) 각 7푼, 감초구(甘草炙) 5푼, 인삼(人蔘) • 침향(沈香) 각 3푼에 생강 3편 대추 2개를 넣어 물로 달여 먹는다. 〈直指〉

※ 옥포두법(玉抱肚法)

효능 : 심복(心腹)이 냉통(冷痛)한 데 쓴다.

처방 침사(鍼砂) 4냥을 볶아서 연기가 나면 백반(白礬) 5돈, 망사(硇砂) • 분상(粉霜) 각 반 돈을 물에 주물러서 조금 촉촉하게 하여 창호지로 싸서 품속에 넣었다가 열이 생기거든 배꼽 속이나 기해관원(氣海關元)혈에 옮겨 붙이고 원기를 크게 보하면 찬 곳에 있어도 또한 땀이 나고 바로 차도가 있다. 이 약은 마르면 더웁지 않는 것이니 다시 맑은 물로 반죽하고 열을 나게 해서 10여 번을 쓰는 것인데, 만일 약의 효력이 다 되면 햇빛에 말려 다시 반말(礬末)을 넣으면 된다. 또는 단지 침사(鍼砂) • 백반(白礬)만 써도 효과가 있다. 〈資生〉

◎ 열복통(熱腹痛)

열기가 소장(小腸)에 머물고 소장(小腸)의 속이 아프며 열이 있고 마르면, 단단하고 건조해서 견디지 못하기 때문에 아프고 막혀서 통하지 않는 것이다. 〈內經〉

아팠다 그쳤다 하는 증세는 열로 인한 것이다. 〈丹心〉

뱃속에 늘 열이 있는 증세를 깨닫고 심하게 아프다가 급히 그치는 증세는 열이 쌓여서 생기는 증세이니 조위승기탕(調胃承氣湯)으로 내린다. 〈正傳〉

열이 쌓여서 배가 아프다가 곧 그치고 아픈 곳이 또한 열이 있어 손을 가까이 못 대며, 변이 닫히고 냉(冷)을 즐겨 하는 데는 조위승기탕(調胃承氣湯)과 사순청량음(四順淸涼飮)을 쓴다. 〈入門〉

열통(熱痛)에는 황금작약탕(黃芩芍藥湯)을 쓴다.

◎ 사혈복통(死血腹痛)

피가 엉겨서 배가 아픈 것은 항시 그 자리에 있으니 혹 타박상을 입은 것이나 부인의 경사(經事)가 올 때나 산후에 나쁜 것이 모여 모두 내리지 않아서 응결한 데는 사물탕(四物湯)에 지황(地黃)을 빼고 도인(桃仁) • 대황(大黃) • 홍화(紅花)를 더해서 쓴다. 〈入門〉

통증이 항시 그 자리에 있어서 옮기지 않는 증세는 죽은 피가 있다. 〈丹心〉

타박상으로 인하여 배가 아픈 증세는 어혈통(瘀血痛)이니 도인승기탕(桃仁承氣湯)에 당귀(當歸) • 소목(蘇木) • 홍화(紅花)를 사내아이의 오줌에 넣어 술로 달여 먹고서 내린다. 〈丹心〉

혈통(血痛)에는 실소산(失笑散) • 소어음(消瘀飮) • 만령산(萬靈散)을 쓴다.

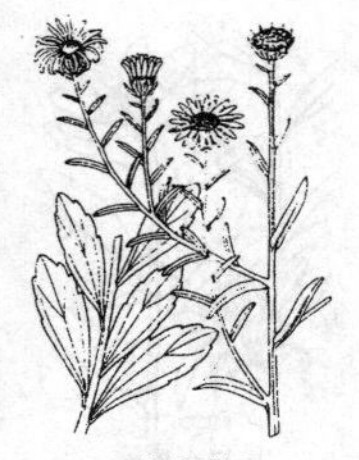
갯쑥부쟁이

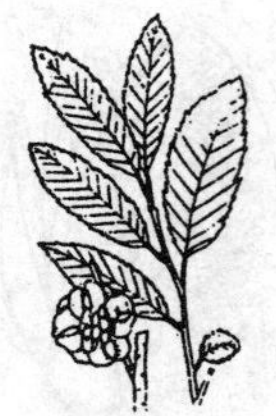
비술나무

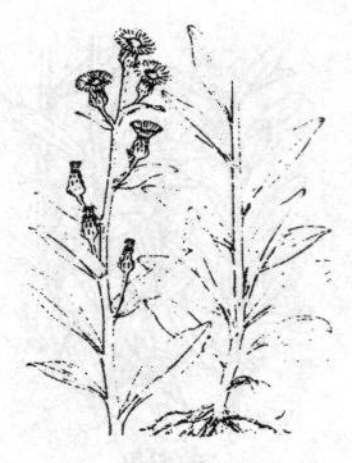
민망초

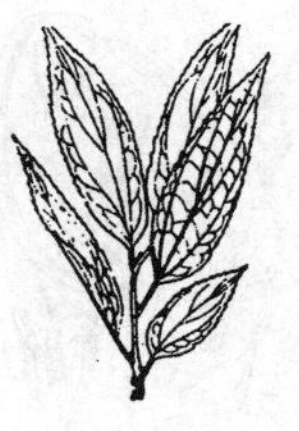
긴잎풍게

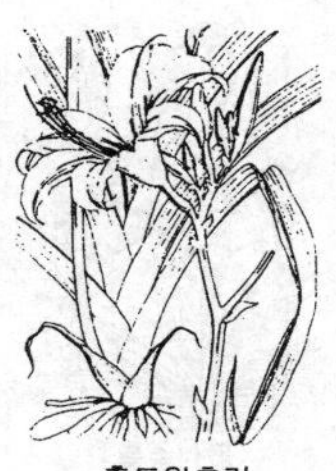
홍도원추리

❋ 소어음(消瘀飮)

효능 : 어혈복통(瘀血腹痛)에 쓴다.

처방 당귀(當歸) • 적작약(赤芍藥) • 생건지황(生乾地黃) • 도인(桃仁) • 홍화(紅花) • 소목(蘇木) • 대황(大黃) 각 1돈, 감초(甘草) 5푼을 물로 달여 찌꺼기는 버리고 망초(芒硝)를 넣어 1돈씩 따뜻하게 먹는다. 〈醫鑑〉

❋ 만령산(萬靈散)

효능 : 부인의 소복통(小腹痛)과 소변임삽(小便淋澁)은 혈(血)과 기(氣)와 열(熱)을 겸한 증세이고, 또는 대 • 소산후에 유경패혈(遺經敗血)의 까닭인 것이다.

처방 당귀(當歸) 1냥, 건지황(乾地黃) 6돈, 계심(桂心) • 봉출(蓬朮) 각 5돈, 목향(木香) 3돈을 가루로 하여 매 2돈을 공복에 더운 술로 먹는다. 〈類聚〉

◎ **식적복통(食積腹痛)**

맥(脈)이 당기는 증세는 먹은 것이 쌓여서 아픈 것이니 더웁게 흩어야 한다. 〈丹心〉

통증이 위에 있는 증세는 식(食)에 많이 속하는데, 먹은 것이 쌓이는 것도 통증이 일어나는 증세이니 더웁게 흩어야 하며 건강초(乾薑炒) • 창출(蒼朮) • 천궁(川芎) • 백지(白芷) • 향부(香附) • 강즙(薑汁)의 종류를 쓸 것이고, 경솔하게 엄준하고 이로운 약을 써서 억지로 내리지는 말 것이다. 대개 음식이 차게 되면 엉기고 열을 얻으면 변하니 다시 행기(行氣)나 쾌기약(快氣藥)을 써서 도우면 낫는다. 〈丹心〉

통증이 심할 때에 대변을 누고 싶어서 설사를 하면 통증이 덜하는 증세는 식적(食積)이다. 〈丹心〉

식적통(食積痛)은 평위산(平胃散)에 산사(山査) • 신국(神麴) • 맥아(麥芽) • 축사(縮砂) • 청피(靑皮)를 더해서 쓰고 또는 가미이진탕(加味二陳湯)으로 조양(調養)하며, 목향빈랑환(木香檳榔丸)이나 이기환(利氣丸)으로 내린다. 〈入門〉

음식물이 심흉을 막아서 통증이 되는 증세는 토해야 하니 과체산(瓜滯散)과 강염탕(薑鹽湯)을 쓴다. 〈入門〉

음식물이 쌓여서 배가 아플 때는 정향비적환(丁香脾積丸)을 쓴다. 〈丹心〉

❋ 목향빈랑환(木香檳榔丸)

효능 : 음식물이 쌓여서 기(氣)가 체하고 배가 아픈 데 쓴다.

처방 맥아(麥芽) 7돈, 기실(枳實) 6돈, 백출(白朮) • 청피(靑皮) • 진피(陳皮) 각 5돈, 후박(厚朴) 4돈, 목향(木香) • 빈랑(檳榔) 각 3돈을 가루로 하고 떡처럼 쪄서 오동열매 크기의 환을 만들어 더운물로 50~70알을 삼켜 내린다. 〈正傳〉

❋ 이기환(利氣丸)

효능 : 식적(食積)과 주독(酒毒) 및 모든 기체(氣滯)와 대소변의 비삽(秘澁)을 치료한다.

처방 대황생(大黃生) • 흑견우두말(黑牽牛頭末) 각 2냥, 향부자초(香附子炒) 1냥 3돈, 황백(黃柏) 1냥, 목향(木香) • 빈랑(檳榔) • 기각(枳殼) • 청피(靑皮) • 봉출(蓬朮) • 황련(黃連) 각 3돈을 가루로 하여 물로 오동 열매 크기의 환을 해서 담강탕(淡薑湯)으로 100알을 삼켜 내린다. 〈醫鑑〉

❋ 정향비적환(丁香脾積丸)

효능 : 식적(食積) • 기체(氣滯) • 흉만(胸滿) • 복통에 쓴다.

처방 삼릉(三稜) • 봉출(蓬朮) 각 7돈, 청피(靑皮) 3돈 반, 양강초자(良薑醋煮) • 정향(丁香) • 목향(木香) • 파두상(巴豆霜) 각 1돈7푼, 조협(皀莢) 1쪽, 소회(燒灰) • 백초상(百草霜) 1수저를 가루로 하고 풀로 삼씨 크기의 환을 하여 끓인 물에 20~30알을 삼켜 내린다. 〈東垣〉

◎ **담음복통(痰飮腹痛)**

대개 배는 아픈데 맥(脈)이 윤활한 증세는 담(痰)이니 도담해울(導痰解鬱)해야 한다. 〈丹心〉

청담(靑痰)이 복통을 많이 일으키니, 천궁(川芎) • 창출(蒼朮) • 향부(香附) • 백지(白芷)를 가루로 하고 생강즙에 같이 끓여서 먹는다. 〈丹心〉

담통(痰痛)은 반드시 소변이 이롭지 못하고, 또 아프면 소변이 이롭지 못한 증세가 담(痰)이다. 〈丹心〉

습담(濕痰)이 기도(氣道)에 막혀서 아픔이 되는 증세

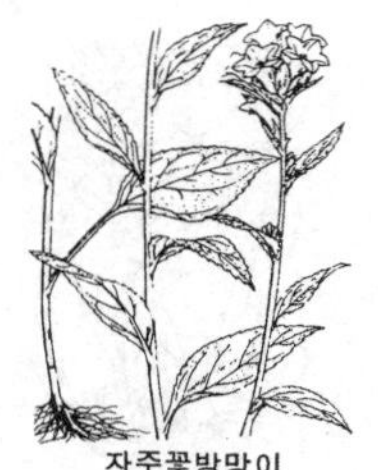
자주꽃방망이

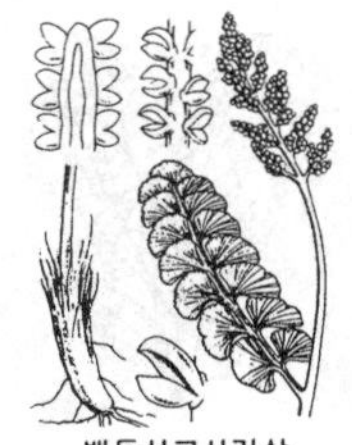
백두산고사리삼

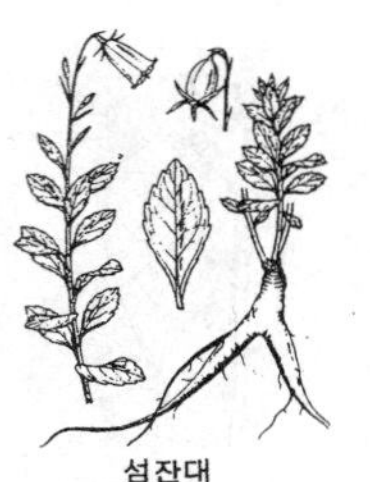
섬잔대

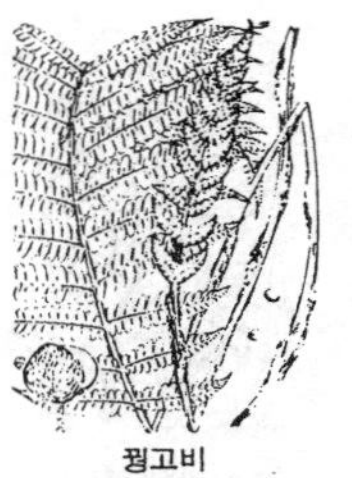
꿩고비

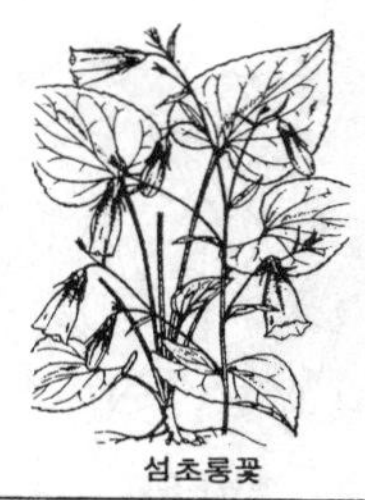
섬초롱꽃

는 궁출산(芎朮散)을 쓰고, 청담(淸痰)이 아픔이 되어 흉복(胸腹)에 소리가 있는 증세는 공연단(控涎丹)을 쓴다.

어떤 사람이 담(痰)이 어째서 아픔이 되는가 하고 물었는데, 그것은 기(氣)가 답답하면 담(痰)이 모이고 담(痰)이 모이면 기도에 지장을 주어서 돌지를 못하기 때문에 아픔이 되는 증세이니 궁하탕(芎夏湯)과 사합탕(四合湯)을 쓴다고 하였다.

※ 궁출산(芎朮散)

효능 : 담이 쌓여 배가 아픈 데를 치료한다.

처방 천궁(川芎)•창출(蒼朮)•향부(香附)•백지(白芷) 각 등분해서 가루로 하여 생강즙에 목향(木香)을 갈아 끓는 물에 섞어서 2돈씩 고루 내린다. 〈入門〉

※ 사합탕(四合湯)

효능 : 담적(痰積)•기체(氣滯)•복통에 쓴다.

처방 진피(陳皮)•반하(半夏) 각 1돈반, 후박(厚朴)•기각(枳殼)•적복령(赤茯苓)•자소엽(紫蘇葉)•향부자(香附子)•울금(鬱金) 각 7푼, 감초(甘草) 5푼, 생강 5쪽을 넣어 물로 달여 먹는다. 〈醫鑑〉

◎ **충복통(虫腹痛)**

충문(虫門)에 상세하게 설명이 되어 있다.

6. 복통(腹痛)의 허실(虛實)일 때

배가 아플 때 누르면 더 아픈 것은 실(實)한 증세이고, 눌러도 더 아프지 않은 것은 허한 증세이다. 〈醫鑑〉

배가 아플 때 만지면 더 아프고 거듭 누르면 도리어 아프지 않은 것은 기통(氣痛)에 속하는 증세이니, 즉 허한증(虛寒症)이다. 거듭 누르면 더욱더 아프고 단단한 것은 쌓인 것이 있는 증세이다. 〈資生〉

배가 아픈데 쌓인 것이 있는 증세는 누르면 아픔이 더욱 심하고, 쌓인 것이 없는 증세는 만져도 아프지 않다. 〈易老〉

대개 배가 아플 때 대변이 이로운데 손으로 눌러서 아프지 않은 것은 허(虛)와 한(寒)의 증세이니 가미소건중탕(加味小建中湯)•가미이중탕(加味理中湯)의 종류를 쓰고, 또는 대변이 굳게 뭉치거나 손으로 눌러서 아픔이 심하여 견디지 못하는 증세는 실(實)이 되고 열이 되는 것이니 대시호탕(大柴胡湯)과 조위승기탕(調胃承氣湯)의 종류를 쓴다. 〈入門〉

신(腎)이 허하면 가슴속이 아프고 대복(大腹)과 소복(小腹)이 아프며 청궐(淸厥)하여 마음이 즐겁지 못하다. 〈內經〉

한기(寒氣)가 경맥(經脈) 가운데 들어가서 경기(炅氣)와 함께 서로 싸우면 맥(脈)이 가득하고 아파서 살펴보지 못한다.

한기(寒氣)가 협척(俠脊)의 맥(脈)에 들어가면 깊이 살핀다 해도 미치지 못하기 때문에 맥을 살펴도 이익이 없다. 〈內經〉

맥(脈)이 장실(壯實)한 증세와 또는 처음 복통이 일어난 증세는 내려야 하니 비급환(備急丸)의 종류를 쓰고, 허약과 오래 된 병은 온화하게 해야 하니 건중탕(建中湯)의 종류를 쓴다. 〈入門〉

7. 적랭복통(積冷腹痛)일 때

어떤 농부가 술이 많이 취하여 길에서 잤더니 날이 새면서부터 비(脾)가 아프고 찌르는 것 같은데 모든 약이 효력이 없고, 2~3년을 지났는데 한 도인(道人)을 만나 추도산(抽刀散)의 만들어진 약을 얻어 더운 술에 먹었더니 2첩에 완전히 나았으므로 풍로(風露)의 사(邪)가 위(胃)에 들어간 것을 알았다. 양강(良薑)과 창포(菖蒲)가 사(邪)를 흩고 반묘(斑猫)가 기(氣)를 빌어서 풍로(風露)의 사(邪)를 거두어 버리기 때문에 이와 같은 효험이 있는 것이다.

※ 화제추도산(和劑抽刀散)

효능 : 적랭복통(積冷腹痛)에 쓴다

처방 백강(白薑) 5냥과 파두육(巴豆肉) 2푼반을 같이 검게 볶아서 파두(巴豆)는 버리고, 양강(良薑) 5냥과 반묘(斑猫) 25개를 다시 넣어 검게 볶아서 반묘(斑猫)를 버린 후 석창포(石菖蒲) 5냥, 나미(糯米) 6냥을 누렇게 볶아서 가루로 하여 매 2돈을 더운 술에 고루 내린다.

8. 복통과 구설(嘔泄)일 때

한기(寒氣)가 장(腸)•위(胃)로 들어와 궐역(厥逆)이 위로 오르기 때문에 아프고 구토를 하는 것이다. 〈內經〉

한기(寒氣)가 소장(小腸)에 들어가면 소장(小腸)이 취

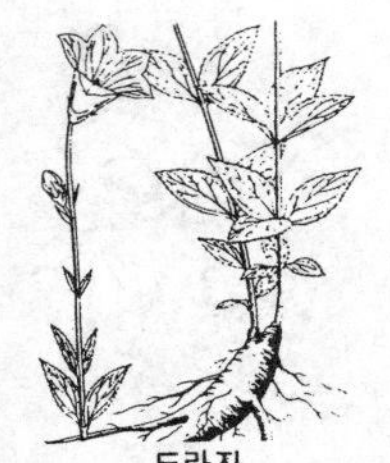
도라지

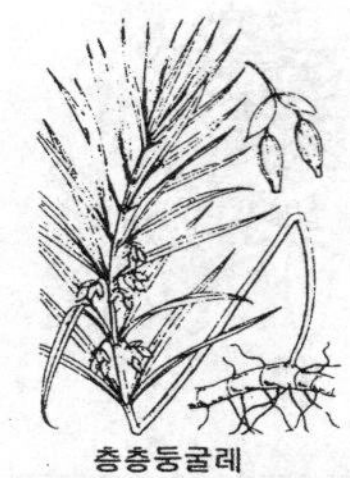
층층둥굴레

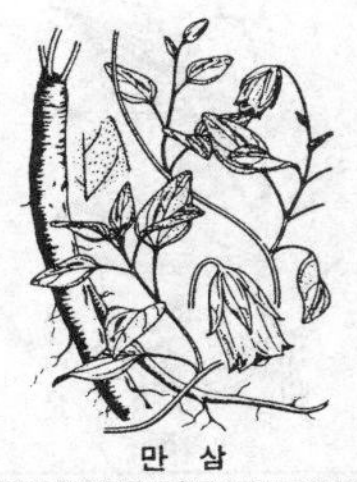
만 삼

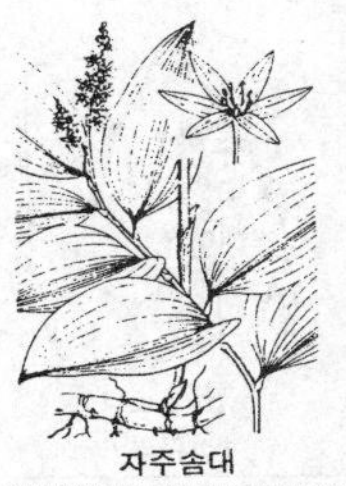
자주솜대

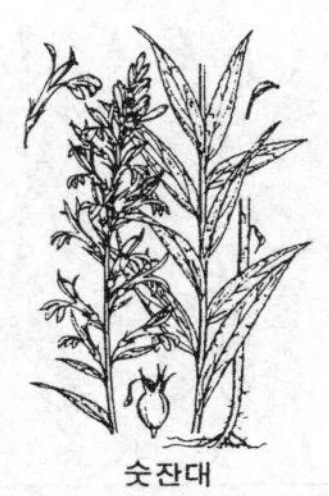
숫잔대

회(聚會)하지 못하기 때문에 설사를 하고 배가 아픈 것이다. 〈內經〉

태음(太陰)이 소음(少陰)에 전하여 복통이 심한 증세는 변하여 설사가 그치지 않는다. 〈東垣〉

복통으로 토하고 대변을 누고자 할 때 다른 약을 먹으면 모두 토하는데, 오직 소감원(蘇感元)을 강탕(薑湯)으로 삼켜 내리는 것이 제일 좋다. 〈直指〉

배가 아프고 토하고 설사하는 데는 이중탕(理中湯)과 치중탕(治中湯)을 쓰고, 상열(上熱) • 하한(下寒) • 복통 • 구토에는 황련탕(黃連湯)을 쓴다. 〈入門〉

※ 황련탕(黃連湯)

효능 : 배가 아프고 구토를 하는 증세는 위에 열이 있고 아래가 차기 때문이니 양(陽)이 아래로 내려가지 못해서 가슴에 열이 있고 구토를 하며, 음(陰)이 오르지 못해서 아래가 차고 배가 아프다. 이것은 오르고 내리는 것이 정상을 잃었기 때문이다.

처방 황련(黃連) 2돈, 인삼(人蔘) 1돈반, 반하(半夏) 1돈 2푼, 건강(乾薑) • 계지(桂枝) 각 1돈, 감초(甘草) 5푼을 썰어서 1첩으로 하여 생강 3쪽과 대추 2개를 넣어 물로 달여 먹는다. 〈河間〉

9. 복중(腹中)이 협착(狹窄)할 때

습담(濕痰)과 탁기(濁氣)가 심비(心脾) 2장을 쳐들어옴으로 오르고 내림이 정상을 잃고 뱃속이 협착(狹窄)한 병을 자각하는 증세이다. 비대한 사람은 습담(濕痰)이 장부(臟腑)에 흘러 들어간 때문이니 이진탕(二陳湯)에 창출(蒼朮) • 향부(香附)를 더해 쓰고, 수인(瘦人)은 습열(濕熱)이 장부(臟腑)를 훈증(熏蒸)한 때문이니 이진탕(二陳湯)에 황련(黃連) • 창출(蒼朮)을 더해 쓰며, 신(神)이 혼모(昏冒)하고 성분이 급히 말라서 심신(心神)을 거두어 들이지 못하는 증세는 이진탕(二陳湯)에 원지(遠志) • 맥문동(麥門冬) • 산조인(酸棗仁)을 더해 쓰고, 혈기가 허하면 육군자탕(六君子湯)에 궁(芎) • 귀(歸)를 더해서 피를 보양하고 습(濕)을 유산(流散)시켜서 저절로 회복되도록 해야 한다. 〈入門〉

뱃속이 협착(狹窄)한 데는 창출(蒼朮)을 써야 한다. 〈丹心〉

10. 복피(腹皮)가 마비되거나 아플 때

뱃가죽이 마비하고 아픈 증세는 파를 많이 끓여서 마시면 저절로 낫는다. 〈綱目〉

뱃가죽이 아픈 증세는 신(腎)이 허하여 물을 운행하지 못하고 술과 면이 한도가 없어서 술과 물이 뱃속에 서로 모이며, 면독(麵毒)이 다시 기(氣)를 얽고 체하게 하니, 물이 뱃가죽에 스며들어 아프게 되는 것이다. 전씨선풍산(錢氏宣風散)을 꿀물에 달여서 신보원(神保元)을 삼켜 내리고, 대변이 이롭게 되면 청목향원(青木香元) 1푼에 안신원(安腎元)을 배로 하여 이진탕(二陳湯) 달인 물로 공복에 내리면 비신(脾腎)의 기(氣)가 저절로 편해진다. 〈直指〉

11. 복중명(腹中鳴)일 때

배가 우는 증세는 병이 위(胃)에 있기 때문이다. 〈內經〉

비기(脾氣)가 허약하면 배가 가득하고 장(腸)이 운다. 〈內經〉

중기(中氣)가 모자라면 장(腸)이 고통스럽게 운다. 〈靈樞〉

뱃속에서 물이 울리는 것은, 즉 화(火)가 타격을 받아서 물을 움직인 증세이니 이진탕(二陳湯)에 금련(芩連) • 치자(梔子)를 더해서 쓴다. 〈丹心〉

장(腸)이 우는 증세는 화(火)가 오르고자 하고 물이 내리고자 해서 서로 타격을 받아서 운다. 〈丹心〉

또 장(腸)이 가득 차고 물이 있어서 우는 증세는 오적산(五積散)이나 이중탕(理中湯)에 오수유(吳茱萸) • 적복령(赤茯苓)을 더해서 쓴다. 〈丹心〉

12. 용수증(涌水症)일 때

내경(內經)에 말하기를, 「폐(肺)가 신(腎)에 한(寒)을 옮기면 용수(涌水)가 된다.」하였으니 용수(涌水)란 것은 만져도 배가 단단하지 않고 수기(水氣)가 대장(大腸)에 들어가서 질행(疾行)하면 탁탁(濯濯)하게 울려서 마치 주머니에 미음을 담아 놓은 것과 같은 증세이니 정력환(葶藶丸)을 쓴다. 〈宣明〉

※ 정력환(葶藶丸)

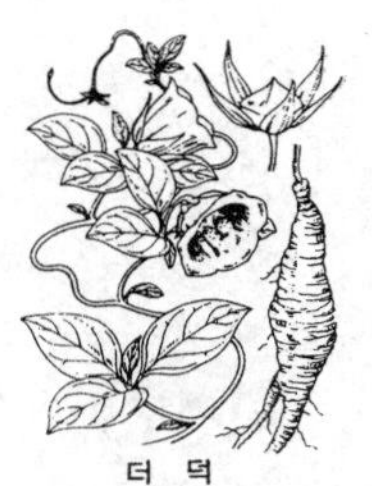
더 덕

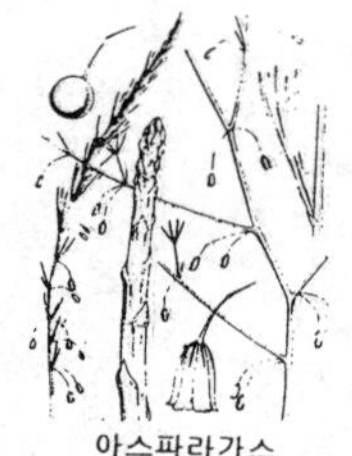
아스파라가스

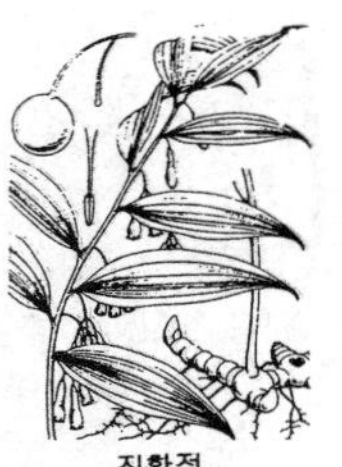
진황정

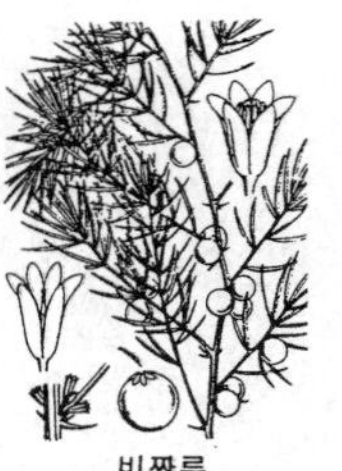
비짜루

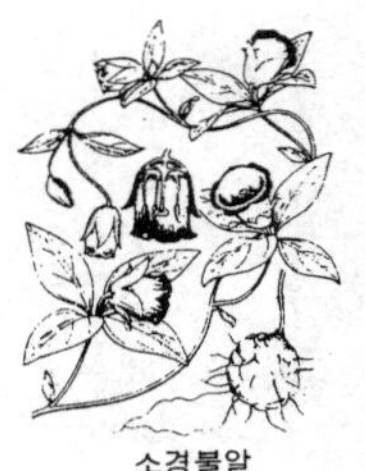
소경불알

효능 : 용수통(涌水痛)을 치료한다.

[처방] 정력자(葶藶子)를 격지초(膈紙炒)하고 택사(澤瀉) • 초목(椒目) • 상백피(桑白皮) • 행인(杏仁) • 저령(猪苓) 각 5돈을 가루로 하여 꿀로 오동 열매 크기로 환을 하여 총백탕(葱白湯)으로 30~50알을 삼켜 내린다. 〈河間〉

13. 복통의 여러 증세

산기복통(疝氣腹痛) • 이질복통(痢疾腹痛) • 적취복통(積聚腹痛) • 곽란복통(霍亂腹痛) • 장옹복통(腸癰腹痛) 등 각 증세는 모두가 각각 제문(諸門)에 나타나 있다. 〈入門〉

14. 복통을 통리할 때

복통은 당연히 통해야 하며, 차면 통하는 것이니 장부(臟腑)를 통리하는 것이 원칙인 것이다. 냉열(冷熱)을 따라서 파두(巴豆) • 대황(大黃) • 견우(牽牛)를 쓰는 것이 중요한 방법이 된다. 〈得効〉

실통(實痛)에는 맵고 찬 약으로 추탕(推蕩)할 것이니 경(經)에 말한 통인통용(通因通用)의 것이요, 또 통증이 이로움을 따라서 덜하기 때문이다. 〈入門〉

비급환(備急丸)과 이기환(利氣丸)을 쓴다.

15. 복통을 치료할 때

대개 복통에는 반드시 온산법(温散法)을 쓰는 것인데 이것은 답답하게 맺혀서 움직이지 않고 기(氣)가 막혀서 움직이지 못하기 때문에 아픈 것이다. 〈丹心〉

복통은 혈삽(血澁)한 데 많이 속하는 증세이니 작약감초탕(芍藥甘草湯)이 사시(四時)의 복통을 치료한다. 맥(脈)이 당기고 기(氣)가 상한 증세는 황금(黃芩)을 더하고, 맥(脈)이 넓고 금(金)을 상한 증세는 작약(芍藥)을 배로 하고, 맥(脈)이 느리고 수(水)를 상한 증세는 계지(桂枝)를 더하며, 맥(脈)이 깔깔하고 혈(血)을 상한 증세는 당귀(當歸)를 더하고, 맥(脈)이 느리고 화(火)를 상한 증세는 건강(乾薑)을 더하고 배꼽 아래가 아픈 증세는 숙지황(熟地黃)을 더한다. 〈入門〉

잡병복통(雜病腹痛)에는 사물고련탕(四物苦練湯) • 주자당귀환(酒煮當歸丸) • 개울도기탕(開鬱導氣湯) 등을 쓴다.

※ 작약감초탕(芍藥甘草湯)

[처방] 백작약(白芍藥) 4돈, 감초구(甘草炙) 2돈을 썰어서 1첩으로 하여 물로 달여 먹는다.

농사로 감(甘)을 지으니 감(甘)은 기(己)요, 옳고 그름으로 산(酸)을 지으니 산(酸)은 갑(甲)이다. 갑(甲)과 기(己)가 토(土)로 변하니 이것은 중경(仲景)의 기묘한 방법인데 산(酸)으로 거두어 들이고 감(甘)으로 완화한다. 〈東垣〉

※ 사물고련탕(四物苦練湯)

효능 : 복통을 통치(通治)하고 배꼽 밑의 냉통(冷痛)을 치료한다.

[처방] 사물탕(四物湯)에 현호삭(玄胡索) • 고련자(苦練子) 각 1돈을 더해서 물로 달여 먹는다. 〈丹心〉

※ 개울도기탕(開鬱導氣湯)

효능 : 모든 복통에 한 번 복용하면 바로 그치게 된다.

[처방] 창출(蒼朮) • 향부변초(香附便炒) • 백지(白芷) • 천궁(川芎) • 적복령(赤茯苓) • 활석(滑石) • 치자초(梔子炒) • 신국초(神麴炒) 각 1돈, 건강포(乾薑炮) • 진피(陳皮) 각 5푼, 감초구(甘草炙) 3푼을 썰어서 1첩으로 하여 물로 달여 먹는다. 〈醫鑑〉

16. 복통의 위험한 증세

태음(太陰)이 소복(小腹)에 이어서 통증이 심하고 스스로 이롭게 해서 그치지 않는 증세는 죽는다. 〈入門〉

코끝이 푸르고 뱃속이 아프며 혀가 찬 증세는 죽는다. 〈靈樞〉

배꼽 밑이 갑자기 심하게 아프고 인중(人中)이 검으면 대개 죽는다.

단방(單方) (14종)

※ 염(鹽)

배가 부어서 아프고 비민(痞悶)해서 견디지 못하는 데는 아주 짠 소금물 1~2주발을 그냥 먹고 토해 내리면 바

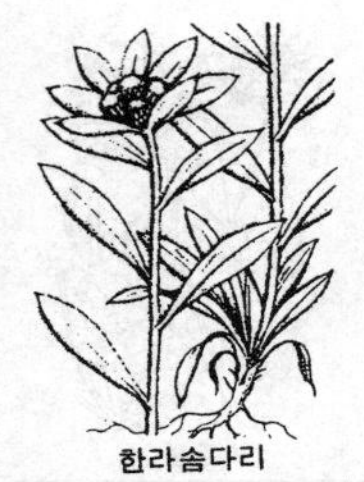
한라솜다리

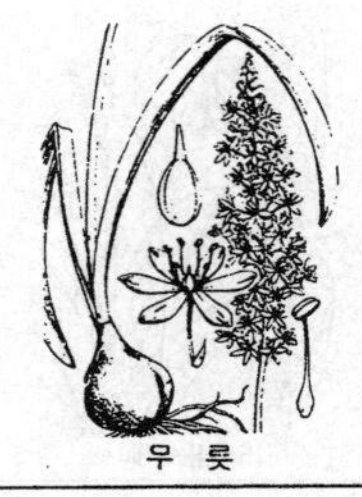
무 릇

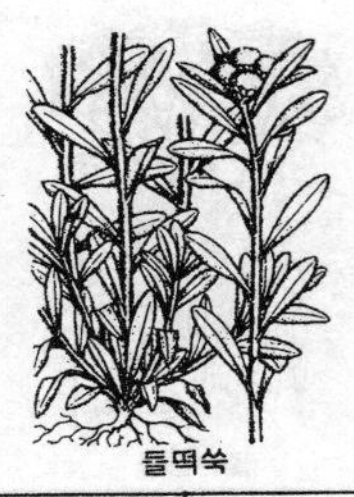
들떡쑥

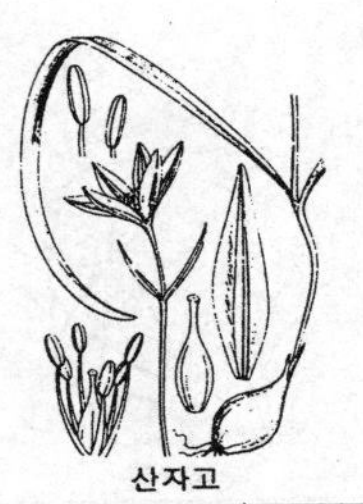
산자고

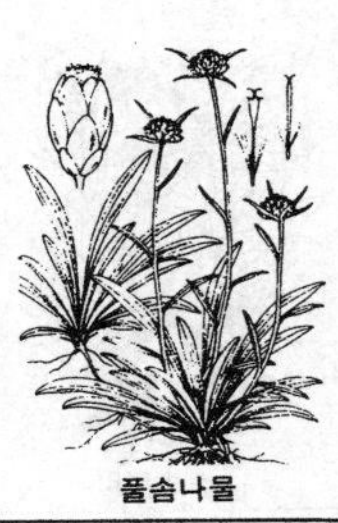
풀솜나물

로 좋아진다. 〈丹心〉

※ 조중열회(竈中熱灰)

심복(心腹)이 냉통(冷痛)한 데는 초에 섞어서 울법(熨法)을 쓰고 냉하면 해서 바꾼다. 〈本草〉

※ 자석(磁石)

철기(鐵氣)가 뱃속에 들어가서 아픈 데는 자석(磁石)을 가루로 하여 점석(簟席)에 뿌려서 깔고, 그 위에 잠을 자면서 다시 자석 끓인 물에 소조기산(小調氣散)을 섞어서 먹으면 효과가 있다.

※ 작약(芍藥)

뱃속이 아플 때에는 이것으로 군(君)을 삼고 감초(甘草)로 보좌를 해서 달여 먹는다. 혈허복통(血虛腹痛)은 잘 치료해도, 기분제통(氣分諸痛)에는 쓰지 못한다. 〈丹心〉

※ 건강(乾薑)

비랭복통(脾冷腹痛)과 구토에는 초강(炒薑) 3돈, 감초구(甘草炙) 반 돈, 대추 1개를 같이 달여 먹고, 또는 가루로 먹기도 한다. 〈直指〉

※ 애엽(艾葉)

심복(心腹)의 악기작통(惡氣作痛)에는 즙을 마시고 마른 증세이면 진하게 달여 먹는다. 〈本草〉

※ 길경(桔梗)

뱃속이 심하게 아픈 데는 진하게 달여 먹는다. 〈本草〉

※ 정향(丁香)

배의 냉통(冷痛)을 치료하니 달여 먹거나 가루로 먹거나 모두 좋다. 〈本草〉

※ 오수유(吳茱萸)

배가 아파서 못 견디는 데는 물로 달여 먹는다. 〈本草〉

※ 후박(厚朴)

복통•창만(脹滿)•뇌명(雷鳴)하는 증세를 치료하니 생강으로 만들어 달여 먹고, 또는 생강탕에 그대로 먹는다. 〈本草〉

※ 계피(桂皮)

뱃속의 냉통(冷痛)을 못 견디는 데는 달여 먹거나 가루로 먹어도 모두 좋고 가을과 겨울의 복통에는 계(桂)가 아니면 치료하지 못한다. 〈湯液〉

※ 천초(川椒)

냉복통(冷腹痛)에 49알을 미음에 담가서 하룻밤을 재우고 초(椒)의 입이 합해지면 공복에 우물물로 삼켜 내린다. 〈本草〉

※ 총백(葱白)

냉복통(冷腹痛)에 진하게 달여 먹고, 또는 가늘게 썰어서 소금에 볶아서 뜨겁게 다리미질한다. 〈俗方〉

※ 구육(狗肉)

비위(脾胃)가 냉약(冷弱)하고 뱃속이 찌르는 듯이 아픈 데는 비구육(肥狗肉) 반 근을 강(薑)•초(椒)•염(鹽)•장(醬)에 죽을 끓여 먹으면 좋다. 〈本草〉

※ 침구법(鍼灸法)

복통에는 내관(內關)•지구(支溝)•조해(照海)•거궐(巨闕)•족삼리(足三里)혈을 택한다. 〈綱目〉

제복통(臍腹痛)에는 음릉천(陰陵泉)•대충(大衝)•족삼리(足三里)•지구(支溝)•중완(中脘)•관원(關元)•천추(天樞)•공손(公孫)•삼음교(三陰交)•음곡(陰谷)혈을 택한다. 뱃속이 찌르는 듯이 아픈 데는 공손(公孫)혈을 택한다. 〈靈樞〉

제중통(臍中痛)에 당설(溏泄)하는 증세는 신관(神闕)을 뜸하면 바로 효과가 있다. 적통(積痛)에는 기해(氣海)•중완(中脘)•은백(隱白)혈을 택한다. 〈綱目〉

제복통(臍腹痛)이 심한 데는 독음(獨陰)혈을 뜸하면 특효가 있다. 〈得効〉

十四. 제(臍)

1. 배꼽의 부위

제(臍)는 제(齊)와 통하니 위아래가 가지런히 있다는 뜻이다. 몸의 반정(半正)을 배꼽이라고 하며 팔을 펴서

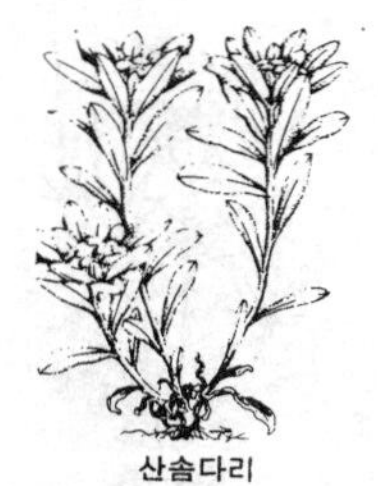
산솜다리

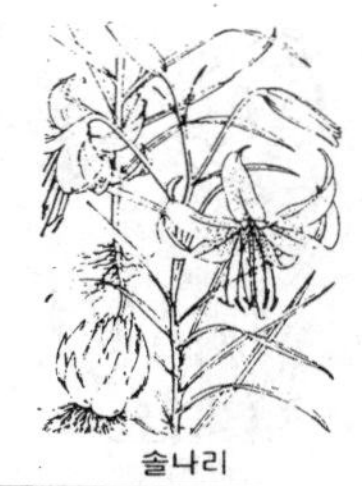
솔나리

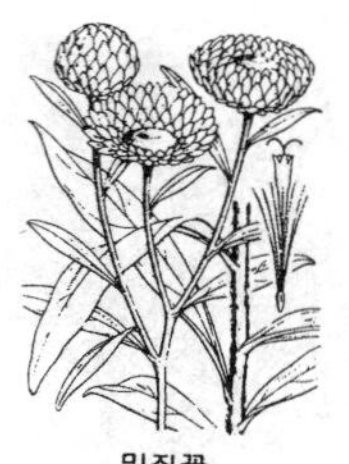
밀짚꽃

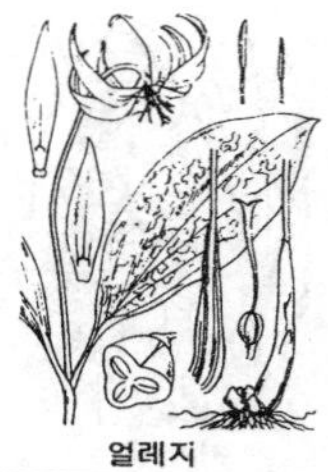
얼레지

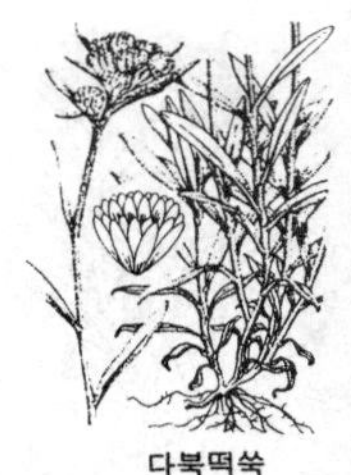
다북떡쑥

위로 뻗어 올리고 발을 뻗어서 땅에 닿게 한 후 끈으로 재어 보면 배꼽이 바로 몸의 반에 위치하고, 천추혈(天樞穴)이 배꼽의 양곁의 좌우 각 2치에 해당하니 이것이 온 몸의 반에 위치하고 있다. 〈內經〉

2. 배꼽과 단전(丹田)일 때

하단전(下丹田)이 배꼽 아래의 3치에 있으니 방원(方圓)이 4치이고, 척량(脊梁)과 양쪽 신(腎) 사이에 붙어서 좌청(左青) • 우백(右白) • 상적(上赤) • 하흑(下黑) • 중앙황색(中央黃色)인데 이름을 대해(大海)라 하니, 깨끗한 피를 모아 둔다. 〈正理〉

12경맥(十二經脈)이 모두 생기의 근원에 매어져 있으니 이른바 생기의 근원이란 것은 신(腎) 사이의 동기(動氣), 즉 하단전(下丹田)인 것이다. 이 하단전(下丹田)은 오장 육부(五臟六腑)의 근본이 되고 12경맥(十二經脈)의 뿌리가 되는 것이며, 호흡의 문(門)이며 삼초(三焦)의 원(源)이다. 〈難經〉

3. 배꼽을 단련해서 수명을 연장할 때

오래 살려면 연수단(延壽丹) • 소접명훈제비방(小接命熏臍秘方) • 접명단(接命丹)으로 배꼽을 뜸하면 연년익수(延年益壽)를 한다.

※ 장생연수단(長生延壽丹)

효능 : 대개 사람의 배꼽이라는 것은 처음에 생(生)을 품수(稟受)할 때 부정(父精)과 모혈(母血)이 서로 엉겨서 포태(胞胎)를 만들고 어머니 뱃속에 있을 때에 어머니가 숨을 내쉬면 아이도 내쉬고 어머니가 숨을 마시면 아이도 마시니 이것은 한 몸의 제대(臍帶)가 마치 꽃과 열매가 가지에서 꼭지를 통하는 바와 같은 것이다.

이미 태어난 뒤에는 입으로 호흡하면 제문(臍門)이 자연히 닫히고, 이미 자란 뒤에는 밖으로 정신을 소모하고 안으로는 생(生)과 냉(冷)에 상해서 진기(眞氣)가 조리있게 통하지 못하기 때문에 증제(蒸臍)함으로써 고체(固滯)를 하는 법은, 비유하면 물을 흙에 대주면 풀과 나무가 스스로 우거지는 것과 같은 이치이다. 항상 법에 의해서 훈증(熏蒸)하면 영위(榮衛)가 이루어지고 안혼정백(安魂定魄)이 되므로 추위와 더위가 들어오지 못하고 신체가 경건(輕健)하는 가운데 신묘한 이치가 있다.

처방 인삼(人蔘) • 부자(附子) • 호초(胡椒) 각 7돈, 야명사(夜明砂) • 몰약(沒藥) • 호골(虎骨) • 사골(蛇骨) • 오령지(五靈脂) • 백부자(白附子) • 주사(朱砂) • 사향(麝香) 각 5돈, 청염(青鹽) • 회향(茴香) 각 4돈, 정향(丁香) • 웅황(雄黃) • 유향(乳香) • 목향(木香) 각 3돈을 가루로 하여 특별히 백면(白麵)을 찧어 배꼽 위에 조권(條圈)을 만들고 앞의 약 모두를 3등분해서 먼저 사향(麝香)가루 5푼을 배꼽 구멍에 넣고 위의 약 등분한 것을 면권(麵圈) 안에 넣어서 손으로 눌러 2~3개의 구멍을 낸 뒤에 괴피(槐皮) 1편을 약 위에 덮고 애화(艾火)로써 수시로 뜸하되, 약의 효력이 없어지면 다시 바꾸어서 열기를 돋우어 온 몸에 통하게 하면 곤권(困倦)하여 술에 취한 것 같이 되며 뜸이 50~60장에 이르면 온 몸에 땀이 나는데, 만약 땀이 안 나면 몸속의 모든 사(邪)가 모두 제거되지 않은 것이다. 3~5일 뒤에 다시 뜸해서 땀이 나는 것을 한도로 하며 풍한(風寒)을 억제하고, 생랭(生冷)과 유니(油膩)를 피해서 한 달간을 보양하면 백가지 병이 모두 없어지고 연년 익수(延年益壽)하는 것이다. 특히 부인의 배가 차고 자식이 없는 데 이 뜸의 방법이 제일 좋다. 사향(麝香)을 버리고 소뇌(小腦) 1돈을 쓴다. 〈入門〉

※ 소접명훈제비방(小接命熏臍秘方)

효능 : 대부분 사람이 정혈(精血)에 의해서 생김새를 이루어내는 것인데, 포태(胞胎)에 있을 때에 오직 탯줄이 있으니 모기(母氣)와 서로 통하여 어머니를 따라 호흡하다가 태어나서 차차 자라면 칠정(七情)과 육욕(六慾)이 안과 밖으로 교침(交侵)하여 원기를 잃게 되고 몸을 손상하며 목숨을 잃게 되니 애석할 일이다.

이것을 애통하게 생각하여 각별히 좋은 처방을 전하는 것이니, 근체(根滯)를 장하고 굳게 하며 신체를 보살펴서 본원(本源)을 훈증하고 백병(百病)을 제거하는 데 그 효과가 신과 같다.

매년 추석에 한 차례씩 훈증하면 병을 물리치고 연년(延年)한다.

처방 유향(乳香) • 몰약(沒藥) • 가서분(猳鼠糞) • 청염양두첨(青鹽兩頭尖) • 속단(續斷) 각 2돈, 사향(麝香) 1푼을 가루로 하여 많이 먹고 바로 누운 뒤에, 교맥면(蕎麥麵)으로 위의 처방법과 같이 둥근 단을 만드는데 직경 2

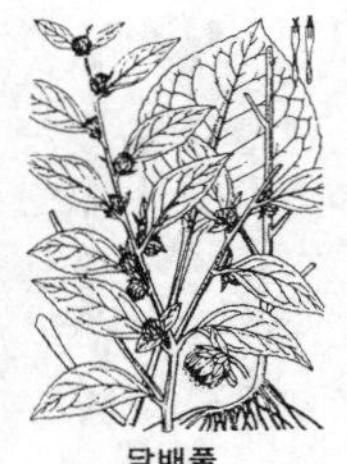
담배풀

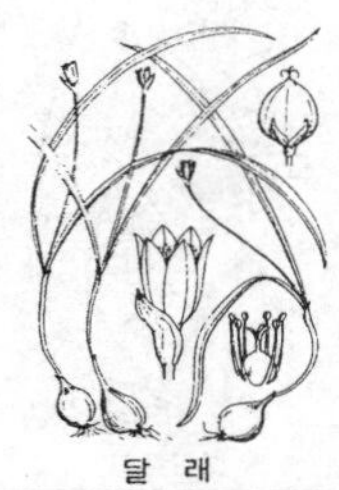
달 래

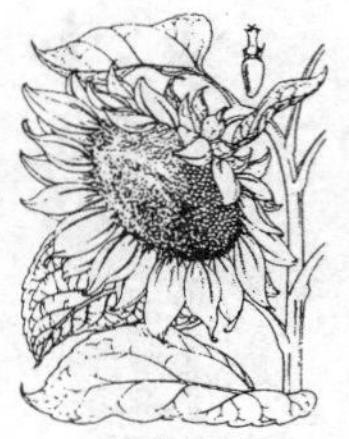
해바라기

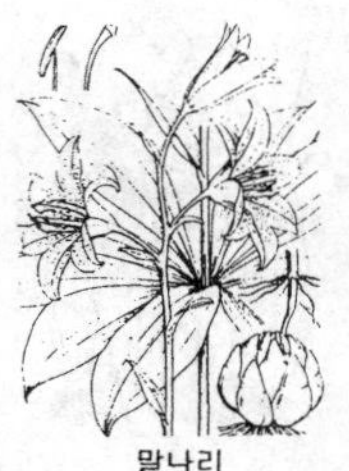
말나리

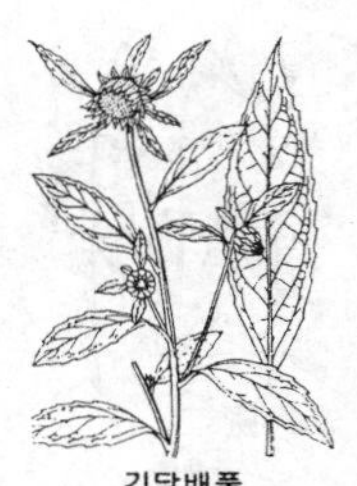
긴담배풀

치가 되도록 해서 배꼽 위에 편하게 놓고 약가루를 넣은 뒤에 괴피(槐皮) 1쪽으로 약 위를 덮고 콩알만한 쑥으로 뜸하면 백가지 맥이 화창(和暢)하고 식은땀이 물처럼 흐르니 뜸할 때에 너무 뜨거워서 아프지 않게 해야 한다.

아프면 오히려 진기(眞氣)를 배설할 수가 있으니 뜸이 나이의 수가 되면 그치고, 병이 없는 사람은 날마다 뜸을 하고 병이 있는 사람은 3일에 한 번씩 뜸하여 뱃속에서 소리가 나고 통증이 생기며 대변에 침거품 같은 것이 나오는 것을 한도로 하여 그친다.

다만 미음과 백육(白肉 : 면으로 만든 환)과 황주(黃酒)를 조금씩 먹어서 약효를 돕고, 만약 풍기(風氣)가 있고 울열(鬱熱)이 슬리(膝理)에 있는 사람은 여자의 홍연(紅鉛 : 여자의 첫 월경)을 더해서 약을 반죽해 쓰면 땀이 잘 나고 질병이 바로 낫는다. 〈回春〉

※ 접명단(接命丹)

효능 : 단전(丹田)을 기르고 양신(兩腎)을 도우며 첨정(添精)·보수(補髓)·반로환동(返老還童)·각병(却病)·연년(延年)한다.

처방 대부자(大附子) 한 개를 8쪽으로 썰어서 헝겊으로 싸고 감초(甘草)·감수(甘遂) 각 2냥을 빻아서 소주 2되에 한나절 동안 같이 담가서 센불에 달여 술이 다 마르는 것을 한도로 하고, 부자(附子)는 따로 걷어내며 초(草)·수(遂)는 버리고, 사향(麝香) 3푼을 더하여 수없이 짓찧은 뒤에 2알을 나누어 만들고 그늘에 말려 1알은 배꼽 속에 넣어 7일 만에 한 번씩 바꾸고 1알은 합(盒) 속에 넣어서 힘을 길렀다가 쓴다. 〈入門〉

4. 배꼽을 구(灸)할 때

신형부(身形部)에 상세하게 설명되어 있음.

5. 배꼽을 따뜻하게 할 때

대구도제고(代灸塗臍膏)·온제종자방(溫臍種子方)·온제두두방(溫臍兜肚方)·봉제애(封臍艾)를 쓴다.

※ 대구도제고(代灸塗臍膏)

효능 : 하원(下元)의 허한(虛寒)과 제복(臍腹)의 냉통(冷痛)을 치료한다.

처방 대부자(大附子)·마린자(馬藺子)·사상자(蛇床子)·목향(木香)·육계(肉桂)·오수유(吳茱萸)를 각 등분해서 가루로 하여 백면(白麵)과 생강즙으로 만든 고약을 편으로 해서 배꼽 위에 붙이고 붕대로 싸매어 둔다. 〈醫林〉

※ 온제종자방(溫臍種子方)

처방 오령지(五靈脂)·백지(白芷)·청염(靑鹽) 각 2돈, 사향(麝香) 1푼을 가루로 하여 교맥분(蕎麥粉)을 물에 섞어서 조권(條圈)을 만들어 배꼽 위에 올려 놓고 약가루를 배꼽 속에 넣고 쑥으로 뜬다. 단지 배꼽 속이 따뜻한 것을 느끼면 바로 그치고 며칠이 지난 뒤에 다시 뜸하며 지나치게 뜸하면 열이 난다. 〈入門〉

※ 온제두두방(溫臍兜肚方)

효능 : 비적(痞積)과 유정(遺精) 백탁(白濁)과 부인의 적백대하(赤白帶下)·경맥부조(經脈不調)·잉태하지 못하는 데 주로 쓴다.

처방 백단(白檀)·영양각(羚羊角) 각 1냥, 영릉향(零陵香)·침향(沈香)·백지(白芷)·마두령(馬兜鈴)·목별자(木鼈子)·감송(甘松)·승마(升麻)·혈갈(血竭) 각 5돈, 정향피(丁香皮) 7돈, 사향(麝香) 9푼을 가루로 하여 3등분해서 매 1푼을 익은 쑥과 솜으로 싸고 흰 비단으로 싸서 배를 덮고 풀리지 않도록 동여맨 다음 3일 뒤에 한 번 풀고, 5일마다 바꾸어 매고 한 달 뒤에 또 바꾸어 매는데 계속하면 좋다. 〈入門〉

※ 봉제애(封臍艾)

효능 : 제복(腹)의 냉통(冷痛)과 설사를 치료한다.

처방 진애엽(陳艾葉)·사상자(蛇床子) 각 1냥, 목별자(木鼈子) 2개를 가루로 하여 물에 갠 다음 솜으로 싸서 배꼽 위에 붙이고 종이로 권(圈)을 만들어서 약을 둘러싼 다음에 다리미로 다리면 신기하다. 〈醫林〉

6. 제축증(臍築症)일 때

제축(臍築)이 추통(湫痛)하는 증세는 치료가 어렵다. 대개 배꼽이 생기(生氣)의 근원이 되는데, 제축통(臍築

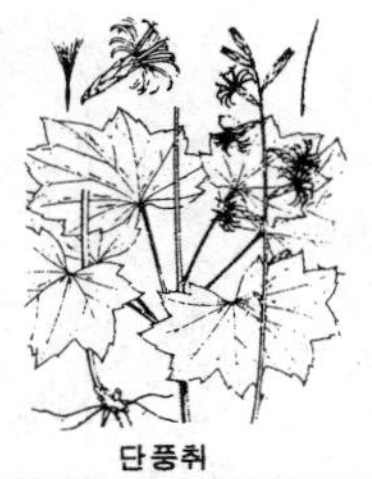
단풍취

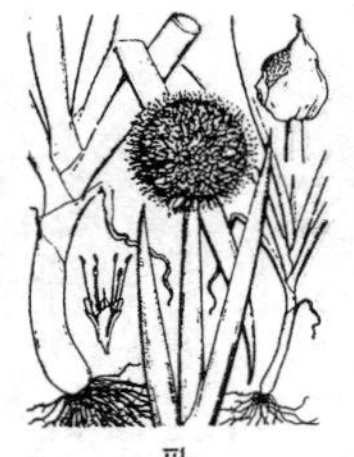
파

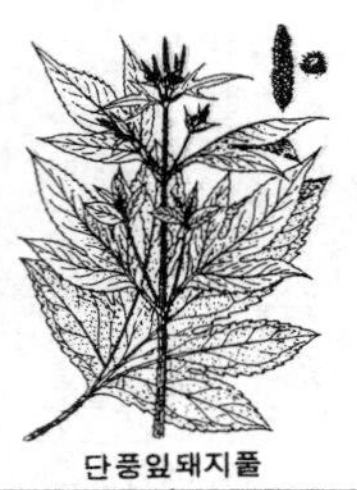
단풍잎돼지풀

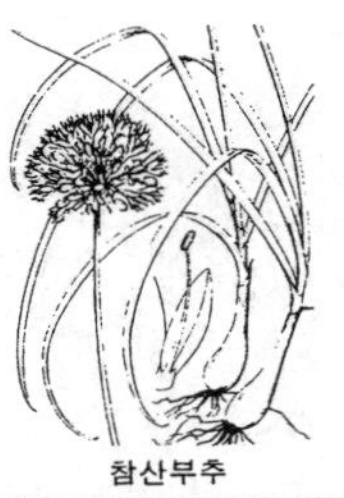
참산부추

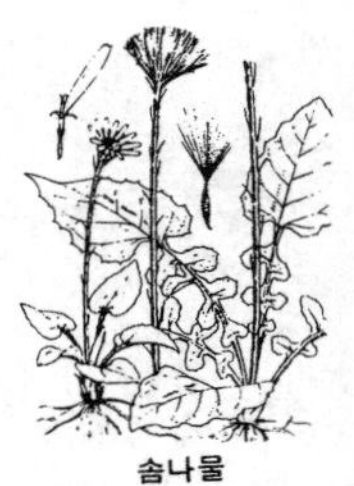
솜나물

痛)이란 것은 생기가 벌써 끊어진 것을 말해 주는 것이다. 〈仲景〉

배꼽 밑에 무엇이 모여서 쌓이게 된 증세는 신기(腎氣)가 움직인 것이다.

이중탕(理中湯)에서 출(朮)을 버리고 계(桂) 1냥을 더하여 쓴다.

신(腎)이 조(燥)를 싫어하기 때문에 출(朮)을 버리는 것이고, 분돈증(奔豚症)을 일으킬 걱정이 있으므로 계피(桂皮)를 더하는 것인데 만약 경계(驚悸)가 있으면 복령(茯苓) 1냥을 더한다. 〈海藏〉

백출(白朮)은 기(氣)를 닫기 때문에 버리고 계(桂)는 분돈(奔豚)을 토하고 복령(茯苓)은 신사(腎邪)를 치기 때문에 더한다. 〈入門〉

배꼽 밑에 통증이 일어나는 것은 신경(腎經)에 관한 증세이니 숙지황(熟地黃)이 아니면 없애지를 못한다. 〈湯液〉

7. 배꼽 질환이 위험할 때

환자의 배꼽이 부어서 나오는 증세는 치료하기 어려우니 비(脾)가 먼저 죽은 증세이다. 〈扁鵲〉

수종(水腫)에 배꼽이 튀어나온 사람은 치료하기 어렵다. 〈丹心〉

고름이 배꼽으로 나오는 증세는 두옹(肚癰)이다. 〈集要〉

장옹병(腸癰病)이 있으면 배꼽을 둘러서 부스럼이 나고 또 고름이 배꼽으로 나온다. 〈東垣〉

8. 소아(小兒)의 제창(臍瘡)

소아문(小兒門)에 상세하게 설명되어 있다.

十五. 요(腰)

1. 요위(腰圍)의 크기

허리의 둘레는 4자 2치이다. 〈靈樞〉

허리와 척(脊)은 몸의 대관절(大關節)이 된다. 〈靈樞〉

2. 허리가 신(腎)의 부(府)가 될 때

허리는 신(腎)의 부(府)가 되니 운전하고 흔드는 것이 자유롭지 못하면 신(腎)이 고달프게 된다. 〈內經〉

허리는 신(腎)의 외후(外候)니 한 몸이 힘입어서 자리를 옮기고 열고 닫는 것이다. 그러나 모든 경(經)이 신(腎)을 꿰뚫어서 허리와 척(脊)에 연락하니 비록 외감(外感)과 내상(內傷)이 여러 가지로 다르나 반드시 신허(腎虛)로 인하여 주입하기 때문에 순전히 찬약만을 쓸 수도 없고 또한 삼기(蔘芪)로 보기(補氣)만 할 수도 없다. 〈入門〉

3. 맥법(脈法)일 때

눌러서 뼈에까지 닿아도 맥기(脈氣)가 적은 증세는 요척(腰脊)이 아프고 몸에 비(痺)가 있다. 〈內經〉

척맥(尺脈)이 잠기면 요배(腰背)가 아프다. 허리가 아픈데 맥(脈)이 본래 잠기고 당기고 굳은 것은 한(寒)이고, 잠기고 당기고 들뜨는 것은 풍(風)이며, 잠기고 당기고 적시는 것은 습(濕)이고, 잠기고 땡기고 실(實)한 것은 좌섬(挫閃)이 되는 것이다. 〈脈經〉

4. 요통(腰痛)을 10종으로 구별할 때

신허(腎虛) • 담음(痰飮) • 식적(食積) • 좌섬(挫閃) • 어혈(瘀血) • 풍(風) • 한(寒) • 습(濕) • 습열(濕熱) • 기(氣) 등 모두 10종의 증세가 있다.

◎ 신허요통(腎虛腰痛)

맥(脈)이 큰 것은 신허요통(腎虛腰痛)이다. 〈丹心〉

신허(腎虛)란 증세는 통증이 안 그치는 것이다. 〈丹心〉

색욕(色慾)이 신(腎)을 상해서 정혈(精血)이 근(筋)을 보양하지 못하면 음허(陰虛)하고 서서히 아파서 들지를 못하니, 육미지황원(六味地黃元)이나 팔미원(八味元)에 녹용(鹿茸) • 당귀(當歸) • 모과(木瓜) • 속단(續斷)을 더해 쓴다. 〈東垣〉

신허요통(腎虛腰痛)에는 청아원(靑娥元) • 가미청아원(加味靑娥元) • 장본단(壯本丹) • 국방안신환(局方安腎丸) • 보수단(補髓丹)을 쓰고, 양허(陽虛) 때문에 허리가 약해져서 못 움직이는 증세는 구미안신환(九味安腎丸) • 백배환(百倍丸) • 두충환(杜冲丸) • 보신탕(補腎湯)을 쓴다. 요연증(腰軟症)은 간신(肝腎)의 숨은 열이니 황백(黃柏) • 방기(防己)로 치료한다. 〈醫鑑〉

※ 청아원(靑娥元)

효능 : 신허요통(腎虛腰痛)을 치료한다.

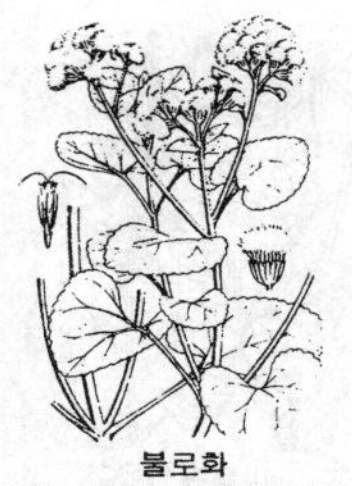
불로화

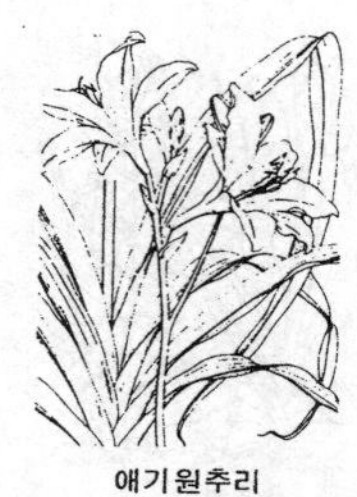
애기원추리

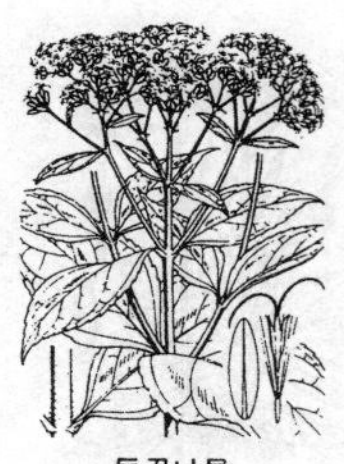
등골나물

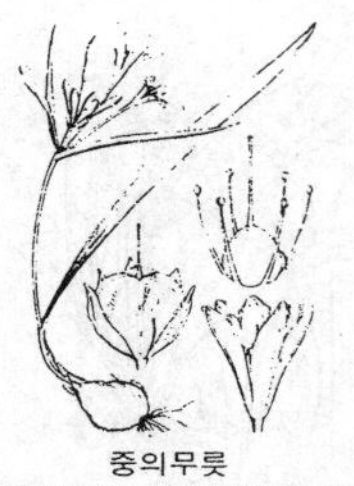
중의무릇

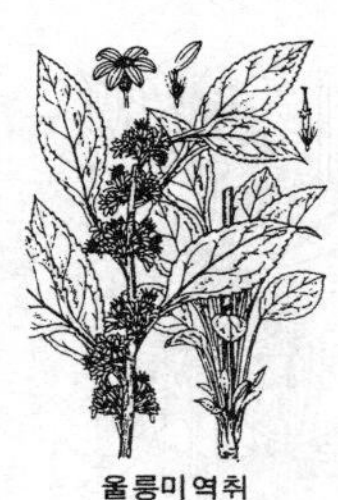
울릉미역취

처방 두충강즙초(杜冲薑汁炒)·파고지초(破古紙炒) 각 4냥, 호도육(胡桃肉) 30개를 가루로 하여 생강 2냥반을 즙을 내서 달인 꿀로 오동 열매 크기의 환을 해서 공복에 더운 술 또는 염탕(鹽湯)으로 100알을 삼켜 내린다. 〈丹心〉

※ 가미청아원(加味青蛾元)

효능 : 신요(腎腰)가 풍한(風寒)과 혈기(血氣)의 서로 다툼으로 인해서 아파지는데 쓴다.

처방 파고지(破古紙) 6냥을 지마(脂麻)와 동초(同炒)하여 변색하면 지마(脂麻)는 버리고 두충(杜冲) 6냥, 강즙침초(薑汁浸炒)·호도육(胡桃肉)·침향(沈香)·유향(乳香)·몰약(沒藥) 각 3냥을 가루로 하여 육종용(肉蓯蓉) 6냥을 술에 담가 고약을 만들고 약을 섞어서 짓찧어 오동 열매 크기로 환을 하여 더운 술 또는 염탕(鹽湯)으로 50~70알을 삼켜 내린다. 〈醫鑑〉

※ 장본단(壯本丹)

효능 : 신허요통(腎虛腰痛)에 아주 묘한 효력이 있다.

처방 두충주초(杜冲酒炒)·파고지염수초(破古紙鹽水炒)·회향초(茴香炒) 각 1냥, 육종용주세(肉蓯蓉酒洗)·파극주침(巴戟酒浸)·청염(青鹽) 각 5돈을 가루로 하여 저요자(猪腰子)를 분개(分開)하고 약가루를 넣어 종이로 싸고 불에 구워서 매 1개를 한 번에 먹는데 황주(黃酒)로 내려 보낸다. 〈醫鑑〉

※ 국방안신환(局方安腎丸)

효능 : 신허요통(腎虛腰痛)에 하원(下元)이 허랭(虛冷)하고 소변이 빈삭한 데 쓴다.

처방 도인(桃仁)·백질려(白疾藜)·파극(巴戟)·육종용(肉蓯蓉)·산약(山藥)·파고지(破古紙)·백복령(白茯苓)·석곡(石斛)·비해(萆薢)·백출(白朮) 각 2냥 4돈, 천오포(川烏炮)·육계(肉桂) 각 1냥 3돈을 가루로 하여 꿀로 오동 열매 크기의 환을 하여 공복에 50~70알을 술로 내린다. 〈入門〉

※ 보수단(補髓丹)

효능 : 신허요통(腎虛腰痛)을 치료한다.

처방 파고지(破古紙) 5냥, 지마(脂麻) 2냥반을 같이 볶아서 지(脂)는 버리고 두충강즙초(杜冲薑汁炒) 5냥, 녹용(鹿茸) 1냥, 몰약(沒藥) 5돈을 가루로 하여 호도육(胡桃肉) 15개 연고(軟膏)에 면(麵)을 넣고 술에 끓여 풀로 해서 오동 열매 크기의 환을 하여 공복에 염탕(鹽湯)으로 100알을 삼켜 내린다. 〈東垣〉

※ 구미안신환(九味安腎丸)

효능 : 신허요통(腎虛腰痛)으로 눈이 어지럽고 귀가 먹으며, 얼굴이 검어지고 이수(羸瘦)한 데 쓴다.

처방 호로파(胡蘆巴)·파고지초(破古紙炒)·천련육(川練肉)·회향(茴香)·속단(續斷) 각 1냥반, 도인(桃仁)·행인(杏仁)·산약(山藥)·백복령(白茯苓) 각 1냥을 가루로 하고 꿀로 오동 열매 크기의 환을 하여 공복에 염탕(鹽湯)으로 50~70알을 삼켜 내린다. 〈三因〉

※ 백배환(百倍丸)

효능 : 신허요퇴통(腎虛腰腿痛) 및 절상(折傷)·좌섬(挫閃)에 백배의 효력이 있다.

처방 파고지초(破古紙炒)·우슬주세(牛膝酒洗)·귀판수구(龜板酥灸) 각 1냥, 육종용(肉蓯蓉)·호골(虎骨) 각 5돈, 목별자(木鼈子)·유향(乳香)·몰약(沒藥)·자연동화하초쉬(自然銅火煆酥淬) 구차(九次) 각 2돈을 가루로 하고 꿀로 오동 열매 크기의 환을 하여 공복에 더운 술 또는 염탕(鹽湯)으로 30~50알을 삼켜 내린다. 〈入門〉

※ 두충환(杜冲丸)

효능 : 신허요통(腎虛腰痛)으로 움직일 수 없으며, 연약하고 맥(脈)이 크며 허해서 통증이 안 그치는 데 쓴다.

처방 두충(杜冲)·강즙초(薑汁炒)·귀판수구(龜板酥灸)·황백(黃柏)·지모병염수초(知母並鹽水炒)·구기자(枸杞子)·오배자(五倍子)·당귀(當歸)·백작약(白芍藥)·황기(黃芪)·파고지초(破古紙炒) 각 1냥을 가루로

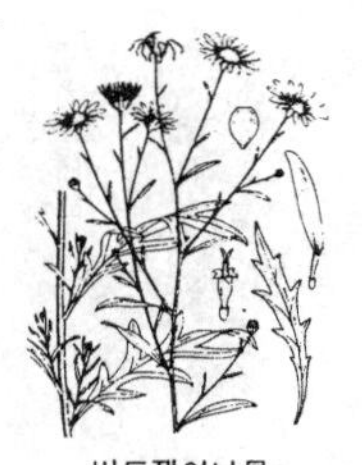
버드쟁이나물

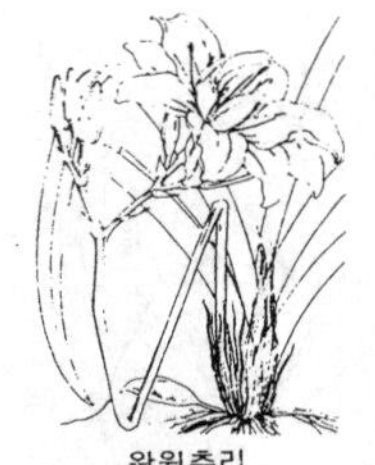
왕원추리

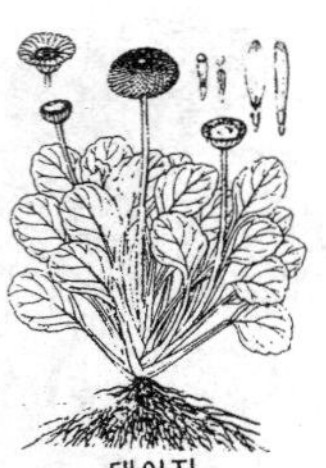
데이지

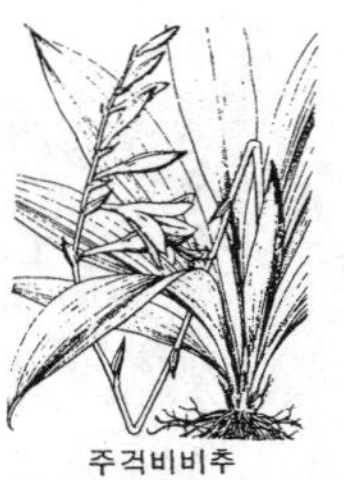
주걱비비추

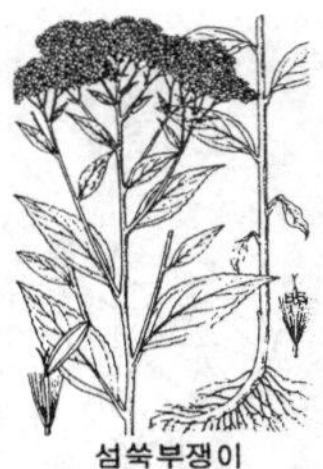
섬쑥부쟁이

하고 끓인 꿀을 돼지 척추골에 넣어 오동 열매 크기의 환을 하여 공복에 염탕(鹽湯)으로 80~100알을 삼켜 내린다. 〈入門〉

※ 보신탕(補腎湯)

효능 : 신허요통(腎虛腰痛)을 치료한다.

처방 파고지초(破古紙炒)•회향염주초(茴香鹽酒炒)•현호삭(玄胡索)•우슬주세(牛膝酒洗)•당귀주세(當歸酒洗)•두충주초(杜冲酒炒)•황백(黃柏)•지모병염주초(知母並鹽酒炒) 각 1돈, 생강 3쪽을 넣어 물로 달여 공복에 먹는다. 〈醫鑑〉

◎ **담음요통(痰飮腰痛)**

맥(脈)이 활(滑)하고 숨은 증세는 담음통(痰飮痛)이다. 〈丹心〉

담음(痰飮)이 경락(經絡)에 들어가서 허리와 등이 아픈 증세는 이진탕(二陳湯)과 또는 궁하탕(芎夏湯)에 남성(南星)•창출(蒼朮)•황백(黃柏)을 더한 것과, 또는 공연단(控涎丹)을 쓴다. 담음요통(痰飮腰痛)에는 남성(南星)•반하(半夏)에 쾌기약(快氣藥)을 더해서 도우는 것이 좋다. 〈丹心〉

◎ **식적요통(食積腰痛)**

술을 많이 마시고 방사(房事)해서 습열(濕熱)이 허(虛)와 같이 신(腎)에 들어가면 허리가 아프게 되어 면앙(俛仰)하기가 어렵다. 사물탕(四物湯)에 이진탕(二陳湯)을 합하고 맥아(麥芽)•신국(神麴)•갈화(葛花)•축사(縮砂)•두충(杜冲)•황백(黃柏)•관계(官桂)•기각(枳殼)•길경(桔梗)을 더해 달여 먹고 무거운 증세면 속효산(速効散)을 쓴다. 〈入門〉

※ 속효산(速効散)

효능 : 허리가 아파서 못 견디는 증세를 치료한다.

처방 천련육(川練肉)과 파두육(巴豆肉) 5알을 같이 볶아서 붉은색이 되거든 파두(巴豆)는 버리고 회향염초(茴香鹽炒)•파고지초(破古紙炒) 각 1냥을 가루로 하여 매 1돈을 뜨거운 술로 공복에 고루 내린다. 〈入門〉

◎ **좌섬요통(挫閃腰痛)**

무거운 것을 들다가 좌섬(挫閃 : 삐인 것)하고 떨어져서 아프게 되는 증세를 또한 요통(腰痛)이라고 하니 독활탕(獨活湯)•유향진통산(乳香趁痛散)•여신탕(如神湯)•서근산(舒筋散)•입안산(立安散)•신국주(神麴酒) 등을 쓴다.

※ 독활탕(獨活湯)

효능 : 노역요통(勞役腰痛)이 부러질 듯이 심한 증세에 쓴다.

처방 당귀(當歸)•연교(連翹) 각 1돈반, 강활(羌活)•독활(獨活)•방풍(防風)•택사(澤瀉)•육계(肉桂) 각 1돈, 방기(防己)•황백(黃柏)•대황(大黃)•감초 각 5푼, 도인유첨(桃仁留尖) 9알을 썰어서 1첩으로 하여 술과 물 각 반에 달여 공복에 먹는다. 〈東垣〉

※ 유향진통산(乳香趁痛散)

효능 : 좌섬(挫閃)•추타요통(墜打腰痛)에 쓴다.

처방 골쇄보초(骨碎補炒)•창이자초(蒼耳子炒)•자연동화하초쉬(自然銅火煆醋淬)•백지(白芷)•계피(桂皮)•방풍(防風)•당귀(當歸)•적작약(赤芍藥)•혈갈(血竭)•몰약(沒藥)•백부자(白附子) 각 3돈, 호경골주구(虎脛骨酒炙)•귀판수구(龜板酥炙) 각 2돈, 우슬(牛膝)•천마(天麻)•빈랑(檳榔)•오가피(五加皮)•강활(羌活) 각 1돈에 전갈(全蝎) 1돈을 더하여 가루로 해서 매 2돈을 더운 술로 같이 내린다. 〈東垣〉

※ 여신탕(如神湯)

효능 : 허리를 삐어서 아픈 데 쓴다.

처방 현호삭(玄胡索)•당귀(當歸)•계심(桂心)•두충강즙초(杜冲薑汁炒)를 등분해서 가루로 하여 매 2돈을 공복에 더운 술로 고루 내린다. 〈雲岐〉

※ 서근산(舒筋散)

효능 : 좌섬(挫閃)•혈력요통(血瀝腰痛)을 치료한다.

처방 현호삭(玄胡索)•당귀(當歸)•계심(桂心)을 등분해서 가루로 하여 매 2돈을 공복에 더운 술로 고루 내리며, 또는 우슬(牛膝)•도인(桃仁)•속단(續斷)을 더하는 것도 좋다. 〈得効〉

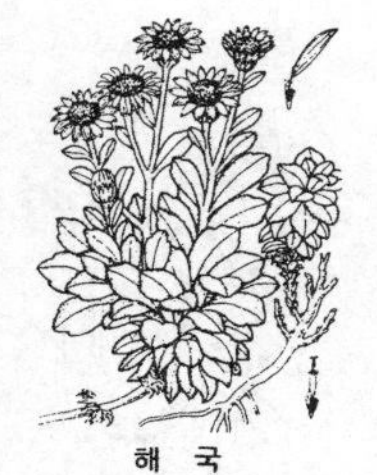
해 국

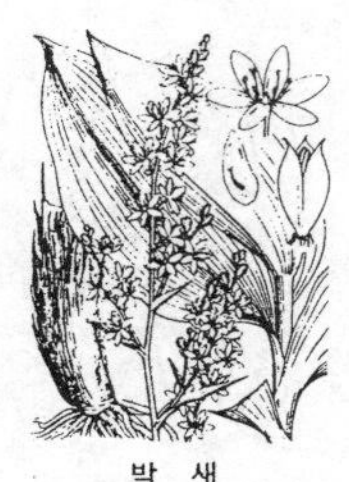
박 새

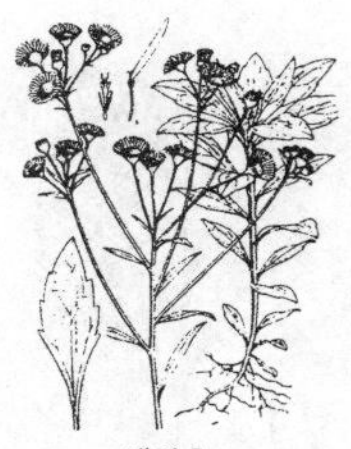
개망초

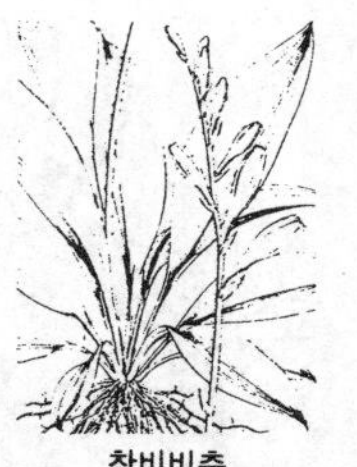
참비비추

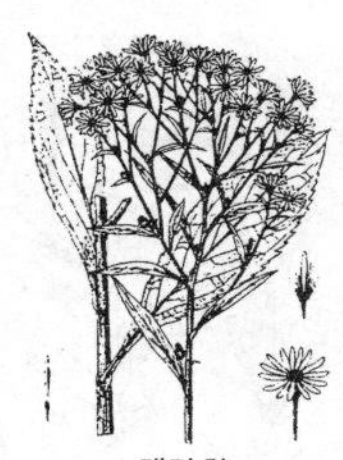
개미취

※ 입안산(立安散)

효능 : 좌섬(挫閃)·기체요통(氣滯腰痛)에 쓴다.

처방 백견우두말(白牽牛頭末) 반생 반초(半生半炒) 2돈, 당귀(當歸)·육계(肉桂)·현호삭초(玄胡索炒)·두충강즙초(杜冲薑汁炒)·회향초(茴香炒) 각 1돈, 목향(木香) 반 돈을 가루로 하여 매 2수저를 공복에 더운 술로 고루 내린다. 〈醫鑑〉

※ 신국주(神麴酒)

효능 : 허리를 삐어서 아픈 데 쓴다.

처방 신국(神麴) 1덩이 주먹만한 것을 태워서 붉을 때에 좋아하는 술 큰 것 2잔에 담가서 마시고 편히 누워 있으면 조금 지난 뒤에 자연히 편안해진다. 또는 이 술로 청아원(靑娥元)을 삼켜 내리는 것이 더욱 좋다. 〈得效〉

◎ **어혈요통(瘀血腰痛)**

엎어지고 떨어져서 피가 엉기어 허리가 아프게 된 것이다. 〈入門〉

낮에는 가볍고 밤에는 무거운 것은 어혈요통(瘀血腰痛)이다. 〈丹心〉

혈력(血瀝)에는 요통이 전측(轉側)해서 송곳으로 찌르는 것처럼 아프다. 〈直指〉

어혈요통(瘀血腰痛)에는 파혈산동탕(破血散疼湯)·천궁육계탕(川芎肉桂湯)·지룡산(地龍散)을 쓰고, 실(實)하면 도인승기탕(桃仁承氣湯)을 쓰고, 오래 된 것은 오적산(五積散)에서 마황(麻黃)을 빼고 도인(桃仁)·홍화(紅花)·목향(木香)·빈랑(檳榔)·회향초(茴香炒)를 더해 쓰며, 또는 사물탕(四物湯)에 도인(道仁)·소목(蘇木)·주홍화(酒紅花)를 더해 쓴다. 요통이 협통(脇痛)을 이은 것은 복원통기산(復元通氣散)에 목향(木香)을 더해서 쓴다. 〈入門〉

※ 파혈산동탕(破血散疼湯)

효능 : 추락 손상(墜落損傷)으로 인하여 요척(腰脊)을 삐어서 나쁜 피가 갈빗대 밑에 머물러 있고, 괴롭게 아파서 움직이지 못하는 데 쓴다.

처방 수질(水蛭) 3돈을 볶아서 연기가 다 난 뒤 갈아서 연교(連翹)·당귀(當歸)·시호(柴胡) 각 2돈, 소목(蘇木) 1돈반, 강활(羌活)·방풍(防風)·계심(桂心) 각 1돈, 사향(麝香) 5푼을 잘 갈고, 썰은 것 2첩으로 하여 술 2잔과 물 1잔으로 달여서 1잔이 되거든 찌꺼기는 버리고 수질(水蛭)·사향(麝香) 가루를 섞어서 공복에 다시 먹으면 바로 낫는다. 〈東垣〉

※ 천궁육계탕(川芎肉桂湯)

효능 : 어혈(瘀血)이 족태양(足太陽)·족소음(足少陰)·족소양(足少陽)의 3경(三經)에 있어서 허리가 아픈게 되는 데 쓴다.

처방 강활(羌活) 1돈반, 육계(肉桂)·천궁(川芎)·시호(柴胡)·당귀소(當歸梢)·창출(蒼朮)·감초구(甘草炙) 각 1돈, 신국(神麴)·독활(獨活) 각 5푼, 주방기(酒防己)·방풍(防風) 각 3푼, 도인(桃仁) 5개, 술 3잔으로 달여서 1잔쯤 되거든 공복에 따뜻하게 먹는다. 〈東垣〉

※ 지룡산(地龍散)

효능 : 어혈(瘀血)이 태양경(太陽經)에 있음으로 요척(腰脊)이 아픈 데 쓴다.

처방 강활(羌活) 2돈, 독활(獨活)·황백염주초(黃柏鹽酒炒)·감초(甘草) 각 1돈, 소목(蘇木) 6푼, 마황(麻黃) 5푼, 지룡(地龍)·중계(中桂) 각 4푼, 당귀소(當歸梢) 2푼, 도인(桃仁) 6개를 물에 달여 먹는다. 〈東垣〉

◎ **풍요통(風腰痛)**

풍(風)이 신(腎)을 상하여 허리 아픈 증세는 좌우로 옮겨져서 아픈 곳이 정확치 않고, 두 발을 끌어당겨서 아주 급하니 오적산(五積散)에 방풍(防風)·전갈(全蝎)을 더하여 쓰고, 또는 오약순기산(烏藥順氣散)에 오가피(五加皮)를 더하고, 통증이 심할 때는 가미용호산(加味龍虎散)을 쓴다. 〈入門〉

풍열요통(風熱腰痛)에는 패독산(敗毒散)에 속단(續斷)·천마(天麻)·모과(木瓜)·박하(薄荷)를 더해서 쓴다. 〈得效〉

※ 가미용호산(加味龍虎散)

효능 : 풍한요통(風寒腰痛)과 근골권련(筋骨拳攣)에 쓴다.

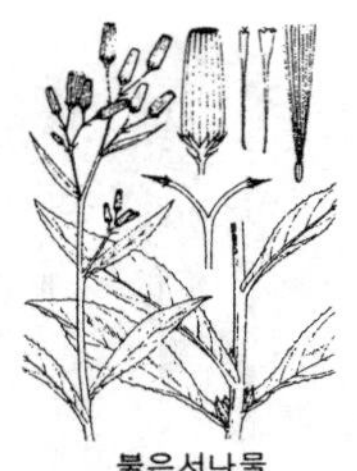
붉은서나물

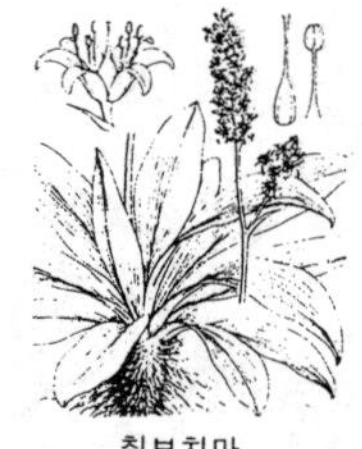
칠보치마

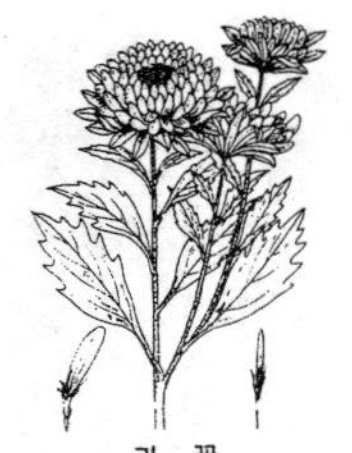
과 꽃

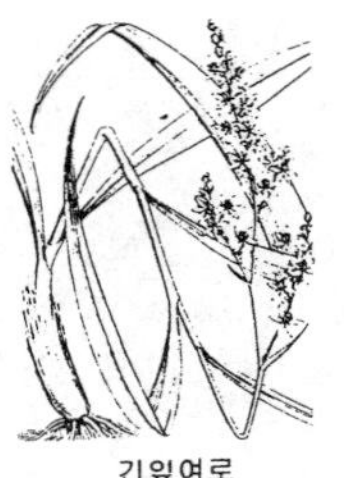
긴잎여로

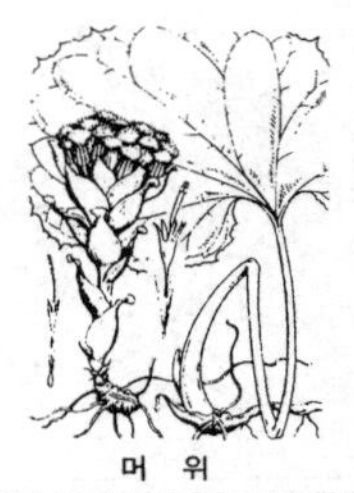
머 위

처방 창출(蒼朮) 1냥, 전갈(全蝎) 5돈, 초오(草烏)•부자병포제(附子並炮製) 각 2돈, 천마(天麻) 3돈을 가루로 하여 매 1돈을 공복에 두림주(豆淋酒)로 같이 내린다. 〈得効〉

◎ **한요통(寒腰痛)**

상한(傷寒)의 신경요통(腎經腰痛)으로 움직이지도 못하고, 열을 보면 덜하며 찬것을 만나면 더하며 맥이 잠기고 당기며 급한 데는 오적산(五積散)에 오수유(吳茱萸)•두충(杜冲)•도인(桃仁)을 더해 쓰고, 통증이 극심하면 흑축두(黑丑豆)가루 1돈을 더하여 같이 먹는다.

통증이 심하면 가미용호산(加味龍虎散)을 쓴다. 〈入門〉

대구고(代灸膏)를 요안혈(腰眼穴)에 붙이기도 한다.

◎ **습요통(濕腰痛)**

오래 비습(卑濕)한 곳에 있으면 비나 이슬이 스며서 허리가 무겁고 아픔이 돌과 같으며 냉(冷)이 얼음과 같으니 오적산(五積散)에 도인(桃仁)•오수유(吳茱萸)를 더하는 것이 가장 효과적이다. 〈得効〉

습요통(濕腰痛)에는 출부탕(朮附湯)•통경산(通經散)을 쓴다. 천궁육계탕(川芎肉桂湯)이 차고 습한 자리에서 자기 때문에 허리가 아파서 움직이지 못하는 증세를 치료한다. 〈內傷〉

※ 출부탕(朮附湯)

효능 : 습(濕)이 신경(腎經)을 상하여 허리가 아프고 냉이 많은 증세를 치료한다.

처방 백출(白朮)•부자포(附子炮) 각 2돈, 두충초(杜冲炒) 1돈, 생강 3쪽을 넣어 물에 달여 먹는다. 〈濟生〉

※ 통경산(通經散)

효능 : 허리가 아프고 수습(水濕)을 내리는 데 쓴다.

처방 진피(陳皮)•당귀(當歸)•감수(甘遂)를 각 등분해서 가루로 하여 매 3돈을 자기 전에 더운 술로 고루 내린다. 〈子和〉

[다른처방]

습지(濕地)에 앉아서 쉬면 습(濕)이 신경(腎經)에 들어가서 외신(外腎)에 종기가 나고, 허리와 등이 굽으며 통증이 심한 데는 오령산(五苓散) 달인 물에 배자(胚子)를 조금 넣어 청목향원(青木香元) 30~50알을 삼켜 내리고 몇 번 먹으면, 장부(臟腑)가 약간 움직이고 종기가 사라지며 허리가 곧아지고 통증이 바로 그친다. 〈得効〉

◎ **습열요통(濕熱腰痛)**

평소에 고량(膏粱)의 좋은 맛을 늘 먹는 사람이 허리가 아픈 것은 모두가 습열(濕熱)과 음허(陰虛)의 소행이다. 〈綱目〉

습열요통(濕熱腰痛)은 천음(天陰)을 만나거나 또는 오랫동안 땅에 앉아 있어서 일어나는 증세이다. 〈丹心〉

맥(脈)이 느리고 잠기면 습요통(濕腰痛)이다. 〈丹心〉

습열요통(濕熱腰痛)에 실(實)한 증세는 이초창백산(二炒蒼柏散)을, 허한 증세는 칠미창백산(七味蒼柏散)이나 당귀염통산(當歸拈痛散)을 각각 쓰고, 만일 모든 약이 효과가 없으면 삼화신우환(三花神祐丸) 또는 외신산(煨腎散)으로 내린다. 〈入門〉

※ 칠미창백산(七味蒼柏散)

처방 창출(蒼朮)•황백(黃柏)•두충(杜冲)•파고지(破古紙)•천궁(川芎)•당귀(當歸)•백출(白朮) 각 1돈을 물로 달여 공복에 먹는다. 〈入門〉

※ 외신산(煨腎散)

효능 : 수습(水濕)이 머물러 있어서 허리가 아픈 증세를 치료한다.

처방 감수(甘遂)가루 3돈, 저요자(猪腰子)를 잘게 쪼개서 염초(鹽椒)에 무치고 약가루를 그 속에 넣어 연잎으로 싸서 약한 불에 익히고 공복에 잘 씹어서 더운 술로 내려 보낸다. 연잎이 없으면 습한 종이로 대신 쓴다. 〈子和〉

◎ **기요통(氣腰痛)**

사람이 사업이나 바라는 일에 뜻을 잃으면 심혈(心血)이 왕성하지 못하므로 근맥(筋脈)을 안 기르면 기(氣)가 체(滯)하고 허리가 아파서 오래 섰거나 멀리 걷지를 못하니, 칠기탕(七氣湯)에 복령(茯苓)을 배로 넣고 침향(沈香)•유향(乳香)을 각 조금씩 더하여 달여 먹는다. 〈入門〉

근심 걱정이 비(脾)를 상하면 허리가 아프고, 성을 내면 간(肝)을 상하고 또한 허리가 아프니 여기에는 모두 침향강기탕(沈香降氣湯)에 조기산(調氣散)을 합하고 생

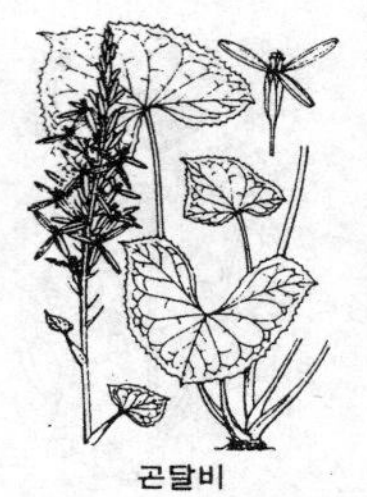
곤달비

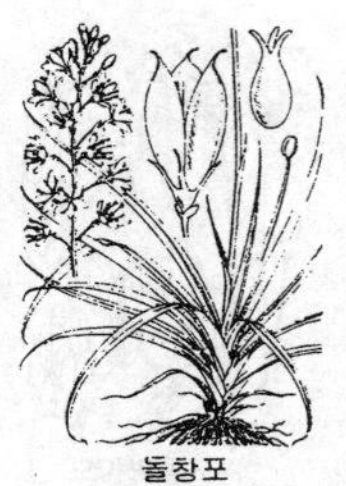
돌창포

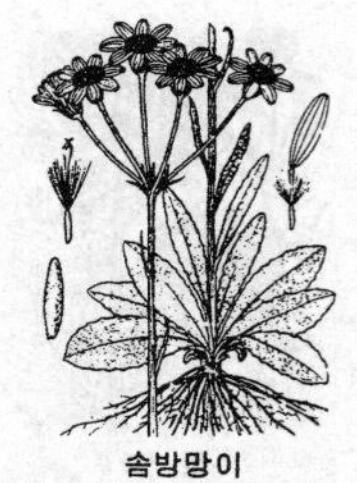
솜방망이

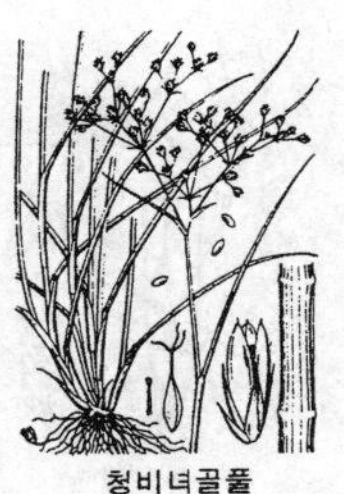
청비녀골풀

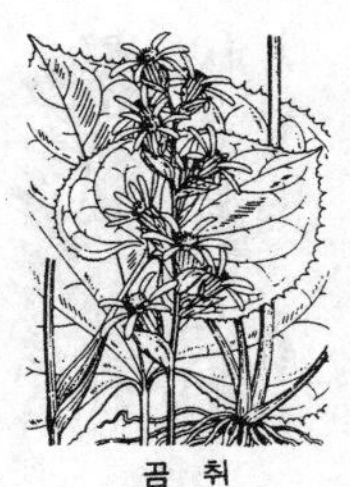
곰 취

강 3쪽, 대추 2개를 넣어 물로 달여 먹는다. 〈直指〉

※ 조기산(調氣散)

효능 : 모든 기(氣)를 치료한다.

처방 곽향(藿香) • 감초(甘草) 각 8돈, 축사(縮砂) 4돈, 백두구(白豆蔻) • 정향(丁香) • 백단(白檀) • 목향(木香) 각 2돈을 가루로 하여 매번 2돈씩 염탕(鹽湯)에 수시로 먹으면 좋다. 〈丹心〉

5. 신착증(腎着症)일 때

아픈 사람의 몸이 무겁고 허리 속이 차서 물 속에 앉은 것과 같고 얼굴에 물기가 많이 나타나서 마르지 않고 소변이 잦으며, 음식은 늘 같기 때문에 허리의 아래가 차서 아프고 허리에 오천 근을 차고 있는 것 같은 데는 신착탕(腎着湯)이 주로 치료한다. 〈仲景〉

습(濕)과 같이 치료한다.

※ 신착탕(腎着湯)

처방 백출(白朮) 2돈반, 건강포(乾薑炮) • 적복령(赤茯苓) 각 1돈반, 감초구(甘草炙) 5푼을 물로 달여 먹는다. 유습(流濕)에는 겸해서 더운 약을 써야 한다.

6. 요통(腰痛)을 치료할 때

육기(六氣)가 모두 통증이 일어나는때는 대체로 한습(寒濕)은 많고 풍열(風熱)은 적은 것이다. 또 방실노상(房室勞傷)으로 신허요통(腎虛腰痛)이 많으니 이것은 양기(陽氣)가 허약해서 운동을 잘 못하기 때문이다. 〈入門〉

오랜 요통에는 반드시 관계(官桂)를 써서 열어 주어야 하고 배와 갈빗대가 아픈 데도 역시 그러하다. 〈丹心〉

모든 요통에는 보기약(補氣藥)을 쓰면 안 되고 또한 찬 약을 쓰지도 못한다. 〈丹心〉

보신탕(補腎湯)이 모든 요통을 치료한다.

7. 요통(腰痛)의 위험한 증세

허리가 아프면서 갑자기 얼굴에 붉은 점이 보이고 인중(人中)이 검으면 치료가 어렵다. 〈入門〉

8. 도인법(導仁法)일 때

허리와 등이 아픈 것을 치료하는데, 환자가 동쪽을 향하여 앉고 손을 펴서 심장을 안고(抱), 한 사람은 환자의 앞에서 양 무릎을 밟고 또 한 사람은 뒤에서 머리를 잡고 천천히 끌어서 머리가 밑에 닿도록 눕혔다가 다시 일으키기를 3회 정도 하면 낫는다. 〈得効〉

단방(單方) (22종)

※ 자석(磁石)

신(腎)을 보양하고 허리가 아픈 것을 치료하니, 불에 태워서 초에 담그기를 9차례 하고 가루를 반죽해서 환을 지어 먹는다. 보신약(補腎藥)에 넣어도 좋다. 〈本草〉

※ 토사자(兎絲子)

허리가 아프고 무릎이 찬 증세를 치료하니 술에 삶아서 가루로 하여 2돈을 더운 술로 삼켜 내린다. 또 토사자(兎絲子) • 우슬(牛膝) 각 1냥을 술에 담가서 5일 동안 잘 말려 가루로 하고 술풀에 환을 해서 먹는다. 또 토사자(兎絲子) 가루 2냥, 두충밀구(杜冲蜜炙) 가루 1냥, 산약(山藥) 가루를 술에 삶아서 풀로 환을 지어 50~70알을 술로 내리니, 약명은 고양단(固陽丹)이다. 〈本草〉

※ 우슬(牛膝)

요척통(腰脊痛)을 없애 주니 끓여서 즙을 마시고 또 술을 담가 먹기도 한다. 또 새로 난 잎을 미장(米醬)에 섞어서 죽을 끓여 공복에 먹는다. 〈本草〉

※ 석곡(石斛)

요통각약(腰痛脚弱)에는 삶아 먹거나 가루로 먹거나 술에 담가서 먹는다. 〈本草〉

※ 질려자(蒺藜子)

요척통(腰脊痛)에는 가루로 해서 꿀로 환을 지어 먹거나 가루로 하여 술에 타서 먹기도 한다. 〈本草〉

※ 육종용(肉蓯蓉)

요통에는 환을 만들어 먹는다. 〈本草〉

※ 속단(續斷)

요통에는 삶아 먹거나 가루로 해서 먹는다. 〈本草〉

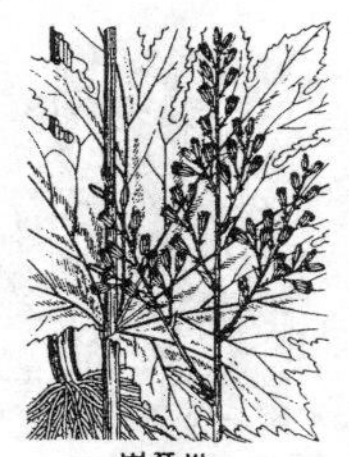
병풀쌈

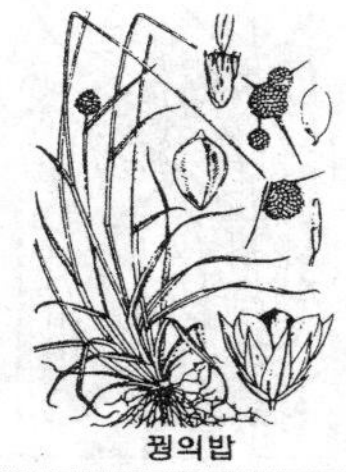
꿩의밥

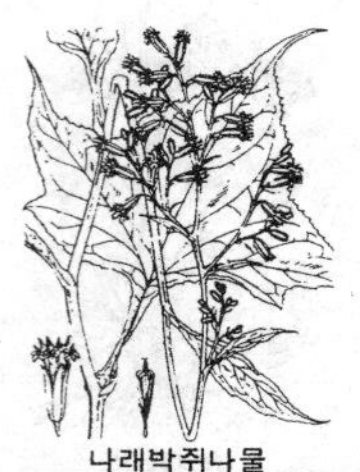
나래박쥐나물

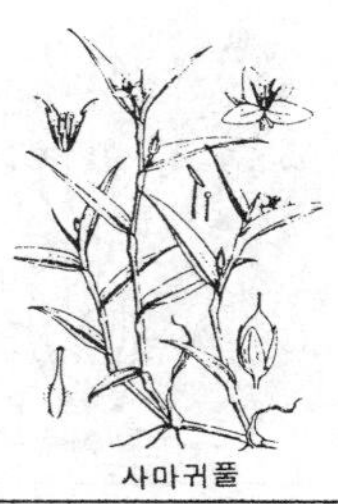
사마귀풀

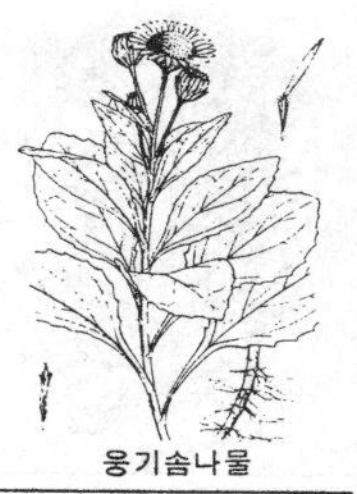
웅기솜나물

※ 비해(萆薢)

요통에는 술에 담가 먹는다. 또 비해(萆薢) 3냥, 두충(杜冲) 1냥을 찧어 가루로 해서 2돈을 공복에 술로 먹고, 쇠고기를 먹지 않는다. 〈本草〉

※ 위령선(威靈仙)

요통에는 생으로 가루를 하여 2돈을 술과 같이 먹는다. 〈丹心〉

또는 가루 2돈을 저요자(猪腰子) 한 개를 쪼개고 넣어서 축축한 종이로 싸고 불에 구워서 새벽에 잘 씹어 더운 술로 내려 보낸다. 〈綱目〉

또 술에 담가서 가루로 하고 면호(麵糊)에 오동 열매 크기의 환을 해서 80~100알을 술로 내리면 대변에 푸른 고름이 나오니 이것은 효과가 나타난 증세이다. 〈本草〉

※ 견우자(牽牛子)

요통에 냉농(冷膿)이 흐르는 증세를 치료한다. 반생 반초(半生半炒)하여 두말(頭末) 1냥에 유황(硫黃) 1푼을 넣어 갈아서 가루로 하고 3등분 하여 매 1번에 백면(白麵) 1수저를 물에 섞고 기자(碁子)와 같이 만들어서 오경초(五更初)에 물 1잔에 넣고 삶아서 그 탕으로 내려 보내면 한 번으로 통증이 그친다. 〈綱目〉

※ 파고지(破古紙)

요통에는 아주 좋다. 볶아서 가루로 하여 2돈을 술로 내린다. 〈本草〉

※ 오가피(五加皮)

요척통(腰脊痛)과 기요통(臀腰痛)에는 잘게 썰어서 술에 담가 먹는다. 〈本草〉

※ 두충(杜冲)

요척통(腰脊痛)과 기요통(臀腰痛) • 신로요척련(腎勞腰脊攣)을 치료한다. 생강즙에 볶아서 가루로 하여 공복에 1돈을 술로 내린다. 또 1냥을 볶아서 사(絲)를 버리고 2되의 술에 담가서 매 3홉을 1일 3번 먹는다. 〈綱目〉

※ 귤핵(橘核)

요통에는 미초거각(微炒去殼)하고 가루로 하여 2돈을 공복에 술로 내린다. 〈本草〉

※ 호도(胡桃)

허손요통(虛損腰痛)에는 살을 가지고 두충(杜冲) • 회향(茴香)과 같이 술에 담가 공복에 먹는다. 〈入門〉

※ 감인(芡仁)

요척통(腰脊痛)에는 가루로 해서 죽을 쑤어 공복에 먹는다. 〈入門〉

※ 호마(胡麻)

요통에는 볶을 때 향취가 나면 가루로 하여 술이나 밀탕(蜜湯) • 강탕(薑湯)에 3돈씩 1일 3번을 고루 내리면 좋은 효과가 있다. 〈本草〉

※ 녹용(鹿茸)

요척통(腰脊痛)에는 수구(酥灸)하여 자색이 되면 털은 버리고 가루로 하여 매일 공복에 더운 술로 1돈을 내려 보낸다. 〈本草〉

※ 녹각(鹿角)

요척통(腰脊痛)에는 누렇게 볶아서 가루로 하여 1일 2회로 더운 술 1잔에 1돈씩 타서 먹는다. 〈本草〉

※ 양척골(羊脊骨)

요통으로 움직이지 못하는 데는 척추뼈 1구를 부수어 푹 익혀서 5가지 맛을 섞어 먹고 술을 조금 마신다. 〈本草〉

※ 황구육(黃狗肉)

허리와 무릎을 따뜻하게 하고 통증을 멎게 한다. 깨끗한 살을 가지고 5가지 맛에 푹 삶아서 공복에 먹는다. 〈本草〉

※ 저신(猪腎)

신허요통(腎虛腰痛)에는 요자(腰子) 1개를 엷게 쪼개서 초염(椒鹽)가루로써 무치고 두충(杜冲)가루 3돈을 넣은 다음에 하엽(荷葉)으로 싸고 혹은 습지(濕紙)에 싸서 만화(慢火)에 외숙(煨熟)하여 술과 같이 씹어 내리는데, 약명은 외신환(煨腎丸)이라고 한다. 〈入門〉

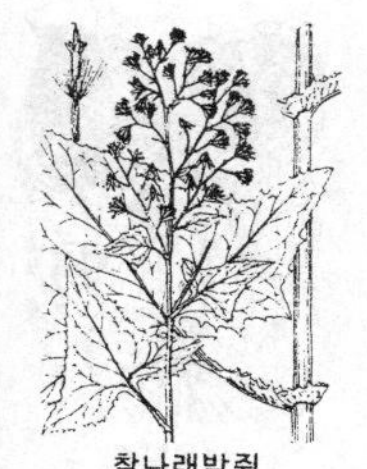
참나래박쥐

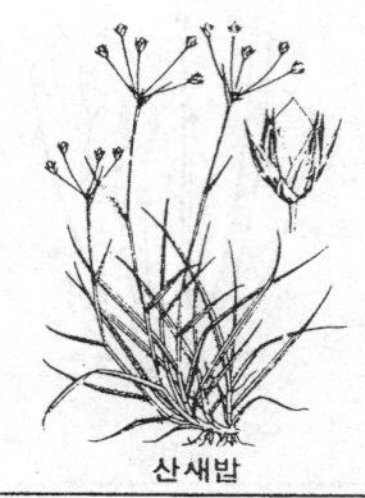
산새밥

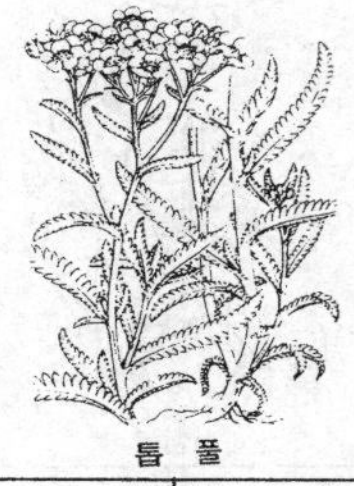
톱 풀

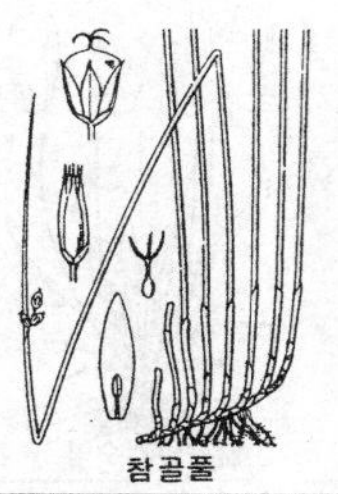
참골풀

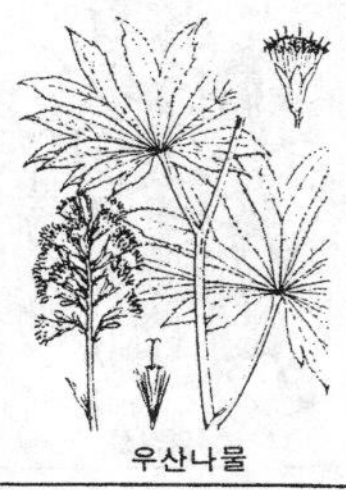
우산나물

※ 침구법(鍼灸法)

요통에는 신유(腎兪) 37장을 뜸하면 바로 차도가 있다. 〈綱目〉

허리가 굽어서 펴지 못하는 데는 위중(委中)혈을 침(鍼)하여 피를 내면 바로 낫는다. 〈丹心〉

요배통(腰背痛)에는 슬요구화중(膝腰句畵中)의 청적락맥(靑赤絡脈)을 침(鍼)하여 피를 내면 낫는다. 〈得効〉

요통으로 면앙(俛仰)하지 못하는 데는 환자를 바로 세운 뒤 대지팡이를 땅에서 배꼽에 닿도록 맞추어 끊고, 다시 땅에서 등에다 맞추고 대지팡이의 상두처(上頭處)를 혈(穴)로 하여 나이대로 뜸하며 대지팡이는 숨기고 다른 사람에게는 보이지 않는다. 〈資生〉

신선구법(神仙灸法)은 요통에는 곡추(曲脉)·양문두(兩文頭)·좌우각(左右脚) 4곳에 각 3장을 뜸하되 매 1각(一脚)을 뜸할 때에 2화(二火)를 제하(臍下)하여 애주(艾炷)가 타서 살에 닿아 통증을 느끼면 두 사람이 같이 불을 꺼지도록 하는데, 오시(午時)에 뜸한 것이 잘 때쯤 되면 장부(臟腑)가 한두 줄쯤 스스로 움직이고 또는 움직여서 우뢰같은 소리가 나면 바로 낫는다. 〈綱目〉

신허요통(腎虛腰痛)에는 신유(腎兪)·인중(人中)·위중(委中)·견정(肩井)혈을 택한다. 〈綱目〉

좌섬요통(挫閃腰痛)에는 척택(尺澤)혈을 택하고, 위중(委中)·인중(人中)·양릉천(陽陵泉)·소골(束骨)·곤륜(崑崙)·하요(下髎)·기해(氣海)혈은 뜸하지 말아야 한다. 〈綱目〉

요통에는 곤륜(崑崙)·위중(委中)혈에 피를 내고, 또 신유(腎兪)·중려유(中膂兪)·요유(腰兪)혈을 택한다. 〈綱目〉

허리가 심하게 아픈 데는 명문(命門)·곤륜(崑崙)·지실(志室)·행간(行間)·복류(復溜)혈을 택한다.

十六. 협(脇)

1. 협액(脇腋)의 크기일 때

액(腋: 겨드랑) 아래로 계협(季脇)에 닿기까지의 길이가 1자 2치이고, 계협(季脇)에서 비추(髀樞)에 닿기까지의 길이가 6치이다. 〈靈樞〉

2. 협액(脇腋)과 간담(肝膽)의 관계일 때

간담(肝膽)의 맥(脈)이 협륵(脇肋)에 퍼져 있는데 늑(肋)이란 것은 협골(脇骨)이다. 〈銅人〉

간에 사(邪)가 있으면 그 기(氣)가 양협(兩脇)에 흐른다. 〈靈樞〉

협통(脇痛)이란 것은 궐음간경(厥陰肝經)이 병든 증세이다. 어깨의 밑을 액(腋)이라 하고 액(腋)의 밑을 협(脇)이라 하며 협(脇)의 밑을 계협(季脇)이라 한다. 〈綱目〉

3. 맥법(脈法)일 때

촌구맥(寸口脈)이 당기는 증세는, 즉 협하(脇下)가 다급해서 아픈 증세이니 오슬오슬하고 한(寒)을 싫어한다. 〈仲景〉

맥(脈)이 쌍으로 당기는 증세는 간기(肝氣)가 남음이 있고 양협(兩脇)이 아프게 된다. 〈正傳〉

간맥(肝脈)이 잠기고 급하며 들떠도 또한 위와 같은 증상이 나타난다.

만약 협하(脇下)가 아프고 기(氣)가 지만(支滿)하며 소복(小腹)을 끌어서 아플 때에는 소변 누기가 어렵고 눈이 어지럽고 머리가 아프며, 허리와 등이 아픈 증세는 어릴 때에 높은 곳에서 떨어진 일이 있었기 때문이다. 〈正傳〉

간맥(肝脈)이 박(搏)하며 굳어지고 길며 색이 푸르지 않은 것은 떨어져서 병이 든 증세이고, 만일 맥(脈)의 박(搏)한 것이 피가 갈빗대 아래에 있기 때문에 생긴 증세이면 반드시 천역(喘逆)을 같이 한다. 〈內經〉

간맥(肝脈)이 약하고 흩어지며 그 색이 윤택한 증세는 일음(溢飮)이 있으니, 일음(溢飮)이란 것은 심하게 마르므로 많이 마시어 피부와 장위(腸胃) 밖으로 넘쳐서 들어가는 증세이다. 〈內經〉

기(氣)가 답답하고 흉협(胸脇)이 아픈데 그 맥(脈)이 잠기면 울(鬱)로 치료해야 되는 것이다. 〈丹心〉

4. 협통(脇痛)을 6종으로 구별할 때

협통(脇痛)이란 것은 간화(肝火)가 성하고 목기(木氣)가 실(實)한 증세이다. 〈醫鑑〉

간(肝)이 급한 것을 괴로워하면 그 기(氣)가 남음이 있는 것이니 매운 것을 먹어서 흩어지게 하는데, 천궁(川芎)·창출(蒼朮)·청피(靑皮)를 쓴다. 〈丹心〉

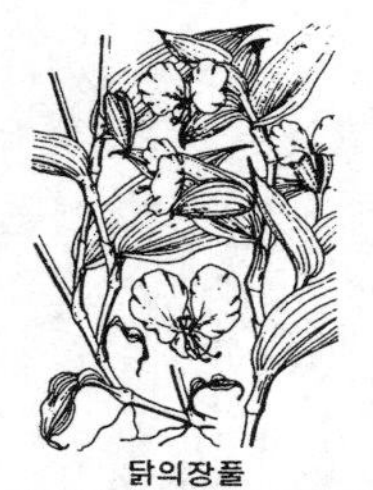
닭의장풀

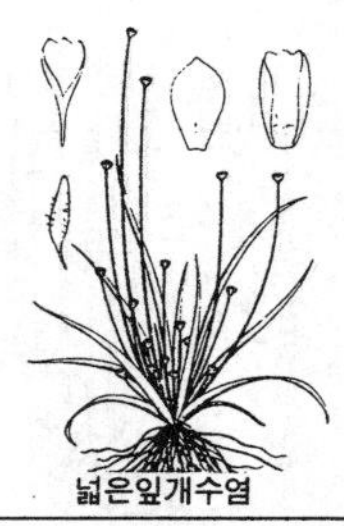
넓은잎개수염

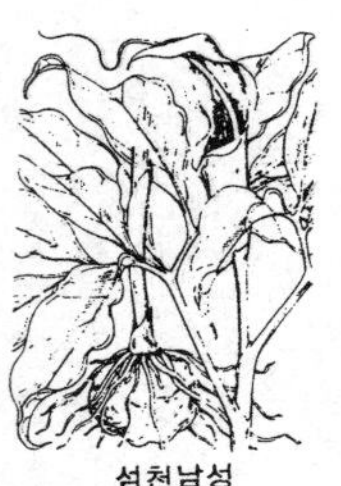
섬천남성

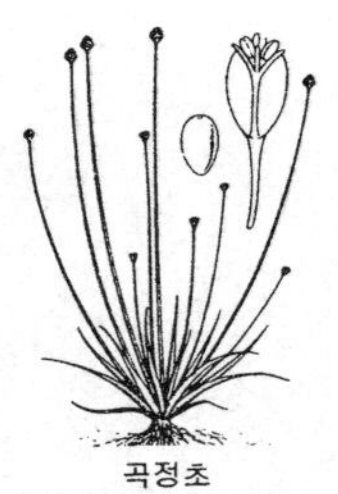
곡정초

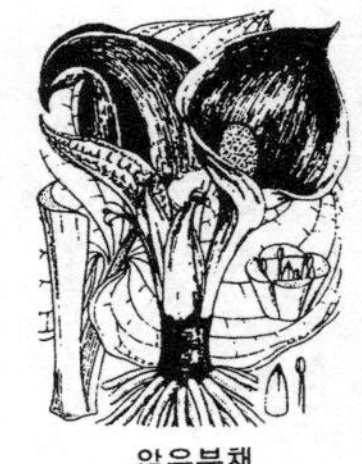
앉은부채

간화(肝火)가 성하고 양협(兩脇)이 아파서 펴지 못하는 것은 먼저 호박고(琥珀膏)를 아픈 곳에 붙이고, 생강탕(生薑湯)으로 밀환(蜜丸)한 당귀용회환(當歸龍薈丸)을 삼켜 내리면 가장 좋다. 이 약이 밀환(蜜丸)이라야만 협통(脇痛)을 치료한다. 〈丹心〉

용회환(龍薈丸)이 또한 음식을 많이 먹은 것과 노력 행방(勞力行房) 때문인 협통(脇痛)을 치료하는데, 간화(肝火)를 제거하는 중요한 약이다. 〈丹心〉

협통(脇痛)은 모두 간목(肝木)이 남아 있는 데 기인한 증세이니 소시호탕(小柴胡湯)에 청피(青皮) • 천궁(川芎) • 작약(芍藥) • 초용담(草龍膽)을 더해 쓰고, 심한 증세는 청대(青黛) • 사향(麝香)을 넣어서 같이 먹는다. 〈正傳〉

협통(脇痛)에는 기울(氣鬱) • 사혈(死血) • 담음(痰飮) • 식적(食積) • 풍한(風寒)이 있다. 간(肝)이 열울(熱鬱)하면 틀림없이 협통(脇痛)이 있다. 〈入門〉

◎ 기울협통(氣鬱脇痛)

크게 성을 내서 기(氣)가 역(逆)하거나 또는 모려(謀慮)를 결단하지 못하는 것이 모두 간화(肝火)를 시켜 움직이게 하고, 심하면 협통(脇痛)으로 못 견디는데 당귀용회환(當歸龍薈丸)을 쓰고, 가벼운 증세에는 소시호탕(小柴胡湯)에 황련(黃連) • 모려(牡蠣) • 기각(枳殼)을 더해 쓴다. 〈入門〉

성질이 급하고 성을 많이 내는 사람은 언제나 복협(腹脇)이 아픈 경우가 있으니 소시호탕(小柴胡湯)에 천궁(川芎) • 작약(芍藥) • 청피(青皮)를 더해 달여서 용회환(龍薈丸)을 삼켜 내리는 것이 아주 신속하다. 〈正傳〉

기울협통(氣鬱脇痛)에는 기각자산(枳殼煮散) • 침향강기산(沈香降氣散) • 기각산(枳殼散) • 계지탕(桂枝湯) • 복원통기산(腹元通氣散) • 목통산(木通散) • 신보원(神保元) • 소용회환(小龍薈丸) 등을 쓴다.

※ 기각자산(枳殼煮散)

효능 : 슬픔이 간(肝)을 상하여 양협(兩脇)이 아프고 또 칠정(七情)이 간(肝)을 상해서 양액(兩腋) • 양협(兩脇)이 잇달아 아픈 증세를 치료한다.

처방 기각(枳殼) 2돈, 세신(細辛) • 길경(桔梗) • 방풍(防風) • 천궁(川芎) 각 1돈, 갈근(葛根) 7푼, 감초(甘草) 5푼에 생강 3쪽, 대추 2개를 넣어 물로 달여 먹는다. 〈本事〉

※ 침향강기산(沈香降氣散)

효능 : 기체(氣滯)로 인하여 협륵(脇肋)이 쑤시고 아프며 흉격(胸膈)이 막히는 데 쓴다.

처방 강황(薑黃) • 진피(陳皮) • 감초 각 1돈, 삼릉(三稜) • 봉출병외(蓬朮並煨) • 익지(益智) • 후박(厚朴) 각 7푼, 백출(白朮) • 자소엽(紫蘇葉) • 향부자(香附子) • 신국(神麴) • 맥아(麥芽) • 오약(烏藥) 각 5푼, 인삼(人蔘) • 가자(訶子) • 대복피(大腹皮) 각 2푼반을 물로 달여 먹는다. 〈丹心〉

※ 기각산(枳殼散)

효능 : 어떠한 물체로 찌르는 느낌을 주는 협통(脇痛)은 기(氣)가 실(實)하기 때문이다.

처방 기각(枳殼) 1냥 2돈반, 감초구(甘草炙) 3돈 7푼반을 가루로 하여 매 2돈을 진하게 달여 파 끓인 탕으로 같이 내린다. 〈得效〉

※ 계지탕(桂枝湯)

효능 : 놀라서 간(肝)을 상하고 갈비뼈의 속이 아픈 데 쓴다.

처방 기각(枳殼) 작은 것 1냥, 계지(桂枝) 5돈을 가루로 하여 매 2돈을 강조탕(薑棗湯)으로 고루 내린다. 〈本事〉

※ 목통산(木通散)

효능 : 협륵(脇肋)의 고통을 치료한다.

처방 목통(木通) • 청피(青皮) • 천련자(川練子) 각 6돈반, 파두육(巴豆肉) 2돈반을 같이 누렇게 볶아서 파두(巴豆)는 버리고 나복자초(蘿蔔子炒) • 회향초(茴香炒) 각 5돈, 봉출(蓬朮) • 목향(木香) • 활석(滑石) 각 2돈반을 가루로 하여 진하게 달인 총백탕(葱白湯)에 3돈을 같이 먹으면 바로 낫는다. 〈得效〉

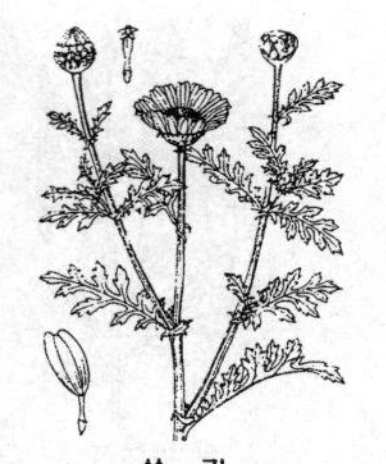
쑥 갓

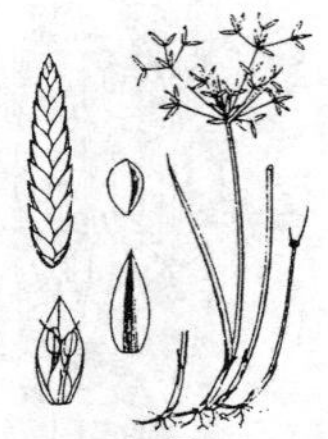
모기방동사니

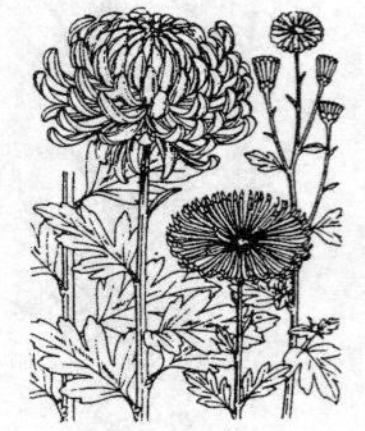
국 화

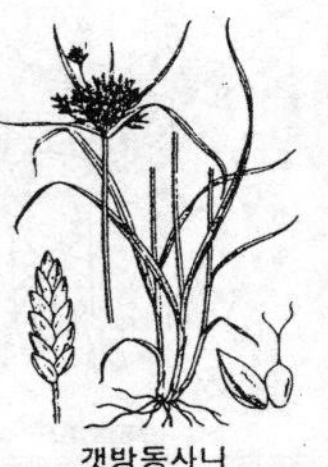
갯방동사니

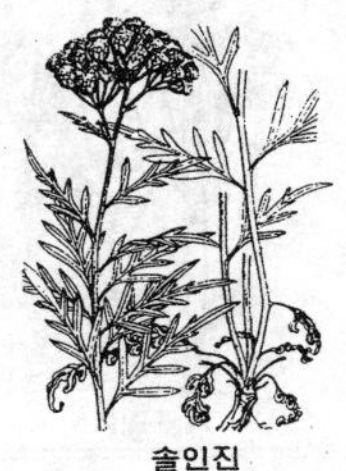
솔인진

※ 신보원(神保元)

모든 기(氣) 속에 오직 방광기 때문에 생긴 협하통(脇下痛)이 가장 치료가 어려운 증세인데, 이 약이 충분히 치료하여 낫는다. 어떤 사람이 항근통(項筋痛)으로 아파서 고생하는데, 의원에게 치료받은 지 오래였으나 효험이 없으니, 이것은 방광의 기(氣)가 배려(背膂)에 흘러 들어간 지가 오래 되고 또 우협(右脇)이 연통(攣痛)하기 때문인데 이 약을 한 번 먹고 바로 나았다.

※ 소용회환(小龍薈丸)

효능 : 간화(肝火)가 성하고 협통(脇痛)하는 증세를 치료한다.

처방 당귀(當歸) • 초용담(草龍膽) • 치자(梔子) • 황련(黃連) • 천궁(川芎) • 대황(大黃) 각 5돈, 노회(蘆薈) 3돈, 목향(木香) 1돈을 가루로 하고 사향(麝香) 조금을 넣어 죽을 끓여서 녹두 크기의 환을 하여 강탕(薑湯)으로 50~70알을 삼켜 내리고 또 호박고(琥珀膏)를 아픈 곳에 붙인다. 〈丹心〉

◎ **사혈협통(死血脇痛)**

나쁜 피가 간(肝)에 머물러 있으며 협하(脇下)에 있어서 아프고 만지면 통증이 더욱 심하다. 〈丹心〉

엉긴 피는 반드시 간경(肝經)으로 돌아가는데 밤에 아프고 또는 오후에 일어나는 것은 소시호탕(小柴胡湯)에 사물탕(四物湯)을 합하고 도인(桃仁) • 홍화(紅花) • 유향(乳香) • 몰약(沒藥)을 더해 쓰며, 대변이 검고 굳은 것은 도인승기탕(桃仁承氣湯)으로 내린다. 〈入門〉

협통(脇痛)에 죽은 피가 있으면 도인(桃仁) • 홍화(紅花) • 천궁(川芎)의 종류를 쓰고, 타박협통(打撲脇痛)이면 역시 나쁜 피가 협하(脇下)에 흘러 들어가서 그러한 것이니 복원활혈탕(復元活血湯)의 종류를 쓴다. 〈丹心〉

◎ **담음협통(痰飮脇痛)**

담음(痰飮)이 궐음(厥飮)의 경(經)에 흘러 들어가면 또한 협하(脇下)가 병이 드니 해수(咳嗽) • 기급(氣急)하고 협륵(脇肋)을 끌어당겨서 아프게 된다. 〈丹心〉

기침을 하고 협륵(脇肋)을 끌어당겨서 아픈 것은 현음(懸飮)이 되는 증세인데 십조탕(十棗湯)을 쓴다. 〈仲景〉

기침을 하고 협통(脇痛)하는 데는 간기(肝氣)를 소통시키고 겸하여 청피(靑皮) • 기각(枳殼) • 향부(香附) • 백개자(白芥子)의 종류를 쓴다. 〈丹心〉

담주협통(痰注脇痛)에는 공연단(控涎丹)에 남성(南星) • 천궁(川芎) • 창출(蒼朮)을 더한 것을 이진탕(二陳湯) 달인 물로 삼켜 내린다. 〈丹心〉

양협(兩脇)이 주통(走痛)한 데는 공연단(控涎丹)을 쓴다. 〈丹心〉

담주협통(痰注脇痛)에 녹록(漉漉)해서 소리가 나면 궁하탕(芎夏湯)이 가장 좋다. 〈直指〉

담협통(痰脇痛)에는 조중순기환(調中順氣丸)을 쓴다.

※ 조중순기환(調中順氣丸)

효능 : 기(氣)가 체하고 음적(飮積)하여 협하(脇下)가 허만(虛滿)하고 찌르는 듯이 아픈 데 쓴다.

처방 반하강제(半夏薑製) • 대복자(大腹子) 각 1냥, 목향(木香) • 백두구(白豆蔲) • 진피(陳皮) • 청피(靑皮) • 삼릉(三稜) 각 5돈, 축사(縮砂) • 빈랑(檳榔) • 침향(沈香) 각 2돈반을 가루로 하여 죽을 끓여서 오동 열매 크기로 환을 하여 진피탕(陳皮湯)으로 50~70알을 삼켜 내린다. 〈丹心〉

◎ **식적협통(食積脇痛)**

음식이 협하(脇下)에 쌓여서 다리(橋)처럼 1조가 굳게 일어나 아프게 되는 데는 신보원(神保元)을 기실전탕(枳實煎湯)으로 삼켜 내린다. 〈入門〉

한열(寒熱)을 일으키고 협통(脇痛)하며 쌓인 열이 있는 것 같은 증세는 반드시 과식과 지나치게 힘을 쓴 소치이니 당귀용회환(當歸龍薈丸)으로 치료한다. 〈正傳〉

◎ **풍한협통(風寒脇痛)**

외감(外感)으로 협통(脇痛)하고 한열(寒熱)이 오고가는 증세는 소시호탕(小柴胡湯)에 기각(枳殼) • 길경(桔梗)을 더해 쓴다. 〈入門〉

외감협통(外感脇痛)에는 궁갈탕(芎葛湯) • 작약산(芍藥散)을 쓴다.

※ 궁갈탕(芎葛湯)

효능 : 풍한협통(風寒脇痛)을 치료한다.

처방 천궁(川芎) • 건갈(乾葛) • 계지(桂枝) • 세신(細辛) • 기각(枳殼) • 인삼(人蔘) • 작약(芍藥) • 마황(麻黃) • 방풍(防風) 각 1돈, 감초(甘草) 5푼에 생강 3쪽을 넣어

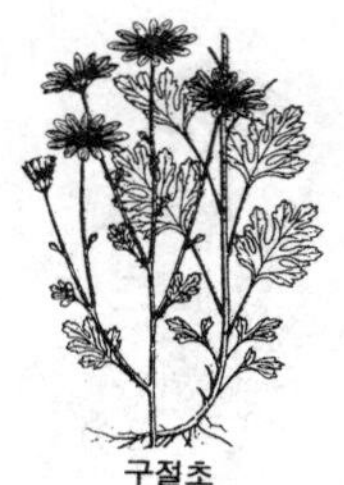
구절초

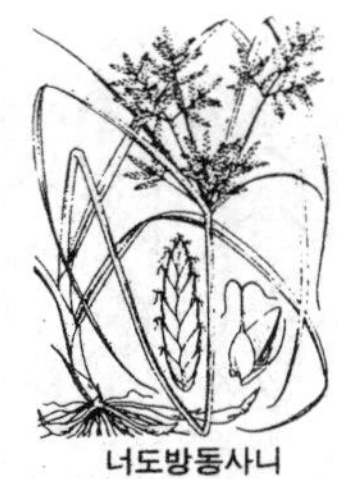
너도방동사니

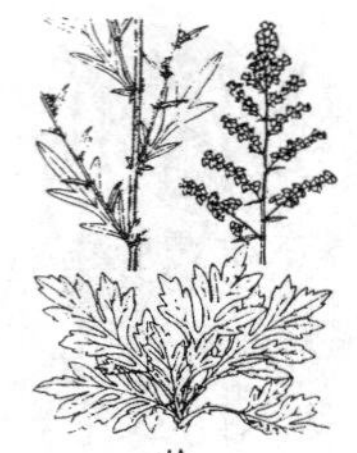
쑥

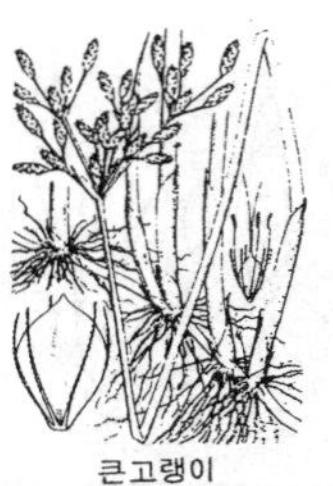
큰고랭이

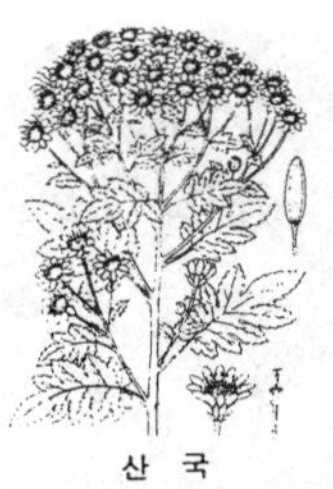
산 국

물로 달여 먹는다. 〈本草〉

※ 작약산(芍藥散)

효능: 부인의 냉증(冷症) 협통(脇痛)에 모든 약이 효과가 없는 데 쓴다.

처방 향부자(香附子) 4냥을 초 2되, 소금 1냥과 같이 삶아서 말리고 육계(肉桂)•현호삭초(玄胡索炒)•백작약주초(白芍藥酒炒) 각 1냥을 가루로 하여 매 2돈을 끓인 물에 같이 먹는다. 〈得效〉

◎ **건협통(乾脇痛)**

허(虛)가 심하고 닳아 없어지게 되어서 협하(脇下)에 언제나 한곳이 아프고 그치지 않는 증세를 건협통(乾脇痛)이라 하니 아주 위급한 증세이다. 팔물탕(八物湯)에 목향(木香)•청피(青皮)•계심(桂心)을 더해 쓰고, 화(火)가 있으면 계(桂)는 빼고 산치인(山梔仁) 또는 오수유수초(吳茱萸水炒)•황련(黃連)을 더해 쓴다. 〈入門〉

5. 협통(脇痛)의 허실(虛實)일 때

간기(肝氣)가 실(實)하고 협통(脇痛)한 증세는 손과 발이 번조(煩躁)하여 편히 눕지를 못하니 소시호탕(小柴胡湯)에 천궁(川芎)•당귀(當歸)•백작약(白芍藥)•창출(蒼朮)•청피(青皮)•초용담(草龍膽)을 더해 쓴다. 〈入門〉

간기(肝氣)가 허약하고 협통(脇痛)한 증세가 태연히 그치지 않으며, 귀와 눈이 어지럽고 두려움이 많아서 사람이 잡으러 오는 것 같은 증세를 일으키는 데는 사물탕(四物湯)에 시호(柴胡)•청피(青皮)를 더해 쓴다. 〈入門〉

양협하(兩脇下)가 아파서 소복(小腹)을 끌어당기고 성을 잘내는 것은 간기(肝氣)가 실(實)한 증세이니 당귀용회환(當歸龍薈丸)을 생강즙에 삼켜 내린다. 〈入門〉

기(氣)가 약한 사람은 협하(脇下)가 잘 아프며 맥(脈)이 당기고 가느니 이것은 노기(怒氣)의 노역(勞役) 때문에 생긴 증세이므로 팔물탕(八物湯)에 목향(木香)•청피(青皮)•계심(桂心)을 더하여 달여 먹고, 또는 지실산(枳實散)을 쓴다.

※ 기실산(枳實散)

효능: 남자의 간기(肝氣)가 부족하여 양협(兩脇)이 아픈 증세에 쓴다.

처방 기실(枳實) 1냥, 백작약초(白芍藥炒)•작뇌궁(雀腦芎)•인삼 각 5돈을 가루로 하여 매 2돈을 강조탕(薑棗湯)으로 고루 내리고 술과 같이 먹어도 좋다. 〈本事〉

6. 협통(脇痛)의 좌우를 구별할 때

왼쪽 협통(脇痛)은 먼저 호박고(琥珀膏)를 아픈 곳에 붙이고 다음 당귀용회환(當歸龍薈丸)을 더운 생강즙에 삼켜 내린다. 〈入門〉

왼쪽 협통(脇痛)에는 기궁산(枳芎散) 또는 소시호탕(小柴胡湯)에 천궁(川芎)•청피(青皮)•초용담(草龍膽)을 더해 쓴다. 〈正傳〉

오른쪽 협통(脇痛)에는 추기산(推氣散) 또는 기각산(枳殼散)을 생강(生薑)•청피(青皮)•총백전탕(葱白煎湯)에 고루 내리고, 또는 신보원(神保元)을 쓴다. 〈得效〉

※ 기궁산(枳芎散)

효능: 왼쪽 협륵(脇肋)이 찌르는 듯이 아픈 데 쓴다.

처방 기실(枳實)•천궁(川芎) 각 5돈, 감초 2돈반을 가루로 하여 매 2돈을 강조탕(薑棗湯)으로 고루 내린다. 〈入門〉

※ 추기산(推氣散)

효능: 오른쪽 협통(脇痛)을 치료한다.

처방 기각(枳殼)•계심(桂心)•강황(薑黃) 각 5돈, 감초 2돈반을 가루로하여 매 2돈반을 강조탕(薑棗湯) 또는 술로 고루 내린다. 〈入門〉

7. 신사(腎邪)가 상박(上薄)하여 협통(脇痛)이 될 때

어떤 환자가 협통(脇痛)을 앓는데 여러 의원들이 한결같이 옹(癰)으로 치료하였다. 증세는 양맥(陽脈)이 당기고 음맥(陰脈)이 깔깔한데, 대개 여러 가지 향료와 생강, 계피 등을 쓰니 병이 더욱 심해졌다.

항흔(項昕)이 보고 말하기를, 「맥(脈)이 당기는 것은

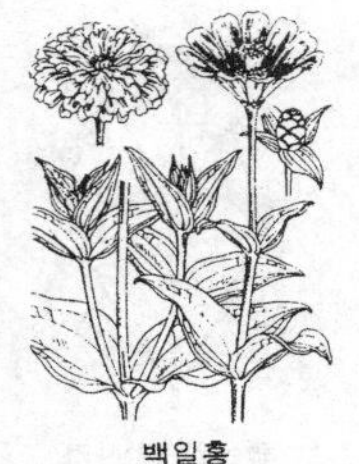
백일홍

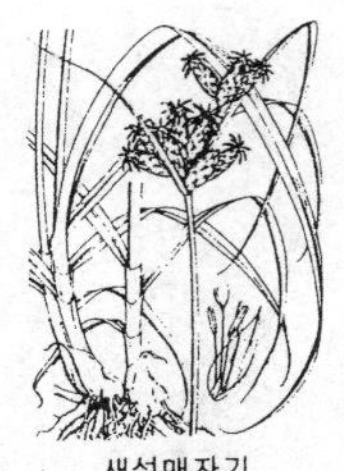
새섬매자기

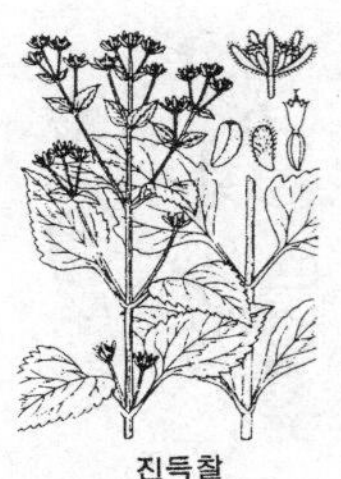
진득찰

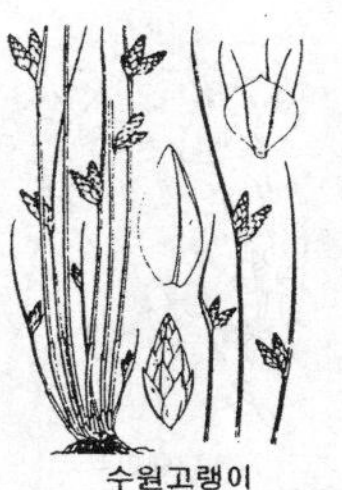
수원고랭이

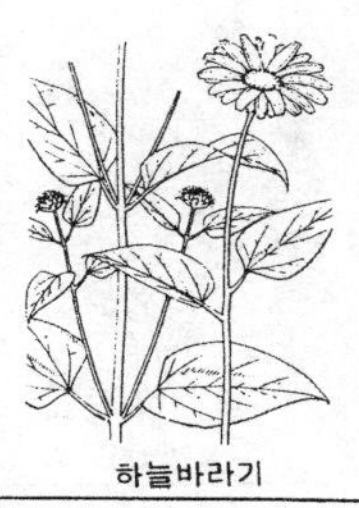
하늘바라기

통(痛)이고, 색(濇)한 것은 신사(腎邪)가 남음이 있는 증세이니 신(腎)이 위로 협(脇)에 박격(薄擊)해서 내리지 못하고 또 신(腎)이 본래 마르는 것을 싫어하는 증세인데 이제 마른 약을 너무 먹으면 이롭지 못할 뿐만 아니라 낫지 않는 증세이다.」하면서 신보환(神保丸)을 써서 검은 소변을 누게 하니 통증이 그치고, 다시 신궁환(神芎丸)을 쓰기에 어떤 사람이 쓰는 약의 많음을 조심하니 흔(昕)이 말하기를, 「먼저 신보환(神保丸)을 쓰는 이유는 신사(腎邪)가 막(膜)을 뚫고 있으니 전갈(全蝎)이 아니면 끌어당기지 못하며, 파두(巴豆)는 성분이 더우니 초(硝)•황(黃)의 힘을 얻지 못하면 탕척(蕩滌)할 수가 없고 뒤에 열을 만나면 반드시 다시 일어날 염려가 있는 것이다.」하면서 몇 차례에 걸쳐 크게 설사를 시키니 병은 물러나고 나았다. 〈入門〉

8. 식적증(息積症)일 때

적취문(積聚門)에 상세한 설명이 나와 있다.

9. 비기증(肥氣症)일 때

적취문(積聚門)에 상세한 설명이 나와 있다.

10. 액취(腋臭)일 때

액취(腋臭)를 액기(腋氣)라고도 하고, 또는 호취(狐臭)라고도 한다. 오경시(五更時)에 깨끗한 돼지고기 큰 것 2편에 감수(甘遂)가루 1냥을 묻혀 겨드랑 속에 넣어서 끼고 있다가 날이 새기를 기다려서 감초(甘草) 1냥 달인 탕을 마시고 조금 기다리면 더러운 것을 내리는데, 이것은 들판 둥지에서 더러운 기(氣)가 전염될 것을 염려한 때문이다.

그런 뒤에 처방법에 의하여 3~5차례 약을 쓰면 바로 낫는 것이며, 또 기타 밀타승(密陀僧)•호분(胡粉)의 종류는 모두 땀구멍을 막아서 가루로 치료하는 것과 같은 것이다. 〈回春〉

이 증세는 귓속에 항상 유습(油濕)이 있는 것인데 논우렁이 1개를 물에 넣어 기르다가 우렁이 속살이 밖으로 나오면 침으로 찍어서 누르고 파두(巴豆) 1알을 넣은 뒤 침은 빼고 깨끗하고 작은 잔에 넣어서 여름에는 하룻밤을 지나고, 겨울에는 5~7일을 지나면 저절로 물이 되니 그것을 겨드랑이 밑에 바르면 냄새가 근절된다. 〈丹心〉

11. 누액(漏腋)일 때

액하(腋下)•수장(手掌)•족심(足心)•음하(陰下)•고리(股裏)에 늘 땀이 끈끈하게 나서 옷을 더럽히는 데는 육물산(六物散)을 쓴다.

※ 육물산(六物散)

효능 : 누액(漏腋)을 치료한다.

처방 건구기근(乾枸杞根)•건장미근(乾薔薇根)•감초(甘草) 각 2냥, 호분(胡粉)•상륙근(商陸根)•활석(滑石) 각 1냥을 가루로 하여 쓴술 적은 양에 섞어서 바르면 땀이 적게 난다. 옷을 바꾸어 입고 다시 바르는 것을 3번 정도하면 깨끗이 낫는다.

단방(單方) (7종)

※ 청피(青皮)

협통(脇痛)에는 청피(青皮)를 쓰는데 반드시 초로 볶아서 쓰며 달여 먹거나 가루로 먹거나 모두 좋다. 〈醫鑑〉

청피(青皮)는 간담(肝膽) 2경의 약이 되니 노기가 많은 사람은 협하(脇下)에 울증이 쌓여 있으므로 청피(青皮)로 풀고, 만약 2경의 기혈(氣血)이 모자라면 보혈(補血)을 주로 하고 청피(青皮)는 조금 쓰는 것이 좋다. 〈丹心〉

※ 기실(枳實)

협풍통(脇風痛)에는 달여 먹거나 가루로 먹거나 모두 좋다. 〈本草〉

※ 기각(枳殼)

양협통(兩脇痛)에는 달여 먹거나 가루로 먹거나 모두 좋다. 〈本草〉

※ 선복화(旋覆花)

담음(痰飮)이 맺혀 있어서 양협(兩脇)이 붓고 아픈 데는 물로 달여 먹는다. 〈本草〉

※ 방풍(防風)

풍협통(風脇痛)에는 물로 달여 먹는다. 〈本草〉

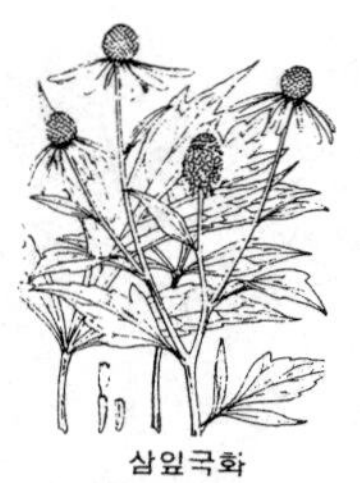
삼잎국화

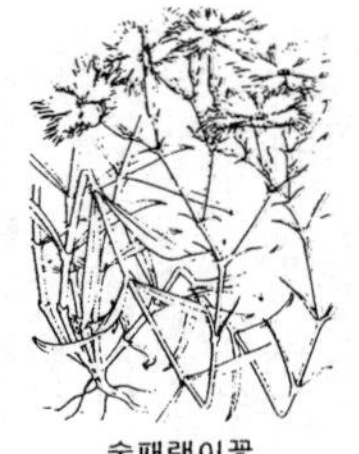
술패랭이꽃

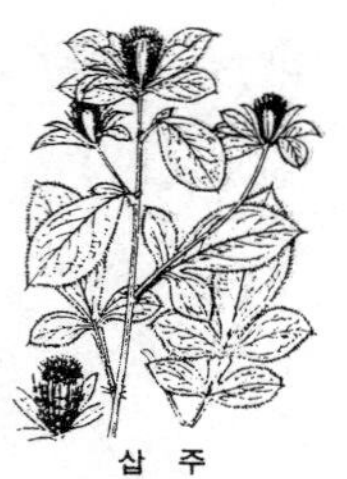
삽 주

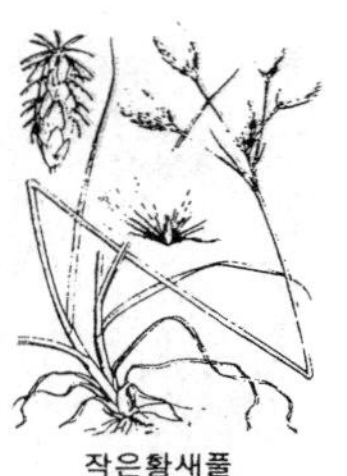
작은황새풀

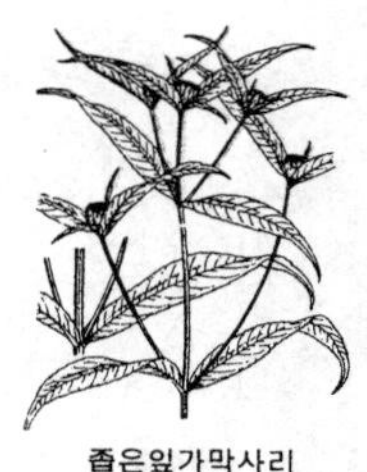
좁은잎가막사리

※ 제조(蠐螬)

엉긴 피가 갈빗대 밑에 있어서 아픈 데는 불에 구워서 가루로 하여 술에 타서 먹는다. 〈本草〉

※ 생강(生薑)

암내에는 즙을 계속 겨드랑 밑에 바르면 근절한다. 〈本草〉

※ 침구법(鍼灸法)

협통(脇痛)에는 현종(懸鍾)·규음(竅陰)·외관(外關)·지구(支溝)·장문(章門)·중봉(中封)·양릉천(陽陵泉)·행간(行間)·기문(期門)·음릉천(陰陵泉)혈을 택한다. 〈綱目〉

협(脇)·흉(胸)이 같이 아프므로 못 견디는 데는 기문(期門)·장문(章門)·행간(行間)·구허(丘墟)·용천(涌泉)·지구(支溝)·담유(膽兪)혈을 택한다. 〈綱目〉

흉협(胸脇)이 부어서 아픈 데는 공손(公孫)·삼리(三里)·대충(大衝)·삼음교(三陰交)혈을 택한다. 〈綱目〉

요협통(腰脇痛)에는 환조(環跳)·지음(至陰)·태백(太白)·양보(陽輔)혈을 택한다. 〈綱目〉

협륵통(脇肋痛)에는 지구(支溝)·외관(外關)·곡지(曲池)혈을 택한다. 〈綱目〉

양협통(兩脇痛)에는 규음(竅陰)·대돈(大敦)·행간(行間)혈을 택한다. 〈內經〉

十七. 피(皮)

1. 피부의 부분일 때

십이경락(十二經絡)은 피(皮)의 부(部)가 되니 그 부(部)의 속의 부락(浮絡)을 보고서 빛이 푸른 것이 많으면 아프고, 검은 것이 많으면 비증(痺症)이 있고, 누렇고 붉으면 열이 있으며, 흰빛이 많으면 차고, 5색이 모두 보이면 한열(寒熱)한 것이며, 낙(絡)이 성하면 경(經)에 들어가고, 양(陽)은 밖을 주관하며, 음(陰)은 안을 주관한다. 〈內經〉

피부는 맥(脈)의 부(部)가 되고 십이경맥(十二經脈)이 모두 부분이 있으니 불여(不與)가 되면 큰 병이 난다.

불여(不與)란 증세는 다른 맥과 같은 빛이 아니라는 뜻이다. 〈內經〉

2. 피모(皮毛)가 폐(肺)에 속할 때

내경(內經)에 말하기를, 「폐(肺)의 합(合)은 피(皮)고, 그의 영(榮)은 모(毛)가 된다.」 또 말하기를, 「폐(肺)가 피모(皮毛)를 주관한다.」 또는 「장(臟)에 있어서는 폐(肺)가 되고, 몸에 있어서는 피모(皮毛)가 된다. 사(邪)가 폐(肺)에 있으면 피부가 병들고 아프다.」 〈靈樞〉

피부를 또한 주리(腠理)라고 하니 진액(津液)이 스며서 흐르는 곳이 주(腠)가 되고 문리(文理)의 봉회(縫會)하는 가운데가 이(理)가 된다. 〈內經〉

주리(腠理)를 또한 현부(玄府)라고 하는데, 현부(玄府)란 것은 땀구멍을 말한다.

땀의 색이 본래 검고 땀구멍에서 나오는 것인데, 땀이 원래 피부속에 모이기 때문에 현부(玄府)라고 한다. 〈內經〉

3. 풍한(風寒)의 사(邪)가 피모(皮毛)에 들어갈 때

백병(百病)이 처음 날 때는 반드시 피모(皮毛)로부터 시작한다.

사(邪)가 침입하면 주리(腠理)가 열리고 주리(腠理)가 열리면 낙맥(絡脈)에 들어가서 있으니 버리지 못하면 경(經)에 들어가고, 거기서 머물면 또 부(腑)에 들어가서 장위(腸胃)에 하소연을 하니, 대개 사(邪)가 처음 피(皮)에 들어올 때에 오싹하게 가는 털을 일으키고 주리(腠理)를 열며, 낙(絡)에 들어가면 낙맥(絡脈)이 성하고 색이 변하며, 경(經)에 들어가면 허(虛)를 느껴서 밑으로 내리고, 근골(筋骨) 사이에 머물러서 한(寒)이 많으면 근육이 당기며 뼈가 아프고, 열이 많으면 근육이 이완하고 뼈가 닳아 없어지며 살이 없어지고 군(䐃)이 마르며 털이 빳빳하게 서며 패(敗)한다. 〈內經〉

4. 맥법(脈法)일 때

맥(脈)이 들뜨고 큰데 들뜨는 것은 풍(風)이 허약한 증세이고, 큰 것은 기(氣)가 강한 증세이며, 풍(風)과 기(氣)가 서로 싸우면 두드러기 증세가 되어서 몸이 가려운데 몸이 가려우면 설풍(泄風)이 되고, 또 오래 되면 가라(痂癩)가 된다. 〈仲景〉

반진(斑疹)의 맥(脈)은 양(陽)은 들뜨고 촘촘하며, 음

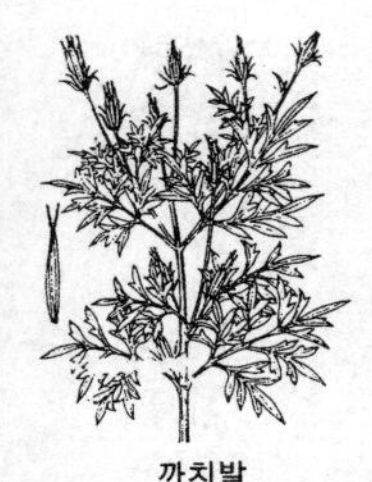
까치발

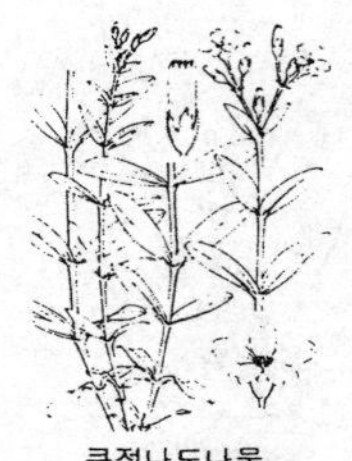
큰점나도나물

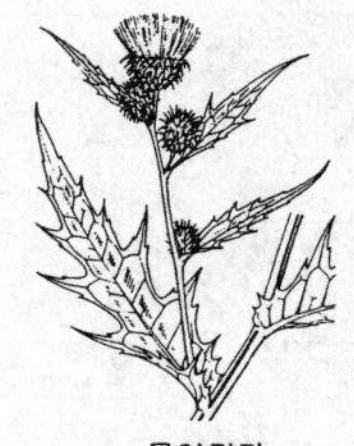
물엉겅퀴

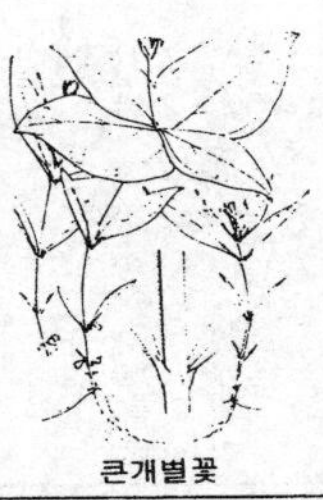
큰개별꽃

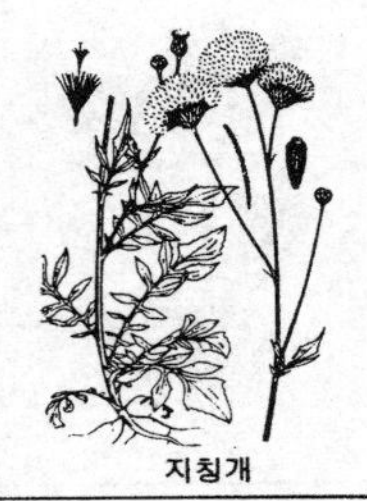
지칭개

(陰)은 실(實)하고 크며, 화(火)가 성하면 표(表)이다.

그러므로 양맥(陽脈)은 들뜨고 촘촘한 것이며, 하초(下焦)는 실(實)하고 열이 있기 때문에 음맥(陰脈)은 실(實)하고 큰 것이다. (正傳)

위와 같은 증세의 맥(脈)은 침(沈)과 복(伏)이 많고 또는 가늘고 흩어지며 또는 끊어지고 없는 경우도 있다. 〈正傳〉

활백인(滑伯仁)이 말하기를, 「맥(脈)은 피의 파란(波瀾)인데 발반(發斑)이란 증세는 피가 피부에 흩어지는 것이므로 맥(脈)이 숨는다.」〈正傳〉

맥(脈)이 들뜨고 젖는 증세는 기혈허(氣血虛)에 속하니 관전(關前)이 그러하면 마비(痲痺)가 상체에 있고, 관후(關後)가 그러하면 마비(痲痺)가 하체에 있다. 〈正傳〉

맥(脈)이 들뜨고 느린 것은 습(濕)에 속한 증세이니 마비(痲痺)가 되고, 굳고 들뜬 것은 한(寒)에 속하니 통비(痛痺)가 되며, 깔깔하고 규(竅)한 것은 죽은 피에 속하므로 목(木)이 되니 아프고 가려운 것을 모르게 된다. 〈正傳〉

5. 피부가 가렵고 아플 때

가렵고 아픈 것은 피모(皮毛)에서 생기는 증세이다.

내경(內經)에 말하기를, 「모든 가려운 증세는 허(虛)하기 때문에 생기는 것이니 피가 기부(肌膚)와 주리(腠理)를 번영시키지 못하기 때문에 가려운 것이다.」

당연히 자보(滋補)하는 약으로 음혈(陰血)을 길러야 하며 혈(血)이 온화하고 살이 윤택하면 가려움증이 안 생기는 것이다. 〈丹心〉

가려운 증세가 긁으면 화화(火化)가 되는데 조금 긁으면 그냥 가렵고 더 많이 긁으면 가려움이 가시는 것은 피부로 하여금 몹시 매웁게 하여서 금화(金化)에 속하게 하고, 매운 것이 충분히 화(火)를 흩기 때문에 금화(金化)가 보이면 화화(火化)가 풀려진다. 〈河間〉

화기(火氣)에 가까이 할 때에 약간의 열이면 가렵고 많은 열이면 아프고 너무 가까이 하면 타는 듯해서 부스럼이 되는 증세는 모두 화(火)의 움직임인 것이다.

가려운 증세는 미질(美疾)이니 화(火)가 여름에 왕성하여 만물이 번성하고 방미(芳美)한 것이다.

어떤 사람이 말하기를, 아픔은 실(實)이 되고 양(痒)은 허(虛)가 되니 허(虛)한 증세는 찬것을 말함이 아니고, 바로 열이 그다지 심하지 않음을 이르는 것이다. 〈河間〉

모든 아픔은 모두가 화(火)에 속한다. 〈內經〉

피부의 아픔은 심(心)이 실(實)한 데 속한 것이다.

내경(內經)에 말하기를, 「여름의 맥(脈)은 심(心)에 속하니 하맥(夏脈)이 너무 크면 그 일어나는 병은 몸에 열이 있고 살이 아프므로 침음(浸淫)이 된다.」〈綱目〉

몸이 허하고 가려운 데는 사물탕(四物湯)에 황금전수(黃芩煎水)를 더하여 부평(浮萍)가루를 타서 먹는다. 〈丹心〉

몸이 가려워서 벌레가 기는 것 같은 증세는 혈(血)이 허하기 때문이니 대료사물탕(大料四物湯)을 먹고 겸해서 조세약(澡洗藥)을 쓴다.

술을 마신 뒤에 온 몸이 가려워서 풍창(風瘡)과 같고 긁어서 피가 나는 증세에는 선세산(蟬蛻散)을 먹는다. 〈入門〉

※ 조세약(澡洗藥)

효능 : 풍조(風燥)하고 가려운 증세를 치료한다.

처방 위령선(威靈仙) • 영릉향(零陵香) • 모향(茅香) 각 반 근, 건하엽(乾荷葉) • 고본(藁本) • 곽향(藿香) • 백지(白芷) • 감송(松) 각 4냥을 썰어 물 3통에 삶아서 방안에서 목욕을 하고 바람을 피한다. 〈丹心〉

※ 선태산(蟬蛻散)

효능 : 술을 마신 뒤의 소양(搔痒)을 치료한다.

처방 선각(蟬殼) • 박하(薄荷)를 등분해서 가루로 하여 매 2돈을 술과 물에 타서 먹으며, 일명 선퇴산(蟬退散)이라고도 한다. 〈得効〉

6. 반진(斑疹)일 때

색점(色點)만 있고 과립(顆粒)이 없는 것을 반(斑)이라 하고, 부소(浮小)하여 과립(顆粒)이 있는 것을 진(疹)이라 하니 생겼다가 곧 없어지고 또 난다. 〈丹心〉

발반(發斑)이란 증세는 위열(胃熱)이 수소음(手少陰)의 화(火)를 도와서 수태음폐(手太陰肺)에 들어가면 붉은 점이 피모(皮毛)의 사이에 반(斑)과 같이 나오는 증세이니, 백호탕(白虎湯) • 사심탕(瀉心湯) • 조위승기탕(調胃承氣湯)을 골라서 쓴다. 〈丹心〉

상한(傷寒)의 발반(發斑)을 양독(陽毒)이라 하고, 춘

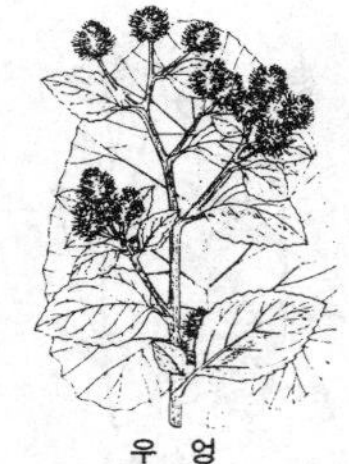
우 엉

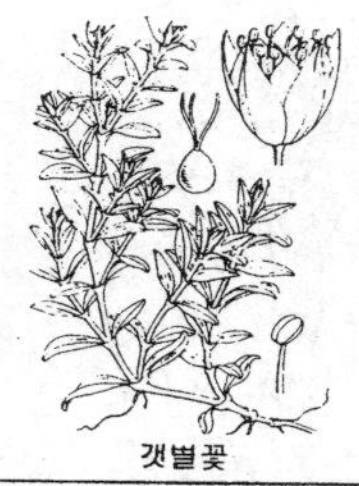
갯별꽃

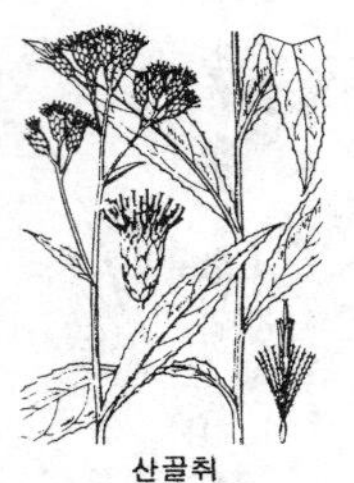
산골취

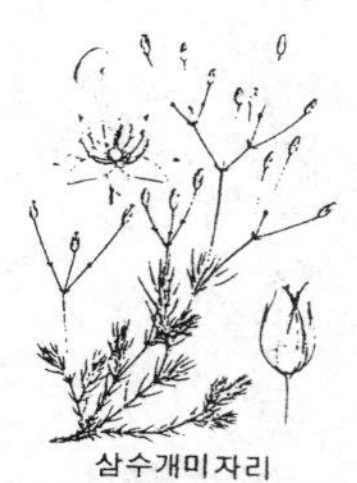
삼수개미자리

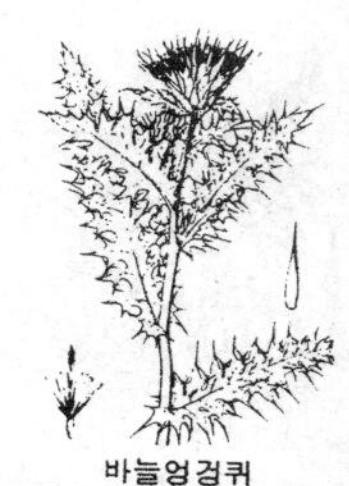
바늘엉겅퀴

온(春温) 때문에 발반(發斑)하는 증세를 온독(温毒)이라 하고, 하열(夏熱) 때문에 발반(發斑)하는 증세를 열독(熱毒)이라 하고, 시행(時行)의 발반(發斑)을 시독(時毒)이라 하는데, 이름은 각각 다르지만 모두가 열에 속하며, 또한 심화(心火)가 폐(肺)에 들어가니 붉은 점이 피모(皮毛)의 사이에 나와서 가벼우면 마마가 모기 문 것 같아서 단지 손발에서 처음엔 붉다가 뒤에 누르게 되는 증세이고, 중하면 비단 무늬 같고 흉복(胸腹)에서 일어나니 역시 처음에는 붉고 나중에는 누르니 땀이 나는 것을 반드시 피한다.

만일 개설(開泄)이 심하면 피부가 반란(斑爛)한다. 〈入門〉

양독발반(陽毒發斑)에는 인삼백호탕(人蔘白虎湯)·삼황석고탕(三黃石膏湯)·소반청대음(消斑青黛飮)을 쓰고, 온독발반(温毒發斑)에는 흑고(黑膏)·갈근귤피탕(葛根橘皮湯)·현삼승마탕(玄蔘升麻湯)을 쓰고, 열독발반(熱毒發斑)과 시행발반(時行發斑)에는 화반탕(化斑湯)·저담계자탕(猪膽雞子湯)·서각현삼탕(犀角玄蔘湯)을 쓰고, 반(斑)이 심해서 파란(破爛)한 증세는 망초저담즙법(芒硝猪膽汁法)을 쓴다. 〈入門〉

겨울이 온난하면 사람이 부정한 기(氣)를 받아 봄에 이르러서 겨울의 온독(温毒)이 기부(肌膚)의 가운데서 일어나 반란(斑爛)하여 면문(綿紋)과 같고 기침하며, 심(心)이 번민(煩悶)하고 맑은 물을 구토하는 데는 흑고(黑膏)를 쓴다. 〈活人〉

반반(斑斑)해서 비단 무늬와 같으면서 빛이 홍적한 것은 위열(胃熱)이고, 자흑한 것은 위가 난(爛)한 증세이다. 〈海藏〉

임부의 상한발반(傷寒發斑)에는 치자대청탕(梔子大青湯)을 쓴다. 〈入門〉

반(斑)의 색이 자흑하고 목구멍이 닫히고 아프며, 섬어(譫語)하고 번조(煩燥)한 데는 자설(紫雪)을 쓴다. 〈入門〉

※ 소반청대음(消斑青黛飮)

효능 : 양독(陽毒)·열독(熱毒)에 금문(錦紋)처럼 발반(發斑)하는 증세를 치료한다.

처방 황련(黃連)·석고(石膏)·지모(知母)·시호(柴胡)·현삼(玄蔘)·생지황(生地黃)·치자(梔子)·서각(犀角)·청대(青黛) 각 1돈, 인삼·감초 각 5푼을 물에 달여서 생강 1쪽, 대추 2개를 넣어 독한 술 1수저에 타서 먹는다. 〈入門〉

※ 흑고(黑膏)

효능 : 온독(溫毒) 발반(發斑)을 치료한다.

처방 생지황(生地黃) 2냥 6돈반, 호시(好豉) 1냥 6돈반, 저고(猪膏) 10냥을 합해 달여서 3분의 1쯤 줄거든 찌꺼기는 버리고 웅황(雄黃)·사향(麝香) 각 1푼을 가루로 하여 섞어서 다시 달여 고(膏)를 만들어 3등분하여 끓인 물로 마셔 내리면 그 독이 피부 속으로부터 나오고 바로 낫는다. 〈入門〉

※ 갈근귤피탕(葛根橘皮湯)

효능 : 동온(冬溫)의 발반(發斑)을 치료한다.

처방 갈근(葛根)·귤피(橘皮)·행인(杏仁)·지모(知母)·황금(黃芩)·마황(麻黃)·감초(甘草) 각 1돈을 물로 달여 먹는다. 〈元戎〉

※ 현삼승마탕(玄蔘升麻湯)

효능 : 상한 발반(傷寒發斑)·번조(煩躁)·섬어(譫語)·목구멍이 막혀 아픈 데를 치료한다.

처방 현삼(玄蔘)·승마(升麻)·감초(甘草) 각 3돈을 물로 달여 먹는다. 〈入門〉

※ 화반탕(化斑湯)

효능 : 양독(陽毒)·온독(溫毒)·열독(熱毒) 발반(發斑)을 치료한다.

처방 인삼백호탕(人蔘白虎湯)과 꼭 같다.

※ 저담계자탕(猪膽鷄子湯)

처방 열독(熱毒)·시독(時毒) 발반(發斑)에는 저담(猪膽) 2홉, 고주(苦酒) 3홉, 계자생(鷄子生) 1개를 전삼비(煎三沸)하여 건강한 사람은 바로 그냥 다 먹고, 약한 사람은 5~6번 끓여서 먹는다. 〈活人〉

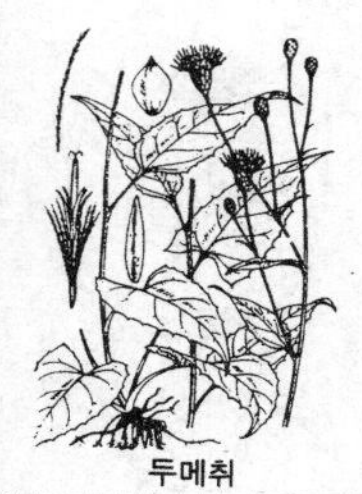
두메취

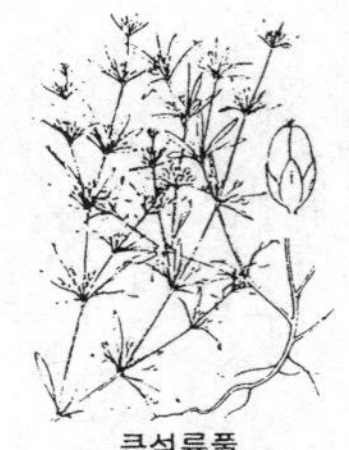
큰석류풀

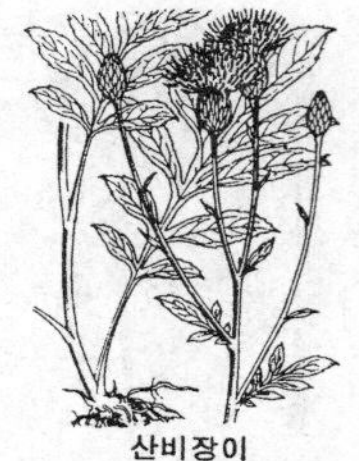
산비장이

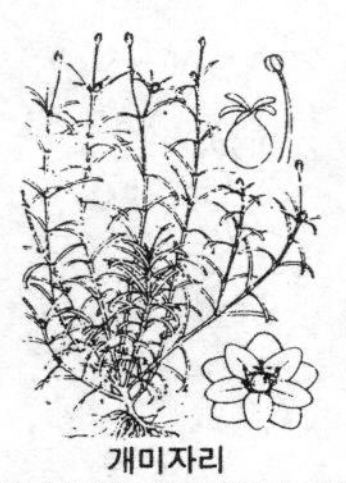
개미자리

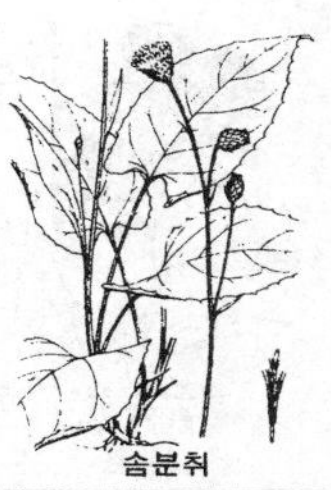
솜분취

※ 서각현삼탕(犀角玄蔘湯)

효능 : 발반(發斑)을 치료한다.

처방 서각방(犀角鎊) 1돈, 승마(升麻) 2돈, 황금(黃芩) 1돈반, 향부자(香附子)•현삼(玄蔘) 각 1돈, 인삼(人蔘) 5푼, 감초(甘草) 3푼, 대청(大靑) 1돈을 더하여 물로 달여 먹는다. 〈回春〉

※ 치자대청탕(梔子大靑湯)

효능 : 잉부(孕婦)의 상한(傷寒) 발반(發斑)이 검은 색으로 변하는 증세를 치료한다.

처방 치자(梔子)•대청(大靑)•황금(黃芩) 각 1돈반, 승마(升麻) 1돈, 행인(杏仁) 8푼, 총백(葱白) 3뿌리를 넣어 물로 달여 먹는다. 〈入門〉

※ 망초저담즙법(芒硝猪膽汁法)

처방 반창(斑瘡)이 자흑(紫黑)하고 문드러져서 냄새가 나는 데는 위의 약을 서로 합하여 닭의 털로 아픈 곳에 바른다. 〈入門〉

7. 음증발반(陰症發斑)일 때

음증발반(陰症發斑)은 흉배(胸背)와 손발에서 나고 또한 아주 적으며 미홍(微紅)한 것이니, 만약 열이 일어나는 데 냉약을 쓰면 큰 잘못이다. 이것은 뿌리가 없고 떠도는 화(火)가 가슴속에 모여서 위로 흘러 폐(肺)를 훈증(熏蒸)하고 피부에 전해서 얼룩점이 되는 증세인데 단 모기와 벼룩이 문 것과 같은 모양이 나타나지만 비단 무늬는 되지 않는 것이다. 조중탕(調中湯)•승마별갑탕(升麻鼈甲湯)의 종류를 쓰면 얼룩한 점이 스스로 없어진다. 〈活人〉

※ 조중탕(調中湯)

효능 : 내상외감(內傷外感) 때문에 음증발반(陰症發斑)하는 증세를 치료한다.

처방 창출(蒼朮) 1돈반, 진피(陳皮) 1돈, 축사(縮砂)•곽향(藿香)•백작약(白芍藥)•길경(桔梗)•반하(半夏)•백지(白芷)•강활(羌活)•기각(枳殼)•감초(甘草) 각 7푼, 천궁(川芎) 5푼, 마황(麻黃)•계지(桂枝) 각 3푼과 생강 3쪽을 넣어 물로 달여 먹는다. 〈丹心〉

※ 승마별갑탕(升麻鼈甲湯)

효능 : 음독(陰毒)으로 음반(陰斑)이 되는 증세를 치료한다.

처방 승마(升麻) 2돈, 당귀(當歸)•감초(甘草) 각 1돈 2푼, 별갑구(鼈甲炙) 1돈, 웅황말(雄黃末) 4푼, 천초(川椒) 20알을 물로 달여 먹는다. 〈正傳〉

8. 내상발반(內傷發斑)일 때

내상발반(內傷發斑)이란 위기(胃氣)가 매우 허하여 몸의 화(火)가 밖으로 돌아다니는 소치이니 당연히 보(補)로써 내려 보내야 한다. 〈丹心〉

내상발반(內傷發斑)은 또 담열(痰熱)의 소치인 경우도 있으니 화(火) 때문인 것은 보(補)로써 내려 보내고, 담열(痰熱)이면 적은 땀으로 흩을 것이고 절대로 내려서는 안 된다. 〈丹心〉

내상발반(內傷發斑)은 가벼운 증세이므로 문적진자(蚊跡疹子)와 같은 것이 손발에 많이 일어나는데, 처음 일어날 때는 머리가 아프고 몸에 열이 없는 증세이니 조중익기탕(調中益氣湯)•황기건중탕(黃芪建中湯)을 쓴다. 〈入門〉

9. 발반(發斑)의 증세일 때

무릇 땀이 나서 풀리지 않고, 족랭이롱(足冷耳聾)하며 번민구해(煩悶嘔咳)하는 것은 역시 발반(發斑)의 증후이니 화반(化斑)•소반(消斑)의 약으로써 예방한다. 〈入門〉

얼룩이 욕출미출(欲出未出)할 경우에는 승마갈근탕(升麻葛根湯)으로 먼저 그 독을 풀어야 한다. 〈回春〉

10. 반진(斑疹)의 위험한 증세일 때

적반(赤斑)은 오사 일생(五死一生)하고 흑반(黑斑)은 십사 일생(十死一生)하니 모두 화반탕(化斑湯)에 자설(紫雪)을 같이 쓴다. 〈綱目〉

반진(斑疹)이 적색이 신난(身煖)하고 흉복(胸腹)에서 사지에 흩어지는 증세는 좋고, 흑색 신량(黑色身涼)하며

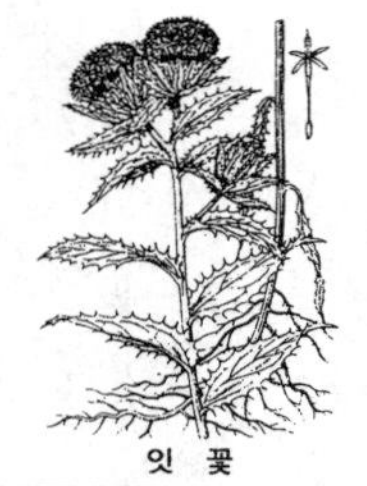
잇 꽃

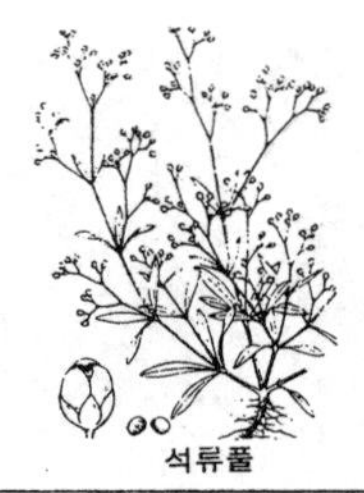
석류풀

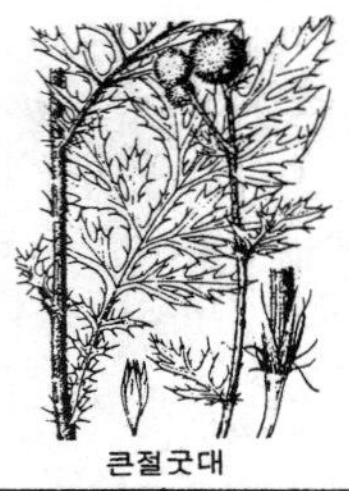
큰절굿대

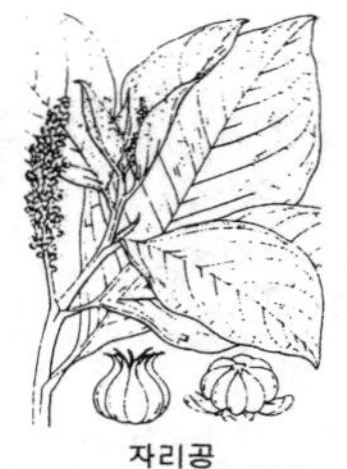
자리공

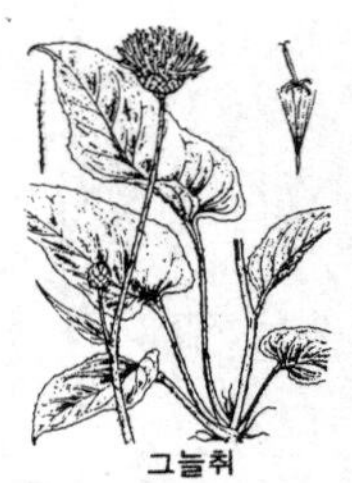
그늘취

사지에서 흉복(胸腹)에 들어가는 증세는 죽는다. 〈入門〉

양독발반(陽毒發斑)이 홍윤(紅潤)하고 희소(稀疎)한 것은 일어난 지 5~6일이면 저절로 낫고, 만일 음맥(陰脈)이 나타나고 흑반(黑斑)이 빽빽하고 덕지가 끼며 몸이 서늘한 것은 6~7일 만에 죽는다. 〈入門〉

처음은 붉었다가 검어져서 과실 모양이 되면 또한 죽는다. 〈入門〉

발반(發斑)에 대변이 저절로 나오는 증세는 치료가 어렵고, 처음에는 붉고 나중에는 검으며 얼굴빛도 검고 이회(黧晦)한 증세는 치료가 어렵다. 〈得効〉

붉은 얼룩은 반사 반생(半死半生)하고, 검은 얼룩은 구사 일생한다. 〈正傳〉

발반(發斑)이 홍적한 것은 위(胃)에 열이 있고, 만약 자색이 되면 열이 심한 증세이며, 자흑인 것은 위(胃)가 무르녹은 증세이니, 그러므로 붉은 얼룩은 가볍고 검은 얼룩은 무거운 증세이다.

대부분 신선하고 밝은 증세는 좋고, 자흑한 증세는 치료가 어려우며, 잡흑(雜黑)하고 반란(斑爛)한 증세는 죽는다. 〈回春〉

대개 단독(丹毒)이 먼저 사지에서 일어나 뒤에 배로 들어가는 증세는 죽는다. 〈正傳〉

단독(丹毒)이 몸에 가득히 편흑(遍黑)하면 복(腹)과 음(陰)에 들어가니 난치(難治)다. 〈得効〉

11. 은진(癮疹)일 경우

은진(癮疹)은 많이 비(脾)에 속하는데 은은하게 피부의 사이에 있기 때문에 은진(癮疹)이라고 한다. 일어나면 가려운 것이 많고 또는 좋지 못한 증세가 그것이다.

풍(風) • 열(熱) • 습(濕)의 다른 증세에 색이 붉은 것은 화화(火化)를 겸한 것이다. 〈丹心〉

진(疹)이란 것은 붉은 사마귀 같은 것이 은은하게 피부 겉으로 나타나며 가렵기만 하고 아프지는 않은 증세이므로 이름을 은진(癮疹)이라고 한다.

봄에 일어나는 것이 제일 중하니, 즉 온독(溫毒)이다. 승마갈근탕(升麻葛根湯)에 우방자(牛蒡子) • 형개(荊芥) • 방풍(防風)을 더해서 쓴다. 〈入門〉

진(疹)에는 적(赤) • 백(白)이 있는데 적진(赤疹)은 양(陽)에 속하니 서늘해지면 사라지고, 백진(白疹)은 음(陰)에 속하니 더워지면 사라진다. 〈正傳〉

적진(赤疹)에는 호마산(胡麻散), 백진(白疹)에는 소풍산(消風散)을 각각 쓴다. 〈入門〉

은진(癮疹)이 붉거나 흰 데는 방풍통성산(防風通聖散)에서 망초(芒硝)를 빼고 두시총백(豆豉葱白)을 더하고 마황(麻黃)을 배로 하여 달여서 먹고 땀을 낸다. 〈臞仙〉

온 몸에 백진(白疹)이 소양(瘙痒)하여 안 그치는 것은 하늘이 흐려 날이 차면 무겁고, 하늘이 맑고 날이 더워지면 가벼우니 이것은 한사(寒邪)가 기부(肌膚)에 들어가 엉겨서 일어나는 것이며, 기실주(枳實酒)를 마시고 다시 기실(枳實) 달인 물로 아픈 곳을 씻고 곁들여서 오약순기산(烏藥順氣散)을 먹는다. 〈得効〉

은진(癮疹)에 만일 초를 먹으면 풍진(風疹)이 되서 사람을 잡게 된다. 〈直指〉

풍진(風疹)은 반드시 눈이 어두운 증세가 많으니 그 풍(風)을 없애면 어두움이 저절로 낫는다. 〈入門〉

은진(癮疹)에는 화피산(樺皮散) • 청기산(淸肌散) • 가미강활산(加味羌活散) • 서각소독음(犀角消毒飮)을 쓰고, 부스럼에는 가미오형원(加味烏荊元)을 쓴다.

※ 호마산(胡麻散)

효능 : 풍열은진(風熱癮疹)이 온 몸에 나서 소양(瘙痒)하고 창개 및 자백전풍(紫白癜風)을 치료한다.

처방 호마자(胡麻子) 2냥반, 고삼(苦蔘) • 형개수(荊芥穗) • 하수오(何首烏) 각 1냥, 위령선초(威靈仙炒) • 방풍(防風) • 석창포(石菖蒲) • 악실초(惡實炒) • 감국(甘菊) • 만형자(蔓荊子) • 백질려초(白蒺藜炒) • 감초 각 7돈반을 가루로 하여 매 2돈을 박하탕(薄荷湯)으로 고루 내린다. 〈得効〉

※ 기실주(枳實酒)

효능 : 온 몸에 백진(白疹)이 소양(瘙痒)한 데 쓴다.

처방 기실(枳實)을 많으나 적으나 관계없이 부초황(麸炒黃)을 쪽으로 썰어서 매 3돈을 더운 술 1잔에 1시간 정도 담갔다가 기실(枳實)은 버리고 술을 마신다. 〈得効〉

※ 화피산(樺皮散)

효능 : 폐장(肺臟)의 풍(風)으로 온 몸에 은진(癮疹)이 소양(瘙痒)하고 부스럼이 성하며 또는 개창(疥瘡)이 되는 증세를 치료한다.

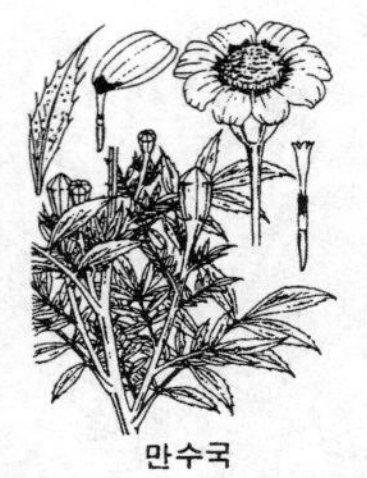
만수국

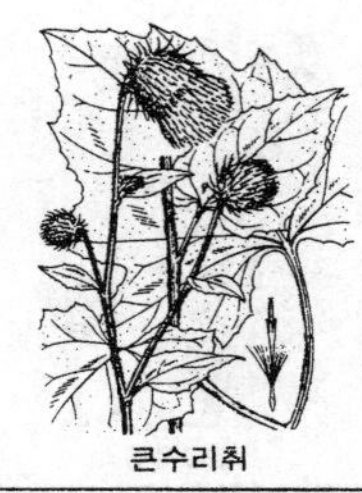
큰수리취

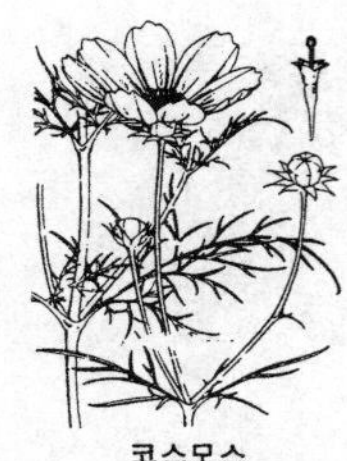
코스모스

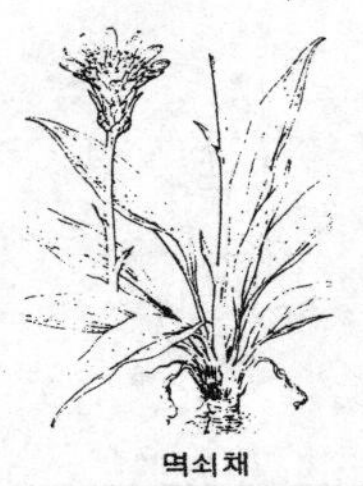
멱쇠채

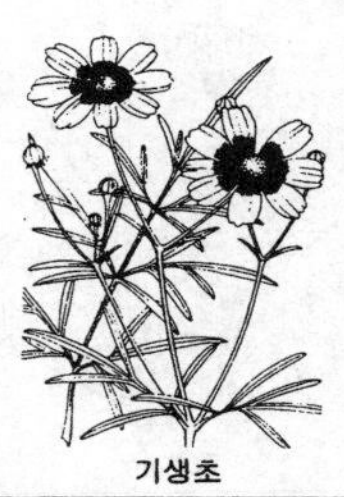
기생초

처방 화피소존성(樺皮燒存性) • 기각부초(枳殼麩炒) 각 2냥, 행인(杏仁) • 형개수(荊芥穗) 각 1냥, 감초구(甘草灸) 2돈반을 가루로 하여 매 2돈을 1일 2번을 더운 술로 고루 내린다. 〈局方〉

※ 청기산(淸肌散)

효능 : 은진(癮疹)이 붉거나 희며 소양(瘙痒)한 증세를 치료한다.

처방 형방패독산(荊防敗毒散)에 천마(天麻) • 박하(薄荷) • 선각(蟬殼) • 생강(生薑) 3쪽을 더하여 물로 달여 먹는다. 〈得効〉

※ 가미강활산(加味羌活散)

효능 : 은진(癮疹)의 소양(瘙痒)한 증세를 치료한다.

처방 강활(羌活) • 전호(前胡) 각 1돈 2푼, 인삼(人蔘) • 길경(桔梗) • 기각(枳殼) • 천궁(川芎) • 천마(天麻) • 적복령(赤茯苓) • 감초(甘草) 각 7푼, 선각(蟬殼) • 박하(薄荷) 각 5푼에 생강(生薑) 3쪽을 넣어 물로 달여 먹는다. 〈得効〉

※ 가미오형원(加味烏荊元)

효능 : 은진(癮疹)이 얼굴로 올라가서 붉은 종기가 나고 소양(瘙痒)해서 부스럼이 되며, 피부가 부스럼이 나서 빠지며 침음(浸淫)하고 들어가서 벌레가 기는 것 같은 데 쓴다.

처방 천오탕세(川烏湯洗) 3~5차배(三五次焙) • 형개수(荊芥穗) 각 4냥, 박하(薄荷) 2냥반, 당귀세침 삼일배건(當歸洗浸三日焙乾) 8냥을 가루로 하고 초에 삶아서 쌀풀에 오동 열매 크기로 환을 지어 더운 술로 50~70알을 삼켜 내린다. 〈得効〉

12. 사(瘄) • 좌(痤) • 비(痱)일 때

내경(內經)에 말하기를, 「노한(勞汗)이 풍한(風寒)의 공세를 받으면 사(瘄)가 되고, 답답하면 좌(痤)가 되니 이것은 노한(勞汗)이 현부(玄腑)에서 나와서 지액(脂液)이 엉긴 증세인데 방풍통성산(防風通聖散)에서 망초(芒硝)를 빼고 작약(芍藥) • 당귀(當歸)를 배로 더해서 현부(玄附)의 풍(風)을 흩어버리고 그 영위(榮衛)를 고루게 해야 하니 속칭 풍자(風刺)라는 증세이다. 〈綱目〉

내경(內經)에 말하기를, 「땀이 나서 습(濕)을 겸하면 좌비(痤痱)가 되니 좌(痤)라는 것은 소절(小癤)인데 크기가 산조(酸棗)나 또는 콩과 같고 색이 붉으며 피고름이 있다.」〈綱目〉

여름철에 땀이 기부(肌膚)를 적셔서 붉은 조와 같은 것이 나는 증세를 비자(痱子)라 하고, 물러 터져서 종기가 되면 비창(痱瘡)이라고 하는데 옥녀영(玉女英)을 쓴다. 〈奇効〉

좌비창(痤痱瘡)은 청호전탕(靑蒿煎湯)으로 씻는다.

비자(痱子)가 양통(痒痛)한 데는 맑은 물과 청호즙(靑蒿汁)에 합분(蛤粉)을 섞어서 붙인다. 〈得効〉

납설수(臘雪水) 비창(痱瘡)을 씻으면 좋고 방분(蚌粉)을 섞어서 붙이면 더욱 좋다. 〈入門〉

대추나무잎의 즙을 비창(痱瘡)에 열이 나도록 문지르면 좋다. 〈本草〉

좁쌀을 여러 날물에 담가서 썩거든 갈아서 맑은 것으로 비창(痱瘡)을 문질러 없애 좋은 것인데 이름을 영분(英粉)이라고 한다. 〈本草〉

비창(痱瘡)에는 옥분산(玉粉散)을 쓴다.

※ 옥녀영(玉女英)

효능 : 비창(痱瘡)이 양통(痒痛)하는 것을 치료한다.

처방 활석(滑石) • 녹두분(綠豆粉)을 등분 가루로 하여 탈지면(脫脂綿)에 묻혀서 두드리고 또는 황백(黃柏) • 조엽(棗葉) 각 5돈, 편뇌(片腦)를 조금 더하는 것이 더욱 좋다. 또는 속미분(粟米粉)을 쓰기도 한다. 〈入門〉

※ 옥분산(玉粉散)

효능 : 열한(熱汗)이 젖어들어 부스럼이 되고 소양(瘙痒)으로 아픈 데 쓴다.

처방 합분(蛤粉) 4냥7돈반, 활석(滑石) 4냥2돈반, 한수석하(寒水石煆) • 속미분(粟米粉) 각 1냥, 정분(定粉) 5돈, 석고(石膏) • 백석지(白石脂) • 용골(龍骨) 각 2돈반을 가루로하여 아픈 곳에 마른 가루로로 바른다. 〈丹心〉

13. 단독(丹毒)일 때

몸이 갑자기 붉어져서 붉은 것을 칠한 것 같은 증상인

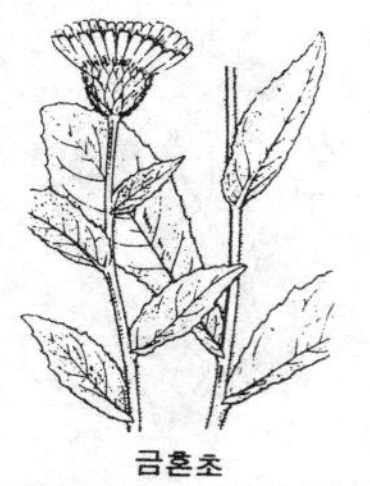
금혼초

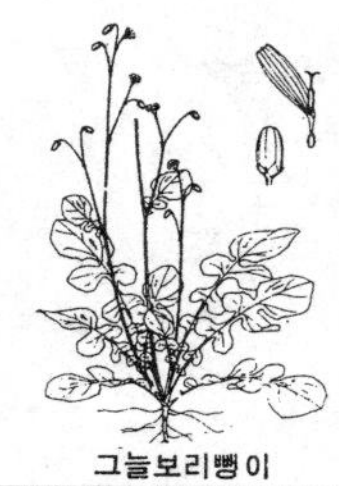
그늘보리뺑이

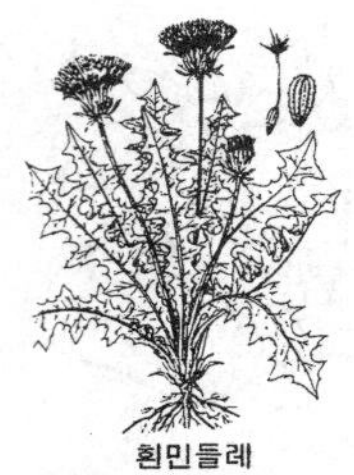
흰민들레

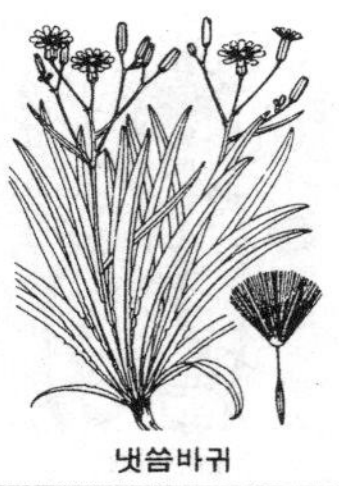
냇씀바귀

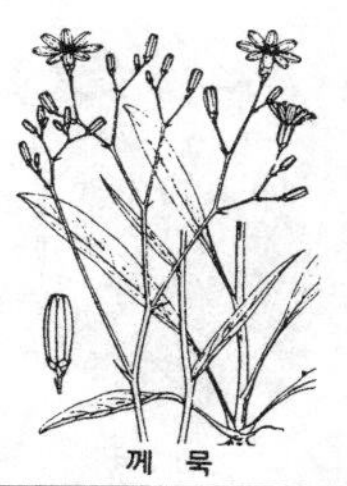
께 묵

데 속칭 적유(赤瘤)라고 하고 또는 부스럼 때문에 잘못 걸려 들어서 사변(四邊)이 열이있고 붉은 증세를 창유(瘡瘤)라 하는데 모두 돌아다녀서 일정한 곳이 없으며 모양이 운기(雲氣)와 같은 것이다. 어린 아이는 낳아서 백일 안에 얻는 것을 가장 꺼리니 태유(胎瘤)라고 하며 치료하기가 어려운 증세이다. 〈東垣〉

단진(丹疹)은 모두 악독한 열혈(熱血)이 명문(命門)에 쌓여서 군(君)•상(相)의 이화(二火)를 만나 합하여 일어나면 돋아나는 것이다.

만일 더운 계절이면 통성민(通聖敏)같은 맵고 시원한 약으로써 풀고 추울 때는 갈근(葛根)•승마(升麻)의 맵고 더운 약으로써 풀어야 되는 것이다. 무릇 단(丹)이 사지(四肢)에서 일어나 배로 들어가면 죽는다. 〈丹心〉

어린 아이의 단독(丹毒) 및 태독(胎毒)은 소아문에 자세히 나와 있고 보통 단독(丹毒)에 남엽산(藍葉散)•발독산(拔毒散)•서각소독음(犀角消毒飮)을 쓴다.

※ 남엽산(藍葉散)

효능: 단독(丹毒)을 치료한다.

처방 남엽(藍葉)•건갈(乾葛)•승마(升麻)•생지황(生地黃)•적작약(赤芍藥)•천궁(川芎)•행인(杏仁)•지모(知母)•시호(柴胡)•백지(白芷)•생감초(生甘草) 각 1돈, 석고(石膏)•치자(梔子) 각 5푼을 썰어서 1첩으로하여 물로 달여 먹는다. 〈直指〉

※ 발독산(拔毒散)

효능: 단독(丹毒)이 일정한 곳이 없이 나는 증세를 치료한다.

처방 한수석(寒水石)•생석고(生石膏) 각 1냥, 황백(黃柏)•감초(甘草) 각 5돈을 가루로하여 맑은 물에 섞어서 닭의 털이나 종이에 펴서 붙인다. 〈東垣〉

※ 서각소독음(犀角消毒飮)

효능: 단독(丹毒)과 반진(斑疹)•은진(癮疹)을 치료한다.

처방 서점자(鼠粘子) 4돈, 형개(荊芥)•방풍(防風) 각 2돈, 감초(甘草) 1돈, 서각(犀角) 1돈반, (따로 물에 갈아 즙을 냄)을 물에 달여 서각즙(犀角汁)을 섞어서 먹는다. 〈丹心〉

14. 마목(麻木)일 때

영추(靈樞)에 말하기를 「위기(衛氣)가 움직이지 않으면 마목(麻木)이 된다.」〈靈樞〉

눈을 열면 양도(陽道)가 움직이고 양기(陽氣)가 온몸에 고루 퍼져서 눈을 감으면 양도(陽道)가 닫히고 움직이지 않는 것이 마치 낮과 밤이 다른 것과 같으니 양(陽)이 쇠하고 음(陰)이 왕성한 것을 알 수가 있는 것이다. 오래 앉았다가 일어나면 역시 마목(麻木)을 생각하니 그것은 기(氣)가 움직이지 않아서 그런 것이니 폐(肺)속의 기(氣)를 보하면 마목(麻木)이 저절로 없어진다. 〈東垣〉

기육(肌肉)이 마비(麻痺)된 것은 틀림없이 영기(榮氣)를 토해야만 낫는다. 〈綱目〉

모든 비(痺)에서 착비(着痺)즉 마목(麻木)이 가장 좋지 못한 증세이다. 〈綱目〉

하간(河間)이 말하기를 「착비(着痺)란 것은 유착(留着)해서 유동(流動)하지 않고 사지(四肢)가 마목(麻木)하여 구련(拘攣)하는 증세이다.」내경(內經)에 말하기를 「병이 오래 되어 깊이 들어가고 영위(榮衛)의 움직이는 증세가 삽(澁)하며 경락(經絡)이 때로 성기어지기 때문에 아프지 않고 피부가 번영(繁榮)하지 않기 때문에 어질지 못한 증세는 온 몸이나 또는 사지가 뻣뻣하게 마목(麻木)해서 아프고 가려운 것을 모르는 것이 마치 노끈으로 동여 매었다가 처음 끌러 놓은 것과 같은 증세이니 옛 처방에 마비(麻痺)란 증세 즉 그것이다.」〈正傳〉

마(麻)는 기허(氣虛)한 것이고 목(木)은 습담과 죽은 피 때문인 것이다. 그러니 마(麻)니 목(木)이니 하는 증세는 어질지 못한 증세를 둘로 나눈 셈이다. 〈丹心〉

손의 10손가락이 마비(麻痺)한 증세는 위(胃)속에 습담(濕痰)과 죽은 피가 있는 것이니 담(痰)이면 이진탕(二陳湯)에 창출(蒼朮)•백출(白朮)•도인(桃仁)•홍화(紅花)를 더하고 부자(附子)를 조금 더해서 경혈(經血)을 움직이게 하며 사물탕(四物湯)에 창출(蒼朮)•백출(白朮)•진피(陳皮)•복령(茯苓)•강활(羌活)•소목(蘇木)•홍화(紅花)를 더해 쓴다. 〈醫鑑〉

손발의 마비(麻痺)에는 사물탕(四物湯)에 이진탕(二陳湯)을 합하고 도인(桃仁)•홍화(紅花)•백개자(白芥子)•죽력(竹瀝)•강즙(薑汁)을 더해서 경(經)에 움직이게 한다. 〈醫鑑〉

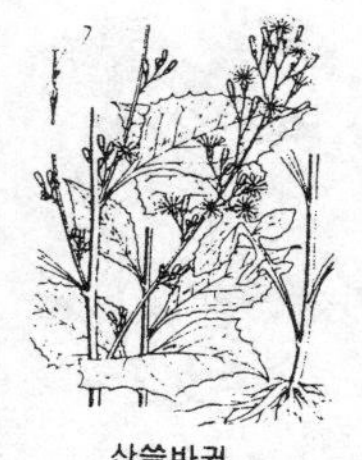
산씀바귀

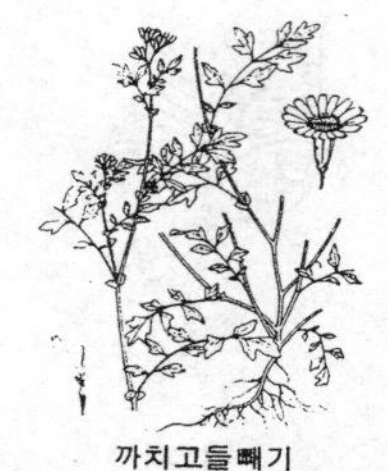
까치고들빼기

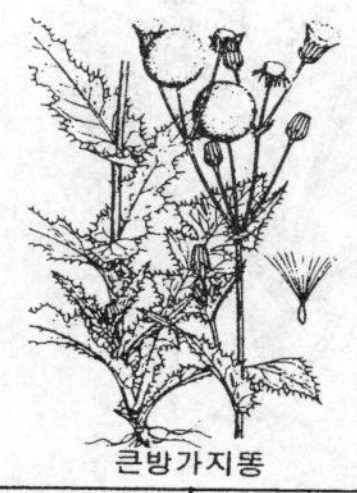
큰방가지똥

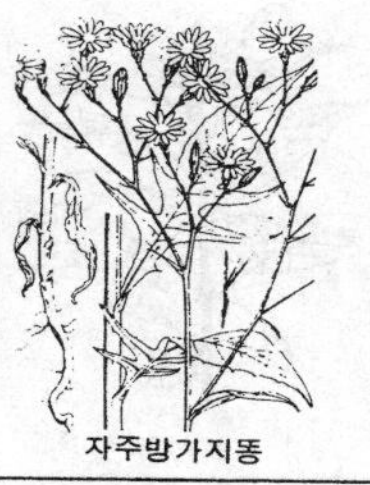
자주방가지똥

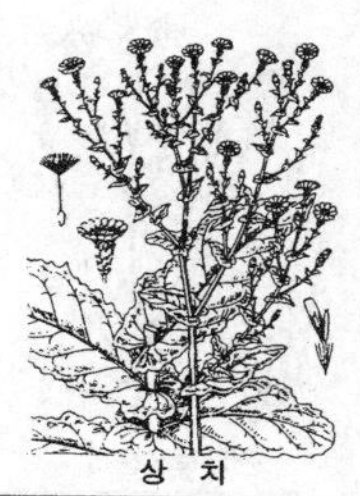
상 치

온 몸의 마(痲)한 증세는 기허(氣虛)때문인 증세이니 보중익기탕(補中益氣湯)에 목향(木香)•오약(烏藥)•향부(香附)•청피(青皮)•방풍(防風)•천궁(川芎)을 더하고 계지(桂枝)를 약간 더해서 경(經)을 움직이게 한다. 〈醫監〉

마목(痲木)에 인삼익기탕(人蔘益氣湯)•신효황(神効黃)•충화보기탕(沖和補氣湯)•쌍합탕(雙合湯)•개결서경탕(開結舒經湯)•마골방(痲骨方)등을 쓴다.

※ 인삼익기탕(人蔘益氣湯)

효능 : 여름에 습열(濕熱)때문에 양손이 마목(麻木)하고 지쳐 있는 것을 치료한다.

처방 황기(黃芪) 2돈, 인삼(人蔘)•생감초(生甘草) 각 1돈반, 백작약(白芍藥) 7푼, 시호(柴胡) 6푼, 승마(升痲)•구감초(灸甘草) 각 5푼, 오미자(五味子) 30알을 물로 달여 1일2번을 먹고 마목(痲木)된 곳을 자주 문지르고 굽혔다 폈다 한다. 〈東垣〉

※ 신효황기탕(神効黃芪湯)

효능 : 온 몸으로 마목(麻木)한 것을 치료한다.

처방 황기(黃芪) 2돈, 백작약(白芍藥)•감초구(甘草灸) 각 1돈반, 인삼(人蔘) 1돈, 진피(陳皮) 7푼, 만형자(蔓荊子) 5푼을 물로 달여 먹는다. 〈東垣〉

※ 충화보기탕(冲和補氣湯)

효능 : 눈을 합하면 마(麻)하고 눈을 뜨면 마(麻)하지 않으며 사지(四肢)가 위궐(痿厥)하고 눈이 흐리고 머리가 어지러운 증세를 치료한다.

처방 황기(黃芪) 2돈, 창출(蒼朮)•진피(陳皮)각 1돈반, 인삼(人蔘)•백출(白朮)•오약•백작약(白芍藥)•택사(澤瀉)•저령(猪苓) 각 1돈, 강활(羌活)•당귀(當歸)•황백(黃柏) 각 3푼, 시호(柴胡)•신국(神麴)•목향(木香)•초두구(草豆蔻)•마황(痲黃)•황련(黃連) 각 2푼을 2첩으로 하여 물로 달여 먹는다. 〈東垣〉

※ 쌍합탕(雙合湯)

효능 : 습담(濕痰)과 죽은 피 때문에 마목(麻木)된 것을 치료한다.

처방 당귀(當歸)•천궁(川芎)•백작약(白芍藥)•생건지황(生乾地黃)•진피(陳皮)•반하(半夏)•백복령(白茯苓)•백개자(白芥子) 각 1돈, 도인(桃仁) 8푼, 주홍화(酒紅花)•감초(甘草) 각 3푼을 물로 달여서 죽력(竹瀝)과 생강즙을 조금 넣어 고루 먹는다. 〈醫鑑〉

※ 개결서경탕(開結舒經湯)

효능 : 부인의 칠정(七情)•육울(六鬱)때문에 기(氣)가 경락(經絡)에 체(滯)하고 손발이 마비된 것을 치료한다.

처방 자소엽(紫蘇葉)•진피(陳皮)•향부자(香附子)•오약(烏藥)•천궁(川芎)•창출(蒼朮)•강활(羌活)•남성(南星)•반하(半夏)•당귀(當歸) 각 8푼, 계지(桂枝)•감초(甘草) 각 4푼, 생강 3편을 넣어 물로 달이고 죽력(竹瀝)과 강즙(薑汁)을 넣어 같이 먹는다. 〈醫鑑〉

※ 마골방(痲骨方)

효능 : 머리에서 마비(麻痺)되서 심와(心窩)에 닿아 죽는 경우가 있고 또는 족심(足心)에서 마비되어 무릎에 닿아죽는 경우가 있는데 이 처방을 쓴다.

처방 인분소(人糞燒)태운 재를 두부장(豆腐漿)으로 섞어 마시면 바로 낫는다. 또한 연자(練子)를 태워 가루로 하여 황주(黃酒)로 3~5돈을 같이먹으면 바로 낫는다 〈回春〉

15. 색택증(索澤症)일 때

내경(內經)에 말하기를 「삼양(三陽)이 병이 되면 한열(寒熱)을 일으키고 그의 전변(傳變)하는 것이 색택(索澤)이 된다.」왕주(王註)에 이르기를「색(索) 이란 것은 진하다는 뜻이니 맑은 피가 마르면 피부(皮膚)의 윤택(潤澤)한 기(氣)가 끝이 난다는 뜻이다.」족소양(足少陽)의 맥(脈)이 병들면 봄에 고택(膏澤)이 없다. 〈靈樞〉

허손(虛損)하는 질(疾)이 한번 상하기 시작하면 폐(肺)가 상하고 거죽이 모이고 털이 빠지는데 사군자탕(四君子湯)을 쓰고 심(心)•폐(肺)가 모두 허하면 팔물탕(八物湯)을 쓴다. 〈綱目〉

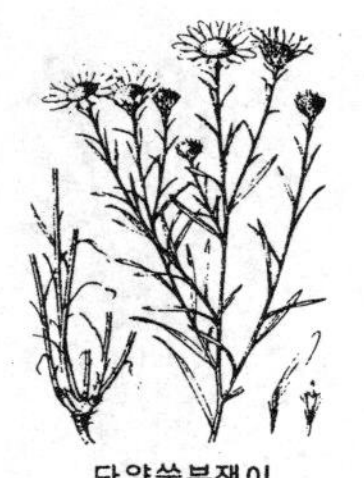
단양쑥부쟁이

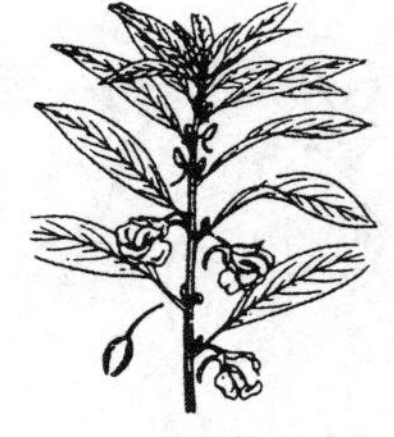
봉선화

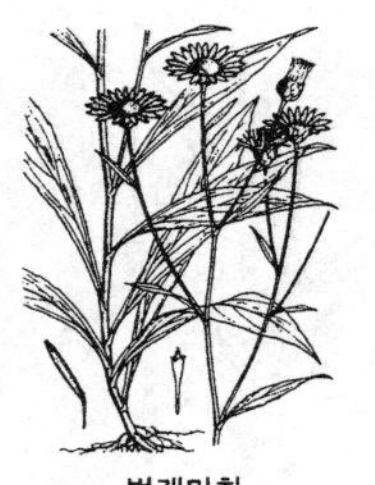
벌개미취

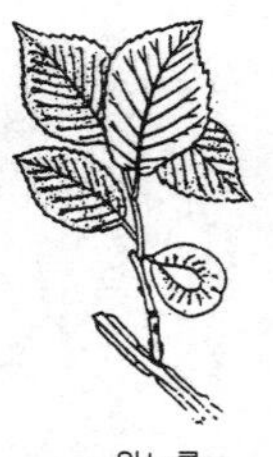
왕느릅

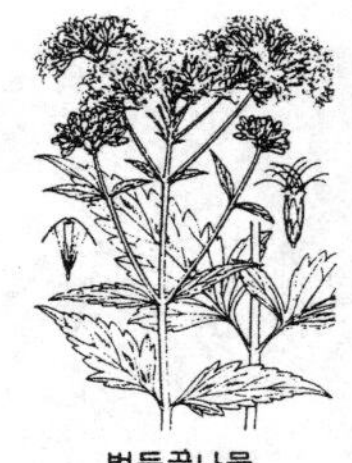
벌등골나물

피부(皮膚)의 색택(索澤)은 즉 중경(仲景)의 이른바 피부갑초(皮膚甲錯)이라는 증세인데 대개 피부(皮膚)가 삽(澁)해서 윤택하지 않는 증세이다. 〈綱目〉

폐(肺)가 기(氣)를 움직이므로 거죽 털을 뜨시게 하는 것인데 기(氣)가 치료하지 못해 거죽털이 초고(焦枯)하고 거죽 털이 초고(焦枯)하면 진액(津液)이 망하며 진액(津液)이 망하면 피절(皮節)이 상(傷)하고 손톱이 마르며 털이 부서지면서 죽는다. 〈綱目〉

오노(五勞)가 극히 약하고 여위며 속에 마른 피가 있으면 피부가 딱딱해진다. 〈仲景〉

16. 전풍(癜風)·역양풍(癧瘍風) 백철 일때

몸과 거죽 살이 변하여 붉은 색을 자전(紫癜)이라하고 흰 색을 백전(白癜)이라 하며 또는 역양풍(癧瘍風)이라고도 한다. 백철(白駁)이란 차차 침음(浸淫) 해서 빛이 희고 버짐과 같으며 다만 부스럼이 없는 증세이다. 모두가 다 풍이 피부(皮膚)를 쳐들어 와서 혈기(血氣)가 온화하지 못한 때문에 나는 것이니 호마산(胡麻散)·창이산(蒼耳散)·추풍환(追風丸)·삼황산(三黃散)·가감하수오산(加減何首烏散)·여성고(如聖膏)등을 쓴다.

※ 창이산(蒼耳散)

효능 : 자백전풍(紫白癜風)과 과개반철(癟疥班駁) 갑초(甲錯)의 즙이 나오는 것을 치료한다.

처방 5월 단오날에 창이(蒼耳)잎을 따서 햇빛에 말려 가루로 하여 1일 2번에 2돈씩 술로 먹는데 100일이 되면 병이 거죽에서 나오며 낙가(落痂) (부스럼의 딱지가 떨어짐)가 되고 살이 기름 엉긴 것과 같다. 또는 꿀로 오동열매 크기로 환을하여 30~50알을 술로 내려도 좋다. 〈本草〉

※ 추풍환(追風丸)

효능 : 백전풍(白癜風)을 치료한다.

처방 하수오(何首烏)·형개수(荊芥穗)·고삼(苦蔘)·창출(蒼朮) 각 4냥을 가루로 하고, 비조각(肥皀角) 2근을 껍질을 벗기고 자기 그릇에 물로 달여 고약처럼 되면 오동열매 크기로 환을 지어서 공복에 술 또는 차에 30~50알을 삼켜 내린다. 〈丹心〉

※ 삼황산(三黃散)

효능 : 백전풍(白癜風)을 치료한다.

처방 웅황(雄黃)·유황(硫黃)·각 5돈, 황단(黃丹)·천남성(天南星)·백반고(白礬枯)·밀타승(密陀僧) 각 3돈을 가루로하여 먼저 생강즙을 아픈 곳에 바르고 다시 생강쪽으로써 약가루를 찍어서 문지르면 차차 검은 빛으로 변해가는데 매일 계속하여 검은 빛이 없어지면 낫는다. 〈醫鑑〉

※ 치자전풍방(治紫癜風方)

처방 관분(官粉) 5돈 유황(硫黃) 3돈을 가루로 하여 계자청(雞子淸)에 석어서 바른다. 〈醫鑑〉

※ 가감하수오산(加減何首烏散)

효능 : 자(紫)·백전풍(白癜風)및 백철(白駁)·은진(癮疹)·개선(疥癬)등 질(疾)을 치료한다.

처방 하수오(何首烏)·만형자(蔓荊子)·석창포(石菖蒲)·형개수(荊芥穗)·고삼(苦蔘)·위령선(威靈仙)·감초(甘草)·구기자(枸杞子) 각 등분 가루로 하여 매 3돈을 꿀차로 고루 내린다.

※ 여성고(如聖膏)

처방 노래로써 표현해 보면 자전백전냥 반풍(紫癜白癜兩 般風)에 부자유황(附子硫黃)이 가장 효과가 있느니라. 강즙(薑汁)으로 고르게 하고 가자(茄子)로 찧어서 양도(兩度)를 문지르니 다시는 자취도 없도다.

위의 부자(附子)·유황(硫黃) 등분하여 가자(茄子)로 약가루를 찧어서 문지르되 자전(紫癜)은 자가(紫茄)를 백전(白癜)은 백가(白茄)를 쓴다. 〈得効〉

단계방(丹溪方)에서는 백부자(白附子)를 쓴다고 했다.

※ 치적백한반방(治赤白汗班方)

처방 웅황(雄黃)·유황(硫黃)·전갈(全蝎)·백강잠(白殭蠶)·백부자(白附子)·밀타승(密陀僧) 각 5돈 사향

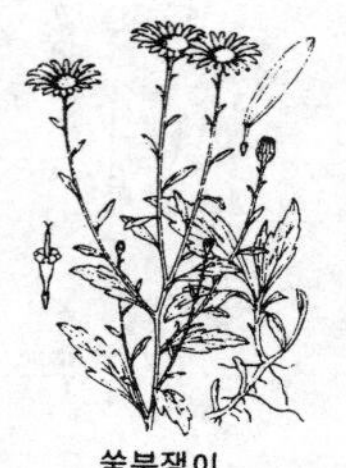
숙부쟁이

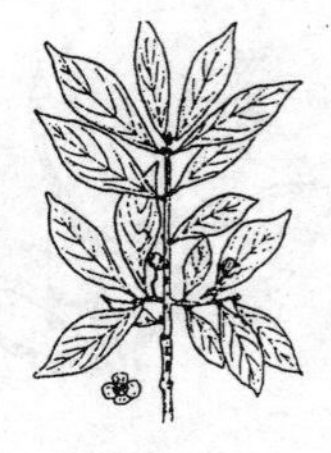
회 잎

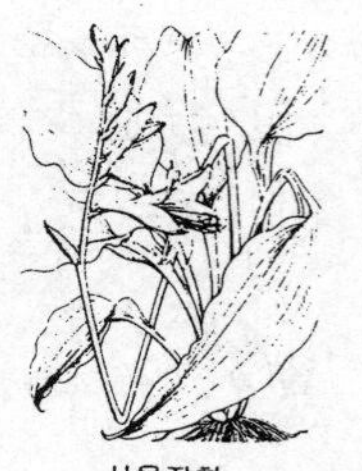
산옥잠화

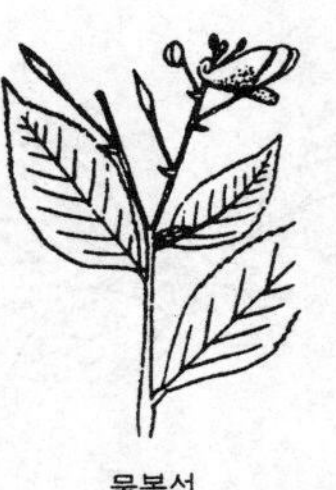
물봉선

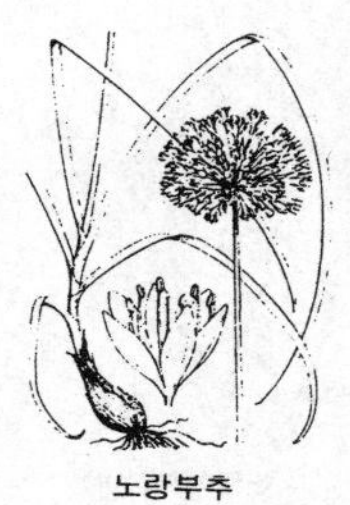
노랑부추

(麝香) 2푼을 가루로 하여 생강(生薑)쪽으로 약가루를 찍어서 1일3~4회로 5일동안 문지르면 뿌리가 없어진다. 〈醫鑑〉

17. 흑지엽자(黑痣黶子)일 때

흑지(黑痣)는 즉 흑자(黑子)가 되니 이것은 풍사(風邪)가 변하여 나는 것이다. 〈類聚〉

빛이 검고 큰 것을 엽(黶)이라고 하니 노회고(爐灰膏)•취지병(取痣餅)•거흑엽방(去黑黶方)을 쓴다.

※ 노회고(爐灰膏)

효능 : 흑지(黑痣)에 점(點)하면 가장 좋다.

처방 향당로(響糖爐)속의 회(灰)재 1되, 풍화석회(風化石灰) 1되를 묘홍(妙紅)해서 죽기(竹箕)에 담아서 섞어가지고 3주발을 곤탕(滾湯)에 넣어 서서히 자연즙(自然汁) 1주발을 임취(淋取)해서 남비에 끓여 고약을 죽처럼 만든 뒤에 먼저 파두(巴豆)가루 2돈을 넣고 다음 섬수(蟾酥) 2돈과 백정향말초(白丁香末炒) 5푼, 석회말(石灰末) 1돈을 넣어서 다시 끓여 건면호(乾麵糊)와 같이 되거든 동이에 담아 두고 설기(泄氣)를 시키지 말며 쓸 때에는 잠두(簪頭)로써 조금 찧어서 손톱 위에 놓고 구기(口氣)로써 짓이긴 후 아픈 곳을 침 끝으로 약간 헤치고 바르면 바로 효과가 있다. 〈入門〉

※ 취지병약(取痣餅藥)

찹쌀 100알, 석회모지대(石灰＊指大), 파두(巴豆) 3알의 껍질을 벗긴 것을 가루로 하고 자기 병속에 넣어서 3일을 고아 대쪽으로 좁쌀만큼 찍어 내어 사마귀에 바르면 저절로 먹어 떨어진다. 〈綱目〉

※ 거흑엽자방(去黑黶子方)

석회(石灰)를 물 1잔에 섞어서 맑은 죽과 같이 하고 찹쌀알을 반면(半面)은 석회(石灰)속에 담그고 반면(半面)은 석회(石灰)밖으로 나오게해서 하룻밤 재우면 쌀이 맑은 물과 같이 되는데 먼저 침(鍼)으로 사마귀를 끌어내고 쌀알을 그 위에 얹어두면 한나절 지난 뒤에 사마귀 즙이 저절로 나오니 약을 긁어 버리고 2~3일동안 씻지 말고 그냥 버려두면 낫는다. 〈綱目〉

단방(單方) (32종)

※ 염탕(鹽湯)

모든 풍양(風痒)을 치료하니 소금 1말, 물 10말을 달여서 반이 줄면 따뜻하게 목욕을 3차례 한다. 가려운데 목욕하는 것은 소금보다 좋은 것이 없으니 진하게 달인 탕에 씻는 것이 가장 좋다. 〈綱目〉

해수욕(海水浴)이 더욱 좋다. 〈俗方〉

※ 적토(赤土)

풍진(風疹)•소양(瘙痒)으로 못견디는 데 가루로 하여 찬물로 2돈을 먹고 꿀물에 섞어서 바른다. 〈本草〉

※ 석회(石灰)

백전(白癜)•역양풍(癧瘍風)에 석회즙(石灰汁)으로 따뜻하게 씻는다. 진(疹)이 갑자기 나오는데 석회(石灰)를 초장수(醋漿水)로 바르면 바로 낫는다. 〈本草〉

※ 반천하수(半天河水)

백철(白驳)을 치료하니 반천하수(半天河水)에 씻고 계설(桂屑)을 찧어서 침에 섞어 철(驳)의 위에 거듭 바른다. 〈本草〉

※ 망초(芒硝)

모든 진(疹)을 치료하니 물에 끓여 바르고 염초(焰硝)도 좋다. 〈本草〉

※ 유황(硫黃)

자(紫)•백전풍(白癜風)을 치료하니 유황(硫黃) 1냥을 초(醋)에 1일동안 끓이고 해표소(海螵蛸) 2개를 겸해서 가루로하여 목욕 후에 생강(生薑)쪽으로 약가루를 찍어서 열(熱)이 나도록 아픈 곳에 문지르면 몇번이면 완전히 낫는다. 〈得効〉

※ 충위경엽(茺蔚莖葉)

진(疹)의 가려움에 진하게 달여 목욕을 한다. 〈本草〉

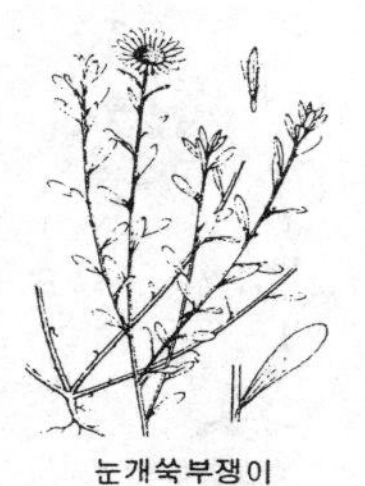
눈개쑥부쟁이

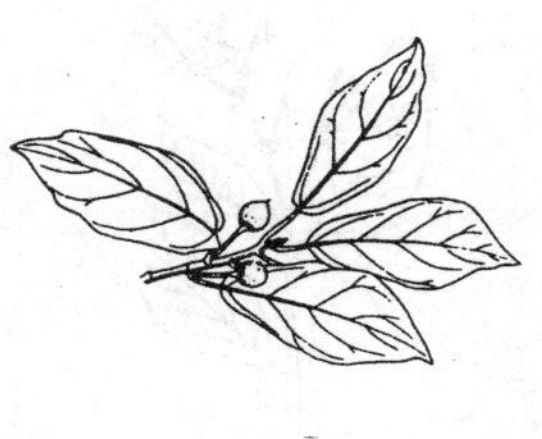
천선과

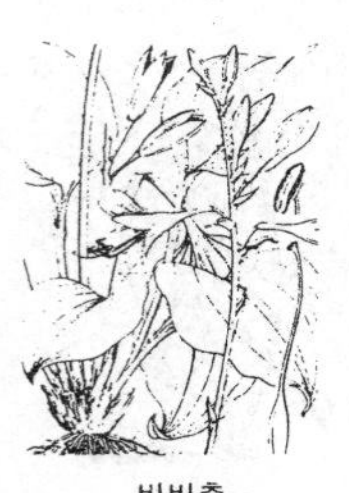
비비추

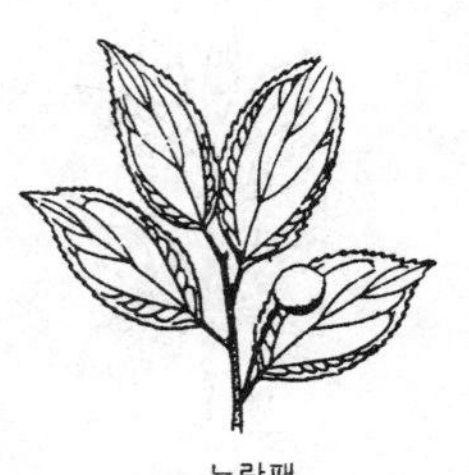
노랑팽

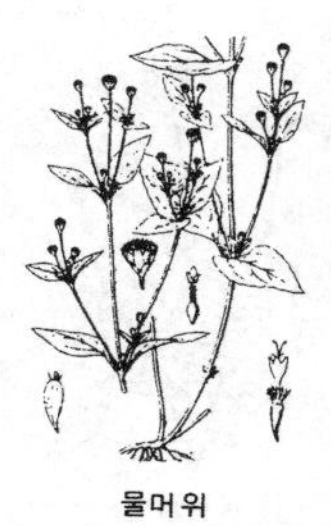
물머위

※ 남엽즙(籃葉汁)
풍진(風疹)과 단독(丹毒)에 마시고 바르면 좋다. 〈本草〉

※ 질려자(蒺藜子)
풍양(風痒)과 백전풍(白癜風)을 치료한다. 끓여서마시고 또 목욕을 한다. 〈本草〉

※ 경천(景天)
은진(癮疹)이 심하게 가려운 것을 치료하는데 찧어서 즙을 내어 바른다. 〈本草〉

※ 인진(茵蔯)
온 몸에 풍양(風痒)으로 창개(瘡疥)가 난 증세를 치료하니 진하게 삶아서 씻는다. 〈本草〉

※ 창이(蒼耳)
부인의 풍소(風瘙)와 은진(癮疹)이 가려워 못참는데 꽃과 잎과 씨를 등분 가루로하여 두림주(豆淋酒)로 2돈을 같이 내린다. 〈本草〉

※ 고삼(苦蔘)
한쪽 몸의 풍열(風熱)때문에 세진(細疹)이 가려워 아파서 못견디는 데 고삼(苦蔘)가루 1냥, 조각(皀角) 2냥을 물 1되에 걸러서 즙을 내어 은석기(銀石器)에 진하게 달여 고약으로 오동열매 크기로 환을 해서 식사후에 더운 물로 30~50알을 삼켜 내리면 낫는다. 〈本草〉

※ 우자(牛子)
피부에 풍열(風熱)때문에 한쪽 몸의 은진(癮疹)을 등분 가루로하여 박하탕(薄荷湯)으로 1일2번으로 2돈씩을 같이 먹는다. 〈本草〉

※ 나마초(蘿摩草)
백전풍(白癜風)에 줄기속의 흰 즙을 내서 바르고 열이 나도록 문지르면 3번 정도에 바로 차도가 있다.

※ 하고초(夏枯草)
자(紫)•백전풍(白癜風)에 달인 탕으로 진하게 해서 1일 수차례씩 씻는다. 〈丹心〉

※ 파초유(芭蕉油)
유풍(遊風)•풍진(風疹)•단독(丹毒)에 기름을 바른다. 〈本草〉

※ 삭조(蒴藋)
풍소은진(風瘙癮疹)으로 몸이 가려운 증세를 진하게 달인 탕으로 씻으면 바로 차도가 있다. 〈本草〉

※ 양제근(羊蹄根)
역양풍(癧瘍風)에 뿌리를 생으로 철판 위에서 좋은 초로 천천히 갈아서 찍어 바르고 다시 유황(硫黃)을 조금 넣은 것도 더욱 좋다. 〈本草〉

※ 능소화(凌霄化)
한쪽 몸의 풍양(風痒)과 진(疹)에 가루로하여 1돈씩 술로 내리면 바로 그친다. 〈丹心〉

※ 유목중충설(柳木中蟲屑)
풍소양(風瘙痒)과 은진(癮疹)에 부스러기를 가지고 끓여서 목욕하면 큰 효과가 있다. 〈本草〉

※ 화피(樺皮)
폐풍독(肺風毒)과 몸이 가려운데 삶은 탕을 먹는다. 〈本草〉

※ 노봉방(露蜂房)
풍기(風氣)로 소양(瘙痒)이 안그치는 데 봉방구선세(蜂房灸蟬蛻)를 나누어서 1일 2~3번으로 1돈씩 술로 고루 내린다. 〈本草〉

※ 제조(蠐螬)
적백유진(赤白遊疹)에 헝겊으로써 진(疹)을 문질러 터뜨리고 제조즙(蠐螬汁)을 바른다. 〈本草〉

※ 만려어(鰻鱺魚)
풍소양(風瘙痒)과 백철(白駁)•역양풍(癧瘍風)에 구워서 자주 먹고 또 불에 구워서 기름을 내 바른다. 〈本草〉

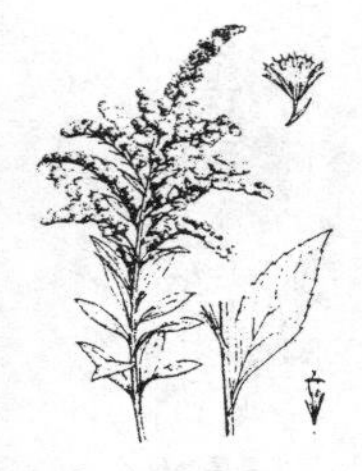
미국미역취

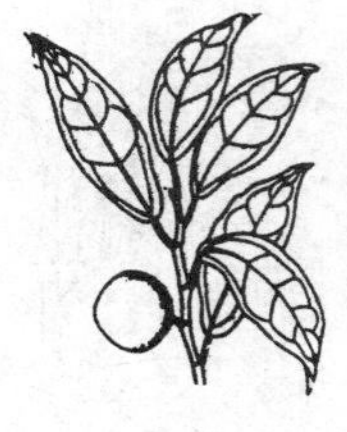
왕모람

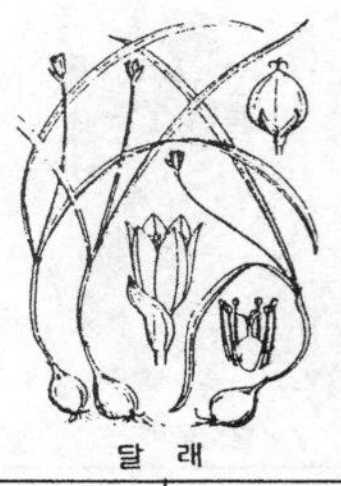
달 래

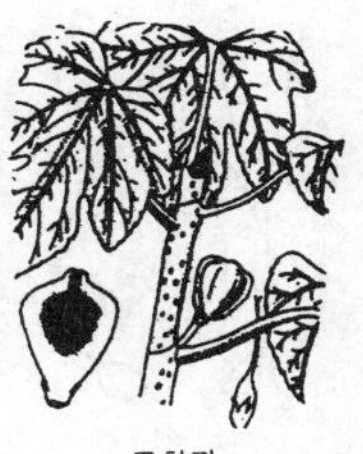
무화과

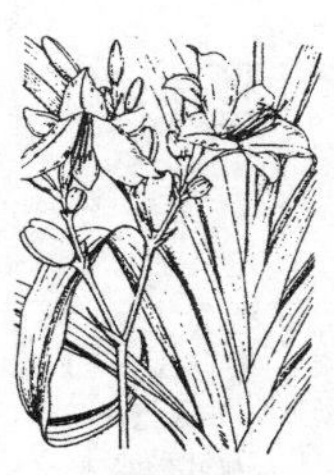
노랑원추리

※ 사세(蛇蛻)

백전(白癜)•백철(白駁)•역양풍(癧瘍風)에 태워 가루로하여 초에 섞어 붙이고 또 달여서 즙을 바르고 한다. 〈本草〉

※ 강랑(蜣蜋)

역양풍(癧瘍風)에 길 가운데에 죽은 말똥구리를 찧어서 계속 문지르고 열이 나거든 빨리 아픈 것을 봉한다. 〈本草〉

※ 단웅계관혈(丹雄鷄冠血)

백전풍(白癜風)•역양풍(癧瘍風)에 피를 바른다. 〈本草〉

※ 발합(鵓鴿)

풍소(風瘙)및 백전(白癜)•역양탕(癧瘍風)에 구어서 먹는다. 〈本草〉

※ 우락(牛酪)

주로 단(丹)과 은진(癮疹)을 젖에 소금을 타고 끓여서 바르면 바로 없어진다. 〈本草〉

※ 계란(鷄卵)

자(紫)•백전풍(白癜風)에 생란(生卵) 1개를 초에 담가서 한밤을 지나 침(鍼)으로써 작은 구멍을 내어 비상(砒霜)과 녹두(綠豆)가루를 조금 넣어서 섞어 가지고 돌로써 갈아 부수어서 푸른 헝겊에 약을 찍어서 문지른다. 〈得効〉

※ 침구법(鍼灸法)

전풍(癜風)및 역양풍(癧瘍風)에 좌우손 가운데 손가락 마디의 완완중(宛宛中)혈을 35장 뜸한다. 모든 췌(贅)•우(疣)및 모든 지(痣)에 모두 효과가 있다. 〈入門〉

十八. 육(肉)

1. 육(肉)이 비위(脾胃)에 속할 때

내경(內經)에 말하기를, 「비(脾)는 육(肉)을 주관한다.」

비(脾)가 몸에 있어서 육(肉)이 된다. 〈內經〉

사(邪)가 비위(脾胃)에 있으면 기육(肌肉)이 병들고 아픈 증세가 바로 그것이다. 〈入門〉

사람의 살이 땅의 흙과 같은 것이니 사람으로서 어찌 살이 없으랴. 내경(內經)에 말하기를, 「육(肉)이 소진(消盡)하면 죽는다.」〈東垣〉

2. 육(肉)에 계곡(谿谷)이 있을 때

황제(黃帝)가 묻기를, 「육(肉)의 계곡(谿谷)의 회합을 듣고자 하노라.」기백(岐伯)이 답하기를, 「육(肉)이 많이 모인 곳이 곡(谷)이 되고, 적게 모인 곳이 계(谿)가 되니 살이 나뉘어진 사이와 계곡(谿谷)의 모이는 곳에 영위(榮衛)가 움직이고 대기(大氣)를 모으는 것이다.」〈內經〉

3. 군(䐃)이 육(肉)의 본보기일 때

군(䐃)이란 것은 살의 본보기이다. 군(䐃)은 팔뚝과 정강이 뒤의 살덩이를 말한 것이다. 〈內經〉

오장(五臟)이 손상하고 군(䐃)이 말라붙고 살이 떨어지는 증세는 모두 치료하기 어려움에 속한다. 〈內經〉

4. 육(肉)이 비수(肥瘦)를 주관할 때

동원(東垣)에 이르기를, 「비(脾)가 허약하면 기육(肌肉)이 깎인다.」

비대하고 윤택한 것은 혈기(血氣)가 남아 있는 것이고, 비대해도 윤택하지 않은 것은 기(氣)는 남아 있어도 피가 모자라는 것이며, 여위고 윤택하지 않은 것은 혈기(血氣)가 함께 모자라는 것이다. 〈靈樞〉

피가 실(實)하고 기(氣)가 허약하면 비대하며, 기(氣)가 실(實)하고 피가 허하면 여윈다. 그러므로 비대하면 한(寒)은 견디어도 열(熱)은 못 견디고, 여위면 열(熱)은 견디어도 한(寒)은 못 견디니 그것은 차면 피가 상하고, 더우면 기(氣)가 상하기 때문이다. 모자라는 것을 덜면 음양(陰陽)이 더욱 기울기 때문에 못견디는 것이고, 남아 있는 것을 덜면 고르게 하기 때문에 충분히 견딘다. 〈河間〉

사람들이 말하기를, 혈기(血氣)가 움직이지 않으면 여위는 것이 심해도 해롭지 않고, 혈기(血氣)가 마르면 비록 살이 쪄도 죽는 것이다. 그러나 몸의 살찌고 여윈 것이 크게 관계될 수가 없다고 하나, 그것은 여윈 것이 반드시

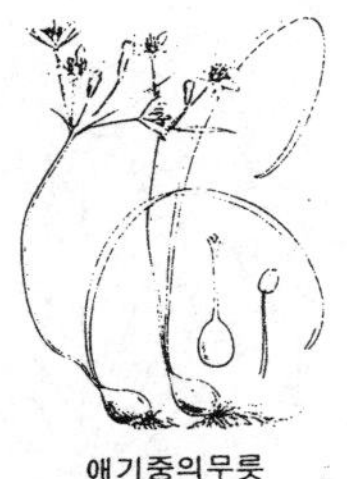
애기중의무릇

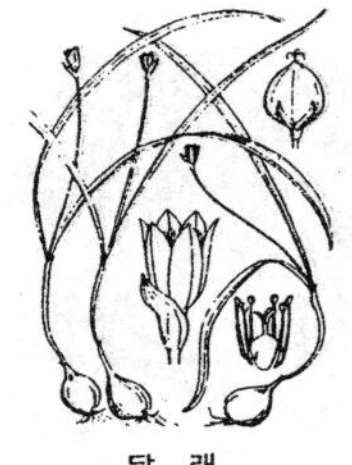
달 래

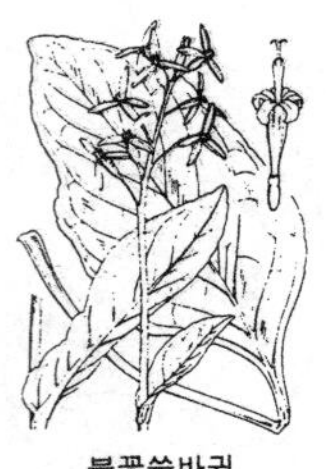
불꽃씀바귀

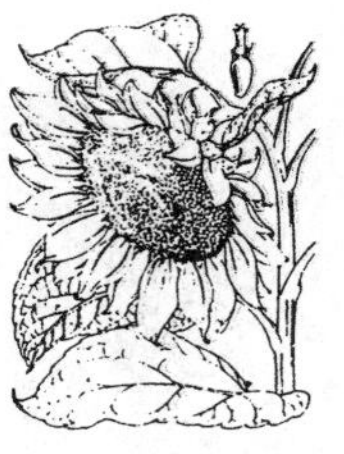
해바라기

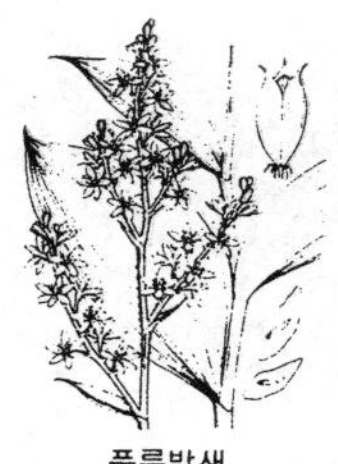
푸른박새

음식의 부진에 있는 것이고 음식이 부진하면 영위(榮衛)를 낳지 못하며 영위(榮衛)가 나지 않으면 기혈(氣血)이 따라서 쇠하며 끝내는 망하고 만다는 이치를 모르고 하는 말이다. 〈資生〉

여위면 채질(瘵疾)과 비슷하지만 만약 원래부터 청료(淸臞)한 사람은 병이 있는 것이 아니다. 단지 병 뒤에 심히 여위고 오랫동안 회복이 안 되는 것은 형탈(形脫)이라고 하고, 또 평소에 충비(充肥)하다가 갑자기 여위어지고 음식이 줄어들면 이 증세는 오로(五勞)·육극(六極)의 병이 되는 것이니, 당연히 자보(滋補)하는 약을 먹고 구로법(灸勞法)을 겸해서 써야 한다. 〈資生〉

5. 식역증(食㑊症)일 때

내경(內經)에 말하기를, 「대장(大腸)이 열(熱)을 위(胃)에 옮겨서 선식(善食)하므로 여위는 것을 식역(食㑊)이라 하고, 위(胃)의 열을 담(膽)에 옮기는 것을 또한 식역(食㑊)이라 한다.」 주(註)에 말하기를, 「식역(食㑊)이란 것은 음식을 이역(移易)하는 것을 지나치게 하기 때문에 기부(肌膚)가 나지 않고, 배고프기가 쉬운 증세이다. 삼령원(蔘苓元)이 주로 치료한다.」〈河間〉

※ 삼령원(蔘苓元)

효능 : 위(胃) 속이 열이 맺히게 되므로 소곡(消穀)과 선식(善食)을 해도 기육(肌肉)이 나지 않는 증세를 식역(食㑊)이라 한다.

처방 인삼(人蔘)·석창포(石菖蒲)·원지(遠志)·적복령(赤茯苓)·지골피(地骨皮)·우슬주침(牛膝酒浸) 각 1냥을 가루로 하여 꿀로 오동 열매 크기의 환을 하여 미음으로 30~50알을 시간에 구애 없이 삼켜 내린다. 〈河間〉

6. 육가증(肉苛症)일 때

황제(黃帝)가 묻기를, 「육가(肉苛)란 것은 오직 솜옷을 입어도 도리어 껄끄러우니 이것이 무슨 증세인지 알고 싶다.」 기백(岐伯)이 답하기를, 「영기(榮氣)가 허하고 위기(衛氣)가 실(實)한 것이니, 영기(榮氣)가 허하면 불인(不仁)하고 위기(衛氣)가 허하면 불용(不用)하며 영(榮)·위기(衛氣)가 겸하여 허하면 불인(不仁)과 불용(不用)을 겸하되 살은 아무렇지도 않은 것이다. 몸이 뜻과 더불어 서로 의지하지 않으면 죽게 된다.」〈內經〉

이 증세에는 전호산(前胡散)을 쓴다.

※ 전호산(前胡散)

효능 : 육가증(肉苛症)을 치료하니, 가(苛)라는 것은 즉 손과 발이 저린 것과 같은 증세이다.

처방 전호(前胡)·백지(白芷)·세신(細辛)·관계(官桂)·백출(白朮)·천궁(川芎) 각 3냥, 오수유(吳茱萸)·부자포(附子炮)·당귀(當歸) 각 2냥, 천초(川椒) 3돈을 짓찧어서 차나 술 3되에 반균(拌匀)하여 하룻밤 지나서 돼지비계 5근을 약에 넣어 천천히 달여서 백지(白芷)의 빛이 황색이 되거든 찌꺼기는 버리고 고약을 만들어 아픈 곳에 문지르되 열이 나는 것을 한도로 한다. 〈河間〉

7. 육위증(肉痿症)일 때

족부(足部)에 상세하게 설명이 되어 있다.

8. 부인의 수췌(瘦瘁)일 때

곡령환(谷靈丸)을 쓰는데 노래에 이르기를, 「기(氣)가 충분치 못할 때에 피가 어찌 번영하랴. 기육(肌肉)이 커지지 않으면 몸도 여위게 되니, 곡령환자(谷靈丸子)를 먹고서 두 달 뒤에 얼굴은 살이 찌고 볼이 붉으며 정신까지 쾌활하다」고 하였다.

※ 곡령환(谷靈丸)

처방 황기(黃芪)·인삼(人蔘)·우슬(牛膝)·당귀(當歸) 각 1냥, 부자포(附子炮) 1개, 숙지황(熟地黃)·백복령(白茯苓) 각 5돈, 두충(杜沖)·창출(蒼朮)·백출(白朮)·육계(肉桂)·구기자(枸杞子) 3돈을 가루로 하고 술풀에 오동 열매 크기로 환을 하여 인삼탕(人蔘湯)으로 100알을 삼켜 내린다. 〈濟陰〉

9. 육탈(肉脫)의 난치증(難治症)일 때

몸의 생김새와 살이 이미 떨어지면 구후(九候)가 비록 어울리게 되어도 죽은 것과 같다. 〈內經〉

피(皮)와 부(膚)가 달라붙으면 치료가 어렵다. 〈內經〉

살이 떨어지고 몸을 거동하지 못하면 치료가 어렵다. 주(註)에 말하기를, 「곡기(穀氣)가 밖에서 쇠하면 기운이 다 빠져 없어지고 원기가 속에서 마르기 때문에 몸이 움

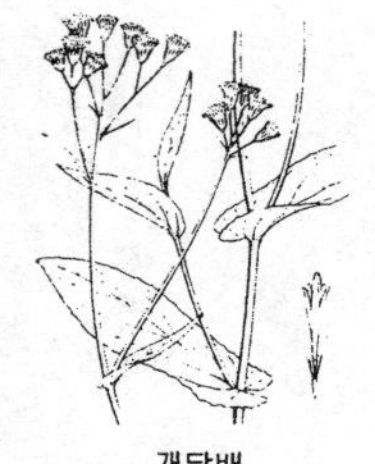
개담배

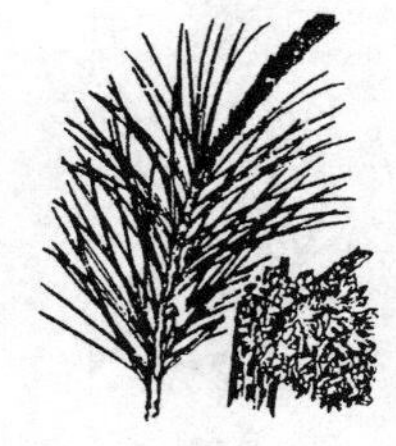
풍겐스솔

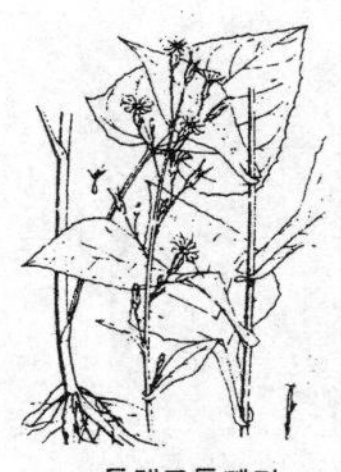
두메고들빼기

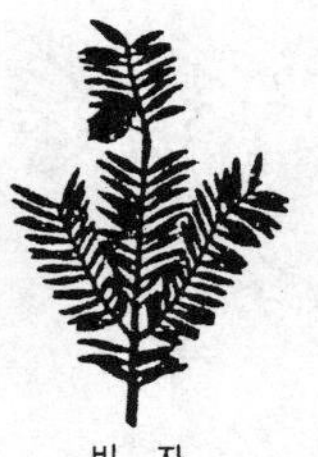
비 자

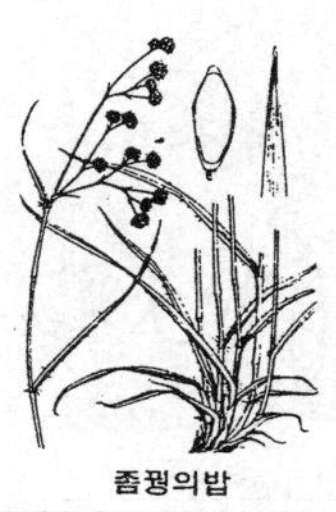
좀굉의밥

직이지 못한다.」〈內經〉

얼굴이 여위고 맥(脈)이 크며 가슴속에 기(氣)가 많으면 치료가 어렵다. 〈內經〉

허로(虛勞)에 심하게 살이 빠지면 치료가 어렵다. 〈丹心〉

10. 육(肉)의 기(氣)가 끊어진 때

육기(肉氣)가 끊어지면 6일 만에 죽는데, 귀가 먹고 혀와 등에 종기가 나며 대변과 소변에 피가 섞여 나오는 것이 그 증세이다. 〈脈經〉

11. 췌육(贅肉)일 때

또한 노육(努肉)이라고도 한다. 모든 부스럼 속에서 노육(努肉)이 뱀처럼 2치쯤 나오는 증세가 있으니 유황(硫黃)을 가루로 하여 살의 위에 엷게 바르면 바로 오므라져서 들어간다. 〈本草〉

부스럼이 한 치쯤 볼록 나온 것이 팥이나 매실처럼 나오는 증세는 화각지주사(花脚蜘蛛絲)로써 그 뿌리를 얽어서 잘라 매어 두면 말라서 자연히 떨어진다. 〈綱目〉

췌(贅 : 혹)•우(疣 : 사마귀)에는 지주강사(蜘蛛綱絲)로 졸라서 매어 두면 저절로 떨어진다. 〈本草〉

혹과 군살에는 처음 나는 어린아이의 배꼽에 끼인 이른바 배꼽똥을 바르면 곧 없어진다. 〈本草〉

모든 부스럼이 튀어나 온데는 오매육(烏梅肉)을 짓찧어서 떡을 만들어 붙이면 효과가 있고 매우 좋다. 〈本草〉

백매육(白梅肉)도 효력이 같으니 혹과 궂은살에 모두 좋다. 〈本草〉

12. 우목(疣目)일 때

또한 후자(瘊子)라고도 하는데, 이것은 사람의 손과 발에 갑자기 콩알과 같은 결근(結筋)이 5개, 또는 10개로 서로 이어서 나는 증세이니 모두 풍사(風邪)가 살에 들어가 변해서 생기는 것이다. 〈類聚〉

무사마귀는 손발과 손가락 사이나 등에 많이 나는데, 빼면 3~4치의 실줄 같은 것이 따라서 나온다. 〈入門〉

삭조적자(蒴藋赤子)를 깨어서 무사마귀 위에 바르면 바로 차도가 있다. 〈本草〉

고채(苦菜)를 자르면 흰 즙이 나오는데 후자(瘊子)에 바르면 저절로 떨어진다. 〈本草〉

산 버마재비를 무사마귀 위에 놓으면 파먹는데 살과 같이 평면이 되는 것을 한도로 한다. 〈醫林〉

오계담즙(烏鷄膽汁)을 1일 3번 바르면 좋다. 〈本草〉

소의 입 속의 침을 가지고 몇 번 바르면 저절로 떨어진다. 〈資生〉

지주강사(蜘蛛綱絲)로 졸라매면 저절로 떨어진다. 〈本草〉

살구씨를 태워서 개어 바르면 좋다. 〈資生〉

단방(單方) (24종)

❊ 건지황(乾地黃)

살이 찌고 건장해진다. 환으로 먹고 술을 빚어 자주 먹으면 더욱 좋다. 〈本草〉

❊ 서여(薯蕷)

기육(肌肉)을 기르고 허로(虛勞)와 이수(羸瘦)를 보한다. 생것을 갈아서 버터를 넣어 죽을 쑤어 먹으면 아주 좋다. 〈本草〉

❊ 하수오(何首烏)

오랜 세월의 수고로 여위는 증세를 치료하고 살찌게 한다. 가루로 먹거나 환으로 먹거나 모두 좋다. 〈本草〉

❊ 오가피(五加皮)

허리(虛羸)를 치료하고 살찌게 한다. 술을 빚어서 먹거나 달여 먹는 것도 모두 좋다. 〈本草〉

❊ 해송자(海松子)

허리(虛羸)를 치료하고 살찌게 하니 죽을 끓여서 자주 먹으면 좋다. 〈本草〉

❊ 부어(鮒魚)

허리(虛羸)를 치료하고 살찌게 하나 국으로 먹거나 쪄서 먹거나 모두 좋다. 〈本草〉

❊ 별(鼈)

노수(勞瘦)를 치료하고 살찌게 하니 살을 택하여 국을 끓여 먹고, 또 껍질은 구워서 가루로 하여 1돈씩 술에 타 먹으면 좋다. 〈本草〉

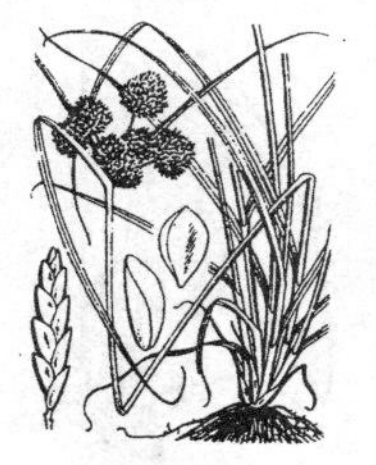
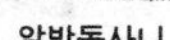
알방동사니

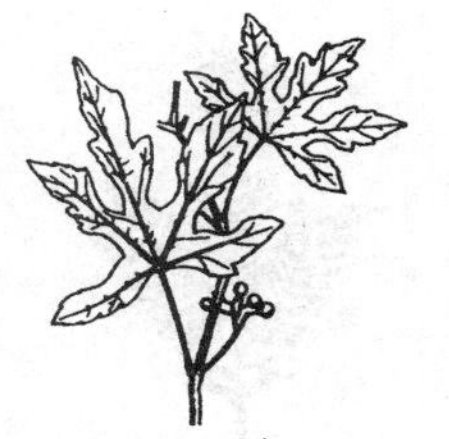
가새잎개머루

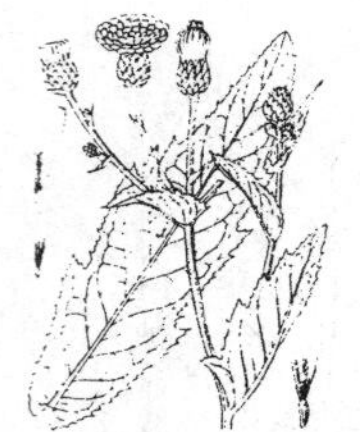
사데풀

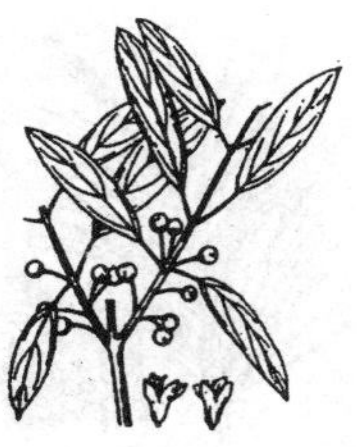
참갈매

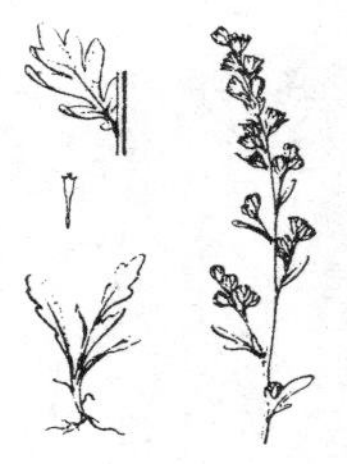
흰 쑥

※ 우(芋)
살과 피부를 풍부하게 하고 살찌게 하니 국을 끓여 자주 먹으면 좋다. 〈本草〉

※ 호마(胡麻)
기육(肌肉)을 기르고 비건(肥健)하게 하니 쪄 말려서 오래 먹는 것이 좋다. 〈本草〉

※ 대두황말(大豆黃末)
노수(勞瘦)를 보하고 비건(肥健)케 하니 돼지비계에 섞어서 환을 지어 먹고, 기러기비계에 환을 해서 먹어도 좋다. 〈本草〉

※ 대맥(大麥)
피부를 윤택케 하고 비건(肥健)하게 하니 밥이나 죽을 끓여 오래 먹는다. 〈本草〉

※ 만청자(蔓菁子)
비건(肥健)하게 하니 쪄 말려서 가루로 하여 2~3돈을 술로 같이 먹고, 뿌리는 국을 끓여 자주 먹는다. 〈本草〉

※ 구해(韭薤)
비건(肥健)하게 하니 나물을 무쳐서 자주 먹으면 좋다. 〈本草〉

※ 인유즙(人乳汁)
여위는 것을 치료하며 살찌고 열택(悅澤)하니 자주 먹는 것이 좋다. 〈本草〉

※ 인포(人胞)
즉, 태(胎)의 껍질이다.

혈기(血氣)의 이수(羸瘦)를 치료하고 살찌게 하니 쪄서 익혀 5가지 맛을 섞어서 먹고, 또는 자보(滋補)하는 약과 합해서 환을 만들어 오래 먹으면 더욱 좋다. 〈本草〉

※ 우유(牛乳)
허리(虛羸)를 보하고 비건(肥健)하게 하니 죽을 끓여서 자주 먹으면 좋다. 〈本草〉

※ 황자계(黃雌鷄)
여위어 잠자리에 달라붙은 사람을 살찌게 하니 국을 끓여서 자주 먹으면 좋다. 〈本草〉

※ 양육(羊肉)
여위는 것을 치료하고 비건(肥健)하게 하니 끓이든가 굽든가 해서 자주 먹으면 좋다. 〈本草〉

※ 흑우수(黑牛髓)
여위는 병을 고치고 살찌게 하니 지황즙(地黃汁)과 꿀을 등분하여 넣고 달여 먹는 것이 좋다. 〈本草〉

※ 다(茶)
오래 먹으면 피부 속의 기름기를 없애니 살이 비대한 사람에게 좋다. 〈本草〉

※ 적소두(赤小豆)
여위게 하고 말라 죽게 하니 비대한 사람이 먹으면 좋다. 〈本草〉

※ 동과(冬瓜)
비대한 사람이 먹으면 여위고 경건(輕健)하니 국이나 김치를 만들어 자주 먹는 것이 좋다. 〈本草〉

※ 상지다(桑枝茶)
습(濕)을 없애고 여위게 하니 살찐 사람은 늘 먹으면 좋다. 〈本草〉

※ 곤포(昆布)
기(氣)를 내리고 여위게 하니 살찐 사람이 자주 먹으면 좋다. 〈本草〉

※ 구법(灸法)
무사마귀는 지정(支正)혈을 뜸하면 바로 효과가 있다. 〈綱目〉

보통 혹이나 무사마귀나 검은사마귀는 그 위에 35장씩 뜸하면 바로 효과가 있다. 〈綱目〉

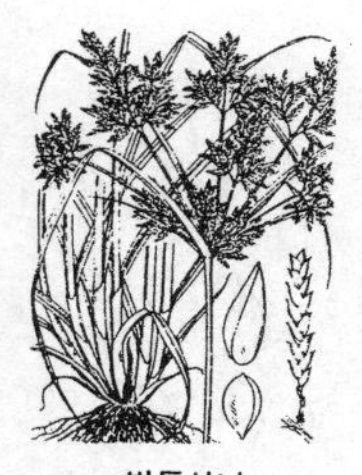
방동사니

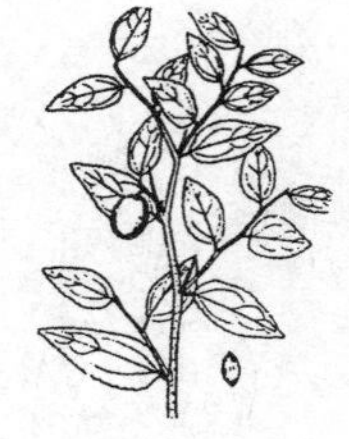
보은대추

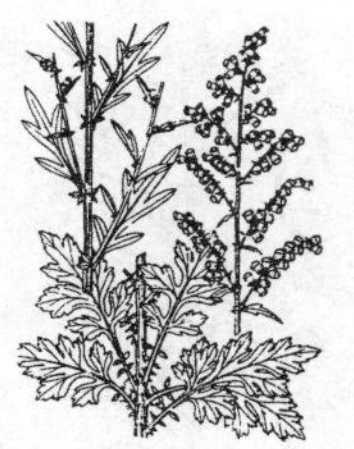
참 쑥

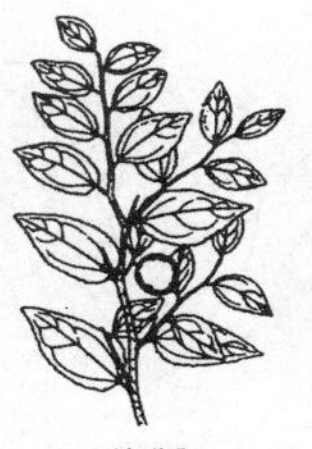
산대추

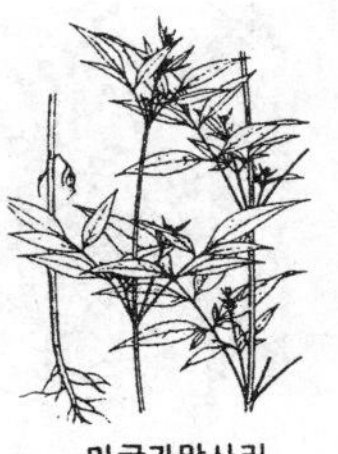
미국가막사리

十九. 맥(脈)

1. 맥이 혈기(血氣)에 앞설 때

하간(河間)이 이르기를 「맥(脈)은 혈기(血氣)의 선(先)이다」하니 이 말이 당연한 논리이다. 사람 몸의 맥(脈)은 혈기(血氣)의 작용을 얻어 움직이면서 그의 주류불식(周流不息)하는 것을 저절로 알지 못하는 이유는 이른바 건도건건(乾道乾乾)의 뜻이고, 또한 이(理)가 기(氣)에 붙어 움직이는 것과도 같은 것이다.

그러므로 혈기(血氣)의 선(先)이 된다는 선(先)의 말에 깊은 뜻이 있다. 〈綱目〉

맥(脈)이란 선천의 유일한 기(氣)가 되니 그 영감은 심청(心淸)•기정(氣定)한 사람이 아니면 능히 살펴서 알지 못하는 것이다. 의원이 평소에 선천도(先天圖)를 대해서 조용히 앉고 편히 쉬면서 기(氣)의 오고가는 것을 살펴보면 능히 알 수가 있다. 〈入門〉

팔이나 눈의 한 곳을 상해도 생명은 유지하지만 맥(脈)이 약간만 이상이 생기면 병환이 바로 따르는 것이니 신중하게 해야 한다. 〈入門〉

2. 맥자(脈字)의 의의(意義)일 때

영(榮)은 맥(脈) 속에서 움직이고 위(衛)는 맥(脈) 밖에서 움직이니, 맥(脈)이란 것은 영위(榮衛)를 주재하면서 잠시라도 정상을 벗어나면 안 되는 것이다. 월(月)과 영(永)이 합하여 영자(脉字)가 되는데, 월(月)은 즉 육자부(肉字部)의 월(月)이므로 육(肉)을 뜻하는 것으로서 육체(肉體)를 의지하여 능히 세월을 오래 산다는 뜻이요, 또 옛 글자에는 혈(血)과 과(瓜)를 합하여 맥자(脈字)로 썼으니 기혈(氣血)이 각각 나누어진 갈래를 따라서 경락(經絡)에 운행한다는 뜻이다. 〈入門〉

맥자(脈字)는 막자(幕字)와 통하므로 마치 막(幕) 밖에 있는 사람이 막(幕) 안의 일을 알고자 하는 것과 뜻이 통한다. 〈丹心〉

3. 진맥(診脈)일 때

진맥은 늘 아침의 음기(陰氣)가 움직이지 않고 양기(陽氣)가 흩어지지 않으며, 음식을 먹지 않아서 경맥(經脈)이 성하지 않고 낙맥(絡脈)이 성하지 않으며 고르고 기혈(氣血)이 어지럽지 않을 때에 비로소 지나침이 있는 맥(脈)을 진찰하는 것이니 맥(脈)의 동정(動靜)을 살펴서 깨끗하고 밝은 것을 보고 오색을 분별하며 오장(五臟)의 남는 것과 모자라는 것과 육부(六腑)의 강하고 약한 것과 몸 형태의 성하고 쇠한 것을 알아보니 이것을 참고해서 삶과 죽음의 분별을 판단한다. 〈內經〉

진맥법이 7가지가 있으니 1은 마음을 조용하게 하고 신(神)을 두어야 하며, 2는 밖의 일을 잊고 마음속에 사사로운 생각이 없어야 하며, 3은 호흡을 조절해서 기(氣)를 조용히 해야 하며, 4는 피부 사이에 손가락을 가볍게 놓아서 부(腑)의 맥(脈)을 알아내고, 5는 살갗사이에 약간 손가락을 무겁게 놓아서 위기(胃氣)를 관취(觀取)하고, 6은 근육과 뼈 위에 손가락이 들어가도록 놓아서 장(臟)의 맥을 취하고, 7은 환자의 맥이 쉬거나 오고가는 것을 관찰한다. 〈入門〉

옛날의 진맥법은 세 종류가 있었으니 1은 12경의 동맥을 3부분으로 나누어 장부(臟腑)를 살피고, 2는 기구(氣口)와 인영(人迎)의 양맥으로 내외의 병의 원인을 판단하고, 3은 홀로 촌구(寸口)를 가지고 오장 육부의 생사(生死)•길흉(吉凶)을 판단하는 것이다.

4. 손가락을 내릴 때

대부분 처음 손가락이 닿을 때는 먼저 가운뎃손가락으로 살피어서 관맥(關脈)을 얻으니 손바닥 뒤의 높은 뼈를 관(關)이라고 하는 것이다.

다음 양쪽의 두 손가락을 다 같이 누르는데 이것을 3부맥(三部脈)이라고 한다.

한 손가락은 촌구(寸口)에 닿고 또 한 손가락은 척부(尺部)에 닿게 한다.

환자의 팔이 길면 엉성하게 손가락을 내리고 팔이 짧으면 모아서 밑으로 하여 먼저 촌구(寸口)를 뜨게(浮)하여 전하도록 하고, 다음은 가운데손가락을 눌러서 전해주고, 다음은 힘있게 눌러서 전하며, 다음은 위로 버티는 것으로 전하고, 다음은 손가락 밖을 추측하여 전하며, 다음은 지내(指內)로 전하는 것이다. 〈綱目〉

맥이 3부(三部)가 있으니 촌(寸)•관(關)•척(尺)의 3부로 나뉘는데 매부(每部)를 다시 부(浮)•중(中)•침(沈) 삼법(三法)으로 진찰하여 합해서 구후(九候)가 되는 것이니 부안법(浮按法)으로 부(腑)를 진찰하여 육부(六腑)의 성하고 뇌함을 살피고, 침안법(沈按法)으로 장을

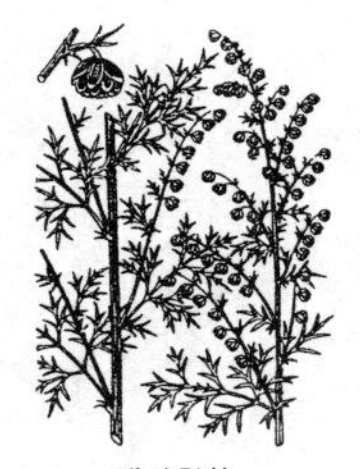
개사철쑥

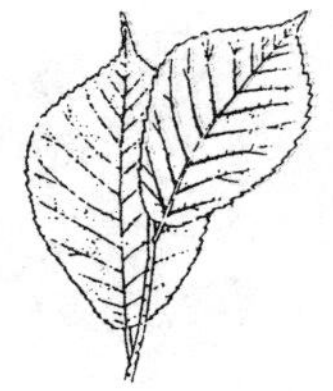
큰잎느릅

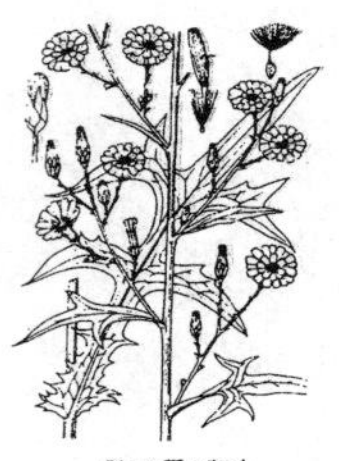
왕고들빼기

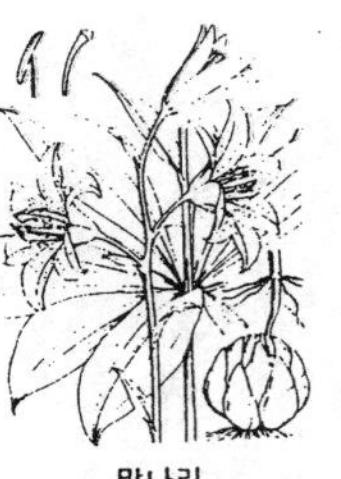
말나리

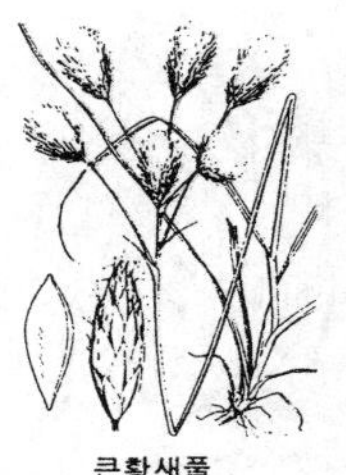
큰황새풀

진찰하여 오장(五臟)의 사생(死生)·영허(盈虛)를 살피며, 중안법(中按法)으로 위기(胃氣)를 진찰하는 것이니 대부분 위는 수곡(水穀)의 바다이며 기혈(氣血)의 근원이 되므로 위기(胃氣)가 있으면 살고 위기(胃氣)가 없으면 죽기 때문이다. 〈得效〉

5. 십이경맥(十二經脈)일 때

침구(鍼灸)에 상세히 설명이 되어 있다.

6. 십오낙맥(十五絡脈)일 때

침구(鍼灸)에 상세히 설명이 되어 있다.

7. 기경팔맥(奇經八脈)일 때

침구(鍼灸)에 상세히 설명이 되어 있다.

8. 맥이 움직이는 규칙일 때

사람이 일호(一呼)에 맥이 다시 움직이고 일흡(一吸)에 또한 맥이 다시 움직이며 호(呼)와 흡(吸)의 숨을 정하면 맥이 5번 움직이는데 남아서 굵게 숨쉬는 것을 평인(平人)이라고 하며, 평인(平人)이란 병들지 않는 사람을 말하는 것이다.

항상 병이 안 드는 것으로써 병자를 조정하는 것인데, 의원은 병이 안 들었으니 병자를 위해 평식(平息)해서 헤아리는 것으로 법(法)을 만드는 것이다.

1호(一呼)에 맥(脈)이 1번 움직이고 1흡(一呼)에 맥(脈)이 1번 움직이는 것은 소기(少氣)라 하고, 1호(一呼)에 맥(脈)이 3번 움직이고 1흡에 맥(脈)이 3번 움직이는 것은 마른 것이며, 척맥(尺脈)에 열이 있으면 더운 병이 있고 척맥(尺脈)에 열이 없고 원만한 것은 풍맥(風脈)이며, 깔깔한 것은 비(痺)가 있는 것이다. 〈內經〉

1번 숨쉬는 4번 움직이면 편안하고 다시 한번을 더 해도 대체로 병이 없는 것이며, 3번은 더디고 2번은 무너지며 차고 서늘해서 위험하고, 육수(六數)·칠극(七極)하면 열이 많으며, 8번은 빠지고 9번은 죽고 10번은 묘(墓)에 돌아가고, 11번과 12번은 혼(魂)을 끊는 것이다.

3번 움직이면 더딘 것이며, 1~2번 움직이면 무너지는 것이니 2번 숨쉬고 1번 움직이면 죽는 것이 결정된다. 〈脈訣〉

무릇 사람들이 병들면 맥(脈)도 또한 병이 들어야만 서로 상응이 되는 것인데 만일 건강한 사람의 맥(脈)이 병들고 환자의 맥(脈)이 오히려 강건하며, 키가 큰 사람의 맥(脈)이 짧고 작은 사람의 맥(脈)이 길며, 살찐 사람의 맥(脈)이 적고 여윈 사람의 맥(脈)이 큰 것은 모두 서로 반대되는 현상이다. 〈脈訣〉

9. 촌구(寸口)가 맥(脈)의 대요회(大要會)일 때

사람의 1호(一呼)에 맥(脈)이 3치를 움직이고 1흡(一吸)에 맥(脈)이 또한 3치를 움직이며, 호흡이 숨을 정하면 맥(脈)이 6치를 움직이는 것이다.

보통 사람이 하루 밤낮에 1만 3천 5백번을 숨쉬고 맥(脈)이 30도를 가서 온 몸에 도는데, 누수(漏水 : 옛날 시계)가 백각(百刻)을 내릴 동안에 영위(榮衛)가 양(陽)에 25도를 움직이고 음(陰)에 또한 25도를 움직이는 것이 1바퀴가 되기 때문에 음양(陰陽)으로 50도를 돈 뒤 다시 수태음(手太陰)에 모이니, 이것이 즉 촌구(寸口)라는 것이다. 〈入門〉

5가지 맛이 입에 들어가서 위(胃)에 간직하여 오장(五臟)의 기(氣)를 기른다.

기구(氣口)가 또한 태음(太陰)이니 오장 육부의 기미(氣味)가 모두 위(胃)에서 나와 기구(氣口)에 나타나는 것이니, 기구(氣口)는 일명 촌구(寸口)라고 하는 것이다.

그러므로 홀로 촌구(寸口)를 가지고서 사람의 살고 죽는 것과 길하고 흉한 것을 판단한다. 〈內經〉

10. 육맥(六脈)의 음양착종(陰陽錯綜)일 때

좌척(左尺)의 수(水)가 좌관(左關)의 목(木)을 낳고 좌관(左關)의 목(木)이 좌촌(左寸)의 화(火)를 낳고 좌촌의 화(火)가 우척(右尺)의 화(火)에 접하고, 우척(右尺)의 화(火)가 우관(右關)의 토(土)를 낳고 우관(右關)의 토(土)가 우촌(右寸)의 금(金)을 낳고 우촌(右寸)의 금(金)이 좌척(左尺)의 수(水)를 낳으니 사는 생명의 뜻이 끊어지지 않아서 자모(子母)의 친(親)이 있는 것이다. 〈入門〉

11. 인영(人迎)·기구맥(氣口脈)일 때

좌수관(左手關)의 앞을 인영(人迎)이라 하고, 우수관(右手關)의 앞을 기구(氣口)라 하며, 양관(兩關) 뒤의 일부분을 신문(神門)이라 한다.

맥법찬(脈法讚)에 말하기를, 「간(肝)과 심(心)은 왼편에서 나오고 비(脾)와 폐(肺)는 오른편에서 나오며, 신

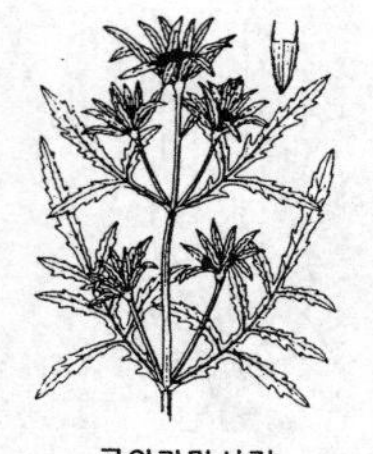
구와가막사리

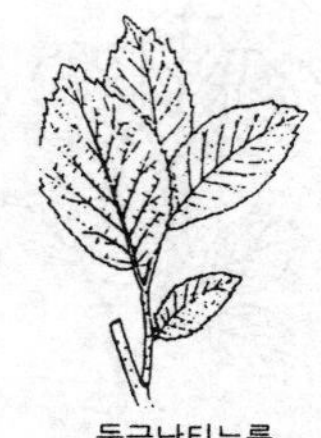
둥근난티느릅

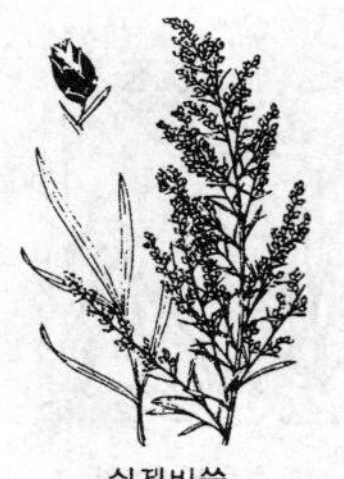
실제비쑥

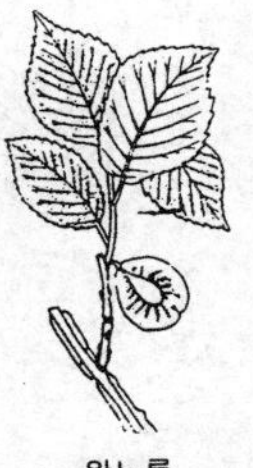
왕느릅

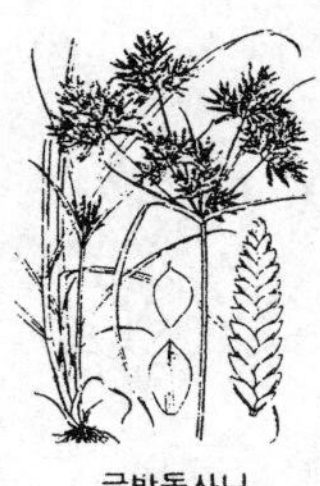
금방동사니

(腎)과 명문(命門)은 모두 척부(尺部)에 나오고 혼백(魂魄)과 곡신(穀神)은 모두 촌구(寸口)에 나타난다.」〈東垣〉

관(關) 앞의 한쪽은 인명의 주가 되니 왼편은 인영(人迎)이고 오른편은 기구(氣口)이며, 신문(神門)이 끊어져서 두 맥(脈)이 다 관(關) 뒤에 있으니 인영(人迎)이 급하고 성한 것은 한(寒)에 상한 것이고, 기구(氣口)가 급하고 성한 것은 음식에 상한 것이니 이것이 즉 양맥(兩脈)으로써 내상(內傷)·외감(外感)을 분별할 수 있다. 〈脈賛〉

12. 촌(寸)·관(關)·척맥(尺脈)이 합할 때

촌맥(寸脈)이 6푼, 관맥(關脈)이 6푼, 그 위의 3푼이 촌(寸) 속에 들어가니 이것은 양(陽)이 촌(寸) 속의 9푼을 얻어서 양수(陽數)의 9로 되는 것이고, 척(尺) 안이 7푼, 관하(關下)가 3푼인데 척안에 들어가니 이것은 음(陰)이 척(尺) 안의 1치를 얻어서 음촉(陰數)의 10이 되는 것이다. 이것이 처음에서 끝까지 1치 9푼이 되는 것이다. 〈醫鑑〉

13. 27맥일 때

부(浮)·규(芤)·활(滑)·실(實)·현(弦)·긴(緊)·홍(洪)이 7가지의 겉 맥(脈)이고, 미(微)·침(沈)·완(緩)·색(濇)·지(遲)·복(伏)·유(濡)·약(弱)이 8가지의 속 맥(脈)이며, 장(長)·단(短)·허(虛)·촉(促)·결(結)·대(代)·로(牢)·동(動)·세(細)가 구도맥(九道脈)이고, 또 삭(數)·대(大)·산(散)의 3맥(三脈)이 있으니 합해서 27맥이 된다. 〈入門〉

부(浮): 양맥(陽脈)이다. 누르면 모자라고 들면 남음이 있으니 맥(脈)이 살 위에서 행하는 것이다. 벌벌 떨면서 끓는 국 속의 고깃점과 같고 또 둥둥 떠서 물에 뜬 나무와도 같다.

부(浮)는 풍(風)과 허(虛)가 되니 뜨고 힘이 있으면 풍(風)이고, 힘이 없으면 허(虛)가 된다. 또 뜨는 것은 풍(風)과 허(虛)로서 움직이는 것이다. 〈入門〉

규(芤): 양맥(陽脈)이다. 크게 들뜨고 연한데 누르면 속은 비고 겉은 실(實)해서 파잎을 누르는 것과 같으니, 규(芤)는 즉 파잎이다.

규맥(芤脈)은 실혈(失血)의 증세이니 토뉵(吐衄)과 변뇨혈(便尿血) 등의 증세를 일으킨다. 〈入門〉

활(滑): 양맥(陽脈)이다. 누르면 겹쳐 쌓여서 구슬을 만지는 것과 같고 오고가는 것이 빠르며 흘러서 손가락을 따라 구슬과 같이 원활하다.

활(滑)한 것은 담(痰)이 많은 것이니 피가 실(實)하고 기(氣)가 엉기어 막히는 증세이고, 활(滑)하면서 안 끊어지는 것은 월경이 안 닫히는 증세이며, 끊어진 것은 월경이 닫힌 것이니 대부분 활(滑)한 것은 월경이 닫히는 것을 주관하고 있다. 〈入門〉

실(實): 양맥(陽脈)이다. 들거나 누르면 모두 힘이 있고 손가락을 숨겨서 답답하고 들뜬 속에 잠기고 힘이 있는 것을 실(實)이라 하고, 또 굳세고 힘이 있는 것이다.

실(實)한 것은 삼초(三焦)의 기(氣)가 가득한 증후이며, 또 열이 나고 토(吐)가 된다. 〈入門〉

현(弦): 양맥(陽脈)이다. 의지가 굳고 길어서 활시위와 같다. 또 들면 없어지고 누르면 활시위와 같다. 현(弦)은 기혈(氣血)이 거두어서 펴지지 않는 증후이다. 또 현맥(弦脈)은 노(勞)가 되고 한열학(寒熱瘧)이 되며 급히 아픈 것이 되고, 한쪽만 당기는 것은 담음(痰飮)이 된다. 〈入門〉

가장 치료하기 어려운 증세가 현맥(弦脈)이므로 현(弦)은 간맥(肝脈)이 되니, 간목(肝木)이 비토(脾土)를 이기면 오장(五臟)이 모두 상한다. 〈丹心〉

긴(緊): 양맥(陽脈)이다. 빠르고, 힘이 있으면 긴(緊)이 된다. 또 들거나 누르거나 급촉(急數)하고 손가락 밑이 노끈을 이끌고 새끼를 구르는 것과 같아서 긴(緊)하기가 노끈을 끊는 것과 같다.

긴(緊)은 풍한(風寒)이 침노하여 양맥락(陽脈絡)에 들어간 것으로 당기고 얽힌 것은 상한(傷寒)이 된다.

인영(人迎)이 긴(緊)하고 성하면 한(寒)에 상한 것이고, 기구(氣口)가 긴급하고 성하면 음식에 상한 것이다. 〈丹心〉

홍(洪): 양맥(陽脈)이다. 손가락 밑이 크게 넓고 힘이 있어서 홍수의 파랑(波浪)과 같으니 즉 구맥(鉤脈)이란 것이며, 극히 크고 손가락에 가득한 것을 홍(洪)하다고 하는데, 이것이 즉 대맥(大脈)이다.

홍(洪)한 것은 영위(榮衛)가 크게 열이 있고 혈기(血氣)가 번작(燔灼)하는 증후며, 또 열이 되고 창(脹)이 되는 것이다. 〈丹心〉

미(微): 음맥(陰脈)이다. 있는 듯 없는 듯 아주 가늘고 연해서 들뜨고 잠기는 구별이 없는 것을 미(微)라고 하는

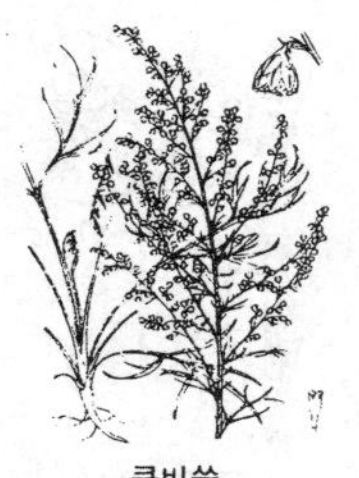
큰비쑥

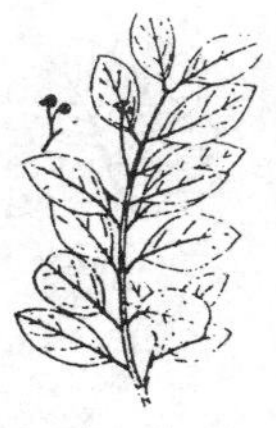
줄사철

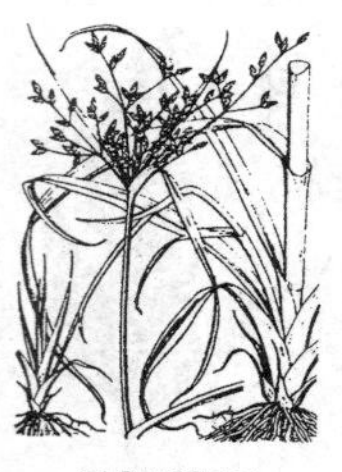
검은도루박이

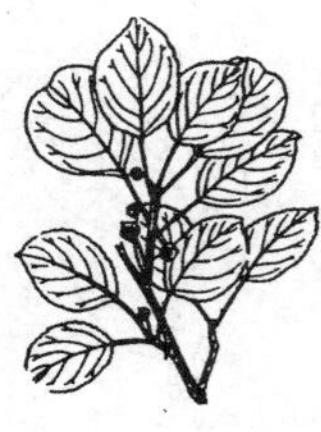
푼 지

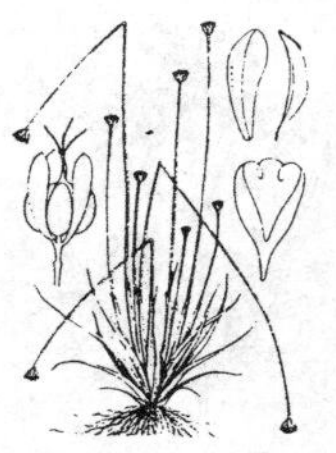
가지곡정초

데, 작아서 가는 실오라기와 같고 또는 끊어지는 것과도 같은데 미(微)한 것은 혈기(血氣)가 허한 증후다. 〈丹心〉

침(沈):음맥(陰脈)이다. 들면 없고 누르면 움직이는 것을 침(沈)이라고 하는데, 흐트러진 솜과 같아서 뼈까지 눌러야 찾는다. 음기(陰氣)가 거슬러오르고 양기(陽氣)가 펴지지 않는 증후이다. 〈丹心〉

완(緩):음맥(陰脈)이다. 한 번 숨쉬는 데 네 번이 오고, 온화하여 더딘 것보다 조금 빠르다.

또 들거나 누르거나 크고 거만하다. 늦은 것은 위기(衛氣)가 남아 있고 영기(榮氣)가 모자라는 증후이다. 〈丹心〉

색(濇):음맥(陰脈)이다. 가늘고 더디며 왕래가 힘들고 또 흩어지며 또는 한 번 그쳤다가 다시 온다. 왕래가 삽(澁)하고 체(滯)하는 것이 비가 모래를 적시는 것과 같고, 가벼운 칼로 대를 깎는 것과 같으니 색(濇)과 삽(澁)이 같은 것이다. 색(濇)한 것은 기(氣)가 많고 피가 적은 증후이며, 색(濇)하면 정(精)이 마르고 피가 말라 죽는 것이다. (丹心)

지(遲):음맥(陰脈)이다. 한 번 숨쉬는 데 세 번 오고 주고받는 것이 극히 더디며, 부(浮)•침(沈)을 따라서 보이는 것을 지(遲)라고 한다. 지(遲)한 것은 음(陰)이 성하고 양(陽)이 허한 증후이며 또 허한(虛寒)한 증세이다. 〈丹心〉

복(伏):음맥(陰脈)이니 맥(脈)이 힘줄 밑으로 행하는 것이다. 가볍게 누르면 끊어지고, 깊이 눌러도 또한 얻지 못하며 반드시 근부(筋附)를 헤치고 뼈에 닿아야한 결국 얻어지는 것이다. 침(沈)이 지극한 것을 복(伏)이라 하니 뼛속에 잠복하여서 힘있게 눌러야만 겨우 얻어지는 것이다. 복(伏)이란 것은 음양(陰陽)이 잠복하고 관격(關格)이 막히는 증후이며, 적취(積聚)•정담(停痰)•축수(畜水)가 된다. 〈丹心〉

유(濡):양맥(陽脈), 즉 연맥(軟脈)이니 극히 부드럽고 들뜨면 가늘어서 가벼운 손이라야 얻어지고, 찾아서 살필 여지가 없으며 유연하고 힘이 없다. 유(濡)한 것은 혈기(血氣)가 아울러 모자라는 증후이며 망혈(亡血)하고 저절로 땀이 난다. 〈丹心〉

약(弱):음맥(陰脈)이다. 극히 연하고 약간 잠겨서 누르면 끊어지는 것 같고 힘이 없다. 이것은 곧 6극(六極)의 맥(脈)이 되는 것이니 노인이면 순(順)한 것이 되고, 소장(少壯)이면 역(逆)이 되며 양(陽)이 없는 것이다. 또 객풍(客風)이 범하여서 얼굴이 붓는다. 〈丹心〉

장(長):양맥(陽脈)이다. 누르면 넓고 길어서 본래의 자리를 지나서 삼관(三關)을 통과하고, 기혈(氣血)이 모두 남아 있는 것이다. 긴 것은 양독(陽毒)이니 삼초열(三焦熱)과 온 몸의 장열(壯熱)이 되며, 길고 늦은 것은 위맥(胃脈)이니 만병이 모두 낫는다. 즉, 기(氣)가 치료된 때문이다. 〈丹心〉

단(短):음맥(陰脈)이다. 두 끝이 없고 중간만 있으며 본래의 자리에도 못 미치는 것이다. 심복통(心腹痛)•숙식(宿食)•기울(氣鬱)이 된다. 모든 병맥(病脈)이 짧으면 모두 치료가 어려우니 그것은 기병(氣病)이며 위기(胃氣)가 없기 때문이다. 〈丹心〉

허(虛):음맥(陰脈)이다. 더디고 크고 연해서 가볍게 들면 손가락 밑이 확 트이고 빈 것 같아 또 눌러서 찾아보면 모자라고, 들면 남음이 있는 것이다. 허한 것은 혈기(血氣)가 같이 허한 증후이며, 더위에 상한 맥(脈)이 된다. 〈丹心〉

촉(促):양맥(陽脈)이다. 주고받는 것이 빠르고 때로 한 번씩 그쳤다가 다시 오곤하며, 또 눌러서 찾으면 극히 잦다. 촉(促)한 것은 노궐(怒厥)과 열극(熱極)이 되는 것이니, 노인과 오래 된 병자에겐 좋지 못하다. 〈丹心〉

결(結):음맥(陰脈)이다. 왕래가 느리고 때로 한 번씩 그쳤다가 다시 오고 손가락 밑에 모였다가 다시 돌아가는 것을 결(結)이라고 한다. 결(結)한 것은 음성(陰盛)과 적취(積聚)가 된다. 〈丹心〉

대(代):음맥(陰脈)이다. 뛰다가 그치고, 끊어지지도 않으며 그러다가 다시 움직이고 또 그쳤다가 겨우 억지로 일어나는 것을 대(代)라고 한다. 움직이는 사이에 한 번씩 그치고 멈춘 지가 오래 된 뒤에 다시 돌아온다. 대(代)란 갱대(更代)한다는 뜻이다. 그치는 것이 정한 수가 있는 것인데 미처 촉결(促結)도 되지 못한 채로 그쳐서 정한 수가 없는 것이다. 대(代)는 장기(臟氣)가 끊어지고 위급한 맥(脈)이며, 또 비(脾)의 원기가 쇠한 것이다. 〈丹心〉

노(牢):즉 혁맥(革脈), 또는 양맥(陽脈)이다. 잠기고 힘이 있으며 움직이면서 옮기지 않는 것을 노(牢)라고 하는데 노(牢)는 현(弦)과 긴(緊)에 비하여 좀더 견(堅)하면서 굳센 것이다. 한(寒)과 허(虛)가 서로 부딪치면 혁(革)이 되니 부인들은 유산을 하고 붕루(崩漏)가 되며, 남자는 망혈(亡血)과 정(精)을 잃게 된다. 〈丹心〉

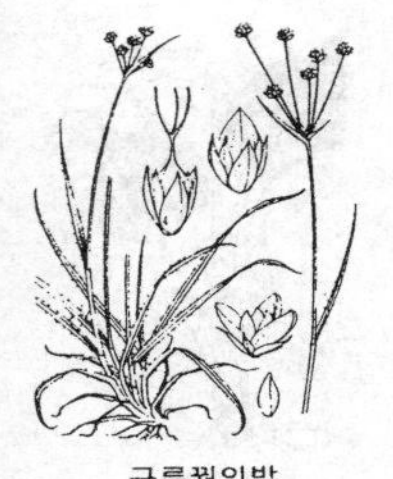
구름꽝의밥

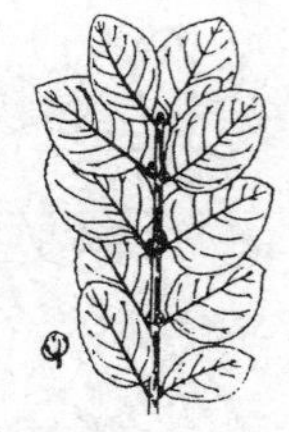
넓은잎사철

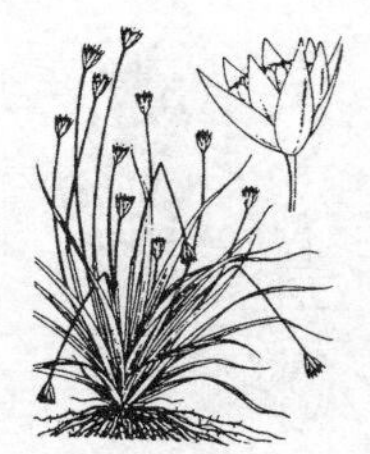
양주좀개수염

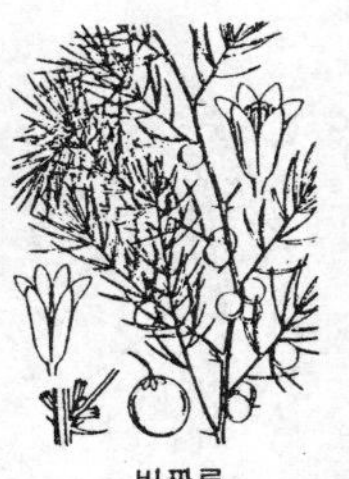
비짜루

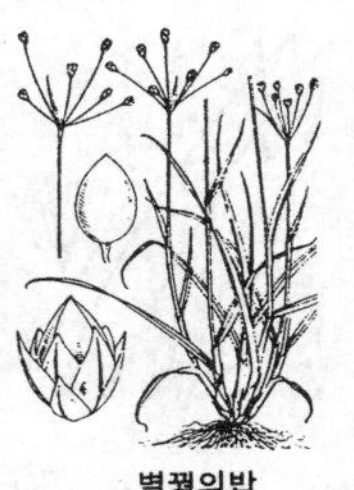
별꽝의밥

동(動):음맥(陰脈)이다. 많은 맥이 관(關)에 의하여 나타나고 머리와 꼬리가 없으며 크기가 콩알만하고 벌벌 떨면서 움직이는 것을 동(動)이라 하며, 또 가거나 오지도 않으며 그곳을 떠나지도 않는 것은 관부(關部)에서 많이 볼 수 있는 것이다. 동(動)이란 것은 음양기(陰陽氣)가 서로 공전하는 것이니 음양(陰陽)이 온화하면 맥(脈)이 움직이지 않는다. 음양(陰陽)이 서로 부딪치는 것을 동(動)이라 하니 양(陽)이 움직이면 양허(陽虛)하기 때문에 땀이 나고, 음(陰)이 움직이면 음허(陰虛)하기 때문에 열이 생기는 것이다. 동(動)하는 것은 경(驚)•통(痛)•혈리(血痢)•붕루(崩漏)가 된다. 〈丹心〉

세(細):음맥(陰脈)이다. 미맥(微脈)에 비해서 약간 큰 것이다. 가늘기가 실오라기만 하면서도 힘이 있다. 가늘면서 왕래가 극히 약하다. 가는 것은 정혈(精血)이 모자라고 정강이가 시고 아프며 뼛속이 차고 기(氣)가 적어진다. 〈丹心〉

삭(數):양맥(陽脈)이다. 한 번 숨쉬는 데 여섯 번 오고 주고받는 것이 촉급하다. 보통 맥보다 두 번 더 오는 것을 삭(數)이라 한다. 잦은 것은 마음이 번삭(煩數)하여 힘이 있으면 열이 되고, 힘이 없으면 부스럼이 된다. 〈丹心〉

대(大):양맥(陽脈)이다. 즉, 홍(洪)의 별명이다. 대(大)란 것은 병이 심하고 혈허(血虛)한 증세가 된다. 〈丹心〉

산(散):양맥(陽脈)이다. 들면 들뜬 것 같으면서 흩어져 크고, 누르면 손가락에 가득하게 흩어지고 모이지 않으며, 주고받는 것이 밝지 못하고 근거가 흩어져서 거두지 못하니 산(散)은 즉, 죽은 맥(脈)이 되고 생명이 위급하다. 〈丹心〉

14. 상류맥(相類脈)일 때

부(浮)와 규(芤)(부〈浮〉는 끊어지지 않고, 규〈芤〉는 중간이 끊어진다), 현(弦)과 긴(緊)(현〈弦〉은 활줄 같고, 긴〈緊〉은 새끼를 꼬는 것과 같다), 활(滑)과 삭(數)(활〈滑〉은 왕래가 유리하고, 촉〈數〉은 한 번 숨쉬는 데 여섯 번 온다), 노(牢)와 실(實)(노〈牢〉는 잠기면서 힘이 있고, 실〈實〉은 들뜨면서 힘이 있다), 침(沈)과 복(伏)(침〈沉〉은 무거운 손이라야만 얻고, 복〈伏〉은 뼛속까지 눌러야만 찾아진다), 미(微)와 색(濇)(미〈微〉는 털과 같고, 색〈濇〉은 가늘고 더디다), 연(軟)과 약(弱)(연〈軟〉은 부〈浮〉•세〈細〉하고, 약〈弱〉은 침〈沈〉•세〈細〉하다), 완(緩)과 지(遲)(완맥〈緩脈〉은 조금 빠르고, 지맥(遲脈)은 더욱 느리다), 또 부(浮)가 허(虛)와 같고(가벼운 손은 부〈浮〉가 되고, 힘이 없는 것은 허〈虛〉가 된다), 활(滑)이 동(動)과 같다(활〈滑〉은 삼관〈三關〉을 지나고, 동〈動〉은 다만 한곳에 있는 것이다). 〈三因〉

15. 상반맥(相反脈)일 때

부(浮)와 침(沈)(부〈浮〉는 겉을, 침〈沈〉은 속을 주관한다), 지(遲)와 삭(數)(지(遲)는 한(寒)을, 삭〈數〉은 열〈熱〉을 주관한다), 허(虛)와 실(實)(허〈虛〉는 모자람을, 실〈實〉은 남아 있음을 주로 한다), 홍(洪)과 세(細)(홍〈洪〉은 혈기가 많은 것을, 세〈細〉는 혈기가 적은 것을 주로 한다), 활(滑)과 색(濇)(활〈滑〉은 피의 실〈實〉함을, 색〈濇〉은 기〈氣〉의 실〈實〉함을 주로 한다), 완(緩)과 긴(緊)(완〈緩〉은 열〈熱〉을, 긴〈緊〉은 한〈寒〉을 주로 한다), 결(結)과 촉(促)(결〈結〉은 음〈陰〉이 성한 것을, 촉〈促〉은 양〈陽〉이 성한 것을 주로 한다), 강혁(強革)과 유약(濡弱)(강혁〈強革〉은 허한〈虛寒〉을, 유약〈濡弱〉은 허열〈虛熱〉을 주로한다), 이상이 모두 서로 반대되는 맥(脈)이다. 〈三因〉

16. 오장맥(五臟脈)일 때

오장맥(五臟脈)은 응(應)하는 것이 각각 다르니 간맥(肝脈)은 당기고, 심맥(心脈)은 넓게 퍼지며, 비맥(脾脈)은 더딘 것보다 조금 빠르며, 폐맥(肺脈)은 가늘고 더디며, 신맥(腎脈)은 돌처럼 잠긴다. 심(心)의 보통 맥(脈)은 크게 들뜨고 빠르며, 간(肝)의 보통 맥(脈)은 가늘게 당기고 길며, 신(腎)의 보통 맥(脈)은 젖어 잠기고 활하며, 폐(肺)의 보통 맥(脈)은 짧게 들뜨고 깔깔하며, 비(脾)의 보통 맥(脈)은 화완(和緩)하고 크다. 〈入門〉

17. 육부맥(六腑脈)일 때

소장맥(小腸脈)은 작고 넓으며, 대장맥(大腸脈)은 작고 깔깔하며, 방광맥(膀胱脈)은 작고 잠기며, 담맥(膽脈)은 작고 급히 당기며, 위맥(胃脈)은 작고 느리니 이것은 부(腑)와 장(臟)이 기(氣)를 합하므로 같은 기(氣)가 서로 구해서 거의 같은 점이 많다. 〈直指〉

18. 사시맥(四時脈)일 때

봄에는 간맥(肝脈)이 오니 아주 약하고 경허(輕虛)하

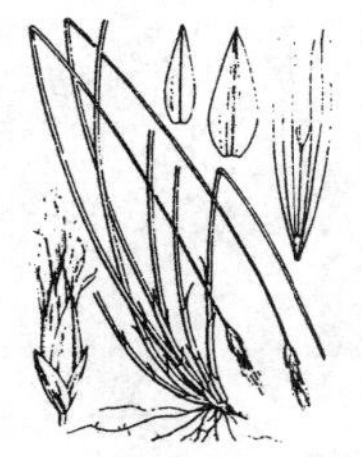
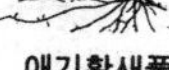
애기황새풀

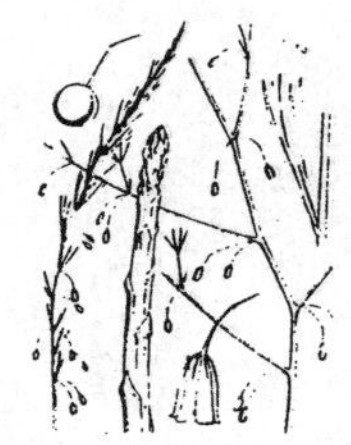
아스파라가스

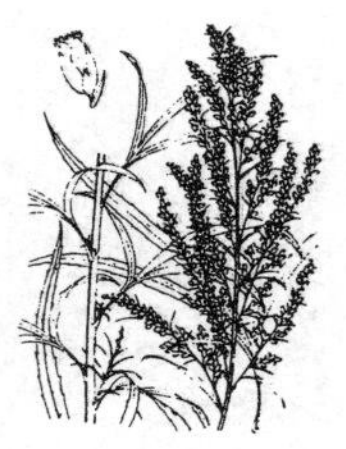
물 쑥

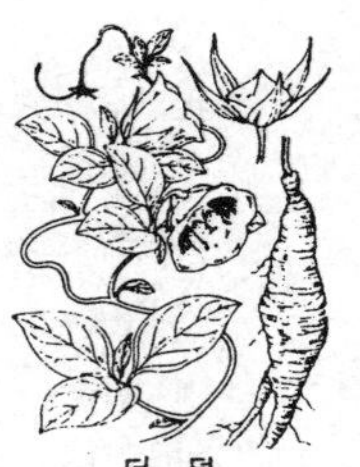
더 덕

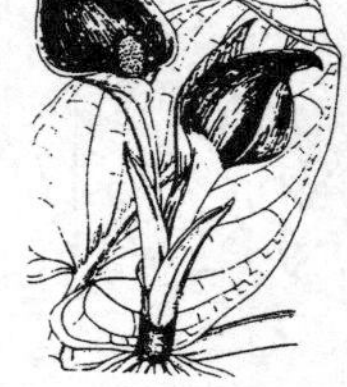
애기앉은부채

며, 활(滑)하고 끝이 곧으며 길고 또 당긴다. 여름은 심맥(心脈)이 오니 오는 것은 성하고 가는 것은 쇠하기 때문에 넓게 하려 하고, 가을에는 폐맥(肺脈)이 오니 경허(輕虛)하고 들뜨며 오는 것은 급하고 가는 것은 흩어지기 때문에 깔깔하게 들뜨고, 겨울은 신맥(腎脈)이 오니 오는 것이 잠겨서 박(搏)하기 때문에 영(營)하며, 네 계절을 통해서 비맥(脾脈)이 오면 온화하며 느리고 큰 것이다. 〈內經〉

간(肝)은 당기고, 심(心)은 넓으며, 폐(肺)는 깔깔하고, 신(腎)은 잠기며, 비(脾)는 느린 것은 본장(本臟)의 맥(脈)이다. 그러나 봄에는 작게 당기고, 여름에는 약간 넓어지고, 가을에는 털처럼 가늘고 겨울에는 돌처럼 무거워서 모두 온화한 기(氣)를 띠는데 이것은 위기(胃氣)에 병이 없기 때문이다. 〈入門〉

19. 촌(寸)·관(關)·척(尺)의 임무

맥(脈)에는 삼부(三部)가 있으니, 즉 촌(寸)·관(關)·척(尺)이며 1부마다 부(浮)·중(中)·침(沈)의 3방(三方)의 진찰법이 있으니 모두 9후(九候)가 된다. 상부는 천(天)을 법하니 흉부(胸部) 위에서 머리에 닿기까지의 질병을 주관하고, 중부는 인(人)을 법하니 가슴 밑에서 배꼽 위의 질병을 주관하고, 하부는 지(地)를 법하니 배꼽 밑에서 발에 닿기까지의 질병을 주관한다. 〈難經〉

20. 구후맥(九候脈)일 때

황제(黃帝)가 묻기를, 「왜 삼부(三部)라고 말하는가?」 기백(岐伯)이 답하기를, 「상·중·하의 삼부(三部)가 있으며, 부(部)마다 각각 삼후(三候)가 있는데 삼후(三候)란 것은 천(天)·지(地)·인(人)이 된다.」

상부의 천(天)은 양액(兩額)의 동맥이니 두각(頭角)의 기(氣)를 점후(占候)하고, 지(地)는 양협(兩頰)의 동맥이니 구치(口齒)의 기(氣)를 점후(占候)하고, 인(人)은 귀 앞의 동맥이니 귀와 눈의 기(氣)를 점후(占候)한다.

중부의 천(天)은 수태음(手太陰)이니 폐를 점후(占候)하고, 지(地)는 수양명(手陽明)이니 가슴속의 기(氣)를 점후(占候)하고, 인(人)은 수소음(手少陰)이니 심(心)을 점후(占候)한다.

하부의 천(天)은 족궐음(足厥陰)이니 간을 점후(占候)하고, 지(地)는 족소음(足少陰)이니 신(腎)을 점후(占候)하고, 인(人)은 족태음(足太陰)이니 비위(脾胃)의 기(氣)를 점후(占候)한다.

구후(九候)를 살펴볼 때 특히 작은 것, 큰 것, 빠른 것, 더딘 것, 열이 있는 것, 찬 것, 밑으로 내리는 것은 모두 병이 된다.

구후(九候)가 서로 대하면 위와 아래가 모두 같아서 서로 잃는 것이 없으나 만약 일후(一候)가 뒤떨어지면 병이 되고, 이후(二候)가 뒤떨어지면 병이 심하고, 삼후(三候)가 뒤떨어지면 병이 매우 중하니 이른바 뒤떨어진다는 것은 대하는 것이 같지 않다는 것이다.

삼부(三部)의 구후(九候)가 모두 서로 잃으면 죽는 것이며, 상하 좌우가 서로 잃어서 헤아리지 못하면 또한 죽는다. 〈內經〉

21. 맥병(脈病)의 약이(藥餌)일 때

지(止)·대맥(大脈)이 나타나면 구감초탕(炙甘草湯)·인삼황기탕(人蔘黃芪湯)을 쓰고, 맥(脈)이 허하고 연하면 복신탕(茯神湯)·보기탕(補氣湯)을 쓴다.

※ 구감초탕(炙甘草湯)

효능 : 상(傷)·한(寒)의 맥(脈)이 결(結)·대(代)하고 심(心)이 두근두근거리는 증세를 치료하니 대맥(大脈)이 나타나면 복용해야 한다.

처방 감초구(甘草炙) 2돈, 생건지황주초(生乾地黃酒炒)·계지(桂枝)·마인(麻仁)·맥문동(麥門冬) 각 1돈 반, 인삼(人蔘)·아교주(阿膠珠) 각 1돈, 생강 5쪽, 대추 3개, 물 2푼, 술 1푼을 넣어 같이 달여 반이 되거든 찌꺼기는 버리고 아교(阿膠)를 넣어 다시 한번 끓여서 1일 3번을 따뜻하게 먹는다. 〈綱目〉

※ 인삼황기탕(人蔘黃芪湯)

효능 : 혈기(血氣)와 영위(營衛)를 자양(滋養)·조화(調和)하고 삼초(三焦)를 온화하게 하며 혈맥(血脈)이 잘 통하게 하고 잡병의 대맥(大脈)을 치료한다.

처방 진피(陳皮) 2돈, 황기(黃芪)·백작약(白芍藥)·길경(桔梗)·천문동(天門冬)·반하(半夏)·당귀(當歸) 각 1돈, 인삼(人蔘)·백복령(白茯苓)·숙지황(熟地黃)·지골피(地骨皮)·감초(甘草) 각 5푼, 생강 7쪽을 넣어 달여서 먹는다. 〈脈訣〉

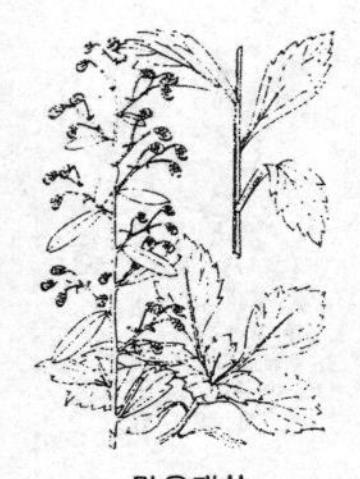
맑은대쑥

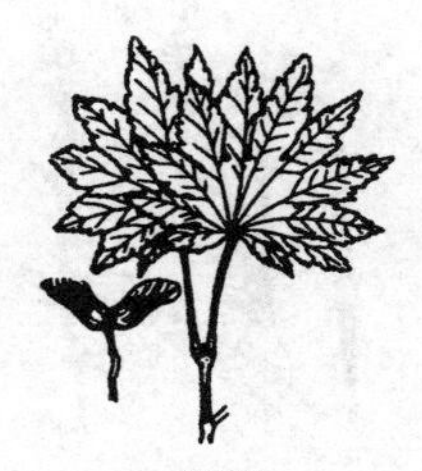
섬단풍

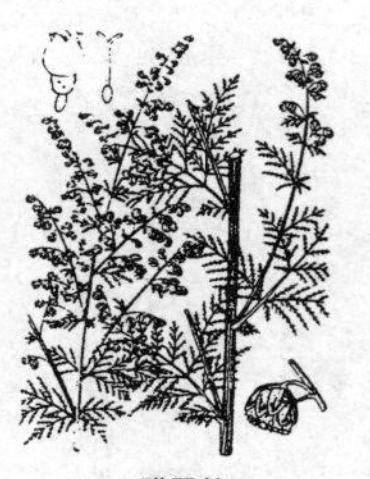
개똥쑥

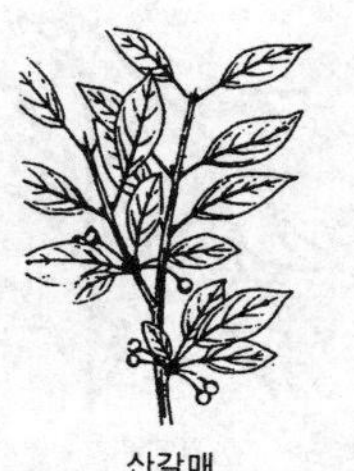
산갈매

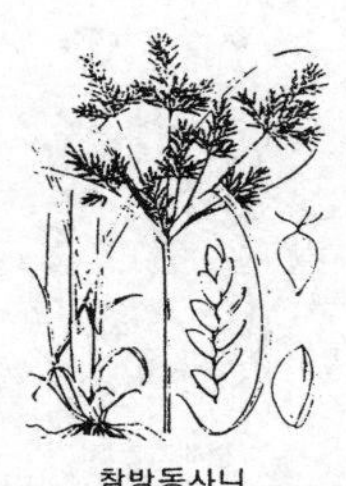
참방동사니

❊ 복신탕(茯神湯)

효능 : 육맥(六脈)이 허약하고 기침하면 심장이 아프며 목구멍이 가랑가랑해서 목이 메는 것 같은 증세를 치료한다.

처방 복신(茯神) • 인삼(人蔘) • 원지(遠志) • 통초(通草) • 맥문동(麥門冬) • 황기(黃芪) • 길경(桔梗) 각 7푼, 오미자(五味子) • 감초(甘草) 각 3푼, 생강 2쪽을 넣어 달여서 먹는다. 〈濟生〉

❊ 보기탕(補氣湯)

효능 : 기허(氣虛)하고 맥(脈)이 들뜨고 연하며 근심 걱정을 수시로 하는 증세를 치료한다.

처방 황기(黃芪) 2돈, 인삼(人蔘) • 맥문동(麥門冬) • 길경(桔梗) • 감초(甘草) 각 1돈, 생강 3쪽을 넣어 달여서 먹는다. 〈正傳〉

단방(單方) (14종)

❊ 건지황(乾地黃)

혈맥(血脈)을 통하고 보(補)하니 환으로 해서 먹고 술을 만들어서 오래 먹으면 좋다. 〈本草〉

❊ 감초(甘草)

맥(脈)이 결(結) • 대(代)하고 심(心)이 울렁거리는 데는 감초구(甘草灸) 2냥, 물 3되에 달여서 3번으로 나누어 먹는다. 〈本草〉

❊ 우슬(牛膝)

십이경맥(十二經脈)을 돕는다. 달여 먹거나 또는 술을 빚어 먹는다. 〈本草〉

❊ 통초(通草)

구규(九竅)의 혈맥(血脈)을 잘 통하게 하고 모든 경맥(經脈)을 통하게 하니 달여서 먹는다. 〈本草〉

❊ 연복자(燕覆子)

십이경맥(十二經脈)을 통하니 자주 먹는 것이 좋다. 〈本草〉

❊ 방기(防己)

십이경맥(十二經脈)을 통하니 물로 달여 먹는다. 〈湯液〉

❊ 하수오(何首烏)

기(氣)가 웅장하며 십이경맥(十二經脈)을 통하니 가루나 환으로 해 먹어도 모두 좋다. 〈入門〉

❊ 대조(大棗)

십이경맥(十二經脈)을 도우니 달여 먹는 것이 좋고, 맛이 다니 경(經)의 모자람을 보하여 음혈(陰血)을 완화한다.

피가 완화하면 맥(脈)이 나기 때문에 충분히 십이경맥(十二經脈)을 돕는다. 〈湯液〉

❊ 연자(蓮子)

십이경맥(十二經脈)의 혈(血) • 기(氣)를 보익(補益)하니 달인 탕을 자주 마시고 또는 가루로 하여 죽을 쑤어 자주 먹으면 더욱 좋다. 〈本草〉

❊ 주(酒)

혈맥을 통하여 백약의 우선이 되니 더웁게 먹고 약간 취하는 것이 좋다. 〈本草〉

❊ 녹두(綠豆)

십이경맥(十二經脈)을 통하니 달여 먹거나 삶아서 죽을 쑤어 먹는다. 〈本草〉

❊ 고거(苦苣)

십이경맥(十二經脈)을 고르게 하니 자주 먹으면 좋다. 〈本草〉

❊ 황구육(黃狗肉)

혈맥을 보하니 고아서 5가지 맛을 더하여 공복에 먹는다. 〈本草〉

❊ 석고(石膏)

맥(脈)이 빠른 것을 없애 준다. 병은 물러갔으나 맥(脈)이 빠른 데는 달여 먹는다. 〈東垣〉

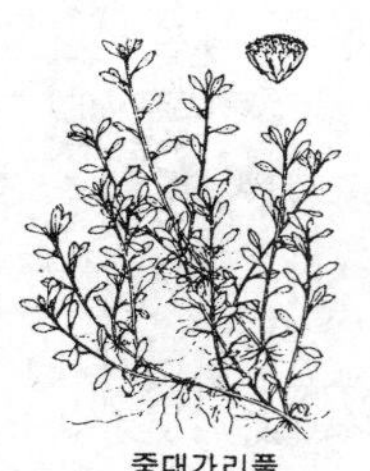
중대가리풀

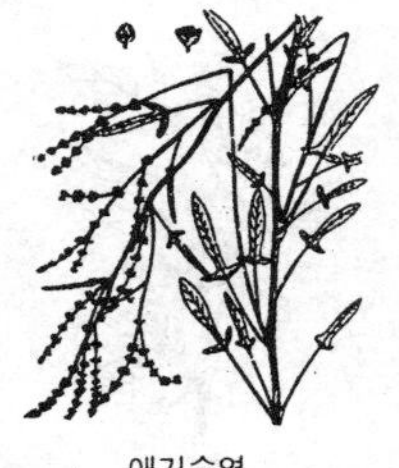
애기수영

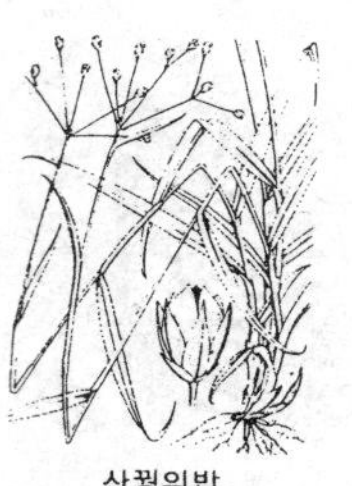
산꿩의밥

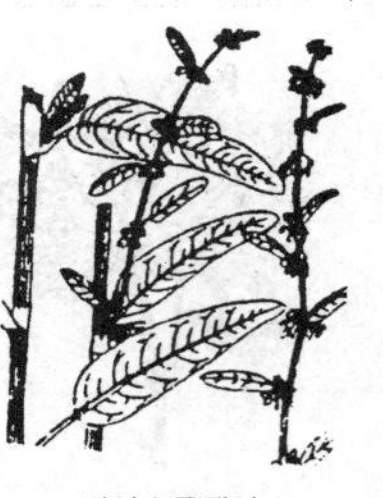
긴잎소루쟁이

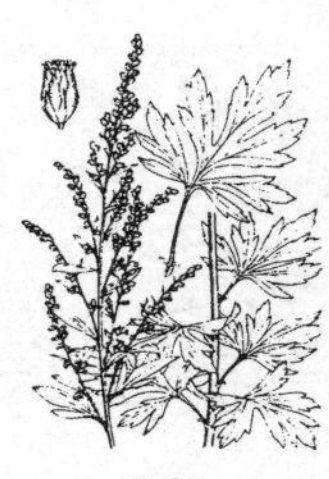
황해쑥

※ 침구법(鍼灸法)

상한(傷寒)으로 육맥(六脈)이 모두 없는 데는 복류(復溜)를 택하고 합곡(合谷)·중극(中極)·지구(支溝)·거궐(巨闕)·기충(氣衝)혈에 7장(壯)을 뜸한다.〈綱目〉

또 기해혈(氣海血)을 뜸한다.〈海藏〉

헛구역질이 그치지 않고 사지가 궐랭(厥冷)하며 맥(脈)이 끊어진 데 간사혈(間使血)에 30장을 뜸한다. 이것이 기사회생(起死回生)하는 것이 된다.〈得効〉

二〇. 근(筋)

1. 근(筋)이 간(肝)에 속할 때

간(肝)이 근(筋)과 몸의 근막(筋膜)을 주관한다.〈得効〉

간(肝)이 몸에 있어서 근(筋)이 되고, 근(筋)은 간의 합(合)이 된다. 간(肝)이 놀라면 병들고 근육이 경련을 한다.〈得効〉

2. 종근(宗筋)일 때

뼈를 묶고 기관에 이롭게 한다.

주(註)에 말하기를,「종근(宗筋)은 음모(陰毛) 속의 횡골(橫骨)의 상하의 수근(竪筋)이니 위로는 가슴과 배를 연락하고 밑으로는 궁둥이를 관통하고, 또 등과 배를 거쳐서 머리에 오르기 때문에 종근(宗筋)이라고 한다.」

3. 십이경근(十二經筋)일 때

◎ 족태양근(足太陽筋)

새끼발가락에서 일어나 복사뼈에 맺히고 비껴올라 다시 무릎에 맺히며 또 별도로 장딴지와 오금을 둘러서 볼기 위에 맺혔다가, 척추를 끼고 목으로 올라간다.

그 지근(支筋)은 혀밑으로 들어가서 맺히며, 그 직근(直筋)은 뒤통수에 맺히고 머리를 지나 얼굴에 내려서 코에 맺힌다. 또 다른 지근(支筋)은 눈의 윗시울이 되고 밑으로는 광대뼈에 맺힌다.

그 병은 새끼발가락이 붓고 아프며, 오금이 경련하고 척추가 뒤틀리며 목이 부러지듯 아프고 힘줄이 당기며 어깨를 들지 못하니 치료하는 방법은 번침(燔鍼)으로 강제로 찔러서 아픔을 느낄 때까지 침을 계속하는 방법인데 아픔을 느끼면 낫는 것이다.〈靈樞〉

◎ 족소양근(足少陽筋)

새끼발가락과 다음 발가락에서 일어나 바깥 복사뼈에 맺혀서 다시 무릎에 맺히고 그 지근(支筋)은 위의 넓적다리뼈에 달려서 앞의 것은 복토(伏兎)에 맺히고 뒤의 것은 궁둥이에 맺히며, 그 곧은 것은 위의 겨드랑이로 달려서 가슴과 젖에 연락되고 거기서 또 곧은 힘줄이 겨드랑이를 거쳐 결분(缺盆)을 관통해서 액각(額角)으로 올라 턱으로 달려 광대뼈에 맺힌다. 그 병은 소지(小指)와 차지(次指)가 뒤틀리고 무릎을 굽히지 못하며, 오금의 힘줄이 켕기고 결분(缺盆)을 당기니 침법(鍼法)은 위와 같다.〈靈樞〉

◎ 족양명근(足陽明筋)

두번째 발가락에서 일어나 발등에 맺혀 보골(輔骨)에 보태고 위로는 무릎에 맺혀서 넓적다리뼈에 오르고 갈비로 올라서 척추에 속하고, 그 곧은 힘줄은 복토(伏兎)를 따라서 넓적다리에 맺히고, 음부(陰部)에 모여 배에 올라서 퍼지고 결분(缺盆)에 이르러 목에 올라 입을 끼고 광대뼈에 합하고 코에 맺히며, 태양(太陽)에 합하니, 태양(太陽)은 눈의 윗시울이 되고 양명(陽明)은 눈의 아랫시울이 된다.

그 병은 발의 중간발가락이 뒤틀리고 넓적다리에 궤산(癀疝)이 생기며, 복근(腹筋)이 켕기고 결분(缺盆)이 당기며 눈을 감지 못하니 침법(鍼法)은 위와 같다.〈靈樞〉

◎ 족태음근(足太陰筋)

대지(大指)의 끝으로부터 일어나서 안쪽 복사뼈에 맺히고 그 곧은 힘줄은 무릎에 연락되니 음고(陰股)를 따라 넓적다리뼈에 맺히며 음부(陰部)에 모이며, 배로 올라와 배꼽에 맺히고 뱃속을 따라 가슴에 흩어져서 등에 합한다.

그 병은 대지(大指)가 뒤틀리고 무릎이 넓적다리뼈를 당겨서 아프고 음부(陰部)가 아프며, 배꼽을 당기고 등이 아프니 침법(鍼法)은 위와 같다.〈靈樞〉

◎ 족소음근(足少陰筋)

새끼발가락의 밑에서부터 일어나서 안쪽 복사뼈의 밑으로 사주(斜走)하므로 발꿈치에 맺히고 내보(內輔)의 밑에 올라서 사타구니를 따라 음부(陰部)에 맺히고 척주(脊柱)를 따라서 위로 목에 이르러 침골(枕骨)에 맺혀서 족태양(足太陽)의 근(筋)으로 더불어 합해진다.

그 병은 발바닥이 땅기고 힘줄이 지나는 곳에 맺히는

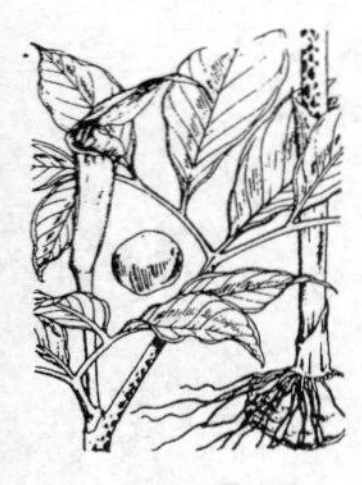
점박이천남성

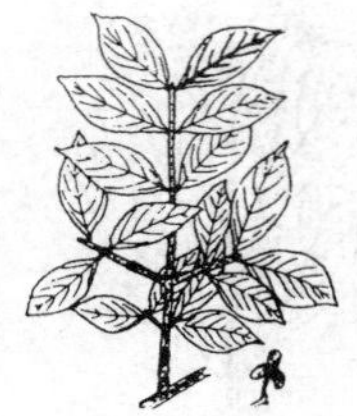
좁은회잎

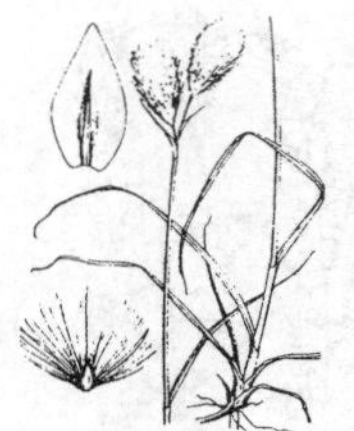
참황새풀

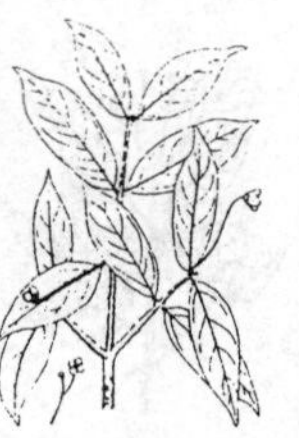
개회잎

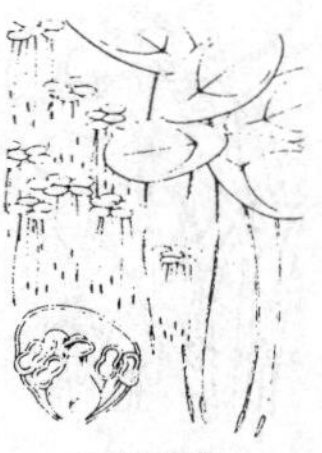
좀개구리밥

것은 모두 아픈데, 밖에 있을 때는 구부리지 못하고 안에 있을 때는 위를 쳐다보지 못하니 침법(鍼法)은 위와 같다. 〈靈樞〉

◎ 족궐음근(足厥陰筋)

대지(大指)의 위에서 일어나 안쪽 복사뼈에 맺히고 위로 종아리를 따라 올라가 내보(內輔)의 밑에 맺히고 다시 위로 사타구니를 따라 음부(陰部)에 맺히며 모든 힘줄과 연락된다.

이 병은 발바닥과 안 복사뼈에서 지나는 곳이 모두 아프고, 음부(陰部)가 안으로 상하면 발기하지 못하고 추위에 상하면 오므라지며 열에 상하면 늘어져서 거두지 못하니 침법(鍼法)은 위와 같다. 〈靈樞〉

◎ 수태양근(手太陽筋)

새끼손가락의 위에서 일어나 팔에 맺히고 다시 어깨 밑을 둘러서 팔꿈치에 맺히며 다시 겨드랑이 밑에 들어가서 맺히고, 지근(支筋)은 위로 어깨를 둘러 목을 따라 귀 뒤의 완골(完骨)에 맺히고, 또 한가닥의 갈린 힘줄은 귓속으로 들어가고 곧은 힘줄이 귀 위로 나와서 눈 바깥쪽 눈초리에 속한다.

이 병은 작은 손가락과 팔꿈치와 겨드랑이 밑이 아프고 어깨를 돌리면 목을 당겨 아프며 귀가 울고 눈이 어둡다. 침법(鍼法)은 위와 같다. 〈靈樞〉

◎ 수소양근(手少陽筋)

새끼손가락과 다음 손가락의 끝에서 일어나 팔에 맺히고 위로 팔꿈치에 맺히며 어깨로 올라 목에 이르고 그 지근(支筋)은 혀로 들어가서 연락되고, 또 거기서 지근(支筋)이 뻗쳐서 곡아(曲牙)에 오르고 귀 앞을 따라 눈의 바깥 눈초리에 속한다. 이 병은 힘줄이 지나는 곳마다 지근(支筋)이 땅기고 혀가 말리는데 침법(鍼法)은 위와 같다. 〈靈樞〉

◎ 수양명근(手陽明筋)

엄지손가락과 다음 손가락의 끝에서 일어나 팔목에 맺히고 다시 올라가서 팔뚝 위의 팔꿈치에 맺히며 또 올라서 어깻죽지에 맺히고, 그 갈린 힘줄은 어깻죽지를 돌아서 척추를 끼고, 곧은 힘줄은 또 어깻죽지를 좇아서 목에 오르고 또 거기서 갈린 힘줄이 뺨에 올라서 광대뼈에 맺힌다.

이 병은 힘줄이 지나는 곳마다 갈린 힘줄이 땅기고 어깨와 목을 돌리지 못하니 침법(鍼法)은 같다. 〈靈樞〉

◎ 수태음근(手太陰筋)

엄지손가락 위에서 일어나 어제(魚際)에 맺히고, 팔을 따라 팔뚝 위의 팔꿈치에 맺혀서 어깻죽지에 오르고 겨드랑이 밑에 들어가 결분(缺盆)으로 나왔다가 어깻죽지의 위와 아래에 맺히며, 또 가슴에 맺히고 비하(賁下)에 흩어져서 계협(季脇)에 이른다.

이 병은 힘줄이 지나는 곳마다 지근(支筋)이 땅기고 가슴이 아프며 숨이 커진다. 침법(鍼法)은 위와 같다. 〈靈樞〉

◎ 수심주근(手心主筋)

가운데손가락에서 일어나 팔뚝에 맺히고 비음(賁陰)에 올라서 겨드랑이 밑에 맺히며 갈비를 끼고, 그 갈린 힘줄은 겨드랑이로 들어가서 가슴에 흩어지고 팔에 맺힌다. 이 병은 지나는 곳마다 갈린 힘줄이 땅기고 가슴이 아프며 숨이 커진다. 침법(鍼法)은 위와 같다. 〈靈樞〉

◎ 수소음근(手少陰筋)

새끼손가락의 안에서부터 일어나 예골(銳骨)과 팔뚝에 맺히며 겨드랑이로 들어가 젖속을 끼고 가슴에 맺히며 또 내려와서 배꼽에 맺힌다.

이 병은 속이 급하고, 심장이 복량(伏梁)을 이어 내려서 주강(肘綱)이 되며 지나는 곳마다 갈린 힘줄이 땅기고 아프다. 침법(鍼法)은 위와 같다. 복량(伏梁)이 되어 피고름을 뱉으면 죽는다. 〈靈樞〉

4. 무릎이 근(筋)의 부(府)가 될 때

무릎은 힘줄의 부(府)가 되는데 구부리거나 펴지를 못하고 걸으면 허리가 구부러지며 힘줄이 노곤해진다. 모든 힘줄은 모두 관절에 속한다. 〈靈樞〉

5. 근(筋)의 완급(緩急)일 때

습(濕)과 열(熱)을 없애지 않으면 큰 힘줄이 오므라져서 짧고, 작은 힘줄이 늘어져서 길어지니 오므라지는 증세는 꼽추가 되고 늘어지는 증세는 위(痿)가 된다.

짧게 오므라지므로 잡아당겨서 펴지 못하고 길게 늘어지므로 위약(痿弱)해서 힘이 없는 것이다. 〈內經〉

힘줄의 병이 차면 뒤집혀서 힘줄(筋)이 급하고, 열이 있으면 힘줄이 늘어져서 거두지 못하니 음위증(陰痿症)에 찬약을 쓰지 말고 번침(燔鍼)을 쓸 것이며, 열이 있어서 늘어진 데는 번침(燔鍼)을 쓰지 말아야 한다.

맥(脈)이 영화롭지 않으면 힘줄이 급하고, 피가 허하면 또 힘줄이 급하다 하였으니 중경(仲景)이 말하기를, 이것

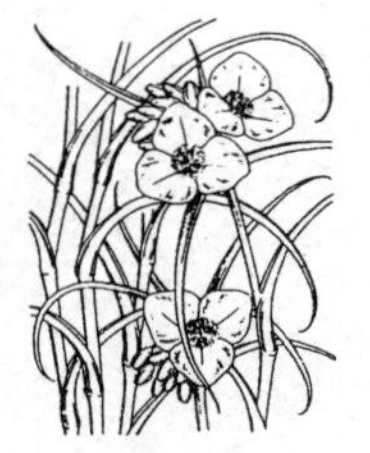
자주닭개비

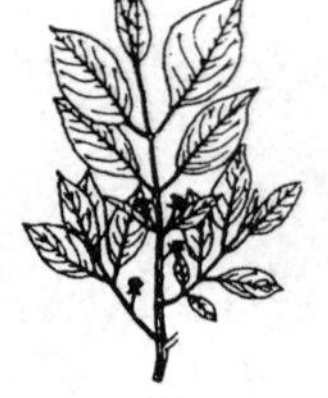
좀참빗살

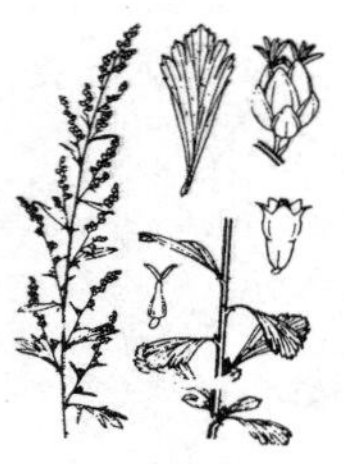
제비쑥

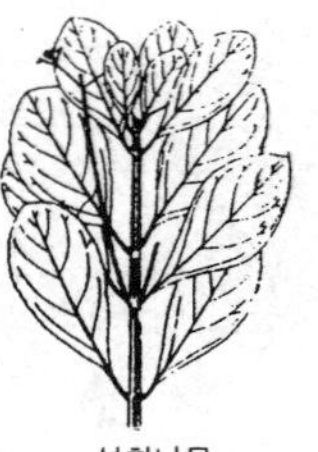
섬회나무

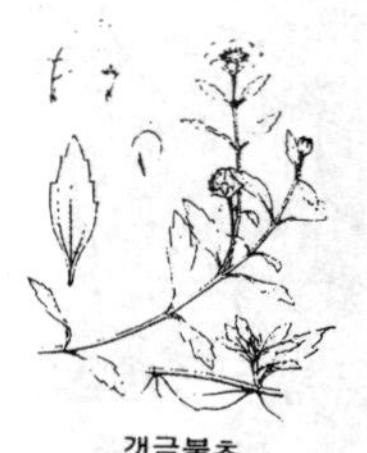
갯금불초

이 모두 피와 맥이 힘줄에서 영화롭지 않으므로 경련을 일으키니 단계(丹溪)가 경련을 치료할 때는 사물탕(四物湯)과 가감본사방(加減本事方)을 쓰고, 힘줄이 급하면 양혈지황원(養血地黃元)을 쓰니 대개 여기에 근본한 것이다. 〈綱目〉

차면 힘줄이 급하고 열이 있으면 힘줄이 오므라드는데 급한 증세는 굳고 강하기 때문이며, 오므라드는 것은 짧고 급한데 인한 것이니. 만약 습(濕)을 받아서 늘어진 증세이면 너그러운 것으로 길어진 것이다.

대개 한(寒)을 받으면 힘줄이 급하고 열을 받으면 힘줄이 경련하는 것인데 다만 열이 있기만 하고 한(寒)을 받은 일이 없어도 힘줄이 또한 늘어지며 또 습(濕)을 받아도 힘줄이 길게 끌어서 힘이 없는 것이다. 〈得効〉

주자모과죽(酒煮木瓜粥)은 힘줄이 말려서 급히 아픈데 좋다. 〈綱目〉

금사고(金絲膏)는 주로 풍(風)•습(濕)•근한(筋寒)한 모든 병의 외용으로 붙이면 좋다.

※ 주자모과죽(酒煮木瓜粥)

효능 : 다리와 무릎의 힘줄이 급히 아픈 것을 치료한다.

처방 큰 모과 한 개를 줄과 물을 반반으로 타서 달이고, 짓이겨서 고약을 만들어 아픈 곳에 뜨겁게 해서 싸매고 차지면 바꿔 붙인다. 3~5번 정도 갈아 붙이면 낫는다. 〈本草〉

6. 근위(筋痿)일 때

간기(肝氣)가 열이 있으면 담즙(膽汁)이 흐르며, 입이 쓰고 근막(筋膜)이 마르며 근막(筋膜)이 마르면 땅기고 경련을 일으키며 근위(筋痿)가 일어나고 사념(思念)이 무궁하며, 소원 성취를 못하고 밖의 사물에 음탕하며 입방(入房)이 크게 심하여 종근(宗筋)이 느슨하면 근위(筋痿)가 일어나고 백음(白淫)이 되므로 경(經)에 이르기를, 「근위(筋痿)는 간(肝)에서부터 일어난다.」고 하였다. 간기(肝氣)가 열이 있어 근위(筋痿)가 되면 힘줄이 급하고 경련을 한다. 〈本草〉

7. 근계(筋瘈)일 때

내경(內經)에 말하기를, 「힘줄과 맥이 서로 당겨서 급한 것은 병명을 계(瘈)라 하고 또 계종(瘈瘲)이라고도 하며 속칭으로는 휵(搐)이라고 하는 것이다.」 〈綱目〉

힘줄의 경련은 모두 간(肝)에 속한다. 〈綱目〉

열기(熱氣)가 힘줄을 마르게 하면 경련이 일어나고 아프다. 〈河間〉

모든 열(熱)과 혼모(昏冒)하고 경련하는 증세가 모두 화열(火熱)이 풍박(風搏)을 이겨서 경락(經絡)이 어울리기 때문에 풍(風)과 화(火)가 서로 같이 해서 이루어지는 것이니 바람을 흩고 열을 씻는 약을 써서 화열(火熱)을 물리치면 바로 낫는다. 〈河間〉

8. 근탕 육순(筋惕肉瞤)

한문(寒門)에 상세히 설명되어 있다.

9. 전근(轉筋)일 때

전근(轉筋)은 혈열(血熱)에 속한다. 〈丹心〉

힘줄이 굴러 큰 발가락에서 대퇴(大腿)를 거쳐 허리에 맺힌다. 이것은 봉양(奉養)이 두텁고 술을 지나치게 마시며 풍한(風寒)을 접촉함으로써 얻게 되는 증세이니 사물탕(四物湯)에 주금(酒芩)•홍화(紅花)•창출(蒼朮)•남성(南星)을 더해서 쓴다. 〈丹心〉

10. 근상증(筋傷症)일 때

오랫동안 걸으면 힘줄이 상한다. 힘줄이 늘어지면 자신도 모르게 기분이 상한다. 〈內經〉

얼굴이 괴로워도 마음이 편한 것은 힘줄에서 병이 난 증세이니 울인(熨引)으로 치료한다. 〈丹心〉

11. 근병(筋病)의 외증일 때

눈빛이 청(靑)•황(黃)•백(白)•흑(黑)•적(赤)한 것은 병이 힘줄에 있는 것이다.

12. 근(筋)이 끊어진 때

힘줄이 끊어지면 9일 만에 죽는데 손톱과 발톱이 푸르고 고함을 지르며 꾸짖기를 마지 않는다. 〈靈樞〉

13. 서근법(舒筋法)일 때

때리고 친 뒤에 힘줄이 경련하고 위축해서 펴지 못할 때는 1자 남짓한 굵은 대나무통 양쪽 머리에 구멍을 뚫고 노끈으로 매어서 허리에 가로 차고, 두 발로써 그 노끈을

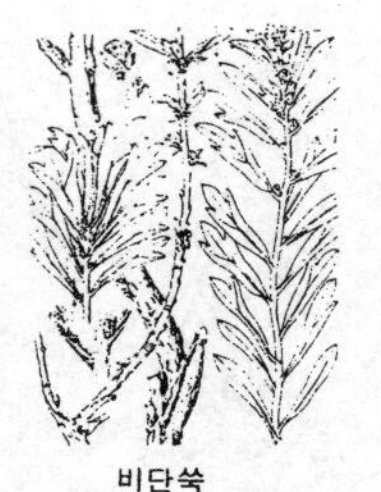
비단쑥

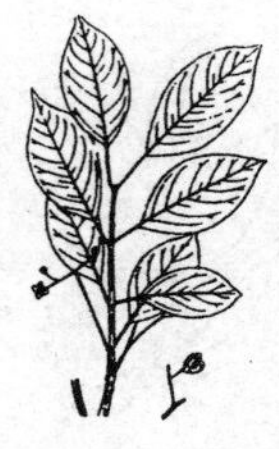
참회잎

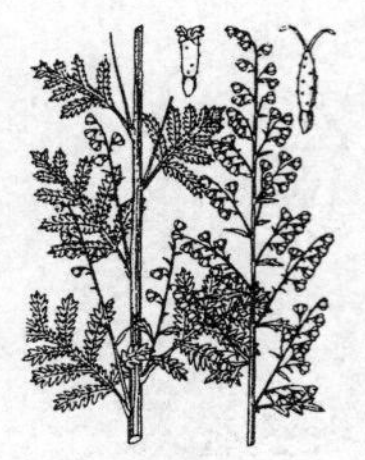
더위지기

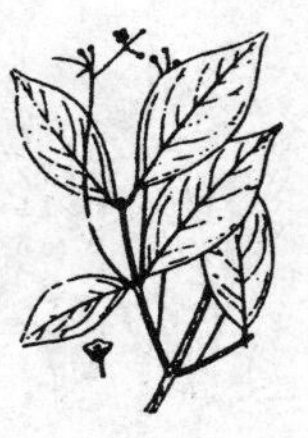
자주나래회

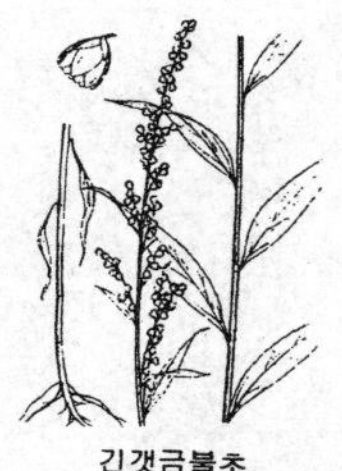
긴갯금불초

합쳐서 밟으면 효과가 있다. 〈得効〉

어떤 사람이 말에서 떨어져서 다리를 상하여 힘줄이 오그라져서 길을 못 걷는데 한 도인(道人)을 만나서 이 방법을 배워 실행했더니 며칠 만에 나았다는 말이 있다. 〈醫說〉

단방(單方) (15종)

※ 온천(溫泉)

모든 풍한(風寒)으로 근골(筋骨)이 땅기는 증세는 목욕하면 좋은데, 습(濕)이 많은 사람은 좋지 않다. 〈本草〉

※ 의이인(薏苡仁)

풍열(風熱) 때문에 근맥(筋脈)이 갑자기 오므라질 때는 죽을 끓여서 먹는다. 〈本草〉

※ 독활(獨活)

근골(筋骨)이 오므라질 때 달여서 먹는다. 〈本草〉

※ 음양곽(淫羊藿)

근골(筋骨)이 갑자기 오므라질 때 달여서 먹고 또는 술을 빚어서 먹는다. 〈本草〉

※ 송절(松節)

힘줄이 아프고 갑자기 오므라질 때 1냥을 썰어서 유향(乳香) 1돈을 넣고 돌 그릇에 같이 볶아서 가루로 하고 모과주로 2돈씩 고루 내린다. 모든 근골병(筋骨病)에 모두 좋다. 〈本草〉

※ 하수오(何首烏)

근력(筋力)을 기르니 환이나 가루나 술에 담가 먹으면 모두 좋다. 〈本草〉

※ 오가피(五加皮)

근골(筋骨)을 단단히 하니 달여 먹거나 술을 담그어 먹는다. 〈本草〉

※ 산조인(酸棗仁)

근골풍(筋骨風)으로 아픈 데는 가루로 하여 술에 타서 먹고 또는 죽을 쑤어 먹는다. 〈本草〉

※ 두충(杜冲)

근골(筋骨)을 강하게 하니 삶거나 환으로 해서 먹는다. 〈本草〉

※ 모과(木瓜)

간(肝)에 들어가면 근골(筋骨)을 강하게 하고 모든 근병(筋病)에 좋으니 삶거나 환으로 해서 먹는다. 〈本草〉

※ 복분자(覆盆子)

힘을 더하고 강하게 하니 가루나 환으로 해서 먹으면 모두 좋다. 〈本草〉

※ 형개(荊芥)

손과 발의 힘줄이 급한 데는 달여서 먹고 연한 것은 나물로 무쳐서 먹는다. 〈本草〉

※ 녹수(鹿髓)

힘줄이 급히 아픈 데는 더운 술에 같이 먹는다. 〈本草〉

※ 영양각(羚羊角)

풍병(風病)으로 힘줄이 오므라지는 데는 가루로 하여 달여서 먹는다. 〈本草〉

※ 제근(諸筋)

힘줄이 좋아진다. 6가지 가축과 노루 사슴의 힘줄을 모두 먹을 수 있다. 〈本草〉

※ 침구법(鍼灸法)

근련(筋攣) • 골통(骨痛)에는 혼문(魂門)을 보(補)한다. 〈綱目〉

무릎이 굽고 힘줄이 급하여 펴지 못하는 데는 곡천(曲泉)혈을 택한다. 〈綱目〉

힘줄이 급하여 걷지 못하고 안쪽 복사뼈의 힘줄이 급한 데는 안쪽 복사뼈를 40장 뜸하고, 바깥쪽 복사뼈의 힘줄이 급한 데는 바깥쪽 복사뼈를 30장 뜸하면 바로 낫는다. 〈千金〉

무릎의 힘줄이 급하여 펴지 못하는 데는 양 무릎 안과 밖의 곡교첨(曲交尖)혈을 각각 27장 뜸하면 바로 효과가 있다. 즉, 위양혈(委陽穴)이다. 〈綱目〉

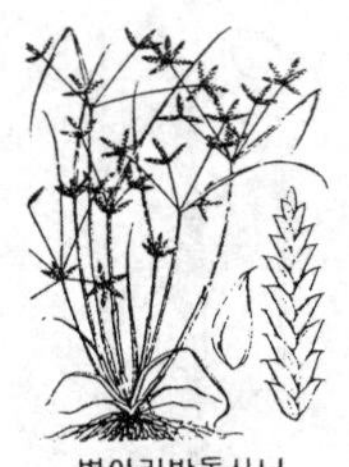
병아리방동사니

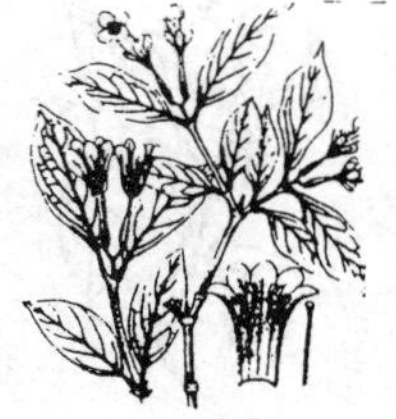
배위댕강이

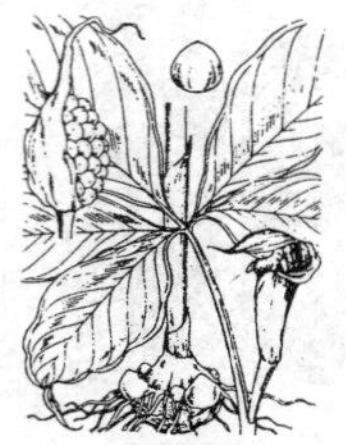
넓은잎천남성

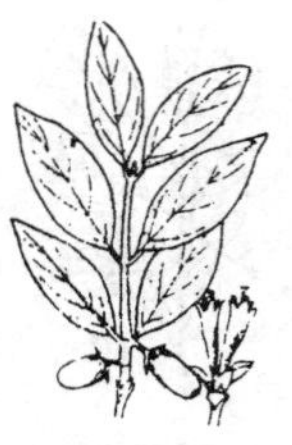
댕강이

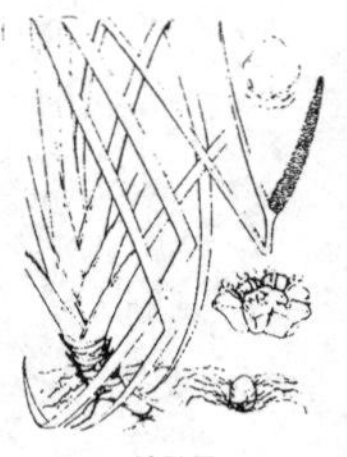
석창포

힘줄이 전(轉)하고 아픈 데는 승산(承山)을 사(瀉)하고 또는 27장을 뜸한다. 〈綱目〉

간(肝)에 열이 있으면 근위(筋痿)가 생기니 그 사이를 보하고, 대충(大衝)을 사(瀉)한다. 〈綱目〉

음근(陰筋)이 경련하고, 아프고 줄어드는 데는 중봉(中封)혈을 50장 뜸한다. 〈資生〉

근회(筋會)와 양릉천(陽陵泉)혈이 근병(筋病)을 치료한다. 〈難經〉

二一. 골(骨)

1. 골(骨)이 신(腎)에 속할 때

내경(內經)에 말하기를, 「신(腎)은 골(骨)을 주관한다」 또는 신(腎)의 합(合)은 골(骨)이다. 소음(少陰)은 동맥(冬脈)이니 복행(伏行)하면서 골수(骨髓)를 추켜준다. 〈內經〉

2. 골(骨)이 수(髓)의 부(府)가 될 때

내경(內經)에 말하기를 「골(骨)은 수(髓)의 부(府)가 되니 오래 걷거나 서 있지 않는 것이 좋다」 수(髓)는 골(骨)이 쌓여 있는 것이다. 〈內經〉

골(骨)은 수(髓)의 간직하는 곳이니 수(髓)는 음식과 5가지 맛의 결과로 수(髓)가 허하면 골(骨)이 따라서 허해지는 것은 꼭 있는 증세이다. 〈直指〉

3. 척골(脊骨)의 수일 때

영추(靈樞)에 말하기를, 「척골(脊骨)에서 맨 끝뼈에 닿기까지 21추이고, 길이가 3자이다.」 척절(脊節)을 추(顀)라 하고 척(脊)의 다 된 곳을 저(骶)라고 한다. 〈內經〉

척골(脊骨)은 몸의 대골(大骨)이다. 〈內經〉

4. 권골(顴骨)이 골(骨)의 근본일 때

영추(靈樞)에 말하기를, 「광대뼈가 크면 뼈가 크고, 작으면 뼈가 작다」

5. 골한증(骨寒症)일 때

황제(黃帝)가 묻기를, 「사람의 몸이 차면 탕화(湯火)와 좋은 옷이 충분한 열을 내게 하거나 더웁게 하지 못한다. 그래도 얼고 찬것을 두려워하지 않는 것은 어떤 병인가?」 기백이 답하기를, 「신기(腎氣)가 승(勝)하여 물로써 보양하는 것인데 태양(太陽)의 기(氣)가 허약하면 신(腎)의 기름이 말라서 한방울의 물도 기르지 못하고 양쪽 불을 이기지 못하니, 신(腎)은 수(水)인 것인데 뼈에서 나는 것이며 신(腎)이 나지 않으면 수(髓)가 차지(滿) 않기 때문에 한(寒)이 심하여 뼈에 닿는 것이다.」 그러나 얼고 찬것을 두려워하지 않는 증세는 간(肝)은 일양(一陽)이고, 심(心)은 이양(二陽)이며, 신(腎)은 고장(孤臟)이니 일수(一水)가 이화(二火)를 이기지 못하므로 얼거나 두려워하지 않으니 병명을 골비(骨痺)라고 하며 관절의 경련이 있다. 〈內經〉

6. 골열증(骨熱症)일 때

골수와 이가 마르면 곧 골열증(骨熱症)이 된다. 〈內經〉

판치(板齒)가 마르는 것은 골열병(骨熱病)이다. 〈易老〉

뼛속에 열이 있고, 사지가 연약하여 들지 못하는 것은 골위(骨痿)인데 이 병은 치료하기가 어렵다. 〈直指〉

7. 골위증(骨痿症)일 때

신기(腎氣)에 열이 있으면 요척(腰脊)을 들지 못하고 뼈가 마르며 골수가 적어지므로 골위증(骨痿症)이 생긴다. 멀리 걸어서 피로가 쌓인 끝에 큰 열을 만나서 마르면 양기(陽氣)가 안으로 차고 열이 신(腎)에 들어가니 신(腎)은 물을 저장하는 곳인데 수(水)가 화(火)를 이기지 못하면 뼈가 마르고 수(髓)가 허하기 때문에 발이 자연스럽지 못하고 골위(骨痿)가 생긴다. 골위(骨痿)는 대열(大熱)에서 생긴다. 〈內經〉

8. 골통증(骨痛症)일 때

한 몸의 풍음(風淫)•습체(濕滯)•혈자(血剌)•담공(痰攻)이 모두 아프게 되며 뼈가 시고 아프며, 차거나 열이 있는 것이 속에 들어가서 뼈에 들어가면 예사스러운 증세가 아니다. 병이 뼈에 들어가면 이것은 노극 손상(勞極損傷)이 심하여 약을 쓰지 못하는 것이다. 〈直指〉

편작(扁鵲)이 말하기를, 「병이 주리(腠理)에 있으면 탕울(湯熨)로 치료할 수 있고, 혈맥(血脈)에 있으면 침석(鍼石)으로 치료할 수 있고, 장위(腸胃)에 있으면 단술로 치료할 수 있으나 만약 골수(骨髓)에 있으면 비록 어떠한

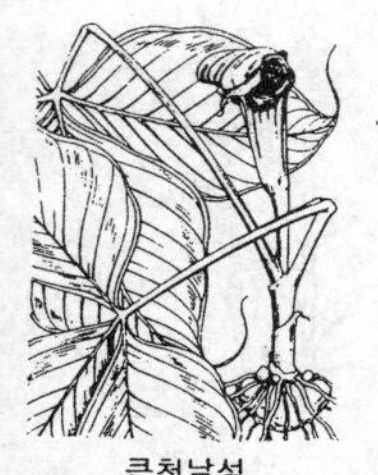
큰천남성

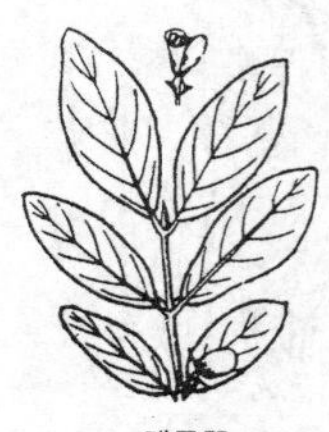
개들쭉

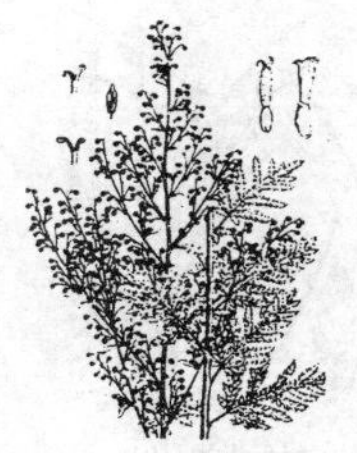
털산쑥

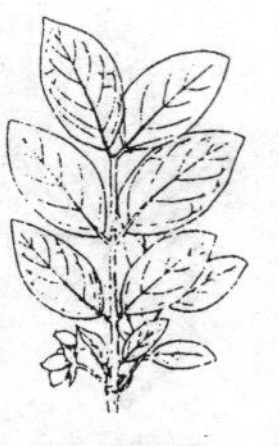
가는잎댕강이

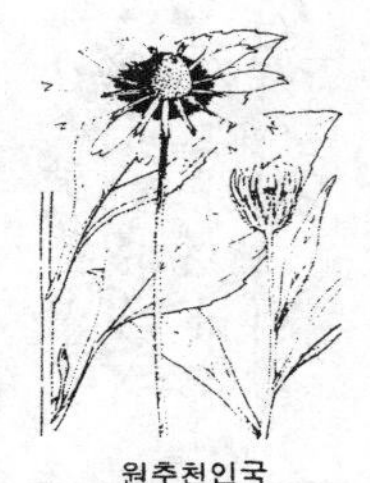
원추천인국

사람이라도 어떻게 할 도리가 없는 것이라」하였다. 〈資生〉

통풍(痛風) • 골수통(骨髓痛)에는 호골산(虎骨散)으로 주로 치료하고 습열(濕熱) 근골통(筋骨痛)에는 이묘산(二妙散)으로 주로 치료한다.

9. 골상증(骨傷症)일 때

내경(內經)에 말하기를, 「오래 서 있으면 뼈가 상한다. 또는 단것을 많이 먹으면 뼈가 아프고 머리털이 빠진다.」

10. 골병(骨病)의 외증일 때

영추(靈樞)에 말하기를, 「귀가 초고(焦枯)하고 더러운 때가 끼는 증세는 병이 뼈에 있다.」

11. 골절증(骨絶症)에 기(氣)가 끊어진 때

병인의 뼈의 기(氣)가 끊어지면 치아가 노랗게 떨어지니 10일이면 죽는다. 〈內經〉

단방(單方) (14종)

※ 자석(磁石)

골기(骨氣)를 강하게 하니 초에 담그기를 9차례 하고 물에 걸러서 가루로 하여 염탕(鹽湯)으로 고루 내린다. 〈本草〉

※ 지황(地黃)

골수를 메우고 뼈를 잇는다. 환이나 달여서 먹고 술을 담가 먹어도 좋다. 〈本草〉

※ 우슬(牛膝)

골수를 메우니 달이거나 환을 만들어 먹고 술을 담가 먹어도 모두 좋다. 〈本草〉

※ 석곡(石斛)

뼛속의 구랭(久冷)과 허손(虛損)을 치료하니 환이나 달여 먹으면 모두 좋고 오래 먹으면 영원히 골병이 없어진다. 〈本草〉

※ 오미자(五味子)

근골(筋骨)을 굳세게 하니 환으로 해서 먹으면 좋다. 〈本草〉

※ 지모(知母)

뼈의 열로 생기는 피로를 치료하니 환이나 달여서 먹는다. 〈本草〉

※ 보골지(補骨脂)

골수가 상한 데는 환이나 가루로 해서 먹으면 모두 좋다. 〈本草〉

※ 지골피(地骨皮)

뼈의 열을 치료하니 자탕(煮湯)하여 자주 먹는다. 〈本草〉

※ 별갑(鱉甲)

뼈마디의 열로 피로할 때 치료하니 껍질을 노랗게 구워서 가루로 하여 1돈을 술로 내리고 그 살은 국을 끓여서 먹는다. 〈本草〉

※ 천초(川椒)

뼈마디의 한습(寒濕)과 비통(痺痛)을 제거하니 삶아 먹거나 환을 해 먹으면 모두 좋고, 또 먹는 방법은 한문(寒門)에 자세히 설명되어 있다. 〈本草〉

※ 해송자(海松子)

골절풍(骨節風)을 주로 치료하니 죽을 끓여 자주 먹는다. 〈本草〉

※ 녹용(鹿茸)

뼈마디를 굳세게 하니 구워서 가루로 하여 술에 타서 먹는다. 〈本草〉

※ 우수(牛髓)

골수를 메우니 술에 섞어서 먹는다. 〈本草〉

※ 황구육(黃狗肉)

골수를 메우니 삶아서 먹는다. 〈本草〉

※ 침구법(鍼灸法)

골회(骨會)와 대서(大杼)혈로 뼈의 병을 치료하니 뜸

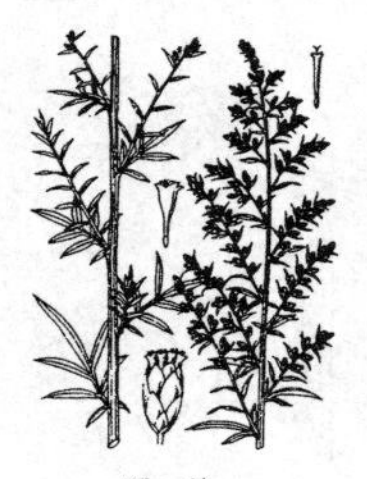
뺑 쑥

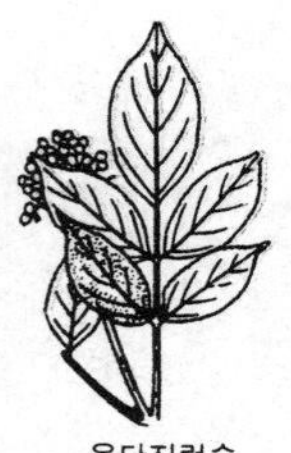
우단지렁순

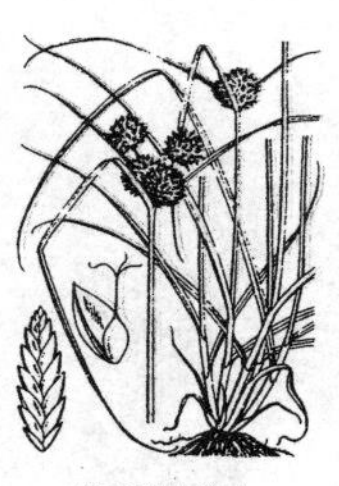
나도방동사니

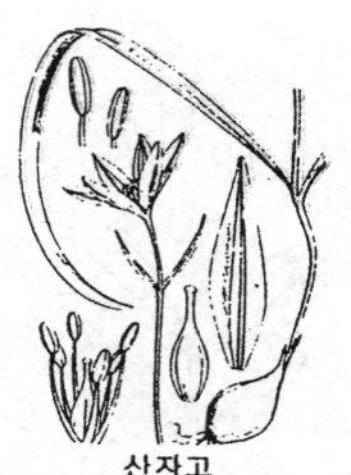
산자고

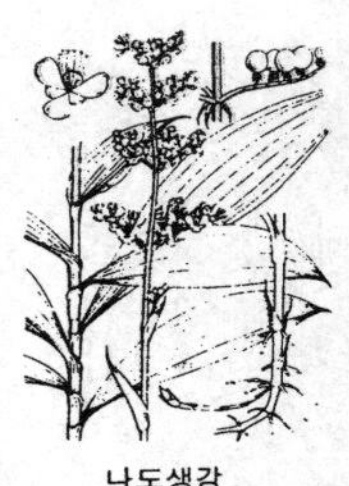
나도생강

을 한다. 〈難經〉

근련(筋攣)과 골통(骨痛)에는 혼문(魂門)을 보한다. 〈綱目〉

척려(脊膂)가 심하게 아픈 데는 인중(人中)혈을 침한다. 〈綱目〉

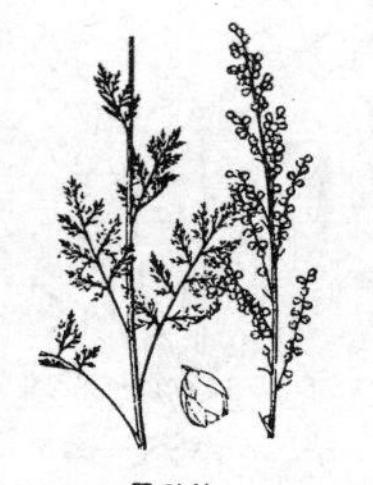
구와쑥

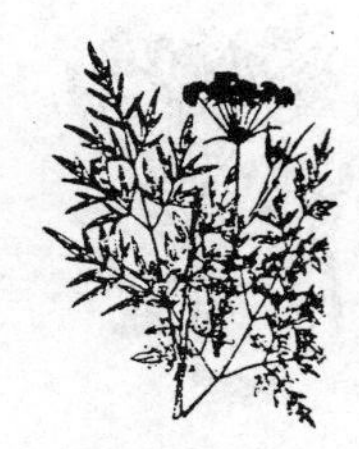
가는바디

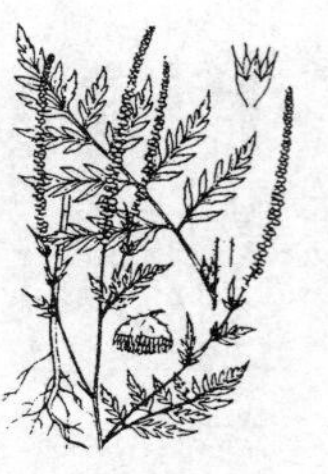
돼지풀

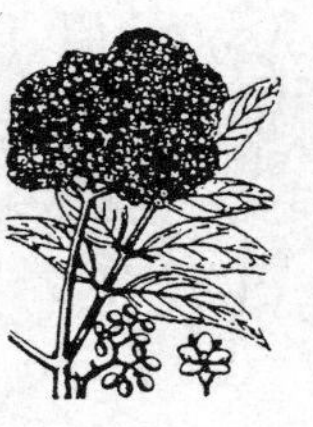
일본딱총

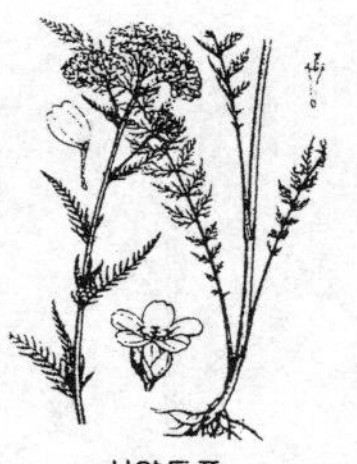
서양톱풀

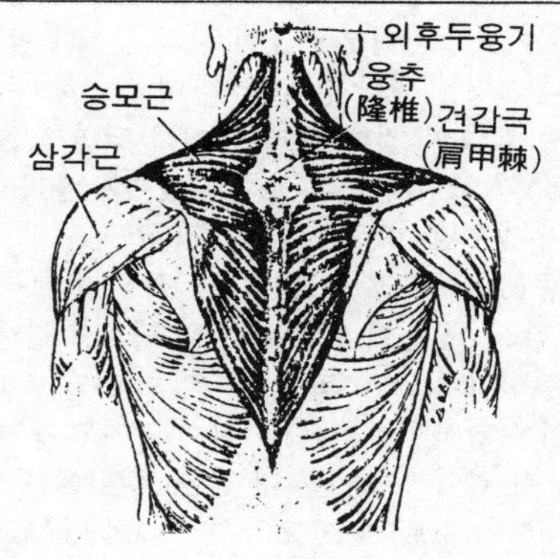

외형편(外形篇)(四)

二二. 수(手)

1. 수부(手部)의 크기

어깨에서 팔꿈치에 닿기까지의 길이가 1자 7치이고, 팔꿈치에서 팔목에 닿기까지의 길이가 1자 2치반이며, 팔목에서 가운뎃손가락의 본마디에 닿기까지의 길이가 4치이고, 본마디에서 끝까지의 길이가 4치반이다. 〈靈樞〉

2. 손이 견(肩)・노(臑)・주(肘)・비(臂)・완(腕)을 거느릴 때

목(項)의 가의 결분(缺盆)의 위를 어깨(肩)라 하고, 어깨 밑의 팔뚝 위를 통칭하여 팔뚝마디(臑)라 하고, 팔뚝마디 아래와 팔뚝 위가 붙은 곳을 팔꿈치(肘)라 하니 팔꿈치는 즉 팔뚝마디이고, 팔뚝마디에 2뼈가 있고, 팔뚝마디 아래와 손바닥의 윗마디의 중간을 팔목이라 하고 또는 손바닥 뒤의 위를 팔목이라고도 한다. 〈銅人〉

지경(肢脛)이란 사람의 관(管)이니 위로 올라가는 것을 말한다. 〈靈樞〉

3. 오지(五指)의 명칭

첫째는 엄지손가락이고, 둘째는 집게손가락이며, 셋째는 가운뎃손가락이고, 넷째는 약손가락이며, 다섯째는 새끼손가락이라고 한다. 〈銅人〉

4. 사지(四肢)가 제양(諸陽)의 근본이 될 때

내경(內經)에 말하기를, 「사지(四肢)는 모든 양(陽)의 근본이니 양(陽)이 성하면 사지(四肢)가 실(實)하다. 또는 모든 양(陽)이 사지(四肢)로부터 기(氣)를 받는다고 하였다」

5. 수장(手掌)으로 위(胃)를 점(占)할 때

손바닥에 열이 있으면 뱃속에 열이 있고, 손바닥이 차가우면 뱃속이 차다. 〈靈樞〉

어상(魚上)의 백육(白肉)에 청혈맥(靑血脈)이 있는 것은 위 속이 차가운 증세이다. 〈靈樞〉

위 속이 차가우면 수어제(手魚際)의 계통이 푸른 것이 많고, 위 속에 열이 있으면 어제(魚際)의 계통이 붉고, 심하게 검은 것은 오래된 비(痺)가 있는 증세이며, 적・흑・청이 섞여 있는 것은 한(寒)・열(熱)・기(氣)를 겸한 증세이다. 〈靈樞〉

엄지손가락 본마디의 뒤 백육(白肉)의 즈음을 어(魚)라고 하니 그 모양이 어(魚)와 같으므로 이름한 것이며, 거기에 혈(穴)이 있으니 어제(魚際)라고 한다. 〈靈樞〉

상한(傷寒)에 수심(手心)이 열이 있는 것은 사(邪)가 속에 있는 것이고, 손과 등에 열이 있는 것은 겉에 있는 것이며, 손발이 더운 것은 양증(陽症)이고, 차가운 것은 음증(陰症)이다. 〈回春〉

6. 사지(四肢)의 열(熱)일 때

황제(黃帝)가 묻기를, 「사지(四肢)의 열이 풍한(風寒)을 만나면 불에 구운 것 같은 것은 어떻게 된 일인가?」 기백(岐伯)이 답하기를, 「이것은 음기(陰氣)가 허하고 양기(陽氣)가 성한 것이니 사지(四肢)는 양(陽)이므로 두 양(陽)이 서로 얻으면 음기(陰氣)가 허하고 적으니, 적은 수(水)로써 성(盛)한 화(火)를 없애지 못하고 양(陽)이 홀로 치료하는 것인데 홀로 치료하는 것은 오래 살 수가 없고 홀로 이기고 말 뿐이다. 풍(風)을 만나면 불에 구운 것 같고 드디어 살이 문드러져서 없어지는 것이다.」 〈內經〉

7. 사지(四肢)를 못 쓸 때

황제(黃帝)가 묻기를, 「비(脾)가 병들면 사지(四肢)를 못 쓰는 것은 어떻게 된 일인가?」 기백(岐伯)이 답하기를,

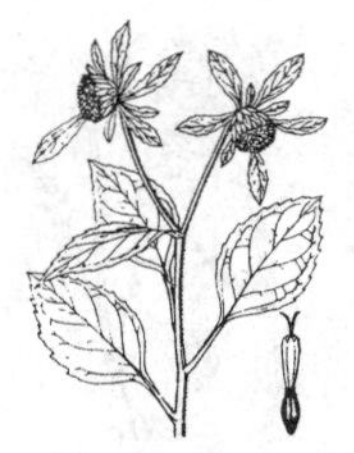
좀담배풀

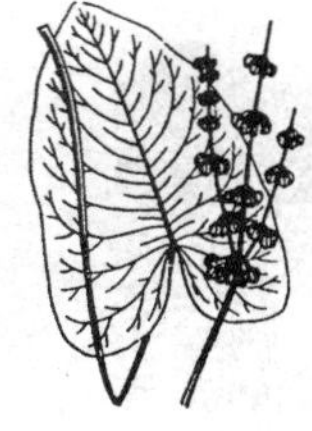
토대황

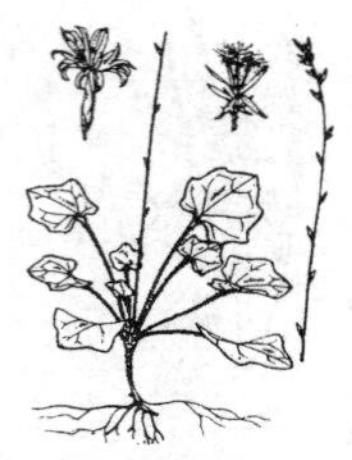
좀딱취

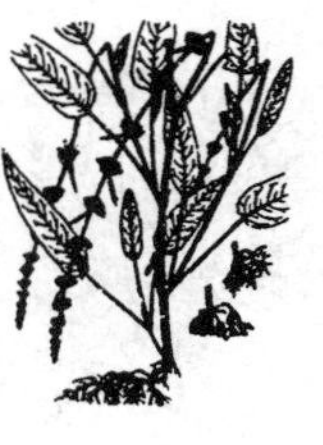
밭소루쟁이

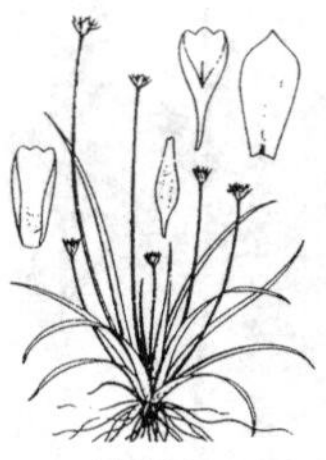
큰개수염

「사지(四肢)가 모두 위(胃)에서 기(氣)를 품수(禀受)하되 경(經)에까지 닿지 못하고 반드시 비(脾) 때문에 품수(禀受)를 얻는 것인데 이제 비(脾)가 병들어 위(胃)를 위하여 진액(津液)을 움직이지 못하면 사지(四肢)가 수곡(水穀)의 기(氣)를 받지 못하니 기가 날로 허약하고 맥도(脈道)가 이롭지 못하며 근골(筋骨)과 기육(肌肉)이 모두 기(氣)가 없어지니 못 쓰는 것이다. 〈內經〉

사지(四肢)가 게으른 것은 비정(脾精)이 움직이지 않기 때문이다. 〈內經〉

황제(黃帝)가 묻기를, 「사람이 축 늘어지는 것은 기(氣)가 어떠한 때문인가?」

기백(岐伯)이 답하기를, 「위(胃)가 실하지 못하면 모든 맥이 허하고 모든 맥이 허하면 근맥(筋脈)이 게으르고 근맥(筋脈)이 게으르면 음(陰)을 해내는데 힘이 들고 기(氣)가 회복되지 않기 때문에 단(嚲)이 되니 단(嚲)이란 것은 손과 발이 풀려서 늘어지는 것이다.」 〈靈樞〉

황제(黃帝)가 묻기를, 「비(脾)와 위(胃)가 막(膜)으로 서로 이어져서 충분히 진액(津液)을 움직이게 하는 것을 알고자 한다.」 기백(岐伯)이 답하기를, 「족태음(足太陰)이 비(脾)인데 3음(三陰)에 기(氣)를 움직이고 양명(陽明)이 위(胃)인데 3양(三陽)에 기(氣)를 움직이니 장부(臟腑)가 각각 그 경(經)으로써 양명(陽明)에 기(氣)를 받기 때문에 위(胃)를 위해서 움직이는 것이다」〈內經〉

비(脾)가 실(實)하면 사지(四肢)를 못 드니 내경(內經)에 말하기를, 「비(脾)가 너무 크면 사람으로서는 사지(四肢)를 못 든다는 것이다.」 이것은 고량(膏粱)의 병이라고 하는데 치료 방법은 사(瀉)이니 삼화탕(三化湯)과 조위승기탕(調胃承氣湯)을 골라서 쓰고, 만일 비(脾)가 허하고 사지(四肢)를 못 드는 것은 대부분 비(脾)가 병들면 위(胃)와 같이 그 진액(津液)을 움직이지 못하니 치료 방법은 보해야 된다. 십전대보탕(十全大補湯)으로써 사(邪)를 제거하고 바르게 있도록 한다. 〈保命〉

8. 견비병(肩臂病)의 원인일 때

영추(靈樞)에 말하기를, 「폐(肺)와 심(心)에 사(邪)가 있으면 그 기(氣)가 양쪽 팔꿈치에 흐른다.」 〈靈樞〉

손을 굽히고 펴지 못하는 것은 그 병이 힘줄에 있는 것이고, 펴고 굽히지 못하는 것은 그 병이 뼈에 있는 것이니 뼈에 있으면 뼈를 지키고 힘줄에 있으면 힘줄을 지켜야 한다. 〈靈樞〉

술마시는 사람의 버릇이 많이 목의 종기와 팔뚝의 통증에 있으니 그것은 열이 상초(上焦)에 있어서 이롭게 되지 않기 때문에 쌓인 것이 오래 되어서 담연(痰涎)을 낳고 음기(飮氣)가 모여서 목과 팔뚝의 사이에 흘러 들어서 종기가 나지 않으면 아픈 것이다. 〈直指〉

팔이 풍(風)•한(寒)•습(濕)의 치고 싸운 일이 있거나 또는 잠잘 때 손이 이불 밖으로 나와서 한사(寒邪)가 쳐들어 온 일이 있으면 결국 팔이 아프게 되는 것이고, 또는 젖먹이 부인이 팔로 아이를 베이고 자면 풍한(風寒)에 상해서 또한 팔이 아프게 되니 한통(寒痛)에는 오적산(五積散)을, 풍통(風痛)에는 오약순기산(烏藥順氣散)을, 습통(濕痛)에는 견비탕(蠲痺湯)에 창출(蒼朮)•주방기(酒防己)를 더한 것을 각각 쓴다. 〈醫鑑〉

기혈(氣血)이 엉겨 체해서 팔이 아픈 것은 강황산(薑黃散)과 서경탕(舒經湯)을 쓰고, 풍습(風濕)으로 팔이 아픈데는 활락탕(活絡湯)을 쓰며, 칠정(七情)으로 팔이 아픈데는 백개자산(白芥子散)을 쓰고, 팔뚝뼈가 아픈 데에는 오령지산(五靈脂散)을 쓰고, 뼈가 부러진 뒤에 손과 발이 아픈 것은 응통원(應痛元)을 쓴다.

※ 강황산(薑黃散)

효능 : 팔이 아픈데 풍(風)도 아니고 담(痰)도 아닌 것은 대개 기혈(氣血)이 체한 것이니 이것을 치료한다.

처방 강황(薑黃) 3돈, 백출(白朮) 1돈반, 강활(羌活)•감초(甘草) 각 2푼반을 썰어서 1첩으로 하여 물로 달여 먹는다. 〈綱目〉

※ 서경탕(舒經湯)

효능 : 기혈(氣血)이 경락(經絡)에 걸려 막혀서 팔이 아파 들지 못하는 증세를 치료한다.

처방 강황(薑黃) 2돈, 당귀(當歸)•해동피(海東皮)•백출(白朮)•적작약(赤芍藥) 각 1돈, 강활(羌活)•감초(甘草) 각 5푼을 썰어서 1첩으로 하여 생강 3쪽을 넣어 같이 달이고 침향마즙(沈香磨汁)을 조금 넣어 먹는다. 〈正傳〉

일명 통기음자(通氣飮子)인데, 어떤 사람이 항상 왼쪽 팔을 앓아서 들지 못하니 혹은 풍(風)이라 하고 혹은 담(痰)이라 하며, 혹은 습(濕)이라 하여 치료해도 모든 약

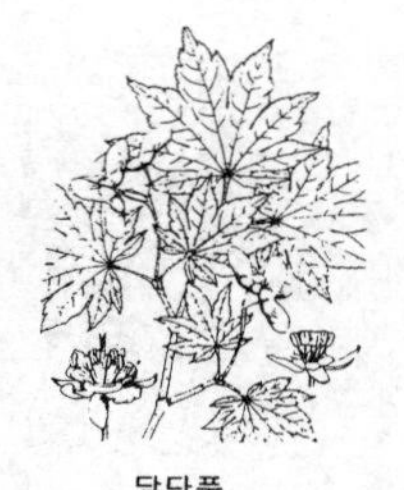
당단풍

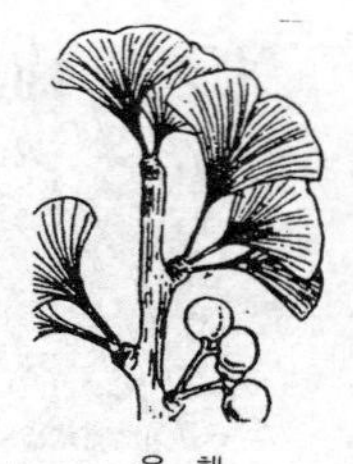
은 행

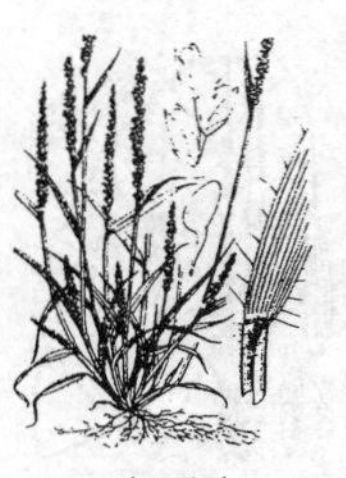
나도잔디

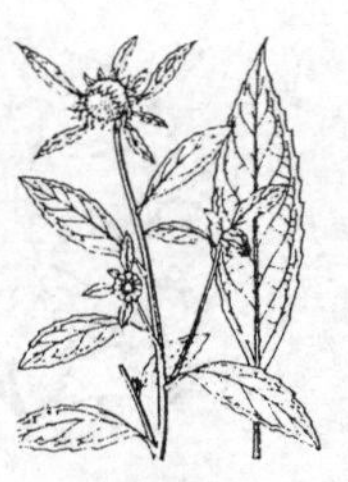
긴담배풀

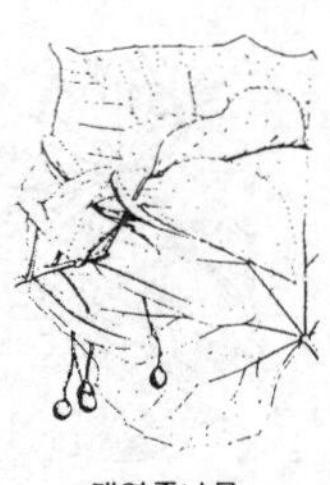
개염주나무

과 침구(鍼灸)로 모두 효과가 없는데 이 처방으로 완전히 치료를 했으니, 대부분 이것은 기혈(氣血)이 걸려 막히고 경락(經絡)이 움직이지 않기 때문이다. 〈澹寮〉

※ 활락탕(活絡湯)

효능 : 풍습 비통(風濕臂痛)을 치료한다.

처방 강활(羌活) • 독활(獨活) • 천궁(川芎) • 당귀(當歸) • 감초(甘草) 각 1돈, 백출(白朮) 2돈을 썰어서 1첩으로 하여 생강 5쪽을 넣어 물로 달여 먹는다. 〈得効〉

※ 백개자산(白芥子散)

효능 : 칠정(七情)이 답답하게 막히고 영위(榮衛)가 걸려 막히며 견(肩) • 비(臂) • 배(背) • 갑(胛)이 끌어당기면서 아픔을 느끼게 하는 증세를 치료한다.

처방 백개자(白芥子) • 목별자(木鼈子) 각 1냥, 목향(木香) • 몰약(沒藥) • 계심(桂心) 각 2돈반을 가루로 하여 매 1돈을 더운 술로 고루 먹는다. 〈得効〉

※ 오령지산(五靈脂散)

효능 : 풍(風) • 한(寒) • 습(濕) 때문에 기혈(氣血)이 막히고 팔과 어깨가 아픈 것을 치료한다.

처방 오령지(五靈脂) • 형개수(荊芥穗) • 방풍(防風) • 강활(羌活) • 독활(獨活) • 천산갑(穿山甲) • 골쇄보(骨碎補) • 초오제(草烏製) • 감초절(甘草節) 각 5돈, 사향(麝香) 반 돈을 가루로 하여 매 2돈을 자기 전에 더운 술로 고루 먹는다. 〈得効〉

※ 응통원(應痛元)

효능 : 팔이 부러진 뒤에 풍(風) • 한(寒) • 습(濕)이 쳐들어오게 되어 손과 발이 아픈 것을 치료한다.

처방 생창출(生蒼朮) • 파고지(破古紙) 반생 반초(半生半炒) • 골쇄보(骨碎補) • 천산갑상회초위주(穿山甲桑灰炒爲珠) • 생초오(生草烏) 각 2냥, 회향(茴香) 1냥반에 초오(草烏)를 보리알처럼 썰고 연피생강(連皮生薑) 4냥과 같이 찧어서 2일을 지나고 불에 말려서 약가루 전부를 가루로해서 술풀에 오동 열매 크기로 환을 하여 더운 술로 50알을 삼켜 내리는데 조금 마비가 되어도 걱정할 것은 없다. 〈得効〉

9. 담음(痰飮)이 비통(臂痛)이 될 때

뜻밖에 흉(胸) • 배(背) • 수(手) • 각(脚) • 요(腰) • 과(胯)가 아프게 되어 못 견디고 근육과 뼈를 이어서 끌어당기는 듯 아프며 앉아 있으면 불안하고 수시로 쉽게 달려서 일정치 않은 것을 풍증(風症)인가 의심하고 옹저(癰疽)과도 비슷하나 모두 아니며, 담연(痰涎)이 심격(心膈)의 위아래에 숨어 있어서 이 증세로 변한 것이다. 〈集要〉

팔이 아파서 팔을 못 들고 또는 통증이 좌우로 움직이는 것은 복담(伏痰)이 팔 중간에 머물러 있어서 비기(脾氣)가 흘러가지 못하고 위로 기(氣)와 함께 치고 싸우는 것은 사지가 비체(脾滯)에 속하여 기(氣)가 위로 오르지 못하기 때문에 위로 가서 팔뚝을 치고 맥(脈)이 잠기는 것이다. 기(氣)가 실(實)한 것은 공연단(控涎丹)이 가장 좋고, 반초환(半硝丸)과 소담복령환(消痰茯苓丸)을 쓴다. 〈入門〉

담음비통(痰飮臂痛)에는 가감복령환(加減茯苓丸) • 궁활탕(芎活湯) • 반하금출탕(半夏芩朮湯)을 쓴다. 비통(臂痛)이나 마목(麻木) 또는 전도(戰掉 : 떠는 것) 등은 모두 담음(痰飮)의 소행이니 이진탕(二陳湯)으로 청주백원자(靑州白圓子)를 삼켜 내린다.

※ 반초환(半硝丸)

효능 : 담음(痰飮)이 흘러들어 아픈 것을 치료한다.

처방 반하(半夏) 2냥, 풍화초(風化硝) 1냥을 가루로 하여 생강즙풀로 오동 열매 크기로 환을 하여 강탕(薑湯)으로 50알을 삼켜 내린다. 〈入門〉

※ 소담복령환(消痰茯苓丸)

효능 : 담음(痰飮)이 흘러들고 팔이 아파서 들지도 못하며 아픈 곳이 수시로 옮겨 다니며 맥(脈)이 잠겨 있는 데 쓴다.

처방 반하(半夏) 2냥, 적복령(赤茯苓) 1냥, 기각(枳殼) 5돈, 박초(朴硝) 2돈반을 가루로 하여 강즙호(薑汁糊)에 오동 열매 크기로 환을 하여 강탕(薑湯)에 30~50알을 삼켜 내린다. 박초(朴硝)가 없으면 염초(焰硝)로 대신 쓴다. 어떤 사람이 담음(痰飮) 때문에 두 손이 떨리고 아파서

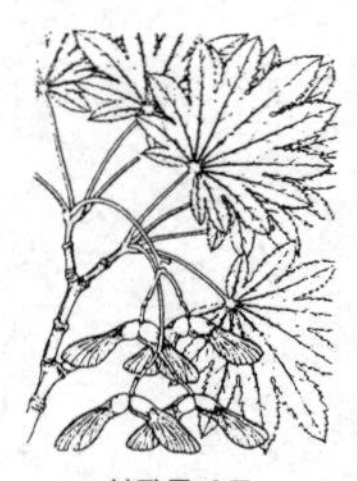
섬단풍나무

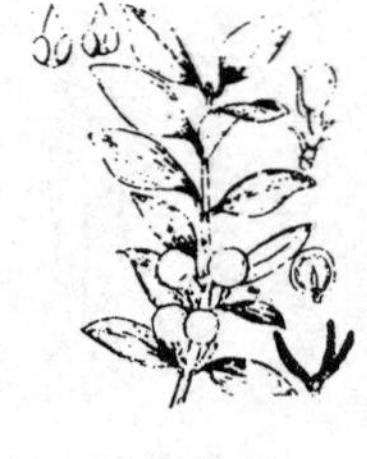
죽 백

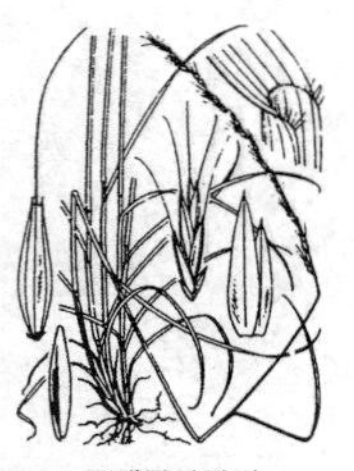
교래잠자리피

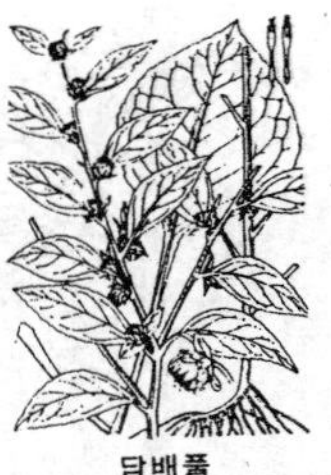
담배풀

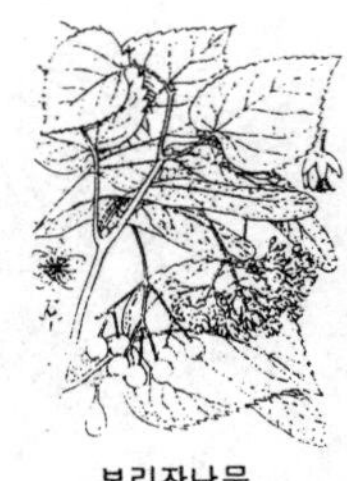
보리자나무

들지 못하다가 이 약을 복용하고 아주 좋은 효과를 봤다고 한다. 〈得効〉

※ 가감복령환(加減茯苓丸)

효능 : 습담(濕痰)이 막혀서 경락(經絡)이 안 통하고 두 팔이 아프게 되어 머리빗질을 못하는 것을 치료한다.

처방 반하(半夏) 3냥을 백반(白礬)·조각(皀角)·생강(生薑) 각 1냥을 전탕(煎湯)에 7일간 침(浸)하고 진피염수초(陳皮鹽水炒)·백작약주초(白芍藥酒炒)·황기염수초(黃芪鹽水炒) 각 2냥, 백복령(白茯苓) 1냥반, 박초(朴硝) 1냥 3돈, 해동피주세(海桐皮酒洗)·강황(薑黃)·모과(木瓜) 각 1냥, 박계(薄桂)·감초(甘草) 각 5돈을 가루로 하여 강즙죽력호(薑汁竹瀝糊)에 오동 열매 크기로 환을 하여 끓인 물에 100알을 삼켜 내린다. 〈醫鑑〉

※ 궁활탕(芎活湯)

효능 : 물을 마시면 경락(經絡)에 머물러서 팔이 아픈 데를 치료한다.

처방 천궁(川芎)·반하(半夏)·적복령(赤茯苓)·독활(獨活)·진피(陳皮)·기각(枳殼) 각 1돈, 백출(白朮)·감초(甘草) 각 5푼을 썰어서 1첩으로 기하여 생강 5쪽을 넣어 물로 달여 먹는다. 〈得効〉

※ 반하금출탕(半夏芩朮湯)

효능 : 담음(痰飮) 때문에 팔뚝이 아프고 들지도 못하는 증세를 치료한다.

처방 반하(半夏)·창출(蒼朮) 각 1돈반, 편금주초(片芩酒炒)·백출(白朮)·남성포(南星炮)·향부자(香附子) 각 7푼, 진피(陳皮)·적복령(赤茯苓) 각 5푼, 위령선(威靈仙)·감초(甘草) 각 3푼을 썰어서 1첩으로 하여 생강 5쪽을 넣어 물로 달여 먹는다. 〈正傳〉

10. 비통(臂痛)에 육도(六道)의 경락(經絡)이 있을 때

두 손을 곧게 펴고 팔을 내려 몸에 붙여서 큰 손가락은 앞에 있고 작은 손가락은 뒤에 있어서 정착할 때 팔마디의 전렴(前廉)이 아프면 양명경(陽明經)에 속하고, 후렴(後廉)이 아프면 태양경(太陽經)에 속하며 외렴(外廉)이 아프면 소양경(少陽經)에 속하고, 내렴(內廉)이 아프면 궐음경(厥陰經)에 속하며, 내전렴(內前廉)이 아프면 태음경(太陰經)에 속하고, 내후렴(內後廉)이 아프면 소음경(少陰經)에 속하니 어느 경(經)에 병이 속했는가를 잘 찾아서 침(鍼)과 약을 쓸 것이다. 〈東垣〉

11. 풍음(風淫)의 말질(末疾)일 때

풍문(風門)에 상세한 설명이 나와 있다.

12. 결양증세(結陽症勢)일 때

부종문(浮腫門)에 상세한 설명이 나와 있다.

13. 십지(十指)가 마목(麻木)일 때

피부문(皮部門)에 상세한 설명이 나와있다.

14. 견비(肩臂)의 골(骨)이 탈구(脫臼)할 때

두 어깨와 머리의 냉통(冷痛)이 심하여 참기 어려우면 장차 중풍(中風)으로 보며 팔뚝뼈가 탈구(脫臼)하여 어깨와 서로 이어서 붙지 않으면 치료가 어렵게 되는 경우가 많은데 결국 어깨 위가 냉통(冷痛)하는 것을 느끼면 바로 견우(肩髃) 등의 혈(穴)을 뜸하여 심한 고통을 겪지 않도록 하는 것이 좋다. 〈資生〉

유음(留飮)의 증세는 사지(四肢)의 마디마디가 아프고 기(氣)가 짧고 맥(脈)이 잠기며 오래 되면 뼈마디가 실패가 되니 도담탕(導痰湯)을 더하거나 덜해서 쓴다. 〈入門〉

15. 옷을 어루만지며 헛손질 할 때

상한(傷寒)의 열병(熱病)이 심하여 손으로 옷을 어루만지면서 헛손질하며 잠자리를 만지작거리는 것은 중한 증세이고, 산후에 피가 많이 빠져도 또한 이러한 증세이다. 〈綱目〉

환자가 손으로 옷깃을 찾고 시끄럽게 사물을 쥐어잡는 것은 간(肝)에 열이 있는 것이고, 손으로 눈과 코를 쓰다듬는 것은 폐(肺)에 열이 있는 것이다. 〈綱目〉

상한 열병(傷寒熱病)에 옷을 마지며 헛손질하는 것은 허학사(許學士)가 간열(肝熱)과 풍음(風淫)의 말질(末疾)이라고 하였으나 폐열(肺熱)로 진단하는 것은 당치도 않은 것 같다. 그러한 증세는 반드시 섬어(譫語)와 망언을 하니 경(經)에 말하기를, 「폐사(肺邪)가 심(心)에 들

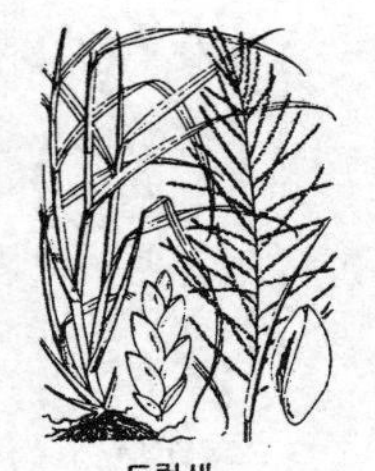
드렁새

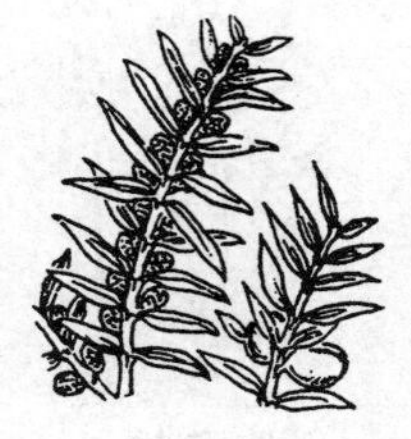
비 자

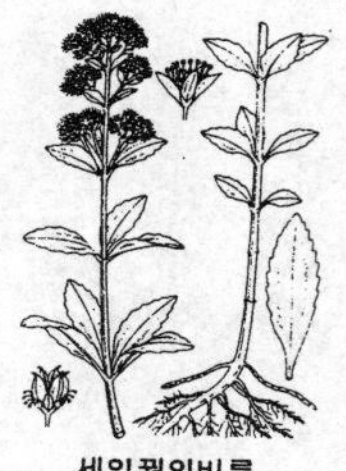
세잎꿩의비름

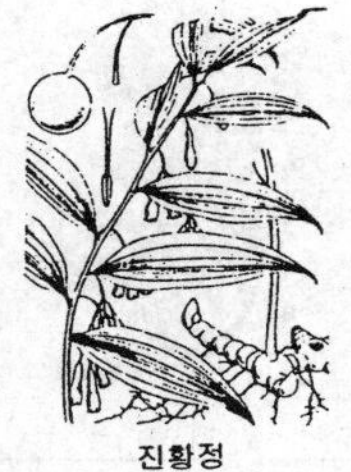
진황정

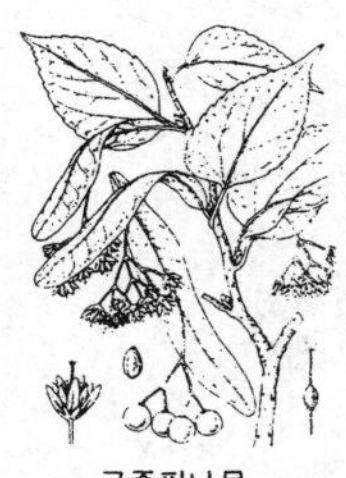
구주피나무

어가면 섬어(譫語)를 하고 같이 상초(上焦)에 병이 있으면 폐(肺)가 틀림없이 주관을 하며 손의 경(經)이 상초(上焦)가 되니 이것은 폐(肺)의 몸이며 간(肝)의 쓰임인 것이다. 간(肝)이 피를 주관하니 피란 것은 음물(陰物)이며 음(陰)이 혼자서 움직이지 못하는 것은 대개 폐(肺)가 기(氣)를 주로 관리하고 기(氣)의 고무(鼓舞)로 인하여 정(靜)이 동(動)이 된다. 1은 간(肝)의 용(用)과 폐(肺)의 몸이 되는 것을 말한 것이니 이것은 천지(天地)가 서로 체용(體用)이 되는 것이다.」〈東垣〉

16. 심(心)이 허하여 손이 떨릴 때

심(心)이 허해서 손이 떨리는 것은 견신문(見神門)하고, 술꾼의 손 떨리는 것은 견내상(見內傷)하라.

17. 수조(手爪)로 병을 점(占)할 때

내경(內經)에 말하기를, 「간(肝)의 합(合)은 힘줄이며, 그의 영(榮)은 조(爪)다. 간(肝)에 열이 있으면 빛이 푸르고 손톱이 마른다고 하였다.」

병자의 손톱과 발톱이 희면 치료를 못하고, 병자의 손톱과 발톱이 푸르면 죽는다. 병인의 손과 발밑에 살빛이 검으면 8일 만에 죽고, 손바닥에 부스럼이 나고 무늬가 없으면 죽는다. 〈扁鵲〉

18. 대지(代指)일 때

대지(代指)란 것은 지두(指頭)에 종(腫)이 나서 열이 있고 찌르는듯 아픈 뒤에 손톱과 발톱이 곪아서 터지고 심하면 손톱과 발톱이 모두 빠진다. 〈入門〉

천사두창(天蛇頭瘡)이란 것은 입이 생겨서 열리고 아픈 것이니 웅황(雄黃)을 계자(鷄子) 속에 넣어서 아픈 손가락을 그 속에 담그고 하룻밤 자고 난 뒤에 다시 지네 태운 연기를 아픈 손가락에 쏘이면 1~2차례에 바로 없어진다. 〈入門〉

대지(代指)를 치료하는 데는 포공영(蒲公英)과 창이초(蒼耳草)를 등분해서 가루로 하여 좋은 초로써 진하게 달여 담가 씻으면 바로 낫는다. 〈丹心〉

포공영(蒲公英)을 즙을 내어 먹고 찌꺼기를 아픈 곳에 싸매면 바로 효과가 있다. 〈丹心〉

손가락이 갑자기 종기로 아픈 것을 대지(代指)라 하는데 염초(焰硝) 달인 물에 담그고 또 오매(烏梅)씨 속의 알을 가루로 하여 초에 개어서 고약을 만들어 붙이면 잘 낫는다. 〈本草〉

또 돼지비계를 지렁이에 넣어 찧어서 붙이고 또 생우렁이를 찧어서 붙이기도 한다.

생계란을 구멍 하나만 내어서 아픈 손가락을 담그기를 2~3번 하면 바로 낫는다. 〈綱目〉

손과 발이 나무 등에 부딪혀서 나쁘게 이그러지고 또는 호뇨자(狐尿刺)〈버마 제비가 성교한 정즙(精汁)이 어떤 것에 묻어 말라 붙은 것이 손이나 발에 잘못 닿게 된 것〉로 부어 아픈데 포공영(蒲公英)의 흰즙을 내서 자주 바르면 바로 낫는다. 〈入門〉

19. 수족(手足)이 얼어 터질 때

겨울철에 손과 발이 얼어 터져 아프게 되는 데는 황랍고(黃蠟膏)와 납향고(臘享膏)를 쓴다.

손과 발이 얼어 터진 데는 생강즙 홍조(紅糟) • 백염(白鹽) • 납저지(臘猪脂)를 같이 찧고 뜨겁게 볶아서 싸매면 잠깐 동안 아프기는 하나 조금 지나면 낫는다. 〈綱目〉

겨울에 동한(凍寒)을 무릅써서 얼굴과 손발이 얼어 터지고 피가 흘러 아프게 되는 데는 돼지의 머리골을 뜨거운 술 속에 넣어서 씻으면 바로 효과가 있다. 〈本草〉

또 토끼의 머릿골도 좋고 참새의 머릿골도 좋다. 〈本草〉

백비탕(白沸湯)에 씻은 뒤에 유발회(油髮灰)를. 같이 붙이면 안정되고 백급(白芨)가루를 물에 타서 발라도 효과가 있다. 〈丹心〉

※ 황랍고(黃蠟膏)

효능 : 겨울철에 손과 발이 얼어 터지는 것을 치료한다.

처방 청유(淸油) 5돈을 약한 불에 끓이고 황랍(黃蠟) 1덩이를 넣어 다시 끓여 호분(胡粉) • 오배자(五倍子)가루를 각각 조금씩 넣어 달여서 자색이 나거든 먼저 아픈 곳을 더운물에 씻고 불에 쬐어 말린 뒤에 약을 붙이고 싸매면 아픔이 바로 멎는데 물에 넣어도 약이 안 떨어진다. 〈得効〉

※ 호골주(虎骨酒)

효능 : 팔과 정강이가 부어 아플 때 경중(輕重)을 불구하고 효과가 있다.

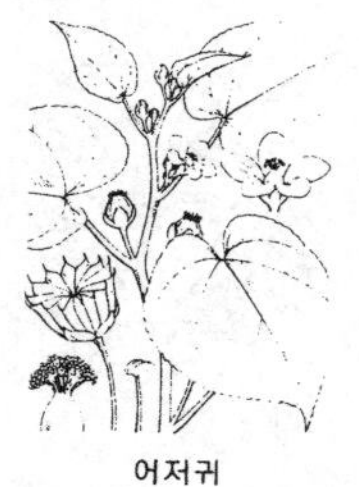
어저귀

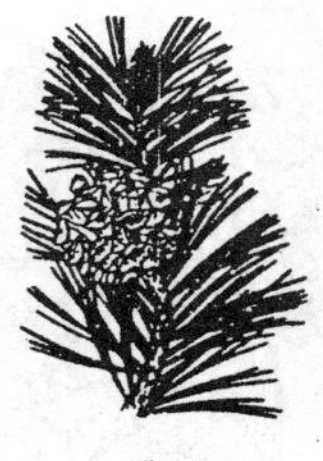
백 송

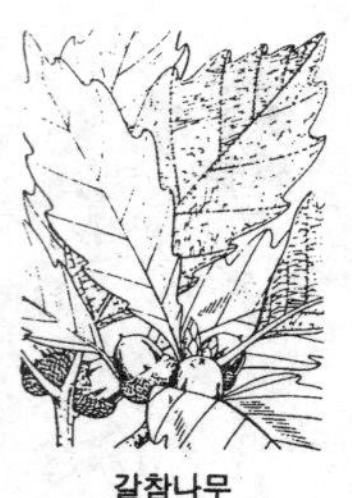
갈참나무

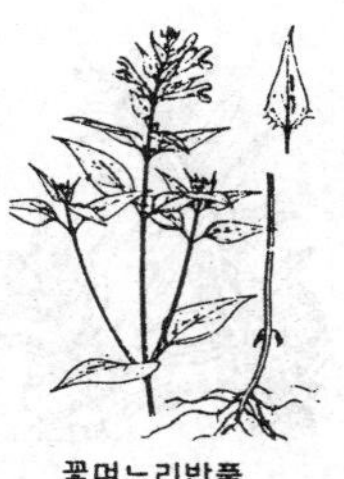
꽃며느리밥풀

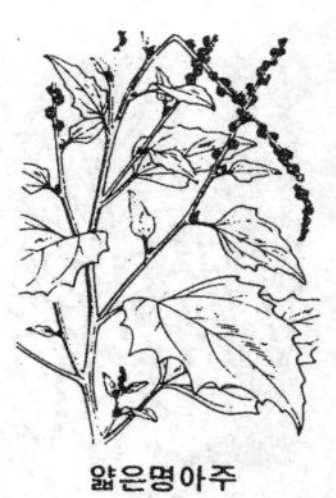
얇은명아주

처방 호경골(虎脛骨)을 누렇게 구워 가루로 해서 2냥, 영양각설(羚羊角屑) 1냥, 백작약(白芍藥) 2냥을 썰어서 좋은 술 5되에 담그기를 봄 여름은 7일, 가을과 겨울은 2배로 하며 매일 공복에 1잔씩 마신다.

겨울에는 빨리 먹으려면 그릇에 담아서 화롯가에 2~3일만 두면 먹을 수 있다. 〈本草〉

단방(單方) (14종)

※ 강활(羌活)
팔과 다리의 마디가 아픈 데는 달여 먹는다. 〈東垣〉

※ 지부초(地膚草)
손과 발이 번거롭게 아픈 데는 물에 삶아서 1일 3번을 먹는다. 〈本草〉

※ 상지다(桑枝茶)
팔이 아플 때 자주 먹는다.

양팔이 아픈데 백약이 효과가 없으나 이것을 먹으면 바로 낫는다. 〈本草〉

※ 방풍(防風)
사지가 구부러질 때 치료하니 달여 먹거나 환을 지어 먹는다. 〈本草〉

※ 오배자(五倍子)
손과 발의 얼어 터진데는 가루로 하여 소의 뇌수에 섞어서 싸매면 바로 낫는다. 〈得効〉

※ 세신(細辛)
손과 발의 구급(拘急)에는 달여 먹거나 가루로 먹으면 모두 좋다. 〈本草〉

※ 송지(松脂)
대지(代指)에는 납(蠟)과 섞어 녹여서 따뜻할 때에 아픈 곳을 싸매면 바로 차도가 있다. 〈本草〉

※ 창이자(蒼耳子)
사지가 급하게 구부러지며 아픈 데는 3냥을 찧어 가루로 해서 물 1되반과 달여 반쯤 줄거든 찌꺼기는 버리고 먹는다. 〈本草〉

※ 장청(醬淸)
손가락이 당기고 아픈 데는 꿀을 섞어서 담그면 바로 낫는다. 〈本草〉

※ 천마(天麻)
사지가 구부러질 때 달여 먹거나 쪄서 익혀 먹거나 생으로 먹거나 모두 좋다. 〈本草〉

※ 녹수지(鹿髓脂)
사지를 움직이지 못할 때 술을 타서 먹는다. 〈本草〉

※ 음양곽(淫羊藿)
사지가 불편할 때는 물에 달여 먹거나 술에 담가 먹으면 역시 좋다. 〈本草〉

※ 마분(馬糞)
독열(毒熱)이 손과 발을 쳐서 부어 아픈 데는 물에 끓여 즙을 내서 더운 물에 담근다. 〈本草〉

※ 침구법(鍼灸法)
수양명(手陽明)의 맥(脈)이 병들면 어깨 앞의 팔마디가 아프고, 큰 손가락과 다음 손가락을 쓰지 못하고, 수태양(手太陽)의 맥(脈)이 병들면 어깨가 빠지는 것 같고 팔마디가 부러지는 것 같으며, 수소양(手少陽)의 맥(脈)이 병들면 견(肩) • 노(臑) • 비(臂) • 주(肘)가 모두 겉으로 아프고 작은 손가락과 다음 손가락을 쓰지 못하며, 수궐음(手厥陰)의 맥(脈)이 병들면 수심(手心)에 열이 있고 주(肘) • 비(臂)가 연급(攣急)하고 겨드랑이 밑이 부어 아프며, 수태음(手太陰)의 맥(脈)이 병들면 노(臑) • 비(臂) • 내전렴(內前廉)이 거슬려 아프고 손바닥에 열이 있으며, 수소음(手少陰)의 맥(脈)이 병들면 노(臑) • 비(臂) • 내후렴(內後廉)이 거슬러 아프고 손바닥이 열로 아프니 그 경(經)을 따라서 침이나 뜸을 해야 한다. 어깨와 어깻죽지 뼈에 양손의 소식이 매인 것이다. 〈資生〉

다섯 손가락의 구련(拘攣)에는 삼문(三間) • 전곡혈(前谷血)을 택한다. 〈綱目〉

다섯 손가락이 모두 아픈 데는 양지(陽池) • 외관(外關) • 합곡혈(合谷血)을 택한다. 〈綱目〉

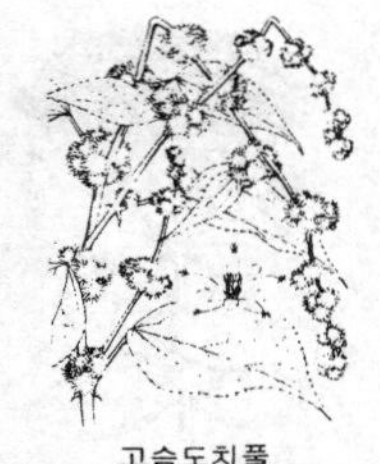
고슴도치풀

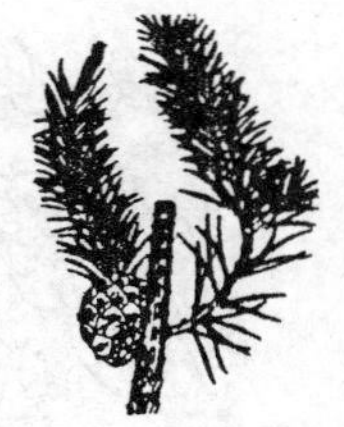
방크스솔

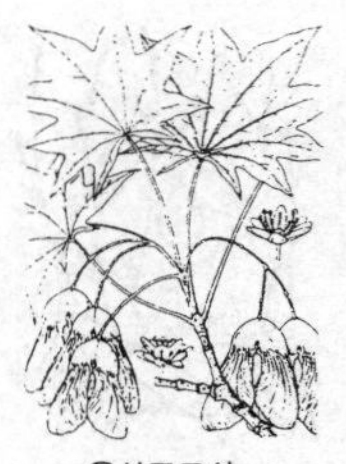
우산고로쇠

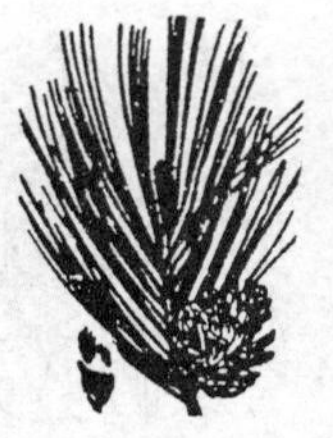
만주곰솔

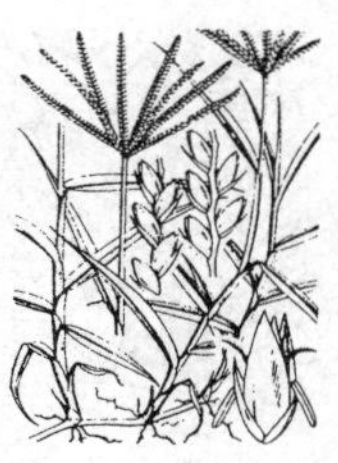
우산잔디

양손이 연급(攣急)하고 한쪽이 마르는 데는 대릉혈(大陵血)을 택한다. 〈綱目〉

팔꿈치가 구련(拘攣)하고 힘줄이 급한 데는 척택혈(尺澤血)을 택한다. 〈綱目〉

어깨를 못 움직이고 팔도 못 드는 데는 견우(肩髃)•거골(巨骨)•청랭연(淸冷淵)•관충혈(關衝血)을 택한다. 〈東垣〉

비전(臂膊)이 아프고 마비(麻痺)한 데는 견우(肩髃)•수삼리(手三里)•외관(外關)•견정(肩井)•곡지(曲池)•수상렴(手上廉)•합곡(合谷)혈을 택한다. 〈綱目〉

팔꿈치가 아파서 구부리고 펴지도 못하는 데 천정(天井)•척택혈(尺澤血)을 택한다. 〈綱目〉

주(肘)•비(臂)•완(腕)이 아픈 데 전곡(前谷)•액문(液門)•중저혈(中渚血)을 택한다. 〈綱目〉

팔이 위련(痿攣)한 데는 주료(肘髎)•규음(竅陰)•척택(尺澤)•전곡(前谷)•후계혈(後谿血)을 택한다. 〈綱目〉

팔이 아픈 데는 양계(陽谿)•곡지(曲池)•완골혈(腕骨血)을 택한다. 〈綱目〉

양 어깨뼈가 아픈 데는 견정(肩井)•지구혈(支溝血)을 택한다. 〈綱目〉

二三. 족(足)

1. 족부(足部)의 크기

영추(靈樞)에 말하기를, 「횡골(橫骨) 상렴(上廉) 그 아래로부터 내보(內輔)의 상렴(上廉)에 닿기까지의 길이가 1자 8치이고, 내보(內輔)의 상렴(上廉) 그 아래로부터 하렴(下廉)에 닿기까지의 길이가 3치반이며, 내보(內輔) 하렴(下廉)으로부터 내과(內踝)에 닿기까지의 길이가 1자 3치이고, 내과(內踝) 그 아래로부터 땅에 이르기까지의 길이가 3치이며, 슬괵(膝膕) 그 아래로부터 부속(跗屬)에 닿기까지의 길이가 3치이다. 비추하(髀樞下)로부터 슬중(膝中)에 닿기까지의 길이가 1자 9치이고, 슬(膝) 그 아래로부터 외과(外踝)에 이르기까지의 길이가 1자 6치이고 그 아래로부터 경골(京骨)에 닿기까지의 길이가 3치이다.

양비(兩髀)의 사이가 넓이 6치반이고, 발의 길이가 1자 2치이며, 그 넓이가 4치반이다.」라고 하였다. 〈靈樞〉

2. 발이 비(脾)•고(股)•슬(膝)•빈(臏)•천(腨)•경(脛)•완(腕)을 거느릴 때

무릎의 위를 넓적다리라 하고, 무릎 위의 뼈를 넓적다리뼈라 하며 넓적다리뼈와 엉덩이뼈가 닿는 곳을 비추〔髀樞 : 혈명(穴名)〕라 하고 넓적다리안을 고(股)라 하며 비외(髀外)를 퇴(腿)라 하고 종아리가 닿는 곳을 무릎이라 하고 무릎 덮개 뼈를 종지뼈라 하고 무릎 아래를 종아리라 하며, 무릎 아래의 뼈를 행골(骭骨)이라 하고 행골(骭骨)의 바깥 뼈를 보골(輔骨)이라 하고 종아리의 뒤 어복(魚腹)을 행(骭)이라 하며 또는 족두(足肚)를 장단지라 하고 종아리 아래와 발등 위가 닿는 곳을 발목이라 하고 발목뼈를 복사뼈라 한다. 〈銅人〉

발을 통틀어 다리(脚)라 하니 다리가 각(脚)이되며 앉을 때에 물러가서 뒤에 있다는 뜻이다. 〈回春〉

3. 맥법(脈法)일 때

각기(脚氣)의 맥(脈)은 그 모양이 넷이 되니 부(浮)•현(弦)은 풍(風)이 되고, 유(濡)•약(弱)은 습(濕)이며, 지(遲)•색(濇)은 한(寒)한 것이고, 홍(洪)•수(數)는 열울(熱鬱)한 것이다.

맥(脈)이 미(微)•활(滑)한 것은 허(虛)한 것이고, 로(牢)•견(堅)한 것은 실(實)한 것이다. 〈正傳〉

각기(脚氣)의 맥(脈)이 들뜬 것은 풍(風)이고, 급한 것은 한(寒)이며, 가늘고 느린 것은 습(濕)이고, 넓고 촘촘한 것은 열이 되는 것이다.

또는 잠기면서 땡기는 것은 풍(風)이 되고, 잠기면서 급한 것은 한(寒)이며, 잠기고 가늘은 것은 습(濕)이 되고, 잠기고 촘촘한 것은 열(熱)이 되는 것이다. 〈三因〉

비맥(脾脈)이 심하게 느리면 위궐(痿厥)이 된다. 〈內經〉

척맥(尺脈)이 허하고 약하면 느리며 깔깔하면서 급하면 발이 아프거나 또는 위병(痿病)이 되는 것이다. 〈脈訣〉

위맥(痿脈)이 들뜨고 큰 것이 많다. 〈子和〉

진인(診人)이 말하기를 위(痿)와 벽(躄)의 맥(脈)이 허하면 살고 긴급한 병자는 죽게된다. 〈脈經〉

4. 궐(厥)에 한(寒)•열(熱)이 있을 때

왕태복(王太僕)이 말하기를 「궐(厥)이란 것은 기(氣)

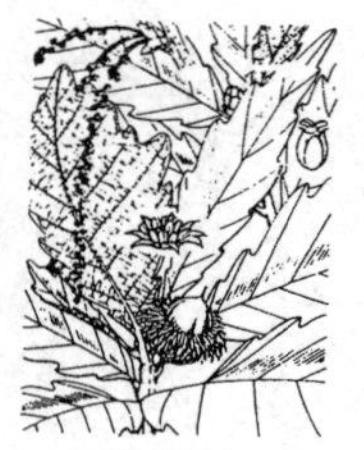
떡갈나무

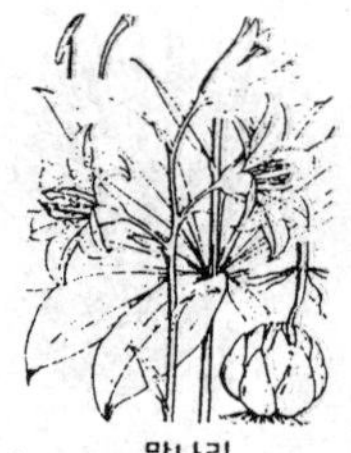
말나리

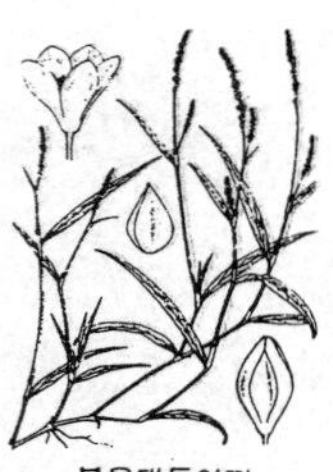
붉은대동여뀌

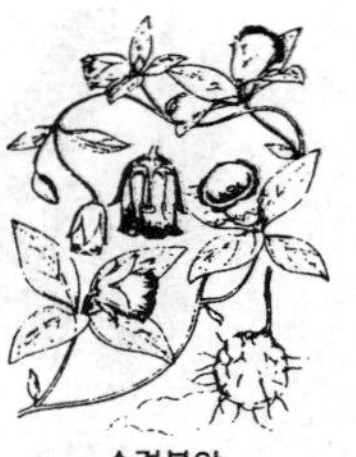
소경불알

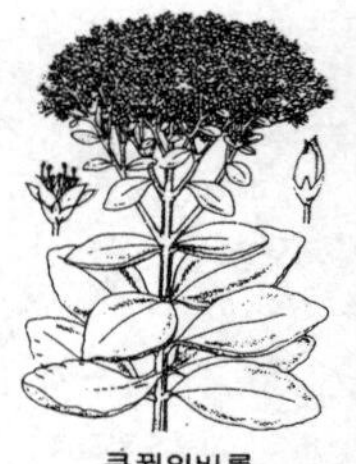
큰꿩의비름

가 거슬러 오르는 것인데 세상 사람들은 각기(脚氣)라고 틀리게 전하고 있다.」 내경(內經)에 말하기를 「한궐(寒厥)이란 것은 손과 발이 차가운 것이고, 열궐(熱厥)이란 것은 손과 발이 열이 있는 것이다. 양(陽)이 아래에서 쇠(衰)하면 한궐(寒厥)이라하며, 음(陰)이 아래에서 쇠(衰)하면 열궐(熱厥)이 되고, 음양(陰陽)의 기(氣)가 서로 맞대어 잇지 않으면 궐(厥)이 되는 것이다」라고 하였다. 〈綱目〉

궐증(厥症)은 흔히 이기지 못하는 것으로써 그 이기는 것을 같이하니 예를 들면 신(腎)이 비(脾)에 한(寒)을 옮기면 한궐(寒厥)이 되고, 심(心)이 신(腎)에 옮기면 열궐(熱厥)이 되는 것과 같다. 〈入門〉

궐(厥)의 한열(寒熱)이 모두 신(腎)의 정기(精氣)가 내갈(內竭)한 데서부터 이루어 진다는 이론(理論)이 된다. 〈綱目〉

◎ 한궐(寒厥)

황제(黃帝)가 묻기를 「한궐(寒厥)은 차가움으로 되니 반드시 다섯손가락에서 무릎에 오르는 것은 어찌 함인가?」 기백(岐伯)이 답하기를 「음기(陰氣)가 다섯 손가락의 속에서 일어나 무릎 밑에 모였다가 무릎 위에 맺히기 때문에 음기(陰氣)가 이기면 다섯 손가락에서 무릎 위에 도달하여 차가우니 그 한(寒)은 밖에서부터 오는 것이 아니고, 모두 안에서 일어나는 것이다」라고 하였다. 〈內經〉

황제(黃帝)가 묻기를 「한궐(寒厥)이 무엇 때문에 그렇게 되느냐?」 기백이 답하기를 「전음(前陰)이란 것은 종근(宗筋)이 모이는 곳이며, 태음양명(太陰陽明)이 합하는 것이니 봄과 여름에는 양기(陽氣)가 많고 음기(陰氣)가 적으며 가을과 겨울에는 음기(陰氣)가 성하고 양기(陽氣)가 쇠(衰)하는 것이다」라고 하였다.

이것은 가을과 겨울에는 쓰임이 많으면 아래 기(氣)가 위로 다투어 올라서 회복치 못하고 정기(精氣)가 넘쳐내리며 사기(邪氣)가 인하여 같이해서 올라가는 것이다.

기(氣)가 가운데서 인하여 양기(陽氣)가 쇠해서 그 경로로 스며 들어서 영위(營衛)하지 못하기 때문에 양기(陽氣)가 날로 떨어지고 음기(陰氣)가 홀로 움직이게 되어 손과 발이 차가와지는 것이다. 〈內經〉

내경(內經)에 이르기를 「신(腎)이 허(虛)하면 청궐(淸厥)하고 생각이 즐겁지 못하며 또 아래가 허(虛)하면 궐(厥)한다.」 한궐(寒厥)의 맥(脈)은 잠긴 것이니 촘촘하고 실(實)하면 열이 되는 것이다.

동원(東垣)이 한 환자를 치료하는데 각(脚)•슬(膝)•고(尻)•둔(臀)이 모두 차가우니 맥(脈)이 잠기고 촘촘하고 힘이 있으니 자신환(滋腎丸)을 2번 먹여서 나았고 또 한사람은 위가 열이 있고, 아래가 찬데 기제해독탕(旣濟解毒湯)을 써서 바로 나았으니 이러한 예를 보아서 한궐(寒厥)에 쓰는 약은 살피지 않을 수 없는 것이다. 〈綱目〉

한궐(寒厥)은 십전대보탕(十全大補湯)에 부자(附子)를 더하고 또는 당귀사역탕(當歸四逆湯)을 쓴다. 〈入門〉

◎ 열궐(熱厥)

황제(黃帝)가 묻기를 「열궐(熱厥)의 열이 반드시 발 밑에서 일어나는 것은 어째서인가?」 기백(岐伯)이 답하기를 「양기(陽氣)가 다섯 발가락의 겉에서 일어나고 음맥(陰脈)은 발밑에 모여서 족심(足心)에 맺히기 때문에 양기(陽氣)가 이기고 발바닥이 열이 있는 것이다.」라고 하였다. 〈內經〉

황제(黃帝)가 묻기를 「열궐(熱厥)은 어찌하여 그러한가?」 지백(岐伯)이 답하기를 「열궐(熱厥)이란 것은 술이 위(胃)에 들어가면 낙맥(絡脈)이 차고(滿) 경맥(經脈)이 허(虛)하며 비토(脾土)가 위(胃)를 위해서 진액(津液)을 움직이는 것이다.」라고 하였다.

음기(陰氣)가 허하면 양기(陽氣)가 쳐들어오고 양기(陽氣)가 쳐들어오면 위(胃)가 온화하지 못하며 정기(精氣)가 마르고 정기(精氣)가 마르면 사지(四肢)를 영위(營爲)하지 못하는 것이다.

이러한 증세를 가진 사람은 반드시 자주 술에 취하고 입방(入房)해서 기(氣)가 비(脾)에서 모이고 흩어지지 못하니 주기(酒氣)와 곡기(穀氣)가 서로 싸워서 열이 가운데에 성하기 때문에 열이 온몸에 퍼져서 속에 열이 있고 소변이 붉은 것이다.

대개 주기(酒氣)가 성하고 날쌔고 사나우면 신기(腎氣)가 날로 쇠하고 양기(陽氣)가 혼자서 이기기 때문에 손과 발에 열이 있는 것이다. 〈內經〉

열궐(熱厥)에는 승양산화탕(升陽散火湯)과 화울탕(火鬱湯)을 쓴다.

궐(厥)의 한열(寒熱)은 모두 신(腎)의 정기(精氣)가 안으로 머물어있는 데서 이루어진다. 〈綱目〉

5. 각기(脚氣)의 명칭(名稱)

각기(脚氣)를 예전에는 완풍(緩風)이라 했었으며 또 궐(厥)이라고 하는 것은 옛부터 내려온 이름인 것이다.

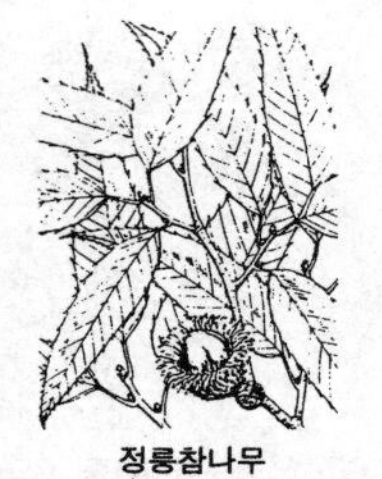
정릉참나무

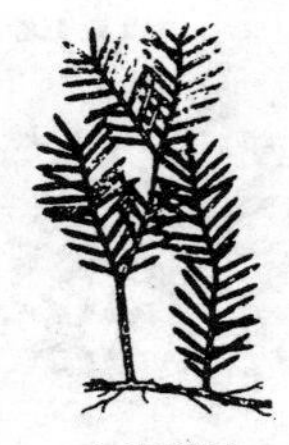
누운개비자

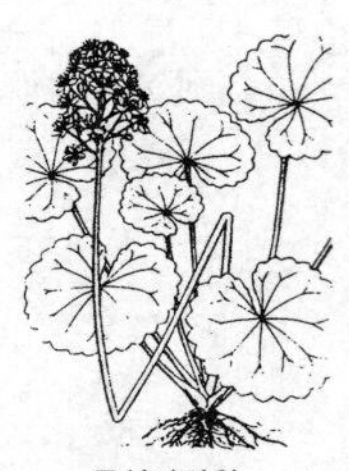
구실바위취

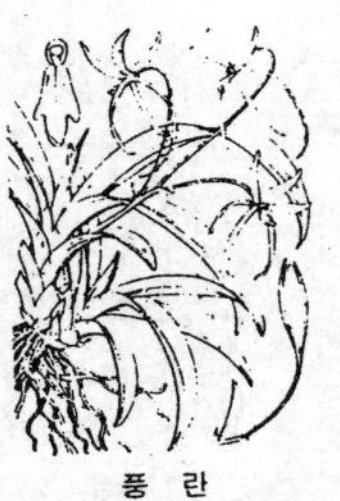
풍 란

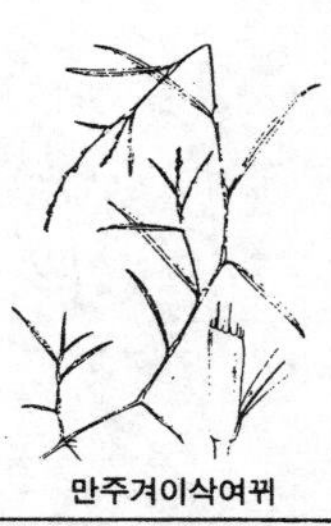
만주겨이삭여뀌

건(乾)과 습(濕)을 나눈 것이 있으니 종기가 나는 것은 습각기(濕脚氣)라 하고 종기가 안나는 것은 건 각기(乾脚氣)라 하는데 심하면 족경(足經)이 크게 부어서 오이나 박과 같이 되는 경우도 있다. 〈醫鑑〉

6. 각기(脚氣)의 원인(原因)

각기병(脚氣病)이라는 것은 실제는 수습(水濕)에서 빚어진 것이다.

그 증세가 옛날에는 이름을 붙이지 못하였는데 각기(脚氣)라고 이름한 것은 소경(蘇敬)이란 사람에게서 시작되었고 관중(關中)이나 하삭지방(河朔地方)에는 그런 병이 없다.

오직 남방(南方)의 풍토(風土)는 지대가 낮고 수습(水濕)이 많기 때문으로 청습(淸濕)한 기(氣)가 사람에게 알맞기 때문에 그런 증세가 일어나는 것이다.

경(經)에 말하기를 「청습(淸濕)이 허(虛)를 쳐들어가면 병이 밑에서 일어난다.」는 것이 즉 그것이다. 〈綱目〉

남방(南方)은 지대가 낮고 수토(水土)가 약하고 무로(霧露)가 짙기 때문에 강동(江東)과 영남(嶺南)지방은 봄과 여름의 시기는 산림이 증울(蒸鬱)하고 풍습(風濕)의 독기(毒氣)가 심해서 혹은 발이 전염되어 드디어 장독(瘴毒)과 각기(脚氣)를 얻게 되는 것이다. 〈東垣〉

수성(水性)은 윤택하고 내려가는 것인데 기(氣)가 충분하지 못하기 때문에 족경(足脛)에만 감염(感染)하여 쌓인 지가 오래 되면 부어서 아프게 되니 이것은 음식으로도 그 독이 흘러내리는 것이다.

내경(內經)에 이르기를 「태음(太陰)이 이기면 화기(火氣)가 내울(內鬱)하여 밖으로 흘러서 흩어져 족경(足經)이 부종(浮腫)되고 수음(水飮)이 가운데서 일어나 밑에 부종(浮腫)을 일으키며 거기에 또 방사(房事)를 절제치 못하여 음(陰)이 성하고 양(陽)이 허하면 마침내 불치병을 이루게 하는 것이다.」라고 하였다.

손진인(孫眞人)이 말하기를 「예전에는 이 병이 많지 않았는데 영가(永嘉)때에 남에서 건너온 그 뒤로 의관을 차린 선비들에 많이 있다.」는 것은 또한 이런 뜻이다. 〈東垣〉

각기(脚氣)라는 것은 처음에는 가벼워서 잘 알지 못하고 음식(飮食)•희희(戲嬉)•기력(氣力) 등이 여전하다가 갑자기 다리를 구부리지도 펴지도 못하며 움직임도 이상하다. 〈千金〉

내경(內經)에 이르기를 「습(濕)에 상(傷)하면 밑에서 먼저 받으니 대부분 발이 밑에서 습(濕)을 많이 받으며, 습(濕)•울(鬱)이 열을 낳고 또 습열(濕熱)이 서로 싸워서 그 증세가 일어나는 것이니 동남(東南)의 비습(卑濕)한 지방에는 모두다 이러한 증세가 있고 서북(西北)의 높고 마른 지방에는 좀처럼 드문 것이다.

옛 처방에는 완풍(緩風)이라 하였고 송나라와 원나라 그 뒤에 각기(脚氣)라고 불렀는데 비록 내상(內傷)과 외기(外氣)의 다름은 있으나 습열(濕熱)의 병인 것은 똑같은 것이다.」라고 하였다. 〈正傳〉

7. 각기(脚氣)의 증세(症勢)

영추(靈樞)에 이르기를 「비(脾)에 사(邪)가 있으면 그 기(氣)가 두 다리로 흘러 내리고 신(腎)에 사(邪)가 있으면 그 기(氣)가 두 오금(膕)으로 흐르는 것이다.」라고 하였다.

절음발은 풍(風)•한(寒)•습(濕)의 병이다. 〈內經〉

각기(脚氣)의 겉 증세는 꼭 상한(傷寒)과 비슷하지만 단지 처음 시작할 때에 각슬(脚膝)이 연약하고 완비(頑痺)하고 전근(轉筋)하고 적종(赤腫)하는 것이 다르다. 〈入門〉

각기(脚氣)의 병세가 비단 발에서 발생하지마는 실제로 온몸에 두루 흘러서 또는 심한 열로 머리가 아프고 또는 백근(百筋)이 구련(拘攣)하며 또는 열 발가락이 주주(走注)하고 또는 힘줄이 전하여 급히 아프고 또는 소복(小腹)이 어질지 못하며 심해지면 가슴이 답답하고 기침을 하며 번민(煩悶)하고 마음이 들뜨고 심란하고 차명하며 배가 아프고 설사를 하며 담침을 뱉어내고 밥 냄새를 싫어하고 대소변이 비삽(秘澁)하며 넓적다리에서 무릎에 닿기까지와 종아리에서 발등에 닿기까지 굽히기가 약하고 완비(頑痺)하고 연급(攣急)하며 아프고 비치기도 하고 비치지 않기도 하며 또는 붓기도 하고 붓지 않기도 하는 것이 모두가 그 증세이니 발의 육경(六經)에 전하면 겉 증세가 상한(傷寒)과 비슷하나 다만 갑자기 다리가 아픈 것이 다를 뿐이다. 〈直指〉

검고 여위면 치료가 쉬워도 살찌고 육후(肉厚)하고 적백(赤白)하면 치료가 어렵다.

검은 사람은 풍습(風濕)을 견디지 못하며 여윈 사람은 살이 단단하고 살찐 사람은 살이 연약하니 육(肉)이 연약하면 병을 잘 받고 치료하기가 어려운 것이다. 〈千金〉

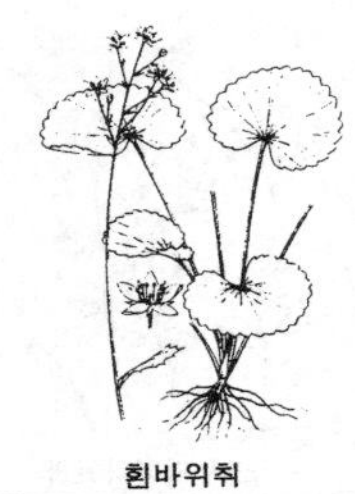
흰바위취

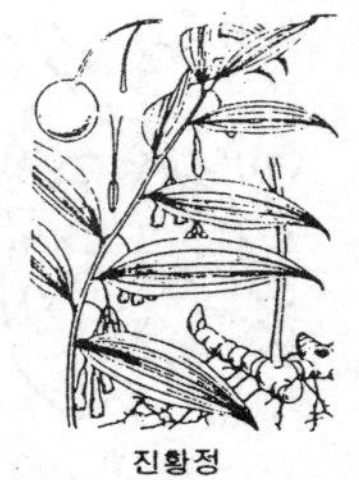
진황정

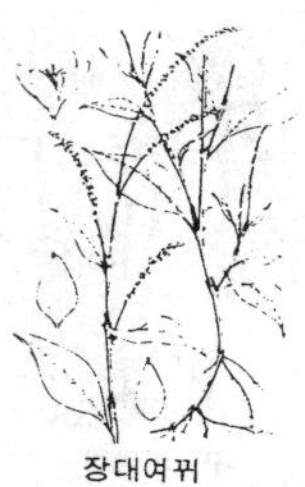
장대여뀌

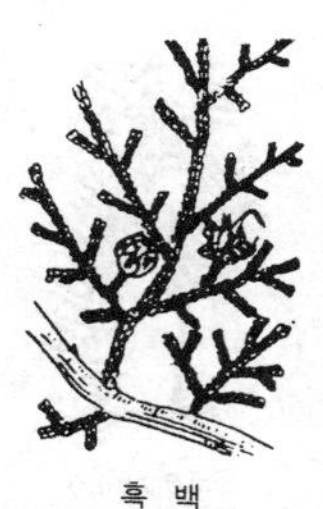
흑 백

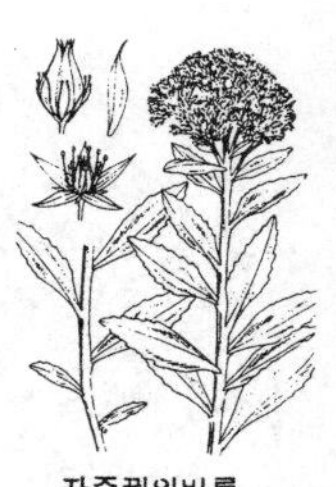
자주꿩의비름

8. 각기(脚氣)의 치료법(治療法)

각기(脚氣)는 막힌 병이니 널리 통하는 약(藥)으로써 치료해서 기(氣)로 하여금 막히지 못하게 해야 한다.

만일 막힌 것이 이미 성하면 나쁜 피를 폄출(砭出)해서 그 중세(重勢)를 없애야 하니 경(經)에 이르기를「쌓이면 폄사(砭射)한 뒤에 약으로 치료해야 한다.」고 하였다. 〈綱目〉

각기(脚氣)의 병환이 옛부터 모두 아래로 소통하는 것을 보통으로 하였는데 그것은 막히기 때문이다.

그러나 너무 지나치게 아래로 소통하면 비위(脾胃)를 손상(損傷)하고 또 아래로 소통 시키지 않으면 옹기(壅氣)를 흐트리지 못한다. 〈東垣〉

각기(脚氣)의 병이 모두 기(氣)가 실하기 때문에 죽고한 사람도 약을 먹어서 허(虛)를 불러들여 죽는 예가 없기 때문에 치료 방법이 대보(大補)할 수도 없고 또 많이 토해서 허리(虛羸)함을 이룰 수도 없는 것이니 아무쪼록 미미하게 새 내려가게 하고 적당하게 땀을 내야 한다. 〈千金〉

치료법의 요점은 대변을 소통시켜서 독기(毒氣)를 새나가게 한 뒤에 낫는 것이고 보상(補傷)과 임세(淋洗)는 모두 의가(醫家)가 크게 싫어하는 것이다. 〈直指〉

다리의 아픈 자리가 풍(風)과 습(濕)으로 일어나는 것인데 풍(風)이면 오약순기산(烏藥順氣散)을 쓰고, 습(濕)이면 불환금정기산(不換金正氣散)에 적복령(赤茯苓)•생건강(生乾薑)을 더해서 쓴다. 〈直指〉

치료 방법에는 창(蒼)과 백출(白朮)로써 습(濕)을 치료하고, 황금(黃芩)•황백(黃伯)•지모(知母)로써 열을 치료하며, 당귀(當歸)•작약(芍藥)•지황(地黃)으로써 피를 고루 기르고, 모과(木瓜)와 빈랑(檳榔)으로써 기(氣)를 고루 정돈하며, 강활(羌活)과 독활(獨活)로써 관절(關節)을 이롭게 하고, 풍습(風濕)을 흩으며 같이 해서 목통(木通)•방기(防己)•우슬(牛膝)로써 모든 약을 끌어서 밑으로 가게하는 것이 큰 방법이 되니 청열사습탕(淸熱瀉濕湯)이 적당한 약이 된다. 〈醫鑑〉

습열(濕熱)이 삼양(三陽)에 있을 때는 신비좌경탕(神秘左經湯)을 쓰고, 태양(太陽)이 있을 때는 마황좌경탕(麻黃左經湯)을 쓰며, 소양(少陽)에 있을 때는 반하좌경탕(半火左經湯)을 쓰고, 양명(陽明)에 있을 때는 대황좌경탕(大黃左經湯)이나 또는 가미패독산(加味敗毒散)과 통의빈소산(通宜檳蘇散)을 쓴다.

또 습열(濕熱)이 삼음(三陰)에 있을 때는 강활도체탕(羌活導滯湯)•제습단(除濕丹)•삼화신우환(三花神祐丸)•수풍환(捜風丸)•지실대황탕(枳實大黃湯)•개결도인황(開結導引黃)•당귀점통탕(當歸拈痛湯) 등을 쓴다. 〈入門〉

기혈(氣血)이 허(虛)하면 독활기생탕(獨活寄生湯)과 강활속단탕(羌活續斷湯)을 쓴다. 〈入門〉

한습(寒濕)이 성하면 승준환(勝駿丸)과 착호단(捉虎丹)을 쓰고, 오래된 병은 권백산(卷柏散)을 쓰고, 열이 심한 것은 이초창백산(二炒蒼柏散)을 쓰고 종기가 심한 것은 승습병자(勝濕餠子)와 상백피산(桑白皮散)을 쓴다.

※ 청열사습탕(淸熱瀉濕湯)

효능 : 습열(濕熱) 각기(脚氣)의 종통(腫痛)등 모든 증세를 치료한다.

처방 창출(蒼朮)•황백염주초(黃柏鹽酒炒) 각 1돈, 시소엽(柴蘇葉)•적작약(赤芍藥)•모과(木瓜)•택사(澤瀉)•목통(木通)•방기(防己)•빈랑(檳榔)•지각(枳殼)•향부자(香附子)•강활(羌活)•감초(甘草) 각 7푼을 썰어서 1첩으로하여 물에 달여서 복용하는데 아픈데는 목향(木香)을 더하고, 종기에는 대복피(大腹皮)를 더하고, 열에는 황련(黃連)과 대황(大黃)을 더하여 쓴다. 〈正傳〉

※ 신비좌경탕(神秘左經湯)

효능 : 풍(風)•한(寒)•서(暑)•습(濕)이 족삼양경(足三陽經)에 흘러들어서 무릎이 구련(拘攣)하고 부어서 아픈증세를 치료한다.

처방 마황(麻黃)•계심(桂心)•황금(黃芩)•지각(枳殼)•시호(柴胡)•적복령(赤茯苓)•반하(半夏)•강활(羌活)•방풍(防風)•후박(厚朴)•백강(白薑)•소초(小草)•방기(防己)•맥문동(麥門冬)•건갈(乾葛)•세신(細辛)•감초(甘草) 5푼을 썰어서 1첩으로 하여 생강 3쪽, 대추 2개를 넣고 물로 달여서 먹는다. 〈得効〉

※ 마황좌경탕(麻黃左經湯)

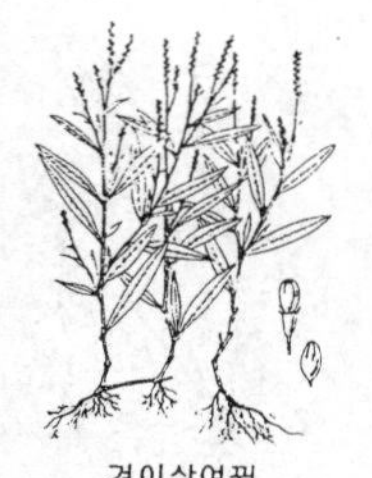
겨이삭여뀌

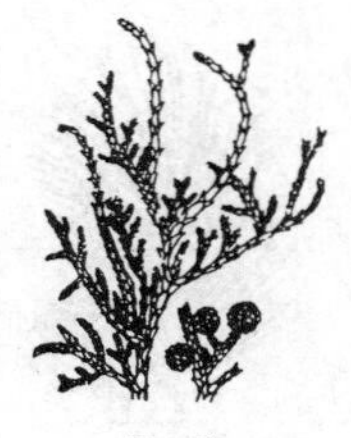
유 백

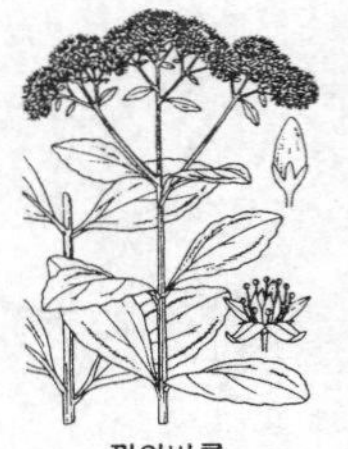
꿩의비름

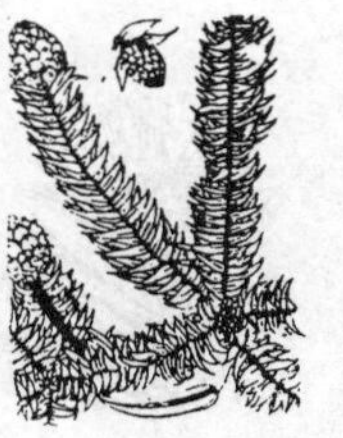
쇠고비삼나무

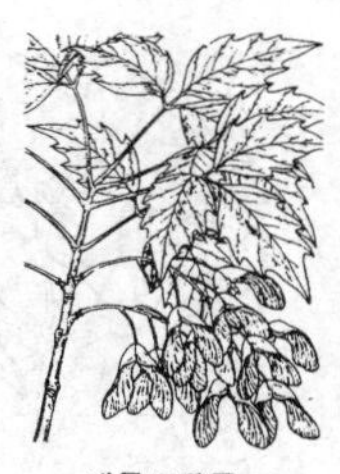
네군도단풍

효능 : 사기(四氣)가 족태양경(足太陽經)에 흘려 들어서 요각(腰脚)이 연비(攣痺)하여 심히 아프고 찬 기운이 더하고 열이 일어나며 땀이 없고 아주 차갑거나 또는 스스로 땀이나고 머리가 어지럽고 아픈것을 치료한다.

처방 강활(羌活) 1돈, 마황(麻黃)•건갈(乾葛)•백출(白朮)•세신(細辛)•적복령(赤茯苓)•방기(防己)•계심(桂心)•방풍(防風)•감초 각 7푼을 썰어서 1첩으로하여 달이는 방법은 위와 같다. 〈三因〉

❋ 반하좌경탕(半夏左經湯)

효능 : 족소양경(足少陽經)이 사기(四氣)에 흘러들어가게 되어 열이 일어나 부어서 아프고 요각(腰脚)이 당기며 통증이 있는 증세를 치료한다.

처방 시호(柴胡) 1돈반, 건갈(乾葛)•반하(半夏)•적복령(赤茯苓)•백출(白朮)•황금(黃芩)•세신(細辛)•맥문동(麥門冬)•계심(桂心)•방풍(防風)•백강(白薑)•소초(小草)•감초 각 5푼을 썰어서 1첩으로 하여 달이는 방법은 위와 같다. 〈三因〉

❋ 대황좌경탕(大黃左經湯)

효능 : 사기(四氣)가 족양명경(足陽明經)에 흘려들어서 요각(腰脚)이 붉게 붓고 아프게 되어 걸어다니지 못하는 증세와 대소변의 비삽(秘澁)을 치료한다.

처방 대황(大黃) 1돈, 강활(羌活)•복령(茯苓)•세신(細辛)•전호(前胡)•지각(枳殼)•후박(厚朴)•황금(黃芩)•행인(杏仁)•감초 각 7푼을 썰어서 1첩으로 하며 달이는 방법은 위에서와 같다. 〈三因〉

❋ 가미패독산(加味敗毒散)

효능 : 삼양경(三陽經)에 각기(脚氣)가 흘러들어서 복사뼈에 심한 열이나고 붉게 부어서 한열(寒熱)이 오고 가고하여 스스로 땀이 나는 증세를 치료한다.

처방 인삼패독산(人蔘敗毒散) 1냥에 대황(大黃)•창출(蒼朮) 각 1돈을 더하여 썰어서 1첩으로하여 생강 3쪽, 박하 7잎을 넣어 같이 달여서 먹는다. 〈得効〉

❋ 빈소산(檳蘇散)

효능 : 풍습(風濕) 각기의 종통과 구련(拘攣)한 데 이 약으로써 기도(氣道)를 소통시킨다.

처방 창출(蒼朮) 2돈, 향부자(香附子)•자소엽(紫蘇葉)•진피(陳皮)•모과(木瓜)•빈랑(檳榔)•강활(羌活)•우슬(牛膝) 각 1돈, 감초 5푼을 썰어서 1첩으로하여 생강 3쪽, 파 33뿌리를 넣어 같이 달여서 먹는다.

❋ 강활도체탕(羌活導滯湯)

효능 : 각기(脚氣)가 처음 일어나면 한몸이 아프고 또는 팔다리가 부어서 아프고 대소변이 막히는 데 먼저 이 약으로써 소통을 시키고 다음에 당귀점통탕(當歸拈痛湯)으로 증세를 없애 버린다.

처방 대황주하(大黃酒煨) 2돈4푼, 강활(羌活)•독활(獨活) 각 1돈2푼, 방기(防己)•당귀미(當歸尾) 각 7푼, 지실(枳實) 5푼을 썰어서 1첩으로하여 물로 달여서 먹으면 조금 설사를 하고는 바로 차도가 있다. 〈東垣〉

❋ 당귀점통탕(當歸拈痛湯)

효능 : 습열 각기(濕熱 脚氣)가 부어서 아픈 증세를 치료한다.

처방 강활(羌活)•인진주초(茵蔯酒炒)•황금주초(黃芩酒炒)•감초구(甘草炙) 각 1돈, 지모(知母)•택사(澤瀉)•적복령(赤茯苓)•저령(猪苓)•백출(白朮)•방기(防己) 각 6푼, 인삼(人蔘)•고삼(苦蔘)•건갈(乾葛)•당귀(當歸)•창출(蒼朮) 각 4푼을 썰어서 1첩을 물 2잔에 담가서 약간 지난 뒤에 달여서 반쯤 되거든 공복에 생각대로 쉬어가면서 먹는다. 〈寶鑑〉

한 상공(相公)이 군사를 이끌고 남방(南方)에 닿아 잘못해서 각기(脚氣)에 걸려 온몸이 붉게 부어 아프게 되어 손을 댈 수 없을 정도로 종아리가 더욱 심했다.

내경(內經)에 이르기를 「수음(水飮)이 가운데에서 일어나면 아래서 부종(胕腫)인 것이다. 또 모든 아픔이 실과 혈(血) 때문인 것이다.」하였으니 실(實)한 것은 정해야 하는데 삼능침(三稜鍼)으로써 부은 곳을 자주 찌르니 피가 2잔 넘게 갑자기 나오고 점점 선(線)과 같이 나오

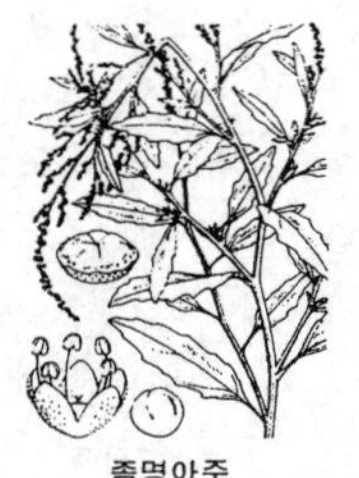
좀명아주

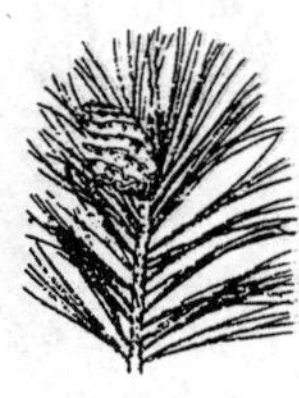
누운잣

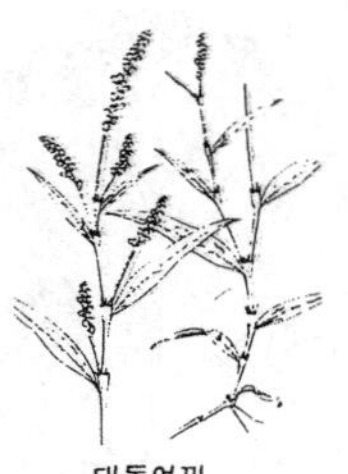
대동여뀌

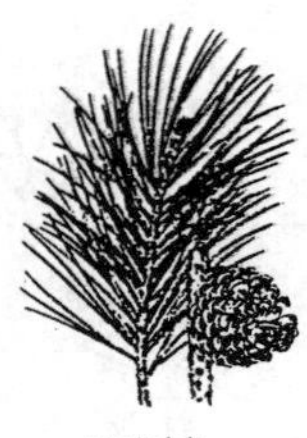
리기다솔

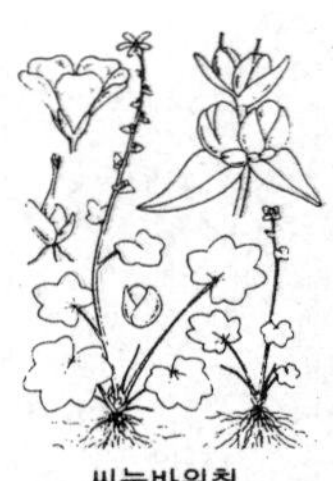
씨눈바위취

면서 그 빛이 흑갈색이더니 어느 정도 지나니 부은 것이 가라앉기 시작하고 아픔이 덜하는데 당귀점통탕(當歸拈痛湯)을 먹었더니 그날 밤에 잠을 잘자고 밝은 날 다시 먹고 나았다. 〈寶鑑〉

※ 수풍환(搜風丸)

효능 : 각기(脚氣)의 종통(腫痛)을 치료한다.

처방 흑견우자생(黑牽牛子生) • 취두말(取頭末) 2냥, 대황(大黃) • 빈랑(檳榔) • 지실(枳實) 각 5돈을 가루로하여 풀로 오동열매 크기의 환을하여 미음(米飮)으로 30~50알을 씩을 먹는다. 〈丹心〉

※ 지실대황탕(枳實大黃湯)

효능 : 습열각기(濕熱脚氣)의 종통(腫痛)을 치료한다.

처방 대황주하(大黃酒煨) 3돈, 강활(羌活) 1돈반, 당귀(當歸) 1돈, 지실(枳實) 5푼을 썰어서 1첩으로 하여 물로 달여 공복에 먹는다.

염평장(廉平章)이란 사람이 몸이 비대한데 각기(脚氣)에 걸려서 붉게 약간 부어 족경(足脛)이 아파서 못견디고 손을 대지 못하는데 당귀점통탕(當歸拈痛湯) 1첩을 쓰니 아픔이 반감하므로 다시 먹었더니 아픔이 모두 없어졌다.

또 삼능침(三稜鍼)으로써 발톱의 끝을 찔러 검은 피를 많이 내니 붉게 부은 것이 전부 사라졌는데 며칠 뒤에 면(麵)을 먹고 다시 아파서 지실대황탕(枳實大黃湯)으로 낫게 했다. 〈寶鑑〉

※ 개결도인환(開結導引丸)

효능 : 일명 개울도음환(開鬱導飮丸)

각기(脚氣)가 식적(食積)에 흘러들었기 때문에 심하(心下)가 결리는 것을 치료한다.

처방 진피(陳皮) • 백출(白朮) • 택사(澤瀉) • 복령(茯苓) • 신국(神麴) • 맥아(麥芽) • 반하강제(半夏薑製) 각 1냥, 지실(枳實) • 청피(靑皮) • 건강(乾薑) 각 5돈, 파두상(巴豆霜) 1돈반을 가루로하여 떡처럼 쪄서 오동열매 크기의 환을하여 더운 술로 50~70알씩을 먹는다. 〈寶鑑〉

※ 독활기생탕(獨活寄生湯)

효능 : 간(肝)과 신(腎)이 허약하고 근골(筋骨)이 연통(攣痛)하여 무릎의 한쪽이 마르고 완약(緩弱)과 냉비(冷痺)한 것을 치료한다.

처방 독활(獨活) • 당귀(當歸) • 백작약(白芍藥) • 상기생(桑寄生) 각 7푼, 숙지황(熟地黃) • 천궁(川芎) • 인삼(人蔘) • 백복령(白茯苓) • 우슬(牛膝) • 두충(杜冲) • 진교(秦艽) • 세신(細辛) • 방풍(防風) • 육계(肉桂) 각 5푼, 감초(甘草) 3푼을 썰어서 1첩으로하여 생강(薑) 3쪽을 넣어 물로 달여 공복에 먹는다. 〈回春〉

※ 강활속단탕(羌活續斷湯)

효능 : 각기(脚氣)에 간신(肝腎)이 허약하고 근련골통(筋攣骨痛)한 증세를 치료한다.

처방 강활(羌活) • 방풍(防風) • 백지(白芷) • 세신(細辛) • 두충(杜冲) • 우슬(牛膝) • 진교(秦艽) • 속단(續斷) • 숙지황(熟地黃) • 당귀(當歸) • 인삼(人蔘) • 백복령(白茯苓) • 계심(桂心) • 천궁(川芎) 각 5푼을 썰어서 1첩으로하여 생강 3쪽을 넣고 물로 달여서 먹는다. 독활기생탕(獨活寄生湯)에 상기생(桑寄生)이 진품(眞品)이 없으면 지기생(地寄生)으로 대신 쓰는데 해는 조금도 없으니 이것은 기생(寄生)을 빼고 이어진 판단으로 대신하며 또 강활(羌活)로써 독활(獨活)을 대신하면 효과가 뛰어나다. 〈得効〉

※ 승준환(勝駿丸)

효능 : 각기(脚氣)가 구련(拘攣)하여 아프고 걸어 다니지 못하는 증세와 모든 족약병(足弱病)을 치료한다.

처방 모과(木瓜) 4냥, 당귀주침(當歸酒浸) • 천마주침(天麻酒浸) • 우슬주침(牛膝酒浸) • 산조인초(酸棗仁炒) • 숙지황주침(熟地黃酒浸) • 방풍(防風) 각 2냥, 부자전갈거독(附子全蝎去毒) 1냥, 부자(附子) 1개 거피제(去皮臍) • 유향(乳香) • 몰약(沒藥) • 강활(羌活) • 감초(甘草) 각 5돈, 사향(麝香) 2돈을 가루로 하고, 생지황(生地黃) 2근을 절구에 문드러지게 찧어서 좋은 술 4되와 같이 달여서 고약과 같이 되거든 먼저 약을 넣어 찧어서 단단하게

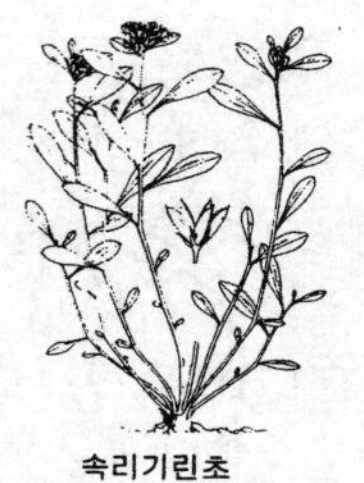
속리기린초

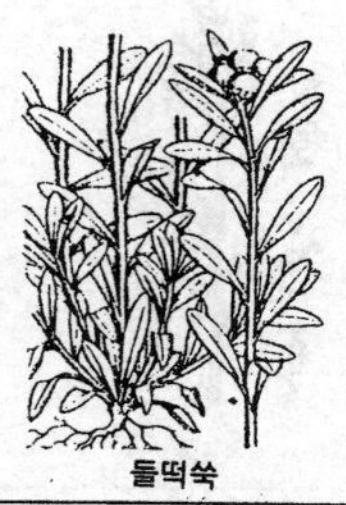
들떡쑥

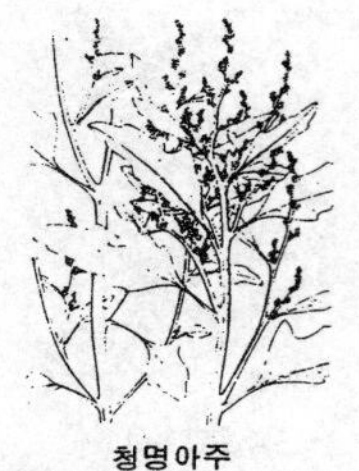
청명아주

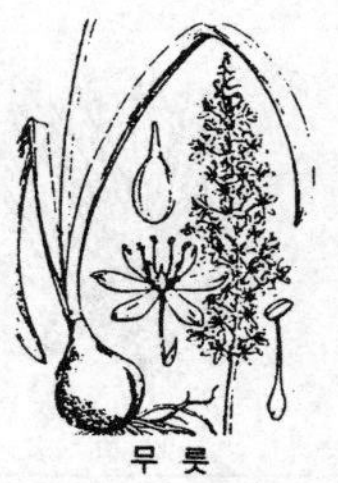
무 릇

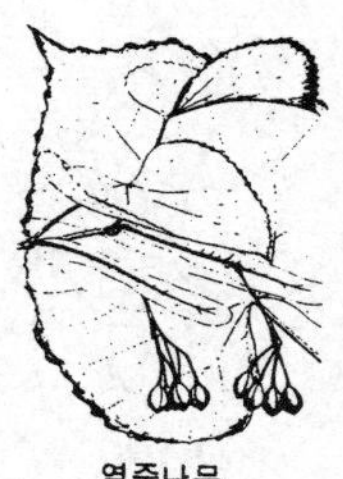
염주나무

하고 매 1냥으로 10알을 만들어 잘 때에 1알씩 술로 복용하거나 또는 오동열매 크기로 환을 만들어 매 50알을 술로 반달쯤 복용하면 걸어 다니기가 날으는 것 같으므로 승준환(勝駿丸)이라고 이름한 것이다. 〈三因〉

겨울이면 지황(地黃)을 쓰지 않고 묽은 꿀로써 환을 만든다. 〈入門〉

※ 착호단(捉虎丹)

일명 일립단(一粒丹)

효능 : 각기(脚氣)가 뛰어들어 아파서 못견디는 증세를 치료한다.

처방 오령지(五靈脂) • 백교향(白膠香) • 초오(草烏)를 검은 콩과 같이 달여서 콩은 버리고, 목별자(木鼈子) • 지룡(地龍) 각 1냥반, 몰약(没藥) • 당귀(當歸) 각 7돈반, 사향(麝香) • 송연묵하(松煙墨煆) 각 2돈반을 가루로하여 찹쌀 풀에 연밥 크기로 환을하여 매 1알을 공복에 더운 술로 내리는데 다리 겉에까지 약효과가 닿아도 붉게 부은 것이 없어지지 않으면 다시 1알을 먹으면 다리속에 닿아서 흑한(黑汗)이 나고 바로 뿌리가 뽑히게 된다. 〈入門〉

※ 권백산(卷栢散)

효능 : 여러 해동안 각기(脚氣)의 치료가 어려운데 본 처방이 특히 효과가 있다.

처방 권백(卷栢)이 동쪽으로 향한 것을 소금물에 반날동안 삶고, 다시 감냉수(甘冷水)에 반날동안 삶아서 햇빛에 말려서 흑견우자두말(黑牽牛子頭末) • 감수(甘遂) • 빈랑(檳榔)을 각각 가루로하여 서로 섞이지 않게 하고 먹을 때에 따로따로 1돈씩 취하지만 단지 빈랑(檳榔)만은 2돈씩을 택하여 오경초(五更初)에 파끓인 탕을 진하게 달여서 같이 내리면 진(振) • 사(巳)시가 되어서 얼어붙은 고기와 같이 나쁜 것이 엉겨서 나온다. 허한 사람은 반을 덜하여 먹고 바로 담죽을 먹은 다음 청열사습탕(淸熱瀉濕湯)을 먹는다. 〈得効〉

※ 이초창백산(二炒蒼栢散)

일명 창출산(蒼朮散)

효능 : 습열각기(濕熱脚氣)에 무릎이 아프고 또는 붉은 종기가 나며 다리뼈 사이에 열통(熱痛)이 있고 걸어다니기가 고통스러워 위벽족(痿躄足)(발이 늘어져 앉은뱅이가 되는 것)이 되는데 백번 쓰면 백번 효과가 있다.

처방 창출감침(蒼朮泔浸) 1주야하여 염초(鹽炒)하고, 황백주침(黃柏酒浸) 1서야 초초(焦炒)한 것, 각 4냥을 썰어서 5돈하여 물로 달여 먹고 또는 물에 환으로해 먹어도 이상 없다. 〈入門〉 환으로 하면 이묘환(二妙丸)이라 한다.

※ 가미창백산(加味蒼栢散)

효능 : 습열각기(濕熱脚氣)의 위벽(痿躄)을 치료한다.

처방 창출(蒼朮) 1돈, 백출(白朮) 8푼, 지모(知母) • 황백(黃柏) • 황금(黃芩) 각 6푼, 당귀(當歸) • 작약(芍藥) • 생지황(生地黃) 각 4푼, 모과(木瓜) • 빈랑(檳榔) • 강활(羌活) • 독활(獨活) • 목통(木通) • 방기(防己) • 우슬(牛膝) 각 3푼, 감초(甘草) 1푼을 썰어서 1첩으로하여 생강 3쪽을 넣어 물로 달여서 먹는다. 〈入門〉

※ 승습병자(勝濕餠子)

효능 : 여러해 동안 각기(脚氣)에 족경(足脛)이 오이나 박처럼 부어 아프게 된 증세를 치료한다.

처방 흑축(黑丑) 2냥, 두말(頭末)을 취해서 5돈, 백축(白丑) 2냥, 두말(頭末)을 만들어서 5돈, 감수(甘遂) 5돈을 가루로하고 교맥면(蕎麥麵) 1냥반과 같이 물에 약가루를 섞어서 동전 세 개 합친 크기의 떡을 만들어서 밥 위에 쪄가지고 매 1개를 공복에 맑은 차로 씹어 먹는데 약간 설사하는 것을 한도로 한다. 〈正傳〉

※ 상백피산(桑白皮散)

효능 : 각기(脚氣)의 부종(浮腫)에 소변이 삽(澁)하고 기(氣)가 급하며 배가 가득 부푼 증세를 치료한다.

처방 적복령(赤茯苓) 2돈, 목향(木香) • 방기(防己) • 대복자(大腹子) 각 1돈2푼, 상백피(桑白皮) • 욱이인(郁李仁) 각 1돈, 소엽(蘇葉) • 목통(木通) • 빈랑(檳榔) • 청피(靑皮) 각 7푼을 썰어서 1첩으로 하여 생강 3쪽을 넣어

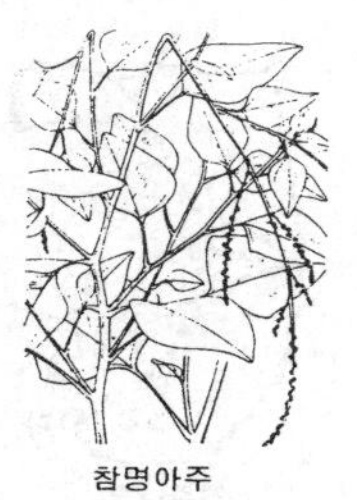
참명아주

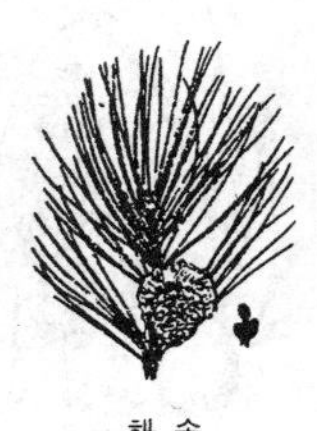
해 송

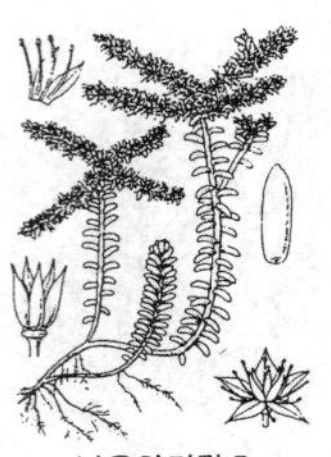
넓은잎기린초

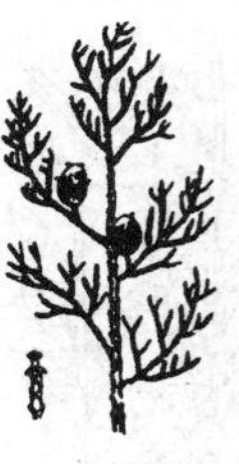
선측백

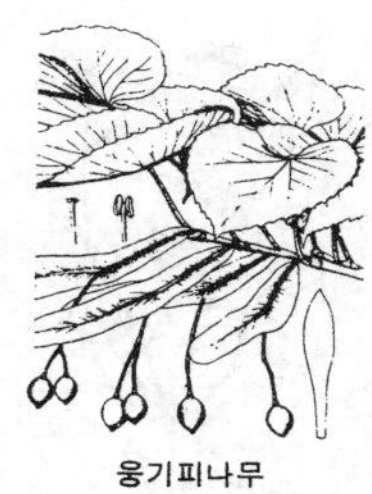
웅기피나무

물로 달여서 먹는다. 〈活人〉

9. 각기(脚氣)의 위험(危險)일 때

각기(脚氣)의 증세가 이상한 것을 느끼면 즉시 치료를 해야 한다. 즉 기(氣)가 위로 거슬러서 어깨로 숨쉬고 흉협(胸脇)이 역만(逆滿)하며 급하면 죽게 되며 발꿈치를 돌릴 수 없는 사람은 며칠만에 반드시 죽게 되니 급히 치료하지 않으면 안된다. 또 심하(心下)가 급하고 기(氣)가 헐떡거려서 그치지 않을때와 또는 스스로 땀이 나고 한열(寒熱)이 오고 가며 맥(脈)이 짧아지고 촘촘하며 구토해서 그치지 않는 사람은 죽게 된다. 〈千金〉

기(氣)가 오르고 맥(脈)이 촘촘하고 눕지 못하는 사람은 죽게 된다. 〈千金〉

각기(脚氣)의 병에 소복(小腹)이 마비되고 어질지 못한 증세와 부종(浮腫)은 나지 않는 데 소복(小腹)이 딴딴한 증세는 3~5일을 넘기지 못해서 구토하고 죽게되니 이러한 증세는 각기(脚氣)가 심장(心臟)에 들어갔기 때문이다. 〈千金〉

각기(脚氣)에 맥(脈)이 크게 들뜨고 급한 증세는 가장 위험한 증세이고 가늘면서 급해도 역시 같은 나쁜 맥(脈)이 된다. 〈千金〉

각기(脚氣)가 심(心)에 들어가면 황홀하고 헛소리를 하며 구토를 하고 먹지도 못하며 좌촌맥(左寸脈)이 잠시 컸다가 잠시 적어지고 또 잠시 없어지게되게 되니 이러한 증세도 역시 치료가 어려움에 속하는데 삼절탕(杉節湯)과 삼완산(三脘散) 또는 삼화산(三和散)에 오약(烏藥)을 더해서 쓰면 구할수 있다. 〈綱目〉

각기(脚氣)가 둔장(臀臟)에 들어가면 요각(腰脚)이 부종(浮腫)하고 소변이 통하지 않으며 기(氣)가 역으로 올라서 기침이 급하며 눈과 이마가 모두 검고 좌척맥(左尺脈)이 끊어지면 치료가 어렵게되니 팔미원(八味元)에서 산약을 빼고 다음에 구출 약으로 쓴다. 소음(少陰)은 신경(腎經)인데 각기(脚氣)가 배에 들어가면 기(氣)가 오르고 기침이 급하니 이 증세가 제일 급한 것이다. 신(腎)이 심(心)을 같이하고 수(水)가 화(火)를 극(剋)해서 죽는 경우가 아침이나 저녁에 있는 것인데 위의 약으로 구하면 된다. 또 사물탕(四物湯)에 묘황백(妙黃柏)을 더해서 달여 먹고 겉으로 쓰는데는 부자(附子)가루를 침에 섞어서 통천혈(通泉穴)에 붙이고 쑥 뜸으로해서 열(熱)을 끌어 밑으로 내려가도록 한다. 〈丹心〉

각기(脚氣)가 뱃속에 들어가면 기침이 급해서 못견디게 되니 목유탕(木萸湯)·삼절탕(杉節湯)·삼장군원(三將軍元)·오약평기탕(烏藥平氣湯)으로 구해야 한다. 〈入門〉

※ 삼절탕(杉節湯)

효능 : 각기(脚氣)가 배에 들어가고 심장(心臟)을 찔러서 위급한 증세에 이 약으로써 치료해야 된다.

처방 삼목절(杉木節) 4냥, 대복피(大腹皮) 1냥, 빈랑(檳榔) 7개, 청귤엽(青橘葉) 49편을 썰어서 1첩으로 하여 흐르는 물에 달여서 먹는다. 〈正傳〉

유자후(柳子厚)가 남방(南方)에 살면서 각기(脚氣)에 걸려 심(心)을 찌르고 속이 결리고 갈빗대 밑에 돌같은 덩어리가 있고 사람을 알아보지를 못하는데 어느 사람이 이 처방을 전해 받아 달여 먹으니 전부 먹기도 전에 3차례를 토해 내리면서 기(氣)가 바로 통하고 덩어리가 흩어져서 깨어났는데 그 방법은 동변(童便) 3되로 달여서 1되 정도가 되면 2번으로 나누어 먹는 것이 좋다. 〈綱目〉

※ 삼완산(三脘散)

효능 : 각기(脚氣)가 심(心)을 찌르고 결리며 대·소변이 삽체(澁滯)한 증세를 치료한다.

처방 독활(獨活)·모과(木瓜)·백출(白朮)·대복피(大腹皮)·자소엽(紫蘇葉) 각 1돈, 빈랑(檳榔)을 면(麵)에 싸서 불에 구워 가루로하고, 진피(陳皮)·침향(沈香)·목향(木香)·천궁(川芎) 각 7푼, 감초구(甘草灸) 5푼을 가루로하여 매 3돈을 물에 달여 먹는데 설사를 하면 효력이 있는 것이다. 〈活人〉

※ 목유탕(木萸湯)

효능 : 각기(脚氣)가 배에 들어가 기침을 하고 견디지 못하는 증세를 치료한다.

처방 모과(木瓜)·빈랑(檳榔) 각 2돈반, 오수유(吳茱萸) 1돈반을 썰어서 1첩으로하여 물로 달여서 먹는다. 〈入門〉

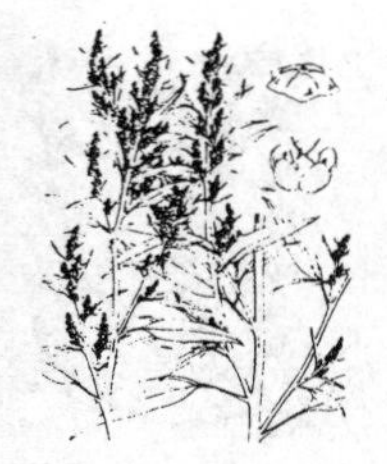
버들명아주

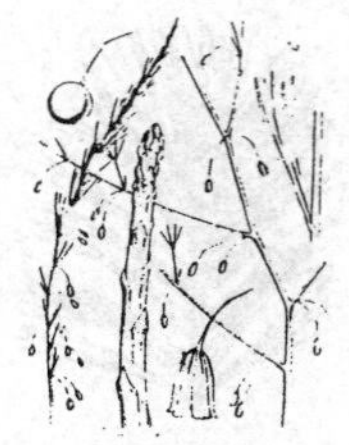
아스파라가스

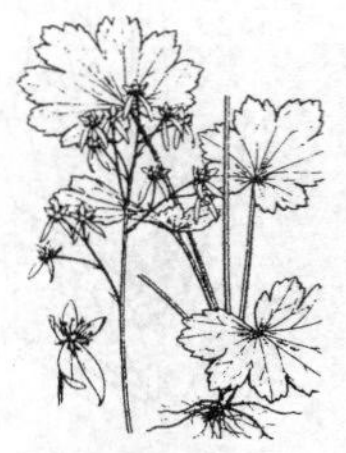
바위떡풀

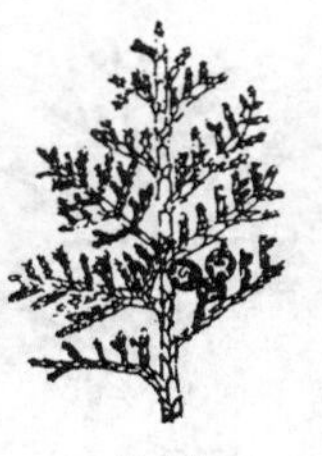
화 백

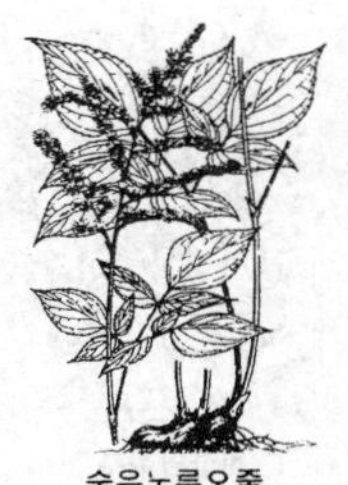
숙은노루오줌

※ 삼장군원(三將軍元)

효능 : 각기(脚氣)가 심장(心臟)을 충격해서 대변이 통하지 않는 증세를 치료한다.

처방 오수유(吳茱萸) • 목과(木瓜) • 대황(大黃) 각 등분 가루로하여 쌀풀로 오동열매 크기의 환을지어 지각탕(枳殼湯)으로 50~70알을 먹는다. 〈得効〉

※ 오약평기탕(烏藥平氣湯)

효능 : 각기(脚氣)가 위로 쳐들어서 어지럽고 기침이 잦은 증세를 치료한다.

처방 오수유(吳茱萸) 1돈, 복신(茯神) • 인삼(人蔘) • 백출(白朮) • 천궁(川芎) • 당귀(當歸) • 모과(木瓜) • 백지(白芷) • 오미자(五味子) • 자소엽(紫蘇葉) 각 7푼, 감초(甘草) 3푼을 썰어서 1첩으로하여 생강 5쪽, 대추 2개를 넣어 물로 달여서 먹는다. 〈三因〉

10. 각기(脚氣)의 금기법(禁忌法)일 때

첫째는 성을 내는 것을 금한다. 성을내면 심(心)이 답답하고 괴롭게 된다.

둘째는 큰 소리를 금한다. 큰 소리를 하면 폐(肺)가 상해서 각기(脚氣)가 일어 움직인다. 또 발을 내놓고 바람을 쏘이거나 찬물에 담그거나 씻거나 하는 것을 피하고 비록 여름이라 해도 계속 솜옷을 입고 겨울이 되면 더욱 두껍게 해서 두 다리에 항상 땀기가 있도록 더웁게 하는 것이 좋고 또 계속 비벼주고 관절(關節)을 움직여서 기혈(氣血)을 화통하게 하는것이 이 병을 도와주는 요점이되고, 풍습(風濕)을 없애주는 것이 된다. 〈外臺〉

매번 축(丑) • 인일(寅日)이 되면 손과 발의 손톱과 발톱을 살에 닿을 정도로 잘라서 기(氣)를 없애면 또한 효과가 있다. 〈外臺〉

음식을 먹은 뒤에 일찍 먹되 뜻대로 많이 먹고 점심은 조금 적게 먹으며 저녁밥은 먹지 않는 것이 더욱 좋고 밤에 음식을 먹으면 혈기(血氣)가 막히고 체해 부어서 아픈 것이 더해진다.

보통때의 음식에 주면(酒麵)과 우유 종류등을 지나치게 먹지 말 것이니 많이 먹으면 각기(脚氣)가 일어나며 욕심을 너무 함부로 놓아두지 말 것이니 함부로 놓아두면 또한 각기(脚氣)가 일어난다. 〈東垣〉

각기(脚氣)병에는 방사(房事)를 특히 피하고 우(牛) • 양(羊) • 어육(魚肉) • 총(葱) • 산(蒜) • 구(韭) • 송채(菘菜) • 주(酒) • 면(麵) • 수(酥) • 유(油) • 저(猪) • 계(鷄) • 아(鵝) • 압육(鴨肉)등의 음식을 피하고 오직 갱미(粳米) • 속미(粟米) • 장(醬) • 시(豉) • 강(薑) • 초(椒) 및 생과(生果) 등을 먹는 것이 좋다. 만약 이것을 어기면 이 병은 차도가 없을 것이다. 〈千金〉

11. 각기(脚氣)를 안마(按摩)할 때

통천혈(通泉穴)은 족심(足心)에 있으니 습기(濕氣)가 전부 그곳으로 들어간다. 아침 저녁에는 언제나 한손으로는 발가락을 잡고 또 한손으로는 발바닥을 수없이 비벼주면 족심(足心)이 뜨거워 지니 다시 발가락을 움직여서 운동하는 것이 제일 좋고 싫증이 나면 다른 사람을 시켜서 하는 것도 좋으나 그래도 자기 손으로 하는 것만은 못한 것이다. 이 방법을 계속하면 다리힘이 건강해지고 위약(痿弱)과 저리고 아픈 병이 없어진다. 〈養老〉

12. 위병(痿病)의 원인일 때

폐(肺)는 오장(五臟)의 군주가되고, 심(心)은 덮개가 되는 것이며 포기를 하거나 바라는 것을 못얻으면 폐가 울게 되고 폐(肺)가 울면 폐(肺)가 열이 있고 폐잎이 마르게 되기 때문에 오장(五臟)이 폐열(肺熱)과 폐초(肺焦) 때문에 위벽(痿躄)이 되는 것이다. 〈內經〉

양명(養明)이라고 하면 오장 육부(五臟 六腑)의 바다인데 종근(宗筋)을 윤활하게 하는 것을 맡고 종근(宗筋)을 묶는 것을 주로 치료해서 기관(機關)을 주로 이롭게 하니 양명(養明)이 허하면 종근(宗筋)이 풀어지고 대맥(帶脈)을 끌지(引)못하기 때문에 발이 저려서 못쓰는 것이다. 〈內經〉

심기(心氣)가 열이 있어서 맥(脈)이 비약(痺弱)하면 경(脛)이 세로로 느슨하여 땅에 마음대로 못디디고 간기(肝氣)가 열이 있어 힘줄이 위약(痿弱)하면 힘줄이 연급(攣急)하고 비기(脾氣)가 열이 있어 살이 위약(痿弱)하면 위(胃)가 마르고 목구멍이 마르며 살갗이 어질지 못하고, 신기(腎氣)가 열이 있어 뼈가 위비(痿痺)하면 요척(腰脊)을 못들고 뼈가 마르며 골이 적어지게 되는 것이다. 〈內經〉

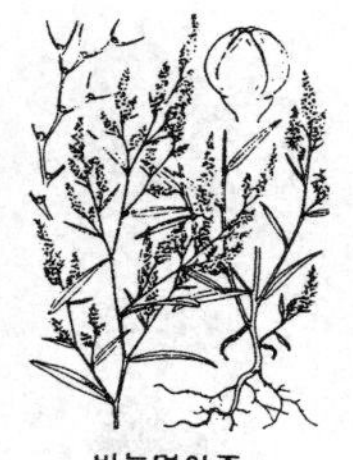
바늘명아주

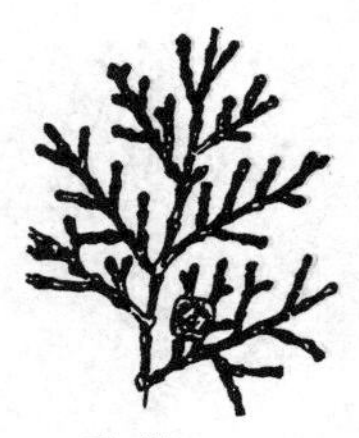
편 백

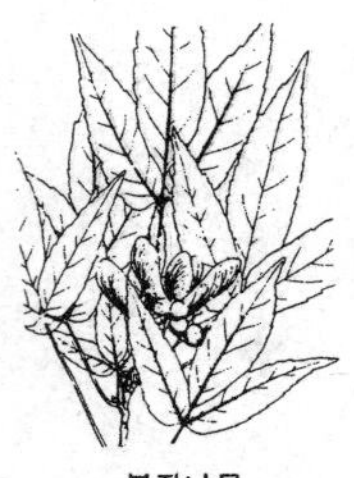
복장나무

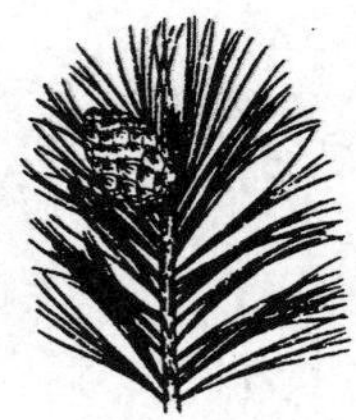
누운잣

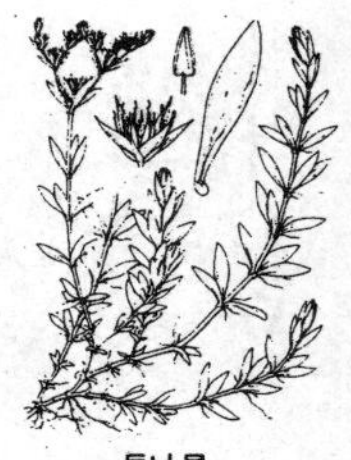
돌나물

위(痿)라는 것은 손과 발이 위약(痿弱)하고 힘이 없어서 운동을 못하는 것이다. 폐금(肺金)이 원래 마르므로 말라서 병이 되면 피가 쇠해서 백가지 뼈를 영양(榮養)하지 못하니 손과 발이 위약(痿弱)하여 운동을 못하는 것인데, 마치 가을의 금(金)이 왕성(旺盛)하면 풀과 나무가 시들어 떨어지는 것과 같은 것이다. 그리하여 위(痿)와 위(萎)의 글뜻이 서로 통한다. 〈河間〉

위병(痿病)이 일어나는 것은 대부분 5월•6월•7월의 나눠진 계절에 많은 것이니 오(午)는 소음군화(少陰君火)의 위(位)고, 미(未)는 습상(濕上)•경금(庚金)•복화(伏火)의 지(地)요, 신(申)은 소양상화(少陽相火)의 나뉜 것이기 때문에 위병(痿病)은 그 맥(脈)이 틀림없이 들뜨고 큰것이다.

13. 위병(痿病)을 치료(治療)할 때

폐금(肺金)은 몸을 마르게 하며 위에 머무르면서 기를 주로 다스리고 화(火)를 두려워 하는 것이며, 비토(脾土)는 성질이 습(濕)하니 가운데 있으면서 사지(四肢)를 맡아 처리하는 책임을지고 목(木)을 두려워 하는 것이다. 화(火)의 성질은 불타오르니 만약 성내는 것을 즐기게 되면 수(水)를 길러주는 것을 잃고 화(火)가 두려워 하는데 소모가 되고 이기는 것을 업신 여기면 폐(肺)가 화사(火邪)를 얻어서 열이 있게 되는 것이며, 목(木)은 성질이 굳세기 때문에 폐(肺)가 열을 받으면 금(金)이 또한 기의 자리를 잃게되니 목(木)이 두려움에 소모가되고 이기는 것을 업신 여기면 비(脾)가 목사(木邪)를 받아서 상(傷)하는 것이다. 비(脾)가 열이 있으면 한몸을 간섭하지 못하고 비(脾)가 상(傷)하면 사지(四肢)를 못쓰며 모든 위증(痿症)이 일어나는 것이다. 남쪽을 사(瀉)하면 폐금(肺金)이 맑고 동쪽이 가득히 실하지 않으니 비(脾)가 상(傷)할 일이 없으며 북쪽을 보(補)하면 심화(心火)가 내리고 서쪽이 허하지 않으니 폐열(肺熱)이 있을 이유가 없기 때문에 양명(陽明)이 실(實)하면 종근(宗筋)이 윤활(潤滑)해서 충분히 뼈를 묶고 기관(機關)을 이롭게 하는 것이니 위(痿)를 치료하는 방법이 이것보다 나은 방법이 없다. 〈丹心〉

동원(東垣)이 황백(黃柏)으로 군(君)을 삼고 황기(黃芪) 등으로써 보좌하여 모든 위증(痿症)을 치료하는데 정해진 처방이 없으니 담이 쌓인 것을 같이 하는 것도 있고 습(濕)이 반반인 것, 기(氣)를 낀 것 등 여러가지 증세를 따라서 처방을 내리니 실제로 위(痿)를 잘 치료하는 방법이라 하겠다. 그러나 만일 고루 처리를 적절하게 못하면 의원도 치료를 하지 못한다. 예를들면 타고 난대로 양(陽)을 얻은 사람이 좋은 맛으로 인하여 열이 일어나서 위병(痿病)이 되었는데 먹는 맛을 담박(淡薄)하게 조절하지 않으면 안전하게 치료를 하지 못하는 것이다. 〈丹心〉

위병(痿病)은 풍(風)으로 잘못알고 풍약(風藥)을 쓰기가 쉬우나 풍약(風藥)으로는 치료를 못한다. 〈丹心〉

창출(蒼朮)과 황백(黃柏)은 위(痿)를 치료하는데 중요한 약이다. 〈丹心〉

간(肝)•신(腎)이 모두 허하고 근골(筋骨)이 위약한 증세는 가미사근원(加味四斤元)•오수삼궤환(五獸三匱丸)•녹각교환(鹿角膠丸)•양혈장근건보환(養血壯筋健步丸) 등을 쓰고 습열(濕熱)로 인하여 위약(痿弱)한 증세는 신구자음환(神龜滋陰丸)•삼묘환(三妙丸)•가미이묘환(加味二妙丸)•가미사물탕(加味四物湯)•자혈양근탕(滋血養筋湯)을 쓰고, 긴 여름의 습열(濕熱) 때문에 위(痿)가 된 증세는 건보환(健步丸)•사제창백환(四製蒼柏丸)•이묘창백산(二妙蒼柏散)•청조탕(清燥湯)을 쓰고 습담(濕痰)을 같이 한 증세는 이진탕(二陳湯)에 창출(蒼朮)•황백(黃柏)•백출(白朮)•죽력(竹瀝)•생강즙을 더해서 쓰고 혈허(血虛)에는 사물탕(四物湯)에 창백(蒼柏)을 더하고 기허(氣虛)에는 사군자탕(四君子湯)에 창백(蒼柏)을 더해서 쓴다.

※ 가미사근원(加味四斤元)

효능 : 간(肝)과 신(腎)이 모두 허하고 다리와 무릎이 저리고 아픈 증세와 위약(痿弱)하고 또는 풍한습(風寒濕)의 기를 받아서 다리가 아픈 증세를 치료한다.

처방 우슬주침(牛膝酒浸) 1냥반, 천오(川烏)•호경골(虎脛骨)•육종용(肉蓯蓉) 각 1냥, 유향(乳香)•몰약(沒藥) 각 5돈, 모과(木瓜) 1개를 증숙(蒸熟)하여 가루로하고 모과고(木瓜膏)에 넣어 술풀로 오동열매 크기의 환을 해서 더운 술이나 또는 염탕(鹽湯)으로 70알을 먹는다. 〈濟生〉

※ 오수삼궤환(五獸三匱丸)

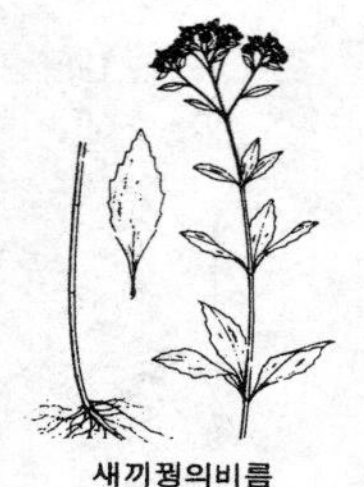
새끼꿩의비름

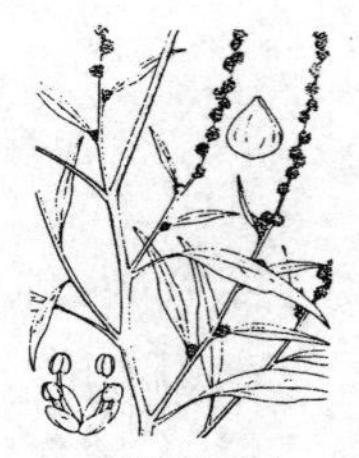
가는갯능쟁이

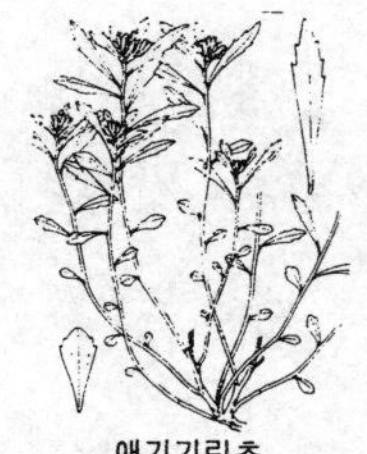
애기기린초

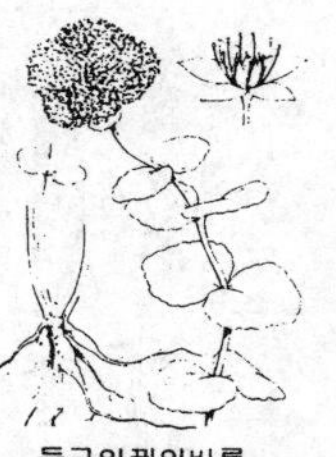
둥근잎꿩의비름

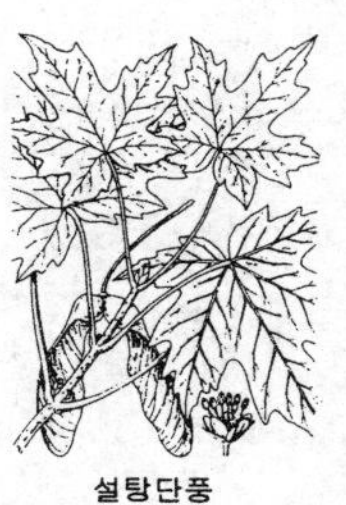
설탕단풍

효능 : 간(肝)과 신(腎)이 모자라서 양다리가 위연(痿軟)한 증세를 치료한다.

처방 녹용수구(鹿茸酥灸)・혈갈(血竭)・호경골수구(虎脛骨酥灸)・우슬주침(牛膝酒浸)・금모구척(金毛狗脊)의 털을 태워버린 것 각 1냥을 가루로하고 따로 부자(附子) 1개 껍질을 벗기고 중심을 도려 내어서 진사(振砂) 가루로한것 1냥을 메워 넣고 또 모과(木瓜) 1개를 껍질을 벗기고 중심을 긁어내고서 부자를 넣어 부자(附子)가루로 입을 봉하고 약탕속에 바로 앉혀 중탕(重湯)으로 쪄서 익혀 가지고 오수(五獸) 가루를 넣어 가시연밥 크기의 환을하여 모과 술에 같이 먹는다. 피가 마르는 증세를 일명 기린갈(麒麟竭)이라고 한다. 〈澹寮〉

※ 녹각교환(鹿角膠丸)

효능 : 양쪽 발이 위연(痿軟)하고 오래 누워서 못일어 나는데 쓰면 효과가 아주 좋다.

처방 녹각교(鹿角膠) 1근, 녹각상(鹿角霜)・숙지황(熟地黃) 각 8냥, 당귀신(當歸身) 4냥, 우슬(牛膝)・백복령(白茯苓)・토사자(兎絲子)・인삼(人蔘)・백출(白朮)・두충(杜冲) 각 2냥, 호경골(虎脛骨)・구판병수구(龜板並酥灸) 각 1냥을 가루로하고 녹각교(鹿角膠)를 술에 넣어 끓여서 조린 물에 오동열매 크기의 환을하여 강염탕(薑鹽湯)으로 100알을 먹는다. 〈正傳〉

※ 양혈장근건보환(養血壯筋健步丸)

효능 : 기혈(氣血)이 양쪽 모두 허하고 양쪽발이 위연(痿軟)하여 움직이지 못하는 증세를 치료한다.

처방 숙지황(熟地黃) 4냥, 우슬주침(牛膝酒浸)・두충강즙초(杜冲薑汁炒)・당귀주세(當歸酒洗)・창출(蒼朮)・황백염수초(黃柏鹽水炒) 각 2냥, 백작약주초(白芍藥酒炒) 1냥반, 황기염수초(黃芪鹽水炒)・산약(山藥)・오미자(五味子)・파고지염수탕(破古紙鹽水湯)・인삼(人蔘)・구기자(枸杞子)・토사자(兎絲子)・백출초(白朮炒)・호경골(虎脛骨)・구판병수구(龜板並酥灸) 각 1냥, 방풍(防風) 6돈, 방기주세(防己酒洗) 5돈, 강활주세(羌活酒洗) 3돈을 가루로하고 저척수(猪脊髓) 7조분에 달인 꿀을 넣어 오동열매 크기의 환을하여 염탕(鹽湯)으로 100알을 먹는다. 〈醫鑑〉

※ 신구자음환(神龜滋陰丸)

효능 : 좋은 맛을 궁색하게 먹는 사람이 습열(濕熱)로 신을 상해서 각슬위약(脚膝痿弱)으로 힘이 없는 증세를 치료한다.

처방 구판수구(龜板酥灸) 4냥, 황백(黃柏)・지모병염수초(知母並鹽水炒) 각 2냥, 구기자(枸杞子)・오미자(五味子)・쇄양(鎖陽) 각 1냥, 건강(乾薑) 5돈을 가루로하여 술풀에 오동열매 크기의 환을하여 염탕(鹽湯)으로 70알을 먹는다. 〈綱目〉

※ 삼묘환(三妙丸)

효능 : 습열(濕熱)이 아래로 흘러서 양다리가 마목(麻木)이 되고 위약(痿弱)해지고 또는 불로 지르는 것과 같은 열(熱)이 나는 증세를 치료한다.

처방 창출감침(蒼朮泔浸) 6냥, 황백주초(黃柏酒炒) 4냥, 우슬(牛膝) 2냥을 가루로하여 면풀에 오동열매 크기의 환을하여 강염탕(薑鹽湯)으로 50~70알을 먹는다. 〈正傳〉

※ 가미이묘환(加味二妙丸)

효능 : 양쪽 발이 불에 쬐인 것과 같고 발등에서 열(熱)이 일어나 점점 요과(腰胯)에 닿아 마비(麻痺)가 되고 위연(痿軟)한 것은 모두 습열(濕熱)때문인 것이니 이러한 증세를 치료한다.

처방 창출감침(蒼朮泔浸) 4냥, 황백주침(黃柏酒浸) 2냥, 우슬(牛膝)・당귀미주세(當歸尾酒洗)・비해(萆薢)・방기(防己)・구판수구(龜板酥灸) 각 1냥을 가루로하여 주면(酒麵)풀로 오동열매 크기의 환을 하여 공복에 강염탕(薑鹽湯)으로 100알을 먹는다. 〈正傳〉

※ 가미사물탕(加味四物湯)

효능 : 습열(濕熱) 때문에 양쪽 다리가 위연(痿軟)하고 힘이 없는 증세를 치료한다.

처방 숙지황(熟地黃) 2돈, 당귀신(當歸身)・맥문동(麥門冬)・황백(黃柏)・창출(蒼朮) 각 1돈, 백작약(白芍

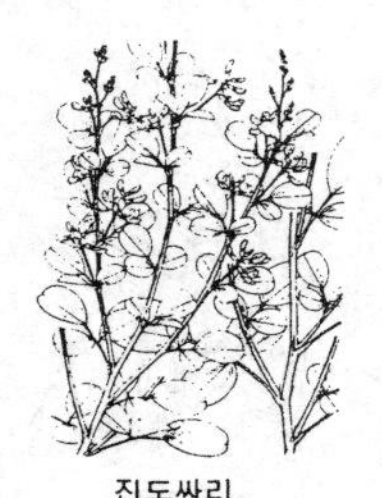
진도싸리

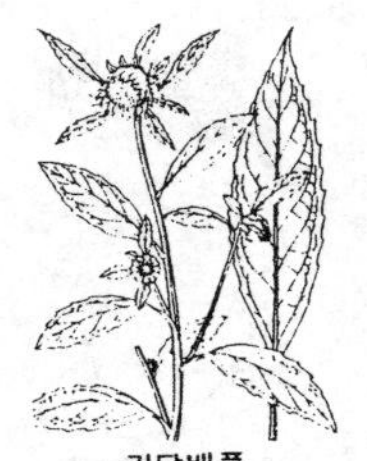
긴담배풀

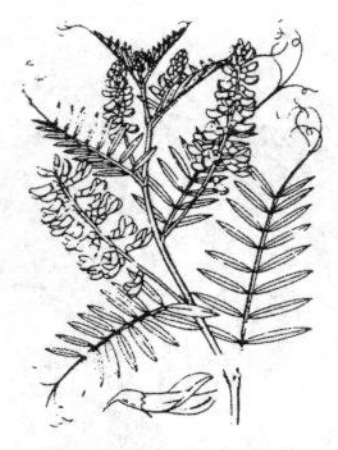
벳 지(털갈퀴덩굴)

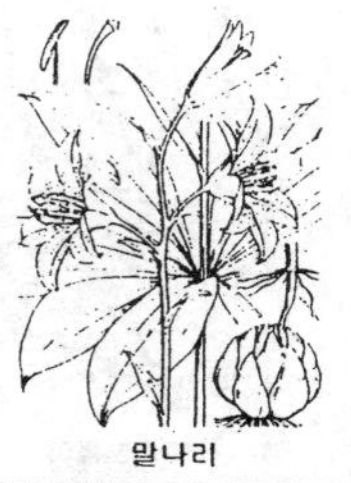
말나리

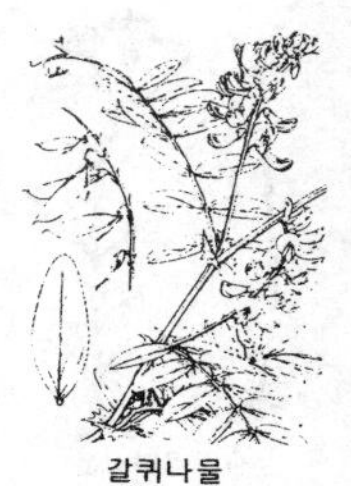
갈퀴나물

藥)·천궁(川芎)·두충(杜冲) 각 7푼, 인삼(人蔘)·황련(黃連) 각 5푼, 지모(知母)·우슬(牛膝) 각 3푼, 오미자(五味子) 9알을 썰어서 1첩으로하여 물로 달여 먹는다. 〈正傳〉

※ 자혈양근탕(滋血養筋湯)

효능 : 기혈(氣血)이 양쪽 모두 허하고 두 발이 위연(痿軟)하여 움직이지 못하는 증세를 치료한다.

처방 숙지황(熟地黃) 1돈반, 백작약(白芍藥)·당귀(當歸)·맥문동(麥門冬)·황백주초(黃柏酒炒)·우슬주침(牛膝酒浸)·두충주초(杜冲酒炒)·창출(蒼朮)·억이인(薏苡仁) 각 8푼, 인삼(人蔘)·천궁(川芎)·방풍(防風)·지모(知母) 각 5푼, 강활(羌活)·감초(甘草) 각 3푼, 오미자(五味子) 9알을 썰어서 1첩으로하여 생강 3쪽, 대추 2개를 넣어 물로 달여서 먹는다. 〈醫鑑〉

※ 건보환(健步丸)

효능 : 습(濕)과 열(熱)이 성하여 다리와 무릎에 힘이 없어서 굽히거나 펴지를 못하고 허리와 넓적다리가 심중해서 걸어 다니기가 어려운 증세를 치료한다.

처방 방기(防己) 1냥, 강활(羌活)·시호(柴胡)·활석(滑石)·과루근주세(瓜蔞根酒洗)·감초구(甘草炙) 각 5돈, 택사(澤瀉)·방풍(防風) 각 3돈, 고삼(苦蔘)·천오(川烏) 각 1돈, 육계(肉桂) 5푼을 가루로하여 술풀에 오동열매 크기의 환을 해서 파와 형개(荊芥)달인 탕으로 70알을 먹는다. 〈丹心〉

※ 사제창백환(四製蒼柏丸)

효능 : 습(濕)과 열(熱)이 성하여 다리와 무릎이 위약(痿弱)한데 먹으면 충분히 자음(滋陰)에 강화(降火)를 시킨다.

처방 황백(黃柏) 2근을 유즙(乳汁)과 사내 아이의 오줌을 살뜨물로 각각 담가서 8냥은 죽을 끓이고 8냥은 담가 끓이되 각각 13차례 하고 창출(蒼朮) 8냥을 천초(川椒)·파고지(破古紙)·오미자(五味子)·천궁(川芎)에 각각 볶아서 2냥씩 하되 볶은 약은 모두 버리고 다만 황백(黃柏)과 창출(蒼朮)만 취해서 가루로하여, 꿀로 오동열매 크기의 환을해서 아침은 술, 점심에는 차, 저녁에는 끓인 물로 30~50알을 먹는다. 〈入門〉

※ 청조탕(淸燥湯)

효능 : 긴 여름에 습열(濕熱)이 성하여 양쪽다리가 위궐(痿厥)하고 중풍들린 증세를 치료한다.

처방 황기(黃芪)·백출(白朮) 각 1돈반, 진피(陳皮)·택사(澤瀉) 각 7푼, 적복령(赤茯苓)·인삼(人蔘)·승마(升麻) 각 5푼, 생지황(生地黃)·당귀(當歸)·저령(猪苓)·맥문동(麥門冬)·신면(神麵)·감초(甘草) 각 3푼, 황련(黃連)·황백(黃柏)·시호(柴胡) 각 2푼, 오미자(五味子) 9알을 썰어서 1첩으로하여 물로 달여서 먹는다. 〈東垣〉

14. 열궐(熱厥)이 위(痿)를 이룰 때

어떤 사람이 복사뼈(踝)밑에 계속 열(熱)을 느껴서 겨울에도 양말을 신지 못하고 자신이 말하기를「내가 품성이 씩씩해서 한냉(寒冷)을 못느낀다고 하기에 내가 이것을 족삼음(足三陰)이 허한 것이니 색욕을 끊고 음혈(陰血)을 보양해야만 아픔을 면할 것이라.」하니 그 사람은 웃음으로 넘기고 마음에 두지 않더니 나이 50살도 못되서 위병(痿病)에 걸려 반년도 못되어 죽게 된 것이다. 〈丹心〉

한 상공(相公)이 양다리가 위약(痿弱)하고 배꼽 밑과 구음(尻陰)이 모두 냉(冷)하며 정(精)이 활(滑)하여 단단하지 못 한데 녹용환(鹿茸丸)을 먹으니 효과가 없었다. 동원(東垣)이 진찰하니 그 맥(脈)이 잠겨 촘촘하고 힘이 있었다. 그는 말하기를「순한 술과 좋은 음식을 많이 먹어 안에서 화(火)가 자성(酒盛)하고 밖에서 음(陰)이 절박하게 했는데 의원이 그것을 잘 모르고 열약을 써서 오히려 그 음(陰)을 토하고 양(陽)을 보하니 이른바 실(實)한 것을 더 실(實)하게 하고 허한 것을 더 허하게 한 것이다」. 고 하면서 자신환(滋腎丸)을 쓰니 한번 더 먹고서 모두 나았다. 어떤 사람이 그 이유를 물으니「이 증세는 상화(相火)가 아주 성하여 음위(陰位)를 같이 하는 것이기 때문에 이와 같이 크게 찬 약을 써서 상화(相火)를 토하고 진음(眞陰)을 회복시키는 것이니 음(陰)이 이미 그 자리를 회복하면 겉과 속의 찬 증세가 저절로이 없어지는 것이라」하였다. 〈東垣〉

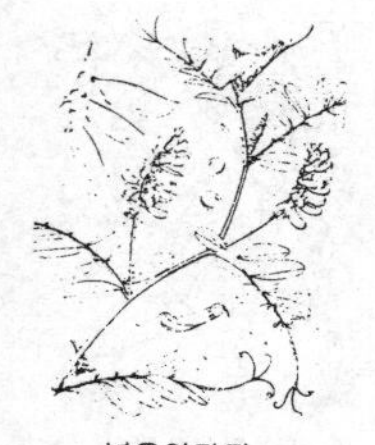
넓은잎갈퀴

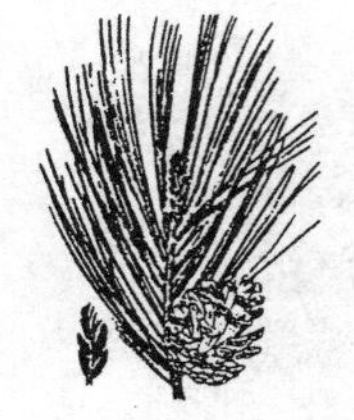
만주곰솔

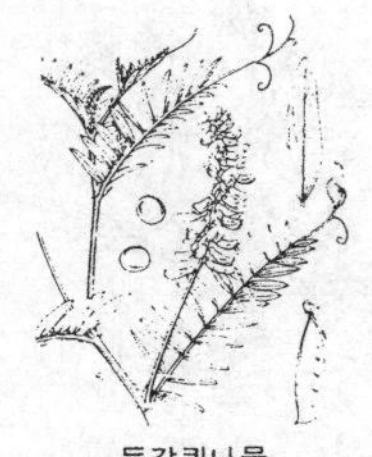
등갈퀴나물

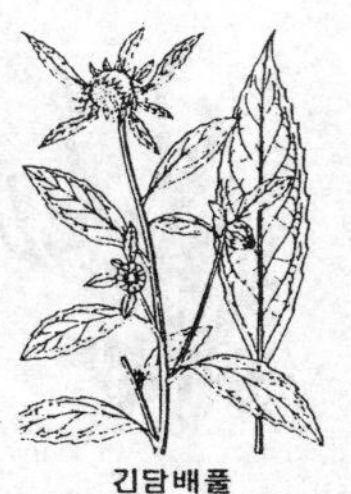
긴담배풀

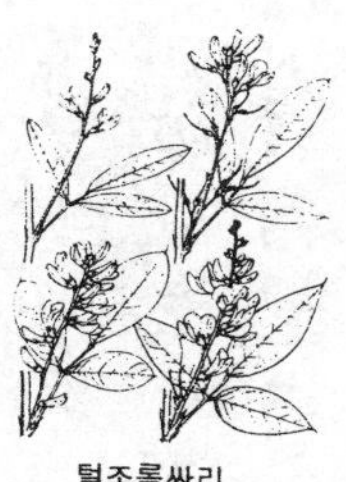
털조록싸리

15. 학슬풍(鶴膝風)일 때

이질(痢疾)을 앓고 나서 양다리가 아프고 환약(瘓弱)하여 걷지도 못하는 증세가 이풍(痢風)인데 또는 두 무릎이 크게 부어서 아프며 비경(脾經)이 포석과 같이 마르며 다만 거죽과 뼈만 남아서 마치 학 무릎의 마디와 같고 구련(拘攣)하여 눕지도 못하며 구부리고 펴지도 못하는증세에는 대방풍탕(大防風湯)이 주로 치료가 된다. 〈局方〉

학슬풍(鶴膝風)은 족삼음(足三陰)이 허손(虛損)한 것을 풍사(風邪)가 같이하여 아프게되는 것이니 오적산(五積散)에 송절(松節)을 더해 쓰고, 오랫동안 이질(痢疾)을 앓은 뒤에 손과 발에 종기가 난 증세와 또는 역절(歷節)이 아픈 증세는 즉 남아있던 엉긴 피가 흩어지지 않았으니 대방풍탕(大防風湯) 또는 독활기생탕(獨活寄生湯)을 쓰고 각부(脚部)가 가늘어진 증세는 창구환(蒼龜丸)을 써야된다. 〈入門〉

학슬풍(鶴膝風)의 종통(腫痛)에는 경험이방음(經驗二防飮)을 쓰고, 〈正傳〉

또 사물탕(四物湯)에 인삼(人蔘) • 황기(黃芪) • 백출(白朮) • 부자(附子) • 두충(杜沖) • 방풍(防風) • 강활(羌活) • 감초(甘草)를 더해서 쓴다. 〈醫鑑〉

❊ 대방풍탕(大防風湯)

효능 : 학슬풍(鶴膝風)을 치료한다.

처방 숙지황(熟地黃) 1돈반, 백출(白朮) • 방풍(防風) • 당귀(當歸) • 백작약(白芍藥) • 두충(杜沖) • 황기(黃芪) 각 1돈, 부자(附子) • 천궁(川芎) • 우슬(牛膝) • 강활(羌活) • 인삼(人蔘) • 감초(甘草) 각 5푼을 썰어서 1첩으로하여 생강 5쪽, 대추 2개를 넣어 물로 달여서 먹는다.

풍(風)을 없애고 기(氣)를 순조롭게 하며 혈맥(血脈)을 살리고 근골(筋骨)을 건장하게 한다. 〈正傳〉

❊ 창구환(蒼龜丸)

효능 : 이질(痢疾)을 앓고나서 다리가 허약해지고 차차 가늘어지는 증세를 치료한다.

처방 창출(蒼朮) • 구판(龜板) • 백작약(白芍藥) 각 2냥반, 황백염주초(黃柏鹽酒炒) 5돈을 가루로하여 죽으로 오동열매 크기의 환을하여 사물탕(四物湯)에 진피(陳皮) • 감초(甘草)를 더해서 달인 물로 50~70알을 먹는다. 〈入門〉

❊ 경험이방음(經驗二防飮)

효능 : 이질(痢疾)을 앓고나서 다리가 아파서 마치 칼로 찔리고 호랑이에게 물린 것 같고 종지뼈가 크게 부어 걸어 다니지도 못하는 증세를 치료한다.

즉 학슬풍(鶴膝風)을 치료한다.

처방 숙지황(熟地黃) • 인삼(人蔘) 각 1돈, 백출(白朮) • 황기(黃芪) • 천궁(川芎) • 백작약(白芍藥) • 두충(杜沖) • 비해(萆薢) 각 7푼, 방풍(防風) • 방기(防己) • 강활(羌活) • 우슬(牛膝) • 감초(甘草) 각 5푼, 부자(附子)를 어린아이 오줌에 3일간 담가서 구은것 7푼을 썰어서 1첩으로하여 생강 3쪽, 대추 2개를 넣어 물로 달여서 먹는다. 〈正傳〉

16. 각기병(脚氣病)의 위험일 때

각기(脚氣)가 심(心)을 찔러서 황홀하고 기(氣)가 급하며 맥(脈)이 잠시 컸다 적었다 하는 증세는 치료가 어렵다. 〈入門〉

뼈가 위비(痿痺)하여 일어나지도 못하는 증세도 치료가 어렵다. 〈入門〉 아픈 사람의 발등이 크게 붓고 무릎이 물동이와 같이 큰 증세는 10일이면 죽게된다. 〈扁鵲〉

17. 갑저창(甲疽瘡)일 때

일명 감갑(嵌甲)인데 손톱이나 발톱을 짜르다가 살을 베어 흠집이 되고 또는 구두를 신고 부르터서 사방이 부어 화끈거리고 노란물이 나와서 침음(浸淫)하고 서로 옮겨져서 다섯발가락이 모두 문드러지고 차차 다리를 못쓸 정도로 옮아가는 경우가 있으니 녹반(綠礬) 5돈을 불에 말려서 가루로 하여 먼저 염탕(鹽湯)으로 아픈 곳을 씻은 뒤에 가루약을 바른 다음 싸매는데 하루 한번씩 약을 갈아 붙이면 저절로 낫게 된다. 〈本草〉

또는 고반(枯礬) 5돈, 노회(蘆薈) 1돈반, 사향(麝香) 조금을 섞어서 위에서와 같이 하여 치료하면 더욱 좋다. 〈入門〉

또는 진피(陳皮)를 진하게 달인 물에 한참동안 담가 가지고 있으면 발톱과 살이 저절로 나뉘어져서 열리는데 가볍게 손으로 살속의 발톱을 빼내고 뱀허물 태운 재와 웅

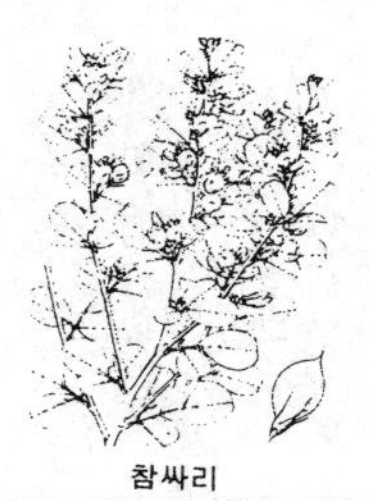
참싸리

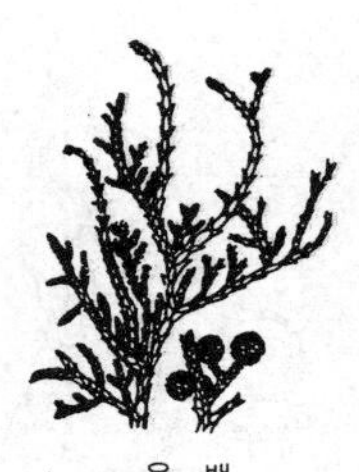
유 백

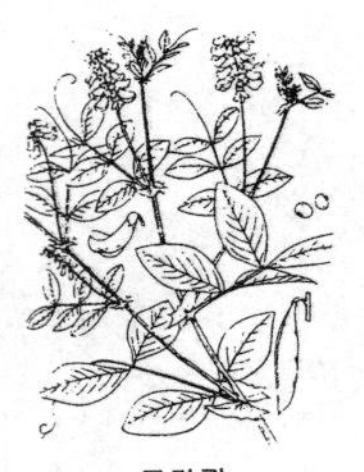
큰갈퀴

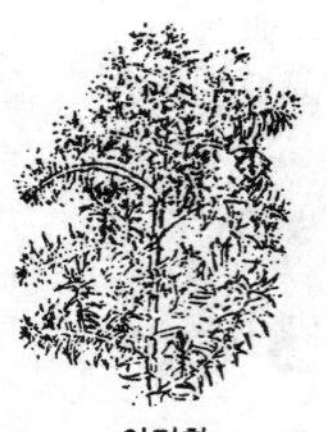
아기향

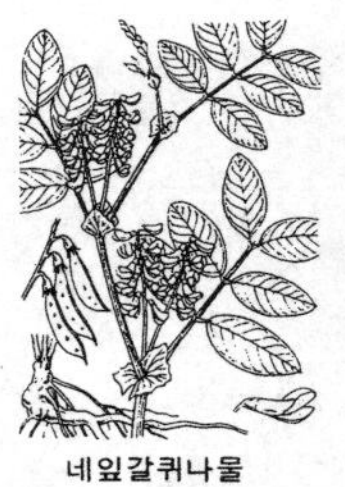
네잎갈퀴나물

환(雄丸) 1돈을 가루로하여 건삼(乾摻) 또는 향유(香油)에 섞어서 붙인다. 〈入門〉

발가락 사이가 습해서 불어 터지고 발톱이 살에 파고 들어가서 부스럼이 되어 신을 못신는데 고백반(枯白礬) 3돈, 황단(黃丹) 5푼을 가루로하여 붙이면 나쁜 살을 없어지고 새살이 나오게 되니 살살 발톱을 깎아내면 잘 낫고 또 거위 발바닥의 누런 껍질을 태워 재를 붙이고 또 세차(細茶)를 잘 씹어서 붙인다. 〈入門〉

18. 육자(肉刺 : 티눈)일 때

티눈이 발가락 사이에 나서 거치적거리고 아파서 신을 신기가 아주 어려운데 여기에서는 작은 신을 신어서 생긴 것이며 흑슬(黑虱 = 머리 이)을 많이 잡아서 찧어 붙이면 곧 뿌리가 빠진다. 〈本草〉

또는 초우엉 뿌리를 찧어 붙이면 아프지 않다. 〈本草〉

또는 굉당 열매를 짓찧어서 붙이면 바로 빠진다. 〈俗方〉

또는 대추를 씨는 빼내고 붙이면 물렁물렁하게 되니 바로 뽑아버린다. 〈俗方〉

단방(單方) (23종)

※ 우슬(牛膝)

무릎이 아프고 위약(痿弱)하여 굽히거나 펴지를 못하는 증세에 달여 먹거나 환하여 먹거나 또는 술에 담가 먹어도 모두 좋고 허리와 정갱이의 병에도 필요한 약이다. 〈本草〉

※ 석곡(石斛)

무릎이 아프고 냉약한데 달여 먹거나 환으로 먹어도 모두 좋다. 〈本草〉

※ 의이인(薏苡仁)

건습각기(乾濕脚氣)를 없애는데 많은 효험이 있으니 욱이인(郁李仁)과 섞어서 죽을 끓여 자주 먹으면 좋다. 〈本草〉

※ 위령선(威靈仙)

한 사람이 발병으로 걸어다니지도 못하고 수십년 고통을 받았는데 스님이 이 약을 가르쳐 주므로 가루로하여 매 2돈을 술에 섞어서 복용했더니 며칠만에 걸음을 걸었다고 한다. 〈本草〉

※ 하수오(何首烏)

골연풍(骨軟風)과 요슬통(腰膝痛)에 하수오(何首烏) 1근, 우슬(牛膝) 반근, 흑두(黑豆) 3되를 달여 즙을 내서 반죽한 다음 익히기를 3차례 한 뒤에 찧어서 햇빛에 말리고 가루로하여 대추 살로 오동열매 크기의 환을하여 50~70알을 술로서 먹는다. 〈入門〉

※ 비마엽(萆麻葉)

각기(脚氣)로 부어 아픈데 잎을 쪄서 1일 3차례씩 바꾸어 싸매면 바로 차도가 생긴다. 〈本草〉

※ 견우자(牽牛子)

각기(脚氣)로 많이 부은 데 씨를 내서 가루로하여 꿀로 녹두 크기의 환을해서 매 5알씩 강탕(薑湯)으로 복용하면 소변이 이롭고 바로 그친다. 〈本草〉

※ 송절(松節)

각약 비통(脚弱 痺痛)한 데 달여서 그 즙으로 술을 빚어 맑은 술을 떠서 마신다. 〈本草〉

※ 오가피(五加皮)

위벽(痿躄)과 각약(脚弱)을 치료하는데 술을 빚어 먹고 또는 물로 달여서 차로 대신 마신다. 〈本草〉

※ 상지차(桑枝茶)

각기(脚氣)에 자주 마시면 좋다. 〈本草〉

※ 천초(川椒)

한습 각기(寒濕 脚氣)에 천초(川椒)를 성근 포대속에 담아서 약한 불에 뜨뜻하게 쬔 것을 맨발로 밟으면 한습(寒濕)이 물러가고 바로 효력이 있다. 〈入門〉

※ 빈랑(檳榔)

각기(脚氣)가 심(心)을 찌르고 기(氣)가 급한 것을 치료한다.

계심(桂心)과 빈랑(檳榔) 가루 2돈을 어린아이 오줌과 생강즙과 더운 술 각각 반잔에 섞어서 먹는다. 〈本草〉

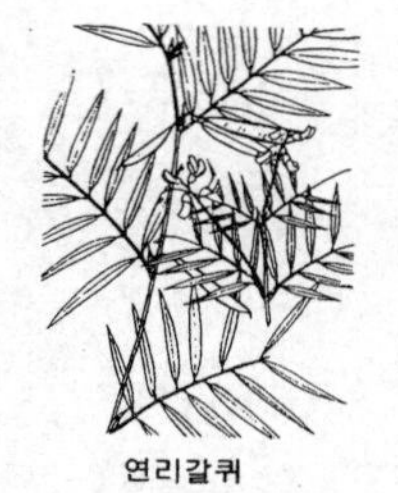
연리갈퀴

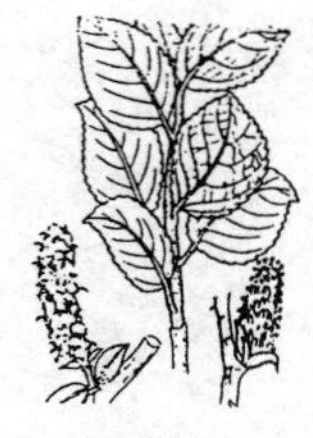
떡버들

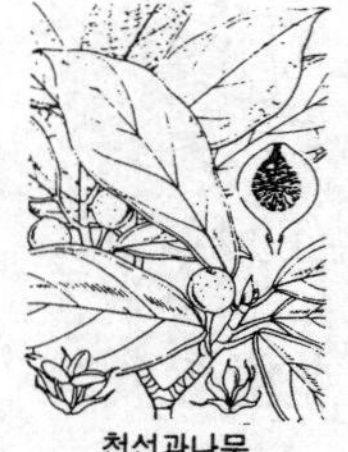
천선과나무

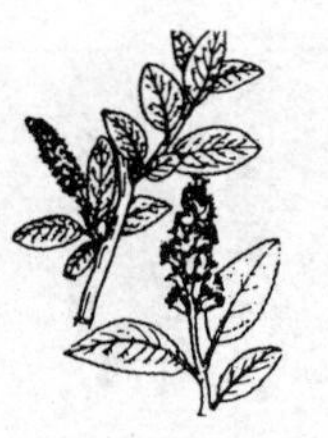
오글잎버들

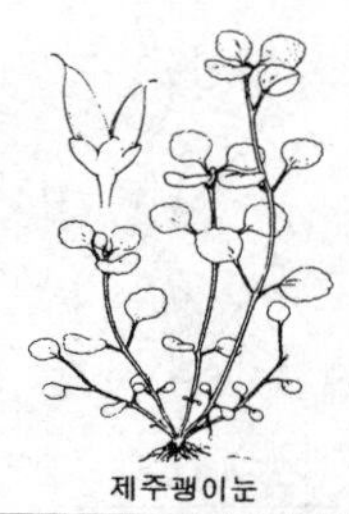
제주괭이눈

※ 려어·만려어(蠡魚·鰻鱺魚)
모든 각기(脚氣)를 주로 치료하니 회를 만들어 자주 먹고 생선회도 또한 좋다. 〈本草〉

※ 전라(田螺)
각기(脚氣)가 위로 치는 데 논 우렁이를 삶아 먹거나 가막 조개살도 매우 좋다. 〈本草〉

※ 생율(生栗)
각기(脚氣)와 다리가 약해서 힘이 없는 증세에 포대속에 담아서 바람에 말려 매일 공복에 10여개씩 먹는다. 〈本草〉

※ 모과(木瓜)
각기(脚氣)와 각기(脚氣)가 위로 치는 것을 치료하니 진하게 달여서 먹는다. 〈本草〉

※ 흑두(黑豆)
각기(脚氣)가 충심(衝心)한데 진하게 달인 즙을 마시는데 감초(甘草)를 더하면 더욱 좋다. 〈本草〉

※ 적소두(赤小豆)
각기(脚氣)와 수종(水腫)에 이어(鯉魚)와 같이 끓여서 먹으면 아주 좋다. 〈本草〉

※ 자소(紫蘇)
각기(脚氣)에 잎을 삶아서 탕을 차(茶)로 대신 마시거나 또는 씨앗 2냥을 갈아서 그 즙을 맵쌀에 넣어 양념을 섞어서 죽을 쑤어 먹으면 좋다. 〈本草〉

※ 녹제육(鹿蹄肉)
다리와 무릎이 부어서 아프기 때문에 땅을 밟지 못하는 증세에 녹제(鹿蹄) 4쌍을 가지고 5가지 양념을 섞어서 끓여 먹는다. 〈本草〉

※ 견간저간(犬肝猪肝)
각기(脚氣)가 위로 치는 데 회를 만들어 생강과 초에 섞어 먹으면 설사(泄瀉)하게 되는데 만약 먼저 설사를 하고 있을 때는 먹지 말아야 한다. 〈本草〉

※ 오우뇨(烏牛尿)
각기(脚氣)와 수종(水腫)에 오우웅(烏牛雄)의 오줌을 한되쯤 마시면 소변이 이롭고 병이 차차 나아지며 황소의 것도 역시 좋다. 〈本草〉

※ 인뇨(人尿)
각기(脚氣)로 아픈 증세는 자신의 오줌이나 사내아이 오줌을 받아서 따스할 때에 통에 담아 놓고 양쪽 다리를 담그되 뚜껑을 덮어 기운이 새지 못하게 한다. 〈澹寮〉

※ 침구법(鍼灸法)
환조혈(環跳穴)이 양쪽 다리의 안부(安否)에 많은 관계를 지니고 있다. 〈資生〉

정갱이와 무릎이 연통(攣痛)하고 또는 검게 마른데는 풍시(風市)·양능천(陽陵泉)·곡천(曲泉)·곤륜혈(崑崙穴)을 택한다. 〈綱目〉

비경통(髀脛痛)에는 급하게 풍시(風市)·중독(中瀆)·양관(陽關)·현종혈(懸鍾穴)을 택한다. 〈綱目〉

요각통(腰脚痛)에는 위중(委中)·곤륜(崑崙)·인중(人中)·음시혈(陰市穴)을 택한다. 〈綱目〉

슬통(膝痛)과 족궐(足蹶)에는 환조(環跳)·현종(懸鍾)·거교(居髎)·위중(委中)혈을 택한다. 〈綱目〉

비(髀)가 아프고 경(脛)이 저리는 증세는 양능천(陽陵泉)·절골(絶骨)·중봉(中封)·임읍(臨泣)·족삼리(足三里)·양보혈(陽輔穴)을 택한다. 〈綱目〉

무릎의 내렴(內廉)이 아픈증세는 슬관(膝關)·태충(太衝)·중봉혈(中封穴)을 택한다. 〈綱目〉

무릎의 외렴(外廉)이 아픈데는 협계(俠谿)·양관(陽關)·양능천혈(陽陵泉穴)을 택한다. 〈綱目〉

발과 팔이 아픈증세는 곤륜(崑崙)·태계(太谿)·신맥(申脈)·구허(丘墟)·상구(商丘)·조해(照海)·대충(大衝)·해계혈(解谿穴)을 택한다. 〈綱目〉

다섯 발가락이 모두 아픈데는 용천(涌泉)·연곡혈(然谷穴)을 택한다. 〈綱目〉

각기(脚氣)란 증세는 침으로 치료할 것이고, 열이 있는 증세는 뜸을 하면 안된다. 〈資生〉

각기(脚氣)가 처음일 때에 먼저 풍시혈(風市穴)을 뜸하고 다음 복토(伏兎)·독비(犢鼻)·삼리(三里)·상렴(上廉)·하렴(下廉)·절골(絶骨)혈을 순번데로 날마다

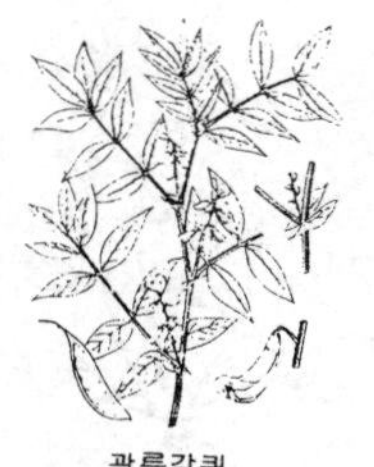
광릉갈퀴

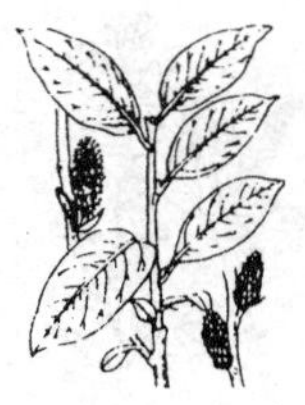
여우버들

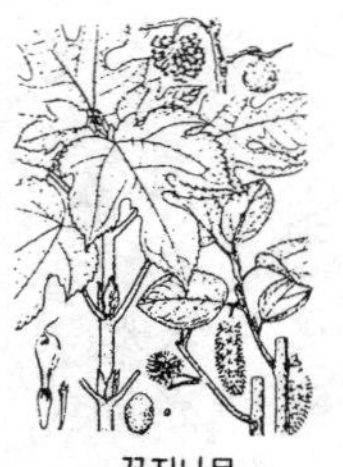
꾸지나무

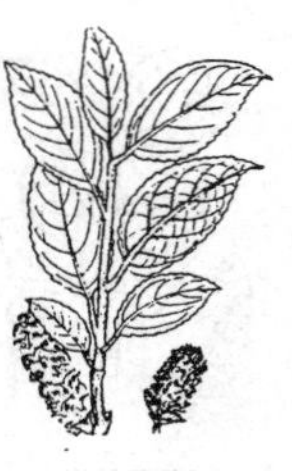
긴잎떡버들

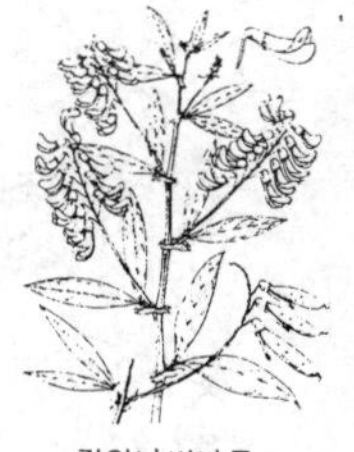
긴잎나비나물

뜸을 하여 백장(百壯)으로써 마친다. 〈資生〉

습열(濕熱)•각기(脚氣)에 붉고 부스럼이 나는증세에는 중봉(中封)•양보(陽輔)•풍시(風市)•절골혈(絶骨穴)을 택한다. 〈資生〉

각기(脚氣)에 열발가락의 끝인 기단(氣端)이라고 하는 곳을 택한다.

지기(指奇)에 가기가 1푼이 된다.

날마다 삼장(三壯)씩 뜸을 하면 매우 좋다. 〈資生〉

무릎속이 아픈증세에는 독비(犢鼻)를 침한다. 〈綱目〉

무릎 종기에는 불침으로써 삼리혈(三里穴)을 찌르면 종기가 잊어버린 것 처럼 낫고 또 행간혈(行間穴)을 택한다. 〈資生〉

각기(脚氣)에 빨리 풍시혈(風市穴)과 삼리혈(三里穴)을 뜸하여 독기를 토한다. 〈資生〉

다리가 허약하고 외소한 증세에는 삼리(三里)와 절골(絶骨)을 택하니 절골(絶骨)이 각질(脚疾)을 치료하는데 신효하다. 〈資生〉

二四. 모발(毛髮)

1. 머리털이 신(腎)에 속할 때

내경(內經)에 말하기를「신(腎)은 머리털을 주관한다.」하였고, 또「신(腎)의 합은 뼈이고 그 영(榮)은 머리털이라.」고 하였다.

2. 머리털과 혈(血)의 관계일 때

피가 왕성하면 머리털이 윤택하고 피가 쇠하면 머리털이 쇠하고 피가 열이 있으면 머리털이 누르고 피가 패(敗)하면 머리털이 희어진다. 〈入門〉

3. 십이경(十二經)과 모발이 많고 적을 때

영추(靈樞)에 말하기를「눈썹이 보기가 좋으면 태양(太陽)에 피가 많고 통염(通髯)과 극수(極鬚)는 소양(少陽)에 피가 많으며 수염이 보기가 좋으면 양명(陽明)에 피가 많은 것이다.

족양명(足陽明)의 위에 혈기가 성하면 털이 더부룩이 아름답고 길며 혈기가 적으면 더부룩한 털이 없고 입의 가장자리(吻)에 주름이 많으며, 또한 족양명(足陽明)의 아래에 혈기가 성하면 더부룩한 털이 보기 좋게 길어서 가슴에까지 닿고 혈기가 적으면 털이 없고 비록 있어도 엉성하고 마르고 쇠약하며, 족소양(足少陽)의 위에 혈기가 성하면 전체적인 털이 보기 좋고 길며 혈기가 적으면 더부룩한 털이 없고, 족소양(足少陽)의 아래에 혈기가 성하면 정강이(脛)에 털도 보기 좋고 길며 혈기가 적으면 정강이에 털이 없고 족태양(足太陽)의 위에 혈기가 성하면 눈썹에 가는털이 있으며 피가 많고, 기(氣)가 적으면 눈썹이 좋지 않으며, 수양명(手陽明) 위에 혈기가 성하면 윗수염이 아름답고 혈기가 적으면, 윗수염이 없으며, 수양명(手陽明)의 아래에 혈기가 성하면 겨드랑 밑에 털이 보기좋고, 수소양(手少陽) 위에 혈기가 성하면 눈썹이 아름답고, 수태양(手太陽)의 위에 혈기가 성하면 턱에 수염이 많은 것이다.」〈靈樞〉

4. 발(髮)•미(眉)•수(鬚)•염•자(髭)가 다를 때

머리에 나는 털을 발(髮)이라 하고 머리털은 발(拔)로 통하니 뽑아 올려서 나온다는 것이고, 눈에 있는 털을 미(眉)라고 하고 눈썹은 미(媚)와 통하니 아미(娥媚)를 연상해서 턱밑에 나는 털을 수(鬚)라고 하니 수염은 수(秀)로 통하니 모든 것이 자라면 빼어나고 사람이 자라면 수염이 난다는 것이며, 볼에 있는 털을 염(髯)이라 하고 입을 따라서 흔들어대니 (염염 = 너틀 너틀)한 것이고, 입의 위에 나는 털을 자(髭)라고 하고 웃수염은 자(姿)로 통하니 용태가 아름다움이 된다. 〈回春〉

5. 발(髮)•미(眉)•수(鬚)가 각각 소속(所屬)한 곳이 있을 때

발(髮)은 심(心)에 속하기 때문에 머리 위에 나서 화기(火氣)를 받아들인 것이며, 수(鬚)는 신(腎)에 속하기 때문에 입 아래에 나서 수기(水氣)를 받아들인 것이다. 〈醫說〉

사람의 머리와 눈썹과 수염이 비록 털종류에 속하나 주관하고 있는 오장(五臟)이 각각 다르기 때문에 늙어서 수염은 희어도 눈썹과 머리털이 희지 않은 것도 있고 또는 머리털은 희어도 눈썹과 수염이 희지 않은 것도 있으니 그것은 장(臟)의 기(氣)에 한편이 다른 바가 있기 때문이다.

남자는 신기(腎氣)가 밖으로 다니므로 위에는 수염이 나고 아래에 세(勢 = 불알)가 있으며 여자와 내시는 세

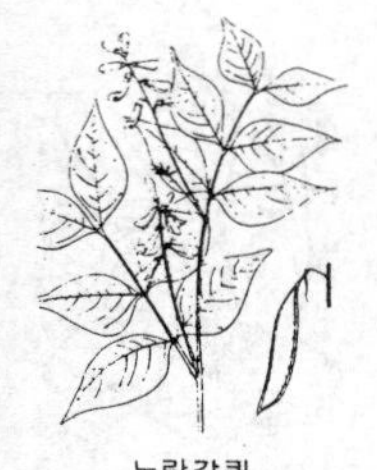
노랑갈퀴

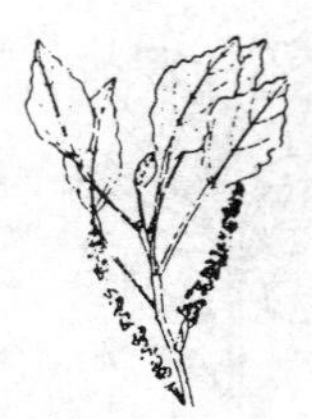
긴잎사시

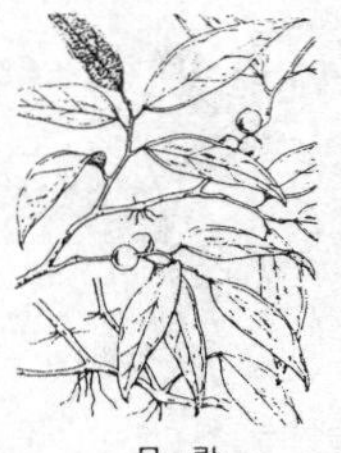
모 람

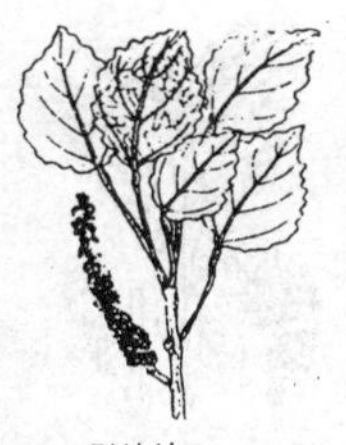
털사시

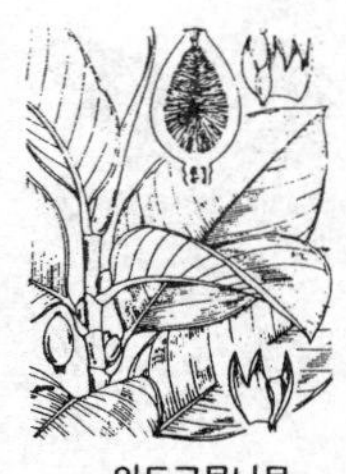
인도고무나무

(勢)가 없으므로 또한 수염은 없으나, 눈썹과 머리털은 남자와 똑같이 다름이 없은즉 눈썹과 머리털이 신(腎)에 속하지 않는 것을 충분히 알 수 있는 것이다. 〈醫鑑〉

6. 부인(婦人)은 수염이 없는 까닭

황제(黃帝)가 묻기를 「부인이 수염이 없는 것은 혈기(血氣)가 없으므로 그러한 것인가?」 기백(岐伯)이 답하기를 「충맥(衝脈)과 임맥(任脈)이 모두 태보 속에서 일어나 위로 뱃속을 따라서 경락(經絡)의 바다가 되니 그 들떠서 밖이 된 것은 배의 오른쪽을 따라 올라가니 목구멍에 모이고, 따로 진(唇)·구(口)·에 연결되어 혈기(血氣)가 성하면 피부(皮膚)를 충실케하고 살갗을 따뜻하게 하는데 피만 혼자 성하면 피부에 스며들어서 가늘은 털이 나는 것이다.

부인(婦人)은 기(氣)가 남는 것은 있어도 피가 모자라는 까닭은 자주 피를 빼는 일이 많기 때문에 충(衝)·임맥(任脈)이 구(口)·진(唇)을 번영시키지 못해서 수염과 구렛나루가 나지 않는 것이다.」〈靈樞〉

7. 환관(宦官)이 수염이 없는 까닭

황제(黃帝)가 묻기를 「사람이 음(陰)에 상해서 음기(陰氣)가 끊어져 일어나지 않고 음(陰)을 쓰지 못하나 수염은 있는데 내시만이 수염이 없는 것은 무슨 까닭인가?」 기백(岐伯)이 답하기를 「내시는 그의 종근(宗筋)을 버리고 충맥(衝脈)을 상하여서 피가 토하여 회복되지 않으니 피부(皮膚)가 안으로 맺히고 진(唇)·구(口)가 번영하지 않기 때문에 수염이 나지 않는 것이다.」라고 하였다.

황제(黃帝)가 묻기를 「타고난 내시는 일찍 상해를 입지 않고 피가 빠지게 된 일이 없어도 수염이 나지 않는 것은 어쩐 일인가?」 기백(岐伯)이 답하기를 「이것은 타고 날때 모자란 것이니 충(衝)과 임맥(任脈)이 성하지 않으면 종근(宗筋)이 이루어지지 않기 때문에 기(氣)는 있어도 피가 없고 진구(唇口)가 번영하지 못하기 때문에 수염이 나지 않는다.」라고 하였다. 〈靈樞〉

8. 수(鬚)와 발(髮)의 영고(榮枯)일 때

내경(內經)에 여자는 7세에 이(齒)를 갈고 머리털이 길어지며 57(35세)에 얼굴이 비로소 마르고 머리털이 빠지기 시작하며 67(42세)에 얼굴이 마르고 머리털이 희어지고 남자는 8세에 이(齒)를 갈고 머리털이 길어지며 57(40세)에 머리털이 빠지고 이가 마르기 시작하여 68(48세)에 얼굴이 마르고 털이 희어진다.

수발(鬚髮)과 얼굴이 모두 독맥(督脈)에 이어지게 되므로 양정(陽精)이 성해서 밖으로 흘러 들어가면 수발(鬚髮)이 번성하고 얼굴과 몸이 윤택한 것이다. 〈入門〉

담(膽)의 번영은 수염에 있고 신(腎)의 영화(榮華)는 머리털에 있으니 정기(精氣)가 위로 오르면 수염이 윤택하고 검으나 68(48세) 그 뒤에는 정기(精氣)가 위로 오르지 못하고 가을과 겨울의 령(令)이 행(行)하여 김(金)이 달아 없어지고 폐(肺)가 마르니 수발(鬚髮)이 그을러 말라서 회백색으로 변하니 봉양하는 사람은 당연히 보정양혈(補精養血)하는 약을 먹어서 미리 방비할 것이며 염날을 하는 것이 상책(上策)이 아닌 것이다. 〈入門〉

정혈(精血)을 보양(補養)하고 흰 머리를 검게하는데는 장천사초환단(張天師草還丹)·연년익수불로단(延年益壽不老丹)·사물감리환(四物坎离丸)·칭금단(秤金丹)·환원추석환(還元秋石丸)·신선오운단(神仙烏雲丹)·각노오수건양단(却老烏鬚健陽丹)·칠선단(七仙丹)·오노환동단(五老還童丹)·가미창출고(加味蒼朮膏)·일취불노단(一醉不老丹)·중산환동주(中山還童酒)·오수주(烏鬚酒) 등을 쓴다.

※ 장천사초환단(張天師草還丹)

효능 : 이 약을 오래 먹으면 몸이 가볍고 바람을 따라 달리는 것이 열자(列子)의 승허(乘虛)하는 것과 같다.

털이 흰사람은 뿌리에서부터 검어지고 희어지지 않은 사람은 영원히 희어지지 않는다.

만일 불신(不信)한다면 이 약을 밥에 반죽해서 흰고양이에게 1달동안 먹여보면 바로 검은 고양이로 변한다.

처방 지골피(地骨皮)·생지황(生地黃)·석창포(石菖蒲)·우슬(牛膝)·원지(遠志)·토사자주자(兎絲子酒煮)를 등분 가루로하여 꿀로 오동열매 크기의 환을 해서 매 30~50알을 공복에 더운 술이나 또는 염탕(鹽湯)으로 먹는다.

약을 만들 때는 철그릇과 부인이나 닭과 개를 피한다. 〈海藏〉

※ 사물감리환(四物坎离丸)

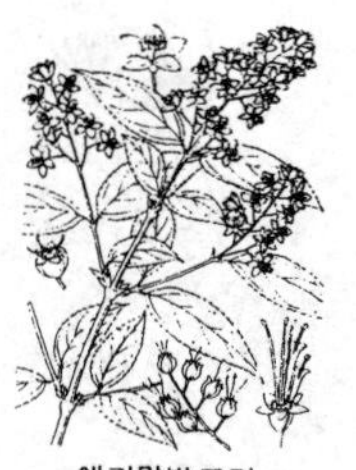
애기말발도리

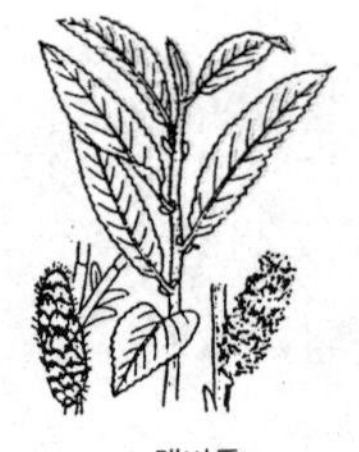
갯버들

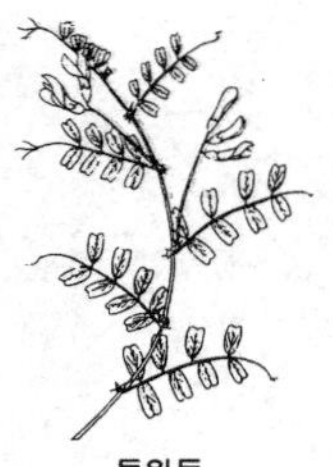
들완두

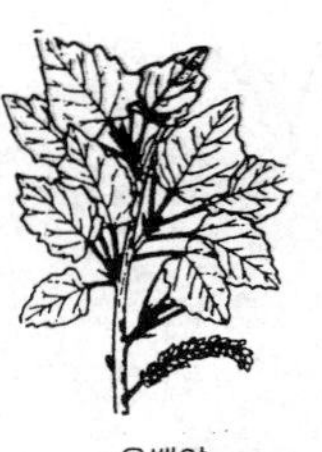
은백양

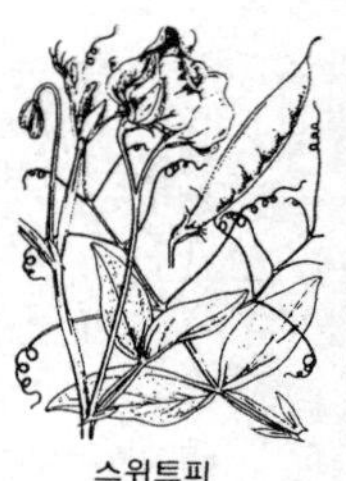
스위트피

효능 : 수염과 머리털을 검게한다.

처방 숙지황(熟地黃) 3냥, 생지황(生地黃) 2냥반을 보통술에 담가 찧어서 고약처럼 만들고, 당귀(當歸) 2냥, 백작약(白芍藥) 1냥반을 술과 같이 볶으고, 지모(知母) 1냥과 황백(黃柏) 2냥을 소금과 같이 술에 담가 볶으고, 열백엽(例柏葉)과 괴자(槐子) 각 1냥을 같이 볶으고 연교(連翹) 6돈을 가루로하고 꿀로 오동열매 크기로 환을하여 자기그릇 속에 넣어 땅위에 놓아 두고 7일동안 햇빛에 말려서 매 50~60알을 더운 술 또는 끓인 물로 먹는다. 〈入門〉

※ 칭금단(秤金丹)

일명 일칭금(一秤金)

효능 : 오래 먹으면 수염과 머리털이 검어지고 늙음을 돌려주고 아동으로 돌아간다.

처방 숙지황(熟地黃) 2냥, 지골피(地骨皮) • 연화예(連花蕊) • 괴각자(槐角子)와 같이 술을 담그되 여름은 1일, 봄 가을은 3일, 겨울은 6일만에 꺼내서 햇빛에 말리고 박하(薄荷) 각 3냥, 인삼(人蔘) • 목향(木香) 각 5돈을 가루로 해서 꿀로 가시연밥 크기로 환을하여 매 1알을 더운 술로 1일 3번을 녹여 내려 보낸다. 〈入門〉

※ 환원추석단(還元秋石丹)

효능 : 방사(房事) 때문에 정(精)을 소모시키고 수염과 머리털이 빨리 희게된 것을 치료한다.

처방 추석(秋石) 1근, 백복령(白茯苓) 1근, 천문동(天門冬) • 맥문동(麥門冬) • 생지황(生地黃) • 숙지황(熟地黃) • 인삼(人蔘) • 지골피(地骨皮) • 인유분(人乳粉) 각 4냥을 가루로하여 꿀로 오동열매 크기의 환을하여 끓인 물이나 또는 술로 30~50알씩을 먹는다.

※ 신선오운단(神仙烏雲丹)

효능 : 수염과 머리털을 검게 하고 늙음을 돌려주고 아동으로 돌아가는데 신같은 효력은 견줄바가 없다.

처방 하수오(何首烏) 8냥을 노구솥에 넣어 검은 콩과 같이 반나절 동안 쪄서 콩은 버리고 좋은 술에 7일동안 담갔다가 햇빛에 말려서 다시 찌기를 7차례 한 뒤에 파고지(破古紙) 4냥을 술에 씻어서 노구솥 속에 노랗게 볶으고, 조연즙(早蓮汁) 2냥, 괴각(槐角) 2냥을 가루로하고 호동루(胡桐淚) 1냥을 가루로 한 뒤에 대추살 2근, 호도인(胡桃仁) 반근과 같이 찧어서 오동열매 크기의 환을하여 공복에 염탕(鹽湯)으로 50~70알씩을 3개월동안 계속 먹는다. 〈醫鑑〉

※ 각노오수건양단(却老烏鬚健陽丹)

효능 : 수염과 머리털의 흰것을 검은색으로 변하게 한다.

처방 적하수오(赤何首烏) • 백하수오(白何首烏) 각 1근, 우슬(牛膝) 8냥을 검은콩즙에 반쯤 찌기를 3차례 하고 적복령(赤茯苓)은 우유(牛乳) 5되, 백복령(白茯苓)은 인유즙(人乳汁) 5되에 각각 문식화(文式火)로 달이거나 삶아서 말린것으로 각 1근, 토사자(兎絲子) • 파고지(破古紙) 8냥을 가루로하여 꿀로 콩알크기의 환을하여 매 1알을 1일 2차례 더운 술로 먹는다.

또는 생(生) • 숙지황(熟地黃) 각 1근을 더하는 것이 더욱 좋다. 〈入門〉

※ 칠선단(七仙丹)

효능 : 심(心) • 신(腎)을 보(補)하고 얼굴의 아름다움을 오래 보존하고 수염과 머리털을 검게 하는 데는 성약(聖薬)이다.

처방 하수오(何首烏) • 구증구쇄(九蒸九晒) 4냥, 인삼(人蔘) • 생건지황주세(生乾地黃酒洗) • 숙지황(熟地黃) • 맥문동(麥門冬) • 천문동(天門冬) • 백복령(白茯苓) • 회향초(茴香炒) 각 2냥을 가루로하여 꿀로 큰콩 크기로 환을하여 매 1알을 좋은 술 또는 오동열매 크기로 환을하여 매 50~70알을 공복에 복용하되 三白(흰밥 무우 백비탕) 및 방사(房事)를 피해야 한다.

※ 가미창출고(加味蒼朮膏)

효능 : 오랫동안 먹으면 정(精)이 가득하여 기(氣)가 성하고 흰머리털이 검게 변하며 빠진 이가 다시 나온다.

처방 창출(蒼朮) 10근을 수없이 찧어서 큰솥 속에 넣어 물 2통으로 문무화(文武火)에 달여 10여 주발이 되거

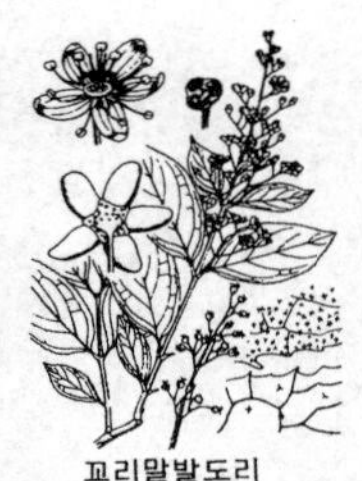
피리말발도리

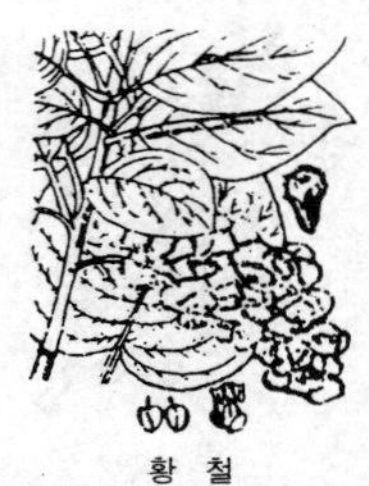
황 철

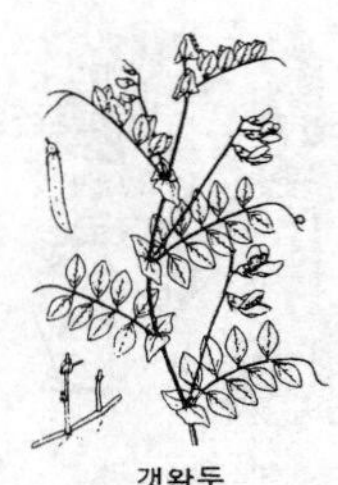
갯완두

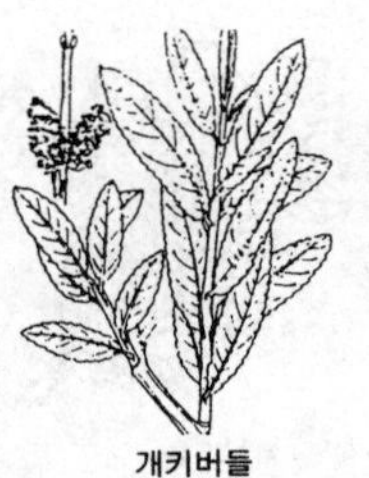
개키버들

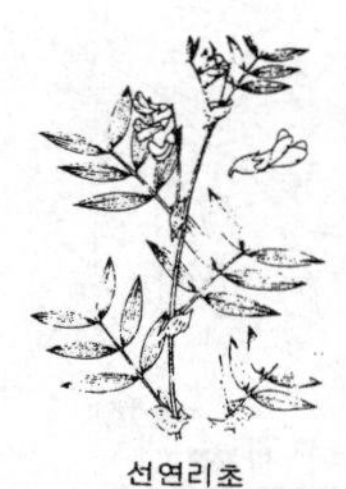
선연리초

든 비단으로 걸러서 즙을 자기가마에 넣고 인삼(人蔘)•생지황(生地黃)•숙지황(熟地黃)•황백(黃柏)•원지(遠志)•두충(杜冲)•천궁(川芎)•호도육(胡桃肉)•천초(川椒)•파고지(破古紙)•당귀(當歸)•강즙(薑汁) 각 4냥, 주사(朱砂) 1냥, 조연초즙(旱蓮草汁) 2주발, 백밀(白蜜) 2근의 약가루를 출고(朮膏) 속에 넣고 큰가마에 넣어서 단단히 봉하고 물에 쪄서 큰 초 2심지가 타는동안(약 2시간)을 한도로 하여 땅속에 7일동안 묻어 두고 매번 2~3수저씩을 공복에 끓인 술로 1일 2차례 씩 먹는다.

정(精)•기(氣)•신(神)을 모두 보양(補養)한다. 〈入門〉

※ 일취불로단(一醉不老丹)

효능 : 피를 보양하고 수염과 머리털을 검게 한다.

처방 연화예(蓮花蕊)•생지황(生地黃)•괴각자(槐角子)•오가피(五加皮) 각 2냥, 몰석자(沒石子) 6개를 목석구(木石臼 : 절구방아)에 찧어 생비단 포대에 담아 좋은 청주 10근과 같이 자기 항아리 속에 넣고 봄과 겨울은 한달간 담그고, 가을은 20일간, 여름은 10일간을 넣었다가 날짜가 되거든 생각대로 마셔서 취하는 것을 한도로 하여 계속 먹으면 수염과 머리털의 흰 것이 자연히 검어진다.

만약 검어지지 않으면 다시 한번을 지어 먹으면 틀림없이 검어지고 신과 같은 효과가 있다. 〈醫鑑〉

※ 중산환동주(中山還童酒)

효능 : 동의보감 원문의 시를 옮겨 보면「중산환동주(中山還童酒), 인간처처유(人間處處有), 편시봉협수(便是蓬莢叟)라」하였다.

처방 마린자(馬藺子) 1되를 흙속에 묻어서 3일만에 꺼낸 다음 또 마린근(馬藺根)을 깨끗이 씻어 썰은 것 1되를 누런 쌀 2되와 같이 물로 삶아서 검게 탈 때까지 계속하여 진국(陳麴) 2덩이를 가루로하여 거르지 않은 술 찌꺼기 2주발에다 마린자(馬藺子)와 같이 넣어 술을 빚어서 익으면 다시 마린자(馬藺子) 보통 뿌리 1되를 물에 달여 10번을 끓여서 술에 넣고 매일 저어서(攪勻) 3일이 지난 뒤에 걸러서 양대로 마시면 그 술을 다 먹자 수염과 머리털이 검어지는데 이 중산환동주(中山還童酒)의 술빛이 칠흙과 같다. 〈回春〉

※ 경험오수주(經驗烏鬚酒)

효능 : 수염과 머리털이 흰것을 검게하고 온몸을 가볍고 건강하게 하는 큰 효과가 절대적이다.

처방 매년 겨울 10월의 임(壬)•계(癸)일에 동쪽을 향한 것을 따낸 붉고 탐스러운 구기자(枸杞子) 2되를 찧어서 좋은 술 2되와 같이 자기그릇 속에 넣어 21일이 지나면 개봉(開封)하고 생지황즙(生地黃汁) 3되를 섞어 넣어서 잘 저어 종이로써 3중으로 입을 막은 뒤 입춘전 30일에 열어 공복에 1잔씩 더웁게 마시면 입춘이 되면서부터 수염과 머리털이 검어지는데 삼백(三白 : 흰밥•무우•백비탕)을 먹지 말아야 한다. 〈回春〉

※ 오수주(烏鬚酒)

흰머리를 검게 한다.

9. 수발(鬚髮)이 황락(黃落)일 때

허손(虛損)한 병이 상하기 시작하면 폐(肺)부터 상하여 피부가 쪼그라지고 털이 말라 떨어지니 팔물탕(八物湯)을 쓴다. 〈保命〉

맥(脈)이 땡기고 기(氣)가 약하며 거죽털이 말라 없어지는데 황기건중탕(黃芪建中湯)과 또는 사물탕(四物湯)을 쓴다. 〈東垣〉

늙은이가 털이 빠지고 수염이 자라는 것은 정상인 것이나 젊은 사람이 머리털이 빠지고 수염도 역시 드물어지는 것은 화(火)가 타오르고 피가 마른 관계이니 지황주(地黃酒)와 천문동고(天門冬膏)를 쓴다.

털이 마르는 것은 담(膽)에 노화(怒火)가 있기 때문이다.

담(膽)이 방광(膀胱)과 합하여 위로 털을 시키는데 풍기(風氣)가 성하면 마르고 담즙(膽汁)이 마르면 털도 마르는 것이다. 〈入門〉

새로 출생한 아기의 태속 머리털이나 또는 어린 영아의 머리털을 씻어서 진흙으로써 굳게 봉하고 불에 구워 가루로하여 공복에 2~3푼석 술로 복용하거나 또는 보약(補藥)에 넣어 먹으면 더욱 좋다. 〈入門〉

털이 누렇게 떨어지는데 자영산(滋榮散)•삼성고(三聖膏)•국화산(菊花散)•무운산(巫雲散)•이선환(二仙丸)•생독오운유(生禿烏雲油)•금주녹운유(金珠綠雲油) 등

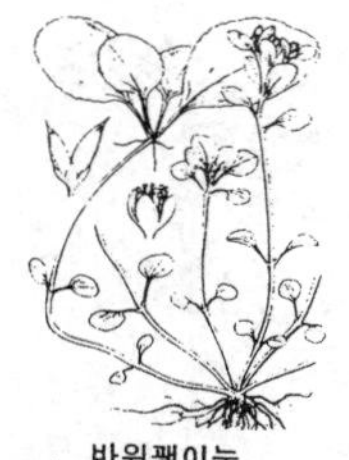
바위괭이눈

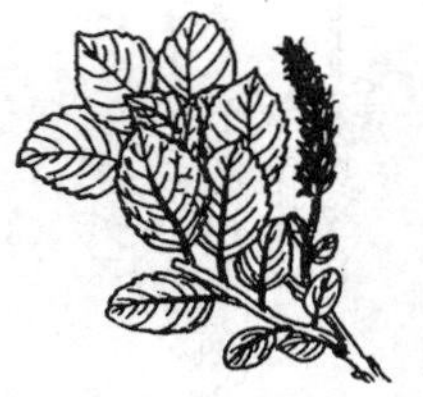
쌍실버들

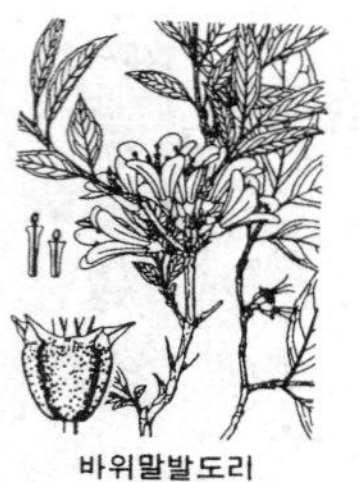
바위말발도리

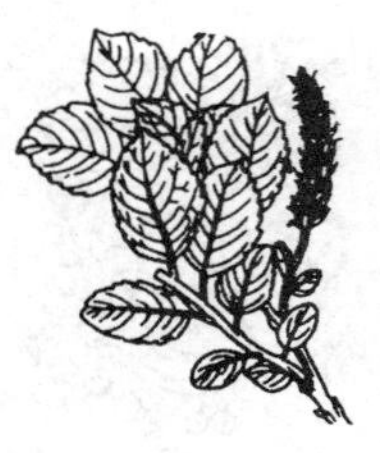
한라버들

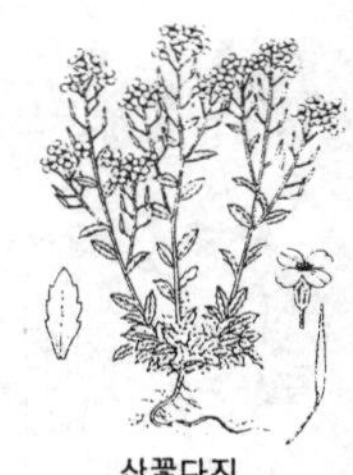
산꽃다지

을 쓴다.

한 남자가 나이도 어린 데 머리털이 모두 빠져 나오는데 육미지황환(六味地黃丸)을 쓰니 얼마 안되어서 털이 한치쯤 잘아나고 두달 뒤에는 회복이 되었다. 〈回春〉

또 한 부인이 털이 빠져 나와 땡기며 깔깔하니 이것은 좋은 맛이 열을 성하게 하여 습담(濕痰)이 가슴위에 체해 있고 뿌리가 피를 훈증해서 차차 마르고 빠진 것이다. 방풍통성산(防風通聖散)에서 망초(芒硝)를 빼고 대황(大黃)만은 3번을 술에 볶아서 주제사물탕(酒製四物湯)을 합하여 작은 약을 만들어 두달간을 먹게 하니 습열(濕熱)이 차차 풀리기에 약을 멈추고 담음(痰飮)으로 1년동안 조양(調養)하니 회복되었다. 〈丹心〉

※ 자영산(滋榮散)

효능 : 털을 기르고 머리털이 빠지는 것을 치료한다.

처방 생강배건(生薑焙乾) • 인삼(人蔘) 각 1냥을 가루로하여 생강(生薑)을 쪽으로 썰은데다가 위의 약가루를 묻혀서 털이 빠지는 곳에 1일 2번씩 문지르면 털이 난다. 〈瑞竹〉

※ 삼성고(三聖膏)

효능 : 털이 빠저버린 것을 다시 나게 한다.

처방 부자(附子) • 만형자(蔓荊子) • 백자인(柏子仁) 각 5돈을 가루로하여 오계지(烏雞脂)에 고루 섞고 찧어 말려서 자기 항아리에 넣어 합하고 굳게 봉하여 100일만에 꺼내서 털이 빠지는 곳에 3~5일간 바르면 바로 새털이 난다. 〈綱目〉

※ 국화산(菊花散)

효능 : 머리털과 수염이 노랗게 마르는 것을 검고 윤기가 나게 치료한다.

처방 감국(甘菊) • 만형자(蔓荊子) • 측백엽(側柏葉) • 천궁(川芎) • 백지(白芷) • 세신(細辛) • 상백피(桑白皮) • 한연근(旱蓮根)과 그 경(莖) • 화(花) • 엽(葉) 각 1냥을 썰어서 매 2냥을 미음 3주발로 달여 2주발이 되면 찌꺼기를 버리고 수염과 머리털을 씻어준다. 〈丹心〉

※ 무운산(巫雲散)

효능 : 수염과 머리털이 누렇고 희고 광체가 없는 것을 치료한다.

처방 담반(膽礬) • 오배자(五倍子) • 백증전(百蒸煎) • 청호도피(靑胡桃皮) • 산석유피(酸石榴皮) • 가자피(訶子皮) • 모과피(木瓜皮) • 저아조각(猪牙皀角) • 하수오(何首烏) • 세신(細辛) 각 등분 가루로하고 꿀로 동전만하게 만들어서 언제나 목탄(木炭)속에 넣어서 배양(培養)시키는데 목탄(木炭)을 떠나지 않게 하고 쓸 때에는 더운 술로 개어서 바른다. 〈丹心〉

※ 이선환(二仙丸)

효능 : 털이 빠져나가는 증세를 치료하는데 신과 같은 효과가 있다.

처방 측백엽배건(側柏葉焙乾) 8냥, 당귀전신(當歸全身) 4냥을 침(鍼)을 쓰지 않고 가루로하여 물풀에 오동열매 크기의 환을 지어 술 또는 염탕(鹽湯)으로 50~70알을 1일 2번씩 먹는다. 〈醫鑑〉

※ 생독오운유(生禿烏雲油)

효능 : 수염과 머리털을 양생(養生)시킨다.

처방 천초(川椒) • 백지(白芷) • 천궁(川芎) 각 1냥, 만형자(蔓荊子) • 영능향(零陵香) • 부자(附子) 각 5돈을 가루로하여 비단 포대에 넣어서 향유(香油) 1근속에 담가 21일이 지난 뒤에 머리위에 바르면 바로 새로운 머리털이 난다. 〈類聚〉

※ 금주녹운유(金珠綠雲油)

효능 : 생 머리털에 좋다.

처방 만형자(蔓荊子) • 몰석자(沒石子) • 척촉화(躑躅花) • 가자피(訶子皮) • 백지(白芷) • 침향(沈香) • 부자(父子) • 방풍(防風) • 복분자(覆盆子) • 생지황(生地黃) • 영능향(零陵香) • 망초(芒硝) • 한연초(旱蓮草) • 정향(丁香) 각 1돈반, 권백(卷柏) 3돈을 썰어서 비단 포대에 넣어 청유(淸油) 8냥에 담가 굳게 봉하고 7일이 지나거든

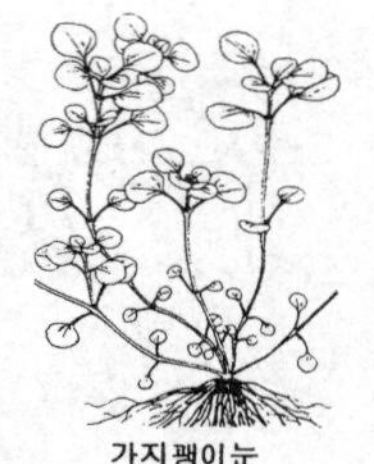
가지괭이눈

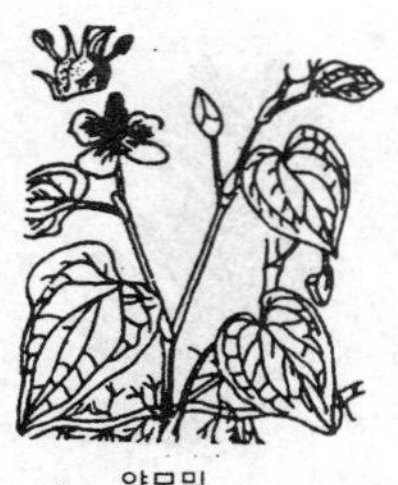
약모밀

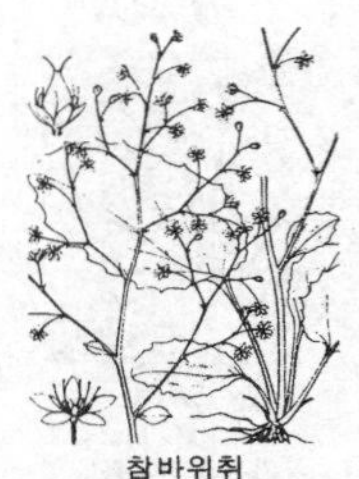
참바위취

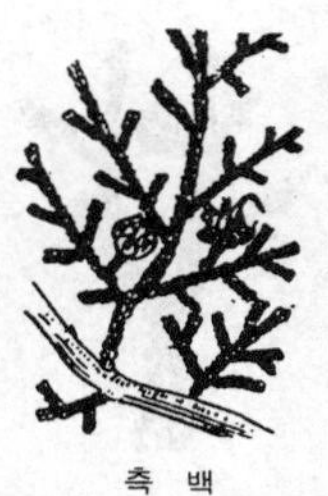
측 백

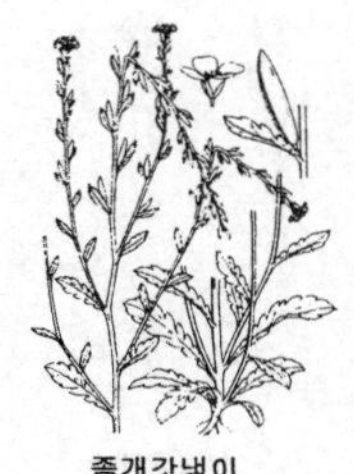
좀개갓냉이

머리위에 1일 3번씩을 바르고 비벼 준다. 〈類聚〉

10. 수발(鬚髮)을 검게 할 때

흰 수염과 머리털을 검게 하니 비전오수방(秘傳烏鬚方)•염수방(染鬚方)•외염오운고(外染烏雲膏)•오수발방(烏鬚髮方)•한연고(旱蓮膏)를 쓴다.

※ 비전오수방(秘傳烏鬚方)

오배자(五倍子)를 많든 적든간에 가리지 말고 잘게 깨뜨려서 찌꺼기는 버리고 자기솥에 넣어 볶으되 연기(煙氣)가 모두 나는 것을 한도로 하여 깨끗한 헝겊을 물에 추겨 위의 약을 주물러 마른 뒤에 다시 베로 싸고 발로 밟아 떡을 만들어 가루로하여 매번 1돈반씩을 쓴다. 오흑뢰(烏黑雷) 즉 누렇게 볶은 것에 좋은 면가루 4냥, 당귀미(當歸尾) 1냥을 가루로 한 것, 백급(白芨)가루 1냥, 위 3가지를 고루 섞어서 매번 1푼반을 쓴다.

또 홍동(紅銅)가루를 많으나 적으나 그대로 불에 벌겋게 되도록 달궈서 물 주발속에 넣었다가 꺼내서 다시 태우고 다시 넣은 다음 물속에 제대로 있는 가루를 다시 일어서(淘) 맑은 초에 끓이기를 두어번 한 뒤에 초가 모두 마르거든 검은색이 되도록 볶아서 매번 1푼반을 쓴다.

또 명백반(明白礬) 가루 1푼반, 청염(靑鹽) 1푼2리, 몰석자(沒石子) 2리반, 가자육(訶子肉) 2리반, 2가지를 같이 면(麵)에 싸서 자기 솥속에 넣고 상탄(桑炭)으로 볶아서 마르면 가루로하여 진한 차에 고루 해서 술잔에 담아 놓고 쇠잔으로써 물을 떠 넣어 끓여 풀과 같이 되거든 먼저 조각수(皀角水)로써 수염과 머리털을 깨끗이 씻은 뒤에 약을 바르고 싸매었다가 한밤이 지난 뒤에 씻어 버리고 호도유(胡桃油)를 발라서 광체가 나게 한다. 〈醫鑑〉

※ 외염오운고(外染烏雲膏)

오배자제(五倍子製) 5돈, 동말제(銅末製) 2돈, 백반(白礬)•백염(白鹽) 각 1돈반, 몰석자(沒石子) 2개를 면(麵)에 볶아서 누른색이 나도록 하고 가루로하여 진한 차에 섞어서 진하게 끓여 빛이 검어지거든 위에서와 같이 하면 바로 검어진다. 〈種杏〉

※ 염수방(染鬚方)

대오구(大烏龜) 1마디를 1~2일 굶겨서 밥이나 고기뼈나 과자(果子)등 연기 불에 쪼인 음식을 먹여 기르기를 3~5개월 동안 한 뒤에 저녁에 칠기속에 넣어 봉하고 대나무 쪽을 칠기 주둥이에 꽂아 공기 구멍을 내고 밖에다 등잔 불을 켜서 쬐어 칠기 그릇이 뜨거워지면 거북이가 오줌을 싸니 급하게 쓸려면 다만 마유(麻油)연기로 거북이의 코에 쏘이면 바로 오줌을 싸는데 먼저 오배자(五倍子) 가루를 초(醋)에 달여 아교풀과 같이 만들어 만약 거북이의 오줌이 한종재기쯤 되면 오배자초(五倍子醋) 반종재기와 같이 자기그릇에 담아서 한번 달인 뒤에 뿔그릇에 담아 두고 새붓으로써 찍어서 수염에 바르는데 많이 쓰면 얼굴까지 검어진다. 〈入門〉

※ 오수발방(烏鬚髮方)

큰 수질(水蛭) 2마디를 자기 주발속에 넣어 7일동안을 굶기고 오골웅계(烏骨雄鷄)의 피에 송연묵(松煙墨)을 갈아서 돼지 오줌통에 넣어 수질(水蛭)에게 먹게 하고 침(鍼)으로 수질(水蛭)을 찔러서 피가 나거든 그것을 가지고 수염과 머리털의 뿌리에 2푼쯤 띠워서 발라 두면 약즙(藥汁)이 스며들어서 살속까지 들어가고 수염과 머리털이 1년동안 검고 윤택하며 또 극히 상연(桑軟)하니 아주 묘한 힘이다. 〈丹心〉

※ 한련고(旱蓮膏)

효능 : 수염과 머리털을 검게 하는 신약이다.

처방 한연초(旱蓮草) 16근을 6월하순이나 또는 7월상순에 채취하여 물에 씻지 말고 마른 것을 즙을 내서 햇빛에 쬐기를 5일동안 하여 흔들어 휘저어 섞지 말고 점심때에 순 생강즙과 좋은 꿀 각 1근을 더하여 앞에서와 같이 햇빛에 말려서 며칠이 지나면 묽은 엿과 같이 된 것을 자기 가마속에 넣고 매일 이른 아침 공복에 좋은 술 1종재기와 약 1수저를 섞어서 먹고 오후에 또다시 1번 먹는데 21일이 지난 뒤에 흰털을 뽑아내면 그 구멍속에서 검은털이 다시 나온다. 〈醫鑑〉

11. 모발(毛髮)에 빗질을 많이할 때

털은 피의 나머지로서 매일 한번씩 빗질하는 것이 매우 좋다. 〈類聚〉

털을 많이 빗질하면 눈이 밝고 풍(風)이 없어지기 때문에 도가(道家)는 계속 새벽이면 120번 정도로 빗질한다. 〈延壽〉

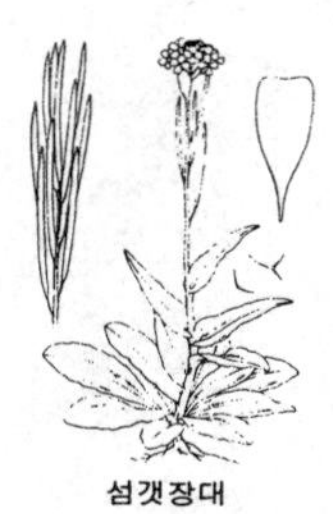
섬갯장대

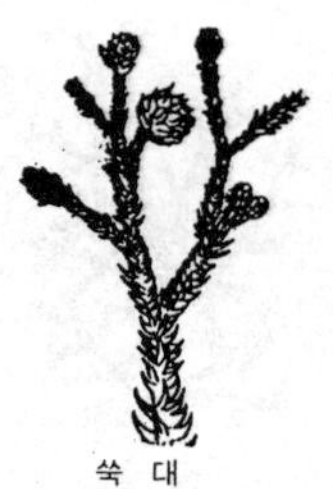
쑥 대

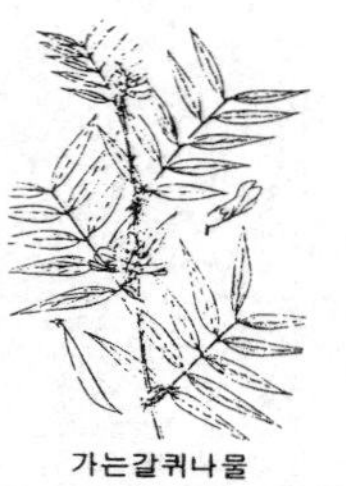
가는갈퀴나물

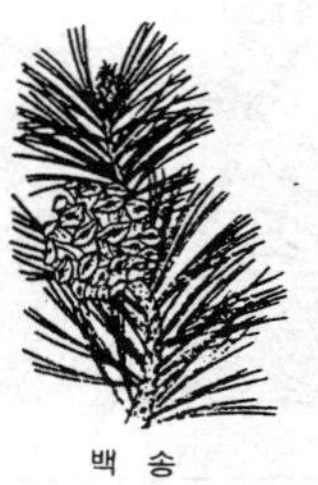
백 송

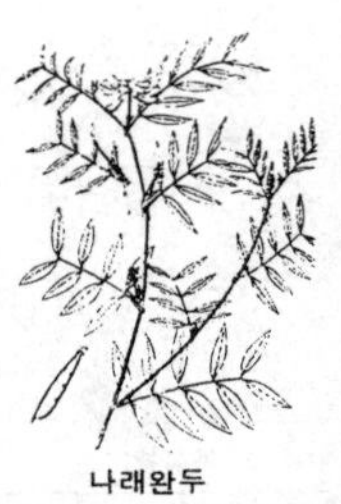
나래완두

12. 모발(毛髮)의 위험일 때

아픈 사람의 털이 곧아서 삼(麻)과 같이되면 15일만에 죽게 된다. 아픈 사람의 털이 마른 삼(麻)과 같이 되고 성을 자주 내면 죽게된다. 또한 아픈 사람의 털과 눈섭이 꼿꼿하게 일어서면 죽게된다. 〈扁鵲〉

단방(單方) (10종)

※ 침사(鍼砂)

흰 머리털을 검게 함으로 2돈을 7일동안 초에 담가서 햇빛에 말려 검게 볶으고 몰석자(沒石子) 1개를 넣어 가루로해서 오수발방(烏鬚髮方)에 바르는 방법 처럼 바른다. 〈本草〉

※ 지황(地黃)

숙(熟)•건(乾) 2종이 모두 수염과 머리털을 검게 하는 좋은 약이니 환으로 먹거나 술로 빚어 먹어도 모두 좋다. 〈本草〉

※ 우슬(牛膝)

머리털이 희어지는 것을 방지 하니 달여 먹거나 술을 빚어 먹는다. 〈本草〉

※ 한연초(旱蓮草)

수염과 머리털을 길게 하고 흰 것을 검게 하니 6월에 채집해서 즙을내어 생강즙과 꿀을 넣어 고약처럼 끓여서 매 1수저를 술로 먹는다. 〈本草〉

※ 반하(半夏)

눈썹이 빠져서 나지 않는 증세에 먼저 생강쪽으로 3번을 문지르고 반하(半夏) 생 것을 가루로하여 마유(麻油)에 섞어서 바르면 바로 나오게 된다. 〈入門〉

※ 죽력(竹瀝)

털이 고약처럼 끈끈하게 달라붙은 것은 대나무즙을 바르면 풀어지고 소금을 약간 넣으면 더욱 좋다. 〈野語〉

※ 하수오(何首烏)

수염과 머리털을 검게 하니 가루나 환을 먹고 또 술을 빚어 먹어도 모두 좋다. 〈本草〉

※ 파초유(芭蕉油)

부인의 털이 빠지는데 바르면 머리가 털 나고 검어진다. 〈本草〉

※ 괴실(槐實)

자주 먹으면 수염과 머리털이 희어지지 않는데 먹는 방법은 신형문(身形門)에 상세히 설명이 되어 있다. 〈本草〉

※ 흑상심(黑桑椹)

흰 털을 검게 하니 술을 빚어 먹는 것이 좋고 또는 1근을 가지고 과두(蝌蚪= 올챙이) 1되와 섞어서 병에 넣어 입을 봉하고 집 동쪽 머리에 달아 두면 백일이면 검은 진흙이 되는데 흰 수염과 흰 머리털에 바르면 흑칠과 같이 검어진다. 〈本草〉

※ 모정향(母丁香)

생강즙(生薑汁)과 같이 갈아서 흰 수염이 빠진 곳에 바르면 검은 털이 바로 나고 또 꿀을 위의 방법과 같이 쓰면 효과도 같다. 〈本草〉

※ 호도(胡桃)

겉이 푸른 껍질에 올챙이를 섞어 진흙처럼 잘 갈아서 바르면 흰 털이 검어지고 또 호도인유(胡桃仁油)를 바르면 수염과 머리털이 검고 윤기가 난다. 〈本草〉

※ 호마(胡麻)

생으로 기름을 짜서 대머리에 바르면 털이 나고 또 오마(烏麻)를 9번 찌고 9번 말려 가루로하여 조고(棗膏)에 환으로 해 먹으면 흰 머리가 검어지고 또 잎을 달여 그 물로 머리를 감으면 길어진다. 〈本草〉

※ 만청자(蔓菁子)

기름을 짜서 바르면 산발(蒜髮)을 검게한다. 속어에 반백 머리를 마늘 머리(蒜髮)이라고 한다. 〈本草〉

※ 웅지(熊脂)

머리가 가렵고 벗어지며 부스럼이 나고 털이 빠지는데 자주 바르면 털이 나고 길고 검다. 웅(熊)의 머리골의 기

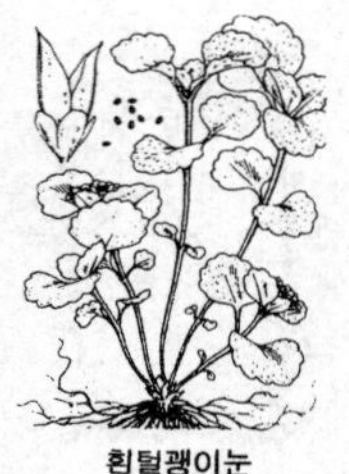
흰털괭이눈

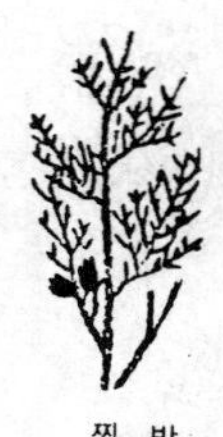
찝 방

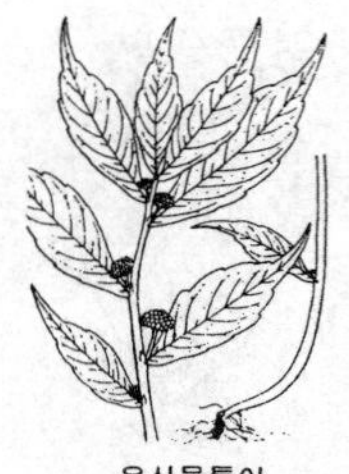
우산물통이

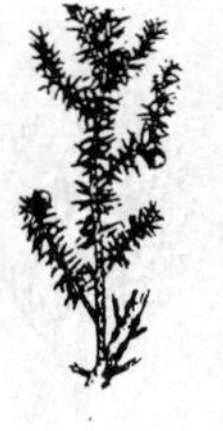
곱 향

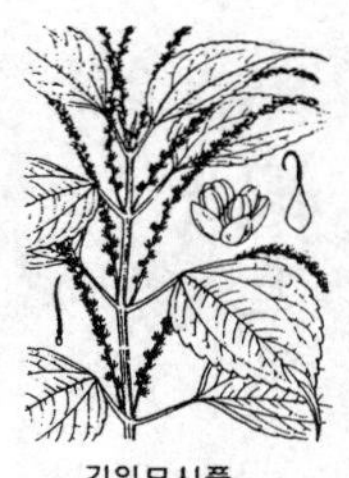
긴잎모시풀

름을 짜서 바르면 털이 나고 또 털이 누르고 빠지는데 웅지(熊脂)를 바르면 좋다. 〈本草〉

※ 백합분(白鴿糞)

머리 위에 난 백독창(白禿瘡)에 가루로하여 쉰 뜨물로 써 씻고 향유(香油)에 섞어서 바르면 좋다. 〈本草〉

※ 양분(羊糞)

털이 빠지는 증세에 태워서 떨어지는 즙으로 머리를 감으면 검은 머리가 나고 또 재가루를 안고(雁膏)에 섞어서 바르면 3일 정도 지난 뒤에 다시 난다. 〈本草〉

※ 저기고(猪鬐膏)

머리털이 빠지는 증세에 섣달의 것을 가지고 불에 녹여 바르면 머리털이 나지 않는 곳에도 또한 좋다. 〈本草〉

二五. 전음(前陰)

1. 전음(前陰)이 종근(宗筋)에 속할 때

내경(內經)에 말하기를 「전음(前陰)은 종근(宗筋)의 모이는 곳이며, 태음(太陰)과 양명(陽明)의 합하는 곳이다.」하였고 주(註)에 말하기를 「종근(宗筋)이 배꼽밑에 끼고 음기(陰器)에 합하니 태음(太陰)은 비(脾)의 맥(脈)이며, 양명(陽明)은 위(胃)의 맥(脈)인데 모두 종근(宗筋)을 돕고 가까워서 합한다.」고 하였다. 종근(宗筋)은 음모(陰毛)속의 횡골(橫骨)의 위 아래에 수근(竪筋)이다. 〈內經〉

2. 전음(前陰)의 제질환(諸疾患)일 때

전음(前陰)의 모든 질병은 족궐음(足厥陰)과 독맥(督脈)에 연유한 것이니, 내경(內經)에 이르기를 「족궐음(足厥陰)의 맥(脈)이 털속에 들어가서 음기(陰器)를 지나 소복(小腹)에 닿으니 이것은 간맥(肝脈)이 지나는 곳이다.」 또 이르기를 「독맥(督脈)은 소복(小腹) 그 아래에 뼈의 중앙에서 일어나는 것이니 여자는 정공(挺孔=膣孔)에 매어서 (繫) 음기(陰器)를 두르고 남자는 신경(腎莖)의 밑을 둘어서 되는 것이 여자와 같으니 이것이 독맥(督脈)이 지나는 곳이다. 족궐음(足厥陰)의 맥(脈)이 병들면 남자는 퇴산(㿗疝)•호산(狐疝)이 되고 부인은 소복(小腹)이 붓는다.」고 하였다. 〈靈樞〉

독맥(督脈)은 하극(下極)의 유〔兪：혈(穴)〕에 일어나서 척추속을 지나 위로 풍부(風府)에 닿으며 임맥(任脈)은 중극(中極)의 밑에서 일어나 모제(毛際)에 올라 뱃속을 돌아 목구멍에 닿으니 임맥(任脈)이 병들면 남자는 안으로 칠산(七疝)이 맺히고 여자는 대하(帶下)에 적병이 모인다. 음종(陰腫)•음위(陰痿)•음양(陰痒)•음정(陰挺)•음축(陰縮)•목신(木腎)•음식창(陰蝕瘡)•신장풍(腎臟風) 등 증세가 모두 전음(前陰)의 질환이 된다.

3. 산병(疝病)의 원인일 때

내경(內經)에 이르기를 「병이 소복(小腹)에 있으면 배가 아프고 대•소변을 못누니 병명을 산(疝)이라 하고 차가워서 얻은 것이다. 산(疝)이란 것은 한기가 맺어 있어서 된 것이다.」라고 하였다. 〈內經〉

산(疝)은 고환(睾丸=불알)이 소복(小腹)에 이어져서 급히 아픈 것이니 아픔이 고환(睾丸)에 있는 것이 있고 오추혈(五樞穴)가에 있는 것도 있는데 모두 족궐음(足厥陰)의 경(經)에 속하는 것이다. 또는 모양이 있는 것도 있고 또는 모양이 없는 것도 있으며 또는 개구리 소리가 나고 또는 오이(瓜)와 같은 모든 증세가 있으나 풍문에 못미치는 많은 의서에는 모두 한증(寒症)으로 되어 있으니 틀림이 없다고 보는 것은 타당할 것이나 깊이 살펴보면 이것은 습열(濕熱)이 경(經)에 살아서 오래된 데 그 원인인 것이고, 또 한기(寒氣)가 밖에서 얽매인 것을 느껴서 아픔이 일어나는 경우도 있으니 순수한 한(寒)으로만 보면 좀 모자라는 이론(理論)이 아닌가 생각된다.

얼음이나 물을 죽을 때까지 가까이 하는 사람이 이 병에 걸리지 않는 것을 보면 그것은 열(熱)이 없기 때문이다. 대개 크게 성을 내면 화(火)가 위(胃)에서 일어나고 방노(房勞)하면 화(火)가 신(腎)에서 일어나니 화(火)가 오래 쌓이면 모(母)가 자(子)를 허하게 해서 습기(濕氣)가 성하게 되며 궐음(厥陰)은 목(木)에 속하고 간(肝)에 매였으니 장군(將軍)의 직(職)을 가졌으므로 그 성품이 급하고 또 화성(火性)이 사나우므로 한(寒)의 압박을 받으니 그 아픔이 제일 사납지 않을 수 없다. 오두(烏頭)와 치자(梔子)를 달여서 먹으면 그 효과가 빠르나 그래도 습(濕)과 열(熱)을 또한 많은 것과 적은 것을 분별해서 치료해야 하니 습(濕)한 것은 종기가 많은데 퇴병(㿗病)이라는 것이 그것이다. 〈丹心〉

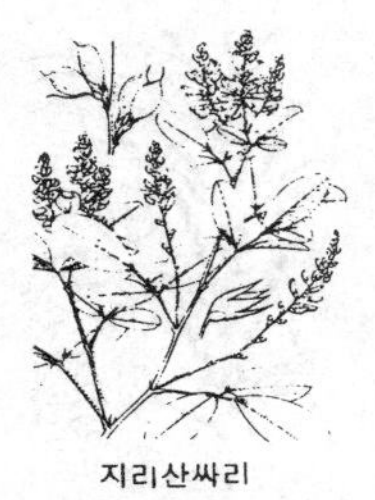
지리산싸리

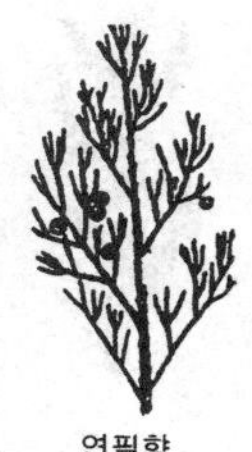
연필향

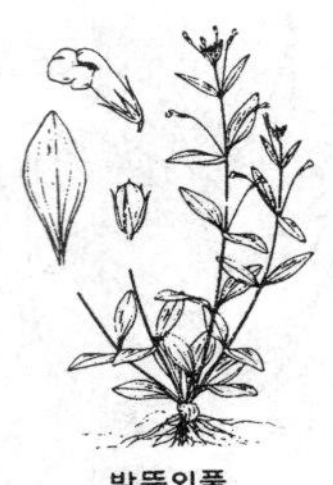
발뚝외풀

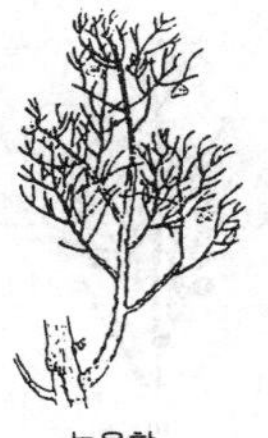
누운향

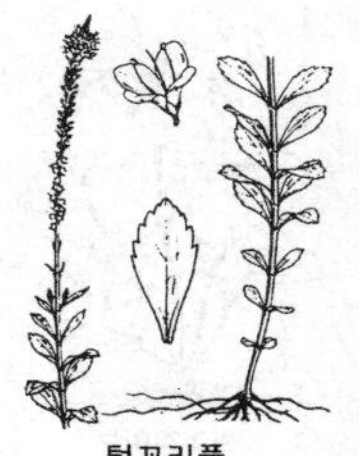
털표리풀

4. 맥법(脈法)일 때

내경(內經)에는 활(滑)한 맥(脈)을 모두 산(疝)으로 본 것이다. 〈入門〉

심(心)의 맥박(脈博)이 활(滑)하고 급하면 심산(心疝)이 되고 폐맥(肺脈)이 침박(沈博)하면 폐산(肺疝)이 되고 신맥(腎脈)과 간맥(肝脈)이 크고 급하며 잠기면 모두 산(疝)이 된다. 〈內經〉

간맥(肝脈)이 활(滑)한 것이 심하면 퇴산(㿗疝)이 되고 심맥(心脈)이 작고 활(滑)하면 심산(心疝)이 되고 신(腎)•간맥(肝脈)이 활(滑)한 것이 심하면 융퇴(癃㿗)가 된다. 〈內經〉

신맥(腎脈)이 심히 크면 음위(陰痿)가 된다. 〈綱目〉

맥(脈)이 급하면 산가(疝瘕)가 되니 소복(小腹)이 아

삼양(三陽)이 급하면 가(瘕)가 되고 삼음(三陰)이 급하면 산(疝)이 된다. 주(註)에 이르기를「태양(太陽)이 병한것을 받으면 피가 모여서 가(瘕)가 되고 태음(太陰)이 냉한것을 받으면 기(氣)가 모여서 산(疝)이 된다.」고 하였다. 〈內經〉

신맥(腎脈)•간맥(肝脈)•심맥(心脈)이 모두 작고 급하며 뛰지 않으면 모두 가(瘕)가 되는 것이다. 주(註)에 이르기를「작고 급한 것은 냉이 심한 것이니 뛰지 않으면 피가 흐르지 않기 때문에 피가 안에서 엉겨 맺혀서 가(瘕)가 되는 것이다.」고 하였다. 〈內經〉

산(疝)의 맥(脈)이 땡기고 급하면 쌓인것이 속에 있는 것이니 견고하고 급하면 살고, 약하고 급하면 죽게 되며, 잠기고 느리고 들뜨고 깔깔한 것은 모두 산(疝)•가(瘕)가 한통(寒痛)하는 것인데 아픔이 심하면 또는 복(伏)하고 또는 가늘고 또는 움직인다. 〈脈訣〉

촌구맥(寸口脈)이 땡기고 얽혀서 현(弦)•긴(緊)이 서로 서로 치고 싸우면 한산(寒疝)이 되는 것이다. 〈正傳〉

부인의 소음맥(少陰脈)이 활(滑)하고 촘촘한 것은 음공(陰孔)가운데 부스럼이 난 것이고, 소음맥(少陰脈)이 들뜨고 움직이는 경우 들뜨면 허가 되고 움직이면 아픔이 되며 부인이면 음(陰)이 밑으로 빠진다. 〈脈經〉

산가(疝瘕)와 쌓여있는 맥(脈)이 급히 땡기는 것은 살고 허약하고 작으면 죽게된다. 〈脈經〉

5. 산(疝)이 간(肝)을 전담하여 주관할 때

산(疝)은 간경(肝經)을 전담(專擔)하여 주관(主管)하는 것이고, 신경(腎經)과는 실지로 아무런 관계가 없다. 〈丹心〉

산통(疝痛)은 족궐음간경(足厥陰肝經)에 속하고 소복(小腹)도 또한 간경(肝經)에 속한 것이므로 산통(疝痛)과 소복통(小腹痛)의 치료 방법은 같은 것이다. 〈綱目〉

국방(局方)에 산(疝)을 대부분 소복기(小腹氣)•방광기(膀胱氣)•신기(腎氣)라고 한 것은 그 본보기를 말한 것이며 실제로는 간(肝)이 주관하는 것이다.

간맥(肝脈)이 음기(陰器)를 둘러서 위로 소장(小腸)에 들어가고 또 간(肝)과 신(腎)이 모두 밑에 있으니 충(衝)•임(任)•독맥(督脈)과 같이하여 신(腎)과 방광(膀胱)에 붙어서 장부(臟腑)가 되고 또 그 기(氣)가 서로 통하며 돌며 움직여서 외신(外腎)이 되고 고환(睾丸)에 매이니 이 삼경(三經)이 서로 통하고 서로 모이는 것이다.

그러나 간(肝)이 근(筋)을 주로 치료하니 고환(睾丸)이 비록 외신(外腎)이라고 이름하나 궐음(厥陰)이 둘러서 끄는 것이 아니면 옥경(玉莖) (자지)과 같이 늘어나고 오므라질 수가 없는 것이며, 여자에 있어서는 음문(陰門)이 되는 것이다.

영추(靈樞)에 이르기를「사(邪)가 소장(小腸)에 있으면 고환(睾丸)을 잇고 신에 속하며 간(肝)을 통과하고 폐(肺)를 이어맺는 것인데 심계(心系)의 기(氣)가 성하면 장위(腸胃)에 거슬러 오르고 간(肝)을 훈증하고 맹(盲)에 흩어지며 배꼽에 맺히는데 오직 궐음(厥陰)을 택하여 내리는 것은 역시 궐음(厥陰)으로 주(主)를 삼기 때문이다.」라고 하였다. 〈入門〉

6. 산병(疝病)이 7종일 때

산(疝)의 이름이 결국 일곱가지가 있으나 한산(寒疝)이 즉 산(疝)의 총칭이라 해도 지나친 말이 아니다. 수산(水疝)이 즉 퇴산(㿗疝)•속(屬)이고, 기산(氣疝)은 호산(狐疝)의 속(屬)이며, 혈산(血疝)은 옹절(癰癤)의 속(屬)인데 단지 근산(筋疝)만은 희한(稀罕)한 병이니 하감창(下疳瘡)에 속하는 것이다. 〈綱目〉

칠산(七疝)이란 것은 한산(寒疝)•수산(水疝)•근산(筋疝)•혈산(血疝)•기산(氣疝)•호산(狐疝)•퇴산(㿗疝)을 이르는 말이다. 〈子和〉

산(疝)이니 분돈(奔豚)이니 소장기(小腸氣)니 방광기(膀胱氣)니 하는 것을 통털어서 신기(腎氣)라고 한다. 〈直指〉

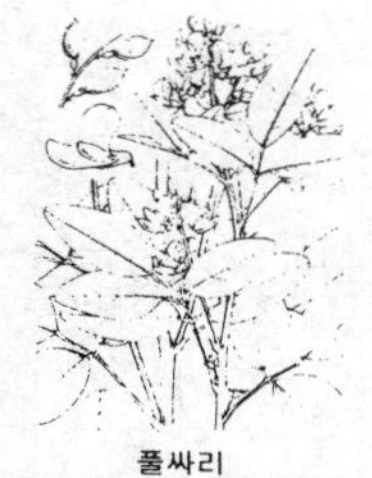
풀싸리

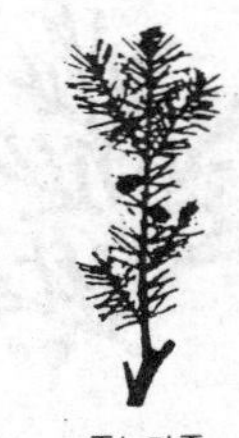
좀노가주

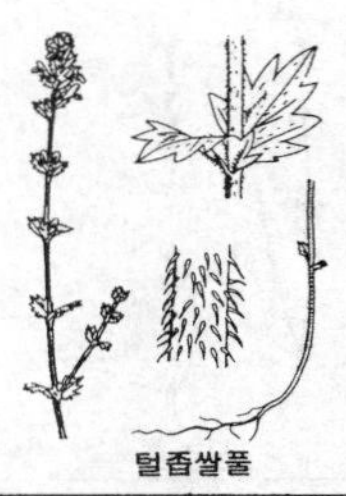
털즙쌀풀

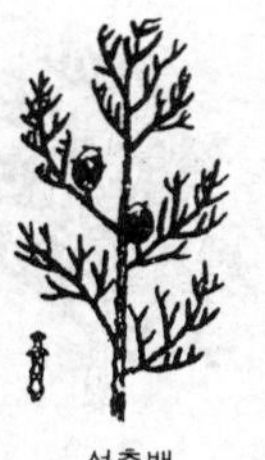
선측백

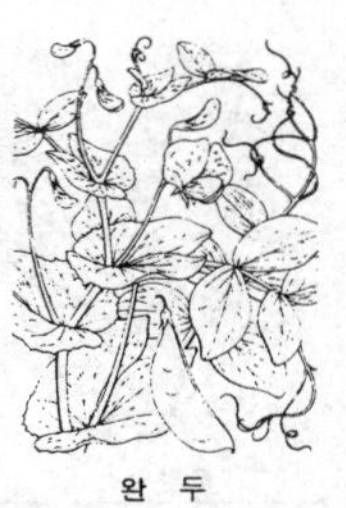
완 두

퇴(㿉)에 4가지가 있으니 장퇴(腸㿉)·란퇴(卵㿉)·퇴기(㿉氣)·수퇴(水㿉) 등이다. 〈千金〉

퇴산(㿉疝)의 가운데 목신(木腎)이란 것과 편추(偏墜)란 것이 있다. 〈入門〉

음퇴(陰㿉)는 간(肝)에 속하고 종근(宗筋)에 매였으며 위장명(胃腸明)이 기르는 것인데 세상 사람들은 그것을 잘 모르고 외신(外腎)이라고 하는 것은 잘못된 것이다. 〈三因〉

또 칠산(七疝)이 있으니 1은 궐산(厥疝)이고, 2는 징산(癥疝)이며, 3은 한산(寒疝)이고, 4는 기산(氣疝)이며, 5는 반산(盤疝)이고, 6은 부산(附疝)이며, 7은 낭산(狼疝)이다.

대씨(戴氏)가 말하기를 「산(疝)이란 것은 본래에 궐음일경(厥陰一經)에만 속한 것인데 속설(俗說)에 소장(小腸)·방광(膀胱)·신기(腎氣)라 함은 모두가 실없는 말이다.」고 하였다. 〈丹心〉

◎ 한산(寒疝)

한산(寒疝)은 고환(睾丸)이 차고 딴딴하게 맺혀서 돌과 같고 음경(陰莖)이 일어나지 않으며 또는 고환(睾丸)에 버티어 아프니 그 까닭은 습지(濕地)에 앉아 쉬고 또는 추운 계절에 얼음위를 밟고 거닐거나 비와 눈을 무릅쓰거나 풍냉(風冷)한 곳에 앉아 쉬는 끝에 방노(房勞)가 지나치므로 해서 일어나는 것이니 더운 약으로써 내려야 하며 그냥 두면 자식을 낳지 못할 염려가 있다. 〈子和〉

◎ 수산(水疝)

수산(水疝)이란 고환(睾丸)이 부어 아프고 음한(陰汗)이 나고 또는 고환의 종기가 수정(水晶)과 같고 또는 가려워서 노란물이 나오며 또는 소복(小腹)을 만지면 물소리가 나는데 물이나 술을 지나치게 마시고 방사(房事)한 데서 얻은 것이다.

또 노한(勞汗)이 나서 바람을 쐬면 한습(寒濕)의 기(氣)가 고환(睾丸) 가운데 모이기 때문에 얼음과 같이 차고 갑자기 산(疝)을 일으키니 물을 좇는 약으로써 내려야 한다. 〈子和〉

◎ 근산(筋疝)

근산(筋疝)은 음경(陰莖)이 부어 커지고 또는 터져서 고름이 나오며 속이 급하고 힘줄이 오므라지고 또는 음경(陰莖)의 가운데가 아프고 아픔이 심하면 가렵고 또는 축늘어지며 또는 정수(精水)와 같은 흰 것이 소변을 따라 나오니 방사(房事)의 노상(勞傷)에서 얻은 것이며, 또 사술(邪術)의 작품이니 심화(心火)를 내리는 약으로써 내려야 한다. 〈子和〉

◎ 혈산(血疝)

혈산(血疝)은 노란 오이와 같으며 소복(小腹)의 양쪽 곁과 횡골(橫骨)의 양쪽 끝의 약문(約紋) 가운데 있으니 속칭 변옹(便癰)이라는 것인데 더운 계절의 훈기를 받아들이고 방사(房事)에 애를 쓰고 기혈(氣血)이 흘러 넘쳐서 오줌통과 고환(睾丸)에 들어가서 움직이지 못해 종기가 헐어 터지게 되니 고름은 적고 피는 많으며 또는 정욕(情慾)이 발동할 때에 새어나와야 할 것이 새어나오지 않으면 이 증세를 얻는 것이니 피를 온화하게 하는 약으로써 내려야 한다. 〈子和〉

◎ 기산(氣疝)

기산(氣疝)은 그 증세가 위로 신유(腎兪)를 잇고 밑으로 음낭(陰囊)에 닿으니 이것은 소리내어 울거나 성을 내므로 인해서 기(氣)가 답답하여 많이 부풀은 것에서 얻은 것이니 소리내어 울거나 크게 성을 내고 나면 기(氣)가 흩어지는 것이 즉 그증세가 된다. 치료 방법은 침(鍼)으로써 기(氣)를 새나오게 하면 좋으나 침(鍼)은 득과 실이 있으니 산기(散氣)하는 약으로써 내리는 것이 당연하고 또는 어린 아이가 이러한 병이 있으면 속칭 편추(偏墜)라고 하는데 아버지가 늙었거나, 또는 어리더라도 병이 많고 음경(陰莖)이 힘이 없고 신겁(腎怯)이 많은데 억지로 방사(房事)를 해서 잉태나 아이를 낳는데 원인인 것이니 치료는 어려우나 오직 축빈(築賓)의 혈을 뜸하면 고칠 수가 있다. 〈子和〉

◎ 호산(狐疝)

호산(狐疝)은 그 모양이 앙와(仰瓦)같은데 누으면 소복(小腹)으로 들어가고 행하고 서면 소복(小腹)에서 나와서 고환(睾丸)속으로 들어가는 것이 마치 여우가 낮에는 굴을 나와서 오줌을 누고 밤에는 굴에 들어가서 오줌을 누지 않는 것과 같은 것이다. 이 산(疝)은 위 아래로 출입왕래하는 것이 여우 같고 기산(氣疝)과 더불어 대동소이(大同小異)하니 기(氣)를 좇고 경(經)을 흐르게 하는 약으로써 내려야 한다. 〈子和〉

호산(狐疝)은 누워 있으면 배에 들어가고 서면 배에서 나와 고환(睾丸)속으로 들어가는 것이다.

여우가 밤에는 숨어있고 낮에는 나타나고 산(疝)이 또 궐음(厥陰)의 부분에서 처하여서 일어나게 되니 즉 음오(陰奧)한 곳에서 낮에는 내리고 밤에는 오르기 때문에 호

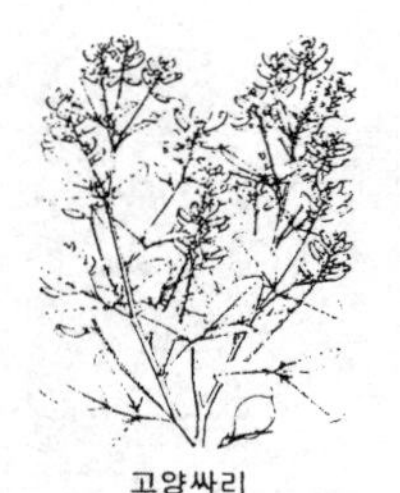
고양싸리

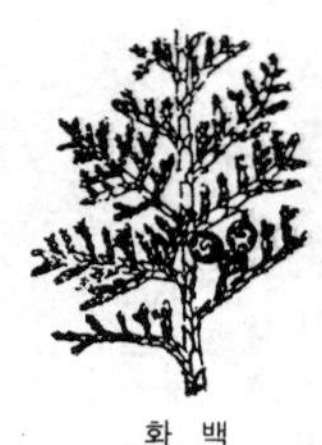
화 백

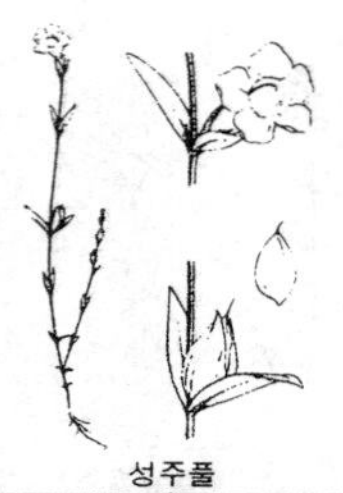
성주풀

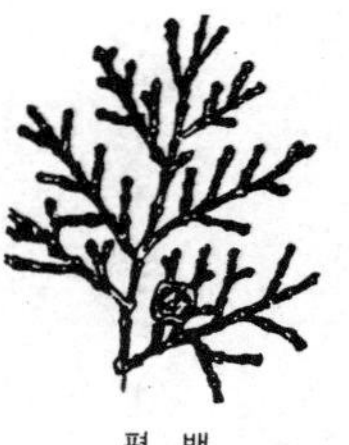
편 백

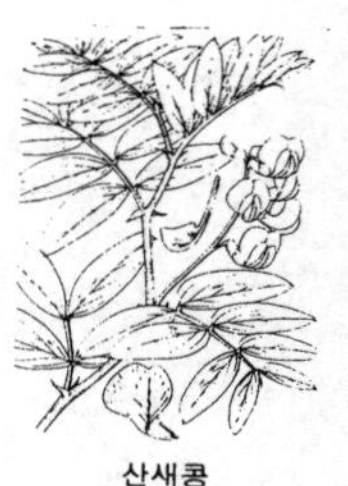
산새콩

(狐)라고 이름한 것이다. 〈綱目〉

◎ 퇴산(㿗疝)

퇴산(㿗疝)은 고환(睪丸)의 크기가 되(升)나 말(斗) 같이 되고 가렵지도 아프지도 않은 것이다. 지기(地氣)의 비습(卑濕)한 데서 얻기 때문에 강추지대(江淮地帶)에서 많이 일어나니 습을 없애는 약으로써 내려야 하고 여자의 음호(陰戶)가 튀어나온 것도 역시 이러한 증세에 속하는 것이니 따뜻하게 보하면 안되고 쓴약으로써 내리고 견고하게 해 주어야 한다. 〈綱目〉

퇴산(㿗疝)이란 것은 고환(睪丸)이 크게 부어서 되나 말(斗)과 같은 것이다. 〈綱目〉

퇴산(㿗疝)은 종기가 나고 아프며 딴딴하기가 돌과 같고 부인은 음문(陰門)이 튀어 나오니 퇴산(㿗疝)이라고 이름하며 어린 아이는 출생하면서 이러한 증세가 있으니 그것은 태속의 숙질(宿疾)인 것이다. 〈三因〉

퇴(㿗)에 4가지가 있으니 장퇴(腸㿗)와 난퇴(卵㿗)는 치료가 어렵고 기퇴(氣㿗)와 수퇴(水㿗)는 치료가 쉽게 된다. 〈千金〉

장퇴(腸㿗)는 소장기(小腸氣)라고 하는데 외신(外腎)이 한쪽이 떨어지고 부어서 가려운 것이며, 난퇴(卵㿗)는 음경(陰莖)이 부어 단단하고 배꼽을 당겨서 졸리고 아프며 심하면 음경(陰莖)이 오르라들고 사지(四肢)가 한냉(寒冷)하며 음낭(陰囊) 위에 부스럼이 나니 위의 두 증세가 물이 나서 그치지 않으면 죽는다.

기퇴(氣㿗)는 원래부터 습열(濕熱)이 있는데다 성을 냄으로 해서 화(火)가 치고 들어서 혼미(昏眉)하고 어지럽고 손이 틀어지고 얼굴이 검으며 고환(睪丸)이 좌우로 서로 왕래하는 것이며, 수퇴(水㿗)는 외신(外腎)이 크게 부어서 되나 말과 같고 아프지도 가렵지도 않으니 속칭 방광기(膀胱氣)라는 것이다. 〈入門〉

배꼽밑이 아파서 허리와 척추를 잇고 고환(睪丸)을 당겨서 아픈 것을 소장기(小腸氣)라 하고 소복(小腹)이 낭경(囊莖)을 당겨서 아픈 것을 퇴(㿗)라고 한다. 〈入門〉

7. 산병(疝病)의 증세일 때

내경(內經)에 이르기를 「소복(小腹)이 고환(睪丸)과 요척(腰脊)을 당겨서 위로 심(心)을 치고 오르니 맑은 물과같은 침을 흘리고 트림이 나니 사(邪)가 소장(小腸)에 있는 것이다.

신맥(腎脈)이 병들면 소복(小腹)에서 위로 심을 찔러서 아파서 앞 뒤를 돌아보지 못하니 병명을 충산(衝疝)이라고 한다.」〈靈樞〉

소복통(小腹痛)에 3가지가 있으니 간(肝)이 병들면 소복(小腹)이 갈비를 끌어서 아프고 소장(小腸)이 병들면 고환(睪丸)과 요척(腰脊)을 끌어서 아프고 방광(膀胱)이 병들면 소장(小腸)이 부어 아프며 소변을 누지 못한다. 〈綱目〉

산(疝)의 증후(症候)가 외신(外腎)과 소복(小腹)이 아프게 되어 또는 요(腰)•협(脇)을 찌르고 또는 등뼈를 뛰어다니며 또는 냉기(冷氣)가 심(心)을 찌르고 또는 손과 발이 궐냉(厥冷)하고 장열(壯熱)과 심한 한 냉이 있기도 하며 주절(洒淅 = 오슬오슬)하고 한열(寒熱)하는 것도 있고 대•소변이 통하지 못하는 것과 또는 토하는 것이 있으며 저절로 땀을 흘리는 것이 있고 쌓인 것이 술잔이나 팔이나 복숭아와 오얏이나 쟁반과 같은 것도 있으며 음부(陰部)에 있어서는 란(卵)이 크고 작은 것이 있어서 고르지 못하고 위 아래가 비정상이며 음낭(陰囊)이 부어 부풀어서 아픔이 끊이지않고 냉(冷)을 끼고 노(怒)에 닿으면 괴물덩이 같은 것이 위로 심흉(心胸)을 찌르며 마음이 고루고 기(氣)가 온화하면 음낭(陰囊)속으로 들어간다. 〈直指〉

8. 모든 산(疝)의 치료일 때

산통(疝痛)은 습열(濕熱)에 속하니 흘러내리고 한과 울(鬱)로 인하여 일어나는 것이다. 〈丹心〉

산통증(疝痛症)은 옛날 처방에 맵고 더운 약을 써서 흩었으니 이것은 그 표적을 치료한 것이고, 단계(丹溪)는 담음(痰飮)•식적(食積)과 사혈(死血)의 유주를 궐음간경(厥陰肝經)에 귀속시켜서 맵고 부드러운 약으로써 담(痰)을 트이게 하고 쌓인 것을 사라지게하며 피를 깨뜨리니 그것은 근본을 치료한 것이다.

산통(疝痛)이 정처(定處)가 있는 것은 모양이 쌓인 것이니 담음(痰飮)과 식적(食積)과 죽은 피의 모임이 아닐 수 없는 것이며, 만약 모양이 없는 기(氣)가 아프게 되면 흘러 들어서 배에 가득하고 온몸에 흩어지는 것이다. 〈方廣〉

치료 방법은 대부분 유행(流行)과 소리(疏利)로써 먼저 하니 신허득병(腎虛得病)에는 소설(疏泄)하지 못한다는 떳떳한 법에 집착해서는 안된다. 신(腎)이 사기(邪氣)의 참견을 받는 경우가 되면 그의 근본을 쫓아내지 않으

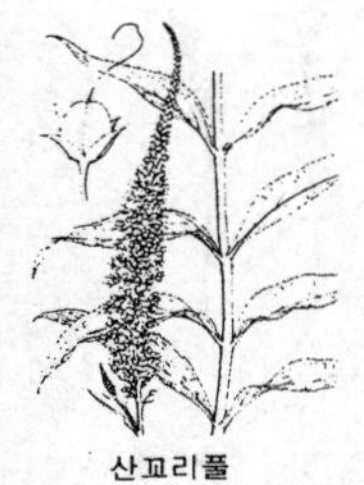
산꼬리풀

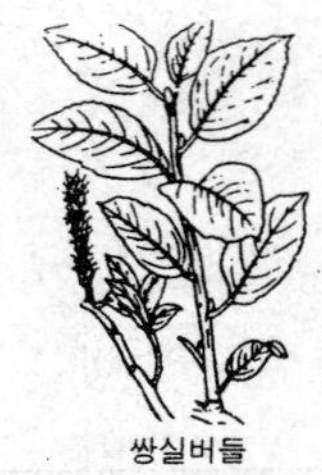
쌍실버들

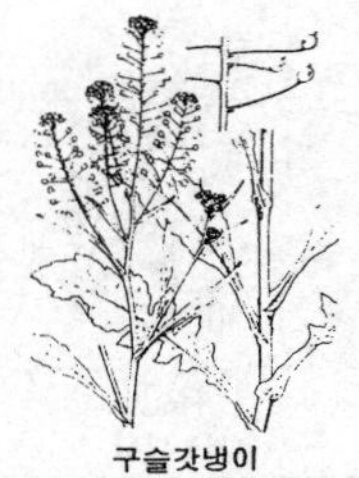
구슬갓냉이

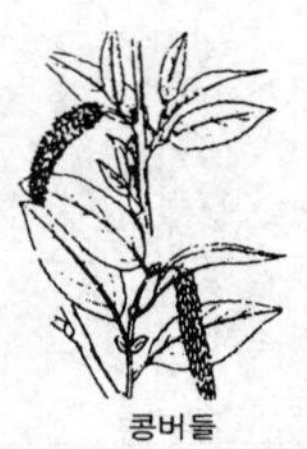
콩버들

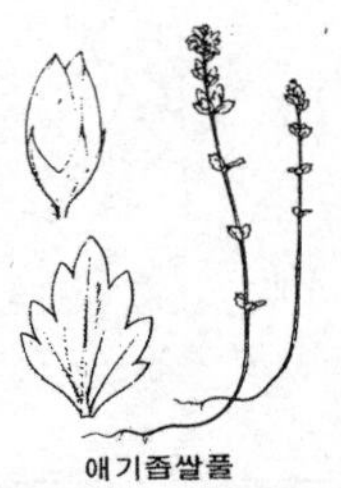
애기좁쌀풀

면 안되는 것이다.

혹 고식(姑息)하여 돌보는 방법을 쓴다면 크고 작은 부(腑)가 비결(秘訣)해서 통하지 않고 사기(邪氣)가 뱃속에 들어가며 심(心)을 찌르게 되어서 위태롭게 된다. 〈直指〉

대부분 산통(疝痛)이 달려 들어가서 그의 바탕이 없는 증세는 기(氣)에 속하는 것이고 아픔이 보통의 형태가 있는 증세는 습담(濕痰)과 식적(食積)•어혈(瘀血)인 것이다. 〈入門〉

이 질병이 비록 허때문에 얻은 것이지만 반드시 허를 경솔하게 보해서는 안된다. 경(經)에 이르기를 「사(邪)의 모여 들이는 곳에 기(氣)가 반드시 허하여 그것을 없애지 않으면 그 증세가 바로 실(實)하기 때문에 반드시 먼저 쌓이게 된 사기(邪氣)를 씻어버린 뒤에 모든 약으로써 보하니 파두(巴豆)의 힘을 많이 빌리는 것이 즉 그것이다.」라고 하였다. 〈本事〉

산(疝)이 허를 끼고 일어나는 것이 있으니 그 맥이 심히 잠기고 팽팽하지 않고 크게 뚫려서 힘이 없는 것이 바로 그것이다. 그 아픈 증세가 사실은 가벼우나 다만 무겁고 끌어 당겨서 당기는 것을 느낄 뿐이다. 삼출(蔘朮)을 군(君)을 삼고 소도약(疏導藥)으로써 돌보니 트이게 하는 것은 즉 도인(桃仁)•산사(山查)•지실(枳實)•치자(梔子)•수유(茱萸)•천연(川練)•현호색(玄胡索)•정향(丁香)•목향(木香)의 종류를 쓴다.

모든 산(疝)이 손으로 눌러서 많이 아픈 것은 실(實)이고, 아프지 않는 것은 허인 것이다. 〈丹心〉

9. 한산약(寒疝藥)일 때

우공산(禹攻散)•가미오령산(加味五苓散)•청목향원(青木香元)•반총산(蟠葱散)•당귀사역탕(當歸四逆湯)•양육탕(羊肉湯)•오두계지탕(烏頭桂枝湯)•삼인총백산(三因葱白散)•사신환(四神丸)을 쓴다.

※ 가미오령산(加味五苓散)

효능: 한산(寒疝)을 치료한다.

처방 오령산(五苓散)에다 목향(木香)•회향(茴香)•천연자(川練子)•빈랑(檳榔)•흑축(黑丑)•파고지(破古紙)•목통(木桶)•청피(青皮)•삼릉(三稜)•봉출(蓬朮)을 더하여 달인 물에 청목향원(青木香元)을 먹는다. 〈醫鑑〉

※ 청목향원(青木香元)

효능: 한산(寒疝)과 방광산기(膀胱疝氣)와 종기(腫氣)를 치료한다.

처방 흑축두말(黑丑頭末) 3냥, 파고지(破古紙)•필징가(蓽澄茄)•빈랑(檳榔) 각 2냥, 청목향(青木香) 2냥을 가루로하여 물로 오동열매 크기의 환을 하여 공복에 염탕(鹽湯)으로 50알을 먹는다. 〈入門〉

또는 청목향원(青木香元) 200알과 반묘(斑描=가뢰) 7개를 같이 볶아서 향이 적거든 자기(磁器)로 덮고 식은 뒤에 반묘는 버리고 매 50알을 회향주(茴香酒)에 먹는다. 산(疝)은 간(肝)에 속한 것이기 때문에 반묘(斑猫)로써 풍(風)을 치료하는 것이다. 〈入門〉

※ 반총산(蟠葱散)

효능: 비위(脾胃)가 허냉(虛冷)하고 심복(心腹)이 찌르고 처서 흉협(胸脇)과 방광(膀胱)과 소장(小腸)과 신기(腎氣)를 이어서 아프게 되는 증세를 치료한다.

처방 창출(蒼朮)•감초(甘草) 각 1돈, 삼릉(三稜)•봉출(蓬朮)•백복령(白茯苓)•청피(青皮) 각 7푼, 축사(縮砂)•정향피(丁香皮)•빈랑(檳榔) 각 5푼, 현호색(玄胡索)•육계(肉桂)•건강(乾薑) 각 3푼을 가루로하여 1첩으로 파 1뿌리를 넣고 달여서 먹는다. 〈入門〉

※ 당귀사역탕(當歸四逆湯)

효능: 한산(寒疝)과 배꼽밑에 냉통(冷痛)을 치료한다.

처방 당귀(當歸) 1돈 2푼, 부자(附子)•육계(肉桂)•회향(茴香) 각 1돈, 백작약(白芍藥)•시호(柴胡) 각 9푼, 현호색(玄胡索)•천연자(川練子)•복령(茯苓) 각 7푼, 택사(澤瀉) 5푼을 썰어서 1첩으로 하여 물로 달여서 공복에 먹는다. 〈綱目〉

※ 양육탕(羊肉湯)

효능: 한산(寒疝)과 제복창통(臍腹脹痛)하여 손을 못댈 정도로 아픈 증세를 치료한다.

처방 양육(羊肉) 1근, 생강(生薑) 5냥, 당귀(當歸) 3

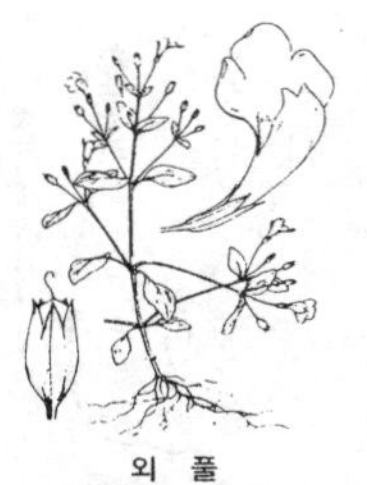
외 풀

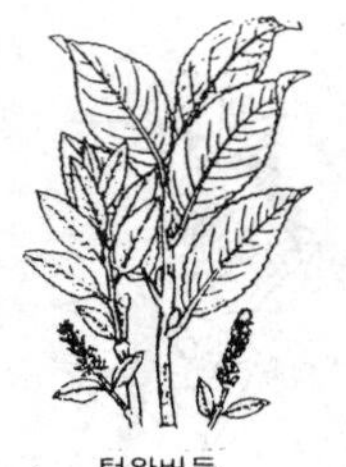
털왕버들

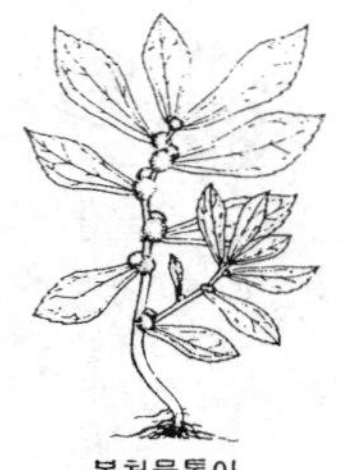
복천물통이

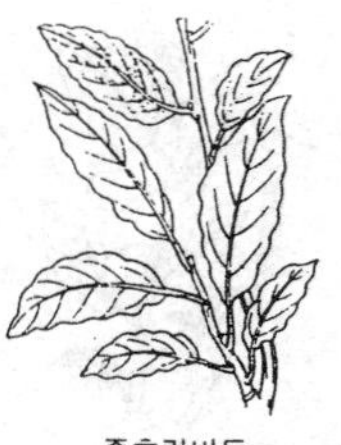
좀호랑버들

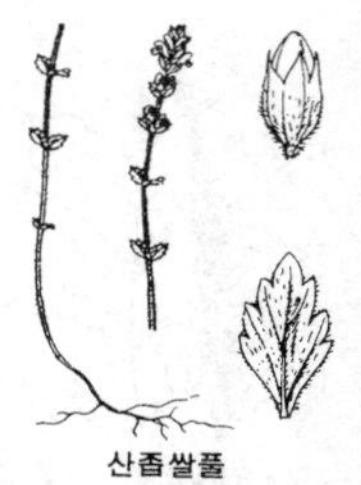
산좀쌀풀

냥을 물 8되에 넣어 3되가 될때까지 달여서 매 7홉을 1일 3번으로 먹는다.

한 부인이 겨울에 해산을 하는데 냉한이 산문(産門)으로 들어가 제복이 부풀어 아파서 손을 가까이 할 수 없는데 이탕을 2번 복용하고 바로 나았다. 〈仲景〉

❊ 오두계지탕(烏頭桂枝湯)

효능: 풍한산기(風寒疝氣)가 배 속에 들어가서 찌르고 아프며 음부(陰部)가 오므라지고 손과 발이 역냉(逆冷)한 증세를 치료한다.

처방 대천오(大川烏) 1개를 꿀(蜜) 1잔으로 같이 달여서 반으로 줄거든 꺼내서 잘게 썰은 육계(肉桂) • 백작약(白芍藥) 3돈 3푼, 감초(甘草) 2돈반을 썰어서 2첩으로 하여 생강 3쪽, 대추 2개를 넣고 앞의 달인 꿀 반홉 한것과 같이 달여서 먹는다. 〈入門〉

❊ 삼인총백산(三因葱白散)

효능: 한냉(寒冷)한 기(氣)가 방광(膀胱)에 들어가서 아프게 되는 증세를 치료한다.

처방 천궁(川芎) • 당귀(當歸) • 숙지황(熟地黃) • 백작약(白芍藥) • 지각(枳殼) • 후박(厚朴) • 봉출(蓬朮) • 삼릉(三稜) • 적복령(赤茯苓) • 육계(肉桂) • 건강(乾薑) • 인삼(人蔘) • 천연육(川練肉) • 신국(神麴) • 맥아(麥芽) • 청피(靑皮) • 회향(茴香) • 목향(木香) 각 5푼을 썰어서 1첩으로 하여 총백(葱白) 2뿌리, 소금 1수저를 넣어 물로 달여서 먹는다. 〈三因〉

❊ 사신환(四神丸)

효능: 냉산(冷疝)이 부풀어 아픈 증세를 치료한다.

처방 오수유(吳茱萸) 반은 술에 담그고 반은 초에 담가서 불에 말린 것, 필징가(蓽澄茄) • 청목향(靑木香) 각 5돈, 향부자(香附子) 1냥을 가루로하여 풀로 오동열매 크기의 환을 지어 염탕(鹽湯)으로 70~80알을 먹는다. 〈丹心〉

10. 수산약(水疝藥)일 때

우공산(禹攻散) • 삼화신우환(三花神祐丸) • 요자산(腰子散) • 비전수유내소원(秘傳茱萸內消元)을 사용하고 외부에 사용하는데는 모반단(牡礬丹)으로 문지른다.

❊ 요자산(腰子散)

효능: 수산(水疝)이 부어 아픈 증세를 치료한다.

처방 흑축(黑丑) • 백축(白丑) 등분하여 같이 볶아서 두말(頭末)을 가지고 가루로하여 3돈, 저요자(猪腰子)일부를 엷게 썰어서 천초(川椒) 50알과 회향(茴香) 100알을 넣고 견우(牽牛)가루를 고루 뿌려서 축축한 종이로 싸서 실로 동여매고 구어서 향 열이 나거든 꺼내서 공복에 더운 술로 복용하고 나쁜 것들이 나오면 낫게된다. 〈直指〉

❊ 비전수유내소원(秘傳茱萸內消元)

효능: 산기(疝氣)와 음퇴(陰癀)가 한편이 커져서 부스럼이 나고 노란 물이 나오는 증세를 치료한다.

처방 오수유(吳茱萸)를 술과 초를 반반으로 하여 담가서 하루밤 뒤에 불에 말리고 산수유(山茱萸) • 마린화초침배(馬藺花醋浸焙) • 천연육(川練肉) • 육계(肉桂) • 흑축두말(黑丑頭末) • 회향염초(茴香鹽炒) • 현호색초(玄胡索炒)와 진피(陳皮) • 청피병거백(靑皮竝去白) • 해조(海藻)를 씻어서 불에 말린 것, 도인초(桃仁炒) • 목향(木香) 각 5돈을 가루로하여 술풀에 오동열매 크기의 환을 지어 염탕(鹽湯)이나 또는 더운 술과함께 50~70알을 먹는다. 〈直指〉

❊ 모반단(牡礬丹)

효능: 음낭(陰囊)에 부스럼이 나고 물이 나오고 그 가려움이 매우 심하여 아무리 긁어도 시원하지 않으며 가렵고 나면 반드시 아픈 증세를 치료한다.

처방 모려분(牡蠣粉) • 황단(黃丹) 각 2냥, 고백반(枯白礬) 4냥을 가루로하여 잠자기 전에 가려운 곳에 약가루를 바르고 문지르면 3~4번으로 자연히 가라 앉는다. 〈入門〉

11. 근산약(筋疝藥)일 때

사심탕(瀉心湯) • 가감시령탕(加減柴苓湯) • 청심연자음(淸心蓮子飮) • 용담사간탕(龍膽瀉肝湯) 등을 사용한

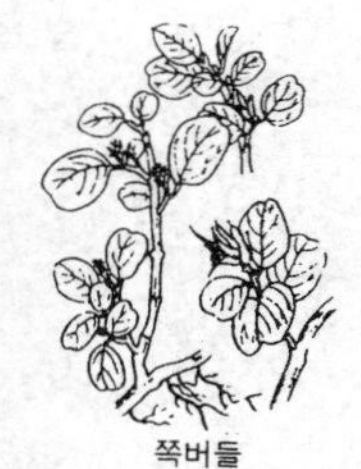
쪽버들

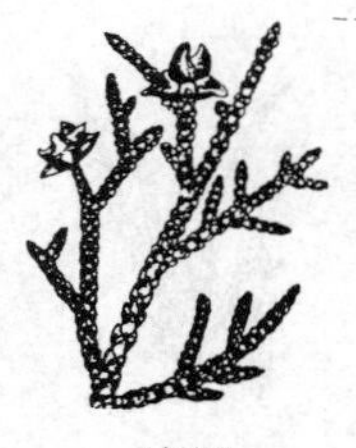
나한백

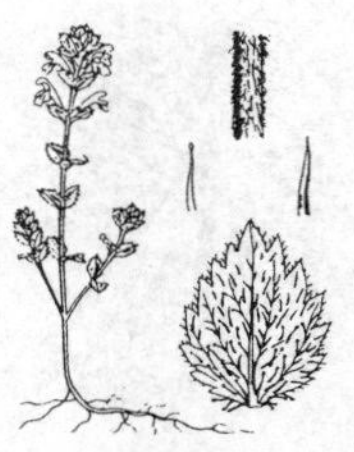
큰산좁쌀풀

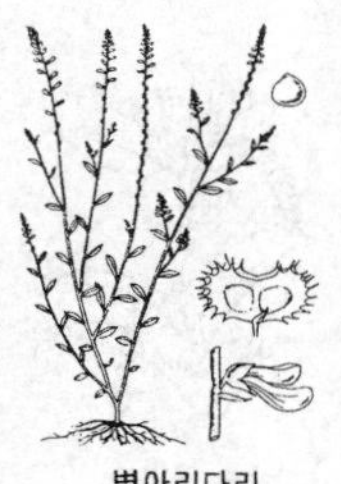
병아리다리

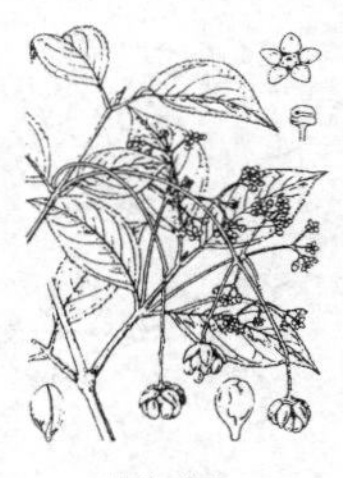
참회나무

다.

※ 용담사간탕(龍膽瀉肝湯)

효능 : 간장(肝臟)의 습열(濕熱)때문에 남자는 음정(陰挺)이 부어 오르고 부인은 음정(陰挺)이 부스럼으로 가렵고 또는 남자의 음경(陰莖)이 축축히 가려워서 진물이 나오는 증세를 치료하니 이것은 술 때문으로 얻은 것이다.

처방 용담초(龍膽草) • 시호(柴胡) • 택사(澤瀉) 각 1돈, 목통(木通) • 차전자(車前子) • 적복령(赤茯苓) • 생지황(生地黃) • 당귀병주반(當歸竝酒拌) • 산치인(山梔仁) • 황금(黃芩) • 감초(甘草) 각 5푼을 썰어서 1첩으로 하여 물로 달여 공복에 먹는다. 〈入門〉

※ 가감시령탕(加減柴苓湯)

효능 : 모든 산(疝)이 습열(濕熱) 때문에 부어 아프고 진물이 나는 증세를 치료한다.

처방 시호(柴胡) • 택사(澤瀉) 각 1돈반, 반하(半夏) • 적복령(赤茯苓) • 백출(白朮) • 저령(猪苓) • 산사(疝査) • 치자(梔子) • 예지핵(蕊枝核) 각 7푼을 썰어서 1첩으로하여 물로 달여 먹는다. 예지핵(蕊枝核)이 없으면 귤핵(橘核)을 대신으로 사용한다. 〈入門〉

12. 혈산약(血疝藥)일 때

옥촉산(玉燭散) • 도인승기탕(桃仁承氣湯) • 복원통기산(復元通氣散) • 신성대침산(神聖代鍼散)을 사용한다.

※ 신성대침산(神聖代鍼散)

효능 : 혈적산통(血積疝痛)과 모든 산(疝)으로 찌르고 아픈 증세에 먹으면 신과 같은 효과가 있다.

처방 유향(乳香) • 몰약(沒藥) • 당귀(當歸) • 백지(白芷) • 천궁(川芎) • 원청제(芫青製) 각 1돈을 가루로하여 매번 1봉지를 먹되 심할 때면 5푼을 먼저 좋은 차 1잔에 섞어서 약가루가 날리지 않도록 주의해 저어서 마신다. 〈正傳〉

13. 기산약(氣疝藥)일 때

탕산환(蕩疝丸) • 반총산(蟠葱散) • 기산음(氣疝飮) • 삼수환(三茱丸) • 취향음자(聚香飮子)를 사용한다.

※ 탕산환(蕩疝丸)

효능 : 기산(氣疝)을 치료하는데 사용한다.

처방 흑축두말(黑丑頭末) • 파고지초(破古紙炒) • 회향초(茴香炒) • 천연자초(川練子炒) 각 1냥, 봉출(蓬朮) • 목향(木香) 각 4돈, 청피(靑皮) • 진피(陳皮) 각 3돈을 가루로하여 술풀로 오동열매 크기의 환을 만들어서 공복에 50~70알을 술로 먹는다. 〈醫鑑〉

※ 기산음(氣疝飮)

효능 : 기산(氣疝)을 치료하는 데 사용한다.

처방 황련(黃連)을 오수유(吳茱萸)달인 물에 담가서 볶은 것 2돈, 인삼(人蔘) • 백출(白朮) 각 1돈, 백작약(白芍藥) • 진피(陳皮) 각 7푼, 감초(甘草) 3푼을 썰어서 1첩으로하여 생강 3쪽을 넣어 물로 달여서 먹는다. 〈入門〉

※ 삼수환(三茱丸)

효능 : 기산(氣疝)이 부어 아픈 증세를 치료한다.

처방 산수유(山茱萸) • 오수유(吳茱萸) • 식수유(食茱萸) 각 2냥, 파고지초(破古紙炒) 1냥7돈, 천연육(川練肉) 1냥, 반묘(斑猫) 14개와 같이 붉게 볶아서 가뢰는 버리고 흑축두말초(黑丑頭末炒) 1냥, 청염(靑鹽) • 청피(靑皮) • 회향초(茴香炒) 각 3돈을 가루로 하고 초면호(醋麵糊)에 오동열매 크기로 환을 해서 먼저 도인(桃仁) 15알을 씹고 더운 술 또는 염탕(鹽湯)으로 30~50알을 먹는다. 〈丹心〉

※ 취향음자(聚香飮子)

효능 : 칠정(七情)에 상(傷)하여 산기(疝氣)가 된 증세를 치료한다.

처방 유향(乳香) • 침향(沈香) • 백단향(白檀香) • 목향(木香) • 곽향(藿香) • 정향(丁香) 각 8푼, 현호색(玄胡索) • 강황(薑黃) • 오약(烏藥) • 길경(桔梗) • 계심(桂心) • 감초(甘草) 각 4푼을 썰어서 1첩으로 하여 생강 3쪽, 대추 2개를 넣어 물로 달여서 복용한다. 〈入門〉

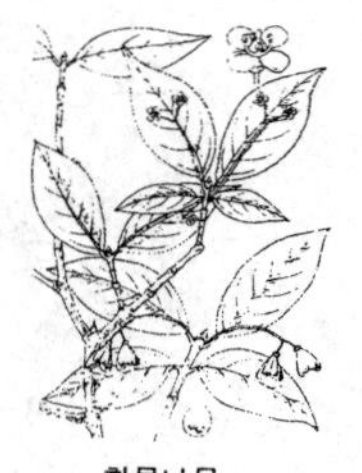
회목나무

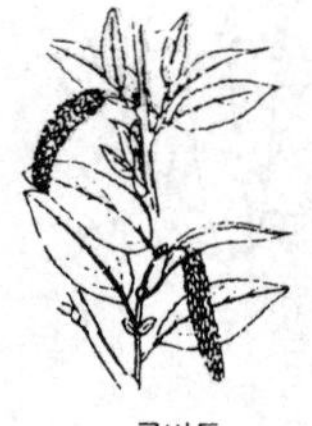
콩버들

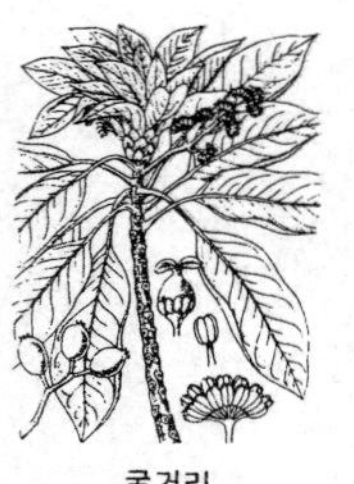
굴거리

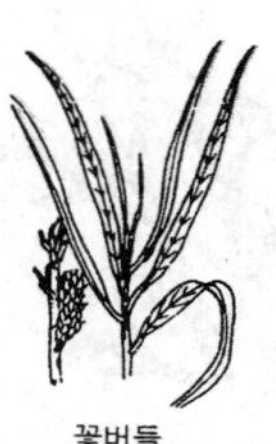
꽃버들

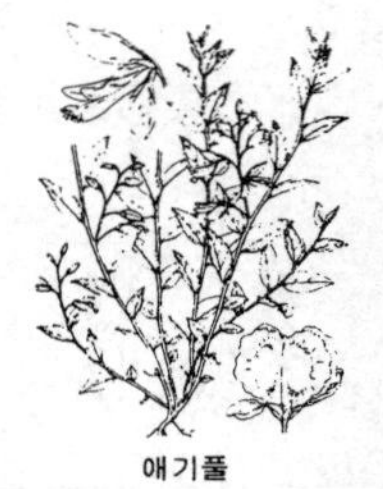
애기풀

14. 호산약(狐疝藥)일 때

한습(寒濕)이 음낭(陰囊)속에 밑으로 들어간 증세를 호산(狐疝)이라 하는데 역시 담병(痰病)에 속한다. 이진탕(二陳湯)에 청피(靑皮) • 향부(香附) • 창출(蒼朮)을 더해서 쓰고 삼향환(三香丸) • 정향연실환(丁香練實丸) • 사초천연환(四炒川練丸) • 회향연실환(茴香練實丸) 등을 선택해서 사용한다.

※ 이향환(二香丸)

효능 : 호산(狐疝)이 위 아래로 오르내리며 아프게 되고 또는 산통(疝痛)이 일어나면 뱃속에 덩어리가 생겨 아픈것이 그치고 산통(疝痛)이 그치면 뱃속에 덩어리가 다시 생겨 아픈 증세를 치료한다.

처방 목향(木香) • 향부자(香附子) 각 3냥, 산사육(山楂肉) 2냥, 삼릉(三稜) • 봉출병초자(蓬朮竝醋煮) • 신국(神麴) • 강황(薑黃) • 남성(南星) 각 1냥, 황련(黃連) • 오수유(吳茱萸)를 같이 볶으고 나복자(蘿葍子) • 도인(桃仁) • 치자인(梔子仁) • 귤핵초(橘核炒) 각 5돈을 가루로 하여 생강즙에 적셔 떡처럼 쪄서 오동열매 크기의 환을지어 끓인 물로 50~70알을 복용하여 내린다. 〈丹心〉

15. 퇴산약(㿗疝藥)일 때

퇴산(㿗疝)은 습(濕)에 속하는 것이 많다. 〈綱目〉

퇴(㿗)에 4가지가 있으니 1은 장퇴(腸㿗) 또는 소장기(小腸氣)니 천태오약산(天台烏藥散) • 구명통심산(救命通心散) • 거령환(去鈴丸) • 가미통심음(加味痛心飮) • 견통원(蠲痛元) • 소산환(消疝丸) • 입효산(立効散) 등을 쓰고 2는 난퇴(卵㿗)니 즉 수산(水疝)의 종류로써 치료 방법은 수산(水疝)과 같으며 3은 기퇴(氣㿗) 즉 기산(氣疝)인 치료 방법은 기산(氣疝)과 같고, 4는 수퇴(水㿗) 즉 방광기(膀胱氣)니 청목향원(靑木香元) • 삼화신우환(三花神祐丸) • 신보원(神保元) 등이 방광기협하통(膀胱氣脇下痛)에 아주 신기하고, 삼백산(三百散) • 수유회향산(茱萸茴香散) • 수유내소원(茱萸內消元) • 양씨사향원(楊氏麝香元) • 금령산(金鈴散) • 삼산탕(三疝湯)을 사용한다.

퇴산(㿗疝)속에 편추(偏墜)와 목신(木腎)이 있는데 별도로 조목을 세웠다.

퇴병(㿗病)에 귤핵환(橘核丸)과 산(散)을 같이 사용한다.

※ 천태오약산(天台烏藥散)

효능 : 소장기(小腸氣)를 치료하는데 사용한다.

처방 천연자(川練子) 10개, 파두(巴豆) 14알, 밀기울과 같이 검게 볶아서 콩과 밀기울은 버리고 오약(烏藥) • 목향(木香) • 회향초(茴香炒) • 양강(良薑) • 청피(靑皮) 각 5돈, 빈랑(檳榔) 3돈을 가루로하여 매 1돈을 더운 술과 같이 복용하고 아픔이 심하면 초강열주(炒薑熱酒)를 복용한다. 〈東垣〉

※ 구명통심산(救命通心散)

효능 : 소장(小腸)의 기통(氣痛)을 치료하는데 사용한다.

처방 천오(川烏) 1냥을 청염(靑鹽) 1돈, 주(酒) 1잔에 담가서 하룻밤을 새운 뒤에 껍질은 버리고 불에 구워 말리고 천연자육(川練子肉) 1냥을 파두육(巴豆肉) 21알과 같이 볶아서 검어지거든 콩은 버리고 회향(茴香) 5돈, 석연(石燕) 1대를 불에 구워서 초에 적시고 토구(土狗) 5개, 개자(芥子) 1돈6푼을 가루로하여 양석자(羊石子 = 羊의 陰囊)속에 넣어 축축한 종이로 싸서 뜨겁게 불에 쬐어 밤중에 좋은 술 반되에 소금을 약간 타서 석자(石子)를 잘 씹고 술로써 삼켜 내리는데 소리를 내지 말 것이며 소변누기가 편하면 병이 바로 낫는다. 〈綱目〉

※ 거령환(去鈴丸)

효능 : 소장(小腸)의 산기(疝氣)를 치료한다.

처방 회향(茴香) 1근을 생강(生薑) 1근에서 만든 즙에다 하루밤을 재워서 생강즙이 회향(茴香)에 다 들어가거든 청염(靑鹽) 2냥을 넣어 같이 볶아서 붉은 색이되면 꺼내서 불에 말려 가루로하고 술 풀에 오동열매 크기의 환을 지어 매번 30~50알을 더운 술이나 미음(米飮)으로 복용하여 내린다. 이 약이 순전히 비위(脾胃)를 실(實)하게 하고 또 소금이 아래로 굴러 들어가 생강즙이 흐트러 주어서 소통에 해가 없으니 여러번 먹으면 효과를 본다. 〈入門〉

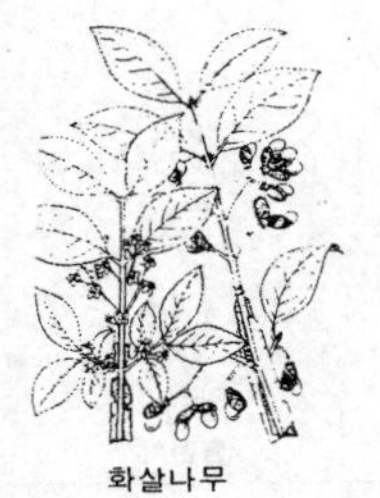
화살나무

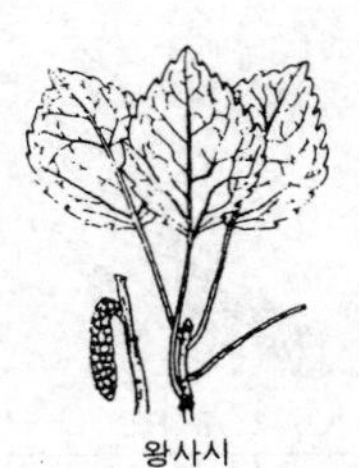
왕사시

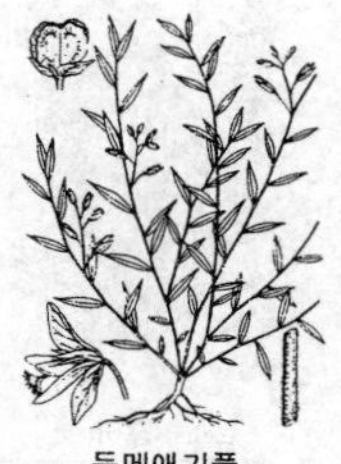
두메애기풀

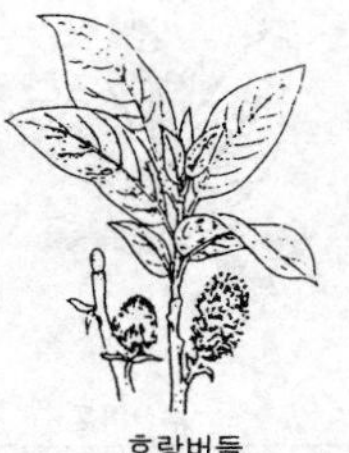
호랑버들

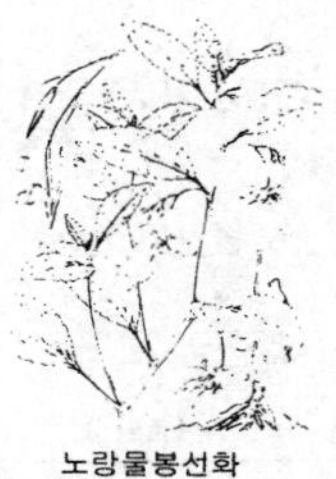
노랑물봉선화

※ 가미통심음(加味通心飮)

효능: 소장(小腸)의 산기(疝氣)가 열로 아프고 통하지 않는 증세를 치료한다.

처방 구맥(瞿麥)·목통(木通)·치자(梔子)·황금(黃芩)·연교(連翹)·지각(枳殼)·천연자(川練子)·감초(甘草) 각 1돈을 썰어서 1첩으로하여 등심(燈心) 20뿌리, 차전초(車前草) 5잎과 같이 달여서 먹는다. 〈得效〉

※ 견통원(蠲痛元)

효능: 소장(小腸)·방광기통(膀胱氣痛)을 치료하는데 사용한다.

처방 현호색(玄胡索) 1냥, 천연육(川練肉)·회향초(茴香炒) 각 5돈, 백축두말초(白丑頭末炒)·당귀(當歸)·양강(良薑)·청피(靑皮)·목향(木香)·오약(烏藥) 각 2돈반, 전갈배(全蝎焙) 7개를 가루로하여 생강즙에 적셔 떡처럼 쪄서 오동열매 크기의 환을 지어 솜에 태운 재를 섞은 술로 30~50알을 복용하여 내려 보낸다. 〈直指〉

※ 소산환(消疝丸)

효능: 소장산기(小腸疝氣)를 치료하는데 사용한다.

처방 창출(蒼朮) 1근을 쌀뜨물에 담가서 썰은 것, 파 1근을 썰어서 소금 1냥을 섞어 같이 노랗게 볶아서 파는 버리고 천초미초(川椒微炒)·백복령(白茯苓)·회향초(茴香炒) 각 4냥을 가루로하여 술풀에 오동열매 크기의 환을 하여 공복에 더운 술로 50~70알을 복용하여 내린다. 〈集略〉

※ 입효산(立効散)

효능: 소장기통(小腸氣痛)을 치료하는데 사용한다.

처방 전갈(全蝎) 7개, 축사(縮砂) 21개, 회향(茴香) 1돈을 가루로하여 3첩으로 나누어서 공복에 더운 술로 같이 복용하면 바로 효과가 있다. 〈資生〉

※ 수유내소원(茱萸內消元)

효능: 방광신허(膀胱腎虛)로 인하여 한산(寒疝)의 결성하며 떨어짐으로 땅기고 아픈 증세와 소장(小腸)의 분돈현벽(奔豚痃癖) 등의 증세를 치료한다.

처방 산수유(山茱萸)·오수유(吳茱萸)·천연자(川練子)·마린화(馬藺花)·회향(茴香)·청피(靑皮)·진피(陳皮)·산약(山藥)·육계(肉桂) 각 2냥, 목향(木香) 1냥을 가루로하여 술풀에 오동열매 크기로 환을 해서 50알을 술로 같이 먹는다. 〈入門〉

※ 양씨사향원(楊氏麝香元)

효능: 모든 통증을 찾아내고 방광기(膀胱氣)와 협하통(脇下痛)이 제일 치료가 어려운 것인데 이약이 주로 치료를 한다.

처방 목향(木香)·호초(胡椒) 각 1냥, 전갈초(全蝎炒)·파두뢰(巴豆雷) 각 4돈, 사향(麝香) 1돈을 가루로하여 떡처럼 쪄서 삼씨 크기로 환을 만들어 주사(朱砂)로 겉을 입혀서 더운 물로 50~70알을 복용하여 내린다. 〈直指〉

신보원(神保元)에는 사향(麝香)이 없다.

※ 금령산(金鈴散)

효능: 방광소장기(膀胱小腸氣)의 부어서 아픈 증세를 치료한다.

처방 대천연자(大川練子) 30개를 속살만을 썰고, 파두육(巴豆肉) 30알을 썰은 것과 같이 볶아서 색이 그을리거든 파두(巴豆)는 버리고 회향초(茴香炒)한 것과 같이 등분하여 목향(木香) 2돈반을 넣어 가루로해서 매 2돈을 물반 술반에다 파를 달인물로 공복에 같이 먹는다. 〈直指〉

※ 삼산탕(三疝湯)

효능: 방광기(膀胱氣)가 부어서 아픈증세를 치료한다.

처방 차전자(車前子) 2돈4푼, 회향(茴香) 1돈6푼, 총백(葱白) 1돈2푼, 사삼(沙蔘) 8푼을 썰어서 1첩으로하여 물로 달여서 먹는다. 〈集成〉

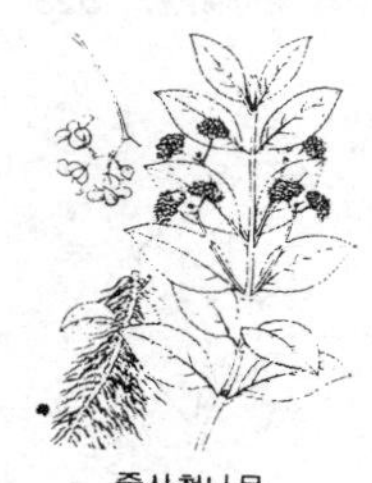
줄사철나무

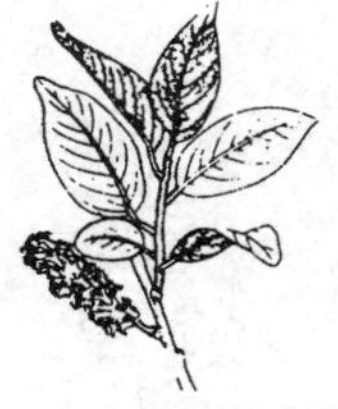
백산버들

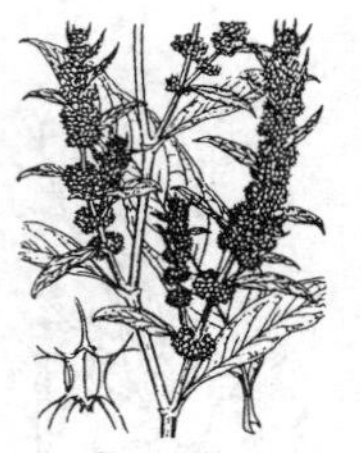
금소리쟁이

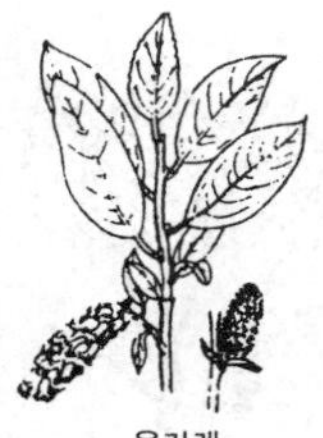
유가래

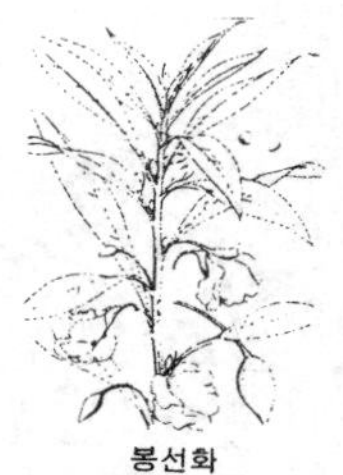
봉선화

※ 귤핵환(橘核丸)

효능 : 4가지의 퇴산(㿉疝)에 난핵(卵核)이 부어서 부풀고 크고 작은 것이 다르며 또는 단단한 돌과 같고 또는 소복(小腹)이 여기저기 아프며 심하면 불알이 부어 헐어서 노란물이 나오는 증세를 치료한다.

처방 귤핵초(橘核炒)・해조염주초(海藻鹽酒炒)・곤포염주초(昆布鹽酒炒)・해대염수세(海帶鹽水洗)・도인부초(桃仁 炒)・천연자초(川楝子炒) 각 1냥, 현호색초(玄胡索炒)・후박(厚朴)・지실(枳實)・계심(桂心)・목통(木通) 각 5돈을 가루로하여 술풀로 오동열매 크기로 환을지어 더운 술 또는 염탕(鹽湯)과함께 60~70알을 먹는다. 〈入門〉

오래 낫지 않는 데에는 초자망사(醋煮硇砂) 2돈을 더한다. 〈得効〉

※ 귤핵산(橘核散)

효능 : 4가지의 퇴산(㿉疝)이 오래된 증세는 귤핵환(橘核丸)을 쓰고 새로 일어난 증세는 귤핵산(橘核散)을 쓴다.

처방 귤핵(橘核) 1돈반, 도인(桃仁) 15개, 치자인(梔子仁) 1돈, 천오포(川烏炮)・오수유(吳茱萸) 각 5푼을 볶으고 가루로하여 1첩을 지어 물로 복용한다. 〈丹心〉

귤핵(橘核)은 아픈 곳을 멈추게 하고 오두(烏頭)는 한울(寒鬱)을 흩트리고 산치(山梔)는 습열(濕熱)을 없애고 또 오두(烏頭)를 끌어 빨리 내리게 하여 위속에 머무르지 않게 하는데 사용하면 효과가 빠르다. 〈入門〉

※ 삼백산(三白散)

효능 : 방광기(膀胱氣)가 열을 저장하여 음낭(陰囊)이 부어오르고 대소변이 통하지 않는 증세를 치료한다.

처방 백축두말(白丑頭末) 1냥, 상백피(桑白皮)・백출(白朮)・목통(木通)・진피(陳皮) 각 2돈반을 가루로하여 매 2돈을 생강탕 또는 파끓인 탕으로 같이 먹는다. 〈得効〉

※ 사미회향산(四味茴香散)

효능 : 낭경(囊莖)이 빠질듯이 아파서 못 참는 증세를 치료한다.

처방 오약(烏藥)을 술에 담가 하루밤을 지나서 말린 것과 양강(良薑)・회향(茴香)・청피(靑皮) 각 1돈을 같이 섞어 가루로 매 2돈을 아프기 시작할 때에 더운 술과 같이 먹는다. 〈入門〉

16. 음란(陰卵)이 편추할 때

음란(陰卵)의 한쪽이 크게 붓고 한편이 떨어져 당기고 아픈 증세를 옛 처방에는 난퇴(卵㿉)라 하였는데 금령자환(金鈴子丸)・수유내소원(茱萸內消元)・마린화환(馬藺花丸)・회향안신탕(茴香安腎湯)・가감향령산(加減香苓散)을 쓴다. 왼편이 아픈데는 어혈(瘀血)과 노화(怒火)가 많고 오른편이 아픈 데는 습담(濕痰)과 식적(食積)이 많다. 〈入門〉

※ 금령자환(金鈴子丸)

효능 : 산기(疝氣)의 편추(偏墜) 때문에 아픔을 참지못하는 증세를 치료한다.

처방 천연자육(川楝子肉) 5냥을 썰어서 5첩을 지어가지고 1첩은 반묘(斑猫) 10개와 같이 볶아서 묘(猫)는 버리고 다음 2첩은 회향(茴香) 3돈, 소금 반돈과 같이 볶아서 소금만 버리고 3번째 첩은 흑축(黑丑) 3돈과 같이 볶아서 흑축(黑丑)을 버리고 4번째 첩은 파고지(破古紙) 3돈과 같이 볶으고 5번째 첩은 나복자(蘿葍子) 1돈과 같이 볶아서 나복자(蘿葍子)는 버리고 이것을 가루로하여 술풀로 오동열매 크기의 환을 지어 더운 술과 함께 30~50알을 삼켜 먹는다. 〈澹寮〉

※ 수유내소원(茱萸內消元)

효능 : 음퇴(陰㿉)가 한편이 크고 신낭(腎囊)이 부어 오르고 또는 부스럼이 나오고 수시로 노란 물이 나오는 증세를 치료한다.

처방 천연육(川楝肉) 1돈반, 대복피(大腹皮)・오미자(五味子)・현호색(玄胡索)・해조(海藻) 각 1냥2돈반, 길경(桔梗)・청피(靑皮)・산수유(山茱萸) 각 1냥, 목향(木香) 7돈, 회향(茴香)・계심(桂心)・천오포(川烏炮)・오

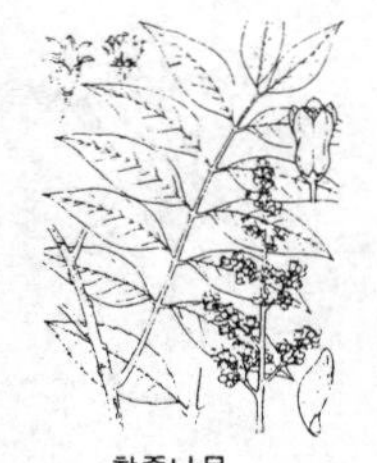
참죽나무

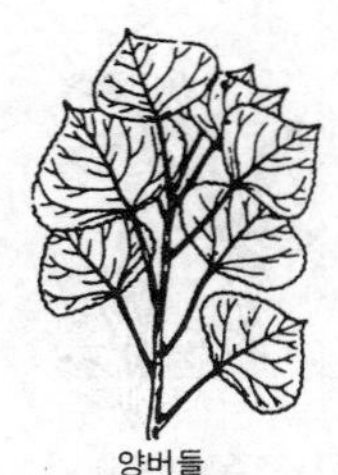
양버들

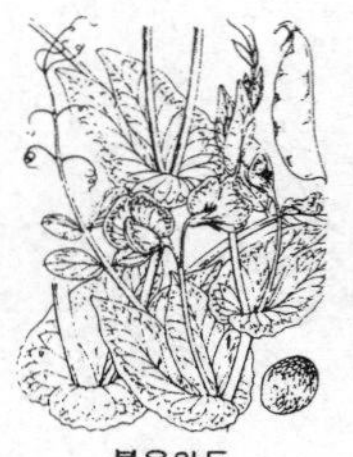
붉은완두

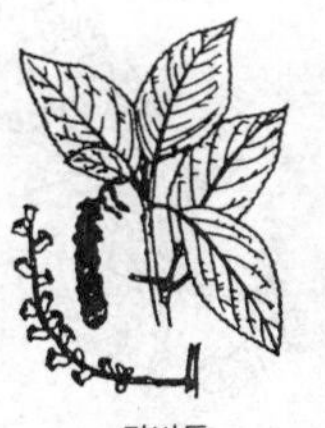
당버들

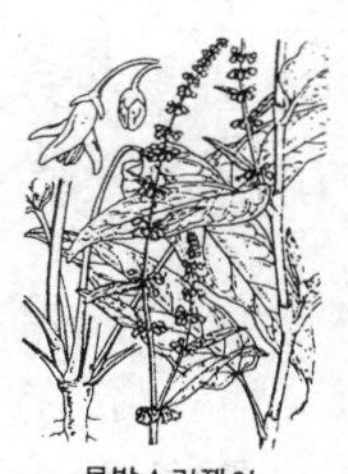
묵밭소리쟁이

수유(吳茱萸)・식수유(食茱萸)・도인(桃仁) 각 5돈을 가루로내어 술풀에 오동열매 크기로 환을 지어 더운 술과 30~50알을 삼켜 먹는다. 〈得効〉

※ 마린화환(馬藺花丸)

효능: 퇴산(㿉疝)이 한편이 떨어진 부인의 음퇴(陰㿉)와 어린이의 한편이 떨어진 곳에 효과가 있다.

처방 즉 위의 귤핵환(橘核丸)에 마린환(馬藺丸) 1냥, 빈랑(檳榔) 5돈을 더한 것이며 먹는 방법도 또한 같다. 〈正傳〉

※ 회향안신탕(茴香安腎湯)

효능: 왼쪽 변이 치우쳐 떨어져서 고환(睾丸)이 계란의 크기와 같은 증세를 치료한다.

처방 인삼(人蔘)・백출(白朮)・백복령(白茯苓)・회향(茴香)・파고지(破古紙)・빈랑(檳榔)・오약(烏藥)・변향부(便香附)・축사(縮砂)・예지핵(荔枝核) 각 8푼, 황백(黃柏)・택사(澤瀉) 각 6푼, 목향(木香)・현호색(玄胡索) 각 4푼, 승마(升麻)・감초(甘草) 각 2푼을 썰어서 1첩으로하여 물에 달여서 먹는다. 〈醫鑑〉

※ 가감향금산(加減香芩散)

효능: 치우쳐 떨어진 기(氣)가 처음은 일어나서 장열증한(壯熱憎寒)하는데 들어내 보이기 어려운 약이니 한번 먹으면 낫는다.

처방 지각(枳殼)・진피(陳皮)・향부자(香附子)・창출(蒼朮)・마황(麻黃)・저령(猪苓)・택사(澤瀉)・목통(木通)・활석(滑石)・차전자(車前子)・삼릉(三稜)・봉출(蓬朮)・천연자(川練子)・현호색(玄胡索)・감초(甘草) 각 7푼을 썰어서 1첩으로하여 생강 3편과 파 2뿌리를 넣어 물로 달여서 먹는다. 〈醫鑑〉

17. 목신(木腎)일 때

목신(木腎)의 증세는 크게 부풀고 아프게 되는데 아주 모질게 마비(痲痺)하고 단단한 것이 맺히니 치료방법은 온리법(温利法)으로써 속을 사라지게 하고 또는 떨어뜨려서 넘어져 다치면 경기(驚氣)가 썩은 피와 같이 서로 치고 싸워서 목강(木強)하고 부풀어서 아픈 증세가 생기는 것이니 치료 방법은 다시 엉긴 피를 없애야 하는데 천연산(川練散)을 사용한다. 〈直指〉

목신(木腎)이란 것은 음경(陰莖)이 단단하고 완비(頑痺)되나 아프지는 않으니 그것은 심화(心火)가 밑으로 내리지 않고, 신수(腎水)가 따뜻하지 않기 때문에 사제수유환(四製茱萸丸)・사초천연환(四炒川練丸)을 사용하고 죽은 피가 치고드는 증세는 죽은 피를 트려서 없애야 한다. 〈入門〉

목신(木腎)이 아프지 않을 때는 활신환(活腎丸)을 사용한다. 〈入門〉

※ 천연산(川練散)

효능: 외신(外腎)이 크게 부풀고 마목(麻木)이 굳어져 아픈 목신(木腎)을 치료하는데 사용하고 또 분돈(奔豚)・산기(疝氣)와 치우쳐 떨어지는 증세를 치료한다.

처방 천연자(川練子) 49개에 먼저 7개를 속살만으로 회향(茴香) 2돈반을 같이 볶고, 7개를 썰어서 파고지(破古紙) 2돈반과 같이 볶고, 7개를 썰어서 흑축(黑丑) 2돈반과 같이 볶고, 7개를 썰어서 소금 1돈과 같이 볶고, 7개를 썰어서 반묘(斑猫) 14개와 같이 볶고 가뢰는 버리며, 7개를 썰어서 파두육(巴豆肉) 14개와 같이 볶고 파두(巴豆)는 버리며, 나머지 7개를 썰어서 나복자(蘿葍子) 2돈반과 같이 볶아서 나복자(蘿葍子)는 버리고 회향초(茴香炒)・목향(木香) 각 5돈, 날계(辣桂) 2돈반을 모두 합하여 가루로하고 술면풀로 오동열매 크기의 환을 지어 공복에 소금 물로 30~50알을 삼켜 먹는다. 피가 엉킨 목신(木腎)은 앞의 처방에다 현호색약초(玄胡索藥炒) 5돈과 함께 더운 술에 잠긴 약가루를 타서 삼켜 먹는다. 〈直指〉

※ 활신환(活腎丸)

효능: 목신(木腎)으로 통하지 않는 증세에 때 치료한다.

처방 창출염초(蒼朮鹽炒) 1냥, 황백주세(黃柏酒洗)・지실(枳實)・활석(滑石) 각 7돈, 남성(南星)・반하제(半夏製)・산육(山肉)・신국초(神麴炒)・백지(白芷) 각 5돈, 혼포(昆布)・오수유(吳茱萸) 각 3돈을 가루로지어 술풀로 오동열매 크기로 환을해서 염탕(鹽湯)으로 70알을 삼켜 먹는다.

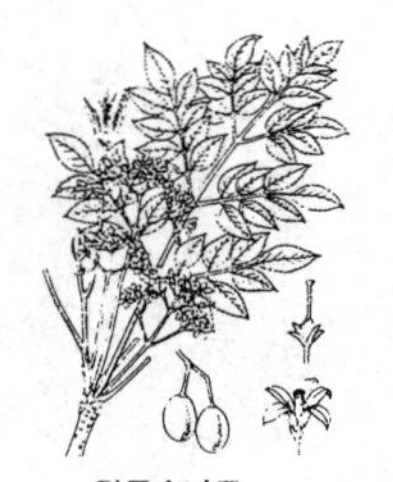
멀구슬나무

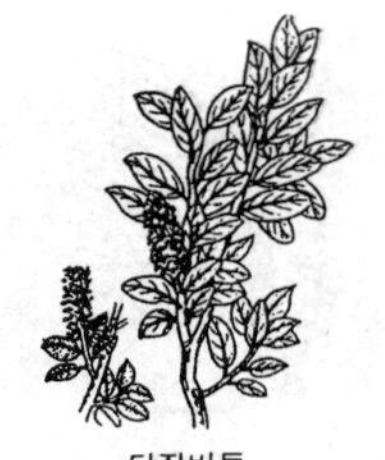
닥장버들

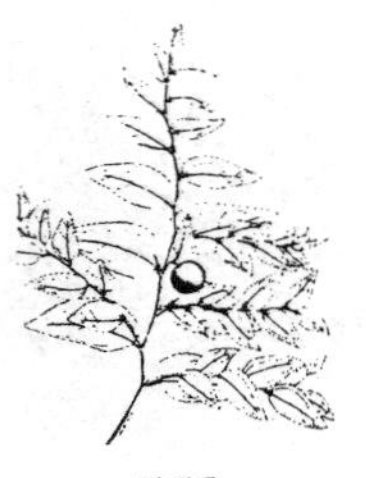
묏대추

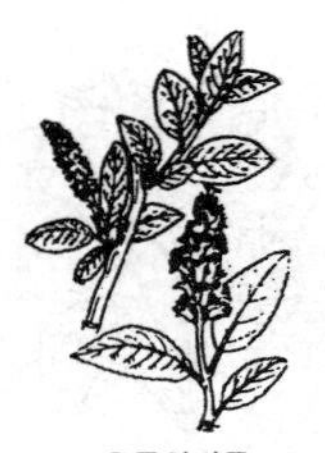
오글잎버들

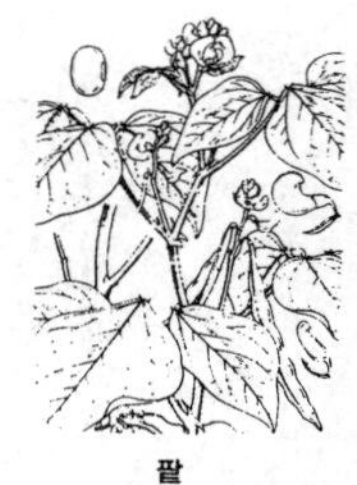
팥

또는 지실(枳實)을 빼고 구기자(枸杞子)를 넣는다. 〈入門〉

18. 분돈산기(奔豚疝氣)일 때

배꼽 밑에 동기(動氣)가 있는 것을 신기(腎氣) 또는 분돈(奔豚)이라고 하는데 분돈(奔豚)이란 것은 신(腎)의 쌓인 이름이다. 오적중(五積中)에 오직 분돈(奔豚)이 심(心)을 찌르는 것이 가장 급선무이니 보통때에 신적(腎積)이 있고 상한(傷寒)의 사(邪)가 하초(下焦)에 부딪쳐서 마치 강돈(江豚)을 몹시 찌르는 것과 같은 것이다. 진기(眞氣)가 안에서 허하고 물이 맺혀서 흩어지지 아니하면 기(氣)가 서로 치고들어서 바로 분돈(奔豚)을 일으키니 비록 널리 알리고 공리(攻裏)할 증세가 각각 있기는 하나 땀과 아래는 조심해야 한다. 이중탕(理中湯)에서 백출(白朮)을 빼고 육계(肉桂)•적복령(赤茯苓)을 더해 쓰는 것이 생약이 되는 것이다. 육계(肉桂)는 분돈(奔豚)을 세하고 복령(茯苓)은 신사(腎邪)를 치기 때문이며 백출(白朮)은 토(土)를 돕고 수(水)를 이기며 신(腎)을 마르게 하고 기(氣)를 닫으므로 없애 버린다. 〈丹心〉

분돈기(奔豚氣)가 충심(衝心)한 데는 탈명단(奪命丹)•호노파원(胡蘆巴元)•일날금산(一捏金散)을 사용한다.

※ 탈명단(奪命丹)

효능 : 승돈산기(丞豚疝氣)가 위를 찌르고 소복(小腹)이 당겨 아픈 증세를 치료하니 신과 같은 효과가 있다.

처방 오수유(吳茱萸) 1근속에 4냥은 술에 담가서 불에 말리며 택사(澤瀉) 2냥을 가루로하여 술면풀로 오동열매 크기의 환을 지어 공복에 염탕(鹽湯)으로 50~70알을 삼켜 먹는다. 〈局方〉

※ 호로파원(胡蘆巴元)

효능 : 분돈산기(奔豚疝氣)가 위를 찔러서 아픔을 참지못하는 증세를 치료한다.

처방 회향초(茴香炒) 3냥, 백축두말(白丑頭末) 2냥, 천오포(川烏炮)•파극(巴戟)•오수유(吳茱萸) 각 1냥반, 천연자(川練子)•호로파(胡蘆巴) 각 1냥을 가루로하여 술풀로 오동열매 크기의 환을지어 공복에 20~30알을 술과 같이 먹는다. 〈直指〉

※ 일날금산(一捏金散)

효능 : 분돈산기(奔豚疝氣)가 위를 찌르고 소장기(小腸氣)로 배꼽이 크게 아픈 증세를 치료한다.

처방 현호색(玄胡索)•천연육(川練肉)•전갈초(全蝎炒)•회향초(茴香炒)를 가루로하여 매번 1돈을 더운 술과 같이 복용하면 효과가 좋다. 〈正傳〉

19. 음종(陰縱)과 음축(陰縮)일 때

영추(靈樞)에 이르기를 「경수(莖垂)란 것은 몸속의 기(機)이며 음정(陰精)의 후(候)이고, 진액(津液)의 길이다. 음종(陰縱)이란 증세는 전음(前陰)이 열(熱)을 받아서 늘어져 거두지 못하는 것이며, 음축(陰縮)이란 증세는 전음(前陰)이 차가움을 받아서 뱃속에 들어간 것이다.」 경(經)에 이르기를 「족궐음(足厥陰)의 힘줄이 안에서 다치면 일어나지 않고 차가움에 다치면 음경(陰莖)이 줄어들고 열(熱)에 다치면 늘어져서 오르마 들지 못한다.」고 한 것이 즉 그것이다. 〈綱目〉

음낭(陰囊)의 줄어드는 것은 열이 있는 것이 있고, 차가운 것이 있으니 열(熱)이 밖에 있고 한(寒)이 안에 있으면 음낭(陰囊)이 늘어지니 이것은 구하(九夏)의 기(氣)인 것이며, 한(寒)이 밖에 있고 열(熱)이 안에 있으면 음낭(陰囊)이 줄어 들으니 이것은 삼동(三冬)의 기(氣)인 것이다. 병이 없는 사람으로써 평하면 더운 여름의 많은 열에는 낭란(囊卵)이 늘어지고 겨울날의 큰 추위에는 급히 줄어서 거두어지니 대개 겨울 날에는 양기(陽氣)가 안에 있고 음기(陰氣)가 밖에 있기 때문에 한(寒)이 밖에 있으며 거죽이 급하며 낭(囊)이 오므라지고 여름에는 음기(陰氣)가 밖에 있기 때문에 열(熱)이 밖에 있으면 거죽이 느리고 느리면 낭(囊)이 늘어지니 이것은 퇴산(㿉疝)의 증세요, 상한과 열병(熱病)이 되어서 열이 궐음(厥陰)에 들어가면 낭란(囊卵)이 오므라지는 것은 열(熱)이 힘줄을 상(傷)해서 힘줄이 급해진 때문이다. 화(火)가 뜨겁게 달구면 힘줄이 급한 것이 또한 그 종류이다. 〈綱目〉

음축증(陰縮症)이 여자에 있으면 음호(陰戶)가 급히 아프고 소복(小腹)을 당겨서 아픈 증세이다. 〈入門〉

남자의 음정(陰挺)이 부어 오르는 것과 또 다른 음경제질(陰莖諸疾)에 용담사간탕(龍膽瀉肝湯)을 같이 사용한

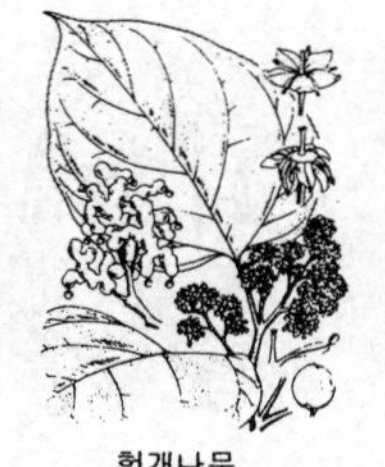
헛개나무

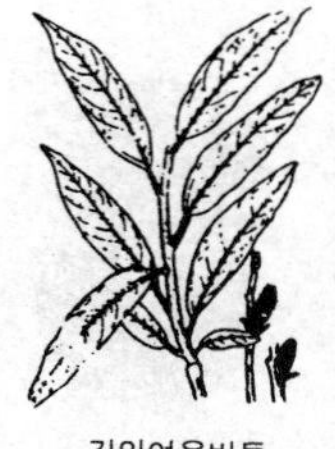
긴잎여우버들

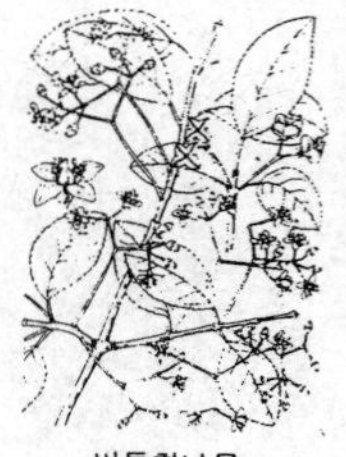
버들회나무

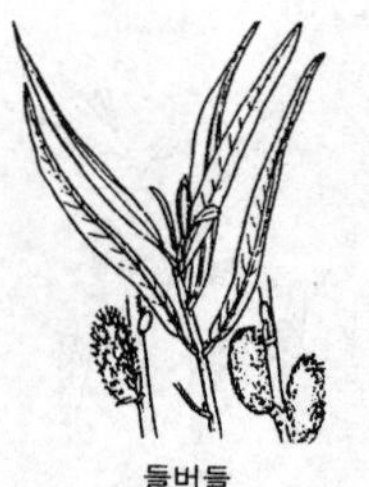
들버들

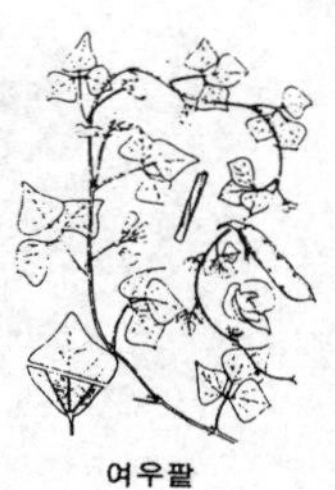
여우팥

다.

20. 탈양증(脫陽症)일 때

구급문(救急門)에 상세한 설명이 나와 있다.

21. 음위(陰痿)일 때

음위(陰痿)란 것은 어지럽게 흩어진 것이 많아서 간(肝)과 힘줄을 다친 것이니 경(經)에 이르기를 「족궐음(足厥陰)의 경(經)이 병들어서 안에서 다치면 음경(陰莖)이 일어나지 않는다.」는 것이 즉 그것이다. 〈綱目〉

음위(陰痿)는 즉 칠상(七傷)의 질병이니 노상문(勞傷門)을 참고로 하고, 음위(陰痿)는 환소단(還少丹)·오정환(五精丸)·상단(上丹)·올눌보천환(膃肭補天丸)·고본건양단(固本健陽丹)·구선영응산(九仙靈應散)을 사용한다.

※ 환소단(還少丹)

효능 : 하부맥(下部脈)이 가늘고 작은 것과 음위(陰痿)가 일어나지 않는 것을 치료한다.

처방 숙지황(熟地黃)·구기자(枸杞子) 각 1냥반, 산약(山藥)·우슬(牛膝)·원지(遠志)·산수유(山茱萸)·파극(巴戟)·백복령(白茯苓)·오미자(五味子)·석창포(石菖蒲)·육종용(肉蓯蓉)·저실자(猪實子)·두충(杜冲)·회향(茴香)을 가루로하고 꿀을 섞어 대추살에 오동열매 크기로 환을지어 공복에 더운 술 이나 또는 염탕(鹽湯)으로 30~50알을 먹는다. 〈集略〉

또 울화(鬱火)가 심하여 위(痿)가 되는 경우도 있는데 환소단(還少丹)으로서도 못일으키니 황백(黃柏)·지모(知母) 등의 청화(青火)·견신(堅腎)의 약을 사용하여야 한다. 〈節齊〉

※ 오정환(五精丸)

효능 : 신허(腎虛)·음위(陰痿)를 치료하는데 사용한다.

처방 추석(秋石)·녹각상(鹿角霜)·백복령(白茯苓)·양기석(陽起石)·산약(山藥) 각 등분 가루로하여 술풀로 오동열매 크기의 환을 지어 매번 50알을 먹되 계속 화기(火氣)를 가까이 하여 잘 말려서 먹어야만 연격(戀膈)의 병환이 없다. 〈丹心〉

※ 상단(上丹)

효능 : 노상(勞傷)·허손(虛損)과 남자의 양기가 끊기고 서사(庶事)에 일어나지 않는 증세를 치료한다.

처방 오미자(五味子) 8냥, 사상자(蛇床子)·토사자(兎絲子)·백부근(百部根)·두충(杜冲)·백복령(白茯苓)·방풍(防風)·파극(巴戟)·육종용(肉蓯蓉)·산약(山藥)·원지(遠志)·구기자(枸杞子)·백자인(柏子仁) 각 2냥을 가루로하여 꿀로 오동열매 크기의 환을 지어 공복에 더운 술과 또는 염탕(鹽湯)으로 50~70알을 먹는다. 〈局方〉

※ 올눌보천환(膃肭補天丸)

효능 : 허손(虛損)·음위(陰痿)를 치료하는데 사용한다.

처방 호도육(胡桃肉) 3냥, 백출(白朮) 2냥반, 백작약(白芍藥)·황기(黃芪)·숙지황(熟地黃)·두충(杜冲)·우슬(牛膝)·파고지(破古紙)·천연육(川練肉)·원지(遠志) 각 2냥, 올눌제(膃肭臍)·인삼(人蔘)·백복령(白茯苓)·구기자(枸杞子)·당귀(當歸)·천궁(川芎)·회향(茴香) 각 1돈반, 목향(木香)·복신(茯神)·감초밀구(甘草蜜炙) 각 1냥, 침향(沈香) 5돈을 가루로하여 올눌제주자(膃肭製酒煮)를 뺀 풀로 오동열매 크기의 환을지어서 공복에 더운 술과 또는 염탕(鹽湯)으로 50~70알을 먹는다. 〈入門〉

※ 구선영응산(九仙靈應散)

효능 : 남자가 음습(陰濕)과 양(陽)이 위(痿)가 되서 매번 거사(擧事)를 못하는 증세를 치료한다.

처방 부자포(附子)·사상자(蛇床子)·자소화(紫梢花)·원지(遠志)·석창포(石菖蒲)·해표소(海螵蛸)·정향(丁香)·목별자(木鱉子) 각 2돈, 소뇌(小腦) 1돈반을 가루로하여 매 5돈을 물 3주발에 반이 되도록 달여서 습한 곳에 음낭(陰囊)을 1일 2차례로 씻고 그 물을 그냥 따뜻하게 해서 다시 덥게 하는 것이 좋으며 많이 씻으면 씻을수록 좋다. 〈回春〉

22. 음냉(陰冷)일 때

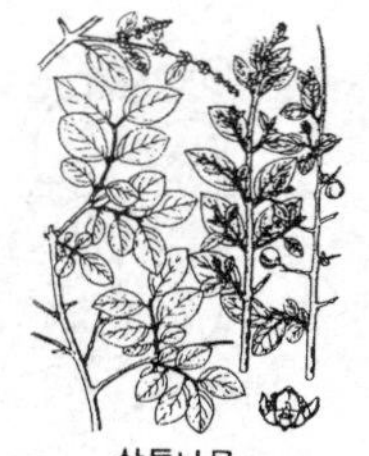
상동나무

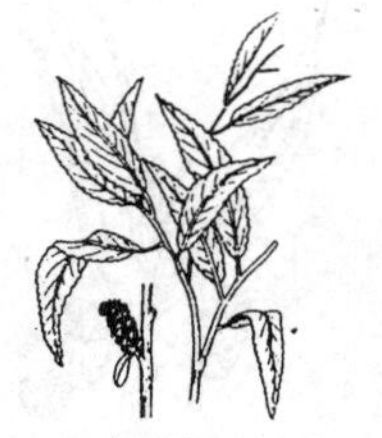
수양버들

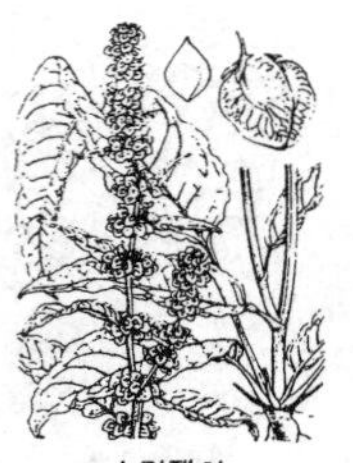
소리쟁이

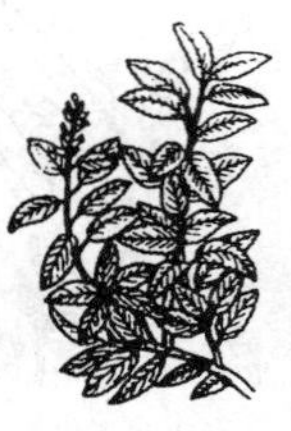
긴매자버들

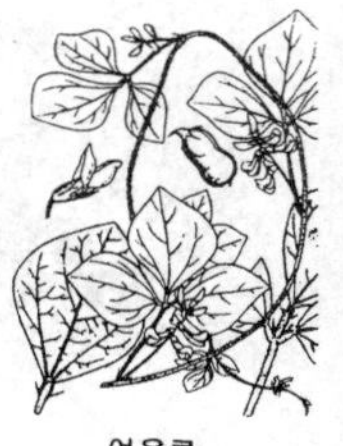
여우콩

하부(下部)의 양(陽)이 허냉(虛冷)하여 얼음과 같은데 팔미환(八味丸)•가감내고환(加減內固丸)•십보환(十補丸)•오수유탕(吳茱萸湯)•청혼탕(淸魂湯)•회춘산(回春散)•조양산(助陽散) 등을 사용한다.

한 승려(僧侶)가 산(疝)을 앓는데 냉기(冷氣)가 위로는 치아(齒牙)를 꿰뚫고 밑으로는 신(腎)을 꿰뚫어서 몹시 급박하기가 노끈으로 당기는 것과 같고 고환(睾丸)이 때때로 부어 냉(冷)한 것을 대인(戴人)이 진찰하니 양쪽 수맥(手脈)이 가늘고 약한데 새로치니(伐) 목(木)이 금(金)을 두려워해서 억압(抑壓)하여 펴지 못하고 또 간기(肝氣)가 반박(盤礴)하여 밑으로 고환(睾丸)을 번영(繁榮)시키지 못하기 때문에 그 한(寒)이란 것이 사실은 한(寒)이 아니고, 목(木)이 금(金)의 억압(抑壓)을 받아서 위토(胃土)에 전한 것이며, 위(胃)는 양명(陽明)이니 위로 치아(齒牙)를 꿰뚫는 것이며 간목(肝木)이란 것은 심화(心火)의 모(母)인데 이미 펴지 못하니 자(子)가 도한 엎드려 숨기 때문에 밑이 냉(冷)하고 같이하는 것이다.

경(經)에 이르기를 「목(木)이 울(鬱)하면 이루고 토(土)가 울(鬱)하면 새게 된다.」하였으니 그것을 법하여 4차례를 통하고 새게되니 기(氣)가 온화하고 고환(睾丸)이 가렵고 따뜻해지는데 대인(戴人)이 이르기를 「이것은 기(氣)가 이미 고환(睾丸)속으로 들어간 것이다.」하면서 회향(茴香)•봉출(蓬朮)의 종류로써 1개월 정도 고루 먹였더니 시원하게 나았다. 〈子和〉

※ 가감내고환(加減內固丸)

효능 : 명문(命門)의 화(火)가 쇠하여 신(腎)이 차고 음(陰)이 위(痿)하여 원양(元陽)이 허하고 고달픈 증세를 치료한다.

처방 파극(巴戟)•육종용(肉蓯蓉)•산수유(山茱萸)•토사자(兎絲子) 각 3냥, 파고지(破古紙) 2냥반, 석곡(石斛)•호로파(胡蘆巴) 각 2냥, 회향(茴香) 1냥, 부자(附子) 5돈을 가루로하여 꿀로 오동열매 크기로 환을 지어서 더운 술이나 또는 염탕(鹽湯)으로 50~70알을 먹는다. 〈入門〉

※ 십보환(十補丸)

효능 : 한산(寒疝)의 음냉(陰冷)과 소장(小腸)•방광(膀胱)의 분돈(奔豚) 등 증세를 치료한다.

처방 부자(附子) 1냥, 방풍(防風) 1냥을 큰 콩과 같이 썰어서 소금 4냥, 검은콩 1홉을 같이 볶아서 부자열(附子裂)에 다른 약은 버리고 다만 부자(附子)를 가지고 호로파(胡蘆巴)•목향(木香)•파극(巴戟)•천연육(川練肉)•육계(肉桂)•현호색(玄胡索)•필징가(華澄茄)•회향초(茴香炒)•파고지초(破古紙炒) 각 1냥을 가루로하여 찹쌀을 찧어 술로 풀을 끓여 오동열매 크기의 환을지어 주사(朱砂)로 겉을 입혀서 50~70알을 술로 먹는다. 〈丹心〉

※ 오수유탕(吳茱萸湯)

효능 : 궐산(厥疝)이 위로 거슬러서 음(陰)이 냉(冷)하고 낭(囊)이 차가운 증세를 치료한다.

처방 천오(川烏)•세신(細辛) 각 7푼반, 오수유(吳茱萸) 5푼, 양강(良薑)•당귀(當歸)•건강(乾薑)•육계(肉桂) 각 2푼반을 썰어서 1첩으로하여 물로 달여 먹는다. 〈正傳〉

※ 청혼탕(淸魂湯)

효능 : 외신(外腎)이 냉(冷)하고 전음(前陰)이 위(痿)하고 음낭(陰囊)이 습하고 가려운 증세를 치료한다.

처방 시호(柴胡)•주황백(酒黃柏)•생감초(生甘草) 각 1돈, 승마(升麻)•택사(澤瀉) 각 7푼반, 당귀초(當歸梢)•강활(羌活)•마황근(麻黃根)•방기(防己)•초용담(草龍膽)•적복령(赤茯苓) 각 5푼, 홍화(紅花) 1푼, 오미자(五味子) 9알을 썰어서 1첩으로하여 물로 달여 먹는다. 〈東垣〉

※ 회춘산(回春散)

효능 : 음냉(陰冷)을 치료하는데 귀신과 같다. 원문〈原文〉의 시로 된 노래를 다음과 같이 적어본다.

처방 1돈백반(一錢白礬) 8푼단(黃丹), 2푼호초세세연(二分胡椒細細硏), 염초(焰硝) 1푼, 공사미(共四味), 호초조화(好醋調和)•수내탄(手內攤), 또는 남좌여우(男左

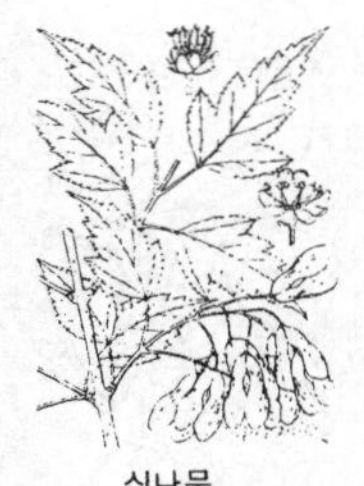
신나무

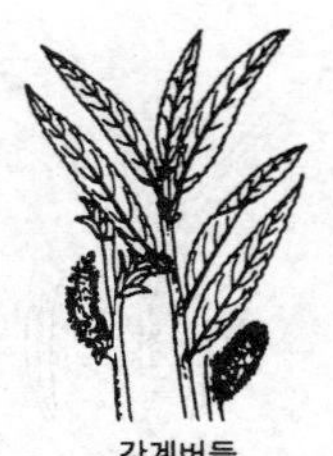
강계버들

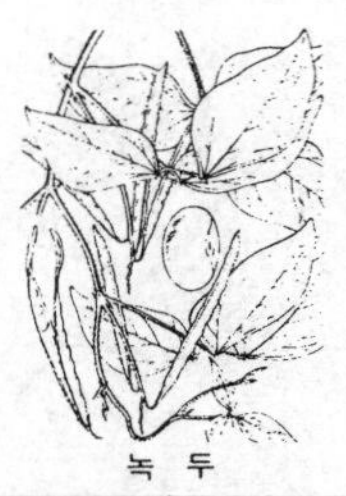
녹 두

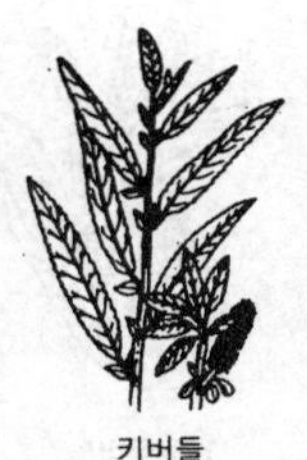
키버들

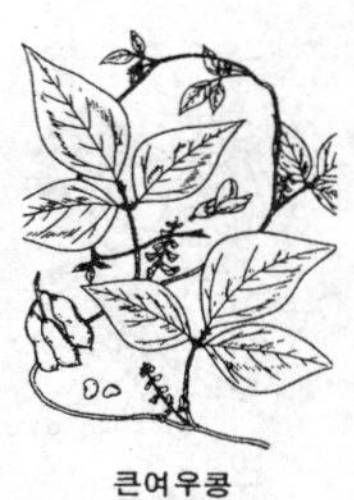
큰여우콩

女右) • 합음처(合陰處), 혼신시한습의삼(渾身是汗濕衣衫), 비방용자여신효(比方用者如神効), 불의지인(不義之人) • 불가전(不可傳) 〈醫鑑〉

※ 조양산(助陽散)

효능 : 급음냉(急陰冷)을 치료하는데 사용한다.

처방 건강(乾薑) • 모려(牡蠣) 각 1냥을 가루로하여 소주(燒酒)에 섞어가지고 손바닥에 바른 다음 두손으로써 겉 신(腎)을 주무르고 부인은 양쪽 젖을 주무르는 것이 좋다. 〈醫鑑〉

23. 음종(陰腫)일 경우

음낭(陰囊)이 크게 부어서 아프지 않는 것은 즉 수퇴(水㿉)의 종류이니 새로 일어난 것은 삼백산(三白散) • 귤핵산(橘核散)을 사용하고 오래된 것은 귤핵환(橘核丸)을 각각 사용한다. 음종(陰腫)은 오령산(五苓散)에 삼산탕(三疝湯)을 합해 쓰고 청피(靑皮) • 빈랑(檳榔) • 목통(木通)을 더해서 공복에 달여 먹는다. 〈入門〉

음종(陰腫)에 선퇴산(蟬退散)을 사용한다. 어린 아이의 겉 신(腎)이 크게 붓고 경(莖)이 통명(通明)한데 모려분(牡蠣紛)을 순침에 섞어서 바르고 또 지용분(地龍糞)을 박하즙(薄荷汁)에 섞어서 바르고 총백즙(葱白汁) • 감초즙(甘草汁)도 관계가 없다. 〈本草〉

어른과 어린이의 음종(陰腫)이 굳어서 아픈데 지렁이를 흙묻은 그대로 가루를 만들어 지렁이 똥을 등분하여 계자청(鷄子淸)에 섞은 뒤 아픈 자리에 붙이고 수건으로 싸매고 높은 곳을 올라가 보면 줄어들게 되니 바로 씻어버리면 신과 같은 효과가 있다. 〈種杏〉

※ 선퇴산(蟬退散)

효능 : 땅바닥에 오래 앉아서 풍습(風濕)을 스쳐 느끼고 또는 개미가 독(毒)을 불어서 음낭(陰囊)이 크게 부은 증세를 치료한다.

처방 선세(蟬蛻) 5돈을 물에 달여서 아픈 자리를 2~3차례 씻고 오령산(五苓散)에 삼산탕(三疝湯)을 합한 것을 위의 처방과 같이 하여 먹는다. 〈得効〉

24. 낭옹(囊癰)일 때

옹단부(癰疽部)에 상세한 내용이 나와 있다.

25. 음낭(陰囊)의 습양(濕痒)일 경우

음낭(陰囊)이 습으로 가려운 것을 신장풍(腎臟風)이라 이르고 사람의 정혈(精血)이 모자라는 것을 안으로 좋아하는 욕심이 소모(消耗)가 많고 밖으로 풍냉(風冷)의 같이한 것이 되어서 풍습(風濕)의 독기(毒氣)가 허를 따라 들어가니 낭(囊)밑이 축축하고 가려우며 또는 부스럼이 나고 껍질이 벗겨져서 밑으로 내려 들어서 양쪽 다리에 버짐이 나고 또는 귀가 울고 눈이 어둡게 되니 활혈구풍산(活血驅風散) • 질려산(蒺藜散) • 용골산(龍骨散) • 오두환(烏頭丸) • 초분산(椒粉散) • 유향(乳香) 등을 사용한다. 〈直指〉

※ 활혈구풍산(活血驅風散)

효능 : 신장풍(腎臟風) • 낭(囊)밑이 습하여 가렵고 양다리에 부스럼이 나는 증세를 치료한다.

처방 백질려초(白蒺藜炒) • 당귀(當歸) • 천궁(川芎) • 백지(白芷) • 도인(桃仁) • 반하(半夏) • 괴윤(槐潤) • 백작약(白芍藥) • 오령지(五靈脂) • 감초생(甘草生) 각 6푼, 창출(蒼朮) • 두충(杜冲) • 계피(桂皮) • 억이인(薏苡仁) • 천마(天麻) • 귤홍(橘紅) • 빈랑(檳榔) • 후박(厚朴) • 지각(枳殼) 각 3푼을 썰어서 1첩을 하고 생강 5편, 대추 2개를 넣어 물로 달여서 유향 가루 조금을 넣어 공복에 먹는다. 유향(乳香)이 심기(心氣)를 도와서 심(心)과 신(腎)에게 서로 합하도록 한다.

※ 질려산(蒺藜散)

효능 : 퇴풍(㿉風)이 위를 쳐서 귀가 울고 눈이 어지럽고 밑으로 들어가서 음습창양(陰濕瘡痒)한 증세를 치료한다.

처방 초오(草烏)를 물에 담그기를 3일동안 하는데 매일 물을 갈아 껍질은 버리고 햇빛에 말려서 백질려초(白蒺藜炒) 각 5돈, 백지(白芷) • 백부자생(白附子生) • 창출초(蒼朮炒) • 형개수(荊芥穗) 각 2돈반을 가루로 만들어 쌀풀에 오동열매 크기의 환을지어서 소금물로 30~50알을 먹는다. 〈直指〉

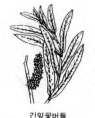

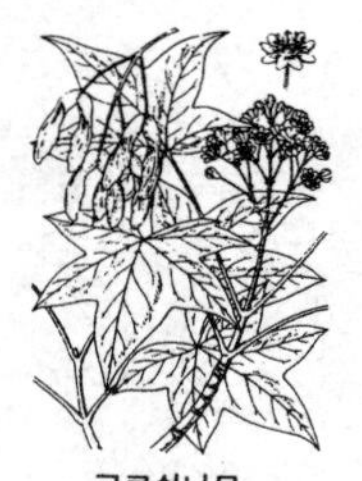
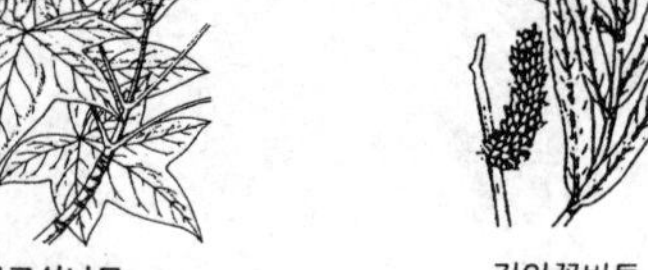
고로쇠나무　긴잎꽃버들

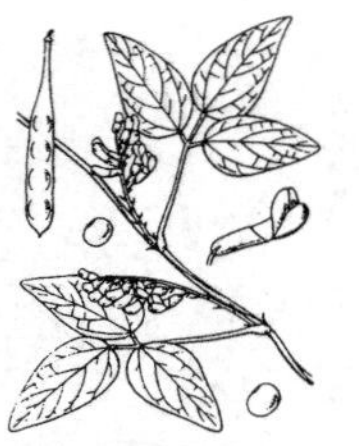
비진도콩

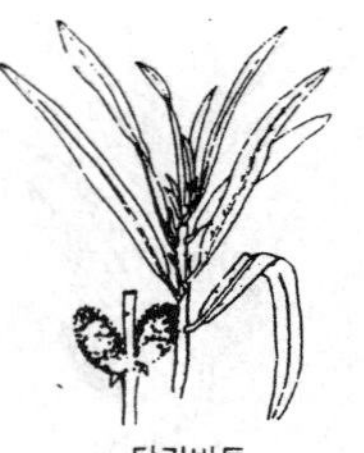
당키버들

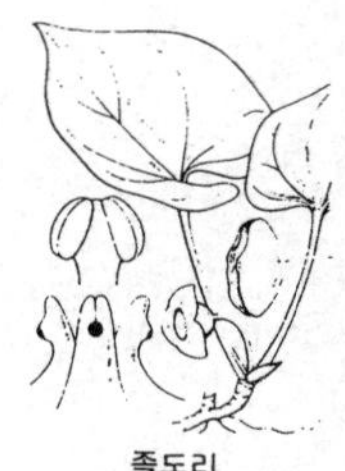
족도리

※ 사생산(四生散)

효능 : 신장풍(腎臟風)으로 다리 밑에서 버짐이 나고 또는 귀가 울고 가려운 데 치료를 한다.

처방 백질려(白蒺藜) • 황기(黃芪) • 독활(獨活) • 백부자(白附子) 각 등분 가루로하여 매 2돈을 박하주(薄荷酒)에 같이 먹는다. 또는 저요자(猪腰子)를 비개(批開)하여 약가루 2돈을 넣고 같이 봉하여 향으로 발라 씻고 소금물로 내려보내면 바로 차도가 있다. 〈局方〉

※ 유향용골산(乳香龍骨散)

효능 : 외신(外腎)이 습으로 가렵고 짓물러 져서 마마와 같은 증세를 치료한다.

처방 용골(龍骨) • 석고생(石膏生) • 오배자(五倍子) 각 2돈반, 백급(白芨) • 유향(乳香) • 황단(黃丹) 각 1돈2푼반, 사향(麝香) 조금을 가루로하여 먼저 고삼(苦蔘) • 대복피(大復皮) • 자소엽전탕(紫蘇葉煎湯)으로 아픈 데를 더운물로 씻은 뒤에 뿌려서 바른다. 〈東垣〉

※ 오룡환(烏龍丸)

효능 : 신장풍(腎臟風)이 밑으로 들어가서 마른 옴이 난 증세를 치료한다.

처방 천오(川烏) • 초오(草烏) 각 1냥을 흑두(黑頭) 반되와 달여 투연(透軟)해지면 피(皮) • 제(臍)를 버리고 썰어서 햇빛에 말리고, 백부자(白附子) • 천마(天麻) • 지용(地龍) 각 5돈을 가루로하여 술풀로 오동열매 크기의 환을지어 공복에 염탕(鹽湯)으로 30~50알을 먹는다. 〈本事〉

※ 초분산(椒粉散)

효능 : 음낭(陰囊)이 습으로 가려운 증세를 치료한다.

처방 마황근(麻黃根) 2돈, 흑구척〔黑狗脊 : 귀중(貫衆)〕• 사상자(蛇床子) 각 1돈, 천초(川椒) • 당귀초(當歸梢) • 저령(猪苓) 각 6푼, 반묘(班猫) 4개, 경분(輕粉) • 홍화(紅花) 각 조금씩을 가루로하여 건삼(乾糝)하고 풍냉(風冷)을 피(避)한다. 〈東垣〉

26. 산통(疝痛)의 겁약(劫藥)일 때

한산(寒疝)이 배에 들어가고 찌르고 아픈 것과 소장(小腸) • 방광기통(膀胱氣痛)이 극심한 데 치부탕(梔附湯)을 쓰고 겁산통약(劫疝痛藥)으로 오두(烏頭) • 치자(梔子)를 썰어서 볶아 가루로하여 순한 냉수에 생강즙을 넣어 같이 먹는다. 치자(梔子)는 습열(濕熱)을 내리고 오두(烏頭)는 한울(寒鬱)을 깨뜨리니 모두 하초(下焦)의 약으로써 오두(烏頭)가 성분이 급속(急速)한데다 치자(梔子)에게 끌려서 위(胃)속에 머물러 있지 않는다. 〈正傳〉

또는 계지(桂枝) • 산치초(山梔炒) • 천오세절초(川烏細切炒)를 가루로 만들어 생강즙 풀에 섞어 환을 만들어서 생강탕으로 30~40알을 복용하면 아픈 증세가 없어진다. 〈綱目〉

※ 치부탕(梔附湯)

효능 : 충분히 산(疝)을 억지로 몰아내서 아픔을 그치게 한다.

처방 산치(山梔) 49개를 반쯤 태우고(燒), 대부자(大附子) 1개를 구워서 익힌 다음 썰어서 2돈을 물 1잔과 술 반잔에 달여 7푼으로 줄여서 찌꺼기는 버리고 소금을 조금 넣어서 데워서 먹는다. 〈綱目〉

천오(川烏)는 외속(外束)의 한(寒)을 치료하고 치자(梔子)는 내울(內鬱)의 열(熱)을 치료한다.

일명 창졸산(倉卒散)이라고 한다.

※ 신성대침산(神聖代鍼散)

제산(諸疝)으로 심하게 아파서 참기 어려운데는 효과가 있다.

처방은 위의 방법을 참조하여 그대로 한다.

27. 제산(諸疝)을 치료할 경우

산(疝)을 치료하는데 이진탕(二陳湯)을 증세에 따라 더하거나 덜해서 두루 쓴다. 사기(四氣) • 칠정산(七情疝)에 오령산(五靈散)을 두루 쓴다. 저령(猪苓)과 택사(澤瀉)는 음양(陰陽)을 나누어서 심(心)과 소장(小腸)을 온화하게 하고, 백출(白朮)은 허리와 배꼽사이의 습(濕)과 죽은 피를 이롭게 하고, 복령(茯苓)은 방광수(膀胱水)를 이롭게 하니 목(木)이 계(桂)를 얻으면 마르기 때문에

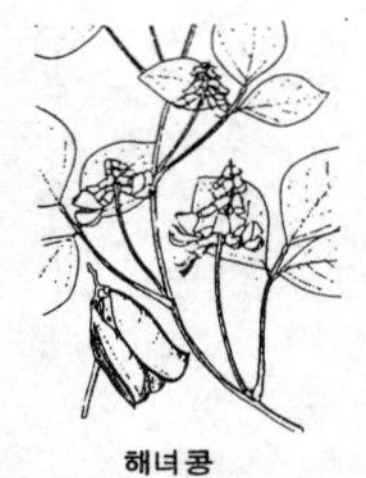
해녀콩

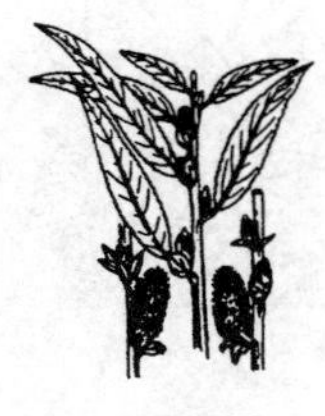
좀분버들

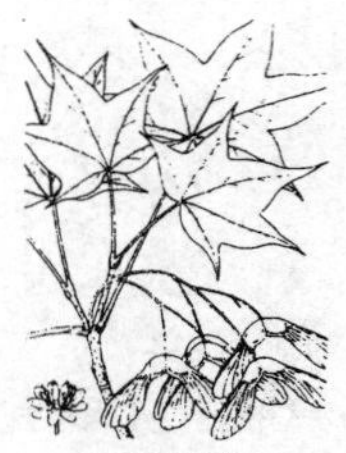
만주고로쇠

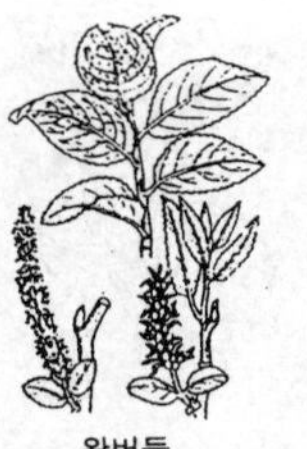
왕버들

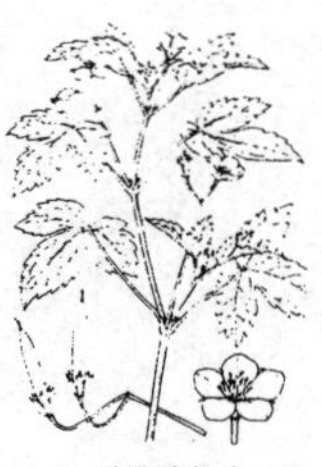
세잎쥐손이

복령(茯苓)으로써 간목(肝木)을 친다. 〈入門〉

두루 치료하는 약으로는 호로파원(胡蘆巴元)을 쓰고 또 소복(小腹)에 난(卵)과 같은 모양의 것이 있고, 위아래가 아파서 못견디는 증세를 치료한다.

마린화환(馬藺花丸)•수유내소원(茱萸內消元)•복원통기산(復元通氣散)을 쓰고, 회향연실환(茴香練實丸)•목향금령환(木香金鈴丸)•정향연실환(丁香練實丸)•사초천연환(四炒川練丸)•오초천연환(五炒川練丸)•오부통기탕(烏附通氣湯)•십미창백산(十味蒼柏散)•신소산(神消散) 등을 두루 쓴다.

❊ 회향연실환(茴香練實丸)

효능: 남자의 칠산(七疝), 부인의 대하(帶下)와 가취(瘕聚)로 아픔이 아주 심한 증세를 치료한다. 모두 임맥(任脈)이 주관하는 것이므로 치료 방법은 역시 같다.

처방 천연자초(川練子炒)•회향(茴香)•산수유(山茱萸)•오수유(吳茱萸)•식수유(食茱萸)•청피(靑皮)•진피(陳皮)•마린화(馬藺花)•완화(芫花) 각 1냥을 가루로 하여 이것을 초풀로 오동열매 크기로 환을 만들어서 데운 술로 50알을 먹는다. 〈丹心〉

❊ 목향금령환(木香金鈴丸)

효능: 모든 산기(疝氣)와 외신(外腎)이 부어서 아픈데 한 번 먹으면 효험이 있다.

처방 유향(乳香)•몰약(沒藥)•목향(木香)•부자포(附子炒)•회향(茴香)•염초(鹽炒)•천연육(川練肉)•현호색(玄胡索)•전갈초(全蝎炒)•인삼(人蔘) 각 등분 가루로하여 이것을 술풀로 오동열매 크기의 환을지어 공복에 누런 술로 100알을 먹는다. 〈醫鑑〉

❊ 정향연실환(丁香練實丸)

효능: 남자의 칠산(七疝)과 여자의 가취대하(瘕聚帶下)를 치료한다.

처방 당귀(當歸)•부자포(附子炮)•천연육(川練肉)•회향(茴香) 각 1냥을 썰어서 좋은 술 3되에 달여 술이 진하게 되는 것을 한도로 하여 불에 말려서 가루로하여 가루를 매번 1냥에 정향(丁香)•목향(木香) 각 2돈, 전갈(全蝎) 13개, 현호색(玄胡索) 1냥을 넣어 가루로 만들고 달인 약과 같이 섞어서 술풀로 오동열매 크기의 환을지어 공복에 100알을 술로 내린다. 산기(疝氣)와 대하(帶下)가 모두 풍(風)에 속하는 것인데 전갈(全蝎)은 치풍(治風)의 성약(聖藥)이며, 천연(川練)과 회향(茴香)은 모두 소장경(小腸經)에 들어가고, 당귀(當歸)•현호색(玄胡索)은 피를 보하고 아픔을 그치게 하는데 산기(疝氣)와 대하(帶下)가 모두 소장(小腸)의 사이에 한사(寒邪)가 쌓인 것이니 부자(附子)로써 돕고 정향(丁香)•목향(木香)으로 끌어 주는 것이다. 산통(疝痛) 3년에 이 약을 3번 지어먹고 나은 사람이 있다.

❊ 사초천연환(四炒川練丸)

효능: 모든 산기(疝氣)가 부어서 아프고 줄어드는데 오래 먹으면 뿌리가 뽑히게 된다.

처방 천연육(川練肉) 1근을 4푼하여 1푼은 밀기울 1합에 반묘(斑猫) 49개와 같이 볶으고, 1푼은 밀기울 1홉에 파극(巴戟) 49개와 같이 볶으고 1푼은 소금 1냥에 회향(茴香) 1홉과 같이 볶아서 모두 밀기울이 노란색이 되는 것을 한도로 하여 같이 볶은 약은 모두 골라내고 천연육(川練肉)에 다시 목향(木香)•파고치초(破古紙炒) 각 1냥을 더하고 가루로 만들고 해서 술풀로 오동열매 크기의 환을지어 매 50알을 염탕(鹽湯)으로 1일 3번을 먹는다. 〈入門〉

❊ 오초천연환(五炒川練丸)

효능: 모든 산(疝)을 치료하는데 사용한다.

처방 천연육(川練肉) 5냥에 1냥은 반묘(斑猫) 3개와 같이 볶으고, 1냥은 회향(茴香) 3돈에 소금 5푼과 같이 볶으고, 1냥은 파고지(破古紙) 3돈과 같이 볶으고, 1냥은 흑축(黑丑) 3돈과 같이 볶으고, 1냥은 나복자(蘿葍子) 1돈과 같이 볶아서 같이 볶은 약은 버리고 회향(茴香)•파고지(破古紙)•천연육(川練肉)만 가지고 가루로하여 술풀에 오동열매 크기의 환을지어 매 50알을 더운 술과 같이 먹는다. 〈入門〉

❊ 오부통기탕(烏附通氣湯)

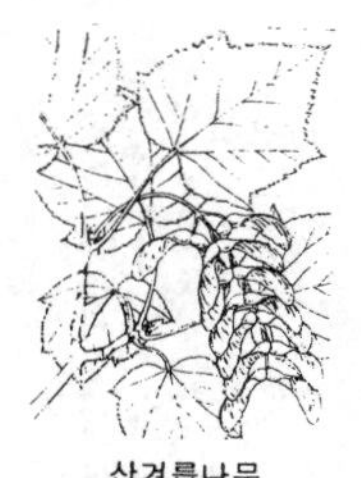
산겨릅나무

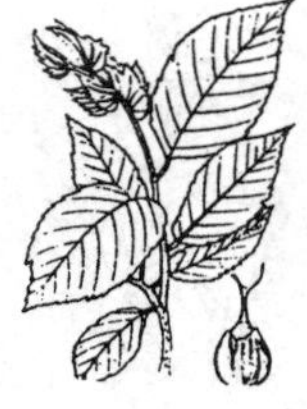
당개서

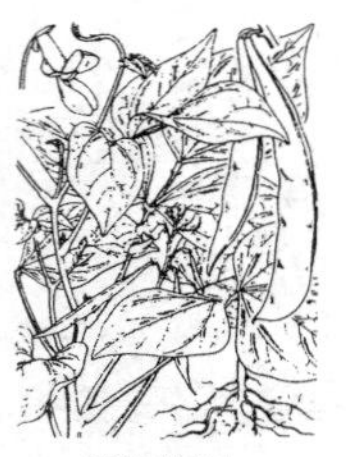
덩굴강남콩

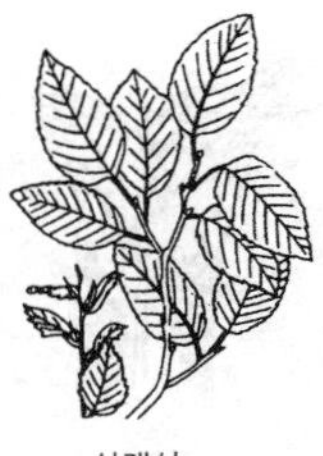
산개서

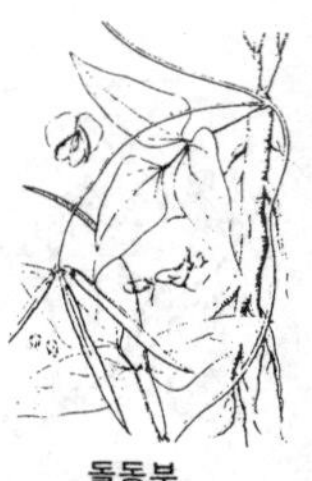
돌동부

효능：새로 된 것과 오래 된 산병(疝病)을 치료하고 사기(四氣)와 칠정(七情)의 산(疝)에 모두 효과가 있다.

처방 오약(烏藥)•향부자(香附子)•당귀(當歸)•백작약(白芍藥)•산사육(山楂肉)•귤피(橘皮) 각 1돈, 백출(白朮) 7푼, 적복령(赤茯苓)•택사(澤瀉) 각 5푼, 저령(猪苓)•목향(木香)•감초(甘草) 각 3푼을 썰어서 1첩을 하여 물로 달여 공복에 먹는다. 〈入門〉

※ 십미창백산(十味蒼柏散)

효능：습열 산통(濕熱 疝痛)을 두루 치료하는데 사용한다.

처방 창출(蒼朮)•황백(黃柏)•향부자(香附子) 각 1돈, 청피(靑皮)•현호색(玄胡索)•익지인(益智仁)•도인(桃仁) 각 7푼, 회향초(茴香炒)•부자포(附子炮)•감초(甘草) 각 5푼을 썰어서 1첩을 하여 물로 달여 공복에 먹는다. 〈入門〉

※ 신소산(神消散)

효능：모든 산기(疝氣)와 외신 창통(外腎 脹痛)을 치료하는데 사용한다.

처방 산치인(山梔仁)•염수초흑(鹽水炒黑)•귤핵초(橘核炒)•회향 염수초(茴香 鹽水炒) 각 1냥, 빈랑(檳榔) 5돈, 청피유초(靑皮油炒) 3돈을 매 2돈을 공복에 소주로 같이 복용하고 술을 못마시면 소금탕으로 먹는다. 〈醫鑑〉

28. 산병(疝病)의 위험한 증세

산통(疝痛)의 증세가 또는 풍한외낭(風寒外囊) 때문에 또는 노기(怒氣)가 가위를 찌르기 때문에 소복(小腹)이 아프게 되고 위로 갈비대에 이어서 심하면 늘어지고 반장(反張)하며 이를 깨물고 떨며 식은 땀이 서로 흐르니 자칫하면 구하기가 어렵다. 〈丹心〉

산병(疝病)에 허(虛)가 심해서 위로 구토를 하고 아래로 유정(遺精)을 하면 위태롭다. 〈入門〉

역기(逆氣)가 길게 내뿜으며 중완(中脘)에 산(酸)이 머물러 있고 초조하고 요란하며 심하면 구토하는 증세가 제일 나쁜 증세이니 대개 비토(脾土)가 물을 건너지 못하면 신수(腎水)가 위를 타서 반드시 산즙(酸汁)이 되고 또는 담연(痰涎)이 되어 마침내 심한 토를 하게 되고 대•소변과 관격(關格)이 막혀 버리고 신즙(腎汁)과 위즙(胃汁)이 입으로 나오니 이러한 사람은 대부분 구하기가 어렵다. 〈直指〉

29. 산병(疝病)의 금기(禁忌)일 경우

대개 아프지 않는 산병(疝病)에 방사(房事)와 좋은 맛을 끊지 않으면 약을 쓸 수 가 없다. 〈丹心〉

30. 음낭(陰囊)병의 위험한 증세일 경우

영추(靈樞)에 이르기를「슬픔이 가운데서 움직이면 혼(魂)을 상(傷)하며 음(陰)이 오므라지고 권련(捲攣)한다. 상한(傷寒)과 열병(熱病)에 간기(肝氣)가 끊어지면 혀가 말리고 음난(陰卵)이 위로 오므라져서 끝장을 말하는 것이다. 대부분 간(肝)은 힘줄이 합이고, 힘줄은 음기(陰器)에 모이고 맥(脈)이 이어지는 것이니 이와 같은 것이다.」라고.

아픈 사람이 음낭(陰囊)과 음경(陰莖)이 같이 부어 아픈 증세는 치료가 어렵다. 〈扁鵲〉

31. 도인법(導引法)일 경우

앉아서 양쪽 다리를 쭉 펴고 양쪽 손의 큰 손가락으로 써 발의 윗머리를 힘껏 당겨서 다섯번 숨쉬고 그치는에 뱃속의 기(氣)를 끌어서 온 몸에 치우쳐 가도록 하면 산가병(疝瘕病)을 없앨 수가 있다. 〈類聚〉

32. 음식창(陰蝕瘡)•하감창(下疳瘡)일 경우

제창문(諸瘡門)에 상세한 내용이 설명되어 있다.

33. 부인의 음문제질(陰門諸疾)일 경우

음정(陰挺)•음탈(陰脫)•음냉(陰冷)•음양(陰陽)•음종(陰腫)•음창(陰瘡)•교접(交接)•출혈(出血) 등이 있다.

34. 음정음탈(陰挺陰脫)일 경우

퇴산(㿗疝)이 부인에 있어서는 음호(陰戶)가 튀어나오니 병명을 음퇴(陰㿗)라고 하는데 마린화환(馬藺花丸)을 사용한다. 〈正傳〉

음(陰)속이 튀어나온 것이 버섯과 닭의 벼슬처럼 생겼고, 부근이 부어 아픈 것은 간(肝)이 울(鬱)하고 비(脾)

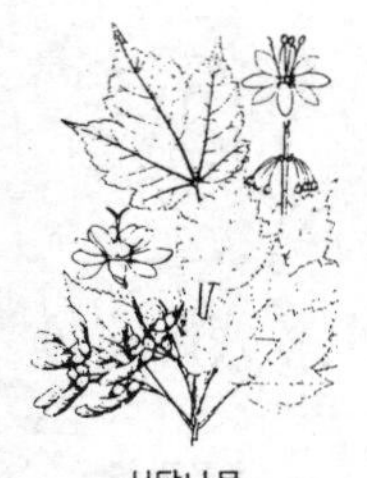
시닥나무

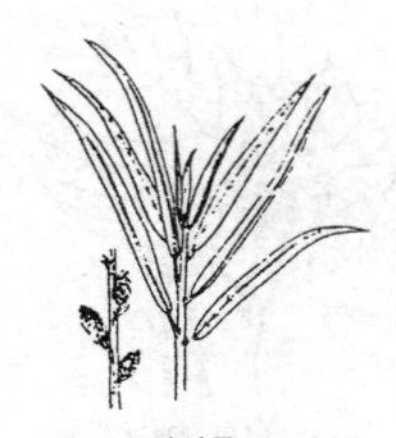
선버들

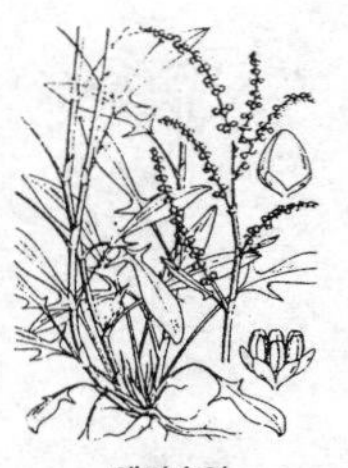
애기수영

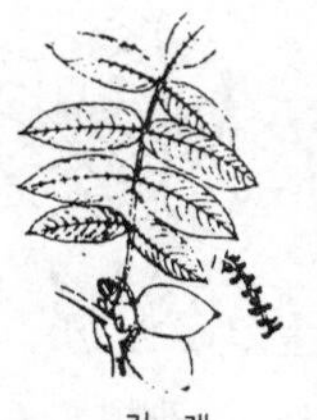
가 래

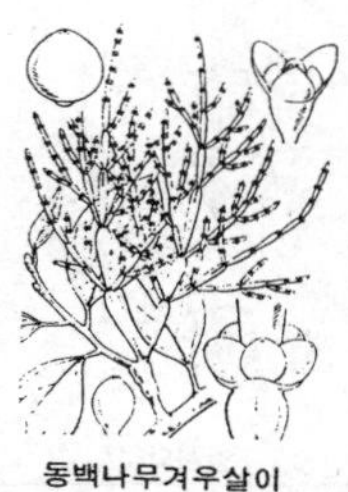
동백나무겨우살이

가 허하여 아래로 내리니 먼저 보중익기탕(補中益氣湯)에 치자(梔子)•복령(茯苓)•차전자(車前子)•청피(青皮)를 더해서 간화(肝火)를 맑게 하고 비기(脾氣)를 들어올리며 다시 귀비탕(歸脾湯)에 치자(梔子)•복령(茯苓)•천궁(川芎)을 잘 처리하고 겉에 쓰는 것은 여로고(黎蘆膏)를 바른다. 〈入門〉

음정(陰挺)에 1조가 무려 1자나 솟아나서 아프고 떨어지며 소변이 삽(澁)한데 아침에 보중익기탕(補中益氣湯)을 먹고 저녁때에 용담사간탕(龍膽瀉肝湯)을 다시 먹고 밖으로 여노고(黎蘆膏)를 바른다. 〈入門〉

음(陰)속에서 한가지가 나와서 차가 커지고 허리와 배를 당겨서 팽창하고 아프니 이것은 열약(熱藥)을 많이 먹었기 때문이며 또는 지나친 방사(房事) 때문이거나 또는 속으로 음사(淫思)가 있어도 이루지 못한 것을 음정(陰挺)이라고 하는데 세심산말(洗心散末) 매 2돈을 생지황탕(生地黃湯)에 내리고 같이 1냥을 해서 흑구척(黑狗脊)•오배자(五倍子)•백반(白礬)•수양근(水楊根)•어성초(魚腥草)•황련(黃連) 각 1냥을 산(散)으로 해서 4첩으로 나누어 주둥이 있는 자기 그릇에 달여서 끓거든 그 주둥이에다 아픈 곳을 대고 쪼인 뒤에 씻으면 바로 효과가 있다. 〈得効〉

음정(陰挺)에 일념금원(一捻金元)을 사용하고 음정(陰挺)이 튀어나오고, 열(熱)이 있을 때는 소시호탕(小柴胡湯)에 사물탕(四物湯)을 합하여 용담(龍膽)•청피(青皮)를 더해서 사용한다. 〈入門〉

35. 음종•음양•음냉•음창•교접출혈일 경우

음종(陰腫)이 심하게 아프고 변비(便秘)로 고통을 받는데 지귤(枳橘)로써 목단피(牡丹皮)•용담초(龍膽草)를 더해서 달여 먹는다. 〈入門〉

음문(陰門)에 종기가 나서 닫히지 않고 한열(寒熱)이 드나들며 소변이 삽(澁)한데 가미소요산(加味消遙散)에 지모(知母)•지골피(地骨皮)•차전자(車前子)를 더해서 사용한다. 〈入門〉

부인의 음호(陰戶)에 부스럼이 나는 것은 즉 칠정의 울화(鬱火)가 간(肝)•비(脾)를 손상하고 습열(濕熱)이 밑으로 들게 된 것이다. 〈入門〉 음(陰)속의 하감창(下疳瘡)은 월경(月經) 뒤에 방사(房事)를 하여서 탁한 것이 흘러내리고 음도(陰道)에 감창(疳瘡)이 난 것이니 남자의 투정창(妬精瘡)과 같이 비슷한데 황단(黃丹)•고백반(枯白礬)•편축(萹蓄)•고본(藁本) 각 1냥, 유황(硫黃)•사상자(蛇床子)•형개(荊芥) 각 5돈, 사세(蛇蛻) 1조를 태워서 가루로하고 별도로 형개(荊芥)•사상자전탕(蛇床子煎湯)으로 더웁게 씻고 깨끗이 말린 후에 맑은 기름에 약가루를 섞어서 바른다. 〈得効〉

부인의 음식창(陰蝕瘡)에 세탑탕(洗溻湯)•감습산(疳濕散)을 사용한다. 〈得効〉

음(陰)속에서 습닉창(濕䘌瘡)이 나서 적은 구데기와 같은 벌레가 나오는 증세는 습열(濕熱)이 막힌 것이니 유리환(硫鯉丸)을 복용하고, 겉으로는 생애즙(生艾汁)에 웅황(雄黃)가루를 섞어서 태워 그 연기를 쏘이고 다시 웅황예산(雄黃銳散)을 음(陰)속에 넣는다. 〈入門〉

음(陰)속에 작은 벌레가 나오고 가려워 못견디는데 벌레가 장부(臟腑)를 먹어 들어가면 한열(寒熱)을 일으키고 죽으니 먼저 사상자전탕(蛇床子煎湯)으로 씻어서 말린 뒤에 동록산(銅綠散)을 뿌려 바른다. 〈入門〉

습으로 가렵고 물이 나오며 아픈 것은 근심이 지나쳐서 상한 것이니 귀비탕(歸脾湯)에 시호(柴胡)•치자(梔子)•목단피(牡丹皮)•적작약(赤芍藥)을 첨가해서 달여 먹으며 헐어서 터진 데는 가미소요(加味消遙)를 사용한다. 〈入門〉

부인의 음반(陰畔)에 불거져 나는 것은 양혈음(涼血飮)에 능소화(凌霄花) 조금을 더해 물로 달여 공복에 먹는다. 〈得効〉

음냉(陰冷)한 데는 사향환(麝香丸)•회춘산(回春散)•조양산(助陽散)을 쓰고, 교접출현(交接出血) 때문에 아프게 되는 증세와 방사(房事)로 상한 증세는 간화(肝火)가 비(脾)를 움직여 피를 빨아들이지 못한 것이다. 당연히 귀비탕(歸脾湯)•보중익기탕(補中益氣湯)을 쓰고, 겉에 쓰는 것은 쑥을 익혀서 솜에 싸가지고 음(陰)속에 넣고 난발(亂髮)과 청피(青皮) 태운 것을 가루로하여 부친다. 〈入門〉

36. 지귤울법(枳橘熨法)일 경우

부인의 음종(陰腫)이 돌과 같고 아파서 참기 어려운데 이변(二便)이 모두 이롭지 못하여 죽을 지경인데 귤피(橘皮)•지실(枳實) 각 4냥을 볶으고 향(香)에 덮어서 비단 포대에 담아 2포로 나누어서 온몸을 위에서 아래에까지 음(陰)에 종기가 있는 곳에 찜질하는데 냉(冷)하면 더운

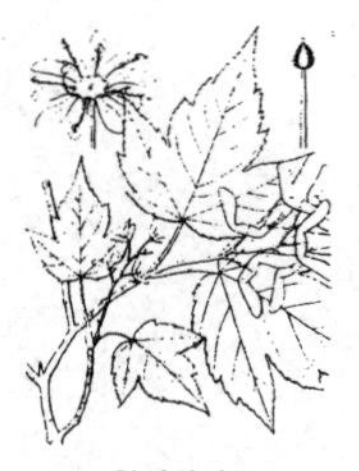
청시닥나무

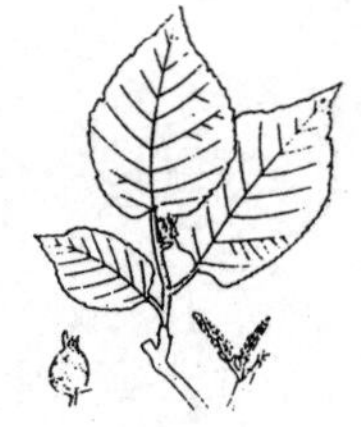
병개암

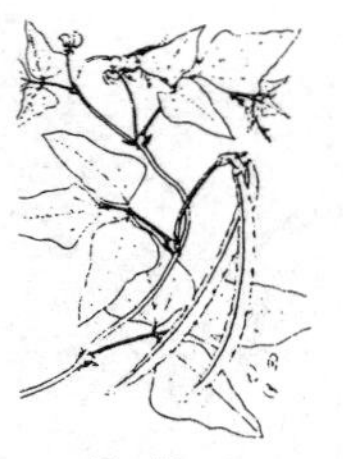
동 부

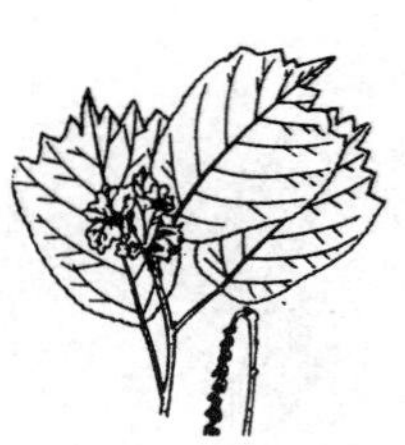
난퇴잎개암

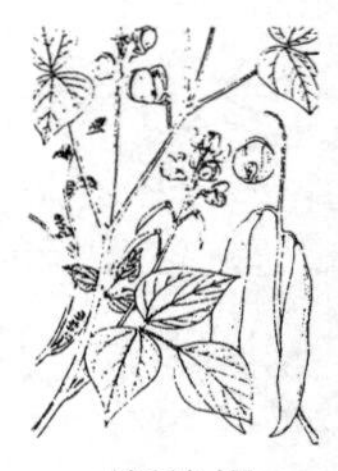
붉은강남콩

것으로 바꾸어 가며 계속하다가 목구멍 속에 지실(枳實)의 기(氣)가 생기면 바로 낫는다. 〈入門〉

※ 세탑당(洗溻湯)

효능 : 부인의 음식창(陰蝕瘡)을 치료하는데 사용한다.

처방 구갑(龜甲) 5냥, 황금(黃芩) • 건지황(乾地黃) • 당귀(當歸) • 작약(芍藥) 각 2냥, 건칠(乾漆) • 감초(甘草) 각 1냥을 썰어서 물 7되에 달여서 찌꺼기는 버리고 비단 헝겊으로 탕(湯)에 담가서 아픈곳에에 추기기를 1일 2번 하고 추긴 뒤에 닦아서 말리고 감습산(疳濕散)을 부스럼 위에 뿌려 바른다. 〈得効〉

※ 감습산(疳濕散)

효능 : 치료 방법은 위와 같다.

처방 5월 단오날에 하마(蝦蟆) • 목향(木香) • 유황(硫黃) • 철정(鐵精)을 등분 가루로하여 사향(麝香) 조금을 넣어 아픈 곳에 뿌려 바른다. 〈得効〉

※ 유리환(硫鯉丸)

효능 : 음문(陰門)에 감창(疳瘡)이 나서 벌레가 감즙처럼 내리고 더러운 냄새가 나서 접근할 수가 없는데 사용한다.

처방 대리어(大鯉魚) 1마리를 머리 껍질을 버리고, 유황(硫黃) 1냥을 고기 뱃속에 넣어서 축축한 종이로 덮어 싸고 황토(黃土)로 단단히 봉하여 불에 굽는데 타면서 연기가 진하게 되거든 가루로하여 쌀풀에 오동열매 크기의 환을 지어 공복에 더운 술로 30알을 삼켜 먹는다. 〈入門〉

※ 동록산(銅綠散)

효능 : 남녀의 음습창(陰濕瘡)과 충식창(虫蝕瘡)을 하는데 사용한다.

처방 오배자(五倍子) 5돈, 백반(白礬) 1돈, 유향(乳香) • 동록(銅綠) 각 5푼, 경분(輕粉) 2푼반을 가루로하여 먼저 약물로써 씻고 바른다. 〈入門〉

※ 사향환(麝香丸)

효능 : 부인의 음(陰)속이 몇 해 동안을 냉(冷)하고 자식도 없고 또는 백대(白帶)가 내리는 증세를 치료한다.

처방 사상자(蛇床子) • 용골(龍骨) 각 5돈, 오수유(吳茱萸) • 고백반(枯白礬) • 목향(木香) 각 3돈, 불회목(不灰木) • 백지(白芷) 각 2돈반, 영릉향(零陵香) • 곽향(藿香) 각 2돈, 정향(丁香) • 소뇌(小腦) 각 1돈반, 사향(麝香) 2푼반을 가루로하고 1냥으로 30알을 만들어서 매번 1알을 솜에 싸서 음(陰)속에 넣는다. 〈丹心〉

※ 일렴금원(一捻金元)

효능 : 부인의 음정(陰挺)에 모든 약이 효험이 없는 증세를 치료한다.

처방 현호색(玄胡索) • 회향(茴香) • 오수유(吳茱萸) • 천연자(川練子) • 목향(木香) 각 2냥을 가루로 만들고 맵쌀풀에 오동열매 크기의 환을지어 공복에 목통탕(木通湯)으로 30~50알을 삼켜 먹고 겸하여 편뇌(片腦) 5푼, 철잉분(鐵孕紛) 1돈을 물에 타 가지고 새의 깃으로 음연(陰挻)위에 바른다. 〈得効〉

※ 여로고(黎蘆膏)

효능 : 모든 노육(努肉)이 버섯과 같이 튀어나오는 증세를 치료한다.

처방 여노(黎蘆)를 가루로 만들어서 돼지 비계에 섞어서 1일 1번 바르면 노육(努肉)이 스스로 사라진다. 〈入門〉

단방(單方)

(38종인데 지주산(蜘蛛散)과 역마환(驛馬丸)이 있다)

※ 백반(白礬)

음(陰)속에 부스럼이 나는때 백반(白礬)과 마인을 등분 가루로하여 먼저 상백피(桑白皮)달인 탕으로 부스럼을 씻은 다음 위의 약가루를 돼지 비계에 섞어서 붙인다. 음(陰)이 가려운데 백반(白礬)과 사상자(蛇床子)달인 물에 깨끗이 씻어준다. 〈本草〉

※ 유황(硫黃)

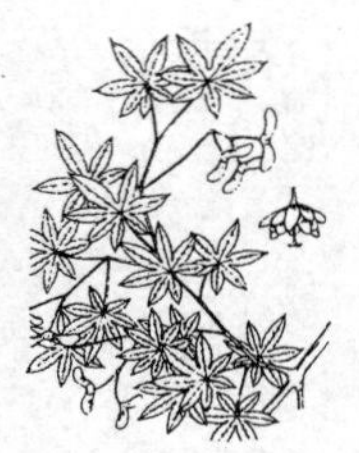
단풍나무

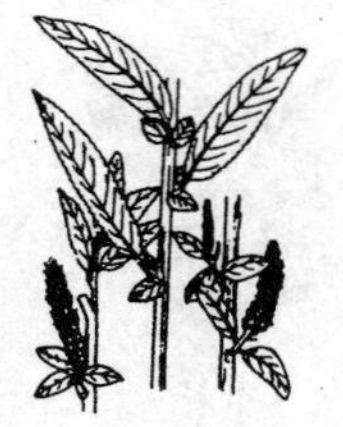
좀꽃버들

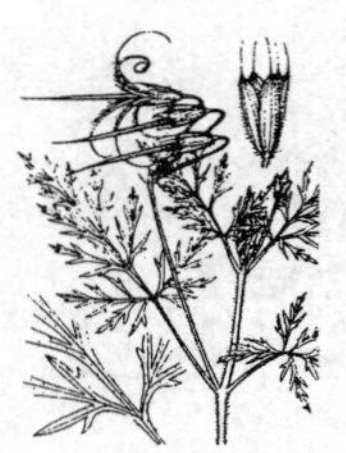
국화쥐손이

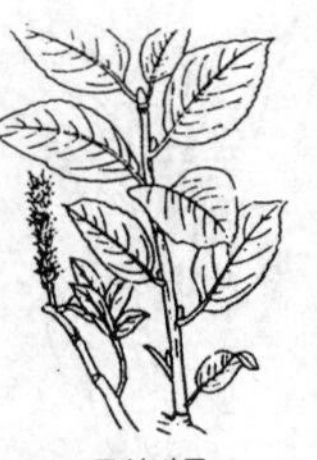
큰산버들

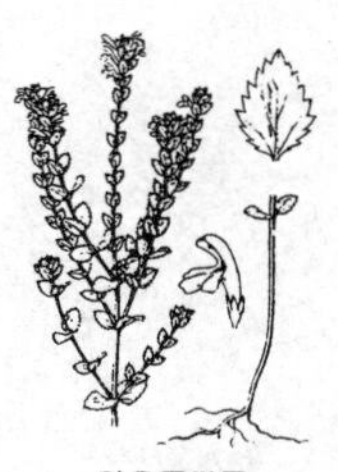
앉은좁쌀풀

여인의 음(陰)속의 부스럼에 유황(硫黃)가루를 1일 3번을 바른다. 부스럼이 가려워 못 견디는데 유황(硫黃)과 백반(白礬)을 달인 탕에 씻고 행인(杏仁) 태운재를 기름에 섞어서 바른다. 〈本草〉

※ 감난수(甘爛水)

분돈(奔豚)을 하는데 사용한다. 〈本草〉

※ 우슬(牛膝)

음위(陰痿)에 달여 먹고 또는 술을 빚어 먹는다. 부인의 소호(小戶)가 아픈데 소 무릎 2냥을 수러로 달여 먹는다. 〈本草〉

※ 사상자(蛇床子)

음(陰)을 더웁게 하는 주된 약이니 달인탕에 목욕을 한다. 남녀의 음경(陰莖)의 풍냉(風冷)을 없애주고 양사(陽事)를 더하며 음(陰)의 땀을 없애고 또 가루로하여 쌀가루에 섞어서 솜으로 싸서 음(陰)속에 넣으면 바로 따뜻해진다. 〈本草〉

※ 지부자(地膚子)

무리하게 뛰거나 지나치게 무거운 것을 들다가 갑자기 음퇴(陰㿉)를 얻는 데는 지부자(地膚子) 2냥반, 백출(白朮) 1냥반, 계심(桂心) 5돈을 가루로하여 2돈을 술과 먹는다. 〈千金〉

※ 사삼(沙蔘)

산통(疝痛)이 심한 데 가루로하여 2돈을 술과 복용하거나 또는 1냥을 썰어서 달여서 복용해도 역시 좋다. 〈本草〉

※ 음양곽(淫痒藿)

음위(陰痿)를 주로 치료하니 최고의 약이다. 1근을 가지고 술에 담가 먹거나 또는 환을 지어 오래 먹으면 좋다. 〈本草〉

※ 해조(海藻)

산퇴(疝㿉)의 핵종(核腫)에 자주 먹으면 남자의 퇴질(㿉疾)을 사라지게 하며 약에 넣어 먹으면 좋고 해대(海帶)와 곤포(昆布)도 효력이 같다. 〈本草〉

※ 회향(茴香)

소복산통(小腹疝痛)으로 사람을 몰라볼 정도로 된 데 회향(茴香)・염초(鹽炒)・지각(枳殼) 각 1냥, 몰약(沒藥) 5돈을 가루로하여 2돈을 술로 먹는다. 갑자기 산통(疝痛)이 심한데 회향(茴香)의 뿌리약을 즙으로해서 1홉을 더운술 1홉에 섞어서 먹는다. 〈本草〉

※ 현호색(玄胡索)

소복산통(小腹疝痛)에 현호색염초(玄胡索鹽炒) 3돈, 전갈(全蝎) 1돈을 가루로하여 술과 복용하고 또는 건강 1냥과 등분 가루로하는 것도 좋다. 〈入門〉

※ 낭아(狼牙)

부인의 음식창(陰蝕瘡)에 궤난취기(潰爛臭機)한 데 낭아(狼牙)를 달여서 즙을 내서 아픈 곳을 씻거나 또는 탈지면(脫脂綿)으로 약물을 적셔서 음호(陰戶)속에 떨어뜨려 넣되 매일 4~5차례로 바꾼다. 〈得效〉

※ 계피(桂皮)

한산통(寒疝痛)과 사지(四肢)의 역냉(逆冷)에 계심(桂心)가루 1돈을 더운술과 같이 먹는다. 외신(外腎)이 부어서 아픈 데 계심(桂心)가루를 술에 타서 바른다. 계피가 분돈(奔豚)을 새나가게 하기 때문에 효과가 있는 것이다. 〈本草〉

한편으로 치우쳐 떨어져 심한 증세를 치료하는데 계심(桂心)・건강(乾薑) 각 1냥을 가루로하여 솜 1냥, 물 3주발을 같이 삶아 햇빛에 말려서 다시 적셔서 삶고 또 햇빛에 말려서 약물이 진하게 되면 솜으로 음환(陰丸)을 싸고 땀을 여러차례 내면 바로 나으며 또한 퇴산(㿉疝)도 아프지 않게 된다. 〈綱目〉

※ 괴백피(槐白皮)

남자의 음산(陰疝)의 난종(卵腫)과 여자의 음문(陰門)이 가렵고 아프며 또 하부(下部)가 습하여 가려운데 물을 달여서 목욕한다. 〈本草〉

※ 황백(黃柏)

하감창(下疳瘡)과 음경(陰莖)위의 부스럼을 치료하니 황백(黃柏)과 합분(蛤粉)을 가루로하여 바르면 바로 낫

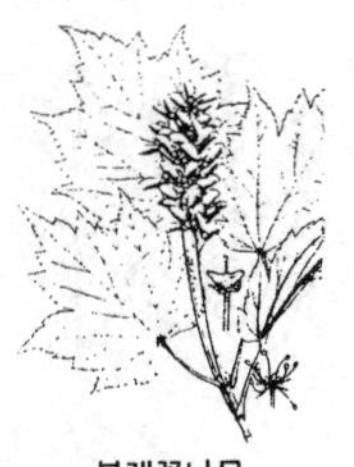
부게꽃나무

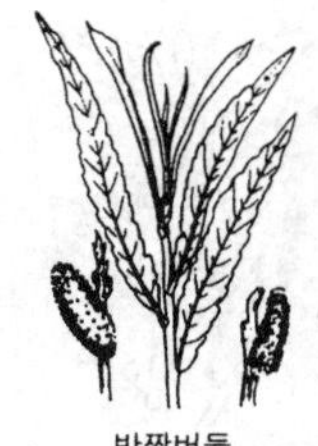
반짝버들

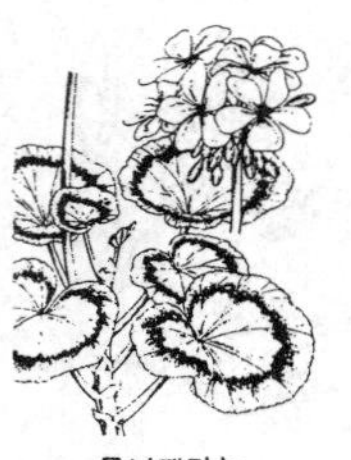
무늬제라늄

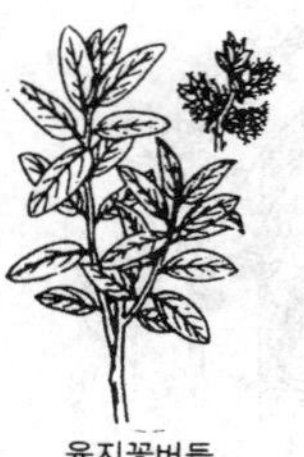
육지꽃버들

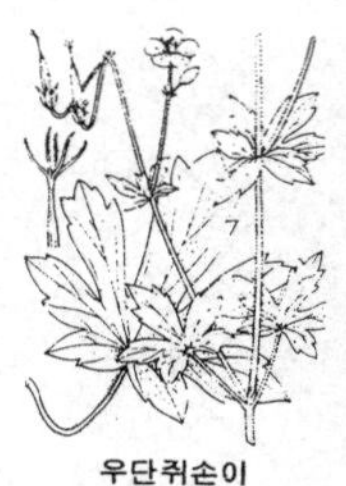
우단쥐손이

는다. 황백(黃柏)은 열(熱)을 없애고, 합분(蛤粉)은 습을 마르게 하기 때문이다. 〈丹心〉

※ 저목엽(猪木葉)

목신(木腎)을 치료하니 웅저(雄猪)잎을 햇빛에 말려 가루로하여 술풀로 오동열매 크기의 환을지어 공복에 소금물로 30알을 삼켜 먹는다. 저(猪)의 열매가 없는 것이 숫컷이다. 〈綱目〉

※ 지실(枳實)

부인의 음(陰)이 부어서 아픈데 지실(枳實)을 볶아서 뜨거울 때 헝겊에 싸서 찜질하고 차면 다시 바꾼다. 〈本草〉

※ 천초(川椒)

신기통(腎氣痛)에 천초(川椒)를 물로 달여 복용한다. 음(陰)이 냉(冷)하고 부어서 아픈 데 생초(生椒)를 헝겊에 싸서 낭환(囊丸)에 붙이고 열기(熱氣)가 통하면 바로 차도가 있다. 분돈기(奔豚氣)와 내외신(內外腎)이 끊어 당겨 아픈 데에 초엽(椒葉)을 쑥과 파에 섞어서 문들어지게 찧어서 초탕에 반죽하여 씌우면 좋고, 또 진초(秦椒)도 역시 좋다. 〈本草〉

※ 천연자(川練子)

산기(疝氣)에 대소변이 통하지 않고 아파서 견딜 수 없는데는 천연자육(川練子肉) 49개, 파두육(巴豆肉) 49개를 같이 볶아서 연자(練子)가 노란색이 되거든 파두(巴豆)는 버리고 가루로하여 매번 2돈을 더운 술과 함께 먹는다. 〈得効〉

※ 난발회(亂髮灰)

하감창(下疳瘡)과 음두창(陰頭瘡)에 먼저 약물로써 씻고 발회(髮灰)를 뿌려 바르되 맑은 기름에 섞어 붙이고 미음으로 공복에 먹는다. 〈直指〉

※ 별갑(鼈甲)

음식창(陰蝕瘡)과 음두옹(陰頭癰)에 갑(甲)을 태워서 가루로하여 계란 흰자위에 섞어 붙인다. 〈本草〉

※ 오적어골(烏賊魚骨)

음식창(陰蝕瘡)에 가루로하여 붙이고 또 소호(小戶)가 아픈데에 태워서 가루로하여 2돈을 술과 함께 먹는다. 〈本草〉

※ 원잠아(原蠶蛾)

양기를 뜬뜬히 하고 음위(陰痿)를 일으켜서 교접(交接)하는 것을 게으르게 하지 않는다. 불에 말려 가루로해서 1돈을 술과 함께 복용하거나 환으로 먹어도 좋다. 〈本草〉

※ 만려어(鰻鱺魚)

양기를 일으키는 것인데 5가지 맛에 섞어서 구워 익혀서 먹으면 심히 보익(補益)이 된다. 또 부인의 음식창(陰蝕瘡)의 종기로 가려운 데 기름을 내어 바르고 또는 태워서 연기로 쏘인다. 〈本草〉

※ 지용분(地龍糞)

어린아이의 음낭(陰囊)이 부어서 아픈 데 똥을 가지고 감초즙(甘草汁)이나 박하즙(薄荷汁)에 섞어서 바르면 좋다. 마른 지렁이를 가루로하여 총초탕(葱椒湯)에 씻은 뒤에 침에 섞어서 바른다. 〈綱目〉

※ 지주(蜘蛛)

어른이나 어린 아이의 퇴(㿉)와 호산(狐疝)이 오르내리며 아프게 되는데 지주산(蜘蛛散)이 주로 치료된다. 지주(蜘蛛) 14마리를 볶으고 육계(肉桂) 5돈과 같이 가루로 하여 어른은 1돈, 어린 아이는 5푼을 공복에 술과 함께 먹거나 또는 꿀로 환을 지어 먹는다. 〈本草〉

※ 귤핵(橘核)

방광(膀胱)과 신기통(腎氣痛)에 약간 볶으고 껍질은 버리고 가루로하여 1돈을 술에다 같이 복용한다. 〈本草〉

※ 복분자(復盆子)

음위(陰痿)를 굳고 크게 하니 환을 지어서 오래 먹으면 좋다. 〈本草〉

※ 도엽(桃葉)

부인의 음창(陰瘡)이 마치 벌레가 문 것처럼 가렵고 아

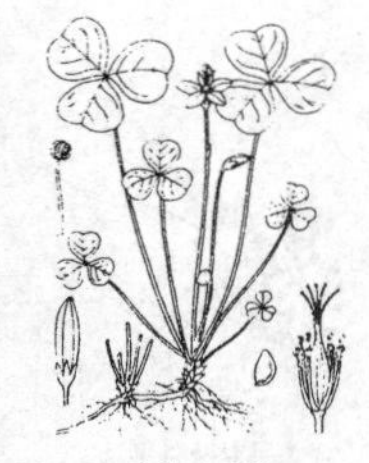
애기괭이밥

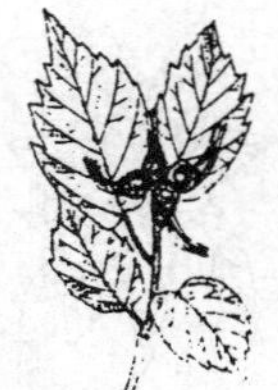
좀개암

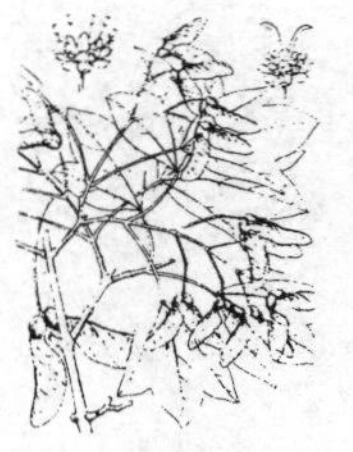
중국단풍

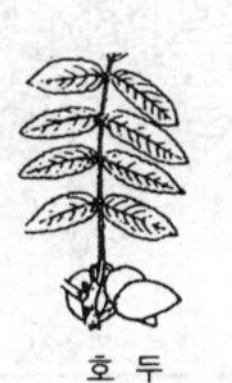
호 두

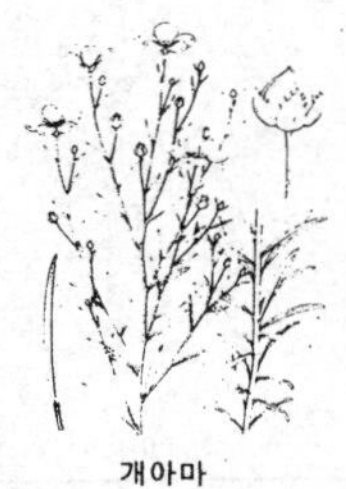
개아마

픈데 생도엽(生桃葉)을 짓 이겨서 솜에 싼 후에 음호(陰戶)속에 넣으면 1일 3번을 갈아준다. 또 복숭아가지 5~6가지를 한쪽 머리는 두드려 부셔서 유황(硫黃)가루를 찧어 솜으로 싸서 같이 태우고 그 연기로 음(陰)속을 쏘인다. 부인의 음종(陰腫)과 어린아이의 퇴저(㿗杵)에는 도인(桃仁)을 붙인다. 〈本草〉

※ 행인(杏仁)

부인의 음식창(陰蝕瘡)이 가려워 참기 어려운 데는 짓이겨 솜에 싸서 음(陰)속에 넣으면 벌레가 죽는다. 〈本草〉

※ 총백(葱白)

분돈산기탕(奔豚疝氣湯)에 진하게 달인 탕을 마신다. 또 퇴산소복탕(㿗疝小腹湯)이 잘게 썰고 소금과 섞어서 아픈곳에 깔고 달인다. 〈本草〉

※ 작육(雀肉)

장양강음(壯陽強陰)을 한다. 작육(雀肉)과 사상자(蛇床子)를 고약처럼 볶아서 환으로 지어 복용하는데 이것을 역마환(驛馬丸)이라고 한다. 작란(雀卵)과 천웅(天雄)·토사자(兎絲子)를 환으로 지어 먹으며 음(陰)이 강성(強盛)해진다. 〈本草〉

※ 녹신(鹿腎)

양(陽)을 굳게하니 술 또는 죽을 만들어 먹는다. 녹두(鹿頭)의 골수(骨髓)를 꿀과 섞어서 삶아 먹으면 양기가 뜬뜬해지고 자식(子息)을 둘 수도 있다. 〈本草〉

※ 모구음경(牡狗陰莖)

음위(陰痿)를 뜬뜬히 하고 크고 열이 나게 하고 아이를 낳게하니 불에 잘 말려서 가루로하여 술에 타서 복용한다. 황구육(黃狗肉)이 양도(陽道)를 뜬쯘하게 하니 5가지 맛을 섞어서 삶아 익혀서 공복에 먹는다. 〈本草〉

※ 올눌제(膃肭臍)

음위(陰痿)를 주로 치료하고 양기(陽氣)를 도우며 산(疝)이 찬 것을 치료하니 구워서 가루로하여 공복에 1돈을 술로 복용하고 또는 만들어서 먹는다. 〈本草〉

※ 우외신(牛外腎)

산통(疝痛)을 치료하니 구어 말려서 가루로하여 더운 술로 같이 먹는다. 〈俗方〉

부인의 음부(陰部)가 아프고 가려운데 소간 또는 돼지간을 구워 익혀서 음(陰)속에 뜨겁게 하여 넣으면 벌레가 모두 나온다. 〈本草〉

※ 초서사족(貂鼠四足)

졸산통(卒疝痛)에 태워서 재로하여 술에 타서 먹고 청서족(青鼠足)과 황광족(黃獷足)도 역시 같은 효과가 있다.

※ 약양제물(弱陽諸物)

수은(水銀)을 음(陰)에 가깝게 하면 음(陰)이 없어지고 기(氣)도 없어진다. 토끼 고기는 양(陽)을 약하게 하니 먹지 말고 료(蓼 = 여뀌)·즙(蕺)·궐(蕨)이 모두 양(陽)을 약하게 하니 먹지 말 것이다. 〈本草〉

※ 침구법(鍼灸法)

모든 산(疝)에 관원(關元)혈을 택하고 37장을 뜸을 하고, 대돈(大敦)혈을 7장 뜸을 한다. 〈得効〉

대돈(大敦)혈은 칠산통(七疝痛)을 주로 치료한다. 〈綱目〉

모든 산(疝)의 대법(大法)이 대돈(大敦)·행간(行間)·대충(大衝)·중봉(中封)·여구(蠡溝)·관문(關門)·관원(關元)·수도(水道)·삼음교(三陰交)·족삼리(足三里)혈을 택한다. 〈綱目〉

갑자기 산(疝)에 고환(睾丸)이 심하게 아픈 데 여구(蠡溝)·대돈(大敦)·음건(陰巾)·조해(照海)·하거허(下巨虛)·소장유(小腸兪)혈을 택한다. 〈綱目〉

음(陰)이 줄어 아픈 데 중봉(中封)혈을 뜸한다. 〈姿生〉

호산(狐疝)에 대충(大衝)·상구(商丘)·대돈(大敦)·여구(蠡溝)혈을 택한다. 〈綱目〉

부인의 산가통(疝瘕痛)과 호산(狐疝)에 천정(天井)·주첨(肘尖)·기해(氣海)·중극(中極)혈을 택한다. 〈綱目〉

방광기(膀胱氣)에 위중(委中)·위양(委陽)혈을 택한다. 〈綱目〉

소장기(小腸氣)에 풍시(風市)·기해(氣海)를 뜸하고

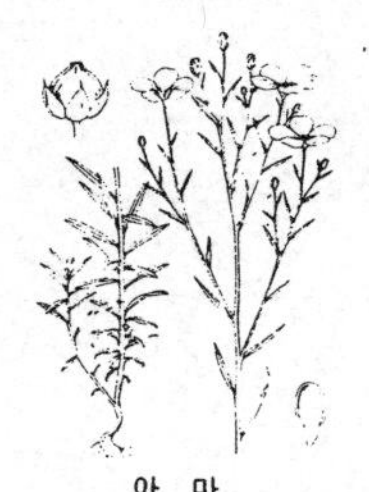
아 마

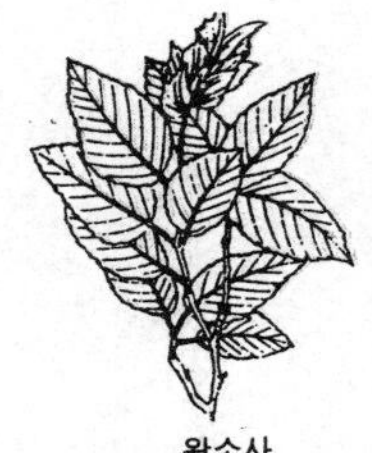
왕소사

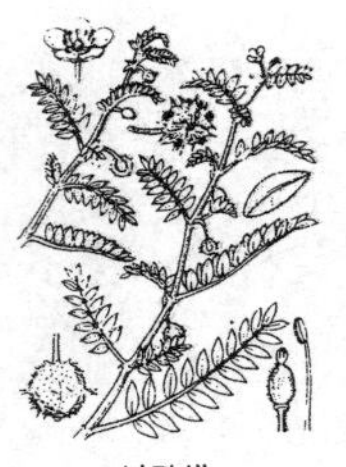
남가새

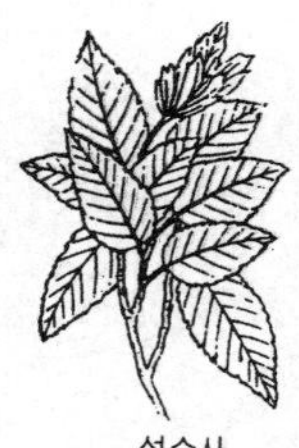
섬소사

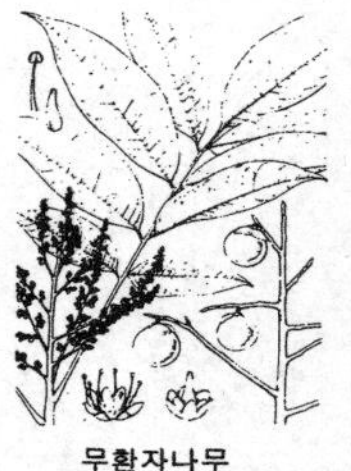
무환자나무

또 독음(獨陰)을 뜸하며 대충(大衝)혈을 택하고 또 배꼽의 좌쪽과 우쪽 각 1치반(一寸半)의 양쪽혈(穴)에 각각 7장을 뜸하면 바로 효과가 있는데 외릉혈(外陵穴)이라고 한다. 〈役効〉

모든 산(疝)이 위를 찌르고 기(氣)가 끊어지려고 하는데 독음(獨陰)혈을 뜸하면 신기한 효과가 있다. 〈得効〉

퇴산(㿗疝)이 한편으로 떨어지는데 대거(大巨)•지기(地機)•중봉(中封)•교신(交信)•통천(通泉)혈을 택한다. 〈綱目〉

기충혈(氣衝穴)은 순전히 퇴(㿗)를 주로 치료한다. 〈資生〉

수퇴(水㿗)의 한편이 떨어지는데 난문(闌門)•삼음교(三陰交)혈을 택한다. 〈綱目〉

어린 아이의 태산(胎疝)에 난(卵)이 한편으로 떨어진데 낭봉(囊縫)의 뒤 십자무늬 위에 3장을 뜸하는데 봄에 뜸하면 여름에 낫고 여름에 뜸하면 겨울에 낫는다. 〈綱目〉

무거운 것을 갑자기 들다가 퇴(㿗)를 얻는데 관원혈의 양결에 3치(三寸)쯤의 청맥(靑脈)위를 7장 뜸하면 바로 낫는다. 〈資生〉

목신(木腎)이 되(升)처럼 크고 아프지는 않는데는 대돈(大敦)•삼음교(三陰交)혈을 택하며, 목신(木腎)이 붉게 부어 아픈 데 연곡(然谷)•관문(關門)혈을 택한다. 〈綱目〉

신장풍습(腎臟風濕)과 가려운 부스럼에 혈사(血邪)•삼음교(三陰交)혈을 택한다. 〈綱目〉

내경(內經)의 자퇴산(刺㿗疝)이라는 한 글귀는 영추(靈樞)에 이르기를 「피침(鈹鍼)으로 고낭(睾囊)속의 수액(水液)을 택한다.」고 한 것이 즉 그것인데 이 방법은 세상 사람들이 흔히 사용하고 있다. 낭환(囊丸)이 크기가 말(斗)과 같은데 가운데 기액(機液)이 몇 되가 있다고 믿으니 이 방법이 예전부터 내려 왔다는 것을 알 수가 있다. 〈綱目〉

二六. 후음(後陰)

1. 항문(肛門)의 중량(重量)

영추(靈樞)에 이르기를 「항문(肛門)의 무게는 12냥이고, 크기는 8치이며, 직경은 2치 반이고 길이는 2자 8치이며, 곡식(穀食)을 9되 3홉 8푼홉의 1을 받는다.」

2. 항문(肛門)의 별명(別名)일 때

항문은 대장(大腸)의 아래를 끊으니 광장(廣腸)이라 말하는데 광장(廣腸)이란 것은 대•소장을 아주 넓게 해준다는 뜻이다. 또 백문(魄門)이라고도 하는데 대장(大腸)이 폐(肺)가 백(魄)을 간직하기 때문에 백문(魄門)이라고도 한다. 항(肛)은 그 모양이 수레바퀴 속의 돌아가는 쇠와 같은 것이다. 〈入門〉

백문(魄門)이 오장(五臟)을 위해서 수곡(水穀)을 오랫동안 머물러 있지 못하게 하고 내어 보내기는 해도 들이지는 못함으로 보내는 일을 맡는 것이다. 〈入門〉

3. 치병(痔病)의 원인

소장(小腸)에 열이 있으면 치질이 되고, 대장(大腸)에 열이 있으면 변에 피가 섞인다. 〈仲景〉

몸이 고달픈 데 많이 먹게 되면 근맥(筋脈)이 가로로 풀리고 장벽(腸澼)이 되어서 치질을 이룬다. 또 음식(陰食)을 알맞게 하지 않고 살아가는 것을 적절히 하지 못할 경우 그 피해를 음(陰)이 받고, 음(陰)이 받게 되면 오장(五臟)에 들어가서 장(臟)을 메워 채우고 막혀서 밥이 새고 오래되면 장벽(腸澼)이 된다. 〈內經〉

여기 치질(痔疾)이라하는 것을 바로 말하면 장벽이라 하는 것으로 대변으로 피가 섞여 내리는 장풍과 장독(臟毒)인데 벽(澼)이라는 것은 장(腸)사이에 쌓인 물이다. 〈類聚〉

많이 먹으면 비(脾)가 움직이지 못하고 먹은 것이 쌓여 대장(大腸)에 모여서 비토(脾土)가 허하기 시작(始作)하며 폐금(肺金)이 조양(調養)을 잃으면 간목(肝木)이 고달프고 풍사(風邪)가 허(虛)를 같이해서 밑으로 흐르니 가벼우면 장풍(腸風)으로 피가 내리고 무거우면 변해서 치루(痔漏)가 되며 또는 술을 많이 마시고 방사(房事)하면 정기(精氣)가 빠져 나가고 열독(熱毒)이 허를 같이해서 밑으로 들어가며 또는 음사(淫思)가 심하여 방사(房事)하면 방광(膀胱)과 신(腎)•간(肝)의 근(筋)과 맥(脈)을 상하는 것이다. 대부분 방광(膀胱)의 근맥(筋脈)은 허리를 지나 신(腎)에 연락되고 볼기를 둘러서 간(肝)에 달리고 앞뒤의 이음(二陰)을 두르기 때문에 치질은 근맥(筋脈)의 병이 되는 것이다. 〈入門〉

치질(痔疾)은 외사(外邪)가 아니고, 장내(臟內)의 습

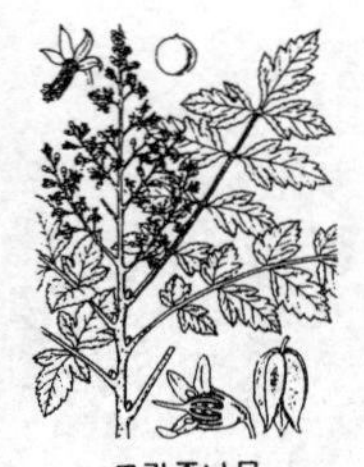
모감주나무

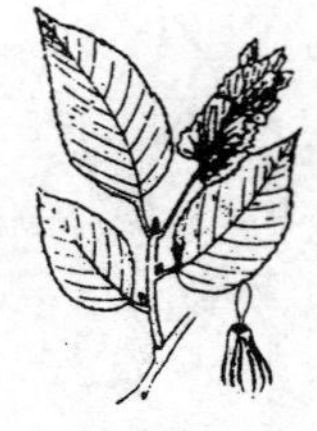
왕개서

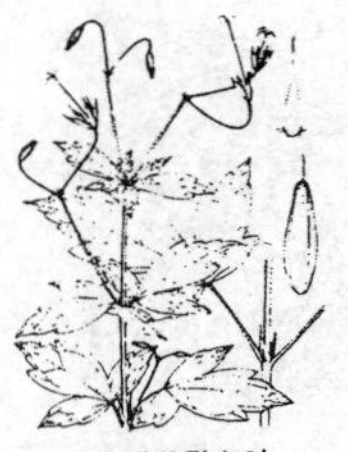
큰세잎쥐손이

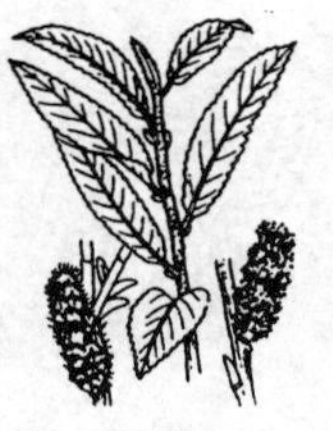
갯버들

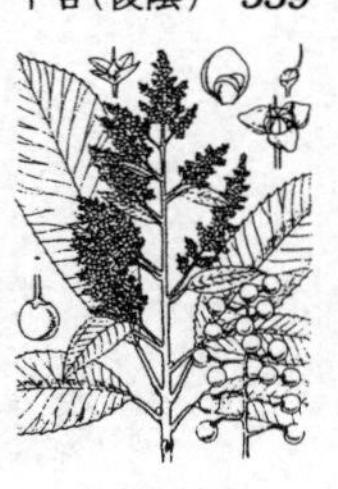
나도밤나무

(濕)·열(熱)·풍(風)·조(燥)의 4가지 기(氣)가 서로 합해서 만들어지는 것이니 장두(腸頭)에 괴(塊)가 생기는 것은 습(濕)이며, 장두(腸頭)가 떨어지고 붓는 것은 습(濕)이 열(熱)을 같이한 것이고, 고름 핏물이 나오는 것이 열(熱)이 피를 이기는 증세이며, 크게 아픔이 생기는 것이 화열(火熱)이고, 가려운 것이 풍열(風熱)이며, 대변이 비결(秘結)한 것이 조열(燥熱)이고 소변이 삽(澁)한 것은 간장(肝臟)의 습열(濕熱)이다. 〈入門〉

4. 치(痔)가 치(峙)일 때

내경(內經)에 이르기를「장벽(臟澼)이 치질이 되는 것은 마치 큰 연못속에 작은 산이 튀어나와서 치(痔)가 되는 것과 같은 이치다. 9구멍 가운데 작은 살이 튀어나온 것을 다 치(痔)라 하는 것이며 꼭 항문주변(肛門周邊)의 것 뿐만이 아니다. 비치(鼻痔)·안치(眼痔)·아치(牙痔) 등이 있으니 그 모양이 똑같지 않다.」〈三因〉

옛날 한나라에서는 여후(呂后)의 이름을 피해서 치질(痔疾)을 야계병(野鷄病)이라고 하였다. 〈類聚〉

5. 맥법(脈法)일 때

벌레가 항문(肛門)을 먹는데 그 맥(脈)이 허하고 작은 것은 살고, 절박하고 급한 것은 죽는다. 〈脈經〉

대부분 치맥(痔脈)이 작게 잠기고 실(實)한 증세는 치료가 쉬워도 들뜬 것과 넓고 연약한 것은 치료가 어렵다. 〈正傳〉

변에 피가 섞이면서 규(芤)하고 촘촘하면 붉고 노랗게 되며 실맥(實脈)이 헐어서 막히면 열이 방광(膀胱)에 있는 것이다. 〈難經〉

6. 제치(諸痔)의 명칭(名稱)

처방문에 5가지가 있으니 1은 모치(牡痔)이고, 2는 빈치(牝痔)이며, 3은 맥치(脈痔)이고, 4는 장치(腸痔)이며, 5는 기치(氣痔) 등을 말했고, 또 주치(酒痔)·혈치(血痔)·누치(瘻痔) 등이 있는 것이다. 〈三因〉

치독(痔毒)이 심한 것은 크기가 닭벼슬과 연꽃 속이나 복숭아와 같고 가벼운 것은 솔방울·소젖·닭의 염통·쥐젖·앵도와 같아서 비록 여러가지가 같지 않은 증세가 있으나 그 원인은 모두 삼음(三陰)이 허하기 때문에 일어나는 것이다. 〈入門〉

「치(痔)가 주(酒)·색(色)·풍(風)·기(氣)·식(食) 다섯가지가 정도에 넘쳐서 24증세가 되는 것이니 그에 대한 옛부터 전해오는 시와 노래가 있기에 참고가 될 것 같아서 여기에 원문(原文)을 적어본다」

치증분삼팔(痔症分三八), 빙군자세간(憑君仔細看), 막교년월구(莫敎年月久), 견자담심한(見者膽心寒), 능각간형재(菱角看形恠), 연화불가관(蓮花不可觀), 천장병서내(穿腸并鼠妳), 주색양상간(酒色兩相干), 막원번화원(莫願飜花怨), 봉과역불관(蜂窠逆不寬), 자웅동기혈(雌雄同氣血), 자모급장반(子母及腸盤), 현주우가경(玄珠尤可怪), 구장통고찬(鉤腸痛苦鑽), 핵도여류기(核桃與流氣), 견자편심산(見者便心酸), 율자어중대(栗子於中大), 계심재외안(雞心在外安), 산호형가악(珊瑚形可惡), 군갱탈항란(君更脫肛難), 내치홍불출(內痔紅不出), 탑장이내반(搭腸裏內蟠), 수주갱란치(垂珠更難治), 일구유계관(日久有雞冠), 절막경도화(切莫輕刀火), 영군성명잔(令君性命殘), 용공무반월(用功無半月), 거병갱도근(去病更除根) 〈醫鑑〉

치질(痔疾)의 이름이 우내(牛妳)·서내(鼠妳)·계심(雞心)·계관(雞冠)·연화(蓮花)·번화(飜花)·봉과(蜂窠)·천장(穿腸)·외치(外痔)·내치(內痔) 등의 여러가지가 있지만 그 원인만은 같은 것이다. 〈正傳〉

오치(五痔)에 오치산(五痔散)·신응산(神應散)·괴각원(槐角元)·신응흑옥단(神應黑玉丹) 등을 쓴다.

7. 치(痔)에 내외(內外)가 있을 때

맥치(脈痔)·장치(腸痔)·기치(氣痔)·혈치(血痔)·주치(酒痔)는 속에 들고 모치(牡痔)·빈치(牝痔)·누치(瘻痔)는 겉에 든다.

◎ 맥치(脈痔)

장구(腸口)에 알맹이가 생기고 알맹이가 창(瘡)을 일으키며 아팠다 가려웠다 하는 증세이니. 괴각원(槐角元)·조장환(釣腸丸)·신응흑옥단(神應黑玉丹)·신응산(神應散)·축어탕(逐瘀湯)을 사용한다. 〈綱目〉

◎ 장치(腸痔)

항문(肛門)에 알맹이가 생기고 한열(寒熱)이 오고가며 변을 누려면 항(肛)이 바로 밑으로 빠지니 항문(肛門)편에서와 같이 치료한다. 〈三因〉

◎ 기치(氣痔)

두려운 근심과 성을 내게되면 바로 부어서 아픈 증세이니 기(氣)가 흩어지면 낫게되니 가미향소산(加味香蘇散)

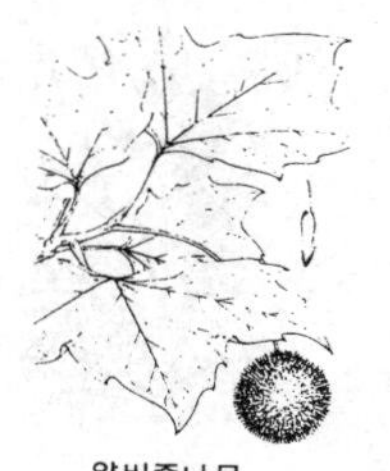
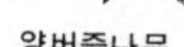
양버즘나무

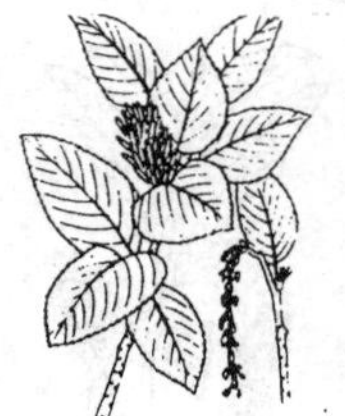
개박달

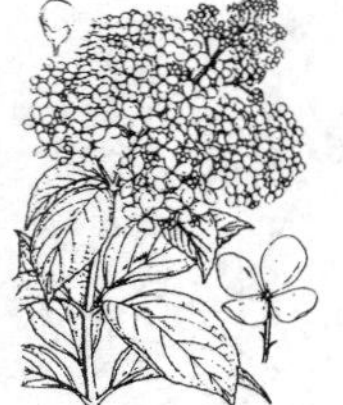
나무수국

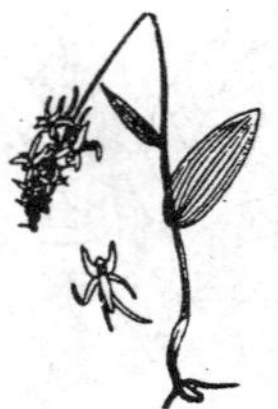
구름제비란

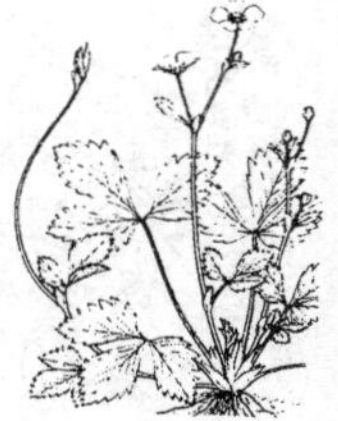
민눈양지꽃

과 귤피탕(橘皮湯)을 사용한다. 〈綱目〉

◎ **혈치(血痔)**

대변을 볼 때 맑은 피가 나와서 그치지 안으니 장풍(腸風)과 장독(臟毒)을 같이 치료한다. 〈綱目〉

◎ **주치(酒痔)**

술을 조금만 마셔도 종기가 나고 또는 피가 나는 증세에는 건갈탕(乾葛湯)을 사용한다. 〈綱目〉

◎ **모치(牡痔)**

항문(肛門) 주위에 살이 삐죽히 튀어나와 그 모양이 쥐젖과 비슷하고 때때로 피고름을 방울 흘리는 것이니 가미괴각환(加味槐角丸)•진교창출탕(秦艽蒼朮湯)을 사용한다. 〈綱目〉

◎ **빈치(牝痔)**

항문(肛門)주변에 부스럼이 튀어나와서 1일동안에 몇개씩 터지고 흩어지는 증세이니 치료약은 위와 같다. 〈綱目〉

◎ **누치(瘻痔)**

음(淫)이 잠기고 습해서 문드러져서 세월이 오래되고 벌레가 그 속을 파 먹고 구멍을 뚫는 것이니 치루(痔漏)와 같이 치료를 한다. 〈綱目〉

※ 오치산(五痔散)

효능 : 오치(五痔)와 모든 치(痔)를 치료하는데 사용한다.

처방 모든 좌제갑〔左蹄甲 : 장치(腸痔)를 치료함〕•별갑〔鼈甲 : 우치(牡痔)를 치료함〕•위피〔猬皮 : 빈치(牝痔)를 치료함〕•영봉방〔靈蜂房 : 맥치(脈痔)를 치료함〕•사퇴〔蛇退 : 빈치(氣痔)를 치료함〕를 각 태워서 가루로하고 같이 섞어서 매번 2돈에 사향(麝香)약간을 넣어 공복에 깨끗한 냉수로 고루 먹는다. 〈三因〉

일명 오회산(五灰散)이라고 하는데 위의 5가지맛을 등분한 것이다. 〈丹心〉

※ 신응산(神應散)

효능 : 오치(五痔)를 치료하는데 사용하는데 사용한다.

처방 황우각사(黃牛角鰓) 하나를 깨뜨리고, 뱀허물 1개, 저아조각(猪牙皂角) 7개, 천산갑(穿山甲) 7편, 위피(猬皮) 1냥을 잘게 썰어서 항아리 속에 넣어 황토(黃土)흙으로 굳게 봉하고 불에 구워서 벌겋게 달구어 식힌 뒤에 가루로하여 자기 전에 호도인(胡桃仁) 1개를 꼭꼭 씹어서 좋은 술 1잔으로써 내려 보내고 한잠 자고나서 위의 약가루를 더운 술로 3돈을 복용하고 또 아침에 한번 먹으면 오래된 치질도 3번만 먹으면 바로 효과가 있다. 〈綱目〉

※ 괴각원(槐角元)

효능 : 오장(五臟)과 모든 치질을 치료하는데 사용한다.

처방 괴각(槐角) 4냥, 지유(地榆)•황금(黃芩)•방풍(防風)•당귀(當歸)•지각(枳殼) 각 2냥을 가루로하여 술풀에 오동열매 크기의 환을 지어 공복에 미음(米飮)으로 50~70알을 먹는다. 〈局方〉

※ 응신흑옥단(應神黑玉丹)

효능 : 오치(五痔)와 모든 치질을 치료하는데 사용한다.

처방 위피(猬皮) 4냥, 저현제(猪縣蹄) 25쌍, 우각사(牛角鰓) 3냥, 난발(亂髮)•패종(敗椋) 각 2냥, 괴각(槐角) 1냥반, 고연근(苦練根) 1냥 2돈반, 뇌환(雷丸)•지마(脂麻) 각 1냥을 썰어서 항아리에 넣어 불에 구워서 가루로하고 유향(乳香) 5돈, 사향(麝香) 2돈을 넣어 섞어서 술풀에 오동열매 크기의 환을 지어 먼저 호도(胡桃)살 1개를 씹고 더운 술로 30~50알을 공복에 저녁밥 먹기 전 복용하는데 3일이면 뿌리까지 빠진다. 〈得効〉

※ 조장환(釣腸丸)

효능 : 모든 치질과 오래 된 종기와 항문이 빠지고 피고름이 나는 증세를 치료한다.

처방 황과루(黃瓜蔞)•골피(骨皮) 각 1개, 호도육(胡桃肉) 7개를 같이 태워서 계관(雞冠) 2냥반, 백부자(白附子)•천남성(天南星)•반하(半夏)•지각(枳殼)•가자피(訶子皮) 각 1냥, 녹반(綠礬)•백반병하부자생(白礬並煨附子生) 각 5돈을 가루로하여 술풀로 오동열매 크기의 환을지어 공복에 더운 술로 30~50알을 삼켜 먹는다. 〈得効〉

※ 축어탕(逐瘀湯)

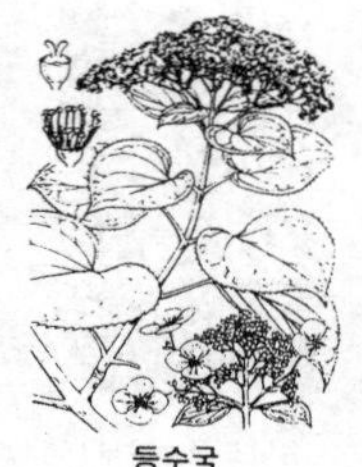
등수국

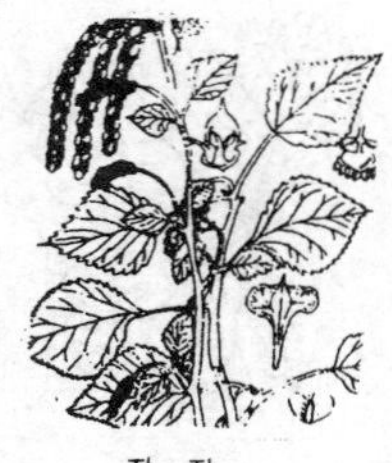
자 작

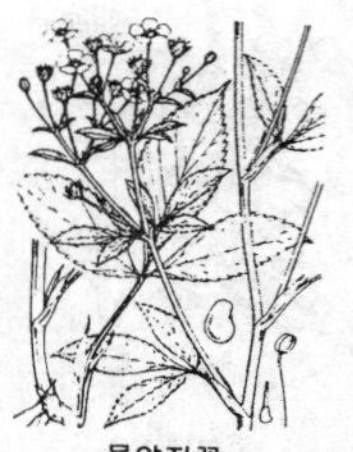
물양지꽃

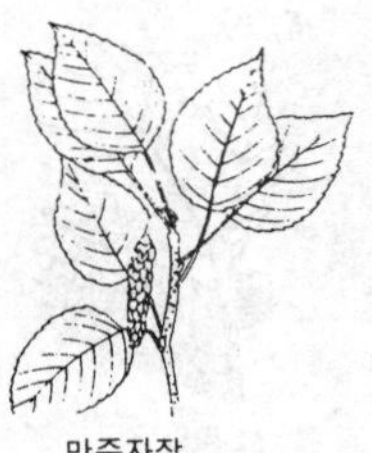
만주자작

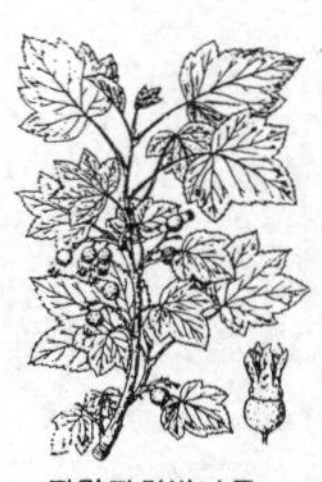
까막까치밥나무

효능 : 모든 치질을 치료하고 대・소변을 잘 통하게 하며 나쁜 분비물을 거두어 내린다.

처방 대황(大黃)・도인(桃仁) 각 1돈, 천궁(川芎)・백지(白芷)・생건지황(生乾地黃)・적작약(赤芍藥)・지각(枳殼)・봉출(蓬朮)・오령지(五靈脂)・아교주(阿膠珠)・적복령(赤茯苓)・복신(茯神)・목통(木通)・생감초(生甘草) 각 7푼을 썰어서 1첩으로하여 생강 5편, 꿀 3수저를 함께 넣어 물로 달여 먹는다. 〈直指〉

※ 가미향소산(加味香蘇散)

효능 : 일명 굴피탕(橘皮湯)・기치(氣痔)를 치료하는데 사용한다.

처방 진피(陳皮)・지각(枳殼)・천궁(川芎)・괴화(槐花) 각 1돈, 자소경(紫蘇莖)・빈랑(檳榔)・목향(木香)・도인(桃仁)・향부(香附)・감초(甘草) 각 5푼을 썰어서 1첩을 하여 생강 3편, 대추 2개를 넣어 물로 달여 먹는다. 〈入門〉

※ 건갈탕(乾葛湯)

효능 : 주치(酒痔)를 치료하는데 사용한다.

처방 건갈(乾葛)・지각(枳殼)・반하(半夏)・적복령(赤茯苓)・생지황(生地黃)・행인(杏仁) 각 1돈, 조령(條苓)・감초(甘草) 각 5푼을 썰어서 1첩으로하여 검은 콩 100알, 생강 3편, 백매(白梅) 100개를 넣어 같이 달여 먹는다. 〈入門〉

※ 가미괴각환(加味槐角丸)

효능 : 모든 치질과 장풍(腸風)・장독(臟毒)에 두루 사용한다.

처방 괴각(槐角)・생건지황(生乾地黃) 각 2냥, 당귀(當歸)・황기(黃芪)・황련(黃連)・조금(條芩)・지각(枳殼)・진교(秦艽)・방풍(防風)・연교(連翹)・지유(地榆)・승마(升麻) 각 1냥, 아교(阿膠)・천궁(川芎)・백지(白芷) 각 5돈을 가루로하여 술풀에 오동열매 크기의 환을지어 더운 술 또는 미음(米飮)으로 공복에 50~70알을 삼켜 먹는다. 〈丹心〉

※ 진교창출탕(秦艽蒼朮湯)

효능 : 습열(濕熱)과 풍조(風燥)가 합해서 치질이 되니 장두(腸頭)가 덩이로 된 것은 습(濕)과 열(熱)이고, 크게 아픈 것은 풍(風)이며, 대변이 비결(秘結)한 것은 마른 증세이니 이 약이 특히 효과가 있다.

처방 진교(秦艽)・조각인소존성(皀角仁燒存性)・도인니(桃仁泥) 각 1돈, 창출(蒼朮)・방풍(防風) 각 7푼, 황백주세(黃柏酒洗) 5푼, 당귀초주세(當歸梢酒洗)・택사(澤瀉)・빈낭말(檳榔末) 각 3푼, 대황(大黃) 2푼중 빈랑(檳榔)・도인(桃仁)・조각인(皀角仁)을 따로하고 다른 약을 모두 썰어서 1첩을 만들어 물 3잔에 달여 1잔2푼쯤 되거든 찌꺼기는 버리고 위의 3가지를 넣어 다시 달여서 1잔을 만들어 공복에 더웁게 먹고 좋은 반찬으로 위를 누르면 1번 먹고 바로 낫게된다. 〈東垣〉

8. 장풍(腸風)과 장독(臟毒)일 때

즉 혈치(血痔)를 말한다. 장벽(腸澼)이란 증세는 대변으로 피가 나오는 증세이니 결국 장풍(腸風)과 장독(臟毒)이 되는 것이다. 〈醫鑑〉

맑은 피를 흘리고 색이 선명한 것은 장풍(腸風)이고 피가 탁하고 색이 흐린 것은 장독(臟毒)이다. 〈本事〉

장풍(腸風)이란 사기(邪氣)가 밖에서 들어가서 닿아 느끼는 대로 나타나니 빛이 맑은 것이며, 장독(臟毒)은 열독(熱毒)을 쌓아서 오래 된 뒤에 나타나는 증세이니 빛이 흐린 것이며, 장풍(腸風)을 치료하는 데는 풍(風)을 흩으고 습(濕)을 통하게 하며 장독(臟毒)을 치료하는 데는 열을 맑게 하고 피를 서늘하게 해야 된다. 〈丹心〉

장풍(腸風)의 내리는 피는 반드시 대변누기 전에 있으니 이것을 근(近)이라 하고, 피의 색이 맑고 선명하니 패독산(敗毒散)을 사용하고, 장독(臟毒)에 내리는 피는 반드시 대변을 눈 후에 있으니 이것을 원(遠)이라 하며 피의 색이 어둡고 탁한 것이니 향연환(響連丸)을 사용하고 장(臟)이 차서 내리는 피는 아픔이 없으니 생강과 계피의 종류를 사용하고 열이 쌓여 내리는 피는 순전히 선혈(鮮血)을 내리며 심하면 아픔도 같이하는 증세이니 삼황탕(三黃湯)과 환(丸)을 사용한다. 〈醫鑑〉

대변눌 때 피가 내리는 것을 장풍(腸風)이라고 해서 절대로 삽(澁)하게 하거나 그치도록 하지 말고 그 원인과

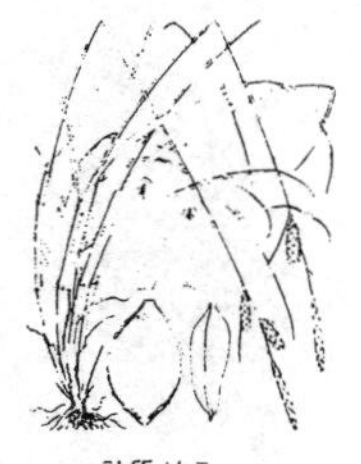
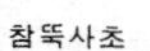
참뚝사초

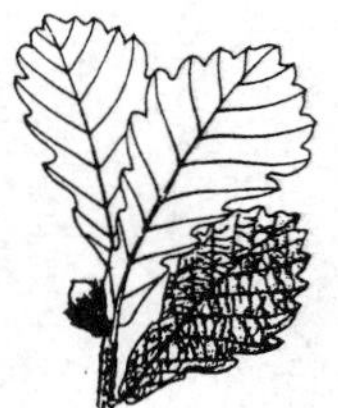
선떡갈

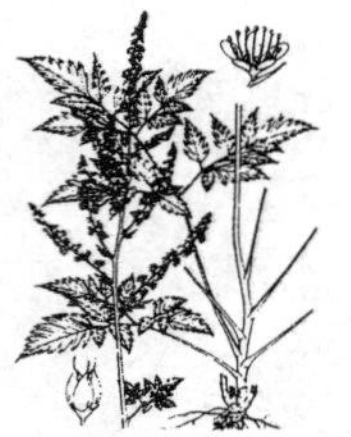
한라개승마

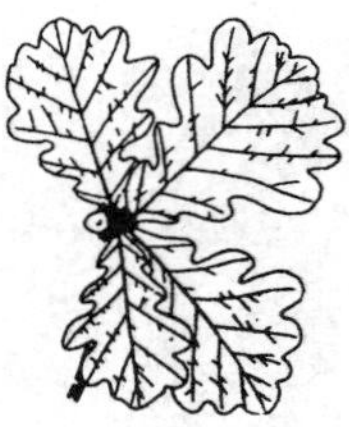
청떡갈

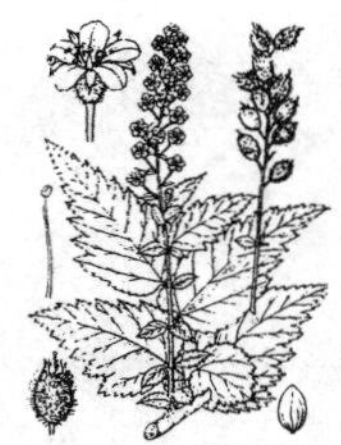
나도국수나무

증세를 잘 생각해서 먼저 그 겉을 맑게하고 다음에 그 속을 치면 피가 저절로 그치게 되는 것이며, 만일 맥(脈)이 넓고 크게 되면 사물탕(四物湯)에 황연해독탕(黃連解毒湯)을 합해서 같이 사용한다. 〈綱目〉

대변 눈 뒤에 피가 내리고 뱃속이 아프지 않는 것을 습독하혈(濕毒下血)이라 이르는데 황연탕(黃連湯)이 주된 치료 약이 되고 뱃속이 아픈 것은 열독하혈(熱毒下血)이라 하여 작약황연탕(芍藥黃連湯)이 주된 치료 약이 된다. 〈易老〉

장벽(腸澼)이란 것은 수곡(水穀)이 피와 같이 따로 한 갈래를 만들어서 마치 통속에서 나오는 물줄기와 같은 것이니 긴 여름에 습열(濕熱)이 크게 심할 때에 객기(客氣)가 성하고 주기(主氣)가 약하기 때문에 장벽(腸澼)의 병이 많은 것이니 양혈지황탕(涼血地黃湯) • 당귀화혈산(當歸和血散) • 승양제습화혈탕(升陽除濕和血湯)을 사용한다. 〈東垣〉

장벽하혈(腸澼下血)에는 향각환(香殼丸) • 가미향연환(加味香連丸) • 승마보위탕(升麻補胃湯) • 익지화중탕(益智和中湯)을 사용한다. 장풍(腸風)에는 향부산(香附散) • 백엽탕(柏葉湯) • 단홍원(斷紅元)을 사용하고, 장독(臟毒)에는 해독산(解毒散) • 괴화산(槐花散) • 지각산(枳殼散) • 사과산(絲瓜散)을 사용하고 장풍(腸風) • 장독(臟毒)에는 옥설환(玉屑丸) • 전홍환(剪紅丸) • 괴황환(槐黃丸) • 괴화산(槐花散) • 장풍흑산(腸風黑散) • 청영괴화음(淸榮槐花飮) 등을 사용한다.

※ 황련탕(黃連湯)

효능 : 대변에 피가 섞여 내리고 배 밑이 아픈 증세를 치료한다.

처방 황련(黃連) • 당귀(當歸) 각 2돈, 감초(甘草) 1돈을 썰어서 1첩을 하여 물로 달여서 먹는다. 〈易老〉

※ 작약황련탕(芍藥黃連湯)

효능 : 대변(大便)에 피가 섞여 내리고 배가 아픈 증세를 치료한다.

처방 백작약(白芍藥) • 황련(黃連) • 당귀(當歸) 각 2돈반, 감초구(甘草炙) 1돈, 대황(大黃) 5푼, 계심(桂心) 2푼반을 썰어서 1첩을 하여 물로 달여 먹는다. 〈易老〉

※ 양혈지황탕(涼血地黃湯)

효능 : 장벽(腸澼)으로 피를 내뿜는 증세를 치료한다.

처방 지모(知母) • 황백(黃柏) 각 1돈반, 숙지황(熟地黃) • 당귀(當歸) • 괴화초(槐花炒) • 청피(靑皮) 각 7푼을 썰어서 1첩을 하여 물로 달여 먹는다. 〈東垣〉

※ 당귀화혈산(當歸和血散)

효능 : 장풍(腸風)으로 피를 내뿜으며 습독(濕毒)으로 피를 내리는 증세를 치료한다.

처방 당귀(當歸) • 승마(升麻) 각 1돈반, 괴화초(槐花炒) • 청피(靑皮) • 형개(荊芥) • 백출(白朮) • 숙지황(熟地黃) 각 7푼, 천궁(川芎) 5푼을 가루로하여 매 2돈을 공복에 미음(米飮)으로 같이 먹는다.

일명 괴화산(槐花散)이라고 한다. 〈拔粹〉

※ 승양제습화혈탕(升陽除濕和血湯)

효능 : 장벽(腸澼)에 피가 내리는 것이 여러 갈래로 힘차게 뿜어 나와서 멀리 나가 사방으로 흩어지는 것이 마치 체(篩)와 같고 뱃속이 크게 아픈 증세를 치료한다.

처방 백작약(白芍藥) 1돈반, 황기(黃芪) • 감초구(甘草炙) 각 1돈, 진피(陳皮) • 승마(升麻) 각 7푼, 생지황(生地黃) • 목단피(牧丹皮) • 생감초(生甘草) 각 5푼, 당귀(當歸) • 숙지황(熟地黃) • 창출(蒼朮) • 진교(秦艽) • 육계(肉桂) 각 3푼을 썰어서 1첩을 하여 물에 달여 공복에 먹는다. 〈東垣〉

※ 승양보위탕(升陽補胃湯)

일명 습독장벽(濕毒腸澼)이라고도 한다.

효능 : 장벽(腸澼)에 피가 뿜어 내리고 색이 검붉으며 허리와 배가 잠기고 무거운 증세를 치료한다.

처방 백작약(白芍藥) 1돈반, 승마(升麻) • 강활(羌活) • 황기(黃芪) 각 1돈, 생지황(生地黃) • 독활(獨活) • 시호(柴胡) • 방풍(防風) • 목단피(牧丹皮) • 감초구(甘草炙) 각 5푼, 당귀(當歸) • 갈근(葛根) 각 3푼, 육계(肉桂) 2푼을 썰어서 1첩을 하여 물로 달여 먹는다. 〈東垣〉

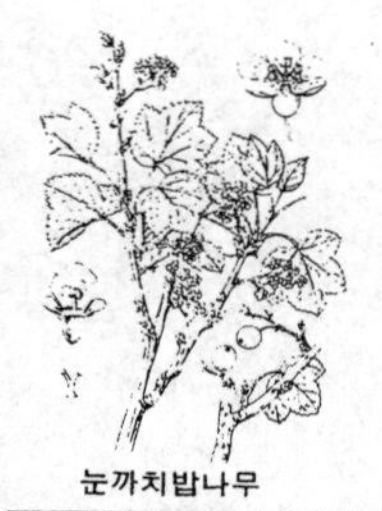
눈까치밥나무

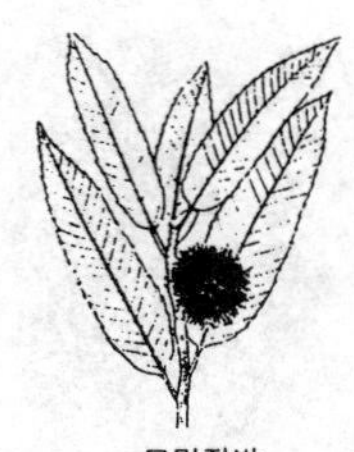
모밀잣밤

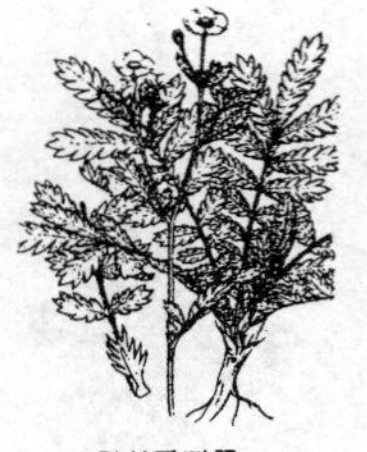
원산딱지꽃

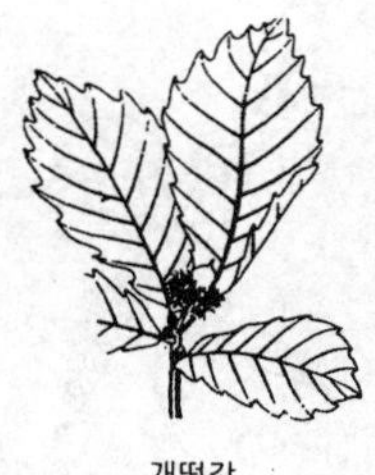
개떡갈

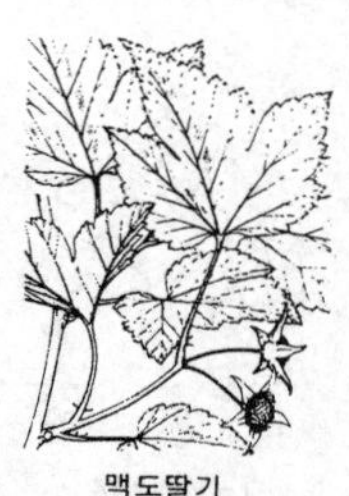
맥도딸기

※ 익지화중탕(益智和中湯)

효능: 장벽(腸澼)에 피가 내리고 색이 검붉으며 배가 아프고 심하게 차가워서 누르면 힘이 없고 더운 것으로 찜질하는 것을 즐겨하는 증세는 속이 차가운 증세가 틀림없는 증세인데 이 약으로써 치료를 한다.

처방 백작약(白芍藥) 1돈반, 당귀(當歸)・황기(黃芪)・승마(升麻)・구감초(灸甘草) 각 1돈, 목단피(牧丹皮)・시호(柴胡)・갈근(葛根)・익지(益智)・반하(半夏) 각 5푼, 계지(桂枝) 4푼, 육계(肉桂)・건강포(乾薑炮) 각 2푼을 썰어서 1첩을 하여 물로 달여 먹는다. 〈東垣〉

※ 향각환(香殼丸)

효능: 지나치게 많이 먹어서 생기게된 장벽(腸澼)과 모든 치루(痔瘻)를 치료한다.

처방 백황련(柏黃連) 1냥, 지각(枳殼)・후박(厚朴) 각 5돈, 당귀(當歸) 4돈, 형개수(荊芥穗)・목향(木香)・황백(黃柏) 각 3돈, 위피(猬皮) 1개를 태워서 재로 한 것 등을 가루로하고 면풀에 오동열매 크기의 환을 지어 더운 술로 50~70알을 1일 2번씩 먹는다. 〈宣明〉

일명 가미연각환(加味連殼丸)이라고 한다. 〈入門〉

※ 향부산(香附散)

효능: 장풍(腸風)을 치료하는데 사용한다.

처방 향부자초(香附子炒) 1냥, 지각(枳殼) 7돈반, 당귀(當歸)・천궁(川芎) 각 5돈, 괴화초(槐花炒)・감초(甘草) 각 2돈반을 거친 가루로하여 매 3돈에 생강 3편, 대추 2개를 넣어 물에 달여 먹는다. 〈本事〉

※ 지혈산(止血散)

효능: 장풍(腸風)이 대변을 보기 전에 있는 것은 근(近)이니 간(肝)・신(腎)의 혈(血)이고, 대변을 본 후에 있는 것은 원(遠)이니 심(心)・폐(肺)의 피가 됨으로 이 증세를 치료한다.

처방 호도인(胡桃仁)・파고지초(破古紙炒)・괴화초(槐花炒) 각 3냥반, 조각자소회(皂角刺燒灰) 2냥을 가루로하여 미음(米飮) 또는 더운 술로 공복에 2돈을 같이 먹는다. 〈街院〉

※ 백엽탕(柏葉湯)

효능: 장풍(腸風)을 치료하는데 사용한다.

처방 측백엽(側柏葉)・당귀(當歸)・생건지황(生乾地黃)・황련(黃連)・형개수(荊芥穗)・지각(枳殼)・괴화초(槐花炒)・지유(地楡) 각 1돈, 감초구(甘草灸) 각 5푼을 썰어서 1첩을 하고 생강 3편, 오매(烏梅) 1개를 넣어서 같이 달여 먹는다. 〈回春〉

※ 단홍원(斷紅元)

효능: 장풍(腸風)을 치료하는데 사용한다.

처방 위피소(猬皮燒)・황연초(黃連炒)・진교(秦艽)・조각자(皂角子) 각 1냥, 당귀(當歸)・빈랑(檳榔)・조각인소(皂角仁燒)・황백(黃柏)・형개수(荊芥穗)・지각(枳殼) 각 5돈, 대황외(大黃煨)・도인니(桃仁泥) 각 3돈을 가루로하고 면풀로 오동열매 크기의 환을지어 끓인 물로 50알을 삼켜 내리는데 피가 많이 나오면 종려(棕櫚)와 연방회(蓮房灰) 각 5돈을 더해서 쓴다. 〈正傳〉

※ 해독탕(解毒湯)

효능: 장독(臟毒)을 치료하는데 사용하다.

처방 황련(黃連)・황금(黃芩)・황백(黃柏)・치자(梔子)・연교(連翹)・괴화초(槐花炒) 각 1돈, 세신(細辛)・감초(甘草) 각 5푼을 썰어서 1첩을 하여 물로 달여 먹는다.

※ 괴화산(槐花散)

효능: 장독(臟毒)을 치료하는데 사용한다.

처방 당귀(當歸)・지유(地楡) 각 1돈, 괴화초(槐花炒)・지각(枳殼)・아교주(阿膠珠) 각 8푼, 생지황(生地黃)・백작약(白芍藥)・황금(黃芩)・승마(升麻) 각 7푼, 방풍(防風)・측백엽(側柏葉) 각 5푼을 썰어서 1첩을 하여 물로 달여 공복에 먹는다. 〈回春〉

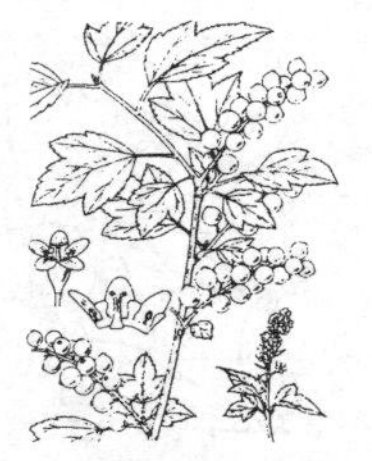
꼬리까치밥나무

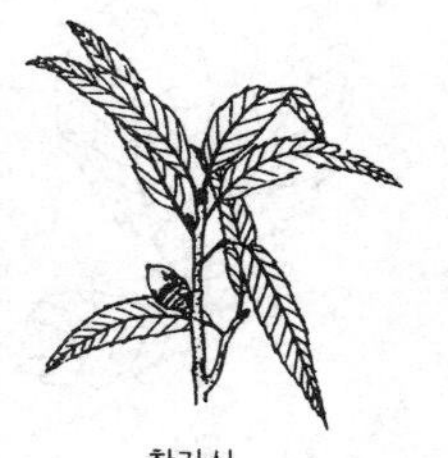
참가시

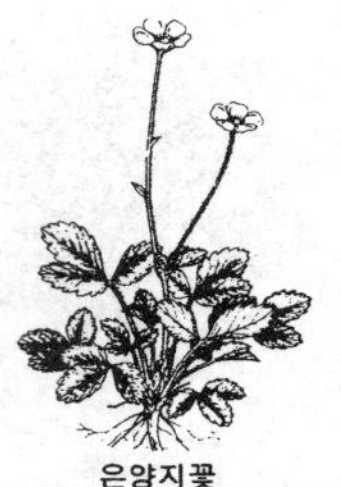
은양지꽃

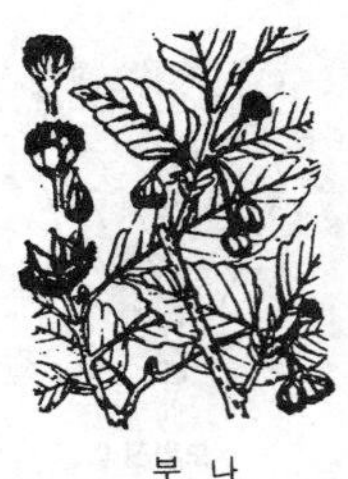
부 나

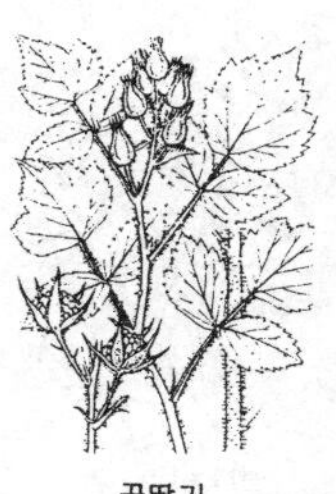
곰딸기

※ 지각산(枳殼散)

효능 : 장독(臟毒)을 치료한다.

처방 지각(枳殼) 2냥, 황련(黃連)·백작약(白芍藥) 각 1냥, 괴화초(槐花炒)·지유(地楡) 각 5돈, 감초(甘草) 2돈반을 썰어서 매 1냥을 물에 달여 공복에 먹는다. 〈醫鑑〉

※ 사과산(絲瓜散)

효능 : 장풍(腸風)·장독(臟毒)·치루(痔漏)·탈항(脫肛)을 치료한다.

처방 서리가 1~2차례 맞은 사과(絲瓜) 뿌리를 캐서 깨끗이 씻은 뒤 10여일 밤을 이슬에 맞혀서 바람 받이에 매달아 그늘에 말려서 매번 1회에 3돈씩 썰어 산(散)을 약간 떨어뜨려 공복에 더웁게 먹되 닭고기나 돼지고기와 소주를 피하며 1번 먹으며 바로 효과가 있다. 〈醫鑑〉

※ 괴화산(槐花散)

효능 : 장풍(腸風)과 장독(臟毒)의 증세를 치료한다.

처방 괴화초(槐花炒)·백엽배(柏葉焙)·형개(荊芥)·지각(枳殼) 각 등분해 가루로하여 매 2돈씩 공복에 미음(米飮)과 같이 먹는다. 〈本事〉

※ 장풍흑산(腸風黑散)

효능 : 장풍(腸風)과 장독(臟毒)의 증세를 치료한다.

처방 형개수(荊芥穗) 2냥, 위피(猬皮) 1냥반, 난발(亂髮)·괴화(槐花)·괴각(槐角) 각 1냥을 가마솥에 넣어 진흙으로 단단히 봉하고 탈 정도로 해서 화독(火毒)을 없앤 뒤에 다시 감초초(甘草炒)·지각초(枳殼炒) 각 1냥을 넣어 가루로해서 매번 2돈을 공복에 미음(米飮)이나 더운 술로 같이 먹는다. 〈得効〉

※ 청영괴화음(淸榮槐花飮)

효능 : 장풍(腸風)과 장독(臟毒)의 증세를 치료하는데 사용한다.

처방 당귀(當歸)·백작약(白芍藥)·생지황(生地黃)·괴화초(槐花炒) 각 1돈, 괴각(槐角)·황련주초(黃連酒炒)·창출(蒼朮)·형개(荊芥) 각 8푼, 지각(枳殼)·조금주초(條芩酒炒) 각 7푼, 천궁(川芎)·방풍(防風) 각 6푼, 승마(升麻)·생감초(生甘草) 각 4푼을 썰어서 1첩을 하여 물로 달여 먹는다. 〈回春〉

※ 괴황탕(槐黃湯)

효능 : 장풍(腸風)과 장독(臟毒)의 증세를 치료하는데 사용한다.

처방 괴화초(槐花炒)·생지황(生地黃)·저근백피초(樗根白皮炒) 각 1돈, 방풍(防風)·당귀(當歸)·백작약(白芍藥)·형개수(荊芥穗)·천궁(川芎)·황련(黃連)·지각(枳殼) 각 8푼, 지유(地楡)·오매(烏梅)·감초(甘草) 5푼을 썰어서 1첩을 하고 물로 달여서 공복에 먹는다. 〈必用〉

※ 옥설환(玉屑丸)

효능 : 장풍(腸風)과 장독(臟毒)이 오래 된 증세를 치료하는데 사용한다.

처방 저근백피쇄건(樗根白皮晒乾) 4냥, 저근백피(樗根白皮)·고연근(苦練根)·한식면(寒食麵) 각 3냥, 위령선(威靈仙) 1냥, 천남성(天南星)·반하병생용(半夏並生用) 각 5돈을 가루로하여 떨어지는 물방울로 오동열매 크기의 환을지어 매 30알을 물 1잔에 달여서 순갈로 떠서 내려 보내는 데 씹지 않고 넘기는 것이 좋다. 〈本事〉

※ 전홍원(剪紅元)

효능 : 장풍(腸風)과 장독(臟毒)으로 피가 오래동안 안그치고 나와서 얼굴색이 노랗게 되며 점점 여위는 증세를 치료한다.

처방 당기주침(當歸酒浸) 1냥, 측백엽초(側柏葉炒)·녹용거모초자(鹿茸去毛醋煮)·부자포(附子炮)·속단주침(續斷酒浸)·황기밀초(黃芪蜜炒)·아교주(阿膠珠)·백반고(白礬枯) 각 5돈을 가루로하여 초풀로 오동열매 크기의 환을지어 공복에 미음(米飮)으로 70~80알을 삼켜 먹는다. 〈入門〉

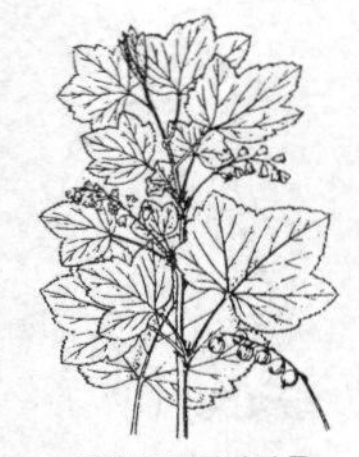
넓은잎까치밥나무

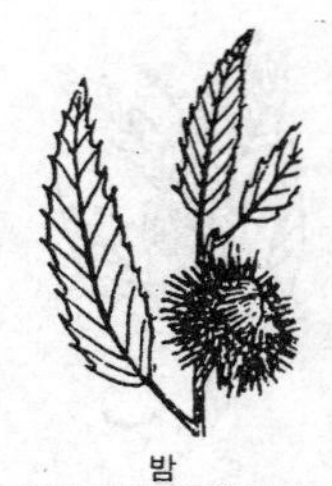
밤

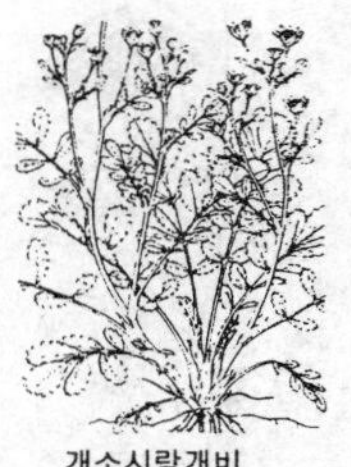
개소시랑개비

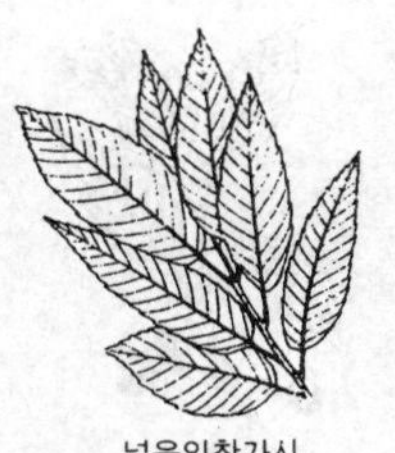
넓은잎참가시

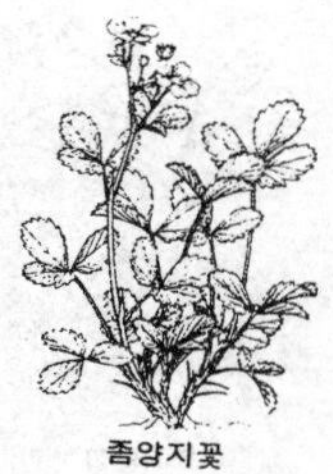
좀양지꽃

오랫동안 피가 안그치고 나오는 것을 뒤에 더운 약으로 써야 하는데 이 처방이 제일 좋다. 〈丹心〉

※ 궁귀환(芎歸丸)

효능 : 장풍(腸風)과 장독(臟毒)이 오랫동안 안그치는 증세를 치료한다.

처방 천궁(川芎)·당귀(當歸)·황기(黃芪)·신국초(神麯炒)·지유(地楡)·괴화초(槐花炒) 각 1냥, 아교(阿膠)·목적(木賊)·발회(髮灰) 각 5돈을 가루로하여 꿀로 오동열매 크기의 환을 지어 공복에 미음으로 50~70알을 먹는다. 〈入門〉

※ 괴황환(槐黃丸)

효능 : 장풍(腸風)·장독(臟毒)·치루(痔漏)·변혈(便血)에 특히 효과가 있다.

처방 괴화초(槐花炒)·황련주초(黃連酒炒) 각 4냥을 가루로하여 돼지의 큰 창자 1자속에 넣어 구채(韭菜) 2근과 같이 삶아서 부추는 버리고 창자를 짓찧어서 오동열매 크기의 환을 지어 공복에 미음(米飮)으로 80~90알을 삼켜 먹는다. 〈醫鑑〉

9. 치루(痔漏)일 경우

즉 누치(瘻痔)를 이른다. 치질의 알맹이가 벌써 터진 것을 치루(痔漏)라고 한다. 〈東垣〉

치질(痔疾)을 또한 충치(虫痔)라고도 한다. 세월이 쌓여 오래 되면 벌레가 먹어서 가렵고 아파서 못견디며 또 항문(肛門)사이에 실줄기처럼 피를 뿜어내는 것을 충치(虫痔)라고 하는데 지지는 것이 좋으니 천금방(千金方)의 위피애(猬皮艾)를 쓰는 방법이 제일 적당하다. 〈本事〉

치루(痔漏)의 원인은 주색(酒色)에 있는 것이다. 오래 되면 루(瘻)가 되는 것이니 치질은 실(實)한 것이고 루(瘻)는 허(虛)한 것이다. 치질을 치료하는 방법이 양혈(凉血)과 청열(淸熱)시키는데 불과한 방법이니 루가 처음 일어날 때에 피를 서늘하게 하고 열(熱)을 마르게 하는 방법이며 오래된 것을 구명을 삽(澁)하게 하고 벌레를 죽이며 겸해서 더웁게 흐트려야 하는데 대부분 처음 일어날 때는 장위(腸胃)의 기(氣)가 실하니 열(熱)이 되고 오래 되면 장위(腸胃)의 기(氣)가 허하니 차갑게 된다. 〈丹心〉

치루(痔漏)는 처음에 보약(補藥)으로 기혈(氣血)을 나게 하고 삼(蔘)·출(朮)·기(芪)·궁(芎)·귀(歸)등을 주로 좋은 약으로 정하여 먹고 겉으로는 부자(附子)의 뜸법을 사용하는 것이 좋다. 〈丹心〉

치루(痔漏)는 우선적으로 피를 서늘하게 해야 되니 양혈음(凉血飮)을 쓰고 겉으로는 삽약(澁藥)으로써 구멍을 메워준다. 〈丹心〉

치루(痔漏)에는 흑옥단(黑玉丹)·위피환(猬皮丸)·활구환(活龜丸)·가미괴각환(加味槐角丸)·돈위환(豚胃丸)·비전신응고(秘傳神應膏)·연화예산(連花蕊散)·조장환(釣腸丸)·취루농방(取漏膿方)·취충방(取虫方)·색루공방(塞漏膿方)등을 쓴다. 호혹(狐惑)은 역시 벌레가 항(肛)을 먹는 것인데 상한문(傷寒門)에 상세한 설명이 나와 있으니 참조할 것.

※ 양혈음(凉血飮)

효능 : 치루(痔漏)가 풍열(風熱)때문에 마른 것이 대장(大腸)으로 돌아가면 양혈(凉血)하는 것으로 위주한다.

처방 인삼(人蔘)·황기(黃芪)·황련(黃連)·생지황(生地黃)·당귀(當歸)·천궁(川芎)·괴각(槐角)·조금(條芩)·지각(枳殼)·승마(升麻) 각 1돈을 썰어서 1첩을 하여 공복에 복용하고 또는 환으로해서 먹어도 좋다. 〈丹心〉

※ 흑옥단(黑玉丹)

치루(痔漏)와 오치(五痔)는 주로 주색(酒色)이 지나쳤기 때문에 생겨난 병이니 보통 겉 치료나 씻고 붙이는 것으로만 끝나는데 장(腸)속에 벌레가 있는 것을 알지 못하고 벌레를 죽이지 않으니 병이 낫지 않는 증세이다. 위의 신응흑옥단(神應黑玉丹)과 같은 증세이다. 〈入門〉

※ 위피환(猬皮丸)

효능 : 치루(痔漏)를 치료하는데 사용한다.

처방 괴화(槐花)·애엽초황(艾葉炒黃)·지각(枳殼)·지유(地楡)·당귀(當歸)·천궁(川芎)·황기(黃芪)·백작약(白芍藥)·백반고(白礬膏)·관중(貫衆) 각 5돈, 위피소(猬皮燒) 1냥, 발회(髮灰) 3돈, 저제갑(猪蹄甲) 10

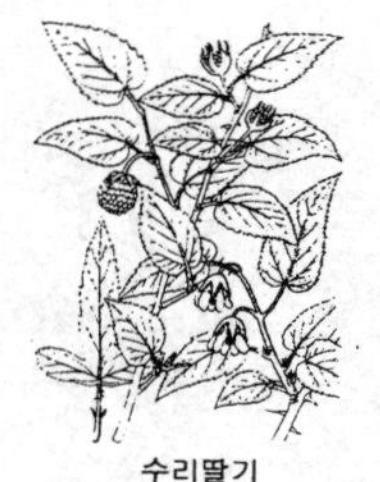
수리딸기

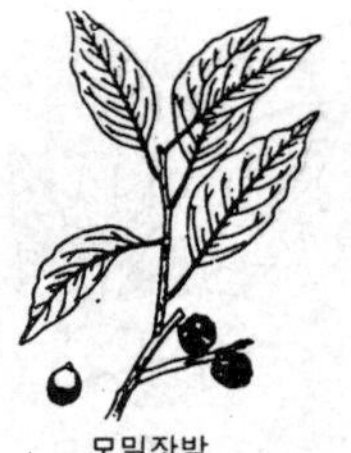
모밀잣밤

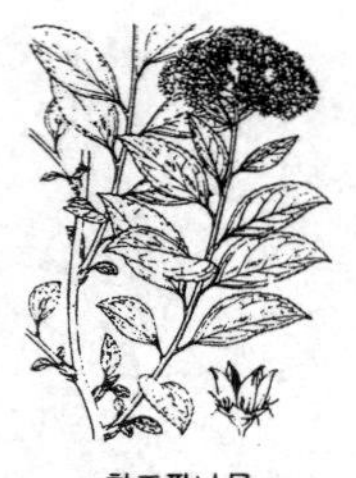
참조팝나무

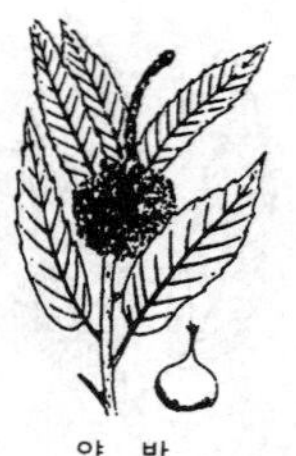
약 밤

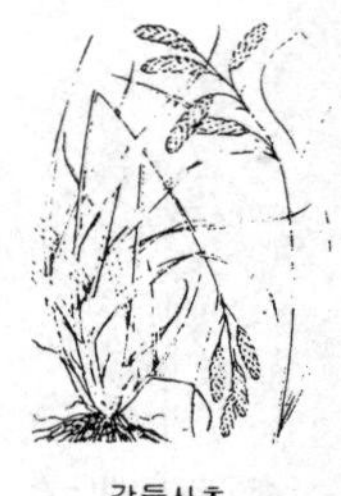
갈등사초

마리 볶은 것, 조각(皀角) 1정을 초에 구은 것을 가루로 하여 꿀로 오동열매 크기의 환을 지어 공복에 미음(米飮)으로 50~70알을 삼켜 내린다. 〈入門〉

※ 활구환(活龜丸)

효능 : 장풍(腸風)과 치루(痔漏)를 치료하는데 사용한다.

처방 대오구(大烏龜) 1개를 나무 불로써 땅바닥을 뜨겁게 한 뒤에 그 위에 앉히고 거북이가 나가지 못하도록 덮어두면 거북이 방귀(屁)를 뀌는데 다 뀌거든 짚새끼(稈繩)끈으로써 거북을 묶어서 황토 진흙으로 단단히 봉하고 잿불속에 구워 익혀서 살을 긁어 잘 갈고 그 껍질은 소뼈골을 발라서 5~7차례 구워 투명색(透明色)이 나고 마르면 가루로하며 또 황련(黃連) 1냥으로 9번 찌고 9번 말려 당귀미(當歸尾) 3돈3푼을 가루로하여 위의 모든 것을 합해서 찧어 오동열매 크기의 환을 지어 끓인탕으로 50~70알을 삼켜 먹는다. 〈入門〉

※ 돈위환(豚胃丸)

효능 : 치루(痔漏)와 모든 루(瘻)를 치료하는데 사용한다.

처방 괴화(槐花) 2냥, 황련(黃連) • 목단피(牧丹皮) 각 1냥, 위피(猬皮) 7돈, 강활(羌活) 6돈을 썰어서 돼지 밥통속에 넣고 동여매어서 삶은 뒤에 약은 버리고 밥통을 먹는데 아픈 곳의 딴딴한 것이 부드러워지지 않으면 다시 먹어서 부드러워지는 것을 한도로 할 것이며, 또는 환을 지어 먹어도 좋다. 〈入門〉

※ 비전신응고(秘傳神應膏)

효능 : 치루(痔漏)에 특히 효과가 있다.

처방 편뇌(片腦) • 웅담(熊膽) • 혈갈(血竭) • 우황(牛黃) • 몰약(沒藥) • 유향(乳香) 각 5돈을 가루로하고 달팽이 고기와 같이 찧어 고약을 만들어 매일밤 아픈 곳을 씻고 마른 뒤에 바르면 몇 번이면 바로 낫는데 자기그릇에 담아서 마르지 않도록 한다. 〈回春〉

※ 연화예산(蓮花蕊散)

효능 : 치루(痔漏)가 20~30년 동안 낫지 않던 사람도 3번만 복용하면 바로 낫는다.

처방 연화예(蓮花蕊) • 흑축두말(黑丑頭末) 각 1냥반, 당귀(當歸) 5돈, 반홍(礬紅) 2돈을 가루로하고 먼저 6~7일 동안 고기를 먹지 않은 뒤 공복에 육을 한번만 먹은 다음 더운 술로 약 3돈을 같이 복용하면 피고름이나 또는 벌레가 나오고 효과가 있게 된다. 〈丹心〉

※ 취루농법(取漏膿法)

효능 : 속 치질과 오래 된 루(漏)에 고름을 내면 제일 좋다.

처방 염초(焰硝) 3냥, 고삼(苦參) 1냥반을 가루로하여 헝겊을 4치에 3치넓이로 주머니를 만들어 약을 반만 넣고 비상 3푼을 넣은 다음 남은 약을 다 넣고서 주머니 입을 꿰맨 다음 말타듯이 밑에 대고 허리에 맨다. 〈入門〉

※ 취치충방(取痔虫方)

효능 : 치루(痔漏)의 벌레가 가는 실과 같고 머리가 검으니 뿌리를 없애야만 낫는다.

처방 구맥(瞿麥) 반되, 저아조각(猪牙皀角) 1치를 가루로하여 저요자(猪腰子) 1쌍속에 넣고 뜨물로 끓여서 공복에 먹으면 조금 지난 뒤에 배가 아프고 변소에 가면 벌레가 모두 따라 나오는데 땅속에 묻어 버린 다음에 싱거운 죽으로써 보신(補身)을 해야 한다. 〈丹心〉

벌레가 먹어서 가렵고 아프며 피고름이 나오는데 괴백피(槐白皮)를 진하게 달인 탕으로 동이에 담고 그 위에 말타듯이 앉아서 항문(肛門)을 찜질하고 차가우면 뜨거운 탕으로 바꿔서 하면 대변이 마렵고 벌레가 나오게 되니 3번이면 낫는다. 〈本草〉

붕어 창자를 5가지 맛과 섞어서 구워 아픈 곳에 붙이면 벌레가 나오고 3번이면 모두 낫는다. 〈本草〉

버마제비를 생으로 찧어 환을 지어 항문(肛門)의 구멍속에 집어 넣으면 치질의 벌레를 끌어내서 모두 나오게 하니 영원히 낫는다. 〈本草〉

치루(痔漏)에 구멍이 난 것은 도피(桃皮)잎을 찧은 물에 넣고 아픈 곳을 담가서 찜질하면 벌레가 자연히 나온다. 〈本草〉

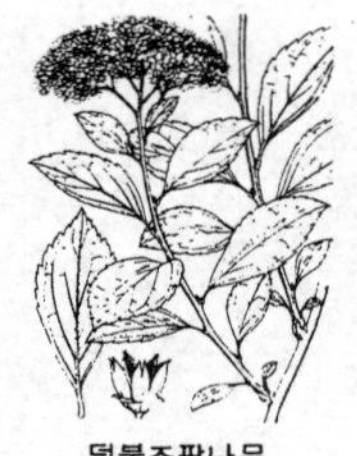
덤불조팝나무

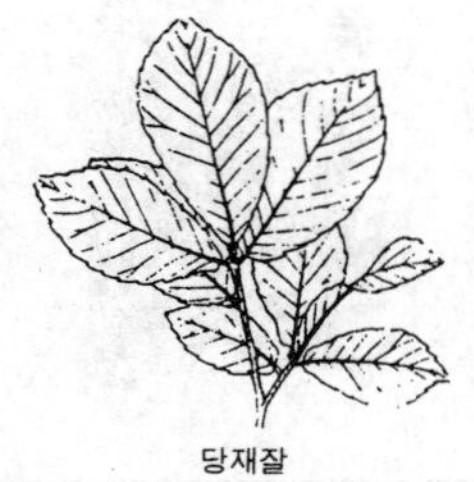
당재잘

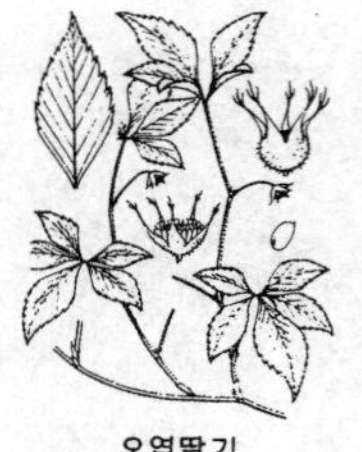
오엽딸기

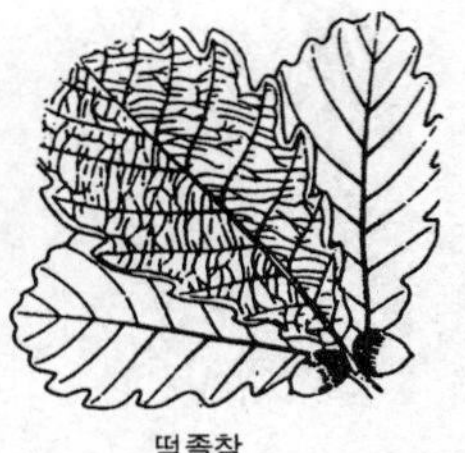
떡졸참

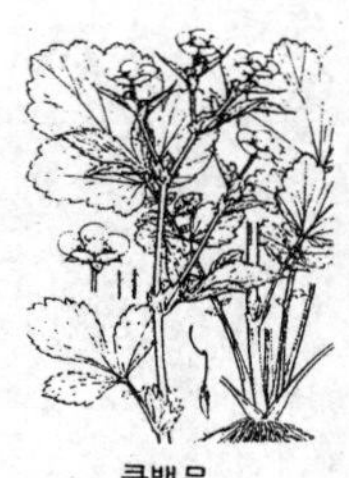
큰뱀무

10. 누공(漏孔)을 메울 때

치루(痔漏)에 구멍이 난데 적석지(赤石脂)·백석지(白石脂)·고백반(枯白礬)·황단(黃丹)·뇌자(腦子)를 같이 가루로하여 메우고 또는 밥에 반죽해서 심지를 만들어 집어 넣는다. 〈丹心〉

삽약(澁藥)으로 구멍을 메우는 데는 사내 아이 오줌에 담근 노감석(爐甘石)·모려분(牡蠣紛)·용골(龍骨)·밀타승(蜜陀僧)등을 사용한다. 〈丹心〉

비방(秘方)에 달인 꿀 반잔에 웅담(熊膽) 1푼을 넣고 몇번 끓여서 물에 넣으면 구슬이 되어 흩어지지 않으니 돼지 갈비털에 솜을 비벼 심지를 만든 후 거기에 꿀을 바르고, 편뇌(片腦)·웅담(熊膽) 각 반푼을 가루로하여 심지에 묻혀 누공(漏孔)에 집어 넣는데 만일 구멍이 많으면 하나가 나은 다음 다시 한 구멍씩 치료하고 한꺼번에 치료하면 안된다. 만일 겉 거죽이 문드러지면 황랍(黃蠟)·황단(黃丹)을 마유(麻油)에 끓인 고약으로 부스럼 위에 붙이고 7일간쯤 지나면 효과가 난다. 〈醫鑑〉

구멍을 메우는 데는 진사고(辰砂膏)·생기산(生肌散)·상품정자(上品錠子)·촌금정자(寸金錠子)를 사용한다.

※ 진사고(辰砂膏)

효능 : 치루(痔漏)의 구멍을 메우는 데 사용한다.

처방 신비(信砒) 1돈, 백반(白礬) 2돈, 밀타승(蜜陀僧)·진사(辰砂) 각 5돈을 가루로하여 먼저 남비 밑에 신비(信砒)가루를 펴고 그 위에 백반 가루를 펴서 불에 사루어서 연기가 다하는 것을 한도로 하며 밀타승(蜜陀僧)·진사(辰砂)가루를 인절미 떡과 섞어서 뾰족하게 보리알 크기로 비벼서 1알을 누공(漏孔)에 넣어 살이 썩거든 빼버리고 생기산(生肌散)을 붙인다. 〈丹心〉

※ 생기산(生肌散)

효능 : 새 살이 나오고 부스럼 구멍이 오므라진다.

처방 용골하(龍骨煆) 5돈, 한수석하(寒水石煆)·경분(輕粉) 각 1돈, 건연지(乾臙脂) 3푼을 가루로하여 마르게 해 바른다. 〈丹心〉

※ 상품정자(上品錠子)

효능 : 18가지 치루(痔漏)를 치료하는데 사용한다.

처방 홍반(紅礬) 1냥2돈반, 신비화하(信砒火煆) 5돈, 유향(乳香)·몰약(沒藥)·주사(朱砂) 각 2돈반, 우황(牛黃) 2푼반, 망사(硇砂) 5푼, 숙애(熟艾) 2푼반을 가루로 하여 면풀에 섞어서 정제로 해서 종창의 크고 작고 깊고 얕음을 보아서 알맞도록 만들어 구멍속에 집어 넣어 두어 구멍속의 검은 살이 없어지기를 기다려 생기산(生肌散)을 사용한다. 〈入門〉

※ 촌금정자(寸金錠子)

처방 모려분(牡蠣粉)·홍등근(紅藤根)·건칠(乾漆) 각 5돈, 등황(藤黃)·웅황(雄黃)·자황(雌黃)·유황(硫黃)·경분(輕粉)·분상(粉霜)·사향(麝香)·비상(砒霜)·고황단(枯黃丹) 각 1돈을 가루로하여 진한 미음에 대추씨 크기의 환을 지어 매 1알을 항속에 깊이 2치쯤 밀어넣고 새로 만든 와토구자(瓦土毬子) 2개를 불에 태워서 초에 담가 솜으로 싸서 항문(肛門)에 끼워 찜질하고 서늘해지면 바꾸어 주는데 나쁜 것이 나오고 뿌리가 없어진다. 〈東垣〉

11. 탈항(脫肛)일 때

즉 장치(腸痔)를 말한다. 탈항(脫肛)이란 것은 항문(肛門)이 뒤집혀 나오는 것이며, 폐(肺)가 대장(大腸)과 같이 겉과 속이 되고 신(腎)이 대변을 주관하니 폐(肺)와 신(腎)이 허하면 이 증세에 많이 걸리는데 삼기탕(蔘芪湯)으로써 승거(升擧)해 주어야 한다. 〈回春〉

탈항증(脫肛症)이란 것은 기(氣)가 모여서 흩어지지 않는 것이니 속이 급하여 나오지 못하며 밖이 크게 부풀어서 들어가지 못하는 것이다. 먼저 지각산(枳殼散)을 뿌려 바르면 기(氣)가 흩어지고 부은 것이 사라진다. 〈直指〉

난경(難經)에 이르기를 「병의 허실(虛實)이란 것은 나오는 것이 허하고, 들어가는 것은 실(實)한 것인데, 항문(肛門)의 빠져 나온 것이 허(虛)가 아닐 수 없는 것이다. 또는 산부가 방사(房事)를 지나치게 하거나 어린이가 많이 울고 기(氣)가 닳아 없애서 오래 된 이질이 그치지 않

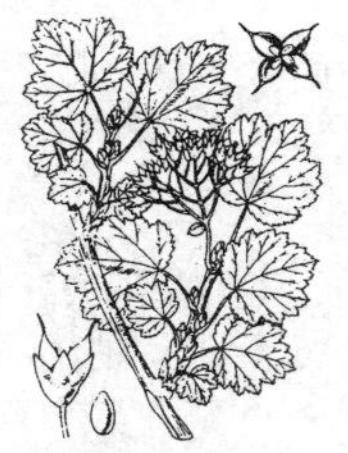
산국수나무

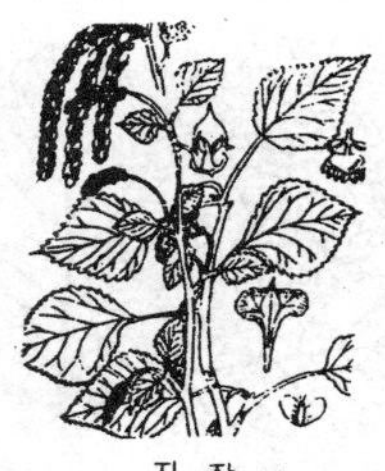
자 작

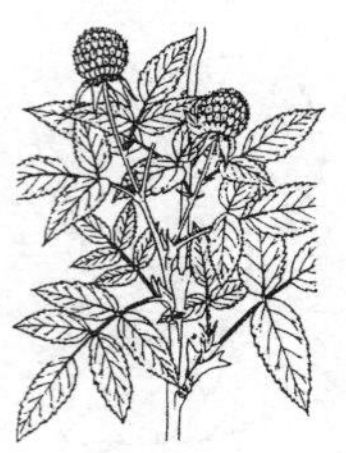
가시딸기

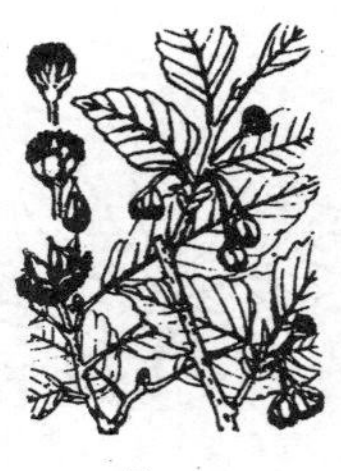
부 나

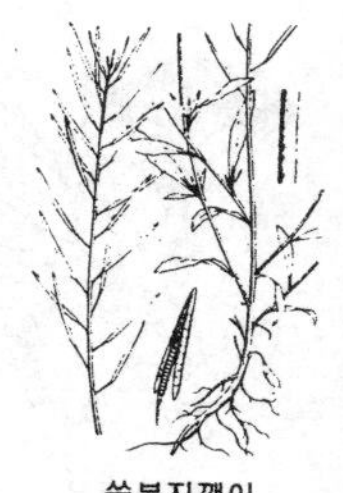
쑥부지깽이

고 풍사(風事)가 허(虛)를 갑자기 습격하면 역시 이러한 증세가 생긴다.」〈直指〉

탈항(脫肛)은 기(氣)가 밑으로 내린 것이다. 폐(肺)가 백문(魄門)을 주로 처리하니 폐(肺)에 열이 있으면 항문(肛門)이 줄어들고 폐(肺)가 차면 항문(肛門)이 빠져 나오는 것인데 반드시 온폐(温肺)•보신(補腎)을 하여야 하며, 보중익기탕(補中益氣湯)에 가자(訶子)•저근백피(樗根白皮)를 조금씩 더해서 쓰고 또는 위피산(猬皮散)•조장환(釣腸丸)을 쓰며 피가 열이 있으면 사물탕(四物湯)에 황백(黃柏)•승마(升麻)를 더해 쓰고 허열(虛熱)하면 축사산(縮砂散)을 사용한다. 〈入門〉

탈항(脫肛)에는 용골산(龍骨散)•이괴단(二槐丹)•독호산(獨虎散)•문합산(蚊蛤散)•부평산(浮萍散)•해아산(孩兒散)•훈별법(熏鼈法)등을 쓰고 오랜 탈항(脫肛)에는 훈색생각방(熏色生殼方)•소아탈항방(小兒脫肛方)으로 치료한다.

※ 삼기탕(蔘芪湯)

효능 : 항문(肛門)이 허한(虛寒)으로 빠져 나온 증세를 치료한다.

처방 인삼(人蔘)•황기밀초(黃芪蜜炒)•당귀(當歸)•생지황(生地黃)•백작약주초(白芍藥酒炒)•백복령(白茯苓) 각 1돈, 승마(升麻)•길경(桔梗)•진피(陳皮)•건강초(乾薑炒) 각 5푼, 감초구(甘草灸) 3푼을 썰어서 1첩을 하여 물에 달여 먹는다. 〈回春〉

※ 위피산(猬皮散)

효능 : 이질이 새고 힘을 많이 씀으로 해서 탈항(脫肛)된 증세를 치료한다.

처방 위피(猬皮)•별갑(鼈甲) 각 1개, 소존성(燒存性)•자석(磁石)을 불에 달구어 초에 담그기를 7차례한 것 5돈, 계심(桂心) 3돈을 가루로하여 매 2돈을 공복에 미음(米飮)으로 같이 내리고 짚신 밑바닥을 구워 밀어 넣고 방사(房事)만을 피한다. 〈入門〉

※ 축사산(縮砂散)

효능 : 허(虛)하고 열(熱)이 있어서 탈항(脫肛)과 부어 아픈 증세를 치료한다.

처방 축사(縮砂)•황련(黃連)•목적(木賊) 각 등분을 가루로하여 매 2돈을 미음(米飮)으로 같이 먹는다. 〈入門〉

※ 용골산(龍骨散)

효능 : 대장(大腸)이 허해서 항문(肛門)이 빠져 나온 증세를 치료한다.

처방 용골(龍骨)•가자(訶子) 각 5돈, 앵속각(罌粟殼)•적석지(赤石脂) 각 4돈, 몰석자(没石子)는 큰 것 4개를 가루로하여 매 2돈을 공복에 미음(米飮)으로 같이 먹는다. 〈得効〉

일명 제항산(提肛散)인데 역시 어린 아이의 탈항(脫肛)도 치료한다. 〈回春〉

※ 이괴단(二槐丹)

효능 : 항문(肛門)이 빠져 나오는 증세를 치료한다.

처방 괴각(槐角)•괴화(槐花) 각 등분을 가루로하여 생양피에 섞어서 덩이를 만들어 햇빛에 말리되 피가 익지 않도록 하여서 매 2돈을 노란 술로 먹는다. 〈醫鑑〉

※ 독호산(獨虎散)

효능 : 탈항(脫肛)을 치료하는데 사용한다.

처방 오배자(五倍子) 반냥, 물 3주발을 달여 반으로 줄거든 염초(焰硝)•형개(荊芥) 각 1돈을 넣어 뜨거울 때에 찜질해 씻어내고 오배자(五倍子)가루를 바른다. 〈直指〉

※ 문합산(蚊蛤散)

효능 : 탈항(脫肛)이 되어 들어가지 않을 증세에 치료한다.

처방 오배자(五倍子)가루를 백반(白礬)과 사상자(蛇床子)끓인 물에 넣어 그 물에 찜질하고 씻은 뒤에 적석지(赤石脂)가루를 파초잎 위에 발라서 항(肛)속에 밀어 넣고 또는 한 자쯤 되는 책상 두개 사이에 약탕 그릇은 안전

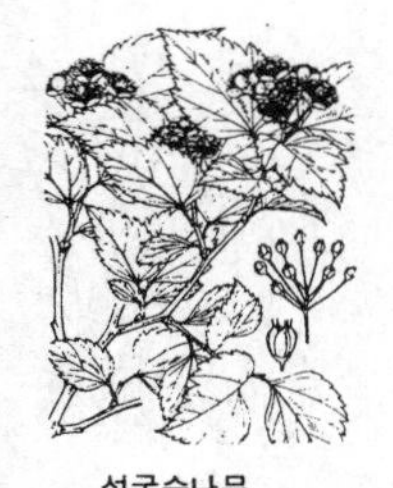
섬국수나무

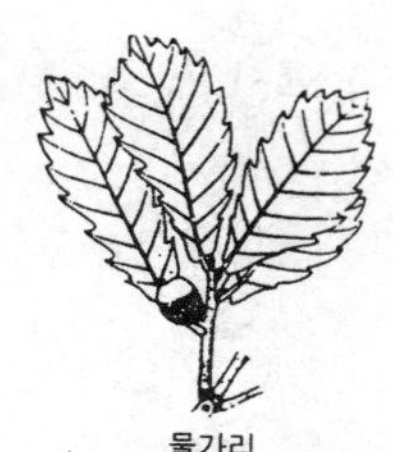
물가리

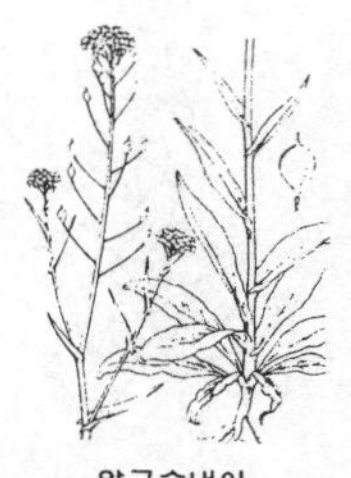
양구슬냉이

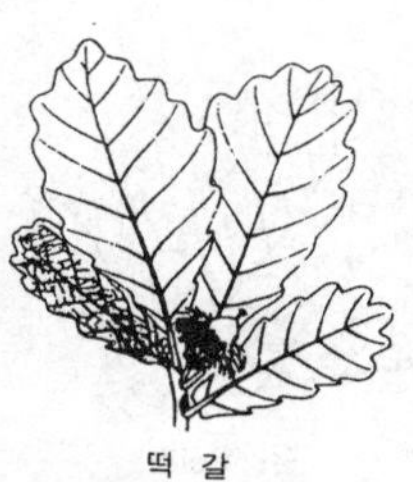
떡 갈

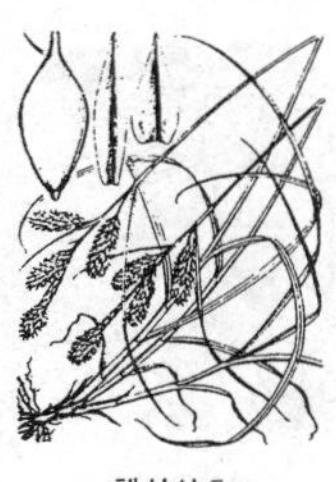
해산사초

하게 놓고 아픈 사람에게 그 위에 올라가 궁둥이를 약 그릇속에 담그도록 한다. 매일 이렇게 계속해서 들어가 나오지 않을 때까지 계속 한다. 〈得效〉

※ 부평산(浮萍散)

효능 : 탈항(脫肛)을 치료한다. 일명 수성산(水聖散)이라고도 한다.

처방 늦은 가을에 서리에 맞은 개구리 밥풀을 적당히 채취해서 깨끗한 기왓장에 깔아 말리고 기와를 하루 한번씩 바꾸어 햇빛을 쬐지 않고 그늘에 말려서 가루로하고 먼저 맑은 물로 항문(肛門)을 깨끗이 씻은 뒤에 약가루를 바르면 서서히 들어간다. 〈回春〉

※ 해아산(孩兒散)

효능 : 탈항(脫肛)과 부어서 열이 나는 증세를 치료한다.

처방 웅담(熊膽) 5푼, 해아다(孩兒茶) 2푼, 편뇌(片腦) 1푼을 가루로하여 젖에 섞어서 바르면 열즙이 나오며 나온 것과 열이 가라앉고 낫는다. 〈入門〉

※ 훈별법(熏鼈法)

탈항(脫肛)에 자라 한 마리를 항아리에 넣고 사향(麝香) 1~2푼을 뿌린 다음 물을 많이 붓고 그 위에 깔고 앉아 쏘이며 씻은 뒤에 살은 국을 끓여 먹고 머리는 가루로 해서 아픈 곳에 바르면 낫게 된다. 〈醫鑑〉

또는 오랜 이질과 탈항(脫肛)에 검은 색으로 생파두(生巴豆)껍질을 태워서 파초 자연즙에 끓여 박초(朴硝)를 조금 넣고 뒤에 맑은 기름 서너 방울을 떨어뜨려 바르고 백반(白礬)태운 것과 용골(龍骨)조금을 가루로하여 아픈 곳에 뿌리고 파초잎을 덮어 붙인 다음 편히 쉬면 낫는다. 〈入門〉

또는 한 여자가 탈항(脫肛)이 되어서 고생끝에 찹쌀을 진하게 달여 항문을 씻고 기왓장을 빨갛게 불에 달구어서 그 위에 초를 붓고 헝겊을 깐 뒤에 헝겊 위에 뜨겁게 앉아 있으니 자연히 아픈 곳이 들어가고 나았다. 〈綱目〉

12. 항문(肛門)이 가렵고 아플 때

충치(虫痔)는 가려움이 많다. 항문(肛門)이 가려운 증세는 장(腸)속에 벌레가 있어서 그러니 생애(生艾)와 고연근(苦練根)달인 탕에 찜질하여 씻고 겸하여 건애(乾艾)와 생강(生薑)을 달여서 마신다. 〈直指〉

항(肛)이 가려운데 흑옥단(黑玉丹)과 진교강활탕(秦艽羌活湯)을 쓰고, 또 찜질 방법도 쓴다. 가려운 데는 괴백피(槐白皮)나 또는 오가피(五加皮)를 진하게 달인 탕에 항문(肛門)을 찜질한다. 〈本事〉

벌레가 먹어서 항문(肛門)이 가려운 데 편축(萹蓄)잎 1오금을 물 1되에 달여 5합을 만들어서 찌꺼기는 버리고 저녁밥을 굶은 다음 이튿날 새벽 공복에 복용하면 벌레가 바로 내리는데 어린이도 치료 방법은 같다. 〈丹心〉

항두(肛頭)가 크게 아픈 것은 화(火)때문인 것이며 또 대변이 비삽(秘澁)하며 크게 아프다. 대개 술을 많이 마시고 행방(行房)하면서 전음(煎陰)의 기(氣)를 새게 하는 것을 참으면 대장(大腸)으로 돌아가 목(木)이 화열(火熱)을 같이하니 금(金)을 깔보고 마르게 하기 때문에 화(火)가 마른 곳에 나아가서 대변이 반드시 닫히게 되니 심하면 고통스러워서 화(火)를 토하고 맵고 더웁게 해서 피를 윤활하게 하고 풍(風)을 소통시켜 아픈 것을 그치게 하는데 이것이 치료에는 제일 좋은 방법이다. 진교백출환(秦艽白朮丸)•칠성환(七聖丸)•진교당귀탕(秦艽當歸湯)•당귀욱이인탕(當歸郁李仁湯)•축어탕(逐瘀湯)•관장환(寬腸丸)•혈갈산(血竭散)•청심환(淸心丸)•고반산(枯礬散)등을 쓴다.

※ 진교강활탕(秦艽羌活湯)

효능 : 치루(痔漏)가 덩이로 되서 밑으로 떨어지고 가려워 못 견디는 증세를 치료한다.

처방 강활(羌活) 1돈5푼, 진교(秦艽)•황기(黃芪) 각 1돈, 방풍(防風) 7푼, 승마(升麻)•마황(麻黃)•시호(柴胡)•감초구(甘草灸) 각 5푼, 고본(藁本) 3푼, 세신(細辛)•홍화(紅花) 각 2푼을 썰어서 1첩을 물에 달여서 공복에 먹는다. 〈東垣〉 일명 진교탕(秦艽湯)이라고도 한다. 〈入門〉

※ 진교백출환(秦艽白朮丸)

효능 : 치질에 대변이 말라서 굳어서 아픈 증세를 못참을 때 치료한다.

처방 진교(秦艽)•도인니(桃仁泥)•조각인(皂角仁)

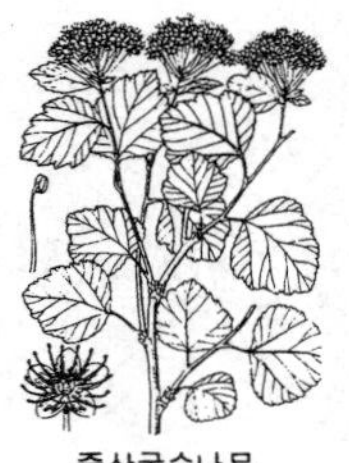
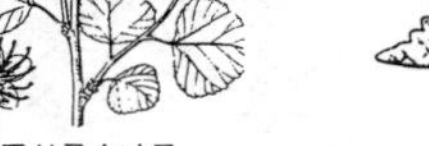
중산국수나무

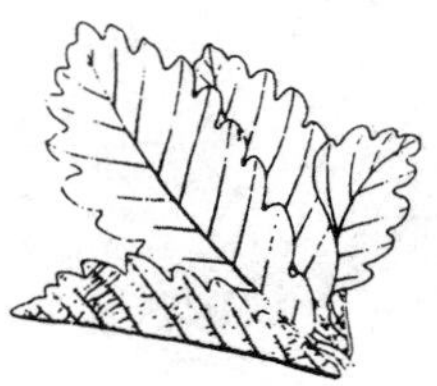
털깃옷신갈

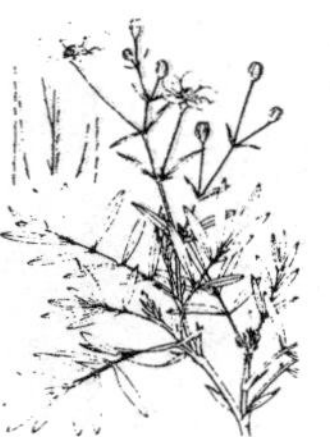
물싸리

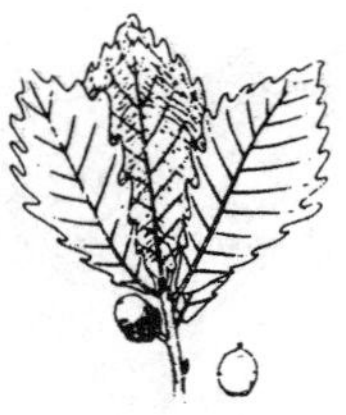
만주신갈

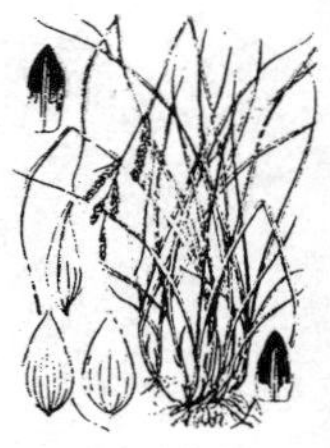
지리사초

• 소존성(燒存性) 각 1냥, 당귀소(當歸梢) • 택사(澤瀉) • 지실(枳實) • 백출(白朮) 각 5돈, 지유(地楡) 3돈을 가루로하여 면풀에 가시연밥 크기의 환을 지어 약색이 노랗도록 불에 쬐어 말려서 끓인 물로 50~70알을 삼켜 복용하고 좋은 반찬과 밥으로 누른다. 〈東垣〉

※ 칠성환(七聖丸)

효능 : 일명 지통환(止通丸) 〈入門〉
항문(肛門)이 아파서 못견디는 데 맥결(脈訣)에 말하기를 「적기(積氣)가 비장(脾臟)곁에 있으나 대장(大腸)이 아파서 진통은 없는데 이 약이 주로 치료를 한다」하였다.

처방 욱이인니(郁李仁泥) 1냥반, 강활(羌活) 1냥, 대황외(大黃煨) 8돈, 빈랑(檳榔) • 계심(桂心) • 목향(木香) • 천궁(川芎) 각 5돈을 가루로하여 물로 오동열매 크기의 환을지어 끓인 물로 30~50알씩 삼켜 내리고 약간 설사를 하면 바로 낫는데 만일 많은 설사를 시키면 아픔이 더 심해진다. 〈直指〉

※ 진교당귀탕(秦艽當歸湯)

효능 : 치루(痔漏)로 대변이 맺혀서 마르고 아픈 증세를 치료한다.

처방 대황외(大黃煨) 4돈, 진교(秦艽) • 지실(枳實) 각 1돈, 택사(澤瀉) • 당귀소(當歸梢) • 조각인소(皀角仁燒) • 백출(白朮) 각 5푼, 홍화(紅花) 2푼, 도인(桃仁) 20알을 같이 썰어서 1첩을 하여 물에 달여 먹는다. 〈東垣〉

※ 당귀욱이인탕(當歸郁李仁湯)

효능 : 치루(痔漏)에 대변이 단단하고 살이 빠져 나오고 장두(腸頭)에 피가 나와서 고통스러운 증세를 치료한다.

처방 욱이인(郁李仁) • 조각인소(皀角仁燒) 각 1돈, 지실(枳實) 7푼, 진교(秦艽) • 마인(麻仁) • 당귀소(當歸梢) • 생지황(生地黃) • 창출(蒼朮) 각 5푼, 대황외(大黃煨) • 택사(澤瀉) 각 3푼을 썰어서 1첩을 하여 물에 달여 찌꺼기는 버리고 두 인(仁)을 넣어서 섞어 먹는다. 〈東垣〉

※ 관장환(寬腸丸)

효능 : 치질에 대변이 비삽(秘澁)한데 이 약을 써서 장(腸)을 원만하게 해 준다.

처방 황련(黃連) • 지각(枳殼)을 등분 가루로하여 면풀에 오동열매 크기로 환을 하여 미음(米飮)에 50알을 삼켜 내린다. 또 고치(枯痔)를 시킨 뒤에 대변(大便)이 단단한데 대황외(大黃煨) • 지각(枳殼) • 당귀주세(當歸酒洗) 각 등분 가루로하고 꿀로 오동열매 크기의 환을 지어 복용하는 방법은 위와 같다. 〈得法〉

※ 혈갈산(血竭散)

효능 : 치루(痔漏)의 아픈 것을 참지 못하는데 사용한다.

처방 혈갈(血竭) • 모려분(牡蠣紛) • 발회(髮灰) 각 등분 가루로하여 사향(麝香)을 약간 넣어 침으로 섞어서 붙이고 또는 행인(杏仁)을 진흙처럼 익혀서 붙이기도 한다. 〈直指〉

※ 청심환(淸心丸)

효능 : 치루(痔漏)에 가렵고 아픈 증세를 치료한다.
내경(內經)에 이르기를 「모든 가려우며 아프고 종기가 헐어있는 것은 모두 심화(心火)에 속한다.」하였으니 이것은 모든 치질이 일어나는 근원이 되는 것이니 이 약은 치질이 가렵고 아픈 증세를 주로 치료한다.

처방 황련(黃連) 1냥, 복신(茯神) • 적복령(赤茯苓) 각 5돈을 가루로하여 꿀로 오동열매 크기의 환을 지어 공복에 미음(米飮)으로 100알을 먹는다. 〈丹心〉

※ 고반산(枯礬散)

효능 : 오치(五痔)가 가렵고 아픈 증세를 치료한다.

처방 고백반(枯白礬) 1돈, 편뇌(片腦) 5푼을 가루로하여 먼저 약물로 씻고 조금씩 바른다. 〈得效〉
궁둥이를 뚫은 치루(痔壘)가 아주 심하여 아픈데 물고기의 부레를 찧어서 붙이면 아픔이 바로 그친다. 〈回春〉

13. 치(痔)가 다른 병을 겸할 때

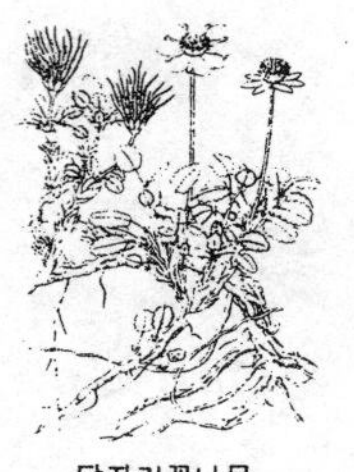
담자리꽃나무

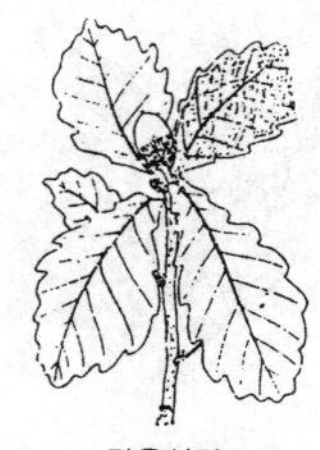
깃옷신갈

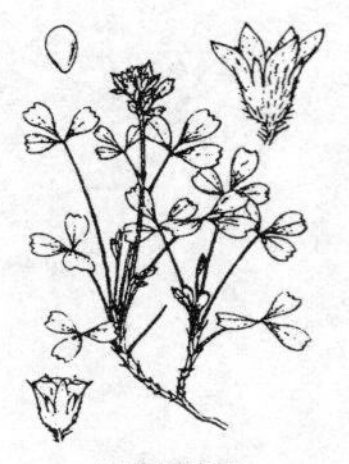
너도양지꽃

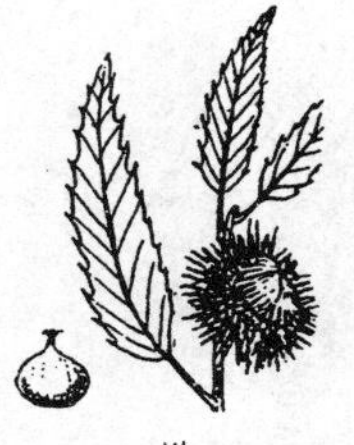
밤

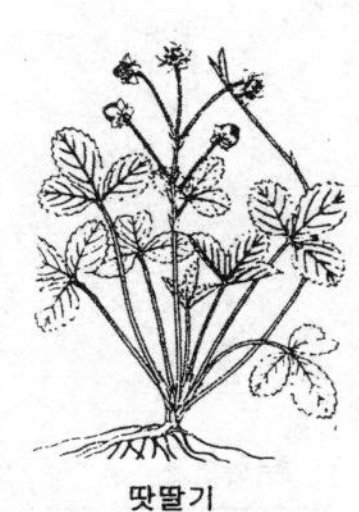
땃딸기

치질(痔疾)에 하감창(下疳瘡)을 같이한 사람은 경(莖) 속에서 흰 진물이 나오며 여위기까지 하는 증세는 모두 간(肝)과 신(腎)이 모자라서 변해 나오게 되니, 차가운 성분의 약을 먹지 못한다. 〈入門〉

14. 치병(痔病)을 치료할 때

치질은 양혈(涼血)로 하는 증세를 나타내니 대체로 열이 있으면 피를 상(傷)하고 피가 체(滯)하면 기(氣)가 또한 움직이지 못하며 대장(大腸)이 밑으로 떨어져서 아픔이 되는 것이니, 괴화(槐花)•괴각(槐角)•생지황(生地黃)으로 피를 냉하게 하고 천궁(川芎)•당귀(當歸)•도인(桃仁)으로 온화한 피가 생기게 하고, 지각(枳殼)으로 행기(行氣)하여 관장(寬腸)시키고 황금(黃芩)•황련(黃連)•치자(梔子)로 열을 맑게 해 주고, 황백(黃柏)•방기(防己)•택사(澤瀉)로 습을 거두어 주며 마인(麻仁)•대황(大黃)으로 마르고 윤활하게 하고 진교(秦艽)•형개(荊芥)로 소풍(疎風)시켜 주어야 된다. 〈入門〉

치료 방법은 심한 추위로써 화(火)를 토하고, 금(芩)•연(連)•치자(梔子)•괴화(槐花)종류의 맵고 더운 것으로 피를 온화하게 하고, 당귀(當歸)•천궁(川芎)•도인(桃仁)의 종류로써 풍사(風邪)의 왼쪽 밑을 치료하고, 진교(秦艽)•방풍(防風)•승마(升麻)의 종류로써 끌어주며, 열이 마르고 답답한 데는 대황(大黃)•지각(枳殼)•마인(麻仁)의 종류로써 윤택하게 한다. 〈正傳〉

모든 치질이 모두 방사(房事)와 술을 지나치게 마시고 살찌게 하는 단 맛을 즐기는 것과 심하게 취하고 방노(房勞)해서 혈맥(血脈)을 권손(劵損)하고 장벽이 삼루(滲漏)하여 아래 부분에 흘러 넣음으로써 항문가에 부스럼이 나서 변하여 치질이 되는 것이니 처음 일어날 때에 바로 괴각환(槐角丸)을 복용하고 열이 나고 실하면 끓인 약으로써 장부(臟腑)를 터서 이롭게 하고, 목욕을 하고 훈김을 쐬서 속을 꺼주고 만약 치루(痔漏)로 변하였으면 촌금정자(寸金錠子)를 3~5차례 복용하면 쾌히 낫는다. 〈東垣〉

15. 치병(痔病)을 통치(通治)할 때

모든 치질 병을 두루 치료할 때는 괴담환(槐膽丸)•괴각환(槐角丸)•가미괴각환(加味槐角丸)•진교창출탕(秦艽蒼朮湯)•위피환(猬皮丸)•조장환(釣腸丸)•흑옥단(黑玉丹)•오치산(五痔散)•신응산(神應散)•수마산(水馬散)•삼신환(三神丸)등을 쓰고, 오래된 치질에는 흑지황환(黑地黃丸)•연화예산(蓮花蕊散)을 사용한다.

※ 수마산(水馬散)

효능 : 모든 치질을 치료하는데 사용한다.

처방 한 여름의 삼복중(三伏中)에 연못 속물 가운데 물거미 다리가 길고 높아서 물위에 날쌔게 뛰면서 달리는 것을 30마리 정도 잡아서 종이 봉지 석장으로써 한포에 10마리씩 넣어서 그늘에 매어달아 말려서 가루로하여 공복에 더운 술로 같이 내리고 얼마동안 지난 뒤에 밥을 먹는다. 3일 동안 계속 먹으면 10이면 눈에 보이게 효과가 있고, 오래 되고 피고름이 나는것은 20~30회 복용하면 뿌리까지 빠진다. 〈秘方〉

※ 흑지황환(黑地黃丸)

효능 : 오래된 치질을 치료하면 치루(痔漏)에 피고름이 있고 혈허(血虛)한 사람이 먹으면 신과 같이 묘한 약이다.

처방 창출(蒼朮) 1근, 감침(泔浸)•숙지황(熟地黃) 1근, 오미자(五味子) 8냥, 건강(乾薑) 가을과 겨울은 1냥, 봄에는 7돈, 여름에는 5돈을 가루로하여 대추살에 오동열매 크기의 환을 지어 공복에 미음(米飮)또는 더운 술로 100알씩 먹는다. 〈保命〉

※ 삼신환(三神丸)

효능 : 스님이나 도를 닦는 사람이 오래 앉아 있든지 많이 먹어서 모든 치질이 일어날 증세를 치료한다.

처방 지각(枳殼)•조각하(皂角煆)•오배자초(五倍子炒)를 각 등분 가루로하여 꿀로 오동열매 크기의 환을 지어 공복에 더운 술로 50~70알을 삼켜 먹는다. 〈東垣〉

16. 세치법(洗痔法)일 때

무릇 치질(痔疾)에 탕약이나 환약을 복용해서 장부(臟腑)를 이롭게 소통시키고 약물로 겉을 씻어 줌으로 속에서 사라지게 한다. 〈東垣〉

치루(痔漏)에 탈항(脫肛)과 장풍(腸風)일때는 변소에 다녀온 뒤에 반드시 더운 탕으로 씻는 것이 좋고 흐르는 물에 씻어도 더욱 좋다. 〈東垣〉

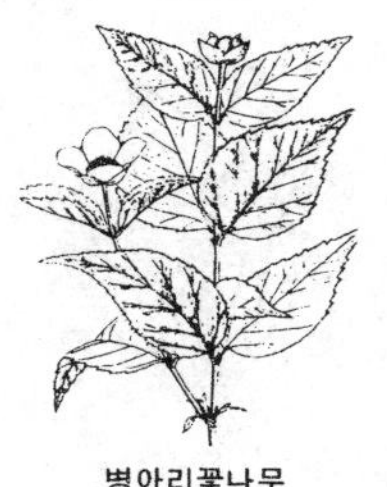
병아리꽃나무

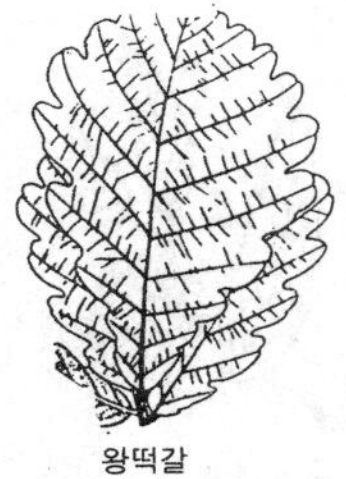
왕떡갈

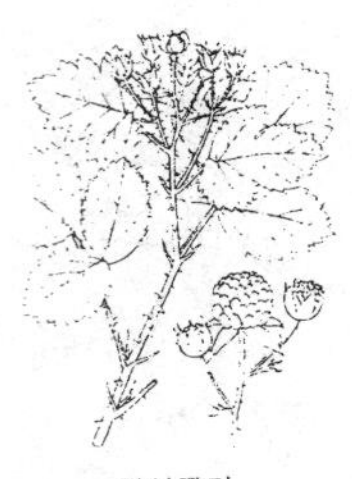
멍석딸기

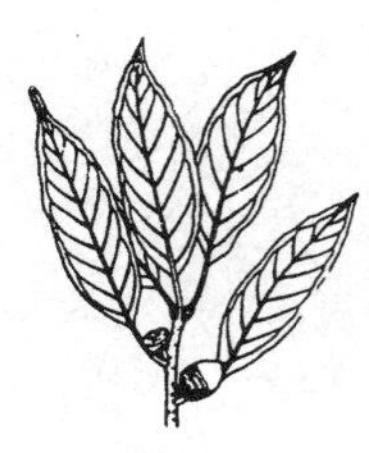
붉가시

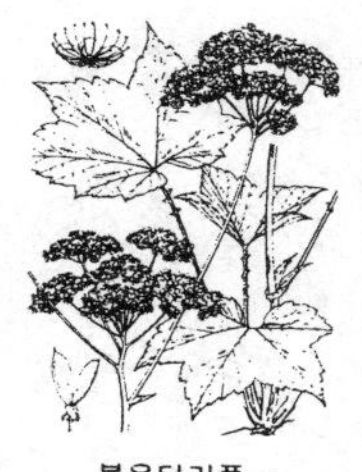
붉은터리풀

장(腸)이 허하고 열(熱)이 흘러 들어서 밑이 빠지고 붉게 부은 증세에는 형개수(荊芥穗)·박초포탕(朴硝泡湯)으로 더웁게하여 씻는다. 〈直指〉

치질이 부어서 아프고 가려운 증세에는 위령선(威靈仙)·지각(枳殼) 각 1냥을 같이 가루로하여 달인 물에 먼저 찜질하고 뒤에 씻는데 차가워지면 다시 바꾸어 쓰되 지실(枳實)도 좋다. 〈綱目〉

치질을 씻는 방법은 괴화(槐花)·형개(荊芥)·지각(枳殼)·애엽전탕(艾葉煎湯)에 백반(白礬)을 약간 넣어 찜질하고 씻어야 한다. 〈得効〉

무화과(無花果)잎을 달여서 찜질하고 씻으면 좋다. 〈丹心〉

치루(痔漏)를 씻는 방법은 천초(川椒)·애엽(艾葉)·총백(葱白)·오배자(五倍子)·염초(焰硝)·마치현(馬齒莧)·가자(茄子)뿌리를 썰어서 달인 물에 찜질하고 씻는다. 〈醫鑑〉

꽃처럼 뒤집힌 치질에 형개(荊芥)·방풍(防風)·염초(焰硝)달인 물에 찜질하고 씻은 다음 목별자(木鼈子)·울금(鬱金)을 가루로하고 용뇌(龍腦)를 약간 넣어 물에 섞어서 바른다. 〈丹心〉

치루(痔漏)를 씻는 아주 좋은 방법은 개울가의 버드나무 뿌리의 수염 한줌과 화초(花椒)·개채자(芥菜子)를 되는대로 구해서 달인 물에 찜질을 한 뒤 씻으면 그 머리가 검고 몸둥이는 흰 벌레가 누창(漏瘡)으로 좇아 나오면 낫게 된다. 〈回春〉

치루가 아파서 못견디는 증세에는 목면화(木綿花)의 달인 탕에 염초(焰硝)를 넣어 찜질하고 씻으면 좋고 초수 한가지만을 써도 좋다. 〈綱目〉

치질이 가려운 증세는 흐르는 물에 자주 씻고 달팽이(蝸牛)를 갈아서 바른다. 〈綱目〉

밑이 빠져 나온데 고삼(苦蔘)·오배자(五倍子)·동벽토(東壁土)달인 탕이나 또는 사내 아이의 더운 오줌에 백반(白礬)가루를 넣어서 찜질한 뒤에 혜저(鞋底)를 발라서 밀어 넣는다. 〈回春〉

치루(痔漏)에는 각독탕(却毒湯)을 쓴다.

※ 각독탕(却毒湯)

효능 : 치루(痔漏)를 씻는데 특효하다

처방 염초(焰硝) 1냥, 와송(瓦松)·마치현(馬齒莧)·감초(甘草) 각 5돈, 오배자(五倍子)·천초(川椒)·방풍(防風)·측백엽(側柏葉)·지각(枳殼)·총백(葱白)·창출(蒼朮) 각 3돈을 물 5주발로 달여서 3주발을 만들고 1일 3번을 찜질하고 씻어준다. 〈回春〉

17. 훈치법(熏痔法)일 때

5가지의 치질과 누루(瘻漏)벌레가 먹기 때문에 피고름이 내리는 증세에 위피(猬皮)를 손가락 크기로 썰고 웅황(雄黃)을 대추씨 크기로 하고 숙애(熟艾)를 계란 크기로 하여 모두 같이 가루로해서 항아리 속에 넣어 불에 태운 뒤에 깔고 앉아서 찜질을 하되 연기가 항아리 입으로 나오는 것을 한도로 하고 3일에 한 번씩 세 번을 하면 영원히 낫게 되는데 닭고기 돼지고기 생선 생것과 차가운 것을 피해야 한다. 〈三因〉

5가지 치질과 치루(痔漏)에 뱀장어를 불에 태워서 항문(肛門)에 찜질을 하면 치질 벌레가 모두 죽게 되며 붕어도 같은 효과가 있다.

또는 죽은 뱀을 땅을 파고 그 속에 사려 넣고 불로 사른 뒤에 구멍 있는 철판을 덮어서 깔고 앉아 찜질을하면 치루 벌레가 모두 나오고 바로 효과가 있다. 〈本草〉

18. 도치약(塗痔藥)일 때

모든 치질을 치료하는 데 웅빙고자(熊氷膏子)·치약고자(痔藥膏子)·와우산(蝸牛散)·전라고(田螺膏)·오공유(蜈蚣油)·고치방(枯痔方)·훈성산(熏聖散)을 사용한다.

※ 웅빙고(熊氷膏)

효능 : 50년동안 묵은 치질과 그 외 치질 치루(痔漏)·탈항(脫肛)·종통(腫痛)에 다른 약보다 절대적인 약이 된다.

처방 웅담(熊膽) 2푼반, 편뇌(片腦) 반푼을 고루 갈고 백웅계담(白雄雞膽) 3개를 즙을내서 고루 섞은 다음 그약을 닭 깃으로 찍어서 치질 위에 바르되 먼저 약물로써 깨끗이 씻은 뒤에 약을 바른다. 〈入門〉

또는 웅담(熊膽)·편뇌(片腦) 각각 조금씩을 물에 갈아서 고루 바르는데 이 약을 웅담고(熊膽膏)라 한다. 〈得効〉

또는 웅계담(雄雞膽)과 편뇌(片腦)를 고루 갈아서 바른다. 〈綱目〉

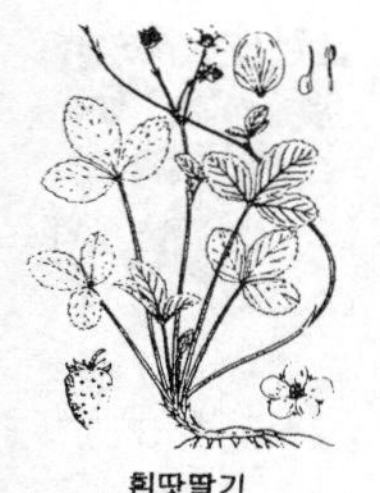
흰땃딸기

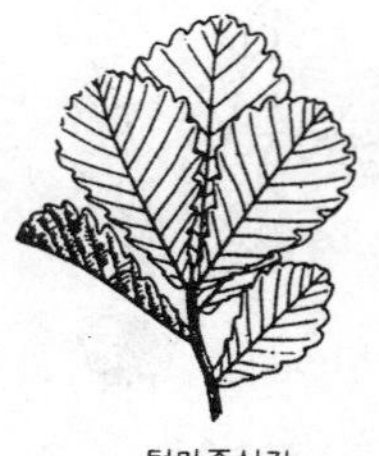
털만주신갈

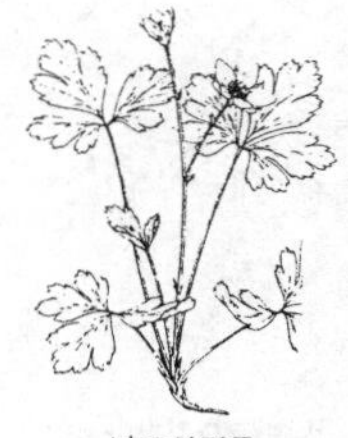
나도양지꽃

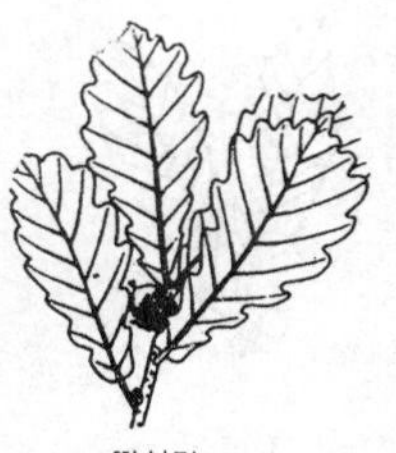
떡신갈

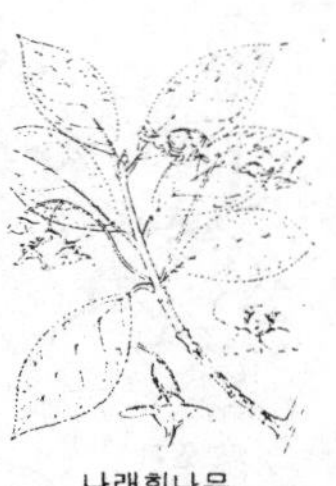
나래회나무

※ 치약고자(痔藥膏子)

효능 : 걸 치질과 꽃처럼 뒤집힌 치질이나 밑이 빠져 부어 아프고 고름이 그치지 않는 증세를 치료한다.

처방 시회임농즙(柴灰淋濃汁) 2주발을 달여서 1주발이 되거든 초오편(草烏片)과 대황편(大黃片) 각 2돈을 넣어 약한 불에 달여 반주발로 만들어 감초 1돈을 다시 넣고 2—3번 끓인 뒤에 부석회말(浮石灰末) 반 수저를 다시 넣고 3~5차례 끓인 뒤에 생비단에 걸러서 다시 끓여 고약처럼 만들어 식은 뒤에 담반 5푼을 가루로하여 약간 넣어 고루 섞어서 조금씩 1일에 1차례와 중병일때는 3~5차례를 먼저 약물로 씻어 말리고 바르면 좋다. 〈綱目〉

※ 와우산(蝸牛散)

효능 : 치창(痔瘡)이 부어 오르고 열이 올라서 불과 같은 증세를 치료한다.

처방 와우(蝸牛) 1개에 편뇌(片腦)와 사향(麝香)을 각 조금씩을 넣어 자기그릇 속에 담아 두면 반나절이되면 저절로 변하여 물이 되는데 치질에 바르면 아픔이 그치고 부은 증세가 사라지면서 바로 낫게된다. 〈得効〉

일명 와우고(蝸牛膏)인데 쓰는 방법은 위에서와 같다. 〈入門〉

밑이 빠져서 걷어 단이지 못하는 증세에 와우(蝸牛)를 불에 사루어서 가루로하여 돼지 비계기름에 섞어서 붙이면 바로 줄어드는데 푸른 뽕나무 위에 있는 달팽이가 더욱 좋다. 〈直指〉

※ 전라고(田螺膏)

효능 : 치창(痔瘡)이 부어서 아프고 앉아 쉬기가 불편하고 모든 약이 효과가 없는 증세에는 오직 이 약이 아주 효과가 있다.

처방 큰 우렁이 8~9개의 뚜껑을 침으로 떼고 백반(白礬)가루를 조금 넣어 땅에다 그 뾰족한 곳을 묻고 뚜껑이 하늘을 쳐다보도록 잘 꽂아서 하루밤 지나면 다음날에는 녹아서 물이되는데 닭의 깃 털로써 치질 위를 5~7차례 바르면 바로 없어진다. 〈種杏〉

치루(痔漏)를 치료하는데 우렁이 1개를 뚜껑을 열고 편뇌(片腦)조금을 넣어 하루밤을 지나 먼저 동과(東瓜)달인 탕으로 아픈 곳을 씻은 뒤에 약을 바른다. 〈丹心〉

※ 오공유(蜈蚣油)

효능 : 모든 치질을 치료하는데 쓰인다.

처방 단오날에 큰 지네 1마리를 잡아서 대나무로 말리기 쉽도록 잘 꽂아서 그늘에 말렸다가 일어날 때에 1치쯤 끊어서 불에 사루어 가루로 해서 피마자 기름에 섞어서 바르는데, 증세가 가벼우면 재발하지 않고 무거우면 나이를 계산해서 날짜가 그 나이의 끝수에 맞으면 재발이 되는데 다시 전 방법과 같이 한번 더 치료하면 뿌리가 빠진다. 〈入門〉

마른 치질의 처방에는 적족오공(赤足蜈蚣) 1마리를 향유(香油)에 끓여서 품질이 좋은 우유를 발라 말린 뒤에 유향(乳香)과 몰약(沒藥) 각 2돈에 사향(麝香)과 분상(紛霜) 각 5푼을 사람 손톱 5돈과 진흙에 단단히 봉하고 불에 구워서 가루로하여 거위 깃으로 아픈곳에 붙여서 물이 나면 바로 효과가 있어 아프지도 않고 낫는다. 〈綱目〉

※ 고치방(枯痔方)

효능 : 모든 치질이 부어오를 증세를 사라져 없어지게 한다.

처방 웅황(雄黃) • 유황(硫黃) • 명반(明礬) 각 등분 가루로하여 깨끗한 자기 술잔에다 먼저 백반 가루를 반쯤 펴깔고 다음에 있는 약가루를 넣고 다시 남은 백반 가루를 펴서 덮은 뒤에 불에 구워서 백반이 마르는 것을 한도로 하여 가루로 하고 침으로 섞어서 붙이고 말라서 떨어지면 석고(石膏)와 오배자(五倍子)를 가루로하여 부스럼 위에 붙여서 걷어 들이면 신과 같은 효과가 있다. 〈綱目〉

※ 흑성산(黑聖散)

효능 : 탈항(脫肛)이 되고 아픈 증세를 치료한다.

처방 큰 거미 1마리를 박잎에 여러 겹으로 싸고 실로 동여매어서 불에 구워서 검은색이 될때까지 구워서 이것을 가루로하여 황단(黃丹)을 약간 넣고 먼저 백반(白礬) • 초전탕(椒煎湯)으로 아픈 곳을 씻어 말린 후에 아픈 곳에 바르고 손으로 약가루를 밀어 넣으면 아주 좋다. 〈本草〉

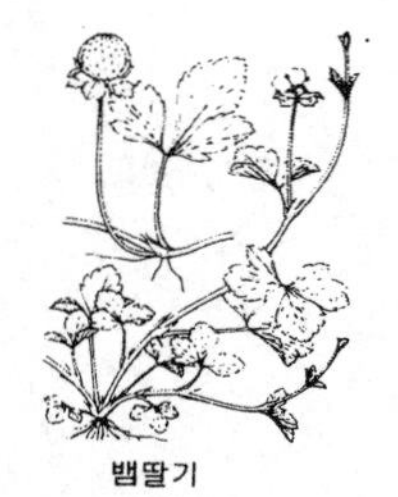
뱀딸기

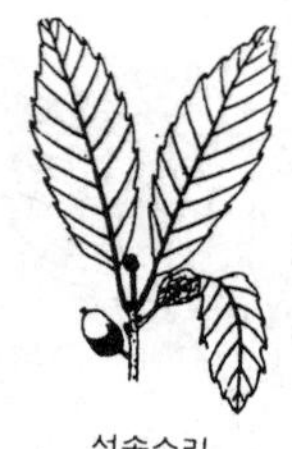
섬속소리

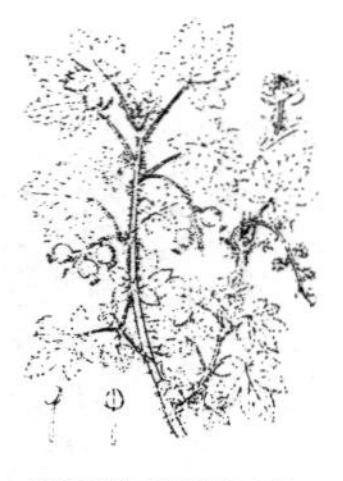
까막바늘까치밥나무

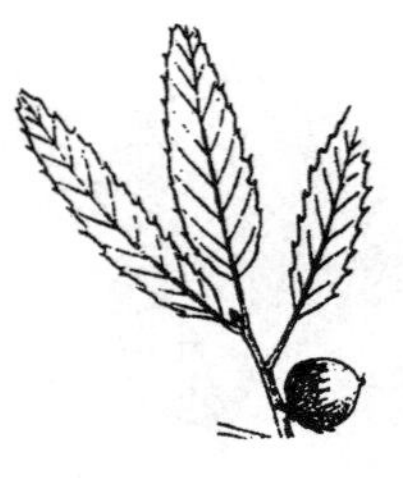
상수리

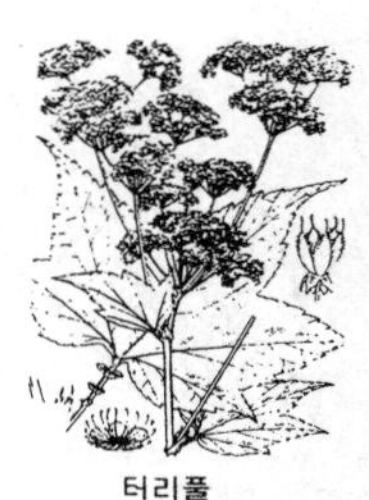
터리풀

19. 치병(痔病)의 금기(禁忌)일 때

치질이 오래 되고 아파서 허하면 당연히 보약(補藥)을 먹어야 하는데 흑지황환(黑地黃丸)•신기환(腎氣丸)으로써 변화의 근원을 자양(滋養)하고 좋아하는 욕심을 참고 사는 일이 없도록 해야만 완전한 치료가 된다. 〈入門〉

치질을 치료하는데 날 음식과 차고 단단한 음식, 차가운 성분의 약과 술 그리고 습한 음식과 면류 5가지 맵고 뜨거운 음식과 생강 계피의 종류를 피해 먹어야 하니 어기면 먹은 약도 효과가 없다. 이것이 동원(東垣)의 격언(格言)이다. 〈綱目〉

치질이 원래는 차가움으로 부터 일어난 증세이니 차가운 음식과 방노(房勞)를 피하고 닭고기는 아주 해가 되는 것이며 방사(房事)가 더욱 해롭고 밀가루 음식도 피해야 한다. 〈綱目〉

복령면(茯苓麵)을 자주 먹는 것이 좋다. 〈入門〉

※ 복령면(茯苓麵)

처방 백복령(白茯苓)과 마자(麻子)를 껍질을 벗기고 가루를 섞어서 9번 찌고 9번 말려서 꿀을 조금 넣어 자주 먹고 술과 고기와 짠 음식을 피하면 오래된 치질을 치료할 수 있다. 〈入門〉

20. 치병(痔病)의 위험한 증세일 때

오래된 치질이 음문(陰門)과 같이 통하면 치료가 어렵다. 〈甲乙〉

치루(痔漏)가 구멍이 나서 대•소변이 같이 통하면 치료가 어렵다. 〈甲乙〉

단방(單方) (33종)

※ 생철즙(生鐵汁)

치루(痔漏)와 탈항(脫肛)을 치료하니 생철(生鐵) 3편을 물 1되에 삶아서 5되로 정도로 되거든 매일 2번 씻는다. 〈本草〉

※ 동벽토(東壁土)

탈항(脫肛)에 동벽토(東壁土)를 탕으로 끓여서 따뜻할 때 씻어내고 어린이의 탈항(脫肛)도 치료한다. 〈丹心〉

※ 차전초(車前草)

장독(臟毒)으로 기(氣)가 내리는 증세를 치료하니 차전초연근(車前草連根) 1오금, 생강(生薑)작은 1덩이를 깨끗한 물에 빻아 즙을 내고 피가 내리려 할 때면 허리가 반드시 무거우니 한 잔쯤 마시면 피가 바로 그치고 심한 증세라도 다시 한번 먹으면 낫는다. 〈丹心〉

※ 백지(白芷)

치질을 치료하는데 구기 뿌리로써 하얀 모시를 삶아서 즉시 치질 뿌리를 졸라 매면 조금 아프나 치질이 자연히 말라 떨어진다. 〈得效〉

※ 애엽(艾葉)

치루(痔漏)벌레가 항문(肛門)을 먹는데 숙애(熟艾)한 뭉치와 웅황(雄黃)약간을 섞어 함께 불에 태워서 빨대를 항문(肛門)에 집어 넣고 그 연기를 쏘이면 좋다. 〈本草〉

※ 계관화(鷄冠花)

피가 나는 치질에 꽃이 많거나 적거나에 상관없이 진하게 달여서 1잔을 공복에 먹는다. 〈綱目〉

※ 목적(木賊)

장풍(腸風)과 혈치(血痔)및 탈항(脫肛)에 괴화(槐花)•상이(桑耳)를 함께 물에 달여 복용하고 가루로하여 밑이 빠진 곳에 가루를 바른 뒤에 밀어 넣는다. 〈得效〉

※ 괴화(槐花)

5종류의 치질과 장풍(腸風)및 장독(臟毒)에 괴화(槐花)를 볶아서 물에 달여 먹고, 또는 형개(荊芥)와 측백(側柏)잎을 같이 가루로하여 미음(米飮)으로 2돈씩 같이 복용하는 괴화산(槐花散)이라 한다. 〈丹心〉

장풍(腸風)에 괴화(槐花)를 볶아서 가루로하여 돼지창자 속에 가득 넣고 양쪽을 동여매어 초에 삶고 그 가루로 환을 지어 30알을 술로 먹는다. 〈得效〉

※ 괴실(槐實)

5종류의 치질과 장풍(腸風)및 장독(臟毒)에 가루로하여 미음(米飮)으로 1돈씩 같이 복용하고 또는 꿀로 환을 지어 삼켜 먹는다. 〈本草〉

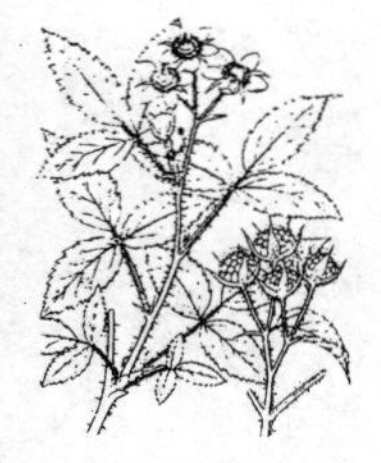
멍덕딸기

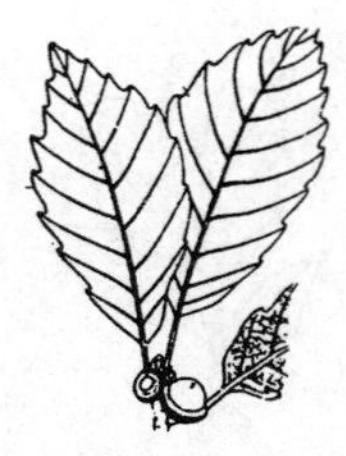
갈참나무

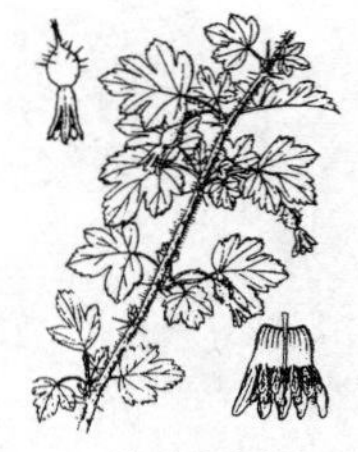
바늘까치밥나무

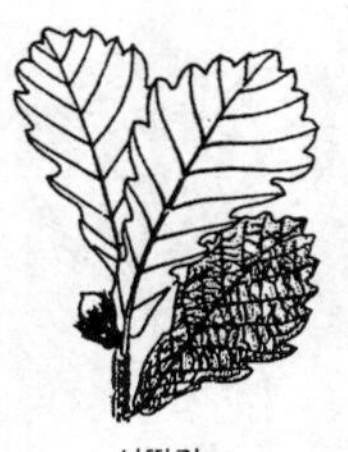
선떡갈

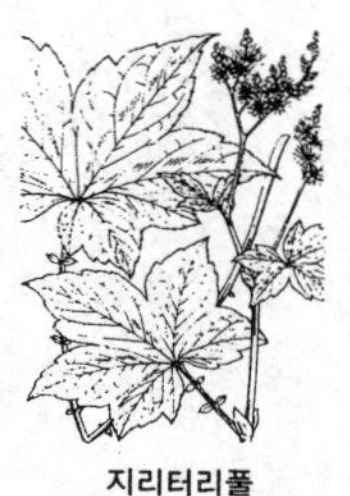
지리터리풀

※ 괴목상이(槐木上耳)

모든 치질과 장풍(腸風) 및 장독(臟毒)에 귀를 가지고 1일 3번으로 미음(米飮)에 1돈씩 같이 먹는다. 〈本草〉

※ 상목이(桑木耳)

5종류의 치질과 장풍(腸風) 및 치피가 나는 치루(痔淚)에는 상이(桑耳) 2냥과 맵쌀 3홉을 같이 삶아 죽을 끓여 공복에 먹는다.

※ 대수목상기생(大樹木上寄生)

장풍(腸風)과 치루(痔漏)에 신(神)과 같다. 잎사귀를 뜯어서 그늘에 말려 가루로하여 미음(米飮)으로 1돈씩을 같이 복용하되 또는 환을 지어 복용해도 좋다. 〈丹心〉

※ 마린근(馬藺根)

치루(痔漏)에 뿌리를 가지고 잘 갈아서 붙이고 수시로 잘 살펴서 살이 평탄하게 되거든 바로 떼어 버려야 한다. 오래 붙여 두면 살이 오히려 솟아나올 염려가 있다. 노감석하(爐甘石煆)·모려분말(牡蠣粉末)을 발라서 메운다. 〈丹心〉

※ 오배자(五倍子)

5가지 종류의 치질과 장풍(腸風) 및 탈항(脫肛)에 오배자(五倍子)와 백반(白礬) 각 5돈을 같이 가루로하여 흐르는 물에 오동열매 크기의 환을지어 미음(米飮)에 7알을 먹는다. 〈綱目〉

탈항(脫肛)에 오배자(五倍子)가루 3돈, 백반(白礬) 1덩이를 같이 달여서 먼저 깨끗이 씻고 뜸을 하고 또 가루를 항(肛)에 발라서 밀어 넣는다. 〈綱目〉

※ 저근백피(樗根白皮)

피가 나는 치질과 장풍(腸風) 및 장독(臟毒)에 껍질을 꿀이나 술에 볶아서 가루로하여 대추 살에 섞어 환을 지어 술로 30~50알을 먹는다. 〈丹心〉

껍질과 인삼(人蔘)을 등분 가루로하여 공복에 미음(米飮)으로 2돈씩을 같이 먹는다. 〈丹心〉

※ 여어(蠡魚)

5가지 종류의 치질과 혈치(血痔)에 회를 떠서 양념과 같이 먹고 또 국을 끓여 자주 먹는 것이 좋다. 〈本草〉

※ 위피(猬皮)

오치(五痔)·치루(痔漏)·장풍(腸風)·탈항(脫肛)과 모든 치질 병에 껍질을 태워 가루로해서 공복에 미음(米飮)으로 1돈씩을 같이 먹는다. 〈本草〉

기치(氣痔)에 위피(猬皮)·천산갑(穿山甲)을 등분하고 육두구(肉豆蔻)를 반반 가루로하여 미음(米飮)에 1돈씩을 같이 먹는다. 〈本草〉

치루(痔漏)에 위담(猬膽) 1개를 가지고 니분(膩粉)과 사향(麝香) 각 조금씩을 넣어서 치마끝에 달아매고 49일이 지난 뒤에 보리만 한 것을 부스럼 위에 붙여 두면 나쁜 것이 나오면 효과가 있다는 증거이다. 〈本草〉

※ 즉어(鯽魚)

오치(五痔) 및 장치(腸痔)로 피가 내리는데 회를 떠서 양념을 해서 먹고 또 5가지 양념을 넣어서 국을 끓여 먹어도 좋다. 〈本草〉

※ 노봉방(露蜂房)

장치(腸痔) 및 치루(痔漏)에 유자봉방(有子蜂房)을 구워서 말려 가루로하여 면풀에 오동열매 크기의 환을지어 공복에 20~30알을 먹는다. 〈回春〉

※ 별두(鼈頭)

탈항(脫肛)해서 거두지 못하는데 구워서 가루로하여 미음(米飮)에 1돈씩 같이 복용하고 또 가루를 기름에 섞어서 항(肛)에 바르고 밀어 넣는다. 〈本草〉

※ 만려어(鰻鱺魚)

오치(五痔)와 누창(瘻瘡)을 치료하니 초염장(椒鹽醬)을 넣어 푹 삶아 익혀서 먹는다. 〈本草〉

※ 와(蛙)

벌레가 항(肛)을 먹고 장(腸)이 뚫린데 금면와(金綿蛙) 1개와 계골(雞骨) 2돈반을 태워 가루를 내어 아래 항(肛) 속에 불어 넣어 깊이 들어가도록 하는데 자주 하면 큰 효과가 있다. 〈本草〉

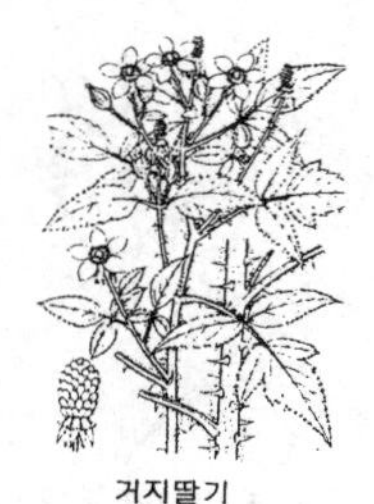
거지딸기

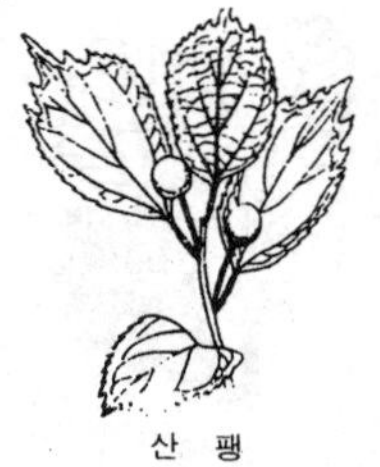
산 팽

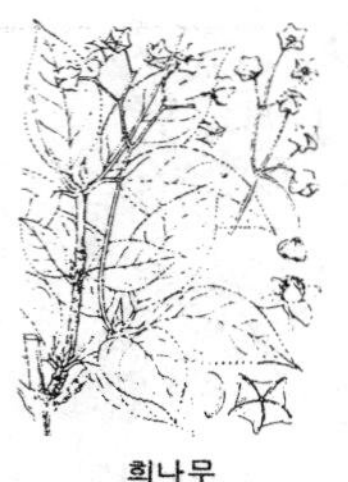
희나무

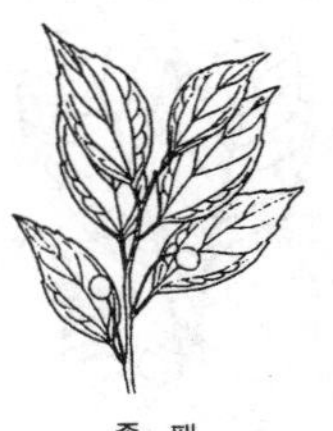
좀 팽

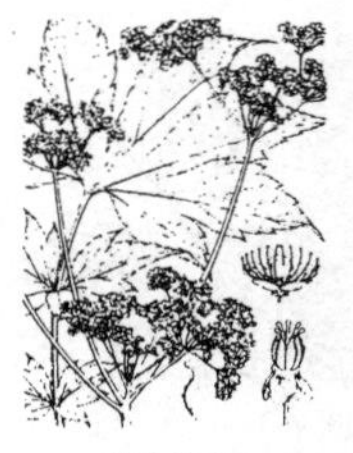
강계터리풀

※ 나복(蘿菖)
주치(酒痔)로 피를 흘리는데 20개를 뿌리에 잎을 1치쯤 붙여서 솥속에 넣어 푹 삶아 익히고 양념을 해서 공복에 먹으면 바로 효과가 있다. 〈入門〉

※ 호채자(胡菜子)
오치(五痔)를 치료하니 물에 푹 삶아서 즙을 내서 차게 먹는데 반되씩 1일 2번씩 먹고 장(腸)이 삐죽이 나오는데는 씨를 태워서 그 연기에 뜸을 하고, 또 초에 삶아서 찜질하면 효과가 난다. 〈入門〉

※ 총백(葱白)
장치(腸痔)로 피가 날 때는 진하게 달인 탕으로 씻어내고 뜸을 하면 바로 차도가 있고, 항(肛)이 부어 열이 나는데 푸른 잎을 긁어서 침을 내서 꿀을 넣어 섞은 다음 먼저 약물로 아픈 곳을 씻은 후에 치질 위에 붙이면 얼음처럼 차갑다. 〈得効〉

※ 동과등(冬瓜藤)
치루(痔漏)에 등나무 덩굴을 진하게 달여서 그 탕에 씻어내고 뜸을 하면 바로 효과가 있다. 〈丹心〉

※ 탁목조(啄木鳥)
치루(痔漏)에 태워 가루로하여 구멍속에 밀어 넣으면 2~3번째 부터 차도가 보인다. 〈本草〉

※ 우비(牛脾)
모든 치질을 치료하니 섣달의 우비(牛脾) 1개를 푹 삶아 익혀 먹는데 소금이나 간장을 넣지 않아야 하고 낫지 않으면 다시 먹는다. 〈本草〉

※ 서랑피(鼠狼皮)
치루(痔漏)에 껍질을 항아리 속에 연기가 나도록 태우고 그 항아리 위에 올라 앉아서 찜을 하면 3~5차례에 뿌리까지 없어진다. 〈綱目〉

※ 이육(狸肉)
오치(五痔)에는 아주 좋으니 살은 국을 끓여서 먹거나 포를 떠서 공복에 먹는 것도 좋다. 치루(痔漏)에 이골(狸骨)을 구워서 사향(麝香)과 웅황(雄黃)을 함께 넣어 가루로해서 먹고, 또는 가루 2돈을 술로 복용하면 10번쯤에 효과가 나타난다. 〈綱目〉

※ 저현제(猪懸蹄)
5돈에 껍질도 그대로 하여 태워서 가루를 미음(米飮)으로 2돈씩 같이 복용하니 저갑산(猪甲散)이라고 한다. 〈丹心〉

※ 야저육(野猪肉)
혈치(血痔)•장풍(腸風)•사혈(瀉血)에 살 2근을 편으로 떠서 5가지 맛을 섞어 구워서 공복에 복용하거나 국을 끓여 먹어도 좋고 외신(外腎)을 가지고 가죽이 붙은 채로 태워 가루로하여 미음(米飮)으로 공복에 복용하면 바로 낫는다. 〈本草〉

※ 언서(鼴鼠)
치루(痔漏)와 음식(飮蝕)•난창(爛瘡)에 태워 가루로 하여 공복에 미음(米飮)으로 2돈을 같이 복용하고 또 기름을 내어서 바르면 좋다. 〈本草〉

※ 침구법(鍼灸法)
치질(痔疾)에 족태양(足太陽) 즉 승산혈(承山穴)을 택하고 독맥 장강혈(督脈 長強穴)을 택한다. 〈靈樞〉

오치(五痔)와 변에 피가 섞인 데 척중(脊中)혈을 뜸 100장 하고, 또 회기혈(回氣血)을 뜸 100장 한다. 〈得効〉

치질에 몸을 똑바르게 세워 놓고 척추와 배꼽의 평평한 부위의 불거진 위에 7장을 뜸하고 또 오래된 것이면 다시 불거진 뼈 양곁 1치쯤에 7장을 뜸하게 되면 뿌리채 없어진다. 〈得効〉

치통(痔痛)에 승근(承筋)•비장(飛揚)•위중(委中)•승부(承扶)•죽(竹)•회음(會陰)•상구(商丘)혈을 택한다. 〈甲乙〉

모든 치질과 장풍(腸風)에 척(脊)의 14추 밑 1치를 각개(各開)해서 뜸하고 오래된 치질에 더욱 좋다. 〈入門〉

탈항(脫肛)에 대장유(大腸兪)•백회(百會)•장강(長強)•견정(肩井)•합곡(合谷)•기충(氣衝)혈을 취한다. 〈綱目〉

탈항(脫肛)에 배꼽속을 나이대로 뜸하고, 또 횡골을 뜸 100장 하며, 또 척추의 규골(竅骨)을 7장 뜸한다. 〈得効〉

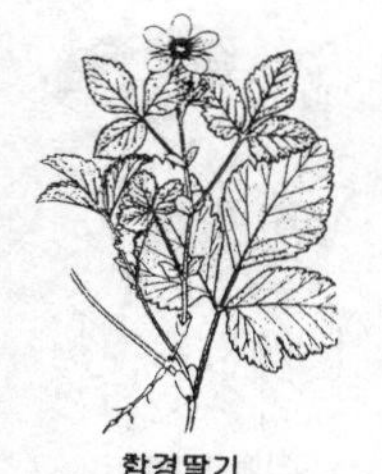
함경딸기

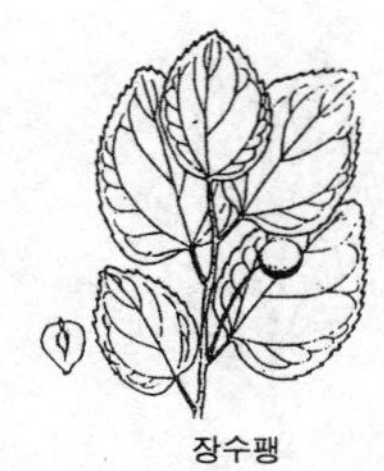
장수팽

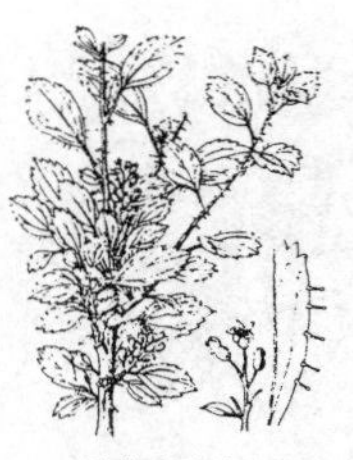
가시까치밥나무

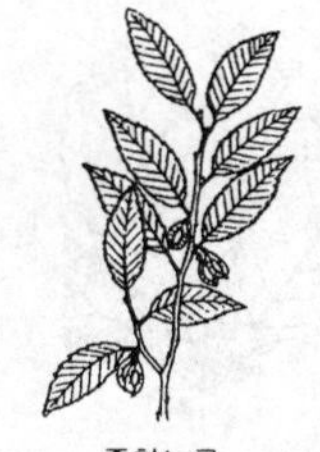
졸참느릅

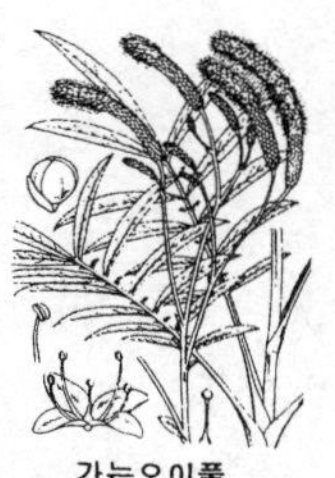
가는오이풀

치창(痔瘡)에 먼저 머리속의 때를 긁어 떡처럼 만들어서 치질 위에 잘 놓고서 그 위를 마늘쪽으로 덮고 쑥으로 뜸한다. 〈丹心〉

치루(痔漏)에 부자(附子)가루를 침과 섞어서 떡처럼 돈만하게 만들어 치루(痔漏) 위에 잘 올려 놓고 쑥으로 뜸하여 미지근할 정도로 하며 마르면 새 떡으로 바꿔서 뜸하고 이튿날 또 뜸을 하여서 살이 편편해지면 효과가 난 것이다. 〈丹心〉

한 사람이 길을 가다가 치질(痔疾)의 증세같은 것을 얻었는데 호과(胡瓜)와 같은 것이 장두(腸頭)를 꿰뚫고 열이 불과 같아 엎어져서 일어나지 못하는 것을 어떤 사람이 먼저 괴지(槐枝)를 진하게 달인 탕으로 아픈 곳을 씻어 내고 애주(艾炷)로써 그 위에 뜸 3~5장을 하니 갑자기 한줄기의 열기(熱氣)가 장(腸)속으로 들어 가는 것을 느끼면서 맑은 피를 토해 내더니 비록 한때의 아픔이라도 그 병이 바로 나았다. 〈本草〉

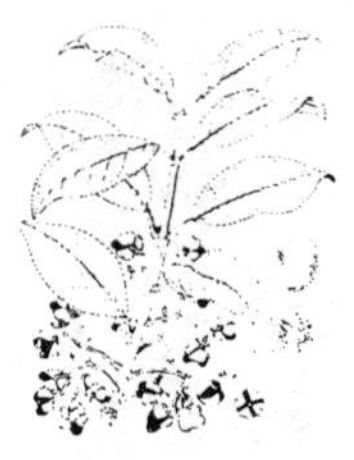
참빗살나무

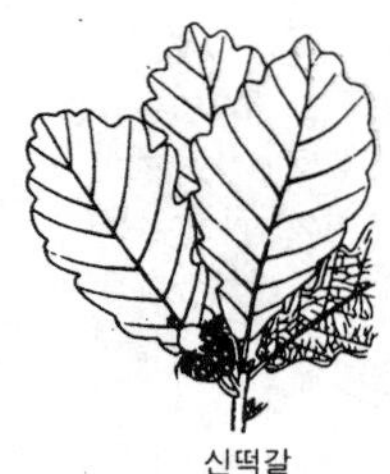
신떡갈

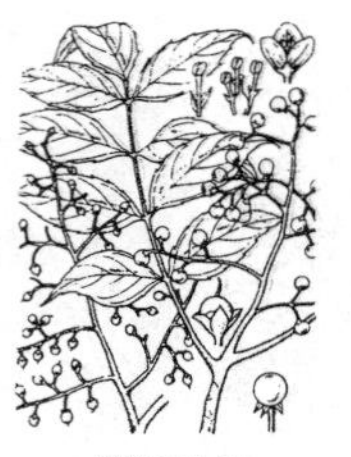
합다리나무

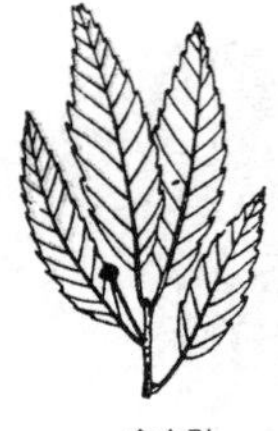
속소리

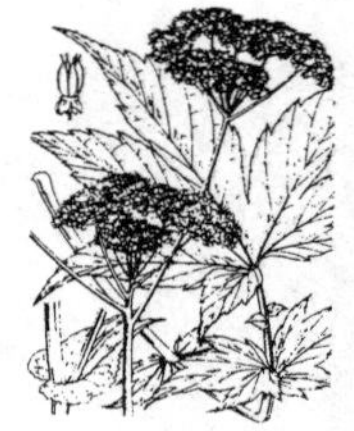
단풍터리풀

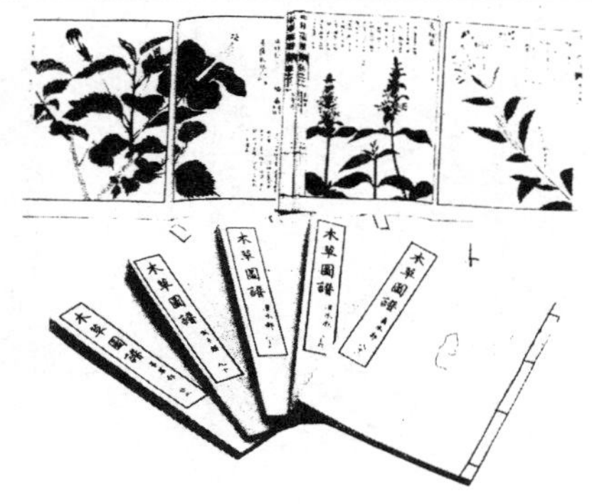

잡병편(雜病篇)(一)

一. 천지운기(天地運氣)

1. 의원이 반드시 천지 운기를 알아야 할때

내경(內經)에 말하기를 햇수가 늘어나는 것과 기(氣)의 성쇠(盛衰) 및 허실(虛實)이 발(發)하는 것을 모르면 의원의 자격이 없는 것이다.

왕빙(王氷)이 말하기를 천진(天眞)의 기운(氣運)을 도리어 통하지도 못하면서 모든 병의 유래를 어찌 능히 전달할 것이냐? 이것이 옛날 성인(聖人)들이 깊은 경계심을 갖는 바이니 의원으로써 꼭 알아야 되는 것이다.

2. 일원(一元)·12회(十二會)·30운(三十運)

조자황극경세서(昭子皇極經世書)에 왈일원(曰一元)이 12회(十二會)를 거느리고, 일회(一會)는 30운(三十運)을 거느리며, 일운(一運)이 12세를 거느린다 했으니 여기에는 일세(一歲)가 12월이 있고 1월이 30일이 있으며 1일은 12시가 있는 것과 같은 것이다.

때문에 서산채씨(西山蔡氏)가 말하기를 「일원(一元)의 수(數)가 1년의 수(數)와 같고 일원(一元)은 12회와 360운에 4천 3백 2십세가 있는 것이 또한 1년이 12월과 3백 6십일에 4천 3백 2십시가 있는 이치와 똑같은 것이다. 앞에 6회(六會)는 식(息)이 되고 뒤의 6회(六會)는 소(消)인데 바로 1년이 자(子)에서 시가 되기까지 식(息)이 되며 오(午)로부터 해(亥)까지는 소(消)가 된다.

인시(寅時)에는 만물이 모두 통행을 시작하는 것은 절기의 경칩(驚蟄)과 같으며 술시(戌時)에 폐장(閉臟)하게 되는 것은 절기의 입동(立冬)때와 같다. 일원(一元)은 12만 9천 6백년이 되고 일회(一會)는 12만 9천 6백월이 되며 일운(一運)은 12만 9천 6백일이 되고 일세(一世)는 12만 9천 6백진이 되는 것이 모두가 자연의 수(數)이며 근거없이 꾸민 것은 아니니다.」하고 말했다.

3. 천지(天地)의 형상(形象)일 때

선유지론(先儒之論)에 천지의 맨 처음에는 혼돈해서 홍몽(鴻蒙)하여 맑고 탁함을 분별치 못하고 단지 기한 가지였는데 그것이 유구(悠久)한 세월을 지난 뒤에 밖으로 돌아서 움직이는 가운데 차차 경청(輕淸) 해지고 그 속에서 응취(凝聚)한 것이 차차 중탁(重濁) 해져서 경청(輕淸)했던 것이 기(氣)를 쌓아 형태를 만들어서 하늘이 되고, 형태는 일월성신(日月星辰)이고 땅의 수(水)·화(火)·토(土)·석(石)이 된다. 하늘은 땅의 주위를 싸고 돌아서 멎어있지 않고 땅은 하늘안에 있으며 안정이 되어 움직이지를 않고 하늘의 도는 것이 그 기(氣)가 급하고 굳세기 때문에 땅이 그 속에 떠서 실려 있는 데도 안떨어지는 것이다. 〈正理〉

4. 남북극(南北極)일 때

녹독조씨(綠督趙氏)가 말하기를 「옛날 사람들이 천상(天象)을 쳐다보고 밤이 깊어지면 별들이 움직이고 두병(斗柄)이 구른다는 이치를 알았다. 초저녁에 동쪽에 있던 것이 새벽에 보면 서쪽으로 떨어지고 또한 저녁에 안보이던 것이 새벽이 되면 동쪽에 보이는 것이 있는데 그 속에는 아주 구르는 폭이 작아서 분간하기가 쉽지 않은 것도 있으니 이것은 대통(管)같은 것을 눈에 대고 바라보면 좀 더 확실히 보이는 것이며 그 많은 별들 속에 단지 하나만이 도는 것이 좁아서 대통 구멍의 테두리 안에서만 순환하고 있으니 이름하여 유성이라고 했으니 바로 그것이다.」라고 말했다.

옛날 사람은 멧돌을 하늘에 비유했다. 즉 멧돌 중앙에 배꼽에 철첨(鐵尖)이 하늘에서 안움직이는 자리가 된다는 것이며, 그곳이 바로 유성이 회전하는 자리로써 그 이름을 북극(北極)이라 하고 역시 차륜(車輪)의 중축과변(中軸瓜辨)의 찬정(攢頂)과도 같은 이치가 된다. 다시 남

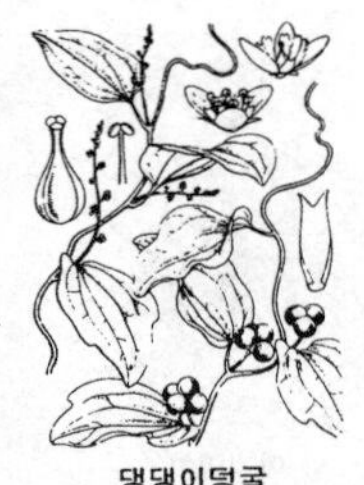
댕댕이덩굴

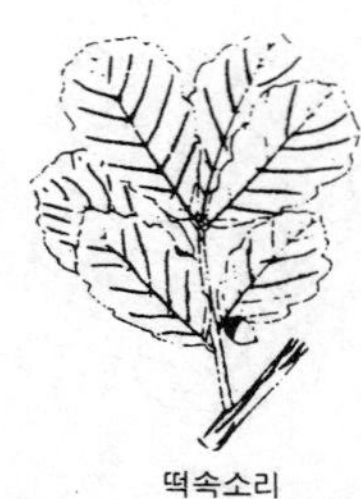
떡속소리

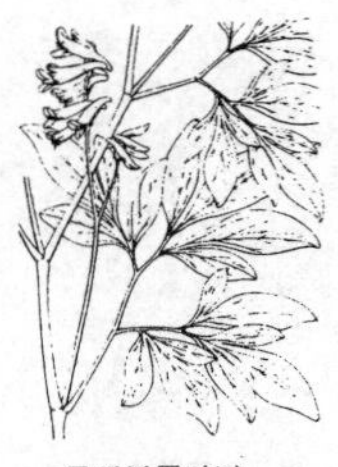
큰괴불주머니

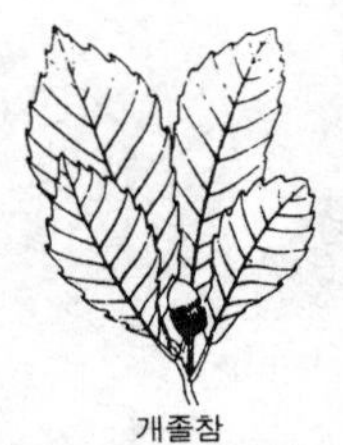
개졸참

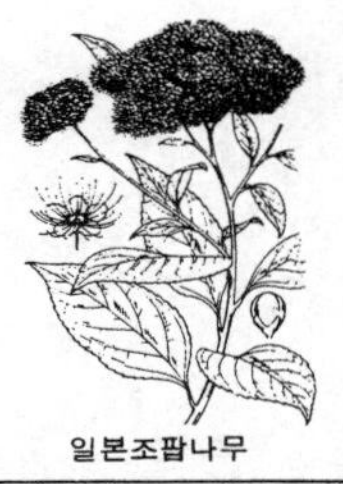
일본조팝나무

쪽 하늘을 쳐다보면 비단 밤새도록 보이는 것은 없으나 비록 동쪽과 서쪽의 별들이 선회하는 데에 비해서 거리가 아주 멀지 않은 것으로 보아서 남쪽과 북쪽이 따로따로 극(極)이 있는 것이다.

그러면 북극은 지평(地平)의 위에 있고 남극은 지평(地平)의 밑에 있을 것이며, 북극(北極)은 오이꼭지붙은 곳이고, 남극(南極)은 오이의 배꼽이며, 동서로 회전하는 것이 제일 넓은 곳은 오이의 몸체가 되는 것으로 북극이 아무리 돌아도 언제나 하늘에 있고 남극이 아무리 돌아도 땅을 못떠나는 것이다. 이것으로써 땅은 하늘안에 있고 하늘은 계란의 겉과 같고 땅은 노른자와 같아서 둥글지는 않은 것 같으나 그것은 다만 하늘이 땅의 주위를 싸고 있다는 사실만을 비유한 것 뿐이고, 이런 점으로 보아서 하늘은 공과 같으며 공속에 물을 반쯤 넣고 그 물 위에다 판자 한 쪽을 띄워 놓으면 사람이 사는 지평(地平)과 같고 그 판자 위에 작은 물건들을 배치해 놓으면 그것은 만물에 비유하는 것이니 공은 결국 계속 돌고 있다해도 판자 위의 물건은 공이 도는 것을 느끼지 못하게 되는 것이다. 천체(天體)가 도는 것은 안보이고 여러 별들이 동쪽과 서쪽으로 떠오르고 지는 것이 양극(兩極)에 관할하여 상도(常度)는 있고 정기(停機)는 없으니 서로 의지하는 것을 간주해서 물체로 삼는다. (正理)

5. 황도적도(黃道赤道)일 때

선유지설(先儒之說)에 말하기를 「하늘의 모양이 빈공과 같고 땅이 그 안에 있으며 사람과 만물이 땅 위에 흩어져 있어서 정사각(四角)이 골패짝과 같고 일월(日月)과 성진(星辰)이 그 주위를 왼쪽에서 위로 위에서 오른쪽으로 오른쪽에서 아래로 왼쪽에서 위로 위에서 오른쪽으로 오른쪽에서 아래로 아래에서 다시 왼쪽으로 돌며 하늘은 질풍(疾風)과 같이 돌아가 그 양단(兩端)의 않움직이는 자리를 극(極)이라 하며 극(極)의 최정상(最頂上)의 않움직이는 자리를 북극(北極)이라고 하고 하단(下端)의 안움직이는 자리를 남극(南極)이라 하며, 두 극의 정중(正中)이 하늘의 허리가 되는데 그것을 적도(赤道)라 하고, 해가 도는 길을 황도(黃道)」라 했다. (正理)

6. 천지(天地)가 의부(依附)할 때

소자(邵)가 말하기를 「하늘은 땅에 기대어 있고 땅은 하늘에 붙어있는 것이다. 또한 천지(天地)는 자연에 의지하고 있는데 하늘은 형(形)에 의지해 있고, 땅은 기(氣)에 의지하며 형(形)은 끝이 있어도 기(氣)는 끝이 없다」는 것이다. 〈正理〉

천지(天地)는 그 둘레가 없으니 그 모양은 끝이 있어도 그 기(氣)는 끝이 없는 것이며 그 기(氣)가 아주 긴강(緊強)해서 충분히 땅을 당기며 덜어뜨리지 않고 밖에는 또한 구각(軀殼)이 있어서 아주 두꺼우며 기를 한층 단단하게 하여 주는 것이니, 만일 땅이 움직인다면 단지 부분적으로 움직이는 것이고, 움직인다 해도 멀리 뻗히지는 못한다. 소자(邵子)가 말하기를 「육합의 밖에는 아무 것도 없다.」고 하니 주자(朱子)가 받아서 말하기를 「이치는 겉과 속이 없어도 육합(六合)의 모양은 반드시 겉과 속이 있다. 일월(日月)이 동쪽에서 떠올라 서쪽에 떨어지고 또 동쪽에서 떠오르니 그 상면(上面)의 많은 것들이 육합(六合)의 밖이 되지 않겠는가? 현대의 천문지지리학자(天文之地理學者)들은 단지 일(日)•월(月)•성(星)•신(辰)의 운행만 계산하고 그 밖은 계산을 못하고 있으니 그것이 바로 내외(內外)가 있다는 사실이다.」고 하였다. 〈正理〉

7. 천기(天氣)가 유행(流行)할 때

역(易)에 이르기를 「건(乾)은 1이면서 실(實)하기 때문에 그 질로 말하면 큰 것이고 곤(坤)은 2이면서 허(虛)하기 때문에 양(量)을 말하면 넓은 것이다.」하였다. 주자(朱子)가 말하기를 이 양구(兩句)의 말에 느낀 것이 있는 것이다. 건(乾)이 1이면서 실(實)하고 땅이 비록 단단한 것 같으면서 허(虛)한 것이며, 하늘의 기(氣)가 땅의 중앙에서 흘러다니고 땅의 겉면에서 일어나는 것이다.

또한 땅이 폐(肺)의 형태와 같아서 질(質)은 비록 단단해도 그 속은 허한 것이니, 양기(陽氣)가 그 속에서 승강(升降)해서 장애(障碍)됨이 없이 금석(金石)이라도 꿰뚫는 것이며, 땅이 그 기(氣)를 받아서 만물(萬物)을 길러내니 역가(曆家)들은 건궁(律呂)으로써 기(氣)를 미험(微驗)하는데 그 방법이 제일 정밀해서 기(氣)가 이를 때에 분치(分寸)가 틀리지 않으니 그 기(氣)라는 것이 바로 땅속에서 꿰뚫어 나오는 것이다.

8. 음양의 기(氣)가 승강하고 영허할 때

결(訣)에 이르기를 「천지영허(天地盈虛) 자유시(自有時) 심능소식(審能消息) 시지기(始知機)」라 했으니 풀이

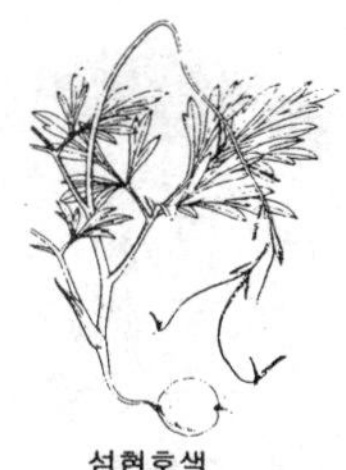
섬현호색

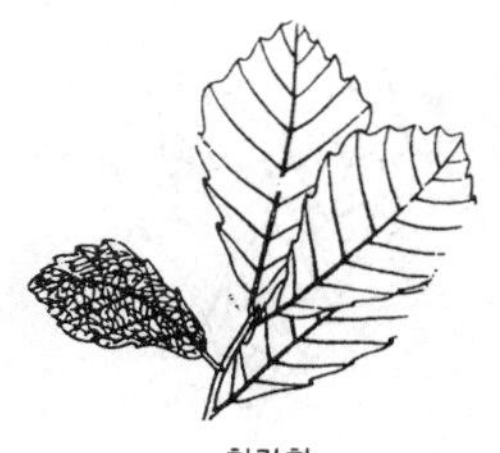
청갈참

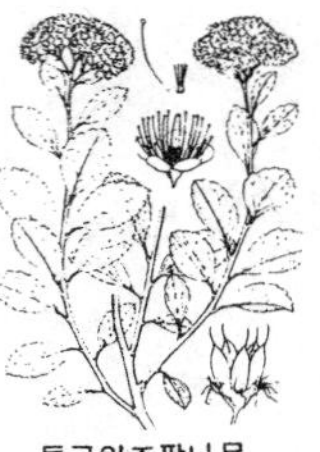
둥근잎조팝나무

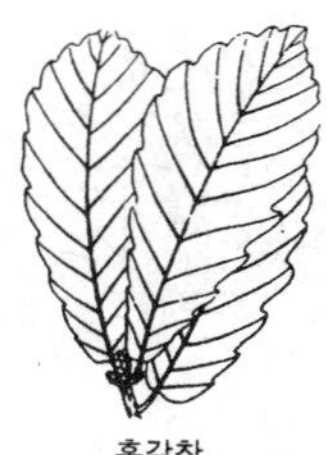
홍갈참

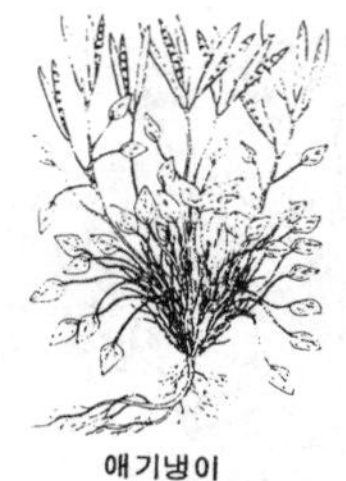
애기냉이

하면「하늘과 땅의 거리가 팔만사천리가 되는데 동지날에 땅속의 한쪽 끝의 양기(陽氣)기 상승(上升)하는데 하루에 4백 6십리 2백 4십보가 되며, 그후 5일이 1후(一候)가 1절(一節)이 되고 2절(二節)이 1시(一時)가 되니 즉 춘분(春分)이 되는 것이다. 합해서 90일이 되는데 그 사이에 양기(陽氣)가 상승해서 하늘에 닿는 것이 4만 2천리이며 꼭 천지의 중간에 닿는 셈인데 이 때에 음중(陰中)과 양반(陽半)이 태괘가 되고 그 기(氣)는 차가움이 변해서 따뜻하게 되어 만물이 지라나는 시기가 되기 때문에 봄이 되고 여기에서 양기는 다시 상승해서 양위(陽位)에 들어가는 빈도가 또한 앞과 같아서 차차 하지(夏至)까지 되니 그것을 합해보면 1백 80일이 되고 상승(上升)의 도(度)는 8만 4천리로써 하늘에까지 이르는 것이다. 이 때에 양(陽)속에서 다시 일양(一陽)이 생기니 순양(純陽)의 건괘(乾卦)가 되고 그 기(氣)는 따스함이 변해서 더움이 되어 여름이 되니 여름은 만물이 무성하는 계절이기에 영(盈) 이라고 한다.

무릇 더움이 끝에 이르면 음(陰)이 되기 때문에 하지(夏至)의 날에 일단(一端)의 음기(陰氣)가 하늘에서 내려오기 시작하여 또한 하루에 4백 60리 2백 40보를 움직이니 5일이 1후(一候)가 되고 3후(三候)가 1기(一氣)가 되며 3기(三氣)가 1절(一節)이 되고 2절(二節)이 1시(一時)가 되어서 추분(秋分)에 해당되니 합하면 90일이며 음기(陰氣)의 내려감이 4만 2천리로써 천지(天地)의 중간에 닿는 셈으로 이때에 양중(陽中)과 음반(陰半)의 비괘(否卦)가 되며 그 기(氣)는 더움이 변해서 서늘함이 되고 만물이 결실하는 가을이 되고 이 때부터 또다시 음기(陰氣)가 내려가서 음위(陰位)에 들어가고 또한 차차 내려가서 동지(冬至)의 날이 되니 모두 합하면 1백 80일이고, 내리는 전도(全度)가 8만 4천리로써 땅에 닿는 것이다. 이때에 음(陰)속에서 다시 일음(一陰)이 생기니 순음(純陰)의 곤괘(坤卦)가 되고 그 기(氣)가 서늘함이 변하여 차가움이 되고 겨울이 되는데 겨울은 만물을 거두어 들이는 때이니 허(虛)라고 한다. 〈悟眞〉

9. 천지와 인체(人體)의 방향일 때

황제(黃帝)가 묻기를「하늘의 서북이 모자라서 좌한(左寒)과 우량(右涼)하고 땅의 동남이 불만(不滿)해서 우열(右熱) • 좌온(左温)하니 그 이유가 어디에있는가」 기백(岐伯)이 답하기를「음양(陰陽)의 기(氣)가 높고 낮음과 크고 작음이 다른 것이니 동남(東南)은 양(陽)으로써 그 정(精)이 아래로 내려가 우열(右熱) • 좌온(左温)하고 서북(西北)은 음(陰)이니 그 정(精)이 위로 받들어서 좌한(左寒) • 우량(右涼)하는 것이다 그리하여 땅에 높고 낮음이 있고 기(氣)에 온량(温涼)이 있어 높은 곳은 기(氣)가 차고 낮은 곳은 기(氣)가 더운 때문에 한량(寒涼)의 독(毒)을 입으면 창(脹)이 되고 온열(温熱)의 독(毒)을 입으면 창(瘡)이 되는데 내리면 창(脹)이 낫고 땀을 내면 창(瘡)이 낫는 것이며 주리(腠理)는 개폐(開閉)의 이치와 대소(大小)의 차이(差異)가 있을 뿐이다.」〈內經〉

10. 사방의 적의(適宜)가 다를 때

내경(內經)에 말하기를「동쪽의 지역은 천지가 처음 생긴 곳이며 어염(魚鹽)의 지대로써 바다가 둘려 있기 때문에 주민들이 어류를 먹고 짠 것을 좋아하며 사는 것이 편안하고 음식이 아름다운데 서쪽의 지역은 금옥(金玉)과 사석(沙石)지대이니 천지의 수인(収引)하는 곳으로 주민들이 능거(陵居)하고 바람이 많으며 수토(水土)가 강해서 백성들이 옷을 입지 않고 먹기를 잘하여 기름지고, 북쪽은 천지의 막힌 지역으로 그 땅에 사람들이 구릉(丘陵)에 살고 바람이 거세며 얼음이 얼어 붙으니 평야에 머물고 유식(乳食)을 즐기며 남쪽의 지역은 천지가 장양(長養)하고 양(陽)이 극성(極盛)하니 땅이 낮고 수토(水土)가 약하며 노무(露霧)가 따스하며 사람들이 신 것을 좋아하고 부어(鮒魚)를 즐기며 가운데는 땅이 고르고 따뜻하며 천지가 만물을 길러주는 것이 번성(繁盛)하여 사람들이 잡식(雜食)을 즐기고 힘든 일이 적으니 성인(聖人)이 번잡(煩雜)을 합해서 치료하기를 각각 적선(適宜)하게 된다.」〈內經〉

11. 지리에 따라 수명(壽命)의 차이가 있을 때

황제(黃帝)가 묻기를「사람이 수명의 차(差)가 있는 것은 무슨 이유인가?」 기백(岐伯)이 답하기를「음정이 받들어주면 수하고 양정(陽精)이 내리면 요절(夭折)한다.」 풀이하면「음정(陰精)의 받드는 곳은 땅이 높고 양정(陽精)이 내리는 곳은 땅이 낮은 것이니 음방(陰方)에는 양(陽)이 망설(妄泄)되지 않고 한기(寒氣)가 밖에서 견지(堅持)하므로 사(邪)가 좀처럼 침입하지 못하고 정기(正氣)가 완강함으로 수(壽)가 길어지는 것이며, 양정(陽精)의 지

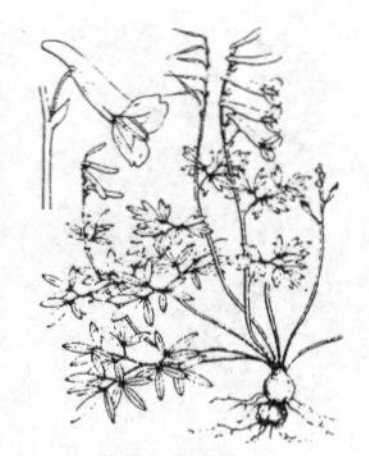
좀현호색

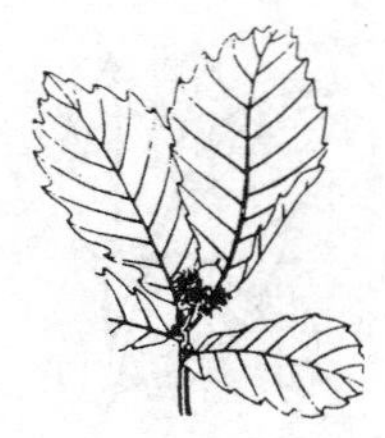
개떡갈

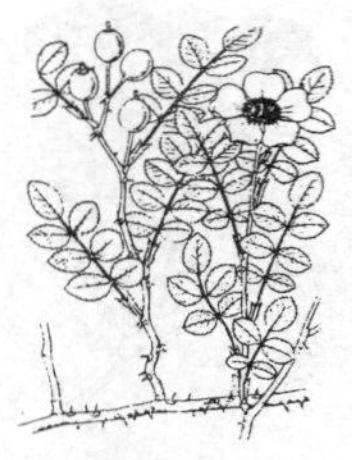
돌가시나무

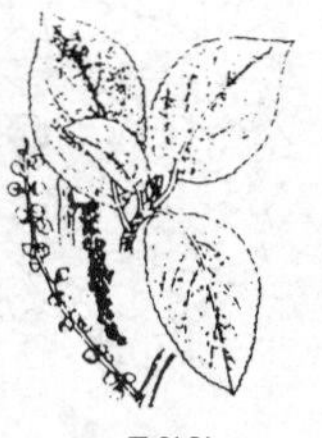
물황칠

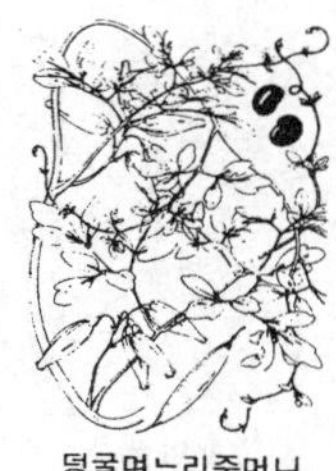
덩굴며느리주머니

방에는 양기(陽氣)가 모산(秏散)해서 발설(發泄)하는 것이 끝이 없어서 풍습(風濕)이 자주 적중하고 진기(眞氣)가 핍절(乏絶)되기 때문에 요절(夭折)이 많은 것은 사실을 통해서 잘 알 수 있는 것이다. 중국의 대릉(大陵)을 통해서 볼 때에 서북의 주민이 수(壽)하고 동남의 주민이 요절(夭哲)하니 이것이 수요(壽夭)의 큰 차(差)이다.」

황제(黃帝) 묻기를「일주(一州)의 풍토(風土)에 생화와 수요(壽夭)의 다른것은 무슨 까닭인가?」기백(岐伯)이 답하기를「높고 낮음의 이치로 지세(地勢)에 따른 것이다. 높은 땅은 음기(陰氣)가 치료하고 낮은 땅은 양기(陽氣)가 치료하는 것인데 양(陽)이 이기는 사람은 선천(先天)하고 음(陰)이 이기는 사람은 후천(後天)한다.」

황제(黃帝) 묻기를「수요(壽夭)의 차(差)가 있는 것은 무슨 이유인가?」기백(岐伯)이 답하기를「고지(高地)는 그 기(氣)가 수(壽)하고 저지(低地)는 그 기(氣)가 요(夭)하는 것은 땅의 대소(大小)가 다른 것이니 적은 지방(地方)은 적게 다르고 큰 지방(地方)은 크게 다른 것이다.」〈內經〉

12. 사방(四方)과 병치료(病治療)의 경우

동남방(東南方)은 산곡간(山谷間)의 지기(地氣)가 습열(濕熱)하니 병(病)이 자한(自汗)으로부터 나는 것이 많고 서북방(西北方)은 고조(高燥)하고 지기(地氣)가 한량(寒涼)하므로 땀이 발설(發泄)되지 않는 것으로 병(病)이 나는 것이며 중앙(中央)은 수토(水土)에 울(鬱)이 많으니 병(病)이 팽장(膨脹)하는 증(症)이 많으며 또 음식(飮食)과 거처(居處)의 부동(不同)도 병인(病因)이 된다. 〈入門〉

북방(北方)은 흙이 두텁고 물이 깊으니 수성(水性)은 침하(沈下)하며 인체(人體)가 실(實)하므로 치병(治病)에는 청량(淸涼)한 약을 많이 쓰고, 남쪽은 화(火)에 속하니 화성(火性)은 가볍고 불타는 것이니 인체가 허(虛)하면 병 치료에 온화한 약으로써 치료하는 것이다.

13. 오행의 생극(生剋)과 순역(順逆)일 경우

오행(五行)이란 금(金)·목(木)·수(水)·토(土)이고 상생(相生)이란 수(水)와 목(木)을 낳고 목(木)이 화(火)를 낳으며 화(火)가 토(土)를 낳고 토(土)가 금(金)을 낳으며 금(金)이 수(水)를 낳는 것이다.

상극(相剋)이란 수(水)가 화(火)를 극(剋)하고 화(火)가 금(金)을 극(剋)하며 금(金)이 목(木)을 극(剋)하고 목(木)이 토(土)를 극(克)하며 토(土)가 수(水)를 극(剋)하니 목(木)은 동쪽을 주관해서 봄에 응하고 화(火)는 남쪽을 주관하여 여름에 응하며 금(金)은 서쪽을 주관해서 가을에 응하고 수(水)는 북쪽을 주관하여 겨울에 응하며 토(土)는 가운데를 주관해서 긴 여름에 응한다. 하늘에 있으면 기(氣)가 되며 한(寒)·서(署)·조(燥)·습(濕)·풍(風)이 되고 땅에 있으면 형태를 이루어서 금(金)·목(木)·수(水)·화(火)·토(土)가 된다. 서로 낳는 것은 처음이고, 서로 이기는 것은 끝이며 모두 하늘의 성(性)에서 나온 것이다. 상극(相剋)이란 아들이 어머니를 위해서 복수(復讐)하는 것이니 목(木)이 토(土)를 극(剋)하는 데 토(土)의 아들이 금(金)인데 오히려 목(木)을 이기고 목(木)의 아들이 화(火)인데 오히려 금(金)인데 이기며 금(金)의 아들이 수(水)인데 오히려 화(火)를 이기고 화(火)의 아들이 토(土)인데 오히려 수(水)를 이기며 수(水)의 아들이 목(木)인데 오히려 토(土)를 이기는 것이다. 강한것이 약한 것을 치는 것은 토(土)가 목(木)을 얻어서 되는 것이고, 실(實)이 허(虛)를 이기는 것은 수(水)가 토(土)를 얻어서 끊어지는 것이며, 음(陰)이 양(陽)을 없애는 것은 화(火)가 수(水)를 얻어서 없애는 것이며, 열(烈)이 강(剛)을 적(敵)하는 것은 금(金)이 화(火)를 얻어서 녹고 단단한 것이 유연한 것을 제거하는 것은 목(木)이 금(金)을 얻어서 치는 것이다. 〈入式〉

14. 6기(六氣)가 화(化)할 경우

6기(六氣)의 화(化)라면 한(寒)·서(署)·조(燥)·습(濕)·풍(風)·화(火)를 말하는 것이다. 그러나 행(行)은 오(五)가 되며, 기(氣)가 6(六)이 되는 것은 군화(君火)·상화(相火)의 화(化)가 나누어 지기 때문이다. 목(木)의 화(化)를 풍(風)이라고 하여 봄을 주관하고 군화(君火)의 화(化)를 열(熱)이라고 하여 늦은 봄과 이른 여름을 주관하며 상화(相火)의 화(化)를 조(燥)라고 해서 가을을 주관하며 수(水)의 화(化)를 한(寒)이라고 하여 겨울을 주관하며 토(土)의 화(化)를 습(濕)이라고 하여 긴 여름은 6월을 말한다. 〈入式〉

15. 기후(氣候)의 차이(差異)가 있을 경우

대부분 사시한훤(四時寒暄)의 차례에 6기(六氣)가 사화(司化)하는 령(令)을 더하면 해마다 각각 달라지는 것

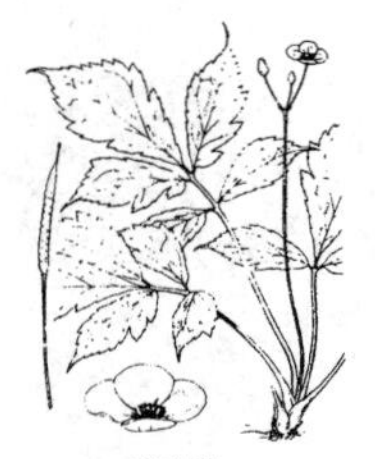
매미꽃

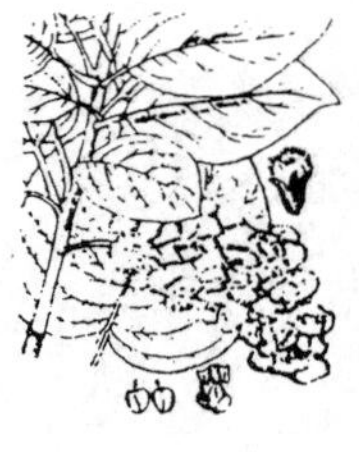
황 철

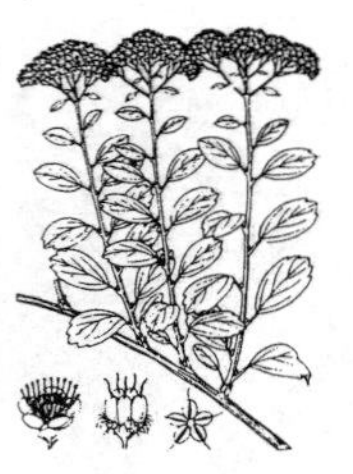
갈기조팝나무

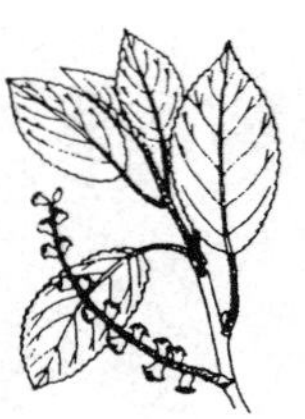
털황철

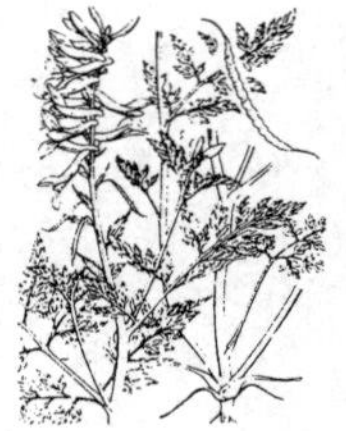
산괴불주머니

이다. 봄은 따뜻하고 여름은 덥고 가을은 서늘하고 겨울은 추운 것이 천지의 정기(正氣)인데 혹시 객(客)이 주위(主位)를 행(行)하면 저절로 순역(順逆)과 음승(淫勝)의 이상이 생기고 기후에 차이(差異)가 생겨서 일정한 이론을 내리지 못한다. 음양사시(陰陽四時)의 기후(氣候)가 중월(仲月)에 비롯하여 계월에 성하기 때문에 경(經)에 말하기를「30도(三十度)를 차하고 또 기(奇=좀 남은 것)가 있다.」고 하였다. 또「기령(氣令)의 성쇠(盛衰)의 쓰임이 사추(四維)에 있기 대문에 양(陽)이 움직이는 것은 온(温)에서 시작하여 서(暑)에 성하고 음(陰)이 움직이는 것은 맑음에서 시작하여 차거움에 성하며 춘•하•추•동이 각각 차(差)되는 분(分)이 있다.」고 한 것이 바로 그것이다. 사추(四維)란 진(辰)•술(戌) 축(丑)•미(未)의 사계월(四季月)이며 대개 춘기(春氣)는 2월에 시작하여 3월에 성서(盛署)하고 추기(秋氣)는 8월에 시작하여 9월에 성량(盛涼)하고 동기(冬氣)는 11월에 시작하여 12월에 성한(盛寒)하니 이것으로 보아서 기(氣)의 차이가 있는 것은 명확하다. 그러나 5월의 하지(夏至)에 음기(陰氣)가 나는데 오히려 큰 열이 있고 11월의 동지(冬至)에 양기(陽氣)가 나는데 오히려 크게 차가운 것은 기(氣)가 밑에서 나와 위로 올라가기 때문에 음(陰)이 나면 양(陽)이 올라서 더욱 더운 것이고, 양(陽)이 나면 음(陰)이 올라서 더욱 차가와지는 이치는 여름 우물의 청량(淸涼)한 것과 겨울 우물의 온화(温和)한 것에 시험해 보면 알 수 있다. 〈入式〉

16. 십간(十干)일 때

십간(十干)이란 것은 동쪽의 갑(甲)•을(乙) 남쪽의 병(丙)•정(丁) 서쪽의 경(庚)•신(辛) 북쪽의 임(壬)•계(癸) 가운데의 무(戊)•기(己)의 오행(五行)의 자리를 말한 것이다. 갑(甲)•을(乙)의 자리는 목(木)으로 봄의 령(令)을 행하고, 병(丙)•정(丁)의 자리는 화(火)로써 여름의 영(令)을 행하며 무(戊)•기(己)의 자리는 토(土)로써 사계절을 주행(周行)하고 경(庚)•신(辛)의 자리는 금(金)이니 가을의 영(令)을 행하며 임(壬)•계(癸)의 자리는 수(水)이며 겨울의 영(令)을 행한다. 경(經)에 말하기를「하늘에 십간(十干)이 있는데, 간(干)이 여섯번 마쳐지면 주갑(周甲)이 된다.」는 것이 바로 이것이다. 역시 천지의 수(數)이기 때문에 갑(甲)•병(丙)•무(戊)•경(庚)•임(壬)•이 양(陽)이 되고, 을(乙)•정(丁)•기(己)•신(辛)•계(癸)가 음(陰)이 되며 오행(五行)이 각각 일음일양(一陰一陽)이 되는 고로 십간이(十干)이 있다. 〈入式〉

17. 십이지(十二支)의 경우

십이지(十二支)란 것은 자(子)•축(丑)•인(寅)•묘(卯)•진(辰)•사(巳)•오(午)•미(未)•신(申)•유(酉)•술(戌)•해(亥)이다. 자(子)는 일양(一陽)이 처음 아는 시작이니 11월의 진(辰)이요, 축(丑)은 12월의 진(辰)이며, 인(寅)은 5월(五月)의 진(辰)이요, 묘(卯)는 일승(日昇)의 시(時)이니 2월(二月)의 진(辰)이며, 진(辰)은 5월(五月)의 진(辰)이요, 미(未)는 6월의 진(辰)이고, 신(申) 7월의 진(辰)이며, 유(酉)는 해가 넘어가는 시(前)이니 8월의 진(辰)이고, 술(戌)은 9월의 진(辰)이며, 해(亥)는 10월의 진(辰)이다. 갑(甲)의 간(干)은 천(天)의 오행을 일음(一陰)•일양(一陽)으로 말한 것이고, 자(子)의 지(支)는 지(地)의 방우(方隅)로써 말한 것이다. 그리하여 자(子)•인(寅)•오(午)•신(申)은 양(陽)이 되고 묘(卯)•사(巳)•유(酉)•해(亥)는 음(陰)이 되는 것이며, 토(土)는 사추(四維)에 있어서 사계절의 미(未)을 주관하고 또 토(土)와 사(四)가 있으니 진(辰)•술(戌)에 양(陽)이 되며, 축(丑)•미(未)가 음(陰)이 되기 때문에 그 수가 틀리는 것이다. 합해서 말하면 10이 12를 나누어서 한가지 60일을 되게하고 다시 66으로써 세(歲)가 되는 것이니 경(經)에 말하기를「하늘에 66의 마디가 있어서 일세(一歲)를 만든다.」는 것이 바로 그것이다. 〈入式〉

18. 사시(四時)와 기후(氣候)일 때

경(經)에 말하기를 5일을 후(候), 3후(三候)를 기(氣)라 하고 6기(六氣)를 시(時)라 하고 사시(四時)를 세(歲)라 하니 언제나 5알민에 1후(一候)가 응하기 때문에 3후(三候)가 1기(一氣)를 만드는 것인데 15일이 되는 것이고, 3기(三氣)가 1절(一節)을 만든다 절(節)이란 입춘(立春)•춘분(春分)•입하(立夏)•하지(夏至)•입추(立秋)•추분(秋分)•입동(立冬)•동지(冬至)의 8절(八節)을 말하는 것이다. 38은 24기로써 사시(四時)로 나누어 주관하니 1세(一歲)가 되며, 봄과 가을을 시(時)이라고 하는 것은 음양(陰陽)과 한훤(寒暄)의 기(氣)가 여기에서 나눠지기 때문이고, 여름과 겨울을 지(至)라고 하는 것은 음양(陰陽)이 여기에서 극(極)한데 이른다는 것이다. 하지(夏

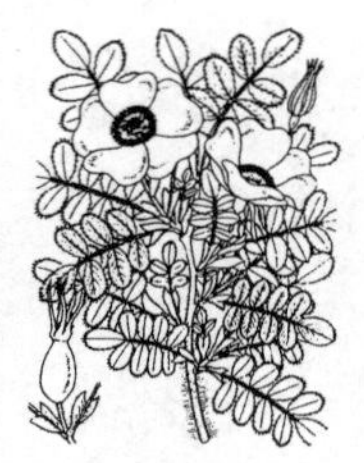
흰인가목

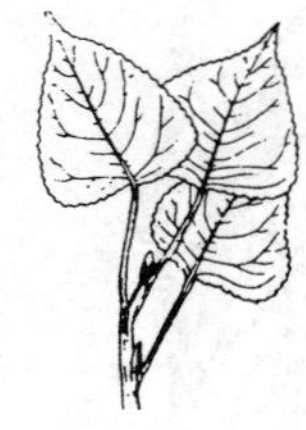
미 류

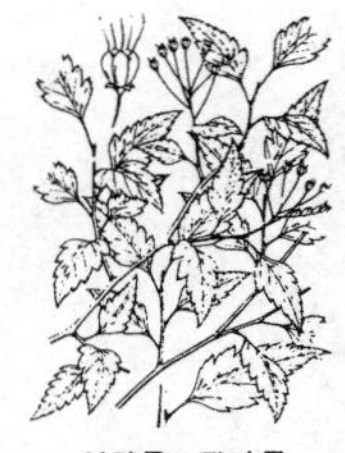
인가목조팝나무

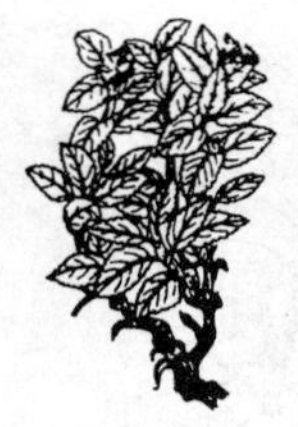
매자버들

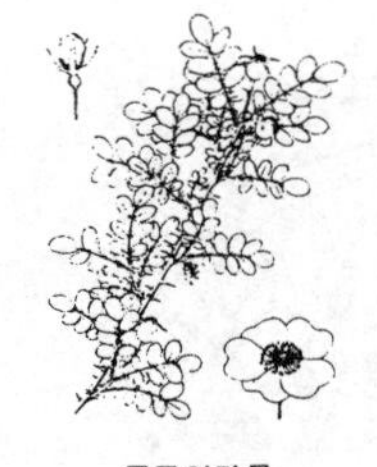
둥근인가목

至)는 해가 길어서 60각이 되는데 양(陽)이 여기에서 극(極)하고 동지(冬至)는 해가 짧아서 40각이 되는데 음이 여기에서 극(極)하기 때문에 경(經)에 말하기를 분(分)은 기(氣)가 다르고 지(至)는 기(氣)가 같다는 것은 이것을 나타내는 것이다. 〈入式〉

19. 천지(天地)와 6기(六氣)일 경우

경(經)에 말하기를「천지(天地)가 기(氣)를 합(合)하고 6절(六節)이 나눠져 만물이 화생(化生)한다.」고 했으니 지(地)의 기(氣)는 조용하면서 정상이고 천(天)의 기는 움직이고 변하는 것이며 6기(六氣)가 근원은 같아도 실마리가 다른 것은 대부분 하늘의 기(氣)가 소음(少陰)에 시작해서 궐음(厥陰)은 종(終)이라는 것이 바로 그것이고, 땅의 기(氣)는 궐음목(厥陰木)에 시작해서 태양수(太陽水)에 끝이 되니 현명(顯明)의 우(右)는 군화(君火)의 위(位)라는 것이 그 실마리인 것이다. 그 같지 않은 실마리는 즉 천진곤원(天眞坤元)의 2기(二氣)가 서로 인잉(因仍)해서 만들어지기 때문에 천(天)의 6원기(六元氣)가 지(地)의 12지(十二支)와 합하며 오행(五行)의 정화(政化)로써 대화하여 그 실마리를 삼는 것이니 소음(少陰)은 자(子)•오(午)를 맡도 태음(太陰)은 축(丑)•미(未)를 맡으며 소양(少陽)은 인(寅)•신(申)을 맡고 양명(陵明)은 묘(卯)•유(酉)를 맡으며 태양(太陽)은 진(辰)•술(戌)을 맡고 궐음(厥陰)은 사(巳)•해(亥)를 맡으므로 천기(天氣)의 시작과 끝이 이와 같은 것이고 지(地)의 6기(六氣)가 천(天)의 사시(四時)와 합해서 풍(風)•열(熱)•서(署)•습(濕)•조(燥)•한(寒)이 그 단서가 되는 것이기 때문에 궐음(厥陰)의 풍목(風木)이 봄을 주관하고 소음(少陰)의 군화(君火)가 늦은 봄과 초여름을 주관하며 소양(少陽)의 상화(相火)가 여름을 주관하고 태음(太陰)의 습토(濕土)가 긴 여름을 주관하며 양명(陽明)의 조금(燥金)이 가을이 주관하고 태양(太陽)의 한수(寒水)가 겨울을 주관하니 지기(地氣)의 처음과 끝이 이와 같을 뿐이다. 〈入式〉

20. 6기(六氣)와 시일(時日)이 교합될 경우

내경(內經)에 말하기를「현명(顯明)의 우(右)는 군화(君火)의 위(位)라.」하였으니 현명(顯明)한 것을 일이라 한 것은 바로 묘위(卯位)인 것이고, 우화(右火)의 우(右)에서 한걸음을 걸어가면 목기로 치료해서 다시 한걸음을 가면토기(土氣)로 치료하며 다시 한걸음을 가면 수기(水氣)로 다스리고 다시 한걸음을 가면 금기(金氣)로 치료하며 다시 1걸음을 가면 목기.(木氣)로 치료하는 것은 바로 6기(六氣)의 주위(主位)인 것이다. 12월 중기(中氣)의 대한일(大寒日)로 부터 목(木)의 초기를 교합시키고 다음 2월 중기(中氣)의 춘분일(春分日)이 되면서 군화(君火)의 2기(二氣)를 교합시키며 다음 4월 중기(中氣)의 소만일(小滿日)이 되면 상화(相火)의 삼기(三氣)를 교합시키고 다음 6월중기의 대서일(大署日)에는 토(土)의 사기(四氣)를 서로 합치며(交合)다음 8월 중기(中氣)의 추분일에 금(金)의 오기(五氣)를 서로 합치고 다음 10월 중기(中氣)의 소설일(小雪日)에 수(水)의 육기(六氣)를 서로 합치는데 매 기(氣)마다〔기(氣)가 바로 보(步)이다〕각각 60일 67각 반을 주관(主管)의 상기(常紀)에 기(氣)가 응하는 것이 틀리는 것은 하늘의 음양(陰陽)이 있어서 움직이고 쉬지 않는 것이니 사천(司天)과 재천(在天)에서 좌우 사간(四間)이 바로 그것이다.

돌아가서 그 위에 있으니 이름을 객기(客氣)라 하는 데 객기(客氣)가 한 해(歲)속의 천명(天命)을 행하니 천명(天命)이 닿는 곳에 역시 한(寒)•서(署)•조(燥)•습(濕)•풍(風)•화(火)의 화(化)인 주기(主氣)가 있으니 당연히 객(客)의 천명(天命)을 삼가 받들어야 된다. 객(客)이 이기면 복종하고 주(主)가 이기면 배반하여 2사람이 이기는 일은 있어도 갚음은 없는 것이다. 〈入式〉

21. 주기(主氣)일 경우

지기(地氣)가 조용해서 자리를 지키면 봄이 따뜻하며 여름이 덥고 가을이 서늘하고 겨울이 찬 것이 매해마다 정상인 것이다. 궐음목(厥陰木)이 초기(初氣)가 된다는 것은 마침내 춘기(春氣)가 시작될 때에 목(木)이 화(火)를 낳기 때문에 소음군화(小陰君火)가 뒷받침이 되고 화(火)를 낳기 때문에 소음군화(小陰君火)가 뒷받침이 되고 화(火)가 토(土)를 낳기 대문에 태음토(太陰土)가 뒷받침을 하며 토(土)가 금(金)이 수(水)를 낳기 때문에 태양수(太陽水)가 뒷받침 하는 것인데 목(木)이 초기(初氣)로 되며 춘분(春分)전에 60일유기(六十日有奇)를 주관해서 두건(斗建)의 축정(丑正)에서 묘(卯)의 속에 닿으면 천도(天度)가 이곳에 와서풍기(風氣)를 행하고 군화(君火)가 2기(二氣)로 되면서 춘분전60일유기(六十日有奇)를 주관하고 두건(斗建)의 묘정(卯正)에서 사(巳)의 속에

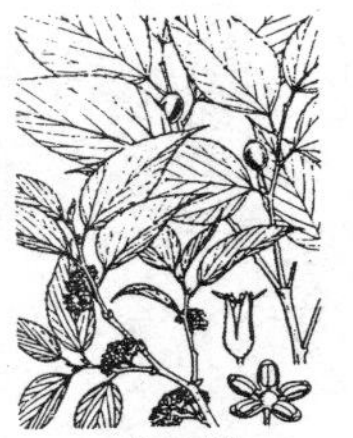
푸조나무

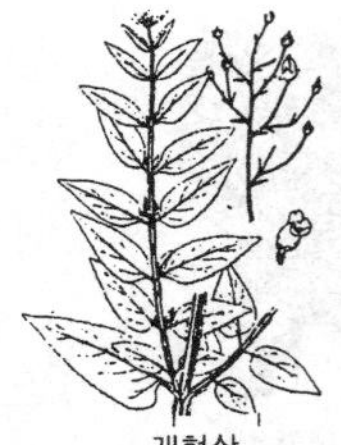
개현삼

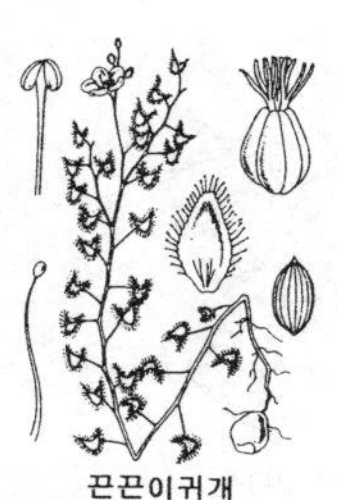
끈끈이귀개

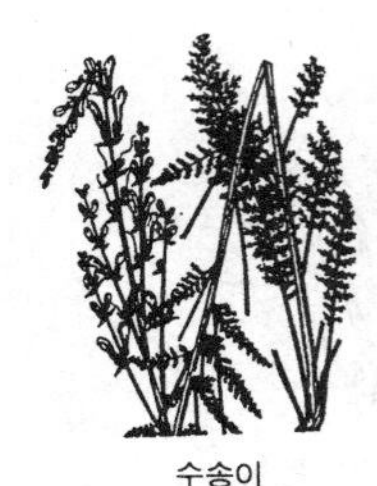
수송이

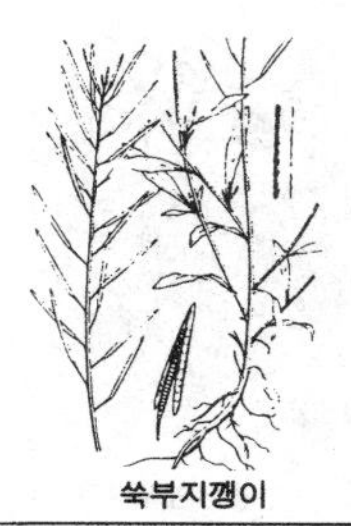
쑥부지깽이

닿으면 천도(天度)가 이곳에 와서 훤숙(暄淑)을 움직이고 서로 변하여 3기로 되어서 하지(夏至)앞 뒤 각 30일유기(三十日有奇)를 주관하며 두건(斗建)의 사정(巳正)에서 미(未)의 속에 닿으면 천도(天度)가 이곳에 와서 담열(炎熱)을 움직이고 토(土)가 사기(四氣)가 되어서 추분(秋分)전에 60일유기를 주관하고 두건(斗建)의 미정(未正)에서 해(亥)의 속에 닿으며 천도(天度)가 이곳에 오면 운우가 되어서 습열(濕熱)이 생기고 금(金)이 오기(五氣)가 되어 추분뒤 60일유기를 주관하며 유정두건(酉正斗建)에서 해(亥)의 속에 닿으면 천도(天度)가 이곳에 맑은 기(氣)가 통하며 만물이 모두 마르고 수(水)가 육기로 되어 동지 앞 뒤 각 30일유기를 주관하고 두건(斗建)의 해정(亥正)에서 축(丑)의 속에 닿으면 천도(天度)가 이곳에 한기(寒氣)를 통하게 된다. 〈入式〉

22. 객기(客氣)일 때

소음(小陰)•태음(太陰)•소양(少陽)•양명(陽明)•태양(太陽)•궐음(厥陰)이 천(天)의 6기(六氣)가 되니 6기(六氣)란 객(客)을 말한다. 이 객기(客氣)가 지(地)의 6기(六氣)의 가는 위에 널리 퍼뜨리며 기(氣)가 변하여 틀리는 상태가 생겨나며 6기(六氣)가 상•하•좌•우로 갈라져서 천명(天命)의 12지를 움직이고 절령(節令)과 시일(時日)을 나누어 지(地)의 변화를 시켜서 위 아래가 서로 불러서 한(寒)•서(暑)•조(燥)•습(濕)•풍(風)•화(火)가 사시(四時)의 기(氣)와 틀리는 까닭은 서로가 임하는 것이 똑같지 않은 때문으로 소음(少陰)은 자오(子午)를 맡고 태음(太陰)은 축미(丑未)를 맡고 소양(少陽)은 인신(寅申)을 맡골 양명(陽明)은 묘유(卯酉)를 맡고 태양(太陽)은 진술(辰戌)을 맡고 궐음(厥陰)은 기해(己亥)를 맡으니 단지 연율(年律)을 가지고 그 해의 사천촉(司天數)을 일으켜서 되는 것이 사천(司天)이 되고 서로 대하는 1기(一氣)가 재천(在泉)이 되며 남은 기(氣)가 좌우의 간용(間用)이 되고 재천(在泉)뒤의 1기(一氣)가 초기(初氣)로 되어서 60일 67각반을 주관하며 함께 하늘에 닿으니 3기(三氣)가 되어서 상반년(上半年)을 통하여 주관하는 것이며, 재천(在泉)에 닿으면 6기(六氣)로 되어서 하반년(下半年)을 주관하니 대서(大書)날로 부터 하반년(下半年)을 주관하게 된다. 〈入式〉

23. 표(標)와 본(本)일 때

삼음(三陰)과 삼양(三陽)은 하늘의 6기(六氣)니 표(標)가 되고 수(水)•화(火)•목(木)•금(金)•토(土)는 땅의 오행(五行)으로 본(本)이 되며 대부분 태음의 습토(濕土)와 소양(少陽)의 상화(相火)가 표본이 되어서 같이 소음(少陰)의 군화(君火)와 태양(太陽)의 한수(寒水)에 닿으면 음양(陰陽)과 한열(寒熱)이 서로 틀리기 때문에 사람의 뜻대로 아무렇게나 이름짓기가 힘드는 것이다. 고금(古今)의 의론을 종합해 보면 양은 순조롭게 가고 진전이 있는 것을 성(盛)이라고 하니 태양(太陽)을 먼저해서 소양(少陽)을 뒤로하고 음(陰)은 역행(逆行)하여 퇴보(退步)되는 것을 성(盛)이라 했으니 소음(少陰)을 먼저하고 태음(太陰)을 뒤로 하는 것이다.

군화(君火)가 오(午)에 돌아가게 되니 오(午)라는 것은 일음(一陰)이 나는 자리가 되어 화(火)가 본래는 더운 것으로서 그 기(氣)가 음(陰)의 시작하는 곳에 도달하기 때문에 표본(標本)이 다르고 군화(君火)가 소음(少陰)에 속하게 되는 것이며, 수(水)는 북방의 자(子)에 있는 것이 된다.

자(子)란 일양(一陽)이 나는 자리며, 수(水)가 본래는 찬 것인데 그 기(氣)가 양(陽)이 나는 처음에 당(當)하기 때문에 표본(標本)이 틀리고 한수(寒水)가 태양(太陽)에 속하는 것이니 토(土)는 서남추미(西南維未)의 자리로써 긴 여름의 달에 응하며 미(未)는 바로 오(午)의 다음이 되니 토(土)를 태양(太陽)이라 하고 상화(相火)란 인(寅)을 맡았으니 인(寅)은 바로 축(丑)의 다음인 것이니 상화(相火)를 소양(少陽)이라 하며 목(木)은 자리가 동쪽의 진(震)에 있기 때문에 사람에 있어서 간(肝)을 주관하는데 간(肝)은 음(陰)이 물러가지 않아도 저절로 나고 양장(陽臟)이 격하(膈下)에 있어도 음(陰)의 자리에 있으니 비단 음(陰)만을 기다리고 나는 것은 아니니 궐음(厥陰)에 속하는 것이며, 금(金)은 자리가 서쪽의 태(兌)에 있으니 사람에 있어서 폐(肺)를 주관하고 폐(肺)는 화개(華蓋)가 되니 비록 음장(陰臟)이 격하(膈下)에 있다해도 양(陽)의 자리에 있으니 금(金)은 반드시 양(陽)을 기다렬 일어나기 때문에 이것은 양명(陽明)에 속하게 되는 것이다. 〈入式〉

24. 음양(陰陽)이 서로 차착(差錯)할 때

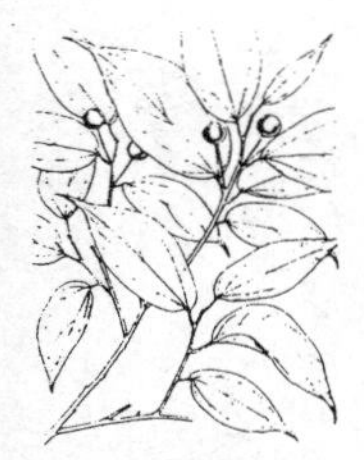
좀풍게나무

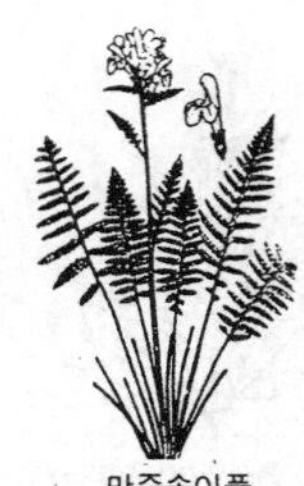
만주송이풀

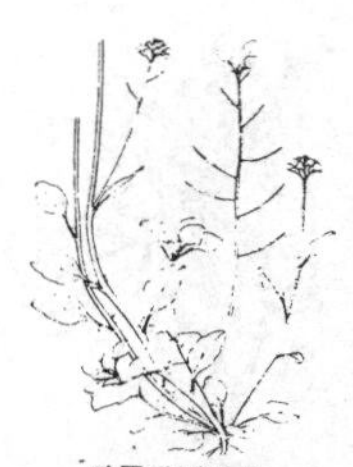
자주장대나물

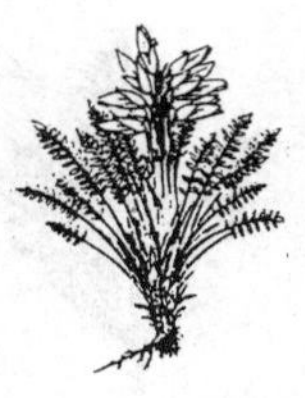
바위송이

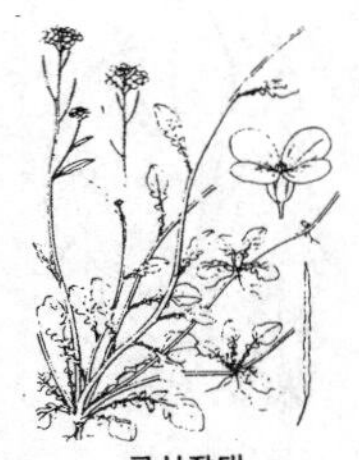
큰산장대

하늘에 음양(陰陽)이 있고 땅에도 역시 음양(陰陽)이 있으며 이것이 위 아래가 서로 임하고 있는 것이다. 천기(天氣)가 움직여서 쉬지 않기 때문에 오장(五臟)에만 우천(右遷)하고 지기(地氣)가 조용하여 자리를 지키기 때문에 6기(六期)에만 환회(還會)가 되고 있는데 천기(天氣)가 군화(君火)에 가(加)하지 않으면 오세(五歲)에만 일기(一氣)를 남겨서 상화(相火)의 위에 우천(右遷)하니 군화(君火)가 세(歲)를 세우고 못하기 때문에 그런 것이다. 땅의 기(氣)가 오세(五歲)에 일주(一周)하고 천(天)의 기(紀)는 6기(六氣)에 일비하니 오세(五歲)에 일주(一周)해서 간(干)이 지(支)에 가(加)하여 자(緒)와 함께하여 같으니 음양(陰陽)이 서로 차착(差錯)하고 아래 위가 서로 타(乘)서 그의 기(紀)를 틀리게 하는 것이 된다. 56으로써 서로 합하니 30년이 되고 일기(一紀)는 60년이 되는 것이다. 〈入式〉

25. 오음(五音)이 크고 작을 때

오행(五行)의 운행(運行)이 갑(甲)과 기(己)는 토(土)이고 을(乙)고라 경(庚)은 금(金)이며, 병(丙)과 신(辛)은 수(水)이고, 정(丁)과 임(壬)은 목(木)이며, 무(戊)와 계(癸)는 화(火)이고, 갑(甲)과 병(丙)•무(戊)•경(庚)•임(壬)은 양(陽)이 되며, 을(乙)•정(丁)•기(己)•신(辛)•계(癸)는 음(陰)이 되는 것이니 양년(陽年)을 만나면 기(氣)가 왕성해서 태과(太過)하고 음년(陰年)을 만나면 기(氣)가 쇠약해서 불급(不及)하는 것이다.

대각(大角)은 육임년(六壬年)을 이르는 것이고 대징(大徵)은 육무(六戊)년을 이르며 대궁(大宮)은 육갑(六甲)년을 이상의 이르는 것이다. 또한 대상(大商)은 육경(六庚)년을 이르며 대우(大羽)는 육병(六丙)년을 이르는 것이니 이상의 오운(五運)이 각각 오육(五六)년으로 즉 563십의 양년(陽年)이 되는 것이다.

소각(少角)은 육정(六丁)년을 이르는 것이고, 소징(少徵)은 육계(六癸)년을 말하며 소궁(少宮)은 육기년(六己年)을 이르고 소상(少商)은 육을년(六乙年)을 이르며 소우(少羽)는 육신년(六辛年)을 이르는 것이니 이상의 오운(五運)이 각각 6년을 주관한다는 바로 563십의 음년(陰年)이 되는 것이다. 군화(君火)와 상화(相火)및 한수(寒水)를 언제나 양년사천(陽年司天)이라 하고 습토(濕土)와 조금(燥金)및 풍목(風木)을 언제나 음년사천(陰年司天)이라고 하는데 그 오대(五大)와 오소(五少)및 세(歲)의 기(紀)가 틀리는 것은 대부분이 서로 만나고 만나지 않는데 기인하는 것이다. 〈入式〉

26. 오운(五運)과 기운(紀運)일 때

십간(十干)속의 오음(五陰)과 오양(五陽)으로 오운(五運)의 태과(太過)와 불급(不及)을 세워 만들어서 서로 타(乘)게 하니 결국은 갑(甲)과 기(己)의 합함이고, 을(乙)과 경(庚)의 합함이며, 병(丙)과 신(辛)의 합함과 정(丁)과 임(壬)의 합함이며, 무(戊)와 계(癸)가 합한 것이 그것이다. 양년(陽年)을 태과(太過)라 하고 음년(陰年)을 불급(不及)이라 하며 평기(平氣)의 세(歲)에는 미리 기(紀)하지 못하고 그 행의 진(辰)•일(日)•시간(時干)으로 법(法)에 따라 퇴산(推算) 되는 것이다.

목운(木運)의 대각세(大角歲)를 발생(發生)이라 하고(太過), 소각세(少角歲)를 위화(委和)라 하며(不及) 정각세(正角歲)를 촉화(敷和)라 하며(平氣), 화운(火運)의 대징세(大徵歲)를 혁희(赫曦)라 하고 태과(太過), 정징세(正徵歲)를 승명(昇明)이라 하고 평기(平氣), 토운(土運)의 대궁세(大宮歲)를 돈부(敦阜)라 하며 태과(太過), 소궁세(少宮歲)를 비감(卑監)이라 하고 불급(不及), 정궁세(正宮歲)를 비화(備化)라 하며 평기(平氣), 금운(金運)의 대상세(大商歲)를 견성(堅成)이라 하고 태과(太過), 소상세(少商歲)를 종혁(從革)이라 하며 불급(不及), 정상세(正商歲)를 심평(審平)이라 하고 평기(平氣), 수운(水運)의 대우세(大羽歲)를 유행(流行)이라 하며 태과(太過), 소우세(少羽歲)를 고류(涸流)라 하고 불급(不及), 정우세(正羽歲)를 순정(順靜)이라 하여 평기(平氣), 각각 기(紀)하는 것인데 기(氣)의 고른 것은 바르게 하는 것과 같아서 과(過)와 불급(不及)이 없는 것이다. 〈入式〉

27. 세중(歲中)과 오운(五運)일 때

땅의 육위(六位)가 사시(四時)로 나누어 주재(主宰)하고 하늘의 오운(五運)이 역시 상생(相生)하여 세(歲)의 도(度)를 끝마친다. 매운(每運)이 각각 73일 15각을 주재(主宰)해서 오운(五運)의 기(氣)를 다하면 365일 25각 되어 한가지로 1세(一歲)의 대운(大運)을 되게 하고 주장(主將)이 되는 것이며, 세(歲)의 주운(主運)은 위 아래 때문에 크고 작음의 오음(五音)이라고 하는 것이다. 혹시 그 해가 목합(木合)이면 대각(大角)에서 아래로 나기 때문에 초정(初正)이라고 하는데 대각목(大角木)이 소징화

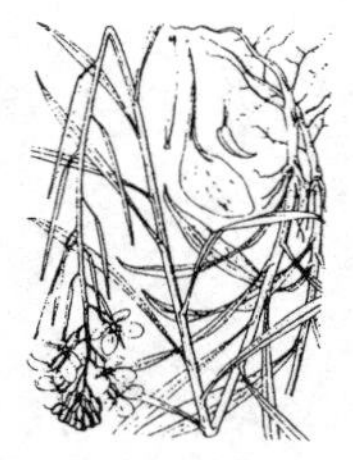
부지깽이나물

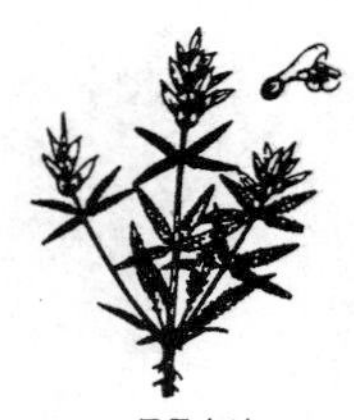
구름송이

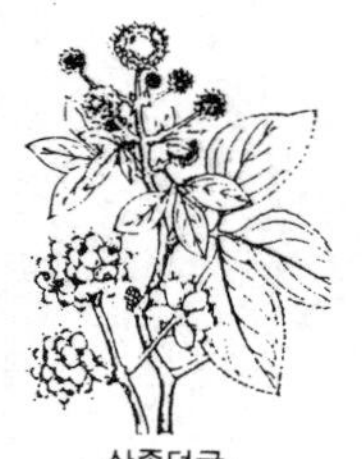
산종덩굴

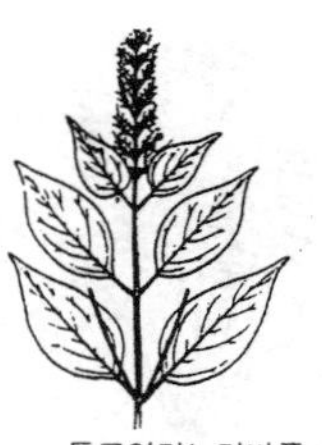
둥근잎며느리바풀

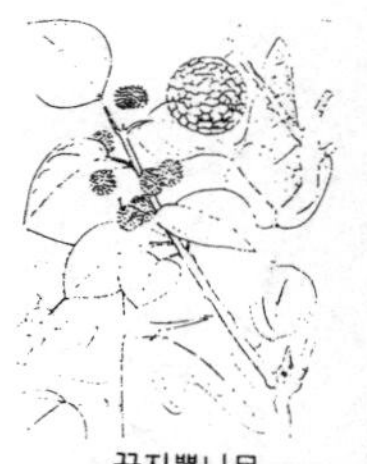
꾸지뽕나무

(少徵火)를 낳고 소징화(少徵火)가 대궁토(大宮土)를 낳으며 대궁토(大宮土)가 소상금(少商金)을 낳고 소상금(少商金)이 대우수(大羽水)를 낳으니 종〔終 : 계(癸)〕이 되는 것이고, 혹시 그 해의 소궁(少宮)이 대운(大運)의 위 아래 때문에 소궁토(少宮土)의 위에 화(火)가 보이니 대징(大徵)이라 하며 대징화(大徵火)의 위에 목(木)이 보이므로 소각(少角)이라고 하는 것이며 주운(主運)이 소각(少角)에서 일어나 처음이 되고 소우수(少羽水)에 닿아서 끝이 되는 것이다.

목(木)이 초(初)의 운(運)이 되어 대한일(大寒日)에 바뀌고 화(火)가 2의 운(運)이 되어서 춘분(春分) 뒤 13일에 바뀌고 토(土)가 3의 운(運)이 되어서 소만뒤 25일에 바뀌면 금(金)이 4의 운(運)이 되어서 대경(大庚) 뒤 37일에 바뀌고 수(水)가 5의 운(運)이 되어서 추분(秋分) 뒤 49일에 바뀌니 이것이 바로 일세(一歲)의 주운(主運)에 크고 작음의 다른데가 있는 것이다.

28. 남정(南政)과 북정(北政)일 때

육기(六氣)는 군화(君火)로 존(尊)을 삼고 오운(五運)은 습토(濕土)로 존(尊)을 삼기 때문에 갑을(甲乙)의 토운(土運)이 남정(南政)이 되는 것이다. 대부분 토(土)는 성수(成數)로서 금(金) • 목(木) • 수(水) • 화(火)를 관(貫)해서 자리가 중앙에 있고 군존(君尊)이 남면(南面)해서 령(令)을 행하면 나머지 사운(四運)이 신(臣)이 되어서 북면(北面)하여 영(令)을 행하면 받는다. 사람의 맥도 이와 같으니 갑(甲) • 기(己)의 세(歲)에 토운(土運)이 남면(南面)하게 되는데 맥(脈)을 말하면 촌(寸)은 남(南)에 있고 척(尺)은 북(北)에 있어 소음(少陰)과 사천(司天)의 양촌(兩寸)이 응하지 않고 소음(少陰)과 재천(在泉)의 양척(兩尺)이 응하지 않으며 을(乙) • 병(丙) • 정(丁) • 무(戊) • 경(庚) • 신(辛) • 임(壬) • 계(癸)의 세(歲)에 사운(四運)이 북면(北面)하니 맥(脈)을 말하면 촌(寸)은 남에 있고 척(尺)은 남에 있으며 소음(少陰)과 사천(司天)의 양촌(兩寸)이 응하지 않고 소음(少陰)과 재천(在泉)의 양촌이 응하지 않으니 남(南)으로써 위를 삼고 북(北)으로써 아래를 삼으니 마치 남자가 상면(商面)해서 기(氣)를 받아 척맥(尺脈)이 계속 약하고 여자가 북면(北面)해서 기(氣)를 받으니 척맥(尺脈)이 계속 왕성하는 이치와 같은데 그 음기(陰氣)가 밑으로 잠기니 응하지 않는다.

육기(六氣)의 자리는 소음(少陰)이 속에 있고 궐음(厥陰)과 사천(司天)및 재천(在泉)이 당연히 오른쪽에 있어야 할 것이니 오른쪽이 응하지 않고 태음(太陰)과 사천(司天) • 좌천(在天)이 당연히 왼쪽에 있어야 할것이니 왼쪽이 응하지 않는 다는 것은 남정(南政) 때문에 척(尺)과 촌(寸)을 말하기 때문이다. 혹시 손을 엎어서 진찰해 보면 음(陰)이 밑에서 잠기니 오히려 잠긴 것이 되고 작은 것이 크게 되니 이것을 가지고 구분 하면 된다. 〈入式〉

남정(南政)은 갑기(甲己)가 임하는 세(歲)에는 사천(司天)과 재천(在泉)이 단지 군화(君火)만 보이니 위에 있는 것은 위가 응하지 않고 밑에 있는 것은 밑에서 응하지 않으며 북정(北政)은 단지 군화(君火)가 위에 있으면 밑에서 응하지 않고 밑에 있으면 위에서 응하지 않으며 왼편에 있으면 오른편이 응하지 않고 오른편에 있으면 왼편이 응하지 않아서 당연히 잠긴것이 들뜨고 당연히 뜬 것이 잠기는 것이다.

남정(南政)은 앞을 왼편을 삼고 뒤를 오른편으로 삼는 것은 군(君)이고, 북정(北政)은 앞을 오른편으로 삼고 뒤를 왼편으로 삼는 것은 신(臣)이다. 〈東垣〉

29. 육기(六氣)가 승제(承制)할 때

내경(內經)에 말하기를「상화(相火)의 아래를 수기(水氣)가 이어주고 수위(水位)의 아래를 토기(土氣)가 이어주며 토위(土位)의 아래를 풍기(風氣)가 이어주고 풍위(風位)의 아래를 금기(金氣)가 이어주며 금위(金位)의 아래를 화기(火氣)가 이어주고 군화(君火)가 이어주며 군화(君火)의 아래를 음정(陰精)이 이어주는 것은 무슨 까닭인가?」라고 제(帝)가 물으니 지백(岐伯)이 답하기를「항(亢)하면 해롭고 승(承)이 이에 제하며 제(制)가 생(生)하면 화(化)해서 밖으로 성쇠를 나열하여 해하면 생화(生化)를 패란(敗亂)해서 큰 병이 된다」고 하였다.

왕안도(王安道)가 말하기를, 「현명(顯明)의 우(右)로부터 군화(君火)가 다스린다는 십오구(十五句)는 육절(六節)의 다스리는 위(位)를 말한 것이요, 상화(相火)의 하(下)로부터 음정(陰精)이 잇는다는 십이구(十二句)는 지리(地理)가 세기(歲氣)에 응(應)하는 것을 말함이니 항(亢)하면 해(害)하고 승(承)이 이에 제(制)한다는 이구(二句)는 그 허물을 억제하는 것을 말한 것이요, 제가 생하면 화(化)하고 대병(大病)을 생화(生化)한다는 사구(四句)는 제(制)의 상(常)이 있는 것과 제(制)의 변(變)이 없는 것을 말한 것이다. 승(承)이란 것은 수(隨) 즉 따

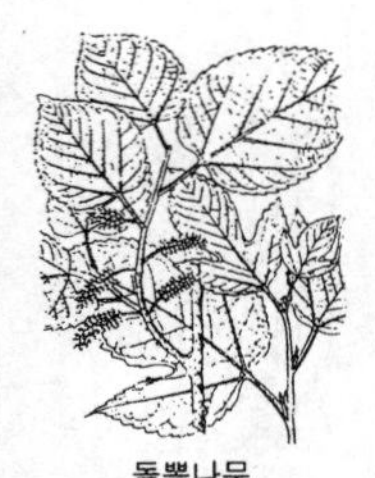
돌뽕나무

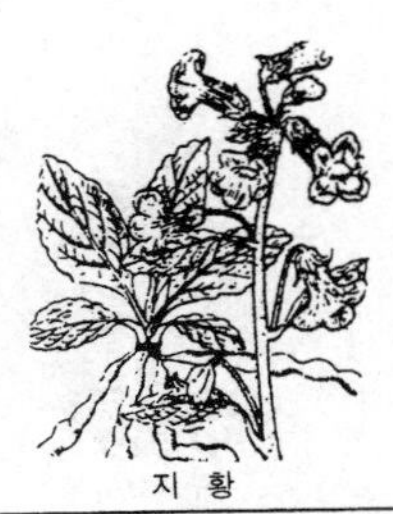
지 황

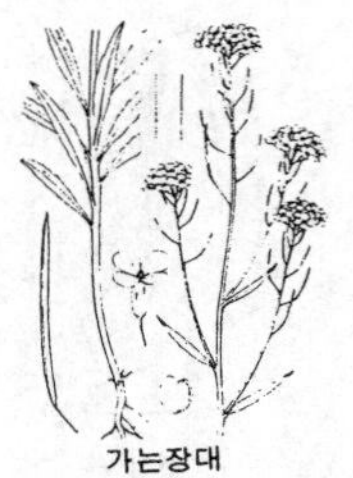
가는장대

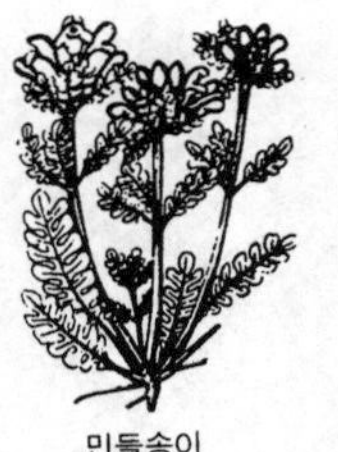
민들솜이

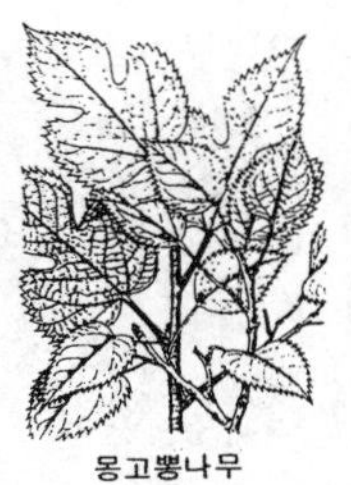
몽고뽕나무

른다는 의미(意味)니 하(下)로써 상(上)을 봉(奉)하는 고로 승(承)해서 방위(防衛)한다는 뜻이 있는 것이요, 항(亢)이란 것은 허물이 극(極)하다는 것이며 해(害)란 것은 물(物)을 해(害)한다는 것이며, 제(制)란 것은 극승(克勝)한다는 것이다.

그러나 이은 바가 항(亢)하지 않으면 순수(順隨)할 뿐인데 이미 항(亢)하였은 즉 극승(克勝)해서 평(平)하는 것이요, 일장(一臟)이 불평(不平)하면 승(勝)하지 못하는 것으로서 평(平)하니 오장(五臟)이 다시 서로 평(平)한다는 것이 항(亢)해서 방(防)하는 것이며 일장(一臟)이 불평(不平)하면 역시(亦是) 승(勝)하지 못하는 것으로서 평(平)하는 것이 이미 항(亢)해서 극승(克勝)하는 것이 아니겠는가? 우선 심화(心火)로써 그 항(亢)하지 못하는 것을 말하면 신수(腎水)가 따를 뿐인데 하나라도 혹(或) 항(亢)이 있으면 일어나서 극승(克勝)하는 것이며 나머지 장(臟)들도 다 그러한 것이다. 제(制)가 생(生)하면 화(化)한다는 것은 마땅히 제(制)하면 생화(生化)한다고 보아야 옳은 것이니 아마 전사(傳寫)를 잘못한 것같다.」 고 했다. 〈此事〉

30. 오운의 세(歲)와 태과(太過)·불급일 때

갑(甲)·병(丙)·무(戊)·경(庚)·임(壬)은 양년(陽年)이며 태과(太過)라 하고 을(乙)·정(丁)·기(己)·신(辛)·계(癸)는 음년(陰年)이 되기 때문에 불급(不及)이라 한다. 〈運義〉

31. 육갑년(六甲年) 돈부(敦阜)의 기(紀)

세토(歲土)가 태과(太過)해서 우습(雨濕)이 흘러가니 신기(腎氣)가 사(邪)를 받아 사람들이 배가 아프골 청궐(淸厥)해서 뜻이 즐겁지 못하며 기육(肌肉)과 발이 위미(痿靡)하고 각하(脚下)가 동통(疼痛)하며 속이 창만(脹滿)해서 음식이 소멸되고 사지(四肢)를 못들고 있으니 부자산수유탕(附子山茱萸湯)이 적합한 것이다.

※ 부자산수유탕(附子山茱萸湯)

처방 황련(黃連)·적복령(赤茯苓) 각 1돈2푼반, 맥문동(麥門冬)·통초(通草)·차전자(車前子)·원지(遠志) 각 7푼반, 반하(半夏)·황금(黃芩)·감초(甘草) 5푼반을 썰어서 1첩을 하여 생강 7, 대추 2개를 넣어 물로 달여 먹는다. 〈三因〉

32. 육병년 만연(六丙年 漫衍)

세수(歲水)가 태과(太過)하고 한기(寒氣)가 흘러가서 심화(心火)가 사(邪)를 받아 모든 질병(疾病)이 신열심조(身熱心燥)하고 음(陰)이 궐역(厥逆)하며, 위아래가 추위속에 섬어(譫語)하고, 아프며, 기침을 하고 잘때 땀이 나니 황련복령탕(黃連茯苓湯)이 적합한 것이다. 〈三因〉

※ 황련복령탕(黃連茯苓湯)

처방 황련(黃連)·적복령(赤茯苓) 각 1돈2푼반, 맥문동(麥門冬)·통초(通草)·차전자(車前子)·원지(遠志) 각 7푼반, 반하(半夏)·황금(黃芩)·감초(甘草) 5푼반을 썰어서 1첩을 지어 생강 7, 대추 2개를 넣어 물로 달여 먹는다.

33. 육무년 혁희의 기

세화(歲火)가 태과(太過)해서 화서(火暑)가 흘러가니 폐금(肺金)이 사(邪)를 받아 모든 질병(疾病)은 학질(瘧疾)·소기(少氣)·해천·혈일(血溢)·혈설(血泄)·신열(身熱)·골통(骨痛)등의 증세가 만음(漫淫)하니 맥문동탕(麥門冬湯)이 적합한 것이다. 〈三因〉

※ 맥문동탕(麥門冬湯)

처방 맥문동(麥門冬)·백출(白朮)·반하(半夏)·죽엽(竹葉)·종유분(鍾乳粉)·상백피(桑白皮)·자원용(紫菀茸)·인삼(人蔘) 각 1돈, 감초(甘草) 5푼을 썰어서 1첩을 하여 생강 3, 대추 2개를 넣어 물로 달여 먹는다. 〈三因〉

34. 육경년(六庚年) 견성(堅成)의 기(紀)

세금(歲金)이 태과(太過)해서 조기(燥氣)가 흘러가니 간목(肝木)이 사(邪)를 받아서 모든 질병(疾病)은 협(脇)과 소복(小腹)이 아프고 귀가 먹고 눈이 붉으며 흉협(胸脇)이 아파서 소복(小腹)과 고음(尻陰)을 당기어 고(股)·슬(膝)·비(髀)·천(腨)·행(胻)·족(足)이 모두 아프게 되니 우슬모과탕(牛膝木瓜湯)이 적합한 것이다. 〈三

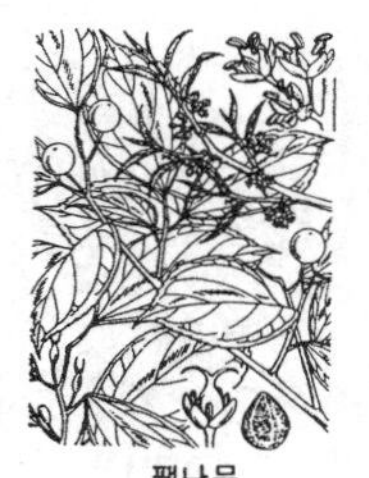
팽나무

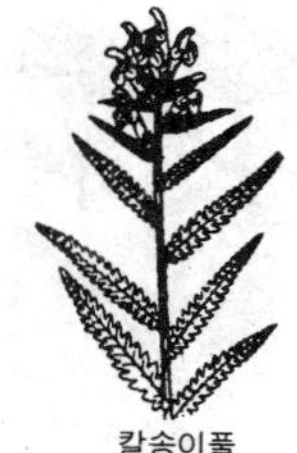
칼송이풀

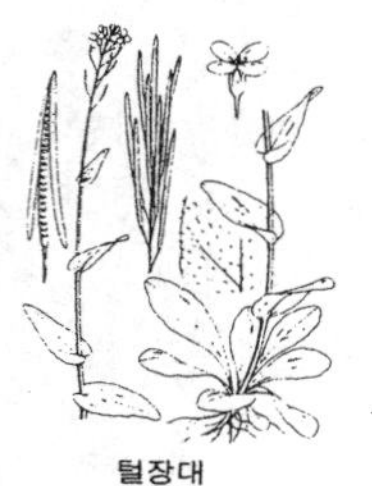
털장대

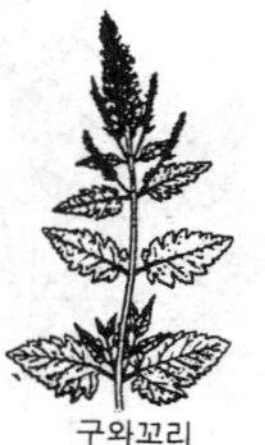
구와꼬리

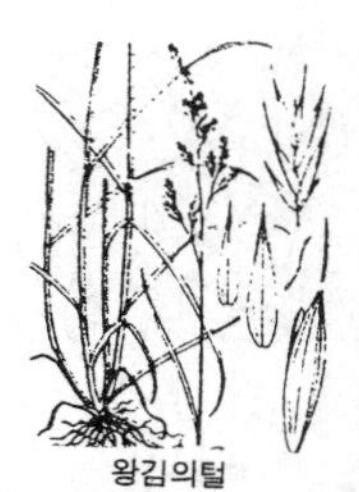
왕김의털

因〉

※ 우슬모과탕(牛膝木瓜湯)

처방 우슬(牛膝) • 모과(木瓜) 각 1돈, 백작약(白芍藥) • 두충(杜沖) • 구기자(枸杞子) • 황송절(黃松節) • 토사자(兎絲子) • 천마(天麻) 각 7푼반, 감초(甘草) 5푼을 썰어서 1첩을 하여 생강 3편, 대추 2개를 넣어 물로 달여 먹는다.. 〈三因〉

35. 육임년(六壬年) 발생(發生)의 기(紀)

세목(歲木)이 태과(太過)해서 풍기(風氣)가 흘러가니 비토(脾土)가 사(邪)를 받아서 모든 질병(疾病)은 식설(飧泄) • 식감(食減) • 체중(體重) • 번원(煩寃) • 장명(腸鳴) • 협통(脇痛) • 지만(支滿)등 증세가 유행하니 영출탕(苓朮湯)이 적합한 것이다. 〈三因〉

담화(痰火)가 음식(飮食)을 정체(停滞)하면 하루나 반일(半日) 동안에 산수(酸水)를 부화(腐化)하여서 황취(黃臭)나 혹은 초취(醋臭)를 토출(吐出)하여 심장(心臟)이 불안하게 되니 사미수연환(四味茱連丸) • 구미수연환(九味茱連丸) • 청담환(淸痰丸)을 쓴다.

아침밥은 감미(甘味)하게 먹었는데 일포시(日晡時) 석양에 심(心)을 번자(煩刺)하고 사물을 토출(吐出)하는 증(症)은 혈(血)이 허(虛)하고 화(火)가 성(盛)한 것이니 사물탕(四物湯)에 진피(陳皮) • 황령(黃苓) • 황연(黃連) • 도인(桃仁) • 도화(桃花) • 마인(麻仁) • 감초(甘草)를 가(加)해 쓴다.

탄산(呑酸)에는 마땅히 후미(厚味)를 조절(調節)하고 소식(蔬食)으로 스스로 조양(調養)하면 병(病)이 쉽게 편안해진다. 〈正傳〉

탄산(呑酸)과 토산(吐酸)에는 수련환(茱連丸) • 창연탕(蒼連湯) • 황연청화환(黃連淸化丸) • 증미이진탕(增味二陳湯) • 평간순기보중환(平肝順氣保中丸) • 우일방(又一方) 등을 쓴다.

한 전부(田父)가 병(病)이 유음(留飮)으로 인하여 산수(酸水)를 구토(嘔吐)한 지 십여년(十餘年)에 약이(藥餌)와 침애(鍼艾)가 모두 효(効)가 있는데 대인(戴人)이 보고 고제(苦劑)로서 넘치게 하니 침이 아교(阿膠)와 같은 것을 2~3승 토(吐)하고 담소(談笑)하면서 나았다. 〈子和〉

※ 영출탕(苓朮湯)

처방 백복령(白茯苓) • 백출(白朮) • 후박(厚朴) • 청피(靑皮) • 건강포(建薑炮) • 초과(草果) • 반하(半夏) • 감초(甘草) 각 1돈을 썰어서 1첩을 하여 생강 3편, 대추 2개를 넣어 물로 달여 먹는다.

36. 육을년(六乙年) 종혁(從革)의 기(紀)

세금(歲金)이 불급(不及)해서 담화(炎火)가 성행하여 모든 질병은 견(肩) • 배(背)가 무겁고 재채기 하며 기침을 하고 혈변(血便)이 밑으로 쏟아지니 자원탕(紫菀湯)이 적합한 것이다. 〈三因〉

※ 자원탕(紫菀湯)

처방 자원용(紫菀茸) • 백지(白芷) • 인삼(人蔘) • 황기(黃芪) • 지골피(地骨皮) • 행인(杏仁) • 상백피(桑白皮) • 감초(甘草) 각 1돈을 썰어서 1첩을 하여 생강 3편, 대추 2개를 넣어 물로 달여 먹는다. 〈三因〉

37. 육정년(六丁年) 위화(委和)의 기(紀)

세목(歲木)이 불급(不及)해서 마른 기(氣)가 성행하니 모든 질병은 속이 맑고 기협(肌脇)과 소복(小腹)이 아프며 창자가 울고 당설(溏泄)을 하니 종용우슬탕(蓯蓉牛膝湯)이 적합한 것이다. 〈三因〉

※ 종용우슬탕(蓯蓉牛膝湯)

처방 육종용(肉蓯蓉) • 우슬(牛膝) • 모과(木瓜) • 백작약(白芍藥) • 숙지황(熟地黃) • 당귀(當歸) • 감초(甘草) 각 1돈을 썰어서 1첩을 하여 생강 3편, 대추 오매(烏梅) 1개를 넣어 물로 달여 먹는다.

38. 육기년(六己年) 비감(卑監)의 기(紀)

세토(歲土)가 불급(不及)해서 풍기(風氣)가 널리 퍼져서 사람들의 질병은 손설(飧泄) • 체중(體重) • 곽란(霍亂) • 복통(腹痛) • 근골(筋骨)이 요병(繇並)하고 기육(肌肉)이 실룩거리고 아파서 성을 자주 내니 백출후박탕(白朮厚朴湯)이 당연한 것이다. 〈三因〉

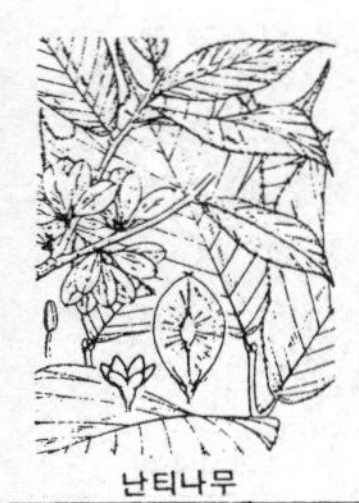
난티나무

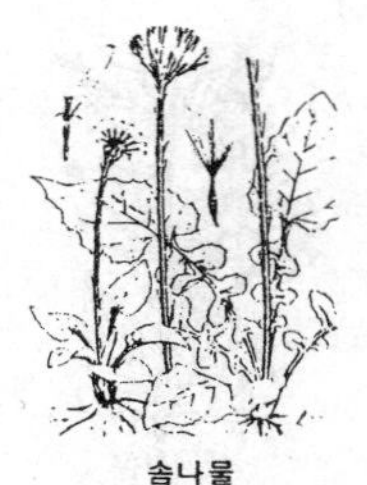
솜나물

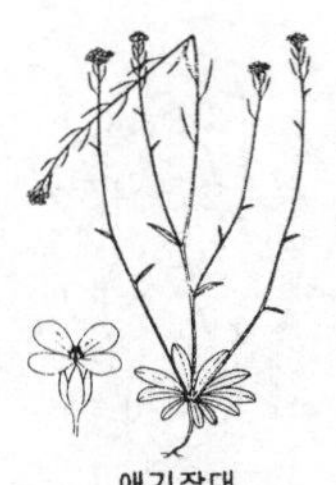
애기장대

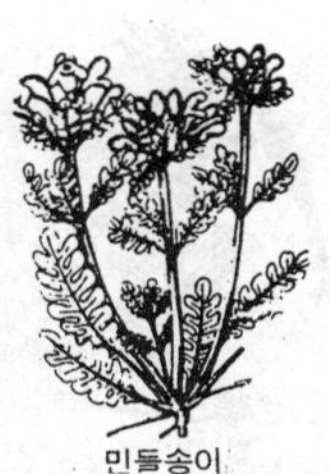
민들송이

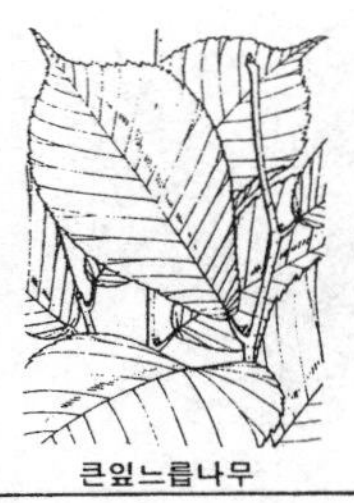
큰잎느릅나무

※ 백출후박탕(白朮厚朴湯)

처방 백출(白朮)·후박(厚朴)·반하(半夏)·계심(桂心)·곽향(藿香)·청피(靑皮) 각 1돈 건강포(乾薑炮)·감초구(甘草炙) 각 5푼을 썰어서 1첩으로 하여 생강 3쪽과 대추 1개를 넣어 물에 달여 먹는다. 〈三因〉

39. 육신년(六辛年) 학류(涸流)의 기(紀)

세수(歲水)가 불급(不及)해서 습(濕)이 성하게 펴져서 사람들의 질병(疾病)은 부종(浮腫)과 창만(脹滿)및 신종유설(身腫濡泄)하고 발이 위미(痿靡)하여 청냉(淸冷)이 역상(逆上)해서 다리밑이 아프니 오미자탕(五味子湯)이 당연한 것이다. 〈三因〉

※ 오미자탕(五味子湯)

처방 오미자(五味子)·부자포(附子炮)·파극(巴戟)·녹용(鹿茸)·산수유(山茱萸)·숙지황(熟地黃)·두충초(杜冲炒) 각 1돈을 썰어서 1첩으로 하여 생강 7쪽과 소금 약간을 넣어 물에 달여 먹는다. 〈三因〉

40. 육계년복명(六癸年伏明)의 기(紀)

세화(歲火)가 불급(不及)해서 한(寒)이 성하게 퍼지니 사람들의 질병은 흉통(胸痛)과 협통(脇痛)및 가슴등과 어깨와 두 팔등이 속으로 아프고 울통(鬱痛)해서 심통(心痛)하고 폭음(暴瘖)하는 등 증세가 널리 퍼지는데는 황기복신탕(黃芪伏神湯)이 당연한 것이다. 〈三因〉

※ 황기복신탕(黃芪茯神湯)

처방 황기(黃芪)·복신(伏神)·원지(遠志)·자하차(紫河車)·산조인초(酸棗仁炒) 각 1돈을 썰어서 1첩으로 하여 생강 3쪽과 대추 2개를 넣어 물에 달여 먹는다. 〈三因〉

二. 60세 운기의 주객과 민병

1. 자오(子午)의 세(歲)일 때

소음(少陰)과 사천(司天)및 양명(陽明)과 재천 인데 기화운행(氣化運行)은 선천(先天)이니 정양탕(正陽湯)이 당연한 것이다. 〈三因〉

◎ 초(初)의 기(氣)

태양(太陽)이 궐음(厥陰)에 가담해서 춘분전 60일유기(六十日有奇)를 주관하게 되니 관절통(關節痛)과 요양통(腰瘍痛)등의 증세가 널리 퍼져 가는 것이다.

◎ 이(二)의 기(氣)

궐음(厥陰)이 소음(少陰)에 가담하여 춘분(春分)뒤 60일유기(六十日有奇)를 주관하게 되니 임질(淋疾)과 목적(目赤)및 기울(氣鬱)하고 열이 있는 증세가 널리 퍼지게 된다.

◎ 삼(三)의 기(氣)

소음(少陰)이 소양(少陽)에 가담하여 하지전후(夏至前後) 각 30일유기(三十日有奇)를 주관하게 되니 열이 역상(逆上)하고 심(心)이 아프며 한열(寒熱)이 갱작(更作)하고 해천(咳喘)하며 안질(眼疾)이 널리 퍼지게 된다.

◎ 4(四)의 기(氣)

태음(太陰)이 태음(太陰)에 가담하여 추분전 60일유기(六十日有奇)를 주관하게 되니 황달(黃疸)과 뉵혈(衄血)이 행하고 목구멍이 마르고 담음(痰飮)을 토(吐)하게 된다.

◎ 5(五)의 기(氣)

소양(少陽)이 태음(太陽)에 가담하여 추분전 60일유기(六十日有奇)를 주관하게 되니 질병이 널리 퍼져 나가지 않는다.

◎ 종(終)의 기(紀)

양명(陽明)이 태양(太陽)에 가담하여 동지전후(冬至前後) 30일유기(三十日有奇)를 주관하게 되니 윗 몸이 부종(浮腫)하고 해천(咳喘)을 하며 심하면 혈(血)이 일출(溢出)하게 된다.

※ 정양탕(正陽湯)

처방 백미(白薇)·현삼(玄蔘)·천궁(川芎)·상백피(桑白皮)·당귀(當歸)·백작약(白芍藥)·선복화(旋覆花)·감초구(甘草炙) 각 1돈을 썰어서 생강 5쪽을 넣어 물로 달여 먹는다.

2. 축미(丑未)의 세(歲)일 때

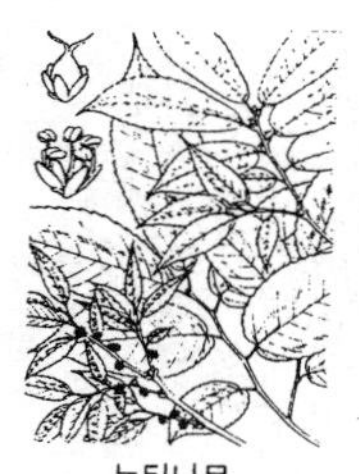
느티나무

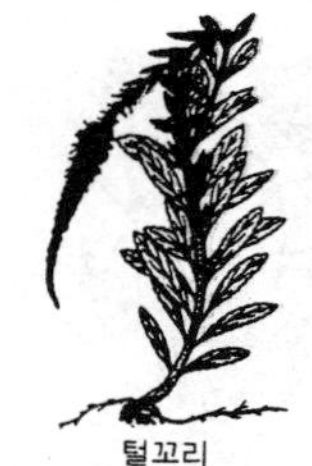
털꼬리

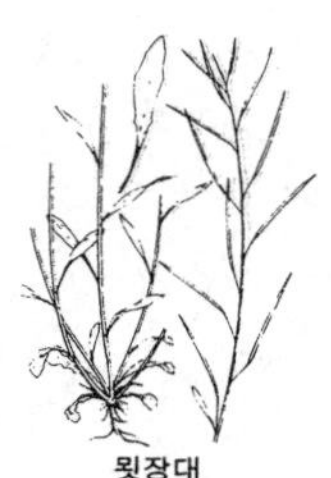
묏장대

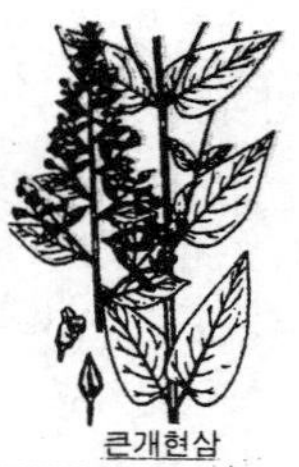
큰개현삼

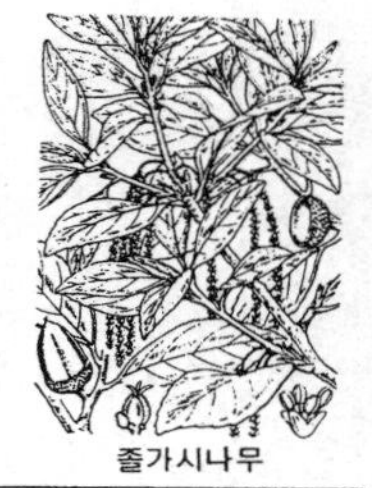
좀가시나무

태음(太陰)과 사천(司天) 및 태양(太陽)과 재천(在泉)인데 기화운행(氣化運行)은 후천(後天)이니 비화탕(備化湯)이 당연한 것이다. 〈三因〉

◎ 초(初)의 기(氣)

궐음(厥陰)이 궐음(厥陰)에 가담하여 춘분전 60일유기(六十有奇)를 주관하게 되니 혈(血)이 일출(溢出)하고 근(筋)과 락(絡)이 구강(拘強)해서 관절(關節)이 불리하며 몸이 무겁고 근위(筋痿)증세가 널리 퍼지게 된다.

◎ 2(二)의 기(氣)

소음(少陰)이 소음(少陰)에 가담하여 춘분후 60일유기(六十日有奇)를 주관하게 되니 온려(瘟癘)가 성하게 퍼지고 원근(遠近)의 증세가 모두 같은 것이다.

◎ 3(三)의 기(氣)

태음(太陰)이 소양(少陽)에 가담하여 하지전후(夏至前後) 각 30일유기(三十日有奇)를 주관하게 되니 발목이 붓고 흉복(胸腹)이 창만(脹滿)한 증세가 널리 퍼지게 된다.

◎ 4(四)의 기(氣)

소양(少陽)이 태음(太陰)에 가담하여 추분전 60일유기(六十日有奇)를 주관하게 되니 주리(腠理)가 열이 있고 혈(血)이 포일(暴溢)하며 심복(心腹)이 창만(脹滿)하여 부종 하는 증세가 널리 퍼진다.

◎ 5(五)의 기(氣)

양명(陽明)이 양명(陽明)에 가담하여 추분후 60일유기(六十日有奇)를 주관하게 되니 피부(皮膚)의 한기(寒氣)가 몸에 미치는 증세가 널리 퍼지게 된다.

◎ 종(終)의 기(氣)

태양(太陽)이 태양(太陽)에 가담하여 동지전후(冬至前後) 각 30일유기(三十日有奇)를 주관하게 되니 관절(關節)이 금고(禁錮)하고 허리와 척추가 아픈 것이다.

※ 비화탕(備化湯)

처방 모과(木瓜)·복신(茯神) 각 1돈반, 우슬(牛膝)·부자포(附子炮) 각 1돈2푼반, 숙지황(熟地黃)·복분자(覆盆子) 각 1돈, 감초(甘草) 7푼을 썰어서 생강 5쪽을 넣어 물로 달여서 먹는다. 〈三因〉

3. 인신(寅申)의 세(歲)일 때

소양(少陽)과 사천(司天) 및 궐음(厥陰)과 재천(在泉)인데 기화운행(氣化運行)은 선천(先天)이며 승명탕(升明湯)이 적당한 것이다. 〈三因〉

◎ 초(初)의 기(氣)

소음(少陰)이 궐음(厥陰)을 합하여 춘분전 60일유기(六十日有奇)를 맡아 관리하게 되니 온기(温氣)가 위에 역행해서 혈일(血溢)하고 눈이 충혈되며 머리가 아프고 혈붕(血崩)해서 피부병(皮膚病)등이 널리 퍼지게 된다.

◎ 2(二)의 기(氣)

태음(太陰)이 소음(少陰)을 합하여 춘분후 60일유기(六十日有奇)를 맡아 관리하게 되니 열울(熱鬱)과 해역 및 머리가 아프고 구토와 신열(身熱) 및 혼관(昏慣)의 농창(膿瘡)등 증세가 널리 퍼지게 된다.

◎ 3(三)의 기(氣)

소양(少陽)이 소양(少陽)을 합하여 하지전후(夏至前後) 각 30일유기(三十日有奇)를 맡아 관리하게 되니 속에 열이 있고 귀가 어두워지며 피가 일출(溢出)해서 농창(膿瘡)이나 후비(喉痺)와 안질(眼疾)증세가 널리 번져서 폭사(暴死)하는 경우가 많다.

◎ 4(四)의 기(氣)

양명(陽明)이 태음(太陰)에 합하여 추분전 60일유기(六十日有奇)를 맡아 관리하게 되니 배가 창만(脹滿)하고 몸이 무거운 증세가 널리 번지게 된다.

◎ 5(五)의 기(氣)

태양(太陽)이 양명(陽明)을 합하여 추분후 60일유기(六十日有奇)를 맡아 관리하게 되니 백성들은 한사(寒邪)를 피(避)하고 군자(君子)들은 모든 일이 자세하다.

◎ 종(終)의 기(氣)

궐음(厥陰)이 태양에 가담하여 동지전후(冬至前後) 각 30일유기(三十日有奇)를 곤리하게 되니 심(心)이 아프고 양기(陽氣)가 간직이 안되어 기침을 하게 된다.

※ 승명탕(升明湯)

처방 자단향(紫檀香)·차전자초(車前子炒)·청피(靑皮)·반하(半夏)·산조인(酸棗仁)·장미(薔薇)·감초(甘草) 각 1돈을 썰어서 생강 5쪽을 넣어 물로 달여서 먹는다. 〈三因〉

4. 묘유(卯酉)의 세(歲)일 때

양명(陽明)과 사천(司天) 및 소음(少陰)과 재천(在泉)인데 기화운행(氣化運行)은 후천(後天)이며 심평탕(審平

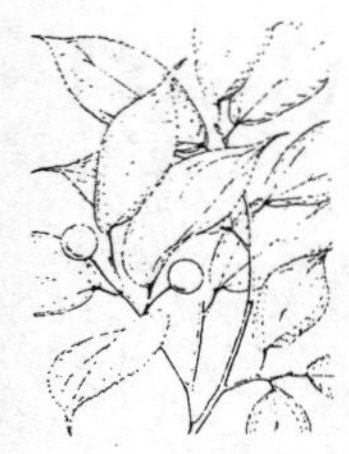
노란팽나무

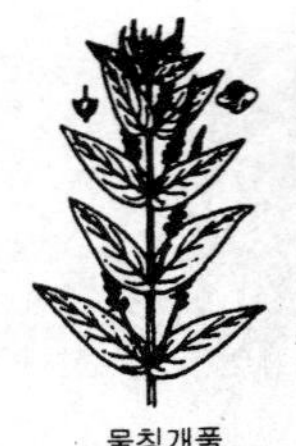
물칭개풀

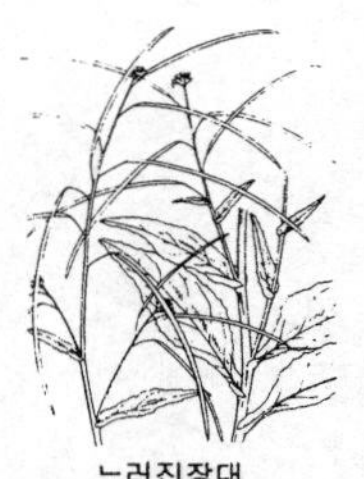
느러진장대

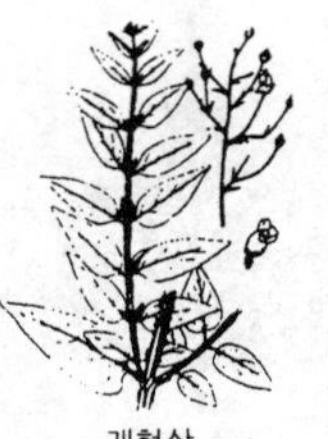
개현삼

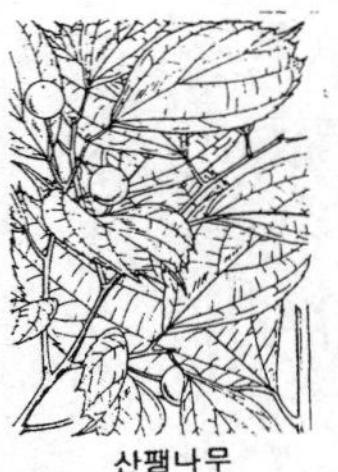
산팽나무

湯)이 적당한 것이다. 〈三因〉

◎ 초(初)의 기(氣)

태음(太陰)이 궐음(厥陰)을 가담하여 춘분전 60일유기(六十日有奇)를 맡아 관리하게 되어 속에 열이 있고 복창(腹脹)하여 면목(面目)이 부종(浮腫)하고 코피가 많이 나게 된다.

◎ 2(二)의 기(氣)

소양(少陽)이 소음(少陰)을 합하여 춘분후 60일유기(六十日有奇)를 맡아 관리하게 되니 역려(疫癘)가 성하여 널리 번지고 폭사(暴死)를 당하는 경우가 많게 된다.

◎ 3(三)의 기(氣)

양명(陽明)이 소양(少陽)을 합하여 하지전후(夏至前後) 각 30일유기(三十日有奇)를 맡아 관리하게 되니 한열병(寒熱病)이 널리 번지게 된다.

◎ 4(四)의 기(氣)

태양(太陽)이 태음(太陰)을 합하여 추분전 60일유기(六十日有奇)를 맡아 관리하게 되니 졸도(卒倒)하고 섬어망안(譫語妄佞)하여 목구멍이 마르며 심(心)이 아프고 옹장변혈(癰瘍便血)하는 증세가 널리 번지게 된다.

◎ 5(五)의 기(氣)

궐음(厥陰)이 양명(陽明)을 합하여 추분후 60일유기(六十日有奇)를 맡아 관리하게 되니 기(氣)가 온화하고 질병이 없어 진다.

◎ 종(終)의 기(氣)

소음(少陰)이 태양(太陽)을 합하여 동지전후(冬至前後) 각 30일유기(三十日有奇)를 주관하게 되니 온병이 널리 번지게 된다.

※ 심평탕(審平湯)

처방 원지(遠志) • 자단향(紫檀香) 각 1냥반, 천문동(天門冬) • 산수유(山茱萸) 각 1돈2푼반, 백출(白朮) • 백작약(白芍藥) • 감초(甘草) 각 1돈을 썰어서 생강 5쪽을 물로 달여서 먹는다. 〈三因〉

5. 진술(辰戌)의 세(歲)일 때

태양(太陽)과 사천(司天)및 태음(太陰)과 재천(在泉)인데 기화운행(氣化運行)은 선천(先天)이며 정순탕(靜順湯)이 적당한 것이다. 〈三因〉

◎ 초(初)의 기(氣)

소양(少陽)이 궐음(厥陰)을 합하여 춘분전 60일유기(六十日有奇)를 맡아 관리하게 되니 신열(身熱)과 두통 및 구토를 하며 창양(瘡瘍)이 많은 것이다.

◎ 2(二)의 기(氣)

양명(陽明)이 소음(少陰)을 합하여 춘분후 60일유기(六十日有奇)를 맡아 관리하게 되니 기울(氣鬱)하고 중만한 증세가 널리 번지게 된다.

◎ 3(三)의 기(氣)

태양(太陽)이 소양을 합하여 하지전후(夏至前後) 각 30일유기(三十日有奇)를 맡아 관리하게 되니 한반(寒反)과 열중(熱中)및 옹저(癰疽)와 주사(注瀉)및 심열(心熱)과 무민(瞀悶)등 증세가 널리 번지게 된다.

◎ 4(四)의 기(氣)

궐음(厥陰)이 태음(太陰)에 합하여 추분전 60일유기(六十日有奇)를 맡아 관리하게 되니 열이 많아지고 기육(肌肉)이 위약(痿弱)하며 발이 위곤(痿困)하여 적백을 주하(注下)시킨다.

◎ 5(五)의 기(氣)

소음(少陰)이 양명(陽明)에 합하여 추분후 60일유기(六十日有奇)를 맡아 관리하게 되니 질병이 지식(止息)하게 된다.

◎ 종(終)의 기(氣)

태음(太陰)이 태양(太陽)에 합하여 동지전후(冬至前後) 각 30일유기(三十日有奇)를 맡아 관리해서 질병이 처참하고 낙태(落胎)를 많이 하게 된다.

※ 정순탕(靜順湯)

처방 백복령(白茯苓) • 모과(木瓜) 각 1돈2푼반, 부자포(附子炮) • 우슬(牛膝) 각 1돈, 방풍(防風) • 가자(訶子) • 건강포(乾薑炮) • 감초구(甘草炙) 각 7푼반을 썰어서 1첩으로 지어서 물로 달여서 먹는다. 〈三因〉

6. 기해(己亥)의 세(歲)일 때

궐음(厥陰)과 사천(司天)및 소양(少陽)과 재천인데 기화운행(忌化運行)은 후천(後天)이며 부화탕(敷和湯)이 당연한 것이다. 〈三因〉

◎ 초(初)의 기(氣)

양명(陽明)이 궐음(厥陰)에 합하여 춘분전 60일유기

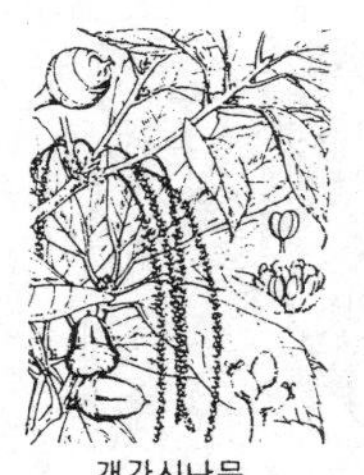
개가시나무

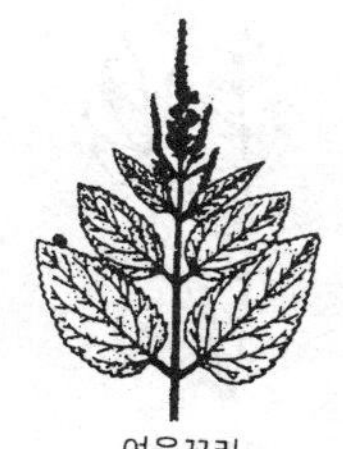
여우꼬리

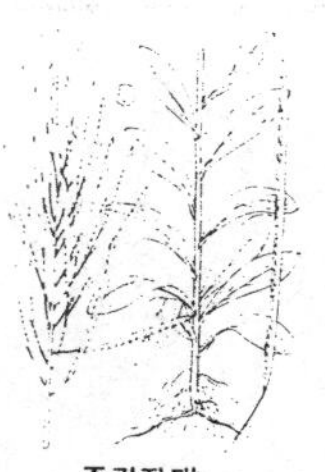
주걱장대

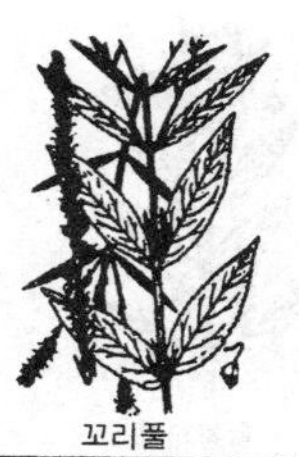
꼬리풀

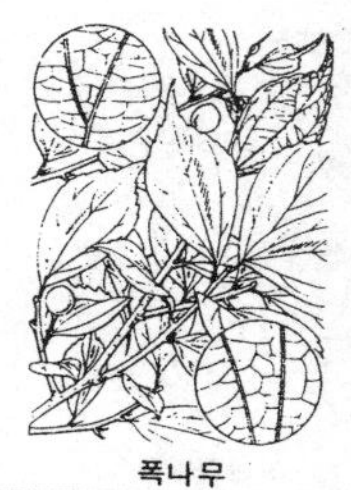
폭나무

(六十日有奇)를 맡아 관리하게 되니 오른쪽 협하(脇下)에 차가운 증세가 널리 퍼지게 된다.

◎ 2(二)의 기(氣)

태양(太陽)이 소음(少陰)에 합하여 춘분후 60일유기(六十日有奇)를 맡아 관리하게 되니 열중(熱中)하는 증세가 널리 번지게 된다.

◎ 3(三)의 기(氣)

궐음(厥陰)이 소양(少陽)에 합하여 하지전후(夏至前後) 각 30일유기(三十日有奇)를 맡아 관리하게 되니 눈물이 흘러 내리고 귀가 울어서 현기증(眩氣症)이 널리 번지게 된다.

◎ 4(四)의 기(氣)

소음(少陰)이 태음(太陰)에 합하여 추분전 60일유기(六十日有奇)를 주관하게 되니 황달(黃疸)과 부종이 널리 번지게 된다.

◎ 5(五)의 기(氣)

태음(太陰)이 양명(陽明)에 합하여 추분후 60일유기(六十日有奇)를 맡아 관리하게 되니 한기(寒氣)가 몸에 스며 들어 간다.

◎ 종(終)의 기(氣)

소양(少陽)이 태양(太陽)에 합하여 동지전후(冬至前後) 각 30일유기(三十日有奇)를 맡아 관리하니 온려(瘟癘)가 널리 번지게 된다.

※ 부화탕(敷和湯)

처방 반하(半夏)•오미자(五味子)•지실(枳實)•백복령(白茯苓)•가자(訶子)•건강포(乾薑炮)•진피(陳皮)•감초구(甘草炙) 각 1돈을 썰어서 1첩으로 하여 대추 2개를 넣어 물로 달여서 먹는다. 〈三因〉

7. 60년 객기(六十年客氣)의 방통도(旁通圖)

사천(司天)•재천(在泉)및 사간기(四間氣)의 기보가 각각 60일 87각반을 맡아 관리 되고 객(客)이 천령(天令)을 행하여 주기(主氣)의 위에 있기 때문에 온(溫)•량(涼)•한(寒)•서(暑)•몽(朦)•명(瞑)•명(明)•회(晦)•풍(風)•우(雨)•상(霜)•설(雪)•전(電)•박(雹)•뢰(雷)•정(霆)의 부동(不同)한 변화가 있게 되니 봄에 따뜻하고 여름이 더웁고 가을은 서늘하며 겨울이 춥게 느껴지는 것이 사철의 명령이 운(運)과 기(氣)의 권리를 빼앗긴 것이 될 때에도 저절로 작게 되고 심한 변차가 있게 된다.

이 60년 객기(客氣)의 방통(榜通)을 포열(布列)해서 주위의 밑에 부열(附列)하고 있는 기(氣)의 가장 중요한 것을 알게 하는 것이다. 〈入式〉

午子	未丑	申寅	酉卯	戌辰	亥巳
少陰	太陰	少陽	陽明	太陽	厥陰

① 태양〔太陽 : 객(客)〕 ② 궐음〔厥陰 : 객(客)〕 ③ 소음〔少陰 : 객(客)〕 ④ 태음〔太陰 : 객(客)〕 ⑤ 소양〔少陽 : 객(客)〕 ⑥ 양명〔陽明 : 객(客)〕

◎ ① 궐음(厥陰)

초기(初氣)를 주로한다. ① 한기(寒氣)가 매우 춥고 상설(霜雪)이 많으며 물이 얼게 된다. ② 대풍(大風)이 영(榮)을 일으키고 비가 많아서 모충(毛虫)이 생기게 된다. ③ 열기(熱氣)가 사람을 상하고 시기(時氣)가 널리 번진다. ④ 비바람이 음(陰)을 엉기어서 흩어지지 않는다. ⑤ 온역(瘟疫)이 이른다. ⑥ 맑은 바람이 불고 안개와 이슬이 몽미(朦朦)하다.

① 궐음〔厥陰 : 객(客)〕 ② 소음〔少陰 : 객(客)〕 ③ 태음〔太陰 : 객(客)〕 ④ 소양역〔少陽逆 : 객(客)〕 ⑤ 양명〔陽明 : 객(客)〕 ⑥ 태양〔太陽 : (客)〕

◎ ② 소음(少陰)

2기(二氣)를 주로한다. ① 바람의 비가 내리고 깃 벌레가 생긴다. ② 천하(天下)가 자역(疵疫)하는데 정(正)으로써 위(位)를 얻는다. ③ 시우(時雨)가 내린다. ④ 무더운 열이 일찍 퍼지고 역려(疫癘)가 번지게 된다. ⑤ 온냉(溫冷)이 때를 가리지 아니한다. ⑥ 한우(寒雨)사이에 열이 있다.

① 소음〔少陰 : 객(客)〕 ② 태음〔太陰 : 객(客)〕 ③ 소양〔少陽 : 객(客)〕 ④ 양명〔陽明 : 객(客)〕 ⑤ 태양〔太陽 : 객(客)〕 ⑥ 궐음〔厥陰 : 객(客)〕

◎ ③ 소양(少陽)

3기(三氣)를 주로한다. ① 많이 더워서 더운 빛이 나고 ② 뇌우박전(雷雨雹電)하며 ③ 크게 더운 빛이 나고 풀이 시들며 냇물이 마른다. ④ 서늘한 바람이 간혹 불고, ⑤ 한기(寒氣)가 가끔 일어나고 열이 빙박(氷雹)과 다툰다. ⑥ 더운 바람이 많이 불고 비가 깃 벌레를 낳는다.

① 태음〔太陰 : 객(客)〕 ② 소양〔少陽 : 객(客)〕 ③ 양명〔陽明 : 객(客)〕 ④ 태양〔太陽 : 객(客)〕 ⑤ 소음〔少陰 : 객

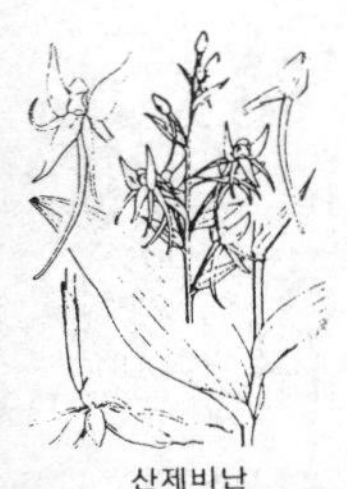
산제비난

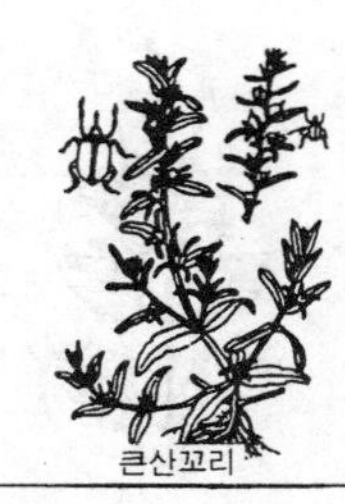
큰산꼬리

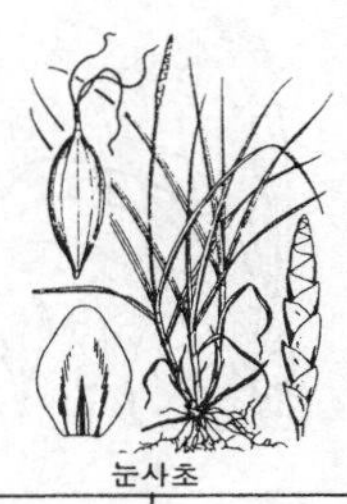
눈사초

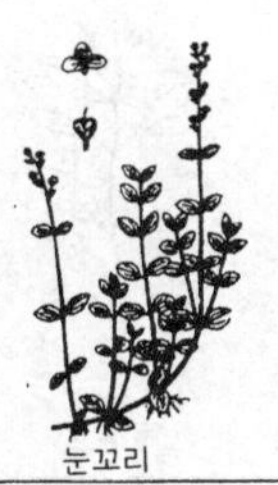
눈꼬리

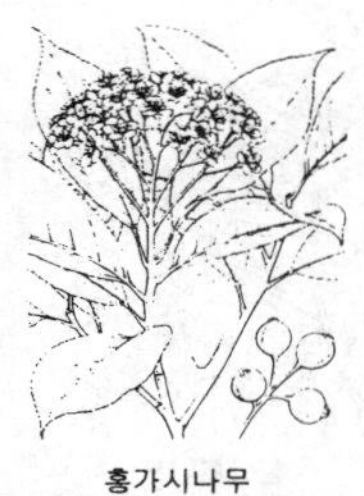
홍가시나무

(客)〕⑥ 소음〔少陰 : 객(客)〕

◎ ④ **태음(太陰)**

사기(四氣)를 주로한다. ① 많은 비가 내리고 비구름에 번개가 친다. ② 더운 열이 비등(拂騰)하고 ③ 맑은 바람이 불고 안개와 이슬이 내린다. ④ 찬비가 물건을 헤친다. ⑤ 비바람이 몹시 불고 비가 깃 벌레를 낳는다. ⑥ 산과 연못에 뜬 구름이 많고 사나운 비가 욕습(溽濕)한다.

① 소양〔少陽 : 객(客)〕② 양명〔陽明 : 객(客)〕③ 태양〔太陽 : 객(客)〕④ 궐음〔厥陰 : 객(客)〕⑤ 궐음〔厥陰 : 객(客)〕⑥ 태음〔太陰 : 객(客)〕

◎ ⑤ **양명(陽明)**

5기(五氣)를 주로한다. ① 따뜻한 바람이 불고 만물이 영화(榮華)한다. ② 대량(大涼)이 조질(燥疾)하고, ③ 빨리 추워지고 ④ 양풍(涼風)이 세게 불고 비가 개충(介蟲)을 낳는다. ⑤ 추기(秋氣)가 습열(濕熱)하고 열병이 널리 번진다. ⑥ 시우(時雨)가 침음 한다.

양명(陽明 = 客) ① 태양(太陽 = 客) ② 궐음(厥陰 = 客) ③ 소음(少陰 = 客) ④ 태음(太陰 = 客) ⑤ 소양(少陽 = 客) ⑥

◎ ⑥ **태양(太陽)**

종기(終氣)를 주로한다. ① 마르고 차가운 것이 굳세고 절(切)한다. ② 대한(大寒)이 응열(凝冽)한다. ③ 찬바람이 몰아치고 비가 인충(鱗蟲)을 낳는다. ④ 칩충(蟄蟲)이 나타나고 흐르는 물이 얼지 않는다. ⑤ 응음(凝陰)과 한설(寒雪)에 지기(地氣)가 습(濕)한다. ⑥ 겨울이 따뜻하고 칩충(蟄蟲)이 나타나고 흐르는 물이 얼지 않는다.

8. 운기(運氣)와 병일 때

대부분 오운(五運)과 육기(六氣)는 바로 천지와 음양(陰陽)을 운행하고 오르고 내리는 정당한 도리다. 오운(五運)이 널리 번지는 것이 태과(太過)와 불급(不及)의 다른 데가 있고 대기(大氣)의 오르고 내리는 것이 종(從)과 역(逆)및 승(勝)과 복(復)의 다른점이 있는데 대개 덕화(德化)와 정령(正令)에 합하지 않는 것은 변재(變災)가 되어서 모두가 사람을 병들게 하니 시기(時氣)라고 한다. 〈三因〉

三. 심병(審病)

1. 의원의 성(聖)•신(神)•공(工)•교(巧)일 때

영추(靈樞)에 이르기를 병을 진찰할 때 건너다보고 아는 방법을 신(神)이라고 하고 듣고 아는 방법을 성(聖)이라 하며 물어 보고 아는 법을 공(工)이라 하고, 맥(脈)을 진(診)하고 아는 방법을 교(巧)라 하며, 또 안으로 아는 방법을 신(神)이라 하고 겉으로는 아는 방법을 성(聖)이라 하니 신(神)•성(聖)•공(工)•교(巧)를 사상(四象)이라고 말한다.

신(神)•성(聖)•공(工)•교(巧)란 무엇을 말하는 것인가? 건너다보고 안다는 것은 오색(五色)을 건너다보고 그 병을 아는 것이며 듣고 안다는 것은 오음(五音)을 듣고 그 병을 분별하는 것이고 물어보고 안다는 것은 오미(五味)의 소욕(所欲)을 물어서 그 병의 기인(起因)과 소주(所住)를 아는 방법이요, 맥(脈)을 진찰(診察)을 하고 안다는 것은 촌구(寸口)를 짚어서 허실(虛實)을 보고 그 병이 어느 장부(臟腑)에 있는가를 아는 것이다.

경(經)에 이르기를「안으로 아는 것은 신(神)이고, 겉으로 아는 것은 성(聖)이다」하였다. 〈難經〉

2. 병을 진찰할 때

병을 잘 진찰하는 이는 찰색(察色)하고 안맥(按脈)해서 음양(陰陽)을 분별하고 청탁(淸濁)을 찾아서 부분을 알며 천식(喘息)을 보고 음성을 들어서 고통(苦痛)하는 것을 아는 것이다. 병을 보는 도리가 아픈 사람의 용겁(勇怯)과 골육(骨肉)및 피부(皮膚)를 보아서 충분히 그 병의 정상(情狀)을 아는 것이 진법(診法)이 된다. 〈內經〉

오장(五臟)의 상(象)을 유(類)로써 미루어 알 수 있으니 오장(五臟)을 상(象)과 음(音)으로 뜻을 알 수 있고 오색(五色)을 작게 보아서 제대로 찾아볼 수 있으며 맥(脈)과 색(色)이 서로 합하면 만전(萬全)이 된다. 〈內經〉

맥(脈)의 동정을 살펴서 정명(精明)을 보며 오색(五色)을 살피고 오장(五臟)의 유여(有餘)와 부족(不足)및 육부(六腑)의 강약과 얼굴의 성함과 쇠함(盛衰)을 보는 것이니 이것으로 참작해서 죽고 사는 것을 가려서 결정하는 것이다. 정명(精明)은 혈(穴)의 이름이니 명당의 좌우와

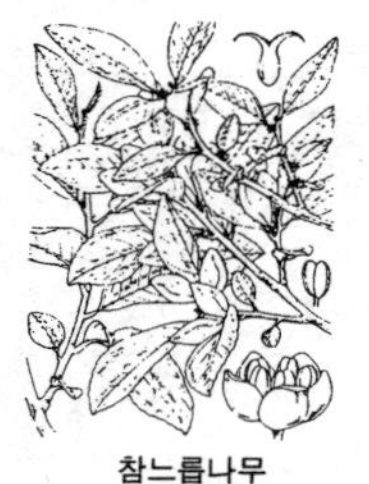
참느릅나무

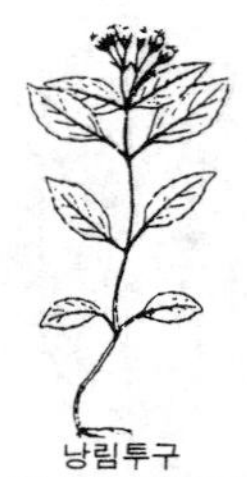
낭림투구

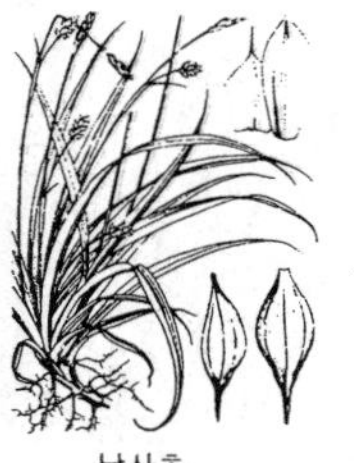
난사초

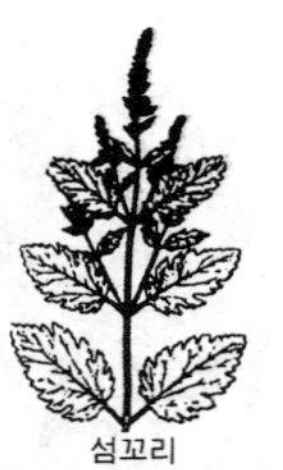
섬꼬리

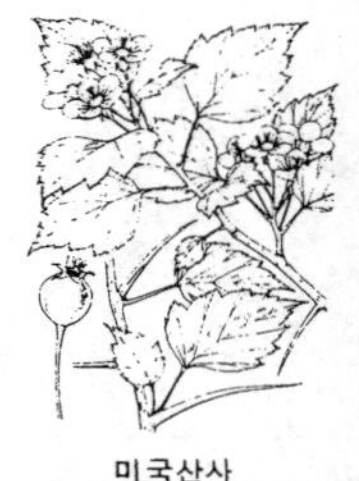
미국산사

양쪽 눈의 내제(內眥)에 있는 것이다. 그러니 소리가 오음(五音)에 합하고 빛이 오행(五行)에 합하며 맥(脈)이 음양(陰陽)에 합한다. 〈內經〉

색(色)과 맥(脈)이 서로 대응하는 것을 알아야 한다. 〈難經〉

3. 명당(明堂)으로 색을 살필 때

뇌공(雷公)이 묻기를「오색(五色)이 오직 명당에서 정해진다는 것은 소자(小子)가 무엇 때문인지 깨닫지 못하겠나이다.」

황제(黃帝) 대답하기를「명당(明堂)은 코이며 궐(闕)은 눈썹 사이이고, 뜰은 이마이며, 번(蕃)은 협측(頰側)이고 폐(蔽)는 이문(耳門)이니 위의 부분들은 방(方)하고 큰 것을 취하는데 10보 밖에서도 색(色)이 정확히 나타나는 것은 목숨이 백세까지 이른다는 것이다.」〈靈樞〉

뜰이란 것은 이마 가운데를 가리키고 궐중(闕中)이란 것은 양 눈썹의 사이를 가리키며 하극(下極)이란 것은 두 눈의 사이를 가리키고 직하(直下)란 것은 두 콧구멍의 맡을 가리키며 방(方)이란 것은 비수(鼻隧)를 가리키고 면왕(面王)이란 것은 비주(鼻柱)의 끝을 가리키는 것이다. 〈靈樞〉

이마에서 양쪽 눈썹 사이는 머리에 속하니 목구멍의 부분이 되고 양쪽 눈썹 사이에서 코를 따라 내려와서 코끝까지 폐(肺)•심(心)•간(肝)•비(脾)•신(腎)이 오장(五臟)의 부분에 속한 것이며, 눈의 내제(內眥)에서 비(鼻)를 끼고 내려와 승장(承漿 : 혈명〈穴名〉)즉 아랫 입술의 밑까지는 담(膽)•위(胃)•소장(小腸)•방광(膀胱)•육부(六腑)의 부분에 속한 것이며 아차(牙車) (아상〈牙牀〉즉 구항내〈口肛內〉에 치〈齒〉를 실은 뼈)에서 비껴=사(斜)턱에 닿기 까지는 고(股)•슬(膝)•경(脛)•족(足)에 속하는 것이다. 〈綱目〉

이마는 심(心)의 부분(部)이고, 왼쪽 볼은 간(肝)의 부분이고, 오른쪽 볼은 폐(肺)이 부분이며, 턱은 신(腎)의 부분이 된다. 〈丹心〉

오장육부(五臟六腑)가 모두 부가 있으니 그의 오색(五色)을 살펴보는 데는 황적색이며 열(熱)이 되고 백색은 한(寒)이 되고 청흑색(靑黑色)은 통(痛)이 되는 것이니 이것은 거의 보기만 해도 알 수 있다는 것이다. 〈內經〉

명당(明堂)이 침탁(沈濁)한 것은 속이 되고 부택(浮澤)한 것은 겉이 되며 황적은 풍(風)이 되고 청흑(靑黑)은 아픔이 되며 백(白)은 한(寒)이 되고 노랗고 기름지며 윤택한 것은 농(膿)이 되고 진하게 붉은 것은 피가 되며 심하게 아픈 증세는 경련이 되고 심하게 찬 증세는 거죽이 어질지 못한 것이 되기 때문에 오색이 각각 그의 부분(部)를 나타내게 되니 그 부침(浮沈)은 살펴서 깊고 얕음을 알고 그 택(澤)하고 요(夭)한 것을 살펴서 성패(成敗)를 알 수 있는 것이다. 〈靈樞〉

눈이 붉은 것은 심(心)에 병이 있고 푸른 것은 폐(肺)에 있으며 노란 것은 비(脾)에 있고 검은 것은 신(腎)에 있으며 노란색이면서도 무엇 같다고 말할 수 없는 증세는 병이 가슴속에 있는 것이다. 〈靈樞〉

그 얼굴색을 보아서 황적한 색은 큰 열기(熱氣)가 있는 증세이며 청백한 색은 약간의 열기(熱氣)가 있는 증세이고 검은 것은 피가 많으며 기(氣)가 적은 것이다. 〈靈樞〉

오장(五臟)이 벌써 패하게 되면 그 색이 틀림없이 요(夭)하니 요(夭)하면 반드시 죽는다. 주(註)에 이르기를「요(夭)라는 것은 사생(死生)의 이상한 증후이다. 색이란 것은 신(神)의 깃발이고, 장(臟)이란 것은 신(神)의 거사(居舍)이기 때문에 신(神)이 가면 장(臟)이 패하고 장(臟)이 패(敗)하면 색(色)이 이상한 증후가 보이는 것이다.」라고 하였다. 〈內經〉

4. 오색으로 길흉(吉凶)을 분별할 때

심(心)은 오장(五臟)의 전정(專精)이며 눈은 그의 구멍이 되고 색은 그의 영(榮)이 되는 것이다. 〈內經〉

정명(精明)의 오색(五色)은 기(氣)의 영화(榮華)이며 붉은 것은 비단으로써 붉게 싼 것과 같은 것이 좋으며 너무 붉은 것은 피하고 흰 것은 거위의 날개 같을 것이니 소금 빛깔을 기(忌)하고 푸른빛 창벽(蒼壁)의 윤택한 것과 같은 것이 좋으며 남색은 피하고 노랑은 비단으로써 웅황(雄黃)을 싼 것과 같은 것이 좋으며 황토(黃土)와 같은 것을 기(忌)하고 검은 것은 중칠색(重漆色)과 같은 것이 좋으며 지창〔地蒼 : 탄(炭)〕색은 피한다.

주(註)에 이르기를「정명(精明)은 혈명(穴名)이며, 명당(明堂)의 좌우와 눈의 내제(內眥)에 있는 것이다. 오기(五氣)의 정화(精華)한 것이 위로 나타나서 오색(五色)이 되고 정명(精明)의 사이에서 다르게 되는 것이다.」라고 했다. 〈內經〉

오장(五臟)의 기(氣)가 색으로 나타나는데 푸른색이 초자(草滋)와 같은 것과 노란색이 탱자의 색과 같고 검은

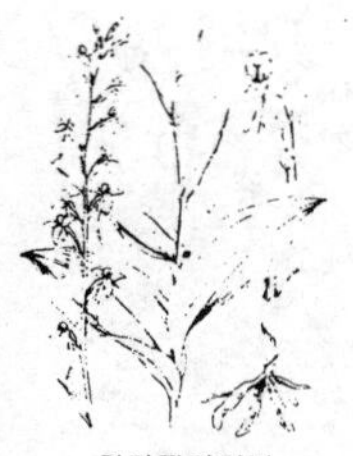
한라잠자리난

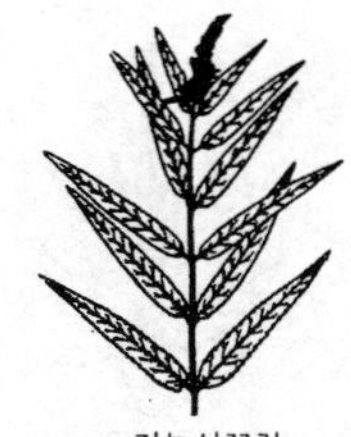
가는산꼬리

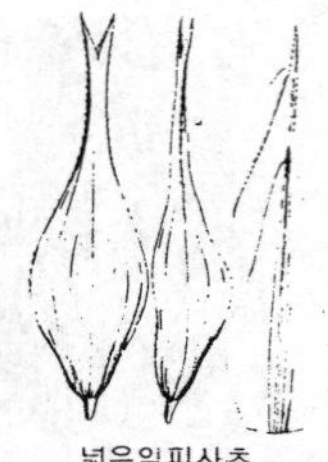
넓은잎피사초

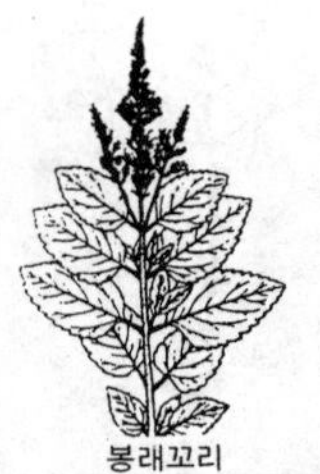
봉래꼬리

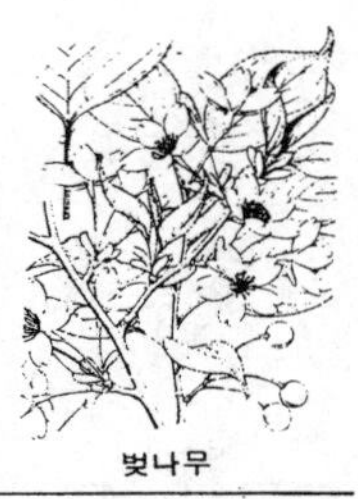
벚나무

색은 까만 연기와 같은 것과 붉은 색이 배혈(衃血)과 같고 흰 색이 고골(枯骨)과 같은 것은 모두 죽은 색이 나타난 것이고 푸른색이 푸른 잎사귀의 빗방울와 같은 것과 붉은색이 닭벼슬과 같은 것과 노란색이 해복(蟹腹)과 같은 것과 흰 색이 돈고(豚膏) 즉(돼지비계)와 같은 것과 검은색이 오우(烏羽)와 같은 것은 모두가 살아있는 색이 나타나는 것이다. 〈內經〉

심(心)에서 나는 색은 흰 비단으로써 구슬를 싼 것과 같고 폐(肺)에서 나는 색은 붉은 빛을 싼 것과 같고 간(肝)에서 나는 색은 흰 비단에 곤색을 싼 것과 같고 비(脾)에서 나는 색은 흰 비단에 과루실(瓜蔞實)을 싼 것과 같고 신(神)에서 나는 색은 흰 비단에 자주빛을 싼 것과 같으니 이것은 오장(五臟)에서 들어내는 밖의 영화(榮華)이다. 〈內經〉

얼굴 색이 노랗고 눈이 푸른 것과 얼굴 색이 노랗고 눈이 붉은 것과 얼굴 색이 노랗고 눈이 흰 것과 얼굴 빛이 노랗고 눈이 검은 것은 모두 죽지 않는 것이며, 얼굴 색이 푸르고 눈이 붉은 것과 얼굴 색이 붉고 눈이 흰 것과 얼굴 빛이 푸르고 눈이 검은 것과 얼굴 색이 검고 눈이 흰 것과 얼굴 색이 붉고 눈이 푸른 것은 모두 죽는다. 〈內經〉

환자가 얼굴 색이 푸르고 눈이 희면 죽게 되고, 얼굴 색이 푸르고 눈이 노란색이면 5일만에 죽고 얼굴 색이 붉고 눈이 희면 10일만에 죽게 되며, 얼굴 색이 붉고 눈이 희게 되면 8일만에 죽게 되며, 얼굴 색이 희고 눈이 검으면 죽고, 눈이 똑바로 보고 바람을 싫어하면 죽게 되며 붉은 색이 양관(兩觀)에 나타나서 큰 손가락 도장과 같으면 병이 약간 나은 것 같아도 끝내는 죽게 된다. 〈華佗〉

환자의 이목(耳目)및 협(頰)과 관(觀)이 붉으면 죽게 되고 검은색이 천정(天庭)과 천중(天中)에 나타나면 죽게 되고, 귀와 눈과 코에 검은색이 나타나서 입으로 들어가면 죽고, 얼굴 색이 검고 입술이 푸른 색이 도는 것과 얼굴 빛이 푸르고 입술이 검게 도는 것도 역시 죽게 된다. 〈華佗〉

환자가 얼굴이 창백해지고 눈을 똑바로 보고 어깨로 호흡을 하면 1일만에 죽는다. 〈扁鵲〉

코 끝에 빛이 푸르고 뱃속이 아프며 혀가 차가우면 죽고 코끝에 색이 약간 검은 것과 수기(水氣)가 있고 빛이 노란 것과 가슴 위에 차거움이 있고 빛이 흰 것은 피가 망한 것이며 혹시 연한 붉은 색이라도 때아니게 나타나면 죽으며 얼굴색이 푸른 것은 아픔이 있는 것이고 얼굴색이 검은 것은 피로한 것이며, 얼굴이 붉은 것은 풍(風)이고, 얼굴이 노란 것은 변(便)이 어려운 것이며 색이 선명한 것은 유음(留飮)이 있는 것이다. 〈仲景〉

환자의 얼굴에 갑자기 붉은점이 나타나면 죽고 배꼽밑이 갑자기 크게 아프고 인중(人中)이 먹처럼 검은색과 같은 증세도 죽게 된다. 〈丹心〉

5. 병을 깊이 살피는 이치

오장(五臟)은 음양(陰陽)의 정(定)을 기(紀)로 하며 음(陰)은 장(臟)을 주재(主宰)하고, 양(陽)은 부(腑)를 주재(主宰)하며 양(陽)은 사말(四末)에서 기(氣)를 받는 것이고 음(陰)은 오장(五臟)에서 기(氣)를 받는 것이다. 〈靈樞〉

제(帝)가 묻기를 「피(皮)•육(肉)•혈(血)•근(筋)•골(骨)•기(氣)의 병을 무엇으로써 알 수 있는가?」 기백(岐伯)이 대답하기를 「색(色)이 양쪽 눈썹에 일어나서 그 빛이 희미한 것은 병이 피진(皮唇)에 있고, 청(靑)•황(黃)•적(赤)•백(白)•흑(黑)을 겸한 것은 병이 기육(肌肉)에 있으며 영(榮)•위(衛)가 유연(濡然)한 것은 병이 혈기(血氣)에 있고 눈빛이 청•황•적•백•흑을 겸한 것은 병이 근(筋)에 있으며 귀가 초고(焦枯)하고 때가 끼는 것은 병이 뼈에 있는 것이다.」〈靈樞〉

제(帝)가 묻기를 「척맥(尺脈)만을 진찰해서 병을 말하는 것은 어떤 이치인가?」 기백(岐伯)이 대답하기를 「척부(尺膚)가 윤활하고 택지(澤脂)한 증세는 풍이며 척부(尺膚)가 깨끗한 증세는 풍비(風痺)이고, 척부(尺膚)가 거칠어서 마른물 고기의 비늘과 같은 증세는 수일음(水溢飮)이 있는 것이며, 척부(尺膚)가 열(熱)이 심하고 맥(脈)이 성하면서 마른 증세는 온병(溫病)이 있는 것이고, 척부(尺膚)가 차고 그 맥(脈)이 작은 증세는 설하고 기(氣)가 적은 것이며, 팔꿈치의 후조이하(後粗以下) 34치가 열이 있는 증세는 장(腸)속에 벌레가 있는 것이고 손바닥 안이 열이 있는 증세는 안이 열이 있고 손바닥 안이 찬 증세는 뱃속이 차며 어제(魚際)위의 흰살에 청혈맥(靑血脈)이 있는 증세는 위속에 찬 것이 있는 것이다.」〈靈樞〉

모습이 성(盛)하고 맥(脈)이 작으며 소기(少氣)해서 숨쉬기가 순조롭지 못하면 위험하고 모습이 여위고 맥(脈)이 크며 가슴속에 기(氣)가 많으면 죽게 되며 모습과 기가 서로 잘 맞는 것은 살고 삼차(參差)해서 고르지 못한 것과 아픈 사람의 눈속이 꺼진 것은 죽게 되며 모양과 살

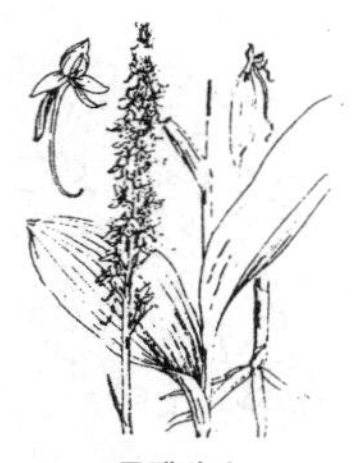
큰제비난

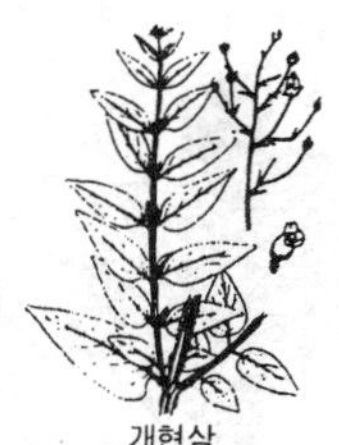
개현삼

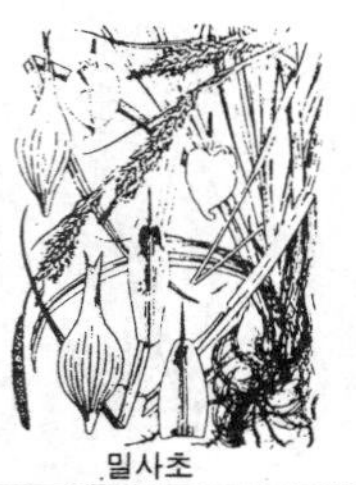
밀사초

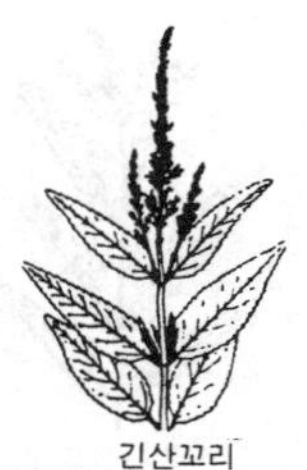
긴산꼬리

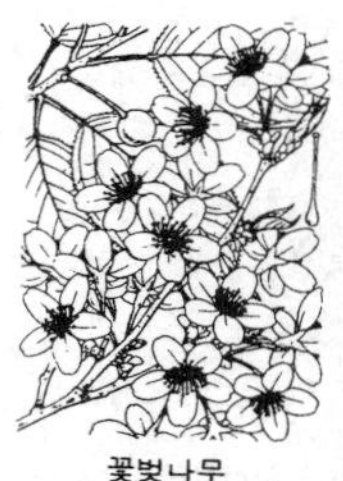
꽃벚나무

이 벌써 탈락(脫絡)하면 구후(九候)가 아무탈이 없다 해도 죽게 되고 칠진(七診)이 비록 보여도 구후(九候)가 모두 순하면 죽지 않게 된다. 〈內經〉

목(頸)의 맥(脈)이 움직이고 천식(喘息)으로 기침을 자주하면 것은 수(水)이고 눈안에 작은 종기가 나서 와잠(臥蠶)의 형태와 같은 증세도 수(水)이며 소변이 황적색이고 편하게 눕기를 좋아하는 증세는 황달(黃疸)이고 음식을 먹어도 계속 허기가 지는 것 같은 증세는 위달(胃疸)인데 종기가 나는 증세는 풍(風)이고 족경(足經)에 종기가 나는 증세는 수(水)이며 눈이 노란 증세는 황달(黃疸)이다. 〈內經〉

말을 천천히 느리게 하는 증세는 풍(風)이고 머리를 흔들면서 말을 하게되는 증세는 속이 아픈 것이며 걸음을 아주 천천히 걷는 것은 겉이 튼튼한 것이고 앉아서도 엎드리는 것은 기(氣)가 짧은 것이며, 앉을 때에 한 무릎을 뻗거나 오므리는 것은 반드시 허리가 아픈 증세가 있는 것이고 속이 실한 데도 배를 봉호(奉護)하기를 알을 품은 것처럼 조심하는 것은 반드시 심(心)이 아픈 증세이며, 어깨를 흔들면서 숨을 쉬는 것은 심중(心中)이 건강한 증세이며, 숨을 쉬면서 가슴속을 끌어 상기(上氣)하는 것은 기침을 하고, 숨을 쉬면서 입을 벌리고 기(氣)가 짧은 것은 폐위(肺痿)니 거품을 토한다. 〈仲景〉

쉰 목소리와 혀가 말리고 음란(陰卵)이 축입(縮入)한 사람, 부종(浮腫)해서 검은 것과 시취(尸臭)가 나서 가까이 하지 못하는 사람은 모두 죽는다. 〈仲景〉

양병(陽病)은 눈을 사납게 크게 뜨고 움직이며 가볍고 음병(陰病)은 눈을 감고 조용하니 증세가 심한 것이다. 〈綱目〉

모든 병이 눈에 정기(精氣)가 없고 몽롱해서 흰구름 같이 겉과 속이 막힌 것은 치료가 어렵다. 〈直指〉

심폐(心肺)가 손(損)하면 색이 피폐(疲弊)해서 간과 신(腎)이 손(損)하면 얼굴이 위축된다. 〈保命〉

위가 허약하면 어지럽고 아래가 허약하면 역궐(逆厥)하고 비대한 사람은 습(濕)이 많으며 여윈 사람은 열(熱)이 많은 것이다. 〈入門〉

6. 병기(病機)일 때

황제(黃帝)가 병기(病機)의 여하(如何)를 물어보자 기백(岐伯)이 답하기를 모든 풍(風)에 흔들리고 어지러운 것은 모두 간(肝)에 속하고 모든 추위가 줄어들고 끌어당기는 것은 모두 신(腎)에 속하며 모든 기(氣)가 분울(噴鬱)한 것은 모두가 폐(肺)에 속하고 모든 습(濕)이 부종(浮腫)하며 창만(脹滿)한 것은 모두 비(脾)에 속하며 모든 열이 무계(瞀瘈)한 것은 모두가 화(火)에 속하고 가렵고 창(蒼)이 되는 증세는 모두 심(心)에 속하며, 모든 역궐(逆厥)이 설(泄)하는 것은 모두 밑에 속하고 모든 위병(痿病)에 천촉(喘促)하며 구토하는 것은 모두 위(上)에 속하고, 모든 금고(禁鼓)에 떨려서 신수(神守)를 잃은 것은 모두가 화(火)에 속하며, 모든 경련(痙攣)에 목이 강한 증세는 습(濕)에 속하고, 모든 역(逆)이 상충(上衝)하는 증세는 모두 화(火)에 속하며, 모든 배가 크게 부르는 증세는 모두 열(熱)에 속하고, 모든 성급하게 광월(狂越)하는 증세는 모두 화(火)에 속하며, 모든 강직이 사납게 일어나는 증세는 모두 풍(風)에 속하고 모든 병이 두드려서 북소리가 나는 증세는 모두 열(熱)에 속하며, 모든 파종(破腫)이 아프고 저리며 경해(驚駭)하는 증세는 모두 화(火)에 속하고 모든 전반증(轉反症)에 수액(水液)이 흐린 것은 모두 열(熱)에 속하며, 모든 병에 수액(水液)이 맑고 서늘한 것은 모두 한에 속하고, 모든 구토에 산(酸)을 토하며, 폭주(暴主)해서 아래로 핍추(逼追)하는 것은 모두가 열에 속하는 증세이다. 주(註)에 말하기를 심(心)이 성하면 열이나고 신(腎)이 성하면 한(寒)이 나며 신(腎)이 허약하면 한(寒)이 속에서 움직이고 「심(心)이 허약하면 열(熱)이 속에서 줄어드는 것이며 또 열이 한(寒)이 차지 않는 것은 물이 없는 것을 책(責)하는 것이고, 열이 더웁지 않는 것은 화(火)가 심(心)의 허약한 것을 책(責)하고 한(寒)이 수(水)가 없는 것은 신(腎)의 마른 것을 책(責)하는 것이다.」라고 하였다. 〈內經〉

7. 오장이 중앙을 지킬 때

오장(五臟)이란 사람 몸의 중앙을 지키는 것이며 중앙이 성하면 장(臟)이 가득차고 기(氣)가 이기는 것이다. 두려워서 상(傷)한 사람은 소리가 따뜻한 방 속에서 나오는 말이 가늘고 하루 온 종일 한말을 다시 하는 것은 탈기(奪氣)한 것이고, 의복을 거두지 못하고 언어에 선하고 악함과 친소(親疏)를 못가리는 것은 신명(神明)이 어지러운 것이며, 곳집이 비장(秘臟) 되지 않으면 문호(門戶)가 필요치 않고 샘물이 그치지 않는 것은 방광(膀胱)이 비장(秘臟)되지 않은 것이니 지킴을 가진 사람은 살고, 지킴을 내린 사람은 죽는 것이다.

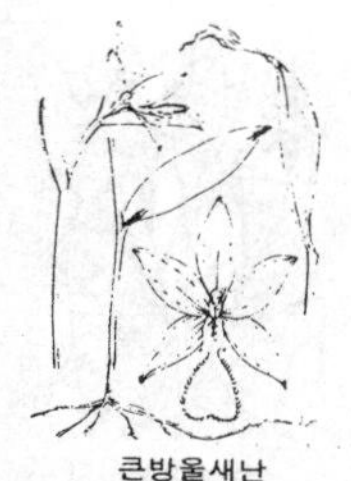
큰방울새난

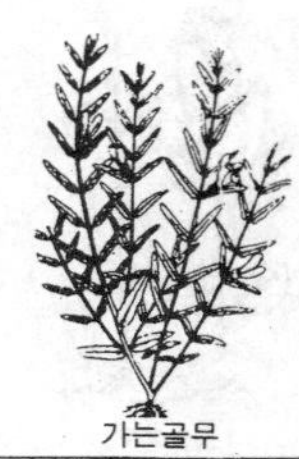
가는골무

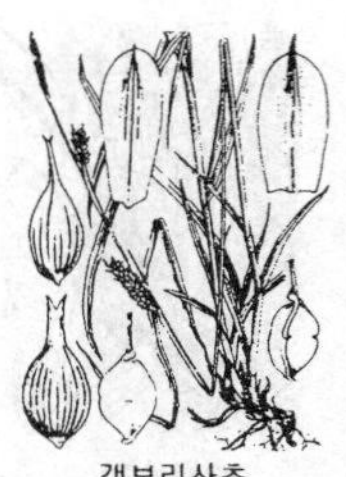
갯보리사초

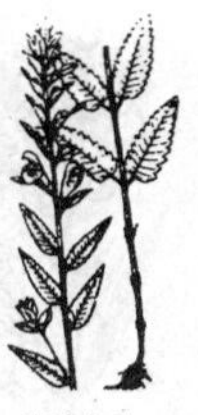
칠보송이

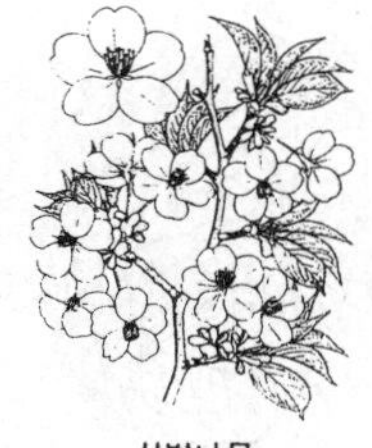
산벚나무

주(註)에 말하기를 「요(要)라는 것은 꼭 필요하다는 뜻이다」라고 했다. 〈內經〉

8. 오장이 신(身)의 강(強)일 때

머리는 깨끗하고 밝음의 부(府)이며 머리가 기울어지고 보는 것이 깊으면 정신을 앞으로 빼앗기는 것이며, 등은 가슴의 부(府)이니 등이 굽고 어깨가 따르면 가슴이 앞으로 무너지는 것이고, 허리는 신(腎)의 부(府)이니 요전(搖轉)하기를 자유롭게 못하면 신(腎)이 앞으로 고달프고 노곤한 것이며, 무릎은 힘줄의 부(府)가 되니 펴고 오므리는 것이 불능하면 걸을 때에 구부러지니 근(筋)이 앞으로 비약(憊弱)한 것이고 뼈는 수(髓)의 부(府)가 앞으로 마르는 것이니 강(強)을 얻으면 살 것이며, 강(強)을 잃으면 죽을 것이다.

9. 신구(新久)의 병을 분별할 때

맥(脈)이 작아서 약하고 깊은 것은 오래된 병이며, 맥(脈)이 미끄럽고 들뜨고 병인 것은 새로 생긴 병이라고 한다. 맥(脈)이 작아도 색이 빼앗기지 않았으면 새로운 병이며, 맥(脈)은 빼앗기지 않아도 색이 빼앗기게 되었으면 오래된 병이다. 맥(脈)이 오색(五色)과 함께 빼앗겼으면 오래된 병이며, 맥(脈)이 오색과 함께 같이 빼앗기지 않은 것은 새로운 병이다. 〈內經〉

10. 가치(可治)와 난치증(難治症)일 때

대개 병을 치료하는데 그 모양과 색의 여하(如何)와 맥(脈)의 성쇠(盛衰) 및 병의 신구(新久)를 잘 보아서 치료하기 때문에 그 때를 잃어서는 안되는 것이다. 형기(形氣)가 화합되면 가치(可治)라 하고 색택(色澤)이 부(浮)한 것은 역기(易已)라 하며 맥(脈)이 사시를 따르는 것은 가치(可治)이고, 맥(脈)이 약하고 미끄러운 것은 위기(胃氣)가 있는 것이니 역치(易治)라 하며, 취(取)할 때는 시기를 따를 것이다.

형기(形氣)가 서로 잃은 것은 난치(難治)라 하고 색(色)이 요(夭)하고 윤택하지 않는 증세는 난기(難已)라 하며 맥(脈)이 실(實)하고 단단한 증세를 익심(益甚)이라 하고 맥(脈)이 사시(四時)를 역(逆)하는 것을 난치(難治)라고 하는 것이니 반드시 사란(四難)을 잘 보아서 다루어야 하는 것이다. 이른바 사시(四時)를 역(逆)한다는 것은 봄에는 폐맥(肺脈)을 얻고 여름에는 신맥(腎脈)을 얻으며 가을에는 심맥(心脈)을 얻고 겨울에는 비맥(脾脈)을 얻어서 그 이루어지는 것이 모두현(縣)하고 절(絶)하며 침(沈)하고 삽(澁)한 것을 말한다. 〈內經〉

11. 병에 오사(五邪)가 있을 때

중풍(中風)과 상서(傷暑) 및 음식노권(飮食勞倦)과 상한(傷寒) 및 중습(中濕)의 오사(五邪)가 있다. 〈難經〉

간(肝)이 색(色)을 주관하게 되니 오색(五色)이 되고 심(心)이 취(臭)를 주관하게 되니 오취(五臭)가 되며 비(脾)가 미(味)를 주관하게 되니 오미(五味)가 되고 폐(肺)가 성(聲)을 주관하게 되니 오성(五聲)이 되며 신(腎)이 액(液)을 주관하게 되니 오액(五液)이 된다.

오색(五色)은 청•적•황•흑•백이 되고, 오취(五臭)는 조(燥)•초(焦)•향(香)•성(腥)•부(腐)가 되며 오미(五味)는 산(酸)•고(苦)•감(甘)•신(辛)•초(醋)가 되고, 오성(五聲)은 호(呼)•언(言)•가(歌)•곡(哭)•신(呻)이 되며 오액(五液)은 읍(泣)•한(汗)•연(涎)•체(涕)•타(唾)가 된다. 〈難經〉

청색(靑色) : 자입(自入)하면 청(靑)이 되고
조취(臊臭) : 간(肝)에 들어가면 조(臊)가 되며
산미(酸味) : 간(肝)에 들어가면 산(酸)이 되고
호성(呼聲) : 간(肝)에 들어가면 호(呼)가 되며
읍액(泣液) : 간(肝)에 들어가면 읍(泣)이 되고
적색(赤色) : 심(心)에 들어가면 적(赤)이 되며
초취(焦臭) : 자입(自入)하면 초(焦)가 되고
고미(苦味) : 심(心)에 들어가면 고(苦)가 되며
언성(言聲) : 심(心)에 들어가면 언(言)이 되고
한액(汗液) : 심(心)에 들어가면 한(汗)이 되며
황색(黃色) : 비(脾)에 들어가면 황(黃)이 되고
향취(香臭) : 비(脾)에 들어가면 향(香)이 되며
감미(甘味) : 자입(自入)하면 감(甘)이 되고
가성(歌聲) : 비(脾)에 들어가면 가(歌)가 되며
연액(涎液) : 비(脾)에 들어가면 연(涎)이 되고
백색(白色) : 폐(肺)에 들어가면 백(白)이 되며
성취(腥臭) : 폐(肺)에 들어가면 성(腥)이 괴고
신미(辛味) : 폐(肺)에 들어가면 신(辛)이 되며
곡성(哭聲) : 자입(自入)하면 곡(哭)이 되고
체액(涕液) : 폐(肺)에 들어가면 체(涕)가 되며
흑색(黑色) : 신(腎)에 들어가면 흑(黑)이 되고
부취(腐臭) : 신(腎)에 들어가면 부(腐)가 되며

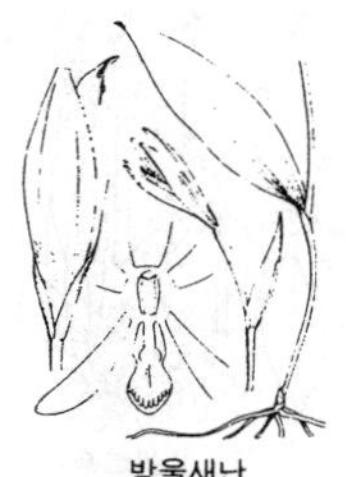
방울새난

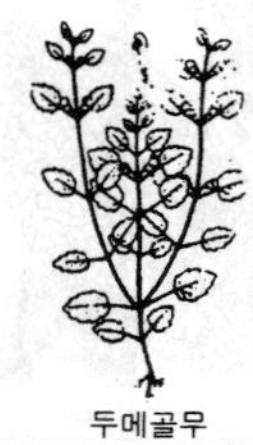
두메골무

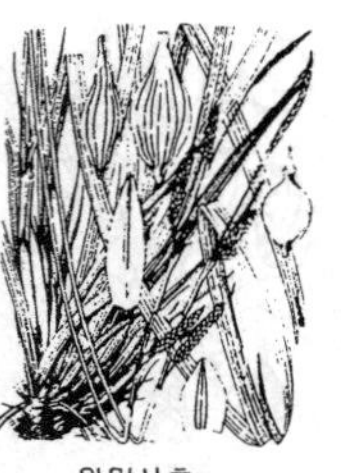
왕밀사초

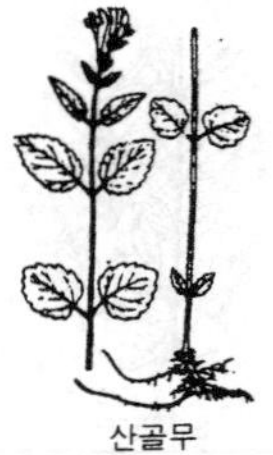
산골무

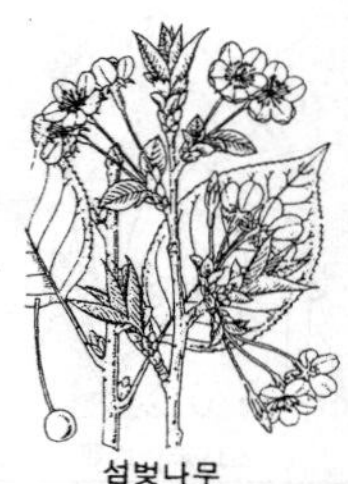
섬벚나무

함미(鹹味) : 신(腎)에 들어가면 함(鹹)이 되고
신성(呻聲) : 신(腎)에 들어가면 신(呻)이 되며
타액(唾液) : 자입(自入)하면 타(唾)가 된다.

가령 심병(心病)을 말한다면 중풍(中風)에 걸린 것을 어떻게 알 수 있는가. 하면 그 색이 당연히 붉은 것이니 간(肝)이 심(心)의 사(邪)가 되기 때문에 붉은색인 것을 알 수 있는 것이며 무엇을 보고 상서(傷暑)에 걸린 것을 알 수 있는가? 하면 흉악한 냄새가 나기 때문이다. 음식노권(飮食勞倦)이 된 것을 무엇으로 알 수 있는가? 쓴 맛은 즐겨하기 때문이다. 상한(傷寒)에 걸린 것을 무엇을 알 수 있는가? 하면 섬어(譫語)와 망언(妄言)을 하기 때문이다. 중습(中濕)에 걸린 것을 무엇으로 알 수 있는가? 하면 땀이 나서 그치지 않기 때문이다. 〈難經〉

병에 허사(虛邪)와 실사(實邪)및 적사(賊邪)가 있고 미사(微邪)및 정사(正邪)가 있는데 구별을 무엇으로써 하는가? 뒤에서 좇아오는 것은 허사(虛邪)가 되고 앞에서 좇아오는 것은 실사(實邪)가 되며, 못이기는 데에서 좇아노는 것은 적사(賊邪)가 되고 이기는데 에서 좇아오는 것은 미사(微邪)가 되며 저절로 병이든 것은 정사(正邪)가 되는 것이다. 그 이유는 가령(假令) 심병중풍(心病中風)에서 얻은 증세는 허사가 되니 모(母)가 자(子)를 승(乘)한 것이고, 상서(傷書)에서 얻은 증세는 정사(正邪)가 되는 것이니 자기의 병이 상(傷)이며, 음식노권(飮食勞倦)에서 얻은 증세는 실사(實邪)가 되는 것이니 자(子)가 모(母)를 승(乘)한 것이고, 한(寒)에서 얻은 증세는 미사(微邪)가 되니 처(妻)가 부(夫)를 승(乘)한 것이며, 중습(中濕)에서 얻은 증세는 적사(賊邪)가 되는 것이니 부(夫)가 처(妻)를 승(乘)한 것인데 다른 것도 이와 같이 풀면 된다. 〈難經〉

12. 기(氣)·혈(血)·담(痰)·화(火)를 분별할 때

기증(氣症)은 물을 마시되 혈증(血症)은 물을 안 마신다. 〈海藏〉

열(熱)이 상초(上焦)의 기분(氣分)에 있으면 목이 마르고 열(熱)이 하초(下焦)의 혈분(血分)에 있으면 목이 마르지 않은 것이니 대개 피 가운데에 물이 있으니 마르지 않는다. 〈東垣〉

혈(血)의 겉증세는 언제나 탕수(湯水)로써 양치질하기를 좋아한다. 〈直指〉

기병(氣病)은 마비되고 혈병(血病)은 아픈 것이다. 〈海藏〉

혈(血)의 병증(病症)이 상초(上焦)에 피가 엉겨 있으면 소변이 반드시 힘들고 하초(下焦)에 피가 엉겨있으면 소변이 반드시 이롭게 된다. 〈直指〉

일체의 혈증(血症)은 낮에는 가렵고 밤에는 무거우며 일체의 담증(痰症)은 먹는 것이 적어도 기색(肌色)이 여상(如常)하고 일체의 화증(火症)은 성질이 급해서 조수같이 성(盛)하고 일체의 수증(水症)은 갈비가 견고하고 심하(心下)가 정충(怔忡)하게 된다. 〈入門〉

병이 없으면 궐역(厥逆)하고 그늘이 없으면 구토한다. 〈直指〉

13. 병이 주야에 따라 경중(輕重)일 때

무릇 병이 낮이면 증극(增劇)하고 밤이되면 안정(安靜)되는 것은 양병(陽病)이며 유여(有餘)하니 기(氣)는 병들어도 피는 병이 안들고 밤이면 증극(增劇)하고 낮이면 안정되는 것은 음병(陰病)이며 유여(有餘)하니 피는 병들어도 기(氣)는 병이 안드는 것이다.

낮에는 열이 일어나고 밤이면 안정되는 것은 양기가 저절로 양분(陽分)에 왕성한 증세이며 밤에는 심하게 차고 낮이면 안정되는 것은 음분(陰分)에서 왕성한 증세이다. 〈東垣〉

낮이면 안정이 되고 밤이면 발열번조(發熱煩躁)하는 것은 양기(陽氣)가 밑으로 빠져서 음(陰)속에 들어간 것이니 열이 혈실(血室)에 들어간 증세이고 밤이면 안정이 되고 낮에는 심하게 찬 것은 음기(陰氣)가 양(陽)속에 상일(上溢)한 증세이다. 〈東垣〉

낮에 발열번조(發熱煩躁)하고 밤에도 역시 발열번조(發熱煩躁)하는 것은 중양(重陽)으로 음(陰)이 없는 것이니 당연히 빨리 양(陽)을 사(瀉)하고 음(陰)을 준보(峻補)해야 하며 밤에 심하게 차고 낮에도 역시 심하게 찬 것은 중음(重陰)에 양(陽)이 없는 것이니 당연히 빨리 그 음(陰)을 사(瀉)하고 양(陽)을 준보(峻補)해야 되는 것이다. 〈東垣〉

낮에는 심하게 차고 밤에는 번조(煩躁)하고 음식(飮食)이 안들어 가는 것은 음양(陰陽)이 서로 엉켜진 증세이니 죽게 된다. 〈東垣〉

14. 병이 나아가는 일(日)·시(時)일 때

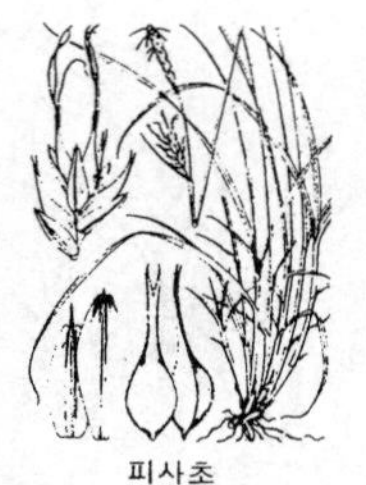
피사초

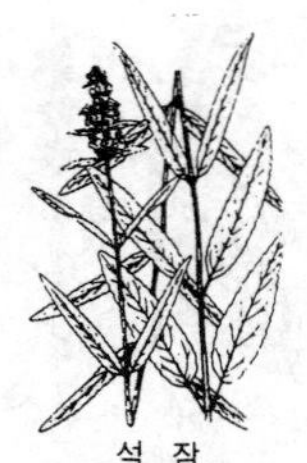
석 잠

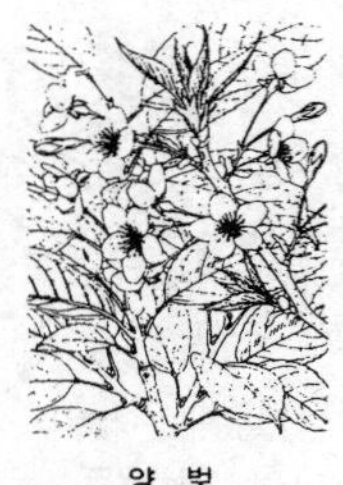
양 벗

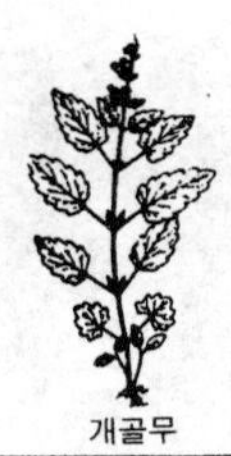
개골무

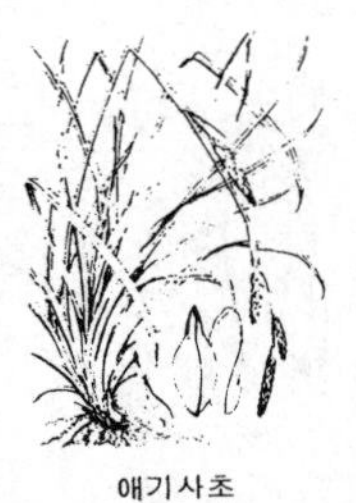
애기사초

대개 병이 어느때에 얻어서 어느때에 나을 것인지 알고자 하면 가령(假令)밤중에 얻은 병은 다음날 일중(日中)에 낫고 일중(日中)에 얻은 병은 밤에 낫은 것이다. 어째 그러냐 하면 낮에 얻어서 밤에 낫은 것은 양(陽)으로써 얻은 것이니 음(陰)이 되면 풀리는 것이요 밤에 얻은 것이 낮에 낫는다는 것은 음(陰)으로 얻은 것인 양(陽)이 되면 풀린다. 〈仲景〉

15. 칠진(七診)의 사후(死候)일 때

구후(九候)의 맥(脈)이 모두 침(沈)·세(細)·현(縣)·절(絶)한 것은 음증(陰症)으로 겨울을 주관하기 때문에 야반(夜半)에 죽고 조(燥)가 성하고 천식(喘息)이 잦은 사람은 양증(陽症)이니 여름을 주관하기 때문에 낮에 죽는다. 그러니 한열병자(寒熱病子)는 평조에 죽게되고 열중(熱中)과 열병(熱病)은 낮에 죽으며 풍(風)에 병든 사람은 저녁에 죽고 물에 병든 사람은 야반(夜半)에 죽으며, 맥(脈)이 잠깐 쉬었다가 다시 잦고 또 잠깐 더디며 따라서 잠깐 빠른 사람은 사계절을 따라서 죽는다. 〈內經〉

음성(陰盛)·양성(陽盛)·한열(寒熱)·열중(熱中)·병풍(病風)·병수(病水)·맥소(脈疎)를 수로 칠진이라고 말한다. 〈內經〉

16. 오장·음양(陰陽)의 기(氣)가 끊어질 때

맥(脈)이 들뜨고 넓으며 몸의 땀이 기름처럼 흐르고 천식(喘息)이 계속되며 수장(水漿)을 먹지도 못하고 형체가 어질지 못하며 잠시 조용했다가 잠시 요란한 것은 명(命)이 끊어지는 증후이다. 또한 어느 장(臟)이 먼저 재앙을 받았는지 알 수 없지만 땀이 나서 털이 윤택하고 천해(喘咳)가 안그치는 것은 폐기(肺氣)가 먼저 끊어진 증세이고, 양(陽)만 홀로 남아 있으며 형체(形體)가 연기에 그을것 같으며 똑바로 쳐다보며 머리를 흔드는 사람은 심기(心氣)가 끊어진 증세이고 입술이 뒤집히고 푸르며 사지(四肢)에 쩍쩍 붙는 땀이 나는 사람은 간기(肝氣)가 끊어진 증세이며, 입의 가장 자리에 검은 빛이 생기고 유한(柔汗) 즉 점한(粘汗)이 노랗게 나는 것은 사람은 비기(脾氣)가 끊어진 증세이고 오줌을 유실하고 광신(狂信)하며 눈이 뒤집히고 똑바로 쳐다보는 사람은 신기(腎氣)가 끊어졌는지 알 수 없는데 만약 양기(陽氣)가 먼저 끊어지고 음기(陰氣)가 다음에 끊어진 증세는 죽은 뒤에 몸빛이 반드시 푸르고 음기(陰氣)가 먼저 끊어지고 양기(陽氣)가 다음에 끊어진 증세는 죽은 뒤에 몸빛이 반드시 붉은데 겨드랑이 밑이 따뜻하고 심장(心臟)의 밑이 더운 것이다. 〈仲景〉

17. 난병(難病)의 위험을 분별할 때

병이 나으려골 하다가 눈가가 노랗고 「위기(胃氣)가 움직이는 것이다」 눈꺼풀이 갑자기 꺼지면 죽게 되는 것이다. 「오장(五臟)의 기(氣)가 끊어졌기 때문이다.」 이(耳)·목(目)·구(口)·비(鼻)에 검은색이 일어나서 입에 들어가면 10은 죽고 7은 어려운 것이며 신기가 위기(胃氣)를 승(乘)한 때문이다.」 얼굴이 노랗고 눈이 푸르며 난번(亂煩)하기 때문에 사풍(邪風)이 위에 있고 몸이 위쇠(痿衰)한 증세이며 얼굴이 검고 눈이 희면 명문(命門)이 패(敗)한 증세이며, 곤(困)이 극(極)해서 눈에 들어가면 죽음이 침범한 때문이다.

얼굴이 푸르다가 검게 변하면 졸환(卒患)을 이겨 낼 수가 없는 것이며 「간(肝)과 신(腎)이 끊어졌기 때문이다」 얼굴이 붉고 눈이 희며 천기(喘氣)가 많으면 10일을 넘겨서 죽고 사는 것을 판정한다. 「화(火)가 금(金)을 이겼기 때문이다」 황·흑·백색이 눈으로 들어가서 다시 구(口)와 비(鼻)에 까지 겹치면 재앙이 바로 따를 것이고 얼굴이 푸르고 눈이 노랗게 되면 죽기 쉬운 것인데 2일쯤 힘있고 끈질기게 간호해 보는 것이 좋을 것이다. 「목(木)·토(土)를 이겼기 때문이다」

눈에 맑은 빛이 없고 치은(齒齦)이 검으며 얼굴이 희고 눈이 검으면 역시 재앙인 것이다. 「비(脾)와 신기(腎氣)가 끊어졌기 때문이다」 입이 물고기 입과 같아서 합하지 못하면 「비기(脾氣)가 끊어졌기 때문이다.」 기(氣)가 나가서 돌아오지 않고 명(命)이 비양(飛揚)한다. 「간기(肝氣)와 신기(腎氣)가 끊어졌기 때문이다」 망어(忘語)가 뒤섞여 어지럽거나 또는 말을 못하거나 시취(屍臭)가 나면 죽음이 기다리고 있으며 「심기(心氣)가 끊어졌을 때」 인중(人中)이 평만(平滿)하고 곁들여서 등이 푸르면 3일만에 명(命)이 기울어 진다.

「목(木)이 토(土)를 이겼을 때」. 두 빰과 광대뼈가 붉으면 심병(心病)이 오래된 것이며 입을 벌리고 기(氣)가 곧으면 명(命)을 지탱하기가 어렵고 「비기(脾氣)와 폐기(肺氣)가 끊어 졌을 때」 발등이 붓고 무릎이 말(斗)과 같이 되면 10일을 지켜 나가기가 어렵다. 「비기(脾氣)가 끊어졌기 때문이다.」

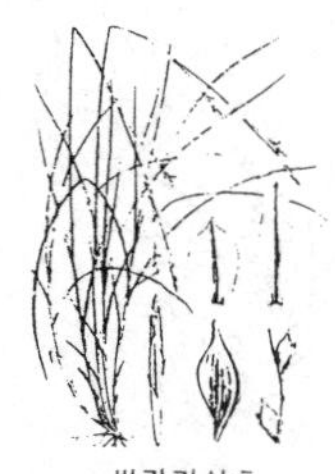
싸라기사초

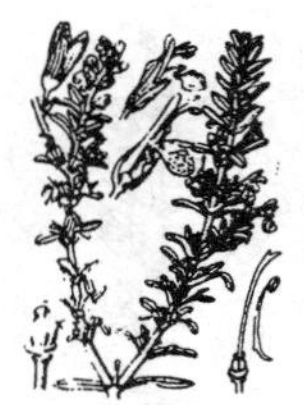
미질향

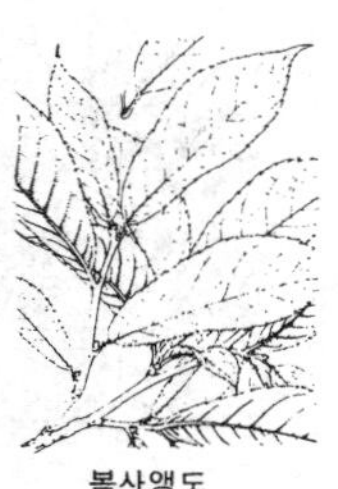
복사앵도

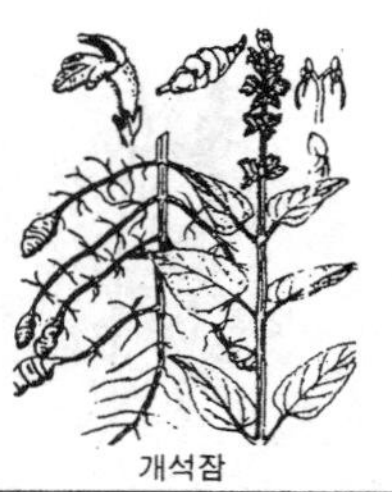
개석잠

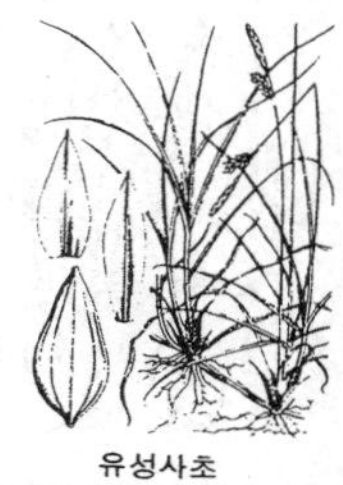
유성사초

목의 힘줄이 힘없이 펴지면 죽는다는 것을 알아야 하고 「독맥(督脈)이 끊어 졌을때」 손바닥과 무늬가 없어지면 오래 살지 못하는 것이다. 심포기(心包氣)가 끊어졌기 때문이다. 입술이 푸르고 몸이 차며 또 오줌을 싸고 「방광기(膀胱氣)가 끊어졌을때」 음식을 배면(背面)하면 4일이 한정이다. 「간기(肝氣)가 끊어 졌을때」 손톱 발톱이 검푸른데 8일이 경과되면 치료가 어렵고 「간(肝)과 신기(腎氣)가 끊어졌을때」 등이 아프고 허리가 무거워서 돌아눕지 못하면 골절(骨絶)된 증세이니 5일이 경과 되어야 알며, 몸이 무겁고 소변이 붉으며 가끔 그치지 않으면 육기(肉氣)가 끊어진 증세이니 6일이 되면 죽는다 「비기(脾氣)가 끊어졌기 때문이다」 손톱과 발톱이 푸르고 부르며 욕하기를 그치지 않는 것은 힘줄이 끊어진 증세이니 9일을 넘기기 어렵다. 「간(肝)이 끊어졌기 때문이다.」 머리털이 꼿꼿이 서서 삼과 같으면 반나절만에 죽고 「소장기(少腸氣)가 끊어졌을때」 옷을 어루만지면서 말을 하는 것은 열이면 열이 모두 죽는다. 「심기(心氣)가 끊어졌기 때문이다」 〈脈訣〉

四. 변증(辨證)

1. 오실(五實)과 오허(五虛)일 때

황제(黃帝)가 오실(五實)과 오허(五虛)를 물어보니 기백(岐伯)이 답하기를 「맥(脈)이 성한 것과 거죽에 열이 있는 것 및 배가 가득차 있는 것과 앞뒤가 안통하고 번민(煩悶)하며 혼무(昏瞀)하는 것을 오실(五實)이라 하고 맥(脈)이 가늘고 거죽이 찬 것과 기(氣)가 적은 것 및 앞뒤로 설리(泄利)하는 것과 음식이 안들어 가는 것을 오허(五虛)라고 한다. 장과 죽이 위(胃)에 들어가서 설(泄)하고 주(注)하는 것이 그치면 허(虛)한 사람이 살고 몸에 땀이 난 뒤에 자리(自利)하면 실한 사람이 사는 증후이다.」라고 했다. 〈內經〉

오허증(五虛症)의 환자(患者) 몇 사람을 살려 보았는데 아래로 설리(泄利)가 안그치고 위로는 담(痰)을 토해서 안그치면 대부분 모두가 죽는다. 대개 기(氣)가 빠지면 관섭(管攝)할 수가 없기 때문이다. 빠르게 삼출고(蔘朮膏)를 써서 구하면 10에 1~2는 살릴 수 있고 오실(五實)의 증세에는 대승기탕(大承氣湯)에 마황(麻黃)을 섞어서 구할 수가 있다. 〈綱目〉

2. 음양(陰陽)의 생병(生病)일 때

대개 사(邪)는 음(陰)또는 양(陽)에서 살고 있는데 양(陽)에서 사는 증세는 풍(風)•우(雨)•한(寒)•서(暑)에서 얻은 것이고, 음(陰)에서 사는 증세는 음식거처(飮食居處)•음양(陰陽)•희노(喜怒)에서 얻은 것이다. 〈內經〉

풍우(風雨)와 한열(寒熱)이 허사(虛邪)를 못 얻으면 단독으로 사람을 상하지 못하는 것이며 이것은 반드시 허사(虛邪)의 풍(風)과 몸및 모양의 양허(兩虛)한 기회(機會)를 얻어 바로 그 모양에 쳐들어 가는 것인데 허사(虛邪)가 사람을 적중할 때 피부(皮膚)에서 비롯되니 피부가 느슨해지면 주리(腠理)가 열리고 주리가 열리면 사(邪)가 모발(毛髮)에 들어가고 들어가서 사(邪)가 깊어지면 모발(毛髮)이 서고 그렇게 되면 오슬 오슬해지니 피부가 아픈데 없애지 않으면 낙맥(絡脈)에 전사(傳舍)해서 때로 기육(氣肉)이 아프고 또 남아서 가지 않으면 경(經)에 전사(傳舍)해서 온몸이 무겁고 아프며 또한 거기서 없애지 않으면 장위(腸胃)에 전사(傳舍)해서 향분(響噴)하고 배가 가득차게 되는데 차거움이 많으면 장(腸)이 울고 순설(殉泄)하며 소화가 안되고 열이 많으면 배설(排泄)에 미(糜)가 나온다. 〈靈樞〉

비바람이 사람을 상(傷)할 때에 먼저 피부(皮膚)에 쳐들어 가서 손맥(孫脈)에 전입(傳入)하고 손맥(孫脈)이 가득차면 낙맥(絡脈)에 전입(傳入)하며 낙맥이 가득차면 대경맥(大經脈)에 운송(運送)되어서 혈기가 사(邪)와 함께 더불어 분(分)과 주(腠)의 사이에 객거하면 그 맥(脈)이 단단하고 크기 때문에 실(實)하게 되니 실(實)한 것은 밖이 단단하고 충만(充滿)해서 바로 잡을 수가 없고 바로 잡으면 아프게 된다. 〈內經〉

사람이 한습(寒濕)을 맞으면 피부(皮膚)가 수렴(收斂)되지 않고 기육(肌肉)이 견긴(堅緊)하며 영혈이 응결 해지고 위기(衛氣)가 없어지니 허(虛)하다는 것이다. 허(虛)한 것은 주름이 지고 기(氣)가 모자라며 어루만지면 기(氣)가 족(足)해서 따뜻하게 해주기 때문에 결연(抉然)해서 아프지 않다. 〈內經〉

음(陰)에서 나는 것은 하사(夏思)와 상심(傷心)이니 중한(重寒)은 폐(肺)를 상(傷)하고 분노(忿怒)는 간을 상하며 술취해서 입방(入房)하여 땀이 나서 바람을 쏘이면 비(脾)를 상(傷)하고 쓰는 힘을 지나치게 하거나 또 입방

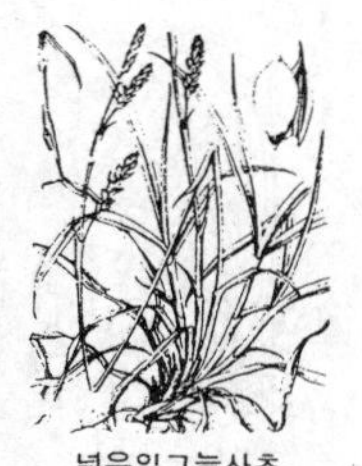
넓은잎그늘사초

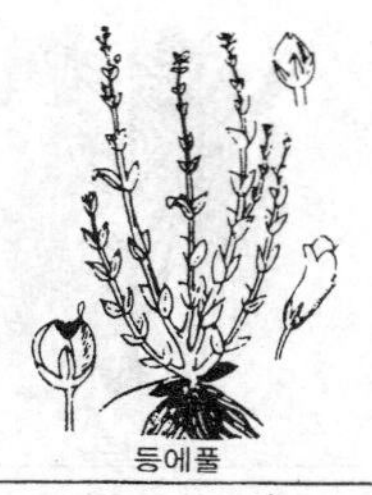
등에풀

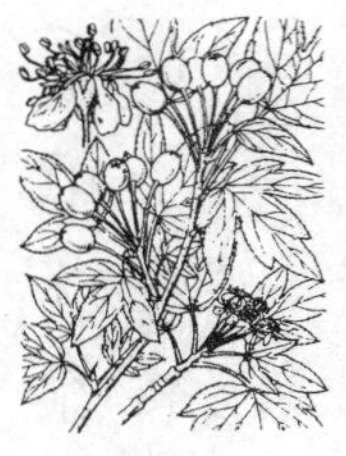
이노리나무

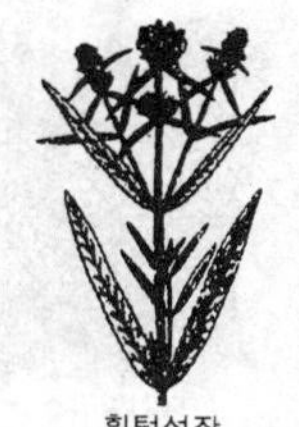
흰털석잠

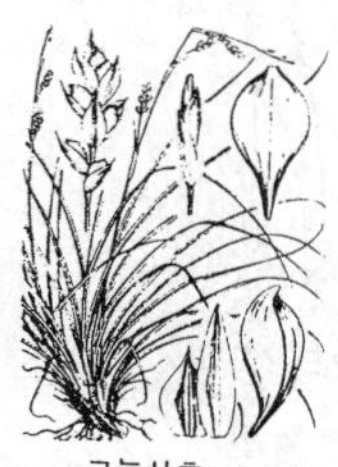
그늘사초

(入房)해서 땀이 난 뒤에 찬 물에 목욕을 하면 신(腎)을 상하게 된다. 〈靈樞〉

3. 음양(陰陽)의 허(虛)와 성(盛)일 경우

양(陽)이 허(虛)하면 겉이 차고 음(陰)이 허하면 속이 더우며 양(陽)이 성(盛)하면 겉이 덥고 음(陰)이 성하면 속이 차다. 양(陽)이 허(虛)하여 겉이 찬 것은 양(陽)이 상초(上焦)에서 기(氣)를 받아 피부(皮膚)와 분육(分肉)「벼와 피지(皮脂)사이의 살」의 사이를 따뜻하게 해서 한기(寒氣)가 겉에 머물러 있고 상초가 안통하며 한기(寒氣)가 돌아 갈 곳이 없으니 한율(寒慄)의 작용을 일으키게 된다. 〈內經〉

음(陰)이 허해서 속이 더운 것은 노역(勞役)과 피권(疲倦) 때문으로 하여 형기(形氣)가 쇠소(衰少)하고 곡기(穀氣)가 성하지 않으며 상초(上焦)가 움직이지 않고 하항(下肛)이 안통하면 위기(胃氣)가 더웁고 열기(熱氣)가 가슴속을 훈증하기 때문에 속이 더운 것이다. 양(陽)이 성해서 겉이 더운 것은 상초(上焦)가 통리하지 않으면 피부가 치밀해서 주리(腠理)가 닫히고 현부(玄府)가 안통하며 위기(衛氣)가 발설(發泄)되지 않기 때문에 겉이 더운 것이고 음(陰)이 성해서 속이 찬 것은 궐기(厥氣)가 상역(上逆)하여 한기(寒氣)가 가슴속에 쌓이고 설사(泄瀉)하지 않으면 온기(温氣)가 가고 한기(寒氣)가 단독으로 남아서 피가 엉기고 피가 엉기면 맥(脈)이 안통해서 성대(盛大)해지기 때문에 속이 찬것이다. 〈內經〉

4. 정신(精神)을 상(傷)할 경우

사람이 실세(失勢)를 하면 비단 사기(邪氣)에 들어 맞지는 않아도 정신(精神)이 속으로 상하고 심신이 패(敗)하는 것이며 처음에는 잘 살다가 뒤에 가난하면 비록 사기(邪氣)에 상하지 않아도 가죽이 초고(焦枯)해서 힘줄이 당기고 앉은뱅이가 되며 경련이 일어나고 폭희(暴喜)와 폭고(暴苦)를 하며 처음은 좋아하다가 갑자기 괴로와하는 것 등은 모두 정기(精氣)가 상(傷)했기 때문이니 정기(精氣)가 말라 없어지면 형체조차 허물어지는 것이다. 〈內經〉

5. 한(寒)과 열(熱)이 형기(形氣)를 상할경우

한(寒)은 모양을 상하고 열은 기를 상하며 기(氣)가 상하면 아프고 모양이 상하면 종기가 나기 때문에 먼저 아프고 뒤에 종기가 나는 것은 모양이 기(氣)를 상한 것이다. 주(註)에 말하기를「기(氣)가 상하면 열이 육분(肉分)에 맺히기 때문에 아프고 모양이 상하면 차거움이 피부와 주리(腠理)에 받히기 때문에 종기가 나는 것이다. 희노(喜怒)는 기(氣)를 상하고 한서는 모양을 상한다.」고 했다. 〈內經〉

6. 구속법(求屬法)일 경우

황제(黃帝)가 묻기를「열에 병든 사람은 차겁게 해도 더웁고 차가움에 병든 사람은 더웁게 해도 차가우니 두 가지가 모두 겸해서 새로운 병이 다시 일어나는 데는 어떻게 해야 하는가?」기백(岐伯)이 답하기를「차겁게 해도 더운 것은 음(陰)에 취하고 더웁게 해도 차가운 것은 양(陽)에 취하는 것이니 이른바 그 속한데서 구한다는 것이다.」주(註)에 말하기를「화(火)의 원(源)을 더해서 음예(陰翳)를 없애고 수(水)의 주(主)를 씩씩하게 해서 양광(陽光)을 진압하기 때문에 속에서 구한다.」고 하는 것이다. 〈內經〉

7. 병을 치료(治療)할 경우

병을 치료할 때는 먼저 그 병의 원인과 그 실마리를 찾아서 오장(五臟)이 허(虛)하지 않고 육부(六腑)가 마르지 않으며 혈맥(血脈)이 어지럽지 않고 정신이 흩어지지 않았으면 약을 먹어서 반드시 사는 것이고, 만약 고질(痼疾)이 되었다 하더라도 반은 고칠 수 있으나 병의 시기를 넘기면 생명을 구하기가 어렵다. 〈本草〉

8. 삼불치(三不治)와 육불치(六不治)일 경우

창공(倉公)이 말하기를「병들어서 약먹기를 싫어하는 것이 일불치(一不治)요, 무당을 믿고 의사를 믿지 않는 것이 이불치(二不治)이며, 몸을 제멋대로 생명을 생각하지 않는 것이 삼불치(三不治)인 것이다.」라고 했다. 〈本草〉

편작(扁鵲)은「병에 육불치(六不治)가 있으니 교만하고 방자해서 탈윤(脫倫)한 것이 일불치(一不治)이고 몸을 가벼이 여기고 재물을 중하게 여기는 것이 이불치(二不治)이며, 의복과 음식을 부적(不適)하게 하는 것이 삼불치(三不治)이고, 음양(陰陽)이 서로 어울려 장기(臟氣)가 정하지 않는 것이 사불치(四不治)이며, 얼굴이 여위고 약을 먹지 못하는 것이 오불치(五不治)고, 무당을

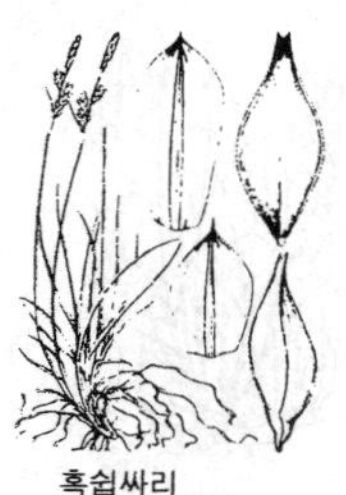
흑쉽싸리

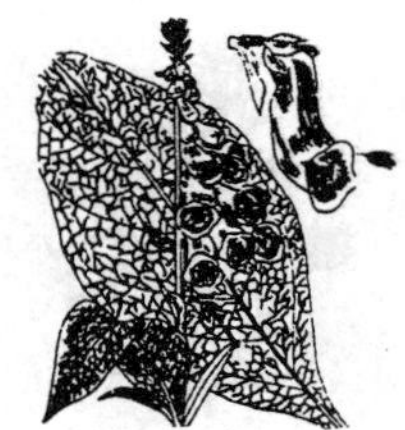
디기탈리스

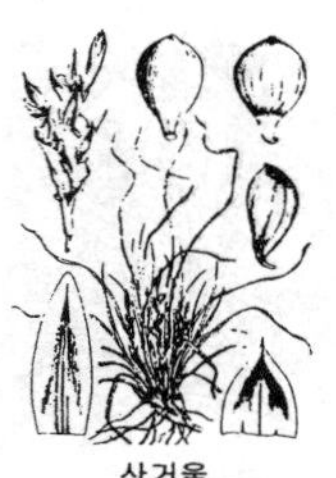
산거울

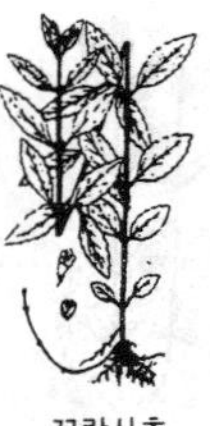
꼬랑사초

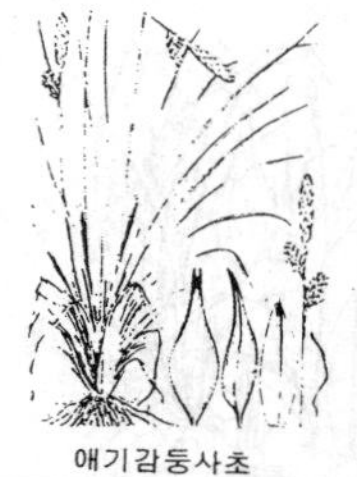
애기감둥사초

믿고 의사를 믿지 않는 것이 육불치(六不治)이다.」라고 했다. 〈入門〉

9. 의원은 삼세의 전통을 귀하게 여길 경우

논어(論語)에 말하기를 「사람이 항심(恒心)이 없으면 무당과 의운이 되지 못한다.」했으니 이 2가지를 밝히는데도 권식(權飾)이나 망조(妄造)로써 되지 않는다. 그러니 삼세(三世)가 의원이 아니면 그 약을 먹지 않는다는 것이다. 아홉번 팔을 부러뜨린 사람이 좋은 의사가 된다는 것은 배우고 익힌 것이 깊기 때문이다. 〈本草〉

10. 사시(四時)와 생병(生病)일 경우

겨울에 추위에 상하면 몸에 담열(痰熱)이 나고 봄에 바람에 상하면 여름에 순설(殉泄)이 나며 여름에 더위에 상하면 가을에 해학(痎瘧)에 걸리고 습(濕)에 상하면 겨울에 기침이 생긴다. 〈靈樞〉

봄에 바람에 상하면 여름에 순설(殉泄)하고 여름에 더위에 상하면 가을에 해학(痎瘧)이 되며 가을에 습에 상하면 겨울에 기침이 나고 겨울에 추위에 싱하면 봄에 온병(温病)에 걸린다. 봄에 바람에 상하면 사기(邪氣)가 유연(留連)하니 동설(洞泄)이 되고 여름에 더위에 상하면 가을에 해학(痎瘧)이 되며 가을에 습(濕)에 상하면 역(逆)해서 기침이 되고 일으켜서 위궐(痿厥)이 되며 겨울에 추위에 상하면 봄에 반드시 온증에 걸린다. 〈內經〉

맥(脈)이 성하고 몸이 찬 것은 상한(傷寒)에서 얻은 것이며, 맥(脈)이 허하고 몸이 더운 증세는 상서 에서 얻은 증세이다. 〈仲景〉

11. 백병(百病)이 시생(始生)할 경우

대개 백병(百病)이 처음 날 때에 모두 풍우(風雨)와 한서(寒暑)와 청습(淸濕)과 희노(喜勞)에서 나는 것이니 희노(喜怒)를 알맞게 조절하지 못하면 장(臟)을 상하고 비바람은 위를 상하고 청습(淸濕)은 아래를 상하는 것인데 장(臟)이 상하면 병이 음(陰)에서 나는 것이며 청습(淸濕)이 허(虛)를 엄습(掩襲)하면 병이 아래서 일어나고 비바람이 허(虛)를 엄습(掩襲)하면 병이 위에서 일어나는 것이다. 〈靈樞〉

대개 소단부격(消癉付擊)과 편고(偏枯)및 위궐(痿厥)과 기만(氣滿)및 역상(逆上)등 증세는 비만에서 생겨나는 것이니 잘사는 사람들의 고량질(膏梁疾)인 것이다. 격(隔)해서 폐절(閉絶)하고 위 아래가 통하지 않는 것은 폭우(暴憂)로 인한 병이고 폭궐(暴厥)해서 귀가 먹고 막히며 통하지 않는 증세는 내기(內氣)가 폭박(暴薄)한 것이며, 속과 겉이 순종하지 않는 것은 중풍(中風)의 병이니 수척해서 유착(留着)함이며, 한발을 쓰지 못하는 것은 풍한(風寒)과 습(濕)의 병이고 황달(黃疸)과 폭통(暴痛)및 전질(巓疾)과 궐광(厥狂)은 구열(久熱)에서 나는 증세이며 오장(五臟)이 고르지 않는 증세는 육부(六腑)가 막힌 소생(所生)이며 머리가 아프고 귀가 울고 사람 몸에 있는 아홉 구멍이 이롭지 않는 것은 장위(腸胃)에서 나는 증세이다. 〈內經〉

오사(五邪)가 사람에 들어맞는 것이 모두 법도가 있으니 풍(風)은 앞에 들어맞으면 구안괘사(口眼喎斜)하고 한(寒)은 뒤에 들어 맞으면 두(頭)와 항(項)이 심하게 아프다. 안개(霧)는 위를 상하고 습(濕)은 아래를 상하며, 풍(風)은 맥(脈)을 들뜨게 하고 한(寒)은 맥을 급하게 하며, 안개는 가죽을 상하고 습(濕)은 관절(關節)에 들어가며 음식은 비위(脾胃)를 상하고 극한(極寒)은 경(經)을 상하며 극열(極熱)은 낙(絡)을 상한다. 〈難經〉

담(痰)이 학(瘧)을 이루지 못하는 것이 없고 쌓임이 아픔이 되지 않는 것이 없는 것이다. 〈直指〉

12. 병이 아침에 혜(慧)하고 저녁에 가할 경우

황제(黃帝)가 묻기를 「모든 병이 아침에는 혜(慧)하고 낮에는 편안하며 저녁에는 더하고 밤에는 심한 것은 어쩐 일인가?」 기백(岐伯)이 대답하기를 「아침에는 인기(人氣)가 마침내 나고 위기(衛氣)가 드디어 움직이기 때문에 혜(慧)하고 낮에는 인기(人氣)가 길어지어 사(邪)를 이기기 때문에 편안하고 저녁은 인기(人氣)가 쇠(衰)하기 시작해서 사기(邪氣)가 마침내 나기 때문에 더하고 밤에는 인기(人氣)가 장(臟)에 들어가고 사기(邪氣)가 홀로 몸에 살기 때문에 더 심한 것이다」〈靈樞〉

13. 정상을 반(反)하여 병이 될 경우

기(氣)가 실(實)하면 형상(形象)이 실(實)하고 기(氣)가 허(虛)하면 형상이 허(虛)한 것이 정상적인 것인데 이것과 반대가 되면 병이 되는 것이다. 곡성(穀盛)하면 기성(氣盛)하고 곡허(穀虛)하면 기허(氣虛)하니 이것은 그 정상(正常)이며 이에 반(返)한 것은 병이다. 맥(脈)이 실(實)하면 피가 실(實)하고 맥(脈)이 허한데 몸이 더운 것

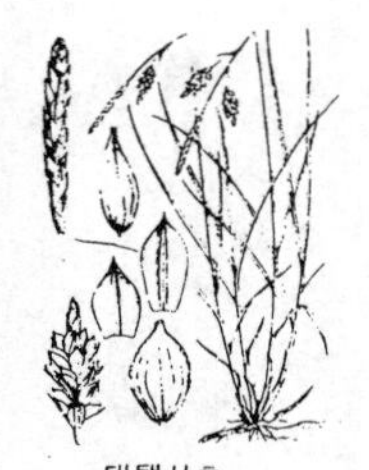
대택사초

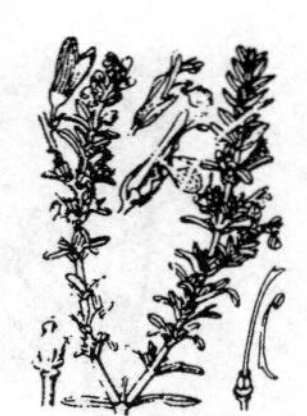
비질향

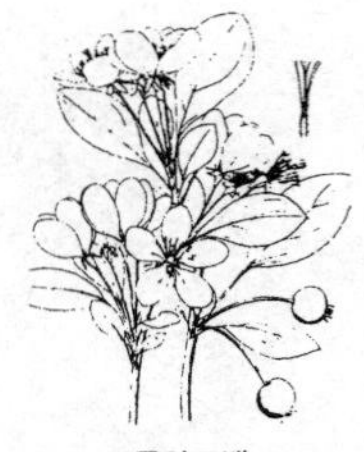
제주아그배

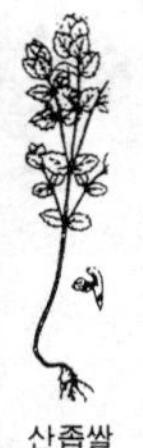
산좁쌀

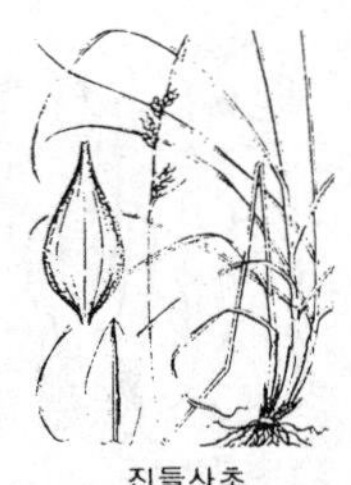
진들사초

이 반대가 되는 것이며 곡식(穀食)이 많이 들어가도 기(氣)가 허(虛)하면 피가 허(虛)하니 정상(正常)인데 이것을 반대하면 병이 되는 것이며, 곡식(穀食)이 들어가지 않아도 기(氣)가 많은 것이 반대가 되는 것이고, 맥(脈)이 성(盛)한데 피가 적은 것이 반대가 되는 것이며, 맥(脈)이 적은데 피가 많은 것이 반대가 되는 것이고, 곡식(穀食)이 들어가는 것이 많은데 기가 적은 증세를 탈혈(奪血)이라 하는데 습(濕)이 아래에 있는 것이며, 곡식(穀食)이 들어가는 것이 적은데 기(氣)가 많은 것은 사(邪)가 위(胃)와 폐(肺)에 있는 것이다. 〈內經〉

14. 한(寒)・열(熱)을 편하게 여길 경우

황제(黃帝)가 묻기를 「병에 변(便)이 있는 까닭은 무엇 때문인가?」하니 기백(岐伯)이 대답하기를 「대부분 속열과 소리(消痢)등 증세는 차가운 것을 편하게 생각하고 한(寒)에 속한 병은 뜨거운 것을 편하게 생각하니 위(胃)속이 더우면 창자가 잘 소화해도 마음이 현현(懸懸)하고 자주 시장기를 느끼며 배꼽 그 위의 가죽이 더우며 장(腸)속이 더우면 노란 죽과 같은 것이 나오며 배꼽 그 밑의 가죽이 차가우며 위(胃)속이 차가우면 배가 가득 부르고 장(腸)속이 차가우며 장(腸)이 울고 순설(殉泄)하면, 위(胃)속이 차며 장(腸)속이 더우면 가득 부르면서 설사(泄瀉)하고 위(胃)속이 더우며 장(腸)속이 차가우면 빨리 시장기를 느끼고 소복(小腹)이 가득 부르게 된다.」〈靈樞〉

15. 비수(肥瘦)로써 병세를 분별할 경우

비대하고 윤기가 흐르는 사람은 혈기(血氣)가 남아있고 비대하고 윤기가 흐르지 못한 사람은 혈기(血氣)가 남아있고 피가 모자라는 것이고, 마르고 윤기가 흐르지 못한 사람은 기혈(氣血)이 같이 모자라는 것이니 그 현상과 기(氣)의 남고 모자라는 것을 심찰(審察)해서 두루 치료하면 역순(逆順)을 알 수 있다. 〈靈樞〉

흑수(黑瘦)한 사람은 치료가 쉽고 비대하고 육후(肉厚)하며 적백(赤白)한 사람은 치료하기가 쉽지 않은 것이니 검은 사람은 풍습(風濕)을 충분히 견딜 수 있어도 살이 찌고 흰 사람은 풍습을 견디지 못하며 수인(瘦人)은 육이 견고하고 살이 찐 사람은 살이 연약하며 육(肉)이 연약하면 병을 치료하기가 쉽지 않다. 〈千金〉

기(氣)가 쇠(衰)하며 몸이 서늘하고 피가 쇠(衰)하면 살이 견고하다. 〈入門〉

붉은 사람은 기(氣)가 허(虛)하여 차가움을 내 놓고 한(寒)이 습(濕)을 내놓으며 습(濕)이 담(痰)을 내놓고 수인(瘦人)은 혈(血)이 허(虛)해서 열(熱)을 내놓고 열(熱)이 화(火)를 내놓으며 화(火)가 조(燥)를 내놓기 때문에 비대한 사람은 한습(寒濕)이 많고 수인(瘦人)은 조열(燥熱)이 많은 것이다. 〈丹心〉

16. 용(勇)과 겁(怯)의 이형(異形)일 경우

황제(黃帝)가 묻기를 「용맹한 사람과 겁이 많은 사람의 연유를 알고자 한다」하니, 소유(小兪) 대답하기를 「용맹한 사람은 눈이 깊고 굳세며 길게 찢어져서 곧게 날치고 육부의 하나인 삼초(三焦)의 살갗이 가로로 있고 마음이 단정하고 정직하며 간(肝)이 크고 굳세며 담(膽)이 충만하고 성을 내면 기(氣)가 성하며 가슴이 팽창(膨脹)되고 간(肝)이 들려서 담(膽)이 가로 놓였으며 눈초리가 찢어져서 올라가고 털이 일어나고 얼굴빛이 푸르고 이것이 용맹한 연유이며 겁이 많은 사람은 눈이 커도 깊지 않고 음양(陰陽)이 상실(相失)해서 삼초(三焦)의 살갗이 종(縱)하고 갈우〔髑骬 : 심폐골(心蔽骨)〕가 짧고 작으며 간계(肝系)가 느리고 담(膽)이 충만하지 못하고 처졌으며 장위(腸胃)가 올려 붙으나 갈비 밑이 공허(空虛)하고 크게 성을 내도 기(氣)가 충만하지 못하고 흉(胸)과 간(肝)및 폐(肺)가 함께 들려도 기(氣)가 쇠(衰)해서 다시 내려가기 때문에 오랫동안 성을 못내니 이것이 겁많은 사람의 연유인 것이다. 황제(黃帝)가 묻기를 「겁이 많은 사람도 술을 먹으면 성을 내는 것이 용맹한 사람과 같은 까닭은 어느 장(臟)이 그렇게 시키는 것인가?」하니, 소유(小兪) 대답하기를 「술이란 것은 수곡(水穀)의 정(精)으로써 열곡(熱穀)의 액(液)이 되니 그 기가 빨리 두려워 해서 위(胃)속에 들어가면 위(胃)가 팽창(膨脹)이 되고 기(氣)가 위쪽으로 거슬로 올라가 가슴속에 가득하며 간(肝)이 뜨고 담(膽)이 가로 놓이며 이때에는 용감한 것 같아도 기(氣)가 수그러들기만 바로 뉘우치는 것이니 이것을 주패(酒悖)라고 한다.」

17. 장부병(臟腑病)이 완전(緩傳)할 경우

오장(五臟)이 서로 통하고 옮기는 것이 모두 차례가 있는 것인데 오장(五臟)에 병이 있으면 각각 그 이기는 것으로써 전(傳)하게 되는데 3월과 6월 및 3일과 6일로써 오장(五臟)에 전하면 죽는다. 〈內經〉

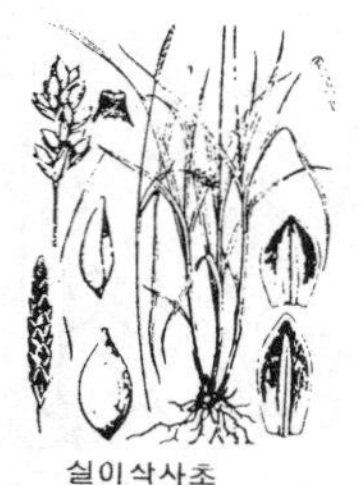
실이삭사초

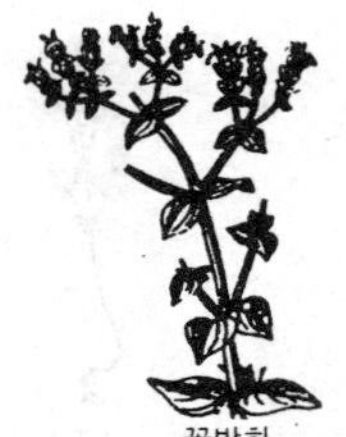
꽃박하

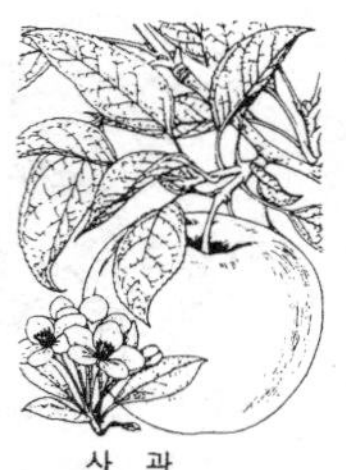
사 과

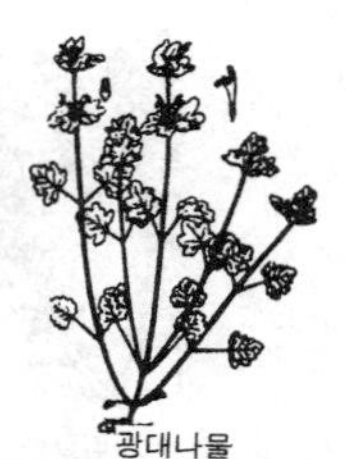
광대나물

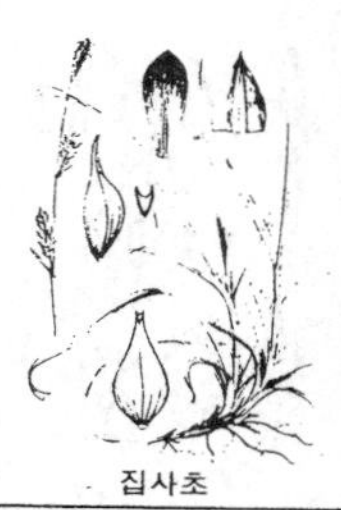
집사초

주(註)에 이르기를 「병이 느리게 전하는 것과 급하게 전하는 것이 완(緩)한 증세는 간혹 1세와 2세 및 3세만에 죽고 그 다음은 또는 3월과 6월만에 죽으며 급한 증세는 1일·2일·3일·4일 또는 5~6이 지나면 죽게 된다.」

풍한(風寒)이 사람을 침입(浸入)하면 갑자기 털이 곧추서고 피부(皮膚)가 닫히게 된다. 그러면 열이나게 되니 마땅히 땀으로써 해표(解表)하면 된다. 그러나 병이 바로 폐(肺)에 전입(傳入)되면 폐비(肺痺)가 되어 기침을 하고 상기(上氣)하니 치료가 어렵게 되고 폐(肺)가 다시 간(肝)에 전하면 간비(肝婢)가 되어 갈비가 아프고 먹은 것을 토하게 되어 만지면 쑤시는 것같이 아프니 치료가 어렵게 되며 간(肝)이 비(脾)에 전하면 비풍(脾風)이 되어 마비하며 뱃속이 더웁고 심(心)이 번민(煩悶)하여 노란 것이 나오니 이러한 경우에는 잘 살피거나 약을 쓴다거나 목욕을 하여도 치료하기가 어려운 것이다. 비(脾)가 신(腎)에 전하면 산가(疝瘕)가 되어 소복(小腹)이 원열(寃熱)하고 아프게 되며 흰것이 나오니 이러한 경우에는 뜸을 하거나 약을 사용해도 치료하기가 어려운 것이고, 신(腎)이 심(心)에 전하면 절맥(節脈)이 서로 당기고 급하게 되며 병명을 전이라고 하는데 뜸하고 약을 사용해도 치료하기가 어려우며 10일만에 죽는 증세가 되고, 또 신(腎)이 심(心)에 전하고 심(心)이 바로 반복해서 폐(肺)에 행(行)하면 한열(寒熱)을 일으키고 3년만에 죽는 것이니 이것이 병의 차례가 된다. 이것은 사(邪)가 처음에 겉에 들어가서 천천히 전한다. 〈內經〉

18. 장부병(臟腑病)이 급전(急傳)할 경우

대개 병을 전하는 것은 심(心)이 먼저 인데 심(心)이 아프게 되면 기침을 하며 심(心)이 3일동안 전하면 협하(脇下)가 가득차고 5일동안 전하면 막혀서 통하지 아니하고 몸이 아프고 무거우며 간(肝)이 가슴에 전해서 3일동안에 낫지 않으면 죽게 되는데 겨울은 한밤중이 되고 여름은 한낮이 된다.

폐병(肺病)이 기침을 하게 되면 3일동안 협하(脇下)가 가득차고 1일동안 온 몸이 무겁고 아프며 5일동안 부풀고 〔간(肝)이 비위(脾胃)에 전한 것이다〕 10일동안 멈추지 않으면 죽게되니 겨울은 해질 때이며 여름은 해뜰 무렵이 된다. 간병(肝病)은 머리와 눈이 함께 어지럽고 협하(脇下)가 지만(支滿)하며 3일동안 몸이 무겁고 아프며 5일동안 가득차고 〔간이 비위(脾胃)에 전한다〕 3일동안 소복(小腹)과 요척(腰脊)이 아프고 정갱이 뼈가 저리며 〔비(脾)가 신(腎)에 전한다〕 3일동안 낫지 않는다면 죽게 되는 겨울은 해질 무렵이고, 여름은 아침 시간이 된다. 비병(脾病)은 온 몸이 무겁고 아프며 1일동안은 부풀고 〔비(脾)가 스스로 위(胃)에 전한다〕

2일동안 소복(小腹)과 요척(腰脊)이 아프며 종아리(脛)가 저리고 3일동안 배려(背膂)의 힘줄이 아프며 소변이 나오지 않으며 〔비(脾)가 방광(膀胱)에 전한다〕 신이 10일 동안에 낫지 않으면 죽게 되니 겨울은 저녁 늦게이고, 여름은 아침 밥 먹고 난 후가 된다. 신병(腎病)은 소복(小腹)과 요척(腰脊)이 아프고 등마루 뼈가 저리며 3일동안 사등이 뼈의 힘줄이 아프고 소변이 나오지 않고 〔신(腎)이 방광(膀胱)에 전한다〕 3일동안 배가 가득차며 〔방광(膀胱)이 소장(小腸)에 전한다〕 3일동안 양협(兩脇)이 지통(支痛)해서 〔소장(小腸)이 심에 전한다〕 2일동안 앓다가 죽게 되니 겨울은 새벽이고, 여름은 해뜰 무렵이 된다. 위병(胃病)은 가득차기 때문에 5일동안 소복(小腹)과 요척(腰脊)이 아프고 사등이 뼈가 저리며 「위(胃)가 신(腎)에 전한다」 3일동안 사등이의 힘줄이 아프고, 소변이 닫히며 「신(腎)이 방광(膀胱)에 전한다」 5일동안 몸이 무겁고 「방광(膀胱)이 심(心)에 전한다」 6일동안 앓다가 죽게되니 겨울은 한 밤중이 지나서이고, 여름은 해질 무렵이 된다. 방광병(膀胱病)은 소변이 나오지 않으며 5일동안 소복(小腹)이 가득차고, 요척(腰脊)의 뼈가 저리며 「방광(膀胱)이 신(腎)에 전한다」 1일동안 배가 가득차고 「신(腎)이 소장(小腸)에 전한다」 2일동안 온몸이 아프며, 「소장(小腸)이 심(心)에 전한다」 2일동안 낫지 않으면 죽게 되니 겨울은 닭이 울 무렵이고 여름은 초저녁이 된다. 이상은 대기(大氣)가 양(陽)에 들어가서 급하게 전한 것이다. 〈內經〉

19. 사정(邪精)과 허실(虛實)일 경우

내경(內經)에 이르기를 「사(邪)가 주주(湊注)하는 곳에 그 기(氣)가 반드시 허(虛)하다」 했는데 허학사(許學士)가 말하기를 「사(邪)가 머물러서 안떠나게 되면 그 병은 실하다」고 하였으니 사기(邪氣)가 성하면 실(實)하고 정기(精氣)가 박탈(剝奪)되면 허하게 된다.

큰 열병에 기(氣)가 더웁고 맥(脈)이 가득찬 것을 중실(重實)이라 하고 맥(脈)이 허하고 기(氣)가 허하며 척(尺)이 허한 것을 중허(重虛)라고 한다. 〈內經〉

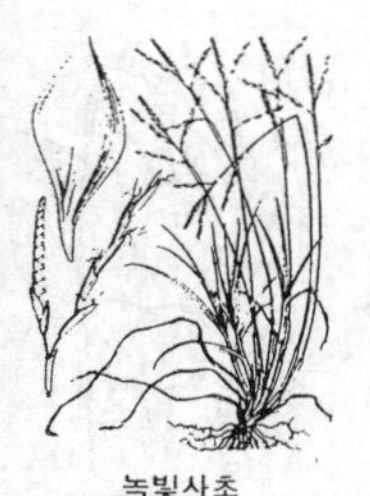
녹빛사초

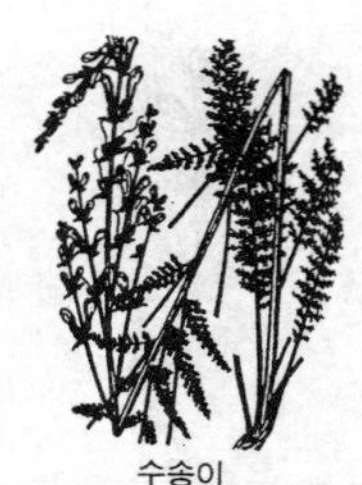
수송이

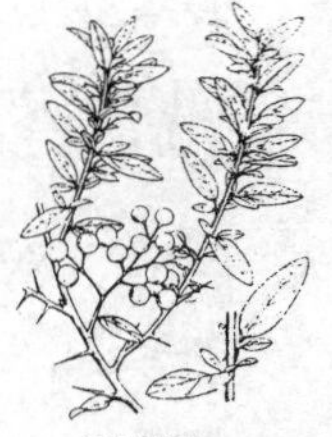
피라칸다

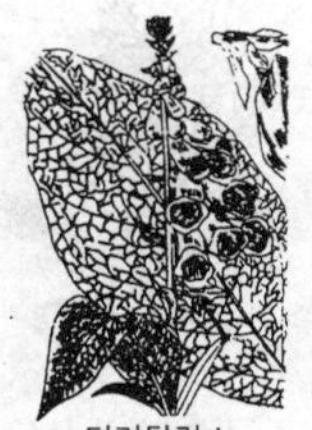
디기탈리스

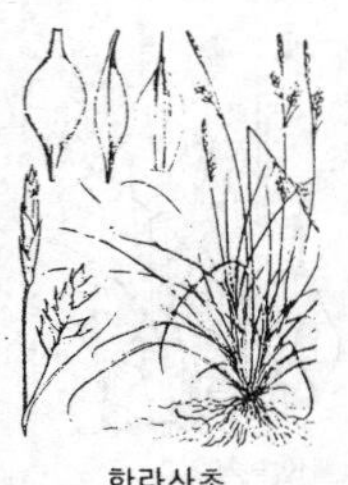
한라사초

20. 삼허(三虛)와 삼실(三實)일 경우

사람에게 삼허(三虛)와 삼실(三實)이 있으니 그것은 맥(脈)의 허와실(虛實), 병의 허와실(虛實), 진찰의 허와실(虛實)이다.

맥(脈)의 허와실(虛實)은 유(濡)한 것이 허(虛)가 되고 긴(緊)하고 로(牢)한 것이 실(實)이 되며 병의 허와실(虛實)이란 것은 나가는 것이 허(虛)가 되고 들어가는 것이 실(實)이 되며 말을 많이하는 것이 허(虛)가 되고 말을 하지 않는 것이 실(實)이 되며, 느린 것이 허(虛)가 되고 급한 것이 실(實)이 되며, 진찰의 허와실(虛實)이란 것은 유(濡)한 것이 허(虛)가 되고 로(牢)한 것이 실(實)이 되며, 양(痒)한 것이 허(虛)가 되고 아픈 것이 실(實)이 되며, 밖은 아파도 속은 유쾌한 것이 외실내허(外實內虛)가 되고 속이 아프고 밖이 유쾌한 것이 내실 외허(內實 外虛)가 된다. 〈難經〉

21. 맥(脈)은 순한데 병은 반(反)할 경우

황제(黃帝)가 묻기를 「맥(脈)은 순종(順從)하는데 병은 반역(反逆)하는 증세는 무슨 이유에서」 기백이 대답하기를 「맥(脈)이 종(從)하는데 살펴보면 심장이 뛰지 않으니 모든 양(陽)이 모두 같은 것이다.」 또 묻기를 「모든 음(陰)이 반(反)하는 증세는 무슨 까닭인가」 또 대답하기를 「맥(脈)이 살피면 심장이 뛰는 것이 심하고 성(盛)하다.」 주(註)에 이르기를 (병에 열이 있고 맥(脈)이 촉(數)한데 살펴보면 심장이 뛰지 않는 것은 차거움이 심해서 양(陽)을 격〔格 : 들이 받는다는 뜻〕하여 이루어진 증세이니 열(熱)이 아니요, 모양과 증세가 모두 색(塞)인데 살펴보면 맥기(脈氣)가 손가락 밑에서 고격(鼓擊)해서 성(盛)하니 이것은 열(熱)이 성하면 음(陰)이 버림 받아 나는 병이며, 한(寒)이 아닌 것이다. 〈內經〉

증세가 양(陽)과 같은 것은 맥(脈)도 또한 양(陽)으로 종(從)해야 하는 것인데 증세는 양(陽)과 같으나 병(病)은 그와 맞서는 증세는 한(寒)이고, 증세가 음(陰)과 같은 증세는 맥(脈)도 또한 음(陰)으로 종해야 하는 것인데 증세는 음(陰)과 같으나 병이 그에 맞서는 것은 열(熱)이니 이러한 것은 그 맥증(脈症)을 맞서서 치료를 해야 한다. 몸이 무겁고 번조(煩燥)해서 얼굴이 붉고 맥(脈)이 잠기며 작은 것은 음증세가 양(陽)과 같은 것이니 몸이 더운 증세는 속이 찬 때문이고 번조(煩燥)한 증세는 음(陰)이 성(盛)한 때문이며 면대양(面戴陽)이란 증세는 아래가 허해서 일어나는 증세인데 만약 잘못 실열(實熱)이라고 해서 서늘한 약을 사용하면 기(氣)가 사라져서 큰 병이 되게하는 것이니 사역탕(四逆湯)에 파를 더해서 치료하고 만약 손발이 역냉(逆冷)하고 대변이 비결(秘結)하여 소변이 붉고 맥(脈)이 잠기며 미끄러운 증세는 양(陽) 증세가 음(陰)과 같은 것이니 가벼운 증세는 백호탕(白虎湯)을 쓰고 무거운 증세는 승기탕(承氣湯)으로 내리게 한다.

위의 2마디는 증세가 양(陽)과 같은데 맥(脈)과 병이 음(陰)에 속하는 것이며, 증세가 음(陰)과 같은데 맥(脈)과 병이 양(陽)에 속하는 것이니 그 증세를 맞서서 치료하면 되는 것이다. 그런데 증세가 양(陽)과 같은데 맥(脈)과 병이 음(陰)에 속하는 것은 알기가 쉬워도 만약 맥(脈)과 증세가 함께 음(陰)으로 되는데 병이 단독으로 양(陽)에 속하는 것은 거세(擧世)가 모두 분변(分辨)하지 못하고 요절(夭折)을 시키니 이것은 모두가 통탄(痛歎)할 일이 된다. 〈綱目〉

22. 표(標)와 본(本)이 상반(相反)될 경우

6기(六氣)의 병에 표(標)와 본(本)이 서로 맞서는 것은 오직 태양(太陽)과 소음(少陰)의 병이 모두 가장 심하니 대개 태양(太陽)은 표(標)가 양(陽)인데 본(本)은 차갑고 소음(少陰)에 표(標)는 음(陰)인데 본(本)은 더운 것이다. 살펴서 심장이 뛰지 않고 차가움이 성(盛)해서 양(陽)을 격(格)하게 되는 것은 태양한수(太陽寒水)의 본(本)이 표(標)와 함께 맞서는 것이고, 살펴서 심장이 뛰는 것이 심하고 열(熱)이 심해서 음(陰)을 버림받는 것을 소음군화(少陰君火)의 본(本)이 표(標)와 서로 맞서는 것이다. 서로 어긋나는 이치를 알지 못하는 사람은 표기(標氣)의 음양(陰陽)을 역(逆)해서 바로 치료해 본기(本氣)의 한열(寒熱)을 순하게 하기 때문에 병이 더 하는 것이고, 서로 어긋나는 이치를 아는 사람은 표기(標氣)의 음양을 순종하고 맞서는대로 치료하면 본기(本氣)의 한열(寒熱)을 역(逆)해서 병이 낫게 한다. 〈綱目〉

23. 오한(惡寒)과 오열(惡熱)일 경우

발열(發熱)하면서 오한(惡寒)하는 것은 양(陽)에서 일으키는 것이고, 무열오한(無熱惡寒)하는 것은 음(陰)에서 일으킨다. 〈仲景〉

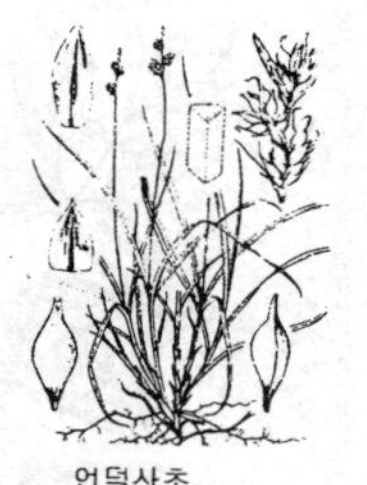
언덕사초

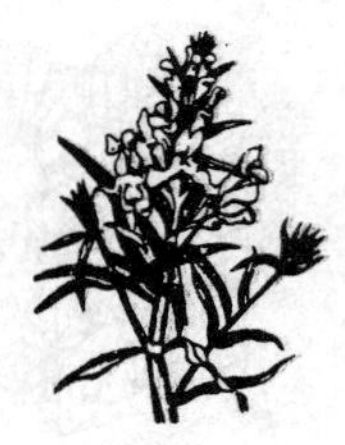
가는잎해란

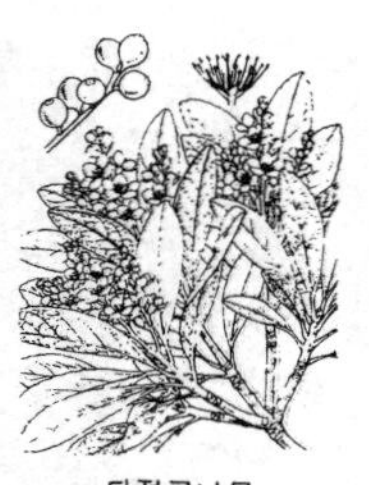
다정큼나무

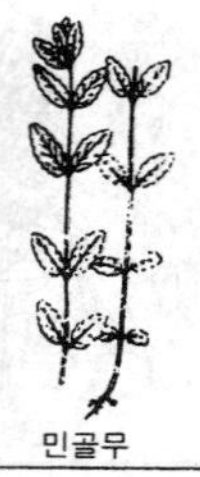
민골무

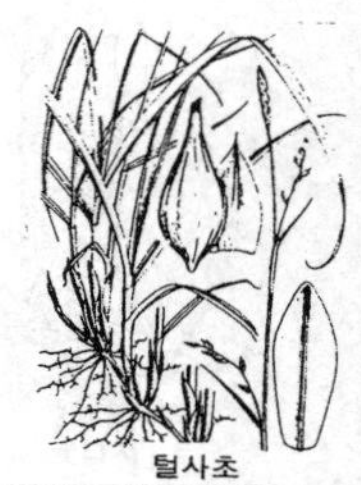
털사초

오한(惡寒)하는 것이 한(寒)이 아니고, 열증(熱症)이 분명하며 오열(惡熱)하는 것이 열(熱)이 아니며 허증(虛症)이 확실하다. 〈丹心〉

오래된 병이 한(寒)이 아니며 갑자기 난 병이 열이 아닌 것이다. 〈綱目〉

24. 영(榮)과 위(衛)의 병일 경우

황제(黃帝)가 묻기를 「영(榮)과 위(衛)의 한비증(寒痺症)을 알고자 한다.」 백고(伯高)가 대답하기를 「영(榮)에서 나는 병은 한열(寒熱)하고 소기(少氣)하며 피가 위 아래로 움직이며 위(衛)의 병이 되는 것은 기(氣)가 아프는 것이 이따금 왔다 갔다하고 답답하며 함성을 지르고 풍한(風寒)이 위장(胃腸)의 중앙에 객거(客居)한 것이며, 한비(寒痺)의 병은 머물러서 떠나지 않고 때때로 아프며 가죽이 어질지 못한 것이다.」〈靈樞〉

25. 능식(能食)과 불능식(不能食)일 경우

중풍(中風)은 먹기를 잘하고 상한(傷寒)은 먹지를 못하는 것이다. 〈丹心〉

26. 병의 유여(有餘)와 부족의 분별일 경우

모든 병이 조수처럼 밀려 올 때에 병기(病氣)와 정신(精神)이 보태게 되는 것은 병기(病氣)가 남아있는 것 즉 사기(邪氣)가 이긴 것이니 급히 한량(寒涼)하고 시고 쓴 약으로 사(瀉)해야 하며, 만약 병이 조작(潮作)할 때에 신기(神氣)가 곤약(困弱)한 것은 병기가 부족한는 것 즉 진기(眞氣)가 부족한 것이니 속히 맵고 달며 온열(温熱)한 약으로써 보(補)해야 되는 것이다. 또한 아픈 사람의 형기(形氣)가 부족한데 병이 올 때에 역시 병기(病氣)모자라는 것은 음양(陰陽)이 모두 부족한 것이니 침을 금하고 단 약으로 보해야 하며 또 배꼽 밑의 기해혈(氣海穴)을 뜸해야 한다.

대개 기(氣)라는 것은 입과 콧속의 기식(氣息)을 이름하며, 형상이라고 하는 것은 피(皮)•육(肉)•근(筋)•골(骨)•혈(血)•맥(脈)의 이름이며, 형상이 이긴 것은 남아있는 것이 되고 여윈 것은 부족한 것이며 기(氣)는 입과 콧속의 기식(氣息)이 노역(勞役)해서 여고(如故)한 것은 남아있는 것이고, 천식(喘息)하고 기(氣)가 재촉하거나 짧거나 또는 숨쉬기가 거북한 것은 부족한 것이다. 이것을 형기(形氣)라고 한다. 〈東垣〉

27. 병위 유형(有形)과 무형(無形)일 경우

영추(靈樞)에 이르기를 「형태가 있으면 아프지 않는 것은 양(陽)에 속하는 종류이고, 형태가 없으면서 아픈 증세는 음(陰)의 종류이며 형상으로 나타나지 않고 아픈 사람은 양(陽)은 완전한데 음(陰)이 상(傷)한 것이니 그 음(陰)을 치료하고 양(陽)을 치지 말 것이며, 형태로 나타나면서 아프지 않은 것은 음(陰)은 완전한데 양(陽)이 상(傷)한 것이니 그 양(陽)을 치료하고 음(陰)을 치지 말아야 한다.」 그러나 음양(陰陽)이 같이 움직이고 짧은동안 형태가 있다가 짧은동안 형태가 없고 거기에 심(心)•번(煩)을 더한 것은 음(陰)이 양을 이긴 것이라 하고 또 「겉도 아니고 속도 아니라.」고 하는데 이것은 그 형체(形體)가 오래가지 못한다.

28. 삼초(三焦)가 돌아가지 않을 경우

촌구맥(寸口脈)은 작고 깔깔한데 작은 사람은 위기(衛氣)가 움직이지 않는 것이며 깔깔한 사람은 영기가 닿지 못한 것이다. 영(榮)과 위(衛)의 기(氣)가 서로 가지지 못하면 삼초(三焦)가 돌아올 곳이 없고 온몸이 마비되고 어질지 못한 것이니 영기(榮氣)가 부족하면 번통(煩痛)하고 입으로 말하기가 어려우며, 위기가 허하게 되면 오한(惡寒)하고 기지개를 자주 켜게된다. 삼초(三焦)가 그 부(部)에 돌아가지 않으면 트림하고 신물이 나며 중초(中焦)가 돌아가지 않으면 소화를 하지 못해서 음식을 먹기가 어려우며 하초(下焦)가 돌아가지 않으면 소변이 저절로 나온다. 〈仲景〉

29. 이시(二尸)•사이(四異)•사기(四奇)일 경우

어린 아이의 발병(魃病)이 살아있는 증세를 상계(相繼)라 하고 죽는 증세는 전시(傳尸)라 하며, 맥(脈)은 있는데 기(氣)가 없는 것은 시궐(尸厥)이라 하고 기(氣)가 있는데 맥(脈)이 없는 것은 행시(行尸)라 한다. 정계(丁溪)와 포로(哺露) 및 객오(客忤)와 무고(無辜)네 가지 이병(異病)이며, 양역(陽易)과 음역(陰易) 및 백합(百合)과 고혹(孤惑)은 네가지 기병(奇病)이 된다. 〈海藏〉

30. 남녀의 병인(病因)일 경우

대체로 남자의 병은 반드시 방노(房勞)를 잘 살펴보아

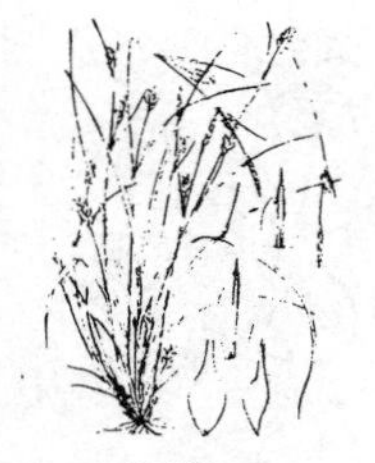
청피사초

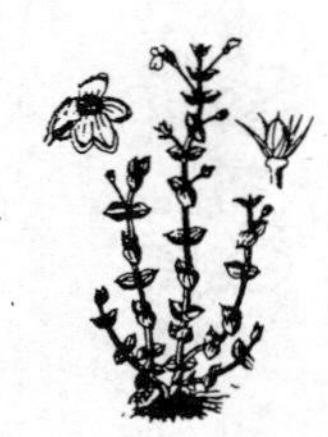
둥근잎고추풀

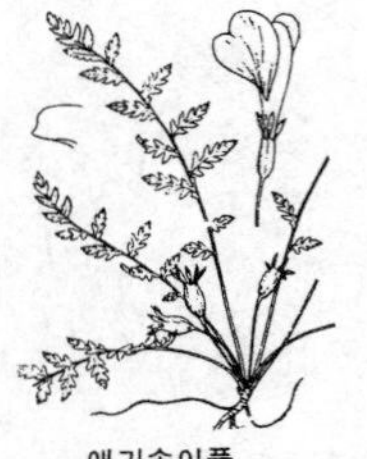
애기송이풀

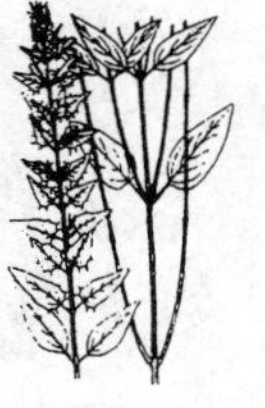
며느리바풀

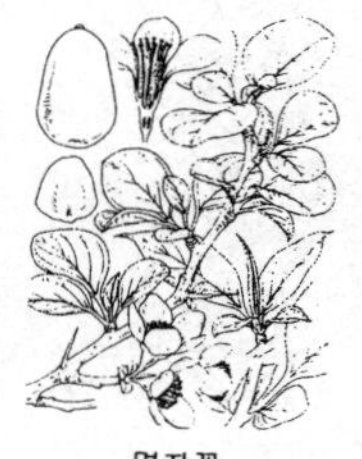
명자꽃

야 하고 여자의 병은 먼저 월경(月經)과 잉태(孕胎)의 여부를 알아 보아야 한다. 〈入門〉

31. 승강(升降)이 정상을 잃으면 병이 될경우

대개 두면(頭面) 그 위의 병은 모두 백사가 상공(上功)한 것이고, 흉격(胸膈)사이의 병은 백사(百邪)가 상충(上衝)한 것이며, 장위(腸胃)사이의 병은 백사가 흘러 내려 들어간 것이고, 그렇지 않으면 혈기(血氣)가 오르고 내림의 정상을 잃어서 양(陽)이 마땅히 올라야 할 것이 오르지 않고 음(陰)이 마땅히 내려야 할 것이 내리지 않는 것이다. 비정상이 되니 병기(病氣)를 아는데 이것으로써 모두 괄진(括盡)한다. 〈入門〉

양병(陽病)은 상행(上行)을 극(極)해서 내리는 것이고 음병(陰病)은 하행(下行)을 극(極)해서 오르는 것이며, 오르고 내리는 것이 반드시 중초(中焦)에서부터 시작하니 마침내 삼초(三焦)가 모두 혼란(溷亂)하고 안과 밖이 기(氣)가 막히는 것이다. 〈靈樞〉

손의 삼양(三陽)이 손에서 머리로 달리고(走) 발의 삼양(三陽)이 머리에서부터 발에 닿으니 이것은 높은 것이 밑을 접(接)하는 것이고, 발의 삼음(三陰)이 발에서부터 배에 닿고 손의 삼음(三陰)이 배에서 손에 닿으니 이것은 밑이 위에 옮겨 달리는 것이다. 그러니 위 아래가 오르고 내려서 온화한 것이니 역(易)에 이르기를 「천도(天道)가 하제(下濟)하니 빛이 밝고 지도(地道)가 비(卑)하니 위로 가는 것이다.」하였고 난경(難經)에 이르기를 「기(氣)는 후(煦)해서 오르는 것을 주관하고 혈(血)은 유(濡)해서 윤택한 것이라.」하였으니 부(夫)가 노래를 하면 부(婦)가 따르고 기(氣)가 움직이면 피가 따르는 것이니 기(氣)란 것은 신(辛)에 붙어서 인(寅)에서 일을 하며 보통 아침에 마침내 중초에서 유주(流注)하여 천(天)의 기(氣)를 따라서 좌선(左旋)하여 축(丑)에 닿아서 끝을 내니 낮과 밤으로 50도(五十度)를 통행하고 810장을 주류(周流)한다. 〈東垣〉

32. 음양(陰陽)의 이증(二症)을 분별할 경우

모든 병의 음증(陰症)은 몸이 정중(靜重)하고 말소리가 적으며 또 기(氣)를 포식(布息)하기가 어렵고 목정(目睛)이 밝고맑지 못하며 콧속이 호(呼)해도 나오지 않고 흡(吸)해도 들어가지 않으며 입과 콧속의 왕래하는 기(氣)가 서늘하고 수장(水漿)이 들어가지 않고 대•소변을 멈추지 못하며 얼굴이 오한(惡寒)해서 칼로 긁는 것 같다. 양증(陽症)은 몸의 움직이는 것이 가볍고 말의 소리가 크며 목청(目睛)이 요료(了了)하고 콧속의 호흡과 출입하는 것이 익숙하게 갔다 왔다 하여 입과 콧속의 기(氣)가 모두 그러한 것이다. 〈東垣〉

몸의 겉이 차가운 것은 병이 음경(陰經)에 있는 것이니 음증(陰症)이라 하고 몸의 겉이 더운 것은 병이 양경(陽經)에 있는 것이니 양증(陽症)이라고 말한다. 〈入門〉

양(陽)이 이기면 몸에 열이 있고 주리(腠理)가 닫히며 기침과 천식이 굵어서(麤) 면앙(俛仰)을 잘하고 땀이 나지 않아서 열이 있고 이가 마르며 번원(煩寃)하고 배가 가득 불러서 죽으니 겨울에는 견디어도 여름에 견디지 못하는 것이며, 음(陰)이 이기면 몸이 차갑고 땀이 나며 몸이 계속 맑고 서늘하며 떨면서 차가움이 역궐(逆厥)하고 배가 가득 불러서 죽으니 여름은 잘 배겨내도 겨울은 잘 배겨내지 못한다. 〈內經〉

대개 아픈 사람이 눈을 뜨고 사람 보기를 좋아하는 것은 양(陽)에 속하고, 눈을 감고 사람 보기를 싫어하는 것은 음(陰)에 속하는 것이다. 졸음(睡)이 많은 것은 양(陽)이 허하고 음(陰)이 성한 증세이며, 졸음이 적은 것은 음(陰)이 허(虛)하고 양(陽)이 성한 증세이다. 밝은 것을 좋아하는 것은 양(陽)에 속하는 것이니 원기(元氣)가 실(實)한 증세이며, 어두운 것을 좋아하는 것은 음(陰)에 속하는 것이니 원기(元氣)가 허(虛)한 증세이다. 자면서 벽쪽을 향하는 것은 음(陰)에 속하니 원기(元氣)가 허(虛)한 것이요, 바깥쪽을 향하는 것은 양(陽)에 속하는 것이니 원기(元氣)가 실(實)하다. 〈回春〉

33. 내상(內傷)과 외상(外傷)을 분별할 경우

내상(內傷)에 상세한 설명이 기록되어 있다.

34. 팔허(八虛)가 오장(五臟)을 사후할 경우

황제(黃帝)가 묻기를 「사람에게 8허(八虛)가 있는데 각각 어떠한 증후인가?」 기백(岐伯)이 대답하기를 「오장(五臟)을 사후(伺候)하니 폐(肺)와 심(心)에 사가 있으면 그 기가 두 팔에 유주(流注)하고, 간(肝)에 사(邪)가 있으면 그 기(氣)가 두갈비에(어느책은 겨드랑이)유주하며 (脾)에 시가 있으면 그 기(氣)가 두 다리 뼈(髀)에 유주(流注)하고, 신(腎)에 사(邪)가 있으면 그 기(氣)가 두 오금에 유주(流注)하니 이것이 팔허한 것인데 모두 기관

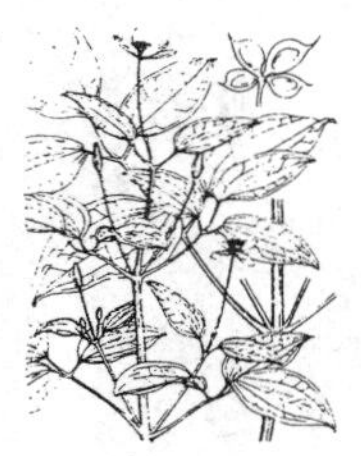
외대으아리

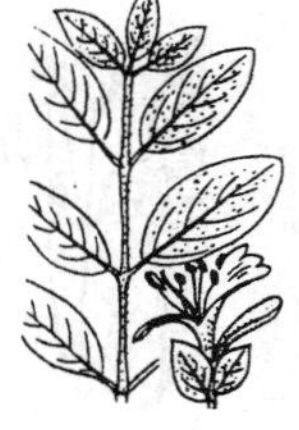
참명꽃

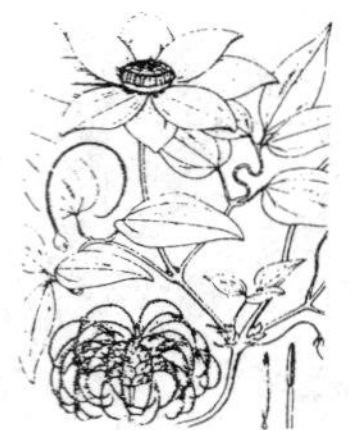
큰꽃으아리

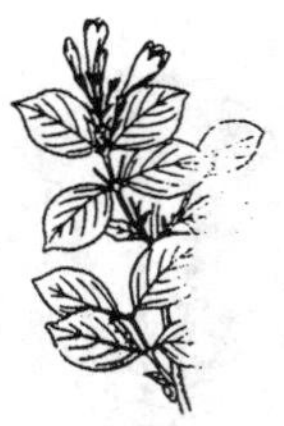
소영도리

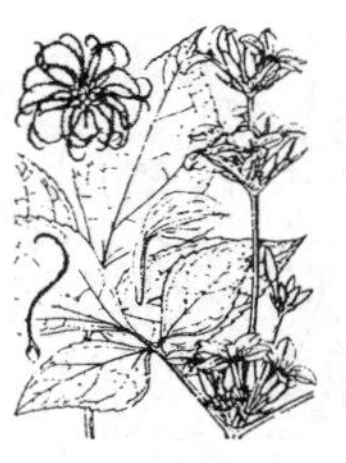
자주조희풀

(機關)의 실(室)에 진기(眞氣)가 지나는 곳이며 혈락(血絡)이 노는 곳이니 사기(邪氣)가 본래 피를 싫어하여 한 곳에 남아있지 못하는 것인데 만약 남아 있으면 경락(經絡)을 상(傷)해서 골절의 기관(機關)이 굽히거나 펴지를 못하기 때문에 경련(痙攣)하는 것이다.」 라고 하였다. 〈靈樞〉

35. 사람이 먹지 못할 경우

황제(黃帝)가 말하기를 「사람이 7일을 먹지 못하면 죽는 것은 어떤 이유에서 인가?」 백고(伯高)가 대답하기를 사람은 장위(腸胃)가운데 언제나 곡(穀) 2말과 수(水) 1말5되를 담고 있기 때문에 보통 사람이 하루 두번 대변하면 5되가 뒤로 나오고 7일이면 3말5되를 뒤로 나오게 해서 남아있는 수곡(水穀)이 다하기 때문에 아프지 않은 보통 사람이라도 7일을 먹지 않으면 죽는 것은 수곡과 정기(精氣) 및 진액(津液)이 모두 없어지기 때문이다. 〈靈樞〉

36. 병에 오역(五逆)이 있을경우

황제(黃帝)가 묻기를 「어떤 이유로 인하여 오역(五逆)이라고 하는가?」 기백(岐伯)이 대답하기를 「열병(熱病)은 맥(脈)이 조용하다가 땀을 내면 맥(脈)이 성(盛)하고 마른 증세가 1역(一逆)이고, 설사(泄瀉)에 맥(脈)이 넓고 큰 것이 2역(二逆)이며, 마비(麻痺)가 정해진 곳에 붙어 있어서 옮기지 않고 기육(肌肉)이 부서져 몸에 열이 있고 맥(脈)이 치우치게 끊어지는 것이 3역(三逆)이고 음색(淫色)으로 인하여 형기(形氣)를 빼앗기고 몸이 더우며 색이 창백(蒼白)하고, 뒤로 하혈(下血)하면서 위독(危篤)하게 되니 이것이 4역(四逆)이고, 한열(寒熱)이 형태를 뺏고 맥(脈)이 긴박한 것이 5역(五逆)이라」고 하였다. 〈靈樞〉

황제가 묻기를 「모든 병이 모두 순역(順逆)이 있는 것을 알고자 한다.」 기백(岐伯)이 답하기를 「배가 가득차고 몸이 더우며 맥(脈)이 큰 것이 1역(一逆)이고 배가 울고 배가 가득하며 사지(四肢)가 청설(淸泄)하고 맥(脈)이 큰 것이 2역(二逆)이며, 코피가 나고 맥(脈)이 큰 것이 3역(三逆)이 되고, 기침을 하고 수혈(溲血)하며 형태가 바뀌고 맥(脈)이 작고 굳센 것이 4역(四逆)이고, 기침을 하고 형태가 바뀌며 몸에 열이 있고 맥(脈)이 작고 빠른 것이 5역(五逆)이라 하는 것이니 이러한 증세는 15일을 지나지 못하고 죽음을 맞게 된다.」〈靈樞〉

배가 크고 부풀어서 4끝이 맑고 얼굴의 모양이 바뀌며 설사(泄瀉)가 심한 것이 1역(一逆)이고, 배가 부풀고 혈변(血便)이 나오며 맥(脈)이 크고 때로 끊어지는 것이 2역(二逆)이며, 기침을 하고 수혈(溲血)하며 속 모양이 없어지고 맥(脈)이 박(博)한 것이 3역(三逆)이고, 구혈(嘔血)하고 가슴이 가득해서 등을 끌어 당기고 맥(脈)이 작으며 빠른 것이 4역(四逆)이며, 기침하고 구(嘔)하며 배가 가득차고 순설(殉泄)하며, 맥(脈)이 끊어지는 것이 5역(五逆)이니 이러한 증세는 죽음을 맞고 있는 증세이다. 〈靈樞〉

37. 오미(五味)가 섭취될 경우

신것은 간(肝)에 들어가고 매운 것은 폐(肺)에 들어가며 쓴 것은 심(心)에 들어가고 짠 것은 신(腎)에 들어가며 단 것은 비(脾)에 들어가니 이것을 오입(五入)이라고 한다. 〈內經〉

38. 오기(五氣)가 병이 될 경우

심(心)은 원망이 되고 폐(肺)는 기침이 되며 간(肝)은 말이 되고, 비(脾)는 삼키게되며 신(腎)은 하품과 재채기가 된다. 위(胃)는 기역(氣逆)이 되므로 얼(噦)과 두려움이 되고, 대장(大腸)과 소장(小腸)은 설(泄)이 되며, 하초(下焦)가 넘쳐서 물이 되면 방광(膀胱)이 불리하여 륭(癃)이 되어서 기약하지 않으니 유뇨하고 담(膽)은 성을 내게 되니 이것을 오병(五病)이라고 말을 한다. 〈內經〉

39. 오정(五精)이 병합될 경우

정기(精氣)가 심(心)에 합병이 되면 즐겁고 폐(肺)에 합병이 되면 슬퍼하며 간(肝)에 합병이 되면 걱정하고 비(脾)에 합병이 되면 두려워 하며, 신(腎)에 합병하면 무서워 하니 이것을 오병(五並)이라고 하는데 허(虛)한 때문에 서로 함께하는 것이다. 주(註)에 말하기를 「정기'(精氣)란 것은 화(火)의 정기(精氣)인데 폐(肺)가 허하여 심정(心精)이 함께하면 기쁨이 되는 것이니 다른 장(臟)도 이것을 흉내를 내서 알 수 있다」고 했다. 〈內經〉

40. 오장과 오악(五惡)의 관계일 경우

심(心)은 열을 싫어하고 폐(肺)는 한(寒)을 싫어하며 간(肝)은 풍(風)을 싫어하고 비(脾)는 습(濕)을 싫어하며 신(腎)은 조(燥)를 싫어하니 이것을 오악 이라고 한다. 〈內經〉

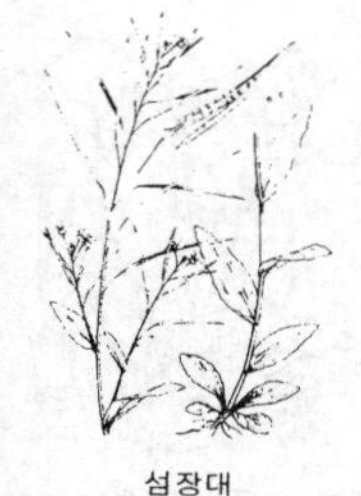
섬장대

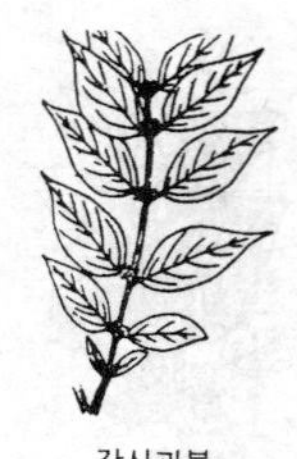
각시괴불

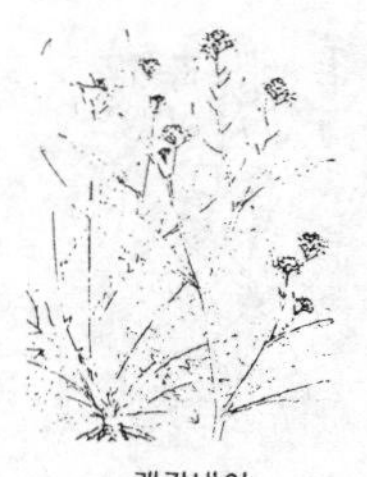
개갓냉이

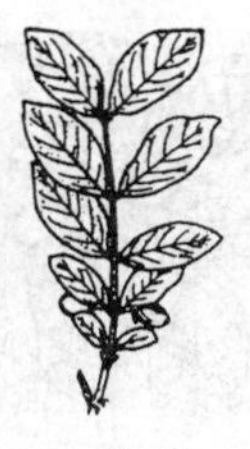
갈마기

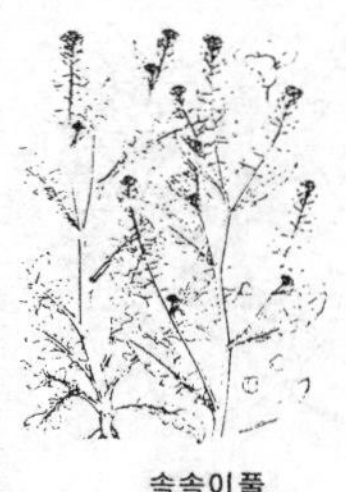
속속이풀

41. 오장(五臟)의 화액(化液)일 경우

심(心)은 땀이 되고 폐(肺)는 울음이 되며 간(肝)은 눈물이 되고 비(脾)는 침을 흘리게 되며 신(腎)은 침이 되니 이것을 오액(五液)이라고 한다. 〈內經〉

42. 오미(五味)와 병의 관계일 경우

매운 것은 기(氣)로 달아나니(走) 기병(氣病)에는 많이 먹지 말 것이며 짠 것은 피로 달아나니 혈병(血病)에는 많이 먹지 말 것이고, 쓴 것은 골(骨)에 달아나니 골병(骨病)에 많이 먹지 말 것이며, 단 것은 살로 달아나니 육병(肉病)에는 많이 먹지 말 것이고, 신 것은 근(筋)으로 달아나니 근병(筋病)에는 많이 먹지 말것이다. 이것을 오금(五禁)이라고 하니 많이 먹지 말아야 한다. 〈內經〉

43. 오병(五病)이 일어날 경우

음병(陰病)은 뼈에서 일어나며 양병(陽病)은 피에서 일어나고 음병(陰病)은 살에서 일어나며, 양병(陽病)은 겨울에 일어나고 음병(陰病)은 여름에 일어나는 것이니 이것을 오발(五發)이라고 한다. 〈內經〉

44. 오사(五邪)가 난(亂)할 경우

사(邪)가 양(陽)에 들어가면 미치고 음(陰)에 들어가면 비박(痺搏)하며 양(陽)에 들어가면 전질(巓疾)이 되고 음(陰)을 박(搏)하면 벙어리가 되며 양(陽)이 음(陰)에 들어가면 조용하고 음(陰)이 양(陽)에서 나오면 성을 내는 것이니 이것을 오란(五亂)이라고 한다. 〈內經〉

45. 오사(五邪)가 나타날 경우

봄에 추맥(秋脈)이 나타나고, 여름에 동맥(冬脈)이 나타나며, 한 여름에 춘맥(春脈)이 나타나고, 가을에 하맥(夏脈)이 나타나며 겨울에 한 여름의 맥(脈)이 나타나는 것을 오사(五邪)라고 하는데 모두 명(命)이 같으며 치료가 어려운 것이다. 〈內經〉

46. 오장(五臟)의 소장(所藏)일 경우

심(心)은 신(神)을 간직하고 폐(肺)는 백(魄)을 간직하며, 간(肝)은 혼(魂)을 간직하고 비(脾)는 생각을 간직하며, 신(腎)은 뜻을 간직하니 이것을 오장(五臟)의 소장(所藏)이라고 한다. 〈內經〉

47. 오장(五臟)과 오주(五主)의 관계일 경우

심(心)은 맥(脈)을 주관하고, 간(肝)은 근(筋)을 주관하고, 비(脾)는 살을 주관하며, 신(腎)은 뼈를 주관하니 이것을 오주(五主)라고 한다. 〈內經〉

48. 오노(五勞)로써 상(傷)했을 경우

오래 쳐다보면 피를 상(傷)하고, 오래 누워 있으면 기(氣)를 상(傷)하며, 오래 앉아 있으면 살을 상하고, 오래 서 있으면 뼈를 상(傷)하며, 오래 걸으면 근(筋)을 상(傷)하니 이것을 오노소상(五勞所傷)이라고 한다. 〈內經〉

49. 오맥(五脈)이 상응(相應)할 경우

간맥(肝脈)은 현(弦)하고 심맥(心脈)은 구(鉤)하며 비맥(脾脈)은 대(代)하고 폐맥(肺脈)은 모(毛)하며 신맥(腎脈)은 석(石)하니 이것을 오장(五臟)의 맥(脈)이라고 한다. 〈內經〉

五. 진 맥(診脈)

1. 천화(天和)의 6맥(六脈)일 경우

내경(內經)에 말하기를 「반드시 세기(歲氣)를 먼저해서 천화(天和)를 치지(伐)말라.」하였다. 주(註)에 말하기를 「세(歲)에 6기(六氣)의 분주(分主)가 있으니 남면(南面)과 북면(北面)의 정(政)이 있으니 먼저 이 6기(六氣)가 있는 자리에 인맥(人脈)이 닿으면 척과 촌(寸)의 양맥(兩脈)이 응하는 것을 알아야 하는 것이다. 태음(太陰)이 있는 자리에 그 맥(脈)이 잠기고 소음(小陰)이 있는 자리에 그 맥(脈)이 구(鉤)하며 궐음(厥陰)이 있는 자리에 그 맥(脈)이 크고 길며, 양명(陽明)이 있는 자리에 그 맥(脈)이 짧고 깔깔하며, 소양(少陽)이 있는 자리에 그 맥(脈)이 크고 떠 있으니 이 6맥(六脈)이 바로 천화(天和)의 맥(脈)이 되는 것이다.

이 천화(天和)를 모르고 스스로 한(寒)과 열(熱)의 이름을 붙여서 한(寒)을 쳐서 공(攻) 더웁게 하면 맥(脈)은 변하지 않았는데 열병이 벌써 일어나 있고 열을 제어(制御)해서 차게 하면 맥(脈)은 늘 같은데 한병(寒病)이 다시 일어나는 것이니 요절(夭折)의 원인이 대개 여기에 원인이 있는 것이다. 〈內經〉

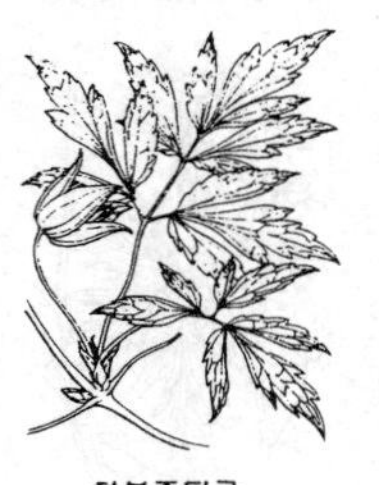
함북종덩굴

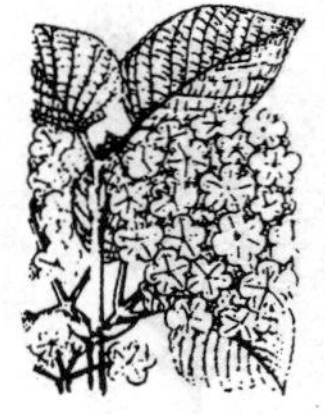
삼색병꽃

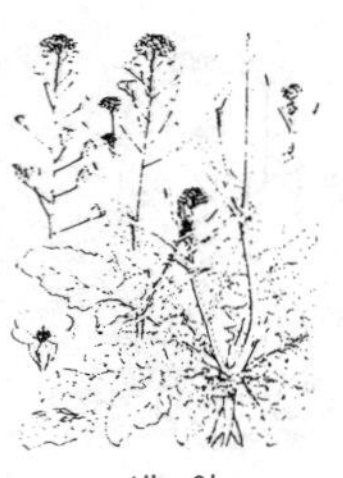
냉 이

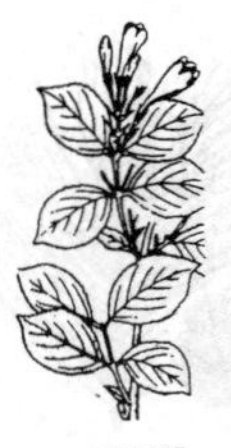
참병꽃

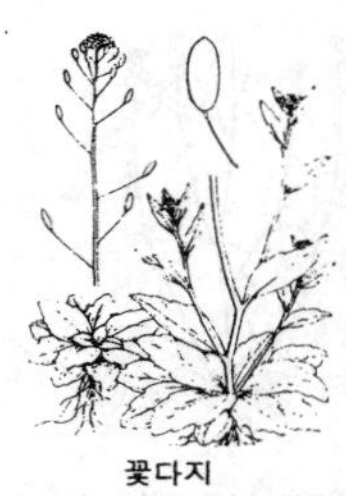
꽃다지

2. 맥(脈)에 신(神)이 있을 경우

맥(脈)이 병들지 않으면 그 신(神)이 있는 것은 말할 필요도 없겠지만 맥(脈)이 한번 병(病)들면 그 신(神)이 있고 없는 것을 탐구해서 알아야 한다. 가령 6수(六數)와 7극(七極)은 열한 것이나 맥(脈)이 힘이 있으면 신(神)이 있는 것이고, 3지2패(三遲二敗)는 차거운 것이나 힘이 있으면 역시 신(神)이 있는 것이니, 열이 있어도 신(神)이 있는 것은 그 열을 설(泄)하며 신(神)은 스스로 있고, 차가우면서 신(神)이 있는 것은 그 한(寒)만 없애버리면 신(神)은 역시 있는 것이다. 한열(寒熱)의 맥(脈)이 힘도 없고 신(神)도 없으면 아무리 약을 써도 한(寒)과 열(熱)을 없애버릴 수가 없다. 이것을 모르고 당돌하게 급히 설거(泄去)하면 삶을 잃는 것이니 그러기 때문에 10중 8~9가 망하는 것이다. 〈海藏〉

기혈(氣血)과 식적(食積)및 담음(痰飮)속의 한 가지만 체해 있어도 맥(脈)은 반드시 그것 때문에 조절(調節)을 잃는 것이니, 그 신(神)이 있도록 하는 것이 당연할 것이다. 위에 말한 신(神)이란 것은 즉 경(經)에 이르기를 중기(中氣)란 것이니 맥(脈)의 힘이 있는 것을 말했다. 〈樞要〉

3. 맥(脈)이 위기(胃氣)로써 근본이 될 경우

위기(胃氣)란 것은 중기(中氣)이며 크지도 작지도 길지도 짧지도 뜨지도 잠기지도 미끄럽지도 습하지도 않으며, 손에 응(應)하여 충화(沖和)해서 명장(名狀)을 하기가 어려운 것이 바로 위기(胃氣)가 되니 위기(胃氣)가 손에 있으면 힘이 있고 힘이 있으면 신(神)이 있으며 위기(胃氣)가 없으면 힘이 없고 힘이 없으면 신(神)이 없는데 신(神)이 있으면 살고 신(神)이 없으면 죽게 된다. 〈入門〉

사람이 수곡(水穀)으로써 근본을 삼기 때문에 수곡(水穀)을 끊으면 죽고 또 위기(胃氣)가 없으면 죽는 것이니 이른바 위기(胃氣)가 없다는 것은 진장맥(眞臟脈)만 나타나고 위기(胃氣)를 얻을 수 없다. 〈內經〉

4. 진장맥(眞臟脈)일 경우

진간맥(眞肝脈)이 나타나게 되면 속과 겉이 급한 것이 칼날을 어루만지는 것과 같고 거문고의 줄을 누르는 것과 같으며, 진심맥(眞心脈)이 나타나면 견고하고 박(搏)하니 의이자(薏苡子)를 어루만지는 것과 같고, 진폐맥(眞肺脈)이 나타나면 크고 허약하니 깃털이 피부에 닿는 것과 같으며, 진신맥(眞腎脈)이 나타나면 박(搏)하고 절(絶)하니 손가락으로 돌을 튀기는 것과 같고 진비맥(眞脾脈)이 나타나면 약해서 잠깐 촉(數) 하다가 잠깐 소통이 되니 이상의 모든 진장맥(眞臟脈)이 나타나면 대개 죽게 되니 치료를 못한다.

황제(黃帝)가 묻기를 「진장(眞臟)이 나타나면 죽는다는 것은 어떤 것인가?」 기백(岐伯)이 답하기를 「오장(五臟)이 모두 위(胃)에서 기(氣)를 받아 드리니 위(胃)란 것은 오장(五臟)의 근본인 것이다.」 장기가 스스로 수태음(手太陰)에 닿지 못하고 반드시 위기로 인해서 이르기 때문에 오장(五臟)이 각각 때를 따라서 수태음(手太陰)에 닿는 것이다. 사기(邪氣)가 이긴 것은 정기(精氣)가 쇠한 것이고, 병이 심한 것은 위기가 장기(臟氣)를 끌어서 수태음(手太陰)에 까지 닿지 못하므로 진장(眞臟)의 기(氣)가 단독으로 나타나는 것이니 단독으로 나타나는 것은 병기(病氣)가 장기(臟氣)를 이기기 때문에 죽는 것이다. 〈內經〉

5 손지맥(損至脈)일 경우

맥(脈)에 손(損)과 지(至)가 있으니 지의 맥(脈)은 일라 하고, 3지(三至)는 이경(離經)이라 하며, 4지(四至)는 탈정(奪精)이라 하고, 5지(五至)는 사(死)라 하며, 6지(六至)는 명절(命絶)이라 하니 이것이 지맥이고, 1호(一呼)에 1지(一至)하는 것을 이경(離經)이라 하며 2호(二呼)에 1지(一至)하는 것을 탈정 이라 하고, 3호(三呼)에 1지(一至)하는 것을 사(死)라 하며, 4호(四呼)에 1지(一至)하는 것을 명절(命絶)이라 하는 것이니 이것이 손맥(損脈)이다. 지맥(至脈)은 밑에서부터 올라가고 손맥(損脈)은 위부터 내려온다. 〈難經〉

맥의 모든 것이 1호(一呼)에 2지(二至)하고 1흡〔一吸 : 숨을 들이 쉬는 것〕에 2지(二至)하며, 또 크지도 작지도 않는 것을 평(平)이라 하고, 1호에 3지(三至)하고 1호(一呼)에 3지(三至)하는 것을 병을 얻는다 하며 1호(一呼)에 4지(四至)하는 것을 병이 심해지려는 증후이며, 1호(一呼)에 5지(五至)하고 1흡(一吸)에 5지(五至)하는 것을 곤(困)이라 하는데 크고 작음이 고르지 않으면 치료가 어렵고 1호(一呼)에 6지(六至)하고 1흡(一吸)에 6지(六至)하는 것을 사맥(死脈)이라고 하니 잠기고 작은 것은 밤에

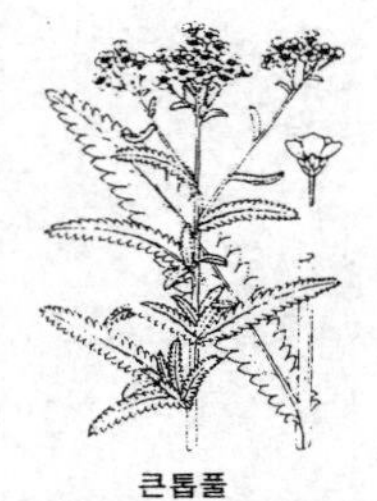
큰톱풀

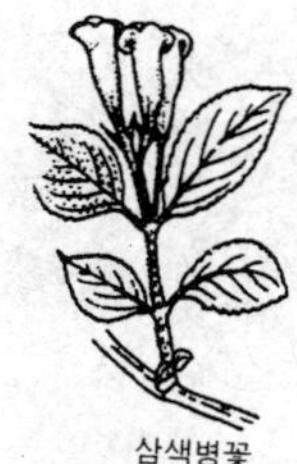
삼색병꽃

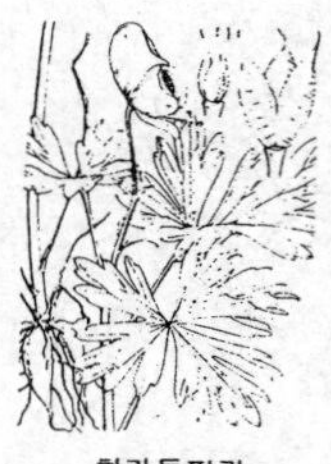
한라돌쩌귀

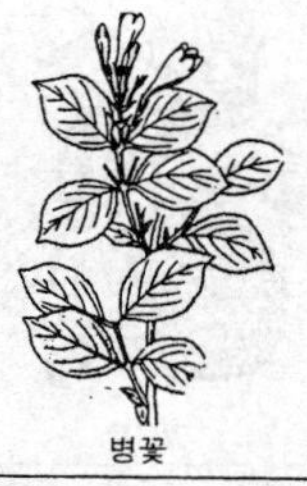
병꽃

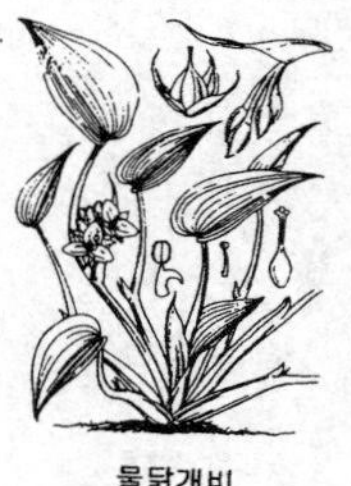
물닭개비

죽고 크게 들뜨는 것은 낮에 죽게 된다. 〈難經〉

1호(一呼)에 1지(一至)하고 1흡(一吸)에 1지(一至)하는 것이 손인(損人)이라 하는 것이니 비록 걸어 간다 하더라도 잠자리를 떠나지 않아야 되는 것이니 혈기(血氣)가 모두 모자라는 증세이며, 2호(二呼)에 1지(一至)하고 2흡(二吸)에 1지(一至)하는 것은 무혼(無魂)이라고 하는 것이니 무혼(無魂)은 죽는 것인데 비록 걸어간다 하더라도 행시(行屍)라고 이름 하는 것이다. 〈難經〉

상부(上附)에는 맥(脈)이 있고 하부(下部)에는 맥(脈)이 없으면 대개 토하는 것인데 토하지 않으면 죽는 것이며, 상부(上部)에는 맥(脈)이 없고 하부(下部)에는 맥(脈)이 있으면 비록 피곤해도 해롭지 않은 것이다. 왜냐하면 사람의 척맥(尺脈)이란 비유(比喩)에 하면 나무의 근본과 같은 것이니 가지와 잎이 비단 말라도 근본(根本)이 있으면 제대로 사는 것과 같이 맥(脈)의 근본이 있으면 사람이 원기(元氣)가 있기 때문에 죽지를 않는다. 〈難經〉

6. 이경맥(離經脈)일 경우

1호(一呼)에 6지(六至)하는 것을 이경(離經)이라 하고 1호(一呼)에 1지(一至)하는 것을 역시이경(亦是離經)이라 하니 경(經)이란 것은 정상이란 뜻이다. 경맥(經脈)은 둘러서 주(周)다시 시작하여 처음 일어난 경(經)에서부터 다시 일어나는 것인데 가령 수태 때문에 호맥(呼脈)이 이미 상락(常絡)을 떠났다면 처음 일어나던 경(經)을 좇아서 다시 일어나지 않기 때문에 이경(離經)이라고 한다. 〈入門〉

1호(一呼)에 1지(一至)하는 것을 손맥이경(損脈離經)이라 하고 1호(一呼)에 6지(六至)하는 것을 지맥이경(至脈離經)이라 하는 것이니 이 2맥(二脈)은 산부(産婦)와 음양이병(陰陽易病)에 흔히 있는 병이다. 〈活人〉

7. 남북정맥(南北政脈)일 경우

운기편(運氣篇)에 상세하게 기록이 나와 있다.

8. 지대맥(止代脈)이 사기(死期)를 정할 경우

소위 50영(五十營)이란 것은 오장(五臟)이 모두 기(氣)를 받아서 촌구(寸口)로써 그 이르는 것을 헤아리는 것이다. 50번 움직여서 한번 대하는 것은 오장(五臟)이 모두 기(氣)를 받는 것이며, 40번 움직여서 한번 대하는 것은 어느 1장(一臟)이 기(氣)가 없는 것이고 • 30번 움직여서 한번 대하는 것은 2장(二臟)에 기(氣)가 없는 것이고, 20번 움직여서 한번 대하는 것 3장(三臟)이 기(氣)가 없는 것이고, 10번 움직여서 한번 대하는 것은 4장(四臟)이 기(氣)가 없는 것이며, 10번 움직인 것이 차지 못해서 한번 대하는 것은 오장(五臟)이 모두 기(氣)가 없는 증세이니 짧은 기간에 종사(終死)한다. 〈靈樞〉

숨을 들이 쉬는 것은 음(陰)따라 들어가는 것이며, 숨을 내쉬는 것은 양(陽)을 따라 나가는 것인데 들이쉬는 것이 신(腎)이나 간(肝)에 닿지 못하고 되돌아오기 때문에 1장(一臟)의 기(氣)가 없는 것은 신기(腎氣)가 먼저 다한 것을 알 수 있다. 〈靈樞〉

50수(五十數)로 극(極)을 해서 만50(五十)번 움직이는데 한번 그치거나 또는 그치지 않는 것은 병이 없는 것이고, 40번 움직인 뒤에 한번 그치는 증세는 신기(腎氣)가 끊어진 것이니 4년만에 죽게되며, 15번 움직인 뒤에 한번 그치는 것은 간(肝) • 신(腎) • 심(心) • 비(脾)의 기(氣)가 모두 없는 것이니 1년만에 죽게 된다. 〈入門〉

1번 움직이는데 한번 그치는 것은 2일만에 죽게되고, 2번 움직이는데 한번 그치는 증세는 4일만에 죽게되며, 3번 움직이는데 한번 그치는 것은 6일만에 죽게되고, 4번 움직이는데 한번 그치는 것은 8일만에 죽게되며, 5번 움직이는데 한번 그치는 것은 10일만에 죽게되고, 10번 움직이는데 1번 그치는 것은 1년만에 죽게되는 것이다. 〈入門〉

대(代)라는 것은 그치는 것이니 1장(一臟)이 끊어지면 다른 장(臟)이 대신(代身)이르는 것인데 이것은 사맥(死脈)이 된다. 〈三因〉

9. 색(濇) • 촉(促) • 결(結) • 대맥이 중지할 경우

색맥(濇脈)이 가늘고 더디면서 왕래가 어려워서 가끔 한번씩 그치는데 가을에 진찰하면 추정맥(秋正脈)이 되고 오른손의 촌구맥(寸口脈)이 뜨거나 짧으며 습(濕)해도 폐(肺)의 정맥(正脈)이 되는 것이니 병맥(病脈)으로 보아서는 안되는 것이다. 〈脈訣〉

맥(脈)이 오는 것이 더디고 가끔 한번씩 그쳤다가 다시 오는 것을 결(結)이라 하고 다시 오는 것이 잦으면서 가끔 한번씩 그쳤다가 다시 오는 것을 촉(促)이라 하니 양(陽)이 성(盛)하면 촉(促)하고 음(陰)이 성하면 결(結)하

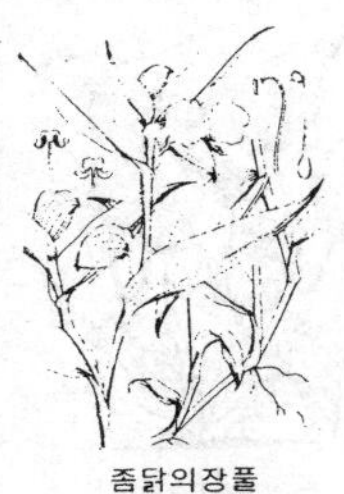
좀닭의장풀

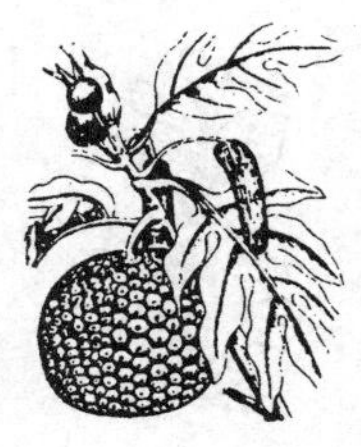
빵나무

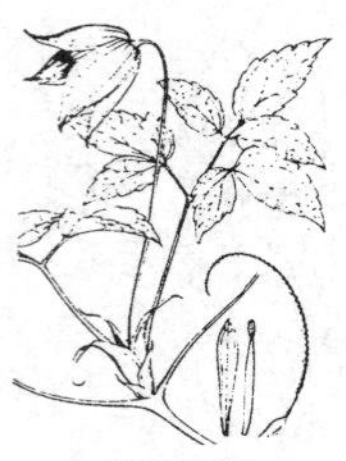
자주종덩굴

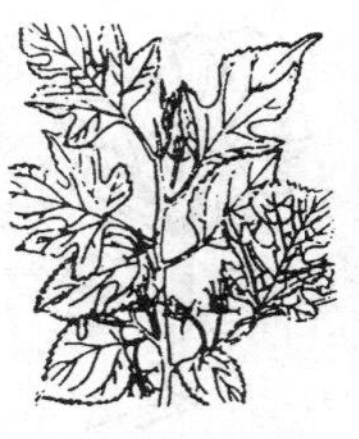
가사뽕

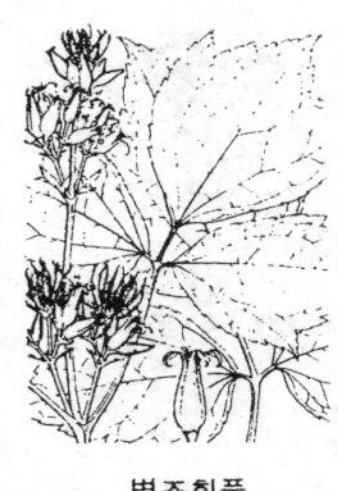
병조희풀

는 것인데 이것은 모두 병맥(病脈)이다. 〈仲景〉

촉(促)에 다섯 가지가 있으니 1은 기(氣)며, 2는 혈(血)이고, 3은 음(飮)이며, 4는 식(食)이고, 5는 담(痰)인데 다만 장(臟)이 더우면 다만 맥(脈)이 촉하는 증세는 기혈(氣血)과 담음(痰飮)이 체해 있어서 움직이지 않기 때문이다. 그러나 촉(促)과 결(結)은 악맥(惡脈)은 아닌 것이다. 〈三因〉

촉(促)과 결(結)의 2맥(二脈)은 사기(邪氣)의 장애(障碍)로 인하여 그치는 것인데 촉(促)해서 손과 발이 궐역(厥逆)하는 것은 뜸하면 치료가 되고 맺혀서 손과 발이 궐냉(厥冷)한 증세는 토하면 낫는 것이니 과체산〔瓜蔕散 : 처방은(見吐門)〕이 적합한 약이다. 뜸하고 토하는 것은 사(邪)를 쫓는 방법이다. 〈仲景〉

병 때문이 아니고 여위며 맥(脈)이 그치는 증세를 대(代)라고 하는데 왕래가 늦고 움직였다가 그치게 되며 저절로 돌아오지 못하기 때문에 다시 움직이는 것을 대(代)라고 하니 대(代)는 진사맥(眞死脈)이다. 〈活人〉

대(代)라는 것은 비기(脾氣)가 끊어진 맥(脈)이다. 비맥(脾脈)이라는 것은 평화로울 때는 얻어 볼 수가 없고 쇠(衰)할 때에 보이는 것이니 참새가 모이를 쫓는 것과 같고 천정(天井)에서 새는 물방울이 떨어지는 것과 같은 것이 바로 그 형상이다. 〈難經〉

상한맥(傷寒脈)이 맺히고 대(代)하며 심(心)이 움직이고 경계(驚悸)하는 것은 구감초탕(灸甘草湯)이 주로 치료하고 기혈(氣血)을 폭손(暴損)해서 원기가 지속(持續)되지 않는 것은 인삼황기탕(人蔘黃芪湯)으로써 치료를 한다. 〈脈訣〉

10. 음양맥(陰陽脈)일 경우

맥(脈)이 대(大)•부(浮)•촉(數)•동(動)•활(滑)한 것은 양(陽)에 속하고, 침(沈)•색(濇)•약(弱)•현(弦)•미(微)한 것은 음(陰)에 속하는 것이다. 대부분 음병(陰病)에 양맥(陽脈)이 보이는 것은 살 수 있고, 양병(陽病)에 음맥(陰脈)이 보이는 것은 죽게된다. 〈仲景〉

11. 잔적맥(殘賊脈)일 경우

맥(脈)에 잔적(殘賊)이 있음은 무엇을 말하냐 하면 맥(脈)이 현(弦)•긴(緊)•부(浮)•색(濇)•침(沈)•활(滑)한 것을 말한 것이다. 이 6맥(六脈)을 잔적 이라고 하는데 모든 경(經)의 병을 일으키고 있다. 〈仲景〉

12. 호맥(互脈)일 경우

사람에게 촌(寸)과 관(關)및 척(尺) 3부(三部)의 맥(脈)이 있으니 살펴보면 끊어져서 형적(形跡)이 없고 수양명경(手陽明經)의 양계(陽谿)와 합곡(合谷)에 가서 움직이는 것은 수태음(手太陰)의 폐(肺)와 수양명(手陽明) 대장(大腸)의 1장1부(一臟一腑)가 서로 겉과 속이 되어서 그 열결혈(列缺穴)이 바로 2경의 낙맥(絡脈)이 되기 때문에 맥(脈)이 낙(絡)을 쫓아서 양명(陽明)의 경(經)에 나오니 이것은 처(妻)가 부(夫)의 자리를 편승(便乘)해서 지(地)와 천(天)이 교태(交泰)하는 것이니 병이 없는 맥인데 이름을 호맥(互脈)이라고 한다. 〈正傳〉

13. 청고(淸高)한 사람이 맥이 없을 경우

청고(淸高)한 귀인(貴人)은 양손에 모두 맥(脈)이 없는 사람이 있고, 왼쪽이 작고 오른쪽은 큰 사람이 있으며 왼쪽이 크고 오른쪽이 작은 사람이 있고, 관맥(關脈)이 반대인 사람도 있으니 당연히 살펴서 구분 해야 된다. 〈入門〉

14. 병이 변혁할 때에 태계와 충양을 진찰할 경우

상한부(傷寒賦)에 이르기를 「뿌리가 있고 근본이 있으니 반드시 태계(太谿)와 충양혈(衝陽穴)을 진찰하라」하였다. 대개 태계(太谿)는 족소음(足少陰)과 신(腎)의 경(經)이니 남자는 우신(右腎)으로 명문(命門)을 삼고 여자는 좌신(左腎)으로 명문(命門)을 삼는데 이것이 생과사의 요(要)가 되는 것이니 병인이 명문맥(命門脈)이 있으면 살고 없으면 죽는다. 충양(衝陽)은 족양명(足陽明) 위(胃)의 경(經)이니 사람이 곡(穀)에서 기(氣)를 받는 것인데 곡(穀)이 위(胃)에 들어가면 바로 오장(五臟)과 육부(六腑)에 전하고 장부(臟腑)가 위(胃)에서 기(氣)를 받으니 위(胃)가 수곡(水穀)의 바다가 되어서 사시(四時)를 주품(主稟)하는 것이다. 위기(胃氣)로 근본을 삼으니 사시(四時)의 변병(變病)이며, 생사(生死)의 요회(要會)라고 한다. 그러니 반드시 위기(胃氣)가 있고 없는 것을 진찰해야 한다. 〈活人〉

15. 맥이 크면 병이 증진할 경우

맥(脈)이 크면 반드시 병이 증진되니 크다는 것은 넓음

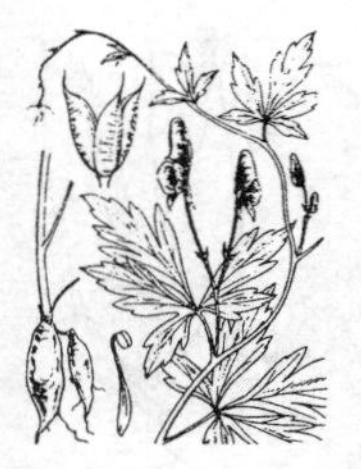
개싹눈바꽃

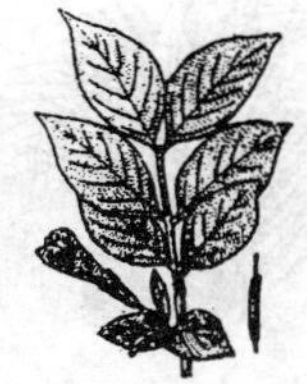
소영도리

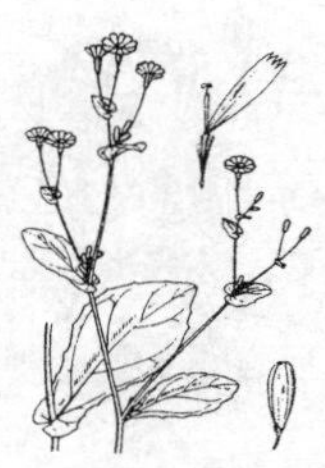
이고들빼기

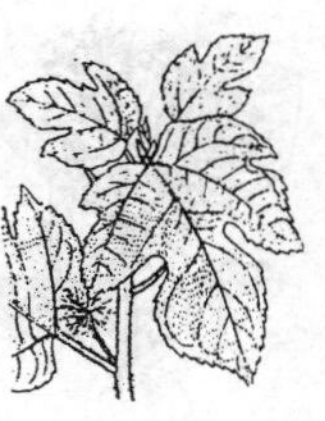
꾸 지

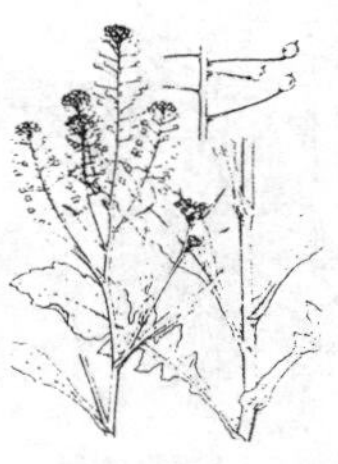
구슬갓냉이

의 별명이고, 화(火)의 형상이다. 그 병이 내상(內傷)에서 부터 얻은 것은 음(陰)이 허하여 양(陽)의 편승(便乘)한 바가 된 것이니 맥(脈)이 큰 것은 당연히 음허(陰虛)로서 치료해야 하고, 외상(外傷)에서 부터 얻은 사(邪)가 경락(經絡)에 들어간 것이며 맥(脈)이 또한 크니 사승(邪勝)으로 되는 것이다. 두 증세를 합해서 보면 모두 병증세가 차츰 증진(增進)하여 간다. 〈東垣〉

16. 촌구맥(寸口脈)이 평(平)하여 죽을 경우

난경(難經)에 말하기를 「촌구맥(寸口脈)이 평(平)해도 죽는 것은 어떤 까닭인가? 12경맥(十二經脈)이란 모두 생기(生氣)의 근원에 연계(連係)된 것이며, 이른바 생기(生氣)의 근원(根原)이란 것은 역시 12경맥의 근본이 되니 신간(腎間)의 동기(動氣)를 말한다. 이것이 오장육부(五臟六腑)의 본(本)이며, 12경맥(十二經脈)의 근(根)이고, 호흡(呼吸)의 문(門)이며, 삼초(三焦)의 원(原)이 되고, 또한 수사(守舍)의 신(神)이라고도 한다. 그러니 기(氣)는 사람몸의 근본이니 근본이 끊어지면 줄기와 잎이 말라 죽는다. 촌구맥(寸口脈)이 평(平)하면서 죽는 것은 생기(生氣)가 속에서 독절(獨絶)한 증세이다. 〈難經〉

신간(腎間)의 동기(動氣)란 배꼽밑의 기해(氣海)와 단전(丹田)이 바탕이니 단전(丹田)의 기해(氣海)가 신맥(腎脈)과 더불어 서로 통해서 신(腎)의 부리가 되는 것이다. 어떤 사람이 의심(疑心)하기를 촌구맥이 이미 평(平)한데 어째서 죽을 수가 있느냐고 한다. 그러나 이것은 병이 극(劇)하고 형태가 탈락한 사람을 두고 말하는 것이다. 내경(內經)에 말하기를 「형육(形肉)이 이미 탈진(脫盡)하면 구후(九候)가 비록 고르더라도 오히려 죽는다 했으니 대개 사람이 병이 극(劇)해서 많은 살이 벌써 없어 지면 육맥(六脈)이 모두 화평해도 당연히 족양명(足陽明)의 충양(衝陽)과 족소음의 태계(太谿) 2맥(二脈)이 혹시 끊어지지 않는가를 진후(診候)보아야 하고 또다시 배꼽밑과 신간(腎間)의 동기(動氣)를 진후(診候)해 보아야 하는 것이니, 가령 동기(動氣)가 끊어지지 않았으면 도리어 살아날 가능성이 충분 하지만 동기(動氣)가 이미 끊어졌으면 3부맥(三部脈)이 모두 화평해도 죽는 것은 의심할 여지조차 없다. 〈正傳〉

17. 맥은 순종하는데 병이 반역할 경우

황제(黃帝)가 묻기를 「맥(脈)은 순종(順從)하는데 병이 반역(反逆)하는 것은 어떻게 진찰하여야 하는가?」 지백(岐伯)이 답하기를 「맥(脈)이 순종(順從)해서 이르는데 살펴보면 고동(鼓動)하지 않으니 모든 양(陽)이 모두 그러한 것이다」 주(註)에 말하기를 「병이 열이 있고 맥(脈)이 촉(數)한데 살펴서 움직이지 않는것은 한(寒)이 성(盛)하여 양(陽)을 격(格)한 이치이며 열이 아닌 것이다.」 다시 묻기를 「모든 음(陰)이 반대 하는데 그 맥(脈)은 어떠한가?」 답하기를 「맥(脈)이 순종해서 이르는데 살펴서 고동(鼓動)이 심하고 성한 것이다.」 주(註)에 말하기를 「형태와 증세가 모두 차가운데 살펴서 맥기(脈氣)가 손가락 밑에서 고격(鼓擊)하는 것은 열이 성하여 음(陰)을 막았기 때문에 병이 난 것이며, 한(寒)은 아니다.」 〈內經〉

18. 맥이 끊어지고 보이지 않을 경우

맥(脈)이 끊어진 것은 양(陽)이 땅속에 들어간 것과 같다. 맥(脈)은 땅속의 도랑과 같아서 모든 경(經)을 통달해서 한 몸에 관개(灌漑)하고 양기(陽氣)가 고무(鼓舞)해서 쓰는데 만일 양(陽)이 움직이지 않으면 맥(脈)이 움직이지 않으니 이것은 음(陰)이 떠나서 지키지 않는 것이다. 그러니 대•소변을 참지 못하는 것이니 안으로 따뜻하게 하고 밖으로는 뜸하는 것을 같이 행하여야 할 것이다. 따뜻하게 하는 것은 사역탕(四逆湯)을 쓰고 뜸하는 것은 배꼽밑의 기해혈(氣海穴)을 택한다. 〈海藏〉

환자가 혹시 맥(脈)이 없는 것은 아픈 곳에 병이 심해서 맥(脈)이 반드시 숨어있는 것이며 만일 아픈 증세에도 없이 맥(脈)이 오지 않게 되면 죽는 것이니 상한(傷寒)의 음증(陰症)에 맥(脈)이 없는 것은 생강술 반잔을 먹으면 바로 돌아온다. 〈入門〉

19. 진맥(診脈)의 경중(輕重)이 있을 경우

대개 진맥(診脈)할 때는 손가락으로 눌러 보아서 삼숙〔三菽 : 콩알 셋〕의 무게로서 피부와 서로 맞는 것은 폐기(肺氣)인 것이며, 육숙(六菽)의 무게로서 혈(血)과 맥(脈)이 서로 맞는 것은 심기(心氣)인 것이고 9숙(九菽)의 무게로써 힘줄과 같이 서로 맞는 것은 간기(肝氣)인 것이며, 15숙의 무게로 맞는 것은 비기(脾氣)인 것이고, 12숙의 무게로서 뼈에까지 닿는 것은 신기(腎氣)가 된다. 〈仲景〉

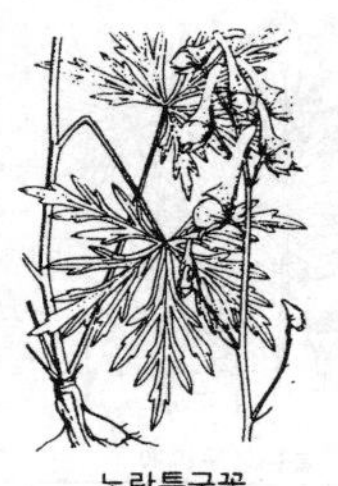
노랑투구꽃

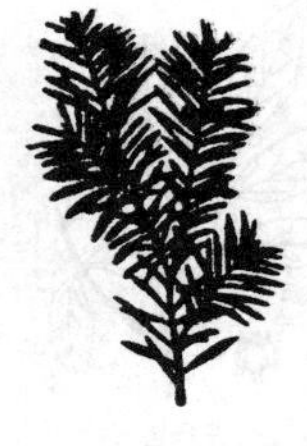
은 행

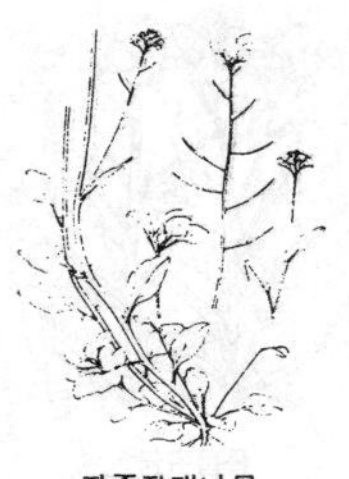
자주장대나물

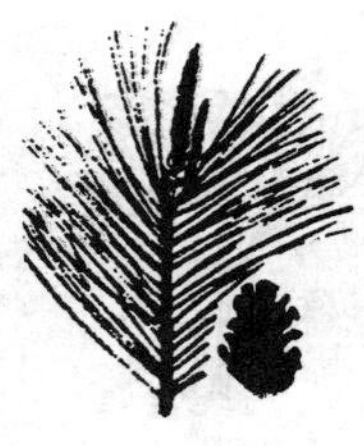
솔

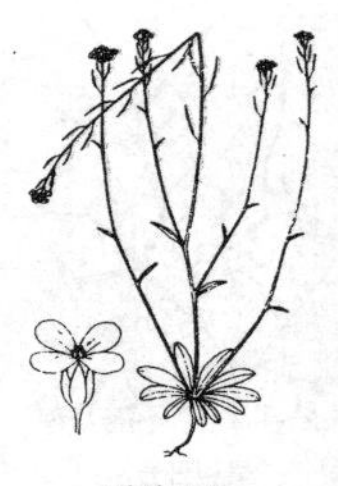
애기장대

20. 남·녀·노·소의 이맥(異脈)일 경우

노인의 맥(脈)이 양(陽)은 여위고 음(陰)은 강한 것이 순한 맥이요, 음(陰)이 약하고 양(陽)이 강한 것은 역(逆)한 맥(脈)이니 음양(陰陽)이 좌우를 이르는 것이다. 〈直指〉

큰 사람이 어린이의 맥(脈)을 띠면 치료를 못하는데 속한다. 〈直指〉

어린 아이의 맥(脈)이 일식〔一息 : 한번 숨쉬는데〕 6~7지하는 것은 화평한 것이며 8~9지가 되는 것은 열이 있고 4~5지가 되는 것이다. 남좌, 여우란 것은 땅의 정립이며 대개 사람이 땅에서 형태를 정했으며 여자는 오른쪽 맥(脈)이 강하고 왼쪽 맥(脈)이 약한 것인데 즉 남자는 양기를 많이 타고 났가 때문에 척맥(尺脈)이 성하고 여자는 음기(陰氣)를 많이 타고 났기 때문에 척맥(尺脈)이 성한 것이며 남자는 좌맥(左脈)으로써 정부(精府)를 삼고 여자는 우맥(右脈)으로써 혈해를 삼으니, 이것이 천지 신의 조화가 된다. 〈入門〉

폐(肺)는 기(氣)를 주재(主宰)해서 우(右)에 거(居)하니 남자는 기(氣)로써 주(主)를 삼기 때문에 남자가 오른쪽 맥(脈)이 병들면 왼쪽에서 충당하는 것은 위기(胃氣)가 있기 때문이니 병이 비록 중태라 해도 치료할 수가 있는 것이며, 심(心)이 혈(血)을 주재(主宰)해서 좌(左)에 거(居)하니 여자는 혈(血)로써 주를 삼으니 여자가 왼쪽 맥이 병이 들면 오른쪽에서 충당하는 것은 위기(胃氣)가 있기 대문이니 병이 비록 중태라 해도 치료할 수가 있는 것이다. 〈丹心〉

실녀〔室女 : 처녀(處女)〕와 니〔尼 : 여승〕의 관맥(冠脈)은 당연히 유(濡)하고 약해야 된다. 〈東垣〉

21. 비(肥)·수(瘦)·장(長)·단(短)의 이맥일 경우

대개 맥(脈)은 비대한 사람은 뜨는 것을 책하고 여윈 사람은 잠긴 것을 책하니 비대한 사람은 당연히 잠겨야 할 것이 오히려 뜨고 여윈 사람은 당연히 떠야 할 것이 오히려 잠기기 때문에 책하는 것이다. 대개 비대한 사람은 기부(肌膚)가 두껍기 때문에 맥(脈)이 잠기는 것이며, 여윈 사람은 기부(肌膚)가 엷기 때문에 맥(脈)이 뜨는 것이다. 〈重景〉

비대한 사람은 살이 두꺼우니 맥(脈)이 침결(沈結)해야 하고 여윈 사람은 살이 엷으니 맥(脈)이 부장(浮長)해야 한다. 〈入門〉

사람의 몸 모양이 길면 맥(脈)이 역시 짧고 몸 모양이 짧으면 맥(脈)이 역시 긴 것인데 이것을 반대하면 흉하게 된다.

성질이 느리면 맥(脈)이 역시 느리고 성질이 급하면 맥(脈)도 역시 급한 것이니 이것을 반대하면 병이 된다. 〈入門〉

22. 모든 맥의 강령(綱領)일 경우

맥박의 법칙이 27가지가 있는데 대략 보면 부(浮)·침(沈)·지(遲)·촉(數)·활(滑)·삽(澁)·세(細)·대(大)의 8요소가 되고 다시 약하면 부(浮)·침(沈)·촉(數)이 되고 또 더 약하면 뜨는 가운데 잠기는 것 뿐이니 그러므로 부(浮)·침(沈)·지(遲)·촉(數)·사맥이 진실로 천고에 요묘(要妙)가 된다. 〈入門〉

23. 모든 맥의 병증(病症)일 경우

내경(內經)에 이르기를「맥(脈)이란 혈(血)의 부가 되니 길면 기(氣)가 치료가 된 것이며, 짧으면 기가 병이 든 것이고, 촘촘하면 심(心)이 번거롭고 크면 병이 더한 것이며, 위(上)가 성하면 기(氣)가 높고 아래가 성하면 기(氣)가 부풀며, 대(代)하면 기(氣)가 쇠하고 가늘면 기(氣)가 적으며, 깔깔하면 심(心)이 아픈 것이다. 거칠고 큰 것은 음(陰)이 모자라고 양(陽)이 남아있는 것이니 열중(熱中)이 되는 것이다.」〈內經〉

풍열(風熱)에 맥(脈)이 조용하면 설(泄)하고 혈탈이 되며 맥(脈)이 실(實)하면 병이 속에 있으며 맥(脈)이 허하면 병이 밖에 있고 맥(脈)이 깔깔하고 굳어졌으면 치료가 어렵다. 〈內經〉

촌구맥(寸口脈)이 잠기고 굳은 것은 병이 속에 있고 들뜨고 성한 것은 병이 밖에 있는 것이며 맥(脈)이 성하고 미끄러우면서 굳은 것은 병이 밖에 있고 작고 실(實)하면서 굳은 것은 병이 안에 있는 것이다. 〈內經〉

혈탈(血脫)하면 맥(脈)이 공허(空虛)하고 기허하면 맥(脈)이 땡기고 혈허(血虛)하면 맥이 큰 것이다. 〈靈樞〉

맥(脈)은 병들어 있는데 사람이 병이 안드는 것을 행시(行尸)라 하며 정기(正氣)가 없으니 졸도해서 사람을 몰라보는 것인데 명이 짧은 사람은 죽고, 사람은 병들어 있는데 맥(脈)이 병들지 않은 것은 내허(內虛)라로 하며 정

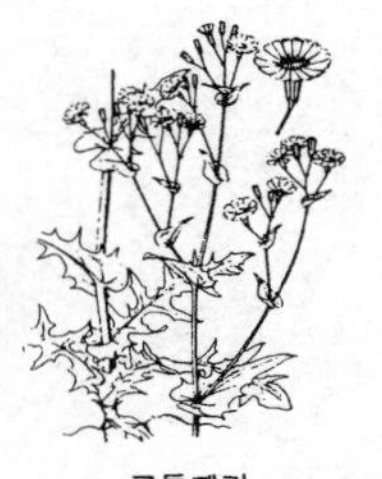
고들빼기

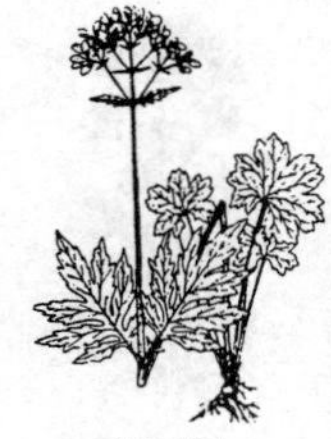
금마타리

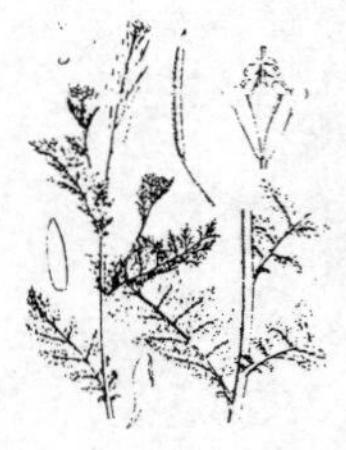
재 쑥

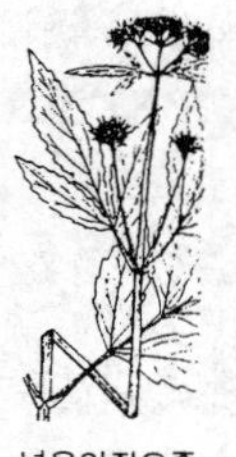
넓은잎쥐오줌

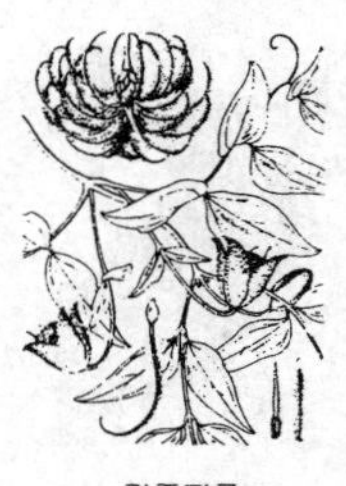
검종덩굴

기(正氣)가 있으니 비록 어려워도 죽지는 않는 것이다. 〈仲景〉

촌구맥(寸口脈)이 적으면 망양(亡陽)이 되고 잦으면 망혈(亡血)하며 아주 급하여 한(寒)이 되고 들뜨면 풍이 되며 촘촘하면 열(熱)이 되고 움직이면 아픔이 되는 것이다. 〈仲景〉

풍(風)은 맥(脈)이 부허(浮虛)하고 한(寒)이 굳건하며 잠겨 있는 것은 수축(水蓄)이며, 급현(急弦)한 것은 지음(支飮)이고, 움직이면 아픔이 되고 촘촘하면 열번(熱煩)한 것이다. 〈仲景〉

맥(脈)이 크고 굳은 것은 혈(血)과 기(氣)가 함께 실(實)한 것이며 작은 것은 혈기(血氣)가 함께 허(虛)한 것이고, 큰 것은 혈(血)과 기(氣)가 함께 많은 것이며, 굵기가 가늘고 크기가 적은 것도 혈기(血氣)가 역시 같이 허한 것이다. 〈脈經〉

촌구맥(寸口脈)이 벌벌 떨면서 국에 든 고기점과 같은 것은 양기(陽氣)가 적은 것이니 떠있되 힘이 없는 것을 말하는 것이며, 얽히고 설키어서 거미줄과 같은 것은 음기(陰氣)가 쇠한 것이니 가늘고 힘이 없는 것을 말하는 것이다. 면면(綿綿)해서 칠사(漆絲)와 같아서 가끔 끊어지는 것은 혈(血)이 망(亡)한 것이다. 〈脈經〉

촌구맥(寸口脈)이 작고 깔깔한데 적은 것이 위기(衛氣)가 부족한 것이며, 깔깔한 것은 영혈(榮血)이 부족한 것이고 미끄러운 것은 피는 많은 데 기(氣)가 적고 깔깔한 것은 피가 적고 기(氣)가 많은 것이다. 〈脈經〉

긴급한 것은 상한(傷寒) 때문인 것이며 허한 것은 상서(傷暑) 때문인 것이고 깔깔한 것은 상조(傷燥) 때문인 것이며, 가늘고 느린 것은 상습(傷濕) 때문인 것이고, 뜨는 것은 풍(風)에 상(傷)한 것이며, 약한 것은 화에 상한 것이다. 〈醫鑑〉

24. 사맥(死脈)일 경우

1호(一呼)에 4번 이상 움직이는 것은 사맥(死脈)이며, 끊어지고 오지 않는 것은 죽고, 소통하다가 촘촘한 것도 죽는다. 1호(一呼)에 5~6지하면 그 형태의 살이 없어지지 않고 진장맥(眞臟脈)이 나타나지 않아도 죽게 된다. 〈內經〉

맥(脈)이 왕래를 못하면 죽게 된다. 〈內經〉

살찐 사람의 맥(脈)이 가늘고 작아서 실과 같아서 끊어지려는 것은 죽고 여윈 사람의 맥(脈)이 급하면 죽게되며, 모든 뜬 맥이 뿌리가 없어도 죽게된다. 〈仲景〉

촌맥(寸脈)이 아래로 관(關)에 닿지 못해 양기(陽氣)가 끊어진 것이며 척맥(尺脈)이 위로 관(關)에 닿지 못하면 음기(陰氣)가 끊어진 것이니 모두 죽게된다.

맥(脈)이 4손(四損)하면 3일만에 죽게 되니 보통 사람의 사지(四至)에 병인이 일지(一至)하는 것을 4손(四損)이라 하고 맥이 5손(五損)하면 하루만에 죽게 되니 보통 사람의 5지(五至)에 병인이 1지(一至)하는 것을 5손(五損)이라 하며, 6손(六損)하면 한시간 뒤에 죽게되니 보통 사람의 6지(六至)에 병인(病人)이 1지(一至)하는 것을 6손(六損)이라 한다. 4장(四臟)이 기(氣)가 끊어지면 맥(脈)이 4손(四損)이 되고 5장(五臟)의 기(氣)가 끊어지면 맥(脈)이 오손(五損)이 되며 오장(五臟)과 육부(六腑)의 기(氣)가 다 함께 끊어지면 맥이 6손(六損)이 된다. 〈仲景〉

병인(病人)의 맥(脈)이 끊어지고 입이 벌어지며 발이 종창(腫脹)하면 5일만에 죽는다. 〈仲景〉

25. 십경맥(十經脈)일 경우

1은 부비(釜沸), 2는 어상(魚翔), 3은 탄석(彈石), 4는 해색(解索), 5는 옥루(屋漏), 6은 하유(鰕遊), 7은 작탁(雀啄), 8은 언도(偃刀), 9는 전두(轉豆), 10은 마촉(痲促)이다. 〈得效〉

◎ 부비(釜沸)

맥(脈)이 가죽과 살에 있으면 나가는 것은 있어도 들어가는 것이 없으며 탕(湯)하고 용(涌)하며 비(沸)하고 식(息)하며 촘촘한 것은 모두가 삼양(三陽)의 촉이 극(極)해서 음(陰)이 없는 증후로써 아침에 보게되면 저녁에 죽게되고 저녁에 보게되면 아침에 죽는다. 〈得效〉

◎ 어상(魚翔)

맥(脈)이 피부에 있으면서 머리는 정해지고 꼬리는 흔들리며 들뜨고 찬찬하지 못해서 삼음촉(三陰數)이 극(極)한 것을 망양(亡陽)이라고 하는데 역시 사맥(死脈)으로 정해지게 된다. 어상맥(魚翔脈)이라고 하는데 유형무형(有形無形)의 모양이며 모두 약한 것이다. 〈得效〉

◎ 탄석(彈石)

맥(脈)이 힘줄과 살의 사이에 있으면서 벽벽(辟辟)하게 손가락에 닿아서 급촉(急促)하고 굳세니 신경(腎經)의 직장맥(直臟脈)이 나타난 것이다. 무기일(戊己日)을 만나면 치료하지 못한다. 탄석맥(彈石脈)은 강하게 왔다

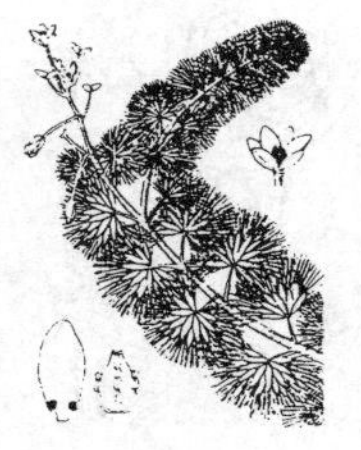
어향마름

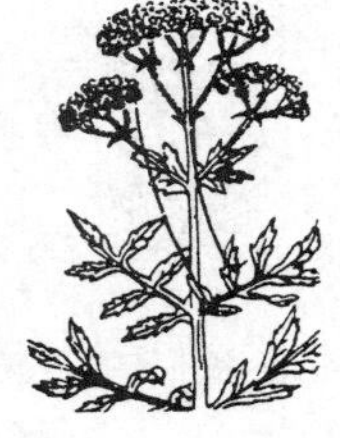
쥐오줌

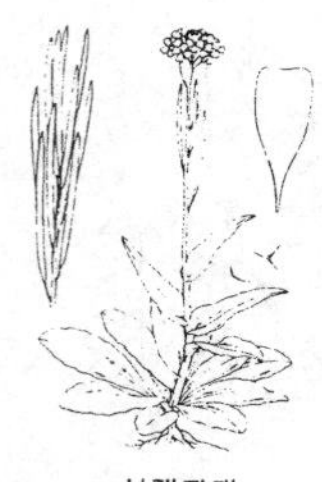
섬갯장대

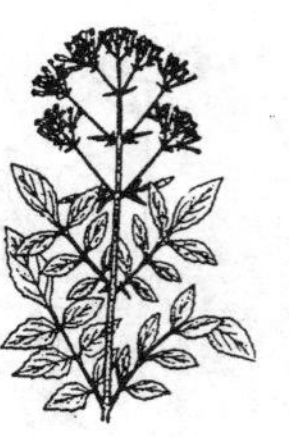
털쥐오줌

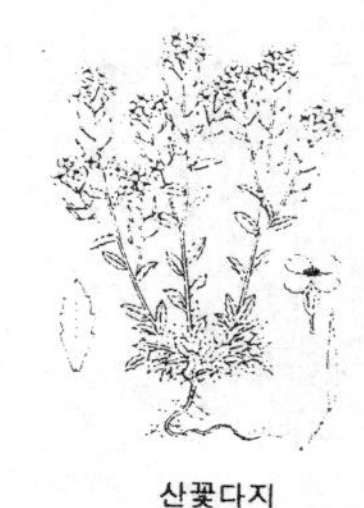
산꽃다지

가 바로 흩어지는 것이다. 〈得効〉

◎ 해색(解索)

맥(脈)이 난승(亂繩)의 형태로써 조각조각 흩어져서 질서가 없으니 신(腎)과 명문(命門)의 기(氣)가 모두 망한 것이다. 무기일(戊己日)에는 위독(危篤)하고 진기일(辰己日)에는 점차 나아진다. 〈得効〉

◎ 옥루(屋漏)

맥(脈)이 근육(筋肉)사이에 있으면서 집이 새어서 쇠잔(衰殘)한 물방울이 한참 쉬었다가 떨어지는 것과 같으며 맥(脈)이 일어나는 것이 힘이 없는 것이다. 위기(胃氣)와 영위(榮衛)가 함께 끊어진 것이니 7~8일만에 죽는다. 〈得効〉

◎ 하유(鰕遊)

맥(脈)이 피부에 있으면서 새우가 물 위에서 노는 것과 같아서 향연(香然)하게 보이지 않다가 잠시동안 다시 와서는 천천히 움직이지 않고 전과 다름없이 또 가는 것인데 멀쩡한 사람은 7일만에 죽고 곤약(困弱)한 사람은 3일만에 죽는다. 〈得効〉

◎ 작탁(雀啄)

맥(脈)이 근육(筋肉)사이에 있으면서 계속해서 손가락에 닿다가 갑자기 없어져서 참새가 모이를 쪼는 것과 같으니 오는 것은 3이고, 가는 것은 1이다. 비원(脾元)의 곡기(穀氣)가 이미 끊어진 것이니 멀쩡한 사람은 12일만에 죽고 곤약(困弱)한 사람은 6~7일만에 죽게된다. 〈得効〉

◎ 언도(偃刀)

맥(脈)이 손으로 칼날을 어루만지는 것 같아 나아갈 곳과 물러날 곳이 없으니 심원(心元)의 피가 마르고 위기(衛氣)가 홀로 남아 있어서 귀숙(歸宿)할 곳이 없는 것이다. 4일만에 죽게된다. 〈得効〉

◎ 전두(轉豆)

맥(脈)의 모양이 팥알과 같이 둥글고 굴러서 돌아간 수를 셀 수가 없으니 장부(臟腑)가 공허(空虛)하면 정기(正氣)가 표산(飄散)하니 행시(行尸)라고 부르며 사(死)를 기다릴 뿐이다. 〈得効〉

◎ 마촉(麻促)

맥(脈)이 삼씨를 쏟아 놓은 것처럼 분란(紛亂)하고 아주 작기가 심한 것은 대개 위기(衛氣)가 마르고 영혈(榮血)이 홀로 삽(澁)한 것이니 가벼운 사람은 3일만에 죽고 무거운 사람은 1일만에 죽는다. 〈得効〉

六. 용 약(用藥)

1. 근세의 의원을 논할 경우

근세(近世)의 의(醫)를 말하는 데는 유하간〔劉河間 : 완소(完素)〕을 논하는 사람도 있고 장역주〔張易州 : 원소(元素)〕를 논하는 사람도 있는데 장씨(張氏)가 쓰는 약은 사시(四時)의 음양(陰陽)이 오르고 내리는 것에 따라서 증손(增損)하는 것이니 이것은 내경(內經)의 사기조신(四氣調神)의 의(義)에 중점을 둔 것으로서 의원이 이를 모르면 함부로 행한 것이며, 유씨(劉氏)가 쓰는 약은 신진대사를 시켜서 약간이라도 불울(怫鬱)한 것이 없도록 하니 이런 것은 신신(新新)해서 머물지 않는 의에 중점을 둔 것이니 의원이 이것을 모르면 의술(醫術)이 없는 것이다. 그러나 장씨(張氏)를 주장하는 사람이 혹시 장씨(張氏)의 묘를 못 다하면 명현(瞑眩)한 약을 용감하게 쓰지 못하고 때를 놓쳐버려 아픈 사람을 못 구하는 일이 많고, 유씨(劉氏)를 주장하는 사람이 혹시 유씨(劉氏)의 묘를 못 다하면 눈앞의 용감성만 믿다가 뜻하지 않는 사이에 정기(正氣)를 손상해서 뒷날의 해를 끼치는 일이 많으니 능히 2인의 좋은 점만 얻고 2인의 나쁜 점을 버리면 병치료에 안전을 기약할 수가 있게 되는 것이다. 〈海藏〉

2. 형(形)과 기(氣) 따라서 보하고 사할 경우

형기(形氣)가 모자라고 병기(病氣)가 남아 있는 것은 사(邪)가 이긴 것이니 급히 사(瀉)해야 되고 형기(形氣)가 남아 있고 병기(病氣)가 부족한 증세는 급히 보(補)해야 하고 형기(形氣)와 병기(病氣)가 모두 부족한 증세는 음양(陰陽)이 같이 부족한 것이니 침질하지 못하며 침질을 하면 거듭 부족하고 거듭 부족하면 음양(陰陽)이 같이 마르고 혈기(血氣)가 함께 다함이며, 오장(五臟)이 공허(空虛)하고 근(筋)과 골수(骨髓)가 마르게 되니 노인은 바로 멸절(滅絶)이 되고 장정 역시 회복을 못한다. 형기(形氣)와 병기(病氣)가 모두 남아 있으면 이것은 음양(陰陽)이 모두 남아 있는 증세이니 급히 그 사(邪)를 사(瀉)해서 허실을 조절해 주어야 한다. 〈丹心〉

대개 질병이 나는 것은 모두 외감(外感)과 내상(內傷) 때문에 화(火)가 생기고 습(濕)이 생기며 습(濕)이 열을 낳고 화(火)는 담을 낳으며 이 네가지 뿐이다. 젊은 사람

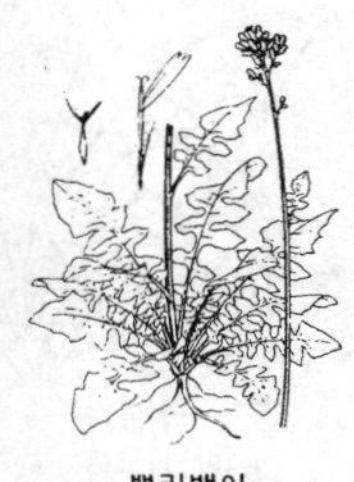
뽀리뱅이

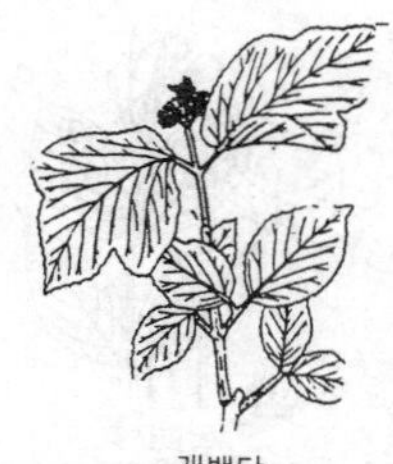
개백당

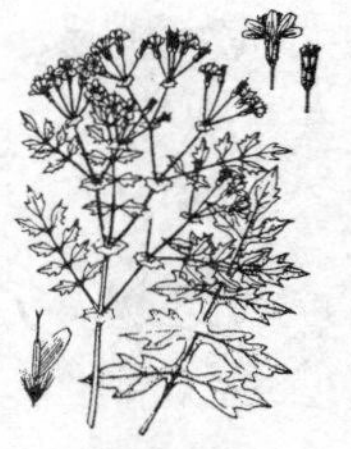
지리고들빼기

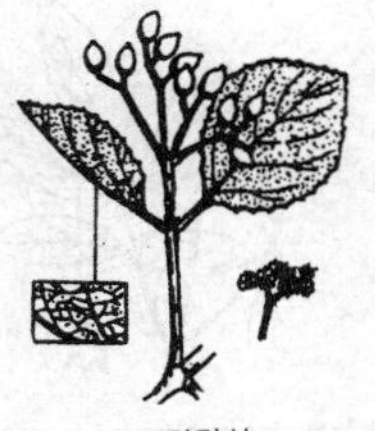
가막살

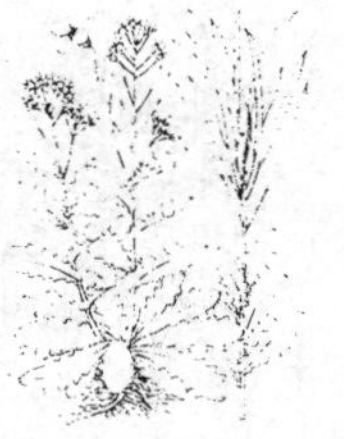
섬바위장대

의 신병(新病)을 치료할 때에 습(濕)이면 마르게 되고 화(火)면 사(瀉)하며 습(濕)해서 열(熱)이 나면 습(濕)을 마르게 하면서 겸해서 열(熱)을 맑게하고 화(火)가 담(痰)을 낳게하면 화(火)를 사(瀉)하고, 겸해서 담(痰)을 소활(疎豁)하게 해서 여온(餘蘊)이 없도록 해야 되는 것이며, 노쇠인(老衰人)의오래된 병을 치료할 때에는 또한 마땅히 반(半)을 치고 반(半)은 보해야 되는 것이다. 그러니 젊은 사람의 신병(新病)은 사(邪)를 치는 것을 위주하고 노쇠(老衰)의 오래된 병은 보허(補虛)를 위주한다. 〈丹心〉

3. 용약(用藥)의 대법(大法)일 경우

병이 처음 일어날 때에는 침으로 고치면 되는 것이며, 병이 성하면 저절로 쇠해지도록 기다려서 치료하는 것이다. 그래서 가벼운 것은 날려(揚)주고 무거운 것은 감해주며 쇠한 것은 드러내 주고 높은 것은 노곤해서 넘겨버리고 내리는 것은 끌어서 다하도록 하고 속이 가득한 것은 안으로 사(瀉)하며 사(邪)가 있는 것은 땀으로 치료하며 거죽에 있는 것도 땀으로 흩어 버리고 날래고 사나운 것은 주물러서 거두게 하고 실한 것은 흩어서 사(瀉)해 버린다. 〈內經〉

차가운 것은 더웁게 하고 더운 것은 차가웁게 하며 적은 것은 역(逆)하며 심한 것은 쫓아가고 긴급한 것은 깎아 버리고 객(客)한 것은 없애버리며 노고(勞苦)한 것은 따뜻하게 하며 맺힌 것은 흩고 머무른 것은 치고 마른 것은 젖게하며 급한 것은 느리게 하고 흩어진 것은 거두게 하며 손(損)한 것은 익(益)해 주고 달리는 것은 가게하고 놀란 것은 평온하게 해주는 것이며 이 밖에도 올리고 내리며 문질러 주고 목욕하며 박하고 겁을내며 닫고 일어나는 등 임기응변으로 적당하게 다루어야 한다. 〈內經〉

약한 것은 보하고 강한 것은 사(瀉)하는 것을 각각 그 기(氣)가 편하도록 해서 반드시 조용하게 하면, 병기(病氣)가 쇠퇴해서 그의 종주(宗主)가 되는 곳으로 돌아가는 것이니 이것이 병을 낫게하는데 중요한 것이다. 〈內經〉

위(上)가 성해서 멈추지 않으면 토로써 빼내 버리고 아래가 성해서 그치지 않으면 내려서 빼앗아 버린다. 〈王米〉

4. 수화분치가(水火分治歌)

간(肝)과 담(膽)은 원래(元來)로 화(火)를 쫓아 치료하는 것이며, 삼초(三焦)의 포락(包絡)의 화(火)도 다를 바가 없으니 화(火) 「비위상징습처구(脾胃常將濕處求) 폐여대(肺與大) 장동습류(腸同濕類)」

비(脾)와 위(胃)는 언제나 습(濕)을 주로 채구(採究)하고 폐(肺)와 대장(大腸)의 병도 습(濕)의 같은 종류인 것이다.

수〔水 : 신(腎)〕과 방광(膀胱)과 심(心)과 소장(小腸)은 한열(寒熱)이 일어나면 서로 관련해서 보아야 하며 수(水)와 화(火)가 서로 용반(用半)한다

습한(濕寒)을 싫어하는 것은 겉이 열이있고 소장(小腸)과 방광(膀胱)이 습(濕)하며 열(熱)을 싫어하는 것은 표한(表寒)하고 심(心)과 신(腎)이 치열(熾熱)한 것인데 12경(十二經)이 가장 단적으로 말하니 사경은 화(火)에 속하고 사경(四經)은 습(濕)에 속하는 것이다. 〔간(肝)과 담(膽) 및 삼초포락(三焦包絡)은 화(火)에 속하고 비(脾)와 위(胃) 및 폐(肺)와 대장(大腸)은 습(濕)에 속한다〕

사경(四經)에 열(熱)과 한(寒)이 있을 때에는 속을 치고 겉을 발산(發散)해서 증세의 변천(變遷)을 자세히 살펴본 뒤에 〔심(心)과 소장(小腸)과 신(腎)과 방광(膀胱)에 한열(寒熱)이 상반(相半)한 것이다〕

속에 한열(寒熱)이 같이 있으면 당연히 흩어서 일월(溢越)시켜야 하고 겉에 한열(寒熱)이 같이 있으면 땀으로 풀어야 한다. 습(濕)이 한(寒)과 같고 화(火)가 열(熱)과 같으니 한열(寒熱)이 닿는 곳에 두가지 학설이 있을 수 없는 것이며, 6푼을 나누어서 1푼만 차도 한열(寒熱)이 가운데 머문다는 것을 허황되게 보아서는 안된다.

열(熱)과 한(寒)이 서로 공박하면 병기(病氣)가 깊어진 것이니 치면 해롭고 승순(承順)해서 제거해야 되는 것이며 한(寒)이 심하면 자주 맥(脈)이 정(正)과 사(邪)가 서로 섞인 것은 표(標)와 본(本)을 함께 치료하는 것이 실제로 묘결(妙訣)인 것이다.

풍(風)으로 치료하지 말고 말려서도 치료하지 말 것이며, 화(火)로 치료하려 하면 풍(風)이 벌써 마르고 있는 것이다.

해표(解表)해야 할 때에 속은 치지 말고 속을 쳐야할 때에 해표(解表)하지 말아야 하며 만일 겉과 속을 함께 칠 때에는 먼저와 뒤를 상심(詳審)하고 겉과 속을 진찰하여 양쪽중 어느쪽이 증세가 많고 적은 것을 분변(分辨)해야 한다.

습(濕)을 치료하는 것은 하천(河川)을 튀우는 것과 같

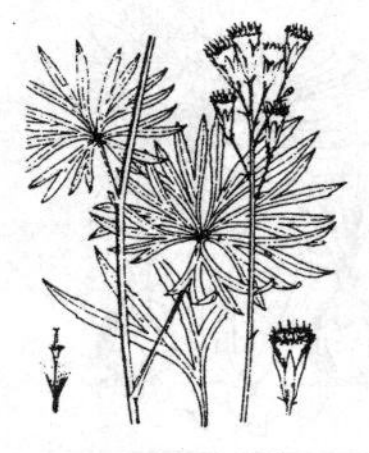
애기우산나물

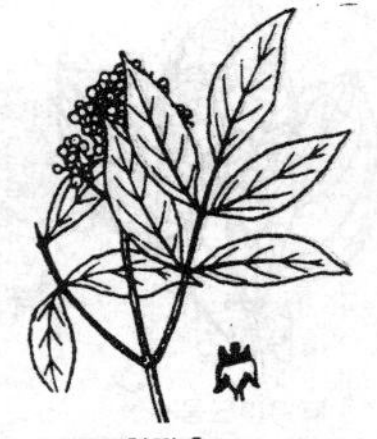
청딱총

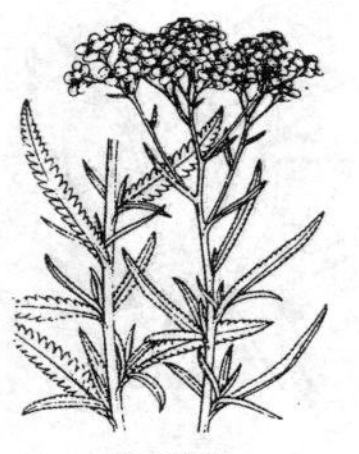
붉은톱풀

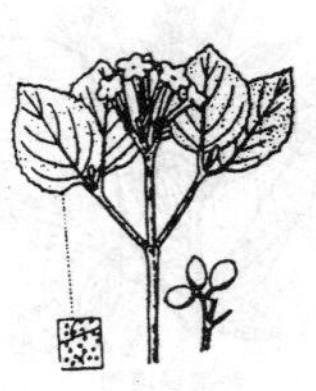
섬분꽃

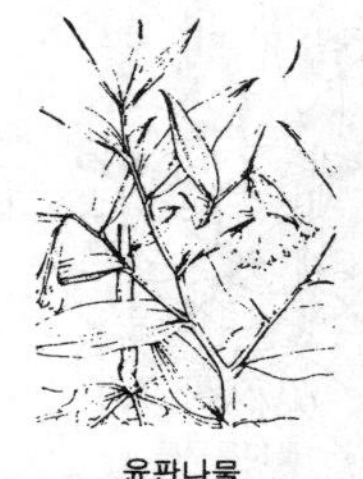
윤판나물

이 할 것이니 이러한 진체(眞諦)를 잘 깨달으면 황제(黃帝)와 기백(岐伯)의 만세(萬世)의 은혜를 감사할 것이니 용렬(庸劣)한 의공(醫工)은 하늘의 크고 작은 것을 모르는 것이다. 〈子和〉

5. 표본분치가(標本分治歌)

소양(少陽)의 근본을 따라서 상화(相火)가 되고 태음(太陰)은 속에 있으면서 습토(濕土)에 자리를 잡아 앉고 궐음(厥陰) 역시도 속에서 화(火)로써 집을 삼으면 양명(陽明)도 속에서 또한 습(濕)에 의존하여 내노라하고 태양(太陽)과 소음(少陰)이 끝머리와 근본을 따르는데 음양(陰陽)의 2기(二氣)가 둘러싸고 있다. 풍(風)이 화(火)를 따라 일어나면 땀이 나도록 해야 하고 조(燥)와 습(濕)이 함께 다투면 내리는 것이 당연한 것이다. 만병(萬病)이 화(火)와 습(濕)으로 나누어지게 되니 간지의 묘한 방법을 살펴 보려해도 천의무봉(天衣無縫)이라 어찌할 도리가 없도다. 〈子和〉

표(標)라는 것은 특징이 되고 본(本)은 근본(根本)을 이른다. 〈入門〉

6. 치병(治病)은 본(本)을 구해야할 경우

병을 치료하는 데에는 반드시 특징과 근본을 알아야 한다. 몸으로써 말하자면 밖이 특징이 되고 안이 근본이되며, 양(陽)이 특징이 되고 음(陰)이 근본이 되기 때문에 육부(六腑)는 양(陽)에 속하니 특징이 되고 오장(五臟)은 음(陰)에 속하며 근본(本)이 되고, 각 장부(臟腑)의 경락(經絡)이 밖에 있는 것은 끝머리가 되고 뒤에 있는 것은 근본이 되며, 또 사람신체의 기(氣)는 특징이 되고 혈(血)은 본(本)이 되는 것이며 또 기(氣)는 특징이 되면 먼저 받은 병이 본(本)이 되고 그 다음에 특징이 되고 혈(血)은 근본(本)이 되고, 다음에 전류(傳流)된 병이 특징이 되는 것이니 대체로 병을 치료하는 것이 먼저 그 다음에 본(本)을 축적하는 것이며 본(本)을 먼저 치료하고 특징을 다음에 치료하면 병이 비록 10수증세가 있어도 차츰 모두 치료할 수 있는 것이다. 예를 들면 먼저 가벼운 병이 나고 그 후에 전변(傳變)해서 무거운 병이 되었을 때에는 먼저 가벼운 증세부터 치료하고 난 후에 무거운 증세를 치료하는 것이니 이렇게 하면 사기(邪氣)가 스스로 굴복하게 되니 근본(本)을 먼저 치료하기 때문이다. 또한 중만(中滿)일 때에는 병의 특징과 근본을 가릴 것 없이 먼저 대•소변을 먼저 치료하고 그 다음에 중만(中滿)을 치료하니 이것은 중만(中滿)이 더욱 급하기 때문이다. 대•소변의 불리(不利)와 중만(中滿)의 삼자(三者)를 치료한 다음에는 남은 증세는 역시 근본(本)을 먼저 치료해야 한다. 〈入門〉

7. 급하면 표(標), 완하면 본(本)을 치료할 경우

만약 먼저 열이 일어나고 토사(吐瀉)를 함께해서 죽(粥)과 약을 먹지 못할 때에는 치열(治熱)은 다음으로 미루고 먼저 토를 치료한후에 수곡(水穀)이 들어가도록 한 다음에 사(瀉)를 치료하고 원기(元氣)의 회복을 기다렸다가 다음에 열을 쳐야하는 이것이 완급치병(緩急治病)의 마땅한 치료 방법이다. 〈入門〉

8. 표와 본의 용약(用藥)의 선후관계일 경우

병이 특징이 있어도 특징을 치료하는 법이 있고 근본(本)에 있어도 그 근본(本)을 치료하는 법이 있으며 근본에 있으나 특징을 치료하는 방법도 있고 특징에 나타나 있으나 근본(本)을 치료하는 방법 있기 때문에 치병(治病)이 특징을 택해야 되는 것이 있고 본(本)을 택해야 되는 것이 있고, 반대로 택하는 경우도 있고 순서대로 택하는 경우도 있으니 역과 순을 알고 특징 근본을 알면 만치(萬治)에 만당(萬當)하고 그것을 모르면 망행(妄行)을 피할 수가 없게 된다. 〈內經〉

먼저 병이들고 난 다음에 역(逆)하는 것은 그 본(本)을 치료하고 먼저 역(逆)하고 뒤에 병드는 것도 그 본을 치료하며 먼저 차갑고 그후에 병이 나는 것은 근본을 치료하고 먼저 병이 들고 난후 차가운 것도 근본(本)을 치료하며 먼저 열이 있고 난 후에 병이 나는 것도 그 본(本)을 치료하며 먼저 열이 있고 난후에 중만(中滿)이 생기는것은 특징을 치료 하고, 먼저 병들고 뒤에 설사(泄瀉)하는 것과 먼저 설사(泄瀉)하고 뒤에 다른 병이 생기는 것은 그 근본(本)을 치료해서 잘 조절한 다음 다른병을 치료하며 먼저 병이 난 뒤에 중만(中滿)이 생기는 것은 그 특징을 치료하고 먼저 중만(中滿)한 뒤에 심(心)이 번민(煩悶)하는 것은 그 근본(本)을 치료하며 객기(客氣)가 있고 또 같은 기(氣)가 있으면서 대•소변이 잘 소통되지 아니하면 그 특징을 치료하고 대•소변이 잘 소통되면 그 근본(本)을 삼아 그 특징을 치료하고 난 후에 그 본(本)을 치

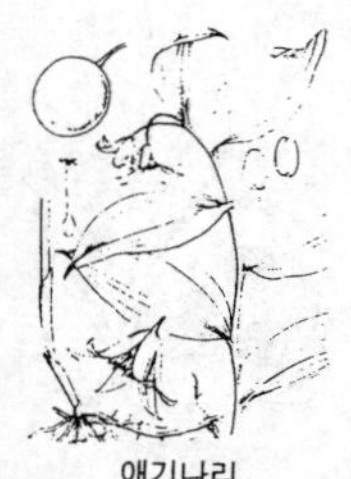
애기나리

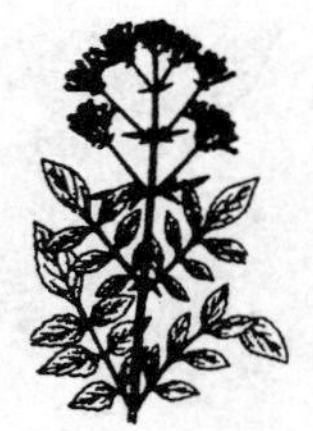
털쥐오줌

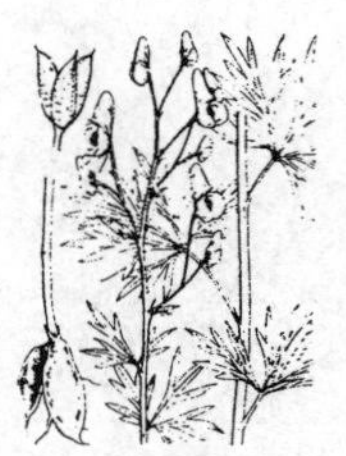
백부자

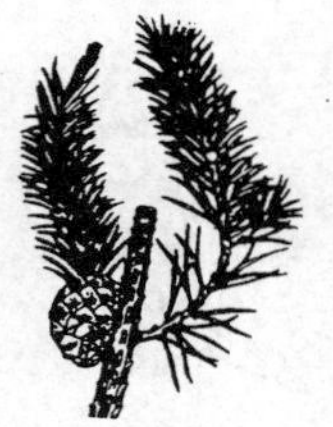
방크스솔

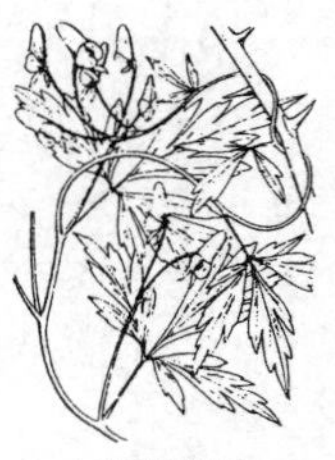
놋젓가락나물

료하는 것이니, 간(間)과 심(甚)을 삼가 살펴서 뜻으로 조절하는 것이다. 간(間)이란 함께 행하는 것이며 심(甚)이란 단독으로 행하는 것이다. 〈內經〉

9. 태양과 소음에 표와 본의 약이 다를 경우

태양방광(太陽肪胱)의 경(經)의 특색은 열이 있고 근본(本)은 차가운데 그 맥(脈)이 긴급하고 틈이 없으며 살펴보면 고동(鼓動)이 되지 않고 공허(空虛)하니 이것은 밖으로 허양(虛陽)이 보이고 안으로 진한(眞寒)이 있기 때문에 중경(仲景)이 강부탕(薑附湯)을 뜨겁게 달여서 냉복(冷服)시켰다. 강(薑)과 부(附)는 더운 약으로 그 근본(本)을 치료하고 한냉복(寒冷服)하는 것은 그 특징의 양(陽)을 치료하는 것이니 이것은 열(熱) 때문에 한(寒)을 치료하는 것이고, 소음(少陰)의 심경(心經)은 특징이 차갑고 근본(本)이 더우며 그 맥(脈)이 잠기며 가늘은데 살펴보면 넓고 크니 이것은 밖으로는 허한(虛寒)이 보이고 안으로는 실열(實熱)이 있는 것이므로 중경(仲景)이 대승기탕(大承氣湯)과 주제대황(酒製大黃)을 열복(熱服)시켰다. 주제열복(酒製熱服)하는 것으로 특징의 한(寒)을 치료하고 대황(大黃)과 망초(芒硝)로써 본열(本熱)을 치료하는 것이니 참으로 만세(萬世)의 법이 되는 것이다. 〈綱目〉

10. 천화(天和)를 치지 말아야 할 경우

반드시 세기(歲氣)를 먼저 하여서 천화(天和)를 치지 말라 하였고 또 천신(天信)을 잃지말고 기의(氣宜)를 역(逆)하지 말라 하였으며 또 나이의 더하는 것과 기의성하며 쇠하는 것과 허한 것 및 실(實)한 것의 일어난 곳을 모르면 양의(良醫)가 될 수 없다고 하였다. 〈內經〉

모든 병의 사시(四時)에 약으로 치료하는 것이 한(寒)과 열(熱)및 온(温)•량(涼)을 가릴 것 없이 봄에는 맑고 서늘한 풍약(風藥)을 더하고 여름에는 크게 차가운 약을 더하며 가을에는 따뜻한 기(氣)가 있는 약을 더하고 겨울에는 크게 더운 약을 더하는 것이니 이것이 살고 죽는 근원을 끊지 않는다는 것이다. 전중양(錢仲陽)이 어린이를 치료할 때는 깊이 이 이치를 깨달았으니 내경(內經)에 이르기를 「반드시 세기(歲氣)를 먼저해서 천화(天和)를 치지말라」는 것이 치료에 이르는 방법이 된다. 〈東垣〉

11. 용약(用藥)하는 대법(大法)일 경우

봄에는 토하게 여름에는 땀이게 하며 가을에는 내리게 하고 겨울에는 따뜻하게 하며 뜸하는 것이 만고(萬苦)에 변하지 않는 큰 방법이 된다. 〈仲景〉

12. 용약(用藥)에 시금(時禁)•경금(經禁)•병금(病禁)•약금(藥禁)을 알아야 할 경우

◎ 시금(時禁)

반드시 사시(四時)에 오르고 내리는 이치와 한(汗)•하(下)•토(吐)•리(利)를 맞추기에 마땅함을 근본(根本)으로 해서 오르고 내리며 뜨고 잠기는 것은 순하게 하고 한(寒)•열(熱)•온(温)•량(涼)은 역(逆)해야 되니 가령 춘기(春氣)가 따뜻한데 시원한 약이 맞추기에 마땅 여름철이 더운데 차거운 약이 맞추기에 마땅하며 가을 기(氣)가 서늘한 데 따뜻한 약이 맞추기에 마땅(適宜)하고 겨울 기(氣)가 차거운데 더운약이 맞추기에 마땅하며 병이 위에 있으면 당연히 승거(昇擧)해야 하고 밑에 있으면 마땅히 밑으로 내리게 하고 밖에 있으면 마땅히 땀을 내야 하며 안에 있으면 당연히 내려야 하는 것이다. 〈東垣〉

봄에 토하는 것은 만물이 살아나는 것을 상징하여 양기(陽氣)의 울(鬱)한 것으로 하여금 창달(暢達)하기가 쉽도록 하는 것이며, 여름에 땀이 나는 것은 만물이 들떠서 남아있는 것을 상징하는 것이고, 가을에 내리는 것은 만물이 수성(収成)해서 묵은 것을 추진(推進)하고 새 것을 이루는 것을 상징하는 것이며, 겨울에 고밀(固密)하는 것은 만물이 폐장(閉藏)하니 양기(陽氣)를 움직이지 못하게 하는 것을 상징하는 것이다. 〈東垣〉

◎ 경금(經禁)

족태양(足太陽)•방광경(肪胱經)이 모든 양(陽)의 우두머리가 되는 것이므로 몸의 뒤를 움직이니 풍한(風寒)에 상한 것이 되면 당연히 땀을 내야 하고 전(傳)해서 본장(本臟)에 들어가면 마땅히 소변을 이롭게해야 하는 것인데 만약에 내리기를 너무 빨리하게 되면 변증(變症)이 백번나오니 이것이 1금(一禁)이고, 족양명(足陽明)•위경(胃經)이 몸의 앞을 움직여서 병이 배의 창만(腸滿)과 대변의 난삽(難澁)을 주로 하는데 만약 땀을 내서 소변을 이롭게 하게 되면 거듭 진액(津液)을 덜게되는 것이니 이것이 2금(二禁)이며, (足少陽) 담경(膽經)이 몸의 곁(側)을 움직이고 병이 한열(寒熱)의 왕래와 구고(口苦)및 흉협통(胸脇痛)을 주로 하는데 마땅히 화해(和解)를 해야 하는 것이다. 담(膽)이란 것은 출입하는 길이 없으니 내

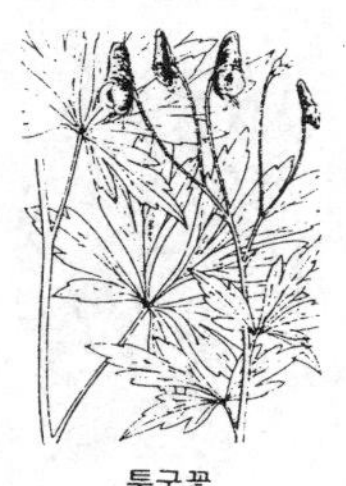
투구꽃

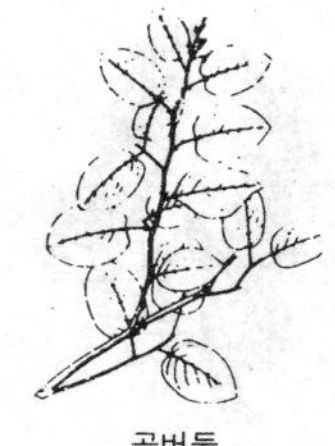
곰버들

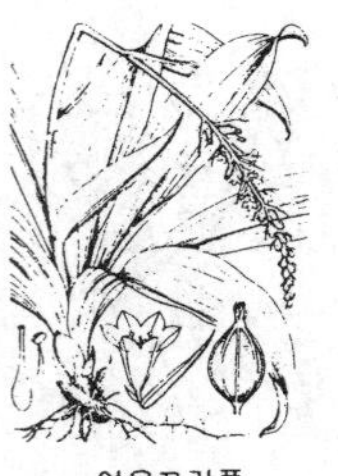
여우꼬리풀

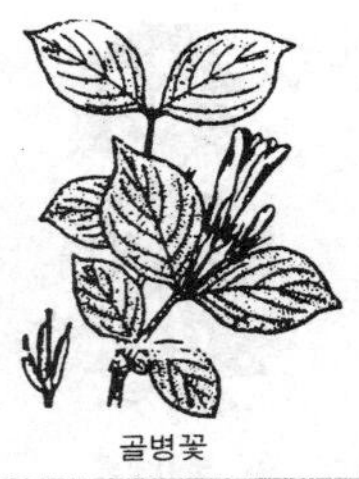
골병꽃

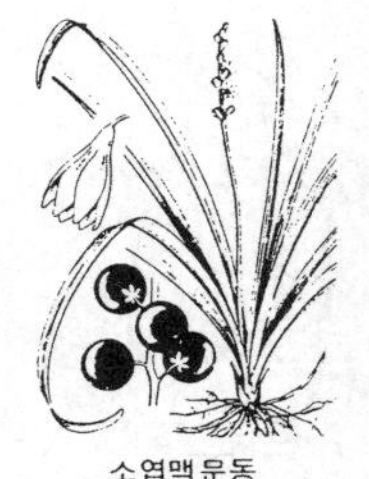
소엽맥문동

리게 되면 태양(太陽)을 범하고 땀이 나게 되면 양명(陽明)을 범하며 소변을 이롭게 하면 살아 일어나는 기(氣)로 하여금 오히려 음(陰)속으로 빠져 들이게 하는 것이니 이것이 3금(三禁)인 것이다. 〈東垣〉

◎ **병금(病禁)**

양기(陽氣)가 모자라고 음기(陰氣)가 남아있는 병증에 음식과 약을 사용하는 것은 음(陰)을 돕고 양(陽)을 사(瀉)하는 것을 피한다. 〈東垣〉

◎ **약금(藥禁)**

땀이 많은데 소변을 이롭게 하는 것을 금(禁)하고 소변이 많은데 땀이 나는 것을 금하는 것이다. 목구멍이 아픈데 땀이 나고 소변을 이롭게 하는 증세를 금(禁)한다. 〈東垣〉

13. 오울(五鬱)의 치법(治法)일 경우

목울(木鬱)은 달(達)하게 하는 것을 토해서 조달(條達)하게 하고, 또 화울(火鬱)은 일으키게 하는 것이니 울(鬱)을 분산시키는 것이고, 토(土)는 빼앗는 것이니 내려서 장애(障碍)를 없애는 것이고, 금울(金鬱)은 설(泄)하는 것이니 표(表)를 해(解)해서 소변을 이롭게 하는 것이고, 수울(水鬱)은 꺾는 것이니 그의 충역(衝逆)하는 것을 제거하는 것이다. 〈內經〉

14. 용약(用藥)의 권변(權變)일 경우

차가운 것을 덥게 하고 더운 것을 차게 하며 적은 것은 역(逆)하며 심한 것은 순종하고 역(逆)한 것은 바로 치료하고 종(從)한 것은 반대로 치료하는 것이니 종을 많이 하고 적게 하는 것은 그 사리를 잘 관찰해야 하는 것이다. 〈內經〉

열이 쌓인데 쓰고 찬 약으로 치료할 때에 반드시 생강즙이나 술약으로써 하고 침한(沈寒)에는 더운 약으로서 부자(附子)와 같은 종류로 치료할 때에는 반드시 동편(童便)과 밀제(蜜製)로 치료하는 것이 역시 한(寒) 때문에 치료하는 것이다. 〈入門〉

차거운 것이 종창(腫脹)과 같은 것은 속을 보해야하고 통하는 것이 이질(痢疾)과 같은 증세를 내려야 한다. 〈入門〉

15. 한(汗)과 하(下)를 경계할 경우

땀을 많이 흘리게 되면 망양(亡陽)이 되고 내리기를 많이하게 되면 망음(亡陰)이 되는 것이다. 〈仲景〉

땀을 내지 않을 증세를 경솔하게 땀을 내게 되면 진액을 빼앗겨서 고교(枯橋)하여 죽고 내리지 않을 증세를 억지로 내리게 하면 장(腸)이 열리고 동설(洞泄)하게 되니 변뇨(便尿)를 금(禁)하지 못해서 죽는다. 〈仲景〉

많은 땀은 기(氣)를 상(傷)하게 하고 많이 내리는 것을 렬(血)을 상(傷)하게 한다.

16. 상의(上醫)가 병을 치료할 경우

상의(上醫)가 간(肝)의 병을 치료할 때에는 간(肝) 이 비(脾)에 전한다는 것을 알아서 속히 비(脾)를 실하게 하는 것인데 중의(中醫)는 서로 전하는 이치를 깨닺지 못해서 간병(肝病)에 비(脾)를 실(實)하게 하는 것이 즉 간(肝)을 치료한다는 것을 깨닫지 못하는 것이다.

간(肝)의 병을 보할 때는 신 것으로 치료하고 도울 때는 아주 쓴 것으로 치료하며 더해 줄때는 단 맛의 약으로 치료하는 것이니 신 것은 간(肝)에 들어가고 아주 쓴 것은 심(心)에 들어가며 단 것은 비(脾)에 들어가는 것인데 비가능히 신(腎)의 기(氣)를 상해(傷害)하게 되는 것이니 신기(腎氣)가 약하면 수(水)가 움직이지 못하고 수(水)가 움직이지 못하면 심화(心火)가 성하며 심화(心火)가 성하면 폐(肺)를 상하게 하고 폐(肺)가 상(傷)하면 금기(金氣)가 움직이지 않게되며 금기(金氣)가 움직이지 않으면 간목(肝木)이 저절로 낫게 되는 것이니 이것은 간(肝)을 치료하면 비(脾)를 먼저 보(補)하는 비결이 되는 것이다. 다른 장(臟)도 이것을 따라서 치료해야 한다. 〈仲智〉

17. 허실(虛實)의 보사법(補瀉法)일 경우

앞에서부터 오는 것은 실사(實邪)가 되고 뒤에서 부터 오는 것은 허사(虛邪)가 되는 것이니 이것은 자(子)가 모(母)에게 실(實)하게 하고 모(母)가 자(子)에게 허(虛)하게 하는 것이다. 치료 방법은 허(虛)하면 그(母)를 보하고 실(實)하면 그 자(子)를 사(邪)를 받았으면 이것은 앞에서 부터 오는 것이니 실사(實邪)가 되어서 간경(肝經)에 들어가는 것이니 끌어 당기는 약으로 치료하되 심화(心火)를 사(瀉)하는 약으로 군(君)을 삼고, 만약 간(肝)이 신수(腎水)의 사(邪)를 받았으면 이것은 뒤에서 부터 오는 것이니 허사(虛邪)가 되어서 신경(神經)에 들어가는 것이니 끌어 당기는 약으로 치료하되 간경을 보하는 약으로 군(君)을 삼는 것이 바로 치료 방법의 묘책이 되

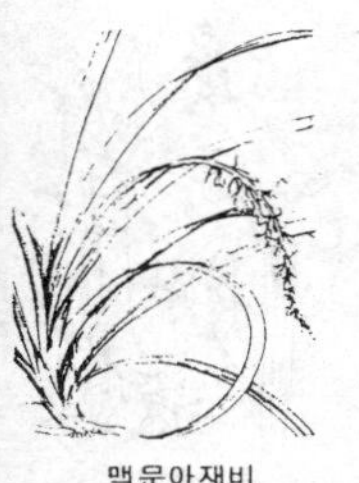
맥문아재비

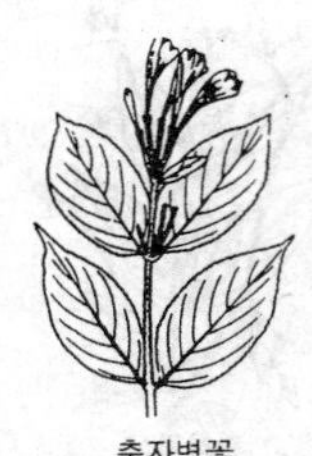
축자병꽃

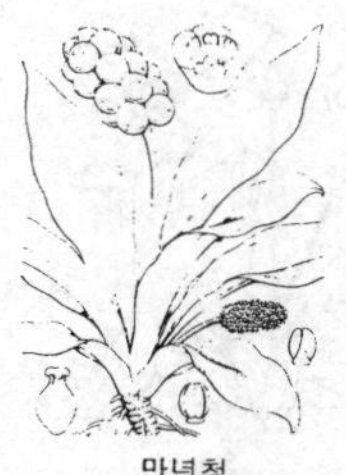
만년청

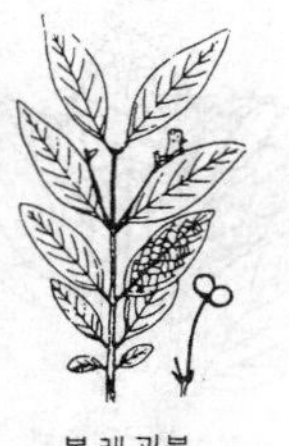
불레괴불

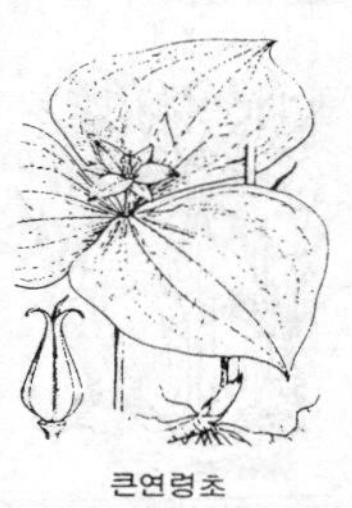
큰연령초

는 것이다. 〈東垣〉

18. 보(補)와 사(瀉)일 경우

동쪽이 실(實)하고 서쪽이 허(虛)하면 남쪽을 사(瀉)하고 북쪽을 보(補)한다는 것은 어떤 뜻일까? 금(金)•목(木)•수(水)•화(火)•토(土)를 당연히 서로 평탄하게 해야 하니 동쪽은 목(木)이고, 서쪽은 금(金)인데 목(木)을 실(實)하게 하려면 금(金)을 마땅히 평탄하게 하고, 화(火)를 실(實)하게 하려면 수(水)를 마땅히 평탄하게 하며 토(土)를 실(實)하게 하려면 목(木)을 마땅히 평탄하게 하고 금(金)을 실(實)하게 하려면 화(火)를 마땅히 평탄하게 하며, 수(水)를 실(實)하게 하려면 토(土)를 마땅히 평탄하게 하는 것이니 동쪽이 간(肝)이면 간의 실(實)한 것을 알고 서쪽이 폐(肺)이면 폐(肺)가 허한 것을 알아서 남쪽의 화(火)를 사(瀉)하여 북쪽의 수(水)를 보하는 것이다. 남쪽은 화(火)인데 화(火)는 목(木)의 자(子)이고, 북쪽은 수(水)를 이기는 것은 자(子)는 목의 모(母)이니 수(水)가 화(火)를 이기는 것은 자(子)가 모(母)에게 실(實)하게 하고 모(母)가 자(子)에게 허(虛)하게 하는 것이니 화(火)를 사(瀉)하고 수(水)를 보(補)해서 금(金)에게 목(木)을 평탄하게 하는 것이다. 그 허(虛)를 치료하지 못하면서 다른 일의 이치를 어찌 묻겠는가라고 한 것이 이러한 치료 방법을 두고 말한 것이다.

대개 수(水)는 목(木)의 모(母)인데 자(子)가 모(母)에게 실(實)하게 한다는 것은 병의 원인을 말한 것이며, 모(母)가 자(子)에게 허(虛)하다는 것은 치료방법을 말한 것이다. 대의(大意)는 대개 다음과 같다. 화(火)는 목(木)의 자(子)가 되는데 자(子)가 그 모(母)를 돕기를 너무 지나치게 해서 병이 되었을 때에 무엇으로써 처리할 것인가? 오직 화(火)를 사(瀉)하고 수(水)를 보하는 치료법 외는 없는 것이다.

또한 수(水)를 보(補)한다는 것은 무엇을 말한 것인가? 수(水)가 목(木)의 모(母)가 되는데 만약 수(水)의 허한 것을 보(補)해서 그 힘으로서 화(火)를 이기면 화세(火勢)가 물러가고 목세(木勢)도 또한 물러가는 것인데 이것은 자(子)를 능히 허(虛)하게 하는 뜻이며 이른바 난치(難治)의 치(治), 즉 그렇게 치료해서는 안 되는 것을 감안하고 치료해야 하는 것이다. 또 화(火)가 너무 왕성하고 수(水)가 너무 쇠결(衰缺)할 때에는 수(水)를 자양(滋養)하는 방법이 아니면 어떻게 그 화(火)를 이길 것인가? 수승화(水勝火)이 3자(三字)가 월인〔越人 : 편작(扁鵲)〕의 깊은 뜻을 표현한 묘책인 것이다.

화(火)를 사(瀉)하고 수(水)를 보(補)해서 금(金)에게 목(木)을 평탄하게 하는 것이 이른바 충분히 그 허(虛)를 치료한다는 것인데 이제 토(土)를 보(補) 하지 않고 금(金)하여 금(金)에게 저절로 평탄하게 하도록 하는 것이 진실로 그 방법에 효력이 있고 신기한 것이다. 이러한 치료 방법을 알지 못하고 그 허(虛)를 치료하지 못하면 능력이 없는 의원임을 면할 수가 없는 것이다. 그러니 그 허(虛)를 치료하지 못하면 다른 일을 어찌 묻겠는가? 라고 하는 것이다. 〈東垣〉

난경(難經)에 이르기를 「그 사(邪)를 설(泄)하고자 하면 먼저 그 허(虛)를 보(補)하라」고 한 것이 바로 위와 같은 이치를 이른 것이다. 〈東垣〉

19. 보(補)와 사(瀉)를 겸할 경우

정명우(程明祐)가 말하기를 「사람이 모두 보해야 하는 것이 모두가 보(補)되는 줄만 알고 사(瀉)하는 것이 보(補)가 되는 것을 알지 못하며, 사(瀉)하는 것이 사(瀉)가 되는 것인줄 알지 못한다. 음(陰)과 양(陽)을 바꾸어 쓰고 유강(柔剛)이 서로 체(體)하기 대문에 혈(血)을 보(補)해서 영(榮)을 더해주나 기(氣)가 체(滯)하니 대개 비(脾)는 중주(中州)가 되는 이유로 인하여 수화(水火)가 서로 구제한 다음에 능히 만물(萬物)을 낳는다. 〈入門〉

20. 구속(求屬)의 법(法)일 경우

작은 것은 조절하고 난 다음은 평탄하게 하며 성(盛)한 것은 빼앗고 땀을 내고 내려주며 한(寒)•온(溫)과 량(涼)은 그 속한 것을 쇠하게 해서 그 이로운 데로 따르는 것이다. 주(註)에 이르기를 「가령 약간 차가운 기(氣)면 온(溫)으로 화평(和平)하게 하고 크게 찬 기(氣)는 열(熱)로써 취해주고 심하게 찬 기(氣)는 내려서 빼앗고 빼앗아서도 낫지 않게 되면 역(逆)해서 꺾고(折) 꺾어서도 모두 되지 않으면 그 속(屬)를 구해서 쇠하며 크게 더운 기(氣)는 량(涼)으로 화평하게 하며 크게 더운 기(氣)는 열(熱)로서 취하고 심하게 찬기(氣)는 땀으로 들어내고 들어내서도 낫지 않으면 역(逆)해서 제거하며 그래도 모두가 안되면 그 속(屬)을 구해서 쇠하게 하는 것이다.」라고 하였다. 〈東垣〉

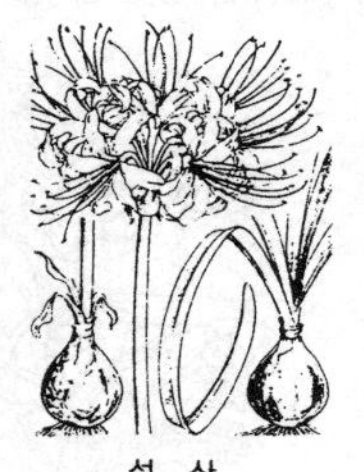
석 산

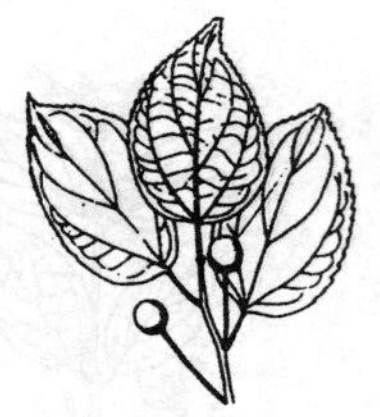
둥근잎왕패

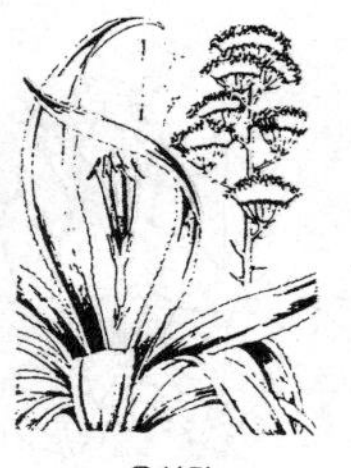
용설란

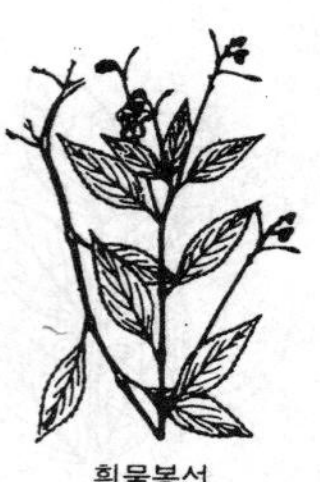
흰물봉선

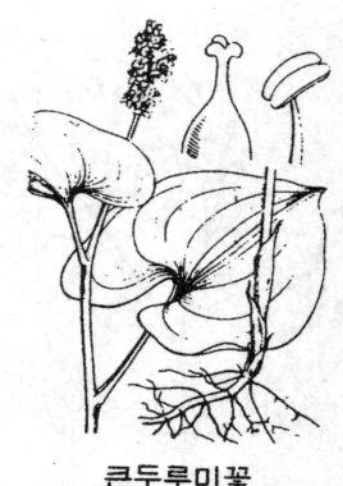
큰두루미꽃

21. 병을 치료하는 삼법(三法)

병을 치료하는 길에 세 가지 방법이 있으니 초(初)·중(中)·말(末)가 있다. 초기의 치료는 당연히 날쌔고 엄하게 할 것이니 병이 처음나서 겉으로 보기는 가벼운데 그 증세가 매우 위중(危重)한 것은 투여(投與)되는 약의 힘이 질리(疾利)하고 맹준(猛峻)한 것을 취해서 신속히 축거(逐去)하는 것이고, 중기의 치료는 당연히 너그럽고 사나운 것이 같이해야 하는 것이니 병을 얻은 것이 새로운 것도 아닌 것이며 묵은 것도 아닐 때에는 투여(投與)되는 약의 힘이 느리고 질(疾)한 것으로써 중간 길을 택해서 정(正)을 기르며 사(邪)를 쫓고 동정을 살펴가면서 다시 침이나 뜸을 가하게 되면 그 효과가 빠른 것이며, 치료하지 아니한 길은 마땅히 너그럽고 천천히 할 것이니 약성분이 평탄하고 선하며 많이 먹어도 독(毒)이 없고 혈기(血氣)를 평안하게 하며 정기(正氣)를 돕고 약기(藥氣)를 없애버린 다음에 침이나 뜸질을 해주게 되면 그 효과가 빠르다. 〈東垣〉

22. 요병(僚病)의 오법(五法)일 경우

첫째는 화(和)이니 가령 열이 적은 병이면 시원한 약으로 화평하게 치료할 것이며, 화(和)로도 낫지 않으면 취법(取法)으로 치료할 것이고, 둘째는 취(取)니 열의 힘이 차차 커지면 마땅히 한냉(寒冷)한 약으로써 취(取)할 것이며, 취(取)해서 낫지 않으면 다음은 종법(從法)으로 치료할 것이고, 세번째는 종(從)이니 병의 힘이 이미 무겁게 되면 마땅히 따뜻한 약으로 종치(從治)해야 할 것이며, 또는 한(寒)을 열(熱) 때문에 쓰고 또는 한(寒)을 온(温) 때문에 치료하며 또는 땀으로 일어나서 낫지 않으면 다음은 절법(折法)으로 치료할 것이고, 제 번째 절(折)이니 병의 힘이 극성(極盛)하면 마땅히 역(逆)으로 제압하고 제압해서도 안 되면 아래로 수탈(收奪)할 것이며, 수탈(收奪)해서도 낫지 않으면 다음은 속법(屬法)으로 치료할 것이며 다섯번째 속(屬)이니 즉 위에서 말한 구속법(求屬法)을 써서 병의 힘이 저절로 쇠하게 되는 것이다. 증세가 깊이 빠져서 골수(骨髓)의 속에 있으면 침과 약의 힘이 닿지 못하기 때문에 그의 속(屬)을 구해서 쇠하게 하는 것이다. 〈東垣〉

「구속법(求屬法)」이란 가령 병이 난지 오래되어 병이 골수(骨髓)에 깊이 파고 들어가서 침과 약으로 완전치료가 힘들 때에는 유유상종(類類相從)의 원리를 응용하여 장부(臟腑)에다 골수(骨髓)속에 있는 증세와 비슷한 병을 조성시켜서 골수(骨髓)속의 병을 장부로 유도(誘導)한 다음 약을 투여시키는 최종적인 치료법이된다.

23. 화원(化源)을 자양(滋養)할 경우

묻기를 「한병(寒病)에 더운 약을 써서 찬 것이 물러가지 않고 열병(熱病)에 찬 약을 써서 낫지 않는 것은 그 까닭은 무엇 때문인가?」 계현자(啓玄子)가 답하기를 「열이 차가워지지 않는 것은 수(水)가 없기 때문이며 찬 것이 더워지지 않는 것은 화(火)가 없는 때문이니 찬 약과 더운약이 주효(奏效)가 되지 않는 것은 수(水)와 화(火)의 상원(相源)이 벌써 끊어졌음을 알아야 한다.」

경(經)에 이르기를「그 화원(化源)을 자양(滋養)하라」하였으니 만약 화원(化源)이 벌써 끊어졌으면 약의 힘만으로는 진수화(眞水火)를 자양(滋養)할 수가 없다. 〈東垣〉

화(火)의 근원(根源)을 더하여서 음예(陰翳)를 없애고 수(水)의 힘을 세게하여서 양광(陽光)을 제거하는 것이 역시 화원(化源)을 자양(滋養)하는 것이다. 〈内經〉

찬 것을 열(熱)로 치료하는데는 찬 것이 더욱 심하고 열(熱)을 찬 것으로 치료하는데는 열(熱)이 더욱 심한 것은 무엇 때문인가? 대부분 오장(五臟)이 음양(陰陽)의 성질을 구비하였으니 그 종류에 따라서 취해야 한다. 가령 심(心)이 실(實)해서 열(熱)이 나는 것은 당연히 신(腎)을 보익(補益)해야 하며, 신수(腎水)가 불어나면 열(熱)이 저절로 없어지는 것이고, 신(腎)이 허(虛)해서 찬 것이 나는 것은 심(心)을 보(補)하여 심(心)이 화(火)를 아래로 내리게 하면 차가운 것이 저절로 없어지는 것이니, 이것이 소위(所謂) 차갑게 하여도 더운 것은 음(陰)에서 취하고 더웁게 해도 차가운 것은 양에서 취한다는 것이다. 〈東垣〉

24. 자모(子母)의 보사(補瀉)일 경우

난경(難經)에 이르기를 「허(虛)하면 모(母)를 보(補)하고 실(實)하면 자(子)를 사(瀉)한다.」하였다. 주(註)에 이르기를「가령 폐금(肺金)의 병이 실(實)하면 마땅히 신수(腎水)가 마르게 되는 것인데 신수(腎水)의 자(子)에게 와서 모(母)에게 먹을 것을 구하면 폐(肺)의 실(實)한 것을 능히 평탄하게 할 수 있고 폐(肺)의 허(虛)에 비토

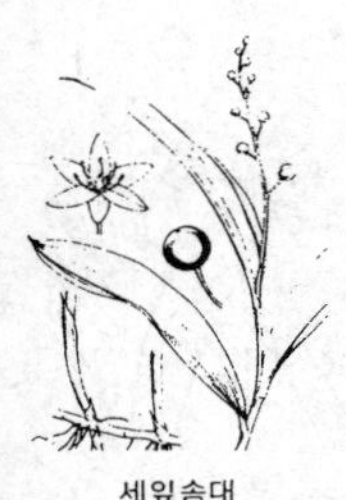
세잎솜대

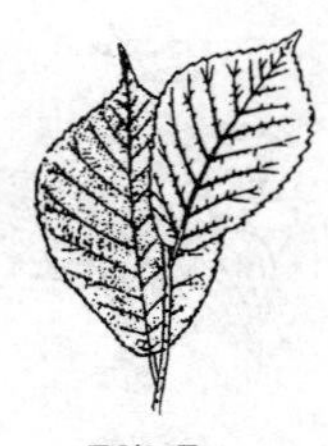
큰잎느릅

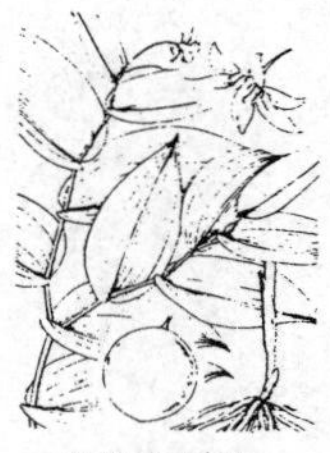
진부애기나리

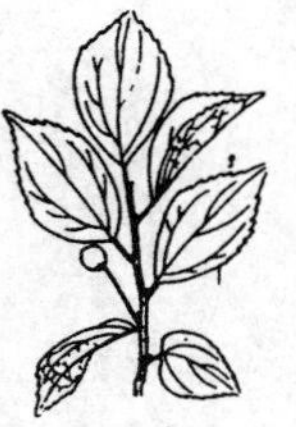
좀왕팽

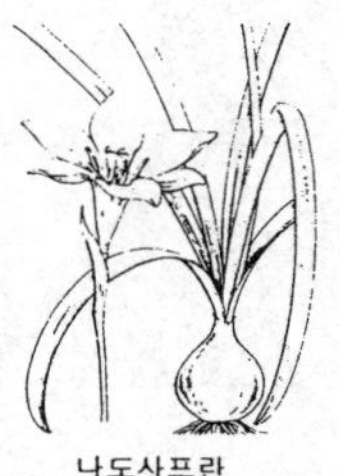
나도사프란

(脾土)를 보(補)하면 모(母)가 와서 자를 낳아 폐(肺)의 허(虛)로써 평탄을 얻을 것이니 다른 장(臟)들도 마찬가지다. 〈錢乙〉

25. 간요(簡要)한 약을 귀하게 여길 경우

옛날에는 한 가지 약을 사용해서 한 가지 병을 치료했는데 한대(漢代)의 장중경(張仲景)때가 되어서 많은 약을 써서 한 가지 병을 치료했다. 그러나 역시(亦是)3~5가지 맛에 지나지 않았는데 그 속에 군신(君臣)과 좌사(佐使)로 분량을 틀리게 하여 주치(主治)와 인경(引經)의 질서가 있었다. 후세의 경험자들이 한가지처방에 20~30가지를 써도 오히려 모자라게 생각하는 것과는 달랐다.

단계(丹溪)가 말하기를 「내가 처방하는 방법은 중경(仲景)을 본받고 약을 사용하는 방법에는 동원(東垣)의 방법을 배우니 품미(品味)가 적고 약의 힘이 전정(專精)하다. 지출환(枳朮丸)은 바로 중경선생(仲景先生)이 만든 처방에 백출(白朮) 2냥으로 비(脾)를 보하고 지실(枳實) 1냥으로 비(痞)를 치료했던 것을 동원(東垣)에 이르러서 진피(陳皮) 1냥을 더해서 위(胃)를 화(和)하게 하나 하나는 보(補)하고 하나는 사(瀉) 해서 간략하며 타당하니 처방의 진취(眞趣)를 얻었다고 본다.」하였다. 〈方廣〉

허학사(許學士)의 석미론(釋微論)에 이르기를 「내가 중경(仲景)의 중경(仲景)의 방법으로 치료하고 있으나 중경(仲景)의 처방에는 집착하지 않으니 이것은 중경(仲景)의 심법(心法)을 얻은 것이기 때문이다.」〈東垣〉

단계(丹溪)는 동원(東垣)을 따르지 않고 중경(仲景)을 배운 이유는 약의 성분을 밝게 살피는 품이 동원(東垣)만한 사람이 없으니 이른바 성의(聖醫)인 것이다. 그러니 동원(東垣)은 약재(藥材)를 많이 써서 치료해도 좋으나 다른 사람은 그것을 본 받으면 곧 난잡(亂雜)을 못 면하는 것이다. 어떤 사람이 말하기를 동원(東垣)이 치료하는 약은 「한신(韓信)의 장병(將兵)은 다다익선(多多益善)」이라고 하는 전법(戰法)과 같다고 했으니 이것은 옳은 말은 되지만 조심해야 하며 경솔하게 할 말은 되지 못한다. 〈節齊〉

26. 약방(藥方)이 약낭(藥囊)과 같을 경우

영추(靈樞)에 이르기를 「약의 처방 글귀가 주머니와 같은 것이다.」하였다. 주머니가 차지 않게 되면 수설(輸泄)하지 못하고 처방 글귀의 작성(作成)이 요약(要約)되지 않게되면 신(神)과 기(氣)가 갖추어지지 않기 때문에 중경(仲景)이 계지탕(桂枝湯)으로써 외감(外感)을 치료하니 풍사(風邪)일 때에는 1번 먹고 땀을 내게 되면 병을 고치고 약을 더 사용하지 않으며 대승기탕(大承氣湯)으로 대실(大實)과 대만(大滿)을 아래로 내리게 하고 나머지 약은 잘 사용치 않으니 그가 사용하는 약의 근신(謹愼)과 경계(警戒)하는 품이 이것과 같은 것은 성인(聖人)이 약낭(藥囊)의 의지(意旨)를 깊이 터득했기 때문이다. 〈寶鑑〉

약쓰는 방법이 준거(準據)가 없으면 오히려 기(氣)의 적(賊)이 된다. 〈靈樞〉

반고(班固)가 말하기를「병이 있어도 치료하지 않는 방법이 중의(中醫)가 되는 것이니 만약 한가지 약이라도 잘못 사용하면 후회함이 장의 서제(噬臍)와 같은 것이다.」하였고 옛날 사람들이 말하기를 「졸의(拙醫)의 병을 치료하는 방법이 치료하지 않는 것만 못하다.」하였으니 위의 두가지 말의 뜻이 서로 같은 것이다. 〈入門〉

27. 의원이 저서(著書)를 꺼릴 경우

당(唐)의 허윤종(許胤宗)에게 어떤 사람이 책을 써서 후세에 전하라고 권하니 답하기를 「의(醫)라는 것은 의(意)인데 여러가지 생각이 깨끗하면 저절로 터득하게 되는 것이다. 맥(脈)의 증후(症候)가 깊숙해서 밝히기가 어려운 것을 내가 뜻을 해득하기는 하나 말로써 표현을 못하는 것이니 상의(上醫)는 오직 맥(脈)을 보아서 병을 알아야 하고 약을 투여하는 것은 단 1가지로써 치면 공(功)기(氣)가 순일(純一)해서 낫는 것이 빠른데 지금 사람들은 맥(脈)을 잘 모르니 마음대로 병을 짐작하고 약물(藥物)을 많이 사용해서 효력이 있기를 요행으로 바라니 비유(譬喩)하면 토끼가 어디에 있는지도 모르면서 들판에다 넓게 그물을 쳐놓고 토끼가 걸리기를 바라는 것과 같은 이치이다.

한가지 약이 우연하게 들어맞았다 하더라도 서로 제거하는 것을 모르고 있으니 병을 치료하기가 어려운 것이다. 맥(脈)이 신기한 것을 말로서는 전할 도리가 없으니 처방책을 허저(虛著)해도 한사람도 그것을 보고 깨닫기가 어렵기 때문에 책을 쓰지 않는다.」라고 하였다. 〈入門〉

손진인(孫眞人)이 말하기를 「의(醫)라는 것은 의(意)인데 때를 따라서 증손(增損)하며 약물(藥物)에 정한 처방 글귀가 없다.」고 하였으니 정말로 의미가 있는 말이다.

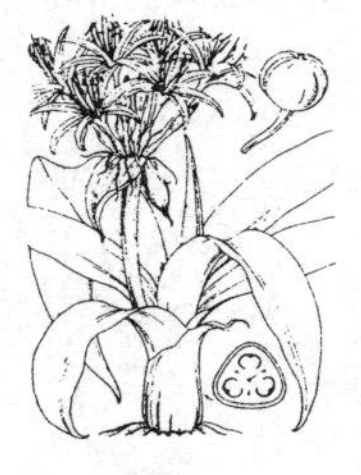
문주란

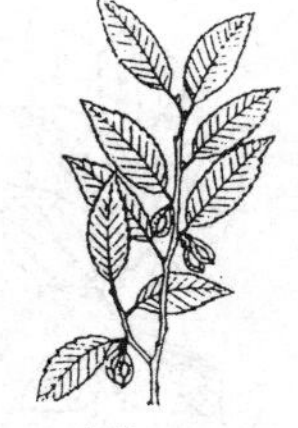
좀참느릅

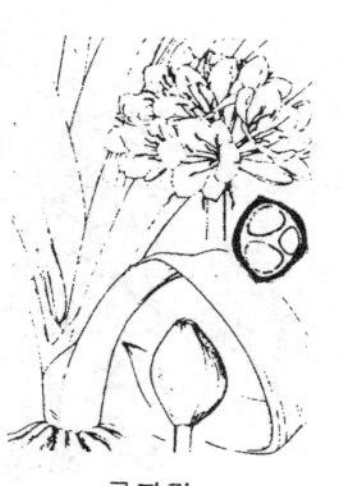
군자란

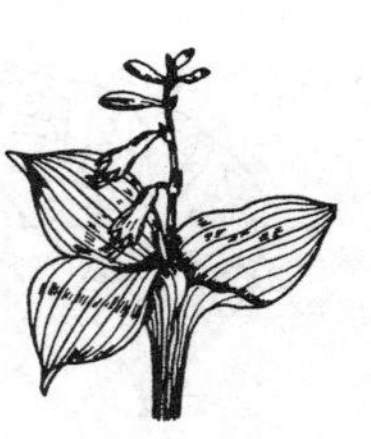
옥잠화

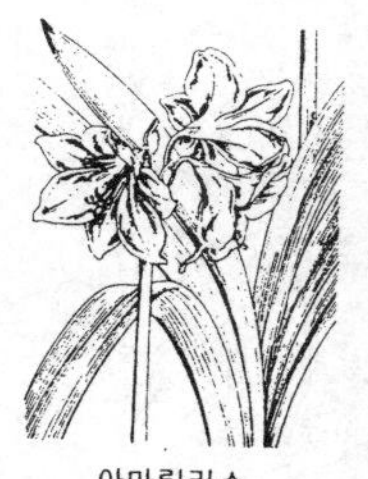
아마릴리스

〈千金〉

28. 통하면 아프지 않을 경우

아프면 통하지 않고 통하지 않으면 아프다. 또 말하기를「모든 아픔이 실(實)이 되는데 아픔이 이로운 것을 따라서 덜어주니 세인(世人)이 모두 내려야만 이로운 것으로만 알고 있다.」라고 하였다. 가령 아픔이 겉에 있는 것은 실(實)한 것이고, 아픔이 속에 있는 것과 혈기에 있는 것도 역시 실(實)하기 때문에 겉에 있는것은 땀을 내게되면 낫고 속에 있는 것은 내리면 낫게 되며 혈기(血氣)에 있는 것은 흩으리고 움직이면 낫는 것이니 어찌 이(利)를 버리는 데에만 국한할 것인가 통자(通字)의 가르친 뜻을 깨달으면 되는 것이다. 〈東垣〉

아픔이 모두 화(火)에 속하니 차갑고 시원한 약은 함부로 준용(峻用)하지 말 것이며, 반드시 따뜻한 것으로써 흩어 주어야 된다. 〈丹心〉

모든 아픔에 보기(補氣)하지 못하며 인삼(人蔘)으로도 치료하지 못할 것이니 모두 보기(補氣)하면 기(氣)가 왕성해지며 불통(不通)해서 아픔이 심해진다. 〈丹心〉

29. 기(氣)로써 온(溫)해야 할 경우

내경(內經)에 이르기를「형(形)이 부족한 것은 기(氣)를 따뜻하게 해야 하니 따뜻한 것은 기르는 것이며, 따뜻하게 하는 것은 음식을 조절하고 기거(起居)를 적당하게 하고, 마음을 맑게하며 생각을 편안히 조용하게 진기(眞氣)의 정상을 기다리는 것이다. 체기(體氣)에 이르기를「색(色)을 부드럽게 하여 따뜻하게 하라.」는 온자(温字)가 서로 통하는 것인데 또는 약으로 도우는 것도 역시 온양(温養)이 되는 것이다. 동원(東垣)이 온(温)을 온보(温補) 즉 온약(温藥)으로 원기를 보(補)하고 화사(火邪)를 사(瀉)하는 것도 역시 현명한 사람의 1실(一失)이라고 안할 수가 없는 것이다. 〈丹心〉

30. 한(寒)·열(熱)·조(燥)·습(濕)병 경우

한(寒)과 습(濕)은 음(陰)에 속하고 조(燥)와 열은 양(陽)에 속하게 되니 사람의 모든 병이 이 두가지에 지나지 않는 것이다. 약으로 잘 치료하는 사람은 쓰고 찬 것으로 양(陽)을 설(泄)하고 맵고 따뜻한 것으로 음(陰)을 흐트리면 낫지 않는 병이 없는 것이다. 내가 언제나 방풍통성산(防風通聖散)으로 열조(熱燥)를 치료하고 생료오적산(生料五積散)으로 한습(寒濕)을 치료하니 각기 그 효력이 나타나는 것을 얻었다. 〈醫鑑〉

31. 지양(至陽)을 지음(至陰)으로 도울 경우

태배간(太白丹)에 초석(哨石)으로 돕고 내복단(來復丹)에 초석(硝石)의 종류를 사용하는 것은 지양(至陽)을 지음(至陰)으로 돕는 것이니 중경(仲景)의 백통탕(白通湯)에 사람의 오줌이나 돼지 담즙으로 보좌하는 것과, 큰 뜻이 서로 같은 것이다. 그러니 격거(格拒)하는 한(寒)에 같이해서 복양(伏陽)이 있는데는 할 수 없이 이렇게 사용하는 것이다. 만일 복양(伏陽)이 없으면 꼭 음약(陰藥)으로 도울 필요는 없는 것이다. 〈湯液〉

32. 위기(胃氣)를 상하지 말아야 할 경우

대개 잡병(雜病)을 치료할 때에 먼저 그 기(氣)를 조양한 후에 모든 병을 치료하고 위기(胃氣)를 손상(損傷)하지 않는 것이 중요한 방법이 된다. 만약 피가 병을 받았는데 먼저 기(氣)를 조정하는 것은 기(氣)가 고르지 못하면 피가 움직이지 않는 것을 염려해서 그렇게 하는 것이다. 또는 기(氣)가 강(綱)이 되는 것인데 즉 부(夫)이다. 부(夫)가 부르지 않으면 부(婦)가 따르지 않는다. 〈東垣〉

대개 공격(功擊)하는 약은 병이 있으면 병(病)이 받고 병사(病邪)가 가볍고 약의 힘이 무거우면 위기(胃氣)가 상(傷)을 받으니 위기(胃氣)란 것은 청순(清純)하고 충화(沖和)한 기운(氣運)으로써 오직 곡육(穀肉)과 과채(果菜)와 더불어 서로 적당한 것이며, 약석(藥石)등은 모두 기(氣)를 편승(偏勝)시키는 것이다. 비록 삼기(蔘芪)라도 성질이 역시 편(偏)한데 하물며 공격 하는 약이겠는가. 〈東垣〉

모든 질병에 그 사람의 소기(素氣)를 요양해서 약한 사람은 마땅히 사용하고 차가운 약을 버리고 인삼(人蔘)과 황기(黃芪)및 감초(甘草)종류를 많이 더해서 화(火)를 사(瀉)하고 먼저 원기(元氣)를 보(補)해야 되는 것이다. 〈東垣〉

33. 비(肥)와 수(瘦)의 용약법(用藥法) 경우

비대한 사람은 기(氣)가 허(虛)하고 담(痰)이 많으니 마땅히 담(痰)을 소통시키고 기(氣)를 보(補) 해야 되며 수인(瘦人)은 피가 허(虛)하고 화(火)를 사(瀉)하고 자음(慈陰)을 해야 한다. 〈入門〉

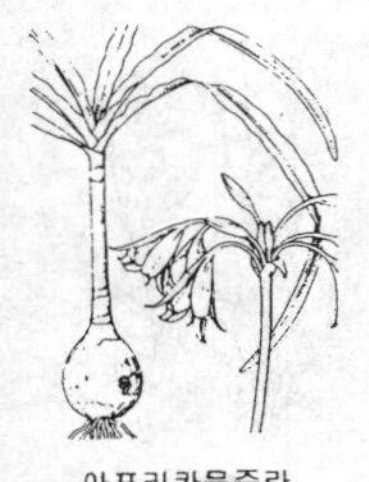
아프리카문주란

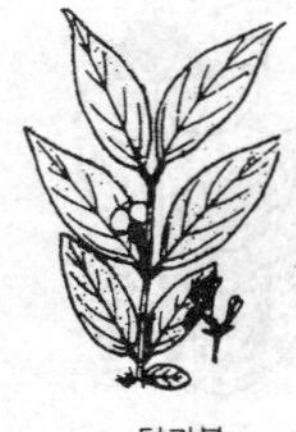
털괴불

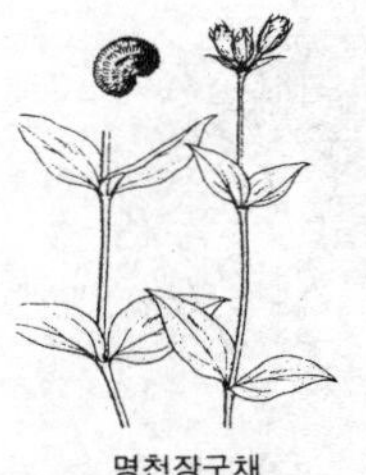
명천장구채

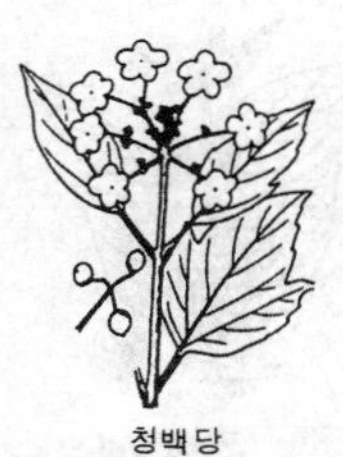
청백당

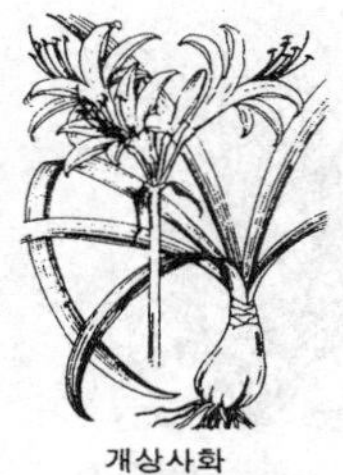
개상사화

비대한 사람과 얼굴이 하얀 사람은 기(氣)를 보해야 한다. 〈丹心〉

얼굴이 하얀 사람은 발산(發散)하는 약을 많이 못먹으니 원기(元氣)가 허(虛)한데 다시 휴손(虧損)을 더하는 것이고, 얼굴이 검은 사람은 황기(黃芪)를 많이 먹으면 그 기(氣)가 실(實)한데 황기(黃芪)를 많이 먹고 천식(喘息)을 하는 것은 삼요탕(三拗湯)으로써 사(瀉)해야 한다. 〈丹心〉

34. 식료(食療)와 치병(治病)일 경우

손진인(孫眞人)이 말하기를 의원이 먼저 병의 근원을 깨닫고 난 다음 병의 범(犯)한 곳을 알아서 음식으로 치료한 후에도 낫지 않으면 다음에 약으로 구하는 것이니, 노인이나 어린이만 그런 것이 아니고 호귀(豪貴)한 사람이나 오래된 보병에 약으로 치료하지 못하고 궁핍무재(窮乏無財)한 사람에게도 먼저 음식으로 고루 치료하는 것이다. 〈入門〉

35. 치병(治病)의 8요(八要)일 경우

경(經)에 이르기를「병에 8요(八要)가 있으니 그 요(要)를 모르면 병을 어떻게 고칠 것인가?」즉 표(表)•리(裏)•한(寒)•열(熱)•허(虛)•실(實)•사(邪)•정(正)이 8요(八要)가 된다. 〈入門〉

36. 병에 보(補)하지 못할 네가지

학질(瘧疾)•광질(狂疾)•수기(水氣)•각기(脚氣)의 4가지 증세이다. 〈醫說〉

37. 표(表)•리(裏)와 허•실의 약을 쓸 경우

마황(麻黃)은 겉의 실(實)을 사(瀉)하고 계지(桂枝)는 겉의 허(虛)를 보(補)하며 망초대황(芒硝大黃)은 속의 실(實)을 사(瀉)하고 강(薑)과 부(附)는 속의 허를 보(補)한다. 〈雲岐〉

겉이 허(虛)한 데는 계지탕(桂枝湯)으로 치료하고 표가 실(實)한 데는 마황탕(麻黃湯)으로 치료하며 속이 허(虛)한 것은 소건중탕(小建中湯)으로 치료하고 속이 실(實)한 것은 조위승기탕(調胃承氣湯)으로 치료한다. 〈東垣〉

38. 풍•열•조•습•한을 치료할 경우

풍(風)은 양(陽)에 속하는 것이니 행(行)하기를 잘 하고 변하기를 잘하며 밖에서부터 들어가서 정기를 울(鬱)하게 하기 때문에 풍(風)을 치료하면 기(氣)를 움직이게 하고 겉을 열게하는 약으로 많이 치료하며 또 풍(風)이 들어가서 오래되면 열(熱)로 변하고 열(熱)이 또 담(痰)을 낳으니 마땅히 풍(風)을 없애버리고 담을 삭히는 약으로 치료해야 하며 또한 열이 심하면 풍(風)이 나고 풍(風)은 충분히 액(液)을 마르게 하니 청열(淸熱)하고 윤조(潤燥)하는 약으로 치료해야 한다.

열(熱)을 한(寒)으로써 치료하려면 한약(寒藥)은 음(陰)에 속하기 때문에 열(熱)을 치료하는 데는 음약으로 많이 치료하고 또 울화(鬱火)는 흩어주어야 되니 풍문(風門)의 약으로 많이 치료해야 하는데 흩어주는 것은 승양산화(昇陽散火)하는 약을 주로 해야 한다. 습(濕)은 기허(氣虛) 때문에 수곡(水穀)을 운화(運化)하지 못하기 때문에 나는 것이니 기(氣)를 보(補)하고 습(濕)을 없애는 약으로 치료하고 또한 속을 따뜻하게 해서 소도(消導) 하는 약과 습(濕)을 움직이고 대, 소변을 이롭게 하는 약으로 치료하는 것이다. 조(燥)는 혈허(血虛) 때문에 생기는 것인데 대개 피가 허하면 열(熱)을 낳고 열(熱)이 조(燥)를 낳는 것이 바로 그것이니 해열(解熱)하고 생진(生津)하는 약과 자혈(酒血)하고 윤조(潤燥)하는 약으로 치료한다. 한(寒)을 열(熱)로써 치료하려면 열약(熱藥)은 양(陽)에 속하기 때문에 한(寒)을 치료하는 데는 양약으로 많이 치료하며 밖이 차가운 데는 마땅히 땀으로써 흩어야 하는 것이니 풍문약(風門藥)으로 치료하는 것은 차가운 것을 땀으로 써 풀어야 되는 이치가 되는 것이다. 〈古庵〉

39. 치병(治病)에 먼저 근원을 제거해야 할 경우

병을 치료하는 것이 먼저 병의 근원을 없애버린 후에 수삽(收澁)하는 약으로 치료하는 것이니 마땅히 옷을 씻는데는 먼저 때를 씻은 다음에 분식(粉飾)을 더하는 것과 같은 이치인 것이다. 〈丹心〉

장대인(張戴人)이 말하기를「양생(養生)하는 것과 공병(功病)하는 것이 처음에는 서로 같지 않았던 것인데 지금 사람들은 보약으로써 병을 치료하니 효과가 없는 것이 당연한 것이다.」〈綱目〉

40. 18제(十八劑)를 쓸 경우

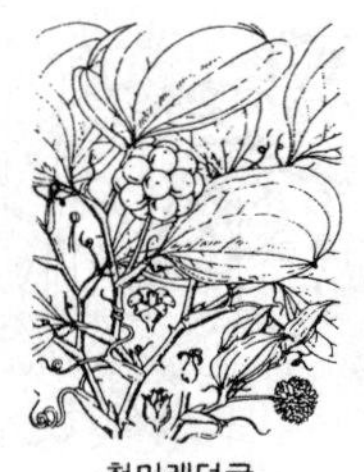
청미래덩굴

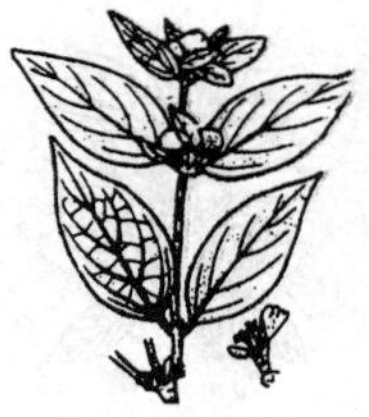
구슬댕강이

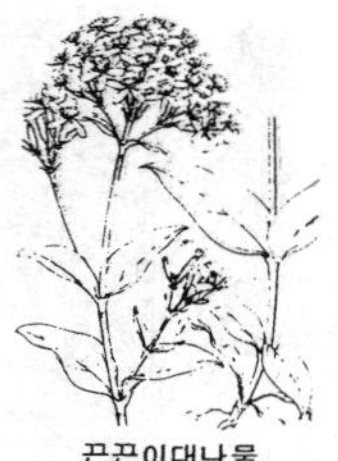
끈끈이대나물

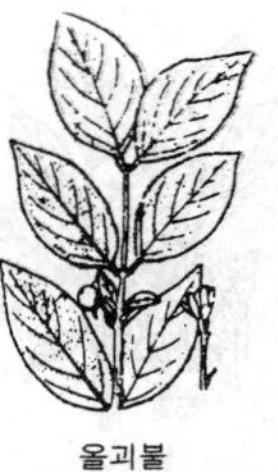
올괴불

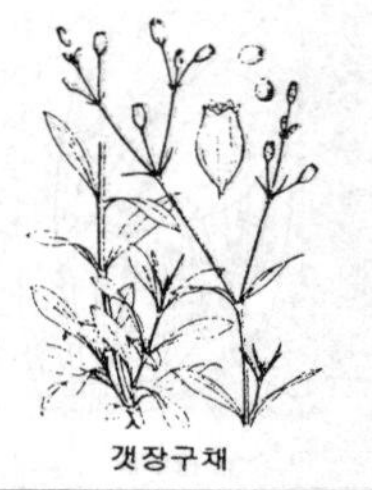
갯장구채

경제(經濟)•청제(淸劑)•해제(解制)•완제(緩劑)•한제(寒劑)•조제(調劑)•감제(甘劑)•화제(火劑)•담제(淡劑)•서제(署劑)•습제(濕劑)•탈제(奪劑)•보제(補劑)•평제(平劑)•영제(榮劑)•삽제(澁劑)•온제(温劑)•화제(和劑)가 18제(十八劑)가 된다. 〈紺珠〉

1. 경제(經劑)는 방풍통성산(防風通聖散)인데 발표(發表)한다.
2. 청제(淸劑)는 양격산(涼膈散)인데 열이 쌓인 증세를 치료한다.
3. 해제(解制)는 소시호탕(小柴胡湯)인데 풀어주는 증세를 치료한다.
4. 완제(緩劑)는 대시호탕(大柴胡湯)인데 속에 열이 있는 증세에 치료한다.
5. 한제(寒劑)는 대승기탕(大承氣湯)인데 속이 결리고 실(實)하며 가득한 증세를 치료한다.
6. 조제(調劑)는 조위승기탕(調胃承氣湯)인데 위열(胃熱)의 증세를 치료한다.
7. 감제(甘劑)는 천수산(天水散)인데 허열(虛熱)의 증세를 치료한다.
8. 화제(火齊)는 황련해독탕(黃蓮解毒湯)인데 화를사(瀉)할때 한다.
9. 서제(署劑)는 백호탕(白虎湯)인데 속이 더운 증세에 치료한다.
10. 담제(淡劑)는 오령산(五苓散)인데 수(水)를 이롭게 하는 증세에 치료 한다.
11. 습제(濕劑)는 삼화신우환(三化神佑丸)인데 수를 설(泄)할때 사용한다.
12. 탈제(奪劑)는 삼황원(三黃元)인데 열(熱)을 사(瀉)할때 사용한다.
13. 보제(補劑)는 방풍당귀음자(防風當歸飮子)인데 허(虛)를 보(補)할때 사용한다.
14. 평제(平劑)는 사군자탕(四君子湯)인데 기(氣)가 허할 때 치료한다.
15. 영제(榮劑)는 사물탕(四物湯)인데 혈허(血虛)를 치료한다.
16. 삽제(澁劑)는 위풍탕(胃風湯)인데 혈리(血痢)를 치료한다.
17. 온제(温劑)에는 이중탕(理中湯)인데 속이 차거울때 치료한다.
18. 화제(和劑)는 평위산(平胃散)인데 위(胃)를 온화하게 할때 사용한다.

41. 용약(用藥)의 범례(凡例)일 경우

대개 모든 풍(風)에 방풍(防風)으로써 군(君)을 삼아서 풀어서 이롭게 하니 풍(風)에 상(傷)한 것은 방풍(防風)으로써 군(君)을 삼고 백출(白朮)과 감초(甘草)로 돕게 하니 이것은 풍(風)이 마땅히 매운 것으로 흐트릴 것이며, 해리(解利)와 상한(傷寒)에는 감초(甘草)로써 군(君)을 삼고 방풍(防風)과 백출(白朮)로써 돕게 하니 이것은 차가운 것을 마땅히 단 것을 발(發)하는 것이며, 눈에 적종(赤腫)이 심하게 일어난 것은 방풍(防風)과 황금(黃芩)으로 군(君)을 삼아서 화(火)를 사(瀉)하고 황련(黃蓮)과 당귀(當歸)로 돕게해서 피를 온화하게 하는 것이며, 눈의 병이 오래 되서 흐린 증세는 숙지황(熟地黃)과 당귀(當歸)로 군(君)을 삼고 강활(羌活)과 방풍(防風)으로 신(臣)을 삼으며 감국(甘菊)과 감초(甘草)로써 돕게 하는 것이며, 이질(痢疾)에 배가 아픈 데는 백작약(白芍藥)과 감초(甘草)로써 군(君)을 삼고 당귀(當歸)와 백출(白朮)로써 돕게하며 수(水)를 사(瀉)하는 것은 복령(茯苓)과 백출(白朮)로써 군(君)을 삼고 감초(甘草)와 작약(芍藥)으로써 돕게하는 것이며, 해수(咳嗽)에는 오미자(五味子)로써 군(君)을 삼고 담(痰)에는 반하(半夏)를 천(喘)에는 아교(阿膠)를 열(熱)에는 황금(黃芩)으로 각각 돕게하는 것이며, 학(瘧)에는 시호(柴胡)로써 군(君)을 삼는 것이고 소변불리(小便不利)에는 황백(黃柏)과 지모(知母)로써 군(君)을 삼는 것이고, 복령(茯苓)과 택사(澤瀉)로써 돕게 하는 것이며. 하초(下焦)에 습(濕)이 있는 증세는 초용담(草龍膽)과 방기(防己)로써 군(君)을 삼고 감초초(甘草梢)와 황백(黃柏)으로 도움을 삼으며 치루(痔瘻)에는 창출(創朮)과 방풍(防風)으로 군(君)을 삼는 것이고, 감초(甘草)와 작약(芍藥)으로 돕게하는 것이며, 모든 창(瘡)에는 황련(黃蓮)과 당귀(當歸)로써 군(君)을 삼고 감초(甘草)와 황금(黃芩)으로써 도움을 삼는 것이다. 〈東垣〉

七. 토(吐)

1. 봄에 토해야 할 경우

중경(仲景)의 큰 방법이 봄에는 마땅히 토(吐) 하라 했으니 천하만물(天下萬物)의 경운(耕耘)과 과작(科斫)을

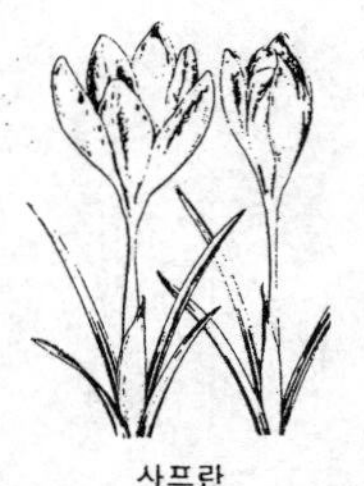
사프란

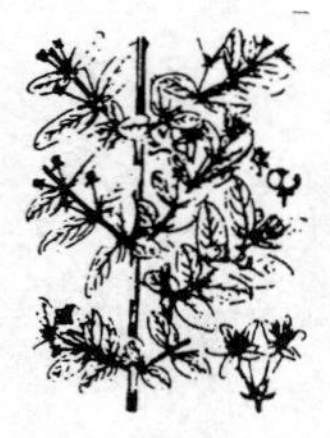
금은괴불

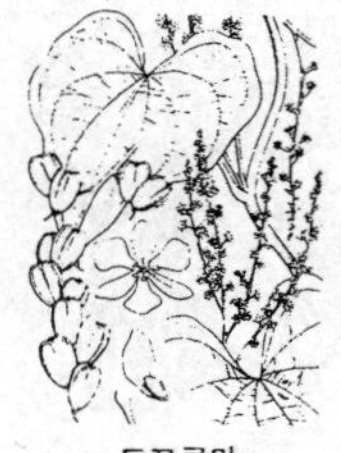
도꼬로마

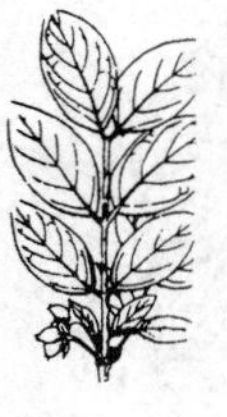
가는잎댕강이

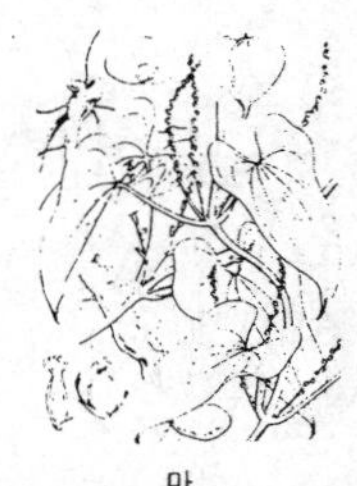
마

본받아서 양기(陽氣)의 울(鬱)한 것으로 하여금 창달(暢達)하기가 쉽도록 하는 것이다. 〈東垣〉〔과작(科斫)=파고 쪼개는 것〕

2. 토(吐)를 고법(古法)으로 볼 경우

토(吐)를 고법(古法)은 옛날의 고의(高醫)들이 사용해서 그 방법이 신묘막측(神妙莫測)하였는데 지금의 용렬(庸劣)한 의원들이 다만 모든 처방책만을 보고 치료 방법과 그 원류(源流)를 모르니 성인(聖人)의 묘한 방법을 이요하지 못하는 것이 가련할 일이다. 〈綱目〉

3. 병이 위에 있으면 토(吐)해야 할 경우

내경(內經)에 이르기를 「병의 높은 것은 넘기라」하였으니 넘긴다는 것은 바로 토(吐)한다는 것을 이른것이다.

4. 용제(湧劑)를 쓰기 어려울 경우

용(涌)이란 것은 즉 토(吐)하는 것이다. 한(汗)•하(下)•토(吐) 삼법중에 오직 용제(湧劑)로 치료하는 것이 어렵고 한(汗)•하(下)하는 것은 일정한 방법이 있는 것이다. 그러니 단계선생(丹溪先生)이 특히 토하는 방법을 상세히 설명한 것을 후세 사람들이 깊이 깨닫지 못하고 창황(倉皇)하고 전도(顚倒)해서 오히려 병자를 해롭게 할 따름이다. 〈丹心〉

5. 토약(吐藥)일 경우

과체산(瓜蔕散)•독성산(獨聖散)•희연산(稀涎散)•두삼산(豆蔘散)•삼성산(三聖散)•이선산(二仙散)•청대산(靑黛散)•이신산(二神散)•삼선산(三仙散)•사령산(四靈散)•오현산(五玄散)•육응산(六應散)•불와산(不臥散)•요격탕(撩膈湯)•치시탕(梔豉湯)•여로산(藜蘆散)•웅황산(雄黃散)등을 토약(吐藥)으로 치료한다.

※ 과체산(瓜蔕散)

효능 : 완담(頑痰)과 또는 먹은 것이 쌓여서 가슴속이 흐리멍텅하고 어지러운 증세를 치료한다.

처방 과체초(瓜蔕炒)•적소두(赤小豆) 각 등분가루로 해서 각 2돈을 온장수(温漿水)에 고루 내리는데 토(吐)할 때까지를 한도로 한다. 〈東垣〉

또는 먼저 시〔豉 : 메주〕1홉과 더운물 7홉을 달여 즙을 내서 약가루 1돈을 타서 돈복(頓服)하고 토하지 않으면 다시 복용해서 깨끗이 토한 다음 바로 그친다고 했다. 〈仲景〉

※ 독성산(獨聖散)

효능 : 모든 풍(風)과 모든 간질(癎疾)에 담연(痰涎)이 용일(涌溢)하는 증세를 치료한다.

처방 과체(瓜蔕)를 노랗게 볶아 가루로 해서 5푼씩 먹되 병이 심한 사람은 1돈을 더운 물로 복용하되 만일 토(吐)하지 않는다면 다시 한번 먹으면 토하게 된다. 〈醫鑑〉

또는 약가루 2돈과 차 가루 1돈을 산제즙(酸虀汁)에 복용해서 토(吐)할 때까지를 한도로 한다. 〈丹心〉

※ 희연산(稀涎散)

효능 : 풍연(風涎)이 목구멍을 메워서 기(氣)가 안통할 때 치료한다.

처방 저아조각(猪牙皀角) 4정 (껍질과 씨를 버린 것)과 명백반(明白礬) 1냥을 가루로하여 더운물로 반돈을 고루 내리고 병이 무거운 사람은 1돈을 고루 복용하는데 크게 구토를 하지 않으면 미미(微微)하게 묽은 희냉연(稀冷涎)을 1~2되 토해내고 바로 깨어난다. 〈得効〉

또는 조각(皀角)과 명반(明礬)•반하(半夏)를 각 등분 가루로하여 매 2돈을 끓인 물에 복용하니 희연산(稀 散)이라고 한다. 〈入門〉

※ 두삼산(豆蔘散)

효능 : 담을 토하게 하는 가벼운 약이다.

처방 적소두(赤小豆)와 고삼(苦蔘)을 등분 가루로 하여 산장수(酸漿水)에 복용하고 거위 털로써 목구멍 깊이 토하게 한다. 〈綱目〉

※ 삼성산(三聖散)

효능 : 음간(陰癎)과 전광(癲狂)을 치료하는데 사용한다.

처방 방풍(防風) 3냥, 과체(瓜蔕) 2냥, 여로(藜蘆) 1냥을 거친 가루로 하고, 매 반냥을 먹는데 제즙(虀汁) 찻

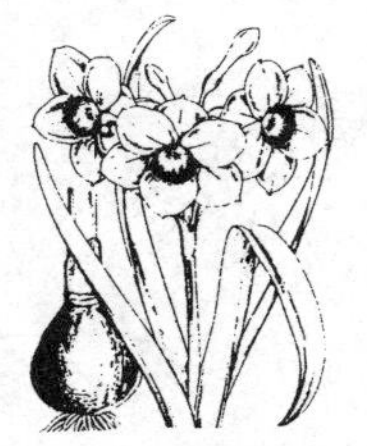
수선화

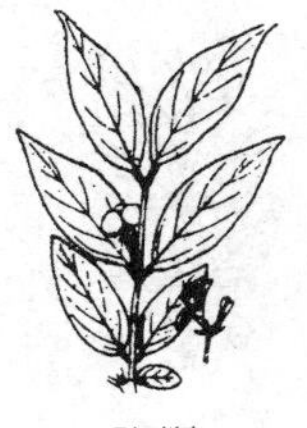
털괴불

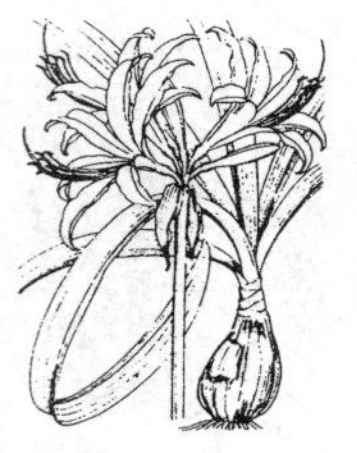
흰상사화

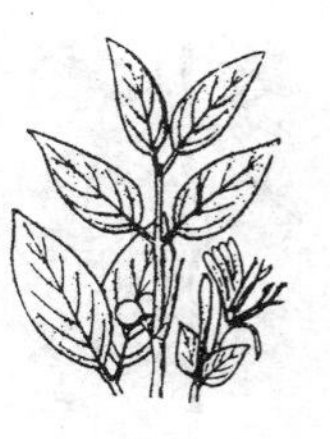
인 동

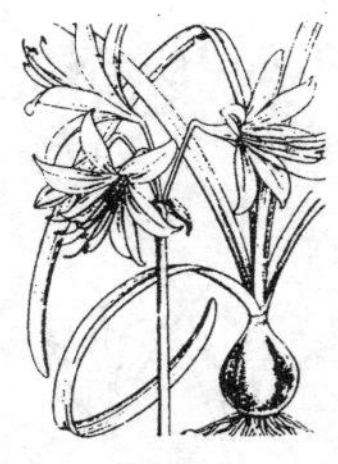
백양꽃

잔으로 3잔을 먼저 2잔은 3~5번 끓여서 다른 그릇에 따라 두고 다음 수(水) 1잔을 넣고 달여서 3번쯤 끓거든 먼저 즙 2잔을 한데 넣고 두어번 끓여서 찌꺼기는 버리고 맑은 것을 따라서 따뜻할때에 천천히 마셔서 토할때까지를 한도로 해서 반드시 모두 먹는 것은 아니다.

이 처방법이 한토하(汗吐下)에 모두 사용하는 방법인데 방풍(防風)은 땀을내고 과체(瓜蔕)는 하설(下泄)을 하며 여로(藜蘆)는 용토(涌吐)하는 것이니 토(吐)를 다하고난 다음에는 얼음 물이나 또는 샘물을 마시면 심화(心火)도 같이 복용하는 것이며, 뜨거운 것을 먹어서는 안 되는 것이다. 〈必用•全喜〉

※ 이선산(二仙散)

효능 : 토하는 약제이다.

처방 과체(瓜蔕)와 호다(好茶)를 각 등분 가루로 하여 매 2돈을 제즙(虀汁)으로 조하(調下)한다. 〈子和〉

※ 청대산(靑黛散)

효능 : 풍담(風痰)이 막힌 증세를 치료한다.

처방 저아조각(猪牙皀角) 2편, 현호색(玄胡索) 7개, 청대(靑黛) 2돈을 가루로하여 조금씩 물에 섞어 환자를 편안하게 눕게하고 남좌(男左)•여우(女右)로 비(鼻)속에 넣고 곧 바로 앉혀서 붓대롱을 빨게 하면 침이 저절로 나온다. 〈得効〉

※ 이신산(二神散)

효능 : 학(瘧)을 치료한다.

처방 상산(常山) 2냥, 여로(藜蘆) 5돈을 거친 가루로 해서 2돈을 물 2종지와 같이 달여서 따뜻할때 먹는다. 〈丹心〉

※ 삼선산(三仙散)

삼성산(三聖散)과 처방이 같으며 처방은 위에 상세히 나와있다. 〈丹心〉

※ 사령산(四靈散)

효능 : 토약(吐藥)으로는 경제(經劑)가 된다.

처방 인삼로(人蔘蘆) 2돈, 적소두(赤小豆)•감초(甘草) 각 1돈반, 과체(瓜蔕) 1돈을 가루로 하여 매1~2돈을 제즙(虀汁)에 먹는다. 〈丹心〉

※ 오현산(五玄散)

효능 : 토약(吐藥)으로는 중제(重制)가 된다.

처방 여로(藜蘆) 5돈, 명반(明礬) 2돈, 저아조각(猪牙皀角)•녹반(綠礬)•적소두(赤小豆) 각 1돈을 가루로 하여 매 1돈을 장수(漿水)로 먹는다. 〈丹心〉

※ 육응산(六應散)

처방 울금(鬱金)•활석(滑石)•천궁(川芎)을 등분 가루로 내어 매 2돈을 제즙(虀汁)에 고루 먹는다. 〈丹心〉

※ 불와산(不臥散)

효능 : 중풍졸도(中風卒倒)를 낫게하니 콧구멍에 정입 하면 바로 깨어난다.

처방 천궁(川芎) 1냥반, 석고(石膏) 7돈반, 여로(藜蘆) 5돈, 생감초(生甘草) 1돈반을 가루로 내어 입속에 물을 머금고 2돈을 콧속에 불어 넣는다. 〈丹心〉

※ 요격탕(僚膈湯)

효능 : 상한(傷寒)의 시초에 가슴이 가득차고 담(痰)이 막혀서 한열(寒熱)이 왕래하고 머리가 아픈 증세를 치료한다.

처방 동쪽으로 뻗은 복숭아 가지 끝 각 1돈, 감초(甘草)생 것 2돈반, 오매육(烏梅肉) 3매, 치자인(梔子仁) 2돈반을 썰어서 장수(漿水) 큰 잔으로 1잔반을 같이 달여서 1잔이 되거든 찌꺼기는 버리고 2번으로 나누어서 공복에 계속해서 먹는다. 많이 토할때까지를 한도로 한다. 〈寶監〉

※ 치시탕(梔豉湯)

효능 : 흉격(胸膈)에 담(痰)이 막히고 조(燥)를 일으키는데 치료한다.

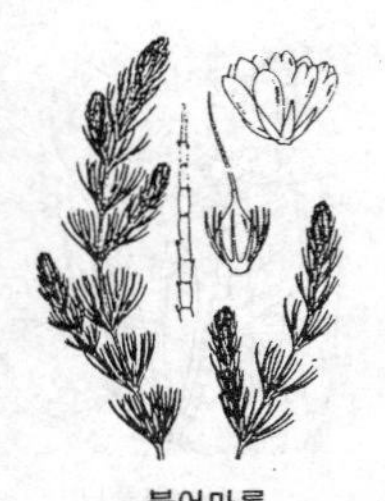
붕어마름

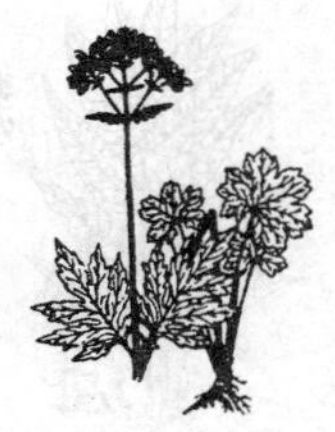
금마타리

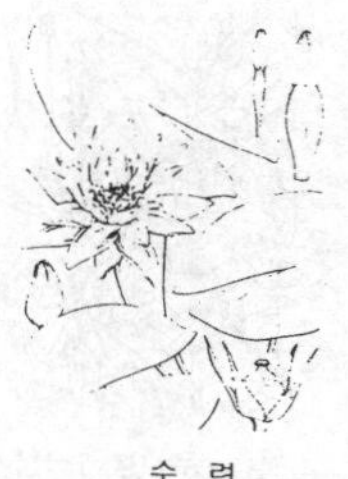
수 련

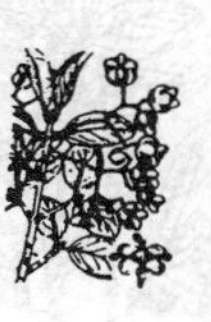
얼룩사철

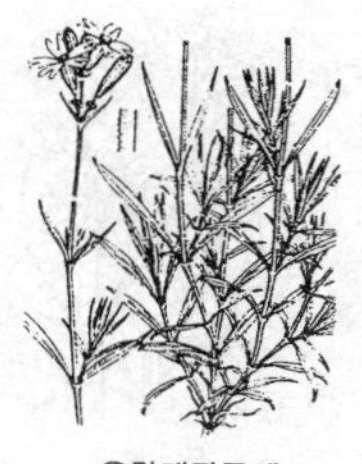
오랑캐장구채

처방 대치자(大梔子) 4개, 두시(豆豉) 6돈을 물로 달여 먹으면 토(吐)하고 멈추는데 과체(瓜蔕) 성질이 녕맹(獰猛)해서 치시탕(梔豉湯)의 묘한 것만 같지 못하다. 치시(梔豉)의 쓰고 찬 것에다 다시 산장을 약간 넣어서 가슴속의 사(邪)를 토해낸다. 〈入門〉

※ 여로산(藜蘆散)

효능 : 오래 학질(瘧疾)에 시달리고 토하려고 해도 토해 지지 않는 증세를 토하게 한다.

처방 여로(藜蘆) 가루 5푼을 온제수(温虀水)에 고루 복용하거나 토하는 것을 한도로 한다. 〈綱目〉

※ 웅황산(雄黃散)

효능 : 치료 방법은 위와 같다.

처방 웅황(雄黃) • 과체(瓜蔕) • 적소두(赤小豆) 각 1돈을 가루로 하여 매 반돈을 더운 물로 고루 복용하되 토하는 증세를 한도로 한다. 〈綱目〉

6. 취토(取吐)일 경우

가능하면 천기(天氣)가 청명(清明)할 때에 토(吐)를 하는 것이며, 병이 급하면 여기에 구애받지 않는다. 진(辰)과 묘(卯) 2시각(二時刻)이 제일 적당하다. 내경(內經)에 이르기를「아침에서 부터 일중(日中)까지는 양(陽)이고, 양중(陽中)의 양(陽)이라」했으며 중경의 대법(大法)이 춘의토(春宜吐)라 하였으니 이것은 천기가 위에 있고 인기(人氣)도 역시 위에 있으며 하루의 기(氣)도 또한 진(辰)과 묘(卯)가 그 시기인 것이다. 그러므로 일찌기 행(行)할 것이며, 늦게 하지 말 것이고 먼저 환자에게 하룻밤 동안 먹지 못하도록 해야 한다. 〈丹心〉

토할 때에 먼저 베자치(布繩)로써 허리와 배를 맨 다음 바람없는 곳에 달고 공복이나 또는 반공복에 천기청명(天氣清明)할 때를 만나면 더욱 좋은데 만일 풍담(風痰)의 급병이나 음식이 상(傷)한 것은 여기에 구애받지 않고 토하는 것을 한도로 한다. 〈入門〉

대개 토하는 것이 심하면 눈이 뒤집히기가 쉬우니 두 눈을 꼭 감고 토하는 것이 좋으며 증세가 심해서 인사불성(人事不省)이면 누구든지 나서서 손으로 눈을 가려주고 토하는 것이 안전한 방법이다. 〈得効〉

7. 조토법(助吐法)일 경우

토하는 약을 먹고 담(痰)을 치료하려면 비녀나 또는 닭의 털로써 목구멍 속을 깊이 건드리고, 그래도 토하지 않으면 제즙(虀汁)을 한 사발 마시면 나오게 되며 그래도 토하지 않으면 두번 먹고 다시 깊숙히 건드리면 토하지 않을 수 없는 것이다. 토해서 혼수상태가 되어도 놀랄 것은 없다. 서전(書傳)에 이르기를「만약 약이 명현(瞑眩)하지 않으면 병이 궐역(厥逆)한다」하였으니 만일 두통(頭痛)이 일어나면 얼음 물을 마시면 바로 그치게 되고 얼음 물이 없으면 새로 떠온 물도 좋다. 또한 건장한 사람은 1~2번을 토해서 안정되고 허약한 사람은 3번쯤 토해도 손상(損傷)이 없다.

토한 다음 날에 깨끗이 낫는 경우도 있으나 오히려 증세가 전변(轉變)해서 심해지는 경우도 있으니 이것은 끌어 내게는 되어도 위(上)가 평탄하지 못한 것이다. 며칠 동안 다시 마르면 빙수(氷水)나 신수(新水)및 과(瓜)와 이(梨)등의 시원한 것을 먹어야 하는 것이며 지나치게 먹거나 건포(乾脯)등의 소화가 안되는 것은 피해야 된다. 〈子和〉

토약(吐藥)을 먹되 한꺼번에 많이 먹지 말고 약1시간 가량 지나도 토하지 않으면 더운 차 한잔에 향유(香油) 몇 점을 떨어뜨려서 마시고 조금 자난 후에 새털로 목구멍속을 더듬어 천천히 투약하게 해서 토하는 것을 한도로 한다. 〈丹心〉

토하는 약을 먹은 다음 토하지 않으면 사당(砂糖) 1덩이를 머금으면 침이 흐르고 손상(損傷)은 없는 것인데 가능하면 저절로 토하도록 하는 것이 좋으면 손으로 더듬는 것은 삼가해야 한다. 〈入門〉

과제산(瓜虀散)을 먹은지가 오래되어도 침이 흐르지 않으면 사당(砂糖) 1덩이를 녹여서 목구멍으로 내리면 침이 바로 흐르고 토하게 된다. 〈仲景〉

토하는 약을 먹고 토하지 않으면 뜨거운 제즙(虀汁)을 마시면 바로 토하게 된다. 〈丹心〉

허약한 사람은 너무 지나치게 토하지 말아야할 것이며, 시기가 지나도 토하지 않는 것은 열탕(熱湯)을 1되쯤 마셔서 약의 힘을 도와야 하며, 약을 지나치게 먹었으면 물을 마셔서 풀어주면 되는 것이다. 〈活人〉

8. 관비법(灌鼻法)

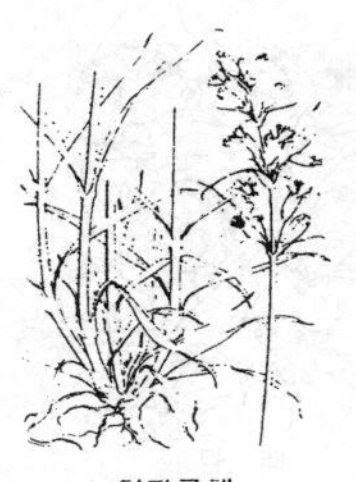
흰장구채

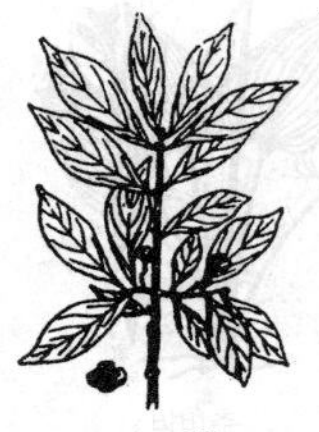
회 잎

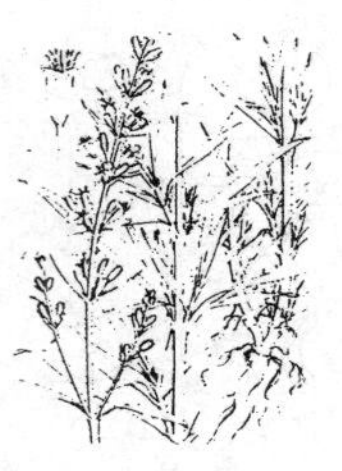
층층장구채

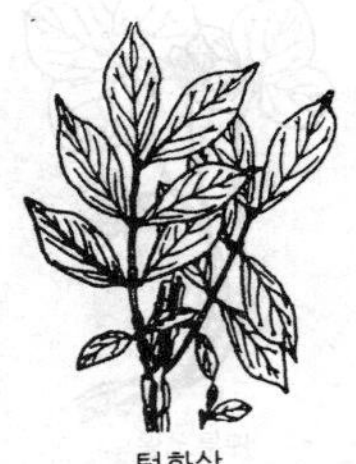
털화살

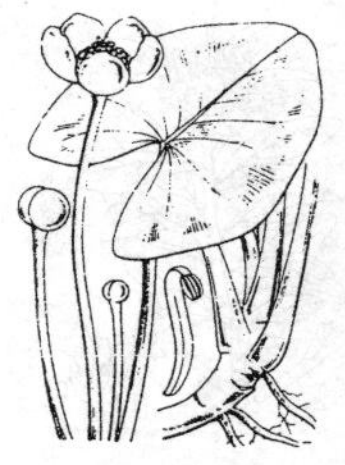
왜개연꽃

긴급한 병에 입을 다물고 약이 들어가지 않으면 토하는 약이나 담약(痰藥)등을 코로 넣으며 목구멍 속으로 들어가게 되면 갑자기 토하게 된다. 〈子和〉

풍연(風涎)을 토하려면 조각(皀角)을 장수(漿水)에 담그고 봄과 가을은 4일, 여름은 2일, 겨울은 7일로 하여 여과해서 고약처럼 만들어 종이에 발라 그늘에 말려 두었다가 쓸 때에 물에 넣어 녹여서 콧속에 넣으면 바로 토하고 만일 토(吐)가 너무 많아서 그만 그치려면 더운 소금물 1~2입을 복용하면 바로 그치게 된다. 〈入門〉

9. 토(吐)해야 할 경우

상한(傷寒)의 시초에 사기(邪氣)가 아직 속에 들어가지 않았을 때 과체산(瓜蔕散)으로 토한다. 상한(傷寒)시초에 번심(煩心)하고 오뇌(懊惱)하는데 치자탕(梔子湯)으로 토한다. 중풍(中風)때문에 인사불성(人事不省)되고 침이 성하면 희연산(稀涎散)으로 토한다. 풍두통(風頭痛)에 담연(痰涎)을 토하지 않고 오래두게 되면 눈두풍(頭風)의 다음에 안질(眼疾)이 생겨서 반쯤 보이다. 암풍(暗風)이 오랫동안 낫지 않는 데는 울금산(鬱金散)으로 토한다. 양간(陽癎)이 오랫 동안 낫지 않는 데는 희연산(稀涎散)으로 토한다. 모든 간질(癎疾)로 인사불성 일때는 맑은 물을 반생반숙(半生半熟)해서 많이 마시면 토하게 된다.

고기회등을 많이 먹고 흉격(胸膈)이 불결한 것은 과체산(瓜蔕散)으로 토한다. 협통(脇痛)이 오래 된 데는 독성산(獨聖散)에 갈초(蝎梢) 반돈을 더해서 토한다. 담학(痰瘧)이 오래 된 데는 상산산(常山散)으로 토하고 또는 웅황산(雄黃散)도 좋다. 교룡병(蛟龍病)으로 배가 불러 북과 같은 데는 당구산(糖毬散)으로 토(吐)한다. 전광(巓狂)이 오래 낫지 않는 데는 삼성산으로 토하고, 다시 승기탕(承氣湯)으로 복용해야 한다. 모든 궐(厥)이 불성(不省)한 것은 삼성산(三聖散)을 콧속에 넣어서 침을 토하면 효과가 있다. 파상풍(破傷風)으로 각궁반장(角弓反張)이 된 데는 삼성산(三聖散)으로 토하고 다시 땀으로 내리기도 같이 한다. 〈保命〉

10. 토(吐)해서는 안될 경우

병세가 위극하거나 노약 기약한 사람은 토해서는 안된다. 토혈(吐血)•구혈(嘔血)•각혈(咯血)•타혈(唾血)•수혈(嗽血)•붕혈(崩血)•실혈(失血)한 사람은 모두 토해서는 안된다. 환작 성질이 바르지 못하고 망언(妄言)과 망종(妄從)하는 사람은 토해서는 안된다. 병자가 사정(邪正)을 분변(分辨)치 못하는 사람은 토하지 못한다. 성질이 강폭(剛暴)하고 성을 잘 내고 음을 좋아하는 사람은 토해서는 안된다. 〈子和〉

모든 망혈(亡血)증세와 허한 사람은 토하지 말아야 한다. 〈入門〉

11. 하부맥(下部脈)과 토(吐)할 경우

내경(內經)에 이르기를 「상부(上部)에는 맥(脈)이 있고 하부(下部)에 맥(脈)이 없으면 그 사람은 마땅히 토해야 하는데 토하지 못하게 되면 죽게 된다. 하부(下部)의 맥(脈)이 없는 것은 목(木)이 울(鬱)한 것이니 과체산(瓜蔕散)으로 토하라」라고 하였다. 이것을 풀이하면 많이 먹은 것이 가슴속에 꽉 막힌데 양촌맥(兩寸脈)이 주(主)가 되고 양척맥(兩尺脈)이 보이지 않는 것은 그 이유가 어디 있는가? 가슴속이란 것은 폐(肺)를 말하는 것이고 폐(肺)는 수태음금(手太陰金)이니 금(金)은 살벌을 주관하는 것이니 능히 목(木)을 이기기 때문에 간목(肝木)의 살아나는 기(氣)가 땅밑에 엎드리게 되니 목(木)이 울하지 않을 수가 없는 것이다. 상초(上焦)에서 음토(陰土)의 것들을 토해서 없애 버리고 목(木)이 사창(舒暢)하면 울결(鬱結)이 저절로 없어지는 것이니 이것이 즉 천지(天地)가 사귀면 만물이 통하게 된다는 이치이다. 〈東垣〉

단방(單方) (16종)

※ 과체(瓜蔕)

모든 과일이나 채소를 먹고 병이 흉격(胸膈)속에 있는 증세를 모두 토해 내고 또한 담연(痰涎)이 목구멍에 막혀서 내려가지 않는 증세에 과체산(瓜蔕散)으로 토하게 한다. 〈本草〉

※ 여로(藜蘆)

격상(膈上)의 풍연(風涎)을 크게 토하니 암풍간병조(暗風癎病條)에 여노산(藜蘆散)이 있는 것이 바로 그것이다. 〈本草〉

※ 고삼(苦蔘)

토재(吐材)가 되니 열(熱)이 가슴속에 맺혔는데 고삼

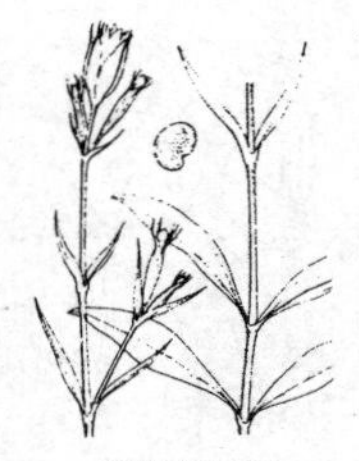
말냉이장구채

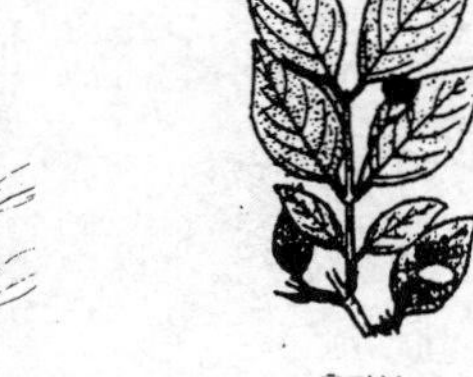
홍괴불

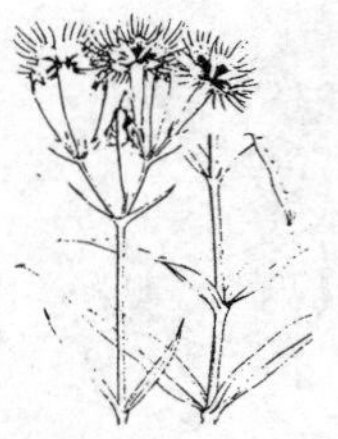
가는동자꽃

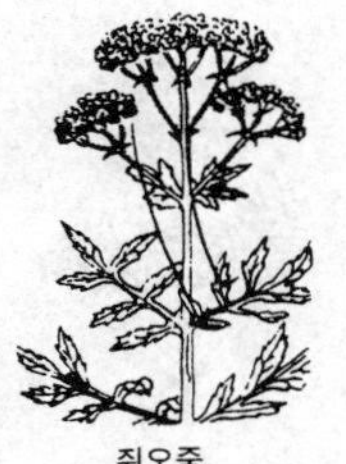
쥐오줌

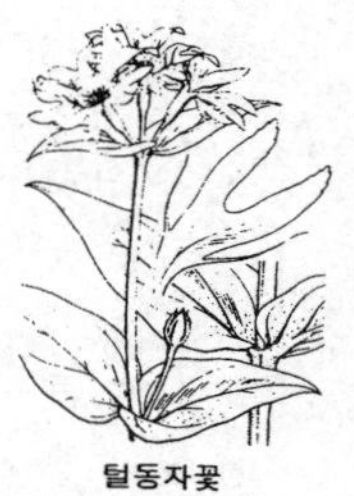
털동자꽃

(苦蔘)가루 2돈을 초탕(醋湯)에 고루 복용하면 바로 토하게 된다. 〈本草〉

※ 고호(苦瓠)

썰어서 삶아 먹으면 토하는데 많이 먹으면 독(毒)이 있는 것이다. 〈本草〉

※ 치자(梔子)

흉격(胸膈)의 번조(煩燥)를 충분히 토하게 하니 탕으로 해서 먹는다. 〈子和〉

대개 치자탕(梔子湯)을 토하지 않는 증세에 쓰는 것은 약의 공세(攻勢) 때문으로 해서 조열(燥熱)의 울결(鬱結)이 심하고 통하지 않는 것을 열어주기 때문이다. 산치(山梔)는 시(豉)가 없으면 토하지 못한다. 〈入門〉

답답하게 막힌 것은 기(氣)를 소통(疏通)하면 아주 좋다. 〈丹心〉

※ 송라(松羅)

삶이 탕으로 마시면 가슴속의 객열(客熱)과 담연(痰涎)을 토하게 된다. 〈本草〉

※ 유지피(柳枝皮)

담열(痰熱)이 가슴속에 있는 데 탕으로 마시면 토하게 된다. 〈本草〉

※ 인삼노두(人蔘蘆頭)

방풍(防風)과 길경(桔梗)등의 노두(蘆頭)가 모두 기맥(氣脈)을 위로 가게 하기 때문에 삶은 탕을 마시면 토하고 이 약은 허한 사람에게 가장 마땅한 것이다. 〈丹心〉

※ 백반(白礬)

담(痰)을 토(吐)하고 수(水)를 물리치는 것이니 위(上)의 희연산(稀涎散)이 바로 그것이다.

※ 적소두(赤小頭)

가루로써 토재(吐材)를 삼으니 상한음냉(傷寒飮冷)에 음식(飮食)을 보면 토하는 것에 이 가루 2돈을 산장(酸漿)에 섞어 마시면 바로 토(吐)한다. 〈子和〉

※ 나복자(蘿蔔子)

음적담(食積痰)을 토하게 되니 씨 5홉을 볶으고 부셔서 장수(漿水)에 타 여과하여 즙에 꿀을 약간 넣고 잘 섞어서 따뜻하게 해서 먹는다. 〈丹心〉

※ 하즙(鰕汁)

풍담(風痰)에 새우의 껍질 반근에 장(醬)과 강(薑) 총(葱)등을 넣어 달여서 새우를 먹고 즙(汁)을 마신뒤에 바로 토하게 된다. 〈丹心〉

※ 다(茶)

달여 탕으로 많이 마시면 토하게 된다. 〈本草〉

※ 반생반숙탕(半生半熟湯)

즉 백비탕(百沸湯)에 새로운 물을 탄 것인데 마시면 바로 토하고, 음양탕(陰陽湯)이라고도 말한다. 〈本草〉

※ 역류수(逆流水)

역류수(逆流水)에 약을 섞어서 먹으면 잘 토하게 된다. 〈丹心〉

※ 염탕(鹽湯)

토하는 재료인데 곽란문(霍亂門)에 상세하게 나와있다.

12. 도창법(倒倉法)일 경우

장위(腸胃)가 시장통과 같아서 백가지가 모두 다 들어있는데 그 속에는 오곡(五穀)이 가장 많이 들어있기 때문에 창(倉)이라 말하고 도(倒)라는 것은 구적(舊積)을 경거(卿去)하며 조탁(滌濯)해서 정심(淨深)하게 한다는 것이다. 음식을 많이 먹어서 상(傷)하면 편치 않으며 담이 멎고 엉긴 피가 일적 월심(日積 月深)하면 중궁(中宮)이 맑지 못하다. 토덕(土德)이 화(和)하지 않아서 가운데 쌓이면 밖으로 발(發)하여 탄탄(癱瘓)•노채(瘵瘵)•고창(蠱脹)•전질(巓疾)등 모든 병이 되는 것이니 선철(先哲)들이 만병원(萬病元)•온백원(温白元)등을 지어서 공(攻)과 보(補)를 함께 시행 하였으니 공교롭지 아니한 것은 아니지마는 도창법(倒倉法)의 편첩(便捷)한 것만 같지 못한 것이다. 황모우비육(黃牡牛肥肉) 20근 또는 15근

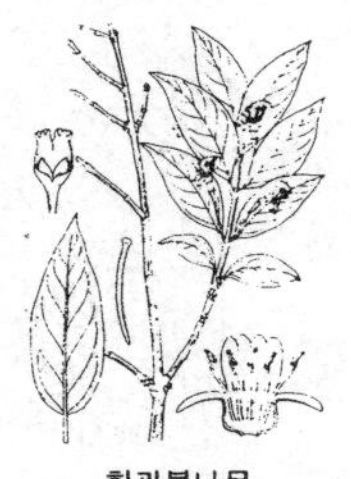
흰괴불나무

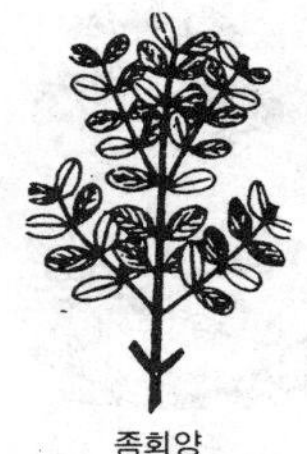
좀회양

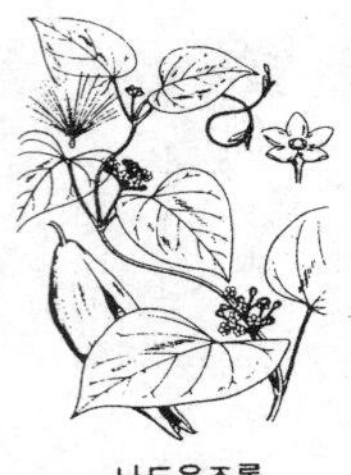
나도은조롱

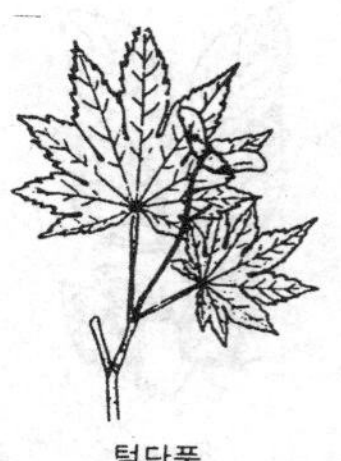
털단풍

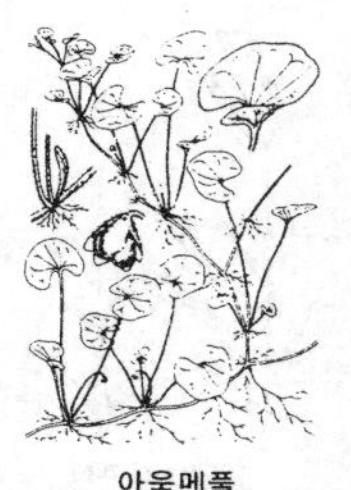
아욱메풀

을 멀리서 흐르는 강물을 길러다 푹삶아서 물이 다 되면 뜨거운 탕을 더 부어서 끓이되 찬 물을 넣는 것은 피하고 고기 덩이가 푹 고아져서 솜같이 되거든 천으로 여과해서 즙(汁)을 다시 솥 속에 넣고 세차게 타는 불로 달여서 고약과 같이 되고 호박색이 되면 모두 달여진 것이다.

매 1종기씩 마시고 조금 지나서 다시 마셔서 수십종재기가 되면 토하는데 겨울에는 중탕(重湯)으로 따뜻하게 해서 마신다. 병이 위(上)에 있으면 토를 많이 하고 병이 아래에 있으면 이(利)를 많이 하며 병이 가운데에 있으면 토(吐)와 이(利)를 모두 많이 하는 것이 좋은 것이다. 토(吐)와 이(利)를 따라 나오는 물건을 보아서 병의 부리가 다 되면 그치고 탕물을 마시기가 싫으면 자기의 소변을 1~2주발을 마시는 것이 좋으니 이름을 윤회주(輪廻酒) 또는 환혼탕(還魂湯)이라고 한다.

이것은 갈(渴)을 멋게할 뿐만 아니라 역시 장(腸)속의 남은 때를 조탁(滌濯)하는 것이다. 이 방법을 시행한 뒤에 시상기(氣)가 심하면 묽은 죽을 쑤어먹고 3일뒤에 비로서 채갱(菜羹)을 먹으며 반달쯤 뒤에는 정신이 환발(換發)하고 형체(形體)가 경건(輕健)하며 숙질(宿疾)이 모두 평안해지니 그 뒤부터 5년간은 쇠고기를 먹지 말아야 된다. 소는 곤토(坤土)가 되니 황토의 빛이요 순(順)으로 덕(德)을 삼고 건장(健壯)을 법(法)하며 공효(功効)를 하는 것은 모〔牡 : 수〕의 용(用) 이고, 육(肉)이란 것은 위(胃)의 약인데 익혀서 액이 되면 형체(形體)가 없어지게 된다.

적취(積聚)가 오래되면 형질이 이루어져서 장위(腸胃)에 의부(依附)하고 회선(回旋)하며 곡절(曲折)한 곳에 서식(棲息)하는 과구(窠臼)가 되서 붙어 있으니 장위(腸胃)를 쪼개고 뼈를 긁는 신기한 꾀가 아니라면 없앨 수가 없다. 어찌 홉이나 작(勺)으로 헤아리는 수량(銖兩)의 환(丸)•산(散)으로써 그 장원(墻垣)과 문호(門戶)를 엿볼 없다. 육액(肉液)의 산일(散溢)하는 것을 장위(腸胃)가 받으면 마치 홍수(洪水)가 장일(漲溢)해서 진오(陳朽)한 물건을 떠내려보내는 것과 같으며 추수(推逐)하고 탕양(蕩樣)하여 순류(順流)해서 내려가고 약간이라도 멎어있지를 않으니 겉에있는 것은 토(吐)로 인하여 한(汗)하고 맑은 길을 토로써 용출(湧出)하고 탁한 길은 설(泄)로써 쫓아버리니 모두 막혀있는 것이 씻어지게 되며 쇠고기의 중후(重厚)하고 화순(和順)한 성질을 모두해서 앙연(盎然) 하고 환연(煥然)하여 고교(枯矯)를 윤택하고 허손(虛損)을 보익(補益)하니 정신(精神)의 환발(煥發)하는 즐거움이 없을 수 없다. 이 처방은 서역(西域)의 어떤 사람에게서 나온 것인데 중년후에 1~2차례 시행하면 질(疾)을 물리치고 양수(養壽)하는데 도움이 된다. 〈東垣〉

이 처방을 시행하기 전의 1개월 동안은 부인을 멀리하고 시행한 뒤의 반년(半年)동안도 또한 부인을 가까이하지 말며 3년동안은 쇠고기를 먹지 말아야 하는데 혹시 성질이 급하고 여색을 좋아해서 지켜야 할 일을 못지키면 이 방법을 시행하지 않는 것이 좋다. 〈丹心〉

산병(疝病)과 황병(黃病)이 오래된 사람은 모두 도창법(倒倉法)이 좋다. 〈丹心〉

13. 윤회주(輪廻酒)

도창법(倒倉法)이란 윤회주(輪廻酒)10여잔을 마셔서 남은 때를 쫓아버림으로써 영접을 하고 고르게 하여 영(榮)과 위(衛)를 새로 포직(布置)하고 장부(臟腑)의 맹막(盲膜)으로 하여금 생의(生意)가 창달(暢達)해서 환골탈태(換骨脫胎)의 효력이 있는 것이다. 흔히들 거량(巨量)의 약즙(藥汁)을 먹기가 어려우므로 중도에 그치는 경우가 많은데 이것을 공휴일궤(功虧一簣)의 통탄할 일이다. 물리(物理)에 밝고 조화를 통한 사람이 아니면 그의 미온양미(美醞良味)를 모르는 것이다. 〈丹心〉

14. 도창(倒倉)에는 번뇌를 참아야할 경우

대개 7~8번을 마시고 나면 약의 힘이 경락(經絡)과 골절(骨節)을 지나고 건너서 숙구(宿垢)를 수색(搜索)해서 쫓아버리니 정(正)과 사(邪)과 서로 싸우지않을 수 없는 것이다. 이러한 경우에 조급하고 번민(煩悶)하는 것이 아픔과 같으면서 아픔이 아니고 스스로 나쁜 상황이 생기는 이것이 좋은 소식이다.

사(邪)가 정(正)을 이기지 못하는 원리에서 모조리 사로잡히고 마는 것이니 모름지기 그 번민(煩悶)을 참고 견디어야 하고 또한 토할 것 같으면서 토하지 아니하고 설(泄)할 것 같으면서 설(泄)하지 아니하는 것이 서로 작용해서 역시 번민(煩悶)하는 기미(氣味)가 생기는데 역시 환희(歡喜)하여 받아 들이고 안정(安靜)한 것으로 자처하면 태반의 경상(景象)을 말로써 형용할 수가 없고 방촌〔方寸 : 즉 심신(心神)〕이 요연(瞭然)해지는데 이것을 장황(張皇)히 여기지 않는 사람이 많지 않다. 〈丹心〉

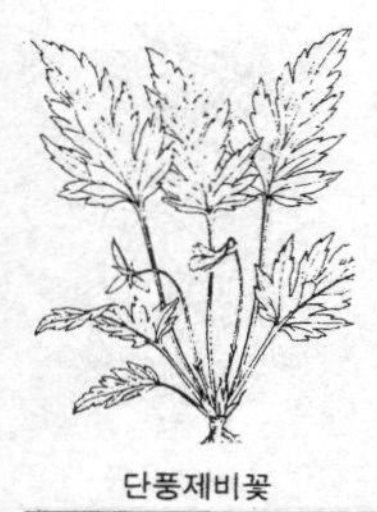
단풍제비꽃

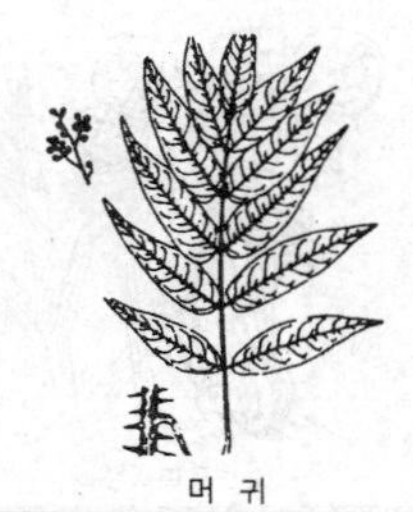
머 귀

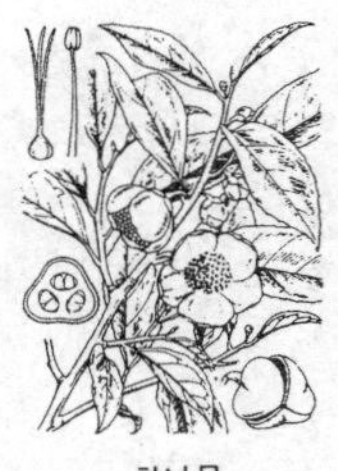
차나무

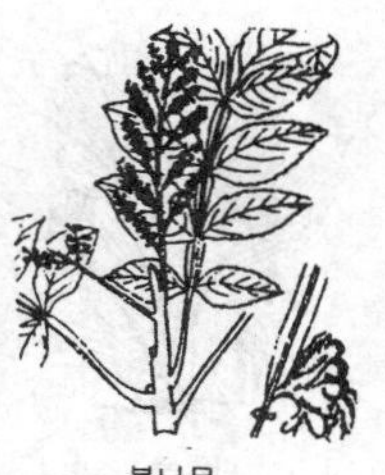
붉나무

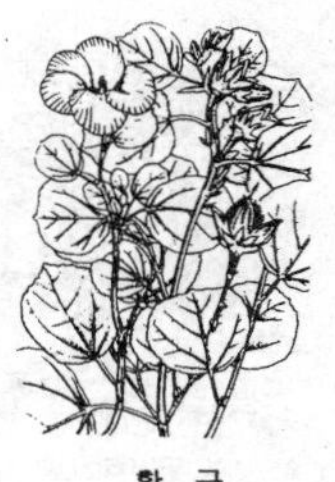
황 근

15. 도창(倒倉)의 의의(意義)일 경우

도창(倒倉)이란 창품(倉廩)의 진부(陳腐)를 전도(顚倒)해 버린 것과 같은 것이며, 비위(婢胃)와 대•소장(大小腸)에 식적(食積)과 담음(痰飮)이 있어서 복통(腹痛)•비벽(痞癖)•식학(食瘧)•비만(痞滿)•오심(惡心)•의기(噫氣)•탄산(呑酸)등 증세가 있는데 이방법을 시행하면 응수(應手)해서 효과를 얻지 않을 수 없는 것이다. 그러나 일체의 기혈허손(氣血虛損)과 반위(反胃)•격열(嗝噎)•고창(鼓脹)•노채(癆瘵)•대풍(大風)등 진병(眞病)이 벌써 이루어진 것과 비백(肥白)하고 기허(氣虛)한 사람 맥(脈)이 허연(虛軟)하고 힘이 없는 사람은 경솔하게 시험삼아 사용하지 않아야 된다. 〈正傳〉

16. 하천고(霞天膏)를 쓸 경우

이 처방 글 역시 도창(倒倉)의 오래된 방법으로써 서역(西域)의 어떤 이인(異人)으로부터 전래한 것인데 황고우(黃牯牛) 1구(一具)를 순노랗고 비택(肥澤)하며 병이 없는 것을 골라 2~3살 된 것의 사퇴〔四腿 : 종아리살〕와 항(項)•척(脊)을 가지고 근(筋)과 막(膜)은 버린뒤 정육(精肉)으로써 밤알크기로 끊어서 40~50근 정도를 조용한 곳에서 큰솥에 넣어 멀리서 흐르는 강물 삶는데 쉬지 말고 계속저어서 물이 줄면 다시 뜨거운 물을 부어 계속 물이 고기 덩이를 4~5치이상 덮어 있도록 하고 떠있는 거품은 건어내며 고기 덩이가 문드러져서 진흙처럼 되거든 여과하여 즙을내서 다시 작은 동솥에 뽕나무 센물에 끓이되 역시 멈추지 말고 교란(攪亂)해서 즙이 차차 조려서 희석(稀餳)과 같이 되고 그것을 방울을 찍어서 물속에 떨어뜨려도 흩어지지 않고 색깔이 호박(琥珀)과 같이 되면 고약이 다 된 것이다.

불을 땔때에 가장 신경을 써야 하는데 잘못하면 고약이 되지 않고 괴산(壞散)해 버릴 우려가 있는 것이다. 매 고기 12근에 고약 1근 정도를 만들어서 자기(磁器)에 담아 두고 치료하니 하천고(霞天膏)라고 이름한다. 약제에 고루 쓰되 처음에는 적게 사용하고 차츰 많이 사용하는 것이 좋다. 더운 불에 끓으면 저절로 녹게 되니 환약을 만들려면 매 3푼에 백면(白麵) 1푼을 넣어서 같이 달여 풀을 만들어 환약을 만들고 또는 달인 꿀로 해도 좋고 추운날에 오래 두어도 새 것과 같으니 약간 중탕하면 되고 여름철에는 땅속의 서늘한 움속에 저장해 두면 좋다. 〈飛霞〉

치담(治痰)하는 약에 남성(南星)과 반하(半夏)는 마르게 하고 귤홍(橘紅)과 지각(枳殼)은 흩고 복령(茯苓)과 저령(猪令)은 스며들며 황련(黃連)과 황금(黃芩)은 아래로 내리고 파두(巴豆)와 부자(附子)는 유통시키며 죽력(竹瀝)과 과루(瓜蔞)는 윤하(潤下)하니 대개 노담(老痰)이란 증세는 흉의(胸臆)사이에 주점하여 굳어지고 장위(腸胃)의 밖에 붙어있고 반박하니 하천고(霞天膏)가 침윤(浸潤)하고 유동(流動)해서 위 아래로 좇아서 좇는 힘을 빌지 않으면 고칠 수가 없는 것이다. 이 고약을 써서 토사(吐瀉)로써 쌓인 담을 좇아버리면 원기(元氣)를 조금이라도 허손시키지 않으니 이것이 진실로 좋은 약의 가치가 있는 것이다. 전항(前項)의 도창법(倒倉法)은 능히 탄탄(癱瘓)•노채(癆瘵)•고창열격(鼓脹嗝噎)등 증세를 치료하는데 허기(虛氣)에 담적(痰積)이 있는 것이니 이 4가지 증세의 보허약(補虛藥) 가운데 하천고(霞天膏)를 더해서 치료하면 반드시 편안하게 낫게 되는 것인데 이 고약의 신기한 약효를 아는 사람은 많지 않은 것이다. 〈丹心〉

八. 한(汗)

1. 여름에 한(汗)해야 할 경우

중경(仲景)의 대법(大法)에도 여름에는 당연히 땀이 난다 하였다. 〈傷寒論〉

2. 한(汗)을 일찍하는 것을 피할 경우

땀을 내는 것은 점심전에 내도록하는 것이 좋고 오후에는 음분(陰分)이 적의(適宜)하지 않기 때문에 땀은 너무 일찌기 내는 것을 피하고 오전을 피하지 않는다고 하였다. 그러나 급하면 새벽이나 밤을 가리지 않고 이불을 두껍게 하고 불을 향하여 약을 먹은 뒤에 천천히땀을 내서 손과 발이 따뜻하게 하는 것이 좋다. 〈入門〉

일찌기라는 것은 조(早)와 만(晩)의 조(早)로 알아서 분별하는 것이 당연하니 오전은 양분(陽分)이 되기 때문에 마땅히 땀을 내야 할 것이며, 오후에는 음분(陰分)이 되기 때문에 땀을 내지 않도록해야 할 것이다. 〈東垣〉

3. 발한법(發汗法)일 경우

땀을내는 것은 손과 발로부터 따뜻하게 주점(周沾)하

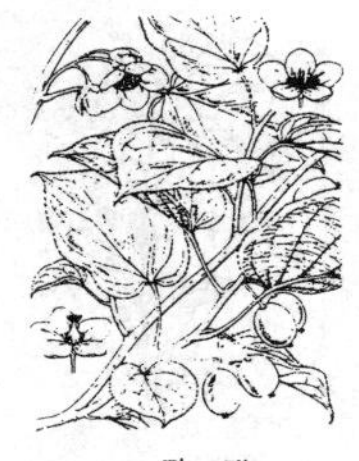
다 래

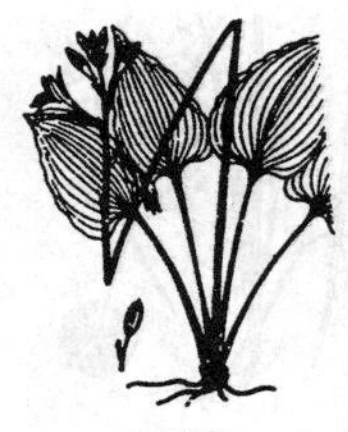
비비추

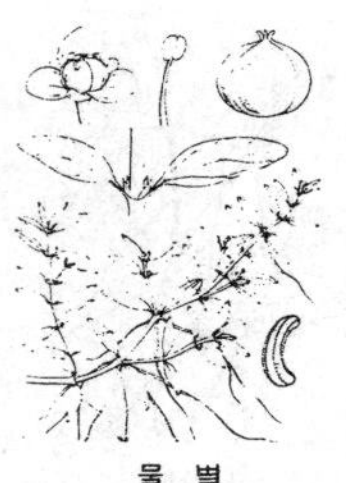
물 별

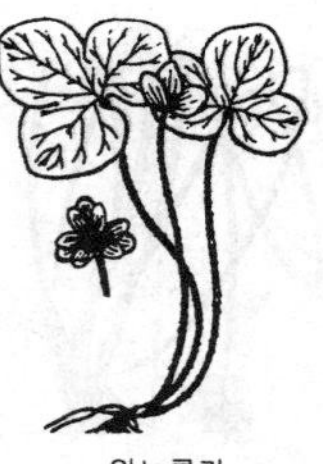
왕노루귀

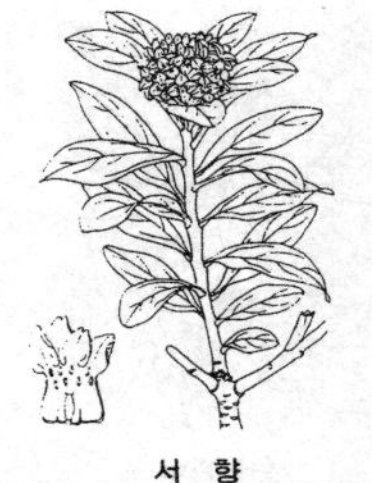
서 향

도록 1시간쯤 하는 것이 좋고 물에 추긴 것처럼 임세(淋洗)해서는 안 되는 것이며, 약을 먹어서 병에 맞으면 그만이고 약을 많이 먹을 필요는 없다. 땀을 낼때에 허리 그 위는 보통 입은 옷으로 하고 허리 아래는 두터운 옷을 입는 것이 좋다. 대개 허리 그 위는 땀이 축축하기가 쉬워도 허리 그 아래의 족심 까지는 겨우 땀이 날 정도니 병이 마침내 풀리지 않는 것이다. 위를 준(準)하지 말고, 밑으로 허리에서 다리까지에 한기(汗氣)가 주편(週遍)하는 것을 한도로 하는 것이 좋다. 〈得効〉

4. 발한(發汗)의 완급(緩急)일 경우

땀을 낼 때의 탕약(湯藥)을 따뜻하게 먹는 것을 말하기는 1일 3번으로 하나 만약 병이 극심하면 반나절 동안에 3번 복용 할 수도 있다. 병과 더불어 서로 조격(阻隔)하면 갑자기 깨달을 수도 있을 것이니 중병은 낮과 밤에 수시로 관찰해서 1제(一劑)를 모두 먹어도 병 증세가 남아 있으면 본탕약을 다시 복용해 하고 땀 내기를 싫어하는 사람은 3제(三劑)를 먹어야 결국 풀리는 것이니 땀을 내도 땀이 나지 않은 것은 죽을 병인 것이다. 〈仲景〉

5. 증겁(蒸刦)으로 발한(發汗)할 경우

증겁(蒸刦)이란 나무 불로써 땅바닥을 오랫동안 뜨겁게 달군 뒤에 불을 쓸어버리고 물을 뿌려서 김이 무럭무럭 날 때에 잠사(蠶沙)•백엽(柏葉)•도엽(桃葉)•강부(糠麩)등을 깔고 덮되 손바닥의 두께만큼 두껍게 하고 그 위에 돗자리를 펴고 환자를 눕힌 뒤에 따뜻하게 이불을 덮되 여름에는 단포복(單布覆)을 덮어서 잠시동안 기다리면 땀이 금방 나게 되어서 온몸에 두루두루 퍼지고 각심(脚心)까지 흐뭇하게 나거든 온분(温粉)을 복전(撲傳)(헝겊에 온분을 싸서 두드려가면 땀구멍을 막는 것)해서 땀을 멎게하니 가장 힘이 강한 것은 잠사(蠶沙)•도엽(桃葉)•백엽(柏葉)이고, 잠사(蠶沙)가 없어도 또한 좋다. 그러나 병이 아주 급한 사람은 땀을 너무 많이 내게 되면 목숨을 재촉할 우려가 있으니 각별히 조심해야 한다. 〈得効〉

6. 땀을 최촉(催促)하면 수를 요(夭)할 경우

한부(寒部)에 상세하게 설명이 나와있다.

7. 땀을 내어야 할 경우

내경(內經)에 이르기를「병이 가죽에 있으면 땀을 낼것이며 또한 병이 겉에 있으면 형체(形體)를 침윤(浸潤)해서 땀을 낸다」하였다. 대개 중풍(中風)과 상한및 모든 잡병(雜病)의 겉 증세는 땀을 내서 치료한다. 마황탕계지탕(麻黃湯桂枝湯)이 상한(傷寒)의 겉 증세를 치료하는 데는 땀을 내야 한다. 〈처방은 상한문(傷寒門)〉

소속명탕(小續命湯)과 통기구풍탕(通氣驅風湯)이 중풍(中風)겉 증세를 치료하니 땀을 내야 한다.〔처방은 중풍문(中風門)〕갈근해기탕(葛根解肌湯)과 승마갈근탕(升麻葛根湯)이 사시상한(四時傷寒)과 온역(温疫)을 치료하니 땀을 낸다.〔처방은 상한문(傷寒門)〕강활충화탕(羌活冲和湯)이 사시(四時)의 상풍(傷風)과 상한(傷寒)및 역려(疫癘)와 감창(感昌)의 모든 증세를 치료하니 모두 땀을 내주어야 한다. 〈처방은 상한문(傷寒門)〉

8. 땀을 내어서는 안 되는 증세일 경우

창(瘡)이 있으면 비록 땀을 내어야 할 병이 있어도 땀을 내지 말 것이며, 땀을 내게 되면 치병(痓病)에 걸리기가 쉽기 때문이다. 〈仲景〉

코피가 나는 사람은 땀을 내지 못한다. 모든 실혈(失血)에도 또한 그러하니 그 이유는 피와 땀이 이름은 달라도 근원(根源)은 한가지이기 때문에 피를 뺏는 사람은 땀이 없고 땀을 뺏는 사람은 피가 없는 것인데 이제 피가 망행(妄行)하는 것은 열(熱)의 핍박(逼迫)을 받아서 그러한 것이다. 거기에 또 땀을 내면 오히려 열사(熱邪)를 도와서 거듭 진액(津液)을 소갈시키고 반드시 흉한 증세로 변하기 때문에 땀을 내서는 아니 된다.

상한소음증(傷寒小陰症)에 잠이 많고 역궐(逆厥)하는데 억지로 땀을 내게 되면 반드시 피를 충동해서 구규(九竅)로 피를 내보내니 치료를 하지 못한다. 〈仲景〉

9. 한다(汗多)하면 망양(亡陽)될 경우

많은 땀은 기(氣)를 손상(損傷)시킨다. 〈得効〉

땀이란 본래 양(陽)을 돕는 것인데 만약 양(陽)이 음사(陰邪)를 받으면 한(寒)이 맺히는 것이 형태가 없으니 마땅히 음사(陰邪)을 없애버리고 양기(陽氣)를 도와야 된다. 음사(陰邪)가 벌써 없어졌는데 다시 땀을 내면 오히려 양(陽)이 상(傷)하는 것이니 경(經)에 이르기를「양(陽)을 거듭하면 반드시 음(陰)이 되고 양이 저절로 망한다고 하였으니 땀이 많으면 망양(亡陽)이 된다.」〈東垣〉

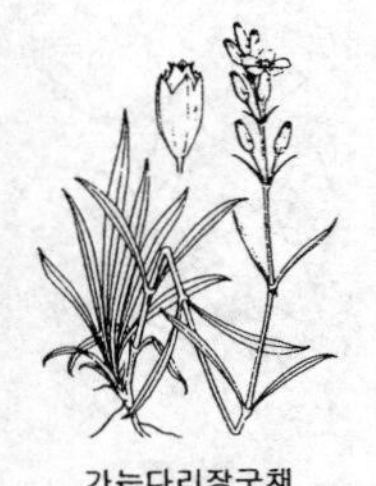
가는다리장구채

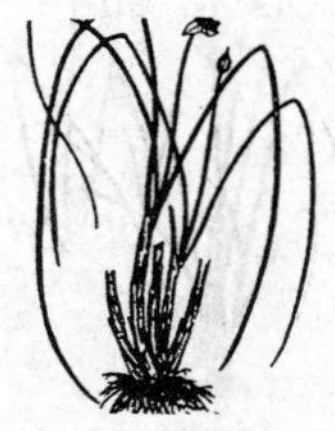
한라부추

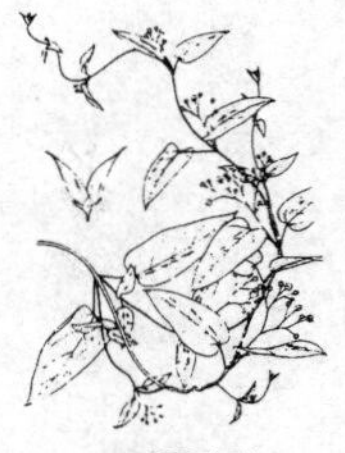
왜박주가리

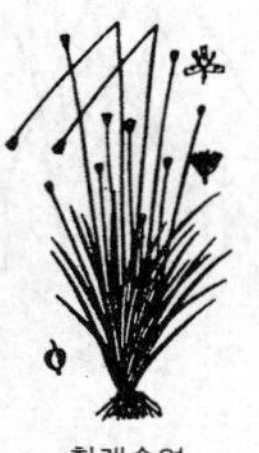
흰개수염

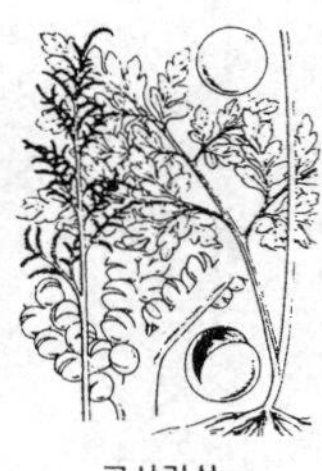
고사리삼

◎ 해기(解肌)

해기(解肌)란 약간의 땀을 내는 것을 이른다. 〈入門〉

해기(解肌)에는 칡뿌리가 제일이고 시호(柴胡)가 그 다음이다. 〈綱目〉

단방(單放) (11종)

※ 석고(石膏)

해기(解肌)해서 독(毒)이 땀으로 나오게 된다. 〈本草〉

부셔서 가루로하여 1냥을 달여 먹으면 양명경(陽明經)의 땀을 내도록 한다. 〈丹心〉

※ 박하(薄荷)

독이있는 땀을 내고 풍열(風熱)에 땀을 내도록 한다. 〈本草〉

※ 마황(麻黃)

발표(發表)하고 땀을 나게 하며 근절(根節)은 충분히 땀을 멈추게 한다. 〈入門〉

인삼(人蔘)으로써 마황(麻黃)을 도우면 겉이 실(實)하고 땀이 없는 사람이 1번 먹으면 바로 효력이 있다. 〈入門〉

※ 수평(水萍)

땀을 내는 효력이 마황(麻黃)보다 더하니 즉 중풍(中風)과 탄탄(癱瘓)의 열독(熱毒)을 치료한다. 즉 풍문(風門)의 거풍단(去風丹)이 이것이다. 5돈을 가지고 물에 달여서 먹는다. 〈丹心〉

※ 갈근(葛根)

해기(解肌)하고 양명경(陽明經)의 땀을 내니 1냥을 썰어서 물로 달여서 먹는다. 〈丹心〉

※ 형개(荊芥)

땀을내고 혈풍(血風)을 치료하니 물로 달여서 먹는다. 〈丹心〉

※ 자소엽(紫蘇葉)

땀을내고 겉 기(氣)를 흩으린다. 〈本草〉

오래 땀을 내도 나지 않는 데 푸른 껍질에 자소(紫蘇)잎을 더해주면 땀이 바로 난다.

※ 목적(木賊)

땀을 내니 마디를 버리고 사용한다. 〈丹心〉

※ 인동초(忍冬草)

땀을 나게 하는 것을 잘 한다. 〈俗方〉

※ 총백(葱白)

땀내는 것을 잘 한다. 이것들 모두 삶이탕으로 마신다. 〈本草〉

※ 청주(淸酒)

땀내는 것을 잘 한다. 〈俗方〉

九. 하(下)

1. 가을에 당연히 하(下)해야 하는 경우

중경(仲景)의 대법(大法)에는 가을에 내리라 하였다.

2. 하(下)가 늦으면 안 될 경우

오래 기다리는 것은 늦음이 아니라 그날의 사시(巳時) 뒤에 음(陰)의 나눔을 말하는 것이다. 내리는 것은 마땅히 사시(巳時) 전에 양(陽)의 나눔에 하도록 한다. 그러니 내리는 것은 태만(太晩)을 피하고 또한 새벽을 피한다는 것이 때를 잘 지키는 것이다. 〈東垣〉

적취(積聚)와 전광(巓狂)에 내리는 것은 오시(五鼓) 또는 아침 공복에 탕약(湯藥)을 복용하고 상한(傷寒)의 조열(潮熱)에 음식을 먹지 않는 사람은 사시(巳時)그 뒤가 더욱 좋은 것이니 잡병(雜病)도 모두 함께 한다. 〈入門〉

3. 당연히 하(下)해야 할 경우

대개 설하(泄下)할 때에는 체인(體認)을 분명히 해서 양명위경(陽明謂經)에 병세가 있을 때는 일수를 가리지 말고 내려야 하니 때를 놓치고 내리는 것을 잊게 되면 기혈(氣血)이 안통하고 사지(四肢)가 궐역(厥逆)하는 것인데, 이것을 모르는 사람은 음궐(陰厥)이라고 해서 다시 열약(熱藥)을 사용해야 하니 그 화가 손바닥을 뒤집는 것과 같은 것이다. 〈得効〉

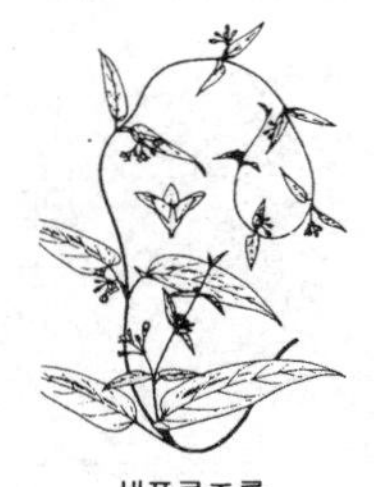
세포큰조롱

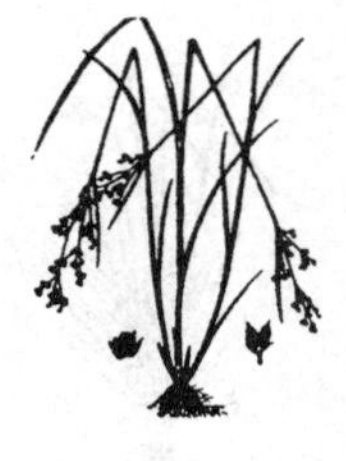
미녀골

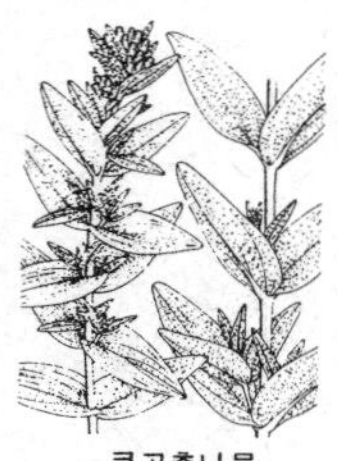
큰고추나물

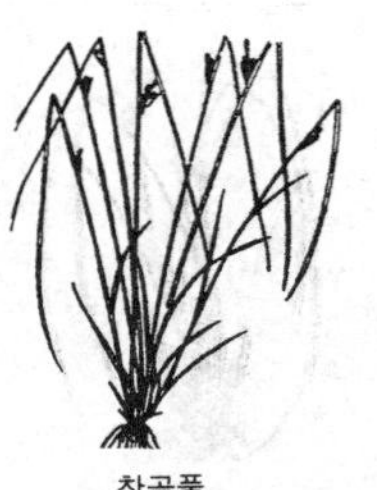
참골풀

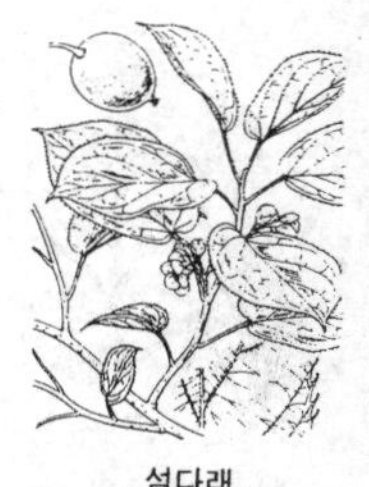
섬다래

대개 내리는 약을 쓰되 혹시 마르지 않고 병이 형체(形體)에 없는 것을 알 때는 내려서는 안 되는 것이고 혹시 마르고 병이 형체(形體)에 있는 것을 알 때는 이것은 속에 있는 것이니 당연히 내려야 하는데 삼승기탕(三承氣湯)에서 골라서 치료해야 된다. 〈東垣〉

4. 하(下)를 최촉(催促)할 경우

하리(下利)할 약을 먹고 오랫동안 하리(下利)가 안되면 더운 죽 한 그릇을 마시면 바로 내리고 내리는 넋이 지나쳐서 안 그치면 찬죽 1주발을 마시면 바로 그치니 대개 약이 더우면 움직이고 차면 멈춘다. 〈仲景〉

혹시 내리는 약을 먹고 안 통하면 밀도법(密導法)을 사용한다. 〔처방은 대편문(大便門)〕 모든 내리는 약은 탕약이 환약(丸藥)보다 이기니 물이 만물(萬物)을 정화(淨火)하기 때문이다. 〈入門〉

5. 하(下)가 많아서 음(陰)이 망할 경우

크게 내리면 피가 상(傷)한다. 〈得效〉

내리는 것은 원래가 음(陰)을 돕는 것인데 혹시 음(陰)이 양(陽)의 사(邪)를 받아서 열(熱)이 맺힌 것이 그 형체(形體)가 있는 것이면 마땅히 벌써 패괴(敗壞)된 것을 없애버리고 새로운 음(陰)이 생기도록 해야된다. 양(陽)의 사(邪)가 벌써 없애버렸는데 다시 내리게 되면 오히려 음(陰)을 망(亡)하게 하는 것이니 경(經)에 이르기를 「거듭 내리면 반드시 양(陽)이 되기 때문에 음기(陰氣)가 저절로 망한다.」한 것이 즉 하다망음(下多亡陰)의 뜻이 있는 것이다. 〈東垣〉

6. 하(下)를 삼가해야 할 경우

치고 드는 약은 병이 있으면 병이 받고, 병사(病邪)가 가볍고 약의 힘이 무거우면 위기(胃氣)가 상(傷)을 받게 되니 위기(胃氣)란 청순충화(淸純沖和)한 기로서 오직 곡육(穀肉)과 채과(菜果)와 같이 서로 적선(適宜)한 것이다. 약석(藥石)은 모두가 편승(偏勝)한 기(氣)를 가지고 있으니 비록 삼기(蔘芪)라도 성질이 도리어 편(偏)한데 하물며 공격(功擊)하는 약은 말할 필요도 없다. 〈東垣〉

7. 대하(大下)한 뒤에 그치지 않을 경우

대개 대황(大黃)과 망초(芒硝)로 치료해서 하리(下利)를 멈추지 못하면 이중탕(理中湯)에 초유미(炒糯米)와 오매(烏梅) 및 동벽토(東壁土)를 더해서 구한다. 〈入門〉

8. 하약(下藥)일 경우

전진환(全眞丸) • 신궁도수환(神芎導水丸) • 도수환(導水丸) • 주차환(舟車丸) • 주차신우환(舟車神佑丸) • 삼화신우환(三花神佑丸) • 대성준천산(大聖濬川散) • 수풍환(搜風丸) • 사생환(四生丸) • 해독환(解毒丸) • 목향순기환(木香順氣丸) • 삼황해독환(三黃解毒丸) • 개결지실환(開結枳實丸) • 통격환(通膈丸) • 선독환(宣毒丸) • 우공산(禹功散) • 영보단(靈寶丹) • 대승기탕(大承氣湯) • 소승기탕(小承氣湯) • 조위승기탕(調胃承氣湯) • 삼일승기탕(三一承氣湯) • 육일순기탕(六一順氣湯) 등으로 치료한다.

※ 전진환(全眞丸)

효능 : 삼초(三焦)의 옹색(壅塞)과 대 • 소변의 불통(不通) 및 부종(浮腫)의 창만(脹滿)을 치료한다.

처방 흑견우자(黑牽牛子) 초(炒) 4냥, 생(生) 4냥을 동연(同硏)해서 두말(頭末) 4냥을 취하고 대황(大黃)을 감침삼일(泔浸三日)해서 축일(逐日)하여 침수(浸水)를 바꾼 다음 꺼낸 뒤 불에 말려 가루로 한것 2냥 우품(右品)을 조각(皂角) 2냥, 껍질을 벗긴것을 현자수(弦子水)큰 주발에 감그고 하룻밤 재운 다음 나복(蘿蔔) 1냥을 넣어 쪽으로 썰어서 같이 달이되 반 주발쯤 되거든 찌꺼기는 버리고 다시 달여 두 잔의 분량으로써 오동열매 크기로 환을 지어 매 20~30알을 미음(米飮)에 수시로 먹고 하리(下利)하는 것을 한도로 한다. 일명 촉안환(促安丸)이라고 한다. 〈鉤玄〉

※ 도수환(導水丸)

효능 : 일체의 습열(濕熱)과 울체(鬱滯)를 치료하고 기혈(氣血)하게 한다.

처방 흑축두말(黑丑頭末) • 활석(滑石) 각 4냥, 대황(大黃) • 황금(黃芩) 각 2냥을 가루로 해서 물로 작은콩 크기로 환을 지어 따스한 물로 10알이나 15알을 복용하고 이(利)하는 것을 한도로 한다. 일명 장용환(藏用丸) 또는 현인환(顯仁丸)이라 한다. 〈宜明〉

더하는 방법＝습열요통(濕熱腰痛)에 장마철일 때는 감

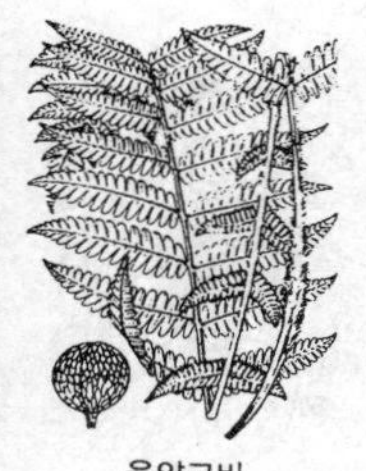
음양고비

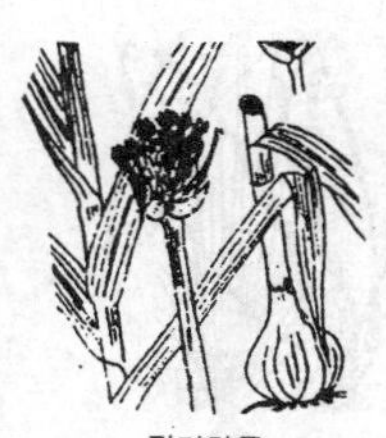
젓가락풀

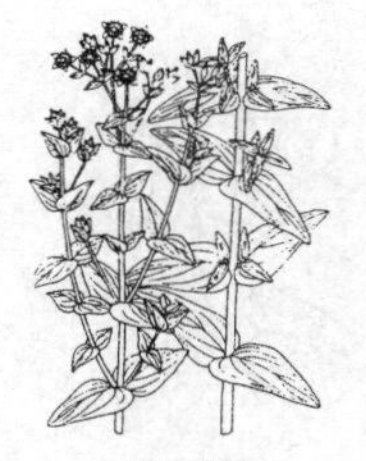
고추나물

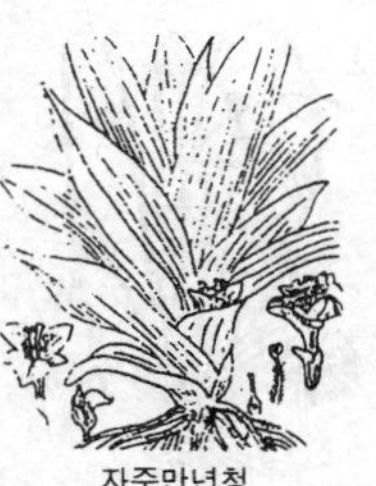
자주만년청

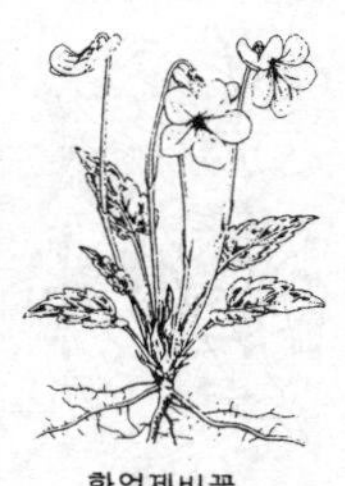
화엄제비꽃

수(甘遂)를 더하고 편신주주(遍身走注)해서 종통(腫痛)하는 데는 백개자(白芥子)를 더하고 열독종통(熱毒腫痛)에는 가뭄이 됐을 때는 박초(朴硝)를 더하며 기(氣)와 혈(血)이 막히고 장(腸)과 위(胃)가 비삽한 데는 욱이인(郁李仁)을 더하고 요퇴(腰腿)가 침중(沉重)한 데는 상육(商陸)을 한다. 〈入門〉

※ 신궁도수환(神芎導水丸)

효능 : 노척(癆瘠)에 습(濕)이 차게되고 2양(二陽)이 열울(熱鬱)한 병을 치료한다.

처방 흑축두말(黑丑頭末)・활석(滑石) 각 4냥, 대황(大黃) 2냥, 황금(黃芩) 1냥, 황련(黃連)・천궁(川芎)・박하(薄荷) 각 반냥, 처방과 먹는 방법은 도수환(導水丸)과 같은 것이다. 〈綱目〉

※ 주차환(舟車丸)

효능 : 습열(濕熱)이 성(盛)할때 치료하고 대・소변을 소도(疎導)시킨다.

처방 흑축두말(黑丑頭末) 4냥, 대황(大黃) 2냥 감수(甘遂)・대극(大戟)・원화(芫花)・청피(靑皮)・진피(陳皮) 각 1냥, 목향(木香) 5돈을 가루로해서 물로 오동열매 크기로 환을 지어 매 50~60알을 끓인 물로 복용해서 쾌리(快利)하는 것을 한도로 한다. 〈綱目〉

※ 주차신우환(舟車神佑丸)

효능 : 일체의 수습(水濕)이 병으로 된 것을 치료한다.

처방 흑축두말(黑丑頭末) 4냥, 대황(大黃) 2냥 감수(甘遂)・대극(大戟)・원화병초초(芫花並醋炒) 각 1냥, 청피(靑皮)・진피(陳皮)・목향(木香)・빈랑(檳榔) 각 반냥, 경분(輕粉) 1돈을 가루로하여 물로 환을 지어 위의 방법과 같이 먹는다. 〈綱目〉

※ 삼화신우환(三花神佑丸)

효능 : 일체의 수습(水濕)의 종(腫)과 창만(脹滿)을 치료한다.

처방 흑축두말(黑丑頭末) 2냥, 대황(大黃) 1냥, 완화(芫花)・감수(甘遂)・대극(大戟) 각 5돈, 경분(輕粉) 1돈을 가루로해서 물로 팥알 크기로 환을 지어 처음에 5알을 먹고 먹을 때마다 5알씩 추가해서 따뜻한 물로 삼켜 먹는다 〈宜明〉

※ 대성준천산(大聖濬川散)

효능 : 일체의 수습(水濕)을 낫게하고 또한 모든 적(積)을 내려주는 성약(聖藥)이 된다.

처방 흑축두말(黑丑頭末)・대황외(大黃煨)・욱이인(郁李仁) 각 1냥, 망초(芒硝) 3돈반, 목향(木香) 3돈, 감수(甘遂) 반돈을 가루로해서 물로 오동열매 크기로 환을 지어 10알이나 15알을 먹는다. 〈綱目〉

※ 수풍환(搜風丸)

효능 : 풍열(風熱)과 대・소변의 결체(結滯)한 증세를 치료한다.

처방 흑축두말(黑丑頭末) 4냥, 활석(滑石)・대황(大黃)・황금(黃芩)・천남성(天男星)・합분(蛤粉) 각 2냥, 건강(乾薑)・백반(白礬)・생반하(生半夏)・한수석(寒水石) 각 1냥, 인삼(人蔘)・복령(茯苓)・박하(薄荷) 각 5돈, 곽향(藿香) 2돈을 가루로해서 물로 팥알 크기로 환을 지어 매 10알을 생강 탕으로 삼켜 먹는다. 〈河間〉

※ 사생환(四生丸)

효능 : 일체의 적열(積熱)과 담열(痰熱)을 치료해 준다.

처방 흑축두말(黑丑頭末)・대황(大黃)・조각(皀角) 각 2냥, 박초(朴硝) 5돈을 가루로해서 오동열매 크기로 환을 지어 끓인 물로 30알씩을 삼켜 먹는다. 〈宜明〉

※ 해독환(解毒丸)

효능 : 일체의 열독옹종(熱毒壅腫)과 창장(瘡瘍) 및 경계(驚悸)해서 이를 다물고 가는 증세를 치료한다.

처방 활석(滑石)・대황(大黃)・황금(黃芩)・황련(黃連)・치자(梔子)・흑축두말(黑丑頭末) 각 5돈을 가루로하여 물로 오동열매 크기로 환을 지어 더운 물로 30~40알을 삼켜 먹는다. 〈宜明〉

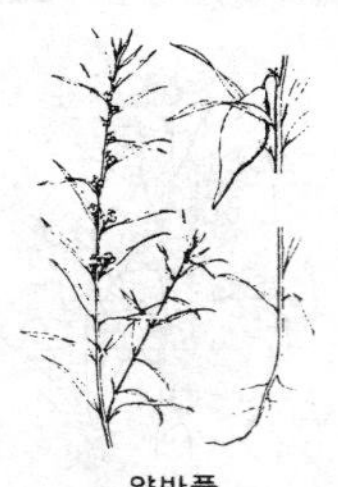
양반풀

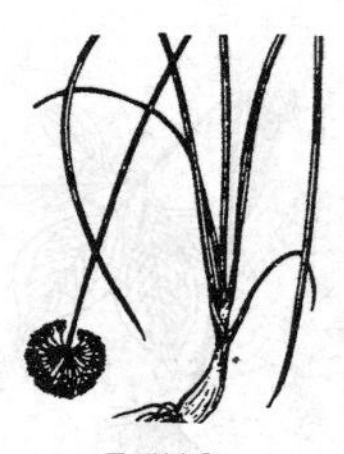
두메부추

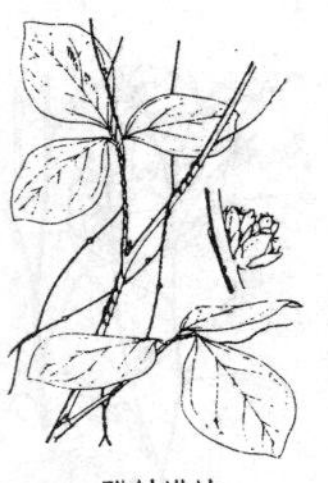
갯실새삼

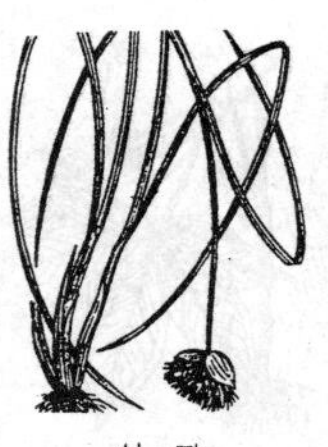
산 파

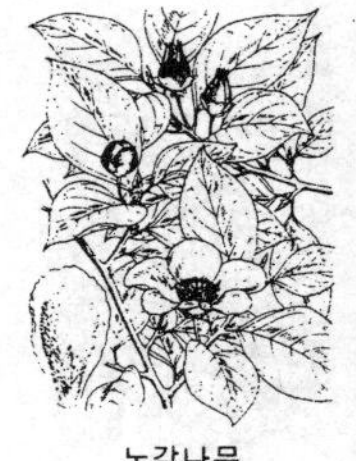
노각나무

※ 목향순기환(木香順氣丸)

효능: 온열(溫熱)을 치료하고 대·소변을 통리(通利) 시킨다.

처방 대황(大黃) 3냥, 흑축두말생(黑丑頭末生) 1냥, 숙(熟) 1냥, 청피(靑皮)·빈랑(檳榔) 각 1냥, 목향(木香) 5돈을 가루로하여 매 약(藥)가루 4냥에 신국(神麯) 1냥 3돈을 더하고 꿀로 오동열매 크기의 환을 지어 더운물로 40~50알을 삼켜 먹는다. 〈撲粹〉

※ 삼황해독환(三黃解毒丸)

처방 흑축두말(黑丑頭末) 4냥, 활석(滑石) 3냥 대황(大黃)·황금(黃金)·황연(黃連)·치자(梔子) 각 2냥, 처방과 먹는 방법은 해독환(解毒丸)과 같다. 〈回春〉

※ 개결기실환(開結枳實丸)

효능: 응결(凝結)한 것을 선도(宣導)하고, 담음(痰飮)을 소화되게하며 체기(滯氣)를 오르 내리게 하고, 삼초(三焦)를 통행시키며 심(心)과 폐(肺)를 자영(滋榮)하고, 간(肝)과 신(腎)을 관개(灌漑)하며, 장위(腸胃)를 보조(補助)하고, 백맥(百脈)을 전행(轉行)시켜준다.

처방 흑축두말(黑丑頭末) 2냥, 조각(皀角)·선복화(旋覆花) 각 1냥, 지실(枳實)·백출(白朮)·반하(半夏)·남성포(南星炮)·고정력초(苦葶藶炒)·백반배(白礬焙)·대황(大黃)·청피(靑皮)·목향(木香) 각 5돈을 가루로하고 생강즙 풀에 오동열매 크기로 환을 지어 생강탕으로 30~40알을 삼켜 먹는다. 〈十三方〉

※ 통격환(通膈丸)

효능: 습열(濕熱)을 내리고 대·소변의 통리(通利)를 시킨다.

처방 흑축두말(黑丑頭末)·대황(大黃)·목통(木通) 각 등분 가루로하여 물로 기장쌀 크기의 환을 지어 매 30~50알을 먹는다. 〈雲岐〉

※ 선독환(宣毒丸)

효능: 치료 방법은 위에서와 같다.

처방 흑축두말(黑丑頭末) 4냥, 대황외(大黃煨) 2냥, 청피(靑皮)·진피(陳皮)·창출(蒼朮)·당귀(當歸) 각 1냥을 가루로하고 나복(蘿蔔)을 삶아서 짓 찧은 데다 오동열매 크기의 환을 지어 더운 물로 50알씩 삼켜 먹는다. 〈綱目〉

※ 우공산(禹攻散)

효능: 한산(寒疝)을 주로 치료한다.

처방 흑축두말(黑丑頭末) 1돈, 회향(茴香) 2돈 반, 목향(木香) 1돈을 가루로하여 매 2돈을 생강 탕으로 고루 먹는다. 〈醫鑑〉

단방(單方) (14종)

※ 대마인(大麻仁)

장위(腸胃)의 결열(結熱)을 치료하고 대·소변을 통리(通利)하며 결열(結熱)을 내리게 되니 공복에 1~2홉을 마시면 대부(大腑)에 바로 통한다. 〈本草〉

※ 지마유(脂麻油)

장위(腸胃)를 불리고 대·소변을 통리(通利)하며 결열(結熱)을 내리게 되니 공복에 1~2홉을 마시면 대부(大腑)에 바로 통한다. 〈本草〉

※ 도화악(桃花萼)

적취(積聚)를 깨뜨리고 대·소변을 통리(通利) 시키니 꽃이 떨어질 때에 악〔萼=꽃받침〕을 주어서 국(麴)에 섞어 불에 사루어 떡을 만들어 먹는다. 〈本草〉

※ 천금자(天金子)

일명 속수자(續隨子)라고 하는데 대·소장(大·小腸)을 이롭게 하니 가루로하여 1~2돈을 고루 마시고 또는 환으로 만들어 먹기도 한다. 〈本草〉

※ 대황(大黃)

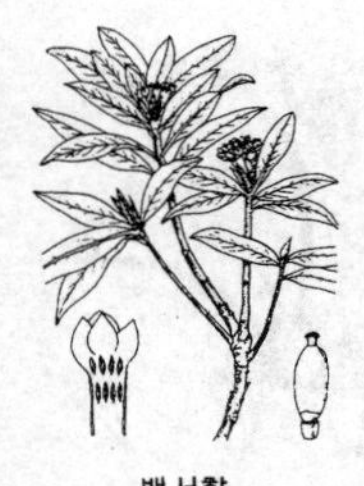
백서향

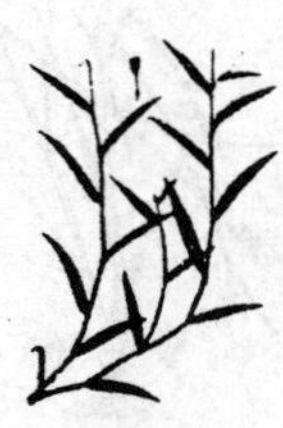
애기달개비

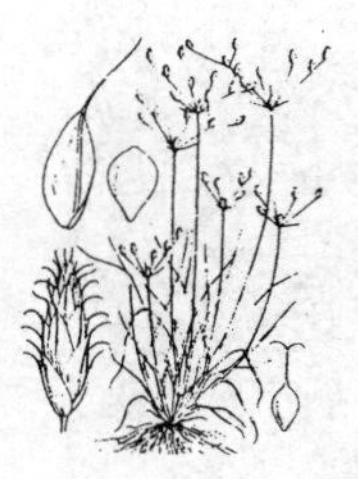
민하늘지기

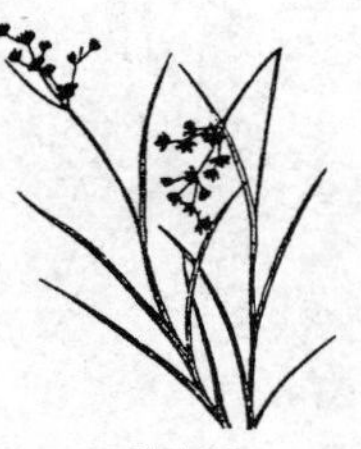
참비녀골

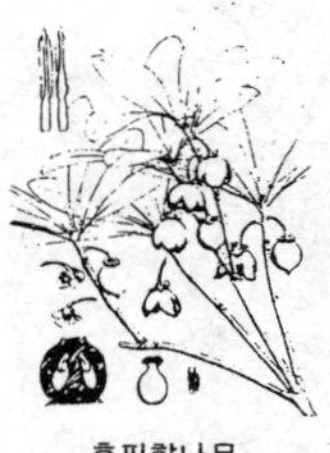
후피향나무

수곡(水穀)을 통리(通利)시 키고 장위(腸胃)를 세조(洗滌)하며 이롭게 하니 5돈을 달여서 복용하고 환약으로 먹기도 한다. 〈本草〉

※ 흑견우자(黑牽牛子)

검은 것은 수(水)를 치료하고 흰 것은 기(氣)를 치료하니 두말(頭末)을 취해서 2돈을 고루 내리면 바로 내리게 되고 환을 지어 먹기도 한다. 〈本草〉

※ 빈랑(檳榔)

장부체기(臟腑滯氣)를 선리(宣利)하니 잘게 갈아서매 2돈을 꿀물에 섞어 먹는다. 〈本草〉

※ 감수(甘遂)

적취(積聚)를 깨뜨리고 수곡(水穀)의 길을 이롭게 한다. 가루로해서 고루 마시고 환을 지어 복용해도 좋다. 〈本草〉

※ 대극(大戟)

징결(癥結)을 깨뜨리고 대•소장(大•少腸)을 이롭게 하니 썰어서 달여 복용하고 환을 지어 복용해도 역시 좋다. 〈本草〉

※ 원화(芫花)

오장(五臟)과 수도(水道)를 통리(通利)시키며, 달여 복용하거나 가루 또는 환을 지어 복용해도 모두 좋다. 〈本草〉

※ 욱이인(郁李仁)

오장(五臟)을 통설(通泄)하고 관격(關格)의 통하지 않는 것을 치료한다. 가루로하여 2돈을 복용하고 환을 지어 먹는 것도 좋다. 〈本草〉

※ 망초(芒硝)

적취(積聚)를 깨뜨리고 대소변을 이롭게 하니 따뜻한 탕물로 1~2돈씩 섞어 복용하고 또는 환산(丸散)을 넣기도 한다. 〈本草〉

※ 파두(巴豆)

위(胃)속의 한적(寒積)을 없애주고 수곡(水穀)의 길을 이롭게 하니 껍질과 기름을 버리고 가루로하여 환산(丸散) 등에 넣어서 사용한다. 〈本草〉

※ 상륙(商陸)

대소장(大小腸)을 통리(通利)시키고 10가지의 수종(水腫)을 사(瀉)하니 흰색인 것을 가지고 가루로 복용하거나 환을 지어 먹는다. 〈本草〉

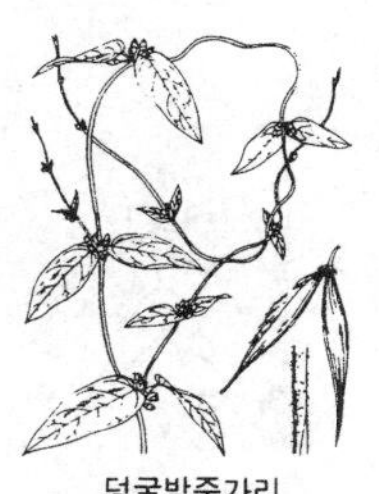
덩굴박주가리

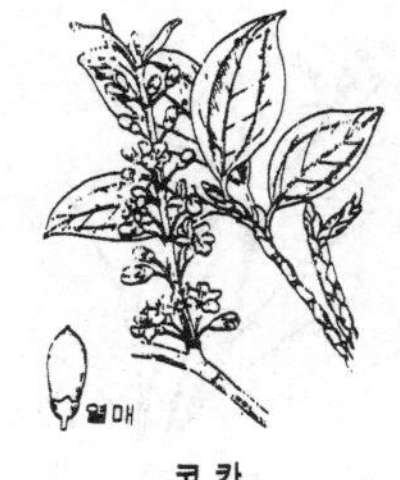

코 카

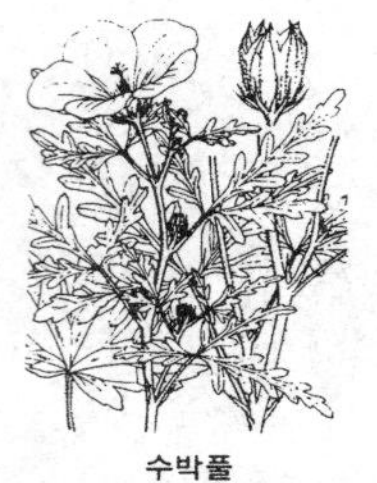
수박풀

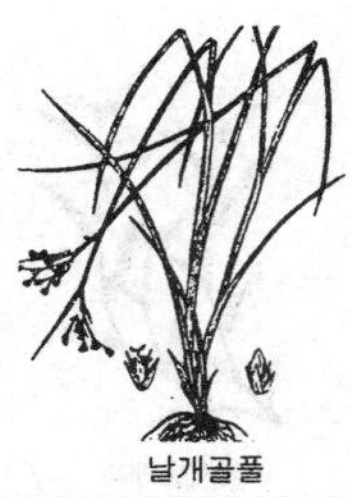
날개골풀

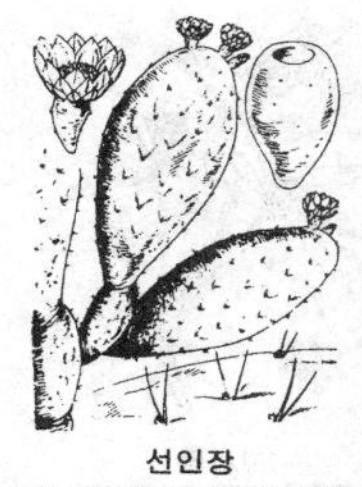
선인장

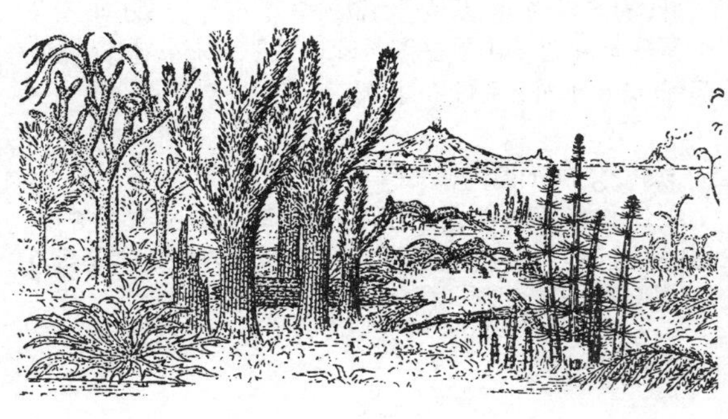

잡병편(雜病篇) (二)

十. 풍(風)

1. 중풍(中風)의 원인(原因)

몸에 어떤 특별한 이상도 없는데 식지(食指)와 차지(次指)가 마목(痲木)이 되고 어질지 못한 것을 깨닫거나 또는 잘 사용하지 못하게 되면 3년안에 반드시 중풍이 일어날 징조가 되니 당연히 먼저 유풍탕(愈風湯)과 천마환(天痲丸) 각 1~2제를 먹고서 미리 예방을 해야한다. 〈丹心〉

성인(聖人)은 병이 없을 때에 병을 미리 치료하고 미래의 질환을 아니 이것을 보는 것이 밝다고 하는 것이다. 중풍(中風)은 언제나 먼저 징조가 보인다는 것이니 대모지(大拇指)가 마비(痲痺)되서 어질지 못하거나 또는 손과 발이 힘이 적거나 또는 기육(肌肉)이 약간(若干)당기는 증세는 모두 중풍(中風)의 원인이 되며 3년안에 틀림없이 큰 풍이 발작되는 것이니 미리 영(榮)과 위(衛)를 조절해야 하는 것이다. 유풍탕(愈風湯)과 천마환(天痲丸) 또는 가감방풍통성산(加減防風通聖散) (처방은 위에 있음)을 복용하고 예방을 하여야한다. 〈丹心〉

죽력지출환〔竹瀝枳朮丸 : 처방은 견담음문(見痰飮門)〕과 수풍순기환(搜風順氣丸)을 교대로 복용하면 역시 예방이 하는 것이다. 〈醫鑑〉

범인(凡人)의 손과 발이 마음대로 움직여지지 않거나 또는 팔이나, 어깨나, 다리 뼈나 손 발가락 등이 어질지 못하거나 또는 입과 눈이 비뚤어지고 언어(言語)가 난삽(難澁)하거나 또는 가슴이 번민(煩悶)해지고 담을 단속(斷續)해서 토(吐)하거나 또는 육맥(六脈)이 부(浮)•활(滑)하고, 허(虛)•연(軟)하는 등의 증세가 보이면 비록 금방 졸도(卒倒)하고 혼모(昏冒)하지는 않아도 중풍(中風)과 운궐(暈厥)의 일어나는 날을 정해 놓은 것과 꼭같은 징조이니 마땅히 빨리 단계(丹溪)의 방법을 따라서 조치해야 할 것이다. 〈正傳〉

처음 풍기(風氣)의 징조가 나타나면 빨리 유풍탕(愈風湯)과 천마환(天痲丸)이 서로 겉과 속이 되는 것을 복용하는 것이 바로 병들기 전에 치료하는 성약(聖藥)이 되는 것이다. 〈易老〉

2. 치료(治療)와 예방(予防)할 경우

좌반신(左半身)이 불수(不隨)하고 좌수맥(左手脈)이 부족한 것은 사물탕(四物湯)으로 주로 치료하고 우반신(右半身)이 불수(不隨)하며 우수맥(右手脈)이 부족한 것은 사군자탕(四君子湯)으로 주로 치료하며 담(痰)이 성(盛)하면 이진(二陳)과 도담탕(導痰湯)으로 같이 치료하고 기혈(氣血)이 양허(兩虛)하고 담(痰)을 낀 것은 팔물탕(八物湯)에 남성(南星)•반하(半夏)•지실(枳實)•죽력(竹瀝)생강즙 등의 종류를 더해 치료하며 혹시 진원(眞元)이 차차로 회복되고 담음(痰飮)이 약간씩 사라지면서도 혹시 풍사(風邪)가 아직 물러가지 않을 때에는 강활유풍탕(羌活愈風湯)과 방풍통성산(防風通聖散)을 가감하여 조치(調治)하면 평안(平安)해지고 또한 뜸질로 더하는 것은 더욱 좋다. 〈正傳〉

3. 열(熱)이 생풍(生風)할 경우

대개 습(濕)이 담을 낳고 담(痰)이 열을 낳으며 열(熱)이 풍(風)을 낳는 것이다. 〈丹心〉

풍병(風病)은 대부분 열이 심한 데 원인이 있는데 항간에서는 다만 풍(風)이라고 말하는 것은 끝잎만 말하고 있으며 원 뿌리는 잊은 것이다. 간목(肝木)의 풍이 실(實)해서 졸중(卒中)하는 것도 아니요. 또 밖이 풍(風)에 졸중(卒中)하는 것도 아니며, 그의 원인은 조식(調息)을 실조(失調)해서 심화(心火)가 폭성(暴盛)하고 신수(腎水)가 쇠허(衰虛)하여 충분히 제어하지 못하니 음(陰)이 허하고 양(陽)이 실(實)해서 열기(熱氣)로 하여금 불울(怫鬱)케 하고 심신(心神)으로 하여금 혼모(昏冒)케 해서 근골(筋骨)을 쓰지 못하고 쓰러져서 의식이 없는 것이니 주로

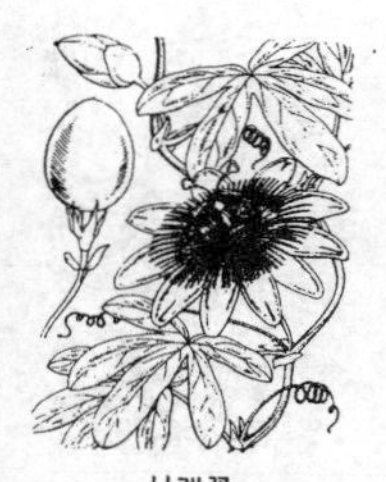
시계꽃

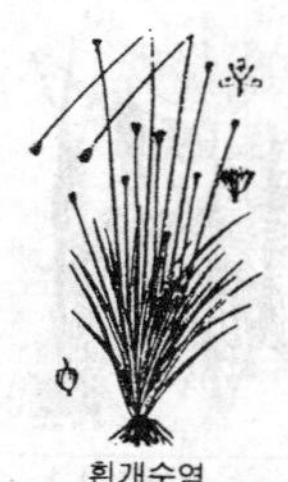
흰개수염

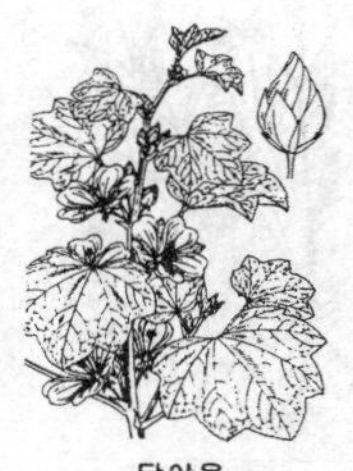
당아욱

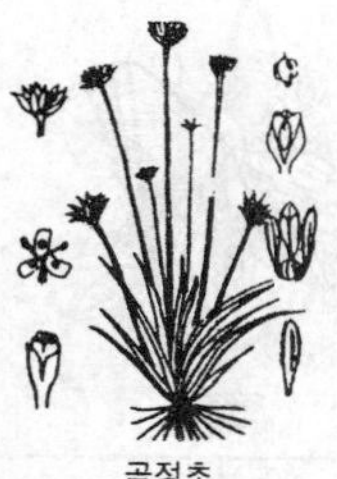
곡정초

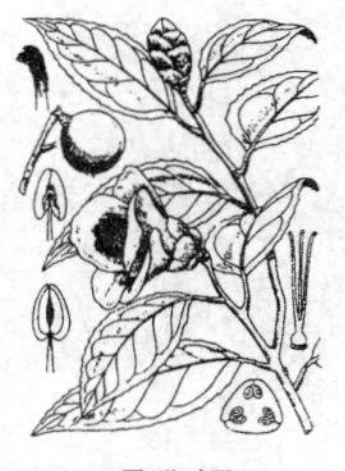
동백나무

오지〔五志 : 희(喜)·노(怒)·사(思)·비(悲)·공(恐)〕가 지나친 대서 그 원인이 있는 것으로 오지(五志)의 과극(過極)은 역시 열(熱)이 심한데서 오는 것이다. 〈河間〉

열(熱)이란 풍(風)의 본체(本體)로써 풍(風)이 열에서 나서 열(熱)로써 본(本)을 삼고 풍(風)으로써 표(標)를 삼으니 모든 풍증(風症)을 지닌 사람은 모두 풍(風)에 열(熱)을 가지고 있는 것이다. 〈河間〉

어떤 사람이 갑자기 심복(心腹)속에 열(熱)이 심한 것을 느끼고 치풍약(治風藥)을 복용해서 고친 경우가 있고, 또 어떤 사람은 여름에 열(熱)이 심해서 찬 물을 땅바닥에 뿌린후 그 위에 자리를 깔고 누워서 다른 사람에게 부채질을 하게 하였더니 그 다음날 급한 중풍(中風)에 걸려서 마침내 며칠만에 죽었고, 또한 노부(老婦)가 여름에 열(熱)을 이기지 못해서 밤에 밖에 나가 마루위에 누웠더니 다음날 중풍(中風)이 돌발(突發)해서 소속명탕(小續命湯)을 먹이고 계속(繼續)해서 치료를 하니 며칠만에 나았다 한다. 이것으로 보아서 중풍(中風)은 심복속에 큰 열이 있으므로 해서 일어난다는 것을 알 수 있으니 열생풍(熱生風)이라는 말은 틀리지 않음을 경험 할 수가 있는 것이다. 〈資生〉

4. 비인(肥人)의 중풍(中風)이 많을 경우

소위 비대한 사람이 중풍(中風)에 걸리는 예가 많다는 사실은 살이 찌면 주리(腠理)가 치밀하고 울체(鬱滯)가 많고 기혈(氣血)이 통리(通利)하기가 어렵기 때문에 졸중풍(卒中風)이 많은 것이다. 〈河間〉

나이가 50이 넘게되면 기(氣)가 약해지기 시작하고 중풍(中風)이 많은 것이며, 장년(壯年)들은 걸리는 경우가 드문 일이다. 그러나 비만(肥滿)하면 걸리는 경우가 많으니 이것은 역시 형태가 성하고 기(氣)가 약하기 때문이다. 〈東垣〉

비대한 사람에게 중풍(中風)이 많은 까닭은 기(氣)가 밖에는 성하고 안에는 부족하기 때문이다. 폐(肺)는 기(氣)가 출입하는 길이 되기 때문에 비대한 사람은 기(氣)가 반드시 급하고, 기(氣)가 급하면 폐(肺)의 사(邪)가 성해서 폐(肺)의 금(金)이 목(木)을 이기게 된다. 담(膽)은 간(肝)의 부(府)가 되기 때문에 담연(痰涎)이 옹체(壅滯)되었을 때의 치료 방법은 먼저 기(氣)를 치료하는 것을 우선으로 해야 하는데 곽향정기산(藿香正氣散)에다 남성(南星)과 목향(木香)및 방풍(防風)과 당귀(當歸)를 더해 쓰게 되니, 중풍(中風)을 치료할 뿐만 아니라 중악(中惡)과 중기(中氣)에 매우 적당한 약이다. 〈醫鑑〉

5. 중풍(中風)의 원인

풍(風)이란 백병(百病)의 근원이 되는 병이다. 변화되면 모든 병이 되기 때문에 편풍(偏風)·뇌풍(腦風)·목풍(目風)·누풍(漏風)·내풍(內風)·장풍(腸風)·설풍(泄風)이 있고, 또한 폐풍(肺風)·심풍(心風)·간풍(肝風)·비풍(脾風)·신풍(腎風)·위풍(胃風)·노풍(勞風) 등 증세가 있다. 하간(河間)이 말하기를「풍병(風病)이 열(熱)이 성해서 되는 것이 많다.」동원(東垣)이 말하기를「중풍(中風)이란 외래(外來)의 풍사(風邪)가 아니고 바로 본기병(本氣病)인 것이다.」단계(丹溪)가 말하기를「풍증(風症)이란 서북지방(西北地方)은 기(氣)가 한해서 중풍(中風)이 되는 것이 많고 동남지방(東南地方)은 기(氣)가 따뜻하고 땅에 습기(濕氣)가 많기 때문에 풍(風)이란 풍(風)이 아니며, 모두가 습(濕)이 담(痰)을 낳고 열(熱)을 낳으며 열(熱)이 풍(風)을 낳는 것이다.」

경(經)에 이르기를「항(亢)하면 해롭고 승(承)하면 제(制)한다.」하였고, 하간(河間)이 말하기를「토(土)가 극(極)하면 목(木)과 같다.」고 하였으니 수십년 이래도 경(經)의 뜻을 얻은 사람은 하간(河間)한 사람 뿐이었다. 왕안도(王安道)가 말하기를「옛날 사람들은 풍(風)을 주장하고 하간(河間)은 화(火)를 주장 했으니 동원(東垣)은 기(氣)를 주장했고 단계(丹溪)는 습(濕)을 주장 했으니 이것은 도리어 풍(風)으로써 허상(虛像)을 삼아 옛날 사람과는 크게 다르니 요약해 보면 3사람의 풍(風)에 대한 의론을 모두 편폐(偏廢)하지 못할 것이다. 단지 풍(風)때문인 것이 진중풍(眞中風)이고, 화(火)때문인 것과 기(氣)때문인 것 및 습(濕)때문인 것은 유중풍(類中風)이지 진중풍(眞中風)은 아닌 것이다.」

왕안도(王安道)가 3사람과 옛날 사람의 풍(風)에 관한 의론이 같지 않은 것은 진중(眞中)과 유중(類中)의 별목(別目)을 세웠으니 여기에 의심 나는 것이 있게 된다. 대부분 중풍(中風)의 증세란 먼저 안에서 상(傷)하고 다음에 겉으로 감염되는 것인데 단지 표본(標本)과 경중(輕重)의 다른 점이 있을 뿐이다. 모든 병(病)이 전부 그 원인이 있고 증세가 있는데, 옛날 사람의 중풍론(中風論)은 그 증세를 말하는 것이고, 3사람의 중풍론(中風論)은 그 원인을 말한 것이니 이것을 알게되면 중풍(中風)의 증후(症

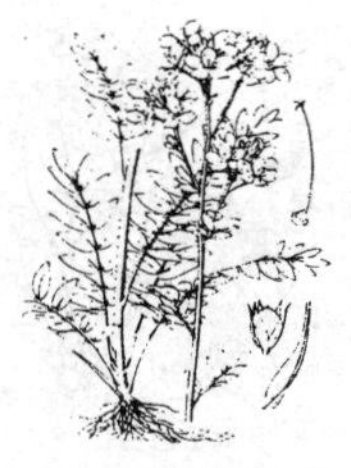
꽃고비

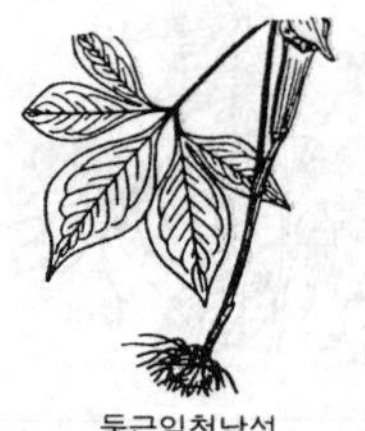
둥근잎천남성

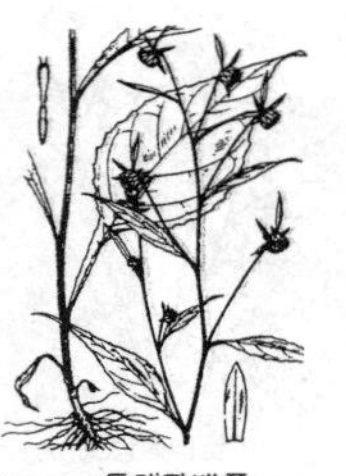
두메담배풀

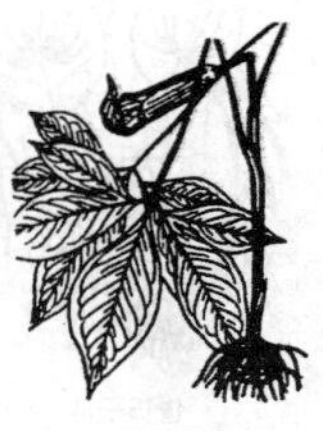
자주천남성

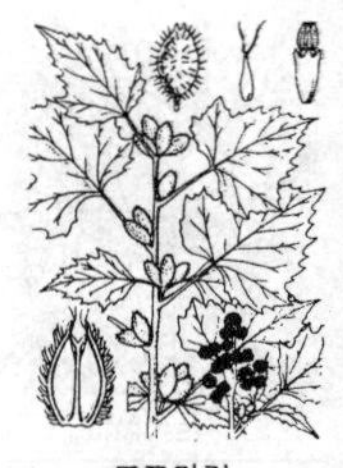
도꼬마리

候)를 상세하게 의논할 수 있는 것이다. 〈正傳〉

6. 중풍(中風)의 대증(大症)일 경우

풍(風)이 사람에게 적중되는 것은 졸중(卒中)•폭부(暴仆)•폭음(暴瘖)•몽매(蒙昧)•구안괘사(口眼喎斜)•수족탄탄(手足癱瘓)•불성인사(不省人事)•언어건삽(言語蹇澁)•담연옹성(痰涎壅盛)등의 종류가 있다. 〈醫監〉

7. 적풍(賊風)과 허사(虛邪)가 적중할 경우

황제(黃帝)가 묻기를「내가 들으니 사시팔풍(四時八風)의 적중되는 것은 차가운 것과 더운 것이 있으니 차가운 것은 피부가 급하고 주리(腠理)가 열리기 때문에 적풍(賊風)•사기(邪氣)가 침입하는 것인가? 반드시 정사(正邪)와 허사(虛邪)가 들어가는 것을 기다렸다가 사람을 상하게하는 것인가?」소사(少師)가 대답하기를「그런 것이 아니고 적풍(賊風)의 허사(虛邪)가 사람에게 침입(侵入)하는 것이 때가 없는 것이지만 반드시 주리(腠理)가 열리는 때를 틈타는 것이다. 그 침입하는 것이 깊으면 안에서 병이 되는 것이 극(極)하고 병의 증세는 졸폭(卒暴)한 것이며, 주리(腠理)의 닫히는 것이기 때문인 것은 그 침입하는 것이 얕고 병증세가 역시 느리고 더딘 것이다.」

제(帝)가 묻기를「한온(寒温)이 화적(和適)이 화적(和適)하고 주리(腠理)가 열리지 않도록 졸병(卒病)하는 경우도 있으니 그것은 어찌된 까닭인가?」소사(少師)가 대답하기를「사람이 천지(天地)와 함께 서로 참여하고 일월(日月)과 같이 서로 응하기 때문에 달이 차면 바다물이 서쪽에서 성하고 사람의 혈액(血液)이 쌓이며 기육이 충실하고, 피부가 치밀하며 모발(毛髮)이 굳세고 주리가 치〔郄=틈나는 것〕하며 연구(煙垢)가 끼게되니 이러할 때에 비록 적풍(賊風)을 만나도 그 침입하는 것이 얕은 것이며 달이 이지러지면 바다물이 동쪽으로 성하고 사람의 기혈(氣血)이 허해져서 위기(衛氣)가 가고 형체(形體)가 홀로 살며 기육(肌肉)이 덜어지고 피부가 풀리며, 주리(腠理)가 열리고 모발(毛髮)이 쇠잔(衰殘)하며, 주리(腠理)가 엷어져서 연구(煙垢)가 떨어지니 이 때가 되어서는 적풍(賊風)을 만나면 그 침입하는 것이 깊고 병증(病症)이 졸폭(卒暴)한 것이다.」〈靈枢〉

사풍(邪風)의 이르는 것이 빠르기가 풍우(風雨)와 같기 때문에 치병(治病)을 잘 하는 사람은 첫째 피모(皮毛)를 다스리고 다음은 기부(肌膚)를 치료하며 또한 근맥(筋脉)을 치료하고 그 다음은 육부(六腑)를 치료하며, 다음은 오장(五臟)을 치료하니 오장(五臟)을 치료하게 되면 반은 죽는 것이다. 〈內經〉

사(邪)가 허(虛)를 타서 들어가는 것을 허사(虛邪)라고 한다. 〈內經〉

사(邪)가 주진(注溱)하는 곳에 그 기(氣)가 반드시 허(虛)하게 되니 머물러서 가지 않으면 그 병이 실(實)한 것이다. 〈內經〉

8. 중풍대법(中風大法)의 4종일 경우

1은 편고(偏枯)가 되니 반신불수(半身不隨)가 되는 것이고, 2는 풍비(風痱) 풍〔風의 창중(瘡腫)〕이니 아픔은 없으나 팔과다리를 들지 못하고, 3은 풍의(風懿)이니 혼암(昏暗)해서 사람을 잘 알아보지 못하는 것이며, 4는 풍비(風痺)로써 모든 비(痺)가 풍상(風狀)과 비슷하다. 〈千金〉

◎ **편고(偏枯)**

혈기(血氣)가 편허(偏虛)하고 반신불수(半身不隨)가 되며 기육(肌肉)이 마르고 여위게 되며 뼈와 뼈사이가 아프게 되면 편고(偏枯)라고 이른다. 〈直指〉

허사(虛邪)가 몸의 반에 객(客)하면 그 침범하는 것이 깊고 안으로 영위(榮衛)에 살면 영위(榮衛)가 점점 약해지며 진기(眞氣)가 가고 사기(邪氣)가 홀로 머무르면 일어나서 편고(偏枯)가 되는 것이다. 〈仲景〉

편고(偏枯)란 반신(半身)이 불수(不隨)하고 기육(肌肉)의 일부분을 못쓰고 아프게 되며 말하는 것이 변하지 않고 지혜(智慧)도 어지럽지 않으며 병이 분육(分肉)과 주리(腠理)사이에 있으니 마땅히 따뜻하게 누워서 땀을 내고 또 거침(巨鍼)으로써 취해야 한다. 〈仲景〉

편고(偏枯)란 손과 발이 사기(邪氣)의 맥도(脈道)를 험하게 막히는 것이 되어서 일어나는 것이니 위병(痿病)으로 변하면 양명(陽明)이 허하고 종근(宗筋)이 풀어지며 대맥(帶脈)이 끌리지 않는 것이며, 병은 말하는 것이 변하고 지기(志氣)가 어지러운 것이며, 위병(痿病)은 위와 같은 증세가 없는 것이다. 대개 비병은 치고 엎어져서 폭증(暴症)이 일어나는 것이고 위병(痿病)은 태타(怠墮)로부터 점점 증세가 되는 것이니 양질(兩疾)이 서로 다른 것이 틀림이 없다. 〈綱目〉

◎ **풍비(風痱)**

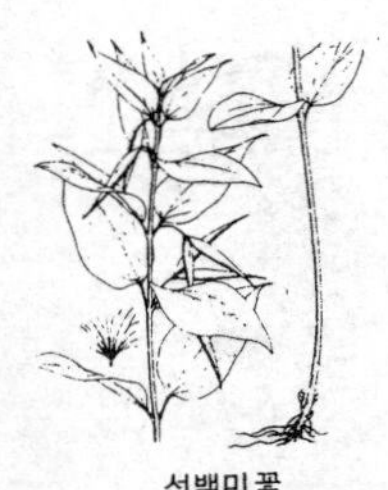
선백미꽃

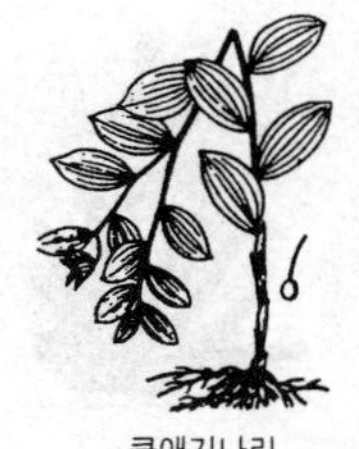
큰애기나리

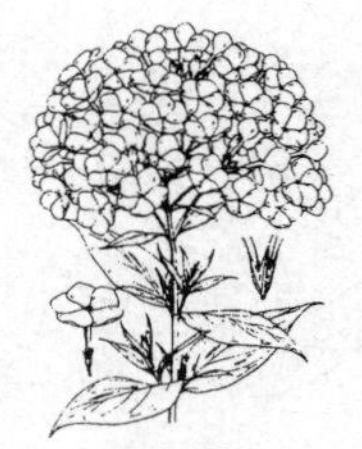
풀협죽도

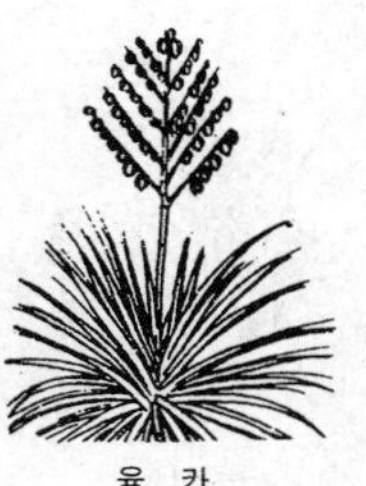
육 카

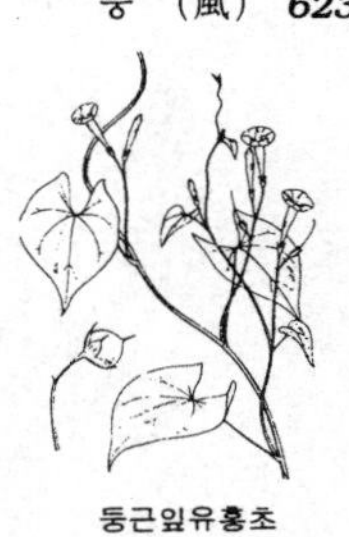
둥근잎유홍초

신지불란(神智不亂)하고 신체불통(身體不痛)한데 사지불거(四肢不擧)하면서 한 팔을 못쓰게 되니 이것을 풍비(風痱)라고 한다. 〈直指〉

비병(痱病)이란 신체가 아프지 않고 팔다리를 쓰지 못하며 의지(意志)와 말하는 것이 심하게 다르지 않으면 치료할 수가 있는 것이며, 심해서 말을 하지못하면 치료하지 못한다. 〈仲景〉

풍비(風痱)가 느리면 팔다리가 들리지 않고 급하면 전신이 모두 뒤집어지며, 또는 좌탄(左癱)과 우탄(右瘓)이 일어나고, 또는 한 팔을 쓰지못하며 못쓰게 되며 심지(心智)가 요란(擾亂)해서 말을 잘 하지 못하는 것이 난치(難治)에 드는데, 환골단(換骨丹)과 신선비보단(神仙飛步丹)으로 치료해 볼 수 있고 비(脾)가 실(實)한 것은 고량(膏粱)의 질(疾)이니 소풍순기원(疎風順氣元)을 사용하고 비(脾)가 허한 것은 십전대보탕(十全大補湯)과 팔보회춘탕(八寶回春湯)을 사용한다. 〈入門〉

비(痱)라는 것은 폐(廢)한다는 뜻으로 즉 편고한 사기(邪氣)가 깊으면 비(痱)와 편고(偏枯)가 2가지의 질환으로 보아야 하는데, 편고(偏枯)란 몸이 어느 일부만 아프고 변하지 않으며 뜻이 어지럽지 않고 사(邪)가 분육(分肉)과 주리(腠理)의 사이에 있는 것이니 동원(東垣)이 말하기를 「사(邪)가 부(腑)에 적중 되었다.」는 것이고, 비병(痱病)은 몸이 아프지 않고 손과 발을 사용하지 못해서 언어(言語)와 지의(志意)는 변란(變亂)하지 않으며 사(邪)가 깊숙히 들어간 것이니 동원(東垣)이 말하기를 「사(邪)가 장(臟)에 적중되었다.」는 것이다. 〈綱目〉

◎ 풍의(風懿)

갑자기 정신이 흐리멍텅하고 엎어져서 설강불어(舌強不語)하고 목구멍이 꽉 막혀서 껄떡껄떡하는 소리가 나는 것은 풍의(風懿)라고 한다. 〈直指〉

풍의(風懿)란 것은 졸도하고 입이 비뚤어지며 말을 하지 못하고 몸이 연한 것인데 땀이 나면 살고 땀이 나지않고 몸이 뻣뻣하게 굳게되면 죽게 되니, 담수(痰水)가 화(火)를 제거해서 심규(心竅)를 닫아 막아서 말을 못하는 것인데 열이 있는 사람은 우황청심원(牛黃淸心元)을 사용하고 허한 사람은 도담탕(導痰湯)을 사용한다. 〈入門〉

풍의(風懿)란 갑자기 사람을 알아보지 못하고 목구멍이 막히며 혀가 굳어져서 말을하지 못하고 병이 장부(臟腑)에 있으므로 땀이 나고 몸이 부드러우면 살고 땀이 나지 않고 몸이 뻣뻣하게 굳으면 7일이면 죽는다. 〈得効〉

◎ 풍비(風痺)

전문(全門)이 아래에 있다.

9. 중풍(中風)의 이름이 각각 다를 경우

갑자기 혼도(昏倒)하는 것은 경(經)에 이르기를 격부(擊仆)라 하고 속(俗)에 이르기를 졸중(卒中)이라 하니 즉 증풍초기(中風初期)의 증세이며, 입과 눈이 비뚤어지고 반신불수(半身不隨)가 되는 것은 경(經)에는 편고(偏枯)라고 하고 속(俗)에 이르기는 탄탄(癱瘓)또는 외퇴풍(腲腿風)이라고 하는 것인데 즉 중풍(中風)의 후기 증상이고, 설강(舌強)해서 말을 못하고 입술을 오무리지 못하는 것은 경(經)에 이르기를 비병(脾病)이란 것이며, 속(俗)에 이르기는 풍의(風懿)라는 것인데 역시 중풍(中風)의 졸도(卒倒)한 다음에 증세이다.

편고(偏枯)하면 반드시 혼도(昏倒)하기 때문에 내경(內經)에 총칭해서 격부편고(擊仆偏枯)라고 하였다. 〈綱目〉

10. 맥법(脈法)일 경우

중풍(中風)의 맥(脈)이 큰 것을 열이 아니고, 풍맥(風脈)인 것이다. 〈得効〉

촌구맥(寸口脈)이 들뜨고 급한데 급하면 찬 것이 되고 들뜨면 허(虛)가 되며 찬 것과 허(虛)가 서로 공박하면 사(邪)가 피부에 있고 낙맥(絡脈)이 텅비게 되니 적사(賊邪)가 사(瀉)하지 않고 또는 왼쪽으로 또는 오른쪽으로 하여 사기(邪氣)가 오히려 느려지고 정기(正氣)가 급해지면 정기(正氣)가 사(邪)를 끌어 괘사(喎斜)해서 쫓지 못하게 되고 사(邪)가 경(經)에 있으면 무거워서 못이기고 사(邪)가 부(腑)로 들어가면서 사람을 알아보지 못하며 사(邪)가 장(臟)에 들어가게 되면 혀가 굳어져서 거북하고 입으로 침거품을 토한다. 〈仲景〉

중풍(中風)에 입을 다물었는데 맥(脈)이 느리고 들뜨면 길(吉)하고, 급(急)·실(實)·대(大)·촉(數)하면 삼혼(三魂)이 외로운 것이다. 〈丹心〉

중풍(中風)에 맥(脈)이 느리고 들뜨면 치료가 되는 것이며, 크고 촘촘해서 극(極)하면 치료하지 못한다. 〈丹心〉

중풍(中風)에 맥(脈)이 들뜨고 미끄러우며 겸해서 담기(痰氣)가 있으면서 또는 잠기고 미끄러우면 풍(風)으로 치료하지 말 것이며, 혹 뜨고 혹 잠기며 적으면서 허한

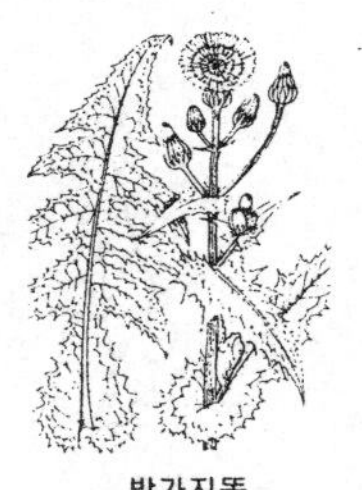
방가지똥

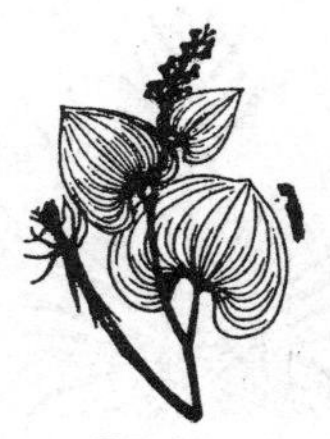
두루미꽃

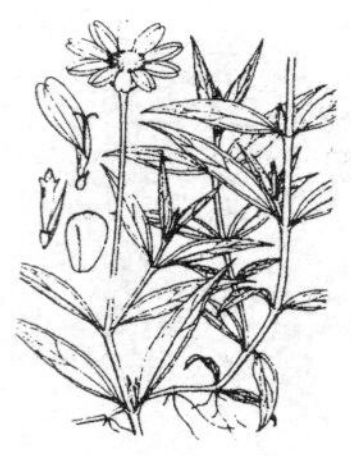
외잎쑥

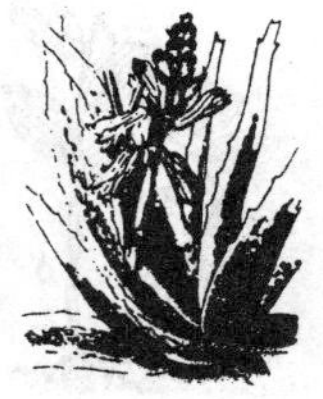
당노회

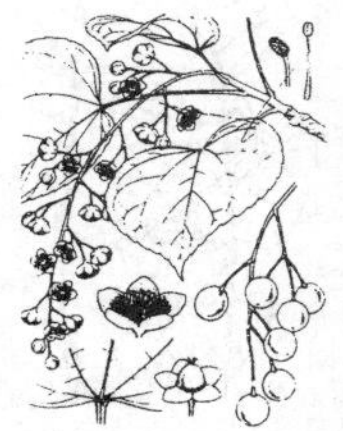
이나무

것은 위태로움을 부지(扶持)하고 담(痰)을 더욥게 할 것이며, 풍(風)을 소산(疎散)해서는 안 된다. 〈脈訣〉

대법(大法)에 맥(脈)이 들뜨고 느리면 길(吉)하고, 급질(急疾)하면 흉한 것이다. 맥(脈)이 들뜨고 느리면 치료하기가 쉽고 크고 촘촘해서 극(極)하면 죽는다. 〈脈經〉

맥(脈)이 들뜨고 큰 것은 풍(風)이고, 맥(脈)이 들뜨고 촘촘하면 중풍(中風)이다. 〈仲景〉

11. 풍이 혈맥·부(腑)·장(臟)에 적중됨이 다를 경우

풍(風)이 혈맥(血脈)에 적중되면 입과 눈이 비뚤어지고 부(腑)에 적중되면 팔다리의 관절(關節)이 어질지 못하고, 장(臟)에 적중되면 성명(性命)이 위태하니 3사람의 치료 방법이 각기 다른 것이다. 〈東垣〉

부(腑)에 적중한 것은 얼굴에 오색(五色)이 나타나고 겉 증세가 있으면서 맥(脈)이 들뜨고 풍한(風寒)을 싫어하며 구급(拘急)해서 어질지 못하고 또는 몸의 앞에 적중하고 또는 몸의 뒤에 적중하며 또는 몸의 옆에 적중하니 이것을 모두 부(腑)에 적중하였다고 하며 비교적 치료하기가 쉽다.

장(臟)에 적중한 것을 입술을 움직이지 못하고 혀를 구부리지 못해서 실음(失音)을 하며 코가 냄새를 분별치 못하고 귀가 들리지 않고 눈이 어두워지며, 대 소변이 모두 비결(秘結)되니 중장(中臟)이라 하며 그 병은 다수가 난치(難治)에 드는 병이 많은 것이다. 대부분 부(腑)에 적중한 것은 구규(九竅)가 막히는 경우가 많다. 〈易老〉

혈맥(血脈)에 적중하여 밖으로 육경(六經)의 형증이 있으면 소속명탕(小續命湯)을 가감(加減)한 것과 소풍탕(疎風湯)으로 치료한다. 부(腑)에 적중한 것은 우선 가감속명탕(加減續命湯)으로 증세에 따라서 그 겉을 발(發)하고 혹시 장(臟)에 적중한 것을 겸해서 안으로 대소변의 조격(阻隔)이 있으면 삼화탕(三和湯)과 국방마인환〔局方麻仁丸 : 처방은 대편부(大便部)〕및 자윤탕(滋潤湯)으로 치료하고 밖으로 육경(六經)의 형증(形症)이 없고 안으로 대·소변의 조격(阻隔)이 없으면 당연히 피를 기르고 기(氣)를 통해야 되니 대진교탕(大秦艽湯)과 강활유풍탕(羌活愈風湯)및 양영탕(養榮湯)등을 쓴다. 장(臟)에 적중해서 담(痰)이 막히고 혼모(昏冒)한 것은 지보단(至寶丹)의 종류를 쓰며 활명금단(活命金丹)과 우황정지환(牛黃定志丸)및 거풍지보단(祛風至寶丹)으로 치료한다.

풍(風)이 오장(五臟)에 적중해서 혀가 굳고 눈이 어두우면 배풍탕(排風湯)으로 치료하고 단지 손과 발을 사용하지 못하고 말하기가 건삽(蹇澁)한 것은 유풍탕(愈風湯)으로 중도(中道)를 시행하게 해야 되니 오래 먹으면 큰 풍(風)이 모두 없어진다. 병을 치료하는 방법이 막힌 것을 통하게 한다는 것을 잊어서는 안되니 혹시 1기(一氣)를 치료하기 위해서 약간의 땀을 내는 것은 마황(麻荒) 1돈을 더하고 혹 10일 동안의 막힌 것을 통리(通利)시키려면 대황(大黃) 2돈을 더하게 되니 이것은 보통 치료하는 방법이며 오래 복용하면 맑고 탁한 것이 저절로 분리가 되고 영위(榮衛)가 자연히 온화해지는 것이다. 〈易老〉

※ 소속명탕(小續命湯)

효능 : 졸중풍(卒中風)에 인사불성(人事不省)이 되고 비뚤어지고 탄탄(癱瘓)하며 음아(瘖瘂)해서 마목(麻木)이 되고 어지러워지며 시초의 중풍(中風)에 땀이 없어지고 겉이 실(實)한 것과 일체의 모든 풍(風) 증세를 치료한다.

처방 방풍(防風) 1돈반, 방기(防己)·행인(杏仁)·육계(肉桂)·황금(黃芩)·백작약(白芍藥)·인삼(人蔘)·천궁(川芎)·마황(麻黃)·감초(甘草) 각 1돈, 부자포(附子炮) 5푼을 썰어서 1첩으로 하여 생강 3개, 대추 2개를 넣어 물로 달여서 먹는다. 〈入門〉

또는 방기(防己)와 부자(附子) 대신에 당귀(當歸)와 석고(石膏)로 치료하고, 열(熱)이 있으면 백부자(白附子)를 치료한다고 하였으며 무릇 중풍(中風)에 육맥(六脈)이 깨끗하고 긴요하며 풍기(風氣)가 성하고 심화(心火)가 오르며 담연(痰涎)이 경락(經絡)가운데 막힌 것은 소속명탕(小續命湯)을 써야 하니 부자(附子)로써 웅장한 기(氣)를 더하고 참관탈장(斬關奪將)하는 기세를 도우며 인삼(人蔘)등으로써 12경(十二經)에 운행해서 흩어져버린 원양(元陽)을 회복시키고 마황(麻黃)과 행인(杏仁)및 방풍(防風)으로 겉을 퍼뜨리고 주리를 열어서 겉에 있는 풍한(風寒)을 구산(驅散)하고 당귀(當歸)와 천궁(川芎)으로 혈분(血分)에 들어가서 행혈(行血)과 양혈(養血)을 시켜서 그 오손(虧損)한 진음(眞陰)을 자양(滋養)하고 또는 석고(石膏)와 지모(知母)를 더해서 위화(胃火)를 내리고 또는 황금(黃芩)을 더해서 폐금(肺金)을 맑게해야 하는데 혹시 병세가 조금 물러가고 정신(精神)이 차차 회복이 되면 다시 단계의 방법을 써서 기혈(氣血)을 보(補)하

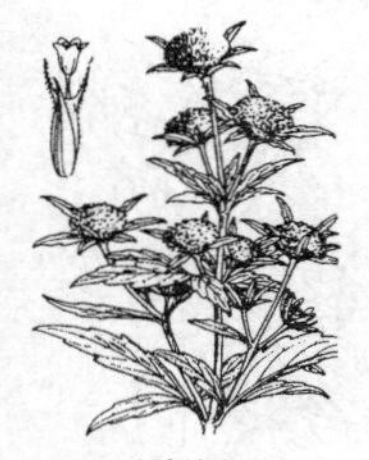
가막사리

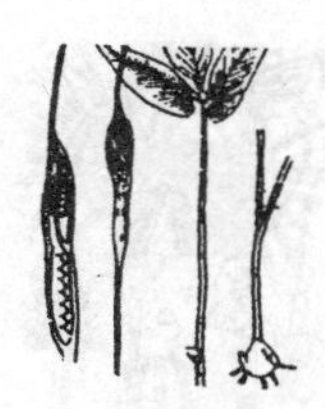
앉은부채

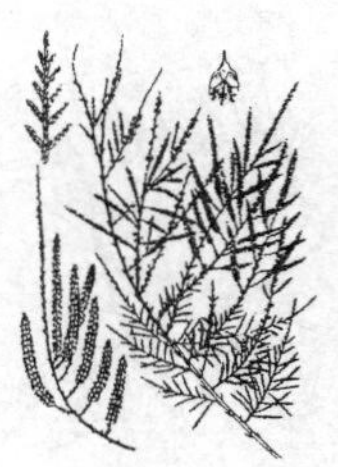
위성류

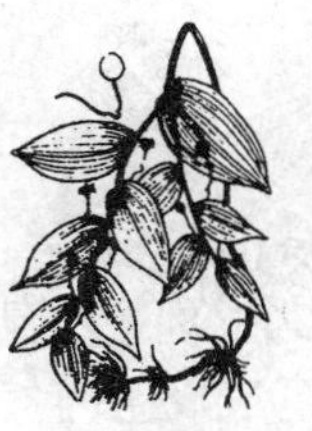
왕죽대아재비

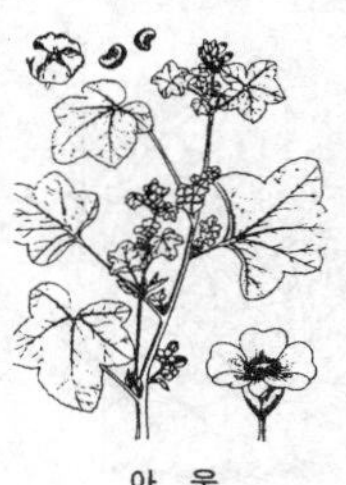
아 욱

고 담(痰)을 맑게 하는 약으로써 본기(本氣)를 고루 길러 주니 이것은 급(急)하면 표(標)를 치료하는 것과 또한 표를 본(本)으로 치료하는 방법이다. 〈正傳〉

※ 소풍탕(疎風湯)

효능 : 풍(風)이 부(腑)에 적중해서 손과 발이 어질지 못하면 마땅히 우선 겉을 풀어주고 다음에 유풍탕(愈風湯)으로 조리(調理)해야 된다.

처방 강활(羌活)·방풍(防風)·당귀(當歸)·천궁(川芎)·적복령(赤茯苓)·진피(陳皮)·반하(半夏)·오약(烏藥)·백지(白芷)·향부자(香附子) 각 8푼, 계지(桂枝)·세신(細辛)·감초(甘草) 각 3푼을 썰어서 1첩으로하여 생강 3쪽을 넣어 물로 달여서 먹는다. 〈回春〉

※ 가감속명탕(加減續命湯)

풍(風)이 부(附)에 적중해서 표(表)·리(裏)·허(虛)·실(實)을 구분하기 어렵기 때문에 장역로(張易老)가 동원(東垣)에게 육경가감법(六經加減法)을 가르켜 준 것이다. 태양중풍(太陽中風)에는 땀이 없고 차가운것을 싫어하는 것인데 마황(麻黃)과 속명(續命)으로 주치제로 쓰게 되니 처방에 마황(麻黃)과 방풍(防風) 및 행인(杏仁)을 배로 쓰고, 땀이 나 있으면서도 바람을 싫어 할 때는 계지(桂枝)와 속명(續命)을 주치제로 쓰니 본방(本方)에다 계지(桂枝)와 작약(芍藥) 및 행인(杏仁)을 배로 쓰고 양명중풍(陽明中風)에 몸에 열이 나 있고 땀이 없으며 바람을 싫어하지 않을 때에는 백호(白虎)와 속명(續命)을 주치제로 쓰게 되니 본방(本方)에다 계지(桂枝)와 황금(黃芩)을 배로 쓰고, 칡뿌리 1돈4푼을 더하며, 태음중풍(太陰中風)에 땀이 없고 몸이 서늘 할 때는 부자(附子)와 속명(續命)을 주치제로 하니 부자(附子)는 배를 더하고 감초(甘草)는 2돈1푼을 더하며 건강(乾薑)은 7푼을 더하고 소음중풍(少陰中風)에 땀이 있고 열이 없을 때는 계지(桂枝)와 속명(續命)이 주치제가 되니 본방(本方)에다 계지(桂枝)·부자(附子)·감초(甘草)를 배를 더하고, 육경(六經)이 혼효(混淆)한 때는 소양궐(少陽厥)에 매인(繫) 것이니, 혹시 지절이 연통(攣痛)하고 또는 마목(麻木)이 되고 어질지 못한 것이다. 강활(羌活)과 연교(連翹)·속명(續命)이 주치제가 되니 본방(本方) 1냥에 강활(羌活) 1돈, 연교(連翹) 1돈을 더해 치료한다. 〈正傳〉

※ 삼화탕(三化湯)

효능 : 부(腑)와 장(臟)이 같이 중풍(中風)이 되서 대·소변이 조격(阻隔)하여 이롭지 못한 증세를 치료한다.

처방 후박(厚朴)·대황(大黃)·지실(枳實)·강활(羌活) 각 등분하고 그 1냥을 썰어서 1첩을 지어서 1일 2~3번씩 달여 먹는다 약간 하리(下痢)하고 바로 멈춘다. 〈易老〉

※ 양영탕(養榮湯)

효능 : 풍(風)이 혈맥(血脈)에 적중해서 밖으로 육경(六經)의 형증(形症)이 없고 안으로 대·소변의 조격(阻隔)이 없어도 단지 팔다리를 움직이지 못하고 말을 하지 못하며 또는 담(痰)으로 혼미(昏迷)해서 사람을 알아보지 못하는 것을 치료한다.

처방 당귀(當歸)·천궁(川芎)·백작약(白芍藥)·생지황(生地黃)·맥문동(麥門冬)·원지(遠志)·석창포(石菖蒲)·오약(烏藥)·진피(陳皮)·백복령(白茯苓)·지실(枳實)·황연(黃連)·방풍(防風)·강활(羌活)·진교(秦艽)·반하(半夏)·남성(南星)·감초(甘草) 각 6푼을 썰어서 1첩으로하여 생강 3쪽과 죽여(竹茹) 1덩이를 넣어 물로 달여서 먹는다. 〈回春〉

※ 배풍탕(排風湯)

효능 : 풍(風)이 오장(五臟)에 적중해서 정신(精神)이 황홀하고 손과 발이 어질지 못하며 입과 눈이 비뚤어지는 증세를 치료한다.

처방 독활(獨活)·마황(麻黃)·적복령(赤茯苓) 각 1돈, 백출(白朮)·육계(肉桂)·천궁(川芎)·행인(杏仁)·백작약(白芍藥)·방풍(防風)·당귀(當歸)·감초(甘草) 각 8푼, 백선피(白鮮皮) 5푼을 썰어서 1첩을 하여 생강 3개와 대추 2개를 넣어 물로 달여서 먹는다. 〈局方〉

※ 가감배풍탕(加減排風湯)

효능 : 치료 방법은 위와 같고 오장(五臟)의 풍(風)을 모두 치료한다.

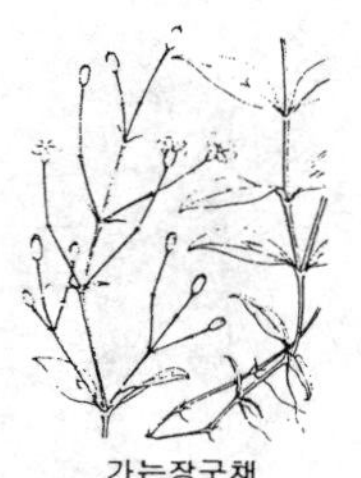
가는장구채

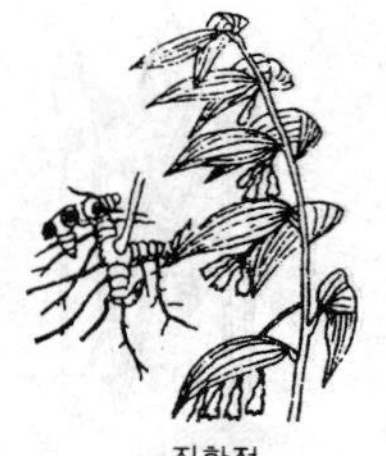
진황정

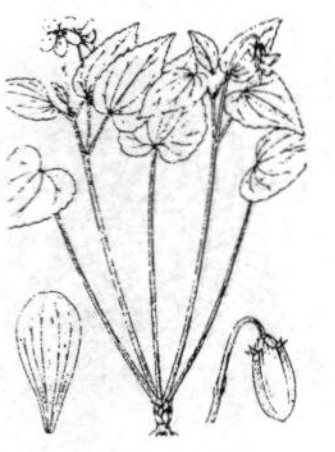
노랑제비꽃

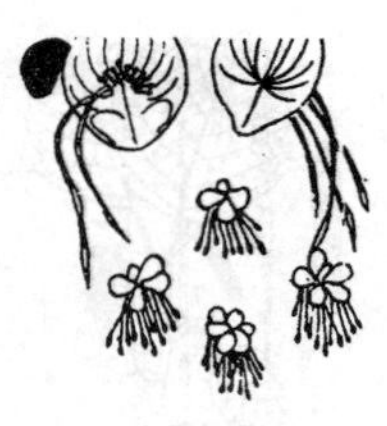
개구리밥

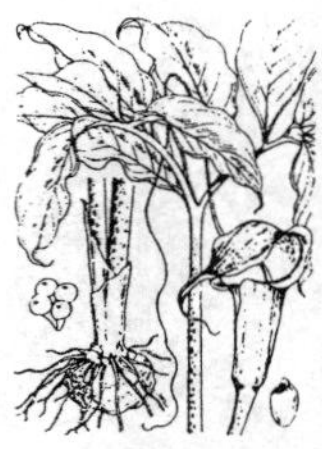
파대가리

처방 천마(天麻) 2돈, 창출(蒼朮) 1돈, 방풍(防風)•천궁(川芎)•강활(羌活)•독활(獨活) 각 8푼, 마황(麻黃) 7푼, 백선피(白鮮皮)•당귀(當歸)•백작약(白芍藥)•백출(白朮)•반하(半夏)•적복령(赤茯苓)•황금(黃芩)•행인(杏仁)•감초(甘草) 각 4푼을 썰어서 1첩을 하여 생강 3쪽을 넣어 물로 달여서 먹는다. 〈醫鑑〉

※ 대진교탕(大秦艽湯)

중풍(中風)이 밖으로 육경(六經)의 형증(形症)이 없고 안으로 대•소변이 조격(阻隔)한 것은 피가 약해서 근(筋)을 기르지 못하는 연유이니 손과 발을 못 움직이고 혀가 뻣뻣하게 굳어서 말을 못하는 것은 피를 기르면 근(筋)이 저절로 번영(繁榮)하는 것이니 이 약으로써 대부분 치료한다.

처방 진교(秦艽)•석고(石膏) 각 1돈, 강활(羌活)•독활(獨活)•천궁(川芎)•백지(白芷)•생지황(生地黃)•숙지황(熟地黃)•당귀(當歸)•백작약(白芍藥)•황금(黃芩)•백복령(白茯苓)•방풍(防風)•백출(白朮)•감초(甘草) 각 7푼, 세신(細辛) 3푼을 썰어서 1첩을 하여 물로 달여서 복용하되 시간은 아무 때나 좋다. 〈易老〉

※ 강활유풍탕(羌活愈風湯)

효능 : 풍(風)이 부(腑)와 장(臟)에 적중했을 때 맨처음 해당되는 각 약을 쓴 다음에 이 약으로 조리(調理)를 한다. 〈回春〉

풍사(風邪)에 외사(外邪)가 벌써 다 되고 내사(內邪)가 벌써 없어지면 이 약으로써 모든 경(經)을 행도(行導)하게 하고 오랫동안 복용하면 대풍(大風)이 모두 없어지게 되고 맑음과 탁한 것이 저절로 분리가 되며 영위(榮衛)가 저절로 온화해진다.

처방 창출(蒼朮)•석고(石膏)•생지황(生地黃) 각 6푼, 강활(羌活)•방풍(防風)•당귀(當歸)•만형자(蔓荊子)•천궁(川芎)•세신(細辛)•황기(黃芪)•지각(枳殼)•인삼(人蔘)•마황(麻黃)•백지(白芷)•감국(甘菊)•박하(薄荷)•구기자(枸杞子)•시호(柴胡)•지모(知母)•지골피(地骨皮)•두충(杜沖)•독활(獨活)•진교(秦艽)•황금(黃芩)•백작약(白芍藥)•감초(甘草) 각 4푼, 육계(肉桂) 2푼을 썰어서 1첩을 하고 생강 3쪽을 넣어 물로 달여서 아침 저녁으로 복용하고 또는 이 약탕(藥湯)으로써 공복에 이삼단(二蔘丹)을 삼켜 복용하고 자기전에 사백단(四白丹)을 삼켜 먹는다. 〈丹心〉

간신(肝腎)의 허한 것과 근골(筋骨)의 약한 것과 또한 말하기가 어려운 것과 정신의 혼모(昏冒)와 또한, 여위고 편고(偏枯)한 것, 그리고 살쪄서 불수(不遂)한것 또는 공구(恐懼)해서 건망(健忘)이 되는 것과 그리고 기뻐하고 생각이 많은 것 등을 치료하는 것인데 이러한 증세들은 모두가 정(精)이 부족해서 그러한 증세가 나타나는 이 약은 충분히 안심(安心)과 양신(養神)을 하고 음양(陰陽)을 조리(調理)해서 편승(偏乘)한 것이 없도록 해준다. 〈易老〉

※ 지보단(至寶丹)

효능 : 졸중풍(卒中風)이 급해서 말을 하지 못하고 인사불성(人事不省)과 또 풍(風)이 장(臟)에 적중해서 정신(精神)이 혼모(昏冒)한 증세를 치료한다.

처방 서각(犀角)•주사(朱砂)•웅황(雄黃)•호박(琥珀)•대매(玳瑁) 각 1냥, 우황(牛黃) 5돈, 용뇌(龍腦)•사향(麝香) 각 2돈반, 은박(銀箔) 각 50쪽(반은 겉을 입힌다) 안식향(安息香)슬로써 사토(沙土)를 여과해서 깨끗한 것 1냥을 오고(熬膏)와 함께 가루로하여 안식향고(安息香膏)에 넣어서 1냥을 화균(和勻)해서 40알을 나누어서 인삼탕(人蔘湯)에 1알씩 1일 2~3번씩 먹는다. 〈局方〉

안식향(安息香)은 성질이 경강(硬強)해서 갈기가 어려워 갑자기 쓰기가 어렵기 때문에 반을 감하고 달인 꿀로 대신 써도 무방하다. 〈俗方〉

※ 자윤탕(滋潤湯)

효능 : 풍(風)이 장(臟)에 적중해서 이변(二便)이 막힌데 먼저 이 약을 복용하고 유풍탕(愈風湯)으로 조리(調理)하면 좋다.

처방 당귀(當歸)•생지황(生地黃)•지각(枳殼)•후박(厚朴)•빈랑(檳榔)•대황(大黃)•마인(麻仁)•행인(杏仁) 각 1돈, 강활(羌活) 7푼, 홍화주배(紅花酒焙) 3푼을 썰어서 1첩을 하여 물로 달여서 먹는다. 〈回春〉

12. 졸중풍(卒中風)을 구급(救急)할 경우

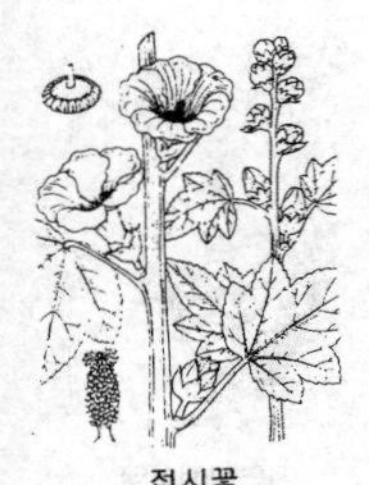
접시꽃

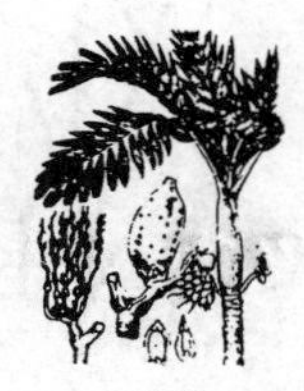
빈 랑

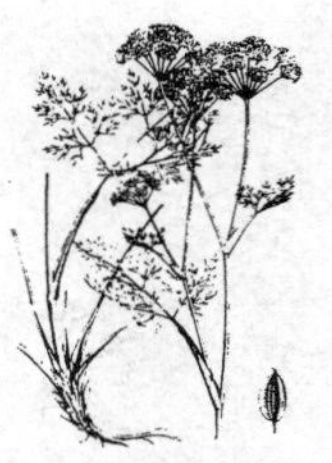
백운기름나물

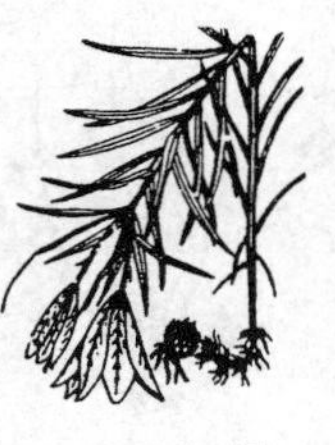
날개하늘나리

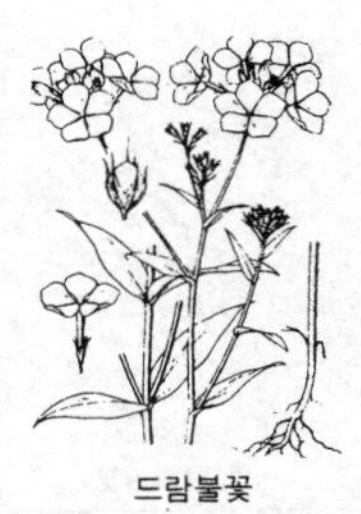
드람불꽃

처음 중풍(中風)이 되어서 바로 깨어나는 것은 치료하기가 쉽고 깨어나지 못하는 것은 인중(人中)을 손톱으로 꼬집어서 깨우고 난 후에 혹시 담연(痰涎)이 막혔으면 토(杪)하고 입이 다물려도 역시 토하고 혹시 입을 열고 손이 늘어지고 소변을 흘리면 양(陽)이 폭절(暴絶)해진 것이니 빨리 대료삼기(大料參芪)로써 보해서 접속(接續)시키고 혹시 눈이 위로 뒤집히면 뜸질해야 된다. 〈綱目〉

기(氣)가 허해서 졸도(卒倒)한 것은 인삼황기탕(人蔘黃芪湯)을 진하게 달여서 죽력(竹瀝)과 생강즙을 함께 먹는다. 〈丹心〉

졸중풍(卒中風)에 혼도(昏倒)해서 인사불성(人事不省)이 되고 이를 악물어 침을 흘리고 입과 눈이 비뚤어지며 정신(精神)이 황홀해서 황급(惶急)할 때에는 손톱으로 인중(人中)을 꼬집어 뜯으면 바로 깨어나니 빨리 다른 사람에게 시켜서 병자의 두 손과 두 발을 위에서 아래로 향해 계속해서 주물러 주면 사지(四肢)의 담기(痰氣)가 바로 흩어지고 풍(風)이 심장(心臟)을 치는 것을 피하게 될 수 있는 것이다. 또한 삼릉침(三稜鍼)으로 10손가락의 손톱에 십정혈(十井穴)을 찔러서 나쁜 피를 빼어 기(氣)에 취하고 기침(氣鍼)으로 합곡이혈(合谷二穴)과 인중일혈(人中一穴)을 찌르는 것이 응급 치료가 되는 것이며 그래도 효과가 없으면 통관산(通關散)을 코에 불어 넣고 두정(頭頂)의 털을 움켜쥐고 당겨 일으켜서 재채기를 시키면 낳을 수가 있다. 또 입을 다물고 열지 않으면 파관산(破關散)으로 입속을 문지르면 열리니 향유(香油)에 사향(麝香) 1~2푼을 또는 생강즙을 넣은 것과 또는 섭생음(攝生飮)의 종류를 사용하고 또 풍담(風痰)이 옹결(壅結)해서 모든 약이 효과가 없으면 탈명산(奪明散)을 1번 복용하면 바로 낫는다.

중풍(中風)의 증세는 대부분 노년(老年)에 분노(忿怒)로 인해서 일어나는 것이다. 내개 성을 내면 화(火)가 위로 오르니 정신(精神)이 혼모(昏冒)하고 전도(顚倒)해서 인사불성(人事不省)이 되고 담연(痰涎)이 옹성(壅盛)하니 치료 방법은 당연히 담(痰)을 소활(疏豁)하게 하고 화(火)를 사(瀉)해야 되는데 소화 시키려면 소풍탕(消風湯)을 사용하고 화(火)를 사(瀉)하려면 방풍통성산(防風通聖散)을 사용한다. 〈丹心〉

졸중풍(卒中風)에 혼도(昏倒)한 것은 바로 개금(開噤)과 분체법(噴嚏法)을 사용하고 이어서 섭생음전탕(攝生飮煎湯)에 소합향원(蘇合香元) 3알을 개어서 씻어 내리는데 담(痰)이 성(盛)하면 전갈(全蝎)을 더해서 치료한다. 〈直指〉

졸중풍(卒中風)에 인사불성(人事不省)이외의 것은 지보단(至寶丹)과 우황청심원(牛黃淸心元)•용뇌소합원(龍腦蘇合元)과 우황금호단(牛黃金虎丹)을 죽력(竹瀝)과 강즙(薑汁)•향유(香油)•동변(童便)으로 고루 섞어서 씻어 내린다. 〈俗方〉

※ 우황청심원(牛黃淸心元)

효능 : 졸중풍(卒中風)에 인사불성(人事不省)이 되고 담연(痰涎)이 막혀서 정신(精神)이 혼모(昏冒)하고 말하기가 건삽(蹇澁)하고 입과 눈이 비뚤어지고 손과 발이 불수(不遂)되는 등 증세를 치료한다.

처방 산약(山藥) 7돈, 감초초(甘草杪) 5돈, 인삼(人蔘)•포황초(蒲黃杪)•신국초(神麴杪) 각 2돈반, 서각(犀角) 2돈, 대두황권초(大豆黃卷杪)•육계(肉桂)•아교초(阿膠杪) 각 1돈7푼반, 백작약(白芍藥)•맥문동(麥門冬)•황금(黃芩)•당귀(當歸)•방풍(防風)•주사수비(朱砂水飛)•백출(白朮) 각 1돈반, 시호(柴胡)•백복령(白茯苓)•길경(桔梗)•행인(杏仁)•천궁(川芎) 각 1돈2푼반, 우황(牛黃) 1돈2푼반, 영양각(羚羊角)•사향(麝香)•용뇌(龍腦) 각 1돈, 웅황(雄黃) 8푼, 백렴(白斂)•건강포(乾薑炮) 각 7푼반, 금박(金箔) 120쪽을 가운데 40쪽으로 겉을 입혀서 가루로 한 것을 대추 20개를 쩌서 살안을 내서 대추 고약과 섞고 달인 꿀을 고루 넣어 섞은 것 매 1냥으로 10알로 만들어 매 1알을 따뜻한 물로 삼켜 먹는다. 〈醫鑑〉

※ 우황금호단(牛黃金虎丹)

효능 : 급중풍(急中風)에 인사불성(人事不省)이 되고 몸이 뻣뻣이 굳으며, 입을 열지 못하고 비건(鼻乾)과 면흑(面黑)하고 온몸이 장열(壯熱)해서 땀이 기름처럼 많이 나고 눈이 바라보며 입술이 푸르고 심신(心神)이 미민(迷悶)하여 형체(形體)가 취(醉)한 것 같고 담연(痰涎)이 가슴을 막아 목구멍 속에 톱질하는 소리가 나는 증세를 치료한다.

처방 웅황수비(雄黃水飛) 15냥, 백반고(白礬枯)•천축황(天竺黃)•우담제남성(牛膽製南星) 각 2냥5돈, 천웅포(天雄炮) 1냥2돈반, 니분(膩粉)•용뇌(龍腦) 각 5돈,

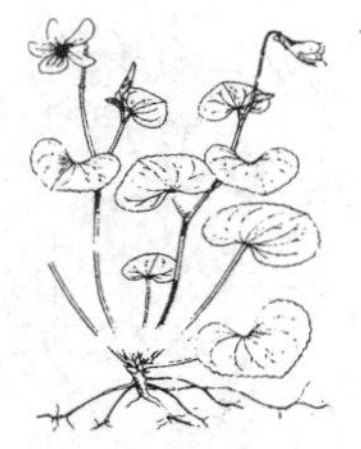
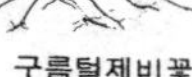

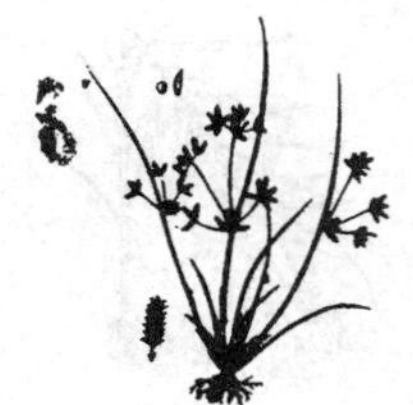
병아리방동산
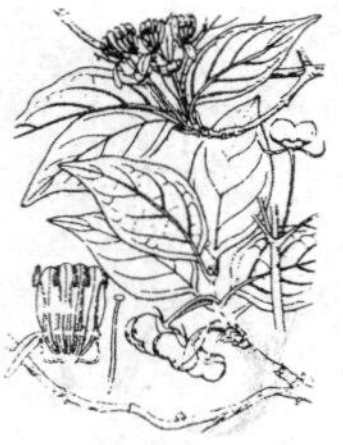
왕괴불나무
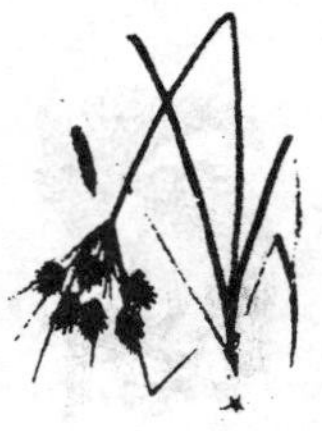
방동산
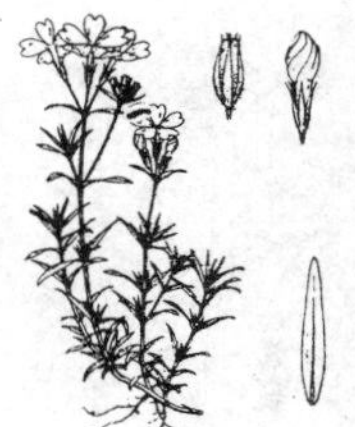
지면패랭이꽃

우황(牛黃) 2돈반을 가루로하고 달인 꿀에 고루 섞어서 매 1냥을 나눈 다음 10알로 만들고 금박(金箔) 80편으로 옷을 해서 매 1알을 새로 떠온 물에 섞어서 씻어 복용하고 붙들어 앉혀서 약기(藥氣)가 잘 움직이도록 하고 한참 지난 다음에 박하즙(薄荷汁)으로 다시 1알을 개어서 씻어 복용하면 바로 낫는데 만일 비성(肥盛)하고 몸이 허하여 침이 많고 늘 풍기(風氣)가 있는 사람은 항상 이 약을 몸에 지니고 다니면서 만약의 긴급한 경우를 대비하는 것이 좋다. 〈局方〉

※ 섭생음(攝生飮)

효능 : 졸중풍(卒中風)에 인사불성(人事不省)이 되고 열이 없을 때는 이 약을 사용한다.

처방 남성포(南星炮)•반하제(半夏製) 각 1돈반, 목향(木香)•창출(蒼朮)•세신(細辛)•석창포(石菖蒲)•감초(甘草) 각 1돈을 썰어서 1첩을 하여 생강 7쪽을 넣어 물로 달여서 먹는다. 〈回春〉

※ 성풍탕(省風湯)

일명 소성풍탕(小省風湯)

효능 : 졸중풍(卒中風)에 인사불성(人事不省)이 되고 열이 없을 때 이 약으로 치료한다.

처방 방풍(防風)•남성포(南星炮) 각 2돈, 반하제(半夏製)•황금(黃芩)•감초(甘草) 각 1돈을 썰어서 1첩을 하여 생강 10쪽을 넣어 물로 달여서 먹고 도담탕(導痰湯)과 더 보태서 먹으면 더욱 좋은데 풍(風)을 흩고 담(痰)을 없애며 화(火)를 내려준다.

※ 탈명산(奪命散)

효능 : 졸중풍(卒中風)에 침이 흐르고 기(氣)가 막혀서 입을 다물고 눈을 바라보며 파상풍(破傷風)으로 몸이 틀어지는 증세와 어린의 경풍(驚風)에 위급한 증세를 치료한다.

처방 천남성(天南星)•첨정력(甜葶藶)•백지(白芷)•반하(半夏)•파두거각불거유(巴豆去殼不去油)를 각 등분 가루로하여 매 반돈을 생강즙에 고루 내리면 즉효하고 모든 구금(口噤)으로 약이 내리지 않을 때 이 약을 사용한다. 〈醫鑑〉

13. 개금법(開噤法)일 경우

졸중풍(卒中風)에 입을 다물고 열지 못하며 약으로 치료하기가 힘이 들때 개관산(開關散)과 파관산(破棺散) 및 파두훈법(巴豆熏法)과 귀뇨해금법(龜尿解禁法)으로 치료한다. 구금(口噤)한 데 오매육(烏梅肉)에 남성(南星)•세신(細辛)가루를 합하여 가운데 손가락에 찍어서 양치하듯 문지르면 저절로 열린다. 〈直指〉

삼양(三陽)의 근(筋)이 같이 이어져서 턱과 볼에 들어가 입에 끼고 있으니 모든 양(陽)이 풍양(風陽)의 객(客)한 것이 되면 근(筋)이 급해지기 때문에 입을 다물고 열지 못하게 된다. 〈資生〉

※ 개관산(開關散)

일명 파관산(破棺散)

효능 : 졸중풍(卒中風)으로 눈이 어둡게 되고 어금니가 다물어 졌을때 치료한다.

처방 천남성말(天南星末) 5푼, 용뇌(龍腦) 1자를 섞어서 중지(中指)에 가루를 찧어서 이빨에 20~30번을 문지르면 저절로 열리니 항상 반돈이나 또는 1자를 쓰고, 단오일에 섞어 만든 약이 더욱 좋다. 〈入門〉

※ 파두훈법(巴豆熏法)

효능 : 졸중풍(卒中風)에 입이 다물어지고 인사불성(人事不省)이 되는 증세를 치료한다.

처방 파두(巴豆)껍질을 벗기고 종이에 말아서 두드려 기름이 종이에 배게되면 파두(巴豆)는 버린 다음 종이를 다시 말아서 코안에 꽂아 두기도 하고 또는 조각말(皀角末)을 더하는 것이 더욱 좋으며 또는 그 종이를 말아서 불에 그을려 연기로써 콧속에 쏘이는 것도 좋은 방법중의 하나이다. 〈回春〉

14. 귀뇨(龜尿)로써 구금(口噤)을 풀 경우

중풍(中風)으로 입이 다물어지고 말을하지 못하는데 치료할 때 거북이 오줌을 조금 내서 혀 밑에 약간 바르면 신통한 효과가 있고, 오줌을 내는 방법은 거북을 연잎위에 앉히고 돼지 털로써 거북의 코를 찌르게 되면 오줌을 싸게 된다. 〈類聚〉

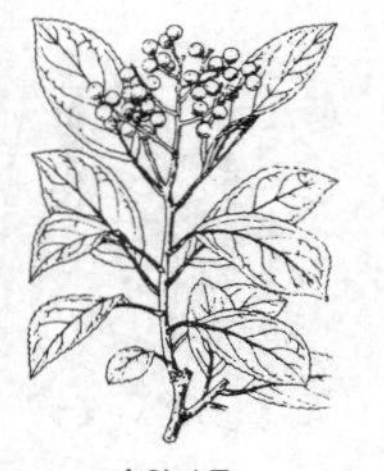
송양나무

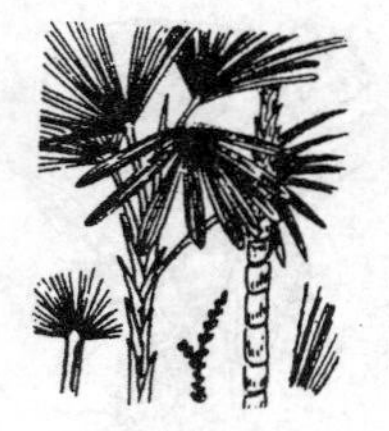
종려죽

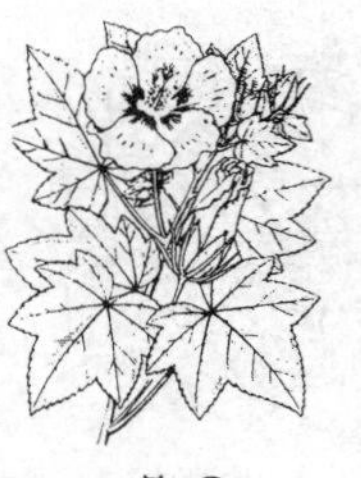
부 용

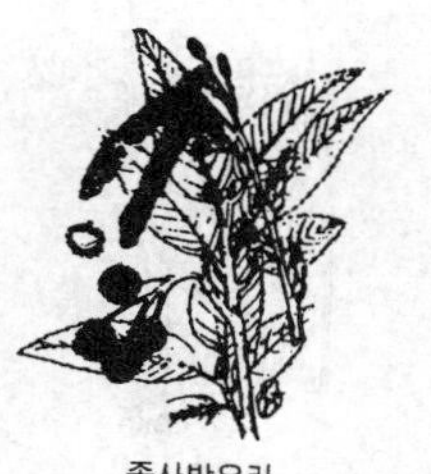
좀사방오리

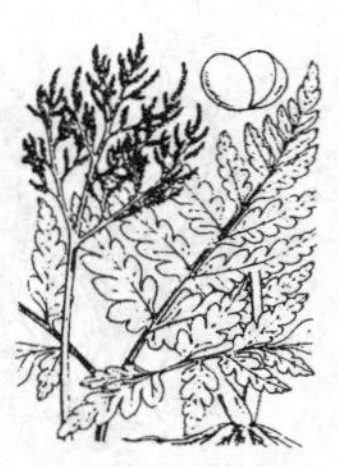
산꽃고사리삼

15. 재채기를 시킬 경우

졸중풍(卒中風)으로 인사불성(人事不省)이 된 데 먼저 조각(皀角)과 세신(細辛)가루나 또는 남성(南星)과 반하(半夏)가루를 콧속에 불어 넣어서 재채기를 시키면 치료할 수가 있는 것이며, 재채기가 나지 않을 때는 치료를 하지 못한다. 〈直指〉

졸중풍(卒中風)으로 혼민(昏悶)할 때는 먼저 통관산(通關散)으로 치료해서 코에 불어 넣어 재채기를 시키고 다음 소합향원(蘇合香元)으로 기(氣)를 움직이게 하며, 천천히 기(氣)를 순하게 하고 풍(風)을 잘 통하게 하여 담(痰)을 소통시키는 약으로 치료할 것이며 아관(牙關)이 굳게 다문 것도 역시 통관산(通關散)을 콧속에 불어 넣으면 재채기를 하고 바로 열리게 된다. 〈得効〉

※ 통관산(通關散)

효능 : 졸중풍(卒中風)으로 인사불성(人事不省)이 되고 입이 다물어지고 기(氣)가 막혔을 증세에 치료한다.

처방 세신(細辛) • 조각(皀角) • 박하(薄荷) • 웅황(雄黃) 각 1돈을 가루로하여 약간씩 콧속에 불어 넣어 재채기를 하면 치료할 수가 있고, 재채기를 하지 않으면 치료하지 못하게 된다. 〈得効〉

또는 남성(南星)과 반하(半夏)및 조각(皀角)을 등분 가루로해서 위의 방법과 같이 치료하는데 이것을 통관산(通關散)이라고 한다. 〈醫鑑〉

※ 통정산(通頂散)

효능 : 졸중풍(卒中風)으로 인사불성(人事不省)이 된 데 코에 불어 넣으면 바로 다시 살아난다.

처방 석고(石膏) 2돈, 여로(黎盧) • 천궁(川芎) • 세신(細辛) • 인삼(人蔘) • 감초(甘草) 각 4푼을 가루로하여 매 1자를 불어 넣고 바로 머리위의 머리털을 한줌 쥐고 당겨 일으키면 다시 살아나는 데 재채기를 하게 되면 치료가 되고 재채기를 못하게 되면 치료를 하지 못한다. 〈丹心〉

※ 축비통천산(搐鼻通天散)

효능 : 치료 방법은 위와 같은 것이다.

처방 천궁(川芎) • 세신(細辛) • 여로(藜蘆) • 백지(白芷) • 방풍(防風) • 박하(薄荷) • 조각(皀角)을 등분 가루로하여 위의 방법과 같이 치료한다. 〈丹心〉

16. 취토법(取吐法)일 경우

중풍(中風)의 폭부(暴仆)일 때 혼민(昏悶)하고 인사불성(人事不省)이 되고 또는 담연(痰涎)이 막히고 설강불어(舌強不語)하며 양촌맥(兩寸脈)이 들떠서 커지고 실(實)해서 급한데 과체(瓜蔕)와 여로(藜盧)등의 약으로 토해서 그 증세를 막아준다. 〈正傳〉

졸중풍(卒中風)으로 담연(痰涎)이 극심하게 막히고 입과 눈이 비뚤어져서 말을 하지 못하는 것은 마땅히 모두 토하는 방법을 써야 하는데 가벼운 것은 과체(瓜蔕) 1돈이나 또는 희연산(稀涎散)또는 하즙(鰕汁)으로 치료하고 무거운 것은 여로(藜盧) 5푼이나 또는 3푼에 사향(麝香)약간을 합해서 가루로 하고 제즙(虀汁)에 고루 섞어서 콧속에 넣고 담(痰)을 토하도록 하는데 만일 입이 다물어지지 않았으면 입으로 넣고 담(痰)을 토(吐)하여 한번에 효과가 없으면 다시해서 토하며 허한 사람은 토하지 못한다. 〈丹心〉

담(痰)이 성할 때는 토해야 하는데 희연산(稀涎散) • 과체산(瓜蔕散) • 조각산(皀角散) • 파두환(巴豆丸)등으로 치료한다.

※ 하즙방(鰕汁方)

풍담(風痰)을 토해내는 증세를 치료한다. 새우 반근에 장과 파 및 생강등의 양념을 넣어 끓여서 먼저 새우를 먹고 다음 즙을 마신 다음에 거위 깃털로 목구멍을 더듬어서 담(痰)을 토해내게 한다. 새우가 충분히 풍(風)을 끌어내 준다. 〈丹心〉

※ 조각산(皀角散)

일명 나복고(蘿葍膏)

효능 : 졸중풍(卒中風)으로 담(痰)이 막힌 증세를 치료한다.

처방 조각(皀角) • 나복자(蘿葍子)를 등분 가루로하여 매 2돈을 물로 달여서 복용하면 바로 토한다. 〈醫林〉

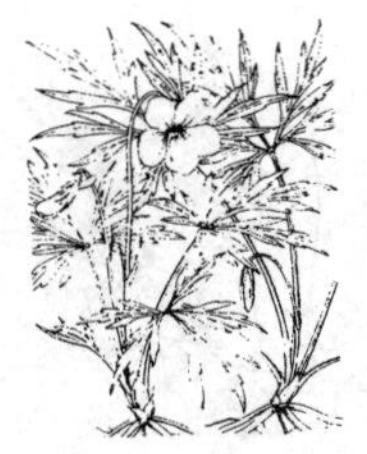
남산제비꽃

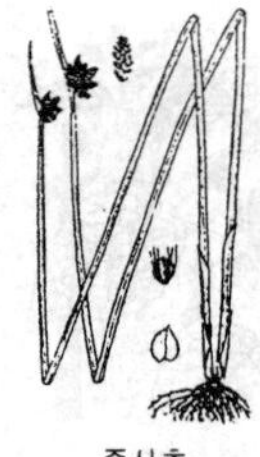
졸사초

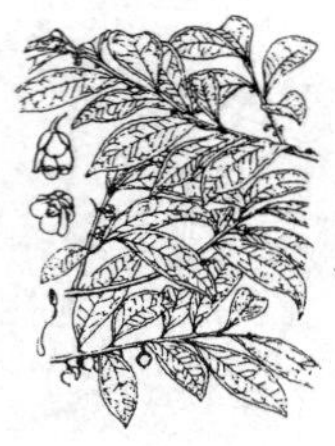
사스레피나무

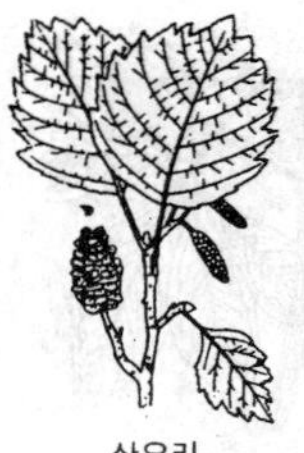
산오리

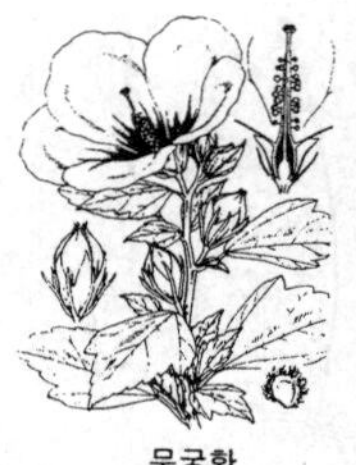
무궁화

※ 파두환(巴豆丸)

효능 : 졸중풍(卒中風)으로 담(痰)이 막혀서 죽을 지경인 증세를 치료한다.

처방 파두(巴豆) 2장을 껍질과 막(膜)을 버리고 백반(白礬)을 큰 손가락 크기의 1개를 가루로하여 위의 2가지를 기왓장 위에다 볶아서 벌겋게 되는 것을 한도로 하여 꿀로 연밥 크기의 환을지어 매 1알을 솜에 싸서 환자의 입속의 목구멍 가까이에 넣어 두면 조금 지난 뒤에 담(痰)을 토해내고 바로 낫는다. 〈本草〉

17. 훈법(熏法)일 경우

당(唐)의 왕태후(王太后)가 중풍(中風)으로 말을하지 못하고 맥(脈)이 잠겨서 입이 닫혔는데 허윤종(許胤宗)이 말하기를「약이 내려가지 않으니 당연히 탕약(湯藥)으로 훈김을 쐬어야 하는데 약이 주리(腠理)에 들어가면 바로 나을 수 있다.」하고 황기방풍탕(黃芪防風湯)을 두어 말을 진하게 달여서 침대 밑에 넣어 두니 증기(蒸氣)가 안개처럼 올라와서 저절로 훈김을 쏘이게 되니 그날 밤에 말을 했다 한다. 〈衍義〉

중풍(中風)으로 맥(脈)이 잠기고 입이 닫히는 증상은 크게 보해주지 않으면 안 되는데 혹시 형태가 있는 탕약(湯藥)으로 치료하면 늦어서 치료가 되지 않으니 황기방풍탕(黃芪防風湯)을 입이나 코가 모두 받도록 해야 된다. 이것은 지혜(智慧)있는 사람의 신통한 방법이 아니면 돌리지 못하는 방법이다. 대부분 입은 땅에 통하고 코는 하늘에 통하는 것인데 입으로써 음(陰)을 기르고 코로써 양(陽)을 기르니 하늘은 맑은 것을 주장하기 때문에 코가 형태가 있는 것은 받지 않고 형태가 없는 것을 받으며 땅은 탁(濁)을 주장하기 때문에 입이 형태가 있는 것은 받고 형태가 없는 것도 같이 받는다. 〈丹心〉

18. 난치증(難治症)일 경우

졸중풍(卒中風)으로 입을 벌리고 손이 늘어지며 눈을 감고 소변을 흘리며, 코를 고는 것은 오장(五臟)의 기(氣)가 끊어진 것이기 때문이다. 입을 여는 것은 심(心)이 끊어진 것이기 때문이다. 입을 여는 것은 심(心)이 끊어진 것이고, 손이 늘어진 것은 비(脾)가 끊어진 것이며, 눈을 감는 것은 간(肝)이 끊어진 것이고 오줌을 흘리는 것은 신(腎)이 끊어진 것이며, 콧소리가 드르렁 거리는 것은 폐(肺)가 끊어진 것인데 윗것 가운데서 한 가지 증세만 보이면 오히려 치료할 수 있지마는 혹시 얼굴이 붉었다 검었다 하면 양기(陽氣)가 위로 올라가서 흩어지고 신수(腎水)가 오히려 심화(心火)를 이기고 겸해서 오줌을 흘리며 입을 열고 기(氣)가 천식(喘息)해 지므로 이것은 결코 치료하지 못한다. 〈綱目〉

오장(五臟)의 기(氣)가 끊어지면 빨리 많은 양의 삼기(蔘芪)를 진하게 달여서 급히 구하고 또 배꼽 밑에 대애주(大艾柱)로써 뜸을 하여주면 기사회생하는 경우도 있다. 〈綱目〉

살이 빠지고 힘줄이 아리며 머리털이 곧 바로 서고 머리를 흔들면서 위로 쳐다보고 얼굴이 붉고 땀이 구슬처럼 계속 나오면서 침 거품을 토하고 곧 바로 보는 것은 모두 치료가 힘든 증세다. 〈丹心〉

풍(風)이 장(臟)의 낙(絡)에 적중해서 입과 눈이 모두 닫히는 증세는 치료가 되나 혹시 입을 열고 눈을 감고 손이 늘어지고 오줌을 흘리며 코를 골고 토해서 혈(血)을 사하(瀉下)하거나 토하는 증세는 모두 죽는다. 〈入門〉

입이 열리는 것은 심기(心氣)가 닫히고 끊어진 증세이고, 오줌을 흘리는 것은 신기(腎氣)가 닫히고 끊어진 증세이며, 손이 늘어지는 것은 비기(脾氣)가 닫히고 끊어진 증세이고, 눈을 감는 것은 간기(肝氣)가 닫히고 끊어진 증세이며, 코를 고는 것은 폐기(肺氣)가 닫히고 끊어진 증세이니 모두가 난치(難治)인데 위와 같은 다섯가지 증세에서 한 증세만 나타나면 오히려 치료가 되는 것이다. 대개 초기중풍(初氣中風)으로 눈을 감는 증세가 많고 담(痰)이 오르면 코를 고는 증세가 많은데 오직 오줌을 흘리고 입이 닫히는 증세가 함께 나타나고 악심(惡心)이 되는 것이며, 신(腎)이 오장(五臟)의 뿌리가 되는 것인데 닫히고 끊어지면 안 되는 것이다. 〈得効〉

움직일 때나 그칠 때나 힘줄이 아픈 것은 근고증(筋枯症)이라고 하는 것으로써 치료가 어려운데 피가 근(筋)을 자양하지 못하기 때문이다. 역시 간목(肝木)이 비토(脾土)를 이겨서 대변이 동설(洞泄)하는 것도 치료를 하지 못한다. 〈丹心〉

19. 폭부(暴仆)할 경우

갑자기 혼도(昏倒)해서 정신을 못차리는 증세이니 졸중풍(卒中風)의 구급문(救急門)을 참고해 보는 것이 좋

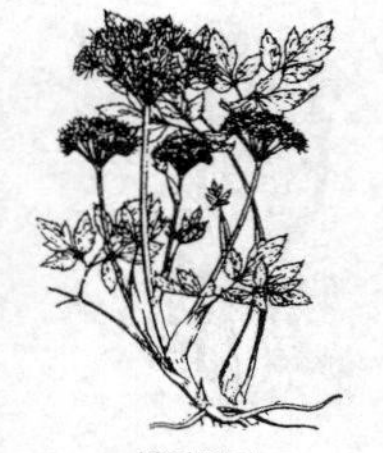
부전바디

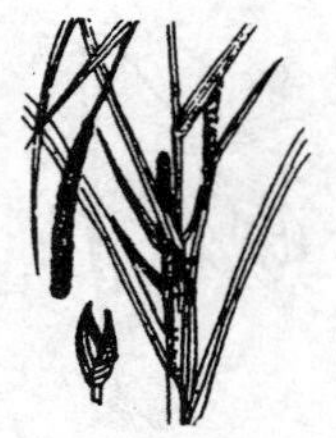
물뚝새

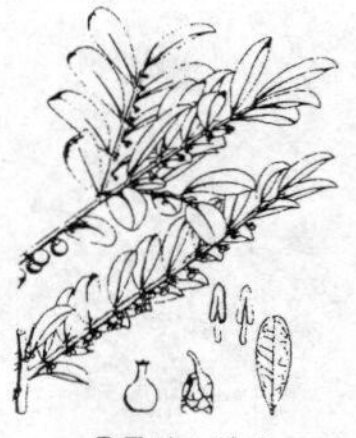
우묵사스레피

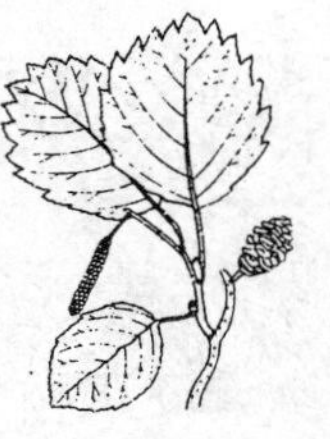
참오리

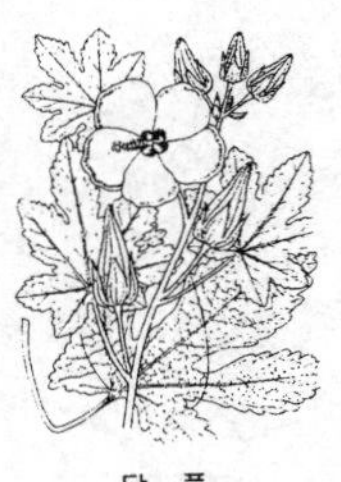
닥 풀

다.

20. 폭음(暴瘖)일 경우

말이 난삽(難澁)한 증세는 풍(風)에 드는 것이다. 〈綱目〉

신(腎)이 허(虛)하면 여풍(麗風)에 상(傷)한 것이 되며 어음(語音)이 건흘〔蹇吃：말이 어둔하고 씹는 것〕하고 입과 눈이 비뚤어지고 다리와 종아리가 말라서 늘어지며 약해지고 또는 귀가 먹으며 허리와 등이 서로 당겨서 아프게 되는 증세등에는 신력탕(腎瀝湯)과 지황음자(地黃飮子)가 주치약이 된다.

내경(內經)에 이르기를 「장내탈(臟內奪)이 되어서 역궐(逆厥)이 되면 음(瘖)과 비(痱)가 되는 것은 신(腎)이 허하기 때문이고, 소음(少陰)이 이르지 못하는 것은 궐(厥)하기 때문이다.」 주(註)에 이르기를 「비(痱)라는 것은 폐자(廢字)와 뜻이 통하고 있으니 신기(腎氣)가 내탈(內奪)이 되면 혀가 굳어지고 말이 폐(廢)하는 것이다.」 라고 하였다.

중풍(中風)으로 음아(瘖瘂)에 청심산(淸心散)•가미전설고(加味轉舌膏)•전설고(轉舌膏)•정설산(正舌散)•해어환(解語丸)•청신해어탕(淸神解語湯)•자수해어탕(資壽解語湯)등을 사용한다.

※ 신력탕(腎瀝湯)

효능：신장풍(腎臟風)으로 말소리가 건흘(蹇吃)한 증세를 치료한다.

처방 양신(羊腎) 1구, 생강(生薑) 2냥(썰고), 자석쇄(磁石碎) 1냥7돈을 물 한 말에 달여서 5되가 되면 현삼(玄蔘)•백작약(白芍藥)•백복령(白茯苓) 각 1냥2돈반, 황기(黃芪)•천궁(川芎)•오미자(五味子)•계심(桂心)•당귀(當歸)•인삼(人蔘)•방풍(防風)•감초(甘草) 각 1냥, 지골피(地骨皮) 5돈을 썰어 넣고서 다시 달이기를 두되쯤 달여서 찌꺼기는 버리고 3번으로 나누어 먹는다. 〈得効〉

※ 지황음자(地黃飮子)

효능：중풍(中風)으로 혀가 뻣뻣하게 굳고 말을 하지 못하며 신(腎)이 허약하고 기(氣)가 치밀어도 혀(舌)의 밑에까지 닿지 못하는 증세를 치료한다.

처방 숙지황(熟地黃)•파극(巴戟)•산수유(山茱萸)•육종용(肉蓯蓉)•석곡(石斛)•원지(遠志)•오미자(五味子)•백복령(白茯苓)•맥문동(麥門冬) 각 1돈, 부자포(父子炮)•육계(肉桂)•석창포(石菖蒲) 각 5푼을 썰어서 1첩으로 하고 생강 3, 대추 2, 박하(薄荷)약간을 넣어서 물로 달여서 공복에 먹는다. 〈河間〉

※ 정설산(正舌散)

효능：중풍(中風)으로 혀가 뻣뻣하게 굳고 어삽(語澁)한 증세를 치료한다.

처방 박하배(薄荷焙) 2냥, 적복령(赤茯苓) 1냥, 갈초(蝎梢) 2돈반을 가루로하여 매 1~2돈을 더운 술로 고루 먹는다. 〈得効〉

또는 복신심(茯神心) 1냥을 볶아서 쓰는데 이것을 복신산(茯神散)이라고 한다. 〈寶鑑〉

※ 전설고(轉舌膏)

중풍(中風)으로 혀가 뻣뻣하게 굳어서 말하지 못하는 증세를 치료하는데 즉 양격산(涼膈散)에 석창포(石菖蒲)와 원지(遠志)를 더해서 가루로하여 꿀로 탄알 크기로 환을 해서 주사(朱砂)로 겉을 입히고 매 1알을 박하탕(薄荷湯)으로 씹어 먹는다. 〈入門〉

※ 해어환(解語丸)

효능：중풍(中風)으로 말이 바르지 못한 증세를 치료한다.

처방 백부자(白附子)•석창포(石菖蒲)•원지(遠志)•강활(羌活)•전갈(全蝎)•천마(天麻)•남성〔南星：우담제(牛膽製)〕•백강잠(白殭蠶)을 등분 가루로하고 꿀로 오동알 크기로 환을해서 매 50~70알을 생강탕으로 삼켜 먹는다. 〈海藏〉

※ 청신해어탕(淸神解語盪)

효능：중풍(中風)으로 담(痰)이 심규(心竅)를 혼미(昏迷)케 하고 언어(言語)가 건삽(蹇澁)하며 또는 인사불성(人事不省)인 증세를 치료한다.

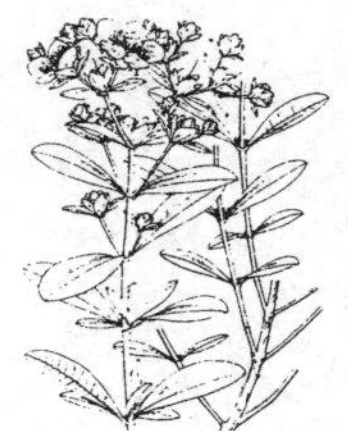
갈퀴망종화

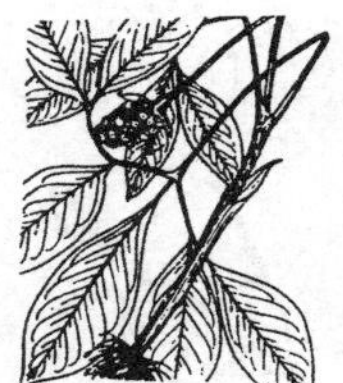
점박이천남성

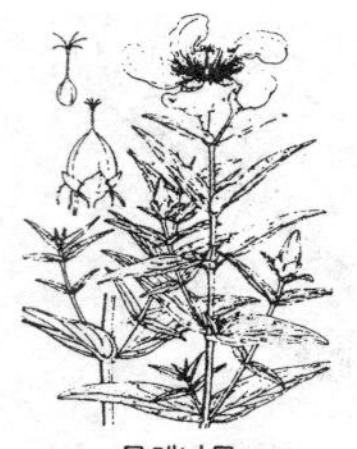
물레나물

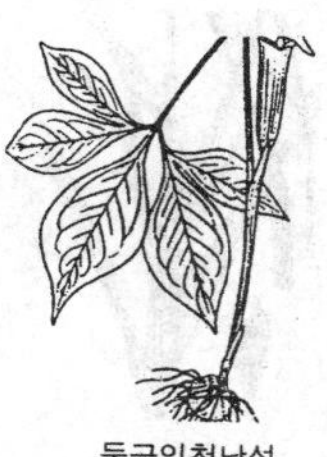
둥근잎천남성

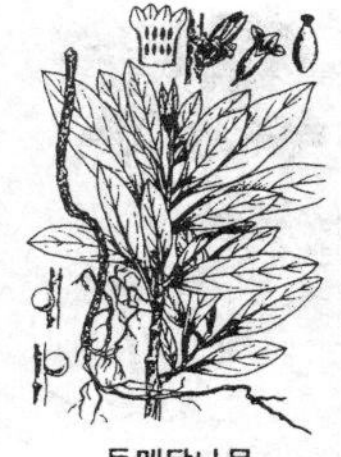
두메닥나무

처방 남성(南星)·반하(半夏)·이미(二味)를 백반(白礬)·생강(生薑)과 같이 조각수(皀角水)에 3일간 담가서 햇빛에 말려 각 1돈, 당귀(當歸)·천궁(川芎)·백작약(白芍藥)·생지황(生地黃)·맥문동(麥門冬)·원지(遠志)·석창포(石菖蒲)·진피(陳皮)·백복령(白茯苓)·오약(烏藥)·지실(枳實)·황련(黃連)·방풍(防風)·강활(羌活)·감초(甘草) 각 5푼을 썰어서 1첩을 하여 생강 5쪽과 죽여(竹茹) 1단을 넣어 물로 달여서 사내 아이의 오줌과 생강즙 및 죽력(竹瀝)을 타서 고루 먹는다. 〈醫鑑〉

※ 자수해어탕(資壽解語湯)

효능 : 중풍(中風)이 심(心)과 비(脾)에 적중해서 말을 하지 못하는 것은 대개 심(心)의 별맥(別脈)이 설본(舌本)에 매어 있고 비(脾)의 맥(脈)이 목구멍을 끼고 설본(舌本)에 이어져서 혀 밑에 흩어지기 때문이다.

처방 영양각(羚羊角)·계피(桂皮) 각 1돈, 강활(羌活)·감초(甘草) 각 7푼반, 방풍(防風)·부자포(附子炮)·산조인(酸棗仁)·천마(天麻) 각 5푼을 썰어서 1첩으로 물에 달여서 죽력(竹瀝) 5수저와 생강즙 1수저를 넣어 고루 먹는다. 〈入門〉

21. 정신몽매(精神蒙昧)할 경우

풍(風)이 장(臟)에 적중해서 혼모(昏冒)한 데 지보단(至寶丹)과 우황청심원(牛黃淸心元)으로 치료한다.

몽매(蒙昧)하다는 것은 즉 혼모(昏冒)해서 멍청한 것인데 정신(精神)이 상쾌하고 맑지 못하고 어떤것이 앞에 가려져 있는 것과 같은 증세이다. 〈綱目〉

중풍(中風)으로 많이 혼모(昏冒)하고 기(氣)가 맑지 못한 증세인데 사백단(四白丹)과 이삼단(二蔘丹)및 우황정지환(牛黃定志丸)과 활명금단(活命金丹)·거풍지보단(祛風至寶丹)으로 치료한다.

※ 사백단(四白丹)

효능 : 중풍(中風)으로 혼모(昏冒)한 증세를 치료하고 폐기를 맑게 하며, 백혼(魄魂)을 조양(調養)해 준다.

처방 첨죽엽(甜竹葉) 3냥, 백지(白芷) 1냥, 백출(白朮)·축사(縮砂)·백복령(白茯苓)·향부자(香附子)·방풍(防風)·천궁(川芎)·인삼(人蔘)·감초(甘草) 각 5돈, 강활(羌活)·독활(獨活)·박하(薄荷) 각 2돈반, 세신(細辛)·지모(知母) 각 2돈, 곽향(藿香)·백단(白檀) 각 1돈반, 용뇌(龍腦)·우황(牛黃) 각 반돈, 사향(麝香) 1자를 가루로하여 꿀로 환을하되 매 1냥에 10알을 만들어서 잠자기 전에 1알을 잘 씹어서 유풍탕(愈風湯)으로 먹는다. 〈易老〉

※ 이삼단(二蔘丹)

효능 : 중풍(中風)으로 건망(健忘)을 치료하고 양신정지(養神定志)하고 화혈(和血)을 한다.

처방 단삼(丹蔘)·숙지황(熟地黃)·천문동(天門冬) 각 1냥반, 맥문동(麥門冬)·백복령(白茯苓)·감초(甘草) 각 1냥, 인삼(人蔘)·원지(遠志)·석창포(石菖蒲)·주사(朱砂) 각 5돈을 가루로하여 꿀로 오동열매 크기로 환을 지어 공복에 유풍탕(愈風湯)으로 내려 먹는다. 〈易老〉

※ 활명금단(活命金丹)

효능 : 풍(風)이 장(臟)에 적중되서 신불청(神不淸)한 증세를 치료한다.

처방 대황(大黃) 1냥반, 계심(桂心)·망초(芒硝) 각 1냥, 진주(眞珠)·우황(牛黃)·청대(靑黛)·서각(犀角)·박하(薄荷) 각 5돈, 진사(辰砂) 4돈(二錢은 겉을 입힌것), 사향(麝香)·용뇌(龍腦) 각 2돈 판람근(板藍根)·관중(貫衆)·건갈(乾葛)·감초(甘草) 각 7돈을 가루로하여 밀수침증병(蜜水浸蒸餠)에 고루 섞고 매 1냥으로써 10알을 만들어 마르기 전에 주사(朱砂)로 겉을 입히고 다시 금박(金箔) 40편으로 옷을 해서 매 1알을 고루 내리고 혹시 풍독(風毒)을 치료하려면 맑은 차에 같이 복용하는데 섣달에 수합(收合)하는 것이 아주 좋다. 〈綱目〉

※ 우황정지환(牛黃定志丸)

효능 : 신장중풍(心臟中風)으로 혼모(昏冒)해서 정신을 못 차리는데 이 약이 경계(驚悸)를 진압하고 마음을 편하게하고 침을 소화시키고 신(神)을 편하게 해준다.

처방 주사수비(朱砂水飛)·반하강제(半夏薑製) 각 2냥, 웅황수비(雄黃水飛)·천마(天麻)·오사육(烏蛇肉)·감초(甘草) 각 1냥, 호박(琥珀) 7돈반, 우황(牛黃)·용

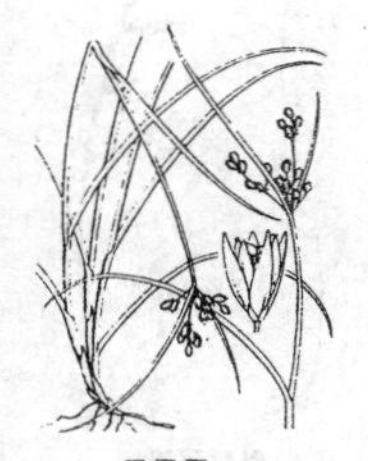
물골풀

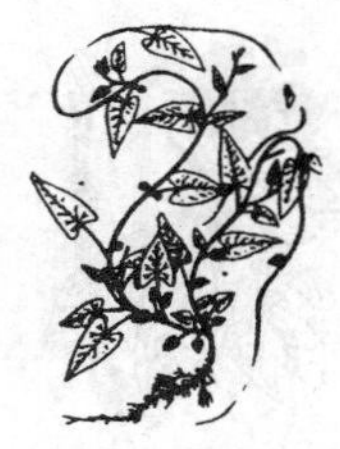
애기닭의덩굴

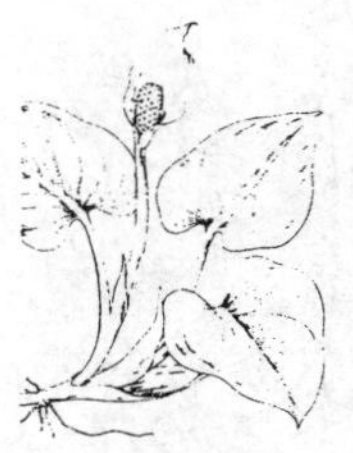
무늬천남성

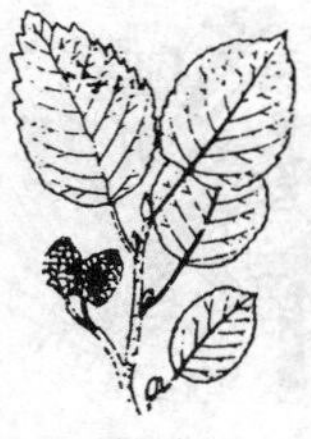
떡오리

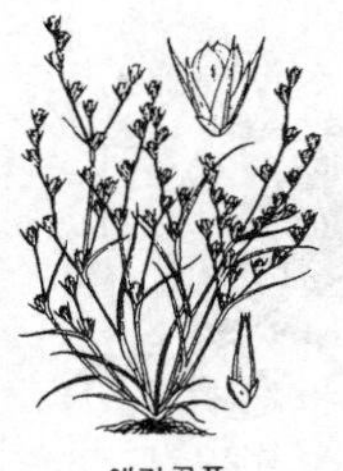
애기골풀

뇌(龍腦) • 전갈(全蝎) • 백강잠초(白彊蠶炒) • 백부자포(白附子炮) • 우담제(牛膽製) • 남성(南星) 각 5돈, 사향(麝香) 2돈반을 가루로하여 꿀로 가시연밥 크기로 환을지어 매 1알을 인삼박하탕(人蔘薄荷湯)으로 씹어서 삼켜 먹는다. 〈丹心〉

※ 거풍지보단(袪風至寶丹)

효능 : 풍(風)이 장(臟)에 적중해서 혼모(昏冒)와 풍열(風熱)의 증세를 치료한다.

처방 활석(滑石) 1냥반, 천궁(川芎) • 당귀(當歸) 각 1냥2돈반, 감초(甘草) 1냥, 방풍(防風) • 백작약(白芍藥) 각 7돈반, 백출(白朮) 6돈반, 석고(石膏) • 황금(黃芩) • 길경(桔梗) • 숙지황(熟地黃) • 천마(天麻) • 인삼(人蔘) • 강활(羌活) • 독활(獨活) 각 5돈, 치자(梔子) 3돈, 연교(連翹) • 형개(荊芥) • 박하(薄荷) • 망초(芒硝) • 황련(黃連) • 마황(麻黃) • 대황(大黃) • 황백(黃柏) • 세신(細辛) • 전갈(全蝎) 각 2돈반을 가루로 하고 꿀로 탄자 크기로 환을지어 매 1알을 잘 씹어서 차나 술에 뜻대로 삼켜 먹는다 이것은 방풍통성산(防風通聖散)에 그 위의 9가지를 더한 것이다. 〈丹心〉

22. 구안괘사(口眼喎斜)일 경우

풍(風)이 혈맥(血脈)에 적중되면 입과 눈이 비뚤어지는 것이다. 〈東垣〉

사기(邪氣)가 사람에게 침입하게 되면 오히려 사기(邪氣)가 느리고 정기(正氣)가 급해져서 정기(正氣)가 사(邪)를 끌어 비뚤어지게 되고 찬시〔竄視 : 속칭 사팔이 눈〕가 되며 체종〔掣縱 : 사지(四肢)가 당기고 늘어지는 것〕이 되고 휵약〔搐搦 : 사지(四肢)가 틀어지는 것〕이 되며 탄탄〔癱瘓 : 마비(麻痺)하고 어질지 못하여 사지(四肢)를 거두지 못하는 것〕이 되고 반장〔反張 : 활의 줄이 떨어지면 뒤로 뒤집히는 것과 같은 것〕이 되고 양(陽)에 있으면 피부(皮膚)가 늘어지고 음(陰)에 있으면 뱃가죽이 급하니 늘어지면 사지(四肢)가 거두지 못하고 급하면 한 몸이 쳐다보지 못한다. 〈直指〉

풍사(風邪)가 맨 처음 들어가면 늘어지고 정기(正氣)가 오히려 급해서 또는 왼쪽과 오른쪽으로 입과 눈이 비뚤어지는데 빨리 인중(人中)을 손톱으로 꼬집고 백회(百會)혈의 털을 10개쯤 뽑고서 귀의 수주(垂珠) 밑을 35장뜸을 하고 겉에 사용하는 것은 남성(南星)과 초오(草烏) 각 1냥, 백급(白芨) 1돈, 백강잠(白彊蠶) 7매를 가루로하여 생강즙에 고루해서 아픈 자리에 바르면 낫게 되니 바로 씻어 버리고 안으로는 혀를 바로 잡는 약인 백부자(白附子)와 백강잠(白彊蠶) 및 전갈을 등분 가루로해서 술에 섞어서 2돈을 먹는다. 〈入門〉

입과 눈이 비뚤어지는 것은 위토(胃土)와 품목이 부족하고 금(金)이 편승(便乘)하면 토(土)가 두려움을 입게 된다. 내경(內經)에 이르기를「목(木)이 부족한 것은 위화(委和)라고 하는데 위화(委和)의 증세는 쪼그라지고 비꼬이고 거리껴서 느린 것인데 쪼그라지는 것은 오므라지고 짧은 것이며, 비꼬이는 것은 입과 눈이 비뚤어지는 것이고, 거리낀다는 것은 근맥(筋脈)이 강경(強勁)해지는 것이며, 느리다는 것은 근맥(筋脈)이 느러지고 풀리는 것이다. 목(木)이 금(金)에 편승하게 되면 오그라지고 당기며 비뚤어지고 구강(拘強)해지니 목(木)이 약하면 토(土)가 두려움을 입기 때문에 토가 같이 변해서 늦추어져서 풀리게 된다.」

입과 눈의 비뚤어지는 증세는 대개 위(胃)에 원인이 있으면서 근맥(筋脈)의 구분이 있으니 경(經)에 이르기를「족양명(足陽明)의 맥(脈)이 입을 끼고 입술을 둘러서 병이 생기면 입과 입술이 비뚤어지는데 이것은 위토(胃土)의 맥(脈)이 사(邪)를 낀 것이다.」〈綱目〉

입과 눈이 비뚤어진 것은 청양탕(淸陽湯) • 진교승마탕(秦艽升麻湯) • 불환금단(不換金丹) • 견정산(牽正散) • 이기거풍산(理氣袪風散) • 청담순기탕(淸痰順氣湯) • 천선고(天仙膏)등으로 치료한다.

※ 청양탕(淸陽湯)

효능 : 중풍(中風)으로 입과 눈이 비뚤어지고 협시(頰顋)가 긴급한 증세를 치료하며 이러한 증세는 위(胃)속에서 화(火)가 성하기 때문에 그러한 증세가 나타나는 것이니 반드시 땀이 그치지 않고 소변이 잦은 것이다.

처방 승마(升麻) • 황기(黃芪) • 당귀신(當歸身) 각 2돈, 갈근(葛根) 1돈반, 감초구(甘草炙) 1돈, 소목(蘇木) • 감초생(甘草生) 각 5푼, 주황백(酒黃柏) • 계지(桂枝) • 홍화(紅花) 각 2푼을 썰어서 1첩을 하여 술 3잔쯤 되거든 3번으로 해서 더울때 먹는다. 〈東垣〉

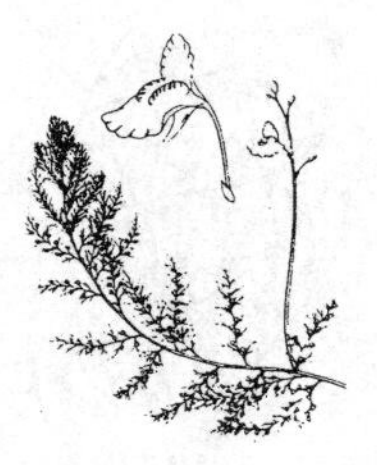
들통발

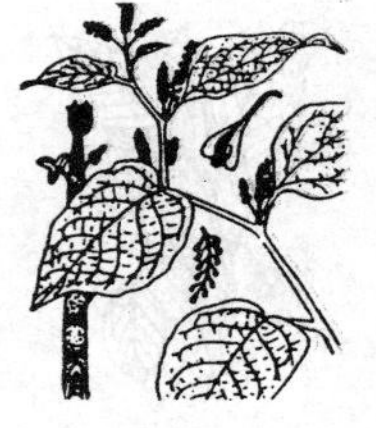
호장근

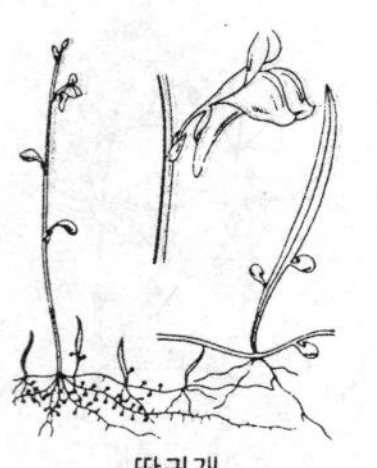
땅귀개

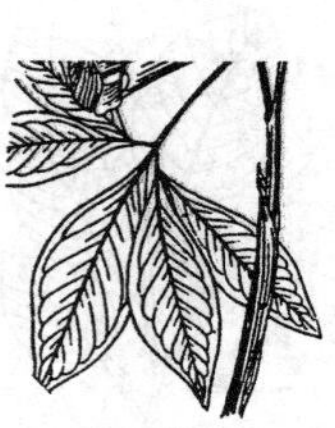
넓은잎천남성

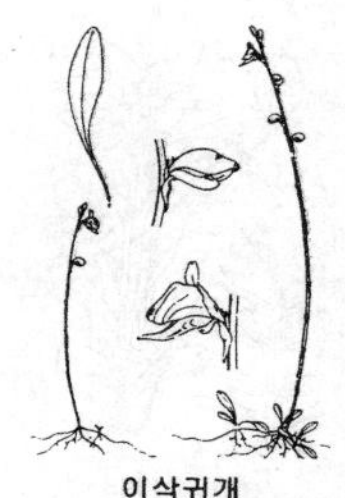
이삭귀개

※ 진교승마탕(秦艽升麻湯)

효능 : 풍(風)이 수(手)·족양명경(足陽明經)에 적중해서 입과 눈이 비뚤어진 증세를 치료한다.

처방 승마(升麻)·갈근(葛根)·백작약(白芍藥)·인삼(人蔘)·감초(甘草) 각 1돈반, 진교백지(秦艽白芷)·방풍(防風)·계지(桂枝) 각 7푼을 썰어서 1첩을 하여 연뿌리와 파를 각 3뿌리를 넣어 물로 달여서 밥먹은 뒤에 먹는다. 〈寶鑑〉

※ 불환금단(不換金丹)

효능 : 중풍(中風)으로 입과 눈이 비뚤어진 증세를 치료한다.

처방 박하(薄荷) 3냥, 형개수(荊芥穗)·백강잠(白殭蠶)·방풍(防風)·천마(天麻)·감초(甘草) 각 1냥, 천오생(天烏生)·백부자(白附子)·강활(羌活)·세신(細辛)·천궁(川芎)·갈초(蝎梢)·곽향(藿香) 각 5돈을 가루로 하고 꿀로 탄자 크기로 환을지어 맑은 차에 1알을 씹어 복용하는데 혹시 비뚤어진 쪽이 왼쪽이면 약을 오른쪽 볼에 바르면 즉시 똑바로 된다. 〈丹心〉

※ 견정산(牽正散)

효능 : 중풍(中風)으로 비뚤어진 증세를 치료한다.

처방 백부자(白附子)·백강잠(白殭蠶)·전갈(全蝎)·병생용(並生用) 각 등분 가루로내어 매 2돈을 더운 술로 고루 먹는다. 〈丹心〉

※ 이기거풍산(理氣祛風散)

효능 : 중풍(中風)으로 인해 비뚤어진 증세를 치료한다.

처방 강활(羌活)·독활(獨活)·청피(靑皮)·진피(陳皮)·지각(枳殼)·길경(桔梗)·남성(南星)·반하(半夏)·오약(烏藥)·천마(天麻)·천궁(川芎)·백지(白止)·방풍(防風)·형개(荊芥)·백작약(白芍藥)·감초(甘草) 각 6푼을 썰어서 1첩으로 하여 생강 1쪽을 넣고 물로 달여서 먹는다. 〈醫鑑〉

※ 청담순기탕(淸痰順氣湯)

효능 : 풍(風)이 경락(經絡)에 적중하여 입이나 눈이 비뚤어진 증세를 치료한다.

처방 남성(南星)·과루인(瓜蔞仁)·형개수(荊芥穗)·패모(貝母)·진피(陳皮)·창출(蒼朮)·관계(官桂)·방풍(防風) 각 1돈, 황련(黃連)·황금병주초(黃芩並酒秒)·감초(甘草) 각 6푼을 썰어서 1첩으로 하여 물로 달여서 목향(木香)과 침향(沈香)가루 각 5푼을 넣어 고루 섞어서 먹는다. 〈回春〉

※ 서각승마탕(犀角升麻湯)

효능 : 중풍(中風)으로 코와 이마 및 입술과 협차(頰車)와 발제(髮際)가 아프고 입을 벌리지 못하며 왼쪽 볼과 이마의 위가 풀칠해 놓은 것처럼 당기며 손만 닿아도 아프게 되니 이러한 증세는 족양명경(足陽明經)이 풍(風)의 독(毒)을 받고 피가 응체(凝滯)하였기 때문이다.

처방 서각(犀角) 1돈반, 승마(升麻) 1돈2푼반, 방풍(防風)·강활(羌活) 각 1냥, 천궁(川芎)·백부자(白附子)·백지(白芷)·황금(黃芩) 각 7푼반, 감초(甘草) 5푼을 썰어서 1첩으로 하여 물로 달여서 식사후에 먹는다. 〈寶鑑〉

※ 천선고(天仙膏)

효능 : 졸중풍(卒中風)으로 인해 입과 눈이 비뚤어진 증세를 치료한다.

처방 남성대(南星大) 1개, 초오대(草烏大) 1개, 백급(白芨) 2돈 백강잠(白殭蠶) 7개를 가루로하여 생선어혈(生鮮魚血)에 섞어서 고약처럼 만든 다음 비뚤어진 자리에 붙였다가 똑바로 되면 즉시 씻어 버린다. 〈得効〉

23. 수족(手足)의 탄탄(癱瘓)일 경우

풍(風)이 부(腑)에 적중하면 지절(肢節)을 쓰지 못하고 사지(四肢)에 주로 많이 일어난다. 〈易老〉

왼쪽을 못쓰는 증세를 탄(癱)이라 하고 오른쪽을 못쓰는 증세를 탄(瘓)이라 하니 기혈(氣血)이 허(虛)하고 담화(痰火)가 왼쪽에 유주(流注)함에 따라서 그렇게 되는

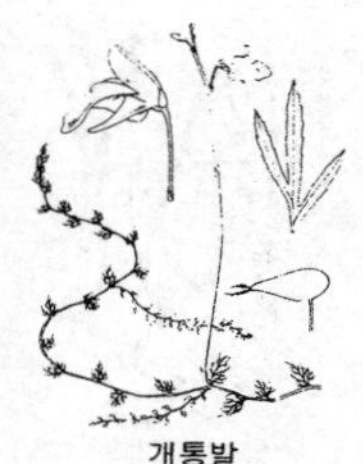
개통발

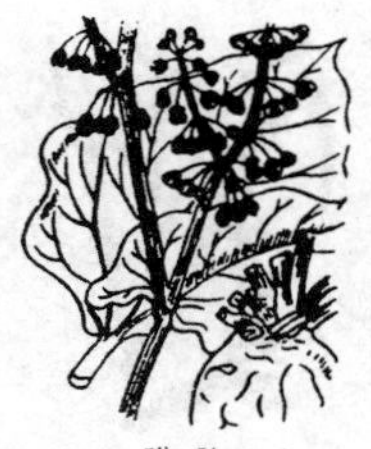
대 황

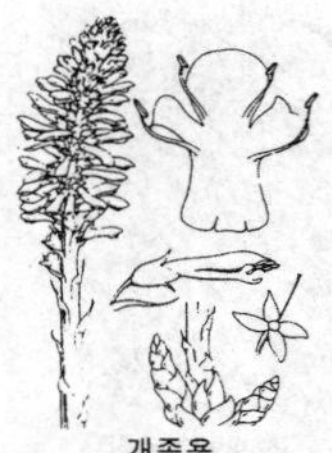
개종용

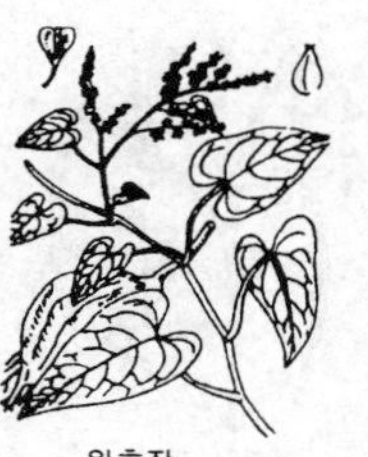
왕호장

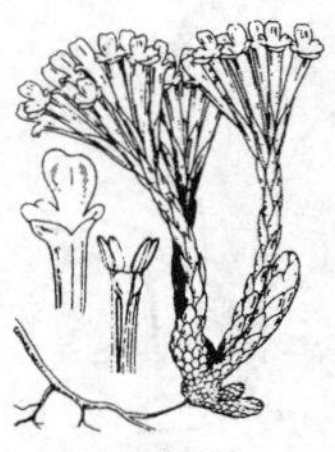
가지더부살이

것이다. 혈(血)이 허하면 담화(痰火)가 왼쪽에 유주(流注)해서 좌탄(左癱)이 되고 기(氣)가 허하면 담화(痰火)가 오른쪽에 유주해서 우탄(右瘓)이 되는 것인데 빨리 치료하면 낫고 오래되면 담화(痰火)가 울결(鬱結)해서 치료하기가 매우 어렵게 되니 치료 방법은 좌탄(左癱)에는 당연히 혈(血)을 보(補)해야되고 같이해서 담(痰)을 흩어주어야 되니, 사물탕(四物湯)에 생강즙과 죽력(竹瀝)•홍화(紅花)•도인(桃仁)•백개자(白芥子)를 더해서 쓰고 우탄(右瘓)에는 기를 보하고, 같이하여 담화(痰火)를 흩어주어야 되니, 사군자탕(四君子湯)을 합하고 생강즙과 죽록(竹漉)및 백개자(白芥子)를 더해서 써야 된다. 〈丹心〉

아픈 것은 실(實)한 것이니 먼저 이진탕(二陳湯)을 쓰고 다음에 방풍통성산(防風通聖散)이나 또는 하간환골단(河間換骨丹)으로 치료해야 하며 아프지 않는 증세는 허(虛)한 것이니 좌탄(左癱)에는 사물탕(四物湯)을 쓰고 우탄(右瘓)에는 사군자탕(四君子湯)으로 치료하는데 이 2가지 약에 각각 죽록(竹漉)과 생강즙을 더해서 치료한다. 〈入門〉

중풍(中風)이라면 모두 반신불수(半身不隨)가 되는데 세월(歲月)을 끌면서 잘 죽지 않는 것은 나무가 병이 들어서 뿌리가 모두 마르지 않으면 한쪽의 가지만 먼저 마르는 것과 같은 이치인데 경(經)에 이르기를「가운데 근본(根本)한 것을 신기(神機)라고 하니 신이 가면 기(機)가 쉬는 것이」라고 하였으니 무릇 신기(神機)가 쉬지 않으면 역시 기화(氣化)가 끊어지지 않기 때문에 반신불수(半身不隨)가 된다해도 기(機)가 쉬어서 죽는데까지는 이르지 않는다. 〈正傳〉

탄(癱)이란 것은 평탄한 것이니 근맥(筋脈)의 힘이 없어서 우연히 사지(四肢)를 못들게 되는 증세이며, 탄(瘓)이란 것은 흩어진 것이니 혈기(血氣)가 산만(散慢)해져서 환연(渙然)히 쓰지를 못한다. 〈正傳〉

중풍(中風)의 대법(大法)은 첫째 편고(偏枯)로써 반신불수(半身不隨)이며, 둘째는 풍비(風痱)로 사지불거(四肢不擧) 즉 전신(全身)을 못쓰게 된다. 〈千金〉

반신불수(半身不隨)에 실음불어(失音不語)하는 증세는 외퇴풍(腲腿風)이라고 한다. 〈三因〉

반신불수(半身不隨)란 것은 남녀가 모두 이 병에 걸리는데 남자는 왼쪽 여자는 오른쪽을 피하고 이 질환에 걸리면 풍약(風藥)을 잠시라도 궐(闕)해서는 안 되며 몸에는 언제나 뜸질할 창흔(瘡痕)이 있어야 한다. 〈資生〉

아픈데 쓸 때는 가감윤조탕(加減潤燥湯)과 거풍제습탕(祛風除濕湯)•가미대보탕(加味大補湯)•천태산(天台散)•성부산(星附散)•환골단(換骨丹)•전생호골산(全生虎骨散)•서근보안산(舒筋保安散)•비방소풍순기탕(秘方疎風順氣湯) 등을 쓴다.

※ 가감윤조탕(加減潤燥湯)

> **효능** : 좌반신(左半身)의 불수(不隨)는 혈허(血虛)•사혈(死血)의 증세가 되는 것이니 이 약으로 치료해야 한다.

처방 백작약주초(白芍藥酒炒) 2돈, 당귀(當歸) 1돈2푼, 천궁(川芎)•백복령(白茯苓)•백출(白朮)•남성(南星)•반하(半夏)•천마(天麻) 각 1돈, 생지황주초(生地黃酒炒)•강즙초(薑汁炒)•진피염수세(陳皮鹽水洗)•우슬주세(牛膝酒洗)•황금주초(黃芩酒炒)•산조인초(酸棗仁炒) 각 8푼, 도인(桃仁)•강활(羌活)•방풍(防風)•박계(薄桂) 각 6푼, 홍화주세(紅花酒洗)•감초구(甘草炙) 각 4푼, 황백주초(黃栢酒炒) 3푼을 썰어서 2첩으로 해서 물로 달여서 생강즙과 죽력(竹瀝)을 약간씩 넣고서 고루 섞어서 먹는다. 〈回春〉

일명 유풍윤조탕(愈風潤燥湯)이라고도 한다. 〈醫鑑〉

※ 거풍제습탕(祛風除濕湯)

> **효능** : 우반신(右半身)의 불수(不隨)는 기허(氣虛)와 습담(濕痰)에 속하는 증세이니 약으로 치료해야 한다.

처방 백출(白朮) 1돈2푼, 백복령(白茯苓)•당귀주세(當歸酒洗)•진피(陳皮)•적작약(赤芍藥)•반하(半夏)•창출(蒼朮)•오약(烏藥)•황련(黃連)•황금병주초(黃芩並酒炒)•강활(羌活) 각 1돈, 인삼(人蔘)•천궁(川芎)•길경(桔梗)•방풍(防風) 각 8푼, 백지(白芷) 7푼, 감초구(甘草炙) 5푼을 썰어서 2첩으로 해서 생강 7쪽을 넣어 물로 달여서 먹는다. 〈回春〉

※ 가미대보탕(加味大補湯)

> **효능** : 좌•우가 모두 탄탄(癱瘓)한 증세는 기(氣)와 혈(血)의 태허(太虛)하기 때문인 것이다.

처방 황기밀초(黃芪蜜炒)•인삼(人蔘)•백출(白朮)

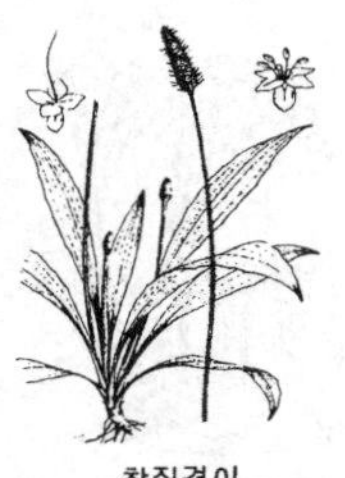
참질경이

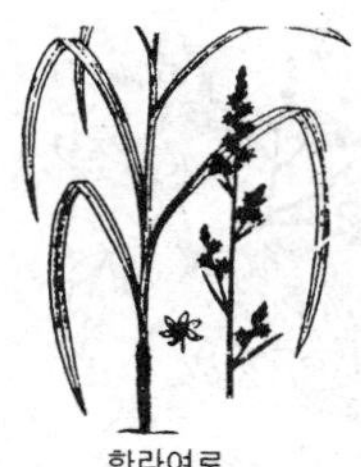
한라여로

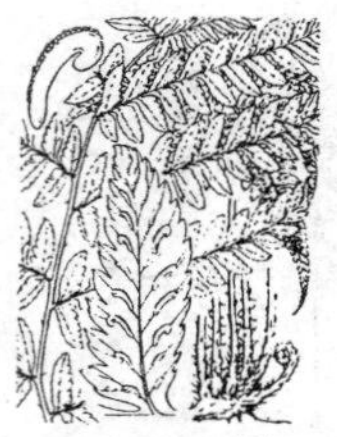
참새발고사리

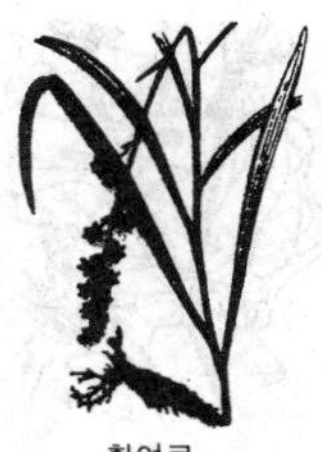
흰여로

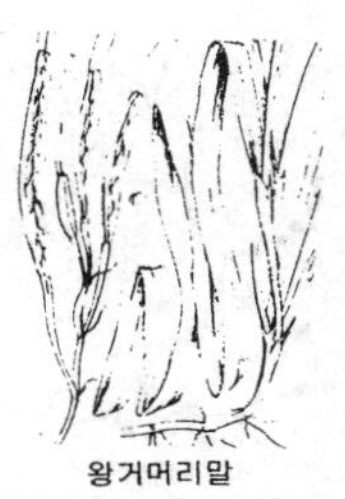
왕거머리말

• 백복령(白茯苓) • 천궁(川芎) • 백작약(白芍藥) • 숙지황(熟地黃) 각 7푼, 오약(烏藥) • 우슬주세(牛膝酒洗) • 두충주초(杜冲酒秒) • 모과(木瓜) • 방풍(防風) • 강활(羌活) • 독활(獨活) • 의이인(薏苡仁) 각 5푼, 부자포(附子炮) • 침향(沈香) • 목향(木香) • 육계(肉桂) • 감초(甘草) 각 3푼을 썰어서 1첩으로 하여 생강 3쪽과 대추 2개를 넣어 물로 달여서 먹는다. 〈回春〉

❊ 천태산(天台散)

효능 : 중풍(中風)으로 인한 탄탄(癱瘓)과 아픈 증세를 치료한다.

처방 오약(烏藥) • 진피(陳皮) • 마황(麻黃) • 지각(枳殼) • 백강잠(白殭蠶) • 길경(桔梗) • 백지(白芷) • 건강(乾薑) • 방풍(防風) • 강활(羌活) • 당귀(當歸) • 천마(天麻) • 속단(續斷) • 위령선(威靈仙) • 감초(甘草) 각 6푼, 유향(乳香) • 몰약(沒藥) • 사향(麝香) 각 3푼을 썰어서 1첩으로 하여 물로 달이고 유(乳) • 몰(沒) • 사(麝) 3가지를 가루로 해서 넣고 고루 섞어서 먹는다. 〈醫監〉

❊ 성부산(星附散)

효능 : 손과 발이 늘어지고 끌는 승세를 치료한다.

처방 남성(南星) • 반하병강제(半夏並薑製) • 인삼(人蔘) • 부자포(附子炮) • 백복령(白茯苓) • 백부자(白附子) • 천오(川烏) • 백강잠(白綱蠶) 각 1돈, 몰약(沒藥) 5푼을 썰어서 1첩으로 하여 술과 물을 각 반반으로 달여서 먹는데 땀나는 것을 한도로 한다. 〈丹心〉

❊ 금생호골산(金生虎骨散)

효능 : 반신불수(半身不隨)에 기육(肌肉)의 건수(乾瘦)하는 증세를 편고(偏枯)라고 하는데 땀을내는 약을 피하고 오직 힘줄을 불러 주며 풍(風)을 없애 주어야 하는 것이다.

처방 당귀(當歸) 1냥반, 적작약(赤芍藥) • 속단(續斷) • 백출(白朮) • 고본(藁本) • 호골(虎骨) 각 1냥, 오사육(烏蛇肉) 5돈을 가루로해서 매 2돈씩을 더운술로 식사후 복용하는데 골수(骨髓)가 아프면 생지황(生地黃) 1냥을 더해서 써야한다. 〈丹心〉

❊ 서근보안산(舒筋保安散)

효능 : 풍(風)으로 근맥(筋脈)이 구련(拘攣)하고 아픈 증세가 유주(流注)하는데 치료한다.

처방 모과(木瓜) 5냥, 비해(萆薢) • 오령지(五靈脂) • 우슬(牛膝) • 속단(續斷) • 백강잠(白殭蠶) • 오약(烏藥) • 송절(松節) • 백작약(白芍藥) • 천마(天麻) • 위령선(威靈仙) • 황기(黃芪) • 당귀(當歸) • 방풍(防風) • 호골(虎骨) 각 1냥을 썰어서 좋은 술 1말에 담그고 단단히 봉해서 27일이 지나면 약을 꺼내 볕에 말려 가지고 가루로해서 매 2돈씩을 약 담갔던 술 반잔으로 먹되 혹시 술이 없거든 미음(米飮)으로 대신 먹는다. 〈丹心〉

❊ 소풍순기탕(疏風順氣宕)

효능 : 중풍(中風)으로 반신불수(半身不隨)나 또는 온몸을 움직이지 못하는 증세는 원기(元氣)가 허약한데 주색(酒色)의 과도를 했거나 또한 외사(外邪)를 낀 증세를 치료한다.

처방 인삼(人蔘) • 방풍(防風) • 마황(麻黃) • 강활(羌活) • 승마(升麻) • 길경(桔梗) • 석고(石膏) • 황금(黃芩) • 형개수(荊芥穗) • 천마(天麻) • 남성(南星) • 박하(薄荷) • 갈근(葛根) • 작약(芍藥) • 행인(杏仁) • 당귀(當歸) • 천궁(川芎) • 백출(白朮) • 세신(細辛) • 조각(皀角) 각 5푼을 썰어서 1첩으로하여 생강 5쪽을 넣어 물로 달이고 다시 죽력(竹瀝)반잔을 타서 먹고 외부치료로써 치풍(治風)하는 혈(穴)을 쑥으로 뜸하고 조금 땀을 내면 낫는다. 〈正傳〉

❊ 비방(秘方)

효능 : 탄탄증(癱瘓症)을 치료하는데는 특히 효과가 크다.

처방 소뼈를 삶아서 내수(內隨) 1주발과 달인 꿀 1근의 2미(二味)를 여과하고 초면(秒麵) 1근과 볶아 말린 생강 가루 3냥을 넣고서 반죽하여 콩알 크기의 환을지어 1일 3~4알을 잘 씹어서 따뜻한 술로 먹으면 좋은 결과가 나타난다.

24. 사지가 계종(瘈瘲)하고 휵약(搐搦)하여 풍질이 될 경우

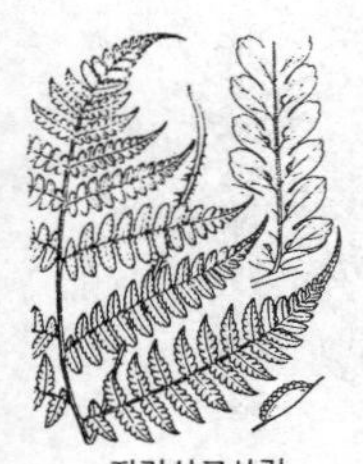
지리산고사리

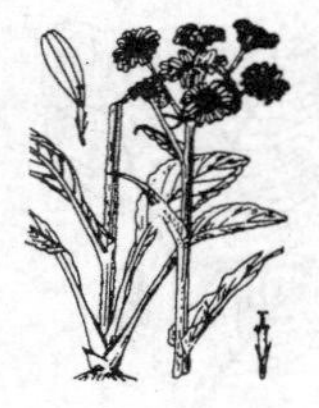
솜방망이

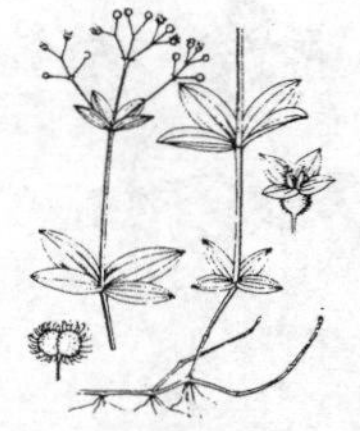
털둥근갈퀴

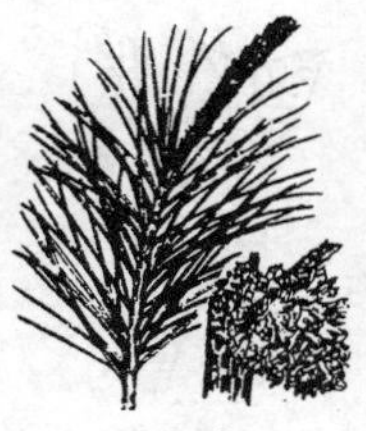
풍겐스솔

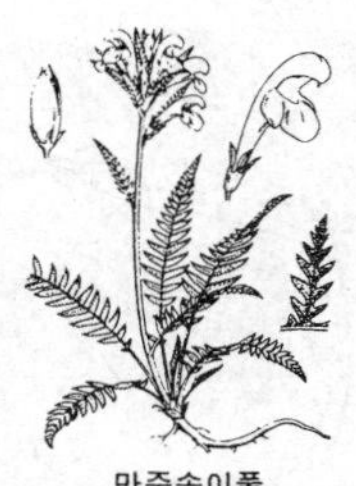
만주송이풀

계(瘈)라는 것은 근맥(筋脈)이 급한 것이고, 종(瘲)이란 것은 근맥(筋脈)이 느린 것이니 급하면 당겨서 위축되는 것이며, 느리면 풀려서 퍼지는 것이고, 또 오므라들고 또 퍼져서 그치지 않는 증세를 계종(瘈瘲)이라고 하는데 속(俗)에 휵(搐)이라고도 한다. 〈類聚〉

계종(瘈瘲)이라는 것은 기육(肌肉)이 약동(躍動)하는 것이며, 휵약(搐搦)이라는 것은 계종(瘈瘲)의 증세가 극심해서 계(瘈)는 오므라지고 종(瘲)은 늘어지는 것이다. 〈河間〉

휵약(搐搦)이란 손과 발이 끌어 당겨서 1쪽은 늘어지고 1쪽은 오므라지는 것이다. 〈回春〉

사지(四肢)가 칩습(蟄習)을 한다는 것은 사지(四肢)가 움직여서 그치지 않고 계종(瘈瘲)과 같은데 힘이 없어서 늘어지거나 줄어들지는 못한다. 〈類聚〉

중풍(中風)으로 휵약할 때는 손과 발을 붙잡아 그치게 하지 못한다.

억지로 그치게 하면 담(痰)이 손과 발에 돌아가지 못해서 손과 발이 불수(不隨)가 된다. 그러나 관완(寬緩)하게 붙잡아 주는 편이 좋다. 〈得効〉

25. 담연(痰涎)이 옹성(壅盛)할 경우

풍병(風病)은 대개 담(痰)에서 원인이 되니 치료 방법으로는 먼저 관(關)을 열고 담(痰)을 풀어야 한다.

그러나 급하면 풍(風)을 쫓아 버리고 느리면 기(氣)를 온화하게 하며 오래 된 것은 피를 살려야 하는 것이다.

혹시 진기(眞氣)가 차차 회복되고 담음(痰飮)이 점차로 소화가 되어도 도리어 풍사(風邪)가 움직이고, 있으면 강활유풍탕(羌活愈風湯)으로 모두 치료를 한다. 〈入門〉

초기중풍(初期中風)으로 담(痰)이 옹성(壅盛)하면 당연히 우선 토(吐)하고 토한 뒤에 다른 약들을 써야한다.

사람의 모든 뼈마디에는 모두 연(涎)이란 것이 있으니 운동을 하고 펴고 굽히는 것이 활리(滑利)하는 것인데 혹시 중풍(中風)이 일어나면 그 연(涎)이 위에 목구멍 속으로 밀려 오르게 되니 약으로 눌러 내리고 다시 뼈마디로 돌아가도록 하는 것이 좋은 것이며, 경솔하게 큰 토(吐)를 시켜서 당장의 시원한 것을 취하면 손발이 말라버리는 경우도 있게 되니 조심하지 않으면 안된다. 〈得効〉

풍담(風痰)이 옹성(壅盛)할 때 도담탕(導痰湯)과 가감도담탕(加減導痰湯) • 척담탕(滌痰湯) • 대성풍탕(大省風湯) • 침향(沈香) • 반하탕(半夏湯) • 삼생음(三生飮) • 청주백원자(青州白元子) • 가미청주백원자(加味青州白元子) • 갈사백원자(蝎麝白元子) • 용성단(龍星丹) • 소청원(蘇青元) 등으로 치료한다.

※ 도담탕(導痰湯)

중풍(中風)으로 담(痰)이 성하고 말이 삽(澁)하고 어지러운 증세를 치료한다.

이 처방에 향부자(香附子) • 오약(烏藥) • 침향(沈香) • 목향(木香)을 더하면 순기도담탕(順氣導痰湯)이라 하고 황금(黃芩) • 황련(黃連)을 더해 쓰면 청열도담탕(清熱導痰湯)이라 하며, 강활(羌活) • 백출(白朮)을 더해쓰면 거풍도담탕(祛風導痰湯)이라 하고, 원지(遠志) • 창포(菖蒲) • 금련(芩連) • 주사(朱砂)를 더해쓰면 영신도담탕(寧神導痰湯)이라고 한다. 〈入門〉

※ 가감도담탕(加減導痰湯)

효능 : 중풍(中風)으로 담(痰)이 성하고 말을하지 못하는 증세에 열이 있으면 이 약을 쓴다.

처방 남성(南星) • 반하(半夏)를 조각(皂角) • 백반(白礬) • 생강(生薑) 삶은 물에 담가서 볶아 말리고 백복령(白茯苓) • 진피(陳皮) • 백출(白朮) • 길경(桔梗) • 지각(枳殼) 각 1돈, 황련(黃連) • 황금(黃芩) • 과루인(瓜蔞仁) • 인삼(人蔘) • 당귀(當歸) • 목향(木香) 각 5푼, 감초(甘草) 3푼을 썰어 1첩으로 해서 생강 3개, 대추 2개를 넣어 물로 달이고 죽력(竹瀝)과 생강즙을 약간 넣어서 고루 섞어서 먹는다. 〈回春〉

※ 척담탕(滌痰湯)

효능 : 중풍(中風)으로 담(痰)이 심규(心竅)를 미색(迷塞)해서 혀가 굳어져 말을하지 못하는데 치료한다.

처방 반하(半夏) • 남성병강제(南星並薑製) 각 2돈, 지실(枳實) 1돈반 복령(茯苓) • 진피(陳皮) 각 1돈, 석창포(石菖蒲) • 인삼(人蔘) • 죽여(竹茹) 각 5푼, 감초(甘草) 3푼을 썰어서 1첩으로 해서 생강 5쪽을 넣고 물로 달여서 먹는다. 〈丹心〉

이 약이 중풍(中風)으로 말을 하지 못하는데 활담(豁痰) • 청열(清熱) • 이기(利氣) • 보허(補虛)하는 데는 아주 좋은 처방이다. 〈丹心〉

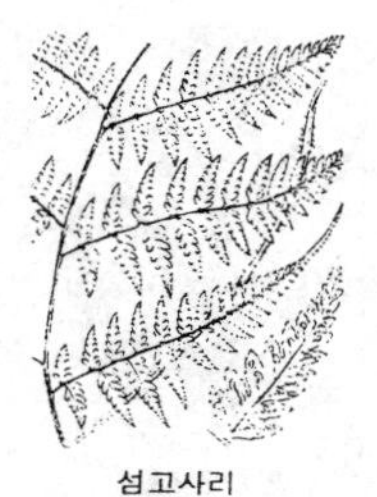
섬고사리

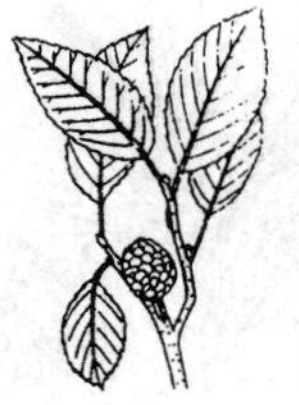
털오리

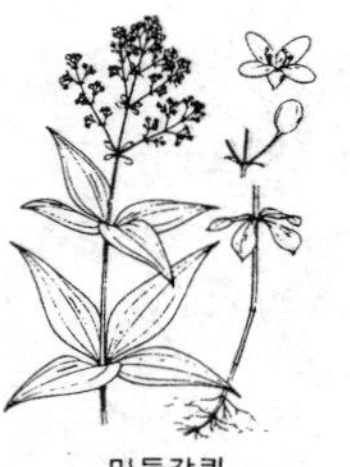
민둥갈퀴

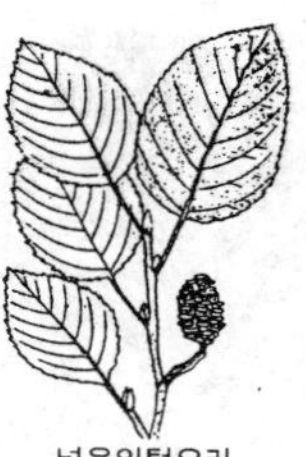
넓은잎털오리

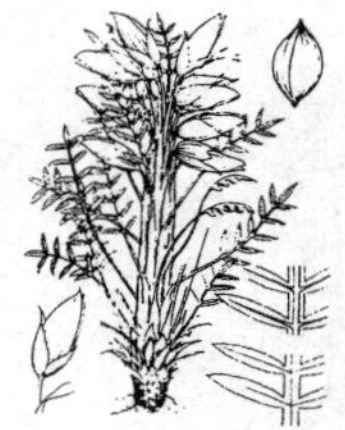
바위솔이풀

※ 대성풍탕(大省風湯)

효능: 중풍(中風)으로 담(痰)이 성(盛)하고 비뚤어지며 불수(不隨)한 증세를 치료한다.

처방 방풍(防風)•반하생(半夏生) 각 2돈, 천오생(川烏省)•남성생(南星生)•백부자생(白附子生)•목향(木香)•감초(甘草) 각 1돈, 전갈(全蝎) 3푼을 썰어서 1첩으로 하여 생강 10쪽을 넣어 물로 달여서 먹는다. 〈入門〉

※ 침향반하탕(沈香半夏湯)

효능: 중풍(中風)으로 담(痰)이 성할 때 담(痰)을 없애고 비(脾)를 깨우며 기(氣)를 온화하게 하고 심(心)을 돋아준다.

처방 부자포(附子炮) 1쌍, 침향(沈香)과 부자를 등분, 인삼(人蔘) 5돈, 반하제(半夏製) 2돈, 남성포(南星炮) 1돈을 거친 가루로 해서 매 3돈을 물 2잔과 생강 10쪽을 같이 달여서 1잔이 되면 공복에 먹는다. 〈資生〉

※ 삼생음三生飮)

일명 순기산(順氣散)

효능: 졸중풍(卒中風)으로 담(痰)이 막히고 혼도(昏倒)해서 인사불성(人事不省)이 되고 맥(脈)이 잠겨서 열이 없는 사람이 먹는다.

처방 남성생(南星生) 2돈, 천오생(川烏生)•백부자생(白附子生) 각 1돈, 목향(木香) 반돈을 썰어서 1첩으로 하여 생강 1쪽을 넣고 물로 달여서 먹는다. 〈局方〉

일명 순기산(順氣散)이라고 하는데 오(烏)와 부(附)를 모두 구워서 쓴다. 〈得效〉

※ 청주백원자(淸州白元子)

중풍(中風)으로 담연옹색(痰涎壅塞)과 괘사(喎斜)및 탄탄(癱瘓)등 일체의 풍질(風疾)과 부인의 혈풍(血風)및 어린 아이의 경풍(驚風)등 증세를 치료한다.

※ 가미청주백원자(加味淸州白元子)

효능: 중풍(中風)으로 옹색(壅塞)과 괘사(喎斜)및 탄탄(癱瘓)을 치료한다.

처방 백부자(白附子)•천남성(天南星)•반하(半夏)•백강(白薑) 각 2냥, 천마(天麻)•전갈(全蝎)•백강잠(白殭蠶) 각 1냥, 천오(川烏) 5돈을 같이 생으로 가루를 하고 강즙면호(薑汁麵糊)에 오동열매 크기로 환을하여 생강탕으로 50~70알씩을 수시로 먹는다. 〈丹心〉

※ 갈사백원자(蝎麝白元子)

효능: 중풍(中風)으로 담연옹색(痰涎壅塞)과 일체의 풍질(風疾)에 다른 약이 효과가 없을 때 쓴다.

처방 반하(半夏) 7냥, 남성(南星) 3냥, 백부자(白附子) 2냥, 천오(川烏)•천마(天麻)•방풍(防風) 각 1냥, 전갈(全蝎) 5돈, 사향(麝香) 반돈을 같이 생으로 가루를 하고 생강즙 풀에 오동열매 크기의 환을 지어 생강탕에 30~50알씩을 먹고 탄탄풍에는 더운 술로 1일 3번을 먹으면 며칠 뒤에 땀이 나고 아픈 곳이 펴지는데 3~5일이 지나면 자주 하품을 하고 기지개를 하는 것이 그 증세에 응하는 것이다. 〈得効〉

※ 용성단(龍星丹)

효능: 풍열(風熱)이 막히고 담연(痰涎)이 성(盛)하며 혼모(昏冒)하고 어지러운 증세를 치료한다.

처방 우담(牛膽)•남성(南星)•주사(朱砂) 각 3돈, 황금(黃芩)•황련(黃連) 각 2돈, 전갈(全蝎)•방풍(防風)•박하(薄荷) 각 1돈, 편뇌(便腦)•우황(牛黃)•사향(麝香) 각 3자, 청대(靑黛) 1돈을 가루로하여 꿀로 앵두알 크기의 환을 지어 다시 주사(朱砂)로 겉을 입히고 매 1알을 아무때나 녹여서 삼킨다.

모든 풍병(風病)이 대부분 습토(濕土)가 담(痰)이 열(熱)을 낳고 열(熱)이 풍(風)을 낳는 것이니 이 처방이 풍열(風熱)을 치료하고 또 곁들여서 담(痰)도 치료가 되는 것이다. 〈丹心〉

※ 소청원(蘇靑元)

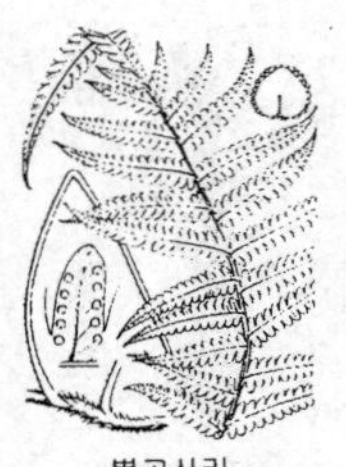
별고사리

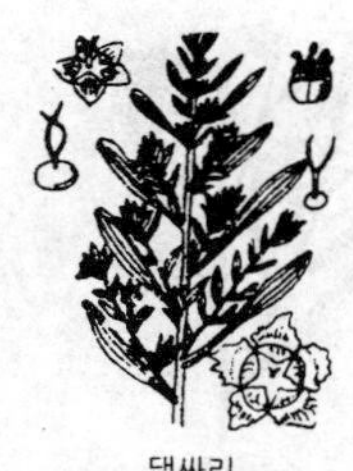
댑싸리

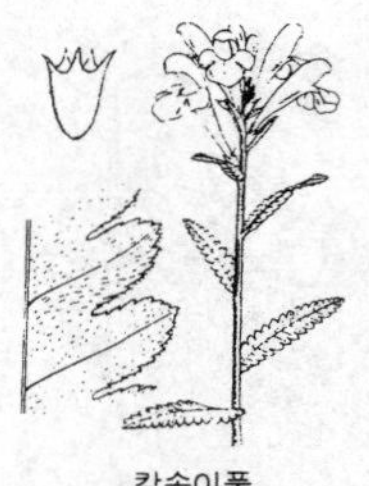
칼송이풀

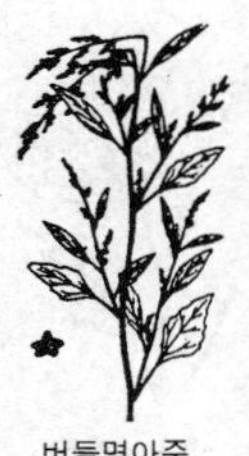
버들명아주

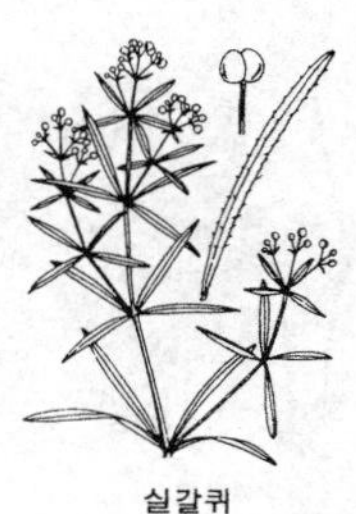
실갈퀴

효능 : 기미(氣味)를 온화하게 하고 풍담(楓痰)을 흩으려준다.

처방 청주백원자말(靑州白元子末) 3냥, 소합향원말(蘇合香元末) 1냥을 고루 섞고 생강즙 풀에 오동열매 크기로 환을지어서 묽은 생강탕으로 30~40알씩을 먹는다. 〈丹心〉

26. 중풍(中風)의 열증(熱症)일 경우

풍(風)이란 것은 백가지 병의 원인이 됨으로 잘 돌아다니고 자주 변해서 움직이기 쉬운 것이다. 열이 이기면 풍(風)이 움직이니 당연히 조용해야 함으로 조(躁)를 이기는 것은 혈(血)을 기르는 것이 된다. 대진교탕(大秦艽湯)과 천마환(天麻丸)을 쓰고 혹시 병 증세가 장부(臟腑)에 겸해서 드러내는 것을 겉과 속을 같이 치려(攻)면 방풍통성산(防風通聖散)을 써야 한다. 〈入門〉

풍(風)과 열(熱)에는 당연히 소통성산(小通聖散)과 인삼강활산(人蔘羌活散) • 천궁석고산(川芎石膏散) • 청기선풍산(淸氣宣風散) • 투빙단(透氷丹)을 쓴다.

❊ 천마환(天麻丸)

효능 : 풍(風)을 치료하고 혈(血)을 보(補)하며 영위(榮衛)를 돌게 하고 근골(筋骨)을 튼튼하게 해준다.

처방 생건지황(生乾地黃) 4냥, 강활(羌活) 3냥, 당귀(當歸) 2냥반, 천마(天麻) • 우슬(牛膝) • 비해(萆薢) • 현삼(玄蔘) • 두충(杜沖) • 독활(獨活) 각 1냥반, 부자포(附子炮) 5돈을 가루로하여 꿀로 오동열매 크기의 환을지어 100알을 공복에 더운 술 또는 끓인 물로 먹는다. 〈醫鑑〉

❊ 방풍통성산(防風通聖散)

효능 : 모든 풍열(風熱)과 중풍(中風)으로 말을 하지 못하고 폭음(暴瘖)으로 말 소리가 나오지 않는 증세와 또는 세두풍(洗頭風)및 파상풍(破傷風)의 모든 풍휵(風搐)과 어린이의 경풍적열(驚風積熱)및 흑함(黑陷)해서 빈사상태(瀕死狀態)에 빠지는 증세와 상한(傷寒)의 역려(疫癘)를 가리지 못하는 증세 및 풍열창개(風熱瘡疥)와 머리에 백설(白屑)이 나는 것등 얼굴과 코에 자적색의 풍자은진(風刺癮疹)과 폐풍창(肺風瘡)및 대풍나질(大風癩疾)과 풍화(風火)의 울심(鬱甚)으로 인하여 장(腸)이 가득 부풀고 삽통(澁痛)하여 번갈천민(煩渴喘悶)하는 증세와 열(熱)이 극(極)하고 풍(風)이 나서 혀가 굳고 입을 다물어 근(筋)이 떨리고 살이 실룩거리는 증세 및 크고 작은 증세의 창종악독(瘡腫惡毒)과 열(熱)이 대 • 소변에 맺힌 증세등을 모두 치료하고 또한 술에 상(傷)한 열독(熱毒)을 치료한다. 〈宣明〉

처방 활석(滑石) 1돈7푼, 감초(甘草) 1돈2푼, 석고(石膏) • 황금(黃芩) • 길경(桔梗) 각 7푼, 방풍(防風) • 천궁(川芎) • 당귀(當歸) • 적작약(赤芍藥) • 대황(大黃) • 마황(麻黃) • 박하(薄荷) • 연교(連翹) • 망초(芒硝) 각 4푼반, 형개(荊芥) • 백출(白朮) • 치자(梔子) 각 3푼반을 썰어서 1첩으로 해서 생강 3쪽을 넣어 물로 달여서 먹는다. 〈入門〉

이 처방은 열(熱) • 풍(風) • 조(燥)등 3가지를 모두 치료하는 좋은 약이다. 〈丹心〉

❊ 소통성산(小通聖散)

효능 : 풍열(風熱)과 두동(頭疼)및 인후(咽喉)와 협종(頰腫)등을 치료한다.

처방 강활(羌活) • 방풍(防風) • 박하(薄荷) • 당귀(當歸) • 치자(梔子) • 천궁(川芎) • 길경(桔梗) • 대황(大黃) 각 1돈, 방기(防己) • 감초(甘草) 각 5푼을 썰어 1첩으로 해서 등심(燈心) 1단과 죽엽(竹葉) 7쪽을 넣어 같이 먹는다. 〈得効〉

❊ 인삼강활산(人蔘羌活散)

효능 : 중풍(中風)으로 담(痰)이 성하고 번열(煩熱)한 증세를 치료한다.

처방 강활(羌活) • 독활(獨活) • 전호(前胡) • 인삼(人蔘) • 방풍(防風) • 천마(天麻) • 적복령(赤茯苓) • 박하(薄荷) • 천궁(川芎) • 황금(黃芩) • 지각(枳殼) • 만형자(蔓荊子) • 길경(桔梗) • 감초(甘草) 각 7푼을 썰어서 1첩으로 해서 생강 3쪽과 상백피(傷白皮) 7푼을 넣어 같이 달여서 먹는다. 〈得効〉

❊ 천궁석고산(川芎石膏散)

치료 방법은 통성산(通聖散)과 같으며 능히 신(神)을

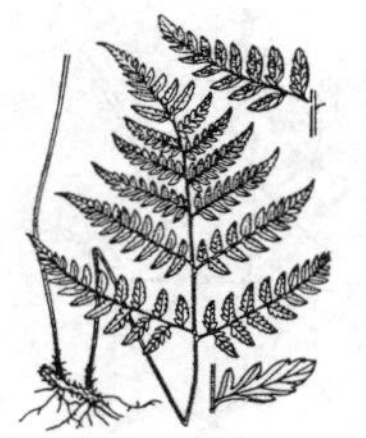
바람고사리

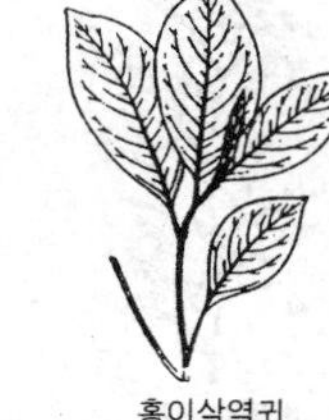
홍이삭역귀

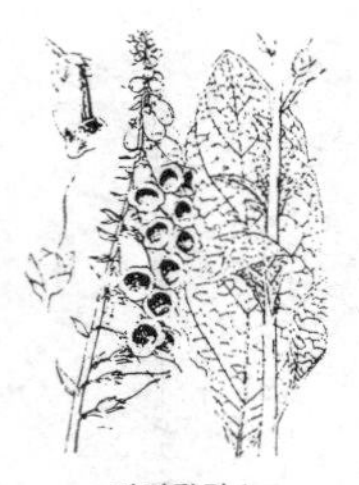
디기탈리스

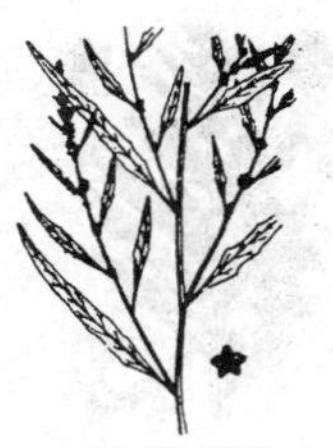
가는갯능쟁이

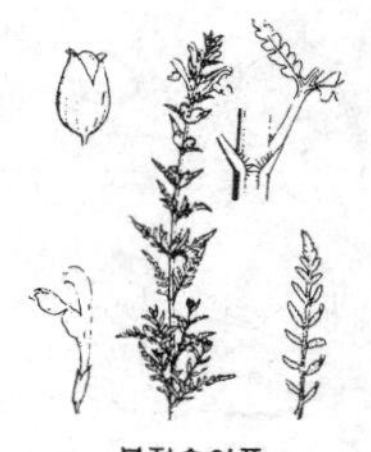
부전송이풀

맑게 하고 뜻을 협결(夾決)하게 해주며 기혈(氣血)을 선통(宣通)하게 한다.

통성산(通聖散)에 마황(麻黃)과 망초(芒硝)를 빼고 한수석(寒水石)과 인삼(人蔘)및 축사(縮砂)를 넣으면 먹는 방법과 만드는 방법은 같다. 〈宣明〉

※ 청기선풍산(淸氣宣風散)

효능 : 풍열(風熱)을 치료한다.

처방 당귀(當歸)•백작약(白芍藥)•백출(白朮) 각 1돈, 천궁(川芎)•강활(羌活)•반하(半夏)•생지황(生地黃)•백강잠(白殭蠶) 각 8푼, 선각(蟬殼)•적복령(赤茯苓) 각 6푼, 방풍(防風)•감국(甘菊)•지각(枳殼)•진피(陳皮)•형개(荊芥)•승마(升麻)•황련(黃連)•치자(梔子) 각 5푼, 감초(甘草) 3푼을 썰어서 1첩으로 해서 생강 3개, 대추 2개를 넣어 물로 달여서 먹는다. 〈醫林〉

※ 투빙단(透氷丹)

효능 : 풍독(風毒)이 위를 쳐서 두면(頭面)이 종양(腫痒)하고 담연(痰涎)이 옹색(壅塞)하여 입이 마르고 가슴이 번거로우며 밑으로 허리와 다리까지 흘러 들어서 종통(腫痛)하고 창(瘡)이 나며 대•소변이 비삽(秘澁)한 증세와 탄탄풍(癱瘓風)을 치료한다.

처방 천오(川烏) 2냥을 흐르는 물에 반달동안 담그는데 3일만에 한번씩 물을 갈아 썰어서 불에 말리고 소금 1냥으로 볶아서 노란 빛이 나거든 소금은 버리고 대황(大黃)•치자(梔子)•복신(茯神)•위령선(威靈仙)•만형자(蔓荊子)•익지(益智)•백복령(白茯苓)•선령비(仙靈脾)•천마(天麻)•백지(白芷) 각 5돈, 향묵소초쉬(香墨燒醋淬)해서 잘게 갈고 사향(麝香) 각 1돈 1자를 가루로 하여 달인 꿀에 섞어서 가시연밥 크기로 환을 지어 박하즙과 더운 술로써 2~3알씩을 먹는다. 〈局方〉

27. 중풍(仲楓)의 허증(虛症)일 경우

중풍(中風)은 대개 50살이 넘고 기(氣)가 쇠할 때에 많이 걸리고 장년(壯年)의 비성(肥盛)한 사람이 걸리기는 경우 역시 형태는 성(盛)하나 기(氣)가 쇠(衰)하기 때문에 그렇게 되는 것이니 마땅히 만금탕(萬金湯)이나 팔보회춘탕(八寶回春湯)으로 치료해야 하는 것이다.

※ 만금탕(萬金湯)

효능 : 풍(風)을 치료하고 허(虛)를 보해주며 손과 발의 풍(風)을 치료하는데 누험(累驗)한 것이다.

처방 속단(續斷)•두충(杜冲)•방풍(防風)•백복령(白茯苓)•우슬(牛膝)•세신(細辛)•인삼(人蔘)•계피(桂皮)•당귀(當歸)•감초(甘草) 각 8푼, 천궁(川芎)•독활(獨活)•진교(秦艽)•숙지황(熟地黃) 각 4푼을 썰어서 1첩으로 해서 물로 달여서 먹고 혹시 손가락의 힘이 없는 증세는 우제(牛劑)를 모두 먹기 전에 낫는다. 〈得効〉

※ 팔보회춘탕(八寶回春湯)

효능 : 일체의 풍허(風虛)한 모든 증세를 치료하는데 풍을 없애주고 기(氣)를 온화하게 하며 피를 살리는데 좋은 효과가 있다.

대개 기혈(氣血)이 순탄하고 영위(榮衛)가 순조로우면 풍(風)증세가 저절로 물러간다.

처방 백작약(白芍藥) 1돈2푼, 황기(黃芪) 8푼, 백출(白朮) 6푼, 복신(茯神)•반하(半夏) 각 5푼, 부자(附子)•인삼(人蔘)•마황(麻黃)•황금(黃芩)•방기(防已)•향부자(香附子)•행인(杏仁)•천궁(川芎)•당귀(當歸)•진피(陳皮)•방풍(防風)•육계(肉桂)•건강(乾薑)•숙지황(熟地黃)•생건지황(生乾地黃)•감초(甘草) 각 4푼, 침향(沈香)•오약(烏藥)•천오(川烏) 각 3푼을 썰어서 1첩으로 하고 생강 3쪽과 대추 2개를 넣어 물로 달여서 먹는다.

오른쪽 24가지 맛속에 8가지는 풍(風)을 없애고 8가지는 기(氣)를 순하게 하고 8가지는 혈(血)을 살린다. 〈得効〉

28. 중풍에 기(氣)를 조(調)해야 할 경우

풍(風)을 치료하는 좋은 약으로는 소속명탕(小續明湯)이 가장 좋고 배풍탕(排風湯)이 그 다음이라 하지마는 이약(二藥)은 모두 풍(風)을 주장(主張)하고, 기(氣)는 주장(主張)하지 못하니 결국 인삼순기산(人蔘順氣散)이나 오약순기산(烏藥順氣散)으로 도와야 하고 대체로 기(氣)가 널리 퍼지면 풍(風)이 또한 소산(疎散)하게 된다. 〈直指〉

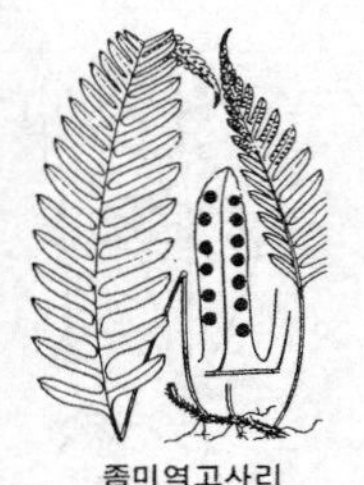
좀미역고사리

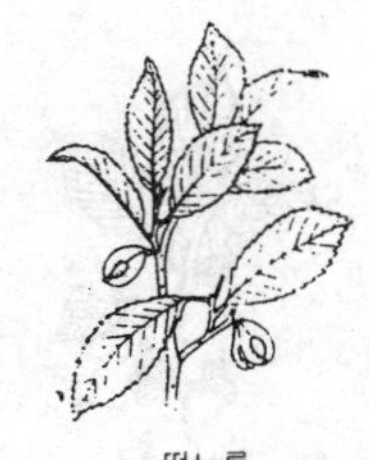
떡느릅

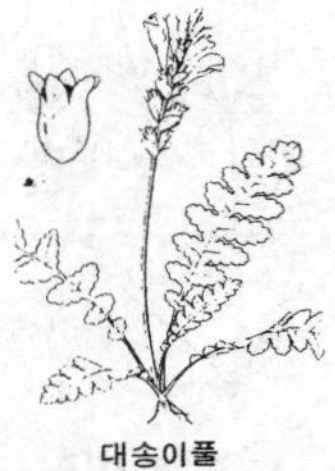
대송이풀

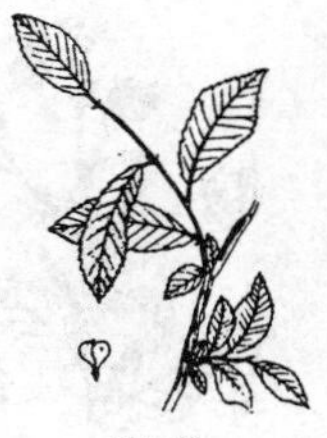
혹느릅

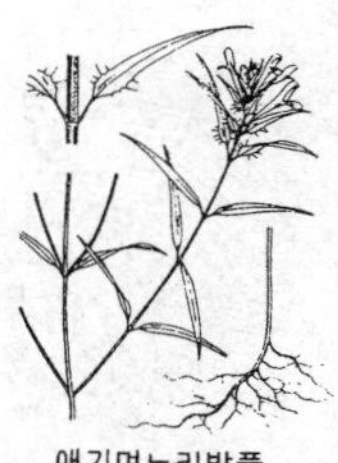
애기며느리밥풀

조기(調氣)하는 데는 소합향원(蘇合香元)과 팔미순기산(八味順氣散) 및 균기산(勻氣散)으로 치료한다.

❊ 인삼순기산(人蔘順氣散)

효능 : 중풍(中風)으로 기허(氣虛)하고 비뚤어지며 탄탄(癱瘓)하고 어삽(語澁)하며 몸이 아픈 증세를 치료한다.

처방 마황(麻黃) • 진피(陳皮) • 천궁(川芎) • 백지(白芷) • 백출(白朮) • 후박(厚朴) • 길경(桔梗) • 감초(甘草) 각 1돈, 건갈(乾葛) 7푼반, 인삼(人蔘) • 건강(乾薑) 각 5푼을 썰어서 1첩으로 하고 생강 3개, 대추 2개, 박하(薄荷) 7잎을 넣어 물로 달여서 먹는다. 〈局方〉

❊ 오약순기산(烏藥順氣散)

효능 : 모든 풍질(風疾)을 치료하는데 먼저 이 약을 먹고 기도(氣道)를 소통(疎通)한 다음에 풍약(風藥)을 먹게 하고 또한 탄탄(癱瘓)과 역절풍(歷節風)도 치료한다.

처방 마황(麻黃) • 진피(陳皮) • 오약(烏藥) 각 1돈반, 천궁(川芎) • 백지(白芷) • 백강잠(白殭蠶) • 지각(枳殼) • 길경(桔梗) 각 1돈, 건강(乾薑) 5푼, 감초(甘草) 3푼을 썰어서 1첩으로 하고 생강 3개, 대추 2개를 넣어 물로 달여서 먹는다. 〈局方〉

❊ 팔미순기산(八味順氣散)

모든 중풍(中風)에는 당연히 이 약을 간복(間服)해야 되고 또한 먼저 이 약을 먹어서 기(氣)를 순하게 해 주어야 한다. 〔처방은 기문(氣門)에 있음〕

❊ 균기산(勻氣散)

일명 순풍균기산(順風勻氣散)

효능 : 모든 중풍(中風)으로 기허불수(氣虛不遂)한 증세를 치료한다.

처방 백출(白朮) 2돈, 오약(烏藥) 1돈반, 인삼(人蔘) • 천마(天麻) 각 1돈, 침향(沈香) • 청피(靑皮) • 백지(白芷) • 모과(木瓜) • 자소엽(紫蘇葉) • 감초(甘草) 각 5푼을 썰어서 1첩으로 하고 생강 2쪽을 넣어 물로 달여서 먹는다. 〈丹心〉

29. 풍은 대한(大汗)이 아니면 제거를 못할 경우

풍(風)이 땀을 따라서 흩어지기 때문에 풍(風)을 치료하는데는 땀을내는 약을 많이 쓴다.

속명(續明)과 배풍(排風) 및 월비(越婢)등이 모두 능히 풍(風)을 치료하는데 천금(千金)에 마황(麻黃)을 많이 쓰니 대체로 풍사(風邪)가 땀을 얻지 못하면 치료가 되지 않기 때문이다.

혹시 저절로 땀이 나는 데 마황(麻黃)을 쓰면 오히려 큰 해를 보는 것이니 이럴 때에는 속명자산(續明煮散)으로 영위(榮衛)를 회복시키고 풍사(風邪)를 몰아내는 것을 잊어서는 안 된다. 〈丹心〉

중풍(中風)을 치료하려면 밀실(密室)이 없으면 치유(治愈)가 되지 않는다.

보통 사람이 거처하는 방은 밀폐가 되지 않으므로 풍사(風邪)가 적중하기 쉬운데 어찌 약을 먹고 땀을 낼 수가 있겠는가? 〈千金〉

치풍(治風)과 발한(發汗)에는 환골단(換骨丹)과 거풍단(去風丹)을 써야 한다.

❊ 환골단(換骨丹)

효능 : 중풍(中風)으로인한 괘사(喎斜)와 탄탄(癱瘓)및 암풍(暗風)과 풍간(風癎)을 치료한다.

처방 창출(蒼朮) • 괴실(槐實) • 상백피(桑白皮) • 천궁(川芎) • 백지(白芷) • 위령선(威靈仙) • 인삼(人蔘) • 방풍(防風) • 하수오(何首烏) • 만형자(蔓荊子) 각 1냥, 고삼(苦蔘) • 오미자(五味子) • 목향(木香) 각 5돈, 용뇌(龍腦) • 사향(麝香) 각 5푼을 가루로하여 마황전고(麻黃煎膏)에 넣어 만저(萬杵)로 화도(和搗)해서 매 1냥으로 10알을 분작(分作)하여 주사(朱砂)로 겉을 입히고 매 1알을 더운 술 반잔에 갈아 넣어서 식사 후와 취침전에 먹고 이불을 덮고 땀을 내면 바로 차도가 있다. 〈入門〉

마황전고(麻黃煎膏)로써 졸중풍(卒中風)의 인사불성(人事不省)인 증세를 치료하는데 탕약(湯藥)에 넣어 마시거나 또는 환으로 지어 먹기도 한다.

❊ 거풍단(去風丹)

일명 부평환(浮萍丸)

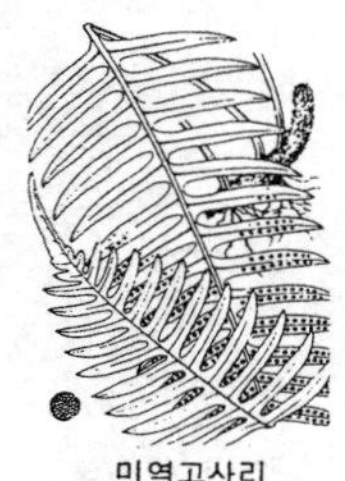
미역고사리

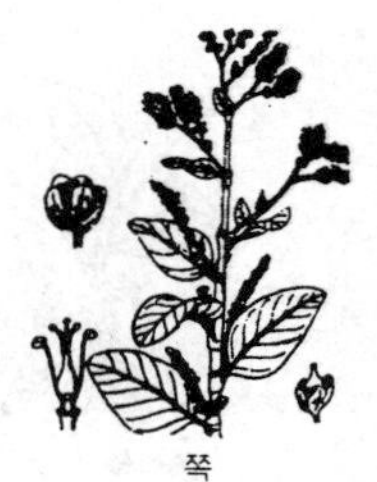
쑥

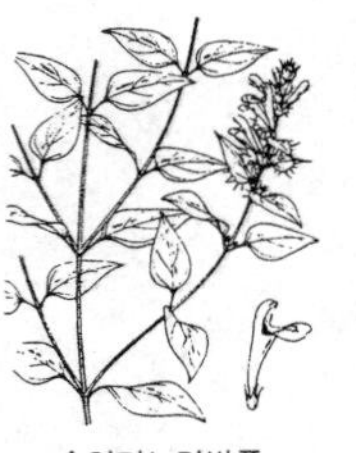
수염며느리밥풀

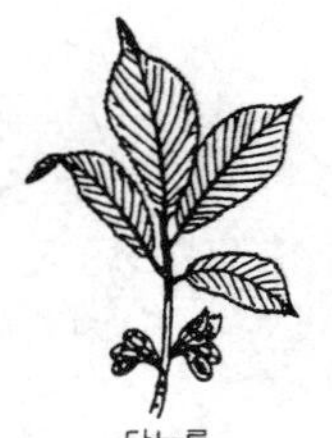
당느릅

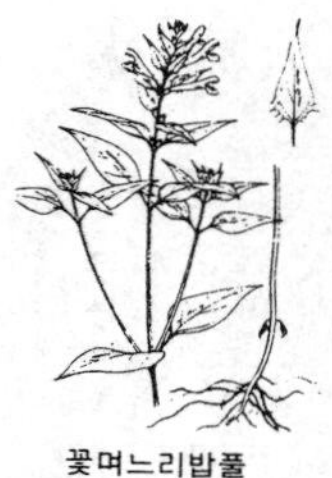
꽃며느리밥풀

효능 : 모든 풍(風)과 탄탄풍(癱瘓風)및 대풍(大風)과 파상풍(破傷風)증세를 치료한다.

처방 자배부평(紫背浮萍)을 많으나 적으나 가리지말고 7월 상반순이나 또는 15일쯤에 채취해서 죽사〔竹篩 : 어레미〕에다 걸러서 물을 뿌려 술에 담궈 말린 다음 가루로해서 탄자 크기로 환을 지어 매 1알을 두림주(豆淋酒)로써 같이 먹는다. 〈綱目〉

※ 속명자산(續明煮散)

효능 : 풍허(風虛)와 저절로 땀이 나는 증세를 치료한다.

처방 계피(桂皮) 7푼반, 방풍(防風)・독활(獨活)・인삼(人蔘)・당귀(當歸)・세신(細辛)・건갈(乾葛)・작약(芍藥)・천궁(川芎)・숙지황(熟地黃)・형개수(荊芥穗)・원지(遠志)・반하(半夏)・감초(甘草) 각 5푼을 썰어서 1첩으로 해서 생강 3쪽을 넣어 물로 달여서 먹는다. 〈丹心〉

30. 풍병(風病)의 재발을 막을 경우

풍병(風病)이 비록 나았다 하더라도 반드시 재발이 되고 재발이 되면 한층더 중태(重態)로 변하게되니 계속 약을 먹어서 예방을 하여야 한다. 〈類聚〉

소속명탕(小續明湯)을 풍병(風病)인 사람이 계속 먹어서 음아(瘖瘂)를 예방하는 것이 좋다. 〈方見上〉〈丹心〉

혹시 풍(風)이 움직일 우려가 있을 때에는 유풍탕(愈風湯)을 먹으면 혼도(昏倒)하는 경우가 없을 것이다. 〈易老〉

정풍병자(定風餠子)를 먹어야 되고 특히 방사(房事)를 참는 것을 도석(道釋)의 수양(修養)하듯이 해야 한다. 〈資生〉

※ 정풍병자(定風餠子)

효능 : 중풍(中風)으로 면괘(面喎)・비연(鼻淵)・담궐(痰厥)・두통(頭痛)・현운(眩暈)・구토(嘔吐)등의 증세를 치료한다.

처방 천마(天麻)・천오(川烏)・남성(南星)・반하(半夏)・백강(白薑)・천궁(川芎)・백복령(白茯苓)・감초생(甘草生) 각 등분 가루로하여 생강즙에 가시연밥 크기로 환을지어 주사(朱砂)로 겉을 입혀서 매 1알을 생강탕에 잘 씹어서 내려 보내면 풍질(風疾)을 예방하고 신지(神志)를 청상(淸爽)하게 한다. 〈本草〉

31. 미(微)한 중풍을 심치(深治)해서 안될 경우

중풍(中風)은 대부분 탕제(湯劑)를 만들어서 치료해야만 효력이 있는 것인데 혹시 풍(風)이 손과 발로 돌아가면 소중(小中)이라고 한다. 정풍약(正風藥)으로 치료해서 깊이 치료하지 말고 다만 평탄한 탕제(湯劑)로 치료하면 비록 온전한 사람은 못되어도 또한 유연(留連)해 가는 경우가 있으니 경계(驚戒)를 하는 것이 좋다. 〈得効〉

32. 중풍에 음식을 잘 먹을 경우

중풍환자(中風患者)가 음식을 가리지 않고 잘 먹는 까닭은 갑(甲)과 기(己)가 토(土)로 변해서 비(脾)가 성하기 때문에 충분히 많이 먹을 수가 있다. 이것은 비기(脾氣)가 더욱 성하면 밑으로 신수(腎水)를 이기고 신수(腎水)가 오손(虧損)하면 병이 차차 증극(增極)하니 당연히 널리 모든 약을 먹고서 많이 먹는 것을 없애면 병이 저절로 낫게 되는 것이다.

중풍(中風)으로 많이 먹는 것은 풍목(風木)이 성한 것이며 목(木)이 성하면 비(脾)를 이기고 비(脾)가 적대를 받으면 음식(飮食)에게 도움을 받으려고 하는 것이다. 경(經)에 이르기를 「실(實)하면 꿈에 주고 허하면 꿈에 취한다.」하였으니 당연히 간목(肝木)을 사(瀉)하고 풍(風)을 치료해서 비(脾)를 편하게 해야 할 것이니 비(脾)가 편하면 먹는 것도 적어지고 결국 조양(調養)이 되는 것이다. 〈寶鑑〉

33. 상풍증(傷風症)일 경우

풍(風)이 상(傷)하면 콧물이 흐르고 코가 메이고 소리도 무거워진다. 〈入門〉

상풍증(傷風症)이 폐(肺)에 드는 것이 많으니 신온(辛温)또는 신량(辛涼)한 약으로써 흩으는 것이 좋다. 대인(戴人)이 이르기를 「새로 기침을 하고 코가 메이고 소리가 무겁다는 증세가 바로 그것이니 삼소음(蔘蘇飮)과 충화산(沖和散)및 방풍충화탕(防風沖和湯)이 좋다.」

땀이 나면서도 바람을 싫어하는 것은 실지로 풍(風)을 느끼는 것이다. 〈入門〉

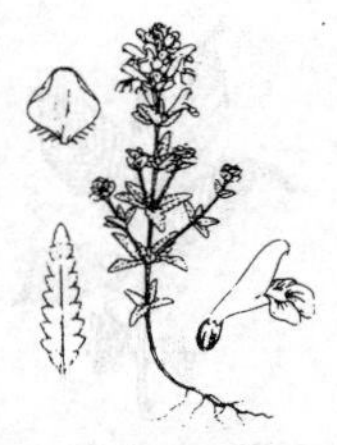
구름송이풀

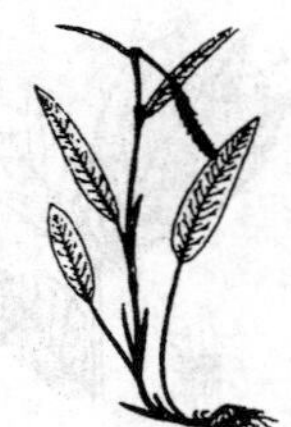
털씨범꼬리

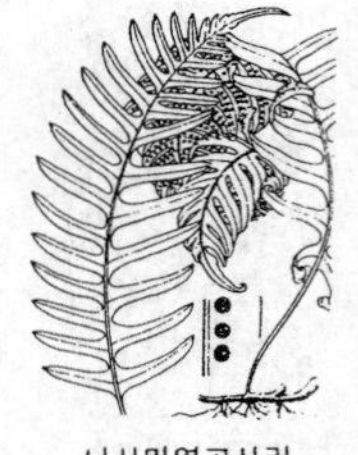
나사미역고사리

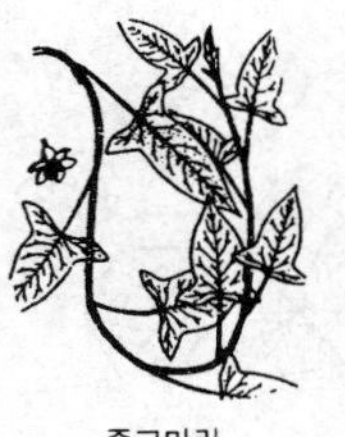
줄고마리

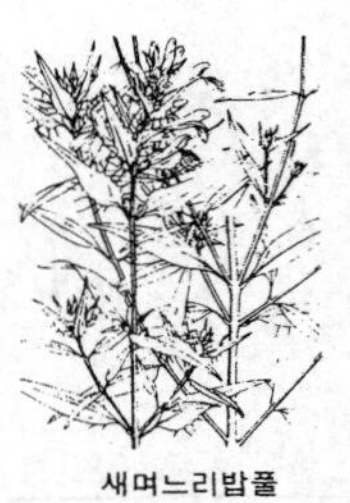
새며느리밥풀

34. 모든 풍(風)의 병명(病名)일 경우

두풍(頭風)은 백설(白屑)이 많고, 독풍(毒風)은 얼굴에 창(瘡)이 나며, 자풍(刺風)은 얼굴을 침으로 찌르는 것과 같고 허리가 아파서 송곳으로 쑤시는 것과 같은 증상이 나타나며 간풍(癎風)은 급히 엎어져서 소리를 지르고 휵증(搐症)을 일으켜서 급(急)과 완(緩)을 같이 하며, 완풍(頑風)은 아픔이나 가려움을 알지 못하고, 역풍(瀝風)은 목의 앞뒤에 반점의 얼룩이 생기며, 암풍(暗風)은 머리가 흔들리고 눈이 검어서 동서(東西)를 분간하지 못하고, 사풍(篩風)은 얼굴에 붉은점이 나타나며, 간풍(肝風)은 코가 답답하고 눈이 실룩거리며, 두 볼에 붉은점이 나타나고, 편풍(偏風)은 입과 눈이 비뚤어지며, 절풍(節風)은 지절(肢節)이 이어졌다 끊겼다 하고 손톱이 빠지며, 비풍(脾風)은 심(心)에 구역(嘔逆)이 많고 주풍(酒風)은 걸음 걸이가 앞으로 나아가지 못하고, 폐풍(肺風)은 코가 메이고 목이 아프며 담풍(膽風)은 잠을 못자고 기풍(氣風)은 살에 벌레가 기는 느낌이 들며, 신풍(腎風)은 귀안에 매미가 울며 음간(陰間)이 습양하고 한습(寒濕)으로 각기(脚氣)가 생기며, 탄풍(癱風)은 반신(半身)이 불수(不隨)하게 되고, 탄풍(瘓風)은 손발이 오그라지고, 위풍(胃風)은 수토(水土)가 불복(不服)되며, 허풍(虛風)은 풍(風)과 한(寒)•습(濕)으로 가려운 증세가 생기고, 장풍(腸風)은 탈항(脫肛)이 되며 피를 사(瀉)하고, 뇌풍(腦風)은 머리가 어지러우며 한쪽이 아프고 적풍(賊風)은 소리를 해도 소리가 안나며 산풍(產風)은 팔다리가 아프고, 골풍(骨豊)은 무릎이 부어서 방망이와 같으며 슬풍(膝風)은 넓적다리(腿)가 차갑고 뼈가 아프며, 심풍(心風)은 건망(健忘)이 되고 놀라기를 잘하며, 성풍(盛風)은 언어(言語)가 건삽(蹇澁)하고 수풍(髓風)은 팔과 어깨밑이 저리며 아프고, 장풍(腸風)은 밤에 도한(盜汗)이 많고, 혈풍(血風)은 음낭(陰囊)이 습양(濕痒)하며, 오풍(烏風)은 두면(頭面)에 몽오리가 생기고, 피풍(皮風)은 적백(赤白)의 전(癜)•선(癬)이 생기며, 기풍(肌風)은 온몸이 소양(瘙痒)하고, 체풍(體風)은 몸에 종독(腫毒)이 나며, 폐풍(閉風)은 대변이 조삽(燥澁)하고, 연풍(軟風)은 팔다리를 못들게 되며, 녹풍(綠風)은 동인(瞳人)이 열려서 크고, 청풍(青風)은 토(吐)를 극(極)하게 하고 청맹(青盲)이 되고, 호풍(虎風)은 양(羊)처럼 지저귀고 대풍(大風)은 쪽을 이루어 난창(爛瘡)이 된다. 〈醫說〉

35. 풍병(風病)의 치법(治法)일 때

영추(靈樞)에 이르기를「진기(眞氣)란 것은 하늘에 받아서 곡기(穀氣)와 더불어서 몸에 가득찬 것이고, 사기(邪氣)란 것은 허풍(虛風)의 적(賊)이 사람을 상하게 되는 것이니 허사(虛邪)가 사람에게 적중될 때에 얼굴이 오싹 오싹 춥고, 소름이 끼치며 주리(腠理)를 일으키게 된다.

사(邪)가 사람에게 적중되는 것이 또한 음(陰)에 적중되고 또는 양에 적중되면 좌우와 상하에 상처가 없으니 사람이 바야흐로 허할 때나 또는 모처럼 힘을 쓸 때나 또는 밥을 먹고 땀이 나며 주리(腠理)가 열릴 때에 많이 적중되게 되는데 얼굴에 적중되면 양명(陽明)에 머물고 목에 적중되면 태양(太陽)에 머물고 볼에 적중되면 소양(少陽)에 머물고 가슴이나 등이나 양협(兩脇)에 적중되면 역시 그 경(經)에 머물게 된다.」〈醫說〉

풍(風)이 장(臟)에 적중되고 구분이 있으니 부(腑)에 적중된 것은 땀을 내고 장(臟)에 적중된 것은 내리되 땀을 너무 지나치게 내면 안 되는 것이며 겉과 속이 벌써 온화하면 마땅히 경(經)을 따라서 치료해야 된다. 〈易老〉

풍(風)이란 백병(百病)의 시초가 되며 잘 다니게 하고 자주 변해서 움직이는 것이니 치료 방법은 오직 땀과 내리기를 지나치게하지 말며 땀과 내리기를 적당하게 한 다음에 치료를 시작해야 하는 것이다. 〈易老〉

대부분 풍(風)을 치료하는 것은 기(氣)를 주로 삼게되니 피가 허하고 담(痰)이 있으며 기허(氣虛)한 것은 독삼탕(獨蔘湯)에 죽력(竹瀝)과 생강즙을 더해서 치료하고 혈허(血虛)한 것은 사물탕(四物湯)에 지황(地黃)을 생강즙에 적시고 볶아서 죽력(竹瀝)과 생강즙을 조금 더하고 비대한 사람이 습(濕)이 많은 것은 부자(附子)와 오두(烏頭)를 더하여 경(經)에 잘 다니게 한다. 〈丹心〉

어떤 사람을 막론하고 봄에는 소속명탕(小續明湯) 5제를 여름에는 신력탕(腎瀝湯) 3제로 치료하며 가을에는 황기원(黃芪元) 1~2제로 치료하고 겨울에는 약주(藥酒) 2~3제를 먹게되면 죽는 날까지 풍병(風病)이 나타나지 않는다. 〈得効〉

36. 모든 풍(風)의 통치약(痛治藥)일 경우

통기구풍탕(通氣驅風湯)•비전순기산(秘傳順氣散)•오약순기산(烏藥順氣散)•목향보명단(木香保命丹)•어

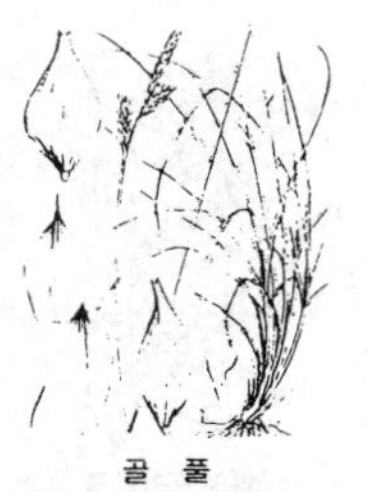
골 풀

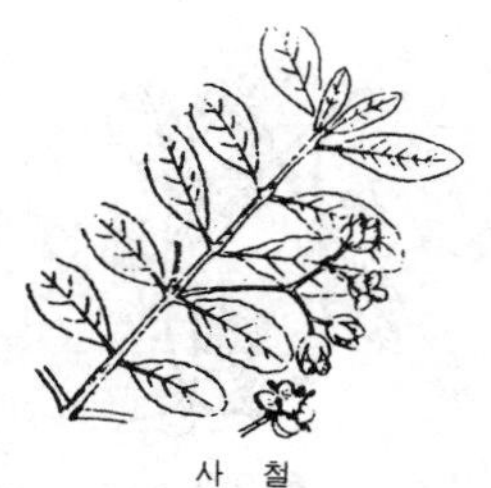
사 철

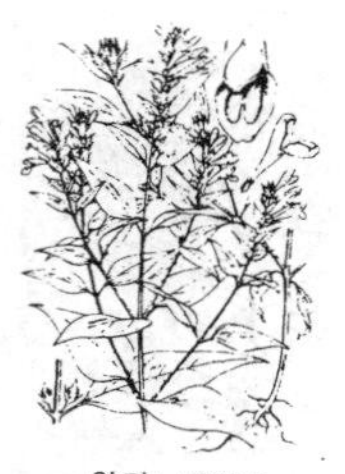
알며느리밥풀

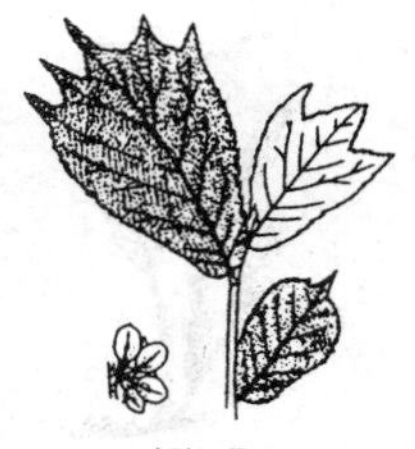
난티느릅

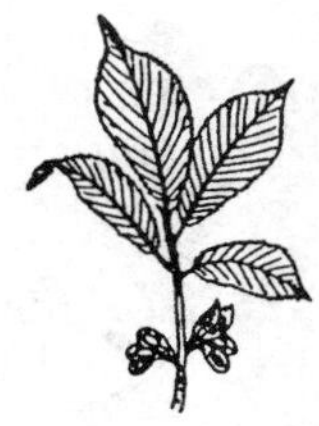
당느릅

풍단(禦風丹) • 오룡단(烏龍丹) • 일립금단(一粒金丹) • 환골단(換骨丹) • 철탄원(鐵彈元) • 벽선정자(辟選錠子) 등으로 치료한다.

※ 통기구풍탕(通氣驅風湯)

효능 : 중풍(中風)으로 구안괘사(口眼喎斜) • 반신불수(半身不隨) • 담연옹성(痰涎壅盛) • 언어건삽(言語蹇澁) • 행보곤난(行步艱難) • 정신불상(精神不爽)등 증세를 치료한다.

처방 오약(烏藥) 1돈반, 천궁(川芎) • 백지(白芷) • 길경(桔梗) • 진피(陳皮) • 백출(白朮) • 감초(甘草) 각 1돈, 마황(麻黃) • 지각(枳殼) • 인삼(人蔘) 각 5푼을 썰어서 1첩을 지어 생강 3쪽과 대추 2개를 넣어 물로 달여 먹는다. 〈得効〉

※ 비전순기산(秘傳順氣散)

효능 : 중풍(中風)으로 괘사(喎斜) • 탄탄(癱瘓)및 일체의 풍질(風疾)을 치료한다.

처방 청피(靑皮) • 진피(陳皮) • 지각(枳殼) • 길경(桔梗) • 오약(烏藥) • 인삼(人蔘) • 백출(白朮) • 백복령(白茯苓) • 반하(半夏) • 천궁(川芎) • 백지(白芷) • 세신(細辛) • 마황(麻黃) • 방풍(防風) • 건강(乾薑) • 백강잠(白殭蠶) • 감초(甘草) 각 6푼을 썰어서 1첩으로 해서 생강 5쪽을 넣어 물로서 먹는다. 〈醫鑑〉

※ 오약순기산(烏藥順氣散)

풍기(風氣)가 경락(經絡)에 흘러들어서 사지(四肢)가 아프고 근맥(筋脈)이 구련(拘攣)한 것은 땀이 많이 나야 되니 손과 발에 약간의 땀을 내는데 좋은 것이다.

※ 목향보명단(木香保命丹)

효능 : 중풍(中風)으로 모든 증세를 치료한다.

처방 목향(木香) • 백부자생(白附子生) • 계피(桂皮) • 두중(杜仲) • 후박(厚朴) • 고본(藁本) • 독활(獨活) • 강활(羌活) • 해동피(海東皮) • 백지(白芷) • 감국(甘菊) • 우슬주침(牛膝酒浸) • 백화사주초(白花蛇酒炒) • 전갈초(全蝎炒) • 위령선주세(威靈仙酒洗) • 천마(天麻) • 당귀(當歸) • 만형자(蔓荊子) • 호골주침수구(虎骨酒浸酥炙) • 적전(赤箭) 각 5돈, 주사(朱砂) 7돈반(반은 겉을 입힌 것), 사향(麝香) 1돈반을 가루로하여 꿀로 탄자 크기로 환을 지어 주사(朱砂)로 겉을 입히고 매 1알을 잘 씹어서 따뜻한 술로 내려 먹는다. 〈御藥〉

※ 어풍단(禦風丹)

효능 : 중풍(中風)으로 입과 눈이 비뚤어지고 반신불수(半身不隨)가 되며, 신혼(神昏)하고, 어삽(語澁)한 증세를 치료한다. 〈局方〉

처방 마황(麻黃) • 방풍(防風) • 백지(白芷) 각 1냥반, 건생강(乾生薑) • 감초(甘草) 각 7돈반, 천궁(川芎) • 백작약(白芍藥) • 세신(細辛) • 길경(桔梗) • 백강잠(白殭蠶) • 강활(羌活) • 남성(南星) 각 5돈을 가루로 하고 꿀로 탄자 크기의 환을 지어 주사(朱砂) 2돈반으로 겉을 입히고 매 1알을 더운 술로 먹는다. 〈入門〉

※ 오룡단(烏龍丹)

효능 : 중풍(中風)으로 입과 눈이 비뚤어지고 손발이 늘어지며, 끌리고 말이 건삽(蹇澁)한 데는 신통한 효험이 있다.

처방 천오생(天烏生)의 거죽과 배꼽을 버리고 오령지(五靈脂) 각 2냥을 가루로하여 용뇌(龍腦)와 사향(麝香) 각 반돈을 넣어서 물방울로 고루 섞고 탄자 크기로 환을 지어 매 1알을 첫날에는 생강즙에 섞어 먹고 다음 날에는 더운 술로 5~7알을 먹으면 바로 손과 발이 움직이며 10알을 먹으면 스스로 활동을 할 수 있게 된다. 〈直指〉

※ 일립금단(一粒金丹)

처방 천오포(川烏炮) • 부자포(附子炮) • 백부자포(白附子炮) 각 1냥, 백강잠(白殭蠶) • 백질려초(白蒺藜炒) • 오령지(五靈脂) • 백반고과(白礬枯過) • 몰약(沒藥) 각 5돈, 주사(朱砂) • 세묵〔細墨 : 암즙(磨汁)〕 • 사향(麝香) 각 2돈반을 가루로하여 묵즙(墨汁)에 고루 섞고 매 1냥으로써 6알을 만들어 금박(金箔)으로 겉을 입히고 매 1알을 생강즙에 술 반잔을 타서 따뜻하게 먹고 계속해서 1~2되를 마셔서 약의 힘을 돕고 땀을 내고 난 후 효과를 본다. 〈得効〉

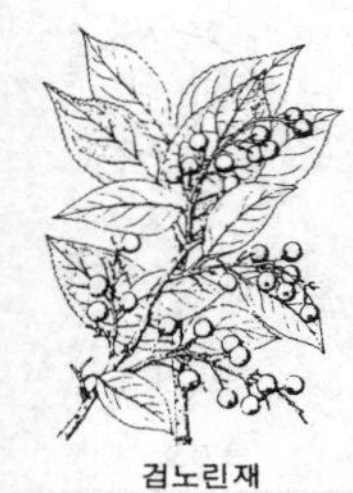
겹노린재

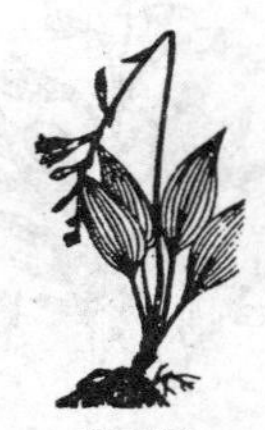
좀지지추

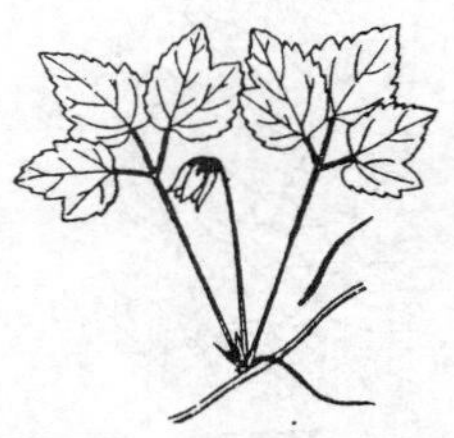
산종덩굴

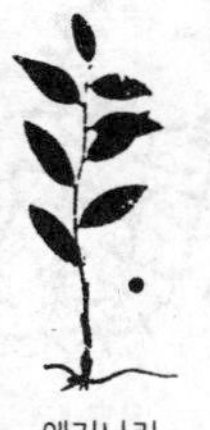
애기나리

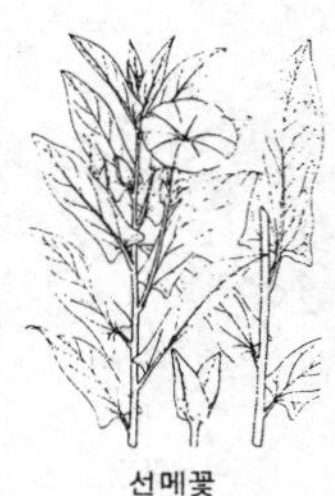
선메꽃

※ 환골단(換骨丹)

중풍(中風)으로 괘사(喎斜)와 탄탄(癱瘓) 및 어삽(語澁)과 담성(痰盛)등 일체의 풍담을 치료하고 땀을 내는데 신통한 효과가 있다. (처방법은 위에 있음)

※ 철탄원(鐵彈元)

효능 : 중풍(中風)으로 괘사(喎斜)·탄탄(癱瘓)·연조(涎潮)·어삽(語澁)·근련(筋攣)·골통(骨痛)·유풍질(類風疾)을 모두 치료한다.

처방 오령지(五靈脂) 2냥, 천오포(川烏炮) 1냥, 유향(乳香)·몰약(沒藥) 각 5돈, 사향(麝香) 1돈을 가루로하여 물방울로 섞고 탄자 크기의 환을 지어 매 1알을 박하술로 고루 먹는다. 〈局方〉

※ 벽선정자(辟選錠子)

효능 : 일체의 모든 풍(風)과 파상풍(破傷風)및 어린이의 급만경풍질(急慢驚風疾)을 치료한다.

처방 주사(朱砂) 1냥, 우담남성(牛膽南星) 7돈, 방풍(防風)·천오(川烏)·천마(天麻)·천궁(川芎)·백지(白芷)·인삼(人蔘)·박하(薄荷)·목향(木香)·백출(白朮)·복신(茯神) 각 5돈, 우황(牛黃)·용뇌(龍腦)·건생강(乾生薑)·백부자(白附子) 각 3돈, 사향(麝香) 2돈, 전갈(全蝎) 20개생용, 백강잠(白殭蠶) 21개 생 것을 가루로하고 마황(麻黃) 1근, 감초(甘草) 8냥, 봉밀(蜂蜜) 2냥을 달여 고약을 만들어 약 가루를 넣어 고루 섞고 1냥으로 10정을 만들어 금박(金箔)으로 겉을 입혀서 매 1정을 더운 술과 같이 먹는다. 〈活心〉

37. 풍비(風痺)의 시초일 경우

땀이 많이 나는데 바람이 불어서 피가 기부(肌膚)에 엉기어 뭉치면 바로 비(痺)가 된다. 풍(風)의 병이 대부분 반신불수(半身不隨)가 되는 것인데 혹 팔만 불수(不隨)가 되는 것은 비(痺)인 것이다. 〈内經〉

사(邪)의 적중되는 곳에 기(氣)가 반드시 허(虛)하니 머물러서 가지 않으면 그 병이 실(實)한 것이다. 〈内經〉

허사(虛邪)가 사람에게 적중될 때에 머무르고 가지 않으면 비(痺)가 되고 영기(榮氣)가 돌아다니지 않으면 어질지 못하게 된다. 〈内經〉

불인(不仁)의 인(仁)은 부드러운 것인데 인(仁)하지 못하면 유화(柔和)하지 못해서 통양(痛痒)과 한열(寒熱) 및 구자(灸刺)의 감각이 없게되니 이 증세를 이것이 소위 불인(不仁)이라 한다. 〈類聚〉

38. 삼비(三痺)일 경우

황제(黃帝)가 묻기를「비(痺)가 어디에서 생기는 것인가?」기백(岐伯)이 말하기를「풍(風)과 한(寒)및 습(濕)의 3기(三氣)가 같이 합해서 비(痺)가 되는 것인데 풍기(風氣)가 이기면 행비(行痺)가 되고 한기가 이기면 통비(痛痺)가 되며, 습기(濕氣)가 이기면 착비가 된다.」

행비(行痺)에는 방풍탕(防風湯)을 쓰고 통비(痛痺)에는 복령탕(茯苓湯)을 쓰며, 착비(着痺)에는 천궁복령탕(川芎茯苓湯)과 삼비탕(三痺湯)으로 각각 치료한다.

※ 방풍탕(防風湯)

효능 : 행비(行痺)가 주주(走注)해서 정한 곳이 없는 증세를 치료한다.

처방 방풍(防風) 1돈반, 당귀(當歸)·적복령(赤茯苓)·독활(獨活)·행인(杏仁)·계심(桂心)·감초(甘草) 각 1돈, 마황(麻黃) 5푼, 황금(黃芩)·진교갈근(秦艽葛根) 각 3푼을 썰어서 1첩을 하여 생강 5쪽과 대추 2개를 넣어 물로 달여서 먹는다. 〈宣明〉

※ 복령탕(茯苓湯)

효능 : 통비(痛痺)로써 사지(四肢)가 아프고 구련(拘攣)해서 부종(浮腫)한 증세를 치료한다.

처방 적복령(赤茯苓)·상백피(桑白皮) 각 1돈반, 방풍(防風)·계피(桂皮)·천궁(川芎)·작약(芍藥)·마황(麻黃) 각 1돈을 썰어서 1첩을 지어 대추 2개를 넣어 물로 달여 먹고 땀을 내면 효과가 있다. 〈宣明〉

※ 천궁복령탕(川芎茯苓湯)

효능 : 착비(着痺)로 사지(四肢)가 마목(麻木)이 되고 구련(拘攣)해서 부종(浮腫)하는 증세를 치료한다.

처방 적복령(赤茯苓)·상백피(桑白皮) 각 1돈반, 천

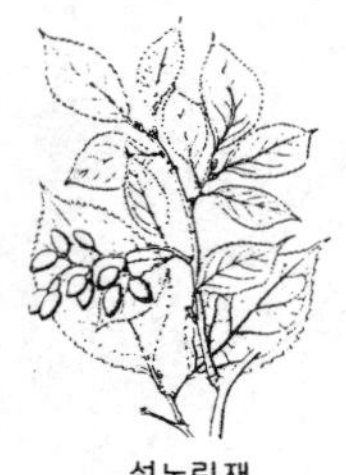
섬노린재

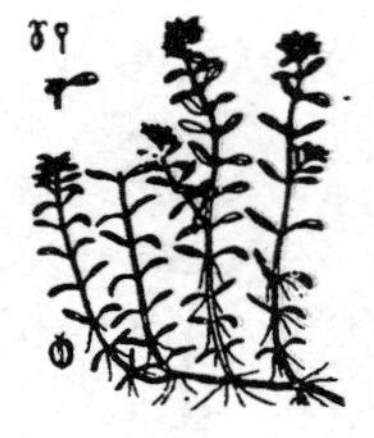
물별이끼

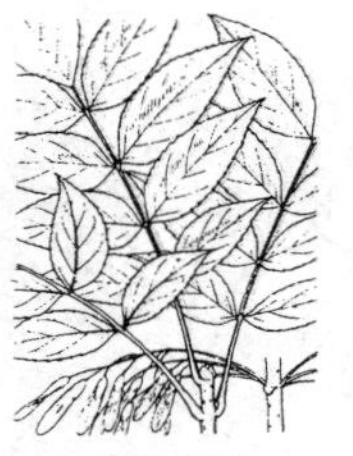
구주물푸레

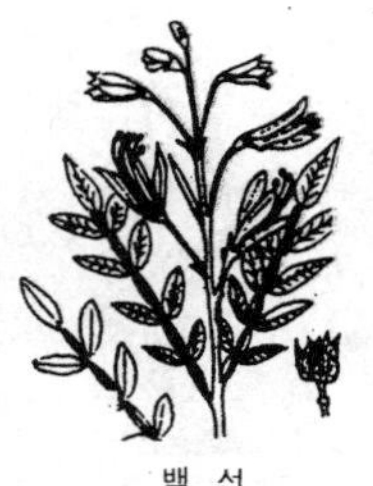
백 선

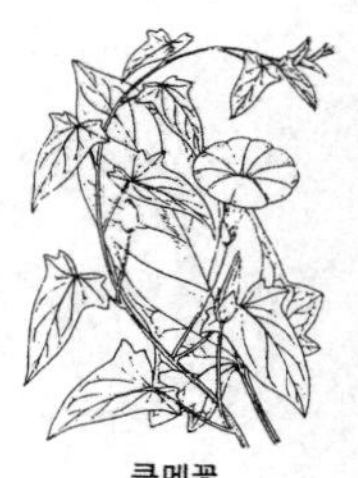
큰메꽃

궁(川芎)·마황(麻黃)·방풍(防風)·적작약(赤芍藥)·당귀(當歸) 각 1돈, 계피(桂皮)·감초(甘草) 각 5푼을 썰어서 1첩을 지어 대추 2개를 넣어 물로 달여서 먹는다. 〈入門〉

착비(着痺)가 바로 마목불인(麻木不仁)한 것이다. 〈綱目〉

※ 삼비탕(三痺湯)

효능: 풍비(風痺)로써 기혈(氣血)이 응체(凝滯)되고 손발이 구련(拘攣)한 증세를 치료한다.

처방 두충(杜冲)·우슬(牛膝)·계피(桂皮)·세신(細辛)·인삼(人蔘)·적복령(赤茯苓)·백작약(白芍藥)·방풍(防風)·당귀(當歸)·천궁(川芎)·황기(黃芪)·속단(續斷)·감초(甘草) 각 7푼, 독활(獨活)·진교(秦艽)·생지황(生地黃) 각 3푼을 썰어서 1첩을 지어 생강 5쪽과 대추 2개를 넣어 물로 달여서 먹는다. 〈入門〉

39. 오비(五痺)일 경우

제(帝)가 묻기를 「오비(五痺)라는 것이 무엇인가?」 기백(岐伯)이 답하기를 「겨울에 일어나면 골비(骨痺)가 되고 봄에 일어나면 근비(筋痺)가 되며 여름에 일어나면 맥비(脈痺)가 되고 지음(至陰)으로써 일어나면 기비(肌痺)가 되며 가을에 일어나면 피비(皮痺)가 되는 것이다.」 〈內經〉

제(帝)가 묻기를 「안으로 오장(五臟)과 육부(六腑)에 객거(客居)하는 것은 어떤 기(氣)가 그렇게 만드는 것인가?」 기백이 대답하기를 「오장(五臟)이 모두 합병(合病)이라는 것이 있는데 오래 되도록 없어지지 아니하면 합하여 객거(客居)하는 것이다. 그러니 골비가 오래 되어서 다시 사(邪)를 끼면 신(腎)에 객거(客居)하고 근비(筋痺)가 오래되면서 사를끼면 간(肝)에 객거(客居)하며, 맥비(脈痺)가 오래되서 사를끼면 심(心)에 객거(客居)하고, 기비(肌痺)가 오래되서 사를끼면 비(脾)에 객거(客居)하며, 피비(皮痺)가 오래되서 사를끼면 폐(肺)에 객거(客居)하니 소위 비(痺)라는 것은 각각 때에 따라서 풍(風)과 한(寒)·습(濕)의 기(氣)를 중감(重感)되는 것이다.」 〈內經〉

제(帝)가 묻기를 「육부(六腑)에 객거(客居)하는 것은 어째서 그러한가?」 기백(岐伯)이 대답하기를 「이것은 육식과 사는 형편이 그 원인이 되고 있는데 육부(六腑)가 각각 유〔兪 : 즉혈(卽穴)〕가 있고 음식이 그곳에 응해서 유(兪)를 따라 들어가면 각각 그 부(腑)에 객거(客居)하는 것이다.」 〈內經〉

음기(淫氣)로써 천식(喘息)을 하면 비(痺)가 모이는 것이 폐(肺)에 있고, 음기(淫氣)로써 우사(憂思)하면 비(痺)의 모이는 것이 심(心)에 있으며 음기(淫氣)로써 유뇨(遺尿)하면 비(痺)의 모이는 것이 신(腎)에 있고 음기(淫氣)로써 핍갈(乏竭)하면 비(痺)의 모이는 것이 간(肝)에 있으며, 음기(淫機)로써 기(肌)가 끊기면 비(痺)의 모이는 것이 비(痺)에 있으니 모든 비(痺)가 오래되면 안에서 익심(益深)해지는 것이다. 주(註)에 이르기를 「음가(淫氣)라는 것은 기(氣)가 망행(妄行)하는 것인데 밖에서 없애 버리지 않으면 더욱 깊어져서 몸 속으로 들어가는 것이다.」 〈內經〉

오비탕(五痺湯)과 증미오비탕(增味五痺湯) 및 행습유기산(行濕流氣散) 등으로 치료한다.

※ 오비탕(五痺湯)

효능: 풍(風)과 한(寒)·습기(濕氣)가 기체(肌體)에 객거(客居)해서 손과 발이 완약(緩弱)하고 마비된 증세를 치료한다.

처방 강활(羌活)·백출(白朮)·강황(薑黃)·방기(防己) 각 2돈, 감초(甘草) 1돈을 썰어서 1첩을 지어 생강 7쪽을 넣어 물로 달여서 먹는다. 〈入門〉

※ 증미오비탕(增味五痺湯)

효능: 풍(風)·한(寒)·습(濕)이 합하여 비(痺)가 되어서 기체(肌體)가 마비(麻痺)되고 어질지 못한 증세를 치료한다.

처방 강활(羌活)·방기(防己)·강황(薑黃)·백출(白朮)·해동피(海東皮)·당귀(當歸)·백작약(白芍藥) 각 1돈, 감초구(甘草炙) 7푼을 썰어서 1첩을 지어 생강 10쪽을 넣어 물로 달여서 먹는다. 〈直指〉

※ 행습유기산(行濕流氣散)

효능: 풍(風)·한(寒)·습비(濕痺)로 마목불인(麻木不仁)이 되고 손과 발이 번연(煩軟)한 증세를 치료한다.

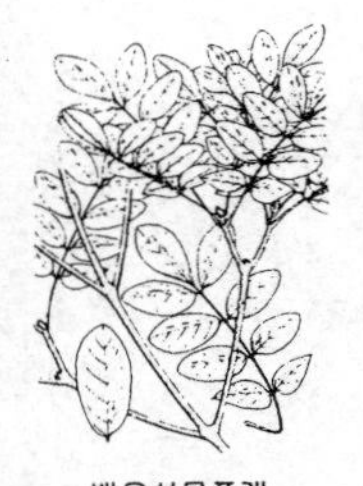
백운쇠물푸레

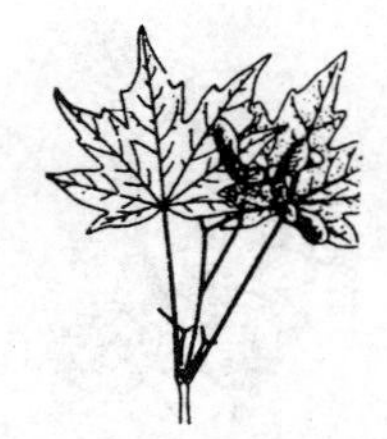
털만주고로쇠

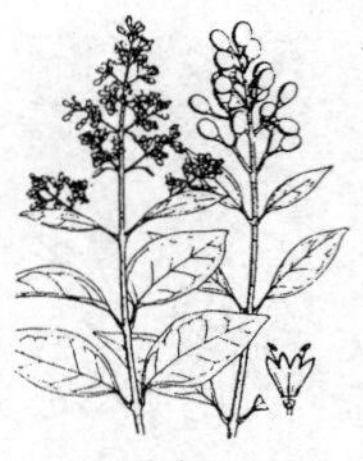
광나무

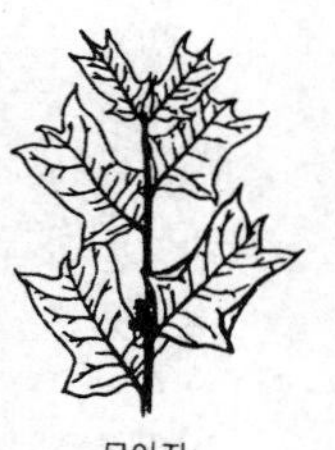
묘아자

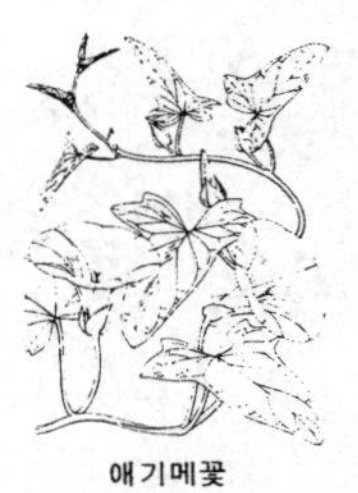
애기메꽃

처방 의이인(薏苡仁) 2냥, 백복령(白茯苓) 1냥반, 창출(蒼朮)·강활(羌活)·방풍(防風)·천오포(川烏炮) 각 1냥을 가루로하여 매 2돈을 더운 술 또는 파謌인 탕으로 먹는다. 〈入門〉

40. 비맥(痺脈)일 경우

맥(脈)이 삽(澁)하고 긴(緊)하면 비통(痺痛)이 된다.

맥(脈)이 크고 삽(澁)하면 비(痺)가 되고 맥(脈)이 오는 것이 급하면 역시 비(痺)가 되는 것이다. 〈玉機〉

풍(風)·한(寒)·습기(濕氣)가 합해서 비(痺)가 되고 부(浮)·삽(澁)·긴(緊)의 삼맥(三脈)이 나타나게 되는 것이다. 〈脈訣〉

41. 비병(痺病)의 형증(形症)일 경우

제(帝)가 묻기를「비(痺)가 아프고 또는 아프지 않으며 또는 어질지 못하고 또는 차가우며 또는 열이 있고 마르며 또는 습하니 어째서인가?」기백(岐伯)이 대답하기를「아프게 되는 것은 한기(寒氣)가 많은 것이며, 한(寒)이 있기 때문이고, 또한 아프지도 않고 몸에 마비가 생겨 거북하지 않은 것은 병이 깊이 들어서 영위(榮衛)의 다니게 되는 것이 삽(澁)하고 경락(經絡)이 때때로 성기어지기 때문에 아프지 않고 피부(皮膚)가 운영하지 못하기 때문에 어질지 못한 것이며, 차가운 것은 양기(陽氣)가 아주 적고 음기(陰氣)가 많아서 병과 함께 한층 더 깊어지는 것이고, 열이 있는 것은 양기(陽氣)가 많고 음기(陰氣)가 적으니 병기(病氣)가 양(陽)을 이기고 음(陰)을 타기 때문에 비열(痺熱)이 되므로 땀이 많고 유(濡)한 것은 습(濕)이 많이 쌓인 것이며 양기(陽氣)가 적고 음기(陰氣)가 성해지면 양기(陽氣)가 서로 교감(交感)하기 때문에 땀이 나서 축축해 지는 것이다.」〈內經〉

병이 근(筋)에 있으면 근(筋)이 당기고 관절(關節)이 아파서 돌아다니지 못함으로 병명(病名)을 근비(筋痺)라고 하고 병이 기부(肌膚)에 있으면 기부(肌膚)가 모두 아프게 되니 병명을 기비(肌痺)라 하며 병이 뼈에 있으면 뼈가 무거워서 들지 못하고 골수(骨髓)가 저리고 아프며 한기(寒氣)가 일어나게 되니 병명을 골비(骨痺)라고 이른다. 〈內經〉

제(帝)가 묻기를「비(痺)의 병이 아프지 않는 것은 어째서인가?」지백(岐伯)이 대답하기를「비(痺)가 뼈에 있으면 무겁고, 맥(脈)이 있으면 혈(血)이 엉기어서 흐르지 못하며 근(筋)에 있으면 구부러져서 펴지 못하고 살에 있으면 몸에 마비가 생겨 거북하며 거죽에 있으면 차거우니 그래서 이 다섯가지 증세를 겸하면 아프지 않는 것인데 대개 비(痺)라는 것이 찬 것을 만나면 성하고 열을 만나면 누그러든다.」〈內經〉

42. 비병(痺病)의 길흉(吉凶)일 경우

제(帝)가 묻기를「비(痺)가 죽기도 하고 오래 아프기도 하고 혹은 쉽게 낫기도 하니 어떤 까닭인가?」기백(岐伯)이 대답하기를「비(痺)가 장(臟)에 들어가면 죽게 되고 근골간(筋骨間)이 머물게 되면 오래 아프고 피부(皮膚) 사이에 머무르게 되면 쉽게 나을수 있는 것이다.」〈內經〉

43. 비병(痺病)이 대개 마목(麻木)을 겸할 경우

마(麻)라는 것은 기(氣)가 허(虛)한 것이고, 목(木)이라는 것은 습담(濕痰)과 사혈(死血)의 작용으로 대개 마(麻)는 비(痺)와 같아서 비단 아프기도 하고 가렵기도 하는 것은 느끼지는 못하지만 오히려 기(氣)가 약간(若干) 널리 번져서 손에 있으면 많은 풍(風)과 습(濕)을 같이하고 발에 있으면 많은 한(寒)과 습(濕)을 같이하게 되고 목(木)은 아픔과 가려움을 느끼지 못할 뿐만 아니라 기(氣) 역시 퍼짐을 느끼지 못하는 것이다. 〈入門〉

44. 풍비(風痺)가 위(痿)와 비슷할 경우

병이 양(陽)에 있는 것을 풍병(風病)이라 이르고 음에 있는 것을 비(痺)라고 이르며, 음양(陰陽)이 모두 같이 병든 것은 풍비(風痺)라 하니 양(陽)은 겉과 위가 되고 음(陰)은 속과 아래가 되는 것이다.

비(痺)라는 것은 기(氣)가 닫혀서 유통되지 아니하고 또는 아프고 가려우며 또는 마비(麻痺)하고 또는 손발이 완약(緩弱)해서 위병(痿病)과 비슷하나 단지 위(痿)라는 것은 피가 허하고 화(火)가 성하기 때문에 폐(肺)가 초고(焦枯)해서 이루어지고 또한 풍(風)과 한(寒)및 습기(濕氣)의 침입으로 인해서 이루어지는 것이며 또는 비(痺)가 중풍(中風)의 한종류로써 순전(純全)한 중풍(中風)이면 양(陽)이 받고 풍(風)과 한(寒)및 습(濕)의 3기(三氣)를 같이하면 받는 것이기 때문에 병이 더욱 무거워지는 것이다. 〈入門〉

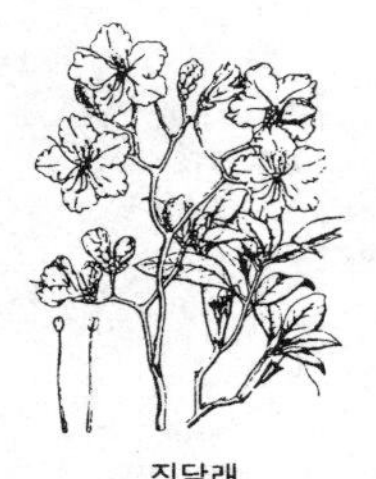
진달래

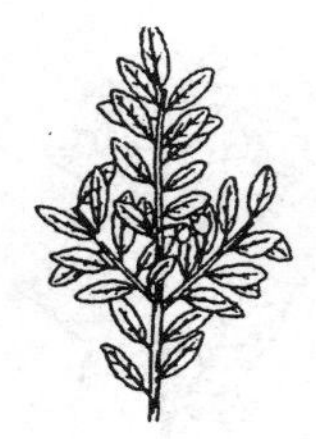
가는잎계회향

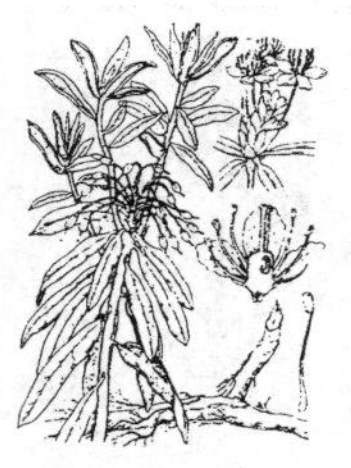
백산차

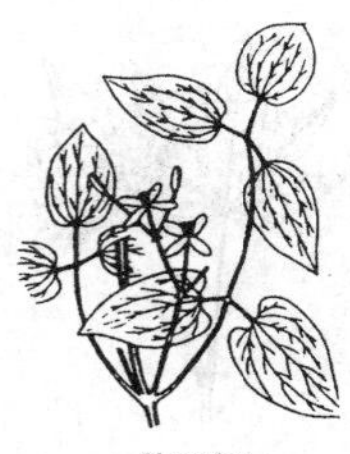
왕으아리

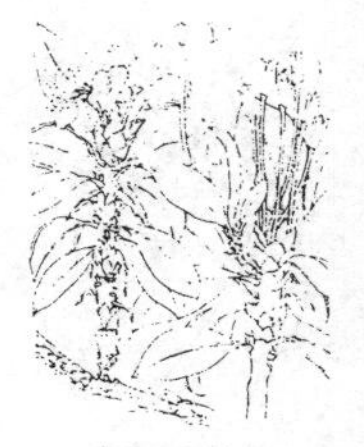
노랑만병초

45. 비병(痺病)의 난치(難治)일 경우

비(痺)의 증세에는 근(筋)이 오그라져서 안 펴지는 것도 있고, 기육(肌肉)이 몸의 마비가 생겨 거북한 것이 풍절과 서로 같기 때문에 세속(世俗)에 풍위(風痿)와 같이 아픈 증세를 치료하니 이것의 천고(千古)의 큰 폐단이 되는 것이다. 원인부터 분별해야 되는데 풍(風)은 양(陽)이 있을때를 이르는 것이고, 비(痺)는 음(陰)이 있을때를 이르는 것으로서 증세(症勢)가 심하게 아프고 깊게 부착해서 좀처럼 치료가 되지 않는 것이다. 전중양(錢仲陽)같은 사람이 송나라 때 단 한사람의 명의(名醫)였는데 자신의 비병(痺病)을 겨우 손과 발로 옮겨서 편폐(偏廢)를 못하고 죽기까지 치유(治愈)를 못하였으니 그의 난치(難治)인 것은 충분히 있는 것이다. 〈玉機〉

46. 비병(痺病)을 치료할 경우

비병(痺病)의 시초일 때 경솔하게 삼(蔘) • 기(芪) • 귀(歸) • 지(地)등의 약을 사용하면 기혈(氣血)이 체(滯)하고 사울(邪鬱)이 흩어지지 않으니 다만 행습유기산(行濕流氣散)으로써 주로 치료하는 것이다. 〈入門〉

삼기(三氣)가 경락(經絡)에 침입하여 오랫동안 치유되지 아니하면 오장(五臟)으로 들어가고 또는 육부(六腑)에 들어가게 되는데 장부(臟腑)의 혈(穴)을 좇아서 침구(鍼灸)를 시용(施用)해서 삼기(三氣)를 좇고 흩어버리는 약을 사용하면 저절로 낫게된다. 〈玉機〉

비증(痺症)은 허(虛)로 인해서 풍(風) • 한(寒) • 습(濕)의 사(邪)를 느껴서 이미 몸에 부딪쳐 물러가지 않으면 증세에 적당한 약을 지어서 밤낮으로 복용하면 비록 유연(留連)해서 낫지 않아도 병을 붙잡아서 장(臟)에 들어가지 못하도록 하고 그냥 그대로 버티어 나가는 것이다. 전중양(錢仲陽)은 복령(茯苓)의 크기가 말(斗)만한 것을 취해서 방법에 따라 먹으니 이것으로 인해서 비록 편폐(偏廢)는 되었다 해도 기골(氣骨)이 견강(堅強)하고 병이 없는 사람과 같아서 수명이 82세로 마쳤으나 그 처방 글귀가 전해오지 안는 것이 아쉬울 뿐이다. 〈玉機〉

47. 비병의 병명과 용약(用藥)일 경우

풍비(風痺) • 습비(濕痺) • 한비(寒痺)는 부자탕(附子湯)이 당연하고, 냉비(冷痺)에는 견비탕(蠲痺湯)으로 치료하며, 주비(周痺)에는 대두얼산(大豆蘖散)으로 치료하고, 골비(骨痺) • 근비(筋痺) • 맥비(脈痺) • 기비(肌痺) • 피비(皮痺) • 행비(行痺) • 통비(痛痺) • 착비(着痺)에 모두 삼비탕(三痺湯)과 오비탕(五痺湯) • 증미오비탕(增味五痺湯) • 행습유기산(行濕流氣散) • 방풍탕(防風湯) • 복령탕(茯苓湯) • 천궁복령탕(川芎茯苓湯)등으로 치료하며, 열비(熱痺)에는 승마탕(升麻湯)으로 치료하고, 혈비(血痺)에는 오물탕(五物湯)으로 각각 치료한다.

근비(筋痺)에는 영양각탕(羚羊角湯)으로 치료하고, 풍비(風痺)와 한비(寒痺)에는 오약순기산(烏藥順氣散)으로 치료해서 풍(風)을 소산(疎散)시키고 기도(氣道)를 열어준다.

※ 부자탕(附子湯)

효능 : 풍(風)과 습(濕)이 합해서 비(痺)가 되니 골절이 쑤시고 아프며 피부가 어질지 못하고 기육(肌肉)이 중착(重着)하며 팔다리가 완약(緩弱)한 것을 치료한다.

처방 부자생(附子生) • 백작약(白芍藥) • 계피(桂皮) • 인삼(人蔘) • 백복령(白茯苓) • 감초(甘草) 각 1돈, 백출(白朮) 1돈반을 썰어서 1첩을 지어 생강 7쪽을 넣어 물로 달여서 먹는다. 〈三因〉

※ 견비탕(蠲痺湯)

효능 : 손이 차갑고 마비(麻痺)된 것을 냉비(冷痺)라고 하는데 몸이 차가워서 열이 없고 허리와 다리가 침중(沉重)한 것은 바로 한비(寒痺)가 심한 것이다.

처방 당귀(當歸) • 적작약(赤芍藥) • 황기(黃芪) • 방풍(防風) • 강황(薑黃) • 강활(羌活) 각 1돈반, 감초(甘草) 5푼을 썰어서 1첩을 지어 생강 5쪽과 대추 2개를 넣어 물로 달여서 먹는다. 〈入門〉

※ 대두얼산(大豆蘖散)

효능 : 주비(周痺)를 치료하며 주비(周痺)란 혈맥(血脈)이 가운데 있어서 맥(脈)을 쫓아 오르내리면서 좌우로 옮겨다니지 않는 것이다.

처방 대두얼(大豆蘖) 1승을 볶아서 가루로하여 매 1돈을 1일 2번씩 더운 술로 고루 먹는다. 〈河間〉

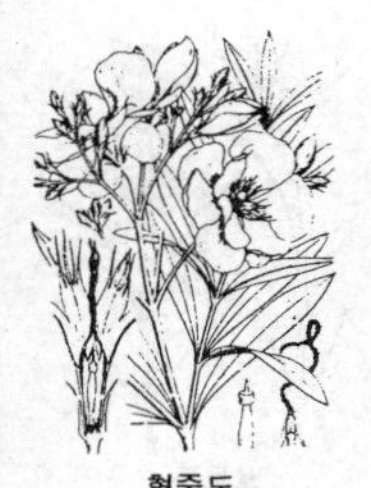
협죽도

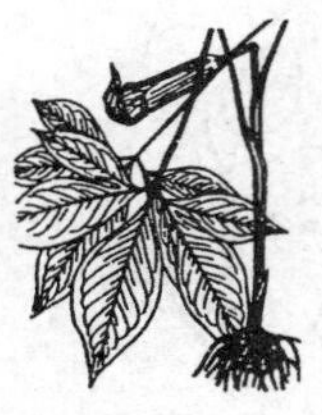
자주천남성

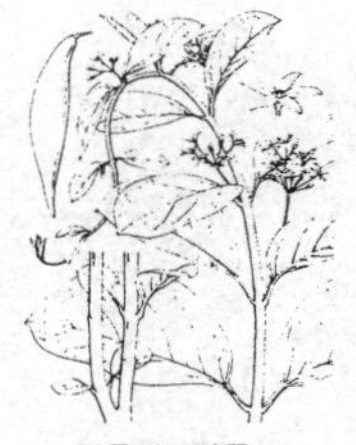
덩굴민백미꽃

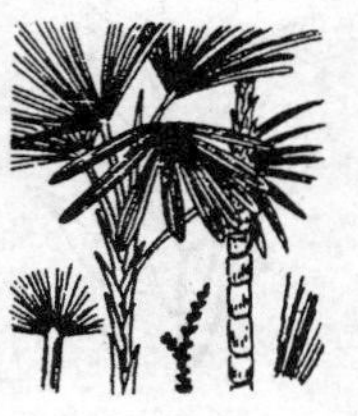
종려죽

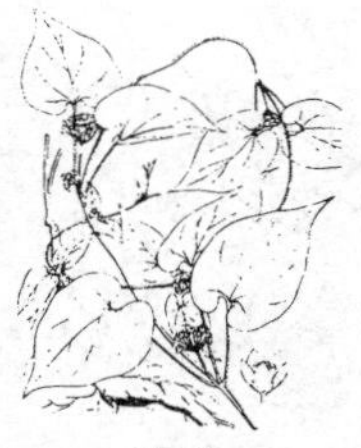
큰조롱

※ 승마탕(升麻湯)

효능 : 열비(熱痺)에 기육(肌肉)이 극열(極熱)하고 몸이 쥐가 다니는 것과 같이 가렵고 입술과 입이 뒤집히며 피부색이 변하는 증세를 치료한다.

처방 승마(升麻) 2돈, 복신(茯神)•인삼(人蔘)•방풍(防風)•서각(犀角)•강활(羌活)•영양각(羚羊角) 각 1돈, 계피(桂皮) 5푼을 썰어서 1첩을 지어 생강 5쪽을 넣고 달여서 죽력(竹瀝) 5수저를 타서 고루 먹는다. 〈宣明〉

※ 오물탕(五物湯)

효능 : 혈비(血痺)를 치료하며 무릇 존귀한 사람이 뼈가 약하고 기부(肌膚)가 성하며 피로하면 땀이나서 눕게 되고 이불을 덮는데 미풍(微風)이 침습(浸襲)하게 되면 그 형태가 풍증(風症)과 같다. 그러나 맥(脈)이 저절로 적어지고 삽(澁)하며 촌구관상(寸口關上)에 있어서 약간 긴(緊)하니 마땅히 침(鍼)으로써 양기(陽氣)를 끌어서 맥(脈)으로부터 온화하게 해서 긴(緊)한 것을 없애주면 낫게 된다.

처방 황기(黃芪)•계지(桂枝)•백작약(白芍藥) 각 3돈을 썰어서 1첩을 하여 생강 7쪽과 대추 3개를 넣고 물로 달여서 1일 3번을 먹는다. 또는 인삼(人蔘)도 들어있다. 〈仲景〉

※ 영양각탕(羚羊角湯)

효능 : 근비(筋痺)에 지절(肢節)이 죄이고 아픈 증세를 치료한다.

처방 영양각(羚羊角)•계피(桂皮)•부자(附子)•독활(獨活) 1돈3푼반, 백작약(白芍藥)•방풍(防風)•천궁(川芎) 각 1돈을 썰어서 1첩을 지어 생강 3쪽을 넣어 물로 달여서 먹는다. 〈河間〉

48. 역절풍(曆節風)의 병인(病因)일 때

역절풍(曆節風)의 아픈 원인이 모두 땀이나서 물에 들어가고 또는 술을 마시고 땀을 내서 당풍(堂風)한 소치(所致)인 것이다. 〈仲景〉

역절풍(曆節風)은 옛 처방에는 통비(痛痺)라 하고 지금은 통풍(痛風)이라고 한다. 〈綱目〉

통풍(痛風)이라는 것은 대개 피가 열(熱)을 받아서 벌써 끓어 오르고 그 다음에 간혹 찬 물에 들어가며 또는 습지(濕地)에 오래 서고 또는 바람맞이에 앉거나 누워서 서늘한 것을 취하게 되면 더운 피가 한(寒)을 얻어서 오탁(汚濁)이 되고 응삽(凝澁)해서 밤이면 아픔이 심한 이유는 음(陰)에서 돌아다니기 때문이다. 치료하는 것은 맵고 더운 약으로써 한(寒)과 습(濕)을 유산(流散)시키고 주리(腠理)를 개발(開發)하면 피가 다니게 되고 기(氣)가 온화해서 그 증세가 자연히 편해지게 된다. 〈丹心〉

옛날의 통비(痛痺)가 즉 지금의 통풍(痛風)인 것으로서 모든 의서(醫書)에는 또한 백호역절풍(白虎曆節風)이라고 이르니 그 주통(走痛)이 팔다리와 골절(骨節)에 뻗쳐 호랑이가 무는 것과 같다고 해서 이르는 말이다. 〈正傳〉

통풍(痛風)의 증세가 온몸에 운행되는 것을 역절풍(曆節風)이라 이르고 심하면 호랑이가 무는 것 같은 증세를 백호풍(白虎風)이라고 이르는 것이니 아픔이 반드시 밤에 더 심한 것은 음(陰)에서 돌아다니기 때문이다. 〈入門〉

백호역절(白虎曆節)이 또한 풍(風)과 한(寒)•습(濕)의 삼기(三氣)가 편승(便乘)하거나 또는 술을 마시고 바람을 쏘이거나 또는 땀이 난채로 물에 들어가면 이런 증세가 일어나는데 이것이 오래되면 골절(骨節)이 어긋나게 된다. 〈醫鑑〉

49. 역절풍(曆節風)의 증세일 경우

역절풍(曆節風)의 증상이 단기(短氣)하고 저절로 땀이 나며 머리는 어지럽고 토(吐)하고 싶어지고 손가락이 굽어지며, 몸이 외뇌(瘣瘟)하고 그 종기가 떨어지는 것과 같아서 점점 최락(摧落)이 되며 그 아픔이 견제(牽掣)하는 것과 같아서 굽히고 펴지를 못하니 대부분 술을 마시고 바람에 당하며 땀이 나서 물에 들어가거나 또는 몸이 허하고 피부가 비는데 엄호(掩護)를 삼가하지 않아서 풍(風)•한(寒)•습(濕)의 사(邪)가 관절(關節)에 편력(遍曆)되면 혈기(血氣)와 함께 서로 공전해서 일어나는 것이다. 그 아픔이 견제(牽掣)하는 것과 같은 것은 차가움이 많은 것이고, 그 종기가 떨어지는 것과 같은 것은 습(濕)이 많은 것이며, 지절의 사이에 노란 땀이 나는 것은 풍(風)이 많은 것인데 온몸에 주주(走注)하여 골절(骨節)이 아프게 되서 얼굴에는 조용하고 밤에는 심해서 마치 호랑

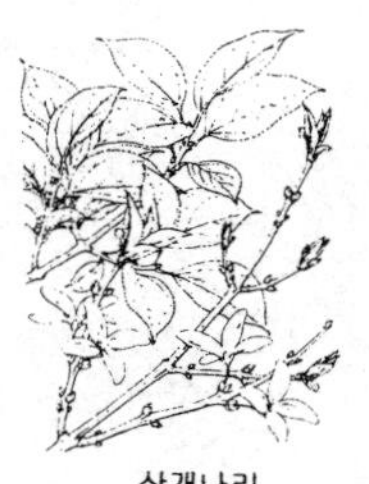
산개나리

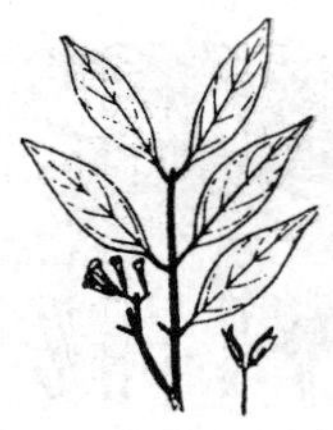
가는잎정향

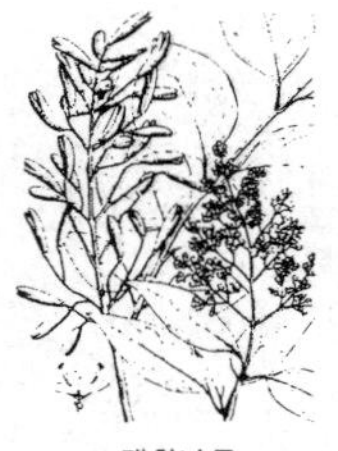
개회나무

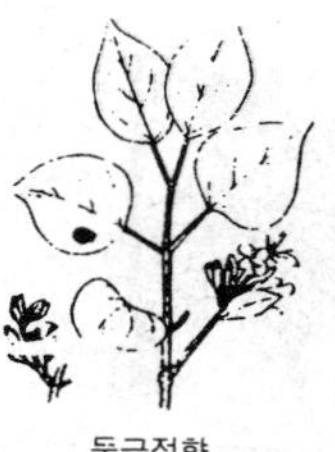
둥근정향

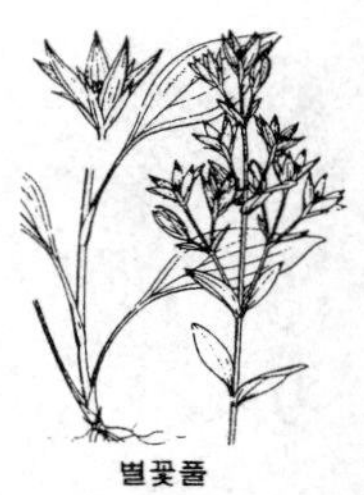
별꽃풀

이에게 물린 것과 같은 것을 백호역절(白虎曆節)이라고 이르는데 오래도록 치료하지 않으면 골절(骨節)이 어긋나게 되는 것이니 마땅히 탕이나 환약을 만들어서 사용할 것이며, 신통치 않은 약은 사용하지 못하는 것이다. 〈得効〉

50. 역절풍(曆節風)의 치법(治法)일 경우

통풍(痛風)이 많이 혈허(血虛)한데 들으니 피가 허한 다음에야 한(寒)과 열(熱)이 침입하니 천궁(川芎)으로 많이 치료하고, 도인(桃仁)•홍화(紅花)•박계(薄桂)•위령선(威靈仙)으로 도와야 하며 또는 진통산(趁痛散)으로 치료하기도 하는 것이다. 〈東垣〉

단계(丹溪)가 통풍(痛風)을 치료하는 방법이 혈열과 혈허(血虛) 및 혈오(血汚)와 또는 협담(挾痰)한 증세를 주로 치료를 하니 대체로 이 네가지가 몸안에 숨어 다니는데 지나지 않는 것이다. 황백(黃栢)•우슬(牛膝)•생감초(生甘草)•도인(桃仁)•진피(陳皮)•창출(蒼朮)•강즙(薑汁)등으로 증세에 따라서 더하거나 덜해서 치료하는데 이것은 먼저 사람이 발명(發明)치 못한 것을 발명한 것이다. 〈綱目〉

통풍(痛風)을 치료하는 큰 방법이 창출(蒼朮)과 남성(南星)•천궁(川芎)•백지(白芷)•당귀(當歸)•주령(酒苓)으로 치료하는데 병이 위(上)에 있으면 강활(羌活)과 위령선(威靈仙)•계지(桂枝)와 길경(桔梗)을 더해 치료하고 아래에 있으면 우슬(牛膝)과 황백(黃柏) 및 목통(木痛)과 방기(防己)를 더해서 치료한다. 〈丹心〉

박계(薄桂)가 통풍(痛風)을 치료하며 맛이 없고 박(薄)하면 능히 수비령(手臂領)을 횡행(橫行)해서 남성(南星)과 창출(蒼朮)등을 끌어 아픈 자리에 닿도록 하는 것이다. 〈丹心〉

풍(風)과 한(寒)및 습(濕)이 경락(經絡)에 들어가서 기혈(氣血)이 엉겨 체하고 진액(津液)이 계유(稧留)하며 오래된 불울(怫鬱)하고 견로(堅牢)하며 조득해서 영위(榮衛)가 돌아 다니기가 어렵고 정(正)과 사(邪)가 서로 대립함으로써 아픔이 생기는 것이니 기미(氣味)가 신열(辛熱)하고 폭한(暴悍)한 약으로서 울(鬱)을 열고 기(氣)를 돕게하며 피를 깨뜨리고 담(痰)을 소활(疎豁)시키면 불울(怫鬱)한 것이 열리고 영위(榮衛)가 돌아 다녀서 병이 낫게 된다. 〈方廣〉

통풍(痛風)에는 대강활역탕(大羌活易湯)과 창출복전탕(蒼朮復煎湯)•방풍천마산(防風天麻散)•소풍활혈탕(疎風活血湯)•사묘산(四妙散)•마황산(麻黃散)•잠행산(潛行散)•이묘산(二妙散)•용호단(龍虎丹)•오령환(五靈丸)•역절풍(曆節風)에는 신통음(神痛飮)•정통산(定通散)•호골산(虎骨散)•가감호골산(加減虎骨散)•사향원(麝香元)•유향흑호단(乳香黑虎丹)•유향정통환(乳香定痛丸)•착호단(捉虎丹)등으로 치료하며, 지절종통(肢節腫痛)에는 영선제통음(靈仙際痛飮)으로 치료하고, 담음주통(痰飮注痛)에는 궁하탕(芎夏湯)•공연단(控涎丹)•소담복령환(消痰茯苓丸)•반하령출탕(半夏苓朮湯)으로 치료하며, 통풍(痛風)에는 울락(熨烙)하는 것은 염통산(拈通散)•당귀산(當歸散)으로 치료해야 한다.

※ 진통산(趁痛散)

효능 : 통풍(痛風)이 많이 혈허(血虛)와 혈오(血汚)에 들게 되니 마땅히 조혈(調血)과 행혈(行血)을 해야 한다.

처방 도인(桃仁)•홍화(紅花)•당귀(當歸)•지룡(地龍)•오령지(五靈脂)•우슬주침(牛膝酒浸)•강활주침(羌活酒浸)•향부자동변침(香附子童便浸)•감초생(甘草生) 각 2돈, 유향(乳香)•몰약(沒藥) 각 1돈을 가루로하여 매 2돈을 더운 술로 같이 먹는다. 〈丹心〉

※ 대강활탕(大羌活湯)

효능 : 풍(風)과 습(濕)이 함께 공박해서 지절(肢節)이 아프고 굽히거나 펴지를 못하는 증세를 치료한다.

처방 강활(羌活)•승마(升麻) 각 1돈반, 독활(獨活) 1돈, 창출(蒼朮)•방기(防己)•위령선(威靈仙)•백출(白朮)•당귀(當歸)•적복령(赤茯苓)•택사(澤瀉)•감초(甘草) 각 7푼을 썰어서 1첩을 하여 물로 달여서 먹는다. 〈正傳〉

※ 창출복전탕(蒼朮復煎湯)

효능 : 풍(風)과 습(濕)및 열(熱)로 아픈 증세를 치료한다.

처방 창출(蒼朮) 4냥, 황백(黃栢) 3돈, 시호(柴胡)•승마(升麻)•택사(澤瀉)•강활(羌活)•고본(藁本)•백출(白朮) 각 5푼, 홍화(紅花) 2푼을 썰고 먼저 물 두 사발로 창출(蒼朮)을 달여서 두종재기쯤 되거든 찌꺼기는 버

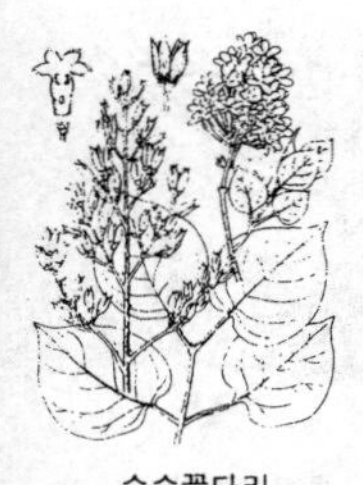
수수꽃다리

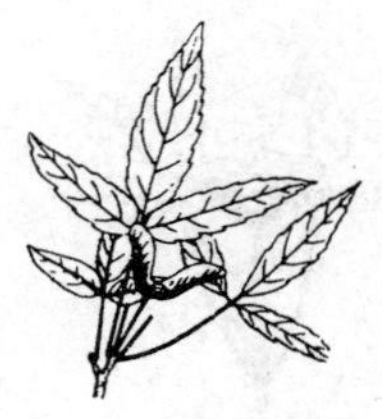
복장단풍

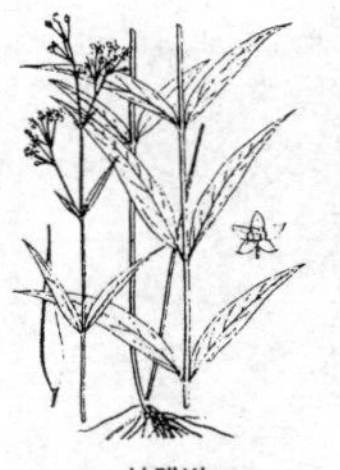
산해박

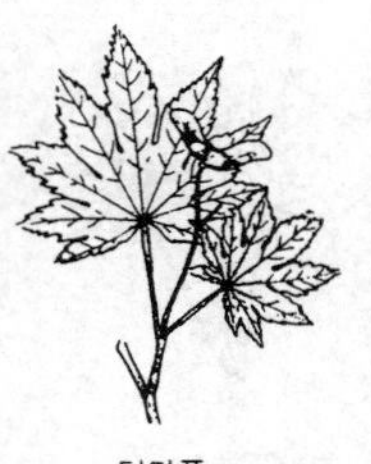
털단풍

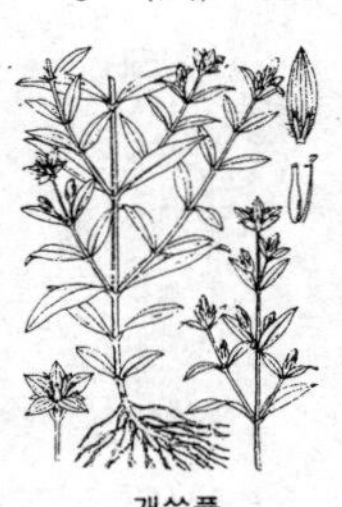
개쓴풀

리고 남은 약을 넣어 다시 달여서 먹는다. 〈入門〉

※ 방풍천마산(防風天麻散)

효능 : 풍(風)과 습(濕)의 마비(麻痺)때문에 주주동통(走注疼痛)하고 또는 편고(偏枯)하며 또는 폭음(暴瘖)한 증세를 치료한다.

처방 방풍(防風)・천마(天麻)・천궁(川芎)・강활(羌活)・백지(白芷)・초오포(草烏炮)・백부자(白附子)・형개수(荊芥穗)・당귀(當歸)・감초(甘草) 각 5돈, 활석(滑石) 2냥을 가루로 해서 꿀로 탄자 크기의 환을 지어 매 반알 또는 1알을 더운 술에 삼켜 복용해서 약의 힘이 돌게 되어서 약간 마비(若干 麻痺)되는 것을 한도로 하니 약이 울(鬱)을 흩고 막힌 것을 풀며 기를 통하게 하는 묘약이다. 또한 가루로 해서 꿀이나 술로 1돈을 먹기도 한다. 〈正傳〉

※ 소풍활혈탕(疎風活血湯)

효능 : 사지(四肢)와 백절(白節)이 흘러 들어 찌르고 아픈 이유는 모두가 풍(風)과 습(濕)및 담(痰)과 사혈(死血)의 소행이니 그 아픈곳이 혹은 붓고 혹은 붉은 증세를 치료한다.

처방 당귀(當歸)・천궁(川芎)・위령선(威靈仙)・백지(白芷)・방기(防己)・황백(黃栢)・남성(南星)・강활(羌活)・창출(蒼朮)・계지(桂枝) 각 1돈, 홍화(紅花) 3푼을 썰어서 1첩을 하여 생강 5쪽을 넣어 물로 달여서 먹는다. 〈醫鑑〉

※ 사묘산(四妙散)

효능 : 통풍(痛風)이 주주(走注)하는 증세를 치료한다.

처방 위령선주증(威靈仙酒蒸) 5돈, 양각회(羊角灰) 3돈, 창이자(蒼耳子) 1돈반, 백개자(白芥子) 1돈을 가루로 하여 매 1돈을 생강탕으로 달여 먹는다. 〈入門〉

또는 창이자(蒼耳子) 대신 창출(蒼朮)을 사용하기도 한다.

※ 마황탕(麻黃湯)

효능 : 역절통풍(曆節痛風)의 땀이 나지않는 증세를 치료한다.

처방 마황(麻黃) 2돈, 강활(羌活) 1돈반, 황기(黃芪)・세신(細辛) 각 7푼반을 썰어서 1첩을 지어 물로 달여서 먹는다. 〈得效〉

※ 잠행산(潛行散)

효능 : 혈허(血虛)와 음화(陰火)및 통풍(痛風)과 허리 그 아래의 습열(濕熱)과 주통(走痛)의 증세를 치료한다.

처방 황백주침배건(黃栢酒浸焙乾)한 것을 가루로하여 매 1돈을 생강즙에 섞어 술로 복용하는데 반드시 사물탕(四物湯)을 같이해서 중복에 복용하는 것이 신기한 것이다. 〈丹心〉

※ 이묘산(二妙散)

효능 : 습열(濕熱)과 통풍(痛風)및 근골(筋骨)의 아픈 증세를 치료한다.

처방 황백주침배(黃栢酒浸焙)한 것과 창출(蒼朮)・감침배(甘浸焙)를 등분 가루로하여 1돈을 뜨거운 생강탕으로 고루 먹는다. 〈丹心〉

※ 용호단(龍虎丹)

효능 : 통풍(痛風)이 주주(走注)해서 마목(麻木)이 되고 반신(半身)이 아프게 되는 증세를 치료한다.

처방 초오(草烏)・창출(蒼朮)・백지(白芷) 각 1냥을 동변(童便)과 강총즙(薑葱汁)에 뜨겁게 반죽해서 간직하고 유향(乳香)・몰약(沒藥) 각 3돈, 당귀(當歸)・우슬(牛膝) 각 5돈을 가루로하여 섞어서 술풀에 탄자 크기의 환을 지어 매 1알을 더운 술로 고루 먹는다. 〈入門〉

※ 활락단(活絡丹)

효능 : 일체의 통풍(痛風)과 근맥(筋脈)의 구련(拘攣)및 침통(沉痛)과 그리고 상충(上衝)하는 증세를 치료한다.

처방 천오포(川烏炮)・초오포(草烏炮)・남성포(南星炮)・지용배(地龍焙) 각 1냥, 유향(乳香)・몰약(沒藥)

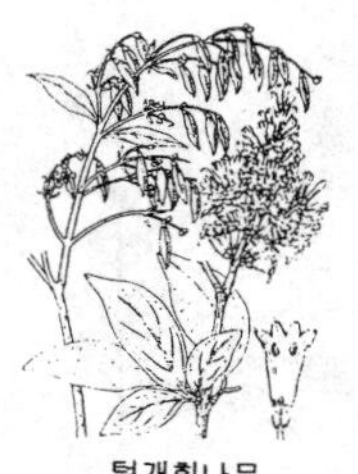
털개회나무

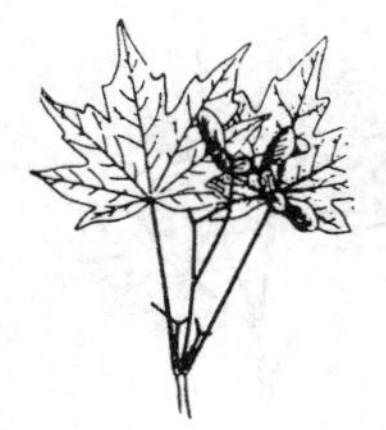
털만주고로쇠

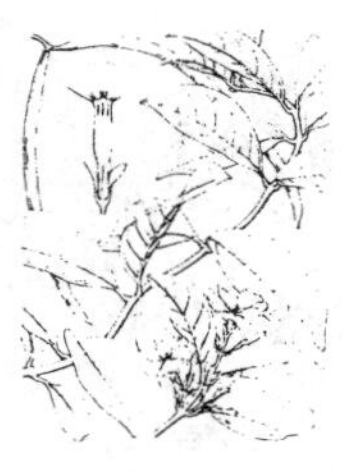
털마삭줄

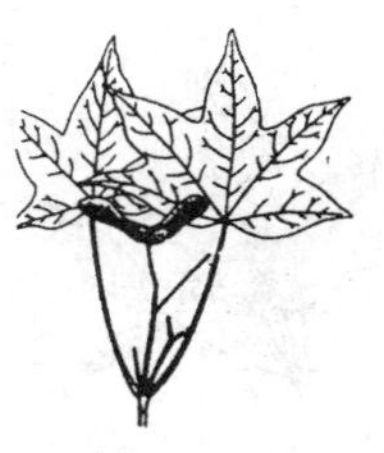
해변고로쇠

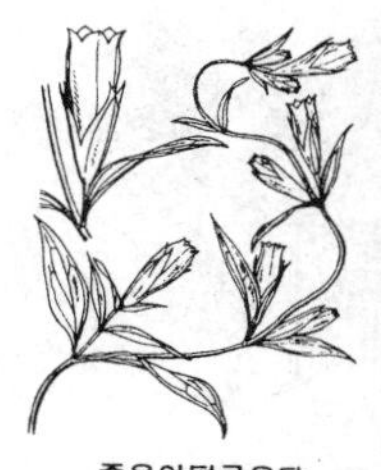
좁은잎덩굴용담

각 2돈2푼을 가루로하여 술풀에 오동 열매 크기의 환을 지어 공복에 더운 술로 20~30알을 삼켜 먹는다. 〈局方〉

※ 오령환(五靈丸)

효능 : 풍냉(風冷)으로 기혈(氣血)이 닫히고 신체가 마비되며 아픈 증세를 치료한다.

처방 오령지(五靈脂) 2냥, 천오포(川烏炮) 1냥반, 몰약(沒藥) 1냥, 유향(乳香) 5돈을 가루로하여 물로 탄자 크기의 환을 지어 생강탕(生薑湯)에 더운 술로 섞어서 1알을 갈아서 먹는다. 〈綱目〉

※ 신통음(神通飮)

효능 : 역절풍(曆節風)의 증세를 치료한다.

처방 목통(木通) 2냥을 잘게 썰어서 멀리서 흘러내리는 물로 달여 공복에 먹는다. 〈正傳〉

한 사람이 풍습(風濕) 때문에 백호역절풍(白虎曆節風)에 걸려서 온몸이 아프고 발을 땅에 대지 못한지가 3년이 되며 백약(百藥)이 효과가 없는데 꿈에 목통탕(木痛湯)이라는 것을 먹고 나았다. 그래서 목통(木痛)을 위와 같이 달여 먹였더니 온몸이 가려워서 못견디고 윗몸에서 붉은 것이 콩알같이 일어나는데 손으로 긁으면 바로 없어지고 땀이 나서 허리까지 이르러 그쳤는데 그 다음날 다시 먼저와 같이 방법으로 달여 복용하니 아랫 몸에 역시 윗몸과 같은 증세가 일어나서 발에 까지 이르러 그치고 온몸이 쾌유(快愈)되었으므로 그 방법을 여러 사람에게 써서 모두 효험이 있었다고 한다. 이것을 목통탕(木痛湯)이라고도 한다. 〈正傳〉

※ 정통산(定痛散)

효능 : 풍독(風毒)이 피부(皮膚)와 골수(骨髓)의 사이를 치고 들어가서 아픈 것이 뚜렷한 자리가 없고 얼굴은 조용하고 밤에는 심해서 근(筋)과 맥(脈)이 구련(拘攣)해서 굽히고 펴기를 마음대로 하지 못하는 증세를 치료한다.

처방 창이자(蒼耳子) • 골쇄보(骨碎補) • 백연동(白然銅) • 혈갈(血竭) • 적작약(赤芍藥) • 백부자(白附子) • 당귀(當歸) • 육계(肉桂) • 백지(白芷) • 몰약(沒藥) • 방풍(放風) • 우슬(牛膝) 각 7돈반, 호경골(虎脛骨) • 구판(龜板) 각 5돈, 천마(天麻) • 빈랑(檳榔) • 강활(羌活) • 오가피(五加皮) 각 2돈반을 가루로하여 매 1돈을 더운 술로 고루 먹는다.

※ 호골산(虎骨散)

효능 : 역절풍(曆節風)에 백마디가 저리고 아픈 데가 정한 곳이 없으며 오래되면 변해서 풍독(風毒)이 되고 또한 모든 골수통(骨髓痛)을 치료하는 데 이약이 제일 좋다고 한다.

처방 호골수구(虎骨酥灸) 2냥, 백화사육(白花蛇肉) • 천마(天麻) • 방풍(防風) • 우슬(牛膝) • 백강잠초(白彊蠶炒) • 당귀주침(當歸酒浸) • 유향(乳香) • 계심(桂心) 각 1냥, 전갈구(全蝎灸) • 감초구(甘草灸) 각 5돈, 사향(麝香) 1돈을 가루로하여 매 2돈을 더운 술로 고루 복용하는데 두림주(豆淋酒)가 더 좋은 것이다. 〈濟生〉

※ 가감호골산(加減虎骨散)

효능 : 백호역절풍(白虎曆節風)이 밤낮으로 쉬지 않는 증세를 치료한다.

처방 호경골(虎脛骨) 3냥, 몰약(沒藥) 5돈을 가루로하여 매 2돈을 더운 술로 고루 먹는다. 〈入門〉

※ 사향원(麝香元)

효능 : 백호역절(白虎曆節)이 아프고 유주(遊走)해서 정한 곳이 없으며 벌레가 기는 것과 같이 가렵고 낮에는 조용하고 밤에는 심해지는 증세를 치료한다.

처방 천오(川烏) 큰 것 3개, 전갈(全蝎) 21개, 지용생(地龍生) 5돈, 흑두생(黑豆生) 2돈반, 사향(麝香) 1자를 가루로하고 찹쌀풀에 녹두알 크기의 환을지어 공복에 더운 술로 7알 또는 10알을 고루 복용하고 땀을 내면 바로 낫는다. 〈得効〉

※ 유향흑호단(乳香黑虎丹)

효능 : 모든 풍(風)과 한(寒)및 습(濕)때문에 골절(骨節)과 온몸이 아픈데 효과를 본다.

처방 초오(草烏) 5냥, 창출(蒼朮) 3냥, 백지(白芷) • 오령지(五靈脂) • 강활(羌活) • 당귀(當歸) • 천궁자연동

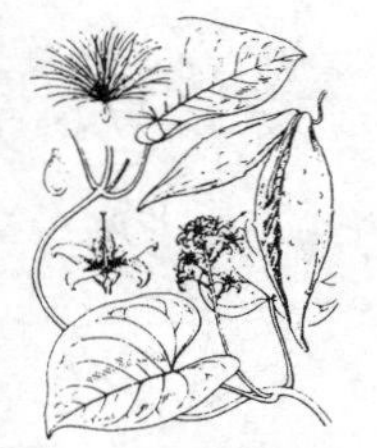
박주가리

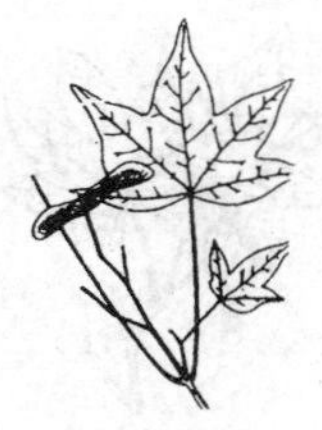
산고로쇠

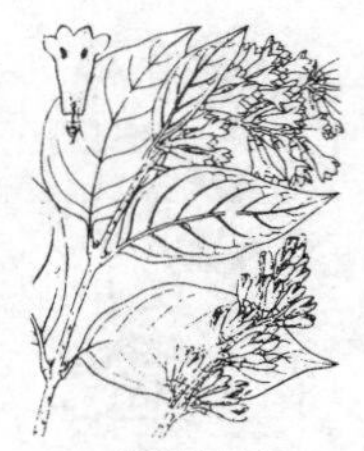
꽃개회나무

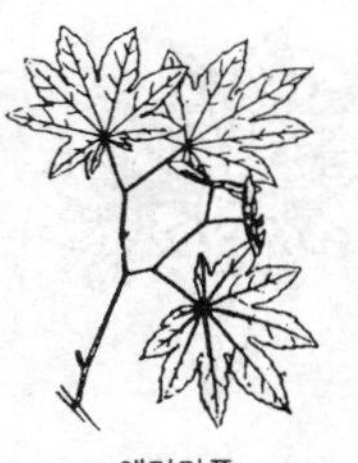
애기단풍

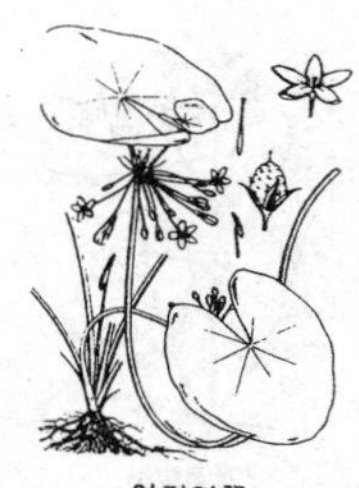
어리연꽃

초쉬(川芎自然銅醋淬) 7차 각 2냥, 유향(乳香) 1냥을 가루로 하고 술풀에 오동열매 크기의 환을 지어 백초상(百草霜)으로 겉을 입히고, 자기전에 더운 술로 5알 또는 7알을 삼켜 먹고 더운 것을 먹지 말아야 한다. 〈十三方〉

※ 유향정통환(乳香定痛丸)

효능 : 편신(偏身)의 골절통(骨節痛)을 치료한다.

처방 창출(蒼朮) 2냥, 천오포(川烏炮)•당귀(當歸)•천궁(川芎) 각 1냥, 정향(丁香) 5돈, 유향(乳香)•몰약(沒藥) 각 3돈을 가루로하고 대추살에 오동열매 크기로 환을지어 더운 술로 50~60알을 삼켜 먹는다. 〈醫鑑〉

※ 착호단(捉虎丹)

일체의 통풍(痛風)이 주주(走注)해서 탄탄(癱瘓)하여 마목(麻木)이 되는 증세와 백호역절(白虎曆節)과 한습각기(旱濕脚氣)를 치료한다. 〔처방은 : 족부삼조(足部參照)〕

※ 영선제통음(靈仙除痛飮)

효능 : 지절(肢節)이 종통(腫痛)하는데 대부분 아픈 것은 화(火)에 들고 종기는 습(濕)에 들며 겸해서 풍한(風寒)이 경락(經絡)속에서 발동(發動)하고 습열(濕熱)이 지절(肢節) 사이에 흘러서 나올때 받는 증세를 치료한다.

처방 마황(麻黃)•적작약(赤芍藥) 각 1돈, 방풍(防風)•형개(荊芥)•강활(羌活)•독활(獨活)•위령선(威靈仙)•백출(白朮)•창출(蒼朮)•편금주초(片芩酒炒)•지실(枳實)•길경(桔梗)•천궁(川芎) 각 5푼, 당귀(當歸)•승마(升麻)•감초(甘草) 각 3푼을 썰어서 1첩으로 지어 물로 달여서 먹는다. 〈醫鑑〉

※ 반하금출탕(半夏芩朮湯)

효능 : 습담유주(濕痰流注)와 견비통(肩臂痛)을 치료한다.

처방 창출(蒼朮) 2돈, 백출(白朮) 1돈반, 반하(半夏)•남성(南星)•향부자(香附子)•편금주초(片芩酒炒) 각 1돈, 진피(陳皮)•적복령(赤茯苓) 각 5푼, 위령선(威靈仙) 3푼, 감초(甘草) 2푼을 썰어서 1첩을 하여 생강 3쪽을 같이 넣어 물에 달여서 먹는다.

※ 점통산(拈痛散)

효능 : 통풍(痛風)을 울락(熨烙)한다.

처방 강활(羌活)•독활(獨活)•세신(細辛)•방풍(防風)•육계(肉桂)•백출(白朮)•양강(良薑)•천마(天麻)•마황(麻黃)•천오(川烏)•오수유(吳茱萸)•유향(乳香)•천초(川椒)•전갈(全蝎)•당귀(當歸) 각 5돈, 백강(白殭) 2돈반을 거친 가루로하여 매 1냥이나 소금 1되와 같이 볶아서 아주 뜨거울 때에 헝겊자루에 넣어서 아픈 곳에 대고 지지며 식으면 바꾸거나 또는 그것을 다시 볶아서 사용해도 좋다. 〈寶鑑〉

※ 당귀산(當歸散)

효능 : 한습통풍(寒濕痛風)을 울락(熨烙)한다.

처방 방풍(防風)•당귀(當歸)•고본(藁本)•독활(獨活)•형개수(荊芥穗)•항형엽(頑荊葉) 각 1냥을 거친 가루로 해서 소금 4냥과 같이 볶아 뜨거울 때에 아픈 곳에 문지르고 식으면 다시 바꾼다. 〈醫林〉

항형엽(頑荊葉)을 빼고 초엽(椒獵)을 사용하는 것도 역시 좋다.

51. 금기법(禁忌法)일 경우

신 맛에 상(傷)하면 근(筋)이 늘어지고 짠 맛에 상하면 골위(骨痿)가 되서 열을 내며 통비(痛痺)와 마목(麻木)등의 증세가 되니, 질환을 꺼리는 사람은 도리어 어성(魚腥)과 면(麵)과 주(酒)•초(醋)•장(漿)•육(肉)등 양(陽)에 드는 것들을 많이 먹지 않는 것이 조화되는 것을 예방하게 되며 통풍(痛風)과 모든 비(痺)에도 전부 그처럼 해야 한다. 〈入門〉

52. 파상풍(破傷風)의 원인

파상풍(破傷風)이란 대개 망혈(亡血)때문에 근(筋)이 영위할 수 없어 사(邪)가 쳐들어 오기 쉬우니 상한(傷寒)에 땀을 너무 많이 흘리거나 병창인(病瘡人)과 산후(產後)에 이 병이 생기는 경우가 많다. 〈三因〉

파상풍(破傷風)이란 처음에는 보통 피부를 파상(破傷)하지만 대수롭게 여기지 않다가 풍사(風邪)가 허(虛)를 틈타서 침습(侵襲)하는데 자신도 모르게 변해서 악후가

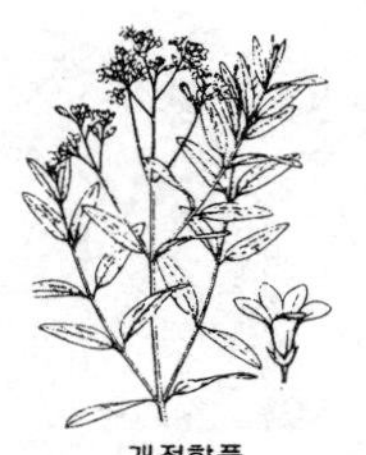
개정향풀

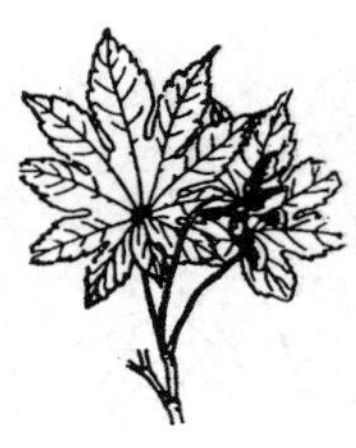
산단풍

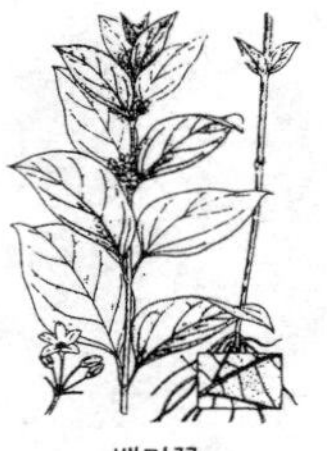
백미꽃

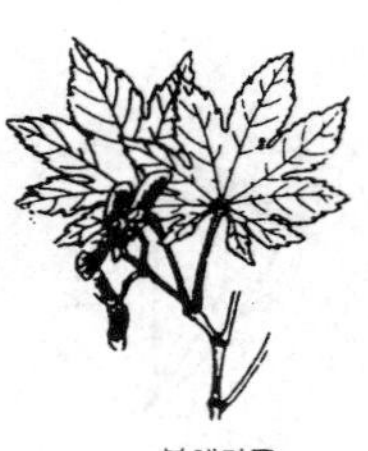
부채단풍

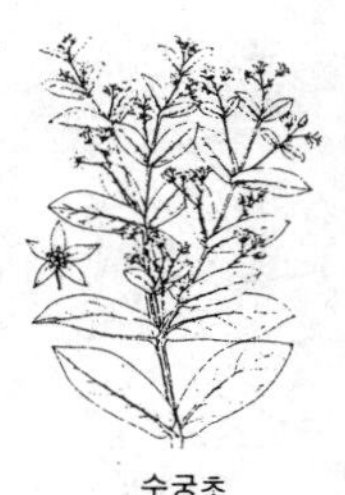
수궁초

되는 병이며, 또는 모든 창(瘡)이 오랫동안 다물어지지 않으면 풍사(風邪)가 안으로 쳐들어 오기도 하고 또는 탕물로 씻거나 쑥으로 불뜸 하다가 화독(火毒)이 속으로 들어가면 역시 파상풍(破傷風)의 사(邪)와 다른점이 없다. 그 증세는 한(寒)과 열(熱)이 사이에 이루어지고 심하면 입을 다물고 눈이 돌아가며 신체가 뻣뻣하게 굳어서 각궁(角弓)이 뒤집힌 상태가 되는데 죽는 것이 아침 저녁에 있는 것이다. 〈正傳〉

치병(痓病)이란 치료가 어려운 병인데 흔히 혈기(血氣)가 내허(內虛)하고 풍질(風疾)이 성해서 생기는 경우가 많은 것이다. 상한(傷寒)과 잡병(雜病)의 땀과 토(吐)한 다음에 풍사(風邪)가 들어가면 치병(痓病)이 되며 병창인(病瘡人)의 과한(過汗)과 산후(產後)에 피를 지나치게 흘리는 것과 엎어져 타상(打傷)한 창구(瘡口)가 아물지 않고 풍(風)이 들어간 것 등이 치(痓)가 되는 것이기 때문에 파상풍(破傷風)이라고 이름 한다. 〈回春〉

파상풍(破傷風)에는 네 가지 원인이 있다. 첫째는 폭부(暴仆)로 상손(傷損)해서 풍사(風邪)가 허(虛)를 탄 것이고 둘째는 모든 창(瘡)에 탕으로 씻고 쑥뜸을 한 다음에 독기(毒氣)가 망행(妄行)한 것이며, 세번째는 창구가 아물지 않고 고약(膏藥)을 붙여 두었는 데도 풍(風)이 창(瘡)구멍으로 쳐들어 간 것이고, 네번째는 열울 때문에 백가(白痂)가 편신(偏身)하고 창구(瘡口)가 막혀서 기(氣)가 새나가지 못하고 경락(經絡)에 전변(傳變)된 것이다. 〈入門〉

53. 치(痓)·경(痙)을 파상풍이라고 통칭할 경우

경(痙)이란 근(筋)이 뻣뻣하게 굳어서 부드럽지 않는 것이다. 〈河間〉

치(痓)란 입을 다물고 각궁(角弓)이 뒤집히는 것이다. 〈丹心〉

54. 파상풍(破傷風)의 형증(形症)일 경우

사람의 근(筋)이 각각 경락(經絡)을 띠라서 몸에 결속되어 있다. 혈기(血氣)가 안에서 허(虛)하면 밖으로 풍(風)·한(寒)·습(襲)·열(熱)로 그의 증상이 되어서 치(痓)가 되기 때문에 몸이 차가우면 긴축(緊縮)되고 반대로 몸이 더우면 이장(弛張)이 되며, 풍(風)이면 현급(弦急)하고 습(濕)하면 이완(弛緩)하니 풍(風)은 기(氣)를 흩으리기 때문에 땀이 흘리면서 오한(惡寒)하지 않는 것이고, 한(寒)은 혈(血)을 삽(澁)하게 하기 때문에 땀을 흘리면서 오한(惡寒)이 나고 열(熱)은 기(氣)를 소멸(消滅)하기 때문으로 계종(瘈瘲)이 되는 것으로서, 습(濕)은 혈(血)을 넘치게 하기 때문에 완약(緩弱)이 되는 것인데 경(經)에 이른바 대근(大筋)이 연단(緛短)하고 소근(小筋)이 이장(弛張)되는 것이 다 습(濕)과 열(熱)을 양거(禳去)하지 못해서 그렇게 되는 것이라고 한 것이다. 그 소인(所因)을 깊이 조사하면 대부분(大部分)이 다 망혈(亡血)때문에 근(筋)이 영위(榮衛)하지 못하고 사(邪)가 치고 들어 오는데 있으니 상한(傷寒)에 땀을 너무 많이 흘리거나 병창인(病瘡人)과 산부(產婦)가 이 병에 많이 걸리게 되는 것이다. 〈三因〉

근(筋)과 맥(脈)이 서로 당겨서 급한 것을 계종(瘈瘲)이라고 하는데 속칭 휵(搐)이라고 하는 것이다. 〈綱目〉

모든 열(熱)때문에 혼모(昏冒)하고 계종(瘈瘲)하는 것이 모두 화(火)에 드는 것인데 열(熱)이 이기고 풍(風)이 치는 것이 경락(經絡)에 어울리면 풍(風)은 움직이는 것을 주장(主張)하니 조용하지 않고 화(火)와 더불어 서로 편승(便乘)하니 모(冒)와 계(瘈)가 생기는 것이다. 치료방법은 마땅히 풍(風)을 치료하고 열(熱)을 씻는 약을 사용하여 그 화열(火熱)을 꺾으면 나을 것이며, 혹시 경솔하게 쑥불을 더해서 화(火)를 북돋우면 건잡을 수 없게 되어서 결국 죽게 되는 것이다. 〈河間〉

55. 파상풍(破傷風)의 맥법(脈法)일 경우

치맥(痓脈)은 누르면 팽팽하기가 곧은 활줄과 비슷하고 위와 아래로 돌아다닌다. 〈仲景〉

치맥(痓脈)은 모두 엎드리고 잠기며 현(弦)하고 팽팽한 것이다. 〈三因〉

치맥(痓脈)은 현직(弦直)하고 또는 침(沉)과 세(細)한데 약간의 땀을 내어 풀고 싶어하면 맥(脈)의 일어나는 것이 마치 뱀(蛇)처럼 현(弦)과 긴(緊)한 것은 오히려 좋거니와 복(伏)·견(堅)한 것은 되지 아니한다. 〈回春〉

치맥(痓脈)이 들뜨고 힘이 없는 것은 태양(太陽)이고, 길고 힘이 있는 것은 양명(陽明)이며, 들뜨고 현소(弦少)한 것은 소양(少陽)이다. 〈正傳〉

무릇 치맥(痓脈)이 비가 내리는 것처럼 흐르고 흩어져서 손가락 밖으로 나가는 것은 바로 죽게 된다. 〈入門〉

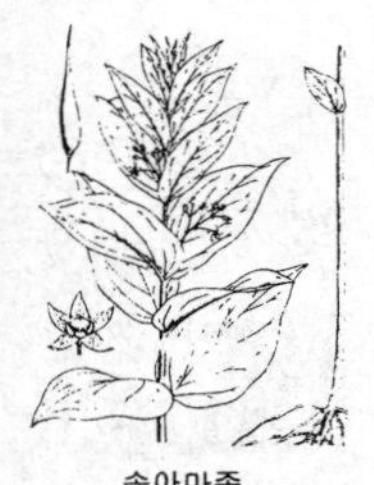
솜아마존

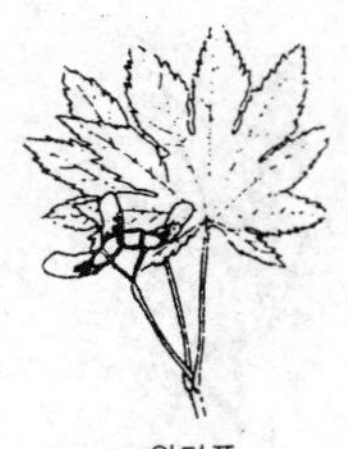
왕단풍

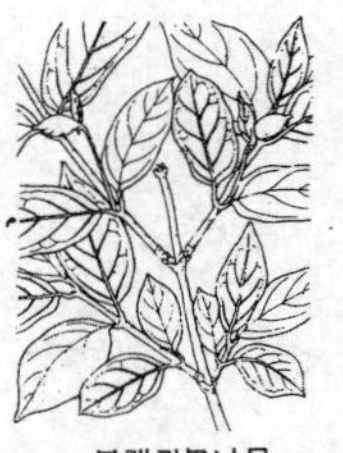
볼레괴불나무

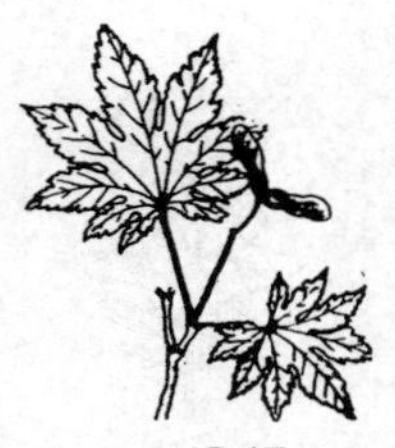
서울단풍

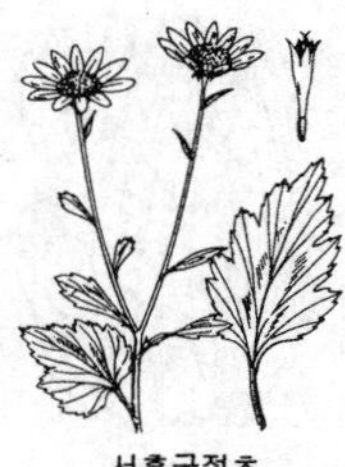
서흥구절초

56. 파상풍(破傷風)의 치법(治法)일 경우

파상풍(破傷風)이라는 것은 모든 창(瘡)이 오랫동안 아물지가 않고 열(熱)이 심해서 울결(鬱結)하니 영위(榮衛)가 선통(宣通)하지 않고 열때문에 신체를 두르기 때문에 백가(白痂)가 많은 것이니 이 때에는 창구(瘡口)가 막혀져서 기(氣)가 선통(宣通)되지 못하기 때문에 열(熱)이 심해져서 풍(風)이 나는 것이다. 창구(瘡口)가 평탄하고 땀이 나지 않는 것은 풍(風)이 중상(中傷)한 것이며, 창(瘡)의 겉으로 노란물이 나오는 것은 물에 중상(中傷)한 것인데 모두 치(痓)가 될 염려가 있으니 하루 빨리 치료해야 하고 또 아픔이 상한 곳에 있지 않는 것은 경락(經絡)이 상한 것이니 죽을 증세인 것이다. 처음에 창종(瘡腫)에 백가(白痂)가 일어나고 몸이 한열(寒熱)하면 급히 옥진산(玉眞散)을 붙이고 상(傷)한 것이 두면(頭面)에 있으면 급히 수조고(水調膏)에 웅황(雄黃)을 섞어서 부스럼 위에 붙여서 종기가 차차 사라지는 것을 한도로 할 것이고, 혹시 요(腰)와 척(脊)이 뒤집히게 되고 팔다리가 뻿뻿하게 굳으며 이를 다물고 온몸이 차고 사람을 알아보지 못하면 빨리 지네 가루로써 이빨에 문지르고 연말(涎沫)을 토해내면 바로 소생(甦生)하게 되는 것이니 안마와 도인(桃仁)이 필요한 것이다. 〈綱目〉

경병(痙病)에 입을 다물고 등이 뒤집히는 증세는 빨리 소속명탕(小續明湯)을 관입(灌入)시킨다. 〈資生〉

만약 눈이 입을 당겨서 뒤집히고 손과 발이 떨며 흔들리고 펴고 오므리는 것은 풍담치(風痰痓)며, 또 몸이 차고 손과 발도 차며 맥(脈)이 침세(沉細)되면 음치(陰痓)라고 하는 것인데 모두 삼귀양영탕(蔘歸養榮湯)을 사용한다.

또 몸이 열이있고 해수(咳嗽)하며 담(痰)이 나오고 맥(脈)이 미끄럽고 촘촘하면 담화치(痰火痓)라고 하는 것이니 과루지실탕(瓜蔞枳實湯)을 사용할 것이고, 경솔하게 풍약(風藥)을 전부써서 기(氣)를 흩으리면 빨리 죽게 된다. 〈回春〉

파상풍(破傷風)이 곁에 있으면 매운 것으로 흩고 속에 있으면 쓴 것으로 내리며 겸해서 낳고 땀과 내린 뒤에 영혈(榮血)을 통리(通利)시키며 풍사(風邪)를 쫓아 버려야 되니 방풍통성산(防風通聖散) 1냥에 형개수(荊芥穗)와 대황(大黃) 각 2돈을 더해서 달인 물에 전갈(全蝎)가루와 강활(羌活)가루 각 1돈을 고루 해서 먹는다. 〈河間〉

파상풍(破傷風)은 대부분 죽는다고 보아야 옳은 것이며 방풍(防風)과 전갈(全蝎)의 종류를 써야 하는데 전갈산(全蝎散)이 가장 신기한 약이다. 〈入門〉

파상풍(破傷風)에 입이 다물리고 비뚤어지며, 지체(肢體)가 뒤집히면 수유(須臾)에 입사(立死)하게 되니 마땅히 전갈산(全蝎散)과 대오공산(大蜈蚣散)으로 치료할 것이며, 풍(風)이 성(盛)할 때는 이오환(二烏丸)으로 치료하고 풍담(風痰)이면 옥진산(玉眞散)•오사산(烏蛇散)을 쓰며 손과 발이 전도(戰掉)하면 주사지갑산(朱砂脂甲散)으로 치료하며 어려서 혼민(昏悶)하는 것은 오아산(烏鴉散)으로 치료한다. 〈入門〉

파상풍(破傷風)에 향교산(香膠散)과 일자산(一字散) 및 퇴풍산(退風散)으로 치료한다.

파상풍(破傷風)이 머리와 얼굴에 있으면 백지(白芷)로 군(君)을 삼고 방풍(防風)으로 도와주며 신체와 팔다리에 있으면 방풍(防風)으로 군(君)을 삼아 신체(身體)에 따라 짐작(斟酌)해 치료하고 하부(下部)에 있으면 독활(獨活)로써 도와준다. 〈丹心〉

모든 창(蒼)이 치(痓)로 변하려는데 급풍산(急風散)과 방풍산(防風散)으로 치료하고 땀을 많이 내서 치(痓)가 된 것은 방풍당귀산(防風當歸散)으로 치료하고 망혈(亡血)을 많이해서 치(痓)가 된 것은 당귀지황탕(當歸地皇湯)으로 치료한다.

※ 옥진산(玉眞散)

효능 : 파상풍(破傷風)에 입을 다물고 몸이 강직하게 된 증세를 치료한다.

처방 방풍(防風)•천남성(天南星)등분 가루로하여 매 2돈을 생강즙에 더운 술을 섞어 고루 복용하고 찌꺼기를 창구(瘡口)에 붙이며 입을 다문 것은 사내 아이 오줌에 고루 먹는다. 남성(南星)이 방풍(防風)의 제거한 것이 되어서 먹어도 마비(痲痺)되지 않고 능히 관(關)을 열고 휵(搐)을 진정시키는 것이다. 〈回春〉

※ 수조고(水調膏)

효능 : 파상풍(破傷風)에 열이 나고 붉은 종기가 나며 풍사(風邪)가 경락(經絡)에 들고자 해도 아직 깊이 들어가지 못하는데 치료한다.

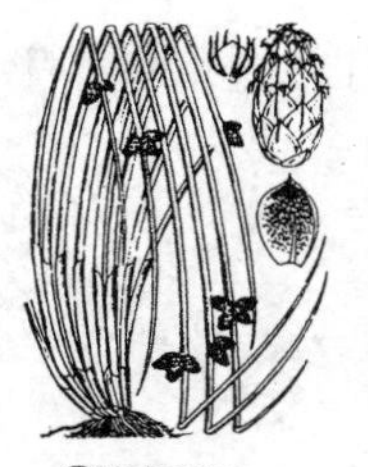

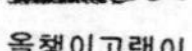

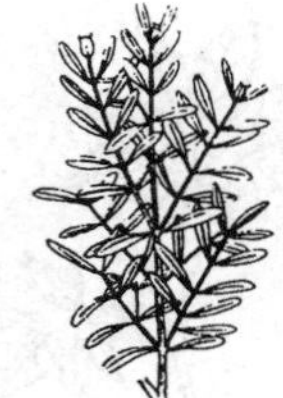

긴잎회양

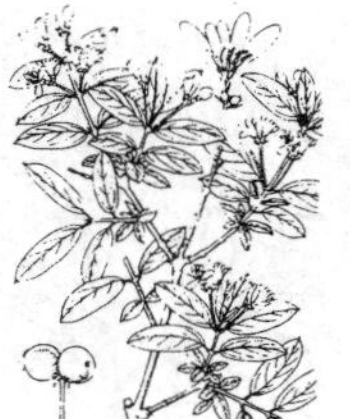

분홍괴불나무

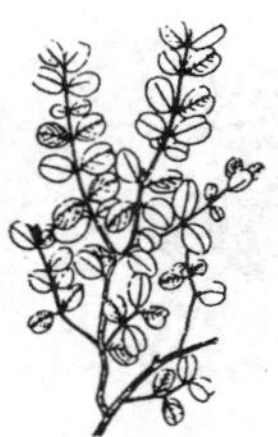

섬회양

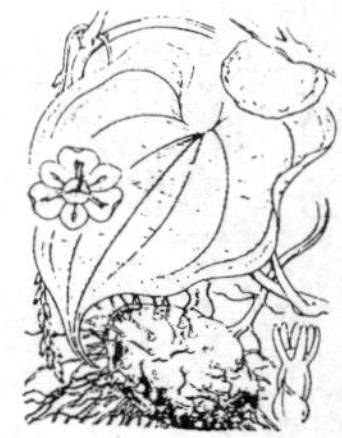

둥근마

처방 행인연니(杏仁研泥)하고 백면(白麵)과 등분하여 새로 떠온 물에 섞어서 고약을 만들어 상종처(傷腫處)에 붙이면 바로 종기가 사라지고 열이 물러가는데 신통한 것이다. 〈醫鑑〉

※ 삼귀양영탕(蔘歸養榮湯)

효능 : 풍담치(風痰痓)와 음치(陰痓)의 증세를 치료한다.

처방 인삼(人蔘)·당귀(當歸)·천궁(川芎)·백작약(白芍藥)·숙지황(熟地黃)·백출(白朮)·백복령(白茯苓)·진피(陳皮) 각 1돈, 감초(甘草) 5푼을 썰어 1첩을 하여 생강 3쪽과 대추 2개를 넣어 물로 달여서 먹는다. 〈回春〉

※ 과루지실탕(瓜蔞枳實湯)

효능 : 담화치(痰火痓)의 증세를 치료한다.

처방 과루인(瓜蔞仁)·지실(枳實)·길경(桔梗)·패모(貝母)·편령(片苓)·치자(梔子)·진피(陳皮)·복금(茯芩)·맥문동(麥門冬)·인삼(人蔘)·당귀(當歸)·소자(蘇子) 각 8푼, 감초(甘草) 3푼을 썰어서 1첩을 하고 생강 3쪽을 넣어 죽력(竹瀝)과 생강즙을 섞어서 먹는다. 〈回春〉

※ 전갈산(全蝎散)

효능 : 파상풍(破傷風)에 입이 다물고 지체(肢體)가 뒤집혀서 수유(須臾)사이에 죽으려는 증세를 치료한다.

처방 갈초(蝎稍) 7개를 가루로하여 더운술에 1일 3번을 고루 복용한다. 모든 파상풍(破傷風)에는 이것이 아니면 없애지 못한다. 〈入門〉

※ 대오공산(大蜈蚣散)

효능 : 파상풍(破傷風)에 휵약(搐搦)하고 뒤집히는 증세를 치료한다.

처방 오공(蜈蚣) 2조, 어표초(魚鰾炒)·좌반용초연진(左蟠龍炒煙盡) 각 5돈을 가루로하여 매 2돈을 방풍전탕(防風煎湯)에 고루 복용하고 이것을 먹어서 풀리지 않고 다시 속으로 들어가는 것을 느끼면 당연히 좌용환(左龍丸)을 복용해야 된다. 〈綱目〉

또는 지네 1마리, 강표(江鰾) 3돈을 가루로하여 매 1돈을 방풍강활전탕(防風羌活煎湯)에 고루 먹는다. 〈入門〉

또한 입을 다물고 몸이 뒤집혀서 인사불성(人事不省)이 되는데 오공(蜈蚣) 1조, 전갈초(全蝎炒) 2개를 가루로 하여 어금니 안에 문지르거나 또는 콧속에 불어 넣는데 소오공산(小蜈蚣散)이라고 한다. 〈丹心〉

※ 이오환(二烏丸)

일명 탈명환(奪命丸).

효능 : 파상풍(破傷風)에 각궁(角弓)이 뒤집히게 되고 아관(牙關)이 긴급(緊急)한 증세를 치료한다.

처방 생천오(生川烏)·백지(白芷)·천마(川麻) 각 2돈, 생초오(生草烏)·웅황(雄黃) 각 1돈을 가루로하고 술풀에 오동열매 크기로 환을 지어 더운 술로 10알을 삼켜 먹는다. 〈入門〉

※ 오사산(烏蛇散)

효능 : 파상풍(破傷風)에 담(痰)이 성한 증세를 치료한다.

처방 오사(烏蛇) 6돈, 마황(麻黃) 1냥, 초오포(草烏炮)·건강(乾薑)·부자포(附子炮)·천궁(川芎)·백부자(白附子)·천마(天麻) 각 5돈, 갈초(蝎稍) 2돈반을 가루로하여 매 1돈을 더운 술로 1일 3번씩 삼켜 먹는다. 〈入門〉

※ 주사지갑산(朱砂指甲散)

효능 : 파상풍(破傷風)에 손과 발이 떨려 그치지 않는 증세를 치료한다.

처방 주사수비(朱砂水飛)·천남성강제(天南星薑製)·독활(獨活) 각 2돈에 사람의 수족(手足)·조갑소존성(爪甲燒存性)한 것 6돈을 넣어 가루로하여 3첩으로 나누어서 더운 술로 복용하면 효과를 볼 수 있다. 〈入門〉

※ 오아산(烏鴉散)

효능 : 파상풍(破傷風)에 피가 어리고 혼민(昏悶)하는 증세를 치료한다.

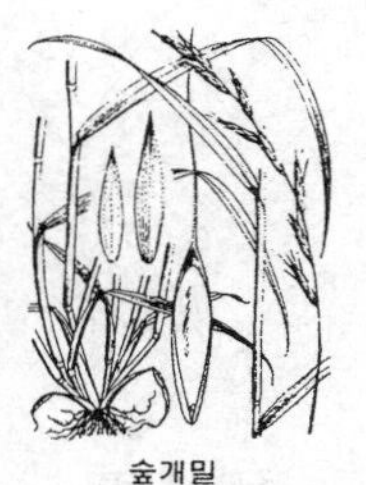
숲개밀

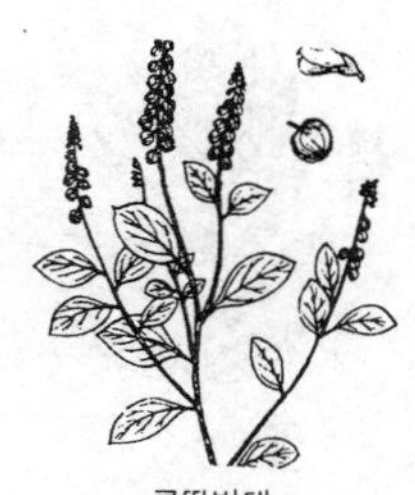
큰땅빈대

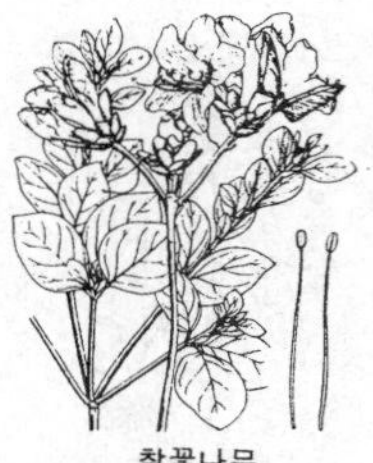
참꽃나무

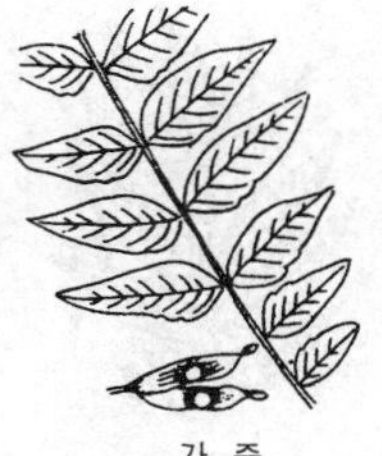
가 중

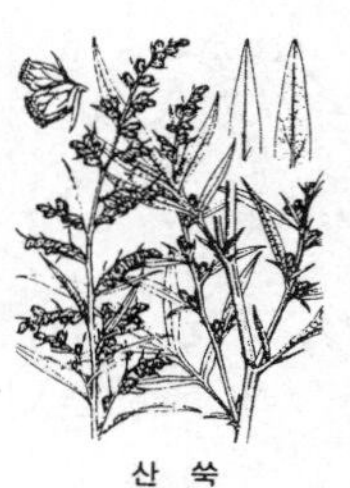
산 쑥

처방 오아령 소회 주조(烏鴉翎 燒灰 酒調) 1돈을 먹고 먹은 후에 다시 술 1~2잔을 마셔서 약의 힘을 돕는다. 〈丹心〉

※ 향교산(香膠散)

효능 : 파상풍(破傷風)에 입을 다물고 몸이 뻣뻣하게 굳는 증세를 치료한다.

처방 어교(魚膠)를 소존성(燒存性)하고 사향(麝香)을 조금 넣어 가루로해서 매 2돈을 더운 술이나 미음(米飮)으로 생각대로 삼켜 먹는다. 〈得効〉

※ 일자산(一字散)

효능 : 파상풍(破傷風)의 급한 증세를 치료한다.

처방 금두오공(金頭蜈蚣) 1조구(一條灸) • 천마(天麻) • 초오(草烏) 각 5돈, 전갈(全蝎) 10개, 백지(白芷) 1돈을 가루로하여 매 1자를 열을 내는데는 다청(茶淸)에 고루 내리고 차게되는 데는 더운 술로 고루 먹는다. 〈丹心〉

※ 퇴풍산(退風散)

효능 : 파상풍(破傷風)에 인사불성(人事不省)이 된 증세를 치료한다.

처방 방풍(防風) • 천마(天麻) • 백지(白芷) • 마황(麻黃) • 적복령(赤茯苓) • 당귀(當歸) 각 1돈, 박하(薄荷) 7푼, 형개(荊芥) • 백강잠(白殭蠶) • 감초(甘草) 각 5푼을 썰어서 1첩을 지어 생강 7쪽을 넣어 물로 달여 먹는다.

※ 급풍산(急風散)

효능 : 새 것과 오래된 모든 창(瘡)이 전변(傳變)해서 파상풍(破傷風)이 된 증세를 치료한다.

처방 사향(麝香) 1자, 주사(朱砂) 1냥, 생흑두(生黑豆) 2돈반, 초오(草烏) 3냥을 반생용 반배존성(半生用 半焙存性)해서 쌀초에 같이 담그고 가루로하여 반돈을 술에 복용하면 신기한 약효가 있다. 〈得効〉

※ 방풍당귀산(防風當歸散)

효능 : 땀을 너무 많이 냈기 때문에 치(痓)가 된 증세를 치료한다.

처방 방풍(防風) • 당귀(當歸) • 천궁(川芎) • 생지황(生地黃) 각 2돈반을 썰어서 1첩을 지어 물로 달여 먹는다. 〈正傳〉

※ 당귀지황탕(當歸地黃湯)

효능 : 망혈과다(亡血過多)때문에 파상풍(破傷風)이 된 증세는 피를 길러 주어야 한다.

처방 당귀(當歸) • 지황(地黃) • 작약(芍藥) • 천궁(川芎) • 고본(藁本) • 방풍(防風) • 백지(白芷) 각 1돈, 세신(細辛) 5푼을 썰어서 1첩을 정 물로 달여서 먹는다. 〈正傳〉

57. 파상풍의 치료법이 상한 3법과 같을 경우

파상풍(破傷風)이 겉과 속 및 반겉 반속의 삼자(三者)의 같지 않는 것이 있으며 치료 방법도 한(汗) • 하(下) • 화(和)의 3방법을 떠나지 않는다. 〈正傳〉

땀을 너무 많이 내기 때문에 치(痓)가 되면 몸에 열이 있고 발이 차며 항(項) • 강(強)하고 머리를 흔들리며 입이 다물고 등이 뒤집히는 증세는 태양치(太陽痓)라고 하는 것인데 땀이 없으면 땀을 내고 땀이 나면 그치게 할 것이며, 만약 머리를 숙이고 아래를 보면 손과 발이 팔꿈치와 무릎을 견인(牽引)해서 당기는 증세는 양명치(陽明痓)라 하는 것이며, 혹시 한 눈이 혹 좌 • 우로 보고 겸해서 한 손과 한 발이 휵약(搐搦)하는 증세는 소양치(小陽痓)가 된다. 〈海藏〉

등 뒤의 휵(搐)은 태양(太陽)이고 몸의 앞에 치(痓)는 양명(陽明)이며, 양곁의 휵(搐)은 소양(小陽)이 된다. 〈河間〉

하간(河間)이 말하기를 「태양(太陽)은 땀을 내야 하고 양명(陽明)은 내려야 하며 소양(小陽)은 온화하게 해야 하는데 이 3가지 방법에 밝으면 병을 고치지 못할리가 없다.」〈正傳〉

생각컨데 하간(河間)이 다만 삼양(三陽)만 평하고 삼음(三陰)을 평하지 않은 이유는 대부분 치(痓)가 음경(陰經)에 전해들면 그 증세가 벌써 위태롭게 되서 배가 가득

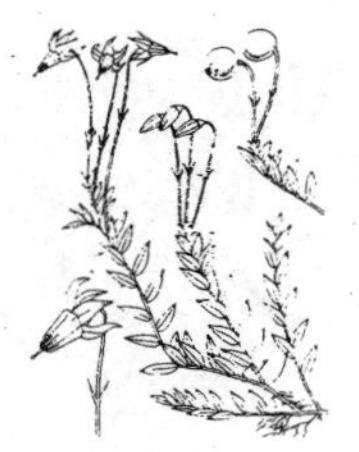
넌출월귤

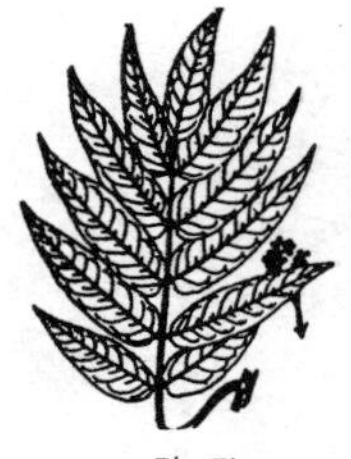
머 귀

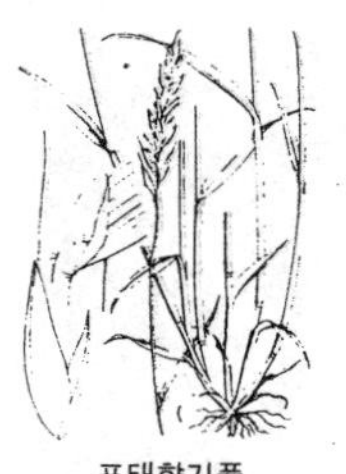
포태향기풀

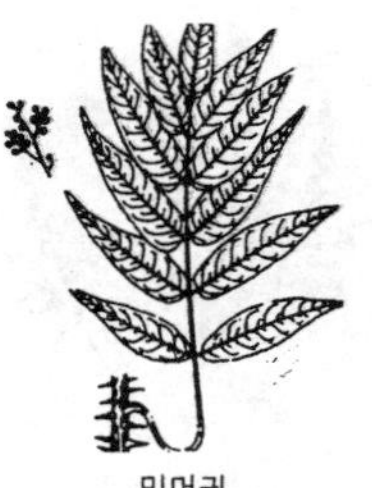
민머귀

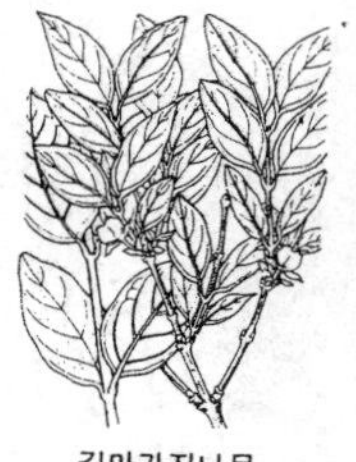
길마가지나무

부풀고 스스로 내리며 입이 마르고 목구멍이 마르며 혀가 말리고 음란(陰卵)이 오므라지면 살려낼 도리가 없는 이유로 두고 평하지 않는다. 〈正傳〉

파상풍(破傷風)이 겉에 있으면 맵고 더운 것으로 발산(發散)하니 방풍탕(防風湯)과 강활방풍탕(羌活防風湯) 및 소속명탕(小續明湯)과 구미강활탕(九味羌活湯)으로 치료하고 반은 겉에 반은 속에 맵고 시원한 것으로 풀어주어야 하니 강마탕(羌麻湯)과 방풍통성산(防風通聖散)으로 치료하고, 속에 있는 것은 찬약으로 내려야 하니 소궁황탕(小芎黃湯)과 대궁황탕(大芎黃湯) 및 좌룡환(左龍丸)으로 치료한다. 〈河間〉

파상풍(破傷風)에 비록 땀을 내야 해도 혹시 저절로 땀이 많이 나면 백출탕(白朮湯)과 백출방풍탕(白朮防風湯)으로 치료해야 하는 것이다.

※ 방풍탕(防風湯)

효능 : 파상풍(破傷風)이 겉에 있고 속에 들어가지 않는데 급하게 이 약을 먹고서 예방을 해야하는 것이다.

처방 방풍(防風) • 강활(羌活) • 독활(獨活) • 천궁(川芎) 각 1돈2푼반을 썰어서 1첩을 하여 달인 물에 소오공산(小蜈蚣散)을 섞어서 복용하면 좋은 효과가 있다. 〈正傳〉

※ 강활방풍탕(羌活防風湯)

효능 : 파상풍(破傷風)이 처음 전해서 겉에 있는 증세를 치료한다.

처방 강활(羌活) • 방풍(防風) • 천궁(川芎) • 백작약(白芍藥) • 고본(藁本) • 당귀(當歸) • 감초(甘草) 각 1돈, 지유(地楡) • 세신(細辛) 각 5푼을 썰어서 1첩을 하여 물로 달여서 먹는다. 〈正傳〉

※ 강마탕(羌麻湯)

효능 : 파상풍(破傷風)에 반은 겉에 반은 속에 있으면서 땀이 안나는 증세를 치료한다.

처방 강활(羌活) • 마황(麻黃) • 감국(甘菊) • 천궁(川芎) • 석고(石膏) • 방풍(防風) • 전호(前胡) • 세신(細辛) • 황금(黃芩) • 지실(枳實) • 백복령(白茯苓) • 만형자(蔓荊子) • 감초(甘草) 각 7푼, 백지(白芷) • 박하(薄荷) 각 5푼을 썰어서 1첩을 하여 생강 3쪽을 넣어 물로 달여서 먹는다. 〈入門〉

※ 소궁황탕(小芎黃湯)

효능 : 파상풍(破傷風)이 속에 들어 갔으나 오히려 겉에 열이 있는 증세를 치료한다.

처방 천궁(川芎) 3돈, 황금(黃芩) 2돈, 감초(甘草) 5푼을 썰어서 1첩을 하여 물로 달여 복용하며 2~3번 먹은 뒤에 대궁황탕(大芎黃湯)으로 치료한다. 〈正傳〉

※ 대궁황탕(大芎黃湯)

효능 : 파상풍(破傷風)이 속이 들어가서 대•소변이 모두 비삽(秘澁)한 데 소변은 붉고 스스로 땀이 그치지 않는 증세를 치료한다.

처방 천궁(川芎) 1돈, 대황(大黃) • 강활(羌活) • 황금(黃芩) 각 2돈을 썰어서 1첩을 하여 물로 달여 먹고 내리되 약간 하리(下利)하는 증세를 한도로 한다. 〈入門〉

※ 좌룡환(左龍丸)

일명 표강환(鰾江丸)

효능 : 파상풍(破傷風)이 속에 들어가서 휵증(搐症)을 일으키고 눈이 곧바로 보고 대•소변이 비삽(秘澁)한데 이 약으로 내려야 한다.

처방 야합분초〔野鴿糞炒 : 일명 좌반룡(左蟠龍)〕• 강표소(江鰾燒) • 백강잠(白殭蠶) 각 5돈, 웅황(雄黃) 1돈, 오공(蜈蚣) 2조, 천마(天麻) 2돈을 가루로하여 3첩으로 나눠서 먼저 2첩을 태운 밥으로 오동열매 크기의 환을 지어 주사(朱砂)로 겉을 입힌 다음 남은 1첩에 파두상(巴豆霜) 반돈을 더해서 밥으로 오동열매 크기의 환을 지어 주사(朱砂)로 입힌 환을 20알에 파두환자(巴豆丸子) 1알을 더해서 먹고 2번 먹을 때는 2알을 더하여 더운 술로 삼켜 내려서 변(便)이 내리는 것을 한도로 하되 다만 주사환(朱砂丸)을 먹어서 병이 나으면 바로 그치고 만약 휵치(搐痓)가 안 그치면 강마탕(羌麻湯)을 먹어야 한다. 〈入門•丹心〉

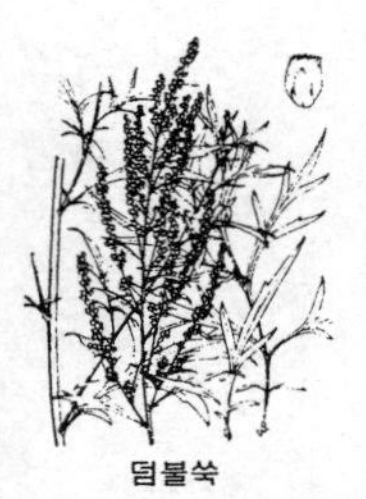
덤불쑥

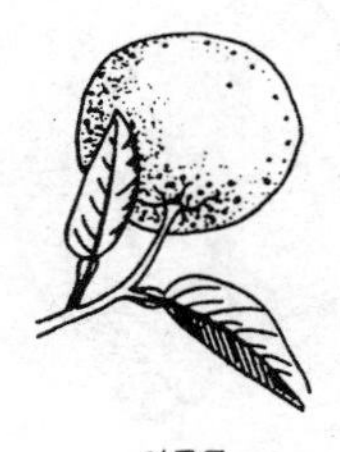
여름귤

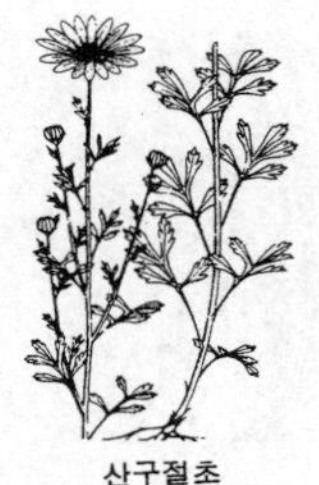
산구절초

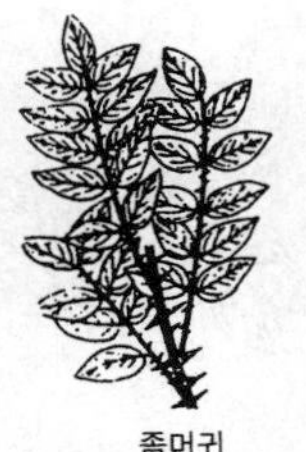
좀머귀

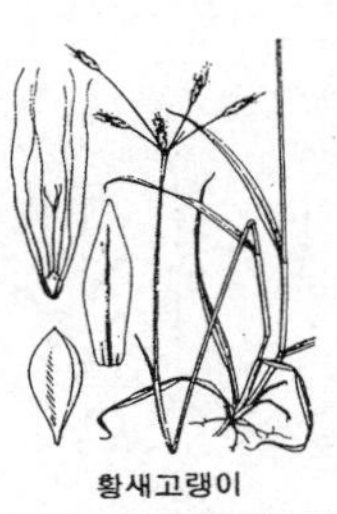
황새고랭이

※ 백출탕(白朮湯)

효능 : 파상풍(破傷風)에 많은 땀이 안 그치고 근(筋)이 당기며 휵약(搐搦)하는 증세를 치료한다.

처방 백작약(白芍藥) 3돈, 백출(白朮)·갈근(葛根) 각 2돈, 승마(升麻)·황금(黃芩) 각 1돈, 감초(甘草) 5푼을 썰어서 1첩을 지어 물에 달여서 먹는다. 〈丹心〉

※ 백출방풍탕(白朮防風湯)

효능 : 파상풍(破傷風)에 땀을 너무 많이 내서 스스로 땀이 그치지 않는 증세를 치료한다.

처방 방풍(防風) 4돈, 백출(白朮)·황기(黃芪) 각 2돈을 썰어서 1첩을 하여 물로 달여서 먹는다. 〈入門〉

58. 치(痓)에 강(剛)·유(柔)의 2증일 때

치증(痓症)의 한열(寒熱)이 상한(傷寒)과 흡사한 데 단 맥(脈)이 침(沉)·지(遲)·현(弦)·세(細)하고 머리를 흔들고 눈을 똑바로 보며 입을 다물고 손과 발이 휵약(搐搦)하며 목이 뻣뻣하고 등이 뒤집히며 간질(癎疾)이 일어나는 것처럼 하루종일 깨지 않는 것이 다른 것이다. 상한(傷寒)의 땀을 너무 많이 흘렸기 때문이거나 또는 습(濕)한 사람이 땀을 많이 내는 것이 모두 치(痓)를 이루는 것이니 풍(風)의 성질이 굳세기 때문으로 강치(剛痓)가 되어서 땀이 나지 않고 습(濕)의 성질은 연하기 때문에 유치(柔痓)가 되어서 땀이 나는 것이다. 〈入門〉

땀이 없으면 강치(剛痓)가 되고 땀이 있으면 유치(柔痓)가 되는 것이다. 〈海藏〉

강(剛)·유(柔) 2증세가 모두 소속명탕(小續明湯)으로 치료하는데 유치(柔痓)에는 마황(麻黃)을 빼고 열이 있을 때 치료하는데 계지(桂枝)를 반을 덜어내며 겨울이면 마황을 뺀다. 〈海藏〉

강유(剛柔)를 가리지 못하는데도 역시 소속명탕(小續明湯)에 생부자(生附子)를 더해서 사용한다. 〈入門〉

강치(剛痓)의 증세는 가슴이 가득하고 입을 다물고 누워도 자리에 몸을 붙이지 못하며 다리가 당기고 급하며 반드시 이를 갈게 되니 대승기탕(大承氣湯)으로 내려야 된다. 〈仲景〉

강(剛)·유(柔) 2치에 구미강활탕(九味羌活湯)을 같이 치료한다. 〈入門〉

59. 치(痓)는 간(癎)과 비슷하면서 같지 않고 또 풍(風)으로도 치료할 수 없을 경우

치(痓)는 간(癎)과 같지 않으니 간병(癎病)은 몸이 부드러우면서 가끔 깨어나고 치병은 뻣뻣하고 뒤집혀서 깨는 경우도 없으며 심하게 되면 혼모(昏冒)해서 죽는 경우도 많다. 〈丹心〉

치(痓)가 간(癎)과 비슷하면서 간(癎)에 비하면 허한 편이니 절대로 풍(風)으로 치료해서는 아니된다. 혹시 풍약(風藥)으로 치료하려 하면 보약(補藥)도 같이 하는데 기(氣)가 허하고 화(火)가 있으며 담(痰)이 겸했기 때문이다. 삼기(蔘芪)와 궁귀(芎歸) 및 죽력(竹瀝)의 종류로 치료하는 것이 좋다. 〈丹心〉

60. 파상풍(破傷風)의 흉증(凶症)일 경우

치병(痓病)에 구창(灸瘡)이 있으면 치료가 어렵게 된다. 〈仲景〉

치병(痓病)에 눈을 뒤집고 반절(反折)해서 계종(瘈瘲)하고 땀이 구슬과 같이 나고 또한 뒤집혀서 자리를 손바닥 만큼이나 뜨고 어린이는 2손가락쯤 뜨면 모두 죽게 된다. 〈入門〉

파상풍(破傷風)은 반드시 빨리 치료해야 되는데 혹시 장(藏)에 들어가면 치료가 어렵게 된다. 네 가지의 난치(難治)가 있으니 첫번째는 머리와 얼굴이 청흑색이 되는 것이고, 두번째는 이마 위에 구슬땀이 나서 흐르지 않는 것이며, 세번째는 안(眼)이 작고 목(目)이 마시(痲視)하는 것이고, 네번째는 몸에 땀이 나서 기름과 같은 것이다. 〈回春〉

태양풍치(太陽風痓)의 증세가 처음에는 몸에 열이 있고 통(痛)증을 일으키며 천식(喘息)을 하고 침거품을 흘리며 그 다음에는 입을 다물고 머리를 흔들며 열 손가락을 약간(若干) 떨며 점점 목과 등이 뻣뻣해지는 증세를 더해서 전측(轉側)해서 어질지 못하고 심하면 혼곤(昏困)해서 말을 하지 못하며 눈동자를 똑바로 보고 활설을 참지 못하며 몸과 허리가 뒤집히게 되니 이러한 증세는 열에 하나도 구하지를 못한다. 〈直指〉

치병(痓病)에 눈이 바로 보고 입을 열며 신기(神氣)가 혼모(昏冒)하고 사람을 알아보지 못하는 증세는 죽게 되는 것이 틀림없는 것이다. 〈回春〉

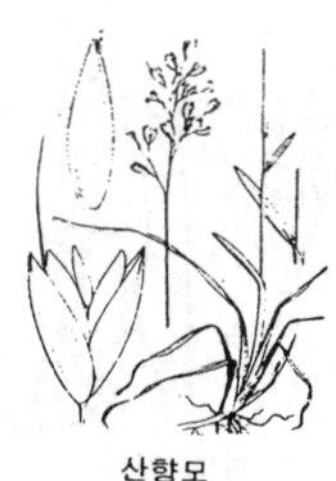
산향모

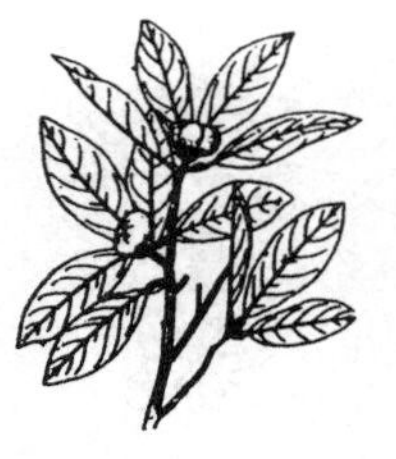
홍 귤

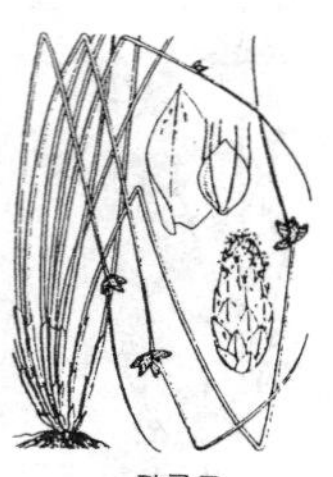
광릉골

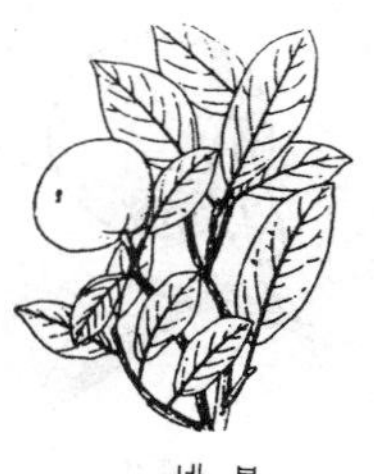
네 블

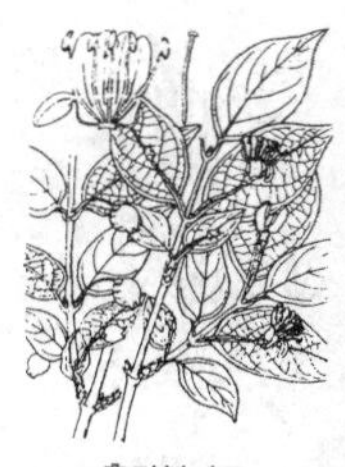
홍괴불나무

단방(單方) (37종)

37종에 어풍고(禦風膏)·오가피주(五加皮酒)·죽력탕(竹瀝湯)·두림주(豆淋酒)·호골주(虎骨酒) 등이 있다.

※ 석회(石灰)

중풍(中風)으로 입과 눈이 비뚤어지는 것을 치료하는데 석회(石灰) 1홉을 초로 볶아 고루 진흙 같이 해서 오른쪽이 비뚤어지는데 왼쪽에 바르고 왼쪽으로 비뚤어진 데는 오른쪽에 발라서 바로 돌아보며 곧 씻어 버려야 한다. 〈本草〉

※ 창포(菖蒲)

36가지의 풍(風)을 치료해서 효과가 없는 것이 없다. 뿌리를 썰어서 술에 담가 마시고 또 술을 만들어 먹어도 좋다. 〈本草〉

※ 감국(甘菊)

모든 풍(風)과 풍현(風眩)을 치료하며 말려서 끓여먹고 또 술에 담그거나 술을 만들어 먹는다. 술 만드는 방법은 잡방(雜方)에 자세히 나와 있다. 〈本草〉

※ 백출(白朮)

일체의 풍(風)과 군비(𤸷痺)와 또는 중풍(中風)의 구금불성(口噤不省)하는 것을 치료하는데 백출(白朮) 4냥과 주(酒) 3되를 달여서 1되가 되도록 달여 먹는다. 〈本草〉

※ 독활(獨活)

하부(下部)의 풍(風)을 치료한다.

※ 강활(羌活)

상부(上部)의 풍(風)을 치료하고 겸해서 일체의 풍(風)과 백절풍(百節風)에 1냥을 썰어서 술에 달여 먹는다.

중풍(中風)으로 구금불성(口噤不省)에 독활(獨活) 1냥을 썰어서 술 2되에 달여서 1되가 되거든 검은 콩 5홉을 볶아서 술에 타서 뚜껑을 덮었다가 한참 지난 뒤에 따뜻할 때에 마신다. 〈本草〉

※ 방풍(防風)

머리와 몸과 끝을 나눠서 상·중·하 삼부(三部)의 풍사(風邪)를 치료한다.

36가지의 풍(風)을 치료하는데 일단 치풍(治風)의 가장 좋은 약이다. 1냥을 썰어서 술로 달여 먹는다. 〈本草〉

※ 창이자(蒼耳子)

일체의 풍기(風氣)와 풍습비(風濕痺)를 치료한다. 비취자(痺取子) 3냥을 가루로하여 물 1되반으로 달여서 반쯤 줄거든 더울때 먹고 다(茶)로 대신 마셔도 좋다. 〈本草〉

※ 선령비(仙靈脾)

중풍(中風)으로 반신불수(半身不隨)가 된 것을 치료한다. 1근을 썰어서 자루에 담아 술 2되에 넣어서 오래된 뒤에 마시는데 언제나 취기(醉氣)가 있도록 하는 것이 좋다. 〈本草〉

※ 고본(藁本)

160가지 악풍(惡風)을 치료하고 또한 두풍(頭風)의 적합한 약이다. 1냥을 썰어서 물로 달여 먹는다. 〈本草〉

※ 천마(天麻)

모든 풍비(風痺)와 탄탄불수(癱瘓不隨)일 때 치료한다. 그 싹을 정풍초(定風草)라고 하며 또는 적전(赤箭)이라고도 해서 바람이 불어도 움직이지 않는다. 썰어서 물로 달여 먹는다. 〈本草〉

※ 황송절(黃松節)

편풍(偏風)으로 구안괘사(口眼喎斜)와 독풍(毒風)의 근련(筋攣)및 뼈가 아픈 것을 치료한다. 술에 담가 먹기 때문에 송절주(松節酒)라고 한다.

※ 비마자(萆麻子)

중풍(中風)으로 입과 눈이 비뚤어진 것을 치료한다. 씨를 내서 껍질은 버리고 짓찧어서 오른쪽이 비뚤어진 데는 왼쪽에 붙이고 왼쪽이 비뚤어진 데는 오른쪽에 붙인다.

또는 씨의 짓찧은 것을 손바닥 가운데 붙이고 그 위에 적절한 그릇을 놓고 뜨거운 물을 부어서 입과 눈이 바로

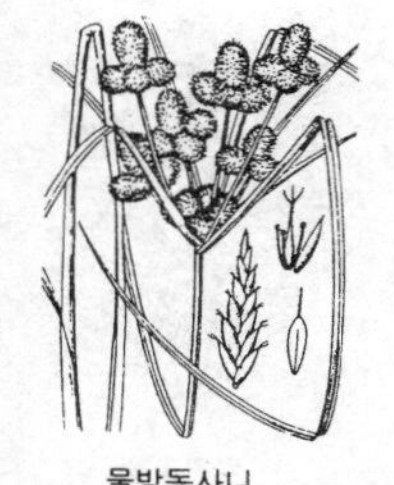
물방동사니

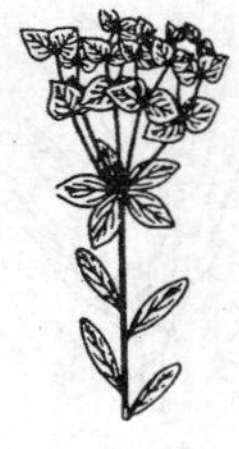
감 수

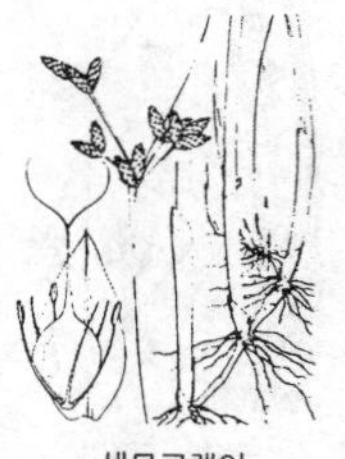
세모고랭이

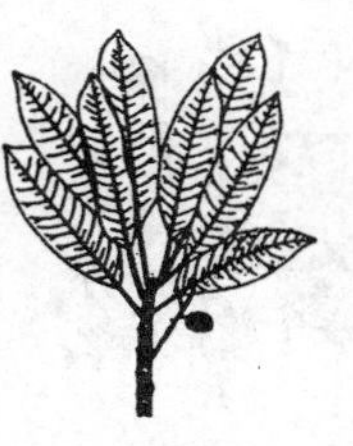
굴거리

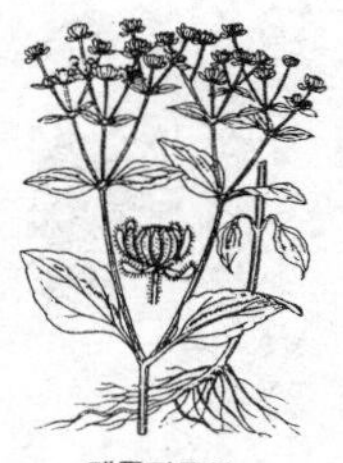
제주진득찰

되면 바로 떼어 버리는데 붙이는 좌우 방법은 위와 같다. 〈本草〉 일명 어풍고(禦風膏)라고 한다.

※ 희렴(稀薟)

중풍(中風)이 오래 되어서 백약(白藥)이 효험이 없을 때 쓴다. 5월 5일에 그 잎과 연한 가지를 채취해서 술과 꿀에 반죽해서 9번 찧고 9번 말린 뒤에 가루로 오동열매 크기로 환을 해서 더운 술 혹은 미음(米飮)으로 50~70알을 삼켜 내리는데 오래 먹으면 눈이 맑고 붉으며 근골(筋骨)이 강건해지고 흰털이 검어진다. 〈本草〉

※ 송엽(松葉)

중풍(中風)으로 입이 돌아간 것을 치료한다. 푸른잎 1근을 찧어 즙을 내서 맑은 술 1병에 하룻밤 재고 불가에 두고 처음에 반되를 먹고 차츰 1되까지 이르면 땀이 나고 바로 바르게 된다. 〈本草〉

※ 오가피(五加皮)

치풍보허(治風補虛)하고 또한 풍비(風痺)와 통풍(痛風)을 치료한다. 술을 빚어 마시는 데는 오가피주(五加皮酒)라고 한다. 〈本草〉

목(目)이 벽(僻)하고 안(眼)이 수(腄)하며 오화(五花)가 있으되 스스로 바르게 되는 것이 즉 오가피(五加皮)니 거친 가루로 해서 술에 담가 마시면 목수(目腄)가 자연히 바르게 된다. 〈雷公〉

※ 상지다(桑枝茶)

편풍(偏風)및 일체의 풍(風)을 치료한다. 연한 가지의 잎사귀가 나지 않는 것을 썰어 볶아서 물로 달여 다(茶)와 같이 마시는데 오래 먹으면 평생토록 편풍(偏風)의 염려는 없고 또한 풍기(風氣)를 예방한다.

상후(霜後)잎을 탕으로 달여서 손과 발을 씻고 담그면 풍기(風氣)를 쫓아내는 데 가장 좋다. 〈本草〉

※ 죽력(竹瀝)

졸중풍(卒中風)으로 입이 다물어 말을 못하고 번민(煩悶)하는데 죽력(竹瀝) 1되를 계속 마시는 것이 좋다.

파상풍(破傷風)으로 죽게 된 데 2~3되를 관입(灌入)하면 바로 깨어난다. 〈本草〉

풍비(風痺)의 황홀한 것을 치료하니 죽력(竹瀝) 2되에 생강즙(生薑汁) 1되, 생강즙 5홉을 타서 먹게 되니 이름을 죽령탕(竹瀝湯)이라고 한다. 〈本草〉

※ 조협(皂莢)

졸중풍(卒中風)으로 입이 다물고 인사불성이 된 것을 치료하니 조협(皂莢)가루를 코에 불어 넣으면 바로 소생(甦生)한다.

중풍(中風)으로 입을 다문데 조협(皂莢)을 가루로 해 초에 섞어서 오른쪽이 비뚤어졌으면 왼쪽에 바르고 왼쪽이 비뚤어졌으면 오른쪽에 바르는데 마르면 다시 바꾸어 바른다.

중풍(中風)을 불성(不省)한데 가루를 내서 백반(白礬)가루나 또는 반하(半夏)가루에 섞어서 생강즙에 섞어서 관입(灌入)하여 담(痰)을 토(吐)하면 바로 깨어난다. 〈本草〉

※ 선어(鱔魚)

중풍(中風)으로 입과 눈이 비뚤어진데 큰 자라를 잡아 머리위에 침질해서 피를 낸 다음 왼쪽으로 비뚤어졌으면 오른쪽에 바르고 오른쪽으로 비뚤어졌으면 왼쪽에 바르면 즉시 바르게 되니 바로된 다음에 씻어 버리고 자라는 물속에 놓아 버린다. 〈得効〉

※ 오공(蜈蚣)

파상풍(破傷風)으로 입이 닫히고 몸이 차며 뻣뻣한데 지네를 가루로하여 이빨에 바르면 연말(涎沫)을 토하고 다시 살아난다. 〈綱目〉

※ 제조(蠐螬)

파상풍(破傷風)에 아주 효력이 좋은 것으로 처음 일어날 때에는 바로 분퇴(糞堆)속의 구더기 1~2마리를 잡아 손으로 짜면 입으로 물을 토(吐)하는데 그것을 아픈 곳에 바르고 좋은 옷을 입고 누웠으면 창구가 마비되는 것을 느끼고 두 갈비에서 약간의 땀이 흐르고 바람이 나면서 효과를 본다.

혹시 풍(風)이 긴급(緊急)하면 속히 이 벌레 3~5마리를 잡아서 꼬리를 베어 버리고 뱃속의 노란 물을 창(瘡)에 바르고 그 물을 다시 더운 술에 넣어서 마시면 땀이 나고 효과를 본다. 〈丹心〉

또 이 벌레를 잡아서 창구(瘡口)위에 놓고 쑥으로 벌레

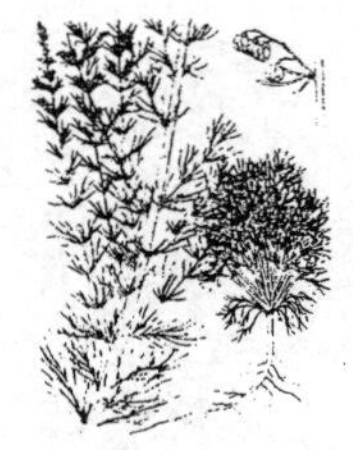
사철쑥

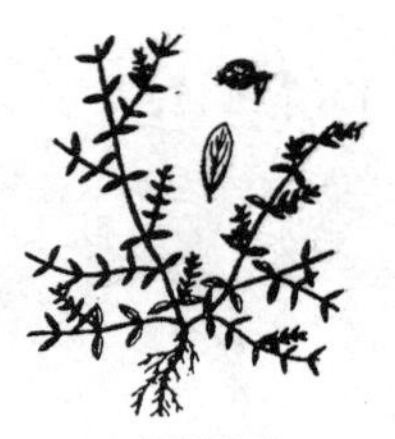
애기땅빈대

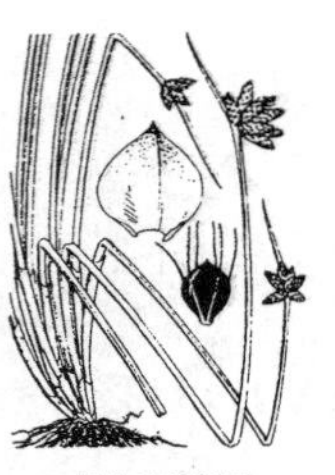
좀송이고랭이

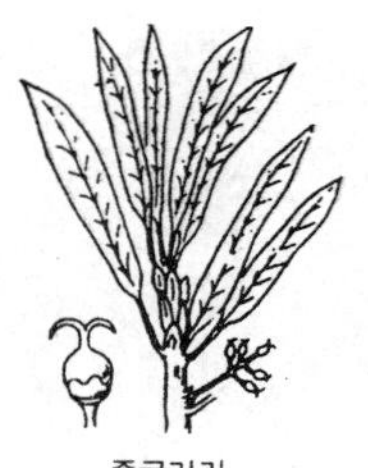
좀굴거리

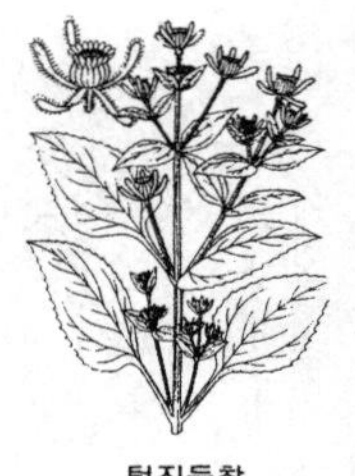
털진득찰

의 꼬리를 뜨면 바로 낫는다. 〈類聚〉

※ 백화사(白花蛇)
일체의 풍(風)과 괘사(喎斜) 및 탄탄(癱瘓)과 동통에 뱀을 술에 담궈서 마시고 또 살을 가루로하여 술에 타서 먹는다. 오사(烏蛇)가 더욱 좋다. 〈本草〉

※ 잠사(蠶沙)
풍비(風痺)의 탄탄(癱瘓)에 어질지 못한 것을 치료하니 모래를 가지고 뜨겁게 볶아서 자루에 넣고 다듬질하듯 문지르고 차게 되면 술에 반죽해서 볶으는 것이 더욱 신통하다. 〈本草〉

※ 행인(杏仁)
모든 창(瘡)에 풍(風)과 수(水)가 들어가서 붉은 종기가 나고 파상풍(破傷風)이 되려는데 행인니(杏仁泥)에 백면(白麵)을 넣고 물에 섞어서 바르면 바로 사라진다. 〈本草〉

※ 이(梨)
중풍(中風)으로 실음(失音)해서 말을 못하고 번열한데 배(梨)즙 1홉을 1일 3번 먹으면 좋고 풍질인(風疾人)이 구운 배를 많으나 적으나 가리지 말고 10일간만 먹으면 상결(爽決)해진다. 〈本草〉

※ 흑두(黑豆)
중풍으로 입이 다물어 말을 못하며 괘사와 탄탄에 검은 콩을 볶아서 뜨겁게 하여 술에 넣어 마시기를 1일 3번 하는데 두림주(豆淋酒)라고 말한다. 〈本草〉

※ 총백(葱白)
중풍(中風)으로 면목(面目)이 종장(腫脹)한데 달여서 즙(汁)을 마신다. 〈本草〉

※ 형개(荊芥)
중풍(中風)으로 괘사(喎斜)와 군비(瘖痺) 및 일체의 풍(風)에 달여서 즙(汁)을 마신다. 〈本草〉

※ 박하(薄荷)
중풍(中風)으로 실음불어(失音不語)하고 열풍(熱風)으로 번민(煩悶)하는데 생으로 즙을내서 마시고 또한 즙을 달여 마시기도 한다. 〈本草〉

※ 야합분(野鴿糞)
즉 좌반룡(左蟠龍)인데 마른 것을 취해서 술에 담가 마시고, 또는 볶아 가루로하여 2돈을 술에 타 먹기도 한다. 〈本草〉

※ 작(鵲)
중풍(中風)으로 비뚤어진데 산까치를 배를 갈라서 피와 같이 아픈 곳의 따뜻한 자리에 붙이면 곳바로 잡히게 된다. 〈俗方〉 오계(烏鷄)도 역시 좋은 것이다.

※ 오계(烏鷄)
중풍(中風)으로 어삽(語澁)과 풍(風)·한(寒)·습비(濕痺)에 살을 가지고 국을 끓여서 총(葱)·초(椒)·강(薑)·염(鹽)·유(油)·장(醬)을 넣어 먹는다. 분은 풍질(風疾)에 쓰되 입이 비뚤어지고 몸이 강직한 데는 흰 것을 취해서 검은 콩과 같이 볶아 뜨거울 때 술에 담가 마신다. 〈本草〉

※ 안방(鴈肪)
모든 풍(風)이 구련(拘攣)하고 편고(偏枯)하며 혈기(血氣)가 통하지 않고 또 마비(麻痺)한데 연방〔煉肪 : 굳은 기름〕을 내서 매일 1수저 더운 술에 타서 먹는다. 〈本草〉

※ 오아(烏鴉)
급중풍(急中風)으로 괘사불수(喎斜不隨)인 때는 한마리를 염니(鹽泥)에 싸고 묶어 가지고 불에 태워서 가루로 하여 술에 타서 마신다. 〈本草〉

※ 웅지(熊脂)
풍(風)과 또 풍비(風痺)의 어질지 못한 것을 치료하며 술과 같이 달여서 두고 매 1수저를 술에 타서 먹고 살도 또한 좋다.

※ 호골(虎骨)
근골(筋骨)의 독풍(毒風)이 연급(攣急)하고 오그리고 펴지를 못하며, 주주동통(走注疼痛)한 것을 치료한다.

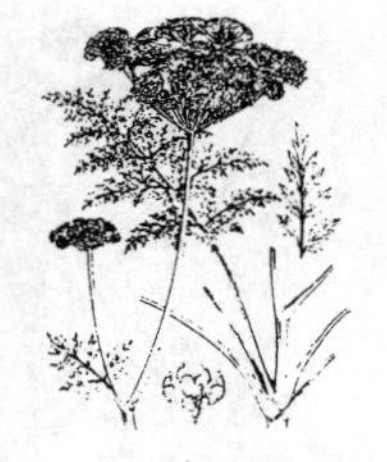
가는기름나물

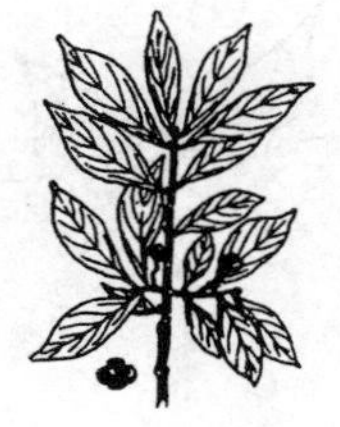
회 잎

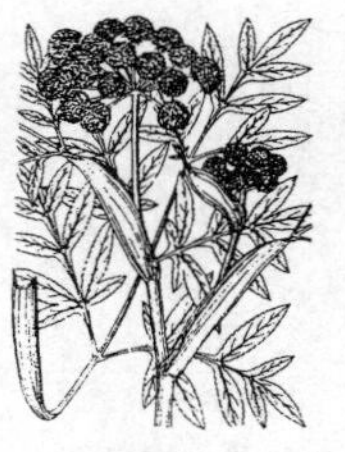
삼수구릿대

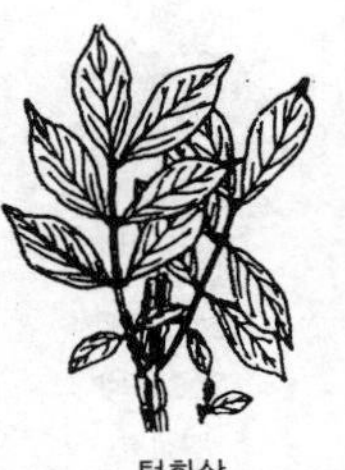
털화살

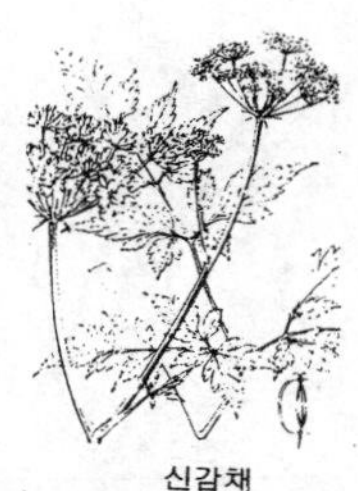
신감채

뼈가루를 술에 담가 마시기 때문에 호골주(虎骨酒)라고도 한다. 〈本草〉

※ 녹생육(鹿生肉)

중풍(中風)으로 괘사(喎斜)에 살을 취해서 생초(生椒)와 같이 찧어서 붙이는데 괘사(喎斜)가 바로 잡히면 바로 떼어버린다.

뼈로 술을 빚어 풍(風)을 치료하고 허(虛)를 보(補)하니 처방은 잡방(雜方)에 나와 있다. 〈本草〉

※ 침구법(鍼灸法)

중풍(中風)을 치료하는 데는 속명탕(續明湯)의 종류만한 것은 없으나 그래도 그것은 병의 시초를 부지(扶持)해 나갈 뿐이며, 혹시 모든 효과를 거두려면 화애(火艾)가 필요한 것이다. 중풍(中風)이란 모두 맥도가 이롭지 못하고 혈기(血氣)가 막힌 데서 그 원인이 있는 것이니 뜸하면 맥도(脈道)를 환성(喚醒)하고 혈기(血氣)를 통하기 때문에 전체적인 효과를 거두는 것이다. 〈附後〉

중풍(中風)으로 담(痰)이 성하고 숨소리가 톱질하는 것과 같고 약을 먹어도 내리지 않는 것은 배꼽 밑의 기해(氣海)와 관원(關元)을 200~300장을 뜸하면 기사회생(起死回生)시킬 수 있고 오장(五臟)의 기(氣)가 끊어진 위험한 증세에도 역시 뜸할 수 있다. 〈綱目〉

갑자기 족경(足經)의 위와 또한 손의 식지(食指)와 차지(次指)사이가 급하게 저리고 아프며 마비(麻痺)됐다가 한참 지난 뒤에 결국 풀리는 것은 이것이 중풍이 될 우려가 있게 되니 당연히 삼리(三里)와 절골(絶骨) 각 3장을 급히 뜸하고 봄과 가을로 보구〔報灸 : 봄에 뜬대로 가을에도 그렇게 뜨는 것〕해서 언제나 두 다리에 구창(灸瘡)이 있도록 하는 것이 신통하다. 〈資生〉

혹시 이 방법을 안 믿고 뜸뜨기를 싫어하다가 졸지에 갑자기 죽는데 이것은 풍(風)이 장(臟)에 들어간 것이다. 풍(風)에 병든 사람이 몰라서는 안 되는 것이다. 〈綱目〉

대체로 손과 발이 마비되고 또는 아프다가 양구〔良久 : 한동안 지난 뒤에〕에 겨우 풀리는 것은 앞으로 중풍(中風)이 될 증세이니 백회(百會) • 곡빈(曲鬢) • 견우(肩髃) • 곡지(曲池) • 풍시(風市) • 삼리(三里) • 절골(絶骨)을 뜸해야 한다. 〈資生〉

또 심중(心中)이 궤란(憒亂)하고 신사(神思)가 유쾌하지 못하고 또는 손과 발이 마비(麻痺)되면 이것은 풍(風)이 앞으로 장(臟)에 적중될 증세이니 당연히 백회(百會) • 풍지(風池) • 대추(大顀) • 견정(肩井) • 곡지(曲池) • 간사(間使) • 삼리(三里)를 뜸해야 한다. 〈資生〉

풍(風)을 치료하는 7혈(七穴)은 백회(百會) • 이전발제(耳前髮際) • 견정(肩井) • 풍시(風市) • 삼리(三里) • 지(池) • 절골(絶骨)인데 어떤 처방에는 풍지(風池) • 합곡(合谷) • 견우(肩髃) • 환도(還跳)를 더한 데도 있으니 모든 중풍(中風)에는 전부 뜬다. 〈姿生〉

졸중풍(卒中風)으로 괘사(喎斜)하고 침이 막히고 인사불성(人事不省)인데 당연히 청회(聽會) • 지창협차(地倉頰車) • 백회(百會) • 견우(肩髃) • 곡지(曲池) • 풍시(風市) • 삼리(三里) • 절골(絶骨) • 이전발제(耳前髮際) • 대추(大顀) • 풍지(風池)등 12혈(十二穴)을 뜸해야 한다. 〈本草〉

중풍(中風)으로 눈을 치뜨고 보지 못하는데 제 2추골(第二顀骨) • 제 5추골(第五顀骨)의 위를 각각 7장을 뜨는데 일제히 불을 붙이는 것이 신통하고 바로 낫게 된다. 〈綱目〉

입과 눈이 비뚤어진데 청회(聽會) • 협차(頰車) • 지창(地倉)을 침을 놓고 또는 괘(喎)가 오른쪽으로 향한 것은 왼쪽 괘(喎)의 함중(陷中)을 침놓고 괘(喎)가 왼쪽으로 향한 것은 오른쪽 괘(喎)의 함중(陷中)을 각각 27장씩 뜸하면 바로 낫는다. 〈綱目〉

반신불수(半身不隨)에는 백회(百會) • 신회(顖會) • 풍지(風池) • 견우(肩髃) • 곡지(曲池) • 합곡(合谷) • 환도(還跳) • 풍시(風市) • 삼리(三里) • 절골(絶骨)을 침을 놓는다. 〈資生〉

입을 다문 데는 인중(人中) • 협차(頰車) • 백회(百會) • 승장(承漿) • 합곡(合谷) • 예풍(翳風)을 침놓고 뜸하는 것도 역시 좋다. 〈綱目〉

실음(失音)해서 말을 못하는데 아문(瘂門) • 인중(人中) • 천돌(天突) • 용천(涌泉) • 신문(神門) • 지구(支溝) • 풍부(風府)를 침을 놓는다. 〈綱目〉 반신불수(半身不隨)에는 환도(還跳)가 중요한 혈(穴)이 된다. 〈綱目〉 중풍(中風)의 편고(偏枯)를 치료하는데 대접경(大接經)에 양(陽)을 좇아서 음(陰)을 끄니 지음(至陰)과 용천(涌泉)이 되고, 중충(中衝)과 관충(關衝)이며, 규양(竅陽)과 대돈(大敦)이고, 소상(少商)과 상양(商陽) • 여태(厲兌)와 음백(陰白)이며, 소충(少衝)과 소택이고, 대접경(大接經)에 음(陰)을 좇아서 양(陽)을 끄는 것은 소상(少商)과

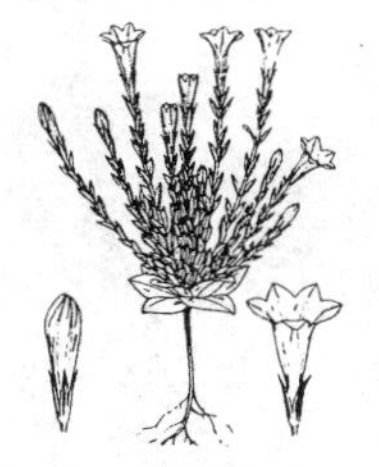
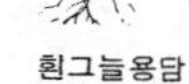
흰그늘용담

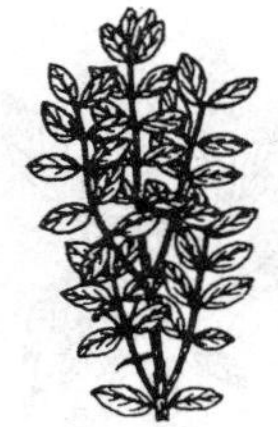
봉선화

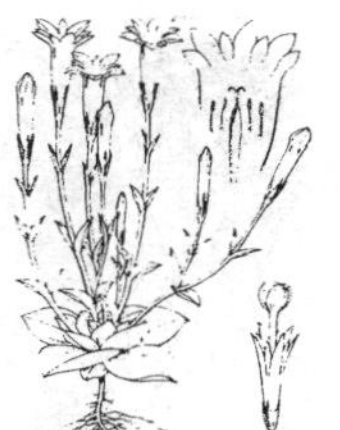
봄구슬붕이

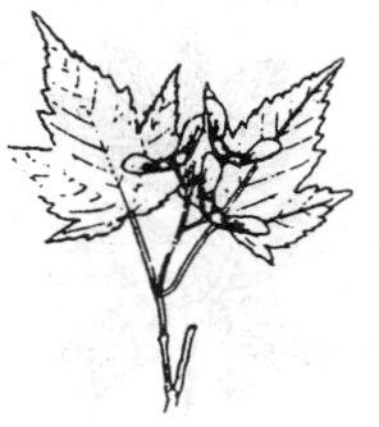
시 닥

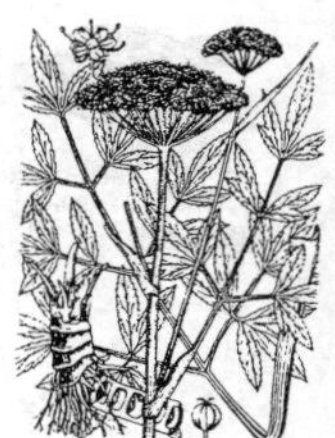
독미나리

상양(商陽)이며, 여태(厲兌)와 은백(隱白)이고, 소충(少衝)과 소택(少澤)이며, 지음(至陰)과 용천(涌泉)이고, 중충(中衝)과 관충(關衝)이며, 규음(竅陰)과 대돈(大敦)이니, 12경절혈(十二經井穴)이라는 것이다.

나겸포(羅謙甫)가 조승판(趙僧判)을 치료하는데 중장(中臟)에 12정혈(十二井穴)을 침질해서 나았고, 또 장안무(張安撫)를 치료하는데 중장에 12정혈(十二井穴)을 뜸해서 나았다. 〈寶鑑〉

골비(骨痺)에는 대계(大谿) • 위중(委中)을 택하고 근비(筋痺)에는 대충(大衝) • 양릉천(陽陵泉)을 택하고 맥비(脈痺)에는 대릉(大陵) • 소해(少海)를 택하며 육비(肉痺)에는 태백(太白) • 삼리(三里)를 택하고 피비(皮痺)에는 대연(大淵) • 합곡(合谷)을 택한다. 〈綱目〉

비병(痺病)에는 불침으로 겁자(刦刺)해서 지(知)로써 촉(數)을 하고 아픔으로 유(兪)해서 침(鍼)을 말한 뒤에 효험이 있는 것을 한도로 하고 아픈 곳을 촉(數)해 유혈(兪穴)을 하는 것이며, 모든 경(經)의 정혈(定穴)을 택하는 것이 아니다. 〈靈樞〉

역절풍(歷節風)을 치료하는 것도 역시 위의 방법과 같고 다만 아픈 곳에 37장을 뜸하는 것이 좋다. 〈千金〉

백마디가 산동(痠疼)해 어디가 아픈지 알 수 없을 때 삼릉침(三陵鍼)으로 절골(絶骨)을 찔러서 피를 내면 바로 낫는다. 〈東垣〉

十一. 한(寒) (上)

1. 겨울에 상한(傷寒)이 될 경우

상강(霜降)이 지난 뒤부터 춘분(春分)이 되기까지 서리와 이슬을 맞아 몸이 한사(寒邪)에 적중해서 병이 되는 것을 상한(傷寒)이라고 한다. 〈活人〉

춘기(春氣)는 온화하고 하기(夏氣)에는 서열(暑熱)하며 추기(秋氣)는 청량(淸涼)하고 동기(冬氣)는 냉열(泠冽)한 것이 4계절의 정기(正氣)인데 동기(冬氣)가 엄한(嚴寒)해서 만가지가 깊이 간직되니 사람이 고밀(固密)하면 한(寒)에 상(傷)하지 않으나 한(寒)을 촉모(觸冒)하면 상한(傷寒)이 되는 것이다. 4계절의 기(氣)에 상(傷)하면 모두 병이 되나 단지 상한(傷寒)이 제일 독(毒)한 것은 살려(殺厲)의 기(氣)가 있기 때문이다. 거기에 적중해서 바로 병이 되는 것은 상한(傷寒)이 되는 것이며, 바로 병이 되지 않는 한독이 기부(肌膚)의 가운데 숨어 있다가 봄이 되면서 변하여 온병(温病)이 되고 여름이 되면서 변하여 서병(暑病)이 되는 것이니 서(暑)라는 것은 열(熱)이 온(温)에 겹친 것이다. 그러기 때문에 봄과 여름에도 열병이 많은 것이 겨울의 한기(寒氣)를 범촉(犯觸)해서 그렇게 되는 것이고 널리 퍼지는 병이 아니다. 〈活人〉

2. 상한(傷寒)을 대병(大病)이라할 때

상한(傷寒)을 큰 병이라고 말한다. 〈得効〉

상한(傷寒)이란 일반 잡병(雜病)과 틀려서 혹시 증세를 모르고 경솔하게 약을 쓰면 사람을 그르치는 경우가 많고 그 잘못이 역시 무거운 것이다. 〈局方〉

상한(傷寒)의 증세가 경핵(頃刻)사이에 전변(傳變)하니 병을 고치는 것이 승척(繩尺)과 같이 엄숙한 것이며 가볍게 보아서는 안 된다. 또한 종류가 하나가 아니고 조례(條例)가 호번(浩繁)하니 이것을 분별하기가 어려운 것이다. 음(陰)이 극(極)하면 조(躁)를 일으키고 열이 극(極)하면 궐(厥)을 일으키며 음증(陰症)이 이 양(陽)과 같고 양증(陽症)이 음(陰)과 같으며 각기(脚氣)가 상한(傷寒)과 같고 중서(中暑)가 열병(熱病)과 같으니 대개 이러한 종류는 더욱 심사(審思)하고 명변하여야 할 것이며, 혹시 비슷해서 분별하지 못하고 체인(體認)하기를 밝게 하지 못하며 절대로 경솔하게 병을 판단하는 약을 써서는 안 될 것이다. 칼날이 비록 작아도 죽고 삶이 매인 것이니 어찌 조심하지 않을 것인가? 〈得効〉

3. 양감상한(兩感傷寒)이 사증(死症)일 경우

한(寒)에 양감(兩感)해서 병든 것은 죽음을 면하지 못한다. 〈內經〉

한(寒)에 양감(兩感)되면 그 병이 1일에는 거양(巨陽)이 소음(少陰)과 더불어 함께 병이 들게 되니 머리가 아프고 입이 마르며 번만(煩滿)해지며 2일에는 양명(陽明)이 태음(太陰)과 더불어 함께 병이 들게 되니 배가 가득 부풀고 신열(身熱)이 있으며 먹지를 못하고 헛소리를 하며 3일에는 소양(少陽)이 궐음(厥陰)과 더불어 함께 병이 들게 되므로 이롱(耳聾)하고 음낭(陰囊)이 오므라지며, 역궐(逆厥)하여 수장(水漿)이 들어가지 못하고, 인사불성(人事不省)이 되면 6일만에 죽게 된다. 〈內經〉

양감 상한(兩感 傷寒)이 옛날에는 치료 방법이 없었는

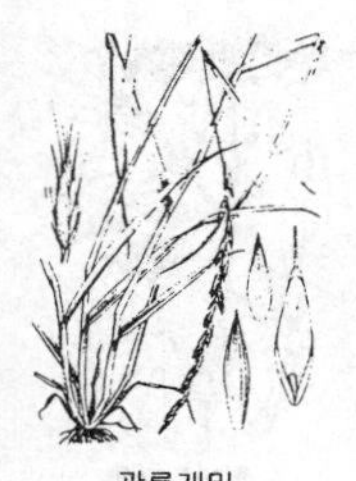
광릉개밀

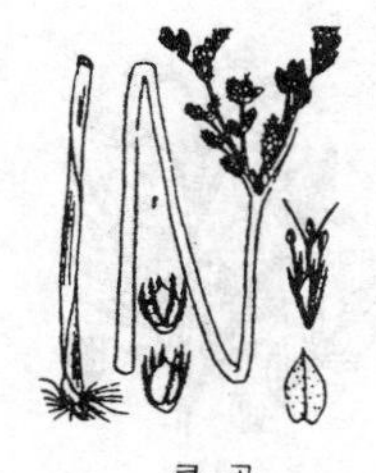
큰 골

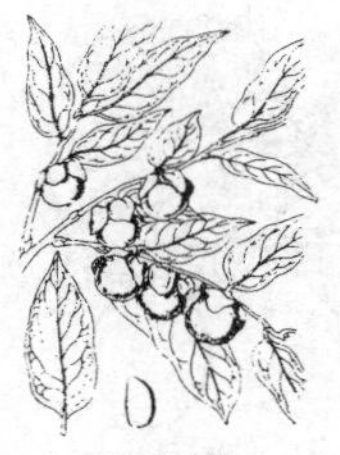
고욤나무

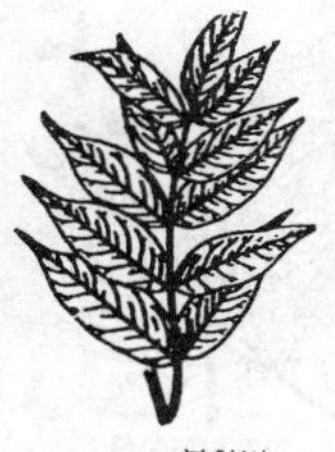
북황벽

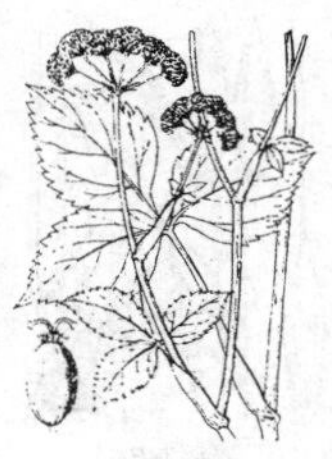
큰참나물

데 중경(仲景)이 말하기를 두가지 병이 함께 일어나면 치료하는 것이 앞뒤가 있으니 혹시 하리(下痢)가 안 그치고 몸이 아프면 빨리 속을 먼저 구할 것이고 하리(下痢)하지 않고 몸이 아프면 당연히 겉을 구해야 되는데 속을 구할 때는 실지로 빠르게 조치를 취해야 하지만 겉도 역시 늦추게 되면 안 되는 것이니, 속을 구할 때는 4역탕(四逆湯)을 쓰고, 겉을 구할 때는 계지탕(桂枝湯)을 쓴다. 〈活人〉

이 증세는 꼭 죽는 것이나 품부(禀賦)가 허(虛)와 실(實)이 있고 감(感)하는 것이 얕고 깊은 것이 있으니 실(實)하고 감(感)이 얕은 것은 도리어 치료가 모두 되는 것이다. 내가 일찌기 대강활탕(大羌活湯)을 써보니 10에 2~3은 살아나는 것을 경험했다. 〈東垣〉

또는 이르기를 겉과 속이 함께 위급한 것은 대강활탕(大羌活湯)을 쓰고, 음양(陰陽)을 분별하지 못하는 경우에는 도씨충화탕(陶氏沖和湯)을 써야 한다는 것이다. 〈入門〉

양감 상한(兩感傷寒)이 하루에 2경(二經)씩 전하게 되는 증후이다. 중경(仲景)은 치료 방법이 없었고 단지 동원(東垣)이 치료하는데 대강활탕(大羌活湯)으로 10에 2, 3을 구한다고 하였으나 확실치는 않다. 〈正傳〉

❊ 대강활탕(大羌活湯)

효능 : 양감 상한(兩感傷寒)을 풀어 이롭게 하고 또는 상한(傷寒)에 풍맥(風脈)이 나타나고 또는 한맥(寒脈)이 나타나기도 하며 열이 일어나고 오한(惡寒)하며 땀이 없고 머리가 아프며 항강(項强)증세 등을 치료한다.

처방 생지황(生地黃)•지모(知母)•천궁(川芎) 각 1돈, 강활(羌活)•방풍(防風)•독활(獨活)•방기(防已)•황금(黃芩)•황련(黃連)•창출(蒼朮)•백출(白朮) 각 7푼, 세신(細辛)•감초(甘草) 각 5푼을 썰어서 1첩을 지어 물로 달여 먹고서 안풀리면 다시 3~4첩을 계속 먹는다. 〈東垣〉

이 처방은 음양(陰陽)이 벌써 나뉘어서 양증(陽症)이 많을 때 쓴다. 〈入門〉

❊ 도씨충화탕(陶氏沖和湯)

효능 : 양감 상한(兩感傷寒)에 음양(陰陽)이 나뉘어지지 않은 사람을 치료한다.

처방 강활(羌活)•창출(蒼朮)•방풍(防風)•생지황(生地黃)•천궁(川芎)•황금(黃芩)•건갈(乾葛)•백지(白芷)•시호(柴胡)•석고(石膏) 각 1돈, 세신(細辛)•감초(甘草) 각 3푼을 썰어서 1첩을 하여 생강 3쪽과 대추 2개, 검은 콩 37알을 넣어 같이 달여 먹는다. 〈入門〉

4. 맥법(脈法)일 경우

생각컨데 상한(傷寒)을 치료하는 데는 맥(脈)을 먼저 하고 그 증세를 뒤에 하며 잡병(雜病)을 치료하는 데는 그 증세를 먼저하고 맥(脈)을 뒤에 하는 것이니 대체로 상한(傷寒)을 치료하는 방법이 증세는 보았으나 맥(脈)을 못보면 약을 못쓰는 것이고, 맥(脈)을 보았으면 증세는 못 보아도 약간씩 약을 써도 효력이 없는 것이다. 〈祇和〉

상한(傷寒)의 맥(脈)이 음양(陰陽)과 함께 성하고 긴(緊)하며 색(濇)하다. 〈脈經〉

맥(脈)이 성하고 몸이 찬 증세는 상한(傷寒)에서 얻은 것이다. 〈內經〉

현(弦)하고 긴(緊)한 것이 한맥(寒脈)이 되는 것이다. 〈脈經〉

상한(傷寒)의 맥(脈)이 커서 부(浮)•촉(數)•동(動)•활(滑)하면 이것은 양(陽)인 것이고, 침(沈)•색(濇)•약(弱)•현(弦)•미(微)하면 이것은 음(陰)인 것이니 음증(陰症)에 양맥(陽脈)이 보이는 증세는 살고 양증(陽症)에 음맥(陰脈)이 보이는 증세는 죽는다. 〈脈經〉

열병(熱病)에는 맥(脈)이 들뜨고 넓은 것이 원칙인데 적고 작으면 약을 써 보아도 시간만 낭비하는 것이다. 또 땀을 낸 다음에는 맥부(脈部)가 나아져야 함에도 불구하고 오히려 천식(喘息)하고 열이 있고 맥(脈)이 어지러우면 멀지 않아 죽게 된다. 〈脈訣〉

상한(傷寒)의 태양맥(太陽脈)은 들뜨고 넓은 것인데 그것이 전변(傳變)하면 형태를 모두 말할 수 없으니 양명(陽明)은 길고 소양(少陽)은 현(弦)하며 태음(太陰)이 속에 들어가면 느리고 잠긴 것을 반드시 같이 하고 또는 소음(少陰)에 들어가면 그 맥(脈)이 역(逆)하고 긴(緊)하며 궐음(厥陰)에 열이 심하면 맥(脈)이 굽히고 궐냉(厥冷)해진다.

양(陽)에 있으면 당연히 땀을 내야하고 다음은 소변을 이롭게 하며 겉을 풀고 속병은 그 맥(脈)이 견(堅)하고 실(實)한 것이다. 이것이 대략적인 치료 방법이고, 그에

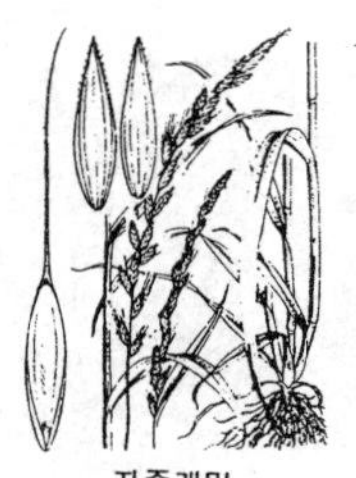
자주개밀

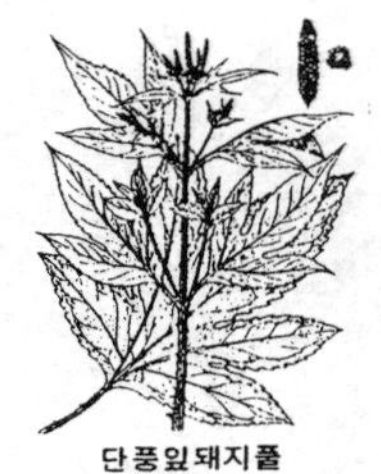
단풍잎돼지풀

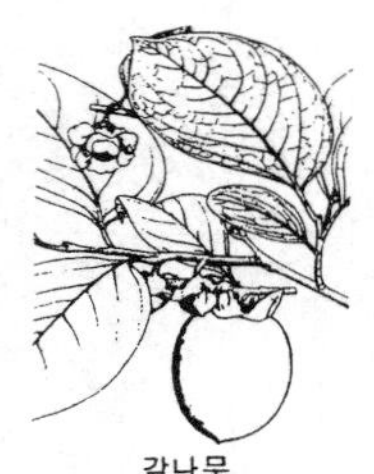
감나무

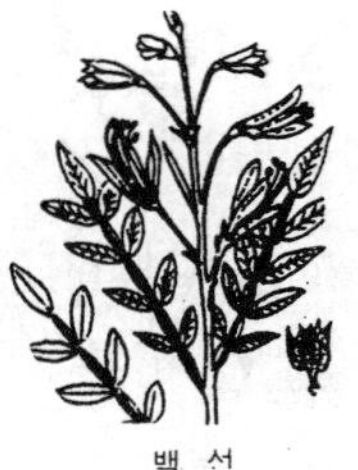
백 선

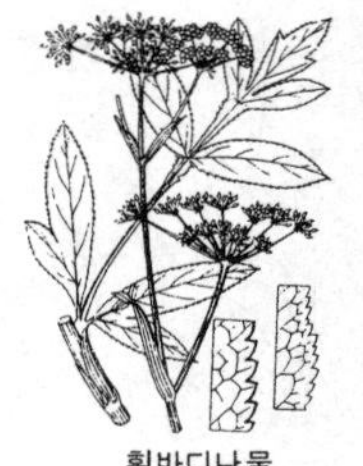
흰바디나물

대한 치료의 방법은 중경(仲景)에 따라 하면 옳은 것이다.

상한(傷寒)에 오맥(五脈)이 있는데 한쪽이 아니고 음양(陰陽)이 같이 성해서 맥(脈)이 긴(緊)하고 삽(澁)한 것은 한(寒)한 것이며, 양(陽)은 들뜨고 미끄러우며 음(陰)은 유(濡)하고 약하니 이것을 상풍(傷風)이라고 하는데 한약(漢藥)을 써서는 안된다.

양증(陽症)은 유(濡)하고 약하며 음증(陰症)은 작고 급하니 이것은 풍한(寒)이 아니고 즉 습(濕)과 온맥(温脈)이다.

양맥(陽脈)은 들뜨고 미끄러우며 음맥(陰脈)은 유하고 약한 것이데 혹시 풍(風)을 만나면 변해서 풍온(風温)을 이루게 되는 것이다.

양맥(陽脈)은 넓고 촘촘하며 음맥(陰脈)은 실(實)하고 큰 것인데 다시 온열(温熱)을 만나면 변해서 온독(温毒)이 되는 것이다.

양맥(陽脈)은 유(濡)하고 약하며 음맥(陰脈)은 현하고 긴(緊)한 것인데 다시 습기(濕氣)를 만나면 변해서 습온(濕温)이 된다.

음양(陰陽)이 같이 성하고 거듭 차거움에 감동 되면 변해서 온학(温瘧)이 되는데 병은 같으나 이름이 다르다.

음양(陰陽)이 같이 성하고 열(熱)에 병들기를 극하게 되면 들뜨게 해서 미끄럽고 흩어지게 해서 잠기고 삽(澁)하게 한다. 〈脈訣〉

한(寒)에 들어서 긴(緊)하고 삽(澁)하며 음양(陰陽)이 같이 성하면 법(法)에는 땀이 없는 것인데 땀이 있으면 명(命)을 상(傷)하게 된다. 〈回春〉

상한(傷寒)의 열병(熱病)에 맥(脈)이 당연히 넓고 커야 되는 것인데 잠기고 적은 것은 피한다. 〈醫鑑〉

한(寒)에 드는 맥(脈)은 허(虛)하고 미세(微細)한 것이다. 〈醫鑑〉

5. 상한(傷寒)이 열로 변할 경우

내경(內經)에 이르기를「한(寒)의 형태를 상(傷)한다」하였으니 주(註)에 이르기를「차가우면 위기(衛氣)가 이롭지 않기 때문에 형태를 상(傷)한 것이다.」한(寒)이 상(傷)하면 전변(傳變)해서 열(熱)이 되는 것은 무슨 이유인가?

한(寒)이 성하면 열(熱)이 나는 것은 한기(寒氣)가 밖에서 엉기면 양기(陽氣)가 안에서 울결(鬱結)해서 주리(腠理)가 단단하고 치밀하며 육부(六腑)가 닫히고 봉(封)하게 되니 치밀하면 기(氣)가 선통(宣通)하지 못하고 닫히게 되며 봉하면 습기(濕氣)가 안에서 맺히니 밖이나 속이 서로 공박하면 한(寒)이 성하고 열(熱)이 나기 때문에 사람이 한(寒)에 상(傷)하면 오히려 열이나는 것이다. 땀을 내어 낫게 되는 것을 보면 밖에서 엉기고 안에서 울(鬱)하는 이치를 능히 알 것이니 이것이 잡병(雜病)은 며칠이면 낫는다는 것이다.

6. 상한(傷寒)이 경전(經傳)할 경우

거양(巨陽)이란 모든 양(陽)의 매인 곳이니 그 맥이 풍부(風腑)에 이어졌으니 모든 양(陽)의 주기(主氣)가 되는 것이다. 사람이 한(寒)에 상(傷)하면 열에 병이 드는데 열이 비록 심해도 죽지 않는 것이며, 오직 한(寒)에 양감(兩感)된 사람은 죽는 것을 면하지는 못할 것이다. 제(帝)가 말하기를「증상을 듣고자 하노라」기백(岐伯)이 답하기를「상한(傷寒)이 첫날에는 거양(巨陽)을 받는 이유로 머리가 아프게 되고 요척(腰脊)이 강하며 2일에는 양명(陽明)이 받으니 양명(陽明)은 살을 맡아 관리 그 맥(脈)이 코를 거서 눈이 이어지기 때눈에 몸에 열이 있고 눈이 아프며 코가 말라서 눕지 못하는 것이며, 3일에는 소양(少陽)이 받으니 소양(少陽)은 담(膽)을 맡아 관리하며 그 맥(脈)이 갈비를 따라서 귀에 이어지기 때문에 흉협(胸脇)이 아프고 귀가 먹게 되며 삼양(三陽)의 경락(經絡)이 모두 그 병을 받아서 장(臟)에 들어가기 때문에 땀을 낼 뿐이고, 4일에는 태음(太陰)이 받으니 태음맥(太陰脈)은 위(胃)속에 퍼져 목구멍에 이어지게 되기 때문에 배가 가득하고 목구멍이 마르며 5일에는 소음(少陰)이 받으니 소음(少陰)의 맥(脈)은 위(胃)를 꿰어서 폐(肺)에 이어지게 되고 설본(舌本)에 매이기 때문에 입이 마르고 혀가 마르며 목이 마르고, 6일에는 궐음(厥陰)이 받으니 궐음(厥陰)의 맥(脈)은 음기(陰氣)를 따라서 간(肝)에 이어지게 되는 이유로 번만(煩滿)하며, 음낭(陰囊)이 오므라지고 삼음(三陰)과 삼양(三陽)및 오장(五臟)과 육부(六腑)가 모두 병을 받으면 영위(榮衛)가 다니지 않고 오장(五臟)이 다니지 못하고 죽게 된다.」

한(寒)에 양감(兩感)되지 않는 것은 7일에 거양(巨陽)의 병이 쇠퇴해져 머리가 아프고 약간 나으며 8일에는 양명(陽明)의 병이 쇠퇴하고 몸에 열이 약간 낫게 되고, 9일에는 소양(少陽)이 쇠퇴하며 귀먹은 것이 약간 열리고 10

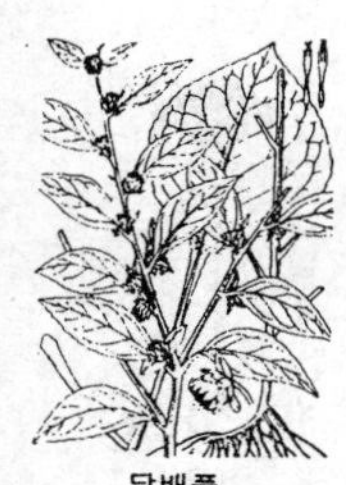
담배풀

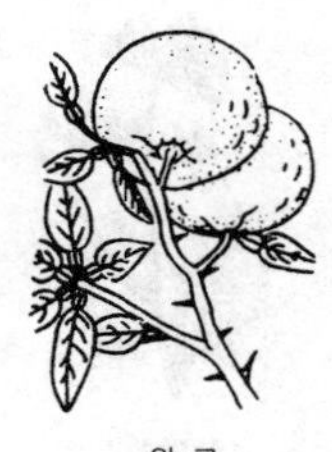
왕귤

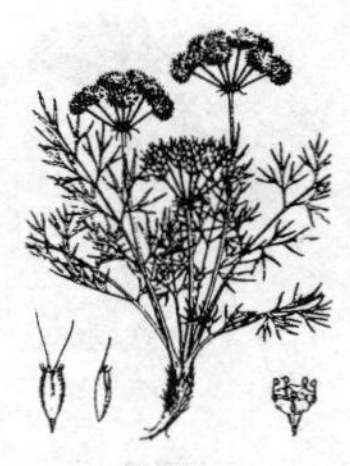
돌방풍

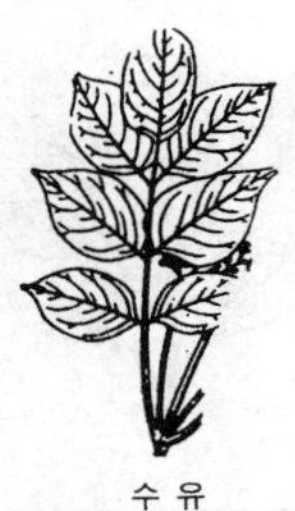
수유

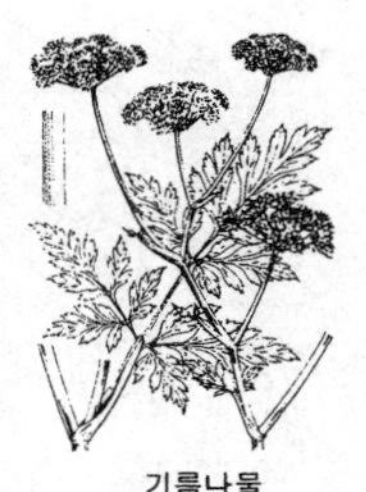
기름나물

일에는 태음(太陰)의 병이 쇠퇴하고 복장이 떨어져서 보통 때와 같으면 음식을 생각하고 11일에는 소음(少陰)의 병이 쇠퇴하고 목마른 것이 그치며 배가 가득차지 않고 혀가 마른 것이 낫게 되며 재채기를 하고 12일에는 궐음(厥陰)의 병이 쇠퇴하고 음낭(陰囊)이 늘어지며 소복(小腹)이 밑으로 쳐지고 대기(大氣)가 모두 가고 병이 갈수록 나아지는 것이다.

번만(煩滿)이란 소복(小腹)이 번만(煩滿)한 것이며 내리는 것은 소복(小腹)이 쳐진다는 것이며 대기가 가면 병든 사람의 정신이 상혜(爽慧)한 것이다. 〈活人〉

혹시 13일이 지나도 사이가 없고 척촌(尺寸)이 빠지는 것은 크게 위태로운 것이나 사이(間)이란 것은 낫는다는 뜻이다. 〈仲景〉

7. 상한(傷寒)에 낫고 죽는 일시일 경우

황제(黃帝)가 묻기를 「모든 열병(熱病)이 모두가 상한(傷寒)의 종류이며 낫거나 또는 죽는 것인데 죽는 것은 6~7일 사이이고 낫는 것은 10일 이상이 걸리니 그 이유는 무엇인가.」 기백(岐伯)이 답하기를 「한(寒)에 양감(兩感)이 되어 병든 것은 6~7일이 되면 삼음(三陰)과 삼양(三陽)및 오장(五臟)•육부(六腑)가 모두 받아서 영위(榮衛)가 다니지 못하고 수장(水漿)이 들어가지 못하니 죽는 것이다.」 황제(黃帝)가 묻기를 「양감(兩感)이 되면 3일만에 죽는 것인데 6일까지 끌게 되는 것은 어떤 이유인가?」 지백(岐伯)이 답하기를 「양명(陽明)이란 것은 12경맥(十二經脈)의 긴 것인데 그의 혈기(血氣)가 성하기 때문에 사람을 알아보지 못하고 3일만에 그 기(氣)가 끝이 난 것을 모르니 죽는 것이며, 한(寒)에 양감(兩感)되지 않으면 12일까지 가며 육경(六經)이 모두 전해지기 때문에 낫는 것이다.」〈內經〉

8. 상한(傷寒)의 대법(大法)일 경우

상한(傷寒)의 대법(大法)이 네 가지가 있는데 하나는 전경(傳經)이고 둘은 전경(專經)이며, 셋은 즉병(卽病)이고, 넷은 울병(鬱病)이 된다. 즉병(卽病)이 전경이 되고 울병(鬱病)이 전경(傳經)이 되기 쉬우니 대개 한사(寒邪)가 사람에게 적중하는 것이 정한 곳이 없어서 또는 양(陽)에 적중하며, 또는 음(陰)이 적중하고, 또는 다만 태양(太陽)에 적중해서 미처 열울(熱鬱)하기도 전에 바로 일어나고 수미(首尾)가 본경(本經)에만 머물고 전변(傳變)하지 않는 것은 마땅히 표사(表邪)를 흩어서 치료하고 또는 태양(太陽)을 좇아서 울열하는 데까지 닿지 않으며 또 양명(陽明)을 좇지 않고 소양(少陽)이 곁들여서 삼음(三陰)의 경(經)에 들어가는 경우도 있으며 또한 처음부터 양경(陽經)에 들어가지 않고 바로 삼음(三陰)의 경(經)에 상(傷)해서 병(病)드는 경우도 있으니 모두 다 가운데를 따뜻하게 하고 맥(脈)을 소통(疎通)시켜서 치료할 것이며, 혹시 처음부터 태양(太陽)을 좇아서 울열(鬱熱)하고 다음 양명(陽明)과 소양(少陽)에 전하며 또 다음으로 삼음의 경(經)에 전변(傳變)되는 것은 전경(傳經)의 열중(熱症)이 되는 것이다. 〈正傳〉

9. 태양(太陽)의 육전(六傳)일 경우

태양(太陽)이란 거양(巨陽)이며, 삼음(三陰)의 머리가 되는 것이다. 방광경(膀胱經)이 병들어서 혹시 갈증(渴症)이 있으면 저절로 본경(本經)에 들어간 것이니 전본(傳本)이라고 이르고, 태양(太陽)이 양명위토(陽明胃土)에 전하면 순경전(巡經傳)이라고 하는 것인데 땀이 나는 것이 멈추지 않고 소변이 이로우며 남은 사(邪)를 모두 없애지 않아서 속으로 스며드는 것이다.

태양(太陽)이 소양담목(少陽膽木)에 전하는 것을 월경전(越經傳)이라 이르는데 원(元)이 병을 받은 것이다. 맥(脈)이 뜨고 땀이 나지 않는데 이것은 마황탕으로 치료하지 아니하면 그렇게 되는 것이다.

태양(太陽)이 태음비토(太陰脾土)의 전하는 것을 오하전(誤下傳)이라 이르는데 원(元)이 병을 받은 것이며 맥(脈)이 느리고 땀이 있으니 마땅히 계지(桂枝)로 치료해야 할 것인데 오히려 내렸기 때문이다. 그 증세는 배가 아프고 사지(四肢)가 무겁게 잠기는 것이다. 태양(太陽)이 소음신수(少陰腎水)에 전하는 것을 표리전(表裏傳)이라고 하는데 겉 병이나 빨리 땀이나는 것인데 땀이 나지 않으니 속에 전한 것이다.

태양(太陽)이 궐음간목(厥陰肝木)에 전하는 것은 삼음(三陰)이 되어서 머리에까지 닿지 않고 오직 궐음이 독맥(督脈)과 함께 위로 다녀서 태양(太陽)과 같이 서로 닿으니 이름을 순경득도전(巡經得度傳)이라 이르는 것이다. 〈海藏〉

10. 육경(六經)의 표본(標本)일 경우

경락(經絡)이 표(標)가 되고 장부(臟腑)가 본(本)이 되

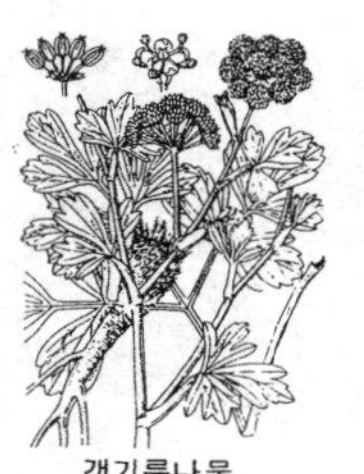
갯기름나물

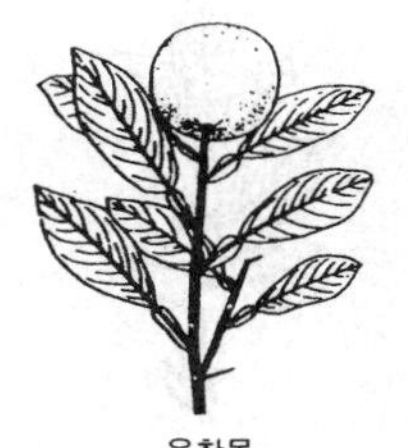
유창목

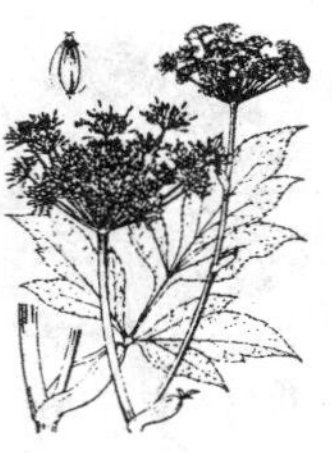
개구릿대

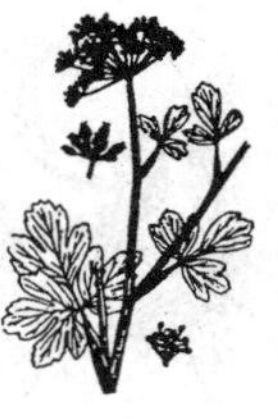
갯기름

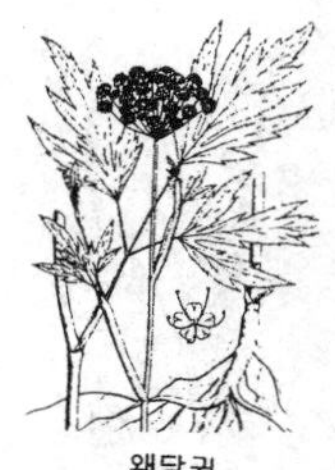
왜당귀

는 것은 태양경(太陽經)이 표(標)가 되고 방광이 되는 것과 같은 이치가 되는 것이며 나머지도 이것과 같은 것이다. 〈入門〉

11. 태양형증(太陽形症)의 용약(用藥)일 경우

태양방광(太陽膀胱)의 본병(本病)이 머리가 아프고 척강(脊強)해서 소장(小腸)이 겉이 되고 심과 더불어 겉과 속이 되기 때문에 열을 일어나게 하니 겨울에는 마황계지탕(麻黃桂枝湯)으로 치료하고 다른 계절에는 구미강활탕(九味羌活湯)으로 치료한다.

태양(太陽)은 피부를 겉으로 삼고 방광(膀胱)을 속으로 삼으니 피부에 있으면 머리가 아프고 목이 강해지니 마황계지탕(麻黃桂枝湯)과 구미강활탕(九味羌活湯)으로 치료하고 혹시 열이 방광(膀胱)에 있으면 입이 마르고 오줌이 붉은데 오령산(五苓散)으로 치료한다. 〈入門〉

열이 일어나고 오한(惡寒)하며 맥(脈)이 뜨는 것은 겉에 들게되니 즉 태양증(太陽症)이 된다. 〈仲景〉

12. 태양(太陽)이 상풍(傷風)할 경우

태양(太陽)이 풍(風)에 상(傷)하게 되면 맥(脈)이 양으로는 뜨게 되고 음(陰)으로는 약하게 되니 양(陽)으로 뜬 것은 열이 저절로 일어나는 것이고, 음(陰)으로 약하다는 것은 땀이 스스로 나오며 허리가 아프다는 것이다. 색색〔嗇嗇 : 오슬오슬〕하게 한(寒)을 싫어하고 석석〔淅淅 : 부들부들 떠는 것〕하게 풍(風)을 싫어하며 흡흡〔翕翕 : 후끈후끈〕하게 열을 일으키고 코를 골며 구역질을 하니 계지탕(桂枝湯)으로 주로 치료한다. 〈仲景〉

13. 태양(太陽)이 상한(傷寒)할 경우

태양상한(太陽傷寒)에는 머리가 아르고 열을 내며 몸이 아프고 허리가 아프며 골절(骨節)이 모두 아프고 오한(惡寒)이 나서 땀이 없으며 기침을 하니 마황탕으로 주로 치료한다. 주(註)에 이르기를「두통(頭痛)과 신통(身痛) 및 요동(腰疼)을 하고 백골절(白骨節)이 모두 이어 아픈 것은 태양상한(太陽傷寒)에 영혈(榮血)이 이롭지 못하기 때문이다.」〈仲景〉

14. 태양이 풍(風)•한(寒)에 양상(兩傷)할 경우

맥(脈)이 뜨고 긴(緊)해서 오한(惡寒)이 나고 열이 오르며 몸이 아프고 땀이 안나며 번조(煩燥)한 것은 대청룡탕(大靑龍湯)으로 주로 치료한다.

열이나고 오풍(惡風)하며 번조(煩燥)하고 손과 발이 따뜻한 것은 풍(風)에 상(傷)한 것인데 맥(脈)이 뜨고 긴(緊)한 것은 상한맥(傷寒脈)이면서 상풍(傷風)에 한맥(寒脈)이 나타나는 것이고, 한(寒)이 많고 열이 적으며 번조(煩燥)하지 않고 손과 발이 미궐(微厥)한 것은 상한(傷寒)이면서 맥(脈)이 뜨고 느리면 상풍맥(傷風脈)이 되는 것이니 이것은 상한(傷寒)에 풍맥(風脈)이 나타나는 것이다. 맥(脈)이 계지(桂枝)와 마찬가지 인데 오히려 땀이 없고 병이 마황(麻黃)과도 같은데 오히려 번조(煩燥)한 것이다. 〈活人〉

15. 태양병(太陽病)이 사학(似瘧)일 경우

태양병(太陽病)이 학질(瘧疾)과 같아서 열이나고 악한(惡寒)하면서 열이 많고 한(寒)이 적으며 맥(脈)이 미약(微弱)한 것은 양(陽)이 없는 것이고 몸이 가렵지 않으며 땀이 나지 않는 것이니 계비각반탕(桂婢各半湯)을 사용한다.

태양병(太陽病)이 8~9일째에 학질(瘧疾)의 증세와 같으며 발열(發熱)과 오한(惡寒)하고 열다(熱多)와 한소(寒少)하며 맥(脈)이 가늘고 악한(惡寒)하면 이것은 음양(陰陽)이 같이 허한 것이니 한(汗)•하(下)•토(吐)를 다시하지 못하며 얼굴빛이 오히려 열색이 있는 것은 겉을 풀지 못한 것이고, 땀을 내지 못해서 몸이 가려우니 계마각반탕(桂麻各半湯)으로 치료해야 한다. 〈仲景〉

16. 태양병의 축혈증(蓄血症)일 경우

태양병(太陽病)이 6~7일째 겉병은 그대로 있으며 맥(脈)이 가늘고 잠기면서 오히려 결흉(結胸)이 안 되며 그 사람이 미친 사람과 같을 때는 열이 하초(下焦)에 있고 소복(小腹)이 의당(宜當)가득하며 소변이 자리(自利)하는 것이니 하혈(下血)을 해야 낫게 되니 저당탕이 주로 치료한다. 〈仲景〉

태양증에 오히려 잠기고 겸해서 광기를 일으키며 소복(小腹)이 굳은 것은 마땅히 이 약을 사용해야 한다. (처방은 아래에 있음)

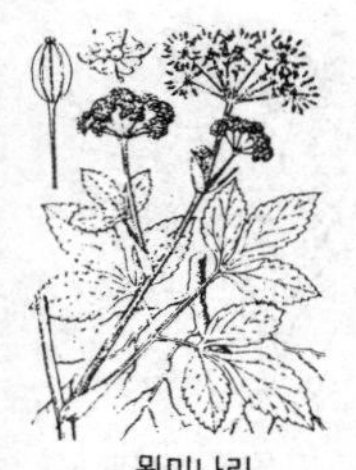
뫼미나리

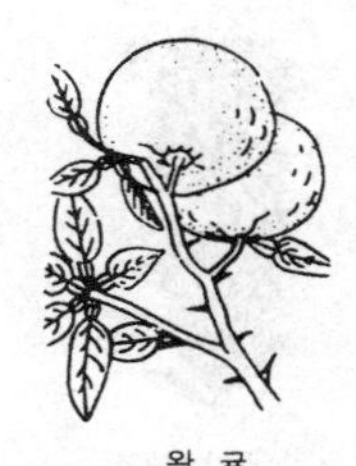
왕 귤

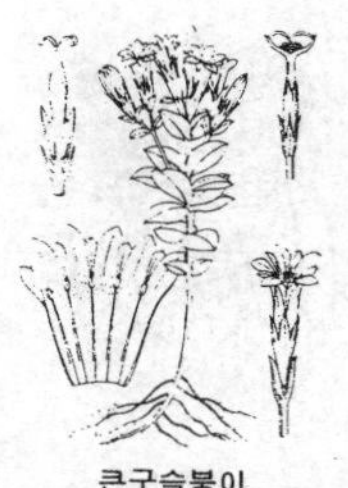
큰구슬붕이

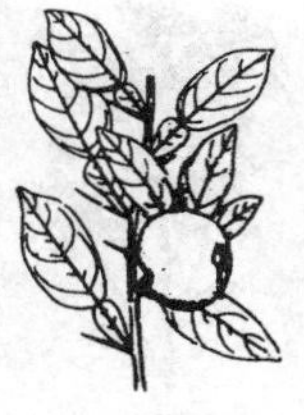
유 자

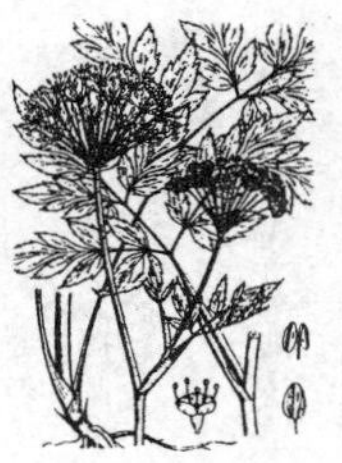
섬바디

※ 마황계지탕(麻黃桂枝湯)

효능 : 태양병(太陽病)이 8~9일에 한(寒)과 열(熱)의 오고 가는 것이 학질(瘧疾)의 형태와 같은 증세를 치료한다.

처방 계피(桂皮)•작약(芍藥) 각 2돈, 마황(麻黃) 1돈 2푼, 행인(杏仁) 8푼을 썰어서 1첩을 지어 생강 5쪽과 대추 2개를 넣어 물로 달여 먹는다. 〈入門〉

※ 구미강활탕(九味羌活湯)

일명 강활충화탕(羌活冲和湯)

효능 : 4계절 어느 때나 다만 머리와 뼈마디가 아프고 발열(發熱)과 오한(惡寒)을 하며 땀이 없고 맥(脈)이 뜨며 긴(緊)한 데 이 처방을 사용해서 마황탕(麻黃湯)을 대신해도 좋다. 〈節庵〉

땀이 있으면 마황(麻黃)을 먹지 못하고 땀이 나지 않으면 계지(桂枝)를 먹지 못하는데 혹시 잘못 먹게 되면 그 변(變)은 말할 수 없는 것이다. 그러니 이 방법을 사용해서 삼양(三陽)의 금기(禁忌)를 범하지 못하게 한 것이며 겉을 풀어주는 신통한 방법이다.

처방 강활(羌活)•방풍(防風) 각 1돈반, 창출(蒼朮)•천궁(川芎)•황금(黃芩)•백출(白朮)•생지황(生地黃) 각 1돈2푼, 세신(細辛)•감초(甘草) 각 5푼을 썰어서 1첩을 지어 생강 3쪽과 대추 2개를 총백(葱白) 2뿌리를 넣어 물로 달여서 먹는다. 〈入門〉

강활(羌活)은 태양(太陽)의 지절통(肢節痛)을 치료하니 발란반정(撥亂反正)하는 임금이 되는 것이며, 방풍(防風)은 한 몸의 아픈 증세를 치료하는 것이니. 군(軍)의 명령(命令)을 들어서 시행하는 것이고, 창출(蒼朮)은 웅장해서 위로가는 기(氣)를 가진 것이다.

능히 습기(濕氣)를 없애고 밑으로 태음(太陰)을 편하게 하는데 감초(甘草)는 속히 급한 증세를 늦추어 주고 모든 약을 온화하게 하며, 천궁(川芎)은 궐음두통(厥陰頭痛)이 뇌(腦)에 있는 증세를 치료하고 생지황(生地黃)은 소음심열(少陰心熱)이 안에 있는 증세를 치료하며 황금(黃芩)은 태음폐열(太陰肺熱)이 가슴에 있는 증세를 치료하고, 백출(白朮)은 양명두통(陽明頭痛)이 이마에 있는 증세를 치료하며 세신(細辛)은 소음신경(少陰腎經)이 원인이 되어서 머리가 아파서 괴로와 하는 증세를 치료한다. 〈正傳〉

※ 계지탕(桂枝湯)

효능 : 태양상풍(太陽傷風)에 저절로 땀이 나고 풍(風)과 한(寒)을 싫어하는 증세를 치료한다.

처방 계지(桂枝) 3돈, 백작약(白芍藥) 2돈, 감초(甘草) 1돈을 썰어서 1첩을 지어 생강 3쪽과 대추 2개를 넣어 물로 달여 온복(溫服)하고, 조금 지난 뒤에 희죽(稀粥) 1잔을 마시고 약의 힘을 도와 온몸에 퍼지도록 하며 끈끈한 즙이 적게 나는 것이 좋고 땀이 난 후에는 먹지 말아야 된다. 〈入門〉

도씨계지탕(陶氏桂枝湯)은 본 처방에 방풍(防風)•천궁(川芎)•강활(羌活)•고본(藁本)•강(薑)•조(棗)를 넣어서 모두 끓을 때에 엿(飴糖) 두 숟갈을 넣어 더울때 복용하고 땀이 약간 나면 해기(解肌)가 되는 것이다. 〈入門〉

※ 마황탕(麻黃湯)

효능 : 태양상한(太陽傷寒)으로 머리가 아프고 몸이 아프며 백마디가 아프고 땀이 나지 않으며 풍(風)과 한(寒)을 싫어하는 증세를 치료한다.

처방 마황(麻黃) 3돈, 계지(桂枝) 2돈, 감초(甘草) 6푼, 행인(杏仁) 10개를 썰어서 1첩을 지어 생강 3쪽, 총백(葱白) 2뿌리를 넣어 물로 달이되 위의 방법과 같이하고 역시 땀이 있으면 다시 먹지 않아야 한다. 〈入門〉

도씨마황탕(陶氏麻黃湯)은 본 처방에 승마(升麻)•천궁(川芎)•백출(白朮)•방풍(防風)•강활(羌活)•고본(藁本)을 더하고 생강과 파 및 콩껍질을 넣어 달여서 뜨겁게 위의 방법과 같이 한다. 〈入門〉

※ 대청룡탕(大靑龍湯)

효능 : 풍(風)과 한(寒)의 양상(兩傷)을 잘 풀어준다.

처방 마황(麻黃) 3돈, 계지(桂枝) 2돈, 행인(杏仁) 1돈반, 석고(石膏) 4돈, 감초(甘草) 1돈을 썰어서 1첩을 하여 생강 3쪽과 대추 2개를 넣어 물로 달여 먹되 방법과 같이 하고 땀이 나게 되면 먹지 말아야 한다. 〈入門〉

열을 내고 오풍(惡風)하며 번조(煩燥)하고 손과 발이

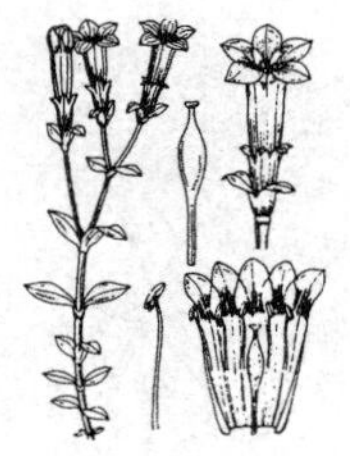
비로용담

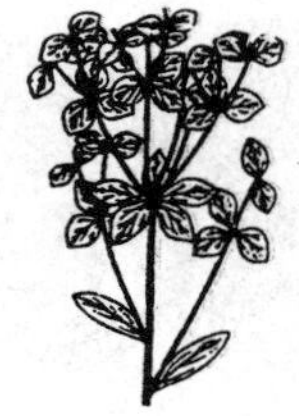
참등대풀

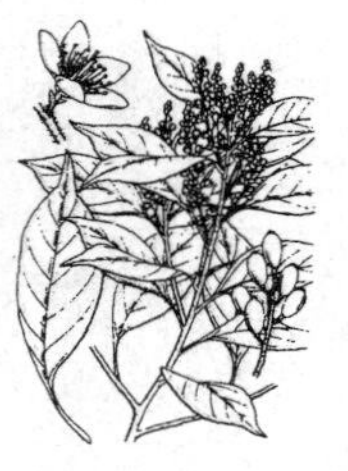
검은재나무

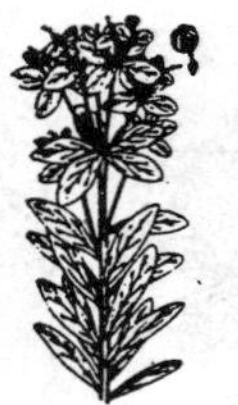
갯바위대극

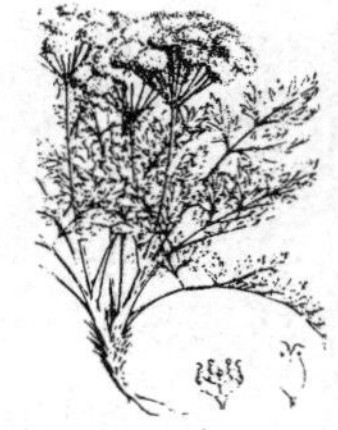
두메기름나물

따뜻한 것은 풍(風)에 상(傷)한 증세인데 맥(脈)이 뜨고 긴(緊)하면 상한맥(傷寒脈)이 되니 이것은 상풍(傷風)에 한맥(寒脈)이 나타나는 증세이며, 한(寒)이 많고, 열(熱)이 적고, 손과 발이 미궐(微厥)한 것은 풍(風)에 상한 증세이니 맥(脈)이 뜨고 느리면 상풍맥(傷風脈)이 되는데 이것은 상한(傷寒)에 풍맥(風脈)이 나타나는 증세이다. 맥(脈)이 계지증(桂枝症)과 같은데 오히려 땀이 나지 않고 병이 마황(麻黃)과 같은데 오히려 번조(煩燥)한 증세가 즉 그것인데 이 약이 주로 치료한다. 〈活人〉

중경(仲景)의 상한(傷寒)을 치료하는 방법이 첫째는, 계지(桂枝)고, 둘째는 마황(麻黃)이며, 셋째는 청룡(靑龍)이니 계지(桂枝)는 상풍(傷風)을 치료하고, 마황은 상한(傷寒)을 치료하는 것이며, 청룡(靑龍)은 상풍(傷風)에 한맥(寒脈)이 나타나는 증세를 치료하는 것이니 이 두 가지는 그 형세(形勢)가 마치 손발과 같은 것이다. 내가 일찍부터 3가지의 지의(旨意)를 연구해 본 결과 만약 증세가 맥(脈)과 같이 상대하면 하수(下手)를 따라서 낫지 않는 것이 없었다. 〈本事〉

※ 계비각반탕(桂婢各半湯)

효능 : 태양병(太陽病)에 맥(脈)이 가늘고 몸이 가렵지 않은 증세를 치료한다.

처방 석고(石膏) 2돈, 계지(桂枝) • 작약(芍藥) • 마황(麻黃) 각 1돈, 감초(甘草) 3푼을 썰어서 1첩을 지어 생강 3쪽과 대추 2개를 넣어 물로 달여서 먹는다. 〈入門〉

※ 계마각반탕(桂麻各半湯)

효능 : 태양병(太陽病)에 맥(脈)이 가늘고 몸이 가려운 증세를 치료한다.

처방 마황(麻黃) 1돈반, 계지(桂枝) • 작약(芍藥) • 행인(杏仁) 각 1돈, 감초(甘草) 7푼을 썰어서 1첩을 지어 생강 3쪽과 대추 2개를 넣어 물로 달여서 먹는다. 〈入門〉

17. 양명형증(陽明形症)의 용약(用藥)일 경우

양명(陽明)이란 대장(大腸)이 표(標)가 되어서 폐와 함께 겉과 속이 되기 때문에 약간(若干) • 오한(惡寒)하고 열이 나면 경병(經病)이니 갈근해기탕(葛根解肌湯)으로 치료하고 땀이 있으면 백호탕(白虎湯)으로 치료하고, 위(胃)가 근본(根本)이 되는 것인데 눈이 아프고 코가 마르며 땀이 조수와 같고 폐삽(閉澁)하며 만갈(滿渴)하고 광섬(狂譫)하는 증세는 조위승기탕(調胃承氣湯)으로 치료한다. 〈入門〉

양명(陽明)은 기부(肌膚)의 사이를 겉으로 삼고 위부(胃腑)로써 속을 삼으니 열이 겉에 있으면 눈이 아프고 잠이 없는데 갈근해기탕(葛根解肌湯)으로 치료한다. 열이 속에 들어가면 광섬(狂譫)하니 조위승기탕(調胃承氣湯)으로 치료한다. 〈入門〉

18. 양명병(陽明病)의 세가지 일 경우

황제(黃帝)가 묻기를 「이 병이 태양양명(太陽陽明)과 정양양명(正陽陽明) 및 소양양명(少陽陽明)이 있는데 어떠한 병인가?」 답하기를 「태양양명(太陽陽明)이란 비약(脾約)한 증세이고, 정양양명(正陽陽明)이란 위실(胃實)한 병이며, 소양양명(少陽陽明)이란 땀을 내고 소변이 이로우며 위(胃)속이 번조(煩燥)하고 실해서 대변이 어려운 증세가 그것이다.」〈仲景〉

양명병(陽明病)은 위(胃)가 실(實)해서 된다. 묻기를 「무엇때문에 양명병(陽明病)이 되는가?」 답하기를 「태양병(太陽病)으로 땀이 나게 되고 또한 내리며 이소변(利小便)해서 진액(津液)이 없어지고 위(胃)속이 건조하며 전속(轉屬)하기 때문에 양명(陽明)이 내실(內實)하고 대변이 잘못하게 되니 이를 양명병(陽明病)이라 한다.」〈仲景〉

19. 양명병(陽明病)의 음양결일 경우

맥(脈)이 뜨고 촘촘하며 먹기는 잘 하면서도 대변이 어려운 것은 실(實)한 증세이니 양결(陽結)이라고 하며 17일만에 증세가 극심해지는 것이며, 맥(脈)이 잠기고 더디어서 먹지 못하고 신체가 무거워서 대변이 굳어지면 음결(陰結)이라고 하는데 14일이 지나게 되면 매우 극심해진다. 〈仲景〉

20. 양명병(陽明病)의 외증(外症)일 경우

양명병(陽明病)의 외증(外症)은 몸에 열이 있고 저절로 땀을 내며 오한(惡寒)이 나지 않고 오히려 열을 싫어한다.

상한(傷寒)이 전변(轉變)해서 양명(陽明)에 들면 몸에

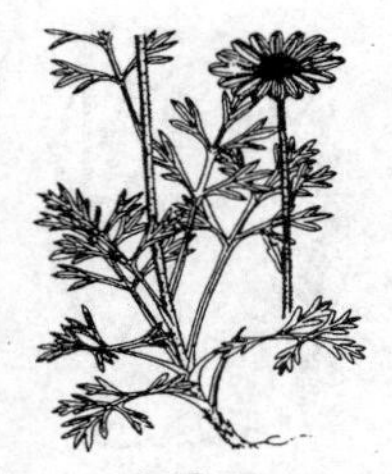
바위구절초

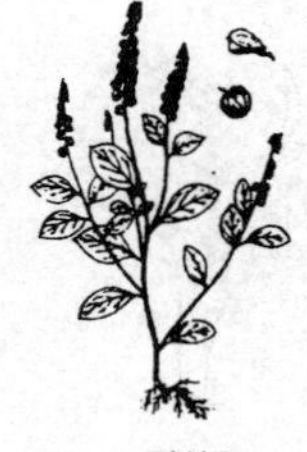
영신초

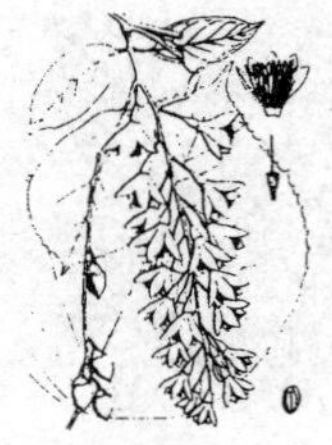
쪽동백나무

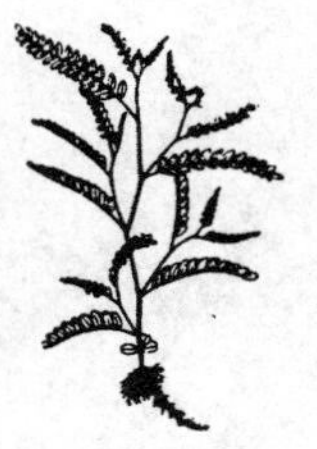
여우구슬

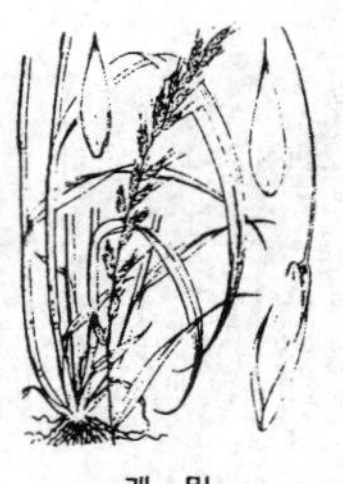
개 밀

끈끈한 땀이 난다.

양명병(陽明病)에 열이 나고 땀이 많으면 속히 내려야 하니 대승기탕(大承氣湯)을 사용해야 한다. 〈仲景〉

21. 양명병(陽明病)과 조열(潮熱)일 경우

아래에 상세한 설명이 나와 있다.

22. 양명병(陽明病)과 섬어(譫語)일 경우

아래에 상세한 설명이 나와 있다.

23. 양명병(陽明病)의 악증(惡症)일 경우

상한(傷寒)에 토(吐)하거나 내린 다음에 정상(正常)을 떠나서 5~6일동안 대변을 보지 못하고 10여일이 지나서 해질 무렵에 조열(潮熱)이 나고 오한(惡寒)이 나지 않으며 미친 소리를 하며 괴물(鬼物)을 본 것 같고 심하면 사람을 몰라보며 옷깃을 어루만지고 평상(平床)을 더듬으며 경탕(驚湯)해서 불안하고 미미(微微)하게 기침을 하며, 곧추 보는데 맥(脈)이 현(弦)하고 살고 깔깔하면 죽는다. 〈仲景〉

경미(經微)하면 다만 열이나고 섬어(譫語)하니 대승기탕(大承氣湯)으로 내리는 증세인데 한번 먹어서 이로우면 멈추게 되니 다시 먹는데 그 맥(脈)이 현(弦)하면 살고 깔깔하면 죽는다. 〈得効〉

한 사람이 상한(傷寒)으로 대변이 어렵고 해질 무렵에 조열(潮熱)해서 옷의 솔귀(衣縫處)를 어루만지며 허공을 더우잡고 곧추보고 천식(喘息)이 급한데 모든 의원들이 치료하기를 단념하니 이것은 진실로 악후(惡候)이며 중경(仲景)도 치료 방법이 없고 다만 맥(脈)이 현(弦)하면 살고 깔깔하면 죽는다고 하였는데 어쩔 도리가 없어서 소승기탕(小承氣湯)을 사용하였더니 한번 먹고 대변이 쉽게 되면서 모든 증세가 차차 물러가기 시작하여 맥(脈)이 현(弦)해지고 반달만에 나았다.

어떤 사람이 묻기를 「맥(脈)이 현(弦)하면 산다는 것은 어떤 이치인가?」 전중양(錢仲陽)이 답하기를 「손으로 옷깃을 어루만지고 물건을 만지작 거리는 증세는 간열(肝熱)이라고 하였으며 옥함(玉函)에는 양명조(陽明條)에 나열되어 있으니 양명(陽明)이란 위(胃)에 들고 떠다니는 것이므로 승기탕(承氣湯)으로 사(瀉)하는 것이며 또한 현맥(弦脈)이 보이면 간(肝)이 평탄하고 위(胃)가 상극(相克)을 받지않게 되니 이것이 사는 이치가 되는 것이다.」 〈本事〉

24. 양명(陽明)의 실증(實症)을 내려야 할 경우

저절로 땀이 나게되고 대변이 비색(秘塞)하며 소변이 붉고 손과 발이 따뜻하며 맥(脈)이 홍촉(洪數)하고 헛소리하는 증세는 반드시 마른 변이 위(胃)속에 있는 것이니 조위승기탕(調胃承氣湯)을 먹는다. 〈活人〉

손과 발이 끈끈한 땀이 나는 것은 대변이 이미 굳어진 상태로서 헛소리를 하고 조열(潮熱)하니 승기탕(承氣湯)을 먹어야 하는 증세인데 혹시 조열(潮熱)이 없을 때는 먹지 않는 것이다. 〈明理〉

25. 양명(陽明)의 허증(虛症)을 보(補)해야 할 경우

어떤 사람이 상한(傷寒)에 미쳐 버리고 어디론지 달아나려 하며 맥(脈)이 허하고 촘촘한데 시호탕(柴胡湯)으로 치료하니 오히려 증세가 악화 됨으로 삼(蔘)•기(芪)•출(朮)•귀(歸)•진피(陳皮)•감초(甘草)를 달여서 1번 먹어으니 미친 증세가 안정되고 다시 1번 먹으니 편하게 잠을 자고 나았다. 〈海藏〉

일찌기 순의(循衣)와 모상(摸床)하는 환자 몇 사람을 치료하는데 모두 기혈(氣血)을 크게 보하는 약(藥)으로 치료했고 한 환자는 살이 실룩거리며 떠는 증세를 같이하고, 맥(脈)이 대하기에 보약 속에다 계(桂)를 약간 더해서 사용하니 역시 눈깜박이는 증세가 그치고 맥이 온화하며 나았다. 〈綱目〉

26. 양명증(陽明症)의 한(汗)과 갈(渴)일 경우

처음 땀을 낸 후에 맥(脈)이 넓고 크며 번갈(煩渴)할 때는 백호탕(白虎湯)으로 치료해서 풀어주는 것이다. 삼양(三陽)의 합병(合病)에 머리가 아프고 얼굴에 때가 끼며 헛소리를 하고 오줌을 싸며 겉과 속이 같이 열이 있고 저절로 땀이나며 번갈(煩渴)할 때도 역시 백호탕(白虎湯)으로 치료해야 한다. 〈仲景〉

땀을 내고 내린 뒤에 겉과 속이 같이 열이 있고 혓바닥이 마르며 크게 목이 마르고 맥(脈)이 넓고 큰 것은 인삼백호탕(人蔘白虎湯)으로 주로 치료한다.

땀을 내서 안 풀리고 맥(脈)이 뜨는 것은 창출백호탕

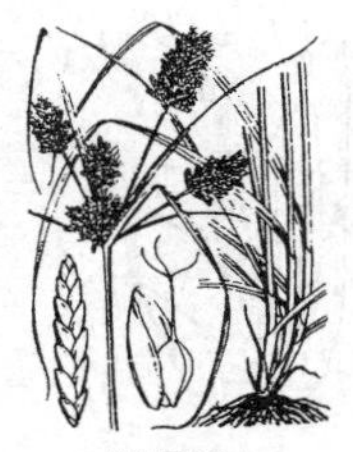
쇠방동사니

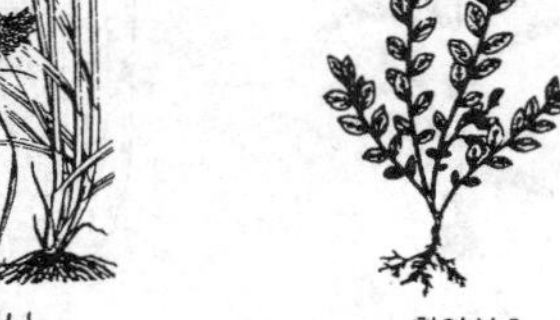
흰영신초

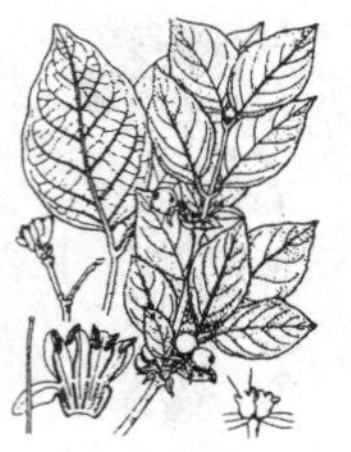
올괴불나무

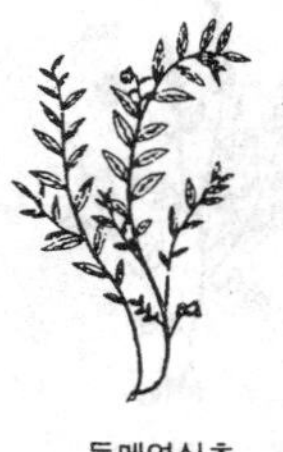
두메영신초

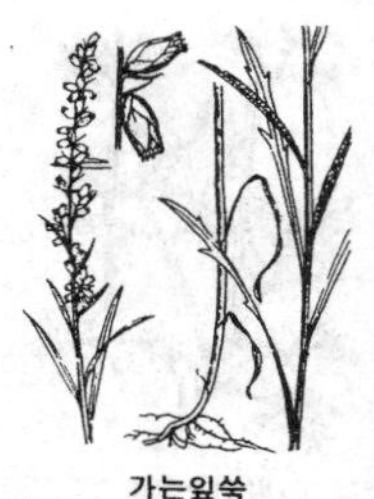
가는잎쑥

(蒼朮白虎湯)으로 주로 치료한다. 〈仲景〉

땀이 없고 목이 마르면 먹지를 못한다.

양명증(陽明症)이 원인이 되서 땀이나고 목이 마르는데 죽엽석고탕(竹葉石膏湯)이 가장 신통하다. (처방은 아래에 있음)

27. 양명(陽明)의 세가지 증세일 경우

양명증(陽明症)에 상초(上焦)가 열이 있으면 맥(脈)이 뜨고 열을 일으키며 중초(中焦)에 열이 있으면 목이 말라서 물을 마시고, 하초(下焦)에 열이 있으면 소변이 이롭지 못한데 이것은 삼초(三焦)가 같이 열이 있는 것으로서 마땅히 열사(熱邪)로 하여금 소변을 따라 나오도록 하여야 하는 것이니 저령탕(猪苓湯)으로 치료해야 하며 그러나 땀이 많고 목이 마른 사람에게는 사용하지 못한다. 〈入門〉

28. 양명(陽明)의 비약증(脾約症)일 경우

질양명(跌陽明)이 들뜨고 깔깔한 데 뜨면 위기가 강한 것이고 깔깔하면 소변이 잦으며 뜨고 바른 증세가 서로 치면 대변이 반드시 쉽지 않고 비(脾)가 약(約)해지니 마인환(麻仁丸)으로써 치료한다. 일명 비약환(脾約丸)이라고 하며 처방은 대변문(大便門)에 나와있다. 〈仲景〉

29. 양명병(陽明病)의 금기(禁忌)일 경우

양명병(陽明病)으로 먹지 못하는데 그 열을 치면 반드시 기(氣)가 역(逆)하게 되니 그 이유는 위기(胃忌)가 허냉(虛冷)하기 때문이다.

상한(傷寒)에 구역(嘔逆)하면 비록 양명증(陽明症)이라도 치는 약으로 치료하지 못한다.

위(胃)가 실(實)하고 대변을 누지 못하는데 혹시 겉을 풀지 않았거나 또는 반표(半表)된 증세는 먼저 계지(桂枝)와 시호(柴胡)로 치료해서 풀어준 후에 내리는 것이 좋다.

양명병(陽明病)에 저절로 땀이 나고 소변이 쉬운 것은 진액(津液)이 속에서 마른 것이니 대변이 비록 경조(硬燥)해도 치는 약은 사용하지 못하고 밀오법(蜜導法)을 써서 통하게 하여야 한다.

양명병(陽明病)에 입이 마른데는 다만 물을 머금기만 하고 삼키지 않는 증세는 반드시 코피가 날 징조이니 내리지 말고 서각지황탕(犀角地黃湯)으로 치료한다. 〈仲景〉

※ 갈근해기탕(葛根解肌湯)

일명 시갈해기탕(柴葛解肌湯)

효능 : 양명경병(陽明經病)에 목통비건부득와(目痛鼻乾不得臥)하는데는 마땅히 해기(解肌)해야 한다.

처방 갈근(葛根)·시호(柴胡)·황금(黃芩)·강활(羌活)·석고(石膏)·승마(升麻)·백지(白芷)·길경(桔梗) 각 1돈, 감초(甘草) 5푼을 썰어서 1첩을 지어 생강 3쪽, 대추 2개를 넣어 물로 달여 먹는다. 〈醫鑑〉

※ 백호탕(白虎湯)

효능 : 양명병(陽明病)에 땀이 많고 번갈(煩渴)하며 맥(脈)이 넓고 큰 증세에 사용한다.

처방 석고(石膏) 5돈, 지모(知母) 2돈, 감초(甘草) 7푼, 경미(粳米) 반홉을 썰어서 1첩을 지어 물로 달여 먹는다.

본처방에 인삼(人蔘) 1돈을 더해 치료하면 인삼백호탕(人蔘白虎湯)이라 하고 창출(蒼朮) 1돈을 더해 치료하면 창출백호탕(蒼朮白虎湯)이라고 한다. 〈丹心〉

※ 저령탕(猪苓湯)

효능 : 양명증(陽明症)에 소변이 쉽지 못하며 땀이 적고 맥(脈)이 뜨며 목이 마른 증세를 치료한다.

처방 적복령(赤茯苓)·저령(猪苓)·아교(阿膠)·택사(澤瀉)·활석(滑石) 각 1돈, 4미(四味)를 썰고 물에 달여 뜨거울 때에 아교(阿膠)를 넣어 다시 끓여서 따뜻하게 먹는다. 〈仲景〉

30. 소양형증(少陽形症)해서 용약(用藥)할 경우

소양병(少陽病)의 증세는 입이 쓰고 목구멍이 마르고 눈이 어지럽다. 〈仲景〉

어지럽고 입이 쓰고 혀가 마르는 증세는 소양(少陽)에 드는 것이다. 〈仲景〉

갈비가 가득하고 건구역(乾嘔逆)을 하며 한(寒)과 열이 같이 현(弦)한 증세는 소양(少陽)이 병(病)을 받은 증

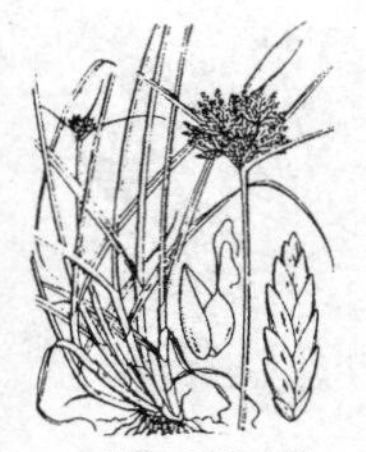
방동사니대가리

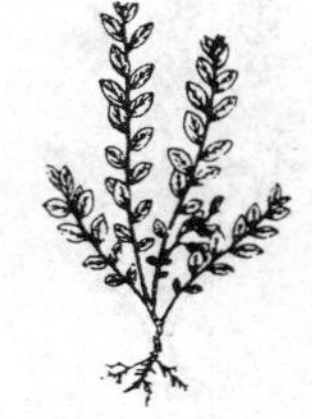
영신초

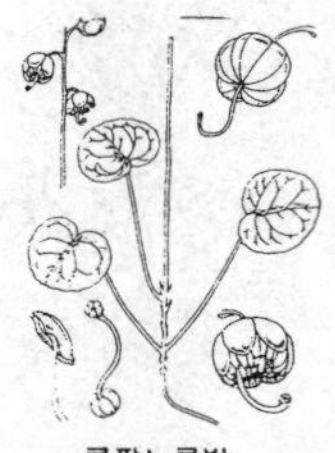
콩팔노루발

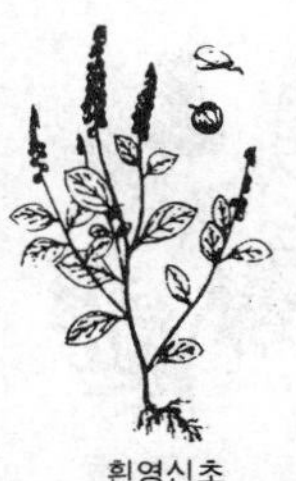
흰영신초

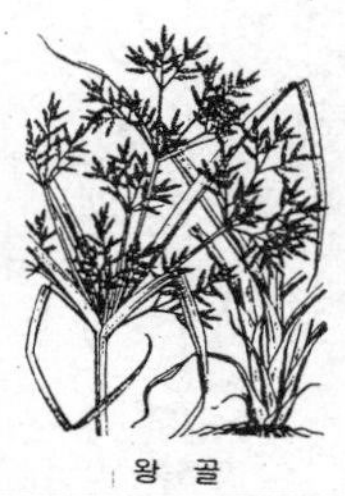
왕 골

세이다. 〈仲景〉

구고이롱(口苦耳聾)과 흉만(胸滿)한 증세는 소양(少陽)이 풍(風)에 상(傷)한 것이다. 〈仲景〉

소양 삼초(少陽三焦)는 상화(相火)로써 근본(根本)을 삼는 이유로 약간의 열이 있고 섬(譫)이 표(標)가 되기 때문에 귀가 먹고 갈비가 아프며 한(寒)•열(熱)이 왕래하고 구역(嘔逆)을 하며 입이 쓰니 마땅히 속에서부터 치료해야 하니 소시호탕(小柴胡痛)으로 치료해야 한다. 〈入門〉

31. 소양증이 반표반리(半表半裏)가 될 경우

소양(少陽)이 태양(太陽)과 양명(陽明)사이에 있으니 반표반리(半表半裏)가 되는 것이다. 땀을 금(禁)하는 것은 태양(太陽)에 범(犯)하는 것을 두려워 하는 것이고 내리기를 금하는 것은 양명(陽明)에 범하는 것을 두려워 하는 것이며, 소변이 이로운 것을 금하는 것은 살아 일어나는 기(氣)가 음(陰)속에 빠져드는 것을 두려워 하는 것이다. 그러니 다만 소시호탕(小柴胡湯)을 써서 온화하게 해 줄 뿐이다. 〈入門〉

소양(少陽)은 가슴과 갈비의 사이로써 반표반리(半表半裏)를 삼으니 표(表)가 많으면 소시호탕(小柴胡湯)으로 치료하고 리(裏)가 많으면 황금탕(黃芩湯)으로 치료하니 전부 열을 일으키는 것이다. 태양(太陽)은 오한(惡寒)이 있고 양명(陽明)은 저절로 땀이 나며 소양(少陽)은 다구(多嘔)하니 셋이 모두가 양증(陽症)이다. 〈入門〉

32. 소양병에 땀을 내서는 안될 경우

상한(傷寒)의 맥(脈)이 현(弦)하고 가늘며 머리가 아프고 열이 나는 것은 소양(少陽)에 드니 땀을 내게 되면 헛소리를 하게 된다. 〈仲景〉

33. 소양증에 한열(寒熱)이 왕래할 경우

혈기(血氣)가 허하고 주리(腠理)가 열리면 사기(邪氣)가 쳐들어 가서 정기(正氣)와 함께 서로 치고 갈비 밑에 맺혀서 사(邪)와 정(正)이 다투니 한열(寒熱)이 왕래(往來)하여 쉬는 것이 때가 없고 음식(飮食)을 먹지 못하며 구역(嘔逆)하는데 소시호탕(小柴胡湯)으로 치료한다. 〈仲景〉

34. 소양병(少陽病)의 괴증(壞症)일 경우

태양병(太陽病)이 안풀리고 소양(少陽)에 전해들면 협하경만(脇下硬滿)하면 건구역을 하고 먹지 못하며 한(寒)과 열(熱)이 왕래하면 토하는 것과 내리지도 못하고 맥(脈)이 잠기며 긴(緊)한 증세에 소시호탕(小柴胡湯)으로 치료하며 혹시 벌써 토하고 내리며 땀을 내고 헛소리를 하면 시호증(柴胡症)을 파(罷)하고 괴병(壞病)이 된 것이니 괴법(壞法)에 따라서 치료해야 된다. 〈仲景〉

35. 소양병(少陽病)이 협통(脇痛)할 경우

소양병(少陽病)에 끈끈한 땀이 나게 되고 머리가 아프며 심장밑이 비만(痞滿)하고 딴딴하며 갈비 밑을 견인(牽引)해서 아프고 건구역을 하며 단기(短氣)하고 오한하지 않는 것은 겉은 풀리고 속이 온화하지 않는 증세이니 십조탕(十棗湯)이 적당하고 마땅히 내려야 할 것인데 내리게 되지 않으면 가득차고 온몸이 부종(浮腫)되는 것이다. 〈仲景〉

두림(杜任)이 말하기를 「속이 온화하지 못한 증세는 대부분 담(痰)이 조기(燥氣)와 함께 중초(中焦)에 막히기 때문에 머리가 아프고 건구역을 하며 기(氣)가 짧고 땀이 나니 이것은 담격(痰膈)이라는 것이며 십조탕(十棗湯)이 아니면 치료를 하지 못한다.」 〈綱目〉

※ 소시호탕

일명 인삼탕(人蔘湯)

효능: 소양병(少陽病)이 반은 겉과 속에 한열(寒熱)이 왕래하는 증세를 치료하며 능히 그 속 열(熱)을 온화하게 하고 외사(外邪)를 풀어주니 상한방(傷寒方)의 왕도(王道)가 된다.

처방 시호(柴胡) 3돈, 황금(黃芩) 2돈, 인삼(人蔘)•반하(半夏) 각 1돈, 감초(甘草) 5푼을 썰어서 1첩을 지어 생강 3쪽, 대추 2개를 넣어 물로 달여 먹는다. 〈入門〉

순전히 소양(少陽)의 반표반리(半表半裏)증세와 땀을 내린 후에 화해(和解)되지 않고 경(經)을 지나도 풀리지 않으며 시기(時氣)의 온역(温疫)에 열(熱)이 혈실(血室)에 들어가는 등 증세를 치료하는데 그 속에 오증(五症)이 있어서 적확(的確)한 증거가 있으니 상한(傷寒) 5~6일에 마음이 번거롭고 구역(嘔逆)을 자주 하는 것이 일증(一症)이고, 한열(寒熱)이 왕래하는 것이 2증(二症)이며, 귀가 먹고 가슴이 비만(痞滿)한 것이 3증(三症)이고, 조열(潮

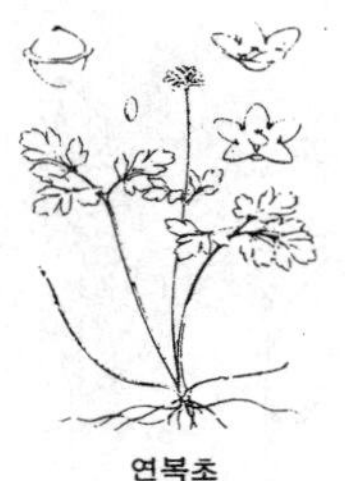
연복초

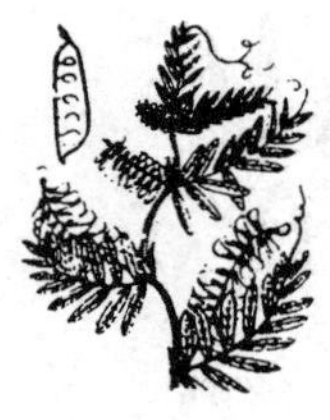
철갈퀴덩굴

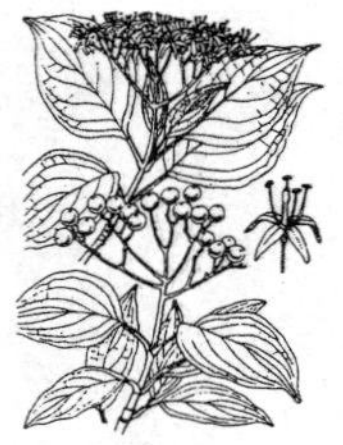
말채나무

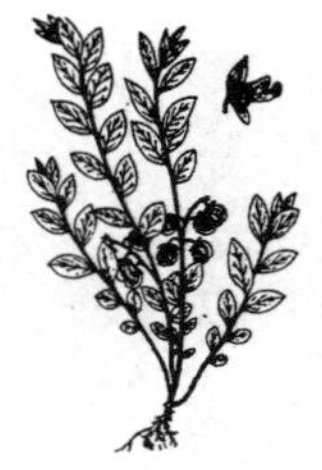
애기풀

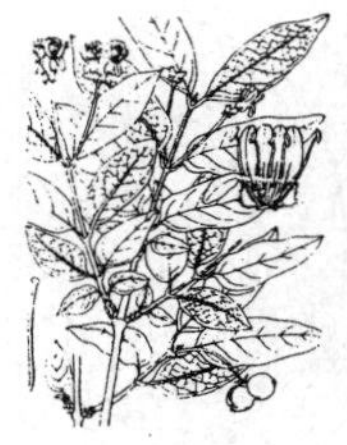
암괴불나무

熱)을 일으키는 것이 4증(四症)이며, 나은 뒤에 열을 일으키는 것이 5증(五症)인 것이니 이러한 증세에는 반드시 먹어야 하는 약이 된다. 〈入門〉

❋ 황금탕(黃芩湯)

일명 황금작약탕(黃芩芍藥湯)

소양(少陽)의 반은 겉이고 반은 속에 있는데 속에 증세가 많을때 치료한다.

❋ 십조탕(十棗湯)

효능 : 상한(傷寒)에 현음(懸飮)과 복음(伏飮)이 있고 갈비밑이 당기고 아픈 증세를 치료한다.

처방 원화미초(芫花微炒) • 감수(甘遂) • 대극초(大戟炒)를 등분 가루로하고 별도로 대추 10개를 물 1잔에 달여서 반쯤 달여지거든 대추는 버리고 약가루를 섞어서 건장한 사람은 1돈, 쇠약한 사람은 반돈을 복용하면 대변이 물같이 흐르니 죽(粥)으로 보(補)한다. 〈入門〉

하간(河間)이 말하기를 「원화(芫花)의 매운 것으로 흩으고 2가지의 쓴 것으로써 수(水)를 설(泄)하고 감수는 바로 수기(水氣)의 맺힌 곳까지 닿게 되니 진실로 수(水)를 설(泄)하는 명약이 된다. 그러나 독(毒)이 있으니 경솔하게 치료할 것은 못 된다.」〈宣明〉

36. 태음형증(太陰形症)에 용약(用藥)할 경우

태음(太陰)의 증세는 배가 가득 부르고 토(吐)하여 먹은 것을 못 내리고 자리(自利)해서 더욱 심하게 배가 아픈 증세이다. 〈仲景〉

태음(太陰)은 폐(肺)가 표(標)가 되기 때문에 목구멍이 마르고 몸과 눈이 노랗게 되며 폐(肺)가 근본(根本)이 되기 때문에 배가 부르고 아프니 대시호탕(大柴胡湯)으로 치료하고 몸이 노랗게 되면 인진호탕(茵蔯蒿湯)으로 치료하고 혹시 자리(自利)하고 목이 마르지 않는 것은 장부(臟腑)에 드는 증세이니 이중탕(理中湯)이나 환(丸)약으로 치료한다.

태음증(太陰症)은 배가 아프고 자리(自利)하면서 목이 마르지 않으니 이중탕(理中湯)이나 이중환(理中丸) 및 사순이중탕(四順理中湯)과 사순이중환(四順理中丸) 등이 치료 약이 된다. 〈仲景〉

배가 가득차고 가끔 아프고 자리(自利)하면서 목이 마르지 않는 증세이니 사역탕(四逆湯)과 이중탕(理中湯)으로 치료해야 한다.

배가 가득차는 것이 덜어지지 않고 약간 덜하다 해도 완전히 덜해지지 않으면 대승기탕(大承氣湯)으로 치료해야 한다. 〈仲景〉

배가 가득 부르고 가끔 아픈 증세가 다시 처음과 같은 허한(虛寒)한 것이 밑에서부터 오르는 것이니 마땅히 온약(溫藥)으로 온화하게 해야 하니 이중탕(理中湯)으로 치료해야 한다. 〈仲景〉

음식을 조절하지 못해서 한(寒)이 음경(陰經)에 적중하고 배가 가득차며 막히면 입술이 파래지고 손과 발이 냉(冷)해서 맥(脈)이 잠기고 가늘면 치중탕(治中湯)을 사용한다. 〈仲景〉

상한(傷寒)에 자리(自利)하고 목이 아프지 않는 것은 태음(太陰)에 드는데 장(臟)에 한(寒)이 있기 때문이다. 마땅 따뜻하게 해야 하니 사역탕(四逆湯)으로 치료해야 한다. 〈仲景〉

37. 태음병(太陰病)에 복통(腹痛)할 경우

상한(傷寒)에 양맥(陽脈)은 깔깔하고 음맥(陰脈)은 현(弦)한 것인데 뱃속이 급히 아픈 증세는 먼저 소건중탕(小建中湯)으로 치료해서 효험이 없으면 다시 소시호탕(小柴胡湯)을 으로 치료한다. 〈仲景〉

태양병(太陽病)을 의원이 잘못 알고 설사를 시켰기 때문에 가끔 배가 아픈 것은 태음(太陰)에 드는 것이니 계지탕(桂枝湯)에 작약(芍藥)을 더해서 치료한다. 무릇 더한다고 말하는 것은 배를 넣는다는 것이다. 대변이 실(實)하고 아프니 계지탕(桂枝湯)에 대황(大黃)을 더해서 치료한다. 〈仲景〉

상한(傷寒)이 사(邪)가 삼음(三陰)에 있어서 안으로 통하지 않기 때문에 배가 아프게 되는 것은 손과 발의 경(經)이 모두 배에 모이기 때문이다. 〈仲景〉

38. 태음병(太陰病)에 배가 창만(脹滿)할 경우

태음증(太陰症)에 맑은 곡식을 설사 하는데 혹시 땀이 나면 틀림없이 가득차게 되는 것이다. 〈仲景〉

땀을 내고 난 다음에 배가 가득차는 것은 후박반하탕(厚朴半夏湯)으로 치료한다. 〈仲景〉

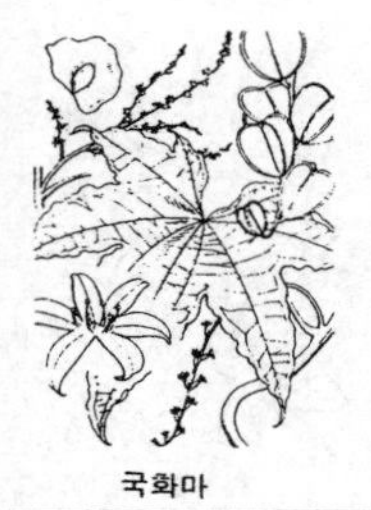
국화마

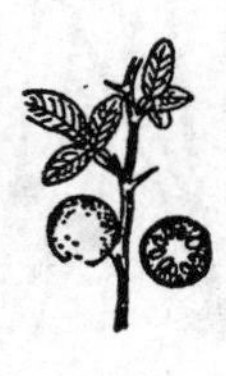
탱 자

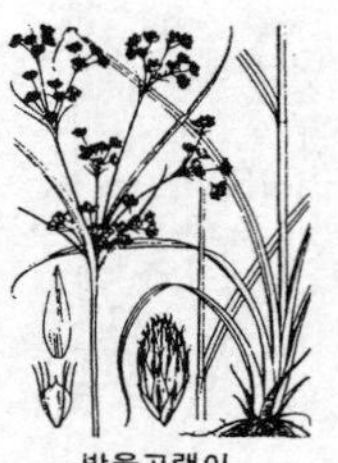
방울고랭이

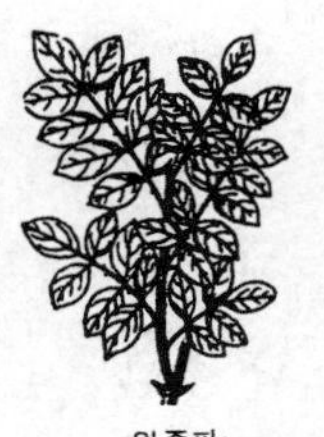
왕좀피

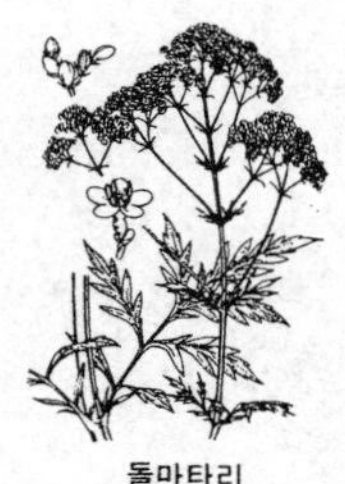
돌마타리

39. 태음병(太陰病)에 황색이 될 경우

상한(傷寒) 7~8일째에 몸빛이 노랗게 되어서 귤빛과 같고 소변을 쉽게 보지 못하고 배가 약간 가득한 것은 태음(太陰)에 드니 인진호탕(茵蔯蒿湯)으로 치료한다. 〈仲景〉

상한(傷寒)에 다만 머리에 땀이나고 목밑으로는 땀이 없으면 소변을 누지 못하고 몸이 틀림없이 황색이 되는 것이다. 〈仲景〉

묻기를「 백호증에 또한 몸에 열이 있고 번갈(煩渴) 해서 인음(引飮)하고 소변을 누지 못하는데도 왜 노란색이 되지 않는가?」답하기를「백호증(白虎症)과 비슷하나 단지 온몸에 땀이 나니 이것이 열월백호증(熱越白虎症)이라는 것이고, 두면(頭面)에 땀이 나고 목 밑으로 땀이 나지 않는 것은 발황증(發黃症)이라고 한다.」〈活人〉

❊ 이중탕(理中湯)

효능 : 태음(太陰)에 배가 아프고 자리(自利)하며 불갈(不渴)증세를 치료한다.

처방 인삼(人蔘)•백출(白朮)•건강포(乾薑炮) 각 2돈, 감초구(甘草灸) 1돈을 썰어서 1첩을 지어 물로 달여서 먹는다. 〈入門〉

❊ 이중환(理中丸)

효능 : 치료 방법은 위와 같은 것이다.

처방 이중탕(理中湯)의 재료(材料)를 가루로 하여 꿀로 탄자 크기의 환을해서 매 1알을 1첩을 지어 물로 달여서 먹는다. 〈入門〉

❊ 사순이중탕(四順理中湯)

효능 : 배가 아프고 자리(自利)하는 증세를 치료한다.

처방 이중탕(理中湯)에 감초(甘草)를 배로 해서 치료하니 일명 사순탕(四順湯)이다. 〈類聚〉

❊ 사순이중환(四順理中丸)

처방 즉 이중탕(理中湯)에 감초(甘草)를 배로 하고 가루로하여 꿀로 탄자 크기로 환을 지은 것이다. 일명 사순원(四順元)이라고 한다. 〈類聚〉

❊ 치중탕(治中湯)

효능 : 태음(太陰)에 배가 아픈 증세를 치료한다.

처방 즉 이중탕(理中湯)에 진피(陳皮)와 청피(靑皮)를 등분해서 더한 것이다. 〈三因〉

❊ 후박반하탕(厚朴半夏湯)

효능 : 상한(傷寒)으로 땀이 난 뒤에 배가 가드차는 증세를 치료한다.

처방 후박(厚朴) 3돈, 인삼(人蔘)•반하(半夏) 각 1돈반, 감초(甘草) 7푼반을 썰어서 1첩을 지어 생강 7쪽을 넣어 물로 달여서 먹는다. 〈仲景〉

❊ 인진호탕(茵蔯蒿湯)

효능 : 태음증(太陰症)에 발황(發黃)하는 증세를 다스린다.

처방 인진호(茵蔯蒿) 1냥, 대황(大黃) 5돈, 치자(梔子) 2돈을 썰어서 물 3잔에 먼저 인진(茵蔯)을 반을 덜고 2가지를 넣어 달인 뒤에 또 반을 썰고 찌꺼기는 버린 다음 1일 2번으로 따뜻하게 해서 복용하면 소변이 흐르고 색이 아주 붉고 배 부른 증세가 차차로 덜어져서 노란색이 소변으로 따라 나온다. 〈仲景〉

40. 소음형증(少陰形症)에 용약(用藥)할 경우

소음(少陰)의 병맥(病脈)이 작고 가늘며 잠이 오니 대개 기(氣)가 깨게되면 양(陽)에서 행하고 기(氣)가 잠을 자면 음(陰)에서 행하는데 반드시 족소음(足少陰)에서부터 시작되기 때문에 졸리게 되는 것이다. 〈仲景〉

소음(少陰)은 심(心)이 근본(根本)이 되기 때문에 혀와 입이 마르며 또는 하리청수(下利淸水)하고 헛소리를 하며 변이 막히니 소승기탕(小承氣湯)으로 치료하고 신이 근본(根本)이 되기 때문에 얼굴이 차고 입술이 푸르며 사지(四肢)가 궐냉(厥冷)하여 손톱이 청흑(靑黑)할 때 강부탕(薑附湯)으로 치료한다. 〈仲景〉

소음병(少陰病)에 2~3일 안에는 마황부자 감초탕(麻

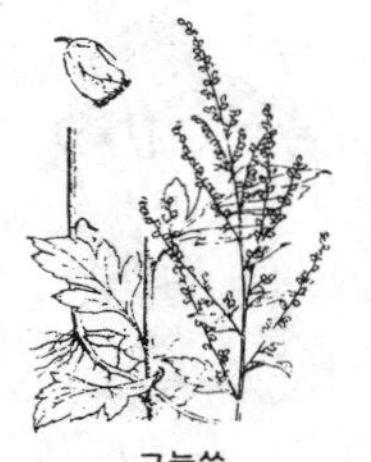
그늘쑥

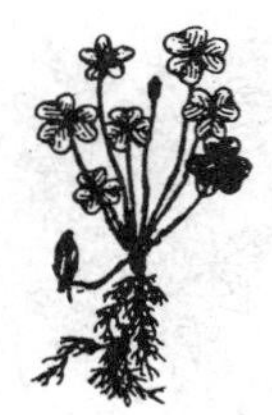
애기괭이밥

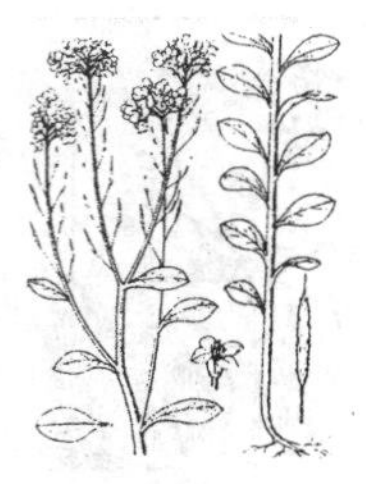
장대냉이

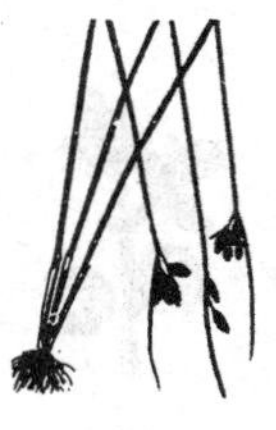
구름꿩의다리

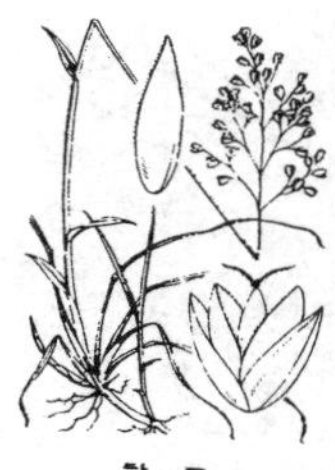
향 모

黃附子甘草湯)으로 치료해서 사용해서 약간(若干)을 흩어버리니 2~3일 동안 별 증세가 없기 때문에 약간(若干) 땀을 내는 것이다. 별 증세가 없다는 것은 토(吐)와 이(利)의 증세가 없다는 것이다. 〈仲景〉

소음병(少陰病) 1~2일에 입 안이 온화하고 등이 오한(惡寒)하면 마땅히 뜸을 해야 하고 부자탕(附子湯)으로 치료한다. 〈仲景〉

소음병(少陰病)이 2~3일 계속해서 심중(心中)이 번거롭고 눕지 못하면 황연아교탕(黃連阿膠湯)으로 치료한다. 〈仲景〉

소음병(少陰病)에 신체가 아프고 손과 발이 차며 뼈마디가 아리고 맥(脈)이 잠기면 부자탕(父子湯)으로 치료한다. 〈仲景〉

상한(傷寒)에 토(吐)하려고 해도 토해지지 않고 심(心)이 번거로우며 졸리고 5~6일에 스스로 설사하고 목이 마른 것은 소음(少陰)에 들며 허(虛)한 증세이므로 수(水)를 끌어서 스스로 구하는 것이고, 혹시 소변이 흰 증세는 하초(下焦)에 한(寒)이 있어서 능히 수(水)를 제(制)하지 못하기 때문에 그렇게 되는 것이니 사역탕(四逆湯)으로 치료한다. 〈仲景〉

이질 설사에 맥(脈)이 잠기고 더디며 얼굴이 약간 붉고 몸에 약간의 땀이 나고 맑은 곡식을 설사하면 반드시 울모(鬱冒)하고 땀이 난 후에 풀리며 병인이 반드시 미궐(微厥)하니 그 이유는 면대양(面戴陽)에 아래가 허약하기 때문이다. 〈仲景〉

설사를 하고 배가 가득차게 되고 신체가 아프면 먼저 그 속을 따뜻이 한 다음에 겉을 치는 것이니 속을 따뜻이 하려면 사역탕(四逆湯)으로 치료하고 겉을 치려면 계지탕(桂枝湯)으로 치료한다. 〈仲景〉

소음병(少陰病)에 토와 설사를 하고 손과 발이 궐냉(厥冷)하며 번조(煩燥)해서 못견디는 증세는 오수유탕(吳茱萸湯)으로 치료한다.

소음증(少陰症)에 입속 분별이나 입속 온화에는 따뜻하게 해야하고 마르는 증세는 마땅히 내려야 한다. 〈東垣〉

41. 소음병(少陰病)에 맥침(脈沈)할 경우

소음증(少陰症)에 입과 혀가 마르고 목이 마르며 척(尺)•촌맥(寸脈)이 같이 잠기고 잠기면서 촘촘하면 대승기탕(大承氣湯)으로 치료하고, 잠기면서 더디면 사역탕(四逆湯)으로 치료한다. 〈東垣〉

42. 소음병(少陰病)에 맥절(脈絶)일 경우

소음병(少陰病)에 설사를 하고 맥(脈)이 끊어지거나 또는 맥(脈)이 없으면 통맥사역탕(通脈四逆湯)에 파를 더해서 치료한다. 〈入門〉

상한(傷寒)에 토하고 내린 다음에 땀이 나서 궐역하며 사지(四肢)가 구급(拘急)해서 풀리지 않고 맥(脈)이 가늘어서 끊어지려고 할 때는 통맥사역탕(通脈四逆湯)에 돼지 쓸개즙을 더해서 내리게 한다. 〈仲景〉

소음병(少陰病)에 설사를 하고 맥(脈)이 가늘면 백통탕(白通湯)으로 치료해서 설사가 그치지 않고 궐역(厥逆)하며 맥(脈)이 없이 건구역(乾嘔逆)을 하고 번민(煩悶)하면 백통탕(白通湯)에 돼지 쓸개즙을 더한 것으로 주로 치료하는데 약 먹은 뒤에 맥(脈)이 심하게 나오면 죽게 되고 약간씩 단속(斷續)되면 살게 된다. 〈仲景〉

43. 소음병(少陰病)으로 자리(自利)할 경우

상한(傷寒)에 설사를 하고 심장 밑이 결리고 단단한 것은 사심탕(瀉心湯)을 먹은 다음에 다른 약으로 내리고 그래도 그치지 않으면 이중탕(理中湯)으로 치료하니 설사가 심한데 이중탕(理中湯)을 쓰는 것은 중초(中焦)에 있기 때문이다. 적석지우여량탕(赤石脂禹餘粮湯)을 주로 치료 약으로 한다. 〈仲景〉

소음병(少陰病)에 설사를 하고 변에 피고름이 있으면 도화탕(桃花湯)으로 주로 치료한다. 〈仲景〉

소음병(少陰病)이 4~5일이 지나서 배가 가득차서 아프고 소변이 흐르며 또는 설사를 하고 또는 구토(嘔吐)하는 증세는 진무탕(眞武湯)으로 치료한다. 〈仲景〉

설사를 계속하면서 물을 먹고 싶어하는 증세는 열이 있으니 백두옹탕(白頭翁湯)으로 치료한다. 〈仲景〉

소음병(少陰病)으로 열이 있고 설사가 그치지 않는데는 삼황숙애탕(三黃熟艾湯)과 해백탕(薤白湯)으로 치료한다. 〈仲景〉

소음병(少陰病)에 순청수(純靑水)를 자리(自利)하고 심하통(心下痛)하며 입이 마르는 증세는 대승기탕(大承氣湯)으로 치료한다. 〈仲景〉

소음증(少陰症)의 설사가 그 빛이 푸르면 내리고 그 색이 푸르지 않으면 당연히 따뜻이 해야 한다. 〈東垣〉

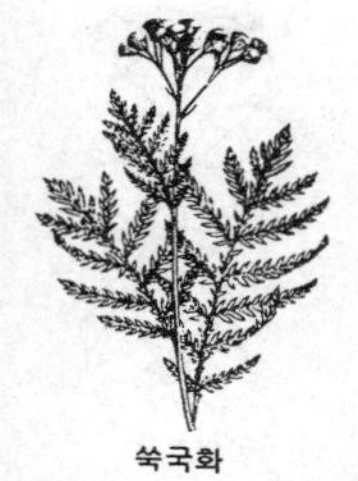
쑥국화

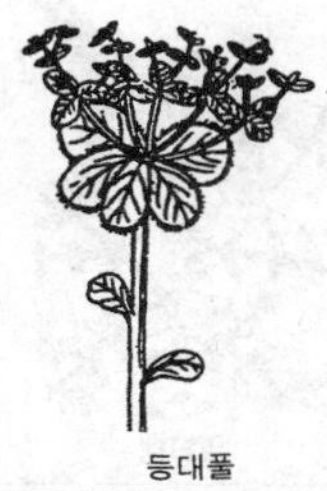
등대풀

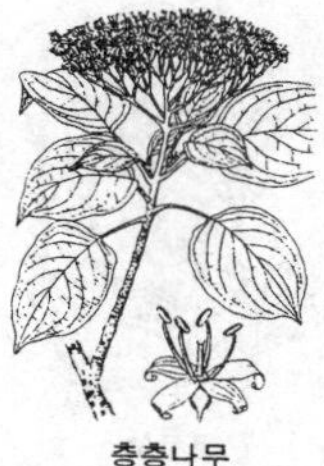
층층나무

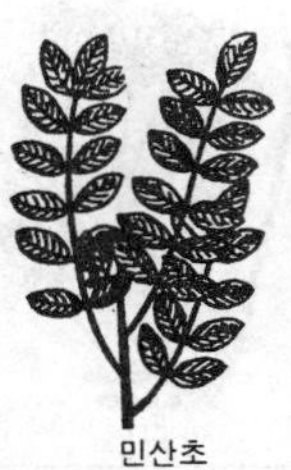
민산초

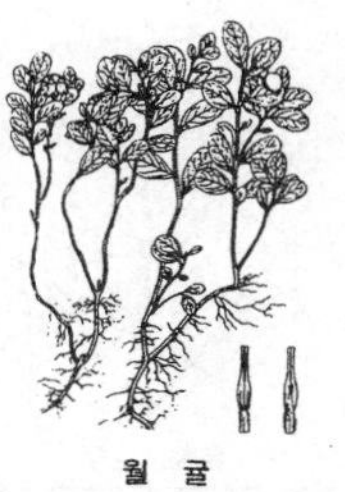
월 귤

44. 소음병의 사역증(四逆症) 이 될일 경우

소음병(少陰病)의 사역(四逆)에 기침을 하고 또는 경계(驚悸)하며 또는 소변이 통하지 않고 또는 배가 아프고 또는 설사를 하며 뒤가 무거우니 사역산(四逆散)이 주로 치료한다. 사열(邪熱)이 깊이 들어가면 손과 발이 점점 차갑게 되니 이것은 열궐(熱厥)이 음증(陰症)같은 것인데 사역산(四逆散)으로 치료한다. 〈入門〉

상한(傷寒)이 음경(陰經)에 바로 들면 처음에는 머리가 아프고 신열(身熱)과 갈증(渴症)도 없고 한(寒)을 두려워하며 곤와(困臥)해서 침중(沈重)하고 잠을 자려하고 입술이 푸르며 궐냉(厥冷)하고 맥(脈)이 가늘어서 끊어질 듯하며 또는 맥(脈)이 숨게되니 사역탕(四逆湯)으로 치료하는데 사역(四逆)이라고 하면 사지(四肢)가 역냉(力冷)하다는 뜻이다. 〈仲景〉

45. 소음병의 복기인통(伏氣咽痛)할 경우

복기병(伏氣病)이란 뜻밖에 폭한(暴寒)이 사람을 적중해서 소음경(少陰經)에 기(氣)가 숨어 있어서 처음에는 병인 줄을 느끼지 못하다가 달이 지난뒤에 일어나면 맥(脈)이 다시 미약(微弱)하고 먼저 목이 아프게 되서 상한(傷寒)과 같으며 후비병(喉痺病)은 아닌 것이니 반드시 설사를 해야 되는 증세를 반하계감탕(半夏桂甘湯)으로 치료하면 바로 낫는다. 옛 처방에 신상한(腎傷寒)이라고 하는 증세이다. 〈活人〉

소음(少陰)에 설사하고 목구멍이 아프며 가슴이 가득해서 심(心)이 번민(煩悶)한 것은 저부탕(猪膚湯)으로 주로 치료한다. 〈仲景〉

소음병(少陰病)이 2~3일이 되서 목구멍이 아픈데 감초탕(甘草湯)으로 치료해서 낫지 않게 되면 다시 길경탕(桔梗湯)으로 치료한다. 〈仲景〉

소음병(少陰病)에 목구멍이 아프면 반하산(半夏散)으로 치료한다. 〈仲景〉

46. 소음병(少陰病)의 금기(禁忌)일 경우

소음병(少陰病)에 맥(脈)이 잠기고 가늘며 촘촘하면 병이 속에 있는 것이니 땀을 내게 되지 못한다. 〈仲景〉

소음병(少陰病)에 궐역(厥逆)하고 땀이 나지 않을 때는 억지로 내게 되면 내면 반드시 피를 움직여서 어느 길로 따라올지 분간할 수 없이 혹은 입과 코로 따라 나오고 또는 눈으로 따라 나오니 이것을 상궐하갈(上厥下竭)이라 하는데 치료하기가 쉽지 않은 것이다. 〈仲景〉

※ 강부탕(薑附湯)

효능 : 상한(傷寒)의 음증(陰症)과 중환(中寒)을 치료한다.

처방 건강포(乾薑炮) 1냥, 부자포(附子炮) 1장을 썰은 것으로 5돈을 물로 달여서 먹는다. 〈丹心〉

※ 마황부자세신탕(麻黃附子細辛湯)

효능 : 소음병(少陰病)에 잠자는 것을 좋아하고 열을 내며 맥(脈)이 잠긴 것을 치료한다.

처방 마황(麻黃) • 세신(細辛) 각 2돈, 부자포(附子炮) 1돈을 썰어서 1첩을 지어 물로 달여 먹는다. 〈仲景〉

상한(傷寒)에 무열 오한한 증세는 음경병이 된다.

소음병을 처음 얻으면 마땅히 열이 없어야 하는 것인데 오히려 열을 내되 단지 머리가 아프지 않는 것이 오히려 이상하니 그것은 사(邪)가 겉에 있는 것이다. 맥(脈)이 비록 잠겨도 더욱 따뜻한 약으로 치료해서 땀을 내야 한다. 〈入門〉

※ 마황부자감초탕(麻黃附子甘草湯)

소음병(少陰病)에 토하거나 설사하는 일이 없고 궐역(厥逆)하는데 이 약으로 치료하면 약간(若干)땀이 나게 된다. 〈仲景〉

즉 마황부자세신탕(麻黃附子細辛湯)에 세신(細辛)을 빼고 감초(甘草) 2돈을 더한 처방이다. 〈入門〉

※ 부자탕(附子湯)

효능 : 소음병(少陰病)에 맥(脈)이 잠기고 손과 발이 차며 뼈마디가 아픈 증세를 치료하고 또 입안이 온화하고 등이 오한(惡寒)한 증세를 치료한다.

처방 백출(白朮) 4돈, 복령(茯苓) • 작약(芍藥) 각 3돈, 부자포(附子炮) • 인삼(人蔘) 각 2돈을 썰어서 2첩을 지어 물로 달여서 따뜻하게 해서 먹는다. 〈入門〉

※ 황련아교탕(黃連阿膠湯)

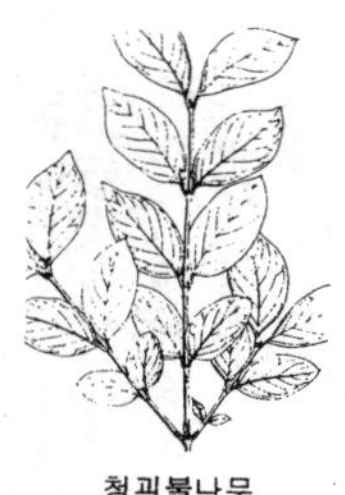
청괴불나무

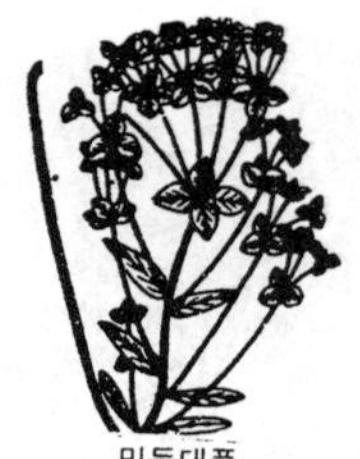
민둥대풀

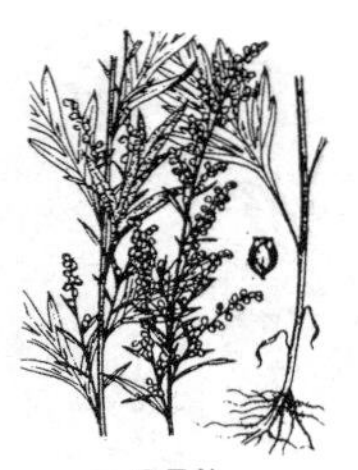
율무쑥

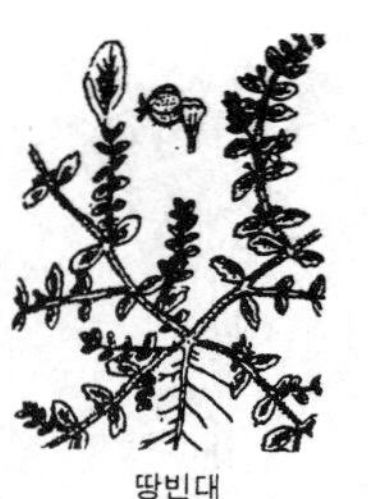
땅빈대

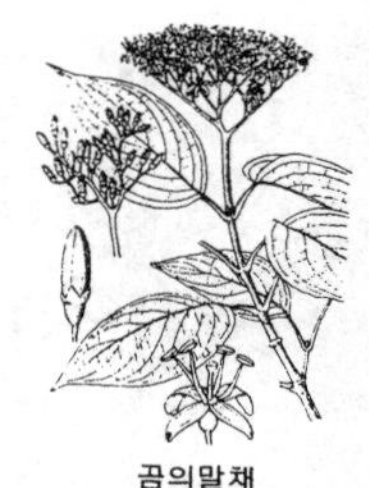
곰의말채

효능 : 소음병(少陰病)에 잠자기를 좋아하고 2~3일 뒤에 심(心)이 번민(煩悶)해서 누워있지 못하는 증세를 치료한다.

처방 황련(黃連) • 아교(阿膠) • 작약(芍藥) 각 2돈, 황금(黃芩) 1돈, 계자(鷄子) 1개를 썰어서 1첩을 지어 달여서 반쯤이 되거든 찌꺼기는 버리고 아교(阿膠)를 넣어 다시 달이고 또 계란 노란자위를 넣어 섞어서 1일 3번을 먹는다. 〈仲景〉

※ 사역탕(四逆湯)

효능 : 상한음증(傷寒陰症)의 중요한 약이며 또 삼음(三陰)에 맥(脈)이 느리고 몸이 아픈데 함께 사용하고 또 사지의 역냉(逆冷)을 치료한다.

처방 감초구(甘草灸) 6돈, 건강포(乾薑炮) 6돈, 부자(附子)생으로 1매를 썰어서 2첩으로 나누어 물로 달여서 먹는다. 〈正傳〉

※ 통맥사역탕(通脈四逆湯)

효능 : 소음병(少陰病)에 설사를 하고 사지(四肢)가 궐냉하며 맥(脈)이 가늘어서 끊어질 것 같거나 또는 맥(脈)이 없는 증세를 치료한다.

처방 부자(父子) 2돈반, 건강(乾薑) 1돈반, 감초(甘草) 1돈을 썰어서 1첩을 지어 물로 달여서 먹는다. 〈仲景〉

맥(脈)이 끊어진 데는 사역탕(四逆湯)달인 물에 돼지 쓸개즙 절반분을 타서 따뜻하게 해서 먹는다. 〈仲景〉

얼굴빛이 붉으면 통맥사역탕(通脈四逆湯)에 파 3뿌리를 넣어 함께 달여서 먹는다. 〈入門〉

※ 백통탕(白通湯)

효능 : 소음병(少陰病)에 설사를 하고 맥(脈)이 가는 증세를 치료한다.

처방 건강(乾薑) 3돈, 부자생(附子生) 반개, 파 3뿌리를 썰어서 물로 달여서 먹는다. 〈入門〉

소음병(少陰病)에 설사를 하고 궐역(厥逆)하며 맥이 오지 않고 번조(煩燥)한 데 백통탕(白通湯)달인 물에 사내 아이 오줌 1홉과 돼지 쓸개즙 절반분을 타서 먹는다. 〈仲景〉

※ 적석지우여량탕(赤石脂禹餘粮湯)

효능 : 소음증(少陰症)의 설사가 그치지 않을때 마땅히 하초(下焦)를 치료해야 하는데 이 약을 사용해야 한다.

처방 적석지(赤石脂) • 우여량(禹餘粮) 각 2돈반을 잘게 썰어서 물로 달여서 먹는다. 〈仲景〉

※ 도화탕(桃花湯)

효능 : 소음병(少陰病)에 설사를 하고 피고름이 나오는 증세를 치료한다.

처방 적석지(赤石脂) 5돈, 반생반초건강(半生半炒乾薑) 2돈과 찹쌀 1홉을 섞고 물에 달여서 반쯤 되거든 찌꺼기를 버리고 따로 적석지말(赤石脂末) 1돈을 넣어 1일 3번씩 먹는다. 〈入門〉

※ 진무탕(眞武湯)

효능 : 소음병(少陰病)에 배가 가득차서 아프고 소변이 흐르며 또는 설사를 하고 또는 구역하는 증세를 치료한다.

처방 복령(茯苓) • 작약(芍藥) • 부자포(附子炮) 각 3돈, 백출(白朮) 2돈을 썰어서 1첩을 하여 생강 5쪽을 넣어 물로 달여서 먹는다. 〈正傳〉

이 약의 이름이 원래는 현무탕(玄武湯)이라고 하는데 어느 임금의 휘(諱)를 피(避)해서 진무탕(眞武湯)이라고 한 것이다.

※ 백두옹탕(白頭翁湯)

효능 : 소음병(小陰病)에 설사를 하고 물을 마시는 것은 열이 있어서 그러하니 이 약으로 치료한다.

처방 백두옹(白頭翁) • 황백(黃柏) • 진피(陳皮) • 황련(黃連) 각 1돈반을 썰어서 1첩을 지어 물로 달여서 먹는다. 또한 열을 끼고 설사를 하며 뒤가 무겁고 목이 마른 증세를 치료한다. 〈入門〉

※ 삼황숙애탕(三黃熟艾湯)

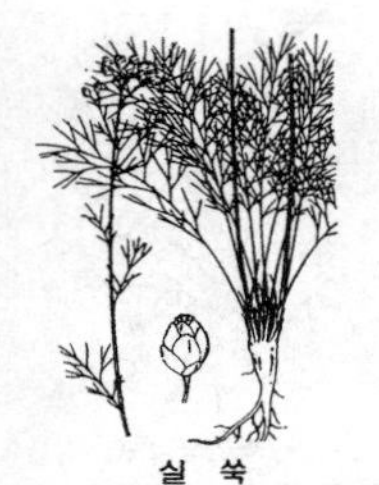
실 쑥

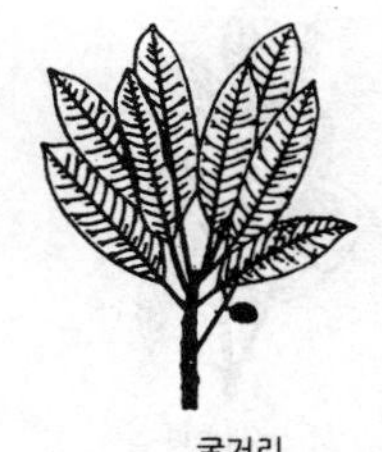
굴거리

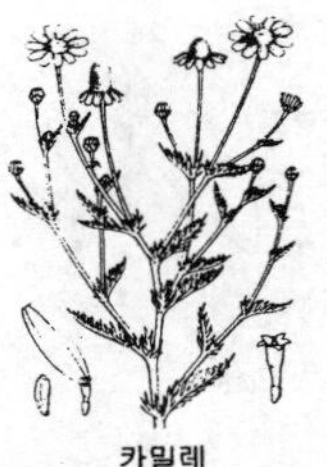
카밀레

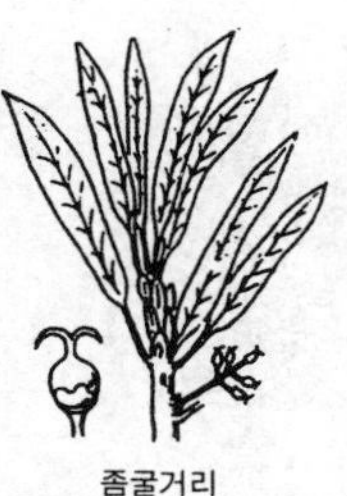
좀굴거리

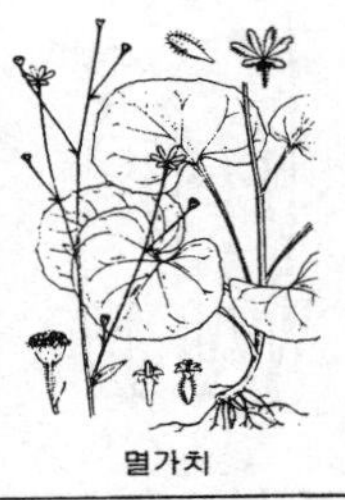
멸가치

효능 : 상한(傷寒)에 크게 내리고 열리(熱利)가 그치지 않는 증세를 것을 치료한다.

처방 황금(黃芩) • 황백(黃柏) • 황련(黃連) • 숙애(熟艾) 각 1돈반을 썰어서 1첩을 지어 물로 달여서 먹는다. 〈活人〉

※ 해백탕(薤白湯)

효능 : 상한(傷寒)의 설사가 고기 살이 짓무른 것과 같이 내리고 적대하(赤帶下)와 복기(伏氣)의 복통(腹統)을 치료한다.

처방 두시(豆豉) 반홉을 헝겊에 싸고 해백(薤白) 한 줌, 치자(梔子) 7매를 썰어서 물 2되반에 먼저 치자(梔子)를 달이고 해백(薤白)을 넣어 다시 달여서 2되쯤 되거든 콩껍질을 넣어 1되 2홉쯤 되도록 달여서 두번에 나눠서 먹는다. 〈活人〉

※ 사역산(四逆散)

효능 : 상한병(傷寒病)에 손과 발이 더운 증세에서 따뜻해지고 따뜻함에 쫓아서 궐(厥)이 되는 것은 즉 전경(傳經)하는 사(邪)이니 이 약으로 치료한다.

처방 시호(柴胡) • 작약(芍藥) • 지실(枳實) • 감초구(甘草灸)를 등분 가루로하여 매 2돈을 물근 미음(米飮)으로 1일 2번을 먹는다. 〈入門〉

※ 저부탕(猪膚湯)

효능 : 소음(少陰)의 객열(客熱)과 목구멍이 아픈 증세를 치료한다.

처방 저부(猪膚) 1냥을 물 1잔에 달여 반쯤 졸아들거든 꿀 1홉과 백분(白粉) 반홉을 넣어 졸여지거든 짓이겨서 먹는다. 〈入門〉

저(猪)는 수축(水蓄)이니 그 기(氣)가 신(腎)으로 들어가면 능히 소음(少陰)의 객열(客熱)을 풀고 흰 꿀은 마르는 것을 윤택하게 마르지 않게 하며 백분(白粉)은 기(氣)를 더해주고 새는 것을 끊는다. 〈入門〉

※ 감초탕(甘草湯)

효능 : 소음(少陰)의 객열(客熱)과 목구멍이 아픈 증세를 치료한다.

처방 감초(甘草)를 썰어서 매 4돈을 물로 달여 1일 3번을 먹는다. 〈仲景〉

※ 반하산(半夏散)

효능 : 소음(少陰)의 객한(客寒)과 목구멍이 아픈 증세를 치료한다.

처방 반하제(半夏製) • 계지(桂枝) • 감초구(甘草灸) 각 2돈을 썰어서 1첩을 지어 물로 달여서 조금씩 먹는다. 〈仲景〉

47. 궐음형증(厥陰形症)에 용약(用藥)할 경우

궐음(厥陰)은 심포락(心包絡)이 표(標)가 되기 때문에 혀가 말리고 궐역(厥逆)해서 냉(冷)이 팔꿈치와 무릎을 지나고 소복(小腹)이 조이는 것과 같이 아픈 것이니 삼미삼유탕(三味蔘萸湯)과 사순탕(四順湯)으로써 주로 치료하며 간(肝)이 본(本)이 되기 때문에 남자는 낭이 오므라지고 여자는 유방이 오므라지며 손과 발이 잠시 차고 잠시 더우며 번만(煩滿)하게 되니 대승기탕(大承氣湯)으로써 주로 치료를 한다. 〈入門〉

궐음(厥陰)의 병이 소갈(消渴)되고 기(氣)가 심(心)을 상충(上衝)하면 심중(心中)이 아프고 열이 있으며 배가 고파도 먹고 싶지 않고 먹게 되면 회충을 토하게 된다. 〈活人〉

상한(傷寒) 6~7일에 번만(煩滿)하고 낭축(囊縮)하며 그 맥(脈)은 척(尺) • 촌(寸)이 함께 가늘고 느린 것은 족궐음(足厥陰)의 간경(肝經)이 병을 받은 것이니 그 맥(脈)이 가늘고 들뜨면 낫게 되려는 것이고, 뜨지 않으면 낫기가 쉽지 않은 것이며 맥(脈)이 뜨고 느리면 낭(囊)이 오므라지지 않고 겉의 증세로서 반드시 열이 나고 몹시 차서 학질(瘧疾)과 같으니 낫게 되려는 것이다. 계지(桂枝)와 마황(麻黃) 각 반탕으로 치료하고 혹시 척(尺) • 촌맥(寸脈)이 함께 잠기고 짧으면 반드시 오므라지고 독기(毒氣)가 배에 들어가는 것이니 승기탕(承氣湯)으로 내려야

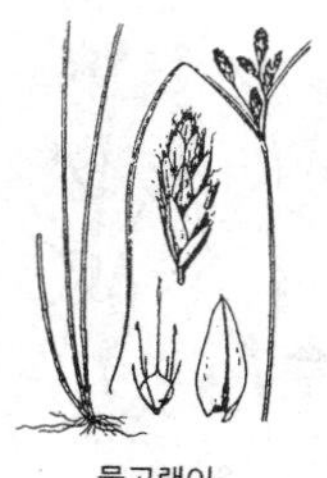
물고랭이

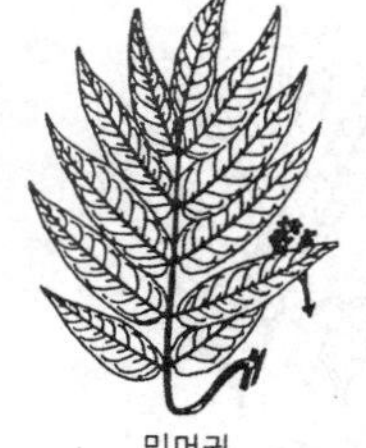
민머귀

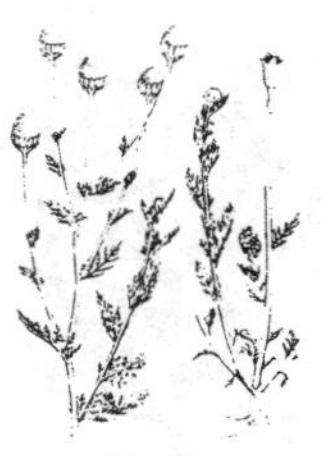
개 꽃

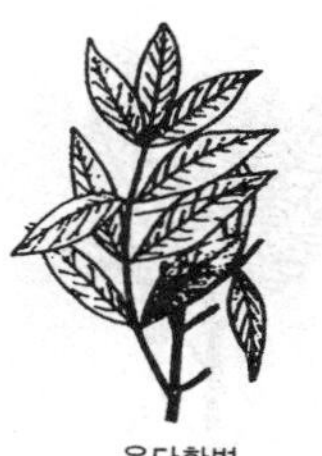
우단황벽

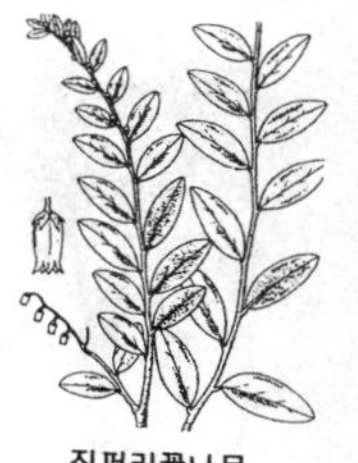
진퍼리꽃나무

된다. 〈活人〉

대부분의 상한병(傷寒病)에는 장부(臟腑)가 전변 하면 양경(陽經)이 먼저 병을 받는 이유로 인하여 다음으로 전해서 음경(陰經)에 들어가게 되니 양(陽)은 생(生)을 주장해야 하니 태양(太陽)의 수(水)가 족양명토(足陽明土)에 전해서 토(土)가 족소양목(足少陽木)에 전하고 미사(微邪)가 되는 것이며, 음(陰)은 살(殺)을 주장하게 되니 목(木)이 족태음토에 전해서 토가 족소음수에 전하고 수(水)가 족궐음목(足厥陰木)에 전하여 6~7일이 되면 마땅히 궐음간목(厥陰肝木)에 전하고 기를 옮겨서 비토(脾土)를 이기고 비(脾)가 두 번 사(邪)를 받으면 오장(五臟)과 육부(六腑)가 모두 위태로워지고 영위(榮衛)가 통하지 않으며 귀가 들리지 않고 낭(囊)이 오므라지며 사람을 알아보지 못하고 죽게 되는 것이나. 급히 승기탕(承氣湯)으로 치료해서 내려주면 능히 오생일사(五生一死)를 보전할 수가 있는 것이다. 〈活人〉

만일 6~7일째에 궐음(厥陰)에 전해서 맥(脈)이 약간 느리고 약간 뜨는 것은 비위맥(脾胃脈)이 되기 때문에 비기(脾氣)가 온전히 극(剋)을 받지 않게 되고 사(邪)가 받아들일 곳이 없으며 비(否)가 극(極)하면 태(泰)가 오고 영위(榮衛)가 앞으로 회복되고 수(水)가 오르며 화(火)가 내리면 한(寒)과 열(熱)이 생기고 많은 땀을 흘리면서 풀리게 되는 것이다. 〈活人〉

48. 궐음병의 수(手)와 족(足)이 궐냉 할 경우

궐(厥)이란 음양(陰陽)의 기(氣)가 서로 순접(順接)되지 않아서 갑자기 궐(厥)이 되는 것인데 주로 손과 발의 역냉(逆冷)한 증세를 말한다. 〈仲景〉

혹시 처음에 손과 발이 궐냉(厥冷)하고 따뜻하지 않으면 이것은 음경(陰經)이 사(邪)를 받은 것이 되니 사역탕(四逆湯)으로 치료해서 따뜻하게 해줄 것이고, 또한 손과 발이 열에서 온(温)이 되고 사역(四逆)에서 궐(厥)이 되는 것은 경(經)에 전한 사(邪)가 되니 사역산(四逆散)으로 치료해야 되는 것이며, 잘못 되어서는 안 된다. 〈明理〉

모든 손발의 역냉(逆冷)은 모두 궐음(厥陰)에 드는 것이니 땀을 전부 내리지도 못한다. 그러나 반드시 땀을 나게 하고 내려 주어야 하는 경우도 있으니 손과 발이 때때로 역냉(逆冷)하고 때때로 따뜻할 때는 손과 발의 장심(掌心)이 반드시 따뜻하고 정궐역(正厥逆)이 아닌 것이니 마땅히 소식(消息)을 기다릴 뿐이다. 〈活人〉

49. 궐음병의 번만(煩滿)과 낭축(囊縮)될 경우

궐음증(厥陰症)으로 손발이 궐냉(厥冷)하고 소복(小腹)이 아프며 번만(煩滿)하고 낭축(囊縮)이 되며 맥이 가늘어서 끊어질 듯 한 증세에는 당귀사역탕(當歸四逆湯)으로 치료한다. 〈仲景〉

상한(傷寒)이 6~7일에 척(尺)•촌(寸)맥이 가늘고 느린 것은 궐음(厥陰)이 병을 받았기 때문이다. 그 증상은 소복(小腹)이 번만(煩滿)하고 낭축(囊縮)되는 것인데 승기탕(承氣湯)으로 치료해야 한다. 〈仲景〉

※ 삼미삼유탕(三味蔘萸湯)

일명 오수유탕(吳茱萸湯)

효능 : 궐음증(厥陰症)으로 건구역(乾嘔逆)을 하고 토하며 머리가 아픈 증세와 소음증(少陰症)에 궐냉(厥冷)하고 번조(煩燥)해서 죽으려고 할 때와 양명(陽明)에 곡류(穀類)를 먹게되면 구역을 하는 증세에는 모두가 신통한 처방이다.

처방 오수유(吳茱萸) 3돈, 인삼(人蔘) 2돈, 생강(生薑) 4편, 대추 2개를 썰어서 1첩을 지어 물로 달여 따뜻하게 해서 먹는다. 〈入門〉

※ 당귀사역탕(當歸四逆湯)

효능 : 궐음증(厥陰症)으로 손과 발이 궐냉(厥冷)하고 맥이 가늘어서 끊어질 듯한 증세를 치료한다.

처방 당귀(當歸)•백작약(白芍藥) 각 2돈, 계지(桂枝) 1돈반, 세신(細辛)•통초(通草)•감초(甘草) 각 1돈을 썰어서 1첩을 하여 대추 2개를 넣어 물로 달여 먹는다. 〈仲景〉

50. 상한양증(傷寒陽症)일 경우

중경(仲景)이 말하기를「태양병(太陽病)이란 모두 겉증세로 열이 나고 몹시 차며 머리와 목이 아픈 것인데 혹시 맥(脈)이 크면 증세와 같이 서로 응하는 것이니, 땀을 내어야 하고 혹시 맥(脈)이 오히려 가늘어서 증세와 같이 서로 응하지 않으면 땀을 내지 못하는 것인데 단지 12각

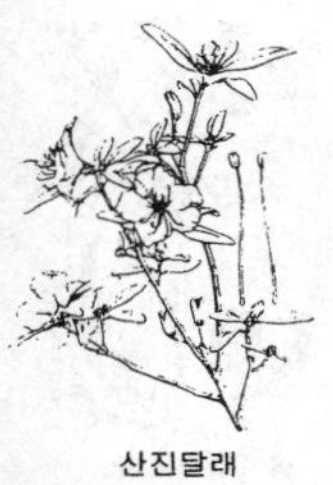
산진달래

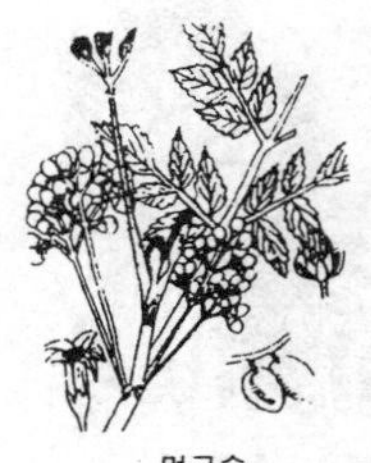
멀구슬

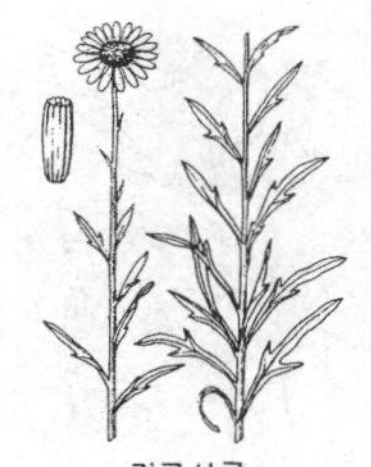
키큰산국

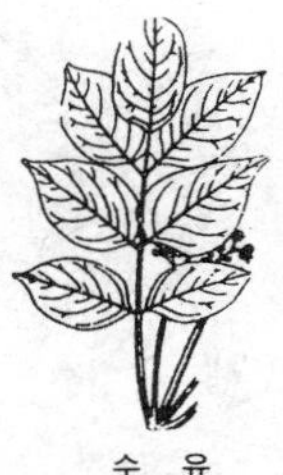
수 유

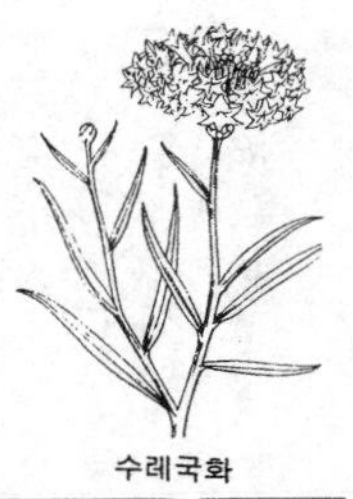
수레국화

반탕(十二各半湯)을 사용해서 온화하게 해주는 것이 좋다.」〈綱目〉

소음(少陰)으로 비록 열이 있으나 머리가 아프지 않고 궐음(厥陰)에는 머리가 아프기는 해도 몸에 열이 없으니 혹시 몸에 열이 있고 또한 머리가 아픈 증세를 같이하면 양증(陽症)인 것을 의심할 필요가 없다. 〈活人〉

양증(陽症)이 음(陰)과 비슷한 것은 대변이 검고 맥(脈)이 활(活)한 것이다. 〈得効〉

몸에 크게 열이 있고 옷을 입지 않으려고 하는 것은 겉은 차고 속은 열이 있는 것으로써 양증(陽症)에 드는 것으로 양단탕(陽旦湯)이 적당한 것이다. 〈入門〉

양증(陽症)에는 땀을 내어야 하기 때문에 겨울이면 마황계지탕(麻黃桂枝湯)으로 치료하고 허할 때는 인삼순기산(人蔘順氣散)으로 치료하며 봄과 여름 및 가을에는 강활충화탕(羌活沖和湯)으로 치료한다. 〈入門〉

양증(陽症)은 신열(身熱)이 있고 머리가 아프며 맥(脈)이 뜨고 촘촘하니 향소산(香蘇散)과 궁지향소산(芎芷香蘇散) 및 인삼강활산(人蔘羌活散)과 삼소음(蔘蘇飮) 및 십신탕(十神湯)으로 치료한다.

※ 양단탕(陽旦湯)

효능 : 상한양증(傷寒陽症)에 몸이 크게 열이 있고 옷을 입지 않으려는 증세를 치료한다.

처방 계지(桂枝) • 작약(芍藥) 각 3돈, 황금(黃芩) 2돈, 감초(甘草) 1돈을 썰어서 1첩을 하여 생강 3쪽과 대추 2개를 넣어 물로 달여서 먹는다. 〈入門〉

51. 상한음증(傷寒陰症)일 경우

냉한(冷寒)으로 사지(四肢)가 궐냉(厥冷)하고 토하며 설사를 해도 목이 마르지 않고 정권(靜踡=오므라져서 조용히 있는 것)하는 증세는 음증(陰症)의 정상(正常)이니 그 맥(脈)이 힘이 있는 가와 힘이 없는 가를 자세히 살피되 혹시 무겁게 눌러서 힘이 없거나 또는 없을 정도이면 이것은 숨어 있는 음(陰)이니 빨리 오적산(五積散)에 부자(附子)를 더해서 치료하고 또한 맥이 힘이 없는 것은 양증(陽症)이니 이것을 구분하지 않으면 안 된다. 〈入門〉

삼음경(三陰經)의 혈분(血分)이 스스로 한(寒)을 받은 것을 음증(陰症)이라 하는데 한(寒)에 상(傷)하기를 가벼운 것은 한사(寒邪)가 외습(外襲)해서 차차 경락(經絡)에 들어간 것이니 마황부자세신탕(麻黃附子細辛湯)과 또는 신황삼일탕(辛黃三日湯)으로 치료하고 심한 것은 음경(陰經)에 졸중(卒中)해서 처음 일어날 때에 머리가 아프지 않고 신열(身熱)이 있으며 오한(惡寒)하고 궐냉(厥冷)하며 또는 가슴과 배가 아프고 구토(嘔吐)를 하며 설사를 하니 태음(太陰)에는 부자이중탕(附子理中湯)으로 치료하고 소음(少陰)에는 당귀사역탕(當歸四逆湯)으로 치료한다. 〈入門〉

상한(傷寒)에 입속에 거품이 많고 침을 많이 뱉으며 찬 거품을 흘리는 것은 모두가 한등(寒症)이니 오수유탕(吳茱萸湯)과 이중탕(理中湯)으로 치료하고 차가운 약은 절대로 피해야 한다. 〈醫鑑〉

상한음증(傷寒陰症)에는 음단탕(陰旦湯)과 인삼양위탕(人蔘養胃湯) • 곽향정기산(藿香正氣散) • 불환금정기산(不換金正氣散) • 정양산(正陽散) 등으로 치료한다. 음증(陰症)이 양증(陽症)과 비슷한 얼굴이 붉고 맥(脈)이 가늘다. 〈入門〉

※ 오적산(五積散)

효능 : 풍한(風寒)으로 감상(感傷)해서 머리와 몸이 아프며 사지(四肢)가 역냉(逆冷)해서 가슴과 배가 아프며 구토와 설사를 하고 설사하며 또는 안으로 생냉(生冷)에 상(傷)하고 밖으로는 풍냉(風冷)을 느끼는 증세를 주로 치료한다.

처방 창출(蒼朮) 2돈, 마황(麻黃) • 진피(陳皮) 각 1돈, 후박(厚朴) • 길경(桔梗) • 지각(枳殼) • 당귀(當歸) • 건강(乾薑) • 백작약(白芍藥) • 백복령(白茯苓) 각 8푼, 백지(白芷) • 천궁(川芎) • 반하(半夏) • 계피(桂皮) 각 7푼, 감초(甘草) 6푼을 썰어서 1첩을 지어 생강 3편과 파 3줄기를 넣어 물로 달여서 먹는다. 〈入門〉

또는 육계(肉桂)과 백지(白芷)는 없애고 나머지는 약한불에 볶아 색이 변하는 것을 한도로 해서 식은 뒤 계(桂)과 지(芷)를 넣으니 숙료오적산(熟料五積散)이라 하고 볶으지 않는 것은 생료오적산(生料五積散)이라고 한다. 〈海藏〉

※ 신황삼백탕(辛黃三白湯)

효능 : 음증상한(陰症傷寒)이 겉 경(經)에 있는 증세를 치료한다.

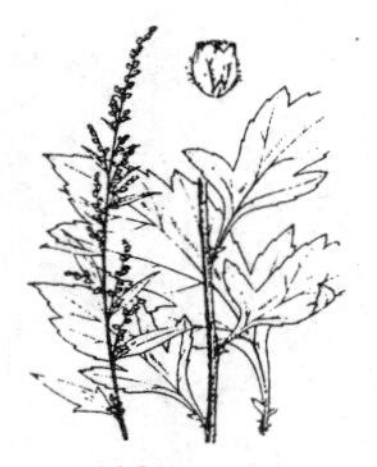
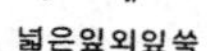
넓은잎외잎쑥

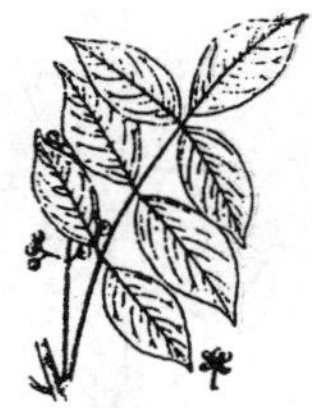
넓은잎황벽

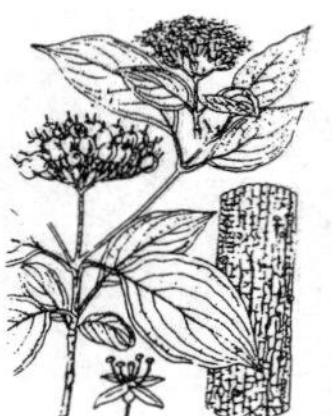
흰말채나무

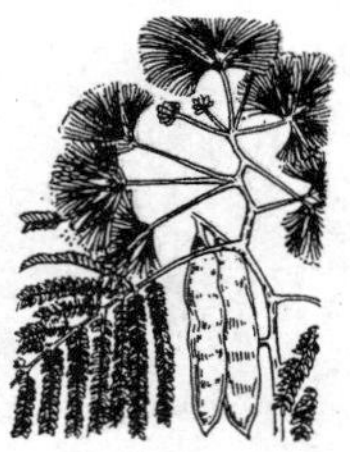
자귀나무

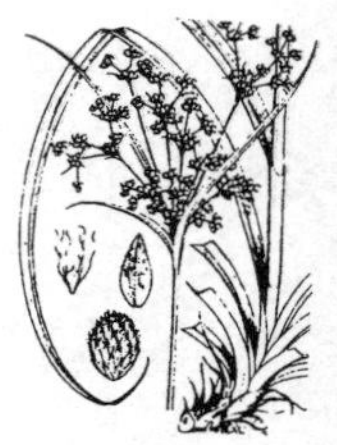
솔방울고랭이

처방 인삼(人蔘) • 백출(白朮) • 백작약(白芍藥) 각 2돈, 백복령(白茯苓) • 당귀(當歸) 각 1돈, 세신(細辛) • 마황(麻黃) 각 5푼을 썰어서 11첩을 지어 생강 3쪽과 대추 2개를 넣어 물로 달여서 먹는다. 〈入門〉

※ 음단탕(陰旦湯)

효능 : 상한음증(傷寒陰症)이 속이 차고 밖에 열이 있어서 옷을 많이 입으려 하는 증세를 치료한다.

처방 계지(桂枝) 2돈, 황금(黃芩) • 건강(乾薑) 각 1돈반, 작약(芍藥) • 감초(甘草) 각 1돈을 썰어서 1첩을 하여 대추 2개를 넣어 물로 달여 먹는다. 〈入門〉

※ 인삼양위탕(人蔘養胃湯)

효능 : 상한(傷寒)의 음증(陰症) 및 풍한(風寒)으로 외상(外傷)하고 생냉(生冷)에 내상(內傷)해서 증한(憎寒)하며 머리가 아프고 몸이 아픈 증세를 치료한다.

처방 창출(蒼朮) 1돈반, 진피(陳皮) • 후박(厚朴) • 반하제(半夏製) 각 1돈2푼반, 복령(茯苓) • 곽향(藿香) 각 1돈, 인삼(人蔘) • 초과(草果) • 감초구(甘草灸) 각 5푼을 썰어서 1첩을 지어 생강 3쪽과 대추 2개와 오매 1개를 넣어 물로 달여서 먹고 약간의 땀이 끈끈하게 나면 자연히 해산(解散)되고 또는 남은 열이 있으면 삼소음(蔘蘇飮)으로서 정성드려 고루 치료한다. 〈入門〉

※ 곽향정기산(藿香正氣散)

효능 : 상한음증(傷寒陰症)으로 머리가 아프고 몸이 아파서 겉과 속을 분간치 못하면 이 약으로써 경락(經絡)을 인도(引導)해서 변동되지 않도록 해야한다.

처방 곽향(藿香) 1돈반, 자소엽(紫蘇葉) 1돈, 백출(白朮) • 대복피(大腹皮) • 백복령(白茯苓) • 후박(厚朴) • 백지(白芷) • 진피(陳皮) • 반하제(半夏製) • 길경(桔梗) • 감초구(甘草灸) 각 5푼을 썰어서 1첩을 지어 생강 3쪽과 대추 2개를 넣어 물로 달여서 먹는다. 〈醫鑑〉

※ 불환금정기산(不換金正氣散)

효능 : 상한음증(傷寒陰症)으로 머리와 몸이 아프며 또는 한(寒)과 열(熱)이 왕래하는 증세를 치료한다.

처방 창출(蒼朮) 2돈, 후박(厚朴) • 진피(陳皮) • 곽향(藿香) • 반하(半夏) • 감초(甘草) 각 1돈을 썰어서 1첩을 지어 생강 3쪽과 대추 2개를 넣어 물로 달여 먹는다. 〈入門〉

※ 정양산(正陽散)

효능 : 음증상한(陰症傷寒)의 증세를 치료한다.

처방 마황(麻黃) 1돈반, 진피(陳皮) • 대황(大黃) • 생건강(生乾薑) • 육계(肉桂) • 작약(芍藥) • 부자포(附子炮) • 반하제(半夏製) • 감초구(甘草灸) 각 7푼, 오수유(吳茱萸) 5푼을 썰어서 1첩을 하여 생강 3쪽과 대추 2개를 넣어 물로 달여서 먹고 땀을 나게 한다. 〈本事〉

52. 상한표증(傷寒表症)일 경우

상한(傷寒)을 처음 앓을 때에 2~3일 지나면 머리가 아프고 몸이 아프며 몹시 차고 열이 나는 것은 모두 겉 증세이다. 〈局方〉

중경(仲景)이 태양병(太陽病)이라고 말한 것은 모두 겉 증세를 말함이니 열이 나고 몹시 차며 머리와 목이 아픈 것이다. 〈綱目〉

열이 나고 몹시 차며 온 몸이 아프고 맥(脈)이 뜨는 것은 겉 증세이니 겉 증세란 몹시 찬 증세를 말한다. 몹시 찬 것은 태양(太陽)에 들게되니 땀을 내어야 한다. 〈活人〉

목이 뻣뻣해서 궤궤〔几几 : 音수〕한 것은 태양의 겉증세가 되는 것이니 마치 날개 짧은 새가 날으려 해도 날지를 못하고 움직이면 먼저 그 머리와 목을 인신(引伸)하는 것과 같은 형상이다. 또 목과 등이 뻣뻣하면 움직이는 것이 같은 이치인 것이다. 〈明理〉

상한(傷寒)의 겉 증세가 마황행인음(麻黃杏仁飮)으로 많이 치료하고 한(寒)이 영(玲)을 상(傷)했을 때는 마황탕(麻黃湯)으로 치료하며 풍(風)이 위(衛)를 상(傷)했을 때는 계지탕(桂枝湯)으로 치료하고 차례로 열이 나는 데는 구미강활탕(九味羌活湯)으로 치료한다. 〈入門〉

겉 증세에는 향소산(香蘇散)과 십신탕(十神湯) • 인삼패독산(人蔘敗毒散) • 향갈산(香葛散) • 총백산(葱白散)

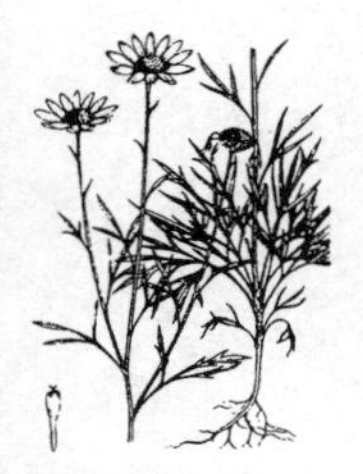
포천구절초

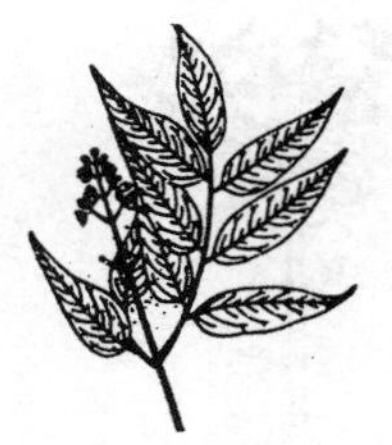
섬황벽

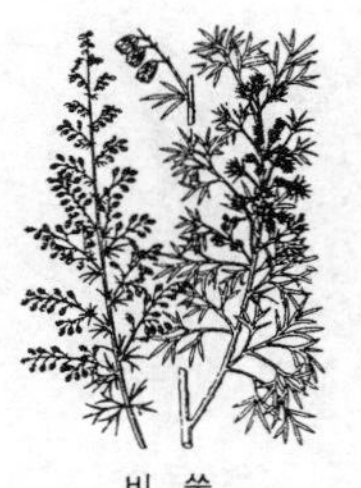
비 쑥

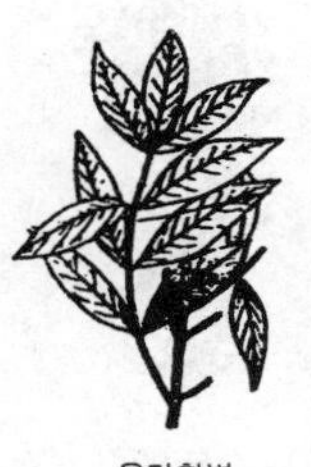
우단황벽

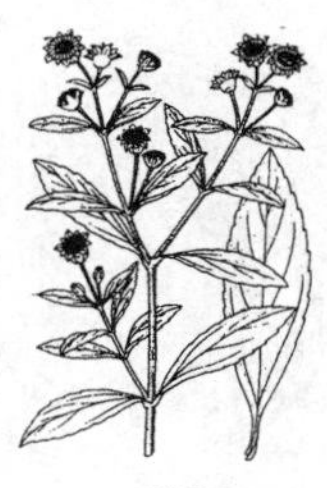
한련초

• 삼소음(蔘蘇飮) • 궁지향소산(芎芷香蘇散) • 소청용탕(小靑龍湯) • 신출산(神朮散) • 소풍백해산(消風百解散) 등으로 치료한다.

겉 증세에 땀이 나지 않으면 강활충화탕(羌活冲和湯)으로 치료하고 땀이 나는 증세에는 방풍충화탕(防風冲和湯)으로 치료하며 겉과 속이 풀리지 않을 때는 쌍해산(雙解散)으로 치료한다. 〈河間〉

※ 마황행인음(麻黃杏仁飮)

효능 : 상한태양경(傷寒太陽經)에 열이 있고 몹시 차며 머리가 아프고 땀이 나지 않으며 맥(脈)은 뜨고 긴(緊)한 증세를 치료한다.

처방 마황(麻黃) • 길경(桔梗) • 전호(前胡) • 황금(黃芩) • 진피(陳皮) • 반하제(半夏製) 각 1돈, 행인(杏仁) • 세신(細辛) 각 8푼, 방풍(防風) 7푼, 감초(甘草) 4푼을 썰어서 1첩을 지어 생강 3쪽을 넣어 물로 달여서 먹는다. 〈入門〉

※ 향소산(香蘇散)

효능 : 4계절의 상한(傷寒)으로 머리가 아프고 신동(身疼) 및 발열(發熱) • 오한(惡寒) 및 시행온역(時行瘟疫)의 증세를 치료한다.

처방 향부자(香附子) • 자소엽(紫蘇葉) 각 2돈, 창출(蒼朮) 1돈반, 진피(陳皮) 1돈, 감초구(甘草炙) 5푼을 썰어서 1첩을 지어 생강 3쪽, 파 2뿌리를 넣어 물로 달여서 먹는다. 〈入門〉

※ 궁지향소산(芎芷香蘇散)

효능 : 상한(傷寒)과 상풍(傷風)의 겉 증세에 머리와 목이 강해지고 뼈마디가 아프며 음(陰)과 양(陽)을 분간하지 못하는데 치료한다.

처방 향부자(香附子) • 자소엽(紫蘇葉) 각 2돈, 창출(蒼朮) 1돈반, 진피(陳皮) • 천궁(川芎) • 백지(白芷) 각 1돈, 감초(甘草) 5푼을 썰어서 1첩을 지어 생강 3쪽, 대추 2개를 넣어 물로 달여서 먹는다. 〈得効〉

※ 십신탕(十神湯)

효능 : 풍한(風寒)을 양감(兩感)해서 머리가 아프고 한열해서 땀이 나지 않는 증세를 치료한다.

처방 향부자(香附子) • 자소엽(紫蘇葉) • 승마(升麻) • 적작약(赤芍藥) • 마황(麻黃) • 진피(陳皮) • 천궁(川芎) • 건갈(乾葛) • 백지(白芷) • 감초(甘草) 각 1돈을 썰어서 1첩을 지어 생강 3쪽과 파 2뿌리를 넣어 물로 달여서 먹는다. 〈入門〉

※ 인삼패독산(人蔘敗毒散)

효능 : 상한(傷寒)과 시기(時氣)로 열이 나고 머리가 아프며 목이 뻣뻣하고 사지가 번통(煩痛)하는 것과 상풍해서 기침을 하고 코가 막히고 말소리가 무거운 증세를 치료한다.

처방 강활(羌活) • 독활(獨活) • 시호(柴胡) • 지각(枳殼) • 길경(桔梗) • 천궁(川芎) • 적복령(赤茯苓) • 인삼(人蔘) • 감초(甘草) 각 1돈을 썰어서 1첩을 지어 생강 3쪽과 박하(薄荷) 약간을 넣어 물로 달여서 먹는다. 〈醫鑑〉

이 처방에다 천마(天麻)와 지골피(地骨皮)등분을 더하여 인삼강활산(人蔘羌活散)이 되고, 형개수(荊芥穗) • 방풍(防風)등분을 더하면 형방패독산(荊防敗毒散)이라고 한다.

※ 향갈산(香葛散)

효능 : 상한(傷寒)에 음양(陰陽)의 양감(兩感)을 구별할 것 없이 머리가 아프고 한열(寒熱)하는 증세를 치료한다.

처방 창출(蒼朮) • 자소엽(紫蘇葉) • 백작약(白芍藥) • 향부자(香附子) • 승마(升麻) • 건갈(乾葛) • 진피(陳皮) 각 1돈, 천궁(川芎) • 백지(白芷) • 감초(甘草) 각 5푼을 썰어서 1첩을 지어 생강 3쪽과 파 2뿌리 고(豉) 7알을 넣어 물로 달여서 먹는다. 〈得効〉

※ 총백산(葱白散)

효능 : 4계절의 상한(傷寒)과 상풍(傷風)으로 머리가 아프고 몸에 열이 있으며 번갈(煩葛)하는 증세를 치료한다.

처방 마황(麻黃) 2돈, 창출(蒼朮) • 백지(白芷) • 천궁

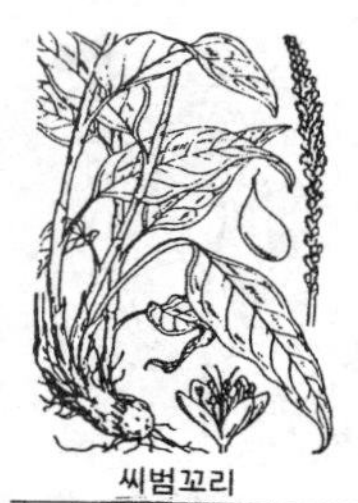
씨범꼬리

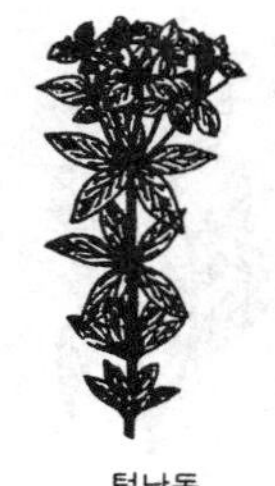
털낭독

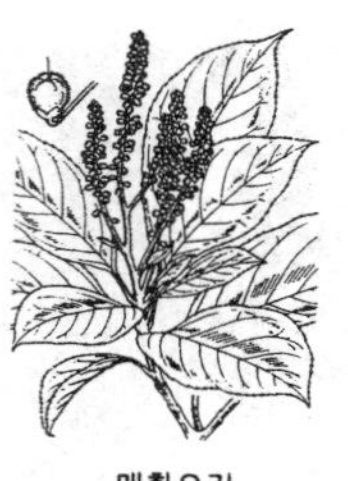
매화오리

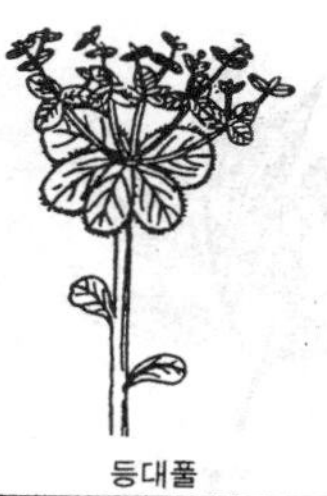
등대풀

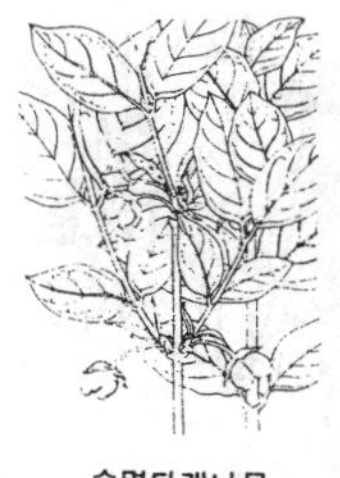
숫명다래나무

(川芎) 각 1돈반, 석고(石膏)·건갈(乾葛)·감초(甘草) 각 7푼반을 썰어서 1첩을 지어 생강 3쪽과 파 2뿌리를 넣어 물로 달여서 먹는다. 〈局方〉

※ 삼소음(蔘蘇飮)

효능 : 풍(風)과 한(寒)으로 감상(感傷)하여 머리가 아프고 열이 있으며 기침을 하고 또는 안으로 칠정(七情)때문에 담(痰)이 성하고 가슴이 가득차고 조열(潮熱)하는 증세를 치료한다.

처방 인삼(人蔘)·자소엽(紫蘇葉)·전호(前胡)·반하(半夏)·건갈(乾葛)·적복령(赤茯苓) 각 1돈, 진피(陳皮)·길경(桔梗)·지각(枳殼)·감초(甘草) 각 7푼반을 썰어서 1첩을 지어 생강 3쪽 대추 2개를 넣어 물로 달여서 먹는다. 〈易簡〉

※ 소청룡탕(小青龍湯)

효능 : 상한(傷寒)에 겉을 풀지 못하고 심하(心下)에 수기(水氣)가 있기 때문으로 건구역을 하며 기(氣)가 역하고 열이 나며 해수천식(咳嗽喘息)하는 증세를 치료한다.

처방 마황(麻黃)·작약(芍藥)·반하제(半夏製)·오미자(五味子) 각 1돈반, 세신(細辛)·건강(乾薑)·계지(桂枝)·감초구(甘草灸) 각 1돈반을 썰어서 1첩을 지어 물로 달여서 먹는데 이 탕을 먹으면 속기(氣)가 따뜻하고 수기(水氣)가 흩어지게 된다. 〈正傳〉

※ 신출산(神朮散)

효능 : 상한(傷寒)과 상풍(傷風)으로 머리가 아프고 몸이 아프며 몹시 차고 땀이 없는 증세를 치료한다.

처방 창출(蒼朮) 2돈, 형개(荊芥)·고본(藁本)·건갈(乾葛)·마황(麻黃)·감초구(甘草灸) 각 1돈을 썰어서 1첩을 지어 생강 3쪽과 파 2뿌리를 넣어 물로 달여서 먹는다. 〈集驗〉

※ 소풍백해산(消風百解散)

효능 : 풍한(風寒)을 감상(感傷)해서 머리가 아프며 비색(鼻塞)과 성중(聲重)한 증세를 치료한다.

처방 형개(荊芥)·창출(蒼朮)·백지(白芷)·진피(陳皮)·마황(麻黃) 각 1돈, 감초(甘草) 5푼을 썰어서 1첩으로 지어 생강 3편과 파 2뿌리를 넣어 물로 달여서 먹는다. 〈入門〉

※ 쌍해산(雙解散)

효능 : 상한(傷寒)의 속과 겉이 안풀리는 증세를 치료한다.

처방 활석(滑石) 3돈, 감초(甘草) 1돈, 석고(石膏)·황금(黃芩)·길경(桔梗) 각 7푼, 방풍(防風)·당귀(當歸)·적작약(赤芍藥)·대황(大黃)·마황(麻黃)·박하(薄荷)·연교(連翹)·망초(芒硝)·형개(荊芥)·백지(白芷)·치자(梔子) 각 5푼을 썰어서 1첩을 지어 생강 3쪽과 파 2뿌리와 콩자반 반홉을 넣어 같이 달여서 먹는다. 이 처방은 즉 익원산(益元散)과 방풍통성산(防風通聖散)의 합한 약인 것인데 익원산(益元散)은 속을 통하고 통성산(通聖散)은 겉을 흩어주니 둘이 그에 모두 적당한 것을 얻은 것이다. 〈河間〉

53. 상한이증(傷寒異症)일 경우

상한(傷寒)에 속이 더운 것은 불로써 훈증하는 것과 같고 안에서 겉에 이르니 오직 내리는 방법일 뿐이다. 〈入門〉

열이 일어나서 땀이 나며 몹시 차지 않고 오히려 몹시 더운 것은 바로 양명(陽明)의 겉 증세이니 마땅히 내려야 한다.

양명(陽明)의 병은 위(胃)가 실(實)한 것이니 위(胃)가 실(實)하면 조열(潮熱)하고 헛소리를 하게 되니 승기탕(承氣湯)으로 복용해야 한다. 〈明理〉

양명병(陽明病)에 조열(潮熱)하고 대변을 보지 못하며 6~7일 되면 조시(燥屎)가 될 염려가 되는데 그것을 알려고 하면 소승기탕(少承氣湯)을 약간 써서 시기(屎氣)를 조종해 보아서 조시(燥屎)가 조종되지 않으면 조분(燥糞)이 없는 것이니 치는 약으로 치료하지 않아야 한다. 치면 가득차게 되니 먹지를 못하게 된다. 〈仲景〉

열이 일어나고 땀이 나며 몹시 차지 않고 오히려 몹시 더운 것은 겉에 드는 것이니 즉 양명증(陽明症)이 되며 땀을 낸 뒤에 몹시 차지 않고 단시 몹시 더운 것은 위(胃)가 실(實)한 것이니 조위승기탕(調胃承氣湯)을 사용한다. 〈仲景〉

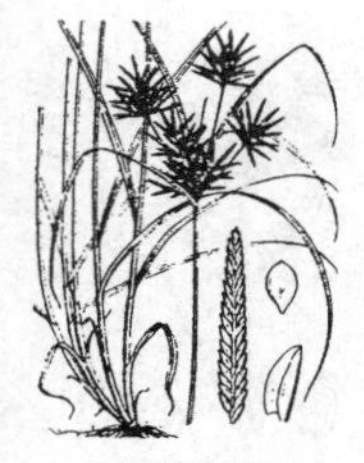
드렁방동사니

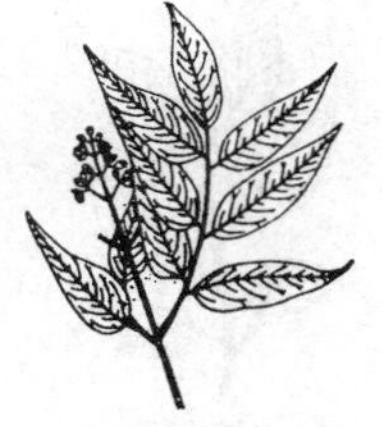
홀둥대풀

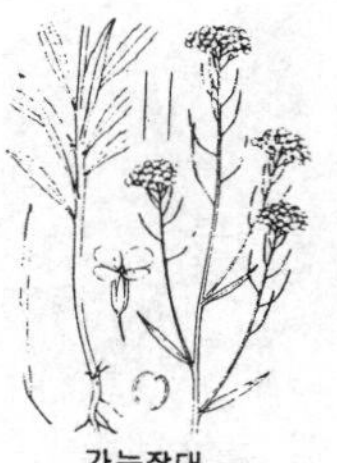
가는장대

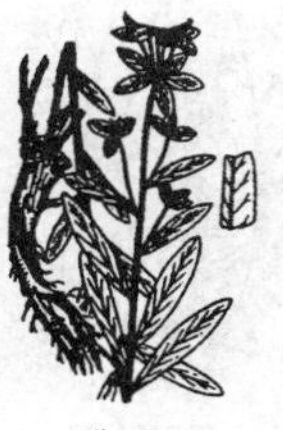
대 극

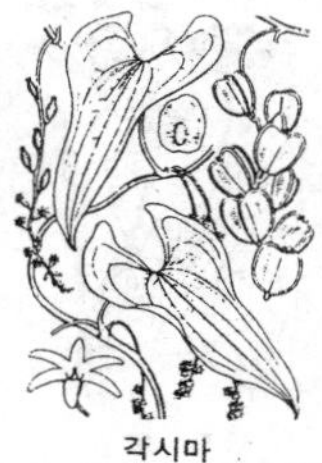
각시마

대시호(大柴胡)와 삼승기(三承氣)는 열사(熱邪)가 속에 전하는 것을 친다. 〈丹心〉

내리는 약은 대승기탕(大承氣湯)이 제일 긴요(緊要)한 것이고, 소승기탕(小承氣湯)이 그 다음가며, 조위승기탕(調胃承氣湯)이 또 그 다음 가며, 대시호탕(大柴胡湯)이 또 그 다음이 되는 것이다. 〈東垣〉

혹시 몹시 차지 않고 오히려 몹시 더우며 목이 마르지 않고 헛소리 하며 배가 가득하고 헐떡거리며 손과 발에 끈끈한 땀이 나며 속히 내려 주어야 하니 대승기탕(大承氣湯)으로 치료하고 혹시 사(邪)가 깊이 들지 않으면서 조시(燥屎)가 있을 염려가 되고 소복(小腹)이 아프게 되니 소승기탕(小承氣湯)으로 치료해서 써서 약간 위기(若干胃氣)가 온화하게 할 것이며, 크게 설사(泄瀉)해서는 안되는 것이고, 또한 몹시 차지 않고 단지 실(實)하면 위기(胃氣)를 온화하게 해야만 되니 조위승기탕(調胃承氣湯)으로 주로 치료를 한다. 〈東垣〉

위에서와 같이 3가지 방법을 착오없이 사용해야 하는데 혹시 착오가 있으면 없는 것을 나게 하고 있는 것을 잃어버리게 되는 것이다. 가령 조위승기탕(調胃承氣湯)에 대승기탕(大承氣湯)으로 치료하면 낫게 된 뒤에도 원기(元氣)가 회복이 안되니 기약(氣藥)으로써 범(犯)한 때문이며, 또한 대승기탕증(大承氣湯症)에 조위승기탕(調胃承氣湯)으로 치료하면 나은 뒤에도 정신이 멍청하고 쾌활하지 못하니 무기(無氣)한 약을 썼기 때문이며, 승기탕증(承氣湯症)에 대승기탕(大承氣湯)으로 치료하면 설사가 그치지 않고 변해서 허가 되게 되는 것이다. 어떤 사람이 이 세 처방을 합해서 한 처방문을 만들어 가지고 31승기탕(三一承氣湯)이라고 이름을 한 것은 중경(仲景)의 본뜻을 잊어 버린 것이다. 〈綱目〉

겉 증세에는 내려야 하니 삼일승기탕(三一承氣湯)과 육일순기탕(六一順氣湯)및 도씨황용탕(陶氏黃龍湯)으로 치료한다.

※ 소승기탕(小承氣湯)

효능 : 상한(傷寒)의 겉 증세가 약간의 열이 있고 약간 실(實)하여 약간 찬 증세는 마땅히 천천히 내려야 하니 이 처방으로 치료한다.

처방 대황(大黃) 4돈, 후박(厚朴)·지실(枳實) 각 1돈 반을 썰어서 1첩을 지어 물로 달여서 먹는다. 〈入門〉

※ 대승기탕(大承氣湯)

효능 : 상한(傷寒)의 겉 증세에 대열(大熱)과 대실(大實)및 대만(大滿)한 것을 빨리 내려야 한다.

처방 대황(大黃) 4돈, 후박(厚朴)·지실(枳實)·망초(芒硝) 각 2돈을 썰어서 1첩을 하여 물 큰 잔으로 2잔에 먼저 지(枳)와 박(朴)을 달여서 1잔쯤 되거든 대황(大黃)을 넣어 7푼쯤 되게 달이고 찌꺼기는 버린 뒤에 초(硝)에 넣어 다시 한번 끓여서 따뜻하게 해서 먹는다. 〈入門〉

※ 조위승기탕(調胃承氣湯)

효능 : 상한(傷寒)의 겉 증세에 대변이 굳게 마르고 소변이 붉으며 헛소리하고 조열(潮熱)하는 증세를 치료한다.

처방 대황(大黃) 4돈, 망초(芒硝) 2돈, 감초(甘草) 1돈을 썰어서 1첩을 지어 먼저 대황(大黃)과 감초(甘草)를 달여서 반쯤 되거든 찌꺼기는 버리고 망초(芒硝)를 넣어 다시 한번 끓여서 따뜻하게 해서 먹는다. 〈入門〉

삼초(三焦)의 병든 것을 잘 분간해서 삼승기(三承氣)를 치료할 것이고 혹시 삼초(三焦)가 상(傷)했으면 비(痞)·만(滿)·조(燥)·실(實)·견(堅)이 겸해 있으니 대승기(大承氣)로 치료해야 하는데 대황(大黃)은 열을 씻고 탱자 열매는 실(實)을 사(瀉)하며 후박(厚朴)은 비를 소멸(消滅)시키고, 망초(芒硝)는 마른 것을 윤하게 하며 견(堅)을 연하게 하는 것이고, 또한 상초(上焦)가 상(傷)한 것은 비(痞)·만(滿)·실(實)은 있고 조(燥)와 견(堅)은 없는 것이니 소승기탕(小承氣湯)으로 치료해야 하는데 후박(厚朴)은 비(痞)를 소멸(消滅)시키고 지실(枳實)은 만(滿)이 없고 조(燥)와 실(實)이 있는 것이니 조위승기탕(調胃承氣湯)으로 치료하는데 대황(大黃)은 열을 씻고 망초(芒硝)는 마른 것을 윤(潤)하게 하며, 견(堅)을 연(軟)하게 하고 감초(甘草)는 속을 온화하게 하는 것이다.

※ 대시호탕(大柴胡湯)

효능 : 상한병(傷寒病)의 소양(少陽)이 전변(轉變)해서 양명(陽明)에 들면 몸에 열이 있고 몹시 차갑지 않으면 오히려 몹시 더워서 대변이 굳고 소변이 붉으며 헛소리하고 배가 부르며 조열(潮熱)하는 증세를 치료한다.

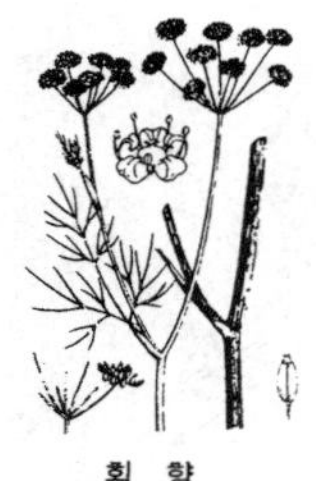
회 향

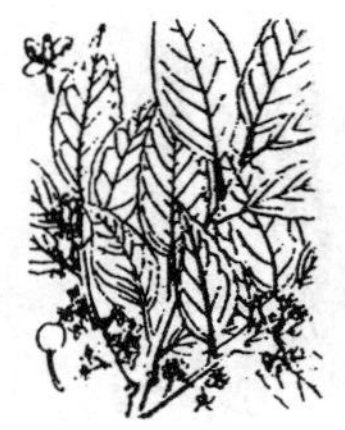
나도광나무

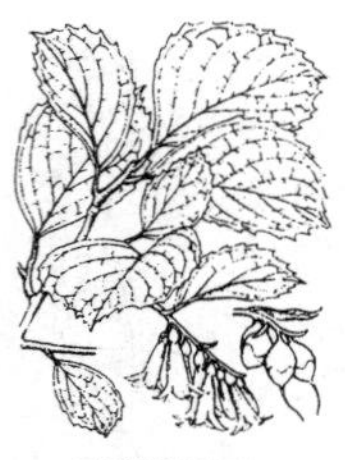
좀쪽동백나무

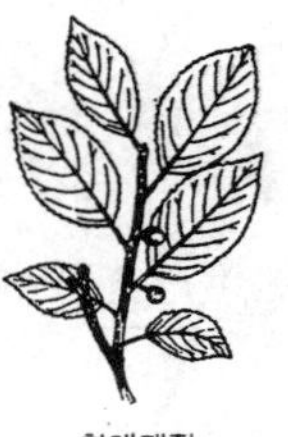
청대팻집

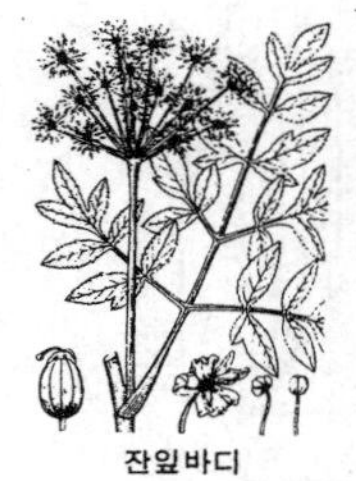
잔잎바디

처방 시호(柴胡) 4돈, 황금(黃芩)・작약(芍藥) 각 2돈반, 대황(大黃) 2돈, 지실(枳實) 1돈반, 반하(半夏) 1돈을 썰어서 1첩을 지어 생강 3쪽과 대추 2개를 넣어 물로 달여서 먹는다. 〈正傳〉

소시호탕(小柴胡湯)은 인삼(人蔘)・감초(甘草)를 빼고 작약(芍藥)・대황(大黃)・지실(枳實)을 더한 것이니 작약(芍藥)으로써 밑으로 태음(太陰)을 편하게 해서 사기(邪氣)가 들어가지 못하도록 하고 대황(大黃)으로 지도(地道)의 불통(不通)을 치료하며 지실(枳實)로써 심하(心下)의 비민(痞悶)을 없애주는 것이다. 〈海藏〉

※ 삼일승기탕(三一承氣湯)

효능 : 상한(傷寒)으로 잡병(雜病)이 속에 깊이 들어가서 대소변이 통하지 않는 증세를 치료한다.

처방 감초(甘草) 3돈, 대황(大黃)・후박(厚朴)・지실(枳實)・망초(芒硝) 각 1돈반을 썰어서 1첩을 지어 생강 3쪽을 넣고 달여서 반쯤 되거든 찌꺼기는 버리고 망초(芒硝)를 넣어 다시 한번 끓여서 따뜻하게 해서 먹는다. 〈得効〉

※ 육일순기탕(六一順氣湯)

효능 : 상한(傷寒)의 열사(熱邪)가 속으로 전해서 대변(大便)이 맺혀서 실(實)하고 입이 마르며 목구멍이 마르고 헛소리를 하며 발광(發狂)하고 조열(潮熱)하며 저절로 땀이 나고 흉복(胸腹)이 가득차고 아픈 증세 등을 치료하는데 대・소조위(大・小調胃)와 삼일승기(三一承氣)및 대시호(大柴胡)와 대함흉탕(大陷胸湯)등을 대신으로 치료하는 특효한 처방이 된다.

처방 대황(大黃) 2돈, 지실(枳實)・후박(厚朴)・망초(芒硝)・시호(柴胡)・황금(黃芩)・작약(芍藥)・감초(甘草) 각 1돈을 썰어서 1첩을 지어 생강 3쪽을 넣어 물로 달이고 반쯤 되거든 찌꺼기는 버린 다음 철수수〔鐵銹水 : 쇠의 녹물〕 3수저를 넣어서 고루 먹는다. 〈入門〉

※ 도씨황용탕(陶氏黃龍湯)

효능 : 열사(熱邪)가 속에 전해서 위(胃)속에 조분(燥糞)이 맺히고 심하(心下)가 굳어서 아프며 맑은 물을 그대로 내리는 증세를 치료한다.

처방 대황(大黃) 2돈, 망초(芒硝) 1돈반, 지실(枳實)・후박(厚朴) 각 1돈, 인삼(人蔘)・당귀(當歸)・감초(甘草) 각 5푼을 썰어서 1첩을 지어 생강 3쪽과 대추 2개를 넣어 달여서 먹는다. 〈入門〉

54. 상한의 반표(半表)・반리(半裏)증일 경우

반은 겉과 속에 있는 것을 분간하기가 아주 어려운 병인데 몸의 앞과 뒤를 말하는 사람도 있고 몸의 위와 아래를 말하는 사람도 있으며 태양(太陽)과 양명(陽明)의 사이를 말하는 사람도 있으니 몸의 뒤가 태양(太陽)이 되고 몸의 앞이 양명(陽明)이 되면 소양이 가운데 있어서 한열(寒熱)을 정해질 도리가 없으니 이것은 몸의 앞뒤를 표준해서 말하는 것이다. 소시호탕(小柴胡湯)이 소양(少陽)의 반은 겉과 반은 속의 증세를 치료한다. 방광(膀胱)의 한수(寒水)가 양명조금(陽明燥金)에 근접해서 물이 많으면 차게 되고 조(燥)가 많으면 더우며 또한 한(寒)과 열(熱)이 왕래하니 오령산(五苓散)이 방광(膀胱)의 반은 겉과 반은 속인 것을 분리하고 이중탕(理中湯)이 토사(吐瀉)의 위와 아래를 정하지 못하는 반은 겉과 반은 속인 증세를 치료한다. 〈入門〉

열이 일어나면서 맥(脈)이 잦고 가늘며 머리가 아픈 증세는 반은 겉과 반은 속에 드는 것이니 곧 소양증(少陽症)을 말한다. 〈仲景〉

상한(傷寒)의 겉 증세는 마땅히 땀을 내어야 하고 속 증세는 내려야 하는 것은 바꿀 도리가 없는 원칙이 된다. 그러나 가령 맥(脈)이 뜨고 크면 이것은 겉 증세인데 마땅이 땀을 내야 하고 또한 열을 내고 번갈(煩渴)하며 소변이 붉으면 마땅히 내려야 하는데 이것은 겉과 속이 함께 나타나는 증세이니 쌍해탕(雙解湯)으로 주로 치료한다. 〈河間〉

가령 대변을 6~7일 동안 보지 못하고 머리가 아프며 몸에 열이 있으면 이것은 속 증세이고, 또 소변이 맑게 흐르면 속에 있지 않고 겉에 있는 것을 안다면 마땅히 땀을 내어야 하니 이 2가지 증세가 같이 나타나면 계지탕(桂枝湯)으로 치료한다. 〈河間〉

가령 심하(心下)가 답답하고, 음식을 먹지 못하며 대변이 굳어있고 맥(脈)이 잠기고 촘촘하면 이것은 속 증세이

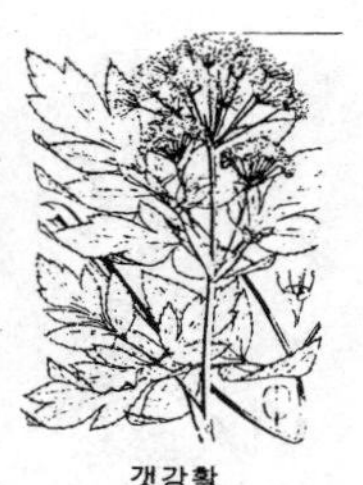
갯강활

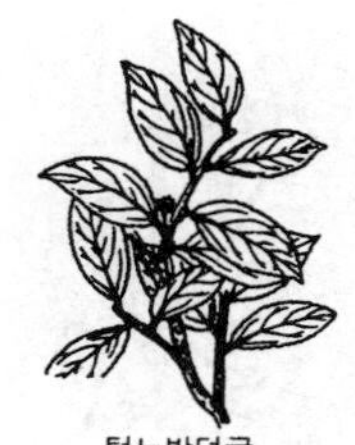
털노방덩굴

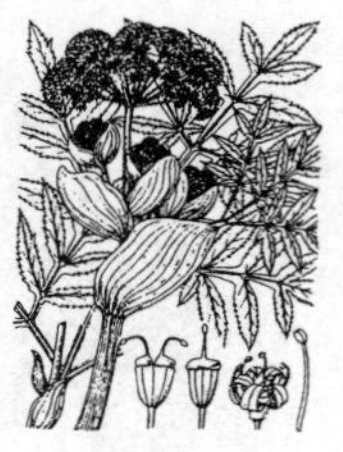
구릿대

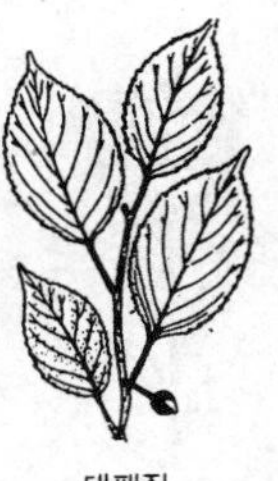
대팻집

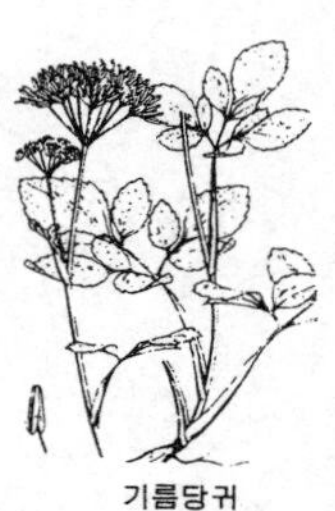
기름당귀

니 마땅히 내려야 하며 또한 머리에 땀이 나고 약간 악한(若干惡寒)하고 손과 발이 냉각(冷却)하면 마땅히 땀을 내어야 하는데 이것은 반은 겉과 반은 속이므로 소시호탕(小柴胡湯)이 주로 치료를 한다. 〈河間〉

표리(表裏)와 내외(內外)가 같이 열이 있는 증세를 치료하는데 겉에 있는 것은 맥(脈)이 뜨고 머리가 아프며 악한(惡寒)과 악풍(惡風)하고 속에 있는 것은 헛소리를 하며 또는 손을 날치고 발을 던지면 속 증세가 벌써 급하게 된 것인데, 내리려고 할 때 겉 증세가 오히려 남아있는 것은 대시호탕(大柴胡湯)으로 함께 치료한다. 〈海藏〉

상한(傷寒)은 대체(大體)로 겉과 속을 구분해야 하는데 혹시 겉과 속을 분별하지 못하고 땀을 나게하며 내리는 것을 잘못하면 상공(上工)이 되지 않는 것이다. 또한 열을 내리는 데 몸이 더워도 목이 마르지 않으면 겉이 되면서 열이 있는 것이니, 소시호(小柴胡)에 계지(桂枝)를 더해서 치료하고 궐역(厥逆)하고 맥(脈)이 미끄러우면 속이 되면서 열이 있는 것이니 백호탕(白虎湯)에 인삼(人蔘)을 더해서 치료한다.

대부분 수기(水氣)로써 건구역을 하고 약간 설사 하며 열이 나면서 기침하는 것은 겉의 증세에 물이 있는 것이니 소청용탕(小青龍湯)으로 주로 치료할 것이며, 몸이 서늘하면서 겉 증세의 기침을 그치고 갈비 밑이 아프고 아프면 속 증세의 물이 있는 것이니 십조탕(十棗湯)이 주로 치료하고 대부분 몹시 차가우나 열이 있으면서 몹시 찬 것은 양(陽)에서 일어난 것이니 마황(麻黃)과 계지(桂枝) 및 소시호(小柴胡)가 주로 치료하고 열이 없으면서 몹시 찬 것은 음(陰)에서 일어난 것이니 부자탕(附子湯)과 사역탕(四逆湯)이 주로 치료하고 대부분 온몸이 몹시 아픈 것인데 맥(脈)이 뜨고 열이나고 머리가 아프며 온몸이 아픈 증세는 겉을 못풀어서 그러한 것이니 마황탕(麻黃湯)이 주로 치료하고 맥(脈)이 잠기며 저절로 새고 온몸이 아프게 되는 것은 속이 온화하지 못한 것이니 사역탕(四逆湯)이 주로 치료한다. 〈海藏〉

55. 상한 음궐(傷寒 陰厥)일 경우

궐(厥)이란 증세는 손과 발이 역냉(逆冷)한 것인데 수족(手足)의 지두(指頭)가 약간 차가운 것은 청(青)이라 해서 이 질환은 가벼운 증세에 드는 것이다. 〈活人〉

음궐(陰厥)이란 것은 처음 일어날 때에 사지(四肢)가 역냉(逆冷)하고 맥이 잠기고 가늘면서 촘촘하지 않고 발이 경련(痙攣)하며 눕게 되면 몹시 차고 또는 옷을 찾아 두껍게 입으며 물을 안 마시고 또는 곡물을 그대로 설사하며 또는 청변(清便)을 자조(自調)하는 데 겉의 증세는 깨달으면서 조용한데는 사역탕(四逆湯)과 통맥사역탕(通脈四逆湯)및 당귀사역탕(當歸四逆湯)으로 치료한다. 〈活人〉

음궐(陰厥)이란 머리가 아픈 것과 몸에 열이 없고 토하며 설사를 해도 목이 마르지 않고 몸을 오므리며 누워있고 손과 발이 모두 냉한데 이것은 궐음(厥陰)의 주장하는 것으로써 음양(陰陽)의 기(氣)가 서로 이어 닿지 않아서 그러한 증세이다. 대음궐(大陰厥)로 손과 발의 지두(指頭)가 약간(若干)찬 증세는 이중탕(理中湯)으로 치료하고, 소음궐(少陰厥)에 정강이가 차고 발이 냉하며 심하면 손에서 팔까지와 발에서 무릎까지가 냉(冷)한 증세는 사역탕(四逆湯)으로 치료하고 궐음증(厥陰症)에 온몸이 모두 차가운 것은 당귀사역탕(當歸四逆湯)으로 치료하며 궐역(厥逆)하면서 번조(煩燥)하는 증세는 치료하지 못한다. 〈入門〉

소변이 잦으며 약간(若干)•오한(惡寒)하는 것은 양기(陽氣)가 부족한 것이고, 심(心)이 번거롭고 발이 굽는 것은 양기(陽氣)가 부족한 것이다. 〈入門〉

궐음증(厥陰症)으로 사지(四肢)가 궐냉(厥冷)하고 맥(脈)이 잠기고 느려서 누르면 힘이 없는 것은 음증(陰症)인데 마땅히 따뜻하게 해주어야 하니 사역탕(四逆湯)을 사용한다. 〈海藏〉

음궐(陰厥)에 손톱이 항상 냉(冷)하고 발이 굽고 누워 있으며 목이 마르지 않고 청변(清便)이 여상(如常)한데 겉의 증세는 성성(惺惺)하다. 〈得効〉

56. 상한 양궐(傷寒陽厥)일 경우

양궐(陽厥)이란 처음 병이 일어나면 몸에 열이 나고 머리가 아프며 밖에는 양증(陽症)이 있어서 4~5일이 지나면서 드디어 궐(厥)이 일어나며 궐(厥)이 반나절이 되면 갑자기 몸이 차지는데 대개 열기(熱氣)가 깊으면 궐(厥)을 일어나게 하는 것이다. 만약 작은 궐이면서 열이 나는 것은 열(熱)이 깊은 이유이다. 또는 물을 자주 마시고 결(結)하며 소변이 붉으면 겉의 증세인데 혼궤(昏憒)한 것이 많은 것은 승기탕(承氣湯)과 백호탕(白虎湯)을 증세에 비추어서 써야 한다. 〈活人〉

이 밑에 나열된 사역〔四逆 : 사지(四肢)의 궐역(厥逆)〕

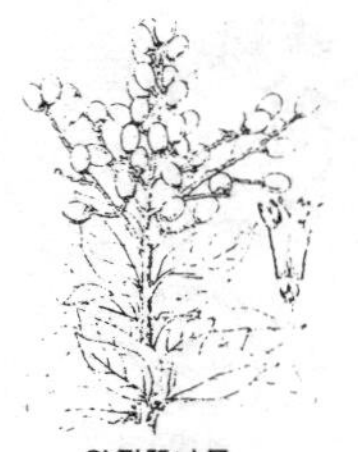
왕쥐똥나무

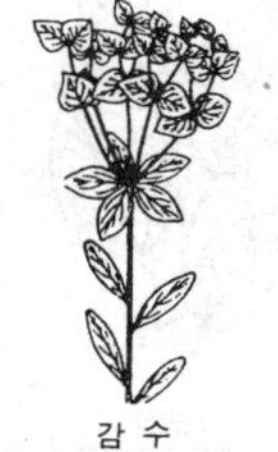
감 수

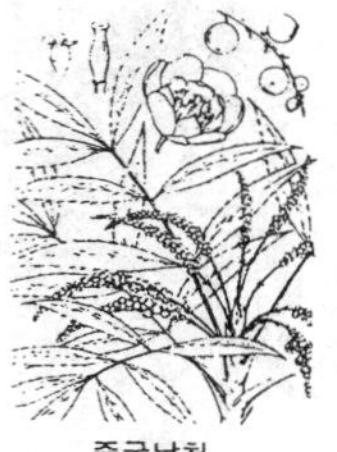
중국남천

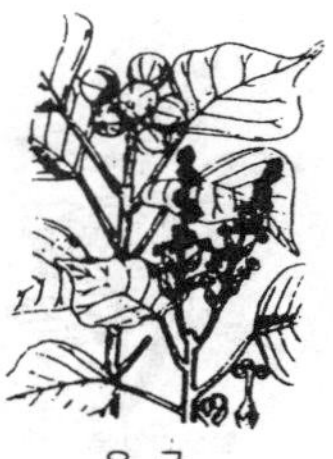
오 구

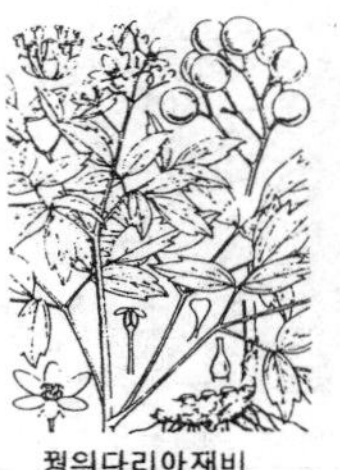
꿩의다리아재비

이 나타나는 것은 하혈(下血)을 많이 하기 때문에 기(氣)가 통하지 않고 사지(四肢)가 궐역(厥逆)하는 것인데 의원들이 모르고 음궐(陰厥)인가 의심해서 열약(熱藥)을 사용하게 되니 이것은 대단히 위험한 화를 불러 들이는 것이다. 대개 열궐(熱厥)에 맥(脈)이 잠기고 숨어서 미끄러운 것은 손이 비록 냉(冷)해도 가끔 손톱이 따뜻하니 승기탕(承氣湯)으로 내려야 한다. 〈活人〉

궐음증(厥陰症)으로 사지(四肢)가 역냉(逆冷)하고 손톱이 파래지며 맥(脈)이 잠기고 질(疾)한데 눌러서 힘이 있으면 양(陽)이 되니 대승기탕(大承氣湯)으로 내려야 한다. 〈海藏〉

양궐(陽厥)이란 궐(厥)하기 전에 머리가 아프며 몸에 열이 나고 양사(陽邪)가 깊이 들어가 속에 숨어 있다가 뒤에 궐(厥)을 일으키고 약간(若干) 궐(厥)한 지 반나절 만에 갑자기 열이 나고 열이 밑으로 내려가면 배가 아프고 설사하면 피고름을 대변과 같이 하며 혹시 피로 대변을 못하면 열기(熱氣)가 위로가서 틀림없이 후비(喉痺)가 되는 것이다. 〈入門〉

상한(傷寒)으로 사(邪)가 삼양(三陽)에 있으면 사지(四肢)가 열이 있고 반은 겉과 반은 속이 되다가 태음(太陰)으로 옮기면 사(邪)가 차차 속으로 들어가기 때문에 사지(四肢)가 따뜻하고 소음(少陰)과 궐음(厥陰)에 옮겨서 사(邪)가 깊이 들어가며 속에 숨게되면 사지(四肢)가 궐냉(厥冷)하는 것이다. 그러나 먼저 열때문에 뒤에 궐(厥)하는 것은 경(經)에 전한 열궐(熱厥)이니 가벼우면 사역탕(四逆湯)으로 치료하고 무거우면 대시호승기탕(大柴胡承氣湯)으로 내려야 한다. 〈入門〉

열궐(熱厥)에 맥(脈)이 잠겨 숨고 미끄러우면 머리 위에 땀이 나고 손바닥 따뜻하며 손가락 끝이 따뜻해도 내려야 하는 것이다. 〈入門〉

57. 음양궐(陰陽厥)의 경중(輕重)일 경우

상한(傷寒)이 4~5일이 되면서 궐(厥)하는 것은 반드시 열이 나고 열을 먼저하면 뒤에 또 궐(厥)을 일으키며 궐(厥)이 무거우면 열이 또한 깊고 궐(厥)이 적으면 열(熱)이 또한 적은 것이다. 〈仲景〉

상한(傷寒)으로 열이 나서 4일만에 궐(厥)하고 또 3일을 지나서 궐(厥)이 적고 열이 많으면 그 병이 저절로 낫는 것이다. 〈仲景〉

상한병(傷寒病)에 궐(厥)을 5일동안 하고 열도 또한 5일간 하면 6일만에는 다시 궐(厥)이 재발(再發)되는 것인데 만일 궐(厥)을 재발하지 않으면 저절로 낫는 것이니 궐(厥)이 5일을 지나지 못하고 열도 5일을 지나지 못하면 염려할 것이 없는 것이다. 〈仲景〉

열(熱)이 많으면서 궐(厥)이 적은 것은 낫기가 쉽고 궐이 많으면서 열(熱)이 적은 것은 낫기가 쉽지않은 것이다. 〈入門〉

58. 음양궐(陰陽厥)을 분별 할 경우

음양(陰陽)의 2궐(二厥)은 맥(脈)이 모두 잠기므로 당분간 하기가 힘드는 것이다. 그러나 음궐(陰厥)은 맥이 잠기면서 느리고 약하며 양궐(陽厥)은 맥(脈)이 잠기면서 숨게 되고 미끄러운 구별이 있으며 또한 양궐(陽厥)은 손가락과 손톱이 가끔 한번씩 따스하고 음궐(陰厥)은 계속 냉(冷)한 것이다. 〈得効〉

만약 양음(陽陰)의 구분을 못하면 매일 이중탕(理中湯)을 써서 시험해 보는 방법이 있으니 양궐(陽厥)이면 열이 생기고 음궐(陰厥)이면 열이 없는 것이다. 〈得効〉

59. 궐(厥)에 장궐(臟厥)과 회궐(蚘厥)일 경우

조급(躁急)한 것이 잠시(暫時)도 정하지 않고 궐하는 것은 장궐(臟厥)이다. 〈活人〉

장궐(臟厥)이란 조급(躁急)한 증세가 조금도 쉬지 않고 가끔 열(熱)을 내는 것이니 7~8일이 지나면 맥(脈)이 작고 살이 차고 조(躁)하며 또는 토(吐)하고 또는 설사해서 잠시도 편안하지 못하니 이것은 궐음(厥陰)의 진장기(眞臟氣)가 다 된 것이니 장궐(臟厥)이라고 하는 것인데 중경(仲景)도 치료 방법이 없었다. 사역탕(四逆湯)을 차갑게 마셔서 구하고, 소음(少陰)이 궐(厥)해서 토와 설사를 하고 조(躁)를 일으키면 역시 치료를 못하니 삼미삼유탕(三味蔘萸湯)으로 구한다. 〈入門〉

조용했다가 다시 번조(煩躁)하고 벌레를 토(吐)하면서 궐(厥)하는 것은 회궐(蚘厥)이라고 하는 것인데 충문(蟲門)에 자세하게 설명이 나와있다. 〈活人〉

60. 궐(厥)이 사역(四逆)과 다를 경우

사역(四逆)이란 사지(四肢)가 차가운 증세이고, 궐(厥)이란 것은 손과 발이 역냉(逆冷)한 증세이다. 상한(傷寒)으로 사(邪)가 삼양(三陽)에 있으면 손과 발이 반

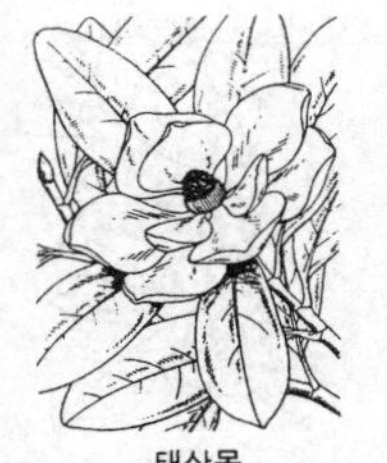
태산목

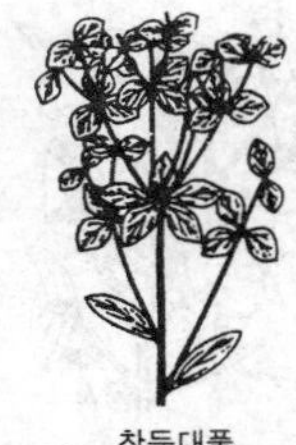
참등대풀

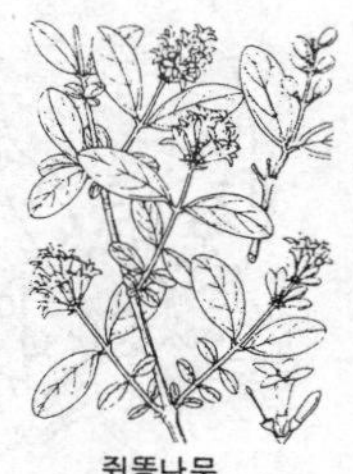
쥐똥나무

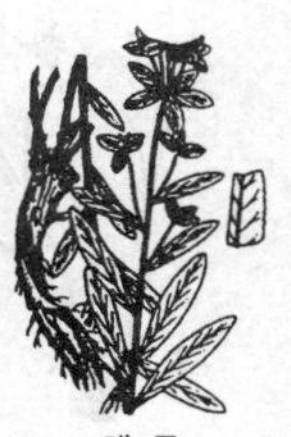
대 극

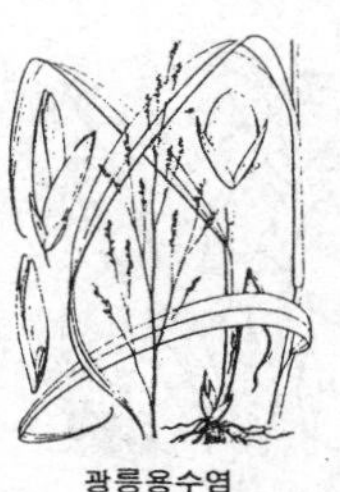
광릉용수염

드시 열이 있고 전해서 태음(太陰)에 닿으면 손발이 저절로 따뜻하고 소음(少陰)에 닿으면 사열(邪熱)이 점점 깊어지기 때문에 사지(四肢)가 역(逆)하고 더웁지 않으며 또한 궐음(厥陰)에 닿으면 손과 발이 궐냉(厥冷)하니 이것은 또한 역(逆)보다 더 심한 증세이다. 사역산(四逆散)은 차가운 약인데 사지(四肢)의 따뜻하지 않는 증세를 치료하고 사역탕(四逆湯)은 더운 약인데 한(寒)이 극(極)해서 역궐(逆厥)이 된 증세를 치료하는 처방이다. 사지(四肢)가 통해서 냉(冷)한 것이 손과 발의 독냉(獨冷)한 것보다 더 심한 증세인데 무릇 죽는 것은 사역(四逆)을 말하는 것이고 치료할 수 있는 것은 손과 발의 궐냉(厥冷)의 가볍고 무거운 것과 깊고 얕은 것을 알 수 있는 것이다. 대개 사지(四肢)가 차게 통하는 증세는 그 병이 무겁고 손과 발이 독냉(獨冷)한 것은 그 병이 가벼운 증세이니 사지(四肢)가 손과 발로 더불어 분별이 되는 증세는 사자(四字)를 역자(逆字)의 위에 붙이면 이것은 수(手)•족(足)과 비(臂)와 경(脛)의 이상을 통칭하는 것이며, 수족(手足) 2자(二字)로써 궐역(厥逆)이나 궐냉(厥冷) 위에 붙이면 이것은 단독으로 수족(手足)만 가리켜 말하는 것이니 대개 사역(四逆)이란 것은 사지(四肢)의 통냉(通冷)을 말하고, 궐(厥)은 수(手)•족(足)의 독냉(獨冷)을 말하는 것이다. 〈東垣〉

61. 상한음독(傷寒陰毒)일 경우

상한(傷寒)으로 삼음병(三陰病)이 깊으면 반드시 변해서 음독(陰毒)이 되는 것인데 그 증세는 사지(四肢)가 궐냉(厥冷)하고 토하고 설사하되 목이 마르지 않고 구부리고 조용히 누워 있으며 심하면 목구멍이 아프고 지껄이며 머리가 더 아프고 머리에 땀이 나며 안정(眼睛)이 안으로 아파서 밝은 빛을 보기를 싫어하고 입술과 얼굴 및 손톱이 검푸르며 손등에 식은 땀이 나게되고 심하(心下)가 굳어지며 제복(臍腹)이 아프고 몸이 두들겨 맞은 것 같고 외신(外腎)이 얼음처럼 차며 맥(脈)이 뼈에 붙어서 잡으면 있고 누르면 없어지니 감초탕(甘草湯)과 정양산(正陽散)으로 치료하고 양기(陽氣)가 조금 회복(回復)함에 따라서 번조(煩燥)한 것이 생기는 것은 반음단(返陰丹)과 복양단(復陽丹)으로 치료하고 차가운 약으로 치료하는 것은 금해야 한다. 〈入門〉

대개 이러한 증세는 얼굴이 푸르고 혀가 검으며 사지(四肢)가 궐냉(厥冷)해서 졸음이 많은 것이다. 〈入門〉

적음(積陰)이 밑에서 감동되면 미양(微陽)이 위에서 없어지기 때문에 그 증세는 사지(四肢)가 무겁게 잠기고 역냉(逆冷)하며 배가 아프고 목구멍이 이롭지 못하며 또는 심하(心下)가 가득차고 굳어지며 조갈(燥渴)이 되고 허한(虛寒)이 그치지 않으며 어떤 때에는 미친 말을 하고 손톱과 얼굴이 검푸르고 육맥(六脈)이 잠기고 가늘며 일식(一息)에 7지(七至)하니 속히 기해(氣海)와 관원(關元)을 각각 200~300장 뜸을 하되 손과 발의 온난(温煖)한 것을 보아서 효(効)를 삼고 환양산(還陽散)과 퇴음산(退陰散)을 복용한다. 〈本事〉

음독(陰毒)의 잠김과 어려운 증세에 6맥(六脈)이 뼈에 붙여서 취하면 있고 누르면 없어지며 1식(一息)에 팔지기상(八至己上)이 되고 또는 헤아리지 못할 정도로 놀게 되니 이렇게 되면 약이(藥餌)가 효력을 나타내지 못하는 것이다. 배꼽 밑을 200~300장 뜸하고 다시 환양산(還陽散) 등 더운 약으로 돕는데 만약 손과 발이 완화하지 않으면 치료하지 못하게 된다. 〈本事〉

상한음독(傷寒陰毒)의 병이 얼굴이 푸르고 두들겨 맞은 것처럼 몸이 아프고 목구멍이 아픈 것은 5일이면 치료할 수 있고, 7일이 되면 치료를 못하니 감초탕(甘草湯)으로 주로 치료한다. 〈仲景〉

음독(陰毒)에는 마땅히 정양산(正陽散)과 부자산(附子散)•백출산(白朮散)•회양구급탕(回陽救急湯)•울제법(熨臍法)등으로 치료한다.

한 사람이 상한(傷寒)으로 사지(四肢)가 역냉(逆冷)하고 배꼽 밑이 아프게 되며 두들겨 맞은 것처럼 몸이 아프니 이것은 대개 음독(陰毒)인 것인데 금액단(金液丹)과 내복단(來復丹)등을 빨리 복용하니 그 맥(脈)이 결국 잠기고 미끄러운 증세는 비록 음(陰)이라도 맥(脈)이 양(陽)이 되기 때문에 살 수가 있는 것이다. 배꼽 밑에 100장을 뜸하면 바로 손발이 따뜻해지고 양(陽)이 돌아오며 땀이 나면서 풀리게 된다. 〈本事〉

※ 정양산(正陽散)

효능 : 상한음독증(傷寒陰毒症)을 치료한다.

처방 부자포(附子炮) 1냥, 건강포(乾薑炮)•감초구(甘草炙) 각 2돈반, 조각(皂角) 1정, 사향(麝香) 1돈을 가루로하여 매 2돈을 물 1잔에 달여서 반쯤 되면 찌꺼기 채로 더웁게 먹는데 한 처방에는 끓인 탕으로 고루 내린

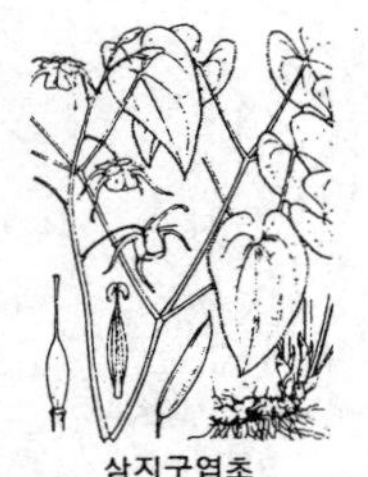
삼지구엽초

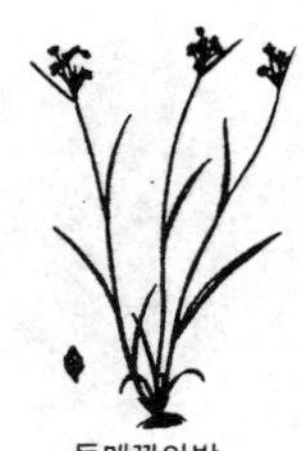
두메꿩의밥

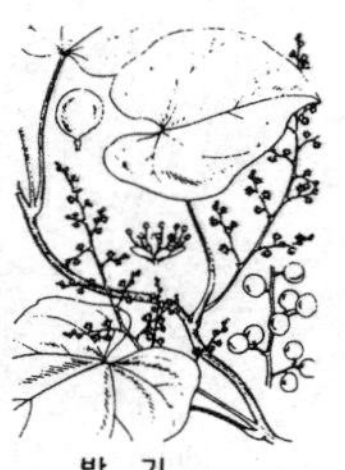
방 기

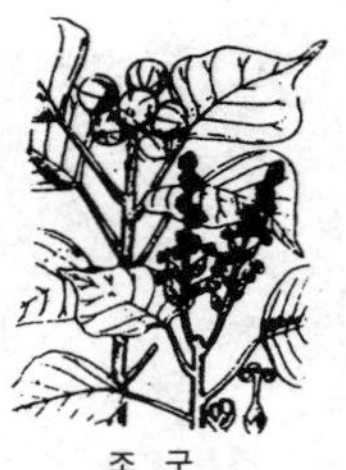
조 구

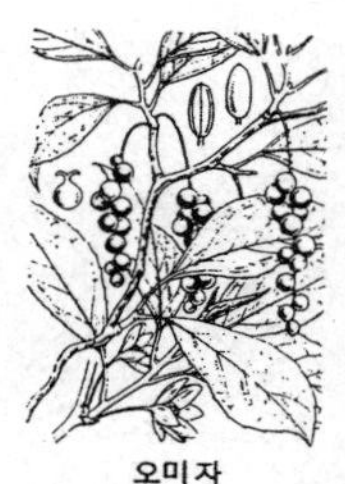
오미자

다고 하였다. 〈得效〉

※ 감초탕(甘草湯)

일명 승마별갑탕(升麻鼈甲湯)

효능 : 음독(陰毒)을 치료한다.

처방 감초구(甘草灸) • 승마(升麻) • 당귀(當歸) • 계지(桂枝) 각 1돈, 웅황(雄黃) • 천초(川椒) 각 1돈반, 별갑수구(鼈甲酥灸) 3돈을 썰어서 1첩을 하여 물로 달여 먹으면 독(毒)이 땀으로 따라 나오는 것인데 나오지 않으면 다시 먹는다. 〈入門〉

※ 반음단(返陰丹)

효능 : 음독(陰毒)으로 맥(脈)이 숨은 증세와 양(陽)이 빠져서 맥(脈)이 없고 궐냉(厥冷)하며 인사불성(人事不省)이 된 증세를 치료한다.

처방 유황(硫黃) 5냥, 태음현정석(太陰玄精石) • 초석(硝石) 각 2냥, 건강(乾薑) • 부자(附子) • 계심(桂心) 각 5돈을 가루로하여 철조(鐵銚)에다 먼저 현정(玄精)과 다음 초석(硝石) 각 1냥반을 펴서 깔되 중간에 유황(硫黃) 가루를 펴고 또 현정(玄精)과 초석(硝石)의 남은 것을 표고 엷은 뚜껑을 약가루에 가깝도록 덮은 다음에 숫 3근을 불에 붙여 덮되 연기가 안 나도록 해서 알맞게 타거든 속히 꺼내서 질그릇에다 넣고 뚜껑을 덮어 땅위에 놓아 두었다가 식은 후에 남은 약을 넣어 같이 가루로하고 풀로 오동열매 크기로 환을 지어 쑥탕으로 30~50알을 복용하되 땀이 나는 증세를 한도로 한다. 〈入門〉

※ 복양단(復陽丹)

효능 : 음독(陰毒)으로 얼굴이 푸르고 사지(四肢)가 차며 맥이 잠긴 증세를 치료한다.

처방 필징가(華澄茄) • 목향(木香) • 오수유(吳茱萸) • 전갈(全蝎) • 부자포(附子炮) • 유황(硫黃) 각 5돈, 건강(乾薑) 1돈을 가루로하여 술풀에 오동열매 크기로 환을 지어 생강탕으로 30알을 삼켜 먹고 다시 더운 술을 마셔서 땀을 낸다. 〈入門〉

※ 환양산(還陽散)

효능 : 음독(陰毒)으로 얼굴이 푸르고 사지(四肢)가 차치며 심(心)이 조(躁)하고 배가 아픈 증세를 치료한다.

처방 유황(硫黃)가루 매 2돈을 새로 떠온 물에 고루 내리고 한참 지난 뒤에 한(寒)이 한번 일어나고 또한 열(熱)이 한번 일어나는데 다시 먹으면 땀이 나고 낫게 된다. 〈本事〉

※ 퇴음산(退陰散)

효능 : 상한(傷寒)의 음독(陰毒)을 치료한다.

처방 천오(川烏) • 건강(乾薑)을 등분 거친 가루로 해서 볶으고 색이 변하거든 차게 한 뒤 다시 가루로 한 것을 매 1냥에 소금 한줌과 물을 약간 해서 같이 달여 따뜻하게 해서 먹는다. 〈本事〉

※ 부자산(附子散)

효능 : 상한(傷寒)의 음독(陰毒)을 치료한다.

처방 부자포(附子炮) 2돈반, 계심(桂心) • 당귀(當歸) • 백출(白朮) 각 2돈, 반하제(半夏製) • 건강포(乾薑炮) 각 1돈을 썰어서 1첩을 지어 생강 3쪽을 넣어 물로 달여서 먹는다. 〈丹心〉

※ 백출산(白朮散)

효능 : 상한음독(傷寒陰毒)으로 사지(四肢)가 역냉(逆冷)하고 심(心)과 흉(胸)이 번조(煩燥)한 증세를 치료한다.

처방 천오포(川烏炮) • 길경(桔梗) • 백출(白朮) • 부자포(附子炮) • 세신(細辛) 각 5돈, 건강포(乾薑炮) 2돈반을 가루로 하여 매 2돈을 물로 달여 먹는다. 〈丹心〉

※ 회양구급탕(回陽救急湯)

효능 : 상한(傷寒)의 음증(陰症)과 음독(陰毒)으로 사지(四肢)가 궐냉(厥冷)하고 맥(脈)이 잠기고 가늘며 입술이 푸르고 얼굴이 검은 증세를 치료한다.

처방 인삼(人蔘) • 백출(白朮) • 백복령(白茯苓) • 진

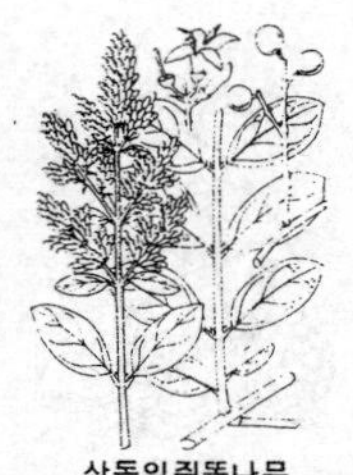
상동잎쥐똥나무

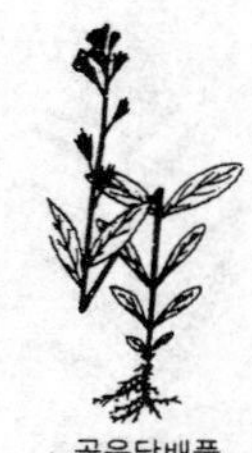
곧은담배풀

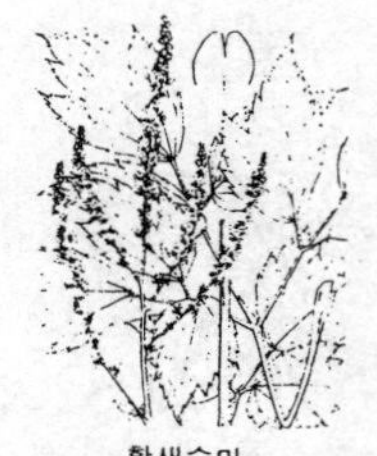
황새승마

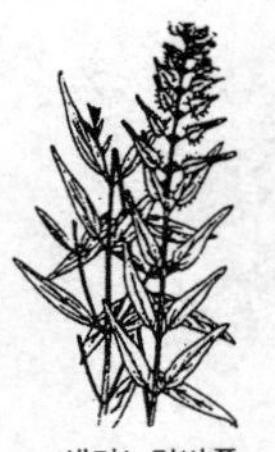
새며느리바풀

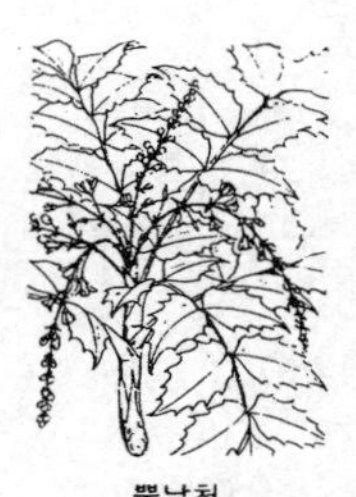
뿔남천

피(陳皮) • 반하(半夏) • 건강포(乾薑炮) • 육계(肉桂) • 부자포(附子炮) • 오미자(五味子) • 감초구(甘草炙) 각 1돈을 썰어서 1첩을 지어 생강 7쪽을 넣어 물로 달여 먹는다. 〈醫鑑〉

※ 울제법(熨臍法)

음독(陰毒)이 위급(危急)하고 몸이 차며 맥(脈)이 없고 기식(氣息)이 끊어지려 하며 또는 인사불성(人事不省)이 된 증세를 치료한다.

큰 파를 잎은 버리고 찧어서 떡을 4~5개 만들고 먼저 사향(麝香)과 유황(硫黃) 각 1개를 배꼽에 넣어 메우고 파 떡을 배꼽 위에 덮은 다음 다리미로 문질러서 파 떡이 무르 녹으면 다시 새 떡을 바꾸어서 다시 다림질 하면 파 기운이 배에 들어가서 손과 발이 따뜻하고 땀이 나면 바로 차도가 있으니 사역탕(四逆湯)을 복용해서 속을 덥게 한다. 혹시 다림질 한 뒤에 손가락과 발가락이 그냥 차고 손톱 밑의 살이 검으면 죽게된다. 〈活人〉

또한 엄초(釅醋)에 부피(麩皮)를 반죽해서 뜨겁게 볶으고 자루속에 넣어 뜨겁게 하여 문지르면 더욱 빠른 효과가 난다고 한다. 〈海藏〉

62. 상한양독(傷寒陽毒)일 경우

상한(傷寒)으로 삼양병(三陽病)이 깊으면 반드시 변해서 양독(陽毒)이 되고 또는 땀이 나고 내려서 생기는 경우도 있고 또는 본래는 양증(陽症)인데 잘못 더운 약으로 치료해서 열독(熱毒)으로 하여금 더 깊이 들어가서 광란(狂亂)이 일어나고 얼굴과 눈이 붉으며 노란 무늬가 생기고 또는 황적(黃赤)한 것을 설사하며 육맥이 넓고 큰 증세를 양독발반(陽毒發斑)이라고 하는데 흑노환(黑奴丸)과 백호탕(白虎湯)및 삼황석고탕(三黃石膏湯)과 소반청대음(消斑靑黛飮)등으로 치료한다. 〈醫鑑〉

양독(陽毒)의 병에 붉은 얼룩이 얼굴에 생겨 비단 무늬와 같고 목구멍이 아프고 피고름을 뱉으니 5일정도 지났으면 고치고 7일지났으면 치료를 못한다. 양독승마탕(陽毒升麻湯)과 양독치자탕(陽毒梔子湯)및 갈근탕(葛根湯)으로 치료하고 밖으로는 수지법(水漬法)으로 치료하는 것이다. 〈活人〉

상한(傷寒)에 먼저 얼굴과 눈이 혹은 붉고 혹은 노란 증세를 살펴서 붉으면 양독이 되고 육맥(六脈)이 넓고 크며 힘이 있고 마르는데 가벼우면 삼황석고탕(三黃石膏湯)과 삼황거승탕(三黃巨勝湯)으로 치료하고 무거우면 대승기탕(大承氣湯)으로 치료한다. 〈醫鑑〉

※ 흑노환(黑奴丸)

효능 : 양독(陽毒)에 미치게 되고 번조(煩燥)하며 크게 마르고 맥(脈)이 넓고 촘촘한 증세를 치료한다.

처방 마황(麻黃) • 대황(大黃) 각 2냥, 황금(黃芩) • 부저매(釜底煤) • 망초(芒硝) • 조돌묵(竈埃墨) • 양상진(梁上塵) • 소맥노(小麥奴) 각 1냥을 가루로하여 꿀로 오동열매 크기로 환을 지어 매 1알을 시로 기른 물에 같이 먹으면 조금 지난 뒤에 오한(惡寒)을 떨치고 다시 땀이 나면서 풀리는 것인데 땀이 나지 않으면 다시 먹는다. 〈入門〉

양독(陽毒)및 괴증상한(壞症傷寒)은 치료하기가 힘드는 것이니 정혼(精魂)이 이미 다했으나 심장(心臟)밑이 약간 따스하면 입을 젖혀서 열고 이 약을 써서 치료하면 바로 살아나는데 혹시 크게 마르지 않았으면 먹어서는 안된다. 〈活人〉

※ 삼황석고탕(三黃石膏湯)

효능 : 양독(陽毒)의 얼룩이 생기고 몸이 노랗고 눈이 붉으며 미쳐 날뛰고 부르짖으며 달음질치고 헛소리를 하며 육맥(六脈)이 넓고 큰 증세를 치료한다.

처방 석고(石膏) 3돈, 황금(黃芩) • 황련(黃連) • 황백(黃柏) • 산치인(山梔仁) 각 1돈반, 마황(麻黃) 1돈, 향시(香豉) 반홉을 썰어서 1첩을 하고 생강 3쪽과 차가루 1자반을 넣어 물로 달여 먹는다. 〈醫鑑〉

※ 양독승마탕(陽毒升麻湯)

효능 : 상한양독(傷寒陽毒)에 얼굴이 붉고 미친 소리를 하며 또는 귀신(鬼神)이 보이고 맥(脈)이 뜨고 크고 촘촘한 증세를 치료한다.

처방 황금(黃芩) 2돈, 승마(升麻) • 사간(射干) • 인삼(人蔘) 각 1돈, 서각(犀角) 1돈반, 감초(甘草) 7푼을 썰어서 1첩을 지어 물로 달여 먹고 땀을 내면 바로 낫게된다. 〈活人〉

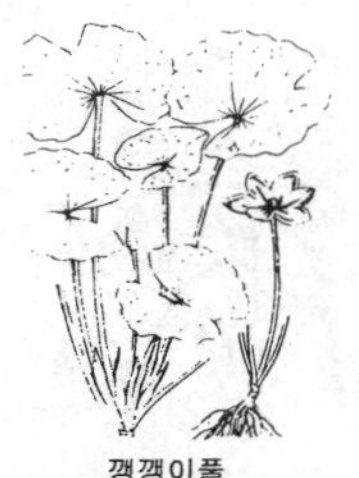
깽깽이풀

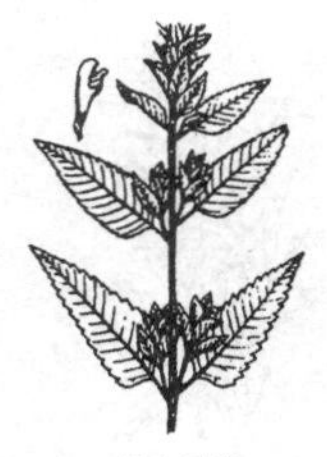
큰송이풀

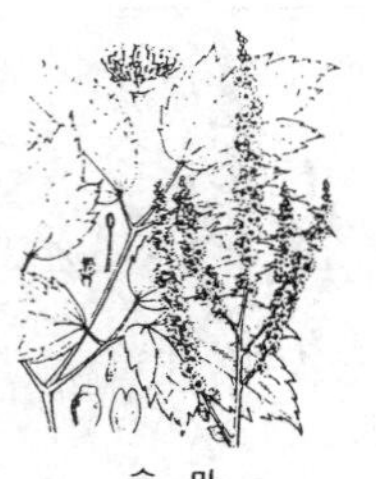
승 마

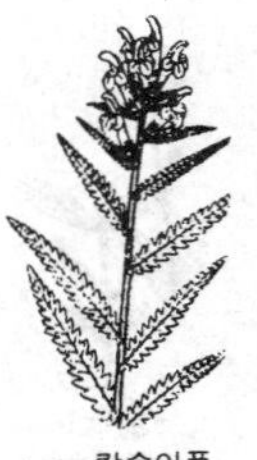
칼송이풀

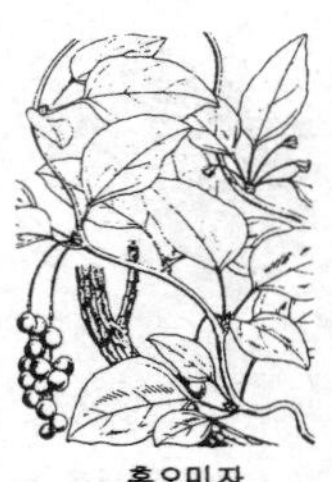
흑오미자

※ 양독치자탕(陽毒梔子湯)

효능 : 양독(陽毒)을 치료한다.

처방 석고(石膏) 2돈, 승마(升麻) • 행인(杏仁) • 시호(柴胡) • 황금(黃芩) 각 1돈, 치자(梔子) • 적작약(赤芍藥) • 지모(知母) • 대청(大靑) 각 7푼, 감초(甘草) 5푼을 썰어서 1첩을 하고 생강 5쪽과 콩자반 100알을 넣어 같이 달여 먹는다. 〈活人〉

※ 갈근탕(葛根湯)

효능 : 양독(陽毒)을 치료한다.

처방 갈근(葛根) 2돈, 황금(黃芩) • 대황초초(大黃醋炒) • 치자(梔子) • 박초(朴硝) • 감초(甘草) 각 1돈반을 썰어서 1첩을 지어 물로 달여 먹는다. 〈海藏〉

※ 삼황거승탕(三黃巨勝湯)

효능 : 양독(陽毒)으로 발광(發狂)이 매우 심한 것은 간선겁약(干先怯藥)을 사용해서 진정시켜야 한다.

처방 삼황석고탕(三黃石膏湯)에 마황(麻黃)과 콩껍질을 버리고 망초(芒硝)와 대황(大黃)을 더해서 강(薑) 1쪽과 대추 2개를 함께 넣어 물로 달여 뜨거울 때에 니장청수(泥漿淸水) 2수저를 넣어서 같이 먹는다. 〈入門〉

※ 수지법(水漬法)

양독(陽毒)으로 큰 열이 있고 발광(發狂)해서 굴복을 못시키는데 푸른 헝겊 5~6자를 겹쳐서 맑은 물에 흠뻑 담가 가지고 환자의 가슴위에 덮어두면 조금 지난 후에 그 푸른 헝겊이 찌는 것처럼 뜨거워지니 다시 바꾸어서 물에 적셔서 덮기를 계속 반복해서 수십번 하면 좋다. 〈得効〉

또는 녹두(綠豆)달인 물을 따뜻하게 해서 푸른 헝겊을 위와 같이 해서 탕(湯)물을 담가서 가슴에 덮고 차지면 다시 담가서 덮기를 하루에 수십번 하고 이불을 덮고 땀을 내면 낫게 된다. 녹두(綠豆)와 푸른 헝겊이 성분이 차고 열을 물리치기를 잘하기 때문이다. 〈丹心〉

63. 음(陰)이 성하여 양격(陽隔)이 될 경우

상한(傷寒)으로 음(陰)이 성하면 양(陽)을 격리(隔離)하는데 그 증세가 몸이 차가와 지면서 오히려 마르며 우물속으로 뛰어들려 하고 입술이 푸르고 얼굴이 검고 목이 말라서 물을 자주 찾으며 다시 토하고 대변이 저절로 나오고 내리고 검으며 육맥(六脈)이 잠기고 가늘면서 빠르며 또는 없기도 한다. 〈入門〉

환자가 몸이 차갑고 맥(脈)이 잠기고 가늘면서 촘촘하고 번조(煩燥)하면서도 물을 마시지 않는 것은 음(陰)이 성해서 양(陽)을 격리(隔離)시키는 것이다. 〈活人〉

음(陰)이 성해서 양(陽)을 격(膈)하는 것은 크게 허한 증세이니 몸에 열이 있고 맥(脈)이 고격(鼓擊)하지 않으며 또는 몸이 차가우면서도 우물속에 들어가려 하고 물로서 양치질만 하고 삼키지는 않는 것은 진열(眞熱)이 아니니 벽력산(霹靂散)과 회양반본탕(廻陽返本湯)으로 치료한다. 〈入門〉

한 사람이 상한(傷寒)으로 육맥(六脈)이 잠기고 숨어서 보이지 않고 깊이 눌러서 뼈에 닿으면 힘이 있는 것 같고 머리가 아프며 몸이 따뜻하고 번조(煩燥)하면서 손가락 끝이 차가우며 가슴이 가득차고 악심(惡心)하는데 의원이 그 증세를 치료하지 못하였다.

허학사(許學士)가 진찰하고 말하기를 「이것은 음(陰)속에 양(陽)이 숨어 있는 것이니 중경(仲景)의 방법에 이러한 증세가 없으며 만약 더운 약으로 치료하면 음(陰)의 격(隔)하는 것이 되어서 능히 진양(眞陽)을 끌어주지 못하고 오히려 객열(客熱)을 낳을 것이며 또한 차가운 약으로 치료하면 진화(眞火)가 더욱 없어지는 것이니 모름지기 음기(陰氣)를 깨뜨려 흩으고 진화(眞火)를 끌어주는 약으로 치료해야 한다.」하고 드디어 반음단(返陰丹) 200알을 냉염탕(冷鹽湯)으로 고루 복용하게 하니 갑자기 번조(煩燥)하고 광열(狂熱)하며 손발이 조우(躁擾)한데 허(許)가 말하기를 「속칭 환양(換陽)이라는 것인데 걱정되지 않는 것이다.」하더니 과연 조금 지난후에 그러한 증세가 점점 진정이 되고 잠을 자니 땀이 나고 몸이 식어졌다고 한다. 〈本事〉

만약 물을 찾고 마시면 이 증세가 아니다. 〈活人〉

64. 양(陽)이 성하여 음(陰)이 버림받을 경우

상한(傷寒)으로 양(陽)이 성하면 음(陰)이 버림받으니 그 증세는 신체(身體)가 궐냉(厥冷)하고 맥(脈)이 활촉

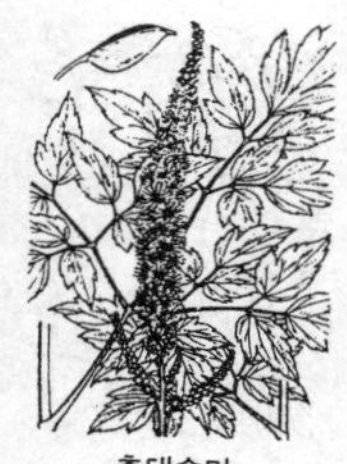
촛대승마

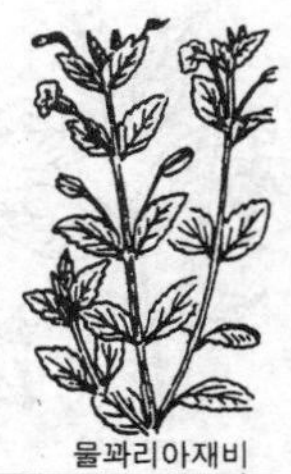
물꽈리아재비

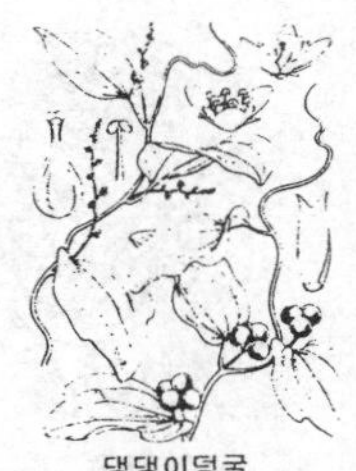
댕댕이덩굴

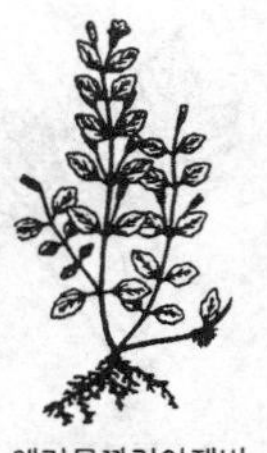
애기물꽈리아재비

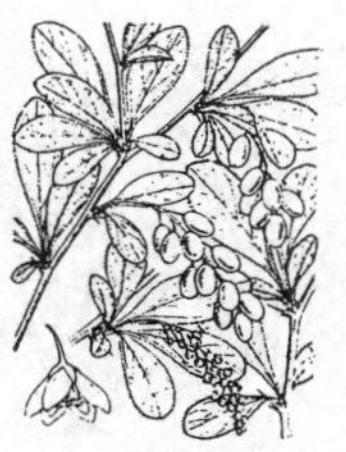
매발톱나무

(滑數)해서 누르면 손가락 밑에서 고격(鼓擊)하니 이것은 진한(眞寒)이 아니며 즉 큰 열인 것이다. 맥이 촘촘하고 몸이 오히려 차가우면 삼황거승탕(三黃巨勝湯)으로 치료한다. 〈方見上〉

65. 음(陰)이 극하여 양(陽)과 비슷할 경우

양(陽)의 사(邪)가 깊지 아니하면 궐역(厥逆)한 데까지는 되지 않는 것이고, 음(陰)의 사(邪)가 심하지 않으면 번조(煩燥)한 데까지는 되지 않으니 이것은 수(水)가 극(極)하면 화(火)와 같고 화(火)가 극(極)하면 수(水)와 같은 것이므로 이른바 화(化)를 반(反)해서 항극(亢極)하는 것이 해가 된다는 뜻이다.

음증(陰症)이 극(極)하면 화(火)가 밖에서 떠서 조(躁)를 이루고 요란(擾亂)하는 증(症)이 양증(陽症)과 비슷하지만은 몸은 비록 번조(煩燥)해도 옷을 찾아서 입으려 하고 입은 비록 말라도 양치질만하고 물을 삼키지 않으며 맥(脈)이 반드시 잠기고 가늘며 힘이 없으니 이것은 음(陰)이 극(極)해서 양(陽)과 비슷한 것이다. 통맥사역탕(通脈四逆湯)으로 치료하는 것이다. 〈入門〉

번조(煩燥)한 증세가 극(極)하면 오히려 궐(厥)을 일으키는 것은 바로 음(陰)의 소행이니 열(熱)이 극하면 오히려 음(陰)이 성해서 조(躁)를 일으키는 것과 똑같은 것이다. 사역탕(四逆湯)과 이중탕(理中湯)으로 치료한다. 〈入門〉

66. 양(陽)이 극하여 음(陰)과 비슷할 경우

양증(陽症)이 극(極)하면 열(熱)이 안에서 숨어있기 때문에 몸이 서늘하고 사지(四肢)가 궐역(厥逆)하는 것이 음증(陰症)과 비슷하나 다만 몸이 비록 서늘해도 옷을 입으려 하지 않고 신(神)이 비록 혼미해도 기색(氣色)이 광윤(光潤)하며 맥(脈)이 반드시 잠기고 미끄럽고 힘이 있으니 이것은 양(陽)이 극해서 음(陰)과 같은 것이다. 대시호탕(大柴胡湯)이나 또는 백호탕(白虎湯)으로 치료한다. 〈入門〉

음증(陰症)이 착란(錯難)하는 증세는 마땅히 종치법(從治法)을 써야 하는데 종치(從治)란 말은 반대로 치료한다는 뜻이다. 즉 더운 약을 서늘하게 먹고 서늘한 약을 더웁게 먹으며 또는 더운 약을 군(君)으로 삼고 서늘한 약으로 보좌하며 서늘한 약으로 군(君)을 삼고 더운 약으로 보좌하는 방법이 바로 그것이다. 〈入門〉

※ 벽력산(霹靂散)

효능 : 음(陰)이 성해서 양(陽)을 막는 증세를 치료한다.

처방 부자(附子) 1개를 포과(炮過)하고 그 식은 재에 반시간 더해서 꺼내가지고 반개를 잘게 썰어 납다(臘茶) 1돈과 물 1그릇으로 달여 6푼쯤 되거든 찌꺼기는 버리고 더운 물 반순갈을 넣어서 식혀 가지고 마시면 조금 지난 뒤에 조(躁)가 그치고 잠을 자면 땀이 나고 낫게 된다. 〈入門〉

※ 회양반본탕(廻陽返本湯)

효능 : 음(陰)이 성하여 양(陽)을 막는 증세를 치료한다.

처방 부자포(附子炮)•건강포(乾薑炮)•인삼(人蔘)•진피(陳皮)•오미자(五味子)•맥문동(麥門冬)•감초구(甘草炙)•납다(臘茶) 각 1돈을 썰어서 1첩을 지어 청니장(淸泥漿) 2잔과 같이 달여서 찌꺼기는 버리고 꿀 5수저를 넣어 고루 섞어서 차게 먹고 땀을 내면 효과가 있고 얼굴이 붉은 사람은 파 7뿌리와 황련(黃連)조금을 더해서 치료한다. 〈入門〉

67. 상한잡증(傷寒雜症)일 경우

두통(頭痛)•신통(身痛)•백절통(百節痛)•오한(惡寒)•오열•한열왕래(寒熱往來)•면(面)•목(目)•설색(舌色)을 보는 방법•합병(合病)•병병(倂病)•번조(煩燥)•전율(戰慄)•동계(動悸)•동기(動氣)등 증세가 있다.

◎ 두통(頭痛)•신통(身痛)•백절통(百節痛)

상한(傷寒)으로 머리와 몸이 아프며 허리가 아프고 백 뼈마디를 당견서 아픈 증세는 태양상한(太陽傷寒)에 영혈(榮血)이 이롭지 못해서 그러한 증세가 나타나는 것이다. 〈仲景〉

상한(傷寒)으로 머리가 아프면 사(邪)가 경(經)에 있는 것이고 머리가 아프지 않으면 사(邪)가 경(經)에 있지 않는 것이다. 〈海藏〉

태양증(太陽症)은 머리가 아프고 몸에 열이 있으며 척추(脊柱)가 뻣뻣한 증세이다. 〈入門〉

삼양(三陽)의 병은 머리가 아프고 삼음(三陰)의 병은 머리가 아프지 않는 것인데 궐음(厥陰)이 독맥(毒脈)과 같이 두전(頭巔)에 모이기 때문에 머리가 아프게 되는 것

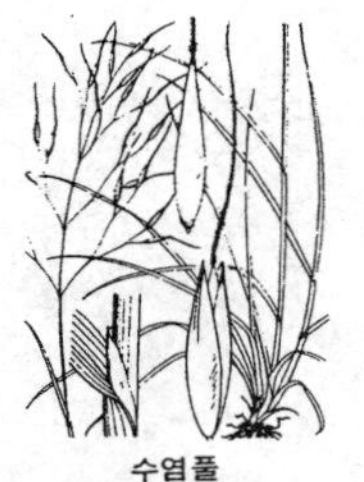
수염풀

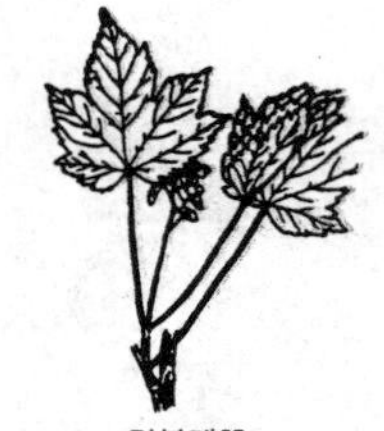
털부게꽃

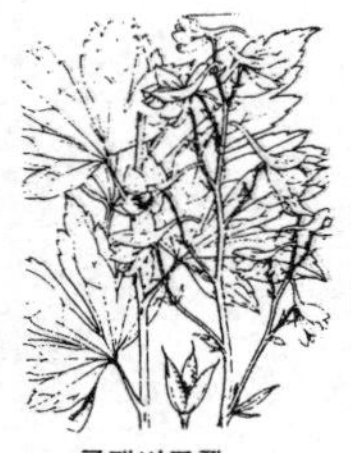
큰제비고깔

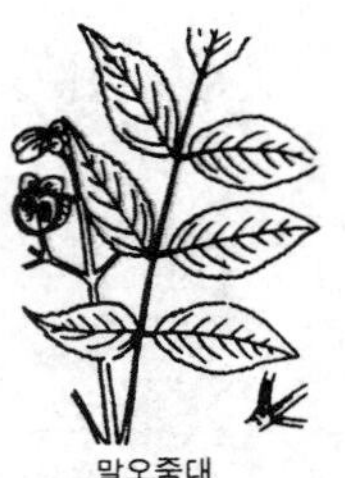
말오줌대

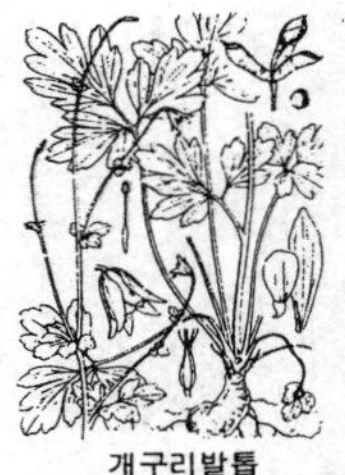
개구리발톱

이다. 〈入門〉

풍(風)과 한(寒)이 기부(肌膚)에 들어가면 혈맥(血脈)이 엉겨 막히니 몸이 아프게 되는 것인데 태양신통(太陽身痛)은 구급(拘急)하고, 소양신통(少陽身痛)은 반드시 갈비가 뻣뻣하며 구역(嘔逆)하고 목이 마르며 소음신통(少陰身痛)은 설사하고 번만(煩滿)하며, 음독신통(陰毒身痛)은 나무 막대기로 두들겨 맞은 것 같은 증세가 나타나는 것이다. 〈入門〉

◎ **오한(惡寒) • 오열(惡熱) • 한열왕래(寒熱往來)**

상한(傷寒)으로 병의 사(邪)가 겉에 객(客)하면 한사(寒邪)가 되는 것인데, 양증(陽症)과 같이 서로 싸우면 한(寒)이 되고, 사(邪)가 속에 들어가는 것이 열사(熱邪)가 되니 음(陰)이 서로 다투면 열(熱)이 되는 것이다. 사(邪)가 반은 겉과 반은 속에 있으면 밖으로는 양(陽)과과 다투어서 한(寒)이 되고 안으로는 음(陰)과 같이 다투어서 열(熱)이 되는데 이것이 한열(寒熱)의 왕래가 되는 증세이다. 소시호탕(小柴胡湯)으로 풀어 준다. 〈活人〉

열이 나고 매우 차가운 것은 양(陽)에서 일어나는 증세이고 열이 없고 매우 차가운 것은 음(陰)에서 일어나는 증세이니 양(陽)에서 일어나는 증세는 7일만에 낫게 되고 음(陰)에서 일어나는 증세는 6일만에 낫는다는 것은 양칠(陽七), 음육(陰六)의 수(數)로써 미루어 아는 것이다. 〈仲景〉

땀이 나고 난 뒤에 병이 풀리지 않고 오히려 매우 차가운 것은 허(虛)한 때문이니 작약감초탕(芍藥甘草湯)으로 치료한다. 〈仲景〉

양(陽)은 조금 오한(惡寒)이 되고 음(陰)이 약간의 열이 나니 한(寒)이 많은 것은 낫기가 쉽고 열이 많은 증세는 낫기가 쉽지 않다. 〈入門〉

오풍(惡風)하는 증세는 바람을 맞으면 싫어하니 반드시 밀실의 휘장속에 있으면 너그럽게 몸이 펴지고 매우 가차운 것은 바람을 맞지 않아도 저절로 추우며 몸이 비록 큰 열이 있어도 옷을 못벗는 것이다. 활인(活人)에 이르기를 매우 차가운 것은 바람을 맞지 않아도 저절로 추운 것이며, 오풍(惡風)하는 것은 바람을 맞아서 저절로 추운 것이라 하였다. 〈綱目〉

병인의 맥(脈)이 작고 삽(澁)한 것은 망혈(亡血)로 일어난 증세이니 마땅히 매우 차가운 후에 열이 나서 휴식과 간헐이 없고 여름의 성한 더위에도 겹옷을 입고자 하며 겨울의 성한 추위에도 옷을 벗으려고 하는 것이다. 양(陽)이 작으면 몹시 차고 음(陰)이 약(弱)하면 열이 나는 것이니 이것은 의원이 땀을 지나치게 해서 양기(陽氣)로 하여금 작게한 것이며, 또 너무 내리게 해서 음기(陰氣)로 하여금 약(弱)하게 한데서 일어나는 증세이다.

여름에는 양기(陽氣)가 겉에 있고 위(胃)속이 허냉(虛冷)하니 양기(陽氣)가 안에서 미약(微弱)하여 냉기(冷氣)를 못이기기 때문에 겹옷을 입고자 하는 것이고, 겨울에는 양기(陽氣)가 속에 있고 위(胃)속이 번열(煩熱)하니 음기(陰氣)가 안에서 미약하여 열을 못이기기 때문에 몸을 들어내고자 하는 것이다. 〈仲景〉

상한(傷寒)에 비록 속증세가 확실해도 약간의 몹시 차가운 것이 있으면 표사(表邪)가 모두 다한 것이니 반드시 겉을 먼저 풀고 속을 쳐야 한다. 〈入門〉

열을 내고 매우 차가운 것이 상한(傷寒)에 비슷한 5가지가 있으니 맥(脈)이 뜨고 급하며 열이 나고 매우 차가운 것은 상한(傷寒)이며, 맥(脈)이 뜨고, 촘촘하며 열이 나고 매우 차면서 또는 아픈곳이 있는 옹달(癰疸)이 되려고 하는 것이며, 맥(脈)이 뜨고 삽(澁)하며 열이 있고 몹시 차며 또는 가슴이 가득차고 구토하는 것은 음식에 상한 것이며, 맥(脈)이 뜨고 미끄러우며 열이 나고 몹시 차며 또한 머리가 어지럽고 구토하는 것은 풍담(風痰)이고 맥(脈)이 뜨고 현(弦)하며 열이 나고 몹시 차며 혹은 욕사 음식(浴思飮食)하면 학질(瘧疾)이 되려는 것이다. 〈本草〉

※ 작약감초탕(芍藥甘草湯)

효능 : 땀이 난 뒤 매우 차가운 증세를 치료한다.

처방 계지(桂枝) 2돈, 감초구(甘草炙) 1돈반, 작약(芍藥) • 백출(白朮) • 부자포(附子炮) 각 1돈을 썰어서 1첩을 지어 물로 달여서 먹는다. 〈仲景〉

◎ **간면(看面) • 목(目) • 설색(舌色)**

소음병(少陰病)의 설사에 맥(脈)이 잠기고 더디며 얼굴이 약간 붉으면 반드시 울모(鬱冒)해서 땀이 나고 풀리니 그 원인은 면대양(面戴陽)으로 하허(下虛)한 때문이다. 〈仲景〉

태양병(太陽病)에 땀이 나서 그치지 않고 얼굴이 축축하며 빛이 붉은 것은 양기(陽氣)가 불울(佛鬱)해서 겉에 있는 것이니 마땅히 품어 주어야 하는 것이다. 〈仲景〉

면대양(面戴陽)이란 비록 얼굴이 붉기는 해도 홍활(紅

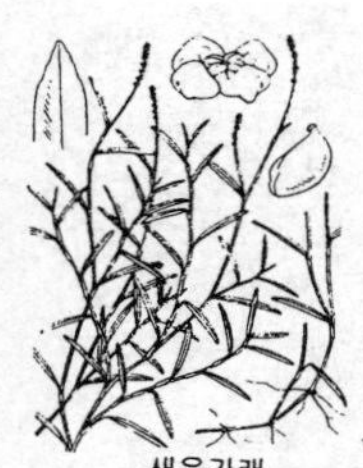
새우가래

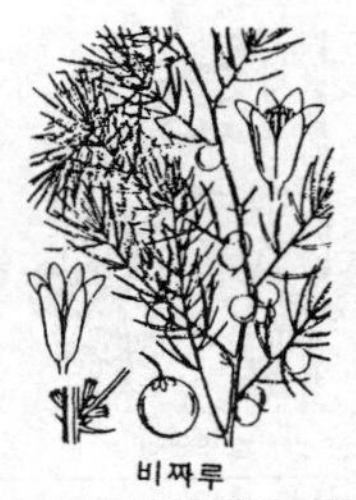
비짜루

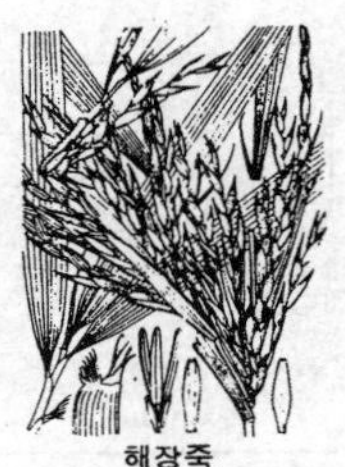
해장죽

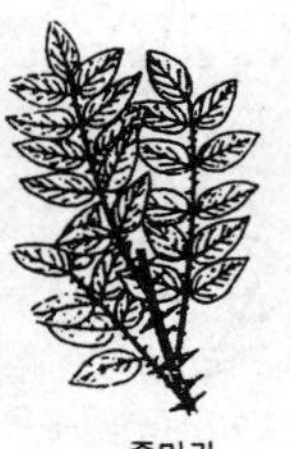
좀머귀

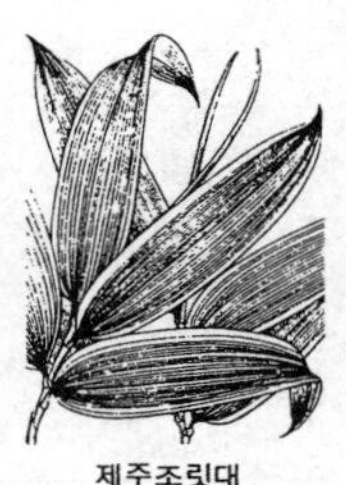
제주조릿대

活)하지 않으니 즉 하허(下虛)한 증세이다. 또한 음(陰)이 성하게 되면 얼굴이 붉으면서 어둡고, 양이 성하게 되면 얼굴이 붉으면서 빛이 나고 밝은 것이다. 〈入門〉

상한음증(傷寒陰症)에 머리가 아프지 않고 몸이 열이 있으며 조민(躁悶)하지 않고 면적(面赤)하여 물을 먹어도 삼키지 못하는 증세가 곧 기(氣)가 약해서 뿌리 없는 허화(虛火)가 떠오른 것이니 병명을 대양증(戴陽症)이라고 하는데 도씨익원탕(陶氏益元湯)이 주로 치료한다. 〈入門〉

나으려는 병은 눈초리가 노랗고 죽는 병은 눈언덕이 꺼지는 것이다.

상한(傷寒)이 6~7일이 지나서 혹시 맥(脈)이 화평하고 볼이 원만하여 눈의 중검(重瞼)의 안이 노란 것은 풀리려고 하는 것이다. 〈脈經〉

상한(傷寒)에 눈이 붉은 것은 양독(陽毒)이고, 노란 것은 황달(黃疸)이다. 〈入門〉

상한(傷寒)의 열병(熱病)에 눈이 밝지 않는 것은 신수(神水)가 이미 다해서 사물들을 못비치고 증세가 위독(危篤)한 것이니 빨리 육일순기탕(六一順氣湯)으로 치료해야 한다. 〈醫鑑〉

열병이 신(腎)에 있으면 목이 마르고 혀가 마르며 황적(黃赤)해서 마시기를 그치지 않고 눈에 맑은 빛이 없으니 죽게 된다. 〈仲景〉

혀 위에 백태(白胎)가 끼는 것은 사(邪)가 부(府)에 안 들어가고 반은 겉과 반은 속에 드는 것이니 소시호탕(小柴胡湯)으로 풀어주고 혀 위에 황태(黃胎)가 끼는 것은 사(邪)가 벌써 위(胃)에 들어간 증세이니 조위승기탕(調胃承氣湯)으로 치료하고 혀 위에 흑태(黑胎)가 끼고 또는 망자(芒刺)가 나는 것은 신수(神水)가 심화(心火)를 이긴 증세이니 빨리 대승기탕(大承氣湯)으로 치료해야 하는 것인데 이것은 열이 벌써 극(極)한 것이다. 〈醫鑑〉

치료 방법은 우물물에다 푸른 헝겊을 깨끗이 씻어서 혀를 닦은 다음에 생강쪽을 물에 담가서 수시로 흑태(黑胎)를 닦으면 저절로 없어진다. 〈醫鑑〉

※ 도씨익원탕(陶氏益元湯)

효능 : 상한(傷寒)의 대물증(戴物症)을 치료한다.

처방 감초구(甘草炙) 2돈, 부자포(附子炮) • 건강포(乾薑炮) • 인삼(人蔘) 각 1돈, 오미자(五味子) 20립, 맥문동(麥門冬) • 황련(黃連) • 지모(知母) 각 7푼, 숙애(熟艾) 3푼을 썰어서 1첩을 하여 생강 5쪽과 대추 2개, 파 3뿌리를 넣어 물로 달여 뜨거울 때에 사내아이 오줌 3수저를 넣어서 찌꺼기는 버리고 차게해서 먹는다. 〈入門〉

◎ 상한합병(傷寒合病)

합병(合病)이란 일양(一陽)이 먼저 병들면 또한 일양(一陽)이 따라서 병들고, 또는 2양(二陽) 또는 3양(三陽)이 같이 병들어서 전변(傳變)하지 않는 것을 말하는 것이니 강활충화탕(羌活冲和湯)을 같이 사용한다. 〈入門〉

삼양(三陽)이 합병(合病)이 되면 머리가 아프고 얼굴에 때가 끼고 헛소리 하고 유뇨(遺尿)하며 속과 밖이 같이 열이 있으며 저절로 땀이 나고 번갈(煩渴)하며 또는 배가 가득 부르고 몸이 무거우니 백호탕(白虎湯)으로 주로 치료한다. 〈仲景〉

◎ 상한병병(傷寒倂病)

병(倂)이란 것은 재촉하고 부박한다는 뜻인데 처음에 2양(二陽)이 합병(合病)한 다음에 일양(一陽)은 기(氣)가 성하고 일양(一陽)은 기(氣)가 쇠해서 아울러서 일경(一經)에 돌아가면 그 경(經)이 단독으로 무겁게 되고 처음에 일어난 증세도 풀리지 않는 것이니 또 먼저 강활충화탕(羌活冲和湯)을 같이 사용한다. 〈入門〉

◎ 상한번조(傷寒煩燥)

번(煩)이란 심중(心中)이 오농(懊憹)해서 토(吐)하려고 하는 증세이고, 조(躁)란 것은 손이 떨리고 발이 움직이고 일어나고 누워도 편안하지 못한 증세이다.

심(心)이 더우면 번(煩)하고 신(腎)이 더우면 조한 증세가 나타난다.

번(煩)은 가벼운데 들고 조(燥)는 무거운데 든다.

먼저 번(煩)해 가지고 차차 조(躁)한 것은 양증(陽症)이고, 번(煩)하지 않고 갑자기 조(躁)를 일으키는 것은 음증(陰症)이다. 〈入門〉

번(煩)은 기(氣)에서 일어나고 조(躁)는 혈(血)에서 일어나는 것이며 폐(肺)가 가죽과 털을 주관하니 기가 더우면 번(煩)하고, 신(腎)이 진액(津液)을 주관하니 혈(血)이 더우면 조(躁)하기 때문에 치자(梔子)로 치료하고 콩자반으로 신(腎)을 윤택하게 해야 황연계자탕(黃連鷄子湯)과 감초건강탕(甘草乾薑湯) 및 작약감초탕(芍藥甘草湯)을 사용한다. 〈入門〉

번조(煩燥)란 증세는 오농(懊憹)해서 잠을 못자는 것이고, 오농(懊憹)이란 말은 울민(鬱悶)해서 마음을 펴지

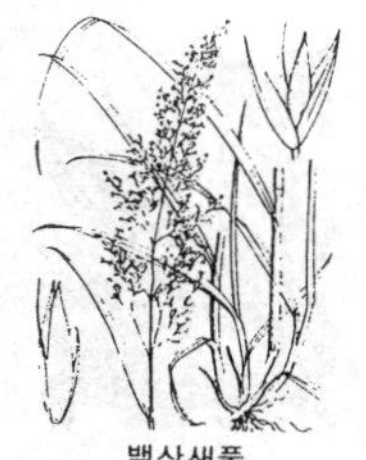
백산새풀

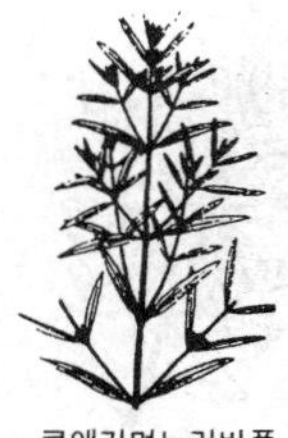
큰애기며느리바풀

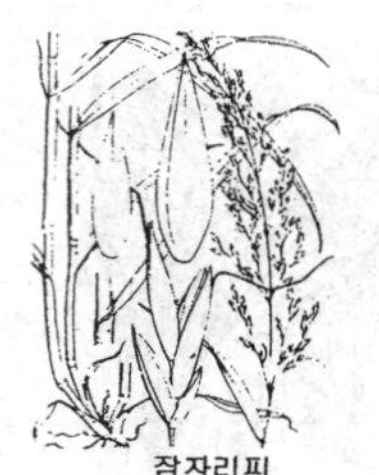
잠자리피

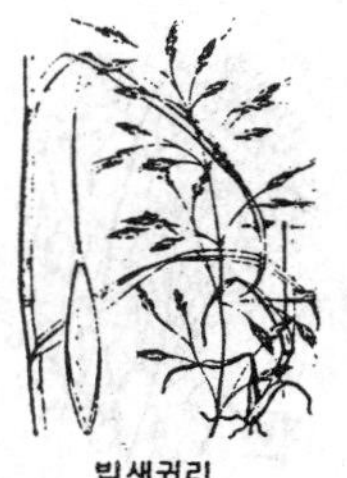
빕새귀리

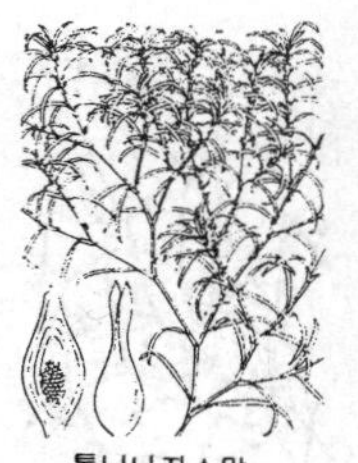
톱니나자스말

못하는 뜻이다. 번(煩)은 기(氣)에 들으니 화(火)가 폐(肺)에 들어간 것이며 조(躁)는 혈(血)에 들으니 화(火)가 신(腎)에 들어간 것이다. 치자시탕(梔子豉湯)으로 주로 치료한다. 〈仲景〉

번(煩)이란 것은 몸이 더운 것이니 사기(邪氣)가 땀을 풀지 못하니 경락(經絡)에서 훈증하고 기표(肌表)에서 울결(鬱結)하기 때문에 열번(熱煩)이 나는 것이다. 〈類聚〉

상한(傷寒)이 내린 다음에 심번(心煩)하고 배가 가득 차는 것은 치자후박탕(梔子厚朴湯)을 사용한다.

번조(煩燥)하고 대변을 누지 못하며 계속해서 배꼽의 아픈 증세가 수시로 일어나는 것은 조시(燥屎)가 있는 것이니 내려야 한다. 〈仲景〉

병인의 맥(脈)이 벌써 풀렸는 데도 석양쯤 해서 약간(若干)·번민(煩悶)하는 것은 병이 새로 나은 다음 지나치게 곡식(穀食)을 먹으면 비위(脾胃)의 기(氣)가 도리어 약해서 곡식(穀食)을 소화시키지 못하기 때문에 약간 번열(若干 煩熱)하는 것이니 곡식(穀食)을 조심하면 낫게 된다. 〈仲景〉

번조(煩燥)란 기(氣)가 화(火)를 좇아서 위로 오르는 증세이다. 〈丹心〉

◎ **번조(煩躁)의 길흉(吉凶)증세**

내열(內熱)을 번(煩)이라 하며 심중(心中)이 울번한 것이고, 겉이 더운 것을 조(躁)라고 하는데 기(氣)가 밖에서 더운 증세이다. 속이 더운 것은 뿌리가 있는 화(火)이니 단지 번(煩)하고 조(躁)하지 않으며 또 먼저 번(煩)하고 뒤에 조(躁)한 것은 모두 치료할 수 있고 밖이 더운 것은 뿌리가 없는 증세이니 단지 조(躁)하기만 하고 번(煩)하지 않으며 또 먼저 조(躁)하고 뒤에 번(煩)한 것은 모두 치료를 하지 못한다. 〈明理〉

이른바 번조(煩躁)란 선번후조(先煩後躁)한 것을 말하는 것이고, 조번(躁煩)이란 것은 선조후번(先躁後煩)한 것을 말하는 것이니 번(煩)에서 조(躁)가 되면서 열(熱)이 있는 것은 반드시 점점 번(煩)해서 조(躁)해지는 것이며, 먼저 조(躁)하고 다음에 번(煩)하는 것은 연울(攣鬱)해서 다시 조(躁)가 되는 것인데 이것은 음(陰)이 성해서 양(陽)을 막는 것이라고 말하는 것이다. 비록 크게 조(躁)해서 진흙물 속에 들어가서 눕고자 해도 물을 입에 넣지 않으니 이것은 기(氣)가 끊어지려고 하면서 다투는 것으로서 비유(譬喩)하면 등잔불이 멀지 않아 덜할 때 갑자기 밝아지는 것과 같은 이치이다. 〈明理〉

◎ **번조(煩躁)와 각련(脚攣)**

상한(傷寒)에 맥(脈)이 뜨고 저절로 땀이 나며 소변이 잦고 심(心)이 번(煩)하며 약간(若干) 오한(惡寒)하고 다리가 연급(攣急)한데 혹시 계지탕(桂枝湯)으로 치료하면 잘못된 것이며, 궐(厥)하고 목구멍 속이 마르게 되며 번(煩)하고 토역(吐逆)하는 증상이 나타나는 것이니 감초건강탕(甘草乾薑湯)을 사용해서 그 양(陽)을 회복시키고 혹시 궐세(厥勢)가 낫고 발이 따뜻해지면 다시 작약감초탕(芍藥甘草湯)으로 치료하면 발의 굽은 것이 바로 펴진다. 〈仲景〉

◎ **오농(懊憹)과 불울(怫鬱)**

어떤 사람이 상한(傷寒) 8~9일이 지나서 몸이 열이 있고 땀이 없으며, 가끔 헛소리를 하고 내린 다음에 대변을 보지 않은지 이미 3일이 되었는데 조(躁)하지도 않고 번(煩)하지도 않으며 차갑지도 않고 아프지도 않고 밤새도록 눕지를 못하고 심중(心中)에 효회(曉會)하는 일이 없는데 허학사(許學士)가 진찰하고 말하기를「이것은 오농(懊憹)과 불울(怫鬱)의 두 증세가 같이 일어난 것인데 위(胃)속에 조뇨(躁尿)가 있는 것이다.」하고 승기탕(承氣湯)을 복용해서 조분(燥糞) 20번을 내리고 설사하게 해서 풀어 주었다. 중경(仲景)에 이르기를「양명병(陽明病)에 내리면 심중(心中)이 오농(懊憹)하고 약간(若干) 번민(煩悶)하며 위(胃)속에 조분(燥糞)이 있는 것이다.」또 이르기를 소변이 내리지 않고 대변이 어렵고 가끔 약간의 열이 나며 울(鬱)한 것은 조분(燥糞)이 있는 증세이다.

내경(內經)에 이르기를「위(胃)가 온화하지 않으면 누워도 편하지 않은 것이니 이것이 밤에 잠을 못자는 원인이 되는 것이다. 위(胃)속이 마르고 대변이 굳은 것은 반드시 헛소리를 하게 되고 번(煩)도 조(燥)도 아니고 한(寒)도 아니니 마음속이 오농(懊憹)하게 된다.」〈本事〉

※ 황연계자탕(黃連鷄子湯)

소음병(少陰病)의 원인으로 번조(煩燥)해서 눕지를 못하는 증세를 치료하는 것으로 즉 위의 황연아교탕(黃連阿膠湯)이다. 〈入門〉

※ 감초건강탕(甘草乾薑湯)

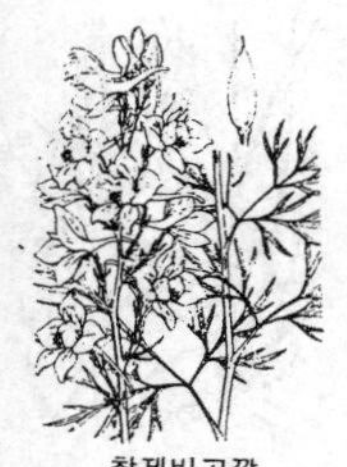
참제비고깔

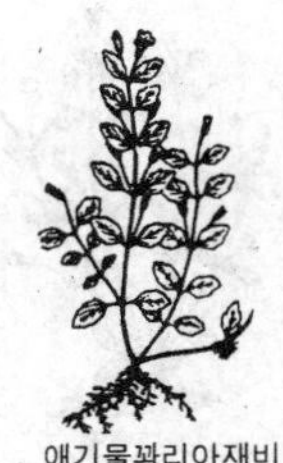
애기물꽈리아재비

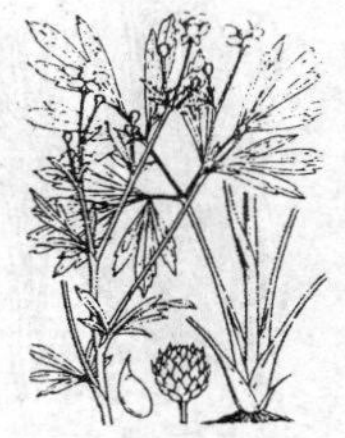
개구리미나리

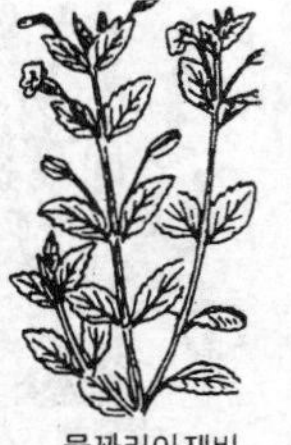
물꽈리아재비

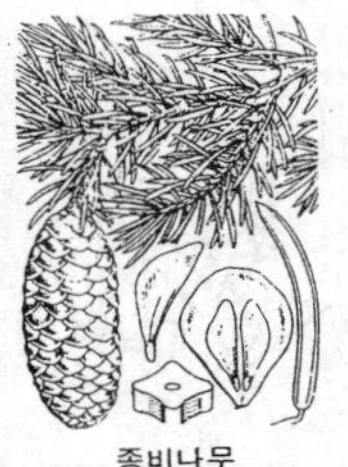
종비나무

효능 : 번조(煩燥)하고 토역(吐逆)하여 궐역(厥逆)하는 증세를 치료한다.

처방 감초구(甘草炙) 4돈, 건강포(乾薑炮) 2돈을 썰어서 1첩을 지어 물로 달여 먹는다. 〈仲景〉

❊ 작약감초탕(芍藥甘草湯)

번조(煩燥)하고 다리가 연급(攣急)한 증세를 치료한다. (처방은 위에 있음)

❊ 치자시탕(梔子豉湯)

효능 : 상한(傷寒)에 땀을 낸 후 허번(虛煩)해서 잠을 못자고 심할 때는 반드시 반복되어 전도(顚倒)하여 마음속이 오농(懊憹)하는데 이 약이 주로 치료한다. 〈仲景〉
누르면 심장밑이 부드러운 증세는 허번(虛煩)한 것이다.

처방 치자(梔子) 7개, 시(豉) 반홉을 썰고 물 2잔에 먼저 치자(梔子)를 달여서 1잔이 되거든 시(豉)를 넣어 다시 달여서 찌꺼기는 버리고 따뜻이 먹어서 토하면 그치고 토하지 않으면 다시 달여서 먹는다. 〈仲景〉

혹시 가슴이 가득하고 기(氣)가 적으면 감초(甘草)를 더하니 치시감초탕(梔豉甘草湯)이라 하고 가슴이 가득하고 구역을 하면 생강(生薑)을 더하는데 치시생강탕(梔豉生薑湯)이라 한다. 〈入門〉

오농(懊憹)이란 증세는 마음이 울울(鬱鬱)해서 펴지를 못하는 것이 그 증세는 정기가 허하고 그 사이에 맺히는 것이 무거우면 결흉(結胸)이 된다. 〈回春〉

❊ 치자후박탕(梔子厚朴湯

효능 : 상한(傷寒)이 내린 다음에 심(心)이 번(煩)하고 배가 가득하며 눕거나 일어나도 편하지 않는 증세를 치료한다.

처방 치자(梔子) 1돈반, 후박(厚朴) 3돈, 지실(枳實) 2돈을 썰어서 1첩을 지어 물로 달여서 먹는다. 〈仲景〉

◎ 전율(戰慄)

황제(黃帝)가 묻기를 「사람의 진한(振寒)하는 것은 어떤 기(氣)가 그렇게 시키는 것인가?」 기백(岐伯)이 답하기를 「한기(寒氣)가 피부(皮膚)에 객(客)하면 음기가 성하고 양기(陽氣)가 허하기 때문에 진한(振寒)과 한율(寒慄)이 되는 것이다.」 〈靈樞〉

전(戰)이라는 것은 몸이 떨리고 흔들리는 것이며, 율(慄)이란 것은 마음이 떨리는 것이다. 정(正)이 사(邪)와 함께 다투면 고율(鼓慄)하고 떨며 단지 허해서 다투는 것이 아니면 마음이 용동(聳動)하고 떨리는 것이다. 전(戰)과 진(振)은 참뜻이 진(振)은 가벼운 것이고, 전(戰)은 무거운 것이다. 〈脈論〉

모든 한(寒)에 상(傷)한 증세는 궐(厥)과 울(鬱)이 되고 위가 어질지 못한 것이니 그것은 위(胃)에 곡기(穀氣)가 없고 비(脾)가 삽(澁)해서 통하지 않고 입이 급해서 말을 하지 못하며 싸우고 두려워 하는 것이다. 〈仲景〉

전(戰)이란 몸이 떨리고 움직이는 것이고, 율(慄)이란 마음이 떨리고 놀라는 것이니, 사(邪)와 정(正)이 서로 싸워서 정기(正氣)가 이기면 전(戰)하고 사기(邪氣)가 이기면 율(慄)하는 것인데, 전(戰)하는 것은 병이 나으려는 것이며, 율(慄)하면 병이 심하게 되려는 것이고, 전(戰)은 양(陽)에 들기 때문에 큰 땀으로 풀고 약이 필요하지 않으며 율(慄)은 음(陰)에 들으니 양(陽)이 제거하는 바가 되기 때문에 마음이 차고 발이 굽어지며, 턱을 떨고 궐냉(厥冷)하며 소변이 실없이 나오고 인사불성(人事不省)이 되니 이중사역탕(理中四逆湯)으로 치료한다. 〈入門〉

혹시 원계적(原系的)으로 열사(熱邪)의 겉 증세 때문에 율(慄)하는 것은 강활충화탕(羌活冲和湯)으로 치료하고 속 증세 때문에 율(慄)하는 것은 대시호탕(大柴胡湯)으로 치료한다. 〈入門〉

전(戰)하면서 땀으로 풀리는 것은 태양(太陽)이고, 전(戰)하지 않으면서 땀으로 풀리는 것은 양명(陽明)인 것이며, 전(戰)하지도 않고 땀이 나지도 않으면서 풀리는 것은 소양(少陽)인 것이다. 노인의 허약에 전(戰)이 일어나고 땀이 나지 않으며 바로 혼민(昏悶)이 되는 것은 치료를 하지 못한다. 〈入門〉

◎ 동계(動悸)

상한(傷寒)이 너무 많으면 두 손으로 위(胃)와 심장을 부둥켜 안고 심장 밑이 벌떡거리며 안마해 주기를 바라고 심하면 몸이 떨어서 땅에 쓰러지게 되니 계지감초탕(桂枝甘草湯)으로 치료한다. 〈仲景〉

땀을 낸 다음에 배꼽 밑이 벌떡거려서 분돈(奔豚)이 되려 할 때는 복령계감탕(茯苓桂甘湯)으로 치료한다. 〈仲景〉

맥(脈)이 맺히고 번갈으며 심장이 두근거리는 것은 구감초탕(炙甘草湯)으로 치료한다.

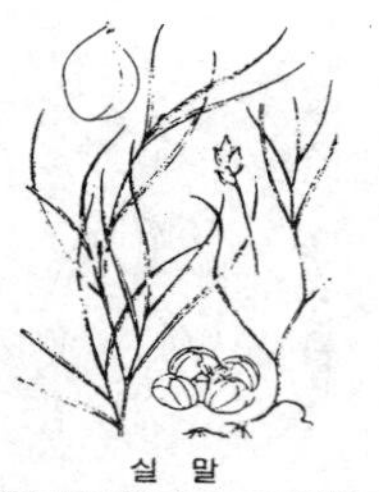
실 말

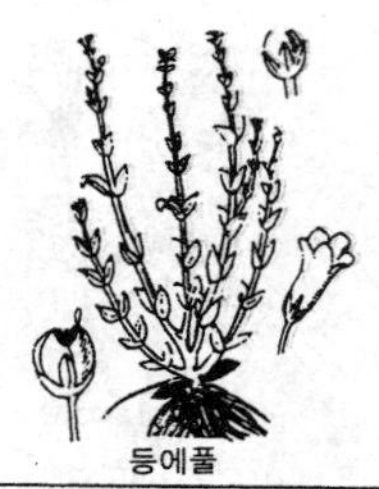
등에풀

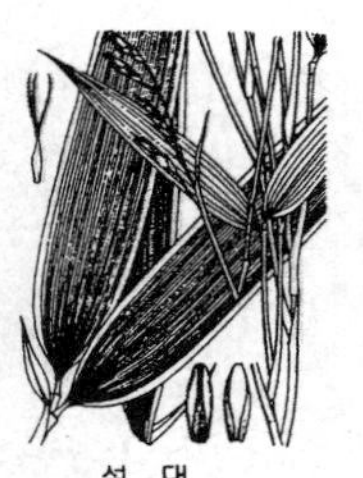
섬 대

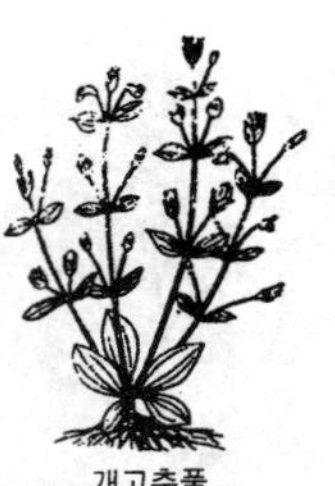
개고추풀

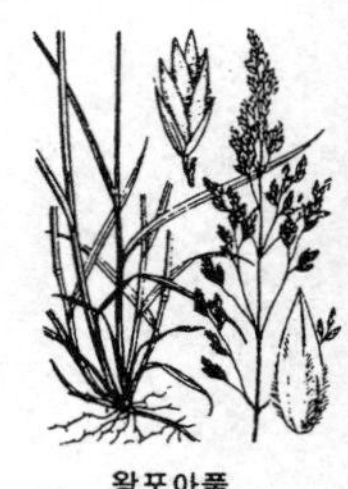
왕포아풀

허공을 보고 손을 허우적거리며 정신이 혼모(昏冒)한 것은 도씨승양산화탕(陶氏升陽散火湯)으로 치료한다. 〈入門〉

※ 계지감초탕(桂枝甘草湯)

효능 : 심(心)이 경계(驚悸)해서 주물러 주기를 바라는 증세를 치료한다.

처방 계지(桂枝) 4돈, 감초구(甘草灸) 2돈을 썰어서 1첩을 지어 물로 달여 먹는다. 〈仲景〉

※ 복령계감탕(茯苓桂甘湯)

효능 : 배꼽 밑이 벌떡거리고 분돈증(奔豚症)이 되려고 하는 증세를 치료한다.

처방 복령(茯苓) 6돈, 계지(桂枝) 4돈, 감초구(甘草灸) 2돈을 썰어서 1첩을 지어 대추 5개를 넣고 감란수(甘爛水) 2종재기로 먼저 복령(茯苓)을 달여서 2푼쯤 줄어들거든 남은 약을 넣어 1종재기까지 달여서 찌꺼기는 버리고 1일 3번을 먹는다. 〈仲景〉

※ 도씨승탕산화탕(陶氏升湯散火湯)

효능 : 촬공증(撮空症)을 치료하니 이것은 간열(肝熱)이 폐(肺)를 타서 원기(元氣)가 허약하고 버티지를 못해서 헛소리를 하고 정신이 혼모(昏冒)하고 모심(冒心)을 부둥켜 안고 또는 허공을 허우적거리며 잠자리를 어루만지는 증세를 치료한다.

처방 인삼(人蔘) • 당귀(當歸) • 작약(芍藥) • 시호(柴胡) • 황금(黃芩) • 백출(白朮) • 맥문동(麥門冬) • 진피(陳皮) • 복신(茯神) • 감초(甘草) 각 1돈을 썰어서 1첩을 하여 생강 3쪽과 대추 2개를 넣어 같이 달여 먹는다. 〈入門〉

68. 상한(傷寒)과 동기(動氣)일 경우

동기(動氣)란 축축(築築)하게 뱃속에서 움직이고 뛰노는 것을 말하는 것이다. 〈明理〉

보통 때 오적(五積)이 뱃속에서 또는 배꼽밑의 좌우에 있는데 다시 상한(傷寒)을 같이해서 신사(新邪)와 구적(舊積)이 서로 싸워서 아프고 축축(築築)하게 요동치는 것을 동기(動氣)라고 하는데 대개 허하면 이중탕(理中湯)에서 백출(白朮)을 버리고 육계(肉桂)를 더해서 더우면 시호계지탕(柴胡桂枝湯)으로 치료한다. 〈入門〉

오적(五積)속에 오직 배꼽밑의 분돈(奔豚)이 심장을 찌르는 것이 제일 급하니 계지탕(桂枝湯)에 계(桂)를 배로 더해서 치료한다. 〈入門〉

69. 동기(動氣)가 오른쪽에 있을 경우

땀을 내지 못한다. 땀을 내게 되면 코피가 흐르고 목이 마르며 심(心)이 고번(苦煩)하고 물을 마시면 바로 토하니 오령산(五苓散)으로 치료한다.

내리지도 못한다. 내리면 진액(津液)이 안에서 다하고, 목구멍이 마르며 코가 마르고 머리가 어지러우며 심(心)이 떨리게 된다. 〈明理〉

70. 동기(動氣)가 왼쪽에 있을 경우

땀을 내지 못한다. 땀을 내게 되면 머리가 어지럽고 땀이 나오지 않으며 힘줄이 떨리고, 살이 실룩거리니 방풍백출모려탕(防風白朮牡蠣湯)으로 치료한다.

니래지도 못한다. 내리면 뱃속이 구급(拘急)하고 먹은 것이 내리지 않으며 동기(動氣)가 다시 심해지고 몸이 비록 더워도 눕게 되면 움츠려진다. 〈明理〉

71. 동기(動氣)가 상(上)에 있을 경우

땀을 내지 못한다. 땀을 내게되면 기(氣)가 상충(上衝)해서 심장(心臟)의 끝에 머물러 있으니 이근탕(李根湯)으로 치료한다.

내리지도 못한다. 내리면 손바닥이 열번(熱煩)하고 몸이 뜨며 차갑고 더운 땀이 저절로 흐르고 물을 자주 찾는다. 〈明理〉

72. 동기(動氣)가 아래에 있을 경우

땀을 내지 못한다. 땀을 내게 되면 땀은 나지 않고 심장속이 크게 번(煩)하고, 뼈마디가 아프며, 눈이 어지럽고 몹시 차며 먹으면 토하므로 곡류(穀類)를 먹을 수 없는데는 대귤피탕(大橘皮湯)을 사용한다. 내리지도 못하니 내리면 배가 가득차고 갑자기 머리를 들면 어지러우며, 음식을 먹으면 맑은 곡식이 그대로 내리고 심장 밑이 결린다.

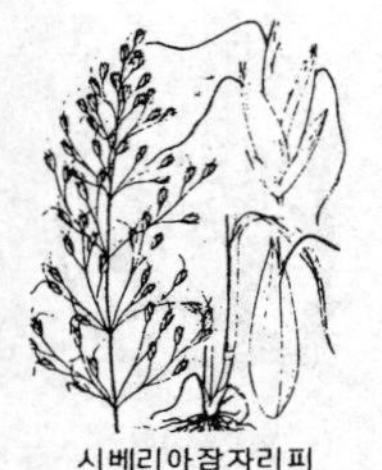
시베리아잠자리피

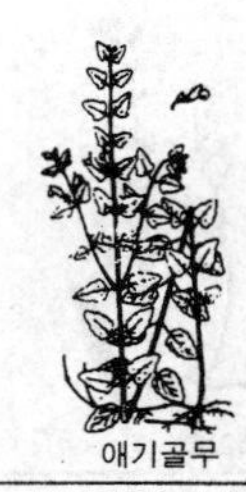
애기골무

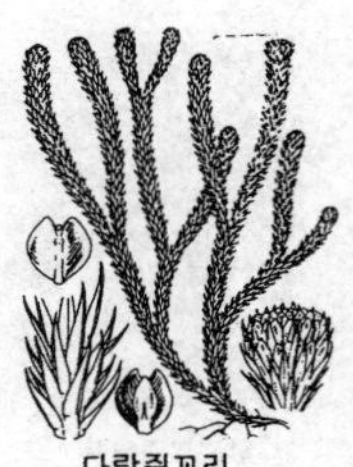
다람쥐꼬리

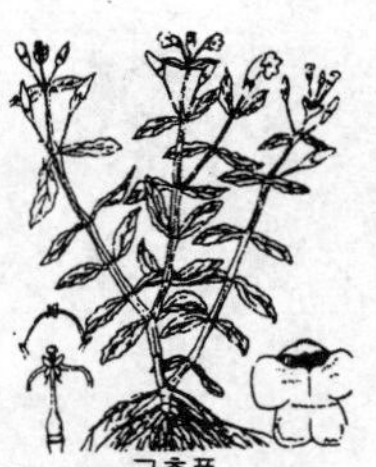
고추풀

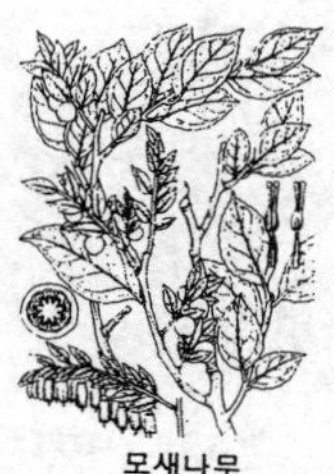
모새나무

※ 시호계지탕(柴胡桂枝湯)

효능 : 상한(傷寒)의 동기(動氣)가 축통(築痛)하는 증세를 치료한다.

처방 시호(柴胡) 2돈, 계지(桂枝) • 황금(黃芩) • 인삼(人蔘) • 작약(芍藥) 각 1돈, 반하제(半夏製) 8푼, 감초구(甘草炙) 6푼을 썰어서 1첩을 지어 생강 5쪽, 대추 2개를 넣어 물로 달여서 먹는다. 〈仲景〉

※ 방풍백출모려탕(防風白朮牡蠣湯)

효능 : 동기(動氣)에 잘못 땀을 내서 힘줄이 떨리고 살이 실룩거리는 증세를 치료한다.

처방 방풍(防風) • 모려분(牡蠣粉) • 백출(白朮) 각 등분 가루로하여 매 2돈을 술이나 또는 미음(米飮)에 하루 2~3번을 고루 먹는다. 〈仲景〉

※ 감리근탕(甘李根湯)

효능 : 동기(動氣)에 잘못 땀을 내서 기(氣)가 상충(上衝)하여 심방(心臟)끝에 머물고 있을 때 치료한다.

처방 이근피(李根皮) 5돈, 계지(桂枝) 1돈반, 당귀(當歸) • 작약(芍藥) • 복령(茯苓) • 황금(黃芩) 각 1돈, 반하(半夏) • 감초(甘草) 각 5푼을 썰어서 1첩을 지어 생강 3쪽을 넣어 물로 달여서 먹는다. 〈入門〉

※ 대귤피탕(大橘皮湯)

효능 : 동기(動氣)에 잘못 땀을 내서 심장이 번민(煩悶)하고 뼈가 아프며 눈이 어지럽고 밥을 토하는 증세를 치료한다.

처방 진피(陳皮) • 청죽여(靑竹茹) 각 2돈, 인삼(人蔘) • 감초(甘草) 각 1돈을 썰어서 1첩을 하여 생강 5쪽, 대추 2개를 넣어 물로 달여서 먹는다. 〈仲景〉

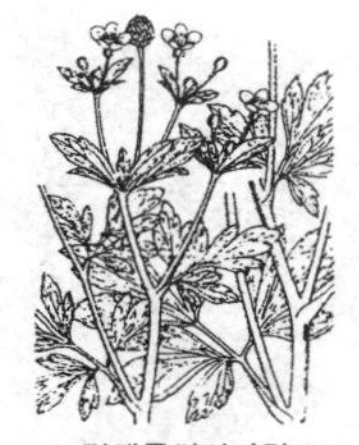
털개구리미나리

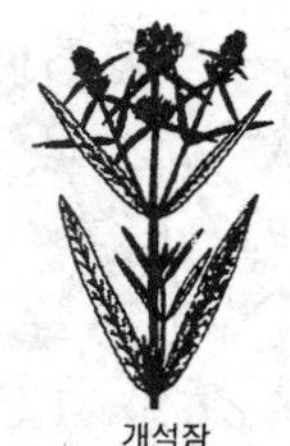
개석잠

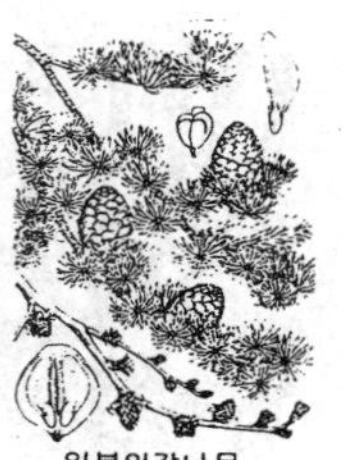
일본잎갈나무

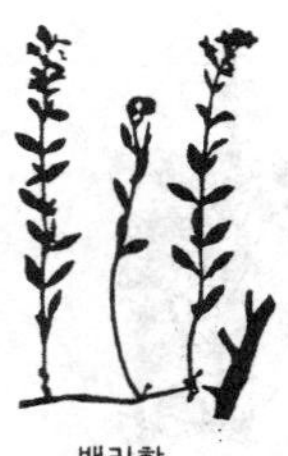
백리향

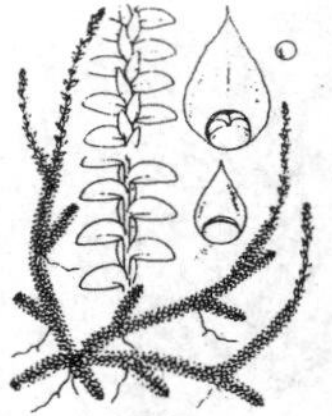
왜구실사리

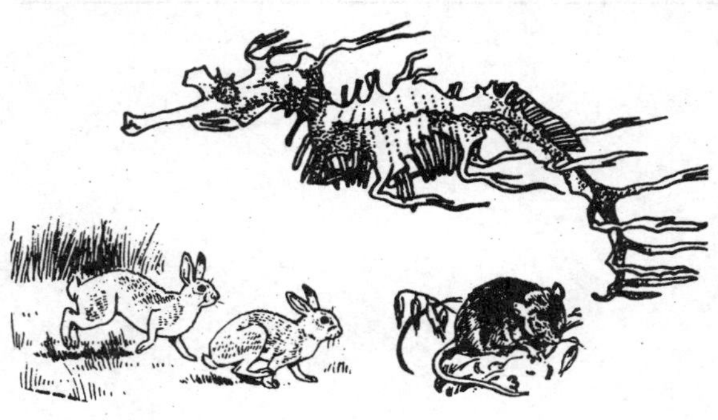

잡병편(雜病篇) (三)

十二. 한(寒) (下)

1. 상한(傷寒)과 번갈(煩渴)일 경우

대개 병으로 아파도 물을 잘 마시는 것은 쉽게 나오려는 징조로 보인다. 〈仲景〉

상한(傷寒)에 땀을 내고 풀리지 않고 맥(脈)이 뜨는 것은 창출백호탕(蒼朮白虎湯)으로써 주로 치료하고 토하며 땀을 내고 내린 후에 입과 혀가 마르고 맥(脈)이 넓고 큰 것은 인삼백호탕(人蔘白虎湯)으로써 주로 치료한다. 〈丹心〉

병을 얻은 지 5~6일이 되면 목이 말라서 물을 마시려고 해도 많이 못마시는 것을 억지로 마시게 해서는 안 된다. 그 이유는 뱃속의 열(熱)이 적어서 물을 쉽게 소화를 못하기 때문이다. 7~8일 지나면서 목이 크게 말라서 물을 마시려고 해도 조금씩 줄 것이며 언제나 마음껏 마시지 못하도록 해야 하니, 환자가 마시려는 양의 절반만 주는 것이 적당하다. 만약 배가 가득 부르고 소변이 나오지 않든지 또는 기침을 하든가 재채기를 하면 물을 주어서는 안된다. 혹시 목이 조금 마르고 목구멍이 마르면 조금씩 주어서 위기(胃氣)로 하여금 온화하게 해주면 낫게 된다.

목이 말라서 물을 마시려하고 물이 들어가면 바로 토하는 것을 수역(水逆)이라고 하는데 오령산(五苓散)으로써 주로 치료한다. 〈仲景〉

궐음병(厥陰病)에 목이 마르고 물을 마시려 할 때 조금씩 주는 것이 좋다. 〈活人〉

열(熱)이 겉에 있으면 목이 마르지 않고 열(熱)이 속에 들어가면 목이 마르는 것은 진액(津液)을 모탈(耗奪)해서 그런 것이다. 그러나 목이 마르면 반드시 번민(煩悶)하는 경우가 있으니 그것은 신(腎)을 물을 주관하니 열(熱)이 깊으면 물이 다해서 목이 마르는 것이고, 또 간목(肝木)이 심화(心火)를 껴서(挾) 생번(生煩)하기 때문에 궐음(厥陰) 6~7일에 물을 많이 마시고도 소변이 적게 나오는 것을 소갈(消渴)이라고 하는데 목이 말라서 물을 바라고 나오려하는 것은 벌써 경(經)에 전한 것이다. 맥(脈)이 뜨고 목이 마르는 것은 태양(太陽)에 들으니 백호탕(白虎湯)으로 치료하고 땀이 많아서 목이 마르는 것은 양명(陽明)에 드는 것이니 죽엽석고탕(竹葉石膏湯)으로 치료하고 저절로 설사해서 목이 마르는 것은 소음(少陰)에 들으니 저령탕(猪苓湯)으로 치료한다. 〈入門〉

목이 말라서 물을 마시려 해도 언제나 부족한 듯 하게 주는 것이 좋을 것이. 경(經)에 이르기를 「약환불음비기치(若還不飮非其治), 강음수교별병생(弜飮須教別病生)이라 하였으니 너무 물을 먹이지 않아도 치료하지 못하는 것이고, 그렇다고 억지로 먹여도 다른 병이 생긴다는 것이다.」〈醫鑑〉 목이 말라서 물을 마시려 해도 못마시는 것은 단전(丹田)에 열(熱)이 있고 가슴속에 한(寒)이 있기 때문이다. 〈仲景〉

음(陰)이 성해서 양(陽)을 막는 것은 입이 말라도 물을 먹이기만 하고 삼키지는 못하며 축혈(蓄血)하는 증세도 역시 그러한 것이다. 〈入門〉

※ 오령산(五苓散)

효능 : 태양증(太陽症)이 속으로 들어가서 번갈(煩渴)하고 소변이 나오지 않는데 사용한다.

처방 택사(澤瀉) 2돈반, 적복령(赤茯苓) • 백출(白朮) • 저령(猪苓) 각 1돈반, 육계(肉桂) 5푼을 가루로하여 매 2돈을 끓인 탕에 고루 내리고 또는 썰어서 1첩을 지어 물로 달여서 먹기도 한다.

상한(傷寒)에 땀을 내고 난 후에 진액(津液)이 망(亡)하고 목이 말라서 물을 마시려 하는 것은 사(邪)가 속에 있는 것이다. 그러나 상초(上焦)가 허하고 말라서 물을 마신 것이 흩어지지 않고 오히려 토해내는 것은 수역증(水逆症)이라고 하는데 이것은 물을 마신 것이 비록 많으

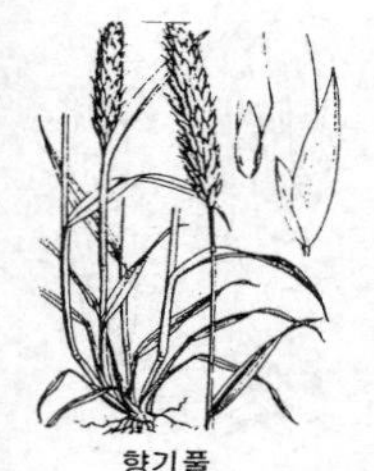
향기풀

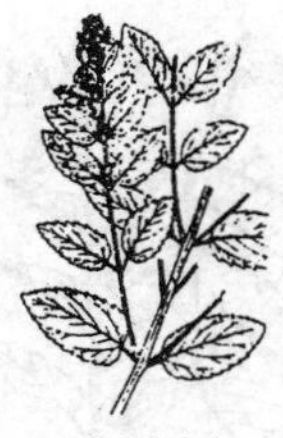
가지개곽향

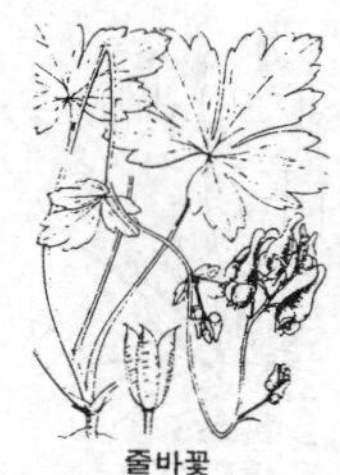
줄바꽃

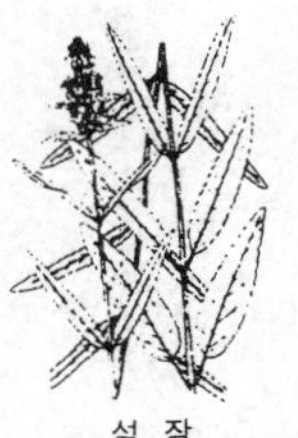
석 잠

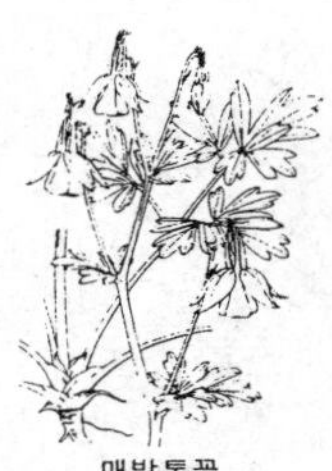
매발톱꽃

나 소변이 나오지 않는 것을 모두 속의 열이 실(實)하지 않아서 물을 소화시키지 못해서 그런 것이니 오령산(五苓散)이 적당한 것이다. 〈入門〉

※ 죽엽석고탕(竹葉石膏湯)

효능 : 상한(傷寒)을 풀어준 다음에 열이 남아 있는 것과 양명증(陽明症)에 저절로 땀이 나고 번갈(煩渴)이 나은 뒤에도 허번(虛煩)하는 증세등을 치료한다.

처방 석고(石膏) 4돈, 인삼(人蔘) 2돈, 맥문동(麥門冬) 1돈반, 반하(半夏) 1돈, 감초(甘草) 7푼을 썰어서 1첩을 지어 죽엽(竹葉) 7쪽, 멥쌀 100알을 넣어 물로 달여서 생강즙 2수저를 타서 먹는다. 〈入門〉

2. 상한(傷寒)과 조열(潮熱)일 경우

조열(潮熱)이란 마치 조수가 밀려 오는 때를 어기지 않듯이 하루 한번씩 열(熱)을 낼 때를 맞추어서 내는 것이다. 하루 3~5번씩 열을 내는 것은 그저 발열이라 하고 조열(潮熱)이라고는 하지 않는다. 조열(潮熱)이란 양명(陽明)에 드는 것인데 단지 해질 무렵에 일어나는 것을 조열(潮熱)이라고 하는 것이다. 양명(陽明)의 병은 위(胃)가 실(實)한 때문이며 위(胃)가 실(實)하게 되면 헛소리를 하게 되는 것이다. 〈明理〉

조열(潮熱)이란 조수(潮水)가 규칙적으로 하루 한번씩 오는 것과 같이 열이 일어나는 것이니 반드시 해질 무렵에 일어나는 것은 양명(陽明)이 미시(未時)와 신시(申時)에 왕성한 까닭이니, 제승기탕(諸承氣湯)을 골라 치료해서 내리는 것이 좋다. 인시(寅時)•묘시(卯時)에 조열(潮熱)되는 것은 소양(少陽)에 드는 것이고, 사시(巳時)•오시(午時)에 조열(潮熱)되는것은 태양에 드는 것이니 사(邪)가 위(胃)에 까지는 들어가지 않는 것이다. 소시호탕(小柴胡湯)으로 풀어 주어야 한다. 〈入門〉

토하고 내린 후에 대변을 보지 못하고 혹시 조열(潮熱)이 심하게 되면 사람을 알아보지 못하며 옷깃을 어루만지고, 평상(平床)을 더듬으며 약간(若干)헐떡거리고 똑바로 보는데 맥(脈)이 현(弦)하면 살고 깔깔하면 치료가 쉽지 않다. 〈仲景〉

3. 상한(傷寒)과 발광(發狂)할 경우

발광(肪胱)이란 열독(熱毒)이 위(胃)와 심(心)에 들어가서 신(神)으로 하여금 혼미(昏迷)하게 해서 정하지 못하게 하고 말과 행동이 빠르며 망언(妄言)과 망소(妄笑)를 하고 심하게 되면 높은 자리에 올라가서 노래를 부르며 옷을 벗고 도망 다니고 담장을 넘어서 달아나다가 지붕 위에도 오르며 먹지도 않고 누워 있지도 않는 것이니 크게 토하고 내리지 않으면 낫지 않는 것이다. 겉과 속이 같이 더운 것은 삼황석고탕(三黃石膏湯)으로 치료하고 속의 열(熱)이 성한 것은 대승기탕(大承氣湯)에 황련(黃連)을 더해서 치료하며 미친 말과 헛소리를 하는 것은 진사오령산(辰砂五苓散)으로 치료하는 것인데 혹시 미친 사람이 잠을 자다가 갑자기 일어나서 달아나려하고 착언(錯言)과 망언(妄言)을 하는 것이 어떻게 발광(發狂)한 것 같은 것은 제거하기가 어려운 증세인 것이다. 〈入門〉

양독발광(陽毒發狂)에는 양독승마탕(陽毒升麻湯)과 양독치자탕(陽毒梔子湯)으로 치료한다.

발광(發狂)에 묘향환(妙香丸)과 삼일음(三日飮)•활용탕(活龍湯)•파관탕(破棺湯)•수지법(水漬法)•화겁법(火劫法)등으로 치료한다. 잊어버리기를 잘 하는 것이 마치 사람과 같은 것은 축혈증(蓄血症)이 된다. 〈活人〉

발광(發狂)에는 양증(陽症)과 양맥(陽脈)이 보이는 것은 순(順)한 것이고, 음증(陰症)에 음맥(陰脈)이 보이고 혀가 말리며, 음낭(陰囊)이 오므라지면 치료가 어려운 것이다. 〈入門〉

※ 삼백음(三白飮)

효능 : 상한(傷寒)으로 열병(熱病)에 열(熱)이 극(極)해서 미쳐 날뛰는 증세를 치료한다.

처방 계자청(鷄子淸) 1개, 백밀(白蜜) 큰 수저로 1수저 망초(芒硝) 3돈을 같이 합해서 시원한 물로 먹는다. 〈醫鑑〉

※ 활룡산(活龍散)

효능 : 양독발광(陽毒發狂)증세를 치료한다.

처방 활지룡(活地龍) 큰 놈 4~5마리를 깨끗이 씻어서 즙을 내고, 생강즙과 박하즙(薄荷汁)및 꿀 각 1수저를 타서 깨끗한 물에 섞어서 천천히 모두 복용하면 점점 시원해지는 것인데 혹시 열(熱)이 심하면 편뇌(片腦)를 더하는 것이 더욱 신기하니 약명(藥明)을 지용산(地龍散)이

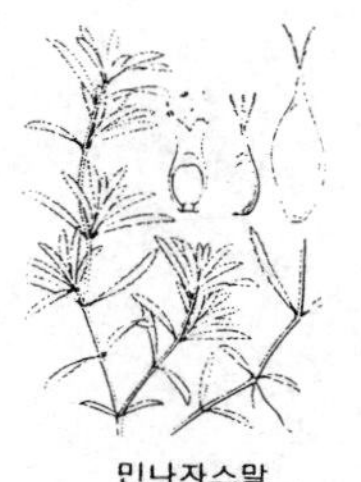
민나자스말

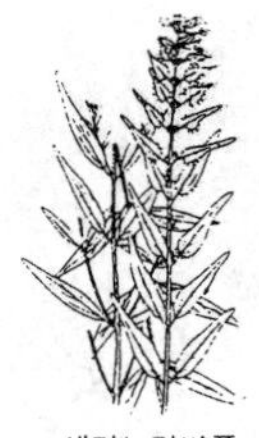
새며느리바풀

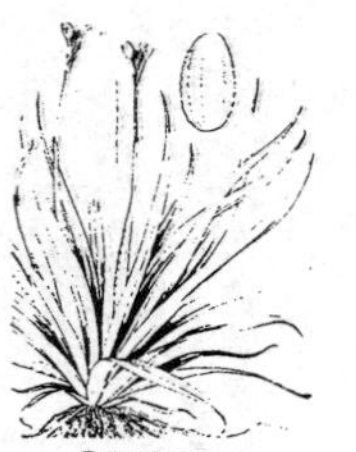
올챙이자리

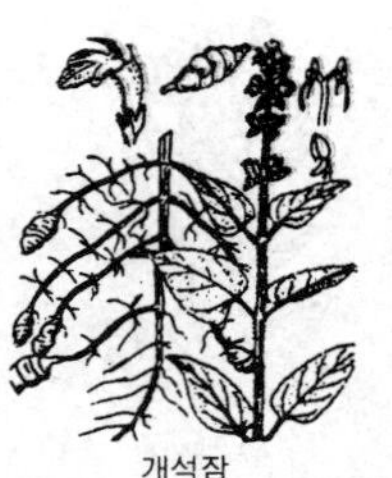
개석잠

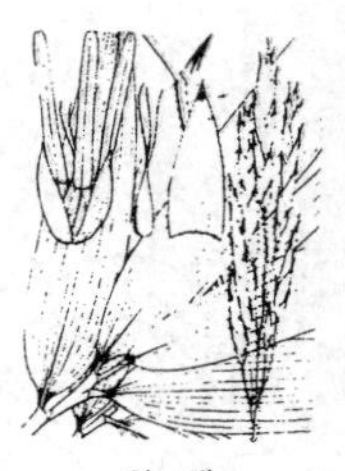
이 대

라고 한다. 〈入門〉

※ 파관탕(破棺湯)

효능 : 상한열병(傷寒熱病)으로 발광(發狂)하고 심(心)이 조(躁)해서 말이 일정치 못하고 인사불성(人事不省)이 되는 증세를 치료한다.

처방 사람 오줌 마른 것을 태워서 물에 담그고 물 1~2잔을 마시면 바로 소생(甦生)이 되고 또는 그것을 가루로 해서 맑은 물에 3돈을 같이 복용하는 것도 좋으니 속칭 야인건수(野人乾水)라고 말한다. 〈本草〉

※ 수지법(水漬法)

위의 양독조하(陽毒條下)에 상세히 나와 있다.

※ 화겁법(火劫法)

효능 : 발광(發狂)증세를 치료한다.

처방 숫불 한 화로를 환자의 앞에 놓고 초(醋)한 사발을 불에 다 빨리 부어서 그 김이나는 것을 콧속에 들어가도록 하면 조금 지난 후에 진정이 되니 다시 찬물을 얼굴에다 빨리 뿌려주면 되는 것이다. 〈入門〉

4. 상한의 섬어(譫語)와 정성(鄭聲)일 경우

실(實)하면 헛소리를 하고 허하면 정성(鄭聲)을 하니 헛소리란 것은 말이 순서가 없고 수시로 말끝을 고치는 것이고, 정성(鄭聲)이란 정중(鄭重)하고 빈번(頻煩)한 것인데 단지 한 사람의 말로써 이랬다 저랬다 하는 것이다. 〈明理〉

양명병(陽明病)에 위(胃)가 실(實)하면 헛소리를 하게 된다. 〈仲景〉 대•소변이 저절로 새고 손발이 차며 맥(脈)이 가늘고 작으면 반드시 정성(鄭聲)을 하게 되니 백통탕(白通湯)으로 치료하고 대변이 나오지 않고 소변이 붉으며 손발이 따스하고 맥(脈)이 넓고 촘촘하면 반드시 헛소리를 하니 조위승기탕(調胃承氣湯)으로 치료한다. 〈活人〉

헛소리에 실(實)과 허(虛)가 다르니 실(實)하면 내려야 하고 허(虛)하면 내리지 못하는 것이며, 실(實)한 것은 위(胃)가 실(實)한 것이고 조시(燥屎)가 있는 것이니 내려야 하고 허(虛)한 것은 장위(腸胃)가 저절로 새는 것이니 치료가 어렵다. 〈入門〉

상한(傷寒)에 크게 열이 있어서 신음(呻吟)하고 착어(錯語)하며 잠을 자지 못하는 것은 황연해독탕(黃連解毒湯)으로 주로 치료한다. 〈活人〉

낮에는 명랑하고 밤에는 헛소리를 해서 마치 귀신을 보는 것과 같은 것은 부인의 열이 혈실(血室)에 들어간 증세인 것이다. 〈活人〉

상한(傷寒)에 발열(發熱)하고 섬어(譫語)하는 것은 시호연교탕(柴胡連翹湯)으로 치료한다. 〈醫鑑〉

※ 황연해독탕(黃連解毒湯)

효능 : 상한(傷寒)으로 대열(大熱)과 번조(煩燥)때문에 잠을 못자고 또는 나은 다음에 다시 술을 마셔 병이 재발되는 것과 일체의 열독(熱毒)을 치료한다.

처방 황련(黃連) • 황금(黃芩) • 황백(黃柏) • 치자(梔子) 각 1돈 2푼반을 썰어서 1첩을 지어 물로 달여서 먹는다. 〈活人〉

※ 시호연교탕(柴胡連翹湯)

효능 : 상한(傷寒)으로 열이 나고 헛소리하며 끙끙 앓으며 잠을 자지 못하는 증세를 치료한다.

처방 시호(柴胡) • 황금(黃芩) • 지각(枳殼) • 적작약(赤芍藥) • 길경(桔梗) • 과루인(瓜蔞仁) • 치자인(梔子仁) • 연교(連翹) • 황련(黃連) • 황백(黃柏) • 감초(甘草) 각 8푼을 썰어서 1첩을 지어 생강 3쪽을 넣어 물로 달여서 먹는다. 〈醫鑑〉

5. 상한(傷寒)과 결흉(結胸)일 경우

상한(傷寒)으로 맥(脈)이 뜨고 긴(緊)한데 내리게 되면 반드시 결흉(結胸)이 되는 것이다. 〈海藏〉

병이 양(陽)에서 일어나는데 오히려 내리게 되면 열이 안으로 들어가서 결흉증(結胸症)이 되는 것이다. 〈仲景〉

상한(傷寒)으로 겉을 풀지 못한데 의원이 오히려 내리게 되면 흉격(胸膈)이 결리고 아파서 손을 못대는 증세는 결흉증(結胸症)이니 대함흉탕(大陷胸湯)으로 치료한다. 〈仲景〉

만약 심하(心下)를 눌러서 단단하고 아프며 손을 댈수가 없고 목이 마르며 헛소리를 하고 대변이 실(實)하며

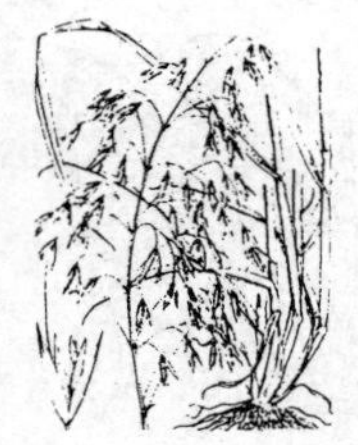
귀 리

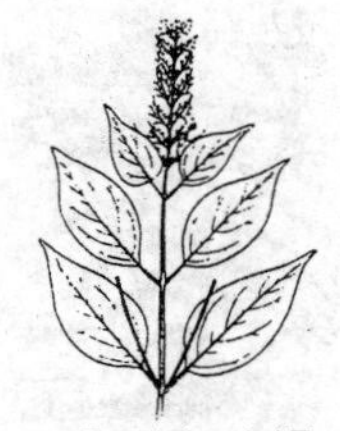
둥근잎며느리바풀

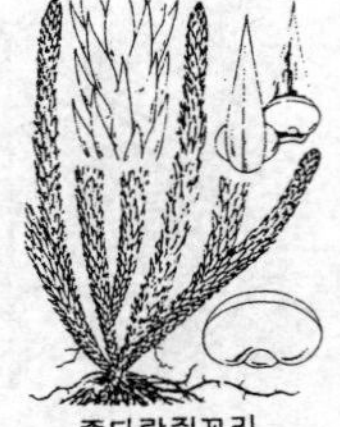
좀다람쥐꼬리

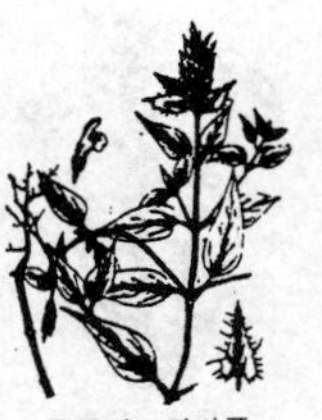
돌꽃며느리바풀

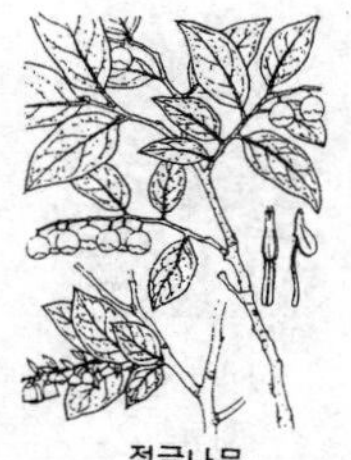
정금나무

맥(脈)도 잠기고 실(實)하며 힘이 있으면 대결흉(大結胸)이 되는 것이니 속히 대함흉탕(大陷胸湯)에 지각(枳殼)과 길경(桔梗)을 더해서 내리는 것인데 오히려 번조증(煩燥症)을 더하면 죽게 된다. 〈醫鑑〉

소결흉(小結胸)이란 심장(心臟)밑에 자리하는 것으로 누르면 아프고 맥(脈)이 뜨고 미끄러우니 소함흉탕(小陷胸湯)으로 치료한다. 〈醫鑑〉

한실결흉(寒實結胸)에 열이 없는 것은 삼물백산(三物白散)이나 소함흉탕(小陷胸湯)으로 치료한다. 〈醫鑑〉

열실결흉(熱實結胸)및 한실결흉(寒實結胸)을 활인에는 한(寒)과 열(熱)을 가리지 않고 함흉탕(陷胸湯)으로 치료하되 낫지 않거든 지실이중환(枳實理中丸)으로 치료하면 신통한 효력이 있다고 했다. 〈綱目〉

결흉(結胸)에 큰 열이 없는 증세는 물이 맺혀서 흉(胸)과 협(脇)속에 있으며 다만 머리에 땀이 나니 수결흉(水結胸)이라고 하는데 소반하탕(小半夏湯)에 복령(茯苓)을 더해서 치료해야 한다. 〔처방은 흉문(胸門) 삼조(參照)〕

열실결흉(熱實結胸)일 때는 대함흉환(大陷胸丸)으로 치료해야 한다. 〈綱目〉

결흉(結胸)에 구법(灸法)•울법(熨法)으로 치료한다. 내리지 않았는데 가슴이 가득찬 증세는 결흉(結胸)이 아니며 다만 소시호(少柴胡)에 소함흉(小陷胸)을 합한 다음 지각(枳殼)과 길경(桔梗)과 길경(桔梗)을 넣어서 치료하면 신통한 효과가 있다. 〈醫錦〉

※ 대함흉탕(大陷胸湯)

효능 : 대결흉(大結胸)을 치료한다.

처방 대황(大黃) 3돈, 망초(芒硝) 2돈, 감수말(甘遂末) 5푼을 썰어 2첩으로 나누는데 1첩을 먼저 대황(大黃)을 넣고 다려서 6푼쯤 되거든 망초(芒硝)를 넣어 다시 달여서 찌꺼기는 버리고 감수(甘遂)가루를 타서 복용하면 쾌히 내리는데 설사가 그친 다음에도 먹는다. 〈仲景〉

※ 소함흉탕(小陷胸湯)

효능 : 소결흉(小結胸)을 치료한다.

처방 반하제(半夏製) 5돈, 황련(黃連) 2돈반, 과루대자(瓜蔞大者) 4분의 1을 썰어서 1첩을 하여 물 2잔에 먼저 과루(瓜蔞)를 달여서 반쯤 되거든 반하(半夏)와 황련(黃連)을 넣어 다시 반쯤 되도록 달인 다음 찌꺼기는 버리고 따스하게 먹는데 설사를 안하면 다시 먹어서 노란 침같은 것을 설사를 하게되면 속이 편안하여지는 것이다. 〈仲景〉

과루(瓜蔞)를 그 껍질만 썰고 씨는 썰지 않는다. 〈丹心〉

※ 삼물백산(三物白散)

효능 : 한열결흉(寒熱結胸)을 치료한다.

처방 길경(桔梗)•패모(貝母) 각 3돈, 파두거피심(巴豆去皮心)하고 다려서 기픔처럼 된것 1돈을 가루로하여 섞어 가지고 백탕(白湯)에다 반돈을 섞어 먹되 약한 사람은 절반으로 줄이면 혹은 토하고 혹은 설사하는 것인데 만약 설사하지 않으면 더운 죽 1그릇을 먹고 또 설사가 그치지 않으면 찬죽 1그릇을 먹는다. 〈入門〉

※ 대함흉환(大陷胸丸)

효능 : 열실결흉(熱實結胸)을 치료한다.

처방 대황(大黃) 5돈, 정력자초(葶藶子炒)•행인초(杏仁炒) 각 3돈, 망초(芒硝) 2돈반, 감수(甘遂) 2자를 가루로해서 꿀로 오동열매 크기로 환을 지어 1알을 물 1잔에 달여 반으로 나누어서 따뜻하게 해서 복용하고 설사하지 않으면 다시 먹는다. 〈丹心〉

※ 구법(灸法)

흉부(胸部)에 상세하게 설명이 나와있다.

※ 울법(熨法)

흉부(胸部)에 상세하게 설명이 나와있다.

6. 상한(傷寒)과 장결(臟結)일 경우

묻기를 「결흉(結胸)의 상태가 어떠한가?」 답하기를 「누르면 아프고 촌맥(寸脈)이 뜨며 관맥(關脈)이 잠기면 결흉(結胸)이라 하고 또 결흉(結胸)의 증세와 비슷하면서 음식이 보통과 같고 가끔 설사하며 촌맥(寸脈)이 뜨고 관맥(關脈)이 세(細)•소(小)•침(沈)•긴(緊)하면 장결(臟結)이라 하는데 혀(舌)위에 백태(白胎)가 미끄러우면 치료가 쉽지 않다.」〈仲景〉

병인의 가슴속에 보통때 결리는 증세가 있어서 배꼽곁까지 이어져서 소복(小腹)에 끌어 들여서 음근(陰筋)에

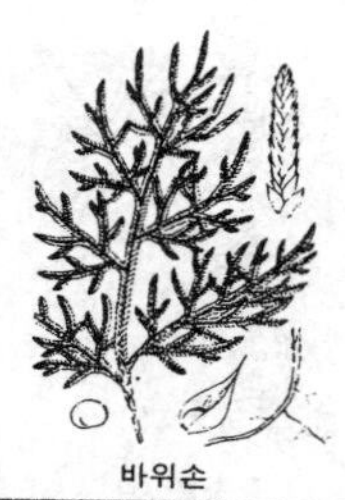
바위손

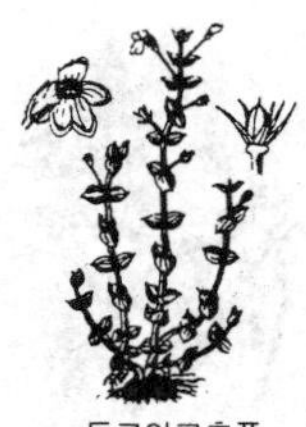
둥근잎고추풀

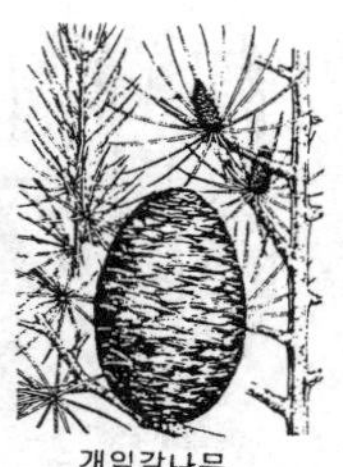
개잎갈나무

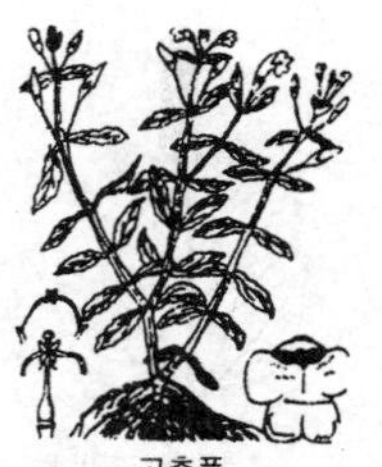
고추풀

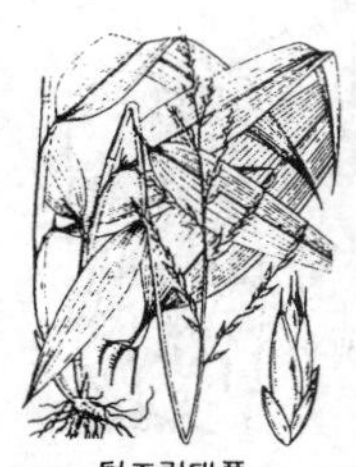
털조릿대풀

들어간 것은 장결(臟結)이니 치료가 쉽지가 않다. 〈仲景〉

환자가 원래 결리는 기가 있는데 다시 상한(傷寒)을 첨가해서 숙적(宿積)과 서로 합하여 진장(眞臟)의 기(氣)로 하여금 폐결(閉結)되서 통하지 않는 증세를 역시 장결(臟結)이라고 하는데 경솔하게 내려서는 안되고 소시호(小柴胡)에 생강(生薑)을 더하여 겉을 온화하게 할 것이며, 또한 관원(關元)을 뜸해서 양(陽)을 돌리고 음결(陰結)을 풀어야 한다. 그러나 위험이 따르는 것이다. 〈入門〉

장결(臟結)이 결흉(結胸)과 서로 비슷한 것인데 모두 내린 후에 사기(邪氣)가 속에 들어가면 양(陽)과 같이 서로 맺혀서 맺힌 것이 가슴에 있으면 결흉이 되고, 음(陰)과 같이 서로 맺혀서 맺힌 것이 장(臟)에 있으면 장결(臟結)이 되는 것이니 그것이 오직 음결(陰結)이기 때문에 장결(臟結)이기 때문에 장결(臟結)에 양증(陽症)이 없고 한열(寒熱)의 왕래가 없으며 혹은 차갑기만 하고 더웁지는 않으며 오히려 조용하며 음식이 보통때와 같고 가끔 설사를 하며 혀 위에 백태(白胎)가 끼고 협(脇)•륵(肋)•제(臍)•복(腹)이 음근(陰筋)에 끌려 들어가서 같이 있고 가슴속에 차가운 것이 있으니 치료가 쉽지 않은 것이다. 〈入門〉

7. 상한(傷寒)과 비기(痞氣)일 경우

병이 음(陰)에서 일어났는데 오히려 내리면 결리게 되는 것이다. 〈仲景〉

상한(傷寒)으로 구역을 하고 열이 나는데 호거시 심하(心下)가 가득차고 아프지 않으면 이것은 결리게 되는 증세이니 반하사심탕(半夏瀉心湯)으로 치료하고 위(胃)가 허하고 기(氣)가 역(逆)한 것도 또한 치료한다. 〈仲景〉

심하(心下)가 단단하고 결리는데 누르면 유(濡)하고 관맥(關脈)이 위로 뜨는 것은 삼황사심탕(三黃瀉心湯)으로 주로 치료한다.

결흉(結胸)과 결리는 데는 관맥(關脈)이 잠겨야 하는 것인데 만일 관맥(關脈)이 뜨는 경우에는 이 처방으로 치료해야 한다. 〈仲景〉

심하(心下)가 결리고 다시 오한(惡寒)하여 땀이 나는 증세는 부자사심탕(附子瀉心湯)으로 주로 치료한다. 〈仲景〉

내린 다음 단속해서 설사를 하되 하루에 수십번을 하고 곡식(穀食)이 소화가 안되며 배가 우뢰와 같이 울고 심하(心下)가 단단하고 결리며 건구역(乾嘔逆)을 하고 심(心)이 번민(煩悶)하는 것을 열결(熱結)이라고 하는데 즉 위(胃)속이 허해서 객기(客氣)가 상역(上逆)으로 인한 증세이니 감초사심탕(甘草瀉心湯)으로 주로 치료한다. 〈仲景〉

땀이 풀린 후에 위(胃)가 온화하지 않고 심하(心下)가 단단하고 결리며 배밑에 수기(水氣)가 있고 뱃속이 우뢰와 같이 울며 설사하는 증세는 생강사심탕(生薑瀉心湯)이 주로 치료한다. 〈仲景〉

태양병(太陽病)의 겉의 증세가 없어지지 않아 차주 내리면 설사가 멎지 않아 심하(心下)가 단단하고 결리며 풀리지 않는 증세는 계지인삼탕(桂枝人蔘湯)으로 주로 치료한다. 〈仲景〉

결리는 기(氣)에는 길경지각탕(桔梗枳殼湯)으로 치료한다.

※ 반하사심탕(半夏瀉心湯)

처방 반하제(半夏製) 2돈, 황금(黃芩)•인삼(人蔘)•감초(甘草) 각 1돈반, 건강(乾薑) 1돈, 황련(黃連) 5푼을 썰어서 1첩을 하여 생강 3쪽과 대추 2개를 넣어 물로 달여서 먹는다. 〈仲景〉

※ 삼황사심탕(三黃瀉心湯)

처방 대황(大黃)•황련(黃連) 각 2돈, 황금(黃芩) 1돈을 썰어서 1첩을 지어 마비탕(麻沸湯) 1잔에 담가 두었다가 즙으로 짜서 따뜻하게 하여 다시 나누어 먹는다. 〈丹心〉

※ 부자사심탕(附子瀉心湯)

처방 대황(大黃)•황금(黃芩)•황련(黃連) 각 2돈을 썰고 부자포(附子炮) 2돈을 별도로 달여서 즙을 내여 백비탕(百沸湯) 한잔에 3가지 맛을 넣어 오랫동안 두었다가 찌꺼기는 버리고 부자즙(附子汁)을 타서 따뜻할 때에 다시 나누어 먹는다. 〈仲景〉

※ 감초사심탕(甘草瀉心湯)

처방 감초(甘草) 2돈, 황금(黃芩)•건강(乾薑) 각 1

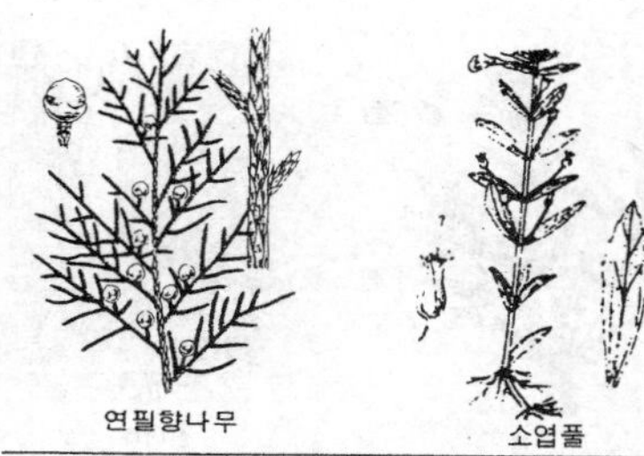
연필향나무 소엽풀

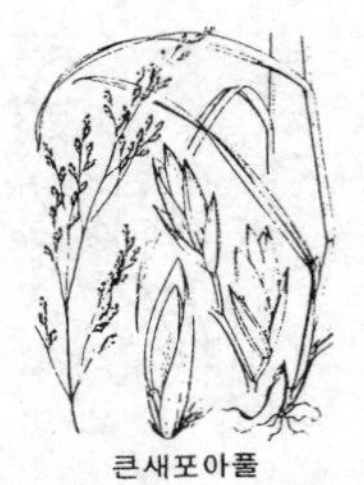
큰새포아풀

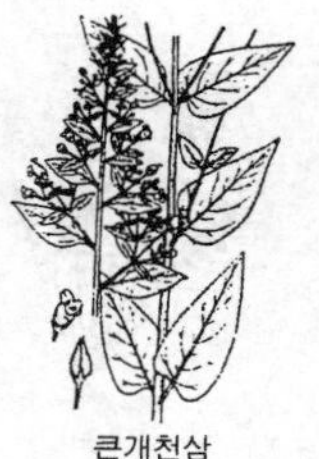
큰개천삼

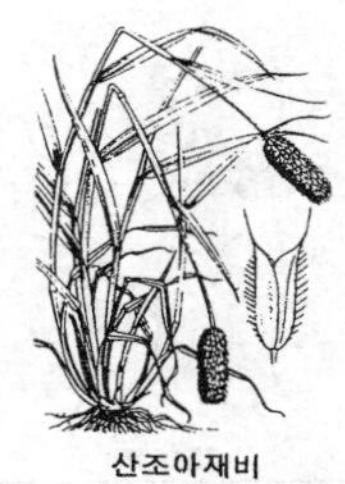
산조아재비

돈반, 반하제(半夏製) • 인삼(人蔘) 각 1돈, 황련(黃連) 5돈을 썰어서 1첩을 지어 대추 2개를 넣어 물로 달여서 먹는다. 〈仲景〉

❊ 생강사심탕(生薑瀉心湯)

처방 생강(生薑) • 반하(半夏) 각 2돈, 인삼(人蔘) • 건강(乾薑) 각 1돈반, 황련(黃連) • 감초(甘草) 각 1돈, 황금(黃芩) 5푼을 썰어서 1첩을 하여 대추 2개를 넣어 물로 달여서 먹는다. 〈仲景〉

❊ 계지인삼탕(桂枝人蔘湯)

처방 계지〔桂枝 : 세이(細利)〕• 감초구(甘草炙) 각 1돈8푼, 백출(白朮) • 인삼(人蔘) • 건강(乾薑) 각 1돈반을 썰어서 1첩을 하여 물 2잔에 반이 될 때까지 달이고 다시 계지(桂枝)를 넣어 7푼이 될 때까지 달인 다음 찌꺼기는 버리고 1일 2번씩 따뜻하게 해서 먹는다. 〈仲景〉

8. 상한(傷寒)에 근(筋)이 떨리고 육(肉)이 실룩거릴 때

움직이는 기(氣)가 왼쪽에 있는데 땀이 나면 근(筋)이 떨리고 살이 실룩거린다. 〈明理〉

상한(傷寒)으로 근척(筋惕) • 신윤(身潤)하는 것은 땀으로 너무 많이 냈기 때문이니 옛날 사람들은 진무탕(眞武湯)은 땀을 멈추게 할 뿐이고, 살이 윤(潤)하는 증세 즉 실룩거리는 것은 치료하지 못하는 것이다. 대부분 땀이 많이 나면 피를 상하게 되니 피가 허하면 근(筋)을 도우지를 못해서 근(筋)이 더욱 급하고 사지(四肢)와 백해(百骸)가 같이 윤동(潤動)하니, 사물탕(四物湯)에서 지황(地黃)을 빼고 인삼(人蔘)과 반하(半夏) 및 복령(茯苓)과 감초(甘草)를 더해서 조제를 하여 오령지(五靈脂)로 보좌를 삼아서 생강(生薑) • 오매(烏梅)를 넣어 달여서 복용하면 신통한 효력이 있는데 이것은 전적으로 생혈(生血)을 시키는 것이며 생혈(生血)을 시키면 땀을 멈추게 하는 것이다. 〈直指〉

9. 상한(傷寒)의 제중증(除中症)일 경우

궐(厥)하고 설사하면서 오히려 음식을 잘 먹지 못하는 증세를 제중(除中)이라 하는데 치료가 어려운데 드는 것이다. 〈得効〉

궐(厥)하고 설사하면서 오히려 음식을 능히 먹는 증세를 제중(除中)이라고 하니 그것은 죽을 증세이니 기대하기 쉽지 않다. 〈入門〉

사(邪)가 겉에 있으면 잘먹고 속에 있으면 먹지를 못하니 상한(傷寒)에 궐(厥)이 깊으면 설사하고 맥(脈)이 더디어서 마땅히 먹지 못하는 것이나 오히려 잘 먹는 증세를 제중(除中)이라고 하는 데 속의 위기(胃氣)가 벌써 없어졌으나 어찌 다시 회복할 길이 있겠는가? 〈入門〉

궐(厥)하고 설사하면 마땅히 먹지 못해야 할 것인데 오히려 능히 먹으면 제중(除中)이 되는 것을 우려해야 되니 시험삼아서 떡을 먹여 보고 열을 내면 제중(除中)인 것이고 열을 내지 않으면 제중이 아니고 위기(胃氣)가 오히려 남아 있으니 반드시 낫게 된다. 〈仲景〉

10. 상한(傷寒)의 혈증(血症)일 경우

태양병(太陽病)으로 6~7일동안 겉 증세가 그대로 머물러 있어 맥(脈)이 잠고 잠기는데 오히려 결흉(結胸)하지 않고 환자가 미친 사람처럼 되는 증세는 열이 하초(下焦)에 있어 소복(小腹)이 가득차고 소변이 저절로 흐르기 때문인데 하혈(下血)을 해야 낫게 되며 저당탕(抵當湯)이 주로 치료를 한다. 〈仲景〉

태양증(太陽症)으로 몸이 노랗고 발광(發狂)하며 소복(小腹)이 가득하여 단단하고 저절로 새는 것은 혈증(血症)이니 저당탕(抵當湯)이 적당한 것이다. 〈仲景〉

상한(傷寒)으로 소복(小腹)이 가득하면 소복(小腹)이 마땅히 새지 않는 것인데 오히려 새는 것은 피가 있어서 그러한 것이니 마땅히 내려야 하며 저당환(抵當丸)을 사용하는 것이다. 〈仲景〉

상한(傷寒)으로 소복(小腹)이 가득하면 소복(小腹)이 마땅히 새지 않는 것인데 오히려 새는 것은 피가 있어서 그러한 것이니 마땅히 내려야 하며 저당환(抵當丸)을 으로 치료하는 것이다. 〈仲景〉

태양병(太陽病)이 안풀리고 열이 방광(膀胱)에 맺히면 미친 것 같은 증세가 일어나는 것인데 혹시 피가 저절로 내리면 저절로 낫는 증세이고, 다만 소복(小腹)이 급히 맺힌 것은 마땅히 쳐야 하니 도인승기탕(桃仁承氣湯)으로 치료한다. 〈仲景〉

뉵혈(衄血)에 땀을 피하는 것은 맥(脈)이 없거나 또는 작아지는 것을 두려워하기 때문이다. 만일 맥(脈)이 뜨고

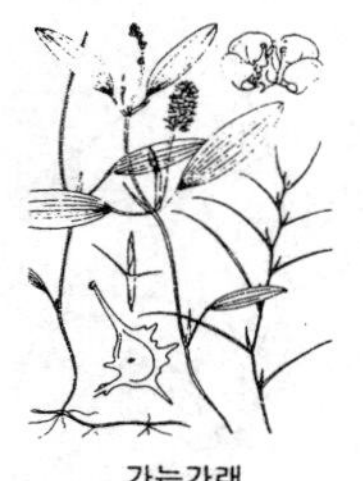
가는가래

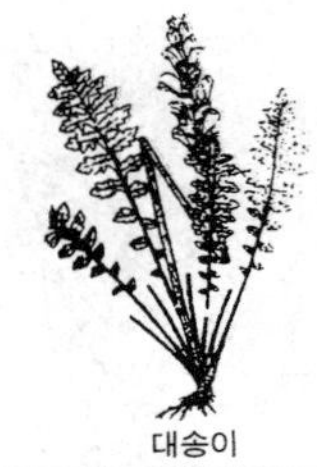
대송이

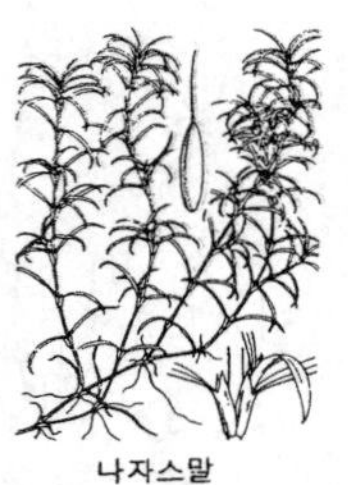
나자스말

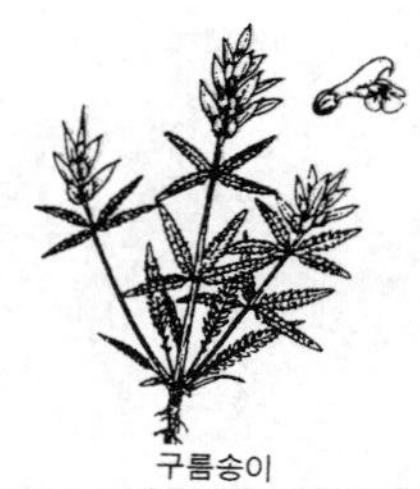
구름송이

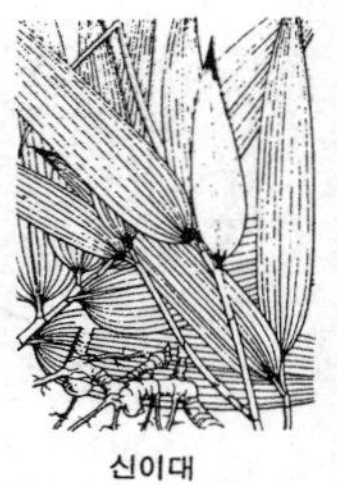
신이대

긴(緊)하면 몸이 아프고 몹시 차며 열이 나면 땀을 내는 것이 좋은 것이다. 마황탕(麻黃湯)과 계지탕(桂枝湯)으로 치료하고 만일 맥(脈)이 작아서 땀을 내지 못하면 서각지황탕(犀角地黃湯)을 으로 치료한다. 〈海藏〉

소음병(少陰病)에 무리하게 땀을 내게 되면 혈(血)이 구규(九竅)로 따라 나오니 이것을 하궐(下厥)또는 상갈(上竭)이라 하는데 치료가 어려운데 드는 것이다. 〈仲景〉

태양병(太陽病)에 맥(脈)이 뜨고 긴(緊)하며 열이나고 땀이 나지 않으며 뉵혈(衄血)이 나는 것은 저절로 낫는다. 〈仲景〉

상한(傷寒)에 머리가 아프고 열이나며 입이 마르고 입과 코로 피가 나오며 오후에 혼침(昏沈)되고 귀가 먹으며 갈비가 아픈 것은 속칭 혈한병(血汗病)이라고 하는데 서각지황탕(犀角地黃湯)에 소시호탕(小柴胡湯)을 합해서 치료한다. 〈醫鑑〉

※ 저당탕(抵當湯)

효능 : 일체의 어혈(瘀血)과 결흉(結胸)및 섬어(譫語)와 수수(漱水)등 증세를 치료한다.

처방 수질초(水蛭炒) • 망충초(蝱虫炒)해서 발과 날개를 버린 것과 도인유첨(桃仁留尖) 각 10개, 대황증(大黃蒸) 3돈을 썰어서 1첩을 지어 물로 달여서 먹는다. 〈入門〉

※ 저당환(抵當丸)

효능 : 축혈(蓄血)이 아래에 있으면서 몸에 열은 없고 변 색깔이 검으며 건망(健忘)을 잘하고 미친 것 같은 증세등을 치료하고 또 소복(小腹)이 가득하고 소변이 새는 것도 이 약으로써 늦추고 내린다.

처방 수질(水蛭) • 망충(蝱虫) 각 7개, 도인(桃仁) 6개, 대황(大黃) 3돈을 가루로하여 꿀을 섞고 2알로 나누어서 물 1잔에 1알을 달여서 7푼쯤 되거든 먹고 효과가 없으면 다시 먹는다. 〈丹心〉

※ 도인승기탕(桃仁承氣湯)

효능 : 피가 방광(膀胱)에 맺혀서 소복(小腹)이 맺히고 급하며 변이 색깔이 검고 헛소리 하며 수수(漱水)하는 증세를 이 약으로 치(攻)는 것이다.

처방 대황(大黃) 3돈, 계심(桂心) • 망초(芒硝) 각 2돈, 감초(甘草) 1돈, 도인유첨(桃仁留尖) 10개를 썰어서 1첩을 하여 물로 달이고 망초(芒硝)를 넣어 따뜻하게 해서 먹으며 어혈(瘀血)이 전부 내릴 때까지를 한도로 한다. 〈丹心〉

11. 상한(傷寒)이 자리(自利)할 경우

상한음증(傷寒陰症)으로 몸이 아프고 맥(脈)이 잠기며 대변이 저절로 나오고 또는 구역질을 하며 또는 기침하는 데는 현무탕(玄武湯)으로 치료해야 한다.

상한양증(傷寒陽症)으로 몸이 아프며 맥(脈)이 잦고 번갈(煩渴)해서 물을 자주 마시며 대변이 저절로 나오는 증세는 시령탕(柴苓湯)으로 치료하고 익원산(益元散)도 좋으며 태양증(太陽症)에 저절로 새는 때는 이중탕(理中湯)으로 치료한다. 〈丹心〉

※ 시령탕(柴苓湯)

효능 : 상한열병(傷寒熱病)에 열이나고 설사하는 증세를 치료한다.

처방 시호(柴胡) 1돈6푼, 택사(澤瀉) 1돈3푼, 백출(白朮) • 저령(猪苓) • 적복령(赤茯苓) 각 7푼반, 반하(半夏) 7푼, 황금(黃芩) • 인삼(人蔘) • 감초(甘草) 각 6푼, 계심(桂心) 3푼을 썰어서 1첩을 하여 생강 3쪽을 넣어 물로 달여서 먹는다. 〈丹心〉

12. 상한(傷寒)의 흉복통(胸腹痛)일 경우

상한(傷寒)으로 배가 아프고 중완(中脘)이 아픈 것은 태음(太陰)이며, 소복(小腹)이 아픈 것은 궐음(厥陰)인 것이다. 〈仲景〉

심흉(心胸)이 단단하고 아파서 손을 못대는 증세는 결흉(結胸)이 되는 것인데 만일 설사하지 않았으면 결흉(結胸)이 아니고 또 사기(邪氣)가 가슴속에 막힌 것이니 소시호탕(小柴胡湯)에 탱자와 도라지를 더하여 치료하여 보고 효력이 없으면 소시호탕(小柴胡湯)에 소함흉탕(小陷胸湯)을 합하고 탱자와 도라지를 더해서 치료하면 특효가 있다. 〈醫鑑〉

만일 심하(心下)가 가득차고 아프지 않은 증세는 비기(痞氣)이니 사심탕(瀉心湯)에 탱자와 도라지를 더해서 치료한다. 〈醫鑑〉

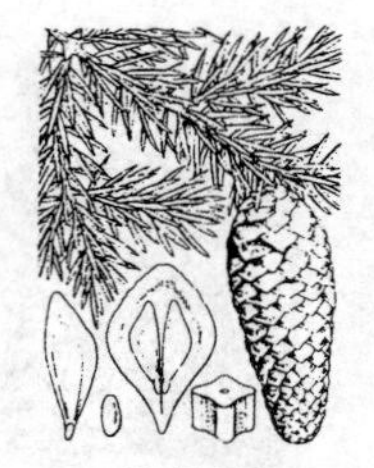
독일가문비

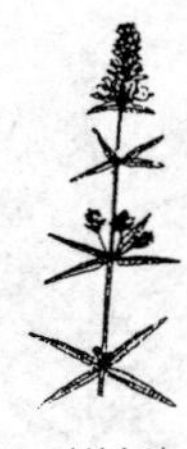
이삭송이

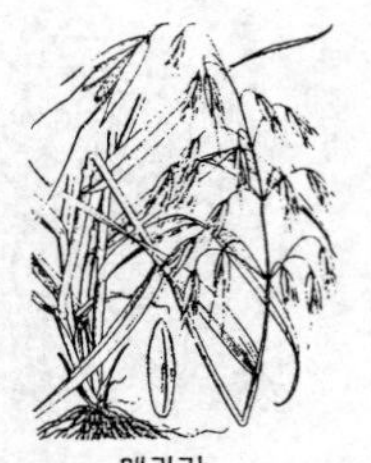
메귀리

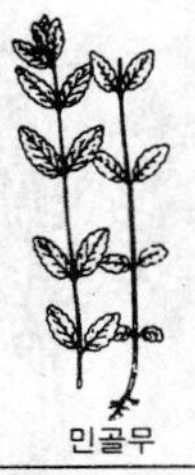
민골무

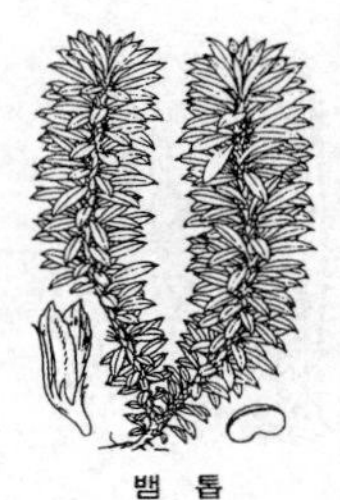
뱀 톱

만일 소복(小腹)이 단단하여 아프고 소변이 새면 축혈증(蓄血症)이니 도인승기탕(桃仁承氣湯)으로 치료하고 소변이 새지 않으면 뇨삽증(尿澁症)이 되는 것이니 오령산(五靈散)으로 새게하여 주고, 만일 소복(小腹)이 배꼽을 둘러서 단단하여 아프며 소변이 삽(澁)하고 대변이 실(實)하면 마른 똥이 있는 증세이니 대승기탕(大承氣湯)으로 치료하는 것이다. 〈醫鑑〉

13. 상한(傷寒)에 회(蛔)를 토(吐)할 경우

상한(傷寒)으로 회(蛔)를 토하면 비록 큰 열이 있어도 내리는 것과 서늘한 약을 피하는 것인데 만일 범하게 되면 반드시 죽게 된다. 대개 위(胃)속에 한(寒)이 있으면 회(蛔)가 불안해서 흉격(胸膈)으로 상격(上膈)하니 크게 흉한 징조인데 급히 이중탕(理中湯)에 오매(烏梅) 2개, 홍초(紅椒) 10알을 더해서 달여서 복용하고 회(蛔)가 정하는 것을 기다렸다가 소시호탕(小柴胡湯)으로 열(熱)을 물리친다. 〈醫鑑〉

상한(傷寒)에 회(蛔)를 토하는 증세는 손과 발이 차고 위(緯)가 비고 허약한 증세이다. 〈回春〉

14. 음양교증(陰陽交症)일 경우

황제(黃帝)가 묻기를 「온병자(温病者)가 땀이 나고 갑자기 다시 열을 내며 맥(脈)이 조(躁)하는 병인데 땀으로 인해서 쇠하지는 않으며 미친 말을 하고 먹지 못하는 증세는 병명을 무엇이라 부르는가?」 기백(岐伯)이 답하기를 「병명을 음양교(陰陽交)라고 하는데 교(交)란 것은 죽는다는 말이다.」 제(帝)가 묻기를 「그 상세(詳細)한 내용을 듣고자 한다.」 답하기를 「무릇 땀이 모두 곡식(穀食)에서 나고 곡식에서 정(精)이 나는 것이니 이제 사기(邪氣)가 뼈와 살에서 서로 다투는데 땀이 나는 증세는 사(邪)가 물러가고 정(精)이 이긴 것이다. 정이 이기면 대부분 음식을 먹고 다시 열이 나지 않는 것인데 만약 또 다시 열이 난다면 그것은 사기(邪氣)가 남아있는 증세이고 역시 땀이란 것은 정기(精氣)인데 다시 땀이 나고 또한 열이 생기는 증세는 사(邪)가 이긴 증세이고 먹지 못하는 것은 정(精)이 도움을 받지 못한 증세이니 병들고 사(邪)가 그대로 머물러 있으면 그 생(生)을 최절(催折)하는 것은 어찌할 수 없는 일이다.」 또 열론(熱論)에 이르기를 「땀이 나고 맥(脈)이 오히려 조(躁)와 성(盛)한 증세는 죽고 헛 소리를 하는 것은 뜻을 잃은 증세이니 뜻을 잃으면 치료하기가 어려운 것이다.」 〈內經〉

땀을 낸 다음에 맥(脈)이 조질(躁疾)하고 미친 소리를 하며 먹지 못하는 것을 음양교(陰陽交)라고 하니 음양(陰陽)의 기(氣)를 교합(交合)해서 구분하지 못한다는 뜻으로 치료하기가 쉽지 않은 어려운 것이다. 〈入門〉

15. 괴증(壞症)일 경우

상한병(傷寒病)이 물러나지 않고 거듭 한(寒)에 감염되서 온학(温瘧)이 되고, 또 거듭 풍(風)에 감염되어 변해서 풍온(風温)이 되며, 또 거듭 습열(濕熱)을 감(感)하여 변해서 온독(温毒)이 되고, 또 거듭 역기(疫氣)에 감염되서 변하여 온역(温疫)이 되는 것이며, 또 태양병(太陽病)이 한(汗)과 토(吐) 및 하(下)를 지나서 따뜻하게 하는 것과 침놓은 것으로 풀지를 못하며, 과경(過經)해도 풀리지 않는 것은 모두 괴증(壞症)이 되는 것인데 의원들이 음양(陰陽)을 분간하지 못하고 잘못 한(汗)과 하(下)를 시켜서 병이 풀리지 않는 결과가 된다. 이와 같이 괴증(壞症)이 경(經)을 요란(擾亂)하게 해서 오래도록 낫지 않을 때는 병증(病症)이 어디를 범하였는지를 잘 살펴서 역(逆)해서 치료를 해야 한다. 겉 증세가 많은 것은 지모마황탕(知母麻黃湯)으로 치료하고 반이 겉에 있는 것은 소시호탕(小柴胡湯)으로 치료하며, 남은 열이 풀리지 않는 것은 삼호작약탕(蔘胡芍藥湯)으로 치료하고, 위급할 때는 탈명산(奪命散)으로 치료하며, 모든 약(藥)이 효력이 없는 것은 별갑산(鼈甲散)으로 치료해야 한다. 〈入門〉

※ 지모마황탕(知母麻黃湯)

효능 : 괴상한(壞傷寒)을 치료한다. 상한(傷寒)이 나은 다음에도 오래도록 정신(精神)이 돌아오지 않고 말이 조류(錯謬)하며 또는 조열(潮熱)하여 볼이 붉고 한열(寒熱)하는 증세가 학질(瘧疾)과 같은 것은 땀을 내고 내리는 방법이 독(毒)을 깨끗이 없애지 못해서 그것이 심포(心胞)사이에 머물러 있는 이유이다.

처방 지모(知母) 3돈, 마황(麻黃)·적작약(赤芍藥)·황금(黃芩)·계심(桂心)·감초구(甘草灸) 각 1돈을 썰어서 1첩을 하여 물로 달여서 복용하고 약간의 땀을 내게 되면 낫는다. 〈入門〉

또는 계심(桂心)을 버리고 계지(桂枝)를 대신 하였다. 〈入門〉

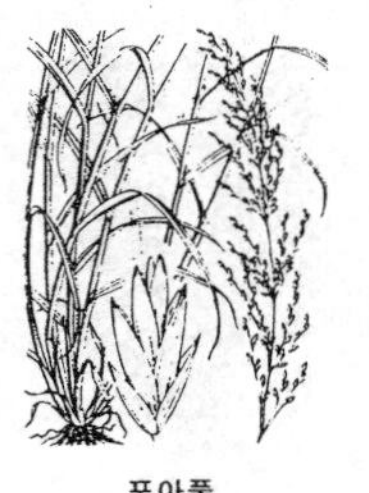
포아풀

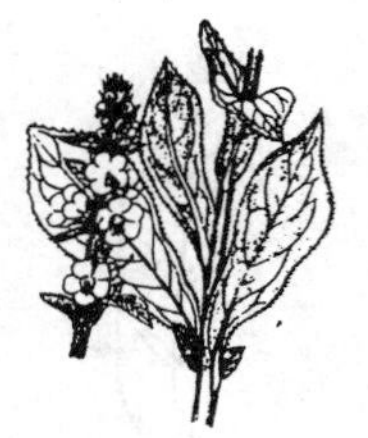
양담배풀

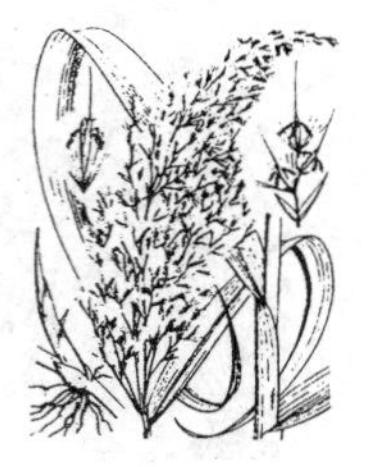
갈 대

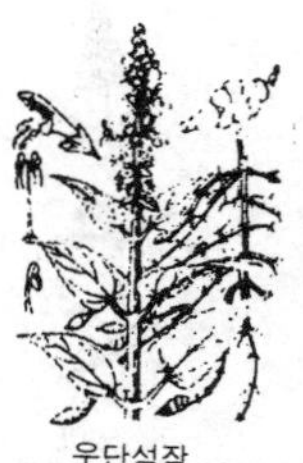
우단석잠

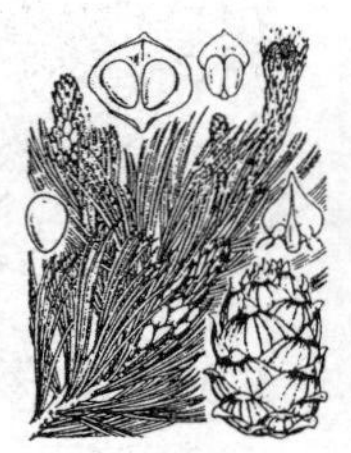
눈잣나무

❊ 삼호작약탕(蔘胡芍藥湯)

효능 : 상한(傷寒)으로 14일 지난 후에도 열이 남아 없어지지 않고 혹은 마르고 혹은 번(煩)해서 누워 있지 못하며 음식을 생각하지 않고 대변이 불쾌하며 소변이 노랗고 붉어서 괴증(壞症)이 된 증세를 치료한다.

처방 생지황(生地黃) 1돈반, 인삼(人蔘) • 시호(柴胡) • 작약(芍藥) • 황금(黃芩) • 지모(知母) • 맥문동(麥門冬) 각 1돈, 지각(枳殼) 8푼, 감초(甘草) 3푼을 썰어서 1첩을 지어 생강 3쪽을 넣어 물로 달여서 먹는다. 〈入門〉

❊ 탈명산(奪命散)

효능 : 상한괴증(傷寒壞症)으로 혼침(昏沈)해서 죽을 지경이고 또는 음양(陰陽) 2경(二經)이 밝지 못해서 경을 지나도 풀리지 않는 것과 약을 잘못 먹어도 곤중(困重)이 되고 죽게 된 증세 등 일체의 위급한 증세를 치료한다.

처방 좋은 인삼(人蔘) 1냥을 썰어 물 2되로 은(銀)이나 돌그릇 안에 달여서 1되가 되거든 찌꺼기를 버리고 새로운 물에 담가 서늘하게 해서 한꺼번에 복용하면 콧등위에서 땀이 방울방울 나고 물과 같이 흐르면서 병이 나게 된다.

일명 독삼탕(獨蔘湯)이라고도 한다. 〈丹心〉

❊ 별갑산(鼈甲散)

효능 : 괴증(壞症)에 모든 약이 효력이 없는 증세를 치료한다.

처방 별갑(鼈甲) 2돈, 서각(犀角) • 전호(前胡) • 황금(黃芩) • 생지황(生地黃) 각 1돈, 지각(枳殼) 8푼, 오매(烏梅) 2개를 썰어서 1첩을 지어 물로 달여서 먹는다. 〈入門〉

16. 백합증(百合症)일 경우

큰 병을 앓은 후에 회복이 되지 않고 조리(調理)를 잘 못해서 남은 증세가 양(陽)에 있는 것을 의원이 오히려 내리고 남은 증세가 음(陰)에 있는 것을 오히려 땀을 냄으로 백맥(百脈)의 일종이 모두 병들고 경락(經絡)에 돌아가지 못하니 백합상한(百合傷寒)이라고 한다. 그 증세는 침묵(沈默)하여 먹고 싶어하면서도 먹지를 못하며 눕고 싶어해도 눕지 못하고 가고자 해도 가지를 못하며 또한 어떤 때는 밥냄새를 맡기도 한다. 또는 차가운 것 같으면서 차갑지 않고 열이 있는 것 같으면서 열이 없고, 입이 쓰고 소변이 붉으며 약이 입에 들어가면 바로 토하고 설사를 하니 신령(神靈)이 붙은 거 같으며 몸의 형태는 비록 온화하나 맥(脈)이 약간 자고 촘촘하니 소변을 눌 때는 곧잘 머리가 아프고 60일이 지나면 낫게 되며, 소변을 눌 때 머리가 아프지도 않고 석석(淅淅)한 것은 40일이 되면 낫고 소변을 눌때에 시원하게 되고 다만 머리만 어지러운 것은 20일 지나면 낫는데 도씨시호백합탕(陶氏柴胡百合湯)과 백합지모탕(百合知母湯) • 백합활석대자탕(百合滑石代赭湯) • 백합계자탕(百合鷄子湯) • 백합지황탕(百合地黃湯) • 백합활석산(百合滑石散) • 백합세방(百合洗方)으로 치료한다. 〈仲景〉

백합(百合)이란 백맥(百脈)의 합병(合病)으로 치료하는 것을 백합(百合)으로 주를 삼게되는 것은 백합이 백맥(百脈)을 화합(和合)시키는 까닭이다. 〈入門〉

❊ 도씨시호백합탕(陶氏柴胡百合湯)

효능 : 백합병(百合病)과 노복(勞復)등 증세를 치료한다.

처방 별갑 초자(鼈甲 醋煮) 2돈, 시호(柴胡) • 백합(百合) • 지모(知母) • 생지황(生地黃) • 진피(陳皮) • 인삼(人蔘) • 황금(黃芩) • 감초(甘草) 각 1돈을 썰어서 1첩을 지어 생강 3쪽, 대추 2개를 넣어 물로 달여서 먹는다. 〈入門〉

❊ 백합지모탕(百合知母湯)

효능 : 땀을 내고 난 후의 백합증(百合症)을 치료한다.

처방 백합(百合) 7장, 지모(知母) 1냥에다 먼저 백합(百合)을 물에 담가서 1밤을 재우면 흰 거품이 나오는데 그 물은 버리고 다시 샘물 2잔으로 달여서 1잔이 되면 찌꺼기는 버리고 또 샘물 2잔으로 따로 지모(知母)를 달여서 1잔이 되면 찌꺼기는 버린 후 2가지를 섞어 달여서 1잔반쯤 만들어 두번에 나눠 따뜻하게 먹는다. 〈丹心〉

❊ 백합활석대자탕(百合滑石代赭湯)

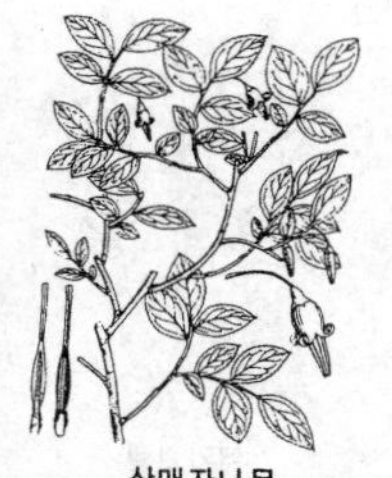
산매자나무

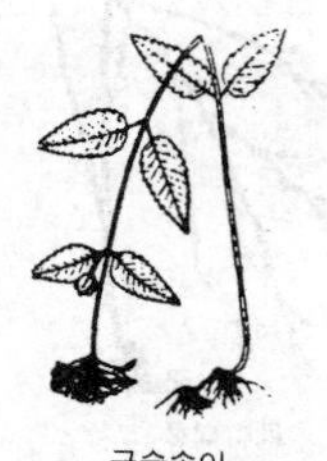
구슬송이

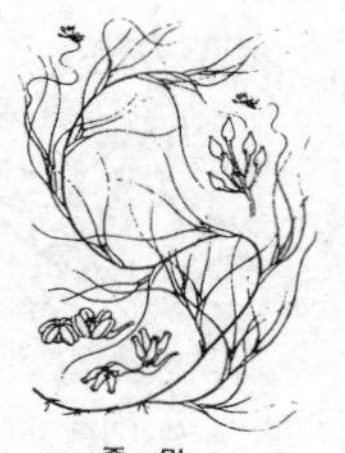
줄 말

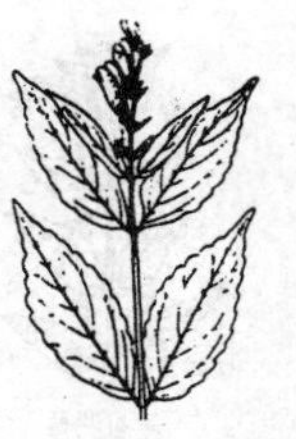
광릉골무

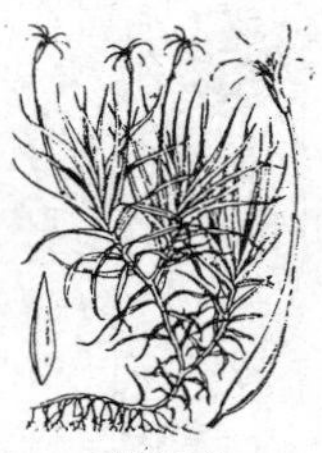
올챙이솔

효능 : 내린 뒤의 백합증(百合症)을 치료한다.

처방 백합(百合) 7장, 활석(滑石) 3냥, 대자석(代赭石) 1냥을 달여서 위의 방법과 같이 먹는다. 〈仲景〉

※ 백합계자탕(百合鷄子湯)

효능 : 토한 다음의 백합증(百合症)을 치료한다.

처방 백합(百合) 7장, 계자황(鷄子黃) 1개를 먼저 백합(百合)을 물에 담가서 1밤을 재우면 흰 거품이 나오는데 그 물을 버리고 다시 샘물 2되고 달여서 1되가 되면 찌꺼기를 버리고 계자황(鷄子黃)을 넣어 짓이겨서 따뜻하게 먹는다. 〈仲景〉

※ 백합지황탕(百合地黃湯)

효능 : 한(汗)과 토(吐)및 하(下)를 지나지 않는 백합증(百合症)을 치료한다.

처방 백합(百合) 7장, 생지황즙(生地黃汁) 1되로 먼저 백합(百合)을 달이기를 위의 처방과 같이 하고 생지황즙(生地黃汁)을 넣어 1되반으로 달여진 다음 2번으로 나누어 먹으면 대변이 칠흑(漆黑)과 같이 검게 나온다. 〈仲景〉

※ 백합활석산(百合滑石散)

효능 : 백합병(百合病)이 변하여 한열(寒熱)이 된 증세를 치료한다.

처방 백합(百合) 1냥, 활석(滑石) 3냥을 가루로하여 매 3돈을 1일 3번씩 백탕(白湯)으로 먹는다. 〈仲景〉

※ 백합세방(百合洗方)

효능 : 백합병(伯合病)이 한달이 되도 낫지 않고 변하여 목이 마르는 증세를 치료한다.

처방 백합(百合) 1되를 물 1되에다 담가 1밤을 재워서 온몸을 씻으면 낫게 되고 묽게 먹는 방법도 좋다. 〈仲景〉

17. 과경(過經)하여도 풀리지 않을 경우

상한(傷寒)이 6일만에 한번씩 경(經)에 전하고 7일지나면 마땅히 나아야 하는데 다시 전해서 13일이 넘게 지나면 넘으면 낫기가 쉽지 않게 되니 이것이 과경불해(過經不解)라는 것이다. 한(汗)과 하(下)를 적절하게 조절을 하지 못해서 사시(邪氣)가 머물러 있기 때문인데 혹 경(經)을 따라서 다시 한(汗)과 하(下)를 할 것이니 삼호작약탕(蔘胡芍藥湯)과 소시호탕(小柴胡湯)으로 치료한다. 〈活人〉

남은 열이 물러가지 않는 데는 모두 소시호탕(小柴胡湯)으로 치료한다. 〈活人〉

18. 노복(勞復)과 식복증(食復症)일 경우

노(勞)라는 것은 움직이는 것이니 움직이는 것이 1가지로 그치는 증세가 아니고 안과 밖에 혈기(血氣)의 다른 것이 있다. 만약 겉의 증세가 나타나면 복병(復病)이라 하고 노(勞)가 되지 않으니 풍한(風寒)을 재감(再感)하는 것이 바로 그것이다. 〈海藏〉

복(復)이란 그 병이 처음과 같이 다시되는 증세이다. 상한이 나은 후에 진액(津液)이 회복이 안되고 혈기(血氣)가 아직 허한데 또는 유세(梳洗)와 언동(言動)을 너무 빨리하고 또는 사려(思慮)가 너무 지나치면 노복(勞復)이 되는 것이니 대개 노(勞)하면 열이 나고 열기(熱氣)가 허(虛)를 타고 다시 경락(經絡)에 들어가면 병이 재발하는 것을 막지 못하니 이것을 노복(勞復)이라고 말하는 것이다. 소시호탕(小柴胡湯)·맥문동탕(麥門冬湯)으로 풀어주고 열기(熱氣)가 뜨는 것은 치시지실탕(梔豉枳實湯)으로 치료한다. 〈入門〉

식복(食復)이란 상한(傷寒)이 새로 나은 뒤에 위기(胃氣)가 오히려 약한데 만일 음식(飮食)을 자식(恣食)해서 소화를 시키지 못하면 다시 먼저와 같이 열(熱)이 일어나니 거기에 만약 보약으로 치료하게 되면 위(胃)의 열이 늘어나게 되니 치료 방법은 청열(淸熱) 소식(消食)할 것이며, 가벼운 것은 가슴속이 약간(若干)가득차니 음식을 줄이면 저절로 낫고 무거운 것은 반드시 토하고 내려야 하니 치시지황탕(梔豉地黃湯)으로 치료하고 흉비증(胸痞症)이 있으면 생강사심탕(生薑瀉心湯)으로 치료하며 술을 마셔서 재발된 것은 황연해독탕(黃連解毒湯)으로 치료한다. 〈入門〉

노복(勞復)과 식복(食復)에 칠미총백산(七味葱白散)으로 치료하고 노복(勞復)의 허증(虛症)은 익기양신탕(益氣養神湯)으로 치효한다.

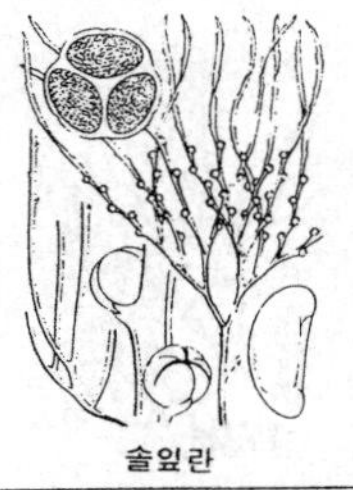
솔잎란

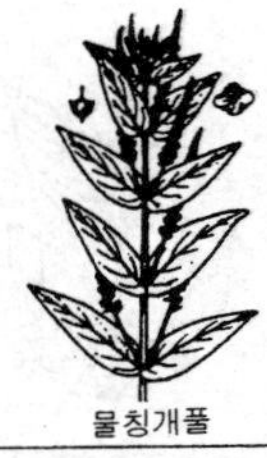
물칭개풀

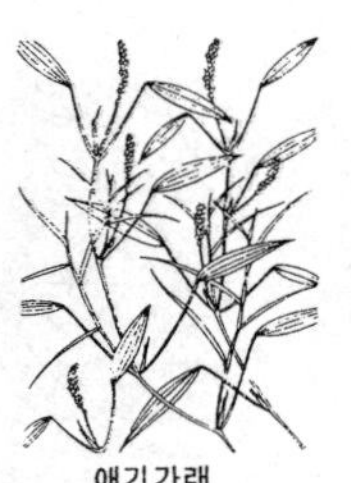
애기가래

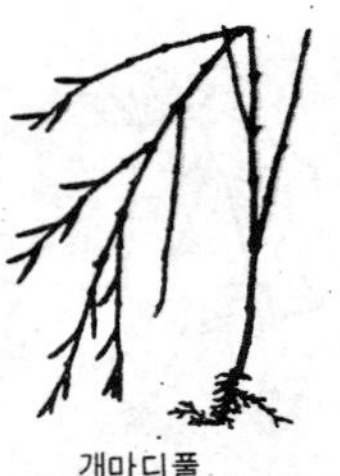
개마디풀

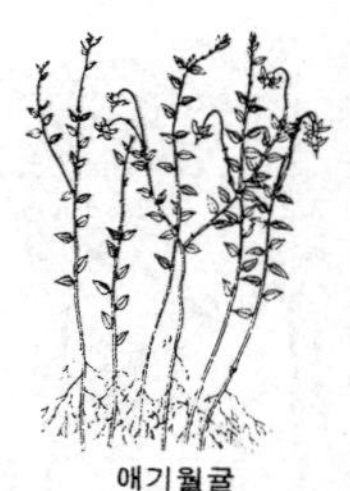
애기월귤

보통 복증(復症)에 먼저 7일을 앓고 땀을 내어 풀렸으면 재발한 뒤에도 또한 7일만에 풀리는 것이며, 먼저 14일을 앓고 땀을 내어 풀렸으면 재발해도 또한 14일만에 풀리게 된다. 비록 3~4차례를 재발이 되고 또한 3~4차례 떨면서 땀을 내고 풀리는 것인데 단지 노복증(勞復症)이 오래 낫지 않을 때는 노채(勞瘵)가 될 염려가 있다. 〈入門〉

※ 맥문동탕(麥門冬湯)

효능 : 노복(勞復)으로 기(氣)가 끊어지려는 증세를 능히 기사회생(起死回生)시킬 수 있는 약제이다.

처방 맥문동(麥門冬) 2돈, 감초구(甘草炙) 3돈, 갱미(粳米) 1홉을 물 2잔으로 먼저 갱미(粳米)를 달여 익힌 다음에 쌀은 버리고 2가지 약과 대추 2개, 청죽엽(青竹葉) 15편을 넣어 1잔이 되도록 달여 따뜻하게 해서 먹고 인삼(人蔘)을 더해서 치료하는 것이 더욱 신기하다. 〈驛藏〉

※ 치시지실탕(梔豉枳實湯)

효능 : 노복(勞復)으로 열이 나는 증세를 치료한다.

처방 치자(梔子) • 지실(枳實) 각 2돈, 향시(香豉) 5돈을 썰어서 물로 달여서 먹고 약간의 땀을 내면 낫는다. 〈入門〉

※ 서시시탕(鼠屎豉湯)

효능 : 치료 방법은 위에서와 같은 것이다.

처방 치자(梔子) 7개, 웅서시(雄鼠屎) 7장, 지각(枳殼) 볶은 것 1장을 썰어서 물 1잔반에 파 2치, 향시(香豉) 30알과 같이 달여서 1잔쯤 되거든 3번으로 나누어 복용하고 환자에게는 약재료가 무엇인지를 모르도록 하는 것이 좋다. 〈活人〉

※ 치시지황탕(梔豉地黃湯)

효능 : 식복증(食復症)으로 열이 나는 증세를 치료한다.

처방 치자(梔子) • 지각(枳殼) • 시호(柴胡) 각 1돈, 향시(香豉) 5돈, 대황(大黃) 3돈을 썰어서 물로 달여서 먹는다. 복창(腹脹)에는 후박(厚朴)을 더하고 고기에 상(傷)한 데는 산사(山査)를 더하며 면반(麵飯)에 상(傷)한 것은 신국(神麴)을 더해서 치료한다. 〈入門〉

※ 칠미총백산(七味葱白散)

효능 : 노복(勞復)과 식복(食復)의 증세를 치료한다.

처방 총백연근(葱白連根) 3경(三經), 건갈(乾葛) • 숙지황(熟地黃) 각 3돈, 향시(香豉) 반홉, 생강(生薑) 1홉을 썰어서 1첩을 하고 감란수(甘爛水) 4되로 달여서 3분의 1쯤 되거든 찌꺼기는 버리고 2번으로 나누어 먹는다. 〈活人〉

※ 익기양신탕(益氣養神湯)

효능 : 노복(勞復)을 치료하는 데는 마땅히 기혈(氣血)을 길러야 하는 것이다.

처방 인삼(人蔘) • 당귀(當歸) • 백작약주초(白芍藥酒炒) • 맥문동(麥門冬) • 지모(知母) • 치자초(梔子炒) 각 1돈, 백복신(白茯神) • 전호(前胡) 각 7푼, 진피(陳皮) 5푼, 승마(升麻) • 생감초(生甘草) 각 3푼을 썰어서 1첩을 지어 대추 2개를 넣어 물로 달여서 먹는다. 〈回春〉

19. 상한(傷寒)의 유증(遺症)일 경우

황제(黃帝)가 묻기를 「열병(熱病)이 벌써 나았는데 가끔 유(遺)를 하는 것은 어떤 이유인가?」 기백(岐伯)이 답하기를 「모든 유(遺)는 열(熱)이 심한데 강식(強食)하기 때문에 유(遺)가 되는 것이다.」 황제(黃帝)가 묻기를 「유(遺)를 치료하는 방법은 어떤 것인가?」 기백(岐伯)이 답하기를 「그의 허(虛)와 실(實)을 살피고 그의 종(從)과 역(逆)을 조정해서 치료할 수 있다.」 황제가 묻기를 「열(熱)을 고치려면 무엇을 금해야 하는가?」 기백(岐伯)이 답하기를 「열병(熱病)이 약간 나은 다음에 고기를 먹으면 복(復)이 되고 음식(飮食)을 많이 먹으면 유(遺)가 되니 이것이 그의 금(禁)이 되기 때문이다.」 〈內經〉

유(遺)라는 것은 유열(遺熱)을 말하는 것이다. 내경주(內經註)에 이르기를 「유(遺)라는 것이 사람에게 있는 것과 같다.」했으니 이른바 유(遺)라는 것은 대•소변을 참지 못하기 때문으로 병이 나은 뒤에도 음식을 잘먹고 대•소변을 참지 못하는 것으로 그 증세를 알 수 있다. 〈活人〉

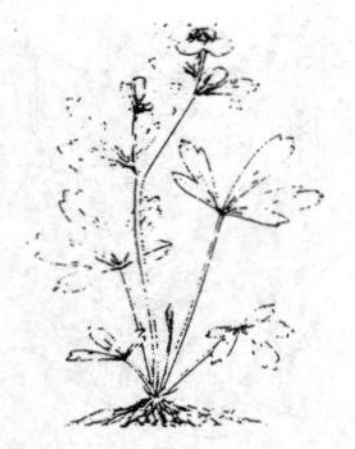
왜미나리아재비

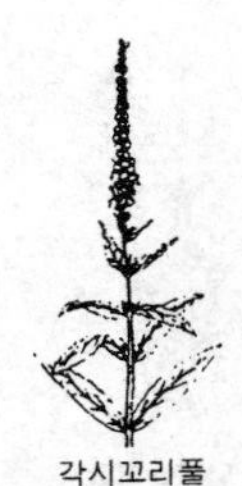
각시꼬리풀

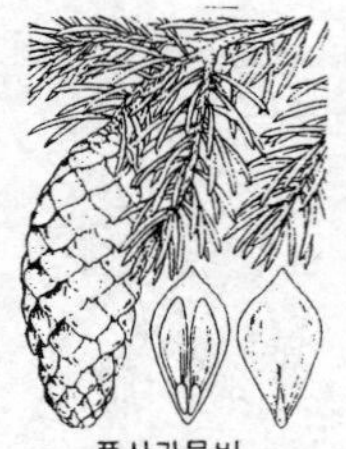
풍산가문비

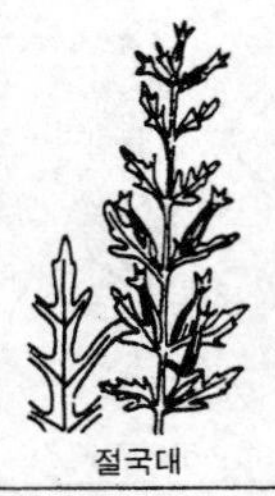
절국대

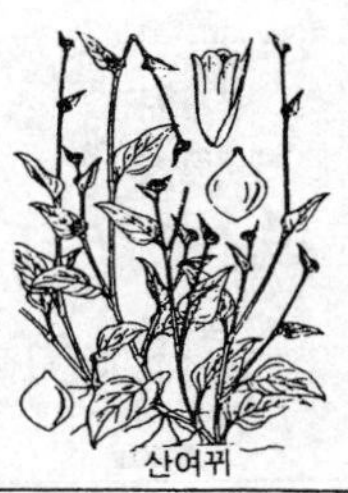
산여뀌

식복(食復)과 같이 참간(參看)하는 것이 가(可)하다.

20. 음양역증(陰陽易症)일 경우

상한병(傷寒病)이 새로 나은 후에 음양(陰陽)이 온화하지 않는 데 합방(合房)을 하게 되면 음종(陰腫)이 일어나게 되고 그것이 배에 들어가서 졸려 아프며 부인은 속이 급하고 허리와 다리가 배를 이어서 속이 아프니 병명을 음양역(陰陽易)이라고 한다. 남자의 병(病)이 나은 후에 여자와 같이 교합(交合)해서 일어나는 병이 양역(陽易)이라 하고, 여자가 병이 나은 다음에 남자와 같이 교합(交合)해서 병이 일어나는 것을 음역(陰易)이라 하며, 혹시 두 남자 사이나 두 여자 사이면 서로 역(易)하지 않는 것이니, 역(易)이라고 부르는 것은 음양(陰陽)이 서로 감동(感動)해서 그 독(毒)이 나타나는 것이 마치 어떤 물건을 이것과 저것으로 바꿔놓는 일과 같기 때문이다. 그 증세는 몸의 열이 가슴을 상충(上衝)하고 무거워진 머리를 못들며 눈에 불이 일어나고 사지(四肢)가 구급(拘急)하여 소복(小腹)이 졸려 아프고 손과 발이 권(拳)해서 즉사(卽死)하는 것이 되고, 또한 즉사(卽死)하지 않는 것은 소복(小腹)의 속이 급하고 열이 가슴을 상충(上衝)하여 무거워진 머리를 못들고 백마디가 해이(解弛)해지며 경맥(經脈)이 완약(緩弱)하고 혈기(血氣)가 허하며 골수(骨髓)가 마르고 황홀해서 흡흡(翕翕)하며 기력(氣力)이 줄어들고 자리에 누운채 움직이지 못하며 모든 행동을 다른 사람에게 의지하여 세월만을 끌다가 결국에는 죽게 되는 것이다. 〈活人〉

음양역(陰陽易)에 소곤(燒裩)•적의산(赤衣散)•가서분탕(猳鼠糞湯)•청죽여탕(靑竹茹湯)•건강탕(乾薑湯)으로 치료하고, 낭축(囊縮)해서 기(氣)가 끊어질듯이 아픈데는 죽피소요산(竹皮逍遙散)으로 치료한다. 〈入門〉

음양역(陰陽易)에 혀를 토해내면 반드시 죽게 된다. 〈寶鑑〉

고자헌(顧子獻)이란 사람이 상한(傷寒)을 앓고 나은 다음에 화타(華佗)가 진찰하고 말하기를「아직 허해서 회복이 안됐는데 양기(陽氣)가 부족하니 노사(勞事)를 참아야 한다. 여노(餘勞)는 좋으나 여노(女勞)는 즉사(卽死)를 하니 즉사(卽死)하면 혀는 수치(數寸)를 토(吐)할 것이다.」라고 하였다. 그의 처(妻)가 병이 나았다는 말을 전해듣고 수백리(數百里)밖에 있다가 돌아와 2~3일 밤을 자며서 방사(房事)를 행했더니 과연 혀를 수치(數寸)나 토(吐)하고 죽었다. 〈活人〉

어느 부인이 상한병(傷寒病)으로 앓고 있는데 도둑 6~7인이 들어와서 그 부인을 윤간(輪姦)을 하였더니 전부 모두 그 부인에게서 병이 옮아 죽은 사실이 있는데 이것이 음양역(陰陽易)인 것이다. 〈外臺〉

※ 소곤산(燒裩散)

효능 : 음양역(陰陽易)의 증세를 치료한다.

처방 부인의 음부(陰部)에 가까운 혼당〔裩襠 : 속곳〕한 조각을 직경(直徑) 4~5치 넓이로 태워서 더운 물로 1일 3번으로 1돈을 고루 복용하면 소변이 바로 흐르고 음두(陰頭)에 약간의 종기가 생기면서 낫는데 남자가 서로 바꿔 쓰기도 한다. 〈入門〉

또는 사람의 손톱과 발톱 20쪽을 가루로해서 미음으로 먹으면 그 효력이 같다고 하였다. 〈入門〉

※ 적의산(赤衣散)

음양역(陰陽易)을 치료하는데 가장 효과가 크다. 실녀〔室女 : 처녀(處女)〕의 월경포(月經布)가 음부(陰部)에 닿는 부분을 태워서 가루로하여 미음(米飮)으로 복용한다. 〈入門〉

※ 가서분탕(猳鼠糞湯)

효능 : 남자의 음역병(陰易病)을 치료한다.

처방 구백근(韭白根) 한줌(一把)•가서분(猳鼠糞) 1개를 물 2되에 넣어 달여서 반되가 되거든 찌꺼기는 버리고 따뜻하게 해서 먹고 약간의 땀을 내고 땀이 나지 않으면 다시 복용한다. 가서(猳鼠)는 즉 웅서(雄鼠)인데 그 똥은 양쪽 머리가 뾰족한 것이 그 특색이다. 〈海藏〉

※ 청죽여탕(靑竹茹湯)

효능 : 노복(勞復)과 음양역병(陰陽易病)의 증세를 치료한다.

처방 과루근(瓜蔞根) 5돈, 청죽하(靑竹荷) 2돈을 썰어서 1첩을 지어 물로 달여 먹는다. 〈入門〉

일명 과죽탕(瓜竹湯)인데 치료 방법과 복용방법은 위와 같다.

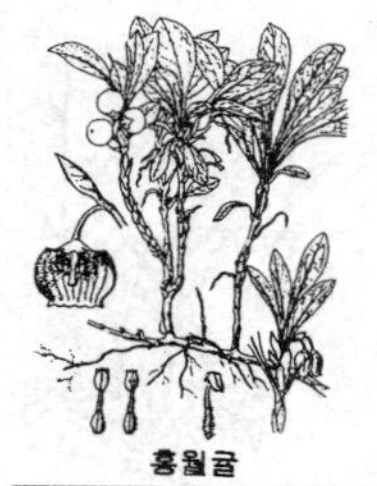
홍월귤

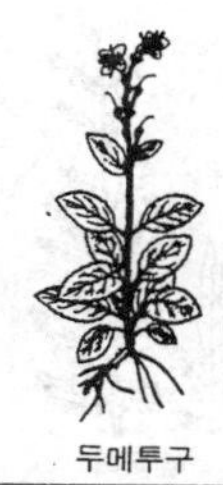
두메투구

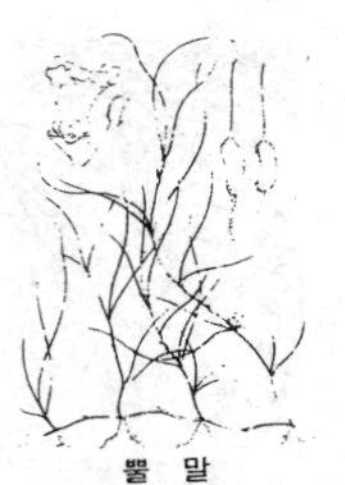
뽈 말

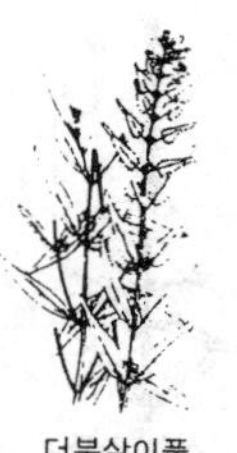
더부살이풀

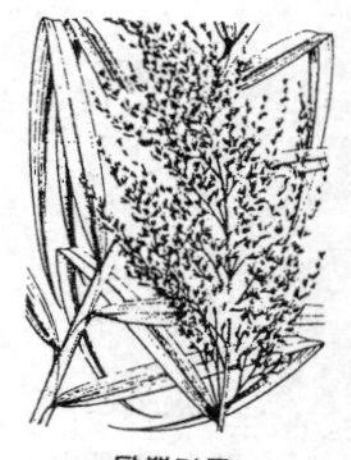
달뿌리풀

※ 죽피탕(竹皮湯)

효능 : 음양역(陰陽易)과 노복증(勞復症)의 증세를 치료한다.

처방 청죽피(靑竹皮) 1되를 물 3되에 넣어 달여서 1되쯤 되면 3번을 나누어서 먹는다. 〈入門〉

일명 죽하탕(竹荷湯) 〈綱目〉

※ 건강탕(乾薑湯)

효능 : 음양역병(陰陽易病)을 치료하는데 급하게 땀을 내야 하는데 4일이 지나면 치료하기가 어려운 것이다.

처방 건강(乾薑) 3돈을 썰어서 물로 달여 먹고 땀을 내면 낫게 된다. 〈得效〉

또는 건강(乾薑) 가루로 한 것 1냥을 온탕(溫湯)으로 고루 복용한 후 땀을 내면 풀린다. 〈古方〉

※ 죽피소요산(竹皮逍遙散)

효능 : 노복(勞復)과 이병(易病)의 증세를 치료한다.

처방 청죽피〔靑竹皮 : 음양(陰囊)이 오므라지고 배가 아픈 것은 배를 넣는다〕• 생지황(生地黃) • 인삼(人蔘) • 지모(知母) • 활석(滑石) • 황련(黃連) • 구백(韭白) • 시호(柴胡) • 서각(犀角) • 감초(甘草) 각 1돈을 썰어서 1첩을 지어 생강 3쪽, 대추 2개를 넣어 물로 달여 먹을 때에 곤당소말(裩襠燒末) 1돈반을 타서 고루 먹고 약간의 땀을 내서 땀이 나지 않으면 다시 먹는다. 〈入門〉

※ 인삼소요산(人蔘逍遙散)

효능 : 여노복(女勞復)의 허약한 사람을 치료한다.

처방 인삼(人蔘) • 당귀(當歸) 각 2돈, 시호(柴胡) 1돈반, 백출(白朮) • 백작약(白芍藥) • 백복령(白茯苓) 각 1돈을 썰어서 1첩을 지어 물로 달여서 먹는다. 〈入門〉

21. 열입혈실(熱入血室)할 경우

부인의 상한(傷寒)은 남자와 다름이 없는데 다만 열이 혈실(血室)에 들어가는 것과 임신상한(姙娠傷寒)은 다른 것이다. 〈雲岐〉

부인은 혈(血)로써 주를 삼고 있는데 혈실(血室)은 바로 충맥(衝脈)의 혈해(血海)가 된다. 부인이 상한(傷寒)으로 열(熱)을 내고 경수(經水)가 마침내 오거나 또는 있다가 지나거나 하고, 낮에는 쾌활하고 밤에는 헛소리를 하며 귀물(鬼物)을 본 것 같은 것은 열(熱)이 혈실(血室)에 들어간 것이니 위기(胃氣)가 위의 2초(二焦)에 범하지 않으면 저절로 낫는다.

활인서(活人書)에 이르기를 「소시호탕(小柴胡湯)에 생지황(生地黃)을 더해서 주로 치료한다.」 위기(胃氣)를 범한다는 것은 아래에서 위로 2초(二焦)를 범하는 것을 말하는 것이니 즉 땀을 내야하는 것을 말하는 것이다. 〈仲景〉

부인상한(婦人傷寒)으로 한열(寒熱)이 학질(瘧疾)과 같아서 낮에는 편안하고 밤에는 조(躁)하여 괴물이 보이는 것과 같은 것은 열(熱)이 혈실(血室)에 들어가 실(實)하고 가득하지 않은 것이니 소시호탕(小柴胡湯)에 모단피(牡丹皮)를 더해서 치료하고, 크게 실(實)하고 가득하면 도인승기탕(桃仁承氣湯)으로 주로 치료한다. 〈雲岐〉

열(熱)이 혈실(血室)에 들어가면 그 피가 맺혀서 돌아다니지 않으니 소시호탕(小柴胡湯)에 목단피(牡丹皮)와 도인(桃仁)을 더해서 치료하거나, 또는 소시호탕(小柴胡湯)에 사물탕(四物湯)을 합해서 치료하고, 우황고(牛黃膏)로도 역시 치료한다. 〔처방은 부인문(婦人門)〕〈入門〉

부인이 상한(傷寒)으로 열이 나고 경수(經水)가 마침 오며 경수(經水)가 끝나면 열이 피를 따라서 흩어지며 치료하지 않아도 저절로 낫는 것인데 만약 열이 없어지고 맥(脈)이 더디며 몸이 서늘하고 가슴과 갈비의 밑이 가득한데 누르면 아프게 되는 것을 혈결흉(血結胸)이라고 하며 기문〔期門 : 혈명(穴名)〕에 침을 놓아야 하고 그 실(實)을 따라서 설사 하는 것은 계지홍화탕(桂枝紅花湯)으로 치료한다. 〈入門〉

◎ **혈결흉(血結胸)**

어떤 사람이 「열(熱)이 혈실(血室)에 들어가면 어째서 결흉(結胸)이 되느냐?」고 묻기에 내가 대답하기를 「사기(邪氣)가 경락(經絡)에 전해 들어서 정기와 서로 다투어 위와 아래가 흘러가는데 혹 경수(經水)가 마침 오고 또는 마침 멎게되면 사기(邪氣)가 허(虛)를 타고 혈실(血室)에 들어가서 피가 사(邪)를 핍박(逼迫)하는 것이 되서 위로 간경(肝經)에 들어가게 되니, 간(肝)이 사(邪)를 받으면 헛소리를 하고 헛것이 보이며 다시 젖가슴으로 들어가서

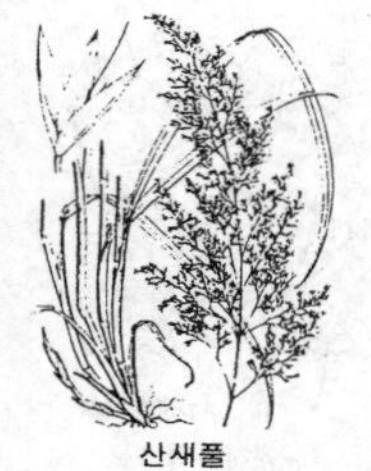
산새풀

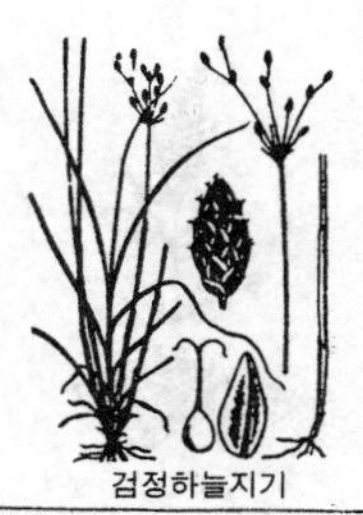
검정하늘지기

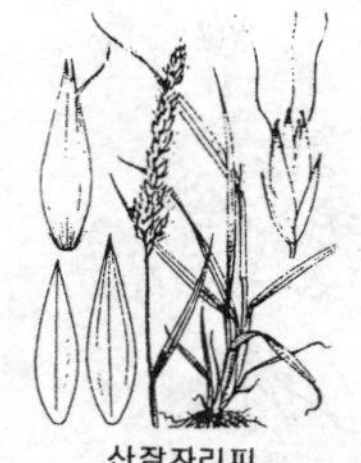
산잠자리피

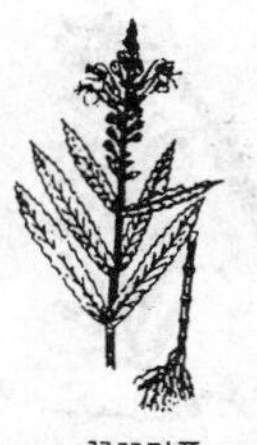
꽃꼬리풀

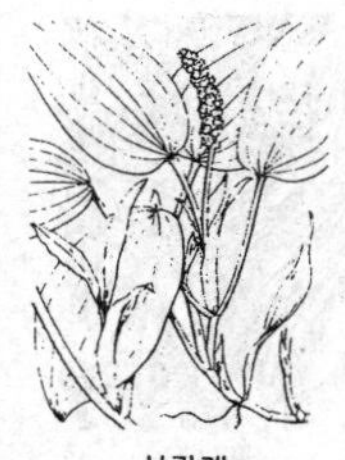
선가래

피가 가슴에 맺히는 것이다.

그 이유는 부인이 보통때에 수(水)가 마땅히 목(木)에서 기름을 받고, 피는 간(肝)에서 기름을 받는 것이 마땅한데 잉태를 하지 않을 때에는 밑으로 내려가서 월수(月水)가 되고, 벌써 수임(受妊)을 했으면 가운데서 저축이 되고 태(胎)를 기르며, 해산(解產)을 하면 위로 올라가서 막히게 되어 유즙(乳汁)이 되니 이것이 모두가 혈(血)인 것이다. 이제 사기(邪氣)가 피에 쌓여서 함께 간경(肝經)에 돌아가고 젖가슴에 모이고 유방 밑에 맺히기 때문에 손이 닿으면 아프게 되는 것이며 탕약이 못미치게 되는 것이니 기문(期門)혈을 찌르는 것이다.」고 하였다. 〈本事〉

※ 계지홍화탕(桂枝紅花湯)

효능 : 열(熱)이 혈실(血室)에 들어갔을 때와 가슴에 피가 맺힌 증세를 치료한다.

처방 계지(桂枝) • 작약(芍藥) • 감초(甘草) 각 1돈반, 홍화(紅花) 1돈을 썰어서 1첩을 지어 생강 4쪽, 대추 2개를 넣어 달여 먹으면 땀이 나고 낫는다. 〈入門〉

22. 상한(傷寒)에 맥이 없어 땀이 날 경우

상한(傷寒)에 양쪽 손이 모두 맥(脈)이 없는 것을 쌍복(雙伏)이라 하고, 한쪽 손에 맥(脈)이 없는 것을 단복(單伏)이라 하는 것이다.

만약 환자가 한(寒)과 열이 있고 궐(厥)하며 얼굴색이 윤택하지 못하고 혼미(昏迷)한 데 양쪽 손이 갑자기 맥(脈)이 없거나 또는 한손이 맥(脈)이 없는 것은 반드시 정당한 땀이 있는 것이니 마치 하늘에서 오려고 할 때면 6합(天地)이 혼도(昏倒)하는 일과 같으니 포대기로 손발을 싸서 따뜻하게 하고 빨리 오미자탕(五味子湯)을 먹으면 약간 지난 다음에 반드시 많은 땀이 나고 풀리게 된다. 〈活人〉

상한병(傷寒病)이 6~7일 동안 별로 형극증(形克症)이 없다가 갑자기 혼미(昏迷)해서 인사불성(人事不省)이 되고 맥(脈)이 조용하거나 또는 맥(脈)이 없는 것은 바로 땀이 나고자 하는 것이니 마치 오랜 가뭄 끝에 비가 앞으로 내리려는 일과 같은 이치이다.

천촉(喘促)하고 맥(脈)이 없는 것은 가미생맥산(加味生脈散)으로 치료하고 음(陰)이 조(躁)하고 맥(脈)이 없는 증세는 회양반본탕(廻陽返本湯)으로 치료하며 설사를 하고 맥(脈)이 닿지 않는 것은 백통(白通)에 저담즙(猪膽汁)을 더한 탕(湯)으로 치료하고, 맥(脈)이 맺힌(結) 증세는 구감초탕〔炙甘草湯 : 처방은 한문(寒門)〕으로 치료하며 한(寒)과 열(熱)이 꼭 닫힌 증세와 양손에 맥(脈)이 없는 것은 역시 좋은 땀이(原文에는 好汗이라고 했으니 적기에 나는 땀으로 풀이가 된다) 서로 핍박(逼迫)한 것이니 땀이 나면 저절로 낫는 것인데 마황부자세신탕(麻黃附子細辛湯)에 인삼(人蔘)과 오미자(五味子)를 더해서 복용한 후에 땀이 나고 맥(脈)이 따라서 돌아오면 살고 약을 먹어도 여전히 땀이 나지 않고 맥(脈)이 돌아오지 않으면 죽게 된다. 〈入門〉

※ 오미자탕(五味子湯)

일명 가미생맥산(加味生脈散) 〈入門〉

효능 : 상한(傷寒)으로 천촉(喘促)해서 맥(脈)이 숨으며 궐(厥)하는 증세를 치료한다.

처방 오미자(五味子) 3돈, 인삼(人蔘) • 맥문동(麥門冬) • 진피(陳皮) • 행인(杏仁) 각 2돈을 썰어서 1첩을 지어 생강 5쪽과 대추 2개를 넣어 물로 달여서 먹는다. 〈活人〉

23. 나은 뒤에 혼침(昏沈)할 경우

상한(傷寒)이 나은 다음 또는 10여일 또는 20여일이 지나도 결국 명랑하지 않고 항상 혼침(昏沈)해져서 정신을 잃은 것 같고 말을 잘 하지 못하고 한(寒)과 열(熱)도 없는데 의원이 혹 귀수(鬼祟)로 착각하며 또는 풍질(風疾)로 착각해서 많은 처방으로 치료해도 낫지 않고 또한 아침 저녁으로 조열(潮熱)하며 볼이 붉고 또는 한(寒)과 열(熱)이 있어서 학질(瘧疾)과 같은 증세등은 모두가 다 땀을 충분히 내지 못해서 여독(餘毒)이 심포(心胞)사이에 있는 까닭이니 지모마황탕(知母麻黃湯)이 주로 치료를 한다. 〈得効〉

도씨도적각반탕(陶氏導赤各半湯)이 아주 신기하다. 〈入門〉

상한(傷寒) 다음에 한(寒)과 열(熱)의 잡증세가 없고 다만 점점 변해져서 정신이 혼침(昏沈)하여 말을 하지 않고 또는 잠자면서 혼자 한 두 마디씩 말을 하며 눈이 붉고 입술이 타며 혀가 말라도 물을 마시지 않고 희죽(稀粥)을

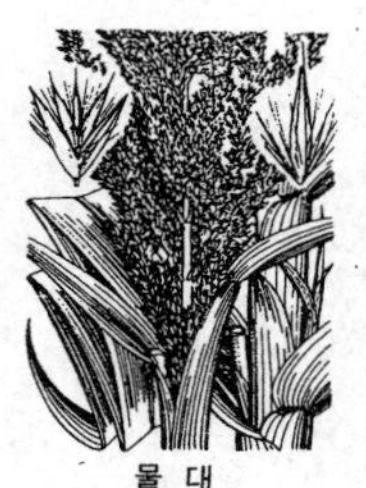
물 대

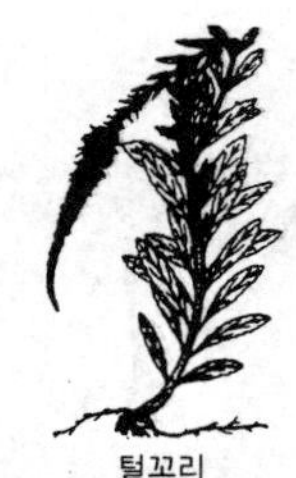
털꼬리

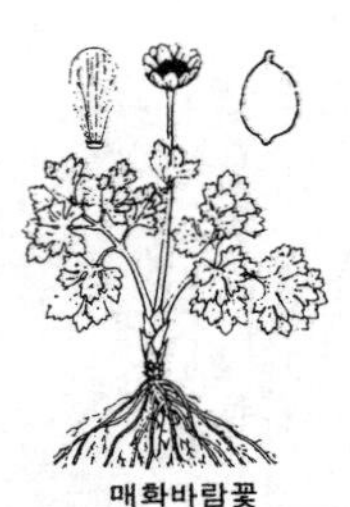
매화바람꽃

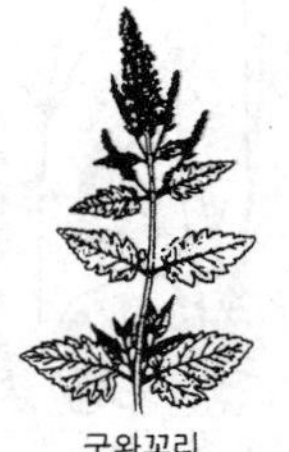
구와꼬리

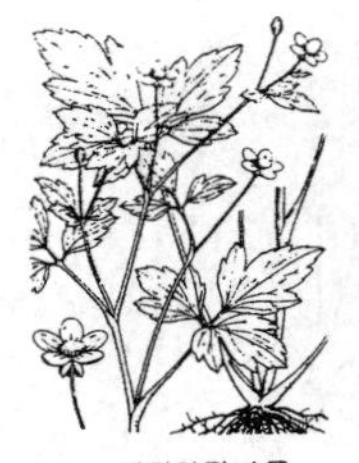
왜젓가락나물

주면 먹되 안주면 생각조차 안하며 심하(心下)에 비기(痞氣)도 없고 뱃속도 가득하지 않으며 대·소변이 보통과 같고 얼굴 형태가 취한 것 같은 증세들은 열이 수소음심경(手少陰心經)에 전해서 심화(心火)가 폐(肺)를 훈증(熏蒸)하기 때문에 혼침(昏沈)하는 것이니 병명을 월결증(越經症)이라고 해서 도씨도적각반탕(陶氏導赤各半湯)으로 치료한다. 〈入門〉

※ 도씨도적각반탕(陶氏導赤各半湯)

효능 : 상한(傷寒)이 나은 다음 혼침(昏沈)하는 증세를 치료한다.

처방 황금(黃芩)·황련(黃連)·치자(梔子)·지모(知母)·맥문동(麥門冬·복신(茯神)·서각(犀角)·인삼(人蔘)·활석(滑石) 각 1돈, 감초(甘草) 5푼을 썰어서 1첩을 지어 생강 1쪽, 대추 2개, 등심초(燈心草) 한줌을 넣고 달여서 생하즙(生苄汁) 3수저를 타서 먹는다. 〈入門〉

일명 사심도적산(瀉心導赤散)이다. 〈回春〉

24. 남은 열(熱)이 물러가지 않을 때

상한(傷寒)으로 남은 열이 물러가지 않는 것은 소시호탕(小柴胡湯)으로 고루 치료하고 소변이 적(赤)과 삽(澁)한 증세는 시령탕(柴苓湯)으로 치료한다.

토(吐)·한(汗)·하(下) 3방법의 뒤에 별로 이상한 증세가 없는 것은 양격산(涼膈散)으로 고루 치료한다. 〈宣明〉

남은 열이 성해서 또는 미친 소리를 하는데 진사익원산(辰砂益元散)이 가장 신기한 것이다. (처방은 아래에 있음) 〈入門〉

열이 난 다음에 열이 풀리지 않고 맥(脈)이 언제나 뜨는 것은 백호탕(白虎湯)에 창출(蒼朮)을 더해서 다시 풀어준다.

상한(傷寒) 다음에 허열(虛熱)이 그치지 않는 것은 백호탕(白虎湯)에 창출(蒼朮)과 인삼(人蔘)을 더해서 한번 복용하면 신통하게 땀이 그치고 몸이 서늘해지니 이러한 것을 신통(神通)한 방법이라고 한다. 이 방법으로 치료하면 한(汗)과 하(下)한 다음의 열이 물러가지 않는데 땀이 있는 거나 없는 것을 가릴 것 없이 모두 백호탕(白虎湯)에 창출(蒼朮)과 인삼(人蔘)을 더해서 치료하면 신통한다. 〈河間〉

상한(傷寒) 다음에 6경(六經)의 남은 열이 물러가지 않는데는 가감양격산(加減涼膈散)으로 치료한다. 〈正傳〉

25. 호혹증(狐惑症)일 경우

충증(虫症)을 말한다. 마치 여우가 얼음 속의 물 소리를 듣고 유예불결(猶豫不決)하는 것과 같으니 그 증세는 사지(四肢)가 무겁게 잠기고 묵묵(默默)해서 졸고 눈을 뜨지 못해서 밥냄새를 맡기를 싫어하고 혀가 희며 이가 검고 면목(面目)이 잠깐 붉었다가 잠깐 희었다가 하면서 변하는 것이 일정치 않으니 이것이 큰 병 뒤에 위장(胃腸)이 공허(空虛)하니 삼충(三虫)이 먹을 것을 구하여 사람의 오장(五臟)을 먹게 되는데 목구멍을 먹으면 혹(惑)이 되어서 결국 벙어리가 되고, 항문(肛門)을 먹으면 호(狐)가 되는 것이며, 그 속에도 목구멍이 마르면 죽는 것이 급하니 웃입술에 부스럼이 있으면 벌레가 그 장(臟)을 먹는 것이며, 아랫 입술에 부스럼이 있으면 벌레가 그 항(肛)을 먹는 것이다. 먼저 것은 삼황사심탕〔三黃瀉心湯 : 처방은 위에 있음〕으로 치료하며, 뒤의 것은 고삼탕(苦蔘湯)으로 김으로 씻고 또 생애즙(生艾汁)에 웅황(雄黃)가루를 섞어서 태워 쏘이고 황연서각탕(黃連犀角湯)을 같이 쓰며 혹(惑)을 치료하는 방법은 도인탕(桃仁湯)과 웅황예산(雄黃銳散)으로 치료한다. 〈入門〉

※ 황연서각탕(黃連犀角湯)

효능 : 호혹(狐惑)의 증세를 치료한다.

처방 황련(黃連)·서각(犀角)·오매(烏梅)·목향(木香)·도인(桃仁) 각 1돈을 썰어서 1첩을 지어 물로 달여서 공복에 먹는다. 〈回春〉

※ 치혹도인탕(治惑桃仁湯)

효능 : 치료 방법은 위에서와 같다.

처방 도인(桃仁)·괴자쇄(槐子碎)·애엽(艾葉) 각 2돈을 썰어서 1첩을 지어 생강 3쪽과 대추 2개를 넣어 물로 달여 공복에 먹는다. 〈得効〉

※ 웅황예산(雄黃銳散)

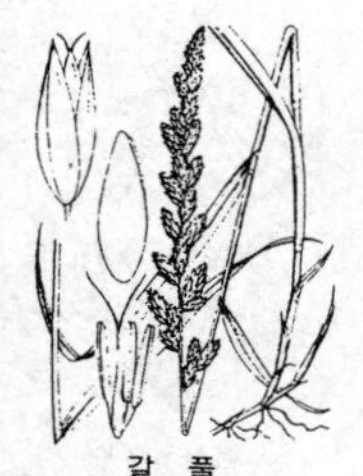
갈 풀

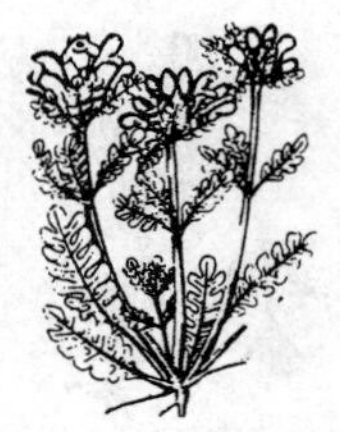
민들송이

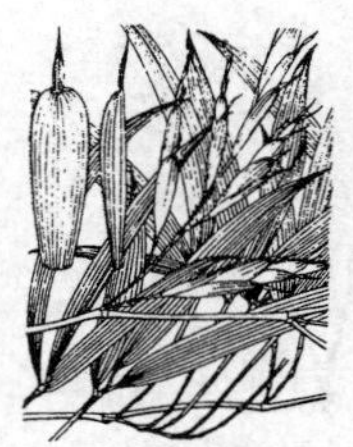
죽순대

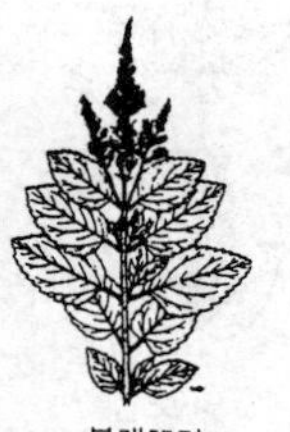
붕래꼬리

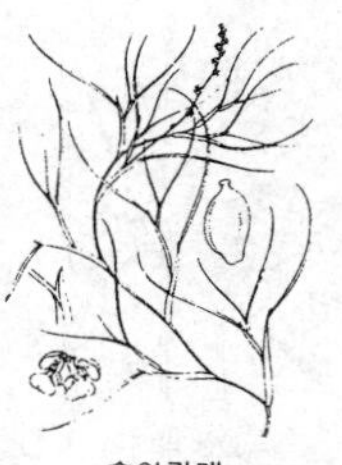
솔잎가래

효능 : 하부(下部)의 혹창(惑瘡)의 증세를 치료한다.

처방 웅황(雄黃)•청상자(青箱子)•고삼(苦蔘)•황련(黃連) 각 2돈, 도인(桃仁) 1돈을 가루로하여 생애즙(生艾汁)에 섞어서 대추씨처럼 만들어 면(綿)에 싸서 하부(下部)에 넣는다. 〈得効〉

26. 상한이 나은 뒤의 잡증(雜症)일 경우

상한(傷寒)이 나은 다음에 허번(虛煩)해서 잠을 자지 못하는 증세는 산조인탕(酸棗仁湯)•오매탕(烏梅湯)으로 치료한다. 〈活人〉

또한 나은 다음에 음식을 먹지 못하는 증세는 삼령백출산(蔘苓白朮散)과 응신산(凝神散)으로 치료하고 나은 다음에 열이 있고, 미친 소리를 하는 증세는 죽엽석고탕(竹力石膏湯)으로 치료한다. 〈入門〉

※ 산조인탕(酸棗仁湯)

효능 : 상한(傷寒)을 지난 다음에 허번(虛煩)해서 잠을 자지 못하는 증세를 치료한다.

처방 산조인초(酸棗仁炒) 2돈, 맥문동(麥門冬)•지모(知母) 각 1돈반, 복령(茯苓)•천궁(川芎) 각 1돈, 건강(乾薑)•감초구(甘草炙) 각 2푼반을 썰어서 1첩을 지어 물로 달여서 먹는다. 〈活人〉

※ 오매탕(烏梅湯)

효능 : 상한(傷寒)을 지난 다음에 허번(虛煩)해서 잠을 자지 못하고 마음 속이 오농(懊憹)한 증세를 치료한다.

처방 시호(柴胡) 2돈, 치자초(梔子炒)•황금(黃芩)•감초구(甘草炙) 각 1돈, 오매육(烏梅肉) 2개를 썰어서 1첩을 지어 생강 3쪽, 시(豉) 50알을 넣어 물로 달여서 먹는다. 〈活人〉

※ 진사오령산(辰砂五苓散)

효능 : 상한(傷寒)에 열이나고 미친 말과 헛소리를 하며 또 나은 다음에 열이 물러가지 않고 허번(虛煩)한 증세를 치료한다.

처방 택사(澤瀉)•적복령(赤茯苓)•저령(猪苓)•백출(白朮) 각 2돈반, 육계(肉桂)•진사(辰砂) 각 5푼을 가루로하여 매 2돈을 끓인 탕으로 찍어 먹는다. 〈丹心〉

※ 진사익원산(辰砂益元散)

효능 : 상한(傷寒)에 열이 물러가지 않고 허번(虛煩)해서 미친 말과 헛소리를 하는 증세를 치료한다.

처방 활석(滑石) 6냥, 감초(甘草)•진사(辰砂) 각 1냥을 가루로하여 매 2돈을 샘물에 1일 2~3번씩 고루 먹는다. 〈入門〉

27. 상한(傷寒)을 치료(治療)할 경우

장중경(張仲景)의 상한론(傷寒論)에 397종의 방법이 기재되고 113종의 처방법이 있는데 애석하게도 그 책이 왕숙화(王叔和)의 선차로 한번 변하였으며 또한 성무기(成無己)의 전주(詮註)에 두 번 변해서 세상에 전하게 된 것이 오래될수록 더욱 그 진법(眞法)을 잃게 된 것이다. 〈正傳〉

황제(黃帝)가 묻기를 「치료를 해야 하는가?」 기백(岐伯)이 답하기를 「치료하는 것은 각각 그 장맥을 통하면 병이 날로 쇠퇴하는 것이니 3일이 되지 않은 증세는 땀을 내게 해서 고치고 3일이 지난 증세는 설사를 하여 치료하는 것이다.」〈內經〉

양(陽)이 성하고 음(陰)이 허할 때 내리면 낫고 땀을 내게 되면 죽는 것이며, 음(陰)이 성하고 양(陽)이 허할 때 땀을 내게 되면 낫고 내리면 죽는 것이니 이 음(陰)과 양(陽)은 겉과 속을 가리켜서 말하는 것이다. 〈難經〉

계지(桂枝)가 목구멍에 들어가서 양(陽)이 성(盛)하면 죽고 승기(承氣)가 위(胃)에 들어가서 음(陰)이 성하면 죽게 된다. 〈仲景〉

상한(傷寒)의 5가지 방법이란 한(汗)•토(吐)•하(下)•온(温)•해(解)의 치료 방법이 각각 다른 것이니 한(汗)에도 많은 땀을 내서 발표(發表)하는 방법과 약간의 땀을 내서 해기(解肌)하는 것이 다르고 내려도 급하게 내리는 방법과 약간 온화하고 스며 흐르는 다름이 있고, 따뜻한 데는 겸보(兼補)하는 증세가 있으며, 토(吐)에는 선용(宣涌)하고 탐인(探引)하는 병이 있고, 화해(和解)하는 증세는 한가지 방법 뿐인 것이다. 〈入門〉

한(汗)•하(下)•토(吐) 3가지 방법이 털끝 만치도 착오가 있어서는 안 되는 것이니 겉에 있으면 땀이 나고 속

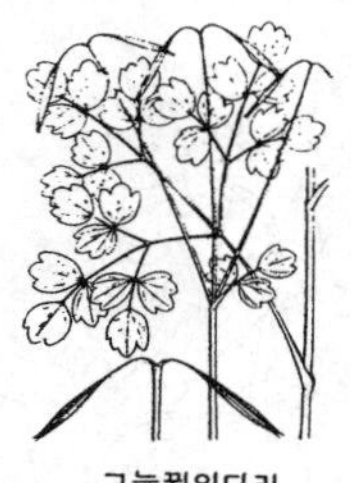
그늘꿩의다리

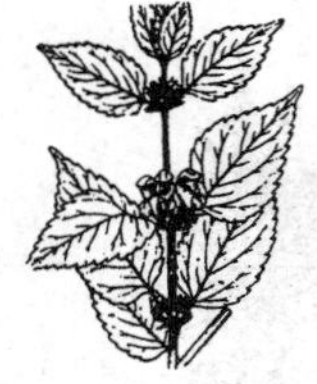
섬광대수염

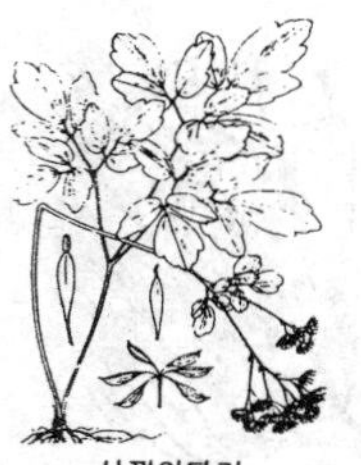
산꿩의다리

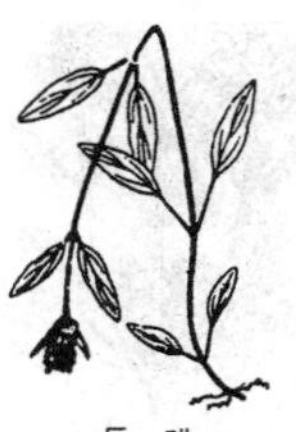
두 메

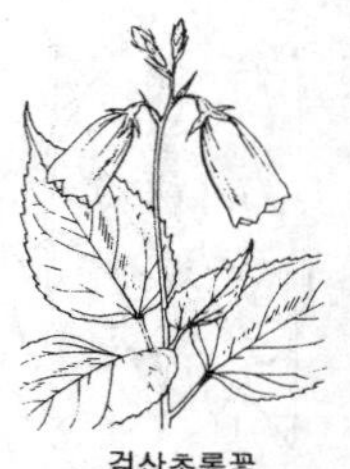
검산초롱꽃

에 있으면 내리며, 가슴에 있으면 토(吐)하고 반은 겉과 반은 속에 있으면 화해(和解)하며, 겉과 속이 함께 나타나면 증세에 따라서 스며 흐르는 것이다. 〈得効〉

태양(太陽)은 방광(膀胱)에 들기 때문에 상한(傷寒)의 증세가 땀을 내지 않으면 낫지 않게 되니 반드시 마황(麻黃)의 종류를 치료해야 하는 것은 마황(麻黃)이 능히 양기(陽氣)를 통하고 외한(外寒)을 물리치기 때문이고 양명(陽明)은 위(胃)에 들으므로 새나가지 않으면 낫지 못하니 모름지기 대황(大黃)과 망초(芒硝)를 써서 새게 하여 주고 소양(少陽)은 담(膽)에 들으므로 출입의 길이 없으니 시호(柴胡)와 반하(半夏)가 능히 설사하고 땀을 내며 한(汗)하며 황금(黃芩)으로 보좌하면 풀리는 것이며, 태음(太陰)은 비(脾)에 들으며 그 성질이 한(寒)•습(濕)을 싫어하니 건강(乾薑)과 백출(白朮)이 아니면 마르게 하지 못하는 것이고, 소음(少陰)은 신(腎)에 들으며 그 성질이 한(寒)과 조(燥)를 두려워하니 부자(附子)가 아니면 따뜻하게 하지 못하는 것이고, 궐음(厥)은 한(寒)에 들으므로 장혈양근(藏血養筋)하니 속을 따뜻하게 하는 약이 아니면 윤택하지 못하는 것이다. 〈得効〉

태양(太陽)과 양명(陽明)은 대승기탕(大承氣湯)으로 치료하고, 정양(正陽)과 양명(陽明)은 조위승기탕(調胃承氣湯)으로 치료하니 이것은 삼양(三陽)이 벌써 장(臟)에 들어간 증세이므로 새게 해야 되는 것이다. 태음(太陰)은 계지탕(鷄枝湯)으로 치료하고, 소음(少陰)은 마황부자세신탕(麻黃附子細辛湯)으로 치료하며 궐음(厥陰)은 당귀사역탕(當歸四逆湯)으로 각각 치료하니 이것은 삼음(三陰)이 아직 장(臟)에 들어가지 않은 증세라 땀을 내어야 하는 것이다. 〈東垣〉

상한(傷寒)에 걸린 뒤에 3일이 못되면 땀을 내어야 되고, 3일이 지나면 내려야 한다는 것은 대체적으로 방법을 말할 것이다. 무릇 환자에게 허(虛)와 실(實)이 있고 사기(邪氣)에 얕고 깊음이 있으니 어찌 날 수로써 치료 방법의 한계를 정할 수가 있겠는가? 중경(仲景)이 말하기를「날 수가 비록 많아도 단지 겉 증세에만 있고 맥이 뜨는 것은 마땅히 땀을 내야 하며, 날 수가 비단 적어도 속 증세가 있고 맥(脈)이 잠긴 것은 마땅히 내려야 하니 이것이 활법(活法)이 되는 것이다.」〈活人〉

구미 강활탕(九味 羌活湯)이 3계절(春•夏•秋)의 겉을 드러내고, 육신통해산(六神通解散)이 늦게 드러내는 사(邪)를 치료하며 향소산(香蘇散)과 십신탕(十神湯)및 삼소음(蔘蘇飮)이 겉을 드러내고 조중갈근탕(調中葛根湯)과 해기탕(解肌湯)및 소시호탕(小柴胡湯)이 반은 겉을 풀어주며 대시호(大柴胡)와 삼승기(三承氣)는 열사(熱邪)가 속에 전한 것을 치료하고 이중탕(理中湯)과 사역탕(四逆湯)은 음경(陰經)에 속이 찬 증세를 치료하며, 시령탕(柴苓湯)과 익원산(益元散)이 설사와 몸의 열을 치료한다. 〈丹心〉

상한(傷寒)에는 탕(湯)으로 사열(邪熱)•탕척(盪滌)할 것이며, 환약(丸藥)으로 치료하지 않는다. 〈本事〉

28. 상한(傷寒)이 풀리려는 증세

식(食)에 상(傷)한지 3일만에 맥(脈)이 뜨고 촘촘하면서 가늘고 몸이 온화한 것은 풀리려 하는 것이며, 맥(脈)이 떠서 풀리는 증세는 축축하게 땀이 나고 풀리면 잘 먹는데 맥(脈)이 뜨지 않고, 풀리는 증세는 반드시 땀이 많이 난다. 〈仲景〉

6~7일만에 맥(脈)이 닿는 증세가 모두 크고 번(煩)하여 입을 다물고 말을 하지 못하며 조요(躁擾)한 것은 풀리려는 징조가 된다. 〈仲景〉

먼저 번(煩)하고 땀이 있으면 풀리는 것이다. 그 이유는 맥(脈)이 뜨기 때문에 땀이 나고 풀리게 되는 것이다. 〈脈經〉

만약 맥(脈)이 평화로우면서 크게 번(煩)하여 눈이 무겁고 검(瞼)의 내제(內際)가 노란 것은 모두 풀리려는 것이다. 〈脈經〉

맥(脈)이 뜨고 촘촘하면서 작고 몸이 온화한 것은 풀리려는 증세이다. 〈脈經〉

물을 자주 마시면 나으려고 하는 증세이다. 〈脈經〉

묻기를「맥병(脈病)이 낫고 낫지 않는 증세를 알려면 무엇을 어떻게 구별하는가?」답하기를「촌구관상 척중(寸口關上 尺中)의 3곳이 대(大)•소(小)•부(浮)•침(沈)•지(遲)•촉(數)이 같으면 비록 한열(寒熱)의 부조(不調)가 있다해도 이것은 음양(陰陽)이 평화로운 증세이니 비록 극(極)해도 낫게된다.」〈脈經〉

묻기를「떨면서 땀이 나고 풀리는 것은 어찌함인가?」답하기를「맥(脈)이 뜨고 또 긴(緊)한데 누르면 오히려 규(竅)하는 것은 원래 허하기 때문에 떨고 땀이 나는 것인데 만약 맥(脈)이 뜨고 촘촘한데 눌러서 규(竅)하지 않는 것은 본래 허하지 않기 때문에 단지 땀만 나고 떨지 않는다.」〈脈經〉

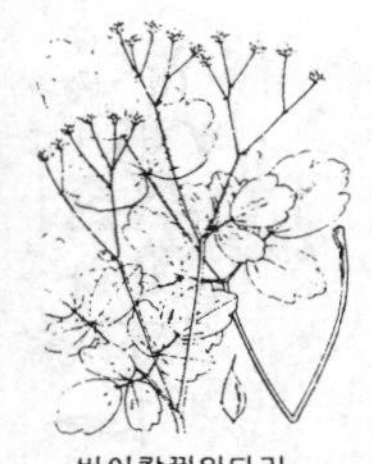
바이칼꿩의다리

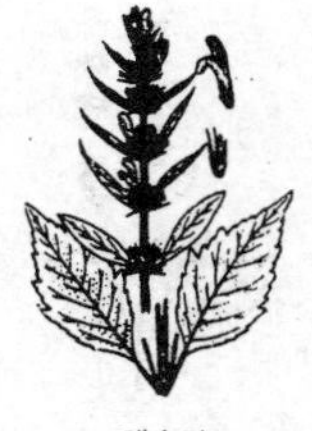
개속단

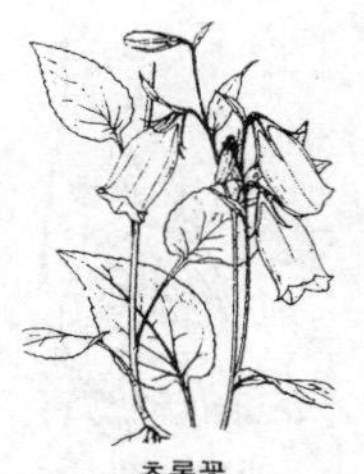
초롱꽃

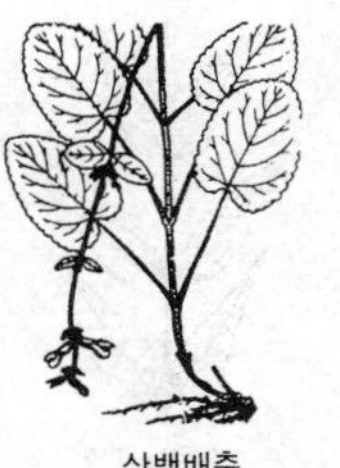
산뱀배추

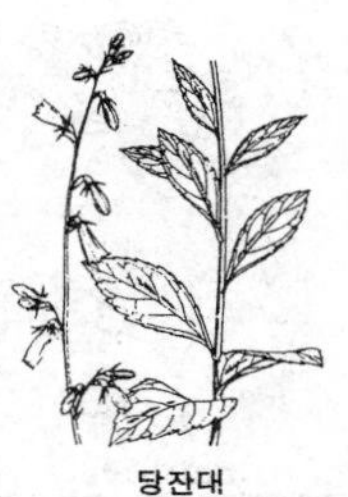
당잔대

묻기를「떨지도 않고 땀도 나지 않으며 풀리는 것은 무엇 때문인가?」답하기를「그 맥(脈)이 작으니 이것은 일찌기 땀이 나는 것이 지나서 만약 토하거나 내리거나 망혈(亡血)하거나 하였으면 속에 진액(津液)이 없기 때문에 음양(陰陽) 저절로 화해지는 것을 기다려서 저절로 낫기 때문에 떨지도 않고 땀도 나지 않으며 풀리는 것이다.」〈脈經〉

태양병(太陽病)에 땀이 없고 뉵혈(衄血)이 나는 증세는 저절로 낫게 된다. 〈仲景〉

묻기를「무릇 병이 어느 때에 얻으며 어느 때에 낫는 증인가」답하기를「낮 동안 얻으면 밤중에 낫는 것은 양(陽)이 음(陰)을 얻어서 풀리는 것이고, 밤중에 병을 얻어서 낮동안에 낫는 것은 음(陰)이 양(陽)을 얻어서 풀리는 증세이다.」〈脈經〉

태양병(太陽病)에 풀릴 증세를 아는 방법은 머리가 아프지 않고 목이 뻣뻣하지 않으며 사지의 마디가 아프지 않을 때에는 겉이 쉽게 풀릴 수 있는 징조이고, 양명증(陽明症)이 풀릴 수 있는 징조는 발열(發熱)과 오열(惡熱)이 없는 경우에만 속이 풀릴 것을 알 수 있다. 또 소양(少陽)이 풀릴 증세를 아는 방법은 한(寒)과 열(熱)의 교작(交作)하는 것이 빠르고 늦음이 없기 때문이다. 〈海藏〉

29. 상한(傷寒)의 가토증(可吐症)일 경우

상한(傷寒)으로 3~4일에 사기(邪氣)가 속에 전하지 않은 증세는 과체산(瓜蔕散)으로 토하고, 6~7일에 가슴이 번(煩)거롭고 오농(懊憹)하는 증세는 치자탕(梔子湯)으로 토한다. 〈仲景〉

30. 가한(可汗)과 불가한증(不可汗症)일 경우

상한(傷寒)으로 촌구맥(寸口脈)이 뜨고 긴(緊)한데 뜨면 풍(風)으로 된 것이고, 긴(緊)하면 한(寒)으로 된 것이며 풍(風)은 위(衛)를 상(傷)하고 한(寒)은 영(榮)을 상(傷)하며 영(榮)과 위(衛)가 함께 병들면 뼈마디가 아파 시달리는 것인데 모두 땀을 내어야 한다. 〈仲景〉

상한(傷寒)은 3일전에 법(法)으로 보아서 땀을 내어야 하니 쌍해산(雙解散)을 계속하여 여러번을 먹으면 반드시 낫는다. 〈丹心〉

한(寒)이 영(榮)을 상(傷)한 것은 마황탕(麻黃湯)으로 치료하고, 풍(風)이 위(衛)를 상(傷)한 것은 계지탕(桂枝湯)으로 치료한다.

내경(內經)에 이르기를「몸이 타는 숯불과 같은 징조는 땀이 나면 낫는다.」

약을 먹어도 땀이 나지 않으면 증법(蒸法)으로 치료해야 하니 도씨재조산(陶氏再造散)으로 치료한다. 〈入門〉

태양증(太陽症)으로 두통(頭痛)과 항강(項強)이 없으면 땀을 내지 못하고 신열(身熱)과 오한(惡寒)이 없으면 땀을 내지 못하며, 맥(脈)이 미약(微弱)하고 또는, 척맥(尺脈)이 더디면 땀을 내지 못하는 것이다.

혈뉵(血衄)에도 땀을 내지 못하는 것이니 땀을 내게 되면 이마 위가 꺼지고(陷) 맥(脈)이 급하고 긴(緊)하며 똑바로 보고 눈을 감지 못하며 잠을 못 자는 것이다.

모든 망혈(亡血)에 땀을 내지 못하니 땀을 내면 한율(寒慄)하고 떨게 된다. 풍온(風温)과 습온(濕温)에 모두 땀을 내지 못하고 허번(虛煩)에도 역시 같으며 배꼽 사이의 좌우와 상하에 동기(動氣)가 있으면 땀을 내지 못하고 태양병자(太陽病者)가 목구멍이 마르고 코피가 나며 소변이 임리(淋漓)하면 모두 땀을 내지 못하고 목구멍이 마르게 되면 땀을 내지 못하며 부인의 경(經)이 올 때에도 땀을 내지 못하는 것이다.

마땅히 땀을 내야 할 때에 땀을 내지 못하면 황병(黃病)이 생기니 소변을 흐르게 하여야 하고 흐르지 않으면 역시 황병(黃病)이 일어나는 것이며 땀을 내지 않아야 할 때에 땀을 내면 축혈증(蓄血症)이 되고 땀을 내야 할 때에도 너무 지나치게 내면 양(陽)이 망(亡)한다. 〈活人〉

31. 발한법(發汗法)일 경우

무릇 땀을 낼 때에 손발까지 흐뭇하게 1시간쯤 하면 좋은 일이나 물처럼 임리(淋漓)하게 흘려서는 안된다. 만일 병이 풀리지 않으면 마땅히 계속 땀을 내야 하되 너무 많이 내면 망양(亡陽)이 되는 것이며, 이미 망양(亡陽)이 되었으면 거듭 땀을 내지 못하게 된다. 〈仲景〉

땀을 내는데 허리의 위로는 보통 때와 같이 덮고 허리의 밑으로는 두터운 옷으로써 덮어야 한다. 허리 위로는 비록 임리(淋漓)하여도 허리의 밑으로부터 발에 이르기까지는 그저 윤(潤)할 정도로 따뜻하면 결국은 병이 낫지 않는다. 〈活人〉

보통 땀을 내는데 탕을 먹는 방법을 1일 1~2번 복용한다고 하지마는 혹시 병이 고극(苦劇)해서 풀리지 않으면 독촉해 먹고서 반나절 동안에 1~2번 복용하고 3가지 약

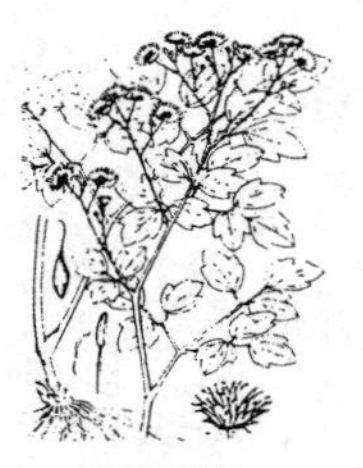
은꿩의다리

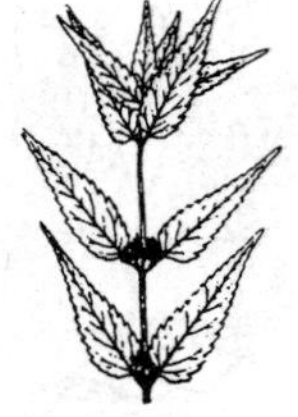
호광대수염

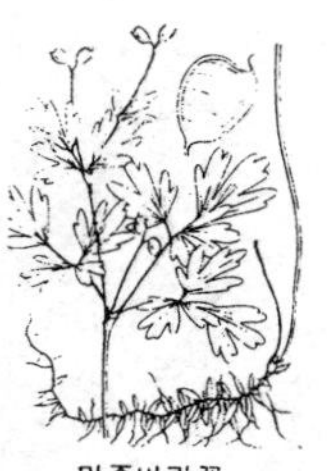
만주바람꽃

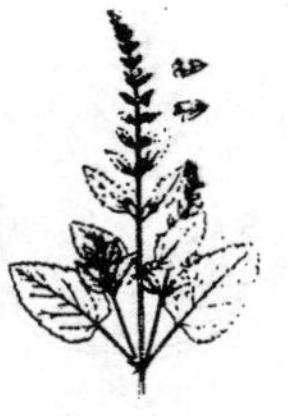
흰산들깨

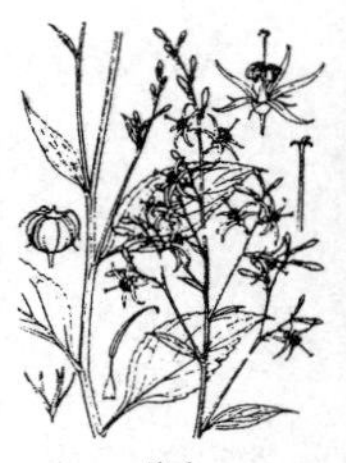
가자

을 계속 먹더라도 풀어야 할 것인데 그래도 땀이 나지 않으면 죽게 되는 것이다. 〈仲景〉

땀을 내도 병증세가 그대로 있는 것은 3일안에 2~3번쯤 땀을 내되 온몸에 주편(周遍)하는 것을 한도로 하고 만약 땀이 나지 않으면 세죽(勢粥)에다 총백(葱白)을 더해서 먹는 것이 아주 신통하다. 〈仲景〉

약을 먹고 땀을 내는 중에 병이 나으면 약도 더이상 먹을 필요가 없는 것이니 계속 복용하면 땀이 지나쳐서 망양(亡陽)이 될 우려가 있다. 토하고 내리는 것도 역시 같은 이치이다. 〈仲景〉

32. 망양증(亡陽症)일 경우

땀을 너무 지나치게 내서 흐르는 것이 안 그치지 않으면 망양증(亡陽症)이라고 하는데 온경익원탕(溫經益元湯)으로 치료하고, 양(陽)이 허할 때 약을 먹어서 땀이 안 나는 증세도 역시 망양증(亡陽症)이니 도시재조산(陶氏再造散)으로 치료하며 겸해서 증법〔蒸法 : 처방은 한부(汗部)에 나와 있음〕으로 치료한다.

태양증(太陽症)에 몹시 차면 맥(脈)이 마땅히 뜨고 긴(緊)한 것인데 오히려 뜨고 더디면 더딘 것은 망양(亡陽)이니 땀을 내지 못하는 것이다. 그러한 증세는 몸이 반드시 가려우니 계마각반탕(桂麻各半湯) (처방은 위에 있음)을 뜻한다. 〈入門〉

33. 신기(腎氣)가 부족(不足)하여 땀내기가 어려울 경우

태양병(太陽病)으로 맥(脈)이 뜨고 긴(緊)해서 몸이 아프면 땀으로써 풀어야 하니 가령 척맥(尺脈)이 느리면 땀을 내면 안되는 증세인데 그것은 영혈(榮血)이 부족해서 피가 적기 때문이니 소건중탕(小建中湯)에 황기(黃芪)를 더해서 치료하고 척맥(尺脈)이 힘이 있으면 비로소 땀을 내는 약을 먹는 것이다. 〈脈經〉

34. 땀을 최촉(催促)하여 수(壽)를 손할 경우

상한(傷寒)으로 땀을 낼 때 반드시 그 겉가 속 및 허와 실을 살피고 그 시일을 기다려야 하는 것인데 만약 순서를 따르지 않고 편안한 것을 바란다면 오장(五臟)을 휴손(虧損)하고 연수(年壽)를 최촉(催促)하는 것이되니 삼가해야 한다. 옛날 남조(南朝) 범운(范雲)이 진무제(陳武帝)의 속관(屬官)으로 있을 당시 상한(傷寒)을 얻었는데 구석(九錫)이라는 경연(慶筵)에 첨가하지 못할 것을 우려해서 서문백(徐文伯)을 불러서 땀을 최촉(催促)하는 약을 간청(懇請)하니 문백(文伯)이 말하기를 「빨리 낫는 것은 쉬우나 2년 뒤에 일어나서 다시 일어나지 못하는 것을 알아야 한다.」하니 운(雲)이 말하기를 「아침에 도(道)를 깨달으면 저녁에 죽어도 좋은 것인데 2년을 기다릴 것이 있느냐」하고 다시 청(請)하므로 불로써 땅바닥을 태우고 복숭아 잎을 태워 깔아서 그 위에 자리를 펴고 그 위에 눕혀 놓으니 조금 지난 뒤에 땀이 많이 나는데 온분(温粉)으로 몸을 박전(撲傳)한 뒤 이튿날 통쾌하게 나았다. 운(雲)이 아주 기뻐했으나 2년 뒤에 결국은 죽었다. 〈本事〉

※ 온경익원탕(溫經益元湯)

효능 : 땀을 너무 많이 내게 되면 위(衛)가 허하고 망양(亡陽)해서 머리가 어지러우며 몸이 떨리고 힘줄이 벌덕거리며 살이 실룩거리는 증세를 치료한다.

처방 숙지황(熟地黃) • 인삼(人蔘) • 백출(白朮) • 황기밀초(黃芪蜜炒) • 백작약(白芍藥) • 당귀(當歸) • 생건지황(生乾地黃) • 백복령(白茯苓) • 진피(陳皮) • 감초구(甘草炙) 각 1돈, 계피(桂皮) • 부자포(附子炮) 각 5푼을 썰어서 1첩을 지어 생강 3쪽, 대추 2개, 나미(懦米)한줌을 넣어서 물로 달여서 먹는다. 〈入門〉

※ 도씨재조산(陶氏再造散)

효능 : 양(陽)이 허해서 땀이 나지 않는 증세를 치료하니 망양증(亡陽症)이라고 한다.

처방 인삼(人蔘) • 황기(黃芪) • 계지(桂枝) • 부자포(附子炮) • 세신(細辛) • 강활(羌活) • 방풍(防風) • 천궁(川芎) • 감초구(甘草炙) 각 1돈을 썰어서 1첩을 지어 외강(煨薑) 3쪽, 대추 2개를 넣어 달여서 반쯤 되거든 초작약(炒芍藥) 1돈을 다시 넣어 2~3번 끓여서 따뜻하게 해서 먹는다. 〈入門〉

35. 하(下)하는 증세(症勢)와 하(下)하지 못하는 증세(症勢)일 경우

몹시 차갑지 않고 오히려 몹시 더웁고 손의 장심(掌心)과 겨드랑 밑이 끈끈하게 땀이 나는 것은 위(胃)속이 마

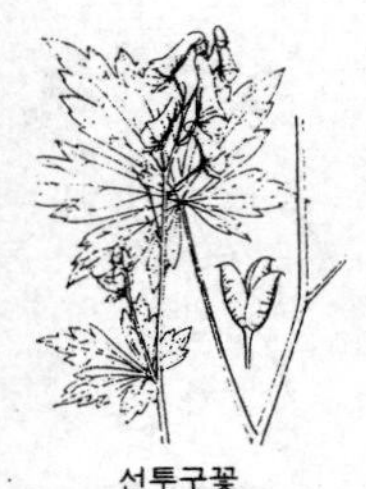
선투구꽃

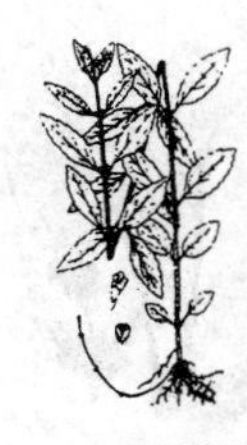
혹쉽싸리

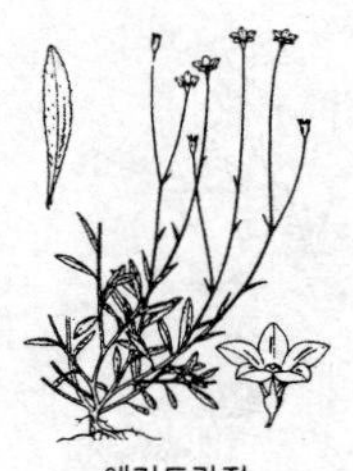
애기도라지

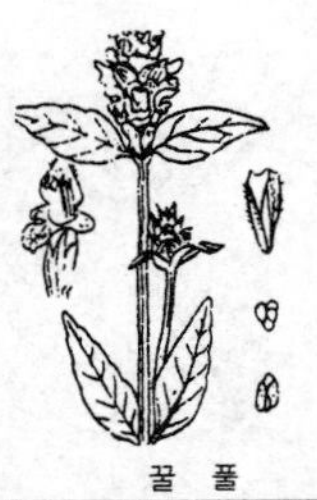
꿀 풀

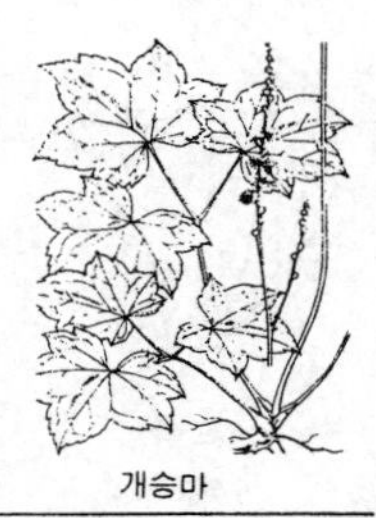
개승마

르고 결취(結聚)해서 조열(潮熱)하고 대변이 굳고 소변은 보통 때와 같으며 배가 가득해서 기침을 하며 또는 헛소리하고 맥(脈)이 잠기면서 미끄러운 것은 속 증세이니 내열(內熱)이 있는 증세이니 속 증세는 내열(內熱)이 있는 것이며 내열(內熱)은 양명(陽明)에 들으니 마땅히 내려야 한다. 〈活人〉

대•소조위탕(大小調胃湯)과 삼승기탕(三承氣湯)은 반드시 맥(脈)이 뜨고 머리가 아프며 오풍(惡風)과 오한(惡寒)하는 겉 증세가 끝난 후에 오히려 열이 나고 몹시 더워서 헛소리하고 대변을 배설하지 못하는 증세일 때만 치료하는 것이며, 만약 맥(脈)이 뜨거나 긴(緊)한데 내리면 반드시 결흉(結胸)이 되고 맥(脈)이 느린데 내리면 반드시 비기(痞氣)가 생기는 것이다. 〈海藏〉

상한(傷寒) 뒤에 3일인 것으로 보아서 마땅히 내려야 하니 내리기를 너무 일찍 하면 반드시 변해서 다른 증세가 생기는 것이다. 가벼우면 반드시 변해서 다른 증세가 생기는 것이다. 가벼우면 위태롭고 위태로우면 죽기 쉬우니 마땅히 평화(平和)한 약으로 치료해야 하는 것인데 소시호(小柴胡)나 양격천수〔涼膈天水 : 익원산(益元散)〕를 합해서 치료해야 한다. 〈宣明〉

만일 속 열이 적으면 약간 내리는데 대시호(大柴胡)에 해독탕(解毒湯)을 합해서 치료하고 열증세가 물러 가지 않으면 다시 대시호(大柴胡)와 삼승기(三承氣)로써 내려 겉과 속의 열을 없앤다. 〈宣明〉

모든 전해 내리는 약은 마땅히 속 증세의 약과 같이 참고로 비교하여 골라서 치료해야 한다. 〈丹心〉

맥(脈)이 뜨는 증세와 허한 증세와 매우 차가운 증세와 구토하는 증세와 부전실기(不轉失氣)증세와 소변이 맑은 것과 양명(陽明)의 본병(本病)이 아닌 증세와 비•만(滿)•조실(燥實)하지 않은 증세와 맥(脈)이 침(沈)•실(實)하지 않은 증세와 발광(發狂)하지 않은 증세등은 모두 내리지 않는다. 〈雲岐〉

36. 급히 하(下)해야 하는 양증(陽症)일 경우

소음(少陰)이 신(腎)을 주관하고 혀뿌리에 매였으니 열기(熱氣)가 장(臟)에 들어가서 소음(少陰)의 경(經)에 머물면 신즙(腎汁)이 마르고 목구멍의 길이 초조(焦燥)하게 되니 입이 마르고 목이 마르게 되니 빨리 내려야 하는데 만약 양명(陽明)이면 내리기는 해도 약간 느리게 해야 한다. 그러나 양명(陽明)의 증세가 열을 내고 땀이 많으면 역시 빨리 내려야 하니 위즙(胃汁)이 말라 있기 때문이다. 〈活人〉

소음증(少陰症)으로 입이 마르고 목이 말라서 신즙(腎汁)이 마르는 것이니 빨리 내려야 하고, 양명증(陽明症)에 열이 나고 땀이 많으면 위즙(胃汁)이 마른 것이니 역시 빨리 내려야 한다. 〈活人〉

37. 맥이 고격(鼓擊)하지 않아 내리지 못할 경우

한 아이가 상한(傷寒)으로 눈이 붉고 번갈(煩渴)해서 맥(脈)이 7~8지 하는데 의원이 승기탕(承氣湯)으로 치료하려 하니 동원(東垣)이 우연히 와서 진찰을 하고 크게 놀라며「말하기를 자칫 했으면 이 아이를 죽일뻔 했다. 만일 맥(脈)이 촘촘한 증세를 열이라고 한다면 칠지(七至)하는 것은 극열(極熱)한 증세라고 해야 될 것이 아닌가?」이것은 내경(內經)에 이르기를「병이 맥(脈)을 종(從)하는데 병이 반(反)하는 것은 어찌함인가?」하였더니, 지백(岐伯)이 답하기를「맥(脈)이 이르러서 종(從)하는데 누르면 심장이 뛰지 않고 모든 양(陽)도 그러하니 이것은 음(陰)이 성해서 양(陽)을 밖으로 격(膈)하는 증세이고 열이 아닌 것이라는 학설을 몰랐기 때문이다. 강(薑)과 부(附)를 가져오면 내가 열은 한(寒)을 인하여 치료하는 법을 써서 치료하여 보리라 하는데 약이 미처 입에 들어가기 전에 환자의 손과 발톱이 푸르러지기 시작하니 8냥중(八兩重)을 돈복(頓服)시키니 땀이 점점 나면서 바로 낫게 된 것이다.」〈東垣〉

38. 하(下)한 뒤에 열(熱)이 물러가지 않아 다시 하(下)할 경우

내린 뒤에 열이 물러가지 않으면 마땅히 세 번 내려야 하는 것인데 열이 더욱 성하고 맥(脈)이 작으며 기(氣)가 허하고 힘이 약하면 법(法)으로써 치료하지 않으면 살릴 도리가 없다. 내려서 열이 성하다고 해서 내리지 아니하면 사열(邪熱)이 다시 극성(極盛)하고 음기(陰氣)가 극쇠(極衰)해서 맥(脈)과 숨이 끊어져서 구할 길이 없는 것이니 이러한 증세는 내려도 죽고 내리지 않아도 역시 죽는 것이다. 의원이 이러한 경우를 당하면 사람을 죽이고 살리는 것이 다만 순간의 일인 것이다. 〈河間〉

경(經)에 이르기를「세 번 내려서 열이 물러가지 않으

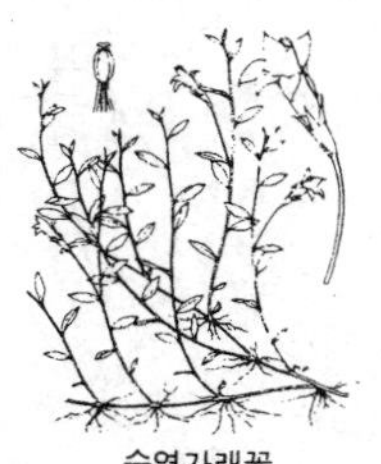
수염가래꽃

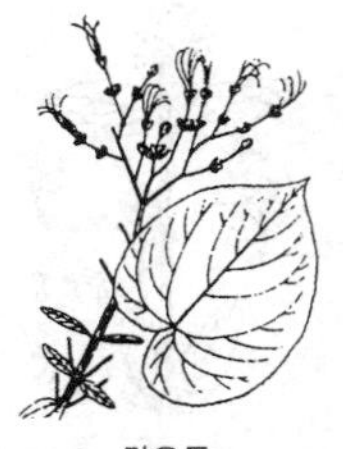
당오동

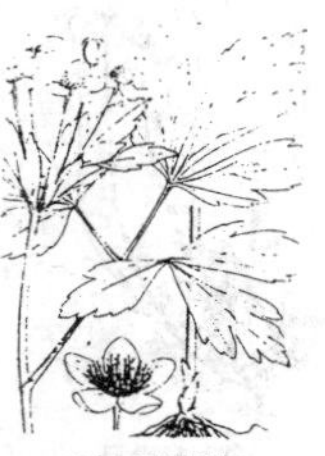
나도바람꽃

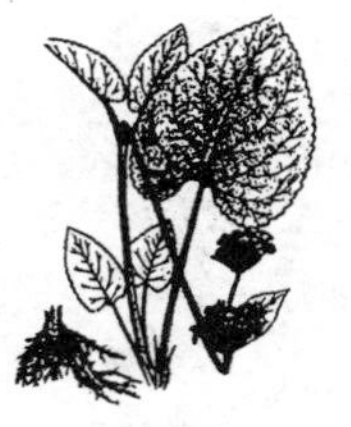
산속단

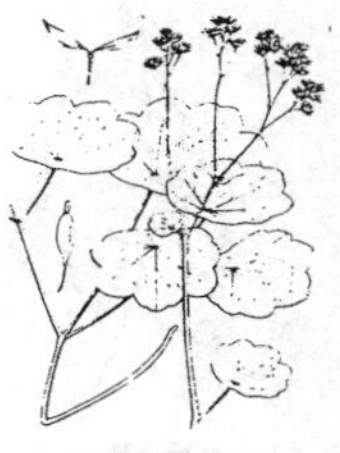
연잎꿩의다리

면 죽는다 하였는데 어떤 사람이 3~4차례에서 10여 차례를 내리고도 죽지 않은 실례가 있으나 이것은 기적적인 일이라고 볼 수 밖에 없는 것이며, 절대로 법(法)이라고 할 수는 없는 것이니 다만 해독탕(解毒湯)에 양격산(涼膈散)을 합해서 고루 치료하면 인명(人命)을 잃지는 않는다.」〈河間〉

땀내고 내린 뒤에 열이 물러가지 않으면 땀이 있던 없던 가리지 말고 백호탕(白虎湯)에 인삼(人蔘)과 창출(蒼朮)을 더해서 풀어주는 것이 가장 신통한 방법이다. 〈河間〉

39. 음(陰)이 소모(消耗)되고 양(陽)이 갈(竭)할 경우

속열이 안에서 성하고 양궐(陽厥)이 아주 심한 것은 모두 잘못 내려서 일어난 증세이며 몸이 냉(冷)하고 맥(脈)이 작으며 혼몽(昏朦)해서 앞으로 죽는 것이니 이것은 음(陰)이 소모되고 양(陽)이 마르게 된 때문이다. 음기(陰氣)가 아주 약한 것을 모(耗)라 하고, 양궐(陽厥)이 아주 심한 것을 갈(竭)이라 하니 다만 양격산(涼膈散)과 해독탕(解毒湯)을 합해 복용하고 음(陰)을 기르고 양(陽)을 물리쳐 맥기(脈氣)가 바로 살아서 많은 땀이 나면 낫게 된다. 그래도 낫지 않으면 해독탕(解毒湯)과 승기탕(承氣湯)의 합한 약으로 치료하고 다음에는 해독탕(解毒湯)과 양격산(涼膈散) 및 천수탕(天水湯)으로 같이 합해서 장(臟)고 부(腑)를 한번 씻어주면 저절로 낫게 된다. 〈河間〉

40. 화(和)하고 화(和)를 못하는 증세일 경우

상한(傷寒)의 열사(熱邪)가 반은 겉에 있고 반은 속에 있는 것은 소시호탕(小柴胡湯)으로 치료한다. 〈活人〉

입이 쓰고 목이 마르며 눈이 어지럽고 귀가 먹으며 가슴과 갈비가 가득하고 또는 한열(寒熱)이 왕래하면서 구역하는 증세는 소양(少陽)에 드는 것이니 토하고 내리기를 피하고 소시호탕(小柴胡湯)으로 치료하는 것이 가장 적당한 방법이다. 〈仲景〉

소시호(小柴胡)를 일명 화해산(和解散)이라고 하는데 거기에 검은 콩 한줌을 더하면 화사탕(火邪湯)이라 한다. 〈入門〉

병이 반은 속에 있고 반은 겉에 있으면 법(法)에 마땅히 풀어야 하는데 소시호(小柴胡)에 양격산(涼膈散)을 합해서 치료하는 것을 주장한다. 〈河間〉

한(寒)과 열(熱)이 왕래하는 것이 아니면 풀지를 못하고 협(脇)과 륵(肋)이 급하게 아픈 증세나 가슴이 가득해서 구역하는 증세가 아니면 치료하지 못한다. 〈雲岐〉

41. 상한(傷寒)의 흉증(凶症)일 경우

상한(傷寒)으로 입술이 푸르고 사지(四肢)에 땀이 많이 나는 것은 간기(肝氣)가 끊어진 것이고, 인훈(烟熏)한 것과 머리를 흔들고 곧바로 보는 것은 심기(心氣)가 끊어진 것이며, 입의 둘레에 검은 빛이 생기고 약간의 땀이 나며 노란 증세가 생기는 것은 비기(脾氣)가 끊어진 것이고, 땀이 나서 모발에 윤기가 있으면서 몹시 심한 기침을 하는 것은 폐기(肺氣)가 끊어진 것이며, 헛소리를 말을 하고 뚜러지게 보며 소변을 흘리는 것은 신기(腎氣)가 끊어진 것이고, 땀이 나서 기름과 같고 기침을 쉬지 않고 수장(水漿)이 들어가지 않으며 형체(形體)가 드러나지 않는 것은 명기(命氣)가 끊어진 것이다. 〈仲景〉

42. 상한(傷寒)의 난치증(難治症)일 경우

맥(脈)의 음양(陰陽)이 같이 허하고 열이 그치지 않는 것은 죽게 되고, 맥(脈)의 음양(陰陽)이 같이 성(盛)하고 많은 땀이 나도 풀리지 않으면 죽게 되며, 소음병(少陰病)이 6~7일이 되서 숨결이 높은 것은 죽게 지나서 소음병(少陰病)으로 토하고 설사하며 번(煩)•조(躁)하고 사역(四逆)이 겸한 증세는 죽으며, 땀을 낸 다음 구토하고 수장(水漿)과 약이 입에 들어가지 않는 증세는 역(逆)하고, 설사한 다음에 맥(脈)이 끊어지고 손발이 궐냉(厥冷)하다가 가끔 맥(脈)이 돌아와서 손발이 따뜻하면 살게 되며, 돌아오지 않으면 죽게 되고, 땀을 내고 설사하면서 궐(厥)이 심해서 그치지 않는 것은 죽게 되며 땀을 내고 내린 뒤에 다시 열이 있고 열맥(熱脈)이 번조(煩燥)하며 설사를 그치지 않는 증세는 죽게 되고, 설사하고 궐역(厥逆)하며 맥(脈)이 없는데 뜸을 해도 맥(脈)이 돌아오지 않고 몸이 따뜻하지 않으며 조금이라도 기침을 급하게 하는 증세는 죽고, 곧게 보고 헛소리 하며 또는 천만(喘滿)하고 또는 설사하는 것은 죽으며, 마황탕(麻黃湯) 2~3제를 먹어도 땀이 나지 않는 것은 죽게 되고, 열병(熱病)에 맥(脈)이 조(躁)하고 성하면서 땀이 안나는 증세는 죽으며, 땀을

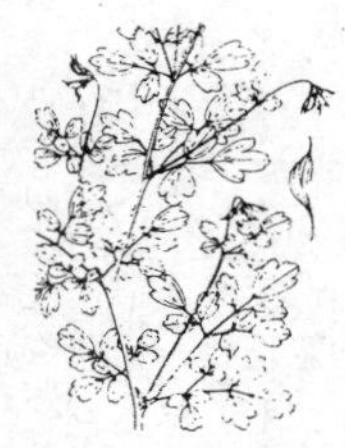

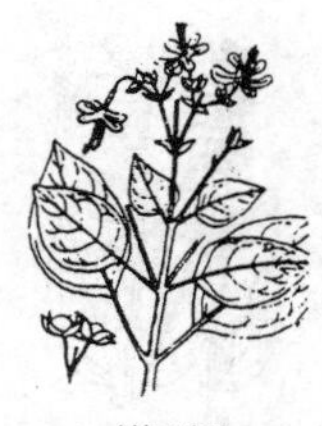
섬누리장

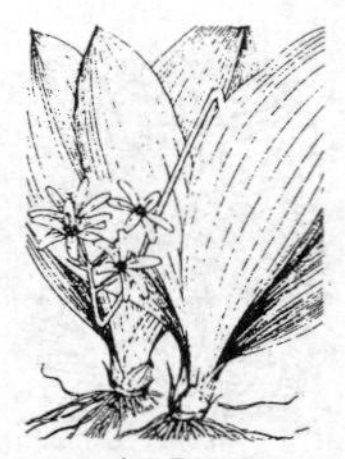
나도옥잠화

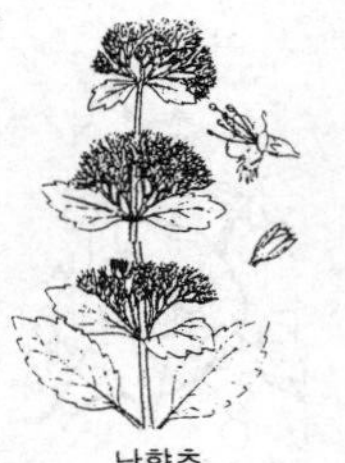
난향초

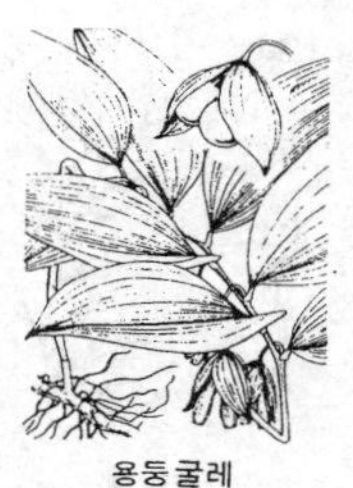
용둥굴레

내도 발에까지 못 이르면 역(逆)하며, 땀이 나서 구슬과 같아도 흐르지 않는 것은 죽게 되고, 갑자기 혼매(昏昧)하고 맥(脈)이 없으면서 약을 먹은 뒤에 땀이 나고 풀어지면 살며 땀이 나지 않고 맥(脈)이 이르지 않는 것은 죽으며 7~8일 이상을 열이 많이 나는 증세는 치료가 쉽지 않고 상한(傷寒)에 맥(脈)이 잠깐 잦고 잠깐 성근 증세는 고칠 수 없고 맥(脈)이 대신한 증세도 고칠 수 없으며 입이 마르고 혀가 검은 증세도 고칠 수 없으며 입이 마르고 혀가 검은 증세도 고칠 수 없고 입이 벌어지고 꺼져도 고칠 수 없으며 옷을 찾고 공중(空中)을 어루만지면 역(逆)하고, 궐음증(厥陰症)으로 입술이 푸르고 혀가 말리며 귀가 먹고 음낭(陰囊)이 오므라지는 것도 고칠 수 없고 음양역(陰陽易)이 6~7일을 지나고도 고칠 수 없으며, 습기(濕氣)가 있으면서 많은 땀을 내면 성치(成痓)가 되는데 열이 있으면 치료가 어렵고 풍습(風濕)과 중습(中濕)에 땀을 내면 모두 역(逆)하고, 풍온(風温)에 땀을 내면 반드시 헛소리를 하니 치료를 하지 못한다. 〈仲景〉

상한(傷寒)의 십권(十勸)

이자건(李子建)이 찬술(撰述)한 것이니 반드시 알아두어야 할 것이다.

1. 상한(傷寒)에 머리가 아프고 몸에 열이 있으면 양증(陽症)이니 열약(熱藥)을 복용해서는 안 된다.

상한(傷寒)에 육경(六經)내의 태음병(太陰病)은 머리가 아프지 않고 몸도 열이 없으며, 소음병(少陰病)은 도리여 열이 나면서 머리가 아프지 않고 궐음병(厥陰病)은 머리가 아프면서 열이 나지 않을 때 이것은 양증(陽症)이니 열약(熱藥)으로 치료해서는 안 되는 것이다. 〈局方〉

2. 상한(傷寒)은 서슴없이 독기(毒氣)를 치는 법이니 보익해서는 안 된다.

사기(邪氣)가 경락(經絡)속에 있으면 마땅히 증세에 따라서 쳐(攻)야 하는 것인데 의원들이 보익(補益)하는 방법으로 치료하면, 독기(毒氣)로 하여금 장(臟)에 흘러들어서 사람을 죽게 한다. 〈局方〉

3. 상한(傷寒)에 배가 아프게 되면 역시 열증(熱症)이 있는 법이니 경솔하게 따뜻한 약으로 치료하지 못한다.

상한(傷寒)에 배가 아픈 것은 열독(熱毒)이 많기 때문인 것이니 중경(仲景)의 방법에 아픔이 심하면 대황(大黃)을 더한다는 처방의 뜻이 있는 일이다. 오직 몸이 냉(冷)하고 궐역(厥逆)하며 배가 아프면 이것은 음증(陰症)이 되는 것이니 당분간은 두고 살펴야 하는 증세이다. 〈局方〉

4. 상한에 자리하면 마땅히 음양증(陰陽症)을 구분해야 하고 따뜻한 약제와 설사를 멎게 하는 약을 복용해서는 안 된다.

자리(自利)하면서 몸은 열이 없고 손과 발이 따뜻한 것은 태음(太陰)에 들고, 몸이 냉(冷)하고 사역(四逆)이 있으면 소음(少陰)과 궐음(厥陰)에 드는 것이며 그 밖의 몸에 열이 있고 설사하는 증세는 모두 양증에 드는 것이니 열약(熱藥)으로 치료하지 못한다. 〈局方〉

5. 상한(傷寒)으로 가슴과 갈비 및 배가 아프면 쑥뜸을 하지 못한다.

상한(傷寒)으로 가슴과 갈비가 아픈 것은 소양에 들고, 배가 가득하고 아픈 것은 태음(太陰)에 들으니 쑥뜸은 하지 않는 것이다. 〈局方〉

6. 상한(傷寒)에 손과 발이 궐냉(厥冷)하면 음양(陰陽)을 잘 구분할 것이며, 음증(陰症)으로만 판단해서는 안 된다.

상한(傷寒)에 음궐(陰厥)과 양궐(陽厥)이 있으나 마땅히 자세히 구별할 것이고, 보기의 열약(熱藥)을 당돌하게 치료해서는 안 되는 것이다. 〈局方〉

7. 상한(傷寒)에 음식(飮食)을 생각하지 않는다고 해서 비위(脾胃)를 따뜻이 하는 약으로 치료해서는 안 된다.

상한(傷寒)에 음식을 생각지 않는 일은 보통으로 볼 것이며, 그것 때문에 굶어 죽지 않는 일이니 이중원(理中元)의 종류를 당돌하게 치료하면 열기(熱氣)가 더해서 구하지 못하게 되는 경우가 많다. 〈局方〉

8. 상한(傷寒)에 병(病)이 벌써 속에 들어갔으면 절대(絶對)로 땀을 내는 약으로 치료해서는 안 된다.

상한(傷寒)에 겉과 속을 잘 분별해야 하니 만일 일률적으로 땀을 내면 사기(邪氣)가 없어지지 않고 간기(肝氣)가 없어지지 않고 진기(眞氣)가 먼저 고갈(涸渴)해서 죽는 사람이 많다. 〈局方〉

9. 상한(傷寒)에 물을 마시는 것은 나을 징조이나 환자로 하여금 지나치게 많이 마시지 못하도록 해야 한다.

병인이 목이 마르면 마땅히 물을 주어서 열기(熱氣)를

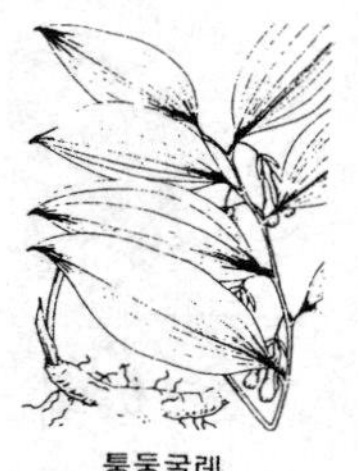
퉁둥굴레

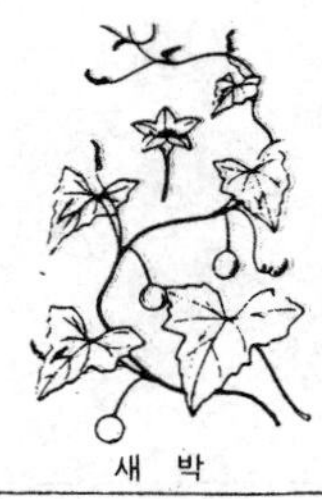
새 박

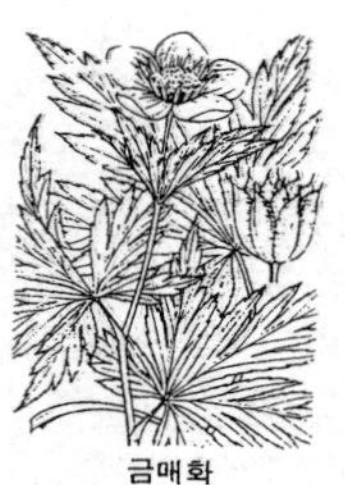
금매화

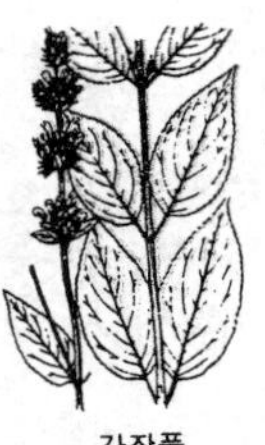
간장풀

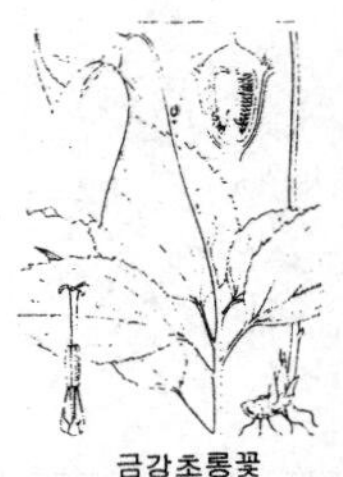
금강초롱꽃

덜어 주어야 하는 것이나 지나치게 많이는 주지 말고 항상 부족한 듯 하게 주는 것이 좋다. 〈局方〉

10. 상한병(傷寒病)이 처음 나은 다음 지나치게 먹지 말고 술과 양고기와 행방(行房)을 절대로 삼가해야 한다.

병이 점점 나으려 할 무렵 음식을 지나치게 먹으면 다시 재발하게 되는 증상을 식복(食復)이라 하고, 너무 일찍 노동(勞動)을 해서 재발되는 것을 노복(勞復)이라 하는데 방사(房事)를 하게 되면 반드시 죽게 된다. 〈局方〉

43. 상한(傷寒)의 기(忌)하는 일 경우

상한병(傷寒病)이 새로 나은 다음에 주로 죽등을 약간씩 먹되 항상 먹는 양이 부족한 듯 하게 해서 많이 먹는 것을 피해야 하니 이것을 거역하면 반드시 복(復)한다.

빨리 일어나는 일과 머리빗고 세면(洗面)하는 일과 말을 많이 하는 것 등 노심(勞心)하는 일에 힘을 허비하는 일 등의 행사(行事)를 피해야 하니 이것을 어기면 복(復)한다.

나은 뒤에도 백일안에 체력(體力)이 회복도 되기 전에 방실(房室)을 행하면 죽게 된다.

양(羊) • 계(鷄) • 구육(拘肉) • 비어(肥魚) • 유물(油物) • 함장자포(鹹藏鮓脯) • 유병(油餠) • 면(麵)등을 피하지 않고 먹으면 병이 즉시 재발하게 된다. 〈局方〉

44. 중한증(中寒症)일 경우

중경(仲景)이 상한(傷寒)을 논(論)할 때 중한(中寒)에는 언급이 없었다. 선철(先哲)들이 대한(大寒)을 무릅써서 혼중(昏中)인 증세를 치료 할 때에 대개 부자이중탕(附子理中湯)으로 치료했는데 약이론으로 볼 때는 적당하지 않은 것이다. 상(傷)이니 한(寒)이니 하면서 그의 틀리고 같음을 말하지 않는 것은 대체로 상한(傷寒)이란 것이 바로 병이 일어나는 경우도 있고 바로 병이 일어나지 않는 경우도 있으나 반드시 많은 열을 내고 병사(病邪)가 경(經)을 따라 들어가서 점점 깊어지면 중한(中寒)이 되어서 창졸간(倉卒間)에 감수하고 증세가 달라서 온몸이 사(邪)를 받기 때문에 경락(經絡)을 분별하기가 어렵고 심지어는 열을 내는 기력(氣力)조차 없으니 이러한 경우에는, 따뜻하게 보해서 풀어야 하는데 기(氣)가 극도(極度)로 허한 증세이며 빨리 고치지 않으면 죽게 된다. 〈東垣〉

중한(中寒)이란 한사(寒邪)가 직접 삼음(三陰)에 적중해서 갑자기 혼미(昏迷)하고 사람을 몰라보고 입을 다물며 사지(四肢)가 뻣뻣하고 구급(拘急)하며 아프게 되는 증세인데 만약 급히 치료하지 않으면 죽는 경우가 조석에 있으니 먼저 더운 술과 생강즙을 각각 반잔씩 마시고 다음 회양구급탕(回陽救急湯)과 부자이중탕(附子理中湯) • 술부탕(朮附湯) • 회양탕(回陽湯)으로 치료해야 한다. 〈醫鑑〉

중증(中症)이 비록 번갈(煩渴)하고 조열(燥熱)하여도 부자이중탕(附子理中湯)을 달여서 찬 물에 담가 아주 차게 해서 차게 복용할 일이며 더웁게 복용해서는 안 된다. 〈醫鑑〉

찬 것이 심하면 입술이 푸르고 궐역(厥逆)하며 맥이 없고 음낭(陰囊)이 오므라지니 급하게 오수유울법(吳茱萸熨法)으로 치료해야 하고 또한 제중(臍中)과 기해(氣海) 및 관원(關元) 혈을 각각 30~50장을 쑥뜸하여 혹시 맥(脈)이 돌아오지 않고 손발이 따뜻하지 않으면 죽게 된다. 〈入門〉

중한(中寒)이 되면 입을 다물고 사지(四肢)가 뻣뻣하며 갑자기 운도(暈倒)하게 된다. 〈得効〉

※ 부자이중탕(附子理中湯)

효능 : 중한(中寒)에 입을 다물고 몸이 뻣뻣한 증세를 치료한다.

처방 부자포(附子炮) • 인삼(人蔘) • 백출(白朮) • 건강포(乾薑炮) • 감초구(甘草炙) 각 1돈을 썰어서 1첩을 하여 물로 달여 먹는다. 〈三因〉

또는 오수유(吳茱萸) • 육계(肉桂) • 당귀(當歸) • 진피(陳皮) • 후박(厚朴)을 각 등분해서 달여 복용하는데 적시 부자이중탕(附子理中湯)이라고 부르는 것이다. 〈回春〉

※ 출부탕(朮附湯)

효능 : 중한(中寒)의 증세를 치료한다.

처방 백출(白朮) 3돈, 감초구(甘草炙) 1돈반, 부자포(附子炮) 1돈을 썰어서 1첩을 하여 생강 10쪽을 달인 물에 소합원(蘇合元) 3알을 개어서 먹는다. 〈得効〉

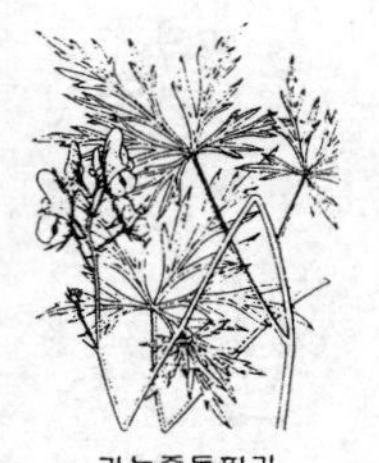
가는줄돌쩌귀

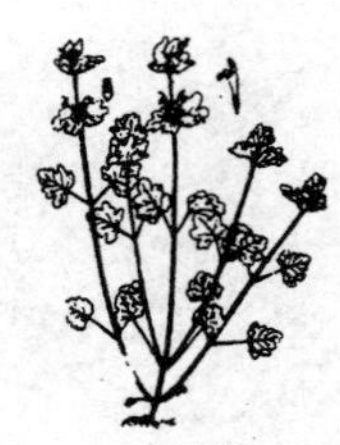
광대나물

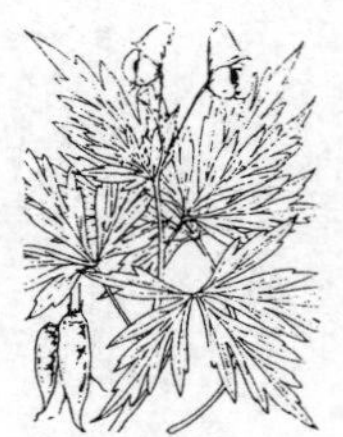
그늘돌쩌귀

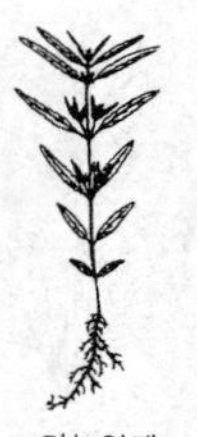
가는잎깨

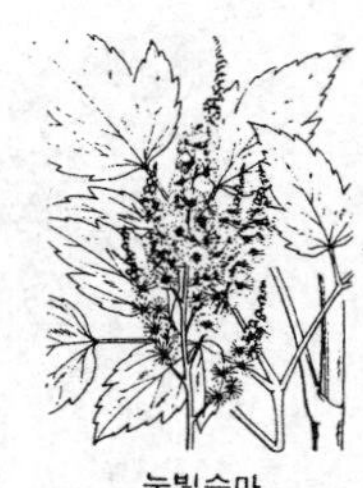
눈빛승마

※ 회양탕(廻陽湯)

효능：중한(中寒)의 증세를 치료한다.

처방 익지인(益智仁)•청피(靑皮) 각 2돈, 천오생(川烏生)•부자생(附子生) 각 1돈, 건강포(乾薑炮) 5푼을 썰어서 1첩을 지어 생강 7쪽, 대추 2개를 넣어 물로 달여 먹는다.〈得効〉

※ 총울법(葱熨法)

효능：중한(中寒)에 몸이 서늘하고 맥(脈)이 가늘며 얼굴이 푸르고 검은 증세를 치료한다.

처방 파를 뿌리채로 썰고 소맥부(小麥麸) 각 3되, 소금 2되를 물에 고르게 섞고 2포(二包)에 나눠서 볶아서 뜨거울 때에 비단에 싸가지고 배꼽 위를 번갈아 찜질하되 차지면 다시 물에 담가 볶아서 치료한다.〈醫鑑〉

45. 감한(感寒)과 사시상한(四時傷寒)일 경우

한(寒)과 온(溫)을 조절을 안하고 섭리(攝理)를 게을리 해서 약간 더우면 옷을 벗고 심하게 더우면 차가운 것을 마시며 앉으나 누워서 바람을 쏘이고 거처에 노숙(露宿)을 많이 하며 눈서리를 무릅쓰고 이른 새벽에 일어나서 차가운 공기를 마시고 기후(氣候)가 오래 개었다가 갑자기 더워지며 또 급변해서 음한(陰寒)하고 장마철에 한기(寒氣)가 쌓여서 음습(陰濕)에 감중(感中)하는 등, 이러한 모든 증세가 모두 사려(邪厲)가 되니 기부(肌膚)를 침상(侵傷)하고 주리(腠理)에 들어가서 사람으로 하여금 지체(肢體)가 무겁게 잠기고 지절(肢節)이 아프며 항배(項背)가 구급(拘急)하고 머리와 눈이 맑지 못하며 코가 막히고 소리가 무거우며 눈물이 흐르고 기(氣)가 옹체(壅滯)하며 흉격(胸膈)이 응체(凝滯)하고 음식이 들어가지 않으니 이러한 증세를 혹시 급히 풀고 새지 않으면 경락(經絡)에 숨어 있어서 전변(傳變)하게 되는 것이다.〈得効〉

보통인 감창(感昌)에도 겉 증세가 있으면 강활충화탕(羌活冲和湯)과 방풍충화탕(防風冲和湯)•궁지향소산(芎止香蘇散)으로 치료하고, 한독(寒毒)이 속에 들어가서 토하고 설사하는 증세는 곽향정기산(藿香正氣散)으로 치료하고, 협식정담(挾食停痰)에는 인삼양위탕(人蔘養胃湯)으로 치료하며, 유행감모(流行感冒)에는 승마갈근탕(升麻葛根湯)으로 치료해야 한다.

대체로 감모(感冒)에 옛날 사람들이 경솔하게 땀을 내지 않는 일은 마황(麻黃)이 주리(腠理)를 잘 여는데 적절하게 치료하지 못하면 진기(眞氣)를 도설(導泄)하고 허를 이루게 해서 다른 증세가 변생(變生)할 우려가 있으니 진실로 평화한 약인 동시에 속을 따뜻하게 하고 겉을 같이 풀게 하고 망녕되게 요동(擾動)이 안 되는 인삼양위탕(人蔘養胃湯)으로 치료해야 한다.〈局方〉

잡병(雜病)이 상한(傷寒)과 같이 비슷한 것이 아주 많으니 감모(感冒)의 가벼운 증세를 상한(傷寒)으로 잘못 알고 치료하는 경우가 많다. 그러나 혹시 그럴 경우도 있는 것은 방사(放肆)하게 많이 쓰지 않고 풀어주며 평온한 약을 써서 사(邪)를 흩기만 하면 되는 것이다.〈丹心〉

풍한감모(風寒感冒)를 통털어서 사시상한(四時傷寒)이라고 말하는데 충화산(冲和散)과 정기산(正氣散)•삼소음(蔘蘇飮)•옥설탕(沃雪湯)•교가산(交加散)•십미궁소산(十味芎蘇散)•대금음자(對金飮子)으로 치료한다.

※ 강활충화탕(羌活冲和湯)

일명 구미강활탕(九味羌活湯)

춘•하•추의 감모풍한(感冒風寒)에 열이 나고 몹시 차가우며 머리가 아프고 목이 뻣뻣하고 또는 땀이 나며 또는 나지 않는 것을 계지(桂枝)와 마황(麻黃)및 청룡(靑龍) 각 반탕을 대신해서 치료하니 태양경(太陽經)의 겉 열을 풀어주는 신약(神藥)인 것이다.〈丹心〉

이 처방이 사계절의 풍한(風寒)을 치료할 뿐만 아니라 봄에는 따뜻한 것을 치료하고 여름에는 더운 것을 치료하며 가을에는 습(濕)과 잡병(雜病)을 치료하는데 역시 신기로운 약이다.

※ 방풍충화탕(防風冲和湯)

일명 가감충화탕(加減冲和湯)

효능： 춘•하•추의 감모풍한(感冒風寒)에 머리가 아프고 몸에 열이 나며 저절로 땀이 나고 몹시 차며 맥(脈)이 뜨고 느린 증세를 치료한다.

처방 방풍(防風)•강활(羌活) 각 1돈반, 백출(白朮)

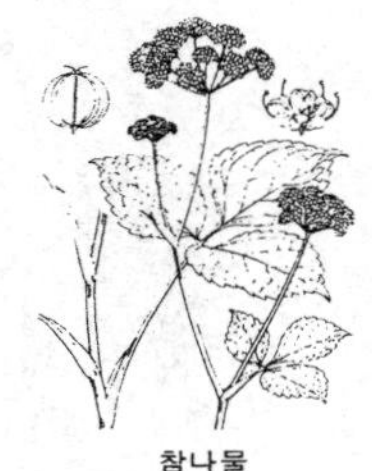
참나물

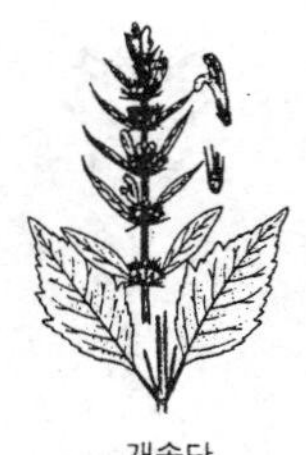
개속단

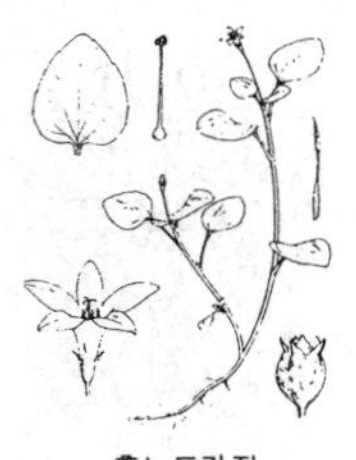
홍노도라지

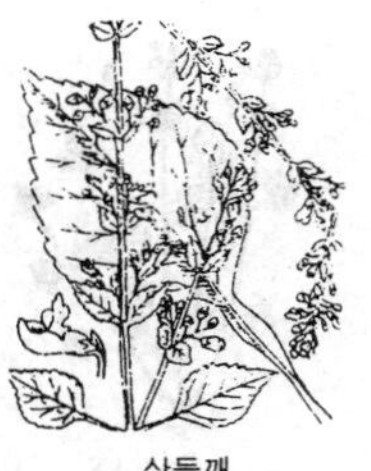
산들깨

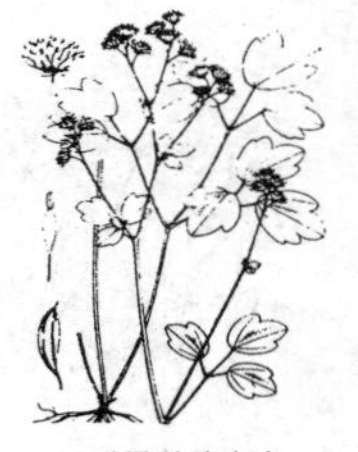
자주꿩의다리

•천궁(川芎)•백복(白茯)•생지황(生地黃)•황금(黃芩) 각 1돈, 세신(細辛)•감초(甘草) 각 5푼을 썰어서 1첩을 지어 생강 3쪽과 대추 2뿌리를 넣어 물로 달여서 먹는다. 〈得効〉

❊ 충화산(冲和散)

효능：사시감모풍한(四時感冒風寒)의 증세를 치료한다.

처방 창출(蒼朮) 4돈, 형개(荊芥) 2돈, 감초(甘草) 1돈을 썰어서 1첩을 지어 물로 달여 먹는다. 〈得効〉

❊ 옥설탕(沃雪湯)

효능：사시상한(四時傷寒)을 해리(解利)하는 데 이것을 써서 겉과 속을 온화하게 하고 음양(陰陽)을 잘 통하게 하는 것이다.

처방 창출(蒼朮) 3돈, 후박(厚朴) 1돈반, 천궁(川芎)•당귀(當歸)•방풍(防風)•백작약(白芍藥)•진피(陳皮)•갈근(葛根)•감초(甘草) 각 7푼을 썰어서 1첩을 지어 물로 달여 먹는다. 〈類聚〉

❊ 승마갈근탕(升麻葛根湯)

효능：온병(溫病)•사시감모(四時感冒)의 증세를 치료한다.

처방 갈근(葛根) 2돈, 백작약(白芍藥)•승마(升麻)•감초(甘草) 각 1돈을 썰어서 1첩을 하여 생강 3쪽과 파 2뿌리를 넣어 물로 달여 먹는다. 〈局方〉

❊ 교가산(交加散)

오적산(五積散)은 성분이 따뜻하고, 패독산(敗毒散)은 성분이 서늘한 약인데 무릇 사소(些少)한 감모(感冒)는 양 처방을 각각 반절씩 합하여 달여 먹으면 사기(邪氣)가 저절로 물러간다.

46. 외감(外感)에 내상(內傷)을 겸했을 경우

외감(外感)에 내상(內傷)이 없는 것은 중경(仲景)의 방법으로 치료한다. 〈丹心〉

상한(傷寒)에 내상(內傷)을 겸한 증세는 10에 8~9는 거의가 사(邪)가 주(湊)에 있는 것이니 그 기가 틀림없이 허하기 때문이니 보중익기탕(補中益氣湯)을 잘 가감해서 치료하고, 기(氣)의 허한 증세가 심하면 부자(附子)를 약간 더해서 삼(蔘)과 기(氣)의 공적을 하는 것이 좋다. 〈丹心〉

상한(傷寒)에 단계(丹溪)는 보중익기탕(補中益氣湯)으로 치료하고, 해장(海藏)은 구미강활탕(九味羌活湯)으로 치료하는데 모두가 다 풀어주는 뜻으로 진기(眞氣)를 흩어지지 않게 하는 것이다. 〈綱目〉

단계(丹溪)와 해장(海藏)의 제현(諸賢)들이 상한(傷寒)을 치료하는데 모두 보양(補養)에 흩어지는 것을 함께 썼으니 이것이 바로 풍(風)•우(雨)•한(寒)•열(熱)이 허사(虛邪)를 편승(便乘)하지 않으면 사람을 상(傷)하지 못한다는 뜻이 되는데 옛 의원들은 말하기를 상한(傷寒)에는 보(補)하는 방법이 없다고 하면서 허(虛)와 실(實)을 구분하지 않고 일률적으로 땀을 내고 내리게 하여 횡사(橫死)를 시키니 실(實)로 의문의 죄인인 것이다. 〈綱目〉

상한(傷寒)의 한 증세가 머리가 아프고 신열(身熱)하며 매우 차갑고 조금 목이 마르며 땀이 축축하게 나고 침곤(沈困)하며 몸이 아프고 다리가 저리며 맥(脈)이 뜨고 허해서 힘이 없는 증세를 노력감한(勞力感寒)이라고 하는데 그것을 정상한(正傷寒)으로 취급해서 크게 땀을 내면 치료하지 못하는 것이니 다만 가미익기탕(加味益氣湯)이 가장 적당한 것이다. 〈回春〉

외감(外感)에 내상(內傷)을 같이한 증세는 도씨보중익기탕(陶氏補中益氣湯)과 십미화해산(十味和解散)으로 치료한다.

❊ 도씨보중익기탕(陶氏補中益氣湯)

효능：안으로 기혈(氣血)을 상(傷)하고 밖으로 풍한(風寒)에 감중(感中)되서 머리가 아프고 몸에 열이 나며 몹시 차고 저절로 땀이 나며 침곤(沈困)하고 힘이 없는 증세를 치료한다.

처방 인삼(人蔘)•생지황(生地黃)•황기(黃芪)•당귀(當歸)•천궁(川芎)•시호(柴胡)•진피(陳皮)•강활(羌活)•백출(白朮)•방풍(防風) 각 7푼, 세신(細辛)•감초(甘草) 각 5푼을 썰어서 1첩을 지어 생강 3쪽과 대추 2개와 파 2뿌리를 넣어 물로 달여서 먹는다. 원기(元氣)가 부족하면 승마(升麻) 3푼을 더한다. 〈入門〉

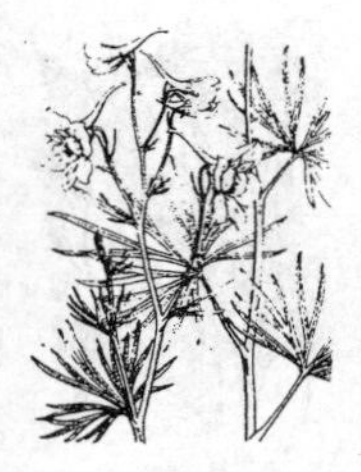
제비고깔

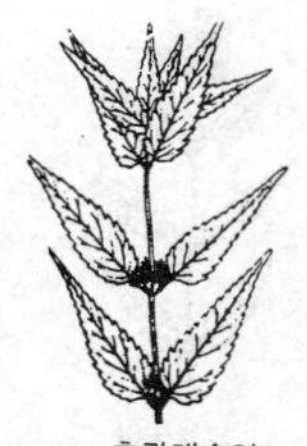
호광대수염

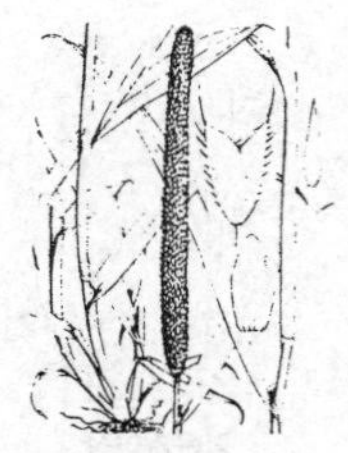
큰조아재비

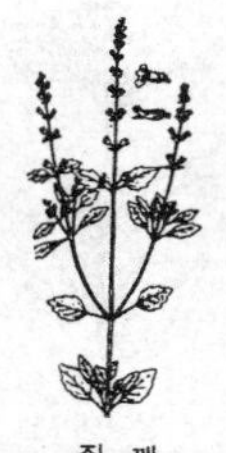
쥐 깨

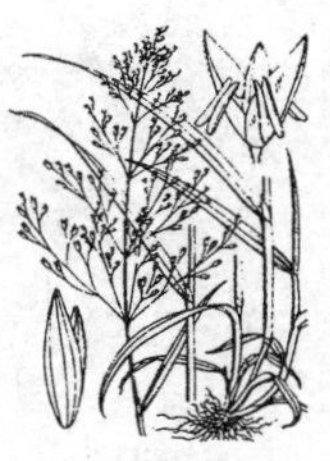
흰겨이삭

※ 십미화해산(十味和解散)

효능 : 외감(外感)과 내상(內傷)으로 머리가 아프고 몸에 열이 있는 증세를 치료한다.

처방 백출(白朮) 4돈, 길경(桔梗) 2돈, 당귀(當歸)•진피(陳皮)•지각(枳殼)•방풍(防風)•백작약(白芍藥)•후박(厚朴)•인삼(人蔘)•감초(甘草) 각 5푼을 생강 3쪽과 총백(葱白) 3뿌리를 넣어 물로 달여서 먹는다. 〈丹心〉

※ 가미익기탕(加味益氣湯)

효능 : 노력감한증(勞力感寒症)

처방 강활(羌活) 1돈반, 인삼(人蔘)•황기(黃芪)•방풍(防風)•시호(柴胡) 각 1돈, 백출(白朮)•진피(陳皮)•당귀(當歸) 각 7푼, 감초(甘草) 5푼, 승마(升麻)•황백주초(黃柏酒炒) 각 2푼을 썰어서 1첩을 지어 생강 3쪽을 넣어 물로 달여서 먹는데 열이 심하면 주초황금(酒炒黃芩) 3푼을 더한다. 〈回春〉

47. 외감(外感)과 내상(內傷)의 허증(虛症)을 보(補)할 경우

한 부인이 나이 70세에 상한(傷寒)에 걸려서 열을 내고 오한(惡寒)하니 모든 의원들이 약으로서 흩어서 며칠이 지나도 효과가 없고 음식이 점점 적어지고 혼침(昏沈)해서 사람을 알아보지 못하고 말을 잘하지 못하고 눈도 제대로 뜨지 못하며 목구멍 속에 기(氣)가 약간 있어서 앞으로 끊어지려는 것과 같고 육맥(六脈)이 허하며 작아서 거의 없는 것 같은 데 인삼(人蔘)을 진하게 달인 탕을 천천히 마시도록 하되 계속해서 복용하게 하니 소생해서 14년을 더 살았다는 실례가 있다. 무릇 인삼(人蔘)이란 원기(元氣)를 무하유(無何有)의 경지(境地)에서 돌리고 기사회생하는 공적이 있는 것이다. 의설〔醫說 : 책이름〕에는 아래와 같은 말이 있다. 한 사람이 상한(傷寒)으로 괴증(壞症)이 되었는데 다만 인삼탕(人蔘湯)만을 복용하고 콧날에 땀이 나면서 나았다고 했으니 이것 역시 위의 경우과 같은 이치이다. 〈回春〉

48. 잉부(孕婦)의 상한(傷寒)일 경우

잉부(孕婦)의 상한(傷寒)에는 궁소산(芎蘇散)•황룡탕(黃龍湯)•시호지각탕(柴胡枳殼湯)•조태산(罩胎散)으로 치료한다. 〈入門〉

상한(傷寒)의 열병(熱病)에는 태(胎)를 보호해야 되니 우물 바닥의 진흙과 청대(靑黛)및 복룡간(茯龍肝)을 샘물에 섞어서 배꼽의 위에 발라서 마르면 계속 추켜서 다시 바르는데 이렇게 계속하면 태(胎)를 상해하지 않는다. 〈回春〉

※ 궁소산(芎蘇散)

효능 : 잉부(孕婦)의 상한(傷寒)으로 머리가 아프고 한열하며 기침을 하는 증세를 치료한다.

처방 황금(黃芩)•전호(前胡)•맥문동(麥門冬) 각 1돈, 천궁(川芎)•진피(陳皮)•백작약(白芍藥)•백출(白朮) 각 8푼, 자소엽(紫蘇葉) 6푼, 건갈(乾葛) 5푼, 감초(甘草) 3푼을 썰어서 1첩을 지어 생강과 파를 넣고 달여서 먹는다. 〈入門〉

※ 황룡탕(黃龍湯)

효능 : 잉부(孕婦)의 상한(傷寒)으로 열이 나는 증세와 산후에 열이 나는 그리고 열이 혈실(血室)에 들어간 증세등을 치료한다.

처방 즉 소시호탕(小柴胡湯)에서 반하(半夏)를 뺀 것인데 사미양혈지황탕(四味涼血地黃湯)을 합해서 치료하면 더욱 좋다. 〈入門〉

※ 시호지각탕(柴胡枳殼湯)

효능 : 잉부(孕婦)의 상한(傷寒)으로 열이 나고 입이 마르며 배가 가득차고 변이 막히며 헛소리를 하고 또는 미친 기가 일어나는 증세를 치료한다.

처방 대청〔大靑 : 없으면 염엽(藍葉)을 대용한다〕•생지황(生地黃)•석고(石膏) 각 1돈반, 지각(枳殼)•황금(黃芩)•치자(梔子)•지모(知母)•맥문동(麥門冬)•건갈(乾葛) 각 5푼, 승마(升麻) 4푼, 감초(甘草) 2푼을 썰어서 1첩을 하여 물로 달여서 먹는다. 〈入門〉

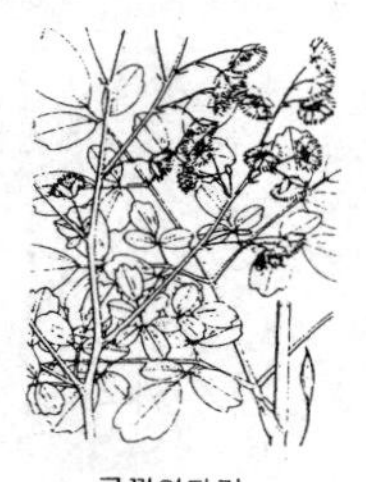
금꿩의다리

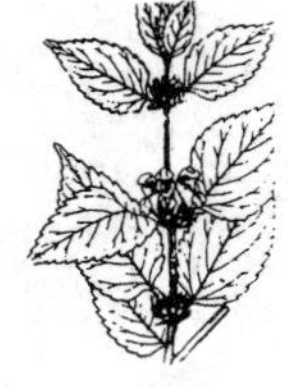
섬광대수염

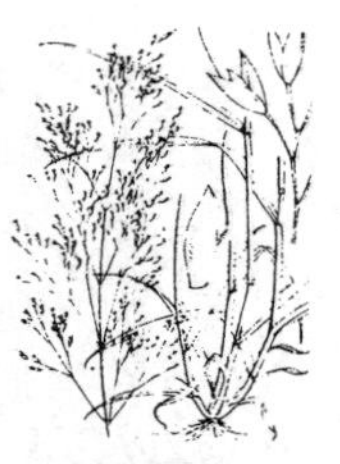
검은겨이삭

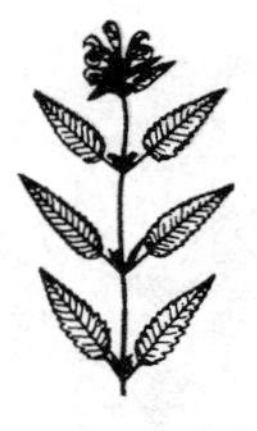
그늘송이

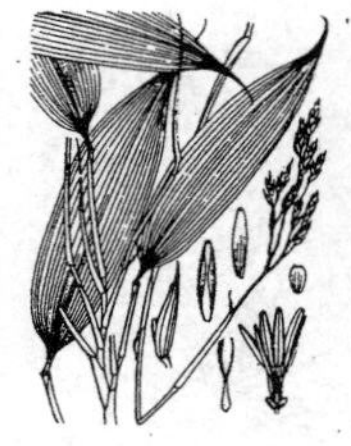
갓 대

※ 조태산(罩胎散)

효능 : 잉부(孕婦)의 상한(傷寒)에 많은 열이 나고 또는 두진(痘疹)을 일으켜서 태(胎)를 상(傷)할 우려가 있을 때 치료한다.

처방 눈권(嫩卷)한 하엽(荷葉) 1냥을 불에 말린 것과 합분(蛤粉) 5돈을 가루로하여 2돈을 꿀로 물에 섞어 먹는다. 〈入門〉

49. 고냉(痼冷)일 경우

고냉(痼冷)이란 냉(冷)이 고질인 증세이니 고(痼)라는 것은 고자(固字)와 그 뜻이 통하고 냉(冷)은 한(寒)의 심한 증세를 말하는 것이다. 〈醫鑑〉

장부(臟腑) 가운데 한(寒)이 머물러 흩어지지 않는 증세를 침한(沈寒)이라 하고, 쌓인 냉(冷)이 안 풀리는 증세를 고(痼)라고 하는데 부자이중탕(父子理中湯)과 사주산(四柱散)•충한산(衝寒散)•가감백통탕(加減白通湯)•영사금액단(靈砂金液丹)•지성내복단(至聖來復丹)•대구도제고(代灸塗臍膏)•가미이중탕(加味理中湯)등으로 치료한다.

※ 충한산(衝寒散)

효능 : 고냉복통(痼冷腹痛)으로 설사(泄瀉)하고 음식이 줄어드는 증세를 치료한다.

처방 향부자(香附子)•진피(陳皮)•초과(草果) 각 1돈반, 축사(縮砂)•백강(白薑)•육두구(肉豆蔻) 각 7푼, 곽향(藿香)•백복령(白茯苓)•목통(木通)•오수유(吳茱萸) 각 3푼을 가루로하여 매 2돈을 더운 술 또는 생강 타에 고루 내리고 또는 썰어서 1첩을 지어 물로 달여서 먹기도 한다. 〈入門〉

※ 가감백통탕(加減白通湯)

효능 : 침한고냉(沈寒痼冷)•제복냉통(臍腹冷通)•대변자리(大便自利)•족경(足脛)이 한역(寒逆)하는 증세 등을 치료한다.

처방 부자포(附子炮) 2돈, 건강포(乾薑炮)•육계(肉桂)•초두구외(草豆蔻煨)•반하(半夏)•인삼(人蔘)•백출(白朮)•감초구(甘草炙) 각 1돈을 썰어서 1첩을 지어 생강 15쪽, 파 5뿌리를 넣어 물로 달여 먹고 또는 기해(氣海)와 삼리혈(三理穴)을 뜸한다. 〈寶鑑〉

※ 영사(靈砂)

효능 : 모든 허(虛)로 인해서 고냉(痼冷)이 되고 역궐(逆厥)하는 증세에 귀신처럼 신통하다.

처방 수은(水銀) 4냥, 유황(硫黃) 1냥을 철조(鐵銚)속에 같이 넣어서 볶으면 모래알 처럼 되는데 연기와 불꽃이 일어나거든 초(醋)를 뿌려서 잘 갈고 수화정(水火鼎)에 넣어서 적석지(赤石脂)로 굳게 봉한 다음 염니(鹽泥)로써 다시 굳게 봉하고 숯 20근으로 불에 사루어서 하룻밤 지난 다음에 꺼내어 다시 가루로 한 후 찹쌀 풀에 삼씨크기로 환을 지어서 매 5~7알부터 15알까지 공복에 인삼대조탕(人蔘大棗湯)으로 같이 먹고 저(猪)•양혈(羊血)•녹두분(綠豆粉), 냉활(冷滑)한 음식물은 먹지 말아야 한다. 〈局方〉

※ 금액단(金液丹)

효능 : 구한(久寒)과 고냉(痼冷)및 토(吐)•리(利)를 오래해서 몸이 차고 맥(脈)이 작은 증세를 치료한다.

처방 유황(硫黃) 10냥을 가루로 비과(飛過)해서 자기그릇 속에 담고 적석지(赤石脂)로 그릇의 뚜껑을 굳게 봉하여 다시 진흙으로 굳게 봉한 다음 먼저 땅에다 구덩이를 파고 조그만 솥을 걸고 거기에 물을 꽉차게 부은 다음 약그릇을 그 위에 엎어놓고 다시 진흙으로 굳게 봉하여 연한 불로 7일밤을 끓이는데 그릇 위에다 숯불 1근을 덮어 불에 쪼인 것을 식은 뒤에 끄집어 내어서 가루로 하고 위의 가루 1냥에 증병(蒸餠) 1냥을 탕물에 적셔서 오동열매 크기로 환을 지어 매번 30알에서 100알까지 공복에 따뜻한 미음으로 먹는다. 〈局方〉

※ 지성내복단(至聖來復丹)

효능 : 고냉(痼冷)으로 심복(心腹)이 차고 아프며 장부(臟腑)가 허활(虛滑)할 때와 곽란(霍亂)과 토사(吐瀉)로 맥(脈)이 가늘어서 끊어지려고 하는 증세를 치료하고 또 영위(榮衛)가 교양(交養)하지 못하며 심신(心腎)이 위로 올라가지 않고, 위는 실(實)한데 아래는 허하며 기(氣)가 막히고 담(痰)이

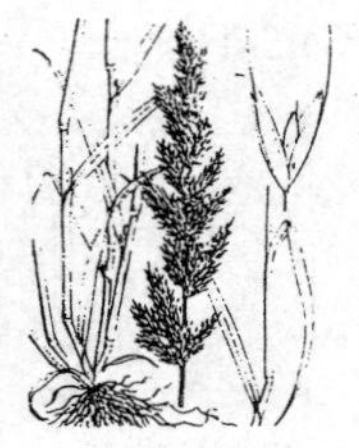
쇠돌피

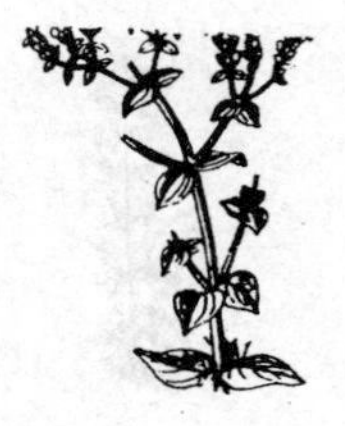
꽃박하

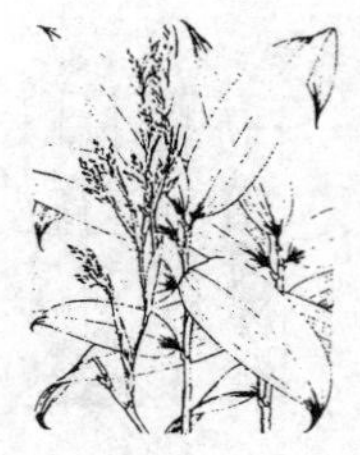
섬조릿대

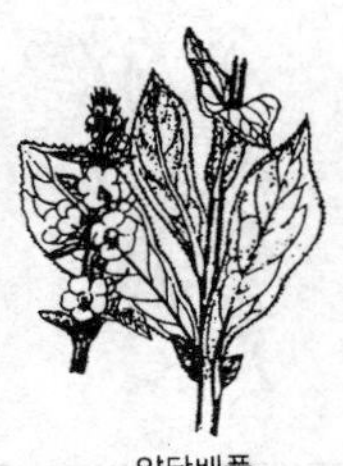
양담배풀

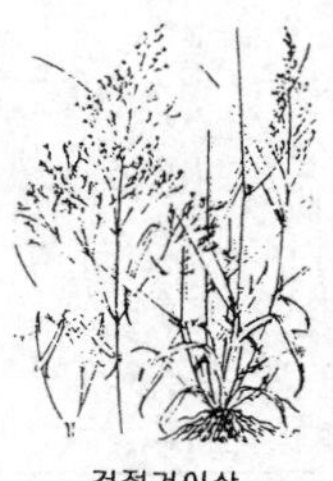
검정겨이삭

궐역(厥逆)하는 등 일체의 위험한 증세에 모두 신통한 데 위기(胃氣)가 끊어지지 않고 얼마동안 지나면 바로 효과가 일어난다. 이 처방이 2기(二氣)를 나누고 음양(陰陽)을 고르게 하며 차게도 하고 더웁게도 하며 느리게도 하고 급하게도 하여 공적이 특히 깊은 약이다.

처방 유황(硫黃)・초석(硝石) 각 1냥을 가루로하여 쟁개비안에 넣어 약한 불로 천천히 볶으되 버드나무 가지(枝)로 계속 슬슬 저어서 음양(陰陽)의 기로 하여금 서로 섞어지도록 하고 다시 가루로 하니 이름을 이기초(二氣炒)라고 한다. 여기에다 물로 여과한 오령지(五靈脂)와 진피(陳皮)・청피(靑皮)가루 각 2냥을 넣은 다음 태음현정석말(太陰玄精石末)에다 1냥을 넣어서 고루 섞고 초풀에 완두콩 크기로 환을 지어 공복에 미음(米飮)으로 30알 내지 50알까지 먹는다. 〈活人〉

청옹성팔각두선생방(鐵甕城八角杜先生方)인데 정일단(正一丹)이라고도 한다. 〈局方〉

※ 가미이중탕(加味理中湯)

효능：고냉(痼冷)과 적한(積寒)의 증세를 치료한다.

처방 부자포(附子炮)・인삼(人蔘)・백출(白朮)・건강초(乾薑炒)・육계(肉桂)・진피(陳皮)・백복령(白茯苓)・감초구(甘草炙) 각 1돈을 썰어서 1첩을 지어 생강 3쪽, 대추 2개를 넣어 물로 달여 먹는다. 〈回春〉

※ 대구도제고(代灸塗臍膏)

효능：고냉(痼冷)과 제복통(臍腹痛)의 증세를 치료한다.

처방 부자(附子)・마린자(馬藺子)・사상자(蛇床子)・오수유(吳茱萸)・육계(肉桂)・목향(木香)을 가루로 하고 백면(白麵) 1수저로써 생강즙에 섞고 고약이 되거든 종이 위에 둥글게 3치 정도로 펴서 배꼽 밑의 관원(關元)과 기해혈(氣海穴)에 붙여서 하룻밤만 지나면 100장을 뜸질한 효과가 생긴다. 〈海藏〉

50. 상한(傷寒)을 오종(五種)으로 볼 경우

중풍(中風)・습온(濕溫)・상한(傷寒)・열병(熱病)・온병(溫病)의 5가지가 있으니 모두 맥리(脈理)로써 미루어 알아야 한다. 중풍(中風)의 맥(脈)은 양(陽)이 뜨고 미끄러우며 음(陰)은 젖어있고 약하다. 습온(濕溫)의 맥(脈)은 양(陽)은 젖어서 약하며 음(陰)은 적고 강하다. 상한(傷寒)의 맥(脈)은 음양(陰陽)이 같이 성하고 긴(緊)하며 깔깔하다.

열병(熱病)의 맥(脈)은 음양(陰陽)이 같이 뜨는데 뜨면서 미끄럽고 잠기면서 산(散)과 삽(澁)하다. 온병의 맥(脈)은 모든 경(經)에 다니고 있기 때문에 어느 경(經)이 움직이는 것인지 알 도리가 없어서 그 경(經)이 있는 곳에 따라서 택해야 한다. 〈難經〉

51. 상한(傷寒)의 16명칭 일 경우

1, 상한(傷寒) 2, 상풍(傷風) 3, 상한견풍(傷寒見風) 4, 상한견한(傷寒見寒) 5, 풍습(風濕) 6, 중습(中濕) 7, 풍온(風溫) 8, 습온(濕溫) 9, 온독(溫毒) 10, 중갈(中渴) 11, 열병(熱病) 12, 온병(溫病) 13, 만발(晩發) 14, 증병(症病) 15, 온학(溫瘧) 16, 역려(疫癘)등이 있다. 〈類聚〉

습병(濕病)에 5가지가 있으니 풍습(風濕)・습온(濕溫)・한습(寒濕)・중습(中濕)・비습(痺濕)이고, 온병(溫病)에도 5가지가 있으니 춘온(春溫)・풍온(風溫)・온역(溫疫)・온학(溫瘧)・온독(溫毒)이며, 습(濕)은 습문(濕門)에 상세히 나와 있고 온(溫)은 온역문(溫疫門)에 상세히 나와 있다. 〈入門〉

52. 상한(傷寒)과 비슷한 사증(四症)일 경우

1, 담음〔痰飮：담문(痰門)을 볼 것〕 2, 허번〔虛煩：화문(火門)을 볼 것〕 3, 각기〔脚氣：족부(足部)에 볼 것〕 4, 식적〔食積：내장(內傷)을 볼 것〕 〈入門〉

53. 상한(傷寒)의 부(賦)일 경우

상한(傷寒)의 증세가 반복되고 변천을 잘하는 데 선사(先師)들이 상세하게 연구한 유지(遺旨)에 힘입어서 후세 사람의 살피고 치료하는 좋은 설명이 있으니 태양(太陽)은 두통(頭痛)과 신열(身熱)및 척강(脊強)하고, 양명(陽明)은 안통(眼痛)과 비건(鼻乾)및 불면(不眠)하며, 소양(少陽)은 협통(脇痛)과 이롱(耳聾)및 한열(寒熱)에 구역하며 입이 쓰고, 태음(太陰)은 복만자리(腹滿自利)하고, 척(尺)・촌맥(寸脈)이 잠기고 진액(津液)이 목구멍에 닿지 않으며, 소음(少陰)은 설건구조(舌乾口燥)하며, 궐음(厥陰)은 번만(煩滿)하고 낭축(囊縮)이 된다. 1~2일 지나면 겉에 나서 흩어지고 3~4일 지나면 풀어서

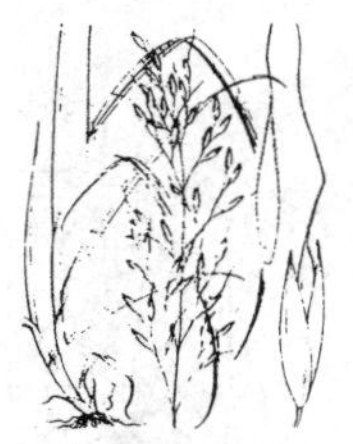
나래새

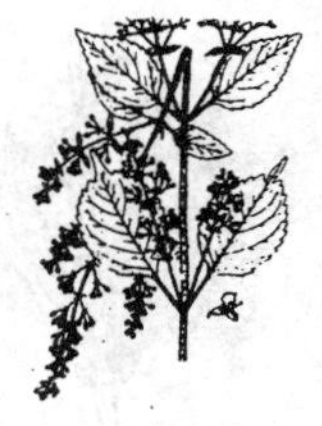
방아풀

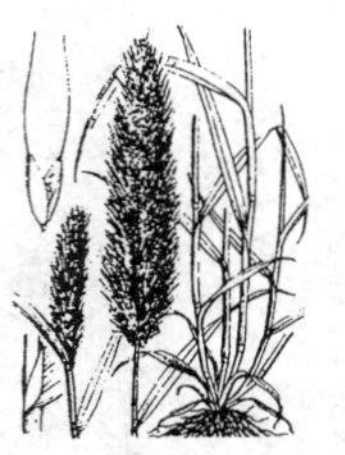
갯쇠돌피

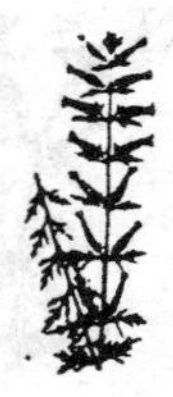
절국대

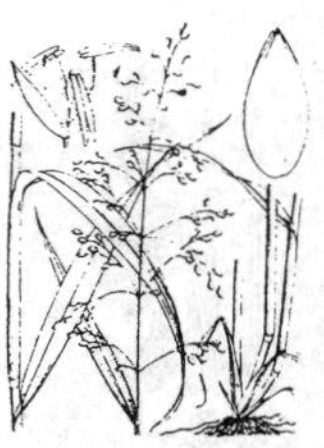
나도겨이삭

나으며, 5~6일 지나면 변이 실(實)하니 결국은 내릴 수 있고, 7~8일 지나서 풀리지 않으면 다시 전변(傳變)해서 날마다 2경(二經)씩 전하면 병명을 양감(兩感)이라고 하는데 경(經)에 이르기를 6일째 하면 아마 열에 한 사람도 낫기가 어렵다는 것이라 했다.

태양에 땀이 없으면 마황(麻黃)이 제일이고, 태양(太陽)에 땀이 있으면 계지(桂枝)를 먼저 치료해야 한다. 소시호(小柴胡)는 소양(少陽)의 요령이고, 대시호(大柴胡)는 양명(陽明)의 비견(秘堅)을 행한다. 삼음(三陰)이 되면 정해진 방법에 관여말고 혹은 따뜻이 하고 또는 내리게도 해서 자주 변화되는 것을 따라서 생의(生意)를 곡진(曲盡)하여 융통성(融通性)있게 치료해야 한다. 또한 양증(陽症)에 내리기를 너무 빨리하면 결흉증(結胸症)이 되고, 음증(陰症)에 내리기를 너무 빨리하면 비기(痞氣)가 되는 것이다.

발광(發狂)하는 것은 피가 속에서 축적되고 또 대변이 아주 실(實)하며, 노란 빛이 나는 증세가 있는 것은 열이 가운데 쌓여서 소변이 새지 못한 것을 함께하는 것이고, 아주 작게 헐덕거리는 증세는 겉이 풀리지 않는 데 그 원인이 있는 것이며, 숨이 가득차면서 몹시 차지 않는 것은 마땅히 내려서 치료할 수 있는 것이다. 아주 작게 번만(煩滿)하는 것은 양(陽)이 서로 이기기 때문이고, 번민(煩悶)이 극(極)해서 오히려 발궐(發厥)이 되는 것은 즉 음(陰)의 소치인 증세이다.

호혹증(狐惑症)은 대부분 땀을 흘러버림으로 인하여 벌레가 장(臟)과 항(肛)을 먹은 것이며, 회궐증(蚘厥症)은 흔히 주림으로 인해서 벌레가 목구멍과 위를 공박하는 것이다. 목이 마른 증세는 번(煩)이 많은 것이고, 반증(斑症)은 열이 아주 성한 것이다. 양명(陽明)이란 안에서 실(實)하면 한열(寒熱)이 왕래하고 태양중풍(太陽中風)으로 인해서 강(剛)하고 유(柔)한 이치병(二痓病)을 짓는 것이며, 코피가 비록 풀리고자 한다해도 음혈(陰血)이 움직이면 궐갈(厥竭)할 우려가 있는 것이며, 궐(厥)하면서 새는 것이 대수롭지 않은 것 같아도 오히려 잘 먹는 것은, 도중(途中)의 기(忌)가 있는 것이다. 궐(厥)에 이단(二端)이 있고 치료 방법이 하나뿐이 아니니 음궐(陰厥)에 맥(脈)이 잠기고 가늘은 것은 처음에 설사를 많이한 때문이고, 양궐(陽厥)에 맥(脈)이 미끄럽고 잠긴 것은 변비(便秘)에 원인이 있는 것이니, 양(陽)을 치료하는데 망초(芒硝)와 대황(大黃)이며, 음(陰)을 치료하는 데는 부자(附子)와 강계(薑桂)로 치료한다.

죽고 사는 것이 반장(反掌)의 사이에 매였으니 맥(脈)과 약(藥)은 절굉(折肱)의 경험(經驗)이 있은 다음에 치료 방법을 내리는 것이다.

당연히 알아야 할 것은 풍온(風温)에 땀이 그치지 않으면 한방기(漢防己)를 쓰고, 흉비(胸痞)에 설사가 그치지 않으면 우여량(禹餘糧)으로 치료한다. 겹해진 병이 한 경(經)에 돌아가는 것은 사(邪)가 전하기 때문이니 겉을 풀어 치료하고, 떨리고 땀이 나는 것은 나누어서 4증세가 되니 양(陽)이 음(陰)을 이긴 것이니 열이 물러가고 몸이 식어가는 것이다. 해역(咳逆)하는 것은 강활부자(羌活附子)이며 배가 아픈 것은 계지(桂枝)와 대황(大黃)이다. 미허(微虛)가 서로 치게되면 단기하고 노(勞)와 식(食)으로 다시 복(復)하면 드디어 내상(內傷)이 되는 것이다. 양명(陽明)은 등골이 몹시 차고 놀라며 입이 마르니 백호탕(白虎湯)이 제일 좋고, 소음(少陰)은 온몸이 아프고 근육(筋肉)이 실룩거리는 진무탕(眞武湯)이 적합한 약인 것이다. 노랗게 되려고 하면 먼저 머리의 땀을 낼 것이며, 처음에 화(火)가 핍박(逼迫)했다면 끝내는 망양(亡陽)이 되는 것이다.

목이 말라서 물을 마시고 마신 다음에 토하는 증세는 오령산(五靈散)으로 치료하고, 말라서 물을 양치하면서 삼키지 못하는 증세는 서각탕(犀角湯)으로 치료한다. 또한 대청룡(大靑龍)은 풍(風)과 한(寒)을 같이 치료하고· 소승기(少承氣)는 조열(潮熱)을 물리치며, 잠을 못자고 번조(煩燥)가 심하면 계란에 황련(黃連)을 넣고, 다만 열이 있고 재채기가 빈번하면 생강즙에 죽엽(竹葉)을 더한다. 2수저의 과체산(瓜蔕散)이 상한중완(傷寒中脘)의 담연(담연(痰涎)을 토하고, 3가지의 도화탕(桃花湯)이 소음(少陰)의 하리농혈(下利膿血)을 치료하며, 후박(厚朴)과 반하(半夏)가 복창(腹脹)을 치료하는데 제일 적당하고 총백(葱白) • 마황(麻黃)이 머리 아픈 증세를 치료하는데 적절한 것이며, 온독(温毒)에는 흑고로 치료하고 적반(赤斑)을 흩을 때는 자설(紫雪)이 제일이며 토혈(吐血)에는 황련(黃連)과 벌피(蘖皮)를 달여쓰고 목이 아플 때는 저부(猪膚)와 감길(甘桔)으로 치료해야 하며 3가지 흰 것이 비록 준(峻)하다고 하나 결흉(結胸)이 차서 중초(中焦)를 들어가는 것을 흩고, 십조탕(十棗湯)이 예사로운 것이 아니어서 비만증(痞滿症)이 두 갈비를 이어서 아픈 증세를 치료한다. 크게 열이 있고 헛소리하며 신음(呻吟)

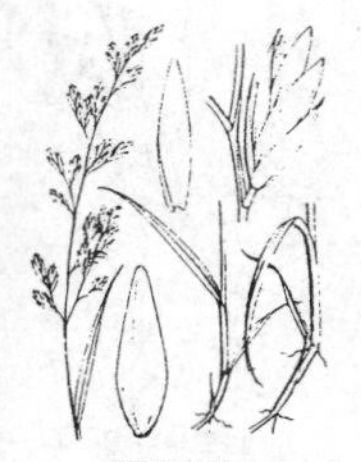
좀포아풀

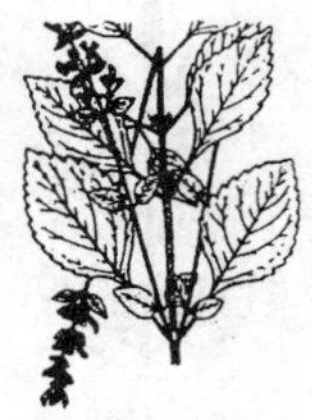
깨나물

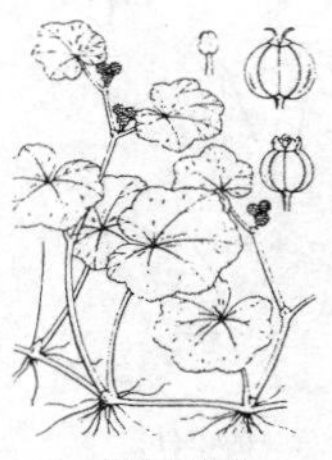
큰잎피막이

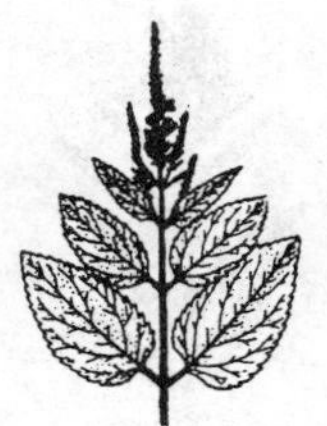
여우꼬리

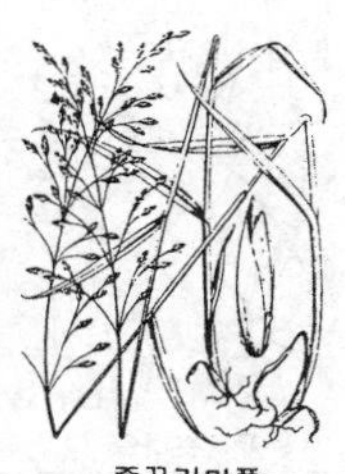
좀꾸러미풀

하면서 건구역하는 것은 황연해독탕(黃連解讀湯)이고, 맥(脈)이 더디며, 열이 많고 한(寒)이 적으며 혈(血)이 약한 것은 황기건중탕(黃芪建中湯)이다. 땀이 지나치게 많으면 동계(動悸)해서 떨리고, 내리는 일을 일찍하게 되면 오농(懊憹)이 가슴에 있는 것이다. 선복대자(旋覆代赭)는 심(心)이 겸해서 트림하는 증세를 치료하고, 계지각반(桂枝各半)은 몸이 가렵고 땀이 나지않는 증세를 치료하며 노복(勞復)으로 몸에 열이 있는 것은 탕명(湯名)이 가서분(假鼠糞)이다.

역려(疫癘)란 것은 춘•하•추•동 사계절의 나눔이 있으니 십전(十全)으로 구증(九症)을 치료하고 백합이란 것은 행(行)•주(住)•좌(坐)•와(臥)가 모두 정하지 않으니 말하기를 백맥(百脈)의 일종이라고 한다. 상식적으로 말하기를 잠이 많고 몸이 작열(灼熱)해서 온풍(温風)하는 증세는 위유(萎蕤)로 치료하고 잠을 자지 못하고 마음이 온축(蘊蓄)해서 허번(虛煩)하고 진땀을 멋게 하려면 반드시 실대추로 치료해야 하며 손과 발이 연축한 것은 마땅히 우방근(牛蒡根)가루로 치료할 것이며, 기침을 하고 담(痰)이 나는 증세는 금비초(金沸草)가 적합한 재료다. 땀을 내지 못하는 증상에 여러가지가 있으니 동기(動氣)와 풍습(風濕) 및 맥(脈)이 허(虛)한 때문이고 내리지 못하는 것이 일단 아니니 동기(動氣)와 양(陽)이 떠서 겉에 있는 것이다. 습증(濕症) 및 맥(脈)이 허(虛)한 때문이고 내리지 못하는 것이 일단 아니니 동기(動氣)와 양(陽)이 떠서 겉에 있는 것이다. 습증(濕症)은 땀으로 상하지 말고 곽란(藿亂)은 흔히 열뇌(熱惱)에서 기인이 된다. 온병(温病)은 춘하(春夏)에 일어나니 시(柴)와 갈(葛)로써 해기(解肌)하고 분돈(奔豚)은 한사(寒死)를 쫓아내야 하니 계(桂)와 영(苓)으로 많이 치료하는 것이 좋다고 한다. 또한 들은 바에 의하면 잠깐 추웠다가 약간 열이 생기면 학(瘧)과 같이 구역을 안하고 맑은 변을 누는 것은 반드시 저절로 낫는다. 배꼽이 아파서 음부(陰部)를 끄는 것은 장결(臟結)이라고 말을 하고, 설사하고 백태(白胎)가 끼는 것은 치료가 쉽지 않으며 입과 목이 마르면 비록 소음(少陰)이라도 내리는 것을 지연시키지 못하는 것이고, 살이 움직이고 근육이 놀라는 것은 동기(動氣)를 일으키니 땀으로 치료하며 여위는 것이 좋다. 양명(陽明)이 소양(少陽)과 함께 병을 합하고 맥(脈)이 땡기는 것을 부(負)라고 말하며, 상한(傷寒)의 열병이 앞으로 나으려고 할 때에 많이 먹는 것을 유(遺)라고 말하고 저절로 나는 땀에 풍온(風温)과 습온(濕温)이 있으며 혹시 망양(亡陽)이 되었으면 출(朮)과 부(附)로 치료하고, 몸이 아픈 데 겉 증세와 속 증세가 있는데 만일 음독(陰毒)을 같이 했으면 사역(四逆)이 더욱 더딘 것이다.

비가 약하면 대변이 어렵고 소변이 촘촘하니 대황(大黃)과 지각(枳殼)으로 치료하고, 갈비가 열이 있으면 소변이 삽(澁)하고 대변이 새게되니 황련(黃連)과 당귀(當歸)로 치료하며 구토에 한(寒)과 열(熱)을 함께 했는데 한(寒)은 따뜻이 하고 열을 마땅히 풀어야 하며 헛소리에 허실(虛實)이 있으니 실(實)한 것은 내리되 허(虛)하면 내리지 못하는 것이다. 양독(陽毒)은 미치고 반점이 나며 번란(煩亂)하니 대청(大靑)과 승마(升麻)로 곤독(困篤)한 것을 돌려주고 음독(陰毒)은 입술이 푸르고 궐역(厥逆)하니 정양감초(正陽甘草)로써 위급한 것을 구해야 한다.

궐(厥)이 일어날 때에 가슴의 번민(煩悶)이 더욱 심하게 되는 것은 장기(臟氣)가 끊어지고 정신이 흩어진 것이며 땀이 많이 난 뒤에 몸의 열이 오히려 성한 것은 음양(陰陽)이 교합(交合)하고 혼백(魂魄)이 떠난 것이다. 차재(嗟哉) 생사(生死)의 관문(關門)은 실지로 음양(陰陽)이 주관하는 것이니 양맥(陽脈)이 음경(陰經)에 나타나면 사는 것이고, 음맥(陰脈)이 양경에 나타나면 죽게 되는 것이며 토(土)가 쇠약하고 목(木)이 미치면 적(賊)을 능히 제극(制克)하지 못하고, 수(水)가 오르고 화(火)가 내리면 화회(和會) 환흔(歡欣)의 일을 보는 것이니 상한(傷寒)의 장(臟)이 변하는 비상을 다룰 때에 잡병을 단도직입적으로 치료하는 방법과는 틀린 것이다. 그러하니 심신(心神)을 조용하게 하고 장부(臟腑)를 자세히 살펴서 측은(惻隱)한 마음으로 세상을 건지고 피륭(疲癃)의 질환을 구해서 옛 사람을 본받으면 거의 동원(東垣)의 대청에 올라서 거듭 일러주는 가르침을 들을 것이다.

단방(單方) (20종)

※ 석고(石膏)

상한(傷寒) 열병(熱病)에 땀을 내고 난 후 맥(脈)이 넓고 큰 증세와 머리가 아프고 입이 마르고 목이 크게 마른데 석고(石膏) 1냥을 부셔서 물로 달여 먹는다. 〈本草〉

※ 석류황(石硫黃)

상한(傷寒)의 음증(陰症)에 몸이 차고 맥(脈)이 가늘

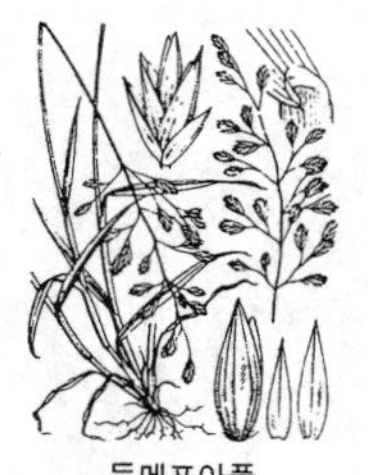
두메포아풀

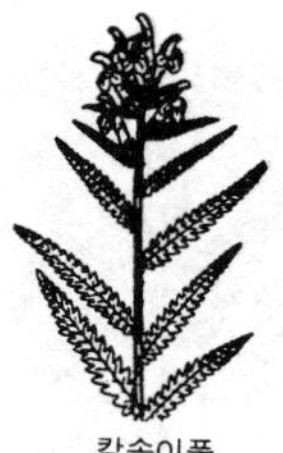
칼송이풀

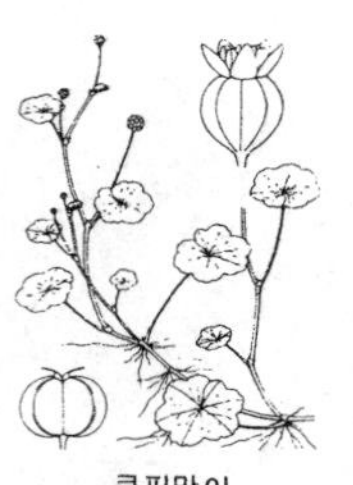
큰피막이

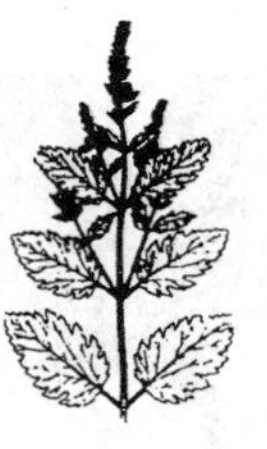
섬꼬리

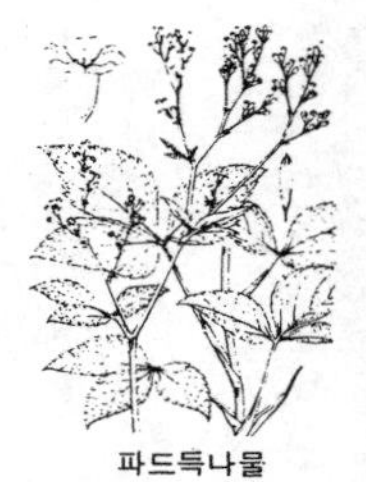
파드득나물

며 손발이 궐(厥)하고 조(躁)한데 유황(硫黃) 5돈을 가루로하여 쑥탕에 고루 복용하면 바로 편하게 자고 땀이 나면서 낫게 된다. 〈入門〉

※ 시호(柴胡)

상한(傷寒)의 해기(解肌)에 제일 좋고 또한 번열(煩熱)을 없애준다. 시호(柴胡) 1냥을 썰어서 물로 달여서 먹는다. 〈本草〉

※ 갈근(葛根)

상한(傷寒)의 초기에 머리가 아프고 몸에 열이 있는 증세를 치료하니 칡뿌리 1냥을 썰어서 물에 달여 먹고 생 칡뿌리를 즙을 내서 1되쯤 마시면 역시 효력이 있다. 〈本草〉

※ 마황(麻黃)

상한(傷寒)의 해기(解肌)와 땀이 나는 증세에 제일 좋다. 마디를 버리고 오전(五錢)을 물로 달여서 먹는다. 〈本草〉

※ 백합(百合)

상한(傷寒)의 음독(陰毒)에 백합(百合)진한 즙을 달여서 1되를 마시면 아주 좋다. 〈本草〉

※ 죽력(竹瀝)

상한(傷寒)의 노복증(勞復症)에 죽력(竹瀝)을 물로 달여서 자주 따뜻하게 먹고 땀을 낸다. 〈本草〉

※ 치자(梔子)

상한(傷寒)의 열병(熱病)과 노복(勞復)을 치료하니 치자(梔子) 10개를 부셔서 물로 달여 먹고 약간의 땀을 낸다. 〈本草〉

※ 조협(皀莢)

상한(傷寒)에 혼미(昏迷)하고 인사불성(人事不省)일때 조협(皀莢)가루를 종이로 태워 연기가 코에 들어간 뒤에 재채기가 나면 치료가 되고 나지 않으면 치료가 어려우니 폐기(肺氣)가 위로 끊어진 증세이다. 재채기를 하는 증세는 조협(皀莢)과 반하(半夏)및 생백반(生白礬) 각 1돈반을 가루로해서 생강즙에 먹고 담(痰)을 토해내 버리면 바로 소생(甦生)할 수 있다.

※ 총백(葱白)

상한(傷寒)의 시초에 머리가 아프고 몸에 열을 느끼면 바로 총시탕(葱豉湯)으로 치료하는 것인데 파 한줌 콩자반 1홉 생강 5쪽을 물로 달여 따뜻하게 먹고 먹고 땀을 내며 시역(時疫)에도 치료하는 것이다. 〈本草〉

※ 모서분(牡鼠糞)

노복(勞復)을 주로 치료하는데 파와 콩자반을 넣어서 물로 달여 먹는다. 〈本草〉

※ 생리(生梨)

상한(傷寒)의 열이 성한 증세를 주로 치료하니 생으로 먹는다. 〈本草〉

※ 총주(葱酒)

감한(感寒)을 처음 느낄 때에 파를 뿌리채 가늘게 썰어서 더운 술속에 넣어 복용하고 땀을 내면 낫는다. 〈俗方〉

※ 형개(荊芥)

상한(傷寒)에 머리가 아픈데 이삭을 취해서 1냥을 진하게 달여 먹는다. 〈本草〉

※ 자소엽(紫蘇葉)

풍한(風寒)에 감상(感傷)한 증상에 진하게 달여서 먹고 땀을 내면 낫는다. 〈本草〉

※ 인동등(忍冬藤)

치료는 위와 같고 진하게 달여서 따뜻하게 먹고 땀을 낸다. 〈本草〉

※ 박하(薄荷)

상한(傷寒)의 음양독(陰陽毒)에 잎을 달여 탕(湯)으로 하여 따뜻하게 먹고 땀을 내면 좋다. 〈本草〉

※ 녹두죽(綠豆粥)

상한(傷寒)의 열병(熱病)이 번갈(煩渴)한 증세에 죽(粥)을 끓여서 자주 먹는다. 〈俗方〉

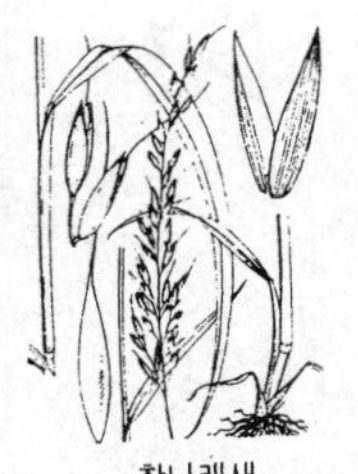
참나래새

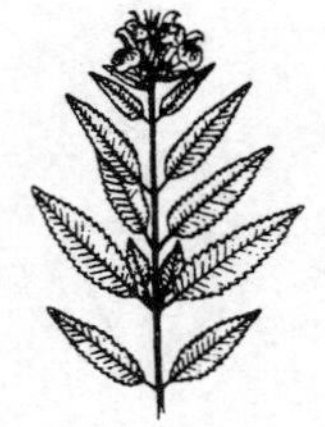
마주송이

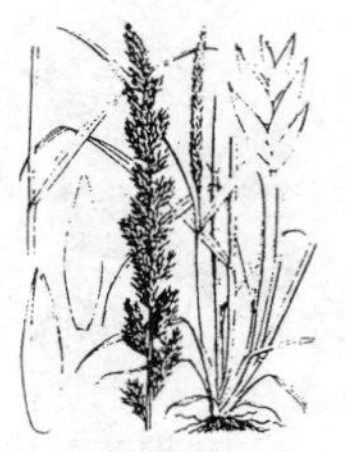
도랭이피

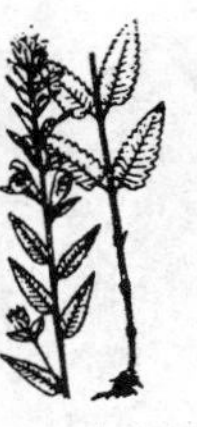
칠보송이

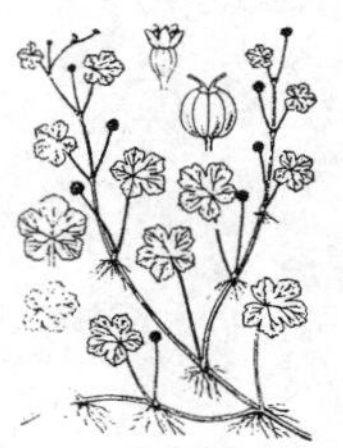
선피막이

※ 인시(人屎)

즉 보통 사람의 마른 똥이다. 상한(傷寒)의 발열(發熱)•발광(發狂)을 치료하는데 따뜻한 물에 담가서 그 즙을 먹는다. 〈本草〉

※ 부인월수(婦人月水)

여노복(女勞復)과 음경(陰經)의 열을 풀어주니 경의(經衣)를 따뜻한 물에 담가서 즙을 내서 먹는다. 〈本草〉

※ 침구법(鍼灸法)

상한(傷寒)을 처음 얻은 지 1~2일에 머리가 아프고 상한(傷寒)한 증세에 거궐(巨闕)과 상완(上脘)및 중완(中脘)혈을 각각 50장씩 뜸을 한다. 〈得効〉

상한(傷寒)에 큰 열이 그치지 않는데 곡지(曲池)혈을 택해서 보하고 절골(絶骨)을 사(瀉)하며 함곡(陷谷)을 피를 내고 팔관(八關)혈을 크게 찌른다. 〈十指 間出血〉

상한(傷寒)으로 머리가 아픈 데 합곡(合谷)과 찬죽(攢竹)혈을 찌른다. 〈綱目〉

상한(傷寒)에 땀이 나지 않는데 합곡(合谷)과 오분(五分)이 못되서 전신에 땀이 나면 곧 침(鍼)을 빼는 것이니 이 혈(穴)이 땀을 내는데 제일 신통한 곳이다. 복류(復溜)혈을 택하고 상구(商丘)•완골(腕骨)•양곡(陽谷)•협계(俠谿)•여태(厲兌)•노궁(勞宮)•풍지(風池)•어제(魚際)•경거(經渠)•내정(內庭)과 또 12경(十二經)의 영혈(滎穴)을 모두 찌른다. 〈綱目〉

상한(傷寒)의 두통 태양증(頭痛 太陽症)에 완골(完骨)•경골(京骨)을 찌르고, 양명증(陽明症)에 합곡(合谷)과 충양(衝陽)을 찌르며, 소양증(少陽症)에 양지(陽地)와 구허(丘墟)및 풍지(風池)혈을 찌른다. 〈雲岐〉

상한(傷寒)의 결흉(結胸)에 먼저 사람으로 하여금 심폐골(心蔽骨)밑의 바로 아픈 곳의 좌반(左畔)의 지구혈(支溝穴)을 찌르며, 다음 좌간사혈(左間使穴)을 찌르니 이것을 쌍관자(雙關刺)라고 말을 한다. 또한 다음 좌행간혈(左行間穴)의 좌변(左邊)을 찌르면 결흉(結胸)이 바로 낫게 되는 것인데 우변(右邊)의 증세도 역시 위의 방법과 같이 찌르고 서서히 숨을 쉬면서 침(鍼)을 멈추면 바로 낫게 된다. 〈綱目〉

상한(傷寒)으로 가슴이 아픈 데 기문(期門)과 태릉(太陵)혈을 택하고, 상한(傷寒)으로 갈비가 아픈 데는 지구(支溝)와 양능천혈(陽陵泉穴)을 택한다. 〈綱目〉

상한(傷寒)의 음증(陰症)으로 배가 아픈 데 작은 발가락의 바깥쪽 위의 문첨(紋尖)을 각 3장씩 남좌여우(男左•女右)로 뜸을 한다. 〈回春〉

상한(傷寒)으로 음독(陰毒)이 위극(危極)해서 모든 약이 효과가 없을 때 급히 배꼽 속에 300장을 뜸을 하고, 또한 기해(氣海)와 관원(關元)혈을 각각 300장씩 뜸을 하며, 손과 발의 따뜻한 것으로 효과를 얻는다. 〈本事〉

또는 음증(陰症)이 극(極)해서 옥경(玉莖)이 오므라져 들어간데 사람으로 하여금 환자를 선정하여 눕히고 쑥으로 녹두 크기로 환을 지어 음경구(陰莖口)의 위에 놓고 3장을 뜸하면 경(莖)이 바로 나온다. 〈回春〉

상한(傷寒)의 수족궐냉(手足厥冷)에 대도(大都)혈을 택한다. 〈鍼一分〉

상한(傷寒)으로 6맥(六脈)이 모두 없을 때 복류(復溜)혈을 택해서 보하고, 〔육맥(六脈)을 대회(大回)시킨다〕 합곡(合谷)과 중극(中極)및 지구(支溝)혈을 택하고, 〔일촌반(一寸半)을 택하는데 이 맥(脈)이 끊어진 것을 온화하게 하는 혈(穴)이다〕 거궐(巨闕)혈을 택하고 일촌삼분(三寸三分) 기충(氣衝)혈을 7장 뜸한다. 〈綱目〉

상한(傷寒)의 열이 물러갔다가 다시 열이 난데 풍문(風門)•합곡(合谷)•행간(行間)•절골(絶骨)혈을 택한다. 〈雲岐〉

상한(傷寒)의 열병(熱病)뒤에 59자법(五十九刺法)은 머리위의 다섯 줄에 다섯 혈(穴)씩 행하는 것으로 모든 양(陽)의 열역(熱逆)하는 것을 넘어가는 것이니 말하자면 머리의 한 중앙에 상성(上星)•신회(顖會)•전정(前頂)•후정(後頂)의 5혈(五穴)을 행하고, 양변(兩邊)의 승광(承光)•통천(通天)•낙각(絡却)•옥침(玉枕)•천주(天柱) 10혈과 또 다음 양변(陽邊)의 임읍(臨泣)•목창(目窓)•정영(正營)•승령(承靈)•뇌공(腦空)의 10혈을 행하는 것이며, 대저(大杼)•응유(膺兪)•결분(缺盆)•배유(背兪)의 양행(兩行) 팔혈(八穴)은 가슴속의 열을 사(瀉)하고, 기충(氣衝)•삼리(三里)•거허(巨虛)•상하렴(上下廉)같이 양행(兩行) 팔혈(八穴)은 위소의 열을 사(瀉)하며 운문(雲門)•우골(髃骨)•위중(委中)•수공(髓空)의 양행(兩行) 팔혈(八穴)은 사지(四肢)의 열을 사(瀉)하고, 오장유양방(五臟兪兩傍) 각 5혈(穴)로 바로 이 10혈은 오장(五臟)의 열을 사(瀉)하는 것이다. 〔응유(膺兪)는 바로 중부혈(中府穴)이고, 배유(背兪)는 바로 풍부

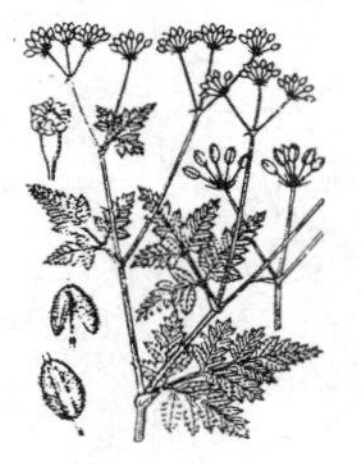
개사상자
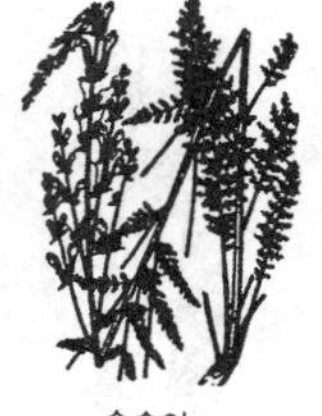
수송이
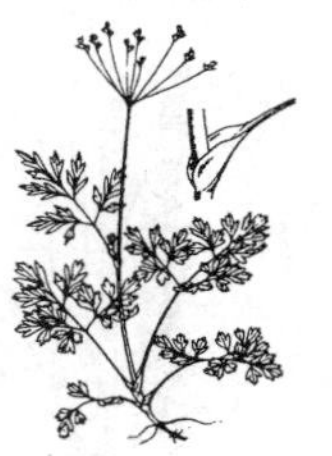
반디미나리
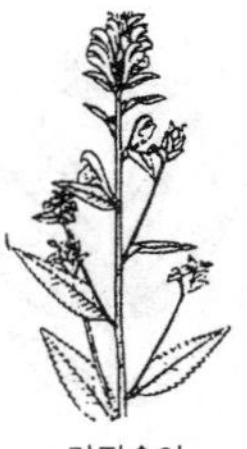
가지송이
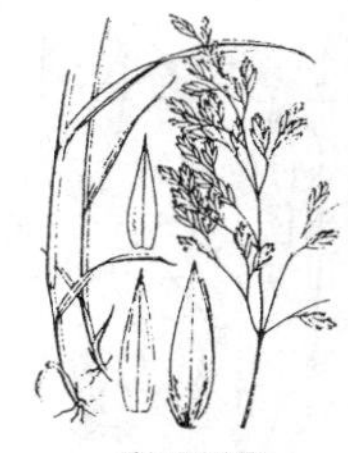
가는포아풀

혈(風府穴)이며, 체골(體骨)은 견체혈(肩體穴)이고, 수공(髓空)은 바로 요유혈(腰兪穴)이다] 〈內經〉

열병(熱病)에 찔러서 안 되는 아홉가지가 있으니 첫째는 땀이 안 나면서 대관(大顴)이 붉고 재채기를 하면 죽고, 둘째는 설사(泄瀉)하면서 배가 가득차는 증세가 심하면 죽게 되며, 셋째는 눈이 밝지 못하고 열이 계속되면 죽고, 넷째는 노인과 영아(嬰兒)가 열이있고, 배가 가득차면 죽으며, 다섯째는 땀이 나지 않고 구역을 하며 피를 내리면 죽고, 여섯째는 혀 뿌리가 문드러지고 열이 계속되면 죽으며, 일곱째는 기침을 하고, 코피가 흐르면서 땀이 나도 발에까지 미치지 못하면 죽고, 여덟째 혈(穴)은 수(髓)가 열이나면 죽으며, 아홉째 열이 나면서 경련하면 죽으니 경(痙)이란 허리가 굽어지고 계종(瘈瘲)하면서 이를 악물게 되는 것이다. 〈靈樞〉

十三. 서(暑)

1. 서(暑)가 상화(相火)의 영(令)을 받을 경우

하지(夏至)날이 지난 다음 열때문에 병든 것이 더위로 되는 것이니 더위는 상화(相火)가 영(令)을 향해서 일어나는 것이다. 여름에 사람이 감중(感中)될 경우에 입과 이로부터 들어가서 심포락(心包絡)의 경(經)을 상(傷)할 때 그 증세가 번(煩)하면 목이 마르고 조용하면 말이 많고, 몸에 열이 있으면, 심(心)이 번(煩)하고 목이 크게 말라서 물을 계속 마시며 머리가 아프고 저절로 땀이 나며 권태하고 소기(少氣)하며 또는 피를 내리고 노란색이 일어나면 반점이 나고 심하면 화열이 폐금(肺金)을 이겨서 간목(肝木)이 평탄하지 못하고 축약하여 인사불성(人事不省)이 된다. 〈節齋〉

2. 상한(傷寒)이 전변(傳變)해서 온(溫)과 서(暑)가 될 경우

상한(傷寒)으로써 따뜻이 되는 경우는 하지(夏至)날 앞에 얻은 것이고, 하지(夏至)날 뒤에 얻은 것은 서병(暑病)이니 마땅이 땀을 내서 그치지 않게 해야 한다. 〈內經〉

3. 맥법(脈法)일 경우

서(暑)에 상(傷)한 맥(脈)이 허한 것이다.

맥(脈)하고 허하고 몸에 열이 있는 것은 상서(傷暑)로 얻게 된다. 〔맥(脈)은 한 처방에 기(氣)라고 하였다〕〈仲景〉

서(暑)가 기(氣)를 상(傷)하면 맥(脈)이 허(虛)•현(弦)•세(細)•규(芤)•지(遲)하고 체장(體狀)은 나머지 땅이 없다. 〈脈訣〉

중서(中暑)한 맥(脈)은 양(陽)이 약하고 음(陰)이 허해서 작고 더디어서 규(芤)한 것과 같다. 〈三因〉

서맥(暑脈)이 현(弦)•세(細)•규(芤)•지(遲)한 증세는 어떤 까닭인가? 대개 한(寒)은 형(形)을 상(傷)하고 열은 기(氣)를 상(傷)하는 것인데 기(氣)가 상(傷)하면 기(氣)가 없어지고 (消) 맥(脈)이 허약해지는 것이니 그러므로 현(弦)•세(細)•규(芤)•지(遲)한 증세는 모두 허맥(虛脈)이다. 〈本草〉

서맥(暑脈)은 허(虛)하고 미약(微弱)하며 또는 흩어지며 또는 숨어서 보이지 않으니 대부분 미약하고 숨어 있는 것은 모두 허번(虛煩)한 데서 그 원인이 있다. 〈正傳〉

중서(中暑)가 열병(熱病)과 비슷해도 단지 열병(熱病)은 맥(脈)이 성하고 중서(中暑)는 맥(脈)이 허한 것에서 분별하면 된다. 〈活人〉

4. 서병형증(暑病形症)일 경우

서병(暑病)은 몸에 열이나고, 저절로 땀이나며, 입이 마르고 얼굴에 때가 끼는 것이 특이하다. 〈入門〉

상서(傷暑)증세는 얼굴에 때가 끼고 저절로 땀이 나며 몸에 열이 있고 등이 차며 번민(煩悶)과 목이 마르고 권태하며, 소기(少氣)하고 모용(毛聳)하며 매우 차갑고 또는 머리가 아프며 또는 곽란(藿亂)하고, 또는 사지(四肢)가 궐냉(厥冷)하면서 단지 온몸에 아픔이 없는 것이다. 〈直指〉

중서(中暑)의 증세는 6맥(六脈)이 잠겨 숨고 식은 땀이 저절로 흐르며 민절(悶絶)하고 혼모(昏冒)해서 사람을 알아보지 못한다. 〈直指〉

태양(太陽)이 속이 마르면 서병(暑病)인 것이니 열이 나고 매우 차갑고 몸이 무겁도 머리가 아프며 그 맥이 세(細)•규(芤)•지(遲)하고 소변 누고 나면 산뜻해서 털이 일어나고 손발이 역냉(逆冷)하며 약간 노력하면 열이 나서 입의 전판(前板)을 열고 이가 마르며 만약 땀이 나면 심하고 온제(溫劑)와 침(鍼)을 더하면 열나는 것이 심하

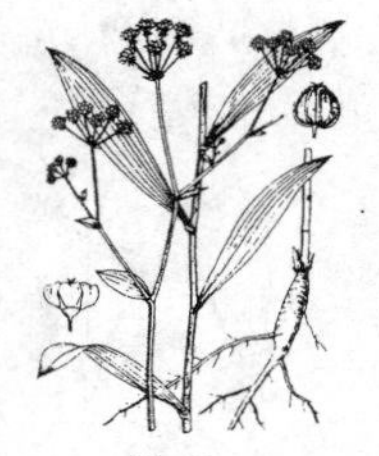
시 호

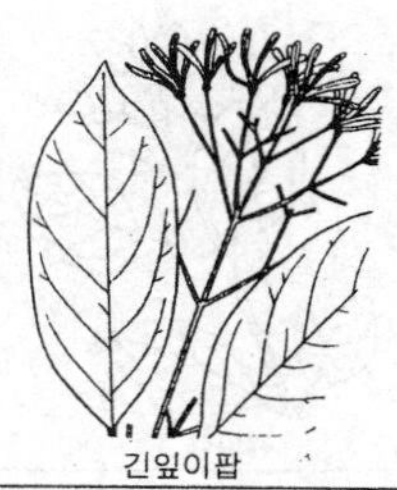
긴잎이팝

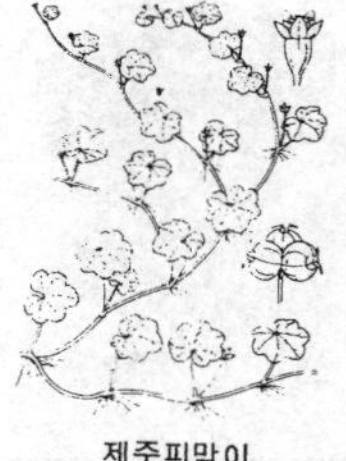
제주피막이

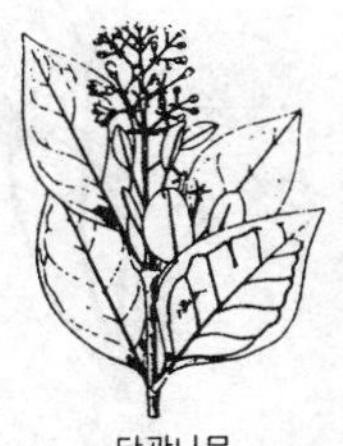
당광나무

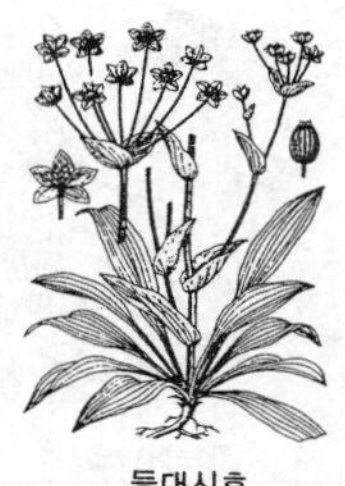
등대시호

고 내리면 임(淋)이 심하다. 〈仲景〉

「어째서 산뜻하고 털이 얼마나 일어나는 것인가?」「대부분 열이 있으면 모든 털구멍이 열리는 이유로 산뜻하고 입이 전판(前板)이 열리고 치(齒)가 마르는 증세는 이는 바로 뼈의 정(精)인데 이제 마른 것은 뼈가 열이 있는 증세이니 침약(鍼藥)이 능히 치료하지 못하니 마땅히 대추혈(大顀穴)을 뜸을 해야 한다.」〈雲岐〉

5. 중서(中暑)를 구급(救急)할 경우

여름달이 길어서 속에 열이 있어 죽은 사람은 빨리 서늘하고 그늘진 곳으로 운반해서 안정시키고 길바닥의 뜨거운 흙먼지로 죽은 사람의 심장(心臟) 위에 쌓아 놓고 다시 배꼽 위에다 와〔窩 : 옴팍이〕를 만든 다음에 그곳에다 오줌을 흠뻑 누면 바로 살아난다. 〈三因〉

중서(中署)에다 민절(悶絶)된 데 빨리 서늘하고 그늘진 곳에 옮겨다 눕히고 찬 물은 절대로 먹이지 말며 수건을 열탕(熱湯)에 담가서 배꼽 위와 기해(氣海)를 찜질하고 약간 식게 되면 다시 열탕(熱湯)으로 수건 위를 추겨서 난기(暖氣)가 제복(臍腹)속에 통하도록 하면 즉시 소생하는 것인데 만약 창졸간(倉卒間)에 열탕이 없으면 바로 길바닥의 더운 흙을 움켜다가 배꼽 위에 쌓아서 덮고 식어지면 다시 바꾸어 주면 된다. 〈三因〉

모든 중서(中署)에 급히 생강(生薑) 1덩이를 씹어서 찬물로 내려 보내고 혹시 이미 혼미(昏迷)했으면 큰 마늘 한 뿌리를 갈아서 냉수로써 넣어 주거나 또는 오줌 반그릇이나 차바퀴 흙 5돈을 냉수에 타서 맑게 하여서 복용한다. 〈丹心〉

중서(中署)로 혼미(昏迷)하고 담(痰)이 막혀서 인사불성(人事不省)이 된 것은 지성내복단(至聖來復丹)을 가루로하여 샘물로 복용한다. 〈丹心〉

중서(中署)로 혼미(昏迷)한 데 새로 떠온 물을 두 젖가슴에 떨어뜨리고 부채질해서 무거운 증세는 지장(地漿)을 넣어 주면 바로 소생(蘇生)하는데 혹시 찬 물을 마시게 되면 죽는다. 〈四要〉

중서(中署)로 인사불성(人事不省)이 된 조협소(皀莢燒)와 감초초(甘草炒)를 가루로하여 매 2돈을 따뜻한 물로 먹는다. 〈得効〉

중서(中署)로 정신이 혼모(昏冒)하고 경계(驚悸)하여 망언(妄言)하는 데 진사익원산(辰砂益元散) 2돈을 샘물에 먹는다. 〈入門〉

6. 중갈(中暍)과 중열(中熱)일 경우

중경(仲景)의 상한론(傷寒論)속의 일증(一證)에 중갈(中暍)이라는 것이 있으니 바로 중서(中署)가 된다. 맥(脈)이 허하고 미약하여 번갈(煩渴)해서 복용하는 것이 땡기고 몸에 열이 있으며 저절로 땀이 나는 것은 청서익기탕(淸署益氣湯)의 보익(補益)하는 약으로 치료한다. 〈正傳〉

일증(一證)에 말하기를 열병(熱病)이 바로 중열(中熱)이니 맥(脈)이 넓고 아주 성하여 머리가 아프게 되고 몸에 열이 있고 입이 마르고 심번(心煩)한 데는 백호탕(白虎湯)등 맑고 서늘한 약으로 치료한다. 〈正傳〉

조용한 가운데 얻은 것을 중서(中署)라고 하는데 중서(中署)란 음증(陰症)이 반드시 흩어져야 한다. 또는 깊은 집과 큰 집에서 더위를 피하는 속에서 얻은 것인데 그 증세는 반드시 머리가 아프고 몹시 차며 몸의 형태가 구급(拘急)해서 뼈마디가 아프며 심(心)이 번(煩)하고 기부(肌膚)가 큰 열이 되어서 땀이 없고 사는 곳의 방이 음한(陰寒)해서 양기(陽氣)가 신월(伸越)하지 못하는데 그 원인이 있는 것이 많으니 창출백호탕(蒼朮白虎湯)이나 또는 육화탕(六和湯)에 강활(羌活)과 천궁(川芎)및 창출(蒼朮)을 더한 것이나 또는 이향산(二香散)으로 치료한다. 〈東垣〉

움직이면서 얻은 것을 중열(中熱)이라고 하는데 중열(中熱)이란 양증(陽症)에 드는데 열(熱)이 원기(元氣)를 상(傷)한 것이다. 길을 걷거나 농부가 한 낮에 일을 하면서 노력(勞力) 태과(太過)로 얻은 것이니 그 증세는 머리가 아프고 조열(躁熱)을 일으키며 오열(惡熱)하고 기부(肌膚)가 크게 열이나며 반드시 크게 목이 말라 마실 것을 당기고 땀을 많이 흘리며 움직일 기력이 없을 것이니 이것은 천열(天熱)이 밖에서부터 폐기(肺氣)를 상(傷)한 것이다. 인삼백호탕(人蔘白虎湯)과 죽엽석고탕〔竹葉石膏湯 : 이(二) 처방은 한문(寒門)에〕으로 치료한다. 〈東垣〉

7. 하서(夏暑)에 보기(補氣)를 해야 할 경우

사람이 천지(天地)와 함께 같은 탁약(槖籥)이니 자월(子月)에 일양(一陽)이 나고 인월(寅月)에 삼양(三陽)이 나며 사월(巳月)에 육양(六陽)이 나서 양기(陽氣)가 모두 위에서 나니 이것은 기(氣)가 뜨는 것이다. 사람의 배는

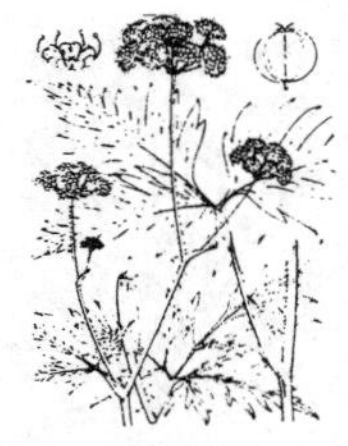
가는참나물

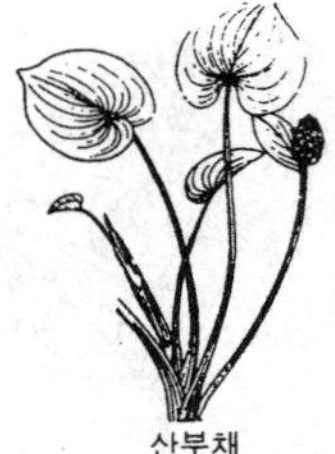
산부채

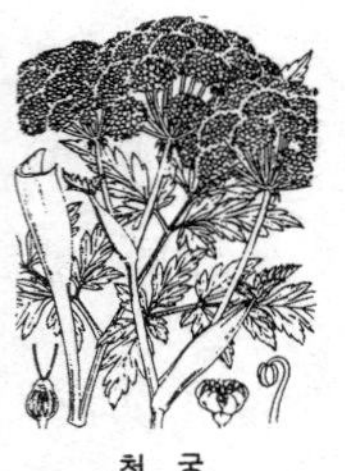
천 궁

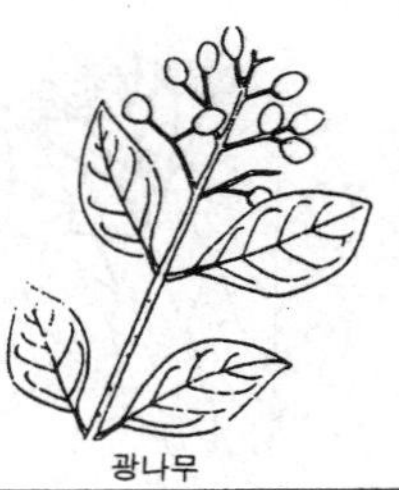
광나무

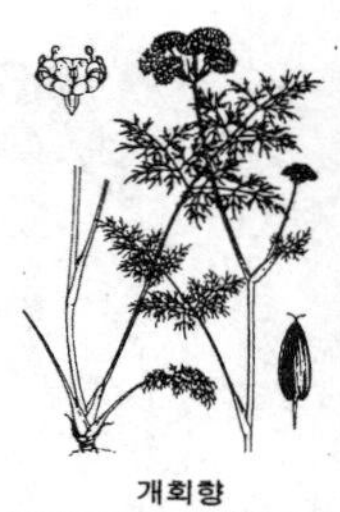
개회향

지기(地氣)에 드는 것인데 단지 이 때에 살 겉이 떠서 모피(毛皮)에 흩어지면 뱃속에 양(陽)이 허해지는 것이다. 사람들이 이르기를 여름 달은 숨은 음(陰)이 속에 있으니 이것은 음자(陰字)에 허의 뜻이 포함(包含)되어 있는 것이다. 만약 음냉(陰冷)의 뜻으로 본다면 잘못이 많은 것이다. 화령(火令)일 때에는 금(金)을 녹이고 돌을 달구는 것이니 음냉(陰冷)이 있을 수 있겠는가? 손진인(孫眞人)이 생맥산(生脈散)을 여름 달에 먹으라 한 것이 허를 의미한 것이 아니고, 무엇인가? 〈東垣〉

생맥산(生脈散)•청기음(淸氣飮)•삼곽음(蔘藿飮)•황기탕(黃芪湯)•황기인삼탕(黃芪人蔘湯)•청서익기탕(淸暑益氣湯)•십미향곽음(十味香藿飮)등으로 치료한다.

※ 생맥산(生脈散)

처방 맥문동(麥門冬) 2돈, 인삼(人蔘)•오미자(五味子) 각 1돈을 물로 달여서 여름달에 끓인 물 대신 복용하고 또는 황기(黃芪)와 감초(甘草) 각 1돈을 더하든지 또는 황백(黃柏) 2푼을 더해서 복용하면 사람에게는 기력이 솟아나므로 생생해진다. 〈入門〉

화치(火熾)가 성하기를 극(極)하고 금(金)이 숨을 때에 찬 물이 체(體)가 끊으니 이 때에 생맥산(生脈散)으로 그 습열(濕熱)을 없애고, 폐(肺)가 수렴(收斂)할려고 하며 심(心)이 느린 것을 괴로와하면 산(酸)것으로 거두고 심화(心火)가 성하면 단(甘)것으로 새게 하기 때문에 인삼(人蔘)의 단맛으로서 오미자(五味子)의 신 것을 돕는 것이다. 손진인(孫眞人)이 말하기를 「여름달에 계속 오미자(五味子)를 먹어서 오장(五臟)의 기(氣)를 보(補)하라는 것이 바로 그것이다. 맥문동(麥門冬)의 약간 쓰고 차가운 것이 물의 근원을 자양하고 폐기(肺氣)를 깨끗이 하니 황백(黃柏)의 쓰고 찬 증세를 약간 더해서 물의 흐르는 것을 불러서 양쪽 발의 위약(痿弱)한 것을 없애는 것이다.」〈東垣〉

인삼(人蔘)과 맥문동(麥門冬)및 오미자(五味子)가 맥(脈)을 나게 하는 것인데 맥(脈)이란 바로 원기(元氣)라 말한다. 〈東垣〉

※ 청기음(淸氣飮)

일명 청서익원탕(淸暑益元湯)

효능 : 열이 나고 땀을 많이 내서 기력(氣力)이 없고 맥(脈)이 허하고 가늘며 더딘 것은 더위가 원기(元氣)를 상한 증세가 된다.

처방 백출(白朮) 1돈2푼, 인삼(人蔘)•황기(黃芪)•맥문동(麥門冬)•백작약(白芍藥)•진피(陳皮)•백복령(白茯苓) 각 1돈, 지모(知母)•향유(香薷) 각 7푼, 황련초(黃連炒)•감초(甘草) 각 5푼, 황백(黃柏) 3푼을 썰어서 생강 3쪽을 넣어 물로 달여서 먹는다. 〈必用〉

※ 삼유음(蔘薷飮)

효능 : 더운 열을 물리치고 원기(元氣)를 굳세게 하고 곽란(霍亂)과 토사(吐瀉)등 증세를 예방한다.

처방 백출(白朮) 1돈반, 인삼(人蔘) 1돈2푼, 맥문동(麥門冬)•백작약(白芍藥)•백복령(白茯苓) 각 1돈, 지모초(知母炒)•진피(陳皮)•향유(香薷) 각 7푼, 감초구(甘草灸) 5푼, 황금초(黃芩炒) 3푼, 오미자(五味子) 10알을 썰어서 생강 3쪽을 넣어 물로 달여서 먹는다. 〈必用〉

일명 각서청건탕(却暑淸健湯)이라 한다. 〈名醫〉

※ 황기탕(黃芪湯)

효능 : 중갈(中暍)에 맥(脈)이 허약한 증세를 치료한다.

처방 인삼(人蔘)•백출(白朮)•백복령(白茯苓)•감초(甘草)•황기(黃芪)•백작약(白芍藥) 각 1돈을 썰어서 생강 3쪽을 넣어서 물로 달여서 먹는다. 〈海藏〉

※ 황기인삼탕(黃芪人蔘湯)

효능 : 더운 달에 정신이 모자라고 양 다리가 위연(痿軟)하고 번열(煩熱)해서 구토를 하고 저절로 땀이 나며 머리가 아픈 증세는 모두 열이 폐기(肺氣)를 상(傷)한 것이다.

처방 보중익기탕(補中益氣湯)에 창출(蒼朮) 1돈, 신국(神麴) 5푼, 황백(黃柏) 3푼, 오미자(五味子) 15알을 더해서 치료한다. 〈入門〉

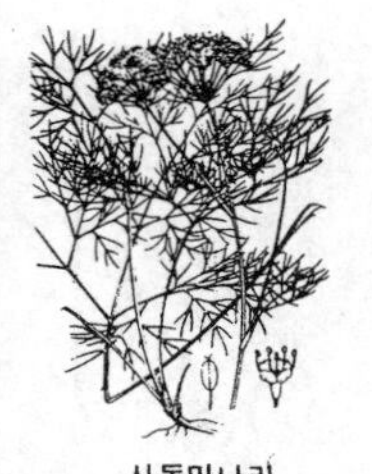
사동미나리

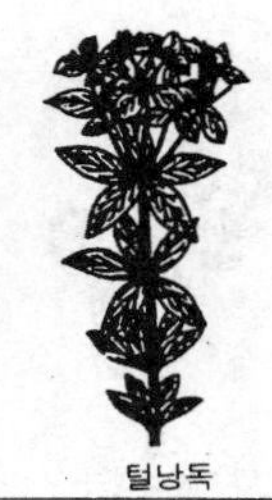
털낭독

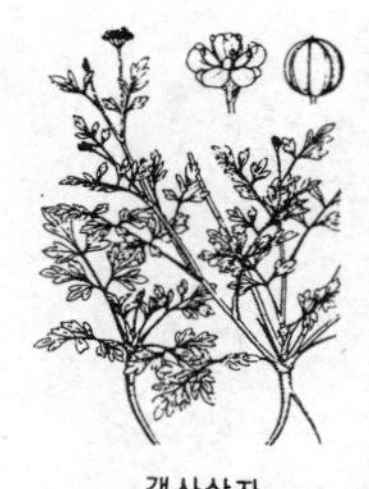
갯사상자

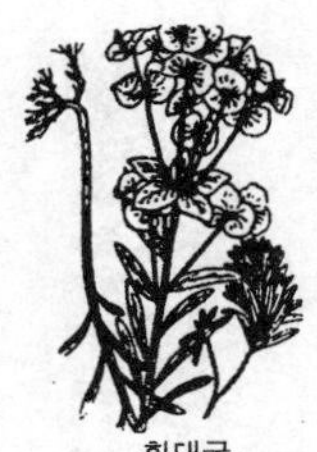
흰대국

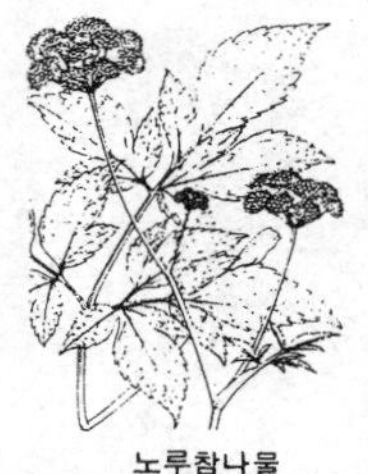
노루참나물

※ 청서익기탕(淸暑益氣湯)

효능: 긴 여름(六月)의 습열(濕熱)이 사람을 찌는 듯 해서 사지(四肢)가 노곤하고 정신이 단축되며 동작이 느리고 소변이 노란색으로 잦으며 대변이 사탕알 같으면서 잦고 몸에 열이 나며 번갈(煩渴)하고 또는 설사(泄瀉)하며 또는 이질이 되면서 음식을 멀리 하고 기(氣)가 촉(促)하며 저절로 땀이 나는 증세를 치료한다.

처방 창출(蒼朮) 1돈반, 황기(黃芪)•승마(升麻) 각 1돈, 인삼(人蔘)•백출(白朮)•진피(陳皮)•신국(神麴)•택사(澤瀉) 각 5푼, 주황백(酒黃柏)•당귀(當歸)•청피(靑皮)•맥문동(麥門冬)•건갈(乾葛)•감초(甘草) 각 3푼, 오미자(五味子) 9알을 썰어서 1첩을 지어 물로 달여서 먹는다. 〈東垣〉

이 처방이 창출(蒼朮)•당귀(當歸)•승마(升麻)•감초(甘草)•맥문동(麥門冬)•오미자(五味子)•황백(黃柏)•건갈(乾葛)은 더위를 맑게 하고 기(氣)를 보하는 것이며, 창출(蒼朮)•신국(神麴)•청피(靑皮)•진피(陳皮)•택사(澤瀉)는 비(脾)를 치료한다. 〈東垣〉

※ 십미향유음(十味香薷飮)

효능: 더위를 덜고 위(胃)를 온화하게 하며 기(氣)를 보한다.

처방 향유(香薷) 1돈반, 후박(厚朴)•백편두(白扁豆)•인삼(人蔘)•진피(陳皮)•백출(白朮)•백복령(白茯苓)•황기(黃芪)•모과(木瓜)•감초(甘草) 각 7푼을 썰어서 1첩을 지어 물로 달여 복용하고 또는 가루로하여 매 2돈을 열탕(熱湯) 또는 냉수에 적당히 먹는다. 〈丹心〉

8. 서(暑)에 모서(冒暑)•중서(中暑)•상서(傷暑)의 삼증(三症)이 있을 경우

배가 아프고 물로 설사하는 증세는 위(胃)와 대장(大腸)이 더위를 받은 증세이며 오심(惡心)해서 구토하는 것은 위구(胃口)에 담음(痰飮)이 있는 증세이다.

이것을 모서(冒暑)라 하는데 황련향유산(黃連香薷散)•청서육화탕(淸暑六和湯)•소서십전음(消暑十全飮)•해서삼백산(解暑三白散)으로 치료하고 몸에 열이 나면서 머리가 아프고 조란(躁亂)하여 편하지 못하고 또는 몸이 침으로 찌르는 것가 같은 증세는 열이 상한 것이 살사이에 있기 때문에 이것을 상서(傷暑)라고 하며 인삼백호탕(人蔘白虎湯)이나 소시호탕(小柴胡湯)으로 치료하고 기침 하면서 식은 열을 내며 땀이 그 치지 않고 맥(脈)이 잦은 것은 열이 폐경(肺經)에 있기 때문에 이것을 중서(中暑)라고 하는데 청폐생맥음(淸肺生脈飮)이나 백호탕(白虎湯) 및 익원산(益元散)으로 치료한다. 〈丹心〉

9. 서풍(暑風)일 경우

중서(中暑)가 다시 풍(風)에 상(傷)하면 축약하고 인사불성(人事不省)이 되니 머저 소합향(蘇合香)을 먹고 소성(蘇省)할 때까지 기다렸다가 다른 약으로 치료해야 한다. 〈得効〉

서풍(暑風)과 서궐(暑厥)은 단지 손과 발이 축약(搐搦)하는 증세는 풍(風) 때문인 것이고 손과 발이 역냉(逆冷)한 증세는 궐(厥)때문인 것이니 이향산(二香散)이나 또는 인삼강활산(人蔘羌活散)에 향유산(香薷散)을 합해서 먹는다. 〈入門〉

여름 달에 감한(感寒)되는 증세는 양(涼)을 너무 지나치게 택한 때문이거나 또는 서늘한 정자나 물속에서 납량(納涼)하다가 풍한(風寒)에 외상(外傷)을 한 증세이거나 또는 수(水)•설(雪)•생(生)•냉(冷)한 고과(苽果)등을 먹어서 속을 상(傷)한 증세이니 그 증세는 머리가 아프고 몸이 아프며 열이나고 몹시 차가우며 또는 가슴과 배가 아프고 구토하며 설사를 하니 곽향정기산(藿香正氣散)에 백출(白朮)을 빼고 창출(蒼朮)을 대신하여 강활(羌活)을 더해서 치료하고 만일 더운 기(氣)를 감중(感中)해서 풍담(風痰)이 막히고 천식(喘息)이 급하면 육화탕(六和湯)에 반하(半夏)와 강활(羌活)•천궁(川芎)을 배로해서 치료한다. 〈醫鑑〉

※ 이향산(二香散)

효능: 감모(感冒)와 서풍(暑風)에 몸이 열이나고 머리가 아프며 또는 설사하고 구토하는 증세를 치료한다.

처방 향부자(香附子)•향유(香薷) 각 2돈, 자소엽(紫蘇葉)•진피(陳皮)•창출(蒼朮) 각 1돈, 후박(厚朴)•백편두(白扁豆)•감초(甘草) 각 5푼을 썰어서 1첩으로 지어 생강 3쪽, 모과(木瓜) 2쪽, 파 2뿌리를 넣어 물로 달여 먹는다.

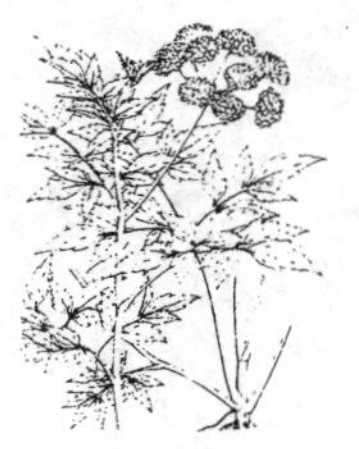
미나리

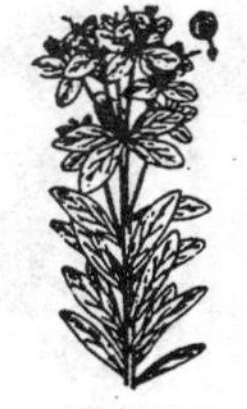
갯바위대국

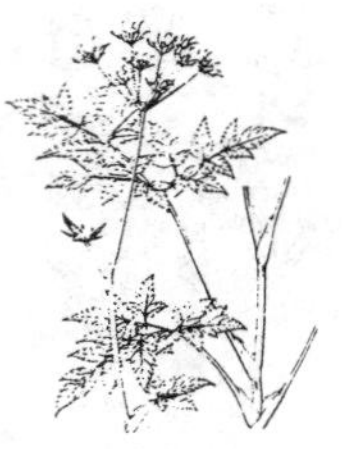
왜방풍

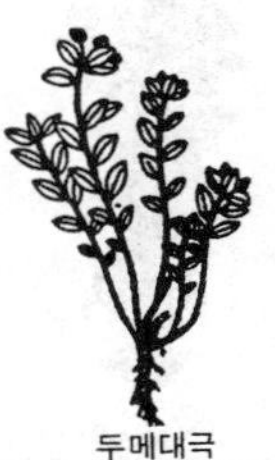
두메대극

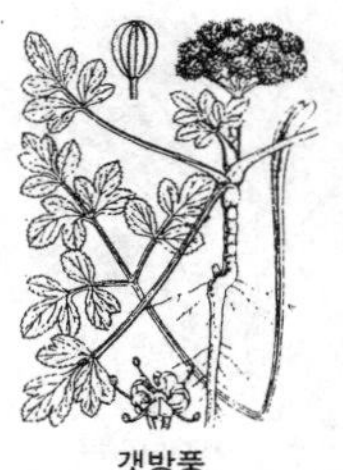
갯방풍

대개 여름 달에 상풍(傷風)이 되고 상한(傷寒)하는 증세는 모두 이 처방으로써 겉을 풀어 흩어야 한다. 〈醫鑑〉

10. 서열(暑熱)과 번갈(煩渴)일 경우

신열(身熱) • 자한(自汗) • 번갈(煩渴) • 인음(引飮)하는 증세는 바로 중갈(中暍)이니 인삼백호탕(人蔘白虎湯)이나 죽엽석고탕(竹葉石膏湯) • 익원산(益元散) • 옥로산(玉露散) • 황연향유산(黃連香薷散) • 청폐생맥산(淸肺生脈散) • 계령감로음(桂苓甘露飮) • 통령산(通苓散) • 탁열산(濯熱散) • 제호탕(醍醐湯) • 춘택탕(春澤湯)으로 치료한다.

※ 익원산(益元散)

효능 : 중서(中暑)로 몸에 열이나고 토사(吐瀉)하며 장벽(腸澼)과 하리적백(下痢赤白)하는 증세와 융폐(癃閉)하는 증세를 치료하니 위(胃)속의 적취(積聚)와 한(寒) • 열(熱)을 움직이고 적기(積氣)를 펴며 구규(九竅)와 육부(六腑)를 통해서 진액(津液)을 내며 유결(留結)을 없애고 쌓인 물을 달아 없애고 목이 마른 것을 멈추게 하고 번(煩)을 없애며 비(脾)와 신(腎)의 기(氣)를 크게 기르고 백약(百藥)과 주식(酒食)의 사독(邪毒)을 풀어주는 것이다.

처방 활석(滑石) 6냥, 감초구(甘草灸) 1냥을 가루로하여 매 3돈을 더운 꿀물로 고루 먹고 차게 마시려면 샘물에 먹는다. 〈宣明〉

일명 육일산(六一散)도 되고 또한 천수산(天水散)이며, 또는 신백산(神白散)이라고도 한다. 〈宣明〉

한(寒) 때문에 토사(吐瀉)를 하고 반위(反胃)하는 것은 건강(乾薑) 5돈을 더하니 일명 온육환(温六丸)이다. 습열설사(濕熱泄瀉)에 홍국(紅麯) 5돈을 더한 것은 일명 청육환(淸六丸)인데 모두가 진쌀밥으로 오동열매 크기의 환을 지어 끓인 물로 50~70알씩 먹는다. 〈入門〉

※ 옥로산(玉露散)

효능 : 더위에 목마른 증세를 치료한다.

처방 한수석(寒水石) • 활석(滑石) • 석고(石膏) • 천화분(天花粉) 각 1냥, 감초(甘草) 5돈을 가루로하여 매 3돈을 샘물로 먹는다. 〈丹心〉

※ 황연향유산(黃連香薷散)

효능 : 중서(中暑)와 열갈(熱渴)을 치료한다.

처방 향유(香薷) 3돈, 후박(厚朴) 1돈반, 황련(黃連) 7푼반을 썰어서 1첩을 하고 술을 조금 넣어 물로 달여서 차갑게 먹는다. 일명 황연향유음(黃連香薷飮)이라고도 한다. 〈丹心〉

※ 청폐생맥음(淸肺生脈飮)

효능 : 더위가 폐(肺)를 상(傷)해서 기침을 하고 번갈하며 기촉(氣促)하는 증세를 치료한다.

처방 당귀(當歸) • 생지황(生地黃) • 인삼(人蔘) • 맥문동(麥門冬) 각 1돈, 황기(黃芪) 2돈, 오미자(五味子) 10알을 썰어서 물로 달여서 먹는다. 〈入門〉

※ 통령산(通苓散)

효능 : 상서(傷暑) • 번갈(煩渴) • 설사(泄瀉) • 뇨삽(尿澁)의 증세를 치료한다.

처방 사령산(四苓散)에 목통(木通) • 차전자(車前子) • 인진(茵蔯) • 구맥(瞿麥) 각 1돈을 더해서 썰은 다음 등심과 맥문동(麥門冬) 각 20개를 넣어 물로 달여서 먹는다. 〈得効〉

※ 계령감로음(桂苓甘露飮)

효능 : 복더위로 번갈(煩渴)하고 마실 것이 당기는 증세를 치료한다.

처방 활석(滑石) 2냥, 복령(茯苓) • 택사(澤瀉) • 석고(石膏) • 한수석(寒水石) • 감초(甘草) 각 1냥, 백출(白朮) • 저령(猪苓) • 육계(肉桂) 각 5돈을 가루로하여 매 2돈을 생강탕으로 먹는다. 〈正傳〉

※ 탁열산(濯熱散)

효능 : 서열(暑熱)과 번갈(煩渴) 곽란(藿亂)뒤 갈증에 제일 신기한 치료 약이다.

처방 백반(白礬) • 오배자(五倍子) • 오매육(烏梅肉)

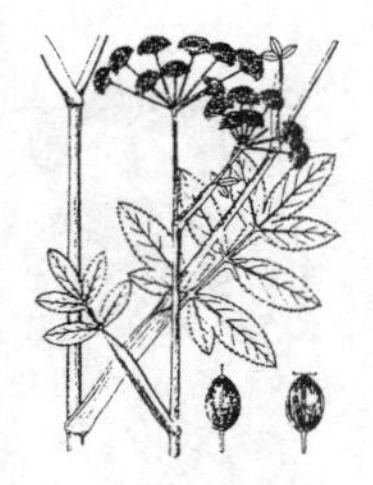
처녀바디

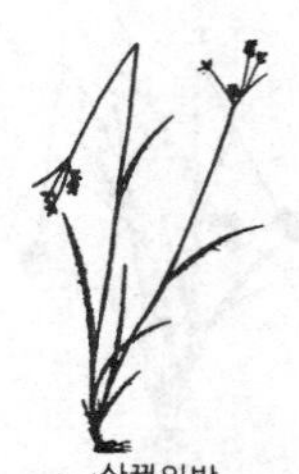
산꿩의밥

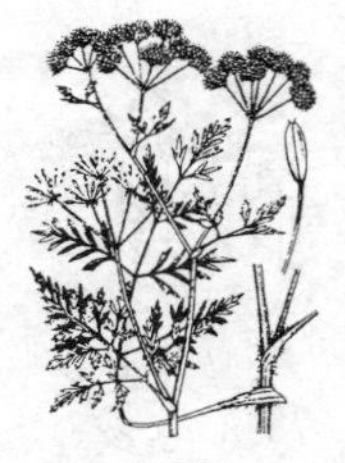
무산상자

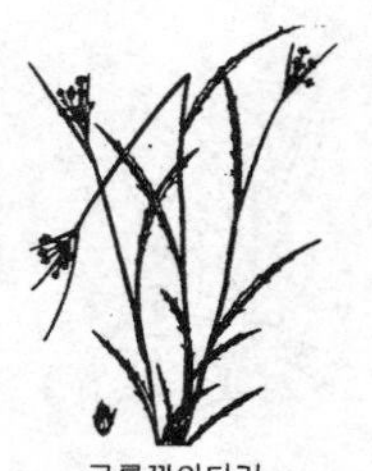
구름꿩의다리

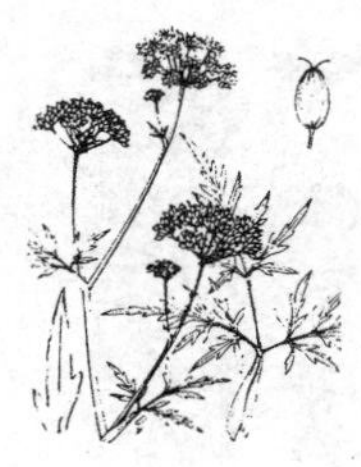
벌사상자

• 감초(甘草) 각 1냥을 가루로하고 백면(白麵) 4냥과 같이 고루 섞어서 매 2돈을 새로운 물로 먹는다. 〈正傳〉

일명 용수산(龍鬚散)이라고 한다. 〈丹心〉

❊ 제호탕(醍醐湯)

효능 : 서열(暑熱)을 풀고 번갈(煩渴)의 증세를 멈추게 한다.

처방 오매육별미(烏梅肉別末) 1근, 초과(草果) 1냥, 축사(縮砂) • 백단향(白檀香) 각 5돈, 연밀(煙蜜) 5근을 가루로하고 꿀에 넣어 약간(若干) 달여서 자기속에 저장해 두고 냉수로 먹는다. 〈局方〉

❊ 춘택탕(春澤湯)

효능 : 서열(暑熱)과 조갈(燥渴)및 인음(引飮)이 한도가 없고 또는 물이 들어가면 바로 토하는 증세를 치료한다.

처방 오령산(五苓散)에서 계(桂)를 빼고 인삼(人蔘)을 대신한 것이다. 〈得効〉

11. 서병(暑病)과 토사(吐瀉)일 경우

서독(暑毒)이 장위(腸胃)에 들어가면 배가 아프고 악심(惡心)하며 구토해서 설사(泄瀉)를 하니 향유산(香薷散)이나 육화탕(六和湯) • 소서십전음(消署十全飮) • 해서삼백산(解署三白散) • 향유탕(香薷湯) • 향박음자(香朴飮子) • 축비음(縮脾飮) • 대순산(大順散) • 계령원(桂苓元)등으로 치료한다.

❊ 육화탕(六和湯)

효능 : 더위가 심비(心脾)를 상(傷)해서 구토하고 설사하며 또는 곽란(藿亂)으로 전근(轉筋)한 증세와 부종과 학리(瘧痢)등 증세를 치료한다.

처방 향유(香薷) • 후박(厚朴) 각 1돈반, 적복령(赤茯苓) • 곽향(藿香) • 백편두(白扁豆) • 모과(木瓜) 각 1돈, 축사(縮砂) • 행인(杏仁) • 반하(半夏) 각 5푼을 썰어서 1첩을 지어 생강 3쪽과 대추 2개를 넣어 물로 달여 먹는다. 부초황련(麸炒黃連) 1돈을 더하면 청서육화탕(淸署六和湯)이라고도 한다. 〈醫鑑〉

❊ 소서십전음(消署十全飮)

효능 : 상서(傷暑)와 토사(吐瀉)의 증세를 치료한다.

처방 향유(香薷) 1돈반, 백편두(白扁豆) • 후박(厚朴) • 자소엽(紫蘇葉) • 백출(白朮) • 적복령(赤茯苓) • 곽향(藿香) • 모과(木瓜) • 백단향(白檀香) 각 1돈, 감초(甘草) 5푼을 썰어서 1첩을 지어 물로 달여 먹는다. 〈局方〉

❊ 해서삼백산(解署三白散)

효능 : 서열(暑熱)에 마시는 것을 도가 지나치게 하여 토사(吐瀉)가 된 증세를 치료한다.

처방 택사(澤瀉) • 백복령(白茯苓) 각 2돈을 썰어서 1첩을 지어 생강 3편, 등심(燈心) 20뿌리를 넣어 물로 달여 먹는다. 〈局方〉

❊ 향유탕(香薷湯)

효능 : 서병(暑病)과 토사(吐瀉)의 증세를 치료한다.

처방 향유(香薷) 3돈, 백편두(白扁豆) • 후박(厚朴) • 적복령(赤茯苓) 각 1돈반, 감초(甘草) 5푼을 썰어서 1첩을 지어 물로 달여 먹고 또는 가루로 하여 끓인 물에 2돈을 타 먹는 것도 좋은데 다른 더위 약은 모두 이것만은 못하다. 〈直指〉

또는 복령(茯苓)이 없고 복신(茯神)이 있다. 〈局方〉

❊ 향박음자(香朴飮子)

효능 : 상서(傷暑)에 토사(吐瀉)하고 번란(煩亂)하는 증세를 치료한다.

처방 향유(香薷) 1돈반, 후박(厚朴) • 백편두(白扁豆) • 택사(澤瀉) • 적복령(赤茯苓) • 진피(陳皮) • 모과(木瓜) • 반하(半夏) • 인삼(人蔘) • 자소엽(紫蘇葉) • 오매육(烏梅肉) 각 7푼, 감초(甘草) 5푼을 썰어서 1첩을 하여 생강 3쪽과 대추 2개를 넣어 물로 달여 먹는다. 〈丹心〉

❊ 대순산(大順散)

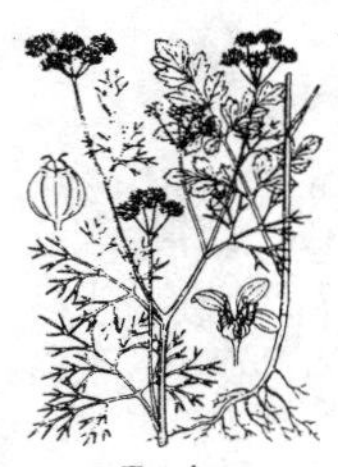
고 수

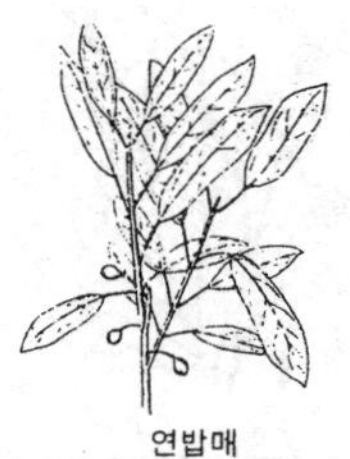
연밥매

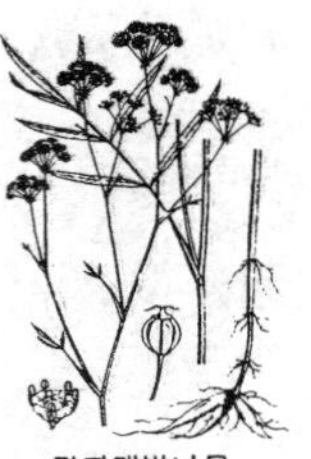
감자개발나물

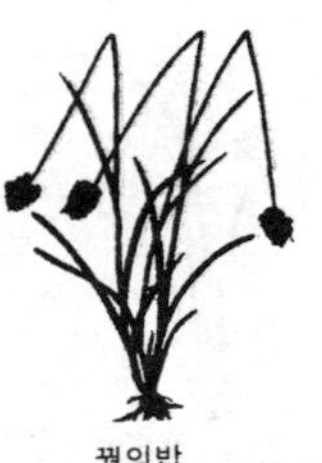
꿩의밥

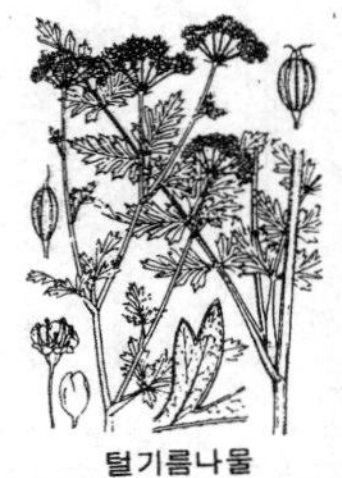
털기름나물

효능 : 더운 달에 번갈(煩渴)해서 마실 것이 지나치게 많이 당겨서 비(脾)와 위(胃)에 냉습(冷濕)이 머므르고 토사(吐瀉)가 되는 증세를 치료한다.

처방 감초(甘草)를 1치쯤 길게 썬 것 2냥, 건강(乾薑)•행인(杏仁)•육계(肉桂) 각 4돈을 먼저 감초(甘草)를 흰 모래로 같이 볶으고 노랗게 익은 다음 건강(乾薑)을 넣어 역시 같이 볶아서 감초(甘草)가 열개(裂開)하기를 기다린 뒤에 행인(杏仁)을 넣고 볶아서 노란 빛이 나거든 체에 쳐서 모래는 버리고 계(桂)를 넣어 가루로하여 매 2돈을 물로 달여 따뜻하게 해서 먹고 혹시 번조(煩躁)하면 샘물에 먹는다. 〈局方〉

※ 계령원(桂苓元)

효능 : 더운 달에 냉습(冷濕)해서 상(傷)해서 토사(吐瀉)하는 증세를 치료한다.

처방 계심(桂心)•적복령(赤茯苓)을 등분 가루로하고 달인 꿀에 섞어서 매 1냥으로 8알의 환을 지어서 샘물로 1알씩 녹여 먹는다. 〈局方〉

※ 축비음(縮脾飮)

효능 : 여름 달에 차가운 것을 내상(內傷)하여서 배가 아프고 토사(吐瀉)하는 증세를 치료한다.

처방 축사연(縮砂硏) 1돈반, 초과(草果)•오매육(烏梅肉)•향유(香薷)•감초(甘草) 각 1돈, 백편두(白扁豆)•건갈(乾葛) 각 7푼을 썰어서 1첩을 하여 생강 5쪽을 물로 달여서 먹는다.

12. 복서증(伏暑症)일 경우

복더위 증세란 등이 차갑고 얼굴에 때가 끼며 약간의 노력을 하면 즉시 열이나고 입의 전판(前板)이 열리며 이가 마르고 소변을 누고 나면 오싹하고 몸의 털이 일어나는 증세이다. 〈仲景〉

복더위란 더위에 감모되어 오래 되면 삼초(三焦)와 장위(腸胃)의 사이에 장(臟)이 숨어 있다가 변하면 한열왕래(寒熱往來)와 토사(吐瀉)•학리(瘧痢)•번갈(煩渴)또는 배가 아프고 피를 내리는 증 증세를 일어나게 하는 것이니 주증황련환(酒蒸黃連丸)이나 소서원(消署元)•계령감로산(桂苓甘露散)으로 치료한다. 〈入門〉

여름 달이 되면 이상과 같은 증세가 재발하니 복더위가 되는 것이다. 〈入門〉

※ 주증황연환(酒蒸黃連丸)

효능 : 복더위에 구갈(嘔渴)하고 악심(惡心)하며 또한 몇해 묵은 서독(暑毒)이 낫지 않는 것을 치료한다.

처방 황련(黃連) 4냥을 청주(淸酒) 7홉을 담가서 쪄서 말리되 술이 진(盡)하는 것을 한도로 해서 가루로하고 면호(麵糊)에 오동열매 크기로 환을하여 매 30알을 끓인 물로 삼켜 내리면 흉격(胸膈)이 서늘하고 목이 마르지 않게 된다. 〈活人〉

일명 소황용원(小黃龍元)이라 한다. 〈得効〉

※ 소서원(消暑元)

효능 : 복더위에 기(氣)가 끊어지려는 증세를 치료한다.

처방 반하(半夏) 8냥, 적복령(赤茯苓)•생감초(生甘草) 각 4냥을 초(醋) 2되반으로 반하(半夏)만 끓여 초(醋)가 진(盡)하면 오건(熬乾)하고 전부 가루로하여 생강즙풀로 오동열매 크기로 환을하여 매 50알을 끓인 물로 삼켜 내리면 약이 내리고 바로 소생한다. 〈海藏〉

※ 계령감로산(桂苓甘露散)

효능 : 복더위에 마실 것이 당기고 설사하는 것을 치료한다.

처방 활석(滑石) 1냥, 석고(石膏)•한수석(寒水石)•택사(澤瀉)•백출(白朮)•건갈(乾葛)•적복령(赤茯苓)•감초(甘草) 각 5돈, 인삼(人蔘)•계피(桂皮)•곽향(藿香) 각 2돈반, 목향(木香) 1돈2푼반을 가루로하여 매 2돈을 끓인 물로 달여 먹는다. 〈子和〉

13. 주하병(注夏病)일 경우

흔히 늦은 봄과 초여름에 머리가 아프고 다리에 힘이 없으며 밥맛이 없고 몸에 열이 있는 증세를 속(俗)에서 주하병(注夏病)이라고 하는데 음(陰)이 허(虛)하고 원기(元氣)가 모자라는데 드는 증세이니 보중익기탕(補中益氣湯)에서 승(升)•시(柴)를 빼고 황백과 백작약(白芍藥)및 맥문동(麥門冬)과 오미자(五味子)를 더해서 쓰고

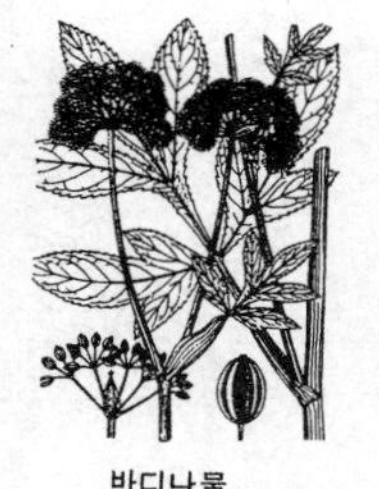
바디나물

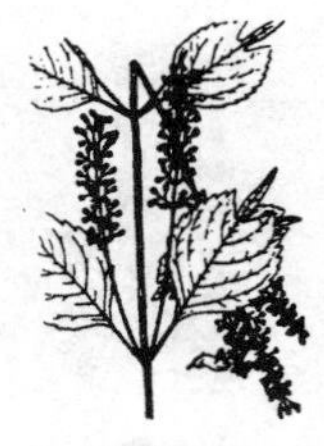
오리방풀

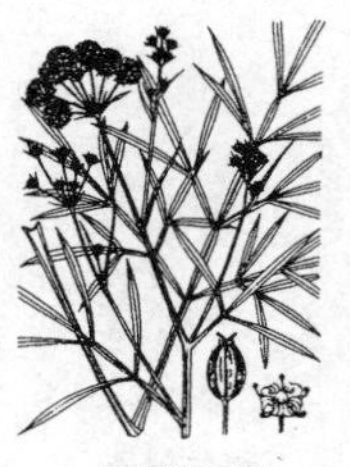
서울개발나물

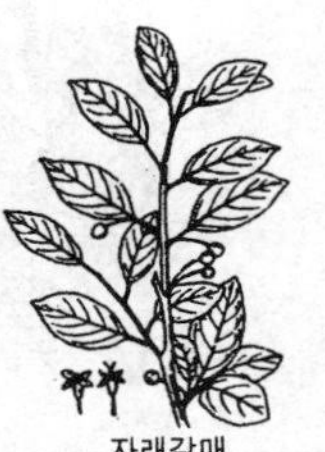
자래갈매

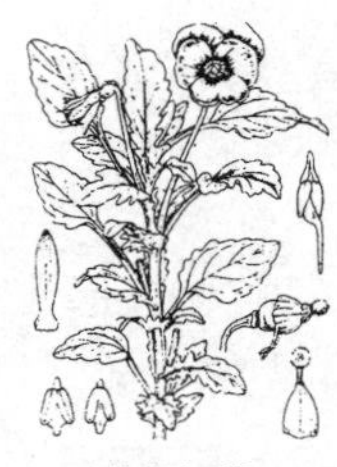
삼색제비꽃

담(痰)이 있으면 천남성(天南星)과 반하(半夏)를 더해서 쓴다. 〈丹心〉

생맥산(生脈散)과 삼귀익원탕(蔘歸益元湯)을 쓰는 것도 좋다. 〈丹心〉

※ 삼귀익원탕(蔘歸益元湯)

효능 : 주하병(注夏病)의 병증세가 머리가 어지러우며 눈이 현란하고 다리가 무겁고 무릎 밑이 약하며 오심(惡心)이 번열(煩熱)해서 입이 쓰고 혀가 마르며 정신이 노곤하여 졸음이 많아지고 음식이 줄어들며 맥(脈)이 잦고 힘이 없는 것을 치료한다.

처방 당귀(當歸) • 백작약(白芍藥) • 맥문동(麥門冬) • 백복령(白茯苓) • 숙지황(熟地黃) 각 1돈, 진피(陳皮) • 지모(知母) • 황백병주초(黃柏並酒炒) 각 7푼, 인삼(人蔘) 5푼, 감초(甘草) 3푼, 오미자(五味子) 10알을 썰어서 1첩을 지어 대추 1개, 쌀 한 줌을 넣어 물로 달여 먹는다. 〈回春〉

14. 하서(夏暑)의 장리법(將理法)일 경우

위생가(衛生歌)에 말하기를「사계절 중 오직 여름철이 장섭(將攝)하기가 어려운데 숨은 음(陰)이 속에 있으니 배가 냉활(冷滑)하다. 보신(補腎)의 탕약(湯藥)을 궐(厥)하지는 못할 것이고, 음식이 차가우면 포철(哺啜)하지 말아야 한다. 심(心)은 왕성하고 신(腎)은 쇠하니 무엇을 참아야 할 것인가? 소설(疎泄)을 특히 피해서 정기모손(精氣耗損)을 삼가해야 한다. 잠자리는 당연히 근밀(謹蜜)해야 하고 지려(志慮)를 정숙하고 심의(心意)를 온화하게 할 것이며 빙장(氷漿)과 여채(茹菜)가 좋지 못하니 가을이 되면 학리(瘧痢)를 얻기가 쉬운 것이다.」

무릇 한 더위에 참고 절대로 찬물에 세면(洗面)을 하지 말아야 하는데 세면을 하게 되면 눈을 크게 손상한다. 〈活人〉

여름 한 때는 사람의 정신이 떨어지는 때이다. 심이 왕성하고 신(腎)이 모손되면 신(腎)이 녹아서 물이 되다가 가을이 되면 결국 엉기고 겨울이 되어서 단단해지기 때문에 고(故)로 더욱 방실(房室)을 삼가해서 정기(精氣)를 보양(補養)하는 것이 좋다. 〈活人〉

삼복 불더위에 열이 기(氣)를 상(傷)하니 양생가(養生家)는 이러한 때에 더욱 삼가해야 하니 만일 주색에 방자(放恣)하면 내신(內腎)이 썩어 문드러져서 죽는 경우가 많다. 〈入門〉

사람의 심포락(心包絡)이 위구(胃口)와 함께 서로 응하여 있으니 위기(胃氣)가 조금이라도 허하거나 또는 주릴 때에 더위를 참으면 서독(暑毒)이 입이나 코로 들어가서 사(邪)와 협(頰)에 엉기고 심포(心包)까지 닿는 것이 마치 두드리는데 소리가 응하는 것과 같으니 더위를 만나면 바로 입을 양치해서 마시지 말고 뱉어버리는 것이 좋다. 〈直指〉

허인과 노인이 중서(中暑)해서 미(迷) • 궐(厥)하여 인사불성(人事不省)이 되면 죽엽석고탕(竹葉石膏湯)에 부자(附子)를 더해서 차게 먹는다. 〈回春〉

태창공벽온단(太倉公辟瘟丹)을 서습(暑濕)할 때에 태우면 사(邪)를 몰아내고 기(氣)를 흐트린다. 〈回春〉

15. 서열(暑熱)의 통치약(通治藥)일 경우

더위를 치료하는 방법이 심(心)을 맑게 하고 소변을 이롭게 하는 것이 가장 좋으니 더위가 기(氣)를 상하면 진기(眞氣)를 보(補)하는 것이 가장 중요한 것이다. 〈丹心〉

여름 달에 찬 것을 많이 먹거나 찬 물이나 빙장(氷漿)을 너무 많이 마셔서 비위(脾胃)를 상(傷)하고 토사(吐瀉)와 곽란(藿亂)등 증세가 되기 때문에 더위를 고치는 약이 대체로 비(脾)를 따뜻이 하며 음식을 소화시키고 습(濕)을 치료하며 소변을 이롭게 하는 것을 많이 쓰는 뜻을 알아야 한다. 〈入門〉

서병(暑病)에 대개 몸이 아프지는 않고, 가끔 있는 것은 조욕(燥浴)할 때에 수습(水濕)이 서로 치기 때문이다. 〈入門〉

서병(暑病)에 향곽산(香藿散)이나 청서화중산(淸暑和中散) 및 만병무우산(萬病無憂散)을 같이 쓴다.

※ 향유산(香薷散)

효능 : 상중(傷中)인 일체의 서병(暑病)과 또는 곽란(藿亂) • 토사(吐瀉)나 또는 혼색(昏塞)해서 기(氣)가 끊어지려고 하는 것을 치료한다.

처방 향유(香薷) 3돈, 후박(厚朴) • 백편두(白扁豆) 각 1돈반을 썰어서 1첩을 지어 술을 약간 넣고 물로 달여서 껍질을 버리고 차게 먹는다. 〈局方〉

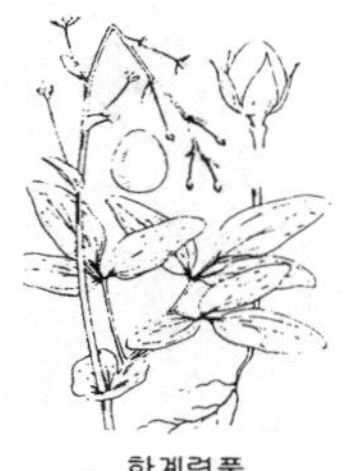
한계령풀

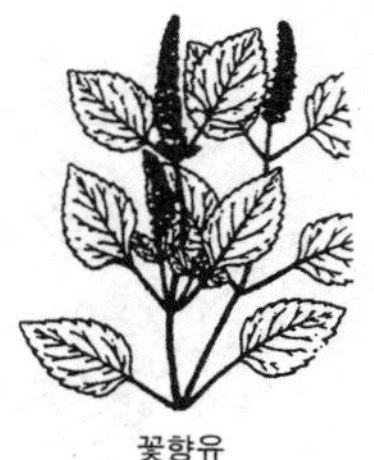
꽃향유

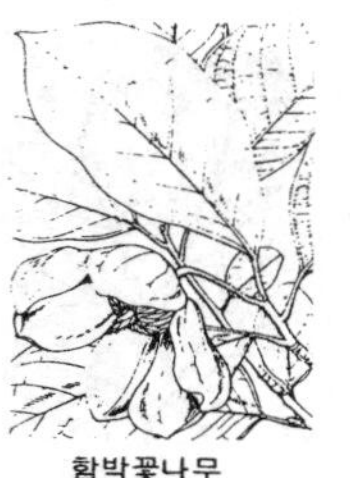
함박꽃나무

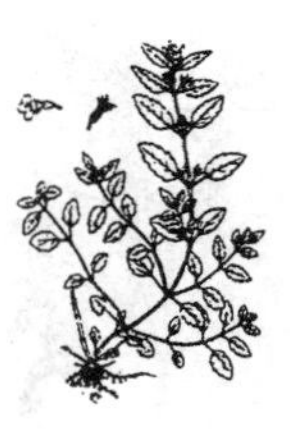
탑꽃

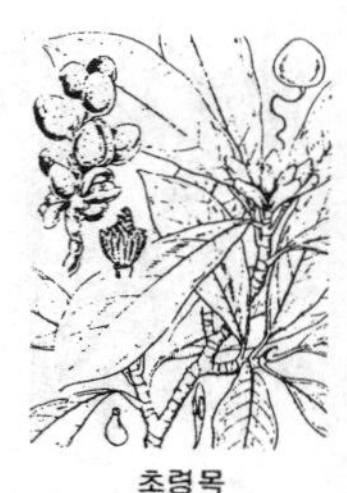
초령목

※ 청서화중산(淸暑和中散)

효능: 중서(中暑)와 상서(傷暑)등 모든 증세를 치료하는데 상강(霜降) 뒤에도 쓰지 말아야 한다.

처방 향유(香薷) 2냥, 저령(猪苓)•택사(澤瀉)•활석(滑石)•초과(草果) 각 1냥반, 황연주초(黃連酒炒)•후박(厚朴)•목통(木通)•차전자초(車前子炒)•지각(枳殼)•축사(縮砂) 각 1냥, 백출(白朮)•적복령(赤茯苓)•진피(陳皮) 각 7돈, 회향(茴香) 5돈, 백편두(白扁豆) 4돈, 목향(木香)•감초(甘草) 각 3돈을 가루로하여 매 2돈을 냉수에 고루 내리거나 또는 1냥을 썰어서 물로 달여 먹는 것도 또한 좋다. 〈醫鑑〉

※ 만병무우산(萬病無憂散)

효능: 여름 달의 곽란(霍亂)과 토사(吐瀉)및 학질(瘧疾)같으면서 학질(瘧疾)이 아니고, 이질(痢疾)같으면서 이질(痢疾)이 아닌 부복수토(不伏水土)등 증세를 전피하고 자주 먹으면 학리(瘧痢)예방도 된다.

처방 향유(香薷)•백편두(白扁豆) 각 2냥, 초과(草果)•황련(黃連)•활석(滑石)•택사(澤瀉) 각 1냥2돈, 지각(枳殼)•목통(木通)•후박(厚朴)•진피(陳皮)•적복령(赤茯苓)•차전자(車前子)•저령(猪苓)•축사(縮砂)각 8돈, 백출(白朮)•회향(茴香) 각 5돈6푼, 목향(木香)•감초(甘草) 각 2돈반을 가루로하여 매 2돈을 곤탕〔滾湯 : 탕수(湯水)에 섞어 흔드는 것〕해서 고루 먹고 또는 맑은 차에 고루 내리는데 미음(米飮)은 피한다. 〈入門〉

단방(單方) (5종)

※ 석고(石膏)

천기(天氣)가 서열(署熱)할 때에 병을 얻으면 석고(石膏)로 주로 치료를 하는 것인데 1냥을 부셔서 달인 즙을 마시면 바로 차도가 있다. 〈仲景〉

※ 향유(香薷)

일체의 서병(署病)과 곽란(藿亂)및 토사(吐瀉)에 달여서 마시고 그 즙을 생으로 먹는 것도 좋다. 〈本草〉

※ 대료(大蓼)

즉 홍초(葒草)인데 열갈(熱渴)과 심민(心悶)한데 달여서 마시고 진한 즙도 마시며 여름 달의 목말라 죽는데도 역시 넣어 치료한다. 〈本草〉

※ 첨과(甜瓜)

더운 달에 먹으면 더위를 먹지 않으니 약간씩 먹는 것이 좋다. 〈本草〉

※ 마통(馬通)

섣달의 말똥 마른 것을 끓여서 즙을 마시면 일체의 서병(署病)을 치료한다. 〈俗方〉

十四. 습(濕)

1. 습(濕)이 수기(水氣)일 경우

습(濕)이란 바로 수기(水氣)의 작용이다. 동남 지방은 웅덩이에 내렸으므로 풍우(風雨)가 허(虛)를 엄습(掩襲)하고 산과 연못이 기(氣)를 훈증해서 사람이 중습(中濕)하기가 쉬우니 습(濕)이 경(經)에 있으면 일포시(日晡時)에 열이나고 코가 막히며, 관절(關節)에 있으면 온몸이 아프고 장부(臟腑)에 있으면 청탁(淸濁)이 섞여서 대변이 유설(濡泄)되고, 소변이 오히려 삽(澁)하고 배가 가득차며 습(濕)과 열(熱)이 서로 치고 싸우면 온몸이 지진 것처럼 노랗게 된다. 〈入門〉

수기(水氣)에 독(毒)이 있어 풍습(風濕)의 동비(疼痺)와 수종(水腫)이 되어서 면황복대(面黃腹大)하며 처음에는 피부와 팔다리부터 들어가서 차차 육부(六腑)에 닿으면 대•소변이 삽(澁)하고 오장(五臟)에 닿으면 증세가 차차 무거워져서 심(心)을 치면 죽게 되는 것이다. 〈本草〉

강과 호수 사이에 노기(露氣)가 장(瘴)이 되고 양쪽 산이 서로 물을 껴서 학기(瘧氣)에 중독되며 하나는 차고 하나는 더운 것이 서로 충격(衝擊)해서 질병이 되는 것이 모두가 습(濕)의 작용이니 사람으로 하여금 한(寒)•열(熱)을 짓고 골육(骨肉)을 소삭(消爍)하게 하는 것이니 이러한 증세는 남쪽이 더욱 심하게 대개 장기(瘴氣)의 종류인 것이다. 〈本草〉

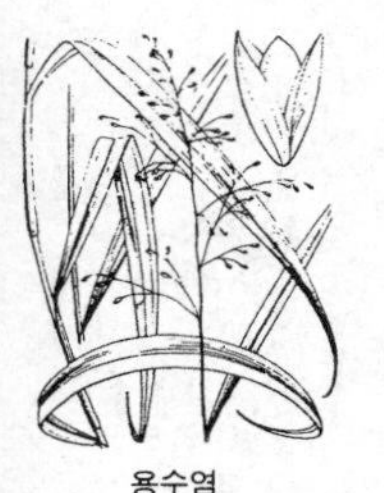
용수염

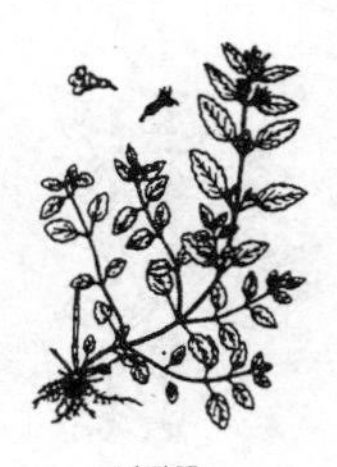
섬탑꽃

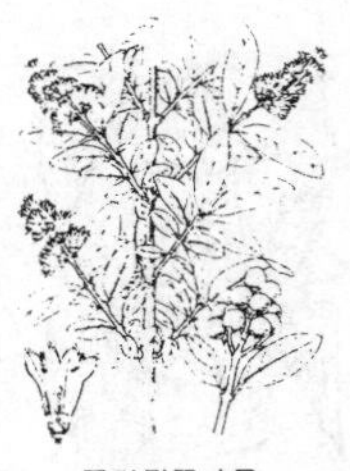
좀털쥐똥나무

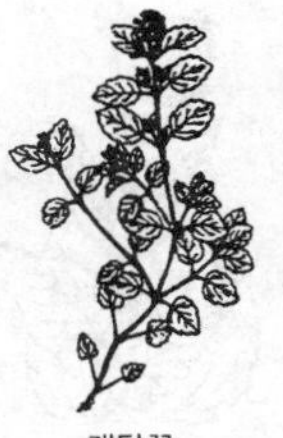
개탑꽃

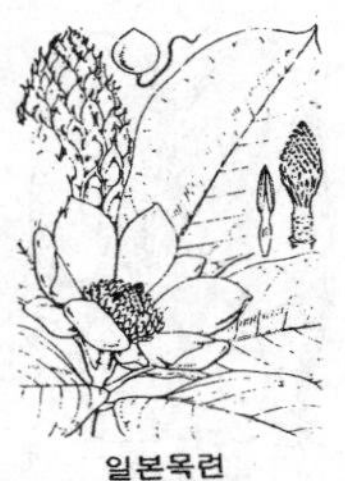
일본목련

2. 무로(霧露)의 기가 장(瘴)이 될 경우

남쪽은 토지(土地)가 비습(卑濕)해서 산에 의지하며 남기(嵐氣)에 닿고 물에 가까우면 습기(濕氣)를 받는다. 〈類聚〉

동남양광(東南兩廣)에 산이 가파르고 물이 악(惡)하며 땅이 습(濕)하고 구포(驅泡)가 열이나면 봄 가을의 시후외(時候外)에는 무독(霧毒)을 감촉(感觸)해서 한(寒)과 열(熱)이 서로 만들고 가슴이 가득차서 먹는 것이 안 들어가니 이것은 장독(瘴毒)이 입과 코를 따라서 들어간 것이다. 평위산(平胃散)이나 승마창출탕(升麻蒼出湯)등을 쓴다. 〈入門〉

남쪽은 땅이 따뜻하기 때문에 태음(太陰)의 때라도 초목(草木)이 노랗게 떨어지지 않고 복칩(伏蟄)하는 물이 폐장(閉藏)하지 않으며 잡종의 독기(毒氣)가 따뜻한 것으로써 나오기 때문에 영남은 중춘(仲春)해서 중하(仲夏)가 되기까지 청초장(靑草瘴)이라는 것이 널리 퍼지고 한 여름부터 한 겨울이 되기까지 황모장(黃茅瘴)이라는 증세가 널리 퍼지니 그 치료 방법은 상한(傷寒)과 똑같은 것인데 오직 겉과 속을 분별해서 경솔하게 땀을 내리지 않는 것이 좋다. 〈類聚〉

※ 승마창출탕(升麻蒼出湯)

효능 : 영남의 봄 가을 사이에 산람장무(山嵐瘴霧)의 독기(毒氣)를 일으키고 가슴이 가득차서 못먹는 증세를 치료한다.

처방 창출(蒼朮) 1돈반, 반하(半夏) 1돈, 후박(厚朴) • 진피(陳皮) • 지실(枳實) • 길경(桔梗) • 천궁(川芎) • 목통(木通) • 승마(升麻) • 시호(柴胡) 각 7푼, 황련(黃連) • 목향(木香) • 황금(黃芩) • 감초(甘草) 각 5푼을 썰어서 1첩을 지어 생강 5쪽을 넣어 물로 달여 먹는다. 〈名醫〉

※ 신출산(神朮散)

효능 : 무로(霧露)와 산풍장기(山風瘴氣)에 잘 맞아서 두통(頭痛)과 항강(項强)하는 것을 치료한다.

처방 창출(蒼朮) 3돈, 천궁(川芎) • 백지(白芷) • 세신(細辛) • 고본(藁本) • 강활(羌活) • 감초(甘草) 각 1돈을 썰어서 1첩을 지어 생강 3쪽과 파 2뿌리를 넣어 물로 달여 먹는다. 〈入門〉

3. 맥법(脈法)일 경우

습(濕)에 상(傷)한 맥(脈)은 가늘고 머무른다. 〈入門〉

습열(濕熱)의 맥(脈)은 느리고 크다. 〈脈訣〉

또한 삽(澁)하고 또는 가늘고 또는 머물고 또는 느린 것은 모두가 중습(中濕)때문인 것임을 단정할 수 있다. 〈脈訣〉

맥(脈)이 뜨고 느린 것은 습(濕)이 겉에 있는 것이고, 잠기고 느린 것은 습(濕)이 속에 있다. 〈脈訣〉

맥(脈)이 현(弦)하면서 느리고 또는 느리면서 뜨는 것은 모두 풍습(風濕)이 서로 치고 있는 것이다. 〈脈經〉

목이 아프고 맥(脈)이 잠긴 것은 중습(中濕)이며 맥(脈)이 뜬 것은 풍습(風濕)이 되는 것이다. 〈活人〉

4. 습기(濕氣)가 사람을 침습(侵襲)하여도 알지 못할 때

풍(風)과 한(寒)및 서(暑)가 사람을 심히 상하면 갑자기 습기(濕氣)가 훈습(熏襲)해도 사람은 많이 깨닫지 못하는 것이니 그의 밖에서부터 들어간 것은 긴 여름의 울열(鬱熱)할 때에 산과 못이 기(氣)를 찌는데 비를 견디고 습(濕)한 곳을 가면 땀이 흘러 옷을 적셔서 요각(腰脚)의 종통(腫痛)이 많고 안에서부터 얻은 증세는 생냉(生冷)한 주면(酒麵)이 비(脾)에 체해서 습(濕)과 울(鬱)과 열(熱)을 낳으면 두종(肚腫)과 배가 차는 것이 많은 것이니 서북쪽 사람은 내습(內濕)이 많고 동남쪽 사람은 외습(外濕)이 많다. 〈入門〉

신을 신은 채로 습(濕)을 받는 일이 제일 행왕좌와(行往左臥)가 모두 부지불식(不知不識)한 중에도 훈염(熏染)되어서 체하면 천수(喘嗽)가 되고 지〔漬 : 잠겨있다는 것〕하면 구토가 되며 삼〔滲 : 물이 배에 들어가는 것〕하면 설사(泄瀉)가 되고 넘치면 부종(浮腫)과 습어(濕瘀)가 되며 열이 있으면 노랗게 되며 습(濕)이 온몸에 둘리면 몸이 무겁게 되며 관절(關節)에 들어가면 한 몸이 모두 통습(痛濕)하고 담연(痰涎)이 모이면 혼모(昏冒)해서 사람을 몰라보게 된다. 〈直指〉

5. 무로청탁(霧露淸濁)의 사(邪)가 중감(中感)될 때

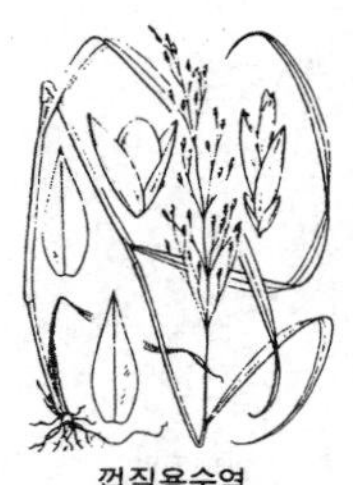
껍질용수염

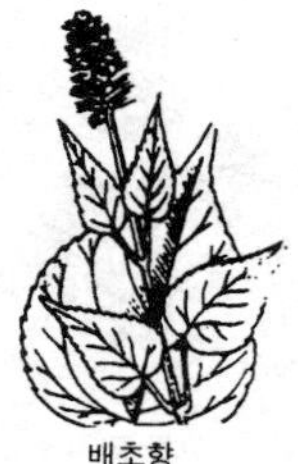
배초향

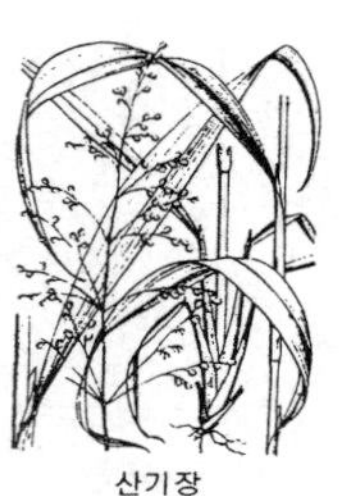
산기장

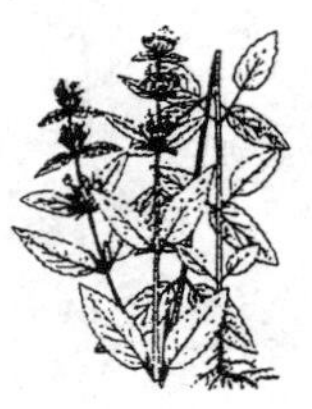
두메탑꽃

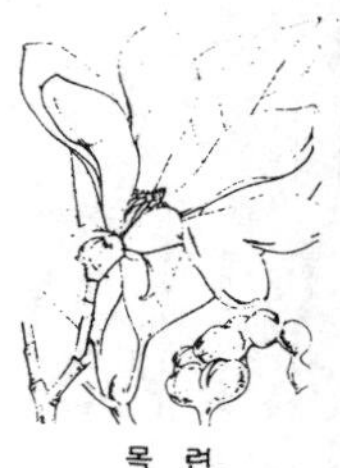
목 련

촌구음맥(寸口陰脈)이 긴(緊)한 것은 무로(霧露)의 탁사(濁邪)가 하초소음(下焦少陰)의 분에 잘 맞는 증세이니 이름을 혼음(渾陰)이라고 하는데 기(氣)가 아무렇게나 나오고 또는 배가 아프며 설사를 하니 이중탕(理中湯)이나 사역탕〔四逆湯 : 처방은 모두 한문(寒門)〕을 쓰고 촌구양맥(寸口陽脈)이 긴(緊)하고 또는 대색(帶濇)한 증세는 무로(霧露)의 청사(淸邪)가 상초태양(上焦太陽)의 분에 중감(中感)된 것이니 이름을 결양(潔陽)이라고 하는데 무로(霧露)의 기(氣)가 중독 되어서 열이나고 머리가 아프며 목이 뻣뻣하고 경(頸)이 경련하며 허리가 아프고 무릎 밑이 저리는데 구미강활탕(九味羌活湯)이나 곽향정기산(藿香正氣散)을 쓴다.

음양맥(陰陽脈)이 같이 긴(緊)한 것은 위와 아래의 이초(二焦)가 함께 사(邪)에 들은 것이니 반드시 토해낸 다음에 맥(脈)이 긴(緊)하지 않고 손발이 따뜻하면 낫고 만약 음양맥(陰陽脈)이 구긴(俱緊)하고 입속에서 기(氣)가 나며 진구(唇口)가 마르고 게을러서 눕기를 잘하며 발이 차고 콧물이 흐르며 설태(舌台)가 끼게 되니 함부로 치료하지 말아야 한다. 〈入門〉

6. 화열(火熱)이 습(濕)을 낳을 경우

습(濕)이 원래는 토기(土氣)인데 화열(火熱)이 능히 습토(濕土)를 낳기 때문에 여름이 더우면 만물이 습윤(濕潤)하고 가을이 서늘하면 만물이 마르는 것이니 무릇 열(熱)이 불울(怫鬱) 때문에 습(濕)을 낳고 습(濕)으로 인해서 담(痰)을 낳기 때문에 이진탕(二陳湯)에 주금(酒芩)•강활(羌活)•방풍(防風)을 더해서 풍(風)을 없애고 습(濕)을 돌게되니 풍(風)은 능히 습(濕)을 이긴다. 〈丹心〉

대개 습(濕)이 병이 되는 것은 열에서 나고 열기(熱氣)가 흔히 겸한 병을 하게 된다. 〈鉤玄〉

습병(濕病)은 원래 저절로 낫지 않고 화열(火熱)이 불울(怫鬱)해서 수액(水液)이 잘 통하지 못하며 머물러서 수습(水濕)을 낳게 된다. 〈鉤玄〉

6•7월경에 습냉(濕冷)이 크게 다니면 조금(燥金)이 습열(濕熱)의 사(邪)를 받아서 한수(寒水)의 생화(生化)되는 근원을 끊게 되며 신(腎)이 휴손(虧損)해서 위궐(痿厥)의 병이 크게 되고 허리의 밑으로 위연(痿軟)하고 탄탄(癱瘓)해서 못 움직이고 걸어 다니는 것이 정확하지 못하며 양발이 비틀어지기 때문에 청조탕(淸燥湯)으로 주로 치료한다. 〈正傳〉

7. 습병(濕病)이 상한(傷寒)과 유사(類似)할 경우

중습(中濕)•풍습(風濕)•습온(濕温)이 모두 상한과 비슷한 데 중습(中濕)은 풍우습허(風雨襲虛) 때문에 일어나는 것이 산이나 못의 훈증하는 습기(濕氣)가 관절(關節) 속에 흘러들면 한 몸이 모두 아프게 되는 것인데 풍습(風濕)이란 중습(中濕)을 먼저하고 또 상풍(傷風)을 같이 하기 때문에 풍습(風濕)이라 하고 중습(中濕) 때문에 중서(中署)가 되는 증세를 습온(濕温)이라고 한다. 〈活人〉

상한(傷寒)에 다섯가지가 있는데 그 1이 중습이 되니 대개 풍습(風濕)의 기(氣)가 사람에게 중독되면 병이 되어 열이 일어나는데 온병(温病)과 서로 비슷하기 때문에 습온(濕温)이라고 한다. 난경(難經)에 말하기를 습온(濕温)의 맥(脈)이 양(陽)은 유(濡)하고 약하며 음(陰)은 작고 급하다. 〈活人〉

8. 습병(濕病)의 7종일 경우

중습(中濕)•풍습(風濕)•한습(寒濕)•습비(濕痺)•습열(濕熱)•습온(濕温)•주습(酒濕)이 있고 또한 파상습(破傷濕)이 있다. 〈活人〉

◎ 중습(中濕)

얼굴빛이 뜨고 빛이나면 이것은 중습(中濕)이다. 〈內經註〉

중습(中濕)의 맥(脈)이란 잠기면서 약간 느린데 대체로 습(濕)이 비(脾)에 돌아가는 것을 좋아하고 관절(關節)에 흐르기를 잘하니 들어 맞으면 사람으로 하여금 배가 가득차고 권태를 느끼게 하고 사지(四肢)와 관절(關節)이 아프며 번거롭고 또는 온몸이 무거워지며 오래 되면 부종(浮腫)하고 천만 혼모(喘滿 昏冒)해서 사람을 몰라보며 풍(風)을 끼면 어지럽고 구세하며 한(寒)을 끼면 연권(攣拳)하고 당기며 아프다. 〈得效〉

밖으로 중습(中濕)하는 증세는 또한 산람장기(山嵐瘴氣)를 느끼고 또는 우습(雨濕)과 증시(蒸氣)를 입고 또는 멀리가서 물을 건너고 습한 땅에 오래 누워서 얻는 것이다.

안으로 중습(中濕)하는 것은 생냉(生冷)이 지나치게 많기 때문에 또한 좋은 맛과 순수한 술이 체하면 비가 허해서 능히 운화(運化)하지 못해서 생기는 것이다. 〈回春〉

중습(中濕)에는 승습탕(勝濕湯)이나 제습탕(除濕湯)

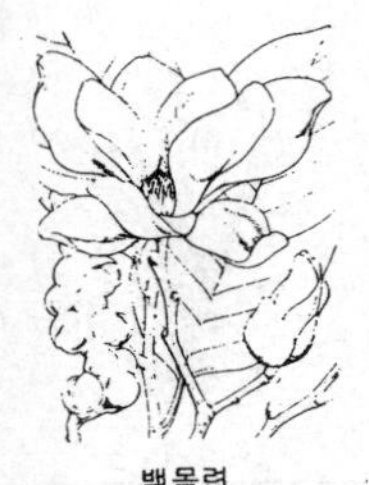
백목련

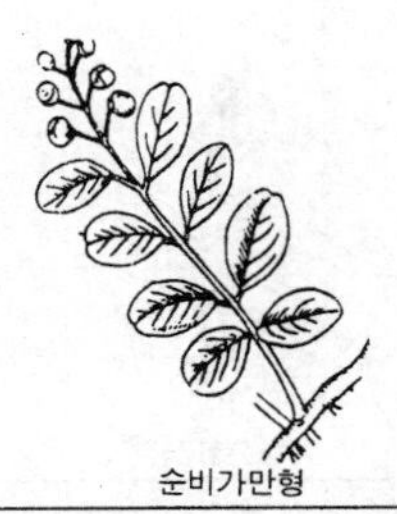
순비가만형

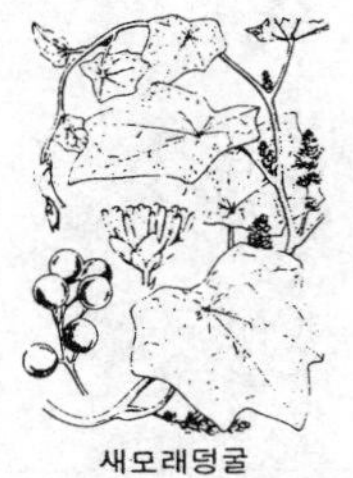
새모래덩굴

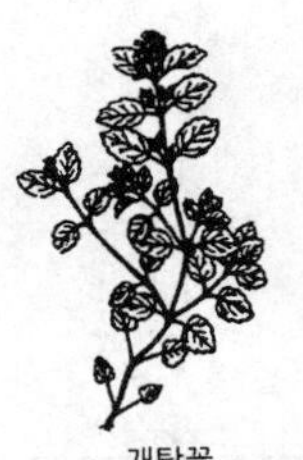
개탑꽃

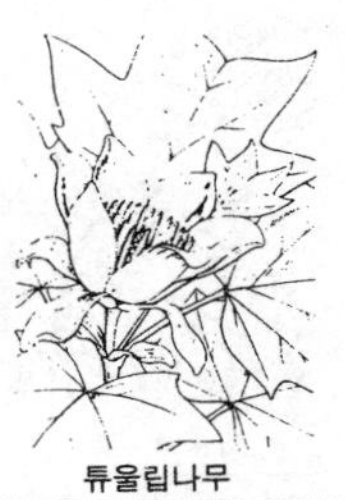
튜울립나무

• 가미출부탕(加味朮附湯) • 백출주(白朮酒) 또는 오령산(五苓散)에 강활(羌活) • 천궁(川芎) • 창출(蒼朮)을 더해서 쓴다.

❊ 승습탕(勝濕湯)

효능 : 습한 땅에 앉거나 눕고 또는 우로(雨露)의 침습(侵襲)한 것이 되어서 몸이 무겁고 다리가 약하며 설사하는 증세를 치료한다.

처방 백출(白朮) 3돈, 인삼(人蔘) • 백작약(白芍藥) • 건강(乾薑) • 부자포(附子炮) • 계지(桂枝) • 백복령(白茯苓) • 감초(甘草) 각 7푼반을 썰어서 1첩을 지어 생강 5쪽과 대추 2개를 넣어 물로 달여 먹는다. 〈濟生〉

❊ 제습탕(除濕湯)

효능 : 중습(中濕)에 온몸이 무겁게 되는 것을 치료한다.

처방 창출(蒼朮) • 후박(厚朴) • 반하(半夏) 각 1돈반, 곽향(藿香) • 진피(陳皮) 각 7푼반, 감초(甘草) 5푼을 썰어서 1첩을 하여 생강 7쪽과 대추 2개를 넣어 물로 달여 먹는다. 〈得効〉

❊ 가미출부탕(加味朮附湯)

효능 : 중습(中濕)의 모든 증세를 치료한다.

처방 부자포(附子炮) 2돈, 백출(白朮) • 적복령(赤茯苓) • 감초초(甘草炒) 각 1돈반을 썰어서 1첩을 지어 생강 7쪽, 대추 2개를 넣어 1일 2번씩 물로 달여 먹고 몸의 비기(痺氣)가 나타나면 3번씩 먹으면 혼모증(昏冒症)이 있을 것이니 경괴(驚怪)할 필요는 없다. 대개 부자(附子)와 백출(白朮)이 모두 같이 껍질속에 돌고 다녀서 수기(水氣)를 쫓기 때문이다. 〈得効〉

❊ 백출주(白朮酒)

효능 : 중습(中濕)에 입을 다물고 인사불성(人事不省)이 되는 증세를 치료한다.

처방 백출(白朮) 1냥을 썰어서 주(酒) 2잔과 같이 달여 반쯤 되거든 그대로 먹고 술을 먹지 못하면 물로 달여 먹는다. 〈得効〉

◎ 풍습(風濕)

태양경(太陽經)의 풍습(風濕)이 서로 치는 것을 감염해서 뼈마디가 번동(煩疼)한 증세는 습기(濕氣)다. 습(濕)하면 관절(關節)이 이롭지 못하기 때문에 아픈 것이며 당겨서 굽히거나 펴지를 못하기 때문에 아픈 것이 당겨서 굽히거나 펴지를 못하는 것은 풍(風)이고, 땀이 나고 몸이 차며 맥(脈)이 잠겨 들고 짧아지며 소변이 맑고 세지 않는 증세는 한(寒)이 막힌 것이며, 악풍(惡風)한 사람은 겉이 허한 것이고, 작은 종기가 나는 증세는 양기(陽氣)가 돌지 못하는 것이니 감초부자탕(甘草附子湯)이나 출부탕(朮附湯) • 백출부자탕(白朮附子湯) • 마행억감탕(麻杏薏甘湯)을 쓴다. 〈活人〉

풍습(風濕)의 증세는 풍(風)이 이기면 위(衛)가 허하고 땀이 나며 단기(短氣)하고 악풍(惡風)해서 옷을 벗으려고 하지 않는다. 습이 이기면 소변이 흐르지 않고 또는 몸이 약간 종기가 나니 방기황기탕(防己黃芪湯) • 강부탕(羌附湯) • 제습강활탕(除濕羌活湯)을 쓴다. 〈入門〉

묻기를 「풍(風)과 습(濕)이 서로 치면 한 몸이 모두 아프게 되는데 방법으로 보아서 당연히 땀이 나서 풀리는 것이나 천음우습(天陰雨濕)할 때를 맞이하면 의원이 땀을 내야 한다고 하는데 땀을 내도 병이 낫지 않는 것은 어째서인가?」

답하기를 「땀을 내서 땀이 너무 많이 나는 것은 다만 풍기(風氣)만 가고 습기(濕氣)는 남아 있기 때문에 낫지 않는 것이다. 혹시 습(濕)과 풍(風)을 치료하는 데 땀을 내서 땀을 어렴푸시 나려고 하는 것은 풍습이 모두 없어진 것이다.」〈仲景〉

풍습(風濕)이 서로 치면 뼈마디가 번통(煩痛)하고 당기고 아픈며 손을 대면 아픈 것이 더한다. 〈入門〉

❊ 감초부자탕(甘草附子湯)

효능 : 풍습(風濕)을 치료한다.

처방 계지(桂枝) 4돈, 감초(甘草) • 부자포(附子炮) • 백출(白朮) 각 1돈을 썰어서 1첩을 지어 물로 달여 먹고 약간의 땀을 내면 바로 풀린다. 〈入門〉

❊ 출부탕(朮附湯)

효능 : 치료 방법은 위에서와 같다.

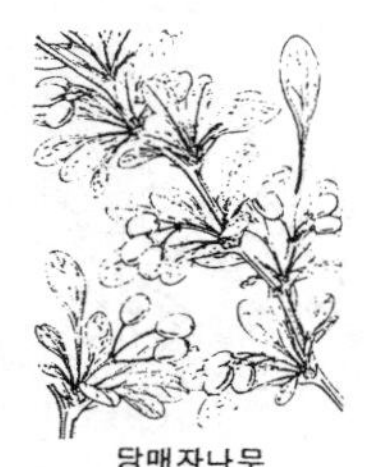
당매자나무

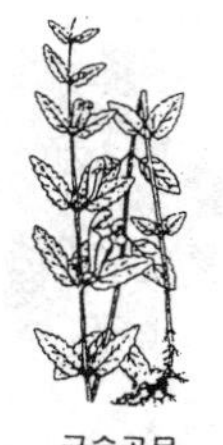
구슬골무

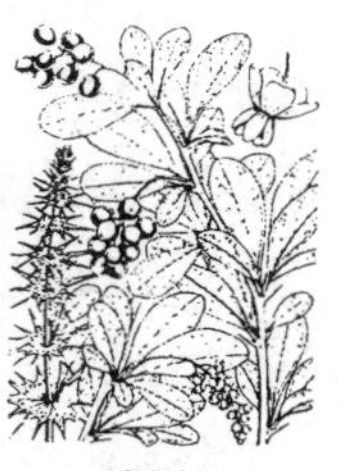
매자나무

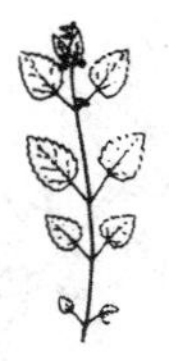
들깨잎골무

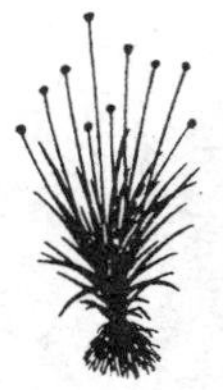
검정개수염

처방 백출(白朮) 3돈, 부자(附子) 2돈, 감초(甘草) 1돈을 썰어서 1첩을 지어 생강 3쪽과 대추 2개를 넣어 물로 달여 먹는다. 〈入門〉

※ 백출부자탕(白朮附子湯)

효능 : 풍습(風濕)때문에 몸이 번통(煩痛)해서 능히 전측을 못하는 때 치료한다.

처방 백출(白朮) 3돈, 부자포(附子炮) • 감초구(甘草炙) 각 1돈을 썰어서 1첩을 지어 생강 7쪽과 대추 2개를 넣어 물로 달여 먹는다. 〈仲景〉

※ 마행의감탕(麻杏薏甘湯)

효능 : 풍습(風濕)으로 몸이 아파서 전측(轉側)을 못하고 일포시(日晡時)에는 더욱 심한 것을 치료한다.

처방 마황(麻黃) • 의이인(薏苡仁) • 행인(杏仁) • 감초(甘草) 각 1돈을 썰어서 1첩을 지어 물로 달여 먹는다. 〈入門〉

※ 방기황기탕(防己黃芪湯)

효능 : 풍습(風濕)으로 몸이 무겁고 아프며 저절로 땀이 나는 것을 치료한다.

처방 방기(防己) • 황기(黃芪) 각 3돈, 백출(白朮) 2돈, 감초(甘草) 1돈반을 썰어서 1첩을 지어 생강 3쪽과 대추 2개를 넣어 물로 달여 먹는다. 〈正傳〉

※ 강부탕(羌附湯)

효능 : 풍습(風濕)이 서로 치기 때문에 지체(肢體)가 당기고 아프며 부종(浮腫)하는 것을 치료한다.

처방 강활(羌活) • 부자포(附子炮) • 백출(白朮) • 감초(甘草) 각 1돈반을 썰어서 1첩을 지어 생강 5쪽을 넣어 물로 달여 먹는다. 〈丹心〉

※ 제습강활탕(除濕羌活湯)

효능 : 풍습(風濕)이 서로 쳐서 한 몸의 진통(盡痛)하는 것을 치료한다.

처방 창출(蒼朮) • 고본(藁本) 각 2돈, 강활(羌活) 1돈반, 방풍(防風) • 승마(升麻) • 시호(柴胡) 각 1돈을 썰어서 1첩을 지어 물로 달여 먹는다. 〈醫鑑〉

일명 제풍습강활탕(除風濕羌活湯)이라고도 한다. 〈東垣〉

◎ 한습(寒濕)

무릇 습(濕)으로 소변이 붉고 목이 마르는 증세를 열습(熱濕)이라 하고 소변이 맑고 목이 마르지 않는 증세를 한습(寒濕)이라 한다. 〈入門〉

한(寒)과 습(濕)이 서로 쳐서 몸이 차고 아픈 데 삼습탕(滲濕湯) • 가제제습탕(加劑除濕湯) • 생부제습탕(生附除濕湯) • 치습중화탕(治濕中和湯) • 오적산〔五積散 : 처방은 모두 한문(寒門)에 있음〕 • 창출복전산(蒼朮復煎散)을 쓴다.

허리 밑이 차고 무거우며 또는 아픈 증세를 신착증(腎着症)이라고 하는데 신착탕(腎着湯)을 쓴다.

※ 삼습탕(滲濕湯)

효능 : 한습(寒濕)에 상(傷)하게 되어서 몸이 무겁게 되서 물속에 앉은 것 같고 소변이 삽(澁)하며 대변이 흐르는 것을 치료한다.

처방 적복령(赤茯苓) • 건강포(乾薑炮) 각 2돈, 창출(蒼朮) • 백출(白朮) • 감초(甘草) 각 1돈, 귤홍(橘紅) • 정향(丁香) 각 5푼을 썰어서 1첩을 지어 생강 3쪽과 대추 2개를 넣어 물로 달여 먹는다. 〈局方〉

또는 창출(蒼朮) • 반하국(半夏麴) 각 2돈, 후박(厚朴) • 곽향(藿香) • 진피(陳皮) • 백출(白朮) • 백복령(白茯苓) 각 1돈, 감초(甘草) 5푼을 조제법과 먹는 방법은 위와 같다. 〈丹心〉

※ 가제제습탕(加劑除濕湯)

효능 : 습(濕)에 상해서 몸이 무겁고 허리가 아프며 사지가 미냉구역(微冷嘔逆)하고 당설(溏泄)하는 증세를 치료한다.

처방 적복령(赤茯苓) • 건강(乾薑) 각 2돈, 창출(蒼朮) • 백출(白朮) • 감초(甘草) 각 1돈, 귤홍(橘紅) • 계피(桂皮) • 후박(厚朴) 각 5푼을 썰어서 1첩을 지어 생강 3쪽과 대추 2개를 넣어 물로 달여 먹는다. 〈直指〉

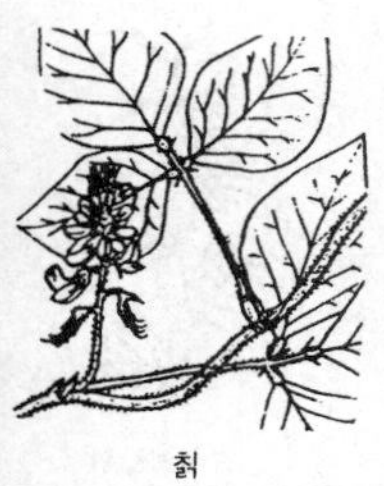
칡

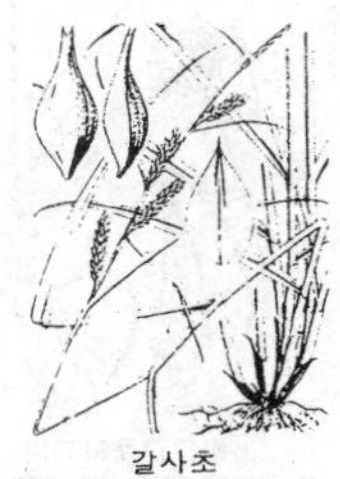
갈사초

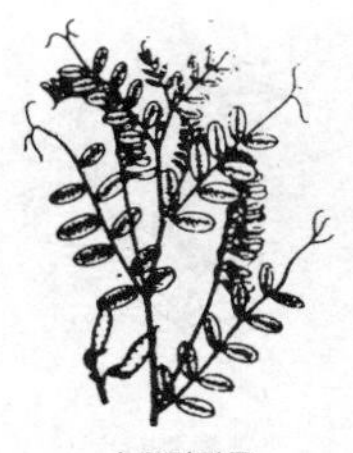
숲갈퀴덩굴

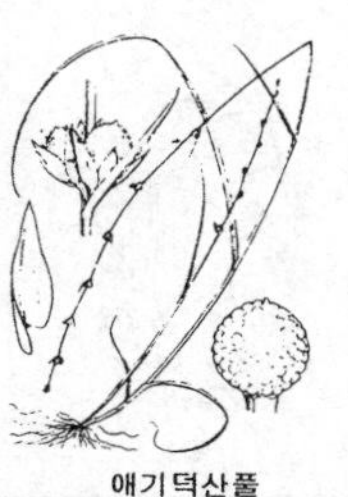
애기덕산풀

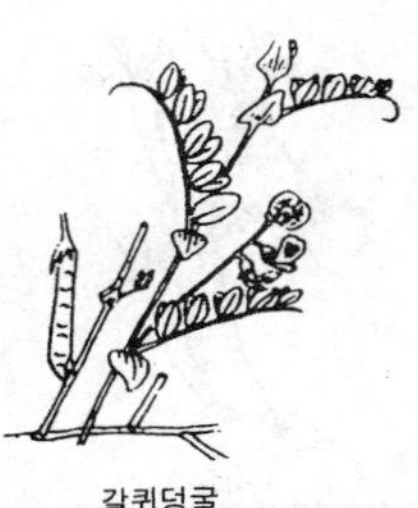
갈퀴덩굴

❋ 생부제습탕(生附除濕湯)

효능 : 한습(寒濕)을 치료한다.

처방 창출(蒼朮) 2돈, 부자생(附子生) • 백출(白朮) • 후박(厚朴) • 목과(木瓜) • 감초(甘草) 각 1돈을 썰어서 1첩을 지어 생강 10쪽을 넣어 물로 달여 먹는다. 〈直指〉

❋ 치습중화탕(治濕中和湯)

효능 : 한습(寒濕)을 치료한다.

처방 창출초(蒼朮炒) 2돈, 백출(白朮) • 진피(陳皮) • 적복령(赤茯苓) • 건강포(乾薑炮) • 후박(厚朴) • 감초구(甘草炙) 1돈을 썰어서 1첩을 지어 생강 3쪽과 등심(燈心) 한 줌을 넣어 물로 달여 먹는다. 〈集要〉

❋ 창출복전산(蒼朮復煎散)

일명 창출복전탕(蒼朮復煎湯)

효능 : 한습(寒濕)이 서로 합해서 지체(肢體)가 아프고 걸어가는 것이 힘이없는 증세를 치료한다.

처방 창출(蒼朮) 4냥, 강활(羌活) 1돈, 시호(柴胡) • 고본(藁本) • 백출(白朮) • 택사(澤瀉) • 승마(升麻) 각 5푼, 황백(黃柏) 3푼, 홍화(紅花) 1푼을 썰어서 먼저 물 3잔으로 창출(蒼朮)을 달여 2잔이 되거든 모든 약을 넣어서 다시 달여 1잔을 만들어 찌꺼기는 버리고 공복에 더웁게 먹는다. 〈黃垣〉

◎ 습비(濕痺)

풍문(風門)에 상세한 설명이 나와있다.

◎ 습열(濕熱)

대기(大氣)속에 습열(濕熱)로 병이 되는 것이 10의 8, 9가 되는 것이다. 〈丹心〉

내경(內經)에 말하기를「습(濕)때문으로 머리가 동여맨 것 같고 또한 습열(濕熱)이 없어지지 않으면 큰 근육이 당겨서 짧고 작은 근육이 늘어져서 길다 했으니 당겨서 짧은 병은 구(拘)가 되고 늘어져서 긴 증세는 위(痿)가 된다.」

대근(大筋)이 열(熱)을 받으면 수축이 되서 짧고 소근(小筋)이 습(濕)을 얻으면 끌어서 길어지니 짧은 것은 구련(拘攣)해서 펴지 못하는 것이며, 긴 것은 위약(痿弱)해서 힘이 없다. 〈內經註〉

습(濕)이란 증세는 토탁(土濁)의 기(氣)이고 머리는 모든 양(陽)이 모이는 곳이니 그 자리가 높고 그 기가 맑으며 그 몸이 허하기 때문에 총명(聰明)이 거기에 매인 것인데 습기(濕氣)가 훈증되면 맑은 길이 안 통하고 무겁게 잠기어서 상결(爽決)하지 못해서 어떤 물건을 뒤집어 쓴 것과 같으니 시기를 놓치고 치료를 못하면 습울(濕鬱)이 열이 되고 열이 막아서 가지 않으면 피를 상(傷)하고 근(筋)을 기르지 못하기 때문에 대근(大筋)이 구련(拘攣)하고 습(濕)이 근(筋)을 상하면 능히 뼈를 묶지 못하기 때문에 소근(小筋)이 위약(痿弱)하게 된다. 〈丹心〉

습(濕)이 이기면 근(筋)이 위(痿)하고 열이 이기면 근(筋)이 줄어드는 것이니 실(實)한 증세는 삼화신우환(三花神佑丸)을 쓰고 허한 증세는 청조탕(清燥湯)을 쓴다. 〈入門〉

기(氣)가 있어서 화(火)와 같은 것이 다리 밑에서 일어나 배에 들어가는 증세는 습울(濕鬱)이 열을 이루어 생긴 것이니 창출(蒼朮) • 황백(黃柏) • 우슬(牛膝) • 방기(防己)로 환을 지어 먹거나 또는 이묘환(二妙丸) • 가미이묘환(加味二妙丸) • 단창출환(單蒼朮丸)을 쓴다. 〈正傳〉

머리가 동여맨 것 같은 증세는 창출고(蒼朮膏)가 제일 신기하고 습병(濕病)에 뱃속이 온화하고 음식을 잘먹어도 병이 머리속에 있고 차갑고 습(濕)하기 때문에 코가 막히는데 약을 콧속에 넣으면 낫는 것인데 과체(瓜蔕)가루를 콧속에 불어 넣어서 노란 물이 나오면 효과가 있다. 〈仲景〉

❋ 단창출환(單蒼朮丸)

효능 : 자주 먹으면 습(濕)을 없애며 근골(筋骨)을 웅장하게 하고 눈을 밝게 한다.

처방 창출(蒼朮) 1근을 뜨물에 담가서 썰어 햇볕에 말린 다음에 반근을 사내 아이 오줌에 담가서 1밤을 재워서 함께 불에 발려 가루루 하고 신국호(神麴糊)에 녹두알 크기의 환을해서 백탕(白湯)에 70알을 삼켜 내리고 또는 백복령(白茯苓) 6냥을 더하면 더욱 좋다. 또는 가루로 해서 매 2돈을 공복에 염탕(鹽湯)이나 술에 고루 내려도 좋다. 〈入門〉

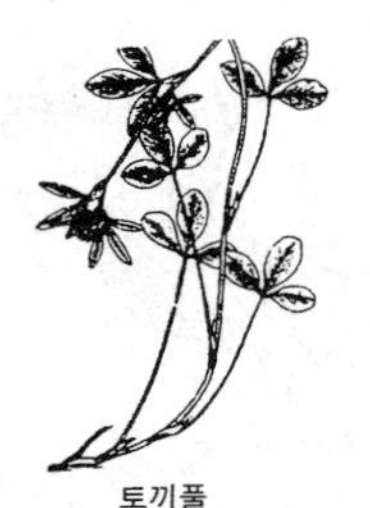
토끼풀

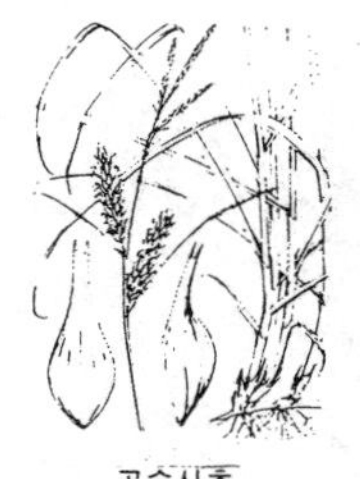
곱슬사초

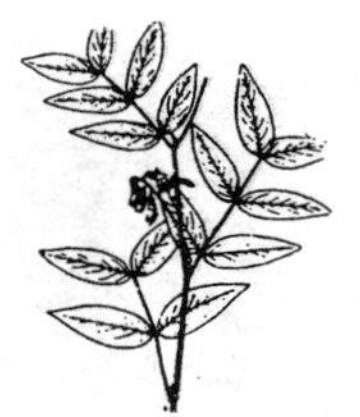
좀네잎갈퀴

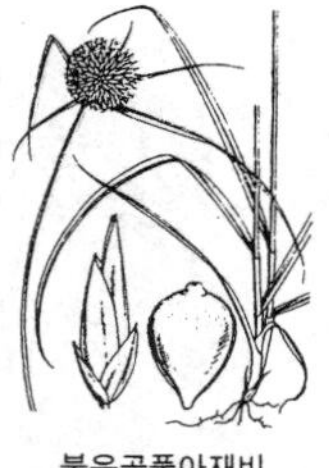
붉은골풀아재비

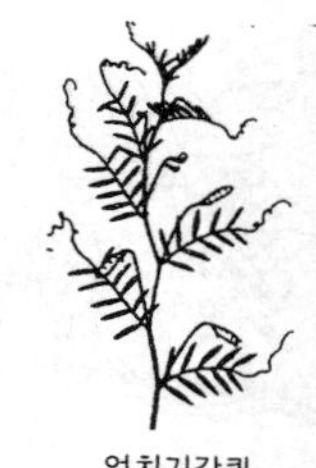
얹치기갈퀴

※ 이묘환(二妙丸)

효능 : 습열(濕熱)을 치료한다.

처방 창출(蒼朮)과 황백(黃柏)을 등분 가루로하여 물방울에 환을 만들어 먹는다. 〈丹心〉

◎ **습온(濕溫)**

습온(濕温)이란 증세는 양쪽 종아리(脛)가 역냉(逆冷)하고 흉복(胸腹)이 가득하고 땀이 많아서 머리가 아프며 실없는 말을 하는데 일찌기 습(濕)에 상(傷)하고 겸해서 중서(中署)까지 해서 더위와 습(濕)이 서로 치면 습온(濕温)을 일으키고 그 맥(脈)이 양(陽)은 유하고 약하며 이음(陰)은 작고 급하니 치료가 태양(太陽)에 있으므로 땀을 못내는 증세인데 땀을 내면 반드시 말을 못하고 귀가 먹으며 아픈 곳을 알지 못하고 몸이 푸르며 얼굴빛이 변하게 되니 이름을 중갈(中暍)이라고 하는데 이러한 증세로 죽은 사람은 의원이 잘못한 때문이다. 창출백호탕(蒼朮白虎湯)으로 주로 치료한다. 〈活人〉

어떤 사람이 여름에 병을 얻었는데 가슴과 복에 땀이 많고 두 발이 역냉(逆冷)하며 헛소리를 하는 것을 진찰해 보니 맥(脈)이 관전(關前)은 유(濡)하고 관후(關後)는 촘촘하니 이것은 습온(濕温)인데 대개 먼저 더위에 상(傷)하고 다음에 습(濕)을 받은 것이다. 먼저 인삼백호탕(人蔘白虎湯)을 쓰고 다음에 창출백호탕(蒼朮白虎湯)을 쓰니 발이 차차 따뜻해지고 땀이 차차 그치면서 3일만에 나았다. 〈本事〉

또 한사람이 병들었는데 몸에 땀이 나고 두 발이 차서 무릎밑까지 이르고 배가 가득차며 인사불성(人事不省)이 되고 육맥(六脈)이 작고 약하면서 급하니 손조(孫兆)가 말하기를 「이 병은 더위에 상해서 경(脛)이 냉(冷)한 즉 비(臂)도 냉(冷)한 법인데 양(陽)이 미궐(微厥)한 것이라 하고 오령산(五苓散)이나 백호탕(白虎湯)을 써서 나았다. 무릇 음병(陰病)에 경(脛)이 미궐한 것임을 아는 것이다.」〈孫兆〉

습온(濕温)에 창출탕(蒼朮湯)이나 복령백출탕(茯苓白朮湯)을 쓴다.

습온(濕温)이 중서(中署)와 더불어 같으되 다만 몸이 서늘하고 목이 마르지 않는 증세이다. 〈活人〉

※ 영출탕(苓朮湯)

효능 : 더위를 참고 비를 만나서 서울(暑鬱)이 일어나면 사지(四肢)가 어질지 못하고 반신(半身)이 불수(不遂)가 되며 또는 목욕탕에 들어가서 어지럽고 거꾸러지며 입과 눈이 비뚤어지고 손과 발이 어질지 못한 증세이니 모두 습온(濕溫)의 종류이다.

처방 적복령(赤茯苓) • 백출(白朮) • 건강(乾薑) • 택사(澤瀉) • 계심(桂心) 각 1돈을 썰어서 1첩을 지어 물로 달여 먹는다. 〈得効〉

※ 복령백출탕(茯苓白朮湯)

효능 : 습온(濕溫)을 치료한다.

처방 적복령(赤茯苓) • 창출(蒼朮) • 백출(白朮) • 건강(乾薑) • 계심(桂心) • 감초(甘草) 각 1돈을 썰어서 1첩을 지어 물로 달여 먹는다. 〈得効〉

◎ **주습(酒濕)**

주습(酒濕)의 병증세가 역시 비증(痺症)이 되어 입과 눈이 비뚤어지고 반신(半身)이 불수(不遂)가 되서 중풍(中風)과 바슷해서 뻣뻣하고 말이 삽(澁)하니 당연히 습독(濕毒)을 사(瀉)할 것이며, 풍(風)으로 치료해서 땀을 내서는 안 되는 창귤탕(蒼橘湯)을 쓴다. 〈元戌〉

※ 창귤탕(蒼橘湯)

효능 : 주습(酒濕)을 치료한다.

처방 창출(蒼朮) 2돈, 진피(陳皮) 1돈반, 적복령(赤茯苓) • 적작약(赤芍藥) 각 1돈, 황백(黃柏) • 위령선(威靈仙) • 강활(羌活) • 감초(甘草) 각 5푼을 썰어서 1첩을 지어 물로 달여 먹는다. 〈入門〉

◎ **파상습(破傷濕)**

파상(破傷)에 수습(水濕)이 들어가면 입을 다물고 몸이 강직하게 되는데 모려하(牡蠣蝦)를 가루로 만들어서 부스럼 위에 붙이고 겸해서 가루 2돈을 감초탕(甘草湯)에 고루 먹는다. 〈得効〉

9. 습(濕)에 신통(身痛)이 많고 서(暑)는 신통(身痛)이 없을 때

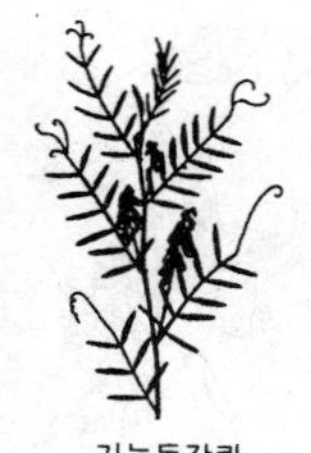
가는등갈퀴

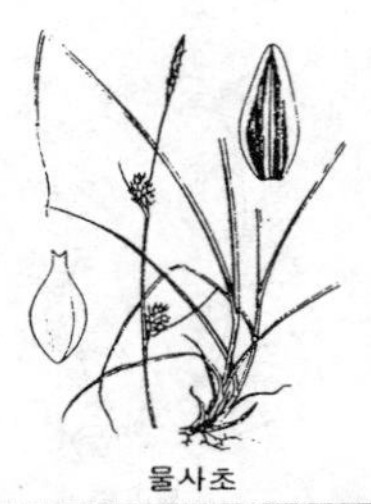
물사초

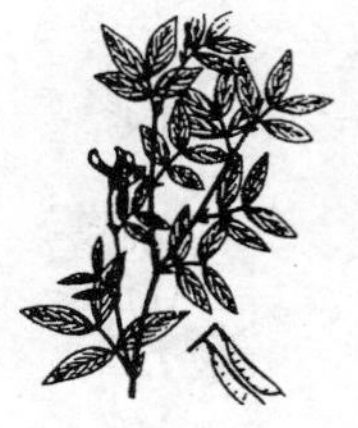
네잎갈퀴

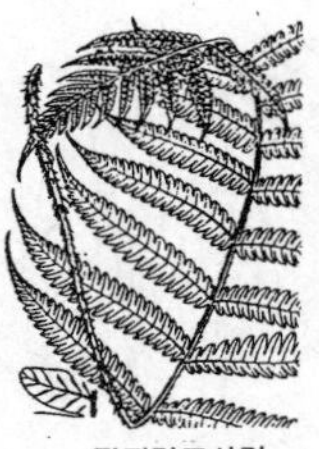
진퍼리고사리

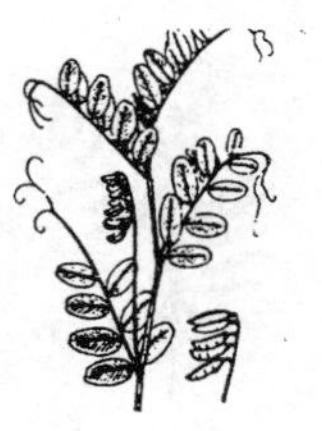
넓은잎갈퀴

더위 병에 몸이 아프지 않는 것은 대개 기(氣)를 상(傷)하고 형(形)을 상(傷)하지 않았기 때문이다. 〈入門〉

습병(濕病)에 몸이 많이 아프고 중습(中濕)에 몸이 아파서 전측(轉側)하기가 어려우니 풍습(風濕)의 아픔이란 증세는 한 몸이 모두 아픈 것이다. 〈入門〉

땅의 습기(濕氣)가 감염되면 사람의 피(皮)•육(肉)•근(筋)•맥(脈)을 해하는데 대개 습(濕)이 형(形)을 상하고, 형이 상(傷)하면 아프게 된다. 〈內經〉

습(濕)이 관절(關節)에 흐르면 한 몸이 모두 아픈 것이다. 〈仲景〉

풍습(風濕)이 서로 치며 뼈마디가 번동(煩疼)하는데 습(濕)은 관절(關節)이 이롭지 못한 때문에 아프게 되는 것이며 그것이 당겨서 굽히지도 펴지도 못하는 것은 풍(風)이다. 〈活人〉

10. 습(濕)에 내외(內外)의 다름이 있을 경우

습(濕)이 밖에서부터 들어가는 것이 있고 안에서부터 나가는 것이 있으니 동남지방은 땅이 낮아서 음우(陰雨)와 무로(霧露)가 많으니 습(濕)이 밖에서부터 들어가니 아래로부터 일어나서 중퇴(重腿)와 각기(脚氣)의 질환이 되는 것인데 치료 방법은 당연히 땀으로 흩어야 하는데 오래 치료하면 차차 소통(疎通)을 하고 스며서 새는 것이고, 서북쪽은 땅이 높으니 생냉습면(生冷濕麵)과 음주(陰酒)를 많이 하기 때문에 습기(濕氣)가 안에서 울(鬱)해서 고창(鼓脹)과 부종(浮腫)의 종류가 되니 치료 방법은 2변(二便)을 통리시키는 데 있다. 〈丹心〉

11. 습병(濕病)의 치법(治法)과 통치약(通治藥)

습병(濕病)의 치료 방법이 대개 약간의 땀으로 겉에 일어나며 소변을 통리(通利)하고 위 아래로 그 습(濕)을 나누어 없애는 것이 그 치료 방법이 된다. 〈正傳〉

습(濕)을 치료하는데 소변을 이롭게 하지 아니 하면 치료하는 것이 아니다. 〈仲景〉

습(濕)이 위에서 심하고 열이나면 쓴 것과 따뜻한 것으로 치료하고 달고 신 것으로 도와서 땀을 내고 짐짓 땀을 그치려 하면 평위산(平胃散)으로 주로 치료한다.

습(濕)이 위에 있으면 당연히 약간의 땀으로 풀어야 하고 땀이 많아서는 안되기 때문에 마황(麻黃)과 건갈(乾葛)등을 쓰지 않고 방기황기탕(防己黃芪湯)으로 약간의 땀을 낸다. 〈丹心〉

습(濕)이 중앙과 아래에 있으면 소변을 새게하니 이것은 담삼(淡滲)으로 치료하는 것인데 오령산(五苓散)이 주로 치료한다. 〈丹心〉

습(濕)을 치료하는 방법이 소변을 통리하게 하는 것으로 상(傷)을 삼고 비기(脾氣)를 익순(益順)하는 방법으로 다음을 삼는다. 〈直指〉

치습(治濕)하는 것이 생부(生附)나 창출(蒼朮)의 통쾌한 정도의 것이 없으므로 생부탕(生附湯)을 써야 한다. 〈直指〉

치습(治濕)하는 데 평위산(平胃散)을 같이 쓰고 이진탕(二陳湯)에 뽕나무 흰 껍질을 더한 것을 주로 하고 상초습(上焦濕)에는 강활(羌活)•천궁(川芎)•창출(蒼朮)을 더하고, 중초습(中焦濕)에는 저령(豬苓)•복령(茯苓)•택사(澤瀉)를 더하고, 하초습(下焦濕)에는 방기(防己)나 목통(木通)•활석(滑石)을 더하며 열이 있으면 상초(上焦)에는 황금(黃芩)을 더하고 중초(中焦)에는 황련(黃連)을 더하며 하초(下焦)에는 황백(黃柏)을 더한다. 〈入門〉

삼습탕(滲濕湯)을 같이 쓴다.

※ 생부탕(生附湯)

효능 : 상습(傷濕)의 모든 증세를 치료하고 또한 한습을 치료한다.

처방 창출(蒼朮)•두충(杜冲) 각 1돈반, 부자생(附子生)•우슬(牛膝)•후박(厚朴)•건강(乾薑)•백출(白朮)•적복령(赤茯苓)•감초(甘草) 각 7푼을 썰어서 1첩을 하고 생강 3쪽과 대추 2개를 넣어 물로 달여 먹는다. 〈丹心〉

※ 삼습탕(滲濕湯)

효능 : 일체의 습(濕)을 치료한다.

처방 창출(蒼朮)•백출(白朮)•적복령(赤茯苓) 각 1돈반, 진피(陳皮)•택사(澤瀉)•저령(豬苓) 각 1돈, 향부자(香附子)•천궁(川芎)•축사(縮砂)•후박(厚朴) 각 7푼, 감초(甘草) 3푼을 썰어서 1첩을 하여 생강 3쪽과 등심(燈心) 한줌을 넣어 물로 달여 먹는다. 〈回春〉

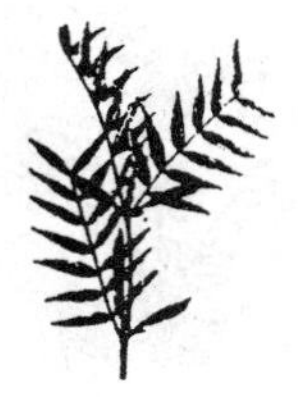
나래완두

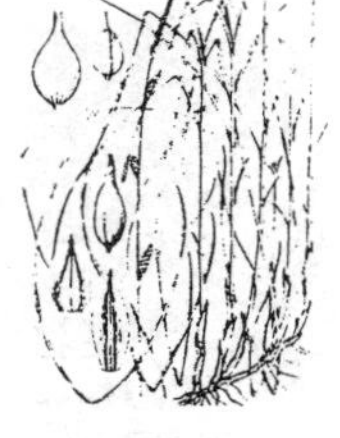
벌사초

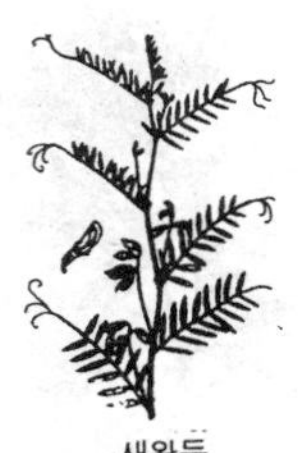
새완두

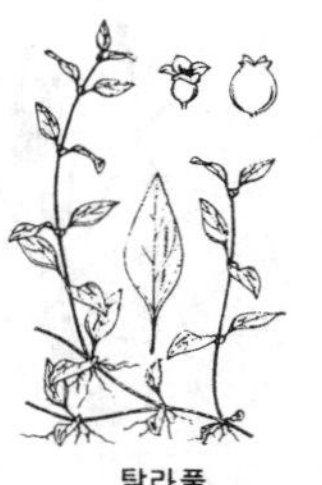
탐라풀

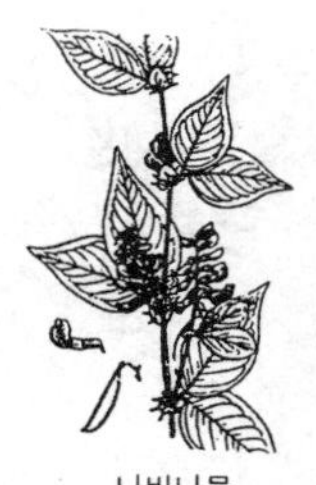
나비나물

12. 습병(濕病)에 한(汗)·하(下) 및 구(灸)하는 것을 금할 경우

무릇 습병(濕病)에 화공(火攻)과 함께 전리(轉利)하는 것을 피하는데 만일 습가(濕家)가 내리면 이마에 땀이 나고 미미(微微)하게 천식(喘息)하고 소변이 나오지 못하면 죽고 밑으로 흘러선 안 그치는 것도 역시 죽는다. 〈仲景〉

습(濕)을 치료하는데 세차게 땀을 내는 것과 불에 굽는 것을 금한다. 〈得効〉

습병(濕病)에 잘못 내리면 천열(喘噦)이 되고 잘못 땀을 내면 치병을 일으켜서 죽게 된다. 〈入門〉

습가(濕家)가 땀을 피하는 것이고 땀을 내면 질병을 일으켜서 죽으며 또 내리지도 않으니 내리면 이마에 땀이 나고 가슴이 가득차고 약간의 기침을 하면서 울고 소변이 임폐(淋閉)해서 치료하기가 어렵다. 〈直指〉

13. 습병(濕病)에 대한(大汗)하면 치(痓)가 될 경우

태양병(太陽病)에 땀을 지나치게 내서 치(痓)가 되고 습병(濕病)에 땀을 많이 내서 역시 치(痓)가 되는 것이니 대개 땀이 너무 많으면 망양(亡陽)이 되어 근(筋)을 기르지 못하기 때문에 근맥(筋脈)이 긴급해서 치(痓)가 되는 것인데 그 증세는 몸에 열이 있고 발이 차며 경항(頸項)이 강급(強急)해서 몹시 차고 때로 두열(頭熱)·면적(面赤)·목적(目赤)이 되고 저절로 두면(頭面)이 흔들리고 마침내는 입을 다물고 등이 뒤틀리는 것이 바로 그것이다.

단방(單方) (15종)

※ 창출(蒼朮)

습(濕)의 상하부(上下部)를 치료하는데 모두 쓴다. 〈丹心〉

상초습(上焦濕)에 창출(蒼朮)을 쓰면 그 공효가 아주 큰 것이다. 〈東垣〉

산람장기(山嵐瘴氣)를 잘 치료한다. 〈東垣〉

혹 탕약이나 또는 산 및 술에 담가서 자주 먹는 것이 아주 신통하다. 〈本草〉

양출(兩朮)을 모두 먹는다.

※ 택사(澤瀉)

습(濕)을 없애는 성약(聖藥)이다. 그 공효가 수(水)를 돌게 하는 데 크게 오령산(五苓散)에 택사(澤瀉)로 군(君)을 삼는 것을 보면 그의 공효를 능히 알 수 있다. 〈本草〉

※ 궁규(芎藭)

비습(卑濕)한 풍기(風氣)를 없애준다. 가루로 먹거나 달여 먹는 데 모두 상부(上部)의 습(濕)을 치료하는데 더욱 좋다. 〈本草〉

※ 방기(防己)

습풍(濕風)으로 입과 얼굴이 비뚤어지는 것을 치료하는데 목통(木通)과 공효(功効)가 같으니 썰어서 달여 먹는 것이 좋다. 〈本草〉

※ 고본(藁本)

무로(霧露)를 물리치는데 목향(木香)과 함께 같이 쓰고 상부(上部)의 습풍(濕風)을 치료하는데 더욱 좋으니 달여 먹는다. 〈本草〉

※ 복령(茯苓)

묽은 맛은 규(竅)를 이롭게 하고 단맛은 양기(陽氣)를 도우니 습(濕)을 없애는 성약(聖藥)이다. 선방(仙方)에 먹는 방법이 있으니 수제(修製)해서 오래 먹으면 좋다. 〈本草〉

※ 구육(龜肉)

습(濕)과 장기(瘴氣)를 치료하니 국을 끓여서 늘 먹으면 좋다.

※ 별육(鱉肉)

습비(濕痺)에 5가지 맛을 섞어서 국을 끓여 먹는다. 〈本草〉

무릇 습병(濕病)에 저육(猪肉)과 별육(鱉肉) 및 라(螺)의 종류가 좋다. 〈本草〉

※ 모과(木瓜)

습비(濕痺)와 요각(腰脚)의 습기(濕氣)를 치료하니 다리거나 환약 또는 생으로 먹어도 모두 좋다. 〈本草〉

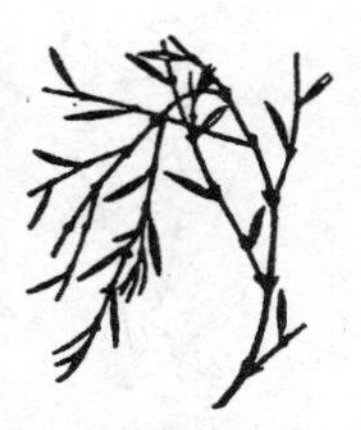
큰옥매듭

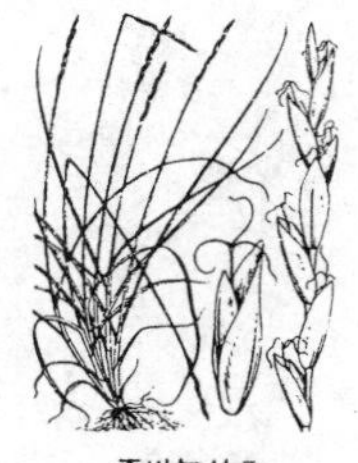
좀바늘사초

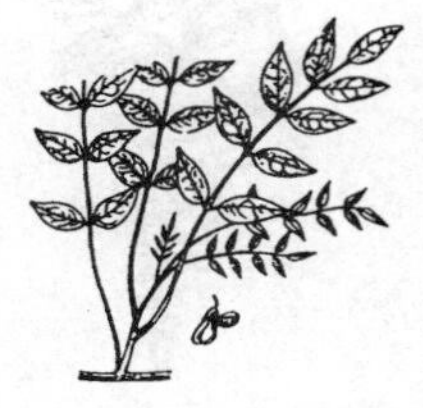
등

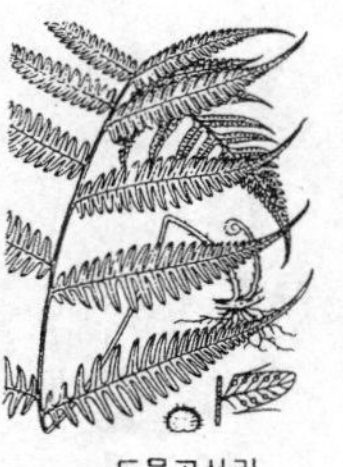
드문고사리

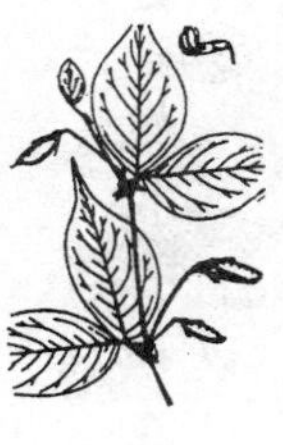
큰나비나물

※ 주(酒)

무로(霧露)의 기(氣)를 물리친다.

옛날에 세 사람이 새벽길을 자주 걷고 안개를 많이 맞았는데 한 사람은 건강하고 한 사람은 병이들고 한 사람은 죽었으니 건강한 사람은 술을 먹었고 병든 사람은 죽(粥)을 먹었고 죽은 사람은 공복(空腹)이었다고 한다. 대개 술이란 것은 능히 무로(霧露)를 막고 사기(邪氣)를 물리치는 것이다. 〈本草〉

※ 저간(猪肝)

습(濕)을 이기니 삶아 먹으면 좋다. 옛날에 민숙(閔叔)이 만소(萬所)에 있으면서 돼지 간을 자주 먹었으니 습병(濕病)이 있는 것이다. 〈本草〉

※ 의이인(薏苡仁)

습(濕)을 없애주고 몸이 가벼워지며 장기(瘴氣)를 이기니 가루로해서 죽을 끓여 자주 먹는다. 옛날에 마원(馬援)이 남쪽을 정벌할 때에 많이 싣고 갔다는 말이 있다. 〈本草〉

※ 시피(豺皮)

냉습비를 치료하니 익혀서 아픈곳에 싸매고 또는 연약한 다리를 싸매는 것이 좋다. 〈本草〉

※ 토저(土猪)

습병(濕病)을 치료하니 삼을 삶아 먹고 또 그 거죽을 깔고 그 위에 앉거나 누우면 습기를 없앤다. 〈本草〉

※ 상지다(桑枝茶)

습기(濕氣)를 없애주니 늘 먹으면 더욱 좋고 또 팥과 같이 죽을 끓여 먹으면 더욱 좋다. 〈本草〉

※ 침구법(鍼灸法)

습병(濕病)에 쑥뜸을 금하는 데 오직 습비(濕痺)와 습열각기(濕熱脚氣)를 통하는 것이 좋은 것이다. 〈俗方〉

一五. 조(燥)

1. 피가 적은 데에서 조(燥)가 일어날 경우

내경(內經)에 말하기를「모든 삽(澁)과 고학(枯涸) 및 건경(乾勁)과 준갈〔皴揭 : 가죽이 말라서 일어나는 것〕이 모두 조(燥)에 드는 것이다.」

화열(火熱)이 이기면 폐금(肺金)이 쇠하고 풍(風)이 나는 것이니 풍(風)이 능히 습열(濕熱)을 이기고 진액(津液)을 소모해서 조(燥)가 되니 양(陽)이 실(實)하고 음(陰)이 허하면 풍열(風熱)이 수습(水濕)을 이겨서 조(燥)가 되는 것이다. 대개 간(肝)이 근(筋)을 주관하는 것인데 풍기(風氣)가 저절로 심하면 또 조열을 더하면 근(筋)이 가장 조(燥)한 것이다. 폐금(肺金)은 수렴(收斂)을 주장하니, 그 맥(脈)이 긴삽(緊澁)하기 때문에 병증(病症)이 경강(勁強)하고 긴급(緊急)하면서 입을 다무는 것이다. 무릇 조(燥)의 증세가 혈액(血液)이 쇠소(衰少)하면 백해(百骸)를 영화롭게 기르지 못하기 때문이다. 〈正傳〉

2. 맥법(脈法)일 경우

조(燥)에 상(傷)하면 맥(脈)이 멸망한다. 〈入門〉

맥(脈)이 긴(緊)하고 삽(澁)하며 또는 뜨고 당기며 또는 규(芤)하고 허(虛)한 것이다. 〈正傳〉

3. 조(燥)가 폐금(肺金)의 병일 경우

조(燥)라는 것은 폐금(肺金)의 근본으로 조금(燥金)이 열을 받게 되면 변해서 조(燥)가 되고 삽(澁)인 것은 풍(風)이 습(濕)이 되면 열(熱)이 진액(津液)을 소모해서 조(燥)가 되므로 밖에서 조(燥)하면 피부가 준갈(皴揭)되고 소양(少陽)하며 속에서 조(燥)하면 정혈이 마르며 위에서 마르면 인비(咽鼻)가 타고 마르며 밑에서 마르며 변과 뇨(尿)가 막히게 되니 당귀승기탕(當歸承氣湯)이 주로 치료한다. 〈類聚〉

내경(內經)에 이르기를 「조(燥)가 이기면 마른다」고 했고 주(註)에 이르기를「조(燥)가 이기면 진액(津液)이 말라 없어지기 때문에 피부가 마른다고 하였다.」

4. 조(燥)에 혈(血)을 양(養)해야 할 경우

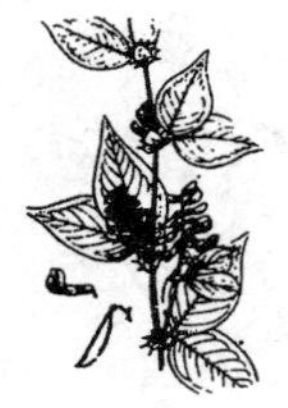
나비나물

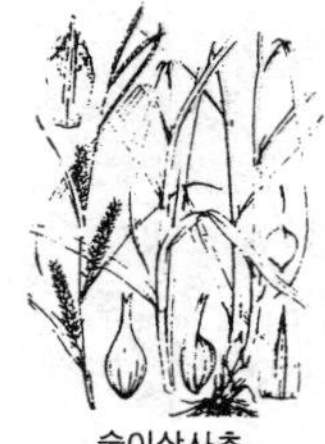
숲이삭사초

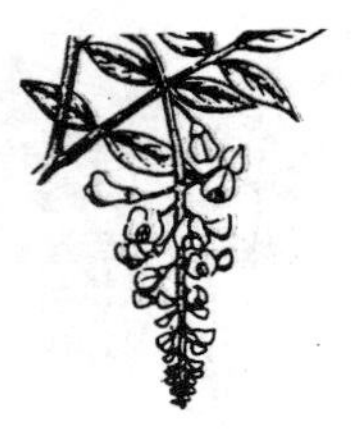
참 등

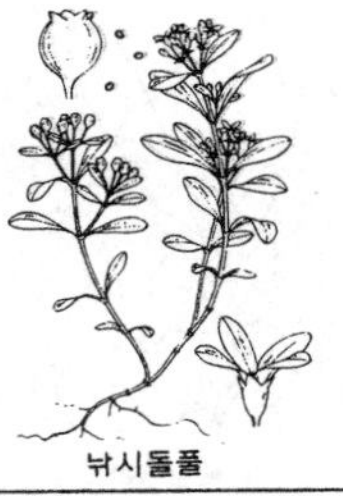
낚시돌풀

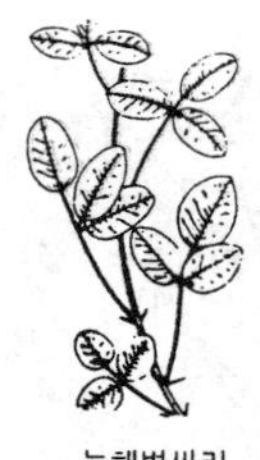
눈해변싸리

경(經)에 말하기를「조(燥)한 것은 윤(潤)해야 한다.」하였으니 이것은 혈(血)을 기른다는 말이다. 쌓인 진액(津液)이 엉기게 되면 능히 기(氣)를 낳고 쌓인 기(氣)가 역시 능히 진액(津液)이 되니 경옥고(瓊玉膏)를 먹는 것이 제일 좋은 것이다.

피부(皮膚)가 일어나고 벌어지며 피가 나고 크게 아프며 또는 피부가 소양(瘙痒)하고 조갑(爪甲)이 떠서 일어나며 마르는 것은 모두 화(火)가 폐금(肺金)을 달궈서 조(燥)가 심한 것이니 사물탕(四物湯)에서 천궁(川芎)을 빼고 생맥산(生脈散)을 합해서 천문동(天門冬)이나 천화분(天花粉)•황백(黃柏)•지모(知母)•주홍화(酒紅花)•생감초(生甘草)의 종류를 더해서 쓴다.〈入門〉

영위(榮衛)가 마르는 것은 습(濕)약으로 윤택하게 해야 하니 이문동(二門冬)이나 인삼(人蔘)•북오미자(北五味子)•구기자(枸杞子)가 모두 맥을 살게하는 약이고, 이황환(二黃丸)도 역시 좋다.〈東垣〉

조병(燥病)에는 당연히 경지고(瓊脂膏)•천문동고(天門冬膏)•지선전(地仙煎)•생혈윤부음(生血潤膚飮)등을 먹어야 한다. 방풍통성산(防風通聖散)이 능히 열을 맑게 하고 조(燥)를 윤택하게 한다.

※ 당귀승기탕(當歸承氣湯)

효능: 조(燥)를 치료하는 특수한 약이다.

처방 당귀(當歸)•대황(大黃) 각 2돈, 망초(芒硝) 7푼, 감초(甘草) 5푼을 썰어서 1첩을 지어 물로 달여서 망초(芒硝)를 넣어 섞어서 먹는다.〈類聚〉

※ 경지고(瓊脂膏)

효능: 조병(燥病)을 치료한다.

처방 생지황(生地黃) 20근을 찧어서 즙을 내고 찌꺼기를 걷어내서 흰 꿀 2근을 끓여 거품을 버리고 녹각교(鹿角膠) 각 1근, 생강(生薑) 2냥을 찧어서 즙을 내고 먼저 약한 불로 지황즙(地黃汁)을 달여 두어번 끓거든 솜으로 걸러서 맑은 즙을 내고 또 20번쯤 되도록 끓여서 녹각교(鹿角膠)를 넣고 다음 수유(酥油)와 꿀을 넣어 또 끓여서 엿과 같이 되거든 자기 그릇에 담아 두고 1~2수저씩 더운 술로 고루 내린다.〈正傳〉

※ 천문동고(天門冬膏)

효능: 조병(燥病)을 치료한다.

처방 천문동〔天門冬 : 생(生)〕을 심(心)을 버리고 찧어 즙을 짜 걸러서 찌꺼기는 버리고 질그릇에 고아 고약처럼 만들어서 1~2수저씩 더운 술로 먹는다.〈正傳〉

※ 지선전(地仙煎)

효능: 치료 방법은 위에서와 같은 것이다.

처방 산약(山藥) 1근을 가늘게 찧고 행인(杏仁) 1되를 갈아서 생우유(生牛乳) 1되와 같이 섞어서 즙을 내고 자기 병에 담아 중탕(重湯)으로 1일동안 끓여서 1~2수저씩 술로 먹는다.〈正傳〉

※ 생혈윤부음(生血潤膚飮)

효능: 조증(燥症)에 피부(皮膚)가 벌어지고 손과 발톱이 마르고 긁으면 가루가 일어나며 피가 나고 아픈 데 쓴다.

처방 천문동(天門冬) 1돈반, 생지황(生地黃)•숙지황(熟地黃)•맥문동(麥門冬)•당귀(當歸)•황기(黃芪) 각 1돈, 주편금(酒片芩)•과루인(瓜蔞仁)•도인니(桃仁泥) 각 5푼, 승마(升麻) 2푼, 주홍화(酒紅花) 1푼, 오미자(五味子) 9립을 썰어서 1첩을 지어 물로 달여 먹는다.〈正傳〉

단방(單方) (4종)

※ 산약(山藥)

생 것이 피부의 마르는 것을 윤택하게 하니 쪄서 먹기도 하고 갈아서 죽으로 쑤어 먹기도 한다.〈湯液〉

※ 우락(牛絡)

죽(粥)을 쑤어서 계속 먹으면 아주 신통하다.〈本草〉

※ 천•맥문동(天•麥門冬)

조병(燥病)을 같이 치료한다. 달여 먹거나 또는 환으로 먹는 것이 좋다.〈本草〉

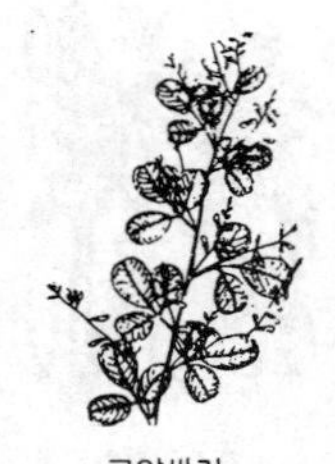
고양싸리

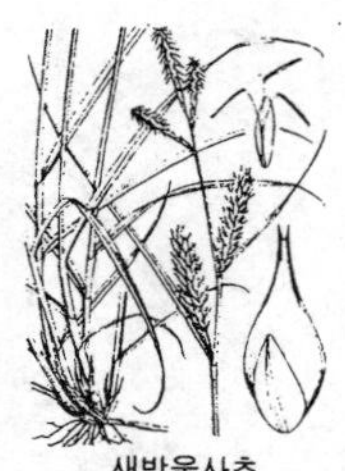
새방울사초

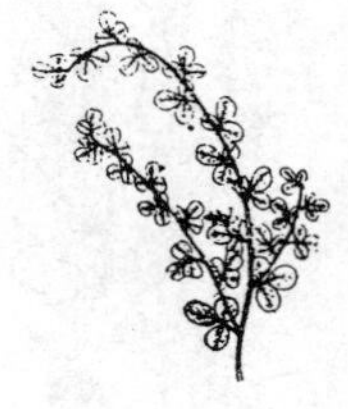
괭이싸리

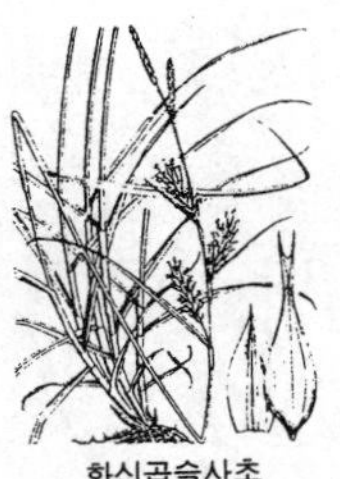
화신곱슬사초

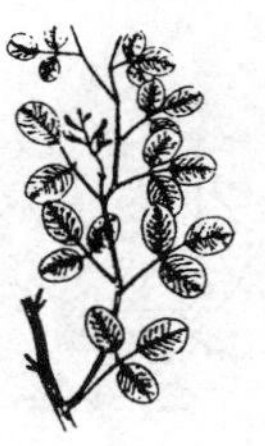
홍쇠싸리

※ 생숙지황(生熟地黃)

모두 생혈(生血)과 윤액(潤液)을 시키니 달여 먹기도 하고 환으로 만들어 먹는 것이 아주 신통하다. 〈本草〉

十六. 화(火)

1. 화(火)에 군(君)·상(相)의 2종이 있을 경우

오행(五行)이 각각 그 성질을 하나씩 지니고 있는데 단지 화(火)만은 둘이 있으니 군화(君火)와 인화(人火)또는 상화(相火)와 천화(天火)의 2가지로서 화(火)는 안이 음(陰)이고, 밖은 양(陽)이므로 움직이는 것을 주장하는 것이다. 이름을 말하면 형(形)과 질(質)이 서로 살아서 오행(五行)에 배합하기 때문에 군(君)이라 하고 자리로 말하면 허무(虛無)한 데서 나서 자리를 지키고 명(命)을 받아서 그의 움직이는 것을 보기 때문에 상(相)이라 한다. 하늘은 물건을 낳는 것을 주장하니 언제나 움직이고 사람도 생(生)이 있으므로 또한 음직이니 언제나 움직인다는 것은 모두 상화(相火)의 소위이다. 〈東垣〉

군화(君火)라는 것은 바로 진심소장(眞心小腸)의 작용이고, 상화(相火)란 바로 심포락삼초기(心包絡三焦氣)의 소위이다. 〈丹心〉

2. 화(火)가 원기(元氣)의 적(賊)이 될 경우

화(火)가 능히 물건을 녹이게 되니 무릇 금(金)을 녹이고, 토(土)를 이지러지게 하여 목(木)을 왕성하게 하고 수(水)를 마르게 하는 것도 모두가 화(火)때문인 것이다. 〈丹心〉

화(火)의 병이 그 피해가 아주 크고 그 변함이 아주 빠르며 그 기세가 아주 창(彰)하고 그 죽는 것이 아주 사나운 것이다. 사람 몸에 두 화(火)가 있는데 군화는 인화(人火)이고, 상화(相火)는 용화(龍火)이며 기(氣)가 사귀는 가운데 있어서 움직이는 것이 많고 조용한 것은 적으니 대체로 움직이는 화(火)에 들고 화동(化動)의 극한 것이니 병에 걸리면 죽게 된다. 〈河間〉

상화(償火)가 오성(五性)을 일으키기 쉬우니 궐양의 화(火)가 서로 부채처럼 움직이면 망동을 한다. 화가 망동(妄動)하면 변하는 것이 막측(莫測)해서 때와 자리를 가리지 않고 진음(眞陰)을 전오(煎熬)하여 음(陰)이 허하면 병들고 음(陰)이 끊어지면 죽게 되는 것이다. 〈東垣〉

또는 장부궐양(臟腑厥陽)의 화(火)가 있으니 5가지 뜻 속에 뿌리를 박고 육욕(六慾)과 칠정(七情)이 격동(激動)되면 화(火)가 따라 일어나서 성을 내며 화(火)가 간(肝)에서 일어나고 취포(醉飽)하면 화(火)가 위(胃)에서 일어나며 방노(房勞)하면 화(火)가 신(腎)에서 일어나고 슬퍼하면 화(火)가 폐(肺)에서 일어나며 심(心)이 군화(君火)의 주가 되니 저절로 타면 죽는다. 〈河間〉

화(火)라는 것은 원기(元氣)와 곡기(穀氣)및 진기(眞氣)의 적(賊)이 된다. 〈東垣〉

3. 맥법(脈法)일 경우

화맥(火脈)이 넓고 촘촘한 것인데 허하면 뜨게 된다. 〈脈訣〉

맥(脈)이 뜨고 넓으며 촘촘하면 허화(虛火)가 있는 것이며, 맥(脈)이 잠기고 실하고 크면 실화(實火)가 있고 넓으며 촘촘한 것이 왼쪽 마디에서 나타나면 심화(心火)가 있고 오른쪽 마디에서 나타나면 폐화(肺火)가 있으며 왼쪽 뼈마디에서 나타나면 간화(肝火)가 있고 오른쪽 뼈마디에서 나타나면 비화(脾火)가 있으며 양척(兩尺)에서 나타나면 신경명문(腎經命門)의 화가 있고 남자의 양척(兩尺)이 넓고 큰 것은 반드시 유정(遺精)이 있으니 음화(陰火)가 성하게 되는 것이다. 〈正傳〉

골증(骨蒸)과 노열(勞熱)의 맥(脈)은 촘촘하고 허하며 열이 있고 삽(澁)하고 작으니 반드시 그 형체를 덜고 땀과 기침을 더하며 약으로 치료하지 못하는 것이다. 〈脈訣〉

허화(虛火)는 뜨고 촘촘하며 실화(實火)는 잠기고 큰 것이니 그의 보이는 데를 따라서 치료하는 데 가늘고 촘촘하면 해롭다. 〈回春〉

4. 오장의 열증(熱症)을 분별할 경우

신열(身熱)이 다섯 가지가 있는데 그 증상이 모두가 다르다. 〈東垣〉

◎ **간열(肝熱)**

간열(肝熱)이란 누르면 기육(肌肉)의 밑이고, 골의 위에 있으니 인시(寅時)와 묘시(卯時)사이가 아주 심하며 그 증세는 사지(四肢)가 만폐(滿閉)되고 변이 어려우며 근(筋)이 반전(反轉)하고 성냄과 놀램이 많으며 근위증

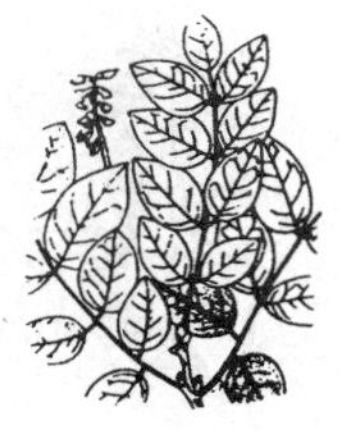
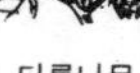
다릅나무

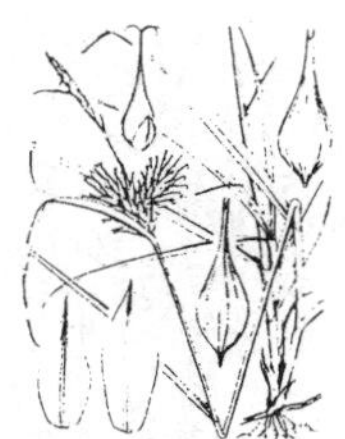
도깨비사초

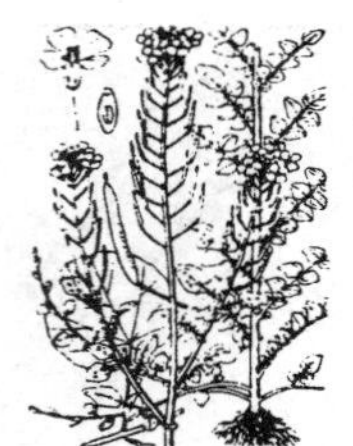
논냉이

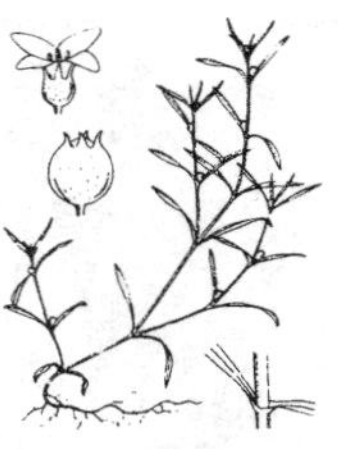
백운풀

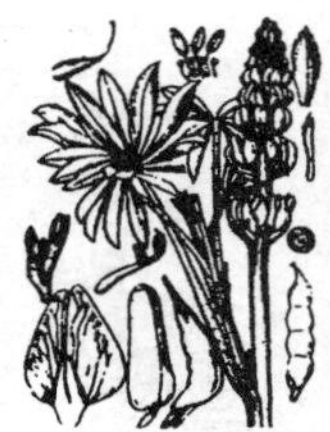
층층이부채꽃

(筋痿症)이 있어서 평상(平床)에서 일어나지 못하니 사청환(瀉靑丸)과 시호음자(柴胡飮子)가 적합한 것이다. 〈東垣〉

◎ **심열(心熱)**

심열(心熱)이란 약간(若干)누르면 피부의 밑과 기육(肌肉)의 위에 있어서 손을 한참 대고 있으면 열의 느낌이 생기는 것인데 약간 누르면 피모(皮毛)의 밑에 열이 약간 있고 힘있게 누르면 아주 열이 없으니 이것은 열이 혈맥(血脈)에 있는 것이므로 한낮에 아주 심하고 그 증세가 심(心)이 번(煩)하고 아프며 손바닥 속이 열이 있되 심하지는 않으니 도적산(導赤散)이나 황연사심탕(黃連瀉心湯)을 쓴다.

◎ **비열(脾熱)**

비열(脾熱)이란 가벼운 손으로 만지면 열이 없고 무겁게 눌러서 근골(筋骨)에 닿아도 역시 열이 없으며 가볍지도 무겁지도 않아 가벼운 손과 무거운 손의 사이에 있으면 열이 있으니 이것은 기육에 있으면서 밤이 되면 아주 심하고 그 증세는 반드시 게으르고 눕기를 좋아하며 사지(四肢)를 오므리지 못하고 움직일 힘이 없으니 실열(實熱)이면 사황산(瀉黃散)이나 조위승기탕(調胃承氣湯)을 쓰고 허열(虛熱)이면 인삼황기산(人蔘黃芪散)이나 보중익기탕(補中益氣湯)을 쓴다.

◎ **폐열(肺熱)**

폐열(肺熱)이란 가볍게 누르면 나타나고 무겁게 누르면 아주 없으며 벌벌 떨면서 모피(毛皮)의 위에 나타나고 해가 기울어지면 아주 심한데 그것은 바로 피모(皮毛)의 열인 것이다. 그 증세는 반드시 기침을 하고 오싹 오싹 한열(寒熱)이 오고가는데 가벼우면 사백산(瀉白散)이나 인삼지골피산(人蔘地骨皮散)을 쓰고 무거운 것은 백호탕(白虎湯)이나 양격산(涼膈散)을 쓴다. 〈東垣〉

◎ **신열(腎熱)**

신열(腎熱)이란 가볍게 누르면 열이 없고 무겁게 눌러서 뼈에 닿으면 그 열이 손을 찌는 것과 같고 불과 같으며 뜨하는 것과 같다. 그 증세는 뼈에 벌레가 먹는 것 같고 뼈가 곤열(困熱)해서 못 견디고 또한 잠자리에서 못 일어나니 자신환(滋腎丸)이나 육미지황환(六味地黃丸)을 쓴다. 〈東垣〉

※ 시호음자(柴胡飮子)

효능 : 간열(肝熱)을 치료한다.

처방 시호(柴胡) • 황금(黃芩) • 인삼(人蔘) • 당귀(當歸) • 적작약(赤芍藥) • 대황(大黃) • 감초(甘草) 각 1돈을 썰어서 1첩으로 지어 생강 3쪽을 넣어 물로 달여 먹는다. 〈丹心〉

※ 인삼지골피산(人蔘地骨皮散)

효능 : 폐열(肺熱)을 치료한다.

처방 인삼(人蔘) • 지골피(地骨皮) • 시호(柴胡) • 생지황(生地黃) • 황기(黃芪) 각 1돈반, 지모(知母) • 석고(石膏) 각 1돈, 적복령(赤茯苓) 5푼을 썰어서 1첩으로 하여 생강 3쪽을 넣어 물로 달여 먹고 또 장(臟)속의 적냉(積冷)과 영(榮)속의 열을 치료하니 맥(脈)을 누르면 모자라고 들면 남아있는 데 이것은 양(陽)이 남아있고 음(陰)은 모자라는 까닭이다. 〈入門〉

5. 손을 눌러서 열(熱)의 천심(淺深)을 분별할 경우

손으로 어루만지는 것이 3가지 방법이 있으니 가벼게 누르면 열이 있고 무겁게 누르면 열이 없는 것은 열이 피모(皮毛)와 혈맥(血脈)에 있는 것이고, 무겁게 눌러서 근골(筋骨)이 나누어지면 열이 손을 찌는 듯한 열이 있고 가볍게 어루만지면 열이 없는 것은 열이 근골(筋骨)사이에 있는 것이며, 가볍게 어루만지면 열이 없고 무겁게 어루만져도 역시 열이 없으며 가볍거나 무겁지도 않게 누르면 열이 있으니 이것은 열이 근골(筋骨)의 위와 모피(毛皮)또는 혈맥(血脈)의 밑에 있는 것이니 즉 열이 기육(肌肉)에 있는 것이다. 삼황환(三黃丸)으로 깨끗이 치료한다. 〈東垣〉

가벼운 손으로 누르면 열이 심하고 무거운 손으로 누르면 열이 심하지 않는 것은 열이 살 겉에 있는 것인데 맑게 해야 하고, 무거운 손으로 누르면 열이 심해서 손을 태우는 것 같고 가벼운 손으로 누르면 열을 느끼지 못하는 이것은 열이 기육(肌肉)의 안에 있는 것이니 당연히 흩어버려야 한다. 〈正傳〉

6. 장부(臟腑)의 열(熱)이 있는 곳을 살펴야 할 경우

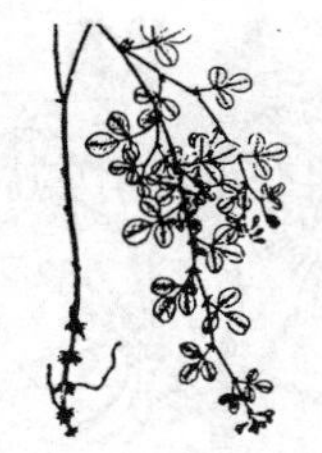
노랑개자리

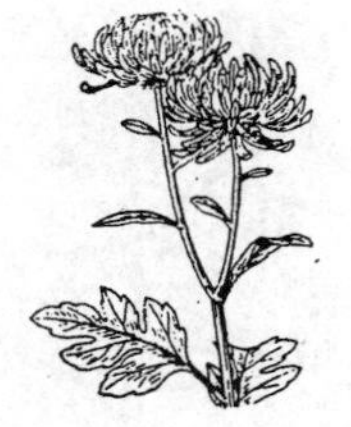
국 화(菊花)

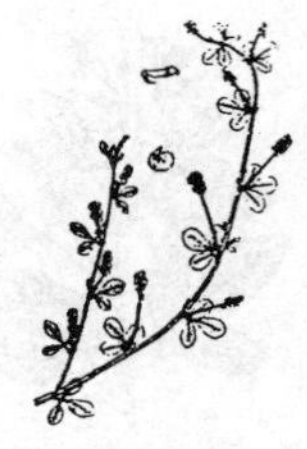
잔개자리

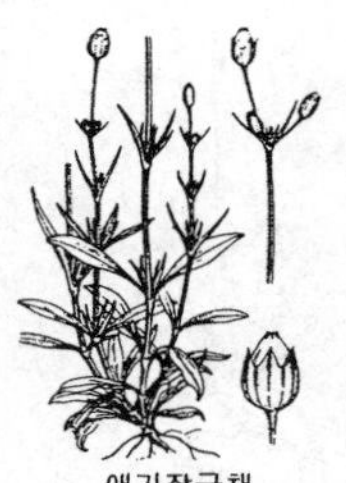
애기장구채

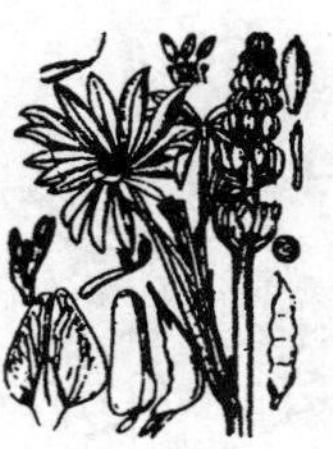
층층이부채꽃

내경(內經)에 말하기를 「심(心)이 열병(熱病)이 되면 이마가 먼저 붉고 비(脾)가 열병(熱病)이 되면 코가 먼저 붉으며 간(肝)이 열병(熱病)이 되면 왼뽁이 먼저 붉고 폐(肺)가 열병(熱病)이 되면 오른볼이 먼저 붉으며 신(腎)이 열병(熱病)이 되면 턱이 먼저 붉게 되는 것이다. 심(心)이 폐(肺)가 가슴과 등의 사이에 있으니 심(心)에 열이나면 가슴이 열이나고 폐(肺)가 열이나면 등이 열이 있는 것이다. 간(肝)과 담(膽)이 갈비의 안에 있으니 간담(肝膽)에 열이 있으면 갈비가 역시 열이 있는 것이다. 위(胃)가 배꼽 위에 있기 때문에 위(胃)가 열이 있으면 배꼽 그 위의 부분에 열이 있는 것이다. 신(腎)이 허리에 붙었으니 신(腎)에 열이 있으면 허리가 역시 열이 있는 것이다. 장(腸)이 배꼽밑에 있으니 장(腸)에 열이 있으면 배꼽 이하가 열한 것이다.」〈綱目〉

7. 화열(火熱)에 허와 실이 있을 경우

음식을 잘 먹고 열이 있으면 입과 혀가 마르고 대변이 어려운 것은 실열(實熱)이니 신 것이나 쓴 것 또는 아주 찬 약으로 써내려서 열을 사(泗)하고 음(陰)을 보해야 되는 것인데 맥(脈)이 넓고 성하며 힘이 있는 것이 바로 그 증세이다. 〈東垣〉

음식을 잘 먹지 못하고 열이나며 저절로 땀이 나고 기가 짧은 증세는 허열(虛熱)이니 닫고 차거운 약으로써 열(熱)을 사(瀉)하고 기(氣)를 보할 것이니 맥(脈)이 허약하고 힘이 없는 것은 바로 그 증세이다. 〈東垣〉

오장(五臟)은 음(陰)에 드는데 주관하는 것들이 모두 형(形)이 있으니 골(骨)•육(肉)•근(筋)•혈(血)•피(皮)•모(毛)가 바로 그것이다. 이 오장(五臟)은 본래 음(陰)이 많은 것인데 그러면서 열이 오히려 이기는 것은 실열(實熱)이 되는 것이다. 혹시 뼈가 위약(痿弱)하여 육(肉)이 소삭(消爍)하고 근(筋)이 이완(弛緩)하고 혈(血)이 말라 버리고 가죽이 오므라지고 털이 빠지면 음(陰)이 모자라고 열병(熱病)이 있는 것이니 이것은 허열(虛熱)이다. 〈海藏〉

맥(脈)이 실(實)하고 촘촘한 것은 실열(實熱)이다. 〈丹心〉

실화(實火)는 안과 밖이 모두 열이 있으니 입이 말라서 낮과 밤으로 조열(潮熱)되고 대•소변이 막히는 것은 열이 겉에 있는 것이니 강활충화탕(羌活沖和湯)으로 쓰고 열이 속에 들어간 것은 조위승기탕(調胃承氣湯)을 쓰며 조갈(燥渴)된 증세는 백호탕(白虎湯)을 쓴다.

허화(虛火)로 조열(潮熱)이 사이에 막히게 되고 입은 마르면서 목이 마르지 않는 증세는 인삼지골피산(人參地骨皮散)이나 또는 보중익기탕(補中益氣湯)에 작약(芍藥)과 황백(黃柏)을 첨가해서 써야 된다. 〈入門〉

실화(實火)는 사(瀉)해야 하니 황연해독탕(黃連解毒湯)등을 쓰고 허화(虛火)는 보해야 하니 생감초(生甘草)나 인삼(人蔘)및 백출(白朮)의 종류를 쓴다. 〈丹心〉

8. 열(熱)에 주야(晝夜)의 다름이 있을 경우

낮의 열은 양(陽)의 25도에 다니니 시호음자(柴胡飮子)를 쓰고 야(夜)의 열은 음(陰)의 25도에 돌고 있기 때문에 이러한 경우에는 사순청량음(四順淸涼飮)을 써야 된다. 〈海藏〉

아침에 열이 나는 것은 열이 양(陽)에서 돌아다니는 부분에 있고 폐기(肺氣)가 주관하기 때문에 백호탕(白虎湯)으로 기(氣)속의 화(火)를 사(瀉)하고 해질 무렵에 조열(潮熱)하는 것은 열이 음(陰)에소 돌아다니는 부분에 있으니 신기(腎氣)가 주관하기 때문에 지골피산(地骨皮散)으로 혈(血)속의 화(火)를 사(瀉)한다. 〈海藏〉

밤에는 조용하고 낮에 열이 나는 증세는 열이 기(氣)의 분기점에 있는 것이니 소시호탕(小柴胡湯)에 치자(梔子)•황련(黃連)•지모(知母)•지골피(地骨皮)를 더해 쓰고, 낮에는 조용하고 밤에 열이 나는 증세는 열이 혈(血)의 분기점에 있는 것이니 사물탕(四物湯)에 지모(知母)•황백(黃柏)•황련(黃連)•치자(梔子)•시호(柴胡)•목단피(牡丹皮)를 더해서 쓰고, 낮이나 밤으로 함께 열이 나는 증세는 열이 기(氣)와 혈(血)의 분기점에 있는 것이니 사물탕(四物湯)에 소시호탕(小柴胡湯)을 합하고 황련(黃連)과 치자(梔子)를 더해서 쓴다. 〈回春〉

기(氣)의 분기점에 실열(實熱)은 백호탕(白虎湯)이고, 혈(血)의 분기점에 실열(實熱)은 사순청양음(四順淸涼飮)이며, 기(氣)의 분기점의 허열(虛熱)은 청심연자음(淸心蓮子飮)이고 혈(血)의 분기점의 허열(虛熱)은 자음강화탕(滋陰降火湯)을 쓰는 것이 가장 좋은 방법이다. 〈入門〉

대체로 낮의 병은 기(氣)에 있고 밤의 병은 혈(血)에 있으며 낮에 일어나는 것은 적고 밤에 일어나는 것이 많은 것은 족태양 방광(足太陽膀胱)의 혈(血)속에 뜬 열이 약간의 기(氣)가 있는 것이고, 때때로 일어나며, 때때로

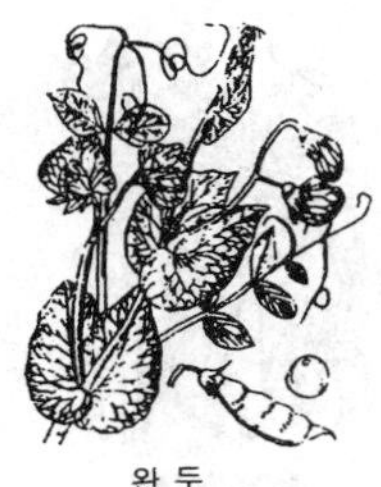
완 두

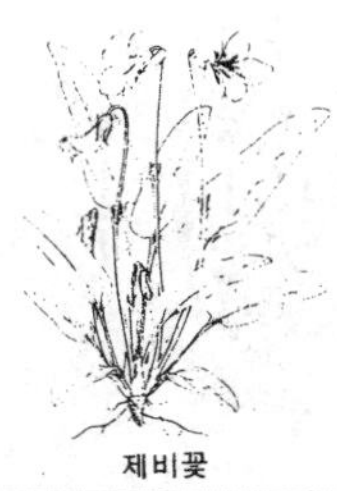
제비꽃

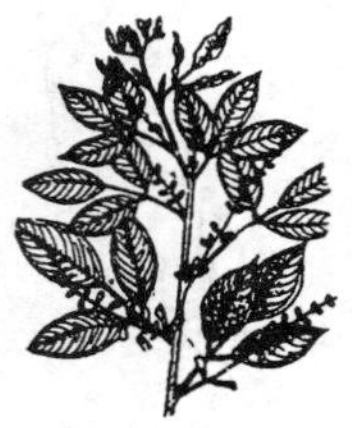
삼색조록싸리

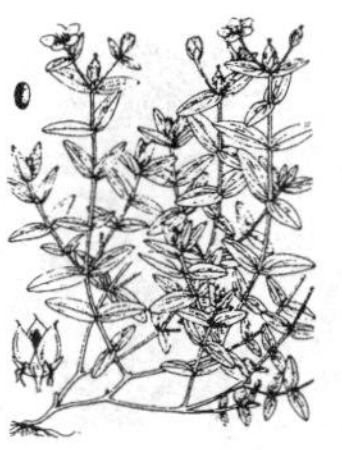
진주고추나물

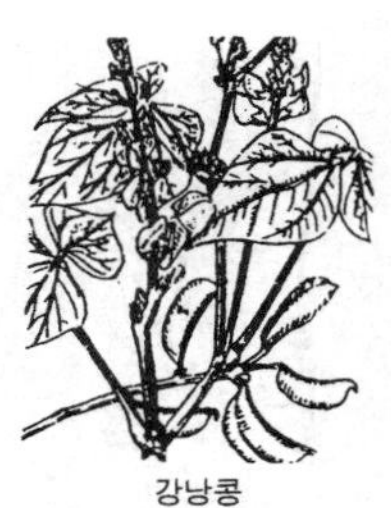
강낭콩

그치는 것은 사기(邪氣)가 겉에도 있지 않고 속에도 있지 않으며 경락(經絡)에 있는 것이며, 밤에 일어나는 것이 많은 것은 사기(邪氣)가 밑으로 내려서 깊은 것이니 당연히 열이 혈실(血室)에 들어가 있는 것을 알아야 하는데 사혈탕(瀉血湯)이나 퇴열탕(退熱湯)을 쓴다. 〈東垣〉

※ 사순청량음(四順淸涼飮)

효능 : 혈열(血熱)을 치료한다.

처방 대황증(大黃蒸)•당귀(當歸)•감초구(甘草炙)•적작약(赤芍藥) 각 1돈2푼반을 썰어서 1첩을 지어 박하(薄荷) 10잎을 넣어 물로 달여 먹는다. 〈入門〉

일명 청양음자(淸涼飮子)라고도 한다. 〈局方〉

※ 지골피산(地骨皮散)

효능 : 혈열(血熱)과 양독(陽毒)의 화(火)가 매우 성하여 온몸이 아주 더운 증세를 치료한다.

처방 석고(石膏) 2돈, 시호(柴胡)•황금(黃芩)•지모(知母)•생지황(生地黃) 각 1돈, 강활(羌活)•마황(麻黃) 7푼반, 지골피(地骨皮)•적복령(赤茯苓) 각 5푼을 썰어서 1첩을 지어 생강 3쪽을 넣어 물로 달여 먹는다. 〈東垣〉

※ 사혈탕(瀉血湯)

효능 : 밤사이에 일어나는 열을 치료한다.

처방 생지황주세(生地黃酒洗)•시호(柴胡) 각 1돈, 숙지황(熟地黃)•포황(蒲黃)•단삼(丹蔘)•당귀주세(當歸酒洗)•방기주세(防己酒洗)•강활(羌活)•감초구(甘草炙) 각 7푼, 도인니(道仁泥) 3푼을 썰어서 1첩을 지어 물로 달여 먹는다. 〈東垣〉

※ 퇴열탕(退熱湯)

효능 : 겉과 속이 허열(虛熱)이 밤이 되면 심한 증세를 치료한다.

처방 황기(黃芪) 1돈3푼, 시호(柴胡) 1돈, 생감초(生甘草)•황연주초(黃連酒炒)•황금(黃芩)•적작약(赤芍藥)•지골피(地骨皮)•생지황(生地黃)•창출(蒼朮) 각 7푼, 당귀신(糖歸身)•승마(升麻) 각 5푼을 썰어서 1첩을 지어 물로 달여 먹는다. 〈東垣〉

9. 화(火)에 상(上)•중(中)•하(下)•삼초(三焦)의 다른 것이 있을 경우

열이 상초(上焦)에 있는 것은 기침 때문에 폐위(肺痿)가 된 것이고, 열이 중초(中焦)에 있는 증세는 견〔堅 : 대편(大便)이 견결(堅結)〕이 된 것이고, 열(熱)이 하초(下焦)에 있는 것은 요혈(尿血)과 임폐(淋閉)가 되는 것이다. 〈仲景〉

상초(上焦)에 열이 있으면 눈이 붉게 되고 머리에 종기로 아프며 입과 혀에 부스럼이 난다.

중초(中焦)에 열이 있으면 흉격(胸膈)이 번조(煩躁)하고 음식의 맛이 없어진다.

하초(下焦)에 열이 있으면 소변이 붉어지고 대변이 비결(秘結)하게 된다.

오장(五臟)이 모두 열이 있는 것은 즉 삼초열(三焦熱)이니 옹절(癰癤)과 창이(瘡痍) 및 오반(五般)의 치질(痔疾)이 생긴다. 〈宣明〉

10. 상초열(上焦熱)일 경우

양격산(涼膈散)•용뇌음자(龍腦飮子)•억청환(抑靑丸)•청심탕(淸心湯)•황금탕(黃芩湯)•청금환(淸金丸)•주사양격환(朱砂涼膈丸)•구미청심원(九味淸心元)•황연청격환(黃連淸膈丸)•상청원(上淸元)•청금강화단(淸金降火丹)•자금산(子芩散)•개제해독탕(旣濟解讀湯)•가감양격산(加減涼膈散) 등을 써야 한다.

※ 용뇌음자(龍腦飮子)

효능 : 목구멍이 종기로 아프고 눈이 붉으며 입에 부스럼이 나고 심(心)이 번(煩)하며 코피가 나는 증세를 치료한다.

처방 치자미초(梔子微炒) 1냥2돈, 감초밀구(甘草蜜炙) 6돈, 석고(石膏) 4돈, 과루근(瓜蔞根)•축사(縮砂) 각 3돈, 곽향엽(藿香葉) 2돈4푼을 가루로하여 매 2돈, 또는 3돈을 꿀 물로 고루 내린다. 〈海藏〉

※ 억청환(抑靑丸)

효능 : 심경(心經)의 화(火)를 치고 겸해서 주열(酒熱)을 치료한다.

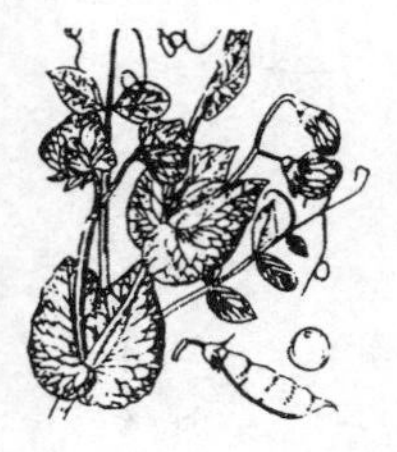
완 두

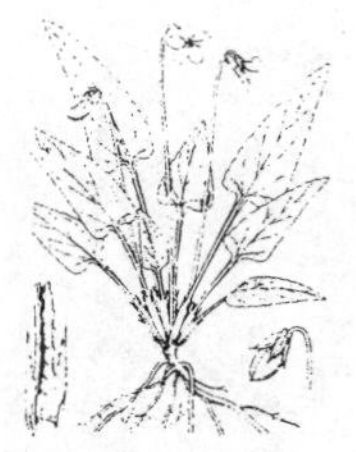
흰제비꽃

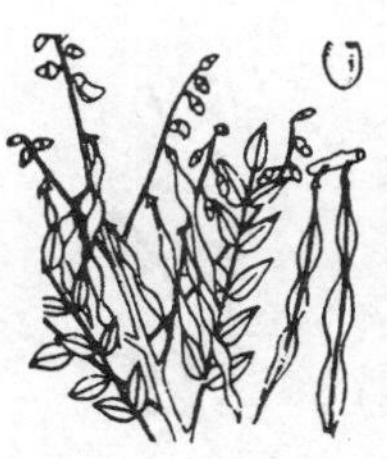
고 삼

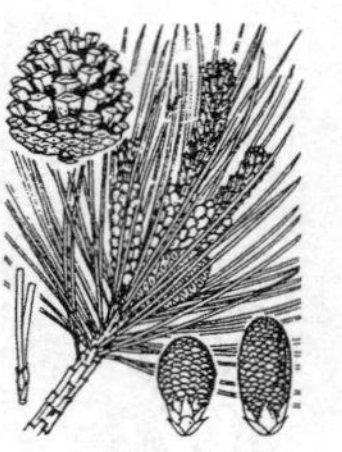
소나무(솔나무)

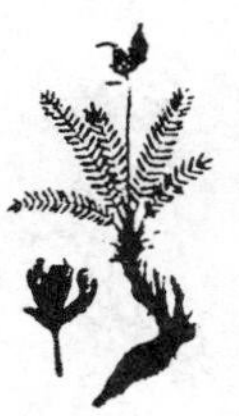
두메자운

처방 황연주초〔黃連酒炒 : 강즙초(薑汁炒)〕를 가루로 하여 죽(粥)으로 환을 만들고 백탕(白湯)에 20~30알씩 삼켜 내린다. 〈丹心〉 일명 황연환(黃連丸) 〈入門〉

※ 청심탕(淸心湯)

효능 : 상초(上焦)의 쌓인 열을 치료한다.

처방 감초(甘草) 1돈7푼, 연교(連翹) • 치자(梔子) • 대황주증(大黃酒蒸) • 박하(薄荷) • 황련(黃連) • 황금(黃芩) 각 7푼, 박초(朴硝) 5푼을 썰어서 1첩을 지어 죽엽(竹葉) 7쪽과 꿀 약간을 넣어 같이 달여서 반드로 줄거든 초(硝)를 넣어 찌꺼기는 버리고 따뜻이 먹는다. 〈丹心〉

※ 황금탕(黃芩湯)

효능 : 심폐(心肺)의 온열(蘊熱)과 구창(口瘡)및 목구멍이 아프고 소변의 임탁(淋濁)한 증세를 치료한다.

처방 택사(澤瀉) • 치자(梔子) • 황금(黃芩) • 맥문동(麥門冬) • 목통(木通) • 생지황(生地黃) • 황련(黃連) • 감초(甘草)를 썰어서 1첩을 지어 생강 5쪽을 넣어 물로 달여 먹는다. 〈丹心〉

※ 청금환(靑金丸)

효능 : 폐화(肺火)를 치료한다.

처방 편금주초(片芩酒炒)를 가로로 하고 죽(粥)으로 환을 만들어서 백탕(白湯)으로 20~30알을 삼켜 내린다. 일명 여점환(與點丸) 〈海藏〉

※ 주사양격환(朱砂涼膈丸)

효능 : 상초(上焦)의 허열(虛熱)과 폐완(肺脘)및 인격(咽膈)에 어떤 기(氣)가 있어서 연기가 오르는 것과 같은 것을 치료한다.

처방 황련(黃連) • 치자(梔子) 각 1냥, 인삼(人蔘) • 적복령(赤茯苓) 각 5돈, 주사(朱砂) 3돈, 용뇌(龍腦) 5푼을 가루로 꿀에다 오동열매 크기로 환을 해서 더운 물에 5~7알을 1일 3번을 먹는다. 〈東垣〉

※ 구미청심원(九味淸心元)

효능 : 심흉(心胸)의 독열(毒熱)을 치료한다.

처방 포황(蒲黃) 3돈반, 서각(犀角) 2냥, 황금(黃芩) 1냥반, 우황(牛黃) 1냥2돈, 영양각(羚羊角) • 사향(麝香) • 용뇌(龍腦) 각 1냥, 석웅황(石雄黃) 8돈, 금박(金箔) 1천2백반 사백박〔(四百箔)은 겉을 입히는데 쓴다〕을 가루로하여 꿀로 환을 하되 1냥으로 30알을 만들어 금박(金箔)으로 겉을 입히고 매 1알을 더운 물로 삼켜 내린다. 〈醫說〉

※ 황연청격환(黃連淸膈丸)

효능 : 심폐(心肺)사이의 열을 치료한다.

처방 맥문동(麥門冬 1냥, 황련(黃連) 5돈, 서미황금(鼠尾黃芩) 3돈을 가루로하여 꿀로 녹두알 크기의 환을 해서 더운 물로 20~30알을 삼켜 내린다. 〈東垣〉

※ 상청원(上淸元)

효능 : 상초(上焦)의 풍열(風熱)을 치료한다.

처방 박하엽(薄荷葉) 1근, 축사(縮砂) 4냥, 황금(黃芩) • 방풍(防風) • 길경(桔梗) • 감초(甘草) 각 2냥을 가루로 꿀에 섞어서 1냥으로 20알을 만들어서 매 1알을 녹여서 먹는다. 〈類聚〉

※ 청금강화단(淸金降火丹)

효능 : 심폐(心肺)의 허열(虛熱)을 치료한다.

처방 천문동(天門冬) • 맥문동(麥門冬) • 연실(蓮實) 각 1냥, 오미자(五味子) 5돈, 사당(砂糖) 5냥, 용뇌(龍腦) 3푼을 가루로 하고 꿀에 타서 1냥으로 20알을 만들어 녹여 삼킨다. 〈俗方〉

※ 자금산(子芩散)

효능 : 심폐(心肺)를 시원하게 하고 노열(勞熱)을 치료한다.

처방 황기(黃芪) 1냥, 백작약(白芍藥) • 황금(黃芩) • 인삼(人蔘) • 백복령(白茯苓) • 맥문동(麥門冬) • 길경(桔梗) • 생지황(生地黃) 각 5돈을 거친 가루로하여 먼저 대

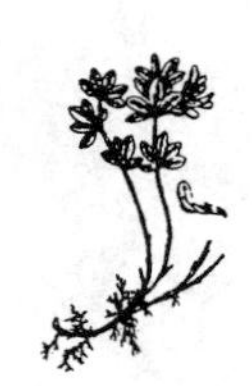
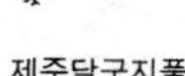
제주달구지풀

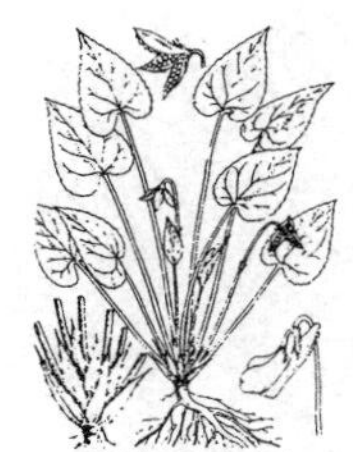
이시도야제비꽃

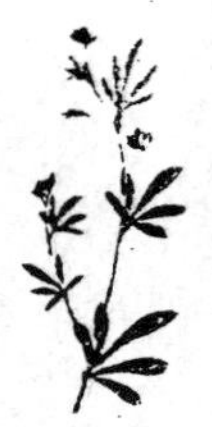
달구지풀

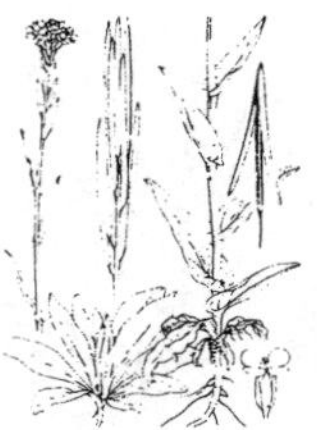
장대나물

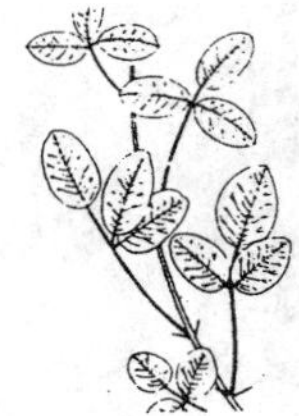
눈해변싸리

잎 한줌과 밀 70알 및 생강 3쪽을 넣어 물 3잔에 달여서 1잔쯤 되면 약가루 3돈을 넣어 다시 달여서 7푼쯤 되거든 찌꺼기는 버리고 따뜻이 먹는다. 〈綱目〉

또는 1냥으로써 대잎 한줌과 밀 70알에 생강 3쪽을 같이 넣어 물로 달여 먹는다. 〈丹心〉

※ 가감양격산(加減涼膈散)

효능 : 육경(六經)의 열을 몰아내고 또한 열이 상초(上焦)에 있는 증세를 치료한다.

처방 연교(連翹) 2돈, 감초(甘草) 1돈반, 치자(梔子)•황금(黃芩)•길경(桔梗)•박하(薄荷)•죽엽(竹葉) 각 5푼을 썰어서 1첩을 지어 물로 달여 먹는다. 〈正傳〉

양격산(涼膈散)에 대황(大黃)•망초(芒硝)를 빼고 길경과 감초를 더하고 또는 방풍(防風)을 더해서 같이 주즙(舟楫)의 약이 된다. 더 올라가서는 흉격(胸膈)속과 육경(六經)의 열을 치료하고 수족수양(手足垂陽)의 기(氣)가 흉격(胸膈)에 내려서 가슴속과 삼초(三焦)의 기(氣)를 연락하고 상화(償火)와 같이 몸의 밖에 돌아다니는데 흉격과 육경(六經)은 몸의 가장 높은 부분이고, 이 약이 부극한 것이 또한 지고(至高)한 약제이니 형태가 없는 가운데 높은 데를 따라가서 흉격(胸膈)과 육경(六經)의 열을 없앤다. 〈易老〉

일명 길경탕(桔梗湯)이라고도 한다. 〈易老〉

11. 중초열(中焦熱)일 경우

조위승기탕(調胃承氣湯)•세심산(洗心散)•사순청량음(四順淸涼飮)•당귀용회환(當歸龍薈丸)•도인승기탕(桃仁承氣湯)•백출제습탕(白朮除濕湯)•기제청신산(旣濟淸神散)등을 쓴다.

※ 백출제습탕(白朮除濕湯)

효능 : 중초(中焦)에 열이 있고 오후에 열이 나며 소변이 노랗고 침곤(沈困)하고 땀이 난 다음에 열이나는 것을 치료한다.

처방 백출(白朮) 1돈3푼, 생지황(生地黃)•지골피(地骨皮)•택사(澤瀉)•지모(知母) 각 1돈, 적복령(赤茯苓)•인삼(人蔘)•시호(柴胡)•감초(甘草) 각 8푼을 썰어서 1첩을 지어 물로 달여 먹는다. 〈東垣〉

※ 세심산(洗心散)

효능 : 중초(中焦)에 열이 있고 머리와 눈이 혼중(昏重)하고 목구멍이 종기로 아프고 입과 혀에 부스럼이 나며 오심(五心)이 번열(煩熱)하고 변(便)과 뇨(尿)가 비삽(秘澁)한 것을 치료한다.

처방 마황(麻黃)•당귀(當歸)•대황(大黃)•형개수(荊芥穗)•적작약(赤芍藥)•감초(甘草) 각 1돈, 백출(白朮) 5푼을 썰어서 1첩을 지어 박하(薄荷) 7잎을 넣어 물로 달여 먹는다. 〈直指〉

※ 기제청신산(旣濟淸神散)

효능 : 중초(中焦)의 열을 치료하고 위를 맑게 하며 아래를 실(實)하게 한다.

처방 길경(桔梗)•황금(黃芩)•적복령(赤茯苓)•천궁(川芎)•치자(梔子)•당귀(當歸)•백출(白朮)•강활(羌活) 각 1돈, 지모(知母)•박하(薄荷)•감초(甘草) 각 5푼을 썰어서 1첩을 지어 물로 달이고 꿀 1수저를 넣어 먹는다. 〈奇效〉

12. 하초열(下焦熱)일 경우

대승기탕(大承氣湯)•오효산(五效散)•팔정산(八正散)•오령산(五苓散)•방풍당귀음자(防風當歸飮子)•황백환(黃柏丸)•좌금환(佐金丸)등을 쓴다.

※ 입효산(立效散)

효능 : 하초(下焦)에 열이 맺혀서 소변이 붉으며 노랗고 아픈 것을 치료한다.

처방 구맥(瞿麥) 4돈, 치자초(梔子炒) 2돈, 감초(甘草) 1돈을 썰어서 1첩을 지어 연근총백(連根葱白) 7개, 생강(生薑) 7쪽, 등심(燈心) 50뿌리를 넣어 같이 달여 먹는다. 〈綱目〉

※ 오령산(五苓散)

신기(腎氣)가 안으로 허하고 사열(邪熱)이 신경(腎經)에 흘러 들어가며 척맥(尺脈)이 넓고 대•소변이 빈삽(頻澁)하며 적탁(赤濁)하고 아픈데 구맥등심전탕(瞿麥燈心

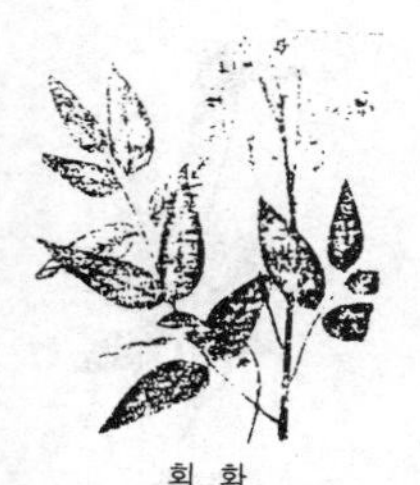
회 화

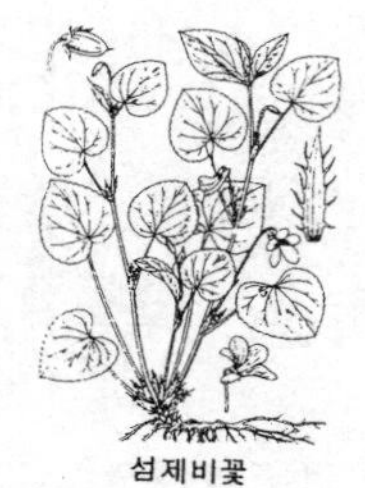
섬제비꽃

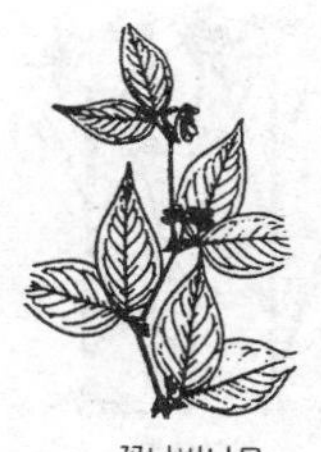
꽃나비나물

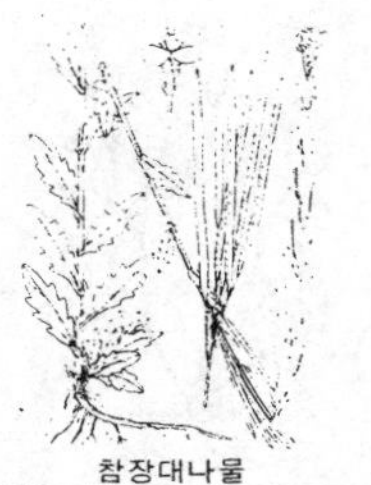
참장대나물

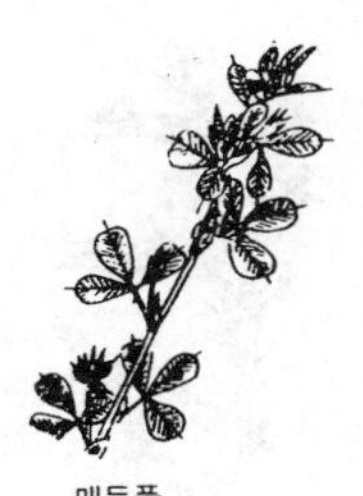
매듭풀

煎湯)에 오령산(五苓散)을 섞어서 먹고 그 열을 삼설(滲泄)하면 약을 쓰지 않아도 잘 낫게 된다. 〈直指〉

※ 방풍당귀음자(防風當歸飮子)

효능 : 심(心)•간(肝)의 화(火)를 사(瀉)하고 신(腎)과 비(脾)의 음(陰)을 보아며 풍열(風熱)과 조열(燥熱)및 습열(濕熱)을 치료하고 허(虛)를 보하는 좋은 약이다.

처방 활석(滑石) 3돈, 시호(柴胡)•인삼(人蔘)•황금(黃芩)•감초(甘草) 각 1돈, 대황(大黃)•당귀(當歸)•적작약(赤芍藥)•방풍(防風) 각 5푼을 썰어서 1첩을 지어 생강 3쪽을 넣어 물로 달여 먹는다. 〈丹心〉

대황(大黃)은 양명(陽明)의 습열(濕熱)을 사(瀉)해서 대변으로 따라 나오고 활석(滑石)은 삼초(三焦)의 망화(妄火)를 내려서 소변으로 따라 나오며 황금은 흉격(胸膈)을 맑게 하고 방풍(防風)은 머리와 눈을 맑게 하며 인삼(人蔘)과 감초(甘草)는 기(氣)를 보해주고 당귀(當歸)와 작약(芍藥)은 혈(血)을 보하니 다소라도 신것과 향내의 맛이 없는 것은 조열(燥熱)의 유약(謬藥)이다. 〈丹心〉

※ 황백환(黃柏丸)

효능 : 신경(腎經)의 화조(火燥)를 없애고 하초(下焦)의 습(濕)과 음화(陰火)의 기(氣)가 배꼽 밑에서 일어나는 증세를 치료한다.

처방 황백(黃柏) 1가지를 볶아서 갈색이 되거든 가루로 하고 물에 환을지어 공복에 먹는다. 〈入門〉 일명 대보환(大補丸)이라고도 한다. 〈正傳〉

※ 회금환(回金丸)

효능 : 간화(肝火)를 치고 낫게한다.

처방 황련(黃連) 6냥, 오수유(吳茱萸) 1냥을 가루로 하고 떡처럼 쪄서 오동열매 크기로 환을해서 공복에 백탕(白湯)으로 30~50알을 삼켜 내린다. 〈丹心〉

일명 유연환(萸連丸) 〈入門〉

※ 좌금환(佐金丸)

효능 : 폐금(肺金)을 돕고 간목(肝木)의 화(火)를 치고 낫게한다.

처방 편금(片芩) 6냥, 오수유(吳茱萸) 1냥을 가루로하여 떡처럼 쪄서 환을 해서 먹는 방법은 위와 같다. 〈入門〉

13. 삼초(三焦)의 화(火)를 통치(通治)하는 약물(藥物)일 경우

삼황탕(三黃湯)•삼황원(三黃元)•삼보환(三補丸)•가미금화환(加味金花丸)•청심환(淸心丸)•대금화환(大金花丸)•황연해독탕(黃連解毒湯)•방풍통성산(防風通聖散)•청화탕(淸火湯)을 쓴다.

※ 삼보환(三補丸)

효능 : 삼초(三焦)의 쌓인 열을 없애고 오장(五臟)의 화(火)를 사(瀉)한다.

처방 황금(黃芩)•황련(黃連)•황백(黃柏) 각 등분 가루로하여 떡처럼 쪄서 오동열매 크기로 환을 해서 공복에 백탕(白湯)으로 50~70알을 삼켜 내린다. 〈丹心〉

※ 가미금화환(加味金花丸)

효능 : 삼초(三焦)의 화(火)를 사(瀉)하고 기침을 그치고 담(痰)을 삭히고 머리와 눈을 맑게 한다.

처방 황련(黃連)•황백(黃柏)•황금(黃芩)•병주초(並酒炒)•치자(梔子) 각 1냥, 대황외(大黃煨)•인삼(人蔘)•반하(半夏)•길경(桔梗) 각 5돈을 가루로하여 물방울에 오동열매 크기로 환을 해서 맑은 차물로 30알을 삼켜 내린다. 〈必用〉

※ 청심환(淸心丸)

효능 : 삼초(三焦)의 열을 치료한다.

처방 황백생(黃柏生) 2냥, 천문동(天門冬)•맥문동(麥門) 각 1냥, 황련(黃連) 5돈, 용뇌(龍腦) 1돈을 가루로 해서 꿀로 오동열매 크기의 환을해서 잘때에 박하탕(薄荷湯)으로 10~20알을 삼켜 내린다. 〈元戌〉

※ 대금화환(大金花丸)

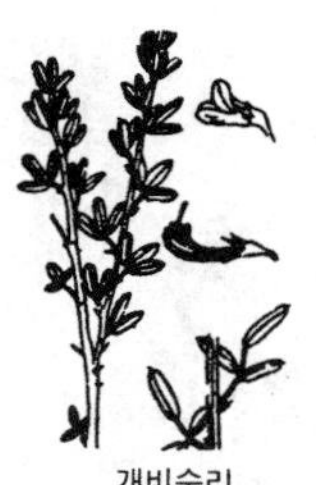
개비수리

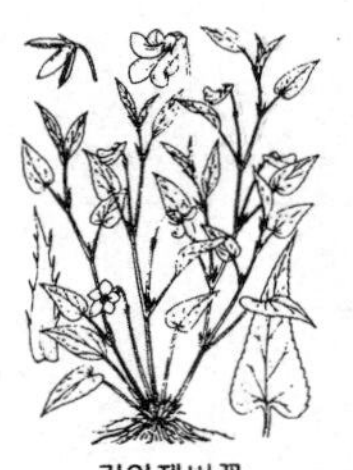
긴잎제비꽃

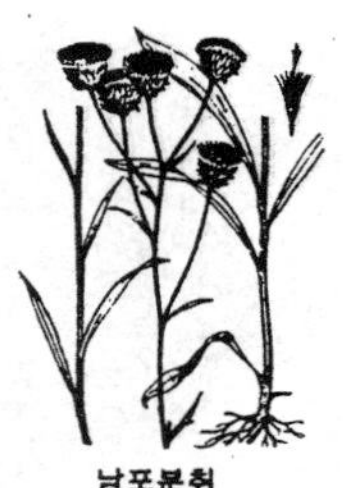
남포분취

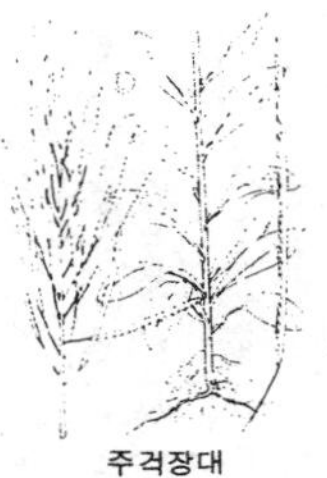
주걱장대

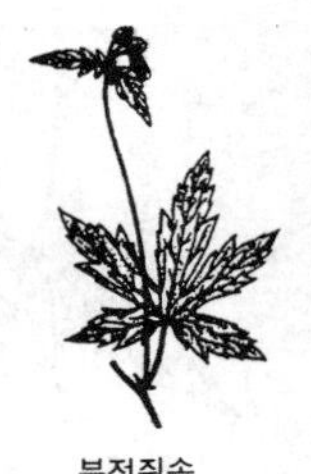
부전쥐손

효능 : 삼초(三焦)의 화열(火熱)을 치료한다.

처방 황련(黃連)·황금(黃芩)·황백(黃柏)·대황(大黃) 각 등분 가루로하여 물로 팥알 크기로 환을 해서 더운 물로 20~30알을 삼켜 내린다. 〈宣明〉

대황(大黃)을 빼고 치자(梔子)를 더하면 치자금화환(梔子金花丸)이라 하고, 또는 기제해독환(旣濟解毒丸)이라고도 한다. 〈宣明〉

※ 청화탕(淸火湯)

효능 : 삼초열(三焦熱)을 치료한다.

처방 대황주증(大黃酒蒸) 1돈반, 길경(桔梗)·현삼(玄蔘) 각 1돈2푼, 연교(連翹)·치자초(梔子炒)·망초(芒硝)·편금주초(片芩酒炒)·황련주초(黃連酒炒)·패모(貝母)·천궁화분(川芎花粉)·독활(獨活)·전호(前胡)·시호(柴胡)·적복령(赤茯苓)·지각(枳殼) 각 1돈, 박하(薄荷)·강활(羌活)·천궁(川芎) 각 8푼, 방풍(防風) 6푼, 감초(甘草) 4푼을 썰어서 2첩을 지어 물로 달여 먹는다. 〈醫鑑〉

14. 적열(積熱)일 경우

장부(臟腑)가 열이 쌓이면 볼이 붉고 번갈(煩渴)하여 입과 혀가 부스럼이 나고 오심(五心)이 번조(煩躁)하며 변(便)·뇨(尿)가 비삽(秘澁)하고 또는 온장약(溫壯藥)을 많이 먹어서 연달아 체해 창절(瘡癤)과 옹저(癰疽)가 낫게 된다. 〈得效〉

쌓인 열을 없애려고 하면 삼황탕(三黃湯)이나 삼황원(三黃元)이 제일의 약이 된다. 모든 열이 모두 심(心)에서 나는 것인데 열이 심하면 혈(血)을 상(傷)하는 것이니 열이 심(心)에 날 때에는 세심산(洗心散)을 써야 되고 열이 혈(血)을 상했을 때에는 사순청양음(四順淸涼飮)을 써야 하며 술먹은 뒤에 면식(麵食)과 밥먹은 뒤에 술먹는 것이 열이 나기 쉽게 되는데 이러한 것이 예방도 된다. 〈直指〉

쌓인 열에는 삼황탕(三黃湯)이나 삼황원(三黃元)·가감삼황원(加減三黃元)·양격산(涼膈散)·자설(紫雪)·홍설통중산(紅雪通中散)·묘향환(妙香丸)등을 쓴다. 〈入門〉

※ 삼황원(三黃元)

효능 : 삼초(三焦)의 쌓인 열을 치료한다.

처방 대황외(大黃煨)·황련(黃連)·황금(黃芩) 각 등분 가루로 하고 오동열매 크기로 환을 해서 공복에 더운 물로 30~50알을 삼켜 내린다. 〈宣明〉

※ 삼황탕(三黃湯)

효능 : 치료 방법은 위에서와 같다.

처방 삼황원(三黃元)재료로 매 1돈반을 썰어서 물로 달여 먹는다. 〈宣明〉

※ 양격산(涼膈散)

효능 : 쌓인 열의 번조(煩躁)와 입과 혀에 부스럼이 나고 눈이 붉으며 머리가 혼미(昏迷)한 것과 장위(腸胃)가 삽조(澁燥)하고 변(便)·뇨(尿)가 비결(秘結)한 것을 치료한다.

처방 연교(連翹) 2돈, 대황(大黃)·망초(芒硝)·감초(甘草) 각 1돈, 박하(薄荷)·황금(黃芩)·치자(梔子) 5푼을 썰어서 1첩을 지어 청죽엽(淸竹葉) 7쪽, 꿀 약간을 넣어 같이 달여서 반으로 줄거든 초(硝)를 넣어 찌꺼기는 버리고 먹는다. 〈局方〉

※ 자설(紫雪)

효능 : 일체의 쌓인 열과 입과 혀에 부스럼이 나고 미쳐서 부르짖으며 달아나고 안과 밖이 번열(煩熱)한 증세와 들속의 열독(熱毒)을 치료한다.

처방 황금(黃芩) 10냥, 한수석(寒水石)·석고(石膏) 각 4냥8돈, 현삼(玄蔘) 1냥6돈, 서각(犀角)·영양각(羚羊角) 각 1냥, 감초(甘草) 8돈, 승마(升麻) 6돈, 침향(沈香)·목향(木香)·정향(丁香) 각 5돈을 물 5되로 먼저 황금(黃芩)과 이석(二石)을 달여서 3되가 되면 모든 약을 달여 다시 1되가 되거든 찌꺼기는 버리고 망초(芒硝) 3냥2돈을 넣어 또 다시 연한 불에 달이고 버드나무 막대기로 저어서 엉키게 하려거든 자기 그릇에 넣고 다시 주사(朱砂)와 사향(麝香)가루 각 3돈을 넣어 급히 저어서 차가와 지면 엉기어 자설(紫雪)이 되니 매 1돈을 서서히 삼키거

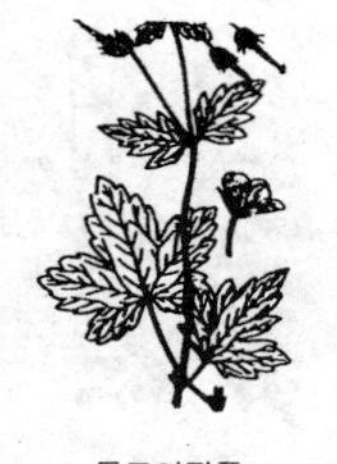
둥근이질풀

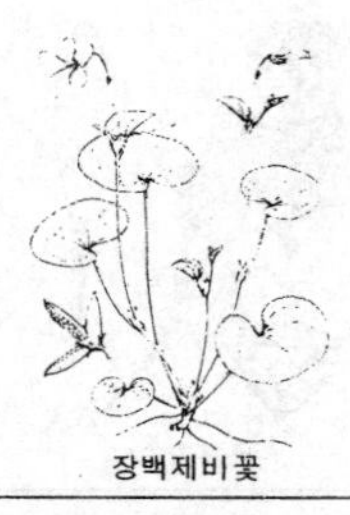
장백제비꽃

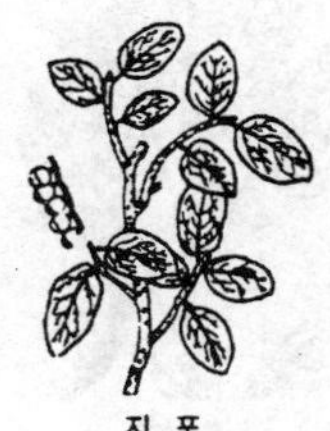
지 포

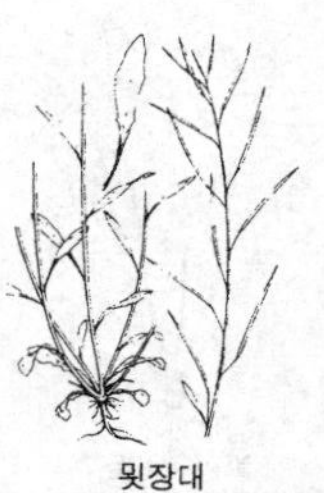
뫼장대

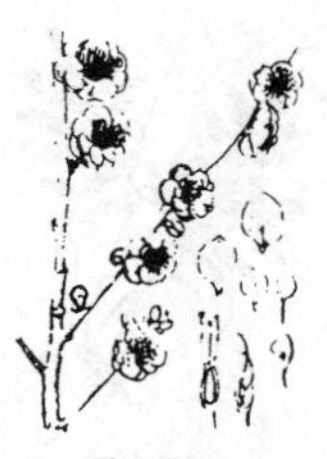
팔방매실

나 또는 샘물로 고루 내리기도 한다. 〈入門〉

※ 홍설통중산(紅雪通中散)

효능 : 쌓인 열을 치료하고 독열(毒熱)을 없애며 삼초(三焦)를 열고 오장(五臟)을 이롭게 하며 구창(口瘡)과 중설(重舌) 및 후폐(喉閉)와 장질(腸疾)등 증세를 치료한다.

처방 박초(朴硝) 8냥, 소목(蘇木) 6돈, 황금(黃芩)•승마(升麻)•영양각(羚羊角) 각 3돈, 적작약(赤芍藥)•인삼(人蔘)•빈랑(檳榔)•지각(枳殼)•죽엽(竹葉)•목향(木香)•감초(甘草) 각 2돈, 치자(梔子)•갈근(葛根)•목통(木通)•상백피(傷白皮)•남엽(藍葉)•대청(大靑) 각 1돈반, 주사(朱砂) 1돈, 사향(麝香) 5푼을 주사(朱砂)•박초(朴硝)•사향(麝香)은 없애고 잘게 썰어서 물 2되 5홉에 같이 달여서 9홉쯤 되거든 찌꺼기는 버리고 다시 끓인 뒤에 박초(朴硝)를 넣고 버드나무 가지로 저어서 엉키거든 주사(朱砂)와 사향(麝香)가루를 넣어 자기 그릇에 넣어 자기 그릇속에 담아서 하루밤 재운 다음에 매 1~2돈씩 맑은 물로 고루 내린다. 〈局方〉

※ 묘향환(妙香丸)

효능 : 쌓인 열과 조열(潮熱)을 치료하고 5가지 독을 풀어준다.

처방 주사(朱砂) 9돈, 우황(牛黃)•용뇌(龍腦)•이분(膩粉)•사향(麝香) 각 3돈, 파두(巴豆) 32개를 가죽과 심막(心膜)을 버리고 볶아서 기름을 빼고서 익히고 갈은 것, 금박(金箔) 9쪽을 합해 갈고 연황랍(煉黃蠟) 6돈에 백사밀(白沙蜜) 약간을 넣어 섞어서 1냥으로 30알을 만들어서 매 1알을 미음(米飮)이나 또는 찬물에 삼켜 내린다.

일체의 악독(惡毒)한 침을 내리고 만일 약징(藥徵)이 빨리가기를 바라면 침으로서 일안자(一眼子)를 찌르고 냉수(冷水)에 담가 먹으면 그 효과가 더욱 빠르다. 〈局方〉

이 약은 장위(腸胃)를 소통시키고 목(木)과 화(火)를 제복(制伏)한다. 〈丹心〉

15. 골증열(骨蒸熱)일 경우

증병(蒸病)에 다섯 가지가 있으니 1은 골증(骨蒸)이니 그 뿌리가 신(腎)에 있고, 2는 맥증(脈蒸)이니 그 뿌리가 심에 있으며, 3은 피증(皮蒸)이니 그 뿌리가 폐(肺)에 있고, 4는 외증(外蒸)이니 그 뿌리가 비(脾)에 있으며, 5는 내증(內蒸)이니 그 뿌리가 오장육부(五臟六腑)에 있는 것이다. 대체로 증병(蒸病)이 모두 음기(陰氣)의 모자라는 것과 혈기(血氣)의 영화롭지 못하고 골수(骨髓)의 말라버린 것으로부터 일어나는 것인데 신(腎)이 뼈를 주관하니 먼저 골열(骨熱)을 좇기 때문에 골증이라고 한다. 〈類聚〉

무릇 사람이 기욕(嗜慾)의 조절을 못하고 노상을 지나치게 하면 진수(眞水)가 말라 버리고 음화(陰火)가 상담(上痰)해서 증(蒸)을 내는 것인데 증(蒸)의 조열(燥熱)하는 것을 옛날에는 증병(蒸病)이라고 하였다. 그 증세는 기침을 하고 열이 나며 각혈(咯血)을 하고 토담(吐痰)하며 백탁(白濁)과 백음(白淫)이 나오고 유정(遺精)과 도한(盜汗)을 하며 정신이 황홀하고 날마다 여위게 되며 차차 노극(勞劇)이 심하게 되는 것이다. 〈正傳〉

폐(肺)가 증(蒸)하면 코가 마르고, 대장(大腸)이 증(蒸)하면 오른쪽 코의 구멍이 아프며, 가죽이 증(蒸)하면 혀가 희어지고 혈(血)을 뱉으며, 부(膚)가 증(蒸)하면 혼매(昏昧)해서 눕기를 좋아하고, 기(氣)가 증(蒸)하면 코가 마르고 천촉(喘促)하며 기(氣)가 열이있고, 심(心)이 증(蒸)하면 혀가 마르며 소장(小腸)이 증하면 아랫 입술이 타고 혈(血)이 증(蒸)하면 발(髮)이 초(焦)하며 맥(脈)이 증(蒸)하면 백랑(白浪)을 침뱉고 어맥(語脈)의 느리고 급함이 고르지 못하며, 비(脾)가 증(蒸)하면 입술이 타고 위(胃)가 증(蒸)하면 혀밑이 아프며, 살이 증(蒸)하면 음식의 맛이 없어서 구역을 하고, 번조(煩燥)해서 편치 못하며, 간(肝)이 증(蒸)하면 눈이 검고, 담(膽)이 증(蒸)하면 눈이 희며 빛이 없고 근(筋)이 증(蒸)하면 손톱이 초고(焦枯)하며, 삼초(三焦)가 증(蒸)하면 잠깐 열이 있다가 잠깐 차가웠다 하고, 신(腎)이 증(蒸)하면 두 귀가 초고(焦枯)하며, 방광(膀胱)이 증(蒸)하면 오른쪽 귀가 초고(焦枯)하고, 뇌(腦)가 증(蒸)하면 머리가 어지러우며 열민하고 수가 증하면 수(髓)가 마르며 뱃속에 열이 있고, 뼈가 증(蒸)하면 이(齒)가 검으며 허리가 아프고 발이 역냉(逆冷)하며 신(腎)이 증(蒸)하면 사지(四肢)가 가늘고 부(趺)가 부종(浮腫)하며 장부(臟腑)가 모두 열이 있고, 포가 증(蒸)하면 소변이 노랗고 붉으니 모두 오증탕(五蒸湯)이나 오증환(五蒸丸)•맥전산(麥煎散)•지골피산(地骨皮散)•별갑음(鱉甲飮)•보천환(補天丸)•소

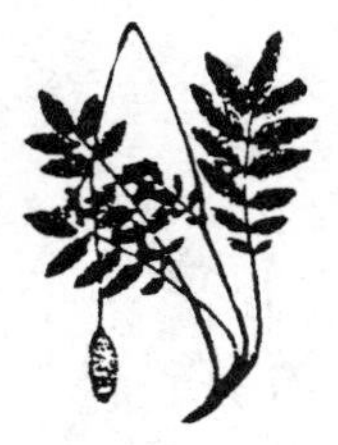
큰흰오이풀

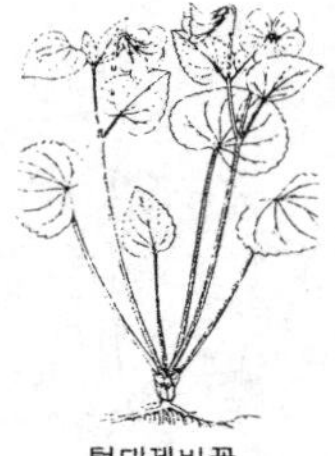
털대제비꽃

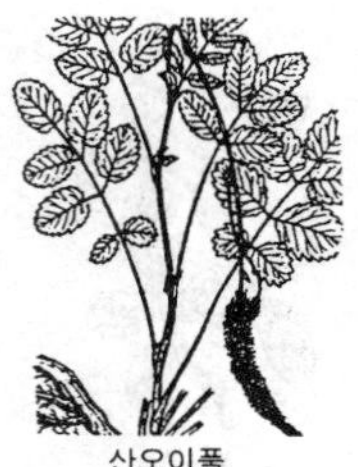
산오이풀

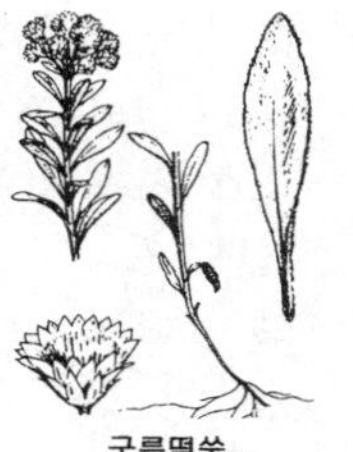
구름떡쑥

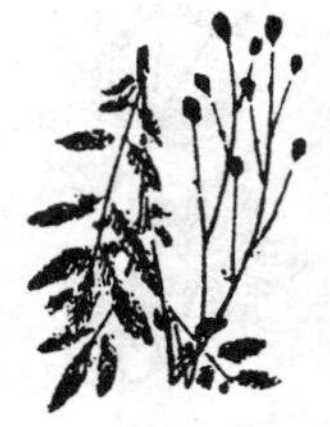
구슬오이풀

요산(逍遙散) • 지선산(地仙散) • 단어산(團魚散)을 쓴다.

골증(骨蒸)이 열을 내는 것은 쌓인 병이 많은 것이니 먼저 형도전원(荊道煎元)을 먹고 다음에 청골산(淸骨散)을 먹는 것이 묘리(妙理)에 암합(暗合)되는 것이다. 〈丹心〉

부인의 골증(骨蒸)에는 사물탕(四物湯)에 지골피(地骨皮)와 목단피(牡丹皮)를 더해서 달여 먹으니 목단피(牡丹皮)는 포락(包絡)의 화(火)를 치료하고 지골피는 신화(腎火)를 사(瀉)하는 것이다.

골증(骨蒸)에는 시전매연산(柴前梅連散)이나 인삼청기산(人蔘淸肌散)을 쓴다. 〈丹心〉

기혈(氣血)이 허가 심해서 열이나고 노병(勞病)이 되는 것은 보천환(補天丸)에 골증약(骨蒸藥)을 더해서 보좌하고 지모(知母) • 황백(黃柏) • 지골피(地骨皮) • 맥문동(麥門冬) • 진교(秦艽) • 청호(靑蒿) • 별갑(鼈甲) • 석고(石膏) • 죽엽(竹葉) • 오매(烏梅)의 종류를 쓴다. 〈正傳〉

16. 골증(骨蒸)의 불치(不治)일 경우

골증(骨蒸)이 극(極)하면 목소리가 쉬고 목구멍이 아프며 얼굴이 검고 맥(脈)이 조(躁)하며 곧바로 보고 구슬과 같은 땀을 내며 숨이 모자라고 기(氣)가 촉(燭)하며 가죽이 초(焦)하고 입술이 뒤집어지는 증세는 모두 치료를 못한다. 〈玄珠〉

또는 뼈속에 열이 있어서 사지(四肢)가 완약(緩弱)하여 들지를 못하니 이것은 골위(骨痿)라는 증인데 치료하기가 어렵다. 〈直指〉

※ 오증탕(五蒸湯)

효능 : 골증(骨蒸)으로 조열(潮熱)하고 맥(脈)이 잦으며 입이 마르고 번조(煩躁)한 것을 치료한다.

처방 석고(石膏) 2돈, 생지황(生地黃) • 건갈(乾葛) 각 1돈반, 인삼(人蔘) • 지모(知母) • 황금(黃芩) • 적복령(赤茯苓) 각 1돈, 감초생(甘草生) 5푼을 썰어서 1첩을 지어 죽엽(竹葉) 7쪽, 맵쌀 1홉, 밀 2홉을 넣어 같이 달여 먹는다. 〈綱目〉

※ 오증환(五蒸丸)

효능 : 치료 방법은 위에서와 같다.

처방 청호동변침(靑蒿童便侵) • 생지황(生地黃) • 지골피(地骨皮) • 석고(石膏) 각 1냥, 당귀(當歸) 7돈, 호황련(胡黃連) 5돈, 별갑(鼈甲) 1쪽을 가루로하고 오동열매 크기로 환을 해서 매 70알을 밀 달인 탕으로 삼켜 내린다. 〈入門〉

※ 맥전산(麥煎散)

효능 : 골증(骨蒸)때문에 황수(黃瘦)해서 입에서 냄새가 나고 기열(肌熱)하며 도한(盜汗)하는 것을 치료한다.

처방 적복령(赤茯苓) • 당귀(當歸) • 건칠(乾漆) • 별갑초구(鼈甲炒灸) • 상산(常山) • 대황외(大黃煨) • 시호(柴胡) • 백출(白朮) • 생지황(生地黃) • 석고(石膏) 각 1냥, 감초(甘草) 반냥을 거친 가루로 하여 매 3돈을 밀 50알과 같이 달여 먹는다. 〈宣明〉

※ 지골피산(地骨皮散)

효능 : 골증(骨蒸)의 조열(潮熱)을 치료한다.

처방 지골피(地骨皮) • 진교(秦艽) • 시호(柴胡) • 지각(枳殼) • 지모(知母) • 당귀(當歸) • 별갑초구(鼈甲炒灸) 각 1돈, 천궁(川芎) • 감초(甘草) 각 5푼을 썰어서 1첩을 지어 도(桃) • 유지(柳枝) 각 7치, 생강 3쪽, 오매(烏梅) 1개를 넣어 달여 먹는다. 〈直指〉

일명 별갑음(鼈甲飮)이라고 한다. 〈醫鑑〉

※ 보천환(補天丸)

효능 : 음허골증(陰虛骨蒸)에 열이나고 이수(羸瘦)한 것을 치료한다.

처방 자하차(紫河車)를 깨끗이 씻고 자루에 짜서 말려 쓰는데 보신환(補腎丸)의 재료를 찧어 가루로 해서 불에 말리고 다시 잘게 갈아서 술로 삶아 쌀풀에 오동열매 크기로 환을하여 매 70~80알을 먹고 여름에는 오미자(五味子)를 더해 쓴다. 〈丹心〉

※ 지선산(地仙散)

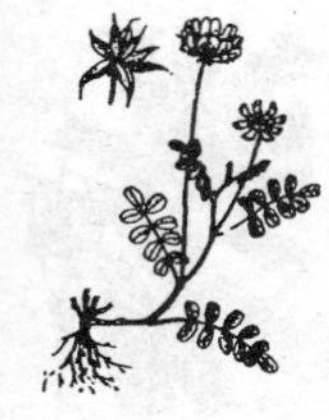
자운영

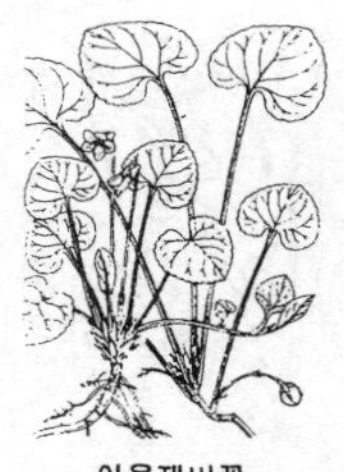
아욱제비꽃

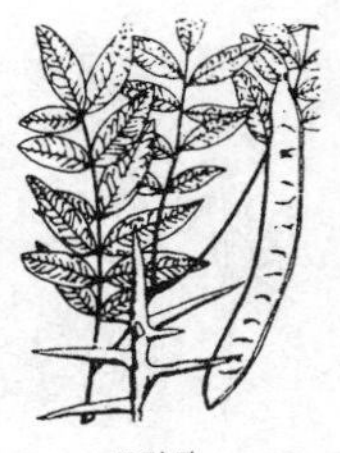
조각자

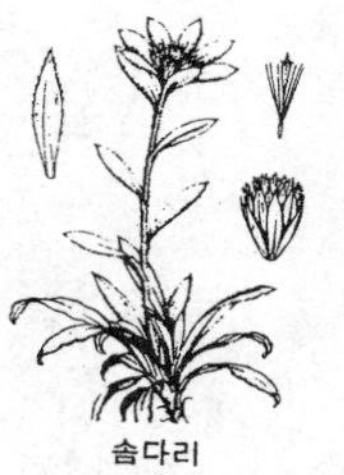
솜다리

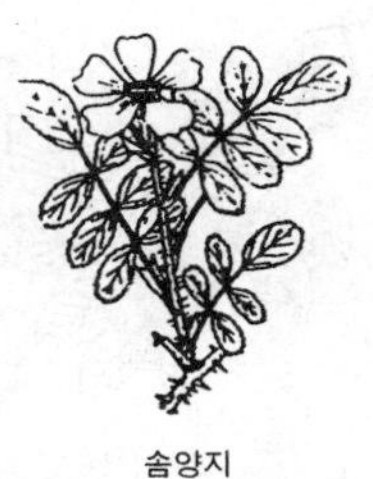
솜양지

효능 : 골증(骨蒸)으로 기열(肌熱)과 일체의 허번(虛煩)을 치료한다.

처방 지골피(地骨皮) 4돈, 방풍(防風) 2돈, 인삼(人蔘)•박하(縛河)•감초(甘草) 각 1돈을 썰어서 1첩으로 지어 죽엽(竹葉) 5쪽, 생강 3쪽을 넣어 물로 달여 먹는다. 〈經驗〉

※ 단어산(團魚散)

효능 : 골증(骨蒸)으로 조열(潮熱)과 기침을 치료한다.

처방 패모(貝母)•전호(前胡)•지모(知母)•행인(杏仁)•시호(柴胡) 각 등분, 단어(團魚) 2개 위의 약재료를 단어(團魚)와 같이 삶아서 그 즙을 마시고 뼈를 추려내어 살을 먹고 먼저 약은 불에 말려 가루로하여 단어(團魚)의 껍질과 뼈를 다시 달인 물에 오동열매 크기로 환을 해서 황기탕(黃芪湯)을 달인 물에 삼켜 내리면 병이 편안해지는데 다시 황기익손탕(黃芪益損湯)으로 조리하면 낫는다. 〈得効〉

※ 청골산(淸骨散)

효능 : 처음 오심(五心)이 번열(煩熱)하고 노질(勞疾)과 골증(骨蒸)이 되려고 하는 것을 느꼈을 때 먹으면 특효가 있다.

처방 생지황(生地黃)•시호(柴胡) 각 2돈, 숙지황(熟地黃)•인삼(人蔘)•방풍(防風) 각 1돈, 박하(薄荷) 7푼, 진교(秦艽)•적복령(赤茯苓)•호황련(胡黃連) 각 5푼을 썰어서 1첩을 지어 물로 달여 먹는다. 〈入門〉

※ 시전매연산(柴前梅連散)

효능 : 골증노열(骨蒸勞熱)이 오랫동안 낫지 않을 때 세번만 먹으면 뿌리채 빠진다.

처방 시호(柴胡)•전호(前胡)•오매(烏梅)•호황연(胡黃連) 각 2돈을 썰어서 1첩을 지어 사내 아이 오줌 2잔, 저담(猪膽) 1장, 저척수(猪脊髓) 1조, 구백(韭白) 반돈을 넣어 물로 달여 먹는다. 〈丹心〉

※ 인삼청기산(人蔘淸肌散)

효능 : 허노(虛勞)와 골증(骨蒸)및 조열(潮熱)과 땀이 없는 것을 치료한다.

처방 인삼(人蔘)•백출(白朮)•백복령(白茯苓)•적작약(赤芍藥)•당귀(當歸)•시호(柴胡)•갈근(葛根)•반하국(半夏麴) 각 1돈, 감초(甘草) 5푼을 썰어서 1첩을 지어 생강 3쪽과 대추 2개를 넣어 물로 달여 먹는다.

〔또는 황령(黃芩)을 넣기도 했다〕〈丹心〉

17. 오심열(五心熱)일 경우

오심(五心)이 번열(煩熱)한 것은 화(火)가 심(心)속에서 울(鬱)한 것으로 사지(四肢)는 비토(脾土)에 드는 것인데 심화(心火)가 비토(脾土)의 가운데 내려서 울(鬱)하면 펴지 못하기 때문에 화(火)가 울(鬱)하면 일어나는 것이다. 〈東垣〉 무릇 남녀가 사지(四肢)와 근(筋)및 기(肌)와 골수(骨髓)가 열이 있어서 불에 쬐이는 것 같고 어루만지며 손이 뜨거운 것은 열이 토의 가운데 숨어서 있는 것이니 피가 허해서 얻은 것이다.

또는 찬 것을 너무 많이 먹어서 양기(陽氣)로 하여금 비토(脾土)의 가운데 억울(抑鬱)케 함으로 인하여 화(火)가 울(鬱)하면 일어나는 것이니 승양산화탕(升陽散火湯)과 화울탕(火鬱湯)을 쓴다. 〈東垣〉

허손(虛損)해서 수심(手心)과 각심(脚心)이 열이나 못견디는 것은 가감소시호탕(加減小柴胡湯)이 주치가 된다. 〈醫鑑〉

두 손이 크게 열이 있어서 불과 같은 것은 골궐(骨厥)이다. 침구〔(鍼灸)에 나와 있음〕오심(五心)의 열은 어린이는 상식증(傷食症)이고, 어른도 역시 그러한 것이다. 〈資生〉

※ 승양산화탕(升陽散火湯)

효능 : 화울(火鬱)과 오심(五心)의 번열(煩熱)을 치료한다.

처방 승마(升麻)•갈근(葛根)•강활(羌活)•독활(獨活)•백작약(白芍藥)•인삼(人蔘) 각 1돈, 시호(柴胡)•감초(甘草) 각 6푼, 방풍(防風) 5푼, 감초생(甘草生) 4푼을 썰어서 1첩을 지어 물로 달여 먹는다.

일명 시호승마탕(柴胡升麻湯)이라고도 한다. 〈東垣〉

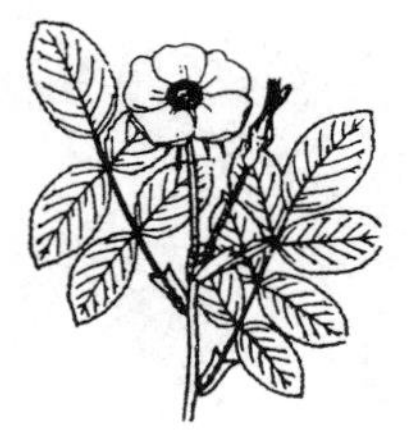
제주가시

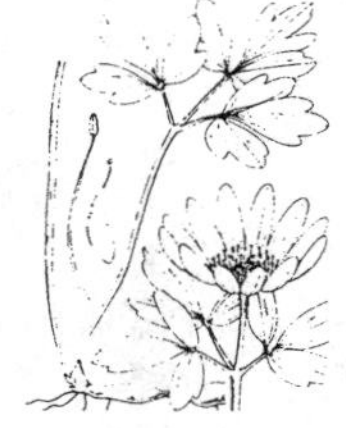
꿩의바람꽃

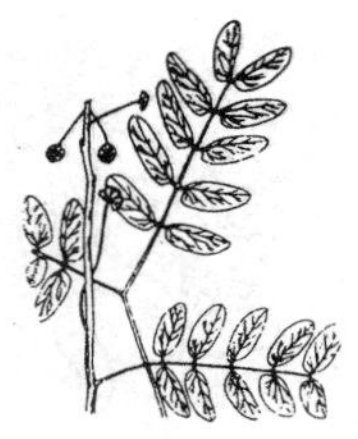
왕자귀

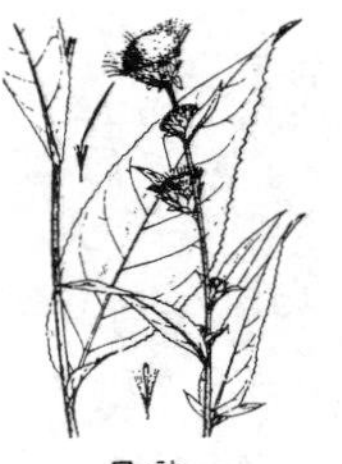
목 향

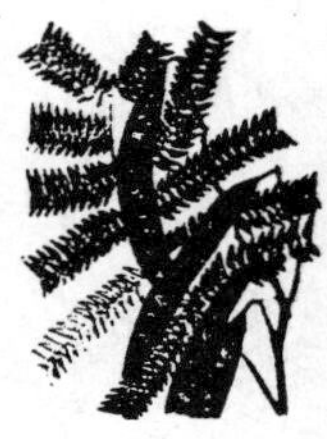
자귀대

※ 화울탕(火鬱湯)

효능 : 치료 방법은 위에서와 같다.

처방 강활(羌活) • 승마(升麻) • 건갈(乾葛) • 백작약(白芍藥) • 인삼(人蔘) • 시호(柴胡) • 감초(甘草) 각 1돈, 방풍(防風) 5푼을 썰어서 1첩을 지어 파뿌리 2치를 넣어 물로 달여 먹는다. 〈東垣〉

※ 가감소시호탕(加減小柴胡湯)

효능 : 손과 발의 바닥이 열이있어 못견디는 것을 치료한다.

처방 본 처방에다 향부(香附) • 황련(黃連) • 전호(前胡)를 더해서 물로 달여 먹는다. 〈東垣〉

또는 손과 발의 바닥의 열을 치료하는데 특효가 있다.

치자(梔子) • 향부(香附) • 창출(蒼朮) • 백지(白芷) • 반하국(半夏麴) • 천궁(川芎)을 등분 가루로하여 신국호(神麴糊)에 환을 만들어 먹는다. 〈丹心〉

18. 조열(潮熱)일 경우

조열(潮熱)이란 열이 있되 그 때를 잃지 않는 것이고, 한열(寒熱)이란 한(寒)이 그치면 열이 단속(斷續)해서 일어나고 일어나면 때도없이 열이나는 것이다. 〈醫鑑〉

조열(潮熱)에 때가 있으면 내상(內傷)과 허가 되는 것이고, 조열(潮熱)에 때가 없으면 외감(外感)이 되고 실(實)이 된다. 〈入門〉

보통 아침에 조열(潮熱)은 열이 행양(行陽)의 분기점에 있는 것이니, 폐기(肺氣)가 주가 됨으로 백호탕(白虎湯)을 써서 기(氣)속의 화(火)를 사(瀉)하고, 일포시〔日晡時 : 석양(夕陽)〕의 조열(潮熱)은 열이 행음(行陰)의 분기점에 있으니 신기(腎氣)가 주가 됨으로 지골피음(地骨皮飮)을 써서 혈(血)속의 화(火)를 사(瀉)한다. 〈正傳〉

기허(氣虛)하고 땀이 있고 조열(潮熱)하는 증세는 보중익기탕(補中益氣湯)을 쓰고 기허(氣虛)하고 땀이 없고 조열(潮熱)하는 증세에는 인삼청기산(人蔘淸肌散)을 쓰며 혈허(血虛)하고 땀이 있고 조열(潮熱)하는 증세는 인삼양영탕(人蔘養榮湯)을 쓰고 혈허(血虛)하고 땀이 없으며 조열(潮熱)하는 증세는 복령보심탕(茯苓補心湯)을 쓰고 기(氣)와 혈(血)의 양허(兩虛)에 땀이 없고 조열하는 증세는 복령보심탕(茯苓補心湯)을 쓰며 이와 혈의 양허에 땀에 있고 조열하는 증세는 가감소요산(加減逍遙散)을 쓴다.

혈허(血虛)하고 밤에 조열(潮熱)하는 증세는 사물이연탕(四物二連湯)을 쓴다.

삼소음(蔘蘇飮)이 조열(潮熱) 때문에 앞으로 노담(勞痰)과 해천(咳喘)의 열이 되려하는 데 가장 효과가 있다. 〈醫鑑〉

※ 가감소요산(加減逍遙散)

효능 : 자시(子時)와 오시(午時)의 조열(潮熱)을 치료한다.

처방 소요산(逍遙散)에다 호황련(胡黃連) • 맥문동(麥門冬) • 지골피(地骨皮) • 황금(黃芩) • 진교(秦艽) • 목통(木通) • 차전자(車前子)를 등분 썰어서 등심 한줌을 넣어 달여 먹는다. 〈醫鑑〉

※ 사물이연탕(四物二連湯)

효능 : 밤의 조열(潮熱)을 치료한다.

처방 사물탕(四物湯)에다 황련(黃連) • 호황련(胡黃連)을 등분 더해서 달여 먹는다. 〈醫鑑〉

19. 허번(虛煩)일 경우

심(心)이 허하면 심번(心煩)이 되고 또 간(肝) • 신(腎) • 비(脾)가 허하면 역시 심번(心煩)하는 것이다.

경(經)에 말하기를「여름 맥은 심(心)인데 미치지 못하면 심번(心煩)한다.」하였고 또한 간허(肝虛) • 비허(脾虛) • 신허(腎虛)가 모두 사람으로 하여금 몸이 무겁고 번원(煩寃)하게 하니 이런 점으로 보아서 번(煩)이 허한데서 난다는 것을 알 수가 있다는 것이다. 대개 금(金)이 간의 허를 치고 토(土)가 신(腎)의 허를 치며 목(木)이 비(卑)의 허를 치므로 번(煩)이 되는 것이다.

허번(虛煩)이란 심흉(心胸)이 번요(煩擾)해서 편하지 못한 증세이다. 내경(內經)에 말하기를「음(陰)이 허하면 안이 열이 있으니 대체로 허번(虛煩)한 증세가 많이 음허내열(陰虛內熱)에서 일어나는 것인데 곽란(藿亂)과 토사(吐瀉)한 다음에 진액이 말라 버려서 허번증(虛煩症)이 생기는 경우도 많다.」〈醫鑑〉

독열(獨熱)이란 바로 허번(虛煩)과 같은 것인데 상한(傷寒)과 함께 서로 같고 다만 머리와 몸이 아프지 않고

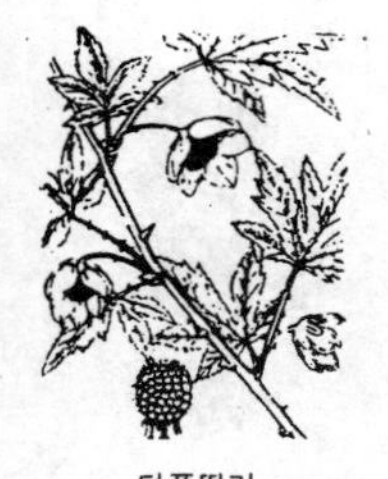
단풍딸기

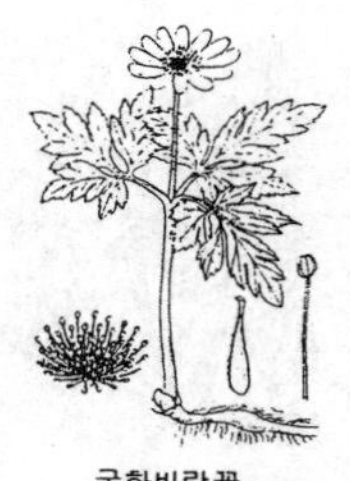
국화바람꽃

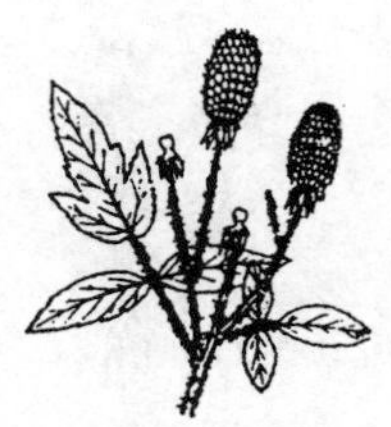
복딸기

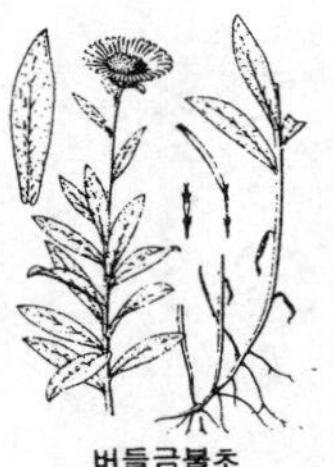
버들금불초

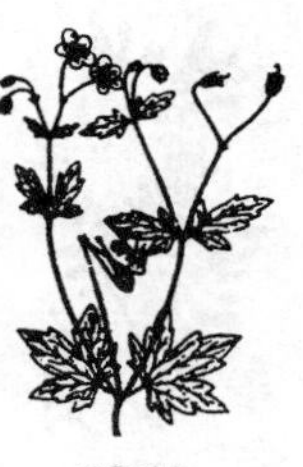
분홍쥐손

맥(脈)이 긴촉(緊數)하지 않는 것이 다를 뿐이다. 죽엽석고탕(竹葉石膏湯)을 쓴다. 〈保命〉

허번(虛煩)하고 저절로 흐르고 손발이 냉(冷)한 것은 기제탕(旣濟湯)을 쓴다. 〈入門〉

허번(虛煩)에 귤피탕(橘皮湯)이니 인삼죽엽탕(人蔘竹葉湯) 및 담죽여탕(淡竹茹湯)을 쓴다.

❊ 기제탕(旣濟湯)

효능 : 곽란(霍亂) 뒤에 허번(虛煩)하고 저절로 흐르고 손과 발이 냉(冷)한 증세를 치료한다.

처방 즉 죽엽석고탕(竹葉石膏湯)에 석고(石膏)를 빼고 포부자(炮附子) 2돈을 더한 것이다. 〈入門〉

❊ 귤피탕(橘皮湯)

효능 : 허번(虛煩)을 치료한다.

처방 귤피(橘皮) 3돈, 청죽여(靑竹茹) • 감초(甘草) 각 1돈, 인삼(人蔘) 5푼을 썰어서 1첩을 지어 생강 3쪽과 대추 2개를 넣어 물로 달여 먹는다. 〈活人〉

❊ 인삼죽엽탕(人蔘竹葉湯)

효능 : 치료 방법은 위에서와 같다.

처방 석고(石膏) • 맥문동(麥門冬) 각 2돈, 반하(半夏) 1돈, 인삼(人蔘) • 감초(甘草) 각 5푼, 죽엽(竹葉) 7쪽을 썰어서 생강 5쪽과 맵쌀 한줌을 넣어 물로 달여 먹는다. 〈丹心〉

❊ 담죽여탕(淡竹茹湯)

효능 : 심(心)이 허해서 번민(煩悶)하는 것을 치료한다.

처방 맥문동(麥門冬) • 소맥(小麥) 각 2돈, 반하(半夏) 1돈반, 인삼(人蔘) • 백복령(白茯苓) 각 1돈, 감초(甘草) 5푼을 썰어서 1첩을 지어 생강 5쪽, 대추 2개, 청죽여(靑竹茹) 1덩이를 넣어 물로 달여 먹는다. 〈三因〉

20. 상승(上昇)하는 기가 화에 속할 경우

환자가 스스로 말하기를 냉기(冷氣)가 밑에서부터 올라 온다는 것은 진냉기(眞冷氣)가 아니고 위로 올라가는 기(氣)가 간(肝)에서부터 나와서 상화(相火)를 끼고 아래에서 오르면 그 열이 심한 것인데 저절로 그 냉(冷)한 것을 느끼는 것은 화(火)가 극(極)하면 물과 같은 것이니 쌓인 열이 심하기 때문이다. 양(陽)이 항거(亢拒)하면 음(陰)이 작고 약하니 이러한 증세가 생기는 것이다. 냉(冷)이 기(氣)를 낳는 것이 높은 데서 나게되니 양(陽)이 나는 것이라는 말은 잘못된 말이다. 〈丹心〉

기(氣)가 왼쪽가에서 일어나는 것은 간(肝)의 화이고 배꼽 밑에서 일어나는 것은 음(陰)의 화(火)이며 다리에서 일어나 배에 들어가 불과 같은 것은 허(虛)가 극한 증세이니, 대개 화(火)가 구천(九泉)의 밑에서 일어나면 10에 1도 구해내지 못하는 것이다. 〈丹心〉

대개 기(氣)가 남아 있으면 갑자기 화(火)가 생기고 모자라는 것은 기(氣)가 허하기 때문이다. 〈丹心〉

기(氣)가 왼쪽가에서 일어나는 것은 회금환(回金丸)이나 당귀용회환(當歸龍薈丸)을 쓰고 기(氣)가 배꼽 밑에서 일어나는 것은 황백환(黃柏丸)이나 감리환(坎离丸)을 쓰며 기(氣)가 배꼽 밑에서 일어나는 것은 사물탕(四物湯)에 황백(黃柏) • 지모(知母) • 병염초(並鹽炒)를 더한 것과 또는 자음강화탕(滋陰降火湯)을 쓰고 밖에 쓸때는 부자(附子)가루를 침에 섞어서 용천혈(涌泉穴)을 덮고 그 열을 끌어 내린다. 〈丹心〉

21. 오열(惡熱)과 오한(惡寒)일 경우

오열(惡熱)하는 것이 열이 아니라 허한 증세인 것이 확실하고 몹시 찬 것이 한(寒)이 아니라 열(熱)증세인것이 확실하다. 〈丹心〉

경(經)에 말하기를 「음(陰)이 허하면 열을 낸다.」 하였으니 무릇 양(陽)이 밖에 있으면 음(陰)의 보위가 되고 음(陰)이 안에 있으면 양(陽)의 지킴이(守)되는 것인데 정신이 밖으로 달리고 기욕(肌慾)이 절도가 없으면 음기(陰氣)가 모산(耗散)되고 양(陽)이 붙어 있을 곳이 없어서 결국은 기표(肌表)의 사이에 부산(浮散)하니 오열(惡熱)은 당연히 음허(陰虛)로 여기고 치료해야 한다. 〈內經〉

경(經)에 말하기를 「오한(惡寒)과 전율(戰慄)이 모두 열에 든다.」 하였고, 원병식(原病式)에 말하기를 「열로 아프면서 오히려 냉(冷)과 같다고 느끼는 것은 실상은 한(寒)이 아니라」 하였다. 그리고 옛날 사람들이 전율(戰慄)하는 증세를 얻으면 대승기(大承氣)로 조시(燥屎)를 내

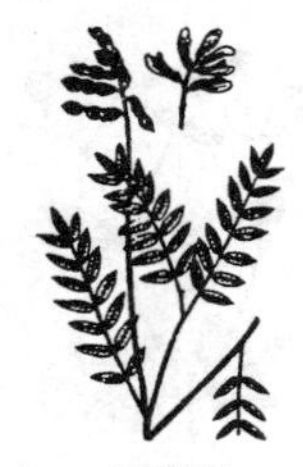
염주황기

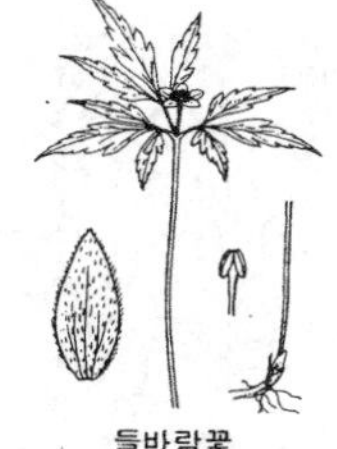
들바람꽃

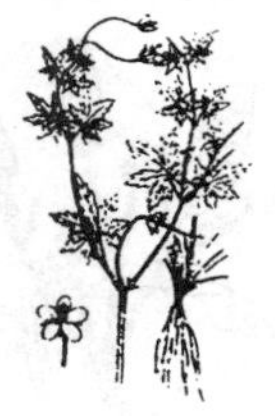
산쥐손

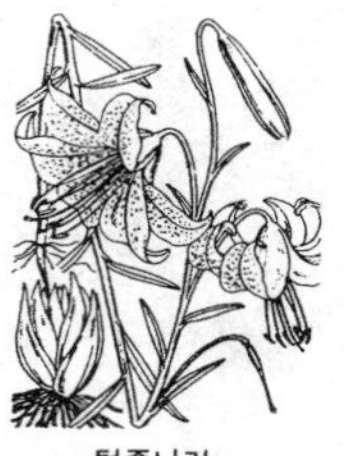
털중나리

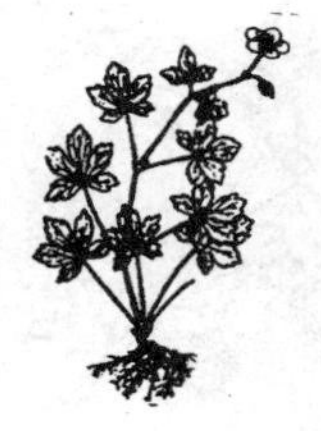
섬쥐손

리고 낫는 것을 보면 분명히 열증(熱症)인 것이 틀림없다. 〈內經〉

오한(惡寒)이란 비록 여름의 담천(淡天)을 당(當)해도 풍상(風霜)을 만난 것 같고 솜옷을 끼워 입어도 벌벌 떨리는 것이니 오한(惡寒)을 아주 심하게 하는 것이다.

양허오한(陽虛惡寒)은 사군자탕(四君姉湯)에 복령을 덜어내고 황기(黃芪)·계지(桂枝)를 배로 더하며 또는 부자(附子)를 약간 더해 쓰고 음허(陰虛)와 악한 및 열이 나는데 이진탕(二陳湯)에 사물탕(四物湯)을 합하고 지모(知母)와 황백(黃柏)및 지골피(地骨皮)를 더해서 쓴다. 〈入門〉

22. 음허오열(陰虛惡熱)일 경우

어떤 사람이 복사뼈 그 밑으로 언제나 열이 있는 것을 느끼고 겨울에도 버선을 안 신고 자기의 품질(禀質)이 건장해서 냉(冷)한 것을 무서워 하지 않는다 라고 자랑을 하는데 내가 말하기를 이것은 족삼음(足三陰)이 허해서 그렇게 되는 것이니 일찍 욕사(慾事)를 끊고 음혈(陰血)을 보해야만 후환(後患)을 면할 것이라고 하니 그 사람이 웃으면서 나와 권고를 잘 안 듣더니 나이 50에 가까워서 위병(痿病)에 걸려 죽었다. 〈丹心〉

23. 적열오한(積熱惡寒)일 경우

한 부인이 몸이 차고 오한(惡寒)하면 6월의 불볕 더위에 겹옷을 입어도 추위를 못견디고 설사(泄瀉)를 안그치며 맥(脈)이 가로 놓인 노끈과 같고 힘이 있거늘 양포(涼布)로 심장(心臟)을 문지르고 새로 떠온 물을 배 위에 뿌리니 부인은 사람을 죽인다고 고함 치기를 안 그치는데 연달아서 30~40통을 들어 씌우니 크게 떨고 다시 땀이 나더니 1~2일을 혼곤(昏困)하게 누워있는 동안에 몹시 아프던 증세가 모두 없어진 것이다.

한나라의 화사(華蛇)와 북제(北齊)의 서문백(徐文伯)이 역시 고냉증(痼冷症)을 치료하는 데 동한(冬寒)의 절기에 냉수로 치료 했으니 역시 위의 방법과 같은 것이다. 〈子和〉

24. 망혈(亡血)이 오한(惡寒)과 발열(發熱)을 할 때

환자가 맥(脈)이 작고 삽(澁)한 증세는 망혈(亡血)이 되니 오한(惡寒)한 뒤에 열을 내면서 그칠줄을 모르고 여름 달의 성염(盛炎)에도 겹옷을 입고 겨울달의 혹한(酷寒)에도 몸을 발가벗으려고 하는데 그의 소이연(所以然)은 양(陽)이 약간 쇠하면 오한(惡寒)이 되고 음(陰)이 약하면 열이나는 것이다. 이것은 용의(庸醫)가 땀을 내서 양(陽)을 약하게 하고 거기에 또한 크고 작게 해서 음(陰)을 약하게 만든 것이다. 5월쯤에 양기(陽氣)가 겉에 있고 위(胃)속이 허냉(虛冷)하면 양기(陽氣)가 안에서 미약해서 능히 냉(冷)을 못이기기 때문에 겹으로 옷을 입어야 되고 11월쯤에는 양기(陽氣)가 속에 있고 위(胃)속이 번열(煩熱)되면 음기(陰氣)가 안에서 약해져 능히 열을 이기지 못하기 때문에 발가벗은 것이며 또한 음맥(陰脈)이 지삽(遲澁)하기 때문에 망혈(亡血)인 것을 알게 된다. 〈仲景〉

25. 양(陽)이 허(虛)하면 외한(外寒)하고 양(陽)이 성하면 외열(外熱)할 경우

황제(黃帝)가 묻기를 「양(陽)이 허한 외상(外傷)이 되는 것은 어떤 이치인가?」 기백(岐伯)이 답하기를 「양(陽)은 상초(上焦)에서 기(氣)를 받아 피부와 분육(分肉)의 사이를 따뜻하게 해주는 것인데 이제 한기가 밖에 있으면 상초(上焦)가 안 통하고 상초(上焦)가 안통하면 한(寒)이 홀로 밖에서 머무르기 때문에 한율(寒慄)하는 것이다.」 황제(黃帝)가 묻기를 「양(陽)이 성하면 외열(外熱)이 되는 것은 어째서인가?」 기백(岐伯)이 답하기를 「상초(上焦)가 통리되지 않으면 피부가 치밀하고 주리(腠理)가 막히며 현부(玄府)가 안 통하면 위기(衛氣)가 설월(泄越)하지 못하기 때문에 밖에 열이 있는 것이다.」 〈內經〉

26. 음(陰)이 허하면 내열(內熱)하고 음(陰)이 성하면 내한(內寒)할 경우

황제(黃帝)가 묻기를 「음(陰)이 허하면 내열(內熱)이 되는 것은 어째서인가?」 기백(岐伯)이 답하기를 「노권(勞倦)해서 형기(形氣)가 쇠소(衰少)하고 곡기가 성하지 않으며 상초(上焦)가 돌아다니지 않고 하완(下脘)이 안 통하며 위기(胃氣)가 열이 있으면 열기(熱氣)가 가슴속을 훈증하니 내열(內熱)이 되는 것이다.」 황제(黃帝)가 묻기를 「음(陰)이 성하면 내한(內寒)이 되는 것은 어째서인가?」 기백(岐伯)이 답하기를 「궐기(厥氣)가 상역(上逆)하면 한기(寒氣)가 가슴 속에 쌓여서 새지를 않고 새지 않으면 온기가 가고 한(寒)이 홀로 머무르는 즉 피가

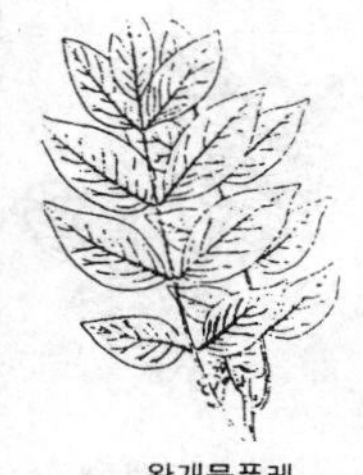
왕개물푸레

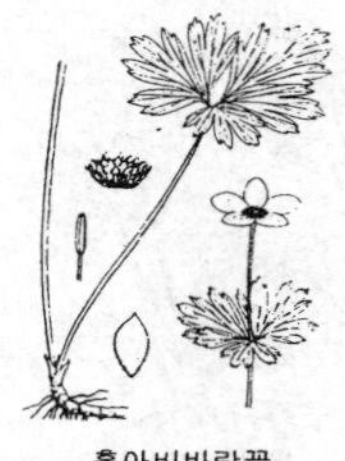
홀아비바람꽃

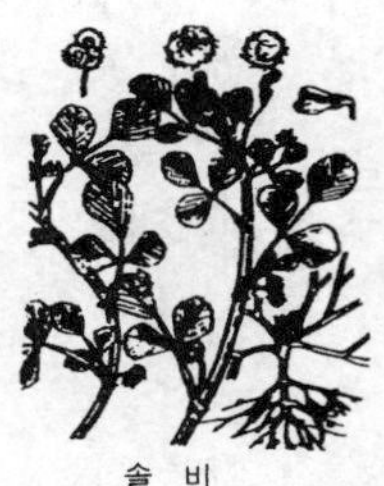
솔 비

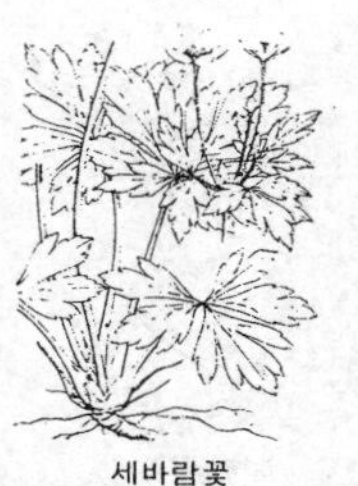
세바람꽃

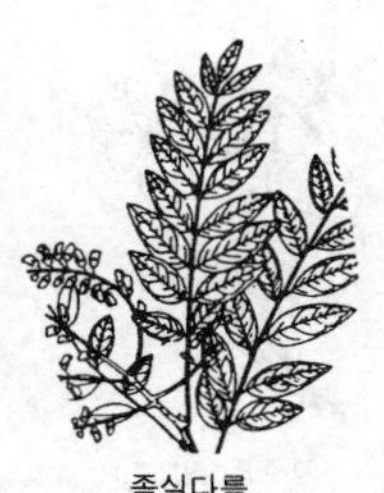
좀실다름

응삽(凝澁)하면 맥(脈)이 안 통하며 성(盛)하고 크면 깔깔하기 때문에 속이 찬 것이다.」〈內經〉

27. 양허(陽虛)와 음허(陰虛)의 2증을 분별해야 할 경우

양허(陽虛)와 음허(陰虛)의 두 증세는 단계(丹溪)가 변설(辨說)하기를 확실하게 하였다. 왜냐하면 밤낮으로 열이 나는데 낮에 무겁고 밤에 가벼우며 입맛이 없는 것은 양(陽)이 허한 증세이고, 저녁때 열이나고 밤중에 그치며 입맛이 있는 것은 음(陰)이 허한 증세인데 양(陽)은 온전하고 음(陰)은 반이 되면 양(陽)은 음(陰)과 같이 하되 음(陰)은 양(陽)과 같이 하지 못하는 것은 자연의 이치인 것이다. 양허(陽虛)한 것은 책(責)이 위(胃)에 있고 음허(陰虛)한 것은 책(責)이 신(腎)에 있는 것이다. 대개 기(氣)와 포(飽)가 서로 위(胃)를 상(傷)하면 양기(陽氣)가 허한 증세이고, 방노(房勞)가 신(腎)을 상(傷)하면 음혈(陰血)이 허하게 되는 것이다.

옛날 사람이 음식과 남녀를 제일 경계를 많이 했다하니 거기 깊은 뜻이 있다는 것을 알아야 한다. 약으로 말하면 달고 따뜻한 것은 능히 양기(陽氣)를 보하고 쓰고 찬 것은 능히 음혈(陰血)을 보하니 사군자(四君子)로써 기(氣)를 보하고 사물(四物)로써 혈(血)을 보하는 것이 바로 그것이다. 만일 기혈(氣血)이 함께 허하면 단지 달고 따뜻한 약으로 그 기(氣)를 보(補)해야 하니 기(氣)가 왕성하면 능히 혈(血)을 낳고 만일 혈(血)만 허하고 기(氣)가 허하지 않으면 달고 따뜻한 약으로 기(氣)를 보(補)하는 것을 피해야 한다. 기가 왕성하면 음혈(陰血)이 더욱 달아 없어지는 것이다. 그러니 양허(陽虛)와 음허(陰虛)한 것 및 단약과 쓴약으로 만드는 방법에 있어서 삼가하지 않을 도리가 없다. 〈方廣〉

기(氣)가 허해서 열이있는 것은 양(陽)을 승거해서 흩어야 하니 사군자탕(四君子湯)이나 보중익기탕(補中益氣湯)·익위승양탕(益胃承陽湯)을 쓰고 혈이 허해서 열이 있는 것은 음(陰)을 자양(滋養)해서 내려야 하니 사물탕(四物湯)에 금련(芩連)·치자(梔子)를 더해서 쓰며 또는 자음강화탕(滋陰降火湯)이나 감리환(坎离丸)을 쓰고 기(氣)와 혈(血)이 함께 허한 열은 승양(升陽)과 자음(滋陰)을 같이 써야 하니 십전대보탕(十全大補湯)이나 인삼양영탕(人蔘養榮湯)에 지모(知母)와 황백(黃柏)을 더한 것이 좋다. 〈入門〉

혈허(血虛)로 열이 나는데 당귀보혈탕(當歸補血湯)이 적합한 것이다. 〈東垣〉

※ 당귀보혈탕(當歸補血湯)

일명 귀화탕(歸花湯)

효능 : 기열(肌熱)과 대갈(大渴)및 목적(目赤)과 면홍(面紅)을 치료하며, 맥(脈)이 넓고 크면서 허하고 무겁게 누르면 아주 없으니 경(經)에 이르기를 혈허발열(血虛發熱)이라는 것이 바로 그것이다. 증세가 백호증과 같고 그 맥(脈)이 길며 실(實)하지 않는 것이 분별이 되는 것인데 잘못 백호탕(白虎湯)을 쓰면 반드시 죽게 되니 이 처방으로써 구해야 한다.

처방 황기(黃芪) 5돈, 당귀(當歸) 2돈을 썰어서 1첩을 하여 공복에 물로 달여 먹는다. 〈東垣〉

28. 음주발열(飮酒發熱)일 경우

술을 마시고 열이나는 것은 황연해독탕(黃連解毒湯)에 칡뿌리를 더해서 쓴다. 〈仲景〉

술 때문에 열이나는 것은 청대(靑黛)와 과루인(瓜蔞仁)을 가루로하여 생강즙에 넣어 매일 두어 숟갈씩 먹으면 3일만에 편하게 된다. 〈丹心〉

주열(酒熱)이 내울(內鬱)하고 몹시 찬 것은 황화(黃花) 1냥, 칡뿌리 5돈을 물로 달여 먹고 크게 땀을 내면 낫게된다. 〈入門〉

대개 열이 나는 데는 술 마시는 것을 반드시 피해야 한다. 〈入門〉

술 마시는 사람이 열이나는 것은 치료가 어렵고 술을 마시지 않는 사람을 술을 마시고 열이나는 것도 역시 치료가 어려운 것이다. 〈丹心〉

29. 혈이 체(滯)하여 발열(發熱)할 경우

그 사람의 맥(脈)이 삽(澁)하고 반드시 물을 머금고 담연(痰涎)을 구토(嘔吐)하거나 양쪽 다리가 궐냉(厥冷)하는 증세이고, 또한 소복(小腹)이 결급(結急)되는 증세가 있으며 또는 타홍(唾紅)하고 또는 코피가 나오니 시호(柴胡)나 황금(黃芩)에 천궁(川芎)·백지(白芷)·도인(桃仁)·오령지(五靈脂)로 보좌를 하고 다시 대황(大黃)이나 진한 꿀을 더해서 체(滯)한 혈(血)을 통하도록 하여 검은 것이 흘러 내리면 열이 다시 나지 않는 것이다. 〈直指〉

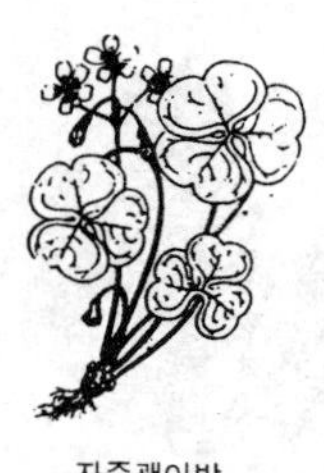
자주괭이밥

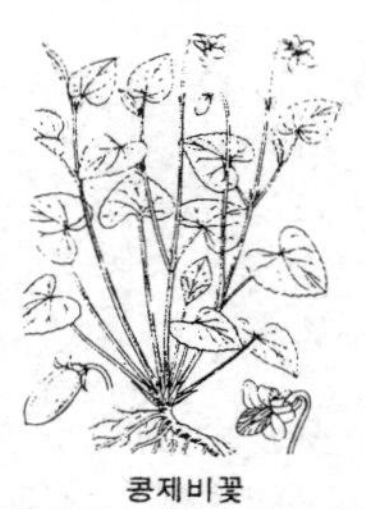
콩제비꽃

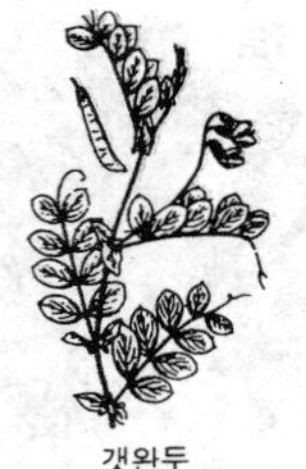
갯완두

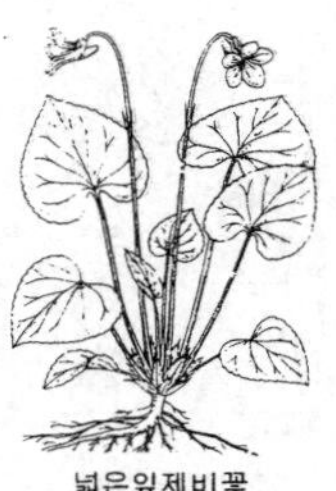
넓은잎제비꽃

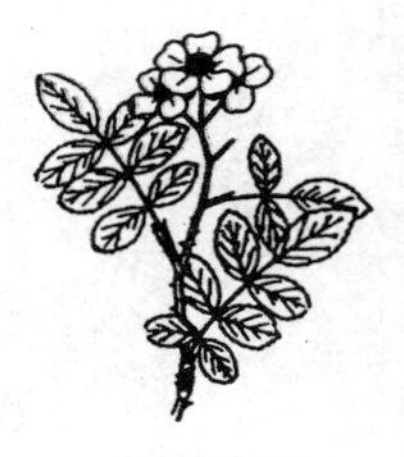
대마도찔래

30. 음(陰)이 허하면 화(火)가 동(動)할 경우

무릇 열이나고 기침을 하면 토담(吐痰)을 하고 피를 토하며 오후에서 밤이 되기까지는 열이나고 얼굴이 붉으며 소변이 적삽(赤澁)하는 것이 음허화동(陰虛火動)이다. 〈回春〉

조열(潮熱)하고 도한(盜汗)하며 기침을 하고 담(痰)이 성하면 피를 토하고 뱉게 되며 기력(氣力)이 곤태(困怠)하며 형용(形容)이 소수(消瘦)하고 허리가 아프며 각위(脚痿)가 아프며 유정(遺精)과 몽설(夢泄)을 하는 것은 모두가 음허화동(陰虛火動)인 것이다. 〈入門〉

음허화동(陰虛火動)에 자음강화탕(滋陰降火湯)과 청리자감탕(淸坎滋离湯)을 쓰고 다음 자음청화고(滋陰淸化膏)나 육미지황환(六味地黃丸)을 먹고 나은 다음에 감리기제환(坎离旣濟丸)을 먹으니 이것이 효과를 거두고 다음에 보호하는 약이 된다. 〈入門〉

사물탕(四物湯)에 지모(知母)•황백〔黃柏 : 병감수초(並鹽水炒)〕을 더해 쓰는 것이 강화(降火)나 보음(補陰)의 신통한 약제가 되고 심한 것은 구판(龜板)을 더해서 쓴다. 〈丹心〉

음허화동(陰虛火動)에는 자음강화탕(滋陰降火湯)이나 청리자감탕(淸离滋坎湯)•청폐자음산(淸肺滋陰散)•음허생내열탕(陰虛生內熱湯)•보음사화탕(補陰瀉火湯)•보음환(補陰丸)•육미지황환(六味地黃丸)•감리고(坎离膏)•선감리환(先坎离丸)•후감리환(後坎离丸)•차금기제환(次禽旣濟丸)등을 쓴다.

※ 자음강화탕(滋陰降火湯)

효능 : 음허화동(陰虛火動)으로 자면서 도한(盜汗)으로 나고 오후에 땀이나나며 기침을 하고 담(痰)이 성하며 피를 토하고 뱉으며 음식 생각이 없고 기육(肌肉)이 소수(消瘦)해서 앞으로 노병(勞病)이 되려고 할 때 치료한다.

처방 백작약(白芍藥) 1돈3푼, 당귀(當歸) 1돈2푼, 숙지황(熟地黃)•맥문동(麥門冬)•백출(白朮) 각 1돈, 생지황주초(生地黃酒炒) 8푼, 진피(陳皮) 7푼, 지모(知母)•황백〔黃柏 : 병감수초(並鹽水炒) •감초구(甘草炙) 5푼을 썰어서 1첩을 지어 생강 3쪽과 대추 2개를 넣어 물로 달여 먹는다. 〈回春〉

※ 청리자감탕(淸禽滋坎湯)

효능 : 음허화동(陰虛火動)에 조열(潮熱)하고 식은 땀이 나며 기침을 하고 심(心)이 황겁(荒怯)한 것을 치료한다.

처방 숙지황(熟地黃)•생건지황(生乾地黃)•천문동(天門冬)•맥문동(麥門冬)•백작약(白芍藥)•당귀(當歸)•산수유(山茱萸)•산약(山藥)•백복령(白茯苓)•백출(白朮) 각 7푼, 목단피(牡丹皮)•택사(澤瀉)•황백(黃柏)•지모(知母 = 並蜜水炒)•감초구(甘草炙) 각 5푼을 썰어서 1첩을 지어 물로 달여 공복에 먹는다. 〈醫鑑〉

※ 청폐자음산(淸肺滋陰散)

효능 : 주색(酒色)으로 인하여 폐(肺)가 상(傷)한 지가 오래 되고 음허화동(陰虛火動)이 되어서 목구멍에 부스럼이 나고 목소리가 쉬며 담수(痰嗽)를 하고 천식(喘息)이 급하며 번열(煩熱)해서 잠을 못자고 먹는 것이 적은 증세를 치료한다.

처방 생지황(生地黃) 1돈반, 백작약(白芍藥) 8푼, 천궁(川芎)•백출초(白朮炒)•진피(陳皮)•황백밀초(黃柏蜜炒)•지모(知母)•패모(貝母)•맥문동(麥門冬)•지골피(地骨皮) 각 5푼, 백복령(白茯苓)•곡동화(穀冬花)•자원(紫菀)•원지(遠志) 각 4푼, 오미자(五味子)•산조인(酸棗仁) 각 3푼, 황연초(黃連炒)•감초구(甘草炙) 각 3푼을 썰어서 1첩을 지어 생강 3쪽을 넣어 물로 달여서 죽력(竹瀝) 5수저를 넣어 따뜻이 먹는다. 〈醫鑑〉

※ 음허생내열탕(陰虛生內熱湯)

효능 : 음허번열(陰虛煩熱)과 화동(火動)등 증세를 치료한다.

처방 당귀(當歸)•천궁(川芎)•창출(蒼朮)•진피(陳皮) 각 8푼, 백출(白朮)•맥문동(麥門冬)•사삼(沙蔘) 각 7푼, 백작약(白芍藥)•치자(梔子)•천화분(天花粉) 2푼을 썰어서 1첩을 하여 생강 3쪽을 넣어 물로 달여 먹는데 오래 먹으려면 천궁(川芎)은 빼고 겨울 달에는 파고지(破故紙)를 더해서 쓴다. 〈入門〉

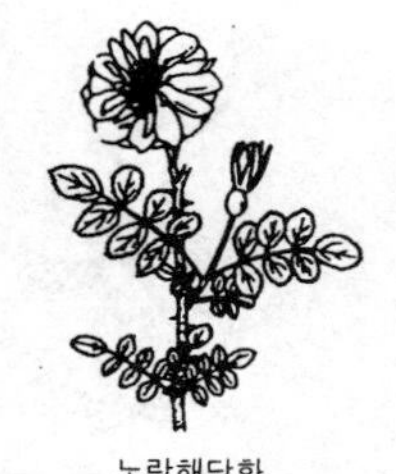
노랑해당화

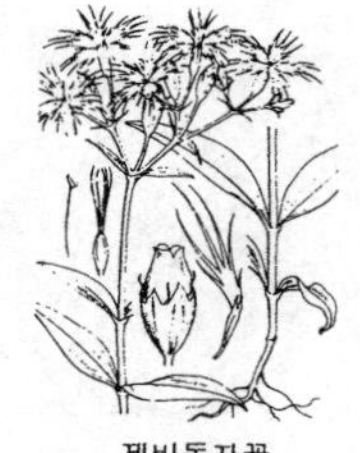
제비동자꽃

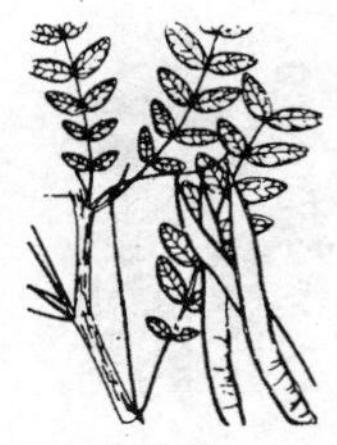
괴 줄

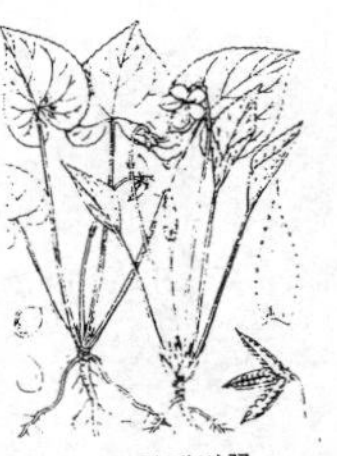
고깔제비꽃

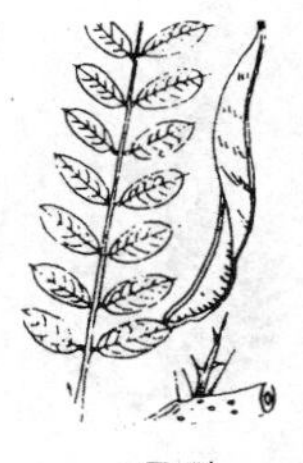
주 엽

※ 보음사화탕(補陰瀉火湯)

효능 : 음허화동(陰虛火動)으로 조열(潮熱)해서 식은땀이 나고 기침을 하며 피를 토하면서 맥(脈)이 촘촘하고 잠기고 기육(肌肉)이 소수(消瘦)한 것을 치료한다.

처방 백작약(白芍藥) • 당귀(當歸) • 백출(白朮) 각 1돈3푼, 천궁(川芎) • 숙지황(熟地黃) • 지모밀초(知母蜜炒) • 천문동(天門冬) 각 1돈, 황백밀초(黃柏蜜炒) • 진피(陳皮) 각 7푼, 생지황주초(生地黃酒炒) • 감초구(甘草炙) 각 5푼, 건강초자색(乾薑炒紫色) 3푼을 썰어서 1첩을 지어 생강 3쪽을 넣어 물로 달여 먹는다. 〈明醫〉

※ 보음환(補陰丸)

효능 : 음허화동(陰虛火動)을 치료하고, 대체로 사람몸에 있어서 음(陰)은 언제나 모자라고 양(陽)은 언제나 남음이 있기 때문에 항상 음(陰)을 보해서 양(陽)과 함께 균등하게 하면 병이 없는 것이다. 그러니 보음하는 약은 젊을 때부터 늙을 때까지 없어서는 안 된다.

처방 숙지황(熟地黃) 4냥, 황백염주초(黃柏鹽酒炒) • 갈색지모주초(褐色知母酒炒) • 구판수구(龜板酥炙) 각 3냥, 쇄양수구(瑣陽酥炙) • 구기자(枸杞子) • 백작약주초(白芍藥酒炒) • 천문동(天門冬) 각 2냥, 오미자(五味子) 1냥, 건강초자색(乾薑炒紫色) 4돈(겨울에는 6돈으로 할 것)을 가루로해서 달인 꿀에 저척수(猪脊髓) 3조를 넣고서 같이 섞어 오동열매 크기의 환을하여 매 60~70알을 공복에 염탕(鹽湯)이나 또는 더운 술로 삼켜 내린다. 〈明醫〉

※ 감리고(坎離膏)

효능 : 음허화동(陰虛火動)에 조열(潮熱)하고 식은 땀이 나며 피를 토하고 뱉으며 노병(勞病)이 되려고 할 때 쓴다.

처방 황백(黃柏) • 지모(知母) 각 4냥, 생지황(生地黃) • 숙지황(熟地黃) • 천문동(天門冬) • 맥문동(麥門冬) 각 2냥, 행인(杏仁) 7돈, 호도인(胡桃仁) • 봉밀(蜂蜜) 각 4냥을 썰어서 먼저 황백(黃柏) • 지모(知母)를 사내 아이 오줌 3주발을 측백엽(側柏葉)한줌과 같이 달여서 3~4주발 되거든 찌꺼기는 버리고 다시 짓이겨서 천 • 맥문동(天麥門冬) 숙지황(熟地黃)을 약물속에 넣고 물 2주발을 더해서 달이되 찌꺼기는 버리고 다시 짓이겨서 진흙과 같이 되거든 다시 물 1~2주발을 더 넣어 달여서 즙을 짜 놓고 행인이나 호도인(胡桃仁)에 물을 넣고 찧어서 즙을 거른 다음 다시 찧고 다시 걸러서 찌꺼기는 없어질 정도가 되면 꿀과 같이 먼저 약물에 넣어 불에 쪼여서 고약을 만들어 물에 담가 식히고 화독(火毒)을 없애며 먹을 때마다 2~5수저를 측백엽탕(側柏葉湯)으로 공복에 고루 먹되 동이나 쇠그릇은 피한다. 〈醫鑑〉

※ 선감리환(先坎離丸)

효능 : 허화(虛火)가 움직여서 유정(遺精)을 하고 식은땀이 나며 조열(潮熱)과 담수(痰嗽)하는 것을 치료한다.

처방 황백(黃柏) • 지모(知母)를 등분해서 사내아이 오줌에 담가서 구증(九蒸) • 구쇄(九晒) • 구로(九露)하여 가루로하고 지황전고(地黃煎膏)로써 오동열매 크기의 환을 하여 매 50~70알을 공복에 염탕(鹽湯)이나 또는 더운 술로 삼켜 내리는데 비(脾)가 약한 사람은 산약(山藥)풀에 섞어서 환을 만든다. 〈入門〉

※ 후감리환(後坎離丸)

효능 : 치료 방법은 위에서와 같다.

처방 사물탕(四物湯) • 사미(四味) 각 2냥에 지모(知母) 4냥, 황백(黃柏) 8냥을 염수(鹽水) • 인유(人乳) • 밀수(蜜水) • 청주(淸酒)에 4등분해서 담그고(黃柏은 각 2냥, 知母는 각 1냥)을 하룻밤 재운 다음에 지(知)와 백(柏)을 걷어내고 햇빛이나 밤이슬을 맞히기를 3일 낮밤으로 하고 4가지를 넣어 가루로 오동열매 크기의 환을 해서 염탕(鹽湯)으로 80~90알을 삼켜 내리고 겨울이면 더운 술에 먹는다. 이 약이 천일생수(天一生水)나 지이생화(地二生火)의 뜻을 취해서 지은 것이니 능히 물을 올리고 불을 내린다. 〈入門〉

※ 감리기제환(坎離旣濟丸)

효능 : 음허화동(陰虛火動)의 노손(勞損)한 것을 치료한다.

처방 당귀주세(當歸酒洗) 6냥, 숙지황(熟地黃) • 생지황주세(生地黃酒洗) • 천문동(天門冬) • 맥문동(麥門冬)

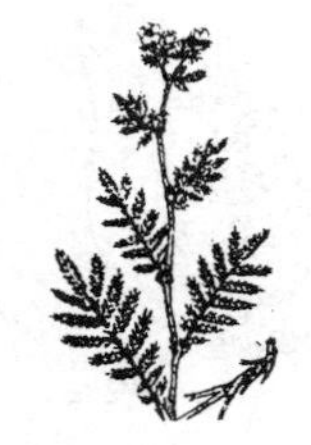
털딱지

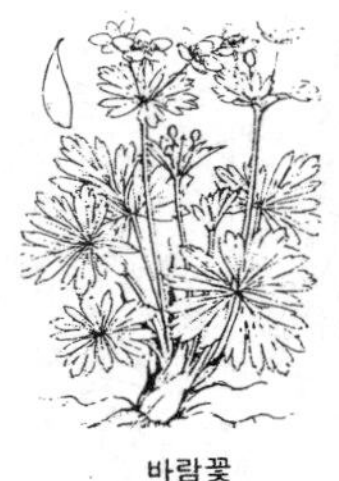
바람꽃

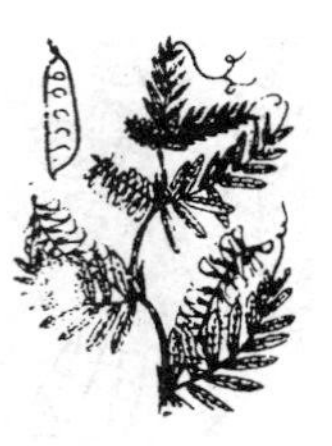
털갈퀴덩굴

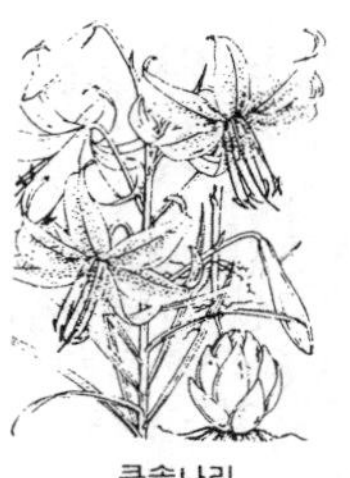
큰솔나리

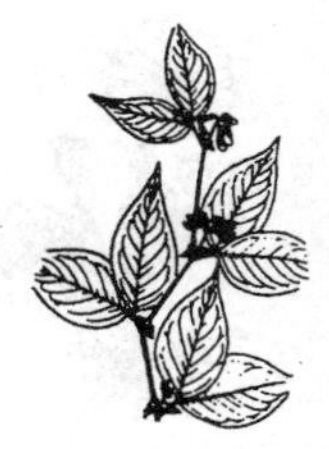
꽃나비나물

• 산수유(山茱萸) • 우슬주세(牛膝酒洗) 각 4냥, 백작약주세(白芍藥酒洗) • 오미자(五味子) • 산약(山藥) • 구판수구(龜板酥灸) 각 3냥, 지모주침(知母酒侵) 2냥, 침염수(浸鹽水) 2냥, 밀수초(蜜水炒) 3냥, 염수초(鹽水炒) 3냥, 천궁(川芎) 1냥을 가루로하여 꿀로 오동열매 크기의 환을 해서 공복에 소금 물로 50~60알을 삼켜 내린다.

31. 음허화동(陰虛火動)이 난치(難治)에 속할 경우

요즈음에 음허화동(陰虛火動)의 질환자(疾患者)가 10에 한 사람도 없는 것은 어떻게 된 일인가? 대개 그 초기에는 음식이나 일상 생활이 보통 때와 같은 데 오직 담수(痰嗽)를 한 두번씩 하게 되니 저절로 병이 없는 것 같이 하고 병을 숨기고 의원을 꺼려서 피하여 몸을 망쳐도 반성이 없다가 결국 그 증세가 만연해서 날짜가 오래 되면 자리에 누워서 굳은 얼음처럼 되고 구하지 못하게 되는 것이니 뜻하건데 결국 병의 시초에 반드시 세 가지 일에 근신(謹愼)해야만 치료할 수 있는 것이다. 세 가지 일이란 무엇인가? 1은 밝은 의원을 만나야 하고, 2는 약 먹기를 부지런히 하여야 하고, 3은 금계(禁戒)를 반드시 지켜야 하는데 3가지 중에 하나만 빠뜨려도 치료를 못한다. 〈醫鑑〉

32. 화(火)를 제어할 경우

유가(儒家)의 가르침에 정심 양심(正心 養心)이라는 것이 모두 화(火)에 망동(妄動)하는 것은 방어하는 것이고, 의가(醫暇)의 가르침에 염담(拈澹)하고 허무해서 정신을 안으로 지키라는 것이 또한 화(火)의 망동(妄動)을 막는 것이다. 〈丹溪〉

화(火)가 본래 망동(妄動)을 안 하는 것인데 온전히 심(心)에서 일어나는 것이니 정(靜)이란 일자(一字)가 그 심중지수(心中之水)가 된다. 〈入門〉

신(神)이 조용하면 심화(心火)가 저절로 내리고 욕심을 끊으면 신수(腎水)가 저절로 오른다. 〈入門〉

33. 열을 물리칠 경우

열을 물리치는 방법이 전적으로 심(心)을 맑게 하는 데 있으니 반드시 맥문동(麥門冬) • 등심초(燈心草) • 백출(白朮) • 복령(茯苓)을 써야 한다. 심(心)이란 것은 한 몸의 주재(主宰)가 되고, 만사의 근원이 되기 때문에 만가지의 영(令)이 심(心)을 좇게 되니 심(心)이 맑지 않으면 망동해서 열이 물러가지 않는 것이다. 그러나 열을 상하고 혈(血)이 체(滯)하면 기(氣)가 울(鬱)해서 더욱 물러가지 않는 것인데 열을 물리치는 방법이 또한 조혈(調血)에 있는 것이니 처방에는 당귀(當歸) • 천궁(川芎)을 쓰는 것이며, 만약 양(陽)이 밖으로 뜨면 당연히 수렴해서 내려야 되니 삼령백출산(蔘苓白朮散)을 쓰고, 생강과 대추를 달여 먹는다. 〈丹心〉

대개 열이 모두 심(心)에서 나는 것이니 심(心)과 혈(血)을 맑게 하지 않을 수는 없는 일이니 맥문동(麥門冬)을 뺄 수가 없고 등심초(燈心草)로 인자(引子)를 삼는다. 〈丹心〉

무릇 장열(壯熱)과 번조(煩燥)에는 시호(柴胡) 및 황금(黃芩) • 대황(大黃)을 써서 풀어주어야 할 것이고, 황련(黃連) • 생지황(生地黃) • 적복령(赤茯苓)을 넣은 다음 등심(燈心)한줌과 같이 달여 먹고 그 효과가 아주 빠른 것이다. 대개 천궁(川芎)과 생지황(生地黃) 능히 조혈(調血)을 하는 것인데 심혈(心血)이 한번 조(調)하면 열(熱)이 역시 저절로 물러 간다. 〈直指〉

낙융길(駱隆吉) 말하기를 「풍화(風火)가 벌써 치성(熾盛)하면 당연히 신수(腎水)를 자(滋)하게 한다.」고 하였다. 〈東垣〉

34. 장부의 화(火)를 사(瀉)할 경우

군화(君火)는 심(心)의 화(火)이니 습(濕)으로 치고 물로써 없앨 수가 있는 데 황련(黃連)의 종류로써 제거하고 상화(相火)는 용(龍)의 화(火)이니 수(水)로써 없애지 못하고 오직 그 성질을 따라서 굴복시켜야 하니 황백(黃柏)의 종류로 내리게 한다. 〈丹心〉

상초(上焦)의 열은 치자(梔子)와 편금(片芩)을 쓰고 중초열(中焦熱)은 황련(黃連)과 작약(芍藥)을 쓰며, 하초열(下焦熱)은 대황(大黃) • 황백(黃柏)을 쓴다. 〈海藏〉

황련(黃連)은 심화(心火)를 사(瀉)하고 황금(黃芩)은 폐화(肺火)를 사(瀉)하며 백작약(白芍藥)은 비화를 사(瀉)하고 시호(柴胡)는 간화(肝火)를 사(瀉)하는데 황련(黃連)으로써 돕고 지모(知母)는 신화(腎火)를 사(瀉)한다.

목통(木通)은 소장의 화(火)를 사(瀉)하고 조금(條芩)은 대장(大腸)의 화(火)를 사(瀉)하며 시호(柴胡)는 담(膽)의 화(火)를 사(瀉)하는데 황련(黃連)으로 돕고 석고

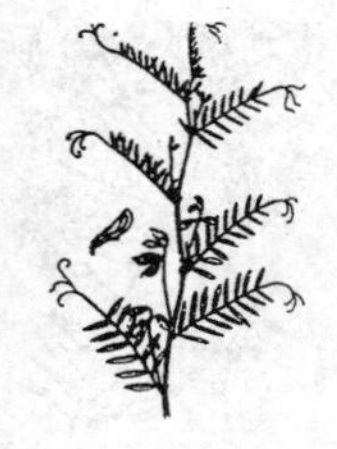
새완두

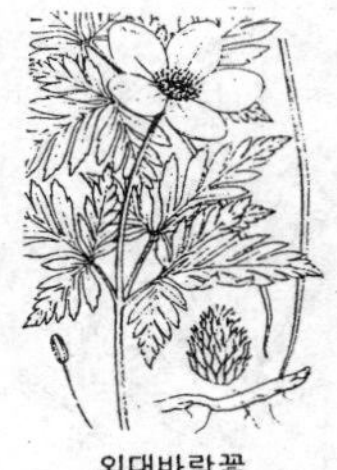
외대바람꽃

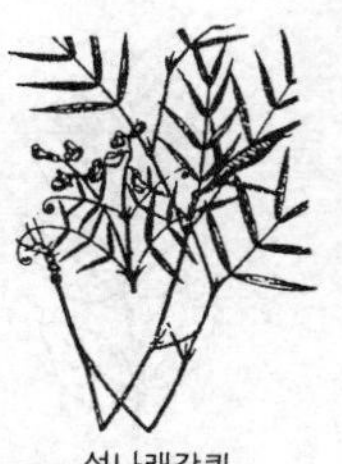
선나래갈퀴

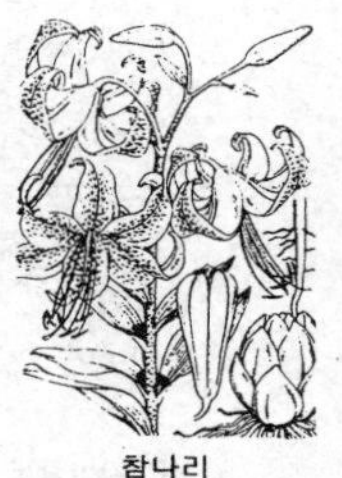
참나리

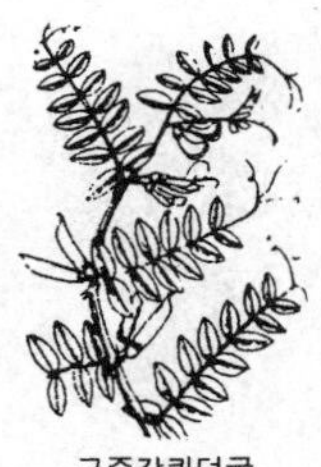
구주갈퀴덩굴

(石膏)는 위(胃)의 화(火)를 사(瀉)하고 황백(黃柏)은 방광(膀胱)의 화(火)를 사(瀉)한다. 〈東垣〉

각 경(經)의 열을 주로 치료하는 약으로써 간기(肝氣)는 시호(柴胡)이고, 혈(血)에는 황금(黃芩)이며 심기(心氣)는 맥문동(麥門冬)이고, 혈(血)에는 황련(黃連)이며 비기(脾氣)는 백작약(白芍藥)이고, 혈(血)에는 대황(大黃)이며 폐기(肺氣)는 석고(石膏)이고, 혈(血)에는 치자(梔子)이며, 신기(腎氣)는 현삼(玄蔘)이고, 혈(血)에는 황백(黃柏)이며 담기(膽氣)는 연교(連翹)이고 혈(血)에는 시호(柴胡)이며, 위기(胃氣)는 칡뿌리이고 혈(血)에는 대황(大黃)이며 대장기(大腸氣)는 연교(連翹)이고, 혈(血)에는 대황(大黃)이며, 소장기(小腸氣)는 적복령(赤茯苓)이고, 혈(血)에는 목통이며, 방광기(膀胱氣)는 활석(滑石)이고 혈(血)에는 황백(黃柏)이며 포락기(包絡氣)에는 맥문동(麥門冬)이고, 혈(血)에는 목단피(牡丹皮)이며 삼초기(三焦氣)에는 연교(連翹)이고 혈(血)에는 지골피(地骨皮)가 된다. 〈入門〉

35. 화열(火熱)을 통치할 경우

열을 없애고 화(火)를 사(瀉)하는 것은 달고 찬 것이 아니면 안 되고 큰 열이 있고 맥(脈)이 넓고 큰 것은 쓰고 찬 약제를 먹어야 하는데 열이 물러가지 않으면 석고(石膏)를 더해서 쓴다. 〈東垣〉

화(火)를 망동(妄動)한 것은 여름 달에는 익원산(益元散)으로서 진추(鎭墜)시키는 것이 좋다. 〈丹心〉

허열(虛熱)에는 형개(荊芥)•박하(薄荷)•치자(梔子)•황금(黃芩)을 쓰고 실열(實熱)에는 대황(大黃)과 망초(芒硝)를 쓴다. 〈得効〉

실화(實火)에는 황연해독탕(黃連解毒湯)의 종류로 풀고 허화(虛火)에는 삼(蔘)•출(朮)•생감초(生甘草)의 종류로 보해야 한다. 〈丹心〉

화(火)가 성한 것은 한냉한 약을 급히 쓰지 말고 반드시 온산(温散)을 겸해 써야 한다. 〈丹心〉

화(火)가 극심한 것은 반드시 느리게 해야 하는 것이니 생감초(生甘草)로써 사(瀉)와 완(緩)을 겸해서 하고 삼출(蔘朮)도 역시 좋은 것이다. 〈丹心〉

화(火)가 성해서 나광(癩狂)한 데 기(氣)가 장(壯)하고 실(實)하면 바른 치료 방법을 쓰는 데 얼음 물의 종류를 마시고 허한 사람이면 생강탕(生薑湯)을 쓰는 것인데 만일 얼음 물을 먹이면 바로 죽게 된다. 〈丹心〉

음(陰)을 보하면서 화(火)가 저절로 내리는데 초황백(炒黃柏)이나 생지황(生地黃)의 종류를 쓴다. 〈丹心〉

방광(膀胱)에 화사(火邪)가 있고 겸해서 하초(下焦)에 습열(濕熱)이 있으면 방기(防已)•초용담(草龍膽)•황백(黃柏)•지모(知母)의 종류를 쓴다. 〈正傳〉

황련(黃連)•황금(黃芩)•백작약(白芍藥)•시호(柴胡)•지모(知母)는 모두 쓰고 찬 맛이 있으니 능히 오장(五臟)의 남아있는 화(火)를 사(瀉)하는데 만약 속이 상(傷)하고 노권(勞倦)해서 양허(陽虛)의 병이 되었으면 달고 따뜻한 약으로 없애야 하니 삼(蔘)•기(芪)•감초(甘草)의 종류를 쓰고 만일 상화(相火)가 치심(熾甚)해서 날로 차차 전오(煎熬)하고 혈허(血虛)의 병이 되었으면 달고 찬 약으로써 내려야 하니 당귀(當歸)나 지황(地黃)의 종류를 쓰고 만약 심화(心火)가 치극(熾極)해서 양강(陽強)의 병이 되었으면 짜고 서늘한 약으로써 꺾어야 하니 대황(大黃)이나 박초(朴硝)의 종류를 쓰고 만일 신(腎)이 상(傷)해서 음허(陰虛)의 병이 되면 진음(眞陰)이 지키는 것을 잃는 것인데 장수(壯水)하는 약제로 제거해야 하니 생지황(生地黃)이나 현삼(玄蔘)의 종류를 쓰고 만약 명문(命門)의 화(火)가 쇠해서 양탈(陽脫)의 병이 된 것은 따뜻한 약제로서 건져야 하니 부자(附子)나 건강(乾薑)의 종류를 쓰고 만일 위(胃)가 허하고 음식이 냉해서 울(鬱)이 양기(陽氣)를 막고 화울(火鬱)의 병이 된 것은 승산(升散)하는 약제로써 일으켜야 하니 승마(升麻)나 갈근의 종류를 쓴다. 〈丹心〉

화열(火熱)의 치료에는 방풍통성산(防風通聖散)이나 황연해독탕(黃連解毒湯)을 쓴다.

※ 방풍통성산(防風通聖散)

이 처방이 풍(風)•열(熱)•조(燥) 3가지를 치료하는 총 약제이며 대개 풍(風)은 열에 근본인 것인데 열이 극하면 풍(風)이 나는 것이고, 조(燥)가 풍(風)에서 나는데 풍(風)이 움직이면 조(燥)가 생기니 그의 실상(實相)은 한 원류(源流)인 것이며 이 처방이 능히 같이 치료하는 것이다. 방풍(防風)과 박하(薄荷)•형개(荊芥)•마황(麻黃)을 쓰는 것은 열사(熱邪)로 하여금 현부(玄府)를 따라 나가도록 하는 것이고, 치자(梔子)나 활석(滑石)은 열사(熱邪)로 하여금 소변을 따라 나가도록 하는 것이며, 대황(大黃)이나 박초(朴硝)는 열사(熱邪)로 하여금 대변을 따라 나가도록 하는 것이고, 나머지의 황금(黃芩)은 폐화

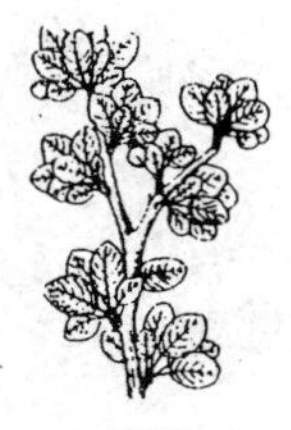
솔길매

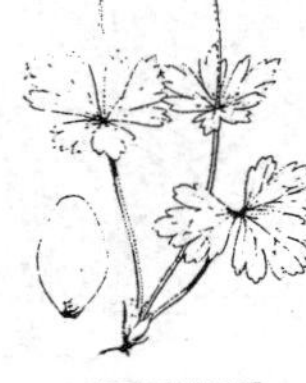
바이칼바람꽃

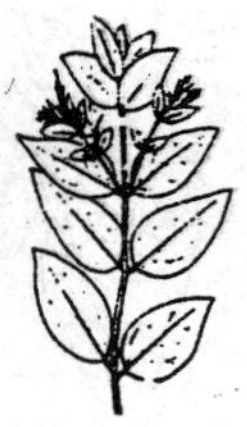
참좁쌀풀

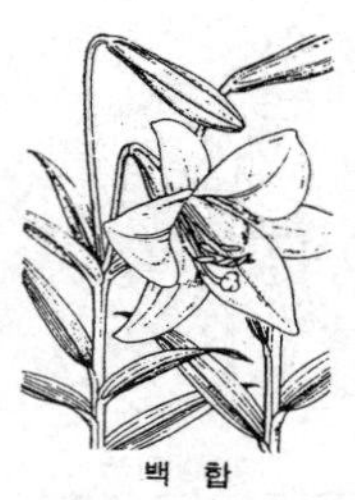
백 합

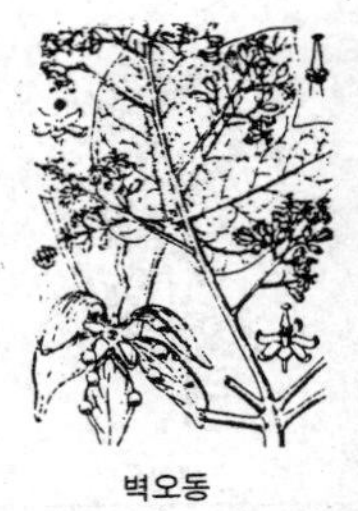
벽오동

(肺火)를 흩으며, 연교(連翹)는 심화(心火)를 흩으고, 석고(石膏)는 위화(胃火)를 흩으며, 작약(芍藥)은 비화(脾火)를 흩으고, 천궁(川芎)과 당귀(當歸)는 혈(血)을 화(和)해서 조(燥)를 윤택하게 하고, 백출(白朮)과 감초(甘草)는 비(脾)를 보하며 속을 온화하게 하고, 길경(桔梗)은 격(膈)을 여는 것이니 진실로 좋은 처방이라고 할만하다. 〈丹心〉

※ 황연해독탕(黃連解毒湯)

화열(火熱)과 대열(大熱)·번조(煩燥)와 삼초(三焦)의 실화(實火)를 모두 치료한다. 본 처방에다 연교(連翹)·시호(柴胡)·적작약(赤芍藥) 각 1돈을 더해서 물로 달여 먹는다. 〈回春〉

단방(單方)

45가지인데 단석고환(單石膏丸)과 옥액환(玉液丸)·청금환(淸金丸)·형황탕(荊黃湯)·유금환(柔金丸)·산치환(山梔丸)·감두탕(甘豆湯)이 있다.

※ 석고(石膏)

삼초화열(三焦火熱)과 위열(胃熱)·번갈(煩渴)·신열(身熱)을 치료한다.

석고(石膏) 4냥, 감초(甘草) 2돈반을 갈아서 가루분과 같이 해서 1일 2번씩 2돈을 물로 먹으면 역시 골증열(骨蒸熱)을 치료한다.

증병(蒸病)에 5가지가 있다. 내증(內蒸)이라는 것이 있는데 내(內)라는 것은 그 뿌리가 오장(五臟)과 육부(六腑)의 가운데 있다는 말이다. 골육(骨肉)이 저절로 없어지고 음식의 맛이 없으며 가죽이 말라서 빛이 없고 증(蒸)이 성하면 사지(四肢)가 차차 가늘어지며 발등이 부어 일어나니 당연히 이 약을 먹어야 하는데 몸이 서늘해지는 것을 한도로 한다. 〈本事〉

위화(胃火)가 식적담(食積痰)을 치료하니 석고(石膏)를 불에 사루어 가루로 하고 초호(醋糊)에 녹두알 크기의 환을 해서 미음(米飮)으로 30알을 삼켜 내리는 데 이름을 단석고환(單石膏丸)이라 하고, 또는 옥액환(玉液丸)이라고도 한다. 〈入門〉

※ 생지황(生地黃)

골증열(骨蒸熱)을 치료하며 즙을내서 매 1~2홉을 먹는데 몸이 서늘해지는 것을 한도로 하고 즙을 흰죽에 넣고 섞어서 공복에 먹어도 좋다. 〈本草〉

※ 시호(柴胡)

열노(熱勞)와 뼈마디의 번통(煩痛)을 치료하며 3돈을 썰어서 물로 달여 먹는다. 〈本草〉

※ 박하(薄荷)

골증(骨蒸)의 열노(熱勞)를 치료하니 달여서 즙을 내어 먹고 또는 생으로 즙을 내어 마시면 또는 즙(汁)을 졸여 고약을 만들어서 여러가지 약에 넣어서 먹기도 한다. 〈丹心〉

※ 지모(知母)

땀이 있는 골증(骨蒸)을 치료하고 또한 신화(腎火)를 치료한다.

물로 달여서 마시고 또한 환을 만들어 먹기도 한다. 〈本草〉

※ 황금(黃芩)

열독(熱毒)과 골증(骨蒸)에 편금주초(片芩酒炒)한 것을 취해서 쓰면 폐화(肺火)를 사(瀉)하고 천문동고(天門冬膏)로 환을 만들어 먹는데 청금환(淸金丸)이라고 한다. 조금(條芩)이 대장(大腸)의 화(火)를 사(瀉)하니 달여 먹거나 환으로 먹어도 좋다.

※ 황련(黃連)

일체의 열과 혈열(血熱)및 주열(酒熱)을 치료하니 썰어서 샘물에 담가서 자기 그릇에 담가서 중탕(中湯)으로 달여서 맑은 즙을 취해서 먹는다. 〈直指〉

※ 대황(大黃)

실열(實熱)과 혈열(血熱)및 장부(臟腑)의 쌓인 열을 탕조(蕩滌)하고 또 풍열(風熱)로 창절(瘡癤)이 나는것을 치료하니 대황(大黃) 2냥, 형개(荊芥) 4냥을 물로 달여 먹는데 형황탕(荊黃湯)이라고 말한다. 〈得效〉

※ 청호(靑蒿)

골증열노(骨蒸熱勞)를 치료하는 데 아주 좋은 약제이

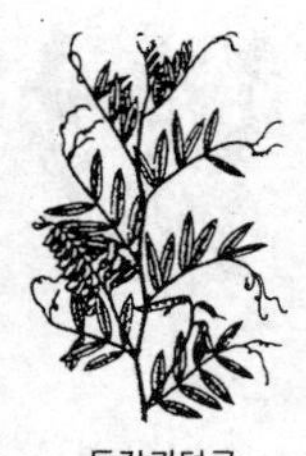
등갈퀴덩굴

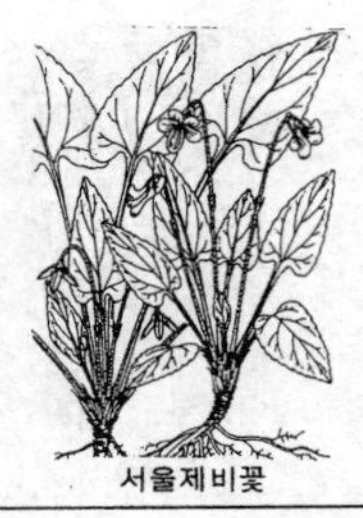
서울제비꽃

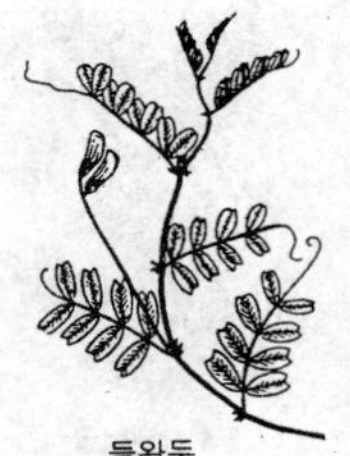
들완두

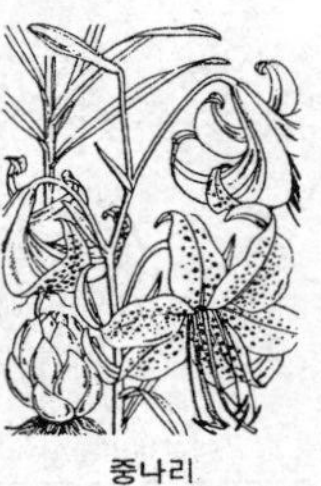
중나리

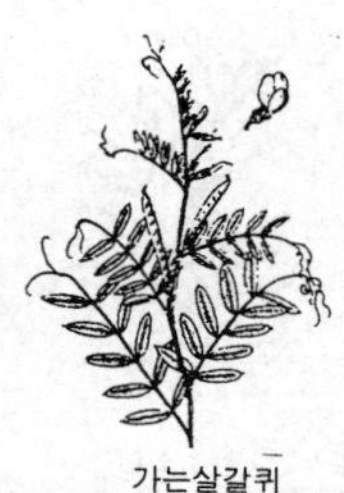
가는살갈퀴

니 달여 먹거나 환으로 먹어도 좋다. 〈本草〉

※ 지골피(地骨皮)

골증(骨蒸)과 기열(肌熱)을 풀고 피와 뼈를 맑게 한다. 지골피(地骨皮) 3돈을 썰어서 1일 2~3번을 물로 달여 먹는다. 〈湯液〉

※ 상침(桑椹)

소장열(小腸熱)과 열 때문에 창절(瘡癤)이 난 증세를 치료한다.

검은 가지를 취해서 찧어 즙을 낸 다음에 질그릇에 넣어 졸여서 고약을 만들어 달인 꿀을 넣고 교작(攪勺)해서 매 2~3수저씩 넣는다. 〈丹心〉

※ 황백(黃柏)

오장(五臟)과 장위(腸胃)속의 맺힌 열을 치료하고 또 신화(腎火)와 방광화(膀胱火)를 사(瀉)한다. 환으로 먹거나 달여 먹으면 모두 좋다. 〈黃柏〉

※ 죽엽(竹葉)

번열(煩熱)을 없애니 물로 달여 마신다. 죽력(竹瀝)이 능히 가슴속의 큰 열과 번민(煩悶)을 치료한다. 〈本草〉

※ 모려(牡蠣)

번열(煩熱)을 없애니 살을 생강과 초와 같이 회로 만들어 먹는다. 〈本草〉

※ 치자(梔子)

쌓인 열과 심(心)의 조(躁)를 주로 치료하고 또 삼초화(三焦火)를 사(瀉)하니 물로 달여 먹는다. 또 씨를 취해서 검게 볶으고 가루로 해서 면풀에 환을 해서 먹는데 약명을 유금환(柔金丸)이라 하고 꿀로 환을 하면 산치환(山梔丸)이라 하는데 심(心)과 흉(胸)의 번열(煩熱)을 치료한다. 〈入門〉

※ 현육(蜆肉)

사나운 열을 없애고 열기(熱氣)를 내리게 하니 생강초를 섞어서 생으로 먹는다. 〈本草〉

※ 방육(蚌肉)

번(煩)을 없애고 열독(熱毒)을 풀어주니 위의 방법과 같이 해서 먹는다. 〈本草〉

※ 전라(田螺)

뱃속의 맺힌 열을 없애니 달여서 즙을 취해서 먹기도 한다. 〈本草〉

※ 와(鼃)

노열(勞熱)과 열독(熱毒)을 풀어주니 달여서 먹고 즙을 내어 먹는다. 물속의 개구리이다. 〈本草〉

※ 별(鼈)

골열(骨熱)을 없애고 골절(骨節)사이의 노열(勞熱)을 치료하니 고아서 5가지 맛을 섞어서 먹고 또 껍질은 구어 가루로하여 2돈씩 술로 먹는다. 〈本草〉

※ 해(蟹 = 게)

가슴속의 열결(熱結)을 주로 치료하니 생으로 노란 것을 취해서 생강이나 초를 섞어서 먹는다. 〈本草〉

※ 오매(烏梅)

골증(骨蒸)을 치료하고 번민(煩悶)을 없애니 달여서 차로 대신 쓴다. 〈本草〉

※ 우(藕)

열독(熱毒)을 없애고 번민(煩悶)을 치료하니 쪄서 먹거나 생으로 먹어도 좋다. 〈本草〉

※ 이(梨)

객역(客熱)을 없애주고 번민(煩悶)과 심번(心煩)을 그치게 하니 자주 먹는 것이 좋다. 풍열(風熱)의 심번(心煩)의 배 3개를 썰어 설탕 반냥과 같이 물로 달여서 어느때나 먹는다. 〈類聚〉

※ 미후도(獼猴桃)

번열(煩熱)을 풀고 실열(實熱)을 없애니 외속을 해서 취 꿀에 섞고 부침을 만들어서 자주 먹는다. 〈本草〉

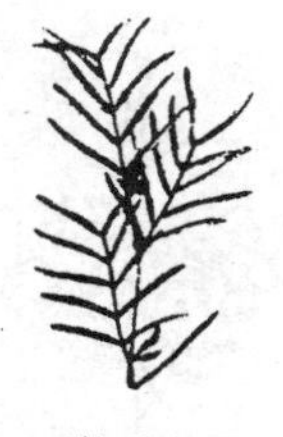
가는갈퀴덩굴

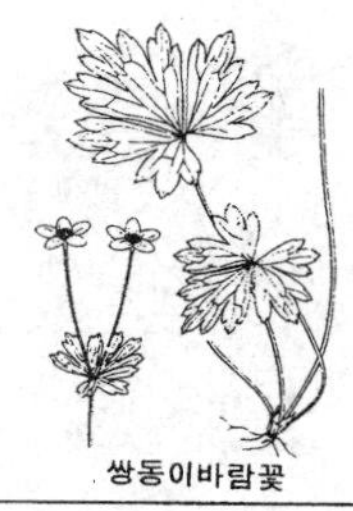
쌍동이바람꽃

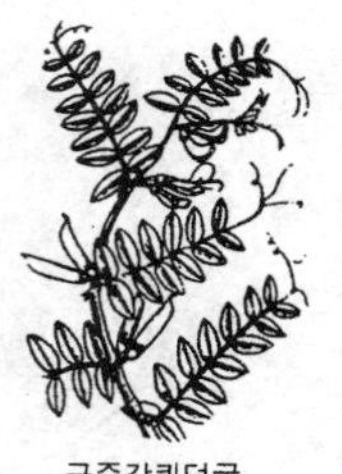
구주갈퀴덩굴

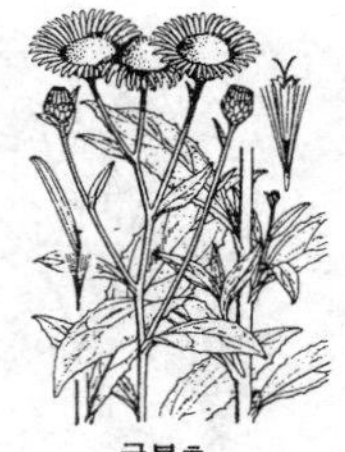
금불초

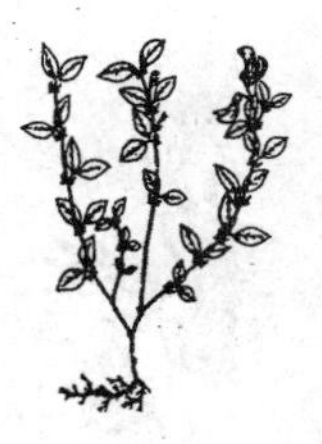
애기나비나물

※ 지마유(脂麻油)

열독(熱毒)을 내리는 데는 아주 양호하다. 마유(麻油) 1홉과 계자(鷄子) 2개, 망초(芒硝) 3돈을 같이 섞어서 마시면 약간 지난 다음에 바로 사(瀉)한다. 〈本草〉

※ 흑두(黑豆)

일체의 열독(熱毒)과 번갈(煩渴)및 대•소변의 비삽(秘澁)을 치료한다. 흑두(黑豆) 2홉, 감초(甘草) 2돈, 생강 7쪽을 물로 달여 먹는데 약명은 감두탕(甘豆湯)

※ 녹두(綠豆)

열을 누르니 삶아 먹고 죽(粥)을 쑤어 먹는다. 녹두(綠豆)가루가 열독(熱毒)을 없앤다. 〈日用〉

※ 첨조(甜瓜)

번열(煩熱)을 없애니 껍질을 버리고 식후에 먹는다. 〈本草〉

※ 서과(西瓜)

심(心)을 맑게하고 소장열(小腸熱)을 이롭게 하니 보통 담(痰)이면 좋다. 〈日用〉

※ 백동과(白冬瓜)

적열(積熱)과 독열(毒熱)을 없애고 번조(煩躁)를 그치도록 하니 김치를 만들어 먹고 또는 즙을 내서 먹기도 한다. 〈本草〉

※ 송채(菘菜)

가슴속에 번열(煩熱)과 사기(熱)을 없애니 국이나 김치를 먹는다. 〈本草〉

※ 고채(苦菜)

열속의 담(痰)을 주로 치료하니 나물로 무쳐 먹는다. 〈本草〉

※ 궐(蕨)

사나운 열을 없애니 나물로 무쳐 먹는다. 〈本草〉

※ 수근(水芹)

숨은 열을 없애니 김치나 또는 삶거나 생 것으로 먹는다. 〈本草〉

※ 밀(蜜)

열기(熱氣)로 온화하지 못한 것을 느끼면 새로 떠온 물에 꿀을 타서 한 그릇 마시면 바로 편안해진다. 〈本草〉

※ 백아(白鵞)

오장(五臟)의 열을 풀어주니 끓여서 즙이나 고기를 먹는다. 〈本草〉

※ 백압(白鴨)

번열(煩熱)과 독열(毒熱)을 없애니 파와 콩자반을 섞어서 화(和)하여 끓이고 즙과 고기를 먹는다. 〈本草〉

※ 인시(人屎)

골증열(骨蒸熱)을 주로 치료하니 마른 것을 취해서 검게 태우고 물에 넣어서 맑게 되거든 적게 1되쯤 마시고 낫는 것을 한도로 한다. 〈本草〉

※ 인뇨(人尿)

소변이 화(火)를 내리는데 아주 빠르다. 음허화동(陰虛火動)에 증열(蒸熱)이 타는 것 같고 모든 약이 효과가 없는 데 사내 아이의 오줌을 따뜻할 때에 마시거나 또는 생강즙과 죽력(竹瀝)에 타서 마시면 바로 차도가 있다. 〈種否〉

※ 계자(鷄子)

심흉(心胸)의 번열(煩熱)에 계란 맑은 것 1개를 생으로 삼킨다. 열독(熱毒)이 일어나는데 계란의 흰자 3알에 꿀 1개를 타서 바로 먹으면 즉시 차도가 있다. 〈本草〉

※ 우유(牛乳)

열독(熱毒)과 흉(胸)속의 번열(煩熱)을 없애니 생으로 마시고 양오우유(良烏牛乳)가 더욱 좋다. 〈本草〉

※ 저두(猪肚)

골증열노(骨蒸熱勞)를 주로 치료하니 증숙(蒸熟)해서

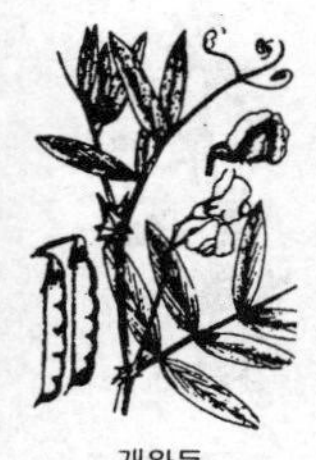
개완두

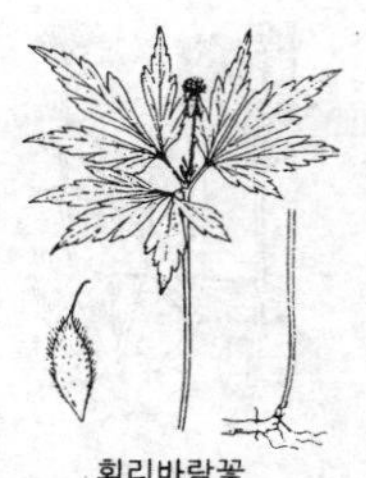
회리바람꽃

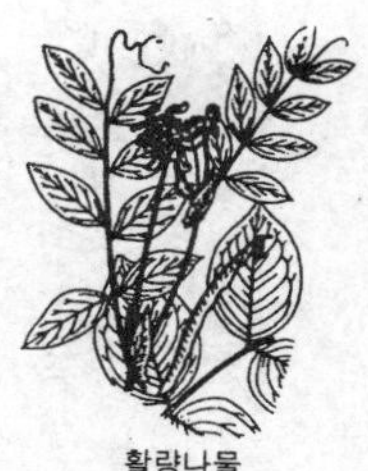
활량나물

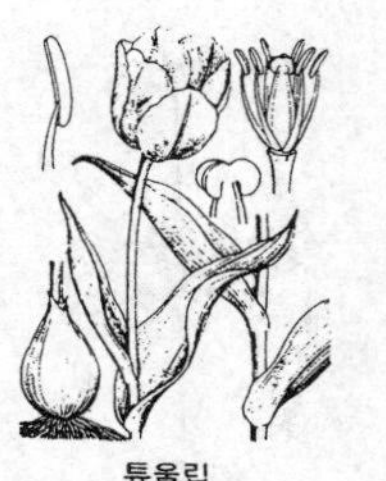
튜울립

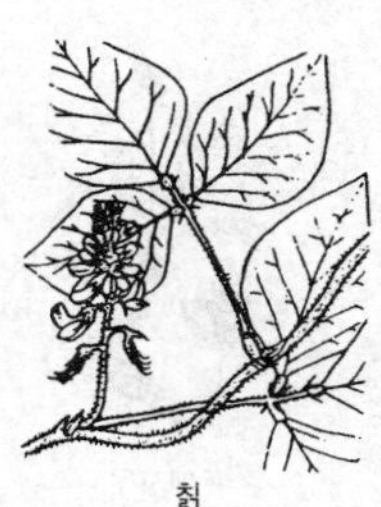
칡

먹고 쓸개가 또한 좋으니 물에 타서 마신다. 〈本草〉

※ 달육(獺肉)

치료 방법은 위와 같으니 끓여서 이슬을 맞혀 하룻밤 재우고 이튿날 아침 초와 장(漿)을 타서 먹으면 바로 차도가 있고 고기도 역시 좋다. 〈本草〉

※ 서육(鼠肉)

골증(骨蒸)의 노극(勞極)과 사지(四肢)의 이수(羸瘦)를 치료하니 삶아 먹거나 태워서 먹는데 환자에게는 모르게 하는 것이 좋다. 〈本草〉

※ 침구법(鍼灸法)

골증노열(骨蒸勞熱)에 고맹(膏肓)혈과 삼리(三理)혈을 택한다. 〈綱目〉

골증노열(骨蒸勞熱)에 형기(形氣)가 아직 빠지지 않은 것은 최씨사화혈(崔氏四花穴)을 뜸하면 편안해진다. 〈正傳〉

몸에 열이 있고 노수(勞瘦)한 데 백호(魄戶)혈을 택한다. 〈綱目〉

양손이 크게 열이있는 것은 골궐(骨厥)로서 불 속과 같으니 용천(涌泉)혈을 3장 또는 5장으로 뜸하면 역시 편안해진다. 〈海藏〉

골증열(骨蒸熱)에 판치(板齒)가 마르는 것은 대추혈(大顀穴)을 뜸한다. 〈綱目〉

몸에 열이 있어 불과 같고 발이 얼음같이 찬 것은 양전(陽轉)혈을 뜸한다. 〈易老〉

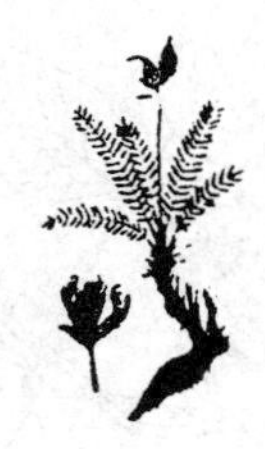
두메자운

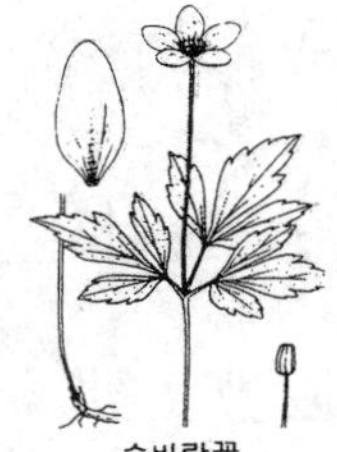
숲바람꽃

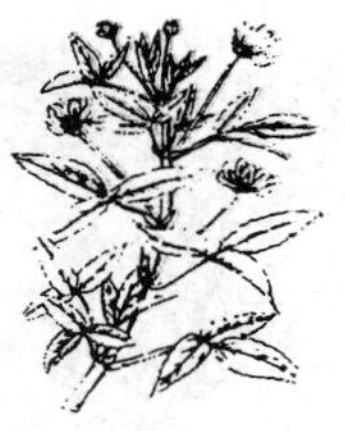
열룽향

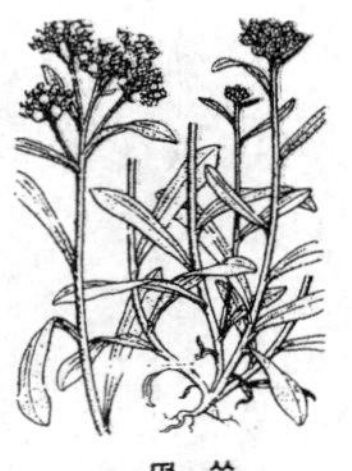
떡 쑥

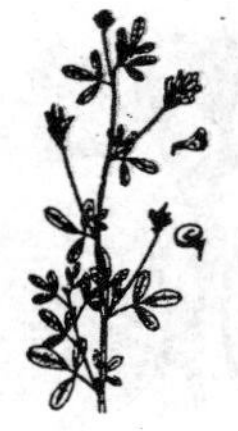
자주개자리

体内
体表
経穴
気·血
外邪
經穴
臟腑
気
気
経絡

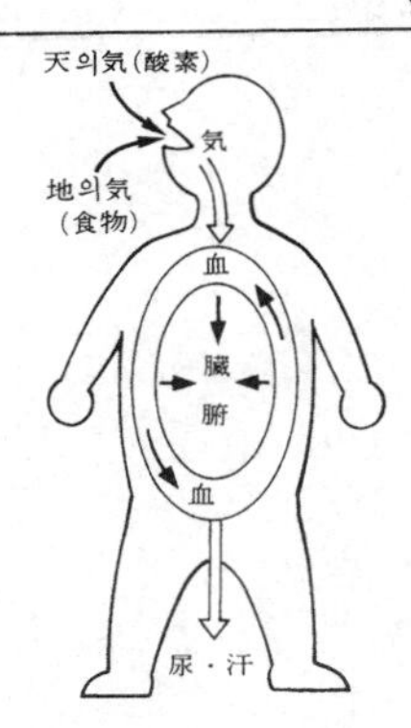

잡병편(雜病篇) (四)

十七. 내상(內傷)

1. 음식과 약으로써 병을 치료할 경우

몸을 편하게 하는 근원은 반드시 음식의 힘을 얻어야 하고 병을 구원하는 도리는 오직 약을 쓰는데 있으니 음식의 당연한 것을 모르면 삶을 온전하게 할 수가 없고 성분(藥性)에 어두우면 병을 고치기 어렵다.

그러기 때문에 음식은 능히 사(邪)를 물리쳐서 장부(臟腑)를 편안하게 하고 약은 능히 신(神)을 깨우며 성분을 길러서 혈기(血氣)를 보충하기 때문에 사람의 자식된 도리로써 이 두 가지의 이치를 모르면 안 된다. 군부(君父)가 병이 있으면 먼저 음식으로 치료한 다음 낫지 않으면 결국은 약을 쓰는 것이니 식약(食藥)의 2가지 성분을 깊이 알아야 하는 것이다.

2. 수곡(水穀)이 양명(陽明)의 근본이 될 경우

하늘과 땅 사이에 사람의 성명(性命)을 기르는 것은 오직 오곡(五穀)뿐인 것이다. 수곡(水穀)은 토(土)의 덕을 갖추어서 기(氣)이 중화(中和)를 얻기 때문에 그맛이 약간 달고 성질이 화평해서 크게 보하면서 참설(滲泄)하게 되니 오래 먹어도 싫어지지 않으니 이것이 사람에게는 공로가 있는 것이고, 약은 그렇지 않아서 비록 삼(蔘)과 기(芪)라고 성분이 역시 편벽(偏僻)한 데 더구나 치고드는 재료야 말로 논할 필요가 있겠는가? 〈丹心〉

보통 고기를 가리켜 성분을 보하는 물건이라고 생각해도 그러나 고기(肉)는 결국 양(陽)을 보할 따름인데 대부분 허손한 것이 양(陽)에 있지 않고 음(陰)에 있으니 고기로 음(陰)을 보한다는 것은 산에서 물고기를 구하는 일과 같다. 〈丹心〉

속담(俗談)에 말하기를 사람은 근본이 없이 단지 물과 먹을 것으로서 명(命)을 삼는다 하는데 비위(脾胃)는 토(土)에 들면서 수곡(水穀)을 들이는 것을 주재로하니 그것이 사람의 근본이 되는 것이다. 〈丹心〉

3. 수곡(水穀)의 정(精)이 음양(陰陽)으로 변하여 영위(榮衛)를 운행할 경우

식기(食氣)가 위(胃)속에 들어가면 탁기(濁氣)가 심(心)에 돌아가서 정(精)을 맥(脈)에 자양하고, 맥기가 경(經)에 흐르면 경기(經氣)가 폐(肺)에 들어가서 폐(肺)가 백맥(百脈)을 아침에 모이게 하고 정(精)을 피모(皮毛)에 실려보내며 털과 맥(脈)이 정(精)을 합해서 부(腑)에 기(氣)를 움직이게 하니 부(府)가 깨끗하고 신(神)이 밝아서 사장(四臟)에 머무르며 기(氣)가 권형(權衡)에 돌아가면 권형(權衡)이 고르고 기구(氣口)가 치가 되어서 죽고 사는 것을 결정한다.

마시는 것이 위(胃)속에 들어가면 정기(精氣)가 유일(遊溢)케해서 위로 비(脾)에 실려 보내면 비(脾)가 또 정(精)을 흩어서 위로 폐(肺)에 돌아가고 수도(水道)를 통하며, 조절하여 밑으로 방광(膀胱)에 보내면 수정(水精)이 사방으로 펴지고 오경(五經)이 합해서 움직이게 하여 사시(四時)와 오장(五臟)과 음양(陰陽)이 규도(揆度)에 합하는 것을 정상으로 삼는다. 〈內經〉

황제(黃帝)가 묻기를 「영위(榮衛)의 운행되는 것이 어떠한가?」 기백(岐伯)이 답하기를 「곡(穀)이 처음 위(胃)에 들어가면 그 정미(精微)한 것이 먼저 위(胃)의 양초(兩焦)에 나가서 오장(五臟)에 흐르게 하고 따로 두 줄기의 영(榮)과 위(衛)의 길로 움직여 가게 하는데 그 대기(大氣)의 박(薄)해서 돌아다니지 않는 것이 가슴속에 쌓이니 이름을 기해(氣海)라고 하며 폐(肺)에 나와 목구멍을 두르기 때문에 불면 나고 마시면 드는 것이다. 하늘과 땅의 정기(精氣)가 그 대수(大數)가 언제나 3이 나가고 1은 들어오기 때문에 곡(穀)이 반나절 안들어가면 기(氣)가 쇠하고 하루를 안들어가면 기(氣)가 적어지는 것이다.」

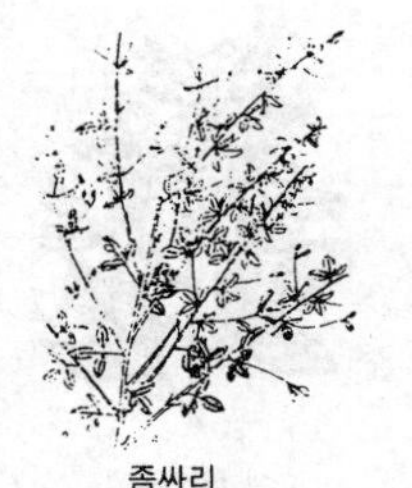
좀싸리

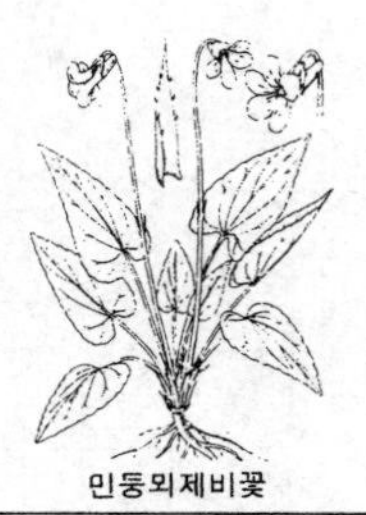
민둥뫼제비꽃

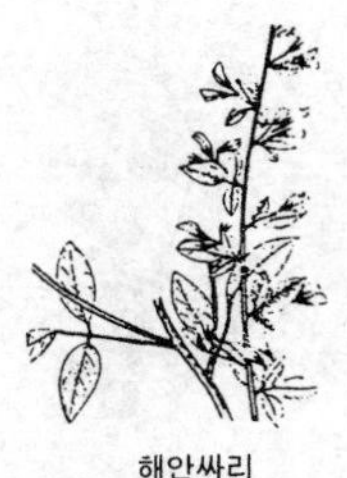
해안싸리

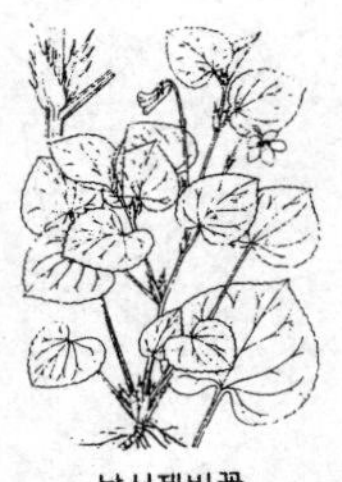
낚시제비꽃

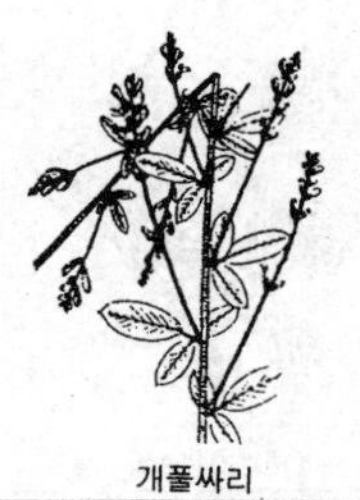
개풀싸리

〈靈樞〉

보통 사람이 곡(穀)이 위(胃)속에 들어가면 맥도(脈道)가 돌게 되고 수(水)가 경(經)에 들어가면 피가 되기 때문에 수(水)가 가면 영(榮)을 흩으리며 곡(穀)이 없어지면 위(衛)가 망하게 되니 영(榮)이 흩어지고 위(衛)가 망하면 신(神)이 의지할 자리가 없어지게 된다. 〈綱目〉

수곡(水穀)이 위(胃)속으로 들어가면 그 탁(濁)한 것들이 찌꺼기가 되어서 밑으로 유문(幽門)에 나가고 대•소장에 닿아 똥이 된 다음에 곡도(穀道)로 나가는 것이며 그 맑은 것은 조연(條然)히 변해서 기(氣)가 되고 비기(脾氣)에 의해서 위로 폐(肺)에 오르고 또 거기서 아주 맑고 아주 깨끗한 것은 폐(肺)로 인해서 사지(四肢)에 흘러서 한연(汗涎)과 진타(津唾)가 되서 혈맥(血脈)을 도와주고 기력(氣力)을 더해주며 생생불식(生生不息)의 운용(運用)을 하며 그 맑은 가운데 탁한 것은 밑으로 방광(膀胱)에 들어가 오줌이 되어서 나오고 방광(膀胱)에 들어가지 않고 밖에 있는 것은 아직 탁한 기(氣)가 되어 있고 벌써 들어가서 방광(膀胱)의 안에 있는 것은 바로 변해서 물이 되는 것이다. 〈正傳〉

4. 내상(內傷)에 음식상(飮食傷)과 노권상(勞倦傷)의 이인(二因)이 있을 경우

마시는 것은 양기(陽氣)를 자양(滋養)하고 먹는 것은 음기(陰氣)를 보양(補養)하니 음(飮)과 식(食)이 지나치지 않으면 입에 들어가서 비(脾)와 위(胃)에 닿고 코에 들어가서 심(心)과 폐(肺)에 간직되면 기(氣)와 미(味)가 서로 이어 음(陰)과 양(陽)이 고루 섞어서 신(神)이 결국 저절로 나는데 대개 정(精)이 오기(五氣)를 순조롭게 함으로써 영(靈)이 되는데 만약 식기(食氣)가 서로 경계하면 정(精)을 상(傷)하면 신(神)이 5가지 맛을 받아서 형체(形體)가 되는데 만약 먹는 맛이 조절되지 않으면 그 모양은 상하게 된다. 〈入門〉

대개 위(胃)라는 것은 청순하고 부드러운 기(氣)가 되어 사람이 힘을 입어 생(生)을 영위하는 것인데 만약 모려(謀慮) 때문에 신(神)이 피로하고, 동작으로 인해서 형(形)이 괴롭고, 기욕(嗜慾)이 절제가 없고 사상을 못 이루고 음식이 적의(適宜)를 잃고 약이(藥餌)의 도리를 거역하면 모두가 상하게 되니 벌써 상한 것을 바로 조보(調補)해야 할 것인데도 조금도 염려하지 않고 뜻을 방지해서 금기(禁忌)를 범하면 벌써 생긴병이 도리어 없어지지도 않았는데 바야흐로 나는 증세가 날로 쌓이게 되니 이것은 미처 이 약이 투여되기 전에 상패(傷敗)한 위기(胃氣)가 다시 완쾌될 가망이 없고 죽음에 시기가 가깝게 되는 것이다. 〈東垣〉

왕안도(王安道)가 말하기를 「노권상(勞倦傷)과 음식상(飮食傷)의 2가지를 혼동해서 한가지로 취급해서는 안 되니 노권상(勞倦傷)은 벌써 모자라는 음식상(飮食傷)은 당연히 모자라는 속에서도 그 남아있는 것과 모자람을 나눠야 되는 것이다. 어째서 그러냐 하면 굶주려서 음식을 못먹는 것이 음식 태과와 더불어 모두 다 조절을 잃은 것이나 그래도 반드시 그 2가지의 나누임을 밝혀야 하는데 무릇 굶주리는 것은 위기(胃氣)가 비어 있으니 이것이 모자람이 되고 또 실조(失調)된 것임은 틀림이 없으려니와 음식을 배로해서 정체되면 위기(胃氣)가 상(傷)하게 되니 이것은 모자라는 중에서도 겸해서 남아있게 되니 결국 실조(失調)한 것이다.」〈東垣〉

노권상(勞倦傷)이 역시 둘이 되니 힘을 노력하는 것은 순전히 기(氣)를 상하는 것이고, 심(心)을 노상(勞傷)하는 것은 혈상(血傷)을 합한 것이고, 방노(房勞)는 신(腎)을 상(傷)하니 노권(勞倦)과 함께 서로 같은 것이고, 노권(勞倦)과 함께 칠정(七精)이 기(氣)와 맥(脈)을 움직이면 음식상(飮食傷)과 틀림이 없게된다.

노권상(勞倦傷)은 손으로 심구(心口)를 누르면 안통하고 음식상(飮食傷)은 심구(心口)를 누르면 찌르고 아픈 것이다.

5. 맥법(脈法)일 경우

질양맥(趺陽脈)이 뜨고 촘촘할 때 뜨는 것은 위(胃)가 상한 것이고 촘촘한 것은 비(脾)가 상(傷)한 것인데 사기(邪氣)가 홀로 있으면 심중(心中)이 주리고 사열(邪熱)이 곡(穀)을 죽이지 못하니 조열(潮熱)하고 목이 마르게 된다.

촌구맥(寸口脈)이 약하고 더딜 때는 약한 것은 위기(衛氣)가 작은 증세이며 더딘 것은 영(榮)이 차거운 것이며, 영(榮)이 피가 되는 것인데 피가 차가우면 열이 일어나고 위(衛)는 기(氣)가 되는 것인데 작으면 심중(心中)이 주리고 주리게 되면, 허만(虛滿)하니 능히 먹지를 못한다.

촌구맥(寸口脈)이 약하고 느릴 때는 약한 것은 양기(陽氣)가 모자라는 것이며 느린 것은 위기(衛氣)가 남아 있으며 트림하고 탄산(呑酸)하며 먹는 것이 안내리고 기(氣)

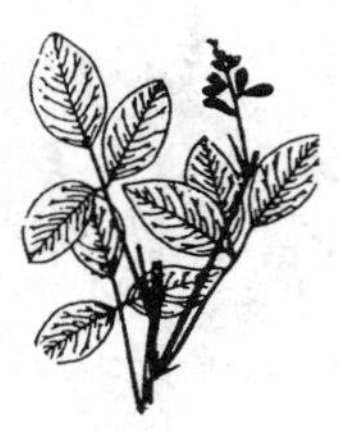
속리싸리

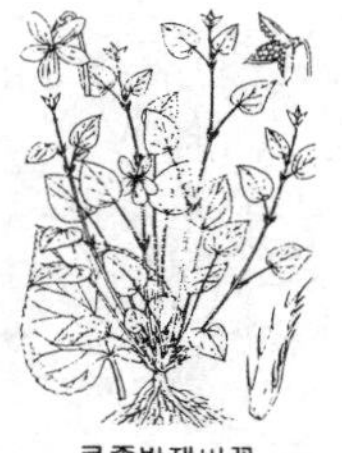
큰졸방제비꽃

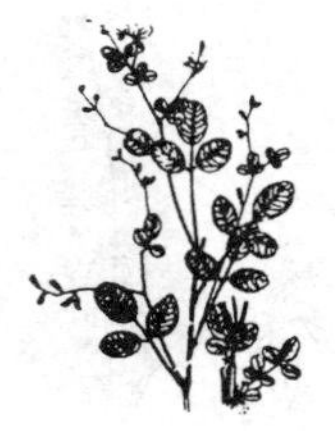
쇠싸리

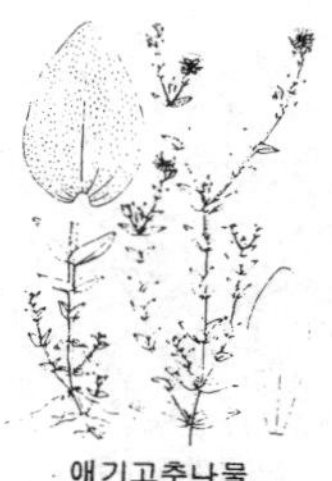
애기고추나물

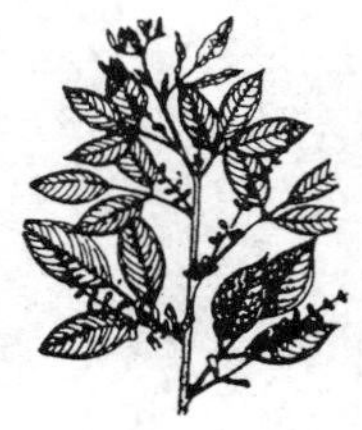
삼색조록싸리

가 격상(隔上)에 막히는 것이다. 주(註)에 말하기를 「위(胃)속이 곡(穀)을 소화를 못하기 때문에 트림하고 탄산(呑酸)하는 것이라」하였다.

촌구맥(寸口脈)이 긴(緊)하면 가슴속에 묵은 음식이 있어서 소화가 안되는 것이다. 〈仲景〉

양맥(陽脈)은 미끄럽고 긴(緊)하니 미끄러운 것은 위기(胃氣)가 실(實)한 것이고, 긴(緊)한 것은 비기(脾氣)가 상해서 먹어도 소화가 안 되니 이것은 비(脾)가 온화하지 않은 것이다.

맥(脈)이 부활(浮滑)하고 빠른 것은 먹은 것이 소화가 안 되고 비(脾)가 갈지(磨)못한다. 〈東垣〉

기구(氣口)가 긴성(緊盛)하면 밥에 상한 증세이니 밥이 소화가 안 되면 부활(浮滑)하고 질병인 것이다. 〈脈訣〉

노역(勞役)으로 안이 상한 것은 맥(脈)이 크게 트림을 금하지 못하고 만약 위기(衛氣)를 손상했으면 숨어서 찾기가 어렵고 음식으로 안을 상한 것은 맥이 활(滑)과 질(疾)해서 뜨고 잠기게 된다. 〈脈訣〉

우촌(右寸) 기구맥(氣口脈)이 급하고 크면서 촘촘하고 가끔 한번씩 대신하고 삽(澁)한 것은 음식이 실조(失調)되고 노역(勞役)이 극심하기 때문이다.

우관(右關)의 위맥(胃脈)이 손약(損弱)한 것이 심하면 숨어서 보이지 않고 다만 암으로만 나타나며 비맥(脾脈)이 크고 촘촘하며 작고 느리면서 한번씩 바뀌는 것은 음식이 조절을 못하고 한온(寒温)은 실의(失宜)한 것이다.

우관맥(右關脈)이 잠기면서 미끄러운 것은 묵은 음식이 소화가 안된 것이다. 〈正傳〉

묵은 음식이 소화가 안 되면 우관맥(右關脈)이 홀로 잠기면서 미끄럽게 되니 경(經)에 닿되 맥(脈)이 미끄러운 것은 묵은 음식이 있다고 하였다. 〈丹心〉

6. 식상증(食傷症)일 경우

음식(飮食)이 지나치게 많으면 장위(腸胃)가 상(傷)한다.

수곡(水穀)의 한열(寒熱)에 감상(感傷)되면 사람의 육부(六腑)를 해하고 따라서 배부르게 먹으면 근(筋)맥이 가로 풀리게 되고 장벽(腸澼)과 치병(痔病)이 되는 것이다.

음(陰)의 나는 것이 본래 5가지 맛에 있고 오관(五官)이 상(傷)하는 것도 5가지 맛에 있는 것이다. 주(註)에 말하기를 「음(陰)은 오장(五臟)의 이름이다.」〈內經〉

상식증(傷食症)은 기구맥(氣口脈)이 반드시 긴성(緊盛)하고 흉격(胸膈)이 비색(痞塞)하며 기(氣)하고 기(氣)를 트림하면 계란(鷄卵)썩은 냄새가 나고 또한 머리가 아프고 신열(身熱)이 나되 다만 몸이 아프지 않는 것이 이상한 것이다. 〈丹心〉

상식(傷食)은 음식을 지나치게 먹어서 소화를 못하며 흉복(胸腹)에 정체(停滯)해서 포민(飽悶)하고 음식을 싫어하고 신트림을 하고 설사를 하며 악취를 방비(放屁)하고 또는 배가 아프고 토사(吐瀉)하며 무거우면 열이나고 머리가 아프며 왼손 관맥(關脈)은 화평한데 오른손 관맥(關脈)은 긴성(緊盛)하니 이것은 상식증(傷食症)이 된다.

대개 먹은 것이 배가 너무 부르면 기(氣)를 모손(耗損)하는 것이 한 두가지가 아니며 또는 먹은 것이 내리지 않고 위로 치솟아 구토하며 영원(靈源)을 소모하고 또는 마신 것이 소화가 안 되고 작담객타(作痰喀唾)해서 신수(神水)를 소모하며 대변이 잦고 설사하니 곡기(穀氣)의 화생(化生)이 소모되며 수변(溲便)이 활리(滑利)하고 탁해서 원천(源泉)의 침윤(侵潤)을 소모하며 정(精)이 맑고 서늘해서 밑으로 새고 땀이 임력(淋瀝)하여 저절로 새는 등증(等症)은 모두가 먹은 것의 과상(過傷)과 자미(滋味)를 너무 좋게 하는데 그 원인이 되지 않은 것이 없다. 〈回春〉

무릇 배가 부르면 폐(肺)가 상(傷)하고 줄이면 기가 상(傷)한다. 〈得効〉

7. 식상(食傷)의 치법(治法)일 경우

식(食)이란 형태가 있는 것인데 상(傷)하면 당연히 수곡(水穀)을 줄여야 하고 다음은 소도(消導)해야 되는데 정향난반환(丁香爛飯丸)이나 지출환(枳朮丸)의 종류로써 주로 치료하고 더욱 무거우면 치도록 시키는데 삼능소적환(三陵消積丸)이나 목향견현환(木香見睍丸)의 종류로써 주로 치료하고 또한 아주 무거우면 토하기도 하고 하(下)하기도 해야 한다. 〈丹心〉

대개 먹지 못해서 주리는 것과 지나치게 먹는 것이나 조절을 잃는 것이니 그 2가지의 차이(差異)를 밝게 구분해야 한다. 주림은 위(胃)가 비게 되니 이것은 모자라는 것이고, 지나치게 먹어서 음식이 정체되는 것은 남아 있는 것이다. 모자라는 것은 보익해야 되고 남아있는 것은 소도(消導)하는 것이 원칙이 되지만 사람의 장(壯)과 쇠

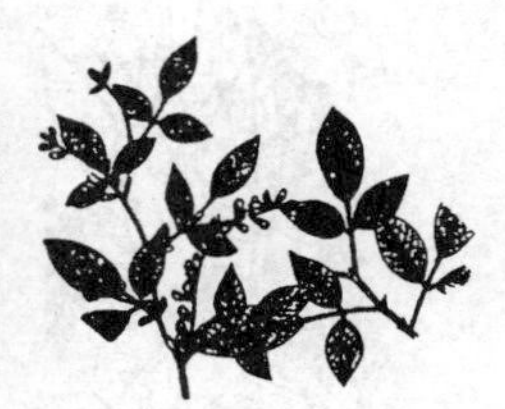
털조록싸리

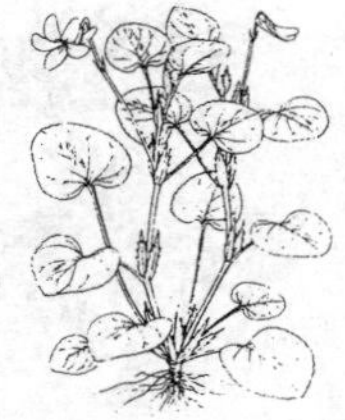
왜졸방제비꽃

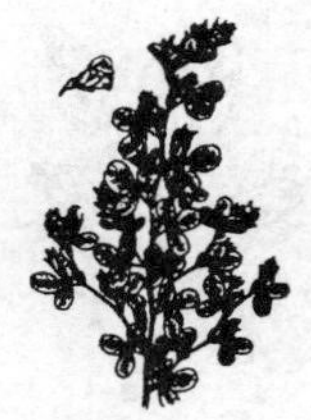
둥근잎매듭

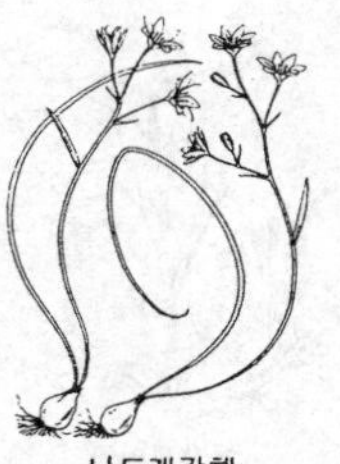
나도개감채

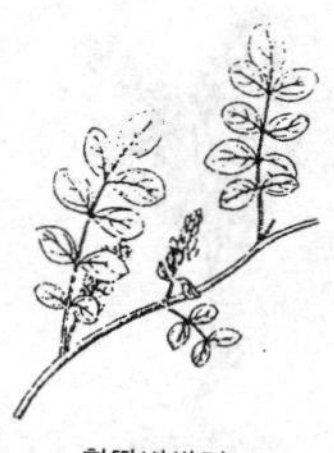
흰땅비싸리

(衰)가 같지 않으니 먹은 것이 체해서 기(氣)가 상(傷)하면 보익과 소도(消導)를 같이해야 할 것이 있고 먹은 것이 잠시 동안 체(滯)해서 기(氣)가 상(傷)하지 않았으면 소도(消導)만 하고 보익(補益)은 안 해도 되는 것이 있고 벌써 체해 있는 것이 저절로 소화가 되면 소도(消導)하지 않고 보익(補益)만 하는 것이 있으니 역노(易老)의 지출환(枳朮丸)과 동원(東垣)의 귤피지출환(橘皮枳朮丸)이 비록 소도(消導)하는 약이라고 하지만 역시 보익하는 뜻도 있으니 만일 체(滯)한 것이 지출환(枳朮丸)으로 소통이 안 되면 비급환(備急丸)과 자황환(煮黃丸)으로 추수(推逐)해서 없애면 되는 것이다. 이러한 것을 깊이 연구하여 보면 소도(消導)와 보익(補益)의 뜻을 알 수 있다. 〈東垣〉

먹은 것에 상(傷)하면 반드시 먹는 것을 싫어하고 가슴속에 무슨 물건이 있는 것 같은데 당연히 담(痰)을 소도(消導)하고 기(氣)를 보익(補益)해야 하는데 이진탕(二陳湯)에 백출(白朮)·산사(山査)·천궁(川芎)·창출(蒼朮)을 더해서 쓴다. 〈丹心〉

비위(脾胃)를 보하는 약은 반드시 심경(心經)의 약을 써야 하니 화(火)가 능히 토(土)를 생(生)하기 때문이다. 옛 처방에 익지인(益智仁)을 쓰는 것이 역시 이뜻인 것이다. 〈丹心〉

찬 것에 상(傷)한 데는 반하(半夏)·신국(神麴)·건강(乾薑)·삼릉(三稜)·봉출(蓬朮)·파두(巴豆)의 종류를 쓰고 더운 것에 상한 데는 지실(枳實)·백출(白朮)·청피(青皮)·진피(陳皮)·맥아(麥牙)·황련(黃連)·대황(大黃)의 종류를 쓴다. 〈東垣〉

식상(食傷)에는 소도(消導)와 보익의 2가지 방법을 나눠서 치료해야 한다. 〈東垣〉

토하는 방법과 내리는 방법이 있는데 하문(下門)에 상세한 설명이 나와있다.

8. 식상(食傷)의 소도제(消導劑)일 경우

식적(食積)이 중(中)이나 하완(下脘)에 있는 것은 내려야 하는데 목향견현환(木香見晛丸)이나 정향비적환(丁香脾積丸)을 쓰고 묵은 음식을 토하고 내린 다음에 시원치 못할 때는 홍원자(紅圓子)나 보화환(保和丸)·대안환(大安丸)·평보지출환〔平補枳朮丸 : 즉 죽역지출환(竹瀝枳朮丸)〕등을 쓴다.

살이 상(傷)하면 복창증(腹脹症)이 되는데 삼보환(三補丸)에 향부(香附)와 반하국(半夏麴)을 더해서 떡처럼 쪄서 환으로 해서 먹는다. 〈入門〉

묵은 음식을 소화시키는 데는 지출환(枳朮丸)·귤피지출환(橘皮枳朮丸)·목향지출환(木香枳朮丸)·반하지출환(半夏枳朮丸)·국얼지출환(麴蘖枳朮丸)·귤반지출환(橘半枳朮丸)·귤연지출환(橘連枳朮丸)·삼황지출환(三黃枳朮丸)·평위산(平胃散)·향사평위산(香砂平胃散)·가미평위산(加味平胃散)·조육평위산(棗肉平胃散)·내소산(內消散)·소체환(消滯丸)·가감보화환(加減保和丸)·칠향원(七香元)·지실도체환(枳實導滯丸)·목향화체탕(木香化滯湯)·두구귤홍산(豆蔻橘紅散)·향각환(香殼丸)·이황환(二黃丸)·삼능소적환(三稜消積丸)·곡신원(穀神元)등을 쓴다. 〈諸方〉

보리를 지나치게 먹고 배가 부른 것은 더운 술에 생강즙 섞은 것을 1~2잔 마시면 바로 소화가 된다. 〈得効〉

※ 지출환(枳朮丸)

효능 : 비(痞)를 치료하고 먹은 것을 소화시키고 위(胃)를 강하게 한다.

처방 백출(白朮) 2냥, 지실부초(枳實麩炒) 1냥을 가루로하여 하엽(荷葉)으로 싸서 지은 밥에 오동열매 크기의 환을해서 더운 물로 50~70알 또는 100알을 삼켜 내린다. 많이 먹어서 상(傷)한 데 이 약을 먹으면 위기(胃氣)가 강해서 다시는 상하지 않는다.

중경(仲景)의 처방에 지출탕(枳朮湯)을 역로(易老)가 개량하여 환을 지어 그 이름을 지출환(枳朮丸)이라고 부른 것이다.

※ 귤피지출환(橘皮枳朮丸)

효능 : 음식이 소화가 안 되고 심하(心下)가 비민(痞悶)한 것을 치료한다.

처방 본 처방에 귤피(橘皮) 1냥을 더해서 만드는 방법과 먹는 방법은 위와 같다.

쓰는 약의 대법(大法)이 귀하게 여기는 것은 먹어서 위기(胃氣)를 강하게 하고 보익(補益)하며 두텁게 하는데 있는 것이니 비록 맹식(猛食)과 다식(多食)및 중식(重食)을 하더라도 상(傷)하는 데까지는 이르지 않아야 된다.

지출환(枳朮丸)은 바로 장역로선생(張易老先生)이 만

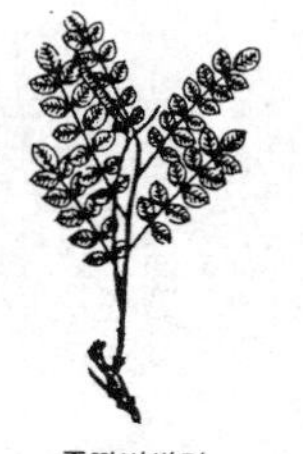
좀땅비싸리

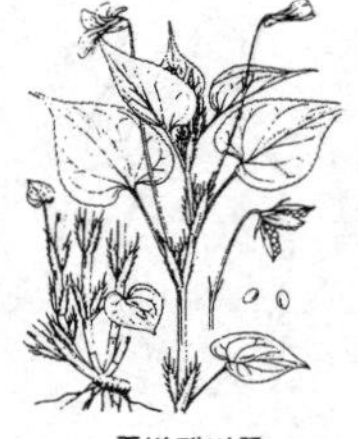
졸방제비꽃

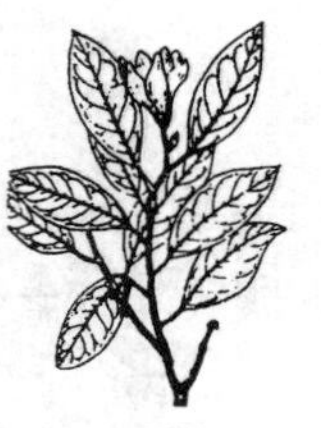
귀신나무

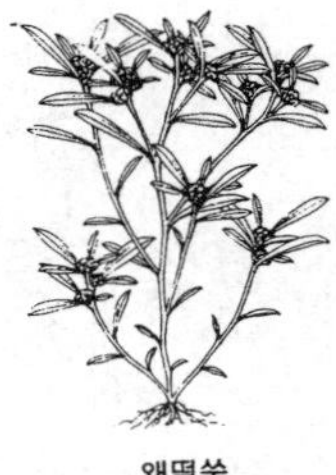
왜떡쑥

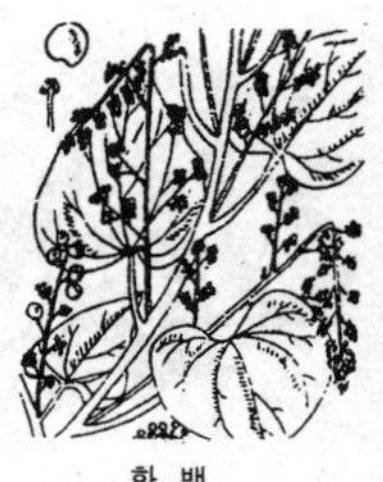

화 백

든 것인데 백출(白朮) 2냥으로 비(脾)를 돕고 지실(枳實) 1냥으로 비(脾)를 없애버리는 것이다. 동원이 진피(陳皮) 1냥을 더해서 위(胃)를 온화하게 하고 1보1사(一補一瀉)를 같이 했으니 진실로 입방(立方)하는 진지(眞旨)를 얻은 것이다. 〈丹心〉

※ 목향기출환(木香枳朮丸)

음식을 소화시키고 체기(滯氣)를 깨뜨리니 본 처방에다 목향(木香) 1냥을 더하고 만드는 방법과 먹는 방법은 위와 같다. 〈東垣〉

※ 반하기출환(半夏枳朮丸)

효능 : 찬 음식에 상(傷)하고 담(痰)이 성한 것을 치료한다.

처방 본 처방에 반하강제(半夏薑製) 1냥을 더하고 만드는 방법과 먹는 방법은 위와 같다.

※ 국얼지출환(麴蘗枳朮丸)

효능 : 식상(食傷)에 심흉(心胸)이 만민(滿悶)하고 불쾌(不快)한 증세를 치료한다.

처방 본 처방에 신국초(神麴炒) 각 1냥을 더하고 만드는 방법과 먹는 방법은 위와 같다. 〈東垣〉

※ 귤반지출환(橘半枳朮丸)

효능 : 음식상(飮食傷)으로 비민(痞悶)한 것을 치료한다.

처방 본 처방에 귤피(橘皮) • 반하강제(半夏薑製) 각 1냥을 더하고 만드는 방법과 먹는 방법은 위와 같다. 〈東垣〉

※ 귤련지출환(橘連枳朮丸)

효능 : 비(脾)를 보하고 위(胃)를 온화하게 하며 소식과 화담(化痰)을 하고 사화(瀉火)를 시킨다.

처방 백출(白朮) 3냥, 지실주초(枳實酒炒) • 진피(陳皮) • 황련주침초(黃連酒浸炒) 각 1냥을 가루로 하고 하엽자탕(荷葉煮湯)에 쌀풀을 쑤어 오동열매 크기의 환을 해서 먹는 방법은 위와 같다.

장역노(張易老)가 백출(白朮) 2냥으로 비(脾)를 보하고 지실(枳實) 1냥으로 비(脾)를 소멸(消滅)을 하기 때문에 보(補)는 많고 소(消)는 적은 것을 택한 것이며, 동원(東垣)은 귤피(橘皮) 1냥을 더해서 비(脾)를 온화하게 하니 이것은 보(補)와 소(消)가 서로 반이 된 것이고, 내가 백출(白朮) 3냥, 지실(枳實) • 진피(陳皮) • 황련(黃連) 각 1냥을 쓰는 것은 보(補)가 많아서 먹은 것을 소화시키고 또 열을 맑게 하는 것을 같이 해서 위한 것이다. 〈方廣〉

하엽(荷葉)에 밥을 싸서 환을 짓는 것은 하엽(荷葉)의 맛을 다하지 못할 것 같으니 하엽(荷葉)으로 죽을 쒀서 쓰는 것의 신통한 것만 같지 못하다. 〈丹心〉

처음에는 하엽반(荷葉飯)으로 환을 만드는 이치를 알지 못했다가 노년이 되어서 비록 그의 맛을 알게 된 것은 기묘한 일이다. 무릇 하엽(荷葉)이란 한 가운데 빈 것은 진괘(震卦)의 몸을 상징한 것인데 사람이 느껴서 족소양(足少陽)의 갑담(甲膽)을 낳게되니 먼저 만물을 화생(化生)시키는 근대(根帶)가 되는 것이다. 음식이 위(胃)에 들어가면 영기(榮氣)가 위로 돌아다니는 것이 소양갑담(少陽甲膽)의 기(氣)인 것이며, 하엽의 색이 푸르고 형태가 빈 것은 풍목(風木)을 상징한 것이니 약이 이 기(氣)의 화(化)하는 것을 느끼면 위기(胃氣)가 위로 오르지 않을 수 없는 것이다. 이것을 끌어쓰는 것은 먼 것을 알고 생각을 깊이해서 도(道)를 합했다고 할 수 있다. 〈東垣〉

※ 삼황지출환(三黃枳朮丸)

효능 : 살(肉)에 상하고 좋은 맛과 습면(濕麵)등을 먹어서 민란(悶亂)하고 불쾌한 것을 치료한다.

처방 황기(黃芪) 2냥, 황련주초(黃連酒炒) • 대황외(大黃煨) • 신국초(神麴炒) • 백추(白樞) • 진피(陳皮) 각 1냥, 지실부초(枳實麩炒) 5돈을 가루로하여 탕에 담가 떡처럼 쪄서 녹두알 크기의 환을 지어 백탕(白湯)에 50~70알을 삼켜 내린다. 〈東垣〉

※ 향사평위산(香砂平胃散)

효능 : 상식(傷食)을 치료한다.

처방 창출(蒼朮) 2돈, 진피(陳皮) • 향부(香附) 각 1돈, 지실(枳實) • 곽향(藿香) 각 8푼, 후박(厚朴) • 축사(縮砂)

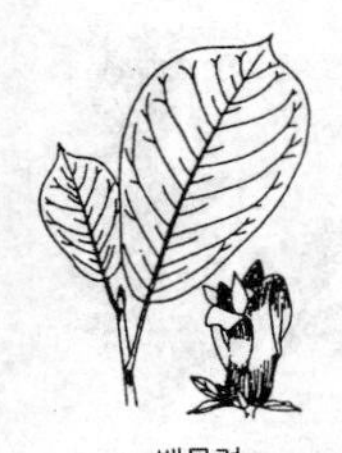
백목련

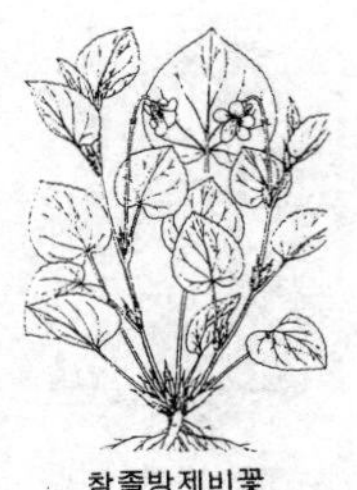
참졸방제비꽃

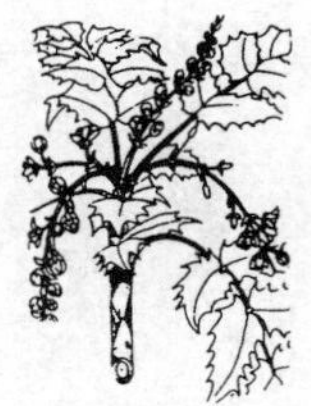
가시남천

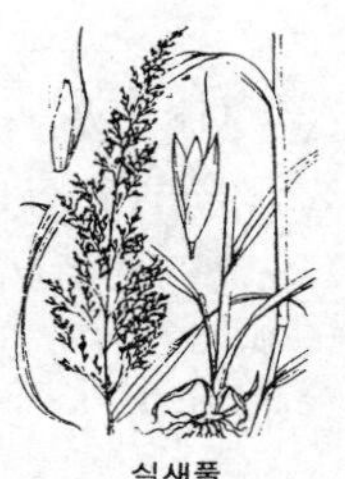
실새풀

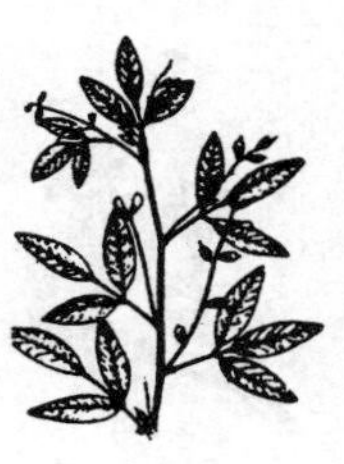
늦싸리

각 7푼, 목향(木香) • 감초(甘草) 각 5푼을 썰어서 1첩을 지어 생강 3쪽을 넣어 물로 달여 먹는다. 〈回春〉

※ 가미평위산(加味平胃散)

효능 : 묵은 음식이 소화가 안 되는 것을 치료한다.

처방 평위산(平胃散)을 본 처방대로 1첩에 신국(神麴)과 맥아초(麥牙炒) 각 7푼을 더한 것이다. 〈丹心〉

※ 조육평위산(棗肉平胃散)

효능 : 소식(消食)하고 화위(和胃)하며 화담(化痰)을 한다.

처방 창출(蒼朮) 8냥, 진피(陳皮) 4냥, 후박(厚朴) 3냥4돈, 감초(甘草) • 대조인(大棗仁) • 생강(生薑) 각 1냥 6돈을 썰고 부셔서 물에 담그되 물이 약 위에 반치정도 되도록 해서 끓이고 물이 모두 마르거든 찧어 가루로 하여 2돈을 공복에 염탕(鹽湯)으로 조금씩 먹는다. 〈局方〉

※ 내소산(內消散)

효능 : 생냉경물(生冷硬物)을 먹고 상(傷)해서 비만(痞滿)하며 배가 부르며 아픈 것을 치료한다.

처방 진피(陳皮) • 반하(半夏) • 백복령(白茯苓) • 지실(枳實) • 산사육(山査肉) • 신국(神麴) • 축사(縮砂) • 향부자(香附子) • 삼릉(三稜) • 봉출(蓬朮) • 건생강(乾生薑) 각 1돈을 썰어서 1첩을 지어 생강 5쪽을 넣어 달여 먹는다. 〈回春〉

※ 소체환(消滯丸)

효능 : 소식(消食) • 소주(消酒) • 소수(消水) • 소기(消氣) • 소비(消痞) • 소창(消脹) • 소종(消腫) • 소적(消積) • 소통(消痛)시키며 이 약은 소(消)해도 안 보이고 향(響)해도 안 움직이며 그 공효가 아주 빠른 것이다.

처방 흑축초(黑丑炒) • 두말(頭末) 2냥, 향부자(香附子) • 오령지(五靈脂) 각 1냥을 가루로하고 초풀에 녹두알 크기의 환을해서 생강탕으로 20~30알을 삼켜 내린다. 〈醫鑑〉

※ 가감보화환(加減保和丸)

효능 : 소식(消食)및 화담(化痰)을 하고 비위기(脾胃氣)를 부특(扶特)하게 한다.

처방 백출(白朮) 2냥반, 산매육(山枚肉) • 향부자(香附子) • 후박(厚朴) • 신국(神麴) • 반하(半夏) • 복령(茯苓) 각 1냥반, 진피(陳皮) • 연교(連翹) • 나복자(蘿 子) • 황금(黃芩) • 황련(黃連) 각 1냥, 창출(蒼朮) • 기실(枳實) 각 5돈을 가루로 하고 강즙호(薑汁糊)에 오동열매 크기로 환을해서 매 70~80알을 다탕(茶湯)으로 내린다. 〈丹心〉

※ 칠향원(七香元)

효능 : 먹은 것을 소화시키고 흉격(胸膈)을 유쾌하게 하며 위(胃)를 온화하게 하고 아픈 것을 그치게 한다.

처방 향부자(香附子) 2냥반, 삼릉(三稜) • 봉출병초자배(蓬朮並炒煮焙) • 정향(丁香) • 백단향(白檀香) • 감송향(甘松香) • 정향피(丁香皮) • 침향(沈香) • 귤홍(橘紅) • 축사(縮砂) • 백두구(白豆蔻) 각 5돈을 가루로하고 쌀풀에 녹두알 크기의 환을해서 생강탕으로 30~40알을 삼켜 내린다. 〈直指〉

※ 지실도체환(枳實導滯丸)

효능 : 습열(濕熱)한 것을 먹고 상해서 소화가 안 되고 비만(痞滿)하는 것을 치료한다.

처방 대황(大黃) 1냥, 지실(枳實) • 신국(神麴) 각 5돈, 복령(茯苓) • 황금(黃芩) • 황련(黃連) • 백출(白朮) 각 3돈, 택사(澤瀉) 2돈을 가루로하고 떡처럼 쪄서 오동열매 크기의 환을 지어 더운 물로 70~80알을 삼켜 내린다. 〈東垣〉

일명 도기지실환(導氣枳實丸)이라고 한다. 〈入門〉

목향(木香)과 빈랑(檳榔) 각 2돈을 더하면 목향도체환(木香導滯丸)이라고 한다. 〈正傳〉

※ 목향화체탕(木香化滯湯)

효능 : 걱정하는 가운데 면(麵)을 먹고 심하(心下)가 비만

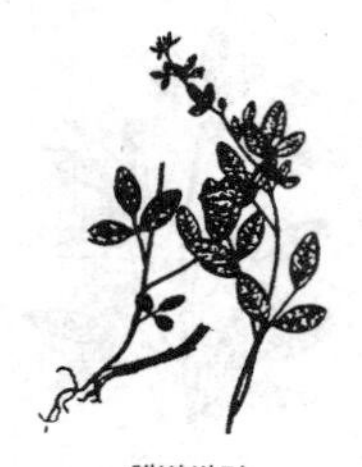
해변싸리

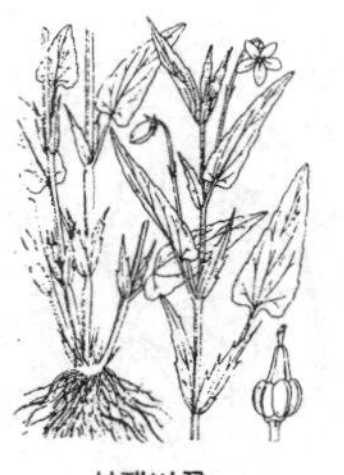
선제비꽃

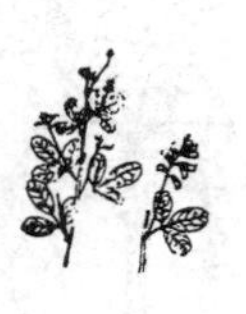
꽃싸리

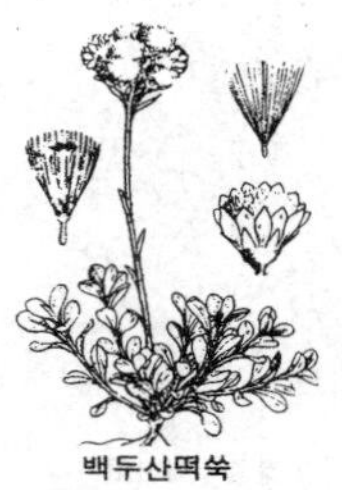
백두산떡쑥

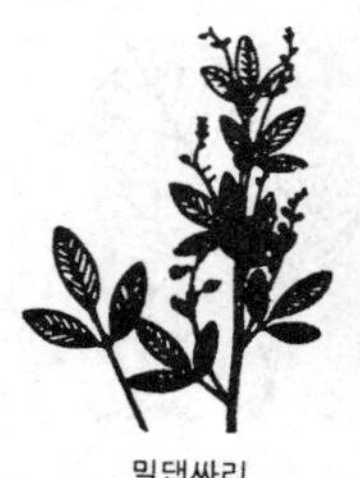
밀댑싸리

(痞滿)해서 아픈 것을 치료한다.

각 1돈, 시호(柴胡) 7푼, 진피(陳皮)•건생강(乾生薑)•목향(木香) 각 6푼, 당귀미(當歸尾)•지실(枳實) 각 4푼, 주홍화(酒紅花) 1푼을 썰어서 1첩을 지어 생강 5쪽을 넣어 물로 달여 먹는다. 〈東垣〉

※ 두구귤홍산(豆蔻橘紅散)

효능 : 묵은 음식을 소화시키고 비위(脾胃)를 따뜻하게 한다.

처방 목향(木香)•정향(丁香) 각 1돈, 백두구(白豆蔻)•인삼(人蔘)•후박(厚朴)•백출(白朮)•신국(神麴)•건생강(乾生薑)•반하국(半夏麴)•귤홍(橘紅)•곽향(藿香)•감초구(甘草炙) 각 5푼을 썰어서 1첩을 지어 생강 3쪽과 대추 2개를 넣어 물로 달여 먹는다. 〈丹心〉

※ 향각환(香殼丸)

효능 : 소식(消食)•화기(化氣) 및 성비(醒脾)와 거담(去痰) 등을 한다.

처방 청피(青皮)•진피(陳皮) 각 3냥, 지각(枳殼) 1냥, 향부자(香附子) 7돈반, 나복자(蘿蔔子)•목향(木香)•삼릉(三稜)•봉출(蓬朮)•신국(神麴)•맥아(麥芽)•빈랑(檳榔)•지실(枳實)•산사육(山査肉)•초과(草果) 각 5돈, 반하제(半夏製) 1냥2돈반, 진창미(陳蒼米) 1되, 파두육(巴豆肉) 20개를 같이 볶아서 파두(巴豆)는 버리고 가루로하여 초풀에 오동열매 크기의 환을 지어 백탕(白湯)으로 70~80알을 삼켜 내린다. 〈丹心〉

※ 이황환(二黃丸)

효능 : 열식(熱食)에 상(傷)해서 비민(痞悶)하고 편안하지 않을 것을 치료한다.

처방 황금(黃芩) 2냥, 황련(黃連) 1냥, 승마(升麻)•시호(柴胡) 각 3돈, 지실(枳實) 5돈, 감초(甘草) 2돈을 가루로하고 떡처럼 쪄서 녹두알 크기의 환을 하여 백탕(白湯)이나 또는 생강탕으로 50~70알을 삼켜 내린다. 〈入門〉

※ 삼릉소적환(三稜消積丸)

효능 : 생냉물(生冷物)에 상해서 소화(消化)가 안되고 만민(滿悶)하는 것을 치료한다.

처방 삼릉(三稜)•봉출(蓬朮)•신국(神麴) 각 7돈, 파두거피(巴豆拒皮)에 쌀을 넣어 같이 검게 볶아서 쌀은 버리고 청피(青皮)•진피(陳皮)•회향(茴香) 각 5돈, 정향피(丁香皮)•익지인(益智仁) 각 3돈을 가루로하고 초풀에 오동열매 크기의 환을 지어 생강탕으로 30~40알을 삼켜 내린다. 〈東垣〉

※ 곡신환(穀神丸)

효능 : 묵은 음식이 소화가 안 되는 것을 치료하고 비(脾)를 건장하게 하고 기(氣)를 보익한다.

처방 인삼(人蔘)•축사(縮砂)•향부자(香附子)•삼릉(三稜)•봉출병외(蓬朮並煨)•청피(青皮)•신국초(神麴炒)•지각(枳殼) 각 등분을 가루로하여 쌀풀에 오동열매 크기의 환을해서 미음(米飮)으로 30~50알을 삼켜 내린다. 〈得効〉

※ 정향란반환(丁香爛飯丸)

효능 : 음식상(飮食傷)을 치료한다.

처방 향부자(香附子) 1냥, 익지인(益智仁)•정향피(丁香皮)•축사(縮砂)•감송(甘松)•감초(甘草) 각 6돈, 정향(丁香)•목향(木香)•삼릉(三稜)•봉출(蓬朮) 각 2돈을 가루로하여 떡처럼 쪄서 오동열매 크기의 환을 지어 백탕(白湯)으로 30~50알을 삼켜 내린다. 〈東垣〉

※ 목향견현환(木香見晛丸)

효능 : 생냉식(生冷食)에 상(傷)하고 심복(心腹)의 가득차고 아픈 것을 치료한다.

처방 형개(荊芥)•삼릉(三稜)•신국(神麴) 각 1돈, 석삼릉(石三稜)•초두구(草豆蔻) 각 5돈, 파두상(巴豆霜) 5푼을 가루로하고 떡을 쪄서 녹두알 크기의 환을 지어 백탕(白湯)으로 30알을 삼켜 내린다. 〈東垣〉

일명 파두삼릉환(巴豆三稜丸)이라고 한다. 〈東垣〉

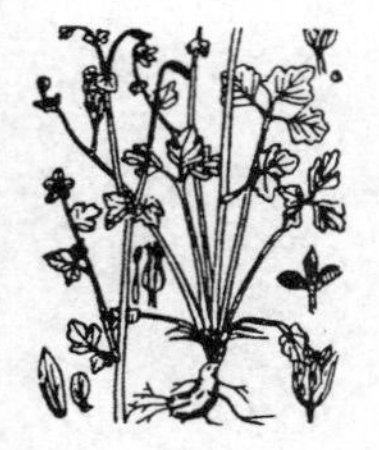
개구리발톱

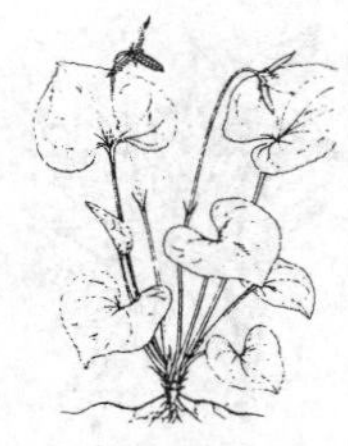
얇은제비꽃

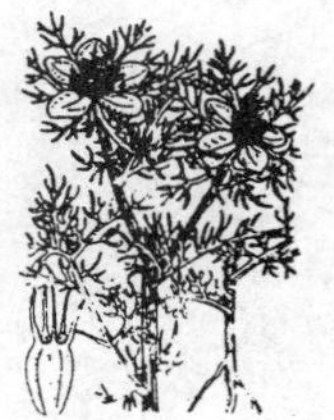
니게라

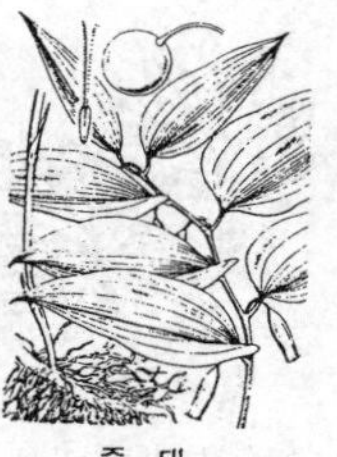
죽 대

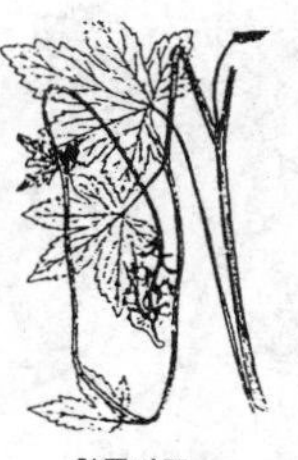
흰줄바꽃

9. 식상(食傷)의 보익제(補益劑)일 경우

비위(脾胃)가 약하고 음식을 소화시키지 못하는 증세에는 일반적으로 극벌(剋伐)하는 약을 쓰지 못하는 것이니 전씨이공산(錢氏異功散)으로 보하면 자연히 음식을 먹을 수 있고 만약 즐기는 음식을 지나치게 먹어서 비(脾)를 상하고 비만(痞滿)한 것이면 권도(權道)로 지실환(枳實丸) 즉 지실도체환(枳實導滞丸)을 쓰되 많이 먹지는 말아야 된다. 〈綱目〉

묵은 음식을 토해내린 뒤에 기(氣)가 허(虛)한 것은 당연히 보해야 되니 사군자탕(四君子湯)이나 육군자탕(六君子湯) 및 보중익기탕(補中益氣湯)을 쓴다. 〈入門〉

식상(食傷)하여 위(胃)가 약한 것은 성비육위탕(醒脾六胃湯)이나 삼출건비탕(蔘朮健脾湯)·칠진산(七珍散)·팔진산(八珍散)·건위보화원(健胃保和元)·양비환(養脾丸)·팔미이중환(八味理中丸)·자비환(滋脾丸)·이공산(異功散)·건비환(健脾丸)·삼령장비원(蔘苓壯脾元)·천금양비원(千金養脾元)등을 쓴다.

※ 전씨이공산(錢氏異功散)

효능 : 비위(脾胃)가 허약하고 음식을 못먹고 소화가 안되며 심흉(心胸)이 비민(痞悶)한 것을 치료한다.

처방 인삼(人蔘)·백출(白朮)·백복령(白茯苓)·귤피(橘皮)·목향(木香)·감초(甘草) 각 1돈을 썰어서 1첩을 지어 생강 3쪽을 넣어 물로 달여 먹는다. 〈綱目〉

※ 성비육위탕(醒脾育胃湯)

효능 : 중초(中焦)의 기(氣)가 모자라고 음식이 소화가 안되며 허비(虛痞)하고 탄산(呑酸)하는 것을 치료한다.

처방 인삼(人蔘)·백출(白朮)·백복령(白茯苓) 각 1돈, 반하(半夏)·축사(縮砂)·백작약(白 藥)·맥아(麥芽)·창출(蒼朮)·후박(厚朴)·곽향(藿香)·진피(陳皮) 각 8푼, 지실(枳實) 5푼을 썰어서 1첩을 지어 생강 3쪽과 대추 2개를 넣어 물로 달여 먹는다. 〈集略〉

※ 삼출건비탕(蔘朮健脾湯)

효능 : 비(脾)를 건장(健壯)하게 하고 위(胃)를 가르며 음식을 운화(運化)한다.

처방 인삼(人蔘)·백출(白朮)·백복령(白茯苓)·후박(厚朴)·진피(陳皮)·산사육(山査肉) 각 1돈, 지실(枳實)·백작약(白芍藥) 각 8푼, 신국(神麴)·맥아(麥芽)·축사(縮砂)·감초(甘草) 각 5푼을 썰어서 1첩을 지어 생강 3쪽과 대추 2개를 넣어 물로 달여 먹는다. 〈集略〉

※ 칠진산(七珍散)

효능 : 보비(補脾)·추식(進食)·개위(開胃)·양기(養氣)한다.

처방 인삼(人蔘)·백출(白朮)·황기밀구(黃 蜜炙)·산약(山藥)·속미미초(粟米微炒)·감초구(甘草炙) 각 등분을 거친 가루로하여 매 3돈을 생강 3쪽과 대추 2개를 넣어 물로 달여 먹는다. 〈本事〉

※ 팔진산(八珍散)

효능 : 치료 방법은 위와 같으며 또 음식 생각이 없는 것을 치료한다.

처방 앞의 처방에다 백편두강즙초(白扁豆薑汁炒) 1가지를 더한 것이다. 〈本事〉

※ 건위보화원(健胃保和元)

효능 : 음식을 소도(消導)해서 보(補)하고 화(化)하며 비를 상(傷)하지 않도록 한다.

처방 백출(白朮) 2냥, 지실(枳實)·산사육(山査肉)·귤홍(橘紅)·맥아(脈芽) 각 1냥, 신국(神麴)·백두구(白豆蔻)·목향(木香) 각 5돈을 가루로하여 맵쌀밥에 오동열매 크기의 환을 해서 백탕(白湯)으로 50~70알을 삼켜 내린다. 〈集略〉

※ 양비환(養脾丸)

효능 : 비위(脾胃)가 허냉(虛冷)해서 음식이 소화가 안되고 복창(腹脹)·구토(嘔吐)·설사(泄瀉)하는 것을 치료한다.

처방 건강(乾薑)·축사(縮砂) 각 4냥, 감초구(甘草炙) 3냥, 맥아(麥芽)·백복령(白茯苓)·인삼(人蔘)·백출

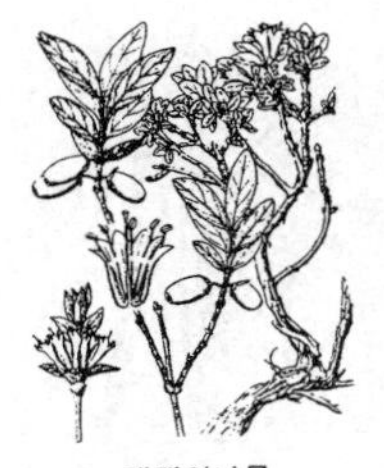
댕댕이나무

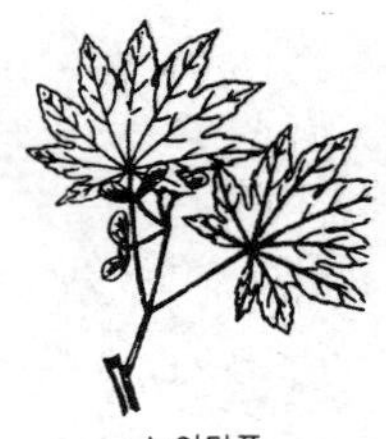
노인단풍

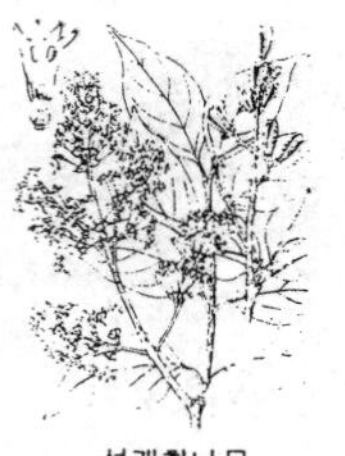
섬개회나무

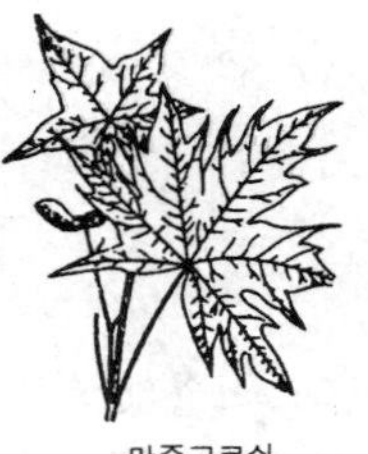
만주고로쇠

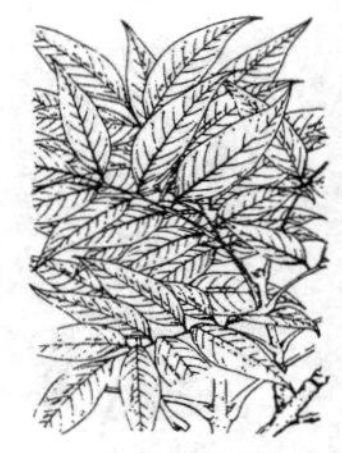
붉은물푸레

(白朮) 각 1냥을 가루로하고 꿀로 환을 지어 1냥에 8알을 나누어 만들어서 매 1알을 생강탕으로 씹어 삼킨다. 〈必用〉

※ 팔미이중환(八味理中丸)

효능 : 치료 방법은 위에서와 같다.

처방 백출(白朮) 2냥, 감초(甘草) 1냥반, 인삼(人蔘) • 건강(乾薑) • 축사(縮砂) • 백복령(白茯苓) • 신국(神麴) • 맥아(麥芽) 각 1냥을 만드는 방법과 먹는 방법은 위와 같다. 〈丹心〉

※ 자비환(滋脾丸)

효능 : 비(脾)를 치료하고 위(胃)를 기르며 음식을 소화시킨다.

처방 신국초(神麴炒) • 맥아초(麥芽炒) • 반하국(半夏麴) • 진피(陳皮) • 연육(蓮肉) • 지각(枳殼) • 축사(縮砂) • 감초(甘草) 각 1냥을 가루로하여 진 쌀밥에 오동열매 크기의 환을 해서 미음(米飮)으로 100알을 삼켜 내린다. 〈必用〉

※ 건비환(健脾丸)

효능 : 비위(脾胃)를 건장(健壯)하게 하고 음식을 증진시키며 수곡(水穀)을 소화 시킨다.

처방 백출(白朮) 5냥, 백복령(白茯苓) • 백작약(白藥) • 반하강제(半夏薑製) 각 3냥, 진피(陳皮) • 신국(神麴) • 산사육(山査肉) • 당귀주세(當歸酒洗) • 천궁(川芎) 각 2냥을 가루로하고 하엽(荷葉)끓인 물에 쌀풀을 쑤어 오동열매 크기의 환을 지어 백탕(白湯)으로 100알을 삼켜 내린다. 〈必用〉

※ 삼령장비원(蔘苓壯脾元)

효능 : 비위(脾胃)가 허냉(虛冷)하고 소화가 안 되며 얼굴이 위황(萎黃)하고 지체(肢體)가 태타(怠惰)하며 또는 병 때문에 기(氣)가 쇠하고 음식을 전대로 먹지 못하는 것을 치료한다.

처방 인삼(人蔘) • 백복령(白茯苓) • 백출(白朮) • 축사(縮砂) • 신국(神麴) • 맥아(麥芽) • 산약(山藥) • 백편두(白扁豆) • 육계(肉桂) • 건강(乾薑) • 호초(胡椒) 각 1냥을 가루로하여 오동열매 크기의 환을 지어 매 1알을 백탕(白湯)이나 또는 뜨거운 술로 씹어 내린다. 〈局方〉

※ 천금양비원(千金養脾元)

효능 : 비위(脾胃)가 허한(虛寒)하고 기(氣)가 약해서 음식의 소화를 못하는 것을 치료하고 격열(膈噎)과 반위를 치료한다.

처방 지실(枳實) • 진피(陳皮) • 맥아(麥芽) • 삼릉(三稜) • 봉출(蓬朮) • 회향(茴香) • 백강(白薑) • 육두구(肉豆蔻) • 축사(縮砂) • 백복령(白茯苓) • 양강(良薑) • 익지(益智) • 호초(胡椒) • 목향(木香) • 곽향(藿香) • 의이인(薏苡仁) • 백출(白朮) • 정향(丁香) • 산약(山藥) • 백편두(白扁豆) • 길경(桔梗) • 인삼(人蔘) • 신국(神麴) • 감초(甘草) 각 등분하고 가루로하여 달인 꿀에 탄자 크기의 환을하여 백탕(白湯)이나 또는 더운 술로 잘 씹어서 삼켜 내린다. 〈局方〉

10. 주상(酒傷)일 경우

내경(內經)에 말하기를「술이 위(胃)속에 들어가면 낙맥(絡脈)은 가득 차고 경맥(經脈)이 허해진다. 비는 위(胃)를 위해서 그 진액(津液)을 돌아다니는 것을 주재(主宰)하는 것인데 음기(陰氣)가 허하면 양기(陽氣)가 들어가고 양기(陽氣)가 들어가면 위(胃)가 온화하지 않고 위(胃)가 온화하지 않으면 정기(精氣)가 마르고 사지(四肢)를 영위(營爲)하지 못하는 것이다.

취포(醉飽)로 입방(入房)하면 기(氣)가 위(胃)속에 모여서 흩어지지 않고 주기(酒氣)가 곡기(穀氣)와 함께 서로 쳐서 열이 가운데서 성하니 열이 한쪽 몸에 퍼지고 안이 열이 있어서 소변이 붉다.」〈內經〉

술을 많이 마시면 기역(氣逆)이 된다.

술이란 오곡(五穀)의 진액이고, 미국(米麴)의 화영(華英)이니 비록 사람을 보익하지 마는 역시 사람을 해롭게 하는 것이 어째서 그러냐 하면 큰 열과 큰 독이 있어서 큰 추위에 물은 얼어도 오직 술은 얼지 않는 점이 그 징험(徵驗)인 것이고, 또 많이 마시면 혼란(昏亂)해서 사람의 본성을 바꾸게 하는 점이 그 독(毒)인 것이다. 그러나 풍한(風寒)을 몰아내고 혈맥(血脈)을 펴며 사기(邪氣)를 쫓고

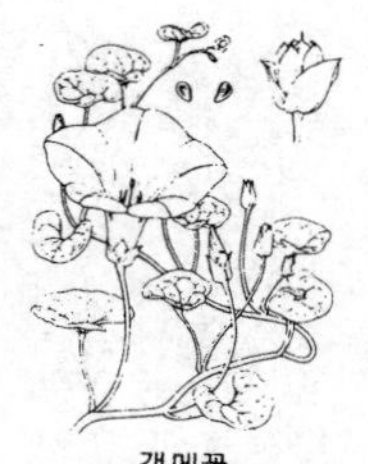
갯메꽃

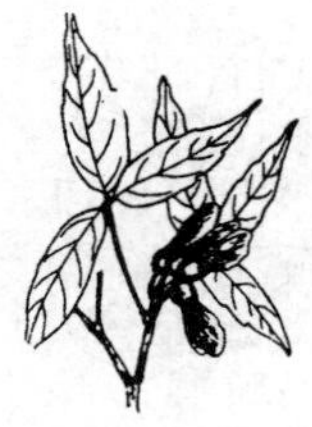
나도박달

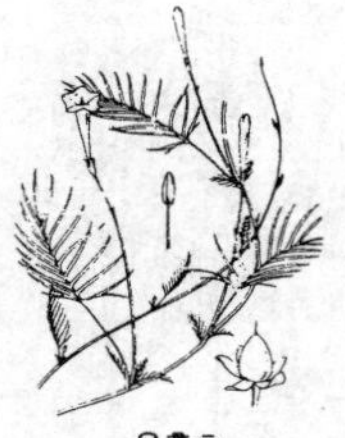
유홍초

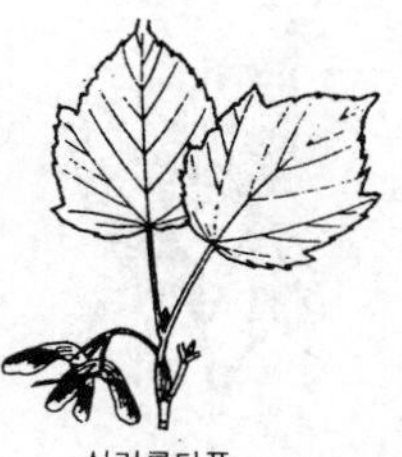
산겨릅단풍

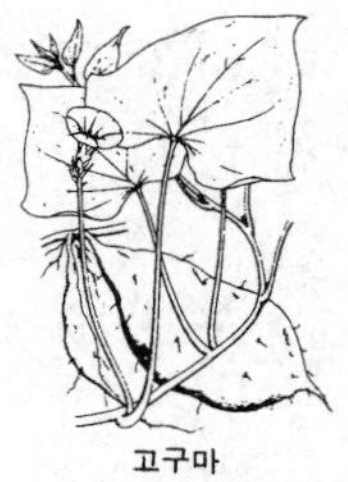
고구마

약의 세력을 꺾는 데는 술만한 것도 없는 것이다. 또한 그렇다고 해서 술을 너무 마셔서 되나 말을 기울이면 독기(毒氣)가 심(心)을 치고 장(腸)을 뚫으며 갈비를 썩혀서 신(神)이 어두워 착란(錯亂)하며 눈에 물건이 안보이게 되는 것이다. 이것은 삶을 상실하는 장본이 되는 것이다. 〈類藁聚〉

많이 마시면 기(氣)가 역(逆)한다. 주(註)에 말하기를 마시는 것이 많으면 폐(肺)의 포엽(布葉)이 격(擧)하기 때문에 기(氣)가 역(逆)해서 위로 달린다. 〈內經〉

술이라는 것은 열이 많고 독(毒)이 있어서 기(氣)와 미(味)가 모두 양(陽)으로 되어 있으니 실(實)로 무형(無形)한 물체(物體)이다. 만약 술에 상하면 발산(發散)해서 땀이 나면 낫게되고 다음에 소변을 흐르게 해서 위 아래로 습(濕)을 분소(分消)시키는 것이 좋으니 갈화해성탕(葛花解醒湯)이 주로 치료를 한다. 〈東垣〉

술이 비록 물과 더불어 동체(同體)이나 장위(腸胃)를 상(傷)하게 되면 올려도 흩어지지 않고 내리게 해도 반은 소모가 되는 것이다. 순주(醇酒)를 마시면 소변이 적어지는 점이 그의 징험(徵驗)이다. 그러므로 치료 방법은 당연히 땀을 내고 또 소변을 이롭게 하는 것이 상책이다. 동원(東垣)이 무형(無刑)의 물(物)이라고 하는 설은 옳지 못한 것이고 또 후세 사람들이 식상(食傷)과 함께 같이 치료하는 것도 옳지 못하다. 〈丹心〉 술의 성분이 비록 열은 있으나 몸은 물과 더불어 같은 것인데 동원(東垣)이 말하기를 무형(無刑)의 기라고 하니 의심을 아니 할 수 없다. 땀을 내고 소변이 새는 것을 기다려서 치료한다면 어찌 무형(無刑)의 기라고 하겠는가? 〈丹心〉

11. 음주금기(飮酒禁忌)일 경우

주객(酒客)의 병에 계지탕(桂枝湯)을 쓰면 구토를 하니 주객(酒客)은 단 것을 좋아하지 않기 때문이다. 그밖의 단 것도 모두 금한다. 〈仲景〉

탁주(濁酒)를 마시고 면(麵)을 먹으면 기(氣)구멍을 메우게 되니 삼가해야 한다. 〈入門〉

얼굴이 흰 사람이 술을 많이 마시면 피를 소모한다. 〈丹心〉

술이 3잔이 넘으면 오장(五臟)이 상(傷)하고 성질이 어지럽고 발광(發狂)을 한다. 〈活人心〉

술을 많이 마시면 토해내는 것이 제일 좋다.

취한 다음에 강식(強食)하면 옹저(癰疽)를 일으키기가 쉽다.

취해 누워서 바람을 쏘이면 목이 쉰다.

취하고 배가 부른 다음에 차마(車馬)를 타거나 원장(垣墻)등을 뛰어 넘는 일을 금해야 한다.

취한 다음에 방사(房事)를 하면 작으면 얼굴에 점과 기침이 생기고 크면 장맥(臟脈)을 상(傷)해서 끊고 수명(壽命)을 줄인다. 〈得効〉

술이 비록 성질을 맑게 하고 도치(陶治)하고 혈맥(血脈)을 통하게 되나 자연히 풍(風)을 초치(招致)하고, 신(腎)을 패(敗)하며, 장(腸)을 녹이고, 협(脇)을 썩히는 것이 술과 같은 것은 없고 배가 부르게 먹은 다음에 피해야 한다. 술을 마시디 거칠거나 너무 빠르게 해서는 안 되니 폐(肺)를 상(傷)하고 파(破)하기 때문이다. 술이 깨지 않고 목이 마를 때에 찬물이나 다(茶)를 마시면 술과 같이 신장(腎臟)에 들어가서 머무른 독이 물로 되어서 허리와 다리가 무겁게 떨어지고 방광(膀胱)이 차고 아프며 겸해서 수종(水腫)과 소갈(消渴) 및 연벽(攣躄)의 증세가 생기는 것이다. 〈活人〉

12. 주독(酒毒)이 변해서 모든 병이 될 경우

순주(醇酒)가 성분이 크게 열이 있고 많은 독이 있으니 맑고 향긋한 좋은 맛이 벌써 입에 맞고 기(氣)를 돌아다니게 하고 혈(血)을 온화하게 하며 몸에 적의하니 이래서 술을 마시는 사람이 저절로 너무 많은 것을 느끼지 못하는 것이다. 술의 성질이 오르기를 좋아하고 반드시 기(氣)를 따라서 담(痰)이 위에서 울(鬱)하고 소변이 밑에서 삽(澁)하며 폐(肺)가 적사(賊邪)를 받으면 온몸이 반드시 마르니 한량(寒涼)한 것을 마음껏 마시니 열(熱)이 내울(內鬱)하고 폐기(肺氣)가 열이 있어서 크게 상(傷)하게 되는 것인데 처음에는 병이 얕아서 구토나 자한(自汗)•창이(瘡痍)•비사(鼻皶)•심비통(心脾痛)정도이니 도리어 발산해서 없앨 수가 있지마는 끝내는 오래 되어서 병이 깊어지면 소갈(消渴)과 황달(黃疸)•폐위(肺痿)•내치(內痔)•실명(失明)•효천(哮喘)•노수(勞嗽)•전간(巓癎)등의 형상할 수 없는 증세가 일어나니 구안(具眼)의 의(醫)가 아니면 치료할 수 없는 것이다. 그러니 삼가하지 않겠는가? 〈丹心〉

오랫동안 술을 마시는 사람은 장부(臟腑)에 독이 쌓여서 근(筋)을 훈증하고 신(神)을 상(傷)하며 수(壽)를 단축시킨다. 〈得効〉

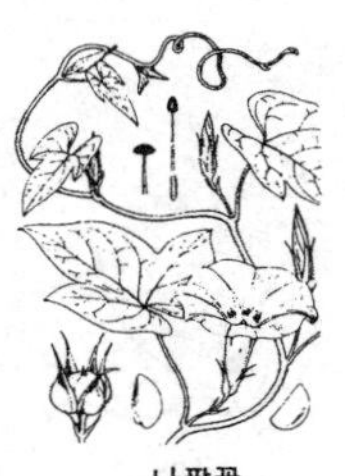
나팔꽃

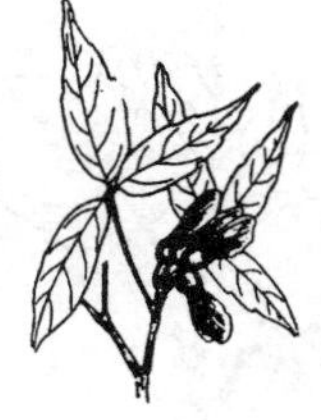
나도박달

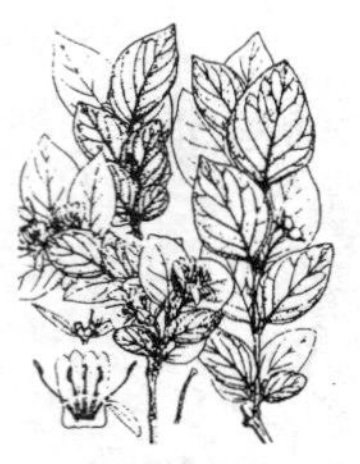
섬괴불나무

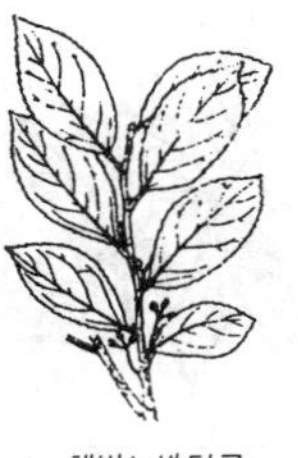
해변노방덩굴

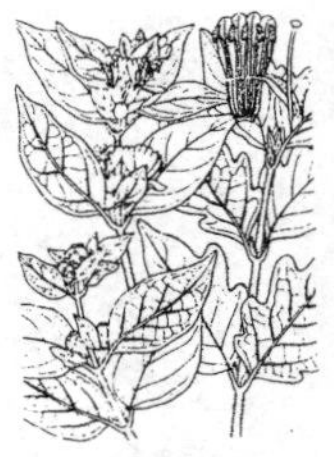
구슬댕댕이

13. 주병(酒病)의 치법(治法)일 경우

음주(飮酒)를 너무 많이 하여서 병이 된 데는 갈화해성탕(葛花解醒湯)이나 주증황련환(酒蒸黃連丸) • 백배환(百盃丸) • 대금음자(對金飮子) • 해주화독산(解酒化毒散) • 갈황환(葛黃丸) • 승마갈근탕(升麻葛根湯)을 쓰고 술에 상(傷)해서 머리가 아프고 구토와 어지러운 데 보중익기탕(補中益氣湯)에 백출(白朮)을 빼고 반하(半夏) • 백작약(白芍藥) • 황금(黃芩) • 황백(黃柏) • 건갈(乾葛) • 천궁(川芎)을 더해 쓰고 또는 대금음자(對金飮子)에 건갈(乾葛) • 적복령(赤茯苓) • 반하(半夏) 각 1돈을 더해서 달여 먹는다. 〈入門〉

술 마신 뒤에 바람에 상해서 신열(身熱)이 나고 머리가 아파서 빠개지는 것 같은데 방풍통성산(防風通聖散)에 황련(黃連) 2돈, 연수총백(連鬚葱白) 10뿌리를 해서 달여 먹으면 바로 낫는다. 이 약이 술에 상(傷)한 열독(熱毒)을 치료한다. 〈活人心〉

술 마신 다음에 번갈(煩渴)한 증세에는 오두탕(五豆湯)을 마시는 것이 제일 신통하다. 〈丹心〉

술을 좋아하는 사람이 매일 아침에 헛구역질을 하고 토하지 않는 증세는 소조중탕(小調中湯)을 한 달 3~5차례 먹는 것이 제일 좋다. 〈入門〉

많이 취한 다음 행방(行房)하고 병을 얻은 것은 인삼산(人蔘散)을 쓰고, 또는 축혈(蓄血)이 되어서 위구(胃口)가 아프게 되는 증세는 대조중탕(大調中湯), 또는 팔물탕(八物湯)에 축사(縮砂)를 더해서 쓴다. 〈入門〉

14. 술이 취하지 않게 할 경우

술에 취하면 당연히 열탕(熱湯)으로 양치하면 좋으니 주독(酒毒)이 치아(齒牙)에 있기 때문이다. 크게 취하면 열탕(熱湯)으로 밀실에서 얼굴을 두어번 씻고 머리를 수십번 빗질하면 바로 깬다. 〈丹心〉

주식탕(酒食湯)으로 쌓이게 되고 또는 많이 먹는데 염화(鹽化)로써 치아(齒牙)를 문지르고 더운 물로 양치해서 삼키면 불과 3번이면 바로 토해진다. 〈醫鑑〉

또는 청피초(青皮炒) 2냥, 갈근(葛根) 1냥, 축사(縮砂) 5돈을 가루로 해서 진한 차로 1~2돈을 고루 먹으면 술이 깨고 음식이 소화가 된다. 〈丹心〉

술이 취하지 않게 하려면 만배불취단(萬盃不醉丹)이나 신선불취단(神仙不醉丹) • 취향보설(醉鄕寶屑) • 익비환(益脾丸) • 용뇌탕(龍腦湯) • 갈화탕(葛花湯) • 삼두해성탕(三豆解醒湯)을 쓴다.

※ 갈화해정탕(葛花解酲湯)

효능 : 주과상(酒過傷)해서 구토하고 담(痰)이 역(逆)하며 손과 발이 떨리고 정신이 혼모(昏冒)해서 음식이 줄어드는 것을 치료한다.

처방 갈화(葛花) • 축사(縮砂) • 백두구(白豆蔻) 각 5돈, 청피(青皮) 3돈, 백출(白朮) • 건생강(乾生薑) • 신국(神麴) • 택사(澤瀉) 각 2돈, 인삼(人蔘) • 저령(猪苓) • 귤피(橘皮) 각 1돈반, 목향(木香) 5돈을 가루로하며 매 3돈을 백탕(白湯)으로 고루 내리고 약간의 땀을 내면 술병이 낫는다. 이것은 부득이해서 쓰는 방법인데 오래 믿을 수 없는 방법이다. 술을 끊지 않으면 천년을 던다. 〈東垣〉

※ 주증황련환(酒蒸黃連丸)

일명 소황용원(小黃龍元)

상주과도(傷酒過度)해서 장위(腸胃)에 열이 쌓이고 또는 토혈(吐血)과 하혈(下血)하는 증세를 치료한다. 〔처방은 견혈문(見血門)을 참조〕

※ 백배환(百盃丸)

효능 : 술이 흉격(胸膈)에 정체(停滯)해서 얼굴색이 황흑하여 장차 고질(痼疾)이 되고 날마다 여위게 되는 데 혹시 마시고자 해서 이 약을 먹으면 취하지 않는다.

처방 생강(生薑) 1근을 껍질을 벗기고 썰어서 소금 2냥에 감가 하룻밤 재워서 불에 말리고 귤홍(橘紅) • 건강(乾薑) 각 3냥, 봉출(蓬朮) • 삼릉(三稜) • 병포(並炮) • 감초구(甘草灸) 각 1돈, 목향(木香) • 회향초(茴香炒) 각 1돈, 정향(丁香) 50개, 축사(縮砂) • 백두구(白豆蔻) 각 30알, 익지인(益智仁) 20알을 환으로 만들어 주사(朱砂)로 겉을 입히고 생강탕으로 잘 씹어서 삼킨다. 〈易老〉

※ 대금음자(對金飮子)

효능 : 주식상(酒食傷)을 치료하고 위(胃)를 온화하게 하고 담(痰)을 소멸(消滅)시킨다.

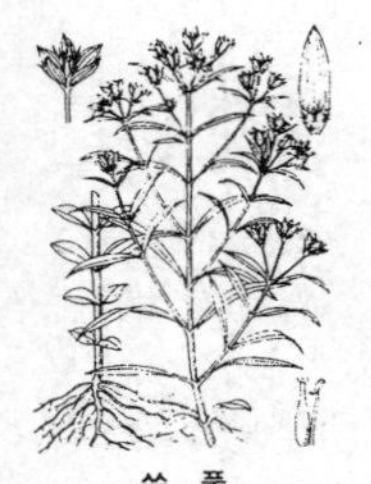
쓴 풀

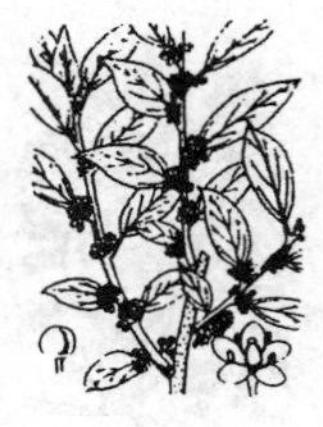
낙상홍

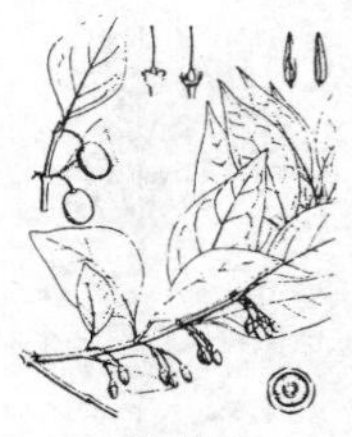
영주치자

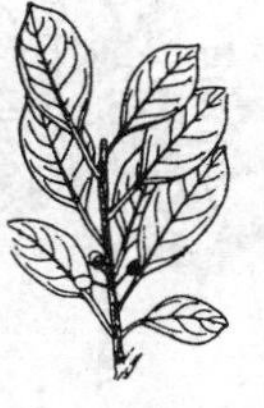
가울감탕

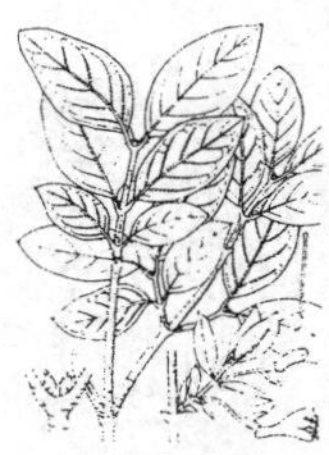
털괴불나무

처방 진피(陳皮) 3돈, 후박(厚朴) • 창출(蒼朮) • 감초(甘草) 각 7푼을 썰어서 1첩을 지어 생강 3쪽을 넣어 물로 달여 먹는다.

건갈(乾葛) 2돈, 적복령(赤茯苓) • 축사(縮砂) • 신국(神麴) 각 1돈을 더하는 방법이 더욱 좋다. 〈活人心〉

※ 해주화독산(解酒化毒散)

효능 : 술에 상(傷)해서 열을 내고 번갈(煩渴)하며, 소변이 붉고 삽(澁)한 증세를 치료한다.

처방 활석(滑石) 4냥, 갈근(葛根) 1냥2돈반, 감초(甘草) 7돈반을 가루로하여 냉수, 또는 더운 탕으로 2~3돈을 1~2번씩 고루 내린다. 〈回春〉

※ 갈황환(葛黃丸)

술을 많이 마셔서 열이 쌓이고 토하고 코피가 나서 죽게 된 증세를 치료를 한다.

〔처방은 혈문(血門) 참조〕

※ 승마갈근탕(升麻葛根湯)

술에 상(傷)해서 격(膈)에 열이 있고 입에 종기가 나며 목구멍이 아픈 것을 치료한다.

〔처방은 한문(寒門) 참조〕

※ 인삼산(人蔘散)

효능 : 술을 마신 뒤에 방노(房勞)와 술이 백맥(百脈)에 들어가서 황홀하고 실상(失常)한 것을 치료한다.

처방 숙지황(熟地黃) 2돈, 인삼(人蔘) • 백작약(白藥) • 과루근(瓜蔞根) • 지각(枳殼) • 복신(茯神) • 산조인(酸棗仁) • 감초(甘草) 각 1돈을 가루로 1첩을 지어 물로 달여 먹는다. 〈得効〉

※ 만배불취단(萬盃不醉丹)

처방 백갈근(白葛根) 4냥을 소금 물에 1일 밤낮을 담그고 백과아(白果芽)즉 은행속의 청아(靑芽) 1냥을 꿀물에 하룻동안 담가서 사과에 불을 쬐여 말리고 세아다(細芽茶) 4냥, 녹두화(綠豆花) 4냥을 그늘에 말리며 찔레꽃 4냥을 사내 아이 오줌에 7일간 불에 쬐어 말려고 진피(陳皮) 4냥을 소금 물에 1일간 담가서 불에 쬐여 말리며 국화예(菊花蕊) 4냥, 완두화(豌豆花) 5돈, 진우황(眞牛黃) 1돈, 청염(靑鹽) 4냥을 소 쓸개즙에 넣어 끓여서 쓸개 껍질과 같이 쓴다. 윗것들을 가루로 해서 담담〔蜡膽 : 혹은 소 쓸개〕으로 오동열매 크기의 환을 해서 술을 마시고 반쯤 취한 다음 1알을 삼켜 내리면 술이 스스로 깨고 두번째 마실 때에 역시 같은 방법으로 먹으면 1—2년간은 술을 마셔도 취하지를 않는다. 〈種否〉

※ 신선불취단(神仙不醉丹)

처방 갈화(葛花) • 갈근(葛根) • 백복령(白茯苓) • 소두화(小豆花) • 목향(木香) • 천문동(天門冬) • 축사(縮砂) • 모단피(牡丹皮) • 인삼(人蔘) • 관계(官桂) • 구기자(枸杞子) • 진피(陳皮) • 택사(澤瀉) • 백염(白鹽) • 감초(甘草) 각 등분 가루로하여 꿀로 오동열매 크기의 환을해서 매 1알을 잘 씹어서 더운 술로 내려 보내면 10여 잔의 술을 마셔도 취하지를 않는다. 〈回春〉

※ 취향보설(醉鄕寶屑)

효능 : 술을 마셔도 취하지 않도록 한다.

처방 갈근(葛根) • 백두구(白豆蔻) • 축사(縮砂) • 정향(丁香) 각 5돈, 백약전(百藥煎) • 감초(甘草) 각 2돈반, 모과(木瓜) 4냥, 초염(炒鹽) 1냥을 가루로하여 비록 술을 마시지 못하는 사람이라도 따뜻한 술로 1돈을 고루 먹으면 다음 술을 마셔도 취하지를 않는다. 〈入門〉

※ 익비환(益脾丸)

효능 : 술을 마셔도 취하지 않도록 하고 또한 비위(脾胃)를 보익해 준다.

처방 갈화(葛花) 2냥, 소두화(小豆花) • 초두구(草豆蔻) 각 1냥, 녹두화(綠豆花) • 목향(木香) 각 5돈을 가루로하여 꿀로 오동열매 크기의 환을 지어 홍화탕(紅花湯)에 10알을 삼켜 내리고 밤에는 진타(津唾) (침)로 5알을 삼키는 방법도 좋다. 〈丹心〉

※ 용뇌탕(龍腦湯)

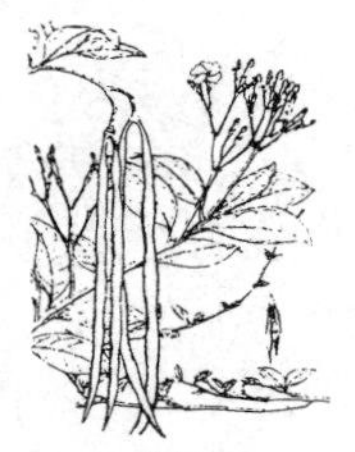
마삭줄

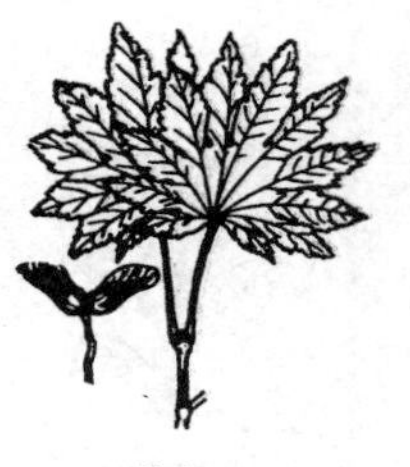
섬단풍

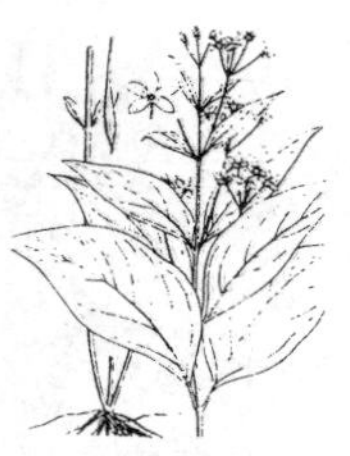
민백미꽃

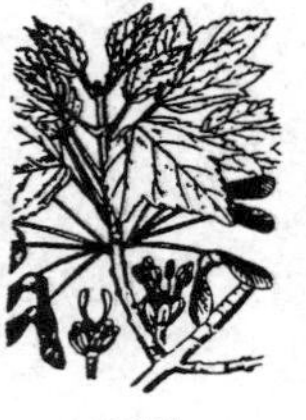
꽃단풍

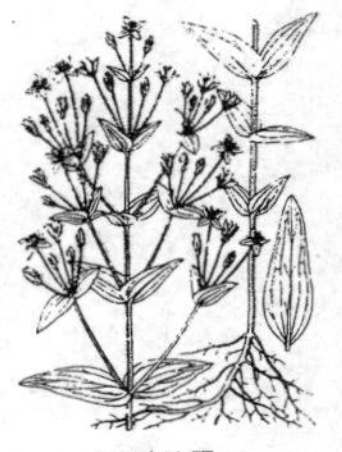
네귀쓴풀

효능 : 술을 깨도록 하고 음식을 소화시킨다.

처방 축사(縮砂) 2냥, 감초(甘草) 1냥을 가루로해서 매 1돈반을 맑은 차로 고루 내린다. 〈壽城〉

※ 갈화산(葛花散)

효능 : 술을 마셔도 취하지 않도록 한다.

처방 갈화(葛花) • 소두화(小豆花) 각 등분하고 불에 쬐여 말려서 가루로하여 매 2돈을 백탕(白湯)에 고루 먹는다. 일명 쌍화산(雙花散)이라고 한다. 〈御院〉

※ 삼두해정탕(三豆解醒湯)

효능 : 술에 상해서 머리가 아프고, 구토와 번갈(煩渴)한데 독(毒)을 풀고 또한 많이 마셔도 취하지 않으며 술로 일어나는 소갈(消渴)에는 더욱 좋다.

처방 갈근(葛根) 2돈, 창출(蒼朮) 1돈반, 진피(陳皮) • 적복령(赤茯苓) • 모과(木瓜) • 반하(半夏) 각 1돈, 신국(神麴) 7푼, 택사(澤瀉) 5푼, 건생강(乾生薑) 3푼, 흑두(黑豆) • 녹두(綠豆) • 적소두(赤小豆) 각 2돈을 썰어서 1첩을 지어 물로 달여서 어느 때는 따뜻이 먹는데 여름과 또는 주갈(酒渴)이 있을 때는 황련(黃連) 5푼을 더해서 쓴다. 〈新方〉

15. 노권상(勞倦傷)일 경우

황제(黃帝)가 묻기를 「음(陰)이 허해서 속에 열이 생기는 것은 어째서인가?」 기백(岐伯)이 답하기를 「노권(勞倦)한 경우가 있으면 형기(形氣)가 쇠소(衰少)하고 곡기(穀氣)가 성하지 않으며 상초(上焦)가 이행하지 않고 하완(下脘)이 통하지도 않으며 위기(胃氣)가 열이 있고 열기(熱氣)가 가슴속을 훈증하기 때문에 속에 열이 있는 것이다.」〈內經〉

노권(勞倦)이란 내상(內傷)이 그 원인이 되고 음허(陰虛)란 몸속의 음기(陰氣)와 수곡(水穀)의 기미(氣味)를 말하는 것이다. 〈入門〉

희노의 조절을 못하고 일어나기를 제때에 못하고 노권〔勞倦 : 즉 노역(勞役)〕을 너무 많이 하면 모두 그 기(氣)를 손상시키고 기(氣)가 상하면 화(火)가 왕성하며 화(火)가 왕성하면 비(脾)의 토(土)를 편승(便乘)하니 비(脾)는 사지(四肢)를 주재(主宰)하기 때문으로 해서 열이 나서 기력(氣力)이 없고 말과 행동이 게으르며 천식(喘息)하고 기핍(氣乏)하며 겉에 열이 나고 저절로 땀이 나며 심(心)이 번민(煩悶)해서 편하지 못한 증세등은 당연히 안심(安心) • 정좌(靜坐)해서 그 기(氣)를 기르고 달고 차가운 것으로써 그 열화(熱火)를 사(瀉)하며 신 맛으로서 그 산기(散氣)를 거두고 달고 따뜻한 것으로써 그 중기(中氣)를 조절하는 것이다. 〈東垣〉

노권(勞倦)하면 기(氣)가 짧고 흩어지고 천촉(喘促)하고 땀이 나고 안과 밖이 모두 넘치기 때문에 기기 모손되는 것이다. 〈內經〉

16. 내상(內傷)과 외감(外感)을 분별 할 경우

외감(外感)과 내상(內傷)은 병의 대관건(大關鍵)으로 이 점에 어두우면 의(醫)라고 할 수 없는 것이다. 단계(丹溪)가 말하기를 「내상증(內傷症)은 모두 원기를 보하는 것을 위주로 하고 협증(挾症)을 보아서 약을 같이 쓰라」고 하였으니 단계선생(丹溪先生)은 다만 원칙만 말하고 자세한 방법은 말을 하지 않은 것인데 내가 거기에 약간을 보충해서 말한다면 만약 내상(內傷)에 외감(外感)을 낀 것이면 보중익기탕(補中益氣湯)으로 봄에는 천궁(川芎) • 방풍(防風) • 시호(柴胡) • 형개(荊芥) • 자소(紫蘇) • 박하(薄荷)를 더하고, 여름에는 건갈(乾葛) • 석고(石膏) • 맥문동(麥門冬) • 박하배(薄荷倍) • 승(升) • 시(柴)를 더하며, 가을에는 강활(羌活) • 방풍(防風) • 형개(荊芥)를 더하고, 겨울에는 마황(麻黃) • 계지(桂枝) • 건강(乾薑)의 종류를 더하여 쓰는 것이 좋다. 〈方廣〉

또는 외감(外感)에 내상(內傷)을 낀 증세인가, 내상(內傷)에 외감(外感)을 낀 증세인가, 또한 식적(食積)인가, 유상한(類傷寒)인가를 정확히 분별해서 치료해야 한다.

혹시 내증(內症)이 드러나는 것이 많으면 이것은 내상(內傷)이 무겁게 외감(外感)이 가벼운 것이니 당연히 보양하는 방법을 주로 해야 하는데 도씨보중익기탕(陶氏補中益氣湯)이나 십미화해산(十味和解散) • 가미익기탕〔加味益氣湯 : 세가지 처방은 한문(寒門) 참조〕을 쓰고 만약 외증(外症)이 드러나는 것이 많으면 이것은 외감(外感)이 무겁고 내상(內傷)이 가벼운 것이니 발산(發散)을 위주로 하는데 구미강활탕(九味羌活湯)이나 인삼양위탕(人

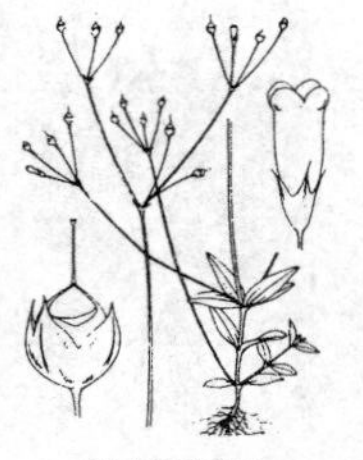
큰벼룩아재비

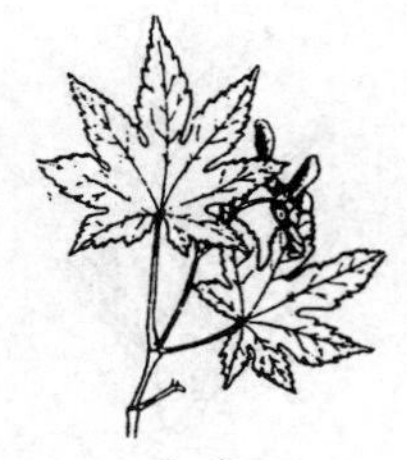
색단풍

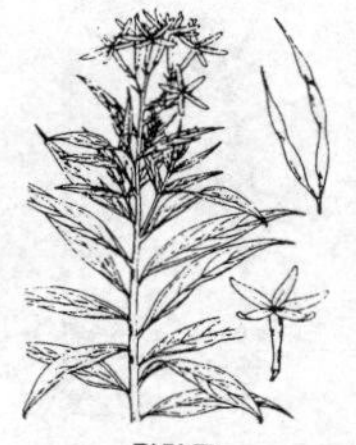
정향풀

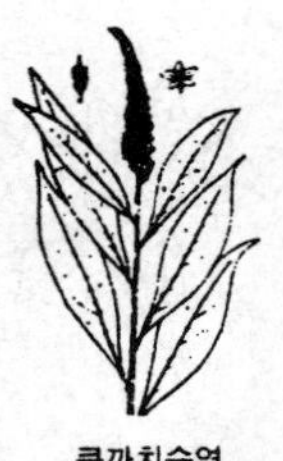
큰까치수염

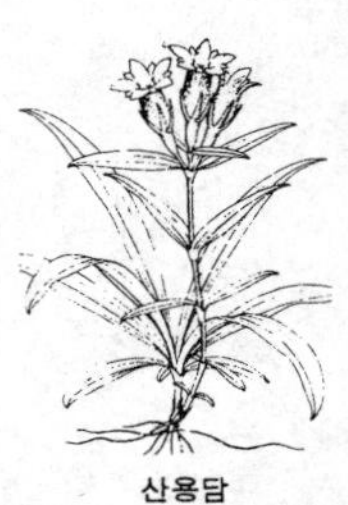
산용담

蔘養胃湯) • 삼소음(蔘蘇飮)을 쓴다. 〈人蔘〉

식적상(食積傷)이 상한(傷寒)과 비슷한 데는 도씨평위산(陶氏平胃散)을 쓴다. 〈入門〉

◎ 변오환(辨惡丸)

상한(傷寒)의 오한(惡寒)은 맹화(猛火)를 가까이 해도 없애지를 못한다.

내상(內傷)의 오한(惡寒)은 약간 따뜻하게 하면 바로 그치게 되는데 담나 풍한(風寒)을 싫어한다.

◎ 변오풍(辨惡風)

상한(傷寒)의 오풍(惡風)은 일체의 풍한(風寒)을 못견디게 된다.

내상(內傷)의 오풍(惡風)은 사소(些少)한 적풍(賊風)도 피(避)하고 밀실에 피해 있으면 그친다.

◎ 변발열(辨發熱)

외감(外感)으로 열이나는 것은 휴갈(休歇)이 없고 일포시(日脯時)에는 더욱 심하니 땀을 내고 내려야 물러가게 된다.

내상(內傷)으로 열이나는 것은 때로 열이 나다가 때로는 그치고 또는 옷을 벗어 버리면 서늘해진다.

◎ 변신통(辨身痛)

외감(外感)으로 근골(筋骨)이 아프고 또는 백마디가 모두 아픈 것이다.

내상(內傷)은 단지 사지(四肢)를 움직이지 못하고 움직일 기력(氣力)조차 없어서 누워 있는 것을 좋아한다.

◎ 변한열(辨寒熱)

외감(外感)은 한열(寒熱)이 같이 일어나서 간갈(間歇)이 없고 더욱 심하다.

내상(內傷)은 한(寒) • 열(熱)이 미미(微微)하고 어쩌다가 일어나며 고르지 못하다.

◎ 변두통(辨頭痛)

외감(外感)은 머리 아픈 것이 자주 있고 경에 전해서 속으로 들어가야만 그치게 된다.

내상(內傷)은 머리 아픈 증세가 일어났다 그쳤다하는 것이다.

◎ 변기력(辨氣力)

외감(外感)은 사기(邪氣)가 남아있고 장(壯)하며 힘이 있고 내상(內傷)은 정신과 사려(思慮)가 혼미하며 기(氣)가 약하고, 지치게 되며 게으른 것이다.

◎ 변수심(辨手心)

외감(外感)은 손등에 열이있고 손바닥은 열이 없으며 내상(內傷)은 손바닥에 열이있고 손등에는 열이 없는 것이다.

◎ 변번갈(辨煩渴)

외감(外感)은 사기(邪氣)가 경(經)에 전해서 속에 들어가면 목이 크게 마르고 내상(內傷)은 사(邪)가 혈맥(血脈)가운데 있기 때문에 목이 마르지 않고 가끔 갈증(渴症)이 일어나도 심하지 않은 것이다.

◎ 변구미(辨口味)

외감(外感)은 비록 먹지는 못해도 곡육(穀肉)의 맛을 알고, 내상(內傷)은 비록 먹는다 해도 맛을 모르는 것이다.

◎ 변비식(辨鼻息)

외감(外感)은 코가 메고 콧물이 흐르며 소리가 무겁고 기(氣)가 막히게 되며, 내상(內傷)은 코로 숨쉬기가 온화하고 느리나 다만 고르지는 못하다.

◎ 변언어(辨言語)

외감(外感)은 언어(言語)가 고려해서 힘이 없으며, 먼저는 가볍고 뒤에는 무거우며 내상(內傷)은 언어(言語)가 곤약(困弱)해서 힘이 없고 말하기를 게으르게 한다.

◎ 변맥후(辨脈候)

외감(外感)은 인영맥(人迎脈)이 뜨고, 넓고 크며 촘촘하고 내상(內傷)은 기구맥(氣口脈)이 긴(緊)하고 성하며 활(滑)하고 질(疾)하다.

17. 노권상(勞倦傷)의 치법일 경우

내경(內經)에 말하기를「노(勞)한 것은 따뜻하게 하고 손(損)한 것은 보익한다.」하였으니 노(勞)라는 것은 움직이기를 너무 많이 하여 신(神)이 편하지 못한 것이니 따뜻하게 하는 것이며, 따뜻한 것이란 자양(慈養)하는 것이고, 따뜻하게 한다는 것은 그 음식을 적합하게 하고 마음을 맑게하며 사려(思慮)를 쉬어서 조용하게 진기(眞氣)의 회복하는 시기를 기다리는 것이니 예기(禮記)에 이르기를 색을 부드럽게 해서 따뜻하게 한다는 것이 이 뜻과 함께 서로 통하는 말이다. 이제 동원(東垣)이 따뜻한 것으로써 온량(温涼)한 온(温)으고 간주(看做)해서 말하기를 따뜻한 약으로써 원기(元氣)를 보하고, 화사(火邪)를 사(瀉)한다 하고 또는 손(損)한 것을 보익(補益)한다는 말을 바꾸어서 손한 것을 따뜻하게 한다 하고 또 말하기를 온(温)이 능히 큰 열을 없앤다고 하면서 내경(內境)에 이 말이 있다고 하나 내경(內經)을 편고(遍考)해 보아도

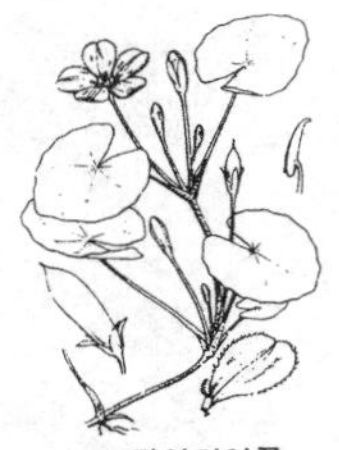
노랑어리연꽃

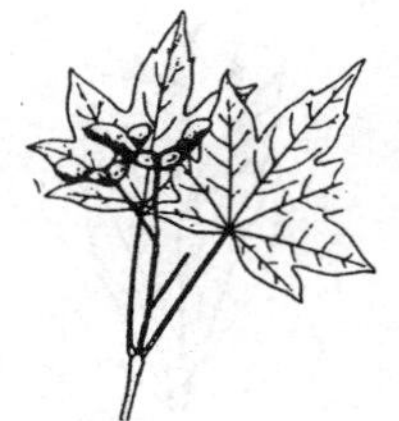
왕고로쇠

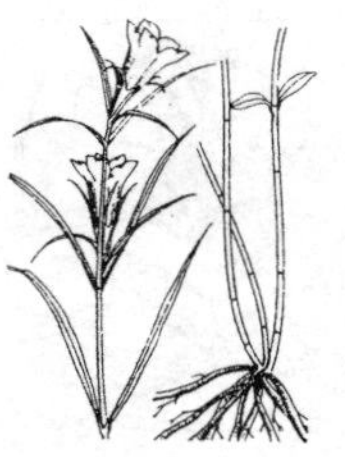
진퍼리용담

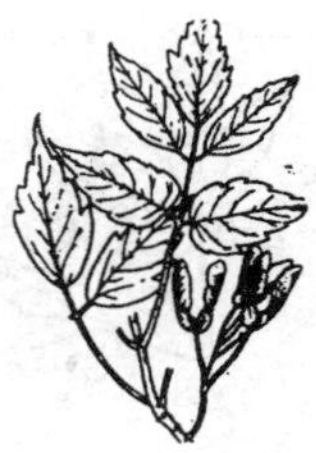
네군도단풍

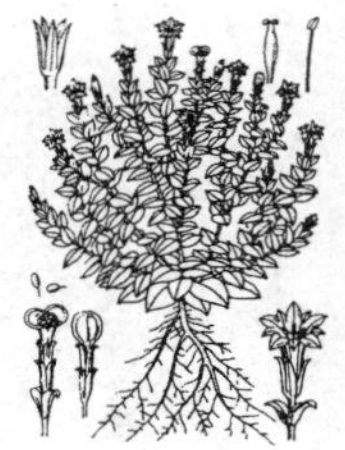
구슬봉이

그런 어구가 없으니 적이 의심이 나지 않을 수 없다. 경(經)에 말하기를 형(形)이 모자라는 것은 기(氣)로써 따스하게 한다 하였는데 이 온자(温字)도 역시 자양(慈養)한다는 뜻이며 온약(温藥)을 말한 것은 아니다. 〈沂洄〉

음식이 때를 넘기고 노역(勞役)이 지나치며 비위(脾胃)가 허약하고 중기(中氣)가 모자라는 것은 보중익기탕(補中益氣湯)을 위주로 해서 쓰며, 익위승양탕(益胃升陽湯)•승양순기탕(升陽順氣湯)•조중익기탕(調中益氣湯)•승양익이위탕(升陽益胃湯)•청신익기탕(淸神益氣湯)•황기인삼탕(黃芪人蔘湯)•삼출조중탕(蔘朮調中湯) 등을 섞어서 쓰고, 인삼(人蔘)을 마시게 하는 것도 좋다.

노권(勞倦)이 또한 2가지가 있으니 노력(勞力)하는 것은 기(氣)가 상(傷)하는 데 땀이 없으면 보중익기탕(補中益氣湯)을 쓰고 노심(勞心)하는 것은 겸해서 혈(血)을 상(傷)하는 것인데 땀이 있으면 삼기건중탕(蔘芪建中湯)을 쓰며 심(心)과 힘과 함께 노고(勞古)하고 기(氣)와 혈(血)이 모두 상(傷)한 증세는 쌍화탕(雙和湯)을 쓴다.

방노(房勞)로 신(腎)이 상한 것이 노권증(勞倦症)과 함께 서로 같으니 모두 같이 내상(內傷)해서 열이나는 증세인 것이다. 노권(勞倦)이 양기(陽氣)가 밑으로 내리는 것 때문인 증세는 당연히 그 기(氣)를 겸해서 승제(昇提)해 주어야 되고 방노(房勞)가 양화의 상승 때문에 생긴 증세는 당연히 그 음(陰)을 자양해서 밑으로 내리도록 해야 하는데 하나는 오르고 하나는 내리는 것이 형연(逈然)하게 같지 않다.

칠정(七情)이 기(氣)를 움직이면 맥(脈)과 음식이 2가지가 안 되는 것이니 대개 음식과 칠정(七情)이 모두 같이 삼초(三焦)를 막히게 하고 폐(肺)와 위(胃)의 맑은 길을 훈증하게 되는 것이다. 폐(肺)가 기의 주가 되는데 이로 인해서 그의 전화(傳化)하는 정상을 잃어 버리니 기구맥(氣口脈)이 홀로 성하고 긴(緊)하며, 그 증세가 구역하고 설사하며 비만하고 배가 아픈 것이 서로 같은데 식상(食傷)은 음식을 싫어하고 칠정(七情)은 비록 배가 불러도 역시 싫어하지 않는다. 〈入門〉

만약 기(氣)가 뜨고 심(心)이 어지러우면 주사안신환〔朱砂安神丸 : 처방은 견신문(見神門)〕으로 진압해서 단단하면 바로 낫게 된다. 〈東垣〉

※ 보중익기탕(補中益氣湯)

효능 : 노역(勞役)이 크게 심하고 또는 음식의 조절을 안해서 몸이 번열(煩熱)하고 저절로 땀이나며 권태한 증세를 치료한다.

처방 황기(黃芪) 1돈반, 인삼(人蔘)•백출(白朮)•감초(甘草) 각 1돈, 당귀신(當歸身)•진피(陳皮) 각 5푼, 승마(升麻)•시호(柴胡) 각 3푼을 썰어서 1첩을 지어 물로 달여 먹는다. 〈東垣〉

또는 황기(黃芪) 1돈반, 인삼(人蔘)•백출(白朮)•진피(陳皮)•당귀(當歸)•감초(甘草) 각 1돈, 승마(升麻)•시호(柴胡) 각 5푼에 황백(黃柏) 3푼을 더해서 신수(腎水)를 자(洒)하고 홍화(紅花) 2푼을 더하여 심(心)에 들어가서 혈(血)을 기른다. 〈醫鑑〉

비위(脾胃)가 한 번 허하게 되면 폐기(肺氣)가 먼저 끊어지기 때문에 황기(黃芪)를 써서 피모(皮毛)를 보익하고 주리(腠理)를 닫아서 저절로 땀이 나지 못하도록 하고 위로 천식(喘息)을 하고 기(氣)가 짧아서 그 원기(元氣)를 손모(損耗)하는 증세를 인삼(人蔘)으로써 보하고 심화(心火)가 비(脾)를 편승(便乘)한 증세는 구감초(灸甘草)의 달고 따뜻한 것으로 화열(火熱)을 사(瀉)해서 위(胃)속의 원기(元氣)를 보하는 것인데 만약 비위(脾胃)가 급히 아프고 뱃속이 급축(急縮)되면 많이 써도 좋은 것이다.

이 3가지의 약은 습열(濕熱)과 번열(煩熱)을 없애는 신선한 약이다. 백출(白朮)은 쓰고, 달며 따뜻한 것을 겸해서 위(胃)속의 열을 없애고 허리와 배꼽 사이의 피를 이롭게 해서 승마(升麻)•시호(柴胡)는 쓰면서도 평탄하니 맛의 담박(淡薄)한 것으로 위(胃)속의 맑은 기(氣)를 올리고 또 황기(黃芪)와 감초(甘草)의 달고 따뜻한 기미(氣味)를 끌어 올라서 능히 위기(衛氣)의 풀어 흩어진 것을 보하고 그 겉을 실(實)하게 하며 또한 대맥(帶脈)의 급축(急縮)한 것을 늦추어 주고 당귀(當歸)는 혈맥(血脈)을 온화하게 하며 귤홍(橘紅)은 가슴속의 기(氣)를 치료하고 양기(陽氣)를 도와서 위로 올라서 체기(滯氣)를 흩으니 이것은 처방문을 만든 취지가 된다.

무릇 비위(脾胃)가 모자란 것은 모름지기 승마(升麻)•시로(柴胡)를 써서 비위(脾胃)속의 맑은 기(氣)를 끌어서 양도(陽道)와 모든 경(經)에 돌아 다니게 하여 음양(陰陽)의 기(氣)를 일어 나도록 하기 때문에 비위(脾胃)를 치료하는 약은 많은 양(陽)을 올리고 기를 보하는 것

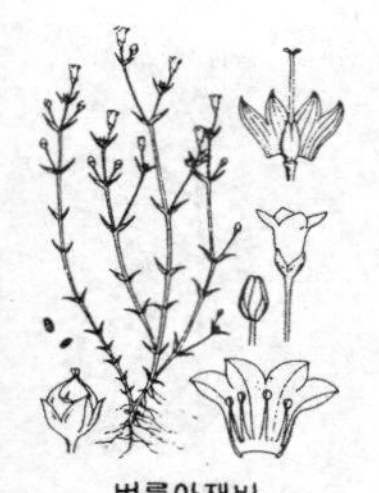
벼룩아재비

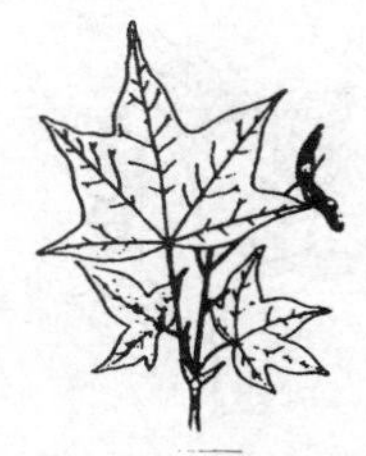
털고로쇠

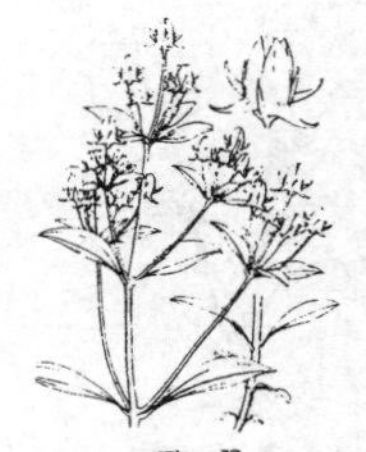
닻 꽃

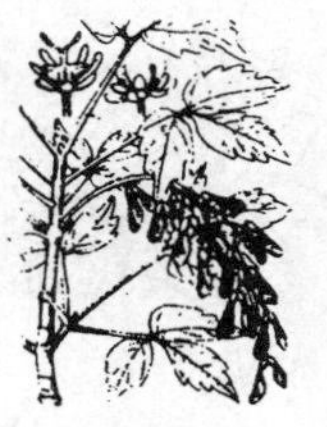
세잎단풍

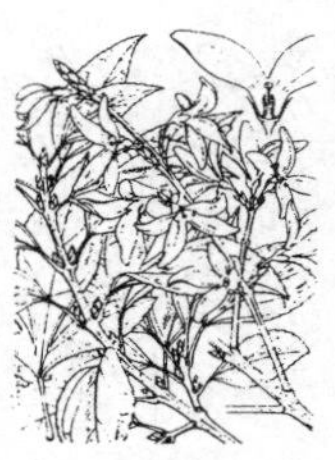
개나리

으로써 약명을 삼는다. 〈東垣〉

※ 익위승양탕(益胃升陽湯)

효능 : 내상(內傷)의 모든 증세를 치료한다. 대개 혈(血)이 빠지면 기(氣)를 보익하는 것은 옛 성인들의 방법이니 먼저 이 약이 주로 치료한다.

처방 백출(白朮) 1돈반, 황기(黃芪) 1돈, 인삼(人蔘) • 신국초(神麴炒) 각 7푼반, 당귀신(當歸身) • 진피(陳皮) • 감초구(甘草炙) 각 5푼, 승마(升麻) • 시호(柴胡) 각 3푼, 생황금(生黃芩) 2푼을 썰어서 1첩을 지어 물로 달여 먹는다. 〈東垣〉

※ 승양순기탕(升陽順氣湯)

효능 : 내상(內傷)의 모든 증세가 봄에는 입맛이 없고 여름에는 비록 더운 철인데도 몸이 차고 가슴과 배가 가득하고 주려도 언제나 배부른 것 같은 증세를 치료한다.

처방 황기(黃芪) 2돈, 반하(半夏) 1돈2푼, 초두구(草豆蔻) 8푼, 신국(神麴) • 당귀(當歸) • 진피(陳皮) • 인삼(人蔘) 각 6푼, 승마(升麻) • 시호(柴胡) • 감초(甘草) 각 4푼, 황백(黃柏) 3푼을 썰어서 1첩을 지어 생강 3쪽을 넣어 물로 달여 먹는다. 〈東垣〉

※ 조중익기탕(調中益氣湯)

효능 : 내상증(內傷症)에 혹시 대변이 따라 새고 가끔 백농(白膿)이 나오는 것을 치료한다.

처방 황기(黃芪) 2돈, 인삼(人蔘) • 창출(蒼朮) • 감초(甘草) 각 1돈, 진피(陳皮) • 승마(升麻) • 시호(柴胡) 각 4푼, 목향(木香) 2푼을 썰어서 1첩을 지어 물로 달여 먹는다. 〈東垣〉

※ 승양익위탕(升陽益胃湯)

효능 : 안으로 비위(脾胃)가 상했는데 가을이 마르면 습열(濕熱)이 약간 물러가도 음식의 맛이 없고 몸이 무거우며 입이 마르고 대•소변이 고르지 못하며 또는 주절[酒淅 : 오싹오싹]하게 몹시 차거운 증세는 양기(陽氣)가 펴지지 않아서 그러한 것이다.

처방 황기(黃芪) 2돈, 인삼(人蔘) • 반하(半夏) • 감초(甘草) 각 1돈, 강활(羌活) • 독활(獨活) • 방풍(防風) • 백작약(白芍藥) 각 7푼, 진피(陳皮) 5푼, 시호(柴胡) • 복령(茯苓) • 택사(澤瀉) 각 3푼, 황련(黃連) 2푼을 썰어서 1첩을 지어 생강 3쪽과 대추 2개를 넣어 물로 달여 먹는다. 〈東垣〉

※ 청신익기탕(清神益氣湯)

효능 : 내상증(內傷症)에 비위(脾胃)가 허손하고 먹는 것이 적으며 권태한 데 마침 더울 때 비와 습열(濕熱)을 당해서 목질(目疾)이 때로 일어나고 몸과 얼굴이 같이 노랗게 되는 것을 치료한다.

처방 인삼(人蔘) 1돈, 생강 8푼, 택사(澤瀉) • 창출(蒼朮) • 방풍(防風) 6돈, 오미자(五味子) 각 6푼, 적복령(赤茯苓) • 승마(升麻) • 백출(白朮) • 백작약(白芍藥) • 맥문동(麥門冬) 각 4푼, 황백(黃柏) • 청피(靑皮) 각 2푼을 썰어서 1첩을 지어 물로 달여 공복에 먹는다. 〈東垣〉

※ 인삼음(人蔘飮)

효능 : 노역(勞役)이 너무 많아서 신고(辛苦)하게 힘을 쓰게 되면 바로 1~2첩을 먹어서 내상발열(內傷發熱)의 병이 되는 것을 예병하는 것이다.

처방 황기(黃芪) 1돈반, 인삼(人蔘) • 백출(白朮) • 진피(陳皮) • 맥문동(麥門冬) 각 1돈, 복신(茯神) 8푼, 감초(甘草) 7푼, 오미자(五味子) 20알을 썰어서 1첩을 지어 생강 3쪽과 대추 2개를 넣어 물로 달여 먹는다. 〈必用〉

일명 보기탕(補氣湯)이라고 한다. 〈醫鑑〉

18. 내상병(內傷病)에 비(脾) • 위(胃)의 허실(虛實)일 경우

비(脾)와 위(胃)가 모두 실(實)하면 먹을 때가 지나도 배가 고프지 않고 많이 먹어도 상하지를 않는 것이다.

비(脾)와 위(胃)가 모두 허하면 잘 먹지 못하고 여위게 되며 음식을 대하면 조금 먹고 대하지 않으면 생각도 나지 않고 배가 아픈 줄도 모른다.

먹는 양은 적고 살은 비록 찐다 해도 사지(四肢)를 움직이지 못하니 이것은 비(脾)가 곤(困)하고 사(邪)가 이기는 데 그 원인이 있는 것이다.

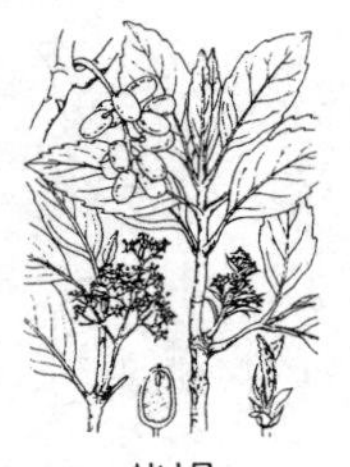
식나무

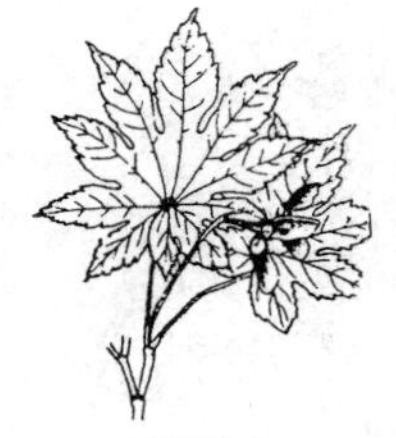
산단풍

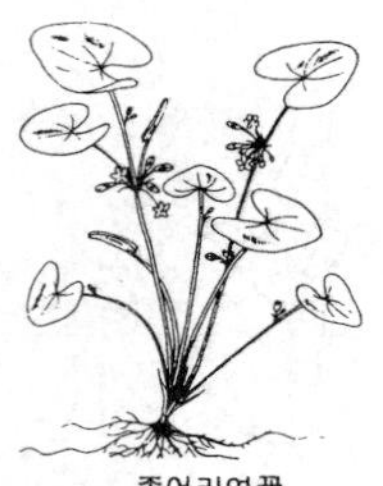
좀어리연꽃

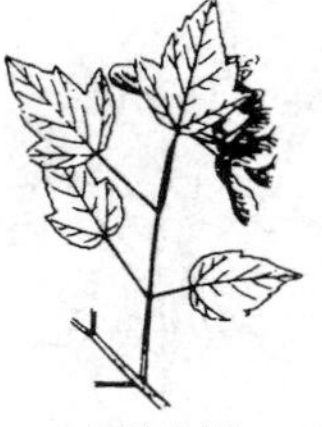
괭이신나무

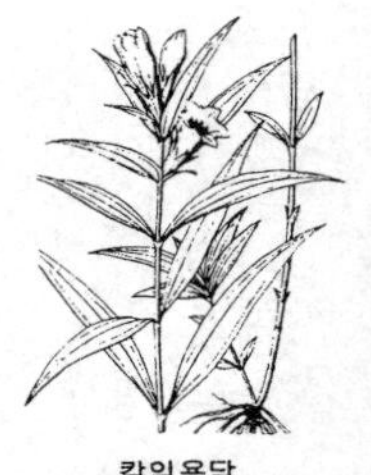
칼잎용담

먹는 것이 많으면서 여위는 것은 위(胃)에 화가(火邪)가 기분(氣分)에 숨어 있으면 비록 많이 먹는다 해도 기육(肌肉)을 낳지 못한다. 〈回春〉

19. 비(脾)·위(胃)를 상(傷)하면 식욕(食慾)이 없어질 경우

황제(黃帝)가 묻기를 「사람이 굶기를 잘 하고 음식을 좋아하지 않는 것은 무슨 기(氣)가 그렇게 만드는 것인가?」 기백(岐伯)이 답하기를 「정기(精氣)가 비(脾)에 어울리고 열기(熱氣)가 위(胃)에 머물러서 위(胃)에 열이 있으면 곡식(穀食)을 소화하고 곡식이 소화되기 때문에 바로 주려지는 것이며 위기(胃氣)가 오르면 위완(胃脘)이 차기 때문에 먹는 것을 좋아하지 않는 것이다.」〈靈樞〉

태양증(太陽症)의 이른바 밥 냄새를 맡기 싫어하는 이유는 위(胃)에 기(氣)가 없기 때문이다. 〈內經〉

밥 냄새를 맡기 싫어하는 것은 방광(膀胱)이 소장에 열을 옮기기 때문이다. 〈入門〉

입이 좋아하는 맛이 많은 것은 음(陰)이 허해서 화(火)가 움직이는 증세이니 음(陰)이 허하면 입맛이 있고 양(陽)이 허하면 입맛이 없는 것이다. 〈入門〉

악식(惡食)하는 것은 가슴속에 어떤 물건이 있는 것 같은 느낌인데 담(痰)을 소도(疎導)하고 비(脾)를 보해야 하니 이진탕(二陳湯)에 창출(蒼朮)·백출(白朮)·천궁(川芎)·산사육(山査肉)을 더해서 쓴다. 〈丹心〉

우분(憂憤)과 억울(抑鬱)하기 때문으로 비(脾)가 상(傷)해서 음식 생각이 없는 것은 황연초(黃連炒)·백작약주초(白芍藥酒炒)·향부자(香附子)·청육환말(淸六丸末)을 가루로하여 생강즙에 담가서 떡처럼 찐 데다 환을 만들어 먹는다. 〈丹心〉

음식 생각이 없는 데는 평위산(平胃散)·양혈진식환(養血進食丸)·관중진식환(寬中進食丸)·생위단(生胃丹)·삼령백출환(蔘苓白朮丸)·계비원(啓脾元)·이국원(二麴元)·향사육군자탕(香砂六君子湯)·향사양위탕(香砂養胃湯)·인삼개위탕(人蔘開胃湯)·안위산(安胃散)·곡신탕(穀神湯)을 쓴다.

노역(勞役)으로 인해서 음식을 잘 못먹고 위(胃)의 허한 것이 심할 때 익위승양탕(益胃升陽湯)이나 삼령백출환(蔘苓白朮丸)등을 쓰는 것이 제일 좋다.

※ 평위산(平胃散)

비(脾)를 온화하게 하고 위(胃)를 건장하게 하며 음식을 잘 먹도록 한다. 대개 내상병(內傷病)이란 비위(脾胃)속에 남은 음식이 있기 때문에 먹는 것을 좋아 하지 않는 것이니 약으로 그 위기(胃氣)를 고르게 하면 자연히 먹는 것이 생각이 난다.

만약 복령(茯苓)·정향(丁香)·백출(白朮)을 더하면 조위산(調胃散)이 되고 건강(乾薑)을 더하면 후박탕(厚朴湯)이 되며, 오령산(五苓散)과 합하면 위령탕(胃苓湯)이 되고, 육일탕(六一湯)과 서로 합하면 황백산(黃柏散)이 되며 곽향(藿香)·반하(半夏)를 더하면 불환금정기산(不換金正氣散)이 되는 것이다. 〈海藏〉

※ 관중진식환(寬中進食丸)

효능: 형기(形氣)를 붙도록 하고 음식(飮食)을 잘 먹도록 한다.

처방 맥아면(麥芽麵) 1냥, 반하(半夏)·저령(豬苓) 각 7돈, 초두구(草豆蔻)·신국(神麴) 각 5돈, 지실(枳實) 4돈, 귤피(橘皮)·백출(白朮)·백복령(白茯苓)·택사(澤瀉) 각 2돈, 축사(縮砂) 1돈반, 건생강(乾生薑)·인삼(人蔘)·청피(靑皮)·감초(甘草) 각 1돈, 목향(木香) 5푼을 가루로하고 떡을 쪄서 오동열매 크기의 환을 지어서 미음(米飮)으로 50~70알을 삼켜 내린다. 〈東垣〉

※ 생위단(生胃丹)

효능: 위기(胃氣)를 낳고 담음(痰飮)을 소화해서 흉격(胸膈)을 열고 음식을 잘 먹도록 한다.

처방 천남성(天南星) 3냥, 생강즙에 담가서 하룻밤 재우고 다음 날에 생강즙을 섞어서 황토 흙으로 싸가지고 말려서 연한 불로써 반나절 동안을 삶으면 진흙이 버리고 인삼(人蔘)·백출(白朮)·백복령(白茯苓) 각 2냥, 맥아(麥芽)·축사(縮砂)·반하국(半夏麴)·진피(陳皮)·청피(靑皮)·백두구(白豆蔻)·필징가(蓽澄茄)·연실(蓮實) 각 1냥, 목향(木香) 각 3돈을 가루로하고 속미(粟米) 4냥으로 밥을 지어서 불에 쬐여 말리고 생강즙으로 축축하게 환을 만들어서 다시 불에 쬐기를 7차례로 하여 풀에 쑤어 녹두알 크기의 환을 해서 생강탕으로 50~70알을 삼켜

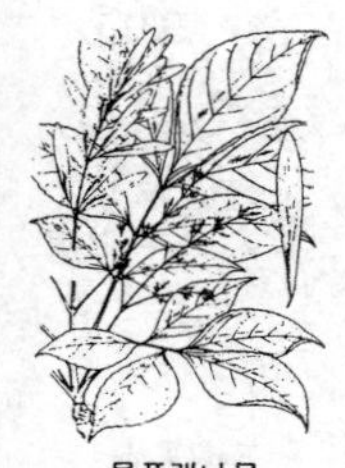
물푸레나무

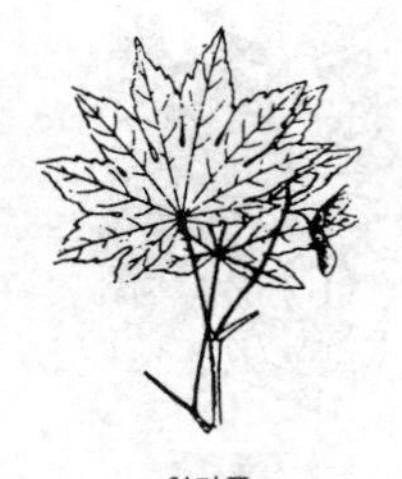
참단풍

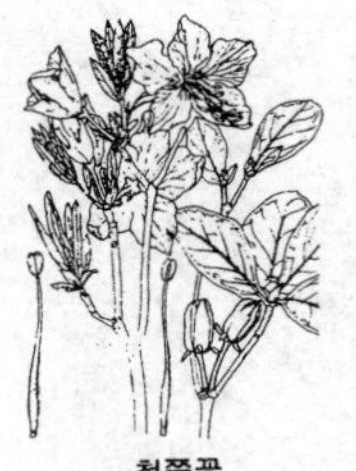
철쭉꽃

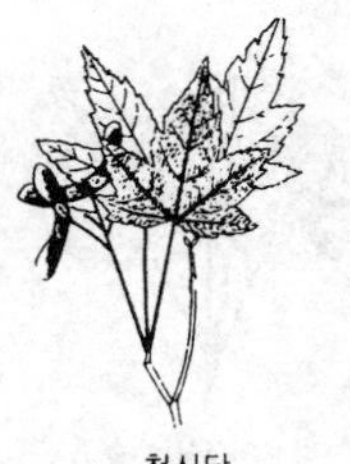
청시닥

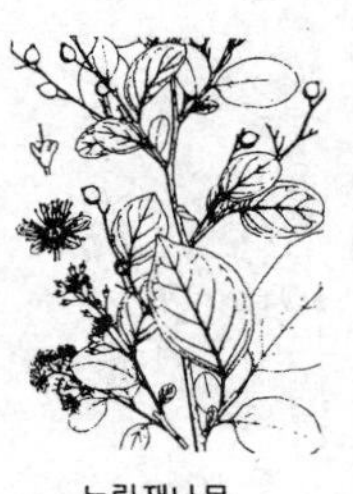
노린재나무

내린다. 〈本事〉

비(脾)와 위기(胃氣)가 허하면 수곡(水穀)을 운화하지 못하고 수곡(水穀)이 뭉어 쌓이면 습담(濕痰)이 되는데 보기(補氣)니 치담(治痰)이니 조습(燥濕)이니 하는 3가지를 어느 것 하나도 일어나지 못하는 것이다. 이 처방속에 인삼(人蔘)과 백출(白朮)은 보기(補氣)하고 맥아(麥芽)와 축사(縮砂)는 밥을 소화시키며 남성(南星)은 습담(濕痰)을 마르게 하고 또 복령(茯苓)은 습(濕)을 스며 새게 하며 진피(陳皮)와 청피(靑皮)는 기(氣)를 이롭게 하고 백두구(白豆蔻)와 필징가(蓽澄茄)는 흉격(胸膈)을 열고 목향(木香)은 기(氣)를 조정하며 연실(蓮實)은 심을 맑게하나 진실로 조밀하고 상비(詳備)한 처방이다. 비백(肥白)하고 기허(氣虛)한 사람은 더욱 먹어야 하는 것이다. 〈方廣〉

❊ 계비원(啓脾元)

효능 : 비위(脾胃)의 온화하지 못한 증세를 치료하고 음식을 생각나게 한다.

처방 감초(甘草) 1냥반, 인삼(人蔘) • 백출(白朮) • 청피(靑皮) • 진피(陳皮) • 창출(蒼朮) • 신국(神麴) • 맥아(麥芽) • 축사(縮砂) • 건강포(乾薑炮) • 후박(厚朴) 각 1냥을 가루로 꿀에 섞어 매 1냥에 환 10개를 지어서 미음(米飮)으로 1알씩 씹어서 삼킨다. 〈奇効〉

❊ 이국원(二麴元)

효능 : 비(脾)가 허하고 담(痰)이 성해서 음식이 안 들어가는데 아주 신통하다.

처방 신국초(神麴炒) • 반하국(半夏麴)을 등분해서 가루로하고 생강즙 풀에 환으로 해서 먹는다. 〈丹心〉

❊ 향사육군자탕(香砂六君子湯)

효능 : 음식을 생각하지 않고 먹어도 소화가 되지 않고 후에 배가 불러 넘어지는 증세는 비(脾)가 허하기 때문이다.

처방 향부자(香附子) • 백출(白朮) • 백복령(白茯苓) • 반하(半夏) • 진피(陳皮) • 백두구(白豆蔻) • 후박(厚朴) 각 1돈, 축사(縮砂) • 인삼(人蔘) • 목향(木香) • 익지인(益智仁) • 감초(甘草) 각 5푼을 썰어서 1첩을 지어 생강 3쪽과 대추 2개를 넣어 물로 달여 먹는다. 〈醫鑑〉

❊ 향사양위탕(香砂養胃湯)

효능 : 음식을 생각지 않고 비민(痞悶)해서 펴지지 않는 것은 위(胃)가 차기 때문이다.

처방 백출(白朮) 1돈, 축사(縮砂) • 창출(蒼朮) • 후박(厚朴) • 진피(陳皮 • 백복령(白茯苓) 각 8푼, 백두구(白豆蔻) 7푼, 인삼(人蔘) • 목향(木香) • 감초(甘草) 각 5푼을 썰어서 1첩을 지어 생강 3쪽과 대추 2개를 넣어 물로 달여 먹는다. 〈醫鑑〉

❊ 인삼개위탕(人蔘開胃湯)

효능 : 위(胃)를 도와주고 음식을 증진시킨다.

처방 인삼(人蔘) • 백출(白朮) • 귤홍(橘紅) • 정향(丁香) • 목향(木香) • 곽향(藿香) • 신국(神麴) • 맥아(麥芽) • 백복령(白茯苓) • 축사(縮砂) • 후박(厚朴) • 반하국(半夏麴) • 연자(蓮子) • 감초(甘草) 각 7푼을 썰어서 1첩을 지어 생강 3쪽을 넣어 물로 달여 먹는다. 〈直指〉

❊ 곡신탕(穀神湯)

효능 : 위(胃)를 열어주고 음식을 증진(增進)시킨다.

처방 곡아(穀芽) 4냥을 씻어서 말려 가루로 하고 생강즙 약간과 소금 약간을 넣어 섞어서 떡을 만들어 불에 쬐어 말리니 즉 속(粟)의 움이다. 축사(縮砂)와 백출사(白朮砂) 및 감초구(甘草炙) 각 1냥을 가루로 하여 염탕(鹽湯)으로 1~2돈씩 고루 먹는다. 〈類聚〉

20. 비(脾)가 맺혀서 먹지 못할 경우

한 처녀가 어떤 일에 맞지 않는 일이 있어서 울결(鬱結)한 것이 비(脾)에 맺혀 반년 동안을 먹지 못하고 다만 날마다 숙능조(熟菱棗) 몇개 먹고 만두(饅豆) 탄자(彈子)크기의 것을 즐겨 먹으며 죽이나 밥은 먹기를 싫어하는데 내가 뜻하기를 비기(脾氣)가 실(實)한 것은 지실(枳實)이 아니면 열지 못한다고 온담탕(温膽湯)에 죽여(竹茹)를 빼고 수십점을 투여 했으니 편안하게 되었다. 〈丹心〉

21. 생각이 맺혀서 먹지 못할 경우

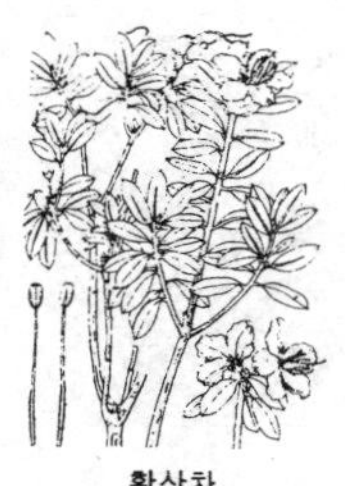
황산차

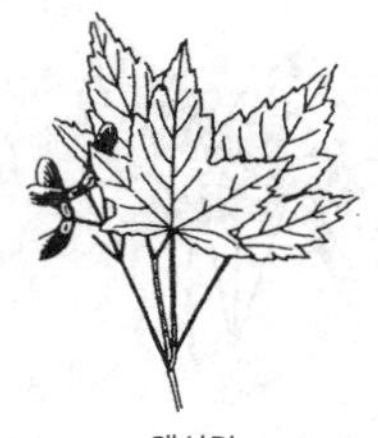
개시닥

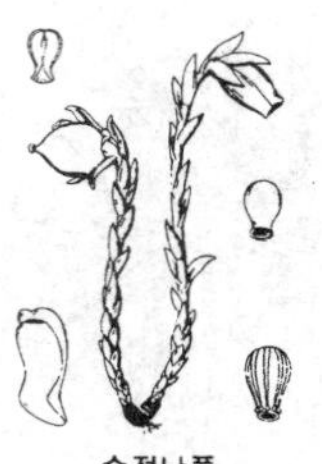
수정난풀

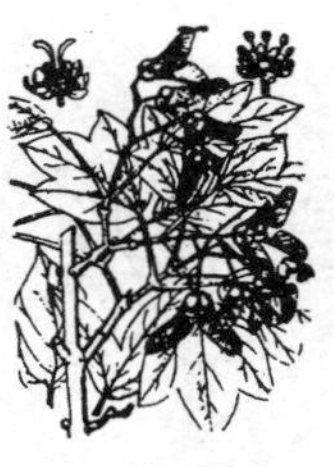
세뿔단풍

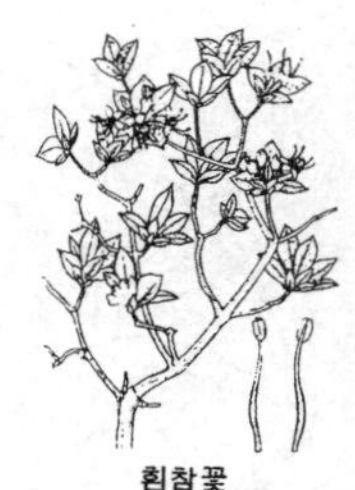
흰참꽃

신문(神門)에 상세한 설명이 나와있다.

22. 식후(食後)에 혼곤(昏困)할 경우

음식이 들어가면 정신(精神)이 곤권(困倦)하고 졸리는 것은 비(脾)가 허약하기 때문이다. 〈東垣〉

만약 비(脾)와 위(胃)가 조절이 안 되어서 위기(胃氣)를 덜고 소화를 못하며 간(肝)에 흩어지고 심(心)에 돌아가며, 폐(肺)에 넘쳐서 음식이 들어가면 혼모(昏冒)하여 졸리고 눕게 되면 음식이 한쪽에 있으니 잠깐 동안 편안해지며 이것으로 오르게 되는 기(氣)가 돌아다니지 않는 것을 알 수 있다. 삼출탕(蔘朮湯)을 쓴다. 〈東垣〉

노상(勞傷)이란 노역(勞役)을 많이해서 원기(元氣)를 모손(耗損)하고 비(脾)와 위(胃)가 허쇠(虛衰)하여 풍한(風寒)을 이기지 못하기 때문에 혼미(昏迷)하니 보중익기탕(補中益氣湯)을 쓴다. 〈回春〉

식후(食後)에 곤(困)한 것은 삼기탕(蔘麒湯)이나 승양보기탕(升陽補氣湯)을 쓴다.

※ 삼출탕(蔘朮湯)

효능 : 비(脾)와 위(胃)가 허약해서 원기(元氣)가 능히 심(心)과 폐(肺)를 영양하지 못하고 사지(四肢)를 침중(沈重)해서 식후(食後)에 혼민(昏悶)하고 침곤(沈困)한 것을 치료한다.

처방 황기(黃芪) 2돈, 창출(蒼朮) 1돈, 신국(神麴) 7푼, 인삼(人蔘) • 진피(陳皮) • 청피(靑皮) • 감초(甘草) 각 5푼, 승마(升麻) • 시호(柴胡) • 황백(黃柏) • 당귀신(當歸身) 각 3푼을 썰어서 1첩을 지어 물로 달여 먹는다. 〈東垣〉

일명 삼기탕(蔘氣湯)이라고 한다. 〈回春〉

※ 승양보기탕(升陽補氣湯)

효능 : 음식을 때를 잃고 줄이거나 배가 부를 때에 노역(勞役)해서 위기(胃氣)가 모자라고 기(氣)가 짧아서 힘이 없고 사지(四肢)가 태타(怠惰)하며 조반(早飯) 뒤에 혼민(昏悶)해서 졸리고 오심(五心)이 번열(煩熱)한 것을 치료한다.

처방 시호(柴胡) 1돈반, 생지황(生地黃) 1돈, 승마(升麻) • 택사(澤瀉) • 백작약(白芍藥) • 방풍(防風) • 강활(羌活) • 독활(獨活) • 감초(甘草) 각 7돈, 후박(厚朴) 5푼을 썰어서 1첩을 지어 물로 달여 먹는다. 〈東垣〉

23. 식욕의 감퇴와 하원(下元)의 양(陽)이 쇠(衰)할 경우

음식을 안 먹는데 보비(補脾)하는 약으로 효력이 없는 것은 대개 신기(腎氣)가 겁약(怯弱)하고 진원이 쇠삭(衰削)해서 능히 음식을 소화시키지 못하며 그러한 것인데 비유(譬喩)하면 솥에 미곡(米穀)을 넣고 솥에 화력(火力)이 없으면 아무리 기다려도 미곡(米穀)이 안 익는 것과 같은 이치가 된다. 황노직(黃魯直)이 토사자(兎絲子)를 매일 몇수저씩 술을 먹으니 십여일이 지나니 담음(啖飮)이 끓는 물로서 녹이는 것과 같이 되니 역시 이 뜻을 안 것이다.

이신환(二神丸)이나 보진환(補眞丸)을 써야 한다. 〈丹心〉

※ 이신환(二神丸)

비(脾)와 신(腎)이 허약해서 전연 밥을 못먹는 것을 치료한다.

일명 찬위환(鑽胃丸)이라고 한다. 〈本事〉

※ 보진환(補眞丸)

효능 : 무릇 음식을 잘 먹는 것은 방노(房勞)를 지나치게 해서 진화(眞火)가 쇠약하고 비토(脾土)를 훈증하지 못하여 가운데가 불운하게 되고 흉격(胸膈)이 비색(痞塞)하며 음식이 소화가 안 되니 옛 사람이 이르기를 「신을 보하는 것이 비(脾)를 보하는 것 만은 못하다.」하였는데 나는 보비(補脾)하는 것이 보신(補神)하는 것만은 못하다고 말하고 싶다. 그 이유는 만약 단지(丹田)의 진화(眞火)가 위로 비토(脾土)를 훈증해서 비토(脾土)가 온화하면 흉격(胸膈)이 열리고 포식(飽食)을 증진시켜야 하는 것인데 이 약이 모든 증세를 주로 치료한다.

처방 녹용(鹿茸) • 파극(巴戟) • 종유분(鍾乳粉) 각 1냥, 호로파(葫蘆巴) • 향부자(香附子) • 양기석(陽起石) • 천오(川烏) • 육종용(肉蓯蓉) • 토사자(兎絲子) • 침향(沈香) • 육두구(肉豆蔻) • 오미자(五味子) 각 5돈을 가루로하여 양요자(羊腰子 = 羊의 外腎) 양대를 총(葱) • 초(椒) • 주(酒)로 끓여 삶아서 술을 넣어 풀을 만들어 짓찧어서 오동열매 크기의 환을 지어 매 100알을 공복에 미

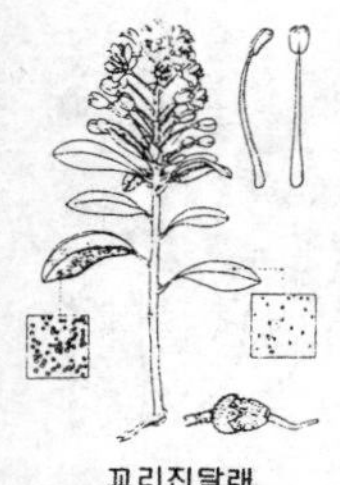
끈끈이진달래

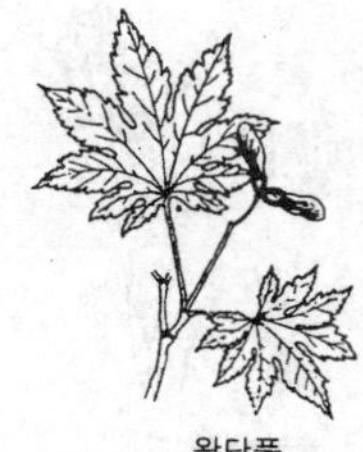
왕단풍

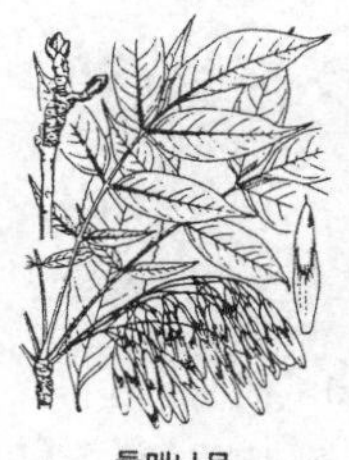
들메나무

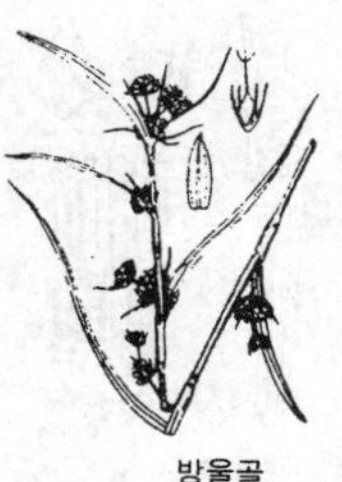
방울골

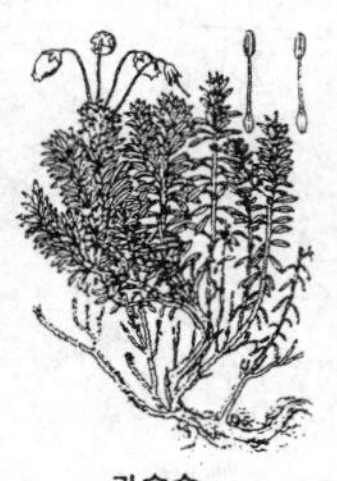
가솔송

음(米飮)이나 염탕(鹽湯)에 마음대로 삼켜 내린다. 〈本事〉

24. 내상증(內傷症)이 처음에는 열중(熱中)이 되고 나중에는 한중(寒中)이 될 경우

무릇 안으로 비위(脾胃)를 상한 것에 처음에는 사지(四肢)가 곤열(困熱)하여 기력(氣力)이 없어서 움직이지 못하며 곁에 열이 있고 저절로 땀이 나며 심(心)이 번민(煩悶)해서 편하지 못하고 위기(胃氣)가 열이 있으며 열기(熱氣)가 가슴속을 훈증하여 내열증(內熱症)이 되는데 달고 따뜻한 약으로 속을 보해야 하는 것이다.

내상병(內傷病)이 처음에는 속에 열이 있으니 보중익기탕(補中益氣湯)이나 익위승양탕(益胃升陽湯)・삼출조중탕(蔘朮調中湯)・응신산(凝神散)・당귀보혈탕(當歸補血湯)・삼보지출환(三補枳朮丸)등을 쓴다. 〈入門〉

대개 비(脾)와 위(胃)의 증세에 고루 치료하기를 잘 못해서 내리게 하면 마침내 전변(傳變)해서 한중증(寒中症)이 되고, 또한 찬 계절을 만나면 사지(四肢)가 궐역(厥逆)하고 심(心)과 위(胃)가 통증을 일으키면서 졸리는 듯이 아프고 식은 땀이 나는데 모든 육기 등이 이기는 것이다. 병이 되나 오직 살벌(殺伐)을 주로 하기 때문이다. 침향온위환(沈香溫胃丸)이 주로 치료한다. 〈東垣〉

끝으로 전변(傳變)해서 차겁게 된 데는 신성복기탕(神聖復氣湯)이나 백출부자탕(白朮附子湯)・초두구환(草豆蔻丸)・수중금환(守中金丸)등을 쓴다. 〈東垣〉

※ 응신산(凝神散)

효능 : 내상병(內傷病)의 열 속에 위기(胃氣)를 수렴(收斂)하고 살 겉을 맑고 시원하게 한다.

처방 인삼(人蔘)・백출(白朮)・백복령(白茯苓)・산약(山藥) 각 1돈, 백편두(白扁豆)・갱미(粳米)・지모(知母)・생지황(生地黃)・감초(甘草) 각 5푼, 지골피(地骨皮)・맥문동(麥門冬)・죽엽(竹葉) 각 3푼을 썰어서 1첩을 지어 생강 3쪽과 대추 2개를 넣어 물로 달여 먹는다. 〈入門〉

※ 당귀보혈탕(當歸補血湯)

효능 : 굶주림에 곤(困)하고 노역(勞役)에 곤(困)해서 얼굴과 눈이 붉으며 몸에 열이 있고 물을 켜며, 그 맥(脈)이 넓고 크며, 허하고 무겁게 누르면 저절로 없으니 이것은 혈허발열증(血虛發熱症)으로 백호증(白虎症)과 비슷한데 오직 맥(脈)이 길고 실(實)하지 못한 것으로 구분하는 것이다. 잘못해서 백호탕(白虎湯)을 먹으면 반드시 죽는 것이고, 당연히 이 약을 먹어야 한다.

처방 황기(黃芪) 5돈, 당귀주세(當歸酒洗) 2돈을 썰어서 1첩을 지어 물에 달여서 마신다. 〈東垣〉

※ 삼보지출환(三補枳朮丸)

효능 : 비(脾)와 위(胃)를 보하고, 담(痰)을 없애고 열(熱)을 맑게 하며 음식을 소화시키고 기(氣)를 순조롭게 한다.

처방 백출(白朮) 2냥, 진피거백(陳皮去白)・지실(枳實) 각 1냥, 패모(貝母) 8돈, 황련(黃連)・황기〔黃芪 : 병주초(並酒炒)〕・황백염수초(黃柏鹽水炒)・백복령(白茯苓)・신국(神麴)・산사육(山査肉) 각 5돈, 맥아(麥芽)・향부자초초(香附子醋炒) 각 3돈, 축사(縮砂) 1돈을 가루로하여 하엽(荷葉)으로 지은 밥에 오동열매 크기의 환을 지어 생강탕으로 70~80알을 삼켜 먹는다. 〈醫鑑〉

※ 침향온위환(沈香溫胃丸)

효능 : 비(脾)와 위(胃)가 허한(虛寒)하고 심(心)과 복(復)이 아프며 또는 곽란(霍卵)과 토사(吐瀉)를 하는 것과 하초(下焦)의 양(陽)이 허해서 배꼽과 배가 아프며 식은 땀이 나는 것을 치료한다.

처방 부자포(父子炮)・파극(巴戟)・건강포(乾薑炮)・회향초(茴香炒) 각 1냥, 육계(肉桂) 7돈, 침향(沈香)・당귀(當歸)・인삼(人蔘)・백출(白朮)・오수유(吳茱萸)・백작약(白芍藥)・백복령(白茯苓)・양강(良薑)・목향(木香)・감초(甘草) 각 5돈, 정향(丁香) 3돈을 가루로하고, 초면호(醋麪糊)에 오동열매 크기의 환을지어 미음(米飮)으로 1일 3번씩 50~70알을 삼켜 내린다. 〈東垣〉

※ 백출부자탕(白朮附子湯)

효능 : 내상(內傷)이 끝에 전변(傳變)해서 한중증(寒中症)이 된 것을 치료한다.

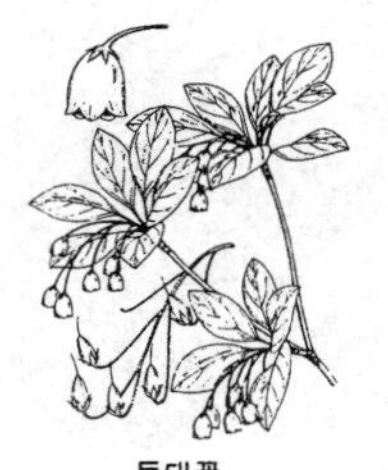
등대꽃

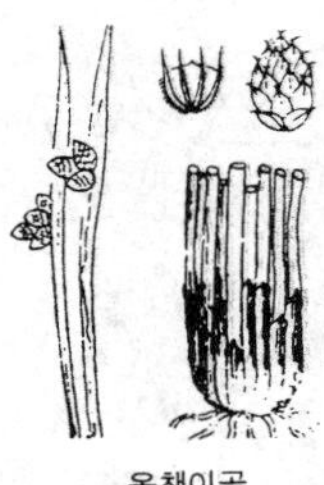
올챙이골

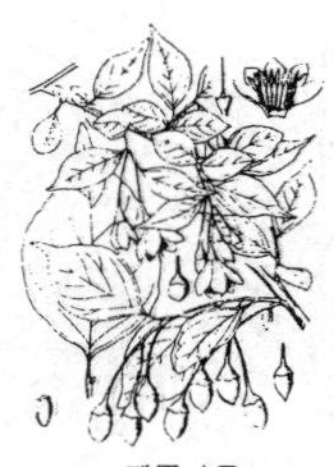
때죽나무

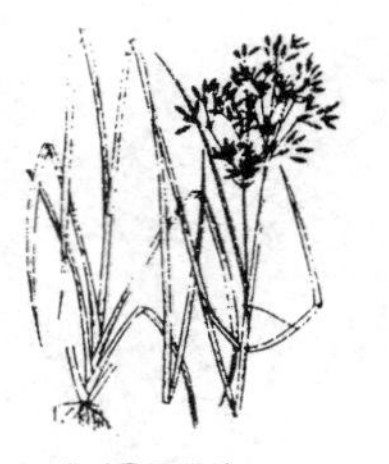
솔방울고랭이

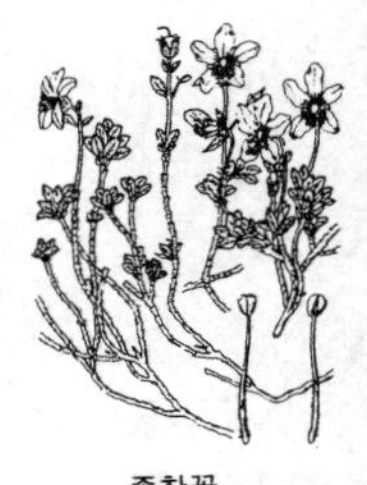
좀참꽃

처방 백출(白朮) • 부자포(父子炮) • 창출(蒼朮) • 진피(陳皮) • 후박(厚朴) • 반하(半夏) • 적복령(赤茯苓) • 택사(澤瀉) 각 1돈, 저령(豬苓) 5푼, 육계(肉桂) 4푼을 썰어서 1첩을 지어 생강 3쪽을 넣어 물로 달여 먹는다. 〈寶鑑〉

※ 수중금원(守中金元)

> **효능** : 내상병(內傷病)으로 비위(脾胃)가 허냉(虛冷)하고 뱃속이 결리고 아프며 또는 장(腸)이 울고 저절로 새고 음식 생각이 없는 것을 치료한다.

처방 창출(蒼朮) • 길경(桔梗) • 건강포(乾薑炮) • 감초구(甘草炙) 각 1냥을 가루로하여 꿀로 탄자 크기의 환을 지어서 끓인 탕에 씹어서 삼킨다. 〈局方〉

25. 내상(內傷)이 변해서 여러 가지 병이 될 경우

대개 기(氣)가 처음 병이 들 때에 그의 단서(端緖)는 아주 미약(微弱)한 것이니 간혹 사소(些少)한 음식의 불근(不謹) 때문이고, 또는 밖으로 육기(六氣)를 무릅쓰며, 또는 안으로 칠정(七情)을 느끼고 또는 식미(食味)를 너무 짙으게 해서 양기(陽氣)를 편조(偏助)하면 쌓여서 흉격(胸膈)의 열이 되고 또는 자품(資禀)이 원래는 실(實)한데 살 겉이 조밀해서 땀이 없으며 또는 성질이 급해서 성을 많이 내므로 음화(陰火)가 담상(痰上)해서 진액(津液)이 돌아다니지 않고 맑고 탁한 것이 서로 간섭해서 기(氣)가 병이 들어 또는 결리고 또는 먹는 것을 생각하지 않고 또는 부기(腐氣)를 열회〔噫噫 : 트림〕하며 또는 탄산(呑酸)하고 또는 조잡하며 또는 팽만(膨滿)하는 등의 모든 병이 일어나는데 그 원인을 상구(詳求)하지 않고 갑자기 한증(寒症)이라고 잘못하여 신(辛) • 향(香) • 조(燥) • 열(熱)한 약을 쓰게되면 구질(舊疾)이 겁을 먹고 잠깐 사이에 탁액(濁液)을 소개(疎開)하나 다시 한 곳으로 모이기가 쉬우며 또는 반달이나 1달만에 먼저 병이 다시 일어나니 이렇게 해서 만연하면 기(氣)로부터 쌓이게 되고 쌓이게 되면 담(痰)이 되는데 이것이 담(痰)과 음(飮)과 탄산(呑酸)의 그 원인이 되는 것이다. 어진 의원을 못 만나고 약을 잘못 쓰면 담(痰)이 나쁜 피를 켜서 마침내는 병의 과낭(窠囊)이 되어서 속이 결리게 되고, 아프게도 되며 구(嘔)도 되고 열격(噎膈)과 반위(反胃)의 증세가 차차로 일어나게 된다. 〈丹心〉

26. 탄산(呑酸)과 토산(吐酸)일 경우

탄산(呑酸)이란 물이 심(心)을 자극하는 것이고 토산(吐酸)이란 신물을 토해내는 것이다. 〈回春〉

습열(濕熱)이 위구(胃口)위에 있으면 음식이 위(胃)에 들어가서 습열(濕熱)의 울갈(鬱遏)함을 입에서 전화(傳化)하지 못하기 때문에 산(酸)을 만드는 것이 마치 곡육(穀肉)을 그릇에 오래 담가 두어서 쉬고 변하는 것과 같은 것이다. 〈丹心〉

내경(內經)에 병기(病機)에 말하기를 「모든 산(酸)을 구토하는 것은 모두 열에 든다.」하였고, 상한론(傷寒論)에 「말하기를 구토하는 것이 비록 양명증(陽明症)이 있다 해도 삼가해서 내리지 말라.」하였으니 잡병(雜病)으로 말을 하면 신물을 구토하는 것이 심하면 신물이 심(心)을 쳐들어서 심(心)이 그 고통을 못이기고 다음에 신물을 토해내서 아치(牙齒)로 하여금 산삽(酸澁)하여 서로 대하지도 못하게 하니 맵고 열이 있는 약으로 치료하면 반드시 낫는 것인데 만약 병기(病機)의 방법으로써 열로 취급하고 치기만 하면 잘못된 것이다. 〈東垣〉

탄산(呑酸)이 토산(吐酸)과 더불어 같지 않는 것이니 토산(吐酸)은 신물을 토해서 초(醋)와 같은 것인데 이것 보통때 진액(津液)이 위로 오르는 기(氣)를 따라서 올라서 울적(鬱積)이 되고 울적(鬱積)이 오래 되면 습(濕)한 속에서 열을 낳기 때문에 목(木)을 따라 변해서 드디어 신맛이 되는 것이니 이것이 열이 아니고 무엇이겠는가? 신물이 저절로 솟지 못하고 폐(肺)와 위(胃)의 사이에 숨어 있으면서 뱉어도 나오지 않고 삼켜도 넘어가지 않다가 살 겉이 풍한(風寒)을 입으면 내울(內鬱)이 더욱 울(鬱)하면 신맛이 심방을 찌르며 살 겉이 따뜻하게 되거나 또는 향열(香熱)한 탕이나 환약을 먹으면 역시 잠깐 동안에 풀리는 것이다. 내경(內經)에 열이라고 말한 것은 그 근본을 말한 것이고, 동원(東垣)이 한(寒)이라고 말한 것은 그 끝을 말한 것이다. 〈丹心〉

목(木)의 맛이 시게 되는 것은 음식에 열이 있으면 시어지기가 쉬운 이치와 같은 것이다. 〈河間〉

내경(內經)에 「모든 신것을 구토하는 것은 모두가 열에 든다」고 하였는데 단지 동원(東垣)은 한(寒)이라고 주장했으니 이것은 한쪽의 견해인 것이다. 하간의 원병(原病)식에 말하기를 「신 것이란 간목(肝木)의 맛이라」하였으

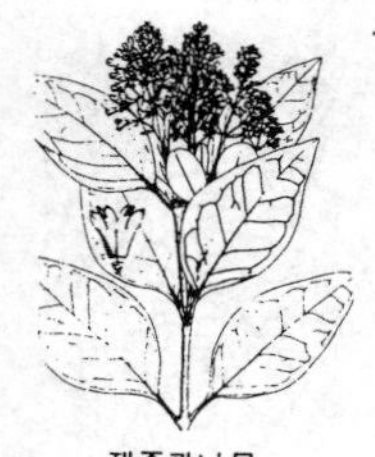
제주광나무

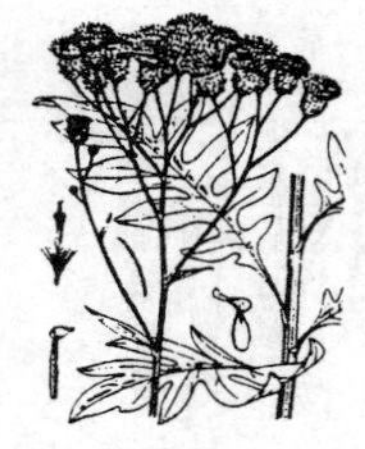
각시취

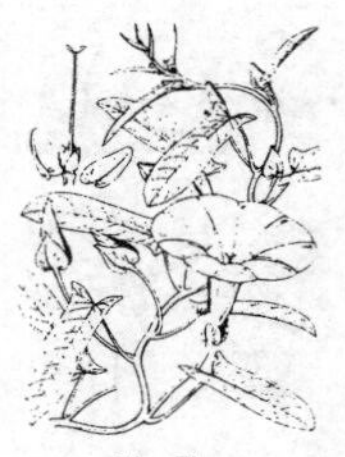
메 꽃

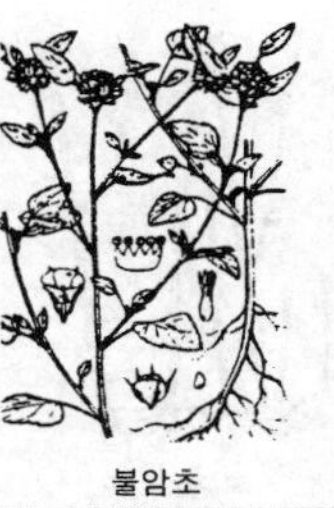
불암초

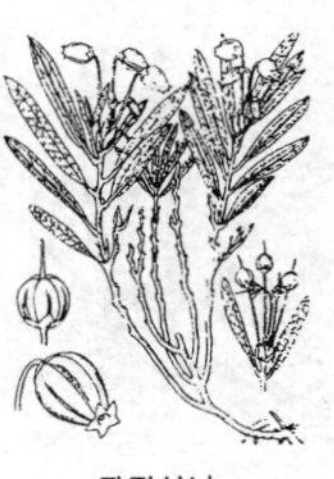
장지석남

니 화(火)가 성하면 금(金)을 제거해서 능히 목(木)을 화평토록 못하는 즉 간목(肝木)이 스스로 심해지기 때문에 신 것이 되는 것이다. 그러니 간(肝)이 열이 있으면 입이 시게 되는 것이니 그 때문에 속이 신데는 점활(粘滑)하고 유니(油膩)한 것을 먹지 말라고 하는 것은 기(氣)로 하여금 울(鬱)해서 통창(通暢)하지 못하도록 하기 때문에 당연히 소식(疎食)과 채소(菜蔬)를 먹어서 기(氣)로 하여금 통리하도록 하는 것이다. 〈正傳〉

숙식(宿食)과 유음(留飮)의 산(酸)이 찔러서 심(心)이 통(痛)하고 아치(牙齒)가 또한 산(酸)한 증(症)은 마땅히 국출환(麴朮丸)을 쓰고 온전히 청수(淸水)를 토(吐)하는 증(症)은 출령탕(朮苓湯)을 쓴다.

담화(痰火)가 음식(飮食)을 정체(停滯)하면 하루나 반일(半日) 동안에 산수(酸水)를 부화(腐化)하여서 황취(黃臭)나 혹은 초취(醋臭)를 토출(吐出)하여 심장(心臟)이 불안하게 되니 사미수연환(四味茱連丸) • 구미수연환(九味萸連丸) • 청담환(淸痰丸)을 쓴다.

아침밥은 감미(甘味)하게 먹었는데 일포시(日晡時) 석양에 심(心)을 번자(煩刺)하고 사물을 토출(吐出)하는 증(症)은 혈(血)이 허(虛)하고 화(火)가 성(盛)한 것이니 사물탕(四物湯)에 진피(陳皮) • 황령(黃苓) • 황연(黃連) • 도인(桃仁) • 도화(桃花) • 마인(麻仁) • 감초(甘草)를 가(加)해 쓴다.

탄산(呑酸)에는 마땅히 후미(厚味)를 조절(調節)하고 소식(蔬食)으로 스스로 조양(調養)하면 병(病)이 쉽게 편안해진다. 〈正傳〉

한 전부(田父)가 병(病)이 유음(留飮)으로 인하여 산수(酸水)를 구토(嘔吐)한 지 십여년(十餘年)에 약이(藥餌)와 침애(鍼艾)가 모두 효(効)가 있는데 대인(戴人)이 보고 고제(苦劑)로서 넘치게 하니 침이 아교(阿膠)와 같은 것을 2~3승 토(吐)하고 담소(談笑)하면서 나았다.

※ 국출환(麴朮丸)

효능 : 중완(中脘)에 남아있는 음식과 마실 것이 있고 신 것이 찔러서 심(心)이 아프고 아치(牙齒)가 역시 시고 또는 맑은 물을 토하며 묵은 부기(腐氣)를 트림할 때 치료한다.

처방 신국초(神麴炒) 3냥, 창출토초(蒼朮土炒) 1냥반, 진피(陳皮) • 축사(縮砂) 각 1냥을 가루로 하여 생강 즙으로 신국호(神麴糊)를 끓여 오동열매 크기의 환을지어 생강 탕으로 70~90알을 삼켜 내린다. 〈正傳〉

※ 출령탕(朮苓湯)

효능 : 맑은 물을 전토(專吐)한 것을 치료한다.

처방 창출토초(蒼朮土炒) • 활석(滑石) 각 2돈, 적복령(赤茯苓) • 백출(白朮) • 진피(陳皮) 각 1돈을 썰어서 1첩을 지어 물로 달여 먹는다. 〈入門〉

※ 사미수련탕(四味茱連湯)

효능 : 담화(痰火)가 엉긴 피를 끼고 탄산(呑酸)하는 것을 치료한다.

처방 반하(半夏) 1냥반, 진피(陳皮) 5돈, 황련(黃連) 1냥, 오수유(吳茱萸) 1돈, 도인(桃仁) 24알을 가루로하여 신국호(神麴糊)에 녹두알 크기의 환을하여 생강 탕으로 100알을 삼켜 내린다. 〈入門〉

※ 구미수련환(九味茱連丸)

효능 : 울적(鬱積)의 탄산(呑酸)을 치료한다.

처방 창출(蒼朮) • 황련(黃連) • 황금(黃芩) 3가지를 병토초(並土炒)하고 오수유(吳茱萸) • 진피(陳皮) • 길경(桔梗) • 복령(茯苓) • 반하(半夏) 각 1냥을 가루로하여 신국호(神麴糊)에 녹두알 크기의 환을 지어 자주 침에 20~30알을 녹여 내린다. 〈入門〉

※ 청담환(淸痰丸)

효능 : 탄산(呑酸)고 조잡(嘈雜)을 치료한다.

처방 창출(蒼朮) 2냥, 향부(香附) 1냥반, 과루인(瓜蔞仁) • 반하(半夏) 각 1냥, 황련(黃連) • 황금(黃芩) 각 5돈을 가루로하여 면호(麵糊)에 오동열매 크기의 환을 해서 맑은 차에 50~70알을 삼켜 내린다. 〈入門〉

※ 투격탕(透膈湯)

효능 : 중완(中脘)이 기체(氣滯)와 희기(噫氣)및 탄산(呑酸)과 구역(嘔逆)및 담연(痰涎)을 치료한다.

처방 목향(木香) • 백두구(白豆蔻) • 빈랑(檳榔) • 축

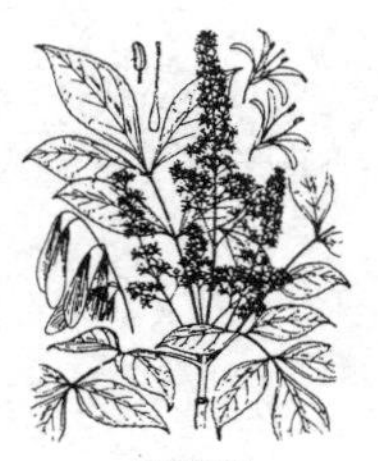
쇠물푸레

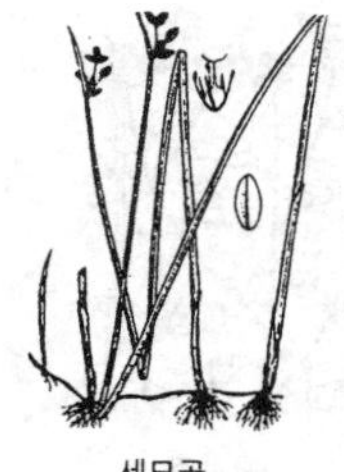
세모골

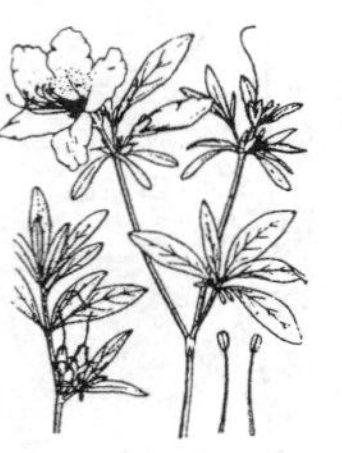
산철쭉

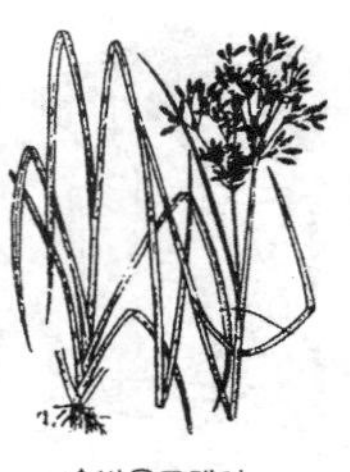
솔방울고랭이

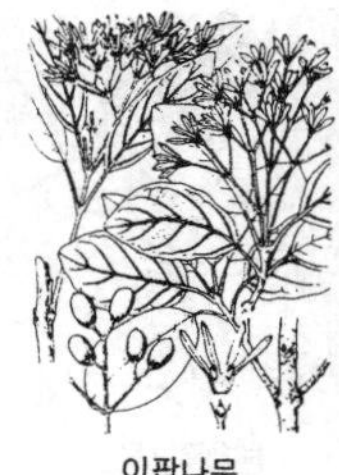
이팝나무

사(縮砂) • 지각(枳殼) • 후박(厚朴) • 반하(半夏) • 청피(青皮) • 진피(陳皮) • 감초(甘草) • 대황(大黃) • 망초(芒硝) 각 8푼을 썰어서 1첩을 지어 생강 3쪽과 대추 2개를 넣어 물로 달여 먹는다. 〈入門〉

※ 삼유환(蔘萸丸)

효능 : 위로는 탄산(呑酸)을 치료하고 밑으로는 저절로 나오는 것을 치료한다.

처방 육일산(六一散)1냥에 오수유(吳茱萸)1냥을 넣어 가루로하여 밥으로 환을 해서 먹는다. 〈丹心〉

※ 수련환(茱連丸)

효능 : 울적(鬱積)으로 탄산(呑酸)과 토산(吐酸)하는 증세를 치료한다.

처방 오수유온탕세배(吳茱萸温湯洗焙) • 진피거백(陳皮去白) • 황금벽토초(黃芩壁土炒) 각 5돈, 황련벽토초(黃連壁土炒) 1냥, 창출(蒼朮) 7돈반을 가루로하여 신국호(神麴糊)에 오동열매 크기의 환을 지어 침으로 60~70알을 삼켜 내린다. 〈醫鑑〉

또는 이것을 인초환(咽醋丸)이라고 하며, 황련 1냥, 오수유(吳茱萸) 5돈으로 환을 만드는데 이것을 수연환(茱連丸)이라고 한다. 〈丹心〉

※ 창련환(蒼連丸)

효능 : 탄산(呑酸)과 토산(吐酸)을 치료한다.

처방 황련(黃連) 1냥반(여름은 배로 함), 오수유〔吳茱萸 : 겨울은 배로 함〕• 창출(蒼朮) • 진피(陳皮) • 반하(半夏) • 백복령(白茯苓) 각 1냥을 가루로하고 떡을 쪄서 녹두알 크기의 환을지어 따뜻한 물로 30~50알을 삼킨다. 〈醫鑑〉

※ 창련탕(蒼連湯)

효능 : 위료 방법은 위와 같음.

처방 창출(蒼朮) • 황련강즙초(黃連薑汁炒) • 진피(陳皮) • 반하(半夏) • 적복령(赤茯苓) • 신국(神麴) 각 1돈, 오수유(吳茱萸) • 축사(縮砂) 각 5푼, 감초(甘草) 3푼을 썰어서 1첩을 지어 생강 3쪽을 넣어 물로 달여 먹는다. 〈回春〉

※ 황련청화환(黃連清化丸)

효능 : 탄산(呑酸)을 치료한다.

처방 반하(半夏) 1냥반, 황련(黃連) 1냥, 진피(陳皮) 5돈, 도인(桃仁) 20개, 오수유(吳茱萸) 1돈을 가루로 하고 신국호(神麴糊)에 녹두알 크기의 환을 해서 생강 탕으로 100알을 삼켜 내린다. 〈丹心〉

※ 증미이진탕(增味二陳湯)

효능 : 탄산(呑酸)을 치료한다.

처방 반하(半夏) • 진피(陳皮) • 복령(茯苓) • 치자초(梔子炒) • 황련초(黃連炒) • 향부자(香附子) 각 1돈, 지실(枳實) • 천궁(川芎) • 창출(蒼朮) 각 8푼, 백작약(白芍藥) 7푼, 신국초(神麴炒) 5푼, 감초(甘草) 3푼을 썰어서 1첩을 하여 생강 3근을 넣어 물로 달여 먹는다. 〈集略〉

※ 평간순기보중환(平肝順氣保中丸)

효능 : 비(脾)와 위(胃)속의 숨은 화(火)가 울적(鬱積)해서 담(痰)을 낳고 겸해서 구토와 탄산(呑酸)및 조잡(嘈雜)이 생기는데 항상 먹으면 비(脾)를 건장케 하고 위(胃)를 열며, 담(痰)을 삭히고 체(滯)를 소화시키며 화(火)를 맑게 하고 간사(肝邪)를 억제(抑劑)한다.

처방 백출토초(白朮土炒) 4냥, 향부동변침(香附童便浸) 3일 해서 볶은 것 3냥, 진피(陳皮) 2냥반, 천궁(川芎) • 지실(枳實) • 황련강초(黃連薑炒) • 신국초산매(神麴炒山枚) 각 2냥, 반하제(半夏製) 1냥반, 치자강즙초(梔子薑汁炒) • 나복자초(蘿蔔子炒) • 백복령(白茯苓) • 건강포(乾薑炮) • 오수유(吳茱萸) 각 1냥, 맥아초(麥芽炒) 7돈, 청피향유초(青皮香油炒) 6돈, 축사초(縮砂炒) • 감초구(甘草炙) 각 4돈, 목향(木香) 3돈을 가루로 하고 죽력(竹瀝)에 신국(神麴)을 넣어 풀을 쑨 것으로 녹두알 크기의 환을하여 백탕(白湯)으로 100알을 삼켜 내린다. 이 처방문이 탄산(呑酸) • 토산(吐酸) • 조잡(嘈雜) • 희기(噫氣)를 겸해서 치료하는 처방이다. 〈醫鑑〉

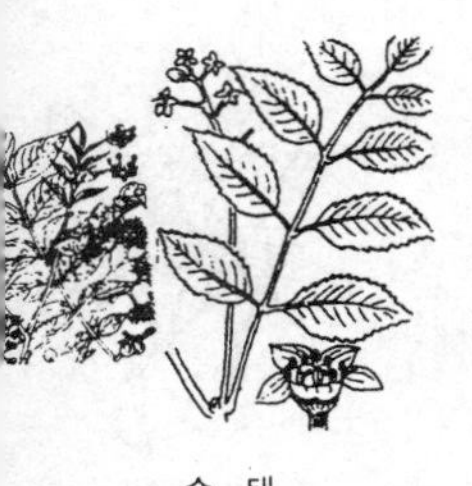
소 태

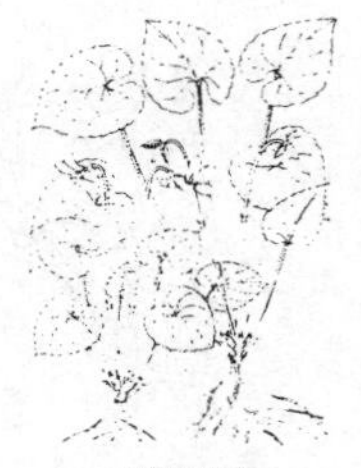
뫼제비꽃

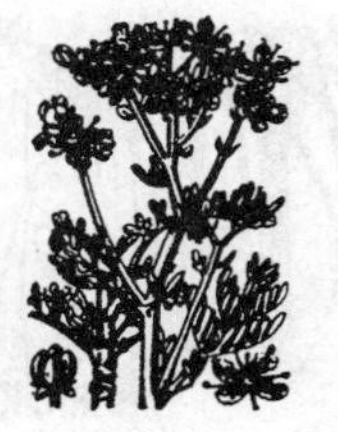
운 향

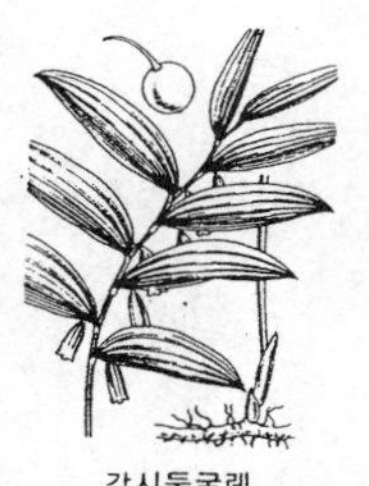
각시둥굴레

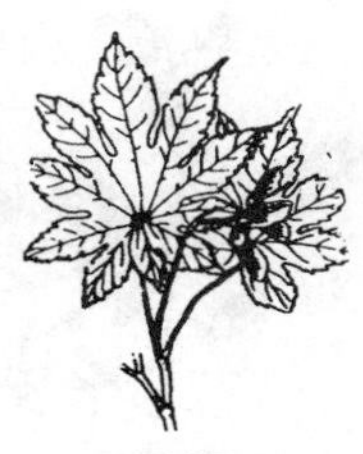
산단풍

27. 조잡(嘈雜)일 경우

조잡(嘈雜)의 증세는 굶주린 것 같으면서 굶주리지 않고 아픈 것 같으면서 아프지 않으며 오농(懊憹)해서 마음이 저절로 편하지 못한 형태가 있는 증세이다. 그 증세가 또한 애기(噯氣)를 겸하고 또는 비만(痞滿)을 겸해서 또는 오심(惡心)을 겸해서 차차 위완(胃脘)에 닿아서 아프게 되는 증세는 담화(痰火)의 작용인 것이다. 치료 방법은 남성(南星)과 반하(半夏)및 귤홍(橘紅)의 종류로 그 담(痰)을 맑게 하고 영련(苓連)과 치자(梔子)및 석고(石膏)와 지모(知母)의 종류로 그 화(火)를 내리며, 창출(蒼朮)과 백출(白朮)및 백작약(白芍藥)의 종류로 비를 건장케 하고 습(濕)을 따라 다녀서 그 근본을 씩씩하게 하면 편안해지므로 화담청화탕(化痰淸火湯)을 쓰는 것이 좋다. 이것은 음식의 울결(鬱結)한 것이 열을 일으켜서 그러한 증세이니 초치자(炒梔子)나 강초황련(薑炒黃連)을 반드시 써야 한다. 〈丹心〉

조잡(嘈雜)이란 다만 담(痰)이 화(火)로 인해서 움직여서 사람으로 하여금 마음이 시끄럽고 굶주린 것 같으면서 굶주리지 않고 적(積)이 있고 열이 있는 증세이다. 〈丹心〉

위(胃)속의 담화(痰火)가 움직여서 조잡(嘈雜)한 것은 이진탕(二陳湯)에 강초금련(薑炒芩連)과 치자(梔子)•남성(南星)을 더해서 쓴다.

조잡(嘈雜)을 속(俗)에 말기를 심조(心嘈)이라 하는 증세이니 향사평위산(香砂平胃散)이나 소식청울탕(消食淸鬱湯)•청울이진탕(淸鬱二陳湯)•평위분소음(平胃分消飮)•출연환(朮連丸)•청담환(淸痰丸)•삼성환(三聖丸)•평간순기보중환(平肝順氣保中丸)•교태환(交泰丸) 등을 쓰고, 심조(心嘈)하는 것은 사려(思慮)가 심(心)을 상해서 피가 허해진 양혈사물탕(養血四物湯)과 당귀보혈탕(當歸補血湯)등을 쓴다. 〈回春〉

※ 화담청화탕(花痰淸火湯)

효능 : 조잡(嘈雜)을 치료한다.

처방 남성(南星)•반하(半夏)•진피(陳皮)•창출(蒼朮)•백출(白朮)•백작약(白芍藥)•황련(黃連)•황금(黃芩)•치자(梔子)•지모(志母)•석고(石膏) 각 7푼, 감초(甘草) 3푼을 썰어서 1첩을 지어 생강 3쪽을 넣어 물로 달여 먹는다. 〈醫鑑〉

※ 소식청울탕(消食淸鬱湯)

효능 : 치료 방법은 위와 같다.

처방 반하(半夏)•진피(陳皮)•백복령(白茯苓)•신국초(神麴炒)•산사육(山査肉)•향부자(香附子)•천궁(川芎)•맥아초(麥芽炒)•지각(枳殼)•치자초(梔子炒)•황련강즙초(黃連薑汁炒)•창출(蒼朮)•곽향(藿香)•감초(甘草) 각 7푼을 썰어서 1첩을 지어 생강 3쪽을 넣어 물로 달여 먹는다. 〈回春〉

※ 평위분소음(平胃分消飮)

효능 : 탄산(呑酸)과 조잡(嘈雜)및 담화(痰火)를 치료한다.

처방 반하(半夏)•백출(白朮)•진피(陳皮)•후박(厚朴) 각 1돈, 황련(黃連)•청피(靑皮)•지각(枳殼) 각 8푼, 감초(甘草) 5푼을 썰어서 1첩을 지어 생강 5쪽을 넣어 물로 달여 먹는다. 〈集略〉

※ 출련환(朮連丸)

효능 : 조잡(嘈雜)을 치료한다.

처방 백출(白朮) 4냥, 황련(黃連) 4돈반을 가루로하여 신국호(神麴糊)에 기장 쌀 크기의 환을 지어서 침으로 100알을 삼켜 내린다. 〈正傳〉

※ 삼성환(三聖丸)

효능 : 마음이 조잡(嘈雜)하고 먹을 것 찾는 것을 치료한다.

처방 백출(白朮) 4냥, 진피(陳皮) 1냥, 황련(黃連) 5돈을 가루로 하고 신국호(神麴糊)에 녹두알 크기의 환을 지어서 생강 탕에 50알을 삼켜 내리면 득효가 있다. 〈入門〉

※ 교태환(交泰丸)

효능 : 가슴속이 비만(痞滿)하고 조잡(嘈雜)해서 대변이 묽으면 맥(脈)속이 약간 시원하고 대변이 마르면 가슴속이 비민(痞悶)해서 못 견디는 것을 치료한다.

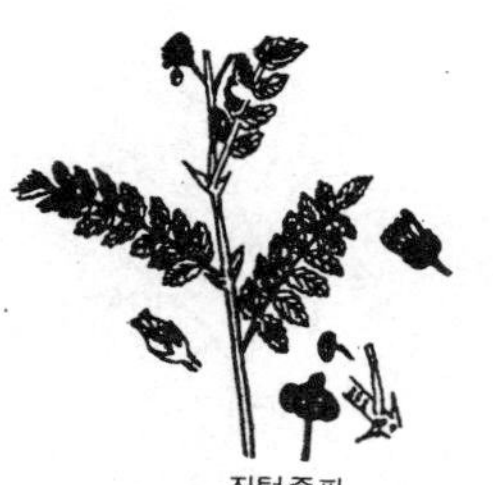
잔털좀피

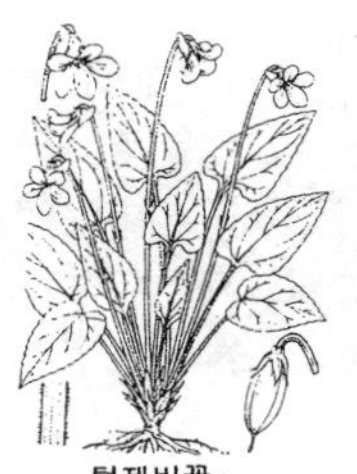
털제비꽃

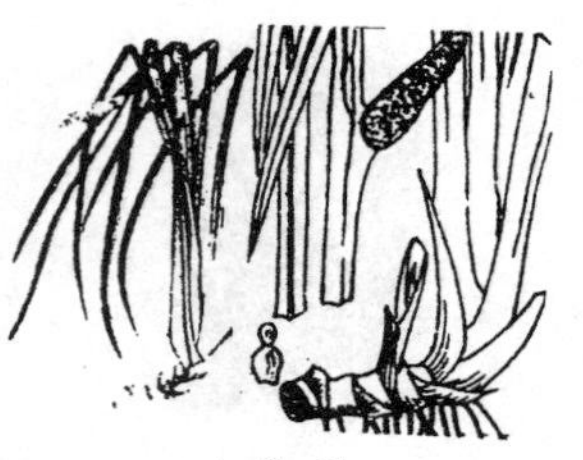
창 포

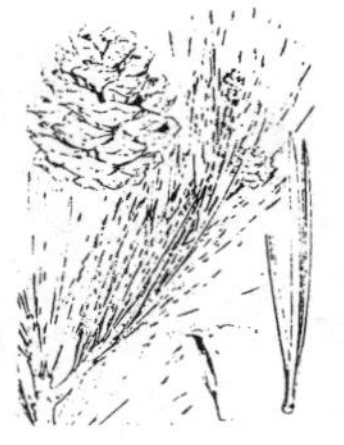
백 송

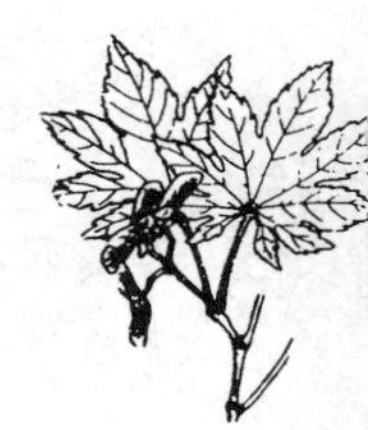
부채단풍

처방 대황(大黃)을 당귀(當歸) • 홍화(紅花) • 오수유(吳茱萸) • 건칠(乾漆) 각 1냥을 달인 물에 1주야를 담가서 썰어 말리고 다시 술로 반죽해서 말리고 9번 찍고 9번 말려서 4냥, 황련강즙침황토초(黃連薑汁浸黃土炒) • 오수유탕포초(吳茱萸湯抱炒) 각 2냥, 지실(枳實) 1냥, 당귀미주세(當歸尾酒洗) 1냥 3돈을 가루로 하고 생강 즙에 끓인 신국호(神麴糊)로 녹두알 크기의 환을 지어 백탕(白湯)으로 70~80알을 삼켜 내린다. 〈回春〉

※ 양혈사물탕(養血四物湯)

효능 : 피가 허하고 조잡(嘈雜)한 증세를 치료한다.

처방 사물탕(四物湯) 1첩에 반하(半夏) • 향부(香附) • 패모(貝母) • 적복령(赤茯苓) • 황련(黃連) • 치자(梔子) 각 7푼, 감초(甘草) 5푼을 더해서 썰어 1첩을 하고 생강 3쪽을 넣어 물로 달여 먹는다. 〈醫鑑〉

※ 당귀보혈탕(當歸補血湯)

효능 : 심혈(心血)이 적고 조잡(嘈雜)한 것을 치료하고 겸해서 경계(驚悸)와 정충(怔忡)을 치료한다.

처방 백작약(白芍藥) • 당귀(當歸) • 생지황(生地黃) • 숙지황(熟地黃) 각 1돈, 백출(白朮) • 백복령(白茯苓) • 맥문동(麥門冬) • 치자초(梔子炒) • 진피(陳皮) 각 8푼, 인삼(人蔘) 5푼, 감초(甘草) 3푼을 썰어서 1첩을 지어 볶은 쌀 100알과 대추 2개, 매(梅) 1개를 넣어 물로 달이고, 찌꺼기는 버리고서 진사수비말(辰砂水飛末) 3푼을 타서 먹는다. 〈回春〉

28. 오농(懊憹)일 경우

즉 번(煩)하고 허한 것이 심한 것이다. 오(懊)란 것은 오뇌(懊惱)의 오(懊)이고, 농(憹)이란 울인하는 형태이며, 즉 심중(心中)이 오오(懊懊)하고, 뇌뇌(惱惱)하며 번번(煩煩)하고 울울(鬱鬱)해서 펴지지 않고 울분(鬱憤)하기도 해서 어디다 비할 곳이 없는 증세이니 번민(煩悶)하기를 심하게 하는 것이다. 허학사(許學士)가 소위 심중(心中)이 오농(懊憹)해서 밤새도록 눕지도 못하고 어떻게 할지를 모른다는 증세이다. 〈綱目〉

상한(傷寒)의 겉 증세에 잘못 내리면 양기(陽嗜)가 안으로 꺼지고 심장(心臟) 밑이 단단하면 결흉증(結胸症)이 되고 혹시 위기(胃氣)가 공허해서 객열(客熱)이 흉격(胸膈)에 있고, 단기(短氣)하며 번조(煩燥)하고 약간(若干) 아프면 오농(懊憹)이 되는 것이니 오농(懊憹)이란 번(煩)거로와서 잠을 못자고 굶주려도 먹지를 못하는 것이니 치료 방법은 조잡(嘈雜)과 같다. 〔한문(寒門) 참조〕〈入門〉

29. 희기(噫氣)일 경우

배부른 기운을 트림하는 것으로 속(俗)에 애기 라고도 한다.

희(噫)는 심(心)과 비(脾)에 드는 것이다. 〈綱目〉

족태음(足太陰)의 맥(脈)의 병이 움직이면 배가 부르고 트림을 잘 한다. 황제(黃帝)가 「사람의 트림은 무슨 기(氣)가 그렇게 만드는 것인가?」 기백(岐伯)이 답하기를 「한기(寒氣)가 위(胃)에서 나가기 때문에 트림이 되니 족태음양명(足太陰陽明)을 보해야 하는 것이다.」〈靈樞〉

태음병(太陰病)의 이른바 심(心)에 상주해서 트림이 된다는 것은 음(陰)이 성하여 양명(陽明)에 상주하고 양명락(陽明絡)이 심(心)에 들기 때문에 위로 달려서 트림이 되는 것이다. 또는 심(心)이 트림이 된다는 말도 있다. 〈內經〉

촌맥(寸脈)이 긴(緊)한 것은 한(寒)이 실(實)한 증세이니 한(寒)이 상초(上焦)에 있으면 가슴속이 틀림없이 가득차고 트림을 한다. 〈脈經〉

「상초(上焦)가 갈핍(竭乏)하면 트림을 잘 하는 것은 어째서인가?」 사(師)가 말하기를 「상초(上焦)가 중초(中焦)의 기(氣)를 받아서 온화하지 못하면 소화를 못하기 때문에 트림을 하는 것이다.」

상초(上焦)가 안돌아 가면 트림을 하고 탄산(呑酸)한다. 돌아가지 않는다는 것은 닿지 않는다는 뜻이니 바로 상초(上焦)의 기(氣)가 그의 자리에 닿지 못하면 물건들을 능히 전화(傳化)하지 못하기 때문에 트림하면서 신물을 머금게 된다.

촌구맥(寸口脈)이 약하고 느릴 경우에는 약한 것은 양기(陽氣)가 모자라는 것이고, 느린 것은 위기(胃氣) 남아 있어서 트림을 하고 신물을 머금는 증세이니 매운 것을 먹어도 안 내리고 기(氣)가 흉격(胸膈) 위에 막혀 있는 증세이다. 〈仲景〉

「상한(傷寒)에 기(氣)를 트림하는 것은 무슨 기(氣)가 그렇게 시키는 것인가.」 답하기를 「가슴 속에서 기가 서로 교합(交合)하지 못하기 때문이다. 소음경(少陰經)이

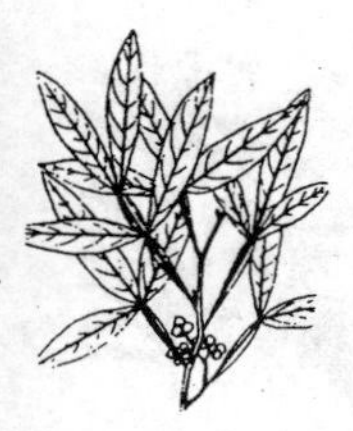
개산초

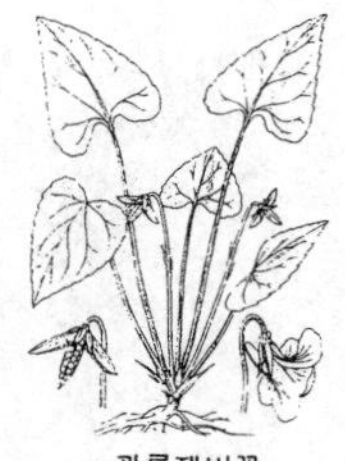
광릉제비꽃

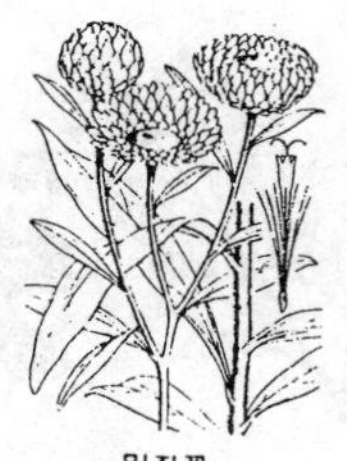
밀짚꽃

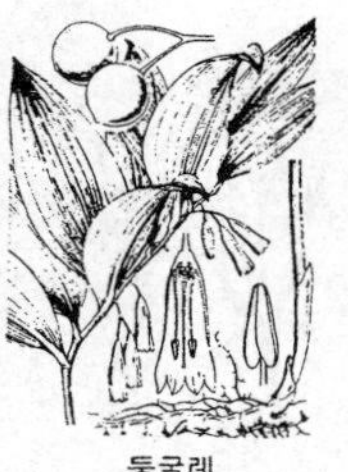
둥굴레

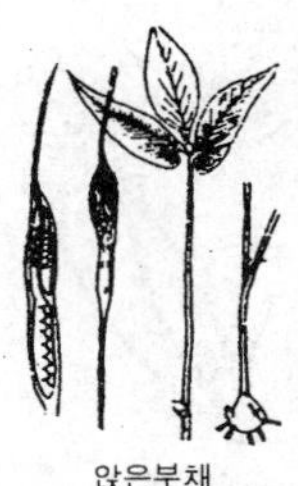
앉은부채

가슴속에 닿아서 궐음(厥陰)과 함께 교합(交合)이 되면 수(水)와 화(火)가 서로 서로 전해서 소리가 있기 때문에 기(氣)를 트림하는 것이다. 여성탕(如聖湯)에 지실(枳實)을 더해서 주로 치료한다.」〈活人〉

희기(噫氣)란 식기(食氣)를 구을러 내는 것이다. 위(胃)속의 울화(鬱火)와 격상(膈上)의 조담(稠痰) 및 음식은 울결(鬱結)이 함께 한 것이니 거담화환(祛痰火丸)을 쓴다.

기(氣)가 실(實)해서 트림하는 것은 식사한 다음에 부기를 트림하고 심하면 물체도 트림해내니 습열(濕熱)의 소치인데 이진탕(二陳湯)에 창출(蒼朮)•신국(神麴)•맥아(麥芽)•강초황련(薑炒黃連)을 더해서 쓰고 기(氣)가 허해서 트림하는 증세는 탁기(濁氣)가 가슴에 메어 있으면서 마시거나 먹지 않아도 항상 트림하는데 이것은 바로 허해서 일어나는 증세이다. 대개 위(胃)에 탁기(濁氣)가 있고 흉격(胸膈)에 습담(濕痰)이 있으면 모두 트림을 하는 것인데 육군자탕(六君子湯)에 침향(沈香)을 더해서 군(君)을 삼고 후박(厚朴)과 소엽(蘇葉)으로 신(臣)을 삼으며 오수유(吳茱萸)로 사(使)를 삼아서 달여 먹는다. 〈入門〉

담(痰)이 중초(中焦)에 있으면 희기(噫氣)와 탄산(呑酸)을 짓고 위완(胃腕)이 심장(心臟)에 당해서 아프게 되며 또는 맑은 물을 구토하고 오심(惡心)하는데 이진탕(二陳湯)에 창출(蒼朮)•백출(白朮)•신국(神麴)•맥아(麥芽)•천궁(川芎)•축사(縮砂)•초두구(草豆蔻)•지실(枳實)•저령(猪苓)•택사(澤瀉)•황련(黃連)•오수유(吳茱萸)•치자(梔子)•목향(木香)•빈랑(檳榔)의 종류를 더해서 달여 먹고 또는 환으로 지어 먹는다. 〈正傳〉

희기(噫氣)에는 성반탕(星半湯)•순기화중탕(順氣和中湯)•지각산(枳殼散)•파울단(破鬱丹)•균기환(勻氣丸)등을 쓰며 술을 마시고 아침마다 헛구역질을 하고 토하지 않을 때는 소위중탕(小胃中湯)이 신통하다. 〈入門〉

※ 거담화환(祛痰火丸)

효능 : 위(胃)에 담화(痰火)가 있어서 희기(噫氣)하는 것을 치료한다.

처방 변향부(便香附) 1냥, 연석고(軟石膏) 7돈, 반하제(半夏製)•남성포(南星炮)•치자초(梔子炒) 각 5돈을 가루로하여 생강즙에 담가 찐 오동열매 크기의 환을지어 생강 탕에 50알을 삼켜 내린다. 〈入門〉

일명 연석고환(軟石膏丸)이라고 하는데 조잡(嘈雜)을 치료한다. 〈醫鑑〉

※ 성반탕(星半湯)

효능 : 희기(噫氣)를 치료한다.

처방 반하(半夏)•석고(石膏) 각 2돈, 남성(南星)•향부자(香附子)•치자(梔子) 각 1돈을 썰어서 1첩을 지어 생강 3쪽을 넣어 물로 달여 먹는다. 〈醫鑑〉

※ 지각산(枳殼散)

효능 : 심하(心下)에 적(積)이 있어서 혹은 비만하고 또는 아프게 되어서 썩은 달걀 냄새와 같은 트림을 하는 것을 치료한다.

처방 변향부(便香附) 1냥, 지각(枳殼)•백출(白朮) 각 5돈, 빈랑(檳榔) 2돈을 가루로하여 매 2돈을 미음(米飮)으로 1일 3번씩 고루 내린다. 〈本事〉

※ 파울단(破鬱丹)

효능 : 부인의 희기(噫氣)에 가슴이 긴박(緊迫)하고 10여번을 계속해도 애기(噯氣)를 모두 토해내지 못하고 심장(心臟)의 위가 약간(若干)누그러져도 트림을 많이 하면 바로 긴박한 것을 치료한다.

처방 향부자초자(香附子醋煮)•치자인초(梔子仁炒) 각 4냥, 황련강즙초(黃連薑汁炒) 2냥, 지실(枳實)•빈랑(檳榔)•봉출(蓬朮)•청피(靑皮)•과루인(瓜蔞仁)•소자(蘇子) 각 1냥을 가루로 하고 물로 오동열매 크기의 환을 해서 흐르는 물로 30~50알을 삼켜 내린다. 〈回春〉

※ 균기환(勻氣丸)

효능 : 기(氣)가 허하고 탁한 것이 오르며 트림이 많은 것을 치료한다.

처방 익지인(益智仁)•대복자(大腹子)•백단향(白檀香) 각 1냥, 초두구(草豆蔻)•귤피(橘皮)•침향(沈香)•인삼(人蔘) 각 5돈을 가루로하여 밥으로 오동열매 크기의 환을 해서 물근 생강 탕에 70~80알을 삼켜 내린다. 〈入門〉

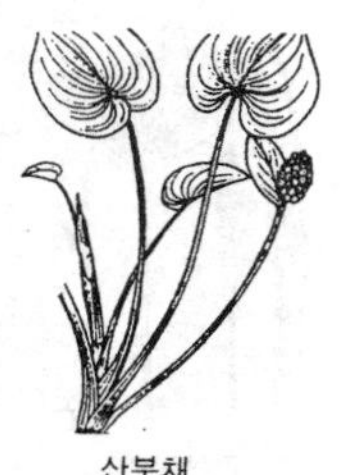
산부채

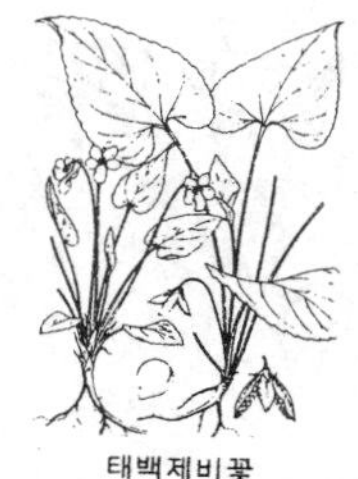
태백제비꽃

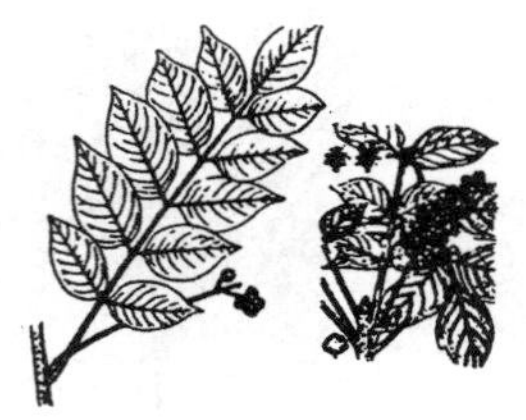
개 옻

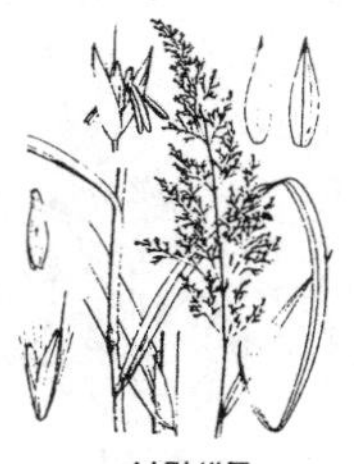
낭림새풀

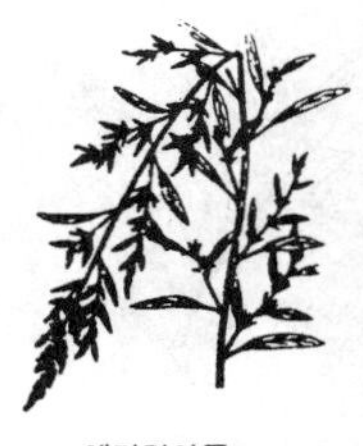
애기명아주

◎ 열격(噎膈)과 반위(反胃)

모두가 구토문에 자세히 나와 있다.

30. 심신(心神)을 안양(安養)해서 비(脾)와 위(胃)를 조치할 경우

대개 심(心)이란 군주(君主)의 관직과 같고 거기에서 신명(神明)나게 되니 희•노•애•비•분•사•공•구가 모두가 원기(元氣)를 손상하는 것이다. 심(心)은 신(神)의 집으로 심(心)이 편치 못하면 변해서 화(火)가 되는데 화(火)는 칠정(七情)의 적(賊)이 되는 것이다. 그러니 음화(陰火)가 제일 심해서 운영하는 기(氣)가 능히 신(神)을 조양치 못하면 맥(脈)이 바로 병이 든다.

인심(人心)의 신(神)이란 진기(眞氣)의 별명인데 혈(血)을 얻으면 살고 혈(血)이 나면 맥(脈)이 왕성하면 맥(脈)이 역시 신(神)의 집이 되는 것이다. 만일 심(心)이 엉겨 체한 것이 생기면 칠신(七神)이 형(形)을 떠나고 맥(脈)속에 화(火)가 있으니 이러한 병을 잘 치료하는 사람은 오직 비(脾)를 조화해서 심(心)에게 엉겨 체한 것이 없게 하며 또는 기쁜 일을 당하거나 또는 천기(天氣)가 따뜻하거나 또는 따뜻한 곳에 있거나 또는 자양분을 먹거나 또는 하고 싶은 일을 할 때에 명랑하고 혜연(慧然)해서 아무런 병도 없는 것과 같으니 대개 위(胃)속의 원기(元氣)가 온화하고 펴지게 되기 때문이다. 〈東垣〉

31. 내상(內傷)을 장리(將理)할 경우

약을 먹은 다음 비록 입맛이 좋다해도 1~2일 동안 배부르게 먹지 않아야 하니 위(胃)가 다시 상할 우려가 있기 때문이다. 모름지기 좋은 것을 약간씩 먹어서 약의 힘을 돕고 떠오르는 기(氣)를 붙게 해야 하는 것인데 너무 묽게 먹어도 약의 힘을 덜고 사기(邪氣)의 잠겨 내리는 것을 돕는 것이다. 형체(形體)를 약간씩 노역(勞役)해서 위기(胃氣)로 하여금 전운 하고 승발(昇發)하도록 할 것이며, 함부로 노역(勞役)을 너무 많이 해서 기(氣)가 다시 상하게 해서는 안 된다. 비(脾)와 위(胃)는 안정하는 것이 더욱 좋고 만약 위기(胃氣)가 약간 강해서 과일 종류를 조금씩 먹어서 곡(穀)과 약의 기(氣)의 돕는 것이 좋다. 경(經)에서 말하기를 「오곡(五穀)이 양(養)이 되고 오과(五果)는 보조가 된다.」고 한 것이 바로 그것이다. 〈東垣〉

황제(黃帝)가 묻기를 「위(胃)는 열 있는 것을 싫어하고 맑고 시원한 것을 좋아하며 대장(大腸)은 맑고 시원한 것을 싫어하고 열이 있는 것을 좋아하니 양쪽이 서로 온화하지 않는 것을 무엇으로 조절할 것인가?」 기백(岐伯)이 답하기를 「이것을 조절하는 것은 음식(飮食)과 의복의 한온(寒温)을 적절하게 하는 것이 제일 좋은 방법이니 찬 것은 처창〔凄滄 : 싸늘한 것〕함이 없고 더위는 땀이 나지 않게 할 것이며 음식은 열이 있어도 작작〔灼灼 : 따끈따끈한 것〕함이 없고 차가와도 창창〔滄滄 : 싸늘한 것〕함이 없게 해서 차고 따뜻한 것이 적중하기 때문에 기(氣)를 취득해서 사(邪)의 침노(侵虜)를 면하는 것이다.」〈靈樞〉

5가지 맛은 담박(淡薄)해서 사람으로 하여금 신기(神氣)를 아주 맑게 한다. 〈養性書〉

음식을 서로 이어서 온화하도록 하려면 당연히 식곡(食穀)을 많이 먹고 육식(肉食)을 적게 먹어야 한다.

일체의 고기는 모두 무르녹게 끓이고, 식혀서 먹으며 먹은 뒤에는 반드시 양치할 것이고, 날 고기를 먹고서 위(胃)를 상하게 해서는 안 된다. 〈得効〉

다(茶)라는 것은 사철에 모두 많이 마시면 하초(下焦)가 허냉(虛冷)한 것인데 오직 배부르게 먹은 다음에는 1~2잔을 따뜻하게 마시는 것은 무방한 일이니 그 이유는 소화 작용을 하기 때문이다.

모든 나물의 성질이 대부분 서늘하니 채과(菜瓜)가 비록 기(氣)는 치료하나 귀와 눈에는 해가 되는 것이니 이러한 종류의 먹는 것은 사철에 모두 많이 먹지를 말 것이며, 노인은 피해야 한다.

32. 오미(五味)가 과상(過傷)하면 병(病)이 될 경우

산(酸)이 근(筋)에 달아나니 많이 먹으면 파리하고 소변이 통하지 않으며 짠 것은 혈(血)에 달아나니 많이 먹으면 목이 마르고 매운 것은 기(氣)에 달아나니 많이 먹으면 심(心)이 동(洞)하며 〔심(心)의 야(液)이 땀이 되는 것인데 심(心)이 동(洞)한다는 것은 땀이 난다는 것을 말한 것이다〕 쓴 것은 뼈에 달아나니 많이 먹으면 구토하고 단 것은 살에 달아나니 많이 먹으면 심이 번민(煩悶)하게 된다. 〈靈樞〉

짠 것을 많이 먹으면 맥(脈)이 응삽(凝澁)하고 살색이 변하게 되며 쓴 것을 많이 먹으면 가죽이 마르고 털이 빠지며 매운 것을 많이 먹으면 근(筋)이 급하고 손톱이 마르며 신 것을 많이 먹으면 살이 뻣뻣하고 입술이 들리며

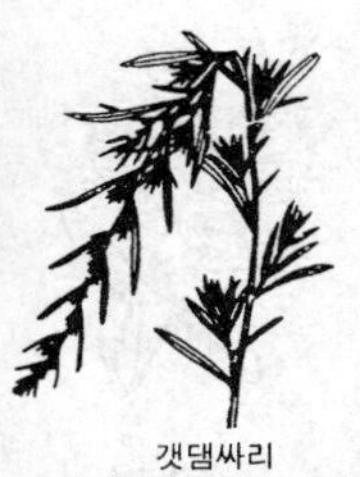
갯댑싸리

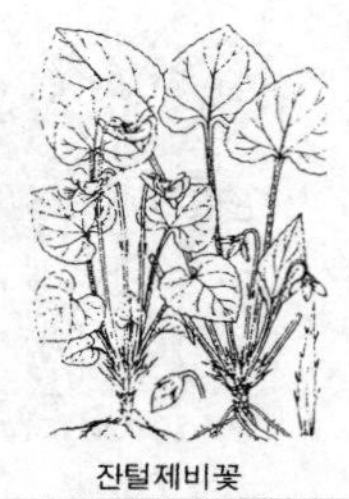
잔털제비꽃

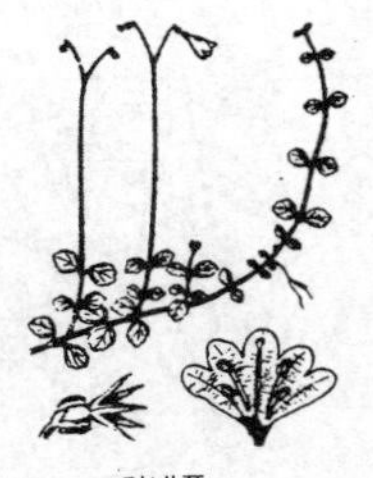
린네풀

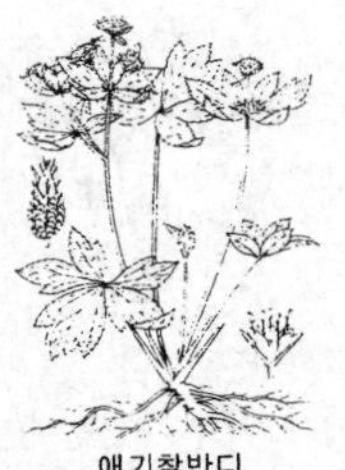
애기참반디

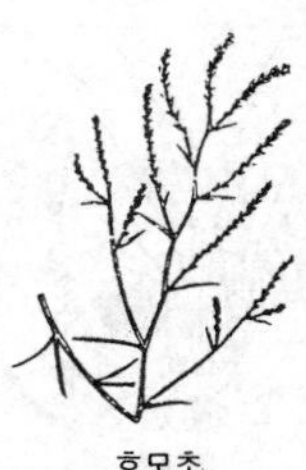
호모초

단 것을 많이 먹으면 뼈가 아프고 털이 빠진다. 〈內經〉

33. 불복수토병(不伏水土病)이 내상(內傷)과 같을 경우

사방의 기후가 온량이 같지 않으니 지방에 따라서 기욕(嗜慾)이 다르기 때문에 습성이 되는 것인데 만약 그의 구토(舊土)를 옮기면 타방(他方)의 수토(水土)는 그의 습성에 굽히지 안고 반드시 음식 때문에 장위에 들어가면 장위(腸胃)가 잘 안 받아서 질병이 생기기 때문에 불복수토(不伏水土)라 한다. 〈病源〉

불복수토(不伏水土)의 병이 장(瘴)과 함께 근본이 같은 것이니 대부분 평원(平原)의 지대(地帶)는 흙이 윤택하고 물이 서늘하니 모두 평위산(平胃散) • 조육평위산(棗肉平胃散) 또는 가감정기산(加減正氣散) • 불환금정기산(不換金正氣散) • 곽향정기산(藿香正氣散) 등을 수토(水土)와 풍기(風氣)의 냉열(冷熱)을 따라서 더하고 덜해 쓰는데 무엇보다도 비위(脾胃)를 부호(扶護)하는 것으로 근본을 삼아야 한다. 무릇 주색(酒色)을 삼가하지 않고 어(魚)와 육(肉) 및 과채(果菜)와 죽순(竹荀) 및 장(藏)의 생냉(生冷)과 찰밥 및 소주(燒酒)와 유초장박(油炒漿愽)(튀김과 같은 것) 및 계아(鷄鴉) • 면식(麵食) 등을 방자하게 먹거나 너무 굶주리거나 지나치게 배부르거나 살고 있는 곳이 예기(穢氣)가 있거나 밤에 잠을 잘 때에 이불을 잘 덮지 않거나 새벽길에 이슬을 많이 맞거나 공복(空腹)으로 외출하는 것이 모두가 장기(瘴氣)를 일으키는 것이고, 벼슬아치나 상인들이 외지(外地)에 다닐 때에 반드시 먹는 것을 조절하고 잠자리를 가려서 미리 방지해야 하는데 대체로 습장(濕瘴)과 더불어 같이 치료한다. 〈入門〉

34. 내상(內傷)에 조보하는 약일 경우

비(脾)와 위(胃)의 내상(內傷)을 조절하는 데 자주 먹는 약은 삼령백출환(蔘苓白朮丸) • 태화환(太和丸) • 운림윤신환(雲林潤身丸) • 백출화위환(白朮和胃丸) • 이공산(異功散) • 구선왕도고(九仙王道糕) • 비전삼선고(秘傳三仙糕) • 복령조화고(茯苓造化糕) • 백설고(白雪糕) • 사당환(砂糖丸) • 천진원환원단(天眞元還元丹) • 조원산(助元散) • 창출고(蒼朮膏) • 백출고(白朮膏) 등을 쓴다.

※ 삼령백출환(蔘苓白朮丸)

효능 : 병을 치료한 다음 원기(元氣)가 허약한 증세는 이 약으로 원기(元氣)를 기르고 비(脾)와 위(胃)를 보하며 좋은 음식을 먹고 화(火)를 씻어 없애며 담(痰)을 삭히고 울(鬱)을 풀어준다.

처방 백출토초(白朮土炒) 2냥반, 연육(蓮肉) • 길경(桔梗) • 의이인(薏苡仁) 각 2냥, 인삼(人蔘) • 백복령(白茯苓) • 산약초(山藥炒) • 진피(陳皮) • 반하제(半夏製) • 백편두(白扁豆) • 황련이미병강즙초(黃連二味並薑汁炒) • 당귀(當歸) • 향부자(香附子) • 원지(遠志) • 감초(甘草) 각 1냥, 축사(縮砂) • 석창포(石菖蒲) 각 5돈을 가루로하여 생강과 대추 달인 탕과 신국말(神麴末) 1냥을 섞어 풀을 끓여서 오동열매 크기의 환을지어 백탕(白湯)으로 100알을 삼켜 내린다. 〈醫鑑〉

※ 삼령백출산(蔘苓白朮散)

효능 : 내상(內傷)으로 비위(脾胃)가 허약하고 음식을 못먹는 또는 토사(吐瀉)하는 증세와 모든 큰 병 뒤에 비와 위(胃)를 조조(調助)하는 데 이 약이 아주 신통하다.

처방 인삼(人蔘) • 백출(白朮) • 백복령(白茯苓) • 산약(山藥) • 감초구(甘草炙) 각 2돈, 의이인(薏苡仁) • 연육(蓮肉) • 길경(桔梗) • 백편두(白扁豆) • 축사(縮砂) 각 1돈반을 가루로하여 매 3돈을 대추 탕에 같이 먹는다.

1냥을 썰어서 생강 3쪽과 대추 2개를 넣어 달여 먹는 것도 좋다. 〈入門〉

※ 서련환(瑞蓮丸)

효능 : 내상(內傷)하고 비위(脾胃)가 허약하고 음식을 못먹고 또는 설사(泄瀉)하는 것을 치료한다.

처방 산약초(山藥炒) • 백출토초(白朮土炒) • 연육(蓮肉) • 감인(芡仁) 각 2냥, 백복령(白茯苓) • 귤홍(橘紅) • 백작약주초(白芍藥酒炒) 각 1냥, 인삼(人蔘) • 감초구(甘草炙) 각 5돈을 가루로 하고 분저두(豶猪肚) 1개를 깨끗이 씻어서 무르녹게 삶아서 가지고 짓이겨서 약가루를 넣고 오동열매 크기의 환을 지어서 매 100알을 공복에 미음(米飮)으로 백설(白雪)알과 같이 섞어 먹는다. 〈回春〉

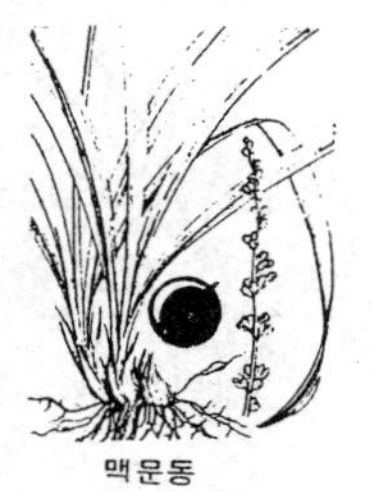
맥문동

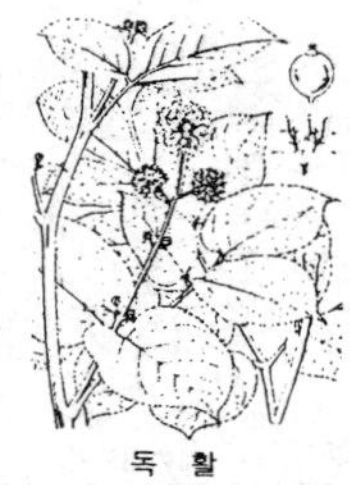
독활

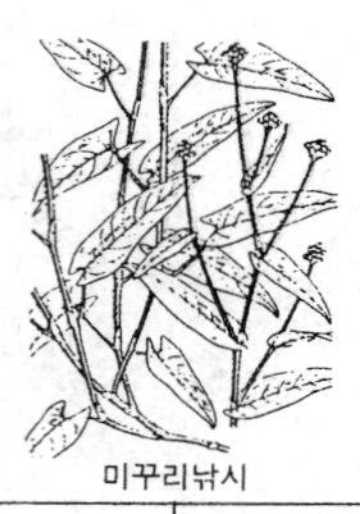
미꾸리낚시

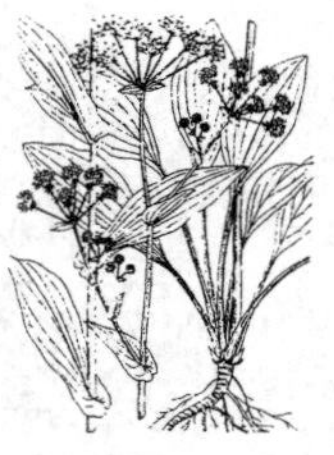
개시호

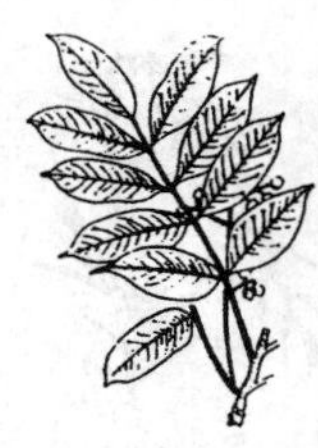
산검양옻

※ 태화환(太和丸)

효능 : 내상(內傷)때문에 비위(脾胃)가 허손되고 음식 맛이 없으며 몸이 여위고 얼굴빛이 위황(萎黃)한 증세를 치료하니 가슴을 열고 격(膈)을 쾌유하게 하며 울(鬱)을 맑게하고 담(痰)을 삭히며 밥을 소화시키는 조리의 약이다.

처방 백출토초(白朮土炒) 4냥, 백복령(白茯苓)•백작약(白芍藥)•신국초(神麴炒)•맥아초(麥芽炒) 각 2냥반, 향부변초(香附便炒)•당귀(當歸)•지실(枳實) 각 2냥, 용안육〔龍眼肉 : 없으면 익지(益智)로 대신 쓴다.〕•백두구(白豆蔲) 각 1냥3돈, 반하(半夏) 1냥2돈, 진피(陳皮)•황련강즙초(黃連薑汁炒)•산사육(山査肉) 각 1냥, 감초구(甘草灸) 7돈, 인삼(人蔘)•목향(木香) 각 5돈을 가루로하여 하엽(荷葉)달인 물에 진쌀로 풀을 끓여 오동열매 크기의 환을 해서 미음으로 100알을 삼켜 내린다. 〈回春〉

※ 운림윤신환(雲林潤身丸)

효능 : 여위고 겁약(怯弱)하여 정신이 단소(短少)하고 음식이 달지 않은 데 이 약을 먹으면 노역(勞役)도 침당되고 주림도 견딜 수 있으며 오래 먹으면 지체(肢體)가 비장(肥壯)하고 화(火)를 맑게 하며 담(痰)을 삭히고 울(鬱)을 열며 비(脾)와 위(胃)를 건장하게 하고, 혈(血)을 기르며 기(氣)를 온화하게 한다.

처방 당귀주세(當歸酒洗)•백출(白朮) 각 6냥, 백복령(白茯苓)•진피(陳皮)•변향부(便香附)•황련강즙초(黃連薑汁炒)•산사육(山査肉)•신국초(神麴炒) 3냥, 지실(枳實)•백작약(白芍藥)•인삼(人蔘)•산약초(山藥炒)•연육(蓮肉) 각 2냥, 감초구(甘草灸) 5돈을 가루로 하고 하엽(荷葉)달인 물에 밥처럼 삶아서 오동열매 크기의 환을지어 미음(米飮)으로 100알을 삼켜 내리는 처방인데 노역(勞役)하는 사람은 하루도 이 약을 지나칠 수 없다. 〈醫鑑〉

※ 보진고(補眞膏)

처방 인삼(人蔘) 4냥, 산약증숙(山藥蒸熟)하여 껍질을 버리고 감인증(芡仁蒸)•연육(蓮肉)•조육(棗肉)•행인(杏仁)•호도육(胡桃肉) 각 1근, 침향(沈香) 3돈, (별도로 가루)를 함께 짓찧어서 달인 꿀 3근, 진수유(眞酥油) 1근을 밀(蜜)을 타서 증화(蒸化)하고 위의 8가지 약을 한데 합해서 가루로 한 것을 수밀(酥蜜)에 넣어 섞고 흔들어서 고약을 만들어 가지고 자기 그릇 안에 담가서 잘 봉해 두고 이른 새벽에 백탕(白湯)으로 두어 숟갈로 고루 먹고 자기전에 또한 그와 같이 다시 한 번 먹으면 크게 진원(眞元)을 보하는 공효를 말로 다할 수 없는 것이다. 〈回春〉

※ 삼출조원고(蔘朮調元膏)

효능 : 원기(元氣)를 돋구고 비위(脾胃)를 건장하게 하며 음식을 증진시키고 기부(肌膚)를 부드럽게 해서 맑은 피를 낳으니 진실로 선단(仙丹)이라 할 수 밖에 없다.

처방 설백출(雪白朮) 2근과 인삼(人蔘) 4냥을 썰어서 자기 솥속에 넣어 깨끗한 물 10주발쯤 낸 다음 여과해서 다시 찌꺼기에다 물을 부어 달여서 2주발 쯤 낸 다음 여과하여 먼저 즙과 같이 약하게 달여 2주발이 되거든 꿀 반근을 넣어 다시 고아 고약이 되면 흙속에 2일동안 묻어 두었다가 꺼내서 1일 3~4차례 백탕(白湯)으로 고루 내린다. 〈回春〉

※ 백출화위환(白朮和胃丸)

효능 : 내상병(內傷病)이 오랫동안 끌어서 먹지를 못하고, 장부(臟腑)가 맺히고 또는 당설(溏泄)하는 데 자주 먹으면 비위(脾胃)를 온화하게 하며 음식을 증진시킨다.

처방 백출(白朮) 1냥반, 후박(厚朴)•반하(半夏) 각 1냥, 진피(陳皮) 8돈, 인삼(人蔘) 5돈, 지실(枳實)•빈랑(檳榔) 각 3냥반, 감초(甘草) 2돈, 목향(木香) 1돈반, 생건강(生乾薑) 1돈을 가루로 하고 떡을 쪄서 오동열매 크기의 환을 하여 미음(米飮)으로 50알을 삼켜 내린다. 〈東垣〉

※ 구선왕도고(九仙王道糕)

효능 : 정신(精神)을 기르고 원기(元氣)를 부양(扶養)하며 비위(脾胃)를 건장하게 하고 음식을 증진 시키며 허손(虛損)을 보하고 기육(肌肉)을 낳으며 습열(濕熱)을 없애준다.

처방 연육(蓮肉)•산약초(山藥炒)•백복령(白茯苓)

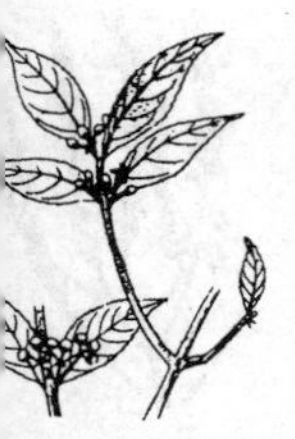
좀새비나무

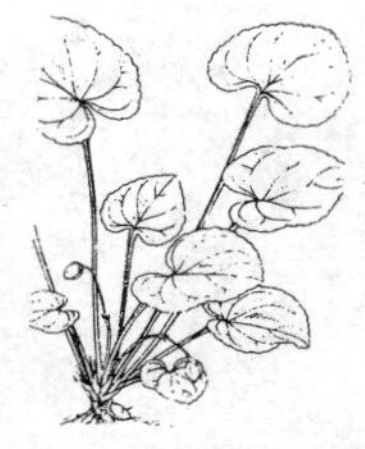
동근털제비꽃

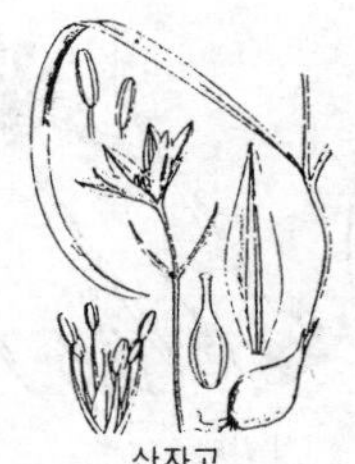
산자고

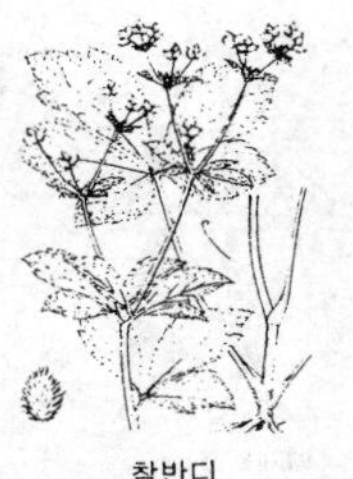
참반디

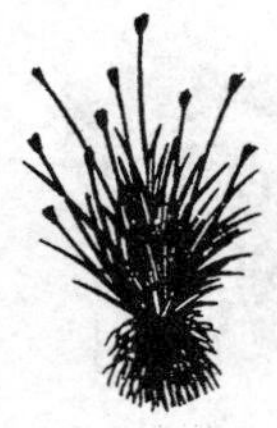
좀개수염

• 의이인(薏苡仁) 각 4냥, 맥아초(麥芽炒) • 백편두초감인(白扁豆炒芡仁) 각 2냥, 시상(柿霜) 1냥, 백사당(白砂糖) 20냥을 가루로 하고 맵쌀 가루 5되를 넣어 쪄서 낱알을 만들어 볕에 말려서 생각대로 먹고 미음(米飮)으로도 내려 보낸다. 〈回春〉

※ 비전삼선고(秘傳三仙糕)

효능 : 내상(內傷)에 비(脾)와 위(胃)가 허약해서 음식(飮食)을 못 먹는 것을 치료하는 데 보양을 주로 하고 원기(元氣)를 길러 준다.

처방 인삼(人蔘) • 산약(山藥) • 연육(蓮肉) • 백복령(白茯苓) • 감인(芡仁) 각 5냥을 별도로 가루로하여 백밀(白密) • 사당설(砂糖屑) 각 1근, 찹쌀 가루 3되, 맵쌀가루 7되를 가루로하여 한데 섞고 쪄서 익히고 볕에 말린 다음 다시 가루로 하고 매번 16수저를 가지고 1일 3~4번씩 백탕(白湯)으로 고루 내린다. 〈集略〉

※ 복령조화고(茯苓造化糕)

효능 : 치료 방법은 위에서와 같다.

처방 백복령(白茯苓) • 연육(蓮肉) • 산약(山藥) • 감인(芡仁) 각 4냥, 백만갱미(白晩粳米) 2되를 가루로 하고 사당(砂糖) 1근을 가루를 만들어 반죽해 가지고 시루에 넣어 대나무 칼로 그어서 편계(片界)를 만든 다음에 대나 짚으로 만든 뚜껑을 덮어 쪄내어서 볕에 말려 가지고 마음대로 먹는다. 혹시 나무 덮개로 덮으면 익지를 않는다. 〈集略〉

※ 백설고(白雪糕)

효능 : 내상(內傷)을 치료하고 비(脾)와 위(胃)를 보양해 준다.

처방 산약(山藥) • 감인(芡仁) • 연육(蓮肉) 각 4냥, 맵쌀이나 찹쌀 가루 각 1되를 함께 모두 분가루로 하여 사당(砂糖) 1근반을 넣고 반죽해서 찌고 낱알로 만들어 마음대로 먹는다. 〈醫鑑〉

※ 사당원(砂糖元)

효능 : 비(脾)와 위(胃)를 조리(調理)한다.

처방 사당(砂糖) 1냥을 가루로 만들고 축사(縮砂) 가루 1돈과 꿀 약간을 넣어 반죽해서 매번에 30알씩 만들어 씹어서 삼키는데 오미자(五味子)살 가루 반돈을 넣으면 더욱 좋다. 〈俗方〉

※ 천진원(天眞元)

효능 : 내상(內傷)에 비(脾)와 위(胃)가 모두 허하고 음식을 못먹고 진액이 말라 붙고 형태가 수췌(瘦瘁)한 것을 치료한다.

처방 육종용(肉蓯蓉) • 산약〔山藥: 생 것〕 • 천문동(天門冬) 각 10냥, 당귀(當歸) 12냥등 4가지를 가루로하여 정양육(精羊肉) 7근을 군데군데 쪼개고 약가루를 넣어 노끈으로 동여매고 찹쌀 술 4병과 같이 달여서 술이 마르거든 다시 물 2되를 부어 달여서 양고기가 진흙 같이 되기를 기다려 황기(黃芪) 가루 5냥, 인삼(人蔘) 가루 3냥, 백출(白朮) 가루 2냥, 숙나미반배말(熟懦米飯焙末) 10냥은 섞어 반죽하고 찧어서 오동열매 크기의 환을 해서 매 100알을 1일 3번으로 1일에 약 300알씩을 먹는다. 만약 환을 만들기가 어려우면 떡에 넣어 같이 찧어 환을 만들어 가지고 더운술 또는 염탕(鹽湯)으로 내려 보낸다.

피가 빠지고 살이 빠지며 먹지를 못하고 걸어 다니지를 못하고 손과 발이 위약(痿弱)하며 혈기(血氣)가 말라 버리고 형신(形神)이 모자라서 활장(滑腸)이 되어 죽을 날만 기다리고 치료할 도리가 없는데 또 목구멍이 협착(狹窄)해서 음식물이 넘어가지 않고 다만 환약(丸藥) 5~7알을 겨우 삼키는데 차차 먹어서 알 숫자가 늘어나면 조양(調養)해서 일어날 수가 있고 오래 먹으면 얼굴빛이 차차로 홍윤(紅潤)해지며 혈을 붓게 하고 진액을 낳으며 또한 대변이 마르는데 먹으면 계속해서 윤택해진다. 〈得効〉

※ 환원단(還元丹)

효능 : 내상(內傷)의 허손(虛損)을 치료하는데 오장(五臟)을 편하게 하고 백병(百病)을 소감(消減)시키며 정수를 실하게 하고 원기(元氣)를 굳건 하게 하며 특히 여윈 사람을 살찌게 한다.

처방 황건우육(黃犍牛肉)을 많든 적든 가리지 말고 근

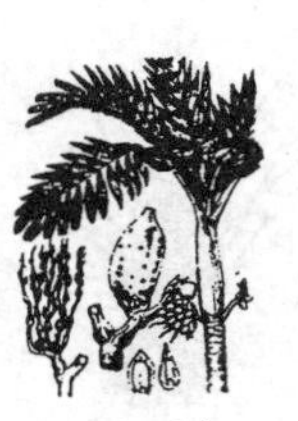
빈랑

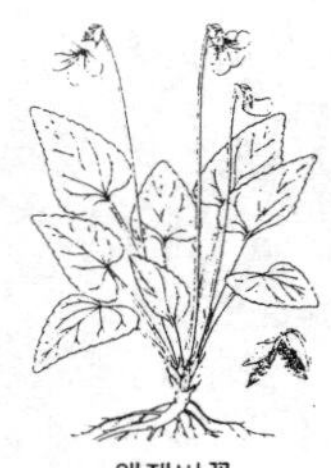
왜제비꽃

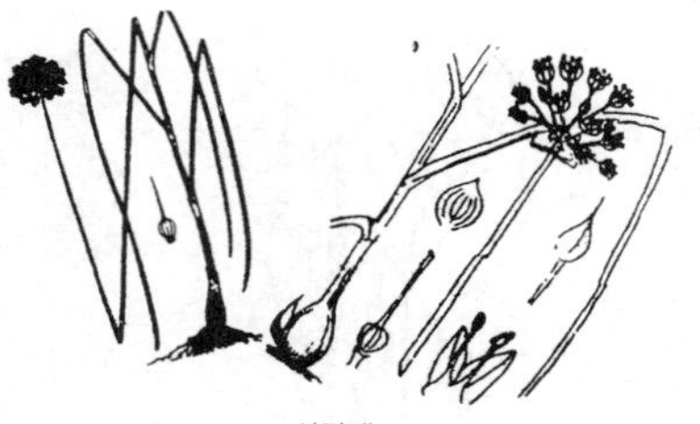
산달래

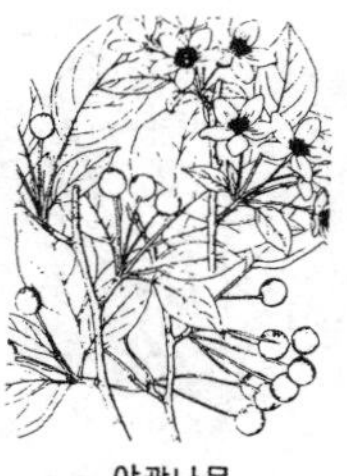
야광나무

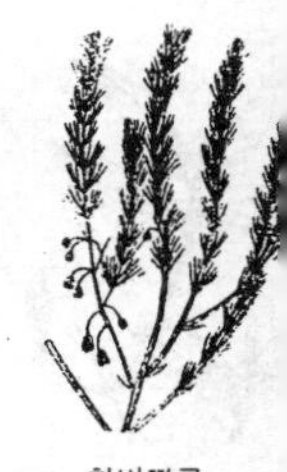
참비짜루

(筋)과 막(膜)을 버린 다음 바둑알 만큼씩 썰어서 큰 강물에 두어번 씻어 담그고 하룻밤 재운뒤 또 다시 씻되 맑아지는 것을 한도로 하여 좋은 술과 같이 자기 그릇에 넣고 기름 종이로 입을 봉하고 상시화(桑柴火)로 하루밤 낮을 끓여서 불에 말려 가루로 하고 (빛이 누른 모래빛과 같은 것이 좋으며 검게 타면 쓰지 못한다) 매 육미(肉末)반근에 다음 약 1근을 넣는다. 연육(蓮肉)과 산약〔山藥: 병총염동초(並葱鹽同炒)하되 총(葱)과 염(鹽)은 버림〕• 백복령(白茯苓) • 회향미초(茴香微炒)를 가루로하여 각 4냥을 반죽하여 대추 살을 짓이겨 고약과 같이 만든 다음 좋은 술을 약간 넣고 위의 약가루를 섞어서 짓찧고 환을 만들어 오동열매 크기로 하여 공복에 더운 술로 50~70알을 삼켜 내린다. 처음에 1일 3번을 먹되 오래 되면 1번에 먹는 것이 좋은데 면(麪) • 호(糊)와 미음(米飮)의 종류는 피하는 것이 좋다. 〈活人心〉

일명 반본환(返本丸)이라 한다. 〈丹心〉

※ 조원산(助元散)

효능 : 크게 비위(脾胃)를 보하고 음식 맛을 증진 시킨다.

처방 백출(白朮) 3냥, 백복령(白茯苓) • 진피(陳皮) 각 1냥, 연육(蓮肉) 1냥반, 맥아초(麥芽炒) 5돈을 가루로 하고 사당설(砂糖屑) 3냥을 넣어 자기내(磁器內)에 저장하되 화로(火爐)근처에 두는 것이 좋고 백탕(白湯)으로 3돈씩 고루 내린다. 〈入門〉

※ 창출고(蒼朮膏)

효능 : 음식에 상(傷)해서 못먹고 습종(濕腫)이 나며 사지(四肢)가 힘이 없고 주색(酒色)이 지나치며 노역에 상하고 골열(骨熱)이 있으며 담화(痰火)가 성한 것등 증세를 치료한다. 처음 먹으면 혹은 열이 나고 또는 담(痰)을 사(瀉)하며 또는 배부르기 쉽고 주리기도 쉽다. 오래 먹으면 몸이 가볍고 뼈가 건장해진다.

처방 창출(蒼朮)을 뜨물에 담가 검은 껍질을 버리고 쪽을 썰어서 불에 말려 1근을 다시 찌고(蒸) 백복령(白茯苓) 4냥을 썰어서 물 10주발을 넣고 고아서 2주발을 취즙(取汁)해서 여과하고 또 찌꺼기는 물에 달여 2주발을 내서 또 찌꺼기를 찧어서 달여 즙 1~2주발을 짜서 내고 먼저 즙과 합해서 짜서 다시 달여 2주발쯤 되거든 꿀 4냥을 넣어 다시 달여서 고약이 되어 물에 떨어뜨려 구슬이 되는 것을 한도로 하여 1일 2~3차례 백탕(白湯)으로 내려보낸다. 이 약은 기(氣)가 아주 웅장해서 비(脾)와 신(腎) 2경(二經)에 통행(通行)한다. 〈入門〉

※ 백출고(白朮膏)

효능 : 내상(內傷)에 비(脾)와 위(胃)가 온화하지 않고 음식이 맛이 없으며 또는 토사(吐瀉)하는 것을 치료한다.

처방 백출(白朮) 1근을 썰어 불에 말리고 진피(陳皮) 4냥을 넣어 고와서 즙을 내서 위의 방법과 같이 하여 꿀을 넣고 고약을 만들어 먹는 방법도 위와같다. 〈醫鑑〉

35. 식궐(食厥)일 경우

갑자기 혼도(昏倒)해서 입으로 토하고 입으로 말을 못하며 사람을 몰라 보고 사지(四肢)를 들지 못하는 등 증세는 대부분(大部分)음식을 많이 해서 변하여 이상한 병이 되니 반드시 환자에게 자세하게 물어서 만약 음식을 먹은 뒤에 기(氣)가 뇌곤(惱困)해서 그러한 것이면 강염탕(薑鹽湯)을 많이 먹고 깊이 토한 뒤에 가미육군자탕(加味六君子湯)을 먹으면 바로 낫는다. 〈回春〉

※ 가미육군자탕(加味六君子湯)

처방 향부자(香附子) 1돈반, 백출(白朮) • 백복령(白茯苓) • 진피(陳皮) • 반하(半夏) 각 1돈, 인삼(人蔘) 7푼, 목향(木香) • 축사(縮砂) 각 5푼, 감초(甘草) 3푼을 썰어서 1첩을 지어 생강 3쪽과 대추 2개에 자소엽(紫蘇葉) 7쪽을 넣어 같이 달여 먹는다. 〈回春〉

36. 식적(食積)이 상한(傷寒)과 같을 경우

음식에 상해서 적(積)이 된 것이 또한 능히 열이 나고 머리가 아픈데 증세가 상한(傷寒)과 같으니 도씨평위산(陶氏平胃散)을 쓴다. 〈入門〉

※ 도씨평위산(陶氏平胃散)

처방 창출(蒼朮) 1돈반, 후박(厚朴) • 진피(陳皮) • 백출(白朮) 각 1돈, 황련(黃連) • 지실(枳實) 각 7돈, 초과(草果) 6푼, 신국(神麴) • 산사육(山査肉) • 건강(乾薑)

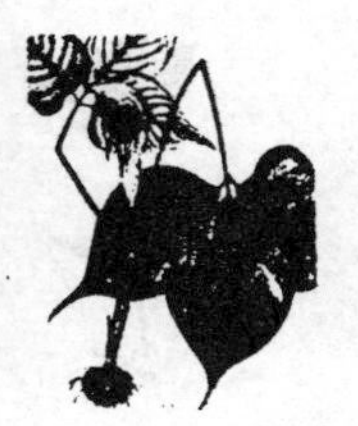
큰천남성

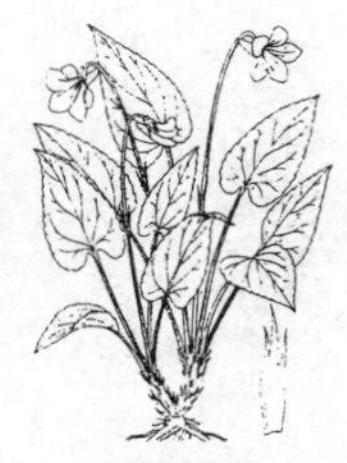
흰젖제비꽃

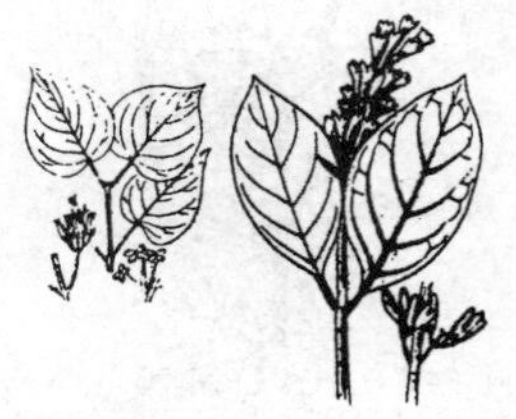
수수꽃다리

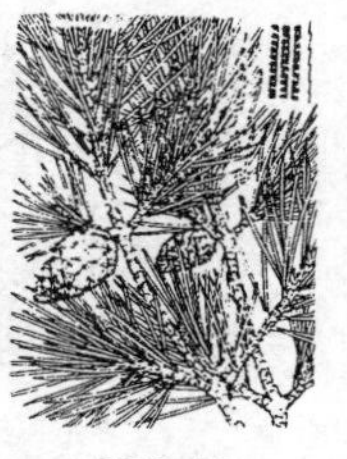
구주소나무

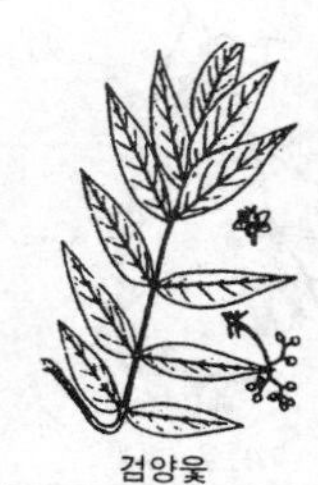
검양옻

• 목향(木香) • 감초(甘草) 각 5푼을 썰어서 1첩을 지어 생강 3근을 넣어 물로 달여 먹는다. 〈入門〉

37. 음식에 내상(內傷)하면 당연히 토(吐)해야 할 경우

묶어 있는 음식이 상완(上脘)에 있으면 당연히 토하여야 하는데 과체산(瓜滯散)을 쓴다. 〈仲景〉

먹은 것이 가슴속에 막혔을 때 상부에는 맥(脈)이 있고 하부에는 맥(脈)이 없으면 당연히 토해야 하는데 토하지 못하면 죽게 되니 과체산(瓜滯散)을 쓴다. 〈東垣〉

언제나 음식을 지나치게 많이 먹어 가슴에서 내리지 않는 것은 과체산(瓜滯散)을 쓰지 말고 단지 손이나 또는 계령(鷄翎)으로 찾아 깊이 토하고 또는 염탕(鹽湯) • 토법(吐法)도 좋은 것이다. 〈東垣〉

음식이 소화가 되지 않고 흉격(胸膈)사이에 있으면 반복해서 토하려고 하는데 심할 때는 과체산(瓜滯散)을 쓰고 가벼울 때는 계령(鷄翎)등으로 찾아서 깊이 토한다. 〈綱目〉

술을 마시고 취한 다음에 토하는 것이 제일 좋다. 〈得効〉

먹은 음식을 토해내는 데는 음양탕(陰陽湯)또는 온염탕(温鹽湯)을 많이 마시고 깊이 토하는 것이다. 〈入門〉

※ 음양탕(陰陽湯)

즉 새로 기른 물 1주발에 백비탕(百沸湯) 1주발을 합하고 소금 1홉을 타서 같이 먹으면 토하게 된다. 〈本草〉

38. 음식(飮食)이 내상(內傷)하면 당연히 내려야 할 경우

「묶어 있는 음식에 병든 것을 무엇으로 구별하는가?」 답하기를 「맥(脈)이 뜨고 큰 데 누르면 오히려 삽(澁)하기 때문에 아는 것이니 대승기탕(大承氣湯)으로 내린다.」

맥(脈)이 촘촘하고 윤택한 것이 묵은 음식이 있는 것이니 내리면 낫는 것인데 대•소승기탕(大小承氣湯)을 쓰고 묵은 음식이 조열할 때는 소승기탕(小承氣湯)을 쓴다. 〈仲景〉

상한(傷寒)에서 혹시 열물(熱物)에 상(傷)한 것은 비급환(備急丸) • 여원산(餘源散)을 쓴다. 〈入門〉

먹은 것이 중•하완(中下脘)에 있는 것은 당연히 내려서 좇아야 하는데 목향견안환(木香見眼丸) • 정향비적환(丁香脾積丸) • 감응원(感應元)을 가려 쓴다. 〈入門〉

식적(食積)을 내리는 데는 제원산(除源散) • 자황환(煮黃丸) • 정향비적환(丁香脾積丸) • 신응환〔神應丸 : 즉 감응원(感應元)의 일명(一名)〕• 지실대황탕(枳實大黃湯) 등을 쓴다.

※ 제원산(除源散)

모든 식물(食物)에 상(傷)해서 몹시 차고 열을 내며 심(心)과 복(腹)이 비통(痞痛)해서 견디고 오랫동안 낫지 않는데는 반드시 그가 무슨 음식을 먹어서 상했는가를 확인한 후에 그 음식물을 불살라서 가루로 하고 생구(生韭) 1오금을 찧어 즙을 내어 고루 먹으면 1~2시간을 지난 뒤에 구축(驅逐)하고 설사하는 약을 먹어서 최촉(催促)하면 묵은 음식이 바로 내리고 열이 물러가면 즉시 낫게 된다. 〈入門〉

일명 소원산(泝源散)이라 한다. 〈正傳〉

상한(傷寒)으로 음식이 상해서 열이 날 때 그 음식을 불사루어 가루로 해서 미음(米飮)으로 2돈을 고루 내리면 바로 낫게 된다. 〈仲景〉

※ 자황환(煮黃丸)

효능 : 음식이 너무 많아서 가슴과 배가 찌르고 아픈 것을 치료하는 데 아주 신통하다.

처방 웅황수비(雄黃水飛) 2돈, 파두상(巴豆霜) 1돈을 고루 섞고 물방울로 오동열매 크기의 환을 해서 곤장수(滾漿水)에 12알을 달여 여과하고 냉장수(冷漿水)에 담궈서 차게 한 장수(漿水)에 1일 24시간을 2시간 마다 1번에 1알씩 먹되 설사하는 것을 한도로 하는 것이다. 〈易老〉

※ 지실대황탕(枳實大黃湯)

효능 : 더운 것을 먹어 상해서 대변이 통하지 않는 것을 치료한다.

처방 대황(大黃) 2돈, 후박(厚朴) • 지실(枳實) • 빈랑(檳榔) • 감초(甘草) 각 1돈, 목향(木香) 5푼을 썰어서 1첩을 지어 물로 달여 먹는다. 〈回春〉

39. 금기법(禁忌法)일 경우

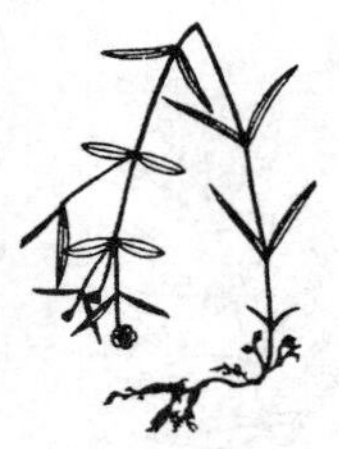
가는잎개별꽃

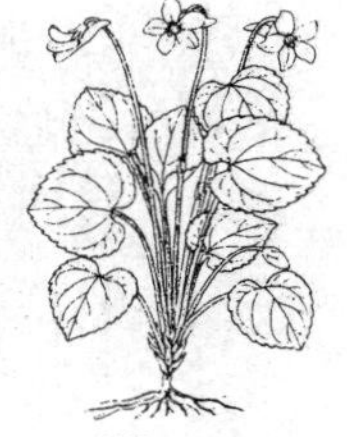
알록제비꽃

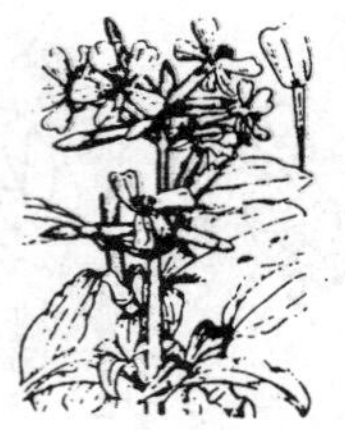
사포리아

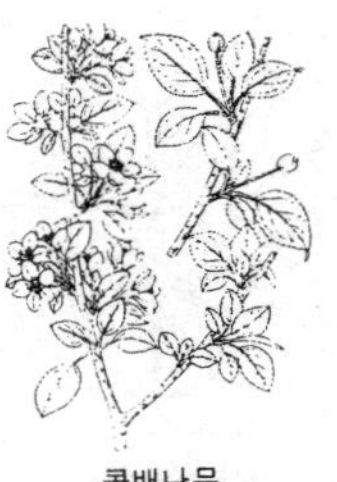
콩배나무

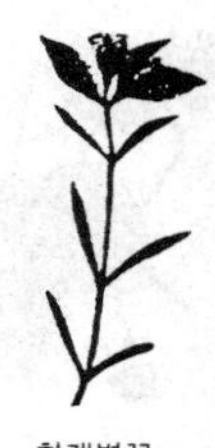
참개별꽃

모든 음식 중에서 크게 짜고 매우며 마늘이나 부추등 다섯가지 매운 것과 초(醋)와 생강 계(桂)의 종류가 모두 원기(元氣)를 상하며 약으로서는 택사(澤瀉)•복령(茯苓)•저령(猪苓)•등심(燈心)•호박(琥珀)•통초(通草)•목통(木通)•활석(滑石)의 종류가 모두 양기(陽氣)를 사(瀉)하는 것이다. 〈東垣〉

40. 도인법(導引法)일 경우

무릇 술과 음식의 중독에 바로 앉아 하늘을 우러러 주식(酒食)의 취포(醉飽)한 기(氣)를 뿜어내면 바로 효과가 있다.

단방(單方) (37종)

〔37종(三十七種)인데 각중환(寬中丸)•독성탕(獨醒湯)•쌍화산(雙花散)이 있다.〕

※ 벽해수(碧海水)

1~2홉을 마시면 묵은 음식과 아랫배 부른 것을 토해내는데 바로 효력이 있다. 〈本草〉

※ 생숙탕(生熟湯)

크게 취하거나 고과(瓜果)를 많이 먹는데 생숙탕(生熟湯)에 몸을 담그고 있으면 탕(湯)이 모두 술과 고미(瓜味)가 되니 바로 백비탕(百沸湯)에 새로 길러온 물을 섞은 처방이다. 〈本草〉

※ 생강즙(生薑汁)

속에 열이 있어서 먹지 못하는 데 생강즙(生薑汁) 1홉에 꿀 1수저와 물 3홉에 생지황즙(生地黃汁)약간 타서 바로 먹으면 차도가 있다. 〈本草〉

※ 다(茶)

묵은 음식을 소화시키니 따뜻하게 해서 마시고 작설다(雀舌茶)도 역시 좋다. 〈俗方〉

※ 상지다(桑枝茶)

먹은 음식을 소화시키니 기(氣)를 내리니 동칼로 상지(桑枝)를 잘게 썰은 다음 자기 그릇에 볶아서 노란 빛이 된 것을 달여 먹는다. 〈本草〉

※ 오수유(吳茱萸)

탄산증(呑酸症)에 신물이 심장(心臟)을 찌르는데 쓴다. 오수유(吳茱萸) 1홉을 물로 달여서 마시면 바로 차도가 있다. 어느 사람이 심장(心臟)이 부서지는 것 같이 아픈데 이 약을 먹고 20년 동안 재발하지 않았다. 〈本草〉

※ 후박(厚朴)

수곡(水穀)을 소화시키니 역수(逆水)속의 노근(蘆根)을 채취해서 후박(厚朴)과 같이 달여 먹으면 바로 효과가 있다. 뇌공(雷公)이 말하기를「음식을 더하고 주량(酒量)을 더하는 것은 모름지기 노(蘆)와 박(朴)을 달여 먹으라」는 것이 바로 그 방법이다. 〈本草〉

※ 산사자(山楂子)

식적(食積)을 치료하고 능히 소화를 잘 시키니 쪄서 익히고 살을 내서 말려 가지고 달여 먹는다. 또는 살을 가루로 해서 신국호(神麴糊)에 환을 지어서 먹으니 이름을 관중환(寬中丸)이라고 한다. 〈本草〉

또 살을 먹고 쌓이게 되는 것을 치료하니 산사육(山楂肉) 1냥을 물로 달여서 물을 마신 다음 살은 뒤에 먹는다.

※ 청피(靑皮)

주식(酒食)의 포만(飽滿)에 쓰니 청피(靑皮) 4냥, 소금 1냥을 물에 반죽하고 볶아 가루로 한 것 1돈반과 다말(茶末) 반돈을 비탕(沸湯)에 섞어서 먹는다. 〈本草〉

※ 명사(榠樝)

음식을 소화시키고 주독(酒毒)을 풀며 탄산(呑酸)을 그치게 하고 주담(酒痰)의 황수(黃水)를 없애며 술을 먹고 담(痰)을 삭히니 언제나 씹어서 삼키면 좋고 모과(木瓜)도 효력이 같다. 〈本草〉

※ 오매(烏梅)

면(麵)을 먹고 소화가 안 되서 팽창(膨脹)한 것을 치료하니 살을 취해서 가루로 환을지어 백탕(白湯)으로 30알을 삼켜 내린다. 〈類聚〉

※ 순(蓴)

부어(鮒魚)와 같이 국을 끓여 먹으면 위(胃)가 약해서

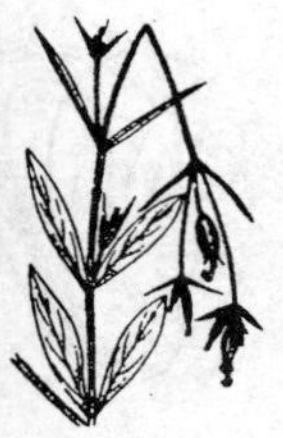
말냉이구채

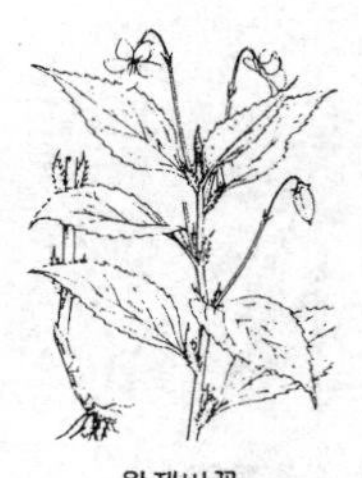
왕제비꽃

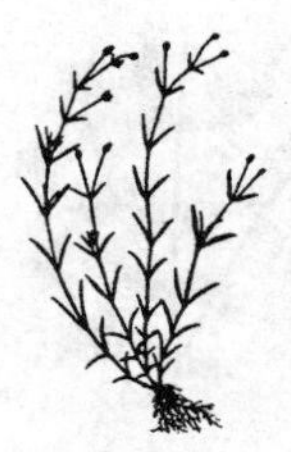
큰개미자리

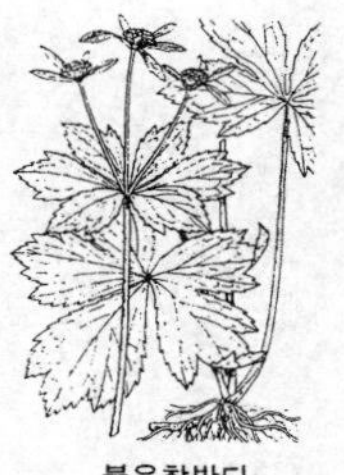
붉은참반디

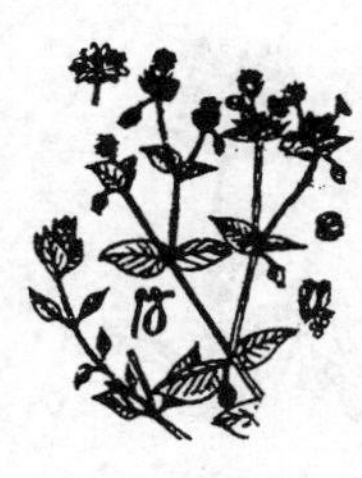
왕별꽃

밥이 안 내리는 것을 주로 치료하고 위구(胃口)를 여는 데 특별히 효과가 있고 노인에게 더욱 좋다. 〈本草〉

※ 부어와 치어(鮒魚及鯔魚)

두 고기가 모두 진흙을 먹기 때문에 비(脾)와 위(胃)를 보하고 음식을 증진시키는 효력이 있으니 자주 먹으면 좋다. 〈本草〉

※ 해(蟹)

위기(胃氣)를 치료하고 음식을 소화시키니 중황(中黃) 즉 속의 노란 부분을 취해서 5가지 맛을 섞어 생으로 먹는다. 〈本草〉

※ 이당(飴糖)

쪽으로 된 흑당〔黑糖 : 즉 엿〕이다. 비(脾)와 위기(胃氣)를 온화하게 하고 음식을 생각나게 하니 자주 먹으면 좋다. 〈本草〉

※ 대맥얼(大麥蘖)

즉 보리 새싹이다. 기(氣)가 허한 사람이 먹으면 좋으니 무(戊)·기(己)를 대신하고 수곡(水穀)을 부숙시키니 가루로 먹거나 달여 먹어도 모두 좋다. 〈本草〉

※ 신국(神麴)

수곡(水穀)을 소화시키고 묵은 음식을 썩게 하니 가루로 먹거나 달여 먹어도 모두 좋다. 〈湯液〉

※ 녹두분(綠豆粉)

주독(酒毒)을 풀어주니 면(麵)을 만들어 먹으면 좋다. 〈日用〉

※ 나복(蘿葍)

밥을 소화시키고 면독(麵毒)을 없애며 대·소 이맥(二麥)의 독을 풀어주니 생으로 씹어서 먹는 것이 좋다.

※ 우두(牛肚)

즉 소의 양(膁)이다. 비(脾)와 위(胃)를 도우니 5가지를 섞어 삶아 먹는다. 〈俗方〉

※ 황자계(黃雌鷄)

비(脾)와 위(胃)의 허약한 것과 밥을 못먹고 위황(萎黃)한 것을 치료하니 닭고기 5냥, 백면(白麵) 7냥, 총백(葱白) 2홉(썰은 것)으로 수제비를 만들어 5가지 맛을 섞어서 먹는다. 〈入門〉

※ 납설수(臘雪水)

주독(酒毒)과 심한 열을 치료하니 약간씩 마시는 것이 좋다. 〈本草〉

※ 이(梨)

주갈(酒渴)을 치료하니 배를 구워서 먹으면 좋다. 〈本草〉

※ 감국화(甘菊花)

술을 먹고 깨지 않을 때 감국화(甘菊花)를 가루로 해서 1~2돈 먹으면 효과가 있다. 〈本草〉

※ 갈근(葛根)

주독(酒毒)을 풀고 또 주취불성(酒醉不醒)한데 즙을 내어서 1~2되 마시면 바로 술이 깨고 달여 먹어도 역시 좋다.

뿌리를 찧어서 물에 여과해서 가루를 끓는 물속에 넣으면 약간 지난 뒤에 아교(阿膠)처럼 되니 꿀 물에 반죽하여 생강을 약간 넣고서 먹으면 주갈(酒渴)을 바로 낫게 한다.

갈화(葛花)가 주독(酒毒)을 잘 풀어준다. 〈本草〉

※ 죽여(竹茹)

술을 마시고 머리가 아픈 것을 치료하니 청죽여〔靑竹茹 : 즉 대 껍질을 긁은 것〕 3냥과 물 5되를 달여서 찌꺼기는 버리고 차게 한 다음 계란 3개를 넣어 고루 섞고 다시 한 번 끓여서 마신다. 〈本草〉

※ 모려(牡蠣)

주(酒) 뒤에 오는 번열(煩熱)을 주로 치료하니 살을 내서 생강과 초를 섞어서 먹는다. 〈本草〉

※ 방합(蚌蛤)

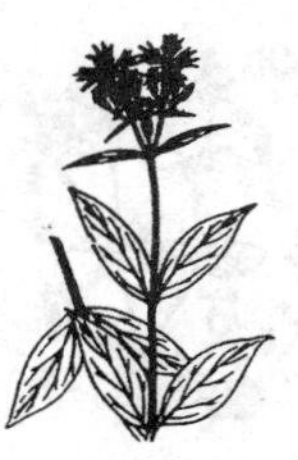
제비동자꽃

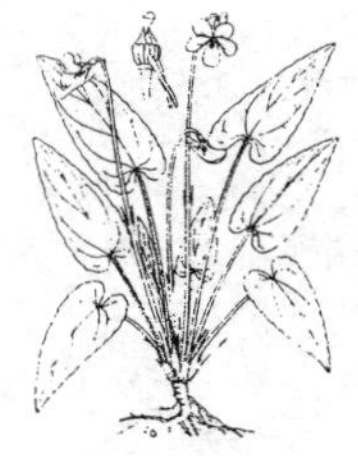
자주잎제비꽃

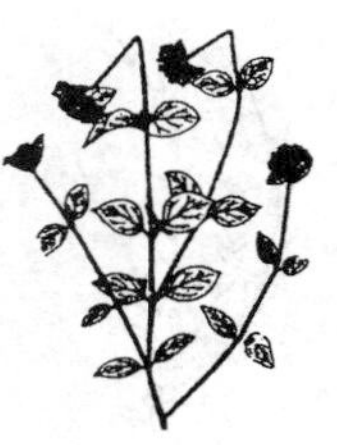
분홍장구채

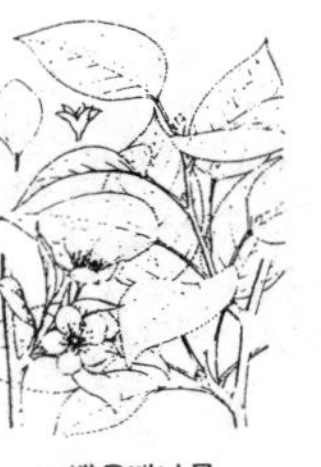
백운배나무

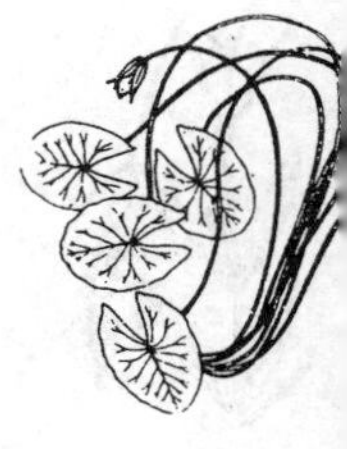
각시수련

주독(酒毒)을 풀고 술을 깨게 하니 생강과 초를 같이 생식하거나 지져서 먹는 것이 좋다. 〈本草〉

※ 전라(田螺)

열을 없애고 술을 깨게 하는데 언제나 술을 마셔 구설(口舌)이 무르녹고 창(蒼)이 난 데 나육(螺肉)에다 총(葱)•시(豉)•초(椒)•강(薑)•초(醋)를 넣어 즙을 달여서 먹는다. 〈本草〉

※ 우(藕)

주독(酒毒)과 식독(食毒)을 푸니 생식(生食)과 증식(蒸食)이 모두 좋다. 〈本草〉

※ 감피(柑皮)

주독(酒毒)과 주병(酒病)을 풀고 바로 술을 깨게 한다. 감자피(柑子皮)를 불에 말려 가루로하여 소금을 약간 넣어 가루로 한 것을 비탕(沸湯)해 1돈을 바로 먹으니 이름을 독성탕(獨醒湯)이라고 한다. 〈本草〉

※ 적소두화(赤小豆花)

주독(酒毒)과 주병(酒病)을 치료하니 적소두화(赤小豆花)와 갈화(葛花)를 등분해서 불에 말려 가루로 해서 1~2돈을 고루 먹으면 취하지 않으니 쌍화산(雙花散)이라고 부르기도 한다. 〈集要〉

※ 송채(菘菜)

주갈(酒渴)을 풀어주니 국을 끓이거나 김치를 담아 먹으면 좋다. 〈本草〉

※ 고자(苽子)

소주(燒酒)의 독을 푸니 고(苽)나 등(藤)을 즙을 내서 마신다. 〈俗方〉

※ 우간(牛肝) 및 백엽(百葉)

주노(酒勞)를 푸니 회(膾)를 해서 생강과 초를 같이 먹는다. 〈本草〉

※ 응분(鷹糞)

생포(生脯)등을 너무 많이 먹고 번민(煩悶)하는데 묽은 미음에 응분(鷹糞)가루 약간 타서 3~5홉을 먹으면 바로 차도가 있다. 〈本草〉

※ 단주방(斷酒方)

술 7되를 병속에 넣고 주사(朱砂) 5돈을 잘 갈아서 같이 섞은 다음 병 입을 굳게 봉하고 저권〔猪圈 : 돼지 우리〕에 넣어서 돼지가 마음대로 굴려서 흔들리도록 하고 7일이 지난 다음에 그 술을 마시면 그 다음부터는 술을 마셔지지 않게 된다.

노자분(鸕鷀糞)을 태워서 재를 만들어 물에 1돈을 섞어 먹고 응시회(鷹屎灰)도 역시 술에 타서 먹는 것이 좋은데 위와 같이 2처방이 모두 마시는 사람에게는 알지 않도록 하는 것이 좋다. 〈本草〉

우물 속의 거꾸로 난 풀을 달여 먹고 또한 대잎(竹葉) 위의 이슬을 털어 술에 타서 마신다. 〈俗方〉

※ 침구법(鍼灸法)

위(胃)가 약해서 음식 생각이 없을 때 삼리(三里)•삼음교(三陰交)혈을 택한다.

삼초(三焦)의 사열(邪熱) 때문에 음식을 잘못먹는 데 관원(關元)혈을 택한다. 〈綱目〉

음식 생각이 아주 없는데 연곡(然谷)혈을 택해서 피를 내면 바로 배가 고프게 된다.

배가 고파도 못 먹고 먹어도 역시 내리지 않는데 장문(章門)과 기문(期門)혈을 택한다. 〈東垣〉

음식을 못 먹고 심(心)과 배가 팽창(膨脹)해서 얼굴빛이 위황(萎黃)한 것을 시속(時俗)에 비(脾)및 신병(腎病)이라고 하는데 중완(中脘)혈을 뜸한다. 〈資生〉 많이 먹으면서 몸이 여위는 것을 매맥(食晦)라고 하는데 먼저 비유(脾兪)를 택하고 다음 장문(章門)과 태창(太倉)혈을 택한다. 〈資生〉

음식이 안 내리고 흉격(胸膈)이 막혀서 안통하는 것은 사(邪)가 위완(胃脘)에 있는 것이니 상완(上脘)에 있으면 억제(抑制)해서 내려야 하고 하완(下脘)에 있으면 흩어서 없애야 한다. 〈靈樞〉

위병(胃病)에 음식이 안 내리는 것은 삼리(三里)혈을 택한다. 〈東垣〉

묵은 즙을 토하고 탄산(呑酸)하는 것은 장문(章門)과 신광(神光)혈을 택한다. 〈東垣〉

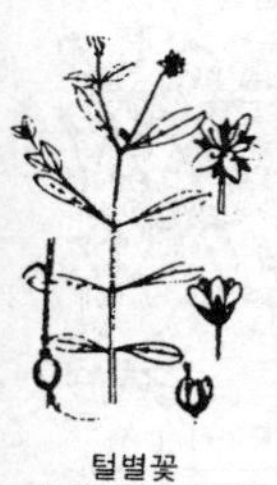
털별꽃

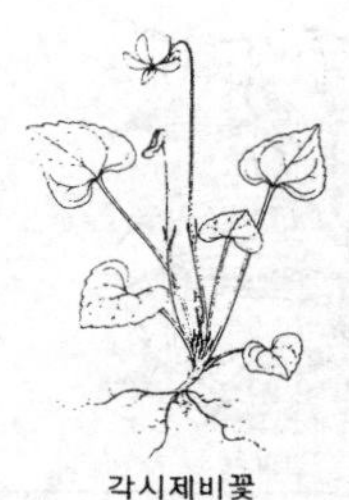
각시제비꽃

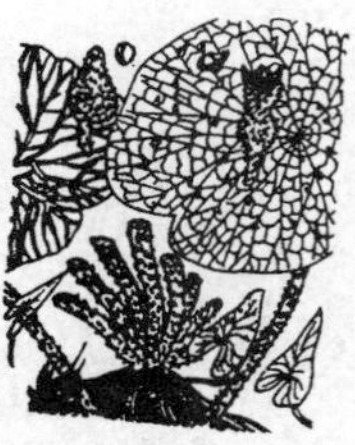
가시연

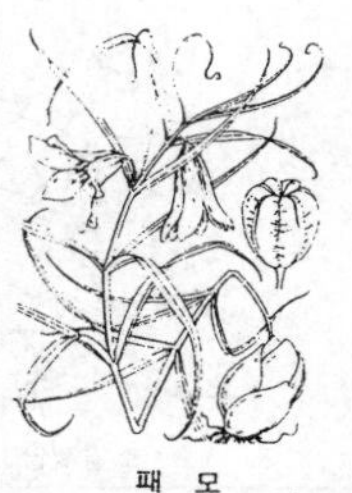
패 모

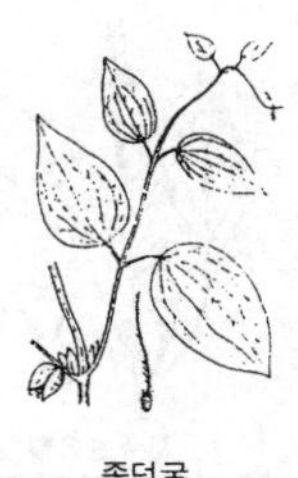
종덩굴

十八. 허노(虛勞)

1. 허노병(虛勞病)의 근원이 될 경우

손맥(損脈)이 병들면 일손(一損)은 피모(皮毛)가 손(損)하는데 피(皮)가 모이고 모(毛)가 빠지게 되며, 2손(二損)은 혈맥(血脈)을 손(損)하는데 혈맥(血脈)이 허소(虛少)해서 능히 장부(臟腑)를 번영(繁榮)시키지 못하고 3손(三損)은 기육(肌肉)이 소수(消瘦)하고 음식이 기부(肌膚)를 위해서 자양(滋養)하지 못하며, 4손(四損)은 근(筋)을 손(損)하는데 근(筋)이 늘어져서 저절로 거두지 못하고, 오손(五損)은 뼈를 손(損)하는데 뼈가 위약(萎弱)해서 평상(平床)에서 못일어나는 것인데 이것을 역하는 것은 지맥(至脈)의 병인 것이다. 손맥(損脈)이 위에서 내려와 골위증(骨痿症)이 생기고, 평상(平床)에서 못일어나면 죽게 되고 지맥이 아래로부터 올라가 가죽이 모이고 털이 빠지는 증세도 역시 죽게 된다. 〈難經〉

허손(虛損)한 병은 한열(寒熱)이 허하기 때문에 감염이 되는 것인데 한(寒)을 받으면 양손(陽損)되고 양(陽)이 허하면 음(陰)이 성하기 때문에 손(損)한 것이니 위에서 아래로 치료해야 하며 맵고 달며 닮은 맛이 당연하나 증세가 위(胃)의 아래를 지나면 치료를 못하고 열을 받으면 음(陰)을 손(損)하고 음(陰)이 허하면 양(陽)이 성하기 때문에 손(損)하고 음(陰)이 허하면 양(陽)이 성하기 때문에 손(損)하는 것인데 아래에서 위로 치료해야 하며 쓰고 시며 짠 맛이 당연 하지만 증세가 비(脾)를 지나면 치료를 못하는 것이다. 위에서 내려오는 것에 1손(一損)에 폐(肺)를 손하여 가죽이 모이고 털이 빠지며 2손(二損)은 심(心)을 손하니 혈맥(血脈)이 허소(虛少)해서 능히 장부(臟腑)를 영양(榮養)시키지 못하고 부인일 때는 월수(月水)가 안통하고, 3손(三損)은 위(胃)를 손(損)하니 음식이 기부를 위해 자양(滋養)을 못하는 것이며, 아래에서 오르는 것에 1손(一損)은 신(腎)을 손(損)하니 뼈가 위약(痿弱)하여 평상(平床)에서 못 일어나고 2손을 간(肝)을 손(損)하니 근(筋)이 늘어져서 거두지 못하며, 3손(三損)은 비(脾)를 손(損)하니 음식을 소화를 못시킨다. 말하자면 심폐(心肺)가 손(損)하면 색이 패하고 간(肝)과 신(腎)이 손(損)하면 얼굴이 위황(萎黃)하며 수곡(水穀)을 소하시키지 못해서 비(脾)가 손하게 되니 이 병에 걸리면 모두 허손(虛損)의 증세로서 침엄〔沈淹 : 오래 되는 것〕하여 허노(虛勞)가 되는 것이다. 〈綱目〉

모든 병과 적노(積勞)가 모두 허해서 일어나고 허가 백병(百病)을 낳게 된다. 〈本草〉

2. 허노증(虛勞症)일 경우

허(虛)라는 것은 피모(皮毛)와 기육(肌肉)및 근맥과 골수(骨髓)및 기혈(氣血)과 진액이 모두 모자라는 것이다. 〈綱目〉

대개 음식이 줄어들고 정신이 혼미(昏迷)하며 유정(遺精)을 하고 몽설(夢泄)을 하며 요(腰)와 배(背) • 흉(胸) • 협(脇) • 근(筋) • 골(骨)이 당기면서 아프고 조열(潮熱)해서 저절로 땀이나고 담(痰)이 성하며 기침을 하는 것은 모두 허노(虛勞)가 상증(常症)인 것이다.

거죽이 허하면 열이 있고 맥(脈)이 허하면 놀라며 살이 허하면 몸이 무겁고 근(筋)이 허하면 조급(燥急)하며 뼈가 허하면 아프고 수(髓)가 허하면 사지(四肢)가 늘어지며 장(腸)이 허하면 설사하고 삼양(三陽)이 허하면 땀이 그치지 않는 증세이다. 〈直指〉

모든 허때문에 모자라는 증세가 있고 영(榮)과 위가 함께 고갈(涸竭)되면 오노(五勞)와 칠상(七傷)이 일어나며 뼈가 증발되고 조열(潮熱)하며 요배(腰背)가 구급(拘急)하고 백마디가 아프게 되며 밤에 식은 땀이 많고 마음이 언제나 경탕(驚惕)하고 목구멍이 마르며 입술이 타고 눕기를 좋아하며 기력(氣力)이 없고 살이 여위며 기침을 하고 담(痰)이 많으며 혈사(血絲)를 객 • 타(唾)하고 한(寒)과 열(熱)이 왕래하며 볼이 붉고 정신이 혼미하고 음식을 못 먹으며 더운 약을 먹으면 번조(煩燥)해서 상충(上衝)하고 찬 약을 먹으면 흉격(胸膈)이 가득하고 배가 아프니 이러한 것은 모두가 아주 치료가 어려운 것이다. 〈得効〉

3. 맥법(脈法)일 경우

보통 사람으로서 맥(脈)이 크면 노(勞)가 있는 것이고, 맥(脈)이 아주 허해서 역시 노(勞)인 것이다. 〈仲景〉 기(氣)가 허하면 맥(脈)이 당기고 혈(血)이 허하며 맥(脈)이 큰 것이다. 〈靈樞〉

맥(脈)이 허하고 가늘며 약한 것은 노(勞)이며 맥이 당기고 큰 데 당기는 것은 감맥(減脈)이며 큰 것은 규맥(芤脈)이고 감(減)한 것은 한(寒)이며 규(芤)한 것은 허한 것이다. 허(虛)와 한(寒)이 서로 치면 혁(革)이라고 이름

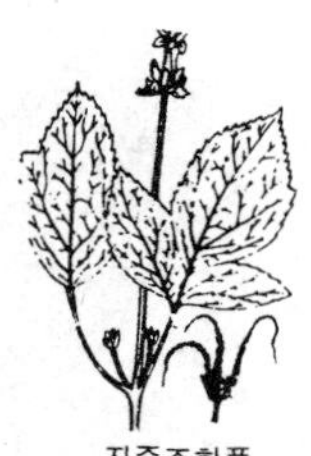
자주조회풀

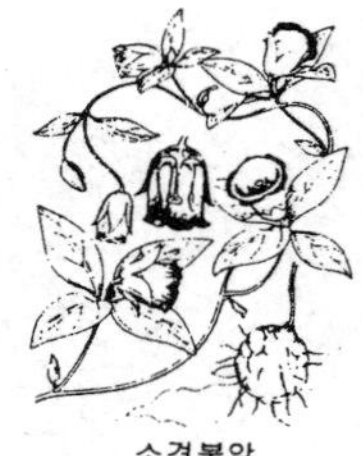
소경불알

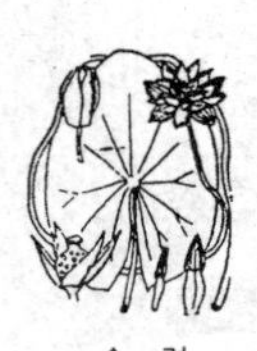
수 련

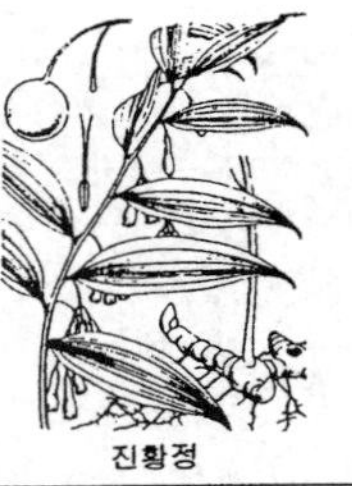
진황정

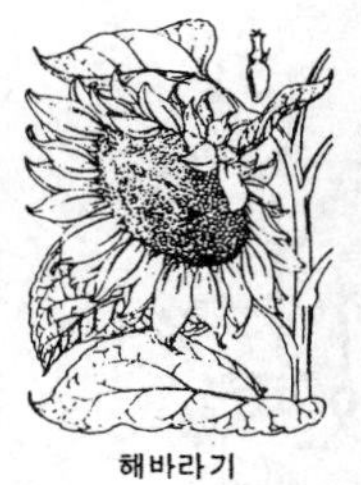
해바라기

하는데 부인이면 유산(流産)이 되고 혈(血)이 새 내리며 남자면 혈(血)을 망하고 정(精)을 잃게 된다. 〈仲景〉

촌구맥(寸口脈)이 작고 삽(澁)한데 작은 것은 위기가 쇠한 증세이고 삽(澁)한 것은 영기(榮氣)가 모자라는 증세인데 위기(衛氣)가 쇠하면 얼굴빛이 위황(萎黃)해지고 영기(榮氣)가 모자라면 얼굴빛이 푸르니 영(榮)은 뿌리가 되고, 위(衛)는 잎이 되는 것이다. 영(榮)과 위(衛)가 함께 작으면 뿌리와 잎이 마르게 되고 한율(寒慄)하며 해역(咳逆)해서 비린내를 뱉고 가래 침을 토한다 〈仲景〉

맥(脈)이 오는 것이 연하면 허한 것이고, 느린 것도 허한 것이며, 작은 것도 허한 것이고, 약한 것도 허한 것이다.

맥(脈)이 현(弦)한 것은 중허(中虛)인 것이다.

맥(脈)이 가늘고 작은 것은 혈(血)과 기(氣)가 같이 허한 것이고, 맥(脈)이 작은 것은 혈(血)과 기(氣)가 같이 작은 것이다.

맥(脈)이 크고 규(芤)한 것은 피가 빠지고 혈허(血虛)한 것이니 맥(脈)의 크기가 총관(葱管)과 같은 것이다.

맥(脈)이 잠기고 더딘 것은 기(氣)가 빠진 것이다. 〈脈經〉

보통 맥(脈)이 당기고 크면 노손(勞損)해서 허한 증세이고 크면서 힘이 없는 것은 양(陽)이 쇠했어도 부지해 나가고 촘촘하면서 힘이 없는 것은 음화(陰火)를 없애기가 어렵고 촌맥(寸脈)이 약하면 상(上)을 손하고 뜨게 되며 크면 속이 마르는 것이며 척맥(尺脈)과 촌맥(寸脈)이 함께 작으면 오노(五勞)의 몸에 피가 리(羸)하고 왼쪽이 유(濡)하면 기(氣)가 오직 오른쪽으로 모이게 되고 좌나 우가 모두 가늘고 작으면 기(氣)와 혈이 모두 남는 것이 없는 것이다. 남자의 오래된 병에 기구맥(氣口脈)이 약하면 죽게 되고 강하면 살게 되는 것이며 여인의 오래 된 병에 인영맥(人迎脈)이 강하면 살고 약하면 죽게 된다. 〈丹心〉

허노(虛勞)의 맥(脈)이 대체로 팽팽한 것이 많은 데 또는 뜨고 크거나 또는 촘촘하고 큰 것은 치료하기가 쉽고 또 혈(血)과 기(氣)가 정해지지 않은 것은 약을 써서 바로 할 경우도 있는 것이다. 그러나 팽팽한 것은 치료하기가 어려우니 혈기(血氣)가 벌써 모손(耗損)해 고루 보하기가 쉽지 않고 만약 쌍현(雙弦)을 대하면 적사(賊邪)가 비(脾)를 침용(侵庸)한 증세이니 더욱 치료하기가 어려우며 더구나 촘촘하고 극(極)한 증세가 첨가되면 위태로운 것이다. 〈直指〉

4. 오노증(五勞症)일 경우

오노(五勞)란 심(心)이 노(勞)하면 피가 감해지고 간(肝)이 노(勞)하면 신(神)이 감해지며 비(脾)가 노하면 먹은 것이 감해지고 폐(肺)가 노(勞)하면 기(氣)가 감해지며 신(神)이 노(勞)하면 정(精)이 감하게 되는 것이다. 〈金匱〉

갑자기 즐김과 화를 내면 대변이 고란(苦難)하여 입속에 종기가 나는 것은 심노(心勞)가 되는 것이고, 단기(短氣)하고 얼굴에 종기가 생기며 코에 향내를 못맡고 기침을 하며 타담(唾痰)이 되고 두 갈비 밑이 가득해서 아프며 천식(喘息)이 정해지지 못하니 이것은 폐노(肺勞)가 되는 것이며 얼굴과 눈이 마르고 검게되며 정신이 정해지지 않고 홀로 못누워 있고 보는 것이 밝지 않으며 눈물을 자주 흘리는데 이것은 간노(肝勞)가 되는 것이고, 입이 쓰며 혀가 강하고 구역을 하며 소변이 황적하고 겸해서 방울방울 물방울이 남아 있고 허리가 아프며 귀가 울고 밤에 꿈이 많으니 이것은 신노(腎勞)가 되는 것이다. 〈千金〉

신기(神氣)를 바르게 운용하지 못하는 것이 심(心)의 노(勞)가 되는데 그 증세는 피가 적고 얼굴빛이 창백하며 경계하고 식은 땀이 나며 몽유(夢遺)를 하는데 지나치면 심(心)이 아프고 목구멍에 종기가 나는 것이다. 힘을 다해서 모려(謀慮)하면 간(肝)의 노(勞)가 되는데 그 증세는 근골이 구련(拘攣)하고 지나치면 눈이 어둡고 어지러운 것이다. 뜻밖에 사려를 많이하면 비면의 노(勞)가 되니 그 증상은 가득차 있고 음식을 잘 먹으며 심하면 토사(吐瀉)를 하고 살이 빠지며 사지(四肢)가 권태를 느낀다. 일이 있는데 미리 걱정을 심하게 하면 폐(肺)의 노(勞)가 되는데 그 증세는 기(氣)가 떨어지고 심(心)이 배가 차고 아프며 심폐면 모발(毛髮)이 마르고 진액이 타며 기침을 하고 항열(閒熱)한다. 지절(志節)을 금득하면 신(腎)의 노(勞)가 되는데 그 증세는 요척(腰脊)이 아프고 유정백탁(遺精白濁)하며 심하면 얼굴에 때가 끼고 척수(脊髓)가 아프게 되는 것이다. 〈入門〉

심(心)이 노(勞)하면 입과 혀에 종기가 나고 어삽하며 살이 여위게 되며 간(肝)이 노(勞)하면 갈비가 아프고 관격(關格)은 아프지 않으며 비(脾)가 노(勞)하면 기(氣)가 급하고 살이 마비되며 땀이 많고 폐(肺)가 노(勞)하면 기

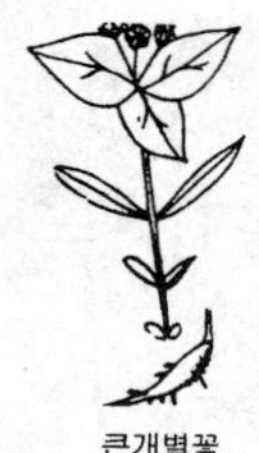
큰개별꽃

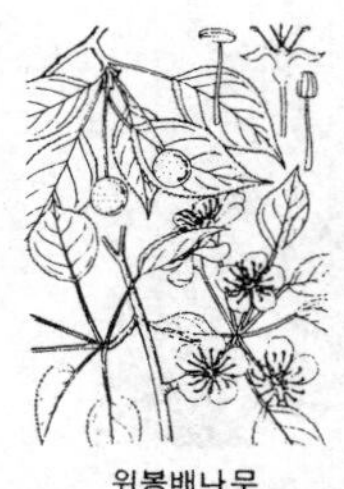
위봉배나무

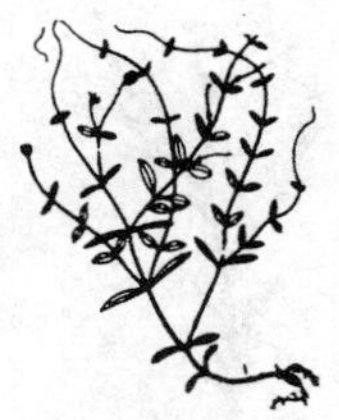
덩굴개별꽃

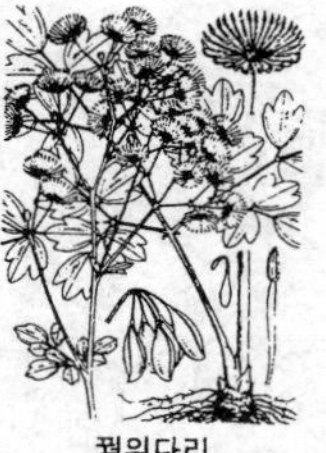
꿩의다리

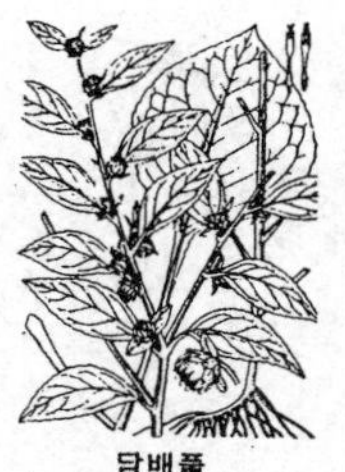
담배풀

(氣)가 헐떡거리며 얼굴이 부종(浮腫)되고 입이 마르며 목구멍이 마르고 신(腎)이 노(勞)하며 소변이 붉고 음창(陰瘡)이 나며 귀가 울고 얼굴이 검게 된다. 〈入門〉

5. 육극증(六極症)일 경우

자주 전근(轉筋)이 되고 10손가락의 손톱이 모두 아픈 것은 극골(極骨)이라 하고 아치(牙齒)가 흔들리고 손발이 아파서 오래서 있지 못하는 것은 골극(骨極)이라 하며 얼굴에 혈색(血色)이 없고 머리털이 빠지는 것은 혈극(血極)이라 하고 몸에 자주 쥐가 달리는 것과 같고 살이 마르며 검은 것은 육극(肉極)이라 하며 기(氣)가 적어서 힘이 없고 몸에 광택이 없으며 여위고 눈에 밝은 빛이 없으며 있어도 정해지지 못하고 온몸이 가려워서 긁으면 부스럼이 되니 이것은 정극(精極)이라 하며 가슴과 갈비대가 역해서 가득하고 언제나 성을 잘 내며 기(氣)가 적어서 가득하고 언제나 성을 잘 내며 기(氣)가 적어서 말하기조차 힘이 드니 이것은 기극(氣極)이라고 한다. 〈入門〉

6. 칠상증(七傷症)일 경우

허손(虛損)한 질(疾)이 저절로 오노(五勞)를 낳고 육극(六極)을 낳으며 육극(六極)이 다시 칠상(七傷)을 낳으니 1은 음한(陰寒)이고, 2는 음위(陰痿)이며, 3은 속이 급하고, 4는 정루(精漏)이며, 5는 정소(精少)이고, 6은 정청(精淸)이며, 7은 소변삭(小便數)이다. 또한 1은 음한(陰寒)이고, 2는 정한(精寒)이며, 3은 정청(精淸)이고, 4는 정소(精少이며, 5는 낭하습양(囊下濕痒)이고, 6은 소변삽삭(小便澁數)이며, 7은 야몽음인(夜夢陰人)인데 그 증세가 모두 소변이 붉고 열이 있으며 또는 침(鍼)으로 찌르는 것 같은 것이다. 〈入門〉

7. 인신(人身)의 양(陽)이 남고 음(陰)은 부족할 경우

하늘은 양(陽)이 되는데 땅의 밖에서 운전(運轉)되고 땅은 음(陰)이 되는데 가운데 드는 것이며 하늘의 대기(大氣)를 들어서 말하면 해는 실(實)한 것인데 양(陽)에 들고 달의 밖에서 운전(運轉)되며 달은 이지러지는 것인데 음(陰)에 들며 해의 빛을 받아서 밝게 비취는 것이다.

사람은 천지의 기(氣)를 받아서 살고 있는데 하늘은 양기(陽氣)로서 기(氣)를 하고 땅의 음기(陰氣)로서 혈(血)을 하기 때문에 양(陽)은 언제나 남아 있고 음은 언제나 모자라며 기(氣)는 언제나 남아있고 혈(血)은 언제나 모자라는 것이다.

사람의 한 몸이 양(陽)과 기(氣)는 언제나 남아있고 음(陰)과 혈(血)은 언제나 모자라기 때문에 자음 하고 보혈(補血)하는 약은 어릴 때부터 노년이 되기까지 이지러져서는 안 된다. 〈丹心〉

8. 기허(氣虛)와 혈허(血虛), 양허(陽虛)와 음허(陰虛)를 분별할 경우

허맥(虛脈)은 팽팽한 것이 많은 것인데 팽팽한 지체하면서 힘이 없으면 기(氣)가 허하게 되는 것이다.

맥(脈)이 잠겨서 작고 힘이 없으면 기허(㤅虛)가 심한 것이고, 팽팽하고 작으면 혈허(血虛)인 것이며, 삽(澁)하고 작으면 혈허(血虛)가 심한 것이고, 형체(形體)가 살찌고 얼굴이 뜨며 희면 양(陽)이 허한 것이고, 형체가 여위고 얼굴이 창흑(蒼黑)하면 음(陰)이 허한 것이다. 〈入門〉

9. 허노(虛勞)의 치법(治法)일 경우

노권(勞倦)의 증(症)이 백맥(百脈)이 모두 비어 있으니 자윤(滋潤)하고 점이(粘膩)한 것들로소 고루 기르지 않으면 실(實)하게 할 도리가 없는 것이다. 옛날 처방에는 대개 녹각교(鹿角膠)•아교(阿膠)•우유(牛乳)•이당(飴糖)•수락(酥酪)•당밀(糖蜜)•인삼(人蔘)•행인(杏仁)•당귀(當歸)•숙하(熟下)등을 쓰는 것이 바로 이 뜻인 것인데 어떤 사람은 경솔(輕率)하게 금석(金石)과 조열(燥熱)한 약을 써서 기혈(氣血)이 말라 버리고 심(心)과 신(腎)이 친하지 못하기 때문에 화(火)가 외로 염상(炎上)해서 가래기침과 각혈 유정(遺精)이 되고 적백탁(赤白濁)이 되며 소변의 활촉(滑數)등 증세가 일어나니 탄식할 만한 일이다. 〈直指〉

허손(虛損)이 무두 수화(水火)의 부제(不濟)때문에 생기게 되니 화(火)가 내리면 혈맥(血脈)이 화창하고 수(水)가 오르면 정기(精氣)가 충만해지는 것인데 단지 심(心)과 신(腎)을 조화하는 것을 주로 하고 겸해서 비위(脾胃)를 보하면 음식이 증진되고 정신(精神)과 기혈(氣血)이 저절로 나는 것이다. 〈入門〉

손(損)을 치료하는 것이 폐(肺)가 손(損)한 것은 기(氣)를 보익하고 심(心)이 손(損)한 것은 영(榮)•위(衛)를 고루 기르고 비(脾)가 손(損)한 것은 음식을 조절하고 한온(寒温)을 적의하게 하며 간(肝)이 손한 것은 중간을 느

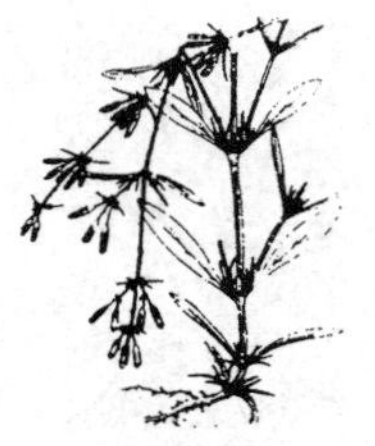
장구채

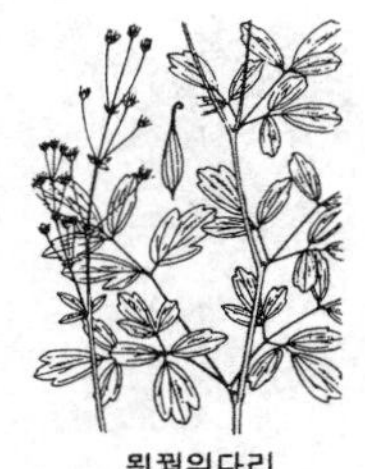
윗꿩의다리

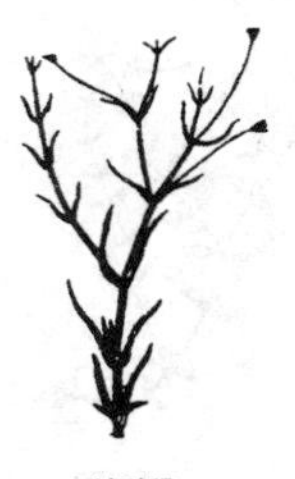
실별꽃

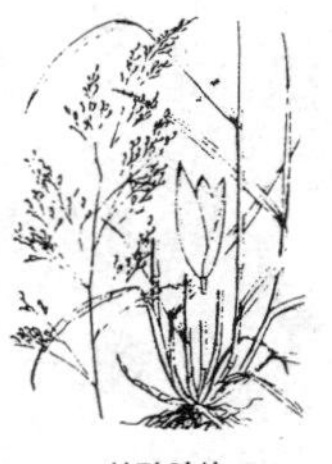
산거이삭

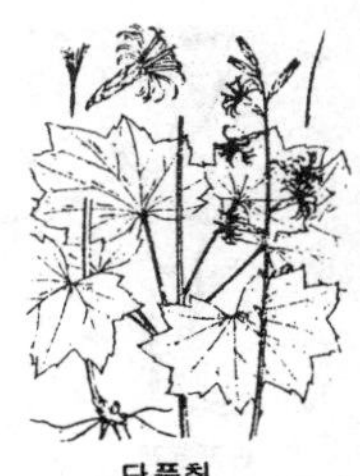
단풍취

슨하게 해주고 신(腎)이 손(損)한 것은 정(精)을 더해 주는 것이다. 〈難經〉

간(肝)이 손(損)한 데 가운데를 느슨하게 해 준다는 것은 혈(血)을 고루 섞는 것을 말함이다. 묻기를 「그렇게 할 때는 어떤 약을 쓰는가?」 답하기를 「당연히 사물탕(四物湯)을 써야 하는데 작약(芍藥)이 있기 때문이다.」〈東垣〉

형태가 모자라는 것은 기(氣)로써 따뜻하게 하고 정(精)이 모자라는 것은 맛으로써 보하니 곡(穀)과 육(肉) • 과(果) • 채(菜)와 백가지의 진수(珍羞)가 모두 보하지 않는 것이 없는 것이다. 지금의 의원들은 그 방법을 통하지 못하고 오직 크게 보하는 것만 주장하니 가벼우면 당귀(當歸) • 녹용(鹿茸) • 천웅(天雄) • 부자(附子)이고 무거우면 유석(乳石)과 단사(丹砂)에 작애(灼艾)를 더해서 화(火)가 더욱 성하고 물이 더욱 마르게 되니 이렇게 해서 죽는 것은 바로 의원이 죽이는 일이 된다. 〈綱目〉

내경(內經)에 말하기를 「정(精)이 모자라는 것은 맛으로써 보하니 맛은 음(陰)인데 정(精)을 보할 때 음(陰)으로써 하는 것은 그 뿌리를 구하는 것이다. 그러나 곡숙(穀菽)과 과채(果菜)는 천부(天賦)적인 자연충화(自然沖和)한 맛에서 나온 것이기 때문에 사람이 먹어서 보음(補陰)하는 공이 있고 팽할(烹割)하고 고루 섞어서 편후(偏厚)한 인위(人爲)의 것과는 다른 데가 있는 것이다.」

또 묻기를 「형태가 모자란 것을 기(氣)로써 따뜻하게 하는 것은 따뜻한 약으로써 고르게 길러서 기(氣)에게 저절로 가득하게 채우는 것이니 기(氣)가 가득차면 형태가 완전한 것이다. 보하고 따뜻하다는 것이 각기 뜻이 있는 것인데 국방(局方)에다 따뜻하고 열이 있는 약으로 보좌를 하고 이름을 온보(溫補)라고 하니 이것이 어찌 이치에 맞는 것인가?」〈丹心〉

허손(虛損)의 증세에 준보(峻補)하는 것은 오부(烏附) • 천웅(天雄) • 강계(薑桂)의 종류를 쓰고 윤보(潤補)하는 것은 녹용(鹿茸) • 당귀(當歸) • 종용(蓯蓉)의 종류를 쓰며, 청보(淸補)하는 것은 양문동(兩門冬) • 인삼(人蔘) • 지황(地黃)의 종류를 쓴다. 〈得効〉

10. 음허(陰虛)의 용약(用藥)일 경우

음허(陰虛)라는 것은 바로 혈허(血虛)한 것을 말한다.

대개 음허증(陰虛症)은 매일 오후에 몹시 차고 열이나며 해가 질 무렵에 역시 약간 차고 풀리는데 맥(脈)이 반드시 허하고 늦추면서 자주 끊어지는 것이 마치 학질(瘧疾)과 비슷한데 단지 학맥(瘧脈)은 팽팽한데 허맥(虛脈)은 크고 팽팽한 것이 분별이 되는 것이다. 만약 학(瘧)으로 치료하면 구하기에 힘이 들수도 있는 것이다. 〈醫鑑〉

음허(陰虛)에 사물탕(四物湯) • 가감사물탕(加減四物湯) • 자음강화탕(滋陰降火湯) • 청리자감탕(淸离滋坎湯)〔두 처방은 화문(火門) 참조(參照)〕 • 보음산(補陰散) • 이의환(二宜丸) • 보음환(補陰丸) • 대보음환(大補陰丸) • 가감보음환(加減補陰丸) • 가미보음환(加味補陰丸) • 호잠환(虎潛丸) • 제음환(濟陰丸) • 보음사화탕(補陰瀉火湯) • 사양보음환(瀉陽補陰丸) • 대조환(大造丸) • 보천대조환(補天大造丸) • 입문대조환(入門大造丸) • 혼원단(混元丹) • 태상혼원단(太上混元丹) • 감리개제환(坎离旣濟丸) • 자음강화단(滋陰降火丹) • 음허폭절치법(陰虛暴絶治法) 등을 쓴다.

※ 가감사물탕(加減四物湯)

음허(陰虛)와 노손(勞損)등 모든 증세를 치료하니 아래의 보음사화탕(補陰舍火湯)과 같은 것이다. 〈入門〉

※ 보음산(補陰散)

효능 : 음허(陰虛)와 화동(火動)을 치료한다.

처방 백작약(白芍藥) • 당귀(當歸) 각 1돈3푼, 백출(白朮) 1돈2푼, 천궁(川芎) • 숙지황(熟地黃) • 지모(知母) • 천문동(天門冬) 각 1돈, 진피(陳皮) • 황백(黃柏) 각 7푼, 생지황(生地黃) • 감초(甘草) 각 5푼, 건강(乾薑) 3푼을 썰어서 1첩을 지어 생강 3편을 넣어 물로 달여 먹는다. 〈必用〉

일명 보음사화탕(補陰瀉火湯)이라고 하며 처방은 역시 화문(火門)에도 상세히 나와 있다.

※ 이의환(二宜丸)

효능 : 음허(陰虛)를 치료하는데 신(腎)을 보(補)하고 음을 더해 준다.

처방 당귀(當歸) • 생건지황(生乾地黃) 각 등분하고 술에 7번을 쪄서 가루로 한 것을 꿀로 오동열매 크기의 환을해서 공복에 술에다 70알씩 삼켜 내린다. 〈入門〉

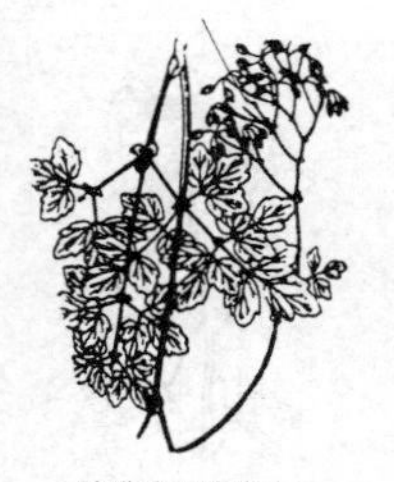
아세아꿩의다리

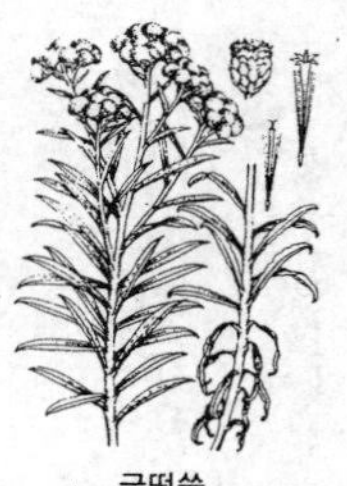
금떡쑥

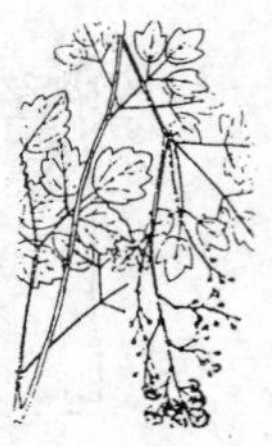
참꿩의다리

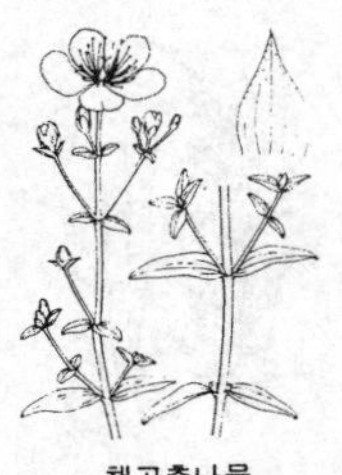
채고추나물

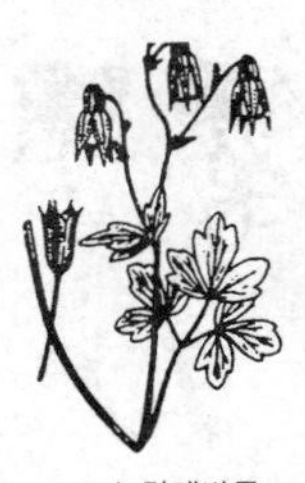
노랑매발톱

※ 보음환(補陰丸)

음허화동(陰虛火動)하고 조열(潮熱)하며 식은 땀이 나고 유정(遺精)을 하며 몽설(夢泄)하고 각혈(咯血)과 타혈(唾血)을 해서 날마다 여위게 되는 증세를 치료한다. 〈見火門〉

※ 대보음환(大補陰丸)

효능 : 음화(陰火)를 내리고 신수(腎水)를 굳세게 하는 중요한 약이다.

처방 황백(黃柏)을 염주(鹽酒)에 반죽해서 갈색(渴色)이 되도록 볶은 것. 지모주초(知母酒炒) 각 4냥, 숙지황(熟地黃)•구판수구(龜板酥灸) 각 6냥을 가루로하여 돼지의 척수(脊髓)에 달인 꿀을 넣어 오동열매 크기의 환을해서 공복에 소금탕에 50~70알을 삼켜 내린다. 〈入門〉

※ 가미보음환(加味補陰丸)

효능 : 음허(陰虛)를 보하고 음화(陰火)를 사(瀉)하게 한다.

처방 황백(黃柏)•지모(知母) 각 4냥, 우슬(牛膝)•두충(杜冲)•파극(巴戟)•숙지황(熟地黃)•산수유(山茱萸)•구기자(枸杞子)•원지(遠志)•산약(山藥)•녹용(鹿茸)•구판(龜板) 각 2냥을 가루로 하고 꿀로 오동열매 크기의 환을 해서 염탕(鹽湯)으로 80~90알을 삼켜 내린다. 〈入門〉

※ 호잠환(虎潛丸)

효능 : 음허노증(陰虛勞症)을 치료한다.

처방 구판(龜板)•황백(黃柏) 각 4냥, 숙지황(熟地黃)•지모(知母) 각 3냥, 백작약(白芍藥)•당귀(當歸)•쇄양(鎖陽) 각 2냥, 진피(陳皮)•호골(虎骨) 각 1냥, 건강(乾薑) 5돈을 가루로 하고 술풀에 오동열매 크기의 환을하여 소금으로 70~90알을 삼켜 내린다. 〈丹心〉

또는 양고기를 삶은 물에 환을 지으니 약명을 용호환(龍虎丸)이라고 한다. 〈丹心〉

※ 제음환(濟陰丸)

효능 : 치료 방법은 위에서와 같다.

처방 구판(龜板)•황백(黃柏) 각 2냥7푼, 우슬(牛膝)•토사자(兎絲子) 각 1냥2돈반, 당귀(當歸)•지모(知母)•쇄양(鎖陽) 각 1냥, 진피(陳皮)•호골(虎骨)•산약(山藥)•백작약(白芍藥)•축사(縮砂)•두충(杜冲)•황기염수초(黃芪鹽水炒)•숙지황(熟地黃) 각 7돈, 구기자(枸杞子) 5돈, 파고지(破古紙) 3돈반을 가루로 하고 숙지황(熟地黃)을 술에 쪄서 고약을 만든데다 오동열매 크기의 환을지어 공복에 소금탕으로 70알을 삼켜 내린다. 〈丹心〉

※ 가감보음환(加減補陰丸)

효능 : 음허(陰虛)를 치료하니 음(陰)을 보하고 양(陽)을 부지(扶持)시킨다.

처방 숙지황(熟地黃) 8냥, 토사자(兎絲子)•우슬(牛膝) 각 4냥, 백작약(白芍藥)•당귀(當歸)•쇄양(鎖陽)•구판(龜板) 각 3냥, 호골(虎骨)•황백(黃柏)•산약(山藥)•두충(杜冲)•인삼(人蔘)•황기(黃芪) 각 2냥, 파고지(破故脂)•구기자(枸伎子) 각 1냥반을 가루로하여 돼지 척수(脊髓)에 꿀을 넣어 환을 지어서 소금탕으로 100알을 삼켜 내린다. 〈丹心〉

※ 사양보음탕(瀉陽補陰湯)

효능 : 주색(酒色)의 지나친 행동으로 진음(眞陰)을 망설(妄泄)하고 음허화동(陰虛火動)이 된 것을 치료한다.

처방 황백염수초(黃柏鹽水炒) 1돈반, 천문동(天門冬)•패모(貝母)•황련강즙초(黃連薑汁炒) 각 1돈, 행인(杏仁) 7푼반, 지모(知母)•생지황(生地黃) 각 7푼, 자완(紫菀)•적작약(赤芍藥) 각 6푼, 천화분(天花粉)•길경(桔梗)•편금(片芩)•당귀(當歸)•백복령(白茯苓) 각 5푼, 백출(白朮) 2푼반, 오미자(五味子) 9매를 썰어서 1첩을 지어 매(梅) 1개, 등심(燈心) 1자반을 넣어 같이 달여 먹는다. 즉 동쪽이 실(實)하면 서쪽을 허(虛)하게 하고, 남쪽을 사(瀉)하면 북쪽을 보하는 처방 글귀가 된다. 〈醫鑑〉

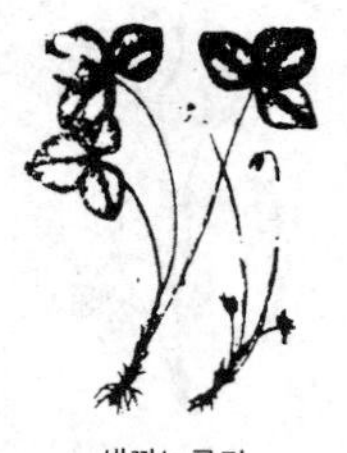
새끼노루귀

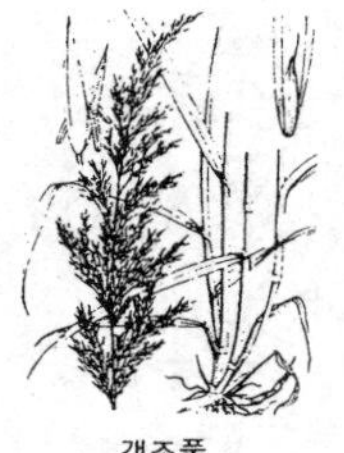
갯조풀

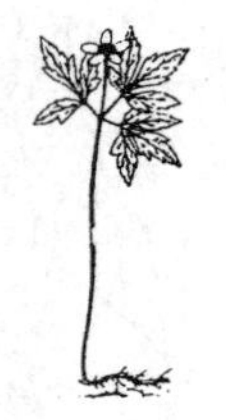
회리바람꽃

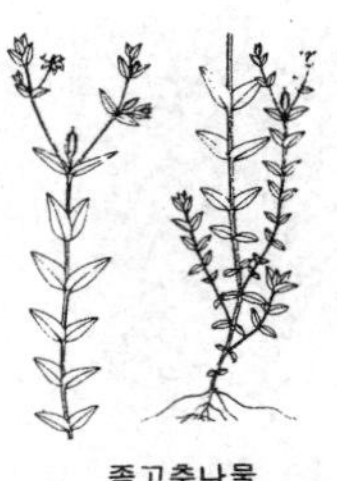
좀고추나물

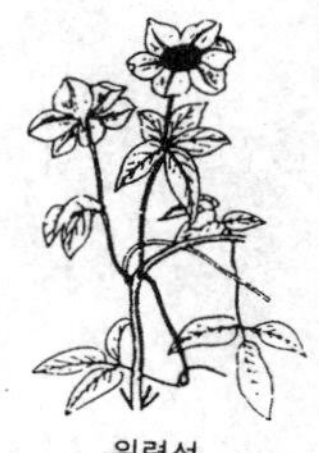
위령선

※ 대조환(大造丸)

효능: 육맥(六脈)이 허하고 작으며 혈기(血氣)가 쇠약한 증세를 치료하니 이 처방문이 자음(滋陰)과 보양(補陽)및 양수(養壽)하는 성약(聖藥)이 된다.

처방 자하차 1구를 뜨물에 담가서 깨끗이 씻고 대나무 그릇에 담아 멀리서 흐르는 물에 1~2시간쯤 담가서 생기(生氣)를 들게해서 작은 와분(瓦盆)에 넣어 큰 시루에 다 무르녹게 익도록 쪄서 풀과 같이 되거든 퍼내어 먼저 자연즙(自然汁)을 따라서 두고 건더기는 돌절구에 짓찧어서 먼저 즙과 함께 섞고, 생건지황(生乾地黃) 4냥, 구판(龜板) • 두충(杜沖) • 천문동(天門冬) • 당귀신(當歸身) 각 1냥2돈, 인삼(人蔘) 1냥, 오미자(五味子) 5돈을 가루로 하고 하차즙(河車汁)에 쌀풀을 넣어 짓찧어서 환을 지어 더운 술, 또는 소금 탕으로 1일 2번씩 100알을 천천히 내린다. 〈集略〉

※ 보천대조환(補天大造丸)

효능: 양기(陽氣)를 튼튼하게 하고 신기(腎氣)를 붇도록 하니 천지교태(天地交泰)의 뜻이 있는 것이다. 만약 허노(虛勞)한 사람이 방사(房事)를 지나치게 해서 오심(五心)이 번열(煩熱)한 데 먹으면 특효가 있고 오래 먹으면 연년익수(延年益壽)하게 된다.

처방 자하차(紫河車) 1구를 위의 방법과 같이 만들고 지황(地黃) • 당귀주세(當歸酒洗) • 회향주초(茴香酒炒) • 황백주초(黃柏酒炒) • 백출초(白朮炒) 각 2냥, 생건지황주초(生乾地黃酒炒) • 천문동(天門冬) • 맥문동(麥門冬) • 우슬주세(牛膝酒洗) • 두충초(杜冲炒) 각 1냥반, 구기자(枸杞子) • 오미자(五味子) 각 7돈, 진피(陳皮) • 건강(乾薑) 각 2돈, 측백엽(側柏葉)등으로 향한 것을 볼에 말려서 2냥을 가루로 하고 하차(河車)를 넣어 짓무르게 찧고 여러 손으로 환을 오동열매 크기로 만들어 미음(米飮)또는 더운 술로 1일 2번씩 100알을 삼켜 내린다. 〈回春〉

※ 입문대조환(入門大造丸)

효능: 기혈(氣血)이 허약하고 양경(陽莖)이 겨우 모양만 지니고 얼굴색이 위황(萎黃)한 증세와 또한 큰 병 뒤에 부르는 소리를 못내는 것을 치료하고 오래 먹으면 귀와 눈이 총명해지며 머리털이 모두 검어지고 연년익수(延年益壽)하게 된다.

처방 자하차(紫河車) 1구를 위의 방법과 같이 만들고, 생지황(生地黃) 2냥반을, 백복령(白茯苓) 2냥, 축사(縮砂) 6돈, 위의 3가지를 좋은 비단으로 싸서 질항아리 속에 넣어 술로 삶되 마르면 다시 술을 부어 달이기를 7차례 한 다음에 꺼내서 사(砂)와 영(苓)은 버리고 쓰지 않는다. 대개 지황(地黃)이 사인(砂仁)과 복령(茯苓)을 얻으면 신경(腎經)에 들어가기 때문이다. 만드는 방법과 먹는 방법은 위의 대조환(大造丸)과 같다. 〈入門〉

※ 보천환(補天丸)

효능: 음허(陰虛)를 보해준다.

처방 자하차(紫河車) 1구를 위의 방법과 같이 만들고 황백(黃柏) • 구판(龜板) 각 2냥, 지모(知母) • 두충(杜仲) • 우슬(牛膝) 각 1냥, 오미자(五味子) 7돈, 진피(陳皮) • 건강(乾薑) 각 5돈을 가루로 하고 술풀을 넣어 오동열매 크기의 환을 해서 더운 술 또는 백탕(白湯)에 70알을 삼켜 내린다. 〈入門, 丹心〉

※ 혼원단(混元丹)

자하차(紫河車) 1구를 위의 방법과 같이 만들고, 인삼(人蔘) 1냥반, 숙지황(熟地黃) • 당귀(當歸) • 백출(白朮) • 복신(茯神) 각 1냥, 목향(木香) • 백복령(白茯苓) 각 5돈, 유향(乳香) • 몰약(沒藥) 각 4돈, 주사(朱砂) 2돈, 사향(茴香) 2푼을 가루로 하고 술풀을 넣어 오동열매 크기의 환을해서 인삼탕(人蔘湯)에 50알을 삼켜 내린다. 일명 자하차단(紫河車丹)이라고 한다. 〈入門〉

※ 태상혼원단(太上混元丹)

효능: 오장(五臟)이 노손(勞損)한 것을 치료하고 진기(眞氣)를 보해 준다.

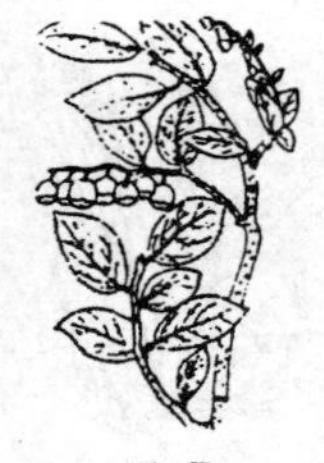
정 금

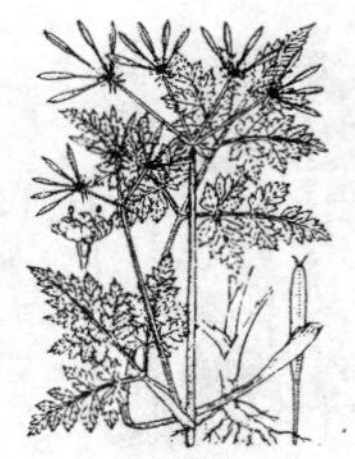
긴사상자

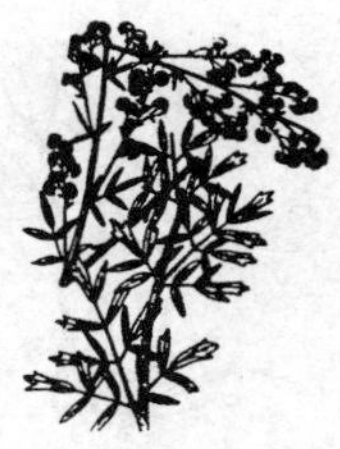
긴잎꿩의다리

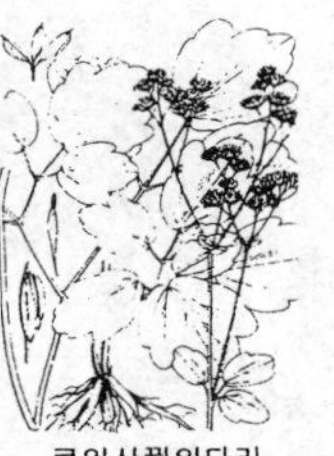
큰잎산꿩의다리

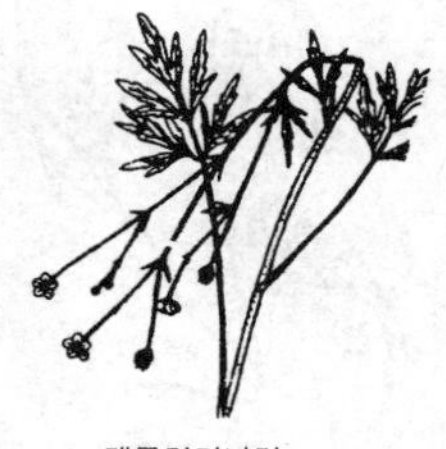
개구리미나리

처방 자하차(紫河車) 1구를 동쪽으로 흐르는 물에 깨끗이 씻어서 사향(麝香) 1돈을 속에 넣어 사관(砂罐)에다 술 5되와 함께 고아서 고약을 만들고 인삼(人蔘)•육종용(肉蓯蓉)•안식향(安息香)을 술에 달여 찌꺼기는 버리고 백복령(白茯苓) 각 2냥, 침향(沈香)•유향(乳香)•주사수비(朱砂水飛) 각 1냥을 가루로 하고 자하차고(紫河車膏)와 함께 짓무르게 찧어서 오동열매 크기의 환을해서 더운 술로 70~90알을 삼켜 내린다. 〈丹心〉

※ 자음강화환(滋陰降火丸)

효능 : 음허(陰虛)한 것을 보할 때 쓴다.

처방 숙지황(熟地黃) 2냥, 황백(黃柏) 1냥반, 지모(知母)•구기자(枸杞子)•연육(蓮肉)•복신(茯神)•인삼(人蔘) 각 1냥을 가루로 하고 지황(地黃)을 술에 쪄서 고약을 만들어 오동열매 크기의 환을해서 백탕(白湯)으로 100알을 삼켜 내린다. 〈入門〉

11. 음허(陰虛)로 인하여 폭절(暴絶)한 증세를 치료할 경우

음(陰)을 먼저 이지러지고 양(陽)이 심하게 끊긴 증세를 치료한다. 어떤 사람이 나이 60이 되었는데 여름철에 체(滯)하여 설사(泄瀉)를 하면서 방사(房事)를 행하고 변소에 가서 혼도(昏倒)하여 두 손을 뻗고 두 눈을 뜬 채 빛이 없으며 소변이 저절로 나오고 땀이 비오듯 나며 목구멍에 담(痰)이 끓고 호흡이 아주 가늘며 맥(脈)이 커서 윤차(倫次)가 없으니 위험한 증세인데 급하게 인삼고(人參膏)를 복용하고 다시 기해혈(氣海穴)에 18장을 뜸하니 오른쪽 손이 조금 움직여지며 다시 3장을 뜸하니 입술이 움직여지는데 계속해서 인삼고(人參膏) 3잔을 먹으니 밤중이 되어서야 눈이 움직이고 다시 인삼(人蔘) 2근을 모두 먹으니니 말을 하며 죽(粥)을 먹고 인삼(人蔘) 5근을 먹으 설사가 멈추고 인삼 10근을 먹이니 완전히 낫게 됐다. 〈丹溪〉

12. 양(陽)이 허한 데 쓰는 약

양(陽)이 허한 것은 바로 기(氣)가 허한 것이다.

맥(脈)이 미약(微弱)하고 기력(氣力)이 적으며 저절로 땀이 멎지 않는 것은 양(陽)이 허하기 때문이니 사군자탕(四君子湯)•익위승양탕(益胃升陽湯)•계부탕(桂附湯)•용부탕(茸附湯)•정기보허탕(正氣補虛湯)•증손약령탕(增損藥令湯)•삼향산(蔘香散)•삼선단(三仙丹)•사신단(四神丹)•삼출건중탕(蔘朮健中湯)•가감내고환(加減內固丸)•녹용대보탕(鹿茸大補湯)등으로 치료한다.

※ 계부탕(桂附湯)

효능 : 양허(陽虛)와 혈약(血弱)및 허해서 땀이 멈추지 않는 증세를 치료한다.

처방 계피(桂皮) 3돈, 부자포(附子炮) 2돈을 썰어서 1첩을 지어 생강 3쪽과 대추 2개를 넣어 물로 달여서 먹는다. 〈入門〉

※ 용부탕(茸附湯)

효능 : 기(氣)와 정(精)및 혈(血)이 허모(虛耗)해서 조열하고 식은 땀이 멈추지 않는 증세를 치료한다.

처방 녹용(鹿茸)•부자포(附子炮) 각 2돈반을 썰어서 1첩을 하고 생강 7쪽을 넣어 물로 달여서 먹는다. 〈入門〉

※ 정기보허탕(正氣補虛湯)

효능 : 모든 허(虛)의 냉기(冷氣)를 치료한다.

처방 인삼(人蔘)•곽향(藿香)•후박(厚朴)•황기(黃芪)•백지(白芷)•당귀(當歸)•숙지황(熟地黃)•천궁(川芎)•복신(茯神) 각 7푼, 육계(肉桂)•오미자(五味子)•백출(白朮)•반하(半夏)•부자(父子)•정향(丁香)•목향(木香)•건강(乾薑)•감초(甘草) 각 4푼을 썰어서 1첩을 지어 생강 3쪽과 대추 2개를 넣어 물로 달여서 먹는다. 〈入門〉

※ 증손약령탕(增損藥令湯)

효능 : 허노(虛勞)에 양기(陽氣)가 부족한 증세를 치료한다.

처방 반하(半夏) 1돈반, 황기(黃芪)•인삼(人蔘)•귤피(橘皮)•백복령(白茯苓)•당귀(當歸)•계심(桂心)•세신(細辛)•전호(前胡)•맥문동(麥門冬)•백작약(白芍藥)•감초(甘草) 각 7푼, 부자포(附子炮)•감초(甘草) 각 7푼, 부자포(附子炮)•숙지황(熟地黃) 각 3푼반, 원지

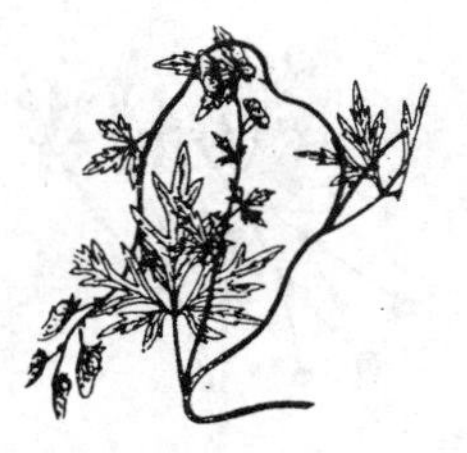
놋젓가락나물

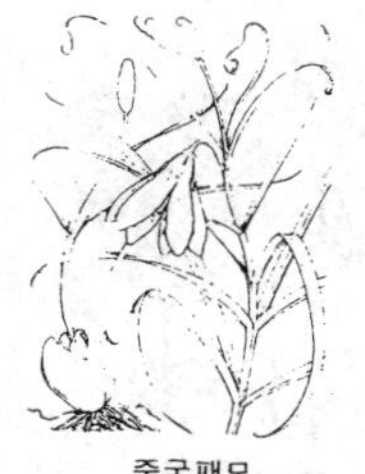
중국패모

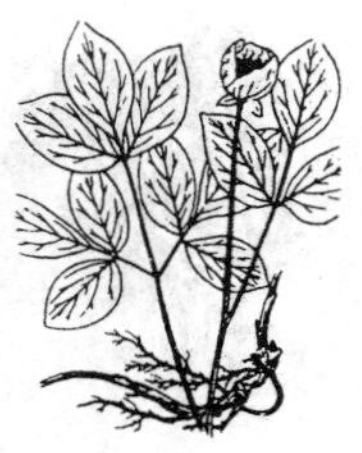
털산작약

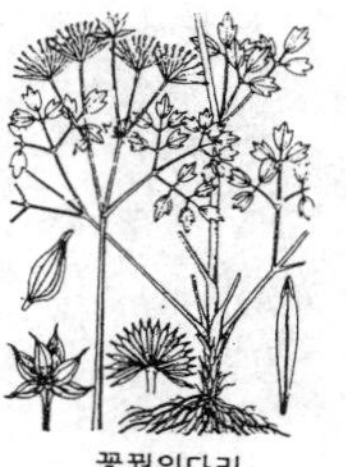
꽃꿩의다리

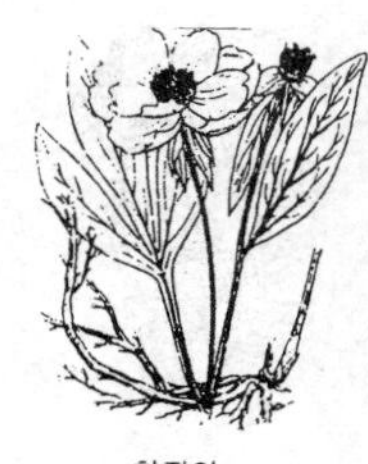
참작약

(遠志) 2푼을 썰어서 1첩을 지어 생강 3쪽과 대추 2개를 넣어 물로 달여서 먹는다. 〈得效〉

※ 삼향산(蔘香散)

효능: 허노(虛勞)에 여위고 기(氣)가 적으며 노채(勞瘵)되려는 증세를 치료한다.

처방 인삼(人蔘)·백출(白朮)·황기(黃芪)·산약(山藥)·백복령(白茯苓)·연육(蓮肉) 각 1돈, 감초(甘草)·건강(乾薑) 각 5푼, 정향(丁香)·목향(木香)·백단향(白丹香) 각 2푼반, 침향(沈香) 2푼을 썰어서 1첩을 하고 생강 3쪽과 대추 2개를 넣어 물로 달여서 먹는다. 〈得效〉

※ 삼선단(三仙丹)

일명장수환(長壽丸)

효능: 허노(虛勞)증에 신(腎)과 방광(膀胱)이 허냉(虛冷)하고 귀가 들리지 않으며 눈이 잘 보이지 않게 되는 증세를 치료한다.

처방 창출(蒼朮) 2냥과 총백(葱白) 1줌을 볶아서 노란색이 나거든 파를 버리고 천오(川烏) 1냥을 소금 5돈과 같이 볶으고 벌어지는 것을 한도로 하여 회향(茴香) 3냥을 볶은 것을 가루로 하고 술풀에 오동열매 크기의 환을 지어 더운 술로 50~70알을 먹고 모든 피의 종류를 먹지 말아야 한다. 〈入門〉

※ 사신단(四神丹)

효능: 진원(眞元)이 허손(虛損)하고 양기(陽氣)가 쇠소(衰少)하며 정수(精髓)가 모상(耗傷)하고 수화(水火)가 사귀지 못하는 증세를 치료한다.

처방 웅황(雄黃)·자황(雌黃)·유황(硫黃)·주사(朱砂) 각 1냥을 가루로하여 질그릇 속에 넣고 진흙으로 굳게 봉하여 연한 불에 1~2시간 쯤 볶아 지면 다시 가루로 하고 찹쌀 풀에 환을 짓되 콩알만큼씩 해서 매 1알을 공복에 새로운 물로 먹는다. 〈入門〉

※ 삼기건중탕(蔘芪建中湯)

효능: 허손(虛損)하고 소기(少氣)하며 사지(四肢)가 권태하고 음식이 줄어드는 증세를 치료한다.

처방 당귀신(當歸身) 1돈반, 인삼(人蔘)·황기(黃芪)·백출(白朮)·진피(陳皮)·백복령(白茯苓)·백작약(白芍藥)·생건지황주초(生乾地黃酒炒) 각 1돈, 감초(甘草) 5푼, 오미자(五味子) 3푼을 썰어서 1첩을 하고 생강 3쪽과 대추 2개를 넣어 물로 달여서 먹는다. 〈集略〉

※ 녹용대보탕(鹿茸大補湯)

효능: 허노(虛勞)의 소기(少氣)와 일체의 허손(虛損)의 증세를 치료한다.

처방 육종용(肉瑽蓉)·두충(杜冲) 각 1돈, 백작약(白芍藥)·백출부자포(白朮附子炮)·인삼(人蔘)·육계(肉桂)·반하(半夏)·석곡(石斛)·오미자(五味子) 각 7푼, 녹용(鹿茸)·황기(黃芪)·당귀(當歸)·백복령(白茯苓)·숙지황(熟地黃) 각 5푼, 감초(甘草) 2푼반을 썰어서 1첩을 지어 생강 3쪽과 대추 2개를 넣어 물로 달여서 먹는다.

13. 음(陰)과 양(陽)이 허한 데 쓰는 약

음양(陰陽)이 함께 허한 것은 기혈(氣血)이 전부 부족한 것을 말하는 증세이다. 쌍화탕(雙和湯)·팔물탕(八物湯)·십전대보탕(十全大補湯)·가미십전대보탕(加味十全大補湯)·고진음자(固眞飮子)·인삼양영탕(人蔘養榮湯)·보익양영탕(補益養榮湯)·응신음자(凝神飮子)·이지환(二至丸)·이류유정환(異類有情丸)·시제쌍보환(是齊雙補丸)·고암심신환(古庵心腎丸)·구원심신환(究原心腎丸)·자음대보환(滋陰大補丸)·가미호잠환(加味虎潛丸)·자신백보환(滋腎百補丸)·침향백보환(沈香百補丸)등으로 치료한다. 〈諸方〉

※ 쌍화탕(雙和湯)

효능: 심력(心力)이 같이 노고(勞苦)하고 기혈(氣血)이 모두 상하며 또는 방사(房事)한 다음에 노역(勞役)하고 노역(勞役)한 다음에 방사(房事)한 것이나 또는 큰 병을 치른 뒤에 허노(虛勞)하고 기핍(氣乏)하며 저절로 땀이 나는 증세등을 치료한다.

처방 백작약(白芍藥) 2돈반, 숙지황(熟地黃)·황기(黃芪)·당귀(當歸)·천궁(川芎) 각 1돈, 계피(桂皮)·

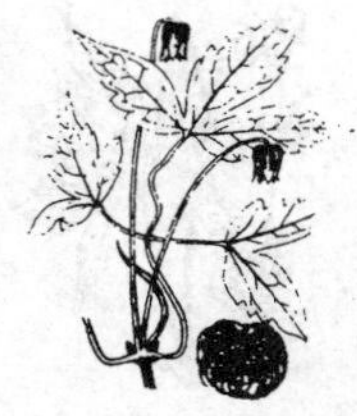
큰세잎종덩굴

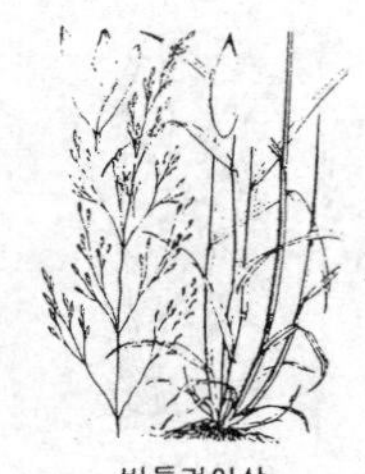
버들겨이삭

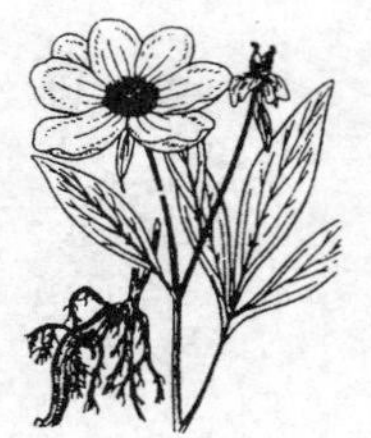
호작약

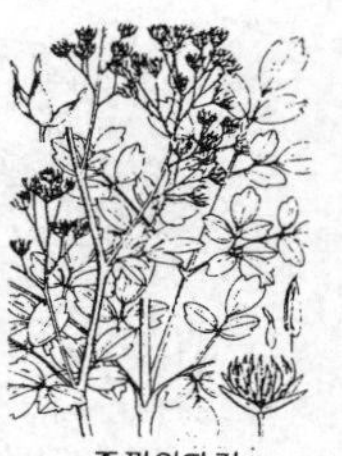
좀꿩의다리

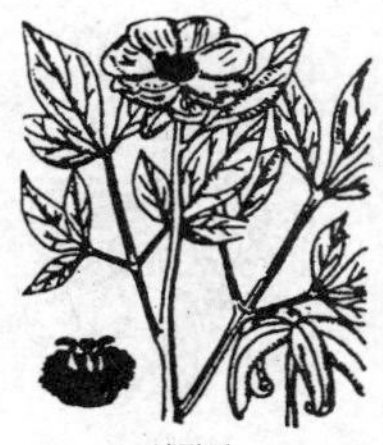
산작약

감초(甘草) 각 7푼반을 썰어서 1첩을 지어 생강 3쪽과 대추 2개를 넣어 물로 달여 먹는다.

일명 쌍화산(雙和散)인데 바로 건중탕(建中湯)에 사물탕(四物湯)을 합해서 한가지 처방을 만든 것이다. 큰 병 뒤에 기핍(氣乏)한 데 제일 효력이 많다. 〈諸方〉

※ 팔물탕(八物湯)

효능 : 허노(虛勞)의 기혈양허(氣血兩虛)를 치료하고 능히 음양(陰陽)을 고루 온화하게 한다.

처방 인삼(人蔘)•백출(白朮)•백복령(白茯苓)•감초(甘草)•숙지황(熟地黃)•백작약(白芍藥)•천궁(川芎)•당귀(當歸) 각 1돈2푼을 썰어서 1첩을 지어 시간 가릴 것 없이 물로 달여서 먹는다. 〈易老〉

※ 십전대보탕(十全大補湯)

효능 : 치료하는 방법도 역시 위와 같은 것이다.

처방 인삼(人蔘)•백출(白朮)•백복령(白茯苓)•감초(甘草)•숙지황(熟地黃)•백작약(白芍藥)•천궁(川芎)•당귀(當歸)•황기(黃芪)•육계(肉桂) 각 1돈을 썰어서 1첩을 지어 생강 3쪽과 대추 2개를 넣어 물로 달여 먹는다.

일명 십보탕(十補湯)또는 십전산(十全散)인데 황기건중탕(黃芪建中湯)•팔물탕(八物湯)을 합해서 하나의 처방을 만든 것으로써 기혈(氣血)의 구쇠(俱衰)와 음양(陰陽)의 병약(並藥)을 치료하니 천지(天地)의 성수(成數)를 법(法)한 처방이다. 〈海藏〉

※ 가미십전대보탕(加味十全大補湯)

효능 : 허노(虛勞)에 기혈(氣血)이 구손(俱損)해서 앞으로 노채(勞瘵)가 되려는 증세를 치료한다.

처방 십전대보탕(十全大補湯)에 시호(柴胡) 1돈, 황련(黃連) 5푼을 더해서 만든 처방이며 먹는 방법도 위와 같다. 〈丹心〉

※ 황기십보탕(黃芪十補湯)

효능 : 허노(虛勞)를 보하고 혈기(血氣)를 길러준다.

처방 백작약(白芍藥) 1돈반, 황기(黃芪)•당귀(當歸)•숙지황(熟地黃)•복신(茯神) 각 7푼, 인삼(人蔘)•백출(白朮)•산조인(酸棗仁)•반하(半夏)•진피(陳皮)•오미자(五味子)•육계(肉桂)•오약(烏藥)•맥문동(麥門冬)•감초(甘草) 각 5푼, 목향(木香)•침향(沈香) 각 2푼을 썰어서 1첩을 지어 생강 5쪽과 대추 2개를 넣어 물로 달여서 먹는다. 〈直指〉

※ 고진음자(固眞飮子)

효능 : 음양(陰陽)이 모두 허하고 기혈(氣血)이 부족하며 입맛이 없어지고 오심(五心)이 번열(煩熱)하며 조열(潮熱)하고 저절로 땀이 나며 정기(精氣)가 빠지고 걷는데 힘이 없으니 간혹 설사하고 맥도(脈度)가 잠기고 약하며 기침하고 담(痰)이 많아서 앞으로 노채(勞瘵)가 되려는 증세를 치료한다.

처방 숙지황(熟地黃) 1돈반, 인삼(人蔘)•산약(山藥)•당귀(當歸)•황기밀초(黃芪蜜炒)•황백염초(黃柏鹽炒) 각 1돈, 진피(陳皮)•백복령(白茯苓) 각 8푼, 두충초(杜冲炒)•감초구(甘草炙) 각 7푼, 백출(白朮)•택사(澤瀉)•산수유(山茱萸)•파고지초(破故紙炒) 각 5푼, 오미자(五味子)10알을 썰어서 1첩을 지어 물로 달여서 먹는다.

대개 문동(門冬)과 지황(地黃)은 음(陰)을 붇도록 하나 오랫동안 먹으면 위(胃)와 경(經)에 체해서 옹저(癰疽)가 생길 염려가 되고, 금석(金石)과 계(桂)•부(父)는 비록 양(陽)은 도와도 오랫동안 먹으면 온(温)을 쌓아서 열(熱)을 만들고 진음(眞飮)을 모손(耗損)할 우려가 있으나 오직 이 처방은 오미(五味)를 갖추고 기(氣)의 충화(沖和)한 것을 합하여 혈(血)을 기르고 비(脾)와 위(胃)를 치료하며 주리(腠理)를 가득하게 하고 오장(五臟)을 보하면사 한열(寒熱)의 편병(偏倂)과 과불급(過不及)의 부작용이 없으니 중년 이상의 사람이 계속 먹으면 좋은 약이다. 〈入門〉

※ 인삼양영탕(人蔘養榮湯)

효능 : 허노(虛勞)로 인하여 모손(耗損)이 되고 기혈이 부족하며 여위고 권태하며 기(氣)가 짧고 음식이 줄어들며 또는 한열(寒熱)해서 저절로 땀이나는 증세를 치료한다.

처방 백작약주초(白芍藥酒炒) 2돈, 당귀(當歸)•인삼

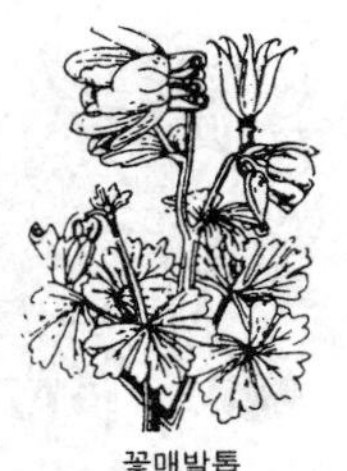
꽃매발톱

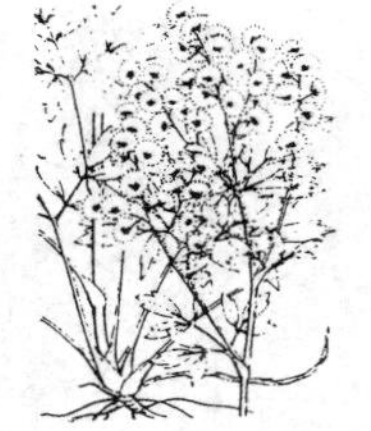
긴잎꿩의다리

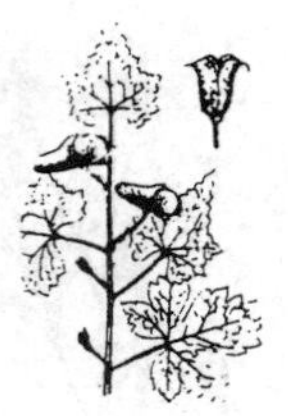
금오돌도기

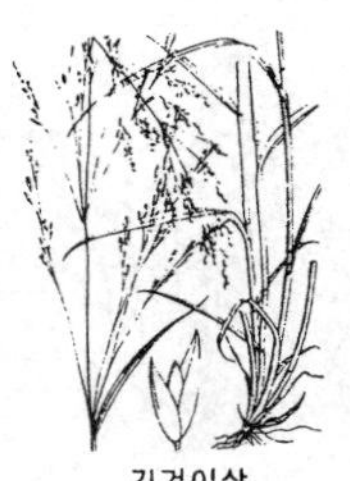
긴겨이삭

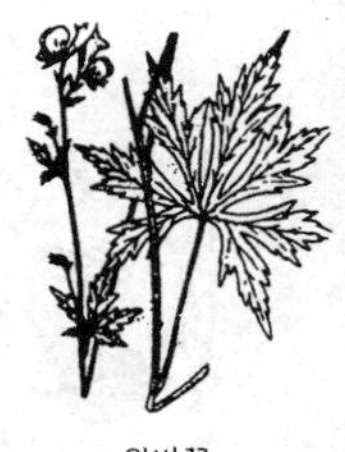
왕바꽃

(人蔘) • 백출(白朮) • 황기밀초(黃芪蜜炒) • 육계(肉桂) • 진피(陳皮) • 감초구(甘草灸) 각 1돈, 숙지황(熟地黃) • 오미자(五味子) • 방풍(防風) 각 7푼반, 원지(遠志) 5푼을 썰어서 1첩을 하여 생강 3쪽과 대추 2개를 넣어 물로 달여서 먹는다.

허(虛)가 심하면 꿀로 환을 지어 계속 먹으면 좋다.〈回春〉

※ 보익양영탕(補益養榮湯)

효능 : 허노(虛勞)에 기혈(氣血)이 모두 허한 것과 오노(五勞)와 칠상(七傷)을 치료한다.

처방 숙지황(熟地黃) 1돈반, 당귀신(當歸身) 1돈2푼, 백작약(白芍藥) • 백복령(白茯苓) • 백출(白朮) • 진피(陳皮) 각 1돈, 천궁(川芎) • 인삼(人蔘) • 지모(知母) 각 8푼, 황백(黃柏) 7푼, 감초(甘草) 5푼, 오미자(五味子) 9알을 썰어서 1첩을 지어 생강 3쪽을 넣어 물로 달여 먹는다. 〈集略〉

※ 이지환(二至丸)

효능 : 허노(虛勞)의 기혈(氣血)이 모두 모손(耗損)된 증세를 치료하고 음(陰)을 붇도록 하며 화(火)를 내린다.

처방 숙지황(熟地黃) • 구판(龜板) • 백출(白朮) • 황백(黃柏) 각 3냥, 생지황(生地黃) • 산수유(山茱萸) • 당귀(當歸) • 지모(知母) 각 2냥, 토사자(兎絲子) • 육종용(肉蓯蓉) • 황기(黃芪) • 우슬(牛膝) • 구기자(枸杞子) • 파고지(破故紙) • 오미자(五味子) • 백작약(白芍藥) • 호경골(虎脛骨) • 백복령(白茯苓) • 두충(杜冲) • 산약(山藥) • 진피(陳皮) • 인삼(人蔘) 각 1냥을 가루로 하고 꿀로 오동열매 크기의 환을 지어 소금탕이나 또는 더운 술로 80~100알을 먹는다.

이지(二至)라고 부르는 것은 동지(冬至)의 양생(陽生)과 하지(夏至)의 음생(陰生)을 말한 것이다. 〈入門〉

일명 조원다자방(調元多子方)인데 부부가 함께 복용하면 그 효과가 신통하다. 〈雄略〉

※ 이류유정환(異類有情丸)

효능 : 허노(虛勞)를 치료하고 기혈(氣血)의 양허(兩虛)를 보한다.

처방 녹각상(鹿角霜) • 구판수구(龜板酥灸) 각 3냥6돈, 녹용주세수구(鹿茸酒洗酥灸) • 호경골주자수구(虎脛骨酒煮酥灸) 각 2냥4돈을 가루로하여 웅저척수(雄猪脊髓) 9조에 달인 꿀을 넣고 찧어서 70~80알을 먹는다. 대부분 사슴은 양(陽)이고, 거북과 범은 음(陰)인데 혈(血)과 기(氣)가 정(情)이 있으니 각각 그의 종류를 따르는 것이 금석(金石)과 초목(草木)의 종류와 같지 않은 것이다. 만약 좋은 맛으로 선반(善飯)하는 사람이라도 저담즙(猪膽汁) 1~2홉을 더해서 먹으니 화(火)를 내리게 하는 뜻을 가진 처방이며, 중년(中年)에 노쇠를 느끼는 사람에게는 더욱 자주 먹어야 할 약이(藥餌)이다. 〈入門〉

※ 시제쌍보환(是齊雙補丸)

효능 : 기(氣)와 혈(血)을 보통 보해서 마르지도 않고 열이 나지도 않게 한다.

처방 숙지황〔熟地黃 : 보혈(補血)〕 • 토사자(兎絲子 : 보기(補氣)〕 각 8냥을 가루로 하고 술풀에 오동열매 크기의 환을 지어 70알을 술로 먹는다. 〈丹心〉

※ 자음대보환(滋陰大補丸)

효능 : 허노(虛勞)를 치료하고 심(心)과 신(腎)을 보한다.

처방 숙지황(熟地黃) 2냥, 우슬(牛膝) • 산약(山藥) 각 1냥반, 두충(杜冲) • 파극(巴戟) • 산수유(山茱萸) • 육종용(肉蓯蓉) • 오미자(五味子) • 백복령(白茯苓) • 회향(茴香) • 원지(遠志) 각 1냥, 석창포(石菖蒲) • 구기자(枸杞子) 각 5돈을 가루로 하고 대추살을 쪄서 꿀을 넣고 오동열매 크기의 환을 지어 소금탕, 또는 더운 술로 70~90알을 먹는다.

이 약을 가미호잠환(加味虎潛丸)과 서로 사이를 두고 먹으면 이른바 음(陰)을 보하고 양(陽)을 온화하게 하며 혈(血)을 낳고 정(精)을 더해서 기부(肌富)를 붙게 하고 근골(筋骨)을 굳세게 하며 성미가 맑으나 차갑지 않고 따뜻하면 열이 없으니 조화(造化)의 정미(精微)한 것을 통달하지 못한 사람에게는 이것을 이야기 할 이유가 없다. 〈丹心〉

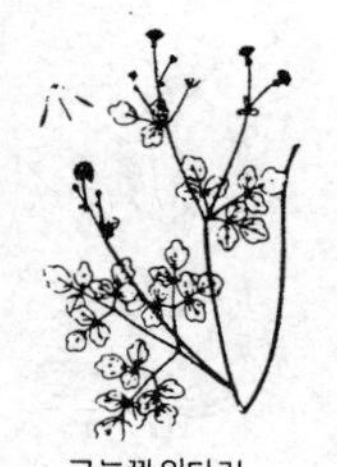
그늘꿩의다리

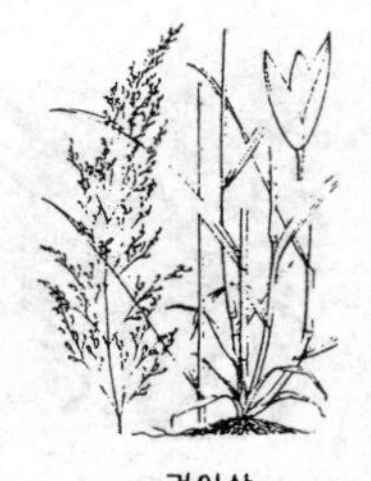
겨이삭

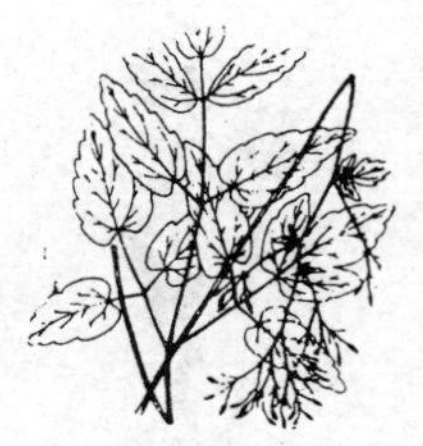
큰산꿩의다리

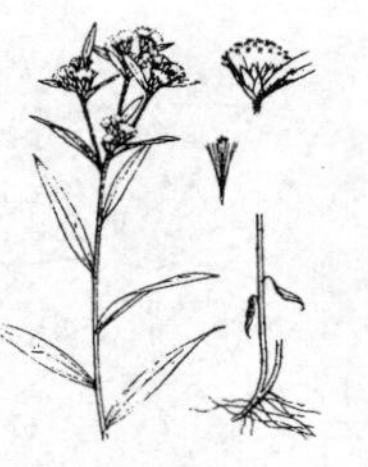
왜솜다리

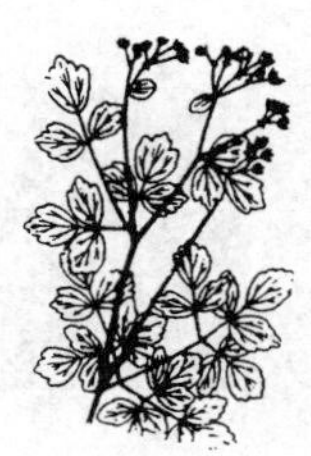
꿩의다리

※ 가미호잠환(加味虎潛丸)

효능 : 치료 방법은 위에서와 같다.

처방 숙지황(熟地黃) 4냥, 우슬(牛膝) 2냥, 인삼(人蔘)·황기(黃芪)·백작약초(白芍藥炒)·황백주침초(黃柏酒浸炒)·당귀(當歸)·산약(山藥) 각 1냥, 파고지초(破故紙炒)·오미자(五味子) 각 7돈반, 토사자(兎絲子)·구판(龜板)·호경골〔虎脛骨 : 보통 술에 담그고 일숙해서 우유에 담가서 굽는다.〕·구기자(枸杞子)·쇄양수구(鎖陽酥炙) 각 5돈을 가루로 하고 달인 꿀에 돼지의 척수(脊髓)를 넣어 오동열매 크기의 환을 지어서 매 100알을 더운 술, 또는 소금 탕에 먹는다. 〈丹心〉

※ 자혈백보환(滋血百補丸)

효능 : 허노(虛勞)를 치료하고 혈기(血氣)를 보하며 음(陰)을 자양(滋養)한다.

처방 토사자(兎絲子)·숙지황(熟地黃) 각 4냥, 당귀(當歸)·두충주초(杜冲酒炒) 각 2냥, 지모(知母)·황백〔黃柏 : 병염주초(並鹽酒炒)〕 각 1냥, 침향(沈香) 5돈을 가루로 하고 술풀에 오동열매 크기의 환을 지어 소금탕으로 70알을 삼켜 내린다. 〈丹心〉

※ 자신백보환(滋腎白補丸)

효능 : 치료 방법은 위에서와 같다.

처방 숙지황(熟地黃) 4냥, 당귀(當歸)·토사자(兎絲子) 각 2냥, 지모(知母)·황백병염주초(黃柏並鹽酒炒)·산약(山藥)·감국(甘菊)·저실자(猪實子)·두충초(杜冲炒) 각 1냥, 청염(靑鹽) 5돈, 침향(沈香) 2돈반을 만드는 방법과 복용 방법은 위와 같이 한다. 〈丹心〉

※ 침향백보환(沈香百補丸)

효능 : 치료 방법은 위에서와 같은 것이다.

처방 숙지황(熟地黃) 3냥, 토사자(兎絲子) 2냥, 두충(杜冲)·육종용(肉蓯蓉)·산약(山藥)·당귀(當歸) 각 1냥반, 지모(知母)·황백〔黃柏 : 병염주초(並鹽酒炒)〕·인삼(人蔘) 각 1냥, 침향(沈香) 5돈을 만드는 방법과 먹는 방법은 위와 같이 한다. 〈丹心〉

14. 심허약(心虛藥)

심(心)이 허하고 혈기(血氣)가 부족해서 허노(虛勞)가 된 증세를 치료한다.

천황보심단(天王補心丹)·가미녕신환(加味寧神丸)·가감진심단(加減鎭心丹)·단심보혈탕(丹心補血湯) 〔4가지 처방은 신문(神門) 참조(參照)〕·대오보환(大五補丸)·고암심신환(古庵心腎丸)·구원심신환(究原心腎丸)등으로 치료한다.

※ 대오보환(大五補丸)

효능 : 허노(虛勞)의 부족함을 보하고 능히 수화(水火)를 서로 구제한다.

처방 천문동(天門冬)·맥문동(麥門冬)·석창포(石菖蒲)·복신(茯神)·인삼(人蔘)·익지인(益智仁)·구기자(枸杞子)·지골피(地骨皮)·원지(遠志)·숙지황(熟地黃) 각 1냥을 가루로하여 꿀로 오동열매 크기의 환을 지어 술로 50~70알을 먹는다. 〈海藏〉

※ 고암심신환(古庵心腎丸)

효능 : 노손(勞損)으로 심(心)과 신(腎)이 허하고 열이 있으며 경계(驚悸)하고 정충(怔忡)하여 유정(遺精)하고 식은 땀이 나며 눈이 어둡고 귀가 울며 허리가 아프고 다리가 위약한 증세를 치료하니 오랫 동안 먹으면 흰머리털이 검어지고 자식을 낳게 된다.

처방 숙지황(熟地黃)·생건지황(生乾地黃)·산약(山藥)·복신(茯神) 각 3냥, 당귀(當歸)·택사(澤瀉)·황백염주초(黃柏鹽酒炒) 각 1냥반, 산수유(山茱萸)·구판수구(龜板酥炙)·우슬(牛膝)·황련(黃連)·목단피(牡丹皮)·녹용수구(鹿茸酥炙) 각 1냥, 생감초초(生甘草炒) 5돈, 주사(朱砂) 1냥 (겉을 입힌 것)을 가루로 하고 오동열매 크기의 환을 지어 주사(朱砂)로 겉을 입히고 공복에 소금탕 또는 더운 술로 100알을 먹는다.

법(法)에 이르기를 「심(心)이 열을 싫어하고 신(腎)이 조(燥)를 싫어하니 이 처방문은 열을 맑게 하고 조(燥)를 윤택하게 하며 정(精)을 보하고 혈(血)을 더하며 심(心)·신(腎)을 치료하는 성약(聖藥)이 된다.」〈丹心〉

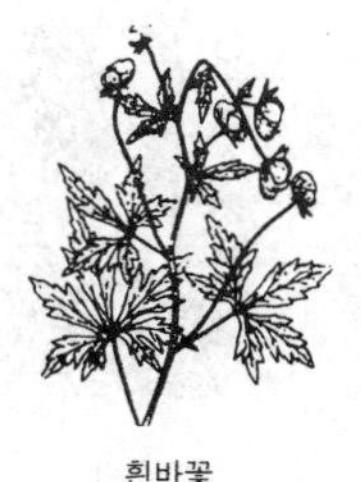
흰바꽃

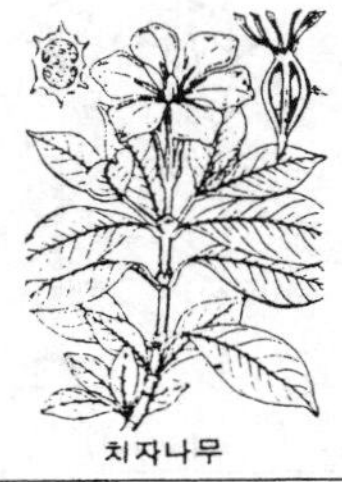
치자나무

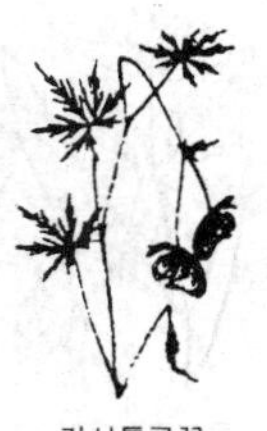
각시투구꽃

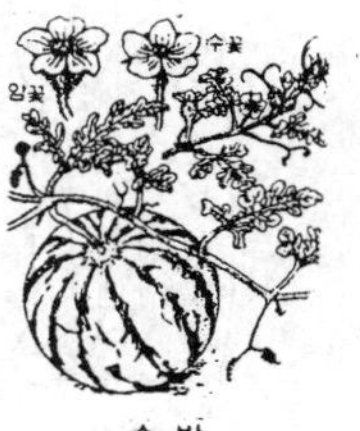
수 박

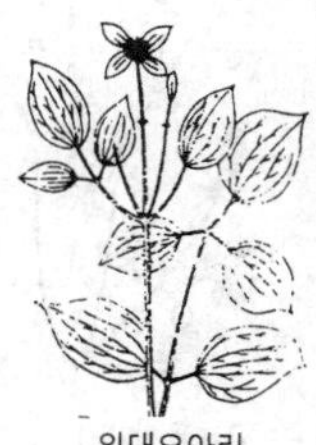
외대으아리

※ 구원심신환(究原心腎丸)

효능 : 허노(虛勞)에 수화(水火)가 서로 교제하지 않고 정충(怔忡)하며 식은 땀이 나고 유정적탁(遺精赤濁)하는 증세를 치료한다.

처방 토사자(兎絲子) 3냥, 주침(酒浸) • 우슬(牛膝) • 숙지홍(熟地黃) • 육종용(肉蓯蓉) • 녹용(鹿茸) • 부자포(附子炮) • 인삼(人蔘) • 원지(遠志) • 복신(茯神) • 황기(黃芪) • 용골(龍骨) • 오미자(五味子) 각 1냥을 가루로하여 토사자주(兎絲子酒)에 담그고 술로 삶은 풀에 오동열매 크기의 환을지어 대추탕으로 70~90알을 먹는다. 〈入門〉

15. 간허약(肝虛藥)

허노(虛勞)로 인하여 간(肝)을 손(損)하고 얼굴에 혈색이 없으며 근(筋)이 늘어지고 눈이 잘 보이지 않게 되는 증세를 치료한다.

사물탕(四物湯) • 쌍화탕(雙和湯) • 보간환(補肝丸) • 흑원(黑元) • 귀용원(歸茸元) • 공진단(拱辰丹) • 자보양영환(滋補養榮丸) 등으로 치료한다.

※ 흑원(黑元)

효능 : 허노(虛勞)에 음혈(陰血)이 모갈(耗竭)하고 얼굴빛이 검으며 귀가 들리지 않고 눈이 보이지 않게 되며 다리가 위약하고 허리가 아프며 소변이 희고 탁한 증세를 치료한다.

처방 당귀주침(當歸酒浸) 2냥, 녹용수구(鹿茸酥灸) 1냥을 가루로하여 오매육(烏梅肉)으로 고약처럼 오동열매 크기의 환을 지어 더운 술로 50~70알을 삼켜 내린다. 〈得效〉

※ 귀용원(歸茸元)

효능 : 치료 방법은 위에서와 같다.

처방 당귀(當歸) • 녹용(鹿茸)을 등분해서 만드는 방법과 먹는 방법은 위에서와 같다. 〈入門〉

※ 공진단(拱辰丹)

효능 : 남자가 드디어 장년이 되어서 진기(眞氣)에 겁(怯)이 많은 것은 품부(稟賦)가 원래 약하기 때문이고 허약해서 그러한 것은 아니다. 그러나 마르고 삽(澁)한 약으로 치료하지 않아야 하고 자익(滋益)하는 처방문도 품명이 많고 약의 힘이 작으며 효력을 보기가 어려우니 단지 천원(天元)의 일기(一氣)를 굳세게 해서 수승(水昇) • 화강(火降)이 잘 되도록 하여주면 오장(五臟)이 저절로 온화하고 백병(百病)이 나지 않으며 이런 경우에는 이 처방대로 주로 치료한다.

처방 녹용수구(鹿茸酥灸) • 당귀(當歸) • 산수유(山茱萸) 각 4냥, 사향(麝香) 5돈, 별연(別硏)을 가루로 하고 주면호(酒麵糊)에 오동열매 크기의 환을 지어 더운 술 또는 소금탕으로 70~100알을 먹는다. 〈得效〉

※ 자보양영환(滋補養榮丸)

효능 : 허노(虛勞)에 기혈(氣血)이 모두 부족하고 정신(精神)이 단소(短少)하고 비(脾)와 위(胃)가 허약한 데 완전하게 치료한다.

처방 원지(遠志) • 백작약(白芍藥) • 황기(黃芪) • 백출(白朮) 각 1냥반, 숙지황(熟地黃) • 인삼(人蔘) • 오미자(五味子) • 천궁(川芎) • 당귀(當歸) • 산약(山藥) 각 1냥, 진피(陳皮) 8돈, 백복령(白茯苓) 7돈, 생건지황(生乾地黃) 5돈, 산수유(山茱萸) 4돈을 가루로 하고 꿀로 오동열매 크기의 환을 지어 정미음(精米飮)으로 70~90알을 먹는다. 〈集略〉

16. 비허약(脾虛藥)

허노증(虛勞症)에 기육(肌肉)이 여위고 음식을 잘먹지 못하는 증세는 비(脾)가 허하기 때문이다.

천진원(天眞元) • 환원단(還元丹) • 귤피전원(橘皮煎元) • 오출환(烏朮丸) • 윤신환(潤腎丸) • 대산우원(大山芋元) • 삼출조원고(蔘朮調元膏) • 삼령백출환(蔘苓白朮丸) • 구선왕도고(九仙王道糕) 〔3가지 처방은 견내장(見內傷) 참조(參照)〕등으로 치료한다.

※ 귤피전원(橘皮煎元)

효능 : 비(脾)와 신(腎)이 크게 허해서 음식을 먹지 못하고 살이 여위며 허약하고 초췌(憔悴)한데, 또는 오랜 학질(瘧疾)

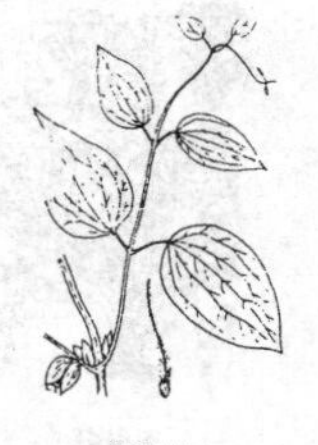
종덩굴

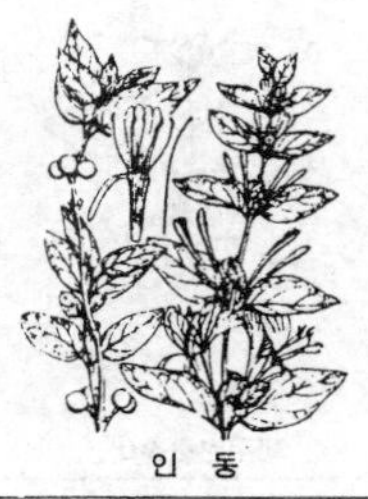
인 동

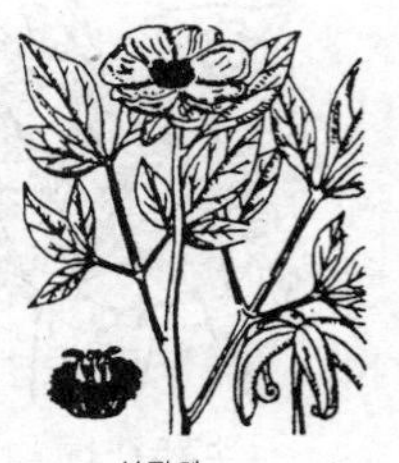
산작약

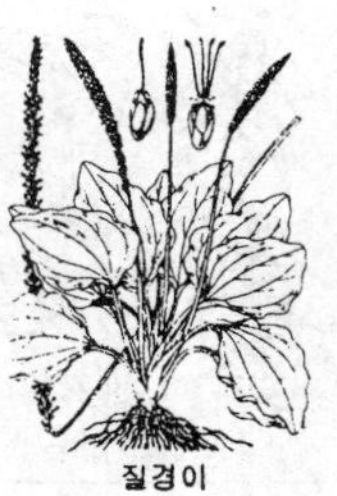
질경이

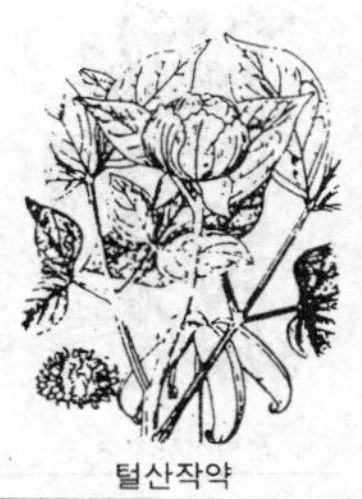
털산작약

이나 오랜 이(痢)를 치료한다.

처방 귤피(橘皮) 5냥, 감초(甘草) 3냥3돈, 당귀(當歸) • 비해(萆薢) • 육종용(肉蓯蓉) • 오수유(吳茱萸) • 후박(厚朴) • 육계(肉桂) • 양기석(陽起石) • 파극(巴戟) • 석곡(石斛) • 부자(附子) • 토사자(兎絲子) • 우슬(牛膝) • 녹용(鹿茸) • 두충(杜冲) • 건강(乾薑) 각 1냥을 가루로하여 술 1되반과 귤피(橘皮)가루를 자기그릇 안에 넣어 달여서 엿물과 같이 되거든 모든 약가루를 넣어 고루 저어서 찧고 오동열매 크기의 환을 지어 더운 술, 또는 소금탕으로 공복에 50~70알을 먹는다. 〈入門〉

❋ 오출환(烏朮丸)

효능 : 허노(虛勞)를 치료하고 비(脾)와 신(腎)을 보하며, 근골(筋骨)을 굳세게 하고 하원(下元)을 치료하게 한다.

처방 창출(蒼朮)을 동쪽에서 흐르는 물에 10일동안 담가서 껍질은 버리고 썰어서 불에 말린 것 반근, 천오(川烏)를 뜨물에 5일동안 담가서 날마다 뜨물을 갈고 불에 구워서 껍질과 배꼽은 버리고 천초(川椒) 입이 열린 것으로 해서 기와장을 불에 달구어 벌겋게 되거든 끼얹어서 식기 전에 천초(川椒)를 그 위에 담고 뚜껑을 덮어 천초(川椒)가 물이 겉으로 흩어질 때 붉은 것만 가지고 청피거백(靑皮去白) 각 3냥, 청염(靑鹽) 1냥을 가루로 하고 꿀로 오동열매 크기의 환을 지어 공복에 소금탕 또는 더운 술로 30~50알을 복용한다. 〈類聚〉

❋ 윤신환(潤腎丸)

효능 : 비신(脾腎)이 허손해서 여위고 얼굴빛이 청황(靑黃)하게 된 증세를 치료한다.

처방 창출(蒼朮) 1근에 부추(韭菜) 1근을 찧어서 즙을 낸 것을 반균(拌勻)해서 9번 찌고 9번 말리거나 또는 회향(茴香) 반근을 함께 쪄서 회향(茴香)은 버리고 숙지황(熟地黃) 1근, 오미자(五味子) 반근, 건강(乾薑) 〔동(冬) 1냥, 하(夏) 5돈, 춘추(春秋) 7돈〕을 쪄서 대추살과 오동열매 크기의 환을 지어 공복에 미음(米飮)으로 100알을 먹는다.

이 처방문이 후음문(後陰門)의 흑지황(黑地黃)과 같으나 만드는 방법은 다르다. 〈入門〉

❋ 대산우원(大山芋元)

효능 : 허약하고 여위며, 비(脾)와 위(胃)가 허약하고 음식이 줄어들며 또는 큰 병 뒤에 기(氣)가 회복되지 않아서 앞으로 노손(勞損)해지는 증세를 치료한다.

처방 산약(山藥) 7냥7돈반, 감초(甘草) 3냥반, 대두황권초(大豆黃卷炒) • 숙지황(熟地黃) • 당귀(當歸) • 육계(肉桂) • 신국초(神麴炒) 각 1냥2돈반, 인삼(人蔘) • 아교(阿膠) 각 8돈2푼반, 백출(白朮) • 맥문동(麥門冬) • 방풍(防風) • 백작약(白芍藥) • 행인(杏仁) • 천궁(川芎) 각 7돈반, 백복령(白茯苓) • 길경(桔梗) • 시호(柴胡) 각 6돈2푼반, 건강(乾薑) 3돈7푼반, 백렴(白斂) 2돈반을 가루로 하고 대추 100개를 쪄서 살을 내고 달인 꿀을 넣어 탄자크기의 환을 지어 매 1알을 더운 술 또는 미음(米飮)으로 씹어 먹는다. 〈局方〉

17. 폐허약(肺虛藥)

허노증(虛勞症)에 기침하고 담(痰)이 성하며 기(氣)가 급하고 또는 타혈(唾血)이 있는 것은 폐(肺)가 허하기 때문이다.

인삼고(人蔘膏) • 독삼탕(獨蔘湯) • 인삼황기산(人蔘黃芪散) • 단삼음자(團蔘飮子) • 보화탕(保和湯)으로 치료한다.

❋ 인삼황기산(人蔘黃芪散)

효능 : 허노(虛勞)의 객열(客熱)과 조열(潮熱)및 도한(盜汗)과 담수(痰嗽)및 농혈(膿血)을 뱉는 증세를 치료한다.

처방 별갑수구(鼈甲酥灸) 1냥반, 천문동(天門冬) • 진교(秦艽) • 시호(柴胡) • 지골피(地骨皮) • 생건지황(生乾地黃) 각 7푼, 상백피(桑白皮) • 반하(半夏) • 지모(知母) • 자원(紫菀) • 황기(黃芪) • 적작약(赤芍藥) • 감초(甘草) 각 5푼, 인삼(人蔘) • 복령(茯苓) • 길경(桔梗) 각 3푼을 썰어서 1첩을 지어 물로 달여서 먹는다. 〈得効〉

18. 신허약(腎虛藥)

신장(腎臟)이 둘이 있는데 왼쪽은 신(腎)이 되고 오른쪽은 명문(命門)이 되니 신(腎)에 수(水)가 부족하면 음(陰)이 허해지는 것이며, 명문(命門)은 화(火)에 들으니

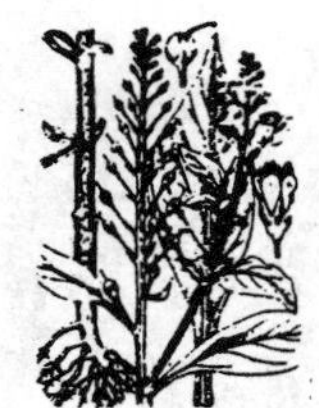
점박이까치수염

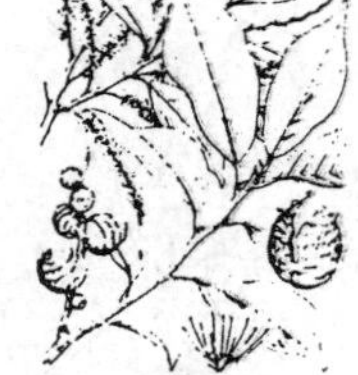
모밀잣밤나무

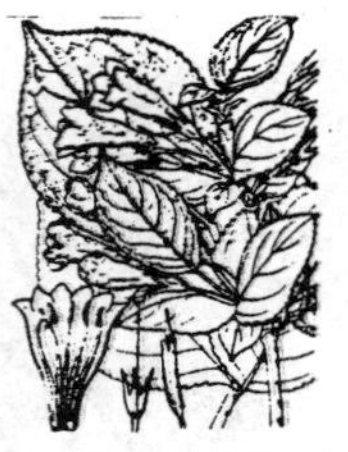
소영도리나무

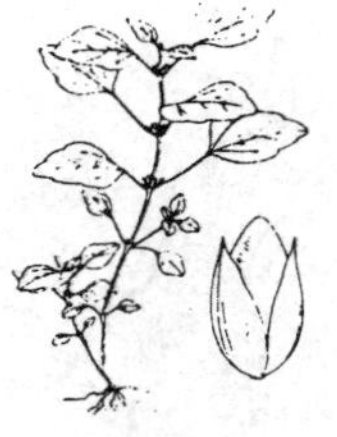
제주큰물통이

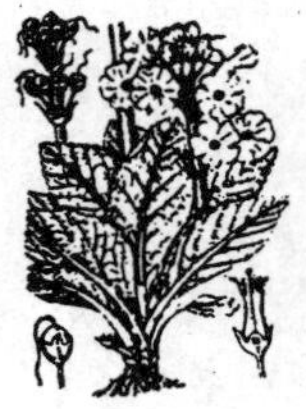
취란화

화(火)가 부족하면 양(陽)이 허해지는 것이다.

신(腎)이 허한 데는 육미지황환(六味地黃丸)•태극환(太極丸)•음련추석단(陰煉秋石丹)•팔미보신환(八味補腎丸)•냉보환(冷補丸)•신기환(腎氣丸)•삼일신기환(三一腎氣丸)•연년익수불로단(延年益壽不老丹)•무비산약원(無比山藥元)•보신양비환(補腎養脾丸)등으로 치료해야 하고 명문(命門)이 허한 데는 팔미환(八味丸)•가감팔미환(加減八味丸)•소토사자원(小兎絲子元)•삼미안신환(三味安腎丸)•구미안신환(九味安腎丸)•소안신환(小安腎丸)•가감내고환(加減內固丸)•양련추석단(陽煉秋石丹)•추석오정환(秋石五精丸)•증익귀용원(增益歸茸元)등을 써야 한다.

신(腎)과 명문(命門)이 모두 허한 증세는 현토고본환(玄菟固本丸)•반용단(班龍丹)•음양련추석단(陰陽煉秋石丹)•용주환(茸珠丸)등으로 치료해야 한다.

※ 육미지황원(六未知黃元)

허노(虛勞)에 신기(腎氣)가 쇠약한 것과 오래된 증세나 새로운 증세이든 간에 수췌(瘦瘁)하고 도한(盜汗)하며 열이나고 오장(五臟)이 모두 허손(虛損)하며 수약(瘦弱)하고 허번(虛煩)하며 골증(骨蒸)으로 위약(痿弱)하고 맥(脈)이 잠기며 허한 증세를 치료한다. 〔처방은 오장문(五臟門)〕

이 약이 좌척(左尺)의 신수(腎水)를 보하고 겸해서 비(脾)와 위(胃)를 치료하며 어린 아이의 수(水)가 휴흠(虧欠)하고 화(火)가 왕성한 음허증(陰虛症)에는 더욱 좋다.

대부분 나이 젊을 때에 유혹 받기를 너무 일찍 해서 근본이 상(傷)을 받았거나 또 품부(稟賦)가 허약한 사람이 상(傷)하기를 너무 많이 하고도 남에게 은휘(隱諱)하고 세월을 끌어서 원기(元氣)가 허약하고 또는 유정(遺精)하며 도한(盜汗)하고 신(神)이 피곤하여 기겁을 하고 음식이 기육(肌肉)을 낳지 못하며 얼굴이 희어지고 오심(五心)에 열이 나며 여름에는 남보다 더위를 참지 못하고 겨울에도 남보다 추위를 두려워 하며 허리가 아프고 무릎이 누거우며 머리가 어지럽고 눈이 어지러우니 그래서 물이 한번 이지러지면 반드시 화(火)가 이기고 화(火)가 움직이면 폐금(肺金)이 상극(相克)을 받아서 담수(痰嗽)가 되며 또는 노한(勞汗)이 바람을 쐬어 얼굴에 분자(粉刺)가 나면 허손(虛損)이 되는 것이니 이 약을 복용하면 보전이 되어 염려할 우려가 없다. 〈回春〉

※ 태극환(太極丸)

효능 : 신허(腎虛)를 치료한다.

처방 황백(黃柏) 2냥6돈〔목(木)에 드는 것〕, 지모(知母) 1냥4돈〔수(水)에 드는 것〕, 파고지(破故紙) 2냥8돈〔화(火)에 드는 것〕, 호도육(胡桃肉) 1냥2돈〔금(金)에 드는 것〕, 축사(縮砂) 5돈〔토(土)에 드는 것〕을 가루로하여 꿀로 오동열매 크기의 환을 지어 공복에 소금탕으로 30~50알을 삼켜 내린다. 〈入門〉

※ 음련추석단(陰煉秋石丹)

허노(虛勞)의 모든 숙질(宿疾)에 크게 자음(滋陰) 강화(降火)를 시키니〔만드는 방법은 잡방(雜方)에 참조〕 매번 30알을 공복에 더운 술로 먹는다.

이 약은 모든 허노(虛勞)의 이약(羸藥)에 침이나 뜸이 효과를 내지 못하며 머리가 어지럽고 배가 부르며 담(痰)으로 헐떡거리고 여러 해를 종만(腫滿)한 것과 나이 어린 사람이 색욕(色慾)도가 지나쳐 늙기 전에 눈이 잘 보이지 않게 되고 무릎이 아프며 백탁(白濁)을 유설(遺泄)하고 요배(腰背)가 자주 아픈 증세등에 복용하면 진원(眞元)으로 돌리게 되니 진실로 위생(衛生)의 보배가 되는 것이다. 만일 대그릇이 떨어지면 대로 고치고 금그릇이 부서지면 금으로 때우는 것인데 사람이 허손(虛損)하면 사람의 것으로 보하니 참으로 그의 진결이라 할 수 있다. 또한 약의 힘이 골수(骨髓)에 동입(洞入)해서 닿지 않는 곳이 없으니 오직 질병만을 고칠뿐만 아니라 보통 사람이 자주 복용하면 그 효력이 말할 수 없고 오래 병을 앓은 사람은 단지 두어 번만 복용해도 매우 특효가 있으니 진실로 재생한 사람이 된다. 〈得効〉

※ 팔미보신환(八味補腎丸)

효능 : 허노(虛勞)를 치료하고 신(腎)을 보하며 음(陰)을 붇도록 한다.

처방 숙지황(熟地黃)•토사자(兎絲子) 각 8냥, 당귀신(當歸身) 4냥반, 육종용(肉蓯蓉) 5냥, 산수유(山茱萸) 2냥반, 황백(黃柏)•지모병주초(知母並酒炒) 각 1냥, 파고지주초(破故紙酒炒) 5돈을 가루로 하고 술풀에 오동열매 크기의 환을 지어 더운 술 또는 소금탕으로 50~70알

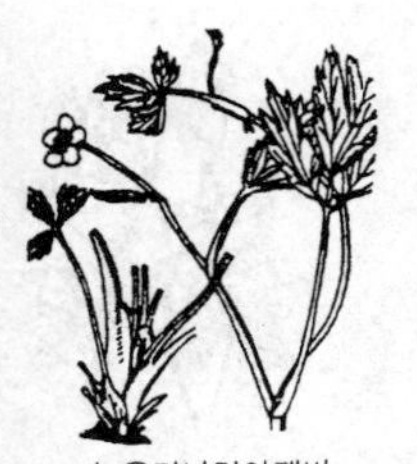
누운미나리아재비

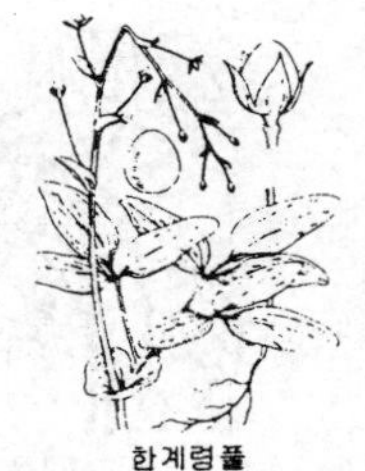
한계령풀

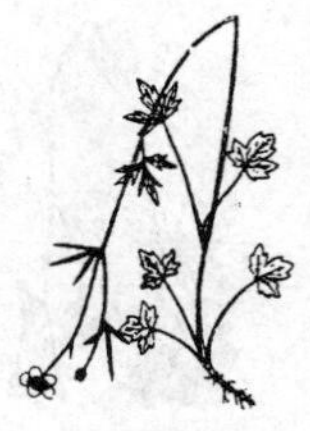
산미나리아재비

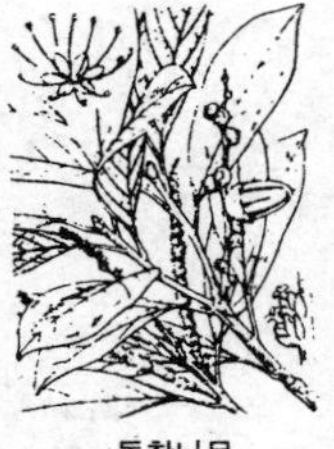
돌참나무

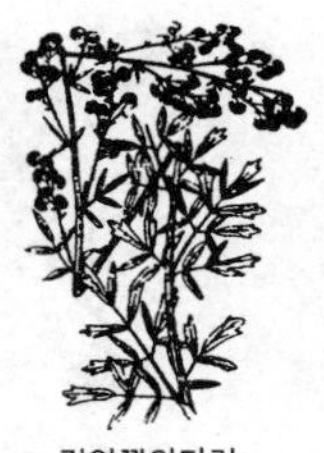
긴잎꿩의다리

을 먹는다. 〈丹心〉

❊ 냉보환(冷補丸)

효능 : 허노(虛勞)에 신(腎)이 허하고, 또는 조열(燥熱)한 약을 잘 먹지 못하여 신수(腎水)가 마르고 눈이 보이지 않게 되고 귀가 들리지 않으며 허리가 아픈 증세를 치료한다.

처방 맥문동(麥門冬) • 천문동(天門冬) • 생건지황(生乾地黃) • 숙지황(熟地黃) • 우슬(牛膝) • 백작약(白芍藥) • 지골피(地骨皮) • 석곡(石斛) • 현삼(玄蔘) • 자석(磁石) • 침향(沈香)을 각 등분해서 가루로 하고 꿀로 오동열매 크기의 환을 지어 소금탕으로 70알을 먹는다. 〈入門〉

❊ 신기환(腎氣丸)

효능 : 허노(虛勞)의 신손(腎損)의 증세를 치료한다.

처방 육미지황원(六味地黃元) 1제에 오미자(五味子) 4냥을 더한 처방이니 폐(肺)의 근원을 자양(滋養)하고 신수(腎水)를 낳는 것이다. 〈易老〉

치담(治痰)의 성약이며, 혈허(血虛)와 땀이 나는데 신통한 약이며 또 능히 간(肝)을 보하니 대부분 간(肝)과 신(腎)의 병은 똑같이 치료해야 되는 이유이다. 〈回春〉

❊ 삼일신기환(三一腎氣丸)

효능 : 허노(虛勞)를 치료하고 심(心)과 신(腎)의 모든 장(臟)의 정혈(精血)을 보하고 심(心)과 신(腎)의 모든 장(臟)의 화(火)와 습(濕)을 사(瀉)한다.

처방 숙지황(熟地黃) • 생건지황(生乾地黃) • 산약(山藥) • 산수유(山茱萸) 각 4냥, 모단피(牡丹皮) • 백복령(白茯苓) • 택사(澤瀉) • 쇄양(鎖陽) • 구판(龜板) 각 3냥, 우슬(牛膝) • 구기자(枸杞子) • 인삼(人蔘) • 맥문동(麥門冬) • 천문동(天門冬) 각 2냥, 지모(知母) • 황백병염초(黃柏並鹽炒) • 오미자(五味子) • 육계(肉桂) 각 1냥을 가루로 하고 꿀로 오동열매 크기의 환을 지어 더운 술과 또는 소금탕으로 70~80알을 먹는다.

이 약이 보(補)도 되고 사(瀉)도 되는데 대부분 오장(五臟)은 맑은 피를 간직한 곳이며 맑은 피가 한번 허해지면 수(水)의 사(邪)가 편승(便乘)해서 습(濕)과 열(熱)이 되는데 보(補)하는 것은 그 맑은 피를 보하는 것이고, 사(瀉)하는 것은 그 습열(濕熱)을 사(瀉)하는 것이다. 이 처방문에 벌써 지모(知母) • 황백(黃柏)이 있어서 화(火)를 사(瀉)하고 복령(茯苓)과 택사(澤瀉)가 습(濕)을 참설(滲泄)하는 데 매우 공효가 크다.

옛날 처방의 신기환(腎氣丸) • 고본환(固本丸) • 보음환(補陰丸) 등이 전부 자음보혈(滋陰補血)하는 약이지마는 고본환(固本丸)은 가슴이 차갑고 담(痰)이 있으면 피하고, 보음환(補陰丸)은 비(脾)가 허하고 습(濕)이 있는 사람은 피하며, 오직 신기환(腎氣丸)이 온전히 음(陰)을 붇도록 하며 신(腎)을 보하고 겸해서 담(痰)과 습(濕)을 치료하는 데 가장 적당하다. 그러나 단지 맛과 종류가 몇가지 되지 않아서 변화를 다하지 못하니 이제 3가지 처방을 합하여 1가지 처방을 만들고 이름을 삼일신기환(三一腎氣丸)이라고 이름 하는데 보(補)와 사(瀉)를 겸시(兼施)하는 데 전부결함(缺陷)이 없는 것으로 생각된다. 〈方廣〉

❊ 무비산약원(無比山藥元)

효능 : 허노(虛勞)를 치료하고 신(腎)을 도우며 정혈(精血)을 더하여 준다.

처방 오미자(五味子) 6냥, 육종용(肉蓯蓉) 4냥, 토사자(兎絲子) • 두충(杜冲) 각 3냥, 산약(山藥) 2냥, 적석지(赤石脂) • 복신(茯神) • 산수유(山茱萸) • 파극(巴戟) • 우슬(牛膝) • 택사(澤瀉) • 숙지황(熟地黃) 각 1냥을 가루로 하고 꿀로 오동열매 크기의 환을 지어 더운 술 또는 미음(米飮)에 70~90알을 먹는다.

이 약을 먹은후 7일이 지나면 몸이 가볍고 붙어나며 얼굴빛이 광택하고 손과 발이 따뜻하며 음성이 청랑하니 이것이 그 효과의 증상이며 10일 후에는 기육(肌肉)이 생장하고 가운데를 통해서 뇌(腦)에 들어가며 코가 반드시 시고 아파도 의심할 이유는 없다. 〈局方〉

❊ 보신양비환(補腎養脾丸)

효능 : 허노(虛勞)의 모든 증세를 치료한다.

처방 숙지황강즙침(熟地黃薑汁浸) 2냥, 육종용(肉蓯蓉) • 인삼(人蔘) • 황기밀구(黃芪蜜炙) • 백출(白朮) • 당귀주세(當歸酒洗) • 백복령(白茯苓) • 산약(山藥) 각 2냥, 두충초(杜冲炒) • 파고지초(破故紙炒) • 우슬주세(牛膝酒

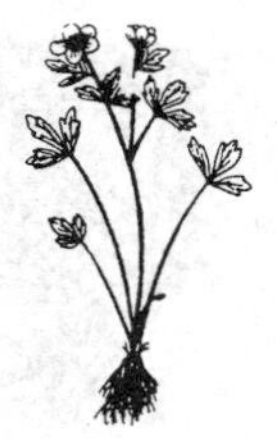
실젓가락나물

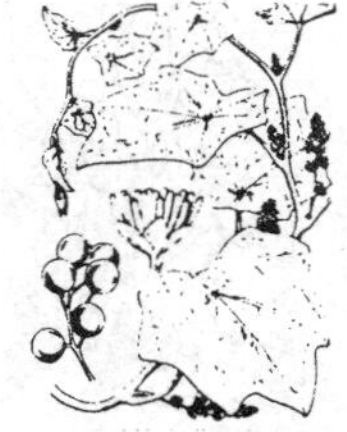
새모래덩굴

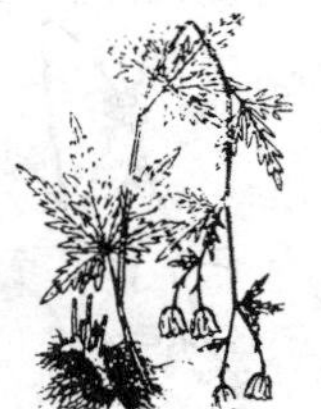
가는잎덩굴바꽃

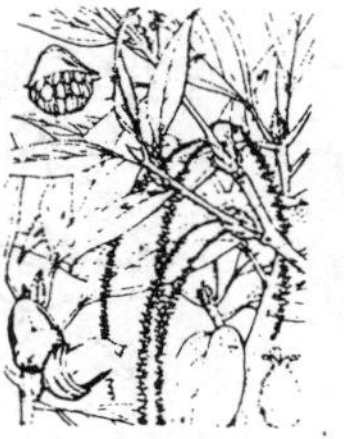
붉가시나무

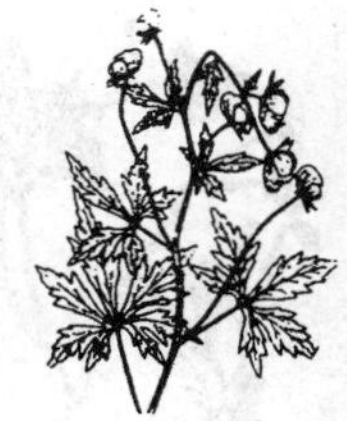
흰바꽃

洗)•오미자(五味子) 각 1냥반, 지모(知母)•황백병주초(黃柏並酒炒)•백작약(白芍藥) 각 1냥, 육계(肉桂)•침향(沈香) 각 7돈반, 감초구(甘草灸) 5돈을 가루로 하고 꿀로 오동열매 크기의 환을 지어 더운 술, 또는 미음으로 100알을 먹는다. 〈北窓〉

※ 소토사자원(小兎絲子元)

효능 : 허노(虛勞)에 신(腎)이 허하고 양기(陽氣)가 쇠소하여 소변이 활촉(滑數)한 증세를 치료한다.

처방 토사자(兎絲子) 5냥, 산약(山藥) (七錢半은 糊를 만듦)•연육(蓮肉) 각 2냥, 백복령(白茯苓) 1냥을 가루로 해서 산약호(山藥糊)을 오동열매 크기의 환을 지어 더운 술, 또는 소금 탕으로 70~90알을 먹는다. 〈局方〉

※ 삼미안신환(三味安腎丸)

효능 : 밑이 허해서 신기(腎氣)가 진원(眞元)으로 돌아가지 못하고 변해서 모든 병이 증세를 치료하는 데 이 처방문은 신(腎)을 보해서 기(氣)를 들게 하도록 한다.

처방 파고지(破故紙)•회향병초(茴香並炒)•유향(乳香) 각 등분 가루로하여 꿀로 오동열매 크기의 환을 지어 소금탕으로 30~50알을 삼켜 내린다. 〈入門〉

※ 구미안신환(九味安腎丸)

신(腎)이 허하고 허리가 아프며 눈이 어지럽고 귀가 들리지 않고 얼굴이 검고 마르는 증세를 치료한다. 〈方見腰門〉

※ 소안신환(小安腎丸)

효능 : 허노(虛勞)에 신기(腎氣)가 냉비(冷憊)하고 밤이면 소변에 유탁(游濁)한 것이 많으며 점점 마르게되고 얼굴이 검으며 눈이 잘 보이지 않으며 귀가 울며 아치(牙齒)가 주주(蛀蛀)한 증세를 치료한다.

처방 향부자(香附子)•천연자(川練子) 각 반근을 소금 2냥과 수(水) 2되로 달이고 졸아서 각 2냥을 가루로하여 술풀에 오동열매 크기로 환을 지어 공복에 소금탕 또는 더운 술로 30~50알을 먹는다. 〈得効〉

※ 양련추석단(陽煉秋石丹)

허노(虛勞)의 모든 냉병(冷病)과 여러해 동안의 신허노손(腎虛勞損)을 치료하고 양(陽)을 굳세게 하며 신위(腎痿)를 일으키고 배꼽 밑이 불과 같이 뜨겁고 약기가 골수(骨髓)에 동입(洞入)해서 장양(壯陽)과 보음(補陰)을 하니 진실로 환원(還元)•위생(衛生)하는 좋은 약이다. 그러니 일명 원양추석단(元陽秋石丹), 또는 환원단(還元丹)이라고 한다.

매 30알을 공복에 더운 술로 먹는다. 〈得効〉

※ 추석오정환(秋石五精丸)

효능 : 허노(虛勞)의 신허(腎虛)와 양쇠(陽衰)를 치료한다.

처방 연육(蓮肉) 6냥, 백복령(白茯苓) 2냥, 추석(秋石) 1냥, 천초(川椒)•회향병미초(茴香並微炒) 각 5돈을 가루로하여 유즙(乳汁)으로 오동열매 크기의 환을 지어 더운 술, 또는 미음(米飮)으로 50~70알을 먹는다. 〈必用〉

※ 증익귀용원(增益歸茸元)

효능 : 허노(虛勞)의 신허(腎虛)를 치료하고 맑은 피를 보하며 양기(陽氣)를 길러준다.

처방 숙지황(熟地黃)•녹용(鹿茸)•오미자(五味子)•대당귀(大當歸) 각 4냥, 산약(山藥)•산수유(山茱萸)•대부자포(大附子炮)•우슬주침(牛膝酒浸)•육계(肉桂) 각 2냥, 백복령(白茯苓)•목단피(牡丹皮)•택사주침(澤瀉酒浸)•일숙(一宿) 각 1냥을 가루로 하고 녹각교(鹿角膠) 반근을 썰어서 석기(石器)에 술과 함께 잘 섞은 다음 오동열매 크기의 환을 지어 공복에 더운 술, 또는 소금탕으로 50~70알을 먹는다.

또는 교(膠)를 가루로하여 술에 타서 환을 한다고 하였다. 〈得効〉

※ 현토고본환(玄菟固本丸)

효능 : 허노(虛勞)에 하원(下元)이 쇠약한 증세를 치료하니 능히 음(陰)을 붇도록 하고 양(陽)을 돕는다.

처방 토사자(兎絲子) 1근을 주제(酒製)하여 정말(淨末) 8냥, 숙지황(熟地黃)•생건지황(生乾地黃)•천문동

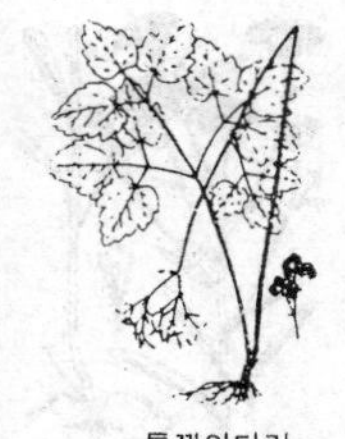
통꿩의다리

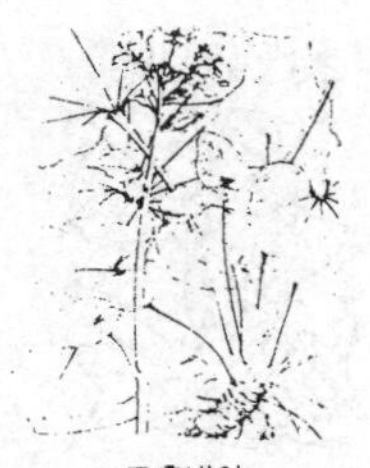
고추냉이

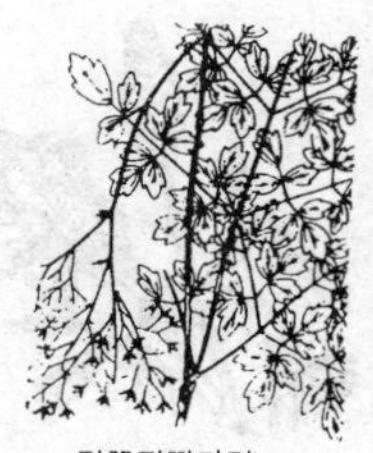
긴꼭지꿩다리

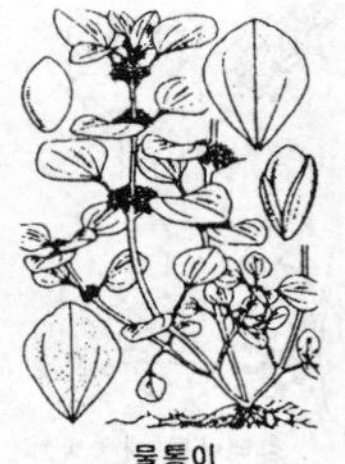
물통이

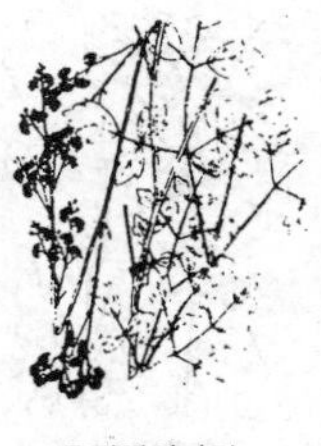
큰키꿩의다리

(天門冬)・맥문동(麥門冬)・오미자(五味子)・복신(茯神) 각 4냥, 산약미초(山藥微炒) 3냥, 연육(蓮肉)・인삼(人蔘)・구기자(枸杞子) 각 2냥을 가루로 하고 오동열매 크기의 환을 지어 더운 술, 또는 소금탕으로 80~90알을 먹는다. 〈丹心〉

※ 반용단(班龍丹)

허노(虛勞)를 치료하고 신장(腎臟)의 기(氣)와 혈(血) 및 정(精)을 보하며 연년익수(延年益壽)한다. 〈正傳〉

※ 용주환(茸珠丸)

효능: 허노(虛勞)로 신(腎)이 손(損)한 증세를 치료하고 겸해서 명문(命門)의 양(陽)이 쇠한 증세를 보한다.

처방 녹용(鹿茸)・녹각교(鹿角膠)・녹각상(鹿角霜)・숙지황(熟地黃)・당귀(當歸) 각 1냥반, 육종용(肉瑽蓉)・산조인(酸棗仁)・황기(黃芪)・백자인(柏子仁) 각 7돈, 양기석하(陽起石煆)・부자포(附子炮)・진사수비(辰砂水飛) 각 3돈을 가루로하여 주면호(酒麵糊)로 오동열매 크기의 환을지어 더운 술 또는 소금탕으로 70~90알을 먹는다. 〈丹心〉

※ 음양연추석단(陰陽煉秋石丹)

효능: 허노(虛勞)의 음양(陰陽)이 함께 허한 증세를 치료한다.

처방 양련(陽煉)과 음련(陰煉)을 아침 저녁으로 각각 1번을 복용하는데 먹는 방법은 위에 나와 있으니 반드시 2가지 약을 함께 먹어야 한다. 〈得効〉

19. 허노(虛勞)의 통치약(通治藥)

대부분 사지(四肢)가 위약(痿弱)해서 힘이 없는 증세는 음양(陰陽)을 알기에 앞서 먼저 허손(虛損)한 때문에 되는 증세가 많은 것이니 여름에는 육미지황원(六味地黃元)을 봄과 가을에는 신기환(腎氣丸)을, 겨울에는 팔미환(八味丸)으로 각각 치료한다. 〈保命〉

허노(虛勞)에 두루 치료하는 약은 천금연수단(千金延壽丹)・현주운묘단(玄珠耘苗丹)・신선거승자원(神仙巨勝子元)・신선불로환(神仙不老丸)・온눌보천환(膃肭補天丸)・이신교제단(二神交濟丹)・무비산약원(無比山藥元)・신선기제단(神仙旣濟丹)・오보원(五補元)・보천대조환(補天大造丸)・경옥고(瓊玉膏)・소건중탕(小建中湯)・대건중탕(大建中湯)・14미건중탕(十四味建中湯)・황기익손탕(黃芪益損湯)・진교별갑산(秦艽鱉甲散)・침향별갑산(沈香鱉甲散)・황기별갑산(黃芪鱉甲散)・서연원(瑞蓮元)・당귀고(當歸膏)・익수고진단(益壽固眞丹) 등으로 치료한다.

※ 천금연수단(千金延壽丹)

효능: 허노(虛勞)의 모든 증세와 일체의 허손(虛損)을 치료한다.

처방 육종용(肉蓯蓉) 2냥, 토사자(兎絲子)・오미자(五味子)・우슬(牛膝)・두충(杜冲)・당귀(當歸)・산약(山藥)・천문동(天門冬)・맥문동(麥門冬・생건지황(生乾地黃)・숙지황(熟地黃) 각 1냥, 인삼(人蔘)・백복령(白茯苓)・회향(茴香)・택사(澤瀉)・지골피(地骨皮)・녹용(鹿茸)・석창포(石菖蒲)・천초(川椒)・파극(巴戟)・원지(遠志)・복분자(覆盆子)・구기자(枸杞子)・백자인(栢子仁) 각 5돈을 가루로 하고 꿀로 오동열매 크기의 환을 지어 더운 술 또는 소금탕으로 100알을 먹는다. 〈正傳〉

※ 현주운묘단(玄珠耘苗丹)

효능: 장장사(張長沙)가 망망(妄)되게 조열(燥烈)한 약을 함부로 먹는 것을 경계하기를 약세(藥勢)가 편벽하게 이기는 경우가 있기 때문으로 부작용을 일으키는 증세는 마치 벼 이삭이 짧다고 해서 뽑아 올리는 것과 같고 또한 기혈(氣血)의 품수(稟受)가 약한 데 이 약을 먹어야 함에도 먹지 않는 것은 이삭을 매지 않는 것과 같은 이치를 비유해서 약명을 운묘단(耘苗丹)이라고 한 것인데 이 단(丹)이 오장(五臟)을 길러서 부족한 증세를 보하고 진원(眞元)을 비고(秘固)하여 이기(二氣)를 고르게 하고 영위(榮衛)를 화창케 하고 신(神)을 보전하고 중앙을 지킨다.

처방 오미자(五味子) 8냥, 파극(巴戟)・원지(遠志)・구기자(枸杞子)・산약(山藥)・백복령(白茯苓)・육종용(肉蓯蓉)・백부근(百部根)・두충(杜冲)・사상자(蛇床子)・방풍(防風)・백자인(柏子仁)・토사자(兎絲子) 각 2냥을 가루로 하고 꿀에 오동열매 크기의 환을지어 더운

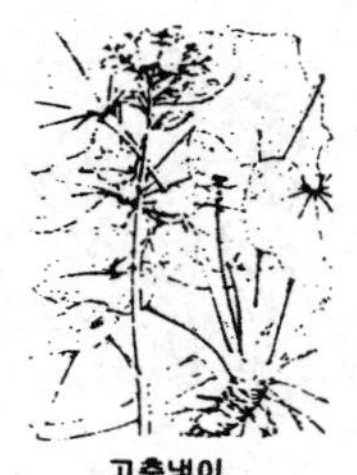
고추냉이

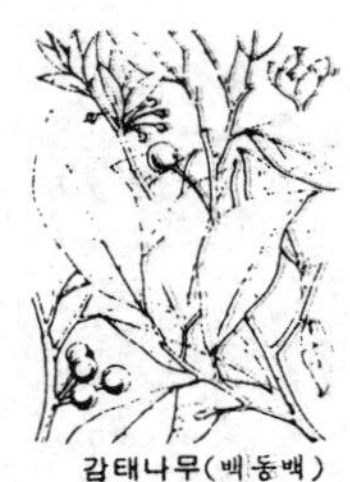
감태나무(백동백)

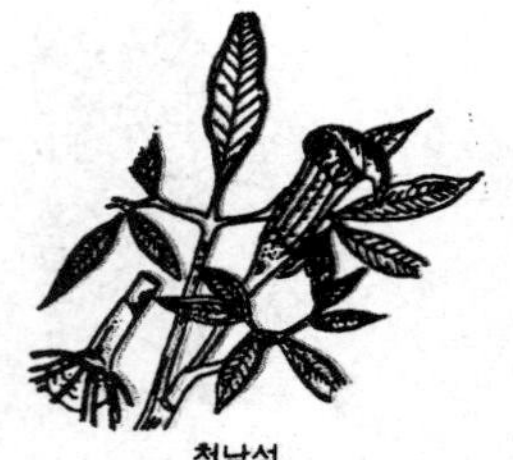
천남성

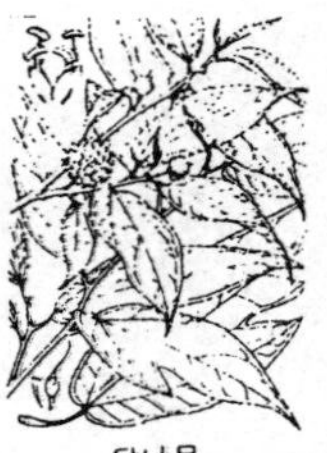
닥나무

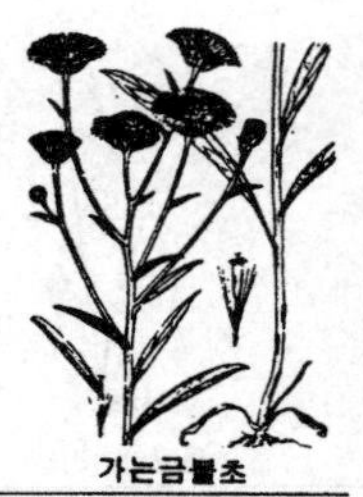
가는금불초

술 또는 소금탕으로 50~70알을 먹는다.

이 처방문이 전음문(前陰門)의 상단(上丹)으로 더불어 같은 처방인데 여름에는 오미자(五味子) 4냥을 더하고, 사계(四季)에는 육종용(肉蓯蓉)을 더하며, 가을에는 구기자(枸杞子) 6냥을 더해서 치료한다. 〈綱目〉

※ 신선거승자원(神仙巨勝子元)

효능: 허노(虛勞)의 모든 증세를 치료하는 데 천익백보(千益百補)한다.

처방 숙지황(熟地黃)·생건지황(生乾地黃)·하수오(何首烏) 각 4냥, 거승자(巨勝子)·구기자(枸伎子)·토사자(兎絲子)·오미자(五味子)·산조인(酸棗仁)·백자인(柏子仁)·파고지(破故紙)·복분다(覆盆子)·감인(坎仁)·목향(木香)·연화예(蓮花蕊)·파극(巴戟)·육종용(肉蓯蓉)·우슬(牛膝)·천문동(天門冬)·관계(官桂)·인삼(人蔘)·백복령(白茯苓)·저실자(猪實子)·구자(韭子)·천웅(天雄)·연육(蓮肉)·속단(續斷)·산약(山藥) 각 1냥을 가루로하여 봄과 여름에는 달인 꿀로 환을 만들고 가을과 겨울에는 대추 살과 호도(胡桃)살을 같이 쪄서 약가루를 넣어 천저(千杵)로 찧어서 오동열매 크기의 환을 지어 더운 술 또는 소금탕으로 70~90알을 삼켜 내린다. 또는 천웅(天雄)을 버리고 녹용(鹿茸)을 대신하면 더욱 좋다. 〈奇効〉

※ 신선불노환(神仙不老丸)

효능: 노래 가사에 「늙지 않는 산약(山藥)의 공효가 특수하며 얼굴빛을 보면 완전하니 구태어 다른 공력(功力)을 낭비할 것 없잖은가? 인삼(人蔘)·우슬(牛膝)·천파극(川巴戟)에 촉나라의 당귀(當歸)와 두충(杜冲)을 같이 하고 한 가지의 지황(地黃)을 생 것과 익은 것을 전부 쓰며 토사(兎絲)·백자(柏子)·석창포(石菖蒲)에 구기자(枸杞子)와 껍질을 고운 가루와 좋은 꿀을 한 데다 반죽해서 오동열매 크기의 환을 지어 약침한 낮. 잠잘 때 세 차례 복용하는 것은 소금탕 데운 물이 그대로 기다린다. 삼백(三白)과 모든 피를 멀리하고 수염과 머리가 검어지길 손꼽아 기다리려무나.」

처방 인삼(人蔘)·파극주침거심(巴戟酒浸去心)·당귀주침(當歸酒浸)·토사자주세(兎絲子酒洗) 각 3냥, 숙지황(熟地黃)·생건지황주세(生乾地黃酒洗) 각 2냥, 우슬주침(牛膝酒浸)·두충부초(杜冲麩炒) 각 1냥반, 백자인(柏子仁) 껍질을 버린 가루 석창포만침(石菖蒲滿浸)·구기자주침(枸杞子酒浸)·지골피(地骨皮) 각 1냥반을 썰어서 햇빛에 말리지 말고 약한 불에 말려서 가루로하여 꿀에 섞고 천저(千杵)로 찧어서 오동열매 크기로 환을 지어서 매 70~90알을 더운 술이나 소금탕으로 1일 3차례씩 복용하고 삼백(三白)과 모든 피 종류를 먹지 말아야 한다. 〈養老〉

※ 온눌보천환(膃肭補天丸)

망양(亡陽)·실음(失陰)·제허(諸虛)·백손(百損)·음위(陰痿)·유정(遺精)을 치료하고 양(陽)을 건전하게 하며 음(陰)을 굳세게 하는데 오직 과부(寡婦)는 복용하지 않는 것이 좋다. 〔처방은 전음(前陰)에 상세히 나와있음〕

※ 이신교제단(二神交濟丹)

효능: 허노(虛勞)를 보하고 심(心)과 비(脾)및 신(腎)을 치료한다.

처방 복신(茯神)·의이인(薏苡仁) 각 3냥, 산조인(酸棗仁)·구기자(枸杞子)·백출(白朮)·신국(神麴) 각 2냥, 백자인(柏子仁)·감인(芡仁)·생건지황(生乾地黃)·맥문동(麥門冬)·당귀(當歸)·인삼(人蔘)·진피(陳皮)·백작약(白芍藥)·백복령(白茯苓)·축사(縮砂) 각 1냥에 가루로하여 끓인 물 4잔을 달인 꿀 4냥과 산약(山藥)가루 4냥을 넣어 풀을 쑤어서 오동열매 크기의 환을 지어 미음으로 50~70알을 먹는다. 이상 16가지 가운데 매 신자(神子)가 8미(八味)씩을 거느리고 팔절(八節)을 합하게 되면 24냥이 되니 24기를 합하면 1세가 된다는 뜻이 된다. 〈入門〉

※ 무비산약원(無比山藥元)

모든 허(虛)·백손(百損)·오노(五勞)·칠상(七傷)을 치료하고 혼(魂)을 편히 정(定)하고 음양(陰陽)을 일으키며 힘줄을 강하게 하고 골(骨)을 단련하며 몸이 가볍고 눈이 밝아진다. (처방은 위와 같다)

※ 신선기제단(神仙旣濟丹)

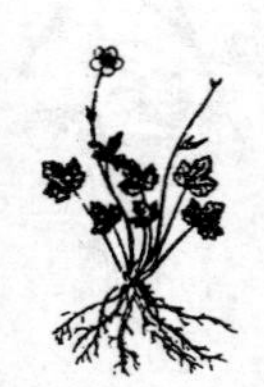
구름미나리아재비

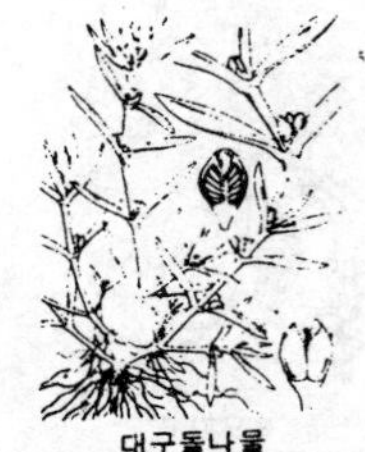
대구돌나물

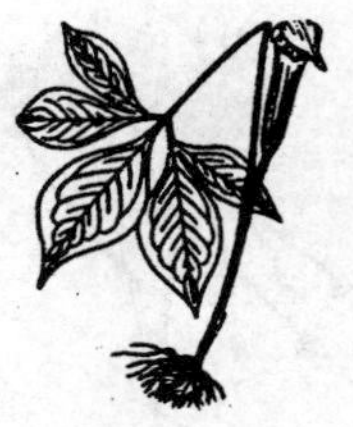
둥근잎천남성

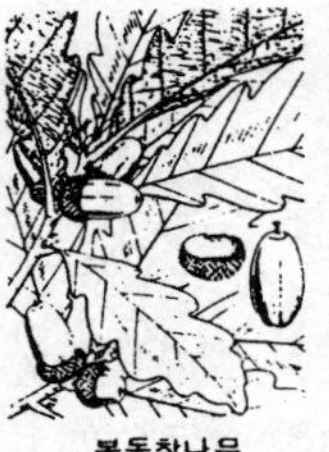
봉동참나무

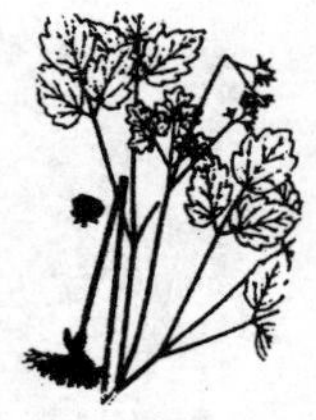
은꿩의다리

효능 : 모든 허(虛)·백손(百損)·오노(五勞)·칠상(七傷)을 치료하고 자신수(滋腎水)하며 강심화(降心火)하고 비토(脾土)를 보해주며 정(精)을 더하고 수(壽)를 보하며 기(氣)를 유익하게 하고 혈(血)을 온화하게 하며 근골(筋骨)을 굳세게 하고 기부(肌膚)를 윤택하게 하며 심(心)을 열려 지(智)를 정하고 음(陰)을 굳세게 하며 양(陽)을 건장하게 하고 연년익수(延年益壽)하며 성미(性味)가 따뜻하면서 열이 나지 않고 맑으면서 차갑지 않으며 오랫동안 복용하면 감리(坎离)가 상제(相濟)하고 음양(陰陽)이 화합되며 화(火)가 타오르지 않고 신(神)이 저절로 맑으며 수(水)가 스며 세지 않고 정(精)이 저절로 강해지니 보통 보하는 성약(聖藥)이 된다.

처방 황백주초(黃柏酒炒) 4냥, 산약주증(山藥酒蒸)·우슬세(牛膝洗) 각 3냥, 인삼(人蔘)·두충(杜冲)·강즙초(薑汁炒)·파극(巴戟)·오미자(五味子)·백복령(白茯苓)·구기자주세(枸杞子酒洗)·회향염수초(茴香鹽水炒)·육종용주세(肉蓯蓉酒洗)·산수유주증(山茱萸酒蒸)·원지(遠志)·감초수침거골(甘草水浸去骨)·석창포(石菖蒲)·지모주초(知母酒炒)·생건지황주세(生乾地黃酒洗)·숙지황(熟地黃)·맥문동(麥門冬)·토사자주세(兎絲子酒洗)·감초주세(甘草酒洗)·치자초(梔子炒) 각 2냥, 진피거백(陳皮去白) 1냥을 가루로 하고 대추 살을 쪄서 오동열매 크기의 환을 지어 공복에 소금 탕이나 더운 술로 70~90알을 먹는다.

또는 천문동(天門冬)·당귀(當歸)를 술에 씻어 각 2냥을 넣고, 감국(甘菊)·치자(梔子)·진피(陳皮)의 3가지가 있다. 〈醫鑑〉

※ 오보원(五補元)

효능 : 모든 허(虛)와 백손(百損)을 보한다.

처방 지골피(地骨皮)·백복령(白茯苓)·우슬(牛膝)·숙지황(熟地黃)·인삼(人蔘) 각 1냥을 가루로 하고 달인 꿀로 오동열매 크기의 환을 지어 더운 술 또는 소금탕으로 50~70알을 먹는다. 〈入門〉

※ 소건중탕(小建中湯)

효능 : 허노(虛勞)에 속이 급하고, 배가 아프며 꿈속에 정(精)을 잃고 사지(四肢)가 저리며 아프고 손발이 번열(煩熱)하여 목구멍이 마르고 입이 마르는 증세를 치료한다.

처방 백작약(白芍藥) 5돈, 계지(桂枝) 3돈(없을 때는 薄桂로 대신함)·감초구(甘草灸) 1돈을 썰어서 1첩을 지어 생강 5쪽과 대추 4개를 넣어서 물로 달여서 반쯤 달여지거든 찌꺼기는 버린 후 교이(膠飴) 즉 흑당(黑糖) 반잔 즉 이양(一兩)을 넣어 다시 달여서 고루 섞어 먹는다. 〈仲景〉

작약(芍藥)은 맛이 흙속에서 가장 신 것으로 목(木)·사(瀉)하니 군(君)을 삼고, 이당(飴糖)과 감초(甘草)의 따뜻한 것이 보비(補屁)하고 양위(養胃)하니 신을 삼으며 수(水)가 목(木)의 세(勢)를 껴서 역시 토를 모(侮)하기 때문에 맥(脈)이 팽팽하고 배가 아픔며 육계(肉桂)는 크게 신열(辛熱)하니 작약(芍藥)을 도와서 한수(寒水)를 몰아낸다. 생강과 대추는 맵고 따뜻하고 단맛이 나니 양기(陽氣)를 흩어서 경락(經絡)과 피모(皮毛)에 돌아다니게 하니 사(使)를 삼으므로 건중(建中)이란 이름이 여기에서 나온 것이다. 〈東垣〉

허노(虛勞)와 기허(氣虛) 및 자한(自汗)을 치료하는 것은 본 처방에다 황기밀초(黃芪蜜炒) 1돈을 더해서 황기건중탕(黃芪建中湯)이 되고, 허노(虛勞)와 혈허(血虛) 및 자한(自汗)을 치료하는 것은 본 처방에다 당귀(當歸) 1돈을 더한 것이니 당귀건중탕(當歸建中湯)이라 이름하는데 복용 방법은 위에서와 같다. 〈仲景〉

※ 대건중탕(大建中湯)

효능 : 허노(虛勞)의 부족한 것과 소복(小腹의 급통(急痛) 및 조열(潮熱)과 도한(盜汗) 및 담(痰)이 많아서 해수(咳嗽)하는 증세와 눕기를 좋아하고 일어나기를 싫어하는 증세를 치료한다.

처방 황기(黃芪)·부자포(附子炮)·녹용주증(鹿茸酒蒸)·지골피(地骨皮)·속단(續斷)·석곡(石斛)·백작약(白芍藥)·인삼(人蔘)·천궁(川芎)·당귀(當歸)·소초(小草) 각 1돈, 감초(甘草) 각 1돈, 감초구(甘草灸) 5푼을 썰어서 1첩을 지어 생강 5쪽과 대추 2개를 넣어 물로 달여서 먹는다. 〈得効〉

※ 십사미건중탕(十四味建中湯)

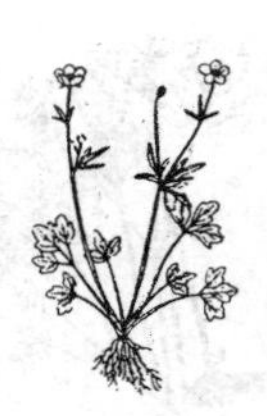
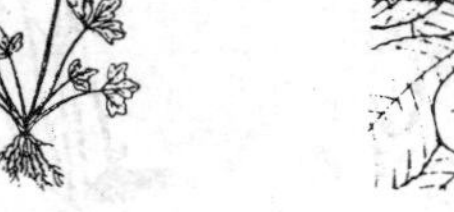
개구리갓

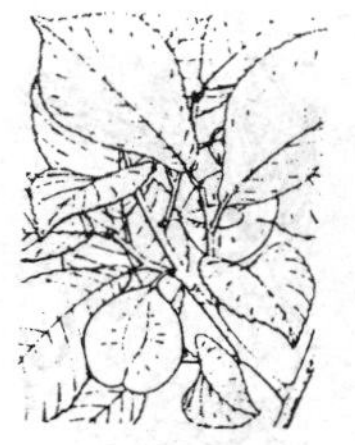
왕느릅나무

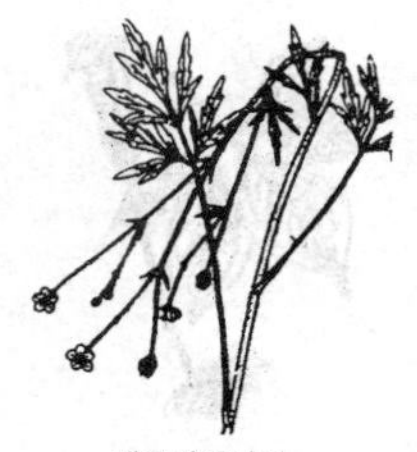
개구리미나리

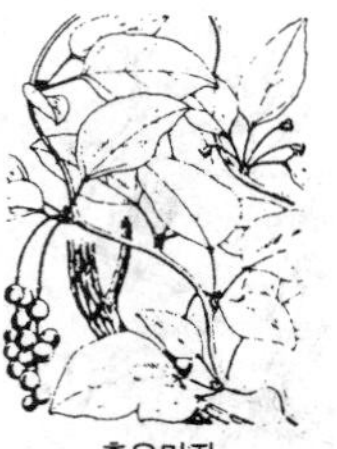
흑오미자

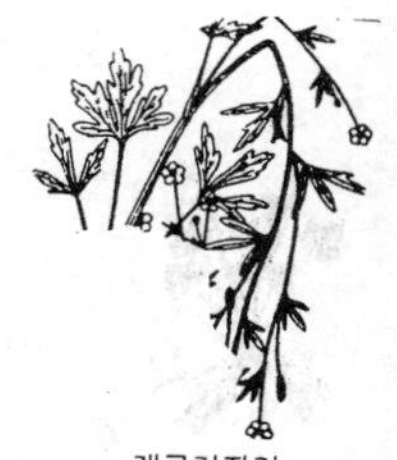
개구리자리

효능 : 허노(虛勞)와 혈기(血氣)가 부족한 증세를 치료한다.

처방 십전대보탕(十全大補湯)에 부자포(附子炮)•육종용(肉蓯蓉)•반하(半夏)•맥문동(麥門冬) 각 등분을 더한 처방이며 먹는 방법은 위와 같다. 〈得効〉

※ 황기익손탕(黃芪益損湯)

효능 : 허노(虛勞)의 백가지 증세를 치료한다.

처방 인삼(人蔘)•백출(白朮)•황기(黃芪)•계피(桂皮)•백복령(白茯苓)•백작약(白芍藥)•반하(半夏)•천궁(川芎)•숙지황(熟地黃)•산약(山藥)•오미자(五味子)•목단피(牡丹皮)•맥문동(麥門冬)•석곡(石斛)•감초(甘草)각 7푼을 썰어서 1첩을 지어 생강 5쪽과 대추 2개를 넣고 매(梅) 1, 소맥(小麥) 50알을 넣어서 같이 달여서 먹는다. 〈得効〉

※ 진교별갑산(秦艽鼈甲散)

효능 : 허노(虛勞)에 조열(潮熱)하고 땀이 많이 나서 담수(痰嗽)하는 모든 증세를 치료한다.

처방 건갈(乾葛) 1돈반, 형개(荊芥)•패모(貝母)•전호(前胡)•천선등〔天仙藤 : 즉(卽) 정목향등(靑木香藤)〕•감초(甘草) 각 7푼반, 백지(白芷)•강활(羌活)•육계(肉桂) 각 3푼반을 썰어서 1첩을 지어 생강 3쪽을 넣어 물로 달여서 먹는다. 〈得効〉

※ 침향별갑산(沈香鼈甲散)

효능 : 모든 허(虛)와 백손(百損)및 일체의 노상(勞傷)을 치료한다.

처방 별갑수구(鼈甲酥灸)•부자포(父子炮)•육계(肉桂) 각 1돈, 당귀(當歸)•숙지황(熟地黃)•강활(羌活) 각 7푼반, 침향(沈香)•목향(木香)•인삼(人蔘)•파극(巴戟)•백복령(白茯苓)•우슬(牛膝)•황기(黃芪)•시호(柴胡)•형개(荊芥)•반하(半夏)•진교(秦艽) 각 5푼, 전갈(全蝎) 2푼반, 육두구외(肉豆蔻煨) 1개를 썰어서 1첩을 지어 생강 3쪽과 대추 2개, 총(葱) 2뿌리를 넣어 달여서 먹는다. 〈得効〉

※ 황기별갑산(黃芪鼈甲散)

효능 : 치료 방법은 위에서와 같다.

처방 별갑(鼈甲)•천문동(天門冬) 각 1돈, 지모(知母)•지골피(地骨皮)•황기(黃芪)•진교(秦艽)•백복령(白茯苓)•적작약(赤芍藥)•시호(柴胡) 각 7푼반, 상백피(桑白皮)•반하(半夏)•감초(甘草) 각 5푼, 자완(紫菀)•생지황(生地黃) 각 4푼, 인삼(人蔘)•육계(肉桂)•길경(桔梗) 각 3푼을 썰어서 1첩을 지어 생강 3쪽과 대추 2개를 넣어 물로 달여서 먹는다. 〈入門〉

※ 서련환(瑞蓮丸)

효능 : 허노(虛勞)를 치료하고 심(心)을 정하며 신(腎)을 따뜻하게 하고 혈(血)을 낳으며 담(痰)을 삭힌다.

처방 창출〔蒼朮 : 비(脾)를 주로 함〕 1근을 생것으로 4냥, 술과 초 및 쌀 뜨물에 각각 4냥씩 담아 연육〔蓮肉 : 심(心)을 주로 함〕 1근, 껍질과 속심을 버리고 술에 담아서 연해지거든 저두(猪肚)속에 넣어 무르녹게 삶아 낸 다음 불에 말리고〔연육(蓮肉) 1근이면 저두(猪肚) 2개를 써야 된다〕•구기자〔枸杞子 : 간(肝)을 주로 함〕•오미자〔五味子 : 폐(肺)를 주로 함〕•파고지〔破故紙 : 신(腎)을 주로 함〕•숙지황〔熟地黃 : 혈(血)을 주로 함〕 각 2냥을 가루로 하고 앞의 저두(猪肚)를 찧고 고약을 만든 후에 술로 삶은 풀에 같이 섞어서 환을 오동열매 크기로 지어 50~70알을 먹는다. 〈入門〉

※ 당귀고(當歸膏)

효능 : 오노(五勞)와 칠상(七傷)및 모든 허(虛)와 백손(百損)을 치료하고 비(脾)와 위(胃)를 보양(補養)하며 근골(筋骨)을 자양(滋養)한다.

처방 구기자(枸杞子)•당귀(當歸) 각 5냥, 생건지황(生乾地黃)•백출(白朮)•백작약(白芍藥) (쌀가루와 같이 볶는다) 각 4냥, 백복령(白茯苓) 3냥, 의이인(薏苡仁) 2냥, 산약(山藥)•맥문동(麥門冬) 각 1냥 2돈반, 지골피(地骨皮)•연육(蓮肉)•인삼(人蔘) 각 1냥, 숙지황(熟地黃)•패모(貝母)•감초(甘草) 각 7돈반, 천문동(天門冬) 5돈, 오미자(五味子) 2돈반, 호박(琥珀) 6푼을 물 5되에

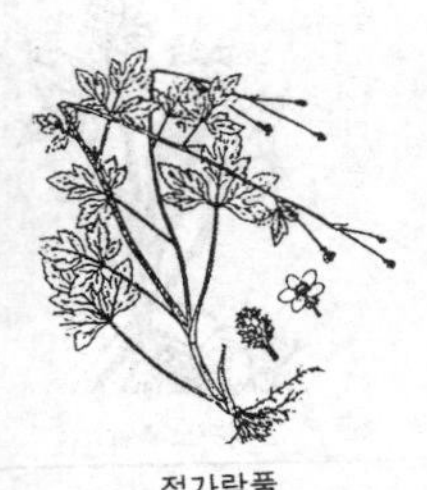
젓가락풀

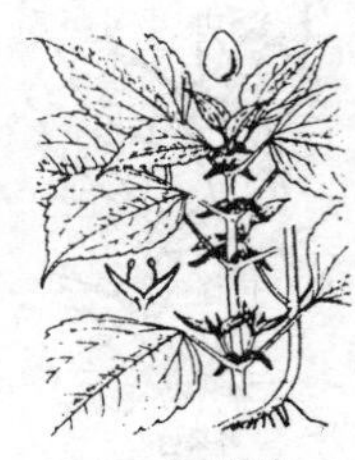
모시물통이

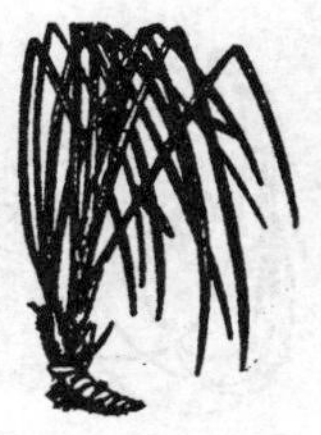
석창포

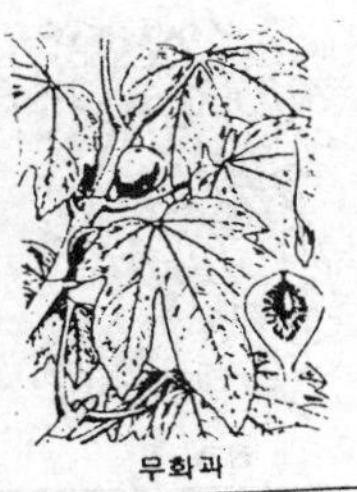
무화과

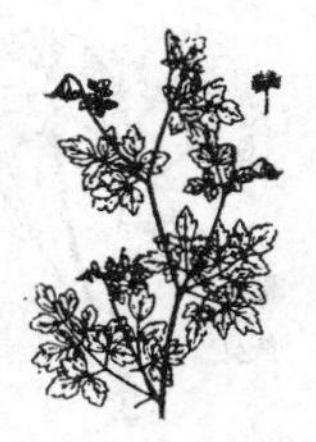
발톱꿩의다리

약을 넣어 약한 불로써 달인후 다시 물 5되를 첨가하되 이 같이 하기를 7차례를 해서 거른후 찌꺼기는 버리고 세찬 불에 달여서 매 1근에 달인 꿀 4냥과 같이 고아 고약을 만 들어 매번 2수저 정도로 해서 공복에 백탕(白湯)으로 고 루 복용한다. 〈入門〉

※ 익수고진단(益壽固眞丹)

효능 : 정(精)을 메꾸고 혈(血)을 익기(益氣)하고 양신(養神)하며 반로환동(返老還童)하고 연년익수(延年益壽)하는 처방인데 중년 이후에 자주 복용하면 아주 좋다.

처방 토사자(兎絲子)를 술에 담가서 불에 말리고 찧어 서 가루로 한 것 2냥, 숙지황(熟地黃)을 술에 쪄서 체에 거르고, 생건지황(生乾地黃)을 술에 담가서 불에 말리며 자석(磁石)에 화하(火煆)하고 초에 담금질하기를 9차례 로 하여 가루를 하여 물에 여과하며, 하수오(何首烏)를 뜨물에 담가서 하룻밤 재우고 설어 쪽을 만들어 흑두즙 (黑豆汁)에 반죽해서 쪄서 볕에 말리고 육종용(肉蓯蓉) 을 술에 담아서 비늘과 껍질은 버리고 쪄서 살을 취한 것 각 2냥, 천문동〔天門冬 : 심(心)을 버린 것〕• 맥문동〔麥 門冬 : 심을 버린 것〕• 산약미초(山藥微炒) • 당귀(當歸) 를 술에 씻어서 불에 말리며 백복령수비(白茯苓水飛) • 택사주증(澤瀉酒蒸) • 목단피(牡丹皮) 각 1냥반, 인삼(人 蔘) • 감인(芡仁) • 산수유(山茱萸)를 술에 담아 살을 내 고 석곡(石斛)술로 씻어 불에 말리고 복분자(覆盆子)를 술에 씻어서 불에 말리고 구기자(枸杞子)를 술에 씻어 불 에 말리고, 오미자(五味子)를 술로 씻어 불에 말리고, 사 상자초(蛇床子炒)하여 거죽은 버리고 두충(杜沖)거죽은 버리고 썰어서 생강즙에 볶아서 실은 버리고 파극(巴戟) 소금물에 달여 뼈를 버리고 녹용(鹿茸)을 그을어 털을 버리고 구자초(韭子炒) • 적석지수비(赤石脂水飛) • 익지 (益智)등을 깨끗이 처리한 후에 거죽은 버리고 소금물로 달여 한번 끓인후 연화예(蓮花蕊) • 파고지초(破故紙炒) • 백자인(柏子仁) • 거피(去皮) • 청염(靑鹽) • 천웅(天 雄) • 동뇨(童尿)에 3일동안 담아 구워서 거죽과 배꼽은 버리고 양기석(陽起石) • 화하(火煆) 각 1냥, 온눌제(膃 肭濟)를 황색이 되도록 수구(酥灸)한 것 일부〔없을 때는 황구음경(黃狗陰莖)〕3개나 또는 5개로서 노란색이 나도 록 수구해서 대용(代用)을 전부 철(鐵)을 대지 말고 가루 로하여 찹쌀 가루에 청주(淸酒)를 부어 끓여서 풀을 하고 반죽해서 절구로 찧어서 오동열매 크기의 환을 지어 매 2 돈, 또는 3돈을 공복에 더운 술, 또는 소금탕 또는 미음 (米飮)으로 복용한다.

여름에는 천웅(天雄)을 버리고 황백(黃柏)으로 대신 치료하며, 파 • 마늘 • 무우 • 초(醋) • 술을 피하고 여색도 절제해야 한다. 〈新方〉

20. 허노(虛勞)의 조리약(調理藥)

청신감로환(淸神甘露丸) • 천지전(天地煎) • 삼재환〔三才丸 : 처방은 혈문(血門)〕• 보정고(補精膏) • 보수고(補髓膏) • 음양연추석단(陰陽煉秋石丹) • 고진음자(固眞飮子) • 위생탕(衛生湯) • 음분생양탕(陰分生陽湯) 등으로 치료한다. 〈諸方〉

※ 청신감로환(淸神甘露丸)

효능 : 허노(虛勞)의 부족한데 큰 뼈가 마르고 많은 살이 빠지는 증세를 치료한다.

처방 생지황즙(生地黃汁) • 백연우즙(白蓮藕汁) • 우 유즙(牛乳汁)등 3가지를 은석기에 고아 고약을 만들어 인 삼(人蔘) • 백출(白朮) • 황기(黃芪) • 황련(黃連) • 오미 자(五味子) • 호황련(胡黃連) 각 등분 가루로 하고, 앞의 고약을 섞어 오동열매 크기의 환을 지어 매 50~70알을 인삼탕(人蔘湯)으로 복용한다. 〈綱目〉

※ 천지전(天地煎)

효능 : 허노(虛勞)에 피가 적고 입이 마르며 목구멍이 아프며 황홀해서 소변이 붉고 탁한 증세를 치료한다.

처방 천문동(天門冬) 2냥, 숙지황(熟地黃) 1냥을 가루 로하여 꿀로 오동열매 크기의 환을 지어 인삼탕(人蔘湯) 으로 100알을 삼켜 내린다. 〈得効〉

※ 보정고(補精膏)

효능 : 허노(虛勞)를 치료하고 익진기(益眞氣)하며 조위(助胃)하고 윤폐(潤肺)한다.

처방 산약(山藥) 8냥, 세말(細末), 호도육(胡桃肉) 4 냥을 잘 갈아서 진흙처럼 만들고 행인초(杏仁炒) 4냥, 세 말(細末), 웅우전각수(雄牛前脚髓) 4냥, 백밀(白蜜) 1근

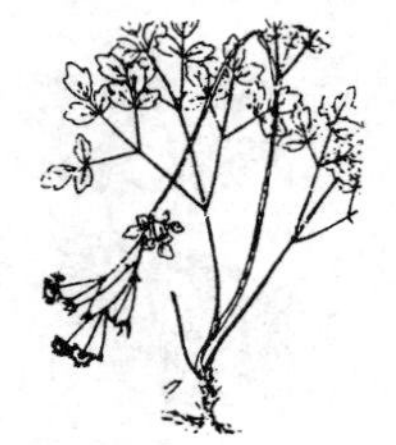
꽃꿩의다리

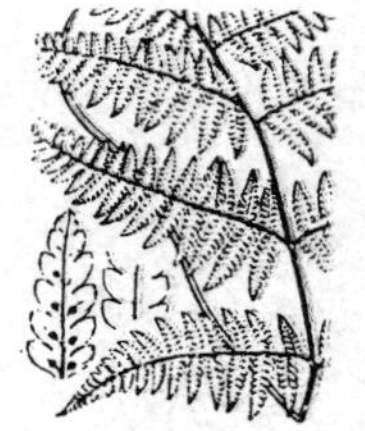
점고사리

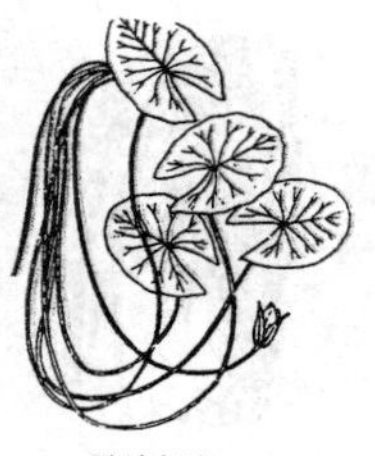
각시수련

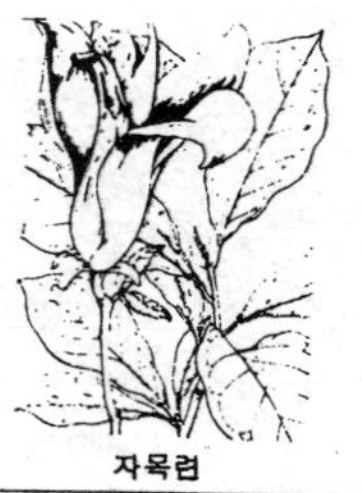
자목련

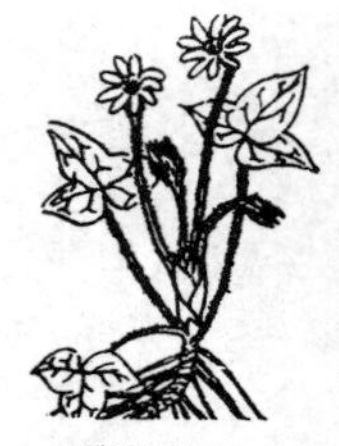
새끼노루귀

을 수(髓)와 꿀을 같이 끓여 찌꺼기는 버리고 3가지 가루를 넣어 반죽하고 항아리에 넣어 굳게 봉한 뒤에 중탕(重湯)에 반나절동안 달여서 매번 1수저씩 더운 술로 먹는다. 〈醫林〉

※ 보수고(補髓膏)

효능 : 허노(虛勞)를 치료하고 맑은 피를 보한다.

처방 황건우각수(黃犍牛脚髓) 3근, 백밀(白蜜) 4근, 찌꺼기는 버리고, 인삼(人蔘)•행인병세말(杏仁並細末) 각 4냥, 호도육(胡桃肉) 50개를 갈아서 진흙처럼 하고, 오미자(五味子)가루 1냥을 반죽해서 자기그릇에 담고 중탕(重湯)으로 약 1~2시간쯤 달여서 꺼낸 다음 매번 큰 수저로 1수저를 더운 술로 1일3번을 먹는다. 〈醫林〉

※ 위생탕(衛生湯)

효능 : 허노(虛勞)를 보하고 번열(煩熱)을 없애며 혈맥(血脈)을 순조롭게 한다.

처방 황기밀초(黃芪蜜炒) 2돈, 백작약주초(白芍藥酒炒)•당귀신(當歸身) 각 1돈반, 감초구(甘草炙) 7푼을 썰어서 1첩을 지어 물 1잔과 술 조금 넣어 달여서 먹는데 기(氣)가 약한 사람은 인삼(人蔘) 1돈을 더한다. 〈易老〉

※ 음분생양탕(陰分生陽湯)

효능 : 허노(虛勞)를 치료한다.

처방 당귀(當歸) 1돈2푼, 진피(陳皮) 1돈, 백출(白朮) 9푼, 백작약(白芍藥) 8푼, 창출(蒼朮) 7푼, 감초(甘草) 5푼을 썰어서 1첩을 하고 생강 3쪽을 넣어 물로 달여서 먹는다. 겨울에는 육두구(肉豆蔲)•파고지(破故紙)를 더해서 치료하는 것이 좋다. 대부분 삼초(三焦)란 것은 하초(下焦)의 원기(元氣)가 일어나는 근체(根蒂)가 된다. 〈入門〉

21. 갈가구(葛可久) 허노(虛勞)를 치료하는 십약(十藥)

보진탕(保眞湯)•보화탕(保和湯)•태평환(太平丸)•소화환(消化丸)•윤폐고(潤肺膏)•백봉고(白鳳膏)•보수단(補髓丹)•십회산(十灰散)•화예석산(花蕊石散)•독삼탕(獨蔘湯)

※ 보진탕(保眞湯)

효능 : 허노(虛勞)의 골증(骨蒸)과 도한(盜汗)의 증세를 치료한다.

처방 당귀(當歸)•생건지황(生乾地黃)•백출(白朮)•인삼(人蔘)•황기밀초(黃芪蜜炒) 각 1돈, 적작약(赤藥)•감초구(甘草炙) 각 8푼반, 천문동(天門冬)•진피(陳皮)•백작약(白芍藥)•지모초(知母炒)•황백초(黃柏炒)•오미자(五味子)•시호(柴胡)•지골피(地骨皮)•숙지황(熟地黃) 각 3푼반, 연심(蓮心)•적복령(赤茯苓)•백복령(白茯苓) 각 6푼을 썰어서 1첩을 지어 생강 3쪽, 대추 2개를 넣어 물로 달여서 먹는다.

경계(驚溪)에는 복신(茯神)•원지(遠志)•산조인(酸棗仁)을 더해서 소변이 탁한데는 저령(猪苓)•택사(澤瀉)•비해(萆薢)를 더하며 소변이 삽(澁)한 것은 목통(木通)•석위(石葦)•편축(篇蓄)을 더하고 유정(遺精)에는 모려(牡蠣)와 연자(蓮子)를 더하며 조열에는 활석(滑石)•석고(石膏)•청호(靑蒿)•별갑(鼈甲)을 더하고 도한(盜汗)에는 부맥(浮脈)•모려(牡蠣)•마황근(麻黃根)을 더해서 치료한다. 〈新書〉

※ 보화탕(保和湯)

효능 : 허노(虛勞)의 노수(勞嗽)와 폐위(肺痿)및 농혈(膿血)을 뱉는 증세를 치료한다.

처방 지모(知母)•피모(貝母)•천문동(天門冬)•관동화(款冬花) 각 1돈, 맥문동(麥門冬)•천화분(天化粉)•의이인(薏苡仁)•행인(杏仁)•오미자(五味子) 각 7푼, 파두령(馬兜鈴)•자완(紫菀)•백합(百合)•길경(桔梗)•아교(阿膠)•당귀(當歸)•생건지황초(生乾地黃炒)•감초구(甘草炙) 각 3푼반, 자소엽(紫蘇葉)•박하(薄荷) 각 2푼을 썰어서 1첩을 하고 생강 3쪽을 넣어 반쯤 달인후 찌꺼기는 버리고 이당(飴糖) 큰 수저로 1수저를 넣어 흔들어 섞어서 1일 3번을 식사후에 먹는다.

혈(血)이 성하면 포황(蒲黃)•천근(蔫根)•우절(藕節)을 더하고, 담(痰)이 성하면 남성(南星)과 반하(半夏)•길경(桔梗)•진피(陳皮)•지각(枳殼)•과루인(瓜蔞仁)을 더하며, 천식(喘息)이 다급하면 상백피(桑白皮)•정

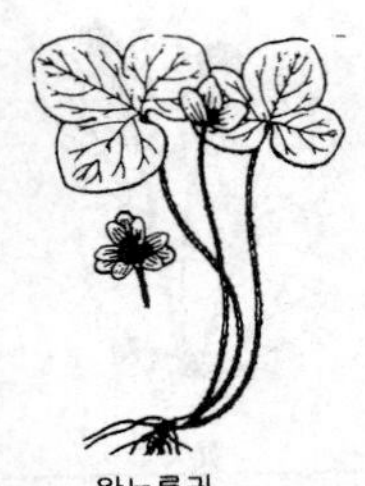
왕노루귀

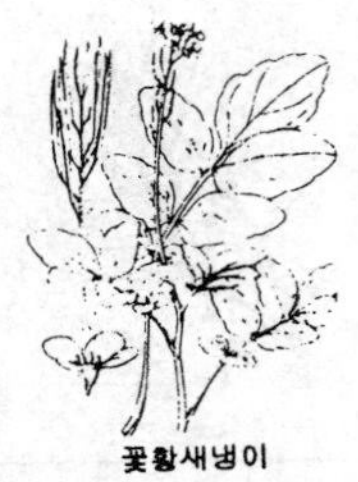
꽃황새냉이

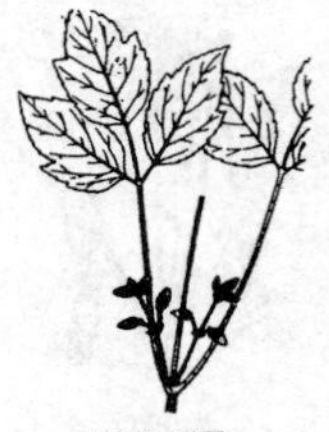
장미조회풀

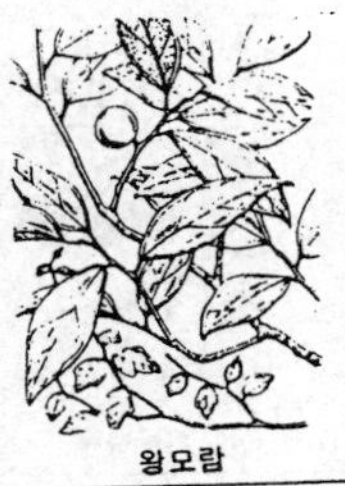
왕모람

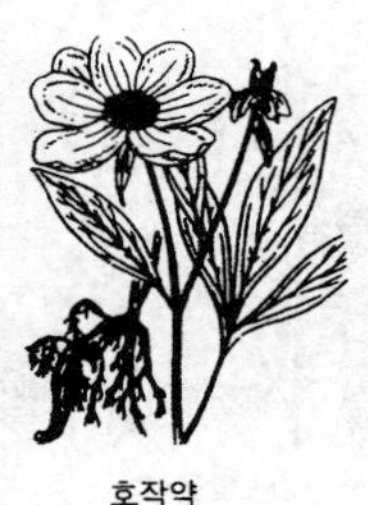
호작약

력자(葶藶子)·진피(陳皮)를 더하고, 열이 성할 때는 치자(梔子)·편금(片芩)·연교(連翹)를 더하며, 풍(風)이 성하면 방풍(防風)·형개(荊芥)·금비장(金沸章)을 더하고, 한(寒)이 성하면 인삼(人蔘)·계피(桂皮)를 더해서 치료한다. 〈新書〉

※ 태평환(太平丸)

효능: 허노(虛勞)와 폐위(肺痿)및 오래 된 기침을 치료한다.

처방 천문동(天門冬)·맥문동(麥門冬)·지모(知母)·관동화(款冬花)·행인(杏仁) 각 2냥, 당귀(當歸)·생건지황(生乾地黃)·숙지황(熟地黃)·아교주(阿膠珠) 각 1냥반, 포황초(蒲黃炒)·경묵(京墨)·길경(桔梗)·박하(薄荷) 각 1냥, 백밀(白蜜) 4냥, 사향(麝香) 1돈을 가루로 하고 같이 섞어서 은석기(銀石器)에 먼저 백밀(白蜜)을 넣고 달인 후에 모든 약가루를 넣고 저어서 다시 불을 붙이고 사향(麝香)을 넣어 끓으면 탄자 크기의 환을 지어 매일 식사 후에 1일 3번을 씹어서 박하탕(薄荷湯)으로 서서히 먹고 다음 1알을 바로 먼저 방법과 같이 먹는다. 혹시 담(痰)이 성하면 먼저 이당(飴糖)으로 소화환(消化丸)을 같이 먹고 다시 이 약을 먹은 후에 앙와(仰臥)해서 약이 저절로 폐규(肺竅)에 흘러 들어가게 하면 폐(肺)가 맑고 윤택하게 하며 기침이 없어지고 7일후면 병이 낫는다. 〈新書〉

※ 소화환(消化丸)

효능: 허노(虛勞)와 폐위(肺痿)및 기침과 열담(熱痰)이 옹성(壅盛)한 증세를 치료한다.

처방 청몽석(靑礞石)을 불에 쬐여서 금색이 나게 하고 명백반세말(明白礬細末)·조각(皀角)·남성포(南星炮)·반하생제(半夏生製)·백복령(白茯苓)·진피(陳皮) 각 2냥, 지각(枳殼)·지실(枳實) 각 1냥반, 박하(薄荷) 1냥, 침향(沈香)·황금(黃芩) 각 5돈을 가루로 하고 생강즙에 담근 신국(神麴)가루로 풀을 쑤어 오동열매 크기의 환을 지어 매 100알을 매일 밤 잠잘때에 이당(飴糖)에 개어서 먹은 후 태평환(太平丸)을 씹어서 삼킨다. 두 약이 서로 담수(痰嗽)를 쳐서 뿌리를 없애는 처방이다. 〈新書〉

※ 윤폐고(潤肺膏)

효능: 허노(虛勞)의 오래 된 기침과 폐위(肺痿)를 치료한다.

처방 양폐(羊肺) 1구, 행인세연(杏仁細硏)·시상(柿霜)·진수(眞酥)·진합분(眞蛤粉) 각 1냥, 백밀(白蜜) 2냥을 먼저 양(羊)의 폐(肺)를 깨끗이 씻고 다음 5가지와 같이 맑은 물에 삶아서 보통 사람과 같이 해서 먹는데 허노(虛勞)의 모든 약과 간복(間服)하는 것도 있다. 〈新書〉

※ 백봉고(白鳳膏)

효능: 허노(虛勞)와 폐위(肺痿)및 수혈(嗽血)하는 증세를 치료한다.

처방 흑취백압(黑嘴白鴨) 1쌍, 대추 큰 것 3되, 삼령평위산말(蔘苓平胃散末) 1되, 진자주(陳煮酒) 1병을 오리를 얽어매고 환자의 주량에 따라 술을 데워서 오리의 머리쪽을 쪼개고 피를 술에 흘려 떨어뜨려서 저어가지고 복용하면 바로 폐경(肺經)에 들어가서 보하니 바로 오리를 마른 털을 뽑아 버리고 갈빗대가에 구멍을 하나 뚫어서 내장(內腸)을 끌어내고 깨끗한 헝겊으로 속을 닦아서 말린 후에 대추의 씨를 빼고 매개마다 속에 삼령평위산말(蔘苓平胃散末)을 넣어 메우고 오리의 뱃속에 넣은 다음에 삼 노끈으로 동여매고 술과 같이 항아리에 넣어 잘 놓고 항아리의 주위에 겉불을 피워서 삶되 술이 달여져서 마르면 3번으로 더부어서 역시 술이 다 마른 뒤에 오리살을 복용하고 대추는 따로 그늘에 말려 수시로 복용하되 삼탕(蔘湯)으로 함께 먹고 단속해서 보수단(補髓丹)을 먹는다. 〈新書〉

※ 보수단(補髓丹)

효능: 허노(虛勞)의 이수(羸瘦)를 치료하고 수(髓)를 보하며 정(精)을 낳고 피를 온화하게 하며 기(氣)를 순조롭게 한다.

처방 웅저척려(雄猪脊膂) 1조와 양(羊)의 척려(脊膂) 1조, 그리고 단어〔團魚 : 별(鼈)〕 1개와 오계(烏鷄) 1쌍 등 4가지를 뼈는 버리고 육(肉)을 깨끗이 씻어서 술 큰 주발 한 그릇과 같이 탕기에 넣어 무르녹게 삶은 다음에 찧

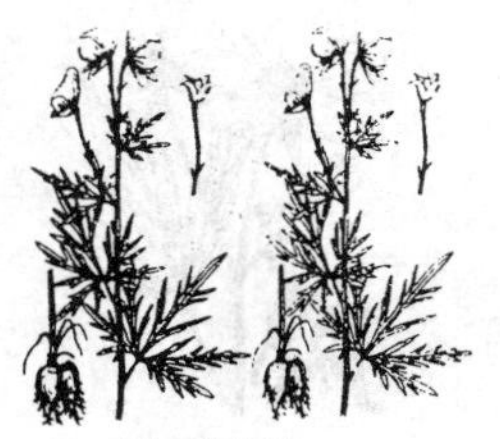
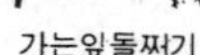
가는잎돌쩌기

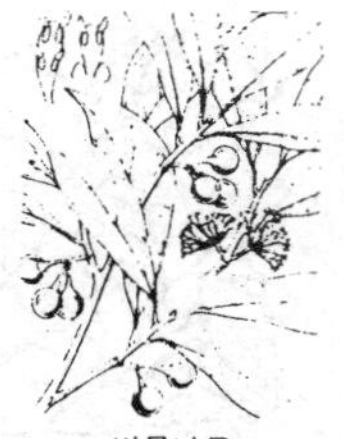
비목나무

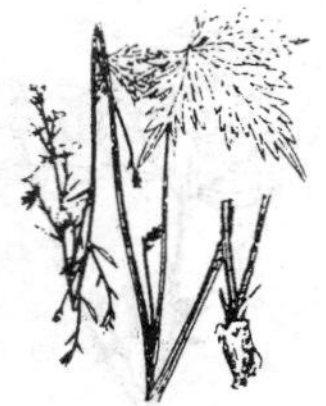
선바꽃

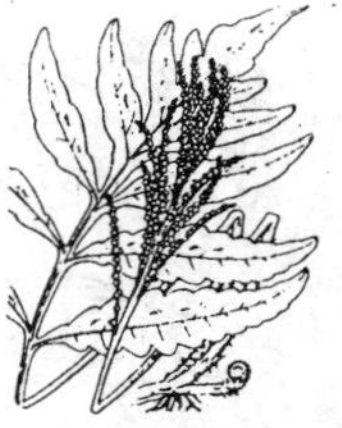
야산고비

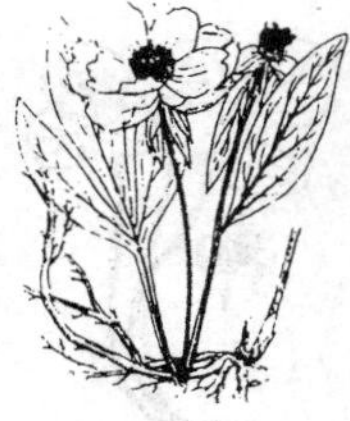
참작약

어서 부운 다음에 다시 후의 모든 약을 넣는다. 대산약(大山藥) 5조, 연육(蓮肉) 반근, 대추 100개, 서리 맞은 감 10개와 4가지를 깨끗이 씻어서 정화수(井華水)로 사옹(砂甕)에다 삶아서 역시 찧어서 부수고 앞의 약들을 한데 섞어서 다시 약한 불로 볶으고 명교(明膠) 4냥, 황랍(黃蠟) 3냥을 천천히 앞에서 말한 8가지에다 넣어 가면서 다시 찧어서 고약을 만들고 평위산말(平胃散末)•사군자탕(四君子湯)•지모(知母)•황백말(黃柏末) 각 1냥을 섞어서 합해 10냥의 분량으로써 모든 약이 10분쯤 되거든 다시 백밀(白蜜)을 넣어 고아서 청석(青石) 위에다 펴 놓고 나무 방망이로 진흙 같이 되도록 두드려서 환을 오동열매 크기로 하여 매 100알을 아무때나 수시로 대추탕으로 먹는다. 〈新書〉

❊ 십회산(十灰散)

허노(虛勞)에 심(心)과 폐(肺)가 손(損)해서 많은 토혈(吐血)과 약혈(略血)및 타혈(唾血)이 멈추지 않는 것을 치료한다. 이 약을 먹으면 멈추는데 만일 효과가 없으면 화예석산(花蕊石散)으로 치료한다. 〈新書〉

❊ 화예석산(花蕊石散)

허노(虛勞)에 토열(吐熱)하고 오장(俉壯)이 무너져서 되와 말로 솟아 나오는데 이 약을 복용해서 어혈(瘀血)로 하여금 변해서 노란 물이 되어 나오도록 하고 계속(繼續)해서 독삼탕(獨蔘湯)을 먹는다. 〈方見血門〉

❊ 독삼탕(獨蔘湯)

효능 : 허노(虛勞)의 토혈(吐血)한 뒤에 리수(羸瘦)가 되고 약하며 기(氣)가 작은 증세를 치료한다.

처방 큰 인삼(人蔘) 2냥을 끝머리는 버리고 썰어서 1첩을 지어 대추 5개를 넣고서 멀리서 흐르는 물에 푹 달여서 먹는다. 〈新書〉

22. 허노(虛勞)의 생사증(生死症)일 경우

난경(難經)에 이르기를 「칠전(七傳)하면 죽고 간장(間臟)한 것은 산다는 것은 무슨 뜻인가?」 칠전(七傳)이란 것은 이기는 자리에 전하는 것이고, 간장(間臟)이란 것은 그의 자(子)에게 전하는 것이다. 그 이유는 가령 심병(心病)이 폐(肺)에 전하고, 폐병(肺病)이 간(肝)에 전하며, 간병(肝病)이 비(脾)에 전하고, 비병(脾病)이 신(腎)에 전하며, 신병(腎病)이 심(心)에 전하니, 한 장(臟)이 두번 상하지 않는 이유로 칠전(七傳)은 죽는다는 것이고, 간장(肝壯)이란 것은 그의 나온데서 전하는 것이니, 가령 심(心)이 비(脾)에 전하고 비(脾)가 폐(肺)에 전하며 폐(肺)가 신(腎)에 전하며 신(腎)이 간(肝)에 전하며, 간(肝)이 심(心)에 전하니 이것은 자와 모가 서로 전해서 한바퀴 돌고 다시 시작해서 고리와 같이 끝이 없기 때문에 산다는 것이다. 이제 경문(經文)을 자세히 살펴보면 소위 칠전(七傳)이란 것이 다만 육전(六傳)밖에 되지 않고 또한 장(臟)이 두번 상하지 않는다는 것은 그 수를 헤아려 보면 사장(四臟)이 두번 상하지 않게 되어 있다. 대부분 이 조(條)는 허노(虛勞)의 증세를 말할 뿐, 그 이른바 칠전(七傳)이란 말은 심병(心病)의 위에 반드시 신병(腎病)이 심(心)에 전한다는 1구절이 빠진 것이며, 그 한 장(臟)이 두번 상하지 않는다는 것은 마땅히 삼장(三臟)이 두번 상하지 않는다고 해야 옳은 것이니 모두 잘못 전사한 것이다. 또 허노의 증세가 반드시 신경(腎經)에서 시작해서 오장(五臟)이 상극(相剋)으로부터 역전해서 이미 다하고 다시 신(腎)과 심(心)에 전하면 수(水)가 절감(節減)하고, 화(火)가 크게 왕성하기 때문에 죽고 다시 삼장(三臟)에 재전하지 않는 것이며, 살아있는 곳을 따라서 순전(順傳)하는 것은 생생하여 쉬지 않는 뜻이있기 때문에 간장(間臟)하는 것은 산다는 것이다. 〈正傳〉

23. 허노맥(虛勞脈)이 대(代)하는 증세일 경우

허노(虛勞)가 부족할 때 땀이 나면서 번민(煩悶)하면 맥(脈)이 맺히고 대신하며 심(心)이 흔들리고 움직이는 것이 항상 같으면 100일이 못 되어서 죽고 급한 것은 10여 일만에 죽게 되니 구감초탕(炙甘草湯)으로 구한다.

24. 전궐증(煎厥症)일 경우

내경(內經)에 이르기를 「陽氣)란 번노(煩勞)하면 정(精)을 수렴(収斂)하지 못하고 사명(使命)을 끊게 되며 여름에 쌓여서 사람으로 하여금 전궐(煎厥) 즉 열을 역상(逆上)하게 되니 눈이 어두어 보지 못하고 뒤가 닫혀서 듣지를 못하며 궤궤(潰潰)해서 고을이 무너지는 것 같고 박박해져서 멈추지 않는다.」 주(註)에 이르기를 「끓어서 핍박하고 기(氣)가 역상(逆上)해서 그로 인하여 전궐(煎

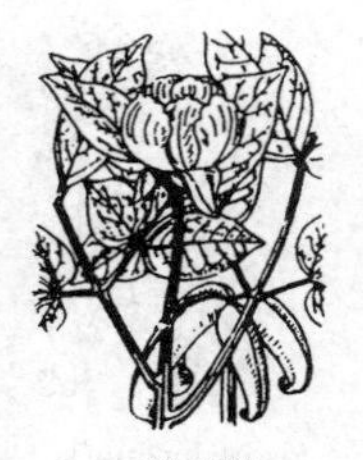
흰산작약

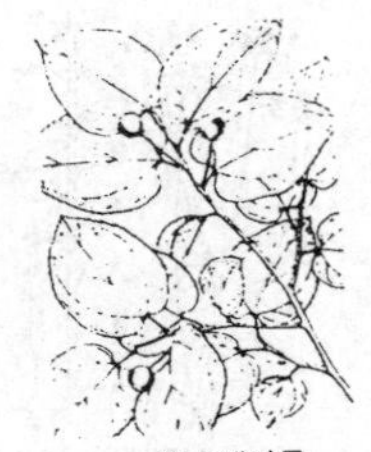
장수팽나무

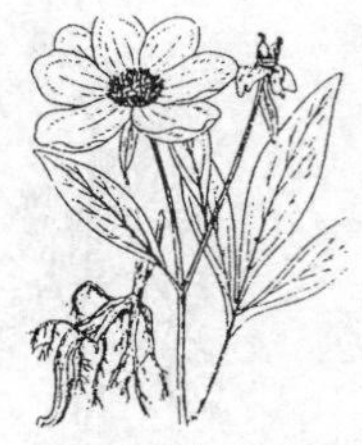
호작약

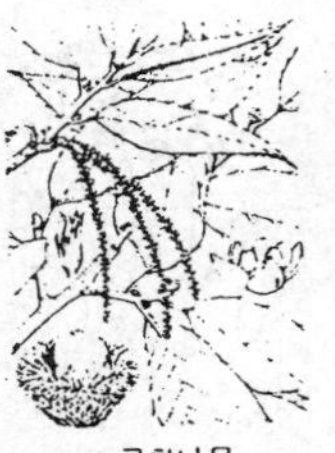
굴참나무

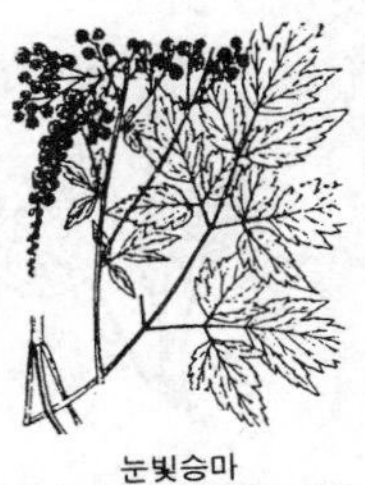
눈빛승마

厥)이 되니 궐(厥)이란 기(氣)에 역하는 증세를 말하는 것이다. 무릇 눈이 잘 보이지 않고 귀가 들리지 않으니 방노(房勞)의 환(患)이 되는 것이 크다 하지 않을 수 없는 것이다. 치료하는 방법은 음허화동(陰虛火動)과 같으니 당연히 자음강화(滋陰降火)의 약으로 치료해야 한다.」 하였다. 〈入門〉

25. 해역증(解㑊症)일 경우

내경(內經)에 이르기를 「척맥(尺脈)이 느리고 삽(澁)한 것을 해역증(解㑊症)이라」하였다. 해석(解釋)하면 척(尺)이 음부(陰部)가 되고 간(肝)과 신(腎)이 주관하니 느리면 열중(熱中)이라고 하는데 해역(解㑊)이라는 증세는 차가와도 차갑지 않고 더워도 덥지 않으며 약해도 약하지 않고 굳세여도 굳세지 않아서 어떻게 무엇이라고 이름 하기 어려운 증세이다.

수(髓)가 상(傷)하면 소삭(消爍) (없어지고 달아지는 격)하고 간(肝)이 저리고 몸이 풀려서 역연(㑊然 : 굶주리는 형상)해서 가지 못하니 가지 못하다는 말은 걸어 다니지 못한다는 증세를 뜻한다. 〈靈樞〉

해(解)라는 것은 기육(肌肉)이 흩어지는 것이 역(㑊)이라는 것은 힘줄이 뼈를 묶지 못하는 증세이니 그 증세가 차가운 것 같으면서 차가운 증세가 아니며 더운 것 같으면서 더웁지 않으며 사지(四肢)와 뼈마디가 흩어지고 태타(怠惰)하고 번통(煩痛)하니 음식을 잘 먹지 못하고 또는 술에 상한 데서 기인 되고 또는 중습(中濕)에 기인되며 또는 감모풍한(感冒風寒)이나 방사과다로 기인되고 또는 부인의 경사(經事)가 고르지 못해서 이 병을 얻은 것이니 마땅히 그 기혈(氣血)을 통하고 주리(腠理)를 소개(疎開)해야 하니 이것은 내상(內傷)에 외감(外感)을 겸한 약으로 고루 치료해야 한다. 〈入門〉

26. 주하병(注夏病)일 경우

보통 사람의 맥(脈)이 노(勞)되고 아주 허(虛)한 것이 역시 노(勞)가 되니 대부분 노(勞)라는 병은 그 맥(脈)이 뜨고 크며 손발이 번열(煩熱)하고 음(陰)이 차가와서 정(精)이 저절로 나오고 다리가 절려서 걸어 다니지 못하며 소복(小腹)이 허하니 창만(脹滿)하되, 봄과 여름에 더욱 심하고 가을과 겨울에는 조금 나으나 속에 말하기를 주하병(注夏病)이라고 한다. 〈仲景〉

맥(脈)이 큰 것은 열사(熱邪)가 있는 것이고, 기(氣)가 매우 허한 증세는 기(氣)가 손한 것이며, 봄과 여름은 심한 증세는 계절이 사(邪)를 돕는 것이고, 가을과 겨울에 낫는 증세는 계절이 사(邪)를 이긴 것이니 황기건중탕(黃芪建中湯)이 주로 치료한다. 〈東垣〉

음(陰)이 허해서 원기(元氣)가 부족한 것은 보중익기탕(補中益氣湯)을 더하거나 덜해서 치료한다. 〔서문(署門)에 자세히 나와 있음〕

27. 이양병(二陽病)일 경우

내상(內傷)에 이르기를 「이양(二陽)의 병이 일어나면 심(心)과 비(婢)가 은곡(隱曲) 즉 복잡해서 치밀하지 못하고 여자는 월사(月事)를 못하니 그의 전벽이 풍소(風消)가 되고 또 식분(息賁)이 되면 죽게 되고 치료를 하지 못하는 것이다.」 주(註)에 이르기를 「이양(二陽)은 양명대장(陽明大腸)과 위(胃)의 맥(脈)이요, 은곡(隱曲)은 은폐(隱蔽)하고 위곡(委曲)한다」는 것이다. 대부분 장(腸)과 위(胃)가 병을 일으키면 심(心)과 비(脾)가 받는데 심(心)이 받으면 피가 밑으로 흐르고 비(脾)가 받으면 음식의 소화가 되지 않으니 피가 소통되지 않기 때문에 여자는 월사(月事)를 못하고 음식이 소화가 되지 않으며 피가 밑으로 흐르니 여자의 월경이 없는 것은 음식이 소화가 되지 않기 때문이고, 남자는 정(精)이 적은 것이다. 그러므로 은폐(隱蔽)하고 위곡(委曲)한 일을 못하는 것이다. 피가 허하고 정(精)이 적음으로 인한 것이요, 증세는 허노(虛勞)에 드는 것이다. 〈綱目〉

28. 난치(難治)일 경우

허노(虛勞)의 병이 보를 받지 못하면 치료가 어려우며 목구멍에 부스럼이 나고 말소리가 잠기며 치료가 어렵고 오랫동안 누워서 맥창(脈瘡)즉 궁둥이에 와창(臥瘡)이 나면 치료가 어렵게 된다. 〈回春〉

허(虛)가 심한 병은 화담(火痰)이 되고 얼굴이 붉으며 천식(喘息)을 하고 담(痰)이 많으며 신열(身熱)이 봇불과 같고 발목이 부종(浮腫)하며 당설(糖泄)을 내리고 맥(脈)이 긴(緊)하여 먹지 못하는 증세는 죽게 되는 것이다. 〈入門〉

오패사증(五敗死症)은 손발이 부종(浮腫)해서 굴곡의 교문(交紋)이 없으니 심(心)이 패(敗)한 증세이고, 입술이 검으며 무늬가 없는 것은 폐(肺)가 패한 증세이며, 얼굴이 검고 부스럼이 나는 증세는 간(肝)이 패한 증세이며,

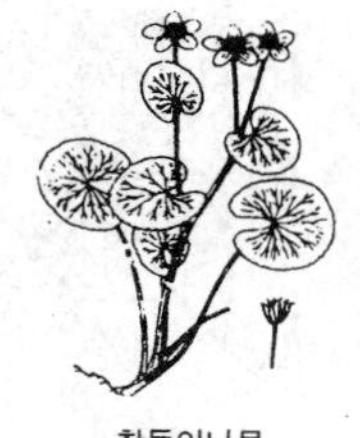
참동이나물

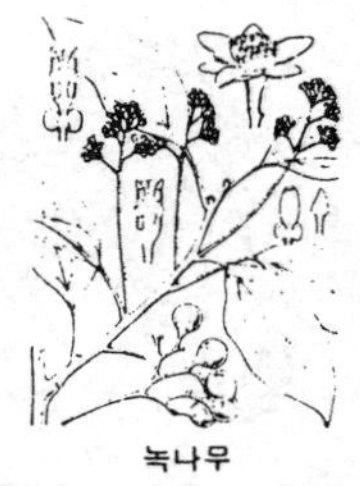
녹나무

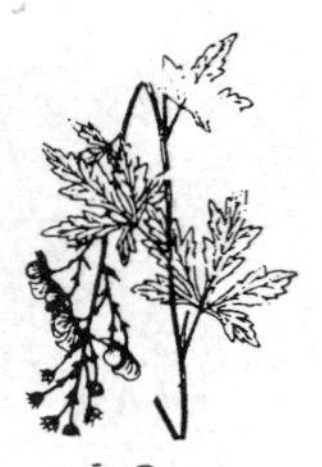
초 오

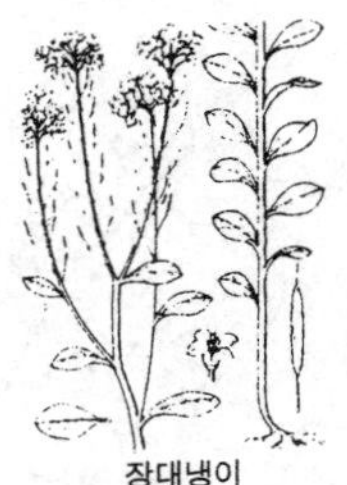
장대냉이

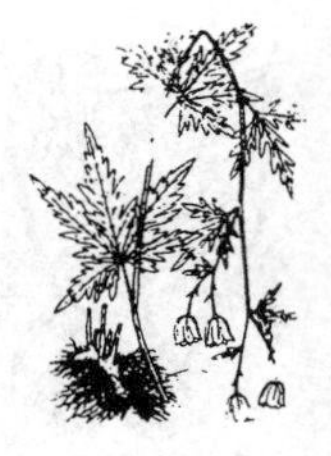
가는잎덩굴바꽃

음경(陰莖)이 부종(浮腫)하고 음종낭축(陰腫囊縮)이 되면 신(腎)이 패(敗)한 증세이며, 배꼽이 튀어 나오고 부종(浮腫)하여 창만(脹滿)한 증세는 비(脾)가 패(敗)한 증세이다.

구사후(九死候)라는 증세는 첫째는 손발이 푸른 증세이고, 둘째는 손발이 오래 부종(浮腫)한 증세이며, 셋째는 맥(脈)이 마르고 이가 마르는 증세이고, 네째는 말소리가 흩어지고 콧구멍이 벌름거리는 증세이며, 다섯째는 입술이 한냉(寒冷)하고 선로(宣露)하는 증세이며, 여섯째는 입술이 부종(浮腫)하고 이가 타는 증세이며, 일곱째는 손으로 의봉(衣縫)을 어루만지는 증세이고, 여덟번째는 땀이 흐르지 않는 증세이며, 아홉번째는 혀가 말리고 낭란(囊卵)이 오무라지는 증세이다.

십절증(十絶症)이란 기(氣)가 짧고 눈으로 보는 것이 정정〔亭亭 : 건강하며 똑똑히 보는 것〕하나 맑은 빛이 없는 증세는 심기(心氣)가 끊긴 것이고 입과 코가 허장(虛腸)하고 기(氣)가 다시 짧은 증세는 폐기(肺氣)가 끊긴 것이며, 얼굴이 검고 안청이 노랗고 소즙(素汁)이 흐르는 증세는 신기(腎氣)가 끊긴 것이며 침과 가래가 흘러 나와도 느끼지 못하는 증세와 뜻없는 말을 하는 증세는 비(脾)가 끊긴 것이며, 손톱이 푸르고 꾸짖기를 잘하는 증세는 담(膽)이 끊긴 것이고, 등과 척추가 저리고 아프며 허리가 무겁고 엎치고 뒤치기가 힘드는 증세는 뼈가 끊긴 것이며 얼굴에 정광(精光)이 없고 머리털이 저절로 떨어지는 증세는 피가 끝난 것이고 혀가 말리고 붉은색이 나며 침을 삼키지 못하고 발목이 조금 부은 증세는 살이 끊긴 것이며 털이 삼과 같이 곧고 땀이 흘러 멎지 않는 증세는 장기(腸氣)가 끊긴 것이다. 〈千金方〉

단방(單方) 〔36종 수지환(水芝丸)이 있음〕

※ 황정(黃精)
허손(虛損)과 오노(五勞)•칠상(七傷)을 치료하고 오장(五臟)은 편하게 한다.

뿌리와 줄기 및 꽃과 열매를 모두 치료하는데 사용하니 뿌리를 캐서 쪄 말려 복용하고 또는 가루로하여 1일 3번씩 맑은 물에 고루 먹기도 한다. 〈本草〉

※ 토사자(兎絲子)
허노(虛勞)를 치료하고 진양(眞陽)이 부족함을 보한다. 사람의 기혈(氣血)이 정해지지 않을 때에 조섭을 잃어서 모든 허가 된데 술에 담가 쪄서 말리기를 아홉번 하고 가루로하여 1일 3번으로 1돈씩 술로 고루 복용한다. 〈本草〉

※ 천문동(天門冬)
오노(五勞)와 칠상(七傷)을 보하고 오장(五臟)의 냉한 것을 윤택하게 하며 보하니 가루로하여 술에 타서 먹고 또는 꿀로 환을 지어 복용하고 또는 술을 빚어 먹기도 한다. 〈本草〉

※ 맥문동(麥門冬)
오노(五勞)와 칠상(七傷)을 치료하고 오장을 편하게 하며 먹는 방법은 천문동(天門冬)과 같다. 〈本草〉

※ 출(朮)
오노(五勞)와 칠상(七傷)을 주로 치료하고 비(脾)와 위(胃)를 건강하게 하며, 수(壽)를 연장한다. 가루로하여 술에 타서 복용하고 또 꿀로 환을 지어 먹거나 고약처럼 해 복용해도 좋다. 〈本草〉

※ 하수오(何首烏)
허노(虛勞)및 오노(五勞)와 칠상(七傷)을 치료하고 혈기(血氣)를 더해서 음(陰)을 보하고 양(陽)을 굳세게 하니 뿌리를 가루로하여 술에 타 복용하고 환을 지어 오랫동안 먹어도 좋다. 〈入門〉

※ 지황(地黃)
오노(五勞)와 칠상(七傷)을 주로 치료하고 기력(氣力)을 더해서 허손(虛損)을 보하니 술을 빚어 먹기도 하고 또는 환을 지어 자주 먹어도 좋다. 〈本草〉

※ 산약(山藥)
허노(虛勞)의 이수(羸瘦)를 치료하고 오노(五勞)와 칠상(七傷)을 보하나 뿌리를 쪄서 복용하고 또는 죽을 끓여 먹기도 한다. 〈本草〉

※ 석곡(石斛)

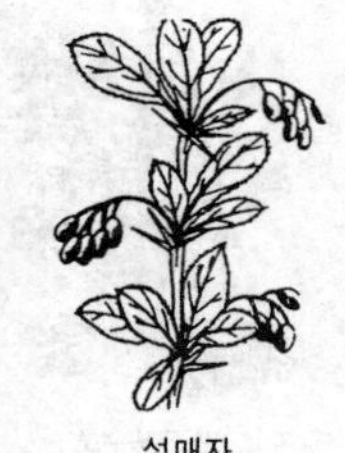
섬매자

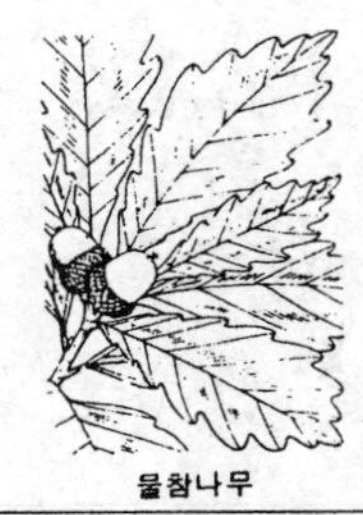
물참나무

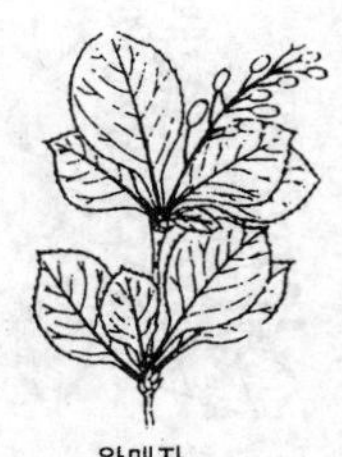
왕매자

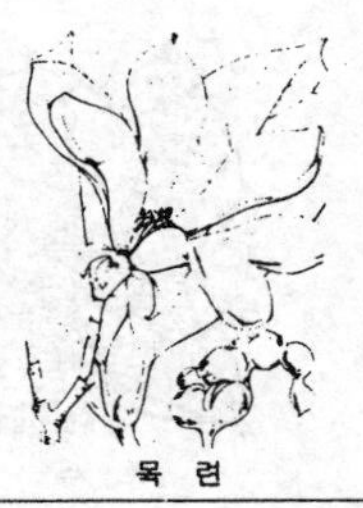
목 련

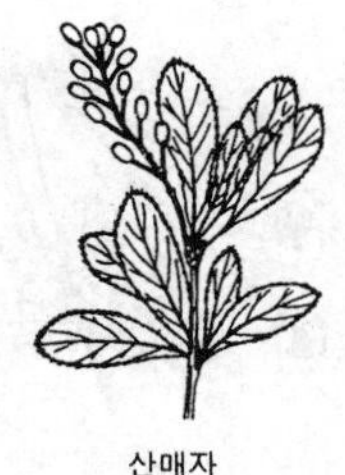
산매자

오장(五臟)의 허노(虛勞)와 이수(羸瘦)를 치료하니 술에 담가서 복용하고 또는 달여 복용하고 환으로 먹어도 모두 좋다. 〈本草〉

※ 황기(黃芪)

허노(虛勞)와 이수(羸瘦)와 모든 허(虛)의 부족함을 보하고 허화(虛火)를 사(瀉)하니 썰어서 꿀물에 볶아서 달여 먹는다. 〈東垣〉

※ 오미자(五味子)

허노(虛勞) 이수(羸瘦)와 부족한 증세를 보하면 얼굴이 빛이 나며 허열(虛熱)을 없애니 고약을 만들어 먹고 또는 환으로 달여서 먹는다. 〈本草〉

※ 당귀(當歸)

허노(虛勞)의 한(寒)과 열(熱)을 치료하고 부족함을 보하며 혈(血)을 보하고 온화하게 하며 돌아다니게 하니 달여서 먹거나 환으로 복용하고 또는 가루로 먹어도 모두 좋다. 〈本草〉

※ 지모(知母)

골열(骨熱)의 허노(虛勞)를 치료하고 음기(陰氣)를 보하니 썰어서 5돈을 달여서 먹고 또는 환으로 먹기도 한다. 〈本草〉

※ 선령비(仙靈脾)

일명 음양곽(陰陽藿)이다. 허노(虛勞)의 냉기(冷氣)를 치료하고 신(腎)을 보하며 기력(氣力)을 더해주니 술에 담가서 먹으면 좋다. 〈本草〉

※ 오가피(五加皮)

오노(五勞)와 칠상(七傷)을 보하고 허손(虛損)을 치료하니 술에 많이 담가서 복용하고 술을 빚어 복용하기도 하며 차를 대신해서 마셔도 좋다. 〈本草〉

※ 청호(青蒿)

열노(熱勞)와 골증(骨蒸)을 치료하니 사내 아니 오줌 5되와 물 3되에 많이 넣어 달여서 즙을 내서 다시 고아 오동열매 크기의 환을 지어 술로 30알을 삼켜 내린다.

또는 사내 아이 오줌에 담가 말려서 환으로 복용한다고 하였다. 〈本草〉

※ 구기(枸杞)

오노(五勞)와 칠상(七傷)및 여러 사무에 나태한 증세들을 치료한다. 껍질과 잎과 씨가 힘이 같으니 모두 허노(虛勞)를 주로 치료한다.

씨와 껍질은 술을 만들거나 환을 만들어 복용하고 잎은 5가지 맛을 섞어서 국을 끓여 자주 먹는다. 〈本草〉

※ 모려(牡蠣)

허노(虛勞)와 핍손(乏損)을 치료하고 능히 보양(補養)하니 살을 삶아 복용하는 방법이 좋다. 〈本草〉

※ 별갑(鼈甲)

허노(虛勞)와 열노(熱勞)및 골증(骨蒸)을 주로 치료하며 거죽을 구워서 가루로 환을 지어 복용하고 또는 물로 삶아 복용하여도 좋고 살은 고아서 먹으면 열노(熱勞)를 치료하고 허손(虛損)을 보한다. 〈本草〉

※ 만려어(鰻鱺魚)

열노(熱勞)와 골증(骨蒸)을 치료하고 허손(虛損)을 보하니 살을 내서 국을 끓여 5가지 맛을 섞어서 자주 먹으면 가장 좋다. 〈本草〉

※ 금선와(金線蛙)

등에 금색선(金色線)이 있는 것인데 열노(熱勞)와.이수(羸瘦)를 치료하고 열독(熱毒)을 풀어주니 국을 끓이거나 구워서 먹는다. 〈本草〉

※ 연실(蓮實)

모든 허(虛)를 보하고 속을 실(實)하게 하니 연육(蓮肉) 1근을 저두(猪肚)속에 넣어 쪄서 익히거나 또는 물로 삶고 짓찧어 오동열매 크기의 환을 지어 100알을 먹으니 이름을 수지환(水芝丸)이라 한다. 〈入門〉

※ 호마(胡麻)

허손(虛損)과 이수(羸瘦)를 치료하고 오장(五臟)을 보하니 쪄서 말리기를 9차례 해서 가루로 낸 것을 술로 2돈씩 1일 3번을 먹고 또는 환을 만들어 먹는다. 〈本草〉

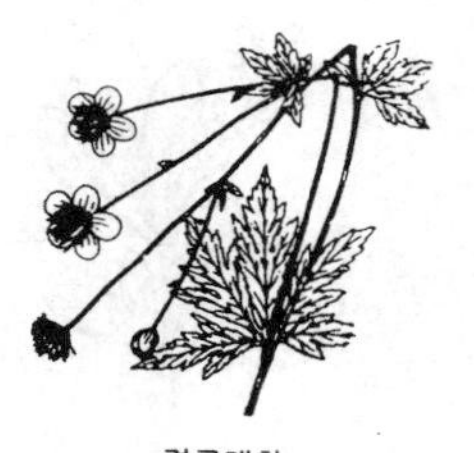
겹금매화

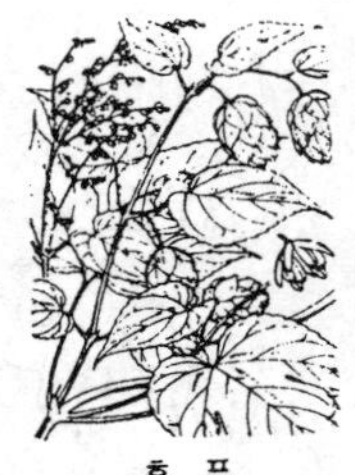
호 프

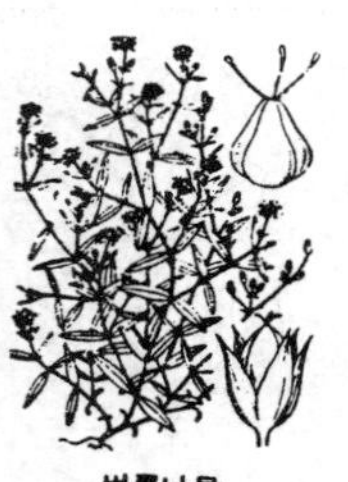
벼룩나물

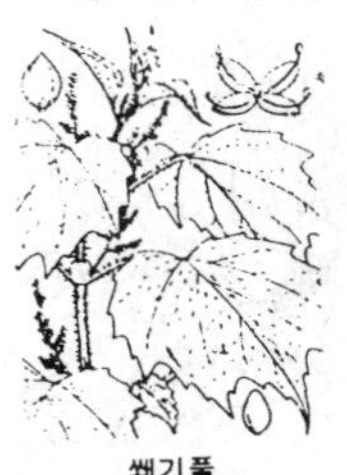
쐐기풀

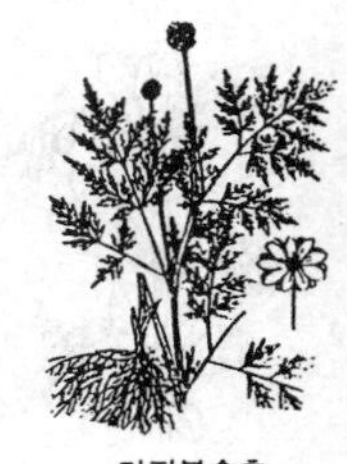
가지복수초

※ 오웅계(烏雄鷄)

허노(虛勞)와 이수(羸瘦)를 보하니 삶아 익혀서 5가지 맛을 섞어 먹으면 심히 보익하니 자주 먹으면 좋다. 〈本草〉

※ 황자계(黃雌鷄)

노렬(勞劣)을 보하고 비(脾)와 위(胃)를 더하니 위의 방법과 같이 삶아 먹는다. 〈本草〉

※ 이당(飴糖)

허핍(虛乏)을 보하고 비(脾)와 위(胃)의 기(氣)를 건장하게 하니 자주 먹으면 좋으니 바로 흑당(黑糖)이다. 〈本草〉

※ 녹육(鹿肉)

허손(虛損)을 보하니 삶아 익혀서 5가지 맛을 섞어서 먹는다.

녹용은 허노(虛勞)의 이수(羸瘦)를 주로 치료하니 녹녹(漉漉)하게 차고 학질(瘧疾)과 같은데 수구(酥炙)하고 가루로 해서 술과 함께 먹는다.

뼈는 허노(虛勞)를 주로 치료하니 썰어 부수고, 고아 즙을 내서 술을 빚어 먹고 수(髓)는 속이 상(傷)한 것과 맥(脈)이 끊어진 증세 및 근(筋)이 구급(拘急)한 증세를 주로 치료하니 술에 섞어서 복용하는 것이 좋다. 〈本草〉

※ 녹각교(鹿角膠)

허노(虛勞)를 보하고 수(髓)를 더하며 살을 기르고 사람으로 하여금 비건(肥健)하게 하니 구워서 가루로하여 1일 2번으로 술에 2~3돈씩 먹는다. 〈本草〉

※ 우수(牛髓)

오노(五勞)와 칠상(七傷)을 치료하고 속을 보(補)하며 끊기고 상한 증세를 이으니 술에 섞어 먹는다.

큰 병 뒤에 허노(虛勞)하고 부족한데 황우유 1되와 물 4되를 한데 끓여서 조금씩 먹는다. 〈本草〉

※ 양육(羊肉)

오노(五勞)와 칠상(七傷)및 허노(虛勞)와 한중(寒中)및 이수(羸瘦)에 곰을 끓여서 5가지 맛을 섞어 먹는다.

양(羊)의 신(腎)이 신양(腎陽)의 쇠약한 증세를 보하니 국을 끓여 5가지 맛을 섞어서 먹는다. 〈本草〉

※ 황구육(黃狗肉)

오노(五勞)와 칠상(七傷)을 보하고 크게 보익하니 5가지 맛을 섞어서 삶아 익혀서 먹는다.

무술주(戊戌酒)가 아주 보양을 한다.

※ 저두(猪肚)

허손(虛損)을 보하니 한 개를 깨끗이 씻고 황기(黃芪)와 지황(地黃)을 썰어 속에 넣고 두(肚)의 사변에 순초를 바르고 죽첨(竹簽)위에 잘 얹어 놓고 중탕으로 무르녹게 익혀서 자주 먹으면 비(脾)와 위(胃)를 건장하게 하고 허약을 보한다. 〈活人〉

또는 인삼(人蔘) 5돈, 건강(乾薑)•호초(胡椒) 각 2돈, 총백(葱白) 7경, 찹쌀 3홉을 가루로하여 저두(猪肚)속에 넣어 삶아 익혀서 공복에 술과 함께 먹는다. 〈入門〉

※ 온눌제(膃肭濟)

오노(五勞)와 칠상(七傷)을 주로 치료하고 허노(虛勞)의 이수(羸瘦)를 고치니 구워서 가루로 하여 2돈씩 술로 복용하고 또는 환을 만들어 먹어도 좋다. 〈本草〉

※ 인유(人乳)

모든 허(虛)와 백손(百損)과 오노(五勞)및 칠상(七傷)을 치료하니 인유(人乳) 2잔을 내서 좋은 청주 반잔과 같이 은석기(銀石器)에 끓여서 공복에 같이 먹는다. 〈種杏〉

※ 부인(婦人)의 경혈(經血)

허노(虛勞)로 이수(羸瘦)해서 거의 죽게 된 증세는 병이 없는 실녀(室女)즉 처녀의 월경(月經) 1~3잔에 사내아이 셋 낳은 모유(母乳)반잔을 섞어서 깨끗한 방에서 마신 다음에 열이나고 목마른 증세가 나도 차나 탕 및 술을 마시지 말고 인유(人乳)즙을 때때로 조금씩 마시면서 10일에서 1개월이 지난 다음에 비로소 연화식(煙火食)을 먹되 마음을 번거롭게 해서는 안 된다. 〈種杏〉

※ 인포의(人胞衣)

허노(虛勞)의 담수(痰嗽)와 이수(羸瘦)및 조열(潮熱)과 도한(盜汗)의 증세를 치료한다.

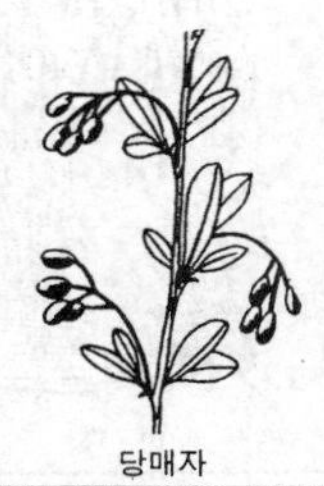
당매자

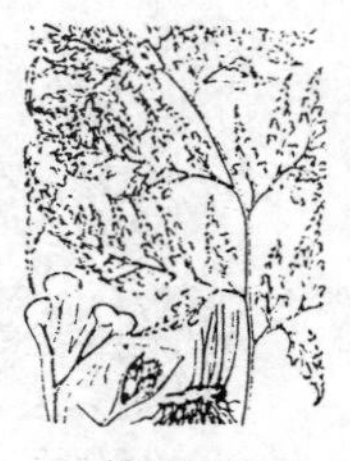
바위고사리

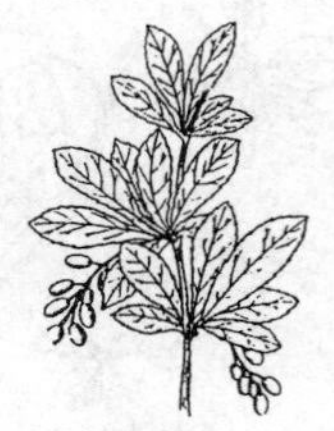
연밥매자

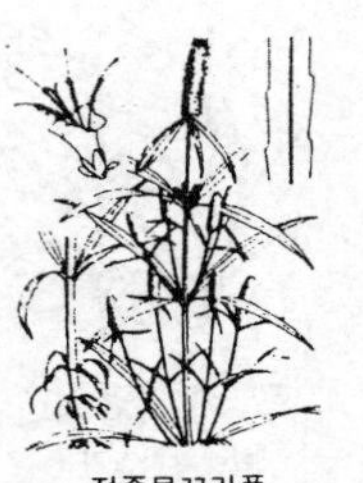
전주물꼬리풀

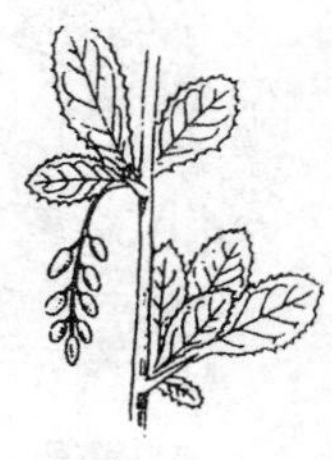
매 자

자하차(紫河車) 1구를 멀리서 흐르는 물에 깨끗이 씻어서 사과(砂鍋)속에 넣고 중탕(重湯)으로 삶아 익혀서 염초(鹽椒)가루를 조금 넣어 복용하면 진원(眞元)의 기(氣)를 크게 보(補)하고 많은 효과를 보게 한다. 〈種杏〉

※ 침구법(鍼灸法)

오노이수(五勞羸瘦)에 족삼리(足三里)혈을 택하고 신열(身熱)이 있고 노수(勞嗽)하는 데 백호(魄戶)를 사(瀉)하며 허노(虛勞)의 골증(骨蒸)과 도한(盜汗)을 음극(陰隙)이 사(瀉)한다. 〈綱目〉

진기(眞氣)가 부족할 때 기해(氣海)혈을 뜸한다. 〈資生〉

허노(虛勞)의 백증(百症)에 고맹유혈(膏肓腧穴)과 환문혈(患門穴)및 최씨사화혈(崔氏四花穴)을 뜸하면 낫지 않는 것이 없다. 〔택하는 방법은 침구문(鍼灸門)에 상세히 나와 있음〕

이러한 뜸 방법이 모두 양허(陽虛)에 적합한 것이니 화타(華佗)가 이르기를 풍허(風虛)와 냉열(冷熱)에 다만 허(虛)만 있는 것은 뜸하지 않는다는 것과 통하는 말이다. 단지 방서(方書)에 이르기를 허손(虛損)과 노채(勞瘵)는 마땅히 고맹(膏肓)의 사혈(四穴)을 조기에 뜸해라 했으니 즉 허손(虛損)이 되기전에 수약(瘦弱)에 화(火)를 겸했으면 또한 다해도 단지 내관(內關)과 삼리(三里)혈을 뜸해서 그 담화(痰火)를 흩을 뿐이고, 조년(早年)에 음화(陰火)를 짓고자 하는 것은 뜸하지 못한다. 〈入門〉

큰 병에 허탈(虛脫)한 것은 본래 음허(陰虛)한 소치인데 단전(丹田)혈을 쑥으로 뜸하는 것은 양(陽)을 보하는 것이며 양(陽)이 살면 음(陰)이 자라나는 이유이다. 〈丹心〉

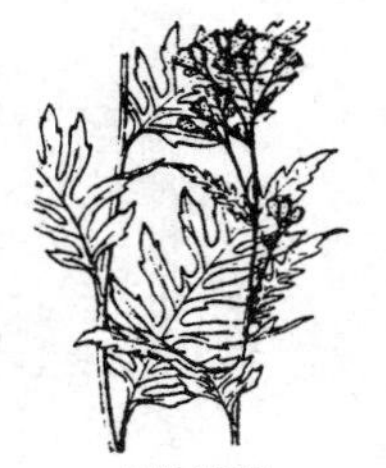
빗살서털취

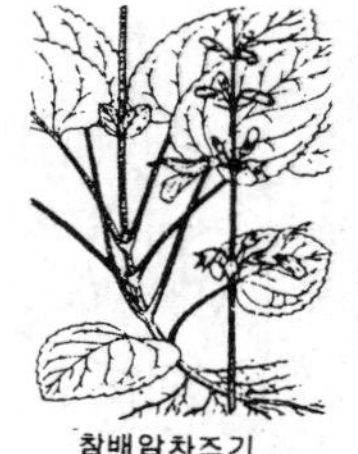
참배암차즈기

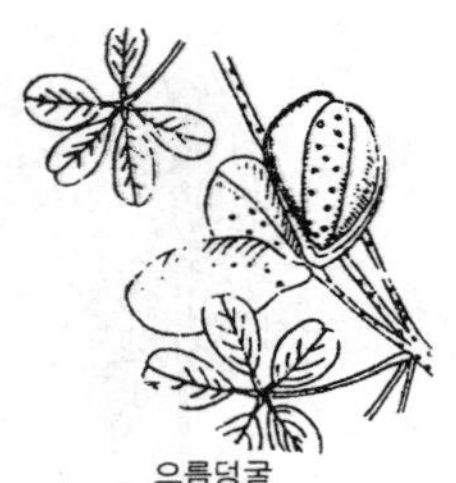
으름덩굴

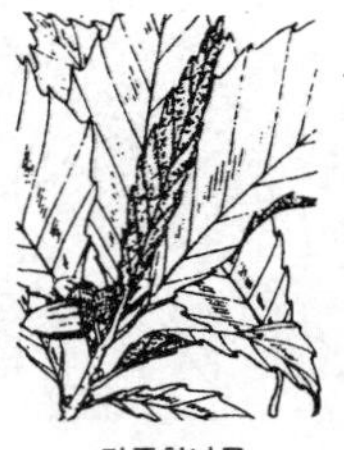
갈졸참나무

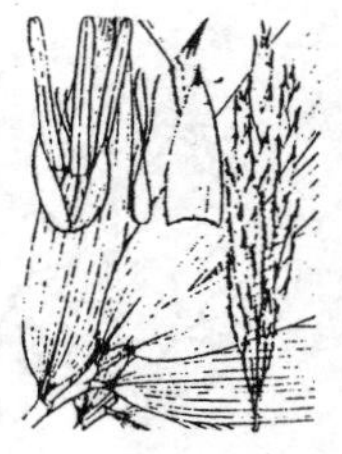
이 대

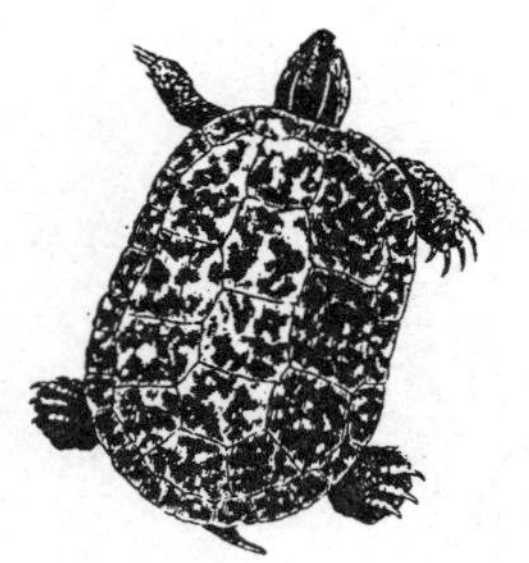

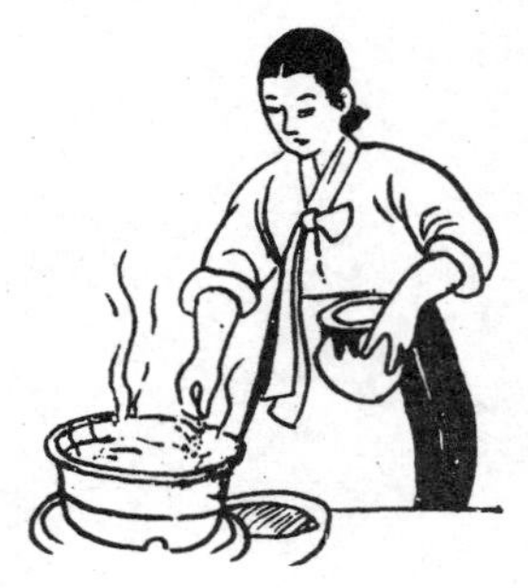

잡병편(雜病篇) (五)

十九. 곽란(霍亂)

1. 곽란(霍亂)의 원인이 될 경우

내경(內經)에 이르기를 「토(土)의 울(鬱)이 생기면 구토와 곽란(霍亂) 및 설사가 유행된다.」 또 이르기를 「태음(太陰)이 가는 곳에 중만(中滿)과 곽란(霍亂) 및 토(吐)•하(下)가 된다.」 또 이르기를 「세토(歲土)가 닿지 못해서 바람이 일어 민병(民病)이 손설(飧泄)과 곽란(霍亂)•체중복통(體重腹痛)하며 근골(筋骨)이 흔들리고 합병(合倂)된다….」

곽란(霍亂)의 병이 모두 음식 때문인 것이지 귀사(鬼邪)에 관한 것은 아니다. 〈千金〉

안으로 쌓인 것과 밖으로 느끼는 것이 있으며 양이 오르지 못하고 음(陰)이 내리지 못하면 정상을 어기고 격조(隔阻)하게 되서 이루어지는 증세이지 귀사(鬼邪) 때문인 것은 아니며, 모두 음식을 조절하지 못한 이유인 것이니 이것이 선철(先哲)들의 확실한 논리인 것이다. 〈丹心〉

곽란(霍亂)이란 증세는 휘곽(揮霍)하고 변란(變亂)하다는 뜻으로써 무릇 사람이 속으로 보통때 울열(鬱熱)이 있고 밖으로 또한 차가움을 느끼면 일시에 음양(陰陽)이 착란(錯亂)해지는 것이며, 또는 본래 음식의 조절을 하지 못하고 날 것과 차가운 것을 지나치게 해서 습열(濕熱)이 안으로 심하고 중초(中焦)가 조종을 못해 능히 오르고 내리지를 못하니 이로 인해서 위로는 토하고 아래로는 사(瀉)하는 것이다. 〈入門〉

곽란(霍亂)의 원인은 차가운 것을 마시거나 또는 굶주리거나 또는 크게 화를 내거나 또는 모한(冒寒)하거나 또는 배와 차(車)를 타서 위기(胃氣)를 상(傷)하면 토(吐)와 사(瀉)가 겸해서 일어나는 증세인데 약 쓰는 것을 더디게 하면 순예(順臾)의 사이에 구하지를 못한다. 〈華佗〉

곽란(霍亂)이 많이 열에 귀책(歸責)하기 때문에 여름과 가을에는 성행하는 것이다. 〈入門〉

곽란(霍亂)의 병이 풍(風)과 습(濕)및 갈(暍)의 삼기(三氣)가 합해서 되는 것이니 풍(風)이란 증세는 간목(肝木)이고, 습(濕)이란 증세는 비토(脾土)이며, 갈(暍)이란 증세는 심화(心火)인데 간(肝)은 근(筋)을 주관하기 때문에, 풍(風)이 급하고 심하면 근(筋)이 뒤틀리는 증세이며, 토(吐)라는 증세는 갈(暍)이니 심화가 담상(痰上)하는 이유로 때문에 구토하는 증세이며, 설(泄)이란 증세는 비토(脾土)이니 비습(脾濕)이 밑으로 흐르기 때문에 설사하는 증세이다. 철현자(哲玄子)가 말하기를 「모두 비열(脾熱)의 소생이라」하니 진실로 마땅한 말이다. 〈子和〉

2. 곽란(霍亂)의 형증(形症)일 경우

곽란증(霍亂症)은 심복(心腹)이 갑자기 아프며 구토하고 설사를 하며 증한(增寒)하고 장열두통(壯熱頭痛)하며 어지러우니 먼저 심(心)이 아프면 먼저 토(吐)하고 먼저 배가 아프면 먼저 설사를 하고 심(心)과 복이 함께 아프면 토(吐)와 설사가 겸해서 생기고 심하면 전근(轉筋)이 되며 배에 들어가서 바로 죽게 된다. 〈正傳〉

삼초(三焦)가 수곡(水穀)의 길이 되는 것이니 사(邪)가 상초(上焦)에 있으면 토하고 설사하지 않으며 사(邪)가 하초(下焦)에 있으면 설사를 하고 토하지 않으며 사(邪)가 중초(中焦)에 있으면 토(吐)와 설사를 겸해서 하게 되니 모두가 음식의 조절을 하지 못하고 청탁(淸濁)이 서로 간섭하게 되니 모두가 음식의 음양(陰陽)이 정상을 벗어나고 격조(隔阻)해서 그러한 것이다. 가벼운 증세는 다만 토(吐)와 이(利)라 하고, 무거운 증세는 휘곽(揮霍)하고 변란(變亂)해서 곽란(霍亂)이라고 하니 대부분 사(邪)가 비(脾)와 위(胃)에 들어가기 때문으로 일어난다. 〈入門〉

곽란(霍亂)의 증세가 여름과 가을에 많고 겨울에도 역시 있으니 대부분 속에 숨어서 있다가 일어난다. 〈入門〉

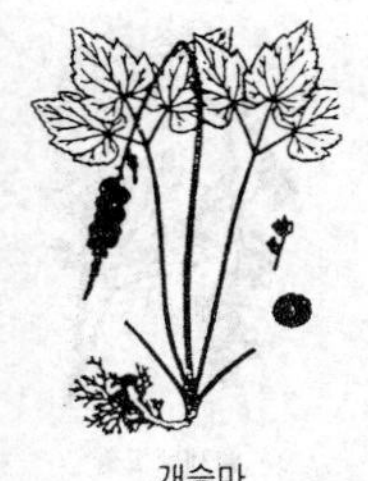
개승마

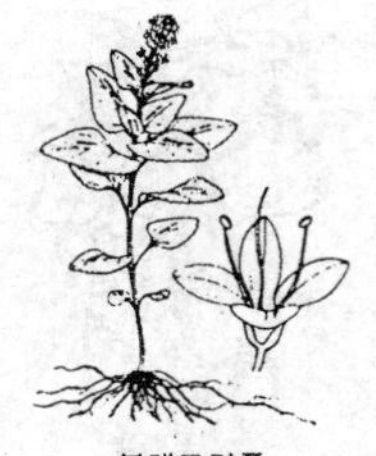
봉래꼬리풀

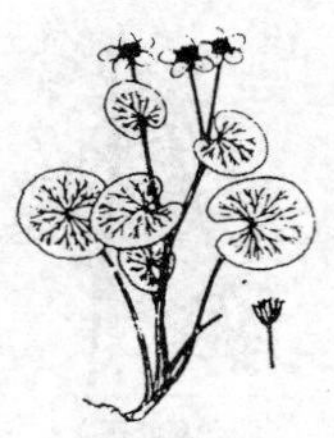
참동이나물

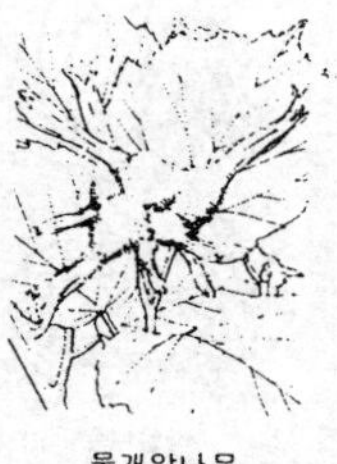
물개암나무

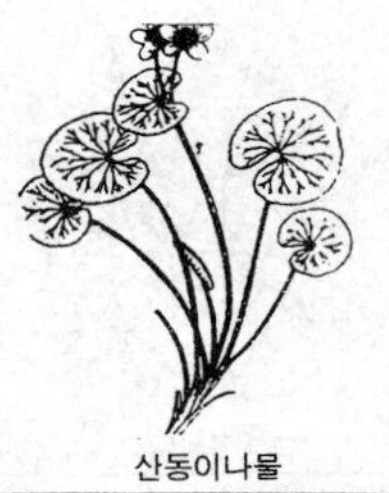
산동이나물

사람의 장부(臟腑)가 냉(冷)과 습(濕)이 고르지 못한 증세는 역시 음식을 조절하지 못해서 생냉(生冷)이 지나치고 또는 사는 곳이 적의(適宜)를 잃어서 바람을 맞으며 길에서 자고 풍냉(風冷)의 기(氣)가 삼초에 돌아가서 비(脾)와 위(胃)에 전하면 비(脾)와 위(胃)가 냉(冷)해서 수곡(水穀)을 소화시키지 못하며 정(正)과 사(邪)가 서로 간섭하면 음식이 장위(腸胃)의 사이에서 변란(變亂)을 일으켜서 심복(心腹)이 아프고 토(吐)와 설사를 일으키게 되니 심(心)이 아파서 먼저 토하는 증세가 있고 배가 아파서 먼저 설사하는 증세도 있으며 토와 설사가 같이 일어나는 것도 있고 열이 나며 머리가 아프고 몸이 아프면서 토(吐)와 설사를 하고 허번(虛煩)하는 증세도 있으며 또는 단지 토(吐)와 설사하며 심과 배가 찌르고 아픈 증세도 있고 또는 전근(轉筋)하고 구급(拘急)하면서 아프게 되는 증세로 있으며 또는 단지 구역하며 넘어오지 않는 증세도 있고 또는 사지(四肢)가 역냉(逆冷)하며 번민(煩悶)하고 혼색(昏塞)해서 죽고자 하는 증세도 있으니 증세를 따라서 알맞게 치료해야 되는 것이다. 〈得効〉

3. 맥법(脈法)일 경우

곽란(霍亂)의 맥(脈)이 뜨고 넓은 증세는 구할 수가 있고 작고 더디면서 말을 하지 못하고 기(氣)가 적은 증세는 치료가 어렵다. 〈得効〉

맥(脈)이 많이 숨게 되고 또는 끊긴다. 〈丹心〉

맥대(脈代)하면 곽란(霍亂)하고, 대(代)하면서 난(亂)한 증세도 곽란(霍亂)이다. 또 관맥(關脈)이 미끄러우면 곽란(霍亂)과 토사(吐瀉)이고 또 미끄러우면서 고르지 않은 것도 곽란(霍亂)과 토사(吐瀉)가 될 기미가 있으며, 대(代)한 맥(脈)은 곽란(霍亂)이 틀림없다. 〈醫鑑〉

맥(脈)이 미끄럽고 촘촘하며 구(嘔)가 되고 대(代)한 맥(脈)은 곽란(霍亂)이며, 작고 미끄러운 증세는 살고 삽(澁)하고 촘촘한 증세의 맥(脈)은 좋지 않다. 〈脈訣〉

맥(脈)이 가늘면서 삽(澁)하거나 또는 대(代)하면서 흩어지고 또는 숨으면서 엎드리거나 크면서 허하거나 또는 맺혀 있거나 또는 재촉하거나 또는 대한 증세는 모두 사맥(死脈)으로 단정 지을 수 없으니 대부분 맥이 어지럽기 때문이다. 〈正傳〉

맥(脈)이 뜨고 크면서 넓은 증세는 치료가 되고, 작고 약하면서 더딘 증세는 치료가 어렵다. 〈正傳〉

4. 곽란(霍亂)에 건습이증(乾濕二症)이 있을 경우

건곽란(乾霍亂)과 습곽란(濕霍亂)이 있는데 건곽란(乾霍亂)은 죽는 경우가 많고, 습곽란(濕霍亂)은 살 수 있는 경우가 많으니 대부분 토하고 설사하면 상한 것들이 새나오니 비록 중태라도 위속의 수곡이 새나와서 윗속이 비고 멋게 되니 죽지 않는 증세이고 건곽란(乾霍亂)은 위로 토하지도 못하고 아래로 설사를 하지 못하니 상한 것들이 새나오지 못하고 정기(正氣)를 옹색(壅塞)해서 음양을 격절(隔絕)하니 번요(煩擾)하고 민조(悶燥)하며 천창(喘脹)해서 죽게 된다. 〈明理〉

5. 건곽란(乾霍亂)의 치법(治法)일 경우

토리(吐利)를 못하는 증세를 건곽란(乾霍亂)이라고 한다.

건곽란(乾霍亂)이란 갑자기 심(心)과 복(腹)이 가득차고 찌르고 아파서 형상이 마치 신령이 붙은 것 같고 토와 설사를 못하면 경각지간(頃刻之間)에 갑자기 민절(悶絕)하니 빨리 소금 탕으로 토하고 단속(斷續)해서 이중탕(理中湯)에 귤홍(橘紅)을 배가해서 치료하고 또는 곽향정기산(霍香正氣散)에 관계(官桂) • 적복령(赤茯苓) • 지각(枳殼) • 목과(木瓜)를 더해서 달여 먹고 또는 소합향원(蘇合香元)을 먹는 것이 더욱 효과가 있다. 〈得効〉

건곽란(乾霍亂)이 치료하기가 어렵고 죽는 일이 순식간에 있으니 오르고 내리는 것이 통하지 못하는 이유이다. 당연히 먼저 토해서 그 기(氣)의 횡격(橫格)한 것을 통해야 되는 것이며 찬 약을 써서는 안 되니 이진탕(二陳湯)에 흩어지는 약으로 천궁(川芎) • 창출(蒼朮) • 백출(白朮)의 종류를 더해 치료하고 겸해서 강염탕(薑鹽湯)으로 토해낸다. 〈丹心〉

교장사(絞腸沙)라는 것은 바로 건곽란(乾霍亂)의 일명이니 배가 아파서 견디지 못하고 또는 손발이 궐냉(厥冷)하고 장위(腸胃)가 교축(絞縮)하는 것이니 빨리 소금 탕으로 토해야 한다. 〈入門〉

건곽란(乾霍亂)이란 기(氣)가 중앙에서 비민(痞悶)하여 토하고 설사를 못해서 상한 것들이 정기(正氣)를 옹색(壅塞)하고 음양(陰陽)을 관격(關格)해서 번조(煩燥)하며 천창(喘脹)하면 반드시 죽게되니 속히 토하는 방법으

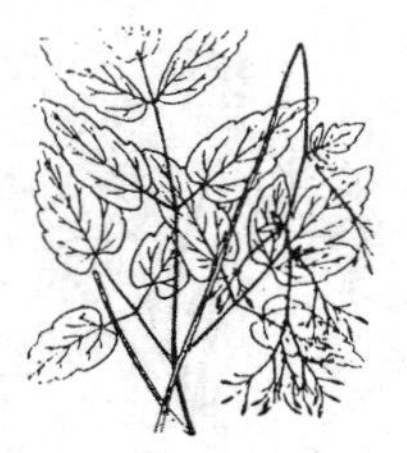
그늘괭의다리

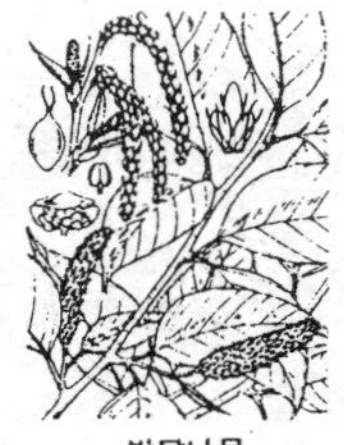
박달나무

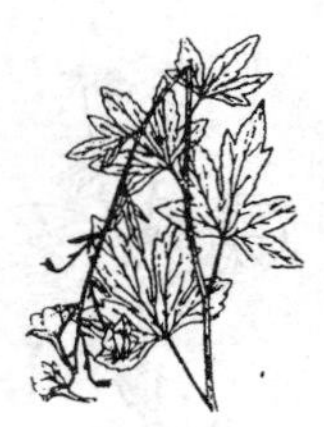
산제비고깔

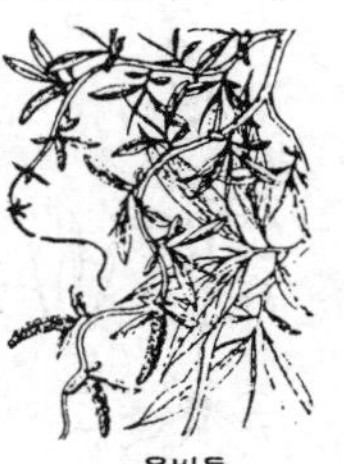
용버들

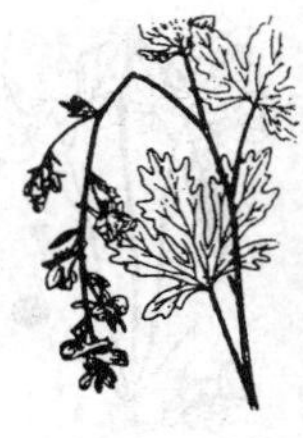
털제비고깔

로 치료하고 위중〔委中 : 혈명(穴名)〕을 침으로 피를 내고 겸해서 치중탕(治中湯)이나 곽향정기산(霍香正氣散)을 먹으면 반드시 효력이 있다. 〈入門〉

※ 강염탕(薑鹽湯)

효능 : 건곽란(乾霍亂)으로 사경을 헤맬 때 치료한다.

처방 소금 1냥과 생강(生薑) 썰은 것 반냥을 같이 볶아서 색이 변하는 것을 한도로 해서 동뇨(童尿) 2잔으로 함께 달여서 한잔쯤 되거든 2번으로 나눠서 복용한다. 〈眞指〉

6. 습곽란(濕霍亂)의 치법(治法)일 경우

위로 토하고 밑으로 설사하는 증세를 습곽란(濕霍亂)이라고 한다.

대부분 곽란(霍亂)과 토사(吐瀉)에 목이 마르면 열이 있는 증세이고, 목이 마르지 않으면 차가운 증세이다. 〈海藏〉

열이 많아서 물을 자주 마시려는 증세는 오령산(五苓散)으로 치료하고, 차가움이 많고 물을 마시지 않는 것은 이중탕(理中湯)으로 치료한다. 〈仲景〉

곽란(霍亂)은 습열(濕熱)에 풍목(風木)의 해를 함께 한 증세이니 치료 방법은 풍한(風寒)을 흩으리고 습을 설사하며 화(火)를 밑으로 내리게 하고 사시(四時)에 두루 치료하는 것은 곽향정기산(霍香正氣散)이며 추울 때에 허냉(虛冷)할 때는 이중탕(理中湯)으로 치료하면, 더울 때에 번갈(煩渴)한 것은 황연향곽산(黃連香霍散)으로 치료하고 또는 오령산(五苓散)을 합해서 위와 아래를 분소(分消)하고 다시 익원산(益元散)을 합해서 강화(降火)를 시키는 것이 가장 좋은 것이다. 〈入門〉

곽란(霍亂)과 토사(吐瀉)에 목유산(木萸散)이나 이향황연산(二香黃連散)・가미강부탕(加味薑附湯)・회생산(回生散)・가감정기산(加減正氣散)으로 치료한다.

더위 속의 곽란(霍亂)에 향곽산(香霍散)이나 계령백출산(桂苓白朮散)으로 치료한다. 〈丹心〉

토사(吐瀉)를 너무 많이 해서 사지(四肢)가 역냉하고 인사불성(人事不省)이 된데는 남성(南星)가루 3돈, 대추 3개, 생강 5쪽을 넣어 달여 먹으면 1번 먹어서 즉시 효과가 있고 또는 반하(半夏)가루를 생강즙에 찍어 복용하고 또는 백반말(白礬末) 1돈을 끓인 탕에 찍어서 복용하는 방법도 효과가 있다. 〈得效〉

※ 목유산(木萸散)

효능 : 곽란(霍亂)과 토사(吐瀉)에 지체(肢體)가 전근(轉筋)하고, 역냉(逆冷)한 증세를 치료한다.

처방 모과(木瓜)・오수유(吳茱萸)・식염(食鹽) 각 5돈을 같이 볶으고 초병(焦餠)을 백비탕(百沸湯) 3되에 넣고 약과 함께 달여서 2되가 되거든 차갑고 따스한 것을 마음대로 복용하면 바로 효과가 있다.

만약 앞의 약이 없으면 고백반(枯白礬)가루 1돈을 끓는 탕에 알맞게 복용하고 또한 백반(白礬)이 없으면 단지 소금 1줌과 초 1잔을 같이 달여 먹고고 또는 염(鹽)・매(梅)・함(鹹)・산(酸)등을 모두 달여서 먹는다. 〈入門〉

※ 이향황연산(二香黃連散)

효능 : 복더위의 곽란(霍亂)에 배가 아프고 조민(躁悶)하며 맥(脈)이 잠기고 손과 발이 찬 증세를 치료한다.

처방 곽향(霍香)・후박(厚朴)・반하(半夏)・적복령(赤茯苓)・진피(陳皮)・백편두(白扁豆) 각 1돈, 황련(黃連)・택사(澤瀉) 각 8푼, 감초 3푼을 썰어서 1첩을 하여 물로 달여 먹고 소금즙 1수저를 넣어 따뜻하게 먹는다. 〈入門〉

※ 가미강부탕(加味薑附湯)

일명 사순부자탕(四順附子湯)

효능 : 곽란(霍亂)과 토사(吐瀉)를 지나치게 해서 손과 발이 역냉(逆冷)하고 기(氣)가 적어서 말을 못하여 육맥(六脈)이 잠겨 있는 증세를 치료한다.

처방 부자포(附子炮)・건강포(乾薑炮)・회삼(會蔘) 각 1돈반, 감초구(甘草灸) 7푼을 썰어서 1첩을 하여 물로 달여서 먹는다.

※ 회생산(回生散)

효능 : 곽란(霍亂)과 토사(吐瀉)가 심해도 단지 일첩의 위기(胃氣)가 있는데 이 약으로 치료하면 다시 살아난다.

처방 곽향(霍香)・진피(陳皮) 각 5돈을 썰어서 1첩을

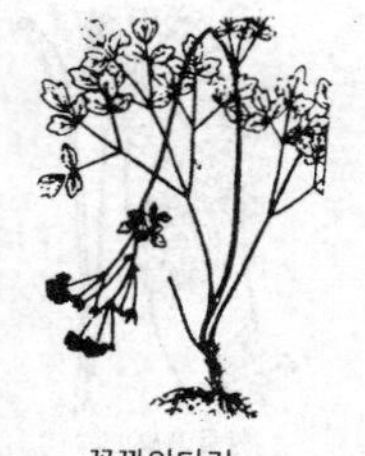
꽃쟁의다리

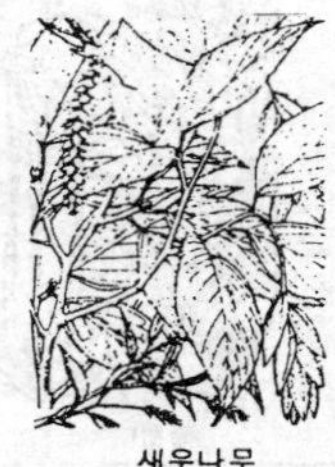
새우나무

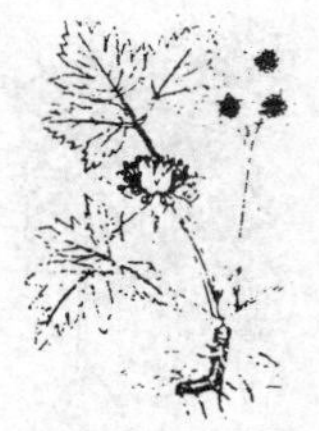
황 련

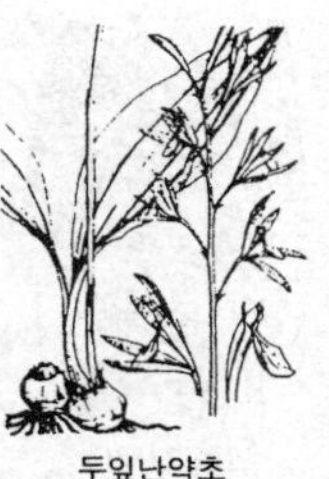
두잎난약초

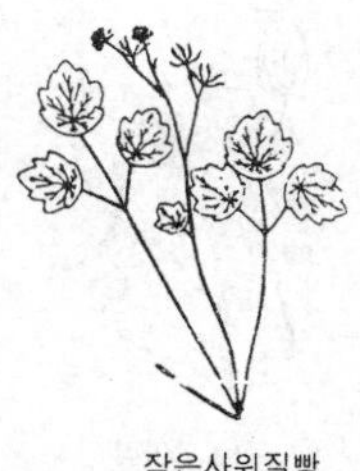
작은사위질빵

하여 물로 달여서 먹는다. 〈入門〉

※ 가감정기산(加減正氣散)

효능 : 처음 다른 지방에 가서 수토(水土)가 불복(不伏)하여 마침내 곽란(霍亂)으로 토하고 담사(澹瀉)하는 증세를 치료한다.

처방 창출(蒼朮) 2돈, 곽향(霍香)·후박(厚朴)·진피(陳皮)·축사연(縮砂硏)·향부(香附)·반하(半夏)·감초(甘草) 각 1돈을 썰어서 1첩을 하여 생강 3쪽과 대추 2개, 등심(燈心) 1단을 넣어 물로 달여서 먹는다. 〈回春〉

※ 향유산(香薷散)

속이 더위에 곽란(霍亂)과 토사(吐瀉)를 하고 배가 아프며 전근(轉筋)하고 사지(四肢)가 역냉(逆冷)한데 빨리 이 약을 달여서 서늘하게 해서 복용하면 효과가 나고 다른 약으로써는 치료하기가 쉽지 않다.

※ 익원산(益元散)

일명 육일산(六一散)

곽란(霍亂)과 토사(吐瀉)에 이 약을 생강탕(生薑湯)으로 고루 복용하면 효험이 좋다. 〔처방은 서문(署門)〕〈丹心〉

7. 곽란후(霍亂後)의 전근(轉筋)일 경우

양명(陽明)이 위(胃)와 대장(大腸)에 들어서 종근(宗筋)을 기르는 것인데 심하게 토하거나 심하게 설사를 하면 진액이 폭망(暴亡)하고 종근(宗筋)이 그 소양(所養)하는 것을 잃기 때문에 가벼운 증세는 온몸이 전근(轉筋)하지마는 무거운 증세는 온몸이 전근(轉筋)이 되어서 배에 들어가면 손과 발이 궐냉(厥冷)하고 위태로운 것이 바람에 촛불과 같아 발리 배꼽에 소금을 메우고 쑥으로 장수(壯數)를 헤아리지 말고 계속 뜸을 하면 비록 죽었더라도 가슴 속에 난기(煖氣)가 조금이라도 있으면 즉시 살 수 있으니 연이어서 목유산(木萸散)에 회향(茴香)·감초(甘草)·자소엽(紫蘇葉)을 더해서 달여서 먹고 다시 큰 마늘을 갈아서 발바닥의 중심에 붙이면 전근(轉筋)이 벌써 배에 들어 갔다 해도 효과가 난다. 〈入門〉

곽란(霍亂)과 토사(吐瀉)를 너무 많이 해서 온몸이 전근(轉筋)이 되고 손과 발이 궐냉(厥冷)해서 기(氣)가 끊어지려고 하는 증세는 빨리 배꼽속을 뜸하고 또 료(蓼)한 줌을 달여서 씻은 후에 부자리중탕(附子理中湯)으로 치료한다. 〈綱目〉

곽란(霍亂) 뒤에 근(筋)이 뒤틀리는 증세에는 이중탕(理中湯)에 석고(石膏) 1냥을 더해서 달여 먹는다. 〈海藏〉

또는 이중탕(理中湯)에서 백출(白朮)을 버리고 생부자(生附子) 1개를 더한다. 〈活人〉

전근(轉筋)은 혈열(血熱)에 들으니 사물탕(四物湯)에 주금주화(酒芩酒花)·창출(蒼朮)·남성(南星)을 더해서 치료한다. 〈丹心〉

※ 모과탕(木瓜湯)

효능 : 곽란(霍亂)의 전근(轉筋)을 치료한다.

처방 모과(木瓜) 4돈, 오수유(吳茱萸) 2돈, 회향초(茴香炒) 1돈, 감초구(甘草炙) 4푼을 썰어서 1첩을 지어 생강 3쪽, 자소(紫蘇) 10잎, 소금 한줌, 오매(烏梅) 1개를 넣어 같이 달여 먹는다. 〈直指〉

또는 전근(轉筋)이 멈추지 않고 죽으려는 증세를 치료하며 남자는 손으로 그의 음낭(陰囊)을 잡아 당기고 여자는 그의 두 유방 양쪽 곁을 잡아 당기는데 이것이 천금방(千金方)의 묘한 방법이다. 〈丹心〉

8. 곽란후(霍亂後)의 번갈(煩渴)일 경우

토사(吐瀉)를 너무 많이 하면 진액이 폭망(暴亡)해서 번갈(煩渴)하고 마실 것이 끌리는 증세가 멎지 않는 증세는 계령백출산(桂苓白朮散)·오령산(五苓散)·초두산(椒豆散)·맥문동탕(麥門冬湯)·가감곽령탕(加減霍苓湯)·지갈탕(止渴湯)등으로 치료한다. 〈諸方〉

※ 계령백출산(桂苓白朮散)

효능 : 속 더위로 인해서 곽란(霍亂)과 토사(吐瀉)및 번갈(煩渴)한 증세를 치료한다.

처방 활석(滑石) 1냥, 한수석(寒水石)·석고(石膏)·택사(澤瀉)·감초(甘草) 각 5돈, 백출(白朮)·백복령(白茯苓)·인삼(人蔘)·계지(桂枝) 각 2돈반을 가루로하여 매 3돈을 백탕(白湯)또는 새로 길어온 복용하고 또는 생강탕(生薑湯)으로 먹어도 좋다. 〈綱目〉

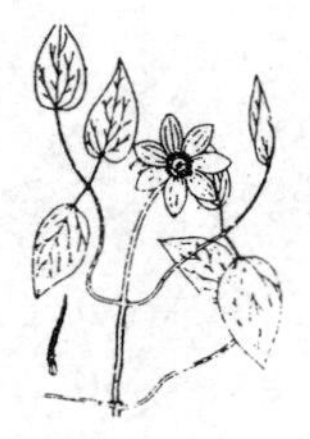
큰꽃으아리

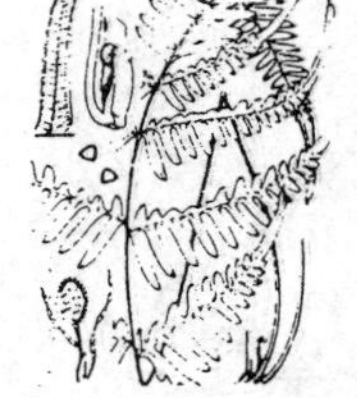
반쪽고사리

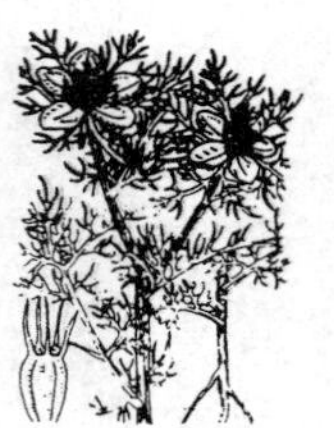
니게라

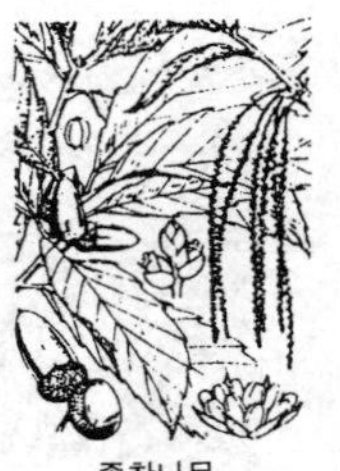
졸참나무

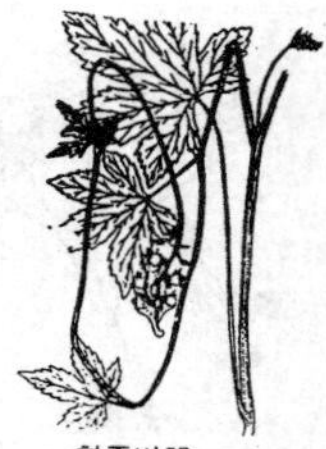
흰줄바꽃

※ 맥문동탕(麥門冬湯)

효능 : 일명 구군자탕(九君子湯)·곽란(霍亂)뒤의 번갈(煩渴)을 치료한다.

처방 맥문동(麥門冬) 2돈, 진피(陳皮)·반하(半夏)·백출(白朮)·백복령(白茯苓) 각 1돈, 소맥(小麥) 반홉, 인삼(人蔘)·감초(甘草) 각 5푼을 썰어서 1첩을 지어 생강 3쪽, 오매(烏梅) 1개를 넣어 물로 달여서 먹는다. 〈入門〉

※ 초두산(椒豆散)

효능 : 곽란(霍亂)과 토사(吐瀉)뒤에 번갈(煩渴)해서 약을 먹지 못하고 또한 물약도 입에 들어가지 않는 증세를 치료한다.

처방 호초(胡椒)·녹두(綠豆) 각 49알을 가루로하여 새로 받아온 물에 먹어고 또는 달여 먹기도 한다. 〈入門〉

일명 호초탕(胡椒湯)인데 호초(胡椒) 7알 21알 녹두알을 가루로하여 모과탕(木瓜湯)으로 먹는다.

※ 가감유령탕(加減薷苓湯)

효능 : 곽란(霍亂)의 열갈(熱渴)의 증세를 치료한다.

처방 천화분(天花粉) 2돈, 적복령(赤茯苓) 1돈, 저령(猪苓)·택사(澤瀉)·향유(香薷)·건갈(乾渴) 각 7푼, 황련(黃連)·백출(白朮)·감초(甘草) 각 5푼을 썰어서 1첩을 지어 생강 3쪽을 넣어 달여서 먹는다. 〈醫鑑〉

※ 지갈탕(止渴湯)

효능 : 치료 방법은 위에서와 같다.

처방 인삼(人蔘)·맥문동(麥門冬)·적복령(赤茯苓)·길경(桔梗)·과루근(瓜蔞根)·택사(澤瀉)·갈근(葛根)·감초(甘草) 각 5돈을 가루로하여 꿀물에 2돈과 먹는다. 〈丹心〉

9. 곽란후(霍亂後)의 허번(虛煩)일 경우

곽란(霍亂)뒤에 허번(虛煩)해서 잠을 자지 못하고 또는 열갈(熱渴)한 증세에 죽엽석고탕(竹葉石膏湯)〔처방은 견한문(見寒門)〕·삼호삼백탕(蔘胡三白湯)·기제탕(旣濟湯)등으로 치료한다. 〈諸方〉

※ 삼호삼백탕(蔘胡三白湯)

효능 : 곽란(霍亂)뒤에 번열(煩熱)하고 입이 마르며 맥이 잦고 또는 머리가 아프고 몸이 아픈 증세를 치료한다.

처방 시호(柴胡)·백출(白朮)·백복령(白茯苓)·백작약(白芍藥)·당귀(當歸)·진피(陳皮)·맥문동(麥門冬)·치자인(梔子仁)·감초(甘草) 각 8푼, 인삼(人蔘) 5푼, 오미자(五味子) 10알을 썰어서 1첩을 해서 대추 2개, 매(梅) 1개, 등심(燈心) 1단을 넣어 달여서 먹는다. 〈回春〉

※ 기제탕(旣濟湯)

효능 : 곽란(霍亂)뒤에 허번(虛煩)해서 잠을 자지 못하는 증세를 치료한다.

처방 맥문동(麥門冬) 2돈, 인삼(人蔘)·죽엽(竹葉)·반하(半夏)·부자포(附子炮)·감초구(甘草炙) 각 1돈을 썰어서 1첩을 지어 생강 5쪽, 맵쌀 100알을 넣어 물로 먹는다. 〈丹心〉

10. 곽란(霍亂)의 토법(吐法)일 경우

건곽란(乾霍亂)에 심복(心腹)이 찌르고 아프며 번원(煩寃)하고 토와 설사를 하지 못하며 기(氣)가 끊어지려고 하는 증세는 짠 소금탕 1되를 더웁게 마시고 목구멍을 더듬어서 토하고 토하지 않으면 다시 1되를 마셔서 세번 토하고 토하지 않으면 다시 1되를 마셔서 세 번 토하고 묵은 음식이 모두 나오면 멎게 되니 이 방법이 모든 치료법보다 낫다. 토(吐)를 끝낸 다음에는 이중탕(理中湯)이나 곽향정기산(霍香正氣散)으로 천천히 알맞게 고루 치료한다. 〈得効〉

또는 속히 소금탕 1잔에 동편(童便)과 생강즙을 넣어 한번에 먹고 목구멍을 더듬어 토해서 뚫리지 않으면 다시 복용하고 토한 다음에 단속(斷續)해서 울법(熨法)으로 치료한다. 〈入門〉

11. 곽란(霍亂)의 울법(熨法)일 경우

곽란(霍亂)과 토사(吐瀉)에 심복(心腹)이 아파서 견디

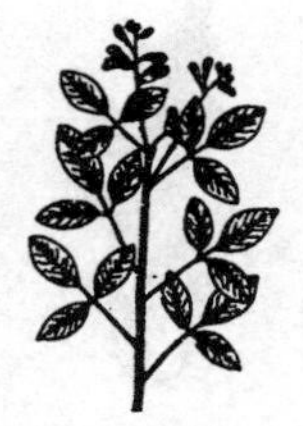
흰싸리

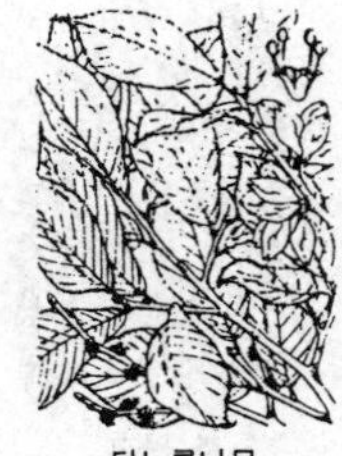
당느릅나무

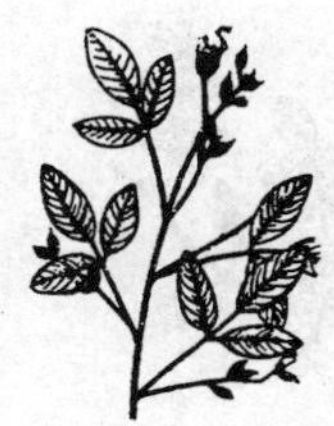
풀싸리

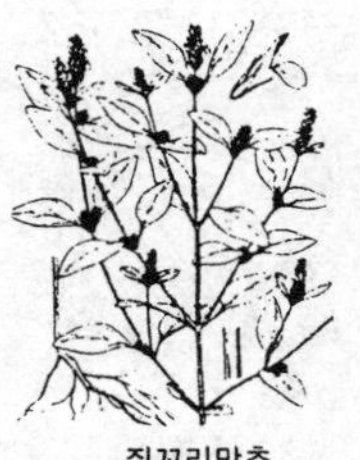
쥐꼬리망초

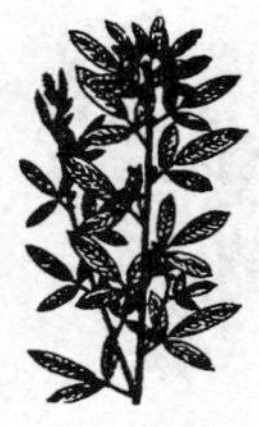
오비수리

지 못하는데 볶은 소금2주발을 종이에 싸고 또 성근 비단으로 싸서 가슴과 배에까지 덮고 다리미로 다려서 기(氣)가 통하면 살아나게 되니 단속해서 볶은 소금으로 그 등을 먼저 방법과 같이 다리면 큰 효력이 있다. 〈得効〉

또는 소금으로 오수유(吳茱萸)를 볶아서 배꼽 아래를 다리면 역시 효력이 있다. 〈入門〉

12. 곽란(霍亂)의 침법(鍼法)일 경우

건곽란(乾霍亂)에 위중(委中)혈을 찔러서 피를 내고 또는 십지두〔十脂豆 : 제경비혈(諸經非穴)〕를 피가 나게 하는 것이 모두 좋은 방법이다. 〈正傳〉

교장사증(絞腸沙症)에 손과 발이 궐냉(厥冷)하고 배가 아파서 견디지 못하는 증세는 손을 따뜻한 물에 담갔다가 환자의 무릎이나 팔을 두드려서 자흑점(紫黑點)이 나타나는 곳을 침으로 찔러서 나쁜 피를 없애버리면 바로 낫는다. 〈經驗〉

또는 마현(麻弦)을 만든 작은 죽궁(竹弓)을 향유(香油)나 혹(或)은 열수(熱水)에 담갔다가 수족(手足)과 포배(胞背)와 액(額)과 항(項)을 긁으면 곧 낫는다. 〈經驗〉

건곽란(乾霍亂)이란 증세는 즉 한습(寒濕)이 아주 심해서 비(脾)가 얽힘을 입어서 움직이지 못하고 기(氣)가 울(鬱)을 입어 돌아다니지 못해서 갑자기 아프고 손발이 궐냉(厥冷)하는 것인데 속명 교장사(絞腸沙)라는 증세는 대부분 아픔이 심하다는 것을 말한다. 북쪽 방면에서는 청근(靑筋)을 찔러서 기(氣)와 혈(血)을 내고 남쪽 방면에서는 흉배(胸背)와 손발을 찔러서 기(氣)와 혈(血)을 돌아다니게 하니 전부 병을 흩으리기는 하나 그래도 기혈(氣血)을 내는 방법이 기혈을 돌아다니게 하는 방법만 하지 못하다. 〈丹心〉

또한 교장사(絞腸沙)를 치료하는 자혈법(刺血法)이 구급문(救急門)에 상세히 나와 있다. 〈入門〉

13. 곽란(霍亂)의 구법(灸法)일 경우

곽란(霍亂)의 전근(傳筋)이 배에 들어가서 손과 발이 궐냉(厥冷)하고 기(氣)가 끊어지려고 하는 증세는 소금으로 배꼽속을 메우고 큰 애주(艾炷)로 장수(壯數)를 헤아리지 말고 뜸을 하면 즉시 효과가 나타난다. 〈得効〉

곽란(霍亂)으로 이미 죽었으나 뱃속에 난기(暖氣)가 있는 사람은 위의 방법과 같이 뜸을 하면 역시 살아난다. 〈醫鑑〉

또는 기해(氣海)혈을 2~7장 뜸하면 신통하다. 〈得効〉

곽란(霍亂)과 토사(吐瀉)가 멎지 않고 죽을 지경에는 천추(天樞)•기해(氣海)•중완(中脘)혈을 뜸하면 바로 낫는다. 〈正傳〉

곽란(霍亂)에 모든 방법이 효력이 없는데 대추 혈을 뜸하면 바로 낫는다. 〈綱目〉

곽란(霍亂)에 이미 죽었으나 단지 난기(煖氣)가 있는 증세는 승근(承筋)혈을 7장의 뜸을 하면 즉시 살아난다. 〈綱目〉

14. 금기법(禁忌法)일 경우

곽란(霍亂)과 토사(吐瀉)할 때에 절대로 곡식을 먹여서는 안 되니 비록 설탕 한 모금이라도 목구멍에 넘어가면 즉시 죽는다. 반드시 토(吐)와 설사가 멈춘 후 반나절을 지나서 배고픔이 심하면 결국 희죽(稀粥)을 먹여서 천천히 회복시켜야 한다. 〈正傳〉

곽란(霍亂)과 토사(吐瀉)할 때에 밤과 쌀의 죽탕(粥湯)을 주어서 위(胃)에 들어가면 죽게 된다. 〈綱目〉

곽란(霍亂)에 미음(米飮)이나 죽반(粥飯)을 주어서 사기(邪氣)를 돕지 말고 반드시 상한 것이 나온 다음에 희죽(稀粥)을 먹여서 천천히 회복시켜야 한다. 〈入門〉

곽란(霍亂)할 때에 크게 음식(飮食)을 기(忌)하니 배에 들어가면 곧 죽으며, 다만 빙수(氷水)를 마시는 것은 해(毒)롭지 않으며 열탕(熱湯)이나 열주(熱酒)나 요주(毒酒)는 절금(切禁)해야 한다. 〈山居〉

15. 난치증(難治症)일 경우

곽란(霍亂)에 전근(轉筋)하고 배가 아프며 사지(四肢)가 궐냉(厥冷)하고 기(氣)가 끊기고 맥(脈)이 넓고 크면 치료가 되고 작으면서 낭축(囊縮)하고 설권자(舌卷者)는 치료를 하지 못한다. 〈綱目〉

곽란(霍亂)에 천장(喘腸)하고 번조(煩躁)하는 증(症)은 못 다스린다. 〈得効〉

건곽란(乾霍亂)에 토와 설사를 못하고 가슴과 배가 가득하고 빳빳하며 얼굴과 입술이 청흑색이고 손발의 냉(冷)한 것은 팔목과 무릎을 지나며 육맥(六脈)이 복절(伏絶)하고 기(氣)가 작고 빠르며 말을 하지 못하며 낭(囊)이 오므라들면 치료가 어렵다. 〈得効〉

맥(脈)이 미(微)•지(遲)하고 기(氣)가 적어서 말하지 못하면 다스리기가 어렵다. 〈得効〉

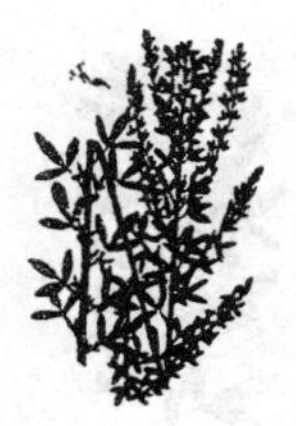
비수리

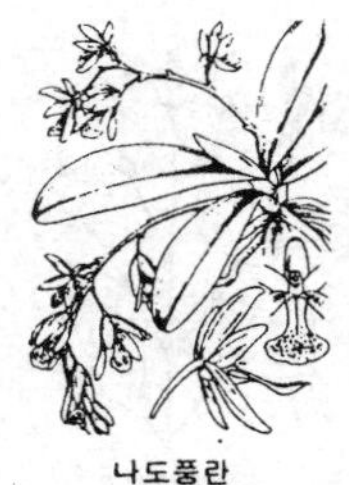
나도풍란

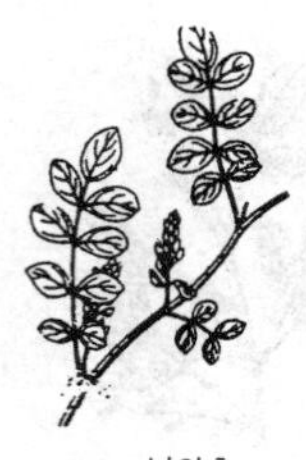
낭아초

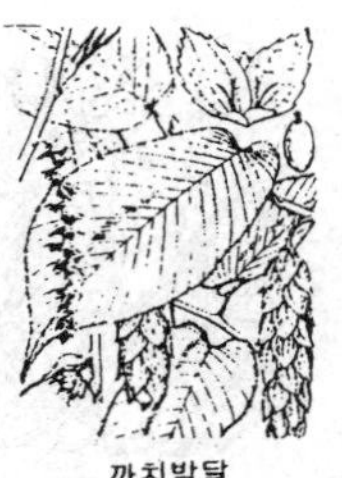
까치박달

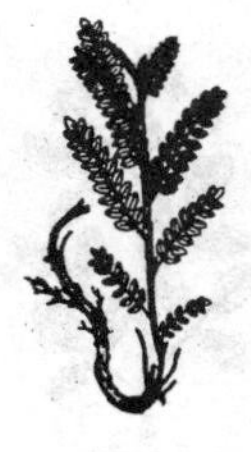
제주황기

크게 목이 마르는 증세와 크게 마르는 증세 및 크게 땀이나는 증세와 유뇨(遺尿)하는 증세는 죽게 되니 회생산(回生散)으로 치료한다. 〈入門〉

16. 수질토사(水疾吐瀉)일 경우

배를 타다가 토해내고 사해서 물을 먹으면 즉사하게 되니 사내 아이 오줌을 마시는 방법이 가장 효과가 있고 자기오줌을 마시는 방법도 역시 좋다. 〈丹心〉

고백반(枯白礬)가루 1돈을 백비탕(百沸湯)에 찍어 복용하면 역시 좋다. 〈入門〉

배멀미를 하고 구토하는 증세는 대반하탕(大半夏湯)을 달여 복용하면 효과가 있다. 〈入門〉

단방(單方) (21종)

※ 염(鹽)

건곽란(乾霍亂)을 치료하니 소금 큰 수저로 한 수저를 볶아서 사내 아이 오줌 1되를 따뜻할 때 타서 한번에 먹고 토하면 바로 낫는다. 〈本草〉

※ 과저묵(鍋底墨)

곽란(霍亂)을 치료하니 2돈을 백비탕(百沸湯) 1잔에 넣어 속히 흔들어서 먹으면 토사(吐瀉)가 바로 멈추게 된다. 〈本草〉

※ 감란수(甘爛水)

곽란(霍亂)을 치료하니 약을 달여서 복용하면 아주 좋다. 〔수부(水部)에 상세히 나와 있다〕

※ 생숙탕(生熟湯)

일명 음양탕(陰陽湯)인데 건곽란(乾霍亂)에 묵은 음식의 악독(惡毒)한 것을 토하니 소금을 넣어 먹으면 더욱 좋다. 즉 백비탕(百沸湯)에 새로 길은 물을 탄 것이다. 〈本草〉

※ 생강(生薑)

곽란(霍亂)으로 죽으려고 하는 증세에 치료하니 생강(生薑) 5냥을 썰어서 소오줌 1되와 같이 달여서 그 즙을 먹으면 즉시 차도가 있다. 〈本草〉

※ 천남성(天南星)

토사(吐瀉)가 멎지 않고 사지(四肢)가 역냉(逆冷)하며 인사불성(人事不省)이 되는 증세를 치료한다. 남성(南星)가루로 하여 매 3돈에 대추 3개를 넣어 달여 먹으면 사지(四肢)가 점점 펴지고 의식이 돌아온다. 〈本草〉

※ 노화(蘆花)

일명 봉출(蓬朮)이라고 하는데 곽란(霍亂)의 기식(氣息)이 위급한 증세를 치료하니 한줌을 진하게 달여서 즙(汁)을 한번에 먹으면 바로 차도가 있다. 〈本草〉

※ 조각(皀角)

건곽란(乾霍亂)을 치료하니 소금탕 1주발에 조각가루를 조금 넣어 고루 깊이 토하면 바로 낫는다. 〈本草〉

※ 목과(木瓜)

곽란(霍亂)과 토사(吐瀉)가 멎지 않는 것과 전근(轉筋)하는 증세를 치료하니 달여서 즙을 마시며 가지와 잎도 공효는 같다. 〈本草〉

※ 오매(烏梅)

곽란(霍亂)의 번갈(煩渴)을 치료하니 물에 담가서 꿀을 타 먹으면 신통하다. 〈本草〉

※ 임금(林檎)

푸른 것이 곽란(霍亂)과 토사(吐瀉)를 치료하는 데 아주 좋으니 달여서 즙을 먹고 또는 생것을 씹어서 먹는다. 〈本草〉

※ 출촉엽(秫薥葉)

곽란(霍亂)에 전근(轉筋)해서 근(筋)이 굵기가 복숭아나 오얏과 같고 당기며 오므라져서 견디지 못하는 증세에 잎을 진하게 달여서 즙을 마신다. 〈種杏〉

※ 속미감(粟米泔)

곽란(霍亂)의 번갈(煩渴)의 증세를 치료하니 두번 정도 먹으면 즉시 차도가 있다. 또한 갈아서 맑은 물을 내어 먹으면 전근(轉筋)이 배에 들어간 증세를 주로 치료한다. 〈本草〉

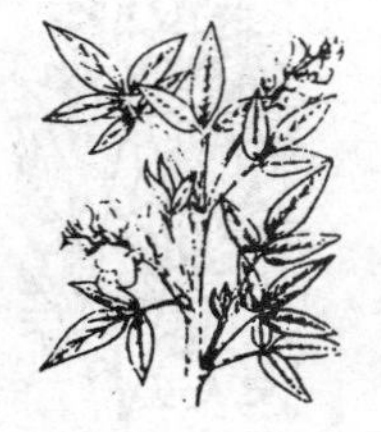
나도싸리

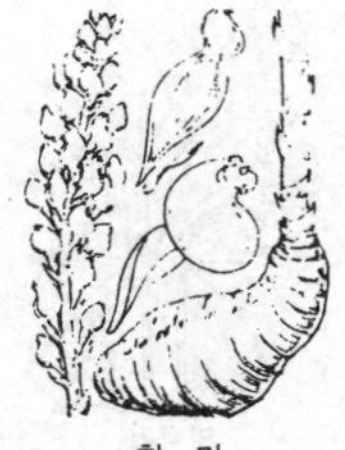
천 마

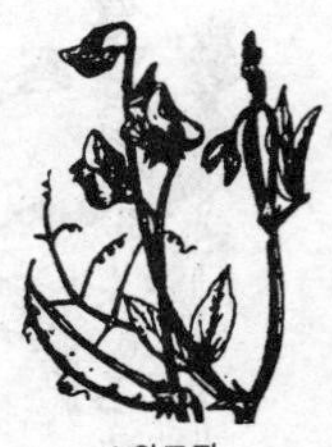
스위트피

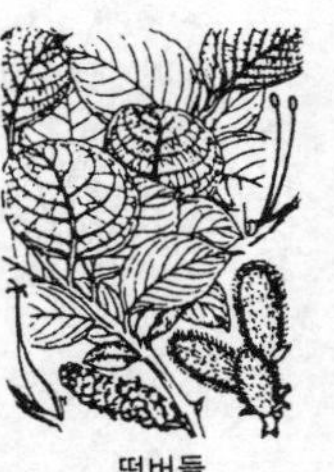
떡버들

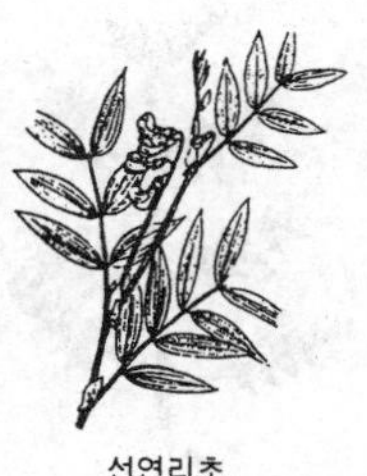
선연리초

※ 나미(懦米)

곽란(霍亂)의 번갈(煩渴)을 치료하니 물에 갈아서 즙을 마음대로 먹는다. 〈本草〉

※ 요(蓼)

곽란(霍亂)의 전근(轉筋)을 치료하니 진하게 달여서 뜨거울때 지지고 씻은 다음에 1~2잔을 먹으면 즉시 낫는다. 〈得效〉

※ 향유(香薷)

곽란(霍亂)의 토(吐)와 사(瀉)및 전근(轉筋)을 진하게 달여서 먹으면 바로 멎게 된다. 곽란(霍亂)을 치료하는데 없어서는 안 된다. 〈本草〉

※ 소산(小蒜)

곽란(霍亂)의 토(吐)와 사(瀉)에 달여서 즙을 마신다. 〈本草〉

※ 우분(牛糞)

곽란(霍亂)의 토사(吐瀉)에 사지(四肢)가 역냉한 증세를 치료하니 황소 똥을 물에 달여서 맑은 즙 1되쯤 한번에 먹으면 멎는다. 〈本草〉

※ 연녹피(煙鹿皮)

혹시 연장피(煙獐皮)도 연기로 지진다. 황색을 띤 증세를 물에 담가 두드려 즙을 내서 한번에 먹으면 건곽란(乾霍亂)에 토하고 바로 낫는데 신기한 효력이 있다. 〈俗方〉

※ 초(醋)

곽란(霍亂)에 토해 내리지 못하는데 1~2되를 먹으면 좋다.

전근(轉筋)을 치료하는데 솜을 초에 담가서 끓여 가지고 아픈 곳을 따스하게 싸며 식으면 다시 바꾸어주면 잘 낫는다. 〈千金〉

※ 우연(牛涎)

어린 아이의 곽란(霍亂)에 우연(牛涎) 1홉을 넣어 내리면 낫는다. 〈得効〉

二〇. 구토(嘔吐)

1. 구토(嘔吐)의 원인일 경우

내경(內經)에 이르기를「모든 구토가 역해서 충상(衝上)하는 것은 모두 화(火)에 든다. 위(胃)와 격(膈)에 열이 많으면 구(嘔)가 되고 화기(火氣)가 타오르는 상징이다.」〈河間〉

구(嘔)와 토(吐)및 얼(噦)이 전부 위(胃)에 드는데 위(胃)는 총사(總司)가 되니 그 기(氣)와 혈(血)이 많고 적은 것이다. 다른 구실을 할 뿐이다. 토하는 것은 양명(陽明)은 피가 많고 기(氣)가 많은 이유이며 소리가 있고 물체(物體)가 있는 것인데 기(氣)와 혈(血)이 모두 병든 것이며, 토(吐)라는 것은 태양(太陽)이 되니 태양(太陽)은 혈(血)이 많고 기(氣)가 적기 때문에 물체는 있으나 소리가 없는 것이니 혈병(血病)인 것이며 음식이 들어가면 토하는 것이 있고 음식을 먹고 나면 토하는 것도 있으니 모두 다 귤홍(橘紅)으로 주로 치료하고 얼(噦)이라는 것은 소양(少陽)이 되니 소양(少陽)은 기(氣)가 많고 혈(血)이 적기 때문에 소리는 있어도 물체(物體)는 없으며 기병(氣病)인 것인데 반하(半夏)로써 주로 치료하니 이 3가지의 근원을 연구해 보면 전부 비기(脾氣)가 허약한데 연유하고, 또는 한기(寒氣)가 위(胃)에 들어가는데 연유하며 또는 음식에 상(傷)해서 되는 것이니 정향(丁香)•곽향(藿香)•반하(半夏)•복령(茯苓)•진피(陳皮)•생강(生薑)의 종류로써 주로 치료한다. 〈東垣〉

습구(濕嘔)의 증세는 물체(物體)도 있고 소리도 있으면서 먹고 나면 토하고, 건구(乾嘔)의 증세는 괜히 토하기만 하고 물체가 없으나 모두 양명(陽明)에 드는 증세이며, 기(氣)와 혈(血)이 같이 병든 것이므로 토에 비하면 더 중한 것이다. 〈入門〉

유하간(劉河間)이 구(嘔)를 말하기를 화기(火氣)가 타오르는 것이니 이것이 그저 일단(一端)인 것이나 담(痰)이 중초(中焦)에 막아서 음식이 나 내려가는 것도 있고, 기(氣)가 역(逆)하는 것도 있으며 한기가 위구(胃口)를 울(鬱)하는 것도 있고, 음식이 심(心)과 폐(肺)의 분계(分界)에 체하여 새로 먹는 것이 내리지 않고 오히려 나오는 것도 있으며 위(胃)속에 화(火)와 담(痰)이 있어서 토하는 것도 있다. 〈丹心〉

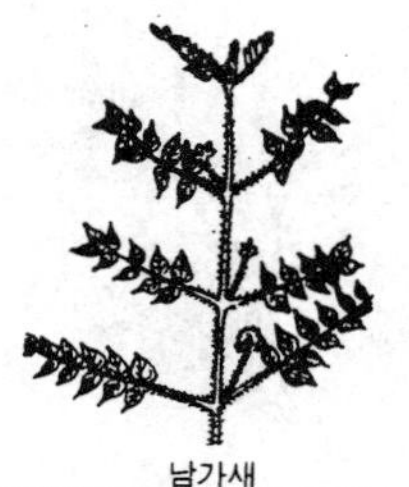
남가새

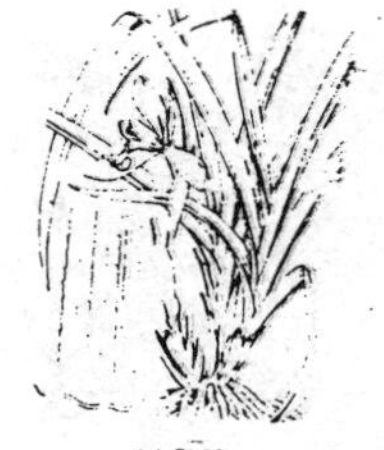
보춘화

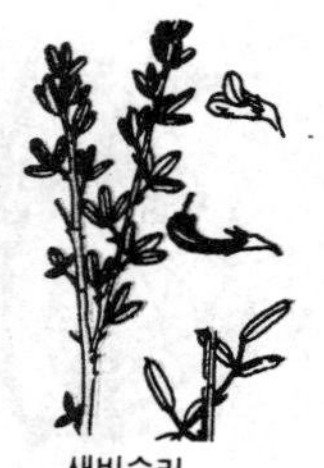
새비수리

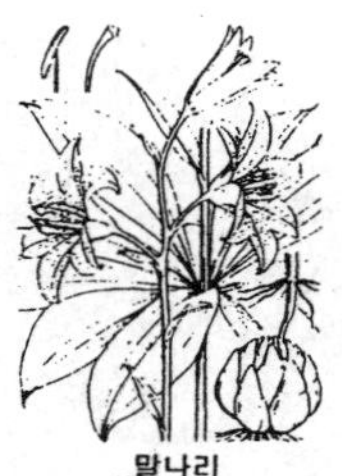
말나리

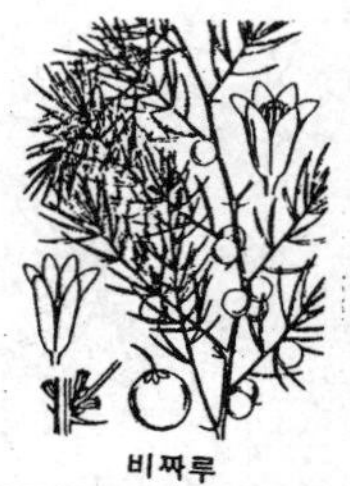
비짜루

구(嘔)하는 것이 비록 양명증(陽明症)에 있으나 경솔하게 내려서는 안 되니 역(逆)한 이유이다. 〈仲景〉

2. 맥법(脈法)일 경우

촌구맥(寸口脈)이 촘촘하면 그 사람은 바로 토한다.

촌구맥(寸口脈)이 가늘고 촘촘한 것은 열(熱)이고 가는 것은 한(寒)이며 촘촘하면 구토(嘔吐)를 한다. 〈脈經〉

묻기를 「병인(病人)의 맥(脈)이 촘촘하면 열이 되는 것이니 마땅히 곡식(穀食)을 소화를 해야 하는데 곡식(穀食)을 먹으면 오히려 토하는 것은 무슨 이유인가?」 사(師)가 답하기를 「땀을 지나치게 내어서 양기(陽氣)가 미약하고 격기(膈氣)가 허하면 맥(脈)이 촘촘한 것은 객열(客熱)이 되기 때문에 곡(穀)을 소화(消化)시키지 못하는 증세는 위(胃)속이 허냉(虛冷)하기 때문에 토하는 것이라」하였다. 〈仲景〉

양맥(陽脈)이 긴(緊)하고 음맥(陰脈)이 촘촘하면 먹은 후 바로 토한다.

촌맥(寸脈)이 긴(緊)하고 척맥(尺脈)이 깔깔하면 가슴이 가득해서 능히 먹지 못하고 토한다. 〈脈經〉

맥(脈)이 미끄러우면 구토(嘔吐)한다. 〈脈經〉

구토(嘔吐)는 다름이 아니고 촌맥(寸脈)이 긴(緊)하고 미끄러우며 촘촘하고 작은 때문인데 촘촘한 것은 혈(血)이 허한 것이며, 단지 뜨기만 한 것은 위(胃)가 엷은 것이고, 규(芤)한 것은 엉긴 피가 있는 것이며, 가장 꺼리는 것은 깔깔하고 약한 것이다. 〈回春〉

질양맥(趺陽脈)이 뜨고 삽(澁)한 경우에 뜨는 것은 허가 되고 삽(澁)한 것은 비(脾)가 상한 것이니 비(脾)가 상하면 선마(旋磨)하지 못하므로 아침에 먹은 것을 토하고 저녁에 먹은 것을 아침에 토해서 완곡(完穀)을 소화를 시키지 못하니 말하기를 반위(反胃)라 일컫는다. 〈脈經〉

맥(脈)이 긴(緊)하고 삽(澁)하면 병을 고치기 어려운 것이다.

맥(脈)이 팽팽한 것은 허(虛)한 것이니 위기(胃氣)가 남은 것이 없어서 아침에 먹으면 저녁에 토하고 저녁에 먹으면 아침에 토한다. 〈脈經〉

반위(反胃)와 열격(噎膈)곧 딸꾹질해서 목이 잠을 자는 것은 촌맥(寸脈)은 긴(緊)하고 척맥(尺脈)은 삽(澁)하다. 〈回春〉

열격(噎膈)과 반위(反胃)에 맥(脈)이 뜨고 느린증세는 살고, 잠기고, 삽(澁)한 증세는 죽게 되며, 맥(脈)이 삽(澁)하고 작은 증세는 피가 부족한 탓이고, 맥(脈)이 크고 약한 증세는 기(氣)가 부족한 것이다. 〈醫鑑〉

3. 구토 치법(嘔吐 治法)일 경우

구토(嘔吐)는 냉(冷)과 열(熱)의 두 증세가 있으니 냉증(冷症)은 얼굴이 푸르고 손과 발이 궐냉(厥冷)하며 정향안위탕(丁香安胃湯)•가감이중탕(加減理中湯)등으로 치료하고 열증(熱症)은 얼굴이 붉고 손과 발이 열이 있으며 먹고 바로 토하는데 보중탕(保中湯)•화중길경탕(和中桔梗湯)•황연죽여탕(黃連竹茹湯)•청열일진탕(淸熱一陳湯) 혹은 갈근죽여탕(葛根竹茹湯)•가미귤피죽여탕(加味橘皮竹茹湯)등으로 치료한다.

큰 병 뒤에 위(胃)가 열이 있고 허번(虛煩)해서 토하는 증세는 죽엽석고탕(竹葉石膏湯)에 생강즙을 더해서 치료하면 바로 멈춘다. 〈入門〉

수시로 언제나 입으로 맑은 물을 토하고 또는 냉연(冷涎)이 아래에서 위로 솟는건 비열(脾熱)의 소치(所致)이니 이진탕(二陳湯)에 백출(白朮)•백작약(白芍藥)•승마(升麻)•신국(神麴)•맥아(麥芽)•건생강토초(乾生薑土炒)•금련(芩連)•치자(梔子)를 더해서 또는 물로 달여 먹고 또는 떡을 쪄서 환을 지어 먹는다. 〈入門〉

간화(肝火)가 위(胃)에서 부터 나서 역상(逆上)하여 구토(嘔吐)하는 것은 억청환(抑靑丸) 〔처방은 배문(背門)에 나와 있음〕으로 치료한다.

반하(半夏)와 귤피(橘皮)및 생강(生薑)이 구(嘔)의 주된 약이 되는데 만약 위(胃)가 허해서 토하는 것은 마땅히 곡기(穀氣)를 추양(推揚)해야 하니 사미곽향탕(四味藿香湯)과 가감사군자탕(加減四君子湯)이 주된 치료하는 약이다. 〈綱目〉

오래된 병에 위(胃)가 허하고 구토(嘔吐)하는 것은 곽향안위산(藿香安胃散)•곽향평위산(藿香平胃散)•비화음(比和飮)으로 치료하고 담음구토(痰飮嘔吐)에는 복령반하탕(茯苓半夏湯)•소반하탕(小半夏湯)•대반하탕(大半夏湯) 〔3가지 처방은 담문(痰門) 참조(參照)〕으로 치료한다.

신출환(神朮丸)은 맑은 물을 구토(嘔吐)하는 증세를 치료하는데 신통한 효력이 있다. 〔처방은 담문(痰門)〕

물이 멈추고 토하는 증세는 심장(心臟)밑이 정충하고 먼저 목이 마르고 뒤에 토하니 적복령탕(赤茯苓湯)으로 치료하고, 먼저 토하고 뒤에 목이 마르는 증세는 저령산

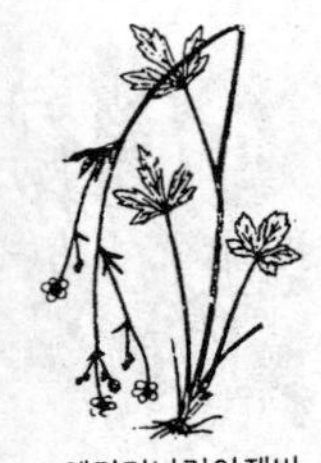
애기미나리아재비

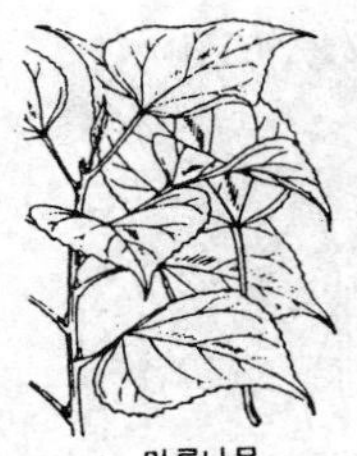
미류나무

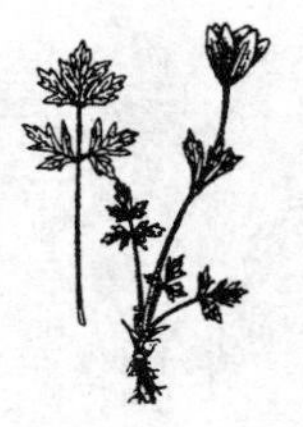
산할미꽃

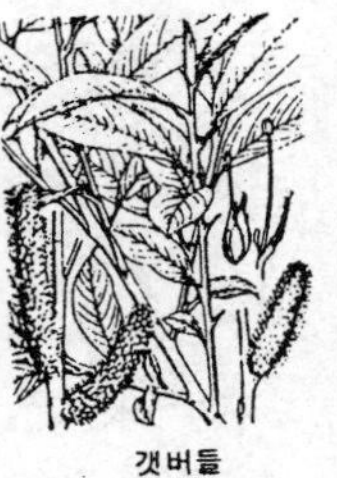
갯버들

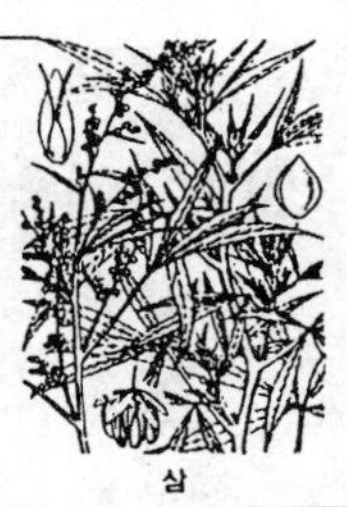
삼

(猪苓散)으로 치료하며, 물이 들어가면 바로 토하는 증세는 오령산(五苓散)으로 치료한다. 〈入門〉

구토의 성약은 생강이라는 천금방(千金方)의 말이 진실로 그럴 듯하다. 그러나 기(氣)가 역(逆)해서 토를 하는 것은 생강(生薑)이 훌고, 담수(痰水) 때문에 토를 하는 것은 반하(半夏)가 좇으니 생강(生薑)은 한증(寒症)에는 제일 좋으나 만약 열구(熱嘔)를 만나면 오매(烏梅)가 없어서는 안 된다. 〈醫鑑〉

구토(嘔吐)에는 해백죽(薤白粥)을 먹는다.

구토(嘔吐)에 옹농(癰膿)이 나오면 토를 치료할 방법이 없으니 농(膿)이 모두 나오면 토는 저절로 낫게 된다. 〈仲景〉

※ 가미이진탕(加味二陳湯)

효능: 위(胃)가 냉(冷)해서 구토(嘔吐)하는 증세를 치료한다.

처방 이진탕(二陳湯) 1첩에 축사(縮砂) 1돈, 정향(丁香) 5푼을 더한 것이다. 〈丹心〉〔처방은 질문(疾門) 참조(參照)〕

※ 정향안위탕(丁香安胃湯)

효능: 구(嘔)와 토(吐)및 홰(噦)는 위(胃)가 차갑기 때문이다.

처방 황기(黃芪) 2돈, 오수유(吳茱萸)•추두구(草九)•인삼(人蔘)•창출(蒼朮) 각 1돈, 정향(丁香)•시호(柴胡)•승마(升麻)•당귀신(當歸身)•진피(陳皮)•감초구(甘草炙) 각 5푼, 황백(黃柏) 2푼을 썰어서 1첩을 지어 물로 달여 먹는다. 〈正傳〉

※ 가감이중탕(加減理中湯)

효능: 위(胃)가 한냉(寒冷)해서 맑은 물과 냉연(冷涎)을 구토(嘔吐)하고 맥(脈)이 잠기며 더딘 증세를 치료한다.

처방 인삼(人蔘)•백출(白朮)•적복령(赤茯苓)•건강포(乾薑炮)•진피(陳皮)•곽향(藿香)•정향(丁香)•반하(半夏)•축사연(縮砂硏)•계피(桂皮) 각 1돈을 썰어서 1첩을 지어 생강 3쪽, 오매(烏梅) 1개를 넣어 물로 달여 먹는다. 〈回春〉

※ 보중탕(保中湯)

효능: 담화(痰火) 때문에 구토(嘔吐)하고 음식이 안 내리는 증세를 치료한다.

처방 백출토초(白朮土炒) 2돈, 황금(黃芩)•황련병토초(黃連並土炒)•곽향(藿香)•치자강즙초(梔子薑汁炒) 각 1돈, 반하(半夏)•진피(陳皮)•적복령(赤茯苓) 각 8푼, 축사(縮砂) 3푼, 감초(甘草) 2푼을 썰어 1첩을 지어 생강 3쪽을 넣고 멀리서 흐르는 물에 황토 진흙을 징청수(澄淸水)를 내서 달이고 찌꺼기는 버린 뒤 조금 차게 해서 자주 먹는다. 〈醫鑑〉

※ 화중길경탕(和中桔梗湯)

효능: 상초(上焦)가 열이 있고 먹고 나면 심하게 토하며 맥(脈)이 뜨고 넓은 증세를 치료한다.

처방 반하국(半夏麴) 2돈, 길경(桔梗)•백출(白朮) 각 1돈반, 진피(陳皮)•후박(厚朴)•지실(枳實)•적복령(赤茯苓) 각 1돈을 썰어서 1첩을 지어 생강 3쪽을 넣어 물로 달여서 찌꺼기는 버리고 목향(木香)•빈낭말(檳榔末) 각 1돈을 섞어서 공복에 3번 먹은 뒤가 토가 점점 멈추면 목향(木香)•빈낭말(檳榔末)은 없애고 다시 백작약(白芍藥) 2돈, 황기(黃芪) 1돈반을 더해서 달여서 먹는다. 〈正傳〉

※ 황련죽여탕(黃連竹茹湯)

효능: 위(胃)가 열이 있어 구토(嘔吐)하고 번갈(煩渴)하며 맥(脈)이 촘촘한 증세를 치료한다.

처방 황련강즙초(黃連薑汁炒)•치자초흑(梔子炒黑)•청죽여(青竹茹)•백작약(白芍藥)•진피(陳皮)•맥문동(麥門冬)•감초(甘草) 각 5푼을 썰어서 1첩을 지어 대추 2개와 매(梅) 1개를 넣어 물로 달여서 먹는다. 〈回春〉

※ 청열이진탕(淸熱二陳湯)

효능: 담화(痰火) 때문에 구토(嘔吐)해서 연말(涎沫)이 나오는 증세를 치료한다.

처방 반하(半夏)•진피(陳皮)•적복령(赤茯苓)•감

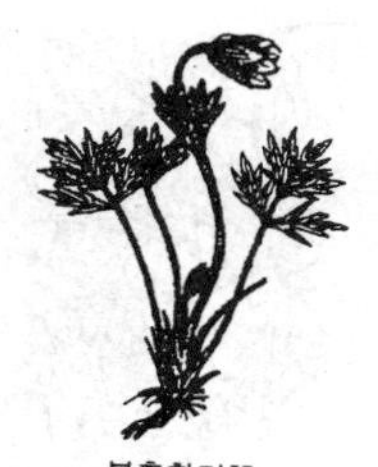
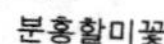
분홍할미꽃

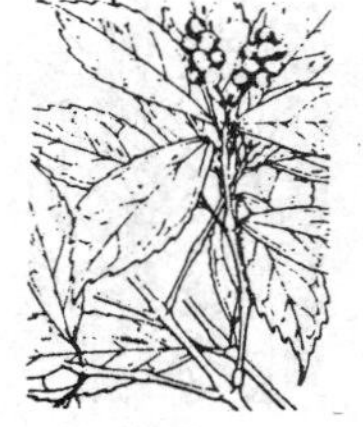
죽절초

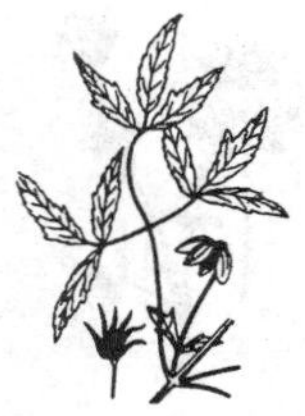
개버무리

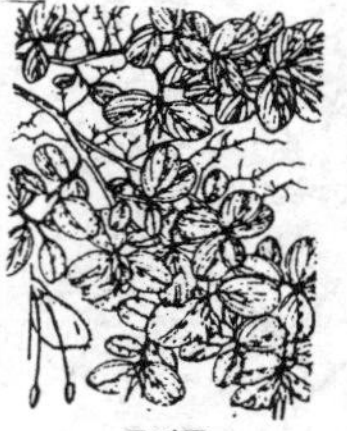
콩버들

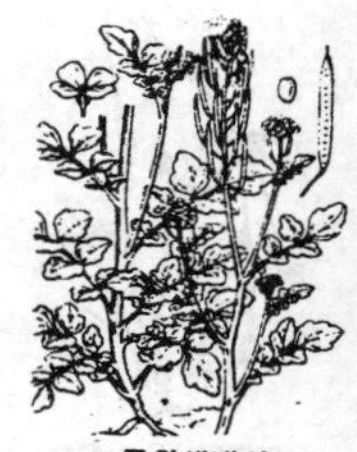
큰황새냉이

초(甘草) • 인삼(人蔘) • 백출(白朮) • 죽여(竹茹) • 사인(砂仁) • 치자(梔子) • 맥문동(麥門冬) 각 1돈을 썰어서 1첩을 하고 생강 3쪽, 대추 2개, 매(梅) 1개를 넣어 물로 달여서 먹는다. 〈回春〉

❊ 갈근죽여탕(葛根竹茹湯)

효능 : 위열(胃熱)과 구토의 증세를 치료한다.

처방 갈근(葛根) 3돈, 반하(半夏)를 썰어서 생강즙과 장수(漿水)에 같이 달여 불에 말려서 2돈, 감초(甘草) 1돈을 썰어서 1첩을 하고 생강 3편, 대추 2개, 죽여(竹茹) 1을 탄자 크기로 해서 같이 달여서 먹는다. 〈丹心〉

주객(酒客)의 구(嘔)를 치료하는데 더욱 좋을 것이다. 〈入門〉

손과 발의 바닥이 모두 열이나면 위열(胃熱)이 있다. 〈入門〉

❊ 가미귤피죽여탕(加味橘皮竹茹湯)

효능 : 위열(胃熱)때문에 갈증(渴症)이 많고 구홰(嘔噦)하며 먹지 못하는 증세를 치료한다.

처방 귤피(橘皮) • 죽여(竹茹) • 적복령(赤茯苓) • 비파엽(枇杷葉) • 맥문동(麥門冬) • 반하(半夏) 각 1돈, 인삼(人蔘) • 감초(甘草) 각 5푼을 썰어서 1첩을 하고 생강 3쪽을 넣어 물로 달여서 먹는다.

비파엽(枇杷葉)이 없으면 밀구상백피(蜜炙桑白皮)로 대신 치료한다. 〈入門〉

❊ 사미곽향탕(四味藿香湯)

효능 : 위허(胃虛)와 구토(嘔吐)에 죽(粥)과 약이 머물러 있지 못하는 증세를 치료한다.

처방 곽향(藿香) • 인삼(人蔘) • 귤피(橘皮) • 반하(半夏) 각 2돈을 썰어서 1첩을 하고 생강 3쪽을 넣어 물로 달여서 먹는다. 〈入門〉

❊ 곽향안위산(藿香安胃散)

효능 : 비(脾)와 위(胃)가 허약하고 구토해서 음식이 부숙(腐熟)하기를 기다리지 못하는 증세를 치료한다.

처방 귤홍(橘紅) 5돈, 인삼(人蔘) • 정향(丁香) • 곽향(藿香) 각 2돈반을 가루로하여 매 2돈을 생강 3쪽과 같이 달여서 따뜻하게 해서 먹는다. 〈寶鑑〉

❊ 가감사군자탕(加減四君子湯)

효능 : 오랜 병에 위(胃)가 약해서 전혀 음식을 먹지 못하고 음식 냄새를 맡으면 바로 토하는 증세를 치료한다.

처방 사군자탕(四君子湯)에서 복령(茯苓)을 빼고 인삼(人蔘) • 황기(黃芪) • 향부자(香附子) 각 1돈을 더해서 생강 3쪽을 넣고 물로 달여서 먹는다. 〈入門〉

❊ 곽향평위산(藿香平胃散)

효능 : 비(脾)와 위(胃)가 허약해서 구토하니 음식이 부숙(腐熟)할 여가가 없는 증세를 치료한다.

처방 창출(蒼朮) 2돈, 곽향(藿香) • 후박(厚朴) • 진피(陳皮) 각 1돈반, 축사(縮砂) • 신국(神麴) 각 1돈, 감초구(甘草炙) 7푼을 썰어서 1첩을 하고 생강 3쪽, 대추 2개를 넣어 물로 달여서 먹는다. 〈東垣〉

❊ 비화음(比和飮)

효능 : 위(胃)가 허해서 구토하고 한달이 넘도록 수곡(水穀)을 먹지 못하고 음식 냄새를 맡으면 바로 구역하고 약냄새를 맡아도 바로 구역하는 증세를 치료한다.

처방 인삼(人蔘) • 백출(白朮) • 백복령(白茯苓) • 신국(神麴) 각 1돈, 곽향(藿香) • 진피(陳皮) • 축사(縮砂) • 감초(甘草) 각 5푼, 진창미(陳倉米) 1홉을 썰어서 1첩을 먼저 순하게 흐르는 물 3되에 복용간말(伏龍肝末)을 타서 1되반의 맑은 물을 내서 약과 생강 3쪽, 대추 2개를 같이 달여서 7푼쯤 달여지거든 찌꺼기는 버리고 약간 냉(冷)하게 해서 1일 2~3번씩 먹으면 토하지 않으니 따로 진창미(陳倉米)달인 물을 수시로 마시면 완전히 낫는다. 〈醫鑑〉

❊ 복령반하탕(茯苓半夏湯)

효능 : 담음(痰飮)이 위(胃)에 머물러서 구토가 그치지 않는 증세를 치료한다.

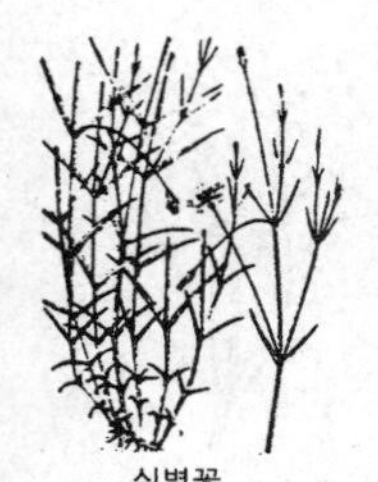
실별꽃

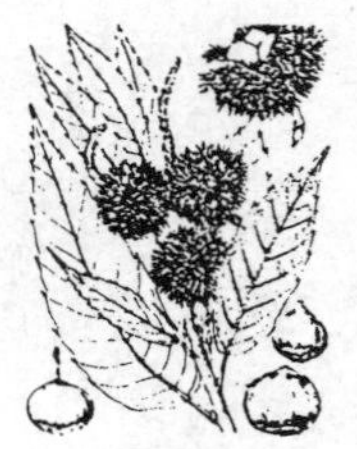
약밤나무

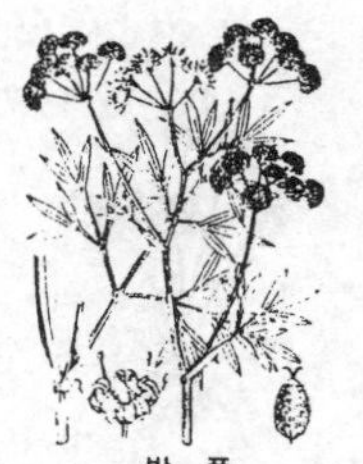
방 풍

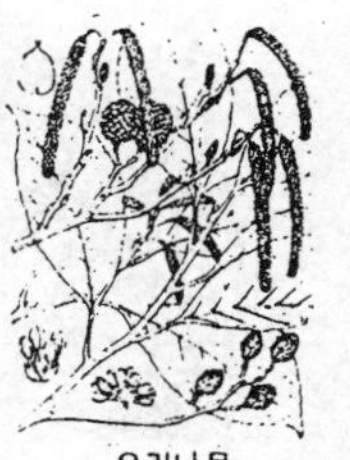
오리나무

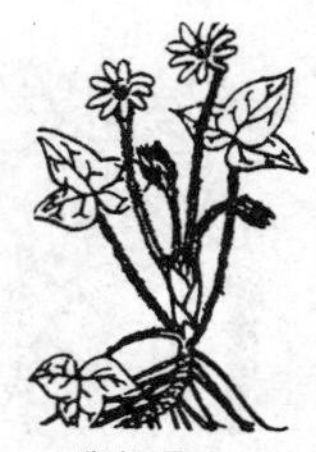
새끼노루귀

처방 반하(半夏) 2돈, 적복령(赤茯苓)•진피(陳皮)•창출(蒼朮)•후박(厚朴) 각 1돈, 곽향(藿香) 8푼, 축사(縮砂)•건강(乾薑)•감초구(甘草炙) 각 4푼을 썰어서 1첩을 하고 생강 3쪽, 매(梅) 1개를 넣어 물로 달여서 먹는다. 〈回春〉

※ 저령산(猪苓散)

효능 : 먼저 구역하고 다음에 갈증(渴症)이 나며 구토를 하고 물 생각이 자주 나는 증세를 치료한다.

처방 저령(猪苓)•적복령(赤茯苓)•백출(白朮) 각 등분해서 매 1~2돈을 물에 먹는다.

한 사람이 매번 물 2~3주발을 토하고 모든 치료가 효력이 없는데 다만 정화수(井華水) 한모금씩 마셔서 이 약으로 치료하니 바로 나았다. 〈仲景〉

※ 해백죽(薤白粥)

효능 : 구역을 치료하는 데는 제일 좋다.

처방 해백(薤白) 3줄기, 계란(鷄卵) 3개, (흰자위만) 속미(粟米) 3홉이 되는데 같이 끓여 희죽(稀粥)을 만들고 인삼(人蔘) 1냥을 썰어서 물 1되에 다려서 3홉이 되거든 찌꺼기는 버리고 먼저의 희죽(稀粥)에다 타서 한번에 복용한다. 〈得效〉

4. 오심건구(惡心乾嘔)일 경우

오심(惡心)이란 것은 토하려고 해도 토해지지 않고 음식을 보면 마음속으로 싫어지는 증세이니 이진탕(二陳湯)에 백두구(白豆蔲)•향부자(香附子)•축사(縮砂)를 더해서 달여서 먹는다. 〈入門〉

오심(惡心)이란 토하려고 해도 토해지지 않고 위구(胃口)에 열과 담(痰)이 있는 것이니 이진탕(二陳湯)에 강초영연(薑炒苓連)을 더해서 치료한다. 〈丹心〉

건구(乾嘔)란 소리는 있어도 물체가 없는 것이니 건구(乾嘔)에 손이 궐냉(厥冷)하면 생강귤피탕(生薑橘皮湯)을 쓴다. 〈活人〉

오심(惡心)이란 소리도 없고 물체(物體)도 없으며 다만 마음 속이 올올(兀兀)하고 걷잡을 수 없으며 토하려고 해도 토해지지 않고 구(嘔)하려고 해도 실상은 심경(審經)의 병이 아니고 위구(胃口) 위에 있는 것이니 생강(生薑)을 써야 하고 오심(惡心)해서 맑은 물을 토하고 위구(胃口)에 담(痰)이 있고 열이 있으며, 허(虛)가 있는 것은 모두 생강반하탕(生薑半夏湯)으로 치료한다. 〈仲景〉

건구(乾嘔)에 연말(涎沫)을 토할 때는 반하건강산(半夏乾薑散)으로 치료한다. 〈仲景〉

위(胃) 속에 본래부터 열이 있고 악심(惡心)해서 건구(乾嘔)하여 멎지 않는 증세를 치자죽여탕(梔子竹茹湯)으로 치료한다. 〈醫鑑〉

※ 생강귤피탕(生薑橘皮湯)

건구(乾嘔)에 혹시 손발이 궐냉(厥冷)한 증세를 치료한다.

귤한 귤피(橘皮) 4냥, 생강(生薑) 8냥을 썰어서 물 7잔으로 달여서 3잔이 되거든 천천히 조금 따뜻하게 해서 먹는다. 〈活人〉

일명 진피탕(陳皮湯)인데 건구(乾嘔)를 치료하는데 가장 신통하고 목구멍에 내리면 바로 낫는다. 〈仲景〉

※ 생강반하탕(生薑半夏湯)

효능 : 가슴 속에서 천식(喘息)같으면서 천식(喘息)도 아니고 구역(嘔逆)하면서도 구역(嘔逆)이 아니며 홰(噦)같으면서도 홰(噦)가 아니며 심(心)속이 궤궤(憒憒)해서 걷잡을 수가 없는 증세를 치료한다.

처방 반하(半夏) 5돈, 물 1잔을 달여서 반잔쯤 되면 생강즙 반잔을 타서 천천히 먹는다. 〈仲景〉

모든 구토약은 한번에 먹는 것을 피하고 천천히 마셔야 한다. 〈入門〉

※ 반하건강산(半夏乾薑散)

효능 : 위(胃)가 마르고 연말(涎沫)을 구토하는 것을 치료한다.

처방 반하(半夏)•건강(乾薑)을 각 등분 거친 가루로 하여 매 2돈을 물로 천천히 먹는다. 〈仲景〉

※ 치자죽여탕(梔子竹茹湯)

효능 : 위열(胃熱) 때문에 오심(惡心)하고 건구(乾嘔)가 멎지 않는 것을 치료한다.

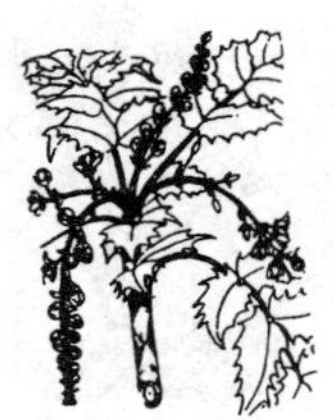
가시남천

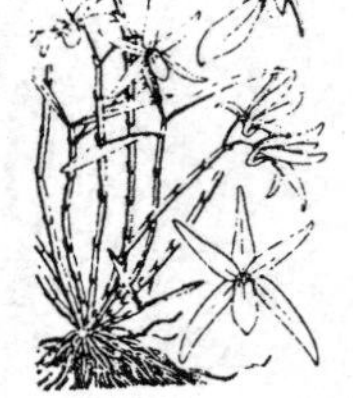
석 곡

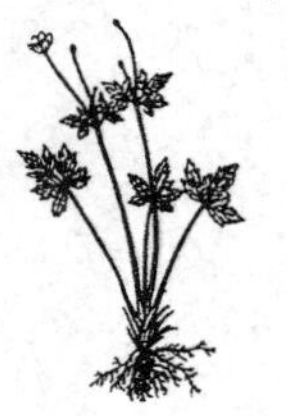
세송이바람꽃

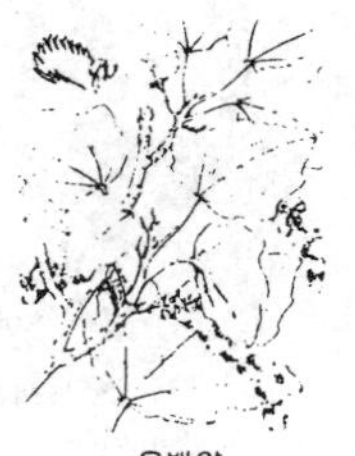
은백양

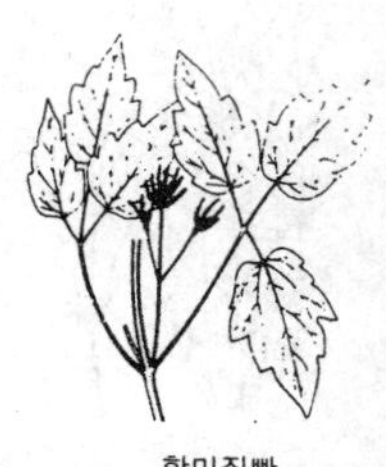
할미질빵

처방 치자초(梔子炒) 3돈, 진피(陳皮) 2돈, 청죽(靑竹) 1돈반을 썰어서 1첩을 하고 물로 달여서 생강즙과 함께 먹는다. 〈醫鑑〉

5. 식비토식(食痺吐食)일 경우

식비(食痺)란 먹을 것을 마치고 나면 심(心)밑이 아프고 음음(陰陰)해서 무엇이라 이름할 수 없고 견디기도 어려우며 토해 버려야만 아픔이 멎으니 이것은 위기(胃氣)가 역(逆)해서 밑으로 가지 못하기 때문이다. 〈內經〉

아프면 구역(嘔逆)하는 것은 한(寒)이 되는 것이니 경(經)에 이르기를「한기(寒氣)가 장위(腸胃)에 객해서 역상(逆上)하기 때문에 아프면 구(嘔)한다.」하였다. 〈綱目〉

구토(嘔吐)하고 맥(脈)이 팽팽한 것은 간(肝)이 비(脾)를 이긴 것이니 풍담(風痰)이 비(脾)와 위(胃)의 사이를 기반(羈絆)하기 때문에 오심(惡心)해서 토하려고 하면 음식도 내리지 않으니 우선 그 비토(脾土)를 실(實)하게 해야 한다. 복령반하탕(茯苓半夏湯)•맥천탕(麥天湯)•백출복령탕(白朮茯苓湯)•금화환(金花丸)•수자금화환(水煮金花丸)으로 치료한다. 〈東垣〉

※ 복령반하탕(茯苓半夏湯)

> **효능**: 풍담(風痰)이 비위(脾胃)사이에 얽혀서 오심(惡心)하고 토하려고 하는 것은 비토(脾土)를 실(實)하게 해야 한다.

처방 맥아초(麥芽炒) 1돈반, 백출(白朮)•백복령(白茯苓)•반하(半夏)•신국(神麴) 각 1돈3푼, 귤홍(橘紅)•천마(天麻) 각 1돈을 썰어서 1첩을 하고 거친 가루로 해서 생강 5쪽을 넣어 물로 달여서 먹는다. 〈東垣〉

※ 백출복령탕(白朮茯苓湯)

> **효능**: 치료 방법은 위에서와 같다.

처방 백출(白朮)•백복령(白茯苓)•반하(半夏) 각 3돈, 신국초(神麴炒) 1돈, 맥아초(麥芽炒) 5푼을 썰어서 1첩을 지어 생강 5쪽을 넣어 물로 달여서 먹는다. 〈東垣〉

※ 금화환(金花丸)

일명 안비환(安脾丸)

> **효능**: 치료 방법은 위에서와 같다.

처방 반하제(半夏製) 1냥, 빈랑(檳榔) 2돈, 웅황수비(雄黃水飛) 1돈반을 가루로하여 생강즙떡을 쪄서 오동열매 크기의 환을 지어 강탕(薑湯)으로 30~50알을 삼켜 내려서 토(吐)가 멎는 증세를 한도로 하고 풍담(風痰)이 비(脾)에 얽히게 되기 때문에 음식이 내리지 않는 증세도 이것으로 치료한다. 〈易老〉

※ 수자금화환(水煮金花丸)

> **효능**: 풍담(風痰)이 비(脾)와 위(胃)사이에 얽혀서 음식이 내리지 않는 증세를 치료한다.

처방 백면(白麵) 4냥, 반하(半夏)•천남성병탕세(天南星並湯洗)•한수석소(恨水石燒) 각 1냥, 천마(天麻) 5돈, 웅황(雄黃) 1돈반을 가루로 하고 물방울에 오동열매 크기의 환을해서 매 100알을 가지고 장수(漿水)를 끓여 만든 환약을 담가 다시 끓여 환(丸)이 떠 오르는 것을 한도로 해서 환을 걸러내고 생강탕(生薑湯)으로 식사 전에 먹는다. 〈易老〉

풍사(風邪)가 위(胃)에 있어서 번복(飜覆)하여 정하지 않고 또는 신물이 끼룩거리며 전여 음식이 들어가지 않는 증세에 불환금정기산(不換金正氣散)이나 또는 안비환(安脾丸)으로 치료할 것이며 경솔(輕率)하게 삼출(蔘朮)로 치료하지 말 것이다. 오직 오래된 병에 갈빗대가 아픈 증세는 목(木)이 토(土)를 이기는 것이니 육군자탕(六君子湯)에 청피(靑皮)•백작약(白芍藥)•시호(柴胡)•승마(升麻)•천궁(川芎)•사인(砂仁)•신숙(神麴)을 더해서 달여서 먹는다. 〈入門〉

※ 맥천탕(麥天湯)

> **효능**: 풍사(風邪)가 비(脾)와 위(胃)를 얽고 담(痰)이 있어서 악심(惡心)하고 욕토(欲吐)하는 증세를 치료한다.

처방 맥문동(麥門冬) 1돈반, 천마(天麻) 1돈3푼, 백출(白朮)•백복령(白茯苓)•반하(半夏)•신국(神麴)•진피(陳皮) 각 1돈을 썰어서 1첩을 지어 생강 5쪽을 넣어 물로 달여서 먹는다. 〈入門〉

6. 토병(吐病)을 세가지로 볼 경우

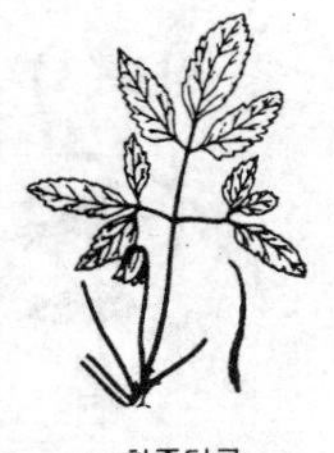
참종덩굴

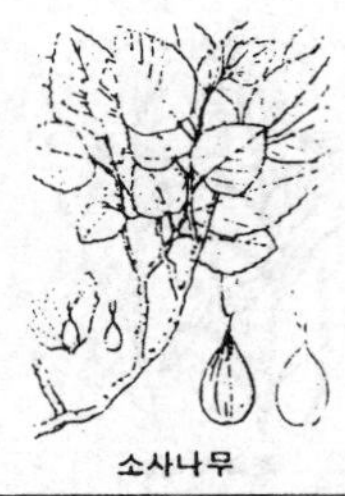
소사나무

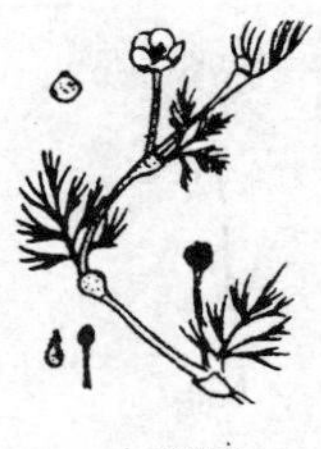
매화말

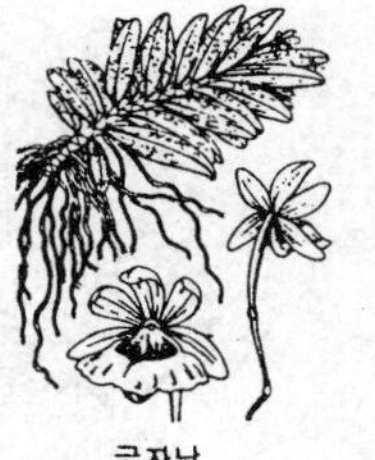
금자난

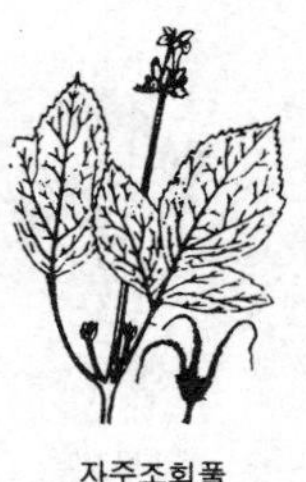
자주조희풀

기(氣)는 상격(上膈)에 있으므로 상초(上焦)에 드니 먹고 나서 심하게 토하는 증세를 세상에서 말하기를 구토라고 하는 것이며 음식이 들어가서 오히려 나오는 증세는 하격(下膈)의 작용이니 중•하 이초(二焦)에 드는 것이다.

아침에 먹은 음식을 저녁에 토하고 저녁에 먹은 음식을 아침에 토하는 것을 세상에서 말하기를 격기반위(膈氣反胃)라고 한다. 〈綱目〉

토(吐)에는 세 가지의 원인이 있으니 바로 기적한(氣積寒)이다. 모두가 삼초(三焦)에 준해서 말할 수 있으니 상초(上焦)는 위구(胃口)에 있어서 위로 천기(天氣)를 통하고 들이는 일을 주관하되 내지는 않으며 중초(中焦)는 중완(中腕)에 있어서 위로 천기를 통하되 아래로 지기(地氣)를 통하니 수곡(水穀)을 부숙하는 일을 주관하며 하초(下焦)는 배꼽 밑에 있어서 아래로 지기(地氣)를 통하니 분설(分泄)을 주관하고 들이지는 않는 것이다.

상초(上焦)가 토하는 것은 모두가 기(氣)를 따라 나는 것이니 기(氣)란 것은 하늘의 양(陽)이다. 그 맥은 뜨고 넓으며 그 증세는 먹고 나면 심하게 토하고 목이 말라서 물을 마시고 대변이 조결(燥結)하며 기(氣)가 가슴을 상충(上衝)해서 아프게 되니 치료 방법은 마땅히 기(氣)를 내리고 속을 온화하게 하는 것이며, 중초(中焦)가 토하는 증세는 모두 적(積)으로부터 나는데 음(陰)이 있고 양(陽)이 있으니 식(食)과 기(氣)가 서로 침노(侵盧)해서 적(積)이 되니 아프며 그 맥(脈)은 뜨고 팽팽하며 그 증세는 혹은 먼저 토하고 뒤에 아프기도 하며 또는 먼저 아프고 뒤에 토하는 경우도 있으니 치료 방법은 마땅히 약간 독(毒)한 약으로 그 적을 없애고 목향(木香)•빈랑(檳榔)으로 그 기(氣)를 온화하게 해야 하니 시침환(柴沈丸)으로 적(積)을 없앤다. 하초(下焦)의 토(吐)는 모두 한(寒)으로부터 나는것이니 지도(地道)가 되고 그 맥(脈)은 잠기고 더디며 그것은 아침에 먹은 음식은 저녁에 토하고 저녁에 먹은 음식은 아침에 토하며 소변이 맑게 흐르고 대변이 비결(秘結)해서 통하지 않으니 치료 방법은 마땅히 독약(毒藥)으로 그 막힌 것을 통하고 차가운 것을 따뜻하게 하여 대변이 점점 통하거든 다시 중초약(中焦藥)으로 온화하게 해서 대부(大腑)로 하여금 폐결(閉結)되지 못하도록 하면 저절로 편안해지는 것이다. 〈易老〉

7. 열격(噎膈)과 반위병(反胃病)의 원인이 될 경우

내경(內經)에 이르기를 「삼양(三陽)이 맺힌 것을 격(膈)이라고 한다.」 주(註)에 이르기를 「삼양(三陽)이란 대•소장(大小腸)이 함께 열이 맺힌 것이니 대부분 소장(小腸)에 열이 맺히면 혈맥(血脈)이 마르고, 대장(大腸)에 열이 맺히면 용변(用便)을 하지 못하며, 방광에 열이 맺히면 진액이 배설되고, 삼양(三陽)에 열이 맺히면 맥(脈)이 반드시 넓고 촘촘해서 힘이 있고 앞 뒤가 막히니 아래가 이미 통하지 않으면 반드시 반대로 올라가서 열(噎)이 되고 음식이 내리지 않으며 비록 내렸다 하더라도 또 다시 토해내니 바로 양화(陽火)가 위로 가고 내리지 않는 것이다.」 〈入門〉

내경(內經)에 말하기를 「소양(少陽)이 닿는 곳에 구(嘔)가 되고 솟아서 넘치며 음식이 내리지 않는다.」하였으니 이 이치가 명백한 것이다. 또 말하기를 「음식이 내리지 않는 증세는 위완(胃腕)이 격(膈)한 것이다.」 〈入門〉

혈(血)과 액(液)이 함께 소모되고 위완(胃腕)이 마르게 되며 그 마르는 것이 위에 있어서 목구멍 밑에 가깝고 수음(水飮)은 내려가도 식물(食物)은 들어가지 않으며 가끔 들어 간다 해도 많이 들어가지 못하는 증세를 열(噎)이라고 하고 고(枯)가 아래에 있어서 위(胃)와 서로 가까우니 음식물이 혹시 들어가더라도 모두 위(胃)에 들어가지 않고 어느정도 지나면 다시 토해내게 되니 이름을 격(膈)이라 하고 또한 반위(反胃)라고도 하니 대변이 비결(秘結)하고 적어서 양(羊)의 똥과 같은 것인데 병명은 비록 다르나 같은 근원에서 나온 것이다.

또 그 고분문(枯賁門)에 있어서 음식물이 들어가면 위완(胃脘)이 심(心)을 적당히 아프게 하고 어느정도 지나면 토한후에 아픔이 그치니 이것은 상초(上焦)의 열격(噎膈)이고, 또는 음식물이 들어가도 모두 위(胃)에 들어가지 않고 조금 지난 뒤에 다시 나오며 고(枯)가 유문(幽門)에 있으니 이것은 중초(中焦)의 열격(噎膈)이며, 또는 아침에 먹은 음식을 저녁에 토하고 저녁에 먹은 음식을 아침에 토하는 것은 그 고(枯)가 가 난문(闌門)에 있으니 이것은 하초(下焦)의 열격(噎膈)인 것이다. 〈丹心〉

음식이 내리지 않고 대변이 통하지 않는 것을 열격(噎膈)이라 하는데 격(膈)이란 것은 거격(拒格)한다는 뜻이

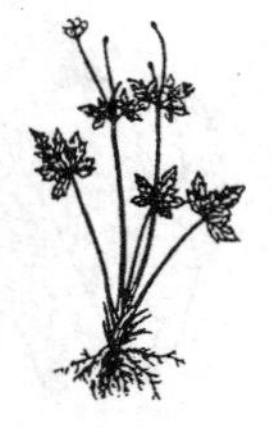
숲바람꽃

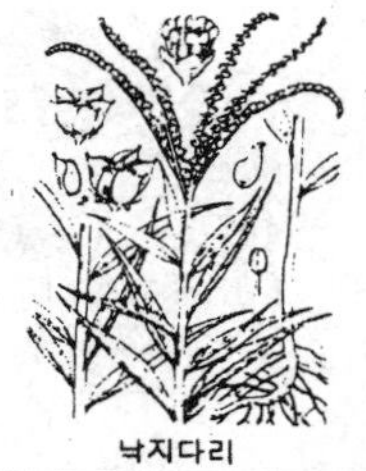
낙지다리

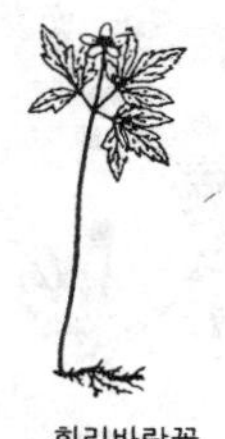
회리바람꽃

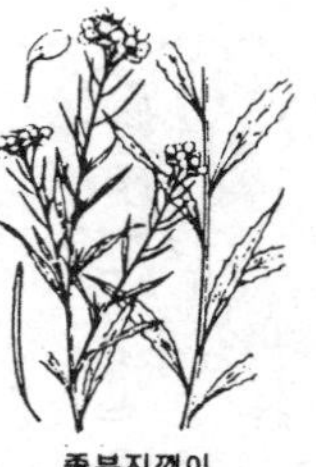
좀부지깽이

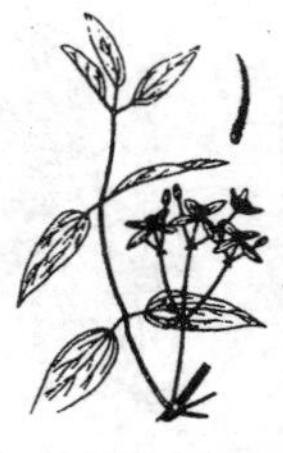
좀으아리

있는 것이니 즉 음식물을 버림 받고 위(胃)를 돌리는 것이다. 〈入門〉

열격(噎膈)이 5가지가 있으니 오격(五膈)이란 우(憂)•에(恚)•열(熱)•기(氣)인데 심(心)고 비(脾)사이에 상•하가 통하지 않고 또는 목구멍에 맺혀서 때때로 기식(氣息)의 장애(障碍)를 느끼고 토해도 나오지 않으며 삼켜도 내려가지 않으니 이것은 기(氣)가 답답하고 담(痰)이 맺혀서 그러한 증세가 나타나는, 오열(五噎)이란 우(憂)•식(食)•노(勞)•기(氣)•사(思)이니 음식이 갑자기 조체(阻滯)해서 내리지 않고 위(胃)가 돌아가는 것인데 격(膈)이나 열(噎)이 모두 병을 받는 것은 한가지이다. 〈醫鑑〉

장계봉(張鷄蜂)이 말하기를 「열(噎)이란 신사(神思)사이로 나는 것이니 오직 내부를 잘 살펴보고 저절로 조양하면 치료가 된다.」하였으니 이 말이 매우 병정에 맞는 것이다. 〈丹心〉

열격(噎膈)이 허해도 들지 않고 실(實)해도 들지 않으며 냉(冷)에도 들지 않고 열에도 들지 않으며 결국은 신기(神氣)속의 1가지의 병이라고 해야 할 것이다. 〈醫林〉

열병(噎病)이 전부 피가 마르는 데로부터 연유하는 것이니 피가 마르면 마르게 되는 것이다. 병의 정(情)을 얻고 경(經)이 뜻에 합하는 것은 오직 단계(丹溪) 한 사람뿐이다. 〈綱目〉

8. 열격(噎膈)과 반위치법(反胃治法)일 경우

열병(噎病)은 피가 마르는 데서부터 나는 것이니 혈(血)이란 음기(陰氣)인 것이라 음(陰)은 조용함을 주장하니 안과 밖이 조용하면 장부(臟腑)의 화(火)가 일어나지 않고 금(金)과 수(水)의 이기(二氣)가 길러지며 음혈(陰血)이 저절로 나고 장위(腸胃)와 진액(津液)의 전화(傳化)되는 것이 적의(適宜)에 합하니 열(噎)이 있을 수 없다.

묻기를 「위완(胃腕)이 마르는 증세를 과연 치료할 수 있는 것인가?」 답하기를 「옛날 처방에 인삼(人蔘)으로 폐(肺)를 보하고 어미(御米)로 독을 풀며 죽력(竹瀝)으로 담(痰)을 맑게 하고 건강(乾薑)으로 혈(血)을 기르며 속미(粟米)로써 위(胃)를 실(實)하게 하고 꿀로써 마른 것을 윤택하게 하고 생강(生薑)으로 예정을 없애는 것이 바로 치료하는 큰 뜻이다.」

열격(噎膈)과 반위(反胃)가 대체로 피가 허한 증세와 기가 허한 증세 및 담과 열이 있는 증세이니 혈허(血虛)에는 사물탕(四物湯), 기허(氣虛)에는 사군자탕(四君子湯), 담(痰)에는 이진탕(二陳湯), 열(熱)에는 해독탕〔解毒湯 : 즉 황연해독탕(黃連解毒湯)〕, 기(氣)•혈(血)•구허(俱虛)에는 팔물탕(八物湯)으로 주로 치료하되 반드시 동편(童便)•죽력(竹瀝)•구즙(韭汁)•강즙(薑汁)을 섞어야 하고, 또 소나 양의 젖을 많이 마시는 것이 좋은 방법이 되는 법인데 다만 인유(人乳)만은 피해야 한다. 대부분 인유(人乳)는 칠정(七情)과 팽임(烹飪)의 화(火)가 있기 때문이며 또 향조(香燥)한 약으로 치료하지 못하고 당연히 자미(滋味)를 많이 먹지 않아야 되는 것이다.

음주(飮酒)하는 사람은 사당(砂糖)과 노뇨(驢尿)를 더해서 벌레가 생기는 경을 방비토록 해야 한다. 〈丹心〉

열격(噎膈)에 당연히 평즉환(平鯽丸)•신선탈명단(神仙奪命丹)•정향투격탕(丁香透膈丹)•오격관중산(五膈寬中散)•조육평위산(棗肉平胃散)•과루실환(瓜蔞實丸)•신기산(神奇散)•당귀양혈탕(當歸養血湯)•생진보혈탕(生津補血湯)•성회산(聖灰散)•팔선고(八仙膏)등으로 치료한다.

반위(反胃)에는 유홍환(硫汞丸)•구미평위산(拘米平胃散)•저당환(杵糖丸)•구선탈명단(九仙奪命丹)•순기화중탕(順氣和中湯)•안중조기환(安中調氣丸)•회생양위단(回生養胃丹)•정생단(定生丹)•안위탕(安胃湯)•태창환(太倉丸)•부자산(附子散)등으로 치료한다. 〈諸方〉

※ 평즉환(平鯽丸)

효능 : 격기(膈氣)로 먹지를 못하는 증세를 치료한다.

처방 대즉어(大鯽魚) 1마리, 내장(內腸)은 버리고 비늘은 남겨서 큰 마늘을 썰어서 고기 뱃속에 채우고, 습지(濕紙)로 싸고 황토(黃土)로 다시 싸서 약한불에 익혀서 비늘과 뼈는 버리고 평위산(平胃散)가루를 넣어 절구에 찧어서 오동열매 크기의 환을 지어 매 30~50알을 공복에 미음(米飮)으로 복용한다. 〈入門〉

※ 신선탈명단(神仙奪命丹)

일명 이두향춘탕(二豆回香湯)

효능 : 기울구토(氣鬱嘔吐)와 또는 열(噎)하고 음식물이 내리지 않는 증세를 치료한다.

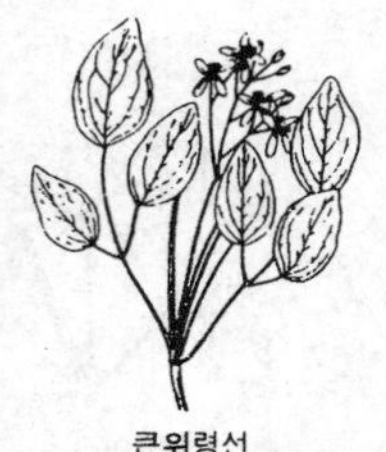
큰위령선

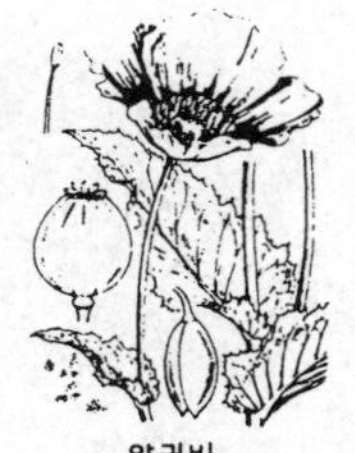
양귀비

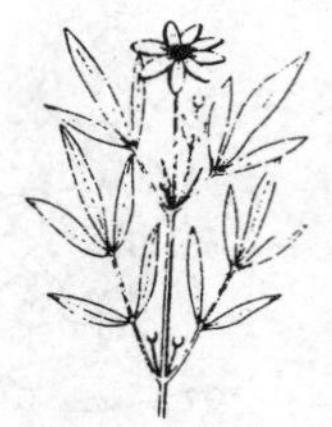
가는잎사위질빵

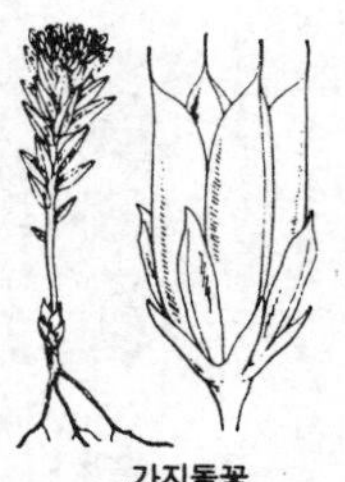
가지돌꽃

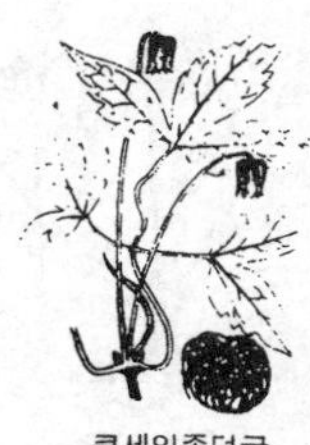
큰세잎종덩굴

처방 백초상연(百草霜硏) 5돈, 웅황(雄黃)·붕사(硼砂) 각 2돈, 유향(乳香) 1돈반, 녹두(綠豆)·흑두(黑豆) 각 49알을 가루로 하고 오매(烏梅) 30개를 물에 담가 씨는 버리고 살만을 내서 약가루를 섞어 찧고 탄자 크기의 환을 지어 주사(朱砂) 2돈으로 겉을 입히며 매 1알을 녹여 삼키고 다탕(茶湯)익힌 떡으로서 누르고 토하지 않으면 약의 효력이 나는 것이고, 만약 그냥 토하면 다시 1알을 먹되 기름진 것 곰탕등과 소금·초(醋)와 화내는 증세를 피한다. 〈入門〉

※ 정향투격탕(丁香透膈湯)

효능 : 오열(五噎)과 십격(十膈)에 비색(痞塞)해서 통하지 않는 증세를 치료한다.

처방 백출(白朮) 1돈3푼, 인삼(人蔘)·백복령(白茯苓)·축사(縮砂)·향부자(香附子) 각 7푼, 침향(沈香)·곽향(藿香)·진피(陳皮)·후박(厚朴) 각 5푼, 감초(甘草)·정향(丁香)·목향(木香)·맥아(麥芽)·청피(靑皮)·육두구(肉豆蔻)·백두구(白豆蔻) 각 3푼, 초과(草果)·신국(神麴)·반하(半夏) 각 2푼을 썰어서 1첩을 하고 생강 3, 대추 2개를 넣어 달여서 먹는다. 〈入門〉

십격(十膈)이란 냉(冷)·풍(風)·기(氣)·복(伏)·열(熱)·비(悲)·하(夏)·수(水)·식(食)·희(喜)의 열가지 증세를 말한다. 〈綱目〉

※ 오격관중산(五膈寬中散)

효능 : 오격(五膈)때문으로 음식물이 내리지 않는 것을 치료한다.

처방 후박(厚朴)·향부자(香附子) 각 1돈반, 감초(甘草) 5푼, 청피(靑皮)·진피(陳皮)·정향(整香)·축사(縮砂) 각 4푼, 목향(木香) 3푼, 백두구(白豆蔻) 2푼을 거친 가루로하여 생강 3쪽, 소금을 조금 넣어 물로 달여서 먹는다. 〈綱目〉

※ 과루실환(瓜蔞實丸)

효능 : 열격(噎膈)과 흉격(胸膈)및 비통(痞痛)해서 등에까지 통하고 천식(喘息)이 급하여 번민(煩悶)한 증세를 치료한다.

처방 과루실(瓜蔞實)·지각(枳殼)·반하제(半夏製)·길경(桔梗) 각 1냥을 가루로하고 생강 즙 쌀풀에 오동열매 크기의 환을 지어 매 50~70알을 생강탕으로 먹는다. 〈正傳〉

※ 신기산(神奇散)

효능 : 열격(噎膈)과 반위(反胃)에 혈허(血虛)하고 화(火)가 있으며 삼양(三陽)이 말라 붙은 증세를 치료한다.

처방 당귀(當歸)·천궁(川芎)·백작약(白芍藥)·생지황병주초(生地黃並酒炒)·진피(陳皮)·축사(縮砂)·반하(半夏)·백복령(白茯苓)·백출토초(白朮土炒)·향부자(香附子)·지실(枳實)·오매육(烏梅肉)·곽향(藿香)·적복령(赤茯苓)·빈랑(檳榔)·목통(木通)·저령(猪苓)·황령초(黃芩炒)·황백인유초(黃柏人乳炒)·지모인유초(知母人乳炒)·적작약(赤芍藥)·천문동(天門冬)·맥문동(麥門冬)·감초(甘草) 각 5푼을 풀어서 1첩을 지어 물로 달여서 먹는다. 〈醫鑑〉

※ 당귀양혈탕(當歸養血湯)

효능 : 노인의 담결(痰結)과 피가 마름으로 인해서 열격(噎膈)이 된 증세를 치료한다.

처방 당귀(當歸)·백작약초(白芍藥炒)·숙지황(熟地黃)·백복령(白茯苓) 각 1돈, 황련(黃連)은 오수유(吳茱萸)와 동초(同炒)하여 수유(茱萸)는 버리고 8푼, 피모초(貝母炒)·과루인(瓜蔞仁)·지실(枳實)·진피(陳皮)·후박(厚朴)·향부자(香附子)·천궁(川芎)·소자(蘇子) 각 7푼, 침향(沈香) 5푼을 물에 갈아서 즙을 내고 썰어서 1첩을 지어 생강 1, 대추 2개를 넣어 물로 달여서 침향즙(沈香汁)·죽력(竹瀝)을 넣어 알맞게 먹는다. 〈回春〉

※ 생진보혈탕(生津補血湯)

효능 : 나이 어린 사람이 열격(噎膈)때문에 위완(胃脘)에 피가 마르고 윤택하지 않아서 변이 막히고 음식이 내리지 않는 증세를 치료한다.

처방 당귀(當歸)·백작약(白芍藥)·숙지황(熟地黃)·생지황(生地黃)·백복령(白茯苓) 각 1돈, 지실(枳實)·진피(陳皮)·황연초(黃連炒)·소자(蘇子)·패모(貝

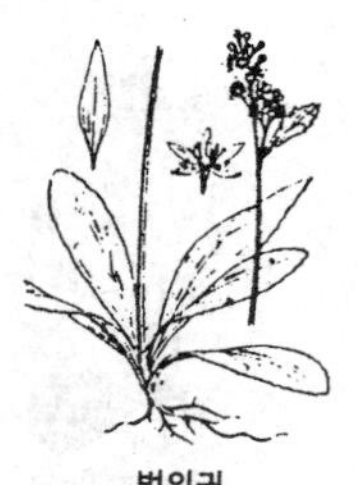
범의귀

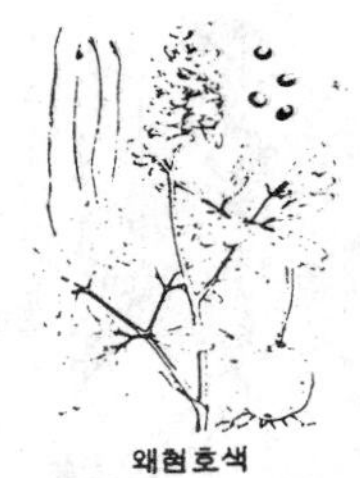
왜현호색

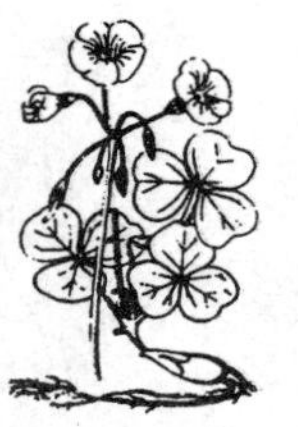
희망봉괭이밥

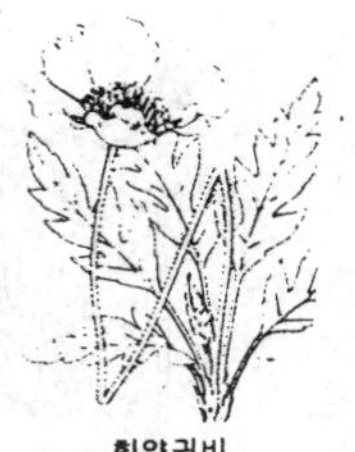
흰양귀비

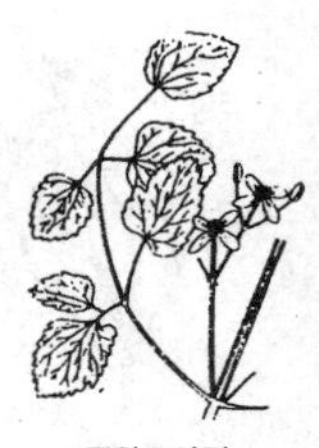
국화으아리

母) 각 7푼, 축사(縮砂) • 침향수마취즙(沈香水磨取汁) 각 5푼을 썰어서 1첩을 지어 생강 1쪽, 대추 2개를 넣어 물로 달이고 침향즙(沈香汁)과 같이 섞어 먹는다. 〈回春〉

※ 성회산(聖灰散)

효능 : 열식병(噎食病) 및 회식병[回食病 : 회식(回食)이란 음식물이 내려가면 바로 토하는 일이다]을 치료한다.

처방 처음 요(窯)에서 나오는 석회(石灰)를 가마솥의 곤수(滾水)에 투입해서 녹거든 찌꺼기는 버리고 징청수(澄淸水)를 내서 달이고 물이 다 말라 노란색이 되는 것을 한도로 해서〔황색(黃色)이 되기는 어려운 것인데 적색(赤色)이 나도 좋다〕 자기 그릇속에 집어 넣고 단단히 봉해서 기(氣)가 새지 못하도록 해서 치료한다. 〔1년이상(一年以上)이 지나면 쓰지 못한다〕 무릇 사람이 40여세의 건장한 사람은 4푼쯤 쓰고, 나이가 많아서 기(氣)가 약한 사람은 2푼 내지 3푼을 쓰는데 좋은 소주 1~2종기에 조금씩 타서 복용하는데 주량이 넉넉한 사람은 양대로 마시고 혹시 벌레를 토하거나 내리면 아픈 증세가 바로 낫고 만약 토하거나 내리지 않으면 다시 복용하면 저절로 낫게 된다. 〈回春〉

※ 팔선고(八仙膏)

효능 : 열식(噎食)을 치료한다.

처방 생우즙(生藕汁) • 생강즙(生薑汁) • 생이즙(生梨汁) • 나복즙(蘿葍汁) • 감자즙〔甘蔗汁 : 없으면 사당(砂糖)으로 대신 쓴다〕 • 백과즙〔白果汁 : 즉 은행(銀杏)〕 • 죽력(竹瀝) • 봉밀(蜂蜜) 각 1잔을 섞어서 끓이고 마음대로 먹는다. 〈回春〉

※ 유홍단(硫汞丹)

효능 : 반위(反胃)에 토역(吐逆)하는 증세를 치료한다.

처방 수은(水銀) 8돈, 생유황말(生硫黃末) 2돈을 같이 작은 솥에 넣어 약한 불로 끓이되 버드나무 막대기로 반죽해서 젓고 불꽃이 일어나면 초(醋)를 뿌리고 맺혀서 모래알 처럼 되는 것을 기다려서 다시 가루로 하고 종첨(粽尖)으로 반죽하여 녹두알 크기의 환을 지어 생강귤피탕(生薑橘皮湯)으로 30~50알을 먹는다. 〈入門〉

※ 구미평위환(九味平胃丸)

효능 : 반위(反胃)에 모든 약이 효과가 없을 때 치료한다.

처방 황웅견(黃雄犬)을 수일동안 굶기고 생속미(生粟米)를 먹여 그 똥속의 속미를 내서 깨끗이 씻고 구백전탕(韭白煎湯)으로 죽을 끓여서 침향(沈香) 2돈과 평위산(平胃散)가루를 넣고 오동열매 크기의 환을 지어 매 50~70알을 진미음(陳米飮)으로 먹는다. 〈入門〉

※ 저강환(杵糠丸)

일명 탈명환(奪命丸)

효능 : 오격(五膈)을 치료한다.

처방 저두강(杵頭糠) • 우전초(牛轉草) 각 반근, 찹쌀 1근을 가루로 하고 황모우(黃母牛)의 입속이 침을 내서 사당(砂糖) 3냥을 더해서 가시연밥 크기의 환을 지어 가마속에 넣고 연한 불로 달여서 1일 2번을 먹는다. 〈入門〉

※ 구선탈명단(九仙奪命丹)

효능 : 반위(反胃)와 열식(噎食)에 그 효과가 아주 신통하다.

처방 지각(枳殼) 2냥, 백반고(白礬枯) 1냥, 반하(半夏) • 후박병강제(厚朴並薑製) 각 5돈, 목향(木香) • 남성강제(南星薑製) 각 2돈, 인삼(人蔘) • 감초(甘草) 각 1돈, 두시연과(豆豉硏過) 1냥을 가루로하여 밤 이슬을 맞혀서 인삼(人蔘) • 후박전탕(厚朴煎湯)에 풀을 끓여 떡을 작은 동전 크기로 만들어서 약한 불에 말리고 매 1개를 씹어서 생강탕에 평위산(平胃散)을 섞은 것으로 내려 보내고 생냉(生冷)과 주(酒) • 면(麵)등을 피한다. 〈活人〉

※ 순기화중탕(順氣和中湯)

효능 : 구토 • 반위(反胃) • 조잡(嘈雜) • 탄산(呑酸) • 열격(噎膈)과 담수(痰水)를 토하는 증세와 심(心) • 배가 찌르고 아픈 증세를 치료한다.

처방 진피염수초(陳皮鹽水炒) • 치자강즙초흑(梔子薑汁炒黑) 각 1돈, 백출토초(白朮土炒) 8푼, 백복령(白茯苓) 7푼, 반하(半夏) • 신국(神麴) • 황연강즙침(黃連薑汁浸)

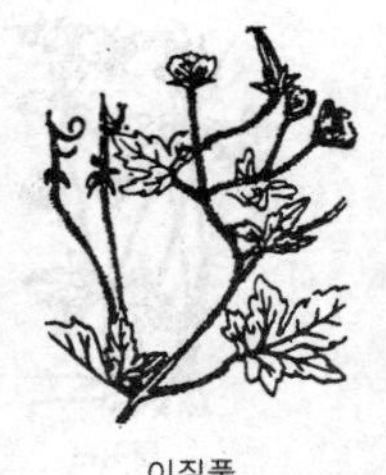
이질풀

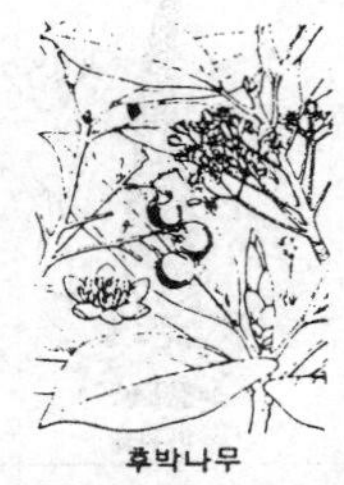
후박나무

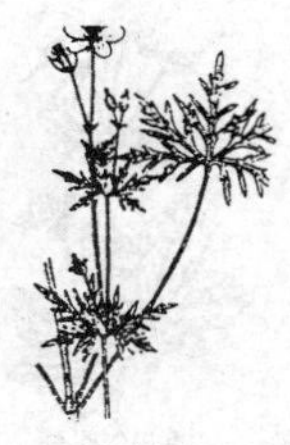
꽃쥐손

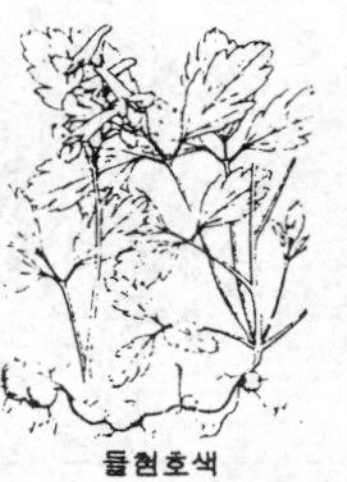
들현호색

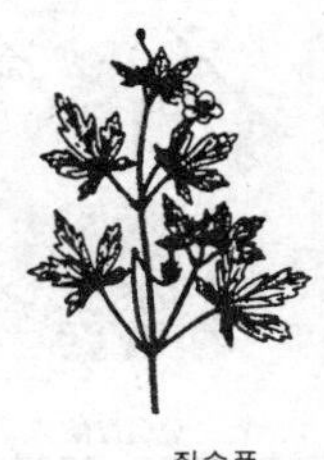
쥐손풀

• 쇄건(晒乾)하고 저담즙(猪膽汁)에 볶은 것 각 6푼, 지실(枳實) 5푼, 감초구(甘草灸) 2푼을 썰어서 1첩을 하고 생강 3푼을 넣어 멀리서 흐르는 물에 황토(黃土)를 넣어 흔들어서 맑은 것을 내서 달이고 죽력(竹瀝) • 동편(童便) • 생강즙을 넣어 따뜻하게 해서 먹는다. 〈醫鑑〉

※ 안중조기환(安中調氣丸)

효능 : 반위(反胃)및 담기(痰氣)의 증세를 치료한다.

처방 백출토초(白朮土炒) • 향부자(香附子)를 멀리서 흐르는 물에 3일동안 담가서 볶은 것 각 3냥, 진피(陳皮) 2냥, 반하제유초(半夏製油炒) • 백복신(白茯神) • 지실(枳實) • 신국초(神麴炒) • 황련(黃連) • 생강즙에 담가서 저담즙(猪膽汁)에 볶은 것 각 1냥, 백작약(白芍藥) 8돈, 소자초(蘇子炒) • 나복자초(蘿蔔子炒) 각 6돈, 천궁(川芎) • 당귀주세(當歸酒洗) • 백두구초(白豆蔻炒) 각 5돈, 감초구(甘草灸) 3돈, 목향(木香) 1돈을 가루로 하고 죽력(竹瀝) • 생강즙에 신국을 넣어 풀을 쑤고 녹두알 크기의 환을 지어 백탕(白湯)을로 100알을 먹는다. 〈醫鑑〉

※ 회생양위단(回生養胃丹)

효능 : 비토(脾土)가 허한(虛寒)해서 담연(痰涎)을 쌓아 올리고 대변이 조삽(燥澁)하며 대변이 붉고 맑으며 신물을 구토해서 점점 반위(反胃)와 결장(結腸)의 증세가 되려고 할 때 치료한다.

처방 창출환감침(蒼朮換泔浸) 6일, 연육주침(蓮肉酒浸) 각 4냥, 분저두(豶猪肚) 1개를 벽토(壁土)로 주물러 깨끗이 씻어서 출(朮)과 연(蓮)을 넣어 꿰어매고 딴딴하게 동여매고 좋은 술로 삶아 익히고 짓찧어서 작은 떡을 만들어 불에 말린 것 남성(南星)을 잘게 썰어서 생강즙에 담아 하룻밤 재운 뒤에 복룡간(伏龍肝)으로 볶아서 토(土)는 버리고 반하탕(半夏湯)으로 씻어 초에 7일동안 담가 쪄서 익힌 것, 귤홍(橘紅)을 복룡간(伏龍肝)을 볶아서 토(土)는 버리고 속미(粟米)를 생강즙에 담가 쪄서 불에 말린 것 각 4냥, 인삼(人蔘) • 백출(白朮) • 백복령(白茯苓) • 후박(厚朴) • 봉출(蓬朮) • 삼릉(三陵) • 이미병초초(二味並醋炒) • 필징가(蓽澄茄) • 축사(縮砂) • 백두구초(白豆蔻炒) • 맥아초(麥芽炒) • 감초(甘草) 각 1냥, 정향(丁香) • 목향(木香) • 침향(沈香) 각 5돈을 가루로 하고 희면호(稀麵糊) 오동열매 크기의 환을 지어 미음으로 60~70알을 삼켜 내린다. 〈醫鑑〉

※ 정생단(定生丹)

효능 : 반위(反胃)를 치료하고 생사(生死)를 결정한다.

처방 웅황(雄黃) • 주사(朱砂) • 유향(乳香) • 반하(半夏) • 목향(木香) • 육두구(肉豆蔻) • 백초상(百草霜) (겉을 입힌다) 각 3돈, 침향(沈香) 1돈, 아위(阿魏) • 망사(網砂) 각 5푼, 녹두(綠豆) 40알, 오매(烏梅) 40개를 탕에 담가서 씨는 버리고 매육(梅肉)을 찧어서 탄자 크기의 환을 지어 백초상(百草霜)으로 겉을 입히고 그늘에 말려서 매 1알을 녹여 삼키고 생강탕으로 입을 씻어 넘기고 다시 진맥병(陳麥餠)을 구워 익혀서 잘 씹고 약을 눌러 내린다. 곧 관향(官香) 1주를 태워서 향이 다 타도 약이 내려가지 않는 증세는 치료하기가 어렵고 향이 다 타기 전에 약이 먼저 내려가는 증세는 쉽게 나을 수 있다. 〈醫鑑〉

※ 안위탕(安胃湯)

효능 : 반위(反胃)의 증세를 치료한다.

처방 백출(白朮) • 백복령(白茯苓) • 산약초(山藥炒) • 당귀(當歸) • 진피(陳皮) • 반하(半夏) • 곽향(藿香) 각 1돈, 황연강즙초(黃連薑汁炒) • 연육(蓮肉) 각 8푼, 인삼(人蔘) • 축사(縮砂) 각 5푼, 감초(甘草) 3푼을 썰어서 1첩을 지어 생강 3, 대추 2개, 오매(烏梅) 1개를 넣어 물로 달여 먹는다. 〈回春〉

※ 태창환(太倉丸)

효능 : 반위(反胃)와 열격(噎膈)의 증세를 치료한다.

처방 백두구(白豆蔻) • 축사(縮砂) 각 2냥, 진창미(陳蒼米) 1되, 황토초〔黃土炒 : 거상(去上)〕를 가루로 하고 생강즙에 오동열매 크기의 환을 지어 생강탕으로 100알을 삼켜 내린다. 〈回春〉

※ 탈명단(奪命丹)

효능 : 반위(反胃)를 치료해서 기사회생하는 효력이 있다.

처방 구(蔻) 1개, 사향(麝香) 1푼, 해아다(孩兒茶) 2

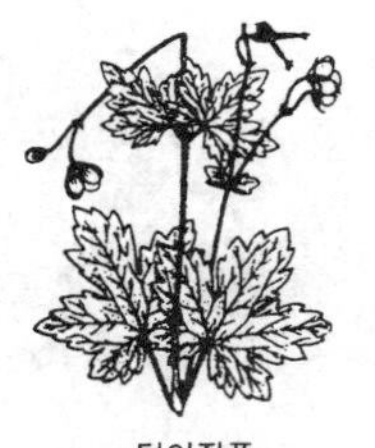
털이질풀

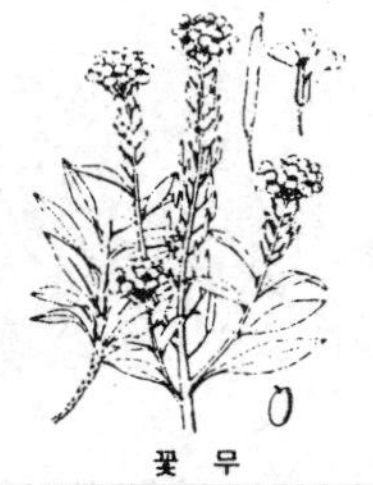
꽃 무

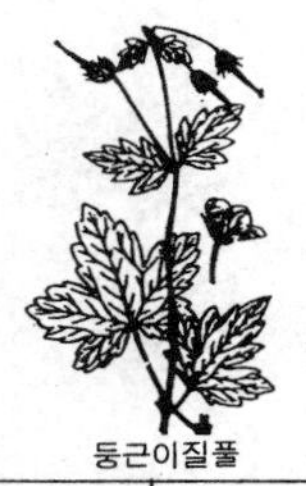
둥근이질풀

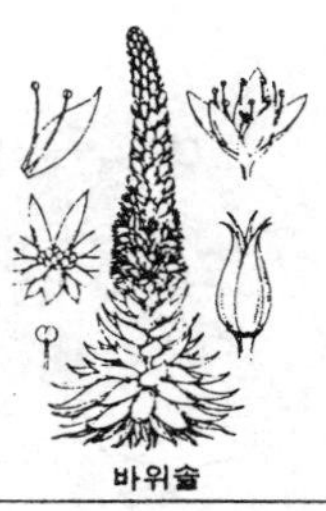
바위솔

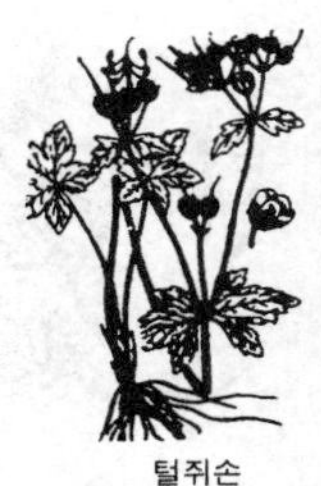
털쥐손

푼, 금사(金絲)·황반(黃礬) 3푼, 주사(朱砂) 봄에는 2푼, 여름은 4푼, 가을은 6푼, 겨울은 8푼.

구(蜣)는 즉 토당구(土糖蜣)라고 하는데 말똥구리가 굴려서 만든 탄구(彈球)인데 분토(糞土)속에 있는 것이다. 탄구(彈球)속에 흰 벌레가 손가락만한 굼벵이와 같은 것이 있으니 탄구(彈球)한쪽을 조금 부수어서 다시 덮고 불에 쪼여서 노란 빛이 나도록 하고 불에 태워서 전부 타지 않을 정도로 해서 모든 약과 같이 가루로하여 공복에 소주(燒酒)로 먹는다. 만일 배고픈 증상을 느끼면 싸라기 죽을 끓여서 조금씩 복용하는데 1일 2~3차례에 합해서 1주발 정도가 충분하고 많이 먹으면 병을 다시 치료하지 못하는 것이다. 생냉(生冷)및 좋은 맛과 총산(葱蒜)·주면 등 기(氣)가 힘드는 약은 피한다. 50세 이후에는 1~2번 먹으면 바로 낫는다. 〈回春〉

※ 부자산(附子散)

효능 : 반위(反胃)의 증세를 치료한다.

처방 대부자(大附子) 1개를 진흙으로 만든 그릇에 넣고 사방의 둘레에 불을 피우고 구워져서 물이 나니 그 물이 마르면 생강즙(生薑汁)을 다시 부어서 굽기를 처음과 같이 하여 가루로 해서 속미음(粟米飮)으로 1돈을 알맞게 내리는데 겨우 3번 먹으면 차도가 있는데 또는 정향(丁香) 1돈을 더해서 같이 가루로 해서 치료하기도 한다. 〈入門〉

9. 구토(嘔吐)와 열격(噎膈)과 반위(反胃)에 당연히 대변을 통해야 할 경우

병자가 토하려고 하면 절대로 내려서는 안되니 역하기 때문이다. 〈仲景〉

양명(陽明)의 기(氣)가 밑으로 가면 순한 것인데 이제 역(逆)해서 위로가면 삼가해서 설사하지 않는 것이다. 그러나 구토란 대부분 대변이 비결(秘結)하고 아래와 위가 막혀서 기(氣)가 유통되지 못하는 것이니 구토해서 모두 이도(利導)하는 것도 역시 일리가 있다고 생각된다. 〈直指〉

음(陰)이 허하고 사기(邪氣)가 역상(逆上)해서 공색(空塞)하면 구홰(嘔噦)하여 부족한 병이 일어나니 이것은 지도(地道)가 통하지 못한 이유이다. 당연히 생지황(生地黃)·당귀(當歸)·도인(桃仁)·홍화(紅花)를 쓸 것이며 감초(甘草)와 함께 치료하고 대황(大黃)·망초(芒硝)를 약간 더해서 그 막힌 것을 통해서 대변이 이로와지면 구(嘔)와 토(吐)와 홰(噦)이 저절로 멎게 되는 것이다. 〈東垣〉

구토증(嘔吐症)에 설사하는 약을 피한다는 말은 정상적인 것이니 다만 구토하고 대소변이 비삽(秘澁)하지 않으면 설사하는 약을 피해야 하지마는 만약 대소장(大小腸)과 방광(膀胱)에 열이 맺혀서 통하지 않고 위로 구토(嘔吐)와 격식(隔食)이 되는데 설사하는 약으로 열어주고 새지를 않으면 구토(嘔吐)를 무엇으로 지식(止息)시킬 것인가? 옛날 사람들이 삼일승기탕(三一承氣湯)으로 치료했다는 실례가 이것을 뜻하는 것이다. 〈丹心〉

대변을 통하게 하고 하초(下焦)가 엉겨 막힌 것을 여는 것은 자침환(紫沈丸)·후박환(厚朴丸)·부자환(附子丸)·인삼이격환(人蔘利膈丸)·삼일승기탕(三一承氣湯)·사자조중탕(四子調中湯)·향백원(香白元)·대황탕(大黃湯)·윤장고(潤腸膏)등으로 치료한다. 〈諸方〉

구토(求吐)의 대부분이 대변이 비색(秘塞)하니 허냉(虛冷)하면 소감원(蘇感元)을 써서 따뜻하게 해서 이롭게 하고 만약 대변이 열이 있어서 맺혔으면 밀도법(蜜導法)으로 치료하고 또는 저담즙(猪膽汁)에 초(醋)를 섞어서 하부(下部)에 넣어주면 아주 좋다. 〈直指〉

※ 자침환(紫沈丸)

효능 : 중초토식(中焦吐食)은 식적(食積)이 한기(寒氣)와 서로 상격(相格)하기 때문에 토하고 아픈 증세가 나타나는 것이니. 이 약이 주로 치료한다.

처방 진피(陳皮) 5돈, 반하국(半夏麴)·대자석(代赭石)·축사(縮砂)·오매육(烏梅肉) 각 3돈, 정향(丁香)·빈랑(檳榔) 각 2돈, 침향(沈香)·목향(木香)·행인(杏仁)·백출(白朮) 각 1돈, 백두구(白豆蔻)·파두상(巴豆霜) 각 5푼을 가루로 하고 초풀에 오동열매 크기의 환을 지어 매 50알을 생강탕으로 내려 보낸다.

또는 귤피(橘皮) 1개, 거백(去白)한 것과 생강(生薑) 1덩이를 불에 쬐여서 익힌 것을 달인 물에 자침환(紫沈丸)을 100알씩 1일 2번 복용한 후 대변이 통하고 토하지 않으면 멎게 된다. 〈易老〉

※ 후박환(厚朴丸)

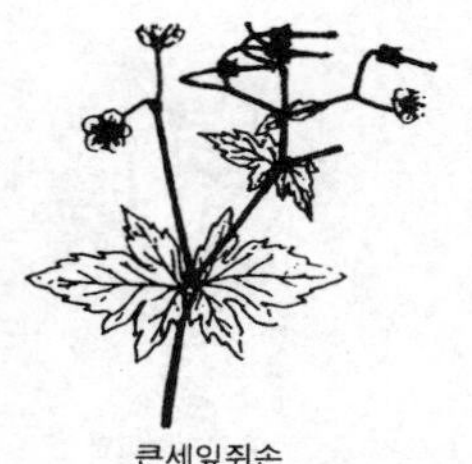
큰세잎쥐손

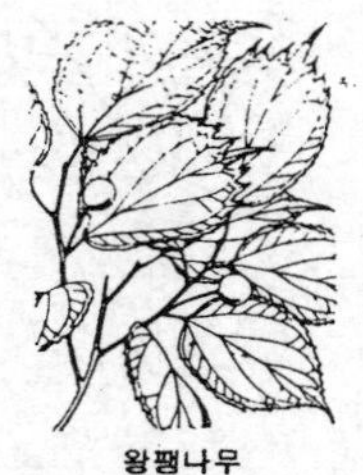
왕팽나무

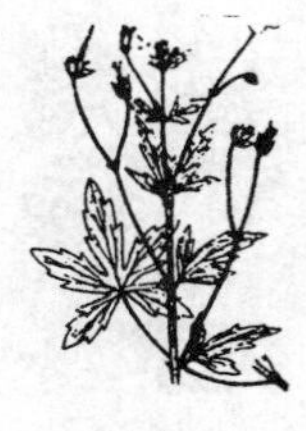
선이질풀

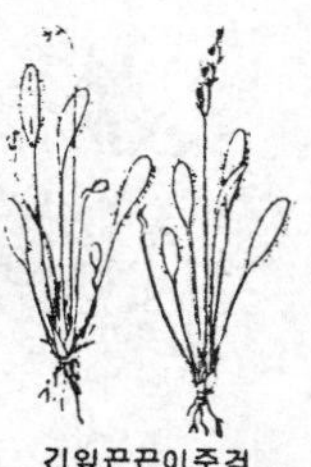
긴잎끈끈이주걱

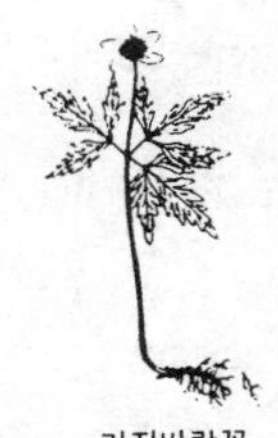
가지바람꽃

효능 : 치료 방법은 위에서와 같다.

처방 만병자원환(萬病紫菀丸)과 같은 것이니 매 3알, 또는 5알을 생강탕에 먹는다. 〈東垣〉

※ 부자환(附子丸)

효능 : 하초토식(下焦吐食)에 아침에 먹은 것은 저녁에 토하고 저녁에 먹은 것은 아침에 토하며 대변이 통하지 않는 증세를 치료한다.

처방 부자포(附子炮) 5돈, 파두상(巴豆霜) 1돈, 비상(砒霜) 반돈을 잘게 갈아 황랍(黃蠟)을 녹여 오동열매 크기의 환을 지어 매 1~2알을 찬물에 보내고 설사하는 증세를 한도로 하고 설사한 뒤에는 다시 자원환(紫菀丸)을 1알씩 자주 복용해서 두 번 다시 막히지 않도록 한다. 〈保命〉

※ 인삼이격환(人蔘利膈丸)

효능 : 열격(噎膈)으로 대변이 말라 맺히고 천만(喘滿)해서 엉겨 막힌 증세를 치료하니 격기(膈氣)를 치료하는 성약(聖藥)이다.

처방 인삼(人蔘) • 당귀(當歸) • 곽향(藿香) • 지각(枳殼) • 대황(大黃) • 후박(厚朴) • 감초(甘草) 각 1냥, 목향(木香) • 빈랑(檳榔) 각 7돈반을 가루로하여 물로 오동열매 크기의 환을 지어 백탕(白湯)으로 50~70알을 먹는다. 〈綱目〉

※ 삼일승기탕(三一承氣湯)

구토(嘔吐)에 대변이 비결(秘結)하고 삼양(三陽)이 맺혀서 통하지 않고 위로 열격(噎膈)과 반위(反胃)가 된 증세를 치료한다.

※ 사자조중탕(四子調中湯)

효능 : 반위(反胃)에 담(痰)이 성하고 이변(二便)이 모두 삽(澁)한 증세를 치료한다.

처방 반하(半何) 2돈, 도인(桃仁) 1돈반, 향부자(香附子) • 지실(枳實) • 과루인(瓜蔞仁) • 소자초(蘇子炒) • 백개자초(白芥子炒) 각 1돈, 황연강즙초(黃連薑汁炒) 7푼, 청피(靑皮) • 진피(陳皮) • 침향(沈香) • 백복령(白茯苓) • 목통(木通) • 망초(芒硝) 각 5푼을 썰어서 1첩을 지어 물로 달이고 망초(芒硝)를 넣어 공복에 먹는다. 〈醫鑑〉

※ 향백원(香白元)

효능 : 담연(痰涎)이 옹성(壅盛)하고 구토(嘔吐)가 멈추지 않으며 대변이 삽체(澁滯)한 증세를 치료한다.

처방 청주백원자(靑州白元子)와 청목향원전음(靑木香元前陰)을 등분 환을 만들어 생강탕으로 30알을 삼켜 내린다. 〈得效〉

※ 대황탕(大黃湯)

효능 : 냉연(冷涎)과 반위(反胃)를 치료하니 그 증세가 일어나려고 하면 우선 냉연(冷涎)을 흘리고 다음은 토하니 이것은 노증(勞症)이며 일찍 치료하지 않으면 생명의 위험이 아침 저녁으로 있는 것이다.

처방 대황(大黃) 1냥, 생강자연즙(生薑自然汁) 반잔, 대황(大黃)을 구워서 생강즙 속에 담갔다가 다시 뜨겁게 구워서 담그고 하여 즙이 말라 없어지거든 썰어서 불에 말려 가루로 한 것을 매 2돈씩을 먹는데 진미(陳米) 한 줌, 총백(葱白) 2줄기, 물 1잔을 달여서 7푼쯤 되면 총백(葱白)을 먹고 다음 약가루를 먹으면 10일이 되지 않아서 병의 뿌리를 없앤다. 〈本事〉

대개 열격(噎膈)과 대변의 조결(燥結)에 대황(大黃)으로 치료하는 것은 즉 급하면 표(標)를 치료하는 것이다. 따라서 사물탕(四物湯)에 동변(童便) • 구즙(韭汁) • 죽력(竹瀝)을 더해서 많이 먹으면 좋다. 〈正傳〉

※ 윤장고(潤腸膏)

효능 : 열격(噎膈)과 반위(反胃)를 치료하는데 아주 빠르다.

처방 새로 채취한 위령선(威靈仙) 4냥을 찧어서 즙을 내고, 생강(生薑) 4냥을 즙을 내고, 진마유(眞麻油) 2냥, 백사밀(白砂蜜) 4냥을 거품은 버리고 좋은 것으로 은석기(銀石器)에 같이 넣어 약한 불로 달여서 물엿처럼 되거든 저장해 두고 수시로 한 수저씩 먹으면 거뜬히 낫는다. 〈正傳〉

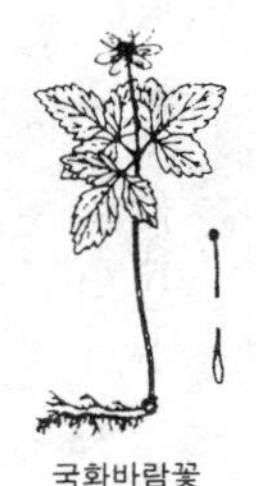
국화바람꽃

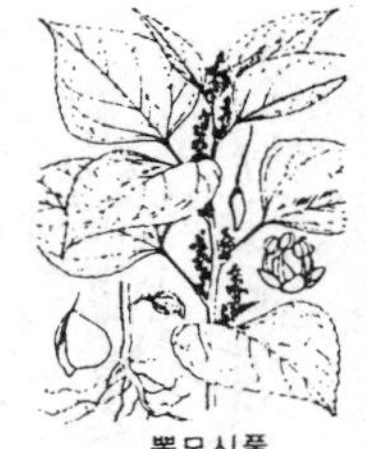
뽕모시풀

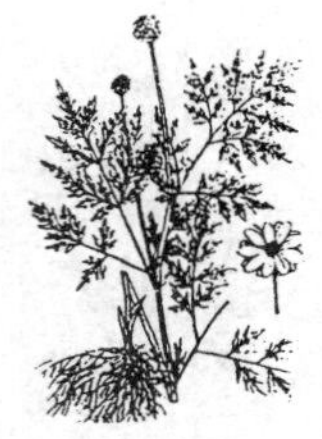
가지복수초

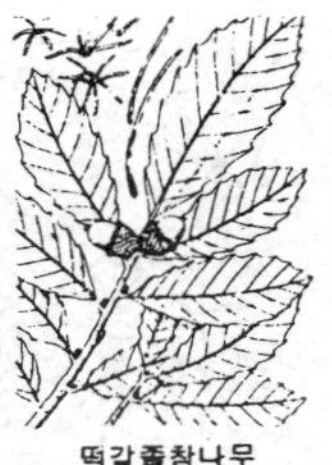
떡갈졸참나무

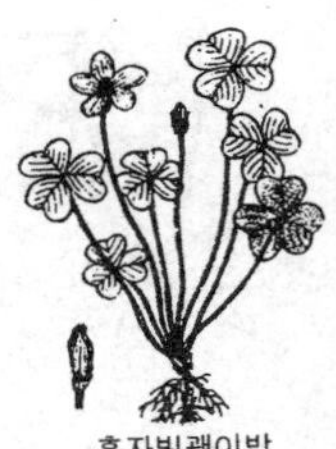
홍자빛괭이밥

10. 난치(難治)인 증세일 경우

구토(嘔吐)에 맥이 약하고 소변이 저절로 새며 몸이 약간의 열이 있으면서 궐(厥)한 것은 허가 극(極)한 것이니 치료가 어렵다. 〈脈經〉

대부분 토하는 증세가 청채즙(淸菜汁)과 같으면 죽게 되니 이 증세가 반위(反胃)보다 더 심하다. 〈入門〉

열격(噎膈)과 반위증(反胃症)은 나이가 많은 사람이면 치료를 하지 못한다.

대변이 양의 똥과 같으면 치료를 못한다. 〔대장(大腸)에 혈(血)이 없기 때문이다〕

담식(淡食)하지 않고 방사(房事)를 금하지 않으면 치료가 어려운 것이다.

기혈(氣血)이 함께 허하고 입에서 침이 많이 나오는 증세는 반드시 죽는다. 〈丹心〉

반위(反胃)에 흰 거품을 토하는 증세는 치료가 가능하고, 노란 거품을 토하는 증세는 치료를 하지 못한다. 〈腫杏〉

단방(單方) (30종)

※ 황단(黃丹)

반위(反胃)를 치료하니 황단(黃丹) 1냥, 백반(白礬) 2냥을 같이 관(罐)에 넣고 불에 쬐어 식혀서 가루로 하고 찐 떡에 오동열매 크기의 환을 지어 더운 술에 5알 내지 7알을 먹는다. 〈綱目〉

※ 흑연(黑鉛)

벌레를 토하고 구(嘔)하는데 흑연초(黑鉛炒)에 재를 만들고 빈랑(檳榔)과 등분 가루로 해서 공복에 미음으로 알맞게 먹는다. 〈丹心〉

※ 활석(滑石)

반위(反胃)와 적음(積飮)을 치료하니 활석(滑石)가루를 생강자연즙(生薑自然汁)에 섞어 환을 지어 수시로 먹는다. 〈丹心〉

심하게 토하고 역상(逆上)하는데 활석(滑石)가루 2돈을 더운 물로 고루 먹으면 좋다. 〈本草〉

※ 적석지(赤石脂)

담음(痰飮)에 물을 토하고 반위(反胃)가 되려고 할 때 석지(石脂)를 물에 여과해서 매 1돈을 공복에 물이나 술로 내리고 점점 더해서 2~3돈까지 복용해도 좋으며 없으면 호적토(好赤土)로 대신 치료해도 좋다. 〈本草〉

※ 인삼(人蔘)

반위(反胃)해서 죽으려고 할 때 치료한다. 인삼(人蔘)가루 3돈, 생강즙 5홉, 속미(粟米) 1홉으로 죽을 끓여서 공복에 먹는다. 〈本草〉

인삼(人蔘) 1냥을 썰어서 물에 달여서 1일 2번으로 공복에 한번으로 먹는다. 〈本草〉

※ 생강(生薑)

모든 구토(嘔吐)가 다 기(氣)의 역(逆)하는 데에서 나오기 때문에 생강(生薑)의 매운 것으로 흩어버린다.

반위(反胃)와 구토(嘔吐)에 생강즙(生薑汁)으로 속미(粟米)죽을 넣어 끓여 먹는다.

건구(乾嘔)에 생강즙 1되를 먹으면 바로 차도가 있다. 〈本草〉

※ 반하(半夏)

구(嘔)와 홰(噦)에 반하(半夏)로 치료하는 까닭은 기가 맺힌 증세를 흩어 버리는 것이다.

반위(反胃)와 구토(嘔吐)에 반하제(半夏製) 1냥, 생강(生薑) 2냥을 썰어 2첩으로 나눠서 물로 달여 먹는다. 〈本草〉

구(嘔)에 반하(半夏)로 치료하는 것은 물을 없애는 것이니 물이 없어지면 구(嘔)가 저절로 멈추게 된다. 〈金匱〉

※ 노근(蘆根)

건구홰(乾嘔噦)가 오열(五噎)의 번민(煩悶)한 증세에 치료하니 노근(蘆根) 5냥을 물로 달여 1되를 한번에 복용하면 불과 3되에 바로 차도가 있게 된다. 〈本草〉

※ 죽여(竹茹)

구홰(嘔噦)를 치료하니 청죽여(靑竹茹) 1되를 물로 달여서 한번에 먹는다.

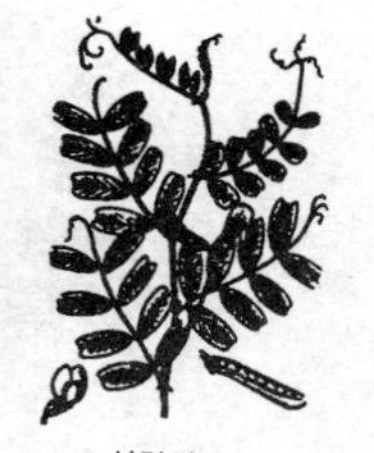
살갈퀴

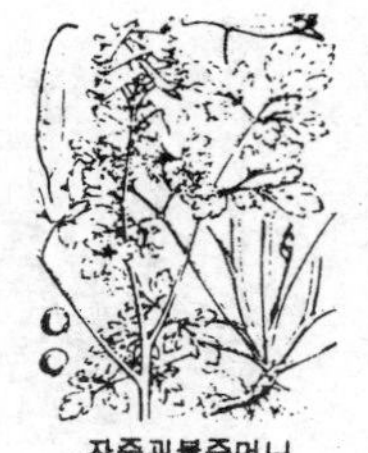
자주괴불주머니

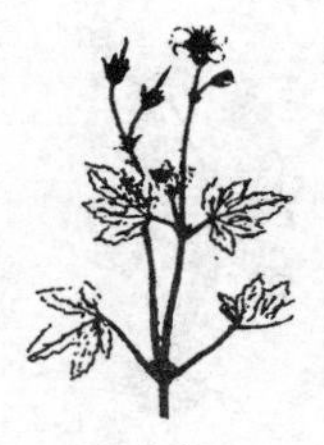
흰이질풀

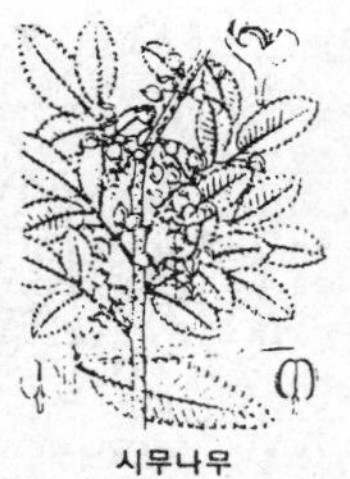
시무나무

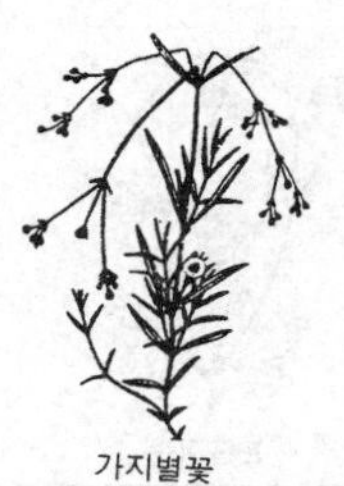
가지별꽃

구홰(嘔噦)에 죽여(竹茹)로 치료하는 것은 위(胃)를 삽(澁)하게 하고 번민(煩悶)을 풀어주는 것이다. 〈入門〉

❊ 즉어(鯽魚)

반위(反胃)를 치료하니 큰 도미를 내장(內腸)은 버리고 담(膽)은 유치해서 녹반(綠礬)을 뱃속에 채우고 불에 구워서 그을리고 가루로하여 1일 3번으로 매 1돈을 미음(米飮)에 알맞게 먹는다. 〈綱目〉

❊ 방합분(蚌蛤粉)

반위(反胃)와 토식(吐食)을 치료하니 무르녹은 가루를 미음(米飮)으로 1~2돈을 먹는다.

현(蜆)의 난각(爛殼)과 마도(馬刀)의 난각(爛殼) 및 전라(田螺)의 난각(爛殼)이 모두 반위(反胃)를 치료하니 재를 만들어서 물로 알맞게 먹는다. 〈本草〉

❊ 위(蝟)

반위(反胃)와 토역(吐逆)에 쓰니 5가지 맛에 절여 구워 복용하고 껍질을 태운 재를 술로 복용하고 삶아 즙을 먹어도 좋다. 〈本草〉

❊ 귤피(橘皮)

반위(反胃)와 구토(嘔吐)를 치료하니 귤피(橘皮)를 햇살이 쬐는 서쪽 벽의 흙가루와 향피(香皮)를 볶아서 가루로 매 2돈을 물은 생강 탕으로 달여서 먹는다. 〈直指〉

❊ 모과(木瓜)

구역(嘔逆)을 치료하니 달여서 즙을 복용하고 생강(生薑)과 같이 달여서 먹으면 더욱 좋다.

명사(榠樝)가 오심(惡心)과 구토(嘔吐)를 치료하니 달여서 먹는다. 〈本草〉

❊ 포도근(葡萄根)

구홰(嘔噦)를 치료하니 진하게 달여서 즙을 내고 천천히 마신다. 〈本草〉

❊ 미후도(獼猴桃)

열옹(熱壅)과 반위(反胃)를 치료하니 즙을 내서 생강즙에 섞어서 먹는다.

등(藤)의 즙(汁)이 아주 미끄러워서 위(胃)가 막히고 토역(吐逆)하는 것을 주로 치료하니 달여서 즙을 내고 생강즙과 섞어 먹으면 좋다. 〈本草〉

❊ 저두강(杵頭糠)

열식(噎食)이 내리지 않고 목구멍이 막힌 것을 치료하니 가는 겨를 내서 꿀로 탄자 크기의 환을 지어 녹여 삼킨다. 또는 가는 겨 1냥을 흰죽 맑은 물에 고루 해서 먹는다. 〈入門〉

❊ 앵자속(罌子粟)

반위(反胃)에 음식물이 내리지 않는 증세를 치료하니 죽력(竹瀝)에 타서 죽을 끓여 먹으면 좋다. 〈本草〉

❊ 순(蓴)

새우를 넣어 끓여 먹으면 반위(反胃)에 음식물이 내리지 않고 구토(嘔吐)하는 증세를 치료한다. 〈本草〉

❊ 노우구중연(老牛口中涎)

반위(反胃)와 열격(噎膈)에 조금 내서 물에 타가지고 먹으면 종신(終身)토록 열격(噎膈)이 일어나지 않는다.

입속의 깨물리지 않는 풀을 즙으로 짜서 먹으면 열격(噎膈)이 멎는다. 〈本草〉

❊ 노뇨(驢尿)

반위(反胃)에 토(吐)가 멎지 않고 죽게 된 것을 치료하니 더운 오줌을 내서 2홉씩 두 번 정도 복용하면 곧바로 안정되고 7일정도 지나면 낫는다. 독이 있으니 많이 먹으면 좋지 않다. 〈本草〉

❊ 우유(牛乳)

반위(反胃)와 열격(噎膈)을 치료하는 중요한 약이다. 구즙(韭汁) 2잔과 우유(牛乳) 1잔 및 죽력(竹瀝) 반잔과 사내 아이 오줌 1잔 및 생강(生薑) 반냥의 즙을 한데 섞어서 한번에 먹는다. 〈醫鑑〉

어떤 사람이 반위(反胃)로 대변이 마르니 이것은 정혈(精血)이 모갈(耗竭)된 증세이다. 먼저 감자즙(甘蔗汁)으로 육군자탕(六君子湯)에 부자(附子)와 대황(大黃)을 더한 것을 달여 먹고 곧 우유(牛乳)를 마시며 다른 음식은 간식하지 않았더니 반달만에 대변이 윤택하고 나았다. 〈丹心〉

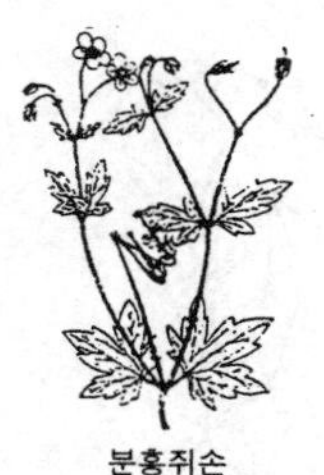
분홍쥐손

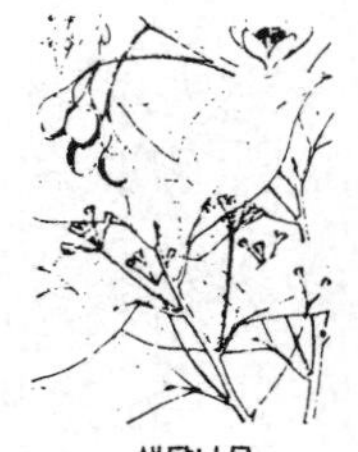
생달나무

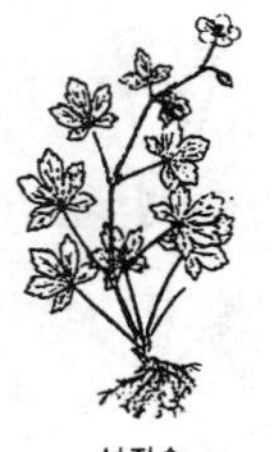
섬쥐손

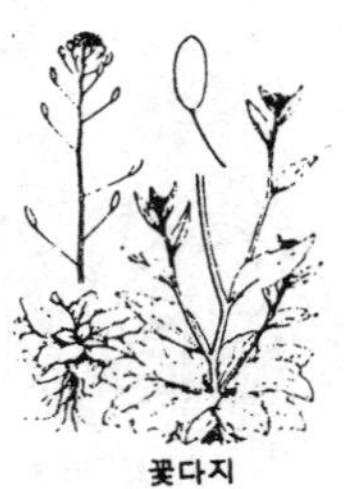
꽃다지

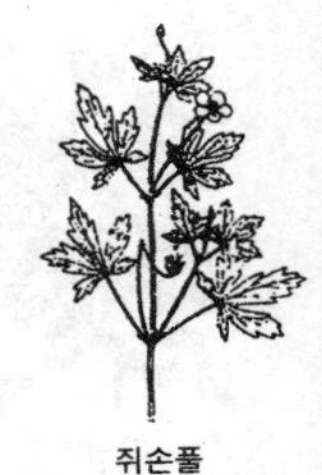
쥐손풀

※ 전라(田螺)

반위(反胃)를 치료하며 큰 우렁이를 많고 적음을 가릴 것없이 샘물에 넣어 진흙을 다 토해내면 맑은 물을 버리고 재를 체바닥에 깔고 그 위에 피지(皮紙)를 덮은 다음에 우렁이가 토해낸 진흙을 종이 위에 기울어 부어서 반쯤 마르거든 오동열매 크기의 환을 지어 매 30알을 곽향탕(藿香湯)에 복용하면 즉시 나으니 이름을 나니환(螺泥丸)이라 한다. 그리고 그 우렁이는 물속에 방생시켜야 하고 삶아 먹거나 죽이거나 하면 효력이 없다. 〈綱目〉

※ 방합(蚌蛤)

반위(反胃)와 열격(噎膈)을 치료하니 방합(蚌蛤)을 깨끗이 씻어서 네손가락 깊이의 물에 넣고 향유(香油) 작은 술잔으로 1잔을 물에 뿌리고 백면(白麵)을 비벼서 물 위에 흩으면 방합(蚌蛤)이 침을 흘리니 다음날 조개를 버리고 물채로 말려서 가루로하여 매 5푼씩을 묽은 소주에 먹으면 즉시 효과가 나타난다. 〈醫鑑〉

※ 마박아(馬剝兒)

일명 마포아(馬匏兒)라고 하는데 바로 옥과(玉瓜)이다. 열격(噎膈)과 반위(反胃)를 치료하니 태워서 가루로하여 매 1돈을 조육평위산(棗肉平胃散) 2돈에 섞어서 더운 술에 알맞게 먹는다. 그래서 먹은 것이 내린 뒤에 증세를 따라서 적절히 조리한다.

또는 태워서 미음(米飮)에 2돈을 고루 먹는다고 하였다. 〈正傳〉

※ 취건반(炊乾飯)

열격(噎膈)에 오랫동안 수곡(水穀)을 들이지 못한 증세를 치료하니 해묵은 취건반(炊乾飯)을 급류수(急流水)로 달여서 즙을 내고 조금씩 먹고 음식을 먹게 된 후에 약으로 알맞게 치료한다. 〈正傳〉

※ 계곡대(鷄穀袋)

즉 닭의 밥통이다. 밥통을 내서 많든 적든 가리지말고 그 속에든 것을 조금도 흘리지 말고 흙으로 단단히 봉하고 불에 쬐여 태워서 매대 1개에 생강 볶은 향부(香附)가루 반냥을 넣어 신국호(神麴糊)에 오동열매 크기의 환을 지어 공복에 생강 탕으로 먹는다. 〈綱目〉

※ 묘태의(猫胎衣)

반위(反胃)를 치료하니 고양이의 새끼 낳은 태의(胎衣)를 그늘에 말려 태워 가루로하여 술과 조금씩 함께 먹으면 아주 효과가 난다. 고양이가 새끼를 낳으면 빨리 취해야 하며 조금 늦으면 고양이가 먹어 버린다. 〈腫杏〉

※ 구담(拘膽)

반위(反胃)에 노란 거품을 토하는 증세를 치료한다. 진사(辰砂) 1냥, 대황(大黃) 2냥을 가루로하여 구담(拘膽)에 2일동안 담갔다가 말려서 다시 가루로 하고 면호(麵糊)에 오동열매 크기의 환을 지어 공복에 소금탕으로 30알을 먹는다. 〈腫杏〉

※ 갈호(蝎虎)

열식(噎食)과 반위(反胃)를 치료한다. 산 갈호(蝎虎) 1개를 취해서 7일동안을 소주(燒酒)에 담그고 불에 데운 뒤에 갈호(蝎虎)는 버리고 술을 마시면 즉시 낫는다.

또한 웅계(雄鷄)를 1일동안 굶기고 갈호(蝎虎)를 썰어서 닭에게 먹인 다음 그 똥을 취해서 불에 말려 가루로하여 매 1돈을 소주(燒酒)로 알맞게 먹는다. 〈回春〉

※ 침구법(鍼灸法)

구토(嘔吐)가 멈추지 않고 겸해서 건구(乾嘔)도 멎지 않는 증세에 척택(尺澤)과 대릉(大陵)혈을 3장씩 뜸하고 또 젖 밑의 1치를 30장 뜸하고, 또 간사(間使)혈에 30장을 뜸하며, 만약 사지(四肢)가 궐냉(厥冷)하고 맥(脈)이 잠기며 끊어졌으면 간사(間使)혈을 뜸하면 바로 통하니 이것이 기사회생(起死回生)의 처방이다. 〈得效〉

구(嘔)를 하고 구(嘔)에 쓴 것이 나오는 증세는 사(邪)가 담(膽)에 있고 역(逆)하는 것은 위(胃)에 있으니 삼리(三里)와 양릉천(陽陵泉)혈을 뜸한다. 〈內經〉

음식물을 토해서 소화가 되지 않는 증세는 것은 상완(上脘)•중완(中脘)•하완(下脘)혈을 뜸한다. 〈東垣〉

반위(反胃)에 고맹유(膏盲兪) 100장을 뜸하고 단중(亶中)•삼리(三里)혈을 각각 7장을 뜸하면 신통한 효과가 있다. 〈回春〉

또는 노궁(勞宮)•중괴(中魁)•완골(腕骨)•심유(心兪)•중완(中脘)혈을 뜸한다. 〈綱目〉

오늘 먹은 것을 내일에 토하는 증세는 심유(心兪)•격

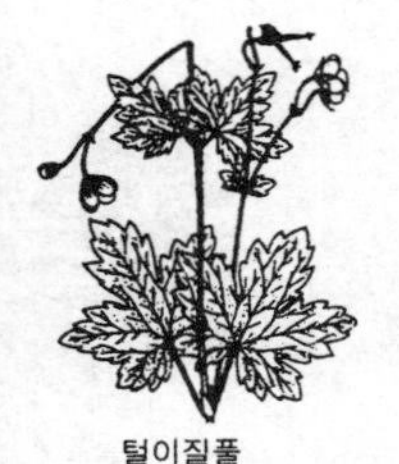
털이질풀

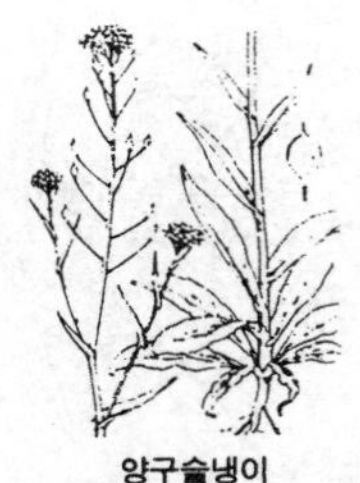
양구슬냉이

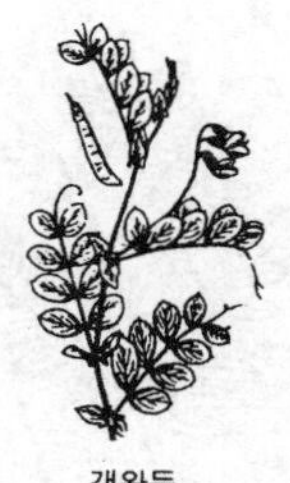
갯완두

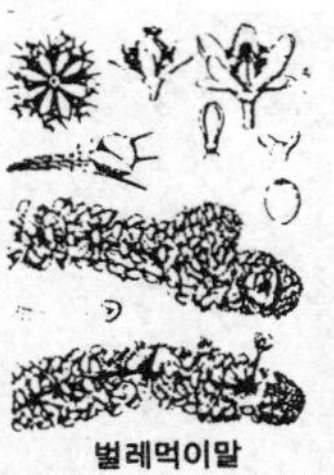
벌레먹이말

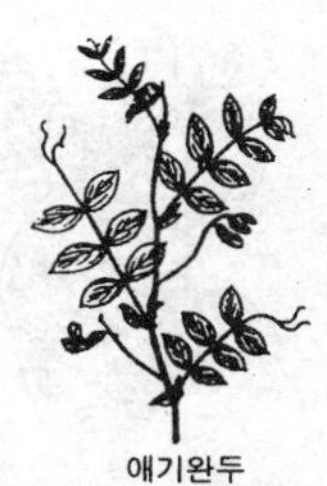
애기완두

유(膈兪)·단중(亶中)·거궐(巨闕)·중완(中脘)혈을 택한다. 〈綱目〉

오열(五噎)과 오격(五膈)에 천돌(天突)·단중(亶中)·심유(心兪)·상완(上脘)·중완(中脘)·하완(下脘)·비유(脾兪)·위유(胃兪)·통관(通關)·중괴(中魁)·대릉(大陵)·삼리(三里)혈을 뜸한다. 〈綱目〉

반위(反胃)는 견정(肩井)혈에 3장을 뜸하면 바로 낫게 되니 이것을 신구(神灸)라고 한다. 〈回春〉

또 수분(水分)과 기해(氣海)혈을 택해서 뜸한다. 〈資生〉

二一. 해수(咳嗽)

1. 해수병(咳嗽病)의 원인이 될 경우

내경(內經)에 이르기를「한(寒)에 상한 증세는 가벼우면 기침이 되고 심하면 설사하며 아프게 된다.」

가을에 습(濕)에 상(傷)하면 겨울에 반드시 기치을 한다. 또 말하기를「가을에 습(濕)에 상(傷)하면 상역(上逆)해서 기침이 되고 또 위궐(痿厥)이 일어난다.」〈內經〉

형(形)이 차고 차가운 것을 마시면 폐(肺)를 상(傷)하고 폐(肺)가 상(傷)하면 기침을 한다. 〈難經〉

가을에 습(濕)에 상(傷)하면 겨울에 반드시 기침을 하는 증세는 대부분 가을에 습(濕)에 상(傷)한 것이 비에 쌓이니 소추(素秋)의 기(氣)가 맑고 엄숙(嚴肅)하여야 하는 것인데 만일 반대로 움직이면 기(氣)가 반드시 상충(上衝)해서 기침이 되고 기침이 심하면 비(脾)의 습(濕)이 움직여서 담(痰)이 되니 이것으로써 비(脾)의 습(濕)이 머물러 있지 않으면 비록 폐기(肺氣)를 상(傷)해도 또한 담(痰)이 되지 않고, 만일 담(痰)이 있고 한(寒)이 적으며 열(熱)이 많으면 기침을 하게 되는데 기침이 온전히 폐병(肺病)을 주관하는 것도 아니고 폐가 피모(皮毛)를 주재(主宰)하고 밖을 맡기 때문에 풍한(風寒)이 먼저 상하게 하는 것이다. 경(經)에 이르기를「오장(五臟)과 육부(六腑)가 모두 기침을 하게 하는 것이며 홀로 폐(肺) 때문에 일어나는 것은 아니다. 각각 형편에 따라서 병을 얻으니 그 경우가 아니면 서로 전해서 주는 것이니 병의 원인이 같지 않고 한(寒)·조(燥)·습(濕)·풍(風)·화(火)가 모두 능히 기침을 일으키며 오직 습병(濕病)만은 담음(痰飮)이 위에 들어가서 머무르고 돌아다니지 않으면 위로 폐(肺)에 들어가서 기침이 되는 것이다. 만일 습(濕)이 심경(心經)에 있으면 열담(熱痰)이 되는 증세이며 간경(肝經)에 있으면 풍담(風痰)이 되는 증세이고, 폐경(肺經)에 있으면 기담(氣痰)이 되는 증세이며, 신경(腎經)에 있으면 한담(寒痰)이 되는 증세로써 그 치료하는 경우가 같지 않고 각각 증세를 따라서 약을 알맞게 써야 한다.」〈河間〉

해(咳)는 무질유성(無疾有聲)한 것이니 폐기(肺氣)가 상(傷)해서 맑지 못한 증세이며, 수(嗽)는 무성유질(無聲有疾)한 것이니 비(脾)의 습(濕)이 움직여서 담(痰)이 되는 증세이고, 기침은 폐기(肺氣)가 상(傷)하는 것으로 인해서 비(脾)의 습(濕)이 움직이는 증세인 이유로 해(咳)와 수(嗽)를 합한 것이다. 〈河間〉

해(咳)라는 것은 성해(聲咳)의 해(咳)이니 속(俗)에 이르기를「수(嗽)라는 것인데 폐(肺)가 기(氣)를 주관하니 형(形)이 차고 냉(冷)한 것을 마시면 상(傷)하니 기(氣)로 하여금 오르기만 하고 내리지는 않으며 역하고 다시 거두지는 못해서 흉격(胸膈)과 목구멍을 충격해서 목구멍속이 음음(淫淫)하게 가렵고 습습(習習)하게 굳어지니 이것은 냉수(冷嗽)이고, 심하면 단속(斷續)해서 마지 않고 연이어서 쉬지 않으며 앉거나 눕기가 편하지 못하고 말을 끝맺지 못해서 움직이면 백해(百咳)가 당기고 앓는 소리가 사방으로 들린다.」〈明理〉

2. 맥법(脈法)일 경우

기침의 병인으로 맥(脈)이 뜨는 증세는 풍(風)이고, 긴(緊)한 증세는 한(寒)이며, 촘촘한 증세는 열이고, 가는 증세는 습(濕)이며, 방노(房勞)는 깔깔하고 어렵다. 우관(右關)이 유(濡)한 증세는 음식이 비(脾)에 상한 것이고, 좌관(左關)이 팽팽하고 짧은 증세는 피(疲)가 극(極)하고 간(肝)이 쇠한 것이며, 뜨고 짧은 것은 폐가 상(傷)한 것이니 이와같은 모든 증세가 법에는 마땅히 기침하는 증세이다. 오장(五臟)의 수(嗽)가 각각 본부(本部)를 살펴야 하니 맥(脈)이 뜨고 긴(緊)한 증세는 허하고 차거운 것이며, 잠기고 촘촘한 증세는 실열이며 넓고 미끄러운 것은 담(痰)이 많은 증세이고, 팽팽하고 삽(澁)한 증세는 혈(血)이 적은 증세이며, 형(形)이 성하고 맥(脈)이 가늘면 숨쉬기가 어렵고, 잠겨서 작고 숨어있는 증세는 모두 죽은 맥이며, 오직 뜨고 크며 기침하는 것은 살아있는 맥(脈)이 가늘면 숨쉬기가 어렵고, 잠겨서 작고 숨어있는

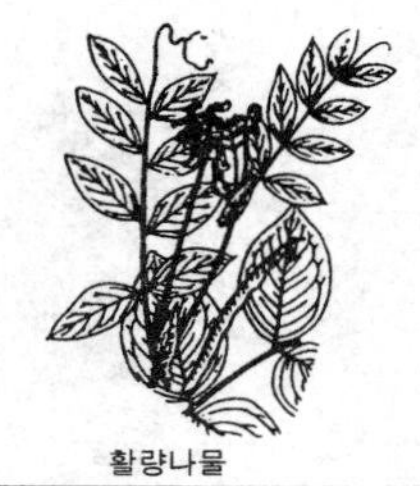
활량나물

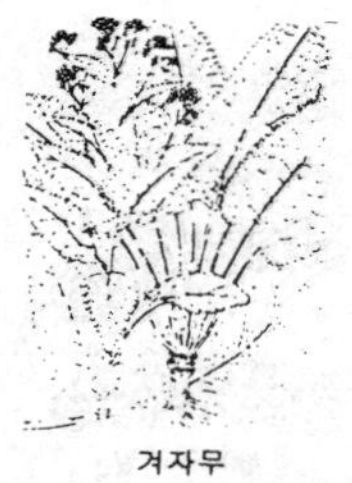
겨자무

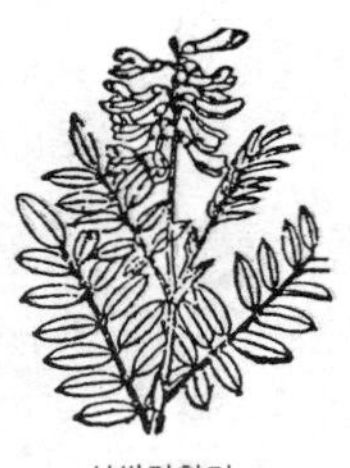
산싸리황기

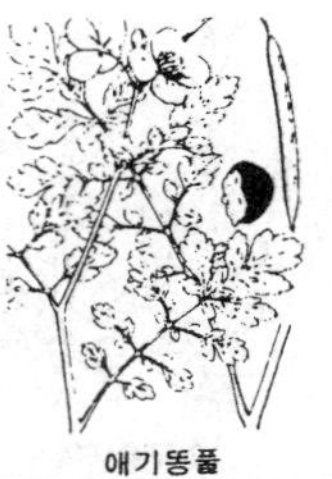
애기똥풀

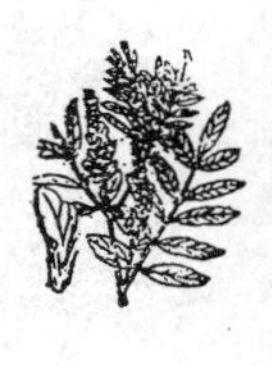
감초

증세는 모두 죽은 맥이며, 오직 뜨고 크며 기침하는 것은 살아있는 맥(脈)이니 외증(外症)과 내맥(內脈)을 참고하고 평정해서 잘 살펴야 한다. 〈脈訣〉

관상맥(關上脈)이 작으면 기침이 된다.

맥(脈)이 팽팽하고 또는 긴(緊)하면 차거움이 되고, 뜬 증세는 풍(風)이며, 가늘은 증세는 습(濕)이고, 촘촘한 것은 열이며 잠긴 것은 유음(留飮)이고, 잠기고 촘촘한 증세는 실열(實熱)이며, 넓고 미끄러운 증세는 담(痰)이 많은 증세이니 대체로 뜨고 연한 증세는 담(痰)이 많은 증세이니 대체로 뜨고 연한 증세는 살며 잠겨서 작고 숨어있는 증세는 죽게 된다. 〈正傳〉

천식(喘息)이 급한데 맥(脈)이 잠기면 폐(肺)가 가득 차며 정수증(停水症)이 있고 기(氣)가 역(逆)해서 가슴을 메우면 맥(脈)이 반드시 숨는 것이며, 잠기고 실하며 미끄러운데 몸이 따뜻하면 낫기가 쉽고, 몸이 차고 맥(脈)이 뜨며 척맥(尺脈)이 깔깔하면 보하기가 어렵다. 〈回春〉

천식(喘息)에 맥(脈)이 미끄럽고 뜨는 증세는 살고, 삽(澁)하고 촘촘한 증세는 죽는 것이니 대부분 마땅히 뜨고 더디어야 하고, 급하고, 촘촘해서는 안 되는 것이다. 〈正傳〉

천명(喘鳴)하고 어깨로 숨을 쉬는 것은 맥(脈)이 실(實)하고 큰 것이니 느리면 살고 급하면 죽게 된다. 〈內經〉

천맥(喘脈)이 미끄럽고 손발이 따뜻한 것은 살고 깔깔하며 손발이 찬 증세는 죽고, 촘촘한 증세 역시 죽으니 형(形)이 모손(耗損)된 이유이다. 〈脈經〉

해역(咳逆)에 맥(脈)이 뜨고 느린 증세는 치료가 쉽고 팽팽하고 급한 데 눌려서 심장이 뛰지 않는 증세는 치료가 어렵다.

맥(脈)이 맺히면서 혹(或)은 촉(促)하고 혹(或)은 징(徵)한 증(症)은 다 다스릴 수 있고, 대(代)한 것은 위태(危殆)하며, 우관맥(右關脈)이 현(弦)한 증(症)은 목(木)이 토(土)의 위(位)를 탄 것이니 다스리기 어렵다. 〈正傳〉

해역(咳逆)하고 기(氣)가 상충(上衝)하는데 맥(脈)이 흩어지면 죽는 증세인데 흩어진다는 것은 즉 촉(數)한 것이다. 맥(脈)이 촉(數)한 증세는 화(火)가 금(金)을 형벌(刑罰)하는 것이니 반드시 죽게 된다. 〈入門〉

농혈(膿血)을 해수(咳唾)하는 데 맥(脈)이 촘촘하고 허한 증세는 폐위(肺痿)고, 촘촘하며 실(實)한 증세는 폐옹(肺癰)이다. 〈仲景〉

폐위(肺痿)에 피를 뱉어 내고 맥(脈)이 긴(緊)하여 강하면 죽고, 미끄러우면 살게 된다. 〈脈經〉

촌맥(寸脈)이 촘촘하고 허하며 삽(澁)한 증세는 폐위(肺痿)의 형태이다. 〈脈訣〉

3. 해수(咳嗽)가 비록 폐(肺)에 속하나 장부(臟腑)에 따라 다를 경우

내경(內經)에 이르기를 「해수(咳嗽)에 상기(上氣)하는 것은 궐(厥)이 가슴속에 있고 과(過)는 수양명〔手陽明 : 태장(大腸)〕과 태음(太陰) 폐(肺)에 있는 것이다.」

황제(黃帝)가 묻기를 「폐(肺)가 기침을 하게 하는 것은 어떤 이유인가?」 기백(岐伯)이 대답하기를 「오장과 육부(六腑)가 모두 기침을 일으키는 것이며, 폐(肺)에만 홀로 기침이 있는 것은 아닙니다.」 황제(黃帝)가 묻기를 「그 상황을 듣고자 하노라.」 기백(岐伯)이 답하기를 피모(皮毛)란 것은 폐(肺)와 합인데 피모(皮毛)가 먼저 사기(邪氣)를 받는 것은 사기(邪氣)가 그의 합을 좇는 이유이다.

차가운 음식이 위(胃)에 들어가면 폐계(肺系)를 따라서 위로 폐(肺)에 닿으면 폐(肺)가 차고 폐(肺)가 차면 안과 밖이 사(邪)를 합해서 객거(客居)하고 폐해(肺咳)가 되는 것이고, 또 오장(五臟)이 각각 때를 따라서 병을 받으며 그 때가 아니면 각각 전급(傳及)하니, 가을이면 폐(肺)가 우선 사(邪)를 받고, 봄이면 간(肝)이 먼저 받으며, 여름이면 심(心)이 먼저 받고, 지음(至陰)을 편승(便乘)하면 비(脾)가 먼저 받으며, 겨울이면 신(腎)이 먼저 받는 것이다.

황제(黃帝)가 묻기를 「어째서 그렇게 각각 다른 것인가?」 기백(岐伯)이 대답하기를 「폐해(肺咳)의 증상은 기침을 하고 천식(喘息)하며, 소리가 있고, 심하면 혈(血)을 뱉으며, 심해(心咳)의 증상은 심장(心臟)이 아프고 목구멍 속이 빽빽하며 심하면 목이 붓고, 목구멍이 마비되며, 간해(肝咳)의 증상은 양쪽 갈비가 아프고 심하면 전측(轉側)하지 못하며 전측(轉側)하면 두 갈비 밑이 가득 차갑고, 비해(脾咳)의 증상은 기침을 하면 아프고 음음(陰陰)하게 어깨와 등이 당기며, 심하면 움직이지 못하고 움직이면 기침이 더 심해지며, 신해(腎咳)의 증상은 허리와 등이 서로 당겨서 아프고 심하면 침을 흘리면서 기침하는 것이다.」

황제(黃帝)가 묻기를 「육부(六腑)의 기침은 어떠한 것이며 어디서 받는 것인가?」 지백(岐伯)이 답하기를 「오장

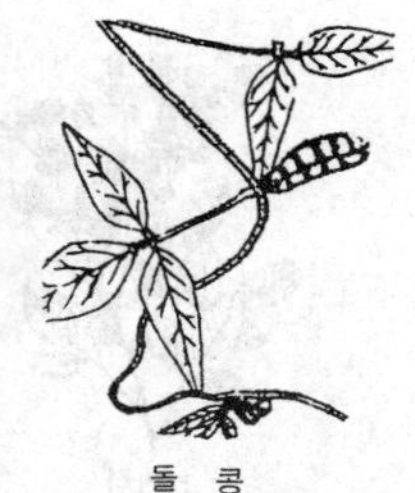
돌 콩

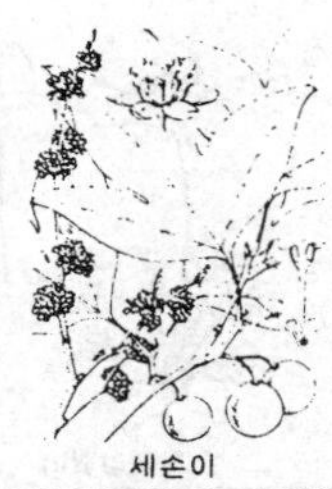
세손이

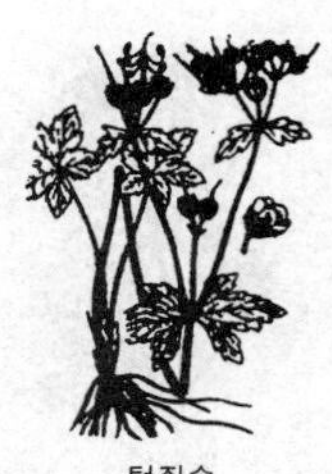
털쥐손

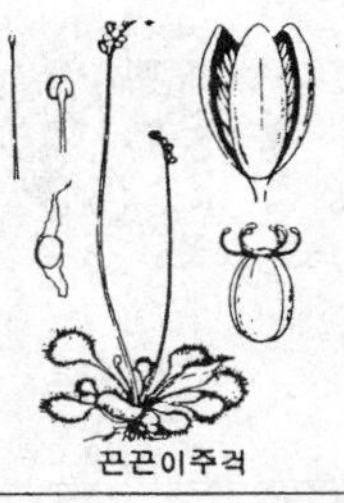
끈끈이주걱

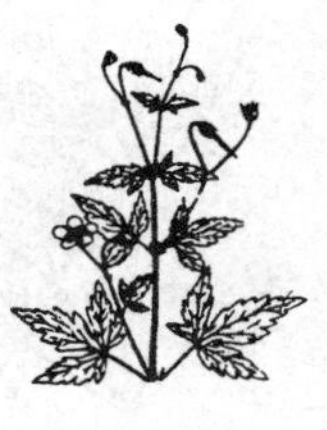
세잎쥐손

(五臟)의 기침이 오래 되면 드디어 육부(六腑)에 옮겨서 비해(脾咳)가 멈추지 않으면 위(胃)가 받고 위해(胃咳)의 증상은 기침을 하면서 구(嘔)하고 구(嘔)가 심하면 긴 벌레가 나오며 간해(肝咳)가 멈추지 않으면 담(痰)이 받고 담해(膽咳)의 증상은 기침하고 구(嘔)하는 것인데 담즙(膽汁)을 구토(嘔吐)하며 폐해가 멈추지 않으면 대장(大腸)이 받고 또 대장해(大腸咳)의 증상은 해(咳)하면서 항문(肛門)으로 유실하고 심해(心咳)가 멈추지 않으면 소장(小腸)이 받고, 소장해(小腸咳)의 증상은 기침하면서 기(氣)를 잃고 신해(腎咳)가 멈추지 않으면 방광(膀胱)이 받고, 방광해(膀胱咳)의 증상은 기침하면서 소변을 흘리고 오랫동안 멈추지 않으면 삼초(三焦)가 받고 삼초해(三焦咳)의 증상은 배가 가득차서 음식을 먹지 못하니 이러한 증상은 모두 위(胃)에 모여서 폐(肺)에 관련되고 탁수(濁水)가 많으며 얼굴이 부종(浮腫)하고 기(氣)가 역(逆)하는 것이다.」〈內經〉

4. 장부(臟腑)의 기침을 치료하는 약

폐해(肺咳)에는 마황탕(麻黃湯), 심해(心咳)에는 길경탕(桔梗湯), 간해(肝咳)에는 소시호탕(小柴胡湯), 비해(脾咳)에는 승마탕(升麻湯), 신해(腎咳)에는 마황부자세신탕(麻黃附子細辛湯), 위해(胃咳)에는 오매환(烏梅丸), 담해(痰咳)에는 황금탕(黃芩湯)에 반하(半夏)•생강(生薑) 〔반하(半夏)•황금(黃芩)•작약(芍藥)•감초(甘草) 각 2돈, 량(薑), 조전(棗煎)〕을 가한 것, 대장해(大腸咳)에는 적석지우여량탕〔赤石脂禹餘粮湯 : 처방은 견한문(見寒門) 참조(參照)〕, 소장해(小腸咳)에는 작약감초탕(芍藥甘草湯), 방광해(膀胱咳)에는 복령감초탕(茯苓甘草湯 : 복령(茯苓) 계지(桂枝) 각(各) 2돈, 甘草 1돈에 생강을 더한 것) 삼초해(三焦咳)에는 전씨이공산(錢氏異功散)으로 각각 치료한다. 〈海藏〉

5. 수(嗽)에 사시(四時)와 조만(早晩)이 다를 경우

대부분 해수(咳嗽)가 봄에는 봄과 같이 일어나는 기가 있고, 여름에는 불꽃이 타 오르는 것이니 가장 무겁고 가을에는 습열(濕熱)이 폐(肺)를 상하고, 겨울에는 풍한(風寒)이 밖을 속박한 것이다. 〈丹心〉

대부분 춘기(春氣)가 위로 오를 때에 폐(肺)가 윤택하고 간(肝)을 억제하며, 여름 불볕이 타오를 때에는 청금(淸金)하고 강화(降火)해서 가을에 습열(濕熱)이 심하니 청열(淸熱)하고 사습(瀉濕)하며 겨울에는 풍한이 무거우니 마땅히 해표(解表), 행담(行痰)하는 약을 써서 발산(發散)한 뒤에 반하 등 약으로 그 담(痰)을 걷어내 버리면 다시 일어나지 않는다. 〈入門〉

이른 새벽에 기침이 많은 증세는 위(胃)속에 음식이 쌓인 것이니 이때에 화기(火氣)가 폐(肺)속에 흘러들기가 쉬우니 사백산(瀉白散)에 지모(知母)를 더한 것이나 또는 이모산(二母散)으로 치료하고(밤중의 기침도 같이 치료함) 오전의 기침에는 대부분 위(胃)속에 화(火)가 있으니 패모(貝母)와 석고(石膏)로 치료하여 위(胃)의 화(火)를 내려야 한다.

또는 오전의 기침이 많은 증세는 위(胃)속에 실화(實火)가 있는 것인데 단석고환〔單石膏丸 : 처방은 견화문(見火門) 참조(參照)〕에 지모(知母)•패모(貝母)를 더해 치료하고 만일 변이 닫히고 천식(喘息)하고 목이 마르며 담(痰)이 주(稠)하면 양격산(涼膈散)으로 치료한다. 오후에 기침이 많은 증세는 음허(陰虛)에 들으니 사물탕(四物湯)에 지모초(知母炒)•황백(黃柏)을 더해서 치료하고 그 화(火)를 내리도록 한다. 또 다른 처방은 오후의 기침은 음허(陰虛)에 드니 사물탕(四物湯)에 이진탕(二陳湯)을 합하고 지모(知母)•황백(黃柏)•맥문동(麥門冬)을 더해서 치료하고 한열(寒熱)과 도한(盜汗)과 유정(遺精)에는 자음강화탕(滋陰降火湯)으로 치료한다.

저녁 무렵의 기침은 화기(火氣)가 폐(肺)에 떠오른 것인데 차가운 약으로 치료하지 말고 오미자(五味子)•오배자(五倍子)로써 수렴(収斂)하고 내려야 한다.

밤의 기침은 음(陰)을 내리고 화(火)를 나누는 약으로 치료해야 한다. 〈丹心〉

풍한(風寒)과 울열(鬱熱) 때문에 밤에 기침하는 증세는 삼요탕(三拗湯)에 지모(知母)•황금(黃芩)•생강(生薑)을 더해서 치료한다. 〈正傳〉

※ 길경탕(桔梗湯)

효능 : 담(痰)을 없애고 기침을 멎게 하며 또 심해(心咳)를 치료한다.

처방 길경(桔梗)•반하제(半夏製)•진피거백(陳皮去白) 각 1냥, 지실(枳實) 3돈을 거친 가루로 매 3돈을 생강 5쪽과 같이 물로 달여서 먹는다. 〈局方〉

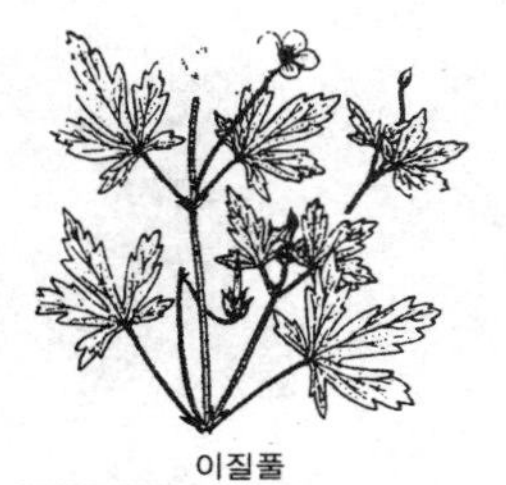
이질풀

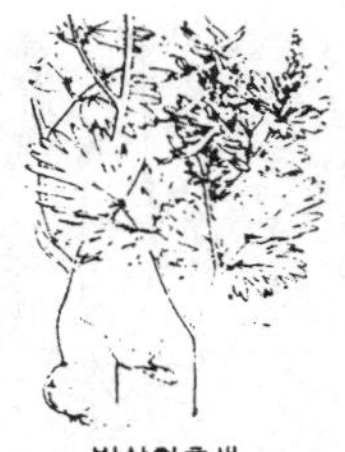
빗살현호색

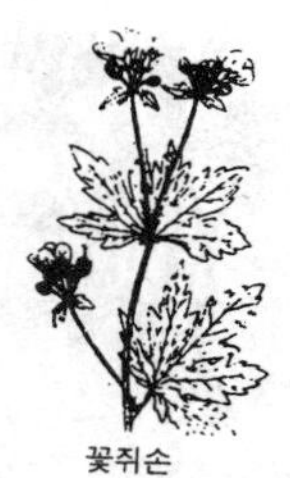
꽃쥐손

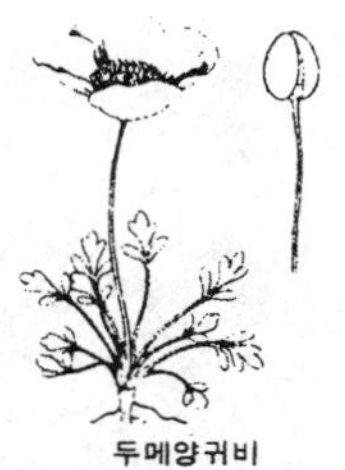
두메양귀비

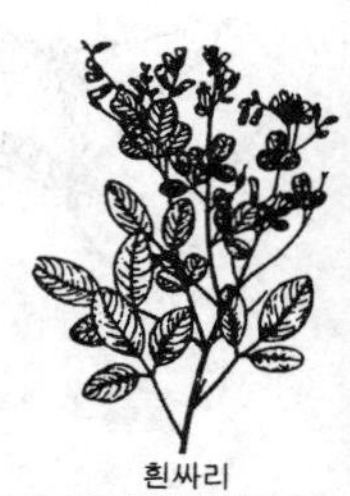
흰싸리

※ 이모산(二母散)

효능 : 모든 해수(咳嗽)와 담천(痰喘)의 증세를 치료한다.

처방 지모(知母)·패모(貝母) 각 1냥, 파두(巴豆) 10알(作霜)을 가루로하여 매번 1자씩 먹되 생강 3쪽과 같이 씹어서 백탕(白湯)으로 내리고 잠을 자면 기침이 바로 안정되고 또한 오래 된 기침도 치료한다. 〈入門〉

6. 기침의 모든 증세일 경우

풍수(風嗽)·한수(寒嗽)·열수(熱嗽)·습수(濕嗽)·노수(勞嗽)·식적수(食積嗽)·기수(氣嗽)·담수(痰嗽)·건수(乾嗽)·혈수(血嗽)·주수(酒嗽)·구수(久嗽)·화수(火嗽)·야수(夜嗽)·천행수(天行嗽)등이 있다.

해(咳)는 기(氣)가 움직이는 증세로 인해서 소리가 나는 증세이고, 기침은 피가 변해서 담(痰)이 된 증세이니 폐기(肺氣)가 움직이면 기침이 나고 비습(脾濕)이 움직이면 기침이 나며, 폐(肺)와 비(脾)의 이장(二臟)이 함께 움직이면 해수(咳嗽)가 같이 일어난다. 〈入門〉

◎ **풍수(風嗽)**

풍(風)이 폐(肺)를 타면 코가 막히고 소리가 무거우며 입이 마르고 목구멍이 가려우며 말을 마치지 못하고 기침한다. 〈入門〉

풍(風)에 상(傷)한 기침은 맥(脈)이 뜨고 증한하며 장열(壯熱)하고 저절로 땀이 나며 오풍(惡風)하고 입이 마르며 번열(煩熱)하고 코에서 맑은 물이 흐르고 말을 마치지 못하고 기침한다. 〈醫鑑〉

상풍(傷風)한 기침에는 신출환(神朮丸)·관동화산(款冬花散)·인삼형개산(人蔘荊芥散) 〔처방은 성음부(聲音部) 참조(參照)〕·금비초산(金沸草散)·삼요탕(三拗湯)·오요산(五拗散)·가감삼요탕(加減三拗湯)등으로 치료한다. 〈諸方〉

※ 신출산(神朮散)

효능 : 풍(風)에 상(傷)해서 머리가 아프고 코가 막히며 소리가 무겁고 기침하는 증세를 치료한다.

처방 창출(蒼朮) 2돈, 강활(羌活)·천궁(川芎)·백출(白朮)·세신(細辛)·감초(甘草) 각 1돈을 썰어서 1첩을 하여 생강 3, 파 1개를 넣어 물로 달여서 복용한다. 〈得効〉

※ 관동화산(款冬花散)

효능 : 한(寒)과 옹(壅)이 서로 사귀고 폐기(肺氣)가 이롭지 못해서 기침하고 담(痰)이 성한 증세를 치료한다.

처방 마황(麻黃)·패모(貝母)·아교주(阿膠珠) 각 2돈, 행인(杏仁)·감초구(甘草炙) 각 1돈, 지모(知母)·상백피(桑白皮)·관동화(款冬花) 5푼을 썰어서 1첩을 하여 생강 3쪽을 넣어 물로 달여서 먹는다. 〈得効〉

※ 금비초산(金沸草散)

효능 : 폐(肺)가 풍한(風寒)을 느껴서 기침하고 소리가 무거우며 담연(痰涎)이 황탁(黃濁)하고 옹성(壅盛)한 증세를 치료한다.

처방 형개수(荊芥穗) 2돈, 선복화(旋覆花)·전호(前胡) 각 1돈반, 마황(麻黃)·적복령(赤茯苓) 각 1돈, 반하(半夏) 7푼반, 세신(細辛)·감초(甘草) 각 3푼을 썰어서 1첩을 지어 생강 3, 대추 2, 매(梅) 1개를 넣어 물로 달여 먹는다. 〈局方〉

※ 삼요탕(三拗湯)

효능 : 풍한(風寒)에 감염되서 해수(咳嗽)하고 코가 막혀서 소리가 무거우며 실음(失音)하는 증세를 치료한다.

처방 마황(麻黃 (뿌리와 마디를 버리지 말고)·행인〔杏仁 : 피(皮)와 첨(尖)을 버리지 말고〕·감초〔甘草 : 굽지 말고 껍질도 버리지 말고〕 각 1돈반을 썰어서 1첩을 지어 생강 5쪽을 넣어 물로 달여 먹는다. 〈局方〉

※ 오요탕(五拗湯)

효능 : 풍한(風寒)에 감염되서 기침하고 소리가 무거워서 목구멍이 아픈 증세를 치료한다.

처방 삼요탕(三拗湯)에 형개수(荊芥穗)·길경(桔梗) 각 1돈을 더해서 달여 먹는데 위에서의 방법과 같다. 〈丹心〉

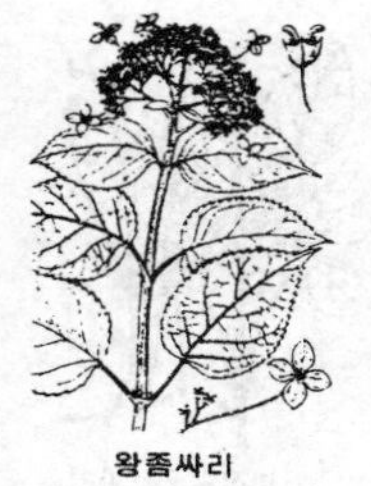
왕좀싸리

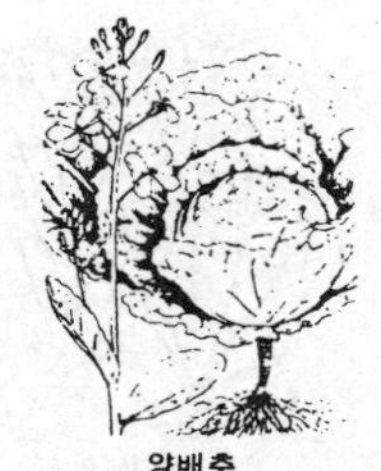
양배추

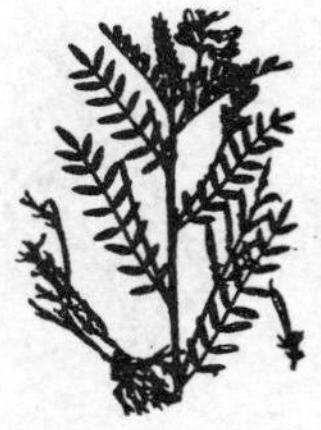
털갈구리싸리

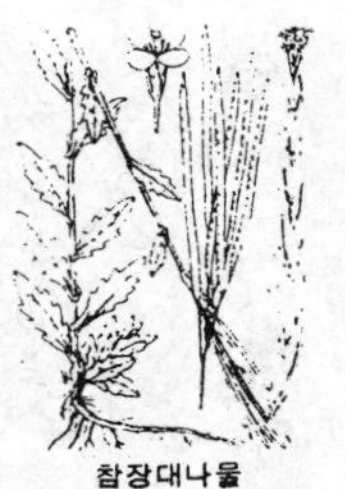
참장대나물

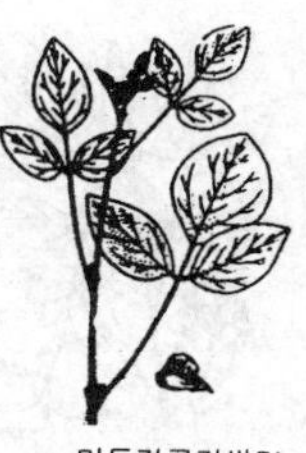
민둥갈구리싸리

※ 가감삼요탕(加減三拗湯)

효능 : 풍(風)과 천(喘)및 수(嗽)를 치료한다.

처방 마황(麻黃) 2돈, 행인(杏仁) • 상백피(桑白皮) 각 1돈반, 감초(甘草) 1돈, 소자(蘇子) • 전호(前胡) 각 6푼을 썰어서 1첩을 지어 생강 3쪽을 넣어 물로 달여서 먹는다. 〈入門〉

◎ **한수(寒嗽)**

한(寒)이 폐(肺)를 상한 증세는 기침하면 가슴이 긴박(緊迫)하고 소리가 쉰다. 〈入門〉

맥(脈)이 긴(緊)하고 증한(增寒)해서 열이나며 땀이 조금도 나지 않고 차가우며 번조하되 목이 마르지 않고 차가움을 만나면 기침한다. 〈醫鑑〉

풍한(風寒)에 상해서 코가 막히고 소리가 무거우며 매우 차가운 것은 이진탕(二陳湯)에 마황(麻黃) • 행인(杏仁) • 길경(桔梗)을 더해서 치료한다. 〈醫鑑〉

1가지의 기침이 매번 추위를 만나면 일어나는 증세는 반드시 한(寒)이 열(熱)을 싸고 있는 증세이니 겉을 풀어주면 열이 저절로 물러가니 지경탕(枳梗湯) 즉 길경지각탕(桔梗枳殼湯)에 마황(麻黃) • 방풍(防風) • 행인(杏仁) • 진피(陳皮) • 자소엽(紫蘇葉) • 목통(木通) • 황금(黃芩)을 더해서 치료한다. 〈入門〉

비(脾)와 폐(肺)가 모두 한사(寒邪)를 받으면 얼굴이 희고 맥(脈)이 팽팽하며 미연〔微涎 : 실침〕이 나오고 입이 달며 수(水)가 오히려 토(土)를 업신여겨 두려움이 없고 뱃속이 크게 차며 담(痰)이 흰 거품을 형성하고, 입이 달고 침에 거품이 있는 것은 위(胃)가 차서 섞이지 못한 증세이니 맵고 달여 열이 있는 약으로 치료한다. 〈東垣〉

한수(寒嗽)에는 구보음(九寶飮) • 화개산(華盖散) • 행자탕(杏子湯) • 자소음자(紫蘇陰子) • 귤소산(橘蘇散) • 강계환(薑桂丸) • 인삼관화고(人蔘款花膏) • 반하온폐탕(半夏温肺湯) • 행소탕(杏蘇湯) • 백원자(白圓子) • 인삼윤폐탕(人蔘潤肺湯) • 온폐탕(温肺湯) • 가미이중탕(加味理中湯) • 팔미관동화산(八味款冬花散) • 이강원(飴薑元) 등으로 치료한다. 〈諸方〉

※ 구보음(九寶飮)

효능 : 모든 해수(咳嗽)와 한수(寒嗽)및 구수(久嗽)를 치료한다.

처방 진피(陳皮) • 박하(薄荷) • 마황(麻黃) • 계피(桂皮) • 상백피(傷白皮) • 자소엽(紫蘇葉) • 행인(杏仁) • 대복피(大腹皮) • 감초(甘草) 각 1돈을 썰어서 1첩을 지어 생강 5쪽, 매(梅) 1개를 물로 달여서 먹는다. 〈簡易〉

※ 화개산(華盖散)

효능 : 폐(肺)가 한사(寒邪)를 느껴서 기침하며 상기(上氣)하고 코가 막히고 소리가 무거운 증세를 치료한다.

처방 마황(麻黃) 2돈, 적복령(赤茯苓) • 소자(蘇子) • 진피(陳皮) • 행인(杏仁) 각 1돈, 감초구(甘草炙) 5푼을 썰어서 1첩을 지어 생강 3쪽, 대추 2개를 넣어 물로 달여서 먹는다. 〈入門〉

※ 행자탕(杏子湯)

효능 : 풍한(風寒)을 느껴서 담(痰)이 성하고 기침하는 증세를 치료하고 냉수(冷嗽)에 더욱 좋다.

처방 인삼(人蔘) • 반하(半夏) • 적복령(赤茯苓) • 백작약(白芍藥) • 세신(細辛) • 건강(乾薑) • 계피(桂皮) • 행인(杏仁) • 오미자(五味子) 각 1돈, 감초(甘草) 5푼을 썰어서 1첩을 지어 생강 5쪽, 매(梅) 1개를 넣어 물로 달여서 먹는데 마황(麻黃)을 더하는 것이 더욱 좋다. 〈簡易〉

※ 자소음자(紫蘇飮子)

효능 : 비(脾)가 허한(虛寒)해서 기침하고 담(痰)이 성한 증세를 치료한다.

처방 자소엽(紫蘇葉) • 상백피(傷白皮) • 행인(杏仁) • 청피(靑皮) • 오미자(五味子) • 마황(麻黃) • 진피(陳皮) • 감초(甘草) 각 1돈, 인삼(人蔘) • 반하(半夏) 각 6푼을 썰어서 1첩을 지어 생강 3쪽을 넣어 물로 달여서 먹는다. 〈丹心〉

※ 귤소산(橘蘇散)

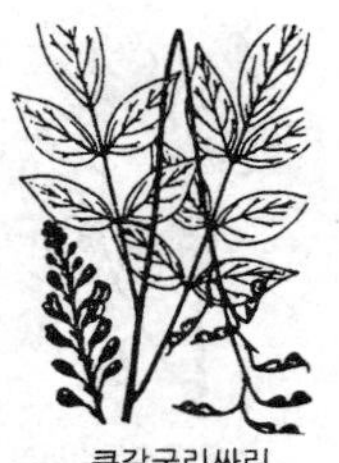
큰갈구리싸리

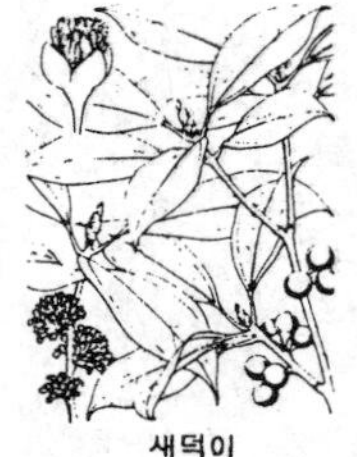
새덕이

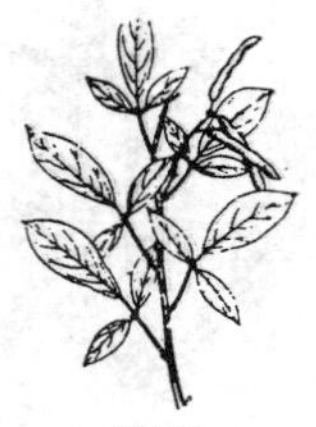
된장풀

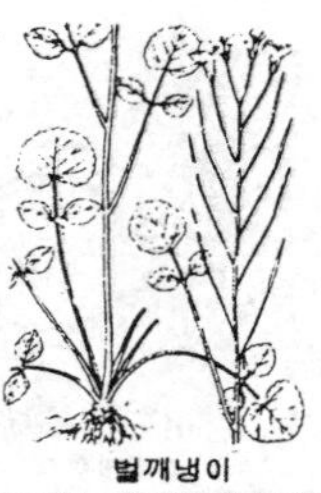
벌깨냉이

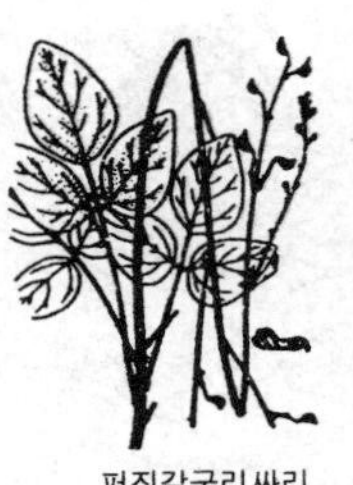
퍼진갈구리싸리

효능 : 상한(傷寒)에 기침하고 신열(身熱)해서 땀이있고 맥(脈)이 뜨고 촘촘한데 행자탕(杏子湯)을 복용해서 효력이 없으면 이 약으로 치료한다.

처방 귤홍(橘紅) • 자소엽(紫蘇葉) • 행인(杏仁) • 백출(白朮) • 반하(半夏) • 상백피(傷白皮) • 패모(貝母) • 오미자(五味子) 각 1돈, 감초(甘草) 5푼을 썰어서 1첩을 지어 생강 3쪽을 넣어 물로 달여서 먹는다. 〈濟生〉

※ 강계환(薑桂丸)

효능 : 한담(寒痰)의 기침을 치료한다.

처방 계피(桂皮) 2냥, 남성(南星) • 반하병제(半夏並製) 각 1냥을 가루로하여 생강즙에 담가서 찐 떡으로 녹두알 크기의 환을 지어 생강탕에 30~50알을 먹는다. 〈易老〉

※ 인삼관화고(人蔘款花膏)

효능 : 페(肺)와 위(胃)의 허한(虛寒)때문에 오랫동안 기침이 멎지 않는 증세를 치료한다.

처방 관동화(款冬花) • 인삼(人蔘) • 오미자(五味子) • 상백피(桑白皮) • 자원(紫菀) 각 1냥을 가루로하여 꿀로 가시연밥 크기의 환을 지어 1알을 묽은 생강 탕에 씹어서 삼켜도 좋고 녹여서 먹어도 좋다. 〈綱目〉

※ 반하온페탕(半夏溫肺湯)

효능 : 허한(虛寒)과 해수(咳嗽)로 중완(中脘)에 담수(痰水)와 냉기(冷氣)가 있고 심장(心臟)밑이 주양[注洋 : 꿀렁꿀렁 하는 것]하고 조잡(嘈雜)해서 맑은 물을 뱉어 내고 맥(脈)이 잠기며 팽팽하고 가늘며 더딘 증세는 위(胃)가 허냉(虛冷)하기 때문이다.

처방 반하(半夏) • 세신(細辛) • 계심(桂心) • 선복화(旋覆花) • 진피(陳皮) • 인삼(人蔘) • 길경(桔梗) • 백작약(白芍藥) • 감초(甘草) 각 1돈, 적복령(赤茯苓) 6푼을 썰어서 1첩을 지어 생강 5쪽을 넣어 물로 달여서 먹는다. 〈入門〉

※ 행소탕(杏蘇湯)

효능 : 풍한(風寒)에 상해서 기침하고 담(痰)이 성한 증세를 치료한다.

처방 행인(杏仁) • 자소엽(紫蘇葉) • 상백피(桑白皮) • 진피(陳皮) • 반하(半夏) • 패모(貝母) • 백출(白朮) • 오미자(五味子) 각 1돈, 감초(甘草) 5푼을 썰어서 1첩을 지어 생강 5쪽을 넣어 물로 달여서 먹는다. 〈得効〉

※ 인삼윤페탕(人蔘潤肺湯)

효능 : 상한(傷寒)의 기침을 치료한다.

처방 인삼(人蔘) • 건갈(乾渴) • 길경(桔梗) • 백지(白芷) • 마황(麻黃) • 건강(乾薑) • 백출(白朮) • 감초(甘草) 각 1돈을 썰어서 생강 3쪽, 파 2개를 넣어 물로 달여서 먹는다. 〈丹心〉

※ 온페탕(溫肺湯)

효능 : 페허(肺虛)에 객한(客寒)을 끼고 천해(喘咳)하며 담말(痰沫)을 구토하는 증세를 치료한다.

처방 건강(乾薑) • 계피(桂皮) • 반하(半夏) • 진피(陳皮) • 오미자(五味子) • 행인(杏仁) • 감초(甘草) 각 1돈, 세신(細辛) • 아교주(阿膠珠) 각 5푼을 썰어서 1첩을 지어 생강 3쪽, 대추 2개를 넣어 물로 달여서 먹는다. 〈直指〉

※ 가미이중탕(加味理中湯)

효능 : 페(肺)와 위(胃)가 함께 차갑고 해수(咳嗽)하는 증세를 치료한다.

처방 인삼(人蔘) • 백출(白朮) • 건강(乾薑) • 감초(甘草) • 적복령(赤茯苓) • 반하(半夏) • 진피(陳皮) • 세신(細辛) • 오미자(五味子) 각 1돈을 썰어서 1첩을 지어 생강 3쪽, 대추 2개를 넣어 물로 달여서 먹는다. 〈丹心〉

※ 팔미관동화산(八味款冬花散)

효능 : 페경(肺經)에 한열(寒熱)이 고르지 못해서 연수(涎嗽)가 그치지 않는 증세를 치료한다.

처방 상백피(桑白皮) • 자소엽(紫蘇葉) • 행인(杏仁) • 마황(麻黃) 각 1돈반, 관동화(款冬花) • 자원용(紫菀

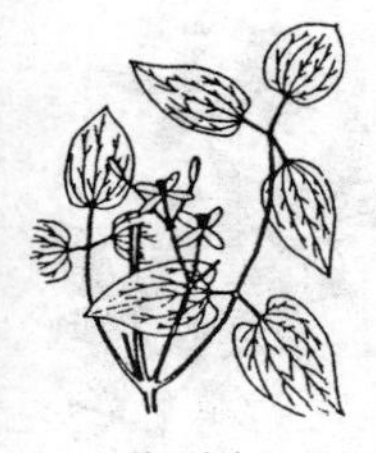
왕으아리

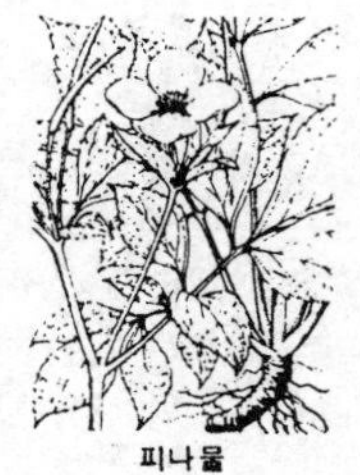
피나물

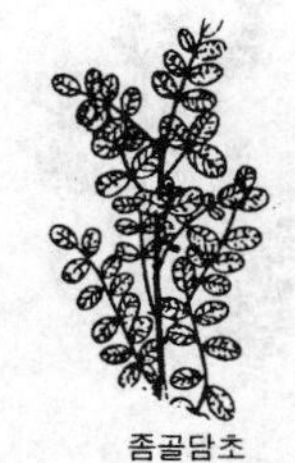
좀골담초

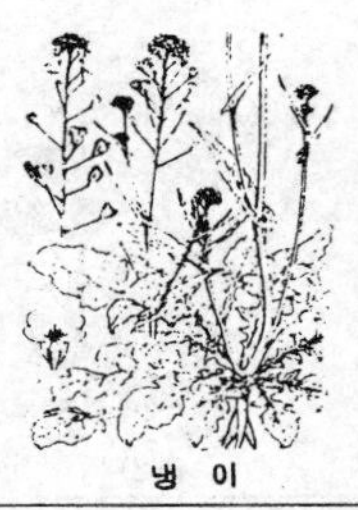
냉 이

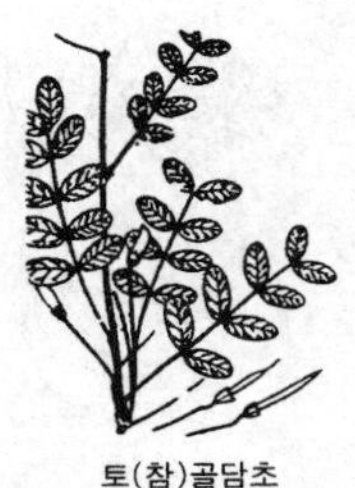
토(참)골담초

茸)·오미자(五味子)·감초(甘草) 각 1돈을 썰어서 1첩을 하고 물로 달여서 찌꺼기는 버리고 황랍(黃蠟)과 조각자(皂角子) 큰 것을 넣어 다시 달이고 불에 쬐어서 먹는다. 〈丹心〉

※ 이강원(飴薑元)

효능 : 냉수(冷嗽)를 치료한다.

처방 흑설탕 1근, 건강(乾薑)가루 4냥, 먼저 설탕을 녹이고 다음 생강 가루를 넣어 섞고 엉기거든 쪽을 만들어 수시로 먹는다. 〈鄕集〉

◎ **열수(熱嗽)**

더위에 상해 기침을 얻으면 입이 마르고 목이 쉬며 침거품을 토한다. 〈入門〉

더위에 상해서 기침하는 증세는 맥(脈)이 촘촘하고 번열(煩熱)하며 마실 것을 당기고 입이 마르며 또는 침거품을 토하고 소리가 쉬고 객혈(喀血)을 한다. 〈醫鑑〉

대부분 해수(咳嗽)에 얼굴이 붉고 가슴과 배와 갈비가 항상 열이 있으면서 오직 발만이 가끔 차가운 것을 만나면 잠깐 동안 그 맥(脈)이 넓고 미끄러운 증세는 열담(熱痰)이 안에 있는 것이니 소함흉탕(小陷胸湯)이 적합하고 또 열수(熱嗽)의 흉만(胸滿)한 증세도 치료한다. 〈綱目〉

열수(熱嗽)에 진사육일산(辰砂六一散)·인삼사폐탕(人蔘瀉肺湯)·패모산(貝母散)·삼출조중탕(蔘朮調中湯)·금반환(芩半丸)·소황환(小黃丸)·황연화담환(黃連化痰丸)·사즙고(四汁膏)등으로 치료한다. 〈諸方〉

※ 세폐산(洗肺散)

효능 : 기침으로 담(痰)이 성하고 열이 있으며 폐기(肺氣)가 맑지 못한 증세를 치료한다.

처방 반하(半夏) 3돈, 황금(黃芩) 2돈, 천문동(天門冬)·맥문동(麥門冬)·오미자(五味子) 각 1돈반, 행인(杏仁) 1돈, 감초(甘草) 5푼을 썰어서 1첩을 지어 생강 5쪽을 넣어 물로 달여서 먹는다. 〈丹心〉

※ 인삼사폐탕(人蔘瀉肺湯)

효능 : 열수(熱嗽)를 치료한다.

처방 양격산〔涼膈散 : 처방은 방견화문(方見火門)〕에서 박초(朴硝)를 빼고 인삼(人蔘)·지각(枳殼)·길경(桔梗)·행인(杏仁)·상백피(桑白皮)를 등분해서 넣어 물로 달여서 먹는다. 〈入門〉

※ 패모산(貝母散)

효능 : 화수(火嗽)와 오래된 기침을 치료한다.

처방 행인(杏仁) 2돈, 관동화(款冬花) 2돈, 지모(知母) 1돈반, 패모(貝母)·상백피(桑白皮)·오미자(五味子)·감초(甘草) 각 1돈을 썰어서 1첩을 지어 생강 3쪽을 넣어 물로 달여서 먹는다. 〈入門〉

※ 삼출조중탕(蔘朮調中湯)

효능 : 열을 없개고 기(氣)를 보하며 기침을 멈추게 하고 천급(喘急)을 안정시키며 비(脾)와 위(胃)를 온화하게 하고 음식을 증진시킨다.

처방 상백피(桑白皮) 1돈, 황기(黃芪) 8푼, 인삼(人蔘)·백출(白朮)·백복령(白茯苓)·감초(甘草) 각 6푼, 지골피(地骨皮)·맥문동(麥門冬)·진피(陳皮) 각 4푼, 청피(靑皮) 3푼, 오미자(五味子) 20알을 썰어서 1첩을 지어 물로 달여서 먹는다. 〈東垣〉

※ 금반환(芩半丸)

효능 : 열수(熱嗽)에 담(痰)이 나는 증세를 치료한다.

처방 황기(黃芪)·반하(半夏) 각 1냥을 가루로하여 생강즙 풀에 섞어 오동열매 크기의 환을 지어 생강탕으로 70알을 삼켜 먹는다. 〈入門〉

※ 소황환(小黃丸)

효능 : 열담해수(熱痰咳嗽)에 맥(脈)이 넓고 얼굴이 붉으며 번갈(煩渴)한 증세를 치료한다.

처방 황금(黃芩) 1냥반, 남성(南星)·반하(半夏)·병제(並製) 각 1냥을 가루로하여 생강즙에 담가서 찐떡에다 섞어 오동열매 크기로 환을 지어 생강탕으로 50~70알을 먹는다. 〈易老〉

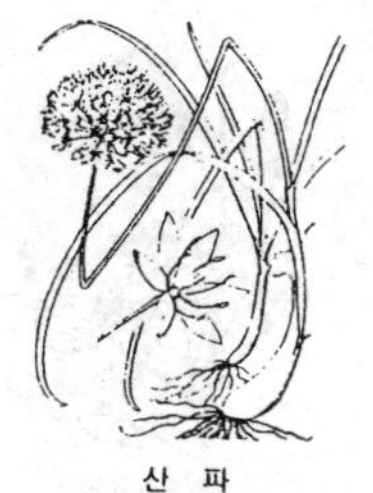
산 파

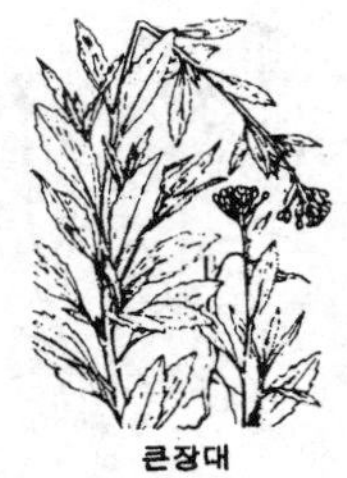
큰장대

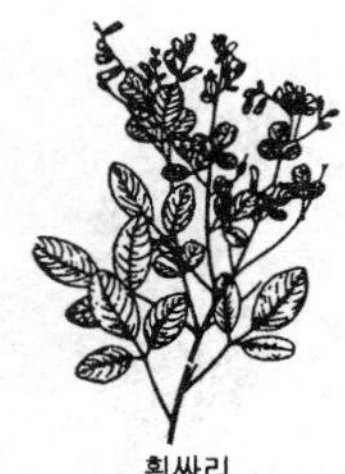
흰싸리

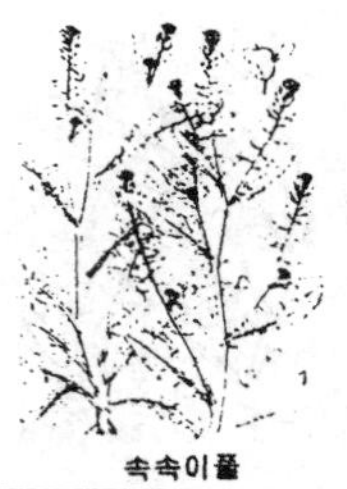
속속이풀

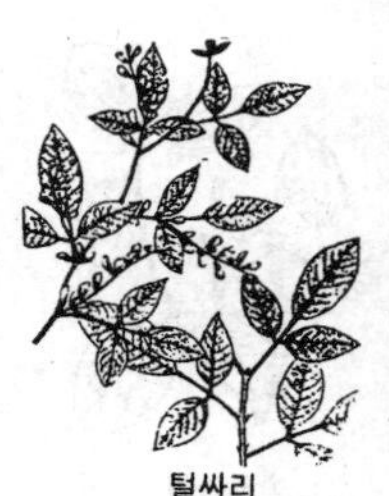
털싸리

※ 황련화담환(黃連化痰丸)

효능 : 열담(熱痰)과 기침을 치료한다.

처방 황련(黃連)·오수유(吳茱萸) 각 1돈반, 진피(陳皮) 5돈, 반하(半夏) 1돈반을 가루로 하고 생강 풀에 오동열매 크기의 환을 지어 생강탕으로 100알을 먹는다. 〈丹心〉

※ 사즙고(四汁膏)

효능 : 기침을 그치게 하고 담(痰)을 소멸(消滅)시키며 화(火)를 내리게 한다.

처방 설리즙(雪梨汁)·우즙(藕汁)·생나복즙(生蘿葍汁)을 등분해서 당설(糖屑)을 넣어 섞어 약한 불로 고아서 고약을 만들어 1수저씩 떠서 먹는. 〈入門〉

◎ 습수(濕嗽)

습(濕)이 폐(肺)를 이겨서 기침을 하면 몸을 무겁고 뼈마디가 번동(煩疼)하며 주장(酒䐊)곧 추워진다. 〈入門〉

습(濕)에 상해서 기침하는 증세는 맥(脈)이 가늘고 뼈마디가 번통(煩痛)하고 사지(四肢)가 무거워서 달라붙고 또는 땀이 있어 소변이 흐르지 않는다. 〈醫鑑〉

습수(濕嗽)에는 불환금정기산(不換金正氣散)·백출탕(白朮湯)·백출환(白朮丸)으로 치료한다.

※ 백출탕(白朮湯)

효능 : 습수(濕嗽)에 담(痰)이 많고 몸이 무거우며 맥(脈)이 유(濡)하고 가는 증세를 치료한다.

처방 백출(白朮) 3돈, 반하(半夏)·귤홍(橘紅)·백복령(白茯苓)·오미자(五味子) 각 1돈반, 감초(甘草) 5푼을 썰어서 1첩을 지어 생강 5쪽을 넣어 물로 달여서 먹는다. 〈濟生〉

※ 백출환(白朮丸)

효능 : 습담(濕痰)과 기침에 몸이 무겁고 맥(脈)이 느린 증세를 치료한다.

처방 백출(白朮) 2냥반, 남성(南星)·반하(半夏) 각 1냥을 가루로하여 생강즙 풀에 환을 지어 생강탕으로 50~70알을 먹는다. 〈易老〉

◎ 울수(鬱嗽)

즉 화해(火咳)인데 심하면 건해(乾咳)하고 담(痰)이 없으니 신수(腎水)가 마르고 사화(邪火)가 홀로 폐를 달아 올리는 것인데 사백산(瀉白散)·청화환(淸化丸)·가려륵환(訶黎勒丸)·하천고(霞天膏)로 치료한다.

화울(火鬱)이란 기침하는 소리가 있고 담(痰)이 적으며 얼굴이 붉은 증세가 나타나니 청금강화탕(淸金降火湯)으로 치료한다.

※ 청화환(淸化丸)

효능 : 폐울(肺鬱)과 담수(痰嗽)로 잠을 편하게 자지 못하는 증세를 치료한다.

처방 패모(貝母) 1냥, 행인(杏仁) 5돈, 청대(靑黛) 3돈을 가루로 하고 사당(砂糖)을 생강즙에 넣어 탄자 크기의 환을 지어 녹여서 먹는다.

※ 가려륵환(訶黎勒丸)

효능 : 노수(勞嗽)와 건해(乾咳)및 폐장(肺腸)과 천급의 증세를 치료한다.

처방 가자피(訶子皮) 5돈, 해분(海粉)·과루인(瓜蔞仁)·청대(靑黛)·행인(杏仁)·패모(貝母)·편향부(便香附) 각 2돈반을 가루로하여 생강즙에 꿀을 섞은 것으로 환을 앵두 크기로 지어 입속에 머금어서 천천히 먹는다. 〈入門〉

※ 청금강화탕(淸金降火湯)

효능 : 열수(熱嗽)를 치료하고 폐(肺)와 위(胃)의 화(火)를 내리면 담(痰)이 사라지게 하고 기침을 멈추게 한다.

처방 진피(陳皮)·행인(杏仁) 각 1돈반, 적복령(赤茯苓)·반하(半夏)·길경(桔梗)·패모(貝母)·전호(前胡)·과루인(瓜蔞仁)·황금(黃芩)·석고(石膏) 각 1돈, 지각(枳殼) 6푼, 감초(甘草) 3푼을 썰어서 1첩을 하고 생강(生薑) 3쪽을 넣어 물로 달여 식사후에 먹는다. 〈醫鑑〉

◎ 노수(勞嗽)

허노(虛勞)의 기침을 말한다.

노수(勞嗽)란 식은 땀이 나고 겸하여 담(痰)이 많고 수

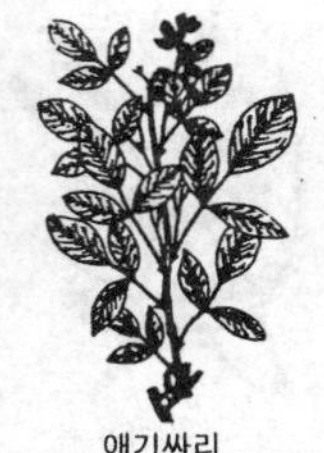
애기싸리

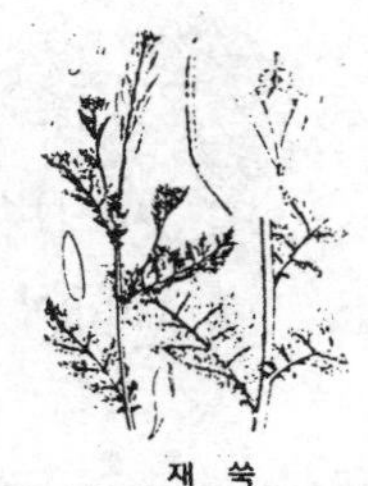
재 쑥

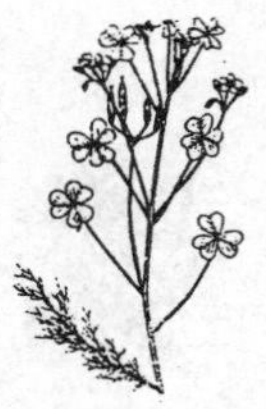
선괭이밥

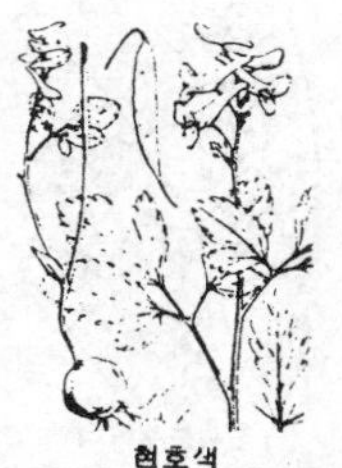
현호색

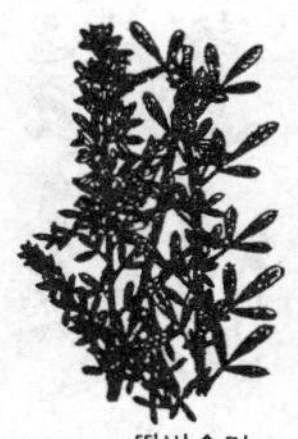
땅비수리

시로 한열(寒熱)을 지으니 음(陰)을 보하고 금(金)을 맑게해야 하는데 사물탕(四物湯)에 죽력(竹瀝)과 생강즙을 더해서 치료한다.

음허화동(陰虛火動)으로 기침을 하는 증세는 사물탕(四物湯)에 이진탕(二陳湯)을 합하고 황백(黃柏)과 지모(知母)를 더해서 치료한다.

음(陰)이 허해서 천식(喘息)하고 기침하며 또는 토혈(吐血)하는 증세에 사물탕(四物湯)에 황백(黃柏)과 지모 오미자(知母五味子) • 맥문동(麥門冬) • 상백피(桑白皮) • 지골피(地骨皮)를 더해서 치료한다. 〈醫鑑〉

호색(好色)하면 원기(元氣)가 허약(虛弱)하고 기침이 멈추지 않는 증세에 경옥고(瓊玉膏) 〔처방은 신형문(身形門)〕가 제일 효과가 좋고 허노(虛勞)와 건해수(乾咳嗽)도 치료한다. 〈丹心〉

노수(勞嗽)에 인삼청폐탕(人蔘靑肺湯) • 가미이모환(加味二母丸) • 인삼궁귀탕(人蔘芎歸湯) • 가미인삼자원산(加味人蔘紫菀散) • 윤폐환(潤肺丸) • 보폐탕(補肺湯) • 온금산(溫金散) • 대녕수탕(大寧嗽湯) • 지모탕(知母湯) • 녕수고(寧嗽膏) • 대하교원(大何膠元)등으로 치료한다. 〈諸方〉

주색(酒色)을 지나치게 많이하고 허노(虛勞)해서 피가 적고 진액이 안에서 없어져 마르며 상기(上氣)되고 연조(涎潮)하며 기침이 연달아서 멈추지 않는데 육미지황환(六味地黃丸)에 귤홍(橘紅) • 패모(貝母) • 황백(黃柏) • 지모(知母)를 더해서 치료한다. 〈入門〉

※ 인삼청폐탕(人蔘淸肺湯)

효능 : 오래된 기침과 노수(勞嗽)및 폐위(肺痿)와 성취(腥臭)한 혈(血)을 뱉는 증세를 치료한다.

처방 인삼(人蔘) • 상백피(桑白皮) • 지골피(地骨皮) • 지모(知母) • 아교주(阿膠珠) • 앵속각밀초(罌粟殼蜜炒) • 행인(杏仁) • 길경(桔梗) • 감초(甘草) 각 1돈을 썰어서 1첩을 하고 대조(大棗) • 오매(烏梅) 각 1개를 넣어 달여서 찌꺼기는 버리고 꿀 1수저를 타서 맑은 것을 먹는다. 〈得効〉

일명 인삼청폐음(人蔘淸肺飮)이라고 한다. 〈入門〉

※ 가미이모환(加味二母丸)

효능 : 오래된 기침과 노수(勞嗽)및 식적수(食積嗽)를 치료한다.

처방 지모(知母) • 패모(貝母)를 파두(巴豆)는 버리고 백반(白礬) • 백급(白芨) 4미를 등분 가루로 하고 생강즙에 꿀을 섞어서 가시연밥 크기로 환을 지어 녹여 복용하고 또는 맥문동(麥門冬) • 진피(陳皮) • 아교주(阿膠珠)를 더하는 것도 역시 좋다. 〈入門〉

※ 인삼궁귀탕(人蔘芎歸湯)

효능 : 건수(乾嗽)가 허노(虛勞)때문에 피가 적고 조열(燥熱)이 폐(肺)를 타서 농혈(膿血)을 뱉어 내고 모한(冒寒)해서 해수(咳嗽)하는 증세를 치료한다.

처방 당귀(當歸) • 천궁(川芎) • 백작약(白芍藥) 각 1돈반, 적복령(赤茯苓) • 인삼(人蔘) • 반하(半夏) • 진피(陳皮) • 아교주(阿膠珠) • 세신(細辛) • 오미자(五味子) • 감초(甘草) 각 7푼을 썰어서 1첩을 하고 생강 3, 대추 2개를 넣어 물로 달여서 먹는다. 〈直指〉

※ 가미인삼자원산(加味人蔘紫菀散)

효능 : 허노(虛勞)의 기침을 치료한다.

처방 인삼(人蔘) • 오미자(五味子) • 자원용(紫菀茸) • 진피(陳皮) • 자소엽(紫蘇葉) • 패모(貝母) • 상백피(桑白皮) • 백복령(白茯苓) 각 1돈, 행인(杏仁) • 감초(甘草) 각 7푼반, 천궁(川芎) • 반하국(半夏麴) 각 1돈, 아교주(阿膠珠) 5푼을 썰어서 1첩을 지어 생강 5, 대추 2개, 매(梅) 1을 넣어 물로 달여서 먹는다. 〈直指〉

※ 윤폐환(潤肺丸)

패모(貝母) 1냥, 과루인(瓜蔞仁) • 청대(靑黛) 각 5돈을 가루로 하고 생강즙에 꿀을 넣어 고약을 만들어서 녹여 먹는다. 〈丹心〉

※ 보폐탕(補肺湯)

효능 : 노수(勞嗽)를 치료한다.

처방 상백피밀초(桑白皮蜜炒) • 숙지황(熟地黃) 각 3돈, 인삼(人蔘) • 자원(紫菀) • 황금(黃芩) • 오미자(五味

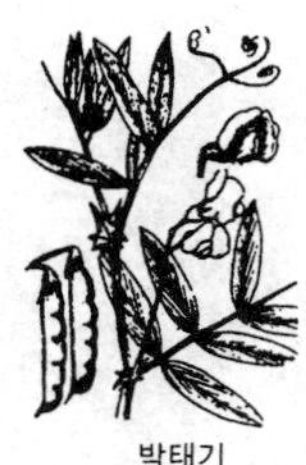
박태기

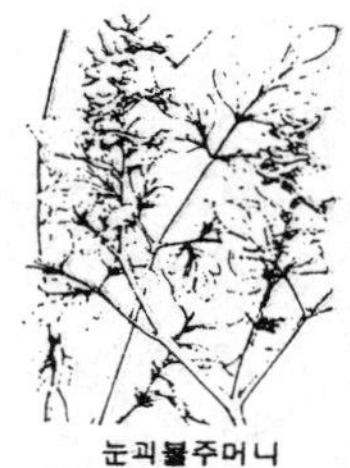
눈괴불주머니

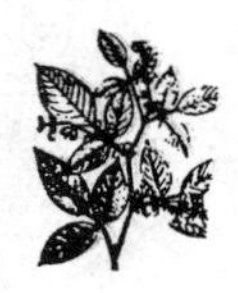
참싸리

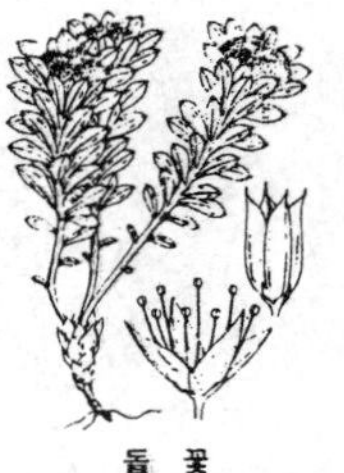
돌 꽃

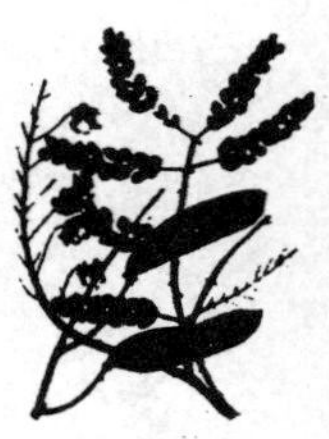
실거리

子) 각 1돈을 썰어서 1첩을 지어 물로 달이고 꿀 1수저를 넣어 먹는다. 〈丹心〉

※ 온금산(溫金散)

효능 : 치료 방법은 위에서와 같다.

처방 방풍(防風) • 상백피(桑白皮) • 황금(黃芩) • 감초(甘草) 각 1냥, 행인거피첨(杏仁去皮尖) 21알, 인삼(人蔘) • 복신(茯神) 각 5돈, 맥문동(麥門冬) 2돈반, 이상 앞에 5가지를 뜨물에 담가 하룻밤을 재워 말린후 인삼(人蔘) • 복신(茯神) • 맥문동(麥門冬)을 넣어 같이 가루로 하고 매 3돈을 내서 황랍(黃蠟)을 큰 콩알 크기로 넣어서 달여서 먹는다. 〈丹心〉

※ 대영수탕(大寧嗽湯)

효능 : 노수(勞嗽)에 특히 효과가 있다.

처방 반하(半夏) 2돈, 오미자(五味子) • 적복령(赤茯苓) • 상백피(桑白皮) • 자소엽(紫蘇葉) • 진피(陳皮) • 지각(枳殼) • 행인(杏仁) • 아교주(阿膠珠) • 앵속각밀초(罌粟殼蜜炒) 각 1돈, 세신(細辛) • 감초(甘草) 각 5푼을 썰어서 1첩을 지어 생강 3, 대추 2, 매(梅) 1을 넣어 물로 달여서 먹는다. 〈丹心〉

※ 지모탕(知母湯)

효능 : 허노(虛勞)의 해수(咳嗽)로 농혈(膿血)을 뱉고 심폐(心肺)에 열이 있는 증세를 치료한다.

처방 황기밀초(黃芪蜜炒) 1돈반, 백작약(白芍藥) • 생건지황(生乾地黃) • 황금(黃芩) • 맥문동(麥門冬) • 인삼(人蔘) • 백복령(白茯苓) • 길경(桔梗) • 지모(知母) 각 1돈, 감초(甘草) 5푼을 썰어서 1첩을 지어 생강 3쪽, 죽엽(竹葉) 3쪽, 소맥(小麥) 1줌을 넣어 물로 달여서 먹는다. 〈丹心〉

※ 영수고(寧嗽膏)

효능 : 음허화동(陰虛火動)에 기침을 하고 객혈(格血)하는 증세를 치료한다.

처방 천문동(天門冬) • 백출(白朮) 각 8냥, 백부근(百部根) • 행인(杏仁) • 패모(貝母) • 백합(百合) 각 4냥, 관동화(款冬花) 5푼, 자원(紫菀) 3냥을 거친 가루로하여 멀리서 흐르는 물 1말에 달여서 3되를 내고 다시 새물로 바꾸어 달여서 3되를 낸다. 이러기를 3차례해서 그 즙을 합하고 이당(飴糖) 8냥과 꿀 16냥을 넣고 다시 고아서 아교(阿膠) 4냥, 백복령(白茯苓) 가루 4냥을 넣어 섞고 고약을 만들어 매번 3~5수저를 자주 먹는다. 〈醫鑑〉

※ 대아교환(大阿膠丸)

효능 : 허노(虛勞)의 기침으로 피를 토해 뱉고 열이나며 소수(消瘦)하는 증세를 치료한다.

처방 산약(山藥) • 오미자(五味子) • 숙지황(熟地黃) • 아교주(阿膠珠) • 백복령(白茯苓) 각 1냥, 맥문동(麥門冬) • 단삼(丹蔘) • 패모(貝母) • 방풍(防風) • 복신(茯神) • 백자인(柏子仁) • 백부근(百部根) • 두충(杜冲) 각 5돈, 원지(遠志) • 인삼(人蔘) 각 2돈반을 가루로 하고 꿀에 섞어 탄자 크기의 환을 지어 매 1알에 물을 조금 달여서 찌꺼기 채로 먹는다. 〈局方〉

◎ **식적수(食積嗽)**

식적(食積) 때문에 담(痰)이 나고 기침하고 가슴이 가득하고 신물을 트림하는데 이진탕(二陳湯)에 후박(厚朴) • 산사자(山楂子) • 맥아(麥芽)를 더해서 치료한다. 〈入門〉

식적수(食積嗽)는 청대(靑黛), 과루실(瓜蔞實)이 아니면 치료하지 못한다. 한 사람이 얼굴이 청황백색(靑黃白色)으로 일정하지 않고 얼굴 위에 발톱의 흔적이 있는데 하나는 누르고 하나는 흰 증세가 바로 그것이다.

식적(食積)에 담수(痰嗽)하고 열이나는 증세는 반하(半夏)와 남성(南星)으로 군(君)을 삼고 과루실(瓜蔞實)과 나복자(蘿蔔子)로 신(臣)을 삼으며 청대(靑黛) • 석연(石燕)으로 사(使)를 삼아서 생강즙 풀에 환을 지어 만들어 복용한다. 〈丹心〉

또는 삼보환〔三補丸 : 금(芩), 연(蓮) • 박(柏)〕에 이모초(二母炒) 패모 • 지모(貝母知母)를 더해서 가루로 하고 물로 산초씨 크기의 환을 지어 죽력(竹瀝)과 우즙(藕汁)으로 복용한다. 〈丹心〉

식적수(食積嗽)에 과루환(瓜蔞丸) • 청금환(靑金丸) • 이모녕수탕(二母寧嗽湯) • 온비탕(溫脾湯) • 향부환(香附丸)등으로 치료한다. 〈諸方〉

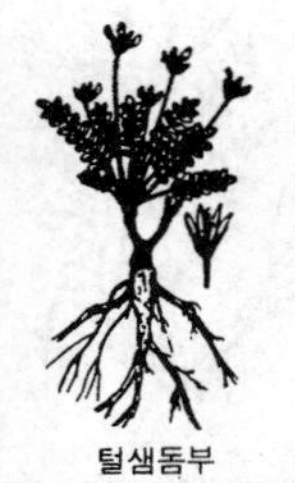
털샘돔부

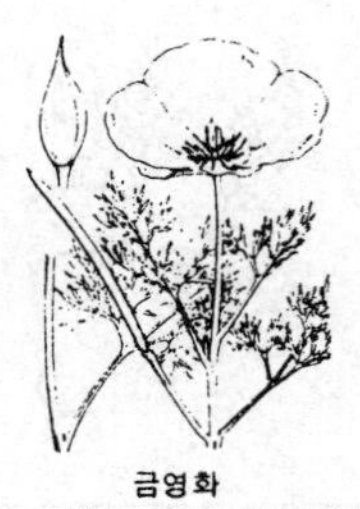
금영화

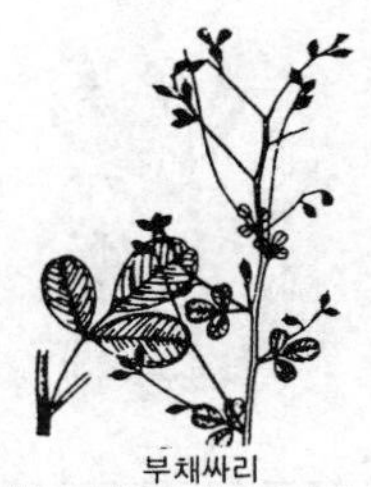
부채싸리

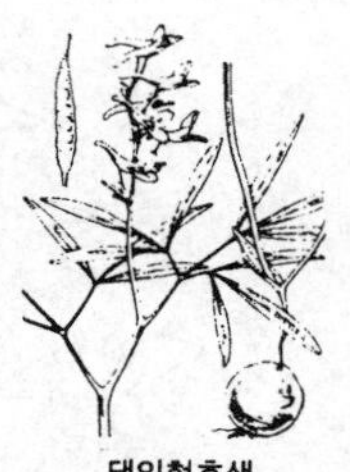
댓잎현호색

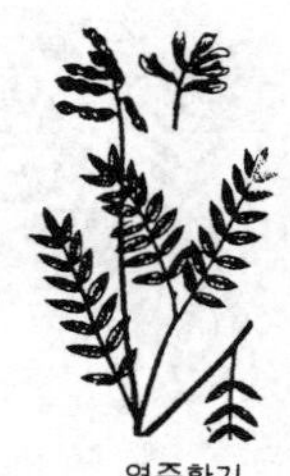
염주황기

※ 과루환(瓜蔞丸)

효능 : 식담(食痰)이 옹체(壅滯)해서 천식(喘息)과 기침을 하는 증세를 치료한다.

처방 과루실(瓜蔞實) • 반하국(半夏麴) • 산사자(山楂子) • 신국(神麴) 각 등분하여 가루로 하고 과루(瓜蔞)속의 물로 환을 지어 죽력(竹瀝)과 생강탕으로 50~70알을 먹는다. 〈丹心〉

※ 청금환(青金丸)

효능 : 식적(食積)과 화울(火鬱)기침을 치료하는데 신통한 약이다.

처방 패모(貝母) • 지모(知母) 각 5돈, 파두상(巴豆霜) 5푼을 가루로 하고 생강즙 풀에 환을 지어서 청대(青黛)로 겉을 입히고 백탕(白湯)으로 5~7알을 먹는다. 〈丹心〉

※ 이모영수탕(二母寧嗽湯)

효능 : 음식이 상해서 위(胃)의 화(火)가 타오르며 폐기(肺氣)를 충박(衝博)하고 담수(痰嗽)가 오랫동안 멈추지 않는 증세에 먹으면 바로 낫는다.

처방 석고(石膏) 2돈, 패모(貝母) • 지모(知母) 각 1돈반, 치자(梔子) • 황금(黃芩) 각 1돈2푼, 상백피(桑白皮) • 적복령(赤茯苓) • 과루인(瓜蔞仁) • 진피(陳皮) 각 1돈, 지실(枳實) 7푼, 생감초(生甘草) 2푼, 오미자(五味子) 10알을 썰어서 1첩을 하고 생강 3쪽을 넣어 물로 달여서 먹는다. 〈醫鑑〉

※ 온비탕(溫脾湯)

효능 : 포식(飽食)하면 기침이 나는 증세를 치료한다.

처방 감초(甘草) 4냥, 대추 20개를 썰어서 물 5되와 같이 달여 2되까지 되거든 3번으로 나누어 먹는다. 〈千金〉

※ 향부환(香附丸)

효능 : 식적담수(食積痰嗽)를 치료한다.

처방 창출(蒼朮) 3냥, 향부자(香附子) 1냥반, 나복자초(蘿蔔子炒) • 과루인(瓜蔞仁) • 행인(杏仁) • 반하(半夏) 각 1냥, 황금(黃芩) • 적복령(赤茯苓) 각 5돈, 천궁(川芎) 3돈을 가루로 하고 생강즙 풀에 섞어 환을 지어 연한 생강탕으로 50~70알을 먹는다. 〈正傳〉

◎ 기수(氣嗽)

칠기(七氣)가 쌓이고 상(傷)해서 기침이 되고 담연(痰涎)이 응결(凝結)해서 또는 패서(敗絮) (헌솜)와 같고 또는 매실 씨와 같으며 목구멍을 막아서 뱉어도 나오지 않고 삼켜도 넘어가지 않으니 특히 부인들이 많이 이런 증세에 걸린다. 〈入門〉

기수(氣嗽)에 소자강기탕(蘇子降氣湯) • 가미사칠탕(加味四七湯) • 단삼음자(團蔘飮子) • 청룡산(青龍散) • 삼자양친탕(三子養親湯) • 소자전(蘇子煎) • 옥분환(玉粉丸) • 성향환(星香丸)[기자운] • 귤강환(橘薑丸) 등으로 치료한다. 〈諸方〉

※ 단삼음자(團蔘飮子)

효능 : 칠정(七情)의 기침과 노상(勞傷)으로 비(脾)와 폐가 농혈(膿血)을 뱉어서 차차 폐위(肺痿)가 되서 노병(勞病)이 되려는 증세를 치료한다.

처방 인삼(人蔘) • 반하(半夏) • 자원(紫菀) • 아교주(阿膠珠) • 백합(百合) • 관동화(款冬花) • 천문동(天門冬) • 행인(杏仁) • 경상상엽(經霜桑葉) 각 1돈, 세신(細辛) • 감초(甘草) 각 5푼, 오미자(五味子) 1알을 썰어서 1첩을 지어 생강 3쪽을 넣어 물로 달여서 먹는다. 〈濟生〉

※ 청룡산(青龍散)

효능 : 기침하고 상기(上氣)해서 눕지를 못하는 증세를 치료한다.

처방 인삼(人蔘) • 진피(陳皮) • 자소엽(紫蘇葉) • 오미자(五味子) 각 1냥을 썰어서 강(薑) 3쪽을 썰어 넣어 물로 달여서 먹는다. 〈丹心〉

※ 삼자양친탕(三子養親湯)

효능 : 기침에 기(氣)가 급한 증세를 치료하고 비(脾)를 기르며 음식을 증진시킨다.

처방 자소엽(紫蘇葉) • 나복자(蘿蔔子) • 백개자(白芥

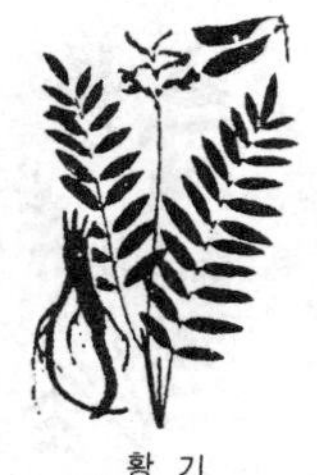
황 기

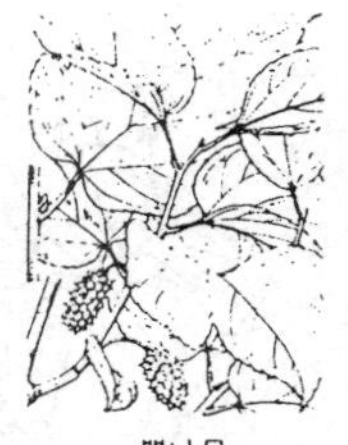
뽕나무

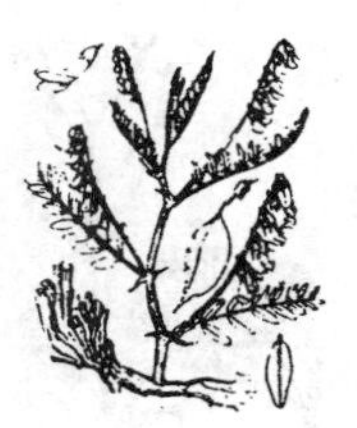
개황기

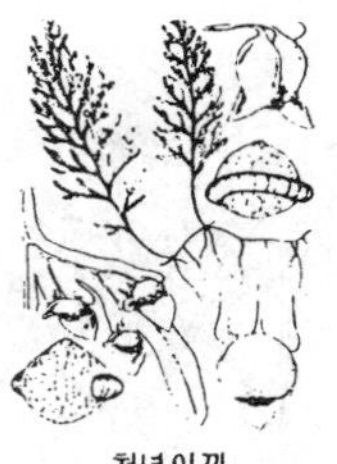
처녀이끼

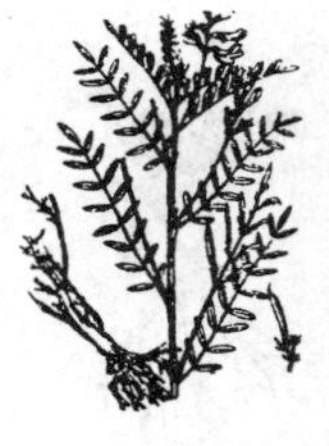
자주황기

子) 각 1돈을 종이위에 얹어서 약간 볶으고 가루로하여 끓여 마시는데 너무 많이 달이면 맛이 쓰다. 〈入門〉

※ 소자전(蘇子煎)

효능 : 노허(老虛)한 사람이 상기(上氣)하고 기침하는 증세를 치료한다.

처방 자소자(紫蘇子) 1되를 별도로 찧어서 가루로 하고, 행인(杏仁)은 피(皮)와 첨(尖)을 버리고 1되를 별도로 진흙과 같이 짓이기고, 생강즙(生薑汁)과 생지황즙(生地黃汁)및 백밀(白蜜) 각 1되와 소(蘇)•행(杏) 2가지 맛의 2가지 즙으로 물을 둘러 짜서 즙을 내고 그 찌꺼기는 다시 찧어서 즙을 내는데 그 맛이 없도록 짜서 꿀을 넣고 저어서 자기 속에 담아 중탕(重湯)으로 끓여서 엿과 같이 되거든 매번 한 숟갈씩을 1일 3번 먹는데 또는 지황즙(地黃汁)을 버리고 죽력(竹瀝)을 대신 넣는 것도 역시 좋다. 〈奇効〉

※ 옥분환(玉粉丸)

효능 : 기담(氣痰)의 기침과 천급(喘急)을 치료한다.

처방 진피(陳皮) 2냥, 남성(南星)•반하(半夏) 각 1냥을 가루로하여 생강즙에 담가서 찐 떡에 섞어 환을 지어 생강 탕으로 50~70알을 삼켜 내린다. 〈易老〉

※ 성향환(星香丸)

효능 : 기수(氣嗽)에 담(痰)이 성한 증세를 치료한다.

처방 남성(南星)•반하(半夏) 각 3냥, 백반(白礬) 1냥을 갈아서 녹인 물에 담가서 하룻밤 재고 진피(陳皮) 5냥을 뜨물에 1밤 낮을 담가서 흰 것은 버리고 3냥, 향부자(香附子) 3냥, 조각(皂角)을 물에 담그고 1~2시간을 하여 말려서 위의 모든 것을 불은 보이지 말고 환을 지어서 생강 풀에 오동열매 크기의 환을 지어 생강탕으로 50~70알을 먹는다. 〈丹心〉

※ 귤강환(橘薑丸)

효능 : 기수(氣嗽)가 오래 된 증세를 치료하는 성약(聖薬)이 된다.

처방 진피(陳皮)•생강(生薑)을 같이 찧어서 불에 말리고 각 2냥을 가루로하여 신국(神麴) 2냥으로 풀을 끓여 오동열매 크기의 환을 지어 30~50알을 먹는다. 〈入門〉

◎ 담수(痰嗽)

대부분 담(痰)이 나오면 기침이 멈추지 않는 증세는 흉격(胸膈)이 빼근한 것이니 대개 습담(濕痰)이 위(胃)의 상구(上口)에 있어서 폐(肺)를 간섭(干涉)하면 반드시 기침이 난다. 〈入門〉

담수(痰嗽)란 기침이 움직이면 갑자기 담(痰)의 소리가 나고 담(痰)이 나오면 기침이 그치는 것이다. 〈丹心〉

담(痰)이 폐경(肺經)을 울(鬱)하게 해서 기침을 하면 침이 많은 것이니 이진탕(二陳湯)에 지각(枳殼)•길경(桔梗)•과루인(瓜蔞仁)•황금(黃芩)•패모(貝母)를 더해서 치료하고 또 반과환(半瓜丸)으로 치료한다. 한열(寒熱)이 교작(交作)해서 담수(痰嗽)하는 것은 소시호탕(小柴胡湯)에 지모(知母)•백작약(白芍藥)•오미자(五味子)•상백피(桑白皮)를 더해서 치료한다. 〈正傳〉

담(痰)이 성하고 열이 있는 증세는 곤담환(滾痰丸)으로 치료한다. 기침에는 세폐산(洗肺散)•귤감산(橘甘散)•적유산(滴油散)•이모산(二母散)•옥지원(玉芝元)•징청음(澄靑飮)•삼성단(三聖丹)•남칠전원(藍漆煎元)•안폐산(安肺散)•인삼산(人蔘散)등으로 치료한다.

※ 반과환(半瓜丸)

효능 : 담수(痰嗽)를 치료한다.

처방 반하(半夏)•과루인(瓜蔞仁) 각 5냥, 패모(貝母)•길경(桔梗) 각 2냥, 지각(枳殼) 1냥반, 지모(知母) 1냥을 가루로 해서 생강 즙에 담가 찐 떡에 오동열매 크기의 환을 지어 생강 탕으로 50~70알을 삼켜 내린다. 반하(半夏)는 생강즙에 오래 담가서 노란색이 되도록 볶아야 하고 그렇지 않으면 목구멍이 가렵다. 〈正傳〉

※ 귤감산(橘甘散)

효능 : 기수(氣嗽)•담수(痰嗽)에 아주 효과가 있다.

처방 귤피(橘皮)•생강배건(生薑焙乾)•신국초(神麴炒) 각 등분하여 가루로하고 더운 물에 오동열매 크기의 환을 지어 미음(米飮)에 50~70알을 1일 2번씩 삼켜 내린다. 〈正傳〉

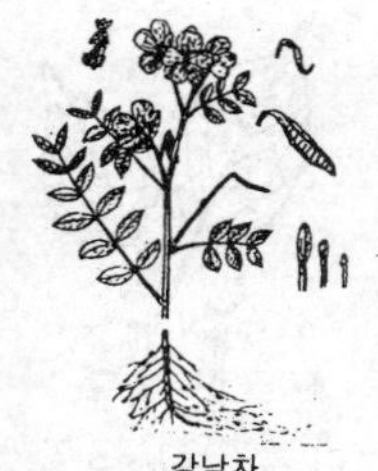
강남차

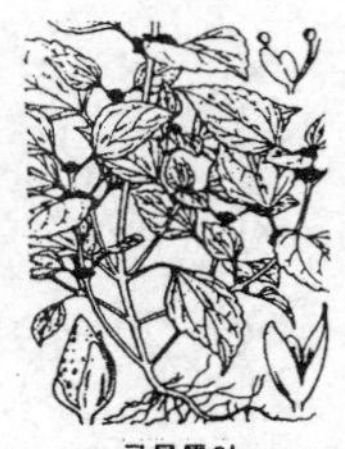
큰물통이

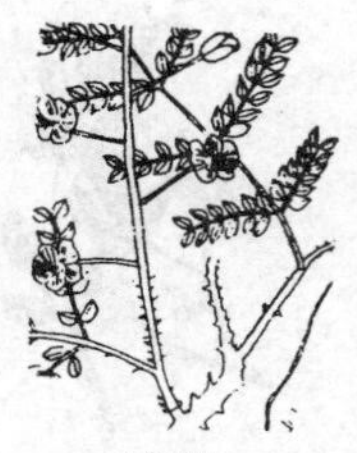
실거리

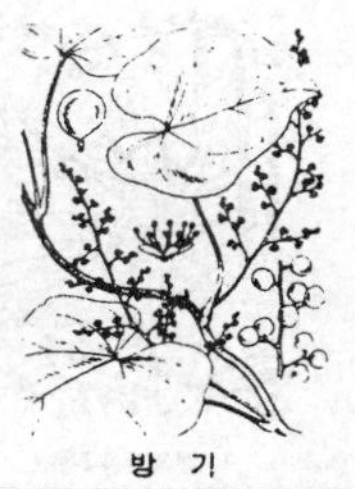
방 기

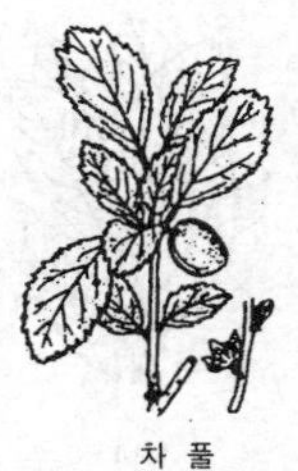
차 풀

※ 적유산(滴油散)

효능 : 담수(痰嗽)에 얼굴이 부어서 쟁반과 같은 증세를 치료한다.

처방 봉분(蜂粉)을 기와장위에 볶아서 벌겋게 되거든 땅위에 방치해서 화독(火毒)을 내고 매 반냥에 청대(靑黛) 1돈을 더해서 묽은 제수(韲水)에다 마유(麻油)두어 방울을 떨어뜨려서 알맞게 먹으면 즉시 낫는다. 〈醫說〉

※ 옥지원(玉芝元)

효능 : 풍열(風熱)에 담(痰)이 성하고 기침을 하며 소리가 무거운 증세를 치료한다.

처방 반하국(半夏麴) 6냥, 인삼(人蔘)·박하(薄荷)·백복령(白茯苓)·백반고(白礬膏)·남성감침배(南星泔浸焙) 각 3냐아을 가루로 하고 생강 즙에 국을 넣어 끓인 풀로 오동열매 크기의 환을 지어 생강 탕으로 50~70알을 먹는다. 〈得効〉

※ 징청음(澄淸飮)

효능 : 담수(痰嗽)에 다른 약이 효과가 없는 증세를 치료한다.

처방 남성(南星)·반하〔半夏 : 병제(並製)〕·봉분(蜂粉)·지모(志母)·패모(貝母)·백반(白礬) 각 1돈을 썰어서 1첩을 하고 생강 5쪽을 넣어 맑은 것을 따라서 천천히 먹는다. 〈得効〉

※ 삼성단(三聖丹)

효능 : 오래 된 담수(痰嗽)에 매우 효과가 있다.

처방 반하제(半夏製) 2냥, 남성외(南星煨) 1냥, 감초생(甘草生) 반냥에 반성(半星) 2가지를 가루로 하고 생강즙에 반죽해서 누룩을 만드는데 겨울은 10일, 여름은 5일, 봄과 가을은 7일로 해서 꺼낸 후 다시 가루로 하고 감초(甘草)가루를 넣어 섞으로 죽력(竹瀝) 1주발로 반죽하여 떡을 만든 다음 불에 말린 것에 죽력(竹瀝)을 넣어 추기어서 다시 불에 말리기를 10여차례 해서 죽력(竹瀝)이 다 없어지기까지 한다 이것을 다시 가루를 한 것에다가 꿀을 넣어 엿처럼 된 것을 밤에 자기 전에 1수저를 입에 넣고 죽력(竹瀝)으로 머금어서 먹는다. 〈正傳〉

※ 남칠전원(藍漆煎元)

효능 : 담수(痰嗽)를 치료한다.

처방 남칠(藍漆) 2냥, 인삼(人蔘)·행인(杏仁)·호도육(胡桃肉) 각 1냥을 가루로 하고 꿀로 탄자 크기의 환을 지어 매 1알을 생강탕 또는 미음(米飮)에 씹어서 삼킨다. 〈鄕集〉

※ 안폐산(安肺散)

효능 : 담수(痰嗽)의 신(新), 구(久)를 치료한다.

처방 앵속각초황색(罌粟殼炒黃色) 4냥, 마황(麻黃)·감초초(甘草炒) 각 2냥을 거친 가루로하여 매 3돈을 오매(烏梅) 1통과 같이 달여 먹는다. 〈綱目〉

※ 인삼산(人蔘散)

효능 : 담수(痰嗽)를 치료한다.

처방 반하국(半夏麴) 2돈, 인삼(人蔘)·길경(桔梗)·오미자(五味子)·세신(細辛)·지각(枳殼)·적복령(赤茯苓)·행인(杏仁) 각 1돈, 감초(甘草) 5푼을 썰어서 1첩을 지어 생강 5, 매(梅) 1을 넣어 물로 달여서 먹는다. 〈丹心〉

※ 백원자(白圓子)

효능 : 풍담(風痰)에 기침을 치료한다. 1가지에 해수(咳嗽)가 되면 바로 음식을 토하고 묽은 것이 모두 나와야만 비로서 조금 진정이 되는데 이것은 간목(肝木)이 비토(脾土)를 이겨서 풍담(風痰)이 옹성(壅盛)하여 그런 증상이 나타나는 것이다.

처방 백원자방(白元子方)의 생료(生料)에 목향(目)·정향(丁香)·귤홍(橘紅)·천마(天麻)·전갈(全蝎)·백강잠(白彊蠶)을 더해서 물로 달이고 생강즙에 섞어서 먹는다. 〈丹心〉

◎ 건수(乾嗽)

건해수(乾咳嗽)라는 증세는 담이 없고 소리도 없다. 이

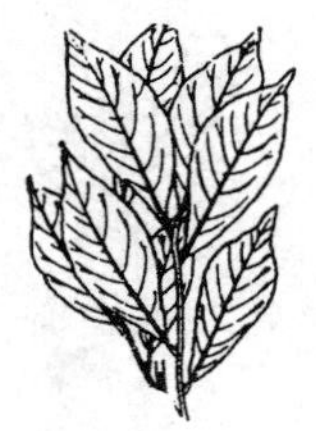
열녀수

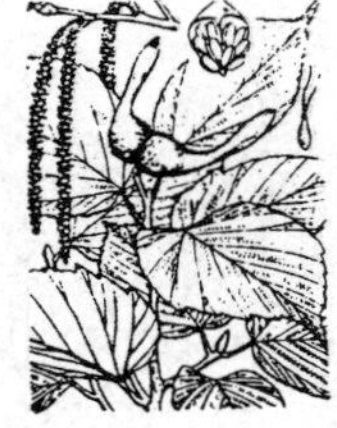
참개암나무

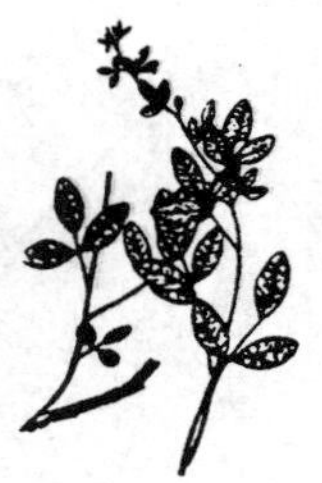
해변싸리

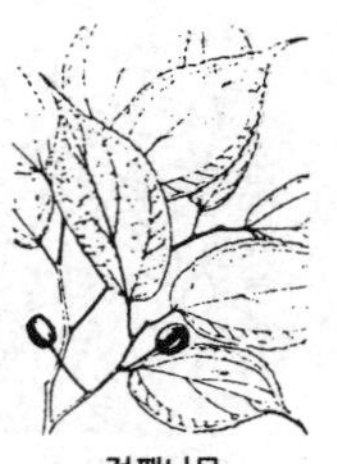
검팽나무

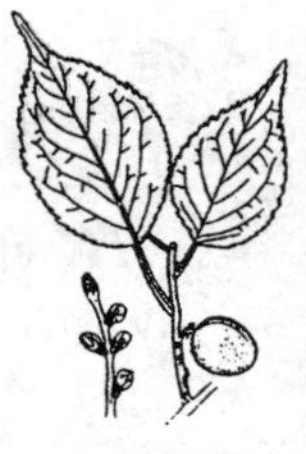
개살구

증세는 기(氣)가 삽(澁)한데 근본한 것으로 삽미(澁微)란 것은 연달아 10여성을 기침을 해야 비로서 담이 나오고 삽(澁)한 것이 심한 것은 10여성을 기침해도 담(痰)이 나오지 않으니 이것이 건해수(乾咳嗽)가 된다. 〈綱目〉

건해수(乾咳嗽)라는 것은 폐(肺)속에 진액이 없는 것이다. 〈入門〉

건해수(乾咳嗽)가 아주 치료가 어려운 것이니 이것이 화울(火鬱)로서 일어난 증세며 담(痰)이 울(鬱)해서 화사(火邪)가 폐(肺)속에 있는 것인데 고길경(苦桔梗)으로 열어주고 밑으로는 보음(補陰), 강화(降火)하는 약을 써서 멈추지 않으면 허노(虛勞)가 될 염려가 있으니 도창법(倒倉法)을 이행해야 된다. 이 증세는 뜻을 얻지 못한 사람에게 있는 것이니 사물탕(四物湯)에 죽력초(竹瀝炒)•황백(黃柏)의 종류를 더한 처방으로 치료한다. 〈丹心〉

조담(燥痰)이 나오지 않는 증세도 꿀물로 토하고 밀전생강탕(蜜煎生薑湯)•밀전진피탕(蜜煎陳皮湯)•소생강호도방(燒生薑胡桃方)이 전부 치료하고 담(痰)이 없이 기침하는 증세는 맵고 단(甘)약으로 그 폐(肺)를 윤택하게 한다. 〈易老〉

건수(乾嗽)를 치료하는 데는 폐(肺)를 보해야 하는데 생지황(生地黃) 2근을 깨끗이 씻고 행인(杏仁) 2냥, 생강(生薑)•벌꿀 각 4냥을 진흙 같이 찧어서 자기에 담고 밥위에 5~7정도를 쪄서 오경(五更) 때에 3수저씩을 삼켜 내린다. 〈本事〉

또는 백밀(白蜜) 1근, 생강(生薑) 2근을 내서 먼저 꿀을 넣고 다음 생강 즙을 넣어 약한 불로 달여서 생강즙이 다 닳고 오직 꿀만 남아 있는 것을 한도로 해서 1일 3번을 대추 크기로 환을 지어 먹는다. 〈千金〉

건수(乾嗽)에 경옥고(瓊玉膏)가 주로 치료하고 윤폐산(潤肺散)과 가미이모환(加味二母丸)•가려륵환(訶黎勒丸)•억담환(抑痰丸)으로 치료한다.

◎ **혈수(血嗽)**

어혈해수(瘀血咳嗽)란 목구멍에서 비린 냄새가 나고 또는 엉긴 피를 뱉거나 토하는 증세도 타박(打撲)과 상손(傷損)으로 인해서 되는 것이니 사물탕(四物湯)에 대황(大黃)•소목(蘇木)을 더해서 가루로하여 술에 타먹고 또는 물로 달여 먹기도 한다. 〈入門〉

생도인(生桃仁) 7알을 부추 즙으로 내려 보내면 좋다. 〈丹心〉

혈수(血嗽)에는 인삼백합탕(人蔘百合湯)•상피산(桑皮散)•당귀음(當歸飮)으로 치료한다. 〈諸方〉

※ 인삼백합탕(人蔘百合湯)

효능: 노수(勞嗽)에 붉은 피를 토하는 증세를 치료한다.

처방 백출(白朮)•백복령(白茯苓)•백합(百合)•아교주(阿膠珠)•천문동(天門冬) 각 1돈, 백작약(白芍藥)•인삼(人蔘)•오미자(五味子)•황기(黃芪)•반하(半夏)•행인(杏仁) 각 7푼, 세신(細辛)•홍화(紅花)•계피(桂皮)•감초(甘草) 각 3푼을 썰어서 1첩을 지어 물로 달여서 먹는다. 〈諸方〉

※ 상피산(桑皮散)

효능: 상초(上焦)에 열이 있고 피가 막히고 비린내가 나며 번민(煩悶)하고 기침을 계속해서 기(氣)가 통하지 않는 증세를 치료한다.

처방 감초(甘草) 1돈반, 박하(薄荷)•길경(桔梗)•천궁(川芎)•방풍(防風)•상백피(桑白皮)•황금(黃芩)•전호(前胡)•자소엽(紫蘇葉)•시호(柴胡)•적복령(赤茯苓)•지각(枳殼) 각 8푼을 썰어서 1첩을 지어 생강 3, 추 2를 넣어 물로 달여 먹는다. 〈直指〉

※ 당귀음(當歸飮)

효능: 타박(打撲)으로 인해서 폐기(肺氣)를 손상하고 기침하면서 검은 피를 토하는 증세를 치료한다.

처방 대황(大黃)•소목(蘇木)•생건지황(生乾地黃)•당귀(當歸)•적작약(赤芍藥) 각 등분 가루로하여 매 3돈을 더운 술로 알맞게 먹는다. 〈得効〉

◎ **주수(酒嗽)**

술의 성질이 크게 더우니 이로 인해서 상(傷)하면 차가운 것을 마시고 열과 더불어 위(胃)속에 엉겨서 흩어지지 않고 습(濕)을 짓기 때문에 담(痰)이 되어서 기침이 되는 것이다. 〈保命〉

술을 마신 다음 기침이 많은 것은 청대(靑黛)와 과루인(瓜蔞仁)을 가루로하여 생강즙과 달인 꿀에 앵두 크기의 환을 지어 늘 머금으면 폐독(肺毒)을 흩는다. 〈丹心〉

술이 폐(肺)를 상해서 담수(痰嗽)가 되는 증세도 죽력(竹瀝)으로 자소(紫蘇)를 달이고 부추즙을 넣어서 과루

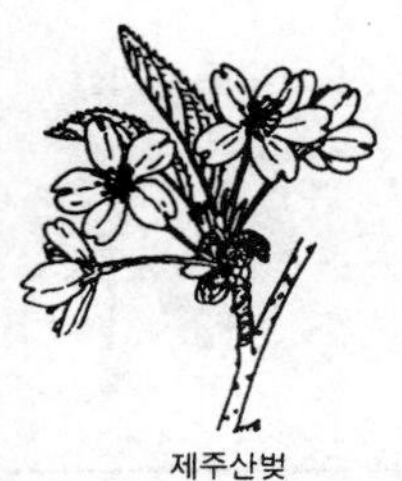
제주산벚

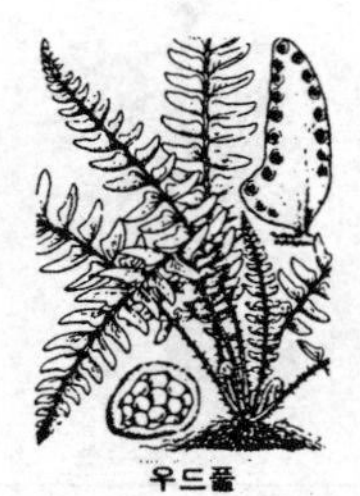
우드풀

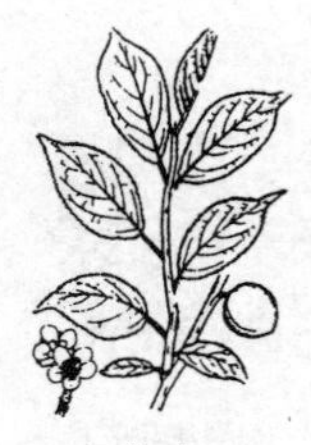
매실

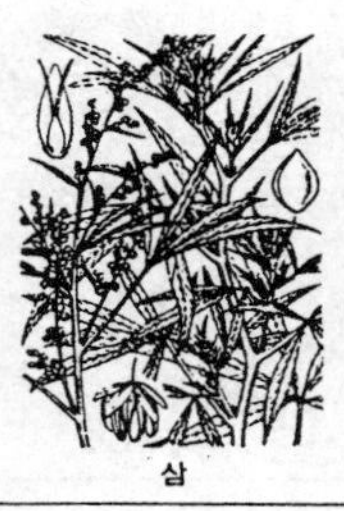
삼

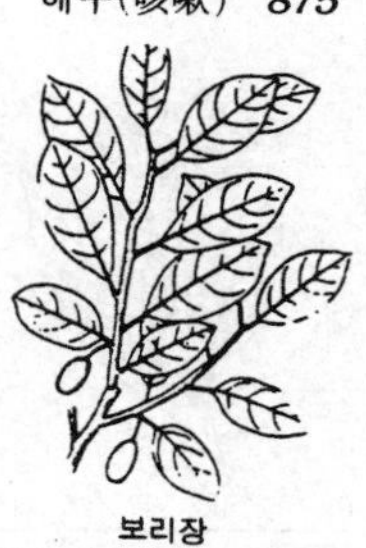
보리장

행연환(瓜蔞杏連丸)이나 또는 봉강환(峰薑丸)을 먹는다. 〈入門〉

※ 과루행연환(瓜蔞杏連丸)

효능 : 주담(酒痰)의 기침을 치료한다.

처방 과루인(瓜蔞仁) • 행인(杏仁) • 황련(黃連)을 각 등분 가루로하여 죽력(竹瀝)과 생강즙으로 풀을 쑤어 환을 지어 먹는다. 〈丹心〉

※ 봉강환(蜂薑丸)

효능 : 주담(酒痰)의 기침과 적담(赤痰)으로 오래 된 기침이 폐완(肺脘)에 머물러 점체(粘滯)해서 아교(阿膠)와 같고 기(氣)가 오르고 내리지 못하는 증세를 치료한다.

처방 변향부(便香附) • 백강잠초(白殭蠶炒) • 해합분(海蛤粉) • 과루인(瓜蔞仁) • 봉방(蜂房) • 행인(杏仁) • 신국(神麴) 각 등분 가루로하고 생강즙과 죽력(竹瀝)에 꿀을 넣어 앵두알 크기의 환을지어 먹는다. 〈丹心〉

◎ **구수(久嗽)**

적담(積痰)이 오래 폐완(肺脘)에 머물러 점체(粘滯)해서 아교(阿膠)와 같고 기(氣)가 오르고 내리지를 않으면 습(濕)과 주(酒)를 겪서 되는 것이다. 〈丹心〉

구수(久嗽)에는 봉강환(峰薑丸) • 가미이모환(加味二母丸) • 인삼청폐탕(人蔘清肺湯) • 패모탕(貝母湯) • 구선산(九仙散) • 인삼관화산(人蔘款花散) • 천서산(天鼠散) • 청폐탕(清肺湯) • 마두령환(馬兜鈴丸) • 가미백화고(加味百花膏) • 윤폐제수음(潤肺除嗽飮)등으로 치료한다. 〈諸方〉

※ 패모탕(貝母湯)

효능 : 오래 된 기침을 치료한다.

처방 패모강제(貝母薑製) • 건강생(乾薑生) • 오미자(五味子) • 진피(陳皮) • 반하제(半夏製) • 시호(柴胡) • 계심(桂心) 각 5돈, 황금(黃芩) • 상백피(桑白皮) 각 2돈반, 목향(木香) • 감초(甘草) 각 1돈2푼반을 거친 가루로 하여 매 5돈에 제행인(製杏仁) 7개, 생강(生薑) 7쪽을 넣어 물로 달여서 먹는다.

한 부인이 몇해동안 기침하는데 이 약 1첩을 먹고 바로 신통하게 나았다. 〈本事〉

※ 구선산(九仙散)

효능 : 오래 된 기침을 치료하는데 수공[收功 : 약을 먹고 병이 낫는 것]한 뒤에 수렴(收렵)하는 약이다.

처방 앵속각밀초(罌粟殼蜜炒) 2돈, 인삼(人蔘) • 관동화(款冬花) • 상백피(桑白皮) • 길경(桔梗) • 아교주(阿膠珠) • 오미자(五味子) 각 1돈, 패모(貝母) 반돈을 썰어서 1첩을 지어 생강 3, 매(梅) 1개를 넣어 술로 달여 먹는다. 〈綱目〉

※ 인삼관화산(人蔘款花散)

효능 : 오래 된 기침을 치료한다.

처방 앵속각밀초황색(罌粟殼蜜炒黃色) 1냥, 인삼(人蔘) • 관동화(款冬花) 각 5돈, 지모(知母) • 패모(貝母) • 반하제(半夏製) 각 3돈을 거친 가루로하여 매 5돈에 오매(烏梅) 1개를 넣어 물로 달여서 먹는다. 〈綱目〉

※ 천서산(天鼠散)

효능 : 오래 된 해수(咳嗽)에 상기(上氣)해서 모든 약이 효력이 없고 10년동안 낫지 않는 증세를 치료한다.

처방 편복(蝙蝠)의 시(翅)와 발은 버리고 불살라서 가루로 하여 미음(米飮)으로 섞어 먹으면 좋다. 〈綱目〉

※ 청폐탕(清肺湯)

효능 : 오래 된 기침과 담수(痰嗽)및 폐창수(肺脹嗽)와 치료한다.

처방 황금(黃芩) 1돈반, 길경(桔梗) • 적복령(赤茯苓) • 상백피(桑白皮) • 진피(陳皮) • 패모(貝母) 각 1돈, 당귀(當歸) • 천문동(天門冬) • 치자(梔子) • 행인(杏仁) • 맥문동(麥門冬) 각 7푼, 오미자(五味子) 7알, 감초(甘草) 3푼을 썰어서 1첩을 하고 생강 3, 대추 2개를 넣어 달여서 먹는다. 〈回春〉

※ 마두령환(馬兜鈴丸)

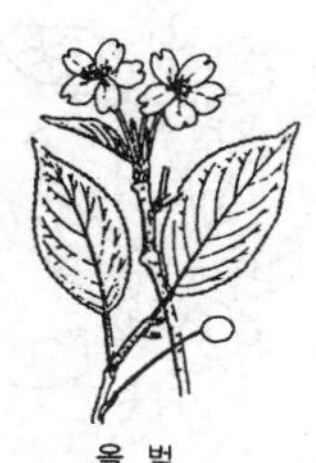
올 벚

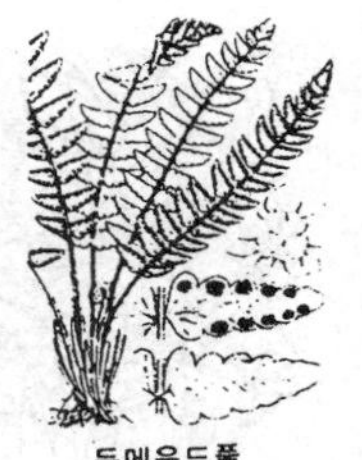
두메우드풀

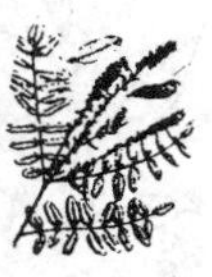
족제비싸리

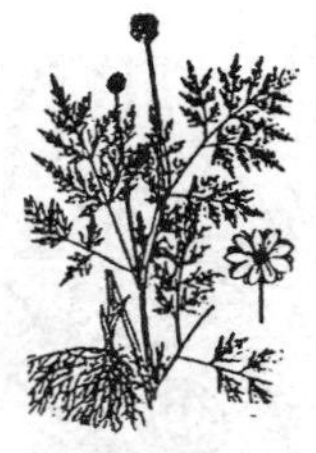
가지복수초

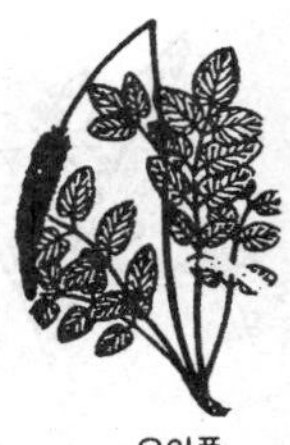
오이풀

효능 : 오래 된 기침에 아주 효과가 있다.

처방 마두령(馬兜鈴) • 반하(半夏) • 행인(杏仁) 각 1냥, 파두(巴豆) 21알을 껍질과 속 및 기름은 버리고 가루로 섞어서 조각전고(皀角煎膏)에 오동열매 크기의 환을 하여 웅황(雄黃)으로 겉을 입히고 오매탕(烏梅湯)으로 10알씩을 삼켜 내리되 설사하는 증세를 한도로 한다. 〈易老〉

※ 가미백화고(加味百花膏)

효능 : 오래 된 기침이 낫지 않는 증세를 치료한다.

처방 자원(紫菀) • 관동화(款冬花) 각 1냥, 백부근(百部根) 5돈을 가루로하여 매 3돈을 생강 3쪽, 매(梅) 1개, 달인 물에 식사후에 먹는다. 〈入門〉

※ 윤폐제수음(潤肺除嗽飮)

효능 : 늙어서 기침을 하는 증세에 아주 신통한 약이다.

처방 관동화(款冬花) • 자원용(紫菀茸) • 마황(麻黃) • 진피(陳皮) • 석고분(石膏粉) • 길경(桔梗) • 반하(半夏) • 상백피(桑白皮) • 지각(枳殼) • 오매육(烏梅肉) • 앵속각(罌粟殼) 각 7푼, 인삼(人蔘) • 행인(杏仁) • 박하(薄荷) • 생감초(生甘草) 각 5푼, 오미자(五味子) 9알을 썰어서 1첩을 하여 생강 3쪽, 가는차 한줌을 넣어 물로 달여서 먹는다. 〈正傳〉

◎ 화수(火嗽)

화수(火嗽)란 소리가 있고 담(痰)은 적으며 얼굴이 붉고 또는 번갈(煩渴)해서 마실 것이 당기고 맥(脈)이 넓으며 촘촘하다. 〈丹心〉

화수(火嗽)에는 패모산(貝母散) • 청폐음(淸肺音) • 시호지길탕(柴胡枳桔湯) • 청금강화탕(淸金降火湯) • 이모녕수탕(二母寧嗽湯) • 억심청폐환(抑心淸肺丸) • 현상설리고(玄霜雪梨膏) • 자음청화고(滋陰淸化膏) • 해청환(海靑丸) • 인삼청진환(人蔘淸鎭丸)등으로 치료한다. 〈諸方〉

※ 청폐음(淸肺飮)

효능 : 폐열(肺熱)의 기침을 치료한다.

처방 전호(前胡) • 형개(荊芥) • 상백피(桑白皮) • 지각(枳殼) 각 1돈, 지모(知母) • 패모(貝母) • 박하(薄荷) • 적복령(赤茯苓) • 길경(桔梗) • 저소엽(紫蘇葉) • 아교주(阿膠珠) • 행인(杏仁) • 천문동(天門冬) • 감초(甘草) 각 7푼을 썰어서 1첩을 지어 생강 3, 매 1개를 넣어 물로 달여서 먹는다. 〈直指〉

※ 시호지길탕(柴胡枳桔湯)

효능 : 상한(傷寒)에 가슴과 갈비가 아프고 조열(潮熱)해서 기침을 하며 천식(喘息)하고 담(痰)이 성한 증세를 치료한다.

처방 마황(麻黃) • 행인(杏仁) • 지각(枳殼) • 길경(桔梗) • 시호(柴胡) • 황금(黃芩) • 반하(半夏) • 지모(知母) • 석고(石膏) • 건갈(乾葛) 각 1돈, 감초(甘草) 5푼을 1첩으로 만들어 생강 3쪽을 넣어 물로 달여 먹는다. 〈醫鑑〉

※ 억심청폐환(抑心淸肺丸)

효능 : 폐열(肺熱)로 기침과 각혈(格血)하는 증세를 치료한다.

처방 즉 황연아교원(黃連阿膠元)인데 황련(黃連)과 적복령(赤茯苓)이 심화(心火)를 억제하니 폐(肺)가 맑아지면 기침이 저절로 멈추게 된다. 〈醫鑑〉

※ 현상설리고(玄霜雪梨膏)

효능 : 노수(勞嗽)가 오랫동안 낫지 않는 증세를 치료하고 담(痰)을 소화 시키며 기침을 멈추게 하고 진액(津液)을 낳으며 각혈(格血) • 타혈(唾血)을 멎게 한다.

처방 설리(雪梨) 60개를 속과 거죽은 버리고 즙을 내서 20종자(신 것은 쓰지 못한다), 나즙(蘿汁) 10종자, 생지황즙(生地黃汁) 10종자, 맥문동(麥門冬)을 달여 즙을 내서 오종자(五鍾子) • 생라복즙(生蘿葍汁) • 오종자(五鍾子) • 모근즙(茅根汁) 10종자를 여과하여 찌꺼기는 버리고 불 위에 끓여서 달인 꿀 16냥, 이당(飴糖) 8냥, 시상(柿霜) 8냥, 생강즙 반잔을 넣어서 다시 끓이면 희죽(稀粥)과 같이 되고 고약이 되니 매번 3~5수저씩 먹는다. 〈醫鑑〉

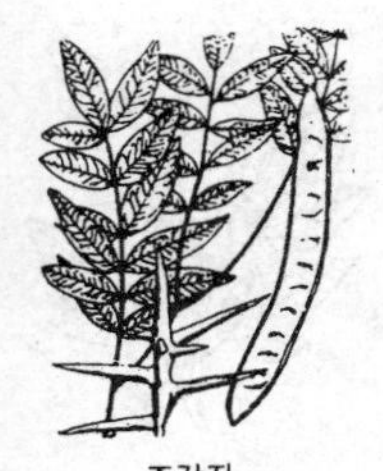
조각자

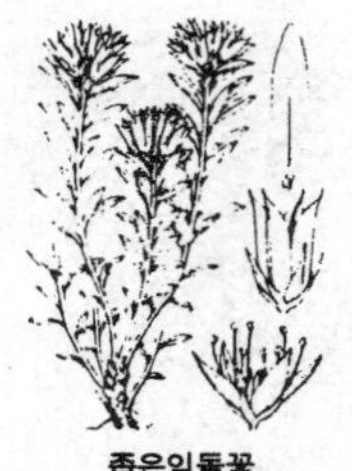
좁은잎돌꽃

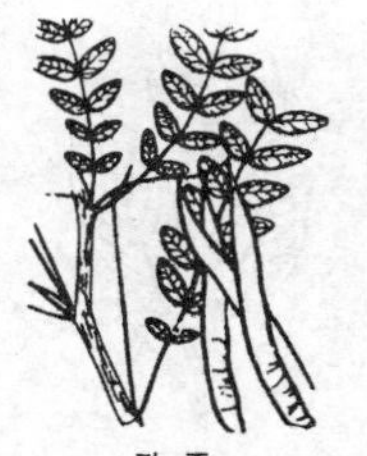
과 줄

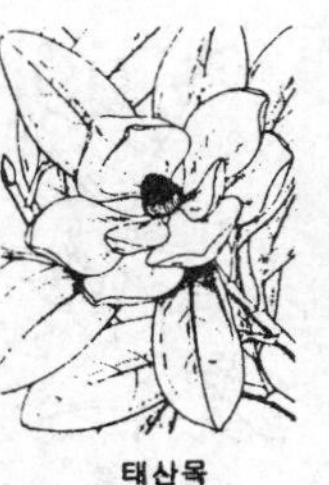
태산목

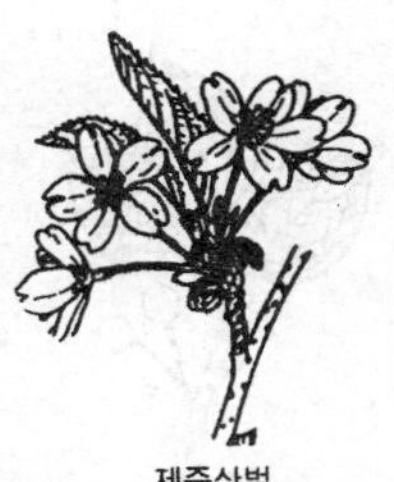
제주산벚

※ 인삼청진환(人蔘淸鎭元)

효능 : 열을 치료하고 기침을 멈추게 하며 담(痰)을 소화시키고 천식(喘息)을 안정시킨다.

처방 시호(柴胡)•인삼(人蔘) 각 1냥반, 생황령(生黃苓)•반하(半夏)•감초(甘草) 각 7돈반, 맥문동(麥門冬) 3돈, 진피(陳皮)•오미자(五味子) 각 2돈, 청대(靑黛) 6돈을 가루로 하고 물에 섞어 오동열매 크기의 환을 지어 백탕(白湯)으로 30~50알을 삼켜 내린다. 〈正傳〉

※ 자음청화고(滋陰淸化膏)

효능 : 기침을 멎게하고 담화(痰火)를 맑게하며 화원(化源)을 붇게 하니 폐(肺)와 신(腎)은 사람 몸의 화원(化源)이다.

처방 생지황(生地黃)•숙지황(熟地黃 = 並酒浸)•천문동(天門冬)•맥문동(麥門冬) 각 2냥, 황백염주초(黃柏鹽酒炒) 1냥반, 백복령(白茯苓)•산약(山藥)•구기자(枸杞子)•백작약주초(白芍藥酒炒)•지모염주초(知母鹽酒炒)•현삼(玄蔘)•의이인초(薏苡仁炒) 각 1냥, 오미자(五味子) 7돈, 감초생(甘草生) 5돈을 가루로 하고 탄자 크기와 같이 환을 지어 매 1알을 공복에 녹여 삼킨다. 담수(痰嗽)가 심할 때는 진피(陳皮)와 패모(貝母) 각 1냥을 더해서 치료한다. 〈回春〉

※ 해청환(海靑丸)

효능 : 화울수(火鬱嗽)및 폐가 부풀고 기(氣)가 급하며 숨이 가쁜 증세를 치료한다.

처방 가자피(訶子皮)•해합분(海蛤粉)•과루인(瓜蔞仁)•청대(靑黛)•반하제(半夏製)•변향부(便香附) 각 1냥을 가루로하여 생강즙에 담가서 찐 떡으로 녹두알 크기의 환을 지어 생강 즙으로 30~50알을 삼켜 내린다. 〈丹心〉

◎ 야수(夜嗽)

밤사이에 기침하는 증세는 음(陰)에 드니 당연히 음을 내리고 화(火)를 나눠야 한다. 〈入門〉

음분(陰分)의 기침은 음허(陰虛)에 들으니 지모(知母)로써 기침을 그치게 해야 하며, 생강(生薑)으로 치료하면 안 된다. 그 맛이 맵고 흩어지기 때문이다. 〈丹心〉

대부분 밤기침과 오래된 기침을 신기(腎氣)가 휴손(虧損)하고 화(火)가 성하며 수(水)가 마른 데 들고 또는 진액이 솟아나서 담(痰)이 된 데 그 원인이 있는 것이니 육미지황원(六味地黃元)에 황백(黃柏)•지모(知母)•천문동(天門冬)•패모(貝母)•귤홍(橘紅)을 더하고 화원(化源)을 붇게 해야 하는데 자음강화탕(滋陰降火湯)이 주로 치료한다. 〈回春〉

밤 기침에는 자음청화고(滋陰淸化膏)•황마창출탕(黃麻蒼朮湯)으로 치료한다. 〈諸方〉

※ 마황창출탕(麻黃蒼朮湯)

효능 : 가을과 겨울의 밤기침이 멈추지 않고 새벽이면 조금 진정되며 입이 쓰고 가슴이 비만(痞滿)하며 갈비가 아프고 연말(涎沫)을 담수(痰睡)하고 음식을 먹지 못하는 증세를 치료한다.

처방 마황(麻黃) 8돈, 창출(蒼朮) 5돈, 황기(黃芪) 1돈반, 초두구(草豆蔻) 6푼, 시호(柴胡)•강활(羌活) 각 5푼, 당귀소(當歸梢)•방풍(防風)•생감초(生甘草) 각 4푼, 구감초(灸甘草)•황금(黃芩) 각 3푼, 오미자(五味子) 15알을 썰어서 2첩을 하여 물로 달여서 먹는다. 〈東垣〉

◎ 천행수(天行嗽)

시령(時令)이 바르지 못하면 감모(感冒)와 기침이 많으니 인삼음자(人蔘飮子)를 한번 먹으면 낫는다. 〈得効〉

※ 인삼음자(人蔘飮子)

효능 : 천행해수(天行咳嗽)에 담(痰)이 성하고 한열(寒熱)이 오고가는 증세를 치료한다.

처방 인삼(人蔘)•길경(桔梗)•오미자(五味子)•적복령(赤茯苓)•반하(半夏) 각 1돈반, 지각(枳殼)•감초(甘草) 각 7푼을 썰어서 1첩을 지어 생강 5쪽을 넣어 물로 달여서 먹는다.

추위와 더위의 환절기(換節氣)에 기(氣)가 성한데 옷을 두껍게 입으면 옹한(壅寒)해서 담(痰)이 성하고 약간 열이 있으니 이 약이 매우 적당하고 만일 감모(感冒)가 되는데 땀을 내면 반드시 큰 병이 나게 되니 이 처방의 좋은 것은 적복령(赤茯苓)이 심열(心熱)을 인도하고 지각(枳殼)이 폐옹(肺癰)을 소통시키는 데 있다. 〈丹心〉

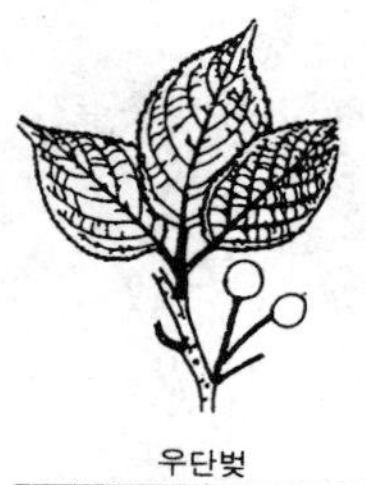
우단벚

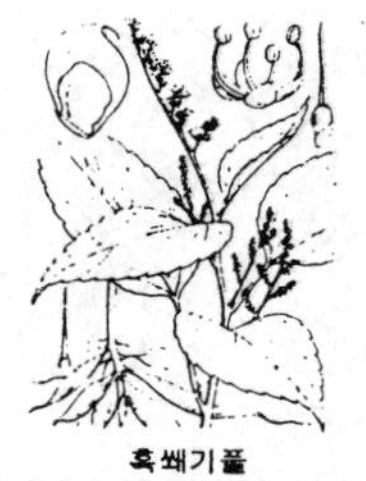
흑쐐기풀

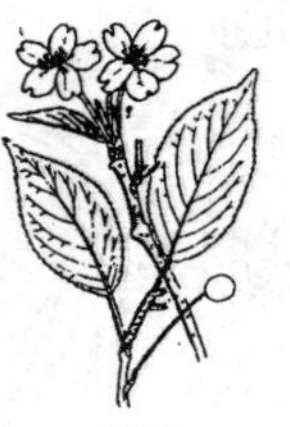
올 벚

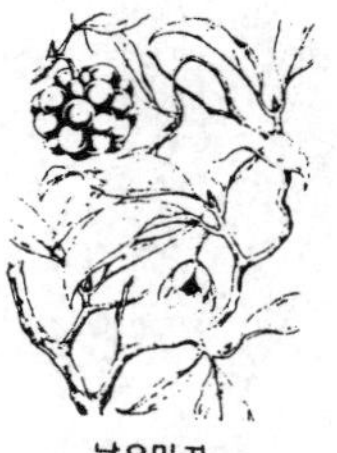
남오미자

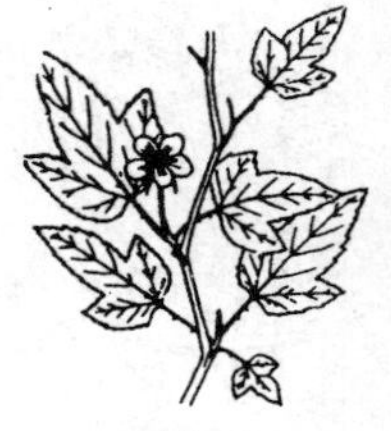
거제도딸기

※ 일복산(一服散)

효능 : 시행폭수(時行暴嗽)를 치료한다.

처방 대반하(大半夏) 3개, 앵속각(罌粟殼) 2개, 행인(杏仁) 7개, 오매(烏梅) 2개, 아교(阿膠) 2편, 자소(紫蘇) 10엽, 생강 10쪽, 감초(甘草) 1돈을 썰어서 1첩을 지어 물로 달여서 먹는다. 〈得効〉

7. 해수통치(咳嗽通治)의 약

기침하고 담(痰)이 없는 증세는 맵고 단 것으로 그 폐(肺)를 윤택하게 해야 되기 때문에 기침에 담(痰)을 치료하는 것을 먼저하고 담을 치료하는 것은 기(氣)가 내리는 것으로서 먼저 하니 남성(南星)과 반하(半夏)가 담을 이기니 기침이 저절로 낫고, 지각(枳殼)과 귤홍(橘紅)이 기(氣)를 이롭게 하니 담음(痰飮)이 저절로 내리는 것이다.

담(痰)이 있으면서 능히 먹는 증세는 소승기탕(小承氣湯)으로 약간(若干)설사를 시키고 먹지 못하는 증세는 후박탕(厚朴湯)으로 소도해서 여름에 기침하고 열이나는 것은 열수(熱嗽)라고 하니 소시호탕(小柴胡湯) 4냥에 석고(石膏) 1냥, 지모(知母) 5돈을 더하고, 겨울의 기침에 한(寒)을 내는 것은 한수(寒嗽)라고 하니 소청룡탕(小青龍湯)에 행인(杏仁)을 더하는 것이 치료하는 큰 방법이다. 〈易老〉

기침의 증상이 두 가지가 있으니 즉 담(痰)이 나오는 증세는 비(脾)의 습(濕)이 이기고 담(痰)이 활(滑)한 것이며, 이어서 수십편을 해도 담(痰)이 나오지 않는 증세는 폐(肺)가 마른 것이며, 이기고 담(痰)이 습(濕)한 것이니 활(滑)한 증세는 남성(南星)과 반하(半夏)및 조각회(皂角灰)의 종류로써 그 비(脾)를 마르게 하고 삽(澁)한 것은 지각(枳角)과 자소(紫蘇)및 행인(杏仁)의 종류로써 그 폐(肺)를 이롭게 한다. 〈丹心〉

밖에 느끼는 것이 오래 되면 울열(鬱熱)되고 내상(內傷)이 오래 되면 화(火)가 타오르니 모두가 다 개울(開鬱)하고 윤윤(潤潤)해야 한다. 〈入門〉

기침하면서 갈비 밑이 아픈 것은 청피(靑皮)로서 간기(肝氣)를 소통시키고 겸해서 백개자(白芥子)의 종류로 치료한 후에 다음에 이진탕(二陳湯)에 남성(南星) • 향부(香附) • 청피(靑皮) • 청대(靑黛)를 더하고 생강즙 풀에 환을 만들어 먹는다. 〈丹心〉

이진탕(二陳湯)은 기침을 치료하고 담(痰)을 없애며 병의 뿌리를 치는 약이고, 음허(陰虛) • 혈허(血虛) • 화성(火盛)해서 건(乾)기침을 치료하는 데는 쓰지 못한다. 〈丹心〉

해수(咳嗽)의 널리 쓰이는 청금산(淸金散)과 오수원(五嗽元)으로 치료한다. 〈諸方〉

※ 청금음(靑金飮)

일명 행인오미자탕(杏仁五味子湯)

효능 : 모든 해수(咳嗽)를 치료한다.

처방 행인(杏仁) • 백복령(白茯苓) 각 1돈반, 귤홍(橘紅) 1돈2푼, 오미자(五味子) • 길경(桔梗) • 감초(甘草) 각 1푼을 썰어서 1첩을 지어 물로 달여서 먹는다. 〈必用〉

※ 비급오수원(備急五嗽元)

효능 : 1은 기수(氣嗽)이고, 2는 음수(飮嗽)이며, 3은 조수(燥嗽)고, 4는 냉수(冷嗽)며, 5는 사수(邪嗽)니 밤낮으로 멈추지 않고 얼굴과 눈이 부종(浮腫)하며 음식이 내리지 않는데 치료한다.

처방 육계(肉桂) • 건강(乾薑) • 조협(皀莢) 각 등분 가루로 하고 오동열매 크기로 환을 지어 더운 물로 15알을 먹는다. 〈局方〉

8. 천증(喘症)의 8종일 경우

천식(喘息)이 급한 증세는 기(氣)가 화울(火鬱)로 인해서 되는 것이니 주담(稠痰)이 폐(肺)와 위(胃)에 있는 것이다. 〈丹心〉

천(天)이란 화기(火氣)가 심하면 기(氣)가 성(盛)하고 숨이 굵다. 〈河間〉

호흡이 급한 증세를 천(喘)이라고 하고 목구멍 속에서 소리가 있는 증세는 효(哮)라고 하니 허한 증세는 기(氣)가 떨어지고 몸이 차며 담(痰)이 얼음과 같고 실(實)한 것은 기(氣)가 굳세고 위만(胃滿)하며 신열(身熱)이 있고, 변(便)이 굳는다. 〈入門〉

천(喘)이란 폐(肺)가 기(氣)를 주관하니 얼굴이 차갑고 차가운 것을 마시면 폐(肺)를 상(傷)하기 때문에 기(氣)가 역(逆)하며 위로가서 찌르고 찌르면 벌떡거리며 헐떡거리고 숨이 잦으며 입을 벌리고 어깨를 들먹거리며

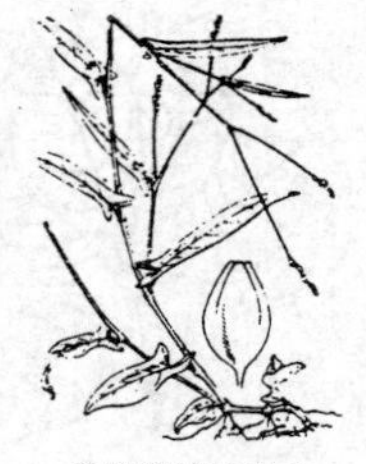
좁은잎미꾸리낚시

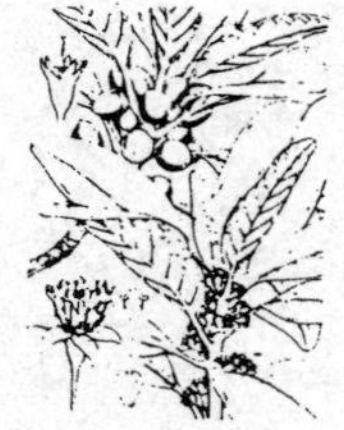
까마귀쪽나무

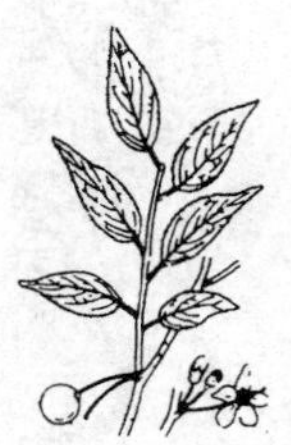
산앵두

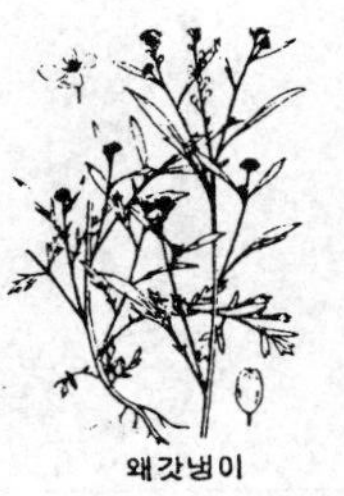
왜갓냉이

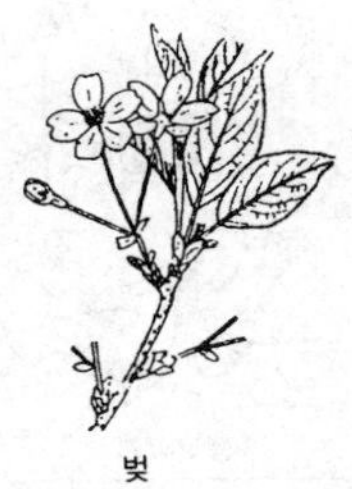
벚

몸을 흔들고 창자가 요란해진다. 〈明理〉

살고 있는 것은 보통때와 같은 숨쉬는 데 소리가 나는 증세는 바로 폐(肺)의 낙맥(絡脈)이 역(逆)해서 경에 따라 오르내리지 못하기 때문이다. 〈入門〉

화기(火氣)가 심한 것은 여름 더위로 인한 것이며, 쇠한 것은 겨울 추위로 인한 것이니 찬 것에 병들면 기(氣)가 쇠하고 숨이 미약한 것이고, 더위에 병이들면 기(氣)가 성하고 숨이 굵은 것이며 또한 찬 물은 음이 되니 주로 더디고 느리며 열화(熱火)는 양(陽)이 되니 주로 급하고 촘촘하며 차가우면 숨이 더디고 기(氣)가 성해서 숨이 차게 된다. 〈河間〉

천식(喘息)은 풍한(風寒)이 폐(肺)를 상한 것이 아니며 담화(痰火)가 폐(肺)를 팽창(膨脹)한 것이니 풍한(風寒)이면 흩어야 하고 담화(痰火)면 소도시키는 것인데 단지 화(火)가 급(急)한 것이니 순전히 쓰고 차가운 약으로 치료해서는 안 되고 마땅히 따뜻한 약으로 빼앗아야 하니 빼앗은 약은 아래에 나타나 있다. 〈入門〉

대부분 천(喘)이 일어나지 않아서는 정기(正氣)를 부지(扶持)하는 증세를 위주로 하고 이미 일어난 것은 사(邪)를 흩는 것으로 위주를 한다. 〈丹心〉

천식(喘息)에는 풍한천(風寒喘)•담천(痰喘)•기천(氣喘)•화천(火喘)•수천(水喘)•구천(久喘)•위허천(胃虛喘)•음허천(陰虛喘)•제병(諸病)이 기침을 발하는 증으로 통치하는데 해수약(咳嗽藥)등을 잘 참고 해야 할 것이다. 〈諸方〉

◎ **풍한천(風寒喘)**

예사로운 감모(感冒)에 풍한(風寒)이 안에서 울(鬱)하면 폐(肺)가 창역(脹逆)해서 천(喘)이 되니 풍에는 금비초산〔金沸草散 : 처방은 위에 있음〕•마황산(麻黃散)•인삼윤폐산(人蔘潤肺散)•구보음(九寶飮)으로 치료하고 한(寒)에는 가미이요탕(加味二拗湯)•인삼정천탕(人蔘定喘湯)•소청용탕〔小靑龍湯 : 처방은 견한문(見寒門)〕•삼소온폐탕(蔘蘇溫肺湯)•오미자탕(五味子湯)•구미이중탕(九味理中湯)•오호탕(五虎湯)•지천원(止喘元)등으로 치료한다. 〈諸方〉

냉천(冷喘)이란 증세는 한(寒)을 만나면 일어난다. 〈醫鑑〉

폐(肺)가 차갑거나 허하거나 하면 반드시 기(氣)가 다하고 겉이 겹이나며 냉담(冷痰)이 얼음과 같은 것이다. 〈醫鑑〉

❊ 마황산(麻黃散)

효능 : 풍(風)에 상한 천식(喘息)의 급한 증세와 담(痰)이 막힌 증세와 콧물과 가래가 진하고 끈끈한 증세를 치료한다.

처방 마황(麻黃) 2돈, 계피(桂皮) 1돈2푼, 관동화(款冬花)•가자피(訶子皮)•감초(甘草) 각 1돈, 행인(杏仁) 6푼을 썰어서 1첩을 하고 세다(細茶) 1돈을 넣어 물로 달여서 먹는다. 〈得効〉

❊ 인삼윤폐산(人蔘潤肺散)

효능 : 풍한(風寒)을 깨닫고 기침하며 천식(喘息)을 하고 담(痰)이 막히며 코가 막히는 증세를 치료한다.

처방 마황(麻黃) 2돈, 패모(貝母)•행인(杏仁) 각 1돈반, 인삼(人蔘)•감초(甘草) 각 1돈, 길경(桔梗)•아교(阿膠) 각 5푼, 귤홍(橘紅) 2푼반을 썰어서 1첩을 지어 자소엽(紫蘇葉) 2쪽을 넣고 물로 달여 먹는다. 〈丹心〉

❊ 인삼정천탕(人蔘定喘湯)

효능 : 폐(肺)가 한사(寒邪)를 깨닫고 천급(喘急)하는 증세를 치료하며 또는 기침을 치료한다.

처방 앵속각밀초(罌粟殼蜜炒) 2돈, 오미자(五味子) 1돈반, 마황(麻黃)•인삼(人蔘)•반하국(半夏麴)•아교주(阿膠珠)•감초(甘草) 각 1돈, 상백피(桑白皮) 5푼을 썰어서 1첩을 지어 생강 5쪽을 넣어 물로 달여 먹는다. 〈得効〉

❊ 삼소온폐탕(蔘蘇溫肺湯)

효능 : 형태가 차고 냉(冷)한 것을 마시면 폐(肺)를 상해서 천갈(喘喝)하고 심(心)이 번거로우며 가슴이 가득해서 단기(短氣)한 증세를 치료한다.

처방 인삼(人蔘)•자소엽(紫蘇葉)•육계(肉桂)•목향(木香)•오미자(五味子)•진피(陳皮)•반하(半夏)•상백피(桑白皮)•백출(白朮)•백복령(白茯苓) 각 1돈, 감초(甘草) 5푼을 썰어서 1첩을 하고 생강 3쪽을 넣어서 물로 달여서 먹는다. 〈東垣〉

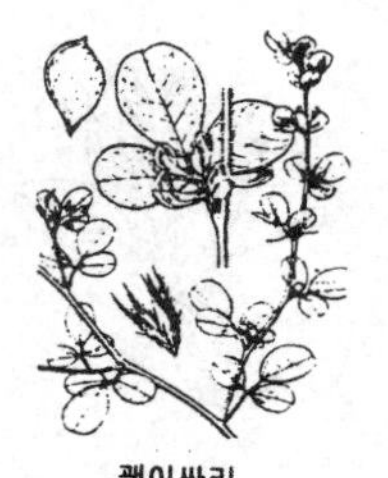
괭이싸리

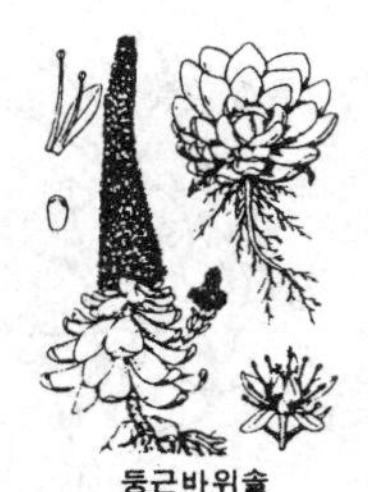
둥근바위솔

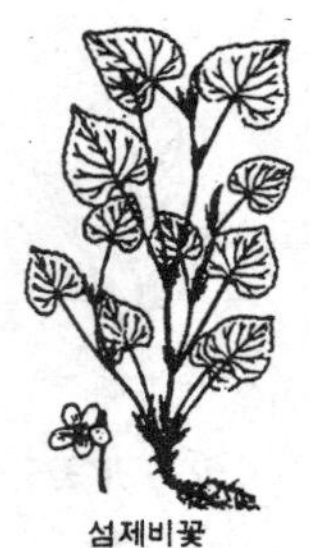
섬제비꽃

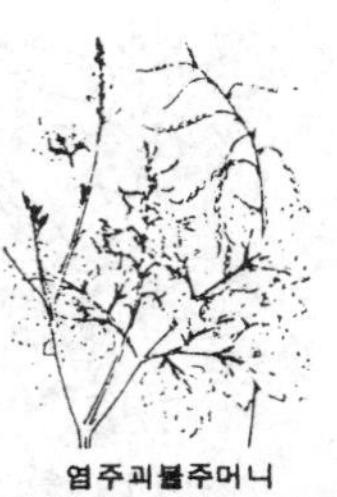
염주괴불주머니

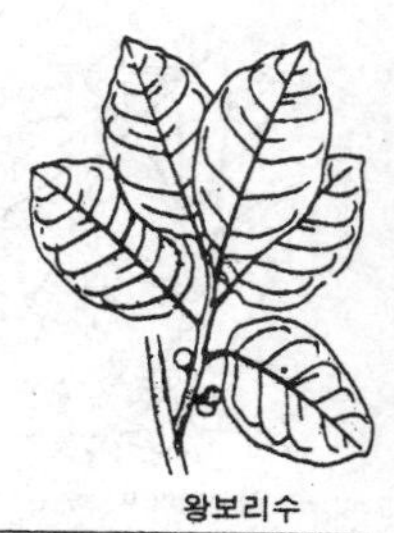
왕보리수

※ 오미자탕(五味子湯)

효능 : 한천(寒喘)을 치료한다.

처방 마황(麻黃) 2돈, 오미자(五味子)·행인(杏仁)·귤홍(橘紅) 각 1돈반, 건생강(乾生薑)·계피(桂皮)·감초(甘草) 각 1돈을 썰어서 1첩을 하고 자소엽(紫蘇葉) 3쪽을 넣어 물로 달여서 먹는다. 〈東垣〉

※ 가미삼요탕(加味三拗湯)

효능 : 치료 방법은 위에서와 같다.

처방 마황(麻黃) 2돈, 진피(陳皮) 1돈반, 행인(杏仁)·오미자(五味子) 각 1돈2푼, 계피(桂皮) 1돈, 감초(甘草) 5푼을 썰어서 1첩을 하고 생강 3쪽을 넣어 물로 달여서 먹는다. 〈得効〉

※ 구미이중탕(九味理中湯)

효능 : 한천(寒喘)을 치료하니 한천(寒喘)이란 증세는 손과 발이 냉(冷)하고 맥(脈)이 잠기고 가늘은 것이다.

처방 축사연(縮砂硏)·건강포(乾薑炮)·소자(蘇子)·후박(厚朴)·계피(桂皮)·진피(陳皮)·감초구(甘草炙) 각 1돈, 침향(沈香)·목향(木香) 각 5푼을 병수마취즙(並水磨取汁)하고 썰어서 1첩을 지어 생강 3쪽을 넣고 물로 달이고 침향(沈香)과 목향즙(木香汁)을 같이 먹는다. 〈回春〉

※ 오호탕(五虎湯)

효능 : 상한(傷寒)의 천식(喘息)을 치료한다.

처방 마황(麻黃) 3돈, 석고(石膏) 5돈, 행인(杏仁) 2돈, 감초(甘草) 1돈, 세다(細茶) 한 줌, 상백피(桑白皮) 1돈반을 썰어서 1첩을 하고 생강 3쪽, 총백(葱白) 1줄기를 넣어 물로 달여서 먹는다. 〈醫鑑〉

※ 지천원(止喘元)

효능 : 냉천(冷喘)을 치료한다.

처방 필발(蓽撥)·호초(胡椒)·인삼(人蔘)·호도육(胡桃肉) 각 등분 가루로 하고 꿀에 섞어서 1냥에 30알을 만들어서 매 1알을 씹어서 더운 물로 먹는다. 〈類聚〉

◎ 담천(痰喘)

담(痰)이란 증세는 천식(喘息)하면 갑자기 담소리가 난다. 〈入門〉

폐(肺)가 실(實)하거나 열이 있으면 반드시 옹성(壅盛)하고 가슴이 가득 차며 밖이 시끄럽고 불꽃이 오르는 형상이 일어난 것이다. 〈醫鑑〉

담천(痰喘)에는 천민탕(千緡湯)·천민도담탕(千緡導痰湯)·가감삼기탕(加減三奇湯)·패모산(貝母散)·평폐산(平肺散)·자소반하탕(紫蘇半夏湯)·정천화담탕(定喘化痰湯)·윤폐고(潤肺膏)·소자도담강기탕(蘇子導痰降氣湯)·대나복환(大蘿葍丸)·거담환(祛痰丸)등으로 치료한다. 〈諸方〉

대부분 천식(喘息)이 바로 일어날 때에 담(痰)이 없으면 앞으로 나오려는 것이며, 수시로 담(痰)을 토하는 것이 담(痰)이 정확히 일어날 무렵에 막히고 통해서 천식(喘息)이 되는 것이니 이러한 때에는 그 담(痰)의 길을 열어주면 수시로 편안해진다. 길경(桔梗)·과루인(瓜蔞仁)·지각(枳殼)·행인(杏仁)·소엽(蘇葉)·전호(前胡)등을 써서 담(痰)을 끌어낸 다음에 그의 허(虛)·실(實)을 조정해야 하니 실한 증세는 침향곤담환(沈香滾痰丸)으로 치료하고, 허한 증세는 삼(蔘)·기(芪)·귀(歸)·출(朮)로써 보한다. 〈綱目〉

※ 천민탕(千緡湯)

효능 : 담천(痰喘)을 치료하는데 두어 번 먹으면 편안하다.

처방 반하(半夏) 7개, 사파조각구(四破皀角炙)·감초구(甘草炙) 각 1촌, 남성포(南星炮) 1돈을 썰어서 1첩을 지어 생강 5쪽을 넣고 물로 달여서 먹는다. 〈纂要〉

※ 천민도담탕(千緡導痰湯)

효능 : 담(痰)으로 잘 눕지를 못하는 증세에 먹으면 즉시 낫는다.

처방 반하(半夏) 7개를 끓여 4편을 만들고, 남성(南星)·진피(陳皮)·적복령(赤茯苓)·지각(枳殼) 각 1돈, 조각(皀角)·감초〔甘草 : 병구(並炙)〕 각 1촌을 썰어서 1첩을 하고 생강(生薑) 5쪽을 넣어 물로 달여서 먹는다. 〈醫

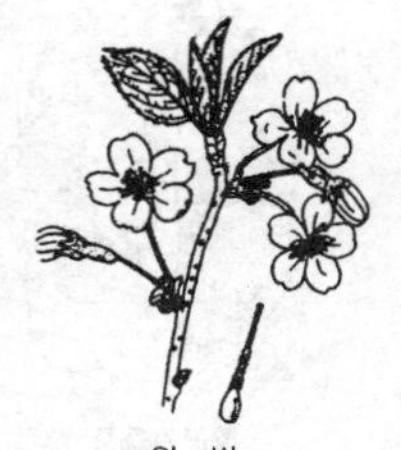
왕 벚

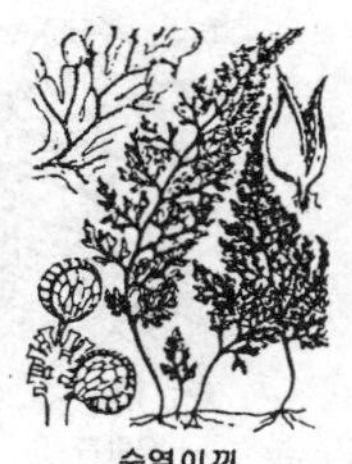
수염이끼

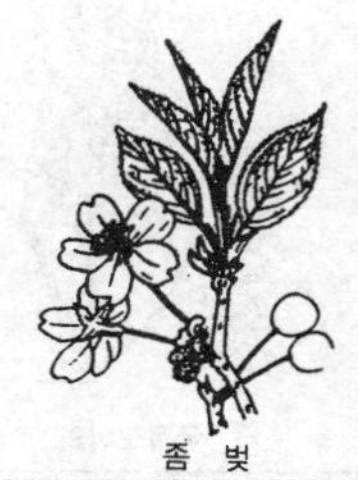
좀 벚

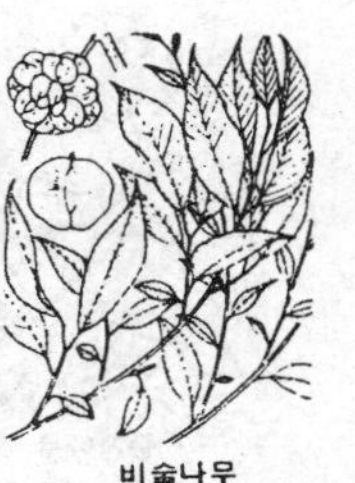
비술나무

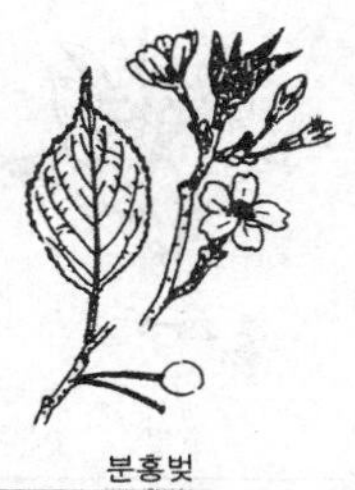
분홍벚

鑑〉

❊ 가감삼기탕(加減三奇湯)

효능 : 해천(咳喘)으로 상기(上氣)되고 묽은 침이 나오지 않는 증세를 치료한다.

처방 반하(半夏) 2돈, 길경(桔梗)•진피(陳皮)•청피(靑皮)•인삼(人蔘)•상백피(桑白皮)•자소엽(紫蘇葉)•행인(杏仁)•오미자(五味子) 각 1돈, 감초(甘草) 5푼을 썰어서 1첩을 하여 생강 3쪽을 넣어 물로 달여 먹는다. 〈東垣〉

❊ 패모산(貝母散)

열수(熱嗽)와 담천(痰喘)을 치료하는데 진시〔辰時 : 오전(午前) 7시(七時)~8시(八時)경〕에 복용하면 주시〔酒時 : 오후(午後) 6시(六時)~7시(七時)경〕에 바로 편안해지니 즉 위의 이모산(二母散)이다. 〈得効〉

❊ 평폐산(平肺散)

효능 : 천수(嗽)와 담(痰)이 성해서 한열(寒熱)이 오고 가며 목이 마르고 입이 타는 증세를 치료한다.

처방 진피(陳皮) 1돈, 반하(半夏)•앵속각(罌粟殼)•박하(薄荷)•자소엽(紫蘇葉)•오매육(烏梅肉)•자원(紫菀)•지모(知母)•상백피(桑白皮)•오미자(五味子)•행인(杏仁)•길경(桔梗) 각 7푼, 감초(甘草) 5푼을 썰어서 1첩을 하고 생강 물로 달여서 먹는다. 〈丹心〉

❊ 자소반하탕(紫蘇半夏湯)

효능 : 천수(喘嗽)와 담성(痰盛)•한열(寒熱)의 오고가는 증세를 치료한다.

처방 상백피(桑白皮) 2돈, 행인(杏仁) 1돈반, 반하(半夏)•진피(陳皮)•자소엽(紫蘇葉)•오미자(五味子)•자원(紫菀) 각 1돈을 썰어서 1첩을 하여 생강 3쪽을 넣어 물로 달여서 먹는다. 〈丹心〉

❊ 정천화담탕(定喘化痰湯)

효능 : 기침과 담천(痰喘)을 치료한다.

처방 진피(陳皮) 2돈, 반하(半夏)•남성〔南星 : 병제(並製)〕 각 1돈반, 행인(杏仁) 2돈, 오미자(五味子)•감초(甘草) 각 8푼, 관동화(款冬花)•인삼(人蔘) 각 7푼을 썰어서 1첩을 하고 생강 5쪽을 넣어 물로 달여서 먹는다. 〈丹心〉

❊ 윤폐고(潤肺膏)

효능 : 치료 방법은 위에서와 같다.

처방 자원(紫菀)•행인(杏仁)•관동화(款冬花) 각 1냥, 마황(麻黃)•길경(桔梗)•가자(訶子)•세신(細辛) 각 5돈, 고백반(枯白礬) 1돈, 호도육(胡桃肉) 1냥, 생강(生薑) 2냥, 청유(淸油) 8냥, 꿀 1근을 먼저 기름을 끓이고 다음 꿀을 넣어 다시 끓여서 거품은 버리고 앞의 약을 가루로 한 것을 넣어 고루 저어서 매 2~3수저를 잠잘 때에 백탕(白湯)으로 먹는다. 〈丹心〉

❊ 소자도담강기탕(蘇子導痰降氣湯)

효능 : 담천(痰喘)의 상기(上氣)되는 증세를 치료한다.

처방 소자(蘇子) 2돈, 반하(半夏)•당귀(當歸) 각 1돈반, 남성(南星)•진피(陳皮) 각 1돈, 전호(前胡)•후박(厚朴)•지실(枳實)•적복령(赤茯苓) 각 7푼, 감초(甘草) 각 5푼을 썰어서 1첩을 하고 생강 3, 대추 2를 넣어 물로 달여서 먹는다. 〈必用〉

❊ 대라조환(大蘿皂丸)

효능 : 기천(氣喘)•담천(痰喘)•풍담(風痰)•식담(食痰)•주담(酒痰)•면독(麵毒)등을 치료한다.

처방 나복자초(蘿葍子炒) 2냥, 조각소존성(皂角燒存性) 1냥, 남성(南星)•반하〔半夏 : 병제(並製)〕•행인(杏仁)•과루인(瓜蔞仁)•편향부(便香附)•청대(靑黛)•진피(陳皮) 각 5돈을 가루로 하고 신국호(神麴糊)에 오동열매 크기와 같이 환을 지어서 생강 탕으로 60~70알을 먹는다. 〈入門〉

❊ 거담환(祛痰丸)

효능 : 풍담(風痰)과 천수(喘嗽)를 치료한다.

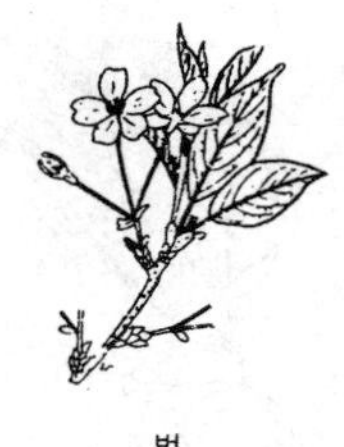
벚

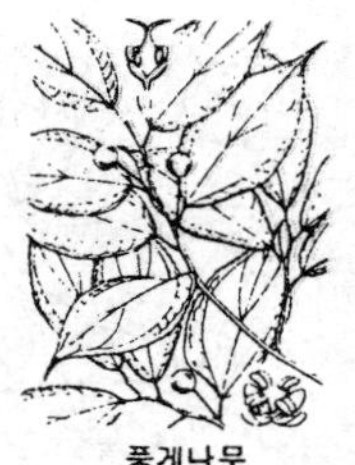
풍게나무

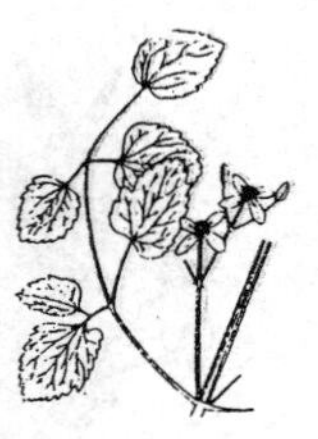
국화으아리

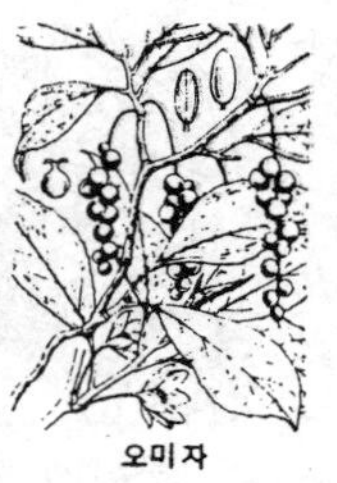
오미자

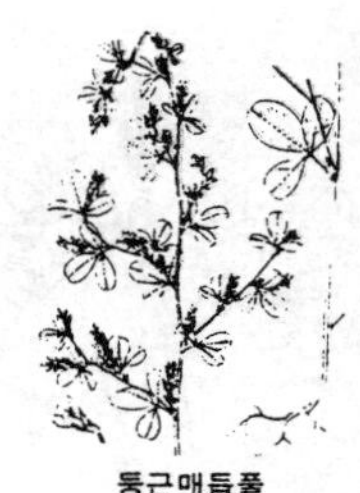
둥근매듭풀

처방 인삼(人蔘)•목향(木香)•천마(天麻)•진피(陳皮)•적복령(赤茯苓)•청피(青皮)•백출(白朮) 각 1냥, 조각(皀角) 9돈, 괴각자(槐角子)•반하(半夏) 각 7돈반을 가루로 하고 생강즙 풀에 오동열매 크기와 같이 환을 지어서 매 50~70알을 더운 술 또는 생강탕으로 먹는다. 〈丹心〉

◎ **기천(氣喘)**

칠정(七情)의 상(傷)한 것이 되면 기(氣)가 급해도 소리는 없다.

놀라고 걱정해서 기(氣)가 울(鬱)하고 탕탕〔惕惕 : 놀라는 모양〕 민민(悶悶)하며 숨을 들이킬 때에 코가 벌름거리고 숨쉬기가 급촉(急促)하면서 담소리가 없는 증세가 바로 기천(氣喘)이다. 〈入門〉

천(喘)이란 증세는 기(氣)가 올라서 급촉(急促)하고 숨쉬기가 아주 어렵다. 〈醫鑑〉

기허(氣虛)와 기단(氣短)으로 천식(喘息)하는 것은 쓰면서 차가운 약으로 치료하지 못하니 화(火)가 성하기 때문이다. 인삼밀구(人蔘蜜灸)•황백(黃柏)•맥문동(麥門冬)•지골피(地骨皮)의 종류로 치료한다. 〈丹心〉

기(氣)가 실(實)한 사람이 황화(黃花)를 많이 먹음으로 인해서 천식(喘息)하는 경우가 있는데 삼요탕(三拗湯)으로 그 기(氣)를 사(瀉)해야 한다. 〈丹心〉

기천(氣喘)에는 가미사칠탕(加味四七湯)•사마탕(四磨湯)•육마탕(六磨湯)•청금탕(青金湯)•소자강기탕(蘇子降氣湯)•가미백출산(加味白朮散)•정폐탕(定肺湯)•행인반하탕(杏仁半夏湯)•행소음(杏蘇飮)•가미사군자탕(加味四君子湯)•침향강기탕(沈香降氣湯) 등으로 치료한다.

※ 사마탕(四磨湯)

효능 : 칠정(七情)이 울결(鬱結)해서 상기(上氣)되고 천급(喘急)한 증세를 치료한다.

처방 인삼(人蔘)•빈랑(檳榔)•침향(沈香)•오약(烏藥)을 등분해서 물을 진하게 개고 1잔을 7푼쯤 내서 3~5번을 끓여 시간의 구애없이 약간 따뜻이 먹는다. 〈東垣〉

※ 육마탕(六磨湯)

효능 : 치료 방법은 위에서와 같고 또는 가슴속의 기(氣)가 막힌 증세를 치료한다.

처방 사마탕(四磨湯)에 목향(木香)•지각(枳殼)을 등분해 더하고 만드는 방법과 복용 방법은 위와 같다. 〈東垣〉

※ 청금탕(青金湯)

효능 : 기침과 천식(喘息)및 흉만(胸滿)과 기역(氣逆)및 앉거나 눕기가 불안한 증세를 치료한다.

처방 진피(陳皮)•적복령(赤茯苓)•행인(杏仁)•아교주(阿膠珠)•오미자(五味子)•상백피(桑白皮)•의이인(薏苡仁)•자소엽(紫蘇葉)•백합(百合)•패모(貝母)•반하국(半夏麴)•관동화(款冬花) 각 7푼, 앵속각(罌粟殼)•인삼(人蔘)•감초(甘草) 각 3푼을 썰어서 1첩을 하고 생강 3, 대추 2, 매(梅) 1을 넣어 물로 달여서 먹는다. 〈綱目〉

※ 가미백출산(加味白朮散)

효능 : 기허(氣虛)와 천식(喘息)및 음식을 먹지 못하는 증세를 치료한다.

처방 즉 삼령백출산(蔘苓白朮散)에 진피(陳皮)•반하(半夏) 각 1돈을 더하고 썰어서 1첩을 지어 생강 3쪽, 상백피(桑白皮) 7촌을 넣어 물로 달여서 먹는다. 〈得効〉

※ 정폐탕(定肺湯)

효능 : 상기(上氣)되고 천수(喘嗽)하는 증세를 치료한다.

처방 자소용(紫蘇茸)•오미자(五味子)•귤피(橘皮)•소자(蘇子)•행인(杏仁)•상백피(桑白皮)•반하(半夏)•지각(枳殼)•감초(甘草) 각 1돈을 썰어서 1첩을 하고 생강 5쪽, 자소엽(紫蘇葉) 5쪽을 넣어 물로 달여서 먹는다. 〈直指〉

※ 행인반하탕(杏仁半夏湯)

효능 : 폐기(肺氣)의 부족함과 천수(喘嗽)를 치료한다.

처방 행인(杏仁)•반하(半夏)•길경(桔梗)•진피(陳

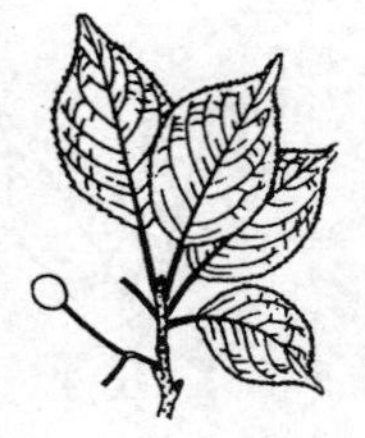
거문벚

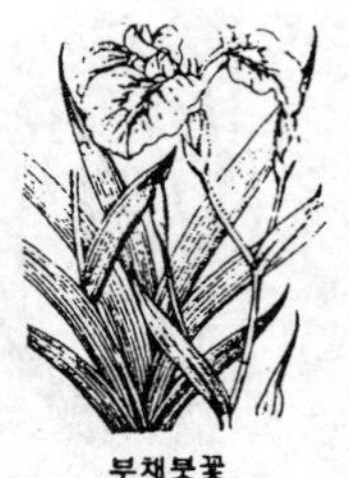
부채붓꽃

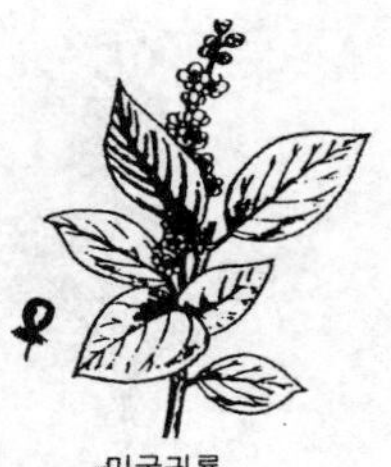
미국귀룽

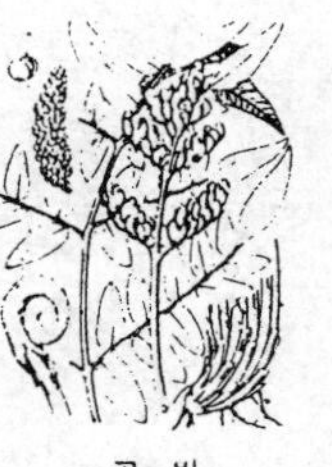
고 비

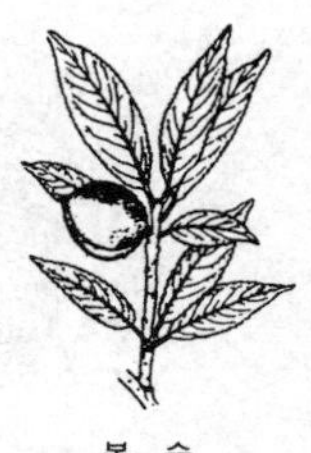
복 숭

皮)•적복령(赤茯苓)•방기(防己)•상백피(桑白皮)•백반(白礬) 각 1돈, 조각(皀角)•박하(薄荷) 각 5푼, 감초(甘草) 1치를 거친 가루로하여 1첩을 짓고 생강 3쪽을 넣어 물로 달여서 먹는다. 〈丹心〉

※ 행소음(杏蘇飮)

효능 : 상기(上氣)되고 천수(喘嗽)하며 부종(浮腫)되는 증세를 치료한다.

처방 자소엽(紫蘇葉) 2돈, 자원(紫菀)•감초(甘草) 각 1돈, 진피(陳皮)•길경(桔梗)•마황(麻黃)•백피(白皮)•아교주(阿膠珠) 각 7푼반, 오미자(五味子)•대복피(大腹皮)•오매육(烏梅肉)•행인(杏仁) 각 5푼을 썰어서 1첩을 하고 생강 5쪽을 넣어 물로 달여서 먹는다. 〈丹心〉

※ 조강탕(調降湯)

효능 : 상기(上氣)를 치료한다.

처방 지각(枳殼) 1돈3푼, 감초(甘草) 1돈, 반하(半夏)•길경(桔梗)•적복령(赤茯苓)•청피(靑皮)•진피(陳皮)•소자(蘇子)•빈낭(檳榔)•정력자초(葶藶子炒) 각 7푼, 백두구(白豆蔲)•목향(木香)•축사(縮砂)•자소엽(紫蘇葉) 각 5푼을 썰어서 1첩을 하고 생강 5쪽을 넣어 물로 달여서 먹는다. 〈直指〉

※ 가미사군자탕(加味四君子湯)

효능 : 기천(氣喘)을 치료한다.

처방 인삼(人蔘)•백출(白朮) 각 1돈3푼, 감초(甘草) 1돈, 당귀(當歸) 8푼, 적복령(赤茯苓)•진피(陳皮)•후박(厚朴)•축사(縮砂)•소자(蘇子)•상백피(桑白皮) 각 6푼, 침향(沈香)•목향(木香) 각 5푼을 병수마(並水磨) 즙을 내고 썰어서 1첩을 하고 생강 3, 대추 2개를 넣어 물로 달여서 이향(二香)의 수마즙(水磨汁)을 섞어서 먹는다. 〈回春〉

◎ 화천(火喘)

수태음(手太陰)의 맥(脈)이 움직이면 폐(肺)가 가득차고 부풀어서 천해(喘咳)하니 이것으로 인해서 나는 병은 기침을 하고 상기(上氣)되며 천갈(喘喝)하고 번심(煩心)하여 가슴이 가득하다. 〈靈樞〉

이것은 모두 충맥(衝脈)의 화(火)가 가슴속에 돌아다녀야 일어나게 한다.

평안하게 있으면 기(氣)가 화평하다가 움직이면 기(氣)가 촉(促)하고 천식(喘息)하는 증세는 충맥(衝脈)의 화(火)가 위를 치는 증세이다. 노인이 보통때에 천식(喘息)이나 또는 피석인 담을 토해 뱉는데 평안하게 있으면 천촉(喘促)하지 않고 움직이면 기(氣)가 급하며 천촉(喘燭)한 증세는 자신환(滋腎丸)을 공복에 70~80알을 먹으면 그 증세가 많이 나아지니 이것은 충맥(衝脈)의 화사(火邪)를 설(泄)하기 때문에 이렇게 효과가 나타나는 것이다. 〈東垣〉

화(火)가 폐(肺)와 위(胃)에 타올라서 천식(喘息)하는 것은 잠시 하다가 잠시 쉬기도 하고 음식을 먹으면 덜하고 먹고 나면 천식(喘息)을 하니 대부분 위(胃)속에 실화(實火)가 있고 흉격(胸膈)위에 많은 담이 있는 것으로 음식이 목구멍에 넘어가면 많은 담을 밑으로 떨어뜨려서 천(喘)이 조금 멈추었다가 먹고 나서 조금 지난후 음식물이 위(胃)에 들어가고 나면 오히려 그 화(火)를 도와서 담(痰)이 다시 올라 천(喘)이 크게 되는 것이니 속의(俗醫)들은 이것을 모르고 위(胃)가 허한 것으로만 치료해서 조열(燥熱)한 약으로 치료했으니 이것은 화(火)로서 화(火)를 멈추도록 하려는 것이다. 전에 엽도독(葉都督)이라는 사람이 이 증세에 걸려 모든 약이 효과가 없었는데 도수환(導水丸)을 먹고 5, 6차례는 설사를 하고나니 즉시 나았다. 〈丹心〉

열천(熱喘)이란 여름에 일어나고 겨울에는 일어나지 않는 것이다. 〈醫鑑〉

화천(火喘)에는 백호탕(白虎湯)에 과루인(瓜蔞仁)•지각(枳殼)•황금(黃芩)을 더해서 달여 먹으면 신통한 효과가 있고 또한 쌍옥산(雙玉散)도 아주 효과가 있다. 〈綱目〉

화천(火喘)에는 도담탕(導痰湯)에 금련(芩連)•치자(梔子)•행인(杏仁)•과루인(瓜蔞仁)으로 금(金)을 맑게 하고 화(火)를 밑으로 내리게 하며 담(痰)을 소멸시킨다. 〈入門〉

화천(火喘)에는 맥문동탕(麥門冬湯)•가감사백탕(加減瀉白湯)•자음강화탕(滋陰降火湯)•가미생맥산(加味生脈散)•사화청폐탕(瀉火淸肺湯)•옥액산(玉液散)•옥화산(玉華散)등으로 치료한다. 〈諸方〉

화타(華佗)가 말하기를 「성하면 천(喘)이 되고 덜하면

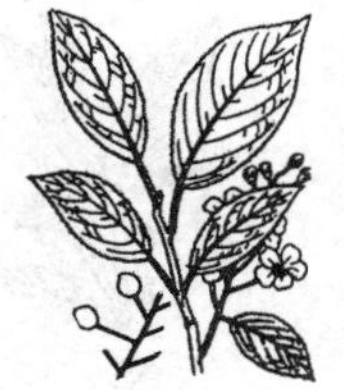
흰털귀룽

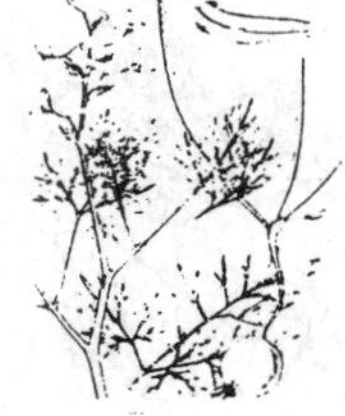
애기현호색

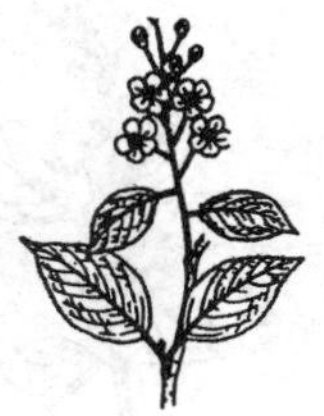
흰귀룽

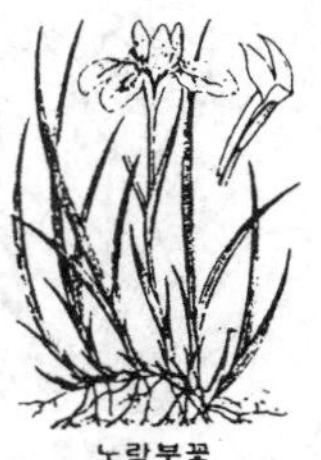
노랑붓꽃

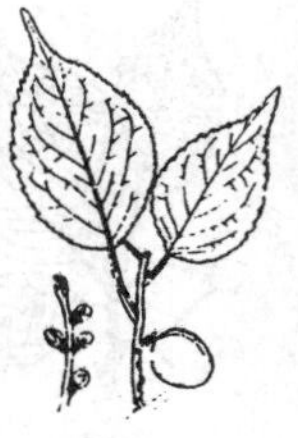
참개살구

고(枯)가 된다.」하고 활인서(活人書)에 이르기를 「천(喘)을 일으키는 증세는 기(氣)가 남아있다.」하였으니 이러한 말들을 풀이하면 본 뜻을 대략 알 것이다. 폐기(肺氣)가 성하고 남아 있으면 마땅히 맑고 조용해서 밑으로 가게하면 천(喘)하지 않으니 그것은 화(火)가 폐(肺)에 들어가서 쇠하고 부족해서 천(喘)이 되는 것이기 때문에 성(盛)이라고 말하는 것은 폐(肺)속의 화(火)가 성하다는 것의 이름이고, 남아 있다고 하는 것도 폐(肺)속의 화(火)가 남아 있다는 것이다. 그러니 폐(肺)의 화(火)를 사(瀉)하는데 쓰고 차가운 약으로서 하는 것은 실(實)로 폐(肺)를 보하는 것이다. 〈綱目〉

※ 쌍옥산(雙玉散)

효능 : 열천(熱喘)에 담(痰)이 샘처럼 솟아나는 증세를 치료한다.

처방 한수석(寒水石)•석고(石膏) 각 등분 가루로하여 매 3돈을 인삼탕(人蔘湯)으로 알맞게 먹는다. 〈保命〉

※ 맥문동산(麥門冬散)

효능 : 화천(火喘)을 치료한다.

처방 맥문동(麥門冬) 3돈, 반하(半夏) 2돈, 인삼(人蔘) 1돈, 감초(甘草) 5푼, 멥쌀 1홉, 대조(大棗) 3매를 썰어서 1첩을 지어 1일 2번 물로 달여 먹는다. 〈仲景〉

폐(肺)가 가득하고 부풀어서 천해(喘咳)하는 증세는 오미자(五味子)로 대부분 치료하고 인삼(人蔘)이 그 다음으로 치료하며 맥문동(麥門冬)이 그 다음이고, 황련(黃連)을 조금 쓰는 것도 좋으며 심하면 두 손을 서로 엱고 혼무(昏瞀)하는 증세는 진기(眞氣)가 대허(大虛)한 것이니 만약 기가 짧으면 황기(黃芪)•오미자(五味子)•인삼(人蔘)을 더하고 기(氣)가 성하면 오미자(五味子)와 인삼(人蔘)을 버리고 황령(黃芩)과 형개수(荊芥穗)를 더하여 치료한다. 〈東垣〉

한 부인이 보통 때 담수(痰嗽)가 있었는데 갑자기 하루는 크게 천촉(喘促)하고 담(痰)이 샘솟듯 솟으며 몸의 땅이 기름과 같고 맥(脈)이 뜨고 넓으면서 장차 목숨이 끊어지려고 하는데 속히 맥문동(麥門冬) 4돈, 인삼(人蔘) 2돈, 오미자(五味子) 1돈반을 달여서 한첩을 먹으니 천(喘)이 진정되고 땀이 멈추며 3첩을 쓰니 담(痰)이 점점 적어지는데 다시 과루인(瓜蔞仁) 1돈반, 백출(白朮)•당귀(當歸)•작약(芍藥)•황금(黃芩) 각 1돈을 더해서 20여첩을 먹으니 결국에는 편안하여졌다. 이것은 순전히 맥문동(麥門冬)과 오미자(五味子)와 인삼(人蔘)의 효력이 있다. 〈本事〉

※ 가감사백산(加減瀉白散)

효능 : 음기(陰氣)가 밑에 있고 양기(陽氣)가 위에 있으면서 기침하고 구역(嘔逆)하며 천촉(喘促)하는 증세를 치료한다.

처방 상백피(桑白皮) 1돈반, 지골피(地骨皮)•적복령(赤茯苓) 각 1돈2푼, 인삼(人蔘) 8푼, 진피(陳皮)•오미자(五味子) 각 5푼, 청피(靑皮)•감초(甘草) 각 3푼, 멥쌀 한 줌을 썰어서 1첩을 지어 물에 달여 먹는다. 〈東垣〉

※ 가미생맥산(加味生脈散)

효능 : 맥(脈)이 숨어있고 천촉(喘促)하며 손과 발이 궐냉(厥冷)한 증세에 이 처방으로 구한다.

처방 오미자(五味子) 3돈, 인삼(人蔘)•맥문동(麥門冬)•행인(杏仁)•진피(陳皮) 각 2돈을 썰어서 1첩을 하고 생강 2쪽, 대추 5개를 넣어 물로 달여서 먹는다.

기(氣)가 허하고 천(喘)이 심한 증세는 단 인삼탕(人蔘湯)을 수시로 복용하고 천촉(喘促)이 안정되면 살고 안정되지 않으면 죽는 증세이며 원기(元氣)가 본래 허한데 상한(傷寒)에 땀을 내고 난 후 기단(氣短)•기촉(氣促)•기천(氣喘)하고 눈이 돌아가며 맥(脈)이 가늘고 정신이 곤태(困怠)하면 위태한 것이니 이것으로써 치료한다. 〈入門〉

※ 사화청폐탕(瀉火淸肺湯)

효능 : 화천(火喘)을 치료한다.

처방 편금(片芩) 1돈, 치자(梔子)•지실(枳實)•상백피(桑白皮)•행인(杏仁)•진피(陳皮)•적복령(赤茯苓)•소자(蘇子)•맥문동(麥門冬)•패모(貝母) 각 8푼, 침향(沈香) 5푼〔수마(水磨)해서 즙을내고〕, 주사(朱砂) 5푼을 물에 여과해서 썰어서 1첩을 하고 물로 달여서 침향즙(沈香汁)과 주사말(朱砂末)및 죽력(竹瀝)을 넣어 알맞

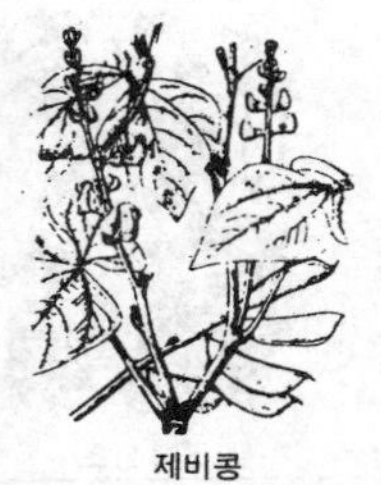
제비콩

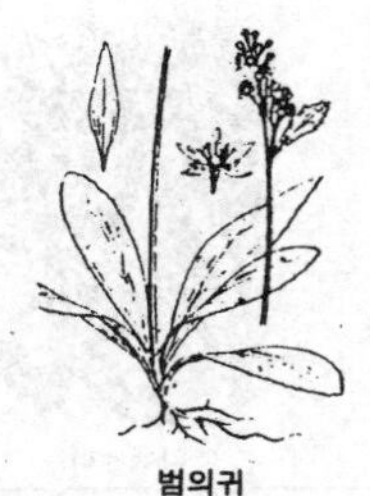
범의귀

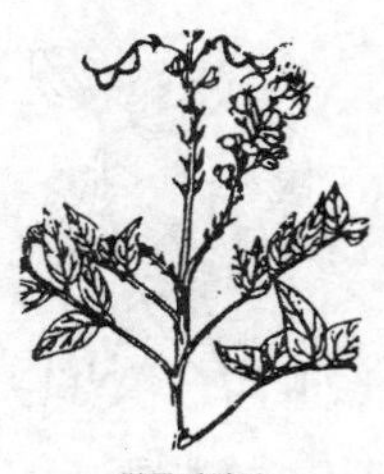
갈구리싸리

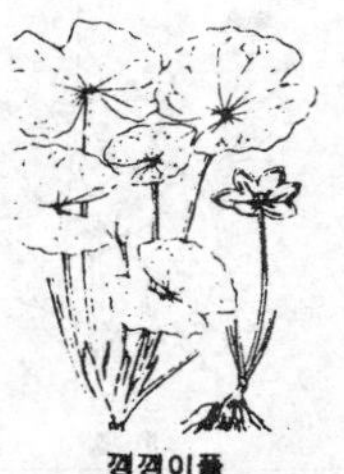
괭괭이풀

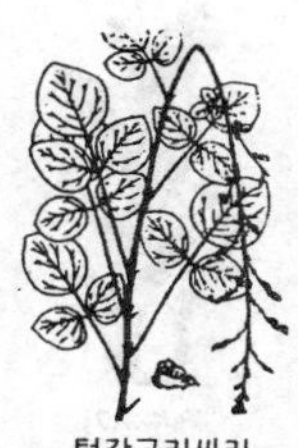
털갈구리싸리

게 먹는다. 〈回春〉

※ 옥액산(玉液散)

효능 : 천수(喘嗽)와 구건(口乾) 및 번갈(煩渴)을 치료한다.

처방 천수(喘嗽) • 과루근(瓜蔞根) • 지모(知母) • 패모초(貝母炒) 각 1냥, 인삼(人蔘) • 감초(甘草) 각 5돈을 가루로 해서 매 2돈을 먼저 황랍(黃蠟) 2돈을 녹여 미음(米飮)에 넣어 알맞게 먹는다. 〈得效〉

※ 옥화산(玉華散)

효능 : 기침이 올라서 천촉(喘促)한 증세를 치료하고 폐기(肺氣)를 맑게하며 목과 명치를 이롭게 한다.

처방 정력자초(葶藶子炒) • 상백피초(桑白皮炒) • 천문동(天門冬) • 마두령(馬兜鈴) • 반하(半夏) • 자원(紫菀) • 행인(杏仁) • 패모(貝母) • 백합(百合) • 인삼(人蔘) 각 1돈, 백부근(百部根) • 감초(甘草) 각 5푼을 썰어서 1첩2을 하고 생강 4, 대추 2을 넣어 물로 달여서 먹는다. 〈丹心〉

◎ **수천(水喘)**

수기(水氣)란 녹록(漉漉)하게 소리가 나고 정충(怔忡)하고 천식(喘息)하는 것인데 정조산(葶棗散)으로 치료한다. 〈入門〉

병인이 물을 많이 마시면 반드시 천만(喘滿)이 사납게 일어난다.

지음(支飮)에 천만(喘滿)해서 숨쉬기가 곤란한 증세는 정력대조사폐탕(葶藶大棗瀉肺湯)이 아주 효력이 있다. 〈仲景〉

수종(水腫)으로 배가 부르고 천만(喘滿)하는 증세는 대부분 천(喘)은 반드시 창(脹)에서 나고 창(脹)은 반드시 천(喘)에서 나니 두 증세가 서로 곤록(困綠)이 되어서 모두 소변이 이롭지 못한 것이다. 폐(肺)가 기(氣)를 주관하니 먼저 천(喘)하고 다음에 창(脹)하는 증세는 마땅히 금(金)을 맑게하고 화(火)를 내리게 하는 것이며 수(水)를 다니게 하는 증세는 다음 가는 것이며, 비(脾)가 습(濕)을 주관하니 먼저 창(脹)하고 다음에 천(喘)한 것은 습(濕)을 마르게 하고 수(水)를 따라 다니게 할 것이며, 금(金)을 맑게 하는 증서는 다음 간다. 〈入門〉

지음(支飮)에 천만(喘滿)해서 눕지 못하고 겸해서 기(氣)가 짧고 비껴서 숨을 쉬며 그 맥이 평평한 것이 소청용탕(小靑龍湯)으로 주된 치료를 한다. 〈仲景〉

눕지를 못하고 누우면 천만(喘滿)하는 증세도 수기(水氣)가 객침(客侵)한 것이니 수(水)란 것은 진액을 따라서 흐르는 것이다. 신(腎)이란 것은 수(水)의 장(臟)으로서 진액(津液)을 주관하고 눕는 것과 천만(喘滿)하는 증세는 주재(主宰)하니 신비탕(神秘湯)으로 치료한다. 〈綱目〉

습(濕)과 열(熱)이 천(喘)을 짓는 증세는 평위산(平胃散)과 가감사백산(加減瀉白散)으로 치료한다. 〈寶鑑〉

수천(水喘)에 정음(停飮)하고 흉(胸), 격(膈)이 만민(滿悶)하며 다리가 먼저 붓는 증세는 평폐탕(平肺湯)과 행소음(杏蘇飮)으로 치료한다. 〈諸方〉

※ 정조산(葶棗散)

효능 : 수천(水喘)과 또는 면부(面浮)를 치료한다.

처방 정력자(葶藶子)를 노랗게 볶아서 가루로 하고 대조(大棗) 10개를 진하게 달여서 대추를 버리고 즙으로 2돈을 먹는다. 〈入門〉

※ 정력대조사폐탕(葶藶大棗瀉肺湯)

효능 : 폐옹(肺癰)으로 천만(喘滿)해서 눕지 못하는 증세를 치료하고 또 지음(支飮)의 천급(喘急)을 치료한다.

처방 정력자(葶藶子)를 노랗게 볶아서 가루로 하고 꿀에 섞어서 탄자 크기와 같은 환을 지어 대조(大棗) 20매를 물 3되에 달여 1되를 내서 한번에 먹는다. 손조(孫兆)가 어느 사람이 담(痰)을 1되쯤이나 토하고 천해(喘咳)를 멈추지 않는데 이 일탕(一湯)을 먹이니 갑자기 가슴속이 통쾌하고 조금도 담타(痰唾)가 없었다. 〈綱目〉

※ 신비탕(神秘湯)

효능 : 상기(上氣)되고 천급(喘急)해서 눕지 못하며 누우면 또 천급(喘急)하는 증세는 수기(水氣)가 역행(逆行)하여 위로 폐(肺)를 갈이하면 폐(肺)가 수(水)를 얻어서 뜨게 되니 기(氣)로 하여금 유통하지 못하게 하고 그 맥(脈)이 잠기고 크게 되니 이 처방으로 치료해야 한다.

처방 자소엽(紫蘇葉) • 귤홍(橘紅) • 상백피(桑白皮)

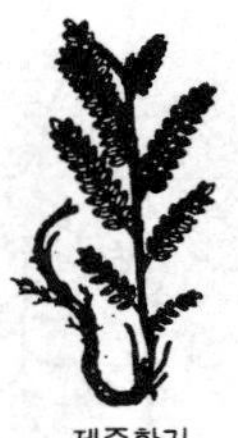
제주황기

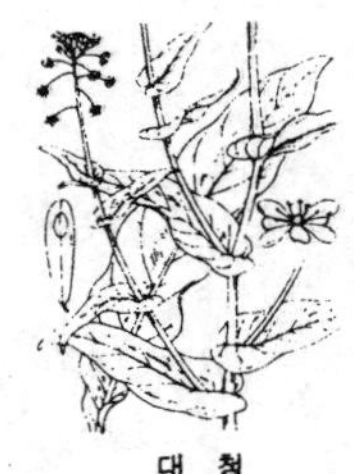
대 청

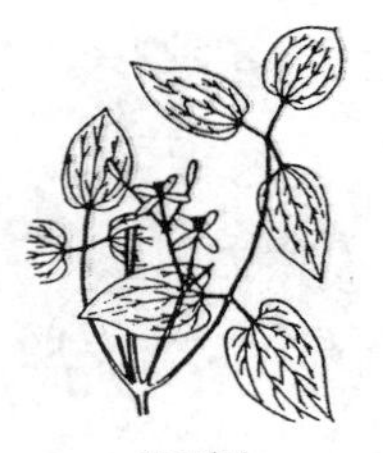
왕으아리

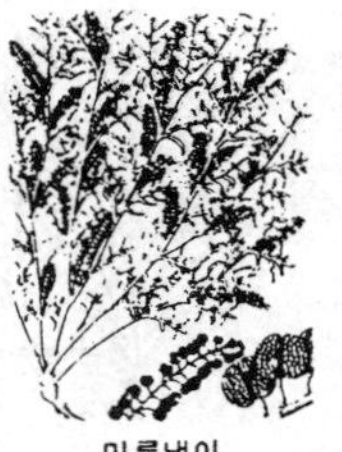
미룩냉이

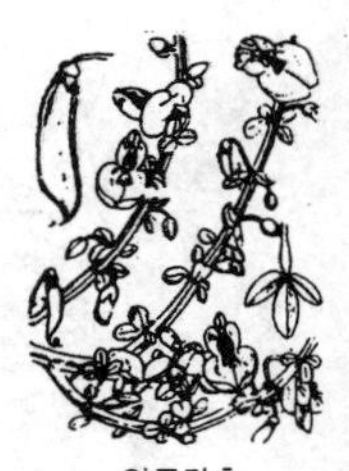
앙골담초

각 2돈, 인삼(人蔘) • 적복령(赤茯苓) • 반하 각 1돈, 목향(木香) 5푼을 썰어서 1첩을 지어 생강 5쪽을 넣어 1일 3번으로 물에 달여서 먹는다. 〈綱目〉

※ 평기산(平氣散)

효능 : 습열(濕熱)과 천급(喘急)한 증세를 치료한다.

처방 백견우두말(白牽牛頭末) 2냥반, 생반초대황(生半炒大黃) 7돈, 진피거백(陳皮去白) 5돈, 청피(青皮) • 빈랑(檳榔) 각 3돈을 가루로 해서 매 3돈을 생강탕으로 먹는다.

한 부인이 본래 비만한 데 장마 때에 술과 유(乳)를 마셔서 배가 부르고 천만(喘滿)하여 소리가 집밖에까지 들리며 편히 눕지도 못하고 대•소변이 삽체(澁滯)하여 기구맥(氣口脈)이 보통 사람보다 배나 크고 인영맥(人迎脈)이 잠기고 느리면서 힘이 있으니 이것은 습열(濕熱) 때문에 크게 성하고 천(喘)이 되는 것이다. 사기(邪氣)가 성하면 실(實)하고 실(實)한 증세는 마땅히 내려야 하니 이 약을 1번 먹으면 병세가 조금 나아지고 다시 먹으면 천(喘)이 멈추고 다만 가슴이 가득 차며 입이 마르고 수시로 기침하게 되는데 다시 가감사백산(加減瀉白散)으로 치료하면 완전히 낫게 된다. 〈寶鑑〉

※ 가감사백산(加減瀉白散)

처방 상백피(桑白皮) • 지골피(地骨皮) • 지모(知母) • 길경(桔梗) • 진피(陳皮) • 청피(青皮) 각 1돈, 편금(片芩) • 감초(甘草) 각 5푼을 썰어서 1첩을 지어 물로 달여 먹는다. 〈寶鑑〉

※ 평폐탕(平肺湯)

효능 : 폐(肺)와 신(腎)이 모두 지음(至陰)의 쌓인 물로 인해서 천급(喘急)하고 기침을 하니 대부분 수(水)가 편승(便乘)한 증세이다.

처방 정력자초(葶藶子炒) 2돈, 상백피초(桑白皮炒) • 길경(桔梗) • 지각(枳殼) • 반하(半夏) • 자소엽(紫蘇葉) 각 1돈, 마황(麻黃) 각 7푼반, 감초(甘草) 5푼을 썰어서 1첩을 지어 생강 5쪽을 넣어 물로 달여 먹는다. 〈直指〉

◎ 구천(久喘)

오랜 병에 기(氣)가 짧아서 능히 접속되지 못하고 천식(喘息)같으나 천식(喘息)이 아닌 증세는 단인삼탕(單人蔘湯)이나 또는 조중익기탕(調中益氣湯)으로 치료한다.

모든 천(喘)이 오래 멈추지 않는 증세에 소나복환(小蘿葍丸)이나 또는 인삼청폐음(人蔘淸肺飮)에 속각(粟殼)을 배로 넣어서 삽(澁)하게 한다. 〈入門〉

오랜동안 천만(喘滿)이 일어나지 않을 때에는 인삼반하환(人蔘半夏丸)으로 치료하고 벌써 일어났으면 침향곤담환(沈香滾痰丸)으로 치료하는 것이 매우 효과가 있는 것이다. 〈河間〉

오래된 천(喘)에는 인삼자원탕(人蔘紫菀湯) • 정천탕(定喘湯) • 납전산(蠟煎散) • 금불환산(金不換散) • 인삼윤폐환(人蔘潤肺丸) 등으로 치료한다. 〈諸方〉

※ 단인삼탕(單人蔘湯)

효능 : 기(氣)가 허해서 천급(喘急)하는 증세를 치료한다.

처방 인삼(人蔘) 1냥을 썰어서 물로 달이고 자주 먹는다. 〈入門〉

한 사람이 상한(傷寒)으로 기침하는데 목 안에서 코고는 소리가 나므로 독삼탕(獨蔘湯)을 한번 먹으니 코 고는 소리가 없어지고 2근까지 먹으니 결국에는 깨끗이 나았다. 〈綱目〉

※ 소라조환(小蘿皀丸)

효능 : 오래 된 천(喘)을 치료하는데 가장 좋다.

처방 나복자증(蘿葍子蒸) 2냥, 조각하(皀角煆) 5돈, 남성(南星)을 백반수(白礬水)에 담가 말린 것, 과루인(瓜蔞仁) • 해분(海粉) 각 1냥을 가루로 하고 생강즙에 꿀을 섞어서 앵두 크기의 환을 지어 머금어서 먹는다. 〈綱目〉

※ 인삼반하환(人蔘半夏丸)

효능 : 담(痰)을 삭히고 연(涎)을 내리며 기침을 멈추게 하고 천만(喘滿)을 진정시키며 풍담(風痰)과 다담(茶痰) 및 식담(食痰) 등 일체의 담병(痰病)을 치료한다.

처방 해합분(海蛤粉) 2냥, 건강(乾薑) • 반하(半夏) • 백반(白礬) • 한수석(寒水石) 각 1냥, 인삼(人蔘) • 적복

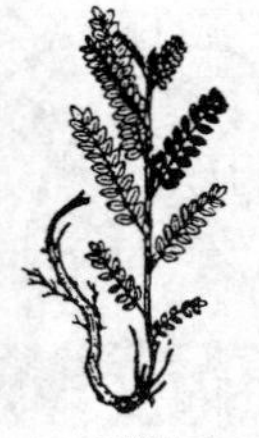
제주황기

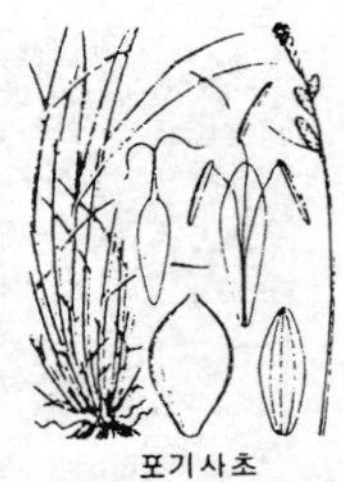
포기사초

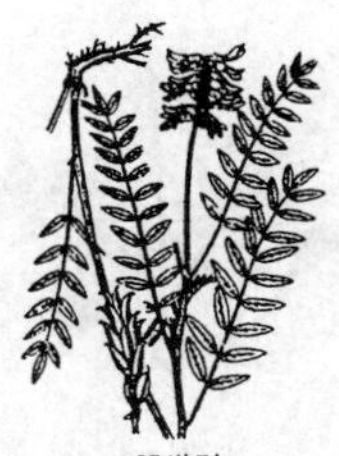
꽃싸리

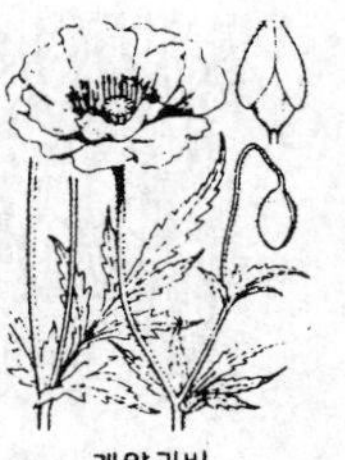
개양귀비

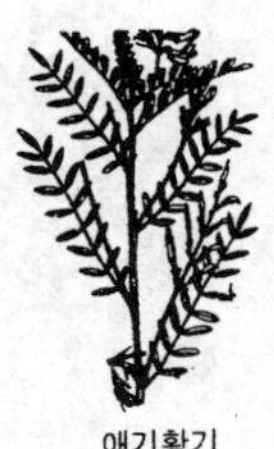
애기황기

령(赤茯苓)・박하(薄荷)・남성포(南星炮) 각 5돈, 곽향(藿香) 2돈반을 가루로 하고 물풀에 오동열매 크기의 환을 지어서 생강탕으로 30알을 1일 3번을 먹는다. 〈寶鑑〉

※ 인삼자원탕(人蔘紫菀湯)

효능 : 기침과 천급(喘急)이 오랫동안 낫지 않는 증세를 치료한다.

처방 앵속각강제(罌粟殼薑製) 2돈, 축사(縮砂) 1돈반, 행인(杏仁)・관동화(款冬花) 각 1돈, 오미자(五味子)・계지(桂枝) 각 5푼, 인삼(人蔘)・자원(紫菀)・감초(甘草) 각 4푼을 썰어서 1첩을 하고 생강 5쪽과 매(梅) 1개를 넣어 물로 달여 먹는다. 〈丹心〉

※ 정천탕(定喘湯)

효능 : 폐(肺)가 허하고 오랫동안 천체(喘滯)하는 증세를 치료한다.

처방 노래에 말하기를 「화제수투정천탕(和劑須投定喘湯)・아교반하급마황(阿膠半夏及麻黃)・인삼(人蔘) 4냥, 동감초(同甘草) 4냥상백피오미강(四兩桑白皮五味強)・앵속2전수밀구(罌粟二錢須蜜炙)・3전전복용생강(三錢煎服用生薑)・다년기천종금유(多年氣喘從今愈)・시신량의유초방(始信良醫有炒方) 처방은 모름지기 정천탕(定喘湯)을 투여하고 아교(阿膠)와 반하(半夏)및 마황(麻黃)이며, 인삼(人蔘) 4냥에 감초(甘草)도 같은 짝이 됐네. 4냥의 상피(桑皮)와 5가지〔즉 요(膠)・하(夏)・마(麻)・삼(蔘)・초(草)의 재료〕가 강력한데 앵속(罌粟) 2돈을 꿀로 구워서 3돈의 생강(生薑)으로 달여 복용하니 오래 된 기천(氣喘)이 드디어 나았구나. 낭의(良醫)의 묘한 처방을 왜 믿지 않겠는가?」〈醫鑑〉

이 처방은 위의 인삼정천탕(人蔘定喘湯)과 같은데 단지 양(兩)과 전(錢)의 수치가 다를 뿐이다.

※ 납전산(蠟煎散)

효능 : 허노(虛勞)에 오래 천수(喘嗽)하고 또는 농혈(膿血)을 토해내는 증세를 치료한다.

처방 행인(杏仁)・인삼(人蔘)・맥문동(麥門冬)・산약(山藥)・백복령(白茯苓)・패모(貝母)・백합(百合)・녹각교〔鹿角膠 : 없으면 아교(阿膠)〕를 대신 치료한다・감초구(甘草炙) 각 등분하고 거친 가루로하여 매 3돈에 황랍(黃蠟)을 조각자(皂角子)만큼씩 넣어 물로 달여 먹는다. 〈丹心〉

※ 금불환산(金不換散)

효능 : 천수(喘嗽)가 오랫동안 낫지 않는 증세를 치료한다.

처방 앵속각밀초(罌粟殼蜜炒) 5돈, 지각(枳殼) 4돈, 행인(杏仁)・감초(甘草) 각 3돈을 썰어서 1첩을 지어 생강 3, 매(梅) 1을 넣어 달여서 먹는다. 〈得效〉

※ 인삼윤폐환(人蔘潤肺丸)

효능 : 폐(肺)가 허해서 해천(咳喘)이 오래 되어 허노가 되려는 증세를 치료한다.

처방 지모(知母) 3냥, 길경(桔梗)・계피(桂皮) 각 2냥반, 인삼(人蔘)・관동화(款冬花)・행인(杏仁)・세신(細辛)・감초(甘草) 각 2냥을 가루로 하고 꿀로 가시연밥 크기의 환을 지어 매 1알을 잘 씹어서 생강탕으로 삼킨다. 〈入門〉

◎ **위허천(胃虛喘)**

위(胃)가 아주 허해서 기(氣)가 상역(上逆)되고 어깨를 들먹거리며 창자를 찌르는 것이 쉬지 않으니 생맥산(生脈散)에 행인(杏仁)・진피(陳皮)・백출(白朮)을 더해서 치료한다. 〈入門〉

위(胃)가 허해서 천(喘)하면 몸이 열이 있고 번거로우니 경(經)에 이르기를 「위(胃)가 기역(氣逆)이 된다.」또 이르기를 「적풍(賊風)이 허사(虛邪)를 범하면 양(陽)이 받고 양(陽)이 받으면 육부(六腑)에 들어가고 육부(六腑)에 들어가면 몸에 열이 있어 갑자기 눕고 위로 천호(喘呼)한다.」하고 또 이르기를 「양명(陽明)이 궐역(厥逆)하면 천급(喘急)하고 놀라며 놀라면 사람을 싫어한다.」하였다. 그런데 천(喘)으로 인해서 또는 죽기도 하고 또는 살기도 하는 일은 어찌된 일인가? 그것은 궐역(厥逆)하는 것이 장(臟)에 이어지면 죽고 경(經)에 이어지면 살수 있는 것인데 이것을 위천(胃喘)이라고 한다. 가감백호탕(加減白虎湯)의 종류로 치료한다. 〈綱目〉

◎ **음허천(陰虛喘)**

혈(血)이 허하면 양(陽)이 부지할 곳이 없어서 위로 달

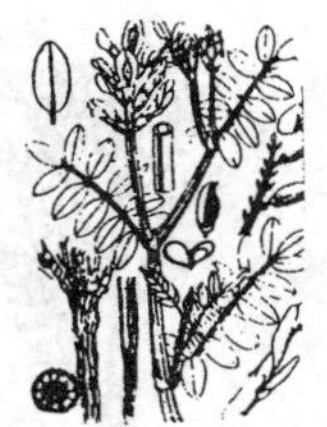
애기자운

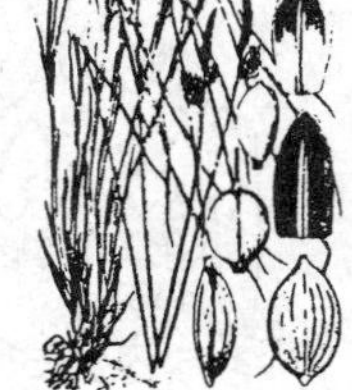
큰검정사초

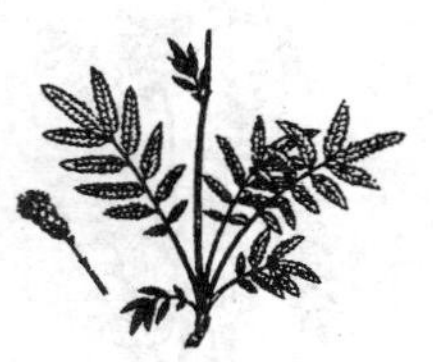
애기쇠스랑개비

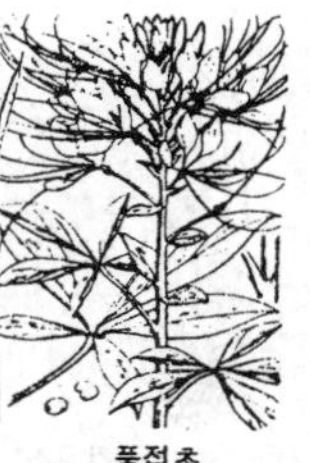
풍접초

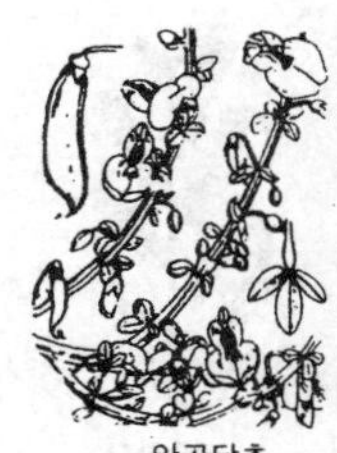
앙골담초

리니 사물탕(四物湯)에 작약(芍藥)을 배로 하고 인삼(人蔘)과 오미자(五味子)를 더해서 거두어 준다. 〈入門〉

음(陰)이 허하면 기(氣)가 배꼽 밑에서 맑은 길을 직충(直衝)해서 오르니 당연히 기(氣)를 내리고 음(陰)을 붙게 할 것이다. 〈醫鑑〉

음허천(陰虛喘)에는 마땅히 심화(心火)를 밑으로 내리게 하고 진음(眞陰)을 보하며 정혈(精血)을 더해야 하는데 사물탕(四物湯)에 이진탕(二陳湯)을 합하고 지각(枳殼)•황금(黃芩)•지모(知母)•황백(黃柏)을 더해서 치료한다. 〈入門〉

음허화동(陰虛火動)에 담천(痰喘)하고 소리가 끊어지지 않는 증세로 급하면 그의 표(標)를 치료하니 현상설리고(玄霜雪梨膏)로 치료하고, 느리면 그의 본(本)을 치료하니 자음청화고(滋陰淸化膏)로 치료한다. 〈回春〉

대부분 천급(喘急)해서 눕지 못하고 그 맥(脈)이 뜨는데 누르면 허하고 삽(澁)한 것은 음(陰)이 허해서 머지않아 죽게 되는 것이니 내리는 것을 삼가해야 하며 혹시라도 내리게 되면 반드시 죽게 된다. 사물탕(四物湯)에 죽력(竹瀝)•동편(童便)•청대(靑黛)•맥문동(麥門冬)•오미자(五味子)•행각(杏殼)•자소엽(紫蘇葉)을 더해서 치료한다. 〈綱目〉

음허천(陰虛喘)에는 영폐탕(寧肺湯)•윤폐활담녕수탕(潤肺豁痰寧嗽湯)•인삼오미자산(人蔘五味子散)으로 치료한다. 〈諸方〉

※ 영폐탕(寧肺湯)

효능 : 폐허(肺虛)의 기침과 천급(喘急)및 열이나고 저절로 땀이 나는 증세를 치료한다.

처방 아교(阿膠) 1돈반, 천궁(川芎)•당귀(當歸)•백작약(白芍藥)•숙지황(熟地黃)•백출(白朮)•오미자(五味子)•맥문동(麥門東)•인삼(人蔘)•상백피(桑白皮)•백복령(白茯苓)•감초(甘草) 각 7푼을 썰어서 1첩을 하고 생강 5쪽을 넣어서 물로 달여서 먹는다. 〈諸方〉

※ 윤폐활담영수탕(潤肺豁痰寧嗽湯)

효능 : 음허(陰虛)의 천급(喘急)과 담궐(痰厥)을 치료한다.

처방 진피(陳皮)•반하(半夏)•숙지황(熟地黃)•황백(黃柏)•지모〔知母 : 이미병주초(二味並酒炒)〕 각 8푼, 백복령(白茯苓) 7푼, 황금주세(黃芩酒洗)•패모(貝母)•천문동(天門冬)•자원주세(紫菀酒洗)•관동화주세(款冬花酒洗)•길경(桔梗)•당귀(當歸)•감초(甘草) 각 6푼을 썰어서 1첩을 지어 생강 3쪽을 넣어 물로 달여서 먹는다. 〈醫鑑〉

※ 인삼오미자산(人蔘五味子散)

효능 : 기혈(氣血)의 노상(勞傷)과 허손(虛損)과 천수(喘嗽)및 농혈(膿血)을 토해내는 증세와 한열(寒熱)및 도한(盜汗)을 치료한다.

처방 인삼(人蔘)•오미자(五味子)•길경(桔梗)•백출(白朮)•백복령(白茯苓)•숙지황(熟地黃)•당귀(當歸)•감초(甘草) 각 7푼, 지골피(地骨皮)•전호(前胡)•상백피(傷白皮)•지각(枳殼)•황기(黃芪)•진피(陳皮)•시호(柴胡) 각 5푼을 썰어서 1첩을 만들고 생강 3쪽을 넣어 1일 3번을 물로 달여서 먹는다. 〈丹心〉

9. 모든 상(傷)이 천수(喘嗽)를 일으킬 경우

대부분 사람이 밤에 다니면 천(喘)이 신(腎)에서 나오고 음기(淫氣)가 폐(肺)에 병드러면 타락할 것 같고 공구(恐懼)해서 천(喘)이 간(肝)에서 나고, 음기(淫氣)가 비(脾)를 해하면 경공(驚恐)을 잘해서 천(喘)이 폐(肺)에서 나오며, 음기(淫氣)가 심(心)을 상(傷)하면 물을 건너다가 넘어지면 천(喘)이 신(腎)과 골(骨)에서 나니 이러한 때에 용맹한 사람은 행기(行氣)를 시키면 되지만 겁이 많은 사람은 좌절하게 되면 병이 된다. 〈內經〉

신 것을 먹고 기침을 하는 것은 감담환(甘膽丸)으로 치료하고, 더운 것을 먹고 기침을 하는 것은 정력산(葶藶散)•자원용탕(紫菀茸湯)으로 치료하고, 엎어져서 기침을 하는 것은 행삼산(杏蔘散)으로 치료하며, 타박(打撲)해서 기침을 하는 증세는 당귀음(當歸飮)으로 치료한다.

※ 감담환(甘膽丸)

효능 : 신 것을 먹고 목을 충돌함으로 인해서 천수(喘嗽)가 되어서 멈추지 않고 백약(百藥)이 효과가 없는 증세를 치료한다.

처방 감초(甘草) 2냥을 붉은 껍질은 버리고 2치쯤 끊어서 중간을 쪼개고 저담즙(猪膽汁) 5개 분에 3일동안 담

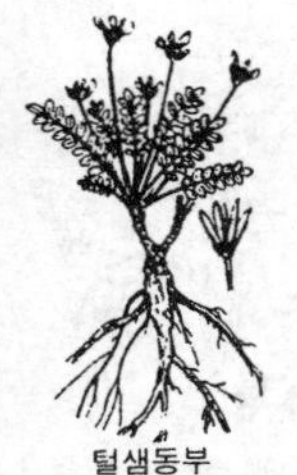
털샘동부

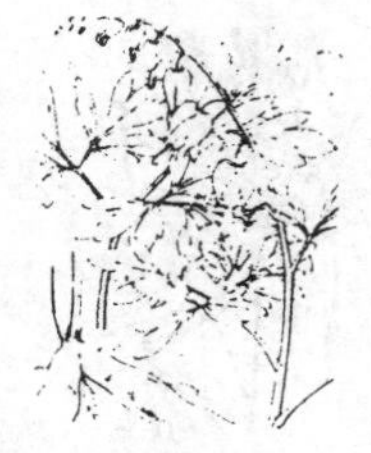
금낭화

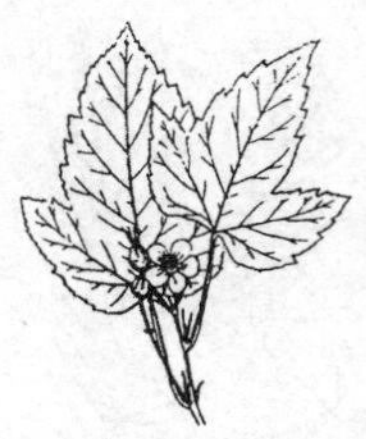
섬나무딸기

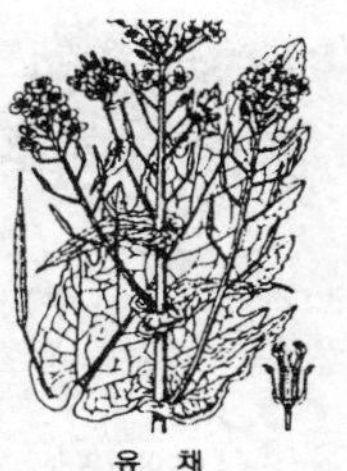
유 채

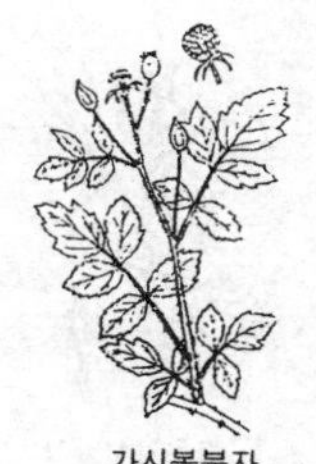
가시복분자

근 다음 불에 구워 말려 가루로 하고 달인 꿀에 녹두알 크기의 환을 지어 40~50알을 맑은 차로 누워서 먹으면 신기한 효력이 있다. 어느 사람이 이 병에 걸려서 모든 약이 효력이 없는데 이 약을 한번 복용하고 즉시 바로 나았다. 〈聖惠〉

※ 정력산(葶藶散)

효능 : 달이고 볶은 것과 술을 많이 복용해서 천급증(喘急症)을 얻고 눕지 못하는 증세와 또는 폐옹(肺癰)을 치료한다.

처방 정력자초(葶藶子炒) • 과루인(瓜蔞仁) • 의이인(薏苡仁) • 상백피(桑白皮) • 승마(升麻) • 갈근(葛根) • 길경(桔梗) 각 1돈, 감초(甘草) 5푼을 썰어서 1첩을 지어 생강 3쪽을 넣어 물로 달여서 먹는다. 〈入門〉

※ 자원용탕(紫菀茸湯)

효능 : 달여 말린 것을 많이 먹어서 폐(肺)를 상(傷)하고 기침으로 목이 가려우며 담(痰)이 많아서 천급(喘急)하고 갈비가 아픈 증세를 치료한다.

처방 자원용(紫菀茸) • 경상상엽(經霜桑葉) • 관동화(款冬花) • 백합(百合) • 행인(杏仁) • 아교주(阿膠珠) • 패모(貝母) • 포황초(蒲黃炒) • 반하(半夏) 각 1돈, 서각(犀角) • 인삼(人蔘) • 감초(甘草) 각 5푼을 썰어서 1첩을 지어 생강 5쪽을 넣어 물로 달여서 먹는다. 〈丹心〉

※ 행삼산(杏蔘散)

효능 : 추타(墜墮)하고 경공(驚恐)하며 물을 건너다가 넘어져서 천급(喘急)하여 불안한 증세를 치료한다.

처방 행인(杏仁) • 인삼(人蔘) • 대복피(大腹皮) • 진피(陳皮) • 빈랑(檳榔) • 백출(白朮) • 가자(訶子) • 반하(半夏) • 계심(桂心) • 자원(紫菀) • 상백피(桑白皮) • 자소엽(紫蘇葉) • 감초(甘草) 각 7푼을 썰어서 1첩을 지어 생강 3쪽을 넣어 물로 달여서 먹는다. 〈入門〉

10. 천수(喘嗽)의 통치약(通治藥)일 경우

행삼산(杏蔘散) • 함고환(含膏丸) • 정천화담산(定喘化痰散) • 행교음(杏膠陰) • 계오환(鷄鳴丸)의 2처방등으로 치료한다.

※ 행삼산(杏蔘散)

효능 : 기침과 천급(喘急)을 모두 치료한다.

처방 행인(杏仁) • 인삼(人蔘) • 상백피(桑白皮) • 도인(桃仁) 각 1돈반을 썰어서 1돈을 하고 생강 3, 대추 2개를 넣어 물로 달여서 먹는다. 〈局方〉

※ 함고환(含膏丸)

효능 : 천수(喘嗽)를 모두 치료한다.

처방 정력자(葶藶子) 1냥을 격지오(隔紙熬)해서 검은 색이 되도록 하고 지모(知母) • 패모(貝母) 각 1냥을 가루로 하고 대추살 반냥에 사당(砂糖) 1냥반을 녹여 섞어서 환을 만들되 탄자 크기로 지어 새 솜으로 싸서 1알을 머금어 천천히 빨아 삼키니 아무리 심한 증세라 해도 3알 정도 복용하면 효과를 본다. 〈本草〉

※ 정천화담산(定喘化痰散)

효능 : 천(喘)을 치료하는데 아주 묘하고 천(喘)을 진정시키며 침을 삭힌다.

처방 돼지의 발굽 49개를 깨끗이 씻어 말리고 매 1개마다 반하(半夏) • 백반(白礬) 각 1자를 넣어 가마 속에 담아서 봉하는데 연기가 새 나가지 않도록 해서 불에 사루어 벌겋게 되거든 식혀서 잘게 갈고 사향(麝香) 1돈을 넣어 찹쌀 미음에 1돈을 알맞게 먹는다. 〈本草〉

※ 행교음(杏膠飮)

효능 : 16가지의 효수(哮嗽)를 치료한다.

처방 행인(杏仁) • 명교(明膠) 각 1냥, 마두령(馬兜鈴) • 반하제(半夏製) • 인삼(人蔘) • 감초(甘草) 각 5돈을 가루로하여 매 2돈을 물 1잔에 생강 3쪽과 같이 달여서 7푼쯤 졸거든 잠자리에 들기전에 먹는다.

심수(心嗽)에는 건갈(乾葛)을 더하고, 간수(肝嗽)에는 오매(烏梅) 1개와 큰 쌀 14알을 더하며, 비수(脾嗽)에는 생강 3쪽과 대추 2개를 넣고, 위수(胃嗽)에는 합분(蛤粉)을 넣으며, 담수(膽嗽)에는 복신(茯神)을 더해서 맑은 차로 알맞게 복용하고, 폐수(肺嗽)에는 상백피(桑白皮)를

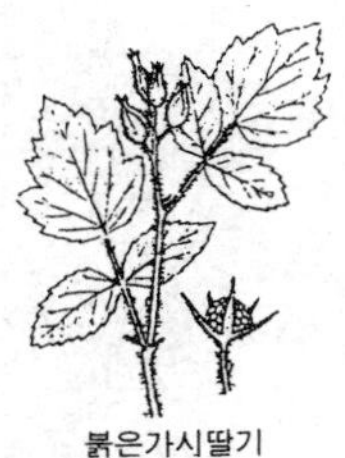
붉은가시딸기

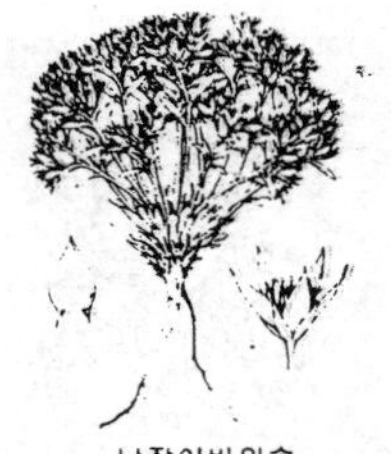
난장이바위솔

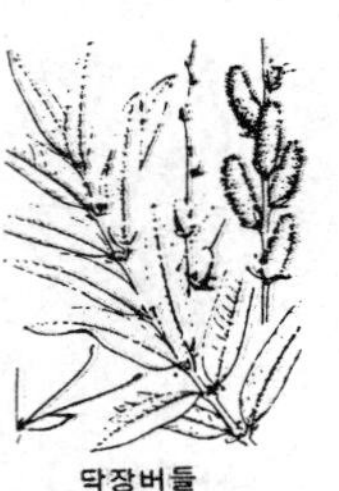
닥장버들

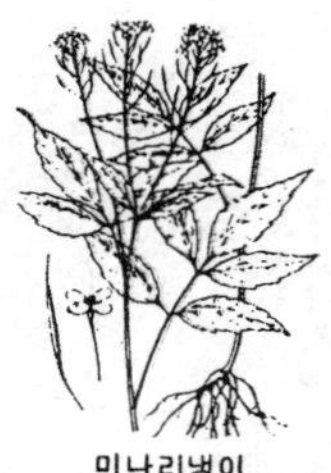
미나리냉이

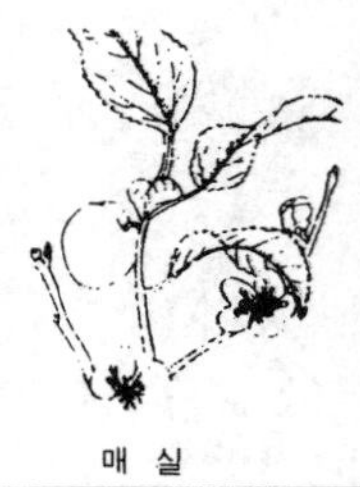
매 실

더하며, 격수(膈嗽)에는 총백(葱白) 3치를 넣고, 혈수(血嗽)에는 당귀(當歸)와 대추씨를 더하며, 사나운 기침에는 오매(烏梅)와 생강(生薑)을 넣고 산수(產嗽)에는 감초(甘草) 3치와 황랍(黃蠟)조금 넣으며, 기수(氣嗽)에는 청피(青皮)를 더하고, 열수(熱嗽)에는 꿀 1수저와 총백(葱白)을 넣으며, 효수(哮嗽)에는 반하(半夏) 3개를 넣고 신수(腎嗽)에는 황기(黃芪)와 백이당(白飴糖)을 더해서 치료한다. 〈本事〉

※ 계명환(鷄鳴丸)

효능 : 18가지의 기침과 효천(哮喘)및 토혈(吐血)하는 모든 증세에 신과 같은 것이다.

처방 지모초(知母炒) 4냥, 선복화(旋覆花)·진피(陳皮)·마두령(馬兜鈴)·마황(麻黃)·감초구(甘草炙) 각 1냥, 길경(桔梗)·인삼(人蔘) 각 5돈, 아교주(阿膠珠)·관동화(款冬花)·오미자(五味子) 각 4돈, 행인(杏仁)·정력자초(葶藶子炒)·반하제(半夏製) 각 3돈을 가루로 하고 탄자 크기와 같이 꿀로 환을 지어 매 1알을 오매강조전탕(烏梅薑棗煎湯)으로 1일 3번을 먹는다.

18가지의 기침이란 간해(肝咳)·심해(市咳)·비해(脾咳)·신해(腎咳)·위해(胃咳)·폭해(暴咳)·소장해(小腸咳)·대장해(大腸咳)·담해(膽咳)·방광해(膀胱咳)·삼초해(三焦咳)·내인해(內因咳)·외인해(外因咳)·불내외인해(不內外因咳)·기해(氣咳)·한해(寒咳)·열해(熱咳)등이 있다. 〈回春〉

※ 계명환(鷄鳴丸)

효능 : 천수(喘嗽)를 모두 치료한다.

처방 지모주초(知母酒炒)·패모초(貝母炒)·진피거백(陳皮去白)·상백피밀초(桑白皮蜜炒)·관동화(款冬花)·선복화(旋覆花)·천문동(天門冬)·맥문동(麥門冬)·인삼(人蔘)·정력자초(葶藶子炒)·길경(桔梗)·행인부초(杏仁麩炒)·반하강제(半夏薑製)·아교주(阿膠珠)·감초(甘草) 각 등분 가루로 하고 탄자 크기와 같이 꿀로 환을 지어 오매탕(烏梅湯)이나 또는 생강탕으로 1알씩 먹는다. 〈中朝〉

11. 천수(喘嗽)에 한(寒)·열(熱)을 분별할 경우

풍(風)때문인 것은 풍(風)을 만나면 기침이 심하고 한(寒)때문인 것은 한(寒)을 만나면 기침이 심하며, 열(熱)때문인 것은 열을 만나면 기침이 바로 나며, 다시 적당한 경험에 의해서 밤에 술을 마시고 난후 기침이 심하며 열이 있는 것이고, 밤에 증세가 어떤지 물어보아서 만약 술을 마신 후 기침이 심하면 열이 있는 것이고, 술을 마신 후 기침이 심하지 않으면 한(寒)이 있는 것이며, 연(涎)이 청백(清白)한 것은 한(寒)이 있는 것이고, 황탁(黃濁)한 것은 열이 있는 것이다. 〈局方〉

12. 천수(喘嗽)는 당연히 허(虛)·실(實)을 분별할 경우

치료 방법은 폐(肺)의 허실(虛實)을 분별하는 것이 매우 중요한 일인데 만약 폐(肺)가 허하고 기침을 오랫동안 했으면 오미자(五味子)·관동화(款冬花)·자원(紫菀)·마두령(馬兜鈴)의 종류로써 보하고 폐(肺)가 실(實)하고 화사(火邪)가 있거나 또는 새로 기침하는 것이면 황금(黃芩)·천화분(天花粉)·상백피(桑白皮)·정력자(葶藶子)·의 종류로써 사(瀉)한다. 〈正傳〉

오랜 병에 기(氣)가 허하고, 천만(喘滿)한 증세는 아교(阿膠)·인삼(人蔘)·오미자(五味子)로 치료하고 새로운 병에 기(氣)가 실(實)하고 천만(喘滿)한 증세는 상백피(桑白皮)·고정력(苦葶藶)으로 치료한다. 〈丹心〉

폐(肺)의 천수(喘嗽)를 병이나는 것이 가을과 겨울에는 실(實)하고 봄과 여름에는 허하니 실(實)한 것은 얼굴이 붉고 물을 마시며 몸에 열이 있고, 담(痰)이 성하며 눈물과 침이 진하고 끈끈하며 또는 목이 마르고 얼굴이 부으며, 허한 증세는 얼굴이 희고 얼굴 빛이 탈색해서 기(氣)가 작으며 말을 하지 못하고 기침 속에 소리가 나며 담타(痰唾)가 맑게 나온다.

폐(肺)가 미한(微寒)에 감상(感傷)되는 증상은 8~9월사이이며, 폐기(肺氣)가 크게 왕성하면서 기침에 병든 증세는 병이 반드시 실(實)하고 오랜 병이 아닌 것이니 마땅히 사(瀉)해야 한다. 〈錢乙〉

13. 천수(喘嗽)에 목이 쉴 경우

천수(喘嗽)에 목이 쉬는 증상은 피가 허해서 열을 받은

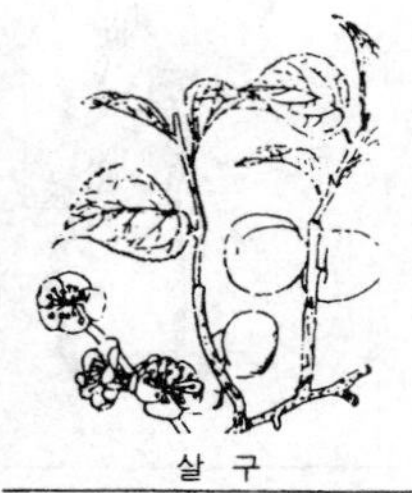
살 구

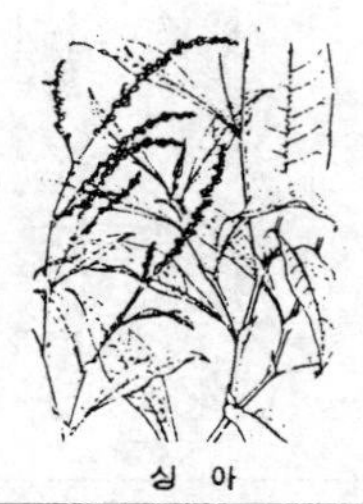
싱 아

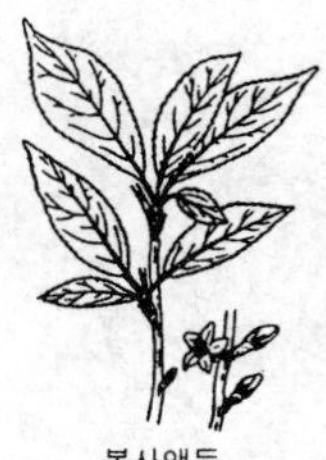
복사앵두

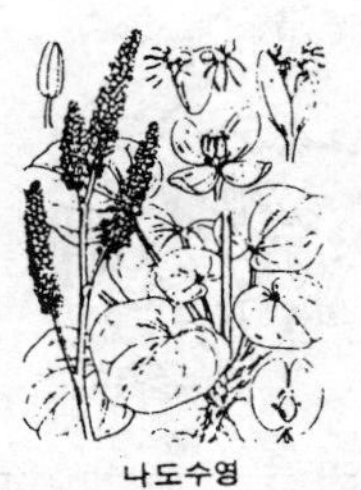
나도수영

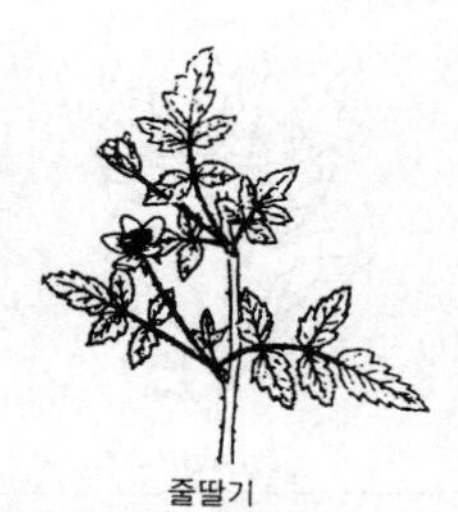
줄딸기

것이니 청대(靑黛)·합분(蛤粉)을 가루로 하고 꿀로 환을 지어 언제나 녹여 먹으면 좋다. 〈丹心〉

금련사물탕(芩連四物湯)을 쓴다. 〈醫鑑〉

성음문에 상세히 나와 있으니 참고 하는 것이좋다.

14. 천수(喘嗽)에 상기(上氣)하는 것이 신허(腎虛)에서 기인될 경우

대부분 신허(腎虛)의 병은 모든 기(氣)를 들어서 진원(眞元)에 돌려 보내지 못하는 이유로 기(氣)가 역(逆)해서 오르면 기침을 하고 담(痰)이 성하며, 또는 천하고 또는 부풀며, 수(髓)가 허하고 침이 많으며 발이 차고 빼가 위(痿)하며 흉복(胸腹)과 백해(百骸)가 같이 견체(牽掣)하면 기침이 매우 심하고 소리가 더욱 마르게 되니 신체를 조양할 줄 아는 사람은 마땅히 병받는 곳을 가려서 치료하는 것이 좋은 것이다.

또 알아 두어야 할 것은 폐(肺)는 기(氣)를 내는 것이고 신(腎)은 기(氣)를 들이는 것이니 폐(肺)는 기(氣)의 주(主)가 되고 신(腎)은 기(氣)의 장(藏)이 되는 것인데, 대부분 기침이 갑자기 나와 백해(百骸)를 색인(索引)하면 스스로 기(氣)가 배꼽밑으로 부터 달려 거슬러 오르는 증세를 느끼니 이것은 신(腎)이 허약해서 기(氣)를 거두지 못하는 것이다. 보골지(補骨脂) 안신원(安腎元)으로 치료할것이며, 폐(肺)를 편안하게 한다는 것 헛된 수고에 지나지 않는다. 〈直指〉

하원(下元)이 허냉(虛冷)해서 신기(腎氣)가 귀원(歸元)하지 못하고 위로 천식(喘息)하며 기(氣)가 빠른 증세는 안신원(安腎元)이나 팔미환〔八味丸 : 처방은 허노문(虛勞門) 참조(參照)〕을 인삼탕(人蔘湯)으로 공복에 먹는다. 〈得効〉

기침에 번원(煩寃)한 것은 신기(腎氣)가 역(逆)한 때문이다. 〈內經〉

15. 천수(喘嗽)의 겁약(劫藥)일 경우

모든 천(喘)이 멈추지 않는 증세에는 초목(椒目)을 가루로하여 매 1~2돈을 생강탕으로 고루 먹으면 멈춘 후에는 담(痰)은 담(痰)으로 치료하고 화(火)는 화(火)로 치료하는 것이나 허한 사람에게는 치료하지 못한다. 〈丹心〉

모든 천(喘)의 겁약(劫藥)에 나복자(蘿菖子)를 쪄서 익힌 것 1냥, 조각소회(皀角燒灰) 3돈을 가루로 하고 생강즙에 꿀을 더해서 섞어 환을 지어 먹는다. 〈丹心〉

기침을 치료하는 겁약(劫藥)은 오미자(五味子) 5돈, 감초(甘草) 2돈반, 오배자(五倍子)·망초(芒硝) 각 1돈을 가루로 하고 꿀로 환을 지어 먹는다. 〈丹心〉

16. 천수(喘嗽)의 훈약일 경우

오랜 천수(喘嗽)에 이 약이 아니면 없애지 못한다. 남성(南星)·관동화(款冬花)·아관석〔鵝管石 : 없으면 석종난(石鍾乳)를 대신 쓴다〕·불이초(佛耳草)·웅황(雄黃)을 등분 가루로내어 쑥과 섞고 쑥에다 개고 생강(生薑) 1쪽을 혀위에 잘 놓고 다음 쑥으로 불뜸해서 연기가 목구멍 속으로 들어가게 한다. 또는 불이초(佛耳草)가 없고 울금(鬱金)이 있다. 〈丹心〉

구해(久咳)와 야해(夜咳)및 동해(冬咳)에 풍(風)이 폐규(肺竅)에 들어간 증세는 훈김을 쐬야 한다. 〈入門〉

구수(久嗽)에 풍(風)이 폐(肺)에 들어간 증세는 아관석(鵝管石)·울금(鬱金)·웅황(雄黃) 각 1돈, 관동화(款冬花) 3돈을 가루로 내어 매 2돈을 속에 섞어서 말려 통자(筒子)를 만들어 불에 살라서 연기를 들어마시고 입에는 더운 차를 수시로 머금어 먹는 것이 좋다. 〈入門〉

관동화(款冬花)가 계자(鷄子)크기와 같은 것은 꿀에 반죽해서 윤택하게 하여 가지고 꼭지 주둥이가 있는 병속에 약을 살라서 병 주둥이를 입에 닿게 하고 연기를 빨아 마시면 매우 효과가 좋다. 〈綱目〉

관동화(款冬花)가 없으면 자원용(紫菀茸)을 위와 같이 훈김을 쐬어도 역시 좋은 방법이다. 〈俗方〉

17. 효증(哮症)일 경우

효(哮)라는 것은 성향(聲響)을 이르는 것이고, 천이 라는 것은 기식(氣息)을 이르는 것이다.

효(哮)라는 것은 즉 담천(痰喘)이 심해서 항상 일어나는 증세이다. 〈入門〉

효후(哮吼)하는 것은 폐규(肺竅)속에 담기(痰氣)가 있는 것이다. 〈回春〉

효(哮)를 치료하는 것은 온전히 담(痰)을 주로 해야 하니 토하는 방법으로 치료하는 것이 마땅하고 토약(吐藥)속에는 산(酸)으로 주로 치료하고 양약(涼藥)으로 치료해서는 안된다. 반드시 겉을 흩어야 하는 것인데 이것은 한(寒)이 열을 싸고 있는 것이니 자미(玆味)를 많이 먹지 않아야 한다. 〈丹心〉

효천(哮喘)이 냉(冷)을 만나면 일어나는 것이 2증세가

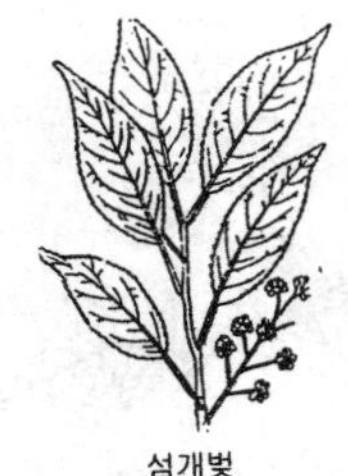
섬개벚

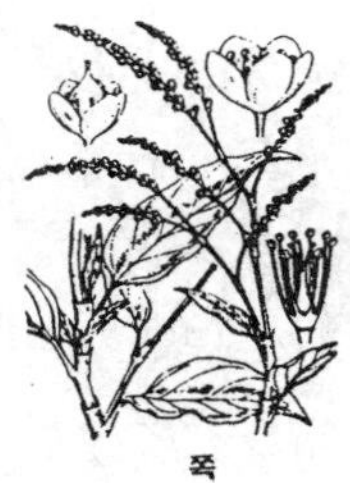
쪽

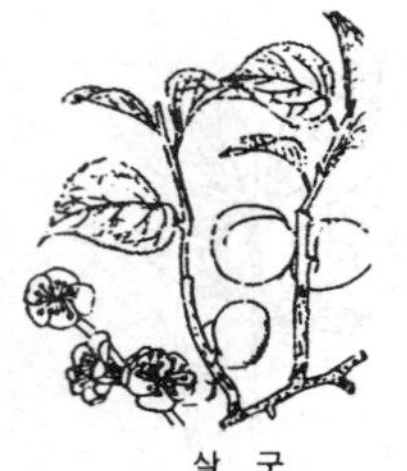
살 구

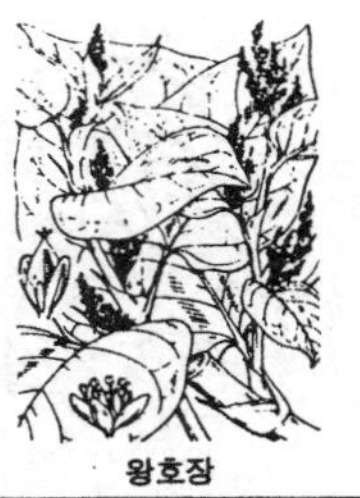
왕호장

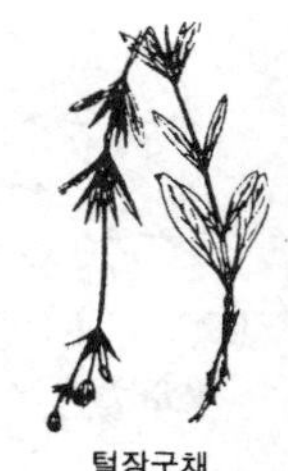
털장구채

있으니 하나는 속과 밖이 전부 차가운 증세에 드니 동원(東垣)의 삼소온폐탕(蔘蘇温肺湯)또 하나는 한(寒)이 열을 싸고 있는데 드니 월비탕(越婢湯)에 반하탕(半夏湯) 등의 발표(發表)하는 약을 더해서 치료하고 또는 미리 8~9월의 차지 않을 때 승기탕(承氣湯)으로 열을 내려 두면 동한(冬寒)이 닥쳐도 열을 쌀 것이 없으면 저절로 일어나지 않는다. 〈綱目〉

한 소년이 효증(哮症)이 있어서 해마다 10월쯤이면 일어나는데 9월, 10월의 환절기(換節期)에 땀을 내지 못하는 것이 그의 특증(特症)이다. 이것은 온(温)으로 흩어야 하는 증세이니 마황(麻黃)•황금(黃芩)을 매첩에 1돈씩 가루로 내어 생강즙을 넣어 물로 달여 복용하고 잠잘 때에 소위단(小胃丹) 12알을 침으로 먹으니 나았다. 〈丹心〉

천촉(喘促)하는 목구멍 속에서 물닭의 소리와 같이 나는 것은 증세를 효(哮)라 하고 기(氣)가 독촉하는 것이 연속해서 숨쉬기가 어려운 증세를 천(喘)이라고 한다. 〈正傳〉

효병(哮病)에 기(氣)가 실(實)한 것은 자금단(紫金丹) 20알로 그 담(痰)을 토해 버리고 허한 증세는 다만 2~3알을 먹고서 토하지 않으면 일어나려고 할 때에 다시 한번 이것을 복용해서 열을 빼앗는 것이 좋은 것인데 단계방(丹溪方)에서 콩자반을 빼는 것이 좋다.

수효(水哮)는 어릴 때부터 물이 폐(肺)에 정축(停蓄)해서 담(痰)이 된 증세이니 금비초산(金沸草散)•소청룡탕(小青龍湯)•정력조산(葶藶棗散)으로 치료한다.

풍담효(風痰哮)에는 천민도담탕(千緡導痰湯)으로 치료하는데 뿌리를 끊으려면 정천탕(定喘湯)•황금이격환(黃芩利膈丸)으로 치료한다.

좋은 것을 먹어서 일어나는 증세는 청금환(清金丸)으로 치료하고 오랫동안 잠을 자지 못하는 증세는 두령환(兜鈴丸)으로 치료한다. 〈入門〉

효천(哮喘)에 탈명단(奪命丹)•입정산(立定散)•해표이진탕(解表二陳湯)•오호이진탕(五虎二진湯)•삼백환(三白丸)으로 치료한다. 〈諸方〉

※ 자금단(紫金丹)

효능 : 효천(哮喘)으로 눕지를 못하고 3년동안 신음(呻吟)한 증세를 치료한다.

처방 신비말(信砒末) 1돈, 묽은 콩자반을 짓 찧어서 1냥, 정저육(精猪肉)을 잘게 썰어서 4냥, 이 3가지를 반죽해서 3등분 하여 지근(紙筋)을 넣은 진흙으로 싸고 구워서 흙이 마르면 다시 숯불로 사루어 서푸른 연기가 나서 다되는 것을 한도로 하고 땅속에 방치해서 하룻밤 재워서 화독(火毒)을 낸 후에 속의 약말(藥末)을 내서 가루로 하고 탕에 담가 찐 떡에 녹두알 크기로 하여 식사후 맑은 냉차로 어른은 20알, 어린 아이는 7알을 복용하고 짠 음식과 탕수(湯水)의 종류를 먹지 않아야 한다. 〈入門〉

※ 자금단(紫金丹)

효능 : 천기(天氣)가 음침(陰沈)하고 비가 오려고 하면 갑자기 천(喘)을 일으키고 코고는 소리를 내며 심하면 앉지도 눕지도 못하고 음식도 먹지 못하는 증세는 폐규중(肺竅增)에 냉담(冷痰)이 쌓여 있어서 천음(天陰)을 타고 한기(寒氣)가 등과 입과 코로 들어가면 폐(肺)가 팽창해서 소리를 내는 것인데 이 증세로 죽을 때까지 고생하는 경우가 있고 또한 자모(子母)가 서로 전하는 경우가 있으니 일어날 때에 바로 먹으면 불과 7~8차례의 성취(腥臭)를 느끼고 흰색의 물체를 토해내니 이 증세가 그 뿌리를 치료하는 처방이다.

처방 백비(白砒) 1돈용생, 고백반(苦白礬) 3돈〔별도(別途)로 잘게 갈고〕 묽은 콩자반 1냥을 물에 불리어서 껍질을 버리고 쪄서 갈고 진흙과 같이하여 가루로하여 반죽해서 녹두알 크기와 같이 환을 지어서 냉수로 7알을 내려 보내며 심한 것은 9알까지 먹어서 천(喘)하지 않는 것으로 한도로 할 것이며, 한꺼번에 많이 먹을 필요는 없고 계속해서 오랫동안 먹으면 효과가 나는 것만을 틀림없는 것이다. 〈回春〉

※ 정천탕(定喘湯)

효능 : 가(歌)에 이르기를 「제병원래유약방(諸病原來有藥方), 추수후천최난당(惟愁齁喘最難當), 마황상행심소자(麻黃桑杏尋蘇子), 백과동화갱우량(白果冬花更又良), 황금감초동반하(黃芩甘草同半夏), 수자백비불수강(水煮百沸不須薑), 병인우비선단약(病人遇比仙丹藥), 복후방지정천탕(服後方知定喘湯).」 모든 병은 약의 처방문에 있으나 다만 걱정이 되는 증세는 천식(喘息)에 코고는 소리가 나는 증세가 가장 치료가 어려운 것이다. 마황(麻黃)•상백피(桑白皮)•행인(杏仁)이 소자(蘇子)를 찾으면서 백과(白果)와 관동화(款冬花)가 더욱 좋다 하더라. 감초(甘草)•황금(黃芩)이 반하(半夏)

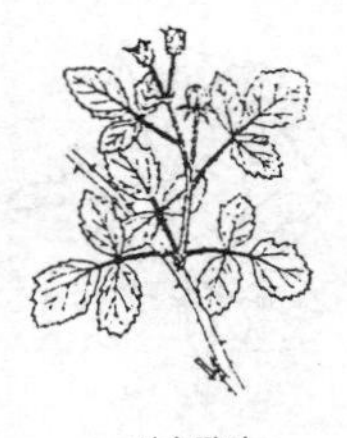
사슴딸기

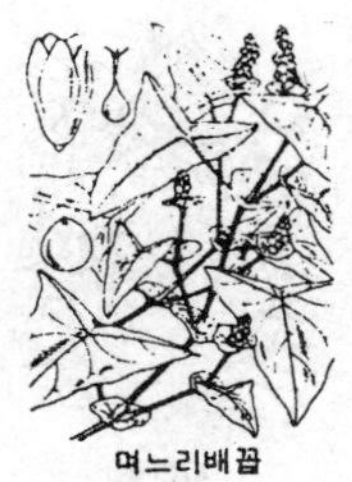
며느리배꼽

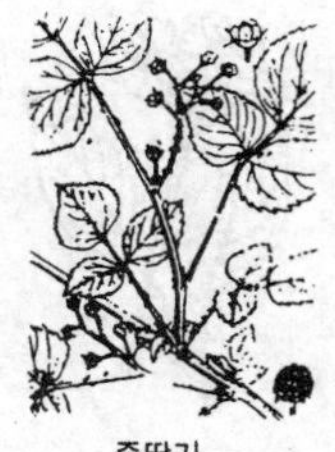
줄딸기

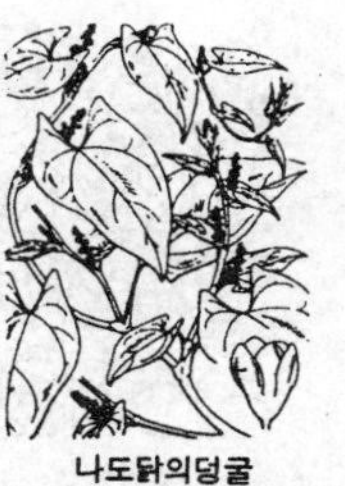
나도닭의덩굴

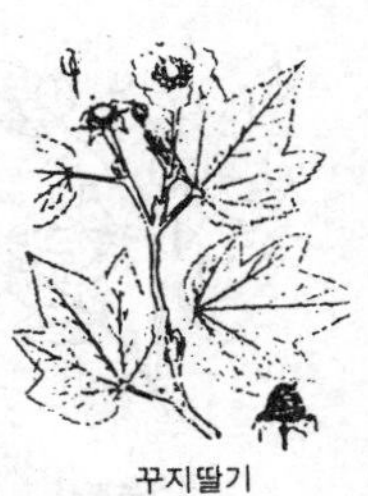
꾸지딸기

를 같이 작게 하니 생강(生薑)쯤은 없더라도 물에 100번을 끓이면 된다더라. 병든 사람은 이 선단(仙丹)을 복용한 후 결국 정천탕(定喘湯)인줄을 알았도다. 효천(哮喘)을 치료하는 신과 같은 처방이다.

처방 마황(麻黃) 3돈, 행인(杏仁) 1돈반, 편금(片芩)•반하(半夏)•상백피(桑白皮)•소자(蘇姉)•관동화(款冬花)•감초(甘草) 각 1돈, 백과[白果 : 즉 은행(銀杏)] 21개, 껍질을 벗기고 부숴서 누른 빛이 나도록 볶으로 썰어서 1첩을 지어 아무때나 물로 달여서 먹는다. 〈回春〉

❋ 청금환(靑金丸)

일명 청금단(淸金丹)

효능 : 효천(哮喘)이 좋은 것을 먹음으로 인해서 일어나는 증세를 치료한다.

처방 나복자(蘿菖子)를 물에 일어서 씻고 쪄서 익혀 말리고 가루로 한 것 1냥, 조각(皀角)을 태워서 가루로 하고 2돈을 생강즙에 담가 떡을 쪄서 나복씨 크기의 환을 지어서 매번 30~40알을 묽은 생강탕으로 먹는다. 〈入門〉

❋ 두령환(兜鈴丸)

효능 : 천촉(喘促)에 코고는 소리가 나고 눕지를 못하는 증세를 치료한다.

처방 마두령(馬兜鈴)•행인(杏仁)•선퇴(蟬退) 각 1냥, 신비하(信砒煆) 3돈을 가루로 하고 대추살 복자 크기의 환을 지어 잠잘 때에 6~7알을 냉총다탕(冷葱茶湯)으로 먹는다. 〈入門〉

❋ 탈명단(奪命丹)

효능 : 천수(喘嗽)에 코고는 소리가 나고 상기(上氣)되는 증세를 치료한다.

처방 신비(信砒) 1돈, 백반(白礬) 2돈, 백부자(白附子) 3돈, 천남성(天南星) 4돈, 반하(半夏) 5돈을 먼저 신비(信砒)와 백반(白礬)을 돌그릇 안에 넣어 불에 사루어서 불을 끄고 노란색이 나는 것을 한도로 하며 절대로 쇠그릇은 쓰지 말고 나머지 약가루를 넣어 한데 섞고 생강즙 면풀에 기장쌀 크기의 환을 지어 주사(朱砂)로 겉을 입히고 매 7알, 어린이는 3알을 샘물에 삼켜 내리고 열독물(熱毒物)을 먹지 못한다.

이 처방은 담천(痰喘)의 빼는 약인데 병이 나은 뒤에 바로 지모복령탕(知母茯苓湯)•인삼오미산(人蔘五味散)•영폐탕(寧肺湯)으로 치료해서 허를 보해야 한다. 〈丹心〉

❋ 입정산(立定散)

효능 : 효후(哮吼)를 치료하는 비방이 된다.

처방 대조각(大皀角) 1개를 쪼개서 씨를 버리고 파두육(巴豆肉)을 넣어 철사줄로 동여매고 노란색이 나도록 구워서 가루로 하고 매 1돈을 반하(半夏)•행인(杏仁) 각 1돈에 향유(香油)를 넣어 노란 빛이 나도록 끓이고 가루로해서 매시병(每柿餠)한 개에 1돈씩 넣어 잘 씹어서 더운 물로 먹는다 〈醫鑑〉

❋ 해표이진탕(解表二陳湯)

효능 : 효후(哮吼)를 치료한다.

처방 이진탕(二陳湯) 1첩에 자소엽(紫蘇葉)•마황(麻黃)•행인(杏仁)•상백피(桑白皮)•자원(紫菀)•패모(貝母)•길경(桔梗) 각 5푼을 더하고 생강 3쪽을 넣어 물로 달여서 먹는다. 〈醫鑑〉

❋ 오호이진탕(五虎二陳湯)

효능 : 효후(哮吼)에 천급(喘急)하고 담(痰)이 성한 증세를 치료한다.

처방 석고(石膏) 2돈, 마황(麻黃)•행인(杏仁)•진피(陳皮)•반하(半夏)•적복령(赤茯苓) 각 1돈, 인삼(人蔘) 8푼, 감초(甘草) 5푼, 목향(木香)•침향(沈香) 각 5푼[이미병(二味並) 수마(水磨) 취즙(取汁)]을 썰어서 1첩을 지어 강(薑) 3, 총(葱) 2, 꿀 약간을 넣어 달인 다음에 이향(二香)의 즙을 넣어 고루 섞어서 먹는다. 〈醫鑑〉

❋ 삼백환(三白丸)

일명 웅황환(雄黃丸)

효능 : 후기(吼氣)를 치료한다.

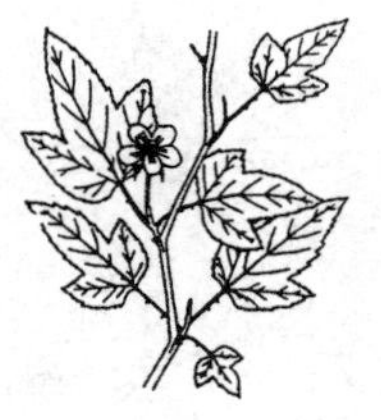
거제도딸기

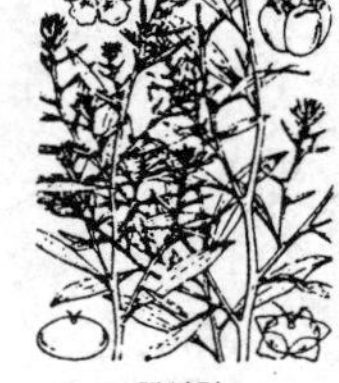
댑싸리

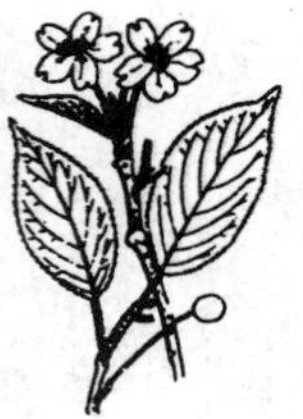
피안벚

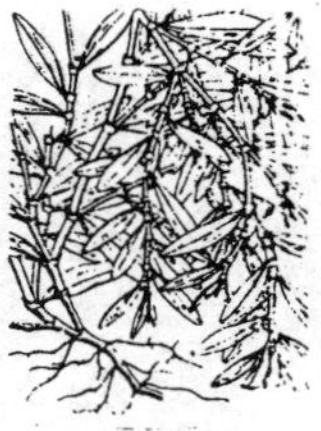
마디풀

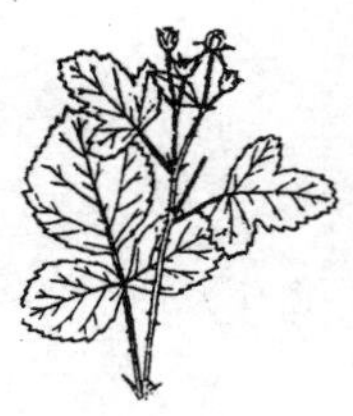
청명석딸기

처방 대백반하(大白半夏) 1냥생용, 백반(白礬)·웅황(雄黃)·백비(白砒)·파두상(巴豆霜) 각 3돈을 백반(白礬)을 녹이고 비상 가루를 넣어 불에 말려서 부숴서 다시 볶아서 사(砂)를 만들고 앞의 약과 함께 가루로내어 생강즙 면풀에 쌀알 크기의 환을 지어 상백피탕(桑白皮湯)으로 10알을 먹는다. 〈回春〉

18. 폐창증(肺脹症)일 경우

기침하면서 상기(上氣)되고 번조(煩躁)한 것은 폐창(肺脹)이 되고 풍(風)과 수(水)를 짓고자 하는 것이니 땀을 내면 바로 낫는다.

기침하면서 상기(上氣)되고 폐창(肺脹)해서 천(喘)하고 눈이 탈장(脫狀)하는 맥이 뜨고 큰 증세는 월비탕(越婢湯)에 반하탕(半夏湯)을 더해서 주로 치료한다.

기침하면서 상기(上氣)되고 번조(煩躁)하면서 천하고 맥(脈)이 뜨는 것은 심하(心下)에 수기(水氣)가 있는 것이니 소청룡탕〔小靑龍湯 : 처방은 한문(寒門)〕에 석고를 더해서 주로 치료한다. 〈仲景〉

폐창(肺脹)에는 수렴(收斂)을 주로하는 것이니 가자(訶子)·청대(靑黛)·행인(杏仁)을 쓰고 해분(海粉)·변향부(便香附)·과루인(瓜蔞仁)·반하국(半夏麴)을 보좌로 해서 생강즙 꿀에 섞어 환을 지어서 녹이면서 먹는다.

폐(肺)가 팽창해서 기침하는데 또는 왼쪽이 되고 또는 오른쪽이 되서 잠을 자지 못하니 이것은 담(痰)이 어혈(瘀血)을 끼고 기(氣)를 막아서 병이 된 것으로 당연히 혈(血)을 길러서 유동시키고 기(氣)를 고르게 하고 화(火)를 내려주며 간(肝)을 소통시키고 담(痰)을 맑게해야 하니 사물탕(四物湯)에 도인(道仁)·가자(訶子)·청대(靑黛)·죽력(竹瀝)의 종류를 더해서 치료한다. 〈丹心〉

폐(肺)가 팽창되고 담수(痰嗽)하며 잠을 편히 자지 못하는 증세에 청화환(淸化丸)으로 치료한다.

※ 월비탕(越婢湯)

처방 석고(石膏) 4돈, 마황(麻黃) 2돈, 감초(甘草) 1돈을 썰어서 1첩을 지어 생강 5, 대추 2을 넣고 반하(半夏) 2돈을 더해서 물로 달여서 먹는다. 〈金匱〉

19. 폐위증(肺痿症)일 경우

「열이 상초(上焦)에 있는 증세는 기침으로 인해서 폐위(肺痿)가 된 것이니 폐위(肺痿)의 증세가 어디에서 일어나는 것인가?」 사(師)가 답하기를 「땀에서 일어나기도 하고 또는 구토나 소갈(消渴)및 소변이 새고 촘촘한 것과 변의 어려운 것등 쾌약(快藥)의 하리(下利)로 인해서 거듭 진액을 망한 것 등의 원인으로 생기는 것이다.」 폐위(肺痿)에 연말(涎沫)을 토하고 기침하는 증세는 마땅히 생강감초탕(生薑甘草湯)으로 치료하고, 폐위(肺痿)에 연말(涎沫)만 토하고 기침하지 않는 증세와 목이 마르지 않는 증세는 반드시 유뇨(遺尿)가 되고 소변이 잦은 증세이니 그것은 위가 허해서 능히 아래를 억제하지 못하기 때문이다. 또는 폐(肺)가 냉해서 반드시 어지럼이 많고 침을 토하니 감초건강탕(甘草乾薑湯)으로 따뜻하게 치료해야 한다. 〈仲景〉

폐위(肺痿)에 기침을 하고 목구멍이 말라서 물을 마시려 하는 증세는 저절로 낫는 것이고 저절로 입을 벌리는 것은 기(氣)가 짧은 것이다. 〈脈經〉

촌구(寸口)의 맥(脈)이 잦고 입속에 탁한 침과 침거품이 있는 증세는 폐위(肺痿)의 증세이며, 만약 입속이 벽벽(辟辟)하게 조해〔燥咳 : 건조(建造)한 모양〕하고 가슴이 은은(隱隱)하게 아프며 맥(脈)이 오히려 활촉(滑數)한 증세는 폐옹(肺癰)이다. 〈仲景〉

폐위(肺痿)의 증세는 한열(寒熱)이 왕래하고 저절로 땀이나며 기침을 하고 입속에 침이 많으니 지모복령탕(知母茯苓湯)으로 대부분 치료하고 또 화(火)가 성한 증세는 인삼평폐산(人蔘平肺散)으로 대부분 치료하며, 또는 환을 지어 복용하기도 한다. 천급(喘急)하고 얼굴이 붓는 증세는 정조산(葶棗散)으로 치료하는데 대체로 폐(肺)와 기(氣)및 혈(血)을 기르고 금(金)을 맑게 하며 화(火)를 내려야 한다. 〈入門〉

폐위(肺痿)가 변해서 옹(癰)이 되려 하는 증세는 자원산(紫菀散)으로 치료한다. 〈海藏〉

기침에 탁한 침과 거품이 있고 또는 기침하는 가운데 붉은 피의 선(線)과 농혈(膿血)이 있는 증세를 폐위(肺痿)라고 하는데 이것은 열이 상초(上焦)에 있기 때문이다. 문동청폐음(門冬淸肺飮)·인삼양폐탕(人蔘養肺湯)·겁노산(劫勞散)·금화선방(噙化仙方)등으로 치료한다. 〈諸方〉

※ 생강감초탕(生薑甘草湯)

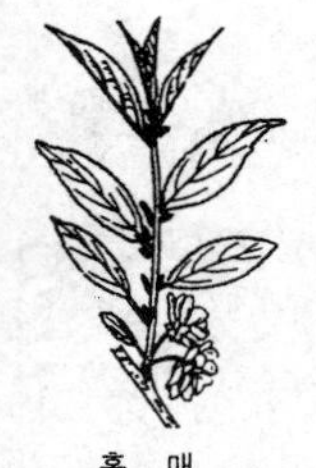
홍 매

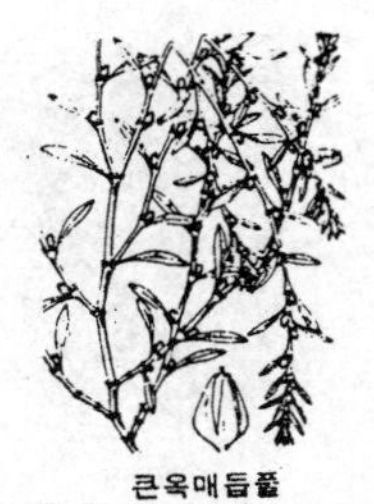
큰옥매듭풀

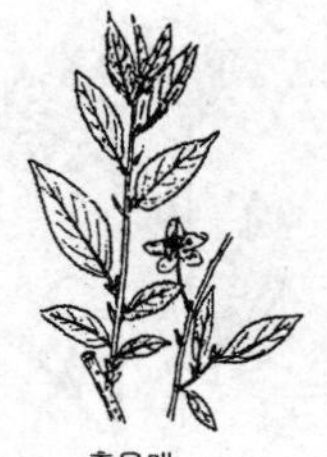
홀옥매

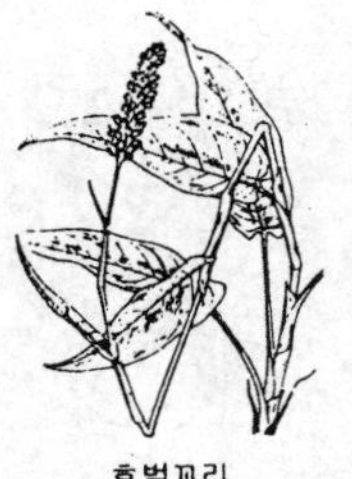
호범꼬리

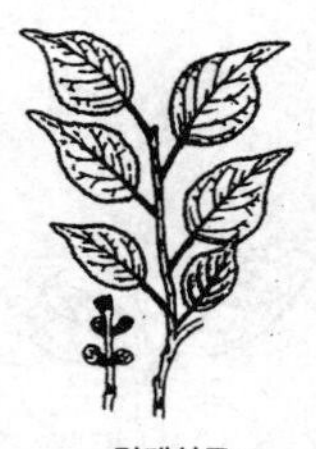
털개살구

효능 : 폐위(肺痿)에 기침하면서 침거품을 토하는 증세를 치료한다.

처방 생강(生薑) 5돈, 인삼(人蔘) 2돈, 감초구(甘草炙) 3돈, 대조(大棗) 5개를 썰어서 1첩을 하고 물로 달여서 1일 2번을 먹는다. 〈仲景〉

※ 감초건강탕(甘草乾薑湯)

효능 : 폐위(肺痿)에 침거품을 토하고 기침을 하지 않는 증세를 치료한다.

처방 감초구(甘草炙) 4돈, 건강포(乾薑炮) 3돈을 썰어서 1첩을 지어 물로 달여서 먹는다. 〈仲景〉

※ 지모복령탕(知母茯苓湯)

효능 : 폐위(肺痿)에 천수(喘嗽)하고 한열(寒熱)이 왕래하며 저절로 땀이 나는 증세를 치료한다.

처방 지모(知母) • 적복령(赤茯苓) • 황금(黃芩) 각 1돈, 인삼(人蔘) • 반하제(半夏製) 각 7푼, 오미자(五味子) • 관동화(款冬花) • 길경(桔梗) • 맥문동(麥門冬) • 시호(柴胡) 각 5푼, 감초(甘草) 각 6푼, 천궁(川芎) • 아교주(阿膠珠) 각 4푼, 박하(薄荷) 3푼을 썰어서 1첩을 지어 물로 달여서 먹는다. 〈入門〉

※ 인삼평폐산(人蔘平肺散)

효능 : 심화(心火)가 폐(肺)를 형벌해서 전하여 폐위(肺痿) • 해수(咳嗽) • 천구(喘嘔) • 담연(痰涎)의 옹성(壅盛) • 한열(寒熱) • 왕래 • 도한(盜汗)등을 치료한다.

처방 상백피(桑白皮) 2돈, 지모(知母) • 인삼(人蔘) • 지골피(地骨皮) • 감초구(甘草炙) 각 1돈, 천문동(天門冬) • 적복령(赤茯苓) 각 8푼, 진피(陳皮) • 청피(靑皮) 각 5푼, 오미자(五味子) 20알을 썰어서 1첩을 지어 생강 3을 넣어 달여서 먹는다. 〈東垣〉

※ 자원산(紫菀散)

효능 : 폐위(肺痿)에 농혈(膿血)을 해타(咳唾)하고 변하여 옹(癰)이 되려 하는 증세를 치료한다.

처방 자원(紫菀) • 지모(知母) • 패모(貝母) 각 1돈반, 인삼(人蔘) • 길경(桔梗) • 적복령(赤茯苓) 각 1돈, 아교주(阿膠珠) • 감초(甘草) 각 5푼, 오미자(五味子) 30알을 썰어서 1첩을 하고 생강 3쪽을 넣어 물로 달여서 먹는다. 〈入門〉

※ 문동청폐음(門冬淸肺飮)

효능 : 폐(肺)와 위(胃)가 험허해서 기촉(氣促) • 기천(氣喘)하고 또는 혈(血)을 토해 뱉으며 앞으로 폐위(肺痿)가 되려는 증세를 치료한다.

처방 자원용(紫菀茸) 2돈, 황기(黃芪) • 백작약(白芍藥) • 감초(甘草) 각 1돈반, 인삼(人蔘) • 맥문동(麥門冬) 각 1돈, 당귀신(當歸身) 6푼, 오미자(五味子) 1알을 썰어서 1첩을 지어 물로 달여서 먹는다. 〈東垣〉

※ 인삼양폐탕(人蔘養肺湯)

효능 : 폐위(肺痿)에 기침을 하고 담(痰)이 있으며 오후에 열이 있고 겸해서 소리가 바람부는 소리처럼 쌀쌀하게 나는 증세를 치료한다.

처방 시호(柴胡) 1돈, 상백피(桑白皮) 1돈, 적복령(赤茯苓) • 오미자(五味子) • 패모(貝母) • 행인(杏仁) • 지실(枳實) • 길경(桔梗) 각 7푼, 인삼(人蔘) • 아교주(阿膠珠) • 감초(甘草) 각 5푼을 썰어서 1첩을 하고 생강 3, 대추 2를 넣어 물로 달여서 먹는다. 〈丹心〉

※ 겁노산(劫勞散)

심(心)과 신(腎)이 가득한 것이 허하고 노수(勞嗽)를 2~3소리를 해도 담(痰)이 나오지 않고 밤이 되면 열이나고 열이 한바탕 지나면 바로 차겁고 수시로 식은 땀이 있으며 사지(四肢)가 권태(倦怠)하고 음식을 잘 먹지 못하고 몸이 줄며 얼굴빛이 노랗고 마르는데 이 약을 복용하면 미수〔微嗽 : 잔기침〕와 침속에 붉은 선이 있는 증세를 치료하니 이름을 폐위(肺痿)라고 한다. 만일 치료하지 않으면 갑자기 이첨(羸尖)의 병증세가 되는 것이다. 〔처방은 입문(入門) 참조(參照)〕〈丹心〉

※ 금화선방(噙化仙方)

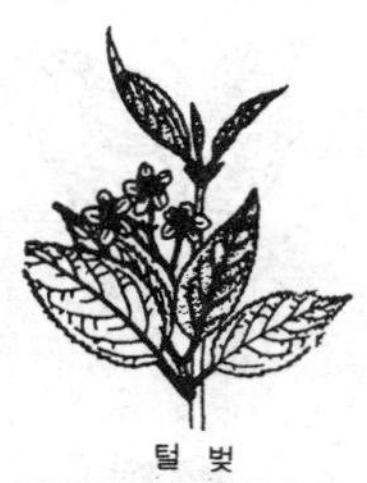
털 벚

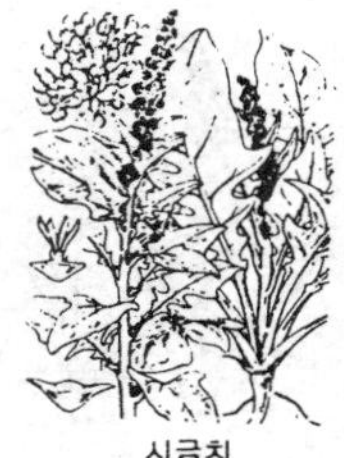
시금치

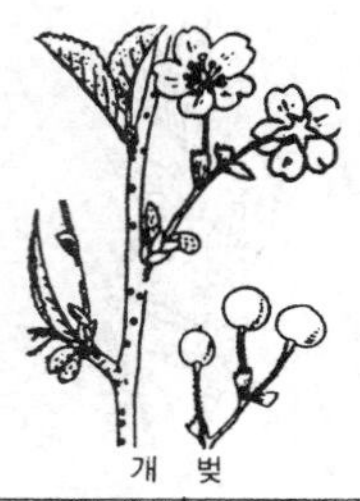
개 벚

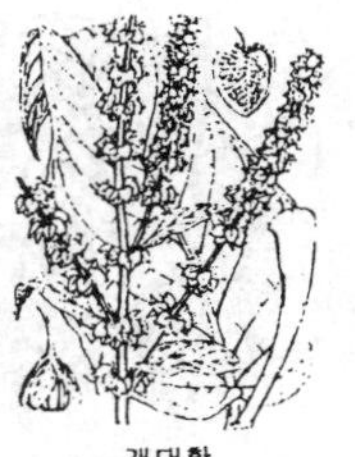
개대황

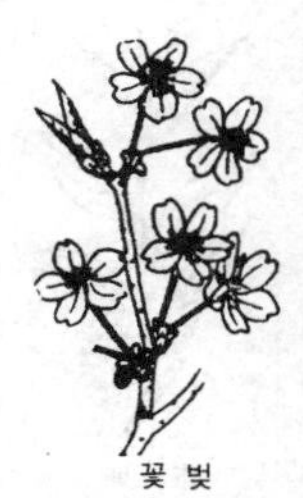
꽃 벚

효능 : 담(痰)이 성하고 기침을 하며 농혈(膿血)을 토하는 증세를 폐위(肺痿)라고 한다.

처방 첨리즙(甜梨汁) • 생나복즙(生蘿菖汁) • 생강즙(生薑汁) • 백사당(白砂糖) • 관동화(款冬花) • 길경(桔梗) • 자원(紫菀) 각 2냥, 오미자(五味子) 1냥을 함께 달여서 찌꺼기는 버리고 고약을 만든 다음에 인삼(人蔘)가루 1냥을 넣어 탄자 크기의 환을 지어 잠자기 전에 1알을 씹어서 먹는다. 〈回春〉

20. 해역증(咳逆症)일 경우

해역(咳逆)을 일명 흘역〔吃逆 : 딸국질〕이라고 하는데 바로 기병(氣病)이다. 기(氣)가 배꼽 밑에서 곧게 상충(上衝)해서 입으로 나오면서 소리를 짓는 것이다. 내경(內經)에 이르기를 「모든 역(逆)의 상충(上衝)하는 증세가 모두 화(火)에 든다.」하였고 옛날 처방에는 모두 위(胃)의 약한 데서 일어나는 증상만을 말하고 화(火)에는 언급이 없으며, 또한 정향(丁香) • 시체(柿蔕) • 죽여(竹茹) • 진피(陳皮)등으로 치료하니 어떻게 해서 강화(降火)하고 어떻게 해서 보허(補虛)하는 것인지 알 수가 없다.

사람의 음기(陰氣)가 위(胃)에 의해서 자양(滋養)받는 것인데 위토(胃土)가 손상되면 목(木)이 와서 해멸(海蔑)하고 음(陰)이 화(火)의 편승(便乘)한 것이 되면 안을 지키지 못하고 목이 상화(相火)를 껴서 편승하기 때문에 곧게 맑은 길을 찔러서 오르는 것이니 위(胃)가 약한 것이 바로 음(陰)이 약하고 허가 심한 증세이다. 〈丹心〉

손진인(孫眞人)이 말하기를 해역(咳逆)이라는 증세를 처방론에 전부 찾아 보았으나 그러한 이름은 없으니 대부분 해역(咳逆)이라는 것은 홰역(噦逆)의 한 이름으로 옛날 사람들이 해역(咳逆)을 재채기라고 하였다. 대부분 해역(咳逆)이라는 증세는 즉 내경(內經)에 이른 병이 심하면 그 소리가 재채기 한다는 것이 바로 그 증세이고 완(脘)이라는 것은 세인(世人)이 말하는 건구(乾嘔)가 바로 그 증세이다. 〈類聚〉

해역증(咳逆症)은 기(氣)가 역(逆)하고 상충(上衝)해서 소리를 짓는 것이니 속(俗)에 말하는 액역(餩逆)이란 증세가 바로 그 증상인데 그 일어나는 때에 3~5소리에 멈추기로 하고 또는 7~8소리에 멈추며 혹은 계속해서 멈추지 않고 기(氣)를 거두어도 돌아오지 않는 것이 있거나 또는 병이 오래 되면 비(脾)와 위(胃)가 쇠패(衰敗)해서 해역(咳逆)을 일으키는데 아마 위에 땀이 나고 계속해서 소리가 멈추지 않는 것이 가장 악후(惡候)가 되는 증세이니 이 증세는 치료를 하지 못하는 경우에 드는 것이다. 〈醫鑑〉

21. 해역(咳逆)이 홰(噦)와 1종이 될 경우

홰병(噦病)은 성무기(成無己)와 허학사(許學士)가 전부 흘역(吃逆)이라고 한 것이다. 묻기를 「동원(東垣)과 해장(海藏)이 재채기를 건구(乾嘔)라고 하고, 진무택(陳無擇)이 또 해역(咳逆)이라고 한 증세는 어떤 증상을 이르는가?」 답해 말하기를 「영추경(靈樞經)에 이르기를 재채기라는 것은 풀잎으로 코를 찔러서 재채기를 하면 멈춰지고 숨을 죽이고 일어서면 멈추고, 또 크게 놀라게 하면 낫는다.」하였으니 이 3가지법이 흘역(吃逆)을 치료하는 법인데 지금 사람들은 종이를 비벼서 코를 찌르고 재채기를 함으로써 치료하고, 또는 입과 코의 기(氣)를 닫고 숨을 한참 동안 쉬지 않으면 낫고, 또는 억울한 일을 당하거나 도둑을 맞았거나 크게 놀라면 역시 멈추니 이것은 여기에 재채기를 해역(咳逆)이라고 하는 것이 경(經)에 본지(本旨)를 얻은 것이다. 재채기라고 하는 것은 흘성(吃聲)의 무거운 것이고 흘(吃)은 재채기 소리의 가벼운 것이니 모두 병성(病聲)의 가볍고 무거움에 따라서 말한 것이다. 〈綱目〉

해역(咳逆)을 예전 사람들은 열(餲)라고 하였다. 〈仲景〉

22. 해역(咳逆)을 치료할 경우

해역(咳逆)이 마땅히 남아있는 증세와 부족함을 구분하는데는 마땅히 부족한 증세는 내상(內傷)과 큰 병 뒤에 일어나니 그 증세는 위(胃)가 약하고 얼굴이 푸르며 사지(四肢)가 차고 변이 연하며, 남아있는 것은 외감으로 인해서 위(胃)가 마르고 또한 크게 화를 내며 많이 먹는 데는 일어나니 그 증세는 얼굴이 붉으며 몸에 열이 있고 변이 열린다. 〈入門〉

무릇 토하고 이(利)한 뒤에 많이 홰(噦)를 지으니 이유는 위중(胃中)이 허하고 격상(膈上)이 열이 있기 때문에 재채기 하는 증세가 혹 8~9소리가 서로 이어지고 기(氣)를 거둬도 돌아오지 않아서 사람을 놀라게 하는 것인데 상한(傷寒)과 오랜 병뒤에 이 증세를 얻으면 아주 악증

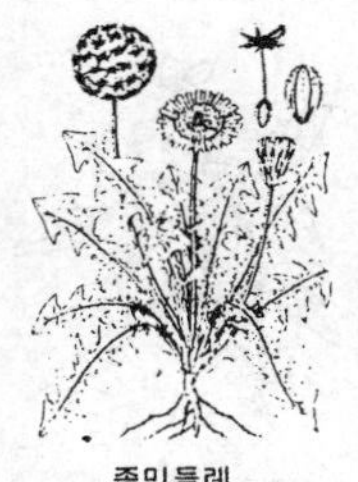
좀민들레

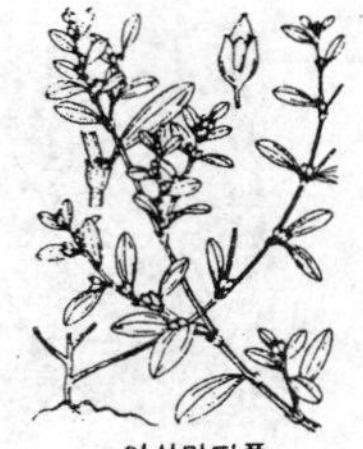
이삭마디풀

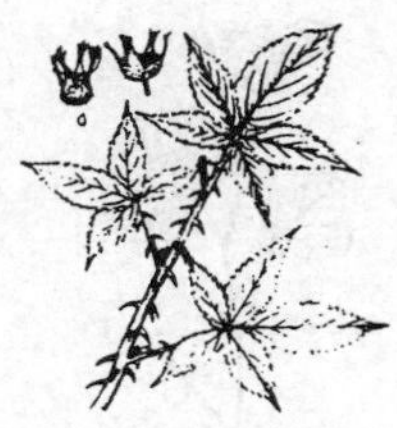
오엽딸기

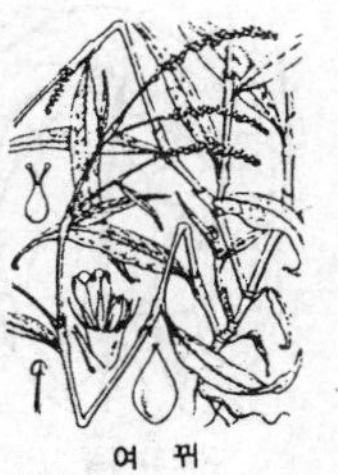
여 뀌

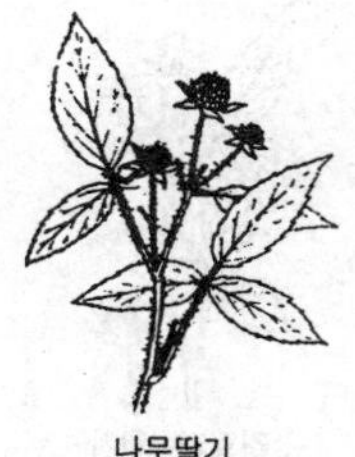
나무딸기

(惡症)이다. 〈三因〉

해역(咳逆)의 음증(陰症)은 위한(胃寒)하고 맥(脈)이 가늘며 또는 토하고 내리니 이것은 허가 극한 증세인데 귤피건강탕(橘皮乾薑湯)•귤피반하생강탕(橘皮半夏生薑湯)•정향시체산(丁香柿蔕散)•강활부자탕(羌活父子湯)과 또는 삼향산(三香散)등으로 치료한다.

해역(咳逆)의 양증(陽症)에 열이 나고 입이 쓰며 가슴이 가득하고 맥(脈)이 촘촘한 증세는 소시호탕(小柴胡湯)에 귤피(橘皮)•죽여(竹茹)를 더해서 치료하고 또는 귤피죽체탕(橘皮竹蔕湯)•반하생강탕(半夏生薑湯)으로 치료하기도 한다. 〈活人〉

상한(傷寒)의 열병(熱病)으로 양명증(陽明症)에 내실(內實)하고 실하(失下)해서 재채기를 일으키는 증세는 조위승기탕(調胃承氣湯)•대시호탕(大柴胡湯)으로 치료한다.

해역(咳逆)이란 화열(火熱)이 분급(奔急)해서 위로 가다가 폐(肺)의 음(陰)이 들어오지 않으니 감당(堪當)하기가 어렵다. 그러니 변비(便秘)는 대승기탕(大承氣湯)으로 주로 치료한다. 〈易老〉

◎ 이후해역(痢後咳逆)

이질(痢疾) 뒤에 있고 해역(咳逆)은 인삼백출전탕(人蔘白朮煎湯)에 익원산(益元散)을 고루 섞어서 수시로 복용하면 저절로 멈추게 된다.

위기(胃氣)가 부족해서 접속되지 않고 재채기 하는 증세는 보중익기탕(補中益氣湯)에 죽력(竹瀝)•생강(生薑)•포부자(炮附子) 1쪽을 넣어 달여서 먹는다.

기(氣)가 배꼽 밑에서 역상(逆上)하는 것이 밤이면 매우 심한 증세는 사물탕(四物湯)에 황백(黃柏)•지모(知母)•진피(陳皮)•죽여(竹茹)•생강(生薑)을 더해서 치료한다. 〈入門〉

무릇 해역(咳逆)이 이질(痢疾) 뒤에 많이 일어나니 중기(中氣)의 허한 것이 심한데 원인이 있는 것이다. 보중익기탕(補中益氣湯)•조중익기탕(調中益氣湯)으로 주로 치료하면 효과가 있다. 〈入門〉

◎ 식한해역(食寒咳逆)

음식을 먹고 체하거나 혹은 많이 먹어서 재채기하고 내리지 않아서 해역(咳逆)이 일어나는 증세는 이진탕(二陳湯)에 지각(枳殼)•축사(縮砂)•자소엽(紫蘇葉)을 더한 것과 또는 삼향산(三香散)으로 치료한다. 〈入門〉

제(帝)가 묻기를 「홰(噦)란 것은 어느 기(氣)가 그렇게 시키는 것인가?」 기백(岐伯)이 대답하기를 「곡(穀)이 위(胃)에 들어가면 위기(胃氣)가 위로 폐(肺)에 사고(事故)가 일어나고 한기(寒氣)가 신곡기(新穀氣)와 더불어 위(胃)에 들어가서 새 것과 묵은 것들이 서로 같이 요란(擾亂)하고 진(眞)과 사(邪)가 서로 치고 들면 기(氣)가 거기에 더불어서 서로 거역하고 다시 위(胃)에 나오기 때문에 재채기가 되는 것이다.」〈靈樞〉

약을 먹고 다시 재채기를 해서 통한다. 〈入門〉

◎ 담폐해역(痰閉咳逆)

담(痰)이 위에 닫히면 화(火)가 밑으로 움직여 다른 증세도 없이 홀연(忽然)히 재채기를 해서 가슴 속으로부터 일어나는 증세는 이진탕(二陳湯)에 금련(芩連)•길경(桔梗)•치자강즙초(梔子薑汁炒)를 더해서 달여서 먹고 또는 인삼노전탕(人蔘蘆煎湯)을 먹고 토하면 낫는다. 대부분 삼노(蔘蘆)의 폐(肺)가 쇠하고 기(氣)가 내려서 화토(火土)가 자리를 회복하는 것이다. 〈入門〉

담(痰)이 기허(氣虛)를 끼고 재채기를 일으키는 증세에는 육군자탕(六君子湯)으로 치료한다. 〈正傳〉

◎ 수결해역(水結咳逆)

위(胃)속이 허냉(虛冷)해서 먹지 못하는 데 물을 마시면 재채기를 일으키는 것이다. 〈仲景〉

또는 물을 많이 마셔서 수결흉(水結胸)이 되고 재채기를 일으키는 증세는 소함흉탕(小陷胸湯)또는 소청용탕(小靑龍湯)에 마황(麻黃)을 빼고 포부자(炮附子)를 더해서 달여서 먹는다. 〈正傳〉

물을 많이 마시고 흘역(吃逆)하는 것은 그다지 악후(惡候)는 없는 증세이니 오령산(五苓散)으로 대부분 치료한다. 〈綱目〉

※ 과소해역(過笑咳逆)

소홰(笑噦)와 식홰(食噦)는 모두 남아있는 증세에 드니 종이를 비벼서 코를 간지르고 재채기를 해서 또는 오랫동안 폐기(肺氣)하면 바로 멈춘다. 〈綱目〉

23. 해역(咳逆)의 이치(易治)와 난치(難治)일 경우

재채기의 소리가 자주나고 서로 이어지는 증세는 실(實)한 증세이니 이치(易治)이고, 만일 반시간 마다 한번씩 재채기 하는 것은 허한 증세이니 난치(難治)이며, 죽게 되는 것이 조석(朝夕)에 있다.

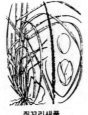

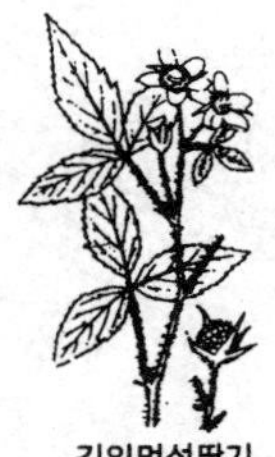
긴잎멍석딸기

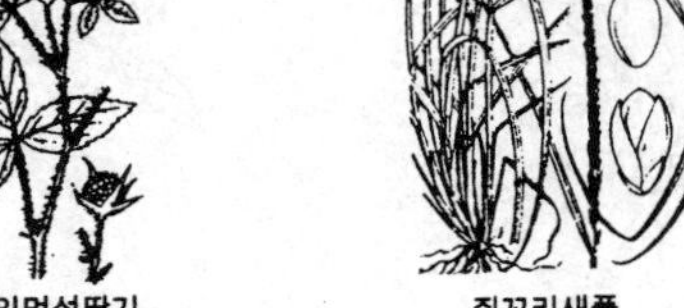
쥐꼬리새풀

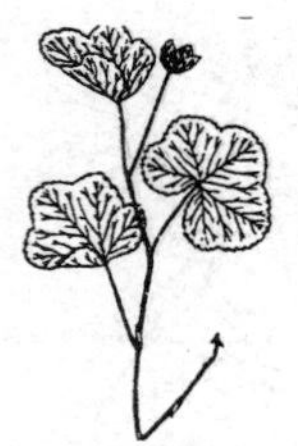
겨울딸기

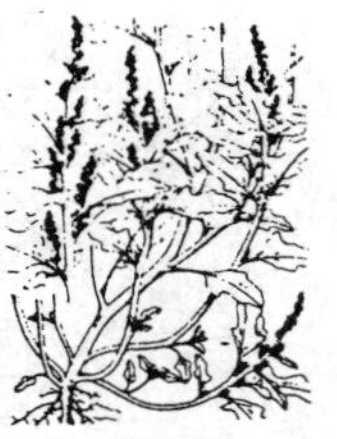
취명아주

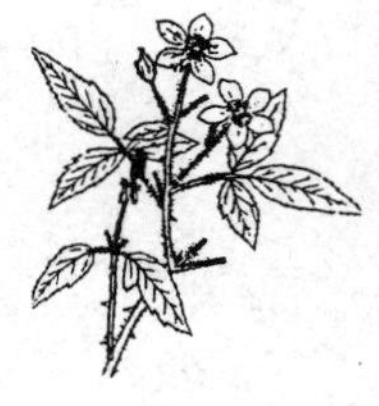
가위벌딸기

해역(咳逆)이 7~8소리가 나도록 서로 이어지고 기(氣)를 거둬서 돌아오지 않는 증세는 치료가 어렵다. 〈綱目〉

※ 귤피건강탕(橘皮乾薑湯)

효능 : 위(胃)가 차고 해역(咳逆)하는 증세를 치료한다.

처방 귤피(橘皮) 2돈, 인삼(人蔘) 1돈반, 통초(通草)•건강(乾薑)•계심(桂心)•감초구(甘草炙) 각 1돈을 썰어서 1첩을 지어 물로 달여서 먹는다. 〈活人〉

※ 귤피반하생강탕(橘皮半夏生薑湯)

효능 : 치료 방법은 위에서와 같다.

처방 진피(陳皮)•반하(半夏) 각 2돈, 건강포(乾薑炮)•인삼(人蔘)•통초(通草) 각 1돈을 썰어서 1첩을 지어 물로 달여서 먹는다. 〈正傳〉

※ 정향시체산(丁香柿蔕散)

일명 온중산(溫中散)

효능 : 큰 병 뒤에 위(胃)속이 허한(虛寒)하고 해역(咳逆)하는 증세를 치료한다.

처방 정향(丁香)•시체(柿蔕)•인삼(人蔘)•백복령(白茯苓)•귤피(橘皮)•양강(良薑)•반하제(半夏製) 각 5돈, 감초(甘草) 2돈반, 생강(生薑) 7돈반을 가루로하여 매 3돈을 물로 달여서 따뜻할 때에 한번에 먹고 또는 소합향원(蘇合香元)을 섞어서 먹으면 더욱 좋다.

또는 칠미(七味)를 각 1돈씩 하고 감초(甘草)를 반돈해서 썰어 달여서 먹는다. 〈綱目〉

※ 강활부자탕(羌活附子湯)

효능 : 치료 방법은 위에서와 같다.

처방 강활(羌活)•부자포(附子炮)•회향초(茴香炒)•건강포(乾薑炮)•목향(木香)•정향(丁香) 각 1돈을 썰어서 1첩을 하고 소금을 조금 넣어 같이 달여서 먹는다. 〈醫鑑〉

※ 삼향산(三香散)

효능 : 위(胃)가 냉(冷)하고 해역(咳逆)하는 증세를 치료한다.

처방 침향(沈香)•백두구(白豆蔻)•자소엽(紫蘇葉) 각 등분하고 가루로하여 매 1돈을 시체전탕(柿蔕煎湯)에 알맞게 먹는다. 〈入門〉

※ 귤피죽여탕(橘皮竹茹湯)

일명 진피죽여탕(陳皮竹茹湯)

효능 : 위(胃)가 허하고 격(膈)에 열이 있으며 해역(咳逆)하는 증세를 치료한다.

처방 귤피(橘皮) 3돈, 인삼(人蔘) 2돈, 청죽여(靑竹茹) 4돈, 감초(甘草) 1돈을 썰어서 1첩을 하고 생강 5, 대추 2을 넣어 물로 달여서 먹는데 백출(白朮)•지각(枳殼)을 더하는 것이 더욱 좋다. 〈入門〉

※ 반하생강탕(半夏生薑湯)

일명 선진탕(鮮陳湯)

재채기로 인해서 죽으려는 증세를 치료한다.

반하제(半夏製) 5돈, 생강 1냥을 썰어서 청죽여(靑竹茹)를 계란(鷄卵)만큼 넣어 물로 달여서 먹는다. 〈活人〉

24. 취체법(取嚔法)일 경우

한 사람이 상한(傷寒)이 앞으로 나으려고 하는데 갑자기 해역(咳逆)을 일으켜서 백약(百藥)이 효과가 없는 증세에 즉시 조각(皂角)가루를 코에 불어 넣어서 재채기를 하고 멈추더니 조금 지난 후에 다시 나니 또 불어 넣어서 다시 멈추기를 무려 백여번을 하고 나니 그로부터 점점 횟수가 느리고 2~3일 지난 후 속히 나았으니 이것이 영추(靈樞)의 초자비체(草刺鼻嚔)의 법과 꼭 같은 것이다. 〈綱目〉

25. 후법(齅法)일 경우

해역(咳逆)이 오랫동안 멈추지 않고 약의 효력이 없는데 후법(齅法)과 구법(灸法)으로 치료한다. 〈活人〉

◎ 유황후법(硫黃齅法)

유황(硫黃)과 유향(乳香) 각 2돈을 술로 달여서 급히 혼자를 시켜서 코에 대고 맡으면 기(氣)가 내린다. 〈活人〉

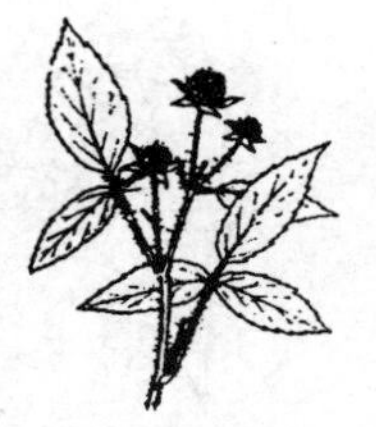
나무딸기

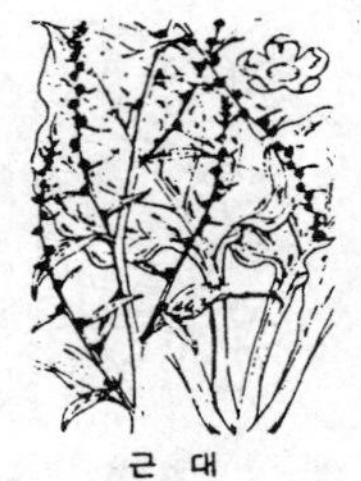
근 대

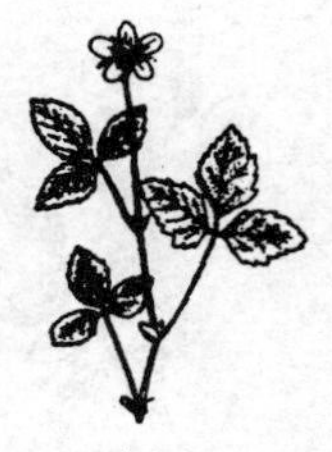
벌딸기

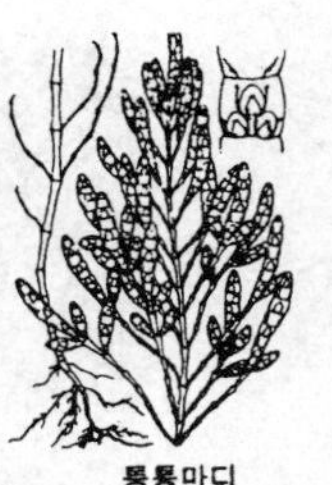
퉁퉁마디

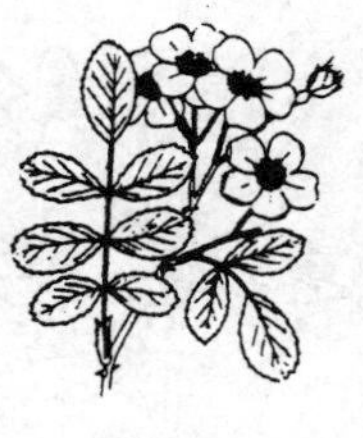
샘털들장미

◎ 웅황후법(雄黃𤋲法)

웅황(雄黃) 2돈, 술 1잔을 달여서 7푼쯤 되거든 속히 환자를 시켜서 그 열기(熱氣)를 맡으면 바로 멈춘다. 〈活人〉

또한 해역(咳逆)이 오랫동안 그치지 않고 유향(乳香)을 종이에 말아서 불을 붙이고 그 연기를 코에 쐬이고 빨아 마시게 하면 바로 멈춘다. 〈回春〉

26. 금기법(禁忌法)일 경우

화수(火嗽)에는 인삼(人蔘)과 반하(半夏)및 진피(陳皮)등 마른 약을 피한다. 〈入門〉

기수(氣嗽)에는 앵속각(罌粟殼)과 육두구(肉豆蔻)등 삽(澁)한 약을 피한다. 〈入門〉

기침에 입과 코가 마르고 담이 있는 사람은 남성(南星)과 반하(半夏)로 치료하지 못하고 과루인(瓜蔞仁)과 패모(貝母)으로 치료해야 당연 하지만 만일 물을 많이 마시려고 하면 과루인(瓜蔞仁)으로 치료하지 못하니 흉격(胸膈)이 메이고 불쾌할 우려가 있기 때문이다. 〈丹心〉

27. 해천(咳喘)과 해역(咳逆)이 불치일 경우

기침하고 여위게 되며 맥(脈)이 견대(堅大)하면 죽고 기침하면 얼굴에 살이 빠지며 열이나고 맥(脈)이 작고 빠르면 죽는다. 〈靈樞〉

해천(咳喘)이 폐창(肺脹)에 까지 닿고 목구멍에 종기가 나고 실음〔失音 : 목이 쉬는 것〕하면 틀림없이 죽고 맥(脈)이 촘촘하고 열이 있으며 천수(喘嗽)하고 토혈(吐血)하며 상기(上氣)해서 누워 있지 못하면 죽고, 상기(上氣)해서 얼굴이 붓고 어깨로 숨을 쉬며 맥(脈)이 뜨고 크면 치료를 못하고 또 거기에 창(脹)을 더하면 매우 심하다. 〈正傳〉

기침에 폐(肺)가 팽창(膨脹)되고 울갈(鬱遏)해서 잠을 자지 못하면 치료가 어렵다. 〈丹心〉

무릇 천식(喘息)하고 번조(煩躁)하며 맥(脈)이 없고 몸이 차가우며 정신이 흐릿해지면 죽는다. 〈仲景〉

털의 땀이 기름과 같고 땀이 나서 구슬과 같으면서 흐르지 않고 어깨를 들먹거리며 속이 요란하고 가슴앞이 높게 일어나며 손과 발이 궐냉(厥冷)하고 맥이 흩어지며 또한 촘촘한 증세는 전부 죽게되는 증상이다. 〈入門〉

땀이 나서 털이 윤택하고 천식(喘息)하는 증세는 폐기(肺氣)가 끊어진 것이다. 몸의 땀이 기름과 같고 천만(喘滿)하는 증세는 명(命)이 끊어진 것이고, 곧 바로 보고 헛소리를 하며 헐떡이는 증세는 치료를 못한다. 모든 독질(篤疾)에 정기(正氣)가 끊어지려는 증세에 사기(邪氣)가 성행(盛行)해서 옹역(壅逆)하고 천만(喘滿)하니 그러면 천(喘)이란 증세의 위약(危弱)한 것을 어찌 보통으로 생각할 것인가? 〈直指〉

오래된 기침이 그치지 않고 허노(虛勞)가 되며 목이 쉬고 또는 목구멍에 종기가 나는 증세는 치료를 못한다.

대부분 해역(咳逆)으로 소변이 삽(澁)하며 또는 배가 가득하면 치료를 하지 않고 맥(脈)이 보이는 것이 잠기고 작으며 흩어지면 죽는 증세이다. 〈仲景〉

설사를 한 뒤에 해역(咳逆)하는 증세와 상한(傷寒)의 결흉(結胸)에 황병(黃病)이 일어나고 해역(咳逆)하는 증세는 전부 치료가 어렵다. 〈回春〉

상한(傷寒)과 오래된 병에 해역(咳逆)하는 증세가 모두 다 악증(惡症)인데 약을 복용해서 효과가 없으면 뜸을 하면 잘 낫고 뜸을 해서 낫지 않으면 구하기가 어렵다. 〈資生〉

단방(單方)

〔23종인데 인삼호도탕(人蔘胡桃湯)•삼도탕(蔘桃湯)이 있다.〕

❊ 인삼(人蔘)

폐허(肺虛)•단기(短氣)•기촉(氣促)•해수(咳嗽)•천식(喘息)에는 인삼고(人蔘膏)와 독삼탕(獨蔘湯)이 모두 효과가 크다. 〈丹心〉

기허천(氣虛喘)에 인삼(人蔘) 1치와 호도(胡桃) 2개를 껍질을 버리고 거죽은 그대로 썰어서 5쪽을 넣고 물로 달여서 먹으니 이름이 인삼호도탕(人蔘胡桃湯)또는 삼도탕(蔘桃湯)이라고 한다. 대부분 인삼(人蔘)은 천(喘)을 진정시키고 거죽을 띤 호도(胡桃)는 폐(肺)를 수렴(收斂)하는 것이다. 〈直指〉

폐(肺)가 허한 데는 위에서와 같이 인삼(人蔘)으로 치료하고 것인데 만약 처음 풍한(風寒)에 감상(感傷)하여 사(邪)가 성한 증세나 오랜 기침의 울열(鬱熱)에는 치료하지 못하니 오히려 천만(喘滿)과 기침을 더하게 하며 사삼(沙蔘)이나 또는 현삼(玄蔘)으로 대신 치료하는 것이 좋을 것이다. 〈丹心〉

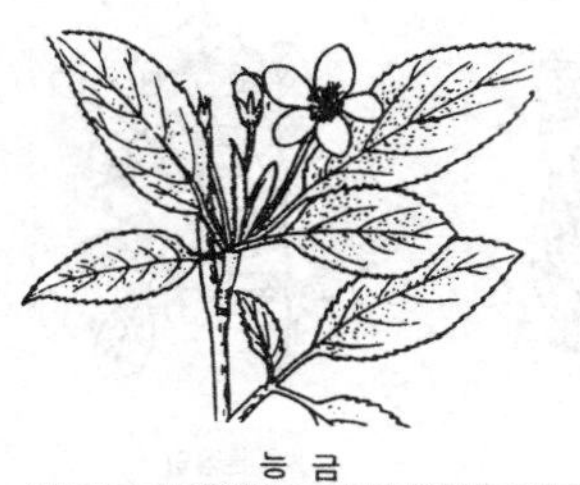
능 금

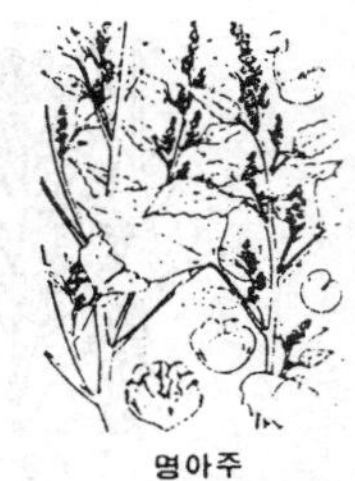
명아주

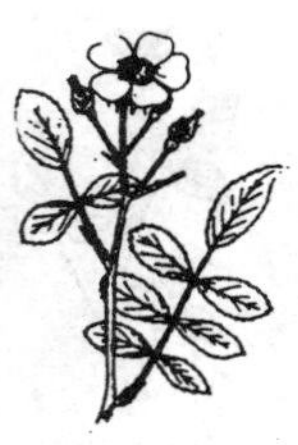
애기들장미

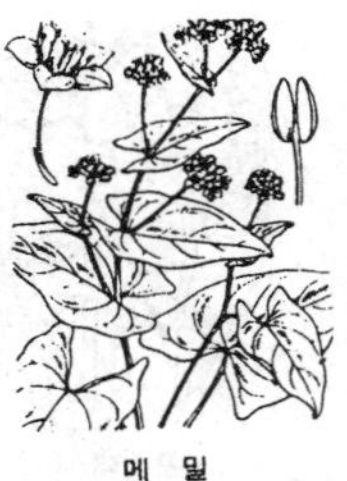
메 밀

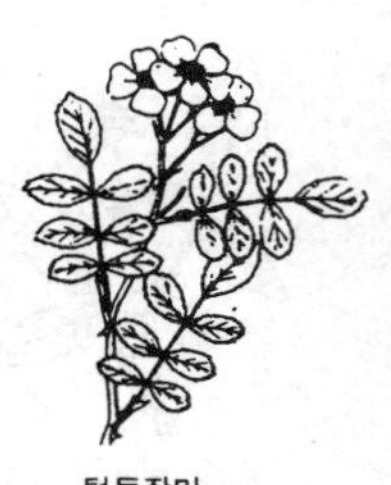
털들장미

※ 오미자(五味子)

해수(咳嗽)에 상기(上氣)되고 신열(身熱)을 주로 치료한다.

오미자(五味子)가 폐기(肺氣)를 수렴(收斂)하니 화열(火熱)에는 반드시 치료해야 되는 약이다. 〈東垣〉

인삼(人蔘)과 오미자(五味子)및 맥문동(麥門冬)은 폐허(肺虛)가 저절로 땀이 나는 증세와 또는 기가 작고 천만(喘滿)하는 증세를 치료하는 성약이다. 〈綱目〉

오래 된 기침에 반드시 오미자(五味子)로 치료하는 것은 동원(東垣)의 방법이다. 그러나 너무 갑자기 치료하면 그 사(邪)를 닫게되며 머무르게 할 우려가 있게 되니 반드시 먼저 발산제(發散劑)를 같이 치료하는 것이 좋은 방법이다. 〈丹心〉

※ 생강(生薑)

주로 기침과 상기(上氣)를 치료한다. 생 것과 마른 것이 모두 기침을 치료한다. 〈本草〉

기침을 치료하는 데 생강(生薑)으로 대부분 치료하는 것은 그의 매운 맛이 빨리 흩어주기 때문이다. 〈正傳〉

기침과 천급(喘急)은 생강(生薑) 1되반, 사당(砂糖) 5냥을 같이 달여서 반쯤 되게 졸여서 수수로 먹으면 아주 좋다. 〈千金〉

오래 된 해역(咳逆)에 생강즙(生薑汁) 반홉을 꿀 1수저를 달여서 따뜻할 때에 3번으로 나누어 먹는다. 〈本草〉

※ 과루실(瓜蔞實)

담수(痰嗽)를 치료하고 흉격(胸膈)을 이롭게 하니 열매의 큰 것을 취해서 쪼개고 씨를 내어서 깨끗이 씻고 과(瓜)는 방망이로 부숴서 가루로하여 불에 말리고 반하(半夏) 49개를 10번 이상 탕으로 씻고 썰어 불에 말려서 가루로 하고 과루수(瓜蔞水)에다 그의 씨와 함께 고아서 고약을 만들어 잘 갈고 오동열매 크기의 환을 지어 생강탕에 20알을 먹는다. 〈本草〉

과루(瓜蔞)씨가 단 것은 폐(肺)를 보하고 윤택한 것은 기(氣)를 내리니 기침을 치료하는 중요한 약이 된다. 〈丹心〉

※ 반하(半夏)

담수(痰嗽)의 상기(上氣)와 얼굴이 차갑고 냉(冷)을 마셔서 폐(肺)를 상(傷)하여 기침하는 증세를 치료한다. 반하제(半夏製)와 생강제(生薑製) 각 반냥을 달여 먹으면 바로 효과가 있다. 〈易老〉

※ 정력자(葶藶子)

폐기(肺氣)가 옹상(壅上)하고 기(氣)가 천촉(喘促)하며 또는 얼굴이 붓는 증세를 치료한다. 씨를 내서 노란 빛이 나도록 볶으고 가루로하여 2돈을 대추 탕에 먹는다. 〈得効〉

※ 정마근(葶麻根)

효천(哮喘)을 치료하니 뿌리를 내서 사당(砂糖)을 넣고 달여서 수시로 씹어서 물을 삼키면 병을 아주 뿌리를 뽑는데 매우 효과가 있다. 〈正傳〉

※ 마두령(馬兜鈴)

해수(咳嗽)와 천촉(喘促)및 기급(氣急)하고 앉아서 숨쉬기 어려운 증세를 치료한다. 마두(馬兜) 2냥을 껍질을 벗기고 속의 면자(面子)를 취해서 사내 아이 오줌에 반죽하여 볶으고 감초구(甘草炙) 1냥을 가루로 해서 매 1돈을 물에 달여 따뜻할 때 머금어 삼키고, 또는 가루를 그냥 입에 넣어 즙을 빨아 삼키도록 한다. 〈本草〉

마두령(馬兜鈴)은 폐(肺)의 열을 없애고 폐(肺)를 보한다. 〈正傳〉

※ 상백피(桑白皮)

폐기(肺氣)가 천만해수(喘滿咳嗽)또는 토혈(吐血)하는 증세를 치료한다.

상피(桑皮) 4냥을 3일동안 뜨물에 담가서 잘게 썰고 찹쌀 1냥을 불에 말려서 같이 가루로 하여 미음에 1~2돈을 먹는다. 〈本草〉

상백피(桑白皮)가 폐기(肺氣)를 사(瀉)하나 성분이 순량(純良)하지 못해서 주로 치료하는 것은 경계해야 하니 흙 속에서 나온 증세는 독이 있기 때문이다. 〈丹心〉

※ 조협(皀莢)

주로 해수(咳嗽)와 상기(上氣)및 타탁(唾濁)과 눕지 못하는 증세를 치료하니 구워서 가루로하여 꿀로 오동열매 크기의 환을 해서 1일 3번을 지어 탕에 3알을 먹는다. 〈湯液〉

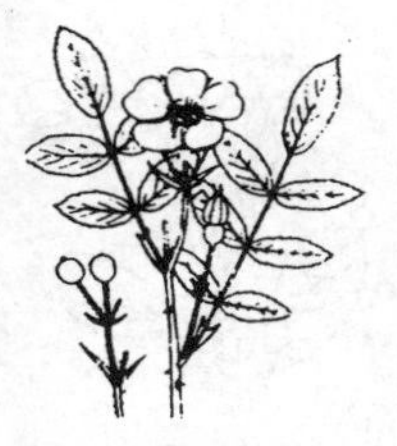
왕들장미

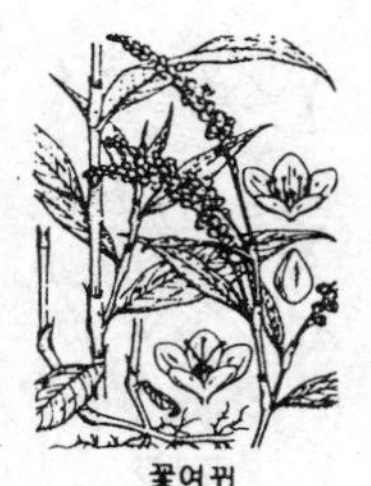
꽃여뀌

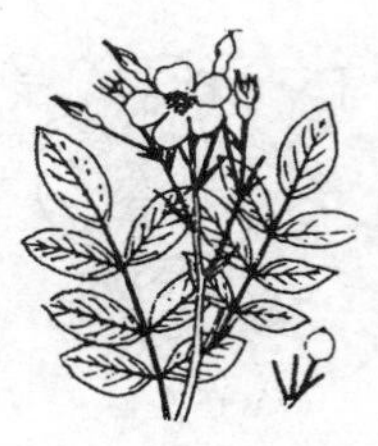
용가시

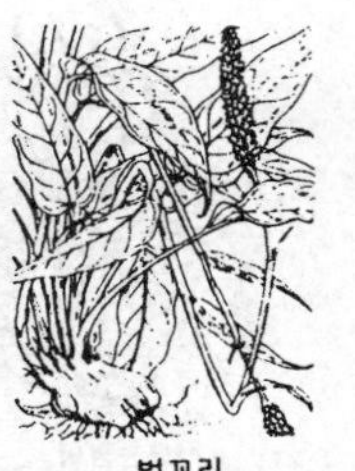
범꼬리

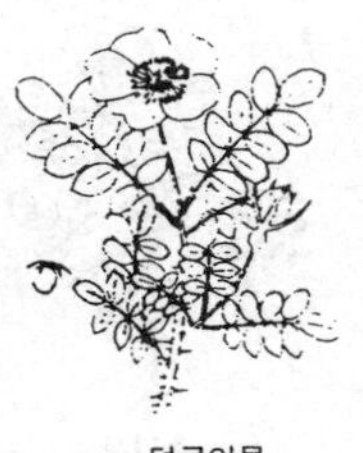
덩굴인목

※ 이어육(鯉魚肉)

해수(咳嗽)를 주로 치료하니 태워서 가루로하여 찹쌀미음에 1~2돈을 고루 내리고 또는 살로 회를 만들어 생강과 초를 넣는 것도 좋다. 〈本草〉

※ 귤피(橘皮)

기침과 상기(上氣)를 치료하니 귤홍(橘紅) 4냥, 감초구(甘草灸) 1냥을 가루로하여 매 2돈을 1일 3번을 백탕(白湯)에 먹는다.

또 흘역증(吃逆症)을 치료하는데 귤피(橘皮) 1냥을 진하게 달여 따뜻할 때에 한번에 먹는다. 〈本草〉

※ 호도(胡桃)

담천(痰喘)을 치료하고 폐(肺)를 수렴(收斂)한다. 호도(胡桃) 3개를 껍질은 버리고 속 거죽은 그대로 해서 생강(生薑) 3쪽과 같이 잠잘 때에 씹어서 따뜻한 탕으로 먹는다. 〈得効〉

※ 행인(杏仁)

해수(咳嗽) • 상기(上氣) • 천촉(喘促) • 효수(哮嗽)를 치료한다. 행인(杏仁) 1냥을 거죽과 촉을 버리고 동변(童便)에 반달동안 담그는데 매일 한번씩 동변을 바꾸고 꺼내서 잘 갈고 매양(每様) 대추씨 만큼씩 박하(薄荷)잎과 꿀물을 조금 넣어 달여서 2제만 먹으면 영원히 낫는다. 〈綱目〉

또 노인의 오랜 천수(喘嗽)에 행인(杏仁)과 호도인(胡桃仁)을 각 등분해서 꿀로 탄자 크기의 환을 지어 생강 탕에 씹어 삼킨다. 〈回春〉

행인(杏仁)이 폐기(肺氣)와 풍열(風熱)을 흩으며 성질이 실(實)하고 열이 있으니 한(寒)으로 인하여 얻은 증세에 당연하다. 〈丹心〉

동변(童便)에 담근 행인(杏仁)은 폐(肺)를 이롭게 하고 기(氣)를 윤택하게 하는 약이다. 〈綱目〉

※ 이(梨)

열수(熱嗽)를 주로 치료한다.

갑자기 기침하는데 배 한 개마다 50구멍을 찔러서 매공(每孔)에 호초(胡椒) 1알을 넣고 면(麵)으로 싸서 익혀가지고 식거든 산초는 빼버리고 먹는다. 〈本草〉

해수(咳嗽)의 흉비(胸痞)에 눈맞은 배를 속은 버리고 꿀을 넣어 쪄서 익혀서 식은후 먹는다. 〈入門〉

※ 자소자(紫蘇子)

폐기(肺氣)의 천급(喘急)과 해수(咳嗽)를 치료한다. 소자(蘇子)를 물에 찧어 즙을 내서 맵쌀을 넣어 죽(粥)을 끓여 먹고, 행인즙(杏仁汁)을 섞으면 더욱 좋다. 〈本草〉

※ 앵속각(罌粟殼)

폐(肺)를 수렴(收斂)하고 해천(咳喘)을 멈추게 하는데, 수공후(收功後)에 치료하는 약이니 경솔하게 치료해서는 안된다. 〈醫鑑〉

곡기(穀氣)가 본래 건장한 사람이 오래 기침한데 바로 효력이 있으니 앵속각(罌粟殼)을 꿀로 볶아 가루로하여 매 1돈을 꿀탕에 고루 내린다. 〈得効〉

※ 계자(鷄子)

효천(哮喘)을 치료하니 10개를 내서 조금씩 두드려 껍질을 약간(若干) 깨되 막(膜)이 터지지 않도록 해서 오줌통에 담가서 3일이 지난 후에 잠잘 때에 살짝 익혀서 먹는다. 오래 먹으면 능히 풍담(風痰)을 없앨 수 있다. 〈丹心〉

※ 저폐(猪肺)

해수(咳嗽)와 천급(喘急)및 폐위(肺痿)와 토혈을 치료한다. 돼지 폐 1개를 피물은 씻어 버리고 환자의 나이를 따라서 돼지 폐에다 대송곳으로 구멍을 뚫고 행인(杏仁)의 껍질과 첨(尖)을 버린 것을 한개씩 넣어서 삼으로 동여매고 중탕(重湯)으로 삶아 익혀서 행인(杏仁)은 버리고 다만 폐(肺)만 먹으면 즉시 효과가 나타난다. 〈回春〉

상기(上氣)하고 기침을 하며 신열(身熱)이 있고 입이 마른 데 저폐고(猪肺膏) 1근을 썰어서 익혀가지고 짠 콩자반을 넣어 고루 섞어서 먹는다. 〈入門〉

※ 아교(阿膠)

폐(肺)가 허하고 손극(損極)해서 기침하며 농혈(膿血)을 토해 뱉는 데는 아교(阿膠)가 아니면 보를 못한다.

천(喘)이 심할 때는 아교(阿膠)로 치료한다. 〈湯液〉

아교(阿膠)를 볶아 가루로하여 미음으로 알맞게 먹으면 천(喘)이 멈추게 된다. 〈本草〉

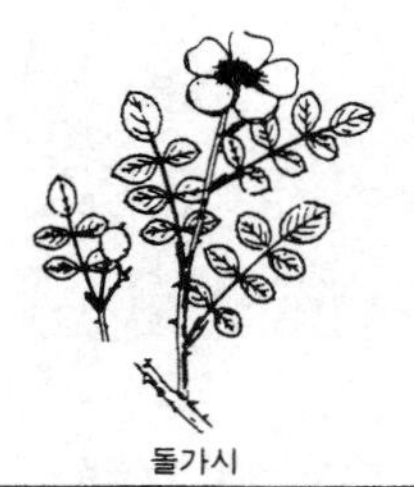
돌가시

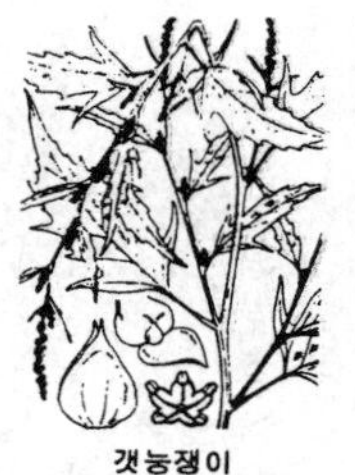
갯능쟁이

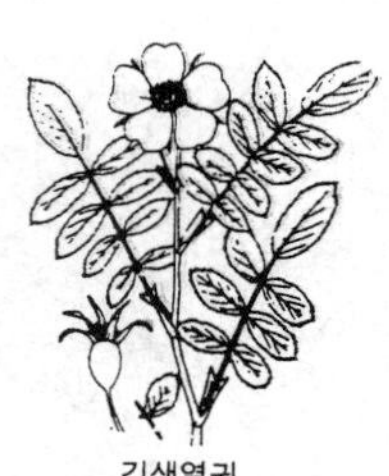
긴생열귀

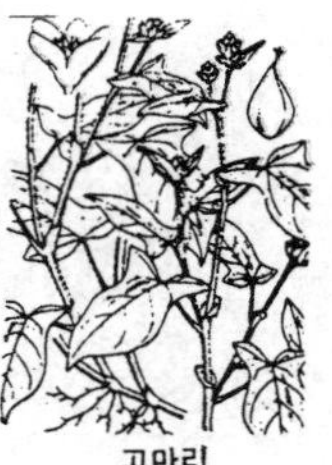
고마리

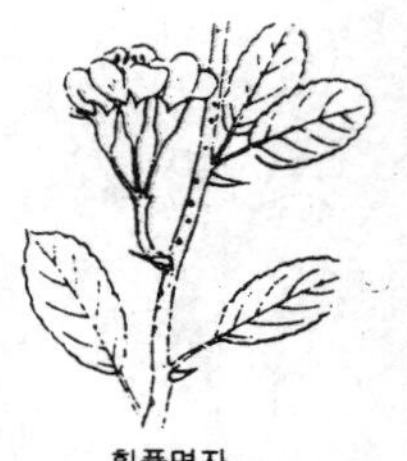
흰풀명자

※ 단육(猯肉)

상기(上氣)와 해수(咳嗽)에 구워서 가루로하여 매 2돈을 1일 2번씩 따뜻한 술에 섞어서 먹는다.

폐위(肺痿)에 상기(上氣)되고 기급(氣急)한데 단〔猯：오소리〕의 기름을 1홉쯤 미지근한 술에 섞어 먹는다.〈本草〉

※ 묘두골(猫頭骨)

효천(哮喘)으로 잠을 자지 못하는 증세를 치료하니 머리끝을 태운 재로 하여 더운 술로 2돈을 알맞게 먹으면 즉시 멈춘다.〈入門〉

※ 인뇨(人尿)

해천(咳喘)과 폐위(肺痿)를 치료하고 또는 노갈수(勞渴嗽)를 멈추게 하니 따뜻한 오줌을 마시며 사내아이 오줌이 더욱 좋다. 또 오랜 기침에 실음(失音)한 증세도 치료한다.〈本草〉

※ 침구법(鍼灸法)

기침과 담이 있는 증세에 천돌(天突)과 폐유(肺兪)혈을 뜸하며 화열(火熱)을 설(泄)하고 폐기(肺氣)를 사(瀉)한다.〈丹心〉

기침에 상기(上氣)되고 침이 많으며 냉담(冷痰)이 증세에 폐유(肺兪)혈 50장을 뜸하고, 또한 양유하(兩乳下)의 흑백육제(黑白肉際)에 각각 100장씩 뜸한다.

기침에 소리가 부서지고 목이 쉰 증세에 천돌(天突)혈 50장을 뜸한다.〈得効〉

오랫동안 천수(喘嗽)로 고생을 하고 밤이면 잘 누워 있지 못하고 여름에도 겹옷을 입으며 등과 심장(心臟)을 덥게 해야 하니 이 증세는 고맹증(膏盲症)인데 뜸하면 낫는다.〈資生〉

오랜 기침에 고맹(膏盲)을 뜸하고 다음 폐유(肺兪)혈을 뜸한다.〈資生〉

상한(傷寒)에 기침이 심한 증세는 천돌(天突)혈을 뜸하면 즉 차도가 있다.〈資生〉

늙은 나이의 기침에 직골혈(直骨穴)을 뜸하면 즉시 낫는다. 만일 낫지 않으면 그 병은 치료하지 못하는 것이다. 애주(艾注)를 작은 콩크기와 같이 해서 남자는 왼쪽, 여자는 오른쪽을 3장씩 뜸한다.〈醫鑑〉

효천(哮喘)에 폐유(肺兪)혈을 뜸하고 또 천돌(天突)·단중(膻中)·선기(璇璣)·유부(腧府)·유근(乳根)·기해(氣海)혈을 뜸한다.〈資生〉

천만(喘滿)에 담(痰)이 실(實)해서 아교(阿膠)와 같은데 태계(太谿)혈을 뜸한다.

해천(咳喘)으로 인해서 눕지 못하는 증세에 운문(雲門)·태연(太淵)혈을 뜸한다.〈綱目〉

기침과 한담(寒痰)에 열결(列缺)혈을 뜸한다.〈綱目〉

기(氣)가 역(逆)해서 딸국질 하는 증세에 단중(膻中)·중완(中脘)·폐유(肺兪)·삼리(三里)·행간(行間)혈을 뜸한다.〈綱目〉

흘역(吃逆)에 약을 복용해서 효과가 없는데 중완(中脘)·단중(膻中)·기문(期門)혈을 뜸하면 틀림없이 효과가 있다.〈綱目〉

흘역(吃逆)에 관원(關元)혈 7장을 뜸하면 즉시 낫는다.〈綱目〉

또는 젖 밑의 1손가락쯤 바로 젖과 함께 서로 곧게 뼈사이의 움푹 들어간 곳을 뜸하는데 부인은 젖꼭지를 구부려 아래로 향해서 유두(乳頭)가 닿는 곳이 바로 혈(穴)이 되니 애주(艾注)를 작은 콩과 같이 해서 남자는 왼쪽, 여자는 오른쪽을 3장 뜸하면 즉 차도가 나타난다.

또한 이르기를 그 혈(穴)은 마땅히 젖 밑의 뼈사이의 동맥(動脈)이라고 하였다.〈得効〉

해역(咳逆)이 멈추지 않는데 젖뿌리 2혈을 뜸하면 즉시 멈춘다. 또한 배꼽 밑의 기해(氣海)혈을 57장 뜸하면 즉시 멎는다.〈正傳〉

폐창(肺脹)의 담수(痰嗽)로 눕지를 못하고 다만 한쪽으로 잠자는 증세는 왼쪽으로 눕는 병의 사람은 오른발 삼음교(三陰交)혈을 뜸하고 오른 쪽으로 눕는 증세는 왼발 삼음교(三陰交)혈을 뜸하면 바로 편안해진다.〈丹方〉

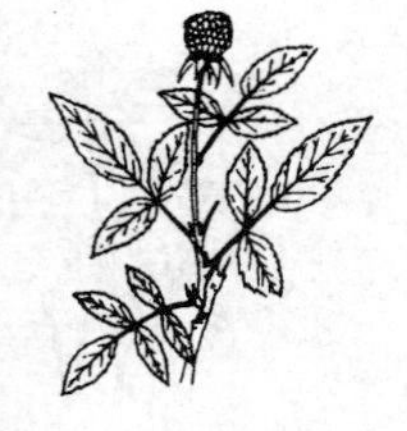
장미딸기

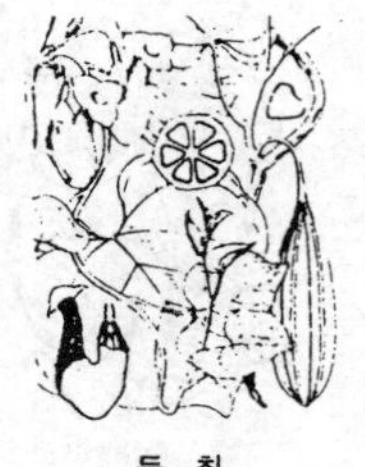
등 칡

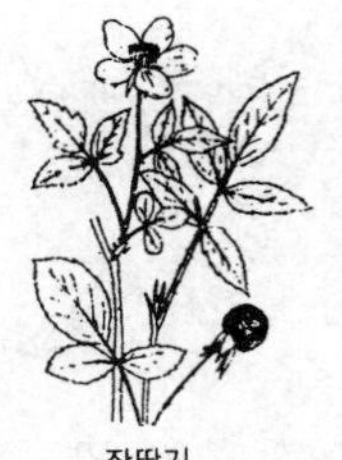
장딸기

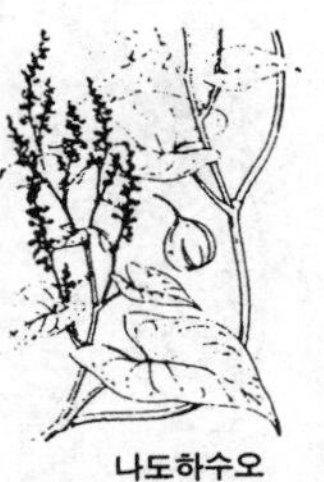
나도하수오

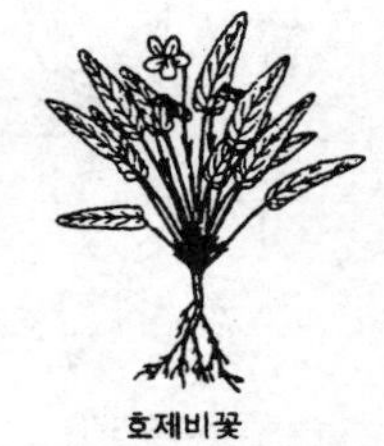
호제비꽃

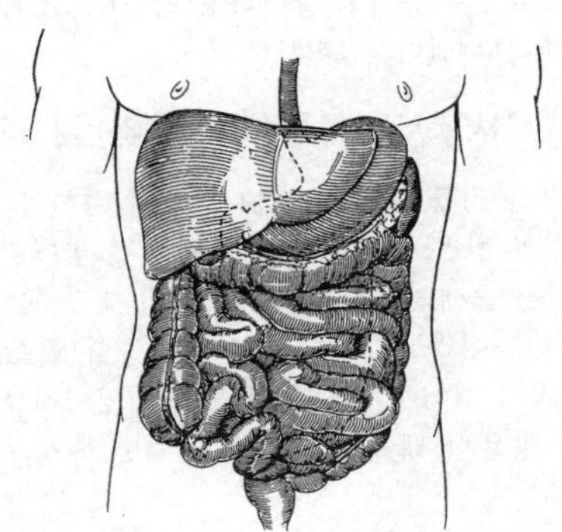

잡병편(雜病篇) (六)

二二. 적취(積聚)

1. 적취(積聚)의 원인이 될 경우

영추(靈樞)에 이르기를 「희로(喜怒)의 절제를 못하면 장(臟)을 상(傷)하게 되고 장(臟)이 상하면 허한 것인데 비바람이 그 허를 엄습하면 병이 위에서 일어나 맥(脈)에 머물러서 떠나지 않고 쌓이게 되는 것이다. 양명경(陽明經)에 머무르면 배꼽을 중심으로 있으면서 많이 먹으면 커지고 굶주리면 작아지며, 느린 힘줄에 유착해서 양명(陽明)에 쌓이게 되어 많이 먹으면 아프고 굶주리면 편안해지며, 장위(腸胃)의 막원(膜原)에 머무르면 아프고 밖으로 느린 힘줄에 이어지며 많이 먹으면 편안하고 굶주리면 아프게 되는 것이며, 척려(脊膂)의 힘줄에 머물러서 장의 뒤에 있는 증세는 굶주리면 쌓인 것이 나타나고 많이 먹으면 쌓인 것이 나타나지 않으며 눌러도 눌러지지 않는다.」

맑은 습(濕)이 허를 엄습(掩濕)하면 병이 밑에서 일어나니 쌓인 것이 처음 생길 때는 한(寒)을 얻어 일어나며 그것이 결국에는 쌓이게 되고 궐기(厥氣)가 되어서 족만〔足悗 : 발이 피폐(疲癈)해지는 것〕을 낳고 족만(足悗)이 경한(脛寒)을 이루니 경〔脛 : 종아리〕이 차가우면 혈맥(血脈)이 응삽(凝澁)하고 한기(寒氣)가 발동해서 장위(腸胃)에 들어가며 한기(寒氣)가 장위(腸胃)에 들어가면 장위(腸胃)의 막(膜)이 부풀어 오르고 장위(腸胃) 막(膜)이 부풀어 오르면 장(腸)의 밖에 있는 즙이 삽(澁)해져서 적취(積聚)가 흩어지지를 못하고 날마다 쌓이게 되는 것이다.

갑자기 음식을 지나치게 먹으면 가득 차고 기거(起居)의 조절이 되지 않으며 힘을 지나치게 쓰면 양락맥(陽絡脈)이 상하고 양락맥(陽絡脈)이 상하면 피가 밖으로 넘치며 음락맥(陰絡脈)이 상하면 피가 안으로 넘치는데 피가 안으로 넘치면 후혈(後血)하고 장위(腸胃)의 낙맥(絡脈)이 상하면 피가 장(腸)의 밖으로 넘쳐서 장(腸)밖의 한즙(寒汁)과 어울려서 서로 치고 병합하여 응취(凝聚)해서 흩어지지 못하고 쌓이게 되는 것이다.

제(帝)가 묻기를 「사람이 장(腸)속의 적취(積聚)를 잘 앓는 증세는 어떻게 진찰하는가?」 소유(少兪)가 대답하기를 「피부가 엷어서 윤택하지 않고 살이 굳세지 못해서 광택이 진창과 같으니 이렇게 되면 장위(腸胃)가 악하고 장위(腸胃)가 악하면 사기(邪氣)가 유착해서 적취(積聚)로 되며 장위(腸胃)사이에 한온(寒温)이 적의(適宜)하지 않으면 사기(邪氣)가 되서 쌓이게 되고 머물러 있어서 대취(大聚)가 일어나는 것이다.」

한기(寒氣)가 소장(小腸)의 막원(膜原)사이에 낙혈(絡血)의 가운데 있게 되면 피가 삽(澁)하여 대경(大經)에 흘러들지 못하고 혈기(血氣)가 머물러서 돌아다니지 못하기 때문에 오래까지 쌓여서 적(積)이 된다. 〈內經〉

2. 오적(五積)・육취(六聚)일 경우

적(積)과 취(聚)를 어떻게 구분할 것인가? 적은 음기(陰氣)며 취(聚)는 양기(陽氣)이니 그러니 음(陰)은 잠기고 숨으며 양(陽)은 뜨고 움직이는 것이다. 기(氣)가 쌓인 증세를 적(積)이라 하고 기(氣)가 모인 증세를 취(聚)라고 하니 적(積)은 오장(五藏)에서 나는 것이고, 취(聚)는 육부(六附)에서 만들어지는 것이며, 적(積)은 음기(陰氣)로 인해서 일어나는 증세이니 그것은 처음 일어날 때에 늘 자리가 있고, 그것이 아플 때에 그 부위를 떠나지 않으며 아래 위와 끝과 시작이 있고, 좌우에 궁(窮)하는 곳이 있는 것이며, 취(聚)라는 것은 양기(陽氣)로 인해서 일어나는 것이니 그것의 처음 일어나는 증세는 뿌리와 위아래가 없고 머무르고 멎는 것이 없으며 그 아프게 하는 증세가 그 자리에 없으니 적(積)과 취(聚)를 구분하기가 아주 쉽다. 〈難經〉

「병이 적(積)이 있고 취(聚)가 있으며 형기(罄氣)가 있

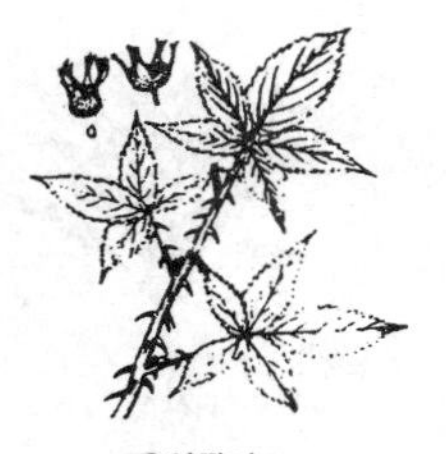
오엽딸기

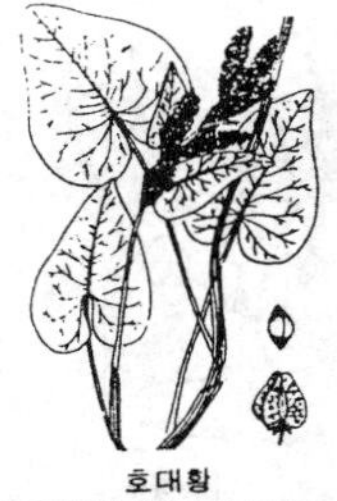
호대황

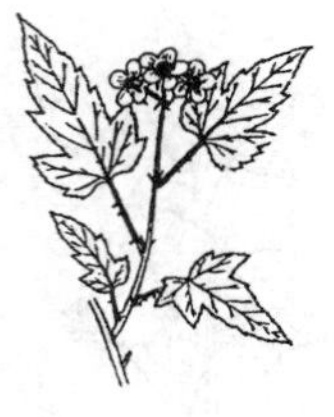
긴잎산딸기

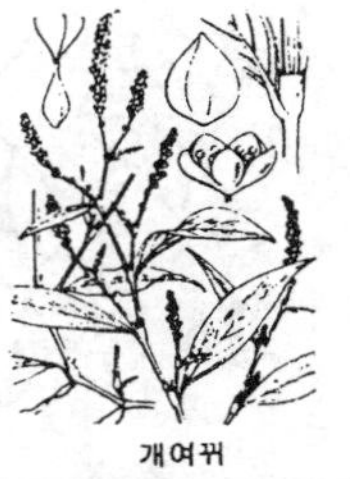
개여뀌

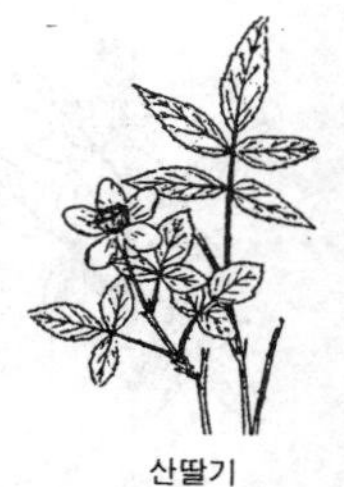
산딸기

다는 것은 어떤 뜻인가?」 사(師)가 대답하기를 「적(積)이란 장(臟)의 병이니 한 자리에서 옮기지 않고 취(聚)는 부(腑)의 병이니 일어나는 때가 있고 움직여서 옮기는데 대부분 치료하기가 어렵지 않은 증세이며 형기(罄氣)란 갈비 밑이 아프고 주무르면 나았다가 다시 일어나서 형기(罄氣)로 된다.」〈仲景〉

간(肝)의 적(積)을 비기(肥氣)라고 하니 왼쪽 갈비의 밑에 있어서 잔을 엎어 놓는 것과 같고 머리와 발이 있어서 오랫동안 낫지 않으면 해역(咳逆)을 일으키는데 방서(方書)에서는 협통(脇通)이라고 하였다. 해학(痎瘧)이 해마다 일어나서 멈추지 않는다.

심(心)의 적(積)을 복량〔伏梁 : 들보와 같은 것이 심장(心臟)의 밑에 가로 놓여 있다는 뜻〕이라고 하는데 배꼽위로부터 일어나서 크기가 팔뚝과 같은데 위로 심장(心臟) 밑까지 닿아서 오래 낫지 않으면 심(心)이 번거로워진다.

비(脾)의 적(積)을 비기(痞氣)라고 하는데 위완(胃脘)의 조금 오른쪽에 있다. 위완(胃脘)에 있어서 쟁반 같은 것이 엎어 있으며 아주 오랫동안 낫지 않으면 사지(四肢)를 오무리지 못하고 황달을 일으키며 먹은 음식이 살을 찌게하지 않는다.

폐(肺)의 적(積)을 식분(息賁)이라고 하는데 천식이 치밀어 위로 가고 오른쪽 갈비의 밑에 있으며 잔을 엎어 놓는 것과 같으니 오랫동안 낫지 않으면 주석〔洒淅 : 오싹오싹 하는 것〕하게 한(寒)과 열(熱)이 되고 천해(喘咳)하며 폐옹(肺癰)을 일으킨다.

신(腎)의 적(積)을 분돈〔奔豚 : 돼지가 달려서 위 아래를 충돌(衝突)하는 것과 같은 것이다〕이라고 하는데 소복(小腹)에서 일어나 위로 심하(心下)까지 닿아서 돼지의 모양과 같고 또는 내리고 또는 오르는 증세가 시기가 없어 오랫동안 낫지를 않으면 천역(喘逆)하고 골위(骨痿)하며 소기(少氣)가 된다.〈難經〉

간(肝)의 적(積)은 얼굴이 파랗고 맥(脈)이 팽팽하며 길고 (또는 가늘다고 하였다) 왼쪽 갈비의 밑에 정재(定在)하고 있으며 심(心)의 적(積)은 얼굴이 붉고 맥(脈)이 잦으며 실(實)하고 심하(心下)에 정재(定在)해 있으며, 비(脾)의 적(積)은 얼굴이 노랗고 맥(脈)이 크며 허하고 〔또는 잠기고 실(實)하다고 하였다〕 중완(中脘)에 정재(定在)해 있으며 폐(肺)의 적(積)은 얼굴이 하얗고 맥(脈)이 잦으며 뜨고 오른쪽 갈비 밑에 정재(定在)해서 있으며 신(腎)의 적(積)은 얼굴이 검고 촌구맥(寸口脈)이 크며 실(實)하고 (또는 잠기고·급하다고 하였다) 소복(小腹)에 정재(定在)하고 있다.〈綱目〉

3. 복량(伏梁)의 이증세(二症勢)일 경우

제(帝)가 묻기를 「병이 소복(小腹)이 성하고 상하좌우가 모두 병의 원인이 있으니 이것은 어떤 병이며 또한 치료할 수 있는 증세인가?」 기백(岐伯)이 대답하기를 「병명을 복량(伏梁)이라고 하는 증세인데 농혈(膿血)이 장위(腸胃)의 밖에 있어서 치료하지 못하는 것이며 치료가 완전히 되지 않은 상태에서 주무르게 되면 즉시 죽는 것이다.」

제(帝)가 묻기를 「온몸과 비〔髀 : 볼기〕및 고〔股 : 다리〕와 행〔胻 : 종아리〕가 모두 부종(浮腫)하고 배꼽 부근이 아프게 되니 이것이 무슨 병인가?」 기백(岐伯)이 대답하기를 「병명이 복량(伏梁)이라고 하는 증세인데 이것은 풍(風)의 뿌리인 것이다. 그 기(氣)가 대장(大腸)을 넘쳐서 맹(盲)에 붙으면 맹(盲)의 원 뿌리가 배꼽 밑에 있기 때문에 배꼽 주위가 아프고 움직이지 못하는 것이니 움직이면 수뇨(水尿)가 삽(澁)하는 병이 되는데 이 두가지 병이 이름은 같아도 사실은 다른 증세이다.」〈內經〉

4. 맥법(脈法)일 경우

울맥(鬱脈)은 잠기고 숨은 것은 많거나 맺혀지고 또는 촉(促)하거나 또는 대신한 것이다.〈正傳〉

울맥(鬱脈)은 잠기고 깔깔하며 적맥(積脈)은 현(弦)하고 견(堅)하다.〈丹心〉

병이 오른쪽 갈비에 있으면 적기(積氣)가 있으니 폐맥(肺脈)을 보면 맺어진 것인데 맺어진 것이 심하면 적(積)이 심하고 맺어진 것이 적으면 적(積)이 적은 증세이며 만일 폐맥(肺脈)이 보이지 않아도 오른손 맥(脈)이 틀림없이 잠기고 숨는 증세가 나타나는 것이다.〈難經〉

심(心)과 폐(肺)에 적(積)이 있으면 그 맥(脈)이 모두 천(喘)하고 촘촘하며, 간(肝)에 적(積)이 있으면 그 맥이 팽팽하고 길며, 비(脾)와 신(腎)에 적(積)이 있으면 그 맥(脈)이 모두 큰 것이다.〈綱目〉

맥(脈)이 팽팽하고 긴(緊)하면 적(積)이 맥(脈)이 팽팽하고 긴(緊)하며 작고 가늘면 징(癥)이니 대부분 징가(癥瘕)와 적취(積聚)의 맥(脈)이 모두 팽팽하고 긴(緊)한 것인데 심(心)에 있으면 촌맥(寸脈)이 팽팽하고 긴(緊)하며, 위완(胃脘)에 있으면 관맥(關脈)이 팽팽하고 긴(緊)하며

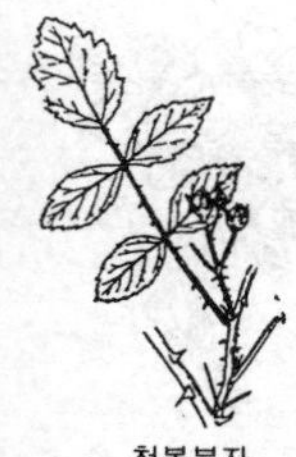
청복분자

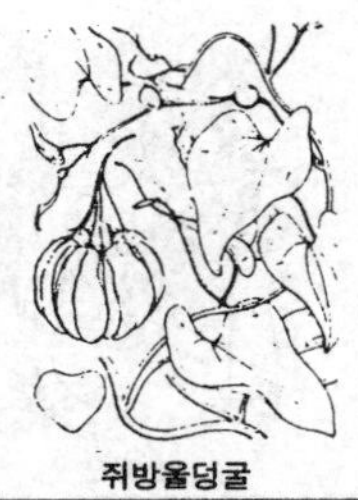
쥐방울덩굴

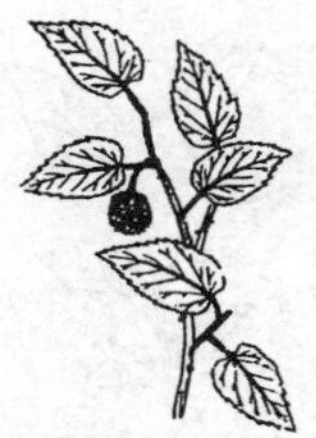
청수리딸기

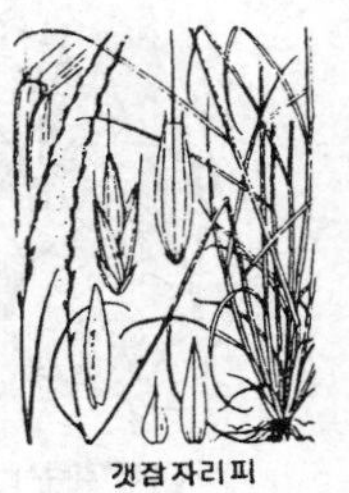
갯잠자리피

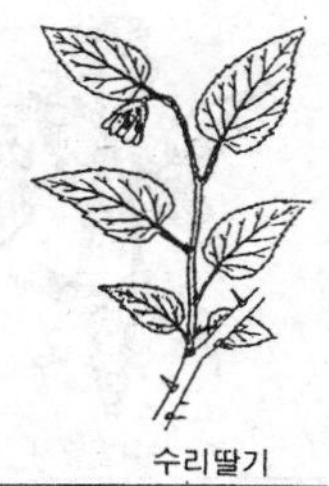
수리딸기

배꼽 밑에 있으면 척맥(尺脈)이 팽팽하고 긴(緊)한 것이다.

적(積)이 안에 있고 맥(脈)이 보이지 않으면 치료가 어려운데 맥(脈)이라도 서로 응하는 것이 있으면 치료가 쉽다. 적취(積聚)를 진찰해서 그 맥(脈)이 견하고 강급하면 살게 되고 허약하면 죽게 된다.

맥(脈)이 팽팽하고 숨은 것은 뱃속에 징(癥)이 있는 증세이니 「불가전타(不可轉他) 필사불치(必死不治)」라고 하였다. 〈脈經〉

오장(五臟)은 적(積)이 되고 육부(六腑)는 취(聚)가 되는 것인데 적(積)은 본위에 있고 취(聚)는 정한 곳이 없으니 맥(脈)이 빠르고 긴(緊)한 것은 굳고 작은 데 있으며 잠기고 실(實)하며 또는 맺어지고 또는 숨어서 취(聚)가 되며 적(積)이 되는 것인데 실(實)하고 강한 사람은 살 수 있고 잠기고 작은 사람은 죽게 된다. 〈脈經〉

오적(五積)이 음(陰)에 드니 맥(脈)이 침복(沈伏)하는 것은 뼈에 붙고 간장(肝臟)이 팽팽하며 심장(心臟)이 규(竅)하고 신(腎)이 잠기며 급하고 미끄러우며 비간(脾肝)이 실(實)하고 또 길며 폐맥(肺脈)이 뜨고 천(喘)한 증세는 전부 죽는다.

육취(六聚)는 맺어지고 잠기며 고질(痼疾)은 뜨고 맺어진다.

또 징가(癥瘕)가 있으니 그 맥(脈)이 팽팽한 증세가 많은데 팽팽하면서 급한 증세는 가증(瘕症)이고 팽팽하면서 가는 증세는 징(癥)이 굳은 증세이다.

맥(脈)이 침중(沈重)해서 가운데가 흩어지며 음식으로 인해서 벽(癖)과 현(弦)이 되는 증세는 왼쪽으로 돌고 침중(沈重)하므로 기징(氣癥)이 있는 것은 가슴에 있는 것이니 이것은 육징(肉癥)이 오른쪽으로 구르면서 가로로 도는 것이다.

적취(積聚)와 징가(癥瘕)가 긴(緊)하면 아픔이 얽히게 되니 허약하면 죽고 실(實)하고 강(強)하면 사는 것이다. 〈回春〉

뱃속에 적(積)이 있으면 맥(脈)의 허약한 증세를 꺼린다. 〈醫鑑〉

부인의 산징(疝癥)과 적취(積聚)의 맥(脈)이 팽팽하고 급한 증세는 살고 허약하고 작은 증세는 죽게 된다. 〈脈經〉

5. 육울(六鬱)의 적(積)·취(聚)·가(瘕)·징(癥)·현(弦)·벽(癖)의 근본이 될 경우

기혈(氣血)이 충화(沖和)되면 백병(百病)이 나지 않고 단 한번이라도 불울(怫鬱)한 것이 있으면 모든 병이 나는 것이니 울(鬱)이란 것은 병이 맺혀서 흩어지지 않는 것이다. 〈丹心〉

열(熱)이 울(鬱)하면 담이 되고 담이 울하면 벽(癖)이 되며 피가 울(鬱)하면 가(瘕)가 되고, 음식물이 울(鬱)하면 비병(痞病)이 되니 이것은 마땅한 이치가 된다.

또 기(氣)가 울(鬱)해서 습체(濕滯)가 되고 습(濕)이 체(滯)하면 열이 되며 울(鬱)하면 담(痰)이 되고 담체(痰滯)되면 혈(血)이 돌아다니지 않고, 혈이 체(滯)하면 음식물이 소화가 되지 않아서 결국 비괴(痞塊)가 되는데 이 6가지의 병이 서로 근원이 되어서 이루어지는 것이다. 〈正傳〉

울(鬱)이란 증세는 맺히고 모여서 발월(發越)하지 못하는 증세이다. 마땅히 올라야 할 것이 오르지를 못하고 내려야 될 것이 내리지를 못하며 변화되어야 할 것이 변화가 되지 못하니 전화(傳化)되는 것이 정상이 되지 못하니 육울(六鬱)의 병으로 나타나는 것이다. 〈丹心〉

1은 기울(氣鬱)이고, 2는 습울(濕鬱)이고, 3은 열울(熱鬱)이고, 4는 담울(痰鬱)이며, 5는 혈울(血鬱)이며, 6은 금울(金鬱)이니, 이것을 육울(六鬱)이라고 한다. 육울(六鬱)에서 풍(風)과 한(寒)을 논하지 않는 것은 풍한이 울(鬱)이 되면 열이 되기 때문이다. 〈丹心〉

울(鬱)을 치료하는 방법은 기(氣)를 온순하게 먼저 해야 되고 화(火)를 내리게 하며 담(痰)을 삭히고 적(積)을 소멸시키는 데 다소(多少)를 분별해서 치료하니 창출(蒼朮)과 무궁(蕪芎)이 모든 울(鬱)을 풀어준다. 〈丹心〉

내경(內經)에 이르기를 「목(木)이 울(鬱)한 것은 통달시키고 화(火)가 울(鬱)한 것은 발양(發揚)시키며, 토(土)가 울(鬱)한 증세는 박탈(剝奪)하고, 금(金)이 울(鬱)한 증세는 참설(滲泄)하며, 수(水)가 울(鬱)한 증세는 꺾기는 것이다.」 장자화(張子和)가 말하기를 「목(木)이 울(鬱)한 것을 통달시키는 것은 토하게 하는 것이고, 화(火)가 울(鬱)한 증세를 발양(發揚)시킨다는 것은 땀을 나게 해서 소산(疎散)시키는 것이며, 토(土)가 울(鬱)하는 것을 박탈(剝奪)한다는 것은 내려서 막히지 않게 하는 것이고, 금(金)이 울(鬱)한 것을 참설(滲泄)하려면 겉을

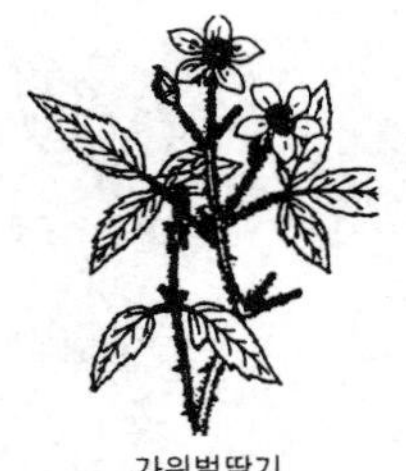
가위벌딸기

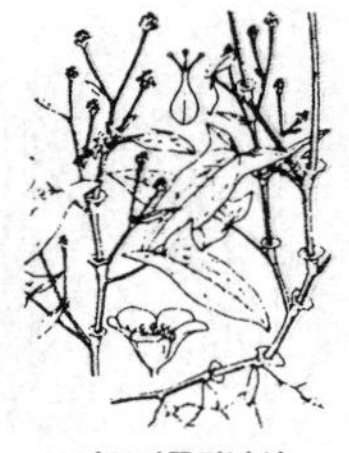
나도미꾸리낚시

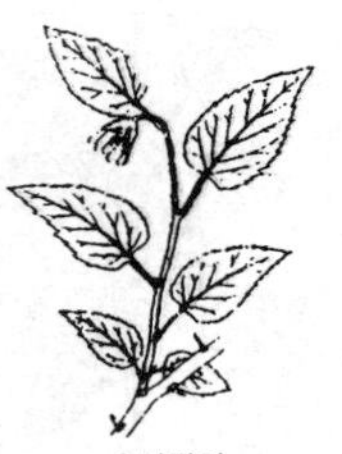
수리딸기

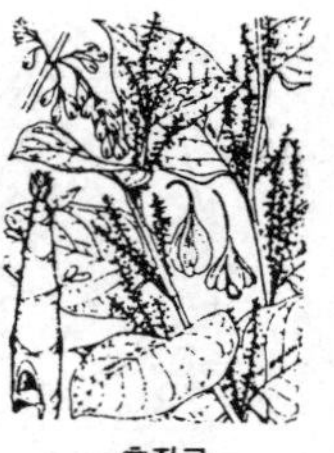
호장근

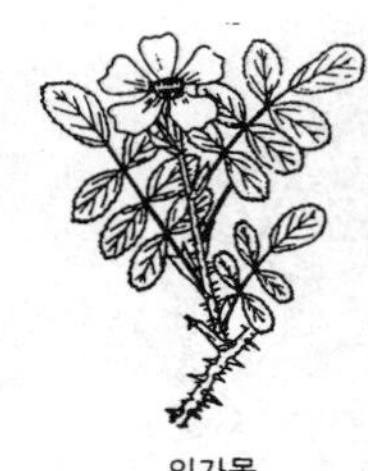
인가목

풀고 소변을 이롭게 하는 것이며, 수(水)가 울(鬱)한 증세를 좌절시킨다는 것은 억압해서 그의 충역(衝逆)하는 증세를 제거해야 되니 이것이 오울(五鬱)을 치료하는 대요(大要)가 되는 것이다.」〈正傳〉

모든 울(鬱)에는 육울탕(六鬱湯)•익국환(麹麴丸)•익국보화환(麹麴保和丸)•가미익국환(加味麹麴丸) 등으로 같이 치료한다. 〈諸方〉

※ 육울탕(六鬱湯)

효능: 육울(六鬱)을 전부 치료한다.

처방 향부자(香附子) 2돈, 천궁(川芎)•창출(蒼朮) 각 1돈반, 진피(陳皮)•반하제(半夏製) 각 1돈, 적복령(赤茯苓)•치자인(梔子仁) 각 7푼, 축사(縮砂)•감초(甘草) 각 5푼을 썰어서 1첩을 지어 생강 3쪽을 넣어 물로 달여서 먹는다. 〈丹心〉

기(氣)가 울(鬱)하면 목향(木香)•빈랑(檳榔)•오약(烏藥)•자소엽(紫蘇葉)을 더해쓰고, 습(濕)이 울하면 백출(白朮)•강활(羌活)•방기(防己)를 더해 치료하며, 열이 울(鬱)하면 황련(黃連)•연교(連翹)를 더해 치료하고, 담(痰)이 울(鬱)하면 남성(南星)과 과루인(瓜蔞仁)•해분(海粉)을 더해 치료하며, 혈(血)이 울(鬱)하면 도인(桃仁)•목단피(牡丹皮)•구즙(韭汁)을 더해 치료하고, 식(食)이 울하면 신국(神麴)•산사자(山楂子)•맥아(麥芽)를 더해 치료한다. 〈入門〉

※ 육울탕(六鬱湯)

효능: 모든 울화(鬱火)를 열어준다.

처방 편향부(便香附)•창출(蒼朮)•신국(神麴)•치자(梔子)•연교(連翹)•진피(陳皮)•천궁(川芎)•적복령(赤茯苓)•패모(貝母)•지각(枳殼)•자소엽(紫蘇葉) 각 1돈, 감초(甘草) 5푼을 썰어서 1첩을 지어 생강 3쪽을 넣어 물로 달여서 먹는다. 〈醫鑑〉

※ 익국환(麹麴丸)

효능: 모든 울(鬱)을 풀어준다.

처방 변향부(便香附)•천궁(川芎)•신국초(神麴炒) 등분 가루로 하고 물을 섞어서 녹두알 크기로 환을 지어 더운 물로 70~90알을 먹는다. 〈丹心〉

일명 궁출환(芎朮丸)인데 대부분 소원과 욕망을 이루지 못한 사람이나 과부(寡婦)와 승도가(僧道家)나 또는 먼저는 잘 살고 뒤에는 빈곤하거나 또는 오랜 병이 낫지 않는 사람들이 당연히 먹어야 할 약이다. 〈入門〉

※ 익국보화환(麹麴保和丸)

효능: 울(鬱)을 열고 기(氣)를 돌아다니게 하며 적(積)을 소멸시키고 열을 흩어준다.

처방 백출(白朮) 3냥, 산사육(山楂肉) 2냥, 창출(蒼朮)•천궁(川芎)•신국초(神麴炒)•변향부(便香附)•진피(陳皮)•반하(半夏)•백복령(白茯苓)•지실(枳實)•황련주초(黃連酒炒)•당귀주세(當歸酒洗) 각 1냥, 치자초(梔子炒)•연교(連翹)•나복자초(蘿葍子炒)•목향(木香) 각 5돈을 가루로 하고 강즙포(講汁泡)에 찐 떡으로 오동열매 크기의 환을 지어 생강탕에 50알을 먹는다. 〈醫鑑〉

※ 가미익국환(加味麹麴丸)

효능: 모든 울(鬱)을 풀어주고 흉격(胸膈)을 열어주며 음식을 증진시킨다.

처방 창출(蒼朮)을 뜨물에 담가서 생강 즙으로 볶으고 무궁(蕪芎)•변향부(便香附)•신국초(神麴炒)•치자초(梔子炒) 각 4냥, 진피거백(陳皮去白)•백출초(白朮炒)•황금초(黃芩炒) 각 1냥반, 산사육증(山楂肉蒸) 2냥을 가루로 하고 희호(稀糊)로 오동열매 크기로 환을 지어 백탕(白湯)으로 50~60알을 먹는다. 〈醫監〉

◎ **기울(氣鬱)**

가슴이 가득차고 갈비가 아프며 맥(脈)이 잠기고 삽(澁)하니 향부(香附)•무궁(蕪芎)•창출(蒼朮)으로 치료해야 한다. 〈入門〉

목향조기산(木香調氣散)•해울조위탕(解鬱調胃湯)•익국환(麹麴丸)등으로 치료하고, 이진탕(二陳湯)달인 물에 교감단(交感丹)을 삼켜 내린다. 〈入門〉

◎ **습울(濕鬱)**

온 몸의 관절(關節)을 둘러서 달이면서 아프게 되며 머리가 어떤 물건을 덮어 쓴 것 같고 발이 무거우며 음한(陰寒)을 만나면 갑자기 일어나고 맥(脈)이 잠기며 유(濡)하

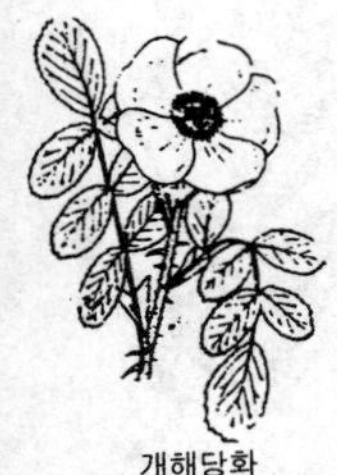
개해당화

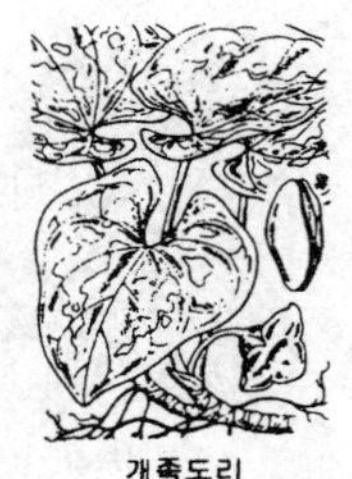
개족도리

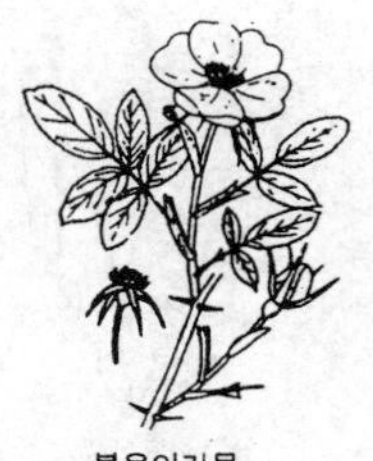
붉은인가목

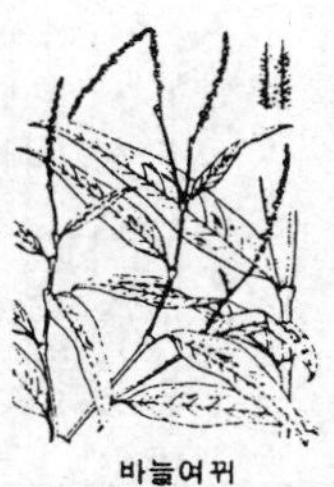
바늘여뀌

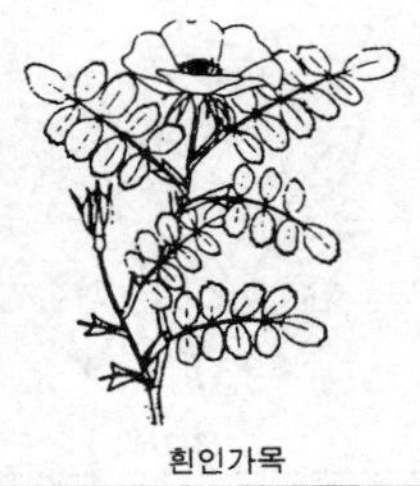
흰인가목

니 창출(蒼朮)•천궁(川芎)•백지(白芷)•적복령(赤茯苓)으로 치료한다.

당연히 삼습탕(滲濕湯)•평위산(平胃散)으로 치료한다.

◎ **열울(熱鬱)**

눈이 어둡고 입이 마르며 혀가 마르고 소변이 붉고 탁하며 맥(脈)이 잠기고 촘촘하니 청대(靑黛)•향부(香附)•창출(蒼朮)•천궁(川芎)•치자(梔子)로 치료한다. 〈入門〉

또는 승양산화탕(升陽散火湯)과 화울탕(火鬱湯)으로 치료한다.

◎ **담울(痰鬱)**

가슴이 가득해서 움직이면 천식(喘息)이 급히 일어나고 눕기가 게으르게 촌맥(寸脈)이 잠기고 미끄러우니 해석(海石)•향부자(香附子)•과루인(瓜蔞仁)•남성(南星)으로 치료한다. 〈入門〉

과루지각탕(瓜蔞枳殼湯)과 승발이진탕(升發二陳湯)으로 치료한다.

◎ **혈울(血鬱)**

사지(四肢)가 힘이 없고 음식은 잘 먹으며 소변이 흐르고 대변이 붉고 맥(脈)이 잠기며 규(竅)하고 삽(澁)하니 도인(桃仁)•홍화(紅花)•청대(靑黛)•천궁(川芎)•향부자(香附子)로 치료한다. 〈入門〉

또는 생구음(生韭飮)과 순기환(順氣丸)및 당귀활혈탕(當歸活血湯)으로 치료한다.

◎ **식울(食鬱)**

신 것을 트림하고 식물을 싫어하며 황달(黃疸)과 고창비괴(鼓脹痞塊)를 겸해서 맥(脈)은 기구(氣口)가 긴(緊)하며 성하니 창출(蒼朮)•향부(香附)•산사자(山楂子)•신국(神麴)•침사초초(鍼砂醋炒)로 치료한다. 〈入門〉

또는 향사평위산(香砂平胃散)과 산울탕(散鬱湯)으로 치료한다.

※ 목향조기산(木香調氣散)

효능 : 기울(氣鬱)을 치료한다.

처방 오약(烏藥)•향부(香附)•지각(枳殼)•청피(靑皮)•후박(厚朴)•무궁(蕪芎)•진피(陳皮)•창출(蒼朮) 각 1돈, 목향(木香)•축사(縮砂) 각 5푼, 계피(桂皮)•감초(甘草) 각 3푼을 썰어서 1첩을 지어 생강 3쪽을 넣어 물로 달여서 먹는다. 〈回春〉

※ 해울조위탕(解鬱調胃湯)

효능 : 기분[氣分 : 혈분(血分)과 같은 뜻으로 풀이해야 한다.]의 화(火)가 중앙에 막혀서 수시로 찌르고 아픈 증세는 전부 노(怒)•우(憂)•사(思)•려(慮)의 노심(勞心)으로 나타나는 증세이니 이 약으로 치료한다.

처방 치자염수초(梔子鹽水炒)•당귀주세(當歸酒洗) 각 1돈2푼, 백출(白朮)•진피(陳皮)•백복령(白茯苓) 각 1돈, 적작약주침(赤芍藥酒浸)•생건지황주세강즙초(生乾地黃酒洗薑汁炒)•향부미(香附米) 각 8푼, 신국초(神麴炒)•맥아초(麥芽炒) 각 7푼, 천궁(川芎) 6푼, 도인(桃仁)•생감초(生甘草) 각 4푼을 썰어서 1첩을 지어 생강 3쪽을 넣어 물로 달여서 먹는다. 〈回春〉

※ 과루지각탕(瓜蔞枳殼湯)

효능 : 담울(痰鬱)을 치료한다.

처방 과루인(瓜蔞仁)•지각(枳殼)•길경(桔梗)•천궁(川芎)•창출(蒼朮)•향부자(香附子)•행인(杏仁)•편금주초(片芩酒炒)•패모초(貝母炒)•진피(陳皮) 각 1돈, 축사(縮砂)•목향(木香) 각 5푼, 감초(甘草) 3푼을 썰어서 1첩을 지어 생강 3쪽을 넣어 물로 달여서 먹는다. 〈入門〉

※ 승발이진탕(升發二陳湯)

효능 : 담울(痰鬱)을 치료한다.

처방 반하(半夏) 2돈, 진피(陳皮)•무궁(蕪芎)•적복령(赤茯苓) 각 1돈반, 시호(柴胡)•방풍(防風)•승마(升麻)•감초(甘草) 각 1돈을 썰어서 1첩을 지어 생강 3쪽을 넣어 물로 달여서 먹는다. 〈入門〉

※ 생구음(生韭飮)

효능 : 혈울(血鬱)과 위완(胃脘)에 엉긴 피가 옮아서 아프게 되는 증세를 치료한다.

처방 생도인(生桃仁) 7개를 거죽이 있는 체로 잘게 썰고 생구즙(生韭汁) 1잔으로 먹으면 즉시 효과가 나타난다.

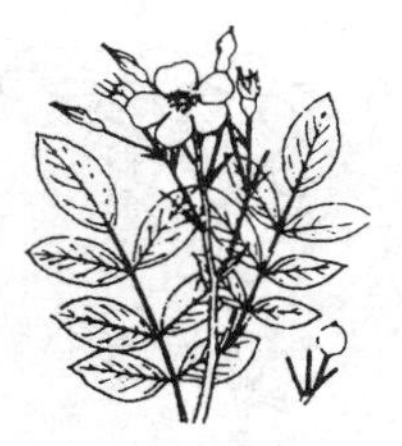
용가시

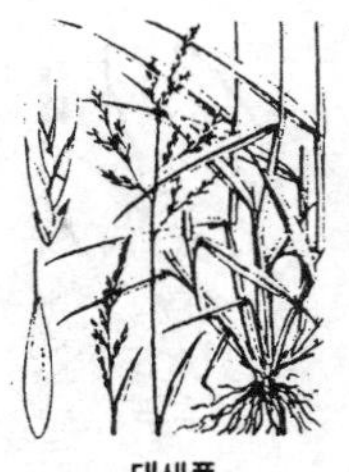
대새풀

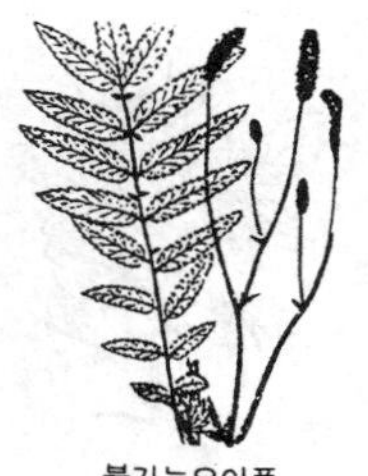
붉가는오이풀

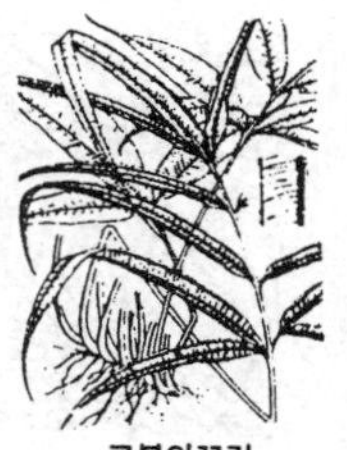
큰봉의꼬리

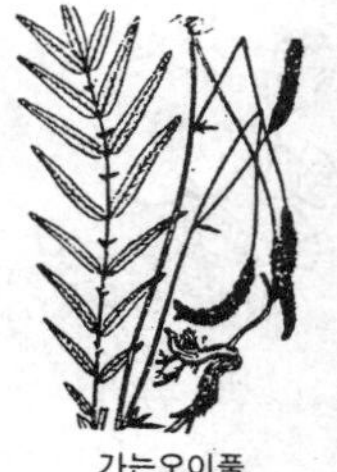
가는오이풀

〈回春〉

※ 순기환(順氣丸)

효능 : 혈울(血鬱)을 치료한다.

처방 향부자(香附子) 8냥을 사내아이 오줌에 담가서 햇볕에 말려 가루로 하고 속미호(粟米糊)로써 환을 지어 먹는다. 〈綱目〉

※ 당귀활혈탕(當歸活血湯)

효능 : 혈울(血鬱)을 치료한다.

처방 당귀(當歸) • 적작약(赤芍藥) • 천궁(川芎) • 도인(桃仁) 각 1돈, 목단피(牡丹皮) • 향부자(香附子) • 오약(烏藥) • 지각(枳殼) • 청피(靑皮) 각 8푼, 홍화(紅花) 5푼, 계피(桂皮) • 건강포(乾薑炮) • 감초(甘草) 각 3푼을 썰어서 1첩으로 하고 생강 3쪽을 넣어 물로 달여서 먹는다. 〈回春〉

※ 향사평위산(香砂平胃散)

효능 : 식울(食鬱)을 치료한다.

처방 창출(蒼朮) • 후박(厚朴) • 진피(陳皮) • 변향부(便香附) 각 1돈, 산사육(山楂肉) • 축사(縮砂) • 지각(枳殼) • 맥아(麥芽) • 신국(神麴) • 건강(乾薑) • 목향(木香) 각 5푼, 감초구(甘草炙) 3푼을 썰어서 1첩을 하고 생강 3쪽, 나복자초연(蘿葍子炒硏) 한줌을 넣어 달여서 먹는다. 〈回春〉

※ 산울탕(散鬱湯)

효능 : 식울(食鬱)을 치료한다.

처방 진피(陳皮) • 적복령(赤茯苓) 각 1돈반, 창출(蒼朮) • 백작약(白芍藥) • 천궁(川芎) • 치자(梔子) 각 1돈2푼, 지각(枳殼) • 향부(香附) 각 1돈, 감초(甘草) 5푼을 썰어서 1첩을 지어 생강 3쪽을 넣어 물로 달여서 먹는다.

울(鬱)하면 위(胃)가 열이 있고 울(鬱)이 흩어지면 상초(上焦)가 돌아다니게 되고 위완(胃脘)이 통해서 수곡(水穀)의 음(陰)이 저절로 붓고 신(身)속의 음기(陰氣)가 저절로 나는 것이다. 〈丹心〉

6. 비괴(痞塊)와 적취(積聚)의 들어있는 부분(部分)

대부분 비괴(痞塊)와 적취(積聚)가 중앙에 있으면 담음(痰飮)이 되고 오른쪽에 있으면 식적(食積)이 되며 왼쪽에 있으면 혈적(血積)이 되는 것이다. 〈丹心〉

왼쪽은 혈괴(血塊)가 되고 오른쪽은 식적(食積)이 되며 가운데는 담음(痰飮)이 되는 데 이 말이 정말 옳은 말이다. 왼쪽은 간(肝)과 담(膽)의 자리가 되니 혈액(血液)을 잘 보관하는 것을 주관하고 오른쪽은 비(脾)와 위(胃)의 자리가 나니 음식을 잘 보관하는 것을 주관하며 그 중간은 수곡(水穀)이 출입하는 길이 되므로 왼쪽은 혈괴(血塊) 오른쪽은 식적(食積), 중간은 담음(痰飮)이라는 말이 그 이치가 조연된 것이다. 〈丹心〉

7. 비괴병(痞塊病)의 치료 방법일 경우

괴(塊)는 모양이 있는 물건이고, 기(氣)는 덩어리가 되지 못하는 것이니 담(痰)과 식적(食積)과 사혈(死血)로써 모양이 된 증세인데 화괴환(化塊丸)으로 치료해야 한다. 〈丹心〉

비괴(痞塊)가 가죽과 속의 막외(膜外)에 있는 증세는 전부 이진탕(二陳湯)으로 보기(補氣)하고 행기(行氣)할 약을 더해서 치료해야 하는데 무엇보다도 우선 좋은 맛을 끊어야 한다. 〈丹心〉

괴(塊)를 치료하는 데는 마땅히 화(火)를 내리고 식적(食積)을 소화시키며〔즉 담(痰)을 말한다〕 사혈(死血)을 움직이게 행해서 괴(塊)가 나온 뒤에는 크게 보해야 한다. 〈丹心〉

대부분 부인의 괴(塊)가 있는 것은 많이 사혈(死血)에 든다. 〈丹心〉

비괴(痞塊)를 일명 징가(癥瘕)라고 하는데 옮겨가지 않는 것은 징괴(癥塊)라 하고 또는 있다가 또는 없어지고 또는 상 • 하 • 좌 • 우로 옮겨 다니는 것은 가괴(瘕塊)라고 하는데 모두 궤견탕환(潰堅湯丸)으로 주로 치료한다. 〈丹心〉

갈비 밑에 덩어리가 있는 증세는 당귀용회환(當歸龍薈丸)에 도인(道仁) • 강황(薑黃) 각 1냥을 더해서 꿀로 환을 지어 먹는다. 〈入門〉

놀란 기(氣)로써 덩어리가 된 증세는 묘응단(妙應丹)에 천산갑초(穿山甲炒) • 별갑소(鼈甲燒) 각 3돈, 현호색

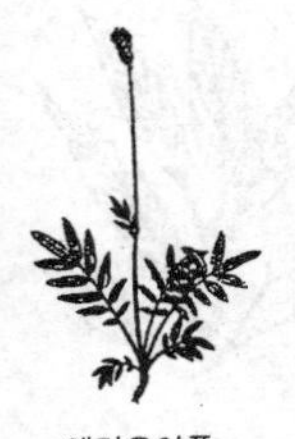
애기오이풀

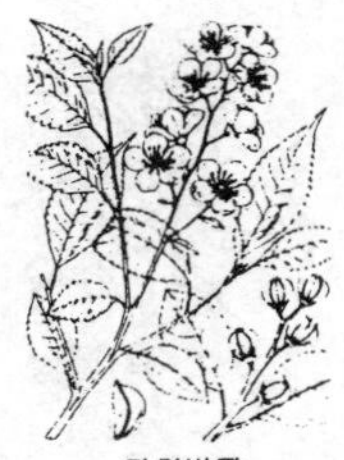
가침박달

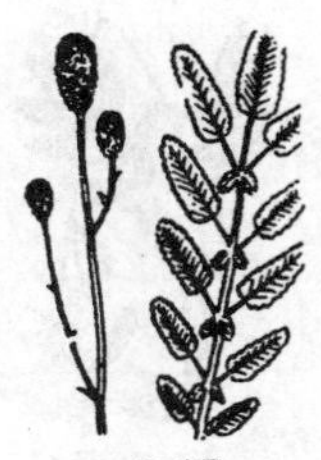
오이풀

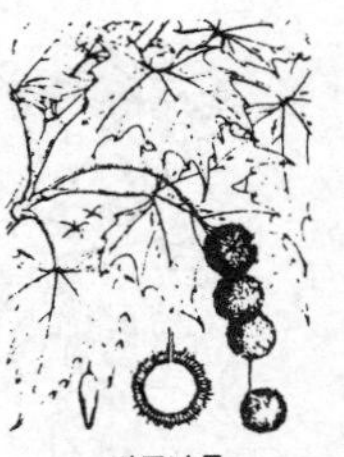
버즘나무

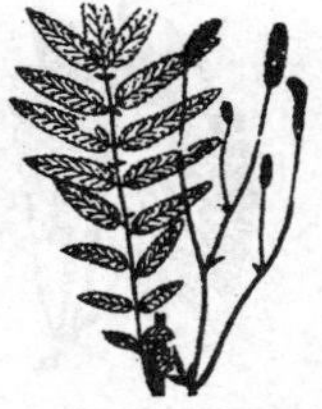
붉가는오이풀

(玄胡索)·봉출(蓬朮) 각 4돈을 더해서 매번 50~70알을 먹되 설사하는 증세를 한도로 한다. 〈綱目〉

비괴(痞塊)에 연라환(連蘿丸)·소괴환(消塊丸)·가미자평탕(加味紫平湯)·소적보중환(消積保中丸)·개회산(開懷散)·자향산(紫香散)·보화환(保和丸)·화비단(化痞丹)으로 치료하고 또 고약을 붙여야 한다. 〈諸方〉

배 속에 괴(塊)가 들어 있으면 적취(積聚)와 징가(癥瘕)가 모두 악증(惡症)에 속하는 병인데 보통으로 취급하지 말것이며 만일 장이 가득차는 증세가 벌써 생기고 가슴과 배가 고급(鼓急)하면 창공(倉公)과 편작(扁鵲)이라도 구할 방법이 없다. 〈正傳〉

※ 화괴환(化塊丸)

효능 : 비괴(痞塊)와 혈괴(血塊)를 치료한다.

처방 해분주자(海粉酒煮)·삼릉(三稜)·봉출병초자(蓬朮並醋煮)·홍화(紅花)·도인(桃仁)·오령지(五靈脂)·향부자(香附子) 각 1냥, 석겸(石礦) 5돈을 가루로 하고 초호(醋糊)에 오동열매 크기의 환을 지어 백출탕(白朮湯)으로 30~50알을 먹는다. 〈丹心〉

※ 연라환(連蘿丸)

효능 : 식적(食積)과 사혈(死血)및 담음(痰飮)이 덩어리가 되서 양쪽 갈비가 아프게 되고 우뢰 소리가 나며 조잡(嘈雜)하고 어지러운 증세를 치료한다.

처방 황련(黃連) 1냥반에서 1냥을 오수유(吳茱萸) 5돈과 같이 볶아서 수유(茱萸)는 버리고 나머지는 익지(益智) 5돈과 같이 볶아서 익지(益智)는 버리고 백개자(白芥子)·나복자병초(蘿葍子並炒) 각 1냥반, 치자(梔子)·천궁(川芎)·삼릉(三稜)·봉출(蓬朮)·도인(桃仁)·향부자(香附子)·산사육(山楂肉)·신국(神麴) 각 1냥, 청피(青皮) 5돈을 가루로 해서 찐 떡에 오동열매 크기의 환을 지어 백탕(白湯)으로 50~60알을 삼켜 내린다. 〈入門〉

일명 백개환(白芥丸) 〈入門〉

※ 소괴환(消塊丸)

일명 초석환(硝石丸)

효능 : 비괴(痞塊)와 징가(癥瘕)를 치료한다.

처방 대황(大黃) 4냥, 초석(硝石) 3냥, 인삼(人蔘)·감초(甘草) 각 1냥반을 가루로하여 자기에 진초(陳醋) 3되를 넣고 먼저 대황(大黃)을 넣어 끓이되 쉬지 않고 저어서 1되쯤 되거든 나머지 약을 넣어 환을 만들 만큼 고약을 고아서 오동열매 크기의 환을 지어 미음(米飮)에 30알을 먹고 설사하면 닭의 간(肝)과 같은 나쁜 물건이 나온다. 〈入門〉

※ 가미시평탕(加味柴平湯)

효능 : 적괴(積塊)의 열이 있는 증세를 치료한다.

처방 시호(柴胡)·진피(陳皮)·황금(黃芩)·반하(半夏)·창출(蒼朮)·후박(厚朴)·산사육(山楂肉)·청피(青皮)·지각(枳殼)·신국(神麴)·삼릉(三稜)·봉출(蓬朮) 각 7푼, 감초(甘草) 5푼을 썰어서 1첩을 지어 생강 3쪽, 대추 2개를 넣어 물로 달여서 먹는다. 〈回春〉

※ 소적보중환(消積保中丸)

효능 : 비(痞)를 흩고 덩어리가 있는 증세를 치료한다.

처방 백출토초(白朮土炒) 3냥, 진피거백(陳皮去白) 2냥, 반하(半夏)·백복령(白茯苓)·향부초초(香附醋炒)·나복자초(蘿葍子炒)·백개자초(白芥子炒)·신국초(神麴炒)·황연강즙초(黃連薑汁炒)·치자강즙초(梔子薑汁炒) 각 1냥, 빈낭(檳榔) 7돈, 봉출(蓬朮)·삼릉병자초(三稜並子炒) 각 8돈, 맥아초(麥芽炒) 6돈, 건칠초(乾漆炒) 5돈, 청피향유초(青皮香油炒)·축사초(縮砂炒) 각 4돈, 목향(木香)·아위(阿魏) 각 3돈을 가루로 하고 강즙주호(薑汁酒糊)에 오동열매 크기의 환을 지어 백탕으로 80~90알을 먹는다. 〈醫鑑〉

※ 개회산(開懷散)

효능 : 심하(心下)의 적괴(積塊)와 비민(痞悶)또는 열이 나는 증세를 치료한다.

처방 시호(柴胡)·초두구(草豆蔻) 각 1돈, 삼릉(三稜)·봉출병초초(蓬朮並醋炒)·청피(青皮)·진피(陳皮)·반하(半夏)·백복령(白茯苓)·향부자(香附子)·빈랑(檳榔)·지실(枳實)·홍화(紅花)·감초(甘草) 각 7푼을 썰어서 1첩을 하고, 생강 3쪽을 넣어 물로 달여서 먹는다.

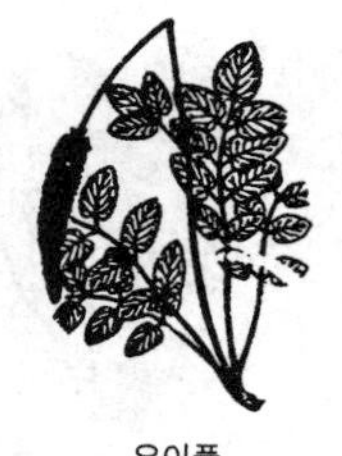
오이풀

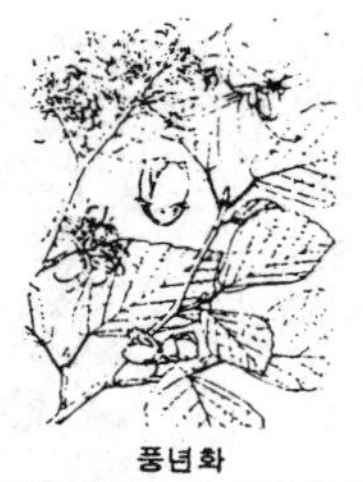
풍년화

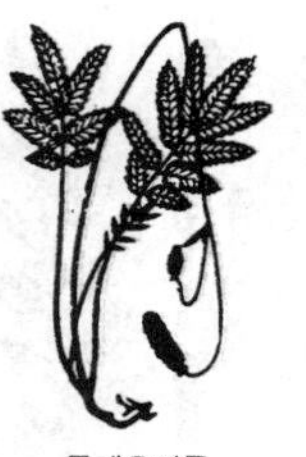
두메오이풀

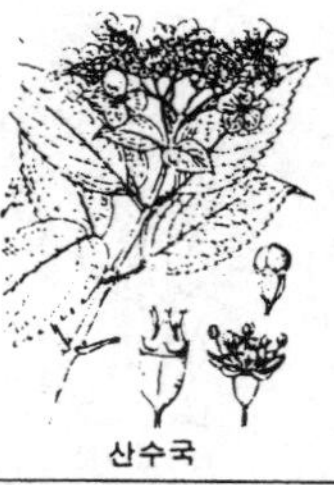
산수국

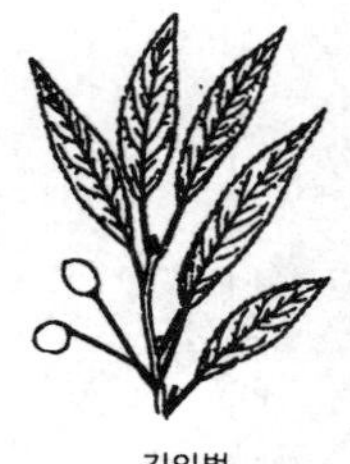
긴잎벚

〈醫鑑〉

※ 시향산(柴香散)

효능: 심복(心腹)에 기(氣)가 있는데 한 덩어리로 조금 통하고 또는 팽창(膨脹)되며 한(寒)과 열(熱)하는 증세를 치료한다.

처방 지실(枳實)•지골피(地骨皮)•삼릉(三稜)•봉출(蓬朮) 각 1돈, 시호(柴胡)•황금(黃芩) 각 7푼, 적작약(赤芍藥)•후박(厚朴)•향유(香薷)•황련(黃連)•현호색(玄胡索) 각 5푼, 감초(甘草) 3푼을 썰어서 1첩을 지어 물로 달여서 먹는다. 〈靈樞〉

※ 보화환(保和丸)

효능: 일체의 음식에 상한 증세와 적취(積聚) 및 비괴(痞塊)에 오래 먹으면 저절로 낫는다.

처방 백출(白朮) 5냥, 진피(陳皮)•반하(半夏)•복령(茯苓)•신국(神麴)•산사육(山楂肉) 각 3냥, 연교(連翹)•향부자주초(香附子酒炒)•맥아(麥芽)•황련주초(黃連酒炒)•황금주초(黃芩酒炒) 각 1냥을 가루로 하고 생강즙 풀에 오동열매 크기의 환을 지어 다탕(茶湯)으로 50~70알을 삼켜 먹는다. 〈醫鑑〉

※ 화비단(化痞丹)

효능: 적괴(積塊)를 소멸시키는 전공(專攻)의 약제이다.

처방 대황(大黃) 4냥을 초에 담그기를 7일하고 햇볕과 밤이슬로 또 7일 동안을 하고 천산갑토초(穿山甲土炒) 2냥, 목별자거유(木鼈子去油)•향부자(香附子)를 동변(童便)에 담가서 볶으고 도인(桃仁) 각 1냥, 홍화(紅花) 2돈, 청대(靑黛) 5푼을 가루로하여 대황(大黃)을 좋은 초에 섞고 풀을 끓여 녹두알 크기의 환을 지어 모근(茅根)•갈근(葛根)달인 탕에 50~70알을 삼켜 내린다. 〈回春〉

8. 적취(積聚)의 치법(治法)일 경우

적(積)을 치료하려면 마땅히 그 아픈 증세를 잘 살펴서 그의 병세의 남아있는 것과 부족함을 알아서 보할 것과 사(瀉)할 것을 정해서 천시〔天時 : 즉 계절(季節)〕를 어기지 말고 장(臟)과 부(腑)의 높고 낮음을 상심(詳審)해서 높은 것은 넘기고 맺힌 것은 흩으며 객침(客侵)한 것은 걷어내고 머무른 것은 움직이게 하며 굳은 것은 깍고 강한 것은 박탈(剝奪)하는데 짠 것으로 연하게 하며 쓴 것으로 사(瀉)하고 진기(眞氣)를 온전히 하는 약으로 보해서 이롭게 되는 것을 따라 가게 하고 음식을 조절하여 기거(起居)를 삼가하고 가운데와 밖을 화(和)하게 하면 반드시 낫게 된다. 〈東垣〉

대부분 적병(積病)에 내리는 약으로 치료하면 진기(眞氣)를 덜 뿐이고 병도 역시 물러가지 않으니 마땅히 적(積)을 치료하는 약으로 치료해서 융화(融和)시켜 주면 저절로 사라지고 뿌리가 빠지게 된다. 〈丹心〉

경(經)에 이르기를 「적취(積聚)를 치료하는데 적을 소화시키는 것, 적(積)을 사라지게 하는 것, 적(積)을 밀어내는 것, 적(積)을 내린다는 말은 없으니 그것은 대부분 곧게 내려서 위기(胃氣)가 상하는 증세를 두려워하는 것이다.」〈永類〉

모든 적(積)에 경솔(輕率)하게 토하고 내려서 진기(眞氣)를 모손(耗損)시키지 말 것이며 그렇다고 해서 적(積)이 역시 없어지는 것도 아닌 것이니, 분돈(奔豚)은 더욱 토하는 증세를 피한다. 오적(五積)은 예전에 5가지 처방에 있었는데 지금의 증손오적환(增損五積丸)으로 치료하는 것이 가장 좋은 것이다. 〈入門〉

내경(內經)에 이르기를 「적(積)을 부수는데 독약(毒藥)으로 치료할 때에는 적(積)의 태평(太平)이 쇠퇴하거든 약 쓰기를 멈춰야 하고 대적(大積)과 대취(大聚)를 치료해도 또한 그렇게 해야 하며 이 약으로 도리어 죽게 된다.」〈東垣〉

간적(肝積)에는 비기환(肥氣丸)으로 치료하고 심적(心積)에는 복량환(伏梁丸)으로 치료하며, 비적(脾積)에는 비기환(痞氣丸)으로 치료하고, 폐적(肺積)에는 식분환(息賁丸)으로 치료하며, 신적(腎積)에는 분돈환(奔豚丸)으로 각각 치료하고, 육취(六聚)에는 산취탕(散聚湯)•향릉환(香稜丸)•대칠기탕(大七氣湯)•대아위환(大阿魏丸)•대안환(大安丸)등으로 치료한다. 〈入門〉

적(積)이 처음 일어날 때는 차거운 것이 맵고 따뜻한 것으로 소도(疎導)시켜야 하는데 대칠기탕(大七氣湯)•오백환(烏白丸)•아위환(阿魏丸)으로 치료하고, 오래 되면 더워지는 것인데 맵고 차가운 것으로 추탕(推蕩)해야 하니 목향빈랑환(木香檳榔丸)•통현이팔단(通玄二八丹)•소괴환(消塊丸)으로 치료한다. 〈入門〉

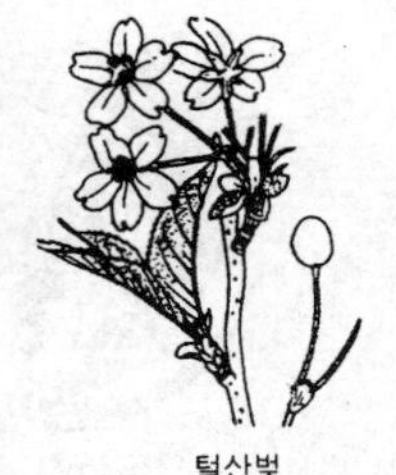
털산벚

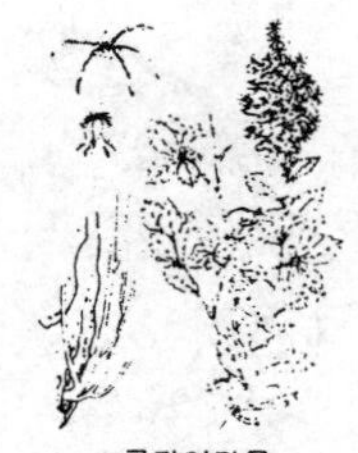
금강인가목

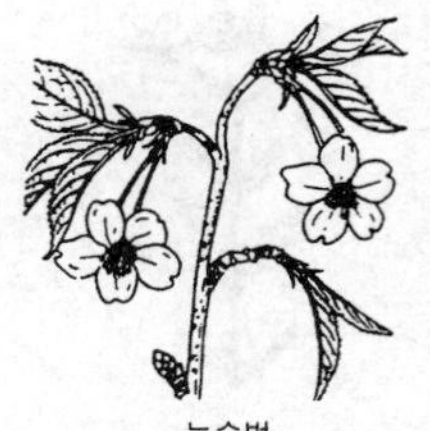
능수벚

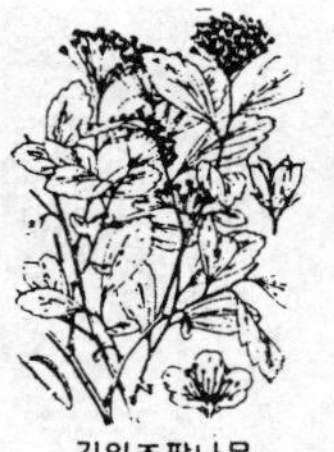
긴잎조팝나무

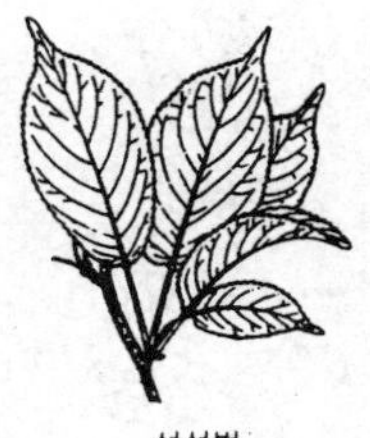
석섬벚

적(積)을 치료하는 중요한 방법에는 대부분 적(積)이 싫어하는 것으로써 치고 좋아하는 것으로써 달래면 쉽게 낫는다. 예를 들면 망사(硇砂)와 수은(水銀)은 육적(肉積)을 치료하고, 신국(神麴)과 맥아(麥芽)는 주적(酒積)을 치료하며, 수와(水蛙)와 망충(蝱蟲)은 혈적(血積)을 치료하고, 목향(木香)과 빈랑(檳榔)은 기적(氣積)을 치료하며, 견우(牽牛)와 감수(甘遂)는 수적(水積)을 치료하고, 웅황(雄黃)과 이분(膩粉)은 담적(痰積)을 치료하며, 몽석(礞石)과 파두(巴豆)는 식적(食積)을 치료하는 것이 각각 그의 종류이다. 〈本事〉

또 이르기를 「삼릉(三稜)과 봉출(蓬朮)은 혈적(血積)을 치료하고, 향부(香附)와 지실(枳實)은 식적(食積)을 치료하며, 산사(山楂)와 아위(阿魏)는 육적(肉積)을 치료하고, 해분(海粉)과 몽석(礞石)은 담적(痰積)을 치료하며, 웅황(雄黃)과 백반(白礬)은 충적(蟲積)을 치료하고, 건강(乾薑)과 파두(巴豆)는 한적(寒積)을 치료하며, 황련(黃連)과 대황(大黃)은 열적(熱積)을 치료한다.」〈丹心〉

오적(五積)과 육취(六聚)에는 증손오적환(增損五積丸)•소적정원산(消積正元散)•비기환(肥氣丸)•복량환(伏梁丸)•비기환(痞氣丸)•식분환(息賁丸)•분돈환(奔豚丸)을 쓰고, 또 분돈탕(奔豚湯)•산취탕(散聚湯)•향릉환(香稜丸)•대칠기탕(大七氣湯)•궤견탕(潰堅湯)•궤견환(潰堅丸)•진인화철탕(眞人化鐵湯)등으로 같이 치료한다. 〈諸方〉

숙혈(宿血)과 체기(滯氣)가 응결(凝結)해서 징가(癥瘕)가 되고, 뱃속의 비괴(痞塊)가 단단해서 아픔을 견디지 못하는 증세에 마땅히 기(氣)를 부수는 약으로 공벌(攻伐)하고, 또는 유유상종의 방법으로 치료하기도 하니 예를들면 패류(敗梳)가 슬가(虱瘕)를 치료하고 동설(銅屑)이 용가(龍瘕)를 치료하며 국얼(麴蘖)이 미가(米瘕)를 치료하고 석회(石灰)가 발가(髮瘕)를 치료하는 것과 같은 것이다. 〈得効〉

※ 증손오적환(增損五積丸)

효능 : 오적(五積)을 고루 치료한다.

처방 황연〔黃連 : 간적(肝積)에는 5돈, 비(脾)와 신적(腎積)에는 7돈, 심폐적(心肺積)에는 1냥반〕•후박〔厚朴 : 간심(肝心)과 폐적(肺積)에는 5돈, 신(腎)과 비적(脾積)에는 8돈〕•천오〔川烏 : 간(肝)과 폐적(肺積)에는 1돈, 심(心)과 신(腎) 및 비적(脾積)에는 5푼〕•건강〔乾薑 : 간(肝)과 심적(心積)에는 5푼, 폐(肺)와 비(脾) 및 신적(腎積)에는 1돈반〕•인삼〔人蔘 : 간심(肝心)과 비(脾) 및 폐적(肺積)에는 2돈, 신적(腎積)에는 5푼〕•복령(茯苓) 1돈반, 파두상(巴豆霜) 5푼을 가루로 하고 꿀로 오동열매 크기의 환을 지어 처음 2알을 먹고 점점 한 개씩 더 복용하고 약간(若干)•미당(微溏)이 나오는 것을 한도로 하는데 적괴(積塊)의 배꼽을 상•하•좌•우를 막론하고 같이 치료한다. 그런데 간적(肝積)일 때는 시호(柴胡) 1냥, 천초(川椒) 4돈, 봉출(縫朮) 3돈, 조각(皀角)•곤포(昆布) 각 2돈반을 더해 치료하고, 심적(心積)일 때는 황금(黃芩) 3돈, 육계(肉桂)•복신(伏神)•단삼(丹蔘) 각 1돈, 창포(菖蒲) 5푼을 더해 치료하며, 폐적(肺積)일 때는 길경(桔梗)•삼릉(三稜)•천문동(天門冬)•청피(靑皮)•진피(陳皮)•백두구(白豆蔻) 각 1돈, 자원(紫菀)•천초(川椒) 각 1돈반을 더해 치료하고, 비적(脾積)일 때는 오수유(吳茱萸)•황금(黃芩)•축사(縮砂) 각 2돈, 택사(澤瀉)•인진(茵蔯) 각 1돈, 천초(川椒) 5푼을 더해 치료하며 신적(腎積)일 때는 현호색(玄胡索) 3돈, 고연육(苦練肉)•전갈(全蝎)•부자(附子)•독활(獨活) 각 1돈, 택사(澤瀉)•창포(菖蒲) 각 2돈, 육계(肉桂) 3푼, 정향(丁香) 5푼을 더해서 치료한다. 〈入門〉

※ 소적정원산(消積正元散)

효능 : 담음(痰飮)과 기혈(氣血)이 울결(鬱結)되고 식적(食積)으로 인해서 기(氣)가 내리고 오르지 않고 적취(積聚)가 차가와서 아픈 증세를 치료한다.

처방 백출(白朮) 1돈반, 신국(神麴)•향부(香附)•지실(枳實)•현호색(玄胡索)•해분(海粉) 각 1돈, 적복령(赤茯苓)•진피(陳皮)•청피(靑皮)•축사(縮砂)•산사육(山楂肉)•감초(甘草) 각 7푼을 썰어서 1첩을 지어 생강 3쪽을 넣어 물로 달여서 먹는다. 일명 개울정원산(開鬱正元散)이라고 하는데 지실(枳實)이 없고 길경(桔梗)이 있는 것이다. 〈入門〉

※ 비기환(肥氣丸)

효능 : 간적(肝積)을 치료한다.

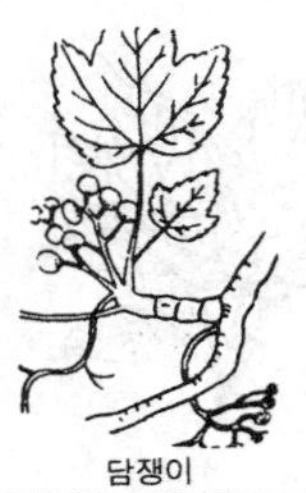
담쟁이

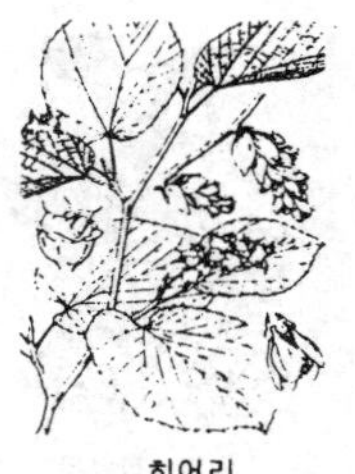
히어리

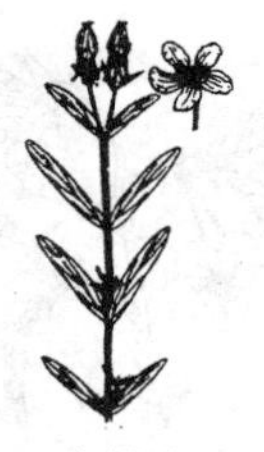
애기물레

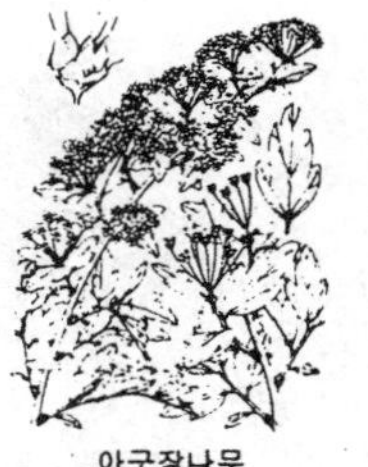
아구장나무

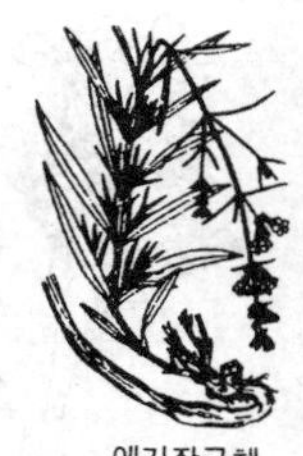
애기장구채

처방 시호(柴胡) 1냥, 황련(黃連) 7돈, 후박(厚朴) 5돈, 천초(川椒) 4돈, 감초(甘草) 3돈, 인삼(人蔘)·봉출(蓬朮)·곤포(昆布) 각 2돈반, 조각(皂角)·백복령(白茯苓) 각 1돈반, 건강(乾薑)·파두상(巴豆霜) 각 5푼, 천오(川烏) 2푼을 가루로 하고 꿀로 오동열매 크기의 환을 지어 처음에 2알을 먹고, 1일에 1알을 더하고 2일이면 2알을 더하여 당변이 나오면 점점 조금씩 복용하여 처음의 2알로 돌아와서 덩어리가 반으로 줄어들면 먹는 것을 멈춘다. 〈正傳〉

※ 복량환(伏梁丸)

효능 : 심적(心積)을 치료한다.

처방 황련(黃連) 1냥반, 후박(厚朴)·인삼(人蔘) 각 5돈, 황금(黃芩)·계지(桂枝)·복신(茯神)·단삼(丹蔘) 각 1돈, 건강(乾薑)·창포(菖蒲)·파두상(巴豆霜)·천오(川烏) 각 5푼, 홍두구(紅豆蔻) 2푼을 가루로 하고 꿀로 오동열매 크기의 환을 지어 황련탕(黃連湯)으로 먹는 방법은 위와 같다. 〈正傳〉

※ 비기환(痞氣丸)

효능 : 비적(脾積)을 치료한다.

처방 황련(黃連) 8돈, 후박(厚朴) 4돈, 오수유(吳茱萸) 3돈, 황금(黃芩) 2돈, 축사(縮砂) 1돈반, 백복령(白茯苓)·인삼(人蔘)·택사(澤瀉) 각 1돈, 인진(茵蔯)·건강(乾薑) 각 1돈반, 천오(川烏)·천초(川椒) 각 5푼, 계피(桂皮)·파두상(巴豆霜) 각 4푼, 백출(白朮) 2푼을 가루로 하고 꿀로 오동열매 크기의 환을 지어 감초탕(甘草湯)으로 먹는 방법은 위와 같다. 〈正傳〉

※ 식분환(息賁丸)

효능 : 폐적(肺積)을 치료한다.

처방 황련(黃連) 1냥3돈, 후박(厚朴) 8돈, 천오(川烏)·길경(桔梗)·백두구(白豆蔻)·진피(陳皮)·삼릉(三稜)·천문동(天門冬)·인삼(人蔘) 각 3돈, 건강(乾薑)·백복령(白茯苓)·천초(川椒)·자원(紫菀) 각 1돈반, 청피(靑皮)·파두상(巴豆霜) 각 5푼을 가루로 하고 꿀로 오동열매 크기의 환을 지어 생강탕으로 삼켜 내리는데 먹는 방법은 위와 같다. 〈正傳〉

※ 분돈환(奔豚丸)

효능 : 신적(腎積)을 치료한다.

처방 후박(厚朴) 7돈, 황련(黃連) 5돈, 천연자(川鍊子) 3돈, 백복령(白茯苓)·택사(澤瀉)·창포(菖蒲) 각 2돈, 현호색(玄胡索) 1돈반, 전갈(全蝎)·부자(附子)·독활(獨活) 각 1돈, 천오(川烏)·정향(丁香)·파두상(巴豆霜) 각 5푼, 육계(肉桂) 2푼을 가루로 하고 꿀로 오동열매 크기의 환을 지어 생강탕으로 삼켜 내리는데 먹는 방법은 위와 같다. 〈正傳〉

※ 통현이팔단(通玄二八丹)

효능 : 적취(積聚)를 치료한다.

처방 황련(黃連) 8냥, 작약(芍藥)·당귀(當歸)·생지황(生地黃)·오매(烏梅) 각 5돈을 가루로 하고 숫 돼지 밥통 1구에다 약말(藥末)을 넣고 단단한 실로 꿰매어서 남비속에 구채(韭菜) 2근을 펴고 그위에 잘 놓고 짓무르게 삶은 뒤에 꺼내서 찧고 오동열매 크기의 환을 지어 공복에 생강탕으로 70알을 복용하고 1~2번쯤 사(瀉)한 뒤에 죽(粥)으로 보한다. 〈入門〉

※ 분돈탕(奔豚湯)

효능 : 신적(腎積)을 치료한다.

처방 반하(半夏) 2돈, 천궁(川芎)·당귀(當歸) 각 1돈반, 감리근피(甘李根皮)·건갈(乾葛) 각 1돈, 황금(黃芩)·작약(芍藥)·감초(甘草) 각 7푼을 썰어서 1첩을 하고 생강 3, 대추 2를 넣어 물로 달여 공복에 먹는다. 〈入門〉

※ 산취탕(散聚湯)

효능 : 육취(六聚)와 징가(癥瘕)가 기(氣)를 따라서 오르내리고 심복(心腹)이 찌르며 아프고 소변이 잘 나오지 않는 증세를 치료한다.

처방 후박(厚朴)·오수유(吳茱萸)·지각(枳殼) 각 1돈반, 진피(陳皮)·행인(杏仁)·계심(桂心)·적복령(赤茯苓) 각 1돈, 천궁(川芎)·부자포(父子炮)·감초구(甘

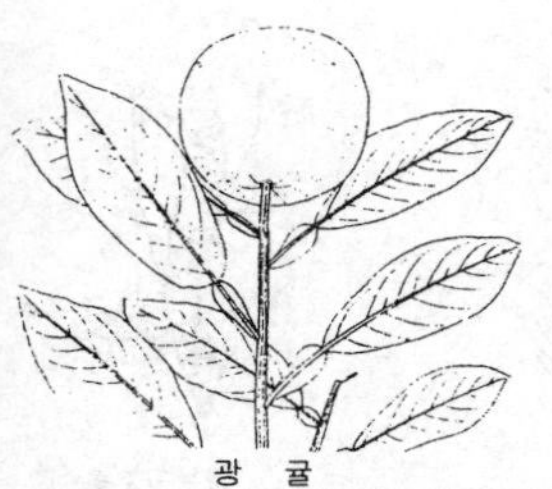
광 귤

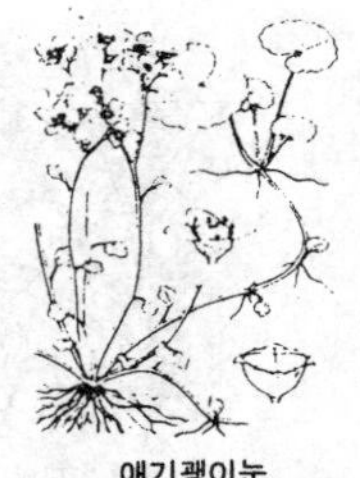
애기괭이눈

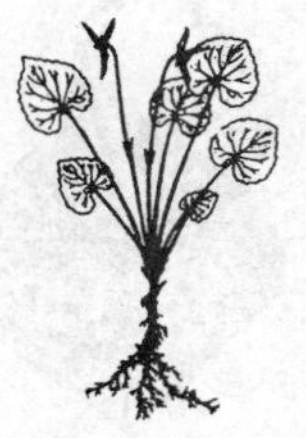
얇은잎제비꽃

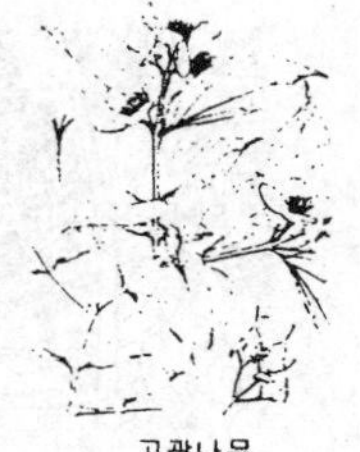
고광나무

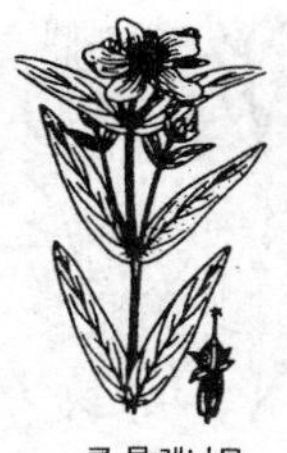
큰 물레나물

草炙) 각 5푼, 반하(半夏) • 빈랑(檳榔) • 당귀(當歸) 각 4푼을 썰어서 1첩을 지어 생강 3쪽을 넣어 물로 달여서 먹는다. 〈入門〉

※ 향릉환(香稜丸)

효능 : 오적(五積) • 육취(六聚) • 기괴(氣塊)를 치료한다.

처방 삼릉(三稜) • 빈랑(檳榔) 각 3냥, 산사육(山楂肉) 2냥, 향부자(香附子) • 나복자(蘿葍子) • 지실(枳實) • 지각(枳殼) • 봉출(蓬朮) • 진피(陳皮) • 청피(靑皮) 각 1냥, 황연(黃連) • 신국(神麴) • 맥아(麥芽) • 별갑(鱉甲) • 건칠(乾漆) • 도인(桃仁) • 망사(硇砂) • 당귀미(當歸尾) • 목향(木香) • 감초(甘草) 각 5돈을 가루로 하고 초호(醋糊)에 오동열매 크기의 환을지어 백탕(白湯)으로 30~50알을 먹는다. 〈入門〉

※ 대칠기탕(大七氣湯)

효능 : 오적(五積)과 육취(六聚)및 심복(心腹)의 통창(痛脹)과 이변(二便)의 불리한 증세를 치료한다.

처방 삼릉(三稜) • 봉출(蓬朮) • 청피(靑皮) • 진피(陳皮) • 길경(桔梗) • 곽향(藿香) • 익지인(益智仁) • 향부자(香附子) • 육계(肉桂) • 감초(甘草) 각 1돈을 썰어서 1첩을 지어 생강 3, 대추 2를 넣어 물로 달여서 먹는다.

또는 대황(大黃) • 빈랑(檳榔) 각 1돈을 더해서 모든 비적(痞積)과 면색(面色)이 위황(萎黃)한 증세 밑 사지(四肢)가 힘이 없는 증세는 전부 속에 충적(蟲積)이 있거나 또는 생쌀 먹기를 즐기거나 또는 벽토나 다탄(茶炭)이나 함랄(鹹辣)한 것을 먹는 것으로 인해서 생기는 증세인데 다만 이 약을 1번 먹으면 뿌리를 없앤다. 물로 달인 다음 이슬을 맞혀서 하룻밤 재우고 공복에 따뜻하게 해서 먹되 저녁전에 음식을 굶어야 하고 적은 양이라도 음식을 먹으면 약자 힘이 덜어지고 충적(蟲積)이 행하지 않는 것이다. 먹은 뒤에는 심복이 아프고 마땅히 악물(惡物)이 내리되 어동충별(魚凍蟲鱉)같은 한 낮까지 전부 내리는 증세가 나타나기를 기다려 그때는 더욱 죽을 먹어서 멈추게 한다. 〈醫鑑〉

※ 궤견탕(潰堅湯)

효능 : 오적(五積)과 육취(六聚)및 비괴(痞塊)를 치료한다.

처방 당귀(當歸) • 백출(白朮) • 반하(半夏) • 진피(陳皮) • 지실(枳實) • 산사육(山楂肉) • 향부자(香附子) • 후박(厚朴) • 축사(縮砂) 각 1돈, 목향(木香) 5푼을 물에 갈아서 즙을 내고 썰어서 1첩을 지어 물로 달이고 목향즙(木香汁)을 섞어서 먹는다. 〈回春〉

※ 궤견환(潰堅丸)

효능 : 치료 방법은 위에서와 같다.

처방 위의 처방에다 해분(海粉) • 와룡자(瓦壟子) • 별갑구(鱉甲炙)를 더해서 가루로 하고 아위(阿魏)를 초에 삶아서 강즙호(薑汁糊)에 타고 오동열매 크기의 환을지어 50~70알을 먹는다. 〈回春〉

※ 진인화철탕(眞人化鐵湯)

효능 : 오적(五積)과 육취(六聚)및 현벽(痃癖)과 징가를 치료한다.

처방 삼릉(三稜) • 봉출(蓬朮) • 진피(陳皮) • 청피(靑皮) • 산사육(山楂肉) • 신국(神麴) • 향부자(香附子) • 지실(枳實) • 후박(厚朴) • 황련(黃連) • 당귀(當歸) • 천궁(川芎) • 도인(桃仁) • 빈랑(檳榔) 각 5푼, 홍화(紅花) • 목향(木香) • 감초(甘草) 각 3푼을 썰어서 1첩을 지어 생강 2, 대추 1을 넣어 달여서 먹는다. 〈回春〉

9. 징(癥) • 가(瘕) • 현(痃) • 벽증(癖症)의 치법(治法)일 경우

징(癥)이란 증세는 굳어서 옮기지 않는 증세이며 가(瘕)라는 증세는 굳으면서 능히 옮기는 증세이니 전부 담음(痰飮)과 식적(食積)및 사혈(死血)로 인하여 덩이가 된 증세인데 사실은 적취(積聚)가 징가(癥瘕)및 현벽(痃癖)이 전부 같은 종류이다. 〈入門〉

증세의 이름은 7종류가 있는데 교(蛟) • 용(龍) • 어(魚) • 별(鱉) • 달(獺) • 호(狐) • 사(蛇)가 있고, 또 사(蛇) • 교(蛟) • 별(鱉) • 육(肉) • 발(髮) • 풍(風) • 미(米)의 증세가 있으며 가(瘕)의 이름이 8종류가 있는데 청(靑) • 황(黃) • 조(燥) • 혈(血) • 지(脂) • 사(蛇) • 별(鱉)의 증세가 있는데 이러한 증세가 대부분 우연히 식물

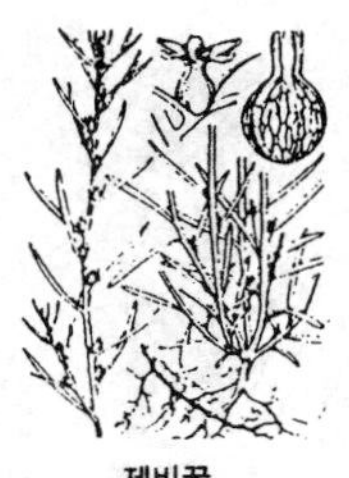
제비꿀

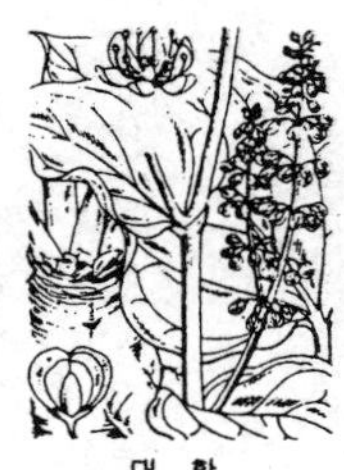
대 황

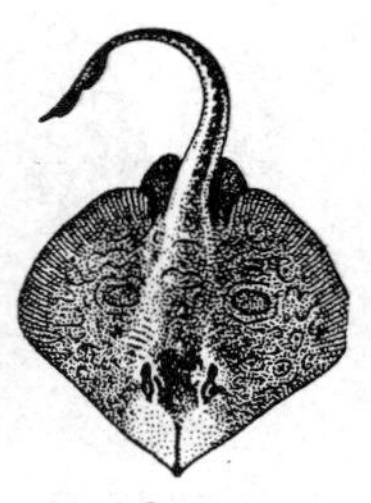
홍 어

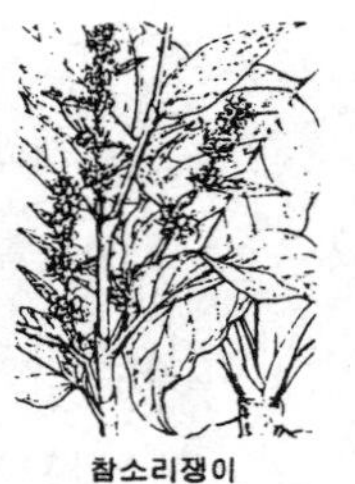
참소리쟁이

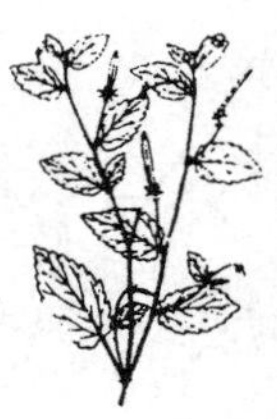
가는잎고추

로 인해서 서로 교감(交感)되서 일어나는 것인데 가(瘕)가 징(癥)에 비하여 조금 가볍고 또 장담(腸覃)•석가(石瘕)•혈고(血蠱)등 증세가 있으니 전부 여자의 병으로서 여러 종류가 같지 않으나 대부분 비괴(痞塊)의 다른 이름이다. 〈千金〉

징(癥)이란 징자(徵字)의 뜻과 같은 것이니 뱃속이 딴딴하여 어루만지면 손에 곧 응하는 것을 징(癥)이라 하고 가(瘕)라는 것은 가자의 뜻과 같으니 뱃속이 비록 단단해도 모였다 흩어졌다 해서 언제나 자리가 없는 증세를 가(瘕)라고 하는데 징(癥)은 식물에 상한 것으로 인한 증세이고, 가(瘕)라고 하는데 징(癥)은 식물에 상한 것으로 인한 증세이고, 가(瘕)는 혈(血)로 인한 증세이며, 비(痞)는 기(氣)를 상(傷)하는데 원유(原由)한 것이고, 벽증(癖症)은 정(精)을 상한 데 기인한 것이다. 〈入門〉

징가(癥瘕)가 부인의 자궁에 들어가면 애를 낳지 못하고 포락(胞絡)에 들어가면 월수가 나오지 않으니 치료 방법은 부인문(婦人門)에 자세하게 나와 있다. 〈入門〉

현(痃)이란 뱃속에 있는데 배꼽의 좌•우의 근처에 각각들 줄기가 하나씩 있고 근맥(筋脈)이 급통(急痛)해서 팔과 같은 것도 있고 손가락과 같은 것도 있어서 활시위의 모양과 같으니 이름을 현(痃)이라고 한다.

벽(癖)이란 한쪽으로 치우쳐 두 갈비의 사이에 있으면서 수시로 아픈 증세가 나타나는 것인데 대부분 징(癥)•가(瘕)•현(痃)•벽(癖)이 냉(冷)하면 아프게 된다. 〈入門〉

적(積)은 적자(跡字)와 뜻이 같은 것으로 어혈을 끼고 형적(形跡)을 이루며, 또 울(鬱)이 쌓여서 오래 되는 증세를 말하는 것이며 취(聚)란 것은 저자(緒字)와 뜻이 같은 것이니 원기(元氣)에 의지해서 단자(端緖)가 되는 것인데 또한 모이고 흩어져 정상이 아니라는 뜻이다.

징(癥)이란 징자(徵字)와 뜻이 같고 정(精)의 뜻과도 같으니 그의 징험(徵驗)한 바가 오래되서 정화(精華)를 이루는 것이며, 가(瘕)라는 것은 가(假)또는 하(遐)와 뜻이 같은 것이니 기혈(氣血)을 가차(假借)하고 형적(形迹)을 이루어서 하원(遐遠)하게 세월을 끈다는 뜻도 되고 현벽(痃癖)이라는 증세는 현절(懸絶)하고 은벽(隱僻)하다는 증세이며, 또한 현묘막측(玄妙莫測)하다는 이름이다.

대부분 비(痞)와 현벽(痃癖)은 바로 흉격(胸膈)사이의 병이며, 적(積)과 취(聚)는 두복(肚腹)안의 병으로서 상•중 이초(二焦)의 병은 대부분 남자에게 나타나고 징(癥)과 가(瘕)는 홀로 배꼽 밑에 나타나는 증세이니 이것은 하초(下焦)의 병이기 때문에 언제나 부인에게 있는 증세이며, 치료 방법은 적취(積聚)와 같다. 〈正傳〉

장담(腸覃)과 석가(石瘕)및 혈고(血蠱)등 증세는 아래에 나타나 있으니 장담(腸覃)은 장(腸)의 밖에 나서 월사(月事)가 수시로 내리고 석가(石瘕)는 포(胞)속에 나서 월사(月事)가 내리지 않는 증세이다. 〈千金〉

10. 정도(正道)를 기르면 저절로 적(積)이 제거(除去)될 때

역로(易老)에 이르기를 「바른 것을 기르면 적(積)이 저절로 없어지니 비유(譬諭)하면 좌석에 가득 찬 사람이 전부 군자(君子)이면 오직 한 소인이 있어도 스스로 용납할 곳이 없는 것과 같이 진기(眞氣)가 실(實)하고 위기(胃氣)가 강하면 적(積)이 저절로 사라지는 것이니 다시 좋은 음식을 끊고 색욕(色慾)을 조절하여 폭로(暴怒)를 삼가하고 사려(思慮)를 바르게 해서 만전을 기해야 한다.」 〈綱目〉

건장한 사람은 적(積)이 없고 허약한 사람에게 있는 증세는 비(脾)와 위(胃)가 겁약(怯弱)하고 기(氣)와 혈(血)이 함께 쇠하며 사철의 계절을 따라 감상(感傷)되는 경우가 있어서 적(積)이 되는 것인데 혹시 갑자기 적(積)을 마멸시키고 적(積)을 깨뜨리는 약으로 경솔하게 치료하면 병이 없어지는 것 같으면서도 사람이 이미 쇠약해 버리는 증세이니 치료 방법은 마땅히 우선 허를 보해서 기혈(氣血)을 군세게 하면 적(積)이 저절로 사라지는 것이며 불향지각환(不香枳殼丸)이 적당한 약이다. 〈入門〉

또 오적(五積)과 육취(六聚)및 징가(癥瘕)와 적괴(積塊)치료하는데 원기(元氣)가 허약하고 음식을 증진시키지 못하며 사지(四肢)가 침곤(沈困)하면 보중익기탕(補中益氣湯)에 삼릉(三稜)•봉출(蓬朮)•청피(靑皮)•향부(香附)•길경(桔梗)•곽향(霍香)•익지(益智)•육계(肉桂)를 더해서 치료한다. 〈回春〉

대부분 공격하는 약은 병이 있으면 병이 받고 병이 없으면 위기(胃氣)가 상(傷)하게 되니 위기(胃氣)란 청결하고 중화(中和)한 기(氣)로서 오직 곡육(穀肉)과 채과(菜果)만이 서로 제일 적의하다. 대부분 약석(藥石)이란 전부 편승(偏勝)한 기(氣)를 가지고 있는 것인데 비록 삼기(蔘芪)라도 성질이 역시 편벽(偏僻)하거늘 하물며 공격하는 약들이야 말한 것이 있겠는가? 〈丹心〉

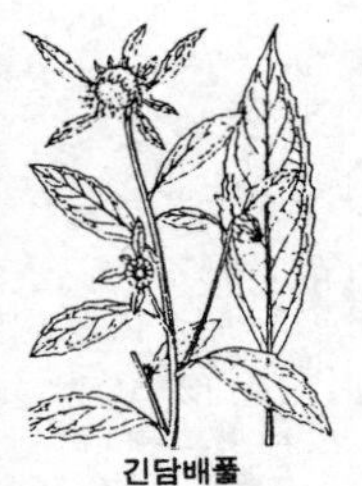
긴담배풀

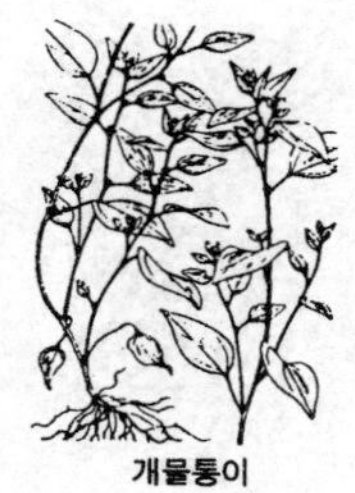
개물퉁이

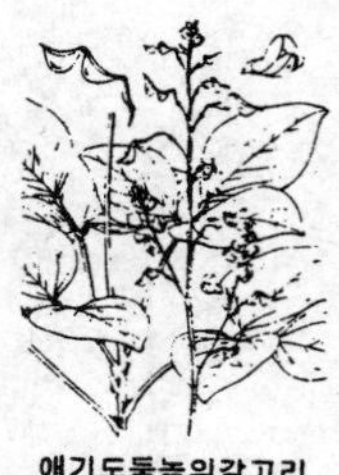
애기도둑놈의갈고리

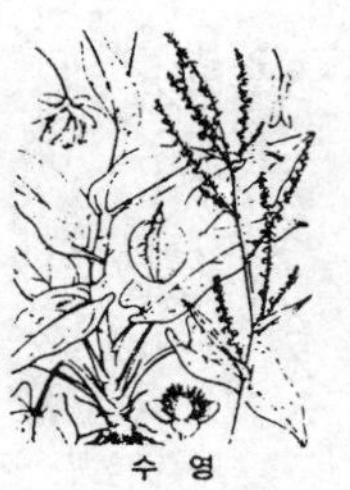
수 영

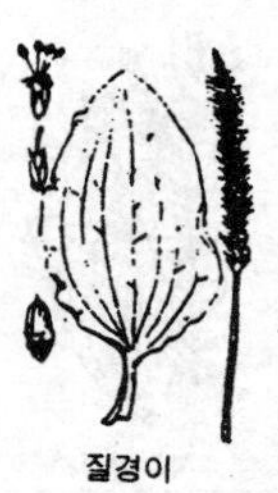
질경이

❋ 목향지각환(木香枳殼丸)

효능 : 음식이 적취(積聚)하여 심복(心腹)이 차서 아프고 구역을 하며 탄산(呑酸)하는 증세를 치료한다.

처방 흑축두말미초(黑丑頭末微炒) • 대황(大黃) 각 2냥, 지각(枳殼) • 복령(茯苓) • 백출(白朮) • 후박(厚朴) • 반하(半夏) • 인삼(人蔘) • 목향(木香) • 청피(靑皮) • 진피(陳皮) • 삼릉(三稜) • 봉출(蓬朮) • 빈랑(檳榔) • 신국(神麴) • 맥아(麥芽) 각 1냥, 건생강(乾生薑) • 지실(枳實) 각 5돈을 가루로 하고 생강즙 풀에 오동열매 크기의 환을 지어 생강탕에 70알을 먹는다.

무릇 적병(積病)이 있으면 기(氣)가 체(滯)하고 굶주리는 증세가 나타나며 이 처방이 치고 보하는 것을 겸해 베푸는 것이니 진실로 옛사람의 바른 길을 닦으면 적(積)이 저절로 사라진다는 진리를 얻은 것이니 마땅히 정성껏 먹어야 한다. 〈丹心〉

11. 장담(腸覃) • 석가(石瘕) • 혈고증(血蠱症)의 치법(治法)일 경우

장담(腸覃)이란 증세는 한기(桿氣)가 대장(大腸)에 침입해서 위기(胃氣)가 서로 치고 맺혀서 징가(癥瘕)가 되며 시간이 지나면 식육〔瘜肉 : 무살〕이 생겨서 초기에는 계란과 비슷하다 오래되면 잉태한 것과 같으며 누르면 단단하고 밀어내면 옮겨지며 월사(月事)가 수시로 내리면서 또는 적다가 또는 많아지지 이것은 기병(氣病)이고, 혈병(血病)은 아니다. 이진탕(二陳湯)에 향부(香附) • 삼릉(三稜) • 봉출(蓬朮) • 별갑(鱉甲)을 모두 초에 볶아서 더해서 치료한다.

석가(石瘕)란 포(胞)속이 상손(傷損)되고 어혈이 된 것이니 오래되면 단단한 것이 돌과 같고 자궁의 문을 막아서 크기가 잉태한 것만 하고 월경이 내리지 않는 증세인데 이것은 먼저 한기(寒氣)를 느끼고 뒤에 혈이 막히는 소치이니 희로환(晞露丸) • 석영산(石英散) • 통경환(通經丸) • 도인(桃仁)달인 것으로 치료한다.

혈고(血蠱)란 증세는 즉 징가(癥瘕)의 심한 것으로써 뱃속이 딴딴해서 돌과 같은 것이니 초자삼릉환(醋煮三稜丸) • 삼릉전원(三稜煎元) • 만병환(萬病丸) • 도노산(桃奴散) • 포옹환(抱甕丸) • 반현환(班玄丸)등으로 치료한다. 〈諸方〉

❋ 희로환(睎露丸)

효능 : 장담병(腸覃病)에 악혈(惡血)이 징가(癥瘕)를 이루어서 아프게 되는 증세를 치료한다.

처방 삼릉(三稜) • 봉출(蓬朮) 각 1냥을 보통 술에 담그고 파두(巴豆) 30알을 껍질은 버리고 같이 볶아서 노란색이 되거든 파두(巴豆)는 버리며 건칠(乾漆)을 연기가 나도록 볶은 것과 천오포(川烏炮) 각 5돈, 망사(硇砂) 4돈을 별도로 잘 갈고 회향염초(茴香鹽炒) • 청피거백(靑皮去白) • 웅황별연(雄黃別硏) 각 3돈, 천산갑포(穿山甲炮) 2돈, 사향(麝香) 5푼, 경분별연(輕粉別硏) 1돈을 가루로 하고 강즙면호(薑汁麵糊)에 오동열매 크기의 환을 지어 더운 술이나 또는 생강 탕에 20~30알을 먹는다. 〈綱目〉

❋ 석영산(石英散)

효능 : 석가(石瘕)를 치료한다.

처방 자석영(紫石英)을 초에 담금질 해서 1냥, 당귀미(當歸尾) • 마편초(馬鞭草) • 홍화초(紅花炒) • 오매육(烏梅肉) 각 5돈, 봉출(蓬朮) • 삼릉병초초(三稜並醋炒) • 소목절(蘇木節) 각 3돈, 몰약(沒藥) • 호박(琥珀) • 감초(甘草) 각 1돈을 가루로하여 진하게 달인 소목주(蘇木酒)에 2돈씩 섞어 내리고 술을 마시지 못하면 생강탕으로 먹는다. 〈三因〉

❋ 도인전(桃仁煎)

효능 : 부인의 혈고(血蠱)와 혈가(血瘕)및 혈적(血積)의 불통을 치료한다.

처방 도인(桃仁) • 대황(大黃) 각 1냥, 망충초(蝱蟲炒) 5돈, 박초(朴硝) 1냥을 가루로 하고 먼저 순초(純醋) 1되2홉을 은(銀)이나 석기(石器)에다 약한 불로 달여서 7홉쯤 되거든 도인(桃仁) • 대황(大黃) • 망충(蝱蟲)가루를 넣고 다음 박초(朴硝)를 넣어 다시 끓이고 저어 내어서 오동열매 크기의 환을 지어 하루 전에 저녁 밥을 먹지 말고 한밤중에 일어나서 따뜻한 물로 5알을 복용하면 나쁜 것이 콩즙이나 닭의 간(肝)과 같은 모양으로 내리는 것인데 만약 내리지 않으면 다시 먹어서 깨끗한 피가 나오면 즉시

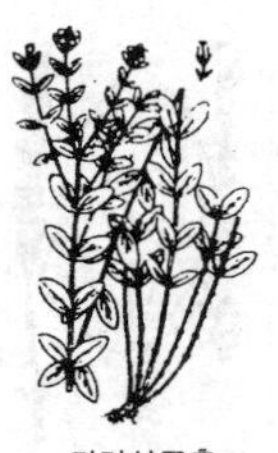
지리산고추

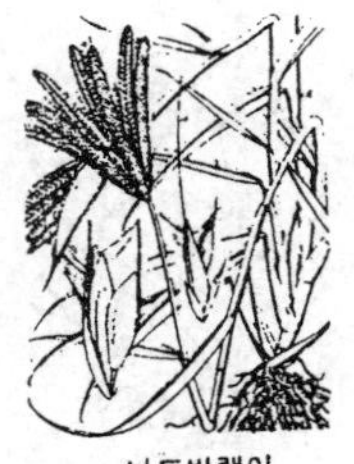
나도바랭이

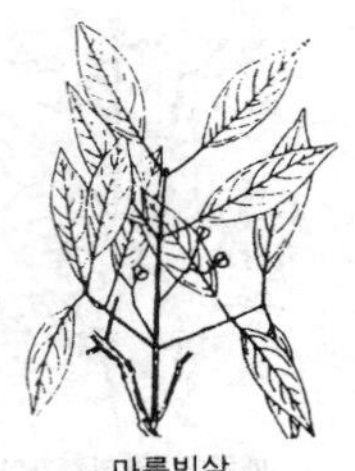
마름빗살

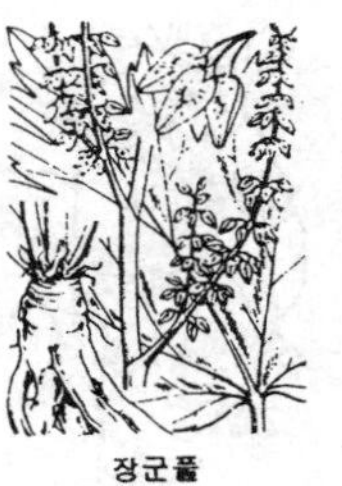
장군풀

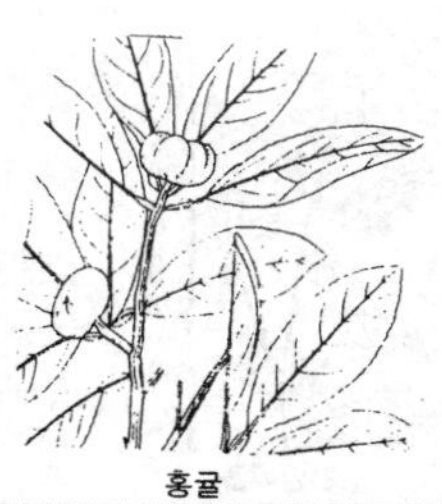
홍귤

약을 먹지 않아야 한다. 〈千金〉

※ 초자삼릉환(醋煮三稜丸)

효능 : 혈고(血蠱)를 치료한다.

처방 삼릉(三稜) 4냥을 초에 삶아서 대칼로 썰어서 햇볕에 말리고 천궁(川芎) 2냥 초에 삶은 것, 대황(大黃) 5돈을 초에 구워서 가루로하여 초풀에 오동열매 크기의 환을 지어 매 30알씩을 먹으면 한 달만에 효과를 본다. 〈綱目〉

※ 삼릉전원(三稜煎元)

효능 : 부인의 혈적(血積)과 혈괴(血塊)및 혈고(血蠱)를 치료한다.

처방 대황(大黃) 8냥, 가루로 하고 삼릉(三稜) • 봉출(蓬朮) 각 1냥 보통 구워서 가루로 하고 대황(大黃)가루를 초에 삶아서 죽과 같이 되거든 능(稜)과 출(朮)가루를 넣어 녹두알 크기의 환을 지어 백탕(白湯)으로 30~50알을 삼켜 내린다. 〈醫鑑〉

※ 만병환(萬病丸)

효능 : 실녀[室女 : 처녀(處女)]가 월경이 내리지 않고 배꼽 밑이 단단하게 맺혀서 크기가 잔이나 되와 같고 한열(寒熱)하고 이수(羸瘦)해서 육가(肉瘕)가 되려는 데 모든 효력이 없는 증세를 치료한다.

처방 건칠(乾漆)을 연기가 나도록 볶으고 소무릎을 술에 담가서 하룻밤 재우고 각 1냥 6돈, 생지황(生地黃) 4냥 8돈을 즙을내서 은(銀)이나 석기(石器)에 지황즙(之黃汁)과 두 약가루를 넣어 약한 불에 고아서 오동열매 크기의 환을 지어 1~2알을 술에 삼켜 먹으면 병이 씻은 듯이 낫는다. 〈三因〉

※ 도노산(桃奴散)

효능 : 혈고(血蠱)와 담혈(痰血)이 정적(停積)해서 경수(經水)가 통하지 않는 증세를 치료한다.

처방 도노(桃奴) • 가서분(猳鼠糞) • 현호색(玄胡索) • 육계(肉桂) • 오령지(五靈脂) • 향부자(香附子) • 각초과[各草果 : 약간 볶은 다는 것] • 축사(縮砂) • 도인(桃仁) 각 등분 가루로하여 매 3돈을 더운 술에 먹는다. 〈入門〉

※ 포옹환(抱甕丸)

효능 : 혈고(血蠱)와 부인의 귀태(鬼胎)가 큰 독을 안은 것과 같은 증세를 치료한다.

처방 원화(芫花) • 오수유(吳茱萸) • 천오(川烏) • 진교(秦艽) • 시호(柴胡) • 백강잠(白彊蠶) • 파극(巴戟) • 파두(巴豆) 각 등분 가루로 하고 꿀에 오동열매 크기의 환을하여 매 7알을 꿀이나 술에 삼켜 먹으면 악물(惡物)이 즉시 나오고 낫는다. 〈入門〉

증세가 무겁지 않으면 원호(芫花) • 파극(巴戟) • 파두(巴豆)를 버리고 이름을 참귀단(斬鬼丹)이라고 한다. 〈丹心〉

※ 반현환(斑玄丸)

효능 : 귀태(鬼胎)가 요마(妖麻)에 의혹(疑惑)되어 증세가 징가(癥瘕)와 같은 때와 일체의 열병(熱病)을 치료한다.

처방 반묘(斑猫) • 현호색(玄胡索)등분 가루로 하고 초풀에 환을 지어 3알을 술로 내리고 낙태(落胎)에도 효과가 있다. 〈入門〉

12. 식적병(食積病)일 경우

제(帝)가 묻기를「병이 갈비 밑에 가득하고 기(氣)가 역(逆)해서 증세가 2~3년 동안 낫지 않는 경우가 있으니 이것이 무슨 병인가?」기백(岐伯)이 답하기를「병명을 식적(食積)이라고 하는 증세인데, 먹는데 방해가 되지 않고 침과 뜸질을 하지 못하는 증세이고 도인(桃仁)과 먹는 약을 겸해서 치료하는 것이며 약만으로 치료하지 못한다.」〈內經〉

마적원(磨積元)과 화기탕(化氣湯)으로 치료하고 도인법(導引法)을 겸해서 행해야 한다. 〈得効〉

※ 마적원(磨積元)

효능 : 장위(腸胃)가 허해서 맹막(盲膜)의 밖에 병들어 계협(季脇)으로 흐르고 기(氣)가 역해서 숨어 어려운 데 세월을 쌓아도 모든 약이 효력이 없고 오래되면 영위(榮衛)가 엉켜서 멈추게 되며 하루 아침에 패(敗)하고 탁하면 터져서 옹

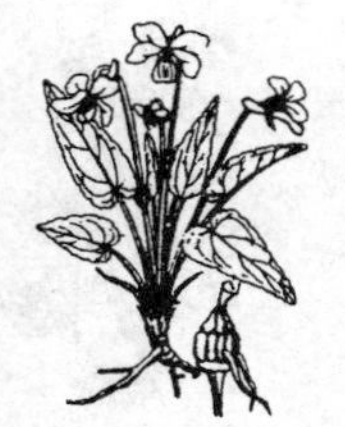
자주잎제비꽃

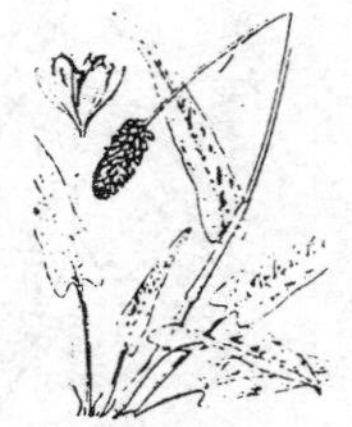
둥근범꼬리

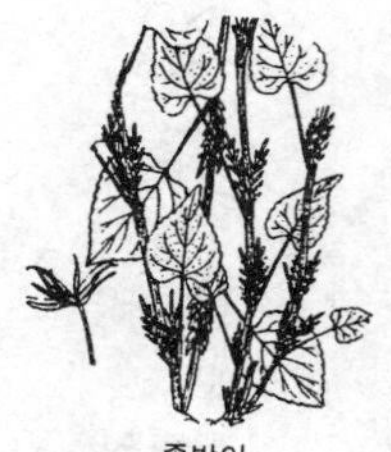
졸방아

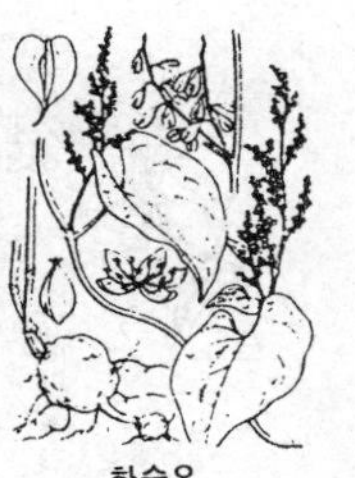
하수오

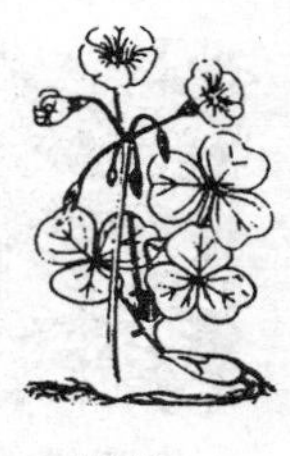
괭이밥

농(癰膿)이 나오게 되면 결국은 구하지 못하게 되는 증세를 치료한다.

처방 호초(胡椒) 150알, 목향(木香) 2돈반, 전갈(全蝎) 10개를 가루로 하고 속미음(粟米飮)에 녹두알 크기의 환을 지어 귤피탕(橘皮湯)에 15알을 먹는다. 〈得効〉

※ 화기탕(化氣湯)

효능: 식적(食積)이 배와 갈비 밑에 병들어서 한쪽으로 가득차서 음식에는 방해가 안되나 모든 약으로 치료한다.

처방 봉출(蓬朮) • 건생강(乾生薑) • 진피(陳皮) • 청피(靑皮) • 정향피(丁香皮) • 회향초(茴香炒) • 감초구(甘草灸) 각 5돈, 축사(縮砂) • 계심(桂心) • 목향(木香) 각 2돈반, 호초(胡椒) • 침향(沈香) 각 1돈 1자를 가루로하여 매 2돈을 생강(生薑)과 자소엽(紫蘇葉) 및 소금을 조금 더해 달인 탕물로 먹는다. 〈得効〉

13. 도인법(導引法)일 경우

식적(食積)을 치료하는데 두 손의 큰 손가락으로써 무명지(無名脂)의 첫 마디를 누르고 주먹을 쥐어서 볼기 밑에 넣고 바로 앉은 뒤에 이(齒)를 36번을 두드리고 숨을 31번을 깊이 들어 마시고 세 번 입에 가득히 기(氣)를 삼킨다. 이렇게 하기를 세 번 해서 기(氣)가 통하면 효과가 나타나는데 자(子) • 오(午) • 묘(卯) • 유시(酉時)에 하는 것이 좋다. 〈得効〉

14. 모든 식물에 상해서 적(積)이 될 경우

비(脾)와 위(胃)가 허약한데 음식을 보통 때보다 지나치게 먹거나 차가운 날 것을 많이 먹거나 해서 충분히 소화가되지 않아 적취(積聚)와 결괴(結塊)가 되며 심복(心腹)이 가득차고 희기(噫氣)하며 신 것을 삼키고 얼굴이 푸르며 살이 여위게 되는 것은 1은, 식적(食積), 2는 주적(酒積), 3은 면적(麵積), 4는 육적(肉積), 5는 어해적(魚蟹積), 6은 과채적(果菜積), 7은 다적(茶積), 8은 수적(水積), 9는 혈적(血積), 10은 충적(蟲積)등이 된다. 〈得効〉

◎ 식적(食積)

먹는 것이 소화가 되지 않아 적(積)과 비민(痞悶)이 되는 데는 평위산(平胃散)에 축사(縮砂) • 향부자(香附子) • 신국(神麴) • 맥아(麥芽)를 더하고 생강(生薑)과 자소엽(紫蘇葉)을 넣어서 달여서 먹는다. 〈得効〉

식적(食積)에는 보화환(保和丸) • 대안환(大安丸) • 연라환(蓮蘿丸) • 홍원자(紅元子) • 좌비환(佐脾丸)등으로 치료한다. 〈諸方〉

◎ 주적(酒積)

술에 상해서 적(積)이 된 증세는 얼굴이 노랗고 배가 가득차며 수시로 담수(痰水)를 구토하는데 대금음자(對金飮子)에 갈근(葛根) • 적복령(赤茯苓) • 축사(縮砂) • 신국(神麴)을 더해서 달여서 먹는다. 〈局方〉

주적(酒積)에는 국얼원(麴糵元) • 주적혼(酒積丸)으로 치료한다.

주적(酒積)을 치료하는 데 감수(甘遂) 1돈을 가루로 한 것과 돼지 머리고기 1냥을 가늘게 썰어서 짓 이겨서 약가루를 섞고 1알을 만들어서 물추긴 종이에다 싸가지고 불에 구워서 익혀 잠자기 전에 씹어 술로 먹는다. 〈丹心〉

또는 황련(黃連)을 술담가서 한 밤을 재우고 불에 말려 가루로하여 귤홍갈근탕(橘紅葛根湯)으로 1돈을 알맞게 먹는다. 〈壽域〉

갈근해성탕(葛根解腥湯)을 수시로 먹는 것도 좋다. 〈東垣〉

우선단(遇仙丹) • 보화환(保和丸) • 오백환(烏白丸)이 전부 주적(酒積)을 치료한다. 〈入門〉

◎ 면적(麵積)

면식(麵食)을 지나치게 많이 하면 즉시 적(積)이 되니 아위원(阿魏元)을 진하게 달여서 나복자탕(蘿菖子湯)으로 감추어 올린다.

자고〔糍糕 : 곰과 같은 좋은 맛〕에 상(傷)해서 적이 되고 신물을 트림하며 심(心) • 복(腹)이 아픈 증세에 어떤 약도 효과가 없을 때는 청목향원(靑木香元) 300알과 백정향(白丁香) 10알 및 신국(神麴) 2돈을 같이 해서 이 가루로해서 파두육(巴豆肉) 3알을 넣어 다시 갈아서 찐떡에 섞어서 녹두알 크기로 환을 지어서 생강귤피탕(生薑橘皮湯)으로 20~30알을 복용하면 체(滯)한 증세가 사라지고 저절로 편안해진다.

소분적〔素粉積 : 소면적(素麵積)〕에는 자소(紫蘇)를 진하게 달인 탕에 행인니(杏仁泥)를 더해서 먹으면 즉시 흩어진다. 〈得効〉

◎ 육적(肉積)

육식(肉食)을 지나치게 많이 먹어서 적(積)이 된 증세

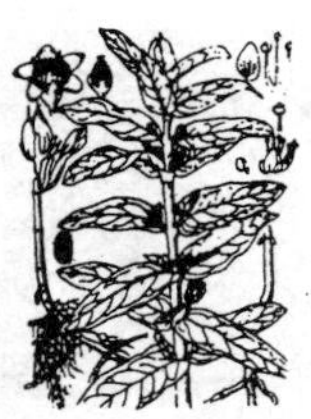
물고추나물

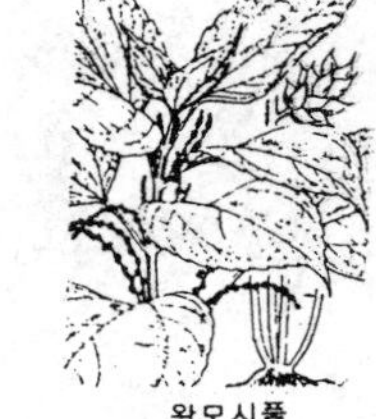
왕모시풀

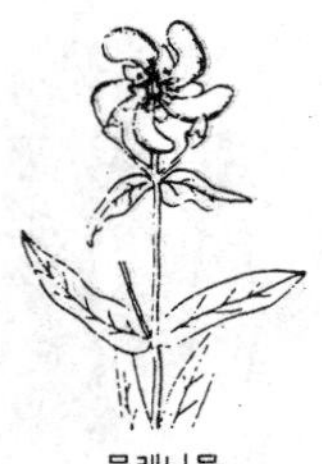
물레나물

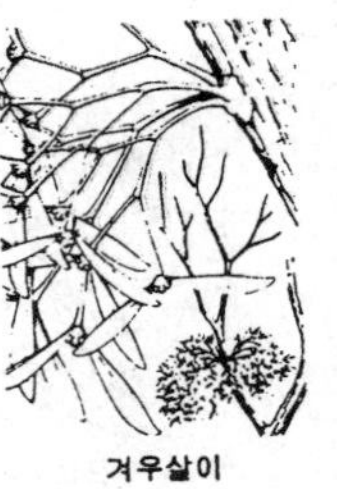
겨우살이

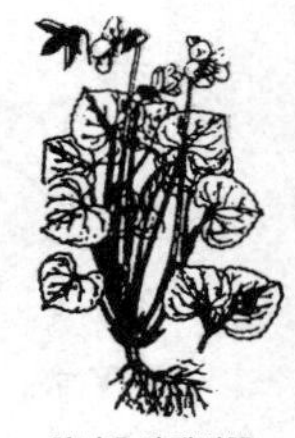
참넓은잎제비꽃

이니 아위원(阿魏元)과 소아위환(小阿魏丸)으로 치료한다. 〈入門〉

◎ **어해적(魚蟹積)**

어해(魚蟹)를 지나치게 먹어서 적(積)이 된 증세는 향소산(香蘇散)에 생강(生薑)•목향(木香)을 많이 더해서 달여서 먹는다.

묘응단(妙應丹)과 우선단(遇仙丹)이 전부 효과가 좋다. 〈得効〉

◎ **과채적(果菜積)**

과채(果菜)를 많이 복용해서 적(積)이 된 증세는 평위산(平胃散)에 정향(丁香)과 사향(麝香)을 더하고 가루로 하여 더운 소금 탕에 1일 3번을 알맞게 먹는다.

과채적(果菜積)에는 계향원(桂香元)과 묘응단(妙應丹)으로 치료한다. 〈得効〉

◎ **다적(茶積)**

다(茶)를 즐겨 마신 결과로 적(積)이나 벽(癖)으로 될 경우, 또는 중독이 되어 마른 차를 그대로 씹어 먹는 증세에는 석고(石膏)나 황금(黃芩)•승마(升麻)를 가루로 해서 사당물에 알맞게 먹는다. 〈綱目〉

다적(茶積)에는 천초(川椒)를 가루로 해서 면호(麵糊)에 오동열매 크기로 환을 지어 맑은 차에 10알을 먹는다. 〈丹心〉

다벽(茶癖)과 다적(茶積)에는 마땅히 성출환(星朮丸)과 마적원(磨積元)으로 치료한다. 〈得効〉

◎ **수적(水積)**

수장(水漿)을 많이 마신 결과로 적(積)이 되고 가슴과 갈비가 당기고 아프며 꿀렁꿀렁 소리가 나는 증세는 십조탕(十棗湯)•삼화신우환(三花神佑丸)•궁하탕(芎夏湯)•파적도음환(破積導飮丸)을 먹으면 모두 좋다. 〈直指〉

◎ **혈적(血積)**

어혈(瘀血)이 적(積)이 되는 것 또는 타박(打撲)으로 인해서 또는 타락(墮落)으로 인해서 흉복(胸腹)에 축적되고 얼굴이 노랗고 대변이 검은 증세는 저당탕(抵當湯)•도인승기탕(桃仁承氣湯)•승홍원(勝紅元)•증미사물탕(增味四物湯)•삼릉전환(三稜煎丸)등으로 치료한다.

◎ **충적(蟲積)**

음식이 적취(積聚)가 변해서 충(蟲)이 된 데는 묘응환(妙應丸)•온백원(温白元)•만병원(萬病元)•자금정(紫金錠)을 쓴다.

※ 보화환(保和丸)

효능 : 식적(食積)과 주적(酒積)을 치료한다.

처방 산사육(山楂肉) 1냥, 반하강제(半夏薑製)•나복자초(蘿菖子炒)•황련초(黃連炒)•진피(陳皮) 각 5돈, 신국초(神麴炒) 3돈, 맥아초(麥芽炒) 2돈을 가루로 하고 신국호(神麴糊)에 오동열매 크기의 환을 지어 백탕(白湯)에 50~70알을 먹는다. 〈丹心〉

또는 산사(山楂) 5냥, 신국(神麴)•반하(半夏) 각 3냥, 복령(茯苓)•진피(陳皮)•나복자(蘿菖子)•연교(連翹)•맥아초(麥芽炒) 각 1냥을 가루로 하고 별도로 신국(神麴) 5냥 가루로 한 것을 풀을 쑤어 환을 지어 먹는다고 하였다. 〈正傳〉

※ 대안환(大安丸)

효능 : 식적(食積)을 치료하니 즉 비경(脾經)의 소도제(消導劑)이다.

처방 산사육(山楂肉)•백출(白朮) 각 2냥, 신국(神麴)•반하(半夏)•복령(茯苓) 각 1냥, 진피(陳皮)•연교(連翹)•나복자초(蘿菖子炒) 각 5돈을 가루로 하고 신국호(神麴糊)에 환을 지어 위의 방법과 같이 먹는다. 〈正傳〉

※ 홍원자(紅圓子)

효능 : 식적(食積)•주적(酒積)•혈기(血氣)•모든 징괴(癥塊)를 치료한다.

처방 삼릉(三稜)•봉출(蓬朮)•진피(陳皮)•청피(靑皮) 각 5냥, 호초(胡椒)•건강(乾薑) 각 1냥을 가루로 하고 초에 끓인 면풀에 오동열매 크기의 환을 지어 반홍(礬紅)으로 겉을 입히고 생강 탕으로 50~70알을 먹는다. 〈得効〉

※ 좌비환(佐脾丸)

효능 : 식적(食積)을 치료한다.

처방 산사육(山楂肉) 3냥, 연교(連翹)•진피(陳皮)•나복자초(蘿菖子炒) 각 5돈, 적복령(赤茯苓)•반하(半夏)

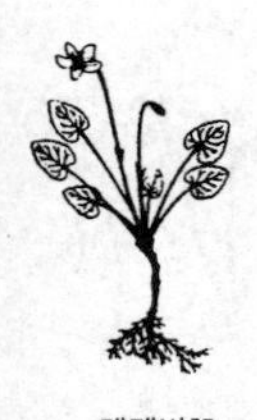
멧제비꽃

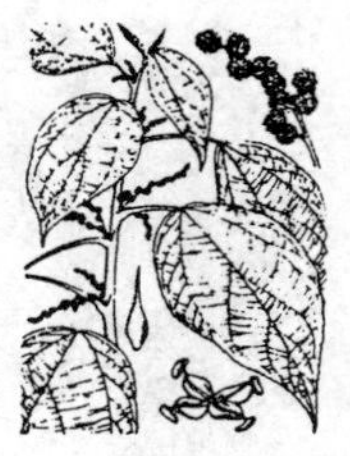
모시풀

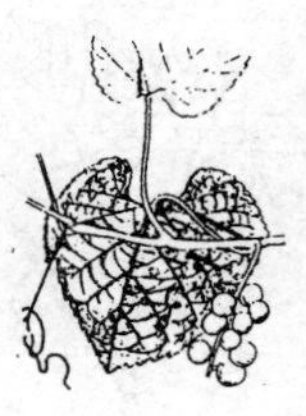
섬왕머루

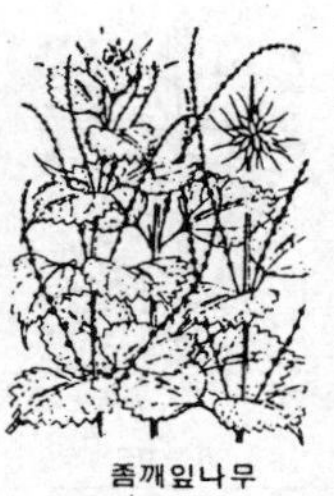
좀깨잎나무

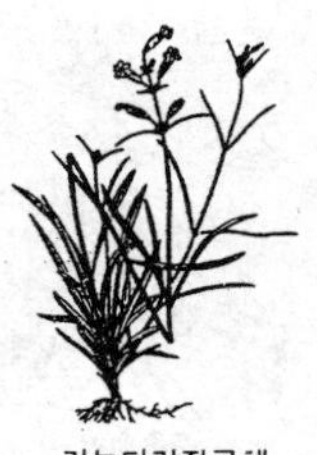
가는다리장구채

각 1돈을 가루로하여 죽으로 녹두알 크기로 환을 지어 더운 물로 50~70알을 먹는다. 〈丹心〉

❊ 국얼원(麴糵元)

효능 : 주벽(酒癖)으로 인해서 먹은 것을 소화시키지 못하고 배가 가득차고 신물을 삼키며 구토를 하고 음식을 먹지 못하는 증세를 치료한다.

처방 신국초(神麴炒) • 맥아초(麥芽炒) 각 1냥, 황련(黃連) 5돈, 파두육(巴豆肉) 3알을 같이 볶아서 파두(巴豆)는 버리고 가루로하여 끓인 탕에 오동열매 크기로 환을 지어 생강탕으로 50~70알을 먹는다. 〈得効〉

❊ 오백환(烏白丸)

효능 : 주적(酒積)을 치료하고 담(痰)과 먹은 것을 소화 시킨다.

처방 오매육(烏梅肉) • 생강(生薑) 각 4냥, 백반(白礬) • 반하(半夏) 각 2냥을 도균〔搗匀 : 찧어서〕하여 새 기왓장에 놓고 3일밤을 불에 말리며, 신국(神麴) • 맥아(麥芽) • 진피(陳皮) • 청피(靑皮) • 봉출(蓬朮) • 정향피(丁香皮) • 대복자(大腹子) • 지각(枳殼) 각 1냥을 가루로하여 술풀에 오동열매 크기로 환을 지어 생강 탕으로 50알을 먹는다. 〈入門〉

❊ 아위원(阿魏元)

효능 : 면(麵)이나 생과(生果)를 많이 먹어서 소화를 시키지 못하고 적(積)이 되서 배가 아프고 구토를 하는 증세와 또한 육적(肉積)을 치료한다.

처방 아위주침화(阿魏酒浸化) • 계피(桂皮) • 맥아초(麥芽炒) • 신국초(神麴炒) • 나복자(蘿葍子) • 청피(靑皮) • 백출(白朮) • 건강(乾薑) 각 5돈, 백초상(百草霜) 3돈, 파두(巴豆) 37알, 거죽과 기름을 버리고 가루로하여 박호〔薄糊 : 묽은 풀〕에 녹두알 크기로 환을 지어 생강 탕에 20~30알을 삼켜 내리고 면상(麵傷)에는 면상(麵傷)에 삼켜 내리고 생과채상(生果菜傷)에는 사향탕(麝香湯)으로 먹는다. 〈得効〉

❊ 아위환(阿魏丸)

효능 : 육적(肉積)과 식적(食積)의 덩어리가 된 증세를 치료한다.

처방 아위(阿魏) 1냥을 연하게 초에 삶고 산사자(山楂子) • 나복자(蘿葍子) • 신국(神麴) • 맥아(麥芽) • 진피(陳皮) • 청피(靑皮) • 향부자(香附子) 각 2냥을 가루로하여 찐 떡에 환으로 지어 먹는다. 〈丹心〉

또는 아위(阿魏)와 산사(山楂) 각 1냥, 황련(黃連) 6돈반, 연교(連翹) 5돈을 가루로하여 초풀에 환을 지어 먹으니 약명(藥名)이 소아위환(小阿魏丸)이다. 〈入門〉

❊ 삼릉전원(三稜煎元)

효능 : 육적(肉積)을 치료하니 비(脾)가 허하면 육식(肉食)에 상(傷)한 것이 되어서 배가 가득 차고 아픈 증세가 나타난다.

처방 삼릉(三稜)생 것을 가늘게 썰어서 가루로하여 8냥을 초 3되에 담가 석기(石器)로 달여서 고약을 만들어 신국(神麴)과 맥아병초(麥芽並炒) 각 3냥, 청피(靑皮) • 건칠초(乾漆炒) • 나복자초(蘿葍子炒) 각 2냥, 행인(杏仁) 2냥, 망사비연(網砂飛硏) 각 1냥을 가루로 하고 삼릉(三稜)고약으로 오동열매 크기의 환을 지어 생강 탕으로 20~30알을 먹는다. 〈得効〉

❊ 묘응단(妙應丹)

효능 : 음식으로 인해서 중독이 되거나 또는 수륙(水陸)에 과채(果菜)의 자란(子卵)이 배에 들어가 충(蟲) • 사(蛇) • 어(魚) • 별(鼈)의 종류가 되었거나 또는 숙식과 유음(留飮)이 맺혀서 징가(癥瘕)가 된 증세를 치료한다.

처방 부자(附子) 4개가 7돈이 되는 것을 생으로 가죽과 배꼽을 버리고 속을 긁어내어 거기에 망사(網砂)를 넣어서 같이 1냥반 7돈이 되도록 해서 면으로 싸 가지고 구은 다음에 면(麵)은 버리고 필발 • 목향(木香) • 청피(靑皮) • 파고지(破故紙) 각 3냥반을 가루로 하고 면풀에 오동열매 크기의 환을 지어 생강귤피탕(生薑橘皮湯)으로 30알을 먹는다. 〈橘効〉

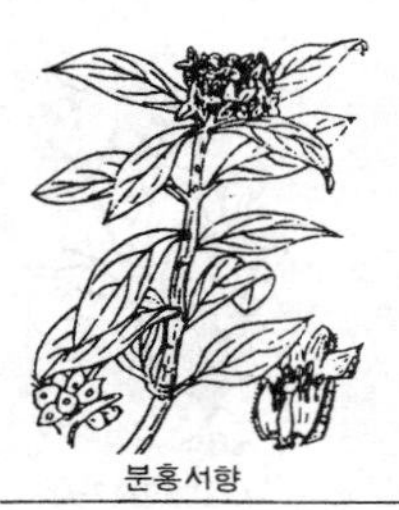
분홍서향

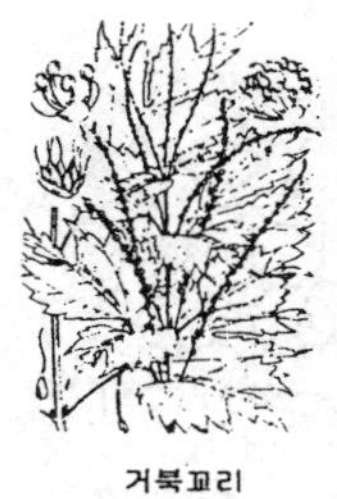
거북꼬리

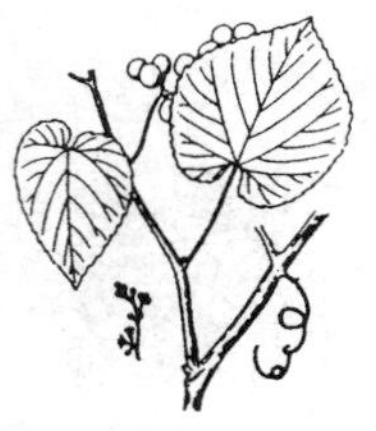
새머루

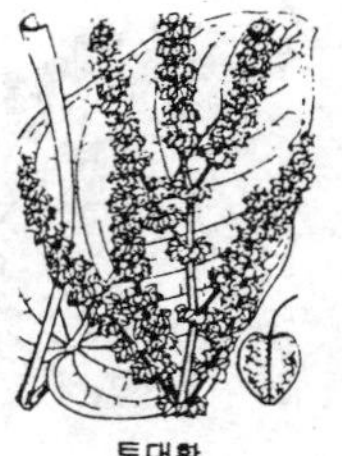
토대황

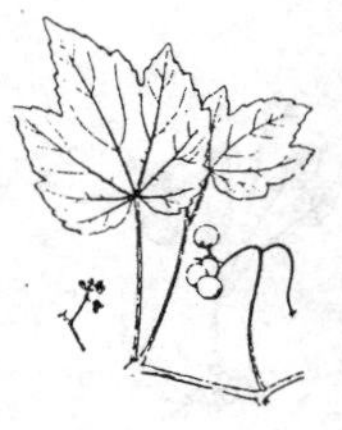
왕개머루

※ 계향환(桂香丸)

효능 : 잡과(雜果)를 많이 먹고 적(積)이 되서 배가 가득차고 기(氣)가 급한 증세를 치료한다.

처방 계심(桂心) 1냥, 사향(麝香) 1돈을 가루로 하고 밥으로 녹두알 크기로 환을 지어 백탕(白湯)으로 16알을 먹는다. 〈入門〉

※ 마적원(磨積元)

효능 : 다적(茶積)으로 인해서 음식이 줄어들고 얼굴이 노랗고 배가 아픈 증세를 치료한다.

처방 진창미(陳倉米) 반되, 파두육(巴豆肉) 7알을 같이 볶아서 쌀이 붉은 색으로 되거든 콩은 버리고 청피(靑皮)•귤홍(橘紅) 각 2냥을 넣어 가루로 하고 좋은 초에 반죽하여 완두콩 크기로 환을 지어 생강탕으로 20~30알을 먹는다. 〈得効〉

※ 승홍원(勝紅元)

효능 : 혈적(血積)과 주적(酒積)및 부인의 비(脾)와 혈(血)의 적기(積氣)를 치료한다.

처방 삼릉(三稜)•봉출병초초(蓬朮並醋炒)•진피(陳皮)•건강포(乾薑炮)•양강초(良薑炒) 각 1냥, 향부자초초(香附子醋炒) 2냥을 가루로 하고 초풀에 오동열매 크기로 환을 지어 생강 탕으로 30~50알을 먹는다. 〈丹心〉

※ 증미사물탕(增味四物湯)

효능 : 혈적(血積)을 치료한다.

처방 사물탕(四物湯) 재료에 삼릉(三稜)•봉출(蓬朮)•건칠초(乾漆炒)•육계(肉桂)를 등분하여 더해서 치료한다. 〈東垣〉

※ 삼능전(三稜煎)

효능 : 식징(食癥)•주벽(酒癖)•혈가(血瘕)•기괴(氣塊)를 치료한다.

처방 삼릉(三稜)•봉출(蓬朮) 각 4냥, 원화(芫花) 1냥을 같이 자기(磁氣)에 넣고 쌀초 5잔을 부어서 자기(磁氣)를 봉하고 잿불로 구워서 약이 마르거든 꺼내서 초가 조금 남은 것으로써 볶으고 불에 말려 가루로하여 초풀에 녹두알 크기로 환을 지어 생강 탕으로 15알을 먹는다.

또는 삼릉(三稜)과 봉출(蓬朮) 각 2냥, 청피(靑皮)•반하(半夏)•맥아초(麥芽炒) 각 1냥, 미초(米醋) 6되를 같이 달여 말려서 가루로 낸 후 먹는 위의 방법과 같다. 〈得効〉

※ 파적도음환(破積導飮丸)

효능 : 수적(水積)과 담음적(痰飮積)을 치료한다.

처방 목향(木香)•빈랑(檳榔)•진피(陳皮)•청피(靑皮)•지실(枳實)•지각(枳殼)•봉출(蓬朮)•삼릉(三稜)•반하(半夏)•신국(神麴)•맥아(麥芽)•복령(茯苓)•건강(乾薑)•택사(澤瀉)•감초(甘草) 각 5돈, 백축두말(白丑頭末) 6돈, 파두(巴豆) 30개를 피(皮)•심(心)•막(膜)•유(油)를 버리고 가루로하여 생강 풀로 오동열매 크기의 환을 지어 생강 탕으로 30~50알을 먹는다. 〈綱目〉

15. 적(積)•취(聚)•징(癥)•가(瘕)•현(痃)•벽(癖)•비괴(痞塊)의 통치약일 경우

온백원(溫白元)•만병원(萬病元)•금로원(金露元)•형봉전원(荊蓬煎元)•비방화체환(秘方化滯丸)•삼능화적환(三稜化積丸)•관중환(寬中丸)•만응환(萬應丸)•연년호명단(延年護命丹)•도계기보환(桃溪氣寶丸)등으로 치료한다.

※ 온백원(溫白元)

일명 만병자원환(萬病紫菀丸)

효능 : 효능 : 적취(積聚)와 징가(癥瘕)및 황달(黃疸)과 고창(鼓脹)등 10가지의 수기(水氣)와 8가지의 비색(痞塞)및 5가지의 임질(淋疾)과 9가지의 심통(心痛)및 원년(遠年)의 학질(瘧疾)등 76종의 풍(風)등 36가지의 시주(尸疰)및 전광(癲狂)과 사수(邪祟)등 일체의 뱃속의 모든 병을 치료한다.

처방 천오포(川烏) 2냥반, 오수유(吳茱萸)•길경(桔梗)•시호(柴胡)•창포(菖蒲)•자원(紫菀)•황련(黃連)•건강포(乾薑炮)•육계(肉桂)•천초초(川椒炒)•파

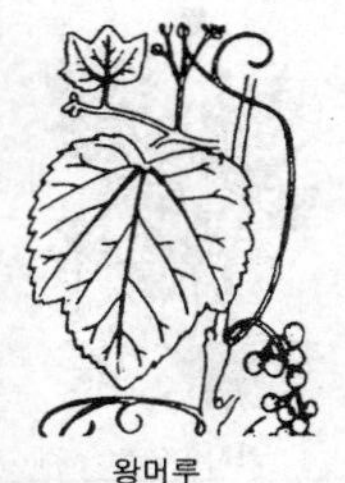
왕머루

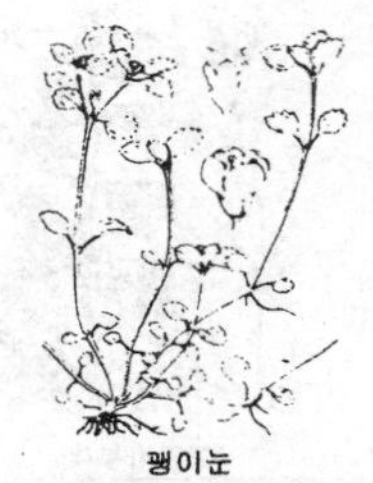
괭이눈

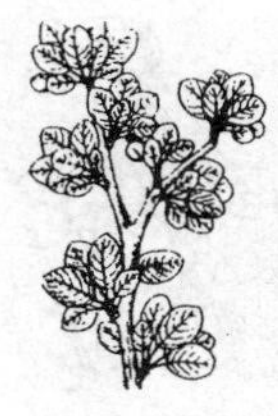
솜길매

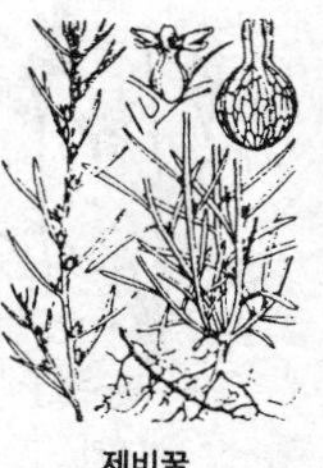
제비꿀

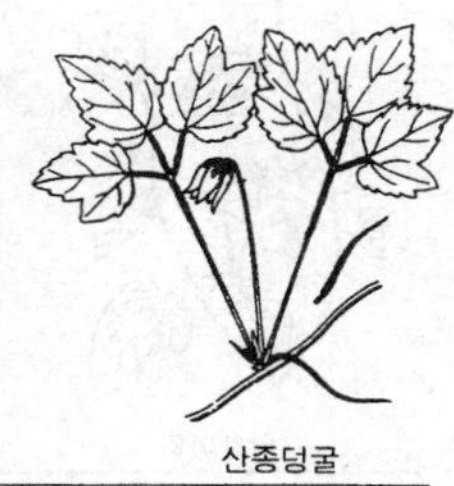
산종덩굴

두상(巴豆霜)・적복령(赤茯苓)・조협구(皂莢炙)・후박(厚朴)・인삼(人蔘) 각 5돈을 가루로 하고 달인 꿀에 오동열매 크기의 환을지어 생강 탕에 3알 또는 5알에서 7알까지 삼켜 내린다. 〈局方〉

부인이 뱃속의 적취(積聚)가 잉태(孕胎)한 것과 같이 마르고 피폐(疲弊)하며 또는 노래를 하고 웃으며 사수(邪祟)와 같은 증세에 이 약을 먹으면 저절로 낫고 오래된 병에 먹으면 충(蟲)과 사(蛇)와 악농(惡膿)의 전부를 토해 내고 낫는다. 〈得効〉

※ 만병원(萬病元)

효능 : 7가지의 벽괴(癖塊)와 8가지의 비병(痞病)및 5가지의 전간(巓癎)과 10가지의 주오(疰忤)및 7가지의 비시(飛尸)와 12가지의 고독(蠱毒)과 5가지의 황달(黃疸)과 12가지의 학질(瘧疾)및 10가지의 수병(水病)과 8가지의 대풍(大風)및 12가지의 습비(濕痺)등 적취(積聚)와 창만(脹滿)이 오래 되어 심복(心腹)이 아프고 감회(疳蛔)와 촌백(寸白)의 모든 충병(蟲病)과 오랫동안 음식이 쌓여서 마르고 피곤한 증세와 또는 부인의 자궁속에 어혈(瘀血)이 응체(凝滯)해서 단산(斷産)이 되는 데 이 약을 복용하되 3알을 일제(一劑)로 하고 2제(二劑)는 부를 지나지 않아서 그 병이 전부 치료되고, 그 효과가 좋아 무창무진(無窓無盡)하여 만병원(萬病元)이라고 하는 것이다.

처방 작약(芍藥)・천초(川椒)・육계(肉桂)・천궁(川芎)・건강(乾薑)・방풍(防風)・파두상(巴豆霜)・당귀・서각방(犀角鎊)・길경(桔梗)・ 원화초초(芫花醋炒)・적복령(赤茯苓)・인삼(人蔘)・황금(黃芩)・황연(黃連)・상백피(桑白皮)・포황(蒲黃)・전호(前胡)・대극(大戟)・정력자초(葶藶子炒)・사향(麝香)・세신(細辛)・웅황(雄黃)・주사(朱砂)・자원(紫菀)・우여량(禹餘粮)을 초에 담그고 잘 갈고 물로 여과하여 감수(甘遂)・우황(牛黃) 각 1냥, 오공(蜈蚣) 12정(尾)을 머리와 발은 버리고 구운 것, 원청(芫靑) 28개를 찹쌀과 함께 쌀이 노란색이 될때까지 볶고 날개와 발은 버리고 석탕(蜥蝪)을 머리와 꼬리 및 발은 버리고 구워서 사치를 가루로하여 꿀로 작은 콩 크기로 환을 지어 더운 술 또는 생강 탕으로 3알을 먹고 토하고 설사하는 증세를 한도로 한다. 〈局方〉

※ 금로원(金露元)

효능 : 뱃속의 일체 적취(積聚)와 징괴(癥塊)가 아프게 되는 증세를 치료하는데 만병원(萬病元)과 효과가 같다.

처방 초오포(草烏炮)・황연(黃連) 각 1냥, 생건지황(生乾地黃)・패모(貝母)・파두상(巴豆霜)・길경(桔梗)・시호(柴胡)・자원(紫菀)・오수유(吳茱萸)・창포(菖蒲)・건강(乾薑)・백복령(白茯苓)・계심(桂心)・궁궁(芎藭)・인삼(人蔘)・감초(甘草)・방풍(防風)・후박(厚朴)・지각(枳殼)・별갑(鼈甲)・천초(川椒)・감수(甘遂) 각 5돈을 가루로 하고 면물에 오동열매 크기로 환을 지어 생강 탕으로 3~5알을 먹는다. 〈局方〉

※ 형봉전원(荊蓬煎元)

효능 : 징괴(癥塊)와 냉(冷)・열(熱)을 적취(積聚)로 치료하며 담벽(痰癖)을 깨뜨리고 묵은 음식을 소화시킨다.

처방 삼릉(三稜)・봉출(蓬朮) 보통 술에 담그기를 3일하는데 여름은 하루만에 꺼내서 파두육(巴豆肉) 38알과 석기(石器)안에 같이 볶아서 노란색이 되는데 파두(巴豆)는 버리고 탕물에 담가서 흰 것은 버리고 각 2냥, 목향(木香)・지각(枳殼)・청피(靑皮)・회향초(茴香炒)・빈랑(檳榔) 각 1냥을 가루로 하고 면풀에 녹두알 크기로 환을 지어 생강 탕으로 30~50알을 먹는다. 〈得効〉

※ 비방화체환(秘方化滯丸)

효능 : 일체의 기(氣)를 치료하고 적(積)을 녹이며 오래 되어 굳게 된 고질(痼疾)을 갈아서 마(磨) 저절로 소멸되게 하고 갑자기 생긴 적(積)은 잠시 머물게 했다가 유도(誘導)하면 즉시 사라지고 조화를 빼앗아 막힌 증세를 통하게 하는 효과가 나타나고 음양(陰陽)을 골고루 보하고 사(瀉)하는 좋은 방법이 있다.

처방 삼릉(三稜)・봉출병외(蓬朮並煨) 각 4돈8푼, 반하국(半夏麴)・목향(木香)・정향(丁香)・청피(靑皮)・진피병거백(陳皮並去白)・황련(黃連) 각 2돈반, 파두육초침(巴豆肉醋浸) 1숙, 오건(熬乾)해서 6돈, 오매육(烏梅肉)불에 말려 가루로 5돈을 환을 지어 오매(烏梅)가루를 백면(白麵)에 약간 넣어 풀을 쑤어 기장쌀 크기로 환

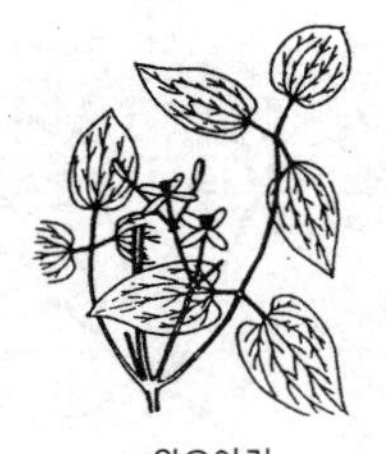
왕으아리

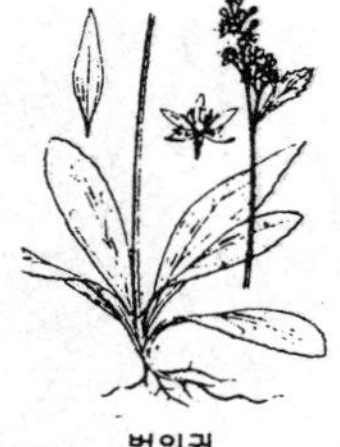
범의귀

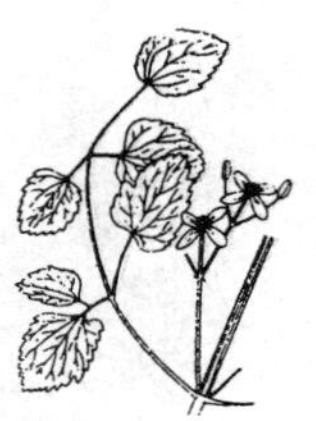
국화으아리

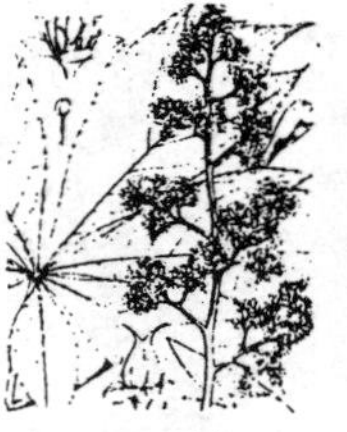
도깨비부채

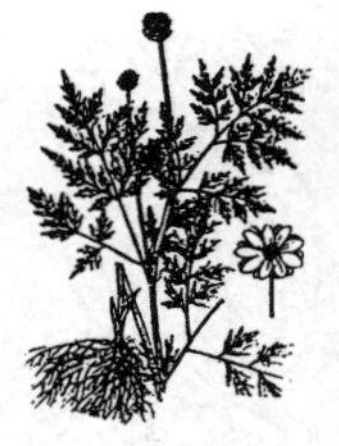
가지복수초

을 지어 5~7알 내지 10알을 먹는데 통리를 하고 싶으면 열탕(熱湯)으로 삼켜 내리고 적을 갈아 없애려면 진피탕(陳皮湯)으로 먹고, 설사(泄瀉)를 멈추려고 하면 냉수(冷水)를 먹는다. 〈丹心〉

※ 삼릉화적환(三稜化積丸)

효능 : 모든 적취(積聚)를 치료한다.

처방 삼릉주자(三稜酒煮) 6냥, 산사육(山楂肉) 4냥, 대황주증(大黃酒蒸)・빈랑(檳榔) 각 3냥, 봉출초증(蓬朮醋蒸)・목향(木香)・청피(靑皮)・진피(陳皮)・향부자초초(香附子醋炒)・지실(枳實)・후박(厚朴)・축사(縮砂)・신국초(神麴炒)・맥아초(麥芽炒)・남성강탕포(南星薑湯泡)・반하강제(半夏薑製)・나복자초(蘿葍子炒)・황련초(黃連炒)・도인(桃仁)・건칠초(乾漆炒)・감초(甘草) 각 1냥을 가루로 하고 초풀에 오동열매 크기로 환을 지어 백탕(白湯)으로 40~50알을 먹는다. 〈醫鑑〉

※ 관중환(寬中丸)

효능 : 칠징(七癥)・팔징(八瘕)・오적(五積)・육취(六聚)・기괴(氣塊)와 가슴 및 배가 부풀어 아픈 증세와 얼굴이 노랗고 살이 여위며 일체의 침체(沈滯)한 질병을 치료한다.

처방 창출초(蒼朮炒)・오약(烏藥)・향부자(香附子) 각 2냥, 삼릉(三稜)・봉출병초초배(蓬朮並醋炒倍)・청피(靑皮)・진피(陳皮)・건강포(乾薑炮)・양강포(良薑炮)・회향초(茴香炒)・신국초(神麴炒)・맥아초(麥芽炒) 각 1냥을 가루로 하고 초풀에 오동열매 크기의 환을 지어 생강 탕으로 50알을 먹는다. 〈類聚〉

※ 만응환(萬應丸)

효능 : 일체의 적(積)을 깨뜨리고 일체의 기(氣)를 흩으며 기고(氣蠱)・혈괴(血塊)・징가(癥瘕)・적취(積聚)・식적(食積)・육적(肉積)・고창(鼓脹)・부종(浮腫)・담벽증(痰癖症)을 치료한다.

처방 망사수비〔硇砂水飛 : 물에 넣어 출렁 거린다는 뜻〕, 아위초연(阿魏炒硏)・대황(大黃)・오수유(吳茱萸)・청몽석(靑礞石)을 염초(焰硝)와 같이 불에 사루고 육계(肉桂)・목향(木香)・청피(靑皮)・현호색(玄胡索)・오령지(五靈脂)・회향초(茴香炒)・천산갑(穿山甲)・합분초(蛤粉炒)・유향(乳香)・몰약(沒藥)・창포(菖蒲)・당귀(當歸)・조각(皀角)・건칠초(乾漆炒)・빈랑(檳榔)・진피(陳皮)・지각(枳殼)・삼릉(三稜)・봉출병초외(蓬朮並醋煨)・정향(丁香)・양강초(良薑炒)・감수(甘遂)・원화(芫花)・대극(大戟)・웅황(雄黃) 각 2돈반, 파두상(巴豆霜) 1돈반을 가루로 하고 초풀에 오동열매 크기로 환을 지어 생강 탕으로 30~50알을 먹는다. 〈類聚〉

※ 연년호명단(延年護命丹)

효능 : 36가지의 적(積)과 24가지의 기(氣)및 혈적(血積)과 충적(蟲積)을 치료한다.

처방 대황(大黃) 10냥을 반은 생으로 반은 초에 담가 썰어서 쪽으로 해서 물에 말리고 흑축두말(黑丑頭末) 1냥, 봉출(蓬朮)・삼릉병포(三稜並炮)・원화(芫花)・별갑초구(鱉甲醋炙) 각 5돈, 진피(陳皮) 2돈을 원화(芫花)와 같이 초에 담가서 하룻밤 재우고 불에 말리며 몰약(沒藥)・유향(乳香)・경분(經粉) 각 1돈을 가루로 하고 꿀에 섞어서 천번을 찧어서 매 1냥을 4개의 환을 지어 1알씩 잘 씹어서 더운 물로 자기전에 먹으면 다음날 아침에 악물(惡物)이 나오고 효과가 있는 것이니 그후 3일 동안은 다만 흰죽만 먹으면 멎게 되는데 생냉(生冷)과 기름기등 음식물은 먹지 않아야 한다. 〈類聚〉

※ 도계기보환(桃溪氣寶丸)

효능 : 적취(積聚)와 징가(癥瘕)및 배와 갈비와 한 항아리를 안은 것과 같고 여위어서 뼈가 드러난 증세와 일체의 기적(氣積)및 식적(食積)과 대변의 비삽(秘澁)한 및 한열(寒熱)의 왕래하는 증세를 치료한다.

처방 흑축두말(黑丑頭末) 2냥, 대황(大黃) 1냥반, 빈랑(檳榔)・청피(靑皮) 각 1냥, 강활(羌活)・천궁(川芎)・진피(陳皮)・회향초(茴香炒)・목향(木香)・당귀(當歸) 각 5돈을 가루로 하고 오조각고(熬皀角膏)에 섞어서 환을 지어서 생강 탕으로 50~70알을 먹는다. 〈類聚〉

16. 외첩법(外貼法)일 경우

적취(積聚)와 비괴(痞塊)에 겉으로 약을 붙여서 소산(消散)되는데 삼성고(三聖膏)・호박고(琥珀膏)・오선고

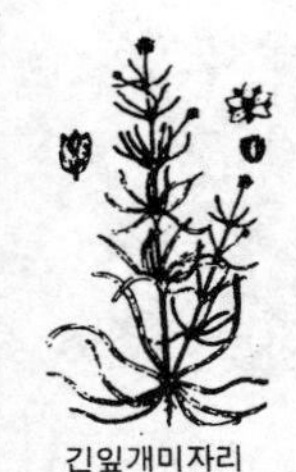
긴잎개미자리

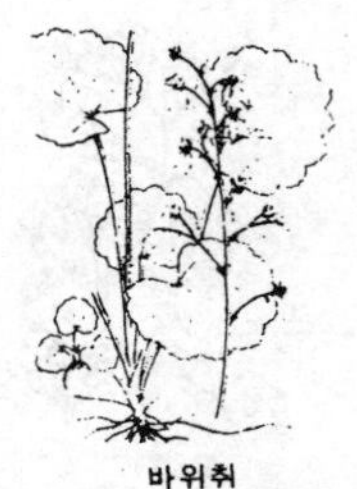
바위취

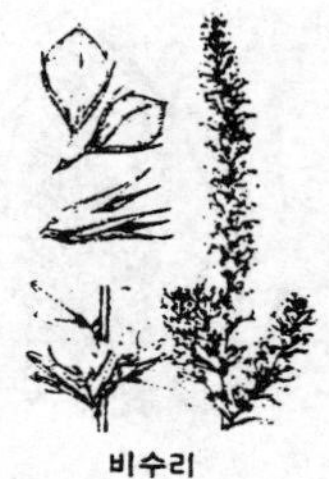
비수리

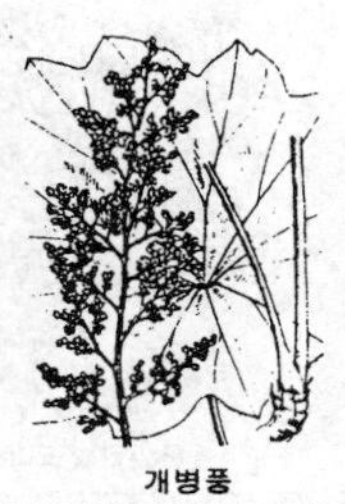
개병풍

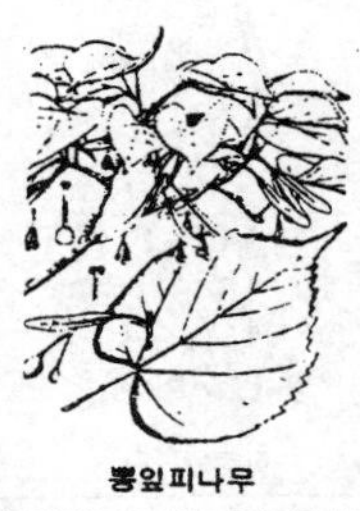
뽕잎피나무

(五仙膏)・첩비고(貼痞膏) 등으로 치료한다. 〈諸方〉

※ 삼성고(三聖膏)

효능 : 적괴(積塊)에 붙이는 좋은 약이다.

처방 풍화석회(風化石灰) 반근을 가루로하여 질그릇에 볶아서 조금 붉은 색이 되거든 꺼내서 열이 조금 식은 후에 대황말(大黃末) 1냥을 넣고 화로(火爐) 밖에서 찧어 볶아서 다시 열이 식거든 계심말(桂心末) 5돈을 넣고 조금 볶아서 초와 쌀을 넣고 검은 고약을 끓여 만들어 좋은 종이나 기름 종이에 아픈 곳에 붙인다. 〈入門〉

※ 호박고(琥珀膏)

효능 : 치료 방법은 위에서와 같다.

처방 대황(大黃)・박초(朴硝) 각 1냥을 가루로 하고 큰 마늘을 찧어서 고약처럼 만들어 반죽해서 떡처럼 만들어 아픈 곳에 붙인다. 〈丹心〉

또는 사향(麝香) 5푼을 더해서 치료하니 약명을 초황고(硝黃膏)라고 한다. 〈入門〉

※ 오선고(五仙膏)

효능 : 일체의 비괴(痞塊)와 적취(積聚) 및 벽역(癖疫)을 치료한다.

처방 대황(大黃)・조각(皂角)・생강(生薑)・생총(生葱)・대산(大蒜) 각 반근을 짓 찧고 물로 달여 즙으로 해서 찌꺼기는 버리고 다시 끓여 검은 고약을 만들어 헝겊에다 펴고 먼저 침으로써 아픈 곳을 찌른 후에 붙인다. 〈回春〉

※ 첩비고(貼痞膏)

처방 수홍화자(水紅花子) 2돈, 대황(大黃)・박초(朴硝)・산치(山梔)・석회(石灰) 각 1돈, 주효(酒酵)를 계란 크기로 1덩이를 같이 찧고 고약을 만들어 헝겊에 펴고 비괴(痞塊) 위에 붙인 뒤에 뜨거운 떡을 둘러 씌워 붙이고 3일 뒤에 끌러보면 살빛이 먹과 같이 검어지니 이것이 그 효과가 나타나는 것이다. 〈入門〉

17. 징(癥)을 다림질 하는 방법

오수유(吳茱萸) 3되를 부수어 술에 넣고 끓여서 베에 싸 가지고 징(癥)의 아픈 곳에 찜질하면 차가와지면 다시 볶아서 찜질하고 옮겨가는 데로 따라가면서 찜질한다. 〈外臺〉

18. 약을 쥐어서 적(積)을 치료하는 방법

파두(巴豆)・건강(乾薑)・개자(芥子)・양강(良薑)・유황(硫黃)・감수(甘遂)・빈랑(檳榔) 각 등분을 하고 가루로 만들어 밥으로 섞어 환을 지어 손가락을 끝크기로 하여 우선 이른 아침에 천초탕(川椒湯)으로 손을 씻고 마유(麻油)를 손바닥에 바른 다음에 약을 움켜쥐고 얼마쯤 지난 후에 갑자기 설사를 하게 되니 멈추게 하려면 찬물로써 손을 씻으면 된다. 〈得効〉

19. 난치(難治)일 경우

적취(積聚)와 징가(癥瘕)가 옮겨가지 않으면 치료가 불가능하고 틀림없이 죽게 된다.

오적중(五積中)에서 분돈증(奔豚症)이 매우 치료가 어려운 증세이니 분돈(奔豚)은 소복(小腹)에서 일어나고 목구멍을 상충(上衝)하여 일어나게 되면 죽을 것 같다가 멈추니 이것은 경공(驚恐)해서 일어나는 것인데, 월인(越人)이 말하기를「경(驚)하면서 신(神)이 상월(上越)하는 것이 대부분 분돈병(奔豚病)이 목구멍을 상충(上衝)하는 증세는 신(神)을 따라서 위로 넘치기 때문이다.」〈仲景〉

옛날부터 바른 말이 있으니 의원이 치료하는데 매우 힘든 증세는 첫째는 음(陰)이 허한 증세를 보하기 어렵고, 둘째는 오랜 적(積)을 없애기가 어렵다고 하였으니 산이 저절로 무너지는 증세는 음허(陰虛)를 말한 것이고, 범을 길러서 후환을 당한다는 것은 오랜 적(積)을 말하는 것이다. 그렇다고 이 2가지 질환을 어찌 두려워하지 않을 것인가? 〈丹心〉

단방(單方) (24종)

※ 우슬(牛膝)

징(癥)이 맺힌 증세와 갑자기 심한 징(癥)이 뱃속에서 돌과 같이 딴딴하고 찌르는 듯 아픈 증세를 치료하니 1냥

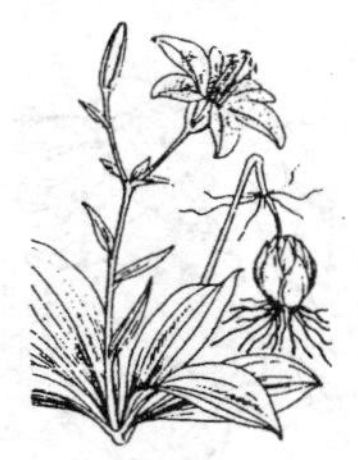
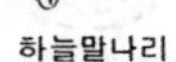
하늘말나리

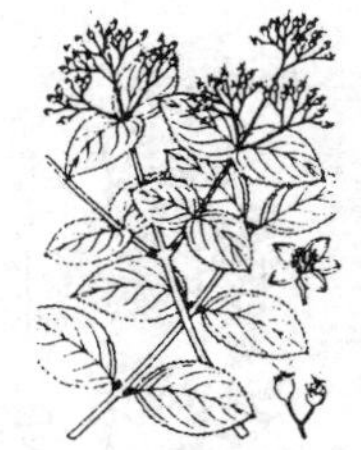
둥근잎말발도리

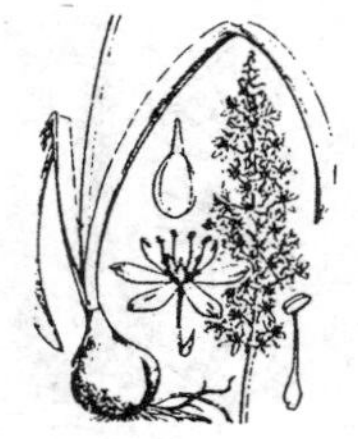
무 릇

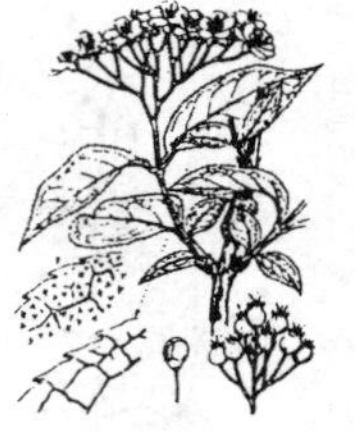
물참대

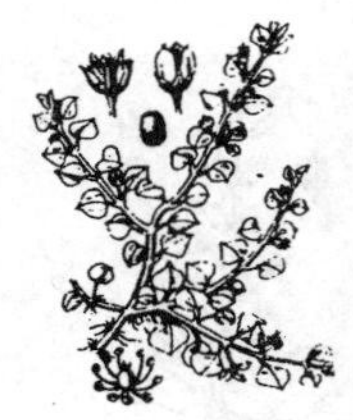
별덩굴

을 가늘게 썰어서 술에 달여 공복에 따뜻하게 해서 먹는다. 〈本草〉

※ 삼릉(三稜)

노벽(老癖)과 징가(癥瘕)이 덩어리가 된 증세를 치료하니 삼릉(三稜)을 진하게 달여서 1일 2번으로 한숟갈씩 먹는다. 〈本草〉

※ 현호색(玄胡索)

징벽(癥癖)과 삼예(三穢)를 치료하니 별갑(鱉甲)및 대황(大黃)을 등분 가루로 해서 2돈을 술로 먹는다. 〈本草〉

※ 대황(大黃)

징가(癥瘕)와 적취(積聚)를 깨뜨리고 묵은 것을 몰아내며 새 것을 이루는 데 매우 효과가 있다. 대황(大黃)을 가루로 지어 초에 끓여서 고약을 만들어 꿀을 넣고 다시 달여서 오동열매 크기로 환을 하고 생강탕에 30알을 삼켜 내린다. 풍열(風熱)을 소통시키고 적체(積滯)를 없애는 데는 대황(大黃)과 흑축두말(黑丑頭末)을 반은 생 것과 반은 볶으고 등분하여 꿀로 오동열매 크기의 환을 지어 맑은 차에 15알을 공복에 먹는다. 〈本草〉

※ 상륙(商陸)

심한 징(癥)이 뱃속에서 돌처럼 단단하고 아프며 찔리는 증세를 치료하지 않으면 백일만에 죽음을 맞이한다. 상륙(商陸)의 뿌리를 많이 취해서 찧고 쪄서 헝겊에 붙여 가지고 베 위에 펴 찜질하고, 식으면 다시 바꿔주면 저절로 없어진다. 〈本草〉

※ 견우자(牽牛子)

5가지의 적취(積聚)와 현벽(痃癖)및 기괴(氣塊)등을 치료하니 흑축(黑丑)의 두말(頭末)을 취해서 반은 생 것과 볶은 것을 꿀로 오동열매 크기로 환을 지어 자기전에 생강 탕으로 먹으면 아주 좋다. 〈本草〉

※ 삭료(蒴蓼)

심한 징(癥)으로 뱃속이 딴딴해서 돌과 같고 아파서 죽으려는 증세를 치료한다. 삭료근(蒴蓼根) 1줌을 가늘게 썰어서 술에 담가 사흘 밤을 재우고 1일 3번으로 5홉씩 따뜻하게 해서 먹으면 매우 효과가 좋다. 〈本草〉

※ 속수자(續隨子)

일체의 적체(積滯)를 치료하니 매일 10알을 복용하고 혹시 많이 설사하는 증세가 보이면 차거운 죽을 먹으면 즉시 멈춘다. 〈本草〉

※ 상이(桑耳)

혈병(血病)과 징가(癥瘕)및 적취(積聚)를 주로 치료하니 태워서 가루로하여 술에 고루 먹는다. 〈本草〉

※ 호장근(虎杖根)

징결(癥結)과 폭가(暴瘕)로 아픔이 심한 데 뿌리를 거친 가루로하여 술에 담가서 하루 3번씩 먹는다. 〈本草〉

※ 욱이인(郁李仁)

벽(癖)을 치료하니 인(仁)을 탕물에 담가서 거죽은 버리고 가루로해서 매 2돈을 백면(白麵)에 반죽하여 떡을 불에 사루어서 공복에 먹으면 시원하게 설사를 하니 설사가 멈추지 않으면 차가운 초탕을 먹으면 즉시 멈춘다. 〈本草〉

※ 백양목(白楊木)

징벽(癥癖)이 딴딴해서 돌과 같고 여러 해를 낫지 않는데 동남으로 뻗은 가지를 가늘게 썰어서 5되쯤 노란색이 되도록 볶아서 술 5되에 담가 굳게 봉하고 2일이 지난 뒤에 1일 3번으로 1홉씩 먹는다. 〈本草〉

※ 어회(魚膾)

배안의 현벽(痃癖)과 복량(伏梁)및 기괴(氣塊)를 주로 치료한다. 양념을 갖추어서 먹고 이어회(鯉魚膾)가 더욱 좋다. 〈本草〉

※ 별갑(鱉甲)

징가(癥瘕)와 현벽(痃癖)을 치료하니 노란색이 나도록 구워서 가루로하여 1일 2번을 술에 2돈씩 고루 먹는다. 〈本草〉

※ 감각(蚶殼)

냉기(冷氣)와 징벽(癥癖)및 혈괴(血塊)와 담(痰)을 치료한다. 일명 와룡자(瓦壟子)라는 것인데 불에 사루어서

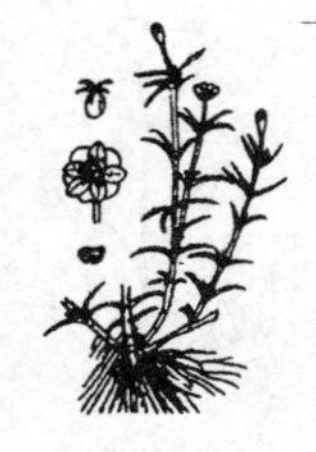
개미자리

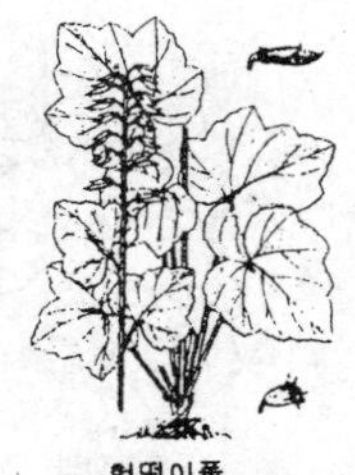
헐떡이풀

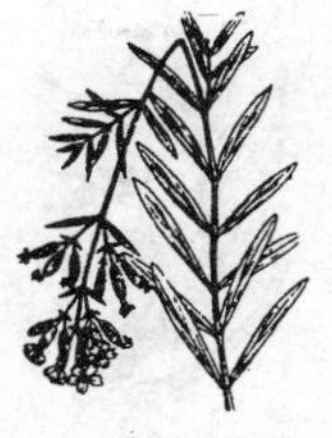
오랑캐장구채

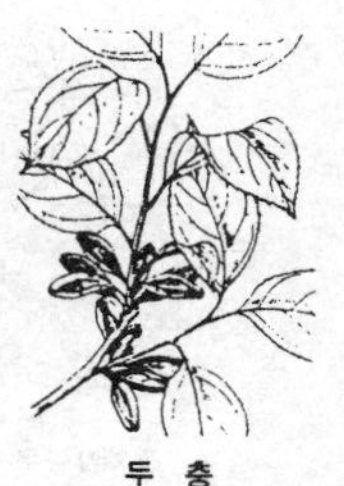
두 충

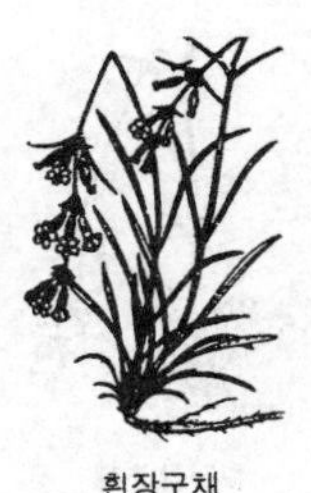
흰장구채

초에 담그기를 3번하여 가루로 하고 초풀에 환을 지어서 생강 탕으로 먹는다. 〈入門〉

※ 서미감(黍米泔)

별가(鱉瘕)를 앓는 데 새로 익은 붉은 기장 쌀을 일어서 뜨물을 내고 생으로 1되쯤 마시면 불과 2~3번을 먹으면 낫는다. 〈入門〉

※ 백경구인(白頸蚯蚓)

사가(蛇瘕)를 주로 치료하니 즙을 복먹으면 낫는다. 〈入門〉

※ 도화악(桃花蕚)

적취(積聚)를 깨뜨리고 꽃이 떨어질 때에 꽃받침을 취해서 면(麵)에 섞고 불에 사룬 떡을 만들어 먹으면 낫는다. 〈子和〉

※ 도노(桃奴)

복량증(伏梁症)에 기(氣)가 심하(心下)에 맺혀서 흩어지지 않는 증세를 치료하니 도노(桃奴) 3냥을 가루로 하여 2돈을 술로 공복에 먹는다. 〈本草〉

※ 요(蓼)

현벽(痃癖)과 적취(積聚)를 치료하니 매일 한줌씩 달여서 공복에 먹는다. 〈本草〉

※ 대산(大蒜)

현벽(痃癖)을 녹이니 자주 먹으면 좋다. 〈本草〉

※ 백마뇨(白馬尿)

별가(鱉瘕)를 치료하니 마시면 즉시 효과가 있다. 〈本草〉

적(積)이 배에 가득차고 모든 약이 효력이 없는데 백마(白馬)오줌을 먹으면 낫는다. 〈綱目〉

※ 웅작시(雄雀屎)

징(癥)•가(瘕)•현(痃)•벽(癖)•복량(伏梁)의 모든 덩어리를 주로 치료하니 가루로하여 꿀로 환을 지어 공복에 미음(米飮)으로 먹는다. 〈本草〉

※ 인뇨(人尿)

징적(癥積)이 배에 가득차고 모든 약이 효력이 없는데 사람의 오줌을 공복에 1되쯤 마신다. 사내 아이 오줌이 더욱 좋다. 〈本草〉

※ 침구법(鍼灸法)

분돈증(奔豚症)에는 상기(上氣)되고 심통(心痛)해서 견디지 못하는데 급히 더운 탕이나 손과 발을 담가서 식으면 수시로 바꾸고 곧바로 기해(氣海)•관원(關元)•기문(期門)•장문(章門)혈을 100장과 중극(中極)혈에 50장을 뜸한다. 〈得效〉

징가(癥瘕)에는 족과(足踝)•후완(後脘)•완중(脘中)혈을 환자의 나이대로 뜸하고 또한 기해(氣海)혈을 100장, 중완(中脘)혈에 200장을 뜸한다. 〈得效〉

징가(癥瘕)와 적괴(積塊)에는 먼저 덩어리 위에다 침을 하나 놓고 심한 것은 덩어리의 머리와 꼬리에 각각 1침씩 놓고 뜸하며, 또한 삼리(三里)혈을 뜸한다. 〈綱目〉

적취(積聚)에는 중완(中脘)•현추(懸樞)•비유(脾兪)•상곡(商曲)혈을 택하고, 척택(尺澤)•대계(大谿)혈을 보한다. 〈綱目〉

복량증(伏梁症)에는 상완(上脘)과 삼리(三里)혈을 뜸한다. 식분증(息賁症)에는 거궐(巨闕)과 기문(期門)혈을 택해서 뜸하며 분돈증(奔豚症)에는 옥천〔玉泉 : 즉 중극(中極)〕과 장문(章門)혈을 택해서 뜸한다. 〈甲乙〉

적괴(積塊)에는 장문(章門)•중완(中脘)•기해(氣海)•천추(天樞)•상완(上脘)•통곡(通谷)혈을 뜸한다. 〈綱目〉

비괴(痞塊)를 전치(專治)하는 증세에는 비근혈(痞根穴)을 택하니 혈(穴)이 13경 밑에 있으므로 각각 3치반을 열고 왼쪽을 많이 뜸하는 것인데 만일 비괴(痞塊)가 좌•우로 모두 있으면 좌•우를 함께 뜸한다.

또 다른 방법은 간심〔稈心 : 볏짚의 속대〕으로 큰 발가락 끝에서 발꿈치까지 재고 다시 그 간심(稈心)으로 미골첨(尾骨尖)에서 부터 재어서 간심(稈心)이 닿는 곳의 양쪽에 각 한 부추잎 넓이만큼 열어서 증세가 왼쪽에 있으면 오른쪽을 뜸하고 오른쪽에 있으면 왼쪽을 뜸하되 침 3푼에 뜸 7장을 하면 신통한 효과가 있다.

또는 발의 2번째 발가락의 지차〔歧叉 : 무늬가 서로 교차(交叉)되는곳〕한 곳에 57장을 뜸하는데 좌환(左患)은

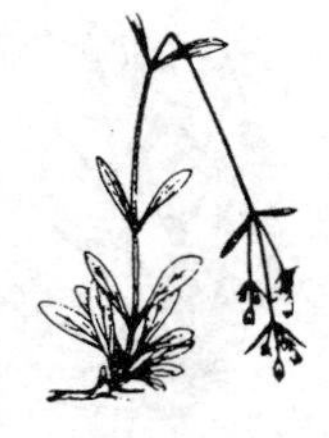
흰갯장구채

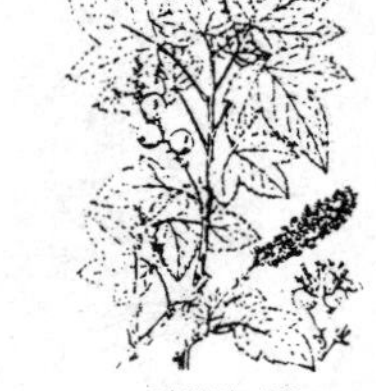
까치밥나무

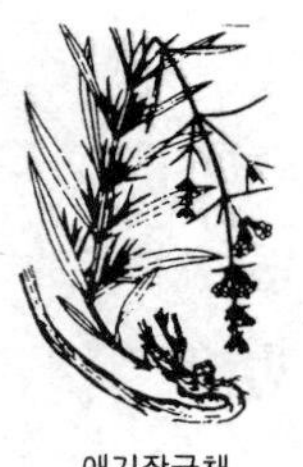
애기장구채

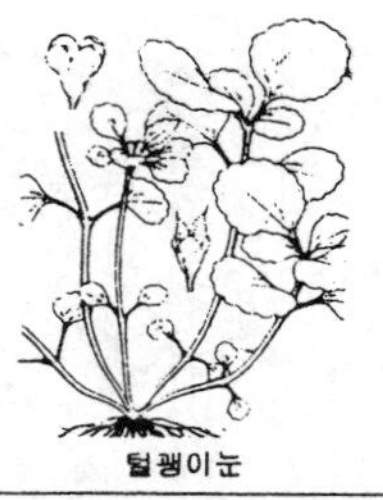
털괭이눈

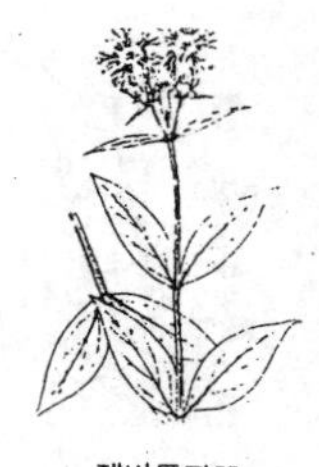
제비동자꽃

우를 뜸하고 우환(右患)은 좌를 뜸한 다음 그날 밤에 뱃속에 무슨 소리가 나면 그것이 효과가 나타나는 증거이다. 〈入門〉

二三. 부종(浮腫)

1. 부종(浮腫)의 원인이 될 경우

종(腫)은 종자(鍾子)와 통하니 한(寒)과 열(熱)의 기(氣)가 종취(鍾聚) 즉 한 곳에 모인 것이다. 〈醫鑑〉

모든 습(濕)과 종만(腫滿)하는 것이 모두 비토(脾土)에 든다. 〈內經〉

삼음(三陰)이 맺히는 증세를 수(水)라고 한다. 주(註)에 이르기를「삼음(三陰)이 맺힌다는 것은 비(脾)와 폐의 맥(脈)이 함께 차갑게 맺힌 증세이니 비(脾)와 폐(肺)의 맥(脈)이 맺히면 기(氣)가 변해서 수(水)가 된다.」〈內經〉

하초(下焦)가 넘치면 수(水)가 된다. 주(註)에 이르기를「하초(下焦)는 분주하고 배설하는 곳인데 기(氣)가 꼭 막혀서 설사를 하지 못하면 물이 넘친다.」〈內經〉

묻기를「소음(少陰)이 어째서 신(腎)이 주관하며 신(腎)이 어째서 수(水)를 주관하는 것인가?」대답하기를「신(腎)이란 지음(至陰)이고, 지음(至陰)은 성수(盛水)한 것이며 폐(肺)란 것은 태음(太陰)인데 소음(少陰)이 동맥(冬脈)이 되기 때문에 그 근본이 신(腎)에 있고 그 끝은 폐(肺)에 있으면서 모두 다 물을 쌓고 있는 것이다.」묻기를「그러면 신(腎)이 어째서 능히 물을 모은다고 해서 병이 생기는 것인가?」대답하기를「신(腎)이란 것은 위(胃)의 관(關)이니 관(關)이 닫히면 이롭지 못하기 때문에 물이 모여서 그 종류를 따르는 것이다. 위 아래로 피부에 넘치기 때문에 부종(浮腫)이 되는 것이니 부종(浮腫)이란 것이 바로 물이 모여서 병이 생기는 것이다.」〈內經〉

부종(浮腫)이란 것은 거죽과 살이 같으며 붓고 누르면 움푹 들어간 채로 일어나지 않는다.

음양(陰陽)이 기도(氣道)가 통하지 못해서 사해(四海)가 막히고 삼초(三焦)가 설사를 못하며 진액(津液)이 변하지 못하고 수곡(水穀)이 장위(腸胃)의 속에서 병행하며 회장(廻腸)에서 분별되어서 하초(下焦)에 있고 방광(膀胱)으로 스며 새지 못하면 하초(下焦)가 가득차고 물이 넘쳐 수창(水脹)이 된다. 〈靈樞〉

수종(水腫)은 비가 허(虛)하고 습(濕)이 승(勝)하여 엉기고 닫혀서 물이 정상대로 돌아다니지 못하기 때문에 온몸을 통하여 얼굴과 손발이 모두 부종(浮腫)의 증세가 나타나고 가죽이 엷으면서 빛이 나며 손으로 누르면 굴(窟)을 형성하고 손을 들면 원상대로 차지는 것이다. 또는 배가 북처럼 크면서 얼굴과 사지(四肢)는 붓지 않는 증세를 창만(脹滿)이라 하고, 또한 고장이라고도 하는 것이며, 비토(脾土)의 습열(濕熱)로 인해서 생기는 것이다 종(腫)은 가볍고 창(脹)은 무거운 것이다. 〈丹心〉

신(腎)의 열(熱)이 방광(膀胱)에 전하게 되면 열이 성해서 비(脾)와 위(胃)에 거슬리게 되므로 비(脾)가 허해서 신수(腎水)를 제어를 못하니 비(脾)가 사지(四肢)를 주재(主宰)하기 때문에 유주(流走)해서 몸과 얼굴이 모두 부종(浮腫)되는 것인데 만일 천(喘)을 더하면 무거운 증세이다. 그 요인을 간략하면 신수가 이겨서 비토(脾土)를 물리치고 또한 오히려 심화(心火)를 이기며 심(心)이 또한 폐(肺)를 이겨서 천(喘)하기 때문이다. 〈錢乙〉

오래 천(喘)하거나 오래 학(瘧)을 앓아서 여윈 나머지 이 병을 앓기가 쉽다. 〈入門〉

2. 부종(浮腫)의 징조일 경우

모든 수기(水氣)가 있으면 미종(微腫)이 먼저 눈 밑에 나타나는 것인다. 제(帝)가 묻기를「이것은 어찌된 이치인가?」기백(岐伯)이 답하기를「수(水)라는 것은 음(陰)이고 눈 밑도 역시 음(陰)이며 배로 말하면 지음(至陰)의 사는 곳이기 때문에 물이 배에 있으면 반드시 눈 밑이 붓는다.」〈內經〉

눈 속이 조금 부어서 누웠던 누에(蠶)가 일어난 것과 같은 증상도 수(水)이다. 〈內經〉

경(頸)의 맥(脈)이 움직이고 천해(喘咳)하는 것을 수(水)라고 한다. 〈內經〉

족경〔足脛 : 종아리〕이 붓는 증세를 수(水)라고 한다. 〈內經〉

눈 언덕이 조금 붓고 누에가 잠자고 일어나는 것 같으며 경맥(經脈)이 움직일때에 기침하고 손과 발의 위를 누르면 움푹 들어가서 일어나지 않는 증세도 풍(風)과 수(水)에 부(膚)가 가득찬 것이고, 코 끝이 조금 검은 색인 증세는 수기(水氣)가 있는 것이다. 〈靈樞〉

허리와 척추는 몸이 대관절(大關節)이며, 사지와 종아

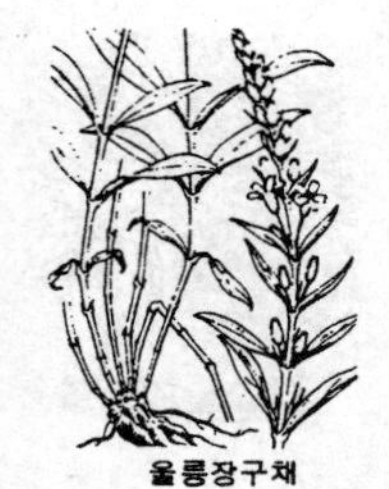
울릉장구채

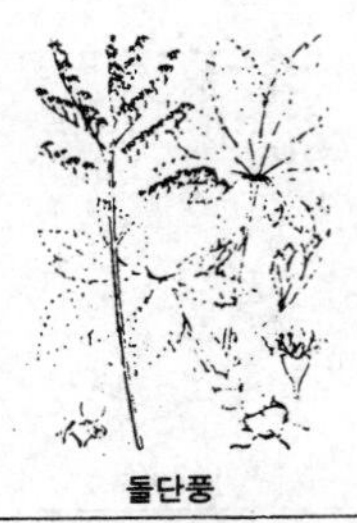
돌단풍

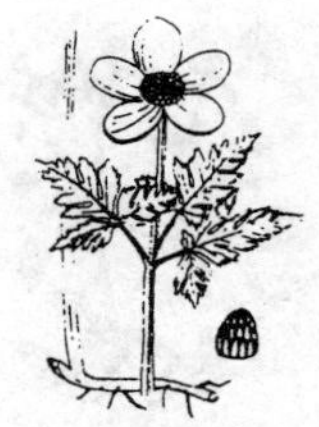
외바람꽃

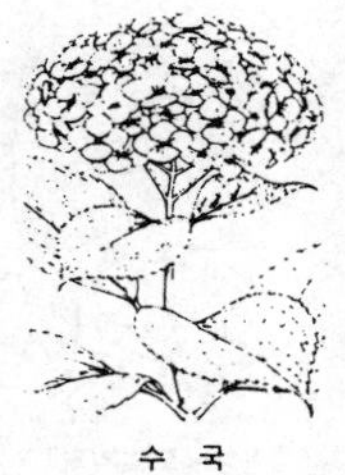
수 국

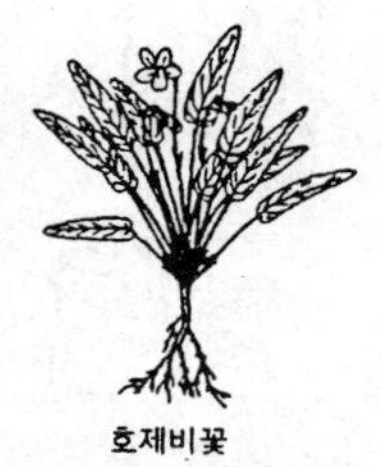
호제비꽃

리는 사람의 그것을 힘입어서 추주(趨走)하는 경수〔莖垂 : 음기(陰器)〕란 것은 몸의 기(氣)이며 장정(張精)의 후(候)이고 진액이 다니는 것이다. 그러니 음식을 조절하지 아니하고 갑자기 즐기거나 화를 내면 진액(津液)이 안으로 넘치고 밑으로 음경(陰莖)에 흘러서 혈도(血道)가 막히고 날마다 불어나서 쉬지 않으면 부앙(俯仰)이 불변하고 추주(趨走)를 못하게 되니 이것은 틀림없는 수병(水病)이다. 〈靈樞〉

3. 부종(浮腫)의 형증(形症)일 경우

수병(水病)은 밑으로는 종아리가 붓고 배가 커지면 위로는 천만(喘滿)과 호흡(呼吸)이 곤란해서 눕지 못하게 되니 이것은 표(標)와 본(本)이 같은 병이 든 것이므로 폐(肺)는 천호(喘呼)가 되고 신(腎)은 수종(水腫)이 되며 폐(肺)가 역해서 눕지를 못한다. 〈內經〉

습(濕)이 이기면 유설(濡泄)되고 심하면 수폐(水閉)해서 부종(浮腫)이 생기는 것이다. 〈內經〉

수병(水病)에 5가지가 있는데 1은 풍수(風水)이니 맥(脈)이 저절로 떠서 외증(外症)으로 뼈마디가 아프고 바람을 싫어하며, 2는 피수(皮水)라고 하니 맥이 역시 뜨고 외증(外症)은 부종(浮腫)해서 누르면 손가락이 묻히며 바람을 싫어하지 않고 배가 북처럼 부풀고 목이 마르지 않으며 땀이 나는 증세이다. 3은 정수(正水)라고 하는데 맥(脈)이 잠기고 더디며 외증(外症)으로서 천식(喘息)하고, 4는 석수(石水)라고 하니 맥(脈)이 잠기고 외증(外症)으로서 배가 가득차고 천식(喘息)을 안하며, 5는 황한(黃汗)이라고 하는데 맥이 잠기고 더디며 몸에 열이 나며 가슴이 가득하고 사지(四肢)와 두면(頭面)이 부종(浮腫)하여 오래까지 낫지 않으면 반드시 옹농(癰膿)이 되는 것이다. 또한 오래되면 기육(肌肉)이 궤란(潰爛)하고 종아리와 음랑으로 물이 흐른다. 〈仲景〉

또 오장수(五臟水)와 심수(心水)라는 증세가 있으니 몸이 무겁고 기(氣)가 적어서 눕지를 못하고 음기(陰氣)가 크고 부종(浮腫)이 되며 간수(肝水)란 증세는 배가 커서 저절로 전측(轉側)하지 못하고 갈비 밑과 배가 아프며 수시로 진액이 흐르고 소변이 단속(斷續)해서 나오며 폐수(肺水)란 것은 몸이 부종(浮腫)이 되고 소변이 어렵고 수시로 압당(鴨溏)하며, 비수(脾水)란 것은 배가 가득차고 사지(四肢)가 시달리고 무거우며 진액이 나지 않고 소기(少氣)하며 소변이 어렵고 신수(腎水)란 증세는 배와 배꼽이 부종(浮腫)하고 허리가 아파서 소변을 못누며 음기(陰氣)밑이 습(濕)해서 소의 콧등에 나는 땀과 같고 발이 역냉(逆冷)해서 누렇게 여위게 된다. 〈仲景〉

또 양수(陽水)와 음수(陰水)라는 증세가 있는데 양수(陽水)는 물속을 많이 건너거나 비를 많이 맞거나 또는 풍(風)•한(寒)•서(暑)•습(濕)에 중상(中傷)해서 증세로서 먼저 윗몸에 종기가 생겨 어깨와 등 및 손과 팔이 열이 있고 목이 마르며 이변(二便)이 닫히게 되는 것이다. 음수(陰水)란 물과 차 및 술을 많이 마시고, 굶주리며 배부를 때에 노역(勞役)하거나 방사(房事)하는데 기인되는 증세이니 그 증세가 먼저 아랫몸에서 부종(浮腫)이 생기고 허리와 배 및 종아리와 육부 등 온 몸이 차고 대변이 새게 된다. 〈入門〉

번갈(煩渴)하고 소변이 적삽(赤澁)하고 대변이 비결(秘結)되는 증세가 양수증(陽水症)이고, 번갈(煩渴)하지 않으며 당변(溏便)하고 소변이 적삽(赤澁)하지 않는 증세는 음수증(陰水症)이 되는 증세인 것이다. 〈正傳〉

또한 석수(石水)라는 증세는 신수(腎水)가 배꼽 밑에 머물러 있고 소복(小腹)이 부종(浮腫)되면서 딴딴하면 돌과 같기 때문에 석수(石水)라고 말한다.

폐수(肺水)란 증세는 피부에 흘러 넘쳐서 온몸이 붓고 단지 배만 붓지 않으며 역시 목도 마르지 않는다.

수고(水蠱)란 증세는 수(水)의 독기(毒氣)가 속에서 결취(結聚)되며 배가 점점 커지고 움직이면 소리가 없으며 언제나 물을 마시고자 하고 피부가 거칠은 것이다. 〈類聚〉

아침에는 너그럽고 저녁때면 급한 증세는 피가 허한 증세이고, 저녁때는 너그럽고 아침이면 급한 증세는 기(氣)가 허한 증세이고 아침 저녁 모두 급한 증세는 기(氣)와 혈(血)이 모두 허하다. 〈丹心〉

4. 맥법(脈法)일 경우

모든 맥(脈)이 잠긴 것은 수(水)가 있는 증세이니 신체가 부종(浮腫)하고 무거운 것이다. 〈仲景〉

수병(水病)으로 맥(脈)이 넓고 큰 것은 치료가 되고 작고 가늘은 것은 치료를 못한다.

수병(水病)으로 배가 북과 같은데 맥(脈)이 실(實)하면 살고 허하면 죽는다. 〈脈經〉

수기(水氣)가 잠긴 맥을 얻으면 역(逆)하는 증세이니 이것은 음맥(陰脈)이다. 〈東垣〉

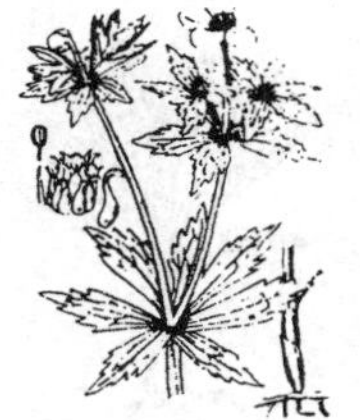
가래바람

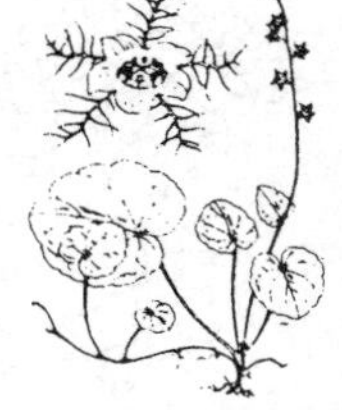
나도범의귀

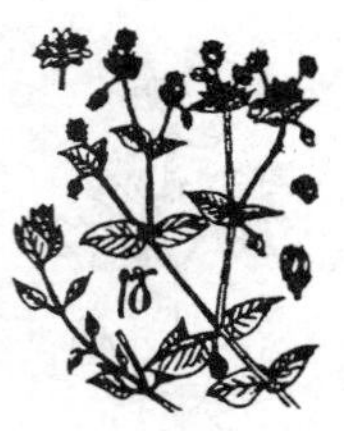
왕별꽃

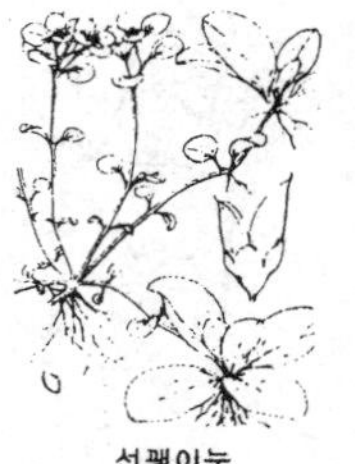
선괭이눈

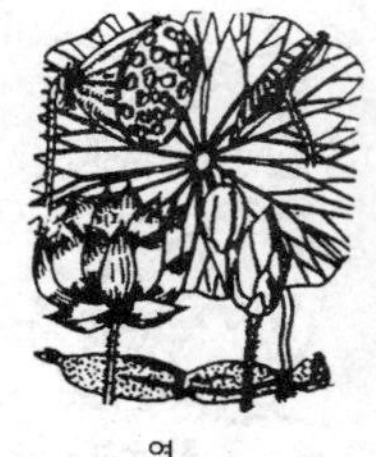
연

수기(水氣)로 맥(脈)이 뜨고 크면 가능하고, 잠기고 가늘면 나았다가 다시 일어난다.

상기(上氣)되고 부종(浮腫)하는 데 맥(脈)이 뜨고 미끄러우면 편하게 되고, 작고 가늘면 치료가 어렵다. 〈得効〉

수종(水腫)의 맥(脈)은 대부분 잠기고 감추어진 것이 많다.

양수증(陽水症)에 양증(陽症)을 겸하면 맥(脈)이 반드시 잠기고 촘촘하며, 음수증(陰水症)에 음증(陰症)을 겸하면 맥이 반드시 잠기고 더딘 것이다. 〈正傳〉

잠긴 것과 숨은 것이 서로 치는 증세를 수(水)라고 하며 양(陽)이 허하고 음(陰)이 실(實)한 증세이니 수(水)가 되는 증세를 의심할 수 없다. 〈三因〉

5. 수종(水腫)의 치법(治法)일 경우

종창(腫脹)을 치료하는 큰 방법이 보중(補中)•행습(行濕)•이소변(利小便)해야 하는데 인삼(人蔘)과 백출(白朮)로써 군(君)을 삼고, 창출(蒼朮)과 진피(陳皮)및 복령(茯苓)으로 신을 삼으며, 황금(黃芩)과 맥문동(麥門冬)으로 변을 삼아 간목(肝木)을 제거하고 후박(厚朴)을 약간 더해서 복창(腹脹)을 소화시키며 기가 돌아다니지 않는 데는 목향(木香)과 목통(木通)을 더해서 쓰며 기(氣)가 밑으로 내리는 것은 승마(升麻)와 시호(柴胡)를 더하니, 이것은 보중치습탕(補中治濕湯)의 처방문이다. 〈丹心〉

부종(浮腫)을 치료하는 것은 매운것을 흩고 쓴 것으로 새게 하며 묽은 것으로 스며 나오게 하는데 위아래로부터 습(濕)을 분소(分消)하면 이른바 귀문을 열고 정부(淨府)를 깨끗하게 하는 것이니 귀문(鬼門)을 연다는 말은 땀을 낸다는 것이며 정부(淨府)를 깨끗하게 한다는 말은 소변을 이롭게 하는 것이다. 〈東垣〉

대개 종기가 되는 수(水)는 즉 썩어서 탁한 기(氣)가 경락(經絡)에 스며 들어서 계곡(谿谷)에 흘러들어 수도(水道)에 관입(灌入)하면 피가 역시 수(水)로 변하니 이것을 비토(脾土)로서 제거하려 하고 신수로 인도해서 이롭게 하려고 하며 자칫 비(脾)가 병이 들면 금기(金氣)가 쇠하고 목(木)이 두려움에 쫓겨 와서 토(土)를 업신여기니 비(脾)가 병이 안 들수 없는 것이다. 치료 방법은 더욱 당연히 심경(心經)의 화(火)를 맑게하고 비(脾)가 운화(運化)의 직(職)을 주재(主宰)하는 것을 도와 주면 폐기(肺氣)가 밑으로 내리고 수도(水道)가 열려 통하니 혼탁한 피가 점차로 맑아져서 돌아오게 하면 기(氣)가 되고 혈(血)이 되며 진액(津液)이 되는 것이고, 심한 것은 위로는 땀이 되고 아래로는 소변이 되어서 차츰 분소(分消)가 된다. 〈丹心〉

모든 수증(水症)이 있으면 허리 이하가 부으니 당연히 소변을 이롭게 해야 하는데 오령산(五苓散)•택사산(澤瀉散)•신조산(神助散)을 쓰고, 허리의 위가 붓는 것은 당연히 땀을 내야 나으니 마황감초탕(麻黃甘草湯)•월비탕(越婢湯)•방기복령탕(防己茯苓湯)을 쓰고, 양수증(陽水症)에는 팔정산(八正散)또는 인삼패독산(人蔘敗毒散)에 마황(麻黃)•방풍(防風)•황금(黃芩)•치자(梔子)를 더해서 쓰고, 음수증(陰水症)에는 실비산(實脾散)•위령탕(胃苓湯)•복원단(腹元丹)을 쓴다. 〈諸方〉

다른 병이 오래 되면 모두 물로 변하고 우습(雨濕)으로 인해서 부종(浮腫)이 되니 평위산(平胃散)에 백출(白朮)•적복령(赤茯苓)•초두구(草豆蔻)를 더해서 쓰며, 또한 도체통경탕(道滯通經湯)을 쓴다. 〈寶鑑〉

물을 지나치게 먹어서 부종(浮腫)한 증세는 위령탕(胃苓湯)•가감위령탕(加減胃苓湯)•퇴종탑기산(退腫塌氣散)을 쓴다. 〈聖惠〉

오래 천만(喘滿)한 다음에 수기(水氣)가 있는 것은 분기음(分氣飮)•정력환(葶藶丸)을 쓰고, 오랜 학질이 수기(水氣)로 변한 증세는 황갑환(黃甲丸)•퇴황환(退黃丸)을 쓰고 오래된 이(痢)가 수기(水氣)로 변한 증세는 가미신기환(加味腎氣丸) 또는 보중익기탕(補中益氣湯)〔처방은 내장(內傷)〕에 포부자(炮附子)를 더해서 오래 먹고, 학리(瘧痢) 뒤에는 오피산(五皮散)을 모두 쓴다. 〈入門〉

수고증(水蠱症)에는 황미환(黃米丸)•칠웅환(漆雄丸)•청목향원(青木香元)을 쓴다. 〈入門〉

습(濕)을 토하고 수(水)를 새게하는 것은 삼화신우환〔三花神祐丸 : 처방은 하문(下門)에〕•외신환(煨腎丸)•신조산(神助散)을 쓰고 창개(蒼芥)가 수종(水腫)으로 변하는 증세는 적소두탕(赤小豆湯)을 쓴다. 〈入門〉

수종(水腫)의 설사에는 정력목향산(葶藶木香散)•대귤피탕(大橘皮湯)을 쓴다. 〈丹心〉

※ 보중치습탕(補中治濕湯)

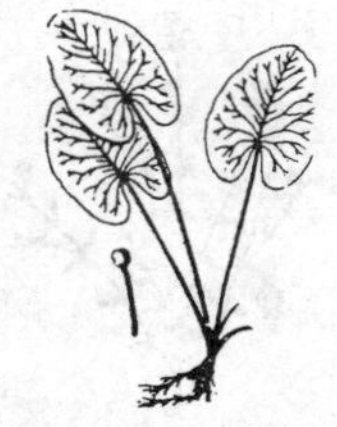
애기개구리연

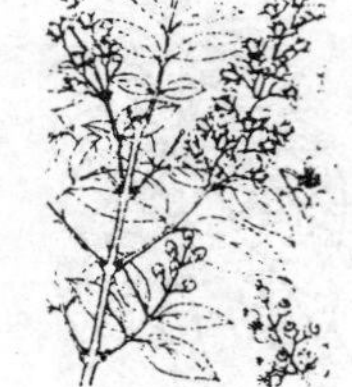
빈도리

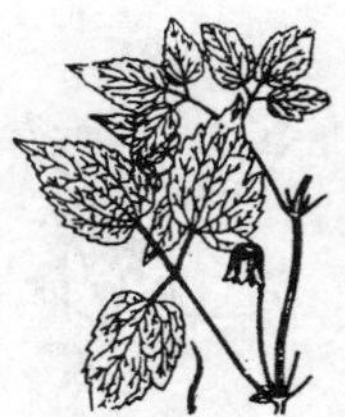
노랑종덩굴

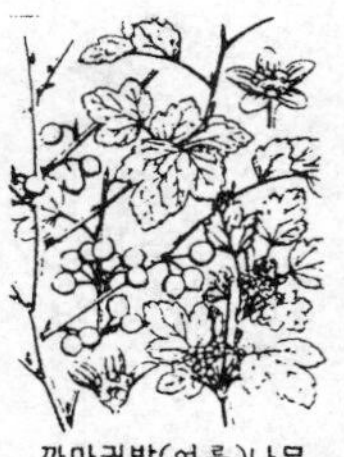
까마귀밥(여름)나무

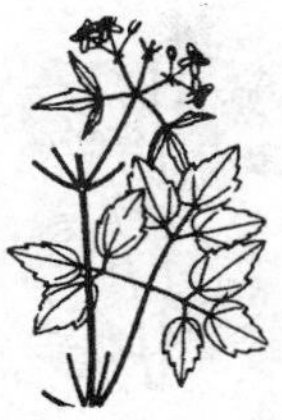
좀사위질빵

효능 : 수병(水病)을 모두 치료하는 증세에는 보중(補中)·행습(行濕)을 해야 한다.

처방 인삼(人蔘)·백출(白朮) 각 1돈, 창출(蒼朮)·진피(陳皮)·적복령(赤茯苓)·맥문동(麥門冬)·목통(木通)·당귀(當歸) 각 7푼, 황금(黃芩) 5푼, 후박(厚朴)·승마(升麻) 각 3푼을 썰어서 1첩을 지어 물로 달여 먹는다. 〈醫林〉

※ 택사산(澤瀉散)

효능 : 수종(水腫)에 이변(二便)이 삽(澁)한 증세를 치료한다.

처방 택사(澤瀉)·적복령(赤茯苓)·지각(枳殼)·저령(猪苓)·목통(木通)·빈랑(檳榔)·흑견우두말(黑牽牛頭末) 이상을 등분 가루로하여 생강총백탕(生薑葱白湯)으로 2푼을 고루 내린다. 〈入門〉

※ 신조산(神助散)

효능 : 온 몸이 수종(水腫)하고 천식(喘息)이 급하고 소변이 삽(澁)한 증세를 치료한다.

처방 흑축두말(黑丑頭末) 3돈, 정력자초(葶藶子炒) 2돈, 초목(椒目) 1돈반, 저령(猪苓)·택사(澤瀉)·목향(木香) 각 1돈을 가루로 하고 먼저 장수(漿水) 1잔과 총백(葱白) 3줄기를 달여서 반잔쯤 되거든 술반잔을 넣고 약가루를 3돈을 섞어서 이른 아침에 동쪽을 향해서 먹고 다시 장수(漿水)로써 총백죽(葱白粥)을 끓이기를 2시간쯤 걸리도록 천천히 하는데 술 5홉을 넣어 뜨겁게 먹으면 당연히 소변 3~4되가 나오게 될 것이니 하루를 걸러서 다시 한번 위의 방법과 같이 해서 먹고 소금 맛과 방사(房事)를 3년동안 끊어야 한다. 〈直指〉

※ 마황감초탕(麻黃甘草湯)

효능 : 허리의 위에 부종(浮腫)을 치료한다.

처방 마황(麻黃) 3돈, 감초(甘草) 2돈을 썰어서 1첩을 지어 물로 달여 먹고 이불을 덮고 땀을 내는 것인데 땀이 나지 않으면 다시 달여 먹는다. 〈仲景〉

어느 사람이 기촉증(氣促症)이 여러 해 동안 낫지 않고 결국은 수종(水腫)이 되었는데 이 탕을 먹고 바로 나았다고 한다. 〈得效〉

※ 월비탕(越婢湯)

효능 : 허리 위에 부종(浮腫)으로 기침하고, 천만(喘滿)하는 증세를 치료한다.

처방 마황(麻黃) 2돈, 창출(蒼朮) 2돈, 석고(石膏)·감초(甘草) 각 1돈을 썰어서 1첩을 하고 생강 3, 대추 2를 넣어 물로 달여 먹는다. 〈綱目〉

※ 방기복령탕(防岐茯苓湯)

효능 : 피수증(皮水症)에 윗몸이 부종(浮腫)하는 증세를 치료한다.

처방 적복령(赤茯苓) 3돈, 방기(防己)·황기(黃芪)·계지(桂枝) 각 1돈반, 감초(甘草) 1돈을 썰어서 1첩을 지어 물로 달여 먹는다. 〈綱目〉

※ 실비산(實脾散)

효능 : 음수증(陰水症)에 종기가 나면 우선 비토(脾土)를 실(實)하게 해야 한다.

처방 후박(厚朴)·백출(白朮)·부자포(附子炮)·백복령(白茯苓) 각 1돈, 목향(木香)·건강포(乾薑炮)·감초구(甘草炙) 각 5푼을 썰어서 1첩을 하고 생강 3, 대추 2를 넣어 물로 달여 먹는다. 〈得效〉

※ 복원단(腹元丹)

효능 : 심(心)과 신(腎)의 진화(眞火)가 능히 비(脾)와 폐(肺)의 진토(眞土)를 낳는 것인데 이제 진화(眞火)가 벌써 휴흠(虧欠)해서 진토(眞土)를 자양치 못하기 때문에 토(土)를 제거하지 못하고 수액(水液)이 망영되게 돌아가면 삼초(三焦)가 토하지 못하며 추기(樞機)가 운전하지 못하니 종창(腫脹)하고 가득 넘치며 천식하고 분급(奔急)하며 다리가 차고 혀가 마르며 바로 못 굽히고 소변이 안 통하는 것이다.

처방 택사(澤瀉) 2냥반, 부자포(附子炮) 2냥, 목향(木香)·회향초(茴香炒) 2냥, 천초(川椒)·독활(獨活)·후박(厚朴)·백출약초(白朮略炒)·귤피(橘皮)·오수유(吳

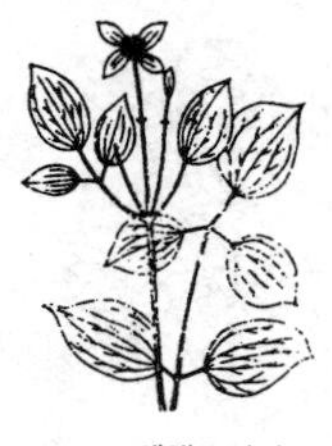
왜대으아리

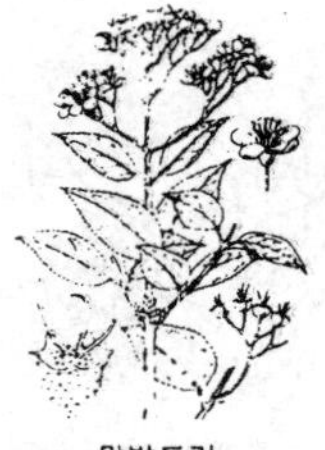
말발도리

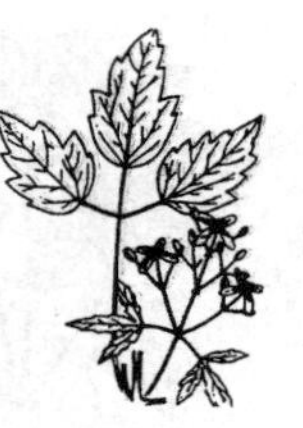
사위질빵

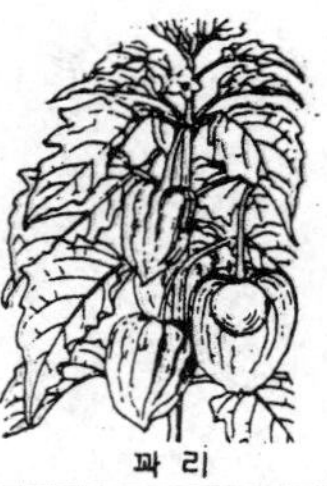
꽈 리

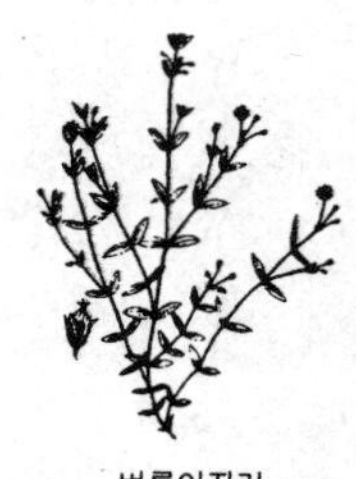
벼룩이자리

茱萸)·계심(桂心) 각 1냥, 육두구외(肉豆蔻煨)·빈랑(檳榔) 각 5돈을 가루로 하고 풀로 오동열매 크기로 환을 하여 자소탕(紫蘇湯)에 50알을 삼켜 내린다. 이 약이 대대로 전해오고 여러번 징험(徵驗)해본 것인데 처방문 속에 군(君)·신(臣)·사(使)·좌(佐)가 조물(造物)과 더불어 같이 좋은 것이니 당연히 모든 열들을 물리치고 1일에 3번을 먹을 것이며 또한 금욕(禁慾)과 짠 것을 반년 동안은 피해야 한다. 〈得効〉

※ 도체통경탕(導滯通經湯)

처방 적복령(赤茯苓)·택(澤瀉) 각 2돈, 진피(陳皮)·상백피(桑白皮)·목향(木香)·백출(白朮) 각 1돈을 썰어서 1첩을 지어 물로 달여 먹는다.

허노재(許魯齋)가 임우(霖雨)에 상하게 되어서 지체(肢體)가 부종(浮腫)하고 대변이 나오며 배가 가득하고 장(腸)이 울며 수시로 아프고 음식이 줄어들고 맥(脈)이 팽팽하고 가늘면서 느리니 이것은 비(脾)와 위가 허약하고 습기(濕氣)가 성한 것인데 먼저 평위산(平胃散)에 백출(白朮)·적복령(赤茯苓)·초두구(草豆蔻)를 더해서 쓰니 모든 증세가 모두 없어지고 단지 사지(四肢)가 부종(浮腫)한 것만 있는데 이 약을 먹고 나았다 한다. 〈寶鑑〉

※ 퇴종탑기산(退腫塌氣散)

효능 : 적수증(積水症)과 경수증(驚水症)및 음수(飮水)를 지나치게 많이 해서 비(脾)에 쌓이므로 사지(四肢)가 부종(浮腫)하고 몸에 열이 있는 증세를 치료한다.

처방 적소두(赤小豆)·진피(陳皮)·나복자초(蘿葍子炒) 각 2돈, 감초(甘草) 1돈, 목향(木香) 5푼을 썰어서 1첩을 하고 생강 3, 대추 2를 넣고 달여 먹는다. 〈丹心〉

※ 분기음(分氣飮)

효능 : 종창(腫脹)과 천급(喘急)을 치료한다.

처방 길경(桔梗)·적복령(赤茯苓)·진피(陳皮)·상백피(桑白皮)·대복피(大腹皮)·지각(枳殼)·반하국(半夏麴)·소자초(蘇子炒)·소엽(蘇葉) 각 1돈, 초과(草果)·감초(甘草) 각 5푼을 썰어서 1첩을 지어 생강 3, 대추 2를 넣어 물로 달여 먹는다. 〈得効〉

※ 정력환(葶藶丸)

효능 : 폐기(肺氣)가 천촉(喘促)하고 면목(面目)이 부종(浮腫)한 증세를 치료한다.

처방 정력자(葶藶子)·방기(防己)·목통(木通)·행인(杏仁)·패모(貝母) 각 1냥을 가루로 하고 찐 대추 살에 오동열매 크기로 환을 하여 상백피탕(桑白皮湯)으로 50알을 삼켜 내린다. 〈入門〉

※ 가미신기환(加味腎氣丸)

효능 : 신(腎)이 허해서 수(水)를 운행시키지 못하고 부종(浮腫)이 된 증세를 치료한다.

처방 부자포(附子炮) 2냥, 백복령(白茯苓)·택사(澤瀉)·육계(肉桂)·우슬(牛膝)·차전차초(車前子炒)·산약(山藥)·산수유(山茱萸)·목단피(牡丹皮) 각 1냥, 숙지황(熟地黃) 5돈을 가루로 하고 물로 오동열매 크기로 환을하여 공복에 미음(米飮)으로 70~100알을 삼켜 내린다. 〈丹心〉

※ 황미환(黃米丸)

효능 : 수고(水蠱)를 치료한다.

처방 건사과(乾絲瓜) 1개를 거죽은 버리고 썰어서 파두육(巴豆肉) 14알과 같이 볶아서 파두(巴豆)가 노란색이 나는 것을 한도로 하고 파두(巴豆)는 버리며 진창미(陳倉米)를 사과(絲瓜)의 분량과 같이 넣어 같이 볶아서 쌀이 노란색이 되거든 과(瓜)는 버리고 미(米)를 내서 가루로 하고 오동열매 크기로 환을 하여 백탕(白湯)으로 100알을 삼켜 내리면 두어번 먹어 바로 효과가 나니 이것은 사과(絲瓜)가 사람의 맥락(脈絡)과 같으니 파두(巴豆)의 기(氣)를 끌어 피부에 들어가기 때문이다. 〈入門〉

※ 칠웅환(漆雄丸)

효능 : 수고(水蠱)를 치료한다.

처방 진생칠(眞生漆) 1냥을 솥안에 녹여서 마포(麻布)로 짜고 찌꺼기는 버리고 다시 솥안에 넣어 조려서 말리고 웅황(雄黃) 1냥을 가루로하여 초물에 반죽하고 오동열매 크기의 환을 해서 매 4알을 맥아(麥芽)달인 물에 삼켜

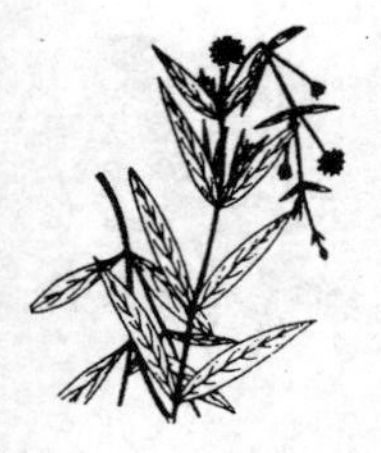
별 꽃

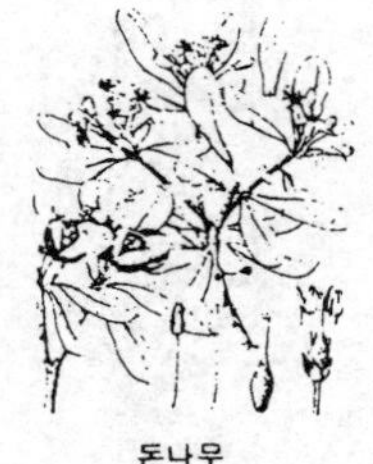
돈나무

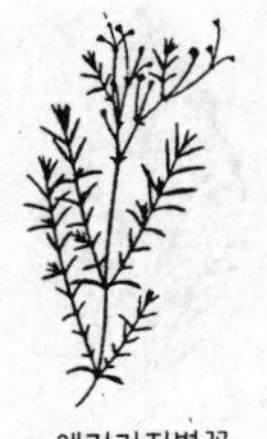
애기가지별꽃

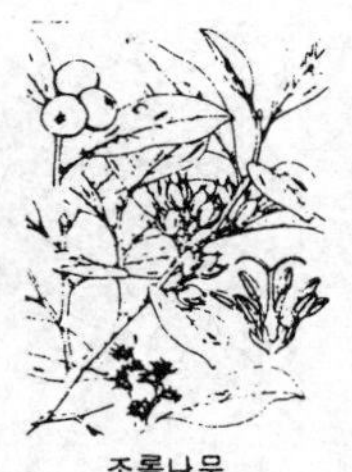
조록나무

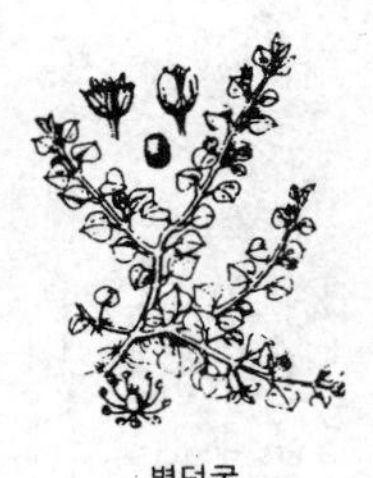
별덩굴

내린다. 〈入門〉

※ 삼화신우환(三花神祐丸)

중만(中滿)하고 복창(腹脹)해서 천수(喘嗽)하고 임폐(淋閉)된 증세와 일체의 수습부종(水濕浮腫)의 창만(脹滿)한 것 및 습열(濕熱)이 침적(沈積)해서 여러 가지 질환이 일어나는 증세를 치료한다. 〔방(方)은 507면〕

※ 외신환(煨腎丸)

효능 : 비허(脾虛)에 사수(邪水)가 흘러 들어서 무릎과 종아리가 부종(浮腫)하고 아픈 증세를 치료한다.

처방 감수(甘遂) 생 5돈, 목향(木香) 1냥을 가루로하여 매 1돈을 저요자〔猪腰子 : 외신(外腎)의 저(猪)〕1개를 쪼개고 근(筋)과 막(膜)을 긁어버린 다음에 감수와 목향(木香)을 속에 넣고 박하(薄荷)잎으로 싼 다음 다시 습지(濕紙) 4~5번을 싸고 약한 불에 구워서 잠잘 때에 잘 씹어서 더운 술로 내려 보내는데 노란물이 내려서 다되는 것을 한도로 한다. 〈丹心〉

※ 오피산(五皮散)

효능 : 다른 병으로 인해서 변하여 수종(水腫)이 되고 부허(浮虛)한 증세를 치료한다.

처방 대복피(大腹皮) • 적복령(赤茯苓) • 생강피(生薑皮) • 상백피(桑白皮) • 진피(陳皮) 각 1돈반을 물로 달여 먹는다. 〈丹心〉

※ 적소두탕(赤小豆湯)

효능 : 나이 어린 사람이 기혈(氣血)이 함께 있어서 창개(瘡疥)가 나고 변해서 종창(腫脹)이 된 것을 치료한다.

처방 적소두(赤小豆) • 저령(猪苓) • 상백피(桑白皮) • 방기(防己) • 연교(連翹) • 택사(澤瀉) • 상륙(商陸) • 적작약(赤芍藥) 각 1돈을 썰어서 1첩을 하고 생강 5쪽을 넣어 물로 달여 먹는다. 〈得効〉

※ 정력목향산(葶藶木香散)

효능 : 수종(水腫)으로 배가 가득 차고 소변이 붉으며 대변이 활설(滑泄)한 증세를 치료한다.

처방 활석(滑石) 3냥, 백출(白朮) • 정력자(葶藶子) • 저령(猪苓) • 적복령(赤茯苓) 각 1냥, 목향(木香) • 택사(澤瀉) • 목통(木通) • 계피(桂皮) • 감초(甘草) 각 5돈을 가루로하여 백탕(白湯)에 3돈을 고루 내린다. 〈正傳〉

※ 대귤피탕(大橘皮湯)

효능 : 습(濕)과 열(熱)이 안으로 쳐서 심(心)과 복(腹)이 가득차고 겸해서 수종(水腫)이 나서 소변이 흐르지 못하고 대변이 활설(滑泄)한 증세를 치료한다.

처방 활석(滑石) 3돈, 진피(陳皮) 1돈반, 백출(白朮) • 적복령(赤茯苓) • 저령(猪苓) • 택사(澤瀉) 각 1돈, 계피(桂皮) 7푼, 빈랑(檳榔) 6푼, 목향(木香) 5푼, 감초구(甘草炙) 4푼을 썰어서 1첩을 하고 생강 5쪽을 넣어 물로 달여 먹는다. 〈必用〉

6. 10수증(十水症)일 경우

1은 청수(靑水)로 먼저 좌•우의 갈비에서 종기가 일어나니 그 뿌리가 간(肝)에 있는 증세인데 대극(大戟)을 써야하고, 2는 적수(赤水)로 먼저 혀와 뿌리에서 종기가 일어나니 그 뿌리가 심(心)에 있는 증세인데 정력자(葶藶子)를 써야하며, 3은 황수(黃水)로 먼저 허리와 배에서 종기가 일어나니 그 뿌리가 비(脾)에 있는 증세인데 감수(甘遂)를 써야하고, 4는 백수(白水)로 먼저 다리에서 종기가 일어나니 그 뿌리가 폐(肺)에 있는 증세인데 상백피(桑白皮)를 써야하며, 5는 흑수(黑水)로 먼저 외신(外腎)에 있는 증세인데 연교(連翹)를 써야하고, 6은 현수(玄水)로 먼저 얼굴에서 종기가 일어나니 그 뿌리가 외신(外腎)에 있는 증세인데 원화(芫花)를 써야하며, 7은 풍수(風水)로 먼저 사지(四肢)에서 종기가 일어나니 그 뿌리가 골(骨)에 있는 증세인데 택사(澤瀉)를 써야하고, 8은 석수(石水)로 먼저 신(腎)에서 종기가 일어나니 그 뿌리가 방광(膀胱)에 있는 증세인데 고본(藁本)을 써야하며, 9는 고수(高水)로 먼저 소복(小腹)에서 종기가 일어나니 그 뿌리가 소장(小腸)에 있는 증세인데 파두(巴豆)를 써야하고, 10은 기수(氣水)로 이 증세만은 단지 또는 성하고 또는 쇠하게 되니 그 뿌리가 대장(大腸)에 있는 증세인데 적소두(赤小豆)를 써야 한다. 〈本事〉

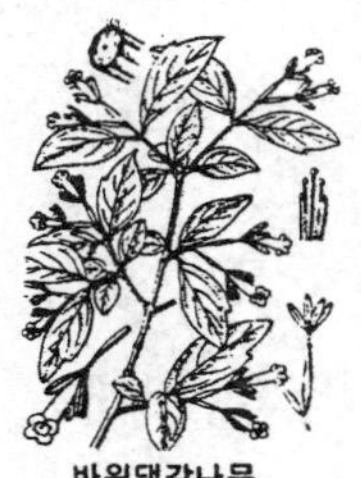
바위댕강나무

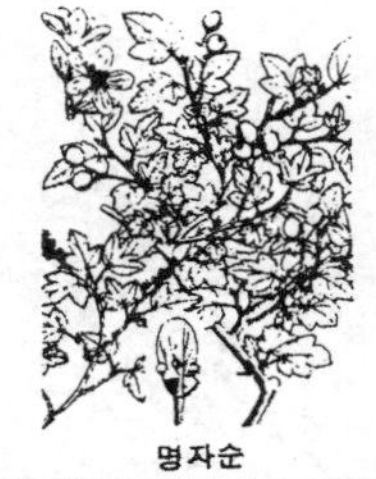
명자순

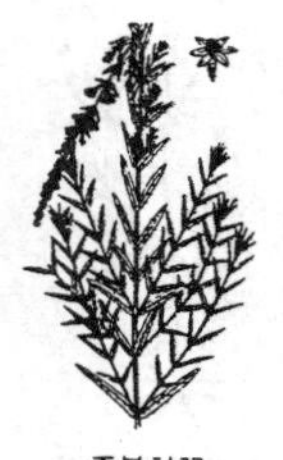
좀부처꽃

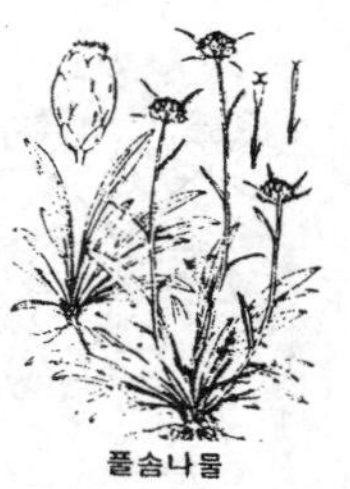
풀솜나물

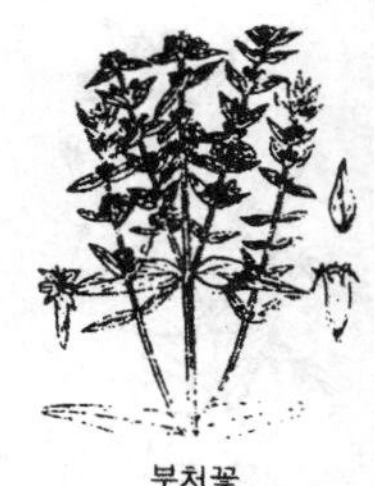
부처꽃

※ 십수환(十水丸)

10가지의 수기(水氣)를 치료하는데 10종의 병의 근본 원인을 잘 살펴서 그 증세에 적합한 1가지는 배로 해서 군(君)을 삼고 나머지 9가지는 등분하여 불에 말려 가루로 하고 꿀로 오동열매 크기로 환을 지어 적복령탕(赤茯苓湯)으로 3알에서 5알을 1일 2~3번 삼켜 내리고, 생냉(生冷)•유니(油膩)•함염(鹹鹽)및 저(猪)•어(魚)•주(酒)•면(麵)등 물을 3개월 동안 먹지 말아야 한다. 신조산(神助散)이 역시 좋은 데 처방은 위에 있다. 〈本事〉

7. 결양증(結陽症)일 경우

내경(內經)에 말하기를「결량(結陽)이란 증세는 사지(四肢)에 종기가 나는 증세이다.」주(註)에 말하기를「보통 때에 기병(氣病)이 있는데 습열(濕熱)이 더하면 기(氣)와 습열(濕熱)이 서로 다투기 때문에 종기가 되는 것이다. 사기(邪氣)가 차차 ㅓ적어지고 양기(陽氣)가 쇠소(衰少)해서 사(邪)가 정(正)을 쳐서 기(氣)가 선통(宣通)하지 않기 때문에 사지(四肢)에 종기가 일어나는 것이다. 모든 양(陽)이 사지(四肢)에서 기를 받는 것인데 지금 사람들은 손발과 관절(關節)의 종통(腫痛)을 완전한 풍(風)으로 치료하니 이것은 크게 잘못된 것이다.」서각탕(犀角湯)이 주로 치료한다. 〈正傳〉

※ 서각탕(犀角湯)

효능 : 결양증(結陽症)에 사지(四肢)가 종폐(腫閉)된 증세를 치료한다.

처방 서각(犀角)•현삼(玄蔘) 각 1돈, 승마(升麻)•목통(木通) 각 8푼, 연교(連翹)•시호(柴胡) 각 6푼, 침향(沈香)•사간(射干)•감초(甘草) 각 5푼, 망초(芒硝)•맥문동(麥門冬) 각 4푼을 썰어서 1첩을 지어 물로 달여 먹는다. 〈入門〉

8. 기분(氣分)의 증세와 혈분(血分)의 증세일 경우

기(氣)가 수음(水飮)으로 인해서 격(膈)해서 비만하고 배가 울며 뼈가 아프고 냉비(冷痺)하는 증세를 기분(氣分)이라 하고, 또한 수분(水分)이라고도 한다.

경맥(經脈)이 움직이지 않고 혈(血)이 변해서 물이 되며 사지(四肢)가 붉고 부종(浮腫)한 증세를 혈분(血分)이라고 하니 이것은 모두 수기(水氣)의 작용인 것이다.

기분(氣分)에는 계출탕(桂朮湯)을 써야하고, 혈분(血分)에는 계령탕(桂苓湯)을 써야한다. 〈直指〉

모든 것이 부인문(婦人門)에 상세히 나와 있다.

※ 계출탕(桂朮湯)

효능 : 기분(氣分)의 병을 치료한다.

처방 계피(桂皮) 1돈반, 마황(麻黃)•세신(細辛)•감초(甘草) 각 1돈, 지각(枳殼)•건강(乾薑) 각 7푼반을 썰어서 1첩을 지어 생강 3쪽을 넣어 물로 달여 먹는다. 〈直指〉

※ 계령탕(桂苓湯)

효능 : 혈분(血分)의 병을 치료한다.

처방 계피(桂皮)•적복령(赤茯苓)•당귀(當歸)•천궁(川芎)•적작약(赤芍藥)•봉출(蓬朮)•삼릉(三稜)•상백피(桑白皮)•빈랑(檳榔)•창출(蒼朮)•대복피(大腹皮)•구맥(瞿麥)•청피(靑皮)•감초(甘草) 각 5푼, 정력(葶藶)•대황(大黃) 각 2푼반을 썰어서 1첩을 지어 생강 3쪽을 넣어 물로 달여 먹는다. 〈直指〉

9. 부인(婦人)의 산전(產前)•산후(產後)의 부종(浮腫)일 경우

부인문(婦人門)에 상세히 설명이 나와 있다.

10. 약을 먹지 않고 수(水)를 제거(除去)할 경우

단방기술(丹房奇術)•도제고(塗臍膏)•소하병(消河餠)으로 치료한다.

※ 단방기술(丹房奇術)

효능 : 종창(腫脹)에 약을 먹지 않고 저절로 수기(水氣)를 없앤다.

처방 파두(巴豆)를 개어서 기름을 버리고 4돈, 수은분(水銀粉) 2돈, 유황생(硫黃生) 1돈을 함께 곱게 갈아서 떡을 만들고 우선 새솜 1쪽을 배꼽 위에 깔고 난 후 떡으

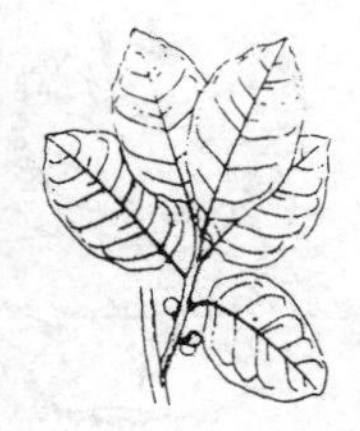
왕보리수

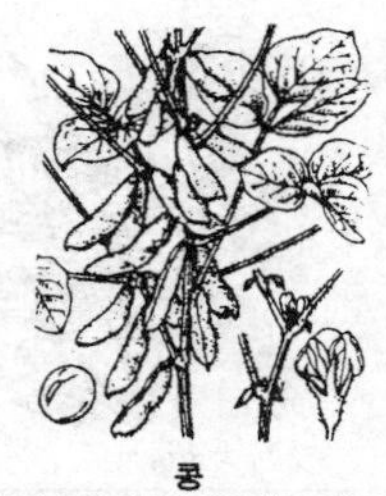
콩

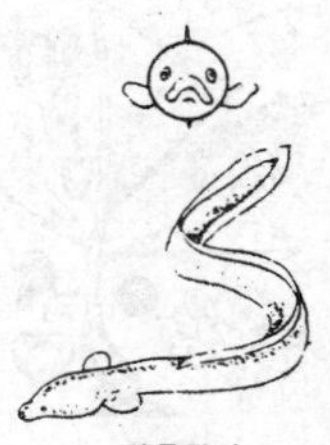
민물장어

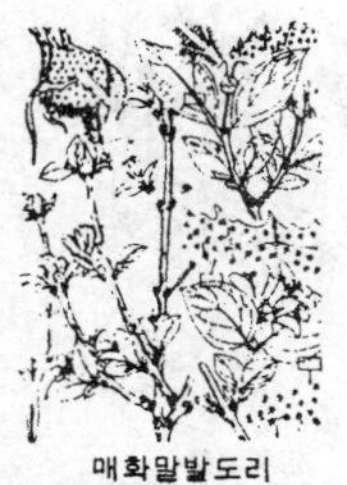
매화말발도리

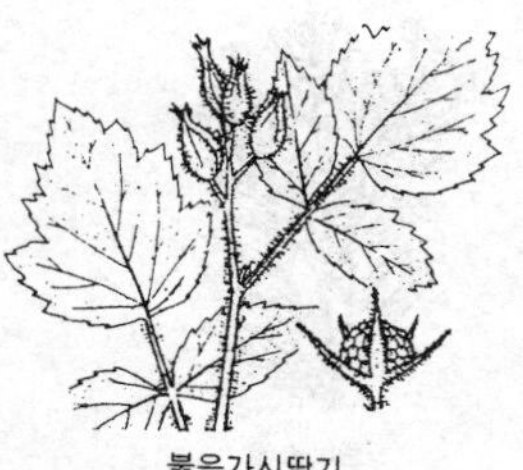
붉은가시딸기

로 덮은 다음에 헝겊으로 동여 매어서 3~5리쯤 가는 정도의 시간을 지나면 저절로 나쁜 물을 토해 버리니 3~5번 토해 낸 후 약을 복용하기를 멈추고 죽(粥)으로 보한다. 〈醫鑑〉

오랫동안 아픈 사람은 하루걸러 한번씩 물을 먹으면 떡 한개로 20~30 사람을 구할수 있다. 〈活人〉

일방(一方)에 수고(水蠱)를 다스리는데 상륙근(商陸根) 묽은 것을 난도(爛搗)하여 배꼽에 붙이고 견백(絹帛)으로 매어두면 물이 소변과 섞여 나온다. 〈丹心〉

※ 도제고(塗臍膏)

효능 : 수종(水綜)으로 인해서 소변이 끊어지거나 적은 증세를 치료한다.

처방 지용생연(地龍生硏) • 저령(猪苓) • 감수(甘遂) • 침사(鍼砂) 각 5돈을 가루로 하고 총연(葱涎)을 짛어서 고약을 만들어 배꼽에 1치쯤 펴 붙이고 헝겊으로 동여 매어서 소변이 많은 증세를 한도를 하는데 하루 두 번씩 바꾸어 준다. 〈得效〉

※ 소하병(消河餠)

효능 : 수종(水腫)이 팽창(膨脹)된 증세를 치료한다.

처방 대전라(大田螺) 4개, 대산(大蒜) 5개, 차전자말(車前子末) 3돈을 함께 갈아서 떡을 만들고 배꼽에 붙이며 헝겊으로 매어 두면 조금 지난 다음에 소변이 쏟는 것처럼 나오고 즉시 낫는다. 〈醫鑑〉

11. 부종(浮腫)의 통치약(通治藥)

가감위령탕(加減胃苓湯) • 사령오피탕(四苓五皮湯) • 집향탕(集香湯) • 실비음(實脾飮) • 침향호박원(沈香琥珀元) • 삼인환(三仁丸) • 초시원(椒鼓元) • 해금사산(海金沙散)등으로 치료한다. 〈諸方〉

※ 가감위령탕(加減胃苓湯)

효능 : 부종(付腫)을 치료한다.

처방 창출(蒼朮) 1돈반, 진피(陳皮) • 택사(澤瀉) • 백출(白朮) • 적복령(赤茯苓) • 모과(木瓜) 각 1돈, 후박(厚朴) • 저령(猪苓) • 신국(神麴) • 빈랑(檳榔) 각 8푼, 산사육(山楂肉) • 축사(縮砂) 각 7푼, 향부자(香附子) • 강즙초(薑汁炒) • 대복피(大腹皮) 각 6푼, 감초구(甘草灸) 3푼을 썰어서 1첩을 하고 생강 3쪽, 등심(燈心) 1단을 넣어 물로 달여서 먹는다. 〈醫鑑〉

※ 사령오피탕(四苓五皮湯)

효능 : 부종(浮腫)을 치료한다.

처방 상백피(桑白皮) • 진피(陳皮) • 지골피(地骨皮) • 복령피(茯苓皮) • 생강피(生薑皮) • 대복피(大腹皮) • 창출(蒼朮) • 백출(白朮) • 택사(澤瀉) • 저령(猪苓) • 청피(青皮) • 차전자초(車前子炒) 각 1돈을 썰어서 1첩을 지어 물로 달여서 먹는다. 〈辨疑〉

※ 집향탕(集香湯)

효능 : 허종(虛腫)을 치료하는데 우선 이 약으로 치료한 후 관격(關格)을 통한 다음에 증세를 잘 살펴서 치료한다.

처방 목향(木香) • 곽향(藿香) • 천궁(川芎) • 적복령(赤茯苓) • 빈랑(檳榔) • 지각(枳殼) • 감초(甘草) 각 3돈, 침향(沈香) • 정향(丁香) 각 2돈, 유향(乳香) 1돈반, 사향(麝香) 1자를 거친 가루로 하고 매 3돈에 생강 3쪽, 자소(紫蘇) 5잎을 넣어 공복에 물로 달여서 먹는다. 〈直指〉

※ 실비음(實脾飮)

효능 : 수종(水腫)이 팽창(膨脹)된 증세를 치료한다.

처방 창출(蒼朮) • 백출(白朮) • 후박(厚朴) • 적복령(赤茯苓) • 저령(猪苓) • 택사(澤瀉) • 축사(縮砂) • 향부자(香附子) • 지각(枳殼) • 진피(陳皮) • 대복피(大腹皮) • 목향〔木香 : 별도(別途)로 물에 갈아서 즙(汁)을 만들고〕 각 7푼을 썰어서 1첩을 하고 등심(燈心) 1덩이를 넣어 달여서 찌꺼기는 버리고 목향즙(木香汁)을 먹는다. 〈回春〉

※ 침향호박원(沈香琥珀元)

효능 : 수종(水腫)에 소변이 삽(澁)한 증세를 치료한다.

처방 정력자초(葶藶子炒) • 욱이인(郁李仁) • 침향(沈香) 각 1냥반, 호박(琥珀) • 행인(杏仁) • 소자(蘇子) • 적

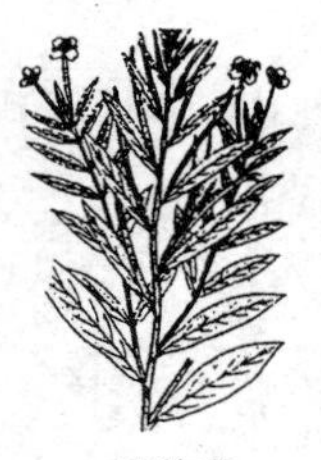
큰바늘꽃

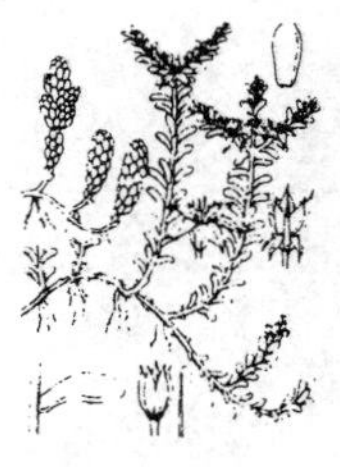
땅채송화

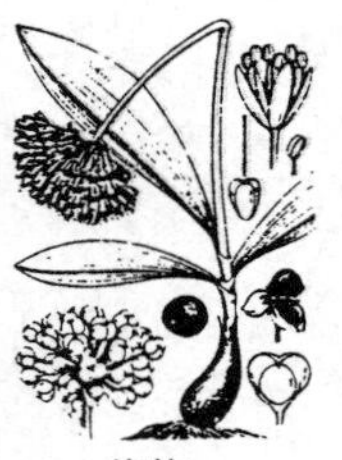
산마늘

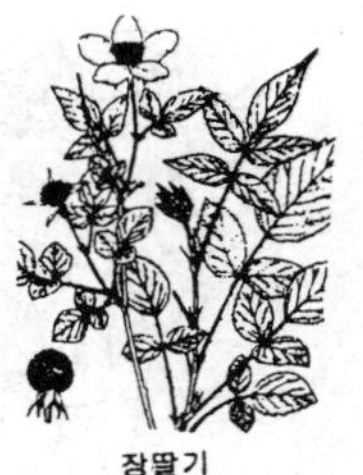
장딸기

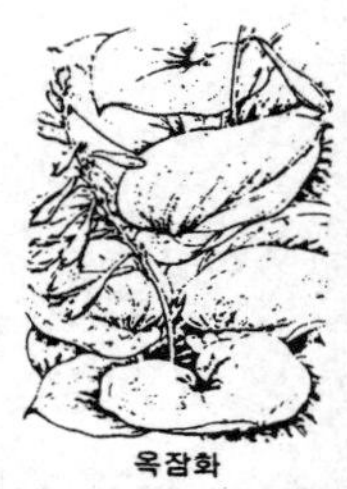
옥잠화

복령(赤茯苓) • 택사(澤瀉) 각 5돈을 가루로 하고 꿀로 오동열매 크기로 환을 지어 사향(麝香)으로 겉을 입히고 매 30~50알을 나복자전탕(蘿蔔子煎湯)으로 먹는다. 〈辨疑〉

※ 삼인원(三仁元)

효능 : 수종(水腫)에 천식(喘息)이 급하고 대소변이 나오지 않는 증세를 치료한다.

처방 욱이인(郁李仁) • 행인(杏仁) • 의이인(薏苡仁) 각 1냥을 가루로 하고 꿀로 오동열매 크기로 환을 지어 미음(米飮)으로 40~50알을 먹는다. 〈得効〉

※ 초시원(椒豉元)

효능 : 부종(浮腫)을 치료하는 특효 처방이다.

처방 초목(椒目) 1돈, 시(豉) 27개, 파두(巴豆) 1개, 피(皮)와 심(心)은 버리고 볶아서 잘게 갈고 물방울로 녹두알 크기의 환을 지어 더운 물로 3알, 또는 5알을 복용하고 약간(若干) 넣어서 토하는 증세를 한도로 하는데 기(氣)가 성한 사람은 파두(巴豆) 2개에서 3개로 치료한다. 〈活人心〉

※ 해금사산(海金沙散)

효능 : 비습(脾濕)이 너무 많아서 종창(腫脹)되고 천급(喘急)한 증세를 치료한다.

처방 흑축두말(黑丑頭末) 1냥반을 반은 볶으고 반은 생으로 해서 백출(白朮) 1냥, 감수(甘遂) 5돈, 해금사(海金沙) 3돈을 가루로 내어 매 2돈을 도유수(倒流水)로 달여서 1잔을 식사전에 알맞게 먹는다. 〈東垣〉

◎ 일방(一方)

외신(外腎)이 종기가 커다랗고 경물(莖物)이 수포(水泡)처럼 밝은 증세를 치료한다. 목향유기음(木香流氣飮) 〔처방은 기문(氣門)에〕 백출(白朮) • 목통(木通) • 자소엽(紫蘇葉)을 더해서 달인 물로 청목향원(靑木香元) 100알을 먹는다.

◎ 우방(又方)

부종(付腫)과 창만(脹滿) 뒤에 부스럼이 되거나 또는 물거품을 내서 부스럼으로 변하는 증세는 비토(脾土)가 파괴된 증세이니 평위산(平胃散)을 가루로 내어 맑은 기름에 알맞게 바르는데 습(濕)할 때에는 마른 쌀가루로 치료하면 즉시 낫는다. 〈得効〉

12. 가치(可治)와 불치증(不治症)일 경우

무릇 부종(浮腫)에 음낭(陰囊)이 연한 사람은 치료가 가능하다.

부종(浮腫)에 배 위를 눌러 보아서 와〔窩 : 움팍이〕가 생기면 치료가 가능하다. 〈醫鑑〉

부종(浮腫)과 창만증(脹滿症)이 남자는 위에서 아래로 내리고 여자는 아래에서 위로 오르는 증세는 치료하기가 쉬운데 오래되지 않은 병은 소변이 흐르면 종기가 물러가고 천(喘)이 멎으면 치료가 된 증세이다. 〈得効〉

남자가 다리 밑에서부터 부종(浮腫)해서 올라가고 여자는 머리에서 부종(浮腫)하여 내려오는 증세는 모두 치료가 어려운 증세에 든다.

남자가 다리 밑에서부터 일어나는 부종과 여자가 머리에서 내려가는 부종(浮腫)은 모두 음양(陰陽)으로 역(逆)하는 증세이니 이것은 정말 묘한 이치이다. 〈入門〉

대부분 약한 부종(浮腫)이 먼저 배에서 일어나며 다음에 사지(四肢)에 흩어지는 부종의 증세는 치료가 가능하고 먼저 사지(四肢)에서 부종이 나고 난 다음에 배로 돌아가는 증세의 사람은 치료가 불가능하다.

만약 고창(蠱脹)으로 배위에 청근(靑筋)이 있는 것, 배가 가득차고 대변이 활설(滑泄)한 것, 오랜 학질(瘧疾)이 변해서 허부(虛浮)가 된 것, 아래 입술이 검은 증세는 간(肝)이 상(傷)한 것이며, 결분(缺盆)이 평평한 증세는 심(心)이 상(傷)한 것이고, 배꼽이 튀어나온 증세는 비(脾)가 상한 증세이며, 족심(足心)이 평평한 증세는 신(腎)이 상한 증세이고, 등이 평평한 증세는 폐(肺)를 상한 증세인데 이러한 증세는 전부 치료가 불가능한 증세이다. 〈直指〉

살이 뻣뻣하고 또는 손바닥이 평평한 사람도 전부 치료가 불가능하다. 〈直指〉

입술이 붓고 이가 타는 사람과 갑자기 입술이 붓고 검은 부스럼이 나는 증세 손바닥이 부어 무늬가 없는 증세, 배꼽이 부어서 튀어나온 증세, 결분(缺盆)이 평평한 증세, 음낭(陰囊)과 음경(陰莖)이 전부 부종된 증세, 맥(脈)이 끊어지고 입을 벌리고 발이 부은 증세 발목이 붓고 무릎이 부어 말과 같은 등의 증세는 전부 치료가 불가능해서 죽는다. 〈正傳〉

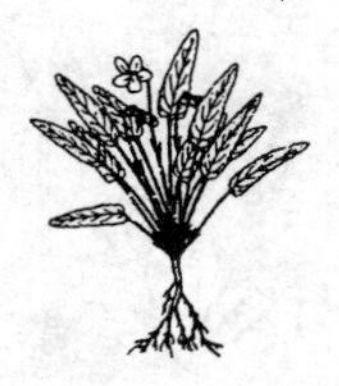
호제비꽃

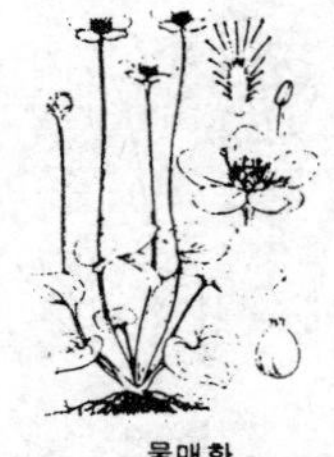
물매화

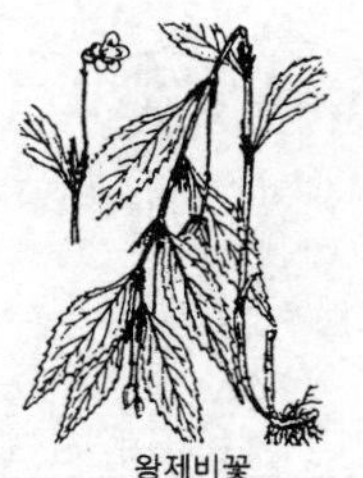
왕제비꽃

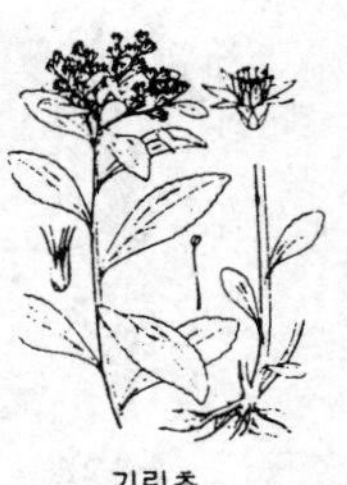
기린초

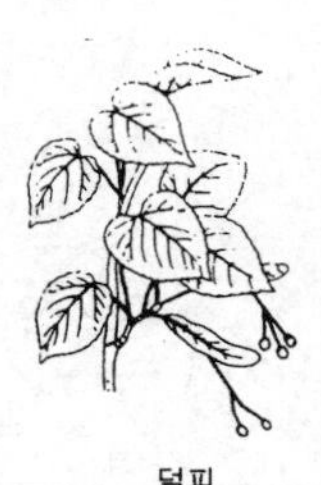
덜피

대부분 수종(水綜)과 천기(喘氣)를 심하게 하고 기가 거칠고 나쁘며 먹지 못하는 증세는 신기(腎氣)가 차고 넘쳐서 위로 가서 곁으로 폐(肺)를 침범한 것이니 치료를 못한다. 〈得效〉

13. 금기법(禁忌法)일 경우

대부분 수종(水腫)에 절대로 소금을 먹지 말아야 하는데 조금이라도 먹으면 안 된다. 할 수 없이 음식 먹기가 곤란하면 수병(水病)이 없어진 뒤에 초를 조금 넣어 먹는 것이 좋은 방법이다. 소금을 피하지 못하면 약을 복용하지 않을 것이며 병을 고치려고 하는 사람은 절대로 소금을 먹으면 죽을날을 기다리는 것과 같다. 〈得效〉

더욱 침질을 피하는 것이니 이를 어기면 물을 흘리고 죽게 된다.

무릇 수종(水腫)에 극기(極忌)하는 것은 단 약이니 습(濕)을 돕고 창만(脹滿)이 된다. 〈入門〉

기침과 수병(水病)에는 소금을 제일의 금기로 해야한다. 〈本草〉

단방(單方)

〔20가지인데 상백피음(桑白皮飮)·이기산(二氣散)·계예음(鷄醴飮)이 있다.〕

※ 상시회즙(桑柴灰汁)

상시회(桑柴灰)를 물에 담가 맑은 즙을 내서 적소두(赤小豆)를 끓여 죽을 만들어 오랫동안 먹으면 수창(水脹)을 크게 내린다. 〈本草〉

※ 상백피(桑白皮)

수종(水腫)과 천급(喘急)을 치료한다. 상백피(桑白皮) 4냥, 청량미(靑粱米) 4홉을 같이 삶아서 맑은즙을 내서 먹으니 이것을 상백피음(桑白皮飮)이라고 한다. 〈入門〉

※ 백출(白朮)

사지(四肢)가 종만(腫滿)한 증세를 치료한다. 백출(白朮) 3냥을 썰고 큰 대추 3개를 넣어 1일 3~4번을 달여 먹는다. 〈綱目〉

※ 택사(澤瀉)

방광(膀胱)과 삼초(三焦)의 물이 멈춰 있는 증세를 치료한다. 또는 썰어서 달여서 복용하고 또는 가루로하여 백탕(白湯)에 1일 2~3번씩 알맞게 먹는다. 〈本草〉

※ 정력자(葶藶子)

얼굴과 손발의 허종(虛腫)및 또한 수기(水氣)와 천급(喘急)을 치료한다. 정력자(葶藶子)를 격지초〔隔紙炒: 종이 위에 얹어서 불위에다 볶는 것〕하고 가루로하여 대추 살에 작은 콩 크기로 환을 지어 마자전탕(麻子煎湯)에 1일 3번으로 10알씩 먹는다. 〈東垣〉

수종(水腫)을 치료하는데 정력(葶藶) 3냥을 가루로 내고 방기말(防己末) 4냥, 녹두압(綠頭鴨)의 대가리를 끊어서 구중(臼中)에다 피를 흘려서 피가 다 흐르거든 약가루와 압두(鴨頭)를 먹는데 이 약이 소변을 흐르게 하는 데는 신과 같다. 〈本草〉

※ 상륙(商陸)

10가지의 수병(水病)을 사(瀉)한다. 흰색의 생뿌리를 가늘게 썰어서 이어(鯉魚)와 같이 삶아서 국을 끓여 먹는다. 〈本草〉

※ 견우자(牽牛子)

수기(水氣)와 고창(蠱脹)을 치료한다. 백축(白丑)과 흑축(黑丑)의 머리와 꼬리 각 2돈, 대맥면(大麥麵) 4냥에 섞어 불사룬 떡을 만들어 잠잘 때에 맑은 차로 씹어서 먹으면 기(氣)가 밑으로 내리는 증세로서 효과가 나타나는데 이름을 이기산(二氣散)이라고 한다. 〈正傳〉

수(水)가 신(腎)에 드는 증세인데 신수(腎水)를 행하는 효력이 흑견우(黑牽牛)만한 것이 없다. 가루로하여 저신(猪腎)에 넣고 약한 불에 구워서 더운 술과 함께 씹어서 먹으면 신(腎)을 빌어 신(腎)에 들어가니 둘이 서로 그의 변(便)한 증세를 얻고 나쁜 물이 이미 빠져버리면 다시 핍일(泛溢)하지 못한다. 〈直指〉

※ 비마자(萆麻子)

10가지의 수기(水氣)와 오고(五蠱)및 장기(瘴氣)에 쓴다. 비마자(萆麻子)껍질을 벗겨 마포에 싸서 기름을 짜버린 다음에 나무 술잔 안에 엷게 펴 발라서 남비속 물위

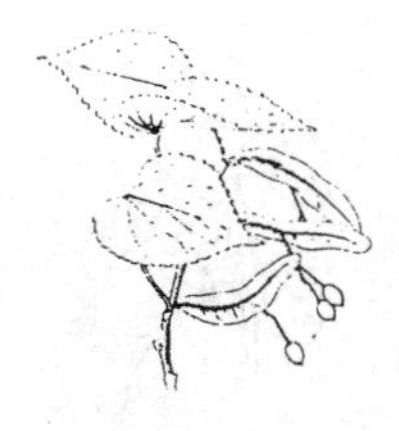
웅기피

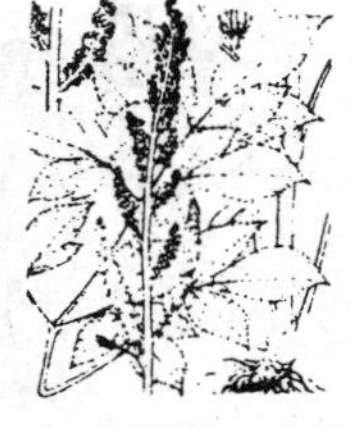
노루오줌

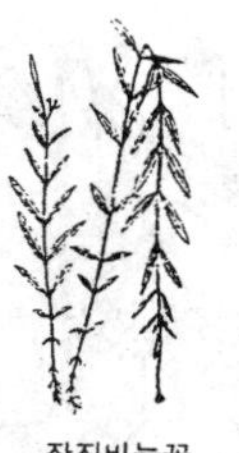
장진바늘꽃

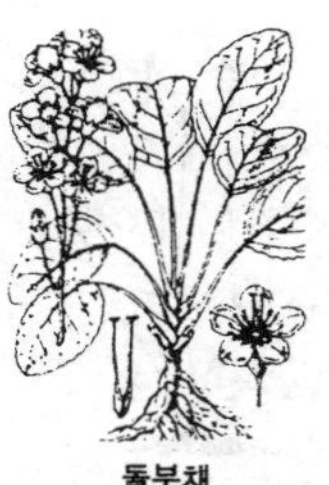
돌부채

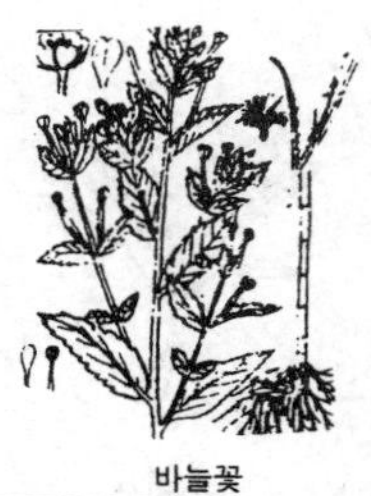
바늘꽃

에 띄워두고 남비 뚜껑을 덮고 20여번을 끓이면 약의 흰색이 없어지니 꺼내어서 매 6돈을 복용하되 곤수(滾水) 즉 흘러 떨어지는 물에 화개(化開)해서 공복에 따뜻하게 먹으면 불과 2~3제에 소변이 크게 흘러서 효과가 나타난다. 〈醫鑑〉

※ 욱이인(郁李仁)

수종(水腫)과 복창(腹脹) 및 천급(喘急)과 대•소변의 비삽(秘澁)을 치료한다. 욱이인(郁李仁) 1냥을 개어 즙을 내서 의이인(薏苡仁) 2홉과 같이 죽을 끓여 먹는다. 〈入門〉

또는 욱이인(郁李仁) 1홉을 가루로하여 면(麵)에 넣어 불사룬 떡을 만들어서 먹으면 즉시 대변이 나오고 기(氣)가 갑자기 낫는다. 〈本草〉

※ 이어(鯉魚)

수종(水腫)에 다리가 가득차고 기(氣)가 급한 증세를 치료한다. 이어육(鯉魚肉) 10냥, 총백(葱白) 한줌, 마자(麻子) 1되를 즙을 내고 국을 끓여 염(鹽)•고(鼓)•강(薑)•초(椒)를 넣어 알맞게 섞어서 공복에 먹는다. 〈入門〉

또는 대이어(大鯉魚)를 살을 취해서 적소두(赤小豆) 2되와 물 1말로 끓여서 2되쯤 되거든 찌꺼기는 버리고 즙을 내서 2번에 나누어서 먹으면 밑으로 흐르고 즉시 차도가 있다. 〈本草〉

※ 누고(螻蛄)

10가지의 수병(水病)과 종만(腫滿) 및 천촉(喘促)에 생토구(生土狗) 1개를 수족이 온전한 것을 잘게 갈고 축사(縮砂) 가루를 등분하여 넣어서 오래된 술로써 알맞게 먹는다. 〈直指〉

또는 5월 5일에 누고(螻蛄)를 많고 적음에 관계없이 잡아서 햇빛을 보이지 말고 불에 말려 각각 환자 한 사람에게 7개를 한도로 하여 우선 7개의 머리로 윗 부분을 치료하고 다음 배로써 중간 부분을 치료하고, 다음 발로써 아랫 부분을 치료하는데 모두 가루로 내어 공복에 좋은 술로 알맞게 먹는다. 〈丹心〉

※ 흑두(黑豆)

부종(浮腫)을 치료한다. 검은 콩 1되와 물 5되를 3되까지 달여 찌꺼기는 버리고 술 5되를 넣고 다시 달여 3되까지 되거든 다시 찌꺼기는 버리고 3번으로 나누어 먹고 낫지 않으면 다시 한번 먹는다. 〈本草〉

※ 적소두(赤小豆)

수종(水腫)을 치료하고 수기(水氣)를 내린다. 상백피(桑白皮)나 또는 통초(通草)와 같이 달여서 먹는다.

또는 적소두(赤小豆) 5홉에 마늘 1개와 생강(生薑) 3돈을 같이 찧어서 부수고 상륙(商陸) 1조를 썰어서 함께 물에 달여서 콩이 짓무르면 마늘과 생강 및 상륙(商陸)은 버리고 다만 콩을 잘 씹어서 공복에 먹되 천천히 즙을 빨아서 먹으면 부종(浮腫)이 즉시 없어진다. 〈本草〉

※ 동과(冬瓜)

수병(水病)을 처음 얻어서 위급할 때 동과(冬瓜)를 많든 적든 관계없이 양대로 먹으면 신통한 효과가 있고 또는 즙을 내서 먹는데 오래된 병에는 피해야 한다.

※ 고호양(苦瓠瓤)

부종(浮腫)과 하수(下水)에 흰 고과(苦瓜)속의 씨가 큰 콩과 같은 것을 솜으로 싸서 끓여가지고 공복에 7개를 먹은 후에 물이 저절로 나오고 멈추지 않으면 살이 쭉빠지고 낫는데 3년 안에는 좋은 맛의 음식을 삼가해야 한다. 〈本草〉

고호(苦瓠)는 반드시 주름살이 가늘고 깨끗한 것으로 골라서 치료해야 하는데 그렇지 않으면 독(毒)이 있다. 〈綱目〉

※ 계시(雞屎)

수종(水腫)•기종(氣腫) 및 습종(濕腫)을 치료한다. 건계분(乾鷄糞) 1되를 노랗게 볶으고 호청주(好淸酒) 3잔을 1잔이 되도록 달여서 찌꺼기는 버리고 먹으면 조금 지난 뒤에 뱃속이 크게 전동(轉動)하여 울면서 대변으로 따라서 흘러 내리고 무릎과 배꼽 밑에 주름살이 생기며 종기가 바로 없어지니 병이 모두 낫지 않거든 다시 한 제(劑)를 더 먹고 논 우렁이 두개를 술에 넣어 익혀서 먹으면 즉시 멈춘다. 약명은 계예음(鷄醴飮)이다. 〈醫鑑〉

※ 청두압(青頭鴨)

10가지의 수병(水病)으로 죽게 된 증세를 치료한다. 청

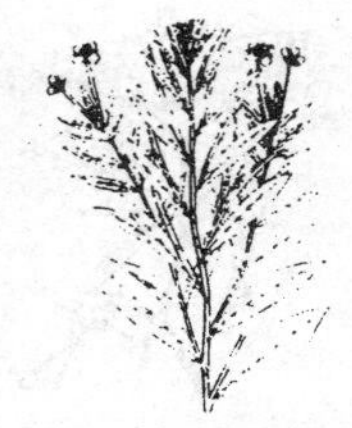
큰바늘꽃

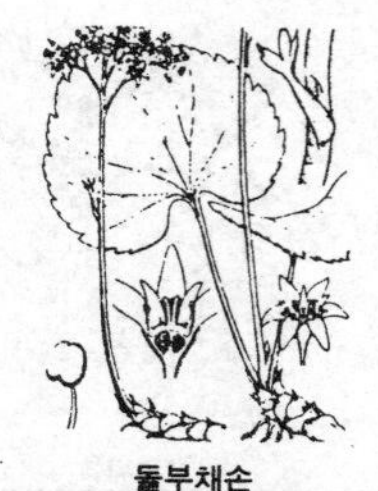
둥부채손

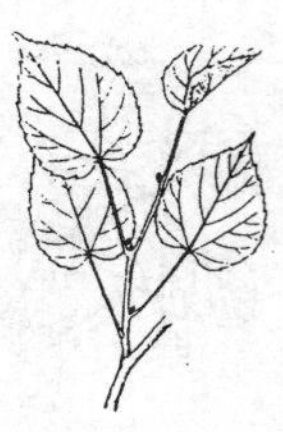
털참피

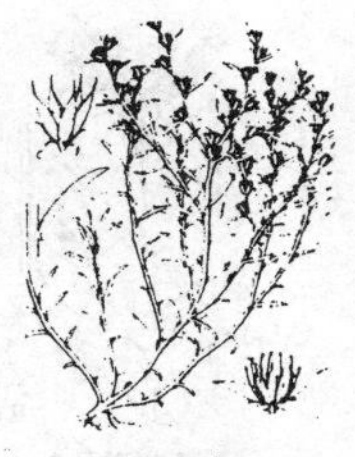
바위채송화

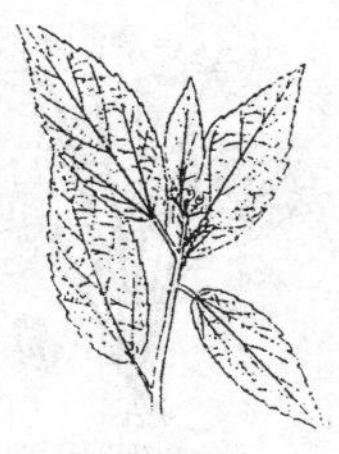
좀장구밤

두압(靑頭鴨)한 마리를 마련하고 쌀과 5가지 맛을 넣어 죽을 끓여 공복에 먹고 백압(白鴨)도 역시 좋다. 〈本草〉

압두(鴨頭)가 능히 수(水)를 흐르게 하고 혈(血)을 서늘하게 하기 때문이다. 〈入門〉

※ 하마(蝦蟆)

수종(水腫)의 고창(鼓脹)한 증세에 특별한 효과가 있다. 대하마(大蝦蟆)한 마리를 축사(縮砂) 7알을 그 입에 넣고 배에까지 들어가도록 하며 진흙으로 싸서 탄화에 사루어서 연기가 모두 난 다음에 꺼내어서 식은 다음에 진흙은 버리고 갈아서 가루로 하고 술이나 진피탕(陳皮湯)에 알맞게 먹고 방귀가 많이 나오면 효과가 있는 것이다. 〔즉 아래의 금섬산(金蟾散)이다〕

우방(又方)에 수종(水腫)이 장만(腸滿)한데 라하마(癩蝦蟆) 2~3매를 웅저(雄猪) 간내(肝內)에 넣어 삶아서 하마(蝦蟆)는 버리고 두(肚)을 술과 함께 먹으면 방귀가 계속 나오고 물이 대변으로 나오고 종(腫)이 곧 사라진다. 〈醫鑑〉

※ 저간(猪肝)

부종(浮腫)의 창만(脹滿)한 증세를 치료한다. 저간(猪肝) 1구를 가늘게 썰어서 초(醋)에 씻은 마늘과 제채(虀菜)와 같이 먹고 또한 삶아서 끓여 복용해도 좋다. 〈本草〉

※ 단육(猯肉)

10가지의 수(水)가 낫지 않고 죽게 된 증세를 치료한다. 단육(猯肉)반근을 썰어서 맵쌀 3홉과 수(水) 3되에 총초강시(葱椒薑豉)를 넣어 죽을 쑤어 먹는다.

또는 국을 끓여 먹어도 수(水)를 내리는데 매우 효과가 좋다. 〈本草〉

※ 침구법(鍼灸法)

사지(四肢)와 얼굴이 모두 부종(浮腫)한 데 수분(水分)과 기해(氣海)혈을 뜸하면 즉시 없어진다.

수종(水腫)에 오직 수구(水溝)혈만 침을 할 것이며 다른 혈(穴)에 침을 하면 수(水)가 다 되고 즉시 죽게 된다. 용의(庸醫)들은 수분(水分)혈을 침을 하여 사람을 많이 죽이는데 수분혈(水分血)은 뜸만 하는 것이 가장 중요한 것이니 대부분 이 혈(穴)이 수(水)를 나눠서 망행(妄行)하지 못하게 하기 때문이다. 어떤 사람이 수종(水腫)에 수분(水分)과 기해(氣海)혈을 뜸하니 그 이튿날 얼굴을 깎아버린 것 같았다. 〈資生〉

二四. 창만(脹滿)

1. 창만(脹滿)의 원인이 될 경우

황제(黃帝)가 묻기를 「창(脹)이란 어째서 나며 또한 그 원인이 어디에 있는 것인가?」 기백(岐伯)이 대답하기를 「위기(衛氣)가 몸을 도우는 것이니 항상 맥(脈)과 함께 분육(分肉)에 연행(連行)해서 역(逆)과 순서가 있고 음양(陰陽)이 서로 따라서 천화(天和)를 얻고 오장(五臟)이 정리되며 사절기의 순서가 있고 오곡(五穀)이 소화된 다음에 궐(厥)하는 기(氣)가 아래에 있고 영위(榮衛)가 머물러 있게 되니, 만일 한기가 역상(逆上)해서 진사(眞邪)가 서로 공박을 하면 두 기(氣)가 맥(脈)을 따르며 위기(衛氣)가 역(逆)하면, 맥창(脈脹)이 되고 위기(衛氣)가 맥(脈)과 합하여 분육(分肉)을 따르면 부창(膚脹)이 된다.」 〈靈樞〉

대부분 사람은 칠정(七情)이 안으로 상하고 육음(六淫)이 외침(外侵)하며 음식의 조절을 하지 않고 방사(房事)가 지나쳐서 비토(脾土)의 음(陰)이 상하니 운수하는 기관이 그 직분을 잃게 되면 위(胃)가 수곡(水穀)을 받아도 소화를 시키지 못하는 이유로 때문에 양(陽)이 제멋대로 오르고 음(陰)이 내리며 천지(天恥)가 교태(交泰)하지 못해서 꼭 막히게 되면 이때에는 맑고 탁한 것이 서로 혼잡(混雜)하고 수도(隧道)가 막혀서 탁한 피가 되고 어(瘀)와 울(鬱)이 열이 되면 열이 오래 머물러서 기(氣)가 변하여 습(濕)이 되며 습(濕)과 열이 서로 한하여 가득차게 되니 경(經)에서 말하는 고창(鼓脹)이란 증세가 바로 그것이다. 그 증세는 밖이 딴딴하고 가득차고 속이 비어서 아무것도 없는 것이 마치 북과 같다는 증세이다. 또 그병이 아교(阿膠)처럼 집착해서 치료 하기가 쉽지 않은 이유로 고병(蠱病)이라고도 하는데 그것은 벌레가 침식(侵蝕)하는 것과 같다는 뜻이다. 〈丹心〉

음식의 조절을 하지 않고 사는 곳을 삼가하지 않는 증세는 음(陰)이 받고 음(陰)이 받으면 오장(五臟)에 들어가며 오장(五臟)에 들어가면 막히고 닫히게 된다. 〈內經〉

탁기(濁氣)가 위에 있으면 종창(腫脹)이 생긴다. 주

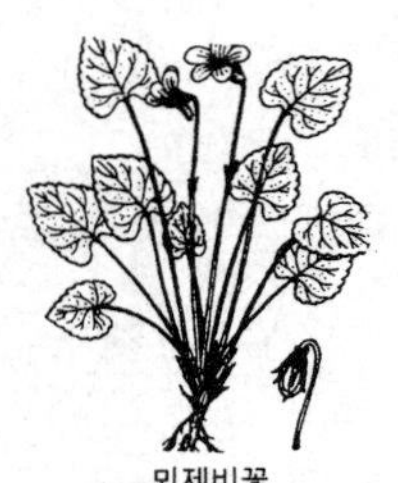
뫼제비꽃

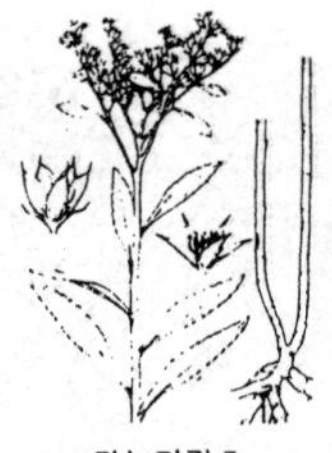
가는기린초

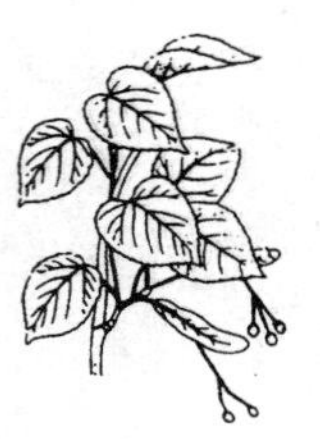
털 피

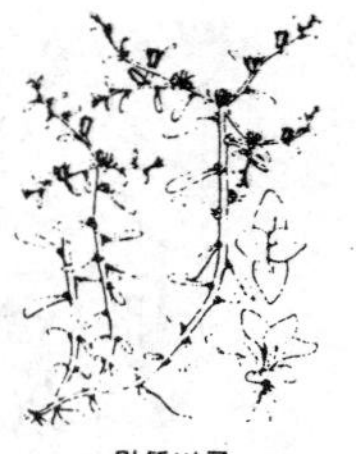
말똥비름

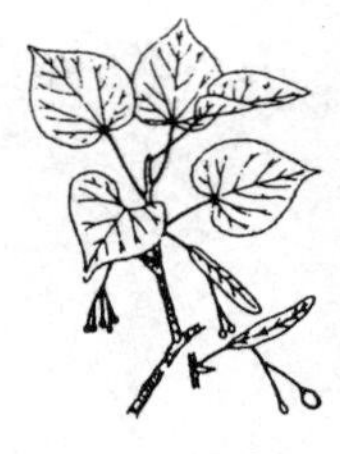
뽕잎피

(註)에 이르기를 「탁기(濁氣)는 한기(寒氣)를 이름하니 한기(寒氣)가 위에 있고 모여서 흩어지지 않으면 즉시 창(脹)이 되는 것이다.」〈內經〉

족태음(足太陰)의 맥(脈)에 병이들면 배가 가득차고 족양명(足陽明)의 맥(脈)이 병이 들어도 역시 배가 가득차게 된다. 〈靈樞〉

태음(太陰)에 이르는 곳에 가득 쌓이게 되니 비(脾)가 음(陰)속의 태음(太陰)이 되므로 양(陽)이 없으면 능히 오곡(五穀)을 소화시키지 못하고 많이 차가워져 가득차게 되는 것이니 맥경(脈經)에 이르기를 위(胃)속이 차면 가득찬다는 것이 바고 그 말이다. 〈東垣〉

무릇 창(脹)이 처음 일어나는 이유는 기(氣)가 오래되면 물이 되는 것이니 수종(水綜)을 치료하는 것보다 매우 어려운 것이다. 대부분 수종(水腫)은 음식이 보통이나 고창(鼓脹)은 음식이 줄고 병뿌리가 깊은 증세이니 반드시 3~5년 뒤에 낫는 것이며 수종(水腫)은 보중(補中)과 행기(行氣)하고 겸해서 소도(消道)해야 하며 다시 염장(鹽漿)과 음악(音樂)및 망상(忘想)을 끊어야 하니 빨리 효과가 나타니지 않는 것을 재촉하지 않아야 만전을 기한다. 〈入門〉

2. 창만증(脹滿症)일 경우

중만(中滿)가 복창(腹脹)이란 얼굴과 눈 등 사지(四肢)가 부종(浮腫)하지 않아도 복두(腹肚)가 부풀어 일어나고 속이 비어서 북과 같은 것이다. 〈醫鑑〉

제복(臍腹)과 사지(四肢)가 전부 부종(浮腫)한 증세는 수(水)라고 하며 다만 배가 창고(脹蠱)하고 사지가 심하게 부종(浮腫)하지 않는 증세는 고(蠱)라고 하는 증세이니 고(蠱)라는 것은 바로 창(脹)이다. 〈本草〉

배가 가득해서 복창(腹脹)하고 지격(支膈)가 협협이 아래에서는 궐역(厥逆)하며 위에서는 혼모(昏冒)하는 증세는 허물이 족태음양명(足太陰陽明)에 있다. 〈內經〉

창증(脹症)에 허(虛)와 실(實)이 있으니 허창(虛脹)은 사(邪)가 되므로 토(吐)와 이(痢)하고 먹지를 못하며 창(脹)이 수시로 덜하고 누르면 들어가고 연(軟)하고 실창(實脹)은 양열(陽熱)이 사(邪)가 되어져 몸에 열이 있으며 목구멍이 마르고 언제나 고창(鼓脹)하며 속이 아프고 눌러도 들어가지 않으며 딴딴하다. 〈入門〉

배가 가득한데 눌러서 아프지 않는 증세는 허증(虛症)이고 아픈 증세는 실증(實症)이니 내려야 한다. 복창(腹脹)이 가끔 덜하다가 다시 먼저와 같은 것은 한(寒)이니 더웁게 해야 하고 배가 가득해서 덜하지 않고 덜해도 감한줄 모르는 증세는 마땅히 내려야 한다.

3. 맥법(脈法)일 경우

맥(脈)이 크고 굳으며 깔깔한 것은 창(脹)이다. 〈靈樞〉

맥(脈)이 성하는 데 긴(緊)한 증세를 창(脹)이라고 한다. 〈內經〉

창만(脹滿)의 맥(脈)이 팽팽하면 비(脾)가 간(肝)의 제어를 받는 증세이며, 넓고 촘촘한 것은 열창(熱脹)이고, 느리고 약한 것은 음한(陰寒)한 증세이며, 뜨는 것은 허만(虛滿)이고, 긴(緊)한 것은 실(實)한 증세이니 뜨는 것은 치료하고 허한 것은 위태한 증세이다. 〈脈訣〉

관상맥(關上脈)이 허한 것은 내창(內脹)이고 더디고 미끄러운 것은 창(脹)이며, 허하고 더딘 긴삽(緊澁)한 것도 창(脹)이며 또는 팽팽하고 더디거나 또는 뜨고 촘촘한 것도 모두 창(脹)이다. 〈正傳〉

모든 기(氣)가 가득차고 크게 뜨는 것은 나을 수 있으며 허하고 작은 것은 보전하기가 쉽지 않다. 〈得效〉

4. 창병(脹病)을 7종으로 볼 경우

보통 창(脹)이란 증세는 전부 장부(臟腑)의 밖에 있으니 장부(臟腑)를 헤치고 흉협(胸脇)으로 막아서 피부를 부풀게 하는 이유로 이름을 창(脹)이라고 한다. 〈靈樞〉

창(脹)에는 한창(寒脹)•열창(熱脹)•곡창(穀脹)•수창(水脹)•기창(氣脹)•혈창(血脹)•고창(蠱脹)등의 종류가 있다.

창병(脹病)을 또한 고창(鼓脹)이라고도 하니 갈비가 아프고 얼굴이 검은 증세는 기고(氣鼓)라고 하며, 갈비밑이 가득하고 소복(小腹)이 가득하며 몸에 혈사가 있는 증세는 혈고(血鼓)라고 하며 신맛을 트림하고 포만하며 배가 부른 증세는 식고(食鼓)라 하며 몹시 차고 손과 발이 궐냉(厥冷)하고 수설(水泄)하는 증세는 수고(水鼓)라 하며 가슴과 배가 가득차서 덩어리가 있고 북과 같이 팽창한 증세는 비(痞)가 흩어져서 고(鼓)가 되는 것이다. 〈回春〉

◎ 한창(寒脹)

배가 가득하고 물이 있으며 때로 덜하기도 하고 토하고 설사하며 궐냉(厥冷)한 증세는 마땅히 따뜻하게 해야 한다. 〈得效〉

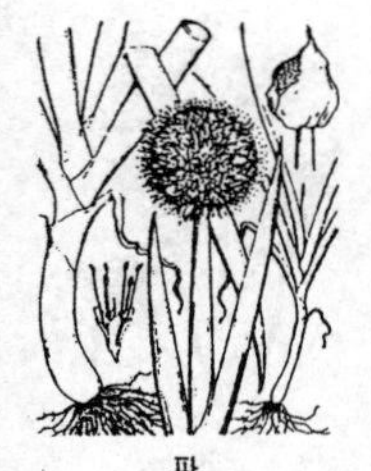
파

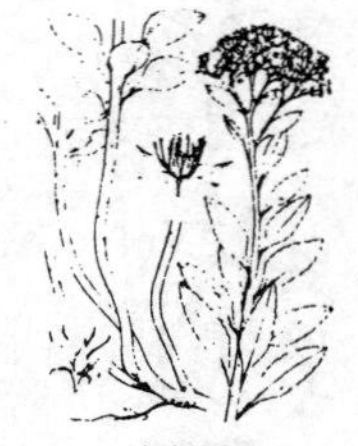
섬기린초

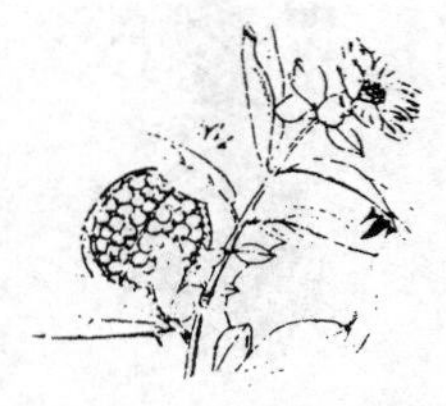
석 류

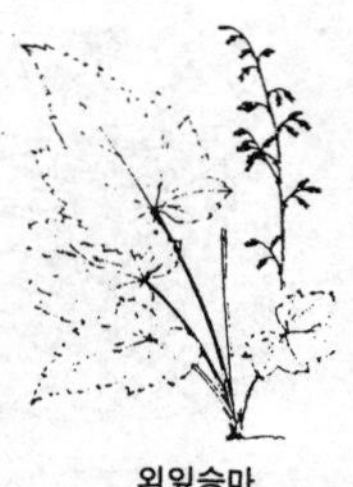
외잎승마

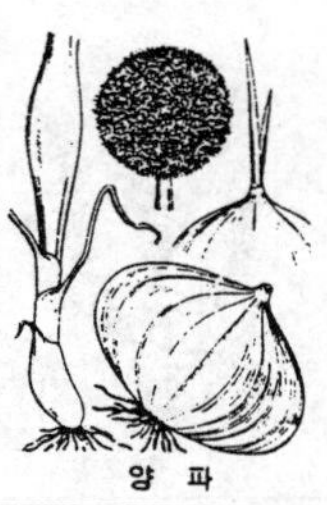
양 파

◎ **열창(熱脹)**

양(陽)이 음(陰)과 같이 합하면 양(陽)이 실(實)하고 음(陰)은 허하니 양(陽)이 허하면 밖에 열이나고 음(陰)이 허하면 안에 열이나며 맥(脈)이 틀림없이 뜨고 촘촘하게 되니 들뜨면 허가 되고 촘촘하면 열이 되는데 음허(陰虛)해서 선도(宣導)를 하지 못하고 음식이 보통과 같은데 뱃속이 가득차는 증세는 열창(熱脹)이 된다. 〈得效〉

◎ **곡창(穀脹)**

굶주림과 배가 부른데 상하고 비민(痞悶)하며 신 것이 있으면 아침에는 음(陰)이 없어지고 양(陽)이 성해져서 곡기(穀氣)가 돌아다니기 쉽기 때문에 음식을 잘 먹고 저물게는 음(陰)이 성하고 양(陽)이 없어져서 곡기(穀氣)가 변하기 때문에 잘 먹지 못하는데 이것을 곡창(穀脹)이라고 한다.

◎ **수창(水脹)**

비토(脾土)가 습(濕)을 받으면 물이 장위(腸胃)에 스며 들어서 피부에 넘치고 녹록〔漉漉 : 꼴꼴하는 소리〕하게 소리가 나며 정종(怔忪)이 있으니 이 증세를 수창(水脹)이라고 한다. 〈直指〉

◎ **기창(氣脹)**

칠정(七情)이 울결(鬱結)하면 기도(氣道)가 막히고 위에서 내려오지 못하고 밑에서 올라가지도 못해서 신체가 종대(腫大)하며 사지(四肢)가 수삭(瘦削)하니 이 증세를 기창(氣脹)이라 한다. 〈直指〉

◎ **혈창(血脹)**

번조(煩燥)해서 대변이 검은 것인데 부인에게 이 증세가 많으니 이 증세를 혈창(血脹)이라고 한다. 〈直指〉

5. 창만(脹滿)의 치법(治法)일 경우

한(寒)과 양(涼)을 적절하게 해서 창(脹)이 내리면 낫는다. 〈內經〉

중만(中滿)한 증세는 안에서 부터 사(瀉)한다. 〈內經〉

모든 복창(腹脹)은 모두가 열이 속하니 대부분 한창은 많고 열창(熱脹)은 적은 것이다. 〈內經〉

고창(鼓脹)은 보중(補中) • 행습(行濕)으로 치료하니 이것은 비(脾)가 허한 것이 심한 증세인데 틀림없이 음아과 좋은 맛을 멀리하고 대제인삼(大劑人蔘) • 백출에 진피(陳皮) • 복령(茯苓) • 창출(蒼朮)의 종류로써 치료해야 한다. 〈丹心〉

치료 방법은 마땅히 보비(補脾)하고 또 폐금(肺金)을 길러서 목(木)을 제거하여 비(脾)로 하여금 적사의 우려가 없도록 하고, 신수(腎水)를 붇게 해서 화(火)를 제거하여 폐(肺)로 하여금 맑게하는 영(令)을 얻게 하며 짠맛을 끊어서 사(邪)를 막고 망상(妄想)을 끊어서 모기(母氣)를 도우면 불안한 증세가 있을 수 없는 것이다. 의원들은 병의 근본 원인을 잘 살피지 않고 효력을 내기에 급급하고 병자들은 창급(脹急)을 괴로와해서 이로운 약을 먹기를 좋아하여 한번에 쾌유한 것만 취하고 하루나 또는 잠시 동안의 조금 너그러운 것을 취하는 것이 오히려 창(脹)의 증세가 심하게 되고 병사(病邪)가 더하며 진기(眞氣)가 상하고 죽음이 멀지 않는 것을 모르는 것은 실제로 기탄할 일이다. 이 병이 일어나는 과정은 1년의 세월이 아니며 뿌리가 깊고 그 원인이 견고해서 빠른 효과를 얻으려고 하면 스스로 그 화(禍)를 재촉하는 것이니 바른 길을 아는 사람이라야만 함께 그 이치를 말할 수가 있는 것이다. 〈丹心〉

무릇 복창(腹脹)에는 강제후박(薑製厚朴)으로 반드시 치료해야 하고 처음 얻는 것은 기창(氣脹)이니 기(氣)를 돌아다니게 하고 소도(疎導)할 약으로 치료해야 하는데 목향(木香) • 빈랑(檳榔) • 지각(枳殼) • 청피(靑皮)로 치료하고, 오래 되어서 수창(水脹)이 된 증세는 마땅히 습(濕)을 행하고 수(水)를 이롭게 하는 약으로 치료해야 하는데 창출(蒼朮) • 복령(茯苓 • 택사(澤瀉) • 방기(防己)의 종류로 치료해야 한다. 〈正傳〉

비대한 사람의 복창(腹脹)은 습(濕)이니 창출(蒼朮) • 복령(茯苓) • 활석(滑石) • 택사(澤瀉)로 치료하고, 여윈 사람의 복창(腹脹)은 열이니 복령(茯苓) • 치자(梔子) • 후박(厚朴)으로 치료하며, 색이 흰 사람은 기허(氣虛)한 증세이니 인삼(人蔘) • 백출(白朮) • 백복령(白茯苓) • 진피(陳皮)로 치료한다. 〈正傳〉

중만(中滿)이 창증(脹症)에 비하면 조금 가벼운 증세인데 속(俗)에 이르기를 도포(倒飽)라는 것이다. 〈入門〉

창(脹)에는 곡창(穀脹) • 수창(水脹) • 기창(氣脹)이 있고 또 한창(寒脹) • 열창(熱脹) • 고창(蠱脹)이 있다.

◎ **곡창(穀脹)**

계시예산(鷄矢醴散)과 대이향산(大異香散)으로 치료한다.

※ 계시예산(鷄矢醴散)

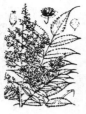

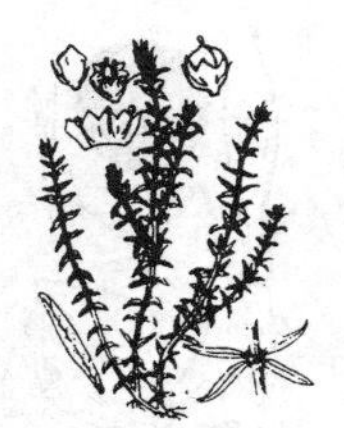
물솔잎

쉬땅나무

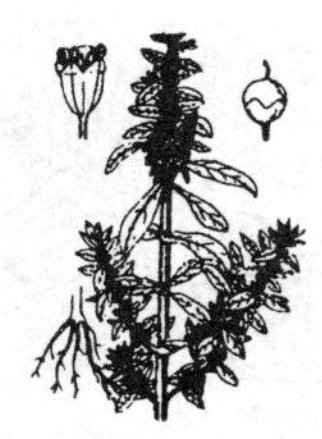
잔털부처꽃

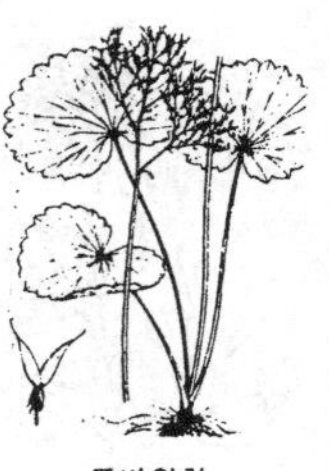
톱바위취

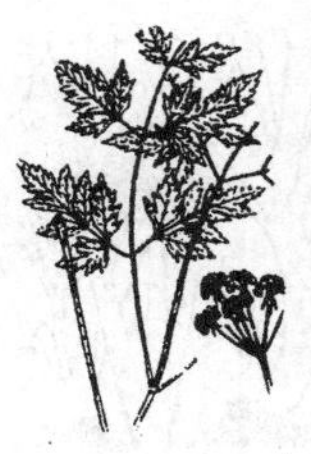
개천궁

효능 : 곡창(穀脹)에는 아침에 먹으면 저녁에 먹지 못하는 증세를 치료하고 또한 기창(氣脹)과 수창(水脹)및 고창(蠱脹)을 치료한다.

처방 계분(鷄糞)의 흰것(마른 것) • 대황(大黃) • 도인(桃仁) 각 등분 가루로하여 매 2돈을 생강 탕으로 알맞게 먹는다. 〈宣明〉

또는 계분(鷄糞) 1되를 노랗게 볶으고 가루로하여 백비탕(百沸湯)으로 3되에 담가 즙을 내서 큰 잔 하나에 목향(木香) • 빈랑말(檳榔末) 각 1돈을 먹되 낫는 것을 하는 것이니 이름을 계시예음(鷄矢醴飮)이라고 한다. 〈正傳〉

※ 대이향산(大異香散)

효능 : 곡창(穀脹)과 기창(氣脹)을 치료한다.

처방 삼릉(三稜) • 봉출(蓬朮) • 청피(青皮) • 곽향(藿香) • 반하국(半夏麴) • 길경(桔梗) • 익지인(益智仁) • 향부자(香附子) • 지각(枳殼) 각 1돈, 감초(甘草) 2푼반을 썰어서 1첩을 지어 생강 5, 대추 2개를 넣어 물로 달여서 먹는다. 〈入門〉

◎ 수창(水脹)

방기초력환(防己椒藶丸)과 목향산(木香散)및 초고환〔椒鼓丸 : 처방은 부종(浮腫) 참조〕으로 치료한다.

※ 방기초력환(防己椒藶丸)

효능 : 수종(水腫)을 치료한다. 대부분 창만(脹滿)에 배가 가득하고 입과 혀가 마르는 증세는 장위(腸胃)사이에 수기(水氣)가 있는 이유이다.

처방 방기(防己) • 초목(椒目) • 정력자초(葶藶子炒) • 대황(大黃) 각 1냥을 가루로 하고 꿀로 오동열매 크기의 환을 지어 백탕(白湯)에 1일 3번으로 100알씩 먹는다. 〈仲景〉

※ 목향산(木香散)

효능 : 수종(水腫)을 치료한다.

처방 목향(木香) • 대극(大戟) • 백축두말(白丑頭末)을 등분 가루로 하고 저요자(猪腰子)를 쪼개고 약가루를 2돈을 넣어서 구워 가지고 공복에 따스한 술과 함께 잘 씹어서 먹는다. 만일 우요자(右腰子)를 먹으면 오른쪽 팔뚝을 구부려 베고 누우며 좌요자(左腰子)를 복용하면 왼쪽 팔뚝을 구부려 베고 눕는 것인데 완전히 낫지 않으면 배위에다 감수(甘遂)가루를 많이 바르고 감초탕(甘草湯)을 먹으면 갑자기 뿌리가 사라진다. 〈易老〉

◎ 기창(氣脹)

삼화탕(三和湯) • 분심기음〔分心氣飮 : 처방은 기문(氣門) 참조〕 • 기침원(氣鍼元) • 금섬산(金蟾散)으로 치료한다.

※ 삼화탕(三和湯)

효능 : 기창(氣脹)에 대 • 소변의 나오지 않는 증세를 치료한다.

처방 백출(白朮) • 진피(陳皮) • 후박(厚朴) 각 1돈, 빈랑(檳榔) • 자소엽(紫蘇葉) 각 7푼반, 목통(木通) • 대복피(大腹皮) • 백복령(白茯苓) • 지각(枳殼) • 해금사(海金沙) • 감초(甘草) 각 5푼을 썰어서 1첩을 지어 생강 3쪽을 넣어 물로 달여서 먹는다. 〈綱目〉

일명 결구삼화탕(絜矩三和湯)이라고 한다. 〈正傳〉

※ 기침원(氣鍼元)

효능 : 기팽(氣膨)을 전적으로 치료한다.

처방 강황(薑黃) • 청피(青皮) 각 1냥, 목향(木香) • 정향(丁香) • 호초(胡椒) • 전갈(全蝎) • 육두구(肉豆蔻) 각 5돈을 가루로 내어 나복자(蘿葍子) 2냥을 잘 갈아서 섞고 홍주(紅酒)와 생강즙(生薑汁)을 조금 넣어 풀을 끓여 오동열매 크기의 환을 지어 자소엽(紫蘇葉)과 진피전탕(陳皮煎湯)으로 40~50알을 먹는다. 〈得效〉

※ 금섬산(金蟾散)

효능 : 기창(氣脹)을 치료하는데 특효가 있다.

처방 대하마(大蝦蟆)한마리에 축사(縮砂)를 그 입에 가득히 넣어 복용하도록 하고 약탕기에 단단히 봉하고 불에 사루되 연기가 모두 나거든 식혀서 가루로하여 1번 먹는데 술이나 진피탕(陳皮湯)으로 알맞게 먹고 방귀가 많이 나오면 효과가 나타나는 것이다. 〈醫鑑〉

◎ 혈창(血脹)

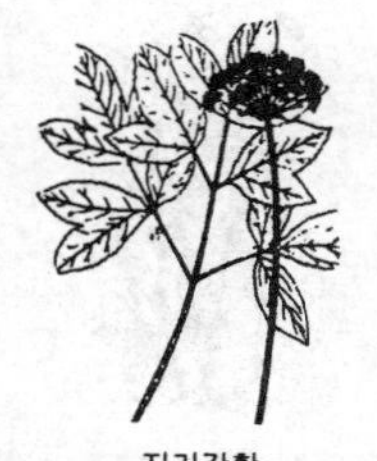
지리강활

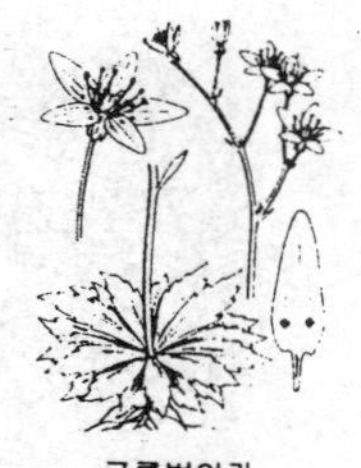
구름범의귀

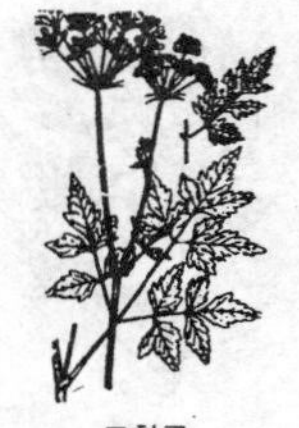
토천궁

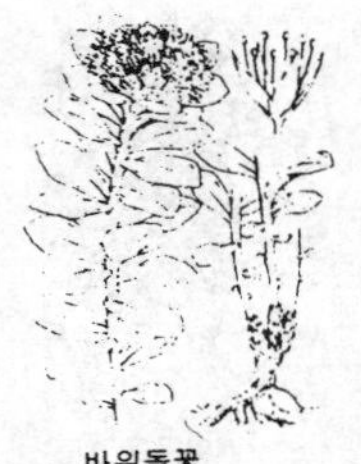
바위돌꽃

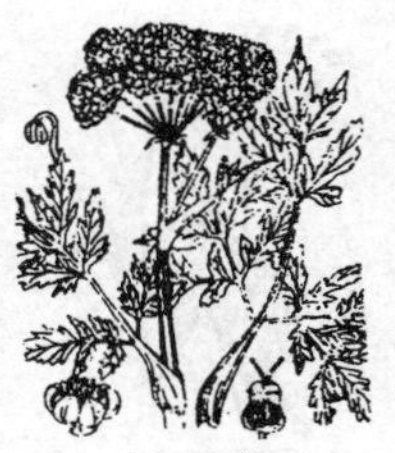
천 궁

인삼궁귀탕(人蔘芎歸湯)·산혈소종탕(散血消腫湯)·도노환(桃奴丸)으로 치료한다.

❊ 인삼궁귀탕(人蔘芎歸湯)

> **효능** : 혈창(血脹)을 치료하는데 이것은 어혈(瘀血)이 모여서 가득차게 되는 것이다.

처방 천궁(川芎) 2돈, 당귀(當歸)·반하(半夏) 각 1돈반, 봉출(蓬朮)·목향(木香)·축사(縮砂)·오약(烏藥)·감초(甘草) 각 1돈, 인삼(人蔘)·계피(桂皮)·오령지(五靈脂) 각 5푼을 썰어서 1첩을 하고 생강 5, 대추 2, 자소엽(紫蘇葉) 4쪽을 넣어 물로 달여서 먹는다. 〈直指〉

❊ 산혈소종탕(散血消腫湯)

> **효능** : 혈창(血脹)에 번조(煩躁)하고 물로 양치하는 증세를 치료한다.

처방 위의 인삼궁귀탕(人蔘芎歸湯)과 같은데 오약(烏藥)을 빼고 작약(芍藥)을 넣은 것이다. 〈入門〉

❊ 추노탕(椎奴湯)

> **효능** : 혈창(血脹)과 부인의 월경불통으로 인해서 점점 가득차게 되는 증세가 마치 남자의 혈고병(血蠱病)과 같은 증세를 치료한다.

처방 도노(桃奴)·가서분(猳鼠糞)·현호색(玄胡索)·육계(肉桂)·향부자(香附子)·오령지(五靈脂)·축사(縮砂)·도인(桃仁) 각 등분 가루로하여 매 3돈을 더운 술로 알맞게 먹는다. 〈正傳〉

또는 초풀에 오동열매 크기의 환을 지어 초탕으로 30~50알을 삼켜 내린다. 〈俗方〉

◎ **한창(寒脹)**

중마분소탕(中滿分消湯)·온위탕(温胃湯)·순기목향산(順氣木香散)·후박귤피산(厚朴橘皮散)으로 치료한다.

❊ 중만분소탕(中滿分消湯)

> **효능** : 중만(中滿)과 한창(寒脹)에 대·소변이 통하지 않는 증세를 치료한다.

처방 익지인(益智仁)·반하(半夏)·목향(木香)·적복령(赤茯苓)·승마(升麻) 각 7푼반, 천궁(川芎)·인삼(人蔘)·청피(青皮)·당귀(當歸)·시호(柴胡)·생강(生薑)·건강(乾薑)·필징가(蓽澄茄)·황기(黃芪)·오수유(吳茱萸)·초두구(草豆蔻)·후박(厚朴) 각 5푼을 썰어서 1첩을 지어 물로 달여서 먹는다. 〈丹心〉

❊ 온위탕(溫胃湯)

> **효능** : 위기(胃氣)가 허냉(虛冷)하고 가득차서 음식이 내리지 않는 증세를 치료한다.

처방 건강포(乾薑炮) 1돈반, 부자포(父子炮)·반하국(半夏麴)·후박(厚朴)·인삼(人蔘)·진피(陳皮)·감초구(甘草炙)·당귀(當歸) 각 1돈2푼반, 천초초(川椒炒) 1돈을 썰어서 1첩을 지어 물로 달여서 먹는다. 〈直指〉

❊ 순기목향산(順氣木香散)

> **효능** : 한창(寒脹)에 심(心)과 복(腹)이 찌르고 아프고 얼굴이 노랗고 기(氣)가 초췌(惟悴)하고 또는 설사하는 증세를 치료한다.

처방 축사(縮砂)·정향피(丁香皮)·양강(良薑)·건강포(乾薑炮)·육계(肉桂)·진피(陳皮)·후박(厚朴)·길경(桔梗)·회향초(茴香炒)·창출초(蒼朮炒) 각 1돈, 감초구(甘草炙) 5푼을 썰어서 1첩을 하고 생강 3, 대추 3을 넣어 물로 달여서 먹는다.

또는 가루로하여 소금 끓인 물에 2돈을 찍어 먹는다. 〈得効〉

❊ 후박귤피탕(厚朴橘皮湯)

> **효능** : 냉(冷)에 상해서 배가 가득차고 고로[栲栳 : 버들로 엮어서 만든 둥근 그릇]를 엎어 놓은 것 같고 천식(喘息)이 급한 증세를 치료한다.

처방 후박(厚朴) 3냥, 지각(枳殼)·건강(乾薑)·양강(良薑) 각 1냥2돈, 청피(青皮)·진피(陳皮)·육계(肉桂)·전갈(全蝎) 각 7돈을 가루로 하고 초풀에 오동열매 크기의 환을 지어 생강귤피탕(生薑橘皮湯)으로 30~50알을 먹는다. 〈得効〉

◎ **열창(熱脹)**

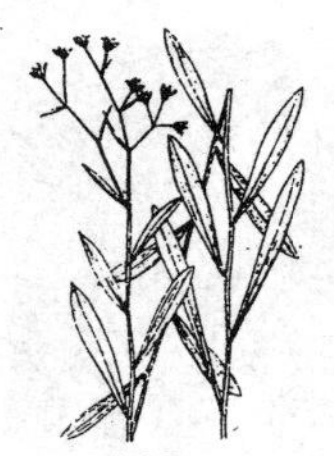
개시호

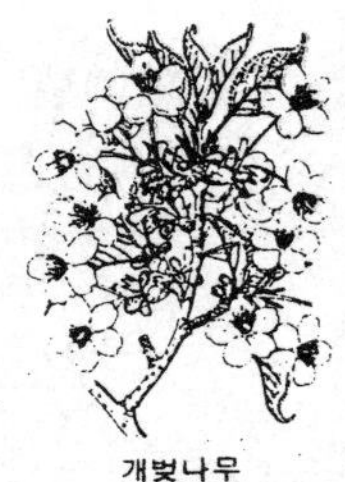
개벚나무

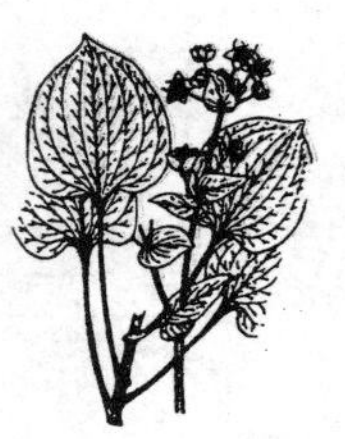
섬시호

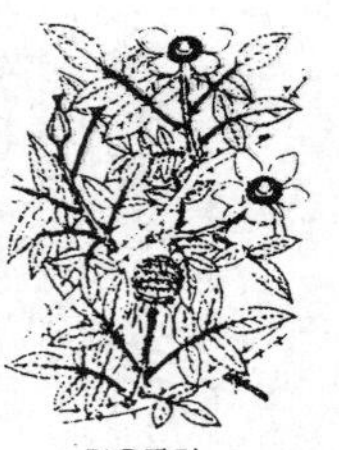
검은딸기

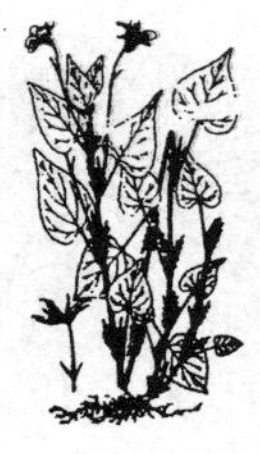
졸방아

칠물후박탕(七物厚朴湯)·지각열탕(枳殼列湯)·중만분소환(中滿分消丸)으로 치료한다.

※ 칠물후박탕(七物厚朴湯)

효능 : 열창(熱脹)을 치료한다.

처방 후박(厚朴) 3돈, 지실(枳實) 1돈반, 대황(大黃)·감초(甘草) 각 1돈, 계심(桂心) 4푼을 썰어서 1첩을 하고 생강 5, 대추 2를 넣어 물로 달여서 먹는다. 〈得効〉

※ 지각좌산(枳殼剉散)

효능 : 열창(熱脹)을 치료한다.

처방 후박(厚朴)·지각(枳殼)·길경(桔梗) 각 2돈, 대황증(大黃蒸)·감초구(甘草炙) 각 1돈을 썰어서 1첩을 지어 생강 5, 대추 2를 넣어 물로 달여서 먹는다. 〈直指〉

※ 중만분소환(中滿分消丸)

효능 : 중만(中滿)과 고창(鼓脹)및 기창(氣脹)과 수창(水脹)을 치료한다. 그러나 열창(熱脹)은 치료해도 한창(寒脹)은 치료가 어려운 것이다.

처방 후박(厚朴) 1냥, 인삼(人蔘)·백출(白朮)·강황(薑黃)·황금(黃芩)·황련(黃連)·지실(枳實)·반하(半夏) 각 5돈, 지모(知母) 4돈, 택사(澤瀉)·진피(陳皮) 각 3돈, 백복령(白茯苓)·축사(縮砂)·건생강(乾生薑) 각 2돈, 저령(猪苓)·감초(甘草) 각 1돈을 가루로하여 물에 담가 찐 떡에 오동열매 크기로 환을 지어 더운 탕으로 100알을 알맞게 먹는다. 〈丹心〉

◎ 고창(蠱脹)

소고탕(消蠱湯)·소창음자(消脹飮子)·제고보명단(諸蠱保命丹)으로 치료한다.

※ 소고탕(消蠱湯)

효능 : 기(氣)로 인해서 고창(蠱脹)이 되었는데 단지 배가 부르고 사지(四肢)와 얼굴은 부종(浮腫)하지 않는 증세를 치료한다.

처방 반하(半夏)·나복자초(蘿蔔子炒)·감초구(甘草炙) 각 7푼반, 자소경엽(紫蘇莖葉)·축사(縮砂)·육두구(肉豆蔲)·지각(枳殼)·청피(靑皮)·삼릉(三稜)·봉출(蓬朮)·빈랑(檳榔)·관계(官桂)·백두구(白豆蔲)·필징가(蓽澄茄)·목향(木香) 각 5푼을 썰어서 1첩을 지어 생강 3, 대추 2를 넣어 물로 달여서 먹는다. 〈直指〉

※ 소창음자(消脹飮子)

효능 : 고창(蠱脹)과 단복창(單腹脹)을 치료한다.

처방 저령(猪苓)·택사(澤瀉)·인삼(人蔘)·백출(白朮)·적복령(赤茯苓)·반하(半夏)·진피(陳皮)·청피(靑皮)·후박(厚朴)·자소엽(紫蘇葉)·향부자(香附子)·축사(縮砂)·목향(木香)·빈랑(檳榔)·대복피(大腹皮)·목통(木通)·나복자(蘿蔔子)·감초(甘草) 각 5푼을 썰어서 1첩을 하고 생강 5, 대추 2를 넣어 물로 달여서 먹는다. 〈醫鑑〉

※ 제고보명단(諸蠱保命丹)

효능 : 지주고창(蜘蛛蠱脹)을 치료한다.

처방 육종용(肉蓯蓉) 3냥, 청반(靑礬)·홍조(紅棗)·향부자(香附子) 각 1근, 맥아(麥芽) 각 1근반을 가루로하여 먼저 종용(蓯蓉)과 대추 및 백반을 가마속에 넣고 불에 사루는데 연기가 모두 나면 약가루를 풀에 오동열매 크기로 환을 지어 매 20~30알을 식사후에 술로 먹는다.

노(勞)로 인해서 배만 종대(腫大)하고 사지(四肢)가 매우 여윈 증세를 지주고(蜘蛛蠱)라고 하는데 옛날 처방에 팔물탕〔八物湯 : 처방은 허노(虛勞) 참조(參照)〕에 지황(地黃)을 빼고 삼(蔘)과 출(朮)을 배로 하고 황련(黃連)과 후박(厚朴)을 더한 것과 제고보명단(諸蠱保命丹)·하마자두법(蝦蟆煮肚法)등을 썼으나 그래도 이것은 모두 비기(脾氣)가 극히 허하고 진장(眞臟)이 벌써 안에서 상한 것이니 매우 치료가 된다. 〈入門〉

6. 창만(脹滿)의 통치약(通治藥)일 경우

반하후박탕(半夏厚朴湯)·마황궤견탕(麻黃潰堅湯)·제생자소자탕(濟生子蘇子湯)·대정기산(大正氣散)·사향산(麝香散)·당관음자(撞關飮子)·침향음(沈香飮)·분소탕(分消湯)·사성환(四聖丸)·목향빈낭환(木香檳榔丸)·목향분기환(木香分氣丸)·소창원(消脹元)·목향소창원(木香消脹元)·필징가원(蓽澄茄元)등으로 치료한

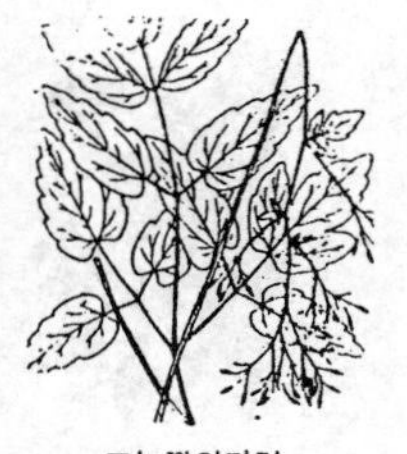
그늘꿩의다리

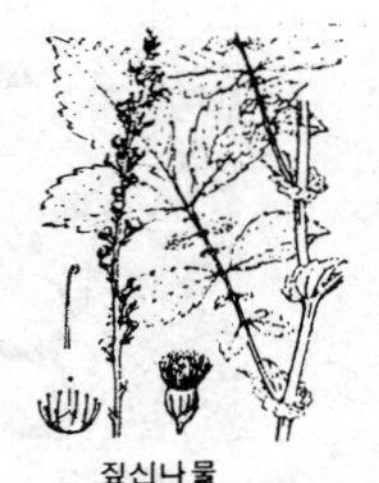
잠신나물

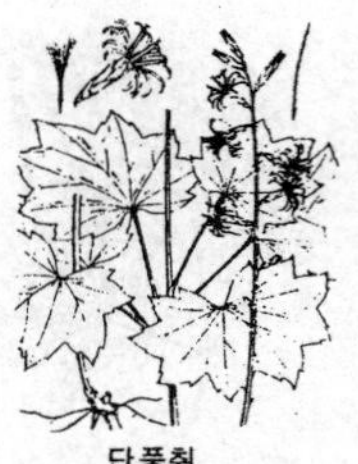
단풍취

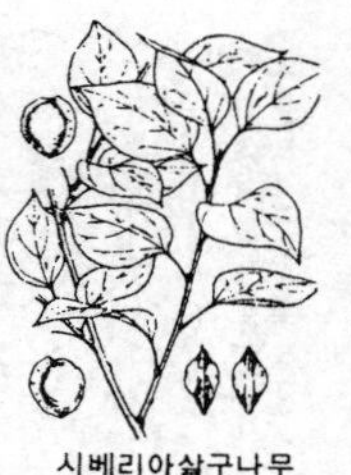
시베리아살구나무

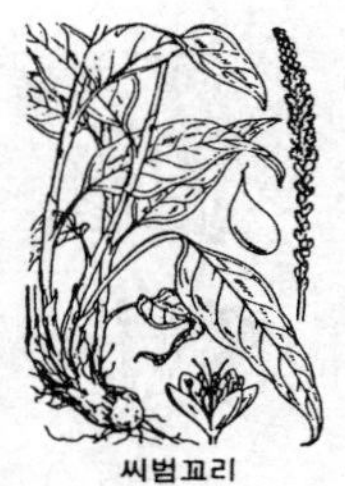
씨범꼬리

다. 〈諸方〉

※ 반하후박탕(半夏厚朴湯)

효능 : 창만(脹滿)의 모든 증세를 치료한다.

처방 반하(半夏) 1돈, 후박(厚朴) 8푼, 신국(神麴) 6푼, 소목(蘇木)•홍화(紅花) 각 5푼, 삼릉(三稜)•당귀초(當歸炒)•저령(猪苓)•승마(升麻) 각 4푼, 육계(肉桂)•창출(蒼朮)•백복령(白茯苓)•택사(澤瀉)•시호(柴胡)•진피(陳皮)•생황금(生黃芩)•초두구(草豆蔻)•생감초(生甘草) 각 3푼, 목향(木香)•청피(靑皮) 각 2푼, 오수유(吳茱萸)•황련(黃連)•건생강(乾生薑) 각 1푼, 도인(桃仁) 7개, 곤포(昆布)를 조금 썰어서 1첩을 지어 물로 달여서 먹는다. 〈東垣〉

※ 광출궤견탕(廣朮潰堅湯)

효능 : 중만(中滿)과 복창(腹脹)으로 속에 적취(積聚)가 있고 돌처럼 딴딴하며 대•소변이 삽체(澁滯)한 증세를 치료한다.

처방 반하(半夏) 1돈반, 황련(黃連)•후박(厚朴)•황금(黃芩)•익지인(益智仁)•초두구(草豆蔻)•당귀(當歸) 각 7푼, 진피(陳皮)•청피(靑皮)•신국(神麴)•택사(澤砂)•시호(柴胡)•감초(甘草) 각 5푼, 봉출(蓬朮)•승마(升麻)•오수유(吳茱萸) 각 3푼, 홍화(紅花) 2푼을 썰어서 1첩을 하고 생강 3쪽을 넣어 물로 달여서 먹는다.

이 약을 먹고 중만증(中滿症)이 반쯤 낫고 쌓인 덩어리만 있으면 그 때에는 반하후박탕(半夏厚朴湯)을 먹어야 한다. 〈東垣〉

※ 제생자소자탕(濟生紫蘇子湯)

효능 : 걱정과 사려(思慮)가 비(脾)와 폐(肺)를 상하면 심과 복(腹)이 가득차고 천촉(喘促)하며 가슴이 가득하고 장(腸)이 울며 대•소변이 나오지 못하고 맥(脈)이 허하며 긴(緊)하고 삽(澁)한 것인데 이러한 증세를 치료한다.

처방 백출(白朮) 2돈, 소자(蘇子)•인삼(人蔘) 각 1돈, 대복피(大腹皮)•초과(草果)•반하(半夏)•후박(厚朴)•목향(木香)•진피(陳皮)•지각(枳殼)•감초(甘草) 각 5푼을 썰어서 1첩을 하고 생강 3, 대추 2를 넣어 물로 달여서 먹는다. 〈正傳〉

※ 대정기산(大正氣散)

효능 : 풍(風)•한(寒)•서(暑)•습(濕)에 상해사 가득차게 된 증세를 치료한다.

처방 백출(白朮)•창출(蒼朮)•진피(陳皮)•후박(厚朴)•곽향(藿香)•반하(半夏) 각 1돈, 지각(枳殼)•빈랑(檳榔) 각 7푼, 계피(桂皮)•건강(乾薑)•감초(甘草) 각 5푼을 썰어서 1첩을 하고 생강 3, 대추 2를 넣어 물로 달여서 먹는다. 〈得効〉

※ 사향산(四香散)

효능 : 비기(脾氣)•혈기(血氣)•혈고(血蠱)•기고(氣蠱)•수고(水蠱)•석고(石蠱)에 종창(腫脹)이 심한 증세를 치료한다.

처방 목향(木香)•침향(沈香)•유향(乳香)•감초(甘草) 각 2돈반, 천궁(川芎)•호초(胡椒)•진피(陳皮)•인삼(人蔘)•백출(白朮) 각 5돈, 계심(桂心)•건강(乾薑)•축사(縮砂)•회향(茴香) 각 1냥, 대가배(大茄焙) 5냥을 가루로하여 매 2돈을 진미음(陳米飮)으로 알맞게 먹는다. 〈入門〉

※ 당관음자(撞關飮子)

효능 : 창만[脹滿 : 가득찬 것]을 치료하는데 이것으로써 관격(關格)을 충개(衝開)해서 창(脹)으로 하여금 저절로 없어지도록 한다.

처방 향부자(香附子) 2돈, 오약(烏藥) 1돈2푼, 후박(厚朴) 1돈, 축사(縮砂) 8푼, 삼릉(三稜)•백두구(白豆蔻)•감초(甘草) 각 5푼, 정향(丁香)•침향(沈香) 각 3푼을 썰어서 1첩을 하고 생강 3쪽을 넣어서 물로 달여서 먹는다. 또한 자소탕(紫蘇湯)으로 가루 2돈을 알맞게 먹는다. 〈入門〉

※ 침향음(沈香飮)

효능 : 복창(腹脹)과 기천(氣喘)으로 앉거나 눕지도 못하는 증세를 치료한다.

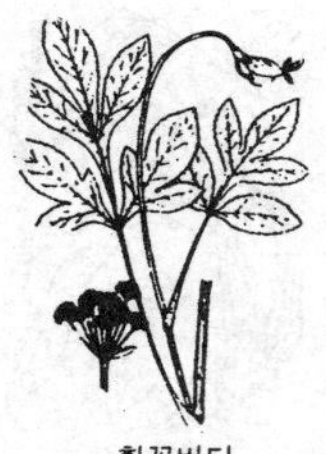
흰꽃바디

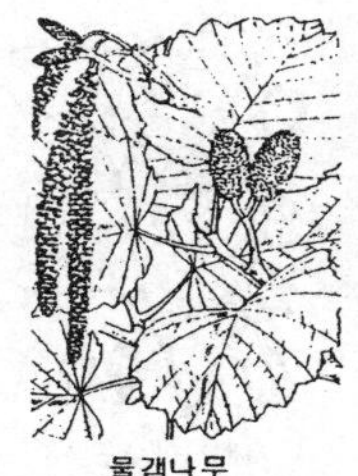
물갬나무

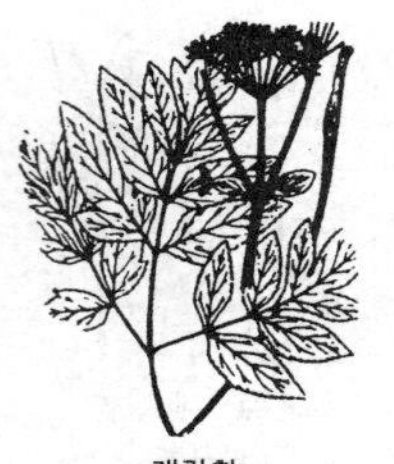
개강활

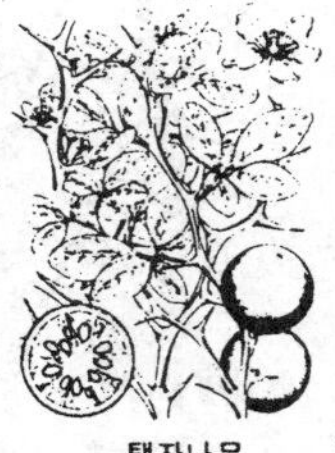
탱자나무

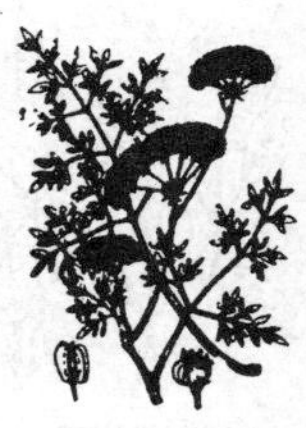
두메당근

처방 나복자초연(蘿葍子炒硏) 2돈, 침향(沈香)•목향(木香)•지각(枳殼) 각 1돈을 썰어서 1첩을 하여 생강 3쪽을 넣어 물로 달여 먹는다. 〈得効〉

※ 분소탕(分消湯)

효능 : 중만(中滿)이 고창(鼓脹)으로 되어서 만민(滿悶)한 것을 치료한다.

처방 창출(蒼朮)•백출(白朮)•진피(陳皮)•후박(厚朴)•지실(枳實)•적복령(赤茯苓) 각 1돈, 향부자(香附子)•저령(猪苓)•택사(澤瀉)•대복피(大腹皮) 각 8푼, 축사(縮砂) 6푼, 목향(木香) 3푼을 썰어서 1첩을 하고 생강 2쪽, 등심(燈心) 1단을 넣어 물로 달여서 먹는다. 〈回春〉

※ 사성환(四聖丸)

효능 : 어린 아이의 심(心)과 복(腹)이 허창(虛脹)한 증세를 치료한다.

처방 전갈초(全蝎炒) 1냥, 호초(胡椒)•목향(木香)•청피거백(靑皮去白) 각 2돈반을 가루로 하고 밥으로 녹두알 크기의 환을 지어 강귤탕(薑橘湯)에 5~7알을 먹는다.

복창(腹脹)은 비위(脾胃)의 허기(虛氣)가 공작해서 일어난 것이다. 폐(肺)와 비(脾)가 자(子)와 모(母)가 되는데 폐(肺)는 목(目)과 포(飽)및 시(腮)의 종류를 주관하고 비(脾)는 사지를 주관하니 자(子)•모(母)가 모두 허하면 목(目)과 포(飽)및 시(腮)와 사지가 노랗게 되는 것인데 탑기환(塌氣丸)으로 치료한다. 탑기환(塌氣丸)은 즉 사성환(四聖丸)에서 목향(木香)과 청피를 뺀 것이다. 〈錢乙〉

※ 목향빈랑환(木香檳榔丸)

효능 : 삼초(三焦)를 소도(消導)하고 대•소변을 모두 이롭게 하며 습담(濕痰)의 응체(凝滯)한 증세를 내리면 창만(脹滿)이 저절로 없어지는데 매우 신통한 효과가 있다.

처방 반하국(半夏麴)•조각수구거피(皂角酥炙去皮)•현자(弦子)•욱이인(郁李仁) 각 2냥, 목향(木香)•빈랑(檳榔)•지각(枳殼)•행인부초(杏仁麸炒)•청피(靑皮) 각 1냥을 가루로 하고 별도로 조각(皂角) 4냥을 장수(漿水)에 비벼 담가서 고약을 만들고 찌꺼기를 버린 다음에 달인 꿀을 약간 넣어 오동열매 크기로 환을 지어 50~70알을 먹는다. 〈局方〉

※ 사초지각환(四炒枳殼丸)

효능 : 기혈(氣血)이 응체(凝滯)해서 창만(脹滿)과 적취(積聚)가 된 증세를 치료한다.

처방 지각(枳殼)을 쌀 뜨물에 담가서 속은 버리고 썰어서 4냥으로 4등분 해서 1푼은 창출(蒼朮) 1냥과 같이 물에 달여 말리고 볶아서 노란색이 되거든 창출(蒼朮)은 버리고, 1푼은 나복자(蘿葍子) 1냥과 같이 물에 달여 말리고 볶아서 노란색이 되거든 나복자(蘿葍子)는 버리며, 1푼은 회향(茴香) 1냥과 같이 물에 달여 말리고 볶아서 노란색이 되거든 회향(茴香)은 버리며, 1푼은 건칠(乾漆) 1냥과 같이 함께 달여 말리고 볶아서 노란색이 되거든 건칠(乾漆)은 버리고 향부자(香附子)를 초에 담가 볶은 것 2냥과 삼릉(三稜)•봉출(蓬朮) 각 2냥 모두 사내 아이 오줌에 담가서 하룻밤 재우고 다음날 껍질을 버린 파두(巴豆) 30알과 같이 물에 달여 말리고 볶아서 노란색이 되거든 파두(巴豆)는 버리고 가루로하여 앞에 볶아 놓은 창출(蒼朮)•나복자(蘿葍子)•회향(茴香)•건칠(乾漆)을 같이 달여서 즙을 내고 좋은 초 1잔과 함께 끓인 면풀에 오동열매 크기의 환을 지어 미음(米飮)에 70~90알을 먹는다. 〈回春〉

※ 목향분기환(木香分氣丸)

효능 : 비(脾)와 위(胃)가 온화하지 않고 복(腹)과 협(脇)이 팽창해서 담수(痰嗽)하고 천급(喘急)하며 음식이 소화가 되지 않는 증세를 치료한다.

처방 목향(木香)•빈랑(檳榔)•청피(靑皮)•봉출(蓬朮)•생건강(生乾薑)•당귀(當歸)•강황(薑黃)•현호색(玄胡索)•백출(白朮)•지각(枳殼)•삼릉(三稜)•적복령(赤茯苓)•진피(陳皮)•육두구(肉豆蔻)를 가루로 하고 면풀에 작은 콩 크기로 환을 지어 생강 탕으로 30~50알을 먹는다. 〈丹心〉

※ 소창원(消脹元)

일명 소빈낭원(小檳榔元)

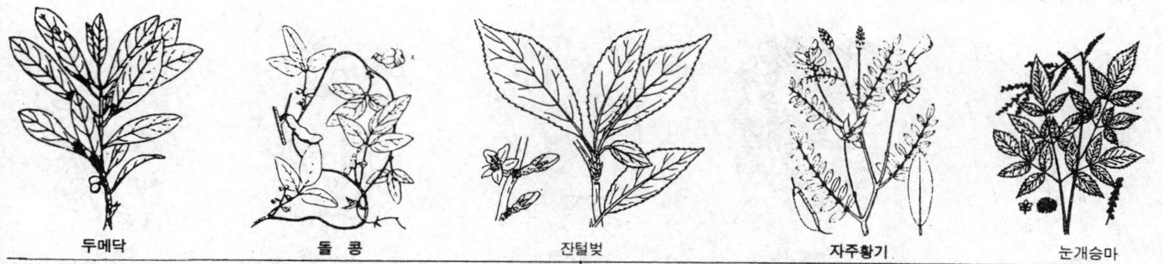

효능 : 기(氣)를 유쾌하게 하고 속을 원만하게 하며 창(脹)을 없애고 음식을 소화시킨다.

처방 흑축두말(黑丑頭末) • 나복자초(蘿葍子炒) • 목향(木香) • 빈랑(檳榔) 각 등분 가루로 하고 물방울에 오동열매 크기로 환을 지어 생강 탕으로 30~50알을 먹는다. 〈大成〉

※ 목향소창원(木香消脹元)

효능 : 창만(脹滿)을 치료한다.

처방 나복자초(蘿葍子炒) 2냥, 진피(陳皮) • 대복자(大腹子) • 지각(枳殼) • 상백피(桑白皮) • 소자초(蘇子炒) • 향부자(香附子) 각 1냥, 빈랑(檳榔) 5돈, 목향(木香) 2돈반을 가루로 하고 오동열매 크기로 환을 지어 생강탕 또는 대추 탕에 50~70알을 먹는다. 〈類聚〉

※ 필징가원(蓽澄茄元)

처방 필징가(蓽澄茄) • 백두구(白豆蔻) • 축사(縮砂) • 청피(靑皮) • 나복자(蘿葍子) • 목향(木香) • 진피(陳皮) 각 7돈반, 육두구(肉豆蔻) • 회향(茴香) • 계피(桂皮) • 정향(丁香) 각 3돈7푼반을 가루로 하고 면풀에 오동열매 크기로 환을 지어 진피탕(陳皮湯)으로 30~50알을 먹는다. 〈直指〉

7. 탁기(濁氣)가 위에 있으면 진창(䐜脹)이 될 경우

내경(內經)에 이르기를 「맑은 기(氣)가 아래에 있으면 손설(飧泄)이 나고 탁기(濁氣)가 위에 있으면 진창(䐜脹)이 된다.」 주(註)에 이르기를 「탁한 기(氣)는 한기(寒氣)로서 한(寒)이 상초(上焦)에 있으면 수곡(水穀)의 맑고 작은 기(氣)가 운화(運化)를 못하고 울결(鬱結)해서 창만(脹滿)이 되는 것이다.」

한 사람이 창(脹)을 앓는데 밤이되면 매우 심해지고 맥(脈)이 팽팽하면서 가늘게 되니 이 증세는 탁한 기(氣)가 위에 있어서 맥창(脈脹)을 낳는 것인데 먼저 중완혈(中脘穴)을 뜸해서 위(胃)속의 생으로 일어나는 기를 끌어서 위로 양도(陽道)를 따라다니게 하고 다음 목향순기탕(木香順氣湯)을 먹으니 잘 나았다. 〈寶鑑〉

오수유탕(吳茱萸湯) • 침향교태환(沈香交泰丸)이 역시 이 증세를 치료한다. 〈丹心〉

※ 목향순기탕(木香順氣湯)

처방 후박(厚朴) • 백복령(白茯苓) • 택사(澤瀉) • 반하(半夏) 각 1돈, 창출(蒼朮) 8푼, 청피(靑皮) • 진피(陳皮) 각 6푼, 초두구(草豆蔻) • 인삼(人蔘) • 당귀(當歸) 각 5푼, 익지인(益智仁) • 오수유(吳茱萸) 각 3푼, 목향(木香) • 건생강(乾生薑) • 승마(升麻) • 시호(柴胡) • 감초(甘草) 각 4푼을 썰어서 1첩을 하고 생강 3쪽을 넣어 물로 달여서 먹는다. 〈寶鑑〉

경(經)에 이르기를 「머물러 있는 것을 돌아다니게 하고 맺힌 것을 흩어야 하니 시호(柴胡)와 승마(升麻)의 쓴 맛으로 치료해서 소양(少陽)과 양명(陽明)의 2경을 평행시켜 맑은 기(氣)를 발산 시키고 양분(陽分)을 따라다니게 하는 것으로써 군(君)을 삼고, 생강(生薑) • 반하(半夏) • 초두구(草豆蔻) • 익지인(益智仁)의 신감(辛甘)큰 열이 있는 것으로 치료해서 속의 찬 기(氣)를 흩어 없애는 것으로 신(臣)을 삼으며, 후박(厚朴) • 목향(木香) • 창출(蒼朮) • 청피(靑皮)의 쓰고, 매우며 따뜻한 것으로 치료해서 체기(滯氣)를 통하는 데 순조롭게 하고, 당귀(當歸) • 인삼(人蔘) • 진피(陳皮)의 맵고 달며 따뜻한 것으로 영위(榮衛)를 조리하고 중기(中氣)를 자양하는 것이니, 기(氣)의 박(薄)한 것은 양(陽)속의 음(陰)인 것인데 복령(茯苓) • 감초(甘草) • 택사(澤瀉)의 기(氣)가 박(薄)한 것으로 탁음(濁陰)의 기(氣)를 인도해서 하늘(위)로부터 밑으로 내리게 함으로 좌(佐)를 삼고, 탁기(濁氣)가 내리지 않으면 쓴 것으로써 새게하니 오수유(吳茱萸)는 쓰고 열이 있으니 새게 함으로 사(使)를 삼으면 기미(氣味)가 서로 합해서 새게 하며 올리고 내려서 맑고 탁한 기(氣)로 하여금 각각 그 자리를 편하게 한다.」〈寶鑑〉

※ 오수유탕(吳茱萸湯)

효능 : 탁한 기(氣)가 위에 있어서 복창(腹脹)이 되고 또한 음(陰)이 성해서 한(寒)이 되니 배가 가득하고 복창되며 언제나 배가 가득해서 음식 생각이 없는 증세를 치료한다.

처방 오수유(吳茱萸) • 후박(厚朴) • 관계(官桂) • 건강(乾薑) 각 1돈, 백출(白朮) • 진피(陳皮) • 천초초(川椒

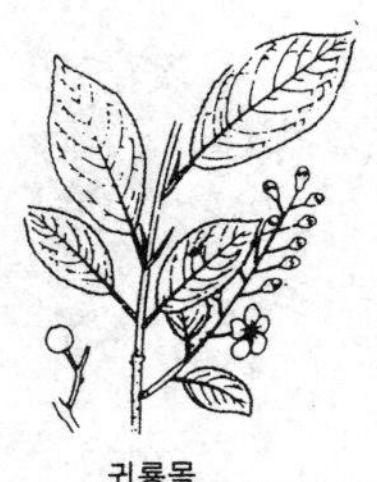
귀룽목

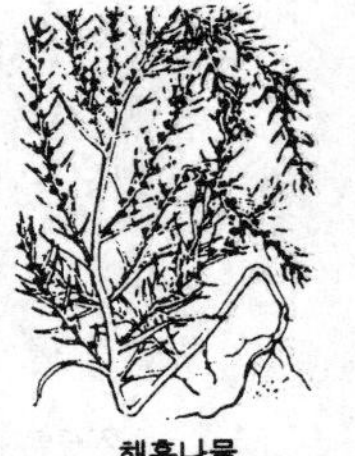
해홍나물

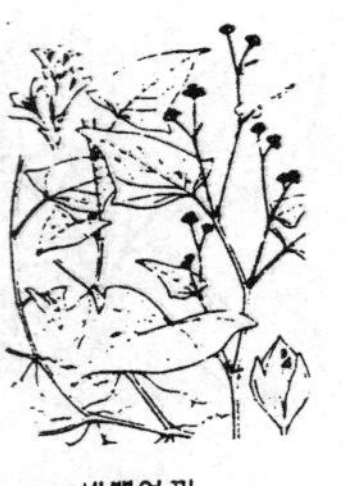
세뿔여뀌

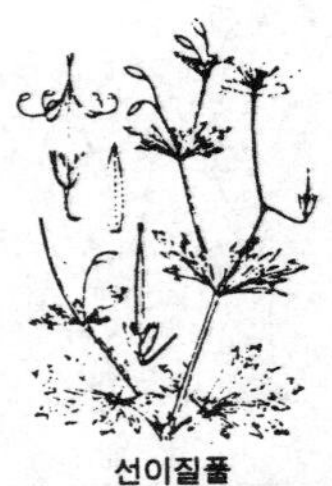
선이질풀

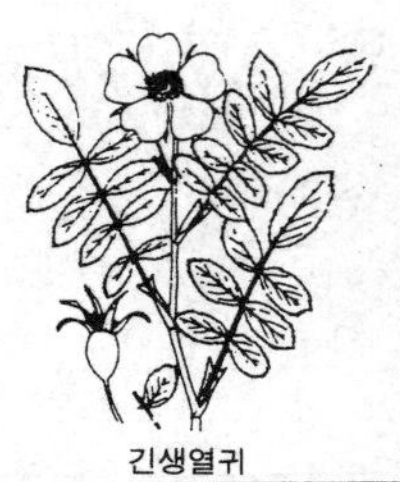
긴생열귀

炒) 각 5푼을 썰어서 1첩을 지어 물로 달여서 먹는다.

또한 가루로하여 매 2돈을 생강 탕으로 찍어 먹는다. 〈類聚〉

※ 침향교태환(沈香交泰丸)

효능 : 탁한 기(氣)가 위에 있어서 진창(瞋脹)이 되는 증세를 치료한다.

처방 오수유(吳茱萸) • 대황주침(大黃酒浸) 각 1냥, 후박(厚朴) 5돈, 침향(沈香) • 백출(白朮) • 진피(陳皮) 각 3돈, 백복령(白茯苓) • 택사(澤瀉) • 목향(木香) • 청피(靑皮) 각 2돈을 가루로하여 오동열매 크기의 환을 지어 더운 물로 70~80알을 먹는다. 〈丹心〉

8. 상한열병(傷寒熱病)에 배가 창만(脹滿)할 경우

한문(寒門)에 상세하게 내용이 설명되어 있음.

9. 창만(脹滿)을 즉 진장병(眞臟病)이라 할 경우

창만(脹滿)은 비(脾)의 허함이 극도로 인해서 생기는 즉 진장병(眞臟病)인 것이다. 반위(反胃)와 노병도 또한 그러한 것이니 대부분 사람의 병이 진장(眞臟)에 병들지 않으면 오행(五行)이 서로 나며 서로 제거해서 보통이 적의(適宜)되면 약을 먹지 않아도 병이 저절로 낫는 것이며, 화(火)가 극도로 금(金)을 상(傷)하면 수(水)가 있어서 제거하고, 토(土)가 있어서 낫는 것이다. 만일 수(水)가 극해서 토(土)를 이기면 금(金)이 있어서 제거하고 화(火)가 있어서 되는 것이니 이것이 결국 항(亢)하면 해롭고 승(承)하면 제거한다는 것이다. 그러나 약먹기를 싫어하고 의원을 꺼려서 그르치는 사람이 많으니 대부분 정기(正氣)가 병사(病邪)와 서로 양립(兩立)하지 못하는 것이므로 하나가 이기면 하나가 지고, 오래되면 병이 심해져서 정기(正氣)가 떨어지고 죽는 것을 면하기 어려운 증세이니 그로 인하여 병이 들고 약과 의(醫)를 피하면 스스로 망하는 길 밖에 없다. 〈丹心〉

10. 창만(脹滿)과 설사일 경우

복창(腹脹)이 오래 되었다가 갑자기 두피 정도를 사(瀉)하고 밤낮으로 멈추지 않으면 어떤 약도 효과가 없는 것은 기(氣)가 빠진 것으로써 가장 구원(救援)하기가 어려운 증세이니 익지인농전탕(益智仁濃煎湯)을 복용하면 즉시 낫게 된다. 〈入門〉

11. 외부법(外敷法)일 경우

적취(積聚)와 창만(脹滿)및 혈고(血蠱)등의 병을 치료한다. 외부신고(外敷神膏)및 외부약(外敷藥)으로 치료한다.

※ 외부신고(外敷神膏)

처방 대황(大黃) • 박초(朴硝) 각 4냥, 사향(麝香) 1돈을 가루로하여 2냥을 큰 마늘에 섞어서 찧어 고약을 만들어 아픈 곳에 붙인다. 〈入門〉

※ 외부약(外敷藥)

효능 : 복창(腹脹)이 딴딴해서 돌과 같은 증세를 치료한다.

처방 더운 물로써 감초(甘草)를 씹어 물을 삼키고 다음 대극(大戟) • 관화(芫花) • 감수(甘遂) • 해조(海藻)를 등분 가루로 하고 초에 섞어서 배위에 알맞게 바르면 신통한 효과가 나타난다. 〈得効〉

12. 가치(可治)와 불치증(不治症)일 경우

창만(脹滿)을 얻은 때가 오래 되지 않고 또는 불렀다가 또는 사라지며 뱃가죽이 약간 부드럽고 설사(泄瀉)나 천식(喘息)을 하지 않는 증세는 차도에 따라 치료하면 잘 낫게 되나 혹시 배꼽에 튀어 나오나 하리한 뒤에 배가 급히 부르고 병이 오래 되어서 여위며 천식하고 편히 눕지 못하는 증세는 비(脾)와 신(腎)이 함께 패(敗)한 것이니 치료를 못한다. 〈得効〉

배가 부르고 신열(身熱)하며 맥(脈)이 큰 것이 1역(一逆)이고, 배가 울고 가득하며 사지(四肢)가 청냉하고 설사하며 맥(脈)이 큰 것이 2역(二逆)이며, 배가 크게 부르고 4끝이 청냉(淸冷)하고 형(形)이 빠지며 설사가 심한 것이 3역(三逆)이고, 배가 가득차고 변혈(便血)하며 맥(脈)이 크면서 수시로 끊어지는 것이 4역(四逆)이니, 모두 치료를 못한다. 〈靈樞〉

배가 가득하고 해역(咳逆)하며 소변이 나오지 않는 증세는 치료하지 못하고, 배가 크고 가득하며 하설(下泄)하

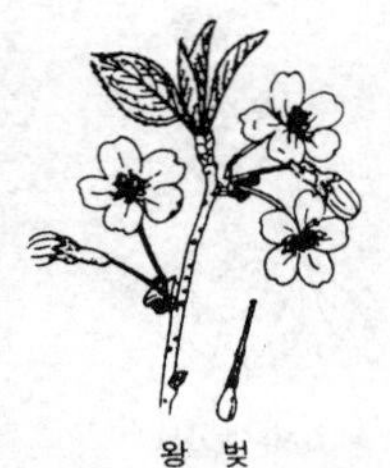
왕 벚

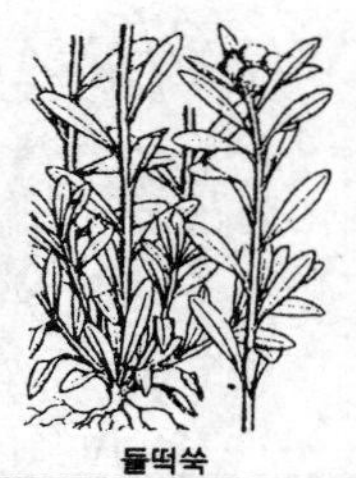
들떡쑥

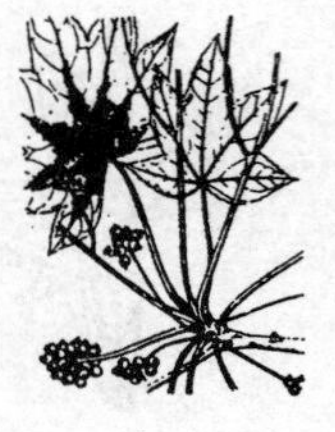
털 엄

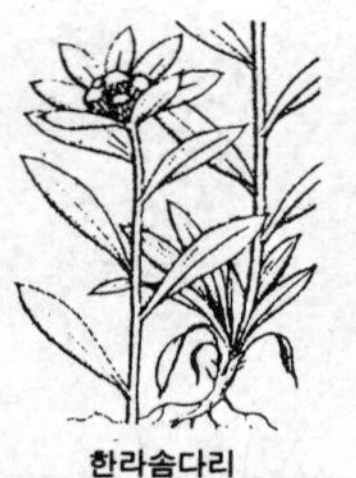
한라솜다리

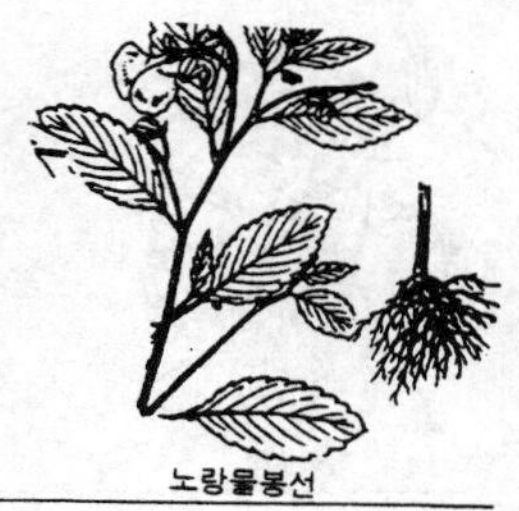
노랑물봉선

는 것도 역시 치료를 못한다. 〈得効〉

창만(脹滿)에 신열(身熱)을 같이하고 또는 학질(瘧疾)을 같이 한 증세는 치료를 못하는 데 든다. 〈綱目〉

오랫동안 병들어서 여위다가 갑자기 창만(脹滿)되고 천식(喘息)하는 증세나, 또는 배꼽이 튀어 나오는 증세이거나 또는 하리(下痢)를 자주 하는 증세 등은 어떤 사람도 나은 것을 보지 못하였다. 〈直指〉

단방(單方) (14종)

※ 후박(厚朴)

복창(腹脹)을 치료하니 맺힌 증세를 흩는 신통한 약이다. 〈湯液〉

어떤 사람이 심(心)과 배가 가득 차는데 다만 후박(厚朴)을 가늘게 썰고 강제(薑製)로 해서 매 5돈 또는 7돈을 생강 7쪽과 같이 달여 먹고 찌꺼기를 다시 달여서 먹으니 겨우 6~7차례에 나았다고 한다. 〈資生〉

복창(腹脹)에 후박(厚朴)으로써 돕는 것은 대부분 그 맛이 매워서 능히 흩는 작용을 하고 기(氣)로 하여금 상초(上焦)에 모이도록 하기 때문이다. 〈丹心〉

※ 대극(大戟)

창(脹)을 치료한다. 대조(大棗) 1말을 대극(大戟)과 같이 삶아서 대극(大戟)을 버리고 천천히 대조(大棗)를 아무때나 먹으면 대추가 전부 없어지자 즉시 효과가 나타난다. 〈易老〉

※ 노자시(鸕鷀屎)

창만(脹滿)을 치료한다. 시(屎)를 노란색이 되도록 볶아서 가루로하여 매 1돈을 더운 물로 알맞게 복용하면 즉시 효과가 있다.

뇌공(雷公)이 말한대로 몸이 차갑고 배가 큰 것은 순전히 로자(鸕鷀)에 의뢰(依賴)한다는 증세가 그것이다. 〈本草〉

※ 하마(蝦蟆)

고창(蠱脹)을 치료하는데 하합(蝦蛤)한 마리를 내장(內腸)을 내고 누고(螻蛄) 7매를 넣어 새끼와 위에 불로 말리고 가루로하여 풀에 환을 지어 술로 삼켜 먹는다. 〈綱目〉

※ 계시(鷄屎)

곡창(穀脹)과 모든 창(脹)을 치료한다. 흰 똥을 내서 볶으고 물에 담가 맑은 즙을 먹는다. 〈本草〉

※ 흑두(黑豆)

상시회즙(桑柴灰汁)에 달여서 복용하면 수(水)를 치료하고 곡창(穀脹)과 복만(腹滿)을 치료한다. 〈本草〉

※ 적소두(赤小豆)

창만(脹滿)을 치료할때에 상시회수(桑柴灰水)에 달여서 죽을 끓여 수시로 먹는다. 〈本草〉

※ 자소경엽(紫蘇莖葉)

심(心)과 복(腹)의 창만(脹滿)을 치료하니 차의 대신으로 수시로 먹는다. 〈本草〉

※ 만청자(蔓菁子)

심(心)과 복(腹)을 치료하니 1홉을 내서 짓찧어서 물 1되에 타고 여과하여 즙을내서 한 잔을 한번에 복용하면 또는 토하거나 설사하거나 땀이 나고 뱃속이 저절로 너그러운 증세를 느끼게 된다. 〈本草〉

※ 나복자(蘿葍子)

창만(脹滿)을 치료하는데 볶으고 갈아서 물에 달여 차를 만들어 수시로 복용하면 먹으면 좋고 또 씨를 내서 원뿌리와 함께 달여서 복용하는 것도 좋다. 〈俗方〉

※ 대맥국(大麥麴)

창(脹)을 치료하는데 수시로 복용하면 매우 좋고 밥을 지어 복용하는 것도 역시 좋다. 〈俗方〉

※ 상지다(桑枝茶)

기(氣)를 내리고 창(脹)을 치료하니 수시로 복용하는 것이 좋고, 또는 붉은 팥과 같이 죽을 쑤어 복용하는 것도 역시 좋다. 〈本草〉

※ 오우뇨(烏牛尿)

오래된 기창(氣脹)을 치료하는데 뜨거운 오줌을 내서 공복에 1되를 1일 1번 먹으면 기(氣)가 흩어진다. 〈本草〉

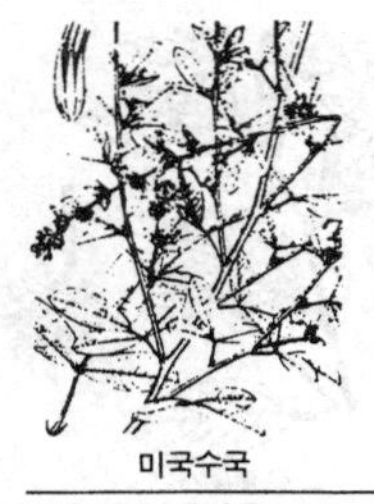
미국수국

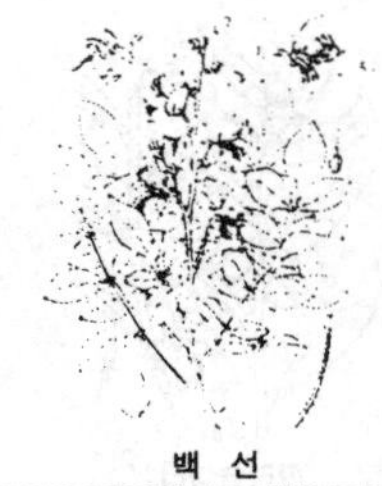
백 선

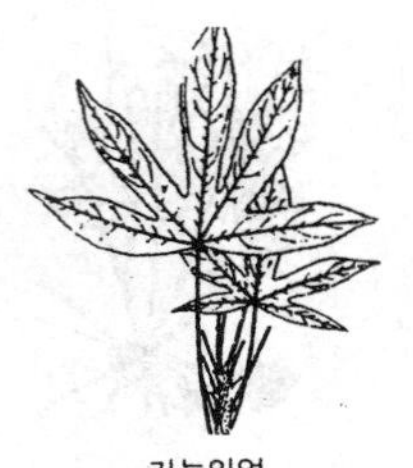
가는잎엄

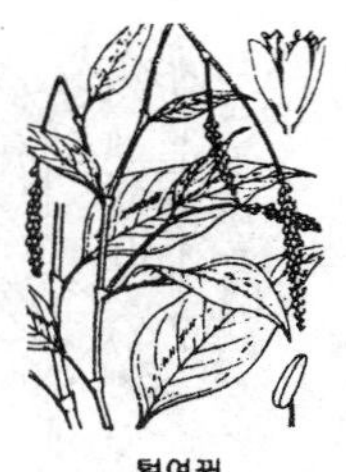
털여뀌

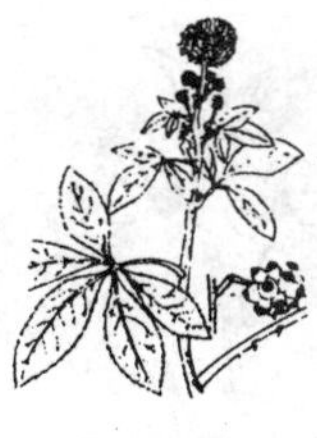
지리산오갈피

※ 초목(椒目)

수고(水蠱)를 치료하며 능히 수(水)를 소통시키니 가루로 내어 더운 물로 1돈을 알맞게 먹는다. 〈本草〉

※ 침구법(鍼灸法)

뱃속이 팽창된 증세는 내정(內庭)혈을 택하고, 수고(水蠱)에는 편력(偏歷)혈을 택하며 고창(鼓脹)에는 배꼽의 상•하•좌•우를 각각 2치2푼씩 침으로 찌르고 단고창(單蠱脹)에는 수분(水分)을 내서 침(鍼)이 2치반 들어가고 또는 50장을 뜸하며, 창만(脹滿)에는 족삼리(足三里)혈을 택해서 사(瀉)하는데, 무릇 모든 창(脹)이 전부 삼리(三里)혈을 택하는 이유는 이것이 창의 중요한 혈이기 때문이다. 또한 중완(中脘)•기해(氣海)혈을 택해서 또는 침(鍼)하고 또는 뜸을 한다. 〈綱目〉

二五. 소갈(消渴)

1. 소갈(消渴)의 근원이 될 경우

내경(內經)에 이르기를 「이양(二陽)이 맺힌 것을 사라지게 한다.」 주(註)에 이르기를 「2양(二陽)이 맺혔다는 것은 위(胃)와 대장(大腸)에 열이 맺힌 것이니, 장위(腸胃)에 열이 간직되면 수곡(水穀)을 잘 소화시킨다고」하였다.

수양명대장(手陽明大腸)은 진액이 나는 것을 주관하니 열에 병들면 눈이 노랗고 입이 마르게 되니 이것이 진액이 부족한 증세이며, 족양명위(足陽明胃)는 피가 나는 것을 주관하니 열에 병들면 곡식을 잘 소화시키고 배고프기를 잘하니 피속에 화(火)가 숨어 있는 것은 피가 부족한 증세이다. 맺힌다는 것은 진액이 부족해서 맺히고 윤택하지 않은 것이니 모두 조열(燥熱)이 병이 된 것이다. 〈東垣〉

소(消)라는 증세는 소(燒) 즉 사루어서 달구는 것과 같은 것이니 불로 모든 것을 삶거나 사룬다는 이치다. 〈入門〉

심(心)이 한(寒)을 폐(肺)에 옮기면 폐소(肺消)가 되니 폐소(肺消)라는 것은 마시는 것이 1분이면 소변하는 것이 2분이나 되는 것인데 치료하지 못한다. 주에 이르기를 「금(金)이 화(火)의 사(邪)를 받으면 폐장이 타고 기(氣)가 의지할 곳이 없기 때문에 마시는 것이 1에 오줌이 2나 된다.」〈內經〉

심(心)이 열을 폐(肺)에 옮기면 전해서 격소(膈消)가 된다. 주(註)에 이르기를 「심(心)과 폐(肺)의 중간에 사격막(斜膈膜)이 있고 격막(膈膜)의 아래가 바로 안으로 횡격막(橫膈膜)에 이어져 있기 때문에 심(心)의 열이 폐(肺)에 들어가면 오래까지 전변해서 안으로 격열(膈熱)이 되고 소갈(消渴)되며 마시는 것이 많다.」〈內經〉

단(癉)이 변해서 소중(消中)이 된다. 주(註)에 이르기를 「단(癉)이란 것은 소열병(消熱病)을 말하니 많이 마시고 수시로 소변을 내리는 증세를 열중(熱中)이라 하고 많이 먹고 수시로 소변을 내리는 증세를 소중(消中)이라고 한다. 〈內經〉

무릇 소단(消癉)이란 것은 귀하고 살찐 사람의 고량병(膏粱病)이니 감미로운 것을 많이 먹음으로 인해서 살이 찌기 때문에 그 기(氣)가 위로 넘쳐서 전변하고 소갈(消渴)이 되는 것이다.」 주(註)에 이르기를 「감미로운 것을 많이 먹고 살이 찌면 주리(腠理)가 고밀(固密)해서 양기(陽氣)가 밖으로 스며 나오지 못하는 이유로 속에 열이 있는 것이니 감미로운 성기(性氣)가 온화하고 완(緩)해서 발산하고 역(逆)하기 때문에 단 것이 능히 중만(中滿)이 되는 것이다. 그래서 속에 열이 있으면 양기(陽氣)가 타오르고 양기(陽氣)가 타오르면 마시기를 좋아하고 목구멍이 마르는 것이며, 속에서 양기(陽氣)가 남아 있으니 남아 있으면 비기(脾氣)가 위로 넘치기 때문에 소갈(消渴)이 된다.」〈內經〉

목이 마르는 증세는 심(心)의 열 때문인 것이다. 심이 변과 땀을 주관하니 변(便)과 땀이 많이 나오면 신속이 허하고 마르기 때문에 목이 마르는 것이니 무릇 여름에 습(濕)하면서 땀을 많이 흘리면 소변이 적게 나오고 겨울에 땀이 나지 않고 소변이 많은 것은 모두 보통 사람의 상도(常道)인 것이다. 〈聖惠〉

2. 소갈(消渴)의 형증(形症)일 경우

갈경(渴病)에 세가지가 있으니 소갈(消渴)•소중(消中)•소신(消腎)이 바로 그것이다.

열기(熱氣)가 위로 오르면 심(心)이 허해서 화(火)를 받고 심(心)이 많이 산만해서 수렴(收斂)하지 못하고 가슴속이 번조(煩躁)하고 혀가 붉으며 입술이 붉은 데 이것은 목이 말라서 마시기를 많이하고 소변이 자주 나오고

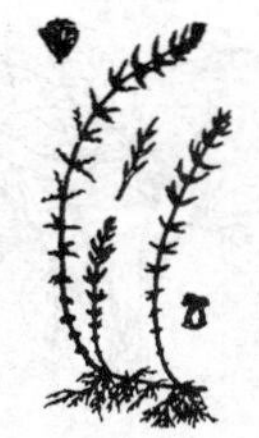
선수세미

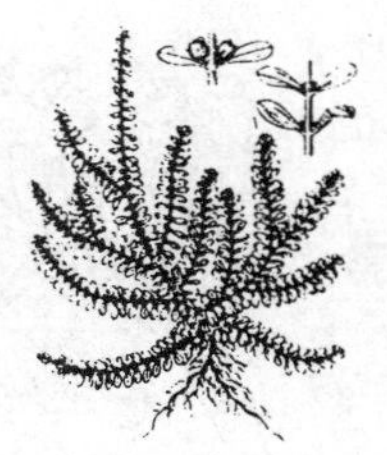
별이끼

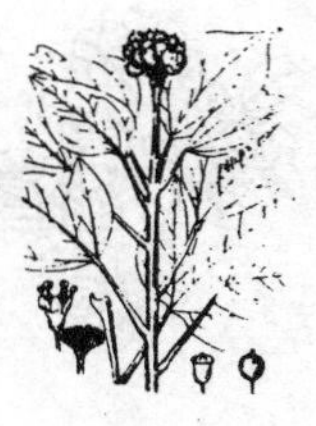
백 칠

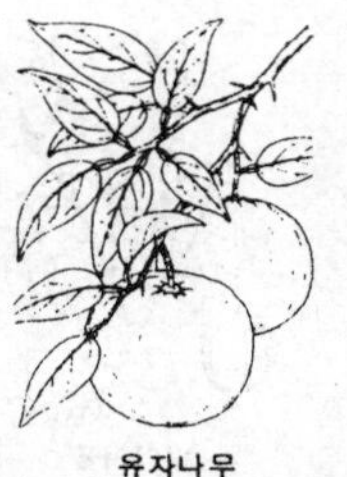
유자나무

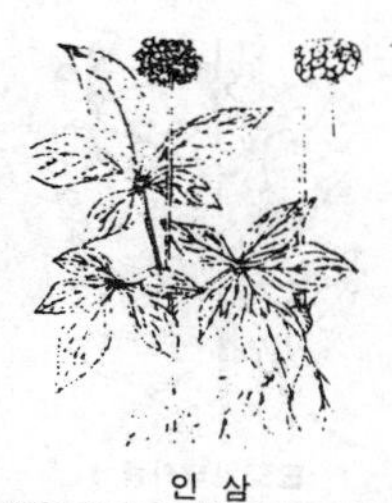
인 삼

적으니 병이 상초(上焦)에 들어 있으므로 소갈이라 말하고 열이 가운데에서 축적되면 비(脾)가 허하고 복양(伏陽)을 받아서 위(胃)를 훈증하고 곡식을 소화시켜서 배가 자주 고프고 음식을 보통 때보다 배나 먹어도 살찌지 않는 것으로 이 갈증(渴症)은 지나치게 번조(煩躁)하지는 않아도 소변이 자주 나오고 감(甘)하니, 병이 중초(中焦)에 드는 증세로 소중(消中)이라고 하며, 열이 밑에 숨어 있으면 신허(腎虛)해서 종아리와 무릎이 마르고 가늘며 뼈마디가 저리고 아프며 정(精)이 흩어서 달아나고 수(髓)가 허해서 물을 청(請)하고 스스로 구하려 해도 마시면 즉시 소변으로 변하여 분량이 많고 탁하니 병이 하초(下焦)에 드는 것이며 소신(消腎)이라고 한다.

소신증(消腎症)에서 또한 오석(五石)이 너무 많은 증세가 생기니 진기(眞氣)가 이미 진(盡)하고 석세(石勢)가 홀로 머물러 있으면 양도(陽道)가 흥강해서 교합(交合)하지 않아도 정(精)이 새나가는 것이다. 이것을 강중(強中)이라고 하는데 소갈(消渴)이 가볍고 소중(消中)이 심하며 소신(消腎)이 더욱 심하고 강중(強中)은 죽는 것을 그대로 기다리게 되는 것이다. 〈直指〉

상소(上消)라는 것은 폐(肺)의 증세이며, 또 격소(膈消)라고 하며 물을 마시는 것이 적은데 대변이 보통 때와 같고 소변도 많은 증세이며, 중소(中消)라는 것은, 위(胃)의 증세이니 목이 마르면서 음식을 많이 먹고 소변이 붉으며 노란색인 것이고, 하소(下消)라는 것은, 위(胃)의 증세이니 소변이 탁해서 고약 기름과 같고 얼굴이 검으며 귀가 타고 얼굴이 여위게 된다. 〈易老〉

목이 마르고 많이 마시는 것이 상소(上消)가 되고, 곡식을 소화를 잘 시키고 또한 배가 자주 고픈 것이 중소(中消)가 되고, 목이 마르면서 소변이 잦고 고약 기름과 같은 것이 하소(下消)가 된다. 〈綱目〉

오장육부(五臟六腑)에 모두 진액이 있는데 열기(熱氣)가 안에 있으면 진액이 마르고 적기 때문에 목이 마르는 것이니 무릇 갈(渴)이란 것은 자주 물을 마시고 반드시 머리와 눈이 어지럽고 등이 차가우면서 구역을 하니 모두가 속이 허한 데 그 원인이 있는 것이다. 〈類聚〉

물을 마시고 편하게 잠자는 것은 실열(實熱)이며, 물을 마시고 조금 지난 뒤에 토하는 것은 화사(火邪)의 가갈(假渴)이다. 〈入門〉

3. 맥법(脈法)일 경우

소갈(消渴)에 맥(脈)이 실(實)하고 크면서 병이 오래된 증세는 치료가 가능하나, 맥(脈)이 작게 매달리고, 굳으면서 병이 오래된 증세는 치료가 불가능하다. 〈內經〉

소갈(消渴)에 맥(脈)이 당연히 긴실(緊實)하고 촘촘한 것인데 오히려 잠기고 가득하며 가늘으면서 죽는다. 〈脈經〉

소갈(消渴)에 맥이 촘촘하고 큰 것은 가늘고 작으며 뜨고 짧은 것은 죽는다. 〈脈經〉

심맥(心脈)이 미끄러우면 갈(渴)이 되는데 미끄러운 것은 양기(諒氣)가 이긴 것이며, 심맥(心脈)이 가늘고 작은 것은 소단(消單)이 되는 것이니 대부분 맥(脈)이 촘촘하고 큰 것은 살고 잠기고 작은 것은 죽는다. 〈脈經〉

심맥(心脈)의 미끄러운 것이 심한 것은 갈(渴)이 된다. 〈聖惠〉

부양맥(趺陽脈)이 촘촘하면 위(胃)속에 열이 있는 것이니 즉 곡(穀)을 소화시키고 물을 많이 마시며 대변이 반드시 단단하고 소변이 자주 나온다. 〈仲景〉

소갈맥(消渴脈)은 마땅히 촘촘하고 커야 되는 것이며 허하고 작은 것을 피한다. 〈醫鑑〉

4. 소갈(消渴)의 3종일 경우

상소(上消)란 것은 혓바닥이 붉고 벌어지며 크게 목이 많이 마르고 인음(引飮)하는데 격소(膈消)라는 것이 그것이다. 백호(白虎)에 인삼탕(人蔘湯)을 더한 것으로 치료하니(즉 人蔘白虎湯인데 처방은 寒門)잘 먹으면서 목이 마르는 증세를 주로 치료하고 만일 먹지 못하고 목이 마르면 가미전씨백출산(加味錢氏白朮散)으로 치료하고 또는 맥문동음자(麥門冬飮子)•강심탕(降心湯)•인삼석고탕(人蔘石膏湯)•청심연자음(淸心蓮子飮)•화혈익기탕(和血益氣湯)•생진양혈탕(生津養血湯)•황금탕(黃芩湯)등이 전부 상소(上消)를 치료한다.

중소(中消)란 것은 잘 먹으면서 여위고 저절로 땀이 나며 대변이 잘 나오지 않고 소변이 잦으니 즉 병이 되면 소중(消中)이 된다는 것이다. 조위승기탕〔調胃承氣湯 : 처방은 한문(寒門)〕•가감삼황환(加減三黃丸)이 주로 치료하고, 또 난향음자(蘭香飮子)•생진감로탕(生津甘露湯)•순기산(順氣散)•인삼산(人蔘散)•황련저두환(黃連猪肚丸)•우즙고(藕汁膏)등으로 치료한다.

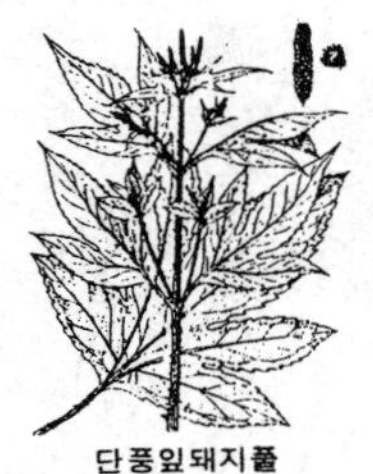
단풍잎돼지풀

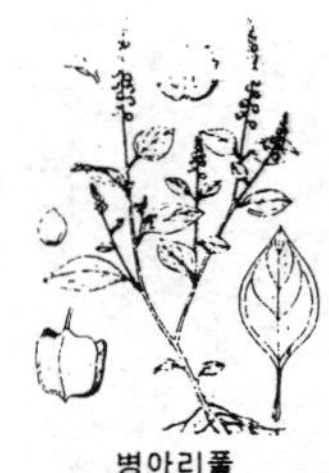
병아리풀

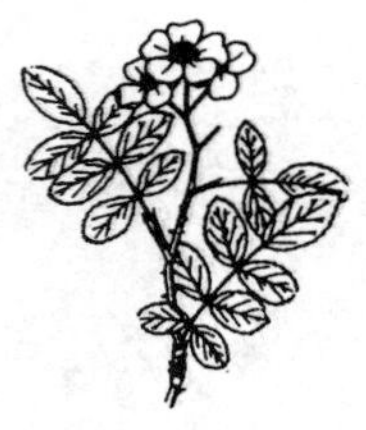
목향장미

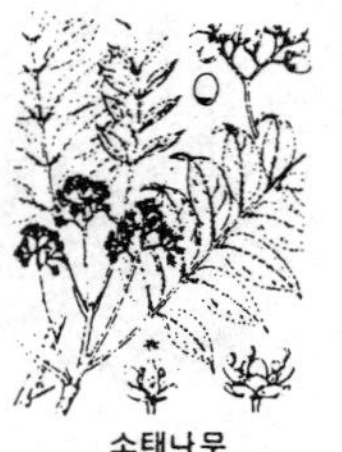
소태나무

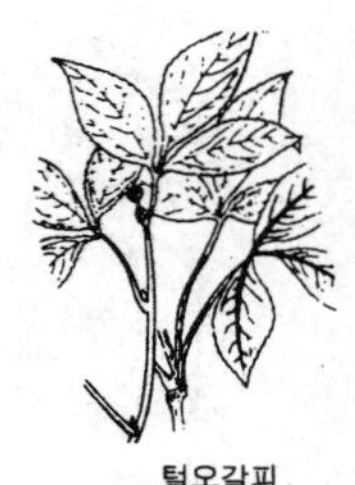
털오갈피

하소(下消)란 것은 번조(煩躁)하고 인음(引飮)하며 귀바퀴가 초건(焦乾)하고 소변이 기름 같으며 다리와 무릎이 마르고 가늘게 되니 이른바 초번(焦煩)하면 수(水)가 마른다는 것인데 육미지황환(六味地黃丸)이 주로 치료하고 또 인삼복령산(人蔘茯苓散)•가감팔미원(加減八味元)•가감신기원(加減腎氣元)•보신지황원(補腎地黃元)•녹용환(鹿茸丸)등으로 치료한다. 〈諸方〉

폐(肺)를 기르고 화(火)를 내리는 것은 생혈(生血)시키는 것을 주로 하는데 상•중•하를 나눠서 치료한다. 〈丹心〉

세 가지의 소(消)가 모두 혈(血)이 허해서 진액(津液)을 낳지 못하는 데 들으므로 사물탕〔四物湯 : 처방은 혈문(血門)〕으로 주로 치료하는데 상소(上消)에는 인삼(人蔘)•오미자(五味子)•맥문동(麥門冬)•천화분(天花粉)을 더해서 달이고 우유즙(牛乳汁)•생지황즙(生地黃汁)•생우즙(生藕汁)을 넣어서 쓰며, 주객(酒客)에는 생갈근즙(生葛根汁)을 넣어서 고루 먹으며 중소(中消)에는 지모(知母)•석고(石膏)•한수석(寒水石)•활석(滑石)을 더해서 쓰고, 하소(下消)에는 황백(黃柏)•지모(知母)•숙지황(熟地黃)•오미자(五味子)를 더해서 치료한다. 〈丹心〉

소갈병(消渴病)에 소변이 많아서 수(水) 1말을 마시면 소변을 또한 1말을 누는 것은 신기환(腎氣丸)이 주로 치료한다. 〈仲景〉

※ 가미전씨백출산(加味錢氏白朮散)

효능 : 소갈(消渴)에 잘 먹지 못하는 증세를 치료하고 또 소중(消中)에 잘 굶주리는 증세를 치료한다.

처방 건갈(乾葛) 3돈, 인삼(人蔘)•백출(白朮)•백복령(白茯苓)•곽향(藿香)•감초(甘草) 각 1돈, 목향(木香)•시호(柴胡)•지각(枳殼)•오미자(五味子) 각 5푼을 썰어서 1첩을 지어 물로 달여서 먹는다. 〈得効〉

※ 맥문동음자(麥門冬飮子)

효능 : 격소(膈消)를 치료한다.

처방 맥문동(麥門冬) 2돈, 지모(知母)•천화분(天花粉)•인삼(人蔘)•오미자(五味子)•갈근(葛根)•복신(茯神)•생지황(生地黃)•감초(甘草) 각 1돈을 썰어서 1첩을 지어 죽엽(竹葉) 10쪽을 물로 달여서 먹는다. 〈丹心〉

※ 강심탕(降心湯)

효능 : 심화(心火)가 타오르고 신수(腎水)가 나지 않아서, 번갈(煩渴)하며 인음(引飮)하고 기혈(氣血)이 날로 사라지는 증세를 치료한다.

처방 천화분(天花粉) 2돈, 인삼(人蔘)•원지(遠志)•당귀(當歸)•숙지황(熟地黃)•백복령(白茯苓)•황기밀초(黃芪蜜炒)•오미자(五味子)•감초(甘草) 각 1돈을 썰어서 1첩을 지어 대추 1개를 넣어 물로 달여서 먹는다. 〈得効〉

※ 인삼석고탕(人蔘石膏湯)

효능 : 격소(膈消)를 치료한다.

처방 석고(石膏) 4돈, 지모(知母) 2돈3푼, 인삼(人蔘) 1돈7푼, 감초(甘草) 1돈3푼을 썰어서 1첩을 지어 물로 달여서 먹는다. 〈保命〉

※ 청심연자음(淸心蓮子飮)

효능 : 심화(心火)가 타올라서 입이 마르고 번갈(煩渴)하며 소변이 붉고 삽(澁)한 증세를 치료한다.

처방 연자(蓮子) 2돈, 적복령(赤茯苓)•인삼(人蔘)•황기(黃芪) 각 1돈, 황금(黃芩)•차전자초(車前子炒)•맥문동(麥門冬)•지골피(地骨皮)•감초(甘草) 각 7푼을 썰어서 1첩을 지어 물로 달여서 먹는다. 〈局方〉

※ 화혈익기탕(和血益氣湯)

효능 : 소갈(消渴)에 소변이 잦고 혓바닥에 붉은 맥(脈)이 생기며 기체(氣體)가 마르고 여위는 증세를 치료한다.

처방 황백주세(黃柏酒洗)•승마(升麻) 각 1돈, 생지황(生地黃)•황백병주세(黃柏並酒洗) 각 8푼, 석고(石膏)•행인(杏仁)•도인(桃仁) 각 6푼, 지모(知母)•방기(防己)•강활(羌活) 각 5푼, 당귀소(當歸梢) 4푼, 시호(柴胡)•마황(麻黃)•근생(根生)•감초구(甘草灸) 각 3푼, 홍화(紅花) 조금 썰어서 1첩을 지어 물로 달여서 먹

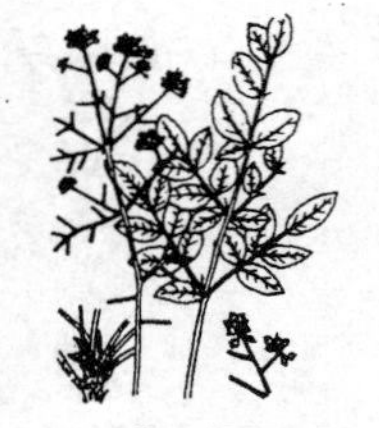
둥근잎두릅

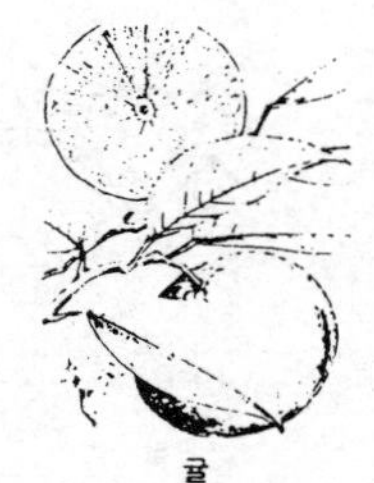
귤

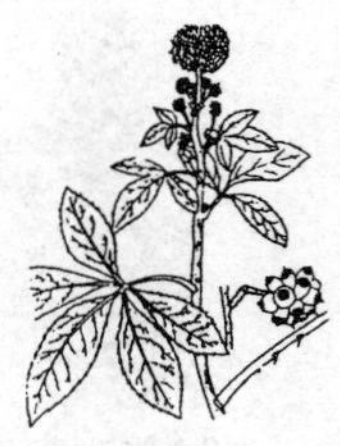
지리산오갈피

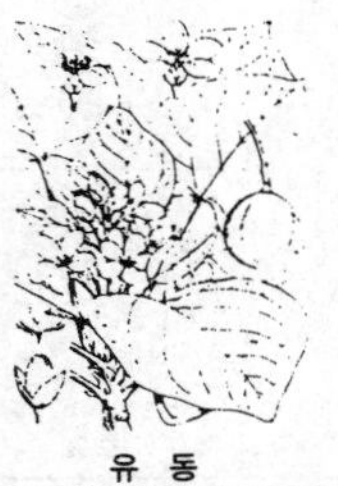
유 동

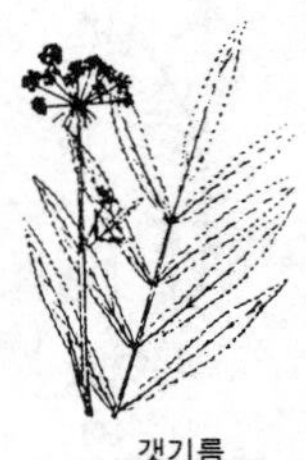
갯기름

는다. 〈東垣〉

※ 생진양혈탕(生津養血湯)

효능 : 상소(上消)를 치료한다.

처방 당귀(當歸)·백작약(白芍藥)·생지황(生地黃)·맥문동(麥門冬) 각 1돈, 천궁(川芎)·황련(黃連) 각 8푼, 천화분(天花粉) 7푼, 지모(知母)·황백병밀초(黃柏並蜜炒)·연육(蓮肉)·오매(烏梅)·박하(薄荷)·감초(甘草) 각 5푼을 썰어서 1첩을 지어 물로 달여서 먹는다. 〈醫鑑〉

※ 황금탕(黃芩湯)

효능 : 상소(上消)를 치료한다.

처방 편금(片芩)·치자(梔子)·길경(桔梗)·맥문동(麥門冬)·당귀(當歸)·생지황(生地黃)·천화분(天花粉)·건갈(乾葛)·인삼(人蔘)·백작약(白芍藥) 각 1돈을 썰어서 1첩을 하고 오매(烏梅) 1개를 넣어 물로 달여서 먹는다. 〈回春〉

※ 난향음자(蘭香飮子)

효능 : 소갈(消渴)에 선식(善息)하면서도 여위고 이변(二便)이 맺히며 잦은 증세를 치료한다.

처방 석고(石膏) 3돈, 지모(知母) 1돈반, 생감초(生甘草)·방풍(防風) 각 1돈, 구감초(灸甘草)·인삼(人蔘)·난향엽(蘭香葉)·연교(連翹)·백두구(白豆蔻)·길경(桔梗)·승마(升麻) 각 5푼, 반하(半夏) 2푼을 가루로 하고 약가루를 넣고 떡을 만들어 말린 후 다시 가루로하여 매 2돈을 묽은 생강탕으로 알맞게 먹는다.

※ 생진감로탕(生津甘露湯)

일명 청량음자(淸涼飮子)

효능 : 소중(消中)에 능히 먹으면서도 대변이 마르고 소변이 잦은 증세를 치료한다.

처방 석고(石膏)·초룡담(草龍膽)·황백(黃柏) 각 1돈, 시호(柴胡)·강활(羌活)·황기주(黃芪酒)·지모주(知母酒)·황금구(黃芩炙)·감초(甘草) 각 8푼, 당귀신(當歸身) 6푼, 승마(升麻) 4푼, 방풍(防風)·방기(防己) 10개, 도인(桃仁) 5개, 홍화(紅花)를 조금 썰어서 1첩을 지어 물 2잔을 붓고 달여서 1잔을 만들고 술 한 숟갈을 넣어 아무때나 따뜻하게 먹는다.

※ 순기산(順氣散)

효능 : 소중(消中)에 음식을 잘 먹고 소변이 노랗고 붉은것은 이 약으로 조금 이롭게 하면 음식을 먹지 않고도 낫게 된다.

처방 후박(厚朴) 2돈반, 대황(大黃) 2돈, 지실(枳實) 1돈을 썰어서 1첩을 지어 물로 달여서 아무때나 먹는다. 〈丹心〉

※ 인삼산(人蔘散)

효능 : 소중(消中)을 치료한다.

처방 활석(滑石) 2냥, 한수석(寒水石)·감초(甘草) 각 1냥, 석고(石膏) 5돈, 인삼(人蔘) 2돈반을 가루로하여 매 2돈을 더운 물로 고루 먹는다. 〈子和〉

※ 황련저두환(黃連猪肚丸)

효능 : 소갈(消渴)과 소중(消中)및 강중(强中)을 치료한다.

처방 웅저두(雄猪肚) 1개, 황련(黃連) 5냥, 맥문동(麥門冬)·지모(知母)·과루근(瓜蔞根) 각 4냥을 가루로하여 저두(猪肚)속에 넣고 노끈으로 두(肚)를 단단히 봉하고 시루에 무르녹게 쪄서 절구에 난도질해서 꿀을 넣고 오동열매 크기로 환을 지어 미음(米飮)으로 100알을 먹는다. 〈正傳〉

※ 우즙고(藕汁膏)

효능 : 위열(胃熱)과 소중(消中)을 치료한다.

처방 우즙〔藕汁 : 백우(白藕)가 더욱 좋다〕·생지황즙(生地黃汁)·우유즙(牛乳汁)에 황련(黃連)·천화분(天花粉)가루를 넣고 생강즙과 백밀(白蜜)로 보좌해서 고약을 만들어 숟갈 끝으로 찍어서 혓바닥 위에 놓고 천천히 백탕(白湯)으로 1일 3~4번을 먹는다. 〈丹心〉

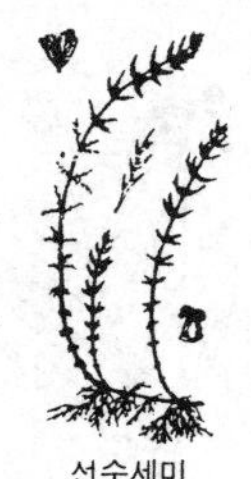
선수세미.

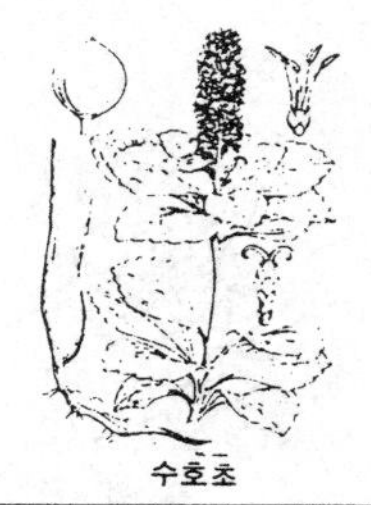
수호초

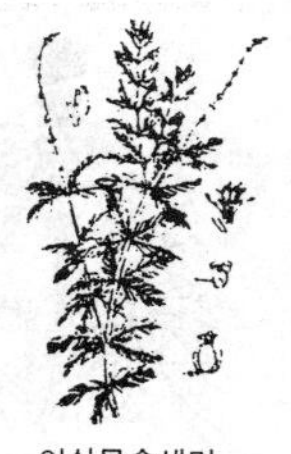
이삭물수세미

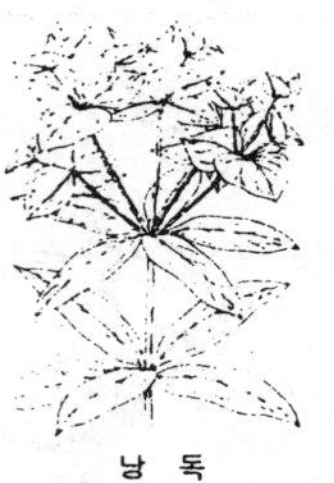
낭 독

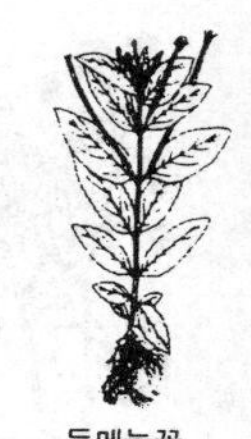
두메늘꽃

※ 인삼복령산(人蔘茯苓散)

일명 인삼산(人蔘散)

효능 : 신소(腎消)에 소변이 탁해서 고약과 같은 증세를 치료한다.

처방 활석(滑石) • 한수석(寒水石) 각 1돈반, 감초(甘草) 7푼, 적복령(赤茯苓) • 건갈(乾葛) • 황금(黃芩) • 박하(薄荷) • 대황(大黃) 각 5푼, 연교(連翹) 3푼, 인삼(人蔘) • 백출(白朮) • 택사(澤瀉) • 길경(桔梗) • 치자(梔子) • 천화분(天花粉) • 축사(縮砂) 각 2푼을 썰어서 1첩을 지어 물로 달여서 먹는다. 〈醫鑑〉

일명 인삼산(人蔘散)이라고 한다. 〈東垣〉

※ 가감신기환(加減腎氣丸)

효능 : 신소(腎消)에 입이 마르고 번갈(煩渴)해서 두 다리가 여위고 마르는 증세를 치료한다.

처방 숙지황(熟地黃) 2냥, 목단피(牡丹皮) • 백복령(白茯苓) • 산수유(山茱萸) • 오미자(五味) • 택사(澤瀉) • 녹용(鹿茸) • 산약(山藥) 각 1냥, 육계(肉桂) • 침향(沈香) 각 5돈을 가루로 하고 꿀로 오동열매 크기의 환을지어 염탕(鹽湯)으로 70~80알을 먹는다. 〈丹心〉

※ 보신지황원(補腎地黃元)

효능 : 신소(腎消)를 치료하는데 능히 심화(心火)를 내리게 하고 신수(腎水)를 보익하며 소갈(消渴)을 그치게 하고 귀와 눈을 밝게 한다.

처방 황백(黃柏) 1근을 썰어서 지황(地黃)과 같이 햇볕에 말리고 생지황(生地黃) 반근을 술에 담가서 2일을 하고 짓무르게 쪄서 짓이겨 고약을 만들고 황백(黃柏)과 같이 반죽하여 말리고, 백복령(白茯苓) 4냥, 숙지황(熟地黃) • 천문동(天門冬) • 인삼(人蔘) • 감국(甘菊) 각 2냥, 조금주초(條芩酒炒) • 당귀(當歸) • 지각(枳殼) • 맥문동(麥門冬) • 편금생(片芩生) 각 1냥을 가루로 하고 물로 오동열매 크기의 환을 지어 공복에 염탕(鹽湯)으로 70~80알을 먹는다. 〈丹心〉

※ 녹용환(鹿茸丸)

효능 : 신허(腎虛)와 소갈(消渴)에 소변이 한도가 없는 증세를 치료한다.

처방 맥문동(麥門冬) 2냥, 녹용(鹿茸) • 숙지황(熟地黃) • 황기(黃芪) • 오미자(五味子) • 계비치부초(鷄肶胵麩炒) • 육종용주침(肉蓯蓉酒浸) • 산수유(山茱萸) • 파고지초(破故紙炒) • 우슬주침(牛膝酒浸) • 인삼(人蔘) • 현삼(玄蔘) 각 5돈을 가루로 하고 꿀로 오동열매 크기의 환을 지어 공복에 미음으로 50~70알을 먹는다. 〈丹心〉

5. 식역증(食㑊症)일 경우

내경(內經)에 이르기를 「대장(大腸)이 열을 위(胃)에 옮기면 잘 먹는데도 여위는데 이것을 식역(食㑊)이라 하며 위(胃)가 열을 담(膽)에 옮기는 것을 역시 식역(食㑊)이라고 한다.」 주(註)에 이르기를 「역(㑊)이란 역(易)과 같은 것이니 음식이 옮기고 바뀌는 것이 너무 지나쳐서 기육(肌肉)이 나지 않는 것이니 치료 방법은 소중(消中)과 같은 것이다.」 〈綱目〉

6. 소갈(消渴)에 소변이 달 경우

소갈(消渴)이란 신(腎)이 허하기 때문인데 일어나면 소변이 반드시 달(甘)게 되니 물리(物理)로 미루어 보건데 엿과 초와 술로 포(脯)를 만들면 바로 단맛이 생기는 것처럼 달다. 식후의 자미(滋味)가 모두 달아서 방광(膀胱)으로 흘러 내려가면 허리와 신기(腎氣)가 성해서 위로 훈증되고 더운 기운이 정기(精氣)로 변하여 골수(骨髓)로 들어가며 다음은 지고(脂膏)가 되고 또 그 다음은 혈육(血肉)이 되며 그 나머지가 소변이 되기 때문에 소변의 빛이 노란 증세는 혈(血)의 나머지인 것이 분명하고 오장(五臟)의 기(氣)가 짧고 윤택한 것은 아래의 맛에 든다. 혹시 허리와 신(腎)이 이미 허냉(虛冷)하면 능히 증화(蒸化)하지 못해서 곡기(穀氣)가 내려서 소변이 되기 때문에 그 맛이 달고 색이 청냉(淸冷)하며 기부(肌膚)가 마르게 된다. 〈本事〉

7. 소갈(消渴)이 감화(坎火)가 쇠해서 일어날 경우

폐(肺)가 오장(五臟)의 화개(華盖)가 되는데 혹시 아

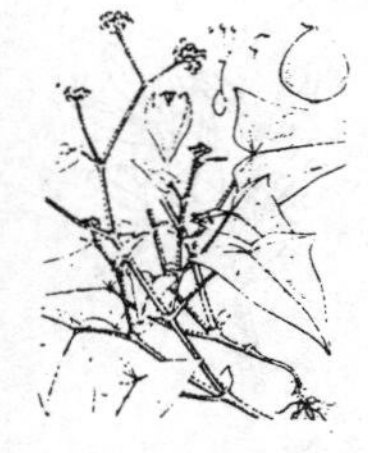
며느리밑씻개

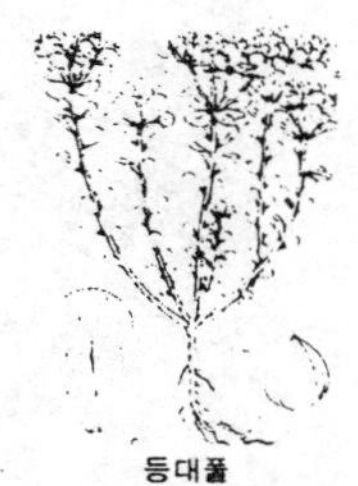
등대풀

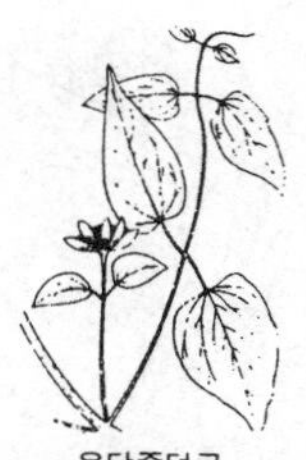
응달종덩굴

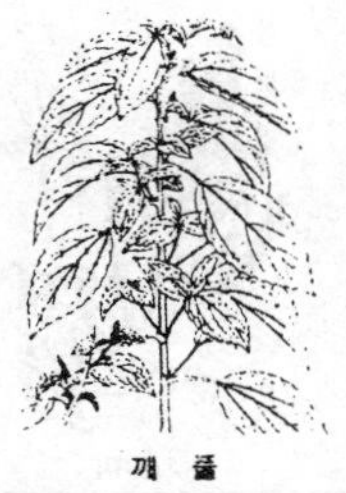
깨 풀

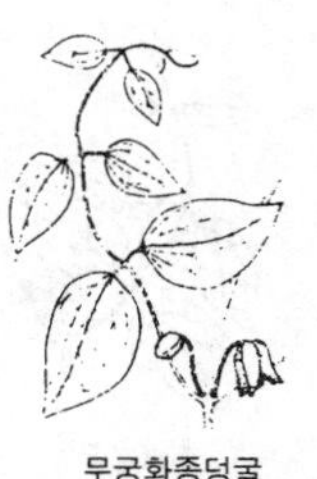
무궁화종덩굴

래에 따뜻한 기운이 있어서 훈증되면 폐(肺)가 윤택하며 아래가 아주 냉(冷)하면 양(陽)이 오르지 못하기 때문에 폐(肺)가 마르고 목이 마르는데 주역(周易)의 건상(乾上) 곤하(坤下)의 괘(卦)가 부(否)가 되는 증세는 양(陽)은 음(陰)이 없으면 내리지 않고 음(陰)은 양(陽)이 없으면 오르지 못하기 때문에 부괘(否卦)가 되는 것이다. 마치 가마솥에 물을 담고 불로 데울 때 덮개를 덮으면 따뜻한 기운이 위로 훈증해서 덮개가 윤택하고 만약 화력(火力)이 없으면 수기(水氣)가 위로 오르지 못하니 덮개가 윤택할 수 없는 것과 같은 이치이다. 대부분 화력이란 것은 허리와 신(腎)이 강성해서 언제나 신기(腎氣)를 보하는 것을 기다리는 것과 같은 것이니 음식이 화력(火力)의 윤상(潤上)함을 얻으면 소화가 잘 되고 또한 건갈(乾渴)의 환(患)을 면하는 것이다. 당연히 팔미신기환〔八迷信岐丸 : 팔미원(八味元)에 오미자(五味子)를 더한 것〕으로 치료해야 한다. 〈本事〉

8. 소갈(消渴)이 각기(脚氣)와 상반(相反)될 경우

소갈(消渴)이 각기(脚氣)와 함께 모두가 신허(腎虛)로 이루어진 것이나, 위로 오르기 때문에 막히는 병이 일어나면 그 증세는 서로 반대가 되니 각기(脚氣)는 2~3월경에 일어나고 5~6월경에 성하며 7~8월경에 쇠하는 것이고, 소갈(消渴)은 7~8월경에 일어나고 11~12월경에 성하여 2~3월경에 쇠하는 것이니 그 원인은 어디 있는 것인가? 대부분 각기(脚氣)는 막히는 병이고, 소갈(消渴)은 선변(宣變)하는 병으로서 봄과 여름에는 양기(陽氣)가 밑으로 내리기 때문에 선변(宣變)하는 병은 낫고 가을과 겨울에는 양기(陽氣)가 밑으로 내리기 때문에 선변(宣變)하는 병이 일어나면 막히는 병이 낫는 것이다. 이 두 가지의 이치를 잘 살피면 병을 치료할 수 있다. 〈本事〉

9. 소갈(消渴)의 통치약(通治藥)일 경우

자음양영탕(滋陰養榮湯) • 활혈윤조생진음(活血潤燥生津飮) • 상백피탕(桑白皮湯) • 매화탕(梅花湯) • 대황감초음자(大黃甘草飮子) • 청신보기탕(淸神補氣湯) • 황기탕(黃芪湯) • 천화산(天花散) • 황련지황탕(黃連地黃湯) • 생지황음자(生地黃飮子) • 문동음자(門冬飮子) • 옥천산(玉泉散) • 현토단(玄菟丹) • 삼소환(三消丸) • 옥천환(玉泉丸) • 오즙옥천환(五汁玉泉丸) • 생지황고(生地黃膏) • 여지고(荔枝膏) • 위생천화원(衛生天花元) 등으로 치료한다. 〈諸方〉

※ 자음양영탕(滋陰養榮湯)

효능 : 소갈(消渴)에 진액(津液)이 망하고 입이 마르며 목구멍이 마르는 증세를 치료한다.

처방 당귀(當歸) 2돈, 인삼(人蔘) • 생지황(生地黃) 각 1돈반, 맥문동(麥門冬) • 백작약(白芍藥) • 지모(知母) • 황백(黃柏)을 보통 꿀에 볶아 각 1돈, 감초(甘草) 5푼, 오미자(五味子) 15알을 썰어서 1첩을 지어 물로 달여서 먹는다. 〈入門〉

※ 활혈윤조생진음(活血潤燥生津飮)

효능 : 소갈(消渴)을 모두 치료한다.

처방 천문동(天門冬) • 맥문동(麥門冬) • 오미자(五味子) • 과루인(瓜蔞仁) • 마자인(麻子仁) • 당귀(當歸) • 숙지황(熟地黃) • 생지황(生地黃) • 천화분(天花粉) • 一감초(甘草) 각 1돈을 썰어서 1첩을 지어 물로 달여서 먹는다. 〈入門〉

※ 상백피탕(桑白皮湯)

효능 : 삼소갈증(三消渴症)을 치료한다.

처방 동근상백피〔童根桑白皮 : 즉 어린 상박피(桑白皮)〕 2돈, 백복령(白茯苓) • 인삼(人蔘) • 맥문동(麥門冬) • 건갈(乾渴) • 산약(山藥) • 계피(桂皮) 각 1돈, 감초(甘草) 5푼을 썰어서 1첩을 지어 물로 달여서 먹는다. 〈得効〉

※ 매화탕(梅花湯)

효능 : 삼소갈(三消渴)을 치료하며 이롭게 하는 증세에 매우 효과가 있다.

처방 나곡(懦穀)을 선초(旋炒)해서 작폭〔作曝 : 속챙밥산〕하고 상근백피(桑根白皮)두꺼운 것을 잘게 썰어서 각 5돈으로 1첩을 지어 물로 달이고 목마를 때마다 먹는다. 〈得効〉

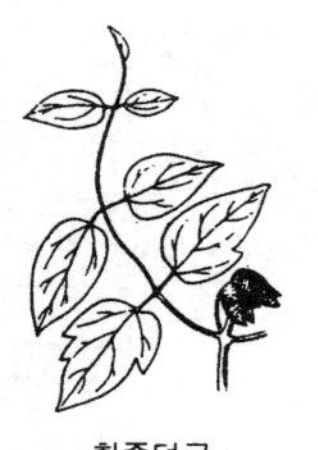
흰종덩굴

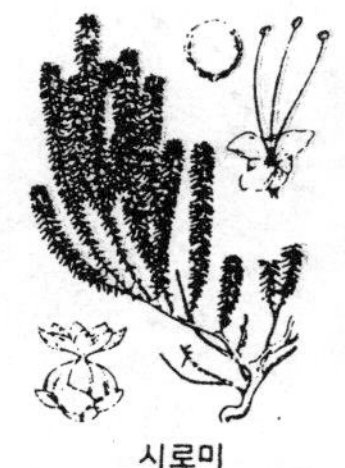
시로미

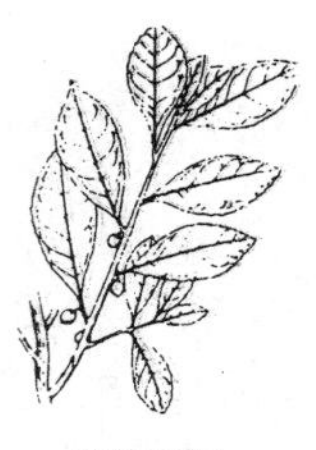
떡사스레피

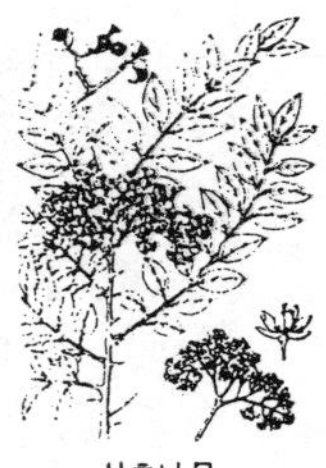
산초나무

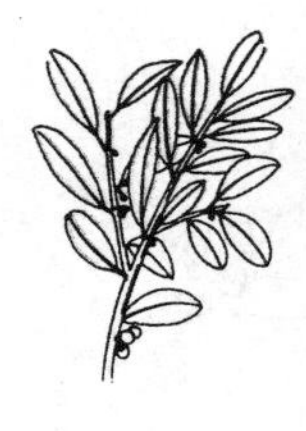
섬쥐똥

※ 대황감초음자(大黃甘草飮子)

효능 : 소갈(消渴)을 치료한다.

처방 대황(大黃) 1냥반, 감초(甘草) 큰 것을 썰어서 4냥, 흑두(黑豆) 5되를 별도로 달여서 세번 끓거든 쓴물을 버리고 재료(材料)를 우물물 한 통으로써 무르녹게 달여 병자를 시켜 두(豆)를 복용하고 즙을 복용하기를 수시로 하면 3제(三劑)를 넘지 않아서 병이 낫게 된다. 〈宣明〉

※ 청신보기탕(淸神補氣湯)

일명 신윤완기탕(辛潤緩肌湯)

효능 : 소갈증(消渴症)은 나았으나 단지 구건증(口乾症)이 남아 있을때는 이 약이 주로 치료한다.

처방 승마(升麻) 1돈반, 시호(柴胡) • 당귀신(當歸䢒) • 형개수(荊芥穗) • 방기(防己) • 도인니(桃仁泥) 각 2돈, 황백주세(黃柏酒洗) • 황련주세(黃連酒洗) • 지모(知母) • 생감초(生甘草) 각 5푼, 석고(石膏) • 숙지황(熟地黃) 각 4푼, 생지황(生地黃) • 세신(細辛) 각 2푼, 행인(杏仁) 6개, 천초(川椒) 2알, 홍화(紅花) 조금 썰어서 1첩을 지어 물로 달여서 먹는다.

※ 황기탕(黃芪湯)

효능 : 모든 갈(葛)을 치료한다.

처방 생건지황(生乾地黃) 2돈, 황기(黃芪) • 복신(茯神) • 천화분(天花粉) • 맥문동(麥門冬) 각 1돈, 오미자(五味子) • 감초(甘草) 각 5푼을 썰어서 1첩을 지어 물로 달여서 먹는다. 〈直指〉

※ 천화산(天花散)

효능 : 소갈(消渴)을 치료한다.

처방 천화분(天花粉) • 생건지황(生乾地黃) 각 2돈, 건갈(乾渴) • 맥문동(麥門冬) • 오미자(五味子) 각 1돈, 감초(甘草) 5푼을 썰어서 1첩을 지어 맵쌀 100알을 넣어 물로 달여서 먹는다. 〈直指〉

※ 황련지황탕(黃連地黃湯)

효능 : 삼소(三消)를 치료한다.

처방 황련(黃連) • 생지황(生地黃) • 천화분(天花粉) • 오미자(五味子) • 당귀(當歸) • 인삼(人蔘) • 건갈(乾渴) • 백복령(白茯苓) • 맥문동(麥門冬) • 감초(甘草) 각 1돈을 썰어서 1첩을 하고 생강 2, 대추 1, 대나무잎 10쪽을 넣어 물로 달여서 먹는다. 〈回春〉

※ 생지황음자(生地黃飮子)

효능 : 소갈(消渴)을 치료한다.

처방 인삼(人蔘) • 생건지황(生乾地黃) • 숙지황(熟地黃) • 황기(黃芪) • 천문동(天門冬) • 맥문동(麥門冬) • 지각(枳殼) • 석곡(石斛) • 비파엽〔枇杷葉 : 없으면 상박피(桑白皮)로 대신함〕• 택사(澤瀉) 각 1돈, 감초(甘草) 5푼을 썰어서 1첩을 지어 물로 달여서 먹는다.

이 처방은 즉 이황원(二黃元)과 감로음(甘露飮) 재료를 합한 것이니 정(精)을 낳고 혈(血)을 보하며 마른 것을 윤택하게 하고 갈(渴)을 멈추는 택사(澤瀉)와 지각(枳殼)으로 보좌해서 이부(二腑)를 소도(疏導)하여 심화(心火)로 하여금 밑으로 가게하면 소변이 청리(淸利)하고 폐경(肺經)이 윤택하며 대부(大腑)가 유창(流暢)하고 묵은 열이 이미 없어지면 갈(渴)이 저절로 멈추게 되니 조화가 정심(精深)해서 신통하기가 비할 데 없다. 〈得効〉

※ 문동음자(門冬飮子)

효능 : 늙고 허한 사람의 소갈(消渴)을 치료한다.

처방 맥문동(麥門冬) 2돈, 오미자(五味子) • 인삼(人蔘) • 지골피(地骨皮) • 백복령(白茯苓) • 감초(甘草) 각 1돈을 썰어서 1첩을 하고 생강 3쪽을 넣어 물로 달여서 먹는다.

※ 옥천산(玉泉散)

효능 : 소갈(消渴)을 치효하는 성약(聖藥)이다.

처방 천화분(天花粉) 2돈, 분갈(粉葛) • 맥문동(麥門冬) • 생지황(生地黃) • 오미자(五味子) • 감초(減秒) 각 1

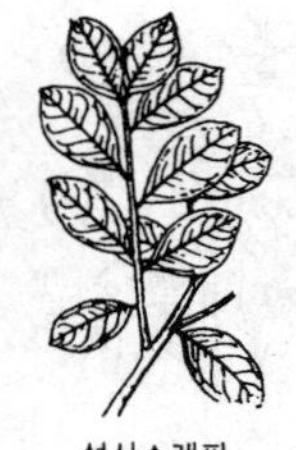
섬사스레피

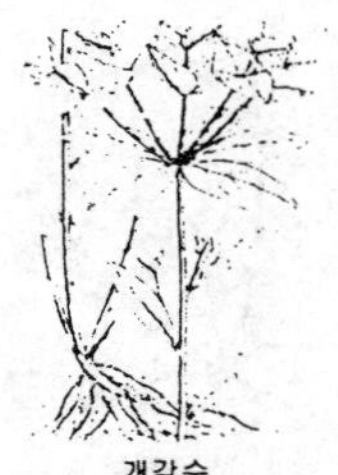
개감수

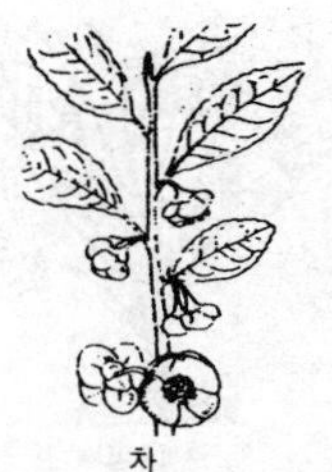
차

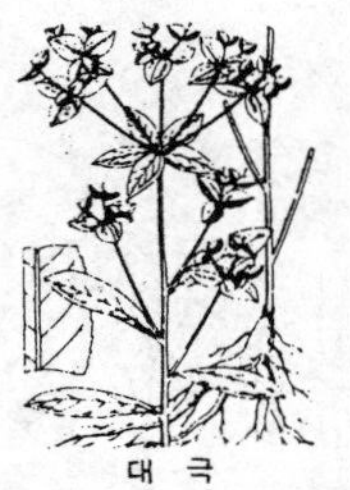
대 극

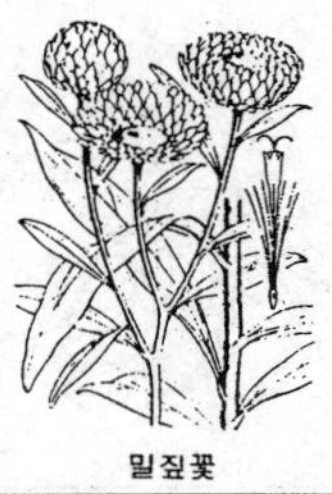
밀짚꽃

돈을 썰어서 1첩을 지어 찹쌀 1홉을 넣고 물로 달여서 먹는다. 〈醫鑑〉

※ 현토단(玄菟丹)

효능 : 삼소갈(三消渴)을 치료하며 이(利)에 신통한 약인데 유정(遺精)을 금하고 백탁(白濁)을 멈추게 하며, 연수(年壽)를 연장시킨다.

처방 토사자(兎絲子) 10냥을 술에 담가서 만들고 오미자(五味子) 7냥, 백복령(白茯苓) • 연자육(蓮子肉) • 산약(山藥) 각 3냥을 가루로 하며 별도로 산약(山藥)가루 3냥을 만들어서 토사자(兎絲子)담근 술로써 풀을 끓여 오동열매 크기로 환을 지어 공복에 미음(米飮)으로 50~70알을 삼켜 내린다.

달인 꿀에 환을 짓는 것도 좋다. 〈得効〉

※ 삼소환(三消丸)

효능 : 소갈(消渴)을 모두 치료한다.

처방 황련(黃連)을 깨끗한 가루로하여 많거나 적거나 상관없이 동과(冬瓜)찧은 자연즙(自然汁)에 넣어서 떡을 만들어 그늘에 말리고 다시 가루로 하기를 7번을 하여 다시 동과즙(冬瓜汁)으로 오동열매 크기로 환을 지어 대맥인(大麥仁)달인 탕으로 50~70알을 삼켜 먹는다. 〈本事〉

일명 과연환(瓜蓮丸)이라고 한다. 〈直指〉

※ 옥천환(玉泉丸)

효능 : 소갈(消渴)에 입이 마르는 증세를 치료한다.

처방 천화분(天花粉) • 건갈(乾葛) 각 1냥반, 맥문동(麥門冬) • 인삼(人蔘) • 백복령(白茯苓) • 황기(黃芪) • 반생반밀초(半生半蜜炒) • 오매(烏梅) • 감초(甘草) 각 1냥을 가루로하여 꿀로 탄자 크기로 환을 지어 매 1알을 더운 물로 씹어서 먹는다. 〈丹心〉

※ 오즙옥천환(五汁玉泉丸)

효능 : 소갈(消渴)을 치료한다.

처방 황련(黃連) • 건갈(乾葛) • 천화분(天花粉) • 지모(知母) • 맥문동(麥門冬) • 오미자(五味子) • 인삼(人蔘) • 생지황(生地黃) • 오매육(烏梅肉) • 연육(蓮肉) • 당귀(當歸) • 감초(甘草) 각 1냥을 가루로 하고 별도로 인유즙(人乳汁) • 우유즙(牛乳汁) • 감자즙〔甘蔗汁 : 없으면 사당(砂糖)을 대신 쓴다.〕• 이즙(梨汁) • 우즙(藕汁)을 내서 각 즙을 합하고 꿀 1근반을 넣어 끓여 묽은 고약을 만든 다음 위의 전 가루를 넣어 다시 고약을 만들어 5~7번 끓거든 매 오다(五茶)수저를 내서 1일 2~3번을 미음(米飮)에 알맞게 복용하고 신열한 음식물은 피한다. 〈回春〉

※ 생지황고(生地黃膏)

효능 : 갈(渴)을 치료하는데 함께 쓴다.

처방 생지황(生地黃) 2근, 밀(蜜) 1완, 백복령(白茯苓) 1냥, 인삼(人蔘) 5돈에 지황(地黃)을 찧어 즙을 내서 꿀을 넣어 달이고 반쯤 되거든 삼령(蔘苓)가루를 넣어 반죽해서 자기에 담아 두고 한 숟갈씩 더운 물로 먹는다. 〈得効〉

※ 여지고(荔枝膏)

효능 : 소갈(消渴)을 멈추게 하고 진액을 낫게 된다.

처방 유당(乳糖) 26냥, 청밀(淸蜜) 14냥, 오매육(烏梅肉) 8냥, 생강(生薑) 5냥, 취즙(取汁) • 사향(麝香) 5푼을 우선 많은 꿀과 오매육(烏梅肉)을 내서 물 1말, 5되로써 고아서 반쯤 되거든 찌꺼기는 버리고 유당(乳糖)을 넣어 끓여 용화되면 생강즙을 넣고 다시 끓여서 사향(麝香)을 넣고 잘 섞어 매 1수저씩 1일 2~3번을 맑은 물로 알맞게 먹는다. 〈類聚〉

※ 위생천화원(衛生天花元)

효능 : 소갈(消渴)과 소중(消中)및 소신병(消腎病)은 삼초(三焦)와 오장(五臟)에 허열(虛熱)이 나는 것이나 오직 방광(膀胱)이 차가와서 얼음 같으며 물을 자주 마시고 소변이 밤낮으로 유통되지 않으며 뼈마디가 냉하고 가죽이 타며 심(心)과 폐기(肺氣)가 파열한다. 원래 음주와 구전(灸煿)및 주후(酒後)의 색욕과다로 인한 것으로서 물을 마시고 음식을 먹는 것이 날마다 늘어나나 기육(肌肉)과 정수(精髓)는 더욱 고갈(枯渴)되고 오줌이 달아서 꿀과 같고 미끄럽기가 기름과

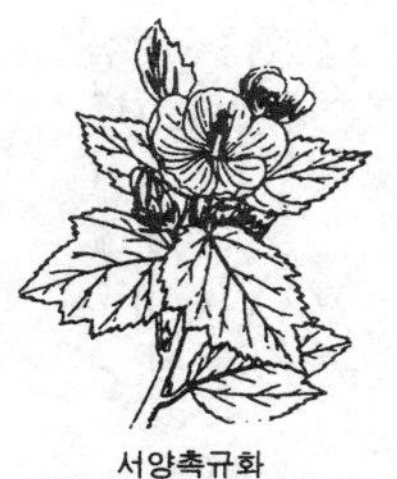
서양촉규화

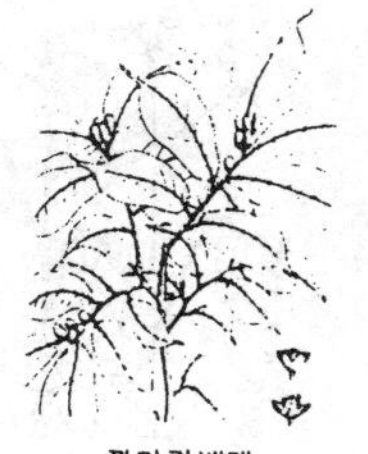
까마귀베개

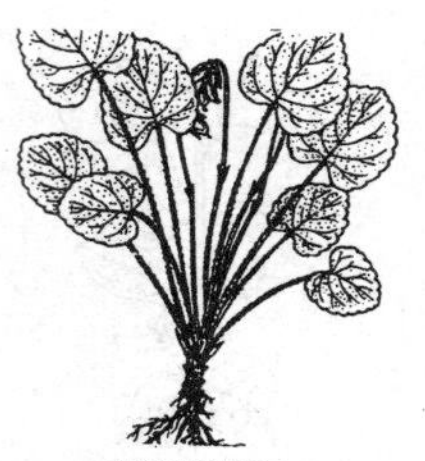
청얼룩제비꽃

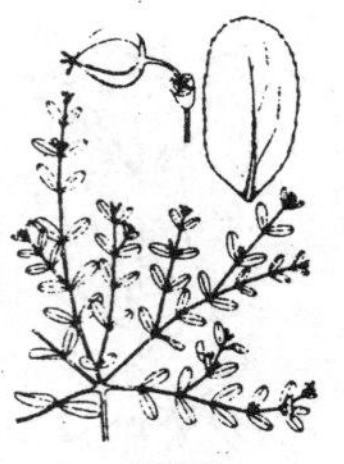
땅빈대

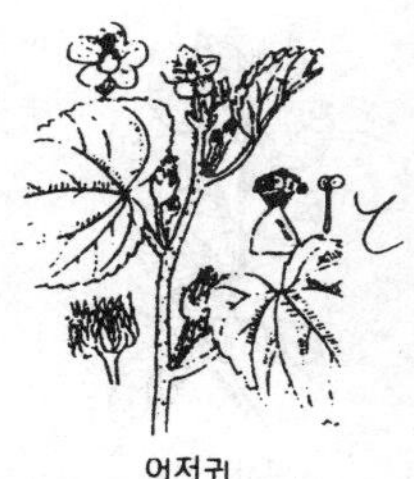
어저귀

갈으며 입이 쓰고 목이 마르며 혓바닥이 붉은 것이다. 삼소(三消)라는 것은 이처럼 위험한 증세인데 아래와 같은 진초(眞炒)한 선방(仙方)이 있다.

처방 황련동변침(黃連童便浸) 3일 3냥, 백편두초(白扁豆炒) 2냥, 노회(蘆薈) 7돈반, 진사(辰砂)•백복령(白茯苓)•모려분(牡蠣粉)•지모(知母)•고삼(苦蔘)•철분(鐵粉)•천화분(天花粉) 각 5돈, 금(金)•은박(銀箔) 각 20쪽을 가루로 하고 생과루근즙(生瓜蔞根汁)에 생 꿀을 섞어서 오동열매 크기로 환을 지어 맥문동탕(麥門冬湯)으로 30~50알을 먹는다. 〈類聚〉

10. 주갈(酒渴)일 경우

술을 즐기고 열을 쌓아서 진액이 마르고 번갈(煩渴)하며 인음(引飮)하고 찬 것만을 즐기는 것인데 용봉원(龍鳳元)•오매모과탕(烏梅木瓜湯)•오두탕(五豆湯)•주증황연환(酒蒸黃連丸)•주사황연원(朱砂黃連元)등으로 치료한다. 〈得効〉

※ 용봉원(龍鳳元)

효능: 주갈(酒渴)을 치료한다.

처방 산약(山藥)•토사자(兎絲子) 각 2냥, 녹용화료주침구(鹿茸火燎酒浸炙) 1냥을 가루로 하고 꿀로 오동열매 크기로 환을 지어 미음(米飮)으로 30~50알을 먹는다. 〈得効〉

※ 오매모과탕(烏梅木瓜湯)

효능: 주열(酒熱)과 소갈(消渴)을 치료한다.

처방 오매(烏梅)를 부숴서 씨를 버리지 않은 것, 모과(木瓜) 각 2돈, 맥아초(麥芽炒)•초과(草果)•감초(甘草) 각 1돈을 썰어서 1첩을 지어 생강 3쪽을 넣어 물로 달여서 먹는다. 〈得効〉

※ 오두탕(五豆湯)

효능: 주독(酒毒)을 풀고 소갈(消渴)을 멈추게 한다.

처방 건갈(乾渴)과 감초(甘草)를 같이 썰어서 각 1근, 관중(貫衆) 8냥, 흑두(黑豆)•황두(黃豆)•녹두(綠豆)•청두(靑豆)•적소두(赤小豆) 각 1냥을 물 5말 5되로 섣달 8일에 큰 솥에다 고아서 익으면 걸으고 찌꺼기는 버리며 자기에 담가서 입을 봉하여 두었다가 봄과 여름달에 열어서 양대로 마시는 데 큰 사람은 목마른 뒤의 생창(生瘡)하는 것과 어린 아이의 두창(豆瘡)이 발반(發斑)되지 않는 증세에 매우 효과가 있고 술마신 다음의 갈증(渴症)에 더욱 좋다. 〈丹心〉

※ 주사황연원(朱砂黃連元)

효능: 초를 많이 먹고 소갈(消渴)이 된 증세를 치료한다.

처방 황련(黃連) 3냥, 생건지황(生乾地黃) 2냥, 주사(朱砂) 1냥을 가루로 하고 꿀로 오동열매 크기의 환을 지어 등심(燈心)과 대추 탕으로 30~50알을 먹는다. 〈得効〉

11. 충갈(蟲渴)일 경우

벌레 장부(臟腑)에 있어서 진액을 모손(耗損)해서 소갈(消渴)이 된 증세는 고련탕(苦練湯)으로 치료한다. 〈得効〉

※ 고련탕(苦練湯)

효능: 충갈(蟲渴)을 치료한다.

처방 고련근피(苦練根皮) 1줌을 썰어서 불에 말리고 사향(麝香)조금 넣어 물 2잔으로 달여서 1잔이 되거든 공복에 먹고 한동안 곤비(困憊)해도 해롭지 않는 것이니 그 다음부터는 벌레가 3~4마리가 내리며 그 갈(渴)한 것이 그쳐진다. 대부분 소갈증(消渴症)이라는 증세가 벌레 때문에 진액을 소모한다는 것을 알 수 있다. 〈得効〉

12. 강중증(強中症)일 경우

색욕(色慾)을 즐기거나 또는 단석(丹石)을 많이 먹어서 진기(眞氣)가 탈락되고 열사(熱邪)가 홀로 성해서 음식을 먹으면 끓는 물속에다 눈을 넣는 것과 같으며 기육(肌肉)이 날로 깎기고 소변이 고약 기름과 같으며 양(陽)이 강하고 흥기(興起)해서 교합되지 않아도 정(精)이 새나와서 삼소(三消)가운데 매우 치료가 어려운 증세인데 우선 1~2처방을 고록(姑錄)해서 예비용으로 이바지 한다. 석자제니탕(石子薺苨湯)•황연저두환(黃連猪肚丸)으로 치료한다. 〈得効〉

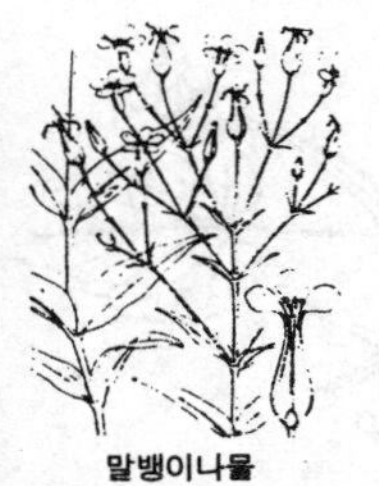
말뱅이나물

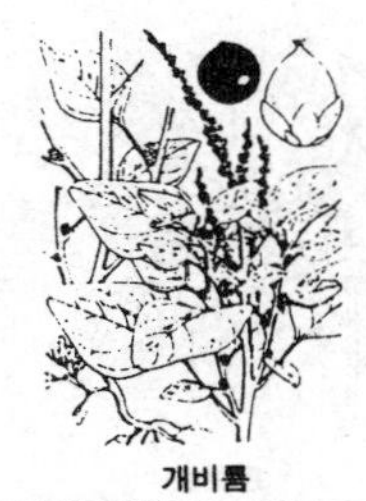
개비름

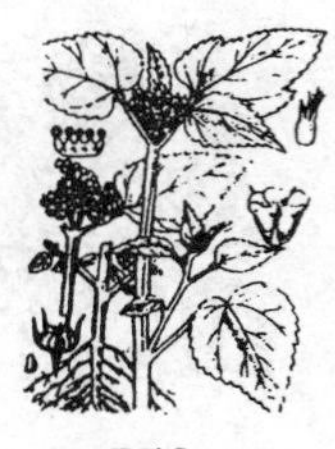
물암초

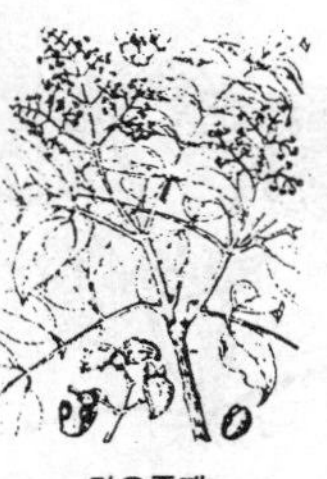
말오줌때

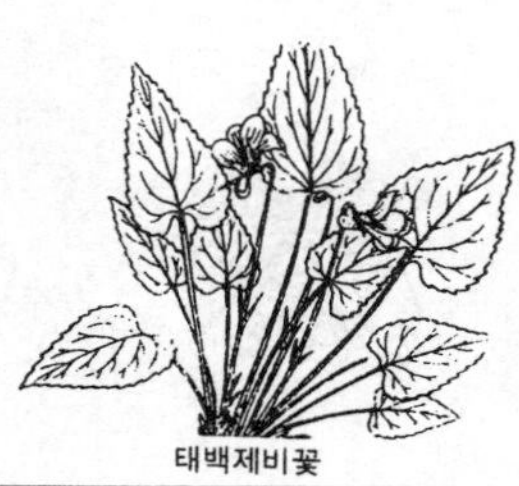
태백제비꽃

※ 석자제니탕(石子薺苨湯)

효능：강중증(强中症)을 치료한다.

처방 제니(薺苨)•석고(石膏) 각 1돈반, 인삼(人蔘)•복신(茯神)•과루근(瓜蔞根)•자석(磁石)•지모(知母)•건갈(乾葛)•황금(黃芩)•감초(甘草) 각 1돈을 썰어서 1첩을 지어 물 3잔, 저요자(猪腰子) 1개, 흑두(黑豆) 1홉을 달여서 1잔쯤 되거든 찌꺼기는 버리고 약을 넣어 다시 달여서 7푼쯤 졸거든 식사후에 복용하고 다음은 설사할 약을 먹는다. 〈得効〉

※ 황련저두환(黃連猪肚丸)

효능：치료 방법은 위에서와 같다.

처방 위의 약을 먹은 뒤에 단속해서 이 약을 먹는다. 웅저두(雄猪豆) 1개, 황련(黃連)•소맥초(小麥炒) 각 5냥, 천화분(天花粉)•복신(茯神) 각 4냥, 맥문동(麥門冬) 2냥을 가루로 하고 저두(猪肚)속에 넣어 입을 봉하고 시루에 쪄서 짓찧어서 오동열매 크기로 환을 지어 미반(米飯) 70~90알을 복용하는데 달인 꿀을 조금 넣는 것이 역시 좋다. 〈得効〉

13. 소갈(消渴)이 전변(傳變)할 경우

소갈(消渴)의 질(疾)이 전변(傳變)되지 않고 잘 먹으면 틀림없이 뇌저(腦疽)와 배창(背瘡)을 일으키고 잘먹지 못하면 반드시 중만(中滿)과 고창(鼓腸)을 얻으니 모두 치료를 못하는 증세이다. 장결고로인(張潔古老人)이 나눠서 치료하니 잘 먹으면서 목이 마른 것은 백호(白虎)에 인삼탕〔人蔘湯：처방은 한문(寒門)〕을 더한 것으로써 주로 치료하고 또는 가감백호탕(加減白虎湯)으로 치료하며 음식을 먹지 못하고 목이 마르는 것은 전씨백출산〔錢氏白朮散：처방은 소아문(小兒門)〕에 칡 뿌리를 배로 더해서 치료하고 또는 가감백출산(加減白朮散)으로 치료하니, 상과 중이 벌써 화평하여지면 다시 하소(下消)까지 전하지 못한다. 〈東垣〉

또한 「소갈(消渴)이 옹저(癰疽)로 전변(傳變)하는 것은 어쩐 일인가?」「이것은 화사(火邪)가 이긴 것이니 그 부스럼에 아픔이 심하고 터(潰)지지 않으며 또는 붉은 물이 나오지 나오는 것이 그것이다.」「중만(中滿)이 되는 것은 어쩐 일인가?」「만일 상소(上消)와 중소(中消)의 제어를 너무도 급하게도 하면 한약(寒藥)이 위(胃)를 상하니 오래 되면 중만(中滿)이 되는 것이니 이른바 상열(上熱)을 미처 없애기도 전에 중만(中滿)이 다시 난다는 것이다.」〈東垣〉

소갈(消渴)이 오래되면 변해서 옹저(癰疽)를 일으키고 또는 수병(水病)이 되거나 두 눈이 실명(失明)이 된다. 〈類聚〉

심해서 수기(水氣)가 침지(浸漬)해서 기부(肌膚)에 넘치면 창(腸)해서 종만(腫滿)이 되고 맹화(猛火)가 저절로 훨훨타올라서 분육(分肉)의 사이에 머무른 즉 옹저(癰疽)를 일으키는데 이것은 병이 깊고 증세가 역시 변화한 것이다. 〈直指〉

갈리(渴利)또는 갈화(渴和)라고 하는 증세는 마시는 것에 따라서 즉시 소변이 나오는 것이니 신기(腎氣)가 허해서 능히 수액(水液)을 제어 못하기 때문에 마시는 것에 따라서 소변이 나오는 것이다. 이것은 속에 열이 있기 때문에 소변이 바로 나오고 소변이 나오면 진액이 마르고 진액(津液)이 마르면 경락(經絡)이 삽(澁)하고 경락(經絡)이 삽(澁)하면 영위(榮衛)가 따라 다니지 않으며 열기(熱氣)가 머물러 있기 때문에 옹저(癰疽)가 된다. 〈聖惠〉

※ 가감백호탕(加減白虎湯)

처방 석고(石膏) 2돈반, 지모(知母) 1돈, 인삼(人蔘)•황백(黃柏) 각 7푼, 현삼(玄蔘)•감초(甘草) 각 5푼, 오미자(五味子) 10알을 썰어서 1첩을 지어 맵쌀 100알을 넣어 물로 달여서 먹는다. 〈醫鑑〉

※ 가감백출산(加減白朮散)

처방 건갈(乾渴) 2돈, 인삼(人蔘)•백출(白朮)•백복령(白茯苓) 각 1돈, 목향(木香)•지모(知母)•황백(黃柏)•감초(甘草) 각 5푼, 오미자(五味子) 9알을 썰어서 1첩을 물로 달여서 먹는다. 〈醫鑑〉

14. 소갈(消渴)에 옹저(癰疽)를 예방(豫方)해야 할 경우

소갈(消渴)의 질환은 언제나 대옹(大癰)이 일어나는 증세를 염려해야 되니 반드시 뼈마디 사이에 갑자기 옹저

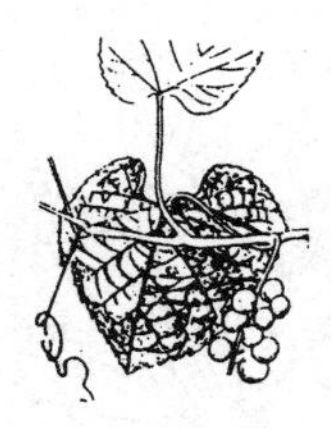
나 왕

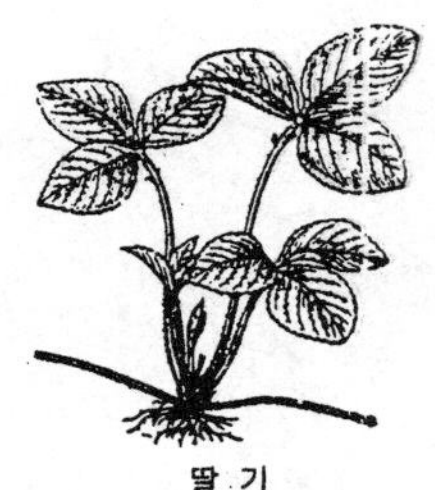
딸 기

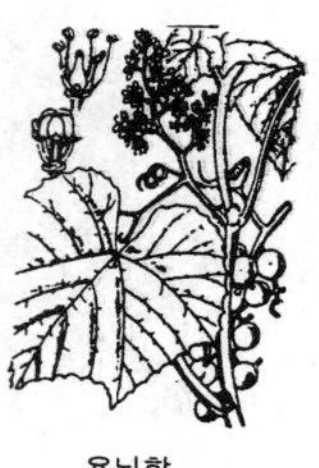
용뇌향

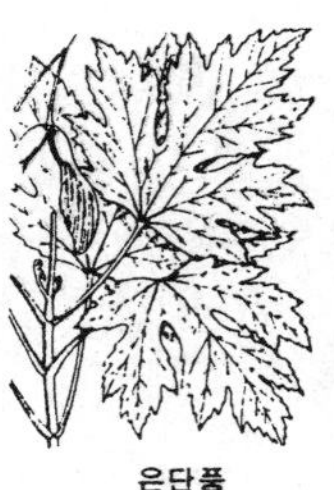
은단풍

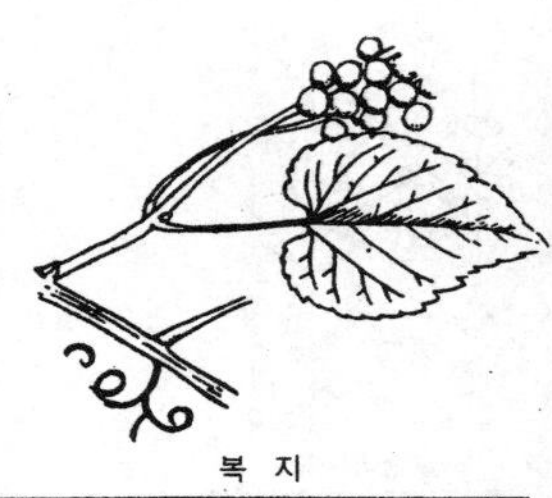
복 지

(癰疽)가 일어나서 죽게 된다.

예방하는 약으로서는 가감팔미원(加減八味元)•황기육일탕〔黃芪六一湯=처방은 옹저(癰疽)〕•인동원(忍冬元)을 오랫동안 복용하는 것이 좋고 또한 익원산〔益元散 : 처방은 서문(署門)〕을 정화수에 알맞게 먹는다. 〈入門〉

※ 가감팔미원(加減八味元)

이 처방문〔처방은 오장(五臟)〕에 오미자(五味子)가 있는 것이 아주 힘이 있는 것이니 지갈(止渴)을 시켜줄 뿐만 아니라 또한 옹저(癰疽)가 나는 증세를 면하게 하는 것이다. 오랫동안 먹으면 영원히 갈증을 없애고 기혈이 한층 더 굳세게 된다. 〈得効〉

※ 인동원(忍冬元)

효능 : 갈질(渴疾)에 옹저(癰疽)가 일어나는 증세를 예방하는 약이다.

처방 인동초(忍冬草)를 많든 적든 가리지 말고 근(根)•경(莖)•화(花)•엽(葉)으로 전부 치료하는데 썰어서 술에 담그고 겨불에 묻어 구워서 1일을 재우고 꺼내어 볕에 말리며 감초(甘草) 조금 넣어 찧어서 가루로하여 담갔던 술로써 풀을 끓여 오동열매 크기로 환을 지어 100알을 술에 먹는데 옹저(癰疽)를 예방할 뿐만 아니고 지갈(止渴)도 한다. 〈得効〉

15. 난치증(難治症)일 경우

내경(內經)에 이르기를 「폐소(肺消)란 증세는 마시는 것이 1분이면 소변으로 나오는 것이 2분이니 난치(難治)가 되는 것이다.」 대부분 폐(肺)가 기(氣)를 간직하는 것인데 폐(肺)에 병이 없으면 기(氣)가 능히 진액(津液)을 관섭하고 진액의 정미(精微)한 것이 근골(筋骨)과 혈맥(血脈)을 수양(收養)하고 그 나머지가 수변(溲便)이 되는 것이다. 만일 폐(肺)가 병들면 진액이 기(氣)의 관섭을 받지 못해서 정미(精微)한 것이 소변을 따라 나오기 때문에 마시는 것이 1분이면 소변이 2분이 되어서 고약 기름과 같으며 진액이 밑으로 빠져서 영양(榮養)이 없으니 형체(形體)가 점점 여위고 마르게 된다. 어떤 사람이 묻기를 「경(經)에 이르기를 음일수(飮一溲) 2는 오직 죽는다고 하였는데 중경(仲景)이 다시 팔미환(八味丸)으로 치료한다고 한 것은 어찌된 일인가?」 마시는 것은 1분인데 소변이 2분에까지 되지 못하는 것은 병이 오직 오히려 옅은 것이니 치료할 가능성이 있기 때문에 중경(仲景)이 신기환(腎氣丸)으로서 음수(飮水) 1분, 소변 1분의 증세를 치료했지마는 혹시 소변이 마시는 것보다 많을 때는 어찌할 도리가 없다. 〈綱目〉

소갈(消渴)이 전변(傳變)해서 창만(脹滿)이나 옹저(癰疽)및 강중(強中)이 일어나는 경우에는 모두 치료를 못한다. 〈綱目〉

16. 금기(禁忌)일 경우

내경(內經)에 이르기를 「열중(熱中)과 소중(消中)에는 고결(膏潔)과 방초(芳草)및 석약(石藥)등을 먹지 못한다」고 하였다.

소갈병(消渴病)에 피해야 할 것이 세 가지가 있는데 첫째는 술이고, 둘째는 방노(房勞)이며, 셋째 짠 음식과 면식(麵食)이다. 이 세가지만 삼가하면 약을 먹지 않아도 저절로 나을 수 있다. 〈千金〉

대부분 소갈(消渴)에 음주(飮酒)와 방사(房事)및 구전(灸煿)과 맵고 더운 것과 짠 음식을 먹는 것을 피해야 한다.

100일이 넘으면 침이나 뜸을 못하니 침이나 뜸을 하면 농수(膿水)가 나와 멈춰지지 않고 치료가 불가능하다. 〈得効〉

갈질(渴疾)에 반하(半夏)와 남성(南星)등의 마른 약을 피해야 한다. 〈東垣〉

단방(單方) (40종)

※ 석고(石膏)

소갈(消渴)주로 치료하니 가루로하여 5돈을 멥쌀과 같이 죽을 끓여 즙을 먹는다. 〈本草〉

※ 죽엽(竹葉)

소갈(消渴)을 치료하는데 푸른 잎을 달여서 즙을 마신다. 〈本草〉

※ 활석(滑石)

소갈(消渴)을 치료하니 가루로하여 3돈을 샘물이나 또는 꿀물에 타서 복용하는 데 바로 익원산(益元散)이다. 〈醫鑑〉

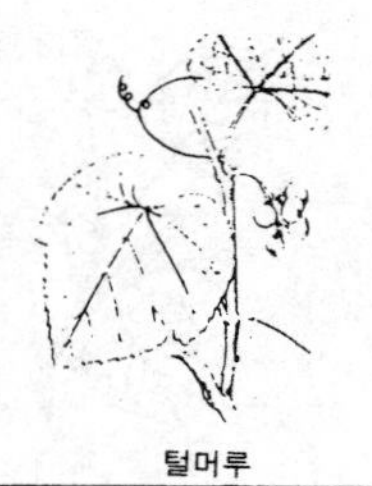
털머루

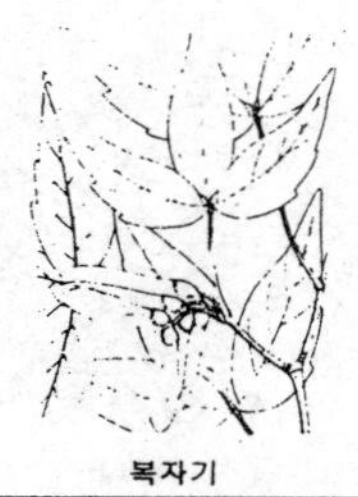
복자기

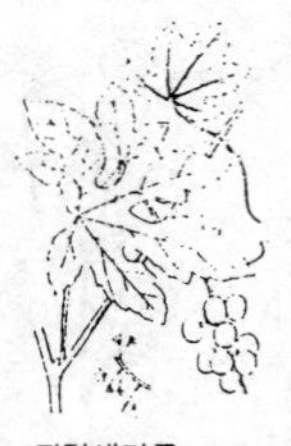
잔털새머루

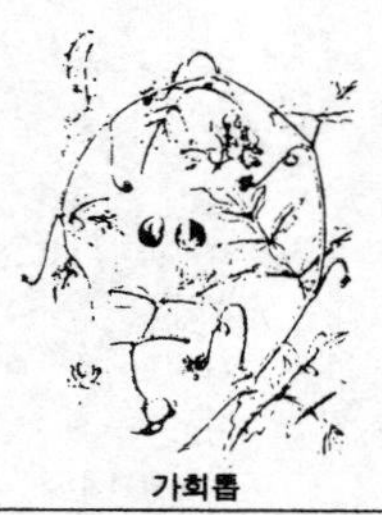
가회톱

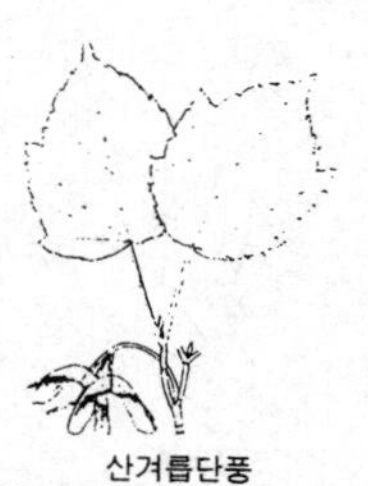
산겨릅단풍

※ 지장(地漿)

열갈(熱渴)해서 심(心)이 번민(煩悶)하는증세를 치료하니 한 잔정도 먹으면 좋다. 〈本草〉

※ 죽력(竹瀝)

소갈(消渴)을 치료하니 아무때나 수시로 복용하면 좋다. 뇌공(雷公)이 말하기를「오래 번(煩)하고 심(心)이 갈조(渴燥)한 증세는 당연히 죽력(竹瀝)을 투여하라」하였다. 〈本草〉

※ 맥문동(麥門冬)

소갈(消渴)과 구건(口乾) 및 조갈(燥渴)을 치료하니 속을 버리고 달여서 먹는다. 〈本草〉

※ 황백(黃柏)

소갈(消渴)을 주로 치료하니 물을 달여서 먹고 또는 가루로하여 물로 환을 지어 먹기도 한다. 〈本草〉

※ 황련(黃連)

소갈(消渴)을 치료한다. 술에 담가 쪄서 말려 가루로하여 꿀로 환을 지어 백탕(白湯)에 50~70알을 먹는다. 〈綱目〉

※ 황기(黃芪)

소갈(消渴)을 치료를 하니 대부분 소갈(消渴)에 부스럼이나 또는 옹저(癰疽)가 일어나는 우려가 있으면 황기자탕(黃芪煮湯)이 좋다. 〈綱目〉

※ 갈근(葛根)

소갈(消渴)을 주로 치료하니 5돈을 달여서 먹고 또 생것을 즙을 내어 먹어도 좋다. 〈本草〉

※ 과루근(瓜蔞根)

즉 천화분(天花粉)이다. 소갈(消渴)을 치료하는 성약(聖藥)이니 달여서 즙을 양대로 복용하면 아주 좋다. 〈本草〉

※ 청저즙(淸苧汁)

소갈(消渴)을 치료하니 생토란을 즙을 내서 먹는다. 〈本草〉

※ 지골피(地骨皮)

소갈(消渴)을 치료하니 달여서 복용하거나 잎을 달여 먹기도 한다. 〈本草〉

※ 문합(蚊蛤)

즉 오배자(五倍子)이다. 진액(津液)을 돌리고 목마른 증세를 멈추게 하는 좋은 약이니 가루로하여 2돈을 끓인 탕에 고루 내린다. 〈入門〉

※ 인동초(忍冬草)

소갈(消渴)을 치료하니 달여서 즙을 계절에 관계없이 복용하는 것이 좋다. 〈丹心〉

※ 상지다(桑枝茶)

입이 마르는 증세를 치료하니 차를 만들어 수시로 먹는다. 〈本草〉

※ 상근백피(桑根白皮)

열갈(熱渴)을 치료하니 달여서 먹는다.

흑심(黑椹)을 찧어서 찌꺼기는 버리고 석기(石器)에다 꿀을 조금 넣어 달여서 고약을 만들어 2~3수저를 끓인 탕에 묻혀서 복용하면 목마름을 멈추게 하고 정을 낳는데 좋은 효력이 있다. 〈本草〉

※ 모려육(牡蠣肉)

수갈(酒渴)을 치료하니 생강 초에 섞어서 생으로 복용하는데 속명 석화(石花)라 한다. 〈本草〉

※ 방합(蚌蛤)

소갈(消渴)을 치료하니 삶아 복용하거나 생으로 복용해도 전부 좋다. 〈本草〉

※ 점어연(鮎魚涎)

삼소(三消)를 치료하니 침으로 황련(黃連)가루와 반죽해서 환을 지어 오매탕(烏梅湯)에 50알을 복용하면 갈증(渴症)이 좀 나아진다. 〈本草〉

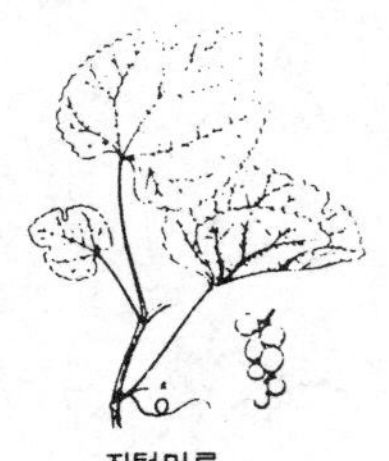
잔털머루

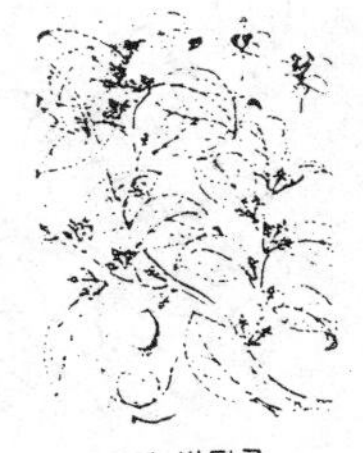
노박덩굴

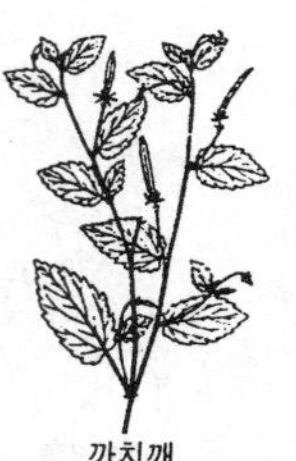
까치깨

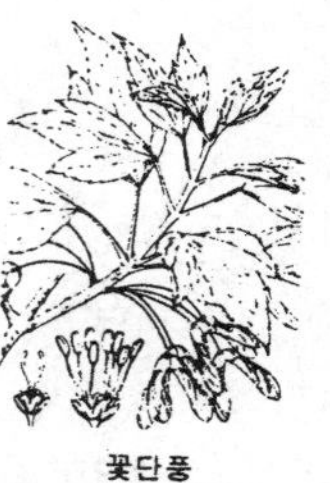
꽃단풍

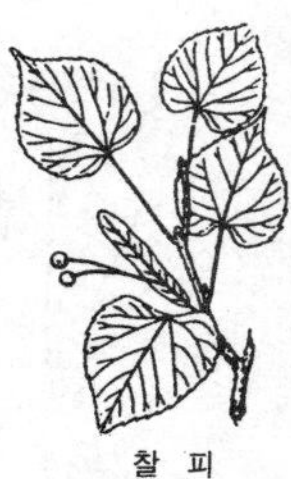
찰 피

※ 전라(田螺)
소갈(消渴)에 소변이 잦은 증세를 치료하니 우렁이 5되를 물 1말에 담가서 하룻밤 재운 물을 복용하고 매일 물을 바꿔 마신 뒤에 우렁이를 삶아서 즙을 마시고 살을 복용하면 좋다. 〈本草〉

※ 생우(生藕)
즙(汁) 1잔에 꿀 1홉을 넣어서 3번으로 복용하면 갈증을 멈추는데 효과가 가장 좋다. 〈綱目〉

※ 홍시(紅柿)
갈증을 멈추는데 먹으면 좋다. 〈本草〉

※ 오매(烏梅)
소갈(消渴)과 입이 마르는 증세를 치료하니 끓여서 꿀을 조금 넣어 수시로 복용하면 좋다. 〈本草〉

※ 이(梨)
소갈(消渴)을 치료하니 수시로 복용하면 심(心)의 열갈(熱渴)에 가장 효과가 있다. 〈本草〉

※ 미후도(獼猴桃)
소갈(消渴)을 멈추게 하니 서리 맞은 것을 수시로 먹고 또는 꿀을 섞어서 과자처럼 먹으면 더욱 좋다. 〈俗方〉

※ 오미자(五味子)
소갈(消渴)을 멈추게 하는 데 가장 효과가 있으니 달여서 항상 복용하거나 또는 환을 지어서 오랫동안 복용하면 진액을 낳고 갈(渴)을 멈추게 한다. 〈本草〉

※ 마인(麻仁)
소갈(消渴)을 멈추게 한다. 마인(麻仁) 1되를 부수어 물 3되에 달여 즙을 내서 온(溫)•양(涼)을 마음대로 마신다. 〈本草〉

※ 속미감(粟米泔)
신 것은 소갈(消渴)을 멈추게 하는데 매우 효과가 있으니 수시로 먹는다. 좁쌀 뜨물이 오래 되면 시어진다. 〈本草〉

※ 녹두(綠豆)
소갈(消渴)을 치료하니 달여서 즙을 복용하거나 또는 갈아서 즙을 복용해도 좋다. 〈本草〉

※ 청량미(青粱米)
열중(熱中)과 소갈(消渴)에 달여서 즙을 복용하고 죽이나 밥을 지어서 자주 복용하는 것도 역시 좋다. 〈本草〉

※ 나미(懦米)
소갈(消渴)을 주로 치료하니 일어서 뜨물을 먹고 또 물에 갈아서 흰 즙을 먹어서 낫는 증세를 한도로 한다.

찰볏짚을 태운 재를 물에 담가서 즙을 달여서 복용하면 매우 효과가 있다. 어떤 사람이 소갈병(消渴病)에 죽게 되었는데 찰벼를 베고 난 뒤의 새싹과 밑 뿌리를 가지고 태워 재로하여 매 1홉을 탕물에 담가서 맑은 물을 내서 한 번에 먹으니 그 효과가 매우 좋았다.

※ 동과(冬瓜)
삼소갈(三消渴)을 치료하니 찧어서 즙으로 내서 복용하고 또한 국이나 나물을 만들어 복용하면 좋다. 〈本草〉

※ 순(蓴)
소갈(消渴)을 주로 치료하니 국이나 나물을 만들어 수시로 먹으면 좋다. 〈本草〉

※ 송채(菘菜)
소갈(消渴)을 치료하니 수시로 복용하면 좋고 또 즙을 내어 먹어도 좋다. 〈本草〉

※ 웅계탕(雄鷄湯)
삼소갈(三消渴)을 치료하니 숫닭을 삶아서 국물을 복용하면 아주 효과가 좋다. 〈醫鑑〉

흰 숫닭은 더욱 좋다. 〈本草〉

※ 백아육(白鵝肉)
소갈(消渴)을 주로 치료하니 삶아서 즙을 먹는다. 〈本草〉

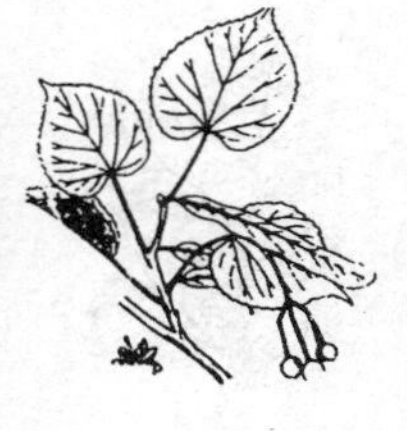
꽃참피

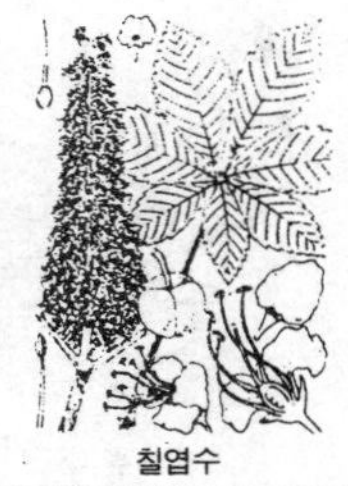
칠엽수

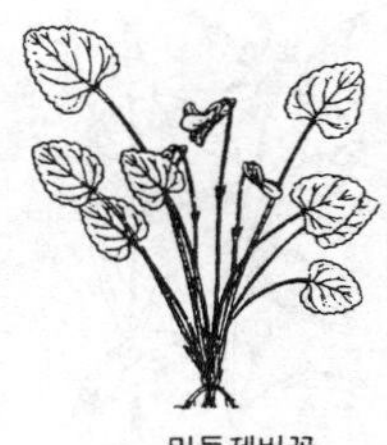
민둥제비꽃

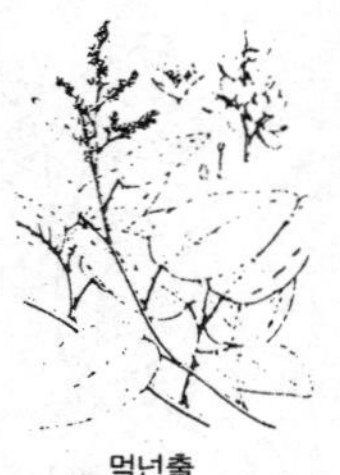
먹넌출

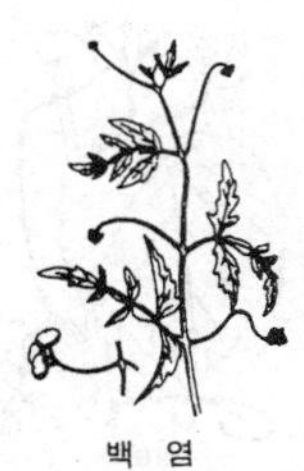
백 염

※ 황자계(黃雌鷄)

소갈(消渴)을 주로 치료하니 삶아서 즙을 복용하고 살도 역시 좋다. 〈本草〉

※ 우유(牛乳)

소갈(消渴)을 치료하니 생우유를 목마를 때 복용하고 또 우유 죽을 끓여서 수시로 복용하면 좋다. 〈本草〉

※ 저두(猪肚)

갈(渴)을 멈추게 하고 이롭게 하니 삶아서 생강과 초를 섞어서 먹는다. 〈本草〉

二六. 황달(黃疸)

1. 황달(黃疸)의 원인이 될 경우

경(經)에 이르기를「습(濕)과 열(熱)이 서로 교합하면 달병(疸病)이 널리 퍼지며 단이 바로 황병(黃病)인데 단양(單陽)에 음(陰)이 없는 것이다.」〈入門〉

황(黃)이 되는 모든 병은 모두 소변이 흐르지 않는 증세인데 오직 어혈(瘀血)의 발황(發黃)만을 소변이 저절로 흐르니 대부분 열이 하초(下焦)에 맺혀진 진액(津液)을 소멸해서 변(便)이 흐르지 않고 혈(血)이 하초(下焦)에 맺히면 열이 단지 혈(血)만 소모하고 진액은 소모를 못하기 때문에 소변이 저절로 흐르게 된다. 〈入門〉

발황(發黃)을 비유해 보면 누룩을 띠우는 것과 같으니 5가지의 달(疸)이 모두 같이 돌아가는데 습열(濕熱)이 혈열(血熱)을 훈증하면 흙색이 위로 얼굴과 눈에 따라다니고 손톱에 까지 뻗쳐서 온몸이 노랗게 되니 노란 증세가 달증(疸症)이다. 〈入門〉

황달(黃疸)이란 습열(濕熱)과 숙곡(宿穀) 때문에 나타나는 것이니 속(俗)에 이르는 식노황(食勞黃)이라는 것이다. 〈子和〉

식노감황(食勞疳黃)은 일명 황반(黃胖)이라는 것인데 무릇 황달(黃疸)은 사나운 병이기 때문에 중경(仲景)이 18일로써 치료하는 기간을 정했으나 식노황달(食勞黃疸)은 묵은 병이기 때문에 오래도록 낫지 않는다. 〈綱目〉

대부분 병에 마땅히 땀이 나야 할 때도 땀이 나지 않으면 황(黃)을 일으키고 마땅히 소변이 흘러야 할 때에 흐르지 않으면 역시 황(黃)을 낳게 된다. 비(脾)가 기부(肌膚)와 사지(四肢)를 주관하는데 한습(寒濕)이 속열과 같이 서로 합하기 때문이다. 〈海藏〉

다섯가지의 달(疸)이 전부 함께 습(濕)과 열(熱) 때문인 것이며, 한(寒)과 열(熱)의 다른 것이 없다. 〈正傳〉

맥이 잠기면 목이 말라서 물을 마시려 하고 소변이 흐르지 못하는 증세는 반드시 황(黃)을 일으킨다. 〈仲景〉

배가 가득차고 얼굴이 위황(萎黃)하며 번조(煩燥)해서 잠을 자지 못하는 증세는 황병(黃病)에 드는 것이다. 〈仲景〉

대부분 철에 따라 감모(感冒)와 복서(伏署)가 풀리지 않고 묵은 음식이 소화 되지 않으면 전부 다 황(黃)을 일으킨다. 〈入門〉

철에 따르는 역(疫)도 역시 황(黃)을 일으키는데 이것이 가장 빠르게 사람을 상(傷)한다. 〈入門〉

상한병(傷寒病)에 태양(太陽)과 태음(太陰)에는 사천(司天)을 만나서 흐르지 못하기를 매우 심하게 하면 흔히 변해서 음황(陰黃)이 되는데 한수(寒水)가 많이 지나치고 토기(土氣)가 불급(不及)하기 때문에 흔히 이병으로 변한다. 〈海藏〉

2. 황달(黃疸)을 5종으로 볼 경우

몸이 아프고 얼굴색이 약간 노랗고 이에 때가 끼며 손과 발톱이 전부 노란 증세가 황달(黃疸)이다. 〈靈樞〉

소변이 노랗고 붉으며 편안히 누워있는 것은 황달(黃疸)이다. 주(註)에 이르기를「편안히 누워도 소변이 황적(黃赤)한 증세이다.」〈內經〉

벌써 먹었는 데도 역시 굶은 것처럼 배가 고픈 증세는 위달(胃疸)이다. 〈內經〉

눈이 노란 증세는 황달(黃疸)이다. 〈內經〉

달병(疸病)에 5가지가 있으니 황달(黃疸)•주달(酒疸)•곡달(穀疸)•여노달(女勞疸)•황한(黃汗)이다.

◎ 황달(黃疸)

무릇 소변과 면목(面目) 및 아치(牙齒)와 지체(肢體)가 금색과 같은 증세는 심한 열에 냉수로써 목욕을 하면 열이 위(胃)속에 머물기 때문에 먹은 후에 즉시 또 배가 고프고 눕기를 좋아하며 움직이기를 싫어한다. 〈入門〉

먹은 후에도 배가 고픈 것 같고 다만 편히 누우려고만 하며 소변이 황백즙(黃柏汁)과 같은 증세를 황달(黃疸)이라고 한다. 〈直指〉

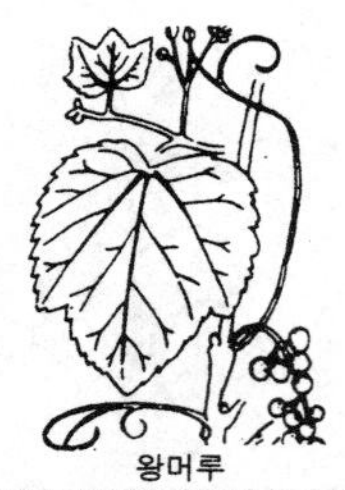
왕머루

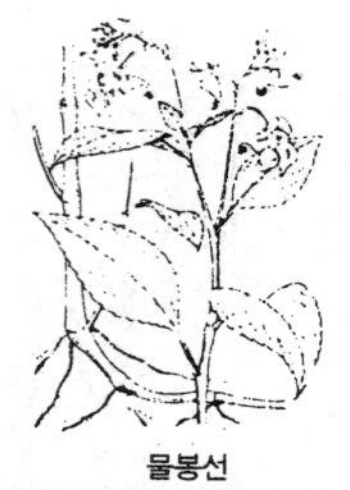
물봉선

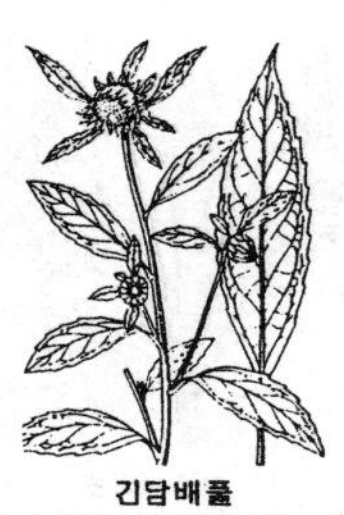
긴담배풀

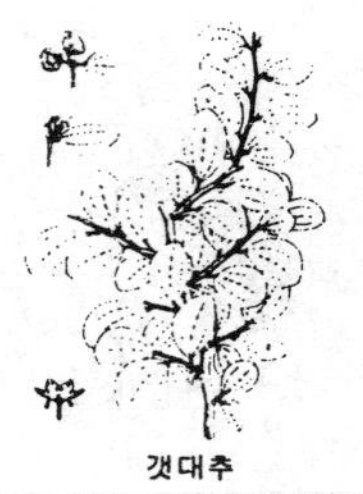
갯대추

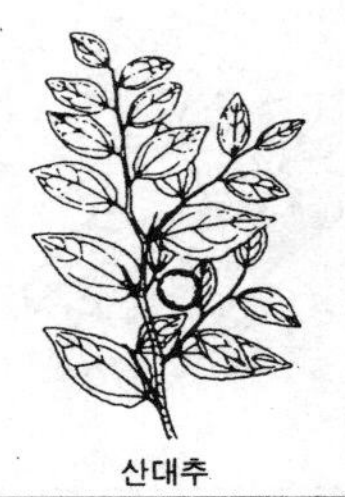
산대추

◎ 주달(酒疸)

술에 병이 들어서 달(疸)을 일으키면 반드시 소변이 나오지 못하는데 그 증세는 심(心)속에 열이 있고 발밑이 더운 증세이다. 〈仲景〉

속이 뉘우치면서 열이 있고 음식을 잘 먹지 못하면서 계속 토하는 증세를 주달(酒疸)이라고 한다. 〈仲景〉

주달(酒疸)의 노란 증세는 심(心)속이 열을 맺고 번거롭기 때문이다. 〈脈經〉

음주를 언제나 많이 하고 음식을 언제나 적게 먹으며 심(心)속이 뉘우치고 코가 마르며 발이 뜨거운 증세를 주달(酒疸)이라고 한다. 〈直指〉

◎ 곡달(穀疸)

곡달(穀疸)의 증세는 한(寒)과 열(熱)이 오고가며 먹지를 못하고 먹으면 머리가 어지러우며 심(心)속이 불안하고 오래까지 황(黃)을 일으킨다. 〈仲景〉

곡달(穀疸)이란 증세는 먹고 나면 머리가 어지럽고 배가 가득차는 증세이니 위열(胃熱)로 인해서 굶주리고 너무 많이 먹어서 정체(停滯)된 이유이다. 〈入門〉

먹으면 배가 가득하고 불울(怫鬱)되며 어지럽고 심(心)이 들썽거리는 증세를 곡달(穀疸)이라고 한다. 〈直指〉

◎ 여노달(女勞疸)

머리 위가 검고 조금 땀이 나며 손과 발바닥에 열이 저녁 무렵에 일어나고 방광(膀胱)이 급하고 소변이 저절로 흐르는 증세를 여노달(女勞疸)이라고 한다. 〈仲景〉

크게 노역(勞役)한 다음과 많이 굶주린 다음에 방사(房事)함으로써 발열(發熱)과 오한(惡寒)하고 소복(小腹)이 아주 급한 증세를 색달(色疸)이라 하며 역시 여노달(女勞疸)이라고 한다. 〈直指〉

◎ 황한(黃汗)

황한(黃汗)의 병은 몸이 부종(浮腫)되고 열이 나며 땀이나서 목이 마르는데 땀이 나면 옷을 적시고 빛이 황백즙(黃柏汁)과 같으니 이것을 황한(黃汗)이라 한다. 〈直指〉

3. 맥법(脈法)일 경우

오달(五疸)의 실열(實熱)은 맥(脈)이 반드시 넓고 촘촘하며 또는 미삽(微澁)한 증세는 허약한데 드는 것이다. 〈脈訣〉

달(疸)에 맥(脈)이 느리고 큰 증세는 온순하고, 현급(弦急)하니 굳은 증세는 역(逆)한 증세이다. 〈直指〉

4. 황달(黃疸)의 치법(治法)일 경우

모든 달(疸)에 소변이 황적(黃赤)한 증세는 마땅히 습열(濕熱)로써 치료해야 하고, 소변이 희면 열이 없는 증세이며 만약 허한증(虛寒症)이 있으면 마땅히 허노(虛勞)로써 치료해야 한다. 〈仲景〉

모든 황달(黃疸)에 소변이 나오지 못하는 증세는 속이 실(實)한 증세이니 마땅히 소변을 흐르게 하고 또는 흐르지 못하게 해야 하니 소변을 흐르게 하는 것은 인진오령상(茵蔯五苓散)이며 흐르지 못하게 하는 것은 황연산(黃連散)이다.

땀이 없는 것은 겉이 실한 증세인데 마땅히 땀을 내거나 또는 토해야 하는데 땀을 내는데는 마황순주탕(麻黃醇酒湯)으로 치료하고, 토하는 데는 과체산(瓜蔕散)으로 치료한다. 〈綱目〉

색이 연기로 오르는 것처럼 노란 것은 습병(濕病)이니 온몸이 전부 아프고, 귤자(橘子)와 같이 노란 것은 황병(黃病)이니 온몸이 아프지 않다. 습(濕)의 황병(黃病)은 색이 어둡고 밝지 못하며 열의 황병(黃病)은 귤자(橘子)의 색과 같아서 옷을 물들이고 황백즙(黃柏汁)과 같다. 〈綱目〉

황달(黃疸)을 치료하는 방법은 습병(濕病)과 함께 서로 같은데 가벼운 증세는 스며 흐르고 무거운 증세은 크게 흐르지 못하면 황(黃)이 저절로 물러간다. 〈入門〉

황달(黃疸)이 식적(食積)때문인 증세는 식적(食積)을 내리게 하고 그밖의 모든 증세는 단지 소변을 나오게 하는 것으로써 먼저하니 소변이 흐르고 희어지면 황(黃)은 저절로 물러간다. 〈丹心〉

※ 황련산(黃連散)

효능 : 황달(黃疸)에 열이 막히고 이변(二便)이 비삽(秘澁)한 증세를 치료한다.

처방 대황초초(大黃醋炒) 1냥, 황금(黃芩)·황련(黃連)·감초(甘草) 각 1냥을 가루로하여 물로 2돈씩 1일 2번을 복용하는데 우선 과체산(瓜蔕散)으로써 코를 찔러서 노란 물을 나오게 한 다음 이 약을 먹으며 밖으로는 생강(生薑)과 인진(茵蔯)을 찧어서 온몸을 문지르는 것이 좋다. 〈丹心〉

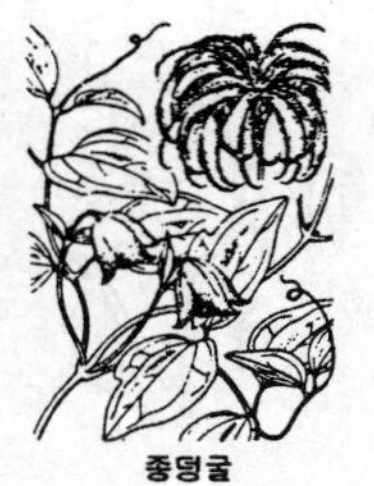
종덩굴

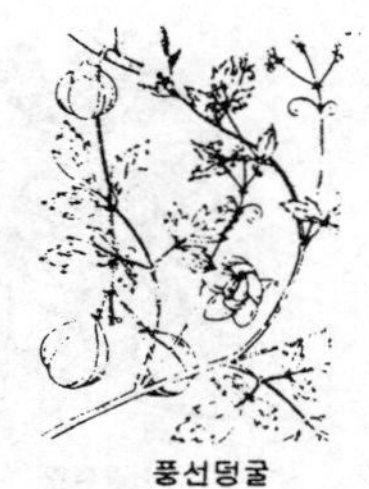
풍선덩굴

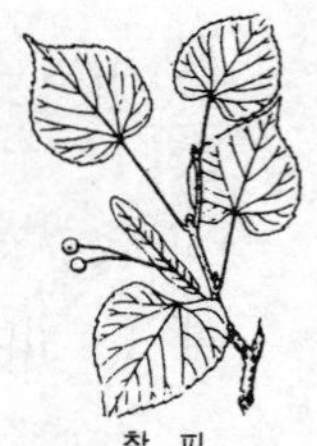
찰 피

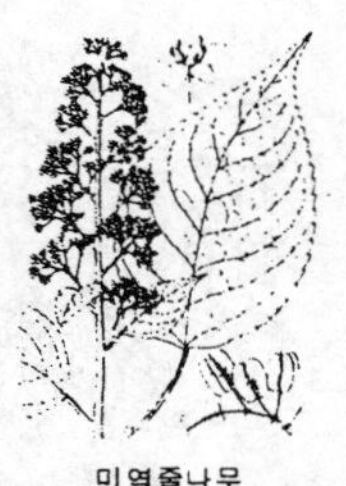
미역줄나무

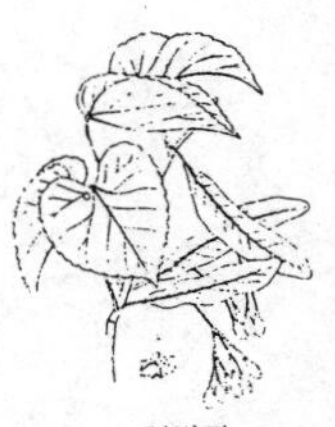
연밥피

※ 마황순주탕(麻黃醇酒湯)

효능 : 황달(黃疸)을 치료한다.

처방 마황(麻黃) 1냥과 좋은 술 1되반을 달여서 반쯤 줄어들면 찌꺼기는 버리고 한번에 먹는데 봄과 여름에는 물로써 달인다. 〈仲景〉

◎ 황달(黃疸)

인진오령산(茵蔯五苓散) • 인진삼물탕(茵蔯三物湯) • 도씨인진탕(陶氏茵蔯湯) • 가감위령탕(加減胃苓湯) • 인진산(茵蔯散)등으로 치료한다.

※ 인진오령산(茵蔯五苓散)

효능 : 습열황달(濕熱黃疸)을 치료한다.

처방 인진(茵蔯) 1냥, 오령산(五苓散) 5돈을 가루로하여 매 2돈을 미음(米飮)에 고루 내린다.

또는 1냥을 썰어서 물로 달여 먹는 것도 좋다. 〈入門〉

※ 인진삼물탕(茵蔯三物湯)

효능 : 황달(黃疸)에 열변(熱便)이 나오지 못하는 증세를 치료한다.

처방 인진(茵蔯) 3돈, 치자(梔子) • 황련(黃連) 각 2돈을 썰어서 1첩을 지어 물로 달여서 먹는다. 〈入門〉

※ 도씨인진탕(陶氏茵蔯湯)

효능 : 황달(黃疸)에 열이 성해서 대변이 나오지 않는 증세를 치료한다.

처방 인진(茵蔯) 2돈, 대황(大黃) • 치자인(梔子仁) • 후박(厚朴) • 지실(枳實) • 황금(黃芩) • 감초(甘草) 각 1돈을 썰어서 1첩을 지어 생강 2쪽, 등심(燈心) 1줌을 넣고 물로 달여서 먹는데 만일 소변이 나오지 않으면 오령산(五苓散)에 합해서 먹는다. 〈入門〉

※ 가감위령탕(加減胃苓湯)

효능 : 황달(黃疸)에 음식이 맛이 없고 걸어가기가 권태(倦怠)하고 맥(脈)이 깔깔하며 젖은 증세를 치료한다.

처방 위령탕〔胃苓湯 : 처방은 대편(大便)〕에 계(桂)를 버리고 곽향(藿香) • 반하(半夏) • 대복피(大腹皮) • 산사자(山楂子) • 나복자(蘿蔔子) • 삼릉(三稜) • 봉출(蓬朮) • 청피(靑皮) 각 5푼을 썰어서 1첩을 하고 생강 3, 대추 2를 넣어 물로 달여서 먹는다. 〈醫鑑〉

※ 인진산(茵蔯散)

효능 : 습열(濕熱)과 황달(黃疸)을 치료한다.

처방 인진(茵蔯) • 치자(梔子) • 적복령(赤茯苓) • 저령(猪苓) • 택사(澤瀉) • 창출(蒼朮) • 지실(枳實) • 황련(黃連) • 후박(厚朴) • 활석(滑石) 각 1돈을 썰어서 2첩을 하여 등심(燈心) 1줌과 같이 달여서 먹는다. 〈回春〉

◎ 주달(酒疸)

반온반열탕(半温半熱湯) • 치자대황탕(梔子大黃湯) • 갈출탕(葛朮湯) • 주자황연원(酒煮黃連元)을 쓰고 술마신 뒤의 범방(犯房)으로 인해서 달(疸)이 된 증세는 진사묘향산(辰砂妙香散)으로 치료한다.

※ 반온반열탕(半溫半熱湯)

효능 : 주달(酒疸)을 치료한다.

처방 반하(半夏) • 적복령(赤茯苓) • 백출(白朮) 각 1돈, 지각(枳殼) • 대극(大戟) • 감초(甘草) 각 7푼, 황금(黃芩) • 당귀(當歸) • 인진(茵蔯) 각 5푼을 썰어서 1첩을 지어 생강 3쪽과 같이 달여서 먹는다. 〈活人〉

※ 치자대황탕(梔子大黃湯)

효능 : 주달(酒疸)을 치료한다.

처방 치자(梔子) • 대황(大黃) 각 3돈, 지실(枳實) 1돈, 두시(豆豉) 1홉을 썰어서 1첩을 지어 물로 달여서 먹는다. 〈仲景〉

※ 갈출탕(葛朮湯)

효능 : 주달(酒疸)을 치료한다.

처방 갈근(葛根) • 창출(蒼朮) 각 2돈, 지실(枳實) • 치자(梔子) • 감초(甘草) 각 1돈, 두시(豆豉) 1홉을 가루로 1첩을 지어 물로 달여서 먹는다. 〈濟生〉

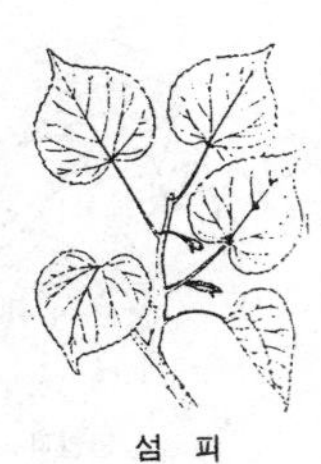
섬 피

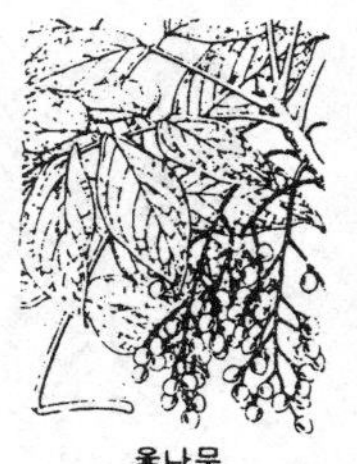
옻나무

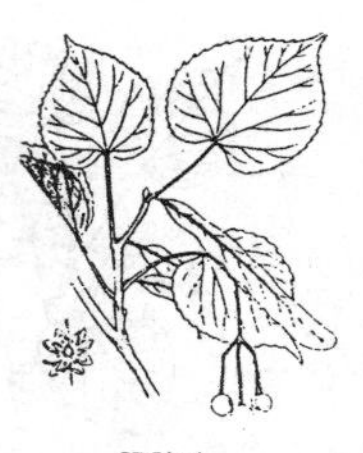
꽃참피

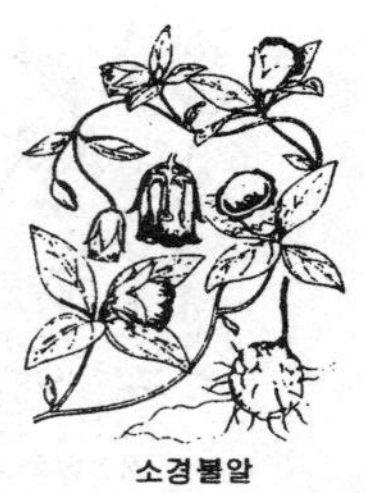
소경불알

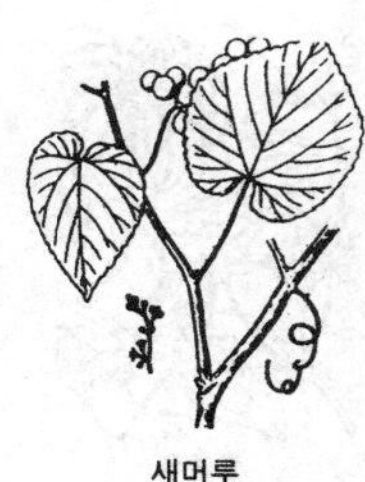
새머루

❊ 당귀백출탕(當歸白朮湯)

효능: 주달(酒疸)에 음벽(飮癖)이 있고 심(心)과 가슴이 견만(堅滿)해서 음식을 먹지 못하며 소변이 황적(黃赤)한 것을 치료한다.

처방 복령(茯苓) 1돈반, 창출(蒼朮)·지실(枳實)·행인(杏仁)·전호(前胡)·갈근(葛根)·감초(甘草) 각 7돈, 반하(半夏) 7푼반, 당귀(當歸)·황금(黃芩)·인진(茵蔯) 각 5푼을 썰어서 1첩을 하고 생강 3쪽을 넣어 물로 달여서 먹는다. 〈三因〉

◎ 곡달(穀疸)

인진치자탕(茵蔯梔子湯)·인진탕(茵蔯湯)·우황산자(牛黃散子)·자금단(紫金丹)·곡달환(穀疸丸)·소온중환(小温中丸)·대온중환(大温中丸)·침사환(鍼砂丸) 등으로 치료한다.

❊ 인진치자탕(茵蔯梔子湯)

효능: 곡달(穀疸)을 치료한다.

처방 인진(茵蔯) 3돈, 대황(大黃) 2돈, 치자(梔子)·지실(枳實) 각 1돈을 썰어서 1첩을 지어 물로 달여서 먹는다. 〈得効〉

❊ 인진탕(茵蔯湯)

효능: 치료 방법은 위에서와 같다.

처방 인진(茵蔯) 3돈, 대황(大黃)·치자(梔子) 각 1돈을 썰어서 1첩을 지어 물로 달여서 먹는다. 〈得効〉

❊ 우황산자(牛黃散子)

효능: 곡달(穀疸)과 주달(酒疸)및 수기(水氣)와 고창(蠱脹)을 치료한다.

처방 흑축두말(黑丑頭末)을 봄에는 6푼, 여름은 7푼, 가을은 7푼, 겨울은 1돈을 대황(大黃)은 봄에는 8푼, 여름은 9푼, 가을은 7푼, 겨울은 1돈, 빈랑(檳榔)은 봄에는 8푼, 여름은 9푼, 가을은 7푼, 겨울은 4푼, 감초(甘草)는 봄에는 8푼, 여름은 9푼, 가을은 7푼, 겨울은 4푼을 가루로하여 매 3돈을 오경(五更)시간에 동남으로 바라보고 정화수(井華水)에 알맞게 먹으면 병이 바로 따라 낫는데 생것과 찬 것은 피해야 한다. 〈醫鑑〉

❊ 곡달환(穀疸丸)

효능: 더위를 참고 열에 병이 들어 곡물(穀物)이 소화가 되지 않고 열울(熱鬱)해서 발황(發黃)하는 증세를 치료한다.

처방 고삼(苦蔘) 3냥, 초용담(草龍膽) 1냥, 인삼(人蔘) 7돈반, 치자인(梔子仁) 5돈을 가루로 하고 우담〔牛膽 : 또는 저담즙(猪膽汁)을 쓴다고 한다〕에 오동열매 크기로 환을 지어 보리죽으로서 1일 2번씩 50~70알을 먹는다. 〈入門〉

❊ 소온중환(小溫中丸)

효능: 식적달(食積疸)을 치료한다.

처방 백출(白朮) 3냥, 산사육(山楂肉)·청피(靑皮)·창출(蒼朮)·신국(神麴) 각 2냥, 향부자변제(香附子便製) 1냥반, 침사(鍼砂) 1냥을 가루로하여 초풀에 오동열매 크기로 환을 지어 공복에 소금 탕으로 70~80알을 삼켜 내리는데 비(脾)가 허한 사람은 삼출(蔘朮)·진피(陳皮)·감초탕(甘草湯)으로 치료한다. 〈入門〉

❊ 대온중환(大溫中丸)

효능: 황달(黃疸)·황반(黃伴)·황종(黃腫)을 치료한다.

처방 향부자(香附子) 1냥반, 침사(鍼砂) 1냥, 진피(陳皮)·창출(蒼朮)·후박(厚朴)·청피(靑皮)·삼릉(三稜)·봉출(蓬朮)·황련(黃連)·고삼(苦蔘)·백출(白朮) 각 5돈, 생감초(生甘草) 2돈을 만드는 방법과 먹는 방법은 위에서와 같이한다.

이 약으로 간(肝)을 제거시키고 비(脾)를 마르게 하는 작용을 한다.

침사(鍼砂)는 청반(靑礬)으로 대신하는 것도 역시 좋다. 〈入門〉

❊ 침사환(鍼砂丸)

효능: 곡달(穀疸)·주달(酒疸)·습열(濕熱)·발황(發黃) 등을 치료한다.

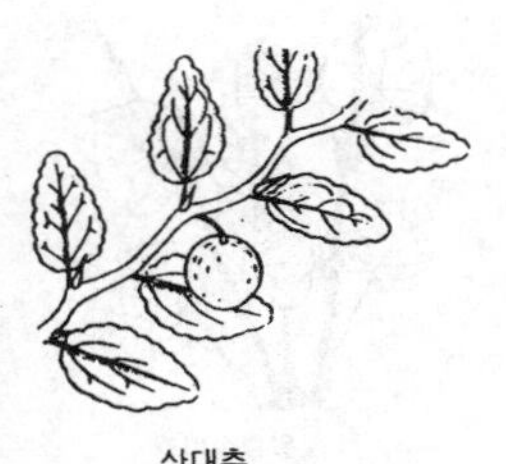
산대추

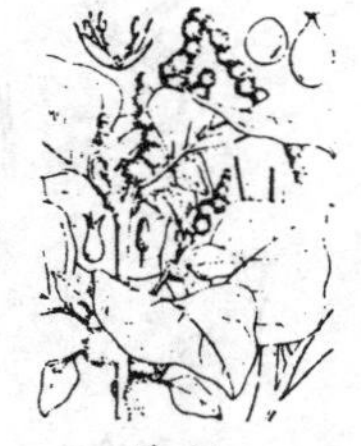
비 름

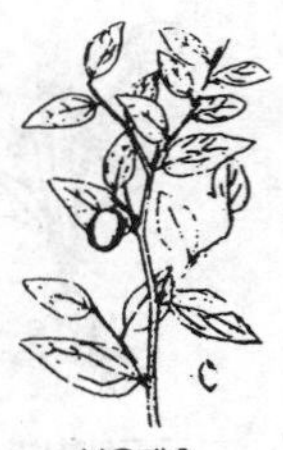
보은대추

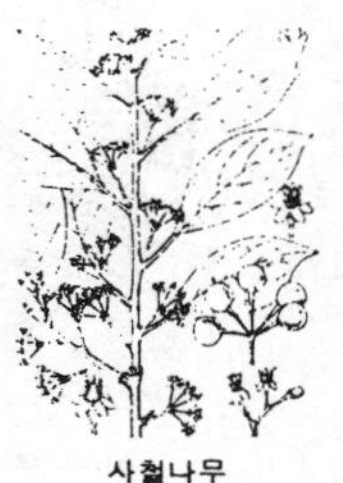
사철나무

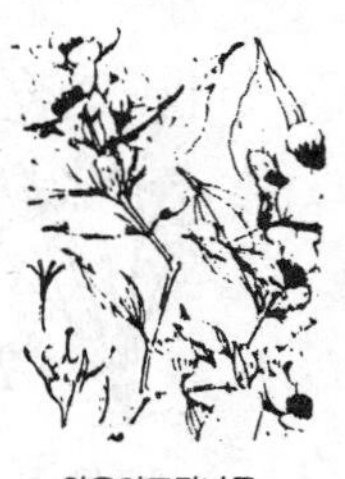
얇은잎고광나무

처방 침사초홍초쉬(鍼砂炒紅醋淬) 8냥, 향부자동변제(香附子童便製)•창출(蒼朮) 각 4냥, 신국초(神麴炒)•인진강즙초(茵蔯薑汁炒)•맥아초(麥芽炒) 각 2냥, 작약(芍藥)•당귀(當歸)•생지황(生地黃)•천궁(川芎)•청피(青皮) 각 1냥반, 삼릉(三稜)•봉출병초자(蓬朮並醋煮)•진피(陳皮) 각 1냥, 치자초(梔子炒)•강황(薑黃)•승마(升麻)•건칠초(乾漆炒) 각 5돈을 가루로 하고 초풀에 오동열매 크기의 환을 지어 생강탕에 60~70알을 먹는다. 〈正傳〉

※ 자금단(紫金丹)

효능 : 식노(食勞)와 기노(氣勞)로 온몸이 황종(黃腫)되고 변해서 물이 되려하는 증세를 치료한다.

처방 담반(膽礬) 3냥, 황랍(黃蠟) 2냥, 대조(大棗) 50개를 은(銀)이나 돌그릇에 좋은 초 2되와 같이 먼저 반(礬)과 대추를 넣어 약한 불에 반날쯤 고아서 대추를 꺼내서 껍질과 속은 버린 다음 불에 넣어 1~2시간 고아 고약을 만들어 납다말(蠟茶末) 2냥을 넣고 오동열매 크기로 환을 지어 매 20~30알을 차나 술에 마음대로 먹는다. 반(礬)은 간(肝)을 사(瀉)하고 대추는 비(脾)를 보하는데 아주 좋다. 〈本事〉

담반(膽礬)이 없으면 녹반(綠礬)으로 대신 치료한다.

한 사람이 주달(酒疸)으로 고생을 해서 하열(下血)을 하고 얼굴이 납색(蠟色)과 같은데 이 약을 먹고 나았다. 〈本事〉

◎ **여노달(女勞疸)**

반초산(礬硝散)•석고산(石膏散)•진교음자(秦艽飲子)•신달탕(腎疸湯)등으로 치료한다.

※ 반초산(礬硝散)

효능 : 여노달(女勞疸)을 치료한다.

처방 백반(白礬)•초석(硝石) 각 1냥을 가루로하여 보리 죽으로 알맞게 먹는다. 〈入門〉

또는 초석(硝石)은 버리고 활석(滑石)으로 대신해서 습달(濕疸)을 치료한다.

※ 석고산(石膏散)

효능 : 여노달(女勞疸)에 몸이 노랗고 이마가 검으며 해질 무렵에 열이 나고 소복(小腹)이 급하며 발밑이 더운 증세를 치료한다.

처방 석고하(石膏煆)•활석(滑石)을 등분 가루로하여 매 2돈을 보리 죽에 먹는다. 〈得效〉

※ 진교음자(秦艽飮子)

효능 : 여노달(女勞疸)을 치료한다.

처방 진교(秦艽)•당귀(當歸)•작약(芍藥)•백출(白朮)•계지(桂枝)•적복령(赤茯苓)•진피(陳皮)•숙지황(熟地黃)•천궁(川芎)•소초(小草) 각 1돈, 반하(半夏)•감초(甘草) 각 5푼을 썰어서 1첩을 하고 생강 5쪽을 넣어 물로 달여서 먹는다. 〈得效〉

※ 신달탕(腎疸湯)

효능 : 신달(腎疸)에 눈이 노랗고 소변이 붉은 증세를 치료한다.

처방 창출(蒼朮) 1돈, 승마(升麻)•강활(羌活)•방풍(防風)•고본(藁本)•독활(獨活)•시호(柴胡)•갈근(葛根)•백출(白朮) 각 5푼, 저령(猪苓) 4푼, 택사(澤瀉)•신국(神麴)•인삼(人蔘)•감초(甘草) 각 3푼, 황금(黃芩)•황백(黃柏) 각 2푼을 썰어서 1첩을 지어 물로 달여서 먹는다. 〈正傳〉

◎ **황한(黃汗)**

기진탕(芪蔯湯)•계지황기탕(桂枝黃芪湯)으로 치료한다.

※ 기진탕(芪蔯湯)

효능 : 황한(黃汗)을 치료한다.

처방 석고(石膏) 2돈, 황기(黃芪)•적작약(赤芍藥)•인진(茵蔯)•맥문동(麥門冬)•두시(豆豉) 각 1돈, 감초(甘草) 5푼을 썰어서 1첩을 지어 생강 5쪽을 넣어 물로 달여서 먹는다. 〈入門〉

일명 황기산(黃氣散)이라고 한다. 〈丹心〉

※ 계지황기탕(桂枝黃芪湯)

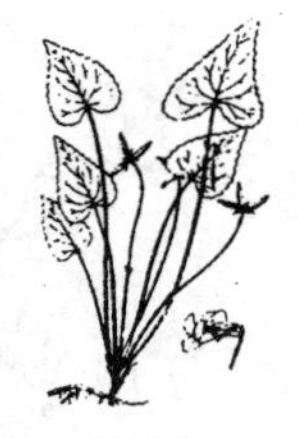
광릉제비꽃

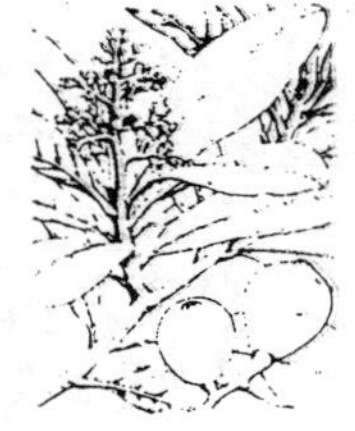
비파나무

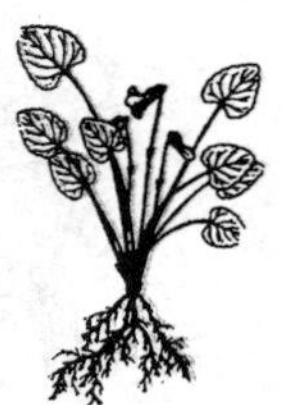
둥근잎털제비꽃

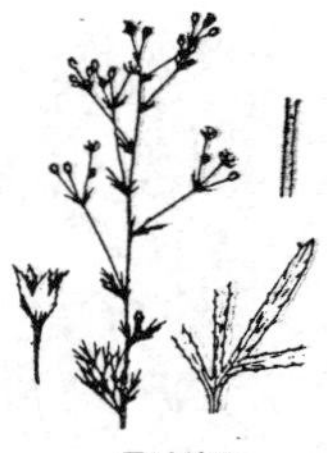
좀낭아초

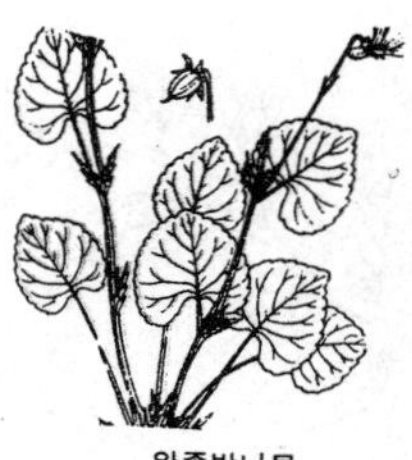
왕졸방나물

효능 : 황한(黃汗)을 치료한다.

처방 황기(黃芪) 2돈반, 계지(桂枝)•작약(芍藥) 각 1돈반, 감초(甘草) 1돈을 썰어서 1첩을 지어 좋은 술 3홉, 물 1잔반으로 달여서 먹는다. 〈得効〉

일명 황기계지탕(黃芪桂枝湯)이라 한다. 〈入門〉

5. 주달(酒疸)을 가장 중하게 볼 경우

오달(五疸) 중에서 주달(酒疸)이 제일 전변(傳變)이 많은 증세이니 대부분 술의 성질이 사람에 따라서 양이 같지 않아 말술과 석술로 마셔도 별로 취하지 않는 사람이 있고 입술만 대어도 떠드는 사람이 있으니 온양(温釀)해서 이루어지는 증세로 큰 열독이 만일 백맥에 스며 들어서 그치지 않으면 황(黃)을 일으키고 피부에 넘치면 검기도 하고 종기도 되며 맑은 기(氣)의 길속에 흐르면 눈이 노랗고 코가 막히는 등의 병 증세가 된다. 〈得効〉

6. 흑달(黑疸)이 난치(難治)일 경우

비(脾)와 신(腎)이 함께 병들면 흑달(黑疸)과 색달(色疸)이 되고 또한 여노달(女勞疸)이라고 하는데 몸이 노랗고 이마가 검게 된다. 〈直諸〉

황병(黃病)은 해질 무렵에 반드시 열이 나면서 오히려 매우 차거운데 이것은 여노(女勞)로 인해서 생기는 것이다. 방광(膀胱)이 급하며 소복(小腹)이 가득하고 온 몸이 모두 노라며 이마가 검고 발밑이 더워서 그 때문에 흑단(黑單)으로 변하면 배가 가득차니 물의 형상과 같고 대변이 검으며 어떤 때에는 당설(溏泄)하게 되니 이것은 여노(女勞)의 병이고, 수(水)가 아닌 증세인데 배가 가득한 사람은 치료하기가 불가능한 것이다. 〈仲景〉

주달(酒疸)이 내리기를 오래하면 변해서 흑달(黑疸)이 되므로 얼굴이 검고 눈이 푸르며, 심(心)속이 마늘 같은 것을 먹는 것 같고 대변이 검으며 소변이 또한 검기도 한데 치료가 불가능하다. 〈仲景〉

7. 음황(陰黃)일 경우

음황(陰黃)이란 몸과 얼굴이 모두 노랗고 지체(肢體)가 잠기고 무거우며 등이 차고 몸이 냉(冷)하며 심장(心臟)밑이 비경(痞硬)하고 저절로 땀이나며 소변이 흐르고 맥(脈)이 긴세(緊細)하며 공허(空虛)하니 이것은 한량(寒涼)이 과다해서 양(陽)이 변하여 음(陰)이 된 증세이다. 혹시 태양태음(太陽太陰)과 사천(司天)이 해를 만나서 아래의 6처방과 인진부자건강탕(茵蔯附子乾薑湯)으로 치료한다. 〈綱目〉

이중탕〔理中湯 : 처방은 한문(寒門)〕에 인진(茵蔯)•복령(茯苓)을 더한 것도 역시 효과가 있다. 〈綱目〉

※ 인진복령탕(茵蔯茯苓湯)

효능 : 음황(陰黃)에 소변이 흐르지 않고 번조(煩躁)하면서 목이 마르는 증세를 치료한다.

처방 인진(茵蔯) 3돈으로 1첩을 하고 복령(茯苓)•저령(猪苓)•활석(滑石)•당귀(當歸)•관계(官桂) 각 1돈을 더해서 달여 먹는다. 〈活人〉

※ 인진귤피탕(茵蔯橘皮湯)

효능 : 음황(陰黃)으로 번조(煩躁)하고 천구(喘嘔)하면서 사(瀉)하지 않는 증세를 치료한다.

처방 인진일물탕(茵蔯一物湯)에 진피(陳皮)•백출(白朮)•생강(生薑)•반하(半夏)•복령(茯苓) 각 1돈을 더한다. 〈活人〉

※ 인진부자탕(茵蔯附子湯)

효능 : 음황(陰黃)에 온몸이 냉(冷)한 증세를 치료한다.

처방 인진일물탕(茵蔯一物湯)에 부자포(附子炮)•감초구(甘草炙) 각 1돈을 더한다. 〈活人〉

※ 인진사역탕(茵蔯四逆湯)

효능 : 음황(陰黃)에 지체(肢體)가 역냉(逆冷)하고 저절로 땀이나는 증세를 치료한다.

처방 인진일물탕(茵蔯一物湯)에 부자포(附子炮)•건강포(乾薑炮)•감초구(甘草炙) 각 1돈을 더한 것이다. 〈活人〉

※ 인진강부탕(茵蔯薑附湯)

효능 : 음황(陰黃)에 식은 땀이 멈추지 않는 증세를 치료한다.

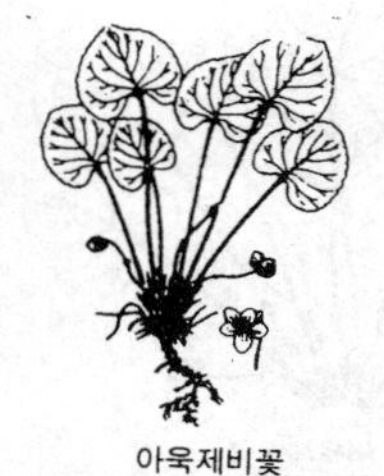
아욱제비꽃

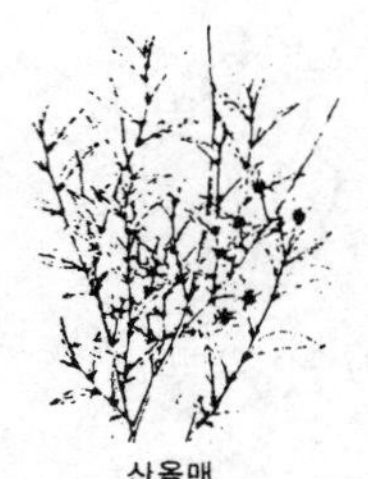
산옥매

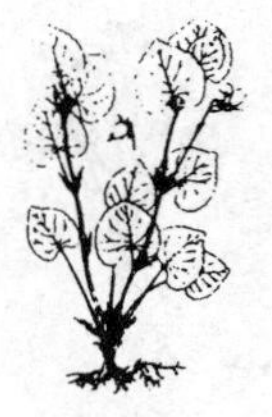
왕졸방나물

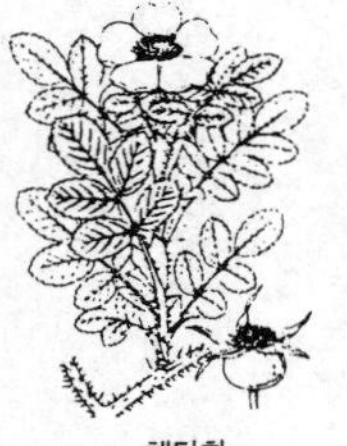
해당화

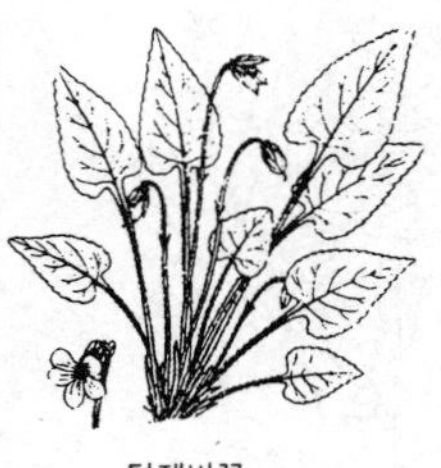
털제비꽃

처방 인진일물탕(茵蔯一物湯)에 부자포(附子炮)·건강포(乾薑炮) 각 1돈을 더한 것이다. 〈活人〉

※ 인진오수유탕(茵蔯吳茱萸湯)

효능 : 음황(陰黃)에 일찌기 생강과 부자 등 모든 약을 먹어도 맥(脈)이 더딘 증세를 치료한다.

처방 인진일물탕(茵蔯一物湯)에 오수유(吳茱萸)·부자포(附子炮)·건강포(乾薑炮)·목통(木通)·당귀(當歸) 각 1돈을 더한다. 〈活人〉

한 사람이 상한(傷寒)에 내리기를 너무 더디게 하였더니 황(黃)이 일어나고 맥(脈)이 잠기고 가늘며 더디고 힘이 없어서 다음으로 약으로 치료하는데 인진부자탕(茵蔯附子湯)에 이르러서 큰 효력이 있었다. 또 한 사람은 상한(傷寒)에 발황(發黃)아 되고 맥(脈)이 미약(微弱)해서 몸이 냉(冷)한데 차례대로 약으로 치료해서 인진사역탕(茵蔯四逆湯)에 이르러 큰 효과가 있었다. 〈諸方〉

※ 인진부자건강탕(茵蔯附子乾薑湯)

효능 : 음황(陰黃)을 치료한다.

처방 부자포(附子梔)·건강포(乾薑炮) 각 2돈, 인진(茵蔯) 1돈2푼, 초두구(草豆蔻) 1돈, 지실(枳實)·반하(半夏)·택사(澤瀉) 각 5푼, 백출(白朮) 4푼, 백복령(白茯苓)·귤홍(橘紅) 각 3푼을 썰어서 1첩을 하고 생강 5쪽을 넣어 물로 달여서 먹는다. 〈綱目〉

8. 역려발황(疫癘發黃)일 경우

천행역려(天行疫癘)에도 역시 발황(發黃)이 되며 온황(瘟黃)이라고도 하는데 사람을 상하는 일이 아주 급하다. 장달환(瘴疸丸)·인진사황탕(茵蔯瀉黃湯)·제생인진탕(濟生茵蔯湯)·고삼산(苦蔘散)등으로 치료한다. 〈諸方〉

※ 장달환(瘴疸丸)

효능 : 천행병(天行病)에 빠르게 발황(發黃)된 증세와 장학발황(瘴瘧發黃)을 치료한다.

처방 인진(茵蔯)·치자(梔子)·대황(大黃)·망초(芒硝) 각 1냥, 행인(杏仁) 6돈, 상산(常山)·별갑(鼈甲)·파두상(巴豆霜) 각 4돈, 두시(豆豉) 2돈을 가루로 하고 찐 떡에 오동열매 크기로 환을 지어 매 3알 또는 5알을 더운 물로 먹고 토하고 설사하는 증세가 효과가 나타난 것이다. 〈入門〉

특효 처방의 치자원(梔子元)과 같은 것이니 즉 지금의 인진환(茵蔯丸)이다.

※ 인진사황탕(茵蔯瀉黃湯)

효능 : 시기(時氣)가 발열(發熱)해서 변하여 황달(黃疸)이 된 증세를 치료하니 온황(瘟黃)이라고 한다.

처방 갈근(葛根) 1돈반, 인진(茵蔯)·황연강즙초(黃連薑汁炒)·치자초(梔子炒)·백출(白朮)·적복령(赤茯苓)·백작약(白芍藥)·후박(厚朴)·목통(木通)·인삼(人蔘) 각 1돈, 목향(木香) 7푼을 썰어서 1첩을 하고 생강 3쪽을 넣어 물로 달여서 먹는다. 〈節齋〉

※ 제생인진탕(濟生茵蔯湯)

시행(時行)하는 열울(熱鬱)에 온몸이 발황(發黃)되는 증세를 치료한다.

인진(茵蔯) 4돈, 대황(大黃) 2돈, 치자(梔子) 1돈을 썰어서 1첩을 지어 물로 달여서 먹는다. 〈丹心〉

※ 고삼산(苦蔘散)

효능 : 아무 원인도 없는데 홀연(忽然)히 진한[振寒 = 벌벌 떨면서 한기(寒氣)가 있는 것]이 나며 소변이 적삽하고 대변이 비결(秘結)한 증세가 오래 되면 모든 약의 치료로도 없애지 못하고 황병(黃病)이 되는 증세를 치료한다.

처방 정력자초(葶藶子炒) 5돈, 고삼(苦蔘)·황련(黃連)·과체(瓜蔕)·황백(黃柏)·대황(大黃) 각 2돈반을 가루로 하고 매 1알을 미음에 고루 먹으면 당연히 토해 내리는데 증세를 살펴서 먹어야 한다. 〈得効〉

9. 휵비퇴황법(搐鼻退黃法)일 경우

황달(黃疸)이란 증세는 습(濕)·열(熱)의 독기가 맑은 기(氣)의 길속에 침입해서 일어나는 증세이니 약을 코안에 넣어 노란물을 나오게 하면 낫는다. 휵비과체산(搐鼻瓜蔕散)이 신과 같이 효과가 뛰어나다.

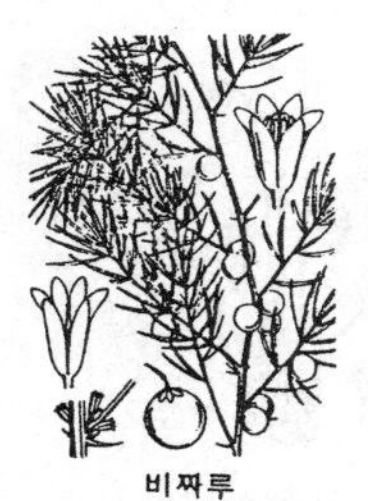
비짜루

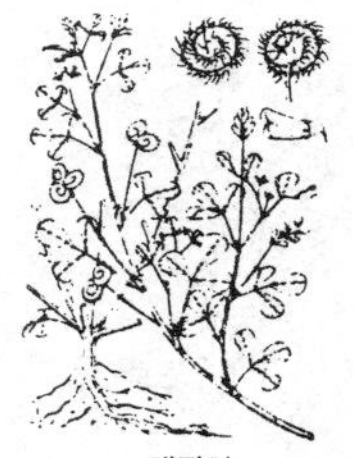
개자리

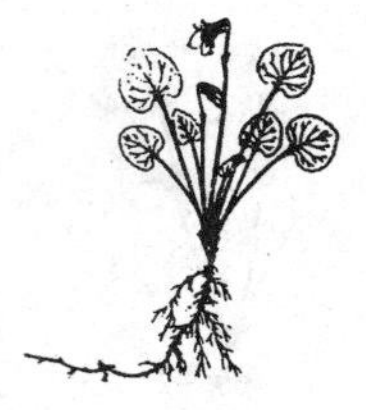
누운제비꽃

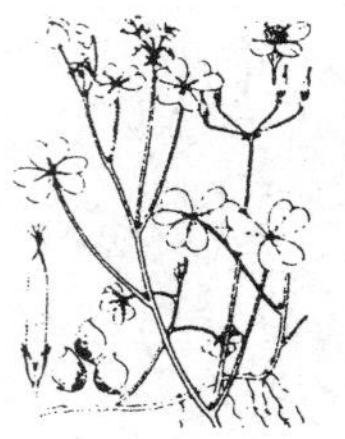
괭이밥

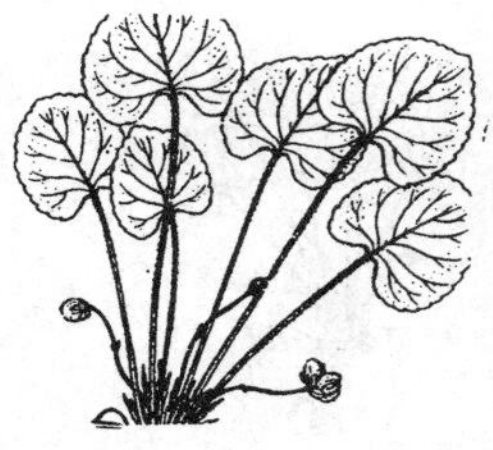
머우제비꽃

※ 휵비과체산(搐鼻瓜蔕散)

효능 : 온몸이 금색(金色)과 황달(黃疸)이 된 증세를 낫게 한다.

처방 과체(瓜蔕) 2돈, 정향(丁向) 1돈, 서미(黍米) 49알, 적소두(赤小豆) 반돈을 가루로하여 잠잘 때에 먼저 입에 물을 머금고 비공(鼻孔)에다 〔약가루를 반자 : 1자는 2푼5리〕쯤을 넣어 두면 다음날 아침에 노란물이 내리는데 바로 황연산(黃連散)이나 또는 인진오령산(茵蔯五苓散)을 먹으며 약가루를 코에 불어 넣는 방법은 삼가해야 한다. 〈本草〉

※ 여신산(如神散)

효능 : 주독(酒毒)의 발황(發黃)을 치료한다.

처방 고포자(苦匏子) • 고호노자(苦葫蘆子) 각 3~7개, 황서미(黃黍米) 300알, 안식향이조자대(安息香二皂子大)를 가루로 하고 1자를 취해서 콧속에 넣으면 노란물이 방울방울 나오는데 만일 너무 많으면 서양〔黍穰 : 서속짚대궁이〕을 태워 재로한 것과 사향(麝香)가루 조금을 넣으면 바로 멈춘다. 〈得效〉

10. 황달(黃疸)의 통치약(通治藥)일 경우

황달(黃疸)의 병이 비(脾)가 따뜻함과 열을 받아 울결(鬱結)해서 운동하지 않는데 그 원인이 있고 또한 복창(腹脹)의 증세가 많은 증세이니 치료 방법은 대부분 온(温)과 열(熱)을 대•소변의 속으로 소도(疎導)시켜야 하는 것이다. 위령탕(胃苓湯)에 인진(茵蔯)을 더해서 치료하고 또한 복령삼습탕(茯苓滲濕湯) • 퇴황산(退黃散) • 일청음(一淸飮) • 석고인진산(石膏茵蔯散) • 인진대황탕(茵蔯大黃湯) • 필효산(必効散) • 퇴황환(退黃丸) • 녹반환(綠礬丸) • 퇴금환(褪金丸) • 조자녹반환(棗子綠礬丸) 등으로 치료한다. 〈諸方〉

※ 복령삼습탕(茯苓滲濕湯)

효능 : 습열(濕熱)과 황달(黃疸)을 치료한다.

처방 인진(茵蔯) 2돈, 적복령(赤茯苓) • 택사(澤瀉) • 저령(猪苓) 각 1돈, 황련(黃連) • 황금(黃芩) • 치자(梔子) • 방기(防己) • 창출(蒼朮) • 진피(陳皮) • 청피(靑皮) • 지실(枳實) 각 5푼을 썰어서 1첩을 지어 물로 달여서 먹는다.

일명 복령제습탕(茯苓除濕湯)이라고 한다. 〈寶鑑〉

※ 퇴황산(退黃散)

효능 : 황달(黃疸)에 몸과 얼굴이 금색과 같고 소변이 황백즙(黃柏汁)과 같은 증세를 치료한다.

처방 시호(柴胡) • 승마(升麻) • 초용담(草龍膽) • 인진(茵蔯) • 황련(黃連) • 황금(茯苓) • 치자(梔子) • 황백(黃柏) • 목통(木通) • 활석(滑石) 각 1돈, 감초(甘草) 5푼을 썰어서 1첩을 하고 등심(燈心) 1줌을 넣어 물로 달여서 먹는다. 〈醫鑑〉

※ 일청음(一淸飮)

효능 : 황달(黃疸)을 치료한다.

처방 시호(柴胡) 3돈, 적복령(赤茯苓) 2돈, 천궁(川芎) • 상백피(桑白皮) 각 1돈, 감초(甘草) 5푼을 썰어서 1첩을 지어 생강 3, 대추 2를 넣어 물로 먹는다. 〈入門〉

※ 석고인진산(石膏茵蔯散)

효능 : 황달(黃疸)에 온 몸이 모두 노랗고 먹고 나면 즉시 또 배가 고픈 증세를 치료한다.

처방 석고(石膏) 2돈, 치자인(梔子仁) • 인진(茵蔯) • 목통(木通) • 대황(大黃) 각 1돈, 감초(甘草) 5푼, 과루실(瓜蔞實) 1개를 썰어서 1첩을 하고 생강 5, 파 2줄기를 넣어 물로 달여서 먹는다. 〈得效〉

※ 인진대황탕(茵蔯大黃湯)

효능 : 상한(傷寒)의 큰 열에 황달(黃疸)이 된 증세를 치료한다.

처방 인진(茵蔯) • 치자(梔子) • 시호(柴胡) • 황백(黃柏) • 황금(黃芩) • 승마(升麻) • 대황(大黃) 각 1돈, 초용담(草龍膽) 5푼을 썰어서 1첩을 지어 물로 달여서 먹는다. 〈活人〉

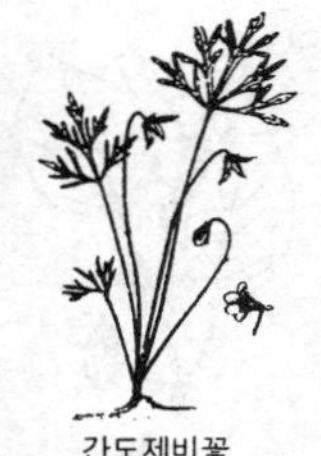
간도제비꽃

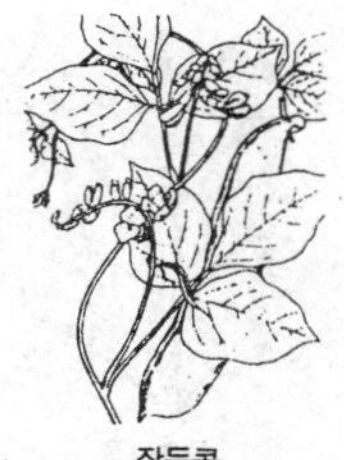
작두콩

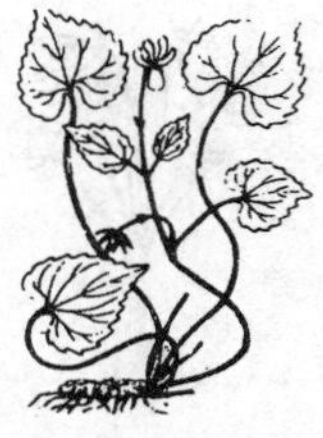
큰노랑제비꽃

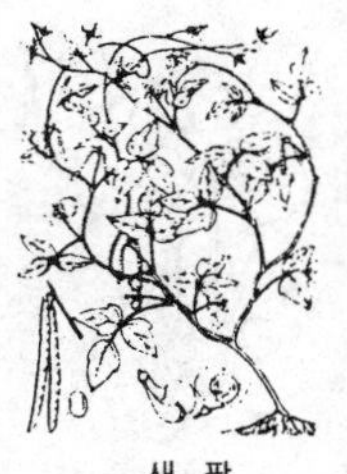
새 팥

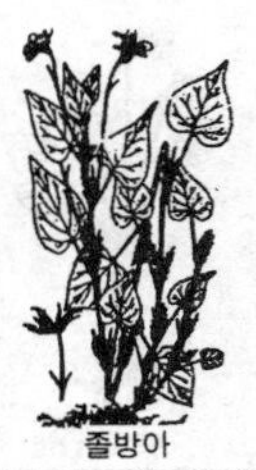
졸방아

※ 필효산(必効散)

효능 : 황달(黃疸)에 모두 치료한다.

처방 정력자초(葶藶子炒) • 초용담(草龍膽) • 치자(梔子) • 황금(黃芩) 각 1돈, 인진(茵蔯) 2돈을 썰어서 1첩을 지어 물로 달여서 먹는다. 〈直指〉

※ 퇴황환(退黃丸)

효능 : 황달(黃疸) • 수종(水腫) • 복창(腹脹) • 당설(糖泄)을 치료한다.

처방 청반(靑礬) 2냥을 가마속에 녹히고 진황미(陳黃米) 4되에 넣어 초로써 반균(拌勻)해서 약한 불로 볶으고 연기가 모두 다 나면 평위산(平胃散) 6냥을 넣고 다시 볶아서 화독(火毒)을 없앤 다음에 가루로 하고 초풀에 오동열매 크기로 환을 지어 매 70알을 공복에 잘 때에 미음(米飮)으로 복용하고 나미(懦米) • 유(油) • 면(麵) • 생냉(生冷) • 경물(硬物)등을 먹지 않아야 한다.

이 처방이 바로 주익공(周益公)의 음극환(陰隙丸)인데 대부분 청반(靑礬)은 동(銅)의 정액(精液)이니 초로 만들어서 간(肝)을 화평하게 하는 것이 침사(鍼砂)보다 나은 것이다. 침사는 반드시 소금을 피하고 뒤에 재발될 염려가 있으나 청반(靑礬)은 소금을 금하지도 않고 재발되지도 않는다. 〈入門〉

※ 녹반환(綠礬丸)

효능 : 황종병(黃腫病)을 치료하는데 매우 빠른 것이다.

처방 오배자초흑(五倍子炒黑) • 신국초황(神麴炒黃) 각 8냥, 침사초홍종쉬(鍼砂炒紅腫淬) • 녹반강즙초백(綠礬薑汁炒白) 각 4냥을 가루로 하고 생강즙에 달인 대추살에 오동열매 크기의 환을 지어 더운 술에 60~70알을 삼켜 내리고 술을 먹지 못하는 사람은 미음에 먹고 종신(從臣)토록 교맥면(蕎麥麵)을 먹지 않아야 하는데 어기면 재발이 되고 치료하기가 어렵다. 〈正傳〉

※ 퇴금환(褪金丸)

효능 : 황종(黃腫)을 치료하는데 제일 좋다.

처방 침사(鍼砂)를 붉게 사루어서 초에 담근 것, 향부자(香附子)를 사내 아이 오줌에 담근 것 각 6냥, 창출(蒼朮) • 백출(白朮) 각 2돈반, 진피(陳皮) • 신국(神麴) • 맥아(麥芽) 각 1냥반, 후박(厚朴) • 감초(甘草) 각 1냥을 가루로 하고 면풀에 오동열매 크기로 환을 지어 미음(米飮)으로 50~70알을 먹고 어성(魚腥) • 습면(濕麵) • 생냉(生冷)등 물을 먹지 말아야 한다. 〈正傳〉

※ 조자녹반환(棗子綠礬丸)

효능 : 황달(黃疸)과 반병(胖病)을 치료한다.

처방 침사(鍼砂)를 붉게 불에 사루어서 초에 담그고 녹반초(綠礬炒) • 창출(蒼朮) • 후박(厚朴) • 진피(陳皮) • 신국(神麴) 각 1냥, 감초(甘草) 5돈을 찐 대추 살에 오동열매 크기로 환을 지어 미음(米飮)에 50~70알을 삼켜 내리고 교맥(蕎麥)과 양고기 및 모저육(母猪肉)을 먹지 않아야 하는데 어기고 먹게 되면 아주 위험하다. 〈回春〉

11. 달(疸)에 토탄(土炭) • 생미(生米) • 다엽(茶葉)을 먹는 벽이 있을 경우

사보단(四寶丹)과 벽(癖)을 치료하는 3가지 처방으로 치료한다. 〈諸方〉

※ 사보단(四寶丹)

효능 : 황병(黃病)에 생미(生米) • 다엽(茶葉) • 황토(黃土) • 흑탄(黑炭)등 물을 먹는 증세를 치료한다.

처방 생쌀을 먹는 것은 맥아(麥芽) 1근, 사군자육(四君子肉) 2냥, 빈랑(檳榔) • 남성(南星) • 강제(薑製) 각 1냥이고, 다엽(茶葉)을 먹은 것은 다엽(茶葉) 1근, 사군자육(四君子肉) 2냥, 빈낭(檳榔) • 남성강제(南星薑製) 각 1냥이고, 황토(黃土)를 먹는 것은 벽토(壁土) 1근, 사군자육(四君子肉) 2냥, 빈랑(檳榔) • 남성강제(南星薑製) 각 1냥이고, 흑탄(黑炭)을 먹는 것은 흑탄(黑炭) 1근, 사군자육(四君子肉) 2냥, 빈랑(檳榔) • 남성강제(南星薑製) 각 1냥을 각 가루로하여 꿀로 오동열매 크기로 환을 지어 이른 새벽에 사당(砂糖)물로써 50알을 먹는다. 〈回春〉

◎ 일방(一方)

황달(黃疸)에 다엽(茶葉)을 즐겨 먹는 증세를 치료한다. 창출(蒼朮) • 백출(白朮) 각각 3냥, 석고(石膏) • 백

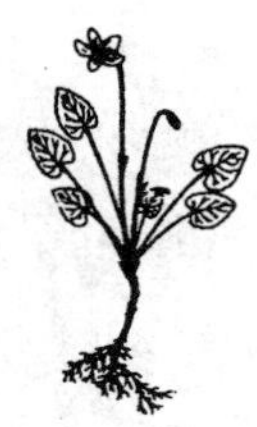
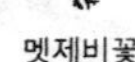
멧제비꽃

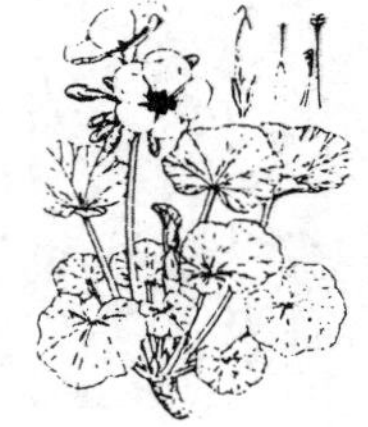
제라늄

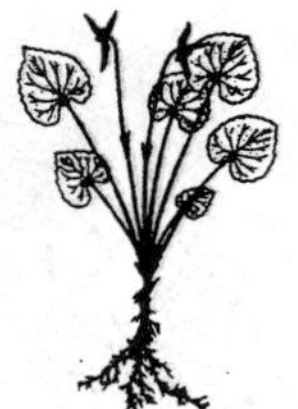
얇은잎제비꽃

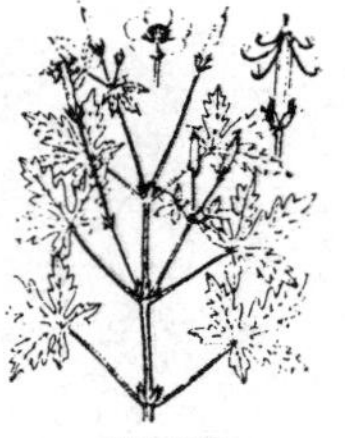
쥐손이풀

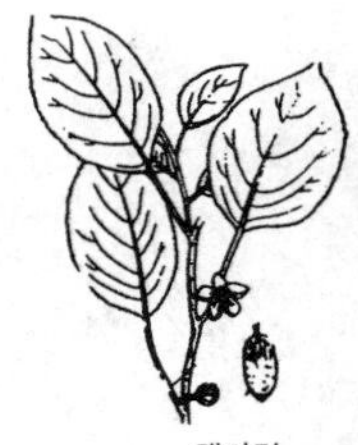
개다리

작약(白芍藥)•황금(黃芩)•남성(南星)•진피(陳皮) 각 1냥, 박하(薄荷) 7돈을 가루로 하고 사당(砂糖)물에 신국(神麴)을 달여 풀을 만들어 오동열매 크기로 환을 지어 공복에 사당(砂糖)물을 50~70알을 먹는다. 〈入門〉

◎ 일방(一方)

황달(黃疸)에 생쌀을 즐겨 먹는 증세를 치료한다. 백출(白朮) 1돈반, 창출(蒼朮) 1돈3푼, 백작약(白芍藥)•진피(陳皮)•신국(神麴)•맥아(麥芽)•산사육(山楂肉)•백복령(白茯苓)•석고(石膏) 각 1돈, 후박(厚朴) 7푼, 곽향(藿香) 5푼, 감초(甘草) 3푼을 썰어서 1첩을 하고 물로 달여서 뜨거울 때에 사당(砂糖)가루 1수저를 넣어 고루 먹는다. 〈入門〉

12. 가치(可治)와 불치증(不治症)일 경우

황달(黃疸)의 병을 18일로 기약해서 치료하는 증세인데 10일이 넘으면 고칠 수가 있고 오히려 심해지면 치료가 불가능 하다. 〈仲景〉

달(疸)에 목마르지 않으면 치교가 되나 목이 마르면 치료가 불가능하며 음부(陰部)에서 일어나면 반드시 구토를 하고 양부(陽部)에서 일어나면 진한(振寒)하고 발열(發熱)이 된다. 〈仲景〉

대부분 황달(黃疸)에 촌구맥(寸口脈)이 손바닥에 가까이와서 맥(脈)이 없고 입과 코가 차고 검으며 치료하기가 불가능하다. 〈脈經〉

형체(形體)가 연훈색(煙熏色)과 같고 눈이 곧바로 쳐다보며 머리를 흔드는 증세는 심장(心臟)의 기(氣)가 끊어진 증세이며, 입을 둘러서 먹고 황즙(黃汁)이 나오는 증세는 비기(脾氣)가 끊어진 증세이니 전부 치료하기가 불가능하다. 〈明理〉

황달(黃疸)은 18일로써 기약해서 고치는 증세인데 10일이 넘어서 배에 들어가고 천만(喘滿)하며 번갈하고 얼굴이 검으면 치료가 불가능하다. 〈入門〉

비(脾)와 위(胃)가 너무 허하지 않아서 좋은 맛을 끊으면 치료가 되고 주색(酒色)에 상(傷)하고 입맛에 맞는대로 먹으면 치료하기가 불가능하다. 〈入門〉

달병(疸病)에 얼굴이 검고 노란색이 목이 마르고 배가 부르면 불가능한 치료에 든다. 〈醫鑑〉

단방(單方)

(30종인데 주자인진탕(酒煮茵蔯湯)이 있다)

※ 납설수(臘雪水)

황달(黃疸)을 치료하니 조금 덥게해서 먹으면 좋다. 〈本草〉

※ 차전초(車前草)

황달(黃疸)을 잘 고치니 찧어서 즙으로 해서 먹으면 좋다. 〈直指〉

※ 인진호(茵蔯蒿)

황달(鴻疸)을 주로 치료하니 온 몸이 발황(發黃)되고 소변이 붉은데 물에 진하게 달여 복용하고 생으로 복용해도 역시 좋다. 〈本草〉

주달(酒疸)에는 1냥을 맑은 술에 달여서 먹는데 약명은 주자인진탕(酒煮茵蔯湯)이다. 〈醫鑑〉

※ 갈근(葛根)

주달(酒疸)에 소변이 붉고 삽(澁)한 증세를 치료한다. 1냥을 물에 달여서 먹는다. 〈本草〉

※ 과루근(瓜蔞根)

모든 달(疸)에 몸과 얼굴이 노란색이면 물로 달여서 먹는다. 〈本草〉

※ 산장초(酸漿草)

황달(黃疸)을 주로 치료하는데 맛이 너무 쓴 것이 곤란하다. 찧어서 즙(汁)으로 하여 먹으면 효력이 크다. 〈本草〉

※ 훤초근(萱草根)

주달(酒疸)을 주로 치료하니 찧어서 즙으로 하여 복용하고 또한 부드러운 새싹을 볶아서도 먹는다. 〈本草〉

※ 왕과근(王瓜根)

주달(酒疸)이 변해서 흑달(黑疸)이 되면 의원(醫員)이 치료하지 못하니 뿌리를 찧어서 즙으로 하여 공복에 적은 되로 한 되쯤 먹으면 노란물이 소변으로 따라 나오는데 효과가 나타나지 않으면 먹는다. 〈本草〉

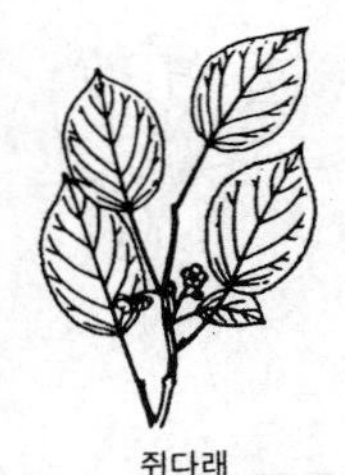
쥐다래

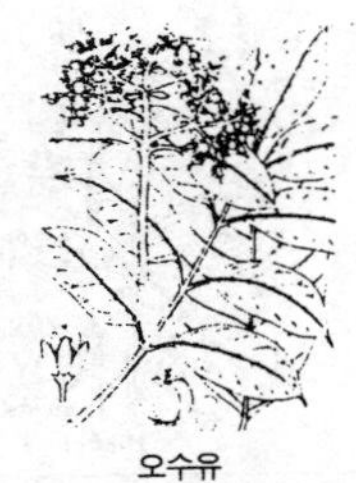
오수유

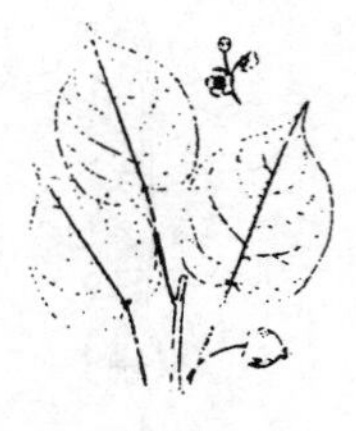
녹다래

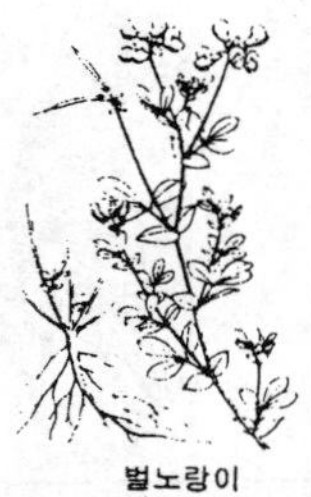
벌노랑이

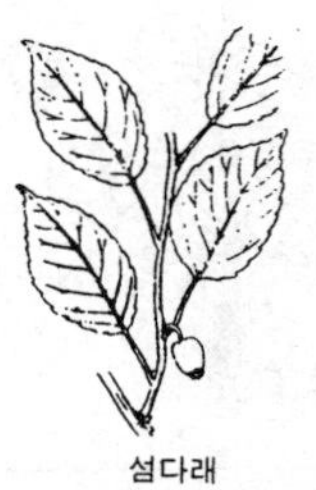
섬다래

※ 청호(靑蒿)
열황(熱黃)에 심(心)이 아픈 증세를 치료한다. 찧어서 즙으로 해서 먹는다. 〈本草〉

※ 편축(篇蓄)
열황(熱黃)을 치료하니 찧어 적은 되 한 되를 먹는다. 〈本草〉

※ 황벽(黃蘗)
황달(黃疸)을 주로 치료하니 물로 달여 먹는다. 〈本草〉

※ 치자(梔子)
위열(胃熱)과 식달(食疸)을 치료하니 물로 달여 먹는다. 〈本草〉

※ 소맥묘(小麥苗)
주달(酒疸)을 치료하니 찧어 즙으로 해서 복용하고 또는 달여서 먹는다. 〈本草〉

※ 대맥묘(大麥苗)
황달(黃疸)을 주로 치료하니 즙(汁)으로 해서 먹는다. 〈本草〉

※ 부어(鮒魚)
황달(黃疸)을 주로 치료하니 회를 만들어 양념을 해서 복용하고, 또 산 것을 물속에 넣어두고 늘 쳐다보면 효과가 있다. 〈俗方〉

※ 이어(鯉魚)
황달(黃疸)을 치료하니 부어(鮒魚)의 치료하는 방법과 같다. 〈俗方〉

※ 별(鼈)
주달(酒疸)을 치료하는데 두어마리 잡아서 복용하거나 국을 끓여 먹으면 잘 낫는다. 〈種杏〉

※ 도근(桃根)
황달(黃疸)에 몸과 얼굴이 금색과 같은 증세를 치료하니 동쪽으로 뻗은 도근(桃根) 한줌을 잘게 썰어서 물두 종자(種子)에 반쯤 되도록 달여서 공복일 때 한번에 먹으면 3~5일 뒤에 황(黃)이 엷은 구름과 같이 흩어지고 오직 눈의 노란 증세가 마지막으로 나오니 당연히 수시로 맑은 술 한 잔씩을 마시면 쉽게 흩어지고 숙면(熟麵)과 저(猪)•어(魚)를 먹지 않아야 한다. 〈本草〉

※ 만청자(蔓菁子)
급황달(急黃疸)과 내황복결(內黃腹結)해서 안 통하는데 씨를 찧어 물에 타서 2~3돈을 먹으면 나쁜 것과 노란 물을 토해내고 또한 사석(砂石)과 초(草) 및 발(髮)과 같은 증세가 겸해서 나오고 낫는다. 〈本草〉

※ 첨과체(甜瓜蔕)
황달(黃疸)이 처음 일어난 증세와 시기로 인해서 급히 황병(黃病)이 일어나는데 과체(瓜蔕)를 가루로하여 두 코에 넣어두면 노란 물이 나오고 또한 1돈을 더운 물에 섞어서 먹으면 노란 물을 토하고 바로 낫는다. 〈本草〉

※ 사과(絲瓜)
적(積)과 술 및 면(麵)에 상(傷)해서 황(黃)한 증세를 치료한다. 완전한 사과(絲瓜)를 거죽과 씨를 같이 태운 가루로하여 면(麵)으로 얻은 병이면 면탕(麵湯)에 알맞게 복용하고 술로 얻은 병이면 술로 알맞게 복용하는데 두어 번 먹으면 즉시 낫는다. 〈種否〉

※ 수근(水芹)
5가지 황달(黃疸)을 치료하니 즙으로 해서 마시고 김치나 또는 달여서 복용하고 또한 생으로 복용해도 좋으니 자주 먹는다. 〈本草〉

※ 생총(生葱)
상한(傷寒)의 발황(發黃)으로 눈에 사람이 보이지 않고 생총(生葱)을 구워 껍질을 벗기고 속의 즙을 내서 향유(香油)를 두 눈의 대•소배(大•小眥)에 바르면 곧 밝아진다.

또한 소주(燒酒)를 입에 머금고 환자의 눈에 뿜으면 곧 밝아진다. 〈種否〉

※ 고호(苦瓠)
황달(黃疸)을 치료한다. 달여서 즙으로 하여 콧속에 떨

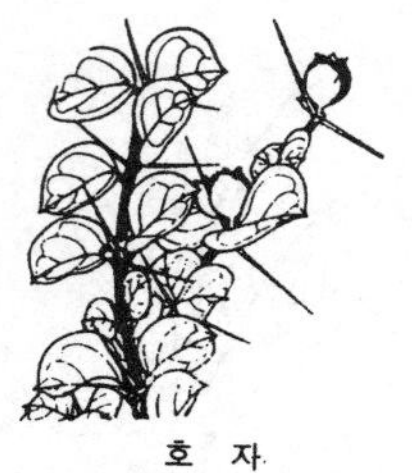
호 자

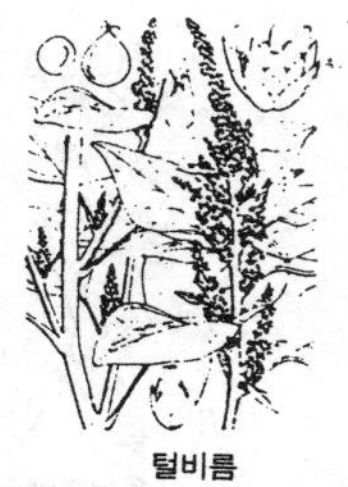
털비름

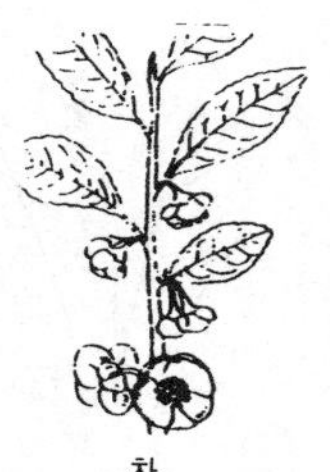
차

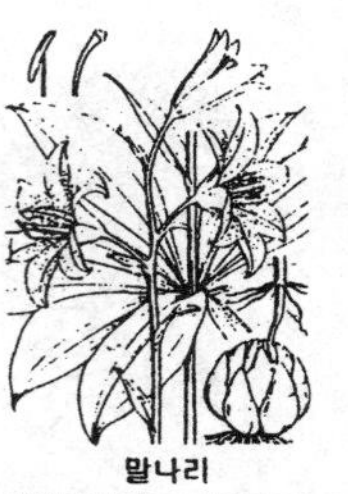
말나리

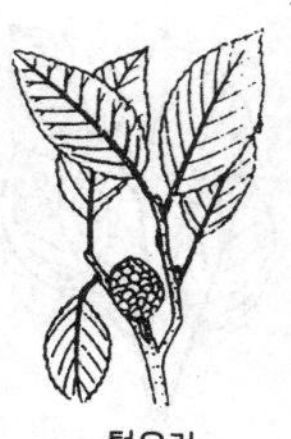
털오리

어뜨리면 노란 물이 나오고 낫는다. 〈本草〉

※ 사순(絲蓴)

열달(熱疸)을 치료하니 국이나 김치를 만들어서 수시로 먹으면 좋다. 〈本草〉

※ 동규(冬葵)

시행(時行)하는 황병(黃病)을 치료하니 달여서 즙으로 하여 복용하고 또한 국을 끓이거나 나물을 만들어 자주 먹으면 좋다. 〈本草〉

※ 백오계(白烏鷄)

상한(傷寒)의 발황(發黃)에 가슴과 심장(心臟)이 혼민(昏悶)해서 인사불성(人事不省)이 되고 죽는 것이 눈앞에 있는 증세를 치료하니 백오웅계(白烏雄鷄) 1쌍을 털과 내장(內腸)은 버리고 칼로써 짓찧어서 심장(心臟) 위에 덮어두면 조금 지난 후에 즉시 편안해 진다.

※ 웅담(熊膽)

천행(天行)하는 황달(黃疸)을 치료하니 약간씩 물에 타서 먹는다. 〈醫鑑〉

※ 저분(猪糞)

치료 방법은 위에서와 같고, 저분(猪糞)을 내서 물에 담가 맑게 해서 한번에 먹는다. 〈本草〉

※ 저지(猪脂)

오달(五疸)과 위(胃)를 건시(乾屎)로 인해서 발황(發黃)되는 증세를 치료한다. 저지(猪脂)를 3홉쯤 내서 하루에 3번을 먹으면 대변 마른 것이 내리고 낫게 된다. 〈本草〉

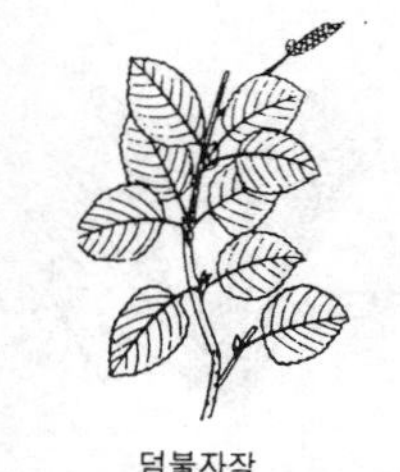
덤불자작

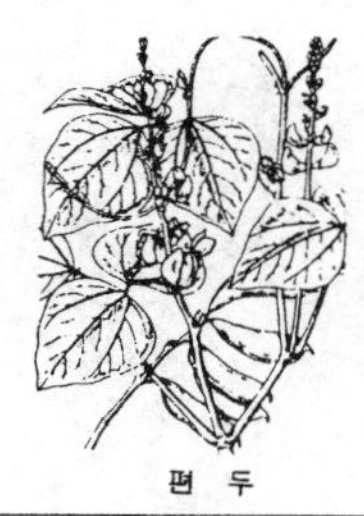
편 두

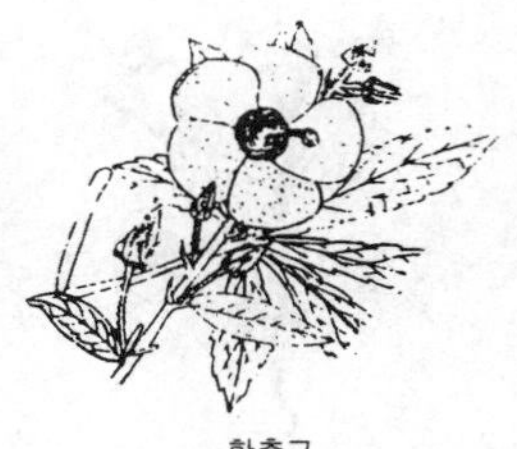
황촉규

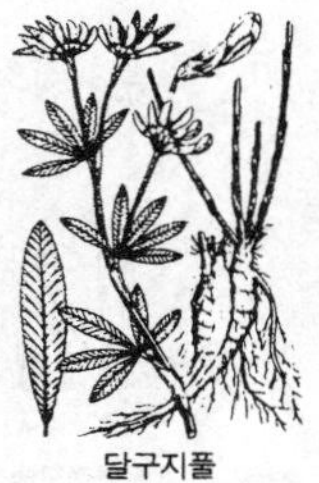
달구지풀

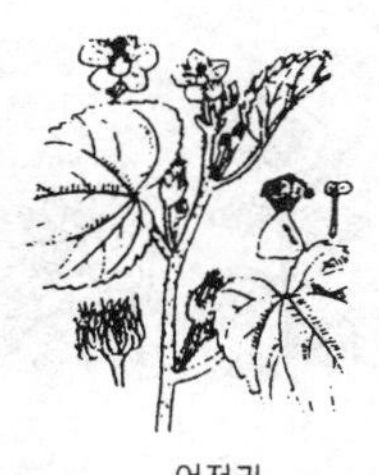
어저귀

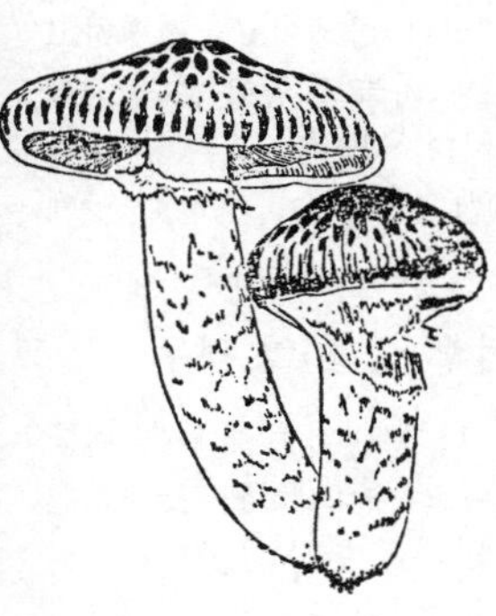

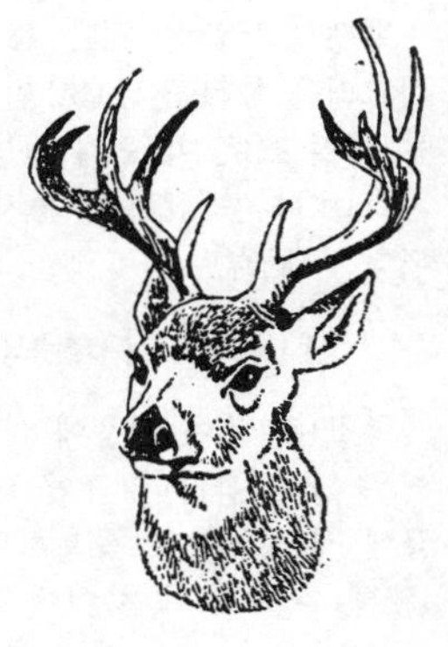

잡병편(雜病篇) (七)

二七. 해학(痎瘧)

1. 학병(瘧病)의 근원이 될 경우

내경(內經)에 이르기를 「여름의 더위에 상(傷)하면 가을에 해학(痎瘧)이 된다」고 했다. 여름의 더위에 땀을 내지 않으면 가을에 풍학(風瘧)이 된다. 〈內經〉

가을이면 풍학(風瘧)을 잘 앓는다. 또한 백한(魄汗)이 모두 나지 않으면 기(氣)가 피부 속에서 성하여 형체가 약하고 기(氣)가 소삭(消爍)하며 혈유(穴兪)즉 주리(腠理)가 닫혀서 풍학(風瘧)을 일으킨다. 〈內經〉

풍(風)이 한열(寒熱)을 일으킨다. 또는 노풍(露風)으로 인해서 한열(寒熱)이 일어난다. 〈內經〉

풍기(風氣)가 피부 속에서 성하면 안으로 통하지 않고 밖으로 스며 새지를 못하며 주리가 열리니 오싹오싹 춥고 닫히면 열이 나고 번민(煩悶)하는 한열(寒熱)이라고 부른다. 〈內經〉

여름의 더위에 상하면 가을에 반드시 학질(瘧疾)을 앓게 되니 상한 증세가 얕으면 사나우며, 상(傷)한 증세가 깊으면 늦게 일어나고 깊으니 해학(痎瘧)이라는 것은 오래된 학질(瘧疾)인데 대부분 여름의 더위에 상하면 습(濕)과 열(熱)이 폐장(閉藏)해서 밖으로 일어나 새지를 못하고 사기(邪氣)가 속으로 따라 가서 가을이 되면 일어나 학질(瘧疾)이 된다. 〈保命〉

학질(瘧疾)의 병이 더위가 영위(榮衛)의 사이에 들어서 가을의 풍한(風寒)에 상한 것이며, 또한 더위가 아니라도 풍한(風寒)과 감모(感冒)로 인해서 일어나는 경우도 있으며, 양(陽)에 있으면 열(熱)을 일으키고 음(陰)에 있으면 한(寒)을 일으키며 음(陰)과 양(陽)이 함께 하면 병을 낳고 떠나면 병이 낫기 때문에 때에 따라서 병이 일어나는 것이다. 기(氣)에 있으면 일어나는 것이 빠르고 혈(血)에 있으면 일어나는 것이 늦으며 얕고, 마다 일어나고 깊으면 사이를 두고 일어나는데 또한 머리와 목에 있고 또는 등에 있으며 또는 허리와 등에 있으니 비록 위아래와 멀고 가까움이 다르나 태양(太陽)에 있는 것만은 전부 같다. 〈東垣〉

대법(大法)에 풍서(風暑)에는 마땅히 땀을 내어야 하는데 여름에 너무 시원한 곳에 살고 있으면 땀을 닫아서 스며새지 못한 이유이다. 〈丹心〉

병기(病氣)가 사람을 무시하고 모진 것과 같으니 학(瘧)이라 하여 상한(傷寒)이 오래되면 괴증(壞症)이 되고 내상(內傷)이 오래 되면 노채(勞瘵)가 되는 것이 어찌 좋은 병인가? 〈入門〉

2. 학질(瘧疾)의 형증(形症)일 경우

학(瘧)이 처음 일어날 때에 호모(毫毋)에서 일어나 기지개를 펴고 한률(寒慄)이 생겨서 턱을 떨고 허리와 등뼈가 함께 아프다가 한기(寒氣)가 가고나면 안과 밖이 모두 열이나고 머리가 부서지는 것처럼 아프고 목이 말라서 물을 마시는 것이다. 〈內經〉

대부분 음양(陰陽)이 위와 아래가 서로 다투고 허실이 다시 교착(交錯)되면 음양(陰陽)이 서로 옮겨지는데 양(陽)이 음(陰)에 합하게 되면 음(陰)이 실(實)하게 되고 양(陽)이 허해서 양명(陽明)이 허하면 한률(寒慄)해서 턱을 떨며, 거양(巨陽)이 허하면 허리와 등뼈및 두(頭)와 항(項)이 아프고 삼양(三陽)이 모두 허하면 음기(陰氣)가 이기고 음기(陰氣)가 이기면 뼈가 차고 아프게 되니 차가운 것이 안에서 나는 이유로 속과 밖이 모두 차갑다. 양(陽)이 성하면 밖이 열이되고 음(陰)이 허하면 속이 열이 나서 속과 겉이 모두 열이 되서 천식하고 목이 마르므로 차가운 것을 마시고자 한다. 〈內經〉

학(瘧)이 처음 일어날 때에 양기(陽氣)가 음(陰)에 합치게 되는데 이 때에는 양(陽)이 허하고 음(陰)이 성해서 밖에는 기(氣)가 없기 때문에 우선 한율(寒慄)하는 것이

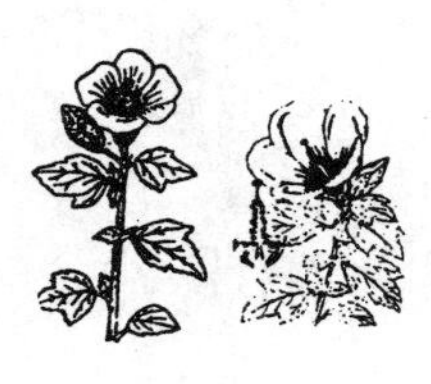
무궁화

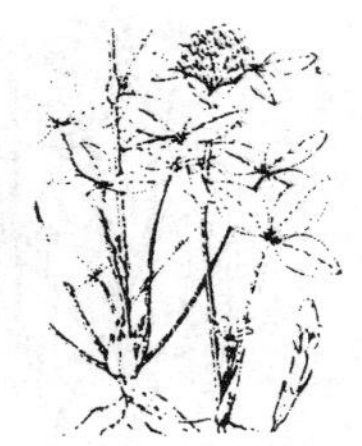
붉은토끼풀

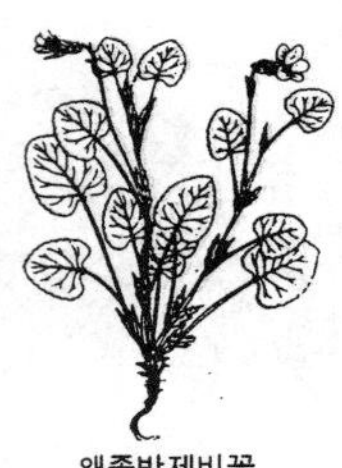
왜졸방제비꽃

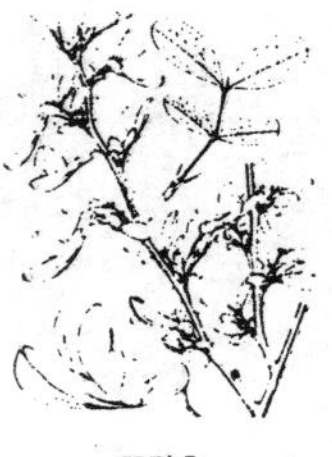
끌담초

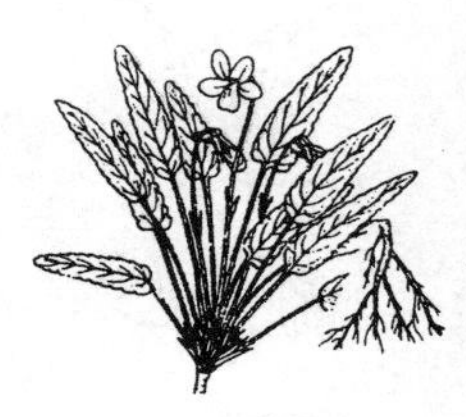
호제비꽃

며, 음기(陰氣)가 역하는 증세가 극(極)하면 다시 양(陽)이 나고 음(陰)이 다시 밖에서 합하게 되면 음(陰)이 허하고 양(陽)이 실하기 때문에 먼저 열이나는 증세이다. 겉에 사(邪)가 많으면 한(寒)이 많고 속에 사(邪)가 많으면 열이 많으며 겉과 속이 서로 반씩 되면 한(寒)과 열(熱)이 상반된다. 〈入門〉

사람의 영위(榮衛)가 낮에는 양〔陽 : 즉 표(表)〕에 따라다니고 밤에는 음〔陰 : 즉 이(裏)〕에 따라 다니는데 영위가 환부(患部)에 닿아서 아프지 않으면 한율(寒慄)과 고진(鼓振) 및 머리와 턱을 떠는 증세를 낳고 중외(中外)가 모두 차가우면 요척(腰脊)이 모두 아프게 되는데 이것은 사기(邪氣)가 속에 들어가 증세이다. 한율(寒慄)이 멈추면 안과 밖이 모두 열이 있고 머리가 아파서 쪼개지는 것 같고 목이 말라 차가운 것을 마시고자 하며 번만(煩滿)해서 토할 것 같고 저절로 땀이 나는데 이것은 사기(邪氣)가 밖에서 열이 나기 때문이다. 〈丹心〉

서학(署瘧)은 단지 열만 나고 습학(濕瘧)은 한(寒)이 많으며 한학(寒瘧)은 처음에 춥다가 나중에 열이나고 풍학(風瘧)은 처음에 열이 있다가 나중에 한(寒)하며 나머지의 학증(瘧症)은 전부 처음에 되고 나중에 열이 있다. 〈入門〉

3. 맥법(脈法)일 경우

학질(瘧疾)의 맥(脈)은 대부분 팽팽한데 팽팽하고 촘촘한 증세는 열이 많고, 팽팽하고 더딘 증세는 한(寒)이 많은데, 팽팽하고 작으며 긴(緊)한 증세는 내려야 하고, 팽팽하고 더딘 증세는 따뜻하게 해야 하며, 긴(緊)한 증세는 땀을 내야 하며, 들뜨고 큰 것은 토해야 하는데 음식으로써 소식(消息)하면 저절로 멈추게 된다. 〈要略〉

학맥(瘧脈)이 저절로 팽팽하고 가늘면 허증(虛症)이며 대신하고 흩으면 죽는다. 〈脈經〉

학맥(瘧脈)은 저절로 팽팽한 것인데 팽팽하고 더디면 한(寒)이 많고 팽팽하며 촘촘하면 열이 많으나 자주 변한다. 〈脈經〉

학맥(瘧脈)은 팽팽한 증세가 많은 것인데 열이 나면 팽팽하면서 더딘 증세를 띠고 또한 병이 오래되면 맥(脈)이 아주 허해서 가늘면서 힘이 없어서 팽팽한 것 같지 않으면서 반드시 허하고 촘촘한 가운데 팽팽한 증세가 보이되 단지 손끝은 들이 받지는 않으니 자세하게 살펴 보아야 한다. 〈丹心〉

팽팽하고 짧은 것은 음식에 상한 증세이고, 팽팽하고 미끄러운 증세는 담(痰)이 많으며 가늘고 힘이 없는 증세는 학질(瘧疾)이 오래 된 증세이다. 〈醫鑑〉

학(瘧)의 맥(脈)이 준지(遵遲)하면 병이 저절로 낫게 된다. 〈回春〉

4. 한(寒)•열(熱)의 선후(先後)일 경우

학질(瘧疾)에 처음에 차갑고 나중에 더운 증세는 여름 더운 날에 상하니 땀이 많이 나고 주리(腠理)가 개발된 끝에 서늘한 물로 목욕하므로 인해서 한사(寒邪)가 주리(腠理)와 피부의 사이에 간직되었다가 가을에 풍(風)에 상하면 병이 되는 것이다. 대부분 한(寒)이란 음기이고, 풍(風)이란 양기(陽氣)인데 먼저 한(寒)에 상하고 뒤에 풍(風)에 상하기 때문에 처음에 차갑고 나중에 더운 것이다. 병이 때를 따라 나는데 이름을 한학(寒瘧)이라 한다. 〈內經〉

먼저 열이 있고 뒤에 한(寒)한 증세는 먼저 풍(風)에 상하고 뒤에 한(寒)에 상하기 때문에 처음에 열이 나고 나중에 한(寒)하면서 또한 때를 따라서 일어나니 이름을 온학(温瘧)이라고 한다. 〈內經〉

단지 열이나기만 하고 한(寒)하지 않는 것은 음기(陰氣)가 먼저 끊어지고 양기(陽氣)가 홀로 일어나니 기(氣)가 적고, 번빈(煩悶)하며 손과 발이 열이 나면서 구역을 하는 증세이니 단학(癉瘧)이라고 하는데 단(癉)이란 증세는 열이 있는 증세를 이르는 것이다. 〈內經〉

5. 한(寒)•열(熱)이 왕래할 경우

묻기를 병이 주석(酒淅)하고 몹시 차면서 다시 열이 나는 것은 어쩐 일인가? 답하기를 「음맥(陰脈)이 부족하면 양(陽)이 쫓아서 따라가고 양맥(陽脈)이 부족하면 음(陰)이 쫓아서 타는데 어째서 양(陽)이 부족한가 하면 가령 촌맥(寸脈)이 희미하면 양(陽)이 부족한 것인데 음기(陰氣)가 위로 양(陽)의 가운데 들어가면 주석(酒淅)해서 몹시 차가운 것이며 어째서 음(陰)이 부족하느냐 하면 가령 척맥(尺脈)이 약하면 이름을 음부족(陰不足)이라 하는데 양기(陽氣)가 가운데 들어가면 열이 나는 것이다.」〈仲景〉

양(陽)이 미약(微弱)하면 몹시 차고 음(陰)이 미약(微弱)하면 열이 나는데 대체로 음(陰)이 부족하면 양(陽)이 쫓아가서 따르기 때문에 속이 밑으로 빠져서 열이 나고

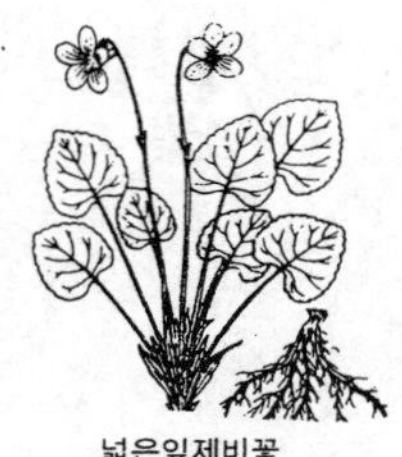
넓은잎제비꽃

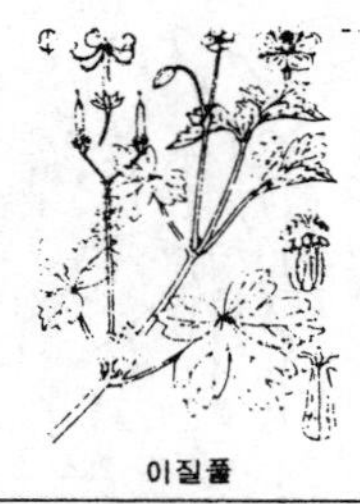
이질풀

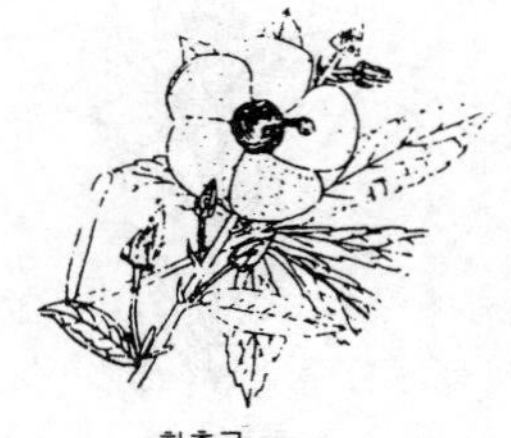
황촉규

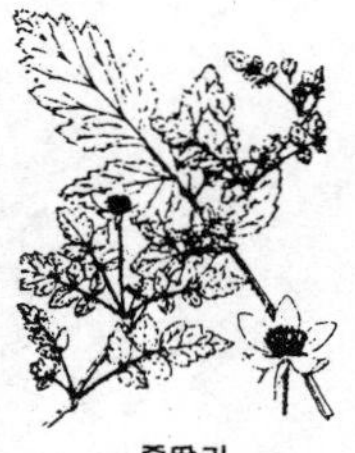
줄딸기

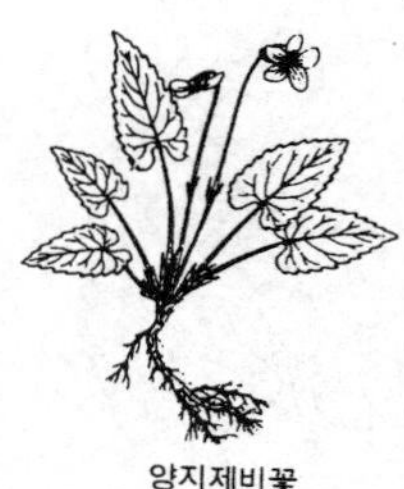
양지제비꽃

양(陽)이 부족하면 음(陰)이 좇아가서 타기 때문에 위로 양(陽)의 가운데 들어가서 매우 차갑게 되는 것이다. 〈仲景〉

양(陽)이 부족하면 음사(陰邪)가 겉에 나와서 양과 함께 다투게 되니 즉 음(陰)이 이기므로 한(寒)이 되는 것이며, 음(陰)이 부족하면 양사(陽邪)가 속에 들어가서 음(陰)과 함께 다투니, 즉 양(陽)이 이겨서 열이 되는 증세이다. 만약 사(邪)가 들어가도 정기가 함께 다투지 않으면 다만 열이 있기만 하고 차갑지는 않는 것이다. 양(陽)이 부족하면 처음에 차겁고 음(陰)이 부족하면 처음에 열이 있으며 겉 사(邪)가 많으면 차거움이 많고 속 사(邪)가 많으면 열이 많으며 겉과 속이 반대이면 한(寒)과 열(熱)이 서로 같아서 오고가면서 수시로 일어나게 된다. 〈入門〉

학(瘧)이란 증세는 소양(少陽)이니 소양(少陽)이란 동방(東方)의 기(氣)가 되므로 역행(逆行)하면 한(寒)을 일으키고 순행(順行)하면 열을 일으켜서 나눠지면 기(氣)가 다르고 오고가는 것이 일정하지 않은 증세이다. 〈東垣〉

몸의 뒤가 태양(太陽)이 되니 태양(太陽)이란 증세는 방광수(膀胱水)로서 차거운 것이며 몸의 앞 양명이 되니 양명(陽明)이란 증세는 대양금(大陽金)의 마른 증세인데 소양(少陽)의 사(邪)가 그 가운데서 뒤의 방광수(膀胱水)에 가까우면 매우 차갑고 앞의 양명조(陽明燥)에 가까우면 열을 내기 때문에 한(寒)과 열(熱)이 오고 가는 것이다. 〈東垣〉

심하면 안과 밖이 직분을 지키지 못하고 진(眞)과 사(邪)가 구분이 없으며 음양(陰陽)이 서로 이기고 한(寒)과 열(熱)이 다투어 일어나서 오고 가는 것이 일정한 시기가 없는 것이다. 〈直指〉

6. 학(瘧)이 발(發)하는 일수(日數)의 다소(多少)일 경우

여름의 더위에 상하면 열기(熱氣)가 피부에 안과 장위(腸胃)의 밖에 숨어 있다가 가을이 되어 바람을 만나거나 또는 목욕을 하다가 수기(水氣)가 피부안에 침입하니 위기(衛氣)와 함께 살게 된다. 위기(衛氣)란 낮에는 양(陽)에서 돌아다니고 밤에는 음(陰)에서 돌아다니는 데 이것은 기(氣)가 양(陽)을 얻으면 밖으로 나오고 음(陰)을 얻으면 안으로 들어가서 안과 밖이 서로 공박하게 되니 날마다 일어나는 것이다. 〈內經〉

위기(衛氣)가 사(邪)와 함께 서로 합치면 병이 일어나고 서로 헤어지면 병이 쉬는데 음(陰)이 합쳐지면 차갑고 양(陽)에 합쳐지면 더우며 음(陰)에서 떠나면 한(寒)이 멈추고 양(陽)에 떠나면 열(熱)이 멈추다가 다음날이 되어서 또 모이고 합쳐지면 다시 병이 일어난다. 〈綱目〉

기일을 두고 발(發)하는 증세는 사기(邪氣)가 안으로 오장(五臟)에 들어가서 막(膜)의 근원에 가로로 이어지고 그 길이 멀면 그 가는 것도 더디어서 위기와 함께 돌아다니지 못하고 밖으로 나가지 못하기 때문에 기일을 두고 일어난다. 〈內經〉

묻기를 「2일 동안에 일어나는 증세도 있고 또는 며칠 동안에 한번씩 일어나는 증세도 있으며 또는 목이 마르고 또는 목이 마르지 않는 증세도 있으니 그 원인은 무엇인가?」 답하기를 「간일(間日)을 두는 증세는 사기(邪氣)가 위기(衛氣)와 함께 육부(六腑)에 들어가서 가끔 서로 분리되면 쉬었다가 며칠 안에 일어나는 증세이다. 그리고 학(瘧)이란 음양(陰陽)이 서로 이기는데서 일어나는 이유로 혹은 심하기도 하고 또는 심하지 않기도 하니 그리하여 목이 마르기도 하고 목이 마르지 않기도 하는 증세이다.」〈內經〉

3일 동안에 한번씩 일어나는 증세는 병을 받은 지가 1년가량 되는 증세이며, 간일(間日)을 두고 한번씩 일어나는 증세는 병을 받은 지가 1개월가량 된 증세이며 이틀을 계속 일어나다가 하루 쉬는 증세는 기(氣)와 혈(血)이 함께 병을 받은 증세이고, 3일내로 한번씩 일어나는 증세는 음경(陰經)이 병을 받은 증세이니 매우 무거운 것이다. 〈丹心〉

양(陽)이 부(腑)의 사(邪)가 되니 옅으면 영위와 같이 함께 따라 다니니 날마다 모두 일어나고, 음(陰)이 장(臟)의 사(邪)가 되니 깊으면 막(膜)의 근원에 가로로 이어서 정기(正氣)와 함께 같이 따라 다니지 못하기 때문에 축적했다가 간일(間日)을 두고 일어나며 또는 3~4일만에 한번씩 일어나서 그것이 오래되면 학모(瘧母)라는 증세가 되는 것이다. 〈入門〉

7. 학(瘧)의 발(發)하는 것이 주야와 조만(早晩)이 다를 경우

황제(黃帝)가 묻기를 「학(瘧)의 일어나는 것이 오전과 오후가 다른 것은 무슨 기(氣)가 그렇게 시키는 것인가?」

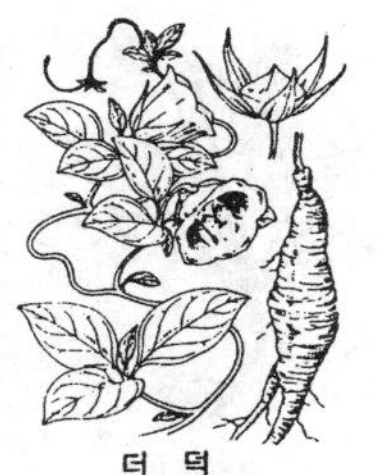
더 덕

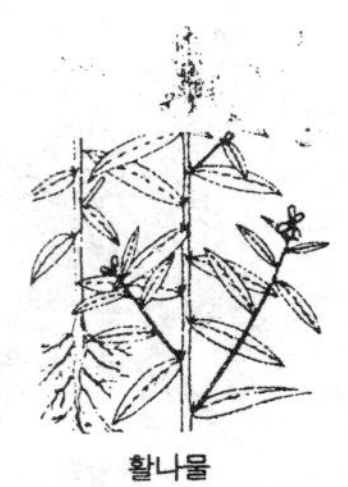
활나물

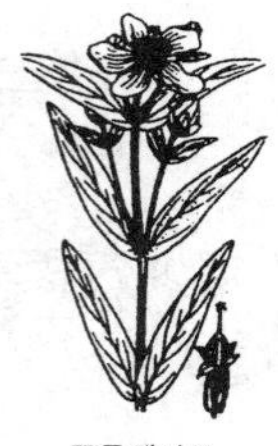
큰물레나물

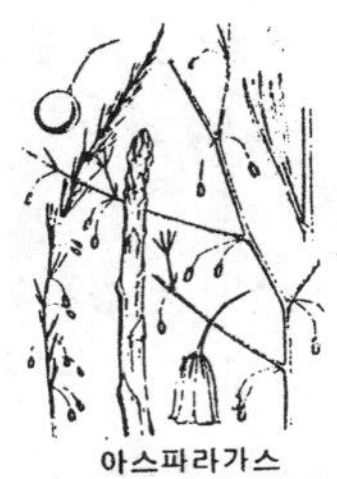
아스파라가스

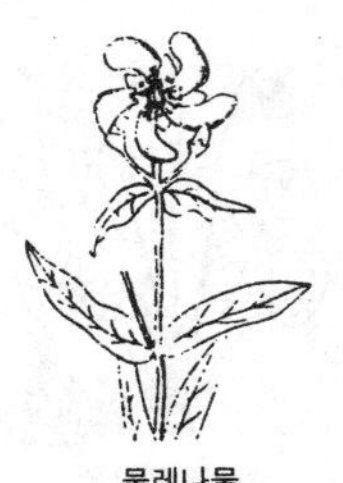
물레나물

기백(岐伯)이 대답하기를 「사(邪)가 풍부(風腑)에 객(客)해서 척려(脊膂)를 따라 내리면 위기(衛氣)가 1일 1야에 풍부(風府)에 대회(大會)했다가 다음날부터는 하루 1마디씩 내리기 때문에 그 일어나는 것이 오후에 있으니 우선 척(脊)과 배(背)에 머물렀다가 매번 풍부(風府)에 닿으면 주리(腠理)가 열리고 주리(腠理)가 열리면 사기(邪氣)가 들어가고 사기(邪氣)가 들어가면 병을 받으니 늦게 일어나는 것이며, 또 풍부(風府)에서 나가고 날마다 1마디씩 내리면 25일 만에 저골(猪骨)에 닿고 26일 만에 척(脊)에 들어가서 복려(伏膂)의 맥(脈)에 숨게 되면 그 기(氣)가 위로 9일돌아 다녀서 결분(缺盆)의 가운데에 나가고 따라서 그 기(氣)가 갈수록 높아지기 때문에 일찌기 일어나는 것이다.」〈內經〉

양(陽)이 낮에 일어나는 증세는 사(邪)가 얕은 것이니 영위(榮衛)가 낮에 배(背)와 척(脊)에서 돌아다니기 때문이고 음(陰)이 밤에 일어나는 것은 사(邪)가 깊은 증세이니 영위(榮衛)가 밤에 가슴과 배에서 돌아다니기 때문이다.

양(陽)은 자시(子時)에서 사시(巳時)까지 닿고 음은 오시(午時)에서 해시(亥時)까지 닿으니 만약 인(寅)과 묘(卯)에 일어나면 미(未)와 신(申)에 물러가고 또는 미(未)와 신(申)에 일어나면 자(子)와 축(丑)에 물러가는데 이것은 전부 음양(陰陽)이 나누어지지 않는 데 기인되는 것이다. 모름지기 약으로써 빨리 흩어 버려야 하고 또는 때에 따라 음(陰)과 양(陽)을 나눠서 정한 다음에 양학(陽瘧)을 끊고 음학(陰瘧)을 승산(升散)시켜야 하는 것이다. 〈入門〉

묘시(卯時)에서 오시(午時)까지 일어나는 증세가 사(邪)가 밖에 있는 증세이고, 오시(午時)에서 유시(酉時)까지 일어나는 증세는 사(邪)가 안에 있는 증세이며, 유시(酉時)에서 자시(子時)나 인시(寅時)까지 일어나는 증세는 사(邪)가 혈분(血分)에 있는 것이다. 〈保命〉

8. 육경학(六經瘧)일 경우

여름 더위에 상하면 틀림없이 가을에 학질(瘧疾)을 앓게 되는데 처음에는 어떤 경(經)이 병을 얻은 것인지 분별이 어려우니 그 얻은 곳을 잘 살펴서 치료해야 되는 것이다. 삼양(三陽)에 적중된 증세도 있고, 삼음(三陰)에 적중된 증세도 있으니 대부분 경(經)속의 사기(邪氣)가 각각 달라서 태양경(太陽經)에 있는 증세를 한학(寒瘧)이라고 하는데 땀을 내야 되고, 양명경(陽明經)에 있는 증세를 열학(熱瘧)이라고 하여 내려야 하며, 소양경(少陽經)에 있는 증세를 풍학(風瘧)이라고 하며 화해(和解)해야 되는 증세인데, 이러한 삼양(三陽)의 학(瘧)을 받은 증세는 모두 폭학(暴瘧)에 드는 증세이다. 일어나는 것이 하지(夏至) 뒤에 처서전(處暑前)에 있으면 이것은 상하 증세가 얕은 것이니 가까우면서 사나운 것이고, 음경(陰經)에 있는 증세는 삼음(三陰)을 구분할 필요 없이 모두 온학(温瘧)이 되는 것인데 그 일어나는 것이 처서(處暑) 뒤와 동지전에 있으면 이것은 상(傷)한 것이 무겁고 멀며 깊은 증세이다. 그리고 해학(痎瘧)이라는 것은 노학(老瘧)이며 오래 된 학(瘧)인 것이다. 〈保命〉

상한(傷寒)의 남은 열이 맑아지지 않고 거듭 한(寒)에 상해서 학(瘧)이 된 증세를 온학(温瘧)이라 하며, 또는 풍학(風瘧)이라고 하는데 이것은 상한(傷寒)의 괴병(壞病)이 되는 증세로 그 증세가 처음에 열이 있고 나중에 차가운 것이다. 〈入門〉

학(瘧)이 삼양(三陽)에 들면 마땅히 땀이 나고 토해야 하며 삼음(三陰)에 들면 마땅히 내리고 온화하게 하며 따뜻하게 해주어야 한다. 〈正傳〉 태양학(太陽瘧)에는 계지강활탕(桂枝羌活湯)을 쓰고 양명학(陽明瘧)에는 인삼백호탕(人蔘白虎湯)•시령탕〔柴苓湯 : 두 처방은 한문(寒門)〕으로 치료하며, 소양학(少陽瘧)에는 시호계지탕(柴胡桂枝湯)•시호가계탕(柴胡加桂湯)으로 치료하고, 삼음온학(三陰温瘧)에는 백호계지탕(白虎桂枝湯)•마황백출탕(麻黃白朮湯) 치료하며 또는 소시호(小柴胡)에 사물탕(四物湯)을 합한 것으로 치료하고 〔약명 소호사물탕(小胡四物湯)〕, 태양(太陽)과 양명(陽明)의 합한 병에는 계지작약탕(桂枝杓藥湯)•계지석고탕(桂枝石膏湯)으로 치효하며 삼양(三陽)의 합한 병에는 계지황금탕(桂枝黃芩湯)으로써 위장을 편히하여 외기를 풀어 버린다. 〈保命〉

※ 계지강활탕(桂枝羌活湯)

효능 : 태양학(太陽瘧)에 저절로 땀이나고 두(頭)와 항(項)이 아프고 요(腰)와 척(脊)이 강한 증세를 치료한다.

처방 계지(桂枝)•강활(羌活)•방풍(防風)•감초(甘草) 각 1돈반을 썰어서 1첩을 지어 물로 달여서 먹는다. 〈綱目〉

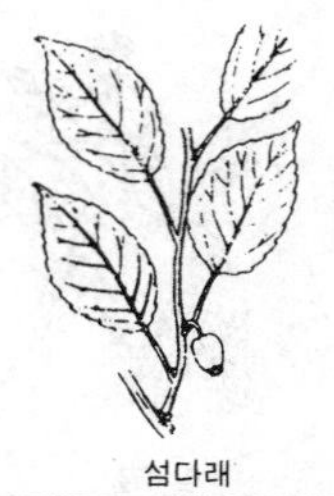
섬다래

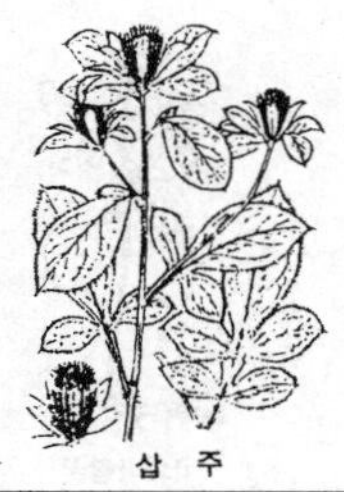
삽 주

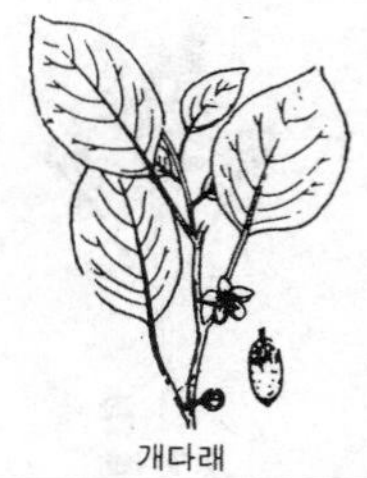
개다래

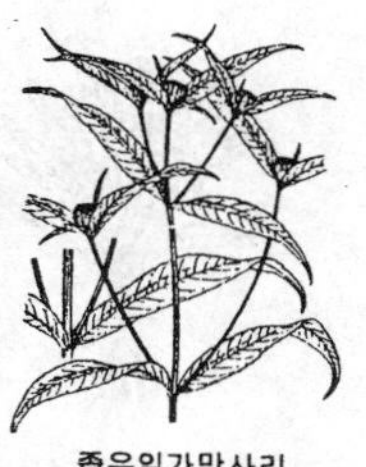
좁은잎가막사리

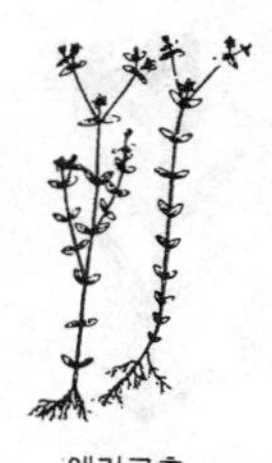
애기고추

※ 마황강활탕(麻黃羌活湯)

효능 : 태양학(太陽瘧)에 땀이 없는 증세를 치료한다.

처방 즉 위의 처방에서 계지(桂枝)를 버리고 마황(麻黃)을 더한 것이며 만드는 방법과 먹는 방법은 위에서와 같다. 〈綱目〉

※ 시호계지탕(柴胡桂枝湯)

효능 : 소양학(少陽瘧)에 한(寒)과 열(熱)이 오고가는 증세를 치료한다.

처방 시호(柴胡) 2돈, 계지(桂枝) • 황금(黃芩) • 인삼(人蔘) • 작약(芍藥) • 반하(半夏) 각 1돈, 감초(甘草) 5푼을 썰어서 생강 3, 대추 2를 넣어 물에 달여서 먹는다. 〈入門〉

※ 시호가계탕(柴胡加桂湯)

효능 : 소양학(少陽瘧)의 한(寒)과 열(熱)이 오고가는데 매우 효과가 있다.

처방 시호(柴胡) 3돈, 황금(黃芩) • 계지(桂枝) 각 2돈, 반하(半夏) 1돈, 감초(甘草) 4푼을 썰어서 1첩을 지어 생강 3, 대추 2를 넣어 물로 달여서 먹는다. 〈入門〉

※ 백호계지탕(白虎桂枝湯)

일명 가감계지탕(加減桂枝湯)

효능 : 온학(溫瘧)에 맥(脈)이 화평한 것 같고 몸이 차갑지 않으며 다만 열이 있고 뼈마디가 번동(煩疼)하고 수시로 변이 어렵고 아침에 일어났다가 저녁에 풀리고 저녁에 일어났다가 아침에 풀리는 증세에 이 약이 주로 치료한다.

처방 석고(石膏) 4돈, 지모(知母) 2돈, 계지(桂枝) • 감초(甘草) 각 1돈에 맵쌀 1홉을 좌작(剉作)해서 물로 달여서 먹는다. 〈正傳〉

일명 가감계지탕(加減桂枝湯)이라고 한다. 〈得効〉

※ 마황백출탕(麻黃白朮湯)

효능 : 풍학(風瘧)을 치료한다.

처방 마황(麻黃) • 계피(桂皮) • 청피(靑皮) • 진피(陳皮) • 천궁(川芎) • 백지(白芷) • 반하국(半夏麴) • 자소엽(紫蘇葉) • 적복령(赤茯苓) • 백출(白朮) • 길경(桔梗) • 세신(細辛) • 빈랑(檳榔) • 감초(甘草) 각 7푼을 썰어서 1첩을 하고 생강 3, 대추 2를 넣어 물로 달여서 먹는다. 〈直指〉

※ 시호사물탕(柴胡四物湯)

효능 : 삼음(三陰)의 온학(溫瘧)이 혹시 밤에 일어나는 증세를 치료한다.

처방 시호(柴胡) • 생건지황(生乾地黃) 각 2돈, 인삼(人蔘) • 반하(半夏) • 황금(黃芩) • 감초(甘草) • 천궁(川芎) • 당귀(當歸) • 적작약(赤芍藥) 각 1돈을 썰어서 1첩을 지어 생강 3, 대추 2을 넣어 물로 달여서 먹는다.

※ 계지작약탕(桂枝芍藥湯)

효능 : 학(瘧)의 한(寒)과 열(熱)이 크게 되는 증세은 태양(太陽)과 양명(陽明)의 합병인데 이것을 대쟁한열(大爭寒熱)이라고 하면 일어나면 반드시 떨고 움직거리며 열이 나면 틀림없이 땀이 난다. 경(經)에 이르기를 「땀이 나고 낫지 않는 것은 열의 증세인 것을 알아야 한다는 것이다. 치료하지 않으면 오래 되어서 음경(陰經)에 들어 가게 되니 마땅히 이 약으로 치료해야 한다.」

처방 계지(桂枝) 1돈, 적작약(赤芍藥) • 지모(知母) • 석고(石膏) • 황금(黃芩) 각 2돈을 썰어서 1첩을 지어 물로 달여서 먹는다. 〈保命〉

※ 계지석고탕(桂枝石膏湯)

효능 : 태양(太陽)과 양명(陽明)의 합병된 간일학(間日瘧)에 열은 많고 한(寒)이 적은 증세를 치료한다.

처방 석고(石膏) • 지모(知母) 각 3돈, 황금(黃芩) 2돈, 계지(桂枝) 1돈을 썰어서 1첩을 지어 물로 달여서 먹는다. 〈入門〉

※ 계지황금탕(桂枝黃芩湯)

효능 : 계지작약탕(桂枝芍藥湯)을 먹은 뒤에 한(寒)과 열

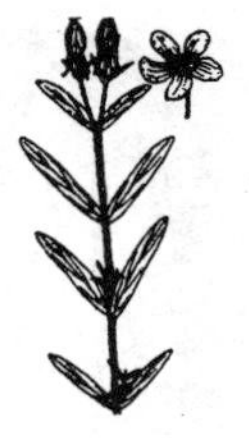
애기물레

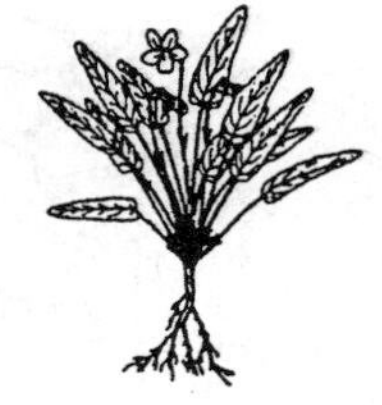
호제비꽃

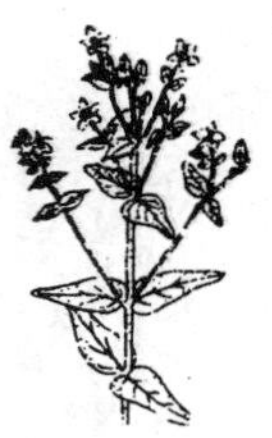
고추나물

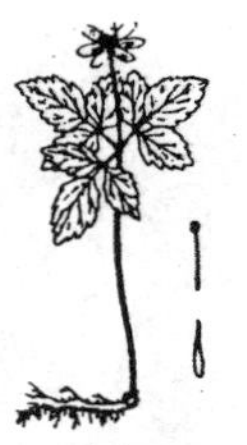
국화바람꽃

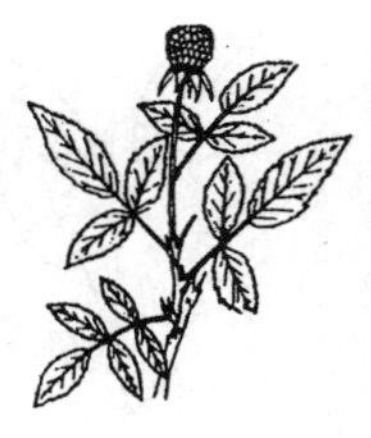
장미딸기

(熱)이 더 심한 증세는 태양(太陽)과 양명(陽明)및 소양(少陽)의 합병인 증세이니 이 약으로 치료해서 화해(和解)시킨다.

처방 시호(柴胡) 2돈, 석고(石膏)•지모(知母) 각 1돈반, 황금(黃芩)•인삼(人蔘)•반하(半夏)•감초(甘草) 각 1돈2푼, 계지(桂枝) 1돈을 썰어서 1첩을 지어 물로 달여서 먹는다. 〈保命〉

9. 학(瘧)의 주발(晝發)과 야발(夜發)을 분치(分治)할 경우

기(氣)가 허하면 낮에 일어나는데 육군자탕〔六君子湯 : 처방은 담문(痰門)〕, 보신익기탕〔補伸益氣湯 : 처방은 내장(內傷)〕에 반하(半夏)•황금(黃芩)을 더해서 치료하고 혈(血)이 허하면 밤에 일어나는데 시호사물탕(柴胡四物湯)•도인승기탕(桃仁承氣湯)•시호궁귀탕(柴胡芎歸湯)으로 치료한다. 〈諸方〉

❊ 마황황금탕(麻黃黃芩湯)

효능 : 밤에 일어나는 학질(瘧疾)을 치료한다.

처방 마황(麻黃) 3돈, 황금(黃芩) 2돈, 감초(甘草) 1돈반, 계심(桂心) 1돈, 도인(道仁) 15개를 썰어서 1첩을 하고 물로 달여서 잠잘 때에 먹는다.

도인(桃仁)은 맛이 쓰고 달여 매운 것인데 간(肝)은 혈(血)의 바다가 되니 혈(血)이 사(邪)를 받으면 간기(肝氣)가 마르게 되니 것은 경(經)에 이르기를 「간(肝)이 급한 것을 괴로와 하면 급히 단 것을 먹어서 늦추어 주어야 한다」는 것이다. 도인(桃仁)으로 혈(血)을 흩고 간을 늦추는 이유는 사기(邪氣)가 심원(深遠)하게 혈(血)에 들어가기 때문에 밤에 일어나는 것이니 즉 음경(陰經)에 사(邪)가 있는 것인데 이 처방이 혈(血)속의 풍한(風寒)을 발산시키는 좋은 약제가 된다. 〈綱目〉

❊ 시호궁귀탕(柴胡芎歸湯)

효능 : 밤에 일어나는 음학(陰瘧)을 치료하는데 다른 약으로써 양분(陽分)을 끌어내서 흩은 뒤에 인삼절학음(人蔘截瘧陰)을 먹어서 멈추게 한다.

처방 시호(柴胡)•건강(乾薑)•천궁(川芎) 각 1돈, 길경(桔梗)•당귀(當歸)•적작약(赤芍藥)•인삼(人蔘)•후박(厚朴)•백출(白朮)•진피(陳皮) 각 7푼, 홍화(紅花)•감초(甘草) 각 3푼을 썰어서 1첩을 하고 생강 3, 대추 2, 매(梅) 1을 넣어 물로 달여서 먹는다. 〈回春〉

10. 모든 학(瘧)의 치법(治法)일 경우

풍학(風瘧)•한학(寒瘧)•열학(熱瘧)•습학(濕瘧)•담학(痰瘧)•식학(食瘧)•노학(勞瘧)•귀학(鬼瘧)•역학(疫瘧)•장학(瘴瘧)•해학(痎瘧)등 증세가 있다. 〈諸方〉

◎ 풍학(風瘧)

풍(風)을 느껴 처음에 열이 있고 나중에 차가우니 마황백출탕(麻黃白朮湯)으로 치료하고 땀이 나지 않으면 산사탕(散邪湯)으로 치료하며 땀이 있으면 정기탕(正氣湯)으로 치료한다. 〈入門〉

◎ 한학(寒瘧)

한(寒)을 느껴서 한(寒)은 많고 열이 적으니 인삼양위탕〔人蔘養胃湯 : 처방은 견한문(見寒門)〕•교해음(交解飮)•과부탕(果附湯)•초과음(草果飮)•시호계강탕(柴胡桂薑湯)등으로 치료한다.

일명 빈학(牝瘧)이라고 한다. 〈入門〉

◎ 열학(熱瘧)

더위가 심하고 열이 많아서 얻은 것인데 일명 단학(癉瘧)이라 하고 또 서학(暑瘧)이라고도 하는데 인삼백호탕(人蔘白虎湯)•시령탕(柴苓湯)•시호지모탕(柴胡知母湯)•쟁공산(爭功散)•용호탕(龍虎湯)등으로 치료한다. 〈入門〉

◎ 습학(濕瘧)

양습(陽濕)을 무릅쓴 증세와 땀이 나서 목욕함으로 인해서 얻은 증세이니 한(寒)과 열(熱)이 상반되고 소변이 나오지 않는 증세이다. 오령산〔五苓散 : 처방은 한문(寒門)〕에 창출(蒼朮)•천궁(川芎)•강활(羌活)을 더해서 치료한다. 〈入門〉

◎ 담학(痰瘧)

외감(外感)과 내상(內傷)으로 인해서 울기(鬱氣)가 모여 담(痰)이 되고 머리가 아프며 살이 실룩거리고 음식을 토하며 연말(涎沫)을 토하고 혼미(昏迷)하며 심하면 졸도하는데 시진탕(柴陳湯)에 초과(草果)를 더해서 치료하고 또는 사수음(四獸飮)•냉부탕(冷附湯)을 치료하며 오

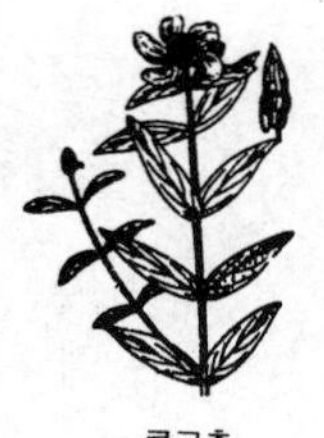
큰고추

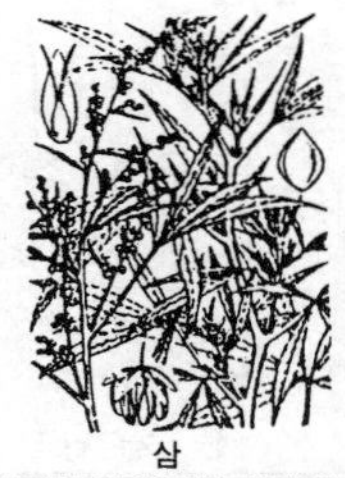
삼

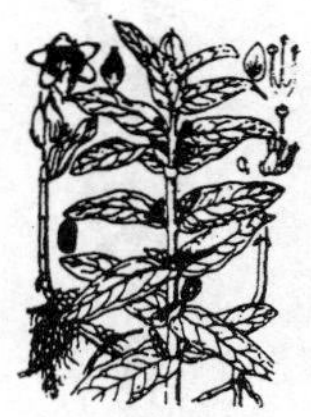
물고추나물

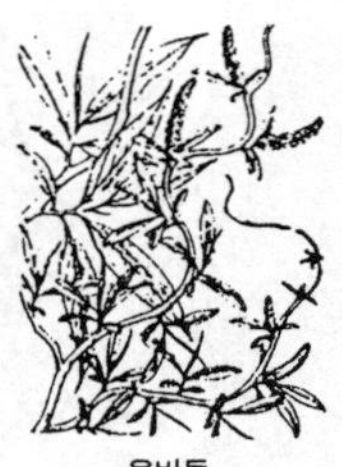
용버들

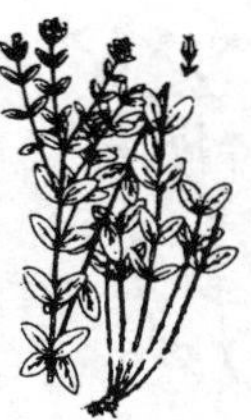
지리산고추

래동안 멈추지 않는 증세는 노강음(露薑飮)으로써 치료한다. 〈入門〉

어느 사람이 갑자기 학질(瘧疾)을 얻어 구토하고 이상한 데 이진탕〔二陳湯 : 처방은 담문(痰門)〕에 인삼(人蔘)•축사(縮砂)를 더해서 백두구(白豆蔻)를 배로 해서 치료하고, 이 약을 1~2첩을 먹었더니 저절로 한(寒)과 열(熱)이 일어나지 않았다. 대부분 백두구(白豆蔻)는 능히 소(消)하고 능히 마(磨)해서 삼초(三焦)에 돌아다니니 영위(榮衛)가 한번 구르면 한(寒)과 열(熱)이 저절로 화평하게 되는 것이다. 〈直指〉

◎ 식학(食瘧)

일명 위학(胃瘧)이라고 하는데 음식을 조절하지 못하고 굶주리고 배부른 데 상해서 이루어진 것이다. 한(寒)이 나으면 열이 일어나고 열이 나으면 다시 한(寒)이 되서 한(寒)과 열(熱)이 서로 합하고 굶주려도 먹지 못하며 먹으면 담(痰)을 토하니 경(經)에 이르기를 「한열(寒熱)은 굶주리기는 잘 하면서 먹지 못하며 먹고 나면 배가 가득차고 병이 날로 심하니 이름을 위학(胃瘧)이라고 하는 것이다.」

평진탕(平陳湯)에 지실(枳實)•백출(白朮)•산사자(山楂子)•신국(神麴)•청피(靑皮)를 더한 것과 또는 청비음(淸脾飮)과 소청비탕(小淸脾湯)또는 이진탕(二陳湯)에 청피(靑皮)•빈랑(檳榔)•축사(縮砂)•백두구(白豆蔻)를 더한 것이 역시 좋다. 〈諸方〉

◎ 노학(勞瘧)

즉 오래된 학(瘧)이니 한(寒)과 열(熱)이 미미하면서 차거운 속에 열이 있고 열이 있는 속에 한(寒)이 있어서 가장 치료하기가 어렵다. 그것은 겉과 속이 같이 허하고 진기(眞氣)가 회복이 되지 않아서 병이 비록 잠깐 나았으나 조금 노력하면서 다시 재발해서 해가 지나도록 낫지 않는데 궁귀별갑산(芎歸鼈甲散)•상산음(常山飮)•오노원(五勞元)•육화탕(六和湯)•오두칠조탕(五頭七棗湯)•노강양위탕(露薑養胃湯)•십장군환(十將軍丸)•일보일발단(一補一發丹)•진사원(振砂元)•양위단(養胃丹)등으로 치료한다. 〈諸方〉

오래 된 학(瘧)증세는 원기(元氣)가 허하고 한(寒)한테 들으니 대부분 기(氣)가 허하면 한(寒)하고 혈(血)이 허하면 열이 있으며 위(胃)가 허하면 몹시 차고 비(脾)가 허하면 열이나고 음화(陰火)가 밑으로 흐르면 한(寒)과 열(熱)이 교작(交作)하니 간혹 연말(涎沫)을 토해서 먹지 못하고 또는 설사하고 배가 아파서 손과 발이 역냉(逆冷)하며 추워서 떠는 증세는 전부 비(脾)와 위(胃)가 허약해서 그렇게 되는 것이다. 단지 보중익기탕〔補中益氣湯 : 처방은 내장(內傷)〕을 먹으면 모든 증세가 저절로 낫고 만약 청비절학음(淸脾截瘧飮)으로 치료하면 일어나지 못한다. 〈醫鑑〉

◎ 귀학(鬼瘧)

시주(尸疰)와 객오(客忤)를 느껴서 한(寒)과 열(熱)이 날마다 일어나고 잘때 꿈이 흉하고 공포에 떨게 되니 벽사단(辟邪丹)•웅주단(雄朱丹)으로 치료하고 또는 사람들이 많이 밟고 다니는 장토(場土)를 불에 살라 환을 지어서 남자는 좌, 여자는 우로 콧속을 메우기도 한다. 〈入門〉

◎ 역학(疫瘧)

한 지방에서 장유(長幼)와 노소(老少)가 모두 증세가 같이 돌아다니며 전염되고 변해서 한(寒)과 열(熱)을 지으니 이것은 운기(運氣)를 침착해서 약으로 치료해야 하는데 불환금정기산〔不換金正氣散 : 처방은 한문(寒門)〕•여의단(如意丹)•오온단(五瘟丹)•장단환〔瘴丹丸 : 3가지 처방은 관역문(觀疫門)〕등으로 치료한다.

◎ 장학(瘴瘧)

산골짜기의 사이의 남장(嵐瘴)으로 증독(蒸毒)을 느껴서 미곤(迷困)하고 발광(發狂)하며 또는 말을 못하고 한(寒)과 열(熱)이 오고 가면서 증세가 잠깐 나았다가 다시 일어나는데 남쪽 지방에 이러한 증세가 많다. 쌍해음자(雙解飮子)•지룡음(地龍飮)•강활창출탕(羌活蒼朮湯)•장단환(瘴丹丸)•관음원(觀音元)등으로 치료한다. 〈諸方〉

◎ 해학(痎瘧)

노학(老瘧)이라고 하는데 3일에 한번씩 일어나고 전면〔纏綿 : 얽혀 있는 것〕하여 떠나지 않는다. 〈綱目〉

3일만에 한번씩 일어나는 증세는 사(邪)가 삼음경(三陰經)에 들어간 것이고 자(子)•오(午)•묘(卯)•유(酉)일에 일어나는 증세는 소음경(少陰經)의 학이며, 인(寅)•신(申)•사(巳)•해(亥)일에 일어나는 증세는, 궐음경(厥陰經)의 학(瘧)이고 진(辰)•술(戌)•축(丑)•미(未)에 일어나는 증세는 태음경(太陰經)의 학(瘧)이니 더울때에 얻으면 마땅히 땀으로써 화해(和解)시켜야 하는데 대체로 감모(感冒)와 다만 풍이 모두 외부에 드는 증세이므로 땀을 많이 내지 않으면 풀리지 않는 증세이나 틀림

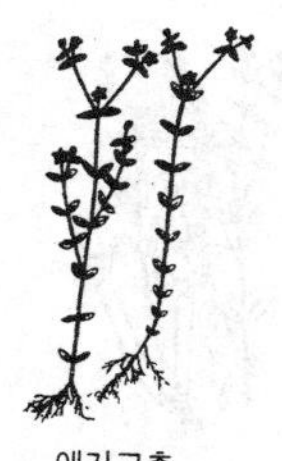
애기고추

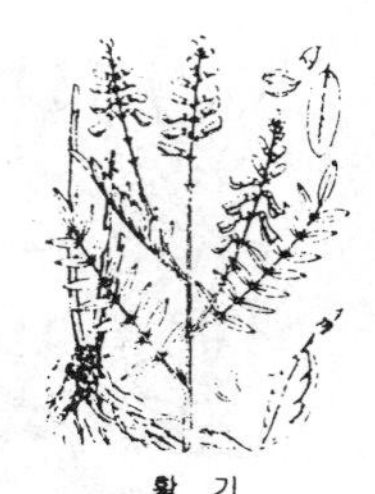
황 기

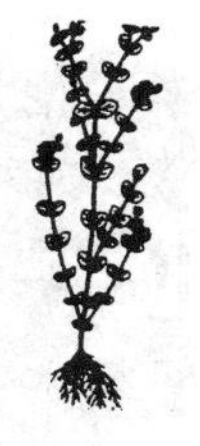
둥근애기고추

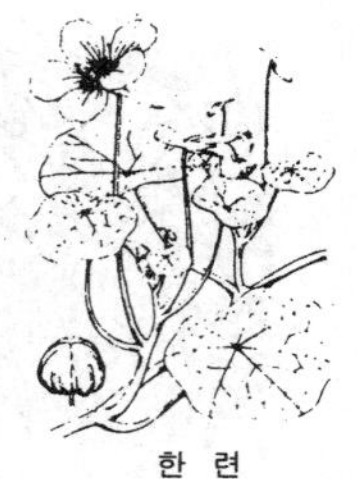
한 련

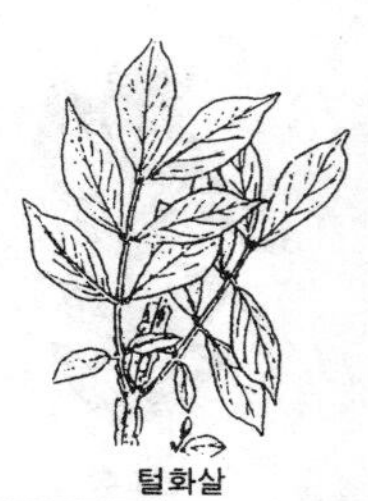
털화살

없이 처음에 삼출(蔘朮)과 등의 보약제로써 군(君)을 삼고 시(柴)와 갈(葛)등의 발산시키는 약을 더해서 점점 땀을 거두고 땀을 낸 후에 허하면 또 보양을 해야 하는 것이다. 하체(下體)가 음에 들었으므로 땀을 내기가 매우 어려운 것인데 보약(補藥)의 힘이 닿으면 땀이 발까지 나니 이것이 좋은 징조가 되는 것이다. 〈丹心〉

노학(老瘧)이라는 증세는 풍(風)과 서(暑)의 사(邪)가 음분(陰分)에 들어있는 증이니 마땅히 혈약(血藥)을 써서 양분(陽分)으로 끌어내서 흩어주어야 하는 하며 옛날 처방에는 산(酸)한 약으로 주로 치료했는데 그것이 틀림없는 것인지 이해하기 어렵다. 〈丹心〉

만약 증세가 깊으면 비록 큰 땀을 내어도 느낀 바의 사(邪)가 저절로 숨어 있다가 부(腑)에까지 전해서 나오고 그 일어나는 것이 때가 없고 어지럽게 해서 시기도 일정치 않으니 만약 오후의 뒤와 인시(寅時)의 앞에 일어나는 증세는 혈(血)이 병을 얻은 증세이니 치료하기가 어려운 것인데 이것은 연차적으로 증세를 축출(逐出)되어야 한다. 그러니 이 병을 치료하는 것이 봄과 여름이 쉽고 가을과 겨울이 어려운 것은 다름 아닌 땀내기의 여부에 따라 대부분 어렵고 쉬운데 그 원인이 있는 것이다. 〈丹心〉

대부분 학(瘧)이 해가 지도록 낫지 않는 것은 노학(老瘧)이라고 하는데 반드시 담수(痰水)와 어혈(瘀血)이 맺혀서 비괴(痞塊)가 되고 복(腹)과 협(脇)속에 있어서 가득차고 아프게 되니 이것은 학모(瘧母)라고 한다. 내허(內虛)라고 해도 상산(常山)과 빈랑(檳榔)이 아니면 절대로 없애지 못하니 단지 약을 만드는데 익숙되면 위(胃)를 손상하지 않는데 노학환(老瘧丸)이 바로 그것이다. 혈(血)이 허한 사람은 별갑환(鼈甲丸)으로 치료하고 수벽(水癖)이 있으면 소벽원(消癖元)을 약간으로 치료하며 보비(補脾)하고 화담(化痰)하는 탕약(湯藥)으로써 보하며 또 허(虛)와 실(實)을 잘 살펴서 노학음(老瘧飮)으로 치료하기도 한다. 〈入門〉

노학(老瘧)에는 칠조탕(七棗湯)•별갑음자(鼈甲飮子)•삼귀별갑산(蔘歸鼈甲散)•비방청비환(秘方淸脾丸)•경효학단(經効瘧丹)•황갑환(黃甲丸)등으로 치료한다.

※ 산사탕(散邪湯)

효능 : 풍학(風瘧)이 처음 일어나는 증세를 치료한다.

처방 천궁(川芎)•백지(白芷)•마황(麻黃)•백박약(白芍藥)•형개(荊芥)•자소엽(紫蘇葉)•강활(羌活) 각 1돈, 감초(甘草) 5푼을 썰어서 1첩을 지어 생강 3쪽, 파 3뿌리를 달이고 이슬에 하루 맞혀서 이른새벽에 따뜻하게 해서 먹는다. 〈醫鑑〉

※ 정기탕(正氣湯)

효능 : 치료방법은 위에서와 같다.

처방 시호(柴胡)•전호(前胡)•천궁(川芎)•백지(白芷)•반하(半夏)•맥문동(麥門冬)•빈랑(檳榔)•초과(草果)•청피(靑皮)•적복령(赤茯苓) 각 1돈, 계지(桂枝)•감초(甘草) 각 5푼을 썰어서 1첩을 지어 생강 3, 대추 2를 넣어 물로 달여서 먹는다. 〈醫鑑〉

※ 교해음(交解飮)

한학(寒瘧)을 치료하는 데는 바로 쌍해음자(雙解飮子)이니 처방은 하문(下門)을 참조할 것.

※ 과부탕(果附湯)

효능 : 비한(脾寒)의 학질(瘧疾)에 얼굴이 푸르고 추워서 떠는 증세를 치료한다.

처방 초과(草果)•부자포(附子炮) 각 2돈반을 썰어서 1첩을 지어 생강 7, 대추 2를 넣어 물로 달여서 먹는다. 〈入門〉

※ 초과음(草果飮)

효능 : 한학(寒瘧)을 치료한다.

처방 초과(草果)•백지(白芷)•양강(良薑)•청피(靑皮)•천궁(川芎)•자소엽(紫蘇葉)•감초(甘草) 각 1돈을 썰어서 1첩을 하고 달여서 먹는다. 〈直指〉

※ 시호계강탕(柴胡桂薑湯)

효능 : 사(邪)가 반은 겉에 반은 속에 있고 한(寒)과 열(熱)이 오고가는데 매우 효과가 있다.

처방 시호(柴胡) 3돈, 계지(桂枝)•모려(牡蠣) 각 1돈반, 천화분(天花粉)•황금(黃芩) 각 1돈, 건강(乾薑)•감초(甘草) 각 8푼을 썰어서 1첩을 지어 물로 달여서 먹

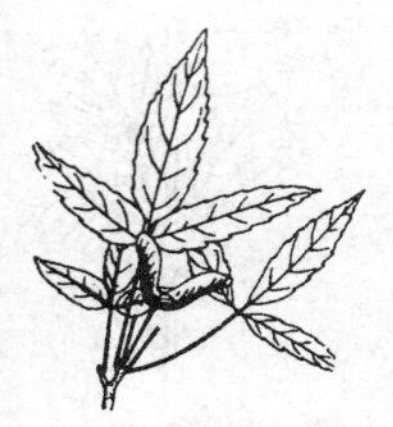
복장단풍

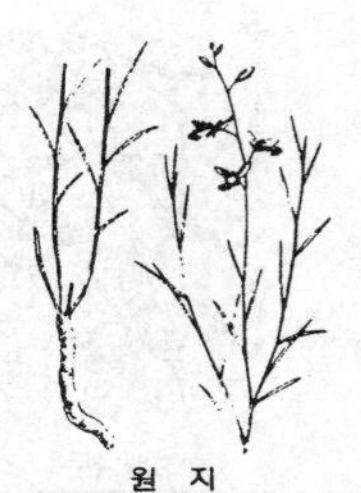
원 지

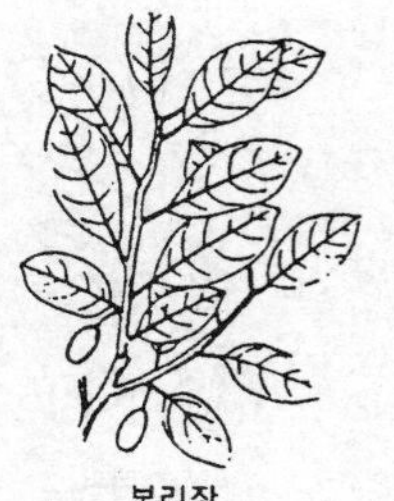
보리장

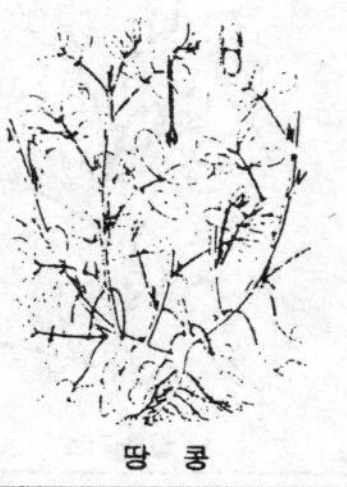
땅 콩

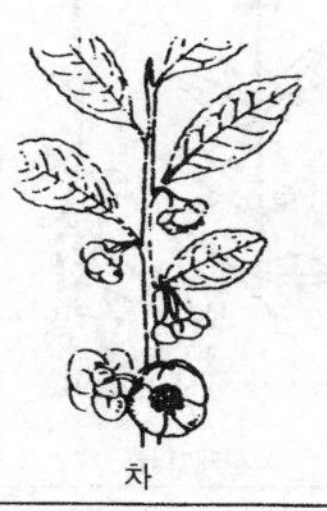
차

는다. 〈入門〉

※ 시호지모탕(柴胡知母湯)

효능 : 열학(熱瘧)과 장학(瘴瘧)을 치료한다.

처방 시호(柴胡) • 지모(知母) 각 1돈반, 창출(蒼朮) • 황금(黃芩) • 건갈(乾葛) • 진피(陳皮) • 반하(半夏) • 천궁(川芎) 각 1돈, 감초구(甘草灸) 7푼을 썰어서 1첩을 지어 생강 3, 매(梅) 2를 넣어 물로 달여 이른 새벽에 복용하고 오전에 또 한번 복용하면 오래된 학(瘧)에는 인삼(人蔘)과 당귀(當歸)를 더해서 치료한다. 〈節齋〉

※ 쟁공산(爭功散)

효능 : 열학(熱瘧)을 치료한다.

처방 지모(知母) • 패모(貝母) • 상산(常山) • 시호(柴胡) • 치자(梔子) • 빈랑(檳榔) • 지골피(地骨皮) • 감오(甘草) 각 1돈, 선퇴(蟬退) 27개를 썰어서 1첩을 하고 도(桃) • 유지(柳枝) 각 5치를 넣어 물로 달여서 먹는다. 효력이 없으면 과로(過路) • 갈등(葛藤) 5치를 더해서 치료한다. 〈得効〉

※ 용호탕(龍虎湯)

효능 : 열학(熱瘧)에 화(火)가 성해서 혀가 말리고 입술이 타며 코가 연기로 쏘이는 것과 같고 육맥(六脈)이 넓으며 긴(緊)한 증세를 치료한다.

처방 석고(石膏) 2돈반, 시호(柴胡) • 황련(黃連) 각 1돈반, 황금(黃芩) • 지모(知母) • 황백(黃柏) 각 1돈, 치자(梔子) 8푼, 반하(半夏) 7푼, 맵쌀 100알을 좌작하고 1첩을 하고 생강 3, 대추 2를 넣어 물로 달여서 먹는다. 〈醫鑑〉

※ 시진탕(柴陳湯)

효능 : 담학(痰瘧)을 치료한다.

처방 시호(柴胡) • 반하(半夏) 각 2돈, 인삼(人蔘) • 황금(黃芩) • 진피(陳皮) • 적복령(赤茯苓) 각 1돈, 감초(甘草) 5푼을 썰어서 1첩을 지어 생강 3, 대추 2를 넣어 물로 달여서 먹는다. 〈入門〉

※ 사수음(四獸飮)

효능 : 칠정(七情)의 취담(聚痰)과 오장(五臟)의 기허로 인해서 학(瘧)이 오래도록 낫지 않는 증세를 치료한다.

처방 인삼(人蔘) • 백출(白朮) • 백복령(白茯苓) • 진피(陳皮) • 반하(半夏) • 초과(草果) • 감초(甘草) • 오매(烏梅) • 생강(生薑)과 대조(大棗) 각 1돈을 썰어서 1첩을 하고 소금을 조금 넣어 섞어서 물에 잠시동안 담갔다가 피지(皮紙)로 약을 싸서 다시 물에 담가 가지고 약한 불에 구워 향숙(香熟)이 되거든 꺼내어 물로 달여서 복용하는데 학(瘧)이 일어나기 전에 두어 첩을 계속 먹으면 즉시 효과가 나타난다. 〈得効〉

※ 냉부탕(冷附湯)

효능 : 학질(瘧疾)은 담(痰)이 실(實)하고 비(脾)와 위(胃)가 약해서 가슴과 명치 사이에 정체(停滯)된 증세가 매우 치료하기가 힘드는 것이다. 그러니 밤중에 차게 복용해서 약의 힘이 하달(下達)되면 비위(脾胃)를 건장하게 하고 담실(痰實)을 없애준다.

처방 대부자(大附子) 한개를 구워서 거죽과 배꼽은 버리고 썰어서 두 첩을 만들고 매 1첩을 생강 10쪽을 달여서 찌꺼기는 버리고 이슬에 하룻밤 재워서 오경초에 차게해서 먹는다. 〈得効〉

※ 노강음(露薑飮)

효능 : 담학(痰瘧)을 치료한다.

처방 생강(生薑) 4냥을 껍질채 찧어서 그 즙을 내어 학(瘧)이 다음날에 일어날 것이면 전날 밤에 깨끗한 그릇에 담고 사포로써 덮어 이슬을 맞히고 밤중에 위의 맑은 것을 복용하면 담(痰)을 토하고 낫는다. 〈得効〉

※ 평진탕(平陳湯)

효능 : 식학(食瘧)을 치료한다.

처방 창출(蒼朮) • 반하(半夏) 각 2돈, 후박(厚朴) • 진피(陳皮) • 적복령(赤茯苓) 각 1돈2푼반, 감초(甘草) 7푼을 썰어서 1첩을 지어 생강 3, 대추 2를 넣어 물로 달여

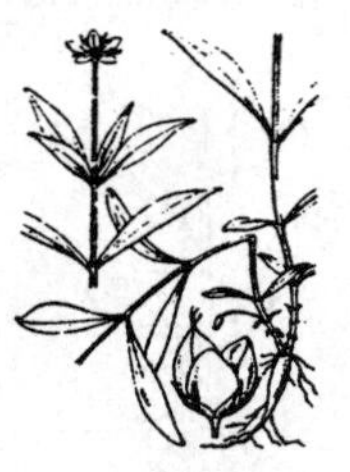
참개별꽃

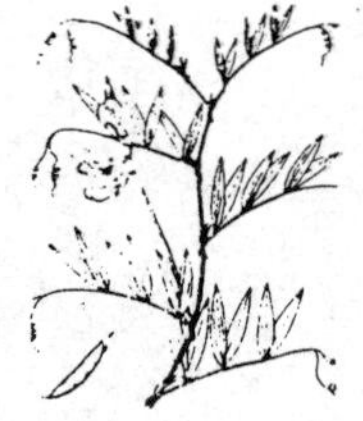
털연리초

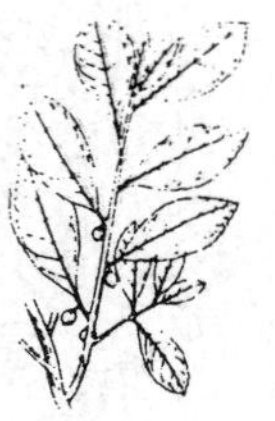
떡사스레피

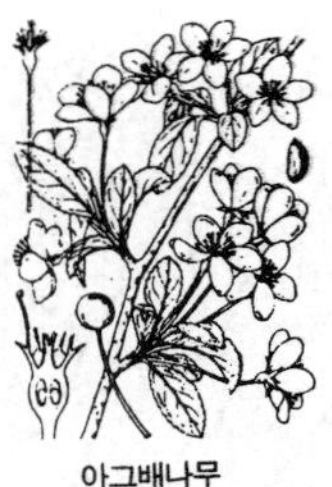
아그배나무

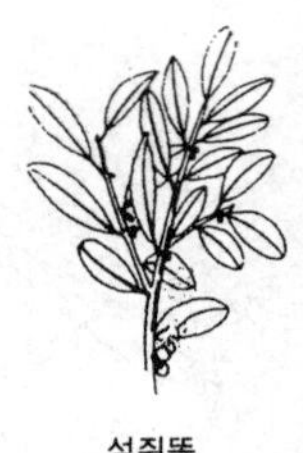
섬쥐똥

서 먹는다. 〈入門〉

※ 청비음(淸脾飮)

효능 : 치료 방법은 위에서와 같다.

처방 시호(柴胡)·반하(半夏)·황금(黃芩)·초과(草果)·백출(白朮)·적복령(赤茯苓)·후박(厚朴)·청피(靑皮) 각 1돈, 감초(甘草) 5푼을 썰어서 1첩을 지어 생강 3, 대추 2를 넣어 물로 달여서 먹는다.

이 처방은 바로 소시호(少柴胡)·평위(平胃)·이진(二陳)을 합해서 한 처방으로 만든 것인데 또 다른 처방에는 상산(常山) 2돈을 더해서 물로 달이고 이슬을 맞혀서 오경(五更)에 먹는데 토하지 않는 것이 좋다고 하였다.

일명 청비탕(淸脾湯)이라고 한다. 〈入門〉

※ 소청비탕(小淸脾湯)

효능 : 위학(胃瘧)을 치료한다.

처방 후박(厚朴) 2돈, 오매육(烏梅肉)·반하(半夏)·청피(靑皮)·양강(良薑) 각 1돈, 초과(草果)·감초(甘草) 각 5푼을 썰어서 1첩을 지어 생강 3, 대추 2를 넣어 물로 달여서 먹는다. 〈得效〉

※ 궁귀별갑산(芎歸鼈甲散)

효능 : 노학(勞瘧)을 치료한다.

처방 별갑(鼈甲) 2돈, 천궁(川芎)·당귀(當歸)·적복령(赤茯苓)·적작약(赤芍藥)·반하(半夏)·진피(陳皮)·청피(靑皮) 각 1돈, 오매(烏梅) 1개를 썰어서 1첩을 지어 생강 5, 대추 2를 넣어 물로 달여서 먹는다. 〈入門〉

※ 상산음(常山飮)

효능 : 노학(勞瘧)을 치료한다.

처방 상산(常山)·지모(知母)·초과(草果) 각 1돈반, 양강(良薑) 1돈, 오매육(烏梅肉)·감초(甘草) 각 5푼을 썰어서 1첩을 지어 생강 5, 대추 2를 넣어 물로 달여서 먹는다. 〈入門〉

※ 오로원(五勞元)

효능 : 노학(勞瘧)및 장학(瘴瘧)을 치료한다.

처방 상산(常山) 3냥반, 도인(桃仁) 1냥2돈, 날계(辣鷄) 7돈반, 담고(痰鼓) 2냥반, 오매육(烏梅肉) 2냥반을 햇볕에 말려서 가루로 하고 꿀로 오동열매 크기로 환을 지어 공복에 더운 물로 30~40알을 먹는다. 〈直指〉

※ 육화탕(六和湯)

효능 : 학(瘧)이 오랫동안 낫지 않는 증세를 치료한다.

처방 상산(常山) 2돈, 지모(知母)·패모(貝母)·인삼(人蔘)·초과(草果)·백지(白芷)·오매(烏梅)·빈랑(檳榔)·시호(柴胡) 각 1돈반을 썰어서 1첩을 지어 생강 3, 대추 2를 넣고 술과 물을 반반으로 달여서 하룻밤 이슬을 맞히고 학(瘧)이 일어나는 날에 먹는다. 〈丹心〉

※ 오두칠조탕(五頭七棗湯)

효능 : 노학(勞瘧)및 한학(寒瘧)을 치료한다.

처방 대천오(大川烏) 1개를 소금물에 7회를 담가서 가죽과 배꼽은 버리고 두 첩으로 나눠 지어서 매첩에 생강 7, 대추 7, 파 3뿌리를 넣어 달여서 식혀 가지고 먼저 대추를 먹고 다음 약을 먹는다. 〈直指〉

※ 노강양위탕(露薑養胃湯)

효능 : 오래된 학질(瘧疾)이 3~5일 만에 한번씩 일어나는 증세를 치료한다.

처방 먼저 생강 4냥을 찧어서 그 즙을 내고 이슬을 맞힌 다음 다음날 아침에 인삼양위탕〔人蔘養胃湯 : 처방은 한문(寒門)〕1첩에 대추 2, 매(梅) 1를 넣어 같이 달여서 찌꺼기는 버리고 강즙(薑汁)을 화(和)해서 공복에 따뜻하게 해서 먹는다. 〈醫鑑〉

※ 십장군환(十將軍丸)

효능 : 구학(久瘧)및 학모(瘧母)를 치료한다.

처방 축사(縮砂)·빈랑(檳榔)·상산(常山)·초과(草

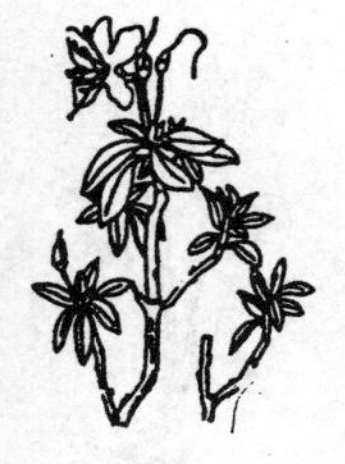
창백철쭉

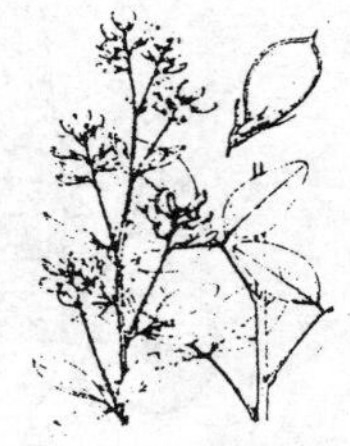
잡싸리

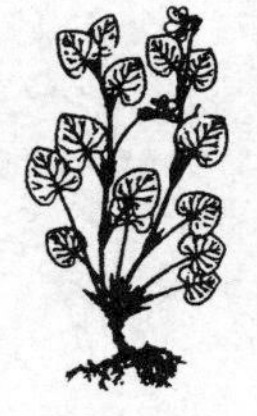
참졸방나물

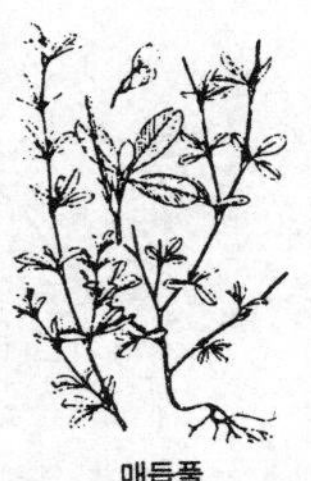
매듭풀

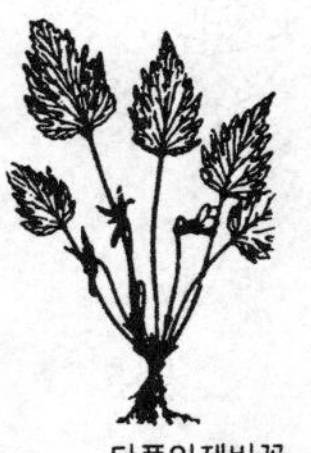
단풍잎제비꽃

果) 각 2냥, 삼릉(三稜)•봉출(蓬朮)•청피(靑皮)•진피(陳皮)•오매(烏梅)•반하(半夏) 각 1냥을 먼저 상산(常山)과 초과(草果)를 주(酒)•초(醋) 각 1잔에 담가 하룻밤 재운 뒤에 8가지를 같이 담가서 해질 무렵에 숯불에 달여 말려가지고 가루로하여 술과 초를 각 반의 오동열매 크기로 환을 지어 백탕(白湯)으로 30~40알을 1일 2번으로 복용해서 8냥이 되면 즉시 뿌리가 없어진다. 〈丹心〉

❊ 일보일발단(一補一發丹)

효능 : 오랜 학질(瘧疾)로 인해서 내상(內傷)에 외감(外感)을 끼고 때때로 일어나는데 안으로는 담(痰)을 치료하고 밖으로는 땀을 나게 한다.

처방 적복령(赤茯苓) 1냥, 반하(半夏)•진피(陳皮)•시호(柴胡)•황금(黃芩)•창출(蒼朮)•갈근(葛根) 각 7돈, 상산(常山) 3돈을 가루로 하고 면호(麵糊)에 오동열매 크기로 환을 지어 백탕(白湯)으로 70알을 먹는다. 〈入門〉

❊ 진사원(辰砂元)

효능 : 구학(久瘧)을 치료하고 원기(元氣)를 손상시키지 않는다.

처방 진사(辰砂)•아위진자(阿魏眞者) 각 1냥을 잘 갈아서 희미호(稀米糊)에 탄자 크기로 환을 지어 공복에 인삼탕(人蔘湯)으로 1알을 먹는다. 〈得効〉

❊ 양위단(養胃丹)

효능 : 구학(久瘧)이 2~3년 동안 안 낫는 증세를 치료한다.

처방 창출(蒼朮)•상산주증(常山酒蒸) 각 2냥, 반하(半夏)•진피(陳皮)•후박(厚朴) 각 1냥반, 적복령(赤茯苓)•곽향(藿香)•초과(草果) 각 1냥, 감초구(甘草灸) 5돈, 오매(烏梅) 49개를 살을 내서 가루로 하고 묽은 생강탕에 풀을 끓여 오동열매 크기로 환을 지어 생강탕으로 50~70알을 먹는다. 〈醫鑑〉

❊ 벽사단(辟邪丹)

효능 : 남장(嵐瘴)과 귀학(鬼瘧)을 치료한다.

처방 녹두(綠豆)•웅흑두(雄黑豆) 각 49알, 신비(信砒)•반전세연(半錢細硏), 황단(黃丹) 1돈, 주사(朱砂) 2돈을 가루로 하고 물방울에 섞어서 30알을 만들어 매 1알을 동남으로 뻗은 도지(桃枝) 7개의 즙을 개어서 정화수로 타가지고 이른 새벽 해가 뜰 무렵에 동쪽을 향하여 먹는데 허한 사람은 먹지 말아야 한다. 〈河間〉

❊ 웅주단(雄朱丹)

효능 : 귀학(鬼瘧)을 치료한다.

처방 큰 검은콩 49알을 단오날 냉수에 담가서 아침부터 사시(巳時)가 되거든 껍질은 버리고 말려서 가루로 하고 신비(信肥) 가루 1돈을 넣어 다시 잘게 갈아서 면호(麵糊)에 환을 짓되 젊은 사람은 오동열매 크기로 하고 늙은 사람은 노란 콩 크기로 하며, 어린 아이는 녹두 크기로 하여서 웅황(雄黃)과 주사(朱砂)로 겉을 입히고 말려서 저장해 두었다가 학(瘧)이 일어나는 날의 오경(五更)에 동쪽을 보고 샘물에 1알을 먹는다. 〈入門〉

일명 학영단(瘧靈丹)이라고 한다. 〈醫鑑〉

❊ 쌍해음자(雙解飮子)

효능 : 장학(瘴瘧)과 한학(寒瘧)에 특히 효과가 있다.

처방 육두구(肉豆蔻)•초두구(草豆蔻) 각 2개를 불에 굽고 1개는 생으로 하고, 후박(厚朴) 2치를 1치는 생강즙에 담가서 불에 굽고 1치는 생으로 하며, 감초(甘草)는 큰 것 2냥을 1냥은 불에 굽고 1냥은 생으로 하고, 생강 2덩이를 1덩이는 불에 굽고 1덩이는 생으로 하여 각 썰어서 2첩을 나누어 만들고 대추 2, 매(梅) 1을 넣어 물로 달여서 따뜻하게 먹는다. 〈局方〉

일명 교해음(交解飮) 또는 생숙음(生熟飮)이라고 한다. 〈類聚〉

❊ 지룡음(地龍飮)

효능 : 장학(瘴瘧)에 크게 열이있고 번조(煩燥)한 증세를 치료한다.

처방 생지룡(生地龍) 큰 것 3조를 이겨서 잘 갈고 생강즙과 박하즙(薄荷汁) 및 생꿀 약간씩을 넣어 새물로써 고루 내리고 열이 높아지면 용뇌(龍腦) 약간을 더해서 치

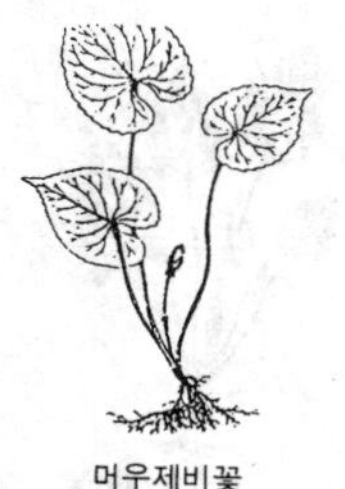
머우제비꽃

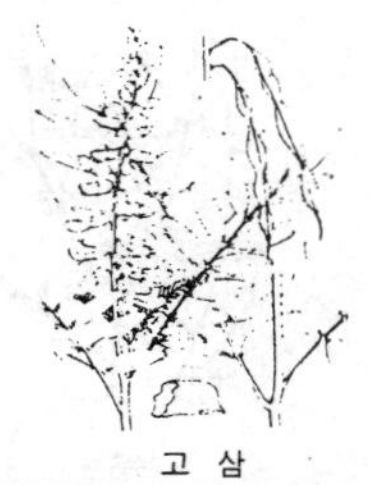
고 삼

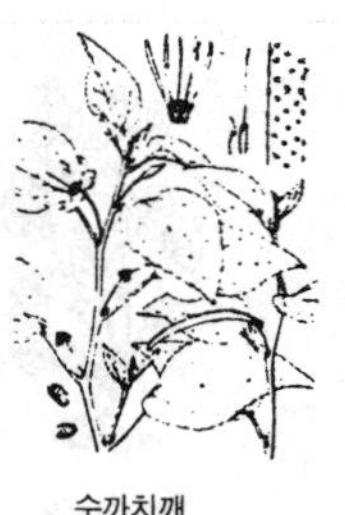
수까치깨

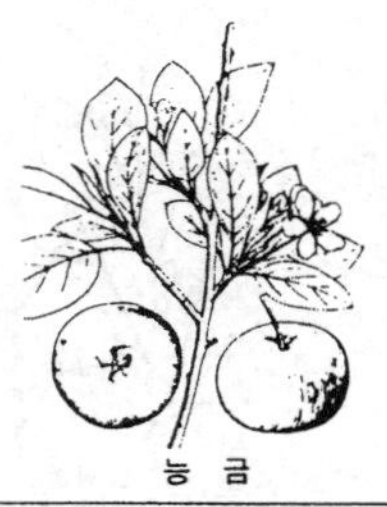
능 금

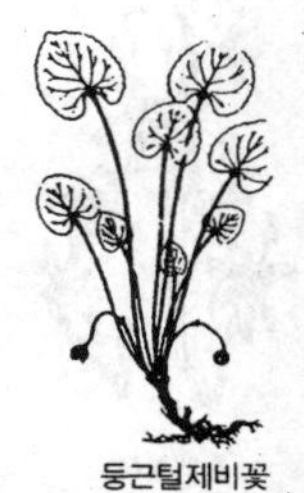
둥근털제비꽃

료한다. 〈得効〉

※ 강활창출탕(羌活蒼朮湯)

효능 : 감모(感冒)와 남장(嵐瘴)이 한(寒)과 열학(熱瘧)이 된 증세를 치료한다.

처방 강활(羌割) 1돈반, 창출(蒼朮)•시호(柴胡)•황금(黃芩)•지실(枳實)•귤홍(橘紅)•반하(半夏)•천궁(川芎)•감초(甘草) 각 1돈을 썰어서 1첩을 하고 생강 5쪽을 넣고 물로 달여서 먹는다. 〈節齋〉

※ 관음원(觀飮元)

효능 : 장학(瘴瘧)을 치료한다.

처방 반하생(半夏生)•오매육(烏梅肉)•모정향(母丁香)•파두육(巴豆肉) 각 10개를 말려서 가루로 하고 생강즙풀에 삼씨 크기의 환을 지어 매 5알을 잠잘 때에 냉수로 먹는다. 어떤 사람이 해우(海隅)에서 흰옷 입은 사람으로부터 이 처방문을 얻었으므로 이름이 된 것이다. 〈直指〉

※ 노학환(老瘧丸)

효능 : 해학(痎瘧)이 오래도록 차도가 없고 배가 아프며 학모(瘧母)가 된 증세를 치료한다.

처방 위의 십장군환(十將軍丸)과 같은데 상산(常山)•초과(草果) 각 2냥여와 8가지는 각 1냥씩 하고 만드는 방법과 먹는 방법은 위와 같다. 〈入門〉

※ 별갑환(鱉甲丸)

효능 : 해학(痎瘧)에 학모(瘧母)가 있고 오랫동안 낫지 않는 증세를 치료한다.

처방 별갑초자(鱉甲醋煮) 1냥, 삼릉(三稜)•봉출(蓬朮)•향부자(香附子)•청피(靑皮)•도인(桃仁)•홍화(紅花)•신국(神麴)•맥아(麥芽)•해분(海粉) 각 5돈을 가루로 하고 초풀에 오동열매 크기의 환을 지어 백탕(白湯)에 50~70알을 먹는다. 〈入門〉

일명 학모환(瘧母丸)이라고 한다. 〈丹心〉

궁귀(芎歸)•적작약(赤芍藥)을 더하면 밤에 일어나는 학(瘧)을 치료하는데 이름을 음학환(陰瘧丸)이라고 한다. 〈入門〉

※ 소벽원(消癖元)

효능 : 해학(痎瘧)이 여러 해를 지나서 땀이 나고 설사하며 토를 많이 함으로써 영위(榮衛)가 허손(虛損)되고 사기(邪氣)가 갈비 사이에 숨어 있어서 징벽(癥癖)이 되며 복협(腹脇)이 굳어서 아픈 증세를 학모(瘧母)라고 한다.

처방 원화초(芫花炒)•주사(朱砂) 각 등분 가루로하여 꿀로 작은 콩 크기의 환을 지어 매 10알을 대추탕으로 먹는다. 벽(癖)을 없애는 데는 원화(芫花)와 대극(大戟) 등 수(水)를 부수는 약으로 치료해야 한다. 〈得効〉

일명 원화환(芫花丸)이라고 한다. 〈入門〉

※ 노학음(老瘧飮)

효능 : 노학(老瘧)으로 인해서 징벽(癥癖)을 결성(結成)하여 복협(腹脇)사이에 있어 모든 약이 효과가 없는 증세를 치료한다.

처방 창출(蒼朮)•초과(草果)•길경(桔梗)•진피(陳皮)•청피(靑皮)•양강(良薑) 각 7푼, 백지(白芷)•적복령(赤茯苓)•반하(半夏)•지각(枳殼)•계심(桂心)•건강(乾薑)•감초(甘草) 각 5푼, 자소엽(紫蘇葉)•천궁(川芎) 각 4푼을 썰어서 1첩을 지어 소금을 넣고 물로 달여서 공복에 먹는다. 〈入門〉

일명 해학음(痎瘧飮)이라고 한다. 〈醫鑑〉

※ 칠조탕(七棗湯)

효능 : 오장(五臟)의 기(氣)가 허하고 음양(陰陽)이 서로 이겨서 해학(痎瘧)이 된 증세를 신•구를 막론하고 모두 주로 치료한다.

처방 부자(附子) 1개를 구워서 깨뜨리고 소금물에 담갔다가 다시 굽기를 7차례 한 뒤에 거죽과 배꼽은 버리고 썰어서 1첩을 지어 생강 7, 대추 2를 넣어 진하게 달여서 따뜻하게 해서 먹고 바로 대추 3~5개를 씹어서 먹는다. 〈得効〉

※ 별갑음자(鱉甲飮子)

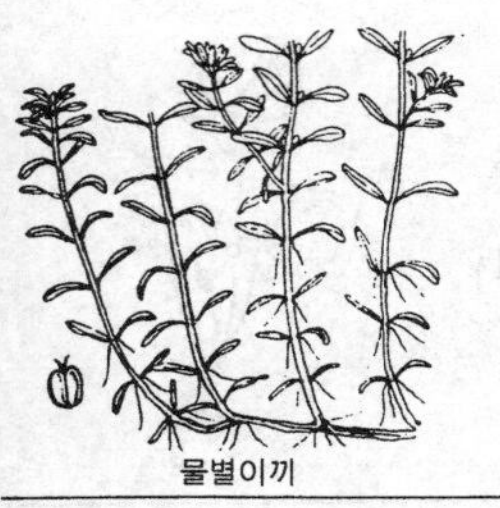
물별이끼

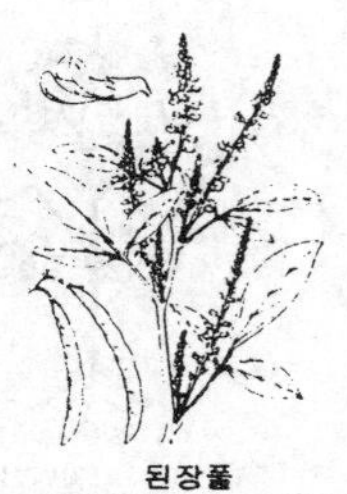
된장풀

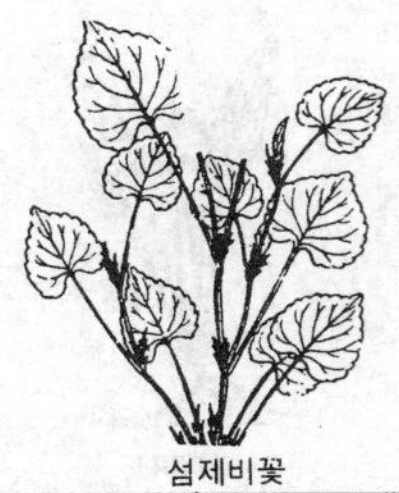
섬제비꽃

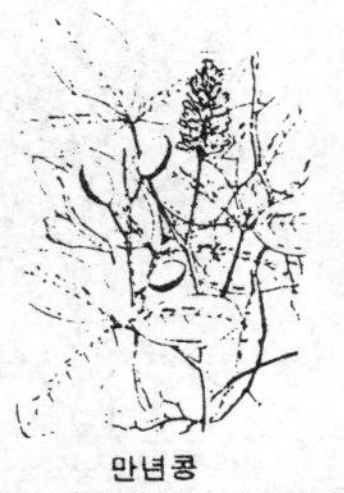
만년콩

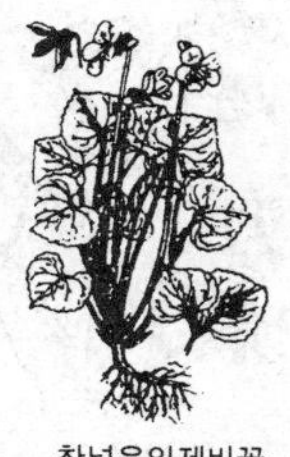
참넓은잎제비꽃

효능 : 노학(老瘧)에 뱃속에서 징가(癥瘕)가 생긴 증세를 학모(瘧母)라고 한다.

처방 별갑(鱉甲) 2돈, 백출(白朮)•황금(黃芩)•초과(草果)•빈랑(檳榔)•천궁(川芎)•진피(陳皮)•후박(厚朴)•백작약(白芍藥) 각 1돈, 감초(甘草) 5푼을 썰어서 1첩을 하고 생강 3, 대추 2, 매(梅) 1를 넣어 물로 달여서 먹는다. 〈綱目〉

※ 삼귀별갑음(蔘歸鱉甲飮)

효능 : 노학(老瘧)으로 복협(腹脇)에 덩어리가 있고 학모(瘧母)가 된 증세를 치료한다.

처방 별갑초자(鱉甲醋煮) 1돈3푼, 황기밀수초(黃芪蜜水炒)•청피(靑皮)•당귀(當歸)•백복령(白茯苓)•백출(白朮)•후박(厚朴)•천궁(川芎)•향부자(香附子) 각 8푼, 인삼(人蔘)•축사(縮砂)•산사자(山査子)•지실(枳實) 각 5푼, 감초(甘草) 3푼을 썰어서 1첩을 하고 생강 3, 대추 2, 매(梅) 1를 넣어 물로 달여서 공복에 먹는다. 〈回春〉

※ 비방청비환(秘方淸脾丸)

효능 : 학질(瘧疾)이 3일에 1번 일어나고 또는 10일에 10번 일어나는 증세를 치료한다.

처방 백출(白朮) 1냥반, 반하(半夏)•청피(靑皮)•황금(黃芩) 각 1냥, 인삼(人蔘)•빈랑(檳榔)•초과(草果)•봉출(蓬朮)•후박(厚朴) 각 5돈, 강황(薑黃)•감초(甘草) 각 3푼을 가루로 하고 밥으로 오동열매 크기로 환을 지어 백탕(白湯)에 60~70알을 먹는다. 〈丹心〉

※ 경효학단(經効瘧丹)

효능 : 학모(瘧母)가 벽(癖)을 결성(結成)하고 한열(寒熱)이 낫지 않는 증세를 치료한다.

처방 진아위(眞阿魏)•웅황(雄黃) 각 2돈반, 주사(朱砂) 1돈반을 끓는 탕에다 아위(阿魏)를 거품으로 하고 웅주(雄朱)를 갈아서 섞고 면풀에 오동열매 크기로 환을 지어 매 1알을 인삼탕(人蔘湯)으로 공복에 차게 먹고 장학(瘴瘧)에는 도인전탕(桃仁煎湯)에 차게 먹는데 일어나기 조금 전에 1알을 갈아서 입과 코의 주위에다 바르면 좋다. 〈直指〉

※ 황갑환(黃甲丸)

효능 : 학모(瘧母)가 덩어리가 되어서 오랫동안 낫지 않는 증세를 치료한다.

처방 주사(朱砂)•아위(阿魏)•천산갑수구(穿山甲酥灸)•빈랑(檳榔) 각 5돈, 웅황(雄黃)•목향(木香) 각 2돈반을 가루로 하고 검은 콩을 거품으로 껍질은 버리고 찧어서 오동열매 크기의 환을 지어 공복에 생강탕으로 50알을 먹는다. 〈醫鑑〉

11. 학(瘧)의 한(寒)•열(熱)이 쉬지 않고 근(根)이 있을 경우

학(瘧)의 한(寒)과 열(熱)이 쉬지 않는 증세는 뿌리가 있는 증세이니 뿌리란 음(飮)과 수(水)및 패혈(敗血)의 작용이다. 벽(癖)이 학(瘧)의 모(母)가 되고, 패혈(敗血)이 서열(暑熱)의 독이 되며, 음(飮)과 수(水)가 모두 한(寒)과 열을 일으키기 때문에 치료 방법은 수음(水飮)을 낀 것은 수(水)를 쫓고 음(飮)을 소화시키며, 벽(癖)이 맺힌 것은 갈빗대가 반드시 아프게 되는 증세인데 이것은 벽(癖)을 공격해야 되고 서독(暑毒)은 증세에 따라서 아프게 되는데 설사를 시키면 한열(寒熱)이 저절로 없어진다.

대부분 학(瘧)이란 증세는 황수(黃水)를 정축(停蓄)하므로 인해서 또는 협간(脇間)에 머물러서 벽(癖)이 되고 벽(癖)이 또한 한열(寒熱)을 낳으니 그 독수(毒水)를 내리고 병의 뿌리를 없애면 한(寒)과 열이 저절로 풀리는 증세이다. 그래서 학(瘧)의 약에는 상산(常山)으로 주로 치료한다. 수(水)가 위에 있으면 토(吐)하고 중간에 있으면 내리며 또한 능히 벽(癖)을 깨뜨리고 수(水)를 내리기 때문이다. 〈直指〉

12. 한(寒)•열(熱)이 학(瘧)과 같을 경우

황제가 묻기를「화열(火熱)이 다시 오한(惡寒)이나 열을내서 학(瘧)의 증세와 같거나 또는 날마다 일어나고 또는 사이를 두고 일어나니 그것은 어떤 연유인가」지백(岐伯)이 대답하기를「이기고 돌이키는 기(氣)가 회우(會遇)할 경우가 많고 적으니 음기(陰氣)가 많고 양기(陽氣)가

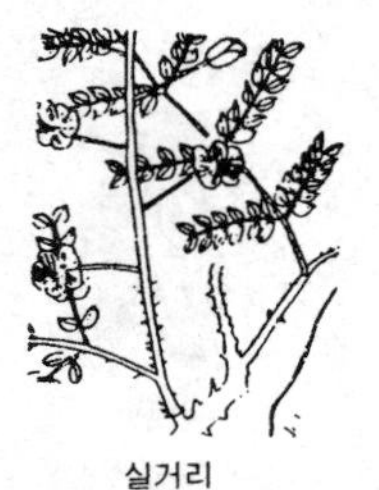
실거리

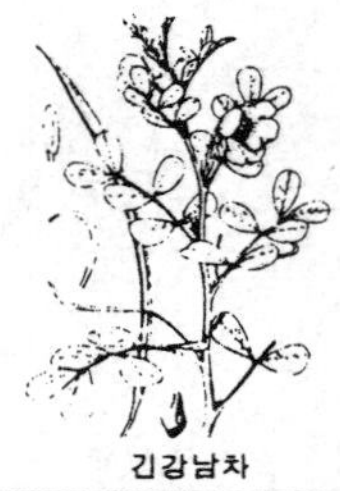
긴강남차

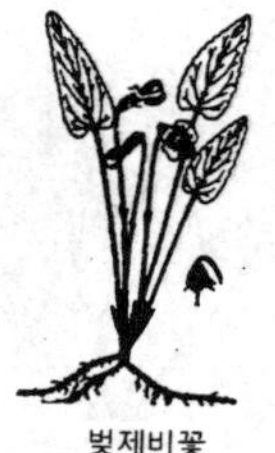
벋제비꽃

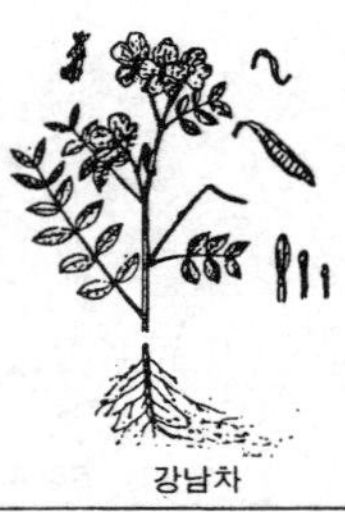
강남차

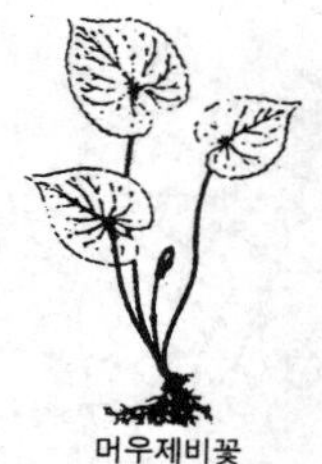
머우제비꽃

적으면 그 일어나는 날이 멀고, 양기(陽氣)가 많고 음기(陰氣)가 적으면 그 일어나는 날이 가까우나 이것은 이기고, 돌이키는 것이 상하고 쇠하는 마디에 서로 공박해서 그러한 증세가 나타나는데 학(瘧)도 역시 그와 같은 것이다.」〈內經〉

감모(感冒)에 갑자기 피부와 털이 매우 차갑고 다리가 떨리며 백해(百骸)가 모두 흔들리고 구역해서 먹지 못하며 얼마 되지 않아서 열이 나는 것이 마치 학증(瘧症)과 같으나 그렇다고 해서 맥(脈)이 꼭 팽팽하지도 않으니 다만 증세를 따라서 치료할 것이니 열(熱)이 많으면 소시호탕(小柴胡湯)으로 치료하고 한(寒)이 많으면 인삼양위탕(人蔘養胃湯)으로 풀어주고 내상(內傷)해서 허한 증세는 보중익기탕〔補中益氣湯 : 처방은 내장(內傷)〕에 산사(山楂)•맥아(麥芽)•백두구(白豆蔻)를 더해서 비(脾)를 도와 주면 저절로 낫는다. 〈入門〉

13. 학질(瘧疾)의 치법(治法)일 경우

내경(內經)에는 서(署)와 풍(風)을 주장하고 국방에는 상식(傷食)을 주장하고 단계(丹溪)는 담(痰)을 주장하였으니 비록 세가지의 원인이 복잡해서 기혈(氣血)을 착란(錯亂)하는 것이나 첩경(捷徑)은 서(署)를 없애고 소담(消痰)시키는 것으로써 요법(要法)을 삼아서 이진탕(二陳湯)으로 치료하는데 땀이 나지 않으면 갈근(葛根)•시호(柴胡)를 더하고 기(氣)가 허하면 삼(蔘)•출(朮)을 더하며, 열(熱)이 심하면 금련(芩連)을 더하고, 한(寒)이 많으면 초과(草果)를 더하며, 입이 마르면 오매(烏梅)를 더하여 치료한다. 〈入門〉

땀이 잘 나지 않는 사람은 땀을 내어 사(邪)를 훝는 것을 주로 해서 보(補)를 해야 하며, 땀이 잘 나는 사람은 땀을 내지 않아야 하는데 정기(正氣)를 부지(扶持)하는 것을 위주로 하고 사(邪)를 훝는 것을 겸행하는 것인데 산사탕(山楂湯)과 정기탕(正氣湯)으로 치료한다. 〈丹心〉

한학(寒瘧)에 초과(草果)와 후박(厚朴)이 아니면 능히 온산(溫散)하지 못하고 열학(熱瘧)에 시호(柴胡)와 황금(黃芩)이 아니면 능히 맑게 풀지 못하며 양학(陽瘧)에 땀이 잘 나지 않으면 모름지기 시호(柴胡)•창출(蒼朮)•건갈(乾葛)으로 치료하고, 음학(陰瘧)에는 땀이 잘 나지 않으면 시호(柴胡)•승마(升麻)•천궁(川芎)으로 치료하며 땀이 많이 나면 백출(白朮)•오매(烏梅)로 치료해서 거두어 들인다. 〈入門〉

먼저 열이 있고 뒤에 차가운 증세는 소시호탕(小柴胡湯)으로 치료하며, 처음에 차갑고 나중에 열이 있는 증세는 시호가계탕(柴胡加桂湯)으로 치료하며, 열이 많으면서 단지 더웁기만 한 증세는 백호계지탕(白虎桂枝湯)으로 치료하며, 한(寒)이 많으면서 단지 춥기만 한 증세는 시호계강탕(柴胡桂薑湯)으로 치료해야 한다. 〈綱目〉

해학(痎瘧)에 열(熱)이 많은 증세는 반냉•반열(半冷半熱)하고 해산(解散)시키며 음양(陰陽)을 나누며 한열(寒熱)을 작게하는 약으로 치료하고 그의 발(發)하는 알을 맞춰서 저항(抵抗)하여 끊어버리는 약으로 치료해서 담수(痰水)를 제거(除去)하면 효과를 거두는 것이다.

계지탕(桂枝湯)은 태양(太陽)을 치료하고 백호탕(白虎湯)은 양명(陽明)을 치료하며 소시호탕(小柴胡湯)은 소양(少陽)을 치료하는 것이 큰 법이 되어 있는데 협담(挾痰)이면 이진탕(二陳湯)을 합하고 식적(食積)에는 평위산(平胃散)을 합하며, 소변이 삽(澁)한 것은 오령산(五苓散)을 합하고 닫힌 데에는 대시호탕(大柴胡湯)을 합하며, 땀이 잘 나지 않는 증세에 건갈(乾葛)•창출(蒼朮)을 더하고, 땀이 잘 나는 증세에 황금(黃芩)•백출(白朮)을 더하며, 밤에 일어나는 증세는 도인(桃仁)•적작약(赤芍藥)을 더하고, 오래 된 것은 상산(常山)과 빈랑(檳榔)을 더해서 토하면 학(瘧)을 치료하는 것이 된다. 〈入門〉

※ 시평탕(柴平湯)

효능 : 모든 학(瘧)을 치료한다.

처방 시호(柴胡)•창출(蒼朮) 각 2돈, 후박(厚朴)•진피(陳皮)•반하(半夏)•황금(黃芩) 각 1돈, 인삼(人蔘)•감초(甘草) 각 5푼을 썰어서 1첩을 하고 생강 3, 대추 2, 매(梅) 1개를 물로 달여서 먹는다.

일명 평호음자(平胡飮子)라고 한다. 〈入門〉

※ 초과평위산(草果平胃散)

효능 : 비(脾)가 허하고 학(瘧)이 된 증세에 한열(寒熱)의 선후를 관여치 않고 치료한다.

처방 창출(蒼朮) 2돈, 후박(厚朴)•진피(陳皮)•청피(靑皮)•대복피(大腹皮)•빈랑(檳榔)•초과(草果) 각 1돈, 감초(甘草) 5푼을 썰어서 1첩을 지어 생강 3, 대추 2를 넣어 물로 달여서 먹는다. 〈得效〉

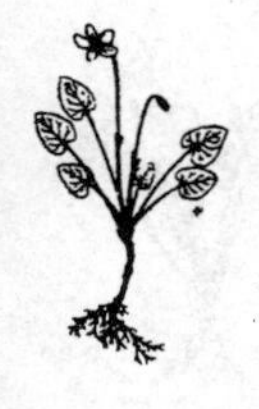
멧제비꽃

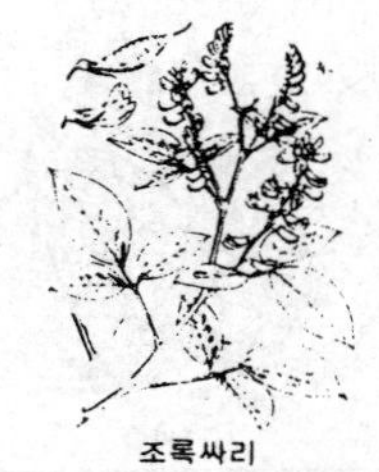
조록싸리

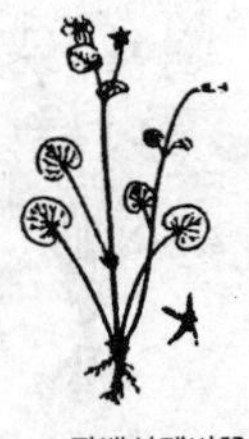
장백산제비꽃

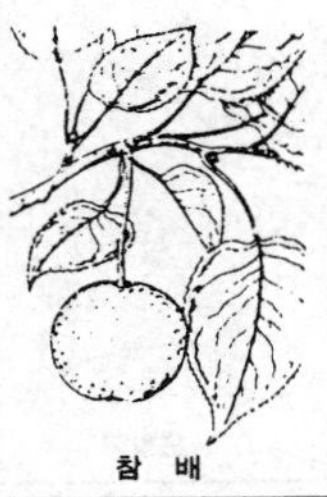
참 배

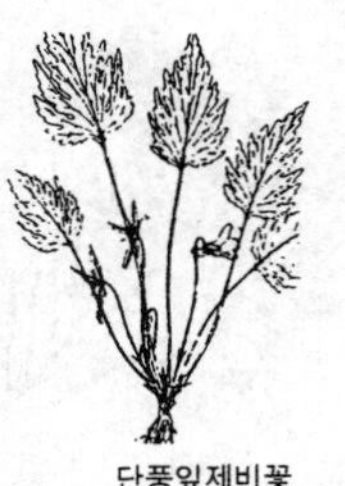
단풍잎제비꽃

❊ 가감청비탕(加減淸脾湯)

효능 : 모든 학(瘧)을 치료한다.

처방 즉 소시호탕(小柴胡湯)과 인삼양위탕(人蔘養胃湯)을 합한 것이니 한(寒)이 많고 열이 적은 증세는 양위탕(養胃湯)으로 주로 치료하며, 열이 많고 한(寒)이 적은 증세는 소시호탕(小柴胡湯)으로 주로 치료하고 한열(寒熱)이 고르면 두 처방을 고루 쓰되, 매첩에 생강 3, 대추 2, 도지(桃枝) • 유지(柳枝) 각 2치를 넣어 물로 달여 공복에 먹는다. 〈得効〉

❊ 사장군음(四將軍飮)

효능 : 모든 학(瘧)이 일어날 때에 엎어지고 궐역(厥逆)해서 인사불성(人事不省)이 된 증세는 중심이 울압(鬱押)하고 음양(陰陽)이 교전(交戰)한 때문이다.

처방 부자(附子) 1냥포, 가자(梔子) 4개를 불에 구워서 씨는 버리고, 진피(陳皮) 4개는 온전한 것, 감초구(甘草炙) 4푼을 1첩으로 나누어 만들고 매첩에 생강과 대추 각 7개를 넣고 물로 달여서 천천히 관하(灌下)하면 4번을 먹으면 회생이 된다. 〈得効〉

❊ 구학탕(驅瘧湯)

효능 : 모든 학(瘧)과 구학(久瘧)을 치료한다.

처방 초과(草果) • 청피(靑皮) • 진피(陳皮) • 인삼(人蔘) • 적복령(赤茯苓) • 반하(半夏) • 후박(厚朴) • 창출(蒼朮) • 백출(白朮) • 빈랑(檳榔) 각 1돈, 양강(良薑) • 감초(甘草) 각 5푼을 썰어서 1첩을 하고 생강 5, 대추 2, 매(梅) 1개를 물로 달여서 먹는다. 〈直指〉

❊ 구사탕(驅邪湯)

일명 시호이출탕(柴胡二朮湯)

효능 : 모든 학(瘧)을 치료한다.

처방 시호(柴胡) 2돈, 백출(白朮) 1돈반, 건갈(乾葛) 1돈3푼, 창출(蒼朮) 1돈, 진피(陳皮) 7푼, 감초(甘草) 5푼을 썰어서 1첩을 지어 물로 달여 공복에 먹는다. 〈必用〉

❊ 인삼죽력음(人蔘竹瀝飮)

효능 : 허학(虛瘧)으로 혼미(昏迷)하고, 권곤(倦困)하며 땀이 많고 담(痰)이 성하며 혀가 크고 말이 삽(澁)하고 맥(脈)이 허하며 힘이 없는 증세를 치료한다.

처방 백복령(白茯苓) • 인삼(人蔘) • 당귀(當歸) • 생지황(生地黃) • 산조인초(酸棗仁炒) • 맥문동(麥門冬) • 지모(知母) • 진피(陳皮) • 백작약(白芍藥) 각 1돈, 감초(甘草) 3푼을 썰어서 1첩을 하고 대추 2, 매(梅) 1개를 물로 달여서 죽력(竹瀝)과 생강즙을 섞어서 먹는다. 〈回春〉

14. 학(瘧)을 치료하는 데 음(陰) • 양(陽)의 약을 분별해야 할 경우

학질(瘧疾)이란 증세는 음양(陰陽)이 서로 다르고 한열(寒熱)이 교대로 일어나는 것이니 약으로 치료하는데 반은 생으로 익은 것으로 치료하고 반은 찬 것에 반은 익은 것으로 치료해서 완전히 효과를 거둔다. 속(俗)에 이르기를「담(痰)이 없으면 학(瘧)을 이루지 못한다하니 대부분 반은 생 것과 익은 것이란 음양(陰陽)을 나누어 한열(寒熱)을 푸는 것이다.」

15. 학(瘧)이 장차 나을 것을 알 수 있을 경우

소양증(少陽症)에 한열(寒熱)이 한정된 시각에 일어나는 증세는 사(邪)가 물러가지 않는 것이니 만일 시호(柴胡)로 치료해서 시각(時刻)을 옮기는데, 일찍 온 것은 늦은 시각으로 옮기고 늦은 증세는 일찍 온 시각으로 옮기며 기(氣)는 혈(血)에다 옮기고 혈(血)은 기에다 옮기면 사(邪)가 용납할 곳이 없기 때문에 풀릴 것을 알게 된다. 〈海藏〉

시각(時刻)을 또는 일찌기 또는 늦게 옮기면 사가 용납을 받을 곳이 없으니 학(瘧)이 점점 낫게된다. 〈醫鑑〉

16. 학(瘧)을 끊는 법일 경우

대부분 학(瘧)이 두어번 일어난 뒤에 갑자기 끊어서 없애 버려야 하는데 오래되면 중기(中氣)가 허약하고 병사(病邪)가 깊어서 치료가 어렵게 된다. 세상에는 비단(砒丹)등의 절학(截瘧)하는 약이 있으나 큰 독이 있으니 경솔하게 치료하지 못한다. 〈正傳〉

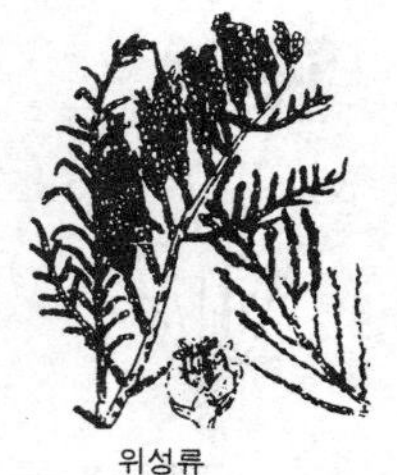
위성류

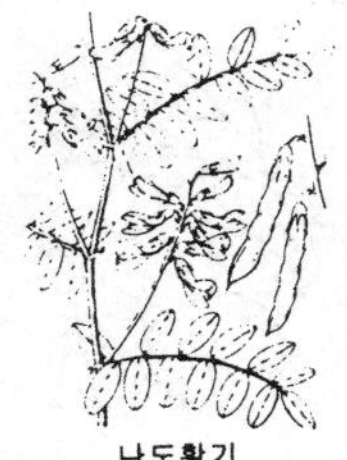
나도황기

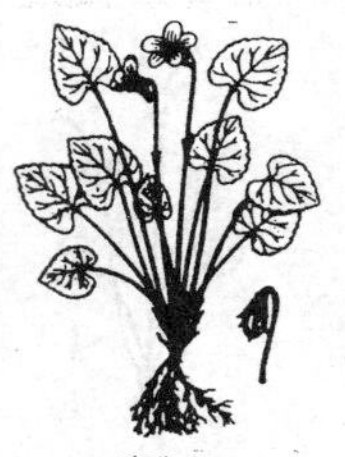
뫼제비꽃

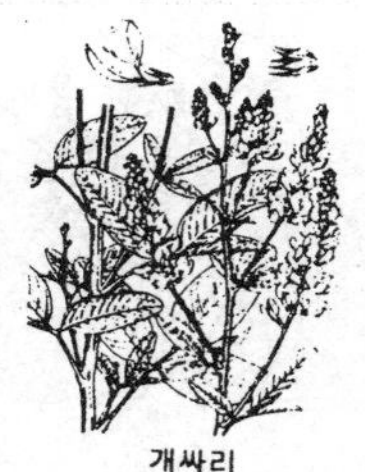
개싸리

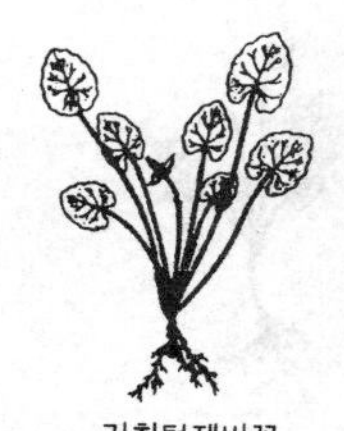
거친털제비꽃

만약 끊는 약으로 치료해서 노란 아교(阿膠)물과 같은 것을 토해내면 학(瘧)이 저절로 낫는 것이다. 1~2일에 일찍 끊으면 사기(邪氣)가 닫히게 됨으로 괴증(壞症)이 되고 또 너무 늦게 끊으면 원기(元氣)가 쇠약해서 허겁(虛怯)이 되니 마땅히 3~4일을 기해서 끊는것이 가장 좋고 열이 물러가고 몸이 서늘한 증세를 기다려서 음식을 먹되 절대로 더운 음식은 피해야 한다. 그것은 잘못하면 소화가 되지 않고 비(痞)를 일으켜서 비(痞)가 고창(鼓脹)이 되는 경우도 많다. 〈回春〉

대부분 학(瘧)은 음양(陰陽)을 분리해야 되는 것이니 시령탕〔柴苓湯 : 처방은 한문(寒門)〕이 매우 효과가 있고 심한 증세는 끊어서 없애야 하니 불이음(不二飮) • 승금환(勝金丸)의 종류로 치료해야 하는 끊어서 낫지 않는 증세는 즉 기(氣)가 크게 허한 증세이니 위기(胃氣)를 돕는 것으로 근본을 삼아야 하는데 노강양위탕(露薑養胃湯) • 양위단(養胃丹)등으로 치료하고 또한 해가 바뀌도록 낫지 않고 한(汗) • 토(吐) • 하(下)도 효과가 없고 영위(榮衛)가 휴손(虧損)하고 사기(邪氣)가 장협(臟脇)에 숨어서 징(癥)이나 비(痞)가 되는 증세를 학모(瘧母)라고 하는데 해학음(瘧瘴飮)과 황갑환(黃甲丸)의 종류로 치료한다. 〈醫鑑〉

음분(陰分)에 있으면 약으로 치료해서 양분(陽分)을 일으킨 다음에는 결국은 끊는 방법으로 치료한다. 〈丹心〉

절학(截瘧)에는 절학상산음(截瘧常山飮) • 절학칠보음(截瘧七寶飮) • 절학음자(截瘧飮子) • 인삼절학음(人蔘截瘧飮) • 귀곡단(鬼哭丹) • 승금단(勝金丹) • 삼귀양영탕(蔘歸養榮湯)등으로 치료한다. 〈諸方〉

※ 절학상산음(截瘧常山飮)

처방 상산(常山) • 초과(草果) • 빈랑(檳榔) • 지모(知母) • 오매(烏梅) • 천산갑포(穿山甲炮) • 감초구(甘草炙) 각 1돈을 썰어서 1첩을 하고 술과 물을 같이 반으로 달여서 이슬을 하룻밤 맞히고 일어나는 날의 이른 새벽에 따뜻하게 해서 먹고 토하면 낫는다. 〈正傳〉

※ 절학칠보음(截瘧七寶飮)

일명 칠보탕(七寶湯)

처방 상산(常山) • 진피(陳皮) • 청피(靑皮) • 빈랑(檳榔) • 초과(草果) • 후박(厚朴) • 감초(甘草) 각 1돈을 썰어서 1첩을 하고 술과 물을 반반으로 생강 5, 매(梅) 2개를 넣어 같이 달이고 하룻밤 이슬을 맞혀서 이른 새벽에 따뜻하게 먹으면 토하고 낫는다. 〈正傳〉

※ 절학음자(截瘧飮子)

효능 : 오랜 학(瘧)이 낫지 않는데 1번 먹으면 낫고 영구히 일어나지 않는 신약(神藥)이다.

처방 상산(常山) 1돈반, 빈랑(檳榔) 1돈, 정향(丁香) 반돈, 오매(烏梅) 1개를 썰어서 1첩을 하고 좋은 술 1잔에 담가서 1밤을 재우고 일어나는 날 이른 새벽에 따뜻하게 해서 먹는다. 즉 정전절학방(正傳截瘧方)이다. 〈正傳〉

※ 인삼절학음(人蔘截瘧飮)

효능 : 허한 사람의 학(瘧)을 끊고 일체의 학(瘧)도 전부 치료한다.

처방 인삼(人蔘) • 백출(白朮) • 백복령(白茯苓) • 당귀(當歸) • 청피(靑皮) • 후박(厚朴) • 시호(柴胡) • 황금(黃芩) • 지모(知母) • 상산주침(常山酒浸) • 초과(草果) • 별갑초구(鼈甲醋炙) 각 8푼, 계지(桂枝) • 감초(甘草) 각 2푼을 썰어서 1첩을 하고 생강 3, 대추 2, 매(梅) 1, 도인(道仁) 7개를 넣어 물로 달이고 하룻밤 이슬을 맞혀서 일어나는 날 첫 새벽에 공복에 먹고 다시 한번 끓여서 아침때에 당(糖)에 오매(烏梅)반을 섞어 약과 같이 먹고 계(鷄) • 어(魚) • 두부(豆腐) • 면식(麵食) • 열물(熱物)등을 먹지 않아야 한다. 〈回春〉

※ 귀곡단(鬼哭丹)

효능 : 해학(痎瘧)을 치료한다.

처방 상산(常山) 1근을 썰어 초에 담그되 봄에는 5, 여름은 3, 가을은 7, 겨울은 10일로 하여 볕에 말리고 빈랑(檳榔) 각 4냥, 반하(半夏) • 패모(貝母) 각 2냥을 가루로 하고 달걀 흰자 위에 면(麵)을 섞어 오동열매 크기로 환을 지어 매 30알을 하룻밤 전 잠잘 때에 찬 물에 먹고 다음날 일찍 다시 한번 먹는다. 〈丹心〉

※ 승금단(勝金丹)

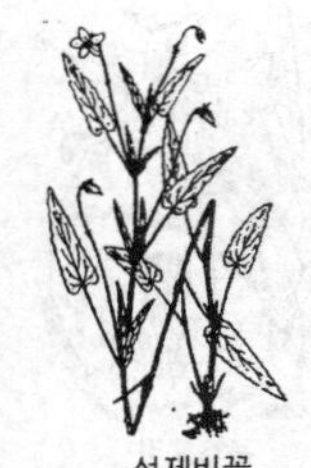
선제비꽃

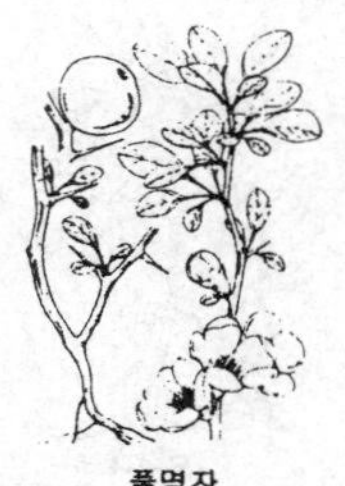
풀명자

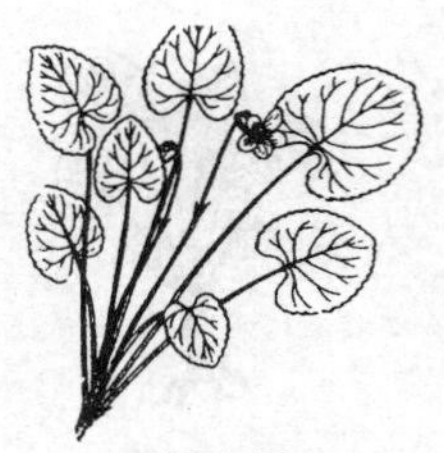
얼룩제비꽃

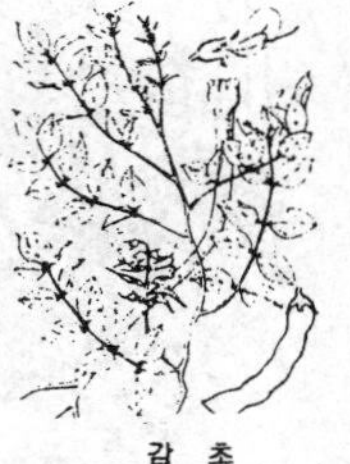
감 초

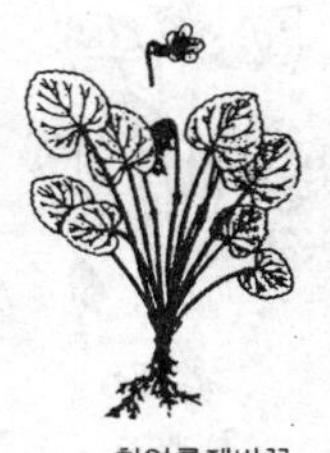
청얼룩제비꽃

효능 : 모든 학(瘧)이 오랫동안 낫지 않는 증세를 낫게 한다.

처방 상산(常山) 4냥, 주증쇄건빈랑(酒蒸晒乾檳榔) 1냥을 가루로 하고 초와 풀로써 녹두알 크기의 환을 지어 전날밤 잠잘 때에 30알을 찬 술에 먹고 다음날 이른 새벽에 또 15알을 찬 술에 먹고 일체의 열갱(熱羹)과 열죽(熱粥)을 모두 먹지 않아야 한다. 〈局方〉

※ 불이음(不二飮)

일명 지학산(止瘧散)

모든 학질(瘧疾)을 단 1제(一劑)로써 신통한 효과로 낫게 한다.

계심빈랑(桂心檳榔)을 하나는 암컷으로 하나는 수컷으로 하되 만약 무게가 2돈이 무거우면 나머지 약들도 각각 2돈씩 하는데 상산(常山) • 지모(知母) • 패모(貝母) 각 등분〔즉(卽) 2잔(二錢)씩〕하여 썰어서 1첩을 하고 술 1종자로 8푼까지 달여서 너무 뜨겁게 하지 말고 하룻밤 이슬을 맞혀서 일어나는 날 오경(五更)에 따뜻하게 해서 먹는데 부인에게는 약을 달이지 말도록 해야 한다. 〈醫鑑〉

※ 승금환(勝金丸)

효능 : 일체의 학(瘧)을 끊어 버린다.

처방 상산(常山) 4냥을 하룻밤 술에 담가서 볕에 말리고 창출(蒼朮)을 뜨물에 담가서 말리며 빈랑(檳榔)과 초과(草果) 각 2냥을 가루로 하고 상산을 담근 나머지 술로 풀을 끓여 오동열매 크기로 환을 지어 매 50알을 먹되 하루 전 잠잘 때에 따뜻한 술로 먹고 편히 누웠다가 일어나는 날 닭이 울 무렵에 70알을 먹으며 생냉(生冷)과 숙물(熟物)을 먹지 않아야 한다. 〈醫鑑〉

※ 삼귀양영탕(蔘歸養榮湯)

효능 : 학질(瘧疾)을 끊어버린 다음에 이 약으로써 기혈(氣血)을 조양(調養)한다.

처방 인삼(人蔘) • 백출(白朮) • 백복령(白茯苓) • 당귀(當歸) • 진피(陳皮) • 축사(縮砂) • 후박(厚朴) • 산약(山藥) • 연육(蓮肉) • 백작약(白芍藥) • 숙지황(熟地黃) • 감초(甘草) 각 8푼을 썰어서 1첩을 지어 대추 2개를 넣고 물로 달여서 먹는다. 〈回春〉

※ 양법(禳法)

신선벽하단(神仙碧霞丹) • 단학여성환(斷瘧如聖丸)이 일체의 학(瘧)을 치료한다. 〈諸方〉

※ 신선벽하단(神仙碧霞丹)

처방 동방파두(東方巴豆) 거죽과 기름을 버리고 따로 갈고, 남방관계(南方官桂) 따로 한 가루, 중앙웅황(中央雄黃) 따로 갈며, 서방백반(西方白礬) 따로 갈고, 북방청대(北方靑黛) 따로 갈은 것 각 3돈을 5월5일 빠르게 수제(修製)해서 각각 반(盤)에 담고 방위에 따라서 배정하는데 부인이나 고양이 개 등등은 못 보게 하였다가 그날 오시(午時)가 되면 다섯 집의 종첨〔粽尖 : 서숙 꺼끄러기〕을 구해서 비비고 개암 열매 크기로 환을 지어 1알을 솜에 싸서 학(瘧)이 일어나는 날 이른 아침에 남좌, 여우로 콧속에 메우고 인(因)해서 맑고 깨끗하게 숨을 쉬며 잡식(雜食)을 먹지 않아야 한다. 〈類聚〉

※ 단학여성환(斷瘧如聖丸)

처방 신비(信砒) 2돈, 대지주(大蜘蛛) 3개, 웅흑두(雄黑豆) 49알을 가루로 하고 적수〔滴水 : 물방울을 떨어뜨려서〕로써 가시연밥 크기로 환을 지어 만약 내일에 일어날 것이면 오늘밤에 북두성(北斗星)에 먼저 드리고 다음날 넣어두면 즉시 낫게 되는데 1알으로써 2사람을 구할 수도 있다. 〈河間〉

17. 금기법(禁忌法)일 경우

대부분 학(瘧)에 많이 먹는 것을 크게 꺼리는데 일어나는 날에 많이 먹으면 증세가 더 무거워진다. 〈正傳〉

대부분 학(瘧)이 일어날 때에 익은 음식을 크게 피하니 그것은 소화가 되지 않고 비괴(痞塊)가 될 염려가 있기 때문이다. 〈回春〉

학(瘧)이 결국 오려고 할 때와 정확히 일어날 때에는 약을 먹지 못하는 것이니 복용하는 약을 일어나기 두어 시간 앞에 하면 좋고 그렇지 않으면 약과 병이 서로 다투어서 도리어 해를 보게 된다.

복용하는 약을 일어나기 전 2시쯤 되거나 또는 일어나

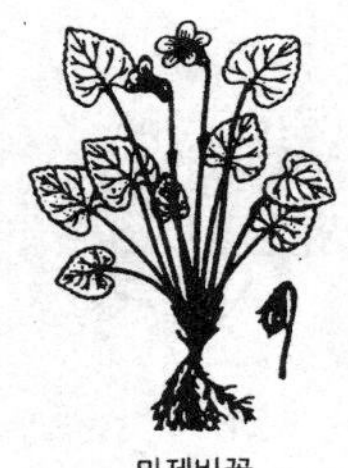
뫼제비꽃

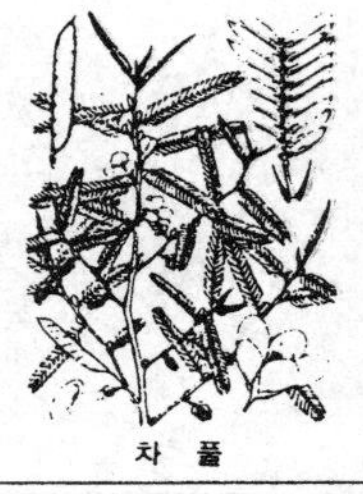
차 풀

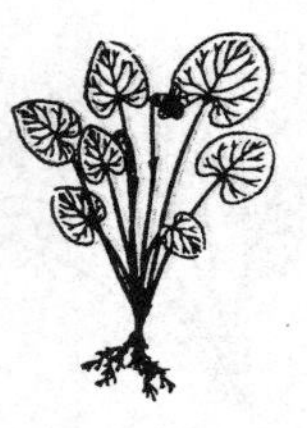
큰오랑캐

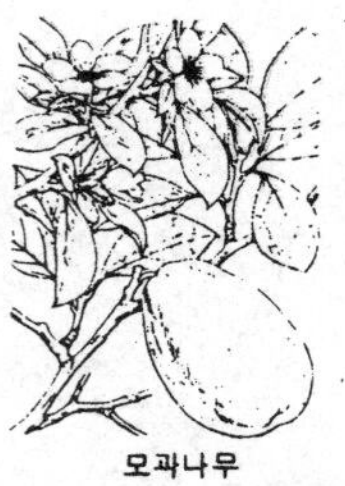
모과나무

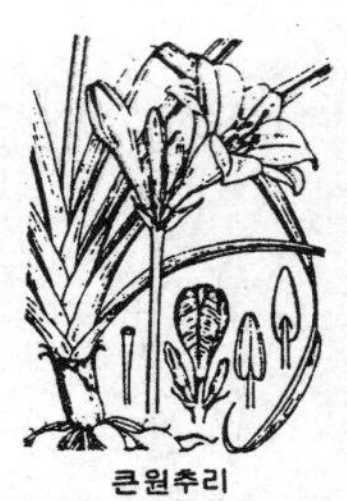
큰원추리

는 날의 새벽 공복에 먹는 것이 좋다. 〈直指〉

음식을 조절하고 풍한(風寒)을 피(避)하며 주색(酒色)을 멀리하고 사는 것을 조심하면 낫지 않는 증세가 없다. 〈丹心〉

학질(瘧疾)에 쇠고기와 돼지 고기를 먹으면 틀림없이 다시 일어난다. 〈本草〉

18. 난치(難治)와 불치증(不治症)일 경우

대부분 양학(陽瘧)은 쉽게 치료하고 음학(陰瘧)은 치료가 어렵다. 〈入門〉

오랜 학(瘧)에 다시 허하고 들뜨며 먹지 못하는 증세는 치료가 어렵다. 〈得効〉

학(瘧)이 오래되고 요척(腰脊)이 강하고 급하며, 계종(瘈瘲)하는 증세는 치료를 못한다. 〈醫鑑〉

한(寒)과 열(熱)로 탈형(脫形)되고 맥(脈)이 굳으며 박(博)하면 역사(逆死)라고 하니 치료를 못한다. 〈靈樞〉

단방(單方)

〔19종인데 비한단(脾寒丹)이 있다〕

※ 우슬(牛膝)

노학(老瘧)이 오래 낫지 않는데 살찌고 큰 우슬(牛膝) 1오끔을 썰어 술과 물을 반반에 달여서 세 번만 먹으면 낫는다. 〈本草〉

※ 인진(茵蔯)

장학(瘴瘧)을 치료하니 달여서 먹고 또 국을 끓이거나 나물을 먹기도 한다. 〈本草〉

※ 갈근(葛根)

학(瘧)을 치료하니 1냥을 달여서 먹는다. 〈本草〉

※ 마황(麻黃)

온학(温瘧)에 땀이 나지 않는 증세를 치료하니 달여서 먹으면 땀이 나고 낫는다. 〈本草〉

※ 지모(知母)

열학(熱瘧)에 달여서 먹으면 좋다. 〈本草〉

※ 반하(半夏)

담학(痰瘧)을 치료하니 1냥을 달여 생강 즙을 섞어서 먹는다. 〈本草〉

※ 송라(松蘿)

온학(温瘧)에 달여서 복용하면 담(痰)을 토하게 된다. 〈本草〉

※ 사세(蛇蛻)

학(瘧)이 일아나는 날에 허물을 가지고 양쪽 귀를 막고 또한 손에 약간 가지고 있으면 좋다. 〈本草〉

※ 별갑(鱉甲)

온학(温瘧)과 노학(老瘧)을 치료하니 갑(甲)을 구워서 가루로하여 매 2돈을 따뜻한 술에 복용하는데 계속 3번 먹으면 끊어진다. 〈本草〉

※ 오공(蜈蚣)

온학(温瘧)과 노학(老瘧)을 치료하니 구워서 가루로하여 온주(温酒)에 반돈을 먹는다. 〈本草〉

※ 서부(鼠婦)

한열학(寒熱瘧)을 주로 치료하니 3개를 개어 더운 술에 섞어서 먹는다. 어린 아이에게는 더욱 좋다. 〈本草〉

※ 백규화(白葵花)

해학(痎瘧)을 주로 치료하니 꽃을 그늘에 말리고 가루로 해서 1돈을 술로 먹는다. 〈本草〉

※ 오매(烏梅)

열학(熱瘧)의 번갈(煩渴)한 증세는 달여서 먹는다. 〈本草〉

※ 호두골(虎頭骨)

온학(温瘧)을 치료하니 술에 구워서 가루로하여 2돈을 따뜻한 술로 복용하고 또 살을 구워 복용하고 또 가죽을 몸위에 덮는다. 〈本草〉

※ 이분(狸糞)

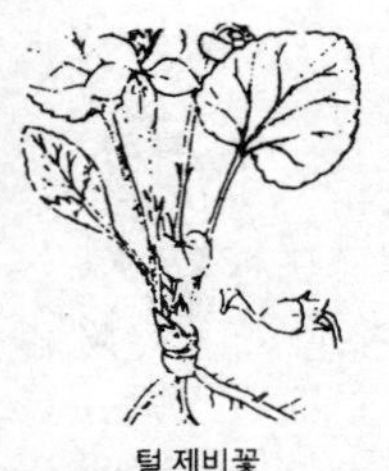
털제비꽃

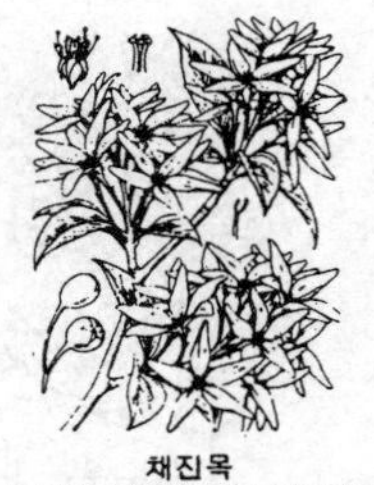
채진목

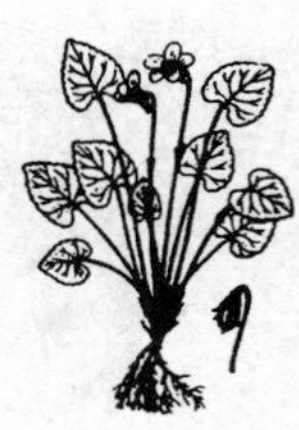
뫼제비꽃

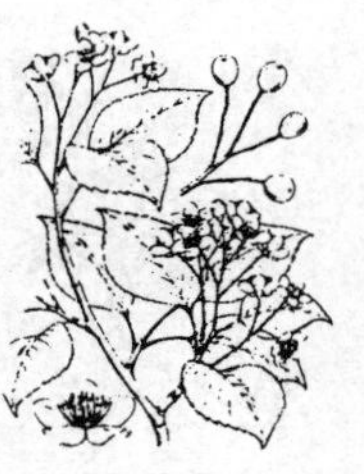
팥배나무

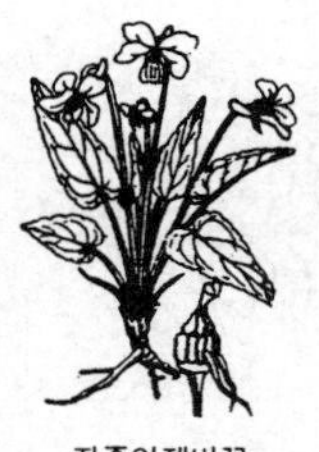
자주잎제비꽃

귀학(鬼瘧)을 주로 치료하니 사라서 재를 술에 섞어서 복용하고 또 두골(頭骨)이 좋으니 호두골(虎頭骨)과 같이 해서 치료한다. 〈本草〉

※ 호육(狐肉)

한(寒)과 열학(熱瘧)을 주로 치료하니 오장(五臟)과 장(腸)을 사라서 5가지 맛을 섞어서 먹는다. 〈本草〉

※ 연시(燕屎)

학질(瘧疾)을 치료하는데 시(屎) 2돈을 주(酒) 1되에 섞어서 그릇에 담고 일어나는 날의 이른 아침에 환자로 하여금 그 그릇을 들어 코밑에 대고 기(氣)를 쪼이면 좋다. 〈本草〉

※ 야명사(夜明砂)

편복(蝙蝠)의 똥이니 오학(五瘧)을 치료한다. 가루로 하여 매 1돈을 냉차로 알맞게 먹으면 효과를 본다. 〈本草〉

※ 소산(小蒜)

학(瘧)을 치료하는데 마늘을 잘게 갈고, 황단(黃丹)을 섞어서 오동열매 크기로 환을 지어 매 7알을 도(桃)•유지(柳枝)달인 탕에 복용하는데 이름을 비한단(脾寒丹)이라고 한다. 〈類聚〉

※ 침구법(鍼灸法)

학(瘧)이 일어나는 증세는 음양(陰陽)이 옮기는 것이니 반드시 4끝에서 비롯 되는 것이다. 양(陽)이 벌써 상하면 음(陰)이 좇기 때문에 그것을 우선 살펴서 그곳을 굳게 하고 어느 경손(經孫)이든지 성긴(盛緊)하고 혈색(血色)이 보이는 증세는 전부 택해야 한다. 〈內經〉

삼릉(三稜)으로 치료하는데 손락(孫絡)의 피가나는 곳을 보는 것이다. 학(瘧)에 반드시 그 병의 처음 일어난 곳을 물어서 먼저 찌른다.

오랜 학(瘧)이 낫지 않는 증세를 대추(大顀)혈을 먼저 침(鍼)한 뒤에 37장을 뜸하는 것인데 제삼골절(第三骨節)이라고 한다.

모든 학(瘧)이 맥(脈)이 보이지 않는데 열손가락 사이를 찔러서 피를 내고 피가 멈추면 즉시 나으니 먼저 적소두(赤小豆)같은 것이 나타나 있는 증세는 다 택한다.

학(瘧)에 간사(間使)혈을 택하는 것이 좋다.

학(瘧)의 맥(脈)이 느리고 크며 허하면 약으로 치료하는 것이 당연하지 않는 것이다. 〈綱目〉

二八. 온역(瘟疫)

1. 온역(瘟疫)의 원인이 될 경우

내경(內經)에 이르기를 「겨울에 한(寒)에 상하면 봄에 반드시 온병(瘟病)을 앓는다.」

겨울에 정(精)을 간직하지 못하면 봄에 반드시 온병(瘟病)을 앓는다. 〈內經〉

이 병이 일어나는 이유는 소(召), 또는 구거(溝渠)가 흐르지 않고 예악(穢惡)한 것이 쌓여서 훈증해서 병이 나는 것도 있고, 또는 땅에 사기〔死氣 : 상서(祥瑞)롭지 못한 지기(地氣)〕가 있어서 울발(鬱發)해서 되는 경우도 있으며, 또는 관리(官吏)들이 억울(抑鬱)한 일을 당해서 원망(怨望)끝에 되는 경우도 있으니 세상에서 말하는 옥온(獄瘟)•장온(場瘟)•묘온(墓瘟)•조온(廟瘟)•사온(社瘟)•산온(山瘟)•해온(海瘟)•가온(家瘟)•조온(廟瘟)•세온(歲瘟)•천온(天瘟)•지온(地瘟)등이 있는데 연구하지 않아서는 안 된다. 〈三因〉

역기(疫氣)의 일어나는 것이 크면 천하에 유행시키고 적으면 어느 한 쪽을 유행(流行)하고 다음은 한 고을을 유행(流行)하며 또 한집만 일어나는 경우도 있으니 이것은 모두 기운(氣運)이 승(勝)과 복(腹)이 있어서 바르게 옮겨서 자리를 물러가게 하는 소치이다. 〈正傳〉

시행병(時行病)이란 주로 봄에는 따스한 것을 응해야 할 것임에도 반대로 서늘하고, 여름에는 뜨거운 것을 응시해야 할 것임에도 반대로 서늘하고, 가을에는 서늘한 것을 응해야 할 것임데도 반대로 뜨거우며, 겨울에는 한(寒)것을 응해야 할 것임데도 반대로 따뜻하니, 이것은 그 시기가 아닌데 그 기(氣)가 있기 때문이다. 그런 이유로 한해 가운데 병이 어른과 어린이 할 것 없이 증세가 모두 같으니 이것이 즉 시행하는 역려기(疫癘氣)라는 증세이니, 속(俗)에 이르기를 천행(天行)이라는 것이다. 〈活人〉

역질(疫疾)이란 마치 귀려(鬼癘)가 있는 것과 같으니 역려(疫癘)라고 말을 한 것이다. 〈入門〉

시기(時氣)란 천지(天地)의 바르지 못한 기(氣)이니

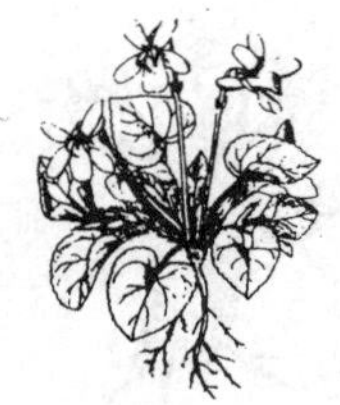
둥근잎제비꽃

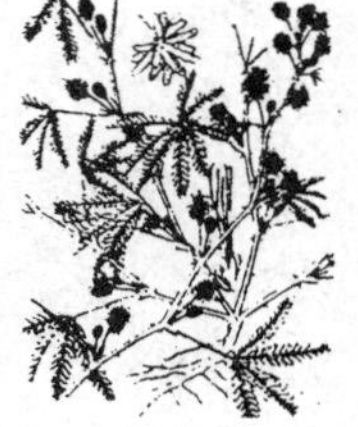
미모사

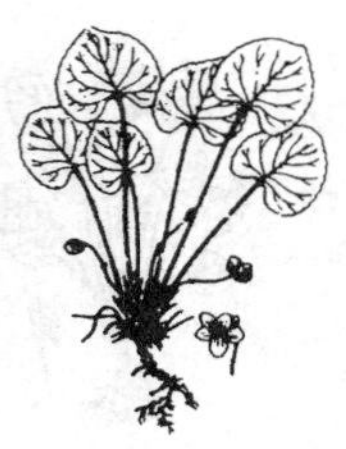
아욱제비꽃

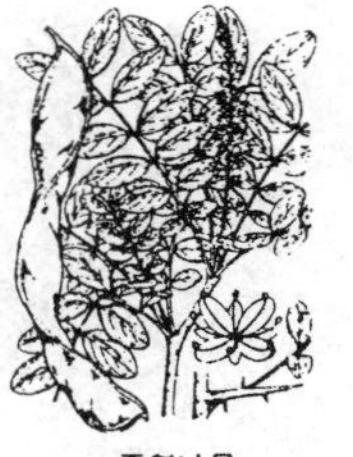
주엽나무

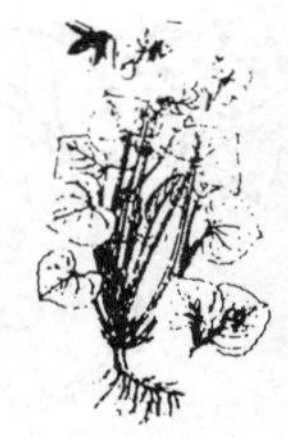
참넓은잎제비꽃

그 시기가 아닌데도 그 기(氣)가 있게 되니 온 집안에 어른과 어린이를 가리지 않고 증세가 같으므로 시기라고 하고 또 역려(疫癘)의 기(氣)라고도 한다. 귀(鬼)라는 것은 돌아 갈 곳이 없기 때문에 려(癘)가 되는 것인데 천지(天地)가 바르지 못한 기(氣)가 있으면 귀려(鬼癘)가 의부(依附)해서 사수(邪祟)가 되는 것이다. 양현조(楊玄操)가 이르기를 「귀려(鬼癘)의 기(氣)가 잡(雜)이면 어느 경(經)이 움직이는 것인지를 알기가 힘들다」는 것이 역시 같은 뜻이다. 〈綱目〉

2. 온역(温疫)의 형증(形症)일 경우

겨울의 합(合)이 한한 것인데 오히려 따뜻하면 봄에 온역(温疫)을 일으키니 증세가 뜨겁게 일어나고 허리가 아프며 강급(強急)하고 다리가 오므라져서 펴지를 못하며 종아리가 부러질 것 같고 눈에서 꽃이 어른거리며 또는 깔깔하게 증한(增寒)되다가 다시 뜨거워진다.

봄은 난(暖)이 합한 것인데 오히려 서늘하면 여름에 조역(燥疫)을 일으키니 그 증세는 온몸이 떨리고 흔들려서 참을 수가 없고 또는 안이 더워서 입이 마르고 혀가 부서지며 목구멍이 막히고 소리가 쉰다.

여름의 합이 열이 되는데 오히려 차가우면 가을에 한역(寒疫)의 증세가 나타나니 그 증세는 머리가 무겁고 목이 곧으며 거죽과 살이 강비(強痺)하고 또는 온축(蘊蓄)해 결핵(結核)이 되며 인후(咽喉)와 경항(頸項)의 주변에 일어나서 열독(熱毒)을 피부와 분육(分肉)의 가운데 편다.

가을의 합이 양(涼)인데 오히려 음우(陰雨)하면 겨울에 습역(攝疫)의 증세가 나타나니 그 증세가 잠깐 한(寒)했다가 잠깐 열이 됐다가 폐기(肺氣)를 손상하고 폭수(暴嗽)하며 구역하고 또는 몸이 더워서 반점이 새기고 천해(喘咳)하며 인기(引氣)한다. 〈三因〉

4철의 바르지 못한 기(氣)를 느끼면 담연(痰涎)이 옹성(壅盛)하고 머리와 몸이 아프고 증한과 장열(壯熱)이 겹치게 되고 강하며 안정(眼睛)이 아리고 또는 음식이 평상시와 같고 기거(起居)가 다르지 않다가 어쩌면 목이 쉬고 눈이 붉으며 구창(口蒼)이 나고 볼이 붓게 되며 목구멍이 마비하고 기침이 주점(稠粘)하고 재채기를 많이 한다. 〈醫鑑〉

3. 맥법(脈法)일 경우

척부(尺膚)가 열이 심하고 맥(脈)이 성하며 마르는 증세는 온병(温病)이다. 〈醫鑑〉

시역(始疫)의 맥(脈)은 일정한 근거가 없으니 때에 따라서 상세히 살펴야만 결국 얻게 되며 경솔(輕率)하게 의논하지는 못한다. 〈得効〉

음양(陰陽)이 전부 성하면 열병(熱病)이 아주 심한 것이니 뜨면서 미끄럽고 잠기면서 흩어지고 삽(澁)한 것인데 오직 온병(温病)의 맥(脈)은 모든 경(經)에 흩어져 있어서 각각 있는 자리로 따라가야 하니 무어라고 지명할 수가 없다. 〈脈訣〉

양맥(陽脈)은 유약(濡弱)하고 음맥(陰脈)은 현긴(弦緊)한 것인데 다시 온기(温氣)를 만나면 변해서 온질(瘟疾)이 된다. 온병(温病)이 2~3일 지나면 몸이 더우며 배가 가득해서 머리가 아프고 음식은 상시와 같은데 맥(脈)이 곧고 질(疾)하면 8일만에 죽음에 이른다.

온병(温病)이 4~5일 지나면 머리가 아프고 배가 가득해서 토하고 맥(脈)이 오는 증세가 가늘면서 강하면 10일 지나면 죽음을 맞는다.

온병(温病)이 8~9일 지나면 머리와 몸이 아프지도 않고 눈도 붉지 않으며 색도 변하지 않으면서 반대로 통하고 맥(脈)의 오는 것이 삽(澁)한데 누르면 부족하고 들면 커지며 심장(心臟)밑이 뻣뻣하며 17일이면 죽음에 이른다.

온병(温病)에 땀이 나지 않고 땀이 나도 발에까지 달하지 않으면 살기가 어렵다.

궐역(厥逆)에 땀이 저절로 나는데 맥(脈)이 굳어지고 강하고 급하면 살고 허하고 연하면 살기가 어렵다. 〈脈法〉

온병(温病)이 번성해서 열이 많고 맥(脈)이 가늘고 작으면 살기가 어렵다.

온병(温病)에 밑으로 내리고 뱃속의 아픔이 심하면 살기가 어렵다. 〈醫鑑〉

열병(熱病)에 땀을 얻고 맥(脈)이 안정되면 살고 조급(躁急)하면 죽으며 또한 큰 열이 없어지지 않으면 살기가 어렵다.

열병(熱病)이 7~8일 만에 당연히 땀이나야 되는데 반대로 땀이 나지 않고 맥(脈)이 끊어지면 살기가 어렵다. 〈醫鑑〉

열병(熱病)에 맥(脈)이 조용하고 땀이 이미 났어도 맥(脈)이 성한 것이 일역(一逆)이라는 증세인데 살기가 어렵다. 〈靈樞〉

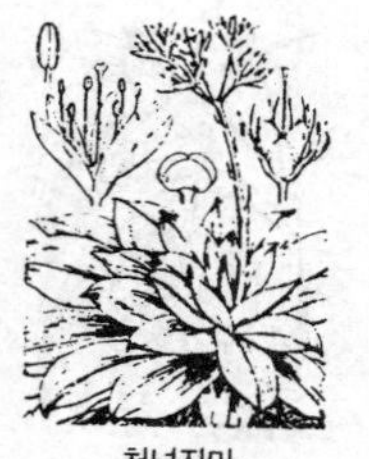
처녀지마

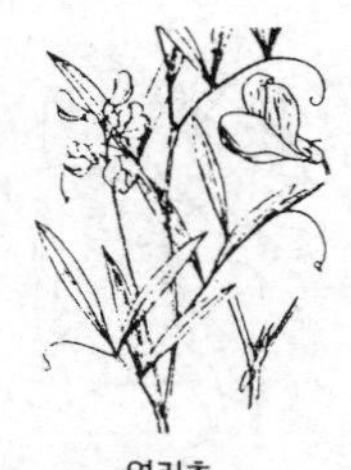
연리초

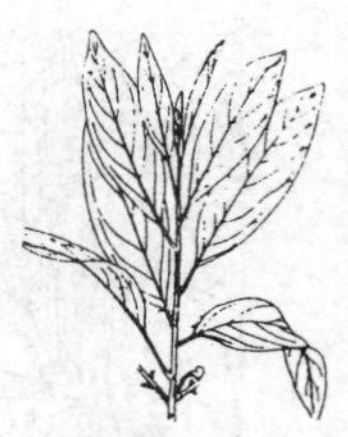
넓은잎제비꽃

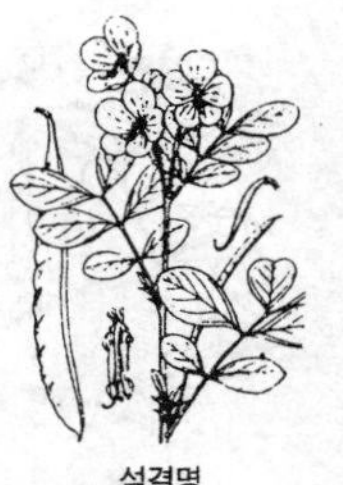
석결명

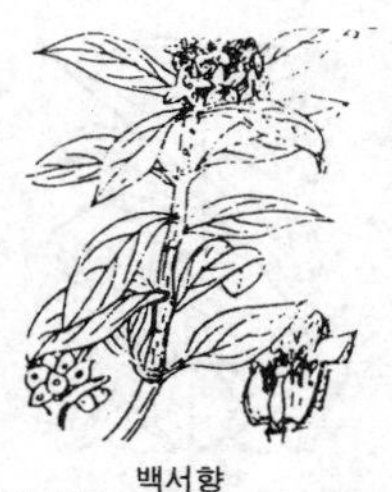
백서향

4. 온역(瘟疫)의 치법(治法)일 경우

온(温)과 열병(熱病)이 하지(夏至) 전에 일어나는 증세는 온병(温病)이고, 하지(夏至) 후에 일어나는 증세는 열병(熱病)인데 복기상한(伏氣傷寒)이라고도 하며 겨울에 한(寒)에 상하면 봄에 온병(温病)이 일어난다는 말이 바로 그것이다. 〈丹心〉

춥고 따뜻한 기후가 시기를 잃으면 사람의 질역(疾疫)이 많게 된다. 〈得効〉

많은 사람의 병이 일반적인 것은 천행(天行)하는 시질(時疾)인데 치료 방법은 세 가지가 있으니 보(補)하는 방법과 흩으는 방법 그리고 내리는 방법이 있다. 〈丹心〉

치료 방법이 상한(傷寒)으로 바로 치료하여 절대로 많은 땀이나 많이 리게 하지 말고 단 중간을 치료할 것이니 소양(少陽)과 양명(陽明) 이경(二經)의 약으로 치료해야 하는데 소양(少陽)에는 소시호탕(小柴胡湯)과 양명(陽明)에는 승마갈근탕〔升麻葛根湯 : 2처방은 모두 한문(寒門)〕을 잘 더하거나 덜해서 치료한다. 〈正傳〉

봄에 온역(温疫)이 일어나는 증세는 갈근해기탕(葛根解肌湯)으로 치료하고 여름에 조역(燥疫)이 일어나는 증세는 조중탕(調中湯)으로 치료하며, 가을에 한역(寒疫)이 일어나는 증세는 창출백호탕〔蒼朮白虎湯 : 처방은 서문(暑門)〕으로 치료하고, 겨울에 습역(濕疫)이 일어나는 증세는 감길탕〔甘桔湯 : 처방은 인후(咽喉)〕으로 치료하고, 겉 증세에는 형방패독산(荊防敗毒散)으로 치료하며, 반표반리증(半表半裏症)에는 소시호탕(小柴胡湯)으로 치료하고, 속 증세에는 대시호탕〔大柴胡湯 : 처방은 한문(寒門)〕으로 치료하며 보하고 흩으며 내리게 하는 증세는 인중황환(人中黃丸)으로 치료한다. 〈入門〉

온역(温疫)이 처음 일어날 때는 단적으로 알기가 힘이 드니 먼저 패독산(敗毒散)으로 치료해서 어느 경(經)으로 돌아가는 가를 잘 살펴서 경(經)을 따라 치료해야 한다. 〈正傳〉

구미강활탕(九味羌活湯)은 온병(瘟病)이 처음 일어날 때 1~2일 사이에 치료하면 매우 효과가 있다. 〔처방은 한문(寒門)〕 〈正傳〉

또 대두온(大頭瘟) • 하마온(蝦蟆瘟) • 노자온(鸕鷀瘟)이 따로 조(條)가 있어서 아래에 있는 것이다.

온역(瘟疫)에 성산자(聖散子) • 십신탕(十神湯) • 시호승마탕(柴胡升麻湯) • 해기탕(解肌湯) • 향소산(香蘇散) • 궁지향소산〔芎芷香蘇散 : 방견한문(方見寒門)〕 • 십미궁소산(十味芎蘇散) • 쌍해산〔雙解散 : 방견한문(方見寒門)〕 • 청열해독산(清熱解毒散) • 가미패독산(加味敗毒散) • 신수태을산(神授太乙散) • 오온단(五瘟丹) • 인진환(茵蔯丸) • 인중황환(人中黃丸) • 여의단(如意丹) • 흑노환(黑奴丸) 등으로 치료한다. 〈諸方〉

❊ 갈근해기탕(葛根解肌湯)

효능 : 여름에 일어나는 조역(燥疫)으로 입이 마르고 목이 막힌 증세를 치료한다.

처방 대황(大黃) 1돈반, 황금(黃芩) • 작약(芍藥) • 갈근(葛根) • 길경(桔梗) • 적복경(赤茯苓) • 고본(藁本) • 백출(白朮) • 감초(甘草) 각 1돈을 썰어서 1첩을 지어 물로 달여서 먹는다. 〈入門〉

❊ 형방패독산(荊防敗毒散)

효능 : 온역(瘟疫)과 대두온(大頭瘟)을 치료한다.

처방 강활(羌活) • 독활(獨活) • 시호(柴胡) • 전호(前胡) • 적복령(赤茯苓) • 인삼(人蔘) • 지각(枳殼) • 길경(桔梗) • 천궁(川芎) • 형개(荊芥) • 방풍(防風) 각 1돈, 감초(甘草) 5푼을 썰어서 1첩을 지어 물로 달여서 먹는다. 〈得効〉

❊ 성산자(聖散子)

효능 : 역려(疫癘)가 유행(流行)되는데 음양(陰陽)과 겉 속을 물어볼 것 없이 계속 먹으면 낫고 또한 풍온(風瘟)과 습온(濕瘟) 등을 치료한다.

처방 초두구외(草豆蔻煨) • 저령(猪苓) • 석창포(石菖蒲) • 적복령(赤茯苓) • 양강(良薑) • 독활(獨活) • 적작약(赤芍藥) • 부자(附子) • 마황(麻黃) • 후박(厚朴) • 고본(藁本) • 지각(枳殼) • 시호(柴胡) • 택사(澤瀉) • 세신(細辛) • 방풍(防風) • 백출(白朮) • 곽향(藿香) • 반하(半夏) • 오수유(吳茱萸) • 창출(蒼朮) • 감초(甘草) 각 5푼을 썰어서 1첩을 하고 생강 3, 대추 2를 넣어 물로 달여서 먹는다. 〈活人〉

보통 아침에 한솥에 달여서 한 집안의 노인이나 어린이가 각각 1잔씩 먹으면 시기(時氣)가 들어오지 못한다.

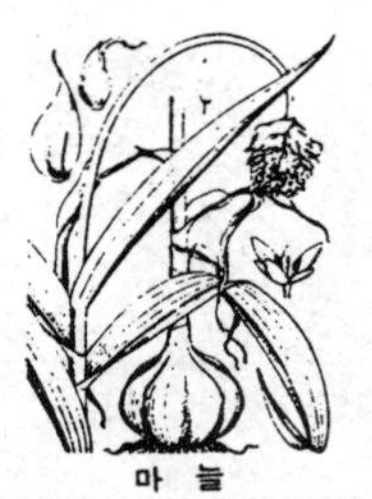
마 늘

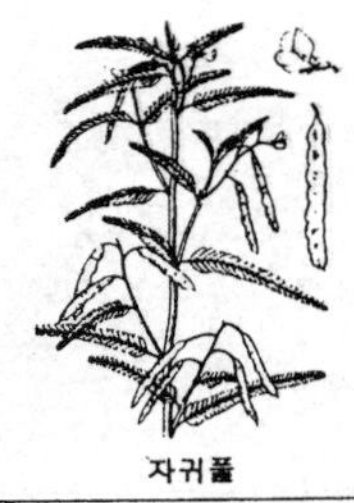
자귀풀

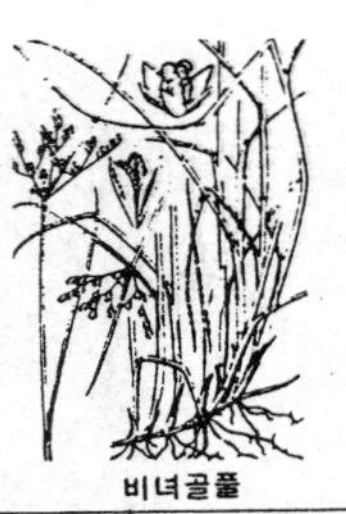
비녀골풀

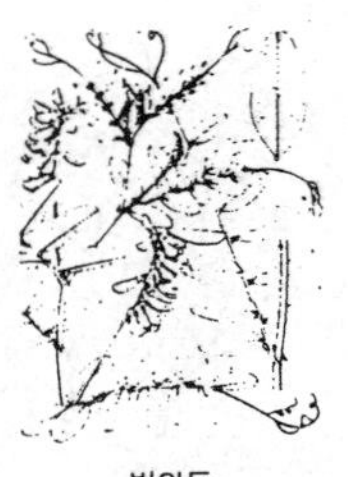
벌완두

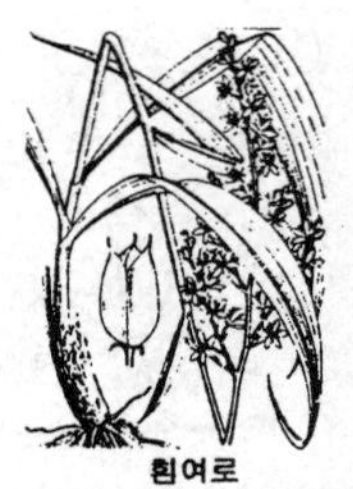
흰여로

〈活人〉

※ 십신탕(十神湯)

효능 : 시령(時令)이 바르지 못해서 온역(瘟疫)이 망행(妄行)하는 증세를 치료한다.

처방 갈근(葛根) 2돈, 적작약(赤芍藥)·승마(升麻)·백지(白芷)·천궁(川)·진피(陳皮)·마황(麻黃)·자소엽(紫蘇葉)·향부자(香附子)·감초(甘草) 각 1돈을 썰어서 1첩을 하고 생강 5쪽과 파 3부리를 넣어 물로 달여서 먹는다. 〈正傳〉

이 처방문은 즉 승마갈근탕(升麻葛根湯)에 궁지향소산(芎芷香蘇散)을 합하고 마황(麻湯)을 더한 발한제(發汗劑)이다. 〈入文〉

※ 시호승마탕(柴胡升麻湯)

효능 : 시행온역(時行瘟疫)에 머리가 아프고 장열(壯熱)하는 증세를 치료한다.

처방 시호(柴胡)·전호(前胡)·갈근(葛根)·적작약(赤芍藥)·형개(荊芥)·석고(石膏) 각 1돈, 상백피(桑白皮)·황금(黃芩) 각 7푼, 승마(升麻) 5푼을 썰어서 1첩을 하고 생강 3쪽 콩자반 10알을 넣어 물로 달여서 먹는다. 〈入門〉

※ 청열해기산(淸熱解肌散)

일명 해기탕(解肌湯)

효능 : 천행온역(天行瘟疫)에 머리가 아프고 장열(壯熱)하는 증세를 치료한다.

처방 갈근(葛根) 3돈, 황금(黃芩)·적작약(赤芍藥) 각 1돈반, 감초(甘草) 1돈을 썰어서 1첩을 지어 물로 달여서 먹는다. 〈丹心〉

※ 향소산(香蘇散)

효능 : 사시(四時)의 온역(瘟疫)을 치료한다.

처방 향부자(香附子) 3돈, 자소엽(紫蘇葉) 2돈반, 진피(陳皮) 1돈반, 창출(蒼朮)·감초(甘草) 각 1돈을 썰어서 1첩을 하고 생강 3, 파 2를 넣어 물로 달여서 먹는다. 〈得効〉

※ 십미궁소산(十味芎蘇散)

효능 : 온(溫)과 열(熱)의 온역병(瘟疫病)을 치료한다.

처방 천궁(川芎) 1돈반, 반하(半夏) 1돈1푼, 적복령(赤茯苓)·자소엽(紫蘇葉)·시호건갈(柴胡乾葛) 각 1돈, 진피(陳皮)·지각(枳殼)·감초(甘草) 각 7푼, 길경(桔梗) 5푼을 썰어서 1첩을 하고 생강 3쪽과 대추 2개를 넣어 물로 달여서 먹는다. 〈丹心〉

※ 청열해독산(淸熱解毒散)

효능 : 더위가 따뜻한 때에 천행온역(天行瘟疫)의 열병(熱病)이 만연되면 열을 맑게 하고 독기(毒氣)를 풀어야 한다.

처방 강활(羌活) 2돈, 백작약(白芍藥)·인삼(人蔘)·석고(石膏) 각 1돈2푼반, 황금(黃芩)·지모병주초(知母並酒炒)·승마(升麻)·건강(乾薑) 각 1돈, 감초(甘草) 7푼, 황연주세(黃連酒洗)·생지황주세(生地黃酒洗) 각 5푼을 썰어서 1첩을 하고 생강 3쪽을 넣어 물로 달여서 먹는다. 〈節齋〉

※ 가미패독산(加味敗毒散)

효능 : 온역(瘟疫)과 발반(發斑)을 치료한다.

처방 강활(羌活)·독활(獨活)·전호(前胡)·시호(柴胡)·천궁(川芎)·지각(枳殼)·적복령(赤茯苓)·인삼(人蔘)·방풍(防風)·형개(荊芥)·창출(蒼朮)·적작약(赤芍藥)·당귀(當歸)·생지황(生地黃) 각 6푼, 박하(薄荷)·감초(甘草) 각 3푼을 썰어서 1첩을 지어 생강 3, 대추 2를 넣어 물로 달여서 먹는다. 〈正傳〉

※ 신수태을산(神授太乙散)

효능 : 온역(瘟疫)의 유행(流行)에 음양양감(陰陽兩感)과 머리가 아프고 한과 열이 있는 증세를 치료한다.

처방 적작약(赤芍藥)·강활(羌活)·곽향(藿香)·세신(細辛)·청피(靑皮)·천궁(川芎)·백지(白芷)·길경(桔梗)·지각(枳殼)·시호(柴胡)·진피(陳皮)·향부자(香附子)·창출(蒼朮)·방풍(防風)·고본(藁本)·감초

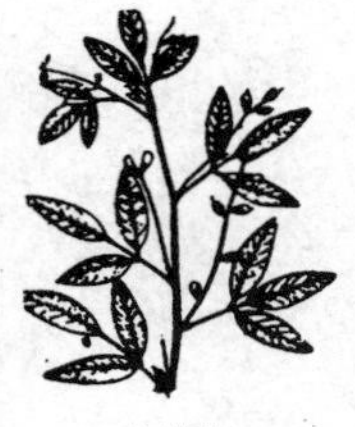
늦싸리

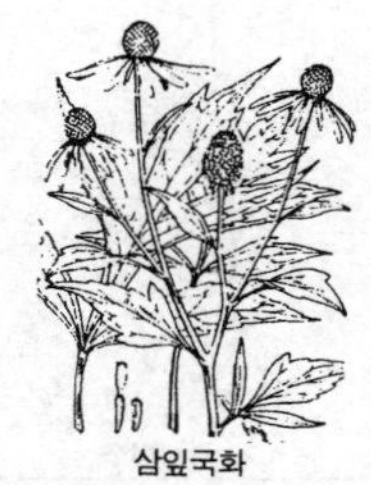
삼잎국화

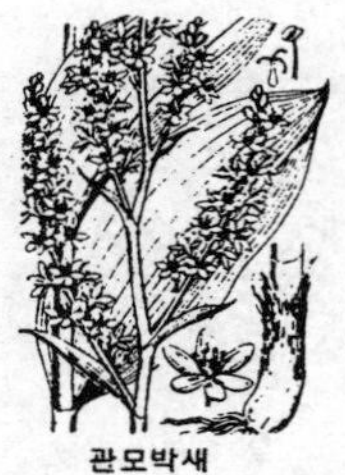
관모박새

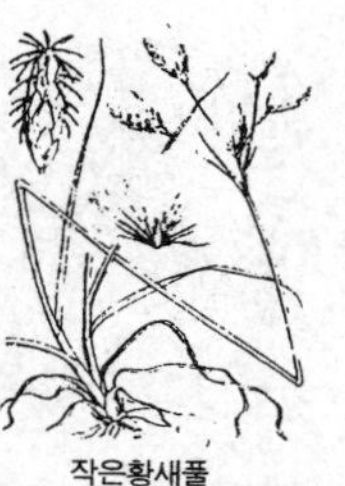
작은황새풀

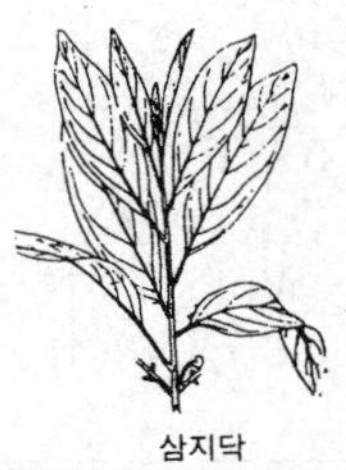
삼지닥

(甘草) 각 7푼, 건갈(乾葛)·승마(升麻)·자소엽(紫蘇葉) 각 3푼을 썰어서 1첩을 지어 생강 3, 대추 2를 넣고 물로 달여서 먹는다. 〈類聚〉

※ 오온단(五瘟丹)

효능: 유행온역(流行瘟疫)과 상한(傷寒)의 열병(熱病)및 열학(熱瘧)을 치료한다.

처방 황련(黃連)은 화(火)에 드니 무(戊)·계년(癸年)에 군(君)을 삼고, 황백(黃柏)은 수(水)에 드니 병(丙)및 신년(辛年)에 군(君)을 삼으며, 황금(黃芩)은 금(金)에 드니 을(乙)및 경(庚)년에 군(君)을 삼고, 감초(甘草)는 토(土)에 드니 갑(甲)및 기(己)년에 군(君)을 삼으며, 향부(香附)는 목(木)에 드니 정(丁)및 임(壬)년에 군(君)을 삼고, 자소엽(紫蘇葉) 각 1냥(君이 되는 것은 배로 넣는다)을 모두 생으로 치료해서 동지일(冬至日)에 가루로 하고 금문대황(錦紋大黃) 3냥을 진하게 달여서 찌꺼기는 버리고 고아 고약을 만들어서 탄자 크기로 환을 지어 주사(朱砂)와 웅황(雄黃)가루로써 겉을 입히고 다시 금박(金箔)을 입혀서 매 1알을 정화수에 갈아서 먹는다. 〈回春〉

※ 인진환(茵蔯丸)

효능: 시행온역(時行瘟疫)과 장학(瘴瘧)·황달(黃疸)·온(溫)·열병(熱病)을 치료한다.

처방 황달문(黃疸門)의 장달환(瘴疸丸)이니 매 5알을 더운 물에 먹는다. 〈類聚〉

※ 인중황환(人中黃丸)

효능: 사시역려(四時疫癘)을 치료한다.

처방 대황(大黃)·황금(黃芩)·황련(黃連)·인삼(人蔘)·길경(桔梗)·창출(蒼朮)·방풍(防風)·활석(滑石)·향부자(香附子)·인중황(人中黃)을 등분 가루로 하고 신국호(神麴糊)에 오동열매 크기로 환을 지어 매 70알을 기허(氣虛)하면 사군자탕(四君子湯)으로 치료하고, 혈허(血虛)하면 사물탕(四物湯)으로 치료하며, 담(痰)이 많으면 이진탕(二陳湯)으로 복용하고 만일 인중황(人中黃)이 없으면 분항안(糞缸岸)으로 대신 치료하며, 또는 주사(朱砂)와 웅황(雄黃)으로 겉을 입혀도 좋다. 〈入門〉

※ 여의단(如意丹)

효능: 온역(瘟疫)및 일체의 귀수(鬼祟)와 복시(伏尸)·전광(癲狂)·실지(失志)·산람장기(山嵐瘴氣)·음양(陰陽)의 이독(二毒)·오학(五瘧)·오감(五疳)·팔리(八痢)와 잘못해서 동철금석(銅鐵金石)의 약독(藥毒)을 먹은 증세와 수토불복(水土不伏)등 증세를 전담 치료한다.

처방 천오포(川烏炮) 8돈, 빈랑(檳榔)·인삼(人蔘)·시호(柴胡)·오수유(吳茱萸)·처초(川椒)·백복령(白茯苓)·백려(白癘)·황련(黃連)·자원(紫菀)·후박(厚朴)·육계(肉桂)·당귀(當歸)·길경(桔梗)·조각(皀角)·석창포(石菖蒲) 각 5돈, 파두상(巴豆霜) 2돈반을 좋은 날을 택해서 닭이나 개의 울음 소리가 들리지 않는 곳의 조용한 방에서 가루로 빻고 달인 꿀로 오동열매 크기로 환을 지어 주사(朱砂)로 겉을 입히고 매 5알을 또는 7알을 더운 물로 먹는다. 〈入門〉

이 처방문이 즉 온백원(溫白元)에 빈랑(檳榔)·당귀(當歸)를 더한 것이다.

※ 흑노환(黑奴丸)

온역열병(瘟疫熱病)에 맥(脈)이 넓고 촘촘하며 크고 열이 미처 날뛰며 목마름이 심한데 치료가 불가능 하다고 내버려둔 증세를 치료하는 약인데 입을 다물고 약을 대고 넣어서 목구멍이 내려가기만 하면 즉시 살아난다. 〈方見寒門〉

5. 대두온증(大頭瘟症)일 경우

대두병(大頭病)이란 천지(天地)와 사철의 시기가 아닌 온역(瘟疫)의 기(氣)가 나타나는 증세를 느껴서 일어나며 궤열(潰裂)해서 농이 나오고 다른 사람에게 전염까지 되는데 그 때문에 역려(疫癘)라고 한다. 족양명(足陽明)의 사열(邪熱)이 크게 심하고 실(實)하면 소양상화(少陽相火)가 치성(熾盛)하고 습열(濕熱)이 종기가 되며 목(木)이 성해서 아픔이 되어서 많이 소양(少陽)에 있고 또는 양명(陽明)에도 있으니 양명(陽明)이 사(邪)가 되면 머리가 크게 붇고 소양(少陽)이 사(邪)가 되면 귀의 앞뒤까지 뻗친다. 〈海藏〉

대두병(大頭病)은 머리가 아프고 부어서 크기가 말(斗)

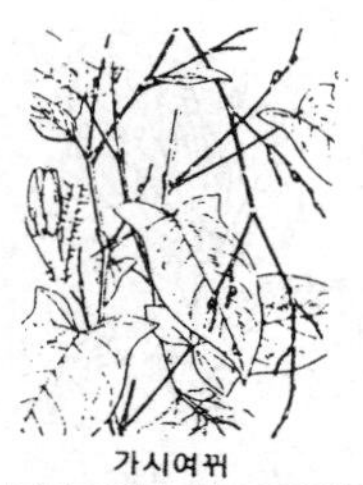
가시여뀌

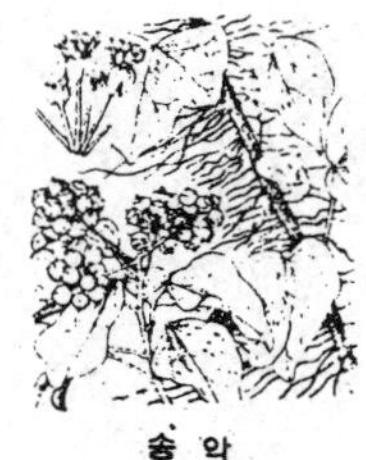
송 악

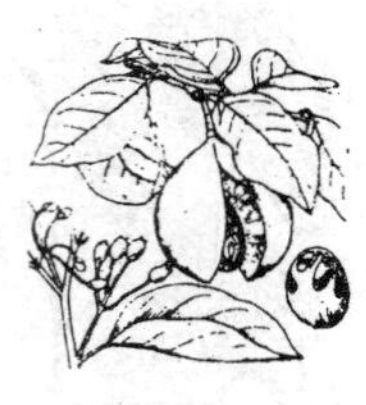
육 두구(肉豆蔻)

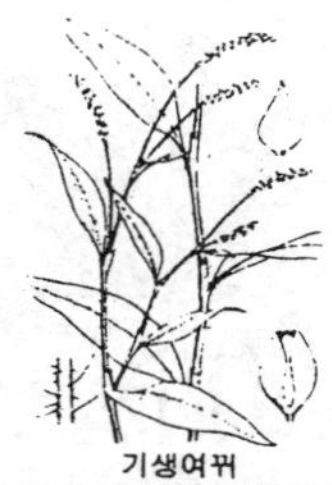
기생여뀌

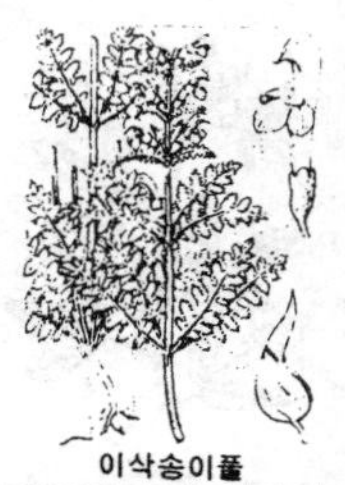
이삭송이풀

과 같으니 역시 천행(天行)하는 시역병(時疫病)이다. 〈綱目〉

천행(天行)의 한 종류로써 대두병(大頭病)이라 하고 속(俗)에서는 이두(狸頭)라고도 부르며 귀의 앞뒤에서 부기가 일어나는 증세는 하마온(蝦蟆瘟)이라 하고 턱에서 부터 부기가 일어나는 증세는 노자온(鸕鷀瘟)이라고 하는데 아주 흉악하니 이 병에 전염되면 10에 8~9는 죽게 되는데 당연히 운기(運氣)를 미루어서 치료해야 한다. 〈正傳〉

대두종(大頭腫)은 또한 뇌두풍(雷頭風)이라고도 하는데 그 증세가 두면(頭面)이 부어 아프고 흘답(疙瘩)(부스럼 또는 헌데)하며 심하면 목구멍이 막히고 사람을 해하는 품이 가장 빠른 증세이니 겨울에 따뜻한 뒤에 이 병이 많이 일어난다. 〈入門〉

대두온(大頭瘟)을 또한 시독(時毒)이라고도 하는데 처음 일어날 때에는 상한(傷寒)과 같다가 5~7일 사이에 사람이 죽게 되니 그 병세가 비면(鼻面)과 이항(耳項)에서부터 일어나서 목구멍이 붉게 부어서 머리도 없고 결핵(結核)이 뿌리를 만들며 증한(增寒)과 발열(發熱)이 있고 머리가 아프며 지체(肢體)의 아픔도 심하고 황홀해서 편하지 못하고 목구멍이 막히게 된다. 〈精義〉

6. 대두온치법(大頭瘟治法)일 경우

양쪽 눈과 코 및 얼굴이 부어서 큰 것은 양명증(陽明症)이고 귀의 앞 뒤와 액각(額角)까지 부어서 큰 증세는 소양증(少陽症)이며, 뇌(腦)의 뒤와 항하(項下)가 부기가 일어나는 증세는 태양증(太陽症)이니 겉 증세가 많은 것은 형방패독산(荊方敗毒散)을 쓰고 속증세가 많은 것은 방풍통성산〔防風通聖散 : 처방은 한문(寒門)〕에 악실(惡實) • 현삼(玄蔘)을 모두 술에 볶아서 더하여 서서히 삼킨다. 〈入門〉

약은 바로 위를 보고 누워서 먹으며 약기(藥氣)로 하여금 위로 행하도록 하는 것이 좋다. 〈入門〉

동원(東垣)의 보제소독음자(普濟消毒飮子)가 가장 좋고 인중황환(人中黃丸)이 역시 좋다. 〈入門〉

치료 방법은 당연히 먼저는 늦추고 뒤에는 급하게 하는데 먼저는 늦춘다는 것은 사(邪)가 형태가 없는 곳과 지극히 높은 부위에 나타나니 한약(寒藥)이면 주침(酒浸) • 주사(朱砂)하는 것과 또는 느긋하고 천천히 먹는 것이며 뒤에는 빠르게 한다는 것은 사(邪)가 중앙으로 들어가고 형질(形質)이 있는 곳에 있으니 이것은 객사(客邪)가 되는 것이므로 당연히 빨리 없애 버려야 하는 것이다. 〈海藏〉

대두병(大頭病)이란 것은 열기(熱氣)가 높은 곳에 있으니 밑으로 내리는 약을 쓰지 말고 강활(羌活) • 주금(酒芩) • 주대황(酒大黃)등을 쓰는 것이 좋다. 〈丹心〉

대두온(大頭瘟)은 속(俗)에 말하기를 시독(時毒)이라고도 하는 병인데 언제나 콧속에서 부터 통기산(通氣散)을 들이켜서 10여 차례나 재채기를 해야만 효력이 나고 만약 재채기가 나지 않으면 치료하지 못하며 또 재채기해서 농혈(膿血)이 나면 치료해서 반드시 낫는 것이니 매일 재채기하는 약을 3~5차례 써서 독기(毒氣)를 새나오게 하는 것이 좋은 방법이 있고 근처의 간호(看護)하는 사람이 재채기 약을 쓰면 전염이 되지 않는다. 〈精義〉

3~4일을 지나도 안 풀리는 것은 형방패독산(荊方敗毒散)을 쓰고 7~8일이 되어서 대 • 소변이 통하게 되고 두면(頭面)에 부기가 일어나고 높은 곳까지 붉은 것은 탁리소독산(托裏消毒散)에 침을 겸해서 쓰고, 출혈(出血)해서 그 독기(毒氣)를 빼며 10일 안으로 치료하지 않아도 저절로 낫고 만약 5일이 되기 전에 정신이 어지럽고 목구멍이 막히며 말 소리가 나오지 않고 두면(頭面)이 크게 부어서 음식의 맛을 모르는 증세는 반드시 죽게 된다. 〈精義〉

대두온(大頭瘟)에는 기제해독탕(旣濟解毒湯) • 금연소독음(芩連消毒飮) • 우방금연탕(牛蒡芩連湯) • 누로산(漏蘆散) • 이진탕(二陳湯) • 소독환(消毒丸) • 강황환(殭黃丸) • 이성구고환(二聖救苦丸) • 가미강황환(加味殭黃丸) • 청량구고산(淸涼救苦散) • 통기산(通氣散)등을 쓴다. 〈諸方〉

※보제소독음자(普濟消毒飮子)

효능 : 천행대두온(天行大頭瘟)을 치료한다.

처방 황금(黃芩) • 황연병주초(黃連並酒炒) 각 5돈, 인삼(人蔘) 3돈, 진피(陳皮) • 길경(桔梗) • 현삼(玄蔘) • 시호(柴胡) • 감초(甘草) 각 2돈, 서점자(鼠粘子) • 마발(馬勃) • 판람근〔板藍根 : 없으면 청대(靑黛)를 대신 쓴다〕• 연교(連翹) 각 1돈, 승마(升麻) • 백강잠(白殭蠶) 각 5푼을 가루로 하고 그 반은 백탕(白湯)에 고루 섞어서 수시로 마시고 그 반은 꿀로 탄자 크기의 환을하여 매 1알

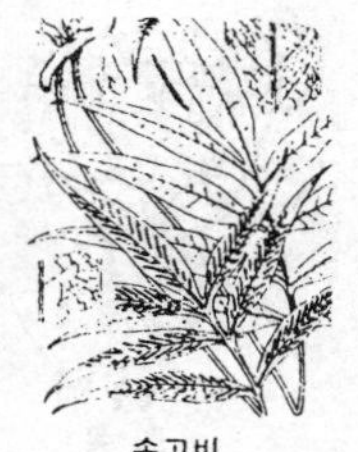
손고비

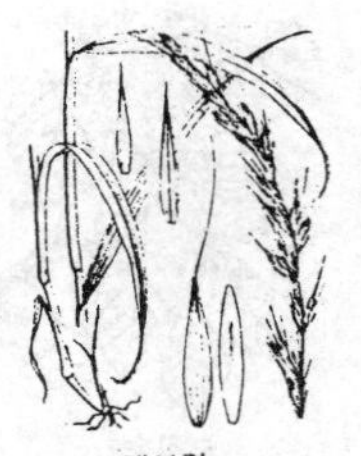
개보리

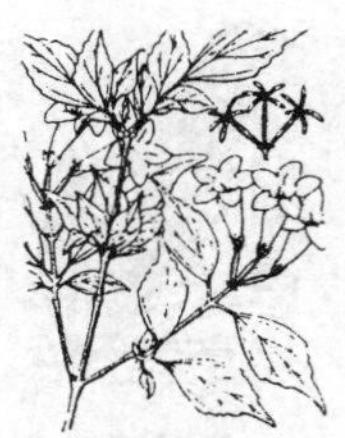
주걱댕강나무

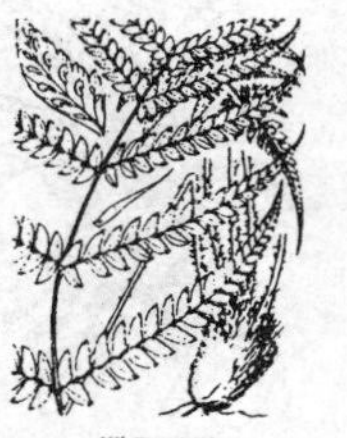
뱀고사리

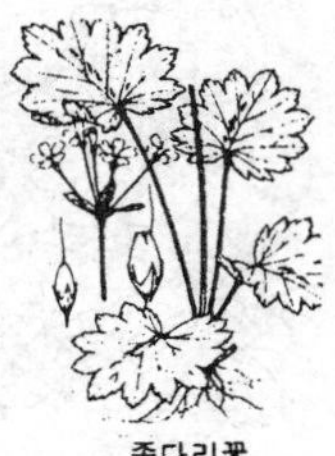
종다리꽃

을 잘 씹어서 더운 물로 내려 보내고 또는 방풍(防風)·박하(薄荷)·천궁(川芎)·당귀(當歸) 1냥을 달인 물로써 2~3차례 나누어 먹으면 부기가 훨씬 부드러워지고 침으로써 출혈시키는 것이 당연한 것이다. 〈東垣〉

※기제해독탕(旣濟解毒湯)

효능 : 천행대두온(天行大頭瘟)으로 두면(頭面)이 붉게 붓고 아프게 되는 것을 치료한다.

처방 대두주외(大頭酒煨)·황금(黃芩)·황연병주초(黃連並酒炒)·길경(桔梗)·감초(甘草) 각 1돈, 승마(升麻)·시호(柴胡)·연교(連翹)·당귀신(當歸身) 각 5푼을 썰어서 1첩을 지어 물로 달여 먹는다. 〈丹心〉

※금련소독음(芩連消毒飮)

효능 : 천행대두온(天行大頭瘟)에 목구멍이 아픈 것을 치료한다.

처방 황연(黃連)·황금(黃芩)·시호(柴胡)·길경(桔梗)·천궁(川芎)·형개(荊芥)·방풍(防風)·강활(羌活)·지각(枳殼)·연교(連翹)·사간(射干)·백지(白芷)·감초(甘草) 각 7푼을 썰어서 1첩을 지어 생강 3쪽을 넣어 물로 달이고 우방자(牛蒡子) 한쪽을 넣어 다시 달여서 죽력(竹瀝)과 생강즙을 타서 먹는다. 〈入文〉

※우방금련탕(牛蒡芩連湯)

효능 : 대두온(大頭瘟)과 더불어 아장(啞瘴)을 치료한다.

처방 황금주세(黃芩酒洗) 2돈, 황연강즙초(黃連薑汁炒)·길경(桔梗)·대황주증(大黃酒蒸)·석고(石膏) 각 1돈, 연교(連翹)·악실(惡實)·현삼(玄蔘)·감초(甘草) 각 1돈, 형개(荊芥)·방풍(防風)·강활(羌活) 각 5푼을 썰어서 1첩을 지어 생강 3쪽을 넣어 물로 달이고 천천히 마신다. 〈回春〉

※누로산(漏蘆散)

효능 : 시독(時毒)의 훌비(疙痺)와 두면(頭面)의 홍종(洪腫)및 목구멍이 막히고 물과 약이 안내려가는 것을 치료한다.

처방 남엽(藍葉)·현삼(玄蔘) 각 2냥, 누로(漏蘆)·승마(升麻)·대황(大黃)·황금(黃芩) 각 1냥을 거친 가루로하여 매 3돈을 물로 달여서 천천히 마신다. 〈綱目〉

※이황탕(二黃湯)

효능 : 대두온(大頭瘟)이 처음 일어나는 증세를 치료한다.

처방 황금(黃芩)·황련(黃連)·병주초(並酒炒)·생감초(生甘草)· 각 1돈을 물로 달여서 조금씩 마시고 다시 술에 담근 대황(大黃)과 서점자(鼠粘子)볶은 것을 달여서 망초(芒硝)를 등분하여 넣어서 역시 수시로 조금씩 마신다.

※소독환(消毒丸)

효능 : 시독홀답(時毒疙瘩)의 악증(惡症)을 치료한다.

처방 대황(大黃)·모려하(牡蠣煆)·백강잠초(白殭蠶炒) 각 1냥을 가루로하여 꿀로 탄자 크기로 환을하고 매 1알을 샘물에 고루 내린다. 〈綱目〉

※강황환(殭黃丸)

효능 : 대두병(大頭病)과 후비(喉痺)를 치료한다.

처방 백강잠(白殭蠶) 1냥과 대황(大黃) 2냥을 가루로 하고 강즙(薑汁)에 탄자 크기로 환을 지어 샘물로 1알을 갈아서 먹는다. 〈易老〉

※이성구고환(二聖救苦丸)

처방 대황(大黃) 4냥, 주증(酒蒸)·저아(猪牙)·조각(皀角) 2냥을 가루로 하고 면호(麵糊)에 녹두알 크기로 환을하여 매 50~70알을 녹두탕(綠豆湯)으로 내려 보내고 땀이 나면 효력이 나는 것이다.

※가미강황환(加味殭黃丸)

효능 : 대두온(大頭瘟)및 하마(蝦蟆)·노자온(鸕鶿瘟)등 증세를 치료한다.

처방 대황주증(大黃酒蒸) 4냥, 백강잠(白殭蠶) 2냥, 선퇴(蟬退) 3돈, 강황(薑黃) 3돈반을 가루로 하고 생강

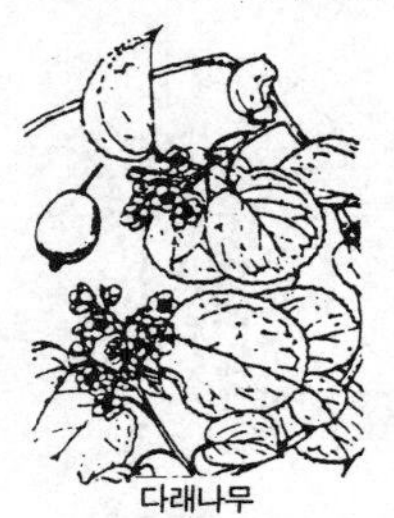
다래나무

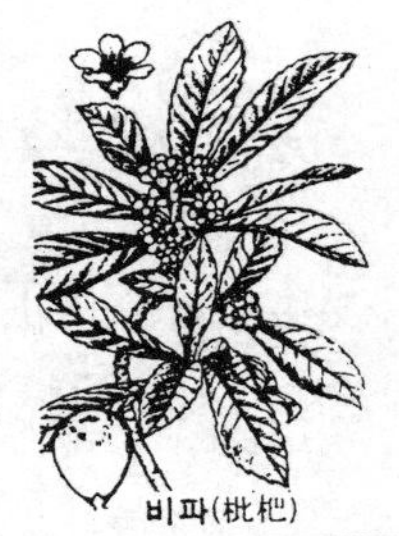
비파(枇杷)

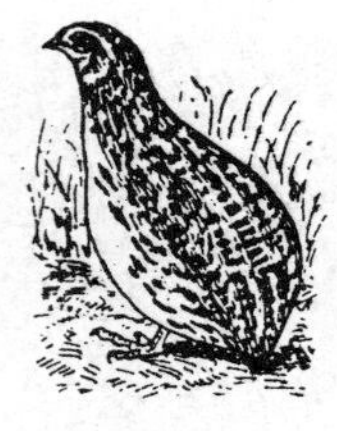
메추라기

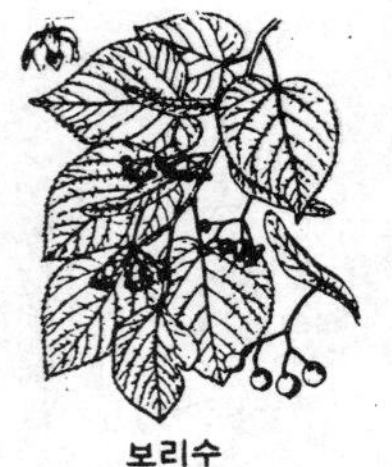
보리수

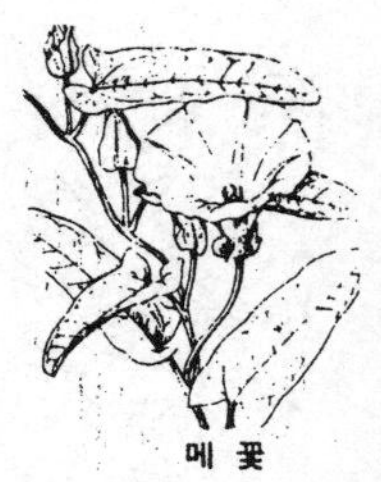
메 꽃

풀에 섞어서 매 1냥으로 10알을 지어 큰 사람은 1알, 어린 아이는 반알을 꿀물로 내려 보내면 바로 낫게 된다. 〈回春〉

즉 내부(內府)의 선방(仙方)이 된다.

※청량구고산(淸涼救苦散)

효능 : 대두온(大頭瘟)에 면비(面鼻)와 이목(耳目)이 부어서 아픈 것을 치료한다.

처방 부용엽(芙蓉葉)·상엽(桑葉)·백급(白芨)·백렴(白斂)·차전엽(車前葉)·대황(大黃)·황련(黃連)·황백(黃柏)·백지(白芷)·웅황(雄黃)·적소두(赤小豆)·망초(芒硝) 각 등분을 가루로 하고 꿀물에 섞어서 부은 곳에 붙이고 자주 그 위를 쓸어야 한다. 〈回春〉

※통기산(通氣散)

효능 : 천행(天行)하는 대두온(大頭瘟)에 두면(頭面)이 붉게 붓고 목구멍이 막힌데 이 약을 써서 재채기를 7~8번을 하면 독기(毒氣)를 새내보내서 낫고 병을 간호(看護)하는 사람들도 역시 이 약을 먹고 재채기를 하면 전염이 안 된다.

처방 현호색(玄胡索) 1돈반, 조각(皀角)·천궁(川芎) 각 1돈, 여로(藜蘆) 5푼, 척촉화(躑躅花) 2푼반을 가루로 하여 종이를 비벼서 약가루를 찧어 코에 넣고 재채기 하기를 1일에 3~5차례를 한다. 〈精義〉

※양법(禳法)

유근별전(劉根別傳)에 이르기를 「온역(瘟疫)이 치발(熾發)되면 그 고을 육합처(六合處)에 땅을 파되 깊이 3자 넓이 3자로 하여 깨끗한 모래 3곡(三斛)으로 그 속을 채우고 순주(醇酒) 3되를 그 위에 부은 다음 그 고을의 군수로 하여금 기도(祈禱)하면 이것이 역시 역려(疫癘)를 사라지게 하는 양술(良術)이 된다고 하였다. 이른바 태세육합(太歲六合)이란 그 해의 악기를 새게하는 곳이기 때문에 그곳에 기도하는 것이다.」〈得效〉

7. 온역(瘟疫)의 예방법일 경우

역병(疫病)이 처음 일어날 때에 정기산(正氣散)이나 또는 향소산〔香蘇散 : 처방은 한문(寒門)〕을 큰 남비에 달여 가지고 매 사람마다 한 사발씩 마시면 예방이 된다. 〈必用〉

또 닭이 울 무렵에 마음을 맑게하고 사해(四海)의 신명(神名)을 세 번씩 외우면 백귀(百鬼)와 온역(瘟疫)및 화재(火災)를 물리치는 데 효과가 있다. 동해의 신명(神名)은 아명(阿明), 남해(南海)의 신명(神名)은 축융(祝融), 사해의 신명(神名)은 거승(巨乘)·북해의 신명(神名)은 우〔愚 : 음(音)옹〕강이다. 〈類聚〉

소합향원(蘇合香元) 9알을 한 병의 청주(淸酒)속에다 담가서 수시로 마시면 귀역(鬼疫)의 기(氣)를 물리치고 또 조그마한 주머니에다 3알을 넣어서 심장(心臟)에 가까이 닿도록 차면 좋다. 〈類聚〉

온역(瘟疫)을 물리치는데 도소음(屠蘇飮)·노군소음(老君蘇飮)·무성자형화환(務成子螢火丸)·태창공벽온단(太倉公辟瘟丹)·이자건살귀원(李子建殺鬼元)·선성벽온단(神聖辟瘟丹)·칠물호두원(七物虎頭元)·칠물적산(七物赤散)·태을유금산(太乙流金散)등을 쓴다. 〈諸方〉

※도소음(屠蘇飮)

효능 : 온기(瘟氣)의 퇴치와 전염을 예방한다.

처방 백출(白朮) 1냥8돈, 대황(大黃)·길경(桔梗)·천초(川椒)·계심(桂心) 각 1냥반, 호장근(虎杖根) 1냥2돈, 천오(川烏) 6돈을 썰어서 강낭(絳囊)에 넣어 12월 회일에 우물에 넣었다가 정월 말일에 이른 새벽에 내어서 청주 2병소거에 넣어서 두 어번 끓여 남녀 노소 할 것 없이 동쪽을 향새서 한잔씩 마시고 그 찌꺼기는 우물속에 넣어 두고 늘 그 물을 퍼서 마신다. 〈千金〉

※노군신명산(老君神明散)

효능 : 온역(瘟疫)을 몰아낸다.

처방 천오포(川烏炮) 4냥, 부자포(附子炮)·백출(白朮) 각 2냥, 길경(桔梗)·세신(細辛) 각 1냥을 거친 가루로하여 강견대(絳絹袋)에 넣어서 차고 다니면 온 마을의 사람들이 병에 안 걸리고 그래도 혹시 역기(疫氣)가 있으면 더운 술로 1돈을 먹고 땀을 낸 뒤에 한번 토해 버리면 바로 낫고, 만약 3~4일이 지나면 3돈씩 물 1주발에 달여 먹으면 3번이면 바로 차도가 생긴다. 〈活人〉

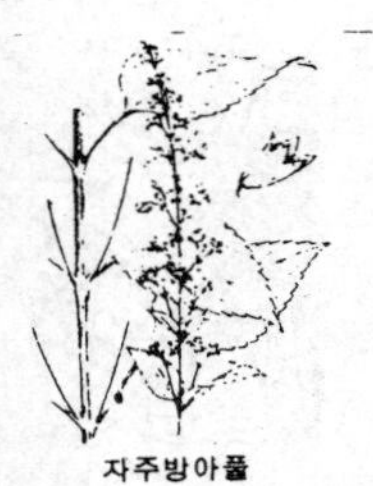
자주방아풀

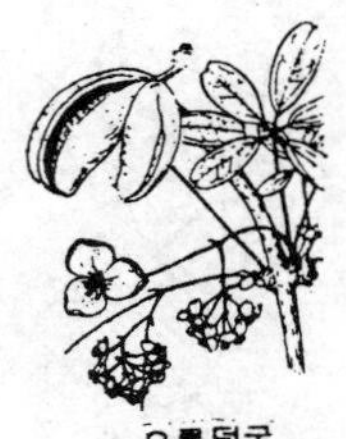
으름덩굴

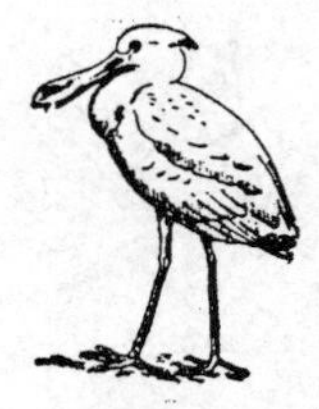
가리새

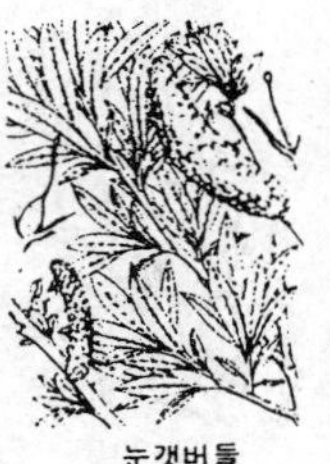
눈갯버들

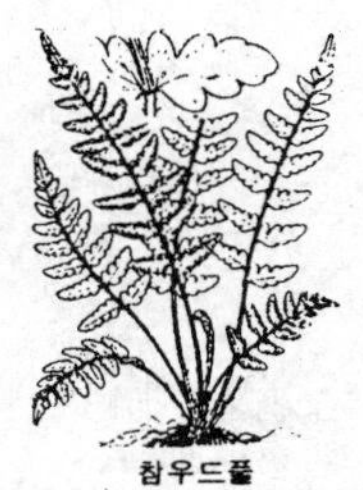
참우드풀

※무성자형화환(務成子螢火丸)

효능: 온역(瘟疫)의 악기(惡氣)와 백귀(百鬼)·호랑(虎狼)·타훼(陀虺)·봉채(蜂蠆)의 모든 독에 오병(五兵) 백창(百刃)및 도적(盜賊)의 흉해(凶害)를 몰아낸다.

처방 웅황(雄黃)·자황(雌黃) 각 2냥, 귀전우(鬼箭羽)·질려자(疾藜子) 각 1냥, 영양각단(羚羊角鍛)·조회(竈灰)·철추(鐵椎)자루에 철이 들어간 부분 각 2돈반을 가루로하여 계란 노란자에 웅계관혈(雄鷄冠血)을 1구분을 넣어 살구씨 크기로 환을지어 3각 자루에 5알을 넣어 왼쪽 팔 어깨에 차고 또한 드나드는 문 위에 걸어 둔다.

옛날에 관군장군(冠軍將軍) 유자남(劉子南)이 약을 가졌는데 다음날에 북방에서 로(虜)와 더불어 싸워서 포위를 당하고 화살이 비같이 쏟아져 자남(子南)의 탄말 몇자 앞에서 모두 땅에 떨어지니 로(虜)가 신인(神人)이라고 하여 모두 다 도망갔으니 일명 관군환(冠軍丸)이라고도 한다. 〈千金〉

※태창공벽온단(太倉公辟瘟丹)

효능: 온역(瘟疫)을 몰아내고 사기(邪氣)를 흩어 버린다.

처방 창출(蒼朮) 8냥, 오약(烏藥)·황련(黃連)·백출(白朮)·강활(羌活) 각 4냥, 천오(川烏)·초오(草烏)·세신(細辛)·자초(紫草)·방풍(防風)·독활(獨活)·고본(藁本)·백지(白芷)·향부자(香附子)·당귀(當歸)·형개(荊芥)·천마(天麻)·계피(桂皮)·감송(甘松)·삼내자(三乃子)·백작약(白芍藥)·건강(乾薑)·마황(麻黃)·조각(皀角)·감초(甘草) 각 2냥, 사향(麝香) 3돈반을 가루로하여 찐 대추 살로 탄자 크기의 환을해서 매 1알을 수시로 불에 태운다. 〈回春〉

※이자건살귀원(李子建殺鬼元)

효능: 온역(瘟疫)을 몰아내고 일체의 귀매(鬼魅)와 망량(魍魎)을 죽인다.

처방 여로(藜蘆) 3냥, 호두(虎頭) 1냥반, 웅황(雄黃)·귀구천웅(鬼臼天雄)·조협(皀莢)·무이(蕪荑) 각 5돈을 가루로 하고 꿀로 녹두알 크기로 환을하여 열병(熱病)과 시기(時氣)에 상머리에다 1알씩 불에 태운다. 〈類聚〉

※선성벽온단(宣聖辟瘟丹)

섣달 24일 아침에 정화수를 떠서 깨끗한 그릇 속에 담아 식구(食口)의 수에 따라서 유향(乳香)을 담가두었다가 정월 초하루 첫 새벽에 달여서 매 사람마다 유향(乳香)한 덩이씩 씹어 물을 마시고 삼키면 1시간 시역(時疫)에 안 걸리게 된다. 〈醫鑑〉

※신성벽온단(神聖辟瘟丹)

효능: 노래에 이르기를 「신성(神聖)한 벽온단(辟瘟丹)은 어디서 유전되어 세간(世間)에 있는가? 정초에 한번은 불사르니 사계절이 평안하도다.」

처방 창출(蒼朮) 2돈, 강활(羌活)·독활(獨活)·백지(白芷)·향부자(香附子)·대황(大黃)·감송(甘松)·삼내자(三乃子)·적전(赤箭)·웅황(雄黃) 각 1냥을 가루로 하고 면호(麵糊)에 탄자 크기의 환을하여 황단(黃丹)으로 겉을 입히고 말려서 새벽에 1번을 환하게 불사른다.

※칠물호두원(七物虎頭元)

효능: 온(瘟)을 몰아내고 귀(鬼)를 죽이고 일체의 역기(疫氣)를 없앤다.

처방 호두골(虎頭骨)·주사(朱砂)·웅황(雄黃) 각 1냥반, 귀구조협(鬼臼皀莢)·무이(蕪荑)·자황(雌黃) 각 1냥을 가루로 하고 밀랍을 녹여 탄자 크기로 환을하여 홍견대(紅絹袋)에 1알을 넣어 남좌, 여우의 팔위에 매고 또 집의 사각에 달아 두며 만약 근처에 역려(疫癘)가 유행되면 그믐때와 보름의 한밤중에 각 집이 문간에서 1알씩 불사르고 새벽에 각자가 작은 콩 크기의 1알씩을 삼켜 내리면 전염이 안 된다. 〈寶鑑〉

※칠물적산(七物赤散)

효능: 온역(瘟疫)의 독기(毒氣)를 몰아낸다.

처방 단사(丹砂)를 별도로 갈고 천오포(川烏炮) 각 1냥, 과루근(瓜蔞根) 7돈반, 세신(細辛)·양척촉(羊躑躅)·건강포(乾薑炮)·백출초(白朮炒) 각 5돈을 가루로하여 매 반돈을 더운 술로 고루 먹고 땀이 나면 풀리는 것인데 만약 안 풀리면 다시 1돈을 먹는다. 〈寶鑑〉

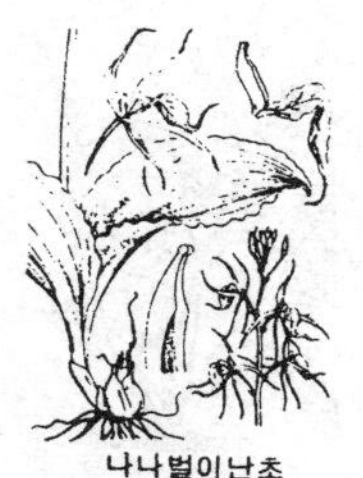
나나벌이난초

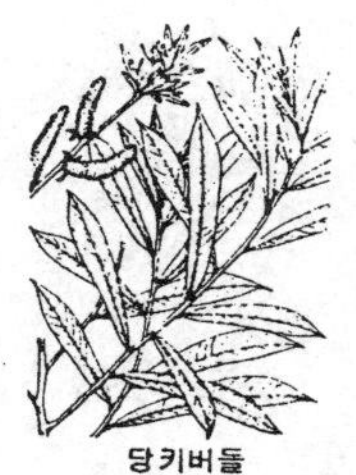
당키버들

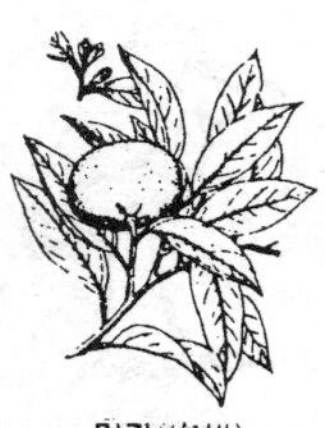
밀감(蜜柑)

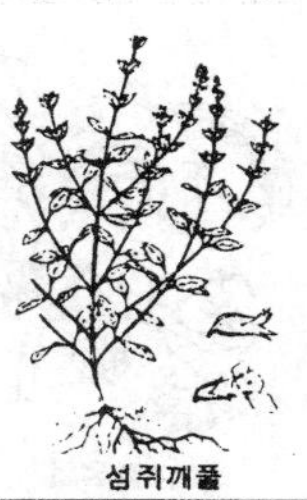
섬쥐깨풀

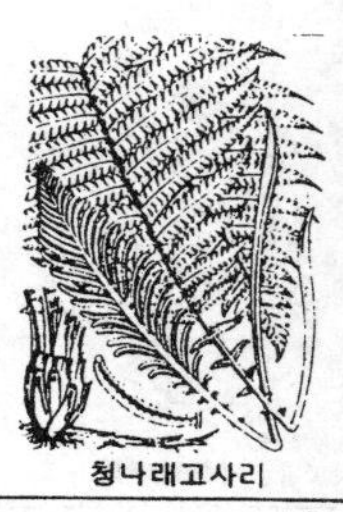
청나래고사리

※태을유금산(太乙流金散)

효능 : 온역(瘟疫)을 몰아낸다.

처방 웅황(雄黃) 1냥반, 영양각(羚羊角) 1냥, 자황(雌黃)•반석(礬石)•귀전우(鬼箭羽) 각 7돈반을 거친 가루로하여 삼각 자루에 1냥을 넣고 심전에 차고 드나드는 문 위에 달아 두며 또 푸른 헝겊에 약간 싸서 뜰안에서 불사른다. 〈類聚〉

8. 전염되지 않는 법

대개 온역(瘟疫)이 있는 집에는 저절로 악기(惡氣)가 일어나 사람에게 침투하면 바로 니환(泥丸)에 오르고 백맥(百脈)에 흩어져 흘러가서 서로 전염이 되는데 만약 창졸간(倉卒間)에 약이 없으면 향유(香油)를 비단(鼻端)에 바르고 종이를 비벼서 코를 찔러 재채기를 계속 하는 것이 좋다. 〈得効〉

또 웅황(雄黃)가루를 물에 섞어서 붓에 찧어 콧구멍속에 바르면 비록 환자와 더불어 같이 살고 있어도 서로 전염이 안 되니 얼굴을 씻은 다음이나 잠자리에 들기전에 하는 것이 좋다. 〈得効〉

온역(瘟疫)집에 들어갈 때에 먼저 대문을 열고 큰 남비에다 물 2말을 담아서 당(堂)의 중심부에 안치하고 소합향원(蘇合香元) 20알을 달이면 그 향기가 충분히 역기(疫氣)를 흩고 모든 환자가 각각 1병씩 마신 다음 의원이 들어가서 진찰하면 전염이 안 된다. 〈得効〉

또 역가(疫家)에 들어갈 때에 종이를 비벼서 향유와 웅황(雄黃)및 주사(朱砂)가루를 찍어서 귀와 콧속에 넣으면 가장 예독(穢毒)의 기(氣)를내몰아내는데 효력이 크고 향촌(鄕寸)의 편만(遍滿)도 여의단(如意丹)을 잘 쓰면 또한 좋다. 〈入門〉

무릇 역가(疫家)에 들어갈 때에 행동을 종용(從容)히 하고 좌편으로 들어가야 되며 남자의 병은 예기(穢氣)가 음호(陰戶)에서 나온다는 것을 잘 기억하고 서로 마주대고 앉든지 서든지 할 때는 그 향배(向背)를 요령있게 할 것이며 그곳을 나와서는 다시 종이로써 코를 찔러 재채기를 하는 것이 좋다. 〈回春〉

웅황환(雄黃丸)이 제일 좋다. 〈履老〉

상한열병(傷寒熱病)의 전염자가 크게 땀을 내면 그 예기(穢氣)가 전염하기 쉽기 때문에 성혜방(聖惠方)에 말하기를 한번 큰 땀이나면 약을 등문에 달아 두어서 예독(穢毒)으로 하여금 사람을 상하지 않게 하고 친속(親屬)의 시봉(侍奉)하는 사람들은 노역(勞疫)으로 인해서 기허(氣虛)가 되어 변란(變亂)을 일으키고 전염하는 증세는 맥(脈)이 깨끗하지 않는 것이 원인이 된다.

치료 방법은 저절로 땀이 나는 증세는 창출백호탕(蒼朮白虎湯)이고, 땀이 없는 증세는 익원산(益元散)에 양격산(涼膈散)을 합해서 쓰면 열이 흩어지고 물러간다. 〈類聚〉

※웅황환(雄黃丸)

효능 : 온역(瘟疫)을 치료하고 서로 전염이 되지 않게 한다.

처방 웅황(雄黃)•적소두초(赤小豆炒)•단삼(丹蔘)•귀전우(鬼箭羽) 각 2냥을 가루로 하고 꿀로 오동열매 크기의 환으로 매일 공복에 더운 물로 5알을 삼켜 내리면 환자와 함께 옷을 같이 입고 음식을 같이해도 전염이 안 된다. 〈易老〉

9. 장역(瘴疫)일 경우

영남 지방은 봄과 가을에 사람들이 산람장무(山嵐瘴霧)의 독기(毒氣)에 감염(感染)되서 온학한열(瘟瘧寒熱)이 되는데 이것은 독기(毒氣)가 입과 코에서 안으로 들어간다. 승마창출탕〔升麻蒼朮湯 : 처방은 습문(濕門)〕이 주로 치료한다. 〈節齋〉

남방의 역려(疫癘)는 남장(嵐瘴)과 계곡의 증독(蒸毒)의 기(氣)를 낀 때문이니 그 증세가 열이 상초(上焦)에 타서 병이 올 때에는 사람이 미곤(迷困)하고 심하면 조(躁)를 일으키고 광망(狂妄)하며 또한 벙어리가 되어서 말을 못하는 이것은 패혈(敗血)이 심장에 어리고 독이 비(脾)에 까지 뻗쳐 모이기 때문이다. 가미시호탕(加味柴胡湯)을 쓴다. 〈醫鑑〉

장역(瘴疫)에느 삼선탕(三仙湯)이나 태무신출산(太無神朮散)을 쓴다. 〈諸方〉

※가미시호탕(加味柴胡湯)

처방 시호(柴胡) 2돈, 황금(黃芩)•반하(半夏)•인삼(人蔘)•지각(枳殼)•대황(大黃)•감초(甘草) 각 1돈을 썰어서 생강 3, 대추 2를 넣어 물로 달여 먹는다. 〈醫

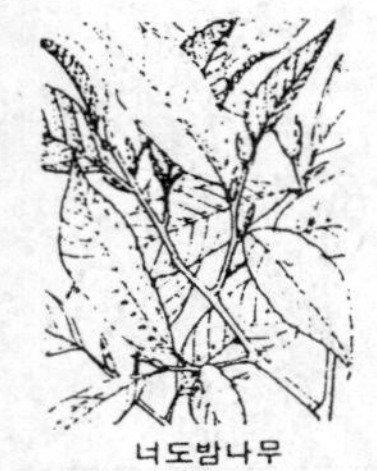
너도밤나무

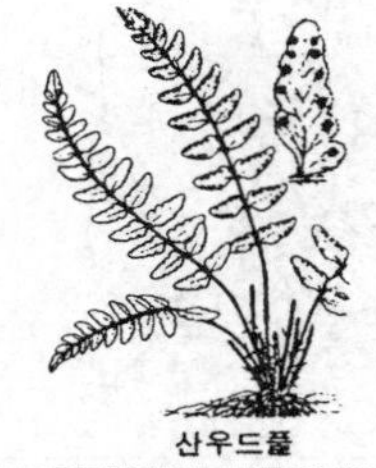
산우드풀

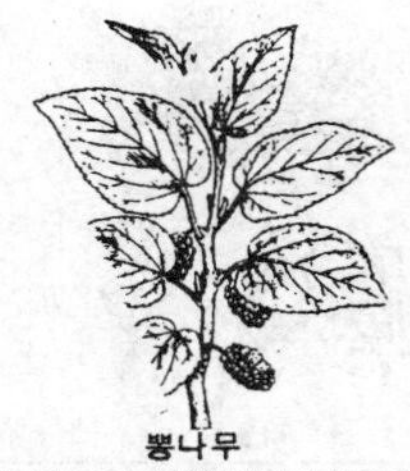
뽕나무

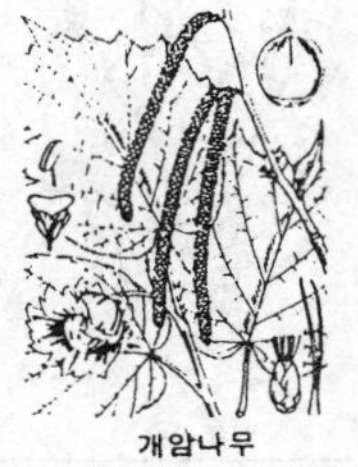
개암나무

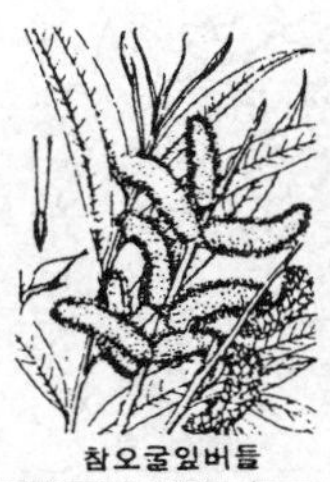
참오굴잎버들

鑑〉

※삼선탕(三仙湯)

효능 : 산람장기(山嵐瘴氣)의 시행온역(時行瘟疫)을 치료한다.

처방 창출(蒼朮) 4돈, 건지황(乾地黃) 2돈, 우슬(牛膝) 1돈을 썰어서 1첩을 지어 물로 달여 먹고 또는 가루로하여 초풀에 오동열매 크기로 환을 해서 공복에 30~50알을 술에 삼켜 내린다. 〈經驗〉

※태무신출산(太無神朮散)

효능 : 사시온역(四時瘟疫)을 치료하고 산남장기(山嵐瘴氣)의 좋은 약이 된다.

처방 창출(蒼朮) 3돈, 진피(陳皮) • 후박(厚朴) 각 2돈, 석창포(石菖蒲) • 곽향(藿香) • 감초(甘草) 각 1돈을 썰어서 1첩을 하고 생강 3, 대추 2를 넣어 물로 달여 먹는다. 〈正傳〉

또는 창포(菖蒲)가 없고 향부자(香附子) 1돈을 넣어서 이름을 신출산기산(神朮散氣散)이라고 한다. 〈正傳〉

10. 온역열병(瘟疫熱病)의 난치증일 경우

열병(熱病)에 침을 놓지 못하는 것이 9가지가 있으니 1은 땀이 나지 않고 대관(大觀)이 붉고 홰(噦)하면 죽고, 2는 설사하고 배가 가득한 것이 심하면 죽으며, 3은 눈이 밝지 못하고 열이 안 그치면 죽고, 4는 노인과 어린 아이가 열이 있고 배가 가득하면 죽으며, 5는 땀이 나지 않고 구역하며 하혈(下血)하면 죽고, 6은 혓바닥이 헤어지고 열이 안 그치면 죽으며, 7은 기침하고 코피가 나고 땀이 나지 않으며 나도 발에까지 이르지 못하면 죽고, 8은 수(髓)가 열이 있으면 죽으며, 9는 열이 있으면서 경(痙)하면 죽으니 경(痙)이란 증세는 허리가 부러지고 사지(四肢)가 틀어지며 이를 무는 것이다. 〈靈樞〉

단방(單方) (29종)

※주사(朱砂)

온역(瘟疫)을 몰아낸다. 1냥을 잘 갈아서 흰 꿀에 삼씨 크기로 환을하여 정조(正朝)의 이른 새벽에 일가의 노유(老幼)가 다른 음식을 먹지 말고 동쪽을 향해서서 물로서 3~7알을 삼켜 내리면 영원히 온역(瘟疫)을 면하게 된다. 〈本草〉

※구인즙(蚯蚓汁)

천행열질(天行熱疾)을 주로 치료하니 생지룡(生地龍)에 소금을 바르면 변해서 물이 되는데 그 즙(汁)을 마신다. 〈本草〉

※남엽즙(藍葉汁)

천행열광(天行熱狂)에 잎을 찧어서 즙을 내어 한 잔을 마신다. 〈本草〉

※납설수(臘雪水)

천행온역(天行瘟疫)으로 열이 성한 데 마신다. 〈本草〉

※생갈근즙(生葛根汁)

천행온역(天行瘟疫)을 열질(熱疾)을 치료하니 뿌리를 찧어 즙을 내어 마신다.

※고삼(苦參)

천행장열(天行壯熱)에 1냥을 썰어 초에 달여 마시면 토하고 바로 낫는다. 〈本草〉

※수중세태(水中細苔)

천행열민(天行熱悶)에 찧어서 즙을 짜서 마신다. 〈本草〉

※청대(靑黛)

대두온(大頭瘟)에 두면(頭面)이 붉게 부은데 진정화(眞靜花) 3돈과 소주(燒酒) 1잔에 달걀 흰자위 한개 분을 타서 마시면 부기가 바로 사그라지는 신통한 처방이다. 〈回春〉

※사매(蛇苺)

천행열병(天行熱病)에 입안에 부스럼이 난 증세를 치료한다. 사매(蛇苺)의 자연즙(自然汁)을 한말쯤 짜서 5되가 되도록 달여 가지고 약간씩 마신다. 〈本草〉

※죽력(竹瀝)

시기(時氣)의 온역(瘟疫)에 열이 성하고 번조(煩躁)한

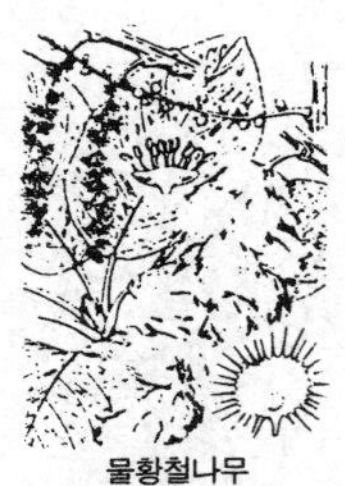
물황칠나무

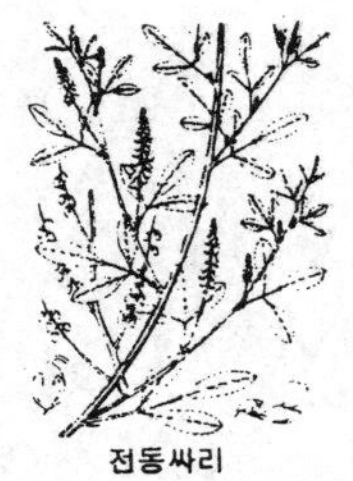
전동싸리

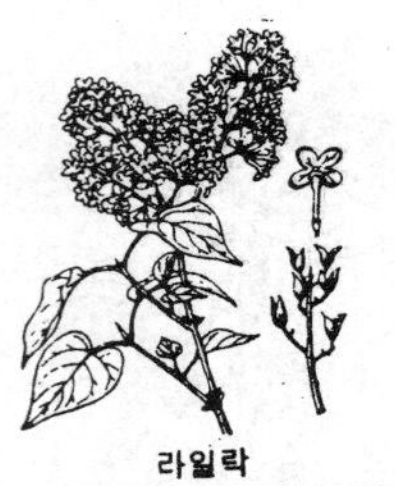
라일락

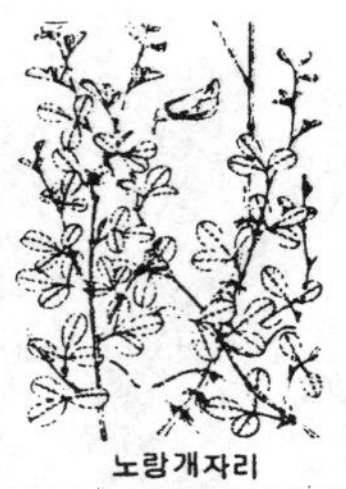
노랑개자리

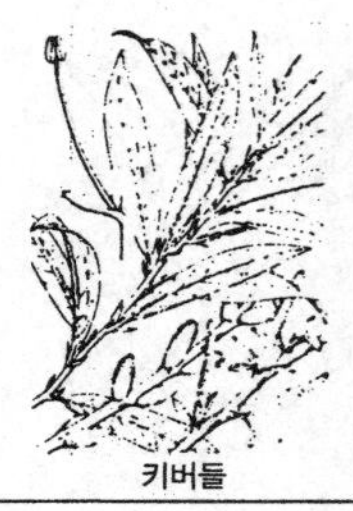
키버들

증세를 치료한다. 죽력(竹瀝)반잔에 샘물 반잔을 타서 마신다. 〈本草〉

※창출(蒼朮)
온역(瘟疫)과 사습기(邪濕氣)를 치료하니 조협(皀莢)과 같이 뜰에서 불에 태운다. 〈本草〉

※생우즙(生藕汁)
열병(熱病)의 번갈(煩渴)을 치료하니 우즙(藕汁) 1잔에 꿀 1흡을 넣어 마신다. 〈本草〉

※납월서(臘月鼠)
불에 태우면 악기(惡氣)를 몰아내고 또 정월초 1일 아침에 살고 있는 근처에 묻으면 온역기(瘟疫氣)를 몰아낸다. 〈本草〉

※섬여(蟾蜍)
먹으면 열병(熱病)에 안 걸리니 생으로 찧어서 즙을 짜 먹고 또는 불에 태워서 가루로하여 물에 타서 먹으면 모두 온역(瘟疫)의 발반(發斑)을 주로 치료한다. 〈本草〉

※도엽(桃葉)
천행병(天行病)에 땀이 안 나는 증세를 치료한다. 도엽(桃葉)을 많이 취하여 진하게 달인 탕을 침상 밑에 두고 그 위에 앉아서 옷과 이불을 두텁게 덮으면 땀이 나서 잘 낫고 또 도지(桃枝)를 썰어서 파를 넣어 달여 입속에 머금게 한다. 〈本草〉

※총백(葱白)
천행시질(天行時疾)에 머리가 아프고 열광(熱狂)하는데 파를 진하게 달여서 마신다. 〈本草〉

※적소두(赤小豆)
온역(瘟疫)을 몰아낸다. 적소두(赤小豆)를 새 자루에 넣어서 이른 아침에 우물 속에 넣었다가 3일 뒤에 건져서 온 집의 노유(老幼)가 남자는 10개, 여자는 20개를 먹으면 좋다. 〈本草〉

※온무청즙(溫蕪菁汁)
온 가족이 먹으면 시질(時疾)을 예방한다. 〈本草〉

※산(蒜)
정월달에 오신(五辛)을 먹어 여기(厲氣)를 물리치니 1은 산(蒜), 2는 총(葱), 3운 구(韭), 4는 해(薤), 5는 강(薑)이다. 〈本草〉

※인시(人屎)
천행병(天行病)에 크게 열이 있어서 미쳐 날 뛰는데 마른 인분(人糞)을 끓는 탕에 담가 마시고 또는 태워 재를 가루로 하여 물에 타서 마시고 또한 깨끗한 토항(土抗)속에 넣고 새물을 부어 맑은 똥 물을 떠서 먹는다. 〈本草〉

즉 야인(野人)의 마른 똥이니 깨끗한 모래를 덮고 물을 부어 맑게해서 마시면 열병(熱病)을 치료하는데 가장 좋다. 〈本草〉

※인중황(人中黃)
역독(疫毒)을 치료한다. 큰 죽통(竹筒)하나를 양쪽 마디를 그대로 둔 채 끊어서 마디의 양쪽에 구멍을 뚫고 거기에 감초(甘草)큰 것을 넣은 다음 나무못 여러 개로 그 구멍을 막은 다음에 똥통에 한달 동안 담가두었다가 끄집어 내어서 말려 쓴다.

섣달에 담죽(淡竹)을 잘라서 푸른 거죽은 긁어 버리고 똥통에 넣어 두었다가 그 속에 스며들은 즙을 내서 마시면 천행열질(天行熱疾)의 미치게 되는 증세를 치료하니 바로 분청(糞淸)이 된다. 〈丹心〉

※적마제(赤馬蹄)
온역(瘟疫)을 몰아내니 가루를 만들어서 2냥을 자루에 넣어 남좌, 여우로 찬다. 〈本草〉

※모저분(牡猪糞)
천행열병(天行熱丙)과 온독(温毒)의 큰 열이 있는 증세를 치료하니 마른 것을 가지고 물에 담가 맑게 하여 마신다. 〈本草〉

※웅호시(雄狐屎)
태우면 온역병(瘟疫病)을 몰아내고 살을 먹어도 좋다. 〈本草〉

※달육(獺肉)

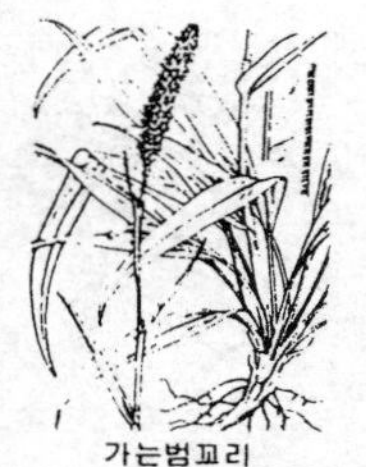
가는범꼬리

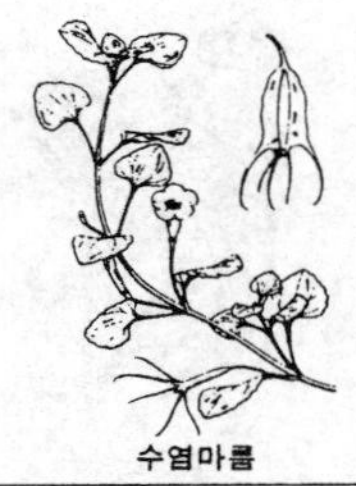
수염마름

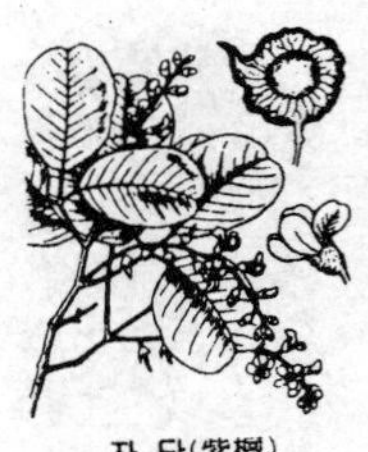
자 단(紫檀)

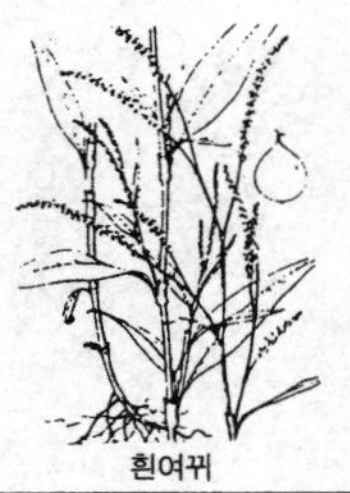
흰여뀌

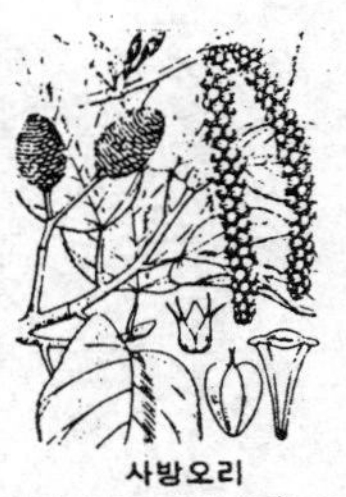
사방오리

역기(疫氣)의 온병(瘟病)에 살을 달여서 즙을 식혀 가지고 마신다. 〈本草〉

※개채자(葵菜子)

역기(疫氣)가 전염 되어서 처음에 머리가 아픈 증세를 깨달을 때에 씨를 가루로하여 배꼽에 메우고 헝겊을 덮어 문지르면 땀이 나고 바로 낫는다. 〈種杏〉

※백갱미(白粳米)

반되를 연발총(連髮葱) 20뿌리와 같이 죽을 끓이고 좋은 초 반잔을 넣어 다시 끓여 먹고 땀을 내면 바로 낫는다. 〈種杏〉

※순(蓴)

온병(瘟病)에 순(蓴)을 먹으면 모두 죽게 된다. 〈本草〉

※규채(葵菜)

천행병(天行病)을 겪은 다음에 규채(葵菜)를 먹으면 눈이 멀게 된다. 〈本草〉

※침법(鍼法)

열병(熱病)을 치료하는데 59자라 함은 머리 위의 다섯 행으로, 5를 하는 것은 모든 양(陽)의 열역(熱疫)하는 것을 넘는 것이며, 머리의 중행(中行)은 상성(上星)•신회(顖會)•전정(前頂)•백회(百會)•후정(後頂)의 오혈(五穴)을 말하고, 그 양쪽 곁이라 함은 승광(承光)•통천(通天)•낙각(絡却)•옥침(玉枕)•천주(天柱)의 십혈(十穴)을 말하는 것이며, 또 그 양쪽 곁의 임읍(臨泣)•목창(目窓)•정영(正營)•승령(承靈)•뇌공(腦空)이 10혈이고, 대저(宰杼)•응유〔膺兪 : 즉 중부혈(中府穴)〕•결분(缺盆)•배유〔背兪:즉 풍문혈(風門穴)〕의 8혈(八穴)은 가슴속의 열을 사(邪)하고 기가(氣街)•삼리(三里)•거허(巨虛)와 상하렴(上下廉)의 8혈은 윗속의 열을 사(瀉)하며 운문(雲門)•우골〔髃骨 : 즉 견우혈(肩髃穴)〕•위중(委中)•수공〔髓空 : 즉 요유혈(腰兪穴)〕은 오장(五臟)의 열을 사(瀉)하는 것이다. 〈內經〉

二九. 사수(邪祟)

1. 사수(邪祟)의 형증(形症)일 경우

시(視)•청(聽)•언(言)•동(動)이 모두 망(妄)한 것을 사수(邪祟)라고 하는데 심하면 평생에 듣고 보지도 못한 사실과 오색신귀(五色神鬼)를 말하는 증세이니 이것은 기혈(氣血)이 아주 허하고 신광(神光)이 모자라며 또는 담화(痰火)를 낀 것이고 실제로 요사(妖邪)와 귀수(鬼祟)가 있는 것이 아니다. 〈入門〉

사수(邪祟)의 증세가 전과 같으면서 전(巓)이 아니고 어떤 때는 명랑하고 어떤 때는 혼암(昏暗)하다. 〈回春〉

사(邪)의 병 증세가 혹은 노래하고 혹은 울며 혹은 읊조리고 혹은 웃으며 혹은 구거(溝渠)에 정신없이 앉아서 분예(糞穢)를 먹고 혹은 나체(裸體)로 몸을 드러내며 혹은 밤낮으로 돌아다니고 혹은 성을 내며 꾸짖는 것이 한도가 없다. 〈千金〉

사람이 귀물(鬼物)에게 매혹된 경우가 되면 슬퍼하기를 좋아하고 저절로 요동(撓動)하니 마음이 요란(擾亂)해서 취한 것 같고 미친 말을 하고 경포(驚怖)하며 벽을 향하여 슬피 울기도 하며 자나 깨나 귀염(鬼魘)을 잘하고 또는 귀물(鬼物)과 함께 서로 접하고 그 증세는 한열(寒熱)이 오고가며 심(心)•복(腹)이 가득하여 기가 짧아서 음식을 못먹게 된다. 〈病源〉

사람의 정신이 정상이 못되면 심지(心志)에 두려운 것이 많아서 드디어 귀물(鬼物)의 견체(牽掣)한 바가 되거나 또는 붙어있게 되어서 멍청하며, 미친 말과 헛소리를 잘하고 성내어 꾸짖고, 남의 일을 잘 비방하며 남이 희롱하고 욕을 해도 반응이 없으며, 미연(未然)의 화복(禍福)을 미리 말하고, 그 때를 당해서 조금도 틀리지 않고 남의 마음 먹은 사실을 알며, 높은 데를 오르고 위험한 곳을 지나는데 평지와 같이 여기고 또는 슬피 울고 신음(呻吟)하면서 사람을 대하려 하지 않고, 또는 여광여취(如狂如醉)해서 그 상태가 이루 말할 수가 없다. 〈綱目〉

사람의 눈에 오색비상한 귀물(鬼物)이 보이는 것은 모두 자기의 정신이 나가고 신기(神氣)가 올바르지 못한 것이며, 사실은 외사(外邪)가 업신여긴 것이 아니니 즉 원기(元氣)가 아주 허한 증후인 것이다. 〈正傳〉

자나 깨나 상서(祥瑞)롭지 못하고 공포를 잘하는 것은

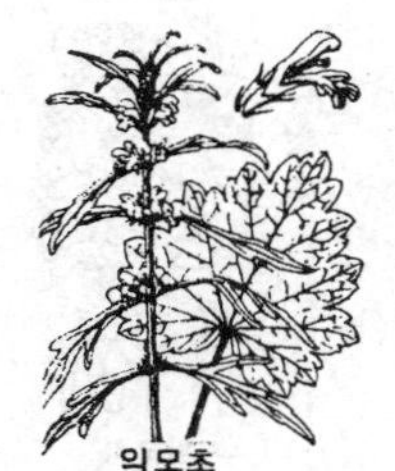
익모초

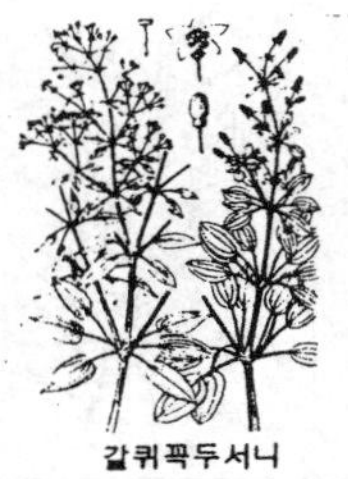
갈퀴꼭두서니

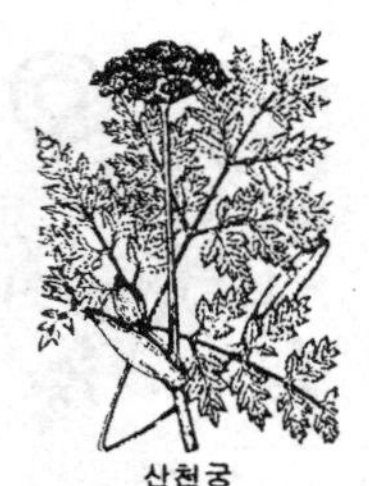
산천궁

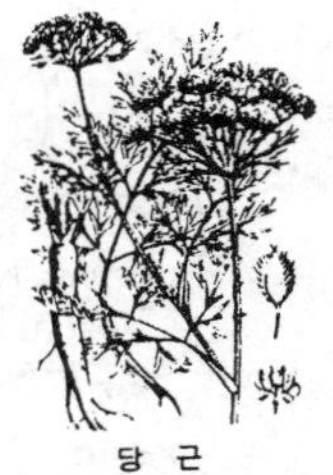
당 근

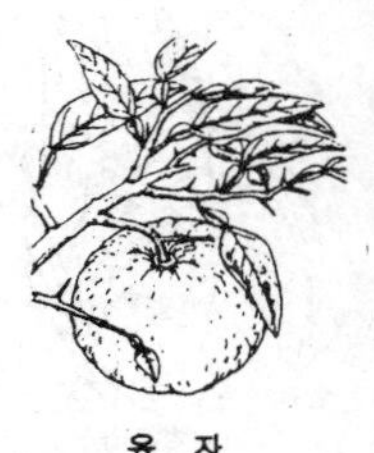
유 자

수혹증(祟惑症)이라고 하는 것이다. 〈得効〉

2. 10주(十疰)와 오시(五尸)일 경우

사람이 죽은지 3년 뒤에 귀신이 풍진(風塵)을 지어 사람에게 부딪쳐서 병이 된 것을 풍주(風疰)・한주(寒疰)・기주(氣疰)・생주(生疰)・양주(涼疰)・주주(酒疰)・식주(食疰)・수주(水疰)・시주(尸疰)등이라 하는 데 대개 주(疰)라는 것은 주자(住字)와 뜻이 통하는 것인데 연대(連帶)하게 하고 정지하며 또한 옆 사람에게 쉽게 든다는 뜻이다. 〈千金〉

또 10주란 증세는 기주(氣疰)・노주(勞疰)・냉주(冷疰)・귀주(鬼疰)・생인주(生人疰)・사인주(死人疰)・시주(尸疰)・식주(食疰)・수 주(水疰)・토주(土疰)등이라고도 한다. 〈千金〉

오시(五尸)란 증세는 1은 비시(飛尸), 2는 돈시(遁尸), 3은 침시(沈尸), 4는 풍시(風尸), 5는 복시(伏尸)니 모두 귀사(鬼邪)의 기(氣)를 기고 몸에 흘러 들어서 한(寒)과 열(熱)이 임리(淋漓)하고 정신이 착란(錯亂)되며 해와 달이 쌓일수록 차차 한번에 체하게 되어서 마침내는 죽게 되고 죽은 뒤에도 옆 사람에게 궤주(潰注)해서 멸문(滅門)하기 까지 되기 때문에 시주(尸疰)라고 말하는 것이다. 〈千金〉

전증(傳症)이란 것은 사정(邪精)과 귀경(鬼經)의 기(氣)를 겪서 생기는 증세이니 경(經)에 말하기를 「사람이 년월의 액(厄)을 만나면 귀물(鬼物)의 정(精)을 느껴서 온몸이 아프지 않는 곳이 없으나 침묵해서 고통이 어떤 부분에 있는 증세인지 알 수 없으며 세월을 쌓아서 차차 위돈(委頓)하게 되고 다시 옆사람에게 전증(傳症)하니 당연히 신명(神明)을 통하고 악기(惡氣)를 몰아내는 약을 써서 치료해야 하는 것인데 또는 사향(麝香)과 서각(犀角)을 긁어서 가루를 내고 사악(邪惡)을 몰아내며 단(丹)과 석(石)을 날리고 단련해서 맑게하며 인납(引納)한다고 하니 대개 시주를 위해서 만든 약이다.」〈直指〉

3. 맥법(脈法)일 경우

맥(脈)이 오는 것이 더디고 숨으며, 또는 참새가 쪼는 것과 같은 것은 사맥(邪脈)이고, 혹시 맥(脈)이 오는 것이 약하고 면면(綿綿)하며 지복(遲伏)하거나 또는 면면(綿綿)해서 도수(度數)를 모르면서 얼굴색이 변하지 않는 것은 사병(邪病)이며, 맥(脈)이 오는 것이 잠시 컸다가 잠시 작아지고 잠시 짧았다가 잠시 길어지는 것은 화맥(禍脈)이 되는 것이고, 양손의 맥(脈)이 뜨고 가늘고 작으며 면면(綿綿)해서 알 수가 없는데 다만 음맥(陰脈)이 있어서 가늘고 면면(綿綿)하니 이것은 음교(陰蹻)・양교(陽蹻)의 맥이니 망인이 화(禍)를 주는 것이며, 맥이 오는 것이 넓고 크면서 무한 것은 두수(杜祟)고, 맥(脈)의 오는 것이 침침하고 색색하며 사지가 무거운 증세는 토수(土祟)며, 맥(脈)이 오는 것이 표풍(飄風)과 같고 음(陰)을 좇아서 양(陽)으로 달아나는 것은 풍사(風邪)고, 하나는 오는 곳이 고르고 하나는 오는 것이 빠른 것은 귀사(鬼邪)이다. 〈千金〉

수(祟)의 해(害)를 알려면 심맥(心脈)이 허산(虛散)이고 간맥(肝脈)은 넓고 성하며 또는 부침(浮沈)・장단, 대소가 일정치 않고 또는 조잡해서 고르지 않다. 〈得効〉

사대사소(乍大乍小)하고 사장사단(乍長乍短)한 것이 모두 사맥(邪脈)이니 신지(神志)가 혼란하기 때문이다. 〈丹心〉

잠시 성글고 잠시 잦아지며 잠시 컸다가 잠시 작아지고 또는 촉(促)하고 또는 맺힌 것은 모두 사맥(邪脈)이다. 〈脈經〉

주맥(疰脈)이 뜨고 크면 치료가 되고 가늘고 촘촘하면 치료가 어렵다. 〈永類〉

어느 사람이 병을 얻어 처음에 갑자기 헛소리를 하고 미치게 되서 대부(大部)가 맥(脈)이 없는데 큰 손가락 밑과 촌구(寸口)위에 동맥(動脈)이 있으니 이것이 바로 귀맥(鬼脈)이며 사수(邪祟)이다. 이러한 것은 약을 쓰지 않고 부적과 빌어서 낫게하는 것이 당연하다. 〈回春〉

만약 맥(脈)이 침침하고 택택(澤澤)하며 사지가 어질지 못한 것은 망수(亡祟)라 하고 또는 크면서 약한데 약한 증세를 사수라고 하며 사대사소(乍大乍小)하고 사장사단(乍長乍丹)한 증세는 귀수(鬼祟)다. 〈精意〉

4. 사수(邪祟)와 시주(尸疰)의 치약(治藥)일 경우

사수(邪祟)에는 도노원(桃奴元)・벽사단(辟邪丹)・살귀오사환(殺鬼五邪丸)・자금정(紫金錠)・환혼탕〔還魂湯 : 처방은 구급문(救急門)〕을 쓰고, 시주(尸疰)에는 십주환(十疰丸)・팔독적산(八毒赤散)・태을신정단(太乙神精丹)등을 쓴다.

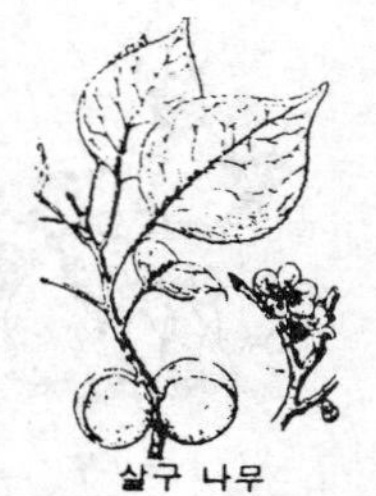
살구 나무

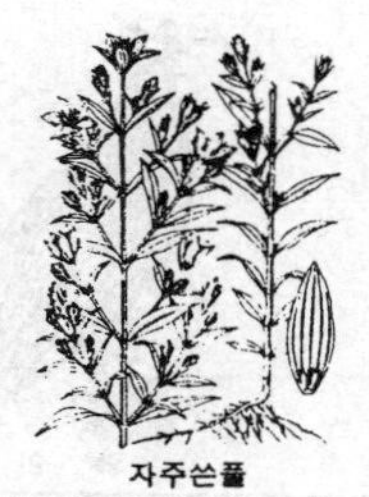
자주쓴풀

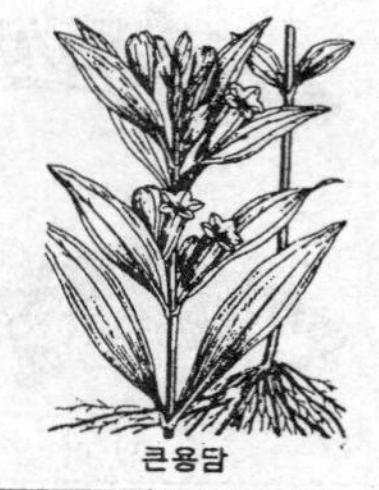
큰용담

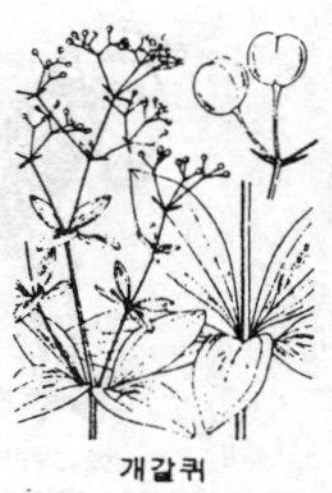
개갈퀴

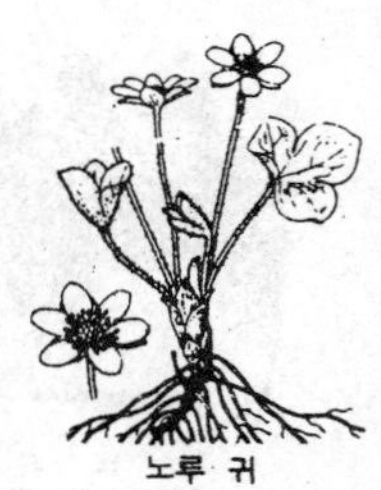
노루 귀

※도노원(桃奴元)

효능 : 사수(邪祟) • 시주(尸疰) • 객오(客忤) • 염몽불상(魘夢不祥) • 언어착란(言語錯亂) • 황홀실상(恍惚失常) 증세를 치료한다.

처방 도노(桃奴) 7개를 별도로 갈고, 대매방(玳瑁鎊) 가루 1냥, 안식향(安息香) 찌꺼기는 버리고 1냥의 3가지를 은이나 석기안에 같이 넣고 고아서 고약을 만들고 진사(辰砂) • 서각(犀角) 각 5돈, 호박(狐珀) • 웅황(雄黃) 각 3돈, 용뇌(龍腦) • 사향(麝香) • 우황(牛黃) 각 2돈, 도인(桃仁) 14개를 밀기울에 볶아 가루로 하고 안식향고(安息香膏)에 넣어서 연밥 크기의 환을하여 그늘에 말려서 밀봉하여 조용한 방에 비장해두고 인삼탕(人蔘湯)으로 1알씩 갈아 마신다. 〈正傳〉

※벽사단(辟邪丹)

효능 : 충오(衝惡)와 사수(邪祟)와 경질(經疾)및 산곡 사이의 구미호정(九尾狐精)으로 질환이 생긴 것을 치료한다.

처방 인삼(人蔘) • 적복신(赤茯神) • 원지(遠志) • 귀전우(鬼箭羽) • 석창포(石菖蒲) • 백출(白朮) • 당귀(當歸) 각 1냥, 도노(桃奴) 5돈, 웅황(雄黃) • 실사(失砂) 각 3돈, 우황(牛黃) • 사향(麝香) 각 1돈을 가루로 하고 술풀에 오동열매 크기의 환을하여 금박(金箔)으로 겉을 입히고 매 1알을 잠잘 때에 목향탕(木香湯)에 섞어 내리면 모든 사(邪)가 감히 가까이 오지 못하는 것이니 다시 자루에 5~7알을 넣어서 상장(床帳)가운데 나는 것이 더욱 좋다. 〈入門〉

※살귀오사환(殺鬼五邪丸)

효능 : 사수(邪祟)와 귀매(鬼魅)를 치료한다.

처방 귀전우(鬼箭羽) 2냥반, 단사별연(丹砂別硏) • 웅황별연(雄黃別硏) • 용골(龍骨) • 귀구구(鬼臼灸) • 적소두(赤小豆) 각 1냥반, 도인(桃仁) 50개, 별연 • 원청(芫靑) 30개를 볶아서 날개와 발은 버리고 모두 가루로하여 밀랍을 녹인 데다 탄자 크기의 환을해서 자루에 2알을 넣고 팔에다 매서 다니고 또한 꿀로 오동열매 크기의 환을하여 미음에 1~3알을 삼켜 내린다. 〈類聚〉

※자금정(紫金錠)

효능 : 귀사(鬼邪)를 느끼고 귀태(鬼胎)가 된 것을 치료한다.

처방 따뜻한 술로 반정 내지 1정을 녹여 내린다.

한 여자가 사귀(邪鬼)와 함께 교합되서 뱃속에 비가 생겼는데 이 약을 먹고 갑자기 나쁜 것을 내리니 사귀(邪鬼)가 또 오기 때문에 반정을 거듭 먹고 다시 3정을 불사르니 약기(藥氣)가 가득차고 사(邪)가 집안에 다시 오지 못하였다. 〈入門〉

※소합향원(蘇合香元)

주오(疰忤) • 귀기(鬼氣)의 일체 사수(邪祟)및 귀매호리(歸魅狐狸)등 병을 치료한다. (처방은 寒門)

밀랍 종이에 탄자 크기의 정도의 1알을 싸서 가슴에 차면 일체의 사신(邪神)이 감히 가까이 오지 못하고 또 27알을 한 병의 맑은 술속에 담가 수시로 따뜻하게 먹고서 미훈(微醺)하게 하면 사기(邪氣)가 저절로 물러간다. 〈俗方〉

※십주환(十疰丸)

효능 : 10가지의 시주(尸疰)와 귀기(鬼氣)를 치료한다.

처방 웅황(雄黃) • 파두상(巴豆霜) 각 3냥, 인삼(人蔘) • 맥문동(麥門冬) • 세신(細辛) • 길경(桔梗) • 부자포(附子炮) • 조협(皂莢) • 천초(川椒) • 감초(甘草) 각 5돈을 가루로 하여 꿀로 오동열매 크기의 환을하여 더운 물로 5알을 삼켜 내린다. 〈千金〉

※팔독적산(八毒赤散)

효능 : 사람에게 전염되어 신귀(神鬼)가 붙어 귀주병(鬼疰病)이라고 하는 것을 치료한다.

처방 웅황(雄黃) • 반석(礬石) • 주사(朱砂) • 목단피(牡丹皮) • 부자포(附子炮) • 여로(藜蘆) • 파두상(巴豆霜) 각 1냥, 오공구(蜈蚣灸) 1조를 가루로 하고 꿀로 작은 콩 크기로 환을하여 냉수로 10알을 삼켜 내린다. 〔즉 이자예(李子豫) 팔독적환(八毒赤丸)의 처방이다.〕〈綱目〉

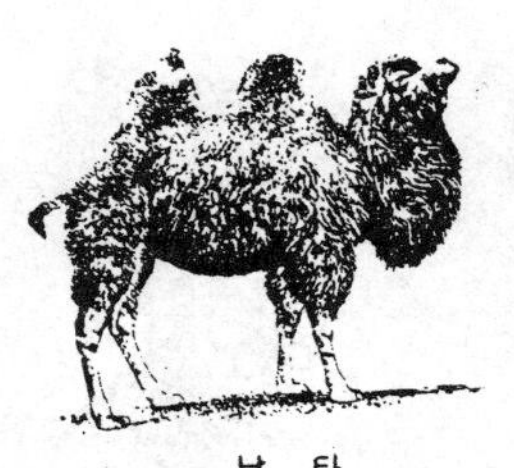
낙 타

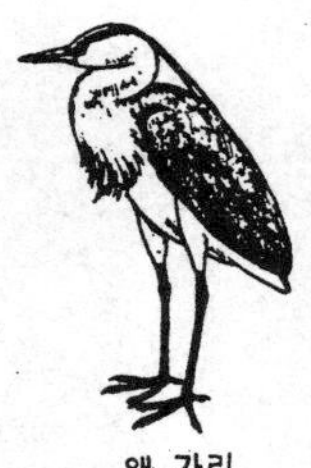
왜 가리

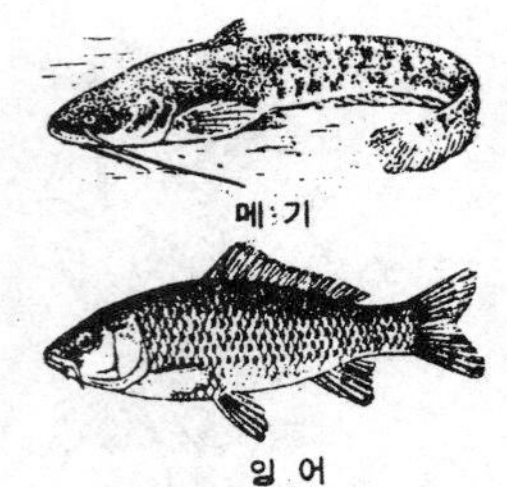
메 기

잉 어

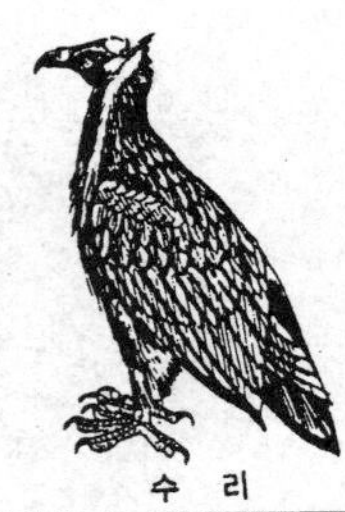
수 리

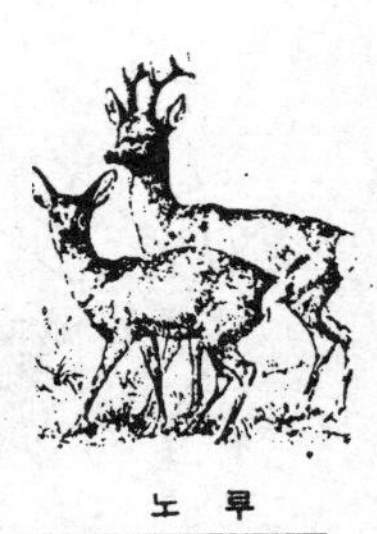
노 루

※태을신정단(太乙神精丹)

효능 : 객오(客忤)・곽란(霍亂)・시주(尸疰)・악기(惡氣)・전광(癲狂)・귀어(鬼語)・고독(蠱毒)・요매(妖魅)・온학(瘟瘧)등 일체의 악독(惡毒)을 치료하지 못하는 것이 없다.

처방 단사(丹砂)・증청(曾靑)・자황(雌黃)・자석(磁石) 각 4냥, 금아(金牙) 2냥반, 6가지에서 단사(丹砂)・자황(雌黃)・웅황(雄黃)은 엄초〔釅醋 : 독한 술과 초(醋)를 한데 섞은 것〕에 담그고 증청(曾靑)은 좋은 술에 담가서 자루에 밀봉하고 햇볕에 백일 동안을 푹말린 다음에 각기 잘 갈고 역시 엄초(釅醋)로 반죽해서 말리고 습(濕)한 것을 알맞게 해서 흙가마에 넣고 六一로서 단단히 봉하여 철각환자(鐵脚環子)높이 1자 5치 위에 얹어서 달이는데 불꽃이 흙가마의 밑바닥에 닿지 않도록 하여 두 서너 시간 지난 다음에 식혀서 뚜껑을 열어보면 약의 정기(精氣)가 흙가마의 위에 날아 올라가서 어리어 있는데 오색으로 된 것이 제일 나은 것인데, 단 빛이 밝고 교결(皎潔)해서 눈과 같은 것이 제일 좋은 것이다. 만약 날아 올라 간 것이 모두 되지 않았으면 다시 전과 같이 불을 피워서 닭의 털로 쓸어서 꺼내고 조고(棗膏)에 기장알 크기의 환을 하여 아침 공복에 1알을 먹되 차차로 1알씩 더해서 효과가 나는 것을 알때까지 한도로 한다.

옛날에는 자석(磁石)・금아(金牙)를 쓰지 않았는데 이제 더한 것이다.

이 약을 다섯 번 먹고 토하고 설사를 하면 저절로 안정된다.

처음 먹은 것은 좁쌀 크기로 하고 차차 크게해서 작은 콩 크기까지 되면 그 이상 더 크게 해서는 안 된다.

만약 먹고서 번민(煩悶)되면 목방기탕(木防己湯)을 달여서 마시면 바로 안정된다.

만약 약독(藥毒)을 풀려고 하면 무르게 삶은 비저육(肥猪肉)을 먹는다.

오랜 학질(瘧疾)이 변해서 부어 오르고 죽게 된 데 1알을 먹으면 바로 토하고 나으며 학모(瘧母)도 낫는다.

징가(癥瘕)와 적취(積聚)에 1알을 먹되 장(漿)으로 내려 보낸다.

모든 졸사(卒死)에 심장(心臟)밑이 약간이라도 따스한 것을 입을 벌리고 장(漿)으로 한 도규(刀圭)를 고루 해서 집어 넣는다.

자루에다 구도규(九刀圭)의 가루를 담아서 남좌, 여우의 팔 위에 달면 장역(瘴疫)의 시기(時氣)를 몰아내는 데 제일 좋다. 〈千金〉

흙가마를 만드는 방법은 두 개의 와분(瓦盆)으로 2되가량이 될 만한 것을 만들고 감초(甘土)로써 그 속을 바르고 말려서 쓴다.

육일니(六一泥)를 만드는 방법은 적석지(赤石脂)・모려(牡蠣)・활석(滑石)・황반(黃礬)・노토〔鹵土 : 없으면 소금으로 대신 쓴다〕구인시(蚯蚓屎) 각 2냥을 엄초(釅醋)에 감토(甘土)를 섞어서 진흙을 만들고 석지(石脂) 등 4가지로 싸서 불에 묻어 굽고 구인시(蚯蚓屎)와 같이 가루로 하고 초풀에 섞어서 죽을 만들어 쓴다. 〈千金〉

이 약을 수제(修製)하는 것은 4철의 왕상일(旺相日)에 일기(日氣)가 청명할 때에 재계목욕(齋戒沐浴)을 하고 약을 만들어야 한다. 〈千金〉

태을신정단(太乙神精丹)을 수제(修製)하는데 집안의 한 여자가 꿈속에 귀엽(鬼魘)을 만나고 잠깐 깬 다음에 심장이 아파서 못견디고 혼민(昏悶)하여 인사불성(人事不省)이 되는데 3알을 먹이니 바로 아픔이 그치고 정신이 깨어나서 아픔이 없었고 그 다음에도 다른 사람에게 베풀었더니 신통한 효력이 있다. 〈本事〉

5. 시주(尸疰)를 징험(徵驗)할 경우

시주병(尸疰病)에 그 진가를 징험(徵驗)하려면 종이를 아픈 곳에다 덮고 환자의 머리 털을 태우서 환자를 시켜서 종이 위에 붙여 보고 주병(疰病)이면 털을 태운 것이 종이 위에 점착이 되니 이것은 주기(疰氣)가 끌어당기는 것이고 주병(疰病)이 아니면 털이 종이에 붙지 않게 된다. 〈永類〉

※양법(禳法)

대개 사수(邪祟)와 귀주(鬼疰)에는 당연히 약을 써서 양해야 하니 화춘벽사단(回春辟邪丹)과 이자건살귀원(李子建殺鬼元)이 모두 좋다.

소합향원(蘇合香元)을 술에 담가서 먹고 또 밀랍 종이에 담가서 심(心)과 흉(胸)에 닿도록 차면 사귀(邪鬼)가 감히 범하지 못한다. 〈方見氣門〉

한 여인이 사귀(邪鬼)와 교접하는데 웅황말(雄黃末) 1냥, 송지(松脂) 2냥을 호조(虎爪)와 녹혀서 탄자 크기의 환을 지어서 불사룬 다음 시루 같은 것을 덮고 여인에게

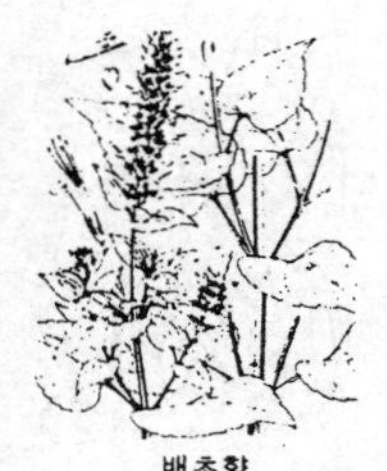
배초향

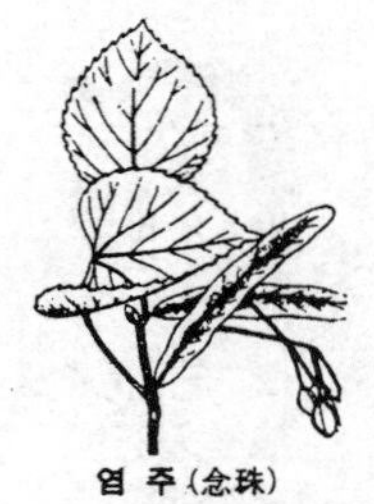
염 주(念珠)

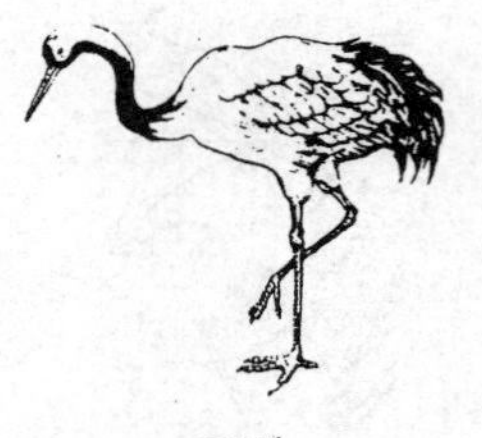
두루미

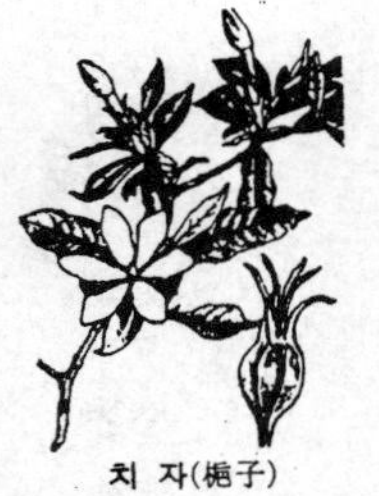
치 자(梔子)

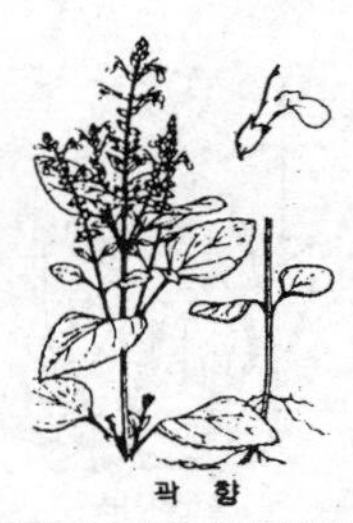
곽 향

시켜서 그 위에다 깔고 앉게 한 다음에 이불을 씌워 귀와 얼굴만 남겨두니 3알을 지나지 않아서 그 사(邪)가 저절로 끊어졌다. 〈壽城〉

※회춘벽사단(回春辟邪丹)

호두골(虎頭骨) 2냥, 주사(朱砂) • 웅황(雄黃) • 귀구(鬼臼) • 무이(蕪荑) • 귀전우(鬼箭羽) • 여로(藜蘆) • 자황(雌黃) 각 1냥을 가루로 하고 꿀로 탄자 크기의 환을하여 주머니에 1알을 넣어 남좌, 여우로 팔 위에 매고 또 환자의 방에 불사르면 일체의 사귀가 감히 범하지 못하며 또 부인의 귀교(鬼交)를 치료하고 겸해서 온역(瘟疫을 몰아낸다. 〈回春〉

※이자건살귀원(李子建殺鬼元)

일체의 귀매(鬼魅) • 망량(魍魎) 및 사수(邪祟) • 시주(尸疰) • 귀주(鬼疰)를 몰아낸다. 매 1알을 상 머리에 불사른다. 〈方見瘟疫〉

6. 도인법(導人法)일 경우

신(神)을 안정시키고 이(齒)를 37번을 마주치고 기(氣)를 27편 삼키기를 300편 하면 그치는데 20일 동안이면 사기(邪氣)가 모두 없어지게 되고 100일이면 복시(伏尸)가 모두 없어지며 몸이 광택이 난다. 〈永類〉

단방(單方) (31종)

※주사(朱砂)

정매(精魅)와 사악(邪惡)한 귀기(鬼氣)를 죽인다. 가루로하여 더운 물에 타서 1돈을 먹고 또 계속 차면 사기(邪氣)를 몰아낸다. 〈本草〉

※웅황(雄黃)

정물(精物)과 악귀(惡鬼)를 죽이고, 시주(尸疰)를 치료하며 백사(百邪)를 몰아내니 한뭉치를 머리위에 매면 좋고, 또한 주머니에 넣어 차면 귀사(鬼邪)가 가까이 오지 못하니 가루로하여 더운 물에 섞어서 1돈을 먹으면 더욱 좋다. 〈本草〉

※고감(古鑑)

일체의 사매(邪魅)와 여인의 귀교(鬼交)를 치료한다. 붉게 불에 달궈서 술에 담가 마신다. 〈本草〉

※반천하수(半天河水)

귀정(鬼精)과 전광(巓狂)을 치료하니 환자에게 마시도록 하고 알리지를 않는다. 〈本草〉

※대자(代赭)

정물(精物)을 죽이고 귀매(鬼魅)를 몰아내니 언제나 차고 또한 가루로하여 물에 타서 먹는다. 〈本草〉

※패천공(敗天公)

귀주(鬼疰)와 정매(精魅)를 주로 치료하니 태워 재로 만들고 술에 타서 먹는다. 〈本草〉

※인동초(忍冬草)

오시(五尸)와 주병(疰病)을 주로 치료하니 진하게 달여서 즙을 1일 2~3번을 먹는다. 〈本草〉

※청호자(青蒿子)

귀기(鬼氣)와 시주(尸疰)를 치료하니 찧어서 가루로하여 1돈을 술로 먹는다. 〈本草〉

※애실(艾實)

백악(百惡)과 귀사기(鬼邪氣)를 주로 치료하니 열매를 취해서 건강(乾薑)과 같이 가루로하여 꿀로 오동열매 크기로 환을하여 30알을 삼켜 내리면 사기(邪氣)가 바로 물러간다. 〈本草〉

※철추병(鐵槌柄)

귀타(鬼打)및 강귀(強鬼)가 튀어나와서 악기(惡氣)된 증세를 치료하니 도노(桃奴) • 귀전(鬼箭)과 같이 가루로 하여 환을지어 먹는다. 〈本草〉

※안식향(安息香)

사기(邪氣)가 망량(魍魎)과 귀주(鬼疰)및 악기와 귀태(鬼胎)를 주로 치료하니 불에 사르고 1돈을 술로 먹는다. 〈本草〉

※위모(衛矛)

백사(百邪)와 귀매(鬼魅)및 악주(惡疰)를 치료하여 불

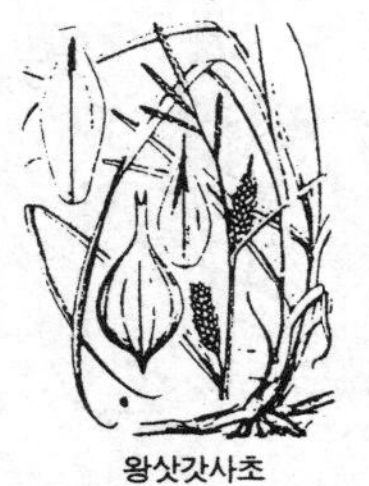
왕삿갓사초

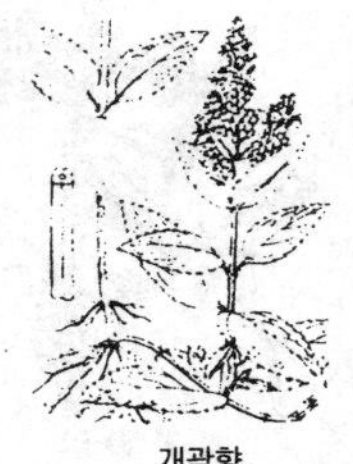
개곽향

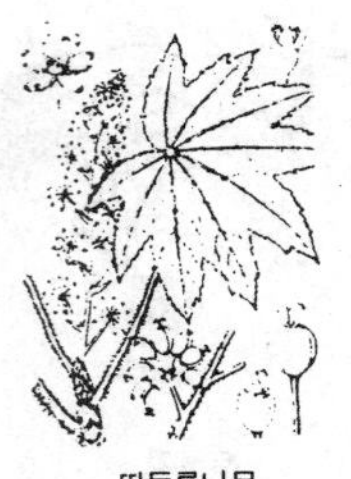
땃두릅나무

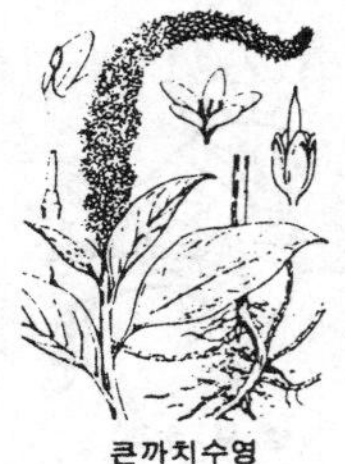
큰까치수염

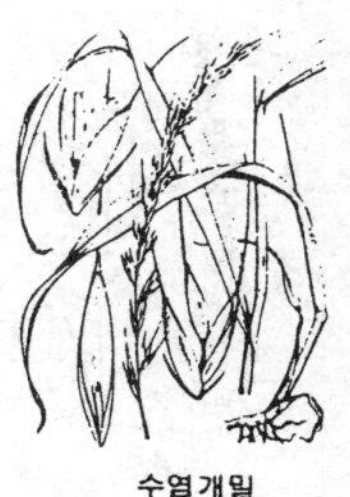
수염개밀

에 태워서 먹거나 또 달여서 먹는다. 〈本草〉

※무환자(無患者)

사귀(邪鬼)와 악기(惡氣)를 몰아내니 불에 태워서 먹고 또 속의 씨를 취해서 먹는다. 〈本草〉

※잠퇴지(蠶退紙)

발광(發狂)하고 비읍(悲泣)하며 신음(呻吟)하는 증세가 모두 사수(邪祟)이니 태워서 가루로하여 2돈을 술로 먹는다. 〈本草〉

※천산갑(穿山甲)

오사(五邪)에 놀라서 울고 슬퍼 우는 증세를 치료하니 불에 태워서 가루로하여 매 1돈을 술이나 물로 마음대로 먹는다. 〈本草〉

※도효(桃梟)

백귀(百鬼)와 정물(精物)및 백독(百毒)이 불상한 증세를 치료하니 가루로하여 더운 술에 고루 먹는다. 〈本草〉

※오아(烏鴉)

귀매(鬼魅)를 치료하니 태운 재를 만들어서 술에 타서 먹는다. 〈本草〉

※도인(桃仁)

십주(十疰)와 오시(五尸)의 귀사병(鬼邪病)을 주로 치료하니 50개를 취해서 껍질과 끝을 버리고 물에 달여 즙을 한번에 먹으면 당연히 토하는 것인데 토하지 않으면 계속해서 다시 먹는다.

그리고 도인(桃仁)으로 죽(粥)을 끓여 자주 먹으면 좋다. 〈本草〉

※응육(鷹肉)

사매(邪魅)와 야호매(野狐魅)를 주로 치료하니 살을 구워 먹고 또 주둥이와 발톱을 태워서 술을 먹으면 더욱 좋다. 〈本草〉

※작소(鵲巢)

전광(巓狂)과 귀매(鬼魅)를 주로 치료하니 태워서 가루로하여 더운 술에 타서 먹고 이어서 수물(祟物)의 이름을 부른다. 〈本草〉

※관골(鸛骨)

오시(五尸)와 주독(疰毒)을 치료하니 다리뼈와 주둥이를 태워서 가루로하여 더운 술로 고루 먹는다. 〈本草〉

※사향(麝香)

악기(惡氣)를 몰아내고 귀정(鬼精)을 죽이며 백사를 없애니 언제나 몸에 차는 것이 좋고 또 약간을 가지고 술에 타서 먹는다. 〈本草〉

※고양각(羖羊角)

악귀사매(惡鬼邪魅)에 호랑(虎狼)을 몰아내니 태워서 연기를 피우고 또 태워 가루로하여 술에 타 먹으면 귀태(鬼胎)를 내린다. 〈本草〉

※녹각(鹿角)

남녀가 꿈에 귀물(鬼物)과 교합(交合)하는 것을 주로 치료하니 각설(角屑) 1돈을 술에 타 마시면 귀정(鬼精)이 바로 물러간다. 〈本草〉

※우시(牛屎)

사악기(邪惡氣)를 몰아내니 문호(門戶)에 바르고 또 언제나 불에 태운다. 〈本草〉

※표육(豹肉)

귀매(鬼魅)와 사신(邪神)을 주로 치료하니 끓여 먹는 것이 좋고 코를 끓여서 먹으면 호매(狐魅)를 몰아낸다. 〈本草〉

※호육(虎肉)

36가지의 정매(精魅)를 몰아내니 끓여서 먹으면 좋고 안정(眼睛)과 두골(頭骨)및 발톱이 모두 귀사(鬼邪)를 몰아내니 언제나 차든지 좌우에 둔다. 〈本草〉

※이육(狸肉)

모든 시주(尸疰)와 사기(邪氣)를 주로 치료하니 살은 내서 국을 끓여 먹고 또 두골(頭骨)을 태워서 가루로하여 2돈을 술로 먹으면 좋고 가리(家狸)도 역시 좋다. 〈本草〉

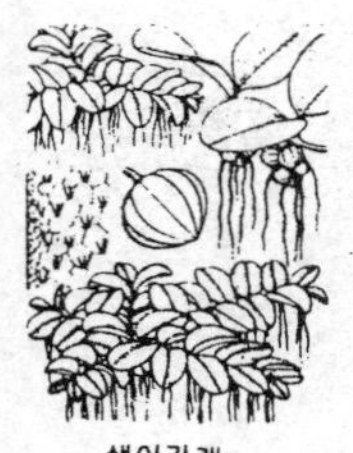
생이가래

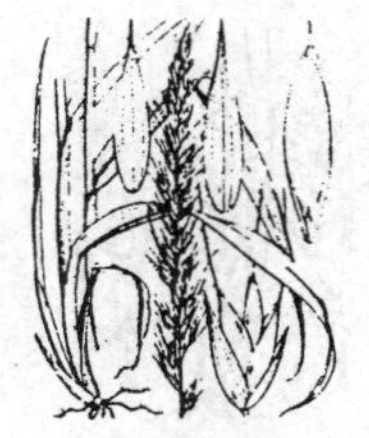
갯보리

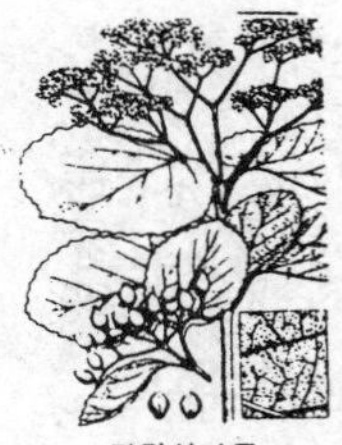
가막살나무

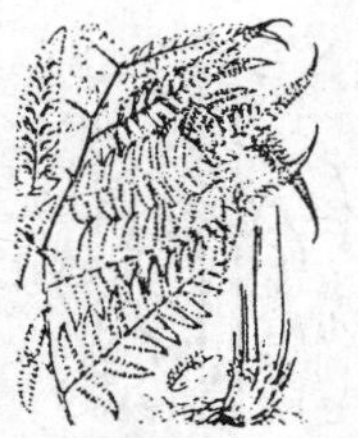
광릉개고사리

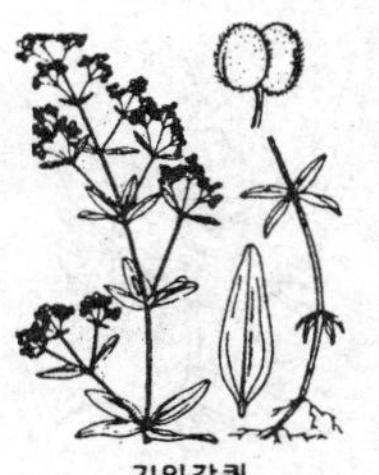
긴잎갈퀴

※호육(狐肉)

호매(狐魅)를 주로 치료하고 또 사람이 호리(狐狸)의 정(精)에 염착(染着)되여 산과 들에서 혼자 말하고 또는 나체(裸體)로 사람을 대하며 또는 시접(柢楫)하는 일이 한도가 없고 또는 단좌(端坐)해서 입을 다물고 손을 짚고 절하며 대•소변을 함부로 방사(放瀉)하는 등 증세를 치료한다. 살을 내서 구워 먹고 장(腸)과 두(肚)로써 국을 끓여 먹는다.

또 호리(狐狸)의 거죽과 비단(鼻端)은 검은 것을 취해서 가루로하여 술에 고루 먹으면 가장 효력이 많다. 또 두(頭)•미(尾)•시(屎)를 태우면 사악(邪惡)을 몰아낸다. 〈本草〉

※달간(獺肝)

오시(五尸)와 귀주(鬼疰)가 한집으로 전염된 증세를 치료하니 간(肝) 1구를 그늘에 말려 가루로 해서 1일 2번씩 1돈을 물로 먹으면 역시 귀매(鬼魅)를 치료한다. 〈本草〉

※야저황(野猪黃)

귀주(鬼疰)•사기(邪氣)에 쓰며 갈아서 물에 타 먹는다. 〈本草〉

※침구법(鍼灸法)

백사(百邪)의 병에 침(鍼) 13혈이 있는데 1은 귀궁(鬼宮)이니, 바로 인중혈(人中穴)이고, 2는 귀신(鬼信)이니 큰 손가락의 손톱 밑에 있는데 살속에 2푼이 들어가며, 3은 귀류(鬼壘)이니 큰 발가락의 발톱 밑에 있는데 살에 2푼이 들어가고, 4는 귀심(鬼心)이니 바로 태연혈(太淵穴)이며, 5는 귀로(鬼路)이니 바로 신맥혈(申脈穴)이고, 6은 귀침(鬼枕)이니 대추(大顀)에 있는데 발제(髮際) 1촌에 들어가며, 7은 귀상(鬼床)이니, 이전(耳前)과 발제(髮際)의 완완중(宛宛中)•이수하(耳垂下) 5푼에 있고, 8은 귀시(鬼市)이니 바로 승장혈(承漿穴)이고, 9는 귀로(鬼路)니 바로 노궁혈(勞宮穴)이며, 10은 귀당(鬼堂)이니 바로 상성혈(上星穴)이고, 11은 귀장(鬼藏)이니 음(陰)의 하봉(下縫)과 여인옥문(女人玉門)머리에 있고, 12는 귀신(鬼臣)이니 바로 곡지혈(曲池穴)이며, 13은 귀봉(鬼縫)이니 설(舌)의 하봉(下縫)에 있는데 침(鍼)을 찔러서 설상(舌上)까지 꿰고 나온다.

또 귀사(鬼邪)의 발광(發狂)에 십지단(十脂端)의 손톱끝에서부터 1푼쯤에 뜸을 하는데 귀성(鬼城)이라고 한다. 〈扁鵲〉

귀매(鬼魅)와 호혹(狐惑)에 황홀하고 떨며 입을 다무는데 환자의 양쪽 큰 손가락을 한데다 얽어 매고 큰 애주(艾炷)로써 두 손톱의 모난 곳과 손톱 뒤의 살의 4곳의 기봉(騎縫)을 뜸하는데 혹시 한곳만 뜸하지 않아도 효력이 없다. 7장을 뜸하면 환자가 슬피 물러가겠다고 쇠원(衰願)하고 바로 신통한 효력이 있으니 이것은 주승조(奏承祖)의 귀(鬼)를 뜸하는 방법으로 바로 귀곡혈(鬼哭穴)이다. 〈入門〉

오시구(五尸灸)는 유후(乳後)의 3치에 남좌, 여우로 각각 27장을 뜨고 또한 양쪽 큰 모지 끝을 7장 뜬다.

일체의 주(疰)에 먼저 누워서 양유변(兩乳邊)의 사하(斜下) 3치에 제 2근골을 남좌, 여우로 나이에 따라서 장수를 맞추어 뜬다. 〈得効〉

갑자기 미쳐서 귀어(鬼語)를 하는 것은 양손의 큰 모지를 하데 얽어 매고 좌우 협하(脇下)에 상대해서 굽어진 늑두(肋頭)의 양쪽을 각각 7장씩 뜸하면 약간 지난 뒤에 귀(鬼)가 저절로 이름을 말하고 물러 가기를 쇠원(衰願)하니 천천히 그 얽은 것을 끌러 버린다. 〈得効〉

갑자기 사매(邪魅)에 적중되고 황홀한 데 코밑의 인중(人中)과 양쪽 손과 발의 큰 엄지 손발톱의 뿌리에 애주(艾炷)를 반은 손톱에 걸치고 반은 살에 걸쳐서 각각 7장을 뜸하고 낫지 않으면 14장을 뜸한다. 〈得効〉 갑자기 미치고 귀어(鬼語)를 하는데 발의 큰 엄지 발톱 조갑(爪甲)밑을 뜸하면 바로 그친다.

호매(狐魅)에 양손의 큰 엄지 손가락을 합해서 얽어 매고 합한 사이를 27장 뜸하면 여우 울음을 울고 바로 낫는다. 〈得効〉

三〇. 옹저(癰疽) (上)

1. 옹저발병(癰疽發病)의 근원이 될 경우

영기(榮氣)가 순종하지 않고 살의 순리를 역하면 옹종(癰腫)이 나게 된다.

신(腎)이 한(寒)을 간(肝)에 옮기면 옹종(癰腫)이 나고 기(氣)가 적어지며 비(脾)가 한(寒)을 간(肝)에 옮기면

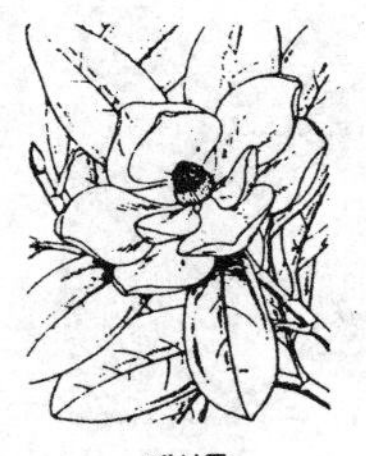
태산목

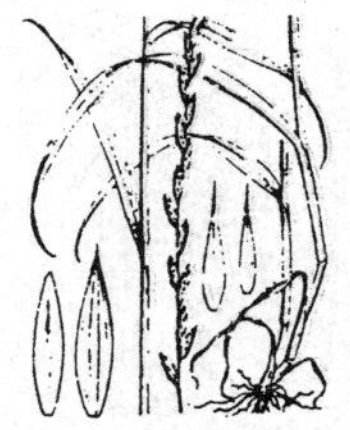
개밀아재비

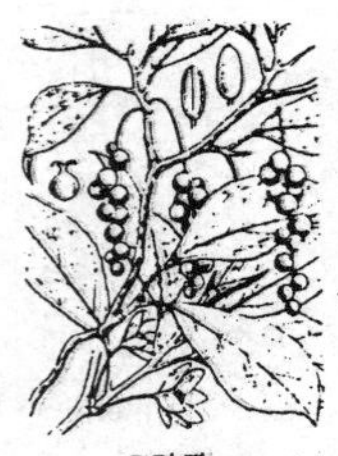
오미자

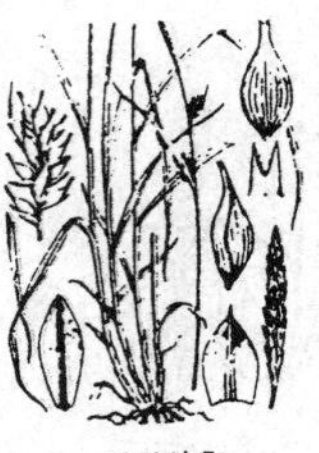
털잎사초

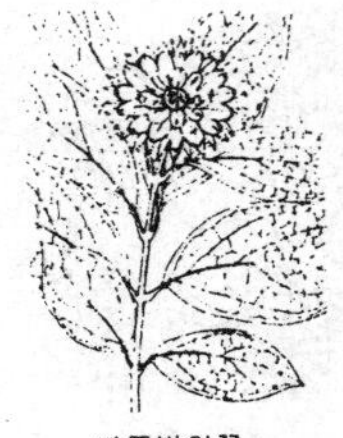
자주받침꽃

옹종(癰腫)이 나고 힘줄이 당기게 된다.

모든 옹종(癰腫)에 힘줄에 당기면서 뼈가 아픈 것은 한기종(寒氣腫)이며, 8풍(八風)의 변이 된다.

고량(膏粱)의 변으로 발에 큰 종기가 나는데 허(虛)를 가진 것처럼 받아들여야 한다. 〈內經〉

황제(黃帝)가 말하기를「옹저(癰疽)를 무엇으로써 구별하는가?」기백(岐伯)이 답하기를「영위(榮衛)가 경맥(經脈)의 가운데 머무르면 피가 삽(澁)해서 운행되지 않고 피가 운행되지 않으면 위기(衛氣)가 좇아서 통하지 않고 피가 운행되지 않기 때문에 열이 있으며 큰 열이 있어서 안 그치고 열이 이기면 살이 썩고 살이 썩으면 고름이 나온다. 그러나 기부(肌膚)가 밑으로 빠지거나 골수(骨髓)가 초고(焦枯)하거나 오장이 상하지는 않기 때문에 옹(癰)이라 명한다.」

열기(熱氣)가 순성(淳盛)하고 기부(肌膚)가 밑으로 빠져서 수고(髓枯)하고 안으로 오장에 까지 이어져서 근골(筋骨)과 살을 고갈(枯竭)시켜서 남음이 없기 때문에 저(疽)라고 명한다. 〈靈樞〉

육부(六附)가 온화하지 못하면 맺혀 있어서 옹(癰)이 된다. 또 말하기를「삼양(三陽)이 병을 일으키면 밑으로 옹종(癰腫)을 나게 하는데 삼양(三陽)은 바로 족태양방광경(足太陽膀胱經)이며 뇌저(腦疽)와 배옹(背癰)및 둔옹(臀癰)의 종류가 모두 이러한 것이다.」〈內經〉

옹저(癰疽)는 음양(陰陽)이 서로 체(滯)하므로 인해서 나는 것인데 대개 기(氣)는 양(陽)이고 혈(血)은 음(陰)이며, 혈(血)은 맥(脈)안에서 운행되고 기(氣)는 맥(脈)밖에서 운행해서 두루 흐르고 쉬지 않는 것인데 거기에 한(寒)과 습(濕)이 공박하면 응체(凝滯)해서 운행되는 것이 더디고, 화열(火熱)이 공박하면 끓어 올라서 운행되는 것이 빠르다.

기(氣)가 사(邪)를 얻어서 울(鬱)하면 진액이 조점(稠粘)해서 담(痰)이 되고 음(飮)이 되며 쌓이기를 오래하고 맥(脈)속으로 스며들면 혈(血)이 탁해 지는데 이것은 음(陰)이 양(陽)에 체(滯)해서 옹(癰)이 되는 것이며 혈(血)이 사(邪)를 얻어서 울(鬱)하면 추도(墜道)가 조격(阻隔)해서 또는 넘치고 또는 결적(結積)해서 오래 되면 맥(脈)밖으로 넘쳐 나와서 기(氣)가 어지러워지니 이것은 양(陽)이 음(陰)에 체(滯)해서 저(疽)가 된다. 〈丹心〉

옹(癰)이란 옹(壅)즉 말하는 것이고, 저(疽)라는 것은 저(沮)즉 방해하는 것이니 혈기(血氣)가 막히고 한열(寒熱)이 안 흩어져서 음(陰)이 양(陽)에 체(滯)하면 옹(癰)을 일으키고 양(陽)이 음(陰)에 체하면 저를 일으키는 것이 일정치 않다.

육부(六腑)에 쌓인 열이 부육(膚肉)에 사이로 벗겨 나오면 그 일어나는 것이 아주 성한데 증기가 빛이 나고 연하며 가죽이 엷고 광택하며 피여서 광대(廣大)된 것은 옹(癰)이 되는 것이며, 오장(五臟)에 쌓인 열이 근골(筋骨)안에서 공박하면 그 일어나는 것이 정축(停蓄)되어서 병어리가 되고 가죽이 두텁고 딴딴하며 색이 엷게 희고 초고(焦枯)한 것은 저(疽)가 되는 것이다. 〈直指〉

옹(癰)이 육부(六腑)에서 일어나면 요원(燎原)의 불과 같이 밖으로 기육(肌肉)이 헐며 저(疽)가 오장에서 일어나면 도기(陶氣)를 굽는 굴(窟)과 같아서 안으로 골수(骨髓)를 녹이는 것이다. 〈入門〉

대개 울(鬱)한 것을 억제시키면 상심(傷心)하여 소갈(消渴)이 오래 되면 반드시 옹저(癰疽)와 정창(丁瘡)을 일으키게 되니 삼가해야 한다. 〈丹心〉

2. 옹저(癰疽)가 발(發)하려는 증세일 경우

대개 열이 일어나고 증한(憎寒)되며 머리가 아프고 오심(惡心)하며 근(筋)과 맥(脈)이 구견(拘牽)하며 기(氣)가 급해서 번민(煩悶)하고 또한 병들어 목이 마르기를 오래하면 모두 옹저(癰疽)가 일어나는 증세이다. 〈直指〉

모든 맥(脈)이 뜨고 촘촘하면 응당 열이 있어야 할 것인데 오히려 주석(洒淅)하게 몹시 차고 아픈곳이 있는 것은 옹(癰)이 일어난다.

맥(脈)이 가늘고 더딘데 오히려 열이나고 맥이 약하며 촘촘한데 오히려 떨고 차가운 증세는 옹종(癰腫)을 일으킨다.

맥(脈)이 뜨고 촘촘하며 신체가 열이 없고 얼굴이 묵묵하며 가슴속이 약간 조(燥)하며 아픔이 어디 있는지를 모르는 증세는 옹(癰)을 일으키려고 하는 것이다. 〈仲景〉

옹저(癰疽)가 모두 기(氣)의 울(鬱)로 인해서 되는 것이니 경(經)에 이르기를 기(氣)가 묶여있고 경락(經絡)과 혈(血)이 함께 삽(澁)해서 운행되지 않고 막히며 맺혀서 옹저(癰疽)가 된다는 말이니 이것은 칠정으로 인해서 되는 것이다. 〈三因〉

울분(鬱憤)하고 뜻한바의 일을 못 이룬 사람이 이 증세가 많다. 〈精要〉

입이 말라서 오래 고생하면 반드시 옹저(癰疽)가 나는

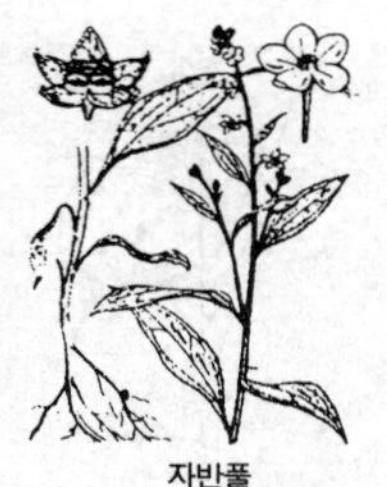
자반풀

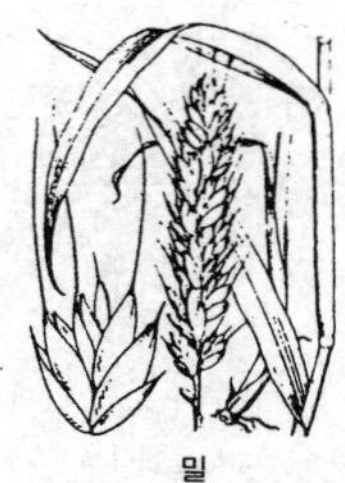
밀

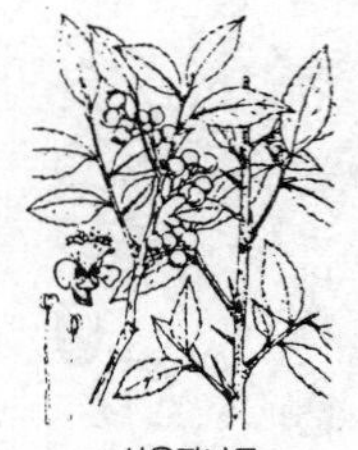
산유자나무

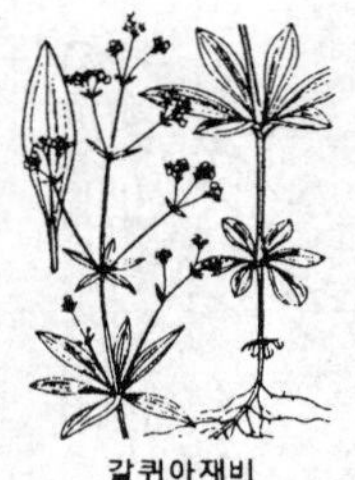
갈퀴아재비

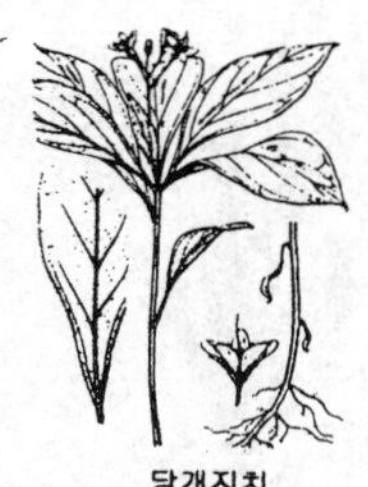
당개지치

데 인동다(忍冬茶)를 자주 먹는 것이 좋다. 〈俗方〉

3. 옹저(癰疽)의 여러가지 종류일 경우

종(腫)의 직경의 길이가 1치에서 2치까지 되는 것을 절(癤)이라 하고, 2치에서 5치까지 되는 것을 옹(癰)이라 하며, 5치에서 1자가 되는 것을 저(疽)라 하고, 1자에서 2자가 되는 것을 경체저(竟體疽)라고 하는 것이다.

터지지 않아서는 색이 자흑하고 단단하며 이미 터져서는 깊이 밑으로 빠져서 암(巖)과 같은 암(癌)이 되는데 남자는 복부에서 많이 일어나고 여자는 유부(乳部)에서 많이 일어나며 사방이 우진(牛唇)과 같으며 또 검고 딴딴한 것은 표(瘭)라고 해서 많이 손가락의 사이에 나타나며 또는 구치(口齒)와 두제(肚臍)에서 나고 두면(頭面)에는 일어나지 않는 것인데 색이 묽게 붉은 것은 고(痼)가 되는 것이니 대개 정창(丁瘡)의 나쁜 종류인 것이다. 〈入門〉

경(徑)이 1치와 2치되는 것이 절(癤)이고, 3치～5치되는 증세가 종(腫)이며 둥글게 붉은 것이 옹(癰)이고, 8치가 저(疽)가 된다. 〈得効〉

열이 피부사이에 일어나고 부종(浮腫)이 되면 뿌리가 2～3치에 지나지 않는 것은 절(癤)이라고 한다. 〈東垣〉

양(陽)이 머리가 있고 작은 증세는 창(瘡)이며 진이 뜨고 작은 것은 은진(癮疹)이라고 한다.

4. 옹저종(癰疽腫)의 통양(痛痒)하는 원인이 될 경우

옹저(癰疽)는 단지 열이 혈(血)을 이긴 것이다. 〈丹心〉

열이 이기면 종(腫)한다. 주(註)에 말하기를「열이 이기면 양기(陽氣)가 안으로 울(鬱)하기 때문에 홍종(洪腫)이 사납게 되고 심하면 영기(榮氣)가 살의 주리(腠理)를 역하여 모여서 옹농(癰膿)이 된다.」〈內團〉

옹종(癰腫)의 증세가 모두 아픈 증세인데 창(瘡)이 먼저 일어나는 것이 종(腫)이 되고, 기혈(氣血)이 울적(鬱積)해서 살을 찌(蒸)면 농(膿)이 되기 때문에 아픔이 많다. 종기가 터진 다음에 종기가 물러가고 거죽이 너그러워지면 아픔이 반드시 차츰 덜하는 것인데, 오히려 아픈 증세는 허한 때문이니 터지지 않아서 아픈 증세는 사(瀉)해야 되고 터진 다음에 아픈 증세는 보해야 하며 예기(穢氣)에 감염된 증세는 풀어 주어야 하고 풍냉(風冷)의 핍박한 경우가 된 것은 당연히 온산(温散)해야 된다. 〈丹心〉

형태가 상하면 아프고 기(氣)가 상하면 부어서 부기와 아픔이 함께 있으면 기혈(氣血)이 모두 상한 것이 되니 대체로 옹저(癰疽)란 것은 아프지 않으면 안되고 크게 아파도 안 된다. 〈入門〉

피부가 약간 높게 일어나고 견후(堅厚)하며 또는 아프고 또는 가려운 증세를 종(腫)이라 하고 풍한(風寒)으로 인해서 얻은 증세는 종(腫)이 굳고 색이 희며 열독(熱毒)으로 인해서 얻은 것은 뜨겁고 종색(腫色)이 붉은 것이다. 〈東垣〉

대개 통양(痛痒)과 창양(瘡瘍)및 옹종(癰腫)과 저진(疽疹)및 유기(瘤氣)와 결핵(結核)등 불울(怫鬱)한 것이 심한 것은 모두 화열(火熱)에 드는 것으로 대개 사람이 화(火)에 가까이 하여서 약한 열이 있으면 가렵고 열이 많이 있으면 아프며 더 접근 하여서 구워지면 창(瘡)이 되는 것이니 모두 화(火)의 작용이다.

사람의 창종(瘡腫)이 모두 한열(寒熱)의 독기(毒氣)가 경락(經絡)에 침입한 것으로 인하여 혈(血)로 하여금 삽(澁)하며 통하지 못하고 옹결(癰結)해서 성종(成腫)하는데 풍사(風邪)가 안에서 일어난 것은 머리에 뿌리가 없고 기혈(氣血)이 근박(根博)해서 일어난 것은 머리와 뿌리가 있고, 옹결(癰結)한 것이 성한 것은 고름이 된다. 그리고 창(瘡)이 아프고 가려운 증세가 있는데 아픈 것은 실(實)이고 가려운 것은 허한 증세인데 허한 증세가 한(寒)이 되는 것이 아니며 바로 열이 약간 심한 증세를 말한 것이다. 〈河間〉

저(疽)가 깊이 일어나서 아프지 않은 것은 위기(胃氣)가 제일 허한 것으로 반드시 죽게 되니 대개 살이 많아서 아픈 증세를 알지 못한다. 〈丹心〉

5. 옹저(癰疽)의 경(輕)・중(重)・천(淺)・심(深)을 구별할 경우

옹(癰)은 그 가죽이 위로 엷고 광택이 나며 저(疽)는 위의 가죽이 고우면서 딴딴해서 소의 턱 거죽과 같으니 이것이 그 증세인 것이다. 〈靈樞〉

약간 눌러도 아픈 것은 병세가 옅은 것이고, 많이 눌러야 결국 아픈 것은 병세가 깊은 것이니 이것이 옹과 저(疽)를 분별하는 방법이다. 〈東垣〉

옹(癰)의 사(邪)가 옅은 것은 그의 체하거나 막힌 것이 홀로 경락(經絡)의 가운게 있어서 오로지 밖을 치기 때문

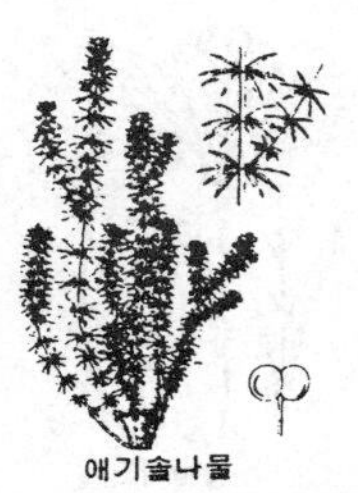
애기솔나물

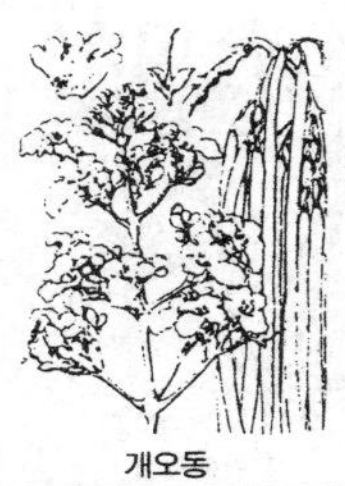
개오동

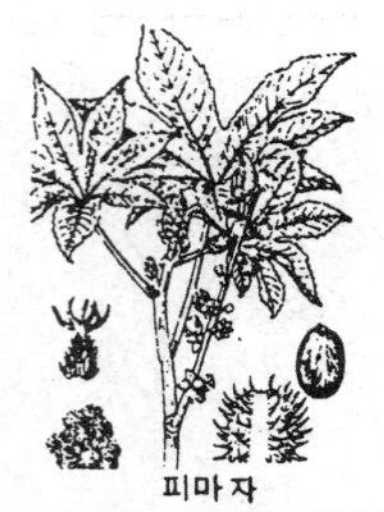
피마자

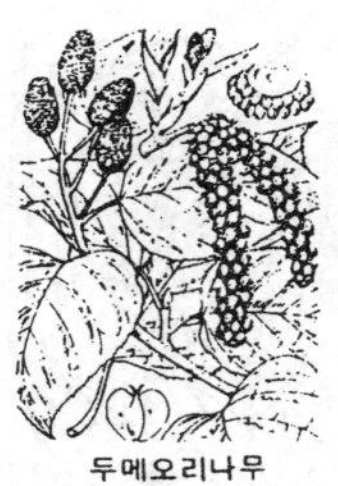
두메오리나무

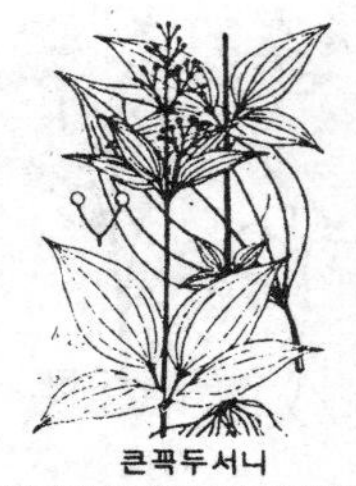
큰꽉두서니

에 처음 일어날 때에는 겉에서부터 열이 나고 아픈 것이 분(盆)을 엎어놓은 것과 같이 높이 부어 오르고 아픔이 심하며 비록 밑으로 꺼지게 하나 정기(正氣)가 안에서 단단하여 받지 않기 때문에 혹은 변비가 되고 또는 목이 마르며 또는 역해서 버림받기 때문에 골체(骨體)가 마르지 않고 오장(五臟)이 상하지 않으며 저(疽)의 사(邪)가 깊으면 그의 체하거나 막히는 것이 안으로 오장(五臟)에 이어지고 다만 밖을 치지 않기 때문에 신체가 혹은 열이 없고 아픈 곳이 부어 아프지 않으나 심하면 목소리가 쉬고 기(氣)가 허탈(虛脫)하며 눈이 검고 작으며 10손가락이 검게 부어서 검은 색과 같은 증세는 죽게 된다. 〈綱目〉

대개 옹저(癰疽)의 악핵(惡核)이 남자는 왼쪽으로 무겁고 여자는 오른쪽으로 무겁다. 〈直指〉

옹저증(癰疽症)이 열이 있고 없음을 사생(死生)의 묘결(妙訣)로 삼는데 대개 양증(陽症)에 열이 있으면 기혈(氣血)이 돌아다녀서 기육(肌肉)이 나는 것이며, 음증(陰症)에 열이 없으면 기혈(氣血)이 체(滯)해서 수렴(收斂)을 못하니 실열(實熱)이 있으면 치료하기가 쉽고 허한(虛寒)한 것은 치료가 어렵다. 〈入門〉

처음 일어날 때에 신체가 한쪽에 열이 있고 환부(患部)가 역시 열이 있으며 크게 붓고 높은 것은 아픔이 많고 파궤(破潰)한 다음에 살색이 홍자(紅紫)한 것은 밖에서 일어나니 비록 크기가 동이를 엎어 놓은 것과 같다 해도 반드시 살게 되며 처음 일어날 때에 신체에 열이 없고 환부(患部)가 역시 열이나지 않고 며칠 사이에 점점 크게 열려서 붓지 않고 높지도 아프지도 않으며 얕으게 꺼져서 짓무르고 터진 다음에 살색이 자흑(紫黑)한 것은 안에서 일어나는 증세인데 반드시 죽게 된다. 대개 일어나기 전에 장부(臟腑)가 벌써 썩어 문드러진 것이다. 〈得效〉

옹저(癰疽)가 부어서 높고 연한 것은 혈맥(血脈)에서 일어나는 증세이며, 밑으로 꺼지고 굳은 것은 근맥(筋脈)에서 일어나는 증세이고 살색이 변하지 않는 것은 골수(骨髓)에서 일어나는 증세이다. 〈東垣〉

6. 옹저(癰疽)가 발(發)하면 위험한 부분일 경우

몸에는 오부(五部)가 있는데 복토혈(伏兎穴)이 1이고, 비(腓)가 2이며, 배(背)가 3이고, 오장(五臟)의 유(兪)가 4이며, 항(項)이 5이니, 오부(五部)에서 옹저(癰疽)가 나면 죽게 된다. 〈靈樞〉

뇌(腦)와 수(鬚)및 빈(鬢)과 이(頤)의 4곳에 옹저(癰疽)가 나면 역시 반드시 죽게 되는 것이다. 〈海藏〉

옹저(癰疽)가 나게되면 안 되는 일곱 곳이 있으니 눈 뒤의 허한 곳과 턱의 뼈가 서로 닿은 곳과 음경(陰莖)위의 털사이와 다리의 궁둥이의 뼈가 서로 닿는 곳과 소복(小腹)에 모든 풍(風)•수(水)로 인해서 이루어진 것과 함골(頷骨)의 밑에 위에 가까운 허한 곳과 코뼈속인데 오직 눈 뒤의 허한 곳이 가장 위험하다. 〈消子〉

뇌(腦)와 빈(鬢)및 미(眉)와 이(頤)및 배(背)의 다섯 곳에서 일어나는 것을 오발(五發)이라고 하는데 대단히 위험하고 대부분 부스럼이 눈으로 볼 수 없을 만큼 모두 악한 것이다. 〈入門〉

목구멍과 혀및 얼굴과 뇌(腦)및 항(項)과 어깨및 등과 가슴 및 배와 사지(四肢)의 큰 마디등 여자의 투유(妬乳)가 모두 위험하고 이 밖의 다른 곳은 느린 곳이다. 〈直指〉

속(俗)에 암(癌)과 고(痼)와 표(瘭)를 옹저(癰疽)의 배열에 넣었으니 역시 옹저(癰疽)의 1가지가 된다. 〈直指〉

등이 비록 방광독맥(膀胱督脈)의 주관하는 곳이라고 해도 오장(五臟)이 모두 등에 매였으니 순술과 후미및 분노와 방로(房勞)등이 모두 다 수(水)가 마르고 화가 타오르며 담(痰)이 어리고 기(氣)가 체해서 독과 더불어 서로 쳐서 자리를 따라 일어나는 것이다. 〈入門〉

7. 옹저(癰疽)를 당연히 내외(內外)로 나눠야 할 경우

옹저(癰疽)가 안에서 발(發)하는 것은 당연히 장부(臟腑)를 잘 살펴야 하는데 만약 중부(中腑)가 은은하게 아픈 것은 폐저(肺疽)이고, 살이 약간 부어 오르는 것은 폐옹(肺癰)이며, 거궐(巨闕)은 심(心)에 들고 기문(期門)은 간(肝)에 들며 장문(章門)은 비(脾)에 들고 경문(京門)은 신(腎)에 들며 중완(中脘)은 위(胃)에 들고 천추(天樞)는 대장(大腸)에 들며 관원(關元)은 소장(小腸)에 들고 단전(丹田)은 상초(上焦)에 들으니 만약 위의 증세가 있는 것은 모두 이것에 의거해서 분별한다. 〈靈樞〉

강자(腔子)의 안에서 일어나는 내저(內疽)는 폐옹(肺癰)•간옹(肝癰)•심옹(心癰)•신옹(腎癰)•위완옹(胃脘癰)•복옹(腹癰)등이 있고 강자의 밖에서 일어나는 것은 뇌발(腦發)•배발(背發)•빈발(鬢發)•미발(眉發)•두발(頭發)•시함발(顋頷發)•자발(髭發)•액발(腋發)•천당발〔穿當發 : 하부(下部)〕•퇴발(腿發)•후옹(喉

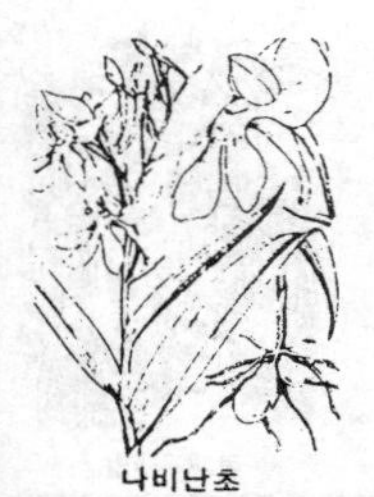
나비난초

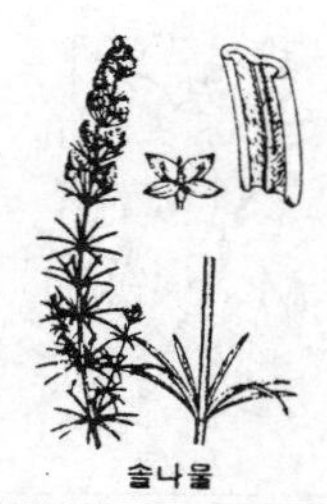
솔나물

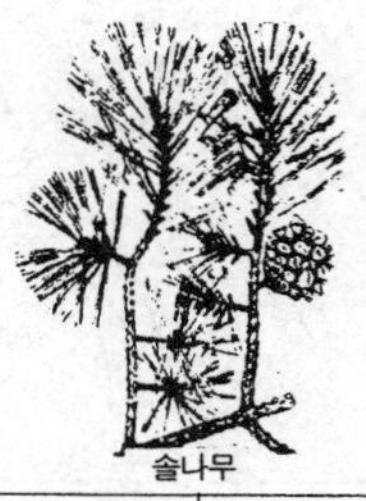
솔나무

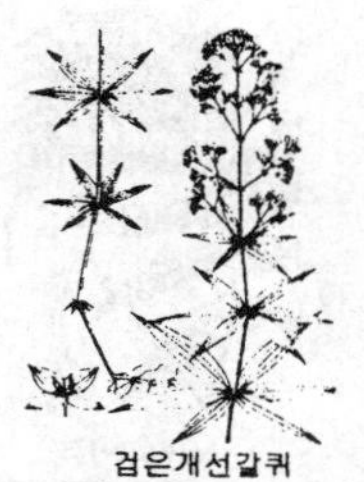
검은개선갈퀴

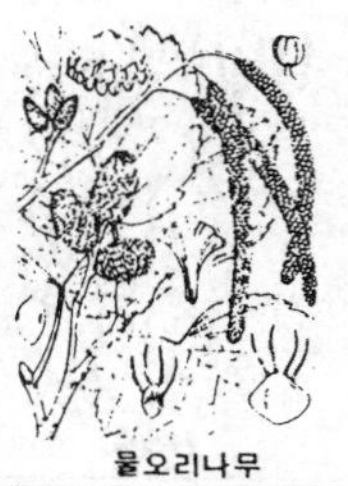
물오리나무

癰)·제옹(臍癰)·과마옹(跨馬癰)·낭옹(囊癰)·유옹(乳癰) 등이 있다. 〈正傳〉

8. 옹저(癰疽)에 당연히 경락(經絡)을 분별해야 할 경우

폐옹(肺癰)은 수태음경이고, 심옹(心癰)은 수소음경이며, 간옹(肝癰)은 족궐음경(足厥陰經)이고, 비옹(脾癰)은 족태음경(足太陰經)이며, 신옹(腎癰)은 족양음경(足陽陰經)이고, 위완옹(胃脘癰)은 족양명경(足陽明經)이며, 장옹(腸癰)은 수태양경(手太陽經)과 족양명경(足陽明經)이고, 뇌옹(腦癰)은 독맥(督脈)과 족태양경(足太陽經)이며, 배옹(背癰)은 가운데는 독맥(督脈)에 들고 좌우로 족태양경(足太陽經)이며, 빈옹(鬢癰)은 수족태양경(手足太陽經)이고, 미옹(眉癰)은 수족태양경(手足太陽經)과 수족소양경(手足少陽經)이며, 이옹(頤癰)은 수족양경(手足陽經)이고, 시함옹(顋頷癰)은 수족명경(手足明經)이며, 자옹(髭癰)은수족양명경(手足陽明經)이고, 복옹(腹癰)은 수태양명경(手太陽明經)이며, 천당옹(穿當癰)은 독(督)·충(衝)·임(任)의 삼맥(三脈)이고, 액옹(腋癰)의 겉은 족삼양경(足三陽經)이며, 속은 족삼음경(足三陰經)이고, 후옹(喉癰)은 임맥(任脈)과 족양명경(足陽明經)이며, 제옹(臍癰)도 임맥(任脈)과 족양명경(足陽明經)이고, 유옹(乳癰)의 안은 족양명경(足陽明經)이며 밖은 족소양경(足少陽經)이고, 유두(乳頭)는 족궐음경(足厥陰經)이며, 과마옹(跨馬癰)도 족궐음경(足厥陰經)이고, 낭옹(囊癰)도 족궐음경(足厥陰經)이 된다. 〈正傳〉

육양경(六陽經)과 육음맥(六陰脈)이 온몸에 분포되어 기(氣)가 많고 혈(血)이 적은 사람도 있으며, 혈이 많고 기(氣)가 적은 사람도 있으며 기(氣)와 혈(血)이 모두 많은 사람도 있으니 일괄로 말할 수는 없다. 그 이유는 모든 경(經)에 오직 소양경(少陽經)과 궐음경(厥陰經)의 옹저(癰疽)는 치료 방법으로 예방할 수가 있으니 그것은 기(氣)가 많고 혈(血)이 적기 때문이고 만약 혈본(血本)이 적고 기육(肌肉)이 생기지 않으며 창구(瘡口)가 오래 합하지 않으면 반드시 위험한 증세가 되는 것이다. 이러한 것을 알지 못하고 함부로 독(毒)을 구축(驅逐)하는 이로운 약을 써서 음분(陰分)의 혈(血)을 치면 화(禍)를 입어 발굽을 돌릴 사이도 없게 된다. 〈丹心〉

9. 옹저맥(癰疽脈)일 경우

촘촘한 맥(脈)이 어느때나 있으면 악창(惡瘡)이 나게 된다. 〈仲景〉

옹저(癰疽)는 뜨며 촘촘하고 오한(惡寒)과 발열(發熱)해서 만약 아픈 곳이 있으면 옹저(癰疽)가 일어나는 것이고, 맥이 촘촘하고 열이 나면서 아픈 것은 양(陽)이며 촘촘하지도 열이 나지도 아프지도 않는 것은 음증(陰症)이며, 창(瘡)이 옹(癰)을 일으키는 맥(脈)은 현(弦)과 홍(洪)이 서로 공박하고 다시 잠기고 가늘면서 곧으며 간(肝)과 폐(肺)의 맥(脈)이 모두 촘촘한 것이다. 〈脈訣〉

음(陰)이 양(陽)에 체(滯)하면 저(疽)를 일으키고 양(陽)이 음(陰)에 체(滯)하면 창(瘡)을 일으키니 이 두가지의 독이 일정한 곳도 없이 일어나므로 당연히 맥(脈)으로 구별할 수 밖에 없는데 뜨고 넓으며 미끄러운 증세는 양(陽)이고, 가늘며 잠기고 느리며 깔깔한 증세는 음(陰)이 된다. 〈精義〉

맥(脈)이 촘촘하고 신열(身熱)이 없으면 안에 농옹(膿癰)이 있음이고, 또 뱃속에 적취(積聚)도 없고 몸에 열도 없으면서 맥(脈)이 촘촘하면 양(陽)속에 농(膿)이 있다. 〈脈經〉

맥(脈)이 미끄럽고 촘촘한 데 위(衛)를 주장하며 영(榮)과 위(衛)가 서로 간섭하면 맺혀서 옹(癰)이 되고 열이 많으니 농(膿)이 된다. 〈脈經〉

창저(瘡疽)가 있는 사람이 농혈(膿血)을 크게 흘리고 맥(脈)이 미끄럽고 촘촘한 사람은 치료가 어렵고 역시 피고름이 많이 나오거나 또는 많은 뜨물 같은 것이 많이 나오고 맥(脈)이 미끄럽고 크며 흩어지면서 한열(寒熱)이 되고 목이 마르는 증세는 치료해도 효력이 없는 것이다. 〈精義〉

폐옹(肺癰)을 앓는 사람이 피고름을 기침으로 토하고 맥(脈)이 넓고 미끄럽게 나타나면 낫기가 어려운 것이다. 〈精義〉

또 옹저(癰疽)가 벌써 터져서 고름을 없애는 데도 아픈 증세는 독(毒)이 전부 물러간 것이 아니며 그 맥이 넓고 거칠며 또한 힘이 없다. 〈直指〉

옹저맥(癰疽脈)이 체삽(滯澁)한 것은 다만 화완(和緩)을 얻어 화평해지는 것이며, 혹시 넓고 거칠면 예독(銳毒)을 수렴(收斂)할 수 없으니 치료하기가 어렵다. 〈直指〉

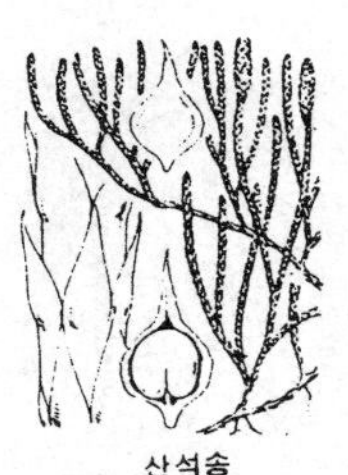
산석송

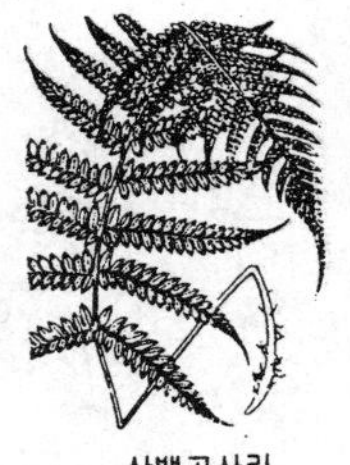
산뱀고사리

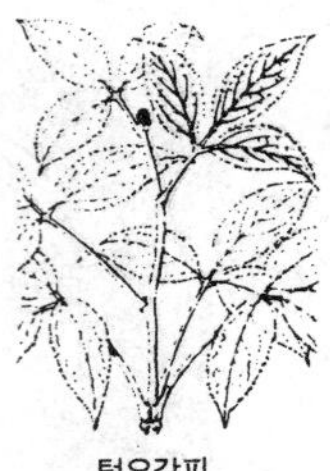
털오갈피

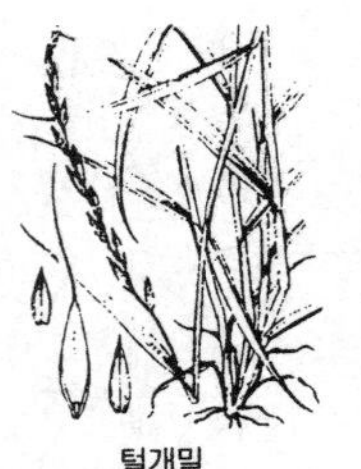
털개밀

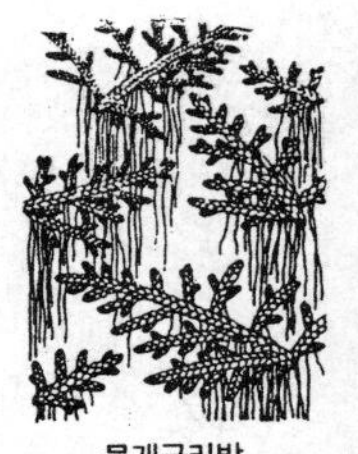
물개구리밥

10. 옹저(癰疽)가 난치(難治)일 경우

옹저(癰疽)가 처음 일어날 때에 종기가 딴딴하고 높은 것은 독기(毒氣)가 얕은 것이니 그 증세가 양(陽)에 들면 치료가 쉽고 만약 처음 일어날 때에 좁쌀이나 콩알만한 것이 살과 같이 평평하고 또는 붉은 색이 나타나며 자주 가렵고 아프면 이것은 저(疽)가 되는 증세이니 손톱으로 긁어서는 안되며 그 증세는 음(陰)에 드는 것인데 독기가 안에서 쌓여서 병세가 비록 느릴지라도 치료하기가 어렵다. 〈仲景〉 처음 일어날 때에 갑자기 열이 있고 부기가 크고 아픈 증세는 밖에서 일어나게 된 것이니 비록 크기가 동이와 같더라도 백번 치료에 백이 다 낫고, 처음 일어나서부터 열이 있지도 아프지도 않으며 낮게 꺼져서 짓무른 증세는 안에서 일어난 것이니 치료가 어렵고 반드시 죽게 된다. 〈精要〉

옹(癰)이라는 것은 옹(壅)인데 양(陽)이 되며 육부(六腑)에 드니 치료가 쉽고 저(疽)라는 것은 저(沮)인데 음(陰)이 되며 오장(五臟)에 들으니 치료가 어렵다. 〈入門〉

치료가 어려운 6가지 증세가 있으니 두 눈이 붉고 심장(心臟)까지 들어가는 것이 1이고, 일어난지가 오래 되었는데 전혀 붓지도 아프지도 않은 것은 장부(臟腑)가 병을 깊이 받은 증세이니 2이며, 병든 곳이 딴딴해서 소 턱의 가죽과 같고 또 석류(石榴)의 모양과 같은데 약을 써도 누그러지지 않는 증세가 3이고, 환자가 수시로 웃는 증세는 신기(神氣)가 빠져 버리고 병이 깊은 증세이니 4이며, 창구(瘡口)는 작고 속은 넓은데 언제나 맑고 흰 농즙(膿汁)이 나오고 아프지 않은 증세는 속이 문드러진 증세이니 5가 되며, 고약을 붙인 다음에 깨끗한 피와 검은 피가 섞여서 나오는 증세가 6이다. 〈得効〉

옹저(癰疽)에 실열(實熱)이 있는 증세는 치료하기가 쉽고, 허한(虛寒하고 사열(邪熱)이 있는 증세는 치료가 어렵다. 〈醫鑑〉

11. 옹저(癰疽)의 농(膿)의 유무(有無)와 천심(淺深)을 구별해야 할 경우

모든 옹저(癰疽)에 농(膿)이 있고 없는 것을 알려고 하면 손으로 부은 곳의 위를 눌러서 열이 있으면 농이 있고, 열이 없으면 농(膿)이 없는 것이다. 〈仲景〉

누른 다음에 아픈 것은 농(膿)이 깊이 든 증세이고, 약간 눌러서 바로 아픈 것은 농(膿)이 얕게 든 증세이며, 누르면 부드럽게 들어갔다가 바로 회복 되는 것은 농(膿)이 있는 증세이고, 눌러서 강하고 회복이 안되는 것은 농(膿)이 없는 증세이다. 〈得効〉

눌러서 단단한 것은 농(膿)이 없는 것이고, 눌러서 반은 연하고 반은 굳은 것은 농(膿)이 있는 것이니 급히 침으로 찢어야 한다. 반이 연한 것은 중앙에 농이 있음을 말하며 반이 단단한 것은 사방의 부은 살을 말한다. 〈精要〉

손으로 눌러서 열이 있는 것은 농(膿)이 있음이고, 열이 없는 것은 농(膿)이 없는 것이며, 힘있게 눌러서 아픈 것은 농(膿)이 깊은 것이고, 가볍게 눌러서 바로 아픈 것은 농(膿)이 얕은 것이고, 눌러서 아주 아프지 않는 것은 농(膿)이 되지 않는 증세이고, 눌러도 바로 회복이 안되는 것은 농(膿)이 없는 증세이니 이것은 물이 있는 것으로 보아야 옳다. 〈入門〉

손으로 덮어 보아서 부은 곳의 위가 크게 열이 있는 것은 농(膿)이 되어서 저절로 연한 증세이고, 부은 곳의 위에 엷은 가죽이 일어나는 것은 농(膿)이 천(淺)한 증세이며, 부은 곳이 아주 열이 없는 것은 농(膿)이 되지 않는 증세이고, 만약 라력(瘰瀝)의 결핵(結核)에 한열(寒熱)하고 발갈(發渴)해서 오래도록 없어지지 않으면 얼굴색이 위황(萎黃)하는데 이것은 열이 상증해서 벌써 농(膿)이 된 것이다. 〈入門〉

피가 열이 있고 살이 썩어서 영위(榮衛)가 운행되지 않으면 앞으로 고름이 되는 증세이다. 〈內經〉

창장(瘡瘍)이 모두 화열(火熱)을 입고 썩어서 고름물이 나오는 것은 마치 곡육(穀肉)과 과채(果菜)가 썩어 문드러지면 오물이 되는 것과 같은 것이니 열이 혈(血)을 이기면 고름이 된다. 〈河間〉

12. 옹저(癰疽)가 발운(發暈)할 경우

속(俗)엔 종흔(腫痕)을 운(暈)이라고 하는데 이것은 진운(眞暈)이 아니다. 운(暈)은 창구(瘡口)의 가에서 일어나며 홍운(紅暈)이 생기는 것인데 2운(二暈)과 3운(三暈)이 오히려 치료할 수가 있지마는 4운(四暈)과 5운(五暈)은 죽게 된다. 〈入門〉

진운(眞暈)이 창구(瘡口)의 가에 나서 홍범(紅範)의 모양과 같은 것이니 운(暈)이 나타나기만 하면 미증(美症)이다. 1운(一暈)과 2운(二暈)에서 3운(三暈)까지는 조수(措手)해 보지마는 4운(四暈)과 5운(五暈)은 장부(臟腑)에 탈독(脫毒)을 쌓아서 받은 것이니 결코 고치지 못하는

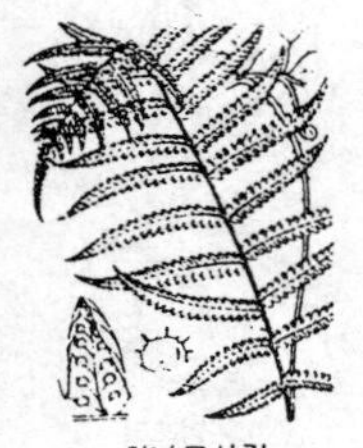
처녀고사리

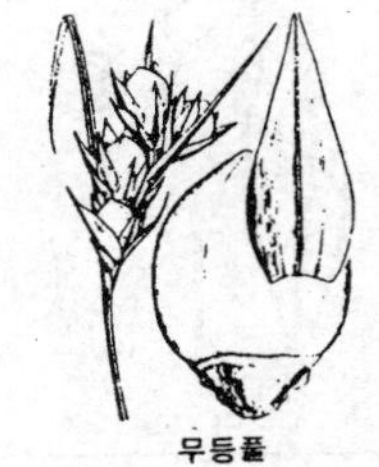
무등풀

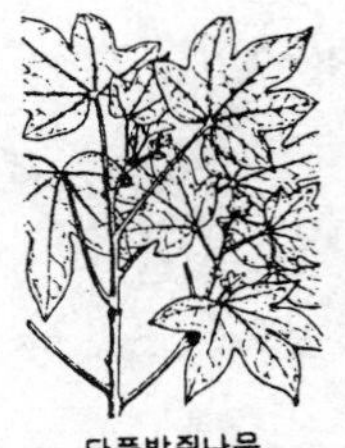
단풍박쥐나무

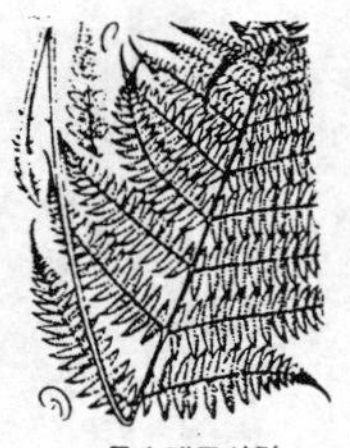
구슬개고사리

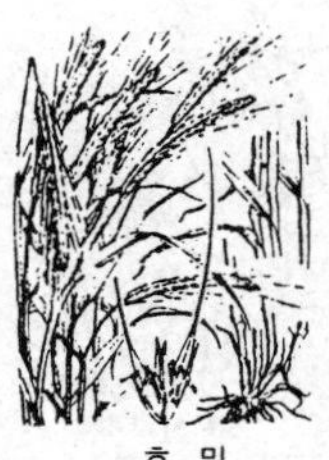
호 밀

것이다. 〈直指〉

13. 옹저(癰疽)의 사증(死証)일 경우

옹(癰)이 목구멍 가운데 나는 것은 맹저(猛疽)라 하여 치료를 못하고 고름이 되어서 나오지 않고 목구멍을 막으면 반일 만에 죽고, 목(頸)에서 일어나는 증세는 요저(夭疽)라고 하는데 옹(癰)이 크고 색이 붉고 검으니 급히 치료하지 않으면 열기(熱氣)가 밑으로 연액(淵腋)에 들어가서 앞으로 임맥(任脈)을 상하고 간과 폐를 훈증해서 10여일 만에 죽는다.

양기(陽氣)가 크게 일어나서 뇌(腦)를 줄게 하고, 항(項)에 멎어 있는 것을 뇌조(腦燥)라고 하는데, 침으로 찌르는 것과 같이 아프며 심(心)이 번거로우면 죽게 되니 치료하지 못한다. 가슴에서 일어나는 것을 정저(井疽)라고 하는데 모양이 큰 콩과 같은 증세가 3~4일에 일어나니 속히 치료하지 않으면 밑으로 배에 들어가서 치료하지 못해서 7일만에 죽고, 응(膺)에서 일어나던 증세만 감저(甘疽)라고 하는데 빛이 푸르고 모양이 곡실(穀實)과 과루(瓜蔞)와도 같으며 언제나 한열(寒熱)을 괴로와하니 급히 치료하지 않으면 10세 만에 죽고 죽은 다음에 농(膿)이 나며, 고(尻)에서 일어난 증세를 예저(銳疽)라고 하는데 보양이 붉고 단단하며 크니 급히 치료하지 않으면 30일 만에 죽으며 발의 위와 아래가 발의 위와 아래가 4음(四淫)이라고 하는데 모양이 대옹(大癰)과 같으니 급히 치료하지 않으면 백일만에 죽고, 발가에 일어나는 증세는 여저(厲疽)라고 하는데 모양이 크지도 않고 처음 작은 손가락에서 일어나는데 급히 치료해서 그 검은 부분을 없애야 하며, 검은 부분이 없어지지 않으면 백일만에 죽고, 발가락에서 나는 증세는 탈저(脫疽)라고 하는데 붉고 검은 증세는 낫지 않으면 끊어 버려야 하고 그냥 두면 죽는다.

모든 옹저(癰疽)가 관절(關節)에 일어나서 서로 응하는 것은 치료가 어렵고 양(陽)에서 일어나는 증세는 백일만에 죽고, 음(陰)에서 일어나는 증세는 30일만에 죽으니 양(陽)이란 증세는 모든 관절의 드이고, 음(陰)이란 증세는 모든 관절(關節)의 괵(膕)을 이름이며, 응한다는 말은 안에서 일어나 밖으로 스며가는 것을 말하는 것이다. 〈靈樞〉

14. 옹저(癰疽)의 선악증(善惡症)일 경우

옹저(癰疽)를 터뜨린 뒤에 선증(善症)은 다섯이 있고 악증(惡症)은 아홉이 있으니 움직이고 숨쉬는 것이 편하고 음식의 맛을 아는 것이 일선(一善)이고 대, 소변이 고른 것이 이선(二善)이며 신채(神彩)가 정명(精銘)하고 어성(語聲)이 청랑(淸朗)한 것이 3선(三善)이고 농(膿)이 맑고 부은 것이 없어지면 색이 선명하고 냄새가 없는 것이 4선(四善)이며, 체기(體氣)가 화평한 것이 5선(五善)이고 눈알이 희고 정수(睛手)가 검으며 눈이 긴소(緊少)한 증세가 1악(一惡)이고, 음식을 잘 먹지 못하고 약을 먹으면 구토하며 음식의 맛을 모르는 것이 2악(二惡)이며, 배가 부르고 목이 심하게 마르는 것이 3악(三惡)이고, 어깨와 등이 불편(不便)하고 사지(四肢)가 잠겨 무거운 것이 4악(四惡)이며, 목이 쉬고 안색이 초췌하고 진비(唇鼻)가 청흑(淸黑)하고 면목(面目)과 사지(四肢)가 부종된 증세가 5악(五惡)이고, 번조(煩燥)하고 수시로 기침하며 설사가 때도 없고 소변이 기름 같은 것이 6악(六惡)이고, 피고름이 크게 나고 열통(熱痛)이 아주 심하고 고름색이 썩어 냄새를 가까이 못하는 것이 7악(七惡)이고, 숨쉬기가 거칠고 단기(短氣)하여 황홀하고 눕기를 좋아하는 것이 8악(八惡)이며, 터지기 전에 먼저 검고 면청진흑(面靑唇黑)하고 오물을 대변하는 것이 9악(九惡)이니 오선(五善)의 것이 나타나면 길하고 9악(九惡)의 것이 나타나면 위태로운 것이다. 〈精要〉

눈이 희고 작으며 정자(睛子)가 검은 것이 일역(一逆)이고, 약을 먹으면 구토하는 것이 2역(二逆)이며, 배가 아프고 목이 심하게 마르는 것이 3역(三逆)이고, 어깨와 목의 부분이 불편(不便)한 것이 4역(四逆)이며, 소리가 쉬고 색이 빠져 버린 것이 5역(五逆)이니 이 오역(五逆)의 모든 증세만 없으면 순조롭다. 〈靈樞〉

희기(噫氣)하고 비색(痞塞)하며 기침하고 몸이 차며 저절로 땀이 때가 없고 눈이 멀며 귀가 먹고 황홀하며 경계(驚悸)하고 언어가 전도(顚倒)한 증세가 모두 악저(惡疽)이다. 〈精要〉

15. 옹저(癰疽)를 치료하는 큰 방법일 경우

처음 알면 부은 것을 흩고 안에서 없애며 이미 터져 버렸으면 농(膿)을 배설하고 독기(毒氣)를 수렴(收斂)하며, 농이 모두 끝나면 썩은 것을 없애고 안을 메워서 나쁜 살이 다 되면 기육(肌肉)이 나고 딱지가 앉는 것이 원칙이 된다. 〈直指〉

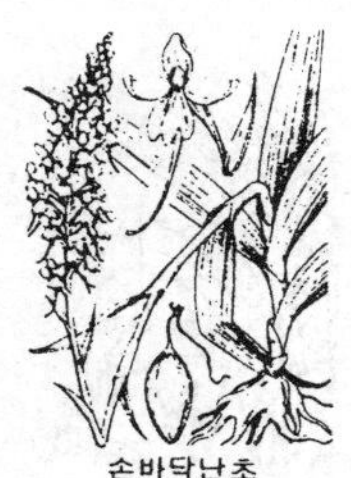
손바닥난초

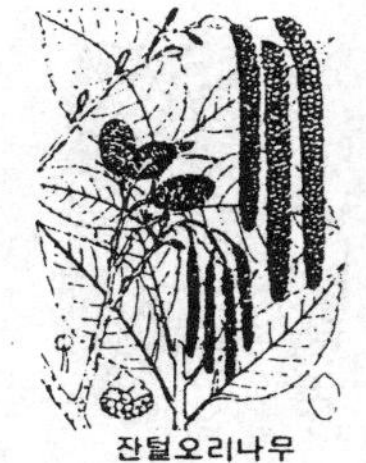
잔털오리나무

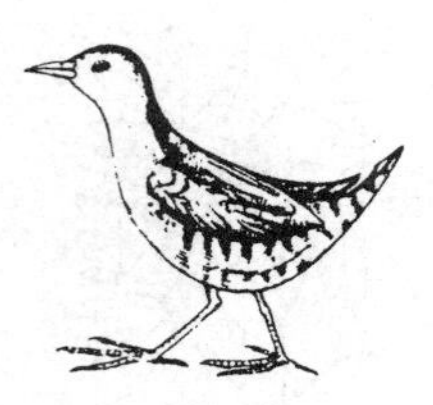
뜸부기

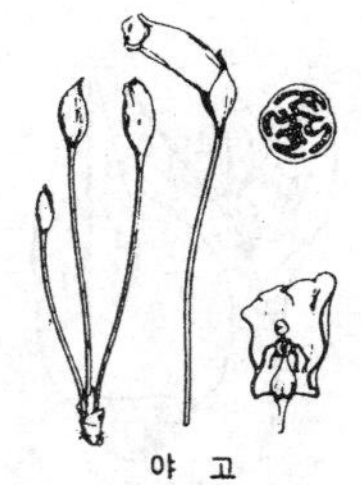
야 고

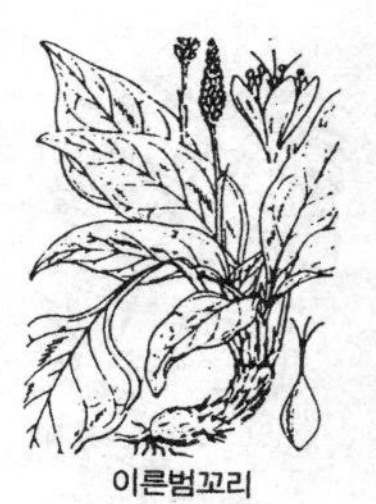
이른범꼬리

옹(癰)이 처음 일어날 때에는 당연히 결고법(潔古法)으로 주치 하는데 겉 증세이면 흩어야 하고 속 증세이면 내려서 불로써 뜸을 하고 약으로 덮으면 고름이 덜 되는 것은 반드시 사라지고 고름이 이미 된 것은 바로 터지게 된다.

저(疽)가 처음 일어나면 당연히 연자법(涓子法)으로 주치(主治)해서 장부(臟腑)를 보하고 메워서 실하게 해야 되며, 밑으로 내리지 못하게 해서 사(邪)가 만연하면 밖으로 뜸을 해서 사(邪)를 끌어서 축출시켜 혈(穴)로 돌아가도록 하고 착란(錯亂)하지 않게 하면 기사회생이 되고 변흉위길할 수가 있는 것이다. 〈綱目〉

내소황연탕(內疎黃連湯) • 천금누로탕(千金漏蘆湯)이 양옹(陽癰)의 열종(熱腫)을 주로 치료하니 밖에서 부터 안에 의탁하는 것이고 복전산(復煎散) • 연연탈명단(淵然奪命丹)은 음저(陰疽)의 독이 속에 쌓인 증세를 치료한다. 〈丹心〉

창장(瘡瘍)이란 화(火)에 드니 모름지기 안과 밖을 분별해서 만약 맥이 잠기고 실(實)하면 먼저 안을 소통시켜 그 근원을 끊고, 맥이 뜨고 크면 먼저 속을 의탁할 것이니 사기(邪氣)가 속으로 들어가는 것을 막아야 된다. 또한 안과 밖의 중간에 있는 것이 있으니 사기(邪氣)가 너무 심하면 경락(經絡)을 갈절(遏絶)하기 때문에 옹종(癰腫)을 일으키는 것이니 치료 방법은 대개 탁리(托裏)와 소통과 영위(榮衛)를 운행하게 하는 3가지 방법을 쓴다. 〈易老〉

옹저(癰疽)가 처음 일어날 때 기(氣)가 실(實)하면 속히 오향연교탕(五香連翹湯) • 천금누로탕(千金漏蘆湯)을 쓰고, 나이가 어리고 건장한 사람은 오리대황탕(五利大黃湯) • 화독단(化毒丹)을 써서 1~2번 통리(通利)시키고 만약 고름이 되어서 썩어 있으면 오향탕(五香湯) • 탁리산(托裏散)을 쓴다.

겉의 증세는 겉을 흩어야 하는데 황연소독산(黃連消毒散) • 내탁강활탕(內托羌活湯)을 쓰고, 안의 증세는 소도시켜야 하니 내소황연탕(內疎黃連湯) • 선방활명음(仙方活命飮)을 쓰는 방법인데 가벼운 증세는 청열소독음(淸熱消毒飮)을 쓰고, 만약 발표(發表)와 공리(功利)를 같이 하려면 방풍통성산〔防風通聖散 : 처방은 풍문(風門)〕• 오향연교탕(五香連翹湯)을 쓴다. 〈入門〉

피가 따뜻하면 유행(流行)되고 기(氣)가 따뜻하면 화양(和陽)하니 먹고 붙이는 약은 모두 화평한 것을 써야 한다. 〈直指〉

대체로 옹저(癰疽)는 열로 인해서 생기는 것인데 열이 있으면 기혈(氣血)이 운행되고 냉하면 기혈(氣血)이 체(滯)하는 것이니 열을 일으키는 것은 절대로 퇴열을 시키지 말고 온약(温藥)으로 미량(微涼)하게 해서 치료해야 한다. 〈直指〉

※내소황연탕(內疎黃連湯)

효능 : 옹저(癰疽)에 맥(脈)이 넓고 실(實)하면서 열이나고 번조(煩燥)하며 장부(臟腑)가 비삽(秘澁)한 것은 먼저 통리시켜야 하는 데 이 약을 쓴다.

처방 대황(大黃) 2돈, 연교(連翹) • 적작약(赤芍藥) 각 1돈반, 황련(黃連) • 황금(黃芩) • 당귀(當歸) • 치자(梔子) • 빈랑(檳榔) 각 1돈, 목향(木香) • 박하(薄荷) • 길경(桔梗) • 감초(甘草) 각 5푼을 썰어서 1첩을 지어 물로 달여 먹고 통리하는 것을 한도로 한다. 〈丹心〉

※천금누로탕(千金漏蘆湯)

효능 : 옹저(癰疽)가 등에 일어나고 열독(熱毒)한 악종(惡腫)을 치료한다.

처방 대황(大黃) 2돈, 누로(漏蘆) • 연교(連翹) • 승마(升麻) • 적작약(赤芍藥) • 황금(黃芩) • 지각(枳殼) • 백렴(白斂) • 백급(白芨) • 감초 각 8푼을 썰어서 1첩을 지어 물로 달여 먹고 통리시키는 것을 한도로 한다. 〈回春〉

※내탁복전산(內托復煎散)

효능 : 음저(陰疽)가 안에서 쌓이고 맺히면 장부(臟腑)에 침입할 우려가 있으니 반드시 내탁(內托)을 해서 그 속을 구원(救援)하고 영위(滎衛)로 하여금 함께 운행되고 사기(邪氣)가 내침(內侵)을 못하도록 해야 한다.

처방 창출(蒼朮) 8냥, 방풍(防風) 1냥, 지골피(地骨皮) • 황금(黃芩) • 적복령(赤茯苓) • 적작약(赤芍藥) • 인삼(人蔘) • 백출(白朮) • 황기(黃芪) • 계피(桂皮) • 당귀(當歸) • 방기(防己) • 감초(甘草) 각 5푼을 썰어서 먼저 창출(蒼朮)을 물 5되에 달여 3되가 되거든 출(朮)을 건져내고 나머지 약재를 넣어 다시 달여서 3~4잔이 되면 1일 3~4차례로 모두 먹고 또 앞의 창출(蒼朮) 찌꺼기를 달이고

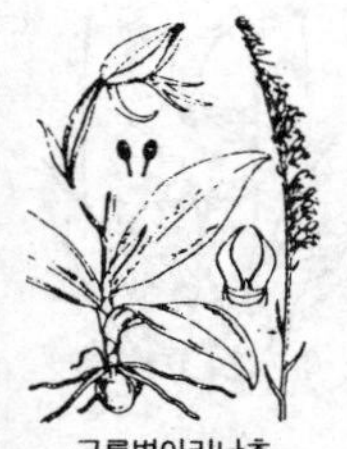
구름병아리난초

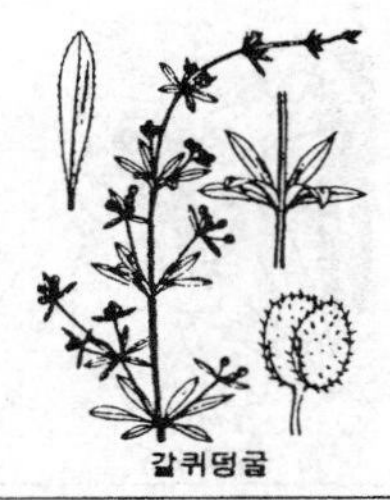
갈퀴덩굴

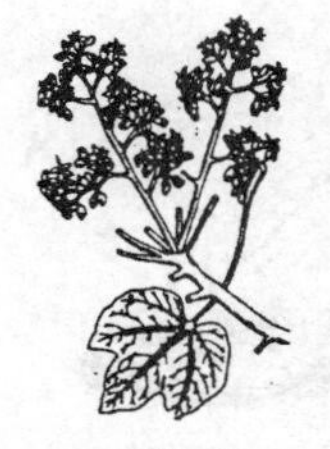
오동나무

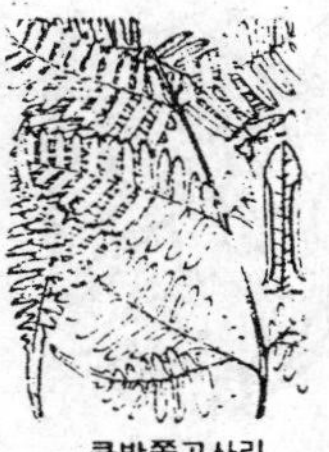
큰반쪽고사리

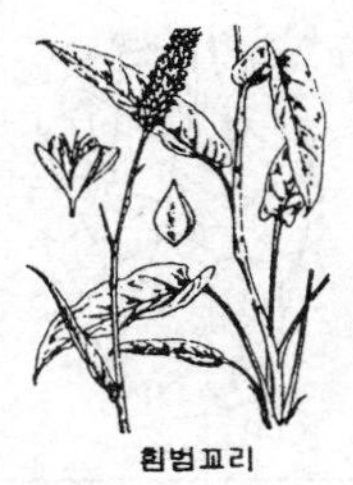
흰범꼬리

역시 먼저 방법과 같이 약재를 다시 달여서 먹는다. 〈正傳〉

※연연진인탈명단(淵然眞人奪命丹)

일명 비룡탈명단(飛龍奪命丹)

효능 : 일체의 등에 나는 음저(陰疽)•정창(丁瘡)•악창(惡瘡)과 무명종독(無名腫毒)에 먹으면 갑자기 일어나서 종두(腫頭)가 생기고, 아픔을 느끼지 않는 증세는 먹으면 아픔을 느끼고, 고름이 벌써 된 것은 먹으면 바로 나으니 이것이 악증약중(惡症藥中)의 지보(至寶)이다.

처방 웅황(雄黃) 3돈, 섬수〔蟾酥 : 마른 것이면 술에 녹인다〕•유향(乳香)•몰약(沒藥)•동록(銅綠) 각 2돈, 혈갈(血竭)•담반(膽礬)•한수석(寒水石) 각 1돈, 경분(輕粉)•사향(麝香)•용뇌(龍腦) 각 반돈, 와우(蝸牛) 21개, 연각용(連殼用)•오공(蜈蚣) 1조를 술에 구워서 가루로 하고 와우(蝸牛)를 진흙처럼 짓이겨서 녹두알 크기로 환을하고 만약 환이 지어지지 않거든 술에 삶으면 풀에 환을지어 주사(朱砂)가루 2돈으로 겉을 입혀서 매 2알을 먹는데 먼저 파 3치를 환자가 씹어 뱉아서 남좌, 여우로 수심(手心)에 받고 환약을 파속에 넣어 더운 술 3~4잔으로 내려 보내고 이불을 덮고 약 5리를 걸어가는 시간을 지난 뒤에 더운 술 몇잔을 마셔서 악방(藥方)을 도우면 열이 나고 땀이 많이 나는 것을 한도로 하는데 만약 땀이 안나면 다시 2알을 먹는다. 〈丹心〉

※오향연교탕(五香連翹湯)

효능 : 옹저(癰疽)•창절(瘡癤)•누력(瘰瀝)의 결핵(結核)과 일체의 독종(毒腫)을 치료한다.

처방 대황(大黃) 1돈, 연교(連翹)•사간(射干)•독활(獨活)•승마(升麻)•상기생(桑奇生)•침향(沈香)•곽향(藿香)•목향(木香)•정향(丁香)•감초(甘草) 각 7푼, 사향(麝香) 3푼을 썰어서 1첩을 지어 물로 달여 먹고 새는 것을 한도로 한다. 〈丹心〉

※오리대황탕(五利大黃湯)

효능 : 나이가 어리고 건장한 사람은 옹저(癰疽)에 기혈(氣血)이 많이 성하고 이변(二便)의 비삽(秘澁)을 치료한다.

처방 대황외(大黃煨) 2돈, 황금(黃芩)•승마(升麻)•치자(梔子)•망초(芒硝) 각 1돈2푼을 썰어서 1첩을 지어 물로 달여 먹고 잘 나오는 것을 한도로 한다. 〈精義〉

※화독단(化毒丹)

효능 : 백가지의 악창(惡瘡)•독종(毒腫)의 처음 일어난 것을 치료한다.

처방 초오초침포(草烏醋浸炮)•유석(乳石)을 불에 태워서 초에 적시기를 7번하고 별도로 갈아서 각 1냥, 유향(乳香)•몰약(沒藥) 각 5돈, 별연(別硏)•파두거피(巴豆去皮) 49개, 별연 가루로 초면호(醋麵糊)에 완두 크기로 환을하여 찬 술로 5알, 또는 7알을 삼켜 내리고 잘 나오는 것을 한도로 한다. 〈精義〉

※탁리산(托裏散)

효능 : 옹저(癰疽)가 터진 다음에 오래 수렴(收斂)되지 않는 데 이 약으로써 보탁(補托)한다.

처방 인삼(人蔘)•황기(黃芪) 각 2돈, 백출(白朮)•진피(陳皮)•당귀(當歸)•숙지황(熟地黃)•백복령(白茯苓)•백작약(白芍藥) 각 1돈반, 감초(甘草) 1돈을 썰어서 1첩을 지어 달여 먹는다.

※황연소독산(黃連消毒散)

일명 황연소독음(黃連消毒飮)

효능 : 옹저(癰疽)가 뇌나 등에 일어나서 종독(腫毒)이 크게 나고 마목(麻木)해서 아프지 않는 것은 먼저 뜸을 하고 이 약을 먹는다.

처방 황련(黃連)•강활(羌活) 각 1돈2푼, 황금(黃芩)•황백(黃柏)•고본(藁本)•방기(防己)•길경(桔梗) 각 7푼, 생지황(生地黃)•지모(知母)•독활(獨活)•방풍(防風)•연교(連翹)•당귀미(當歸尾) 각 6푼, 인삼(人蔘)•감초(甘草) 각 5푼, 소목(蘇木)•진피(陳皮)•택사(澤瀉)•황기(黃芪) 각 4푼을 썰어서 1첩을 지어 물로 달여 먹는다. 〈入門〉

원호문(元好門)이란 사람이 술을 좋아하는데 뇌하(腦下)와 항상(項上)에 작은 부스럼이 나서 아프지도 가렵지도 않고 4일뒤에 뇌(腦)와 목이 마목(麻木)되고 종세(腫

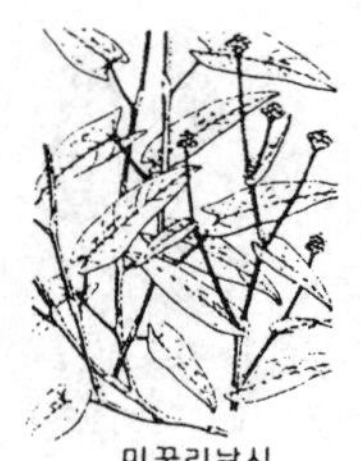
미꾸리낚시

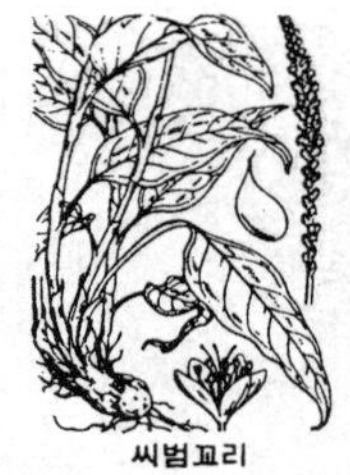
씨범꼬리

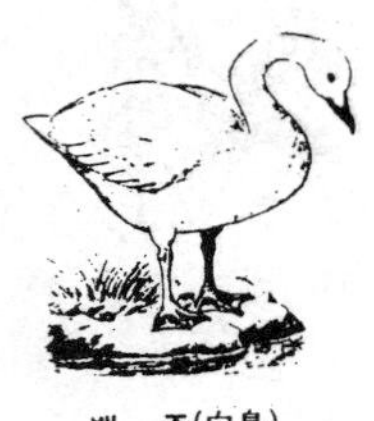
백 조(白鳥)

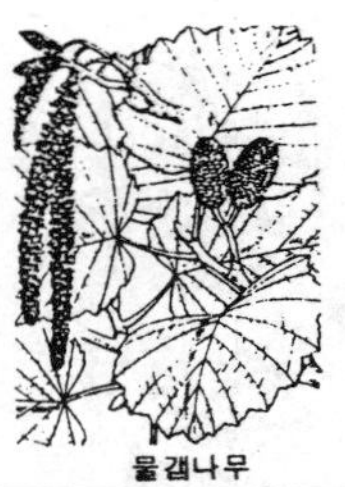
물갬나무

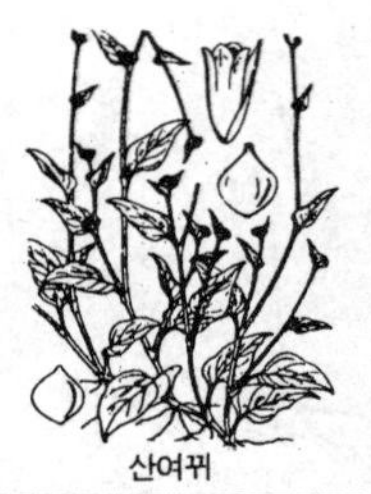
산여뀌

勢)가 밖으로 흩어지며 열독(熱毒)이 크게 일어나서 밤에 잠을 못자는 데 동원(東垣)을 맞아서 치료하는데 먼저 백장을 뜸하니 비로소 아픔을 느끼고 다음 이 약을 지어서 먹은 다음 나았다.

※내탁강활탕(內托羌活湯)

효능: 족태양경분(足太陽經分)의 고(尻)·둔(臀)의 옹저가 단단하고 종통(腫痛)한 것을 치료한다.

처방 강활(羌活)·황백주세(黃柏酒洗) 각 2돈, 황기(黃芪) 1돈반, 방풍(防風)·고본(藁本)·당귀미(當歸尾) 각 1돈, 연교(連翹)·창출(蒼朮)·진피(陳皮)·감초(甘草) 각 5푼, 육계(肉桂) 3푼을 썰어서 1첩을 지어 물 2잔, 술 1잔으로 같이 달여 먹는다. 〈東垣〉

※선방활명음(仙方活命飮)

효능: 일체의 옹저(癰疽)와 독종(毒腫)이 고름이 되지도 않는 것을 바로 터뜨려서 고름을 배설하고 아픔을 그치며 소독(消毒)하는 성약(聖藥)이 된다.

처방 대황(大黃) 5돈, 금은화(金銀花) 3돈, 당귀미(當歸尾)·조각자(皂角刺)·진피(陳皮) 각 1돈반, 유향(乳香)·패모(貝母)·천화분(天花粉)·백지(白芷)·적작약(赤芍藥)·감초절(甘草節) 각 1돈, 방풍(防風) 7푼, 몰약(沒藥) 5푼, 천산갑(穿山甲) 3쪽을 태워서 별도로 갈고 1첩을 지어서 좋은 술과 같이 질그릇에 넣고 입을 봉하여 달여서 부스럼의 위 아래를 따라서 마시고 마신 다음에 약간 있다가 다시 술 2~3잔을 마시고 마신 다음에 약간 있다가 다시 술 2~3잔을 마시고 옆으로 누워서 한참 자고 신 것과 철그릇을 피한다.

만약 옹저(癰疽)가 등에 있으면 조각자(皂角刺)로 군(君)을 삼고 배에 있으면 백지(白芷)로 군(君)을 삼으며 사지(四肢)에 있으면 금은화(金銀花)로 군(君)을 삼는다. 〈入門〉

※청열소독음(淸熱消毒飮)

효능: 옹저(癰疽)의 양증(陽症)에 종통(腫痛)해서 열갈(熱渴)하는 것을 치료한다.

처방 금은화(金銀花) 2돈, 적작약(赤芍藥)·생지황(生地黃)·천궁(川芎) 각 1돈반, 당귀(當歸)·황련(黃連)·산치(山梔)·연교(連翹)·감초(甘草) 각 1돈을 썰어서 1첩을 지어 물로 달여 먹는다. 〈入門〉

16. 옹저(癰疽)의 내탁법(內托法)일 경우

옹저(癰疽)가 독이 장부(臟腑)에 쌓인 증세로 된 것이라면 당연히 먼저 위(胃)를 돕고 기(氣)를 굳세게 하여 근본을 단단히 하고 경(經)이 움직이고 혈(血)이 사는 약으로 보좌를 하고 경락(經絡)과 시령(時令)을 참작해서 독기(毒氣)로써 밖으로 일어나게 하며 치료하기를 빠르게 하면 안의 것을 소멸시킬 수가 있으니 이것이 바로 내탁법(內托法)이다. 〈正傳〉

일체의 창종(瘡腫)이 처음에는 환부(患部)가 부어오르고 5~7일이 되면 갑자기 평평하게 꺼지는 것은 안으로 치는 증세이니 빨리 내탁산(內托散) 및 내보 하는 탕약(湯藥)으로 장부(臟腑)를 보하고 실(實)하게 해야 되는데 가장 막(膜)을 통투(通透)시키는 증세를 두려워하는 것이며 만약 막(膜)이 뚫리면 10사람 중에 한 사람도 치료하기가 어려운 증세이다. 〈劉涓子〉

옹저(癰疽)가 처음 일어난지 1~2일에 갑자기 맥이 가늘게 잠기면서 번민(煩悶)하고 사독(邪毒)이 사나워지며 황홀하고 편안치 않은 것은 밖의 증세로써 깊이 잠긴 증세이니 탁리산(托裏散)이나 내탁산(內托散)을 쓴다. 〈精義〉

옹저(癰疽)가 밖에서 크게 일어나고 근반(根盤)이 깊지 않으며 증세가 겉에 있는 것은 그의 맥(脈)이 뜬 증세가 많은데 기(氣)가 성하지 않고 반드시 안으로 침입하게 되니 빨리 내탁(內托)해야 하는데 복전산〔復煎散 : 처방은 위에 있음〕을 써서 습(濕)을 없애고 울(鬱)을 흩어서 위기(胃氣)로 하여금 화평하게 하고 영위가 함께 따라 다니면 사기(邪氣)가 안으로 들어오지 못한다. 〈河間〉

탁리(托裏)하는 것은 십선산(十宣散)·가미십기산(加味十奇散)·천금내소산(千金內消散)·탁리소독산(托裏消毒散)·천금탁리산(千金托裏散)·궁귀탁리산(芎歸托裏散)·내탁천금산(內托千金散)·선전화독탕(仙傳化毒湯)·탁리황기탕(托裏黃芪湯)·탁리복령탕(托裏茯苓湯)·천산갑산(穿山甲散)·비방탈명산(秘方奪命散)등을 쓰는 것이니 옹저(癰疽)가 오래 되도록 낫지 않고 기혈(氣血)이 차차 쇠하면 농즙(膿汁)이 맑아지며 창구(瘡口)가 합하지 않고 밖의 증세가 분명하지 않는 것은 모두 탁리

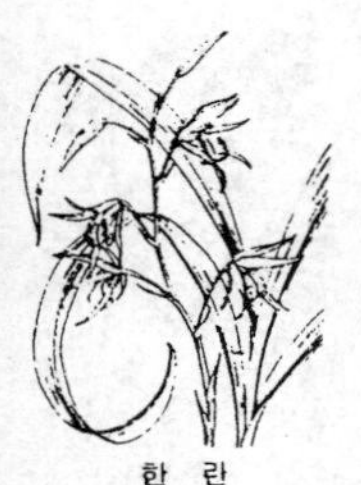
한 란

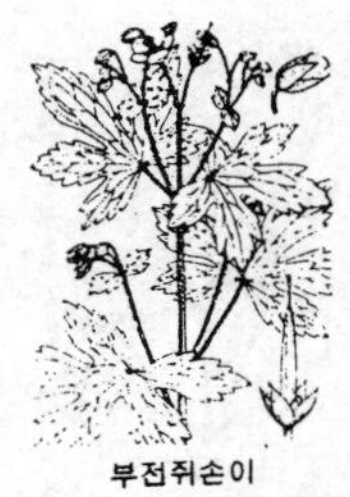
부전쥐손이

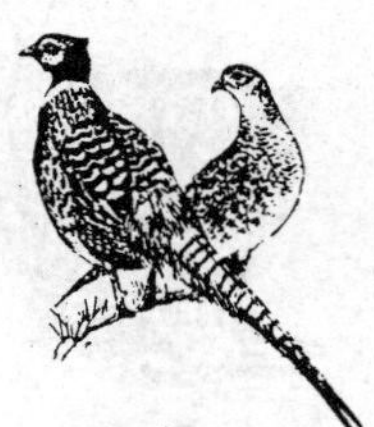
꿩

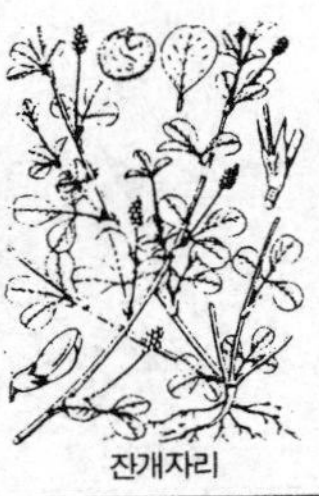
잔개자리

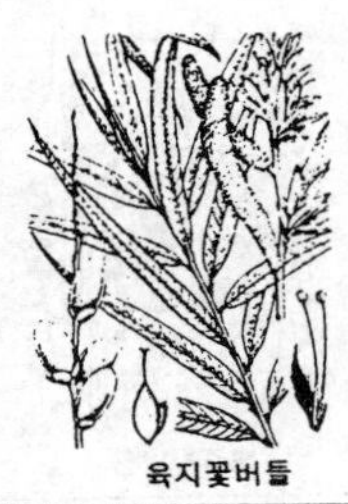
육지꽃버들

법(托裏法)을 써야 하고, 고름이 되지 않는 것은 빨리 고름이 되도록 하며, 고름이 벌써 터진 것은 새 살이 빨리 나도록 하고 혈기(血氣)가 허한 것은 보하며, 음양(陰陽)이 온화하지 못한 것은 조절해야 하니 대체로 탁리(托裏)하는 문법이 창종(瘡腫)으로 하여금 변괴(變壞)하는 것이 없도록 한다. 〈精義〉

※십선산(十宣散)

효능 : 일체의 옹저(癰疽)와 창절(瘡癤)이 벌써 곪은 것은 빨리 터뜨려야 하고 곪지 않은 것은 빨리 흩어야만 썩은 고름이 저절로 나오고 나쁜 살이 제거되며 통증이 멎고 배농(排膿)・생기(生肌)하는데 그 효력이 신통한 것이다.

처방 인삼(人蔘)・황기(黃芪)・염수침증배(鹽水浸蒸焙)・당귀주세(當歸酒洗)・후박강제(厚朴薑製)・길경(桔梗)・육계(肉桂)・천궁(川芎)・방풍(防風)・백지(白芷)・감초(甘草) 각 등분 가루로하여 매 3돈을 더운 술로 고루 먹고 술을 못 마시면 목향탕(木香湯)에 고루 먹는다. 〈精要〉

일명 천금내탁산(千金內托散)이라 한다. 〈醫鑑〉

※내탁산(內托散)

효능 : 옹저(癰疽)의 터진 뒤에 내허(內虛)한 증세와 기약(氣弱)한 사람의 부스럼을 치료한다.

처방 즉 위의 십선산(十宣散)에 백작약(白芍藥) 1가지를 더한다. 〈精義〉

※가미십기산(加味十奇散)

효능 : 옹저(癰疽)가 고름이 되었거나 안되었거나 간(間)에 먹으면 안에서 없어지게 하고 또는 나이가 많고 기약(氣弱)한 사람에게 더욱 당연하다.

처방 당귀(當歸)・육계(肉桂)・인삼(人蔘)・황기(黃芪)・천궁(川芎)・백지(白芷)・방풍(防風)・길경(桔梗)・후박(厚朴)・감초(甘草)・유향(乳香)・몰약(沒藥) 각 등분 가루로하여 매 3돈을 더운 술로 고루 먹고 술을 못 마시면 맥문동탕(麥門冬湯)으로 고루 내린다.

일명 고첩원사(固疊元師)니 즉 위의 십선산(十宣散)에 유향(乳香)・몰약(沒藥) 2가지를 더한 것이다. 〈得効〉

※승양익위산(升陽益胃散)

효능 : 뇌저(腦疽)・배옹(背癰)의 일체의 악창(惡瘡)에 내탁(內托)을 한다.

처방 연교(連翹) 2돈, 강활(羌活)・고본(藁本)・황기구(黃芪炙)・감초(甘草) 각 1돈반, 지모(知母)・생지황(生地黃)・황금(黃芩)・길경(桔梗)・생감초(生甘草) 각 1돈, 택사(澤瀉) 7푼, 독활(獨活)・방풍(防風)・황연(黃連)・황백(黃柏)・인삼(人蔘)・진피(陳皮)・당귀초(當歸炒)・소목(蘇木)・주방기(酒防己) 각 5푼을 썰어서 2첩을 하여 매 1첩을 물 큰 잔으로 2잔에 반일간 담갔다가 달여서 1잔이 되거든 술을 몇십 방울을 떨어뜨려서 찌꺼기는 버리고 잠잘 때에 따뜻하게 먹으며 물을 마시는 것을 피한다. 일어난 지 3일 안에 먹으면 바로 없어지고 곪은 것은 바로 터지게 되는데 이 처방문은 양약(陽藥)이 7푼이고, 음약(陰藥)이 3푼인데 십선산(十宣散)보다 좋다.

일명 복전산(復煎散)이라고 하는데 유향(乳香)・몰약(沒藥) 각 1돈을 더하는 것이 더욱 좋다. 〈東垣〉

※천금내소산(千金內消散)

효능 : 옹저(癰疽)와 복옹(腹癰)・두옹(肚癰)을 치료하고 변독(便毒)이 처음 일어난 것은 바로 없어지고 벌써 종기가 된 증세는 바로 터지게 되며 혈(血)이 대변으로 나오는 경우도 낫는다.

처방 대황(大黃) 3돈, 금은화(金銀花) 2돈, 당귀미주세(當歸尾酒洗) 1돈반, 적작약(赤芍藥)・백지(白芷)・목별자(木鼈子)・거각(去殼)・몰약(沒藥)・유향(乳香)・조각자(皀角刺)・백강잠(白殭蠶)・과루인(瓜蔞仁)・천화분(天花粉) 각 1돈, 감초절(甘草節) 5푼, 천산갑(穿山甲) 3대편, 합분초(蛤粉炒)를 썰어서 1첩을 지어 술과 물 반반으로 해서 달여 먹는다. 〈醫鑑〉

※탁리소독산(托裏消毒散)

효능 : 옹저(癰疽)에 이 약을 먹으면 벌써 곪은 것은 바로 터지게 되고 곪지 않은 것은 바로 사라지며 기를 굳세게 하고 내공(內攻)을 예방하며 기육(肌肉)이 잘 생기는 방법이다.

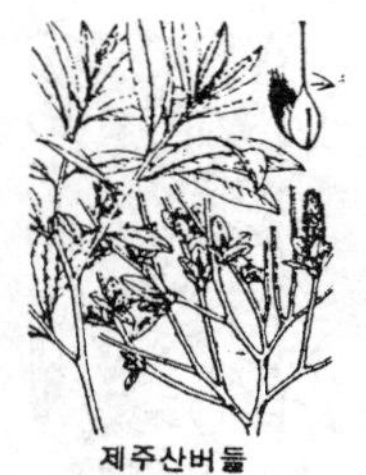
제주산버들

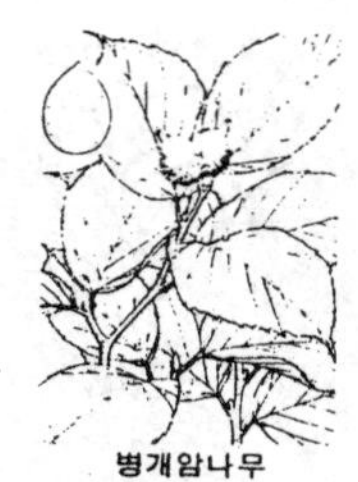
병개암나무

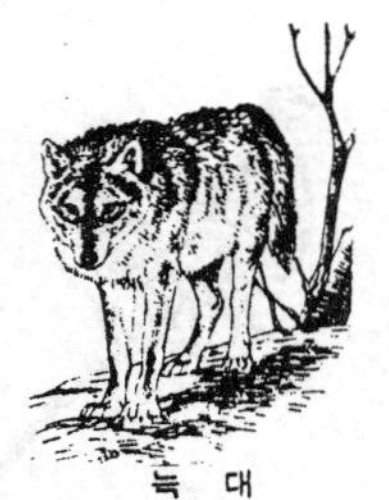
늑 대

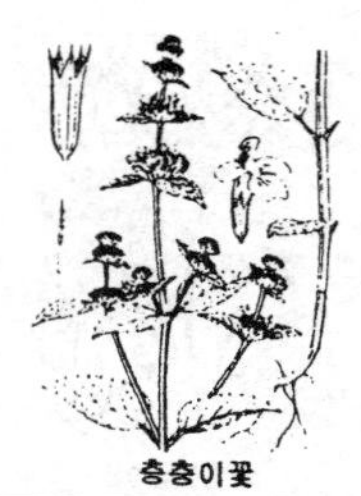
층층이꽃

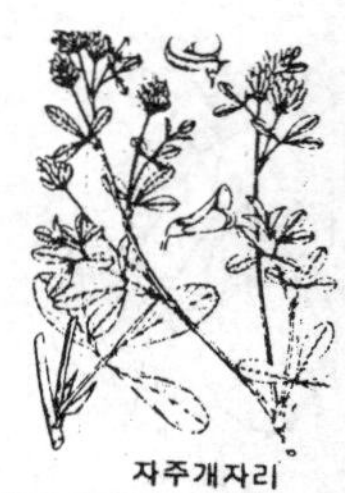
자주개자리

처방 금은화(金銀花)·진피(陳皮) 각 3돈, 황기염수초(黃芪鹽水炒)·천화분(天花粉) 각 2돈, 방풍(防風)·천궁(川芎)·백지(白芷)·길경(桔梗)·후박(厚朴)·천산갑초초(穿山甲炒焦)·조각자초(皂角刺炒) 각 1돈을 썰어서 2첩을 지어 매 1첩을 술과 물 반반으로 달여 먹어서 병이 아래에 있으면 물로 달여 먹는다. 〈醫鑑〉

※내탁천금산(內托千金散)

효능 : 일체의 옹저(癰疽)와 악창(惡瘡)에 충분히 내탁(內托)한다.

처방 금은화(金銀花)·인삼(人蔘)·황기(黃芪)·적작약(赤芍藥)·당귀(當歸)·천궁(川芎)·과루근(瓜蔞根)·백지(白芷)·계피(桂皮)·길경(桔梗)·방풍(防風)·감초(甘草) 각 1돈을 썰어서 1첩을 지어 물로 달여 찌꺼기는 버리고 술 반잔을 넣어서 1일 3번을 먹은 다음에 창구(瘡口)에 검은 피가 나오거나 또는 온몸에 땀이 나면 큰 효력이 있는 것이다. 〈丹心〉

※선전화독탕(仙傳化毒湯)

효능 : 옹저(癰疽)의 발배(發背)·유옹(乳癰)을 치료하고 일체의 이름없는 종독(腫毒)이 곪지 않는 것은 바로 사라지게 하고 곪은 것은 바로 터지게 한다.

처방 금은화(金銀花)·천화분(天花粉) 각 1돈2푼, 방풍(防風)·황금(黃芩)·감초절(甘草節)·백작약(白芍藥)·적복령(赤茯苓)·패모(貝母)·연교(連翹)·백지(白芷) 각 1돈, 반하(半夏) 7푼, 유향(乳香)·몰약(沒藥) 각 5푼을 썰어서 1첩을 지어 술과 물 반반으로 달여 먹는다. 〈回春〉

※탁리황기탕(托裏黃芪湯)

효능 : 옹저(癰疽)를 터지게 한 다음에 고름이 많이 나오고 안이 허한 것을 치료한다.

처방 인삼(人蔘)·당귀(當歸)·황기(黃芪)·계피(桂皮)·적복령(赤茯苓)·원지(遠志)·맥문동(麥門冬)·오미자(五味子) 각 1돈을 거친 가루로하여 물로 달여 먹는다. 〈精義〉

※탁리복령탕(托裏茯苓湯)

효능 : 치료 방법은 위에서와 같다.

처방 백복령(白茯苓)·당귀(當歸)·황기(黃芪) 각 1돈2푼, 백작약(白芍藥)·방풍(防風)·길경(桔梗)·오미자(五味子)·천궁(川芎)·맥문동(麥門冬)·계피(桂皮)·숙지황(熟地黃)·감초(甘草) 각 7푼을 썰어서 1첩을 지어 물에 달여 먹는다. 〈精義〉

※천산갑산(穿山甲散)

효능 : 옹저(癰疽)의 탁독배농(托毒排膿)을 치료하며, 또한 오독(五毒)이 뼈에 붙어서 장부(臟腑)에 있는데 탁리(托裏)해서 독기(毒氣)를 내고 통증을 멎게하며 안에서 없앤다.

처방 봉방(蜂房) 1냥, 사퇴(蛇退)·천산갑(穿山甲)·유발회(油髮灰) 각 2돈반을 가루로하여 매 2돈에 유향(乳香)가루 반돈을 넣어 더운 술로 고루 내린다. 〈直指〉

※비방탈명산(秘方奪命散)

효능 : 일체의 옹저(癰疽)와 이름없는 악창(惡瘡)에 능히 내탁(內托)해서 저절로 사라지도록 한다.

처방 천화분(天花粉) 2푼, 천산갑(穿山甲)·합분초(蛤粉炒)·적작약(赤芍藥)·감초절(甘草節) 각 1돈, 방풍(防風)·백지(白芷)·조각자(皂角刺)·금은화(金銀花)·진피(陳皮) 각 7푼, 당귀미(當歸尾)·패모(貝母)·유향(乳香) 각 5푼을 썰어서 1첩을 좋은 술 큰 주발에 달여 먹는다. 〈丹心〉

17. 음저기발법(陰疽起發法)일 경우

대개 등에 큰 부스럼이 일어났는데 열이나는 것은 등창이라 하고 열이 나지 않는 것은 모두 절(癤)이라 일어나는 침해(沈海)되고 열이 없기 때문이다. 〈直指〉

저(疽)라는 것은 종기의 거죽이 단단해서 우함(牛頷)의 거죽과 같다. 〈靈樞〉

옹저(癰疽)의 음증(陰症)은 종기의 머리가 평평하고 안으로 향하며 침암(沈暗)하고 아주 아프지 않으며 몸과 아픈 몸과 아픈 곳이 열이 나지 않으니 당연히 당귀주(當歸酒)를 먹어서 농(膿)을 배설하고 내보산(內補散)·가

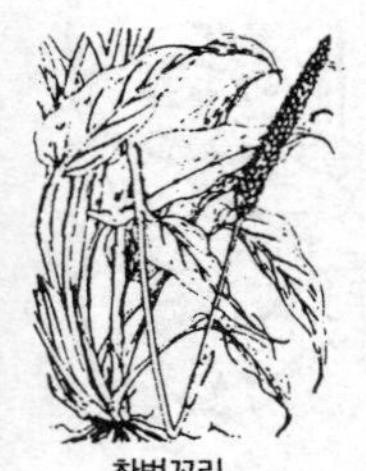
참범꼬리

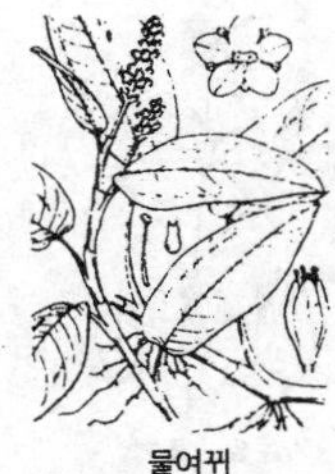
물여뀌

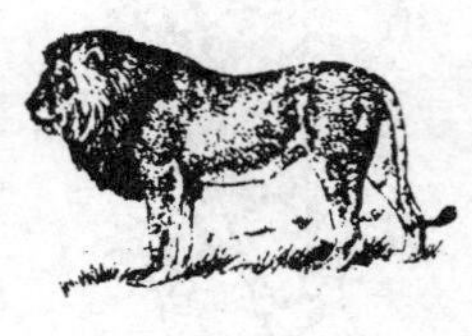
사 자

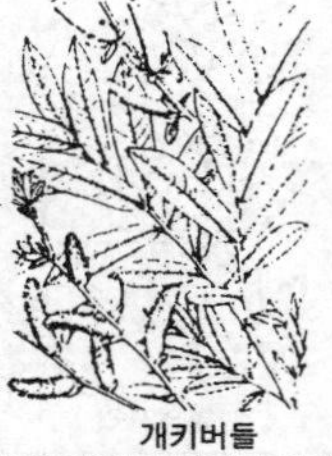
개키버들

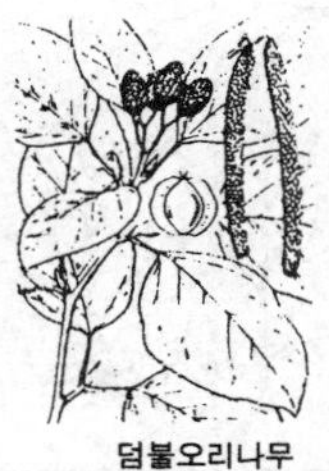
덤불오리나무

미불환금정기산(加味不換金正氣散)으로 보좌를 하며 겸해서 저제(猪蹄)와 여육(膂肉)과 쌀을 넣어 고아서 보양하고 맥면(麥麵)이 능히 종기를 일어나게 하니 끓여서 먹고 만약 그것으로 안되면 천산갑두(穿山甲頭)를 썰어서 초에 담가 볶으고 생인아하(生人牙煆) 2돈반을 가루로하여 2첩에 나눠서 랄계(辣桂)・당귀(當歸)・마황(麻黃)을 더하여 술로 달여 먹고 생강즙에 면을 반죽해서 아픈 곳에 두텁게 붙인다. 〈直指〉

음저(陰疽)에는 선방활명음(仙方活命飮)・비방탈명산(秘方奪命散)・선전화독탕(仙傳化毒湯)・계혈산(鷄血散)・구보환(拘寶丸)・새명단(賽命丹)을 쓰고 밖으로는 사호산(四虎散)을 붙인다.

※당귀주(當歸酒)

효능 : 음저(陰疽)를 치료한다.

처방 랄계(辣桂) 5돈, 당귀(當歸) 4돈, 목향(木香)・백지(白芷) 각 2돈을 가루로 2첩을 하여 매 1첩을 술로 달여 찌꺼기는 버리고 유향말(乳香末) 5푼을 넣어 고아 먹는다. 〈直指〉

※계혈산(鷄血散)

효능 : 옹저(癰疽)의 음증(陰症)을 치료한다.

처방 붉은 숫닭의 머리 벼슬을 약간 베어 창위에 거꾸로 들어서 피방울이 모두 떨어지면 다시 그렇게 해서 5~6마리 정도면 통증이 그치고 독이 사라지며 창(瘡)이 저절로 나오니 안으로는 인삼(人蔘) 6냥을 6첩에 나눠 하룻동안에 달여 먹는다. 〈入門〉

※구보환(拘寶丸)

효능 : 옹저(癰疽)가 등에서 일어나는 증세이니 부골(附骨)에는 모든 악종(惡腫)이 앞으로 일어나려면 먼저 입속이 번갈(煩渴)하고 사지(四肢)가 침종(沈腫)하며 온몸이 심한 열이 있는 증세가 바로 그 증세인 데 이 약이 주로 치료한다.

처방 분상(粉霜)・황랍(黃蠟) 각 3냥, 망사(網砂) 5돈, 섬수(蟾酥)・경분(輕粉)・웅황(雄黃)・구보〔拘寶 : 전왕(巓狂) 한 개의 장(腸)속에서 얻는다.〕유향(乳香)・오금석〔烏金石 : 즉 석암(石炭)〕・몰약(沒藥) 각 1돈, 사향(麝香) 1푼, 금두오공(金頭蜈蚣) 7조, 흑구담(黑拘膽) 선달 것 1개, 리어담(狸魚膽) 선달 것 1개, 초남유(初男乳) 1홉을 가루로 하고 먼저 유즙(乳汁)과 밀랍을 가마속에 약한 불로 녹이고 다음 약가루를 거기에 넣어 녹두알 크기로 환을하여 매 3알~5알을 새로운 물에다 백정향(白丁香) 7개를 갈아서 섞은 것으로 삼켜 내리고 약간 지난 뒤에 뜨거운 총백죽(葱白粥)을 먹고 이불을 덮고 누우면 땀이 나고 효력이 일어나는 것인데 만약 이 약을 재료가 없으면, 연연진인탈명단〔淵然眞人奪命丹 : 처방은 위에 있음〕을 대신 쓴다. 〈丹心〉

※새명단(賽命丹)

효능 : 옹저(癰疽)가 등에 일어나 병과 정창(疔瘡)및 유옹(乳癰)의 어구(魚口)・변독(便毒)일체와 이름없는 종독(腫毒)을 치료한다.

처방 새비룡탈명단(賽飛龍奪命丹)・섬수(蟾酥)・주사(朱砂)・웅황(雄黃・담반(膽礬)・혈갈(血竭)・유향(乳香)・몰약(沒藥) 각 3돈, 오공(蜈蚣)・사향(麝香) 각 5돈, 세신(細辛)・전갈(全蝎)・선퇴(蟬退)・천산갑(穿山甲)・백강잠(白彊蠶)・저아(猪牙)・조각(皀角) 각 6푼, 백반(白礬)을 신석(信石)약간으로 동고(同枯)해서 신석(信石)은 버리고 편뇌(片腦) 각 5푼을 환으로 하여 단오일에 술풀에 녹두알 크기로 환을하여 매 3알을 파 술 적게 한잔으로 삼켜 내리고 이불을 덮고 누워서 땀을 내거나 또는 토한다. 땀이 나지 않으면 다시 흰죽을 먹고 조리하면 된다.

※사호산(四虎散)

효능 : 옹저(癰疽)에 종기가 단단해서 우함피(牛頷皮)와 같은데 누르면 아픈 것을 치료한다.

처방 대남성(大南星)・초오(草烏)・반하생(半夏生)・낭독(狼毒) 각 등분 가루로하여 초와 꿀에 섞어서 붙이는데 종기 머리는 남겨두어야 독기(毒氣)를 낸다. 〈直指〉

18. 옹저(癰疽)의 오발증(五發症)일 경우

뇌발(腦發)・빈발(鬢發)・미발(眉發)・이발(頤發)・배발(背發) 이것을 오발(五發)이라고 하는데 지극히 위험한 것이다. 그 증세가 모두 머리가 아프고 오심(惡心)

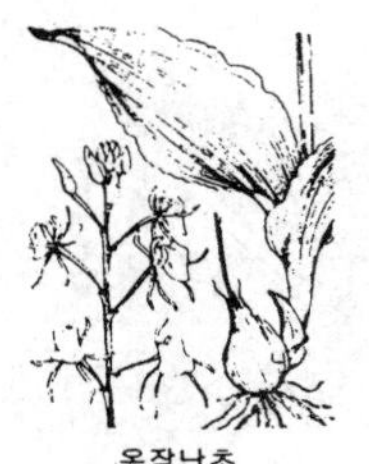
옥잠난초

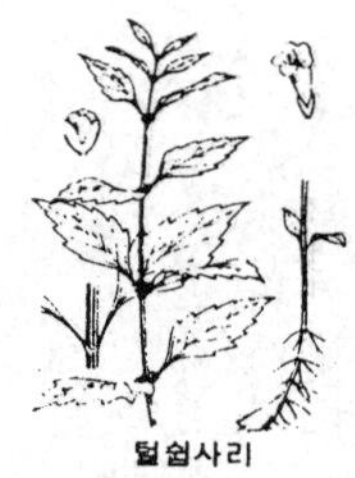
털쉽사리

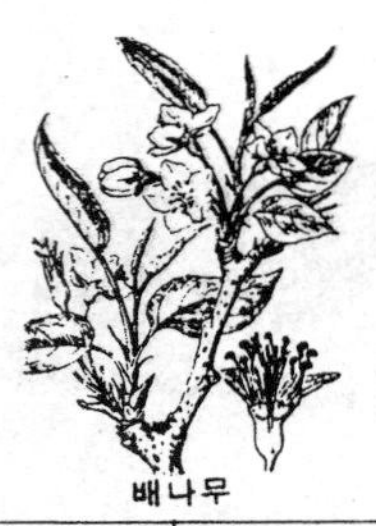
배나무

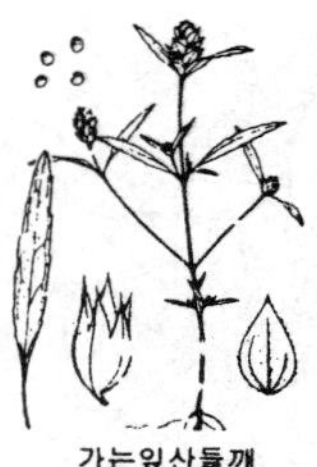
가는잎산들깨

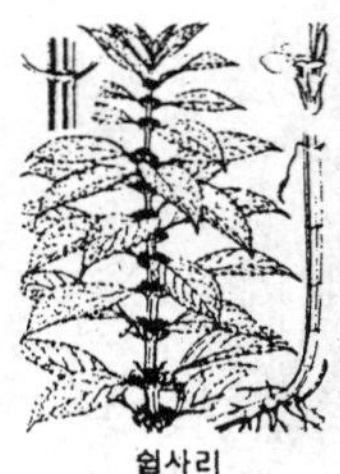
쉽사리

하며 한열(寒熱)하고 기(氣)가 급하며 구연(拘攣)하는데 오향산(五香散) • 오향탕(五香湯)을 쓴다. 〈直指〉

정뇌상(正腦上)의 한 곳에 일어나는 병을 뇌병 또는 뇌저(腦疽) • 뇌삭(腦鑠)이라고 하는 데 모두 대추(大顀)의 골상(骨上)에서부터 발제(髮際)에 들어가서 난다.

뇌옹(腦癰)은 가죽이 일어나고 파혈(破穴)되기가 쉬우니 속히 침으로 째고 고름을 내는 것이 해롭지 않을 것이다.

뇌저(腦疽)는 거죽이 두꺼우니 파혈(破穴)되기가 어려우니 속히 안의 독을 낸 다음에 파혈(破穴)시켜야 한다.

뇌삭(腦鑠)은 처음 일어날 때 나무 막대기를 가로 놓은 것처럼 딴딴하고 빛이 푸르고 검어서 신발 가죽과 같으니 고름이 잘 안 나오고 낫기가 어렵다.

좌우빈(左右鬢)에 옹저(癰疽)가 나는 것은 빈발(鬢發)이라 하는데 역시 위태로운 것이고, 좌우의 액각(額角)과 태양혈(太陽穴)에 나는 것도 역시 같으며, 좌우의 미릉(眉稜)에 일어나는 것도 역시 위태한 병이고 코 및과 인중(人中)및 턱밑에 일어나는 것은 발이(發頤), 또는 발자(發髭)라고 하는데 역시 사람을 해치는 것이며, 등 뒤의 오장유분(五藏兪分)에 옹저(癰疽)가 나는 것은 배발(背發)이라고 하는데 가장 중한 것이다. 〈涓子〉

그 병원(病源)을 연구해보면 풍(風)과 기(氣)및 식(食)과 약독(藥毒)및 노손〔勞損 : 즉 방노(房勞)〕의 다섯 가지가 있으니 풍(風)은 가려움이 많고 기(氣)는 아픔이 많으며, 식(食)은 한열(寒熱)을 일으키며 약독(藥毒)은 단단하고, 노손(勞損)은 수약(瘦弱)한 증세인데 풍(風) • 기(氣) • 식(食) 3가지는 치료하기가 쉬우니 이향산(二香散)을 쓰면 되고 약독(藥毒)과 노손(勞損)의 2가지는 치료하기가 어려운 증세이다. 〈直指〉

밖으로 사지(四肢)때문에 일어난 증세는 황감산(黃甘散) • 연교패독산(連翹敗毒散) • 창출복전산〔蒼朮復煎散 : 처방은 위에 있음〕을 쓰고, 안으로 칠정(七情)때문에 일어난 증세는 원지주(遠志酒) • 독승산(獨勝散)을 쓰고, 안과 밖으로 인하지 않은 약독(藥毒)과 방로(房勞)때문에 일어난 것은 국로고(國老膏) • 괴화주(槐花酒)를 쓰며, 금석(金石)의 약독(藥毒)때문에 일어난 증세는 돌과 같이 딴딴하고 아프지 않으니 감두탕(甘豆湯) • 납반원(蠟礬元)을 쓰고, 허노(虛勞)에 수약(瘦弱)하고 영위(榮衛)가 비삽(秘澁)하며 아픈 곳이 중착(重着)해서 돌을 짊어진 것과 같은 증세는 향조(香燥) • 소설(疎泄)한 약을 쓰지말고 신기환(腎氣丸) • 탁리산(托裏散)을 쓴다. 〈丹心〉

오발증(五發症)이 흔종(焮腫)하고 아프며 번갈하고 냉(冷)한 것을 좋아하는 것은 황연소독산(黃連消毒散) • 당귀강활탕(當歸羌活湯) • 청열소독음(淸熱消毒飮)을 쓰고, 만약 종통(腫痛)하고, 입과 목이 마르며 열탕(熱湯)을 잘 마시는 증세는 신(腎)이 허하고 양화가 성한 것이니 탁리소독산(托裏消毒散) • 탁리익기탕(托裏益氣湯) • 신기환(腎氣丸)을 쓰며, 빛이 어둡고 터지지 않으며 수렴(收斂)도 하지 않는 것은 음정(陰精)이 소학(消涸)하는 증세이며 뇌삭(腦鑠)이라고 하는데 치료하지 못하고, 발빈(發鬢)은 노화(怒火) 때문인 것이니 시호청간탕(柴胡靑肝湯)을 쓰며, 울로(鬱怒) 때문인 증세는 16가지의 유기음(流氣飮)을 쓰고 심한 것은 선방활명음(仙方活命飮)을 쓴다. 〈入門〉

발이(發頤)가 가장 위태로운 증세이니 음독(陰毒)의 기(氣)가 두면(頭面)에 흘러들어서 크게 붓고 치아(齒牙)가 역시 빠져버리는데 내소황연탕(內疎黃連湯) • 천금누로탕(千金漏蘆湯)을 쓴다. 〈入門〉

※오향산(五香散)

효능 : 옹절(癰癤)과 같으면서 한열(寒熱)되고 머리가 아픈 것을 치료한다.

처방 목향(木香) • 정향(丁香) • 침향(沈香) • 유향(乳香) • 사향(麝香) 각 등분하고 거친 가루를 하여서 매 3돈을 물로 달여 먹는다.

※오향탕(五香湯)

효능 : 옹저(癰疽)가 혈(血)이 응결(凝結)되고 기(氣)가 체(滯)해서 생기는 것인데 기(氣)와 혈(血)이 향기를 맡으면 운행되기 때문에 이 약으로 경락(經絡)을 투달하게 된다.

처방 목향(木香) • 침향(沈香) • 정향(丁香) • 유향(乳香) • 사향(麝香) • 감초(甘草) 각 5푼, 인삼(人蔘) • 황기(黃芪) • 서각설(犀角屑) 각 1돈을 썰어서 1첩을 지어 물에 달여 먹고 또는 가루로하여 찍어먹기도 한다. 〈綱目〉

※이향산(二香散)

효능 : 옹저(癰疽)가 풍(風) • 기(氣) • 식(食)증세 때문에

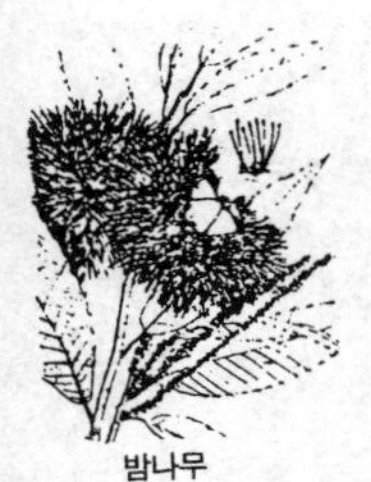
밤나무

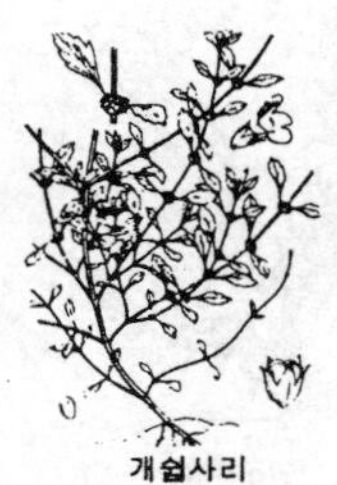
개쉽사리

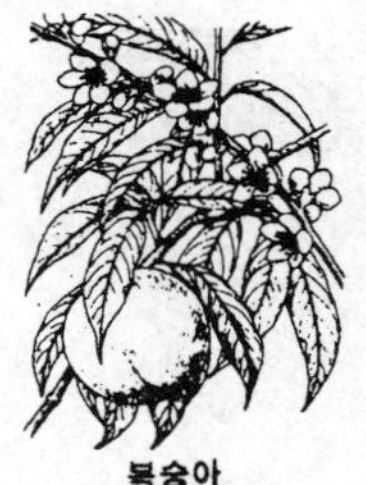
복숭아

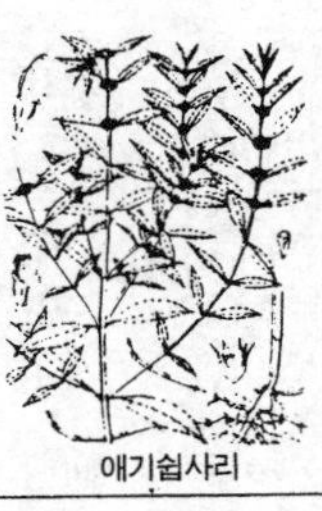
애기쉽사리

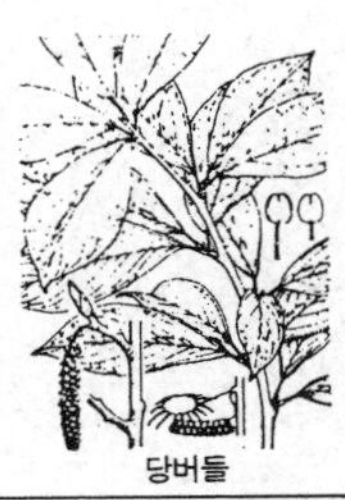
당버들

나는 것이니 이로써 위기(胃氣)를 조창(調暢)한다.

처방 익지인(益智仁)·축사인(縮砂仁) 각 3돈, 목향(木香)·곽향(藿香·백두구(白豆蔻)·백복령(白茯苓)·반하국(半夏麴)·후박(厚朴)·진피(陳皮)·창출(蒼朮)·감초(甘草) 각 1돈반, 정향(丁香) 7푼반을 거친 가루로 하여 매 3돈에 생강 5, 대추 2를 넣어 물로 달여 먹는다. 〈直指〉

※황감산(黃甘散)

효능 : 밖으로 사기(四氣)때문에 옹저(癰疽)가 난 것을 치료한다.

처방 대황 반생반열(大黃半生半熱)·감초절(甘草節) 각 등분하고 가루로하여 매 2돈을 공복에 술로 먹고 나오는 것으로써 한도를 한다. 〈丹心〉

※연교패독산(連翹敗毒散)

효능 : 옹저(癰疽)가 처음 일어나면 증한(憎寒)과 장열(壯熱)이 심해서 두통과 구급(拘急)하고 증세가 상한(傷寒)과 같은 데 4~5일전에 2~3번 먹으으면 가벼운 증세는 저절로 사라지고 만약 사라지지 않으면 선방활명음(仙方活命飮)을 쓴다.

처방 강활(羌活)·독활(獨活)·시호(柴胡)·길경(桔梗)·천궁(川芎)·금은화(金銀花)·적복령(赤茯苓)·지각(枳殼)·연교(連翹)·방풍(防風)·형개(荊芥)·박하(薄荷)·감초(甘秒) 각 7푼을 썰어서 1첩을 지어 생강 3쪽을 넣어 물에 달여 먹는다. 〈醫鑑〉

※원지주(遠志酒)

효능 : 칠정(七情)이 내울(內鬱)해서 옹저(癰疽)가 된 것을 치료한다.

처방 원지(遠志)·감침거심(泔浸去心)을 가루로하여 더운 술 한 잔에 가루 3돈을 타서 맑은 것은 펴서 마시고 찌꺼기는 아픈 곳에 붙인다.

사혈(死血)과 음독(陰毒)이 안에 있으면 아프지 않는 것인데 이것을 붙이면 바로 아프게 된다.

칠정(七情)과 칠울(七鬱)이 있어 아픔을 못 견디는데 이것을 붙이면 바로 아프지 않는다.

또한 쌓인 열이 안에 있으면 손을 못 대는데 이것을 붙이면 바로 맑고 서늘해진다. 〈三因〉

※독승산(獨勝散)

효능 : 옹저(癰疽)가 길경(桔梗)해서 독을 모으고 아픈 증세를 치료하니 대개 이 아픔이 거의 노기(怒氣)로 인해서 생긴다.

처방 향부자(香附子)를 찧어서 거죽과 털을 버리고 맑은 생강즙에 담가서 하룻밤 재워 볕에 말리고 가루로하여 매 2돈을 백탕(白湯)에 고루 내리고, 또는 감초(甘草)·자소엽전탕(紫蘇葉煎湯)에 자주 먹으면 굳은 것이 저절로 풀리고 고름이 바로 나온다. 〈精要〉

※국로고(國老膏)

효능 : 옹저(癰疽)가 사라지게 되고 종(腫)을 풀며 독(毒)을 쫓아서 안으로 치지 못하게 한다.

처방 큰 감초(甘草) 2근을 방망이로 부수어 냇물에 담가 1밤을 재우고 농즙(膿汁)이 모두 되거든 뿌리와 찌꺼기는 버리고 비단으로써 여과해서 은(銀)이나 석기(石器)에 약한 불로 고약을 만들어 6푼으로 나누어 더운 술 또는 백탕(白湯)에 고루 내리면 능히 악독(惡毒)을 소도시킨다. 〈綱目〉

※괴화주(槐花酒)

효능 : 백가지의 창독(瘡毒)을 치료하는데 처음 오발의 옹저(癰疽)가 일어날 때에 비록 세(勢)가 험해도 이 약을 먹으면 바로 물러간다.

처방 괴화(槐花) 4냥을 초향(炒香)해서 맑은 술 2잔으로 달여서 두어 번 끓거든 찌꺼기는 버리고 한번에 먹으면 바로 사라지게 되고 만약 사라지지 않으면 다시 1번 먹는다. 〈入門〉

※납반환(蠟礬丸)

효능 : 옹저(癰疽)의 발배(發背)와 누력(瘰瀝)및 악창(惡瘡)을 치료해서 내막(內膜)을 위호(衛護)하고 모든 독을 구

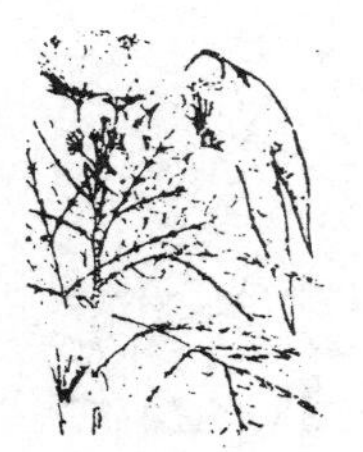
왕자귀나무

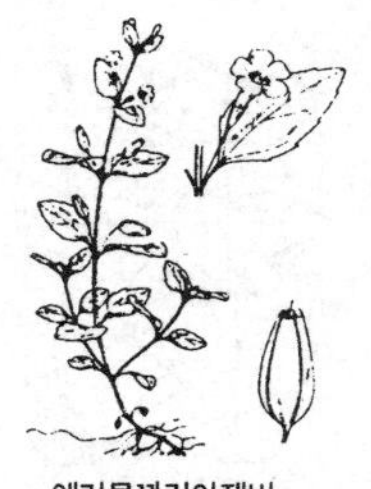
애기물꽈리아재비

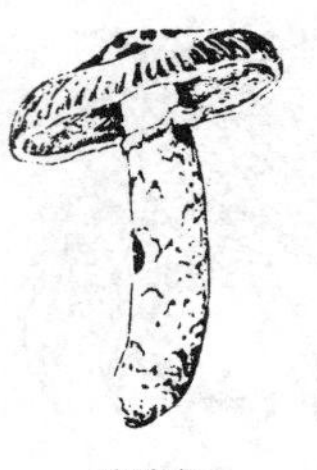
송이버섯

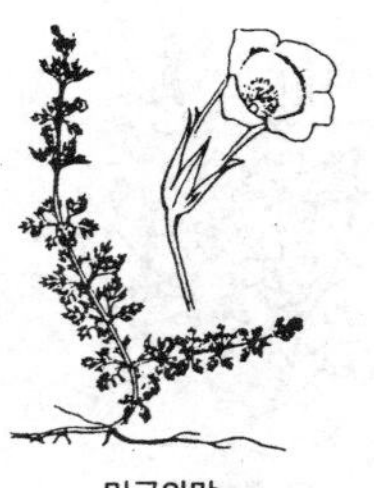
민구와말

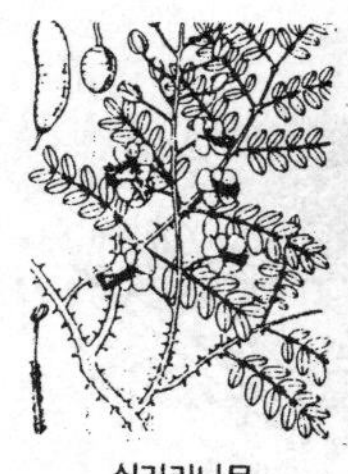
실거리나무

해(驅解)해서 저절로 없어지게 하며 또 약독(藥毒)때문이라면 이것이 아니면 치료하지 못한다.

처방 황랍(黃蠟) 2냥에 명백반말(明白礬末) 4냥을 넣어 여러 손으로 고루 섞고 오동열매 크기로 환을 지어서 매 30알을 1일 2번으로 더운 술 또는 더운 물에 삼켜 내리는데 내저(內疽)와 장옹(瘴癰)에 더욱 좋다. 〈入門〉

※당귀강활탕(當歸羌活湯)

효능 : 오발(五發)의 옹저(癰疽)와 고량(膏粱)의 열울한 것을 치료한다.

처방 당귀(當歸)·황금(黃芩)·황연병주제(黃連並酒製) 각 1돈반, 주황백(酒黃柏)·연교(連翹)·방풍(防風)·강활(羌活)·치자(梔子)·감초(甘草) 각 7푼, 독활(獨活)·고본(藁本) 각 5푼, 택사(澤瀉) 3푼을 썰어서 1첩을 하고 반일동안 물에 담가 두었다가 술 1수저를 넣어 달여서 1일 2번씩 3일동안 6번 먹고 모든 약재의 맑은 즙으로 목향(木香)·빈랑말(檳榔末) 각 1돈을 고루 내린다. 〈入門〉

※탁리익기탕(托裏益氣湯)

효능 : 옹저(癰疽)에 살색이 변하지 않고 또는 터지게 되어도 수렴(收斂)이 안되는 일체의 허증(虛症)을 치료한다.

처방 백출(白朮) 2돈, 인삼(人蔘)·백복령(白茯苓)·패모(貝母)·진피(陳皮)·향부자(香附子)·백작약(白芍藥)·숙지황(熟地黃)·당귀(當歸) 각 1돈, 길경(桔梗)·감초(甘草) 각 5푼을 썰어서 1첩을 지어 물에 달여 먹는다. 〈入門〉

※시호청간탕(柴胡淸肝湯)

효능 : 빈저(鬢疽)와 간담(肝膽)및 삼초(三焦)의 풍열과 노화(怒火)때문에 이(耳)·항(項)·종(腫)·흉(胸)·유(乳)·협(脇)·근(筋)이 종통(腫痛)되고 한열(寒熱)한 것을 치료한다.

처방 시호(柴胡) 2돈, 치자(梔子) 1돈반, 황금(黃芩)·인삼(人蔘)·천궁(川芎)·청피(靑皮) 각 1돈, 연교(連翹)·길경(桔梗) 각 8푼, 감초(甘草) 5푼을 썰어서 1첩을 지어 물로 달여 먹는다. 〈入門〉

※현령산(玄靈散)

효능 : 오발옹저(五發癰疽)모든 정종(疔腫)및 어제악창(魚臍惡瘡)등 종독(腫毒)을 치료한다.

처방 희렴초(豨薟草) 1냥, 견(繭) 7개, 소회(燒灰)·유향(乳香) 2돈을 가루로하여 매 2돈을 좋은 더운 술에 3첩을 연속 먹고 땀을 내면 효력이 있다. 〈活心〉

19. 옹저(癰疽)에 혈(穴)을 만들고 농(膿)을 낼 경우

옹저(癰疽)가 벌써 고름이 생겼는데 종두(腫頭)가 터지지 않아서 고름이 안 나오는 것은 체침환(替鍼丸)·투농산(透膿散)·사향산(麝香散)·통천고(通泉膏)·사농환(射膿丸)·타농산(打膿散)·격피취농법(隔皮取膿法) 등을 쓰고 침으로 짼 다음에 다시 구멍이 닫히고 차서 아픈 것은 추독병(追毒餠)을 쓰고 파혈(破穴)뒤에 독(毒)물이 들어가서 아프게 되는 것은 거수고(去水膏)를 쓴다.

대개 옹저(癰疽)가 고름이 되어서 파혈(破穴)하지 않는 것은 종상(腫上)의 박피(薄皮)를 긁어 버리고 바로 파두대침(破頭代鍼)의 약을 종상(腫上)에 붙여서 고름이 나오거든 수농화독(搜膿火毒)의 약을 쓰면 효력이 신(神)과 같다. 〈精義〉

※체침환(替鍼丸)

효능 : 옹저(癰疽)가 고름이 되어도 파혈(破穴)하지 못하고 또는 고름이 나와도 유쾌하지 못하는 것을 치료한다.

처방 먼저 석회(石灰) 5되, 노회(爐灰) 3되, 물 5되를 한데다 섞어서 즙을 내고 가마속에 넣어 달여 3~5되까지 되거든 질그릇에 저장해 두고 쓸때에는 작은 잔으로 반잔쯤 떠서 그 위에 피지(皮紙)를 깔고 찹쌀 14알을 종이 위에 잘 얹어서 하룻밤 지난 뒤에 백정향(白丁香)·망사(網砂)·몰약(沒藥)·유향(乳香) 각 1자를 가루로하여 찹쌀과 같이 가루로 하고 보리알 크기로 환을하여 매 1알을 침에 개어 창두(瘡頭)에 붙이면 터져 고름이 나오고 만약 고름이 체(滯)해서 불쾌하거든 1알을 창구(瘡口)에 넣어서 고름으로 하여금 체(滯)하지 않도록 하면 새살이 잘 나온다. 〈精義〉

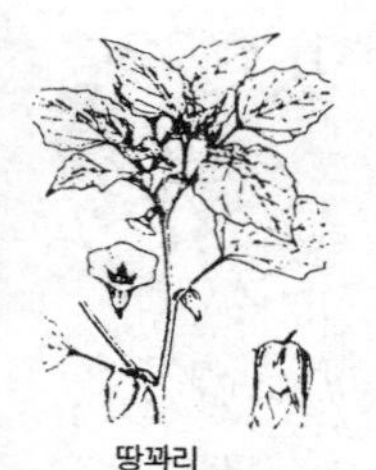
땅꽈리

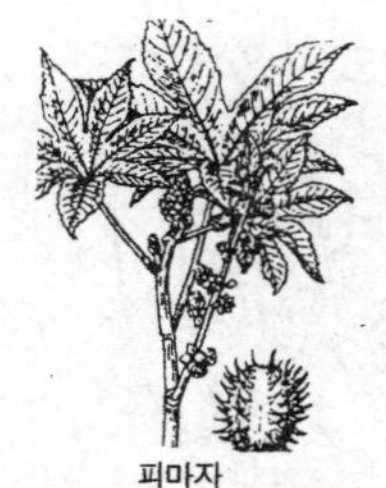
피마자

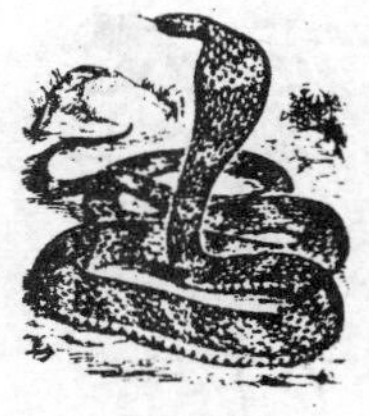
코브라

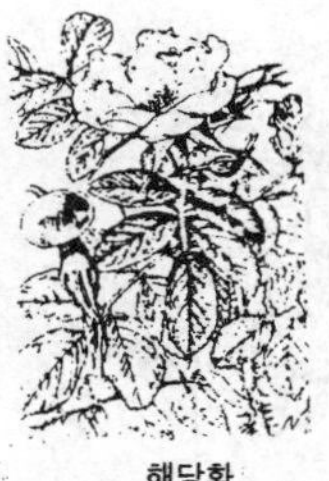
해당화

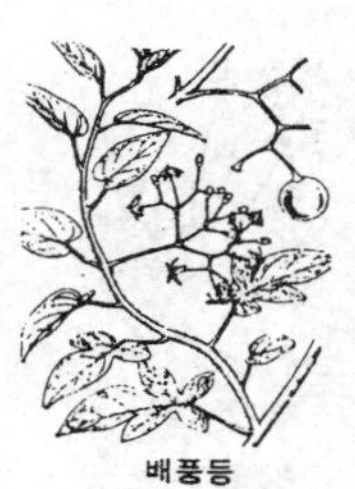
배풍등

※체침환(替鍼丸)

효능 : 치료 방법은 위에서와 같이 한다.

처방 백정향(白丁香) 20알, 망사(硇砂)·몰약(沒藥)·진창미(陳瘡米) 각 1자를 갈아 섞어서 미반(米飯)으로 기장쌀 크기의 환을하여 창상(瘡上)에 붙이면 바로 터지게 되고 고름이 나온다. 〈三因〉

※투농산(透膿散)

효능 : 모든 옹창(癰瘡)과 부골(附骨)이 터지지 않는데 침이나 칼을 쓸 필요없이 한번 먹으면 바로 터지게 되고 고름이 나온다.

처방 아견각(蛾繭殼)을 불에 태워 재로하여 좋은 술에 고루 내리면 조금 지난 뒤에 갑자기 창(瘡)구멍이 생기는 것인데 1개를 먹으면 1구멍이 생기고 2개를 먹으면 2구멍이 생기는데 효력이 신통하다. 〈入門〉

※사향산(麝香散)

효능 : 옹저(癰疽)의 벌써 맺힌 종두(腫頭)가 터지지 않은 것을 치료한다.

처방 백정향연(白丁香硏) 1돈, 반묘(斑猫)의 머리 및 발과 날개를 버리고 1돈반, 용뇌(龍腦)·사향(麝香) 각 약간씩 가루로하여 초에 약간을 개어서 창두(瘡頭)에 바르면 바로 터지게 되니 속히 황연탕(黃連湯)으로 씻어 내린다. 〈直指〉

※용천고(涌泉膏)

효능 : 옹저(癰疽)가 연한데 창두(瘡頭)가 터지지 않거나 또는 벌써 터진 것이 창두(瘡頭)가 종결(腫結)해서 나오지 않는 것을 치료한다.

처방 반묘(斑猫)를 독을 없애고 불에 말려 가루를 만들어 달이고 고약에 작은 콩 크기의 환을하여 고약에 붙이고 창(瘡)구멍에 닿도록 붙여 두면 약간 지난 뒤에 고름이 나오는데 바로 이 약을 떼어 버린다. 〈直指〉

※사농환(射膿丸)

처방 백반회(白礬灰) 1돈, 황단(黃丹) 1자, 비상(砒霜) 5푼을 가루로 하고 면호(麵糊)에 반죽해서 떡을 만들어 창두상(瘡頭上)에 붙이면 고름이 저절로 터져 나온다. 〈入門〉

※타농산(打膿散)

효능 : 옹저(癰疽)에 고름을 내지 않고 치료한다.

처방 대황(大黃) 5돈, 망초(芒硝) 1돈반, 금은화(金銀花)·황금(黃芩)·황련(黃連)·황백(黃柏)·당귀미(當歸尾) 각 5푼, 감초절(甘草節)·천산갑초(穿山甲焦) 각 3푼반, 목별자(木鼈子) 허한 것 3개, 실(實)한 것 5개를 썰어서 1첩을 지어 물로 달여서 5경에 먹으면 대변으로 고름이 나오고 소변으로 피가 나오면서 효력이 난다. 〈入門〉

※격피취농법(隔皮取膿法)

처방 노제육배(驢蹄肉焙)·교맥분초(蕎麥粉炒) 각 1냥, 백염(白鹽) 5돈, 초오(草烏) 4돈을 가루로 하고 물에 섞어서 떡처럼 만들어 약한 불에 약간 노란색이 나도록 구워서 화독(火毒)을 없앤 다음에 가루로하여 초에 섞어서 고약을 만들고 좋은 종이 위에 펴 발라 쓰면 모든 종독(腫毒)에도 역시 효력이 난다. 〈入門〉

※추독병(追毒餠)

효능 : 모든 악창(惡瘡)이 침으로 짼 뒤에도 다시 아물면서 아프게 되며 견딜 수가 없는데 이것을 창(瘡)속에 넣으면 길이 닫히지 않고 물이 저절로 나온다.

처방 웅황(雄黃)·자황(雌黃)·주사(朱砂) 각 1돈, 비상(砒霜) 5푼, 경분(輕粉) 약간을 가루로 하고 찹쌀 풀로 오동열매 크기의 환을하여 창(瘡)구멍에 넣으면 고름물이 저절로 나오고 창(瘡)이 마르고 딱지가 앉는다. 〈得効〉

※거수고(去水膏)

효능 : 옹저(癰疽)를 파혈(破穴)한 다음에 잘못하여 독물이 들어가서 아프게 되는 증세를 치료한다.

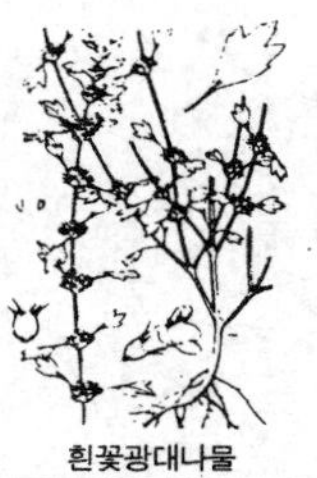
흰꽃광대나물

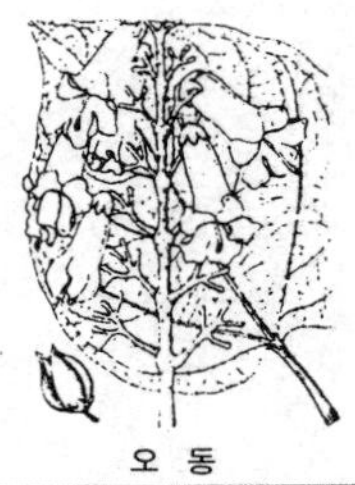
오 동

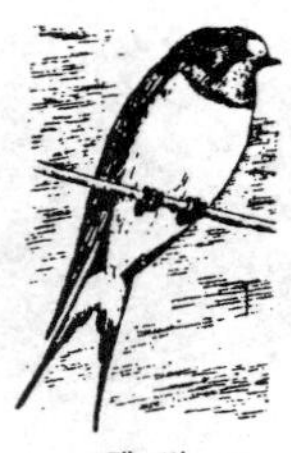
제 비

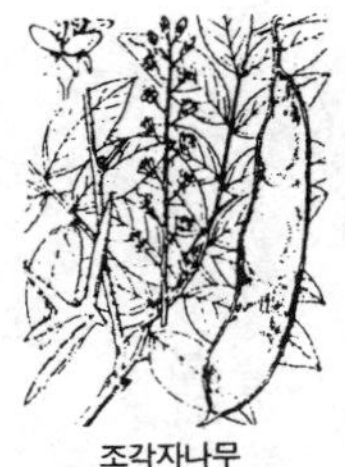
조각자나무

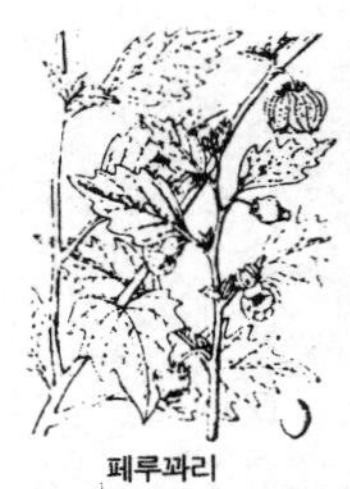
페루꽈리

처방 사당(砂糖)·나미분(糯米粉) 각 7돈반, 감초생말(甘草生末) 2돈반에 더운 물을 약간씩 넣어 고약을 만들어 비단 위에 발라 아픈 곳에 붙이면 독물이 저절로 나오고 노마한(驢馬汗) 및 요분(尿糞) 일체의 독물을 치료한다. 〈直指〉

※탕세방(盪洗方)

효능 : 치료 방법은 위에서와 같다.

처방 노봉방(露蜂房)·백지(白芷)·고삼(苦蔘)·천초(川椒)를 달여 탕으로 하여 따뜻하게 씻고 만약 열이나면 형개수(荊芥穗)를 더해 쓴다. 〈直指〉

20. 옹저(癰疽)를 배농(排膿)하고 새살을 나게 할 경우

옹저(癰疽)를 터뜨린 다음에 기혈(氣血)이 크게 허하면 독이 빠져 들어오는 것을 예방해야 하는데 탁리(托裏)하는 방법을 한시도 잊어서는 안 되는데 십선산(十宣散)·탁리산(托裏散)·탁리화중탕(托裏和中湯)·궁귀탁리산(芎歸托裏散)·탁리소독음(托裏消毒飮)·가미십전탕(加味十全湯)·신효탁리산(神効托裏散)·성유탕(聖愈湯)등을 쓰는데 대개 탁리(托裏)를 하면 기혈(氣血)이 굳세고 비(脾)와 위(胃)가 성해서 농예(膿穢)가 저절로 흘러 나오고 독기가 저절로 풀리며 죽은 살이 저절로 없어지며 새살이 저절로 나고 창(瘡)구멍이 저절로 수렴(収斂)된다. 〈入門〉

창(瘡)이 수렴(収斂)되지 않는 것은 살이 나지 않는데 기인되고 살이 나지 않는 것은 썩은 살이 없어지지 않는데 기인되며 썩은 살이 없어지지 않는 증세는 비위(脾胃)가 굳세지 못하고 기혈(氣血)이 왕성하지 못한데 기인되는 것이니 반드시 보하고 탁(托)하는 방법으로 주로 하고, 행경(行經)과 활혈(活血)하는 약으로 도우면 새살이 저절로 죽은 살이 저절로 흩어지니 쨀 필요가 없다. 〈入門〉

계속 피고름이 많이 나오는 것은 음양(陰陽)이 같이 허한 증세이니 십전대보탕(十全大補湯)으로 기혈(氣血)을 보하고 음식을 증진시키며 기사회생하는 효력이 있는 것인데 단지 경락(經絡)을 분별하지 못하고 시령을 참작을 안하면 의원의 치료를 오래 받아야 한다. 또는 종(腫)이 화평해지고 아픔이 누그러지는 것을 보고 모두 나은 것이라고 해서 잘 살피지 않고 보양하는 노력이 없으면 나은 다음에 허증(虛症)이 다시 나타나고 따라서 전변(轉變)하여 다른 병이 되는 경우가 많다. 〈丹溪〉

※탁리화중탕(托裏和中湯)

효능 : 옹저(癰疽)가 터진 다음에 기(氣)가 허하고 음식이 달지 않으며 또는 구토하고 설사해서 오래 수렴(收斂)되지 않는 것을 치료한다.

처방 인삼(人蔘)·백출(白朮) 각 1돈반, 황기(黃芪)·백복령(白茯苓)·건강포(乾薑炮)·진피(陳皮)·반하(半夏) 각 1돈, 목향(木香)·감초구(甘草灸) 각 5푼을 썰어서 1첩을 하고 생강 3, 대추 2개를 넣어서 물로 달여 먹는다. 〈入門〉

※궁귀탁리산(芎歸托裏散)

효능 : 탁리(托裏)와 배농(排膿)및 살을 나게 한다.

처방 천궁(川芎)·당귀(當歸)·백작약주초(白芍藥酒炒)·백복령(白茯苓)·목향(木香)·백지(白芷) 각 1돈2푼, 인삼(人蔘)·날계(辣桂)·정향(丁香)·생감초(生甘草) 각 7푼을 썰어서 1첩을 물로 달여 먹고 또는 가루로하여 매 2돈을 미음(米飮)으로 고루 내린다. 〈直指〉

※가미십전탕(加味十全湯)

효능 : 옹저(癰疽)의 터진 다음에 기혈(氣血)을 보하고 음식을 증진시키며 고름을 배설시키고 새 살을 돋아나게 하여 상처가 쉽게 아물게 된다.

처방 황기주증(黃芪酒蒸)·숙지황(熟地黃)·당귀(當歸)·천궁(川芎)·인삼(人蔘)·백복령(白茯苓)·백작약초(白芍藥炒)·진피(陳皮)·백출(白朮)·오약(烏藥)·오미자(五味子)·계심(桂心)·감초(甘草) 각 8푼을 썰어서 1첩을 하고 생강 3, 대추 2를 넣어 물로 달여 먹는다. 〈得効〉

※신효탁리산(神効托裏散)

효능 : 옹저(癰疽)의 종독(腫毒)에 탁리(托裏)하고 배농(排膿)을 시킨다.

처방 황기(黃芪)·인동초(忍冬草) 각 3돈, 당귀(當歸)

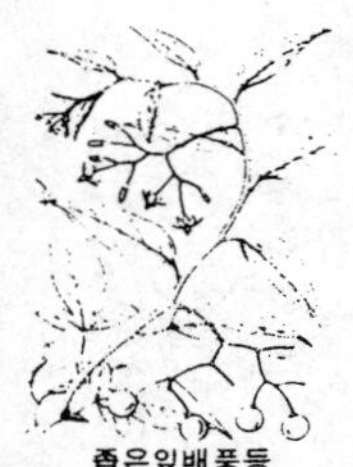
좁은잎배풍등

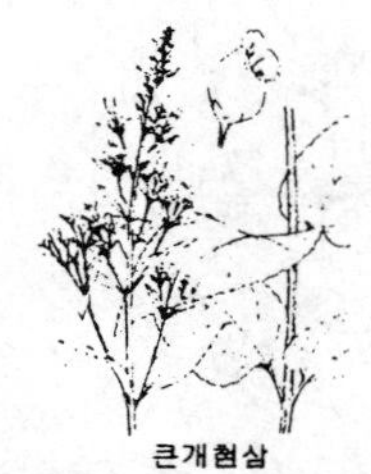
큰개현삼

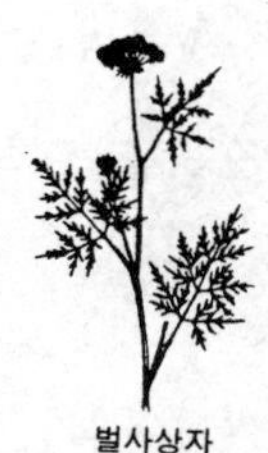
벌사상자

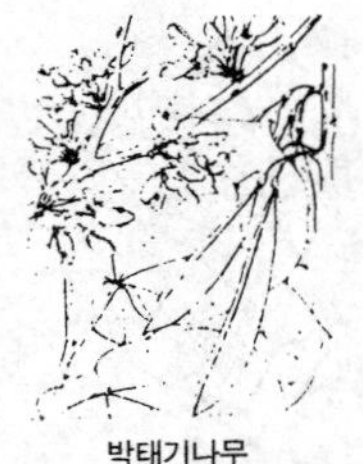
박태기나무

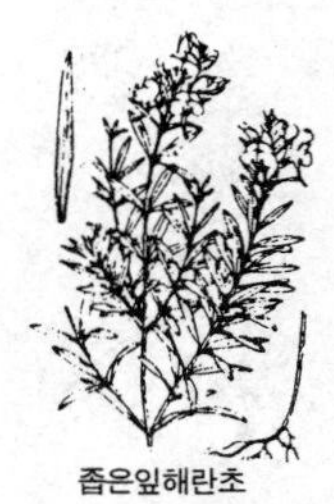
좁은잎해란초

2돈, 감초(甘草) 1돈을 썰어서 1첩을 지어 술과 물로 반반 해서 달여 먹는다. 〈正傳〉

※성유탕(聖愈湯)

효능 : 옹저(癰疽)에 고름물이 많이 나오고 심(心)이 번거로우며 잠을 못자는데 탁리(托裏)하고 기혈(氣血)을 보한다.

처방 숙지황(熟地黃) • 생지황(生地黃) • 천궁(川芎) • 인삼(人蔘) 각 2돈, 당귀(當歸) • 황기(黃芪) 각 1돈을 썰어서 1첩을 지어 물로 달여 먹는다. 〈東垣〉

※탁리소독음(托裏消毒飮)

효능 : 옹저(癰疽)가 터진 다음에 원기가 약해서 오래도록 수렴(收斂)하지 못하는 데 거구생신(去舊生新)하는 양제(良劑)이고, 또 음저(陰疽)가 흩어지지 않는 증세를 치료한다.

처방 인삼(人蔘) • 황기(黃芪) • 백작약(白芍藥) • 당귀(當歸) • 백출(白朮) • 백복령(白茯苓) • 진피(陳皮) • 연교(連翹) • 금은화(金銀花) 각 1돈, 백지(白芷) • 감초(甘草) 각 5푼을 썰어서 1첩을 지어 물로 달여 먹는다. 〈入門〉

21. 옹저(癰疽)의 창구(瘡口)를 깊고 크게 할 경우

깊은 산 속의 황소 똥을 창(瘡)구멍속에 메우고 등지(藤紙)로 덮어 두었다가 3~4일 뒤에 떼어 버리면 가장 좋은 데 깊은 산속의 황소가 백가지의 풀을 먹기 때문에 약이 된다.

또 백지(白芷)와 대복피(大腹皮) 및 노봉방전탕(露蜂房煎湯)에 잘 씻고 말린 다음에 황상엽(黃桑葉)을 말려 가루로 한 것을 창(瘡)안에 흩고 배농내보산〔排膿內補散 : 즉 십원산(十宣散)〕을 늘 먹는다.

순주(醇酒)와 비육(肥肉)을 먹으면 자연히 살아나고 아물기가 쉬운 것이다. 〈直指〉

22. 옹저(癰疽)의 오육(惡肉)을 제거하는 방법

옹저악창(癰疽惡瘡)속에 나쁜 살이 있는 것을 없애지 않으면 좋은 살이 나지 않고 창(瘡)구멍이 아물지 않으니 약으로 사라지게 한다. 취하산(翠霞散) • 파두고(巴豆膏) • 추독단(追毒丹) • 거악산(去惡散) • 소식산(消蝕散) • 녹각산(鹿角散)등을 쓰고 옹저악창(癰疽惡瘡)에 죽은 살을 없애지 않는 것은 백정향(白丁香) • 상매(霜梅)를 가루로하여 깊으면 종이에 말아서 넣고 옅으면 마른 가루로 하는 것이 아주 좋다. 〈精要〉

※파두고(巴豆膏)

처방 파두(巴豆)를 껍질은 버리고 볶아서 가루로하여 고약과 같이 하고 만약 등에 났으면 죽은 살의 중앙에 바르면 바로 썩어 문들어지고 죽은 살이 없는데 바르면 새살이 나며, 악창(惡瘡)과 겸창(臁瘡)이 오래 수렴(收斂)되지 않고, 살에 독 뿌리가 있는 것은 종이를 비벼 약가루를 찍어서 넣으면 뿌리가 없어지고, 수렴(收斂)이 되며, 만약 원기(元氣)가 허약하고 독기(毒氣)가 흩어져 잠겨 들어서 중앙의 살이 죽었으면 빨리 크게 보하는 약을 먹고 3~4치쯤 약가루를 넣으면 5~6일에 적암(赤黯)한 경계가 저절로 벌어지고 무늬가 칼로 그어 놓은 모양과 같으며 중앙이 차차 썩어 문드러지는데 만약 비위(脾胃)가 크게 허해서 살이 아픔을 느끼지 못하면 속히 비위(脾胃)를 보해야만 살이 다시 살아난다. 〈入門〉

※추독단(追毒丹)

효능 : 옹저(癰疽)가 검게 꺼진 것을 침으로 창(瘡)구멍을 내고 이 약을 넣어서 터뜨린 뒤에 썩은 살을 없애고 고름을 배설시켜서 증세에 따라 치료한다.

처방 파두(巴豆) 7개, 가죽과 속은 버리고 기름은 버리지 말고 잘 갈아서 백정향(白丁香) • 경분(輕粉) 각 2돈을 가루로 하고 백면(白麵) 3돈과 물방울로 보리알 크기의 환을하여 침으로 짼 뒤에 창(瘡)구멍속에 넣고 고약을 붙여 두면 피고름과 독기가 배설되고 누창(漏瘡)의 사벽(四壁)에 죽은 살이 없어지지 않으면 치료하지 못하는데 역시 이 약으로 독을 좇고 죽은 살을 없앤 뒤에 살을 기르고 완전히 치료가 된다. 〈得効〉

※거악산(去惡散)

효능 : 옹저(癰疽)및 모든 창(瘡)의 나쁜 살을 없애지 못하는 것을 치료한다.

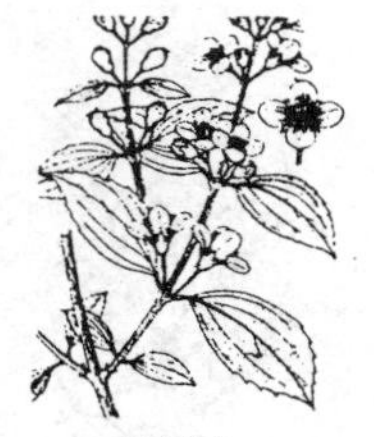
중국고광

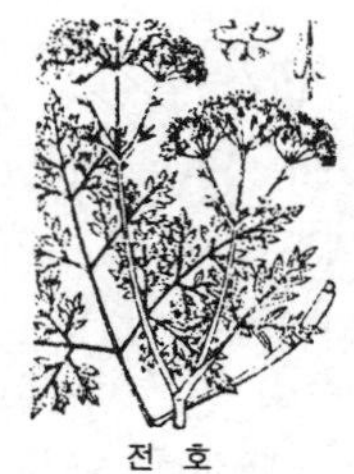
전 호

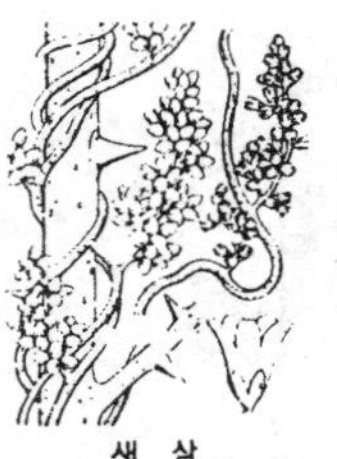
새 삼

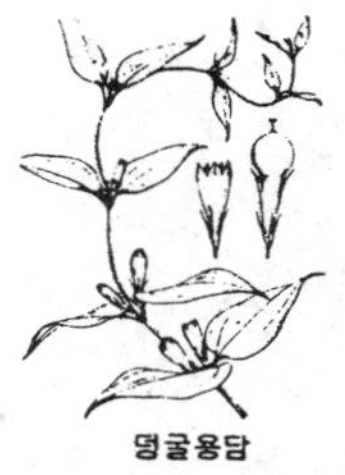
멍굴용담

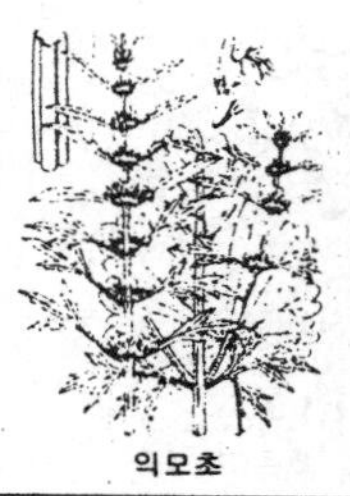
익모초

처방 웅황(雄黃) 1돈, 파두(巴豆) 1개를 같이 잘 갈아서 진흙과 같이하고 유향(乳香)과 몰약말(沒藥末)을 각각 약간씩 넣어 다시 잘 갈아서 약간씩 나쁜 살에 바르면 바로 없어진다. 〈入門〉

모든 창(瘡)에 나쁜 살이 있는 것을 고약에다 파두(巴豆)와 웅황(雄黃)을 넣으면 좋은 살이 상하지 않고 나쁜 살만 없어지며 죽은 피가 없어지지 아니하면 백정향(白丁香)을 넣는다. 〈東垣〉

※소식산(消蝕散)

효능 : 나쁜 살을 없애고 요충(搖蟲)이 뼈를 침식(侵蝕)하는데 먼저 세창방(洗瘡方)을 쓴 다음에 이 약을 붙인다.

처방 백반고(白礬枯) 1냥, 녹반고(綠礬枯)·웅황(雄黃)·연지(臙脂)·원지(遠志) 각 1돈을 가루로 하고 꿀물에 반죽해 고약을 만들어서 나쁜 살 위에 붙이며 마유(麻油)에 섞는 것도 역시 좋다. 〈直指〉

※녹각산(鹿角散)

효능 : 옹저(癰疽)의 창종(瘡腫)에 나쁜 살을 없애고 좋은 살을 나게 한다.

처방 녹각(鹿角)·세말(細末)을 초에 넣어 달여서 풀을 만들어 종두(腫頭)에 붙이면 공혈(孔穴)이 생기고 고름이 저절로 나오며 역시 없어진다. 〈本草〉

※웅황산(雄黃散)

효능 : 모든 창(瘡)속의 나쁜 살을 없앤다.

처방 웅황말(雄黃末) 1돈, 파두(巴豆) 1개, 거죽을 버리지 말고 진흙처럼 잘 갈아서 유향(乳香)·몰약(沒藥) 각 약간씩을 넣어 다시 갈아서 붙이면 나쁜 살이 저절로 없어진다.

무릇 고약에다 웅황(雄黃)과 파두(巴豆)를 약간씩 넣으면 좋은 살을 상하지 않고 나쁜 살만 없애며 모든 옹창(癰瘡)의 나쁜 살에도 모두 그렇게 된다. 〈海藏〉

23. 옹저(癰疽)의 탕세법(湯洗法)일 경우

창종(瘡腫)이 있으면 장부(臟腑)에 열이 있고 열이 피를 찌면 피가 썩어서 살이 썩고 살이 썩으면 고름이 되는데 피고름이 모일 때에 아침 저녁으로 창(瘡)을 씻어서 밖으로 그 독기를 펴 주어야 하며 고름이 있는 것을 느끼면 뜨거운 초잠(醋蘸)을 덮고 뜸질하여서 터뜨리고 터진 뒤에는 바로 약을 달여서 탕사(盪射)해버려야 되는 것인데 만약 늦추면 바로 근골(筋骨)을 침식(侵蝕)한다. 〈直指〉

탕에 씻는 방법은 살 겉을 선통시키고 사기(邪氣)를 발산시키니 창(瘡)으로 하여금 안에서 사라지게 하는 것이다. 대개 탕물이란 씻어버리는 효력이 큰 것이니 창종(瘡腫)이 처음 날 때에 1~2일에 바로 약탕으로 임사(淋射)하고 사지(四肢)에 있는 것은 담그고 허리와 배 및 등에 있는 것은 역시 임사(淋射)하고, 하부의 위곡(委曲)한 데 있는 것은 목욕하듯이 담그는 것이니 만약 약이 2냥이면 물 2되로써 달여서 1되반을 내고 깨끗한 천이나 또는 새 면을 약물에 담가 뜨거울 때에 아픈 곳에 붙이고 차가와지면 다시 따뜻하게 해서 찜질하는데 1일에 5~7차례씩 하면 종(腫)이 사라지고 아픔이 그치면 효력이 난다. 〈精義〉

처음 일어날 때에 당연히 열을 선통시키고 독은 빼고서 밖으로는 씻고 또한 약을 붙여서 그 운(暈)한 것을 수렴(收斂)하고 벌써 터진 것이면 고름을 배설시키고 아픔을 멎게하는데 조석으로 씻어서 독기를 펴고 고름이 모두 되면 살아나고 딱지가 앉는 것이다. 〈得効〉

원제탕(猿蹄湯)·해독탕(解毒湯)·세독탕(洗毒湯)·건애탕(乾艾湯)을 골라서 쓴다. 〈入門〉

※저제탕(猪蹄湯)

일명 육즙탕(六汁湯)

효능 : 창(瘡)구멍이 있으면 이 탕으로 씻는다.

처방 분저제(豶猪蹄) 양쌍을 물 3되에 연하도록 삶아서 즙을 2로 나누고 위에 뜨는 기름과 밑에 찌꺼기를 버리고 백지(白芷)·생감초(生甘草)·강활(羌活)·노봉방(露蜂房)·황금(黃芩)·작약(芍藥)·당귀(當歸) 각 1돈을 잘게 썰어서 1반(一半)의 즙에 넣어 다시 10여번을 끓여서 찌꺼기는 버리고 묵은 비단을 약탕에 담가서 나쁜 것을 따뜻이 씻고 깨끗이 해서 풍냉(風冷)과 예기(穢氣)의 촉감하는 것을 피한다. 〈精要〉

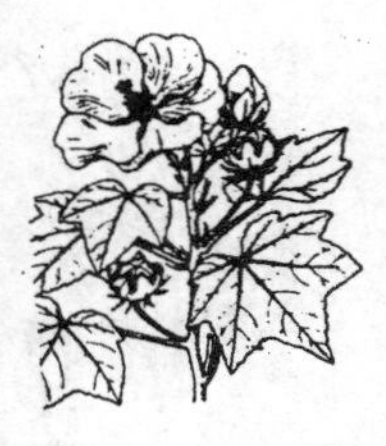
부 용

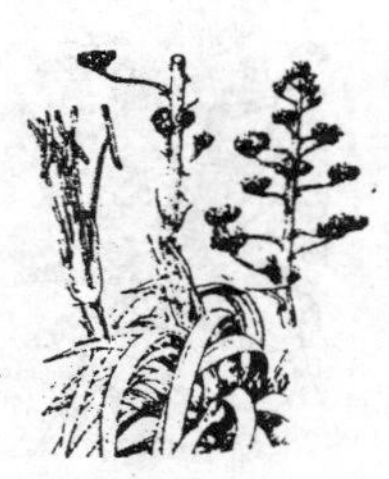
용설란

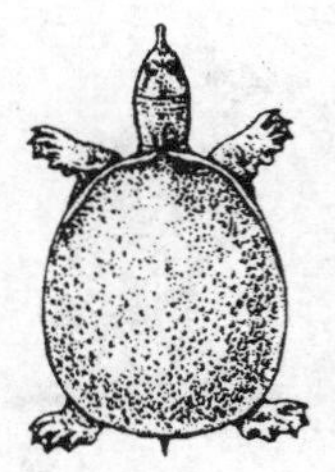
자 라

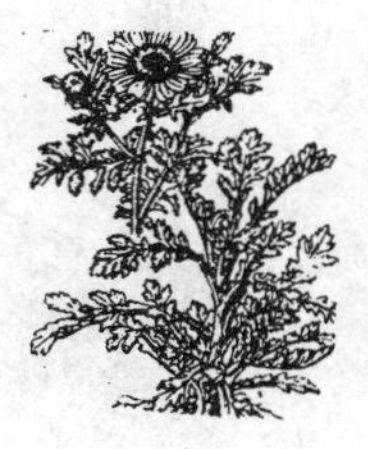
쑥 갓

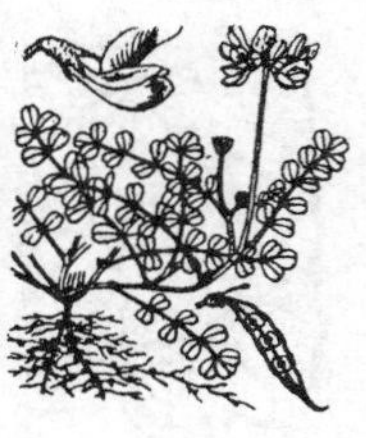
자운영

※해독탕(解毒湯)

효능 : 옹저(癰疽)의 미파(未破)와 기파(己破)에 모두 씻고 만약 고름이 썩어 문드러졌으면 더욱 씻은 뒤에 약을 바르든지 붙이든지 하는 것이 좋다.

처방 황백(黃柏) • 택란(澤蘭) • 감초(甘草) • 형개(荊芥) • 적작약(赤芍藥) • 대황(大黃) • 백지(白芷) • 당귀(當歸) • 독활(獨活) 각 2돈을 잘게 썰어서 파 5뿌리, 대조(大棗) 5개를 넣어 물 3되에 달여서 찌꺼기는 버리고 따뜻할 때에 훈김에 씻고 만약 이미 썩어문드러진 것이면 저제(豬蹄) 1쌍을 넣어 쓰면 건통(乾痛)하는 것을 면한다.

일명 수사정명(水師精明)이라고 한다. 〈得効〉

※세독탕(洗毒湯)

효능 : 일체의 창종(瘡腫)을 탕으로 씻는다.

처방 고삼(苦蔘) • 방풍(防風) • 노봉방(露蜂房) • 감초(甘草) 각 2돈을 썰어서 1첩을 지어 물로 달이고 즙을 내서 1일 2번씩 탕으로 씻는다. 〈精義〉

※건애탕(乾艾湯)

효능 : 옹저(癰疽)의 창구멍이 오래 아물지 않고 살이 희고 피고름이 적은 증세는 기혈(氣血)이 창(瘡)구멍에 까지 조수하지 않고 냉체(冷滯)해서 그러한 것이다.

처방 진애엽(陳艾葉)을 진하게 달여서 날마다 따뜻이 씻고 겸하여 백교향(白膠香)을 태워서 연기를 쏘이고 신이고(神異膏)를 붙인다. 〈精要〉

※상회수(桑灰水)

창(瘡)구멍이 피고름과 독물을 없애니 상회즙(桑灰汁)에 담가서 씻어 없앤다. 〈俗方〉

※염탕(鹽湯)

1일 2~3차례 옹저종독(癰疽腫毒)을 따뜻이 씻으면 가장 좋다. 〈俗方〉

24. 옹저(癰疽)의 삼첩법(糝貼法)일 경우

창종(瘡腫)이 처음 나서 종두(腫頭)가 있는 것은 바로 온열(温熱)한 약을 붙여 열독(熱毒)을 끌어 내는데 화(火)가 조(燥)에 나아가는 뜻이며, 사반(四畔)의 적흔(赤焮)한 곳에 생한(生寒)한 약을 붙여서 열세를 굴복시키고 사악(邪惡)한 것을 구축(驅逐)하는 것은 화(火)를 쳐부셔 버린다는 뜻이다. 종기의 가죽이 두터운 것은 묵은 연한 명주나 또는 지화자(紙花子)에 약을 발라서 붙이고, 종기의 가죽이 엷은 것은 성긴 비단이나 또는 엷은 종이에 약을 발라서 붙이며 마르면 새 것을 갈아 붙여야 하는데 유향고(乳香膏) • 위약(圍藥) • 철정란(鐵井欄) • 수징고(水澄膏) • 침수고(沈水膏) • 삼신고(三神膏) • 홍보고(洪寶膏) • 묘승산(妙勝散) 등을 쓴다. 〈精要〉

고약을 붙이는 방법이 창구(瘡口)에 피고름이 있어서 깨끗하지 못하고 딱지가 덮여 있는 것은 약물로써 씻고 물기가 마른 다음에 고약(膏藥)을 붙이고 노란물과 피고름이 나오면 깨끗한 종이로 닦고 옆으로 새어나오는 증세는 하루 한번씩 갈아 붙이며 노란물과 피고름이 그치면 2~3일 동안에 한번씩 나올 때까지 붙이는데 신이고(神異膏) • 만응고(萬應膏) • 영응고(靈應膏) • 태을고(太乙膏) • 운모고(雲母膏) • 나미고(懦米膏) • 염창고(斂瘡膏) • 도화산(桃花散) • 홍옥산(紅玉散) • 생기산(生肌散) • 목향빈낭산(木香檳榔散) • 죽통흡독방(竹筒吸毒方) 등을 쓴다. 〈得効〉

모든 붙이는 약은 가루로 할수록 아프지 않다. 〈直指〉

※유향고(乳香膏)

효능 : 배창(背瘡)이 처음 일어날 때에 붉게 붓고 부어 오르는 것을 치료한다.

처방 유향(乳香) 1냥, 청박하엽(靑薄荷葉) 4냥을 가루로 하고 짓이겨서 아픈 곳에 붙이고 푸른 비단으로 덮어서 마르면 샘물에 적셔 쓰고 열독(熱毒)으로 인하여 소산(消散)케 해서 아픈 증세를 덜고 구인(拘引)을 면하게 된다. 〈涓子〉

※위약(圍藥)

처방 남성(南星) • 초오(草烏) • 황백(黃柏) • 백초(白草) 각 2냥, 오배자초(五倍子炒) 1냥을 가루로 하고 물에 섞어서 사방으로 장벽(墻壁)과 같이 위잡(圍匝)하

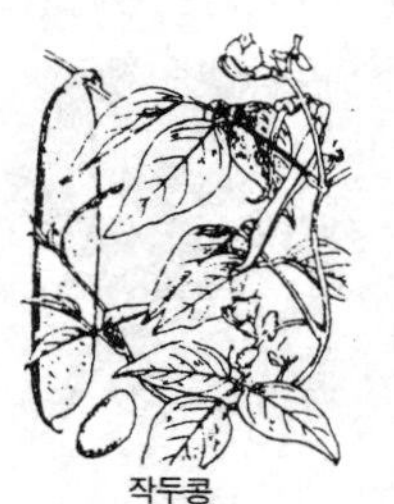
작두콩

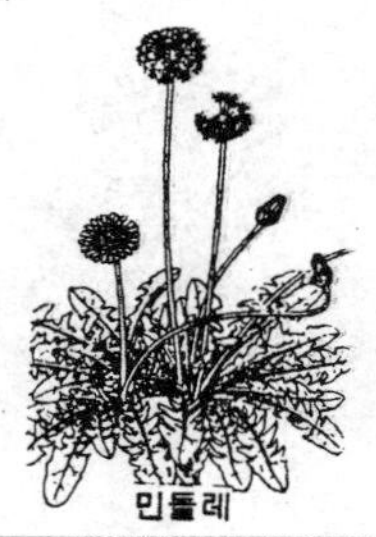
민들레

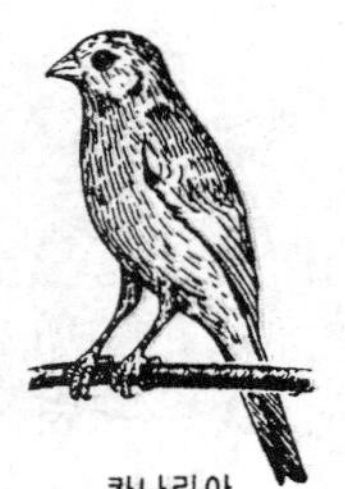
카나리아

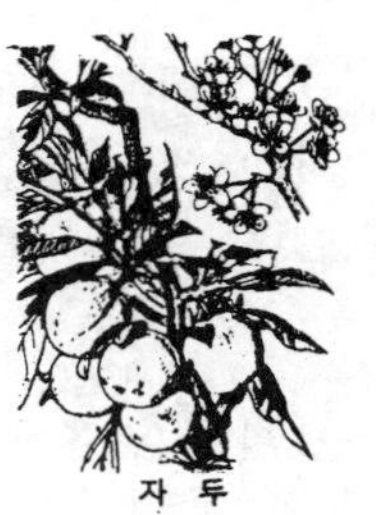
자 두

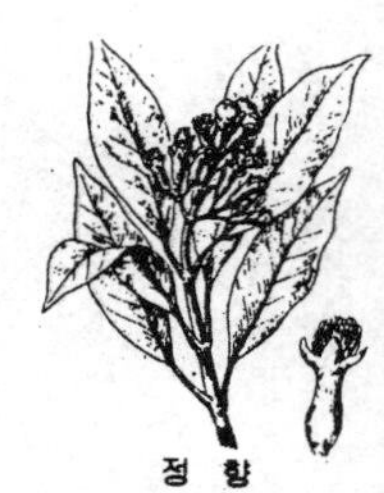
정 향

면 험(險)한 곳을 험(險)하지 않은 곳으로 옮기는데 신과 같다. 〈綱目〉

※철정란(鐵井欄)

효능 : 일체의 옹저종독(癰疽腫毒)을 치료하는데 이것으로 위의 방법과 같이 위정(圍定)하고 변반(邊畔)을 열지 않는다.

처방 부용엽(芙蓉葉) • 중양일(重陽日) 전에 딴 것, 창이엽(蒼耳葉) 단오 전에 딴 것을 태워서 가루로하여 꿀물에 섞어 붙인다. 〈入門〉

※수징고(水澄膏)

효능 : 옹저(癰疽)의 열독(熱毒)과 종통(腫痛)을 치료한다.

처방 황련(黃連) • 황백(黃柏) • 백급(白芨) • 백렴(白斂) 각 4돈, 웅황(雄黃) 1돈, 유향(乳香) • 몰약(沒藥) 각 5푼을 가루로하여 물에 섞고 털로써 아픈 곳을 쓸고 붙인다. 〈丹心〉

※ 침수고(沈水膏)

효능 : 옹저(癰疽)가 등에 난 것을 치료하는데 고름을 배설시키고 독을 수렴(收斂)한다.

처방 대남성(大南星) 7돈반, 백급(白芨) • 백지(白芷) • 적소두(赤小豆) • 반하생(半夏生) • 패모(貝母) 각 5돈, 목별자인(木鼈子仁) • 유향(乳香) • 몰약(沒藥) 각 2돈반, 웅황(雄黃) 1돈을 가루로하여 꿀물에 섞어서 엷은 비단에 올려 붙인다. 〈直指〉

※ 삼신고(三神膏)

효능 : 옹저(癰疽)가 등에 난 것을 치료한다.

처방 비마자(萆麻子) 껍질을 버리고 49개, 진초(陳醋) 1주발 반, 소금 한줌을 가마속에 같이 넣어 볶되 괴지(槐枝)로 저어서 고약이 되거든 먼저 쌀뜨물로 창(瘡)을 씻소 붙이면 고름이 안 된 것은 바로 사라지고 고름이 된 것은 바로 나온다. 〈醫鑑〉

※ 홍보고(洪寶膏)

효능 : 일체의 종독(腫毒)에 혈(血)을 흘고 고름을 사라지게 한다.

처방 천화분(天花粉) 3냥, 백지(白芷) • 적작약(赤芍藥) 각 2냥, 울금(鬱金) 1냥을 가루로 하고 차물에 섞어서 아픈 곳에 붙이고 마르면 바꾼다. 〈回春〉

※ 묘승산(妙勝散)

효능 : 종(腫)을 소멸시키고 독을 수렴(收斂)하며 고름을 배설시킨다.

처방 저절로 떨어진 가자(茄子)꽃을 흰 것을 버리고 황촉규화(黃蜀葵花)의 속과 꽃받침은 버리고 햇빛에 말려서 썰고 샘물에 성글게 섞어서 닭털로 아픈 곳을 쓸고 마르면 바르며 다시 붙이면 또는 독을 거두고 평산(平散)하며 또는 터뜨려서 고름을 배설시키는 데 신통한 효과가 있다. 만약 창(瘡)구멍이 열린데 가루를 바르면 역시 독을 거두고 급삽(急澁)하지 않는다. 〈直指〉

※ 신이고(神異膏)

등에 난 옹저(癰疽)및 모든 악독(惡毒)한 청절에 붙이면 그 효력이 신과 같다.

고약은 아주 많으나 그 효력이 이것보다 좋은 약이 없다. 〈方見雜方〉

※ 만응고(萬應膏)

일체의 옹저(癰疽)의 처음 날때 열종(熱腫)하는 증세와 또는 구창(久瘡)이 낫지 않는 증세를 치료하고 거두며 일찍 아물도록 한다. 〔처방은 잡방(雜方)〕

※ 영응고(靈應膏)

오발옹저(五發癰疽)의 악창(惡瘡)과 누력(瘰瀝)의 결핵(結核)및 유옹(乳癰)에 붙이면 고름이 생기지 않은 것은 저절로 사라지고 고름이 생긴 것은 터지게 해서 나쁜 살이 없어지고 새살이 일찍 나는데 그 효력이 신과 같다. (처방은 雜方)

일명 맥반석고(麥飯石膏)라고 한다. 〈精要〉

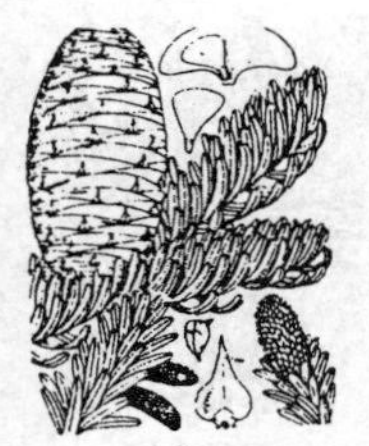
일본젓나무

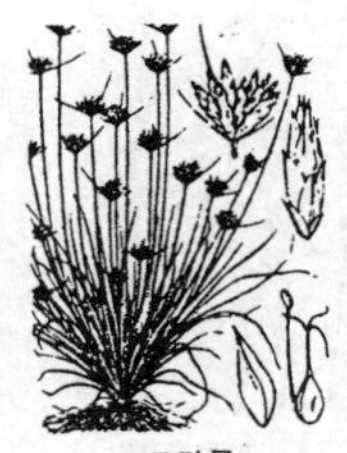
모기골

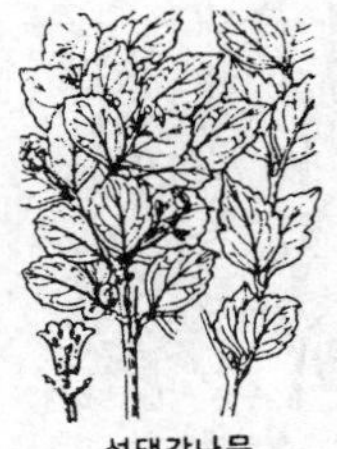
섬댕강나무

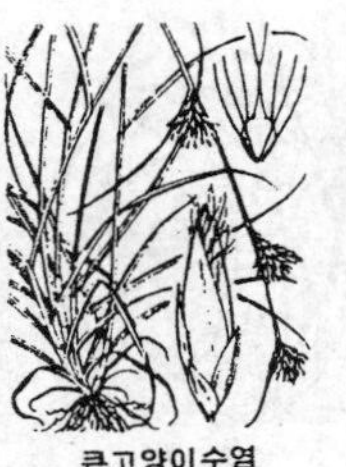
큰고양이수염

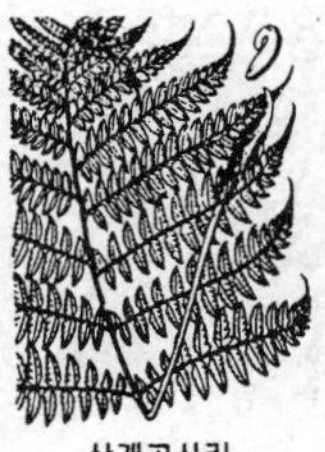
산개고사리

※ 태을고(太乙膏)

오발옹저(五發癰疽)와 일체의 악창(惡瘡)과 사(蛇)・호(虎)・견(犬)・갈(蝎)및 탕화(湯火)・도부(刀斧)・타박(打撲)・손상(損傷)에 안으로 먹고 밖으로 붙인다.

만약 환을지어 먹으려면 합분(蛤粉)으로 겉을 입힌다.

일명 신선태을고(神仙太乙膏)의 처방은 잡방(雜方)이라 한다.

※ 운모고(雲母膏)

일체의 옹저(癰疽)・악창종독(惡瘡腫毒)・절상(折傷)・누력(瘰瀝)・골저(骨疽)・내저(內疽)・유옹(乳癰)・폐옹(肺癰)・장옹(腸癰)에 모두 밖에 붙이고 약은 먹는다. 〔처방은 잡방(雜方)〕

무릇 오발(五發)과 발배(發背)에 밖으로는 패포(敗浦)를 달여서 씻고 붙이며 또한 1냥을 환을 지어서 오동열매 크기로 환을 지어 더운 술로 30알을 복용해서 누력(瘰瀝)과 골저(骨疽)에 역시 같고 장옹(腸癰)에는 감초탕(甘草湯)에 먹으면 피고름이 내리고 즉시 나으며 일체의 창저(瘡疽)에 붙이면 바로 낫는데 양피먹는 것을 피한다. 〈局方〉

※ 선응고(善應膏)

모든 종독(腫毒)과 악창(惡瘡)의 발배(發背)및 뇌저(腦疽)・누력(瘰瀝)・타박(打撲)・섬눌(閃肭)・금창(金瘡)・장창(杖瘡)・사충(蛇蟲)・견마교상(犬馬咬傷)・개선(疥癬)등 질에 밖으로 붙이고 약은 먹는다. 내저(內疽)와 폐옹(肺癰)・장옹(腸癰)에는 환을 지어 앞의 처방과 같이 하여 먹는다. 〔처방은 잡방(雜方)〕

※ 나미고(糯米膏)

처방 깨끗한 찹쌀 3되를 자기 동이에 넣고 단오전 49일에 냉수에 담그고 하루 두번씩 물을 바꾸고 쌀알을 깨어지지 않게 해서 단오일이 되면 꺼내서 비단 자루에 넣고 바람에 말려서 두었다가 쓸 때에 조금씩 꺼내서 검게 볶으고 물에 섞어 고약처럼 만들어서 창의 크고 작음을 참작하여 붙이고 마르면 바꾸며 언제나 습기가 있게 한다. 〈入門〉

※ 염창산(斂瘡散)

처방 연활석하(軟滑石煆)・화예석하(花蕊石煆)・계내금(鷄內金) 각 5돈, 백급(白芨) 3돈반, 백렴(白斂) 2돈반, 황단(黃丹)・유황(乳黃) 각 1돈을 가루로하여 마르게 치료하면 신통한 효과가 있다. 〈直指〉

※ 도화산(桃花散)

효능 : 일체의 창(瘡)구멍이 오래 아물지 않는 증세를 치료한다.

처방 백초(白草)・백렴(白斂)・황백(黃柏)・황련(黃連)・유향(乳香)・사향(麝香)・황단(黃丹) 각 등분 가루로하여 창(瘡)위에 뿌리면 2~3일만에 살아나고 평만(平滿)해진다. 〈丹心〉

※ 홍옥산(紅玉散)

효능 : 모든 창(瘡)에 살이 나게 한다.

처방 한수석(寒水石)이 많으나 적으나 관계없이 진흙에 싸서 불에 가루로 하고 황단(黃丹)을 조금 넣어 창(瘡)위에 뿌린다. 〈丹心〉

모든 악창(惡瘡)에 피가 그치지 않는데 한수석(寒水石)의 가루를 뿌리면 즉시 멈춘다. 〈東垣〉

※ 생기산(生肌散)

처방 한수석(寒水石)・활석(滑石)・용골〔龍骨 : 없으면 구두골(拘頭骨)로 대신 쓴다.〕오적어골(烏賊魚骨) 각 1냥, 정분(定粉)・밀타승(密陀僧)・백반회(白礬灰)・건연지(乾臙脂) 각 5돈을 분가루로 하여 뿌린다. 〈精要〉

또는 노구두생뇌골(老拘頭生腦骨)을 부수어 불에 사르고 상백피(桑白皮) 새 것 1냥, 당귀(當歸) 2돈반을 분가루로 하여 기름에 섞어서 붙이고 또는 마른 가루로 치료한다. 〈直指〉

※ 목향빈랑산(木香檳榔散)

효능 : 옹저(癰疽)와 창절(瘡癤)이 터진 뒤에 고름물이 멈

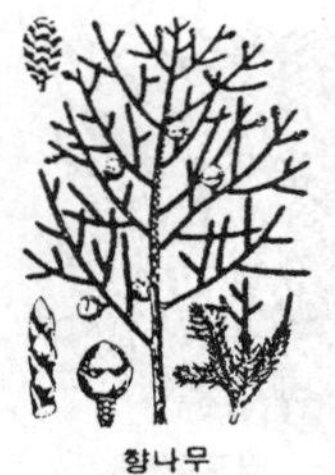
향나무

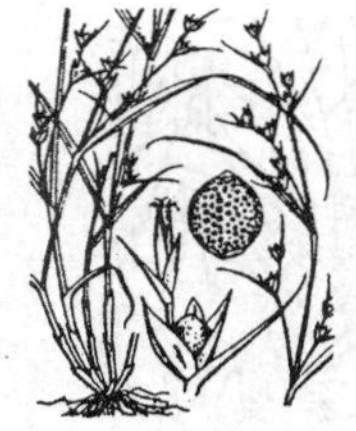
너도고랭이

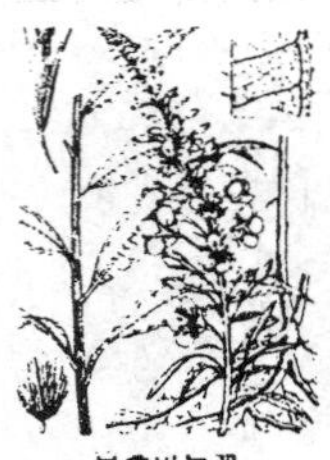
분홍바늘꽃

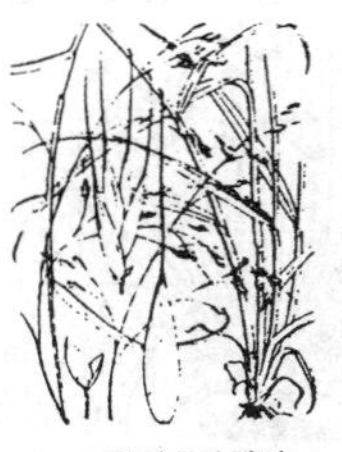
김의털아재비

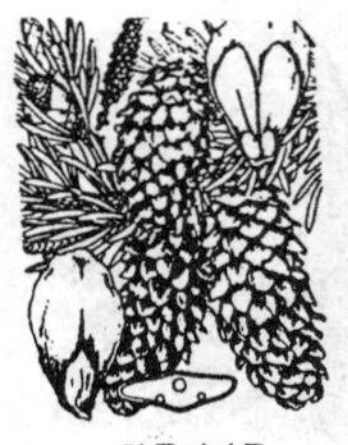
가문비나무

추지 않고 살이 살지 못하며 또는 수렴(收斂)이 되지 않는 증세를 치료한다.

처방 목향(木香)・빈랑(檳榔)・황련(黃連) 각 등분 가루로하여 샘물에 섞어서 바르는데 습하면 말려서 치료하고 고량(膏粱)의 열창(熱瘡)에도 치료한다.

※ 죽통흡독방(竹筒吸毒方)

효능 : 옹저(癰疽)・정창(疔瘡)・종독(腫毒)및 악창(惡瘡)에 피고름과 나쁜 물을 토해내는 증세에 신통하고 좋다.

처방 고죽통(苦竹筒) 3통 또는 5개, 길이 1~2치쯤 한쪽은 속마디를 그냥 두고 푸른 거죽은 긁어 낸 후 창출(蒼朮)・백렴(白斂)・백질려(白蒺藜)・후박(厚朴)・애엽(艾葉)・백급(白芨)・다엽(茶葉) 각 3돈을 거친 가루로 하여 물 2에 죽통(竹筒)을 넣고 10여번 끓게 되도록 끓여서 죽통(竹筒)이 뜨거울 때에 창(瘡)구멍에 꽂고 손으로 주위를 눌러서 피고름 물이 통(筒)속에 가득차면 통(筒)이 자연히 탈락되고 그렇게 되지 않으면 손으로 빼어버리고 다시 새통을 바꾸는데 이같이 하기를 3~4차례하면 종독(腫毒)이 모두 사라지게 되는데 즉시 생기고(生肌膏)를 붙인다.

25. 옹저(癰疽)의 내외구분일 경우

내저(內疽)라는 증세는 전부 모두 음식의 화(火)가 칠정(七情)의 화(火)에 끼어 서로 울결(鬱結)함으로 인해서 일어나는 증세이니 음식은 음(陰)이 받고 칠정(七情)은 장부(臟腑)가 받으니 그 일어나는 증세가 강자(腔子)에서 속으로 향한 것이고, 장위(腸胃)의 맹막(盲膜)으로 들어가지 않는데 육저(肉疽)라고 이름한 것은 밖에서 보아도 보이지 않는다는 증세를 말한다. 〈綱目〉

안에서 일어나는 증세에 폐옹(肺癰)・심옹(心癰)・간옹(肝癰)・신옹(腎癰)・위완옹(胃脘癰)・복옹(腹癰)등이 있고, 밖에서 일어나는 증세에 비옹(臂癰)・유옹(乳癰)・둔옹(臀癰)・현옹(懸癰)・변옹(便癰)・낭옹(囊癰)・골저(骨疽)・유주골저(流注骨疽)・정저(疔疽)등이 있다.

내저(內疽)에는 점음교법(點陰膠法)으로 치료하고 다음 선방활명음(仙方活命陰)・내소옥설탕(內消沃雪湯)으로 치료한다. 〈綱目〉

내저(內疽)에는 내탁(內托)하는 약으로 치료하고 밖으로는 침으로 째서 치료하는데 먼저 사물탕(四物湯)에 길경(桔梗)・향부(香附)・생강(生薑)을 더해서 달여서 복용하고 터진 다음에도 또한 사물(四物)로써 조리하여 운모고(雲母膏)・태을고(太乙膏)를 흙으로 해서 함께 먹는다. 〈丹心〉

26. 점음교법(點陰膠法)일 경우

내저(內疽)가 있는 곳을 알려면 음교(陰膠) 약간을 입안에 바르면 바로 장부(臟腑)의 일어난 곳에다 달아서 아픈 증세를 깨닫게 되는데 음교(陰膠)란 즉 오래 사용한 시루속의 기구〔氣垢 : 증기(蒸氣)가 훈증해서 말라붙은 것〕이다.

뇌공(雷公)이 말하기를「창(瘡)이 있는 곳을 알려면 입속에 음교(陰膠)를 바른다.」하였다. 〈本草〉

27. 폐옹(肺癰)일 경우

중부〔中腑 : 혈명(穴名)〕가 은은하게 아픈 증세는 폐저(肺疽)이고, 위와 살이 조금 일어나는 증세는 폐정(肺疔)이다. 〈靈樞〉

폐옹(肺癰)이란 천식(喘息)하고 두 갈비가 가득하며 또한 찹쌀 죽과 같은 피고름을 토하고 목구멍이 마르고 떨며 매우 차가운 것이다. 〈內經〉

진한(振寒)하고 열이나며 촌맥(寸脈)이 미끄럽고 촘촘하며 피고름을 해타(咳唾)하고 음식과 사는 것이 보통과 같으니 이것은 옹종(癰腫)이라 하는데 고름이 가슴속에 폐옹(肺癰)이 되는데 그 맥이 긴(緊)하고 촘촘한 증세는 고름이 되지 않는 것이며, 긴하지 않고 촘촘하기만 한 증세는 고름이 벌써 된 증세이다. 〈仲景〉

폐옹(肺癰)이 고름을 토한 뒤에 그 맥(脈)이 짧고 삽(澁)한 증세는 저절로 낫고 뜨고 큰 증세는 치료가 어려우며 얼굴빛이 흰 것인데 붉은 증세는 화(火)가 금(金)을 이기는 증세이니 치료하지 못한다. 〈丹心〉

폐옹(肺癰)이 기침하고 단기(短氣)해서 가슴이 가득하며 가끔 피고름을 해타(咳唾)하고 오래 되어서 찹쌀죽과 같은 것을 토하는 증세는 치료가 어려우며 고름을 구토하고 저절로 멈추는 증세는 잘 낫는 것이다. 〈精義〉

처음 일어날 때에는 구할 수가 있고 고름이 되면 죽는 경우가 많다. 〈仲景〉

폐옹(肺癰)이란 풍한(風寒)의 기(氣)가 안으로 폐에

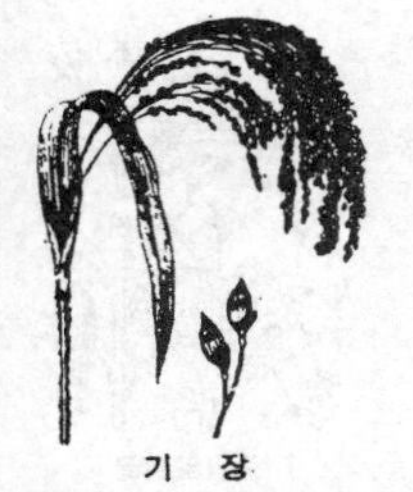
기 장

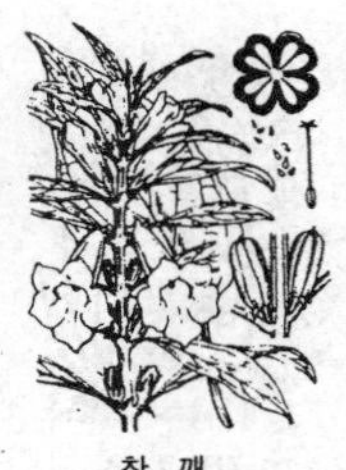
참 깨

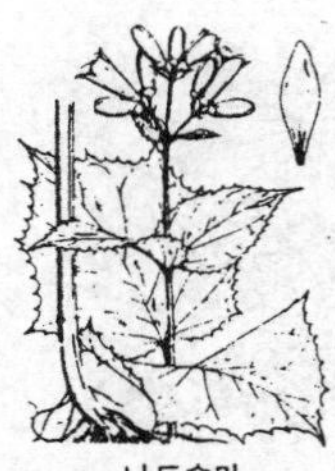
나도승마

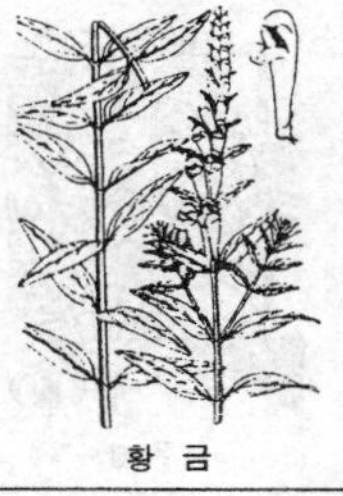
황 금

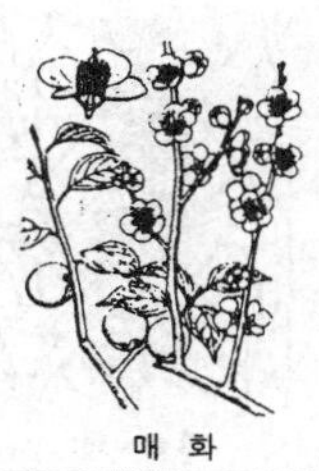
매 화

객거(客居)해서 생기는 증세이니 우선 삼소음(蔘蘇飮)〔처방은 한문(寒門)〕으로 발표(發表)해야 한다.

폐옹(肺癰)은 기침하고 흉격(胸膈)이 은은하게 아프고 수시로 탁타(濁唾)가 나오며 성취(腥臭)가 나는데 실(實)한 증세는 우선 삼소음(蔘蘇飮) 4첩으로 치료하고, 허한 증세는 우선 소청용탕〔小靑龍湯 : 처방은 한문(寒門)〕4첩으로 치료한다. 〈得効〉

폐옹(肺癰)은 입이 마르고 목구멍이 마르며 가슴이 은은하게 아프고 이변(二便)이 적삽(赤澁)하며 피고름을 해포(咳咆)하고 성취(腥臭)가 나는데 물에 넣어 보면 가라 앉는다. 길경탕(桔梗湯)•소농음(消膿飮)•위엽탕(葦葉湯)•황혼탕(黃昏湯)•오향백출산(五香白朮散)•목단피탕(牡丹皮湯)•삼초보폐탕(蔘草補肺湯)•삼출보비탕(蔘朮補脾湯) 등으로 치료한다. 〈入門〉

폐옹(肺擁)의 증세가 남자는 기(氣)로써 주로 삼으니 걸리게 되면 10에 2~3을 구하고 부인은 혈(血)로써 주를 삼으니 걸리게 되면 10에 7~8은 구하는데 이것은 누험(屢驗)한 것이다. 〈得効〉

운모고(雲母膏)를 환으로 만들어 복용하고 태을고(太乙膏)도 역시 좋다. 〈入門〉

※ 길경탕(桔梗湯)

효능 : 폐옹(肺癰)을 치료한다.

처방 길경(桔梗)•패모(貝母) 각 1돈2푼, 당귀(當歸)•과루(瓜蔞)•의이인(薏苡仁) 각 1돈, 지각(枳殼)•상백피(桑白皮)•방풍(防風)•황기(黃芪) 각 7푼, 행인(杏仁)•백합(百合)•감초절(甘草節) 각 5푼을 썰어서 1첩을 지어 생강 5쪽을 넣어 물로 달여 먹는다. 〈正傳〉

※ 소농음(消膿飮)

효능 : 폐옹(肺癰)에 고름을 구토하는 증세를 치료한다.

처방 남성포(南星炮) 1돈, 사간(射干)•길경(桔梗)•천문동(天門冬)•박하(薄荷)•자소엽(紫蘇葉)•행인(杏仁)•반하(半夏)•방풍(防風) 각 7푼반, 지모(知母)•패모(貝母)•아교(阿膠)•천궁(川芎)•생건지황(生乾地黃)•상백피(桑白皮)•백지(白芷)•백급(白芨)•감초(甘草) 각 5푼을 썰어서 1첩을 하고 생강 7쪽, 오매(烏梅) 1개를 넣어서 물로 달여서 먹는다. 〈入門〉

※ 위엽탕(葦葉湯)

효능 : 폐옹(肺癰)에 심(心)과 흉(胸)의 가운데가 착란(錯亂)되고 해천(咳喘)하며 번열(煩熱)한 증세를 치료한다.

처방 의이인(薏苡仁)•동조인(冬爪仁)•도인(道仁) 각 2돈을 썰어서 우선 위엽(葦葉) 한줌을 물 2잔으로 달여서 찌꺼기는 버리고 식사후에 먹으면 고름을 토하니 이상하게 생각하지 말 것이다. 〈得効〉

※ 황혼탕(黃昏湯)

효능 : 치료 방법은 위에서와 같다.

처방 야합수(夜合樹) 껍질을 손바닥 크기로 해서 물로 달여서 복용하면 즉 방법이 되니 합환피(合歡皮)다. 〈本草〉

※ 오향백출산(五香白朮先)

효능 : 폐옹(肺癰)을 치료하니 폐금(肺金)을 낳고 비토(脾土)를 더하며 음식을 증진시킨다.

처방 인삼(人蔘)•백출(白朮)•산약(山藥)•백복령(白茯苓)•의이인(薏苡仁)•백편두(白扁豆)•길경(桔梗)•축사(縮砂)•연육(連肉)•백두구(白豆蔲)•감초(甘草) 각 2돈, 침향(沈香)•목향(木香)•유향(乳香)•정향(丁香)•곽향(藿香) 각 1돈을 가루로하여 매 3돈을 소염탕(蘇鹽湯)으로 복용하고 대조탕(大棗湯)도 역시 좋다. 〈得効〉

※ 목단피탕(牡丹皮湯)

효능 : 폐옹(肺癰)으로 가슴과 젖 사이가 아프고 입으로 피고름을 토하며 비린내가 나는 증세를 치료한다.

처방 목단피(牡丹皮)•승마(升麻)•길경(桔梗)•의이인(薏苡仁)•지유(地楡)•황금(黃芩)•적작약(赤芍藥)•감초생(甘草生) 각 1돈3푼을 썰어서 1첩을 지어 물로 달여서 먹는다. 〈得効〉

◎ 일방(一方)

한 소부(少婦)가 가슴에 한 구멍이 나고 입으로 기침하면서 토하고 피고름이 구멍으로부터 서로 응해서 나오는

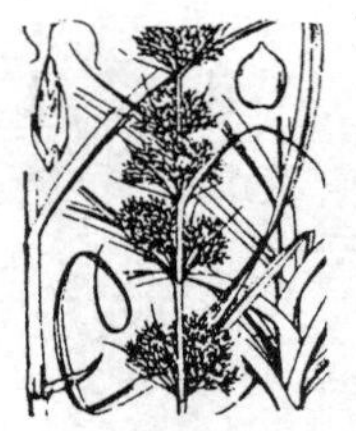
층층고랭이

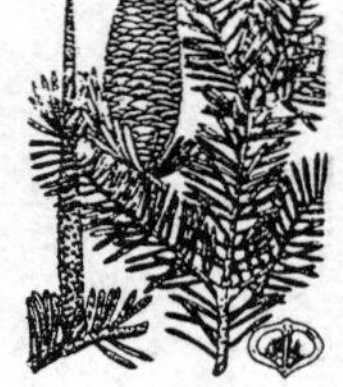
젓나무(전나무)

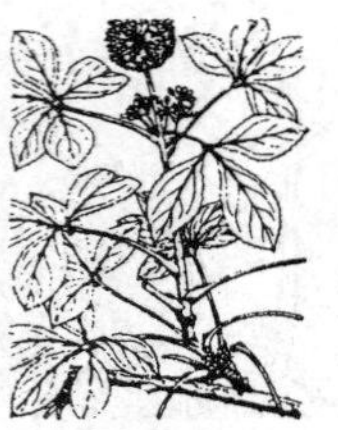
섬오갈피

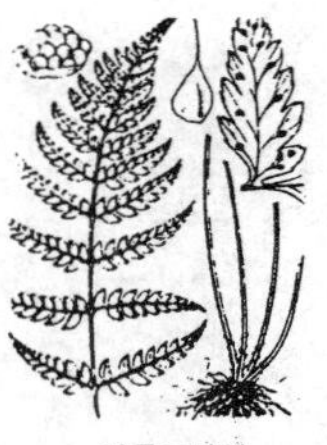
한들고사리

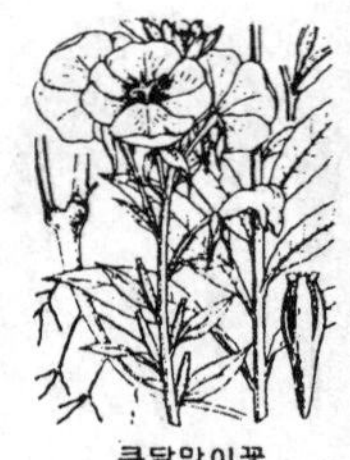
큰달맞이꽃

데 이것은 기혈(氣血)을 크게 보해야 하는 증세이니 삼기(蔘芪)•당귀(當歸)에 열이 물러나고 배농을 하는 약으로 치료하여 많이 복용하고 겸하여 운모고(雲母膏)를 환으로 지어 감길탕(甘桔湯)을 삼켜 내리니 나았다. 〈丹心〉

※ 삼기보폐탕(蔘芪補肺湯)

효능 : 폐옹(肺癰)에 피고름을 기침하면서 토하고 열이나서 몸이 끓는 것처럼 아픈 증세를 치료한다.

처방 숙지황(熟地黃) 1돈반, 목단피(牡丹皮) 2돈, 인삼(人蔘)•황기(黃芪)•백출(白朮)•백복령(白茯苓)•진피(陳皮)•산수유(山茱萸)•당귀(當歸)•산약(山藥)•오미자(五味子)•맥문동(麥門冬) 각 7푼, 감초구(甘草炙) 5푼을 썰어서 1첩을 하고 생강 3쪽을 넣어 물로 달여서 먹는다. 〈入門〉

※ 삼출보비탕(蔘朮補脾湯)

효능 : 폐옹(肺癰)에 피고름을 토하고 오랫동안 낫지 않으며 비(脾)가 약해서 먹지를 못하는 증세에 이 약이 능히 비(脾)를 보하고 폐(肺)를 살린다.

처방 황기(黃芪) 2돈, 인삼(人蔘)•백출(白朮) 각 1돈반, 진피(陳皮)•당귀(當歸)•백복령(白茯苓) 각 1돈, 맥문동(麥門冬) 7푼, 길경(桔梗) 6푼, 감초(甘草) 5푼, 오미자(五味子) 4푼, 승마(升麻) 3푼을 썰어서 1첩을 지어 생강 3쪽을 넣어 물로 달여서 먹는다. 〈入門〉

28. 심옹(心癰)일 경우

거궐〔巨闕 : 혈명(穴名)〕이 은근히 아픈 증세는 심저(心疽)고, 상육(上肉)이 약간(若干)높이 일어나는 증세는 심옹(心癰)이다. 〈靈樞〉

심옹(心癰)이란 심경(心經)에 열이 있으면서 또는 음주(飮酒)를 좋아하고 또는 열있는 음식을 즐겨서 적취(積聚)가 열이 되고 응체(凝滯)해서 되는 병이니 처음에 양혈음(涼血飮)으로 치료하고 다음에 가미십기산(加味十奇散)으로 치료한다. 〈得效〉

심옹(心癰)이란 흉(胸)과 유방의 사이에 벌의 집 같은 옹(癰)이 일어나는 증세이니 영추경(靈樞經)의 말하는 정저(井疽)란 것으로써 모양이 콩알만큼씩 한 것이 3~4일 동안에 일어나며 빨리 치료하지 않으면 배에 들어가고 7일만에 죽는 증세이니 속히 심화(心火)를 소도시키는 약으로 치료해야 하는데 청심환(淸心丸)•청심산(淸心散)•내고청심산(內固淸心散)•사심탕(瀉心湯)등으로 치료한다. 〈入門〉

※ 양혈음(涼血飮)

일명 인병선봉(引兵先鋒)

효능 : 심옹(心癰)을 치료하는데 퇴조(退潮)•지갈(止渴)•해열(解熱)을 하고 또한 내소(內消)를 시킨다.

처방 목통(木通)•구맥(瞿麥)•형개(荊芥)•박하(薄荷)•백지(白芷)•천화분(天花粉)•적작약(赤芍藥)•맥문동(麥門冬)•생건지황(生乾地黃)•치자(梔子)•차전자(車前子)•연교(連翹)•감초(甘草) 각 8푼을 썰어서 1첩을 하고 등심(燈心)•죽엽(竹葉)을 넣어 물로 달여서 먹는다.

※ 청심환(淸心丸)

효능 : 모든 아프고 가려운 장창(瘍瘡)은 전부 심화(心火)에 드는데 이 약으로 주로 치료한다.

처방 황련(黃連) 1냥, 복신(茯神)•적복령(赤茯苓) 각 5돈을 가루로 하고 꿀에 오동열매 크기의 환을 지어 미음(米飮)으로 100알을 먹는다. 〈入門〉

※ 청심산(淸心散)

효능 : 심옹(心癰)과 옹저열증(癰疽熱症)을 치료한다.

처방 원지(遠志)•적복령(赤茯苓)•적작약(赤芍藥)•생건지황(生乾地黃)•맥문동(麥門冬)•지모(知母)•감초생(甘草生) 각 1돈을 썰어서 1첩을 하고 생강 3, 대추 2를 넣어서 물로 달여서 복용하고 황련(黃連)과 함께 치료하는 것이 더욱 좋다. 〈入門〉

※ 내고청심산(內固淸心散)

효능 : 심옹(心癰)과 옹저악창(癰疽惡瘡)에 번조(煩燥)한 증세는 이 약으로 독을 푸는 데 매우 신통한 효과가 있다.

처방 진사(辰砂)•적복령(赤茯苓)•인삼(人蔘)•백두구(白豆蔲)•웅황(雄黃)•녹두(綠豆)•박초(朴硝)•

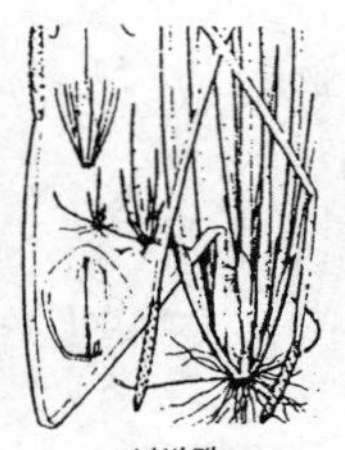
남방개

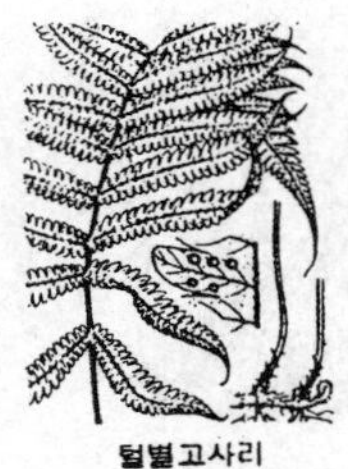
털별고사리

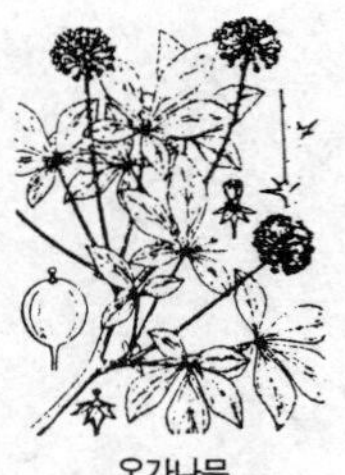
오가나무

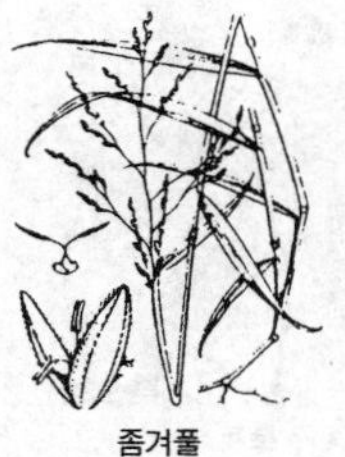
좀겨풀

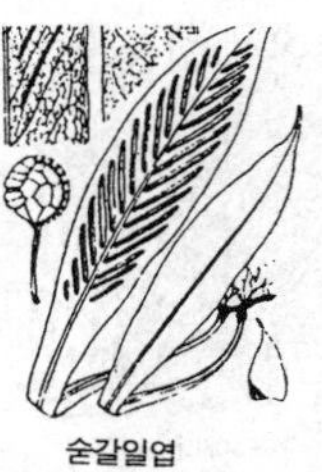
숟갈일엽

감초(甘草)•조각(皀角) 각 1돈, 용뇌(龍腦)•사향(麝香) 각 1자를 가루로 하고 매 1돈을 꿀물에 먹는다. 〈入門〉

※ 사심탕(瀉心湯)

효능: 심옹(心癰)•옹저(癰疽)의 독이 성한 것과 조갈(燥渴)한 증세를 치료한다.

처방 대황(大黃) 1돈반, 황련(黃連)•황금(黃芩)•산치자(山梔子)•누로(漏蘆)•택란(澤蘭)•연교(連翹)•소목(蘇木) 각 7푼을 썰어서 1첩을 지어 물로 달여서 먹는다. 〈入門〉

29. 간옹(肝癰)일 경우

기문〔期門: 혈명(穴名)〕이 은근히 아픈 증세는 간저(肝疽)이고, 종육(腫肉)이 조금 일어나는 증세는 간옹(肝癰)이다. 〈靈樞〉

액하(液下)에서 일어나서 붉고 딴딴한 증세는 미저(米疽)라고 하는데 편석(砭石)으로 치료하고 단단해서 터지지 않는 증세는 마도(馬刀)로 째고 치료해야 한다. 〈靈樞〉

협옹(脇癰)은 간(肝)의 심화(心火)가 성한 것으로 인한 증세이니 시호청간탕(柴胡淸肝湯)으로 치료하여 터뜨린 뒤에 결국은 열을 맑게하고 탁리(托裏)를 하며 열약(熱藥)은 피한다. 〈入門〉

간옹(肝癰)은 양쪽 갈비가 가득차고 누우면 놀라고 소변을 못한다. 〈內經〉

소시호탕(小柴胡湯)을 증세에 따라 더하고 덜해서 치료한다.

30. 신옹(腎癰)일 경우

경문〔京門: 혈명(穴名)〕이 은근히 아픈 증세는 신저(腎疽)고, 종육(腫肉)이 조금 일어나는 증세는 신옹(腎癰)이다. 〈靈樞〉

신옹(腎癰)은 갈비 밑에서 소복(少腹)에 이르러 가득차는 것이다. 〈內經〉

신옹(腎癰)은 내신(內腎)과 함께 상대되는 증세이며, 모두 신기(腎氣)가 쇠패함으로 인해서 되는 증세이니 뾰족하고 가죽이 일어나는 붉은 증세는 치료하기가 쉽고 빠져 들어서 가죽이 검은 증세는 치료가 어렵다. 가감팔미원(加減八味元)•가미십기산(加味十奇散)으로 치료한다. 〈得効〉

오장옹저(五臟癰疽)에는 모두 16미유기음(十六味流氣飮)또는 탁리산(托裏散)에 산치인(山梔仁)•황금(黃芩)•행인(杏仁)•연교(連翹)를 더해서 치료하고 옹저통치법(癰疽通治法)을 참고해서 치료한다. 〈入門〉

※ 16미류기음(十六味流氣飮)

효능: 옹저(癰疽)와 이름없는 악종(惡腫)등 질들 치료하니 즉 겉과 속에 기혈(氣血)의 약이다.

처방 인삼(人蔘)•당귀(當歸)•황기(黃芪)•길경(桔梗)•방풍(防風)•목향(木香)•지각(枳殼)•천궁(川芎)•육계(肉桂)•백작약(白芍藥)•빈랑(檳榔)•백지(白芷)•후박(厚朴)•자소엽(紫蘇葉)•오약(烏藥)•감초(甘草) 각 6푼을 썰어서 1첩을 지어 물로 달여서 먹는다. 〈入門〉

31. 위완옹(胃脘癰)일 경우

황제가 묻기를 「위완옹(胃脘癰)은 어떻게 진찰해야 하는가?」 기백(岐伯)이 대답하기를 「이것은 마땅히 위완(胃脘)을 진찰해야 하는데 그 맥이 마땅히 가늘게 잠기는 것이며 가늘게 잠기는 증세는 기(氣)가 역(逆)하는 증세이고 기(氣)가 역(逆)하면 인영(人迎)이 매우 성하고 인영(人迎)이 심히 성하면 열이 나는 증세이니 인영(人迎)이란 것은 위맥(胃脈)인데 역(逆)하고 성하니 열이 위구멍에 모여서 돌아다니지 않기 때문에 위완(胃脘)이 옹(癰)이 되는 것이다.」 〈內經〉

중완〔中脘: 혈명(穴名)〕과 위완(胃脘)이 은근히 아픈 증세는 위완옹(胃脘癰)이다. 〈靈樞〉

맥(脈)이 넓고 촘촘한 증세는 고름이 이미 된 것이고 가령 맥(脈)이 더디고 긴(緊)하면 비록 고름이 되지 않았다 해도 어혈(瘀血)이 있는 증세이니 빨리 치료해야 한다. 〈精義〉

흔히 음식과 칠정(七情)의 화울(火鬱) 때문이고 또한 풍한(風寒)을 느껴 열탁(熱濁)한 기(氣)로 하여금 위완(胃脘)을 메우면 위(胃)속의 맑은 기(氣)가 밑으로 꺼지는 이유로 인해 위맥(胃脈)이 가늘게 잠기고 한기가 조격(阻隔)하기 때문에 인영(人迎)이 긴성(緊盛)한 증세이니 이 이맥(二脈)이 나타나면 진위완옹(眞胃脘癰)이다. 〈入

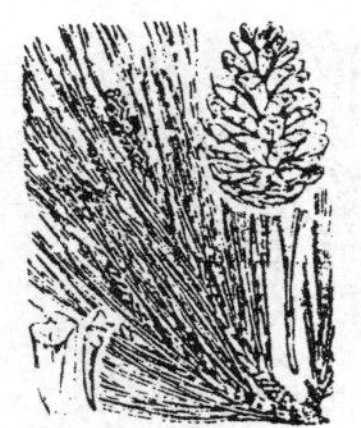
테에다소나무

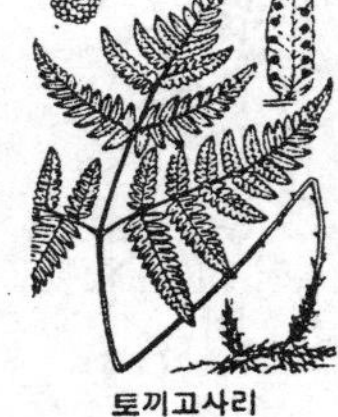
토끼고사리

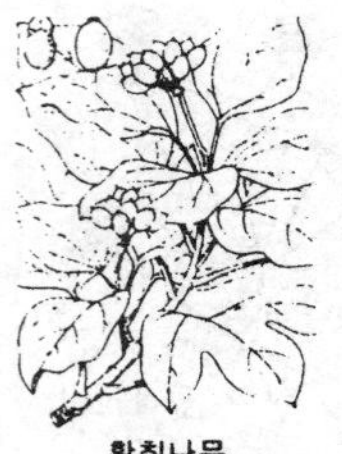
황칠나무

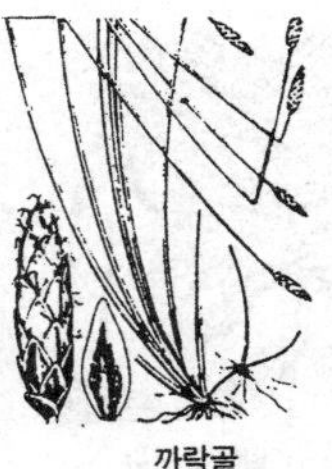
까락골

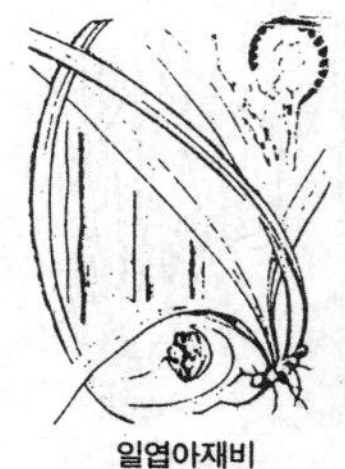
일엽아재비

門〉

겉의 증세는 한열(寒熱)이 학(瘧)과 같으나 위(胃)가 탁하면 폐금(肺金)이 조양을 잃기 때문에 몸의 가죽이 갑조(甲錯)되고 또는 해(咳)하며 또는 구(嘔)하고 또는 피고름을 뱉는데 사간탕(射干湯)이 주로 치료하고 천금내소산(千金內消散)•내소옥설산(內消沃雪散)•동원탁리산(東垣托裏散)으로 치료해야 하며 또는 운모고(雲母膏)를 환으로 지어 감초탕(甘草湯)에 복용하고 태을고(太乙膏)도 역시 좋다. 〈入門〉

※ 사간탕(射干湯)

효능 : 위완옹(胃脘癰)을 치료한다.

처방 적작약(赤芍藥) 2돈반, 사간(射干)•치자(梔子)•적복령(赤茯苓)•승마(升麻) 각 1돈반, 백출(白朮) 1돈을 썰어서 1첩을 지어 물로 달여 찌꺼기는 버리고 생지황즙(生地黃汁) 1홉과 꿀 반홉을 넣어 다시 끓여서 한번 끓여서 따뜻하게 해서 먹는다. 〈河間〉

※ 내소옥설산(內消沃雪散)

효능 : 위완옹(胃脘癰)과 두옹(肚癰)•내저(內疽)에 신통한 효과가 있다.

처방 당귀신(當歸身)•백작약(白芍藥)•감초절(甘草節)•황기(黃芪)•사간(射干)•연교(連翹)•백지(白芷)•패모(貝母)•진피(陳皮)•조각자(皀角刺)•천화분(天花粉)•천산갑(穿山甲)•금은화(金銀花)•목향(木香)•청피(靑皮)•유향(乳香)•몰약(沒藥) 각 5푼, 대황주제(大黃酒製) 1돈반을 썰어서 1첩을 지어 술과 물을 반반으로 하여 달여서 먹는다. 〈醫鑑〉

※ 동원탁리산(東垣托裏散)

효능 : 위완옹(胃脘癰)과 내저(內疽)및 일체의 악창(惡瘡)의 초발종통(初發腫痛)되고 맥이 넓고 촘촘하며 팽팽하고 실해서 고름이 되려는 증세를 치료하는데 3번을 복용하면 즉시 없어진다.

처방 금은화(金銀花)•당귀(當歸) 각 3돈, 대황(大黃)•모려(牡蠣)•과루근(瓜蔞根)•조각자(皀角刺)•연교(連翹)•박초(朴硝) 각 6푼, 적작약(赤芍藥)•황금(黃芩) 각 4푼을 썰어서 1첩을 지어 술과 물을 반으로 하여 달여서 먹는다. 〈精義〉

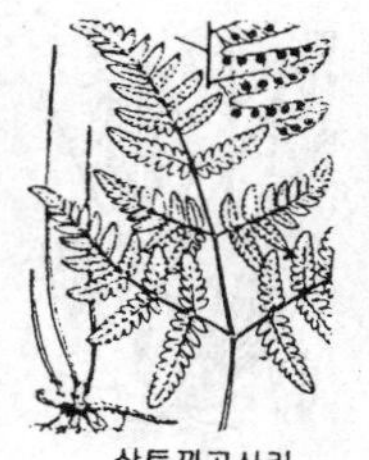
산토끼고사리

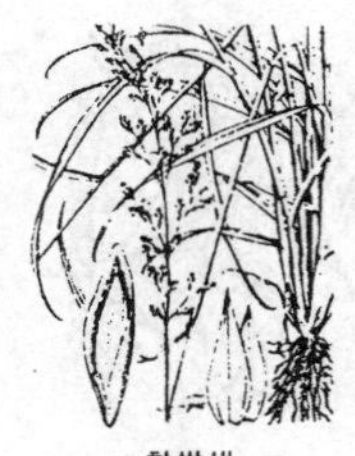
참쌀새

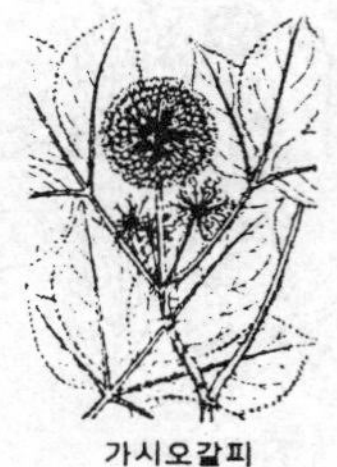
가시오갈피

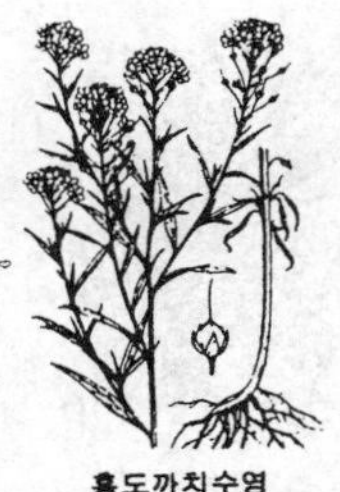
흥도까치수영

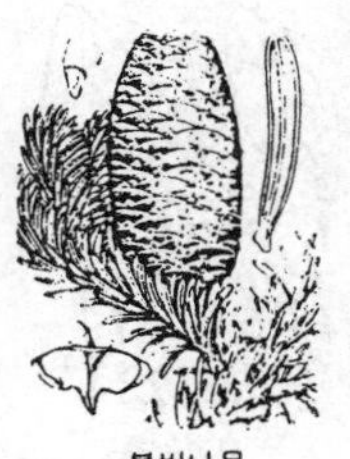
분비나무

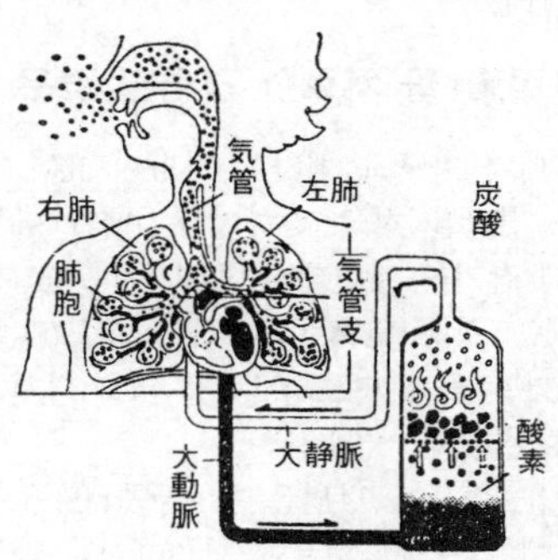

잡병편(雜病篇) (八)

三一. 옹저(癰疽) (下)

1. 장옹(腸癰)과 복옹(腹癰)일 경우

관원〔關元 : 혈명(穴名)〕은 소장(小腸)에 들고 천추〔天樞 : 혈명(穴名)〕는 대장(大腸)에 들며 단전〔丹田 : 혈명(穴名)〕은 삼초(三焦)에 드니 위와 같은 혈(穴)들이 은근히 아픈 증세는 저(疽)고, 상육(上肉)이 조금 높게 일어나는 증세는 옹(癰)이다. 〈靈樞〉

장옹(腸癰)의 병은 소복(小腹)이 부어 차는데 강하게 누르면 아프고 소변이 잦아서 임질(淋疾)과 같은 증세가 나타나고 자주 땀이 나며 열이 나면 다시 매우 차고 몸이 마비되며 뱃속 가죽이 부어서 종기가 난 것처럼 심하면 배가 가득차서 좌우로 돌아 누우면 물소리가 나며 또는 뱃꼽을 둘러서 부스럼이 나고 고름이 그 부스럼으로 따라 나오며 또는 배꼽에서 부터 나오기도 하는데 오직 대변으로부터 피고름이 나오는 증세는 낫기가 쉽다. 〈仲景〉

습열(濕熱)이 장(腸)속에 울적(鬱積)해서 옹(癰)이 되고 맥(脈)이 느리며 굳은 증세는 대황목단탕(大黃牡丹湯) 또는 오향연교탕(五香連翹湯)으로 내리며, 맥이 규(䪼)하고 삽(澁)한 증세는 사물탕(四物湯) 도인(桃仁)•홍화(紅花)•현호색(玄胡索)•목향(木香)을 더해서 치료하고 넓고 촘촘한 증세는 삼인탕(三仁湯)으로 치료하며 소복이 아프고 소변이 삽(澁)한 증세는 고름이 막힌 것이니 목단산(牡丹散)으로 치료한다. 〈入門〉

뱃가죽이 빨리 누르면 물소리가 나고 몸에는 열이 없는 증세는 음냉(陰冷)으로 된 것이니 목단산(牡丹散) 또는 내탁십선산(內托十宣散)에 복령(茯苓)을 더하고 심한 증세는 패장산(敗醬散)으로 치료하며, 소복(小腹)이 비견한데 누르면 아프고 몸에 열이 있는 증세는 열이 맺혀서 된 증세이니 대황목단탕(大黃牡丹湯) 또는 도인승기탕(桃仁承氣湯)•황흑산(黃黑散)으로 치료한다. 〈入門〉

장옹(腸癰)의 냉열(冷熱)증세는 운모고(雲母膏)를 환으로 지어 우슬탕(牛膝湯)으로 복용하고 어혈과 고름을 나오게 해서 없애면 즉시 낫게 되고 또는 납반원(蠟礬元)도 좋다. (처방은 위에 있음)

장옹(腸癰)이란 두복(肚腹)과 거죽과 속의 막(膜)밖에서 생기는 것이니 좌관맥(左關脈)이 넓고 촘촘하며 배가 아픈증세가 심한 것인데 치료 방법은 장옹(腸癰)과 같다. 〈入門〉

2. 맥법(脈法)일 경우

장옹(腸癰)이 알기가 어려운데 맥(脈)이 미끄러운 증세를 추정하여 촘촘하고 밑에 열이 있는 증세는 장옹(腸癰)이 틀림 없다. 맥이 더디고 굳은 증세는 고름이 되지 않는 것이니 내려서 화평하게 하고 맥(脈)이 넓고 촘촘한 증세는 고름이 벌써 된 것이니 내리지 않는 것이 당연하다. 〈脈訣〉

부양맥(趺陽脈)이 미끄럽고 촘촘하면 시농(屎膿)이라고 단정해야 한다. 〈仲景〉

장옹(腸癰)의 맥(脈)은 미끄럽고 촘촘하니 미끄러운 증세는 실(實)한 것이고, 촘촘한 증세는 열이있는 것이며, 미끄러우면 영(榮)이 되고 촘촘하면 위(衛)가 되는데 위(衛)의 촘촘한 증세는 밑으로 내리고 영(榮)이 미끄러운 증세는 위로 올리며 영(榮)과 위(衛)가 설로 간섭하면 피가 썩어서 탁하게 된다. 〈脈經〉

※ 대황목단탕(大黃牡丹湯)

효능 : 장옹(腸癰)에 맥(脈)이 느리고 굳은 증세는 고름이 되지 않는 것이니 내려야 한다.

처방 대황(大黃)•망초(芒硝) 각 1돈반, 목단피(牡丹皮)•도인(桃仁)•과루인(瓜蔞仁) 각 2돈반을 썰어서 1첩을 지어 물로 달여서 복용하고 고름이 내리고 고름이

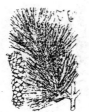

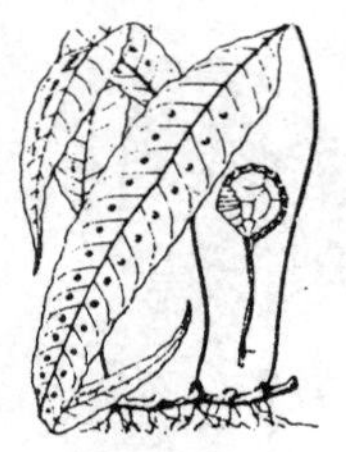
큰고란초

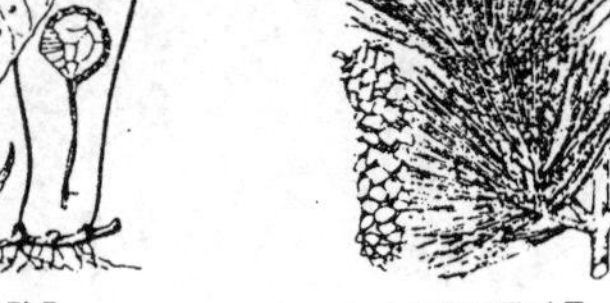
스트로브잣나무

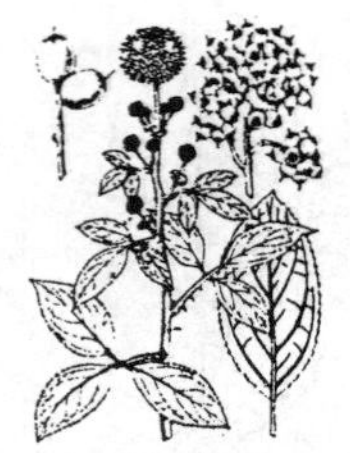
지리산오갈피

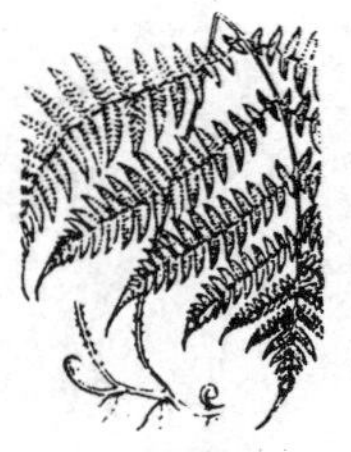
두메개고사리

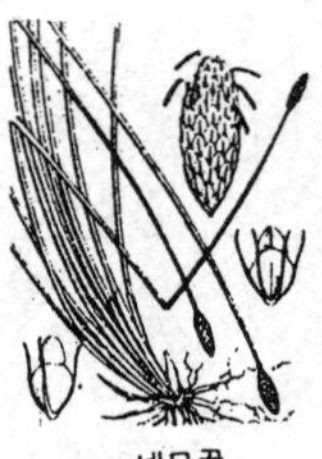
네모골

없으면 피가 내린다.

일명 대황탕(大黃湯)이라 하고 또한 어떤 처방은 동과인(冬瓜仁)을 빼는 것이 신기한 효과가 있다고 했다. 〈千金〉

※ 삼인탕(三仁湯)

효능 : 장옹(腸癰)에 장(腸)속이 아프게 되는 증세는 옹(癰)이 아닌 것 같은 의심이 있으니 이 약을 먹는다.

처방 의이인(薏苡仁) 3돈, 동과인(冬瓜仁) 2돈반, 도인(桃仁) • 목단피(牡丹皮) 각 2돈을 썰어서 1첩을 지어 물로 달여서 먹는다. 〈入門〉

※ 목단산(牡丹散)

효능 : 장옹(腸癰)의 냉증(冷症)에 배가 연하며 아프고 간혹 피고름이 내리는 증세를 치료한다.

처방 목단피(牡丹皮) • 인삼(人蔘) • 천마(天麻) • 백복령(白茯苓) • 황기(黃芪) • 의이인(薏苡仁) • 도인(桃仁) • 백지(白芷) • 당귀(當歸) • 천궁(川芎) 1돈, 관주(官柱) • 감초(甘草) 각 5푼, 목향(木香) 3푼을 썰어서 1첩을 지어 물로 달여서 먹는다. 〈入門〉

※ 패장산(敗醬散)

효능 : 장옹(腸癰)에 몸에 열이 없고 뱃속에 물기가 있으며 냉한 증세를 치료한다.

처방 의이인(薏苡仁) 2돈반, 패장(敗醬) 1돈반, 부자포(附子炮) 5푼을 썰어서 1첩을 지어 물로 달여서 먹으면 소변으로 피고름이 내리고 즉시 낫는다. 〈入門〉

일명 의이인부자패장산(薏苡仁附子敗醬散)이라고 한다. 〈仲景〉

※ 황흑산(黃黑散)

효능 : 뱃속의 옹종(癰腫)을 치료한다.

처방 대황(大黃) 1냥에 가루 4돈반, 파고지(破故紙) 1냥에 가루 2돈, 우방자(牛蒡子) 1냥에 가루 1돈, 흑견우자(黑牽牛子) 1냥에 가루 2돈을 고루 섞어서 2첩에 나누어 매 1첩을 공복에 꿀물로 알맞게 먹고 내리는 증세를 한도를 한다. 〈丹心〉

3. 장옹(腸癰)을 치료한 경험일 경우

한 부인이 배가 아프고 백가지 처방이 효과가 없는 데 손조(孫兆)가 진찰을 하고 말하기를 「배가 아프면 맥이 당연히 가늘게 잠기는 것인데 이제 오히려 미끄럽고 촘촘하니 이 증세는 장옹(腸癰)이라」하고 운모고(雲母膏)를 환으로 지어 더운 물로 먹으니 1냥을 먹고 나서 피고름을 내리고 편안하여 졌다. 〈綱目〉

장옹(腸癰)을 뜸하는 방법은 두 팔목(肚)을 구부리면 팔목 머리의 예골(銳骨)의 끝이 혈(穴)이니 백장을 뜸하면 피고름을 내리고 편안해진다. 〈千金〉

4. 비옹(臂癰)일 경우

비(臂)의 위의 수양명경분(手陽明經分)에 옹(癰)이 나는 증세는 팔풍(八風)의 변(變)을 얻은 증세이며 풍에 상한 증세는 위가 먼저 받으니 백지승마탕(白芷升麻湯)을 먹어야 한다. 〈入門〉

※ 백지승마탕(白芷升麻湯)

처방 황기(黃芪) • 주황금(酒黃芩) 각 4돈, 생황금(生黃芩) 3돈, 백지(白芷) 1돈반, 승마(升麻) • 길경(桔梗) • 연교(連翹) 각 1돈, 주홍화(酒紅花) • 감초(甘草) 각 5푼을 썰어서 1첩을 지어 술과 물을 각 반반으로 매 1첩을 달여서 먹는다. 〈東垣〉

5. 둔옹(臀癰)일 경우

둔(臀)이 소복(小腹)의 뒤에 있고 또는 그 밑에 있으니 이것은 음(陰)속의 음(陰)이다. 그 길이 멀고 그 자리가 궁벽(窮僻)한데 비록 피가 많다 해도 기운이 닿지 못하니 피가 역시 많이 닿지 못하고 중년뒤에는 옹(癰)이 나서는 안 되는데 종통(腫痛)이 있는 증세를 느끼게 되면 맥증(脈症)을 참작해서 허약한 것이 보이면 바로 기혈(氣血)을 자보(滋補)하는 약으로 치료하면 결국은 좋아지고 만일 보통 열을 구축(驅逐)하는 약으로 치료하면 허를 한층 더 허하게 하는 화(禍)가 손바닥을 가리키는 것처럼 같이 분명한 것이다. 〈丹心〉

둔옹(臀癰)이 처음 일어나서 고름이 되지 않은 증세는 격산구(隔蒜灸)로 치료하고 다시 총울법(葱熨法)으로 치

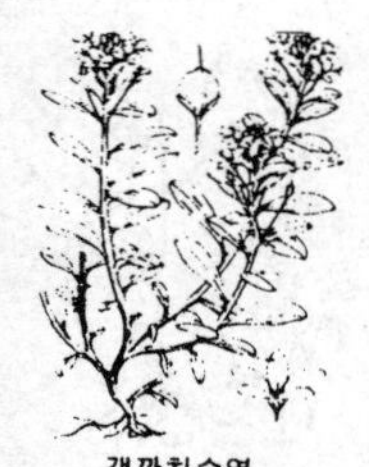
갯까치수영

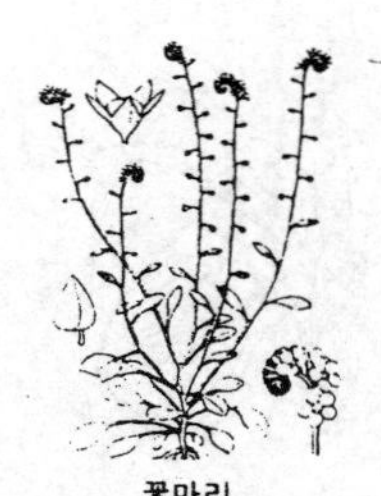
꽃마리

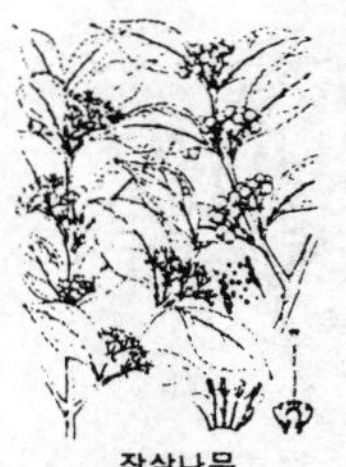
작살나무

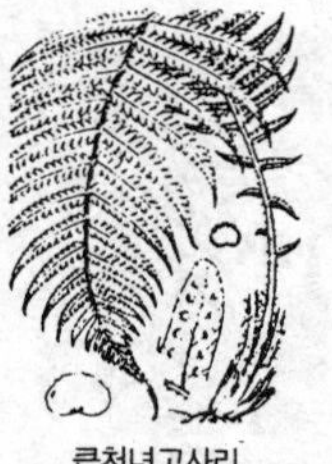
큰처녀고사리

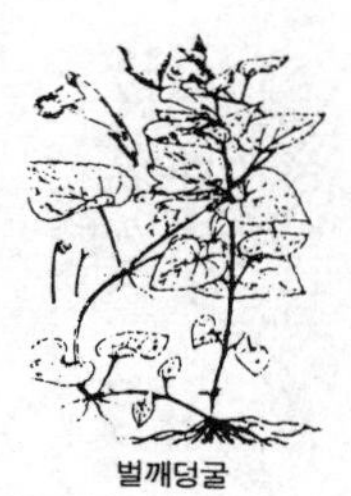
벌깨덩굴

료할 것이며 고름이 될 염려가 많은 증세는 내탁강활탕(內托羌活湯)으로 치료하고 아픔이 심한 증세는 선방활명음(仙方活命飮)으로 치료하며 종기가 딴딴한 증세는 탁리소독음(托裏消毒飮)으로 치료하고 터진 다음에는 가미십전탕(加味十全湯)으로 치료하여 둔옹(臀癰)이 단단하고 종통(腫痛)한 증세는 내탁강활탕(內托羌活湯)으로 치료한다.

6. 현옹(懸癰)일 경우

곡도(穀道) 즉 항문의 앞과 뒤의 옹(癰)이 나는 증세를 현옹(懸癰)이라고 하는데 이것은 곡도(穀道)와 외신(外腎) 사이에 나는 것으로 처음 생길 때에는 솔씨 정도의 크기로 나고 매우 가려우며 점점 커서 연밥 크기와 같고 10여일 뒤에는 결국 붉게 부으므로 복숭아 만큼 커지고 터지게 되면 대•소변이 전부 그 속에 부터 나오며 치료가 어려움에 속하는 것인데 국노고(國老膏)를 먹어야 한다. 〈精要〉

이 병은 처음주터 끝까지 국노고(國老膏)로 치료해야 하는데 비록 그 증세가 가볍고 터진 것은 얕으나 잘못해서 한량(寒涼)한 약으로 치료하며 구하기가 어렵다. 처음 일어나 아프고 소변이 삽(澁)한 증세는 선방활명음(仙方活命飮)에 대황(大黃)을 버리고 치료하며 고름이 이미 된 증세는 침으로 찢어야 하고 오랫동안 흘러나오는 증세는 가미십전탕(加味十全湯)•납반원(蠟礬元)으로 치료한다.

곡도(穀道) 속에서 부스럼이 난 증세는 물속의 행엽(荇葉)을 짓 찧어서 솜에 싸고 1일 3번을 넣으면 즉시 낫는다. 〈入門〉

※ 국노고(國老膏)

효능 : 현옹(懸癰)의 횡문(橫紋)을 치료한다.

처방 대감초대절(大甘草帶節) 1냥을 4치로 끊어서 산간장류수(山澗長流水) 1잔에 세차게 타는 불로 달인데 담가서 구워 이른 아침부터 정오가 되어 마르거든 우선 물에다 다시 굽고 물이 다 되고 감초(甘草)의 중심이 윤택하고 통투(痛透)되는 것을 한도로 해서 가늘게 썰어 좋은 술 2되에다 달여서 1되가 되거든 공복에 양을 따라 복용하되 3일만에 한번씩 먹는데 2~3번 먹으면 바로 염려가 없는 것이다. 이 약이 비록 옹(癰)을 즉시 소멸시키지는 못하나 20여일이 지나면 없어진다. 어떤 사람이 이 증세가 이미 터졌는데 2첩을 먹고 부스럼이 즉시 아물어 졌다. 〈精要〉

7. 변옹(便癰)일 경우

속명 변독(便毒)인데 즉 혈산(血疝)이며 일명 과마옹(跨馬癰)이라는 것인데 이것은 기경충임(奇經衝任)의 병으로 옹(癰)이 궐음경(厥陰經)의 부위에 나타나는 것이니 그 경(經)에 혈(血)이 많기 때문에 일명 혈산(血疝)이라고 한다. 또는 우선 피부에 부스럼이 있어서 일어나고 또는 갑자기 핵(核)이 생겨서 아프게 되니 일어나는 증세로 전부 다 열이 울(鬱)하고 혈(血)이 모여서 되는 증세인데 처음 일어날 때에 소리(疎利)하면 즉시 흩어지고 고름으로 변한 후에도 역시 탁리(托裏)하고 내보(內補)되는 약으로 치료해야 한다. 〈正傳〉

변옹(便癰)의 일어나는 곳은 위로 배에 나지 않고 아래로 종아리에 나지 않으며 그 병자의 중간 위치에 난다. 〈直指〉

변옹(便癰)은 퇴과(腿跨)와 소복(小腹)의 사이에 나서 또는 한 쪽이 종통(腫痛)되고 좌우의 양쪽이 함께 일어나니 우선 오령산(五苓散)에 대황(大黃)을 더한 것과 또는 쌍해산(雙解散)•복원통기산(復元通氣散)으로 치료하고 아픔이 심한 증세는 선방활명음〔仙方活命飮 : 처방은 위에 있음〕으로 치료하고 방사(房事)를 끊어야 한다. 〈入門〉

변옹(便癰)은 소방산(蘇方湯)•모려대황탕(牡蠣大黃湯)•천금내소산(千金內消散)•황흑산(黃黑散)•오향연교탕〔五香連翹湯 : 3가지 처방은 위에 있음〕•소독음(消毒飮)•옥촉산(玉燭散)•신기산(神奇散) 등으로 치료한다.

변독(便毒)에 대지주(大蜘蛛) 1개를 짓이겨서 더운 술로 알맞게 먹는다. 〈山居〉

변독(便毒)이 처음 일어날 때에 사간(射干) 3치와 생강 큰 것 한 덩이를 찧어서 흐르는 물에 달여서 먹고 설사하는 증세를 한도로 하며 인해서 아교(阿膠)를 초에 담가서 아픈 곳에 바른다. 〈丹心〉

생산약(生山藥)과 사당(砂糖)을 찧어서 바르면 즉시 없어지고 또 생강 1덩이를 쌀풀에 담가 갈아서 천보봉(千步峰)의 진흙과 같이 섞어서 부은 곳에 붙이는데 천보봉(千步峰)은 즉 인가에 많이 걸어 다니는 땅 위에 불룩불

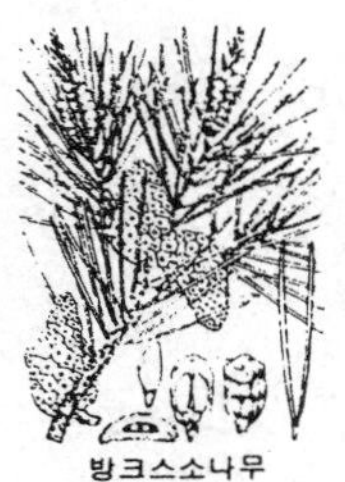
방크스소나무

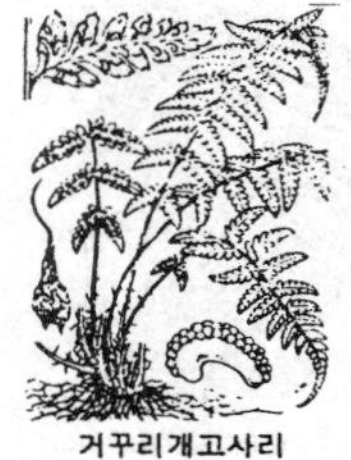
거꾸리개고사리

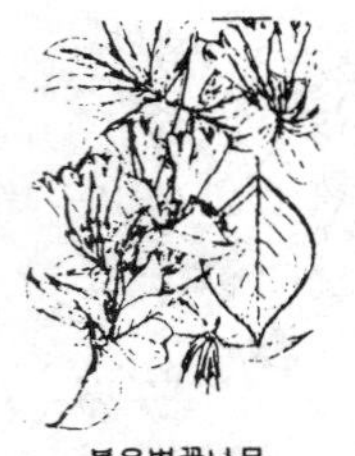
붉은병꽃나무

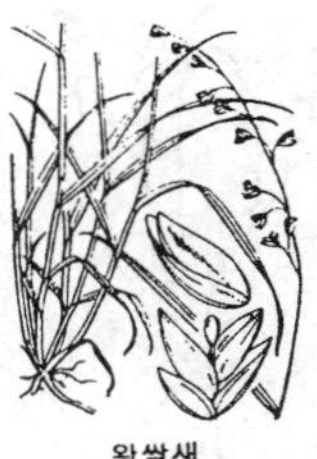
왕쌀새

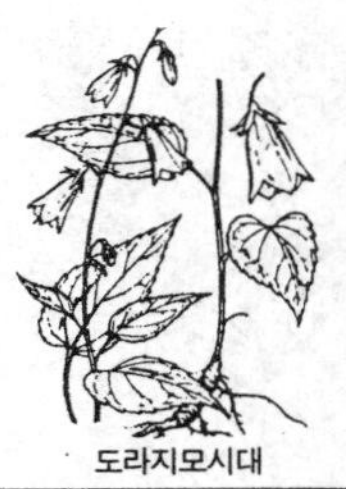
도라지모시대

룩 나온 자리를 말한다. 〈得效〉

※ 소방산(蘇方散)

효능 : 변옹(便癰)을 치료한다.

처방 목별자(木鼈子) • 당귀미(當歸尾) • 적작약(赤芍藥) • 백지(白芷) • 천궁(川芎) • 사간(射干) • 대황(大黃) • 금은화(金銀花) • 천산갑(穿山甲) • 몰약(沒藥) • 소자(蘇子) • 감초(甘草) 각 8푼을 썰어서 1첩을 지어 술과 물 반반으로 달여서 먹는다. 〈正傳〉

※ 모려대황탕(牡蠣大黃湯)

효능 : 치료 방법은 위에서와 같다.

처방 대황(大黃) • 모려하(牡蠣蝦) 각 2돈반, 감초(甘草) 1돈, 황과루(黃瓜蔞) 1개를 썰어서 1첩을 지어 물로 달여서 먹는다. 〈正傳〉

※ 소독음(消毒飮)

효능 : 변독(便毒)을 3~4일만에 사라지게 한다.

처방 조각자(皂角刺) • 금은화(金銀花) • 방풍(防風) • 당귀(當歸) • 대황(大黃) • 과루인(瓜蔞仁) • 감초(甘草) 각 1돈3푼을 썰어서 1첩을 지어 술과 물 반반으로 달여서 먹고 수시로 백회(百會)의 털을 당겨서 추켜 올리면 즉시 효과가 나타난다. 〈丹心〉

※ 옥촉산(玉燭散)

효능 : 변독(便毒)과 종통(腫痛)을 치료한다.

처방 대황(大黃) • 망초(芒硝) 각 2돈, 천궁(川芎) • 당귀(當歸) • 적작약(赤芍藥) • 생지황(生地黃) • 감초(甘草) 각 1돈을 넣어 1첩을 썰어서 물에 달여서 공복에 먹는다. 〈正傳〉

※ 신기산(神奇散)

효능 : 변(便)의 어구창[魚口瘡 : 편독(便毒)이 터진 것]을 치료한다.

처방 모려(牡蠣) • 대황(大黃) 각 3돈, 황련(黃連) • 황금(黃芩) • 황백(黃柏) • 금은화(金銀花) • 연교(連翹) 각 1돈반, 천산갑(穿山甲) • 삼편토초(三片土炒) • 목별자(木鼈子) 3개, 거각(去殼), 황랍(黃蠟) 3냥을 썰어서 2첩으로 나누고 술과 물 반반으로 달여서 먹는다. 〈得效〉

※ 쌍해산(雙解散)

효능 : 변독(便毒)을 치료한다.

처방 대황(大黃) • 흑축초두말(黑丑炒頭末) 각 1돈반, 관계(官桂) • 백작약(白芍藥) • 택사(澤瀉) • 도인(桃仁) 각 1돈, 감초(甘草) 7푼을 썰어서 1첩을 하고 생강 4쪽을 넣어서 물에 달여 공복에 먹는데 우선 소변을 해서 시원하면 열이 소변으로 따라 나오는 것이고 다음에 대변을 해서 편하면 독이 대변으로 따라 나오는 것이다. 〈得效〉

8. 낭옹(囊癰)일 경우

이것이 습(濕)과 열이 밑으로 흘러드는 것이고, 고름이 생기는 경우도 있는데 이것은 탁한 기(氣)가 순하게 내려서 스며드는 길에 흘러 들어가면 또는 음도(陰道)가 허손(虛損)되고 수도(水道)가 불리해서 그러한 것인데 고름이 모두 되면 저절로 나오니 약으로 치료하지 않아도 좋은 것이며, 또는 복종(腹腫)이 점점 음낭(陰囊)의 속으로 흘러들어가서 부으면 음낭(陰囊)이 저절로 터지고 고환(睾丸)이 달라 붙으면 물이 나오는데 부탄말〔麸炭末 : 밀가루를 태운 가루〕을 뿌려서 훑고 자소엽(紫蘇葉)으로 싸맨 후에 즉시 누워서 편안하게 하면 낫는다.

옹저(癰疽)가 음낭(陰囊)에 들어간 증세를 일찌기 여러 사람을 치료해 보았는데 모두다 습과 열이 간경(肝經)에 들어간 것이므로 보음약(補陰藥)으로 도우니 비록 고름이 터지고 가죽이 벗겨지고 고환(睾丸)이 현괘(懸掛)한 증세라도 모두 죽지는 않았다.

자소엽(紫蘇葉)을 불에 말려서 붙이고 만일 마르면 향유(香油)를 뿌려주면 가죽이 벗겨진 것은 푸른 하엽(荷葉)으로 짜매어 주면 거죽이 저절로 살아난다. 〈丹心〉

9. 부골저(附骨疽)일 경우

부골저(附骨疽)라는 증세는 백호(白虎)와 비시(飛尸) 및 역절(歷節)과 함께 서로 비슷한 증세인데 다만 역절(歷節)은 아프면 달려 들어서 일정치 않으며 백호(白虎)와 비시(飛尸)는 아픈 증세가 얕아서 어루만지면 즉시 멈

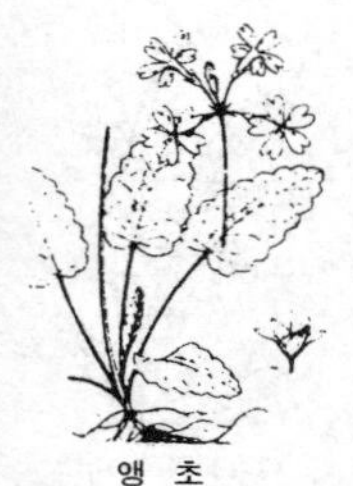
앵 초

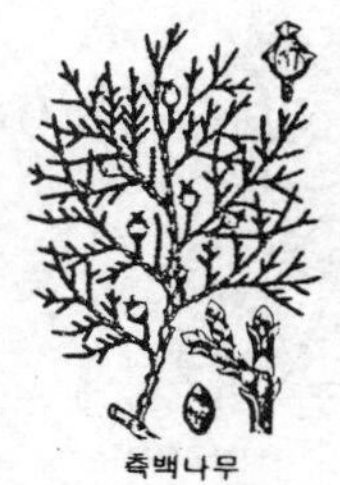
측백나무

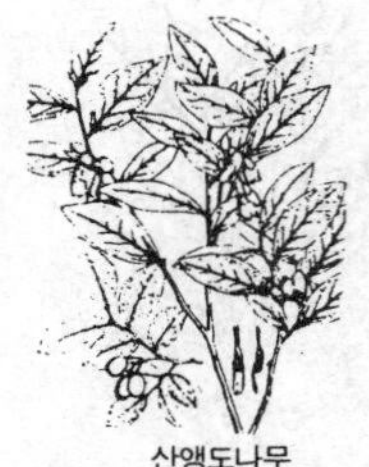
산앵도나무

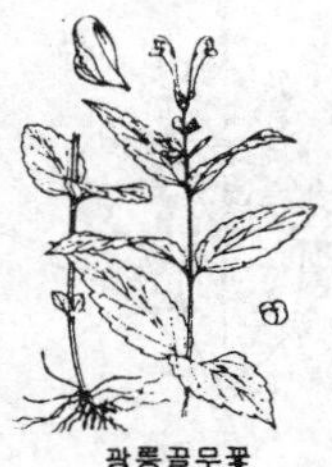
광릉골무꽃

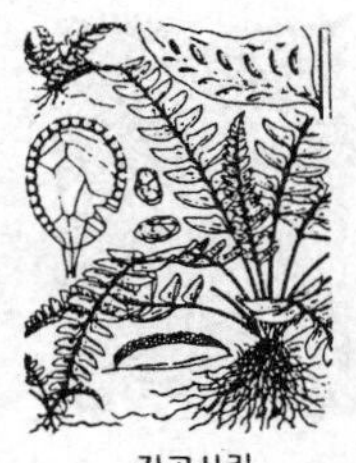
깃고사리

춰지고 부골저(附骨疽)는 아픔이 깊어서 어루만져도 도리가 없다.

백호(白虎)와 비시(飛尸)가 또한 곪아서 뼈에 붙어서 나므로 결국은 침으로 찢게 되면 뼈에 부수어 내어야만 낫게되니 전부 같은 병으로써 그 천심(淺深)이 다른 것이다. 〈三因〉

부골저(附骨疽)라는 증세는 근골(筋骨)의 안에서 아프기가 송곳으로 찌르는 아프고 밖으로는 전혀 부은 것이 튀어 나오지 않는 증세이니 이것은 처음에 풍냉(風冷)한 곳에 이슬을 맞고 눕거나 또는 서늘한 때에 냉수(冷水)에 목욕하므로 인해서 한습(寒濕)이 깊이 침습(侵襲)해서 아프게 되며 몸을 움직이지 못하고 한열(寒熱)하여 땀이 나지 않고 오래 되면 한(寒)이 울(鬱)해서 열이 되며 또한 변해서 고름이 되면 즉시 불침으로 치료하여 독기(毒氣)를 안으로 들어가지 못하게 해야 된다. 〈入門〉

처음 일어날 때는 누로음자(漏蘆飮子)나 오향연교탕(五香連翹湯)복용한 후 내소승마탕(內消承麻湯)으로 치료하며 엉덩이 같은 곳에 있으면 내소강활탕(內消羌活湯)으로 치료하고 종아리의 밖에 있으면 탁리황기탕(托裏黃芪湯)•황연소독음(黃連消毒飮)으로 치료하고 터진 다음 오래도록 낫지 않는 증세는 섬수고(蟾酥膏)•적출원(赤朮元)•평기산(平肌散)으로 치료한다. 〈入門〉

처음 일어나서 많이 아프고 살색이 변하지 않는 증세를 부골저(附骨疽)라고 하는데 삼생산(三生散)이 더욱 좋고 곁들여서 청피(靑皮)와 감초절(甘草節) 2가지를 달여서 먹는다. 〈綱目〉

부골저(附骨疽)가 완저(緩疽)•석저(石疽)•적풍(賊風)과 비슷하니 그것을 분별해서 치료해야 한다. 〈入門〉

10. 완저(緩疽)와 석저(石疽)•적풍(賊風)을 분별할 경우

완저(緩疽)와 석저(石疽)가 전부 한기(桿氣)가 골수(骨髓)의 사이에 숨어 있으면 열이 원만하게 쌓여서 오래 되어도 터지지 않다가 결국은 자•흑색으로 변하고 가죽과 살이 함께 짓문드러지기 때문에 완저(緩疽)라고 하고 또한 종기와 가죽살이 모두 같으면서 아프고 단단해서 돌과 같기 때문에 석저(石疽)라고 하는데 생상육근(生商陸根)을 짓찧어서 소금을 조금 넣고 붙이되 하루 한번씩 바꾸면 연하게 된다.

적풍(賊風)은 풍사(風邪)가 골수(骨髓)를 공박한데 원인이 된 것으로 그 아픈 증세가 또한 뼈에까지 숨어 들고 한(寒)을 만나면 심하게 되며 그의 밖의 증세는 매우 차가우면서 땀이 나고 아픈 곳을 항상 뜨겁게 문지르려고 하는데 치료하는 방법을 놓치면 변해서 연곡〔攣曲 : 사지(四肢)가 말리고 굽어지는 것〕과 편고〔偏枯 : 한쪽 손과 발이 마르고 쓰지 못하는 것〕가 된다.

완저(緩疽)와 석저(石疽)에는 당연히 보허(補虛)하고 탁리(托裏)하며 온열(溫熱)한 약으로 치료하고, 적풍(賊風)에는 마땅히 월비탕(越婢湯)과 같은 소통되는 약으로 치료해야 한다. 〈入門〉

11. 시발(始發)을 예방할 경우

환조혈(還跳穴)이 아파서 낫지 않으면 부골저(附骨疽)가 되려는 증세이니 속히 청초창백탕(靑草蒼柏湯)으로 치료하고 그것을 먹어도 낫지 않으면 마황(麻黃) 1돈을 더해서 2~3첩으로 치료하고 계속 낫지 않으면 저(疽)가 앞으로 생기려는 증세이니 속히 땅굴(地坑)을 파고 불을 지펴서 따끈따끈 하게 하고 소변을 부은 다음에 환자를 시켜서 옷을 벗고 그 위에 앉아서 하체만 이불로써 덮고 열기(熱氣)를 훈증하게 하면 기혈(氣血)이 유창(流暢)하면서 낫게 된다. 〈入門〉

※ 누로음자(漏蘆飮子)

효능 : 부골저(附骨疽)가 처음 일어날 시기나 다른 악창(惡瘡)이 처음 일어나는 경우에 치료한다.

처방 대황(大黃) 1돈반, 누로(漏蘆)•백렴(白斂)•황금(黃芩)•마황(麻黃)•지실(枳實)•승마(升麻)•적작약(赤芍藥)•박초(朴硝)•감초(甘草) 각 1돈을 썰어서 1첩을 지어 물로 달여서 먹는다. 〈入門〉

※ 내소승마탕(內消升麻湯)

효능 : 부골저(附骨疽)를 치료해서 밑으로 내리게 한 다음에 이 약을 먹는다.

처방 대황(大黃)•승마(升麻)•당귀(當歸)•황금(黃芩)•적작약(赤芍藥)•지실(枳實) 각 1돈반, 감초(甘草) 1돈을 썰어서 1첩을 지어 물로 달여서 먹는다. 〈精義〉

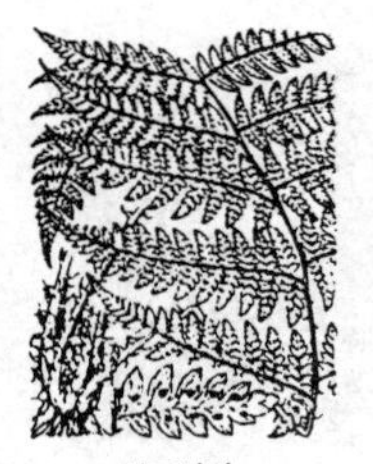
산고사리

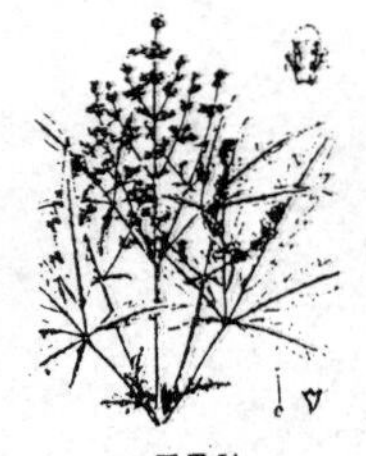
좀목형

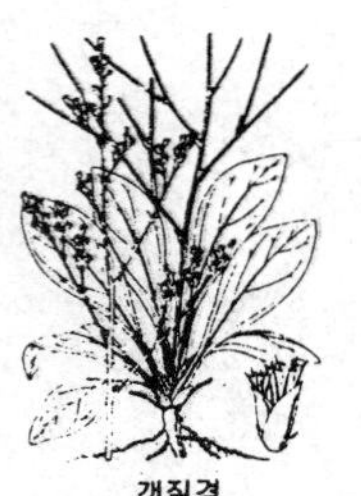
갯질경

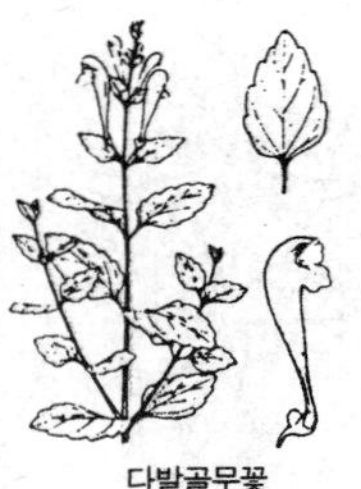
다발골무꽃

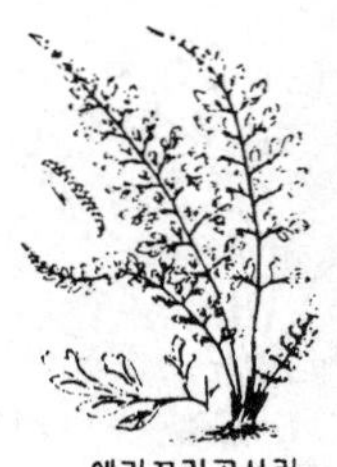
애기표리고사리

※ 강활방기탕(羌活防己湯)

효능 : 부골저(附骨疽)가 태양(太陽)·궐음(厥陰)·태음(太陰)의 분야에 난 증세를 치료한다.

처방 강활(羌活)·천궁(川芎)·창출(蒼朮) 각 1돈2푼, 방기(防己)·목향(木香)·연교(連翹)·사간(射干)·백작약(白芍藥)·목통(木通)·당귀미(當歸尾)·소목(蘇木)·감초(甘草) 각 7푼을 썰어서 1첩을 지어 술과 물 반반으로 달여서 먹는다. 〈正傳〉

※ 탁리황기탕(托裏黃芪湯)

효능 : 부골저(附骨疽)가 족소양(足少陽)·양명분(陽明分)에 난 증세를 치료한다.

처방 당귀미(當歸尾) 1돈7푼, 시호(柴胡) 1돈반, 백지(白芷) 1돈2푼, 연교(連翹)·서점자(鼠粘子)·육계(肉桂)·황기(黃芪) 각 1돈, 황백(黃柏)·승마(升麻)·감초(甘草) 각 5푼을 썰어서 1첩을 지어 술과 물 반반으로 달여서 먹는다. 〈正傳〉

※ 섬여고(蟾蜍膏)

효능 : 부골저(附骨疽)가 오랫동안 낫지 않고 고름이 썩어 흐르고 또한 뼈가 창(瘡)구멍으로 나오는 증세를 치료한다.

처방 대하마(大蝦蟆) 1개, 난발계란대(亂髮鷄卵大)·저지(猪脂) 4냥을 저지(猪脂)로써 2가지를 달여서 찌꺼기는 버리고 고약과 같이 해서 우선 상백피(桑白皮)와 오두(烏豆)달인 물로써 창(瘡)을 씻고 닦아서 말린 후에 붙인다. 〈得効〉

※ 적출원(赤朮元)

효능 : 부골저(附骨疽)가 오랫동안 낫지 않는 증세를 치료한다.

처방 적출(赤朮) 1근을 쌀뜨물에 담가 기름을 빼고 천초(川椒)와 파를 같이 달여서 검은색이 되도록 불에 말리고 회향(茴香)·파고지(破故紙)·천연자초(川練子炒)·적복령(赤茯苓)·백지(白芷)·도인(桃仁) 각 1냥을 가루로하여 꿀로 오동열매 크기로 환을 지어 온수로 100알을 먹는다. 〈得効〉

※ 평기산(平肌散)

효능 : 부골저(附骨疽)가 새어서 오랫동안 아물지 않는 증세를 치료한다.

처방 노구두골하(老拘頭骨煆)·노봉방(露蜂方)·난발회(亂髮灰) 각 2돈반, 신상백피말(新桑白皮末) 1돈2푼반을 가루로 하고 경분(輕分)·사향말(麝香末) 각각 조금씩 넣어서 습기가 있으면 그냥 홀로 마르면 기름에 섞어서 붙인다. 〈直指〉

※ 삼생산(三生散)

효능 : 부골저(附骨疽)와 창(瘡)구멍이 오랫동안 아물지 않는 증세를 치료하는 데 신기한 효과가 있다.

처방 노봉방(露蜂方)·사퇴(蛇退)·난발(亂髮) 각 등분하고 불에 태워서 가루로 한 것을 더운 술로 매 2돈씩 공복에 먹는다. 〈保命〉

※ 청초창백탕(靑草蒼柏湯)

효능 : 부골저(附骨疽)가 시작되는 증세를 미리 예방한다.

처방 청피(靑皮) 1돈반, 감초절(甘草節) 5푼, 창출(蒼朮)·황백(黃柏) 각 3돈을 썰어서 1첩을 지어 물로 달이고 생강즙 3수저를 타서 공복에 먹는데 겨울에는 계지(桂枝)를 더하고 여름에는 조금(條芩)을 더하며 몸이 허한 데는 소 무릎을 더한다. 〈入門〉

12. 유주(流注)와 골저(骨疽)일 경우

유(流)라는 것은 따라다닌다는 뜻이고, 주(注)라 함은 주로 머문다는 뜻이니 혹은 덩이가 맺히고 또는 만성적으로 붓는 증세이니 전부 본래 담화(痰火)가 있거나 또는 흉(胸)·복(腹)·요(腰)·둔(臀)·관절(關節)등에서 일어나니 총울법(葱熨法)으로 치료하고 실(實)하면 십육미유기음(十六味流氣飮)을 먹으면서 죽력달담환(竹瀝達痰丸)을 먹고 영위반혼탕(榮衛返魂湯)에 이진탕(二陳湯)을 더한 것으로 치료해서 백소(白消)·자궤(自潰)하도록 하고 만일 터지게 된 후에 오래도록 수렴(收斂)되지 않으면 탁리(托裏)하는 증세를 위주로 하고 다시 두시병(豆豉餠)

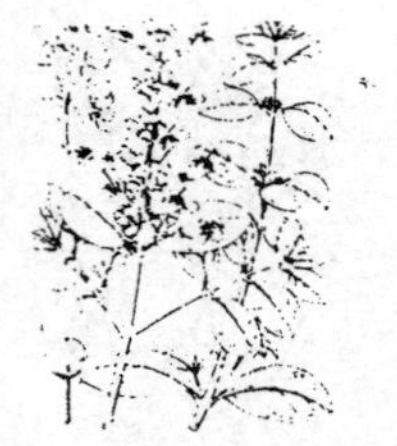
순비기나무

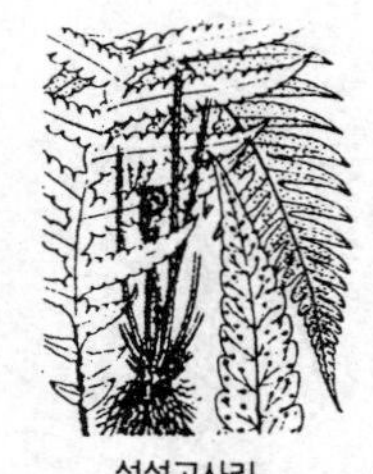
설설고사리

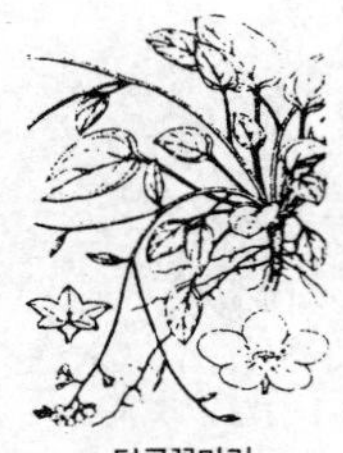
덩굴꽃마리

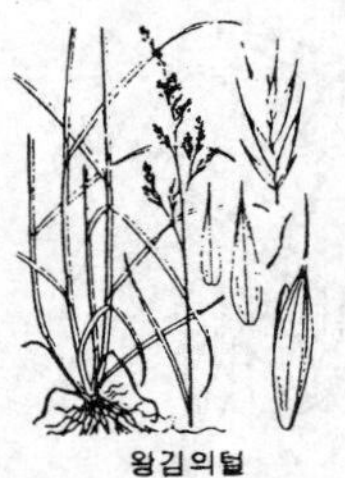
왕김의털

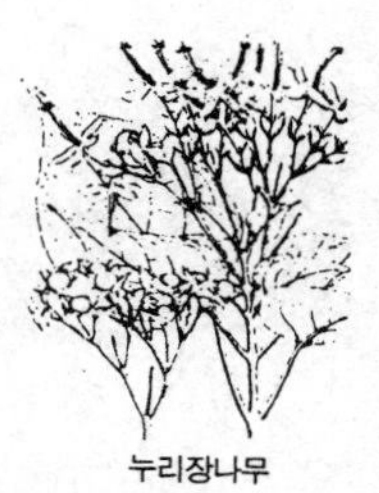
누리장나무

과 호박고〔琥珀膏 : 처방은 잡방(雜方)〕로써 치료하고 고름이 되었으면 불침으로써 터뜨린다. 〈入門〉

유주증(流注症)이 대부분 상한(傷寒)에서 일어나는 증세이니 상한(傷寒)의 겉 증세가 모두 되지 않아 독이 남아서 사지(四肢)의 경락(經絡)에 삽(澁)하고 체(滯)한 다음에 유주(流注)가 되는 것이다. 대부분 유주(有注)라 함은 상한(傷寒)의 남은 독이고, 골저(骨疽)라 함은 유주(流注)의 썩은 증세이다. 〈回春〉

궐음(厥陰)이 흉(胸)•배(背)•두(頭)•항(項)•액(腋)•협(脇)•요(腰)•퇴(腿)•수족(手足)에 유주(流注)해서 모이고 맺히면 붓고 단단하여 또는 아프고 또는 아프지 않으며 누르면 피가 오고가지 않고 혹 있다 해도 조금 붉거나 또는 담박(淡薄)해서 더웁지 않고 딴딴 하기가 돌과처럼 단단해서 침으로 째도 고름이 나오지 않고 또는 엷은 핏물이나 맑은 물이 나오고 또는 자즙이 나오며 또한 썩은 살이 헌솜과 같고 또 옮겨다니고 연활(軟滑)해서 단단하지 아니한데 터져도 피고름이 없고 침구멍에 힘살이 튀어나오며 오직 목구멍에 담색(痰塞)을 느끼며 한(寒)과 열이 생기는데 영위반혼탕(榮衛返魂湯)으로 주로 치료한다. 〈醫鑑〉

골저(骨疽)라 함은 부스럼이 터진 다음에 기혈이 성하지 못하여 뼈가 저절로 빠져 나오고 고름물이 썩어서 나오니 이것은 부서진 뼈쪽이 전부 나와야만 결국 낫게 되는 것이다. 대부분 사람의 몸이란 정골(正骨)과 부골(附骨)이 서로 부합(附合)되야 형체가 되는 것인데 부골(附骨)이 나오면 나온 다음에 보통 때와 같고 정골(正骨)이 썩어서 나오면 종신(終身)의 폐질(癈疾)이 되는 것이다. 부기가 단단한 곳이 터진 다음에 오래 낫지 않으면 반드시 부서진 뼈가 밖으로 나오니 부자병(附子餠)으로 치료해서 뜸하고 또는 총울법(葱熨法)으로 치료해서 한사(寒邪)를 흩고 영기(榮氣)를 보접(補接)하면 뼈가 저절로 거두어 들이게 된다. 〈入門〉

※ 영위반혼탕(榮衛返魂湯)

효능 : 일체의 담음(痰飮)인 질환을 치료하고 담종(痰瘇)을 전적으로 치료하며 또한 등에 생긴 옹저(癰疽)와 유주종독(流注腫毒)을 치료한다.

처방 적작약(赤芍藥)•목통(木通)•백지(白芷)•하수오(何首烏)•지각(枳殼)•회향(茴香)•오약(烏藥)•당귀(當歸)•감초(甘草) 각 1돈을 썰어서 1첩을 지어 술과 물 반반으로 달여서 먹는다. 〈醫林〉

일명 추풍통기산(追風通氣散)또는 통순산(通順散) 또는 하수오산(何首烏散)이라고 하는데 이 처방은 당연히 십선산(十宣散)과 서로 사이를 두고 복용하되 인동등(忍冬藤)과 함께 치료한다. 〈入門〉

대부분 기혈(氣血)이 육리(肉理)에 역(逆)하여 옹결(壅結)하면 옹저(癰疽)가 되는데 이 처방문이 크게 기(氣)를 순하게 하고 혈(血)을 고르게 해서 저절로 영위(榮衛)가 통순(通順)하여 변증(變症)이 되지 않으며 더욱 내저(內疽)에 마땅하다. 〈入門〉

허하면 포부자(炮附子)를 더하고 실(實)하면 대황(大黃)을 더하며 담(痰)이 성하면 남성(南星)과 반하(半夏)를 더하고 종독(腫毒)이 단단해서 뚫리지 않는 증세에 천궁(川芎)•마황(麻黃)•총백(葱白)•전갈(全蝎)•천산갑(穿山甲)을 더하고 유주(流注)에는 독활을 더하는 것인데 대부분 유주(流注)란 기혈(氣血)이 응체(凝滯)한 것이니 독활(獨活)을 더하면 한몸의 혈맥(血脈)을 움직이는 것이다. 이미 혈맥(血脈)이 움직여지면 유주(流注)란 증세는 다시는 있을 수가 없는 것이다. 〈入門〉

이 약이 유주(流注)와 옹저(癰疽)의 발배(發背)를 치료하고 괴병(壞病)을 다시 치료하며 죽은 살을 살려서 환(患)을 명주(萌住)되기 전에 막고 이미 나은 후에도 뿌리를 빼고 크게 기(氣)를 순하게 하며 피를 고르게 하니 대부분 기(氣)는 양(陽)이고, 혈(血)은 음(陰)인 것인데 다만 양(陽)이 고르게 하고 음(陰)을 온화하게 하지 않으면 기(氣)가 소모되니 엉기고 살이 틀림없이 살지 못하며 오향연교(五香連翹)의 종류가 그것이며, 다만 음(陰)을 온화하게 하고 양(陽)을 고르지 못하면 피가 왕성하여 기(氣)가 약하여 병이 반드시 다시 일어나게 되니 내보십선(內補十宣)의 종류가 그것인데 이 약은 양환(兩患)을 함께 치료하는 처방이면 진실로 신선(神仙)의 묘약이라고 할 수 있다. 〈醫林〉

13. 정저(疔疽)일 경우

발의 위와 아래가 일어나는 증세를 사음(四淫)이라 하고 그 상태가 대옹(大癰)과 같으니 급히 치료하지 않으면 백일만에 죽고 발의 옆에 일어나는 증세를 여저(厲疽)라 하는데 그 모양이 그다지 크지 않고 처음은 작은 손가락에서 일어나는데 급히 치료해서 그 검은 부분을 사라지게

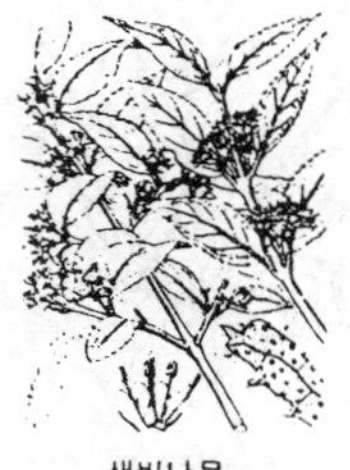
새비나무

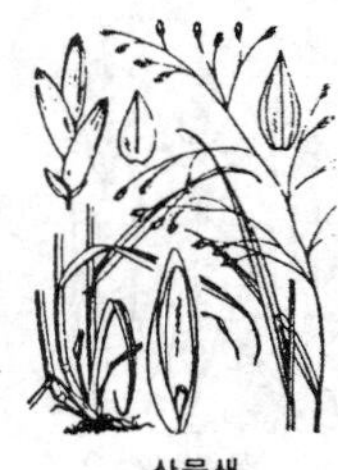
산묵새

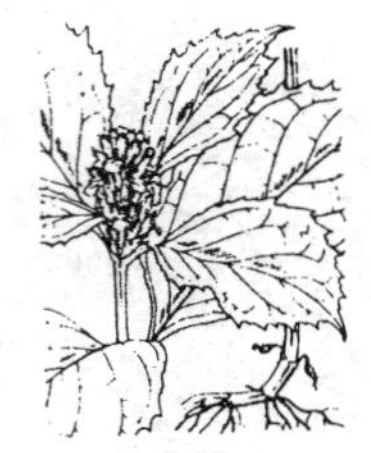
자난초

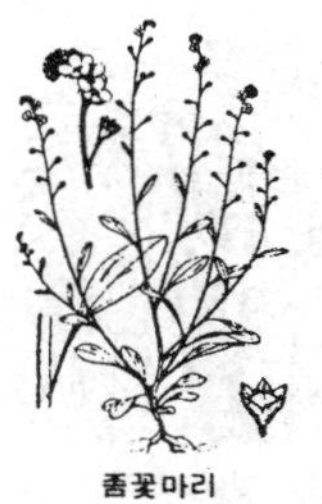
좀꽃마리

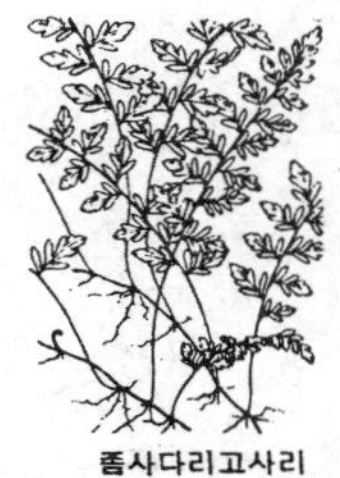
좀사다리고사리

하고 사라지지 않으면 점점 더해지는 것인데 그냥 두면 백일 만에 죽고 발가락에 일어나는 증세를 탈저(脫疽)라고 하는데 그 모양이 붉고 검은 것은 죽는 것이고, 붉고 검지 않으면 죽지 않는 것이니 대부분 병이 쇠하지 않으면 베어버려야 하며 그렇게 하지 않으면 죽게 되는 것이다. 〈靈樞〉

고양(膏梁)의 변화는 발에 대정(大)이 나는 병이다. 〈內經〉

정창(疔瘡)이 처음 일어나면 못대가리와 같이 튀어 일어나기 때문에 정(疔)이라고 하는데 근래에는 흔히 스스로 죽는 우마(牛馬)와 금수(禽獸)의 고기를 먹고 일어나기도 하고 또는 천지(天地)의 폭진(暴疹)하는 기(氣)를 감습(感襲)해서 일어나고 또는 신랄(辛辣)한 좋은 맛을 자식(恣食)하여 독을 쌓아서 일어나는 것인데 그 모양이 13가지가 있으니 치료 방법은 전부 같은 것이다. 그런데 처음 일어날 때에는 대수롭지 않은 소창(小瘡)인 증세가 사람을 1~2일 안으로 죽이니 옹저(癰疽)에 비해서 독이 심한 증세이고 또한 홍사정(紅糸疔)과 어제정(魚臍疔)이란 것이 있으니 매우 위험한 증세이다. 〈入門〉

정창(疔瘡)이 일어나는 것은 정한 곳이 없으나 수(手)•족(足)•두(頭)•흉(胸)•배(背)•골절(骨節)사이에 나는 증세가 가장 위험하고 그 나머지는 위험하지는 않다. 〈正傳〉

14. 정저(疔疽)의 형증(形症)일 경우

정저(疔疽)가 노랗게 부풀고 또는 자흑색이 되며 처음 일어날 때에 틀림없이 처음에 우선 가렵고 나중에 아프며 먼저 차갑고 다음에 더우며 사지(四肢)가 무겁게 잠기고 두통(頭痛)과 심경(心驚)하며 눈꽃이 일어나는 증세이며, 심하여 구역(嘔逆)을 하면 치료가 어렵게 된다. 〈三因〉

창두(瘡頭)가 검고 굳어서 못과 같고 창(瘡)의 사반(四畔)이 붉은 색을 띠어서 불과 같으며 반근(盤根)이 솟아 일어나서 변화를 보이면서 검다가 얼마 외지 않아 부어서 커지며 광택(光澤)이 나고 다시 습란(濕爛)해지며 구멍이 깊어서 살을 통투(通透)한 것이 큰 침으로 뚫은 것과 같다. 〈入門〉

겉의 증세는 심경(心驚)하고 머리가 아프며 구급(拘急)하고 매우 차가우며 사지가 심하게 아프고 또는 한(寒)과 열이 번갈아 잇고 뺨(頰)와 혀(舌)의 사이에 붉고 검은색이 점점해서 구슬과 같다. 〈直指〉

또는 아프거나 가렵지 않고 다만 마목(痲木)하여 한(寒)•열(熱)하고 눈에서 물이 흐르며 아관(牙關)이 긴급(緊急)하고 여러번 놀라고 심하면 구토를 한다.

모든 증세 중에서 구토가 가장 위험한 것이다.

침(鍼)으로써 창(瘡)을 찔러도 아프지 않고 피가 없는 것이 그 질후(疾候)이며 또한 중앙이 빠져서 못대가리를 넣고 흔들어 놓은 것 같으며 뿌리가 있는 것이 정(疔)이다. 〈精議〉

15. 정저(疔疽)를 치료할 경우

정창(疔瘡)의 독기(毒氣)가 대부분 심(心)을 공격해서 죽으려 할 때, 침(鍼)으로써 창심(瘡心)을 찔러서 만일 아픔을 깨닫고 피가 있으면 정자(錠子)를 넣고 만약 여러번 찔러서 심(心)에 닿아도 전부 아프지도 않고 피도 없으면 속히 백회혈(百會穴)을 찔러서 아프고 피가 나면 정자(錠子)를 넣고 만일 피가 나지 않으면 환자의 친족 한 사람의 더운 피를 넣어 주면 10에 3~4는 살릴 수가 있는 것이니 회창정자(廻瘡錠子)•벽하정자(碧霞錠子)•회창섬수정자(廻瘡蟾酥錠子)등으로 치료한다. 〈精義〉

또 한 방법으로 급히 애주(艾炷)로써 뜸하고 침으로 사반(四畔)을 찔러서 모든 피가 나온 다음에 회창정자(廻瘡錠子)를 뿌려서 흩고 위의 고약을 붙인 다음에 오향연교탕(五香連翹湯)•천금누로탕(千金漏蘆湯)을 먹어서 밑으로 내리게 할 것이고, 만일 침을 놓아도 아프지 않고 피가 나지 않는 증세는 센불에 벌겋게 침을 달구어 창(瘡)위를 지지고 숯과 같이 태워서 아픔을 느끼도록 해주고 또한 먼저의 정자(錠子)를 흩어서 1~2일이 지나면 고름이 터져 나오고 뿌리가 빠지는 데 탁리산(托裏散)을 먹어서 회복시키는 것이다. 〈精義〉

치료 방법은 급히 비룡탈명단(飛龍奪命丹)또는 웅황환(雄黃丸)을 먹고 그 독열(毒熱)을 버리고 다음 화독환(化毒丸)이나 이활산(二活散)을 먹는다. 〈正傳〉

실(實)하면 먼저 새명단(賽命丹) 3알을 파술로써 복용하여 발표(發表)하고 허하면 보생정자(保生錠子)을 먹고서 독을 푼다. 〈入門〉

자금정(紫金錠)•반혼단(返魂丹)•일념금(一捻金)•신효탈명단(神効奪命丹)•섬수환(蟾酥丸)•독섬환(獨蟾丸)•오성탕(五聖湯)•환혼산(還魂散)•천금소독산(千金消毒散)으로 치료하게 된다.

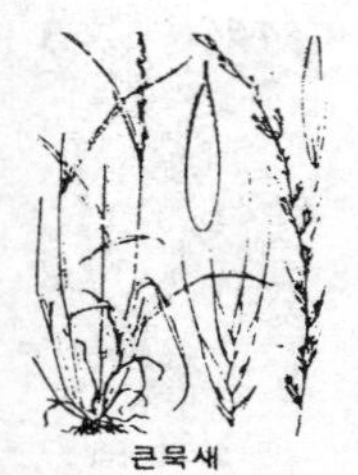
큰묵새

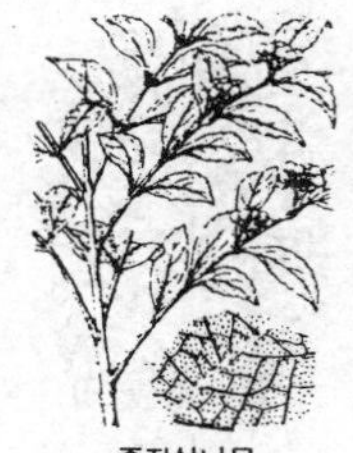
좀작살나무

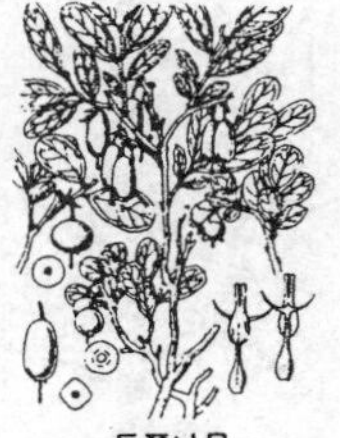
들쭉나무

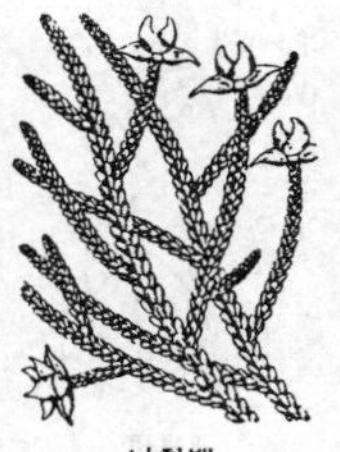
나한백

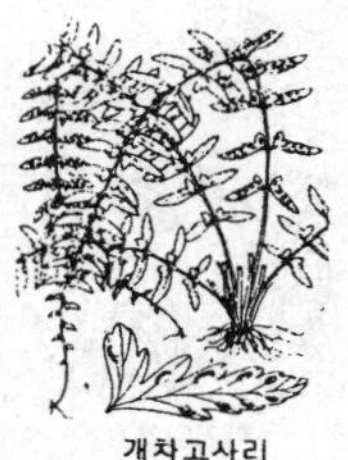
개차고사리

16. 홍사정(紅糸疔)일 경우

정창(疔瘡)이 혹 일조(一條)의 붉은 선 같은 것이 솟아오르면 속히 침으로 침선(鍼線)의 닿는 곳을 찔러서 독혈(毒血)을 낸 다음에 섬수유향(蟾酥乳香)등 고약을 정창(疔瘡)안에 바르는데 침을 찌를 때에 환자가 아픔을 알고 피가 나도록 하는 것이 좋고 그렇지 않으면 붉은 선이 배에 들어가서 위태하게 된다. 〈綱目〉

정(疔)이 두 발에 나고 붉은 실이 많아서 배꼽에까지 닿고 정(疔)이 두 손에 나고 붉은 실이 많아서 심장까지 닿으며 정(疔)이 얼굴 부위에 나고 붉은 실이 많아서 목구멍에 들어가는 증세는 모두 치료가 어려운데 드니 급히 그 실을 찔러서 피를 내어 그 독을 새나가도록 해야만 마침내 살 수가 있다. 〈入門〉

17. 어제정(魚臍疔)일 경우

한가지의 창두(娼頭)가 흑심(黑深)되고 형태가 고기의 배꼽과 같은데 침으로 째면 노란 물이 스며 나오고 사반(四畔)이 부장(浮漿)한 증세를 어제정(魚臍疔)이라고 하는데 그 독이 매우 심하나 사과엽(糸瓜葉)과 연수총백(連鬚葱白)및 구엽(韭葉)을 각 등분해서 진흙처럼 찧어 즙을 내고 술에 타서 복용하고 그 찌꺼기는 겨드랑 밑에 붙이되 만일 병이 왼손에 있으면 왼쪽 겨드랑 밑에 붙이고 오른손에 있으면 오른쪽 겨드랑이 밑에 붙이며 왼쪽 다리에 있으면 왼쪽 사타구니에 붙이면 몸 속에 있으면 심(心)과 배꼽에 붙이고, 모두 비단끈으로 후육(候肉)밑을 동여매두면 붉은 실이 모두 희게 되며 편안해 지는 것이고 또는 사퇴소회(蛇退燒灰)를 계자청(鷄子靑)에 섞어 붙이고 신선해독산(神仙解毒山)을 먹는다. 〈丹心〉

18. 탈저정(脫疽疔)일 경우

내경(內經)에 이르기를「고량(膏粱)의 변으로 발에 대정(大疔)이 난다.」했으니 대부분 고량(膏粱)과 주색이 악독(惡毒)을 온적(蘊積)했거나 또는 오랫동안 소갈(消渴)을 앓은 다음에 흔히 이 창(瘡)이 일어나는데 영추경(靈樞經)에 이르기를「발의 곁에 일어난 증세를 여저(厲疽)라 하고 발가락에 일어난 증세를 탈저(脫疽)라고 하는데 그 모양이 붉고 검은 것은 치료를 못하는데 들고 치료해도 낫지 않으면 속히 베어서 없애 버려야 하는데 그렇지 않으면 죽게 된다.」한 것이 바로 그것이다. 그런데 탈저(脫疽)라고 하는 것은 그 손가락 마디가 문드러져서 빠져 달아나는 증세를 가르킨 말이다. 〈入門〉

가벼운 것은 빛이 붉고 저절로 터지는데 우선 격산구법(膈蒜灸法)으로 치료하고 선방활명음(仙方活命飮)이나 환혼산(環魂散)으로 먹고 무거운 증세는 빛이 어둡고 아프지 않으니 우선 격산구법(膈蒜灸法)으로 치료하고 다시 새명단(賽命丹) (처방은 위에 있음)과 보약을 먹으면 거의 생명을 지킬 수 있다.

심한 것은 붉은 것이 변해서 검어지는데 이 증세는 빨리 끊어 버려야지 그렇지 않고 검은 것이 발에 오르면 틀림없이 죽는 증세이다. 밖으로 치료하는 데는 동유(銅油)와 무명이전(無名異煎)을 끓여서 천초(川椒) 1작을 넣고 창(瘡)의 크고 작음을 보아서 요엽(蓼葉)을 베어 넣고 같이 달여서 7일동안 그냥 두었다가 이 잎사귀만 창(瘡)위에 붙이면 편안해진다. 〈入門〉

정저(疔疽)의 위험한 증세를 다스리는데 두번 먹으면 곧 낫고 위험하지 않은 증세는 한번 먹으면 효과가 나타난다.

토봉방(土蜂房) 한구멍, 사세(蛇蛻) 온전한 것 한 조우품(右品)을 기중(器中)에 담고 황토(黃土)로써 그릇을 고대(固對)하고 불에 구워서 세말(細末)하고 매 한전을 공복에 좋은 술로 먹으면 조금 지난후 뱃속이 많이 아프고 통증이 나으며 그 장중이 이미 황수(黃水)로 화(化)하니 그러므로 오성탕(五聖湯)을 먹는다. 〈端竹〉

19. 정저(疔疽)와 사증(死症)일 경우

정창(疔瘡)이 독기(毒氣)를 함축(含蓄)해서 1치쯤 튀어 나오고 아프며 가려워서 이상하다가 1~2일 사이에 사람을 해치는 경우가 매우 빠르니 이것은 옹저(癰疽)보다 매우 위급한 증세이다. 〈直指〉

정(疔)의 독이 심(心)에 들어가면 입이 마르고 번민(煩悶)하며 황홀해서 취한 것 같고 구토를 해서 혼란한 것은 위험한 증세이니 만병해독단〔萬病解毒丹 : 즉 자금정(紫金錠)〕을 황련(黃連)이나 당귀전탕(當歸煎湯)으로 복용하고 내리고 또는 새명단이나 연연진인탈명단(淵然眞人奪命丹)도 먹으면 좋다. 〈入門〉

정(疔)의 독이 심복(心腹)에 들어가서 번민(煩悶)하고 구역을 하며 황홀하고 치면(癡眠)하면 그의 죽음은 그대로 기다리는 격이다. 〈三因〉

사람이 폭사(暴死)하는 경우가 있는데 이것은 대부분

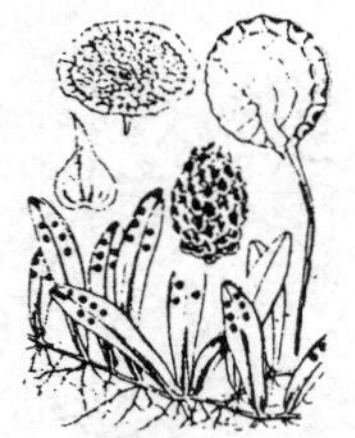
애기일엽초

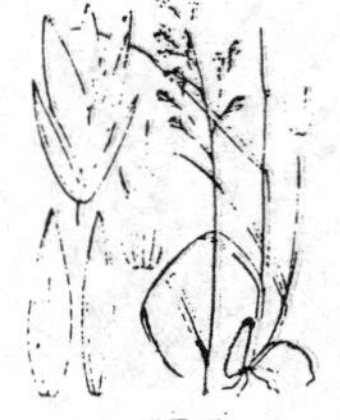
개욱새

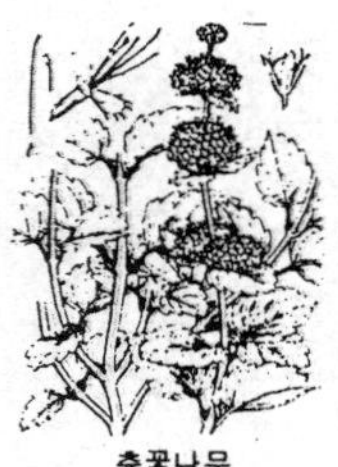
층꽃나무

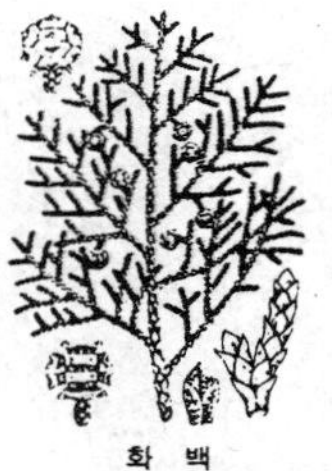
화 백

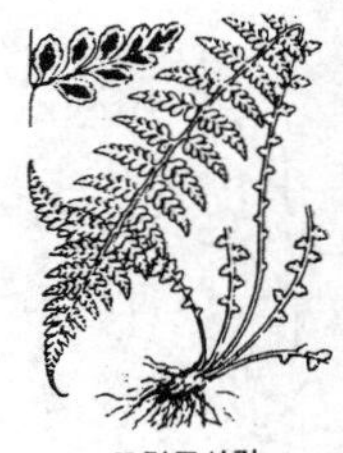
꾀리고사리

정독(疔毒) 때문인 것이 많으니 속히 등불로써 온몸을 비춰 보아서 만일 조그만 창(瘡)이라도 있으면 빨리 뜸을 하고 즉시 새명단(賽命丹)을 먹으면 깨어나는 경우가 있다. 〈入門〉

20. 발정법(拔疔法)일 경우

정창(疔瘡)에 독 뿌리가 속에 있으면 즉시 빼어 버려야만 구할 수가 있으니 검은 암소를 바위 위로 끌고 올라가면 똥을 누는데 그 똥 위에서 버섯이 나는 것을 거두어서 불에 말리고 희렴초(豨薟草) 잎사귀와 등분 가루로 해서 대나무통을 양쪽 모두 마디를 버리고 살속에 들어가도록 꽂은 다음에 약가루 한 숟갈을 물방울에 섞어서 통속에 넣으면 조금 지나서 약이 끓는 것처럼 일어나고 정(疔)이 저절로 빠져 일어나는 것인데 만일 효과가 나타나지 않을 때에는 약의 정도를 점점 늘려 먹으면 그 정(疔)이 반드시 빠지고 마는 것이다. 그렇게 한 다음에는 금은백지산(金銀白芷散)으로 알맞게 치료한다. 〈正傳〉

당연히 회창정자(廻瘡錠子)•보생정자(保生錠子)•사성선정산(四聖旋疔散)을 발근(拔根)한 뒤에 두루 치료한다. 〈精義〉

차이(蒼耳)의 줄기나 잎을 태워서 재로 하여 초에 섞어 정(疔) 위에 바르고 마르면 바꾸기를 10번 정도 하면 뿌리가 빠지는데 웅황(雄黃)을 조금 넣는 것이 매우 좋다. 〈本草〉

선세(蟬蛻)와 백강잠(白殭蠶)을 가루로해서 초에 섞어 창(瘡)구멍은 그냥 두고 사반(四畔)으로 바르면 뿌리가 저절로 나오니 바로 빼어 버린다. 〈綱目〉

강낭〔蜣蜋 : 말똥구리〕을 진한 뜨물에 담그고 그 밑에 약한 불을 조금 피우면 뜨거워서 뜨물을 먹고 그로 인해서 죽는 것이니 뇌(腦)속의 흰살을 취해서 새기와에 위에 불로 말려 가루로하여 더운 술로 2돈을 먹고 또한 그 가루를 정(疔) 위에 조금 바르면 뿌리가 즉시 나온다. 〈資生〉

또한 처방에는 강낭(蜣蜋)의 심복(心腹) 밑에 흰살이 있는데 그것을 취해서 정(疔) 위에 붙이면 뿌리가 나오면 즉시 낫는다고 하였다. 〈本草〉

반묘(斑猫) 1개를 비비고 부숴서 정(疔) 위를 침으로 찌르고 그 위에 봉해 두면 뿌리가 바로 나온다.

흑슬〔黑虱 : 머릿이〕 10마 리를 정(疔) 위에 두고 적박승〔荻箔繩 : 갈대발을 엮은 노끈〕으로 심지를 만들어서 흑슬(黑虱)의 위를 뜸질하면 즉시 뿌리가 나온다.

백구시(白拘屎)를 불에 태워서 술에 섞어 복용하고 또한 정(疔) 위에 바르면 뿌리가 저절로 나온다.

고거경(苦苣莖) 속의 흰즙을 취해서 정(疔) 위에 바르면 뿌리가 즉시 나온다.

마치현(馬齒莧)을 소구〔梳垢 : 빗에 끼인 때〕와 섞어 짓찧어서 정(疔) 위에 봉해 두면 뿌리가 바로 나온다. 〈本草〉

21. 역사(疫死)한 우(牛)•마(馬)•금(禽)•수육(獸肉)을 먹고 정(疔)이 날 경우

정창(疔瘡)을 앓은 사람은 대부분 저절로 죽은 우마금수(牛馬禽獸)의 고기를 먹고 나는 것으로 이것은 십환십사(十患十死)하는 것인데 빨리 자금정(紫金錠) 반정을 묽은 술에 개어서 먹고 중한 증세는 1정을 다 먹은 다음에 밖으로는 시원한 물로써 위를 세게 추기 기를 하루 밤낮에 2~3번쯤 하면 또한 설사하면서 매우 신기한 효과가 있다.

백경구인(白頸蚯蚓) 8~9조를 찧어서 술에 타서 찌꺼기는 버리고 마시며 그 찌꺼기는 정(疔)의 사반(四畔)에 붙이고 정(疔) 머리만 남겨 두면 독기(毒氣)가 나온다.

큰 거미 한 마리를 정(疔) 위에 놓으면 저절로 그 독을 빨아 먹으니 연이어서 3~5개를 바꾸면 정독(疔毒)이 없어지는데 거미를 물에 넣어서 살려 주고 겸해서 기침법(蜞鍼法)으로 치료하는 것이다. 〈方見下〉

※ 자금정(紫金錠)

일명 만병해독단(萬病解毒丹)

옹저발배(癰疽發背)와 모든 종(腫)•유(瘤)•정(疔)•악창(惡瘡) 및 악독(惡毒)을 치료한다. 〔처방은 해독문(解毒門)〕

매번 반정을 묽은 술에 녹여 먹고 중한 것은 1정을 먹는데 밖으로는 시원한 물을 아픈 곳에 알맞게 바른다. 1일 몇차례 하면 즉시 효과가 있는데 이미 터지고 피고름이 나온 증세는 먹는 것을 피한다. 〈入門〉

※ 반혼단(返魂丹)

효능 : 13가지의 정창(疔瘡)의 위악(危惡)한 증세를 치료한다.

처방 웅황(雄黃)•백반고(白礬枯) 각 2돈, 주사(朱

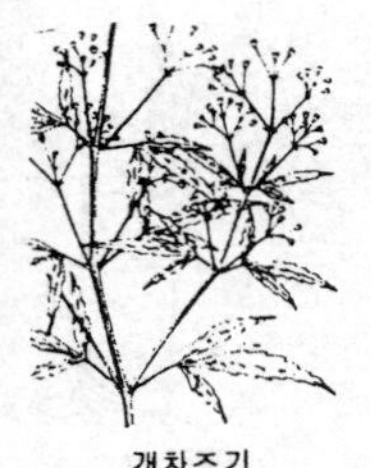
개차즈기

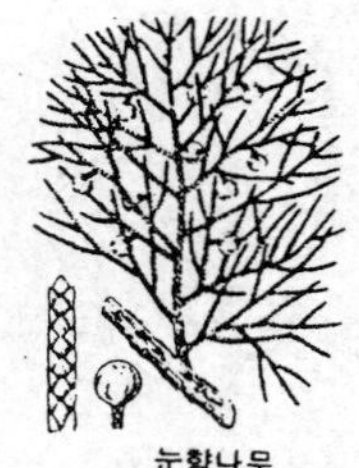
눈향나무

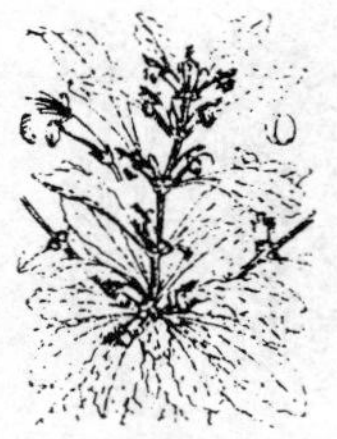
금창초

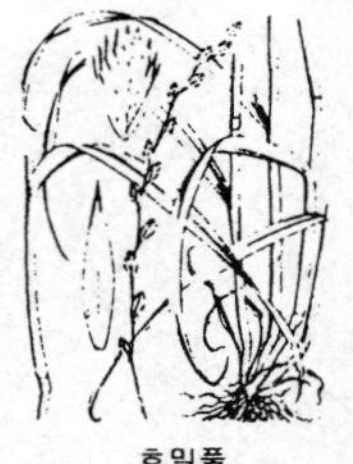
호일풀

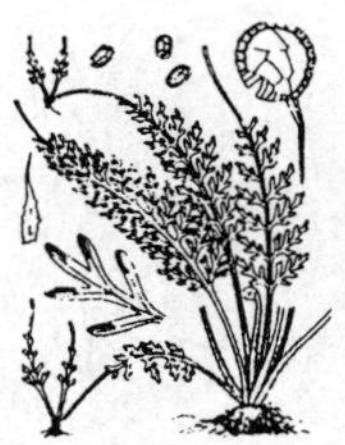
숫돌담고사리

砂)·담반(膽礬) 각 1돈반, 섬수(蟾酥)·혈갈동록(血渴銅綠) 각 1돈, 경분(輕分)·몰약(沒藥)·유향(乳香) 각 5푼, 사향(麝香) 1자, 와우생(蝸牛生) 다소를 막론하고 가루로하여 와우(蝸牛)와 섬수(蟾酥)를 문드러지게 갈아 연밥 크기로 환을 지어 매 1알을 환자가 파 3치를 씹어서 손바닥에 뱉어놓고 환약을 파속에 싸서 더운 술 1잔으로 먹고 따뜻한 곳에 누워서 땀을 내면 효과가 나타난다. 내경(內經)에 이르기를「땀을 내면 창(瘡)이 낫는다.」했으니 대부분 이 약이 능히 독을 녹여서 땀을 만든다. 〈瑞竹〉

※ 일념금(一捻金)

효능 : 정저(疔疽)를 치료한다.

처방 즉 새명단〔賽命丹 : 처방은 위에 있음〕을 가루로 한 것이니 매 2~3푼을 더운 술로 알맞게 먹는다. 만일 새명단(賽命丹)을 복용한 후에 독이 모두 없어지지 않으면 다시 이 약으로 최촉(催促)하는 것인데 혹시 이 약을 복용하고 몸이 서늘하면 죽게 된다. 〈入門〉

※ 신효탈명단(神効奪命丹)

효능 : 정창(疔瘡)과 악창(惡瘡)및 파상풍(破傷風)의 혼침(昏沈)되고 위급한 증세를 치료한다.

처방 주사(朱砂) 3돈반 (爲衣), 경분(輕粉)·혈갈(血竭) 각 2돈, 고백반(枯白礬)·섬수(蟾酥) 각 1돈, 동록(銅綠) 1자(2돈반)·와우(蝸牛) 20개를 가루로 하고 첫아들 낳은 젖으로 눌러 내리면 온몸에 땀이 나고 독기(毒氣)가 저절로 사라진다. 〈丹心〉

※ 섬수환(蟾醋丸)

효능 : 정창(疔瘡)과 악창(惡瘡)및 이름없는 종독(腫毒)을 치료한다.

처방 주사(朱砂)·웅황(雄黃) 각 3돈, 사향(麝香) 1자(二錢半)을 가루로 하고 단오일(端午日)에 섬수(蟾酥)를 취해서 기장쌀 크기의 환을 지어 파술로 3알을 복용한다. 〈醫鑑〉

※ 오성탕(五聖湯)

효능 : 정저(疔疽)를 치료한다.

처방 조각자(皀角刺) 1냥, 대황(大黃)·금은화(金銀花)·감초(甘草) 각 5돈, 황과루(黃瓜蔞) 1개를 썰어서 술 2되와 같이 달이되 8푼쯤 달여지거든 따뜻이 먹는다. 〈入門〉

※ 환혼산(還魂散)

효능 : 정창(疔瘡)과 옹저(癰疽)를 치료하니 능히 안으로 사라져서 독을 없애며 검은 물로 녹여서 소변으로 따라 나오도록 하는데 조금의 실수도 없다.

처방 지모(知母)·패모(貝母)·백급(白芨)·반하(半夏)·천화분(天花粉)·조각자(皀角刺)·유향(乳香)·금은화(金銀花)·천산갑(穿山甲) 각 1돈을 썰어서 1첩을 하고 좋은 술 1잔과 같이 달여서 반잔이 되거든 찌꺼기는 버리고 따뜻하게 해서 먹으며 찌꺼기는 부용엽(芙蓉葉) 1냥과 같이 찧어서 꿀물에 섞어 창(瘡)위에 붙이고 마르면 꿀물로써 붇게 하여 주면 하룻밤 동안에 저절로 사라진다. 〈醫鑑〉

※ 천금소독산(千金消毒散)

효능 : 정창(疔瘡)의 발배(發背)와 일체의 이름없는 악창(惡瘡)및 종독(腫毒)이 처음 일어날 때에 맥(脈)이 없고 촘촘하며 팽팽하고 실해서 고름이 되려고 하는 증세를 치료한다.

처방 당귀(當歸)·금은화(金銀花) 각 2돈, 대황(大黃)·망초(芒硝)·연교(連翹)·황금(黃芩)·적작약(赤芍藥) 각 1돈, 조각자(皀角刺)·모려(牡蠣)·천화분(天花粉) 각 5푼을 썰어서 1첩을 지어 술과 물 반반으로 달여서 먹는다. 〈回春〉

※ 회창정자(廻瘡錠子)

효능 : 정저(疔疽)를 치료하는데 신기한 효과가 있다.

처방 초오(草烏) 1냥, 파두육(巴豆肉) 7푼, 섬수갱미대(蟾酥粳米大) 7알, 사향(麝香) 1자를 가루로하여 면풀에 섞고 정자(錠子)를 만들어서 먼저 창(瘡)머리를 침으로 찌르고 아프며 피가 나며 이 정을 싸서 넣고 고약을 붙

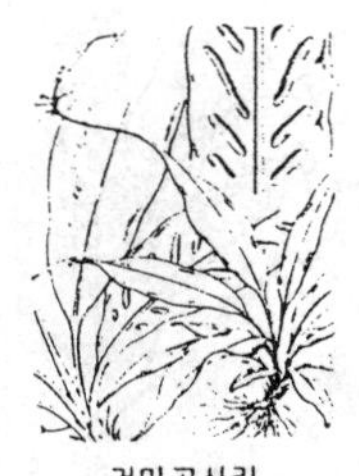
거미고사리

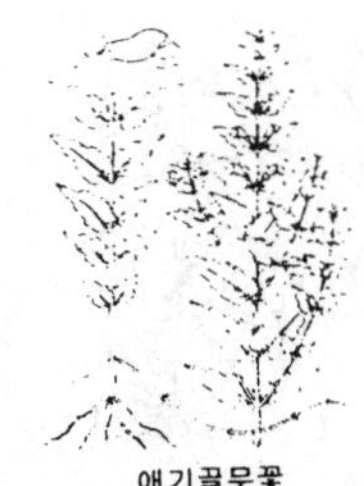
애기골무꽃

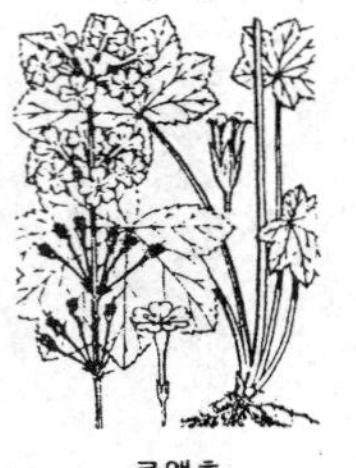
큰앵초

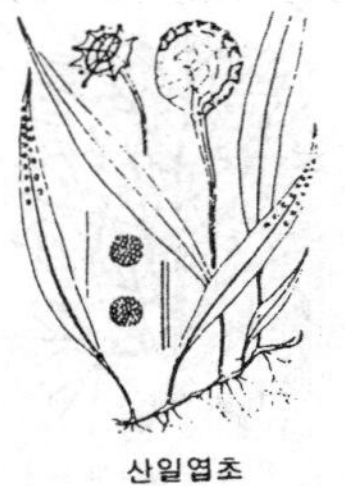
산일엽초

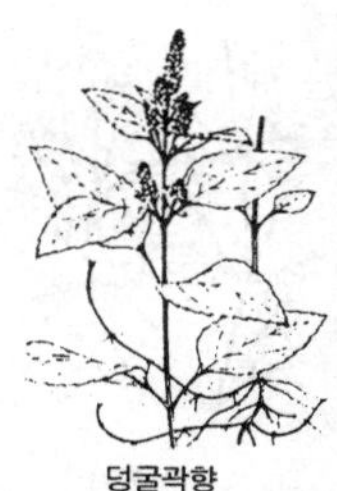
덩굴곽향

이며 무거운 증세는 창(瘡)의 사위(四圍)에다 싸서 붙여 두면 2~3일 동안에 정(疔)뿌리가 저절로 나온다. 〈精義〉

※ 벽하정자(碧霞錠子)

효능 : 정창(疔瘡)및 악창(惡瘡)이 아픈 것을 느끼지 못하는 증세를 치료한다.

처방 동록(銅綠) 1냥, 망사(硇砂) 2돈, 섬수(蟾酥) 1돈을 가루로 하고 밥에 섞어서 정자(錠子)를 만들어 먼저 정심(疔心)을 침으로 찌르고 피를 내며 정자(錠子)를 싸서 넣은 후에 고약을 붙인다. 〈精義〉

※ 회창섬수정자(廻瘡蟾酥錠子)

효능 : 정창(疔瘡)및 악창(惡瘡)을 치료한다.

처방 남성(天南星) • 관동화(款冬花) • 파두육(巴豆肉) • 황단(黃丹) • 비상(砒霜) 각 1돈, 독활(獨活) 5푼, 반묘(斑猫) 7개를 가루로 하고 섬수(蟾酥)로써 섞어서 기장쌀 크기로 정자(錠子)를 만들어 머리를 침으로 찔러서 피가 나거든 정자(錠子)를 넣고 고약을 붙이면 고름이 나오고 낫는다. 〈精義〉

※ 비룡탈명단(飛龍奪命丹)

효능 : 정창(疔瘡)및 악창(惡瘡)을 치료한다.

처방 주사(朱砂) 3돈, 비상(砒霜) 1돈반, 망사(硇砂) • 붕사(硼砂) • 유향(乳香) • 몰약(沒藥) • 황단(黃丹) • 혈갈(血蝎) 각 2돈, 사향(麝香) 1돈2푼반, 남성(南星) • 반하(半夏) 각 1돈, 반묘(斑猫) 12개를 다리와 날개를 버리고 파두(巴豆) 12개는 피류(皮油)를 버리고 가루로 하여 섬수즙(蟾酥汁)으로 붉은 콩 크기로 환을 지은 것을 5등분해서 그 가운데 1등분에다 반묘(斑猫) 4개를 더넣고 비벼서 정자(錠子)를 만들어 밀알 크기로 하고 우선 정심(疔心)을 침으로 찌른다음 밥을 짓이겨서 종이에 발라 붙이고 앞의 4등분 속의 1등분의 알을 혀 위에 얹어 녹여서 시원한 물로 먹는다. 〈丹心〉

※ 웅황환(雄黃丸)

효능 : 치료 방법은 위에서와 같다.

처방 웅황(雄黃) • 울금(鬱金) • 조각(皂角) • 전갈(全蝎) 각 1돈, 파두육(巴豆肉) 14개, 사향(麝香) 조금을 가루로 하고 물방울로 녹두알 크기의 환을 지어 맑은 차로 20알을 먹는다. 〈正傳〉

※ 화독환(化毒丸)

효능 : 치료 방법은 위에서와 같다.

처방 주사(朱砂) • 망사(硇砂) • 웅황(雄黃) 각 1돈, 용뇌(龍腦) • 사향(麝香) 각 5푼, 경분(輕分) 1자, 선세(蟬蛻) 20마리를 가루로 하고 섬수(蟾酥)로 녹두알 크기의 환을 지어 매 1알을 혀 위에 얹어 침으로 먹으면 낫는다. 〈正傳〉

※ 이활산(二活散)

효능 : 정창(疔瘡)을 치료한다.

처방 강활(羌活) • 독활(獨活) • 당귀(當歸) • 오약(烏藥) • 적작약(赤芍藥) • 금은화(金銀花) • 천화분(天花粉) • 연교(連翹) • 백지(白芷) • 감초절(甘草節) 각 2돈, 홍화(紅花) • 소목(蘇木) • 형개(荊芥) • 선세(蟬蛻) • 건갈(乾葛) 각 1돈반, 향(香) 1돈을 가루로하여 매 3돈을 창이(蒼耳)달인 탕으로 알맞게 먹는다. 〈正傳〉

※ 독섬환(獨蟾丸)

효능 : 정창(疔瘡)및 일체의 악창(惡瘡)을 치료한다.

처방 섬수(蟾醋)로 녹두알 크기로 환을 지어 1섬으로 1알을 짓고 많이 나오는 것은 혹시 2알고 지어서 매 1알을 혀 위에 얹어 두고 누워서 조금 기다리면 물이 입에 가득해서 넘어간다. 또한 정(疔)머리를 침으로 찌르고 1알을 넣은 다음에 종이로 덮어 붙고 엄호(掩護)해주면 매우 효과 있다. 〈正傳〉

※ 보생정자(保生錠子)

효능 : 정창(疔瘡)을 치료한다.

처방 섬수(蟾酥) 3돈, 웅황(雄黃) 2돈을 가루로 하고 청상피(靑桑皮) 생 것 2냥과 같이 찧어서 6푼무게씩 정자(錠子)를 만들고 주사(朱砂)로 겉을 입혀서 그늘에 말린

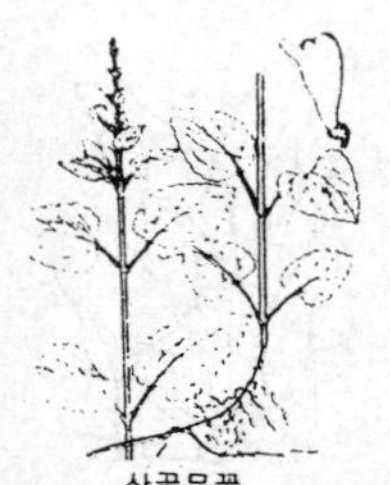
산골무꽃

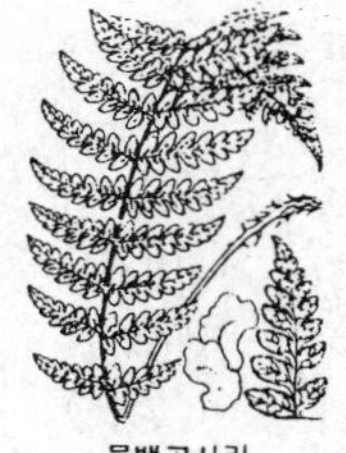
물뱀고사리

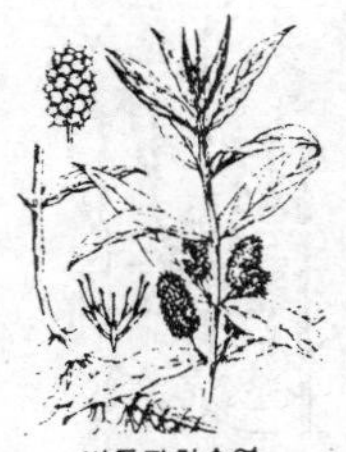
버들까치수영

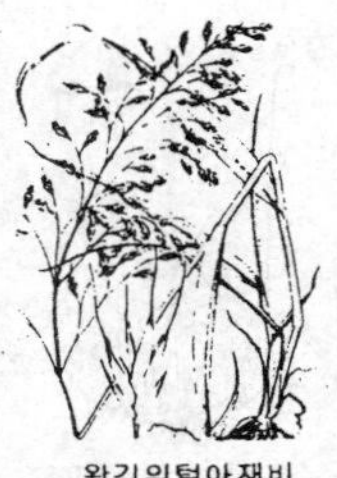
왕김의털아재비

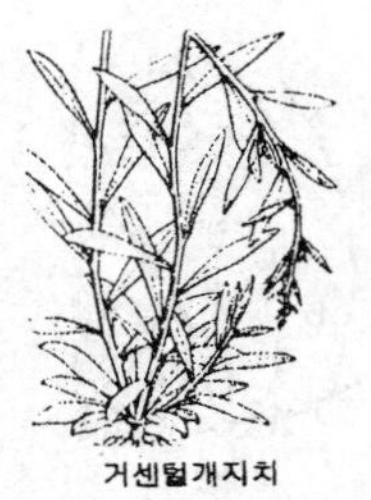
거센털개지치

다. 냉총탕(冷葱湯)에다 8푼을 갈아서 또한 냉총탕(冷葱湯)에 복용하고 밖으로 정(疔) 머리를 침으로 찌른 다음에 정자(錠子)를 밀어 넣고 이불을 덮고 땀을 내면 2일이 녹아 나오고 바로 낫는데 몸이 허하고 청귀(淸貴)한 사람과 부녀태(婦女胎) 전후의 독을 옅은 사람에게 가장 좋은 것이다. 〈入門〉

❋ 신선해독환(神仙解毒丸)

효능 : 정창(疔瘡)과 어제창(魚臍瘡) 및 모든 악창(惡瘡)의 처음 일어나는 증세를 치료한다.

처방 백반(白礬)을 적으나 많으나 관계없이 녹여서 녹두알 크기로 환을 지어 주사(朱砂)로 겉을 입혀서 매 10알을 총백탕(葱白湯)으로 내려 보내는데 1번 복용하면 즉시 없어진다. 〈醫鑑〉

❋ 금은백지산(金銀白芷散)

효능 : 정저(疔疽)를 치료한다.

처방 금은화(金銀花) 2돈, 조각자(皀角刺) 1돈반, 황기(黃芪) • 당귀(當歸) • 백지(白芷) • 감초(甘草) 각 1돈, 빈랑(檳榔) • 천궁(川芎) • 방풍(防風) • 천화분(天花粉) 각 5푼을 가루로하여 3첩으로 나눠서 매 1첩을 술과 물 반반으로 달여 찌꺼기와 함께 먹는다. 〈正傳〉

❋ 사성선정산(四聖旋疔散)

효능 : 정창(疔瘡)이 사지(四肢)에 나서 형세가 가벼운 증세는 우선 탁리(托裏)하는 약을 먹으면 정(疔)이 저절로 빠져 나오게 된다.

처방 파두육(巴豆肉) 5푼, 경분(輕粉) • 망사(硇砂) • 백강잠(白殭蠶) 각 2돈반을 가루로하여 초에 섞어서 치료한다. 〈精義〉

22. 옹저잡증(癰疽雜症)일 경우

옹저(癰疽)의 번갈(煩渴), 옹저(癰疽)의 구역(嘔逆), 옹저(癰疽)의 담성(痰盛), 옹저(癰疽)의 한열(寒熱), 옹저(癰疽)의 작통(作痛), 옹저(癰疽)의 설사(泄瀉)등 증이 있다.

◎ 옹저(癰疽)의 번갈(煩渴)

열독(熱毒)이 아주 성하고 혹시 크게 목이 마르는데 이것은 독기(毒氣)가 심(心)을 침공해서 혀가 마르고 번갈(煩渴)하는 것이며 다만 심기(心氣)를 보하는 약을 먹으면 즉시 낫는다. 〈涓子〉

옹저(癰疽)의 번갈(煩渴)은 즉 기(氣)와 혈(血)이 모두 허한 증세이니 팔물탕〔八物湯 : 처방은 허노(虛勞)〕에 황기(黃芪) • 맥문동(麥門冬) • 산수유(山茱萸) • 오미자(五味子)를 더해서 치료한다. 〈回春〉

가감팔미원〔加減八味元 : 처방은 허노(虛勞)〕을 옹저(癰疽)의 갈증(渴症)에 처음과 끝으로 두루 치료하는 것이 좋고 노인에게는 더욱 좋다. 〈得效〉

청(淸) • 죽엽탕(竹葉湯) • 죽엽황기탕(竹葉黃芪湯) • 황기육일탕(黃芪六一湯) • 금은화(金銀花) • 오미자탕(五味子湯) • 인동환(忍冬丸) • 인동탕(忍冬湯)등을 골라서 치료한다. 〈諸方〉

◎ 옹저(癰疽)의 구역(嘔逆)

터지기 전의 구역은 독기(毒氣)의 상공(上攻)으로 치료해야 하고 터진 뒤에는 음허(陰虛)를 보하고 만일 나이가 많은 노인이 터진 뒤에 구역하고 먹지를 못하는 증세는 삼령백출고〔蔘苓白朮膏 : 처방은 내상(內傷)〕로써 보해야 한다. 하간(河間)이 말하기를 「창장(瘡瘍)에 구역하는 증세는 습기(濕氣)가 위(胃)에 침입한 것이니 백출고(白朮膏)로 치료한다.」하였다. 〈丹心〉

옹저(癰疽)와 정창(疔瘡)및 악창(惡瘡)에 독기가 심(心)을 치면 구역이 많은 것이니 유분탁리산(乳粉托裏散)이나 생강감길탕(生薑甘桔湯)으로 치료하고 먹은 것이 내리지 않고 약을 구토하는 증세는 육군자탕〔六君子湯 : 처방은 담문(痰門)〕에 목향(木香) • 축사(縮砂)를 더해서 치료한다. 〈回春〉

또는 독삼탕(獨蔘湯)으로 치료해도 잘 낫는 경우가 있다. 〈丹心〉

◎ 옹저(癰疽)이 담성(痰盛)

옹저(癰疽)에 담(痰)이 나는 것이 두 종류가 있는데 1은 위한(胃寒)이고, 2는 울열(鬱熱)인데 이진탕(二陳湯) 또는 영위반혼탕(榮衛返魂湯)에 남성(南星)과 반하(半夏)를 더해서 치료한다. 〈入門〉

담성(痰盛)과 천급(喘急)에는 육군자탕(六君子湯)에 생강과 대추를 더해서 치료하고, 또는 보중익기탕〔補中益氣湯 : 처방은 내상(內傷)〕에 맥문동(麥門冬) • 오미자

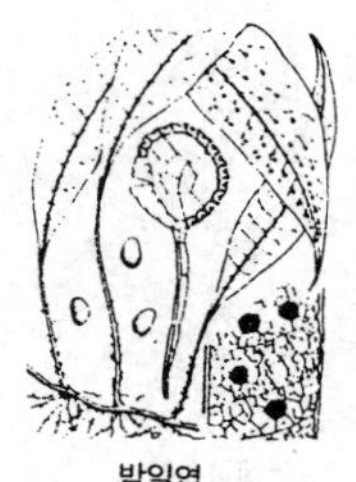
밤일엽

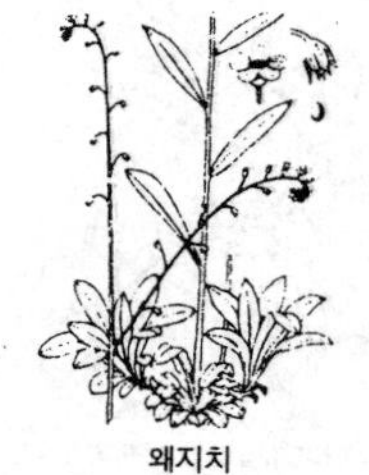
왜지치

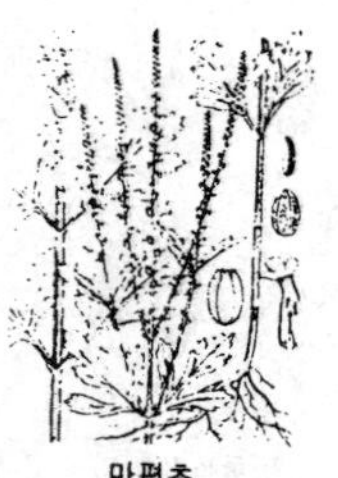
마편초

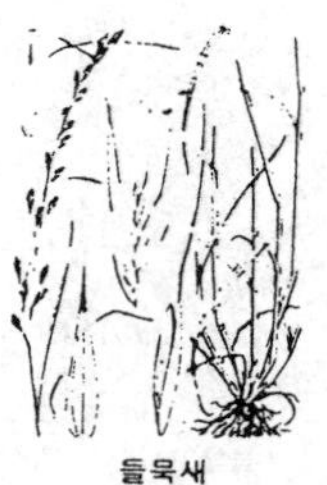
들묵새

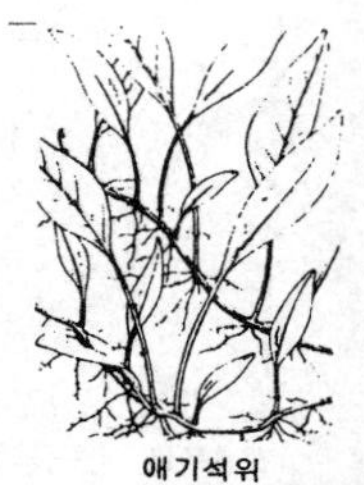
애기석위

(五味子)•상백피(桑白皮)를 더해서 치료한다. 〈回春〉

◎ 옹저(癰疽)의 한열(寒熱)

옹저(癰疽)가 낫기 전에 우선 구토하고 한(寒)과 열(熱)이 있으며 땀이 나서 멈추거나 또는 계속하거나 또는 사이를 두고 하는 증세는 가미불환금정기산(加味不換金正氣散)으로 치료한다. 〈得効〉

옹저(癰疽)의 허증(虛症)에 한(寒)과 싸우는 증세는 명유향(明乳香)반냥을 잘 갈아서 매 1돈을 더운 물로 복용하며 떨리는 것이 간(肝)에서 일어나는 증세인데 유향(乳香)이 간(肝)에 붙어서 따스하게 해 주면 한과 싸우는 증세가 즉시 낫는다. 〈直指〉

◎ 옹저(癰疽)의 작통(作痛)

옹저(癰疽)는 아프지 않아서도 안 되고 또는 크게 아파서도 안되는 것인데 터지기 전에 아픈 증세는 열독(熱毒)이니 변비가 있으면 내소황연탕(內消黃連湯)으로 치료하고 고름이 차서 아픈 증세는 침으로 찌르면 되는 것이며, 이미 터졌는데도 오히려 아픈 증세는 허한 것이다. 〈入門〉

옹저(癰疽)의 한(寒)•열(熱)•허(虛)•실(實)이 모두 아픈 증세인데 만일 열독(熱毒)의 아픔은 한량(寒涼)한 약으로 그 열을 꺾고 한사(寒邪)의 아픔은 온열(溫熱)한 약으로 그 한(寒)을 문지르고 허해서 아픈 증세는 보하고 실(實)해서 아픈 증세는 사(瀉)해야 한다. 〈精義〉

고름이 터진 후에 오히려 아픈 증세는 허증(虛症)이니 보해야 하고 예기(穢氣)에 범촉(犯觸)한 것은 풀어주고 풍냉(風冷)의 침입이 된 증세는 온산(溫散)하는데 보하는 약은 당귀(當歸)와 황기(黃芪)의 종류이고, 풀어주는 약은 유향몰약(乳香沒藥)의 종류이며, 온산(溫散)하는 약은 방풍(防風)과 계지(桂枝)의 종류가 된다. 〈綱目〉

피고름이 이미 모두 나왔는데 종통(腫痛)이 매우 심한 증세는 인삼황기탕(人蔘黃芪湯)이나 또는 십전대보탕〔十全大補湯 : 처방은 허노(虛勞)〕에 맥문동(麥門冬)과 오미자(五味子)를 더해서 치료한다. 〈回春〉

통증을 멎게 하는 데는 당귀탕(當歸湯)과 이선산(二仙散) 및 향령산(香靈散)을 골라서 치료한다.

◎ 옹저(癰疽)의 설사(泄瀉)

유분탁리산(乳粉托裏散)을 목향(木香)과 백복령전탕(白茯苓煎湯)으로 먹고 가미불환금정기산(加味不換金正氣散)으로 보좌해서 치료한다. 〈直指〉

복통(腹痛)•설사(泄瀉)•해역(咳逆)•혼궤(昏憒)에는 속히 탁리온중탕(托裏溫中湯)이나 또는 육군자탕(六君子湯)에 포부자(炮附子)를 더해서 치료한다. 〈回春〉

※ 청전죽엽탕(淸膻竹葉湯)

효능 : 옹저(癰疽)의 번갈(煩渴)을 치료한다.

처방 죽엽(竹葉)•승마(升麻)•황기밀구(黃芪蜜炙)•과루근(瓜蔞根)•맥문동(麥門冬) 각 1돈, 생지황(生地黃)•황금(黃芩)•적작약(赤芍藥)•인삼(人蔘)•지모(知母)•백복령(白茯苓)•감초구(甘草炙) 각 7푼반을 썰어서 1첩을 지어 생강 5쪽을 대추 2개를 넣어 물로 달여서 먹는다. 〈精義〉

※ 죽엽황기탕(竹葉黃芪湯)

효능 : 옹저(癰疽)와 악창(惡瘡)의 발갈(發渴)되는 증세를 치료한다.

처방 죽엽(竹葉)•생지황(生地黃) 각 1돈반, 황기(黃芪)•맥문동(麥門冬)•당귀(當歸)•천궁(川芎)•황금(黃芩)•적작약(赤芍藥)•인삼(人蔘)•반하(半夏)•석고(石膏)•감초(甘草) 각 7푼반을 썰어서 1첩을 지어 생강 5쪽을 넣어 물로 달여서 먹는다. 〈入門〉

※ 인삼황기탕(人蔘黃芪湯)

효능 : 옹저(癰疽)의 터진 다음에 잘 먹지 못하고 잠도 잘 자지 못하며 번열(煩熱)하는 증세를 치료한다.

처방 황기밀구(黃芪蜜炙)•인삼(人蔘)•백출(白朮) 각 1돈, 승마(升麻) 6푼, 진피(陳皮)•창출(蒼朮)•맥문동(麥門冬)•당귀(當歸)•신국(神麴)•감초(甘草) 각 5푼, 황백(黃柏) 4푼을 썰어서 1첩을 지어 물로 달여서 먹는다. 〈入門〉

※ 황기육일탕(黃芪六一湯)

효능 : 옹저(癰疽)의 번갈(煩渴)을 치료한다.

처방 황기밀구(黃芪蜜炙) 6냥, 감초구(甘草炙) 1냥을 썰어서 매 3돈에 생강 3쪽과 대추 2개를 달여서 복용하는데 이 약이 크게 갈질(渴疾)을 치료하니 자주 복용하면 옹저(癰疽)의 질병은 면한다. 〈得効〉

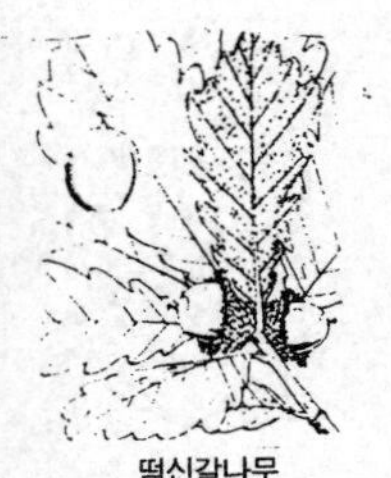
떡신갈나무

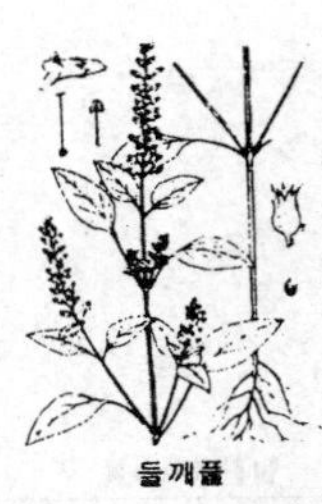
들깨풀

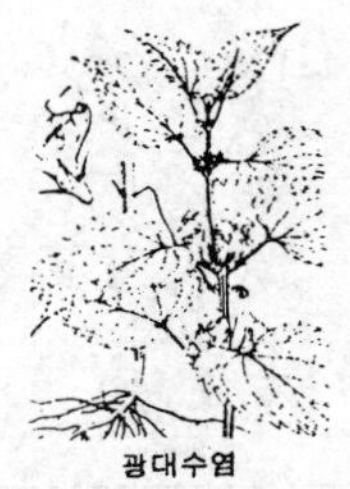
광대수염

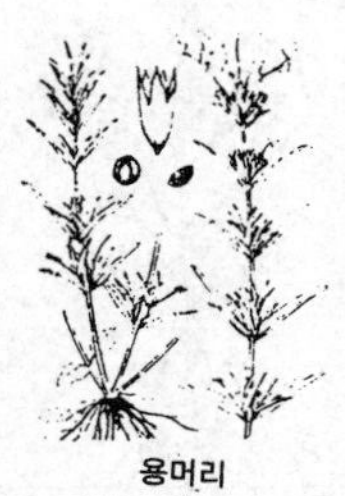
용머리

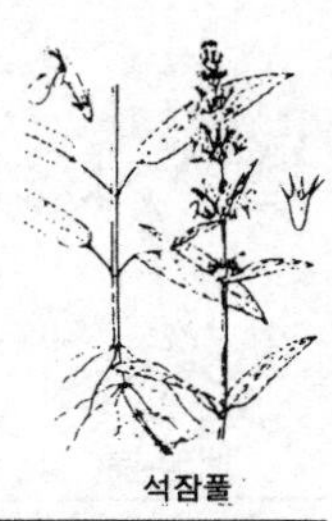
석잠풀

또는 황기(黃芪) 6냥에 반은 생으로 치료하고 반은 소금물에 적시고 3차례를 쪄서 치료하고 분초(粉草) 매 2돈을 백탕(白湯)에 찍어 먹는다. 〈精要〉

※ 금은화산(金銀花散)

효능 : 치료 방법은 위에서와 같다.

처방 금은화(金銀花) 4냥, 감초초(甘草炒) 1냥을 거친 가루로하여 2첩으로 나눠서 술과 물을 반반으로 달여서 먹는다. 〈衛生〉

※ 오미자탕(五味子湯)

효능 : 옹저(癰疽)에 입이 마르고 혀가 마르는 증세는 신수가 마른 것인데 이 약이 치료한다.

처방 오미자(五味子) • 황기생(黃芪生) • 인삼(人蔘) • 맥문동(麥門冬) • 감초(甘草) 각 1돈을 썰어서 1첩을 지어 물로 달여서 1일 3~5번을 먹는다. 〈精要〉

※ 유분탁리산(乳粉托裏散)

효능 : 옹저악창(癰疽惡瘡)에 독기(毒氣)가 심(心)을 치면 미망(迷妄)하고 구토하며 혀에 창(瘡)이 나는 증세는 심기(心氣)가 끊어진 것이니 처음 일어날 때에는 이 약이 독기(毒氣)를 없애는데 가장 좋으니 안이 꺼지지 않도록 한다.

처방 녹두분(綠豆粉) 4돈, 유향(乳香) 1돈을 가루로하여 매 2돈을 감초탕(甘草湯)에 섞어서 수시로 머금어 내린다. 또는 샘물에 고루 먹는다고 하였다. 〈入門〉

일명 내탁산(內托散)또는 호심산(護心散)또는 내탁향분산(內托香粉散)이라고 한다. 〈綱目〉

또한 처방에 옹저(癰疽)와 정창(疔瘡)에 이것을 먹어서 독기(毒氣)의 공심(攻心)을 악창(惡瘡)에 예방하는데 녹두분(綠豆粉) 4냥, 유향(乳香) 1냥, 주사(朱砂) 2돈을 가루로하여 매 2돈을 감초탕(甘草湯)에 복용하니 유향호심산(乳香護心散)이라고 한다. 〈丹心〉

※ 생강감길탕(生薑甘桔湯)

효능 : 옹저(癰疽)의 독기(毒氣)가 상충(上衝)해서 인격(咽膈)이 질색(窒塞)하고 구토가 멈추지 않는 증세를 치료한다.

처방 길경(桔梗) 1냥, 감초생(甘草生) • 생강(生薑) 각 5돈을 썰어서 1첩을 지어 샘물에 달여서 먹는다. 〈直指〉

※ 가미불환금정기산(加味不換金正氣散)

효능 : 옹저(癰疽)의 한열왕래(寒熱往來)에 또는 풍사를 끼고 또는 내기(內氣)가 허한 증세를 치료한다.

처방 창출(蒼朮) • 귤홍(橘紅) • 반하국(半夏麴) • 곽향엽(藿香葉) • 후박(厚朴) 각 1돈2푼반, 감초구(甘草炙) 1돈, 백복령(白茯苓) • 천궁(川芎) 각 7푼반, 목향(木香) 5푼을 썰어서 1첩을 지어 생강 5, 대추 2를 넣어 물로 달여서 먹는다. 〈直指〉

※ 지통당귀탕(止痛當歸湯)

효능 : 옹저(癰疽)가 구멍이 나고 아픈 증세를 치료한다.

처방 인삼(人蔘) • 황기(黃芪) • 당귀(當歸) • 백작약(白芍藥) • 생지황(生地黃) •관계(官桂) • 감초(甘草) 각 1돈을 거친 가루로하여 물로 달여서 1일 2번을 먹는다. 〈精義〉

※ 이선산(二仙散)

효능 : 옹저(癰疽)의 아픔을 견디지 못하는 증세를 치료한다.

처방 백지〔白芷 : 터지기 전은 1냥〕, 터진 뒤에는 5돈, 패모〔貝母 : 터지기 전은 5돈, 터진 뒤에는 1냥〕을 섞어서 매 7돈반으로 1첩을 만들어서 술과 물 반반으로 달여서 먹는다. 〈醫鑑〉

※ 향령산(香靈散)

효능 : 옹저(癰疽)로 배가 아픈 증세를 치료한다.

처방 날계(辣桂) 2돈반, 목향(木香) • 백작약(白芍藥) • 오령지(五靈脂) 각 1돈2푼반을 거친 가루로하여 매 2돈씩을 생강과 대추를 넣어 달여서 먹는다. 〈直指〉

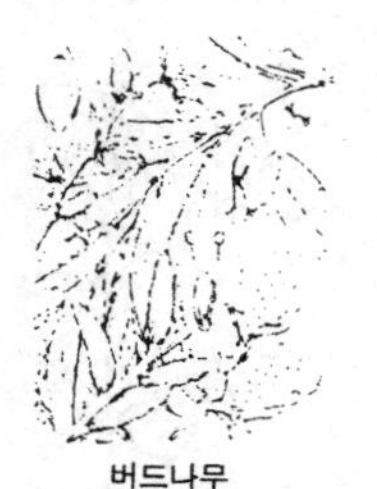
버드나무

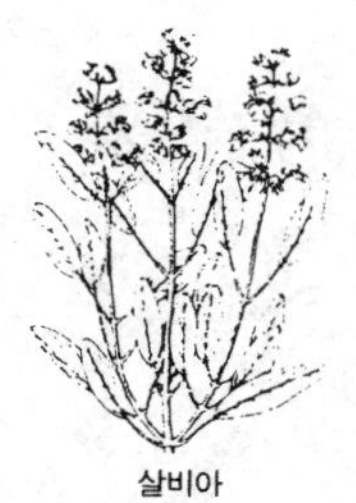
살비아

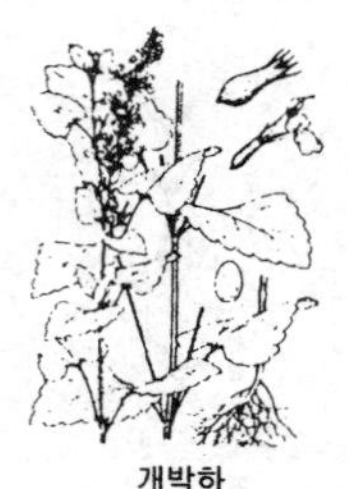
개박하

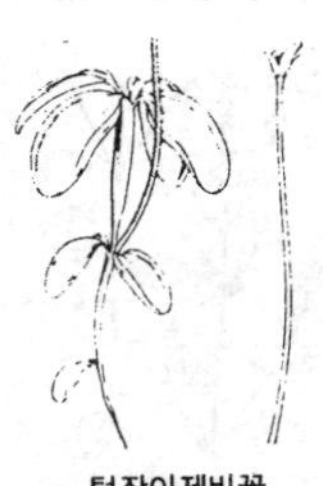
털잡이제비꽃

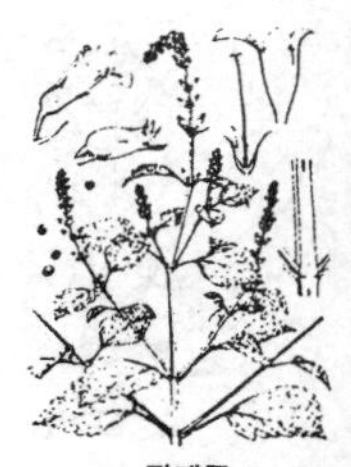
쥐깨풀

※ 탁리온중탕(托裏溫中湯)

효능 : 옹저(癰疽)에 양기(陽氣)가 밑으로 빠지고 복통(腹痛)과 설사(泄瀉) 및 혼궤(昏憒)한 증세를 치료한다.

처방 부자포(附子炮) 2돈, 건강(乾薑) • 강활(羌活) 각 1돈2푼반, 감초구(甘草炙) 1돈, 익지(益智) • 정향(丁香) • 침향(沈香) • 목향(木香) • 회향(茴香) • 진피(陳皮) 각 5푼을 썰어서 1첩을 지어 생강 5쪽을 넣어 물로 달여서 먹는다. 〈入門〉

23. 옹저(癰疽)의 통치약(通治藥)일 경우

천금누로탕(千金漏蘆湯) • 오향연교탕(五香連翹湯) • 선방활명음(仙方活命飮) • 승양익위산(昇陽益胃散) • 천금내소산(千金內消散) • 선전화독탕(仙傳化毒湯) • 영위반혼탕(榮衛返魂湯) • 자금정(紫金錠) • 새명단(賽命丹) • 연연진인탈명단(淵然眞人奪命丹) • 비용탈명단(飛龍奪命丹) • 인동환(忍冬丸) • 인동주(忍冬酒) • 인동탕(忍冬湯)을 모두 골라서 치료한다. 〈諸方〉

※ 천금누로탕(千金漏蘆湯)

오발옹저(五發癰疽)와 정창(疔瘡) 및 내저(內疽)의 일체 열독(熱毒)과 악종(惡腫)을 모두 치료한다. (처방은 위에 있음)

※ 오향연교탕(五香連翹湯)

옹저(癰疽) • 창절(瘡癤) • 누력(瘰癧) • 결핵(結核) • 유옹(乳癰) • 내저(內疽)와 일체의 악창(惡瘡)과 독종(毒腫)을 모두 치료한다. (처방은 위에 있음)

※ 선방활명음(仙方活命飮)

일체의 옹저(癰疽) • 악창(惡瘡) • 독종(毒腫)을 모두 치료하고 안과 밖의 모든 증세를 치료하며 고름을 배설시키고 아픈 증세가 낫고 그치며 독을 없애는 성약(聖藥)이 된다. (처방은 위에 있음)

※ 승양익위산(升陽益胃散)

오발옹저(五發癰疽)가 안과 밖 일체의 악창(惡瘡) 및 독종(毒腫)을 모두 치료한다. (처방은 위에 있음)

※ 천금내소산(千金內消散)

오발옹저(五發癰疽) 및 배옹(背癰)과 내저(內疽)등 일체의 악창(惡瘡) • 독종(毒腫) • 유옹(乳癰) • 장옹(腸癰) • 변독(便毒)을 모두 치료한다. (처방은 위에 있음)

※ 선전화독탕(仙傳化毒湯)

옹저(癰疽)의 발배(發背) • 내저(內疽) • 유옹(乳癰) 일체의 이름없는 종독(腫毒)을 모두 치료한다. (처방은 위에 있음)

※ 영위반혼탕(榮衛返魂湯)

대부분 기(氣)가 육리(肉理)를 역(逆)해서 옹결(壅結) 되고 옹저종독(癰疽腫毒)이 된 증세에 이 약이 크게 순기(順氣)하고 균혈(勻血)하며 영위(榮衛)를 조화(調和)시키고 일체의 모든 옹(癰)을 두루 치료한다. (처방은 위에 있음)

※ 자금정(紫金錠)

안과 밖의 옹저(癰疽) • 악창(惡瘡) • 정창(疔瘡)이름없는 독종(毒腫) • 유옹(乳癰) • 변독(便毒)등을 치료한다. (처방은 위에 있음)

※ 새명단(賽命丹)

안과 밖의 옹저발배(癰疽發背) • 정창(疔瘡) • 유옹(乳癰) • 어구(魚口) • 변독(便毒)등 일체의 이름없는 독종(毒腫)과 악창(惡瘡)을 치료한다. (처방은 위에 있음)

※ 연연진인탈명단(淵然眞人奪命丹)

오방옹저(五發癰疽) • 발배정창(發背) • 악창(惡瘡) • 무명종독(無名腫毒)을 모두 치료한다. (처방은 위에 있음)

※ 비룡탈명단(飛龍奪命丹)

오발옹저(五發癰疽) • 발배정창(發背疔瘡) • 악창(惡瘡) • 유옹부골저(乳癰附骨疽)와 일체의 이름없는 종독을 치료한다. (처방은 위에 있음)

※ 인동환(忍冬丸)

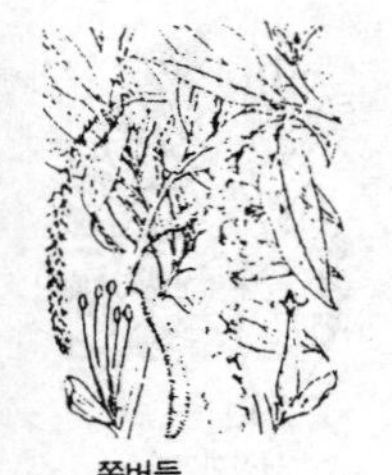
쪽버들

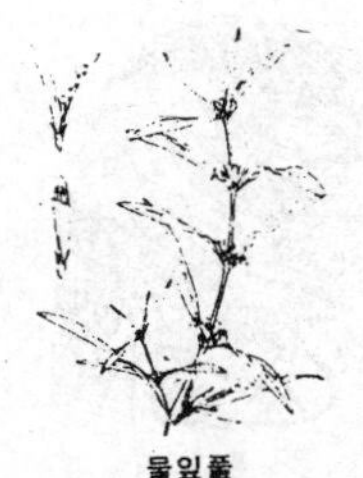
물잎풀

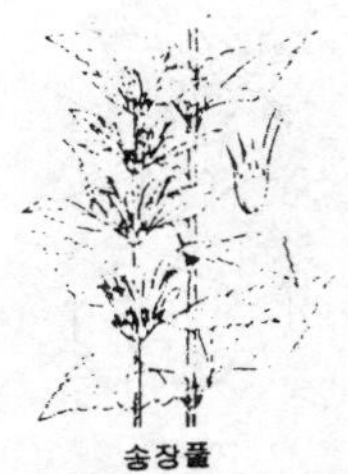
솜장풀

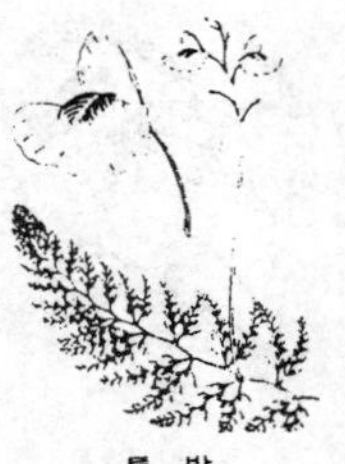
통 밤

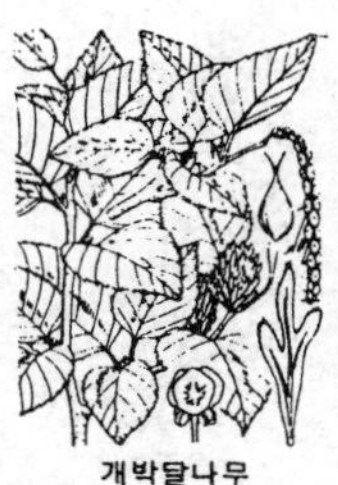
개박달나무

효능 : 일체의 옹저(癰疽)와 창(瘡)을 치료하고 소갈(消渴)된 다음에 발저(發疽)하는 데 더욱 마땅한 약이 된다.

처방 인동초(忍冬草)를 많든 적든 관계없이 뿌리와 줄기 및 꽃과 잎을 모두 치료하는데 병속에 넣어 좋은 술로 담가서 겨울에 구워 한밤 재우고 취출(取出)•쇄건(晒乾)하여 감초(甘草)조금을 넣고 찧어서 세말(細末)하여 담갔던 술로써 면호(麵糊)를 끓여 화환오자대(和丸梧子大)하여 매 100알을 술로 먹는다. 〈精要〉

※ 인동주(忍冬酒)

효능 : 일체의 옹저(癰疽)•악창(惡瘡)•배옹(背癰)•유옹(乳癰)•발창(發瘡)이 어떤 곳이든 관계없이 처음 날 때에는 즉시 이 약을 복용하면 백발중으로 낫는다.

처방 인동등생(忍冬藤生)한 묶음을 잎과 같이 그릇에 넣고 짓문드러지게 갈아서 술을 조금 넣어 고루 섞어서 종(腫)의 4주위에 붙이고 중심의 창(瘡)구멍만 남겨두고, 또한 5냥을 취해서 두드려 부수고 감초(甘草) 생 것 1냥을 썰어 넣어서 물 3주발과 같이 힘찬 불로 달여서 1주발이 되거든 좋은 술 1주발을 다시 부어서 3번 정도 끓인 뒤에 먹는 것이 매우 좋다. 〈丹心〉

※ 인동탕(忍冬湯)

일체의 옹저(癰疽)의 내발(內發)•외발(外發)•유옹(乳癰)•장옹(腸癰)에 자주 먹으면 탁리(托裏)와 소독(消毒)이 되고 또는 황기(黃芪)•당귀(當歸) 각 3냥을 더하는 것이 매우 좋은데 처방은 위의 인동주방(忍冬酒方)과 같다. 〈入門〉

※ 침법(鍼法)

피침(鈹鍼)이란 끝이 칼날 끝과 같은 것인데 큰 고름을 낸다. 〈靈樞〉

대부분 옹(癰)의 죽은 살은 마땅히 침(鍼)으로써 떼내서 버려야 한다. 〈內經〉

옹저(癰疽)가 고름이 되면 마함철(馬啣鐵)로써 침을 만들어 모양을 부추잎처럼 되게 하고 양면이 전부 탈리(脫利)해서 횡직(橫直)으로 개열(開裂)해서 피고름을 낸다. 〈精要〉

옹저(癰疽)가 초목(椒目)같은 것이 수십알이 되고 또는 봉와(蜂窩)와 연방 같이 되어도 아픔이 없어지지 않는 증세는 피침(鈹針)으로써 횡직(橫直)으로 째버리면 독혈(毒血)이 고름을 따라 나오고 낫는다. 〈綱目〉

옹저(癰疽)에 고름이 있는데 혹시 침으로 지지지 않으면 독기(毒氣)를 풀 수 없으며 고름과 어혈이 설(泄)할 도리가 없는데 때가 지나도록 침으로 지지지 않으면 오히려 그 속을 쳐서 살기가 어려운 것이다. 절(癤)이란 증세는 거죽이 박(薄)하니 침(鍼)으로 그 피고름만 낼 것이며, 지질 필요는 없다. 〈精表〉

대부분 근(筋)•맥(脈)•골절(骨節)의 가까운 자리에는 침이나 지지는 것을 함부로 하지 못하는 것이다.

옹저(癰疽)에 거죽이 두껍고 창(瘡)구멍이 작아서 고름물이 나와도 시원치 않는 증세는 침이나 지지기를 해야 한다. 〈精表〉

대부분 침으로 치료하는 고름을 끌어 내려고 하는 것인데 혹시 침으로 찔러서 고름이 나오지 않으면 이것은 기복(氣伏)이라는 증세이니 침이나 지지는 것을 하지 못하는 것이다. 〈涓子〉

◎ 기침법(蜞鍼法)

옹절(癰癤)이 처음 당해서 점점 커지면 습지(濕紙) 1쪽으로 창(瘡)위를 덮어서 제일 먼저 마르는 곳이 바로 창(瘡)의 정정(正頂)인 데 우선 물로써 거죽의 짠곳을 씻고 큰 붓대통 한 개를 가지고 정정(正頂)위에 세우고 큰 거머리 한 마리를 그 관(官)속에 넣은 뒤에 자주 냉수를 떨어뜨려 넣어 주면 그 거머리가 그 정혈(正穴)의 피고름을 빨아먹어 가죽이 쭈그러드는데 이렇게 하면 독이 흩어지고 틀림없이 낫는다. 만일 독이 많고 거머리가 작으면 3~4마리로 치료해야만 비로써 효과가 있는 것이며, 거머리는 틀림없이 죽으니 물에 넣어 살려 주는 것이 좋고 누시기효(累試奇効)한 것이다. 만일 피가 멈추지 않으면 마디위의 진흙을 바르면 멈춘다. 〈得効〉

기침(蜞鍼)이 1가지 방법은 가벼운 증세를 치료하는 것이니 만일 옹저(癰疽)의 큰 독이 장부(臟腑)에 쌓여 있으면 다만 혈(血)만 밖으로 소모시키고 다른 데는 소용이 없다. 〈丹心〉

※ 낙법(烙法)

낙법(烙法)이란 대부분 어떠한 것인가? 고름이 가득차서 나오려고 해도 거죽이 두껍고 살이 깊어서 파혈(破穴)하기가 어려운데 낙법(烙法)으로 치료해서 개규(開竅)하

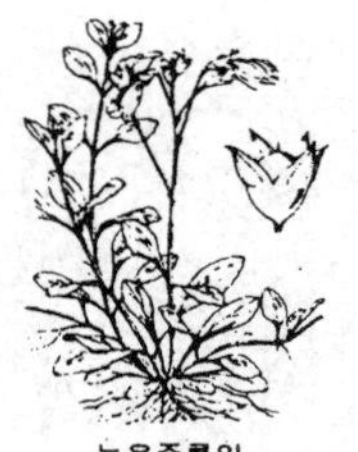
누운주름잎

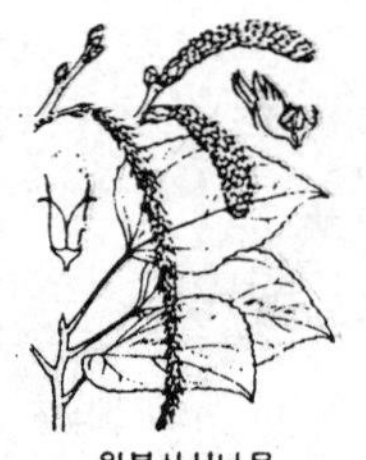
일본사시나무

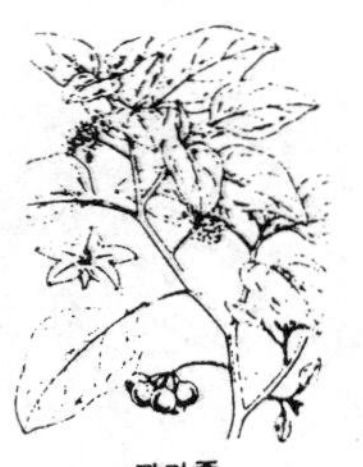
까마중

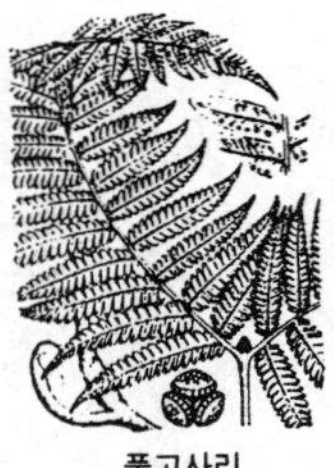
풀고사리

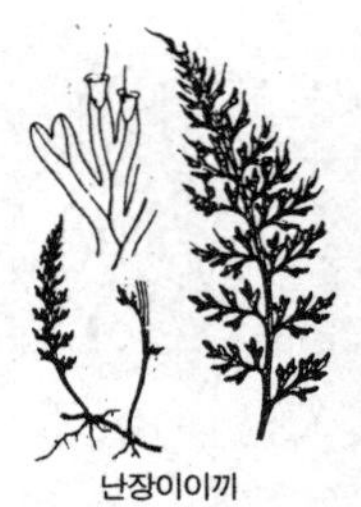
난장이이끼

지 아니하면 고름이 나오지 못하는 것이다. 고름은 원래 살이 썩어서 된 것으로 이것은 독열(毒熱)의 기(氣)를 낀 것인데 만일 오랫동안 살과 주리(腠理)사이에 머물게 되면 독이 침음(浸淫)해서 좋은 살도 변해서 썩어서 고름이 되니 이런 경우에 낙법(烙法)이 침으로 째는 것보다 효과가 좋다. 〈涓子〉

옹저(癰疽)가 고름이 되면 마땅히 낙법(烙法)으로 치료해야 한다. 은비(銀篦)의 크기 2푼, 길이 6치되는 것을 불에 달구어서 벌겋게 달면 급수(急手)로 독(毒)을 위에다 울낙(熨烙)해서 고름이 나오면 효과가 나타난다. 〈精要〉

요즈음 양의(良醫)들이 금은철연(金銀鐵鋌)의 모양인 침과 같은 것을 숯불에 달궈서 기름을 찍어 낙법을 치료하니 그것이 더욱 좋은 것이다. 침(鍼)•낙(烙)을 따라서 고름이 나오는 것은 순한 것이며, 만약 고름이 나오지 않는데 실(實)한 것은 머리털을 비벼서 심지를 하고 허한 것은 종이로 심지를 해서 심지로써 약을 찍어 침(鍼)구멍에 넣어 고름 독을 끌어내되 만약 고름이 없어지지 않고 아픔이 사라지지 않으면 급히 배농(排膿)과 탁리(托裏)하는 약을 복용해서 그 힘을 돕는다. 고름의 빛이 황백색이면 좋고, 만약 적흑색이면 뒤에 좋은 피가 나오는 것을 막아 주어야 한다. 〈精要〉

※ 구법(灸法)

대부분 옹저(癰疽)가 일어나는 증세가 혹은 안으로 적열(積熱)이 있어서 되는 증세가 있고, 또는 외환(外寒)이 내열을 울(鬱)하게 하는데 그 원인이 있는 증세로 있으니 그의 일어나는 곳에 쑥으로 떠서 그 독을 흩고 치료를 빨리 하면 깊은 것을 변하게 하여 얕게 할 수 있고 무거운 것을 변하게 하여 가볍게 할 수 있는 것이니 모든 항목의 구법(灸法)이 모두 좋으나 오직 기죽마구법(騎竹馬灸法)이 가장 좋으니 〔처방은 침구부참조(鍼灸部參照)〕 이것은 환(患)이 나타나기 전에 소각하기 때문이다. 〈丹心〉

옹저(癰疽)가 이미 미지근 하게 종경(腫硬)하고 거죽이 변색되지 않으며 맥(脈)이 잠기고 아프지 않는 증세를 느끼면 당연히 밖으로 뜸을해서 사기(邪氣)를 끌어내야만 비로소 멈추게 되니 경(經)에 이르기를 「밑으로 바지는 것을 뜸하라.」고 하였다. 만일 밖으로 조금 단단하고 아프지 아니한 증세를 느끼면 빨리 뜸을 해야 하는데 이것은 사기(邪氣)가 깊이 빠져 들어간 때문이다. 그러나 얕은 것은 뜸을 못하고 오직 침으로 째야 된다. 〈保命〉

옹저(癰疽)가 처음에 종통(腫痛)되는 증세를 느끼면 우선 습지(濕紙)를 그 위에 덮고 자세히 살펴보고 우선 마른 곳이 곧 창(瘡)머리인 것이다. 큰 마늘을 썰어서 그 머리위에 덮고 큰 쑥심지로써 3장을 뜸하고 바로 한번 바꾸는데 아픈 증세는 뜸을 하면 아프지 않고 아프지 않는 증세는 아프도록 뜸을 뜨고 멈춘다. 대부분 백장으로서 표준을 정하는 것이 가장 요긴(要緊)한 방법인데 가능하면 일찍 느끼고 일찍 뜸을 하는 것이 상책(上策)이 되고 만일 머리가 나타났으면 반드시 종이를 덮을 필요가 없다. 〈三因〉

만약 수십개의 머리가 한 곳에 생긴 증세는 바로 큰 마늘을 찧어서 고약을 만들어 엷게 펴서 창(瘡)머리에다 덮고 그 위에 쑥을 모아 놓고 뜸을 뜬다. 〈三因〉

처음에 일어나는 작은 점은 1~2일만에 속히 마늘쪽으로 그 중심에 덮고 작은 쑥심지로써 5장을 뜸하면 즉시 멈추게 된다. 〈直指〉

처음 일어나 1~2일만에 10번을 뜸하면 10이 모두 낫고, 3~4일은 6~7이 낫게 되며, 5~6일은 3~4가 낫게 된다. 〈綱目〉

구법(灸法)은 창달(暢達)해서 울독(鬱毒)을 빼내는 것이니 이것은 종치(從治)의 뜻인데 비유해 보면 도둑이 집에 들어올때 틀림없이 문을 열어서 쫓아 내야지 혹시 문을 열어주지 아니하면 나갈 곳이 없어서 주인을 해치게 되는 것과 같은 이치다. 〈綱目〉

머리는 모든 상(傷)이 모이는 자리이니 만일 종기가 일어나면 즉시 뜸을해야 하는데 쑥심지는 작게 하고 장수는 3~5장으로 하는 것이 마땅하고 배와 등에는 뜸을 많이 하는 것이 좋다. 〈精要〉

뜸을 많이 하면 안으로 유분탁리산(乳粉托裏散)을 복용해서 화기(火氣)가 심(心)에 들어가는 것을 막아 주어야 한다. 〈丹心〉

옹저(癰疽)를 치료하는 사람은 전부 창(瘡)위에 200~300장을 뜸하면 낫지 않는 것이 없는 것인데 단지 쑥심지를 작게해서 뜨는 것이 좋으니 쑥심지가 작으면 환자가 뜸하는 것을 무서워 하지 않고 뜸이 많으면 틀림없이 효과가 나타난다. 〈資生〉

격산구법(膈蒜灸法)•두시병구법(豆豉餠灸法)•상지구법(桑枝灸法)•부자구법(附子灸法)•유황구법(硫黃灸法)•토병구법(土餠灸法)이 모두가 옹저악창(癰疽惡瘡)

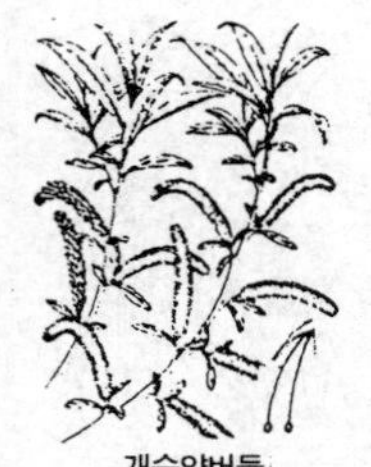
개수양버들

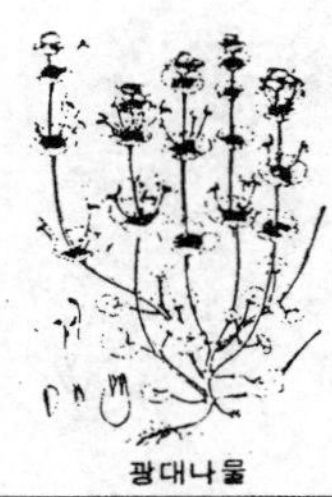
광대나물

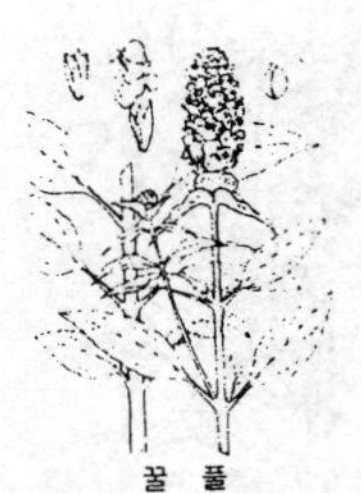
꿀 풀

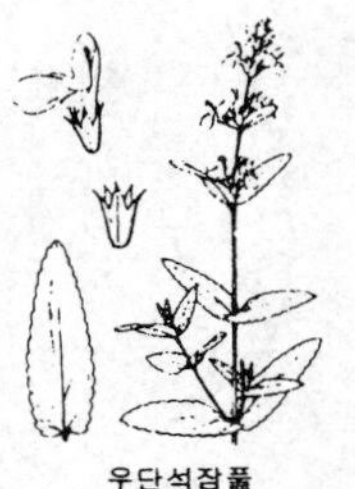
우단석잠풀

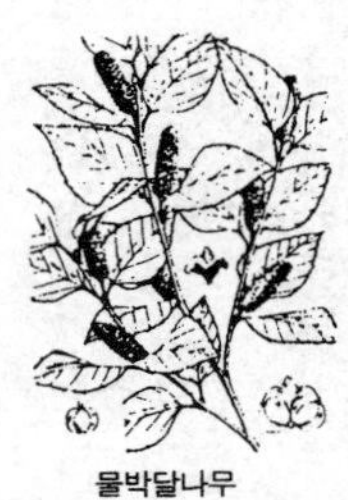
물박달나무

의 종독(腫毒)을 치료하는 것이다. 〔모두 침법(鍼法)에 나와 있음〕

◎ 애구(艾灸)의 치험(治驗)

한 사람이 배창(背瘡)이 일어나서 달이 넘도록 낫지 않고 증세가 더욱 심한데 장생(張生)이란 사람이 쑥으로 뜨라고 가르치므로 150장을 뜨니 아픔이 그쳤다.

그 이튿날 검은 딱지를 떼어 버리니 종기가 전부 곪아 나오고 육리(肉理)가 모두 붉으며 다시 아프지 않았다. 고약을 붙여서 하루 한번씩 바꾸고 바꿀 때에 검게 문드러진 부분을 베어 버리고 하니 한달 남짓해서 회복 되었다. 〈本事〉

◎ 석옹(石癰)을 구(灸)하는 법

딴딴해서 터지지 않는 증세를 석옹(石癰)이라고 하는데 백장의 뜸을 하면 석자(石子)가 저절로 부서져 나온다. 〈資生〉

◎ 발이(發頤)를 구(灸)하는 법

이 창(瘡)이 가장 위험하니 머리와 얼굴이 많이 붓고 아치(牙齒)가 역시 빠지게 되는 데 머리털을 헤치고 백회(百會)혈안에 21장 또는 49장까지 뜸을 한다.

◎ 정저(疔疽)를 구(灸)하는 법

큰 마늘을 짓 찧어서 고약을 만들어 창정(瘡疔)만 남겨두고 사방에 바른 다음에 쑥심지로써 뜸하는데 폭구(爆灸)를 해야 하고 그렇지 않으면 낫기 어려우니 백장이면 틀림없이 낫게 된다. 〈正傳〉

◎ 변독(便毒)을 구(灸)하는 법

세초(細草)로써 환자의 좌우수(左右手)의 중지 끝에서부터 손바닥 끝나는 곳의 세로 무늬까지 재어서 끊어가지고 그것을 다시 손바닥 끝나는 곳의 세로 무늬에서 재어 팔로 올라가서 풀이 끝나는 곳이 즉시 혈이 되니 쑥심지를 보리알 만큼 해서 23장을 뜸하면 종기가 흩어지며 그 아픈 증세가 낫고 즉시 편안해진다. 〈得効〉

24. 조리(調理)와 금기법(禁忌法)

옹저(癰疽)의 환시(患時)•조리법(調理法)은 풍사(風邪)를 피(避)하고 누워 잠자는 것을 적게 하고 놀라거나 걱정하지 말며 성내지 말고 행동을 서서히 하며 말을 적게 하고 방사(房事)를 참으며 사려(思慮)를 끊고 예기(穢氣)에 범촉(犯觸)하는 것을 방지하여 좋은 일의 이야기만 들으며 창(瘡)을 씻고 약으로 언제나 돕고 양치질하며 향내음을 맡으며 이변(二便)을 순서있게 하고 음식을 골라 먹으며 안으로 보충하여 기포(饑飽)가 차질이 없도록 하고 약을 붙여서 운동과 굽히고 펴는 것을 골라할 것이며 창(瘡)구멍을 항상 가호(加護)할 것이니 경솔하게 악초(惡草)종류로 치료하면 더욱 그 독을 더할 뿐이며, 음식을 피하지 않으면 오히려 창(瘡)에 해로울 뿐이다. 〈直指〉

나쁜 살이 전부 없어지면 창(瘡)구멍이 수렴(收斂)되고 회복하고자 할 때에는 도리어 일어나서 걸어가고 손님을 예로서 맞으며 술과 고기로 연회(宴會)하고 진노(嗔怒)하며 목욕하고 노동하는 등의 일을 하지 않아야 창가(瘡痂)가 떨어지며 정신이 전과 같고 기력이 완전하여야만 비로소 피하는 것이 없으니 백일 안에는 위의 모든 일을 범하면 안 된다. 〈精義〉

옹저(癰疽)는 음식을 가장 조심해야 되는 것인데 만일 그 열독이 끝내 성할 때에는 또는 크게 목 말라서 냉수나 음료의 종류를 많이 마시고 독기(毒氣)가 심을 쳐서 입이 마르고 번갈(煩渴)하게 되니 빨리 심기약으로써 안으로 장부(臟腑)를 보하면 즉시 멈춘다. 〈丹心〉

대부분 옹저(癰疽)에 양(羊)•계(鷄)•우(牛)•아(鵝)•어(魚)•면(麵)•전박(煎煿)등을 구초(灸草)등을 먹지 않아야 하며 술과 맛을 범하면 틀림없이 열이 나는데 대부분 좋은 맛이 능히 숙화(宿火)의 열을 끌어 일으키게 되는 것이니 이것은 즉 부유한 사람들의 지켜야 할 일이며 겨울 추위나 허인과 노인에게는 권하는 것이 있으니 대략 자양분을 더해서 위기(胃氣)를 도우면 거의 수렴될 수가 있다. 〈丹心〉

고름이 흩어진 뒤에 기혈(氣血)이 허약하면 양육(羊肉)•순암 •만청(蔓菁)•나복(蘿菖)•강장(薑醬)•과제(苽虀)•희죽(稀粥)•연반(軟飯)등을 복용하고 만일 새살이 점점 나서 좋은 맛을 생가하면 백숙(白熟)한 수병(酥餠)이나 제죽(韲粥)•갱탕(羹湯)•숙연온화(熟軟温和)한 것들을 먹으며 크게 배부른 일은 피해야 한다. 〈精義〉

모든 통양창양(痛痒瘡瘍)이 모두 심(心)에 들으니 복령(茯苓)•복신(茯神)•원지(遠志)•익지(益智)•석창포(石菖蒲)등으로써 도와서 환자에게 우공(憂恐)•진노(嗔怒)•피신(疲神)하는 일이 심(心)에 범촉(犯觸)되면 더욱 병의 이해(利害)에 관계가 된다. 〈直指〉

배저(背疽)에 한 쪽으로 의지하기가 어려우면 녹두(綠豆) 10여말로써 큰 자루를 지어서 의지하고 엎드리면 저

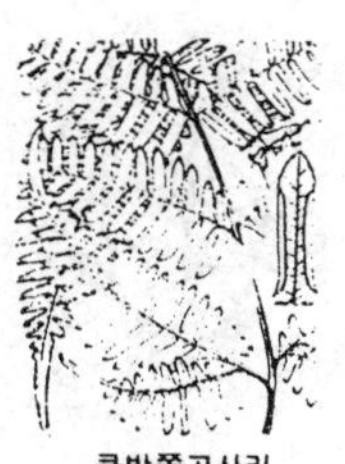
큰반쪽고사리

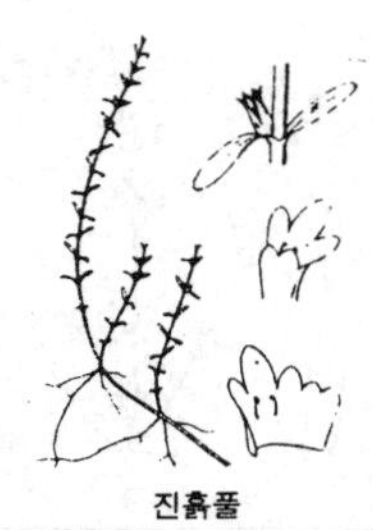
진흙풀

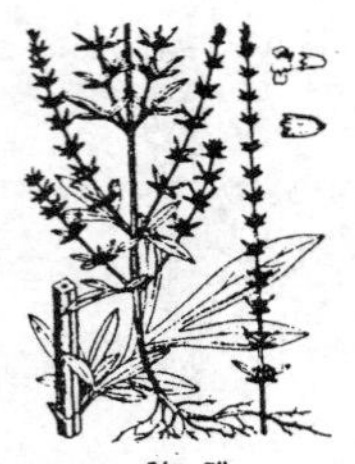
형 개

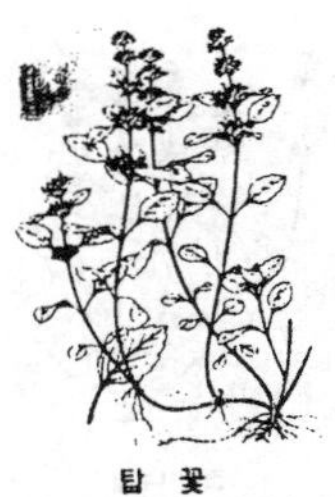
탑 꽃

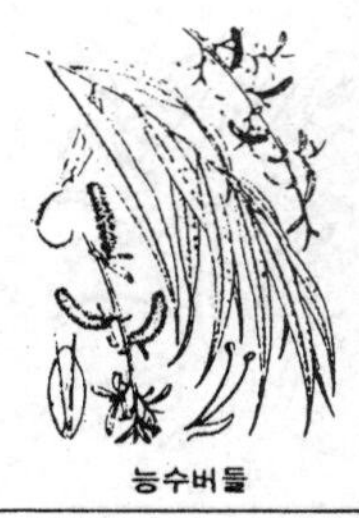
능수버들

절로 마음이 서늘하고 몸이 편안하다. 〈精要〉

창양(瘡瘍)에 얼굴이 붉으면 화열(火熱)이 숨어서 있으나 공리(攻裏)를 막고 마땅히 발표(發表)로서 없애야 한다.

창양(瘡瘍)에 울창(鬱昌)한 증세를 속에서 혼미(昏迷)라고 하는데 내려서는 안 되고 땀을 내게 되면 낫게 된다.

단방(單方)

(37가지 인데 도잠고(陶潛膏)가 있다.)

※ 주사(朱砂)·웅황(雄黃)

예전의 양의(瘍醫)는 5독(五毒)으로써 양(瘍)속을 쳤는데 결국 창독(瘡毒)을 푸는 데는 웅황(雄黃)과 주사(朱砂)가 없어서는 안 되는 것이다. 〈本草〉

주사(朱砂)·웅황(雄黃)·담반(膽礬)·백반(白礬)·자석(磁石)을 와합(瓦盒)속에 넣고 3일밤을 불에 사르고 그 연기가 뚜껑에 붙으니 닭의 털로 쓸어서 악창(惡瘡)에 넣으면 나쁜 살이 뼈에 붙고 피고름이 즉시 터져 나오며 낫는데 이것을 오독(五毒)이라고 한다. 〈入門〉

※ 복룡간(伏龍肝)

모든 옹저(癰疽)의 등에 나는 증세와 일체의 종독(腫毒)에 계란 노란자에 섞어서 바르고 또는 초(醋)나 또는 큰 마늘과 함께 찧어서 붙여도 좋다. 〈本草〉

※ 연석(煉石)

모든 악종(惡腫)이 등에 나는데 석자(石子)를 내서 불에 달구고 초(醋)에 10여번을 담가 부스러기를 내서 가루로하여 초(醋)에 섞어 바르면 즉시 낫는데 즉 마애(麻磑)를 만드는 보통 돌이다. 〈本草〉

※ 감국(甘菊)

옹독(癰毒)및 정종(疔腫)이 죽게 된다. 국엽(菊葉)을 찧어 즙을 내여 2되쯤 복용하면 효과가 좋고 또 경엽(莖葉)을 취하여 정상(疔上)에 바르고 부치면 역시 효과가 나타나니 이름해서 도잠고(陶潛膏)라 한다. 〈醫鑑〉

※ 야국화(野菊花)

정창(疔瘡)을 치료하니 들국화와 녹두(綠豆)를 가루로 하여 술에 섞어 먹고 취해서 한잠 자고 나면 아픔이 진정되고 열이 없어진다. 〈入門〉

※ 생지황(生地黃)

일체의 옹종(癰腫)을 치료한다. 지황(地黃)을 찧어서 진흙처럼 만들어 헝겊의 위에 펴서 붙이고 그 위에 목향(木香)가루를 뿌리고 다시 지황니(地黃泥)를 덮어 펴서 종기 위에 붙이면 3번이면 낫는다. 〈本草〉

※ 충위경엽(茺蔚莖葉)

정창(疔瘡)과 유옹(乳癰)및 모든 독종(毒腫)을 치료하니 찧어서 즙을 내어 먹고 찌꺼기는 겉에 붙인다. 〈本草〉

※ 백봉선화(白鳳仙花)

옹저(癰疽)와 발배(發背)를 치료한다. 꽃과 연 뿌리 잎을 가지고 찧어서 아픈 곳을 씻고 1일 1번으로 갈아 붙이면 신기한 효과가 나타난다. 〈回春〉

※ 폐려(薜荔)

배옹(背癰)을 치료하니 잎을 찧어 즙을 내서 먹고 찌꺼기는 창(瘡)위에 붙인다.

또는 잘 갈아서 술을 섞어 즙으로 내서 두어번 끓여 먹는다. 〈本草〉

※ 황기(黃芪)

옹저(癰疽)와 구패창(久敗瘡)에 고름을 배설시키고 아픔을 그치게 한다. 진하게 달여서 먹고 내탁(內托)하는데나 음증(陰症)의 창양(瘡瘍)을 치료하는 약이다. 〈東垣〉

※ 인동등(忍冬藤)

일체의 옹저(癰疽)의 종독(腫毒)을 치료하니 꽃과 줄기 및 잎을 생으로 찧어서 더운 술로 먹는다. 〈直指〉

※ 창이(蒼耳)

정저(疔疽)를 주로 치료한다. 줄기와 잎을 태워서 초(醋)에 섞어 정(疔)위에 붙이면 뿌리가 나오는데 웅황(雄黃)을 약간 더하는 것이 좋다.

또는 창이(蒼耳) 1줌과 생강(生薑) 4냥을 찧어 즙을 내서 술에 섞어 먹으면 정독(疔毒)이 심(心)에 들어가서 구

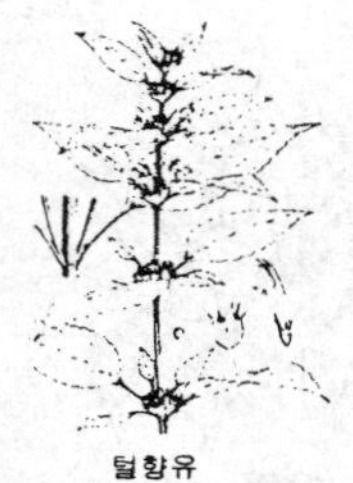
털향유

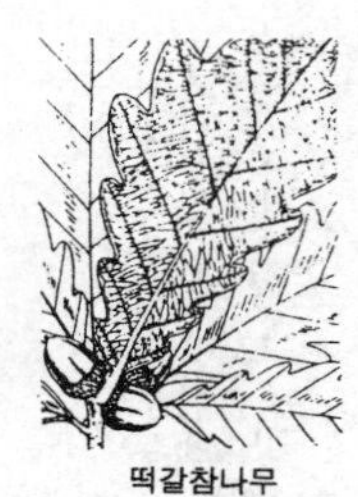
떡갈참나무

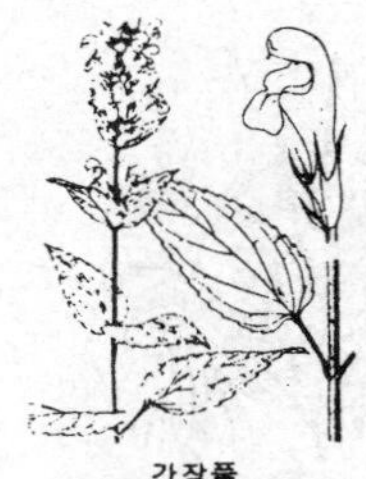
간장풀

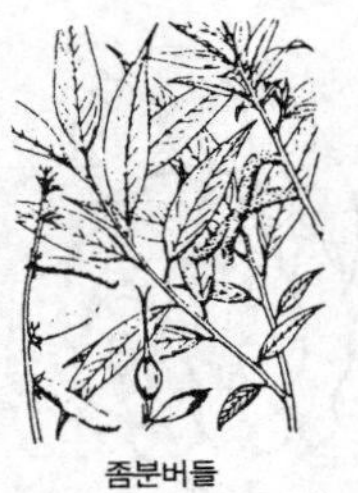
좀분버들

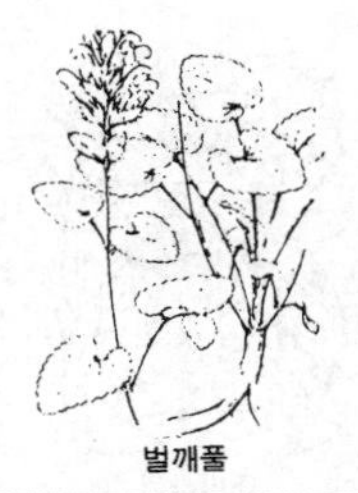
벌깨풀

역(嘔逆)하는 증세를 치료한다. 〈入門〉

※ 백지(白芷)

발배(發背)와 유옹(乳癰)을 치료하고 지통(止痛)과 생기(生肌)하며 고름을 없앤다. 썩은 고름이 없어지지 않은 증세에 백지(白芷)를 더한다. 〈丹心〉

※ 모침(茅鍼)

옹독(癰毒)•악창(惡瘡)이 머리를 짓지 않는데 술에 모침(茅鍼)을 달여서 즙을 먹으면 1침에 1구멍, 2침에 2구멍이 틀림없이 뚫리게 된다. 〈本草〉

※ 대황(大黃)

옹저(癰疽)의 열독(熱毒)을 치료하니 대황(大黃)을 술에 씻어서 2돈을 썰고 감초(甘草) 1돈과 같이 달여 먹으면 맥(脈)이 실(實)하고 고량(膏粱)의 사람에게 매우 좋다. 〈綱目〉

※ 자고(茨菰)

뿌리와 줄기를 취해서 찧어 종독옹(腫毒癰)위에 붙이면 독이 사라지고 달여서 먹어도 좋다. 〈俗方〉

※ 괴화(槐花)

백가지의 창독(瘡毒)을 치료한다. 괴화(槐花) 4냥을 초향(炒香)하고 술 2잔에 달여서 2~3번 끓어서 먹으면 즉시 사라진다. 〈入門〉

※ 황상엽(黃桑葉)

옹저(癰疽)의 창(瘡)구멍이 크게 되어서 수렴(收斂)하지 못하는데 서리를 맞는 상엽(桑葉)을 가루로하여 창(瘡)속에 여러번 뿌리거나 또는 달인 탕으로 씻는다. 〈本草〉

※ 유향(乳香)

아픈 증세를 낫게 하고 살을 기르며 모든 창(瘡)을 안에서 사라지게 한다. 대부분 피가 체(滯)하면 기(氣)가 막히고 경락(經絡)이 만급(滿急)해서 종기가 아프게 되니 유향(乳香)이 능히 줄어드는 피를 부수고 종기를 소각(消却)하며 아픔을 낫게 하니 창(瘡)을 치료하는 신기한 약이 된다. 〈入門〉

※ 조각자(皀角刺)

옹저(癰疽)를 치료하며 아픈 곳까지 뚫고 들어가고 또한 선독(宣毒)을 하는 데 불에 태워서 가루로하여 박하(薄荷)에 1돈을 알맞게 먹는다. 〈綱目〉

※ 곡목피(槲木皮)

달여 탕으로 해서 씻으면 모든 썩어 문드러진 창(瘡)과 유옹(乳癰)및 모든 창(瘡)에 매우 효과가 있다. 〈本草〉

※ 생구(生龜)

찔러서 피를 내고 옹저종독(癰疽腫毒)에 바르면 즉시 나으며 신기한 효과가 있다. 〈俗方〉

※ 지주(蜘蛛)

현옹(懸癰)을 치료하는 큰 놈 한 개를 취해서 짓이기고 알맞게 먹으며 병의 좌우에 따라 그 쪽으로 누우면 좋다. 〈醫林〉

※ 지마유(脂麻油)

옹저(癰疽)의 창(瘡)이 처음 일어날 때에 먹으면 독기(毒氣)로 하여금 안을 치지 못하게 한다. 마유를 달여 10여번 끓여서 식게 되면 1근을 좋은 술 2주발에 섞어서 5번으로 나눠서 뜨시게 먹되 하루 낮과 밤에 전부 먹으니 신선농법(神仙膿法)이라고 한다. 〈直指〉

또는 음증(陰症)의 잠긴 독을 푼다. 〈直指〉

※ 웅작시(雄雀屎)

일명 백정향(伯丁香)•옹종(癰腫)에 고름이 있으면서 나오지 않는 증세를 치료한다. 작시(雀屎)를 초에 섞어서 작은 콩 크기와 같이 하여 붙이면 즉시 구멍이 뚫어지고 고름이 나온다. 〈本草〉

※ 첨과자(甜瓜子)

배안의 결취(結聚)를 주로 치료하고 피고름을 터져 나오게 하고 또는 위장복내(胃腸腹內)에 옹(癰)의 중요한 약이니 가루로하여 2~3돈을 술로 먹는다. 〈本草〉

※ 촉규화(蜀葵花)

모든 옹창종독(癰瘡腫毒)으로 견디지 못하는 증세를

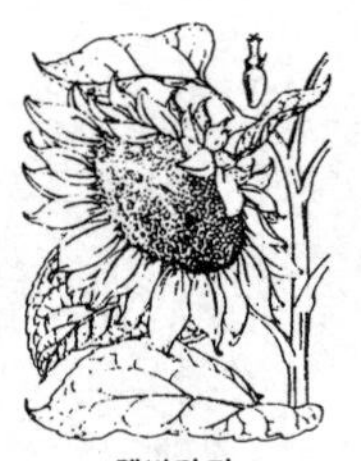
해바라기

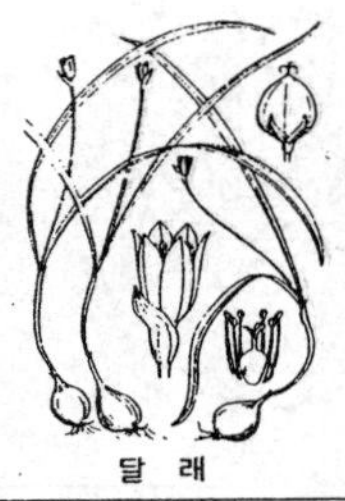
달 래

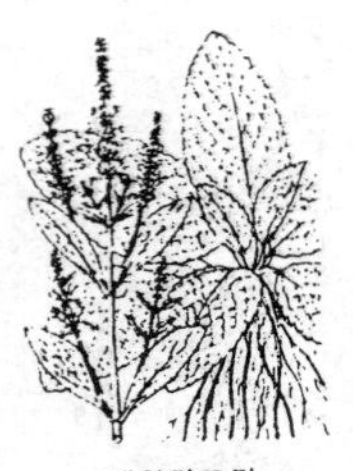
배암차즈기

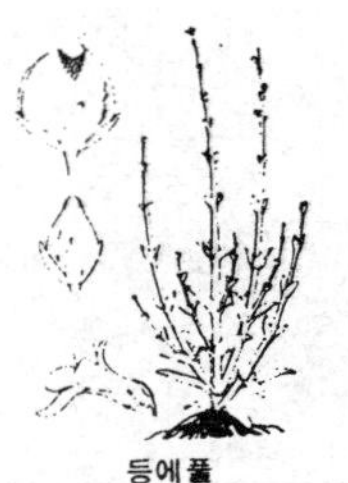
등에풀

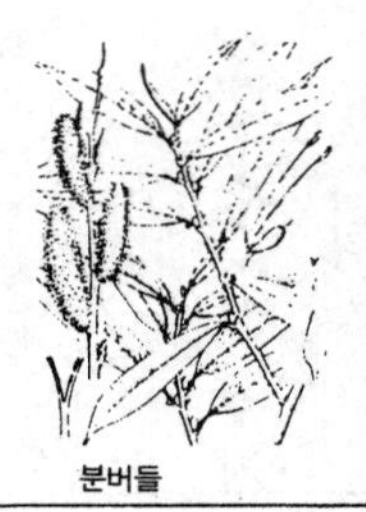
분버들

치료하니 접시 꽃뿌리를 짓찧어서 붙이면 즉시 효과가 나타난다.

노란 접시꽃 잎에 소금을 조금 넣고 찧어 붙이면 즉시 효과가 나타난다. 〈綱目〉

※ 호(葫)

즉 작은 마늘인데 옹독(癰毒)과 창종(瘡腫)으로 고통(苦痛)하며 눕지도 못하는 증세를 치료한다. 독두산(獨頭蒜)을 짓찧어서 마유(麻油)에 섞고 두껍게 붙이되 마르면 구워서 다시 붙인다. 〈本草〉

※ 인구중타(人口中唾)

대부분 옹절(癰癤)이 붉은 머리가 조금 나타나고 은근히 아픈 증세는 속히 마르지 않은 진한 침을 여러번 바르면 저절로 사라지고 술마신 다음의 침으로 치료하지 못한다. 〈綱目〉

※ 저현제(猪懸蹄)

옹저(癰疽)의 짓무른데는 저제(猪蹄)를 진하게 달여서 맑은 즙으로 씻어 내면 좋다. 〈直指〉

※ 상륙(商陸)

문지르면 옹종(癰腫)을 치료하고 또는 악창(惡瘡)에 붙인다.

일체의 열독증(熱毒症)에 상륙(商陸)뿌리를 소금을 조금 넣고 함께 찧어서 하루 한번씩 붙이면 낫는다. 〈本草〉

※ 정근(葶根)

옹저(癰疽)의 발배(發背)가 고름이 되지 않는데는 정근(葶根)잎을 짓찧어서 붙이고 하루 두세번씩 바꾸면 종(腫)이 사라지고 즉시 차도가 있다. 〈本草〉

※ 초(醋)

소옹종(消癰腫)하니 노래로 말하기를 발배정창(發背疔瘡)을 아는 사람도 드물다.

초(醋)에다 경묵〔京墨 : 호묵(好墨) 즉 송연묵(松煙墨)〕을 갈아 사방으로 두르고 생강(生薑)과 저담(猪膽)을 같이 개어서 창(瘡)위에 바르니 날이 밝으면 귀신(鬼神)의 힘으로 옮겨진 것과 같으니라. 〈種杏〉

※ 적소두(赤小豆)

열독옹종(熱毒癰腫)에 가루로하여 계란 흰 자위 위에 섞어 바르면 즉시 차도가 있고 또한 일체의 종독의 아픈 증세를 치료한다. 〈本草〉

※ 부용(芙蓉)

등에나는 창절(瘡癤)과 모든 종독(腫毒)및 장창(杖瘡)을 치료한다. 부용(芙蓉)의 꽃과 잎을 같이 볕에 말려 가루로 해서 초(醋)에 섞어 장창(杖瘡)에 붙이고 달걀의 흰 자위에 백련(白蓮)을 알맞게 붙이면 매우 좋다. 〈丹心〉

※ 형개(荊芥)

짓찧어서 초(醋)에 섞어 정종(疔腫)에 붙이면 매우 효과가 좋고 또한 물로 달여서 진한 즙을 먹으면 좋다. 〈本草〉

※ 인시(人屎)

옹저(癰疽)가 등에나서 죽으려는 증세에 지나가는 사람의 마른 똥을 태워서 초(醋)에 섞어 종기위에 붙이되 마르면 바꾸는 것이 매우 좋고 또 정종(疔腫)의 위에 붙이면 하루만에 뿌리가 무르녹아 빠진다. 〈本草〉

三二. 제창(諸瘡)

1. 대풍창(大風瘡)일 경우

맥(脈)의 풍(風)이 나병이 되는데 나병이라는 증세는 영위(榮衛)가 열이 있고 썩게 되니 그 기(氣)가 맑지 못해서 콧대가 무너지고 색이 패하며 피부가 양궤(瘍潰)되는 것이다. 〈內經〉

대풍(大風)의 근원이 3가지의 오사(五死)가 있으니 한가지는 풍수(風水)이고 또 한가지는 전변(傳變)이며 너모자 한가지는 자불조섭(自不調攝)즉 아픈 사람 스스로가 병을 잘 조섭(調攝)하지 않는 것이고, 오사(五死)라는 증세는 1은 피사(皮死)해서 마목(麻木)이 되고 어질지 못한 것이며, 2는 살이 죽어서 끊어 낼 때까지 아픈 증세를 깨닫지 못하는 것이고, 3은 피가 죽어서 문드러지고 고름이 되는 것이며, 4는 근(筋)이 죽어서 손과 발이 빠져 버리는 것이고, 5는 뼈가 죽어서 콧대가 무너지고 눈이 차

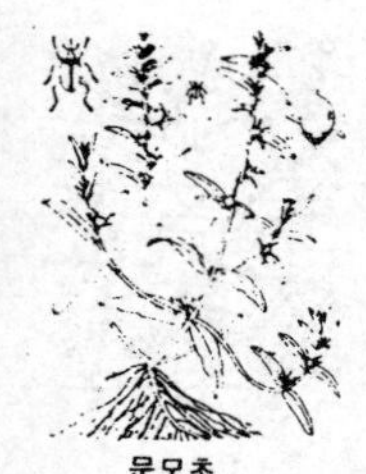
문모초

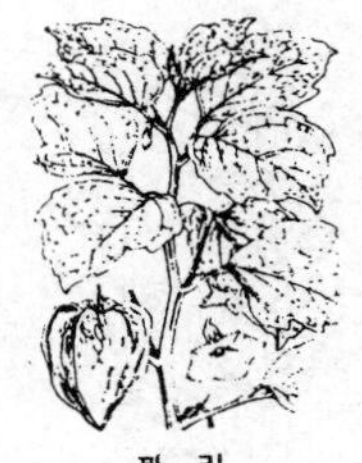
꽈 리

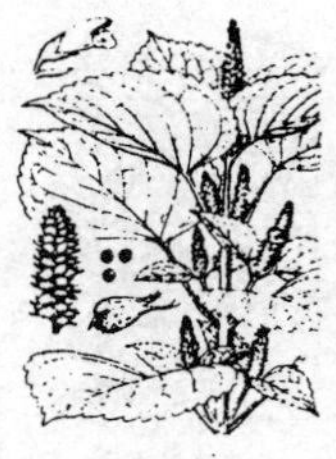
들 깨

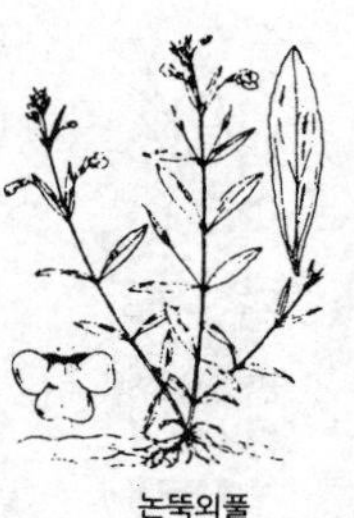
논뚝외풀

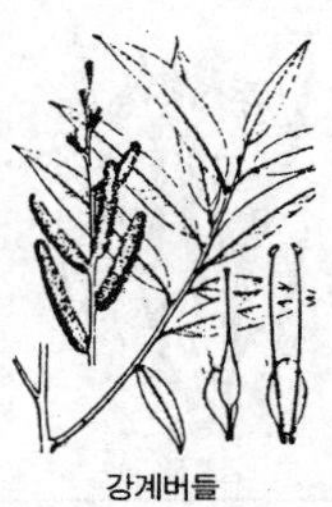
강계버들

단이 되며 입술이 뒤집어지고 소리가 쉬게 되는 것이다.

또 말하기를 첫째 풍(風)은 폐(肺)가 병을 받은 것이니 우선 눈썹이 떨어지고, 둘째 풍(風)은 간(肝)이 병을 받은 것이니 얼굴에 자포(紫疱)가 일어나며, 세째 풍(風)은 신(腎)이 병을 받는 것이니 발바닥이 먼저 뚫리고, 네째 풍(風)은 비(脾)가 병을 받은 것이니 온몸이 선(癬)과 같고, 다섯째 풍(風)은 심이 병을 받는 것이니 우선 눈을 손상시키게 된다.

또는 분묘(墳墓)와 사는 땅의 풍수(風水)가 좋지 못하거나 또는 출입을 조심하지 않고 분갱(糞坑) • 방실(房室) • 상포(床舖) • 의상(衣裳) • 교상(橋上) • 수하(樹下)의 헐식(歇息)과 거처(去處)에 운이 흉성(凶星)을 만나서 이렇게 나쁜 병을 얻은 것이니 마땅히 소풍산(消風散) • 추풍산(追風散) • 마풍원(麻風元)을 먹고 겸해서 씻는 약과 펴는 약으로 치료한다. 〈脩然子〉

대풍병(大風病)이란 천지 사이의 살물(殺物)의 풍을 받는 것인데 옛사람이 말하는 여풍(癘風)이란 이름은 혹연(酷然)과 폭한(暴悍)함을 이름한 것이다. 이 병에 걸리면 모름지기 위에 있는 증세와 아래에 있는 증세를 구분해야 하는데 위에 있는 증세는 취선산(醉仙散)으로써 취연(臭然)과 악혈(惡血)을 치봉(齒縫)속에서 끌어내고 아래에 있는 증세는 통천재조산(通天再造散)으로써 악물(惡物)과 충적(蟲積)을 곡도(穀道)속에서 끌어내는데 나오는 물건이 비록 위와 아래의 틀린 점이 있으나 전부 양명(陽明) 1경의 밖에는 없는 것이다. 대부분 양명(陽明)이란 위(胃)와 대장(大腸)이 물건을 받지 않는 것이 없으니 즉 비폐(脾肺) 2장(二臟)의 부(府)인데 비(脾)는 살을 주관하고 폐(肺)는 거죽털을 주관하니 이것은 부(腑)가 장(臟)에 미치는 병이 된다. 〈丹心〉

먹는 약으로 해서 충적(蟲積)을 내린 다음에 방풍통성산(防風通聖散) (처방은 寒門)으로 조정하고 무거운 증세는 또한 환기산(換肌散)을 투여하고 또는 위 아래가 같이 겸한 것은 아주 무거운 것이니 의원의 신같은 손과 환자의 철심(鐵心)이 아니면 이것을 극치(克治)할 도리가 없다. 만일 이 병에 걸리면 소금 및 일체의 입맛과 공사(公私)의 세무(世務)를 전부 없애 버려야 된다. 〈丹心〉

이 병을 비록 치료해서 나은 후라도 혹시 맛을 끊고 기욕(嗜慾)을 금하지 않으면 재발되는 것을 면하지 못하고 끝내는 구할 수가 없는 것이다.

손진인(孫眞人)이 말하기를 「일찌기 4~5사람을 치료했으나 한 사람도 죽음을 면하는 것을 보지 못하였다.」하니 이것은 진인(眞人)이 치료하지 못하는 것이 아니라 환자가 금기(禁忌)를 지키지 않았기 때문이다. 〈丹心〉

처음에는 백설(白屑)과 자운(紫雲)이 일어나서 전풍(癜風)과 같고 또는 몸 한쪽에서 흰 거죽이 떨어지는 것이 뱀의 허물 벗는 것과 같은 것이다. 〈得効〉

백설(白屑)이 일어나는 증세는 백화사환(白花蛇丸)으로 치료하고 미수(眉鬚)가 떨어지는 증세는 삼사단(三蛇丹)으로 치료하며 코가 무너지는 증세는 환기산(換肌散) • 보기사영탕(補氣瀉榮湯)으로 치료하고 두루 치료하는 증세는 능소화산(陵霄花散) • 가미고삼환(加味苦蔘丸) • 환골환(換骨丸) • 대마풍환(大麻風丸) • 자운풍환(紫雲風丸) • 반혼추명재조산(返魂追命再造散) • 오사고삼원(烏蛇苦蔘元)등을 선택해서 치료한다. 〈諸方〉

나병(癩病)을 치료하는데 창이(蒼耳)잎으로 군을 삼고 다시 주자오두어(酒煮烏蠹魚)로 사(蛇)를 대신해서 보하거나 또는 가루로하여 풀로 오동열매 크기의 환을 지어 맑은 차로 70~80알을 복용하고 다시 자평(紫萍)을 넣는 것이 아주 빠르니 며칠 동안이면 편안해진다. 〈丹心〉

약을 복용하고 나은 후에는 뒤에는 종신(終身)토록 우(牛) • 마(馬) • 노(驢) • 루(騾)등의 고기를 먹지 말아야 하는데 범하면 다시 일어나고 죽게 된다. 〈得効〉

※ 소풍산(消風散)

첫날에는 백지(白芷) • 전갈(全蝎) • 인삼(人蔘) 각 1냥을 가루로하여 매 2돈을 복용하고 저녁밥을 먹지 말 것이며 다음날은 공복에 더운 술에 고루 먹으면 몸이 조금 마르는 것이 효과가 있는 것이다. 〈類聚〉

※ 추풍산(追風散)

효능 : 둘째 날에는 사혈추충(瀉血追蟲)하게 된다.

처방 금문대황(錦紋大黃) 6냥, 울금(鬱金) 1냥8돈, 초조각자(炒皀角刺) 1냥반을 가루로하여 처음에 5돈, 또는 6돈을 먹되 대풍유(大風油) 1돈반, 박초(朴硝) 조금을 좋은 술 1주발에 넣어 섞어서 5경쯤 공복에 먹고 진시〔辰時 : 이른 아침〕에 또 먼저와 같이 약을 한 사발 더하고 더운 꿀 약간을 넣되 환자로 하여금 알지 못하게 해야 한다. 물로써 세수하고 양치한 다음에 약을 복용하고 반드시 꿀로써 입을 가실 것이며 누워서는 안되는데 얼마동안 지나면

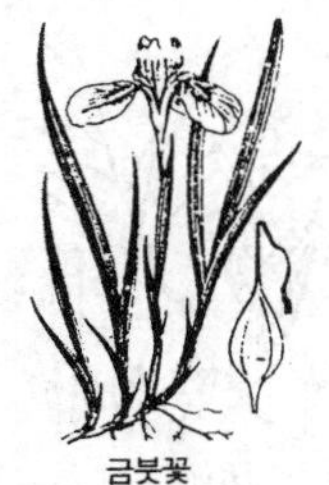
금붓꽃

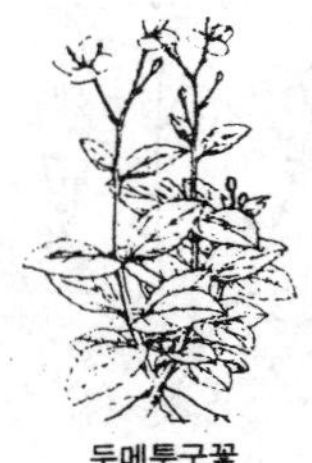
두메투구꽃

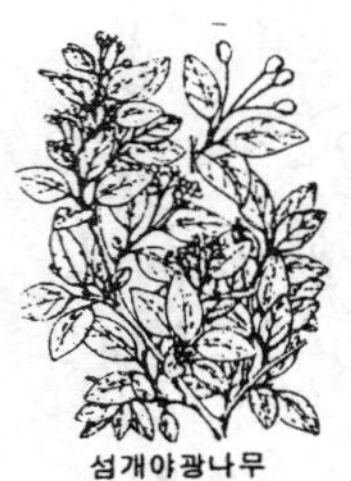
섬개야광나무

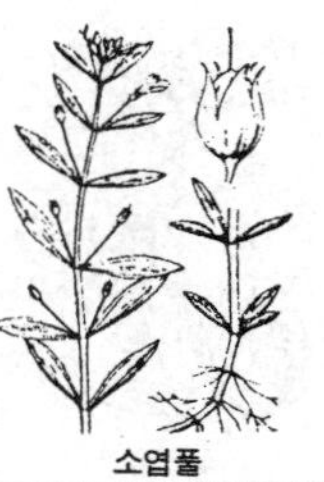
소엽풀

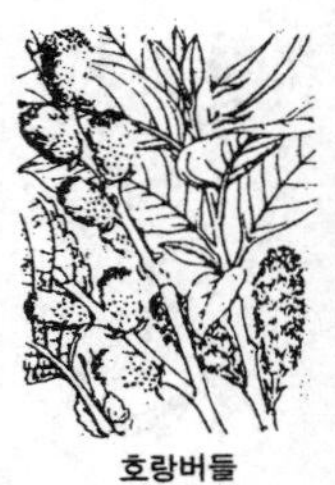
호랑버들

설사를 두세차례 사납게 한다 해도 해로울 것이 없고 설사 뒤에 묽은 죽으로 보해야 한다.

이 약이 노약한 사람에게는 치료가 어렵고 50일 안으로 사람을 치료해야 되고 정장(精壯)한 사람은 10일 안에 3번을 먹는데 예를 들면 초 1일에 소풍산(消風散)을 먹고, 초 2일에 추풍산(追風散)을 먹으며, 제 3일에는 마풍환(磨風丸)을 먹은 다음 즉시 계속해서 다시 그렇게 먹는 것이다. 그러나 수약(瘦弱)한 사람은 10일안에 한번 먹는 것이 좋다. 〈類聚〉

※ 마풍환(磨風丸)

효능 : 셋째날에 먹는 약이니 1일 2번을 먹는 약이다.

처방 당귀(當歸) • 강활(羌活) • 독활(獨活) • 천궁(川芎) • 천마(天麻) • 세신(細辛) • 방풍(防風) • 형개(荊芥) • 위령선(威靈仙) • 마황(麻黃) • 만형자(蔓荊子) • 하수오(何首烏) • 우방자(牛蒡子) • 차전자(車前子) • 추면초(皺面草) • 희렴(豨薟) • 창이초(蒼耳草) 각 1냥을 볕에 말려 가루로하여 술 면풀에 오동열매 크기의 환을 지어 1일 2번을 더운 술로 50~70알을 먹은 후 씻는 약과 펴지는 약으로 가지고 씻으며 차지게 붙인다. 〈類聚〉

※ 세약(洗藥)

효능 : 만신창란(滿身蒼爛)된 증세를 치료한다.

처방 지골피(地骨皮) • 형개(荊芥) • 고삼(苦蔘) • 세신(細辛) 각 2냥을 썰어서 냇물에 달여 가지고 큰 통에 담고 온몸을 지지고 목욕해서 피가 나오게 되면 효과가 있는 것이다. 〈類聚〉

※ 부약(敷藥)

효능 : 창란(蒼爛)이 온몸에 돌린 증세를 치료한다.

처방 흑구척〔黑拘脊 : 즉관중(貫衆)〕 • 한수석(寒水石) • 유황(硫黃) • 백반고(白礬枯) 각 2냥, 사상자(蛇床子) 1냥, 박초(朴礎) 5돈을 가루로하여 납저지(臘猪脂)에 고루 붙이면 좋다. 〈類聚〉

※ 욕법(浴法)

몸 한쪽의 나창(癩瘡)에 도(桃) • 유(柳) • 상(桑) • 괴(槐) • 저(猪)등 5가지 나무의 가지를 물에 진하게 달여서 큰 통에 담고 목이 잠기도록 들어앉아서 1일동안 씻으면 물리 기름과 같으면서 편안해진다. 〈正傳〉

※ 취선산(醉仙散)

효능 : 대풍전창(大風顚瘡)을 치료한다.

처방 호마(胡麻) • 우방자(牛蒡子) • 구기자(枸杞子) • 만형자(蔓荊子) 각 1냥을 같이 볶으고 백질려(白蒺藜) • 고삼(苦蔘) • 과루근(瓜蔞根) • 방풍(防風) 각 5돈을 가루로하여 매 15돈의 가루에 경분(經粉) 2돈을 넣고 잘 섞어서 매 1돈씩 맑은 차에 새벽과 낮 또는 저녁때에 각각 1번을 먹는다. 5~7일이 지난 다음 아봉(牙縫)에서 냄새가 나고 노란침이 흐르며 온몸이 아프고 번민(煩悶)해서 취한 것 같은 다음에 피고름과 나쁜 냄새가 흘러 내리면은 병이 없어진다. 〈丹心〉

이 약을 복용할 때에 소금 • 간장 • 초와 모든 어육(魚肉) • 유니(油膩) • 소구(燒灸)의 것을 일체 피하고 단지 묽은 죽과 채소를 푹 삶아서 복용하고 겸하여 오사(烏蛇)와 백화사(白花蛇)를 묽은 술에 고아 복용하고서 약의 힘을 돕는 것이 좋다. 〈丹心〉

※ 통천재조산(通天再造散)

효능 : 치료 방법은 위에서와 같다.

처방 조각자(皀角刺) 검고 큰 것 1냥반, 대황외(大黃煨) 1냥, 백견우두말(白牽牛頭末) 3돈, 볶은 것 3돈, 생 것 울금(鬱金) 5돈을 가루로하여 매 2돈, 또는 3돈을 이른 새벽에 동쪽을 보고 좋은 술로 먹으면 당일에 악물(惡物)과 충농(蟲膿)을 흘러 내린다. 〈入門〉

먹는 약으로 한 뒤에 벌레를 설출(泄出)하는데 벌레의 색이 검은 색인 것이 오래 된 증세이며, 붉은 색인 것이 새로운 증세이니 3~4일 뒤에 다시 한번 복용해서 벌레가 없어지는 것을 한도로 하고 멈추며 다음은 방풍통성산(防風通聖散)에 고삼(苦蔘) • 천마(天麻) • 선세(蟬蛻)를 더해서 달여서 복용하고 조리하여 통단(通斷)하여야 한다.

※ 환기산(換肌散)

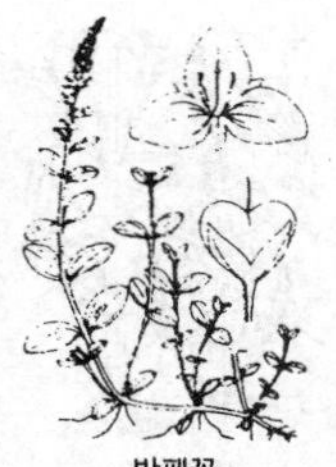
방패꽃

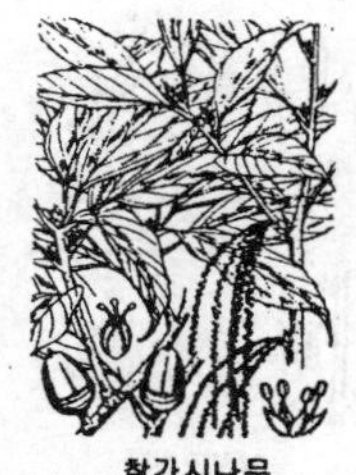
참가시나무

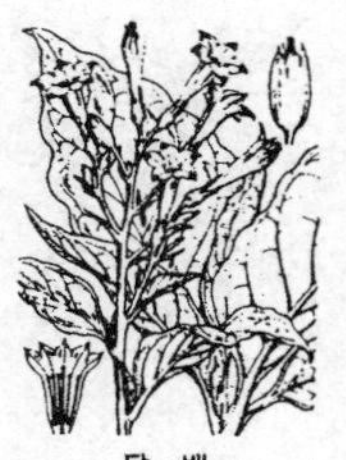
담 배

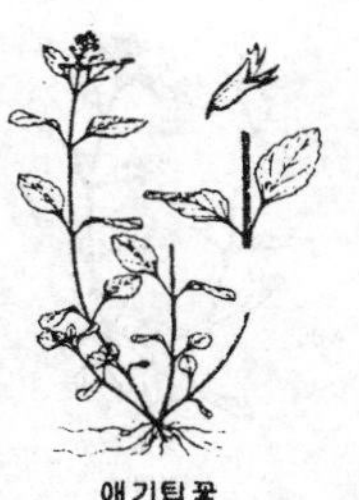
애기탑꽃

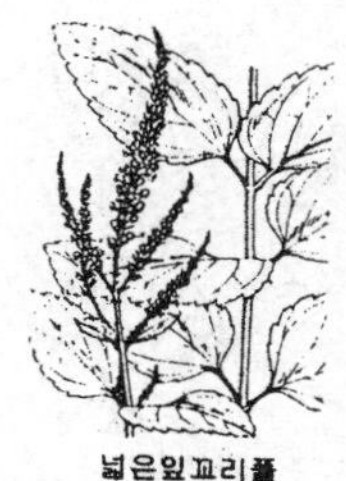
넓은잎꼬리풀

효능 : 대풍(大風)이 오래 되어서 털이 빠지고 콧대가 무너진 중환자에게 신기한 효과가 있다.

처방 오사(烏蛇)•백화사(白花蛇)•지룡(地龍) 각 1냥, 당귀(當歸)•세신(細辛)•백지(白芷)•천마(天麻)•만형자(蔓荊子)•위령선(威靈仙)•형개수(荊芥穗)•감국(甘菊)•고삼(苦蔘)•자삼(紫蔘)•사삼(沙蔘)•목적(木賊)•불회목(不灰木)•감초구(甘草灸)•백질려(白蒺藜)•천문동(天門冬)•적전(赤箭)•하수오(何首烏)•석창포(石菖蒲)•호마자(胡麻子)•초오(草烏)•창출(蒼朮)•목별자(木鼈子)•천궁(川芎) 각 3돈반을 가루로해서 매 5돈을 더운 술로 알맞게 먹는데 술이 많은 것이 좋고 자삼(紫蔘)과 불회목(不灰木)은 없어도 무방한 것이다. 〈正傳〉

※ 보기사영탕(補氣瀉榮湯)

효능 : 나풍(癩風)을 치료하는데 우선 창(瘡)위를찌르고 악기(惡氣)가 소진(消盡)된 다음에 먹는다.

처방 연교(連翹)•승마(升麻) 각 6푼, 길경(桔梗) 5푼, 황금(黃芩)•생지황(生地黃) 각 4푼, 황기(黃芪)•소목(蘇木)•황련(黃連)•지룡(地龍)•전갈(全蝎)•당귀(當歸) 각 3푼, 백두구(白豆蔻)•인삼(人蔘) 각 2푼, 감초(甘草) 1푼반, 호동루(胡桐淚) 1푼, 사향(麝香)•도인(桃仁) 3개를 짓이기고 망충초(虻蟲炒)•수질(水蛭)을 따로 가루로 한 다음 모두 1첩을 지어 물 2잔, 술 1잔에 달여서 1잔이 되거든 찌꺼기는 버리고 가루로 한 것을 넣어 다시 7푼쯤 달이고 아침 식사후와 점심 식사 뒤에 먹는다. 〈東垣〉

※ 능소화산(凌霄花散)

효능 : 나풍(癩風)을 치료하는 데 신기한 효과가 있다.

처방 선각(蟬殼)•지용초(地龍炒)•백강잠(白彊蠶)•전갈초(全蝎炒) 각 7개, 능소화(凌霄花) 5돈을 가루로 하여 매 2돈을 더운 술로 알맞게 먹는다. 〈丹心〉

※ 가미고삼환(加味苦蔘丸)

효능 : 대풍창(大風瘡)을 치료한다.

처방 고삼(苦蔘) 4냥, 방풍(防風)•형개(荊芥)•창이자(蒼耳子)•조각자(皀角刺) 각 3냥반, 만형자(蔓荊子)•우방자(牛蒡子)•하수오(何首烏)•우여량(禹餘糧)•사상자(蛇床子) 각 7돈반, 백지(白芷) 4돈을 가루로 하고 조각(皀角)달인 고약에 오동열매 크기의 환을 지어 맑은 차 또는 술로 50알을 먹는다. 〈入門〉

※ 환골환(換骨丸)

효능 : 나풍(癩風)을 치료한다.

처방 고삼(苦蔘)•부평(浮萍) 각 1냥반, 대황(大黃)•괴화(槐花)•백지(白芷)•천궁(川芎) 각 1냥2돈반, 창출(蒼朮) 1냥, 유향(乳香)•몰약(沒藥)•침향(沈香)•목향(木香) 각 3돈, 사향(麝香) 5푼을 가루로 하고 마황(麻黃) 5근을 고약을 만들어 탄자 크기로 환을 지어 매 1알을 더운 술로 먹고 바람을 쐬지 않는다. 〈入門〉

※ 대마풍환(大麻風丸)

효능 : 대마풍(大麻風)이 처음 일어나서 몸한쪽에 오색창점(五色瘡點)이 일어나고 아프고 가려움을 모르며 마목(麻木)된 증세를 치료한다.

처방 고삼(苦蔘) 1근, 강활(羌活)•백지(白芷)•백렴(白斂)•백질려(白蒺藜)•천화분(天花粉)•독활(獨活)•하수오(何首烏) 각 1냥3돈, 조각자(皀角刺)•당귀(當歸) 각 2냥7돈을 가루로 하고 조각(皀角) 1근을 썰어 물로 달인지 백일 만에 찌꺼기는 버리고 고약을 만들어 환을 지어 더운 술 100알을 먹는다. 〈入門〉

※ 자운풍환(紫雲風丸)

효능 : 나병(癩病)이 처음 일어나면 자운전풍(紫雲癜風)과 같으며 또는 자혈포창(紫血疱瘡)을 일으키는 증세를 치료한다.

처방 하수오(何首烏) 4냥, 오가피(五加皮)•백강잠(白彊蠶)•고삼(苦蔘)•당귀(當歸) 각 2냥, 전갈(全蝎)•악실(惡實)•강활(羌活)•독활(獨活)•백지(白芷)•세신(細辛)•생지황(生地黃)•방기(防己)•황련(黃連)•적작약(赤芍藥)•선퇴(蟬退)•방풍(防風)•형개(荊芥)•창출(蒼朮) 각 1냥을 가루로 하고 술풀에 오동열매

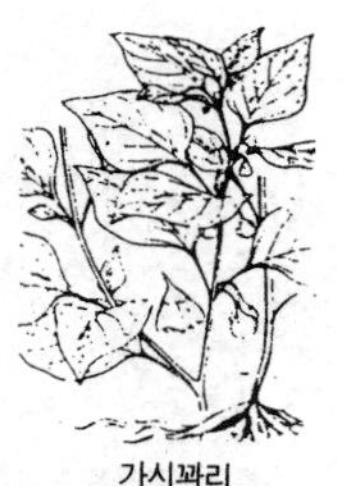
가시꽈리

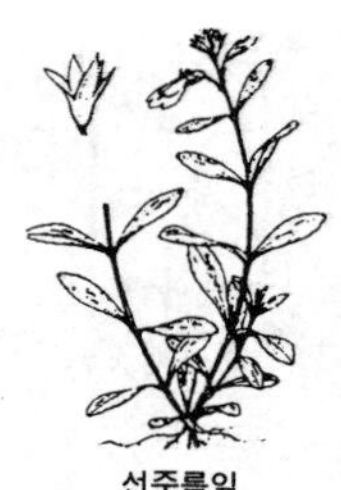
선주름잎

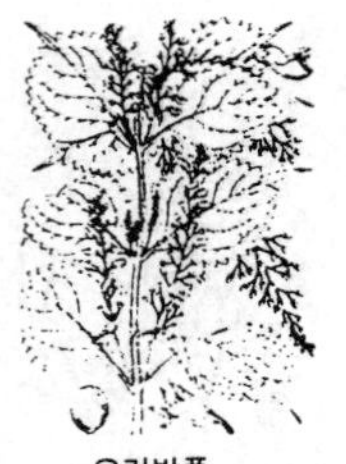
오리방풀

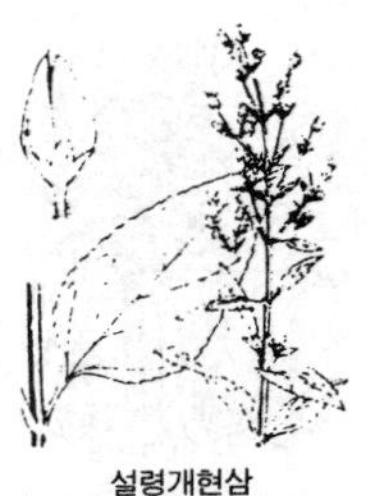
설령개현삼

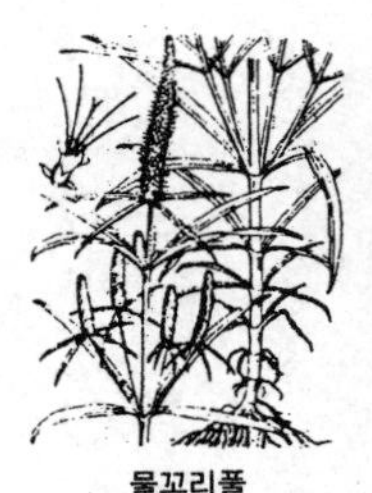
물꼬리풀

크기의 환을 지어 더운 술 또는 미음(米飮)으로 70알을 먹는다. 〈入門〉

※ 반혼추명재조산(返魂追命再造散)

효능 : 대풍라(大風癩)를 치료한다.

처방 조각자(皀角刺) 1냥반, 대황(大黃) 1냥을 가루로 하여 매 2돈을 가루로하여 찬 술에 먹으면 벌레를 사출(瀉出)시킨다. 〈直指〉

또는 대풍(大風)의 힘이 무거워서 구하지 못하는 증세를 조각자(皀角刺) 1~2근을 구증(九蒸) 구쇄(九晒)하여 가루로해서 식후에 진하게 달인 대황탕(大黃湯)으로 1돈씩 먹으면 1번만에 머리털이 다시 나고 살갗이 윤택하고 눈이 배나 밝아지니 그 효과가 신과 같다. 〈本草〉

※ 오사고삼원(烏蛇苦蔘元)

효능 : 나풍(癩風)및 악선(惡癬)을 치료한다.

처방 고삼(苦蔘) 1근반, 오사육(烏蛇肉) 8냥, 석창포(石菖蒲) 4냥을 가루로하여 꿀로 오동열매 크기의 환을 지어 맑은 차로 100알을 먹는다. 〈集成〉

※ 유풍단(愈風丹)

효능 : 나병(癩病)의 심중(深重)한 증세를 치료한다. 일명 삼사단(三蛇丹)인데 대풍(大風)에 털이 빠지고 눈썹이 빠지며 몸한 쪽이 마목(麻木)이 되고 창란(瘡爛)한 증세를 치료한다.

처방 오사(烏蛇) • 백화사(白花蛇) • 토도사(土桃蛇) 각 1조를 3일동안 주침(酒浸), 살을 내서 가루로 하고 고삼(苦蔘) 1근을 썰어 찧어서 머리 가루를 내고 4냥을 조각(皀角)진하게 달인 즙에 고약을 만들고 오동열매 크기의 환을 지어 방풍통성산(防風通聖散)에 달인 물로 1일 2번씩 50알을 먹는다. 〈入門〉

2. 백나창(白癩瘡)일 경우

나풍(癩風)이 처음 일어나면 백설(白屑)을 벗겨내고 또 1가지는 매 아침마다 창(瘡)위에서 흰 거죽이 1되쯤 일어나서 마치 뱀허물과 같으니 해독웅황원(解毒雄黃元)으로 치료하고 겸해서 백화사환(白花蛇丸)을 먹는다. 〈得効〉

※ 백화사환(白花蛇丸)

효능 : 나풍(癩風)에 백설(白屑)이 창양(瘡痒)되고 피부(皮膚)가 말라 주름진 증세를 치료한다.

처방 백사(白蛇) 1조, 당귀(當歸) 2냥, 천궁(川芎) • 백지(白芷) • 생지황(生地黃) • 방풍(防風) • 형개(荊芥) • 주금(酒芩) • 연교(連翹) • 호마자(胡麻子) • 하수오(何首烏) • 승마(升麻) • 강활(羌活) • 길경(桔梗) 각 1냥을 가루로 뱀술에 담가서 물을 타고 끓인 면풀에 오동열매 크기로 환을 지어 맑은 차로 50~70알을 먹는다. 〈入門〉

※ 백화사주법(白花蛇酒法)

효능 : 대풍나창(大風癩瘡)을 치료한다.

처방 백화사(白花蛇) 1조를 처음에는 참쌀 2되를 쪄서 익히고 술독의 밑바닥에 술누룩을 넣은 다음 뱀을 헝겊의 포대에 집어 넣어 누룩위에 잘놓고 다시 참쌀 밥을 섞어서 뱀위에 덮은 뒤에 종이로써 술독의 입을 봉하고 3~7일이 지난 뒤에 술을 거르는데 뱀을 꺼내서 껍질과 뼈를 버린 뒤에 불에 말려서 가루로하여 매 더운 술로 1잔에 뱀가루 1수저를 알맞게 먹고 술지게 미로써 떡을 만들어 먹는다. 오사양주법(烏蛇釀酒法)도 역시 위에서와 같다. 〈本草〉

※ 침법(鍼法)

여풍(癘風)이란 본래 종기위를 찔러야 하는 것이니 먼저 예침(銳鍼)으로써 찔러 그곳에서 악기(惡氣)가 전부 나온 다음에 그치고 상식(常食) • 방식(方食) • 무식(無食) • 타식(他食)을 한다.

대풍(大風)에 뼈마디가 무겁고 수미(鬚眉)가 빠지는 증세는 기육(肌肉)을 찔러서 백일동안 땀을 내고 골수(骨髓)를 찔러서 백일동안 땀을 내어 3백일 동안을 그렇게 하면 수미(鬚眉)가 다시 나니 침을 그친다. 〈內經〉

나풍(癩風)에 삼릉침(三稜鍼)으로써 살의 자흑한 곳과 위중〔委中 : 혈명(穴名)〕자맥(紫脈)을 찔러서 피를 내되 너무 많이 내면 진기(眞氣)를 모손하게 된다. 〈正傳〉

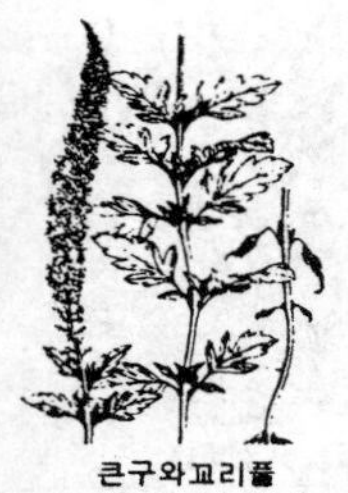
큰구와꼬리풀

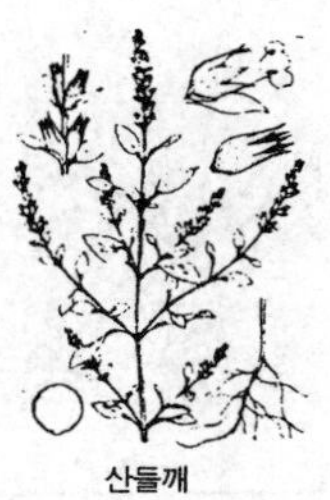
산들깨

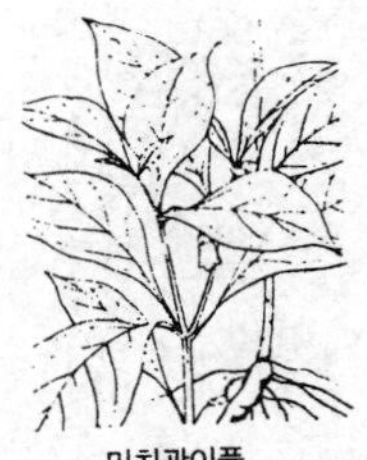
미치광이풀

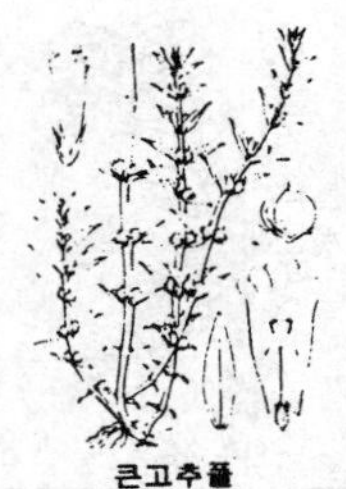
큰고추풀

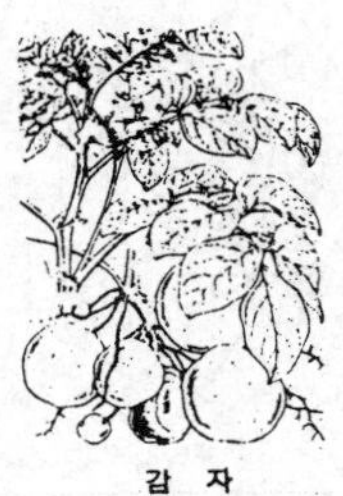
감 자

3. 천포창(天疱瘡)일 경우

일명 양매창(楊梅瘡)인데 나병(癩病)과 흡사하고 간(肝)•비(脾)•신(腎)의 풍(風)•습(濕)•열(熱)의 독으로 인해서 일어나고 남녀의 합방으로 인해서 전염되는 것이다. 모양이 양매와 같고 흔홍(焮紅)하고 습란(濕爛)하여 가렵고 아픈 증세는 심(心)에 들으니 유(乳)와 협(脇)에 많이 나고, 모양이 고정(鼓釘)처럼 되나 노란 콩 같은 것은 비(脾)에 속하니 얼굴에 가득히 많이 나며, 모양이 금화(錦花)같은 것은 폐(肺)에 속한데 머리털에 많이 나고, 모양이 자포도(紫葡萄)와 같으면서 누르면 급히 아픈 증세는 간(肝)과 신(腎)에 속한데 고둔(尻臀)과 양음(兩陰)의 근골(筋骨)의 사이에 많이 모여서 나며 모양이 어포(魚疱)와 같고 안에 흰물이 많으며 눌러도 팽팽하지 않는 증세만 포창(疱瘡)이라고 하는데 이러한 증세는 전부 가벼운 것이다. 〈入門〉

처음 일어날 때에 바로 방풍통성산(防風通聖散) 1첩에서 마황(麻黃)을 없애고 안에 독을 없애며 다시 1첩으로 치료하되 초황(硝黃)을 빼어서 땀을 내고 겉의 독을 없애고 그 다음부터는 가감통성산환(加減通聖散丸)을 많이 먹어야 이 처방이 머리와 꼬리의 중요한 약이 되는 것이다. 가벼운 증세는 1제이고, 무거운 증세는 1첩으로 치료하며 다음은 화독산(化毒散)을 3일동안 먹고 다시 음약(吟藥)으로 3일동안 치료해서 부스럼이 말라 떨어지려고 하면 다시 화독산(化毒散)을 먹고 3일 뒤에 통성산(通聖散)을 먹고 3일 뒤에 통성산의 분량을 조정해서 더하거나 덜해서 치료한다. 〈入門〉

치료하는 것이 때를 놓치면 풍독(風毒)이 경락(經絡)에 흘러 들어서 완선(頑癬)이 되고 또는 기혈(氣血)이 허패(虛敗)해서 삼루(滲漏)가 되며 또는 수은과 경분(輕粉)을 잘못 복용해서 풍퇴(風堆)•종란(腫爛)이 되서 고름이 흐르고 땀이 나게 되는데 병이 이러한 경우가 되면 치료하기가 어렵고 또한 눈과 코를 먹어서 상하고 옥경(玉莖)을 썩어 문드러지게 하고 지체를 권수(拳攣)해서 나병(癩病)과 다를바가 없다. 〈入門〉

처음 일어날 때에는 소풍패독산(消風敗毒散)•가감통성산(加減通聖散)•가감통성환(加減通聖丸)으로 치료하고 두(肚)로 부터 거죽이 일어나는 증세는 속열이 밖으로 일어나는 것이니 방풍통성산(邦風通聖散)을 이어서 먹는다.

완선(頑癬)이 된 증세는 조근환(皂根丸)으로 치료하고 종괴(腫塊)가 된 증세는 선유량환(仙遺粮丸)•서성복전환(西聖腹煎丸)•소종유량탕(消腫遺粮湯)으로 치료하며 근골통(筋骨痛)에는 향표탕(香漂湯)•통선오보단(通城五寶丹)•선유량탕(仙遺粮湯)•환골산(換骨散)•회생보명단(回生保命丹)•복령탕(茯苓湯)으로 치료하며 루(漏)가 된 증세는 상아환(象牙丸)으로 치료하며 두루 치료하는데는 활혼단(活魂丹)•수주환(水珠丸)•육육환(六六丸)•천포환(川疱丸)•삼황패독산(三黃敗毒散)•경분법(輕粉法)으로 치료하고 겉의 치료하는 세방(洗方)•채방(採方)•훈비방(熏鼻方)•취약방(吹藥方)•조약방(照藥方)•감반법(減瘢法)•금기법(禁忌法)등 모든 치료 방법을 쓴다.

※ 가감통성산(加減通聖散)

효능 : 양매창(楊梅瘡)이 처음 일어나는 증세를 치료한다.

처방 우방자(牛蒡子) 1돈 2푼, 방풍(防風)•백선피(白鮮皮)•적작약(赤芍藥)•연교(連翹)•황금(黃芩)•금은화(金銀花) 5푼, 치자인(梔子仁)•당귀미(當歸尾) 각 7푼, 형개(荊芥)•괴화(槐花) 각 6푼, 백강잠(白彊蠶)•감초(甘草) 각 4푼을 썰어서 1첩을 지어 물로 달여서 먹는다. 〈入門〉

※ 가감통성환(加減通聖丸)

효능 : 치료 방법은 위에서와 같다.

처방 즉 앞 처방의 각 반 근에 고삼(苦蔘)반근을 더해서 가루로 하고 술풀 또는 꿀에 오동열매 크기로 환을 지어 술로 70알을 먹는다. 〈入門〉

※ 화독산(化毒散)

효능 : 양매창(楊梅瘡)의 무거운 증세를 치료한다.

처방 대황(大黃) 1냥(熱毒을 풀음), 천산갑(穿山甲) 5돈(毒을 풀음), 백강잠(白彊蠶) 3돈〔풍(風)〕을 없앰, 오공〔蜈蚣 : 1조(벌레를 없앰)〕, 당귀미(當歸尾) 5돈〔혈(血)을 부숨〕을 가루로하여 매 2돈을 더운 술로 1일 2번을 알맞게 먹는다. 〈入門〉

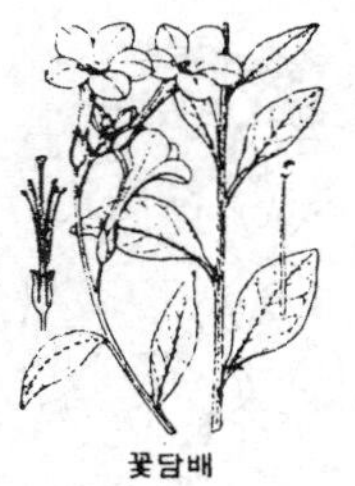
꽃담배

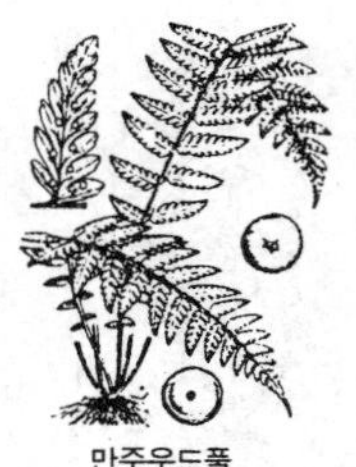
만주우드풀

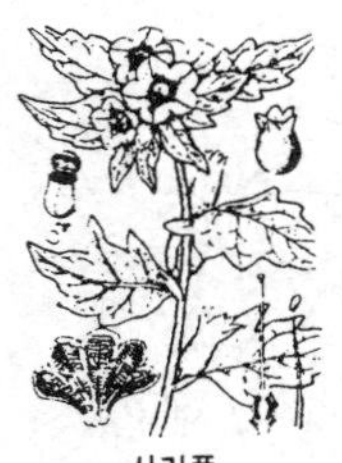
사리풀

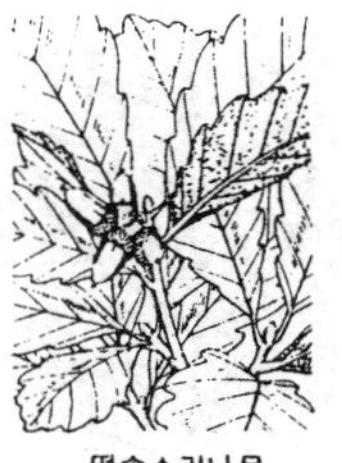
떡속소리나무

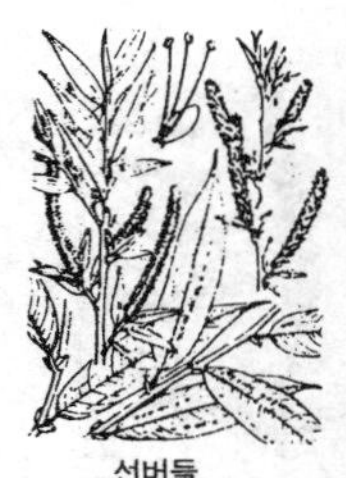
선버들

※ 소풍패독산(消風敗毒散)

효능 : 천포양매창(天疱楊梅瘡)이 처음 일어나는 증세를 치료한다.

처방 당귀미(當歸尾) • 천궁(川芎) • 적작약(赤芍藥) • 승마(升麻) • 건갈(乾葛) • 황금(黃芩) • 생지황(生地黃) 각 1돈, 황련(黃連) • 황백(黃柏) • 연교(連翹) • 방풍(防風) 각 8푼, 강활(羌活) • 금은화(金銀花) • 감초(甘草) 각 5푼, 선각(蟬殼) 2개를 처음 복용 때는 대황(大黃) 2돈, 망초(芒硝) 1돈반을 더하고 나쁜 것을 흘러내린 뒤에 치료하지 않는데 썰어서 1첩을 지어 물로 달여서 먹는다. 〈回春〉

※ 조근환(皀根丸)

효능 : 양매창(楊梅瘡)이 완선(頑癬)으로 된 증세를 치료한다.

처방 당귀(當歸) 2냥, 황기(黃芪) 1냥반, 인삼(人蔘) • 진애(陳艾) 각 1냥, 마황(麻黃) 5돈, 조각수근피(皀角樹根皮) 4냥을 가루로하여 꿀로 오동열매 크기로 환을 지어 토복령탕(土茯苓湯)으로 50알을 먹는다. 〈入門〉

※ 선유량환(仙遺粮丸)

효능 : 양매창(楊梅瘡)의 뒤에 종괴(腫塊)가 옹(癰)으로 된 증세를 치료한다.

처방 토복령(土茯苓) 1근, 방풍(防風) • 목통(木通) • 의이인(薏苡仁) • 방기(防己) • 백복령(白茯苓) • 금은화(金銀花) • 모과(木瓜) • 백선피(白鮮皮) • 조각자(皀角刺) 각 5푼, 백개자(白芥子) 4돈, 당귀신(當歸身) 7돈을 가루로 하고 꿀로 오동열매 크기의 환을 지어 70~80알을 술에 복용하고 내리고 또는 술로 담가서 복용하기도 하는데 생냉(生冷) • 계(鷄) • 저(猪) • 어전초(魚煎炒)등 물을 피해야 한다. 〈入門〉

※ 서성복전환(西聖復煎丸)

효능 : 양매창(楊梅瘡) 뒤에 종괴(腫塊)가 해가 지나도록 침을 째도 낫지 않고 백가지 처방이 효과가 없는데 이 약이 신통한 효과가 나타난다.

처방 유향(乳香) • 몰약(没藥) • 해아다(孩兒茶) • 정향(丁香) 각 1냥, 백화사(白花蛇) • 아위(阿魏) • 혈갈(血竭) 각 4돈을 가루로 하고 백면초(白麵椒) 1근, 벌꿀 6냥을 달이고 향유(香油) 4냥을 끓이고 대조(大棗) 20개를 껍질과 씨는 버리고 섞어서 짓찧어서 탄자 크기로 환을 지어 매 1알을 넣고 다시 달여서 반쯤 만들어 찌꺼기는 버리고 따뜻하게 해서 먹는다. 〈回春〉

※ 소종유량탕(消腫遺粮湯)

효능 : 양매창(楊梅瘡)다음의 종괴(腫塊)를 치료한다.

처방 토복령(土茯苓) 15냥, 목통(木通) • 의이인(薏苡仁) • 방기(防己) • 방풍(防風) • 적복령(赤茯苓) • 금은화(金銀花) • 모과(木瓜) • 백선피(白鮮皮) • 조각자(皀角刺) 각 5돈, 백개자초연(白芥子炒研) 4돈, 당귀신(當歸身) 7돈을 썰어서 1첩을 지어 매 1첩을 지어 물로 달여서 아침 저녁으로 2번 먹는다. 〈丹心〉

※ 향표탕(香鰾湯)

효능 : 양매창독(楊梅瘡毒)에 근골(筋骨)의 아픈 증세를 치료한다.

처방 천근(茜根) • 마황(麻黃) • 오약(烏藥) • 세신(細辛) • 괴화초(槐花炒) • 천초(川椒) 각 5푼, 어표(魚鰾) 3돈을 지마(脂麻)와 같이 볶아서 구슬이 되도록 하고 유향(乳香) 1돈을 넣어 1첩으로 지어 매 1첩에 생강과 파 각 5를 넣어 2~3첩을 물에 달여서 먹으면 즉시 바로 낫는다. 〈回春〉

※ 통성오보단(通聖五寶丹)

효능 : 양매(楊梅) • 천포(天疱) • 금화(金花) 등 창(瘡)이 짓문드러져서 뼈가 보이고 또는 근골(筋骨)이 아프며 또는 편신흘답(遍身疙瘩)하고 또는 적백전(赤白癜)과 아장선(鵝掌癬)이 되며 또는 거죽이 부서지고 살이 무르녹으며 입냄새를 감당(堪當)하지 못하는 증세와 그 밖의 일체의 완창(頑瘡)악독(惡毒)을 전부 치료한다.

처방 종유분(鍾乳粉) 3푼, 단사(丹砂) 2푼, 호박(琥

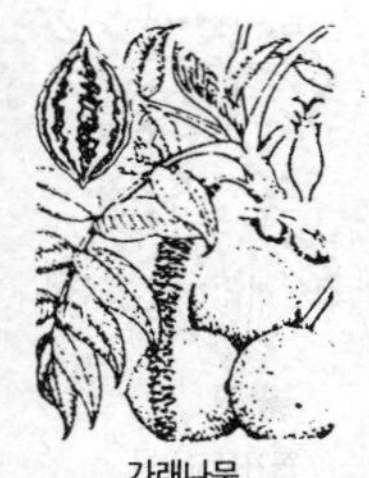
가래나무

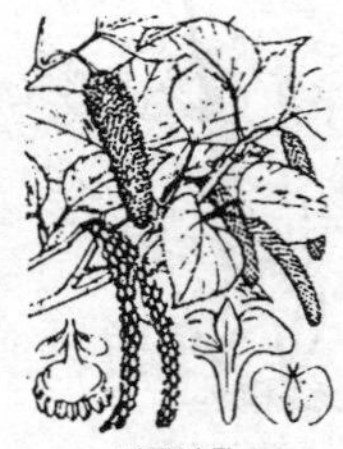
자작나무

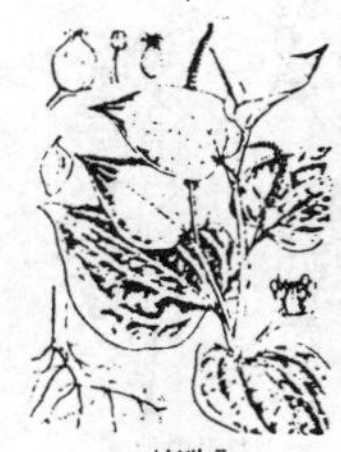
삼백초

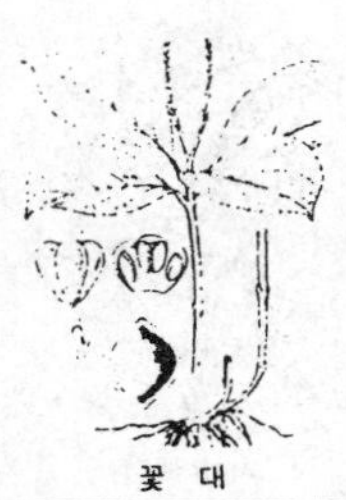
꽃 대

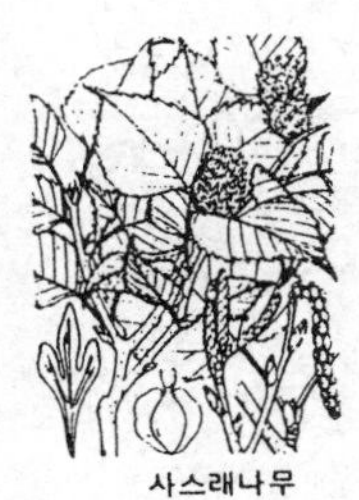
사스래나무

珀)•편뇌(片腦) 각 5리, 진주(眞珠) 2리반을 가루로하여 매 5리를 먹는데 비백상(飛白霜) 2푼반 많이 볶은 것을 넣어 1첩을 합해 만들고 매일 토복령(土茯苓) 1근을 물로 달여서 즙 10주발을 만들어 1주발을 끓여 약 1첩을 고루 섞어서 새벽에 먹고 복령탕(茯苓湯)은 1일 동안에 전부 먹어야 하며 다른 탕물로는 치료하지 않는 것이 좋은데 1가지를 먹으면 즉시 낫고 신통한 데 양매창(楊梅瘡)을 치료하는 천하(天下) 고령(古徐)의 제 1선방이 된다. 〈回春〉

비백상(飛白霜)이라는 것은 경분(輕粉)을 말하는 듯하니 참작 할 것.

※ 선유량탕(仙遺粮湯)

효능 : 양매풍독(楊梅風毒)에 혹시 잘못 경분(輕粉)을 복용해서 탄탄(癱瘓)이 되고, 근골(筋骨)이 아프며 살이 헐리고 뼈가 상한 증세는 이 약을 먹으면 뿌리를 없애고 영원히 후환이 없게 된다.

처방 토복령(土茯苓) 7돈〔습(濕)하면 1냥〕, 방풍(防風)•모과(木瓜)•목통(木通)•의이인(薏苡仁)•백선피(白鮮皮)•금은화(金銀花) 각 5푼, 조각자(皂角刺) 4푼을 썰어서 1첩을 해서 물로 달여서 1일 3번을 먹는다. 〈入門〉

※ 환골산(換骨散)

효능 : 천포창(天疱瘡)에 근골(筋骨)이 아픈 증세를 치료한다.

처방 토복령(土茯苓) 4냥, 천화분(天花紛)•당귀(當歸)•형개(莉芥)•마황(麻黃)•치자(梔子)•연교(連翹) 각 1냥, 조각자(皂角刺) 1냥반, 유향(乳香)•몰약(沒藥) 각 1돈반을 썰어 나누어서 10첩을 지어 1첩에 물 3주발로 달여서 1주발이 되거든 2번 나눠 먹는다. 〈醫鑑〉

※ 회생보명단(回生保命丹)

효능 : 양매(楊梅)와 천포완창(天疱頑瘡)및 경분(輕粉)의 독으로 인해서 근골(筋骨)이 종통(腫痛)한 증세는 전부 다 신통한 효과가 있다.

처방 괴화(槐花) 1냥, 경분(輕粉) 4돈2푼, 주사(朱砂) 4돈, 천궁(川芎)•백지(白芷)•웅황(雄黃) 각 3돈, 당귀초(當歸椒) 2돈, 정향(丁香)•혈갈(血竭)•해아다(孩兒茶) 각 1돈, 유향(乳香)•몰약(沒藥) 각 5푼, 우황(偶黃) 4푼을 가루로하여 대추살에 쌀가루를 넣어 풀을 기장쌀 크기로 환을 지어 토복령(土茯苓) 1냥, 아조(牙皀) 반개를 넣어 같이 달인 탕으로 1일 3번을 먹는다. 〈醫鑑〉

※ 복령탕(茯苓湯)

효능 : 멀고 가까운 양매(楊梅)와 천포창독(天疱瘡毒)이 심하면 살갗이 썩어 문드러지고 고름즙이 흘러 나오며 냄새가 지독하고 아픔을 견디지 못하는 증세를 치료한다.

처방 의이인(薏苡仁)•조각자(皀角刺)•모과(木瓜)•백지(白芷)•당귀미(當歸尾)•황백(黃柏)•생지황(生地黃)•우슬(牛膝)•백작약(白芍藥)•방풍(防風) 각 1냥, 조각(皀角)•천초(川椒)•홍화(紅花) 각 5돈, 감초절(甘草節)•강활(羌活) 각 7돈, 금은화(金銀花) 2냥, 토복령(土茯苓) 4냥을 썰어서 15첩으로 나누고 매 1첩을 물로 달여서 1일 2번을 먹는다. 〈醫鑑〉

※ 상아환(象牙丸)

효능 : 양매창(楊梅瘡)이 새는 증세를 치료한다.

처방 상아(象牙) 3돈, 별갑(鼈甲)•위피병소(猬皮並燒) 각 1개를 가루로하여 대추살에 섞어서 앵두 크기로 환을 지어 매 1알을 공복에 사내 아이 오줌에 녹혀 먹고, 맑은 차도 역시 되는데 7일뒤에 위의 3가지의 가루를 저담즙(猪膽汁)에 섞어서 창(瘡)위에 붙인다. 〈入門〉

※ 활혼단(活魂丹)

효능 : 양매(楊梅)와 천포창(天疱瘡)이 짓문드러져서 목구멍이 뚫리고 콧대가 무너지고 피고름이 새서 뒤섞인 증세를 치료한다.

처방 혈갈(血竭)•유향(乳香)•몰약(沒藥)•동록(銅綠)•백반고(白礬枯)•황단(黃丹)•천산갑(穿山甲)•외초(煨焦) 각 1돈, 경분(輕粉)•섬수(蟾酥) 각 5푼, 사향(麝香) 1자를 가루로 하고 와우(蝸牛)를 진흙과 같이 짓이겨서 녹두알 크기로 환을 지어 매 1알을 중환자는 매 2알을 가늘게 씹은 파에 약을 싸서 더운 술로 공복에 먹는

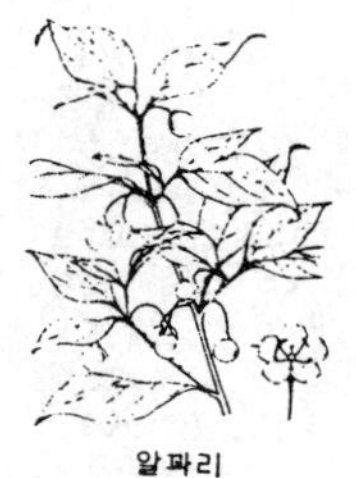
알파리

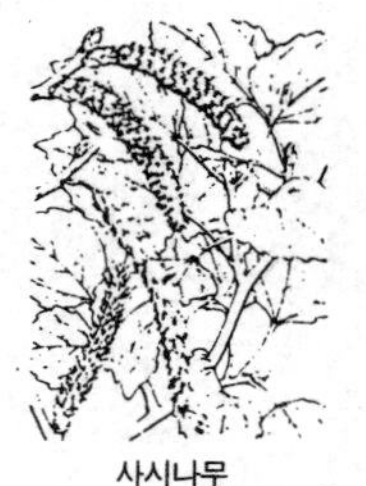
사시나무

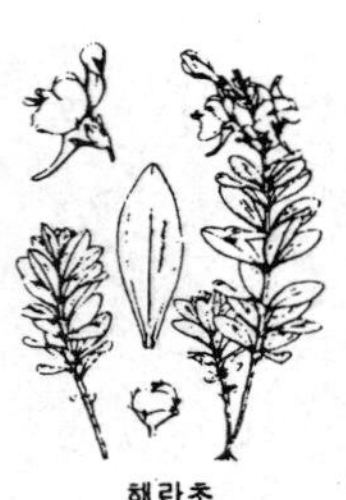
해란초

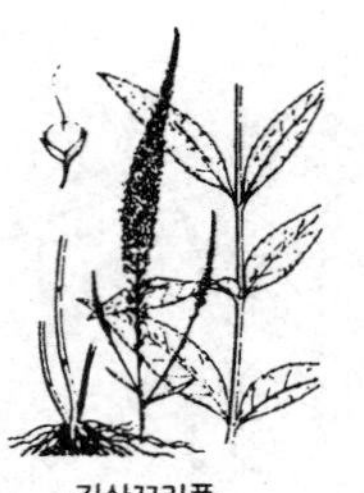
긴산꼬리풀

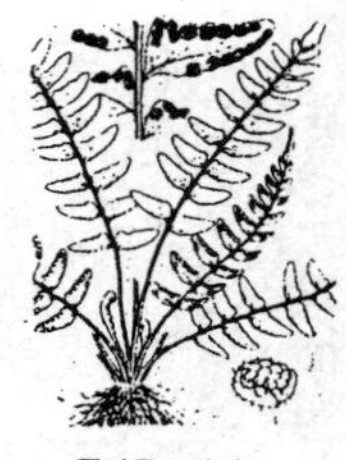
좀가물고사리

다. 〈正傳〉

※ 수주환(水硃丸)

효능: 해가 묵은 양매완창(楊梅頑瘡)이 낫지 않는 증세를 치료한다.

처방 수화주〔水花硃 : 경분(輕粉)〕 1돈, 고백반(枯白礬)•주사(朱砂) 각 1돈반을 가루로하여 전갈 주고(全蝎酒膏)에 섞고 6알로써 나누어서 3일동안에 나누어 먹으면 완전하게 낫는다. 〈入門〉

※ 육육환(六六丸)

효능: 천포(天疱)와 양매창(楊梅瘡)을 치료한다.

처방 경분(輕粉) 1돈3푼, 황단(黃丹) 8푼, 주사(朱砂)•웅황(雄黃) 각 5푼, 유향(乳香)•사향(麝香) 각 3푼을 가루로하여 찹쌀풀에 섞어서 6알로 나누어 만들어서 매일 맑은 차로 1알을 먹는다. 〈治疱瘡〉

※ 천포환(天疱丸)

효능: 치료 방법은 위에서와 같다.

처방 경분(輕粉) 1돈반, 주사(朱砂)•웅황(雄黃)•진석회(陳石灰) 각 반돈을 가루로하여 진 쌀밥에 녹두알 크기로 환을 지어 매 3알을 맑은 차로 먹는다. 〈治疱方〉

※ 삼황패독산(三黃敗毒散)

효능: 천포(天疱)와 양매창(楊梅瘡)등을 두루 치료한다.

처방 방풍(防風)•형개(荊芥)•연교(連翹)•백지(白芷)•당귀(當歸)•적작약(赤芍藥)•황금(黃芩)•황련(黃連)•치자(梔子)•지골피(地骨皮)•오가피(五加皮)•백선피(白鮮皮)•모과(木瓜)•고삼(苦蔘)•선퇴(蟬退)•금은화(金銀花)•의이인(薏苡仁)•백강잠(白彊蠶)•조각자(皀角刺)•황백(黃柏)•백질려(白蒺藜)•천궁(川芎)〔상부(上部)는 바로 쓰고〕•목통〔木通 : 하부(下部)는 배로 쓰고〕•감초(甘草) 각 1냥, 토복령(土茯苓) 1근반으로 25첩을 지어서 매 1첩을 물로 달여서 1일 2번으로 먹는다.

※ 취경분법(取輕粉法)

효능: 안으로 먹은 경분(輕粉)의 독을 끌어내어 후환이 없도록 한다.

처방 천초(川椒)를 매 공복에 토복령(土茯苓) 달인 탕으로 30알을 삼켜 내리면 바로 초(椒)안으로 경분(輕粉)이 들어가서 대변에 나오는데 계속 복용해서 나오는 천초(川椒)에 경분(輕粉)이 없을 때까지 먹는다. 〈入門〉

※ 선유량(仙遺粮)

효능: 오랫동안 고생한 천나창(天癩瘡)과 양매옹루(楊梅癰漏)및 일찌기 경분(輕粉)을 잘못 복용하고 지체가 허물어지고 근골(筋骨)이 아픈데 능히 그 독을 거두어 들이고 풍(風)을 없애며 허를 보한다.

처방 선유량(仙遺粮) 1가지를 오동열매 크기로 가루를 하여 천초(川椒)달인 탕에 50알을 먹는다. 코가 무너지고 눈섭이 빠지며 힘줄이 느슨해지고 뼈가 권련(拳攣)한 증세에도 전부 효력이 있는데 단 폐열(肺熱)이 처음 일어나고 변비가 있는 사람은 먹으면 안된다. 〈入門〉

◎ 일방(一方)

효능: 양매(楊梅)와 천포제창(天疱諸瘡)을 치료한다

처방 향유(香油) 2근에 물 1주발을 넣어 끓여서 백연(白煙)이 일어나면 취저(取貯)해 두고 매번 노란 술 1종자에 기름 1잔을 1일 3번을 따뜻하게 복용해서 약이 모두 되면 완전히 낫는다.

또는 집오리 1쌍을 2일동안 굶기는데 물만 먹이고 경분(輕粉) 1냥, 맵쌀밥 4냥을 한데 반죽해서 오리에게 먹이고 갈대 뿌리를 찧어 즙을 물에 타서 먹으면 경분(輕粉)의 독을 푼다. 오리의 털이 모두 떨어지면 삶아서 먹는다. 〈種杏〉

※ 세약방(洗藥方)

효능: 양매창(楊梅瘡)의 썩어 문드러진 증세를 치료한다.

처방 방풍(防風)•창이자(蒼耳子)•지골피(地骨皮)•형개(荊芥)•고삼(苦蔘)•세신(細辛) 각 3냥을 썰어 냇물로 芥여서 큰 통에 담고 온몸을 지지고 씻으면 땀과

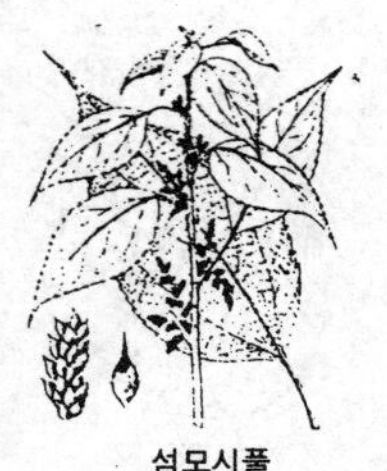
섬모시풀

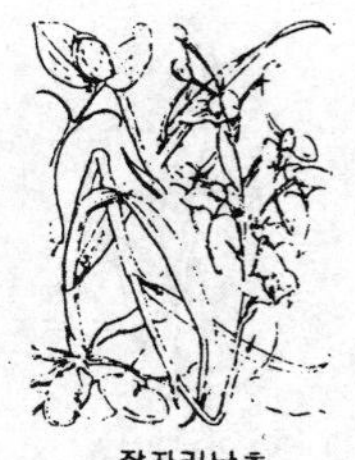
잠자리난초

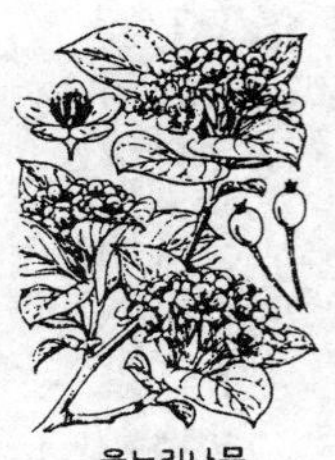
윤노리나무

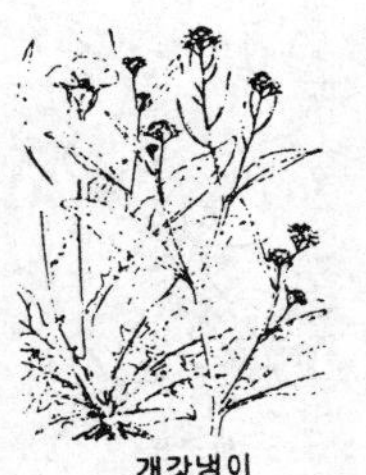
개갓냉이

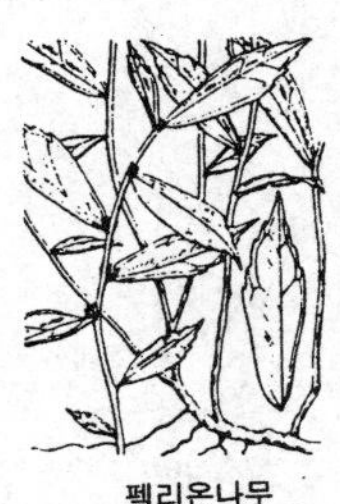
펠리온나무

피가 나고 효과가 생긴다. 〈醫鑑〉

또는 고삼(苦蔘)·사상자(蛇床子)·백반(白礬)·형개(荊芥)를 진하게 달인 탕에 담가 씻는다. 〈得效〉

또는 도(桃)·유(柳)·상(桑)·괴(槐)·저(楮)의 진하게 달인 탕에 담가 씻어도 역시 좋다. 〈入門〉

※ 차약방(搽藥方)

효능 : 양매(楊梅)와 천포(天疱)의 몸 한쪽 창란(瘡爛)을 치료한다.

처방 행인(杏仁) 14개를 침끝에 찍어서 불에다 반생반숙(半生半熟)되도록 불에 굽고 경분(輕粉) 1돈, 편뇌(片腦) 2리를 가루로하여 저담즙(猪膽汁)또는 향유(香油)에 섞어서 바른다. 야국화(野菊花)나 대추나무 뿌리 달인 탕으로 씻은 뒤에 방풍통성산(防風通聖散)과 구인분(蚯蚓糞)을 같이 가루로하여 조금 볶아서 꿀에 섞어 붙이면 아주 좋다. 〈入門〉

또한 천금산(千金散)·사향경분산(麝香輕粉散)으로 치료한다.

※ 천금산(千金散)

효능 : 양매창(楊梅瘡)의 썩어 문드러진 증세를 치료한다.

처방 유향(乳香)·몰약(沒藥)·혈갈(血竭)·웅황(雄黃)·행인(杏仁) 각 2돈, 경분(輕粉)·해아다(孩兒茶)·백반고(白礬枯) 각 5푼, 담반(膽礬) 3푼, 사향(麝香) 2푼을 가루로 해서 우선 돼지 쓸개 즙으로써 창(瘡)을 씻은 다음에 뿌려 흩는다. 〈醫鑑〉

※ 사향경분산(麝香輕粉散)

효능 : 천포창(天疱瘡)의 썩어 문드러진 증세와 모든 악창(惡瘡)을 치료한다.

처방 백반(白礬)·유향(乳香) 각 1냥, 경분(輕粉) 5돈, 사향(麝香) 5푼을 가루로하여 조금씩 흩는다. 〈治疱方〉

※ 훈비방(熏鼻方)

효능 : 양매창(楊梅瘡)와 천포창(天疱瘡)에 코를 쐬이면 아주 좋다.

처방 흑연(黑鉛)·수은(水銀) 각 1돈, 주사(朱砂)·유향(乳香)·몰약(沒藥) 각 5푼, 혈갈(血竭)·웅황(雄黃)·침향(沈香) 각 3푼을 가루로하여 종이에 넣어 7조를 말아서 향유(香油)에 찍어 등불에 붙여서 상(床)위에 두고 환자에게 두 다리를 뻗고 상(床)에 누워서 코로 연기를 쐬고 단피(單被)로써 온몸을 싸서 덮은 다음에 입에는 양수(涼水)를 머금고 모두 타면 바꾸고 하면 입과 머리를 상손(傷損)하지 않는다. 첫날에는 3조로 치료하고 다음날 부터는 매일 1조씩으로 치료한다. 〈丹心〉

또는 수은(水銀)·백석(白錫)·백초상(百草霜) 각 1돈을 우선 백석(白錫)을 녹이고 2가지를 넣어 섞어서 9조로 종이에 말라 매일 아침 점심 저녁때가 각 1조씩 남좌, 여우로 코에 쐬이고 양수(涼水)를 머금어서 따뜻해지면 바꾸는데 1일 3차례씩 3일동안 하면 나을 수 있다. 〈醫鑑〉

※ 취약방(吹藥方)

효능 : 양매(楊梅)와 천포창(天疱瘡)을 치료한다.

처방 흑연(黑鉛) 8푼을 녹이고 수은(水銀) 1돈을 넣어 같이 떡을 만들어〔즉(卽) 경분(輕粉)〕1돈반, 초백반(炒白礬)·웅황(雄黃) 각 1돈을 가루로 하고 대추살을 찧어서 섞고 6알로 나누어 만들어서 매 1알을 화로에 넣어 그을은 다음에 환자로 하여금 수건으로 머리를 싸매고 입으로 불면서 눈으로 그 약알을 보아서 연기가 모두 되면 즉시 그치는데 그날의 아침·점심·저녁에 각각 1알씩 불고 다음날은 아침·점심에 1알씩 불고 셋째날에는 아침에만 1알을 불면 3~5일 뒤에 혹은 입으로 침을 흘리니 황련(黃連)이나 녹두(綠豆)달인 탕으로 풀고 또 화독산(化毒散)을 먹으며 또한 3일뒤에 가감통성산(加減通聖散)으로 조리하면 뿌리를 끊는다. 〈入門〉

※ 조약방(照藥方)

효능 : 복령탕(茯苓湯)을 먹은 다음에는 다음 조약(照藥)을 치료해야 한다.

처방 수은(水銀)·황단초(凰丹炒)·백석(白錫) 각 1돈, 혈갈말(血竭末) 5돈, 경향(京香) 2푼〔사향(麝香)이 없을때〕을 가루로 하고 숙애(熟艾)로써 종이에 깔고 약가루를 그 속에 넣어 말아서 조(條)를 만들어 잔안에다 향유(香油)를 부어 약조(藥條)로써 등심지를 만들어 불을

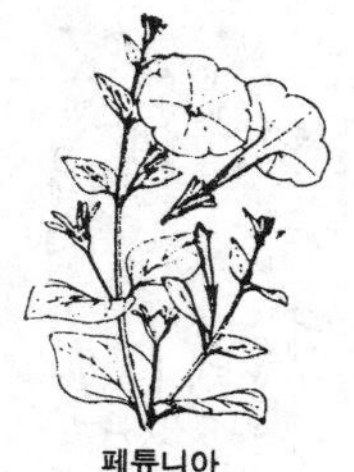
페튜니아

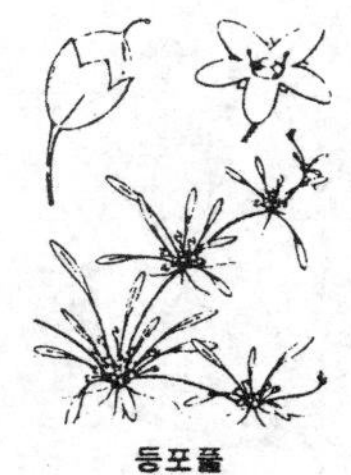
등포풀

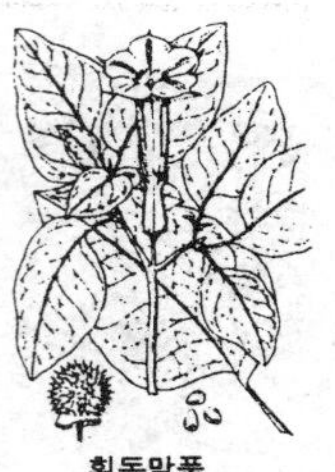
흰독말풀

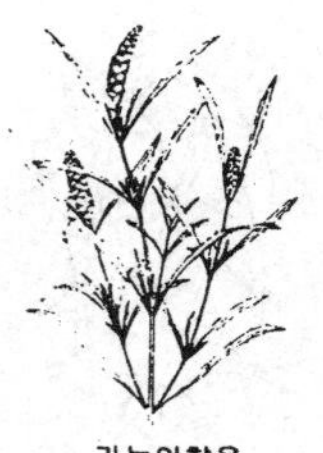
가는잎향유

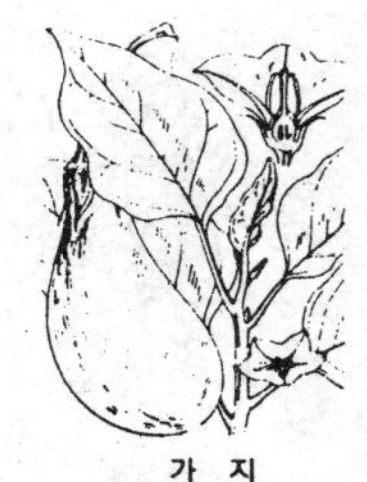
가 지

붙이고 나무 통안에 안치한 다음에 단피를 둘러서 약기(藥氣)를 밖으로 새지 못하도록 하고 등불을 들여다 보면서 입에 양수(涼水)를 머금어서 따뜻해지면 바꾸고 약이 모두 되는 것을 한도로 한다. 〈醫鑑〉

※ 멸반법(滅瘢法)

효능 : 천포(天疱)와 양매창(楊梅瘡)이 나온 뒤의 반랑(瘢痕)의 붉고 검은 증세를 치료한다.

처방 대황(大黃)•백반(白礬)을 등분 가루로하여 아픈 곳에 문지르면 낭(痕)이 즉시 없어지고 전과 같이 된다. 〈回春〉

4. 금기법(禁忌法)일 경우

천포(天疱)와 양매창(楊梅瘡)에는 우(牛)•마(馬)•구(拘)의 고기와 계(鷄)•저(猪)•어(魚)와 생냉과 주(酒)•면(麵)•다(茶)•유니(油膩)•신(辛)•열물(熱物)등을 피하고 주(酒)•색(色)•염(鹽)을 끊으며 밥을 볶아서 먹는 것이 좋다. 〈回春〉

5. 아장선(鵝掌癬)일 경우

대부분 천포(天疱)와 양매창(楊梅瘡)에 경분(輕粉)을 먹고 나은 다음에 손바닥 위에 발선(發癬)이 되고 가죽이 한번 벗겨지면 다시 또 벗겨져서 층이 되는 증세를 창아장선(瘡鵝掌癬)이라 하고 또 아장풍(鵝掌風)이라고도 하는데 마땅히 창이산(瘡耳散)을 복용하고 옥지고(玉脂膏)로 문지른다. 〈醫鑑〉

또는 돼지의 앞 발굽을 쪼개고 국화(菊花)나 창이(瘡耳) 가루를 넣어 선(癬)으로 얽어매어 삶아서 먹고 다음날에 백선피(白鮮皮)•조각(皀角)•웅황(雄黃) 각 5푼, 볶은 연(鉛)으로 수은(水銀) 3푼을 가루로하여 잠 잘때에 아지(鵝脂)와 생강즙에 섞어서 문지르고 다음날 아침에 자봉(磁鋒)으로 거친 거죽을 긁어버리고 창이산(蒼耳散)에 먹은 다음에 옥지고(玉脂膏)를 문지르면 다시 노궁(勞宮) 또는 내관혈(內關穴)을 뜸하면 뿌리를 끊는다. 〈入門〉

또 한가지는 황단(黃丹)•경분(輕粉)을 등분 가루로하여 돼지 기름에 섞어서 문지른다.

천오(川烏)•초오(草烏)•하수오(何首烏)•천화분(天花粉)•적작약(赤芍藥)•방풍(防風)•형개(荊芥)•창출(蒼朮)•지정(地丁) 각 1냥, 애엽(艾葉) 4냥의 달인 물에 쐬이고 씻으면 즉시 효과가 나타난다. 〈回春〉

※ 창이산(蒼耳散)

효능 : 아장선(鵝掌癬)을 치료한다.

처방 저아조각(猪牙皀角)•토복령(土茯苓)•감초(甘草) 각 2돈, 창이자(蒼耳子)•금은화(金銀花)•조각자(皀角刺)•방풍(防風)•형개(荊芥)•연교(連翹) 각 1돈, 천마(天麻)•전호(前胡)•사상자(蛇床子) 각 5푼을 썰어서 1첩을 지어 생강 1쪽과 천초(川椒) 1줌을 넣어 같이 달여서 먹는다. 〈醫鑑〉

※ 옥지고(玉脂膏)

효능 : 치료 방법은 위에서와 같다.

처방 우유(牛乳)•백유〔柏乳 : 없으면 아지(鵝脂)로 대신 쓴다〕•향유(香油)•황랍(黃蠟) 각 1냥을 녹이고 호분(胡粉) 2돈, 경분(輕粉) 1돈반, 사향(麝香) 5푼을 가루로하여 한데 섞어서 선(癬)위에 바르고 불에 쬔 다음에 문지르고 다시 쬐고 문지르고 하면 신통한 효과가 나타난다. 〈醫鑑〉

6. 나력(瘰癧)일 경우

나력(瘰癧)의 증세는 내경(內經)에 말한 결핵(結核)이 바로 그것인데, 경전(頸前)과 항측(項側)에 결핵(結核)이 생겨서 큰 콩이나 은행알과 같은 것을 나력(瘰癧)이라고 하고, 가슴과 갈비 및 겨드랑이 밑에 나서 딴딴하여 돌과 같으며 모양이 마도합(馬刀蛤)과 같은 증세를 마도(馬刀)라고 한다. 〈入門〉

결핵(結核)이 연이어진 증세를 나력(瘰癧)이라고 하고 모양이 길어서 조개와 같은 증세를 마도(馬刀)라고 한다. 〈綱目〉

목에 둘러서 핵(核)이 일어나는 증세를 반사력(蟠蛇癧)이라 하고 어깨와 목에 많이 나서 또는 붉고 또는 희며 또는 잠기고 또는 뜸으로 처음에는 콩알만큼씩 하던 것이 오래되면 매실(梅實)과 같고 또는 계란과 같아서 줄을 짓고 열을 만들며 또는 2~3이 되고 또는 6~7이 되는데 성(性)을 쓰고 노력과 사려(思慮)가 너무 오래되면 더욱 아프게 되고 붉게 붓는데 빨리 치료하지 않으면 안 된다. 〈綱目〉

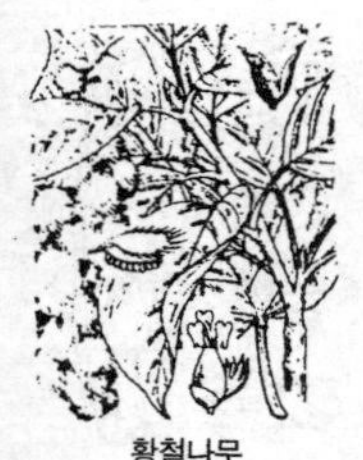
황철나무

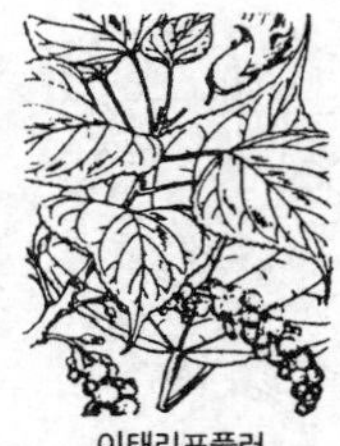
이태리포플러

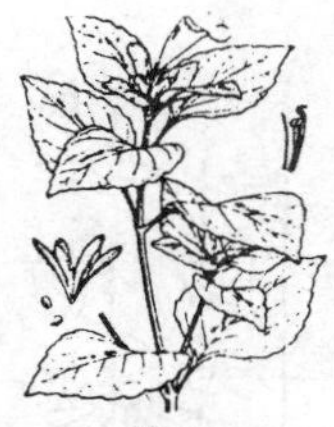
방울꽃

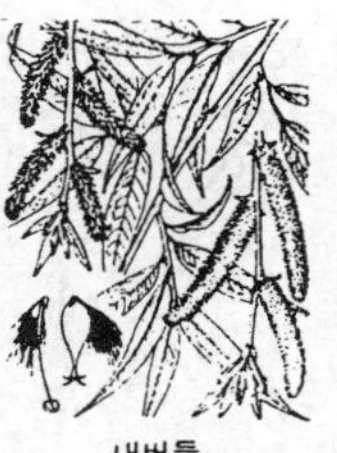
내버들

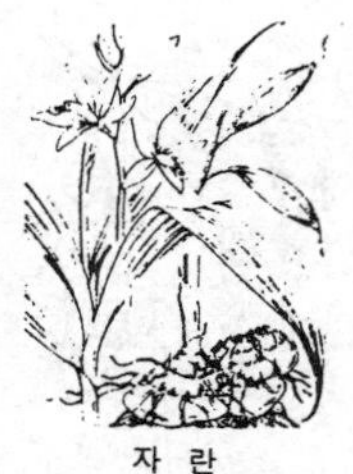
자 란

유주력(流注癧)이란 부인에게는 흔히 있는 증세인데 그 성질이 조급하고 그 기가 불울(怫鬱)하며 그 심이 열민(熱悶)되므로 처음 날 때에 목에 있는 것을 찔러 터뜨린 뒤에 사지(四肢)에 유주(流注)되고 온몸에 독을 맺어서 매실과 오얏 열매의 모양과 같고 치료하지 않아도 저절로 터지게 되어서 구멍이 서로 뚫리고 한(寒)과 열이 되고 아프며 또는 고름이 흐르는 것이다. 이것을 또한 천세창(千歲瘡)이라고도 하는데 화기조경탕(化氣調經湯)으로 주로 치료한다. 〈綱目〉

나력(瘰癧)이 처음에 소양(少陽)에서 일어나니 금기(禁忌)를 지키지 않는다면 양명(陽明)에 연급(延及)되는 것이다. 대부분 음식 맛이 좋은 것과 울기(鬱氣)가 쌓인 것의 이단(二端)이 변환(變換)을 초인(招引)하는데 그것이 담경(膽經)에 들어서 결단을 주관하니 상화(相火)가 있고 기(氣)가 많으며 피는 적다. 부인에 있어서 만일 월경을 돌게하는 약으로 치료해서 한열(寒熱)이 되지 않으면 사는 것이고, 점점 오래되어 조열(潮熱)로 변하면 위태한 것이니 저절로 욕(慾)을 끊고 생각을 쉬며 담식(淡食)을 안하면 비록 신성(神聖)한 의원일지라도 치료하지 못한다. 〈丹心〉

담(膽)이 간(肝)과 함께 합치게 되고 또한 근(筋)을 주관하니 병들면 근(筋)이 누루(累累)하여 구슬을 꿴 것 같으며 한열(寒熱)하고 흔통(焮痛)하니 즉 간기(肝氣)가 움직여서 병이 된 것이다. 마땅히 간화(肝火)를 맑게 하는 것을 주로 삼을 것이니 청간익영탕〔淸肝益榮湯 : 처방은 입문(入門)〕• 시호청간탕〔柴胡淸肝湯 : 처방은 옹저(癰疽)〕• 치자청간탕(梔子淸肝湯)으로 치료한다. 〈入門〉

간(肝)이 마르고 화(火)가 움직여서 근(筋)이 당기는 증세는 보중승독병(補中勝毒餠)이 주로 치료하고 노화(怒火)가 많은 증세는 청간해울탕〔淸肝解鬱湯 : 처방은 유부(乳部)〕으로 치료하고 한열(寒熱)이 있으면 단하고초산(單夏枯草散)으로 치료하며 묘두환(猫頭丸)이나 해조산견환(海藻散堅丸)으로 치료한다. 〈入門〉

치료 방법은 대부분 지담(地膽)과 반묘(斑猫)를 주로 해서 소변을 삼설(滲泄)하고 심화(心火)를 사(瀉)해야 하니 입응산(立應散)으로 치료한다. 그러나 약성이 심히 높으니 먹은 다음에 몸을 조심해서 고루 치료하되 실하면 선열단(宣熱丹)으로 치료하고 허하면 탁리익기탕〔托裏益氣湯 : 처방은 옹저(癰疽)〕으로 치료한다. 〈入門〉

나력(瘰癧)의 독이 반드시 뿌리가 있으니 지담(地膽)과 반묘(斑猫)를 방법에 따라서 지어 복용하고 그 뿌리로 하여금 소변을 따라 나오도록 하는데 또는 분편(粉片)과 같고 또는 핏덩이와 같으며 또는 문드러진 고기와 같은 것이 그의 징험(徵驗)이다. 다만 독 뿌리가 돌아다니면 소변이 반드시 삽(澁)하니 목통(木通)과 활석(滑石)등으로써 인도해야 하는데 이 독이 반드시 소변을 따라 나오는 것은 어찌된 이치인가? 그것은 모두 가려운 창양(瘡痒)이 모두 심(心)에 들기 때문이다. 〈直指〉

두루 치료할 때에 화기조경탕(化氣調經湯) • 묘두환(猫頭丸) • 해조산견환(海藻散堅丸) • 선열단(宣熱丹) • 삼성환(三聖丸) • 소서각환(小犀角丸) • 산종궤견탕(散腫潰堅湯) • 내소환(內消丸) • 호박산(琥珀散) • 납반원(蠟礬元) • 천화산(天花散) • 하고초산(夏枯草散)등으로서 치료하고, 간(肝)과 담(膽)의 화(火)를 사(瀉)할 때 치자청간탕(梔子淸肝湯)으로 치료하고 독(毒)을 사(瀉)할 때 데는 입응산(立應散) • 박하단(薄荷丹) • 백사단(白蛇丹) • 사성산(四聖散)으로 치료하고 보허(補虛)하고 보중(補中)할 때는 승독병(勝毒餠) • 익기양영탕(益氣養榮湯)으로 치료하며 마도창(馬刀瘡)에는 연교산견탕(連翹散堅湯) • 소종탕(消腫湯) • 시호통경탕(柴胡通經湯)으로 치료한다. 〈諸方〉

※ 화기조경탕(化氣調經湯)

효능 : 유주(流注)하는 나력(瘰癧)을 전부 치료한다.

처방 귤피(橘皮) 2냥, 향부자주침제(香附子酒浸製), 강활(羌活) • 백지(白芷) 각 1냥, 모려분(牡蠣粉) • 천화분(天花粉) • 조각자(皂角刺) • 감초(甘草) 각 5돈을 가루로하여 매 2돈을 1일3번씩 청주(淸酒)로 알맞게 먹는다. 〈綱目〉

※ 치자청간탕(梔子淸肝湯)

효능 : 간(肝)과 담(膽)의 화(火)가 성한 것과 귀 뒤 및 경(頸) • 항(項) • 흉(胸) • 유(乳)등 상처에 결핵(結核)하고 종통한열(腫痛寒熱)한 증세를 치료한다.

처방 시호(柴胡) 2돈, 치자주초(梔子酒炒) • 목단피(牡丹皮) 각 1돈2푼, 적복령(赤茯苓) • 천궁(川芎) • 적작약(赤芍藥) • 당귀(當歸) • 우방자(牛蒡子) 각 1돈, 청피(靑皮) • 감초구(甘草灸) 각 5푼을 썰어서 1첩을 지어 물

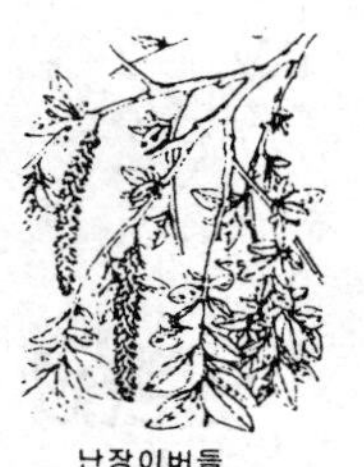
난장이버들

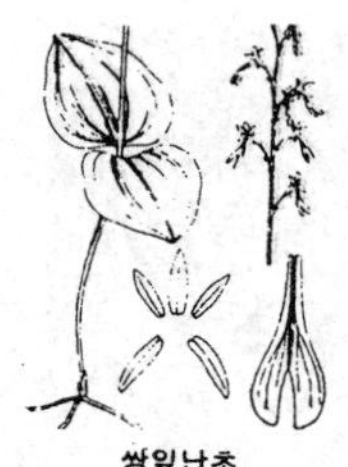
쌍잎난초

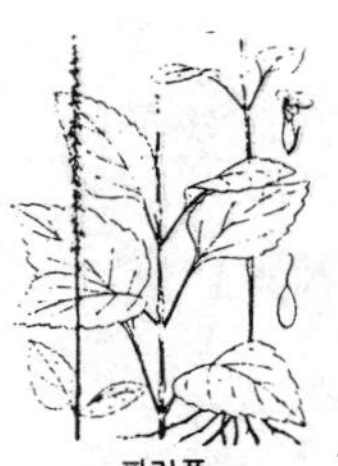
파리풀

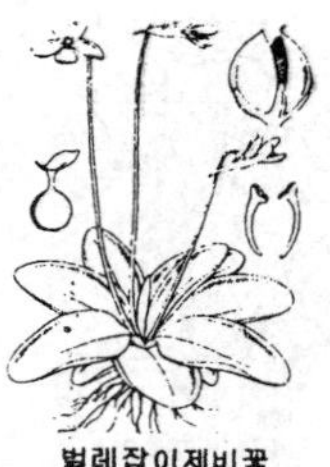
벌레잡이제비꽃

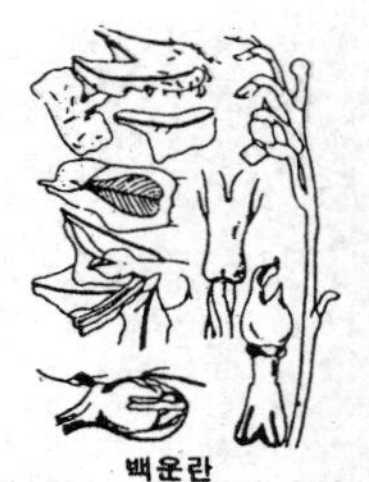
백운란

로 달여서 먹는다. 〈入門〉

※ 보중승독병(補中勝毒餠)

효능 : 나력(瘰癧)과 마도창(馬刀瘡)을 치료한다.

처방 황기(黃芪) 1돈반, 연교(連翹) 1돈, 방풍(防風)•승마(升麻)•시호(柴胡)•감초(甘草) 각 5푼, 당귀(當歸)•생지황(生地黃)•숙지황(熟地黃)•백작약(白芍藥)•진피(陳皮)•인삼(人蔘) 각 3푼을 가루로하여 탕침증병(湯浸蒸餠)에 섞어서 떡 2개를 만들어 볕에 말리고 매떡 1개를 찧어 가루로하여 백탕(白湯)으로 먹는다. 〈入門〉

※ 하고초산(夏枯草散)

효능 : 나력(瘰癧)을 치료하고 결기(結氣)를 흩으며 궐음과 혈맥(血脈)을 보양하는 효과가 크다.

처방 하고초말(夏枯草末) 6돈, 감초말(甘草末) 1돈을 섞어서 매 2돈을 맑은 차로 먹는다.

또 1냥을 물로 달여 먹는다. 허한 사람일수록 많이 먹으면 매우 좋으며 겸해서 십전대보탕〔十全大補湯 : 처방은 허문(虛門)〕에 향부(香附)•원지(遠志)•패모(貝母)를 더해서 복용하니 나력(瘰癧)과 마도(馬刀)의 한열(寒熱)을 물리치는데 성약이 된다. 〈入門〉

※ 묘두환(猫頭丸)

효능 : 나력(瘰癧)과 마도(馬刀)의 기파(己破)및 미파(未破)에 전부 효과가 나타난다.

처방 묘두골(猫頭骨) 1개구, 편복(蝙蝠) 1개에 주사(朱砂) 3돈을 배안에 메워 넣어서 기와 위에 구초(炙焦)하고 남성(南星)과 백반(白礬) 각 1냥을 가루로 해서 황랍(黃蠟)을 노깅고 녹두알 크기로 환을 지어 잠잘 때에 미음으로 30알을 먹는다. 〈入門〉

※ 해조산견환(海藻散堅丸)

효능 : 나력(瘰癧)과 마도(馬刀)가 단단하고 얼굴이 여위며 조열(潮熱)하는 증세를 치료하고 겸해서 병기(病氣)도 고친다.

처방 신국(神麯) 4돈, 해조(海藻)•곤포(昆布)•초룡담(草龍膽)•합분(蛤粉)•통초(通草)•패모(貝母)•백반고(白礬枯)•진송라(眞松蘿) 각 3돈, 반하(半夏) 2돈을 가루로하여 꿀로 녹두알 크기의 환을 지어 총백탕(葱白湯)에 30알을 먹고 또는 가루로 2돈을 더운 술로 먹기도 한다. 〈入門〉

※ 선열단(宣熱丹)

효능 : 나력풍열(瘰癧風熱)의 독을 풀어서 소변으로 따라 나오도록 한다.

처방 박하(薄荷)•조각(皀角)•연교(連翹)•하수오(何首烏)•만형자(蔓荊子)•삼릉(三稜)•형개(荊芥) 각 1냥을 가루로 하고 더운 초에 담근 콩자반 2냥반으로 고약을 만들어 오동열매 크기로 환을 지어 더운물에 30알을 1일 1번씩 먹는다. 〈入門〉

※ 삼성환(三聖丸)

효능 : 나력(癧瘰)을 두루 치료한다.

처방 정향(丁香) 50알, 반묘(斑猫) 10개, 거독초(去毒炒)•사향(麝香) 1돈을 가루로하고 염시(鹽豉) 50알을 탕(湯)에 담가 갈아서 녹두알 크기의 환을 지어 매 5~7일을 공복에 따뜻한 술로 1일 3번을 먹으면 5~7일 뒤에 소변이 방울로 나오고 또는 청근막(靑筋膜)과 같은 것이 내리니 이것은 병의 뿌리가 빠지는 것이다. 〈綱目〉

※ 소서각환(小犀角丸)

효능 : 모든 나력(瘰癧)에 계속 먹으면 신통한 효과와 뿌리가 없어진다.

처방 흑축 반생반초(黑丑 半生半炒)해서 두말(頭末)을 취하여 서각(犀角)•청피(靑皮)•진피(陳皮) 각 1냥, 연교(連翹) 5돈을 가루로 조각(皀角) 2조, 거죽은 없애고 현자탕(弦子湯)에 담가 짜서 그 즙을 1주발하고 신박하(新薄荷) 1근을 즙을내서 같이 고아 고약을 만들어 오동열매 크기로 환을 지어 연교박하탕(連翹薄荷湯)에 30알을 먹는다. 〈綱目〉

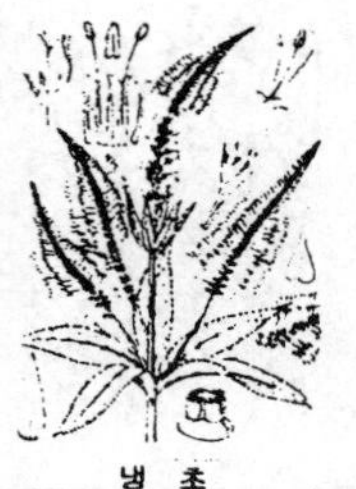
냉 초

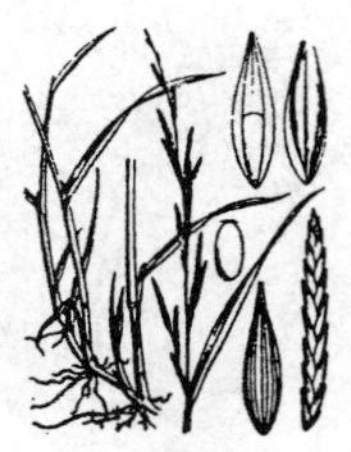
육절보리풀

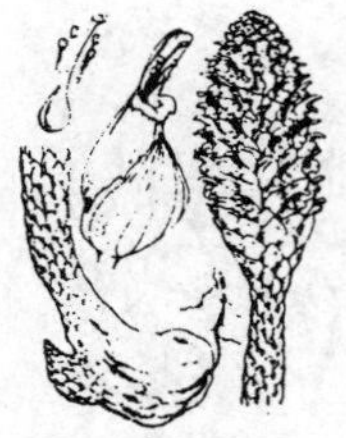
오리나무더부살이

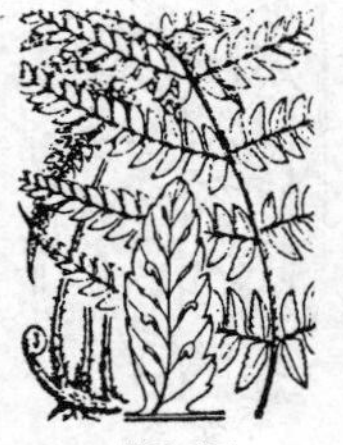
개고사리

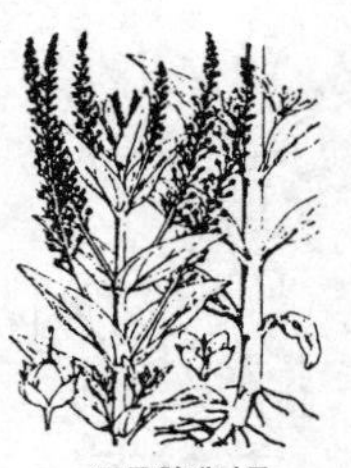
큰물칭개나물

※ 산종궤견산(散腫潰堅散)

효능: 나력(瘰癧)과 마도창(馬刀瘡)의 단단한 증세가 터져서 종기의 물이 나오는 증세를 치료한다.

처방 황금(黃芩) 1돈, 주세반생반초(酒洗半生半炒)·초룡담주세(草龍膽酒洗) 6푼, 과루근주세(瓜蔞根酒洗) 7푼, 황백주초(黃柏酒炒)·지모주초(知母酒炒)·길경(桔梗)·곤포(昆布)·해조(海藻) 각 7푼, 시호(柴胡) 6푼, 구감초(炙甘草)·삼릉주세(三稜酒洗)·봉출주초(蓬朮酒炒)·연교(連翹) 각 5푼, 갈근(葛根)·백작약(白芍藥)·당귀초(當歸炒) 각 4푼, 황연주세(黃連酒洗)·승마(升麻) 각 3푼을 썰어서 1첩을 지어 물에 반일동안 담갔다가 식사후에 달여서 먹되 베개를 베지 않고 평와(平臥)해서 약 한입문 다음 10여차례에 나누어 조금씩 먹고 따로 같은 재료를 가루로하여 꿀로 녹두알 크기의 환을 지어 매 100알을 같은 약 달인 탕에 먹는다. 〈東垣〉

※ 내소환(內消丸)

효능: 나력(瘰癧)의 결핵(結核)과 열독(熱毒)의 울체한데 먹으면 안에서 되살아난다.

처방 흑축(黑丑) 8냥, 두말(頭末)을 내고 청피(青皮)·진피(陳皮) 각 2냥을 가루로하여 박하(薄荷)·조각(皀角) 각 3냥을 삶아 즙을 내서 고약으로 고아 녹두알 크기의 환을 지어 형개(荊芥)·다청(茶清) 30알을 식사후에 먹는다. 〈精義〉

※ 호박산(琥珀散)

효능: 나력(瘰癧)의 결핵(結核)을 안에서 살아지게 하는 신통한 효력이 있다.

처방 백축두말(白丑頭末)·활석(滑石)·백강잠(白殭蠶)·황금(黃芩) 각 1냥, 목통(木通)·연교(連翹) 각 7돈, 지각(枳殼)·적작약(赤芍藥)·시호(柴胡) 각 5푼, 반묘(斑猫) 3돈(날개와 발은 버림), 초감초(炒甘草) 3돈, 호박(琥珀) 2돈을 썰어 6첩으로 나누어서 물로 달여서 먹는다. 〈回春〉

※ 천화산(天花散)

효능: 나력(瘰癧)에 짓문드러져서 아픈 증세를 치료한다.

처방 금은화(金銀花) 2돈, 적작약(赤芍藥) 1돈 7푼, 천화분(天花粉) 1돈5푼, 천산갑(穿山甲) 1돈2푼, 백지(白芷)·당귀(當歸) 각 1돈, 패모(貝母) 7푼, 몰약(沒藥) 5푼, 유향(乳香) 2푼을 썰어서 1첩을 지어 술과 물로 달여서 먹는다. 〈醫鑑〉

※ 입응산(立應散)

효능: 나력(瘰癧)과 마도창(馬刀瘡)을 치료한다.

처방 연교(連翹)·적작약(赤芍藥)·천궁(川芎)·당귀(當歸)·활석(滑石)·감초(甘草) 각 5돈, 황금(黃芩)·반묘(斑猫)·거독초(去毒炒) 각 3돈, 백축두말(白丑頭末) 생것을 토봉방(土蜂房) 꿀물에 씻어서 밥위에 쪄서 말린 것을 각 2돈반, 천오첨(川烏尖) 7개를 가루로하여 매 1돈을 진하게 달인 목통탕(木通湯)으로 잠잘 때에 알맞게 먹으면 독이 소변으로 따라 나오는데 가루 덩이니 핏덩이 같은 증세가 바로 그것이다.

효과가 나지 않으면 다시 먹되 반묘(斑猫)가 성분이 독하니 오첨(烏尖)으로써 제독(制毒)하고, 또는 충상(衝上)하여 마민(麻悶)하면 파를 씹어서 맑은 차에 고루 내려 풀어준다. 만일 소변이 삽(澁)하면 익원산(益元散)이나 또는 오령산(五苓散)을 등심 달인 탕으로 먹고 독을 푼 다음에는 계속해서 박하단(薄荷丹)을 먹고서 그 독열(毒熱)을 풀어준다. 〈入門〉

※ 박하단(薄荷丹)

효능: 나력(瘰癧)을 푸는 약을 복용하고 독이 소변을 따라 나온 다음에 이 약을 계속 먹는다.

처방 박하(薄荷)·조각(皀角)·연교(連翹)·하수오(何首烏)·만형자(蔓荊子)·삼릉(三稜)·형개(荊芥) 각 2냥을 가루로하여 시(豉) 2냥반을 더운 초에 담가서 연해지면 풀을 만들어 오동열매 크기로 환을 지어 더운 물로 30알을 먹는다. 〈直指〉

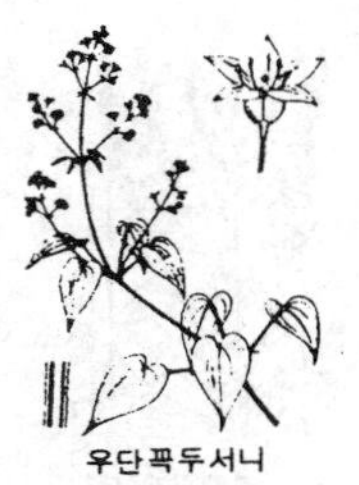
우단꼭두서니

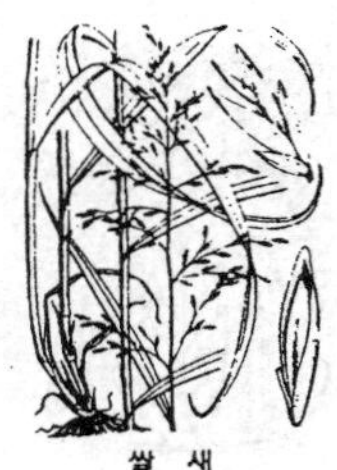
쌀 새

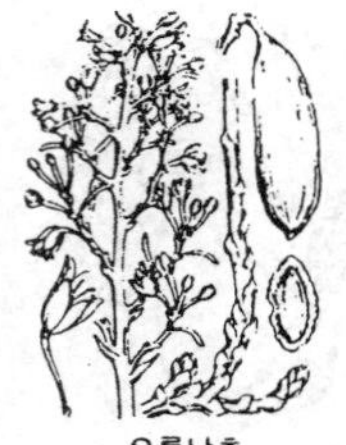
으름난초

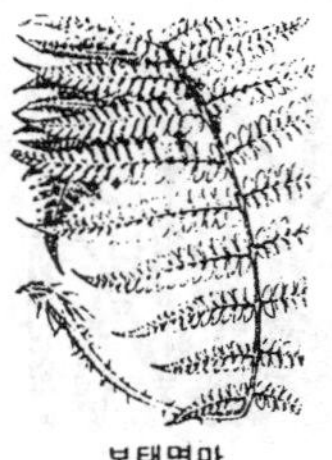
보태면마

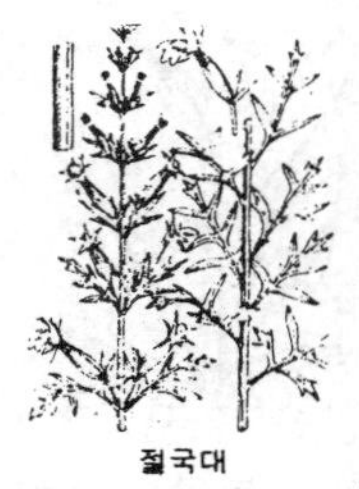
절국대

※ 백사산(白蛇散)

효능 : 나력(瘰癧)과 마도(馬刀)및 구루(九瘻)의 한열하고 아픈 증세를 치료한다.

처방 백화사육(白花蛇肉) 2냥, 청피(青皮)·흑축두말(黑丑頭末) 반생반초(半生半炒) 각 5돈, 서각(犀角) 2돈반을 가루로하여 매 1돈에 경분(輕粉) 5푼을 넣어 갈아서 5경때에 찹쌀 미음으로써 알맞게 먹고 사시(巳時)에 나쁜 것들이 흘러내리는데 그것이 바로 병의 뿌리가 된다. 10일 뒤에 다시 복용하고 다음에는 사성산(四聖散)으로써 보하면 영원히 뿌리가 끊어진다. 〈入門〉

※ 사성산(四聖散)

효능 : 나력(瘰癧)을 치료하니 백사산(白蛇散)으로 치료하고 다음에 이 약으로써 보한다.

처방 해조(海藻)·석결명하(石決明煆)·강활(羌活)·구맥(瞿麥) 각 1냥을 가루로하여 매 2돈을 미음에 1일 3번을 먹고 맑은 물을 많이 내리는데 편이 좋다. 〈得効〉

※ 납반환(蠟礬丸)

나력(瘰癧)과 마도(馬刀)의 악창(惡瘡)을 치료하는데 내막(內膜)을 호위(護衛)하고 모든 독을 모아서 풀어주면 저절로 안에서 소멸하는 신약이다.

※ 익기양영탕(益氣養榮湯)

효능 : 억울(抑鬱)한 기(氣)를 품어서 나력(瘰癧)이 흘러들고 일포시에 열이나며 또는 터진 뒤에 거두지 않는 증세를 치료한다.

처방 황기(黃芪) 1돈반, 인삼(人蔘)·백출(白朮) 각 1돈, 당귀주세(當歸酒洗)·천궁(川芎)·백작약주초(白芍藥酒炒)·생지황(生地黃)·진피(陳皮)·향부자(香附子)·패모(貝母) 각 7푼, 시호(柴胡)·길경(桔梗)·지골피(地骨皮)·감초구(甘草炙) 각 5푼을 썰어서 1첩을 지어 1일 2번을 물로 달여서 먹는다. 〈醫鑑〉

※ 연교산견탕(連翹散堅湯)

효능 : 마도(馬刀)와 나력(瘰癧)이 온몸에 흘러 들어서 핵(核)을 이루고 부스럼이 되는 증세를 치료한다.

처방 시호(柴胡) 1돈반, 초용담주초사차(草龍膽酒炒四次)·토과근주초(土瓜根酒炒) 각 1돈2푼, 황금주초삼차(黃芩酒炒三次) 1돈, 당귀소(當歸梢)·생황금(生黃芩)·봉출주초(蓬朮酒炒)·삼능주초(三稜酒炒)·연교(連翹)·백작약주초(白芍藥酒炒) 각 7푼, 구감초(炙甘草) 5푼, 황연주초(黃連酒炒)·창출(蒼朮) 각 4푼을 썰어서 1첩을 지어 반일동안 물에 담갔다가 달여서 베개를 베지말고 평와(平臥)에서 입에 머금은 다음 10여차례로 나눠서 먹고 따로 위의 약재료의 1제를 가루로하고 꿀로 녹두알 크기의 환을 지어 매 100알을 달인 약의 한모금으로 먹고 다시 용천산(龍泉散)을 바른다. 〈正傳〉

※ 소종탕(消腫湯)

효능 : 마도창(馬刀瘡)을 치료한다.

처방 연교(連翹) 2돈과 생황금(生黃芩)·시호(柴胡) 각 1돈2푼, 천화분(天花粉)·황기(黃芪) 각 1돈, 당귀소(當歸梢)·감초(甘草) 각 7푼, 서점자(鼠粘子)·황련(黃連) 각 5푼, 홍화(紅花) 2푼을 썰어서 1첩을 지어 물로 달여서 먹는다. 〈正傳〉

※ 시호통경탕(柴胡通經湯)

효능 : 소양경분(少陽經粉)의 항측(項側)에 핵(核)이 있어서 딴딴한 증세를 마도창(馬刀瘡)이라고 한다.

처방 길경(桔梗) 2돈, 시호(柴胡)·연교(連翹)·당귀미(當歸尾)·황금(黃芩)·황연병주초(黃連並酒炒)·서점자(鼠粘子)·삼릉(三稜)·생감초(生甘草) 각 1돈, 홍화(紅花) 1푼을 썰어서 1첩을 지어 물로 달여서 먹는다. 〈回春〉

◎ 일방(一方)

나력(瘰癧)을 치료한다.

처방 오계란(烏鷄卵) 1개를 구멍을 뚫고 반묘(斑猫) 1개를 넣어 종이로 그 입을 봉하고 삶아 익힌 다음에 묘(猫)는 버리고 1일 1번 복용하는데 오적산(五積散)달인 물에 4~5개를 먹으면 즉시 효과가 나타난다. 〈入門〉

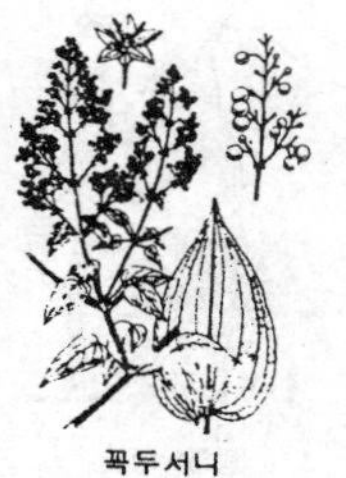
꼭두서니

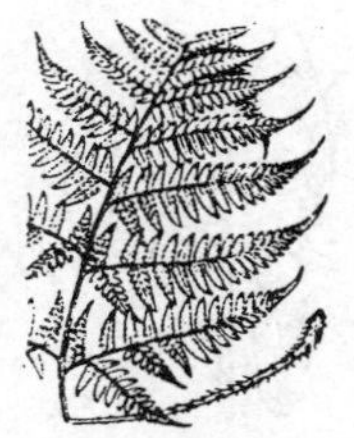
애기족제비고사리

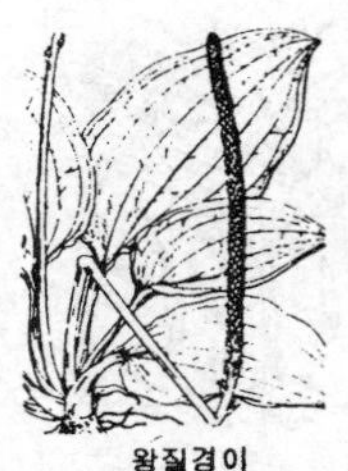
왕질경이

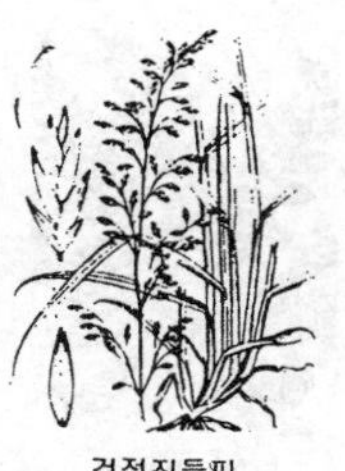
검정진들피

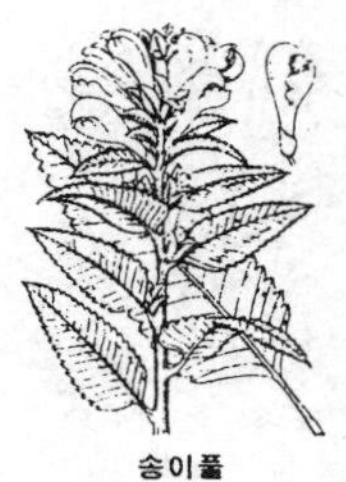
송이풀

◎ 외치법(外治法)

나력(瘰癧)과 마도(馬刀)가 나쁘게 변해서 시일이 오래되면 안으로 반드시 고름이 되는 것인데 만약 종기가 늦게 솟고 연하며 얼굴색이 위황(萎黃)하고 피부가 열이 많고 위로 훈증되면 고름이 벌써 생긴 증세이다. 침으로 그 핵(核)을 째고 추독식육(追毒蝕肉)하는 정자(錠子)를 심지로 해서 넣고 고약을 붙인다. 〈精義〉

치료 방법이 불침으로 핵(核)을 찌르고 그 속에 섬수고(蟾醋膏)를 넣은 다음에 밖으로는 녹운고(綠雲膏)를 붙이면 3일 뒤에 핵(核)속의 고름을 다 없애고 그 다음에는 핵(核)밖의 엷은 막(膜)을 긁어 버린다.

처음 생긴 핵(核) 1개를 터뜨려서 그 원인을 끊으면 다음에 생긴 증세는 모두 저절로 낫는다. 또는 거두지를 않아서 은행알과 같은 것은 전부 다 째고 약으로 치료하는데 그때 저절로 터진 증세는 과일이 썩은 것과 같고 살은 비록 터졌으나 핵(核)이 오히려 있기 때문에 고름이 임조(淋潮)해서 오래도록 낫지 않는 증세이다. 치료 방법은 철락(鐵烙)을 달궈서 핵(核)이 남아있는 곳과 육(肉)과 무너져 썩은 곳을 부수고 금보고(金寶膏)로 치료해서 두악(蠹惡)한 뿌리를 없애면 결국 새살이 생기면서 낫는다. 〈正傳〉

❊ 섬수고(蟾醋膏)

효능 : 섬수(蟾醋)크기가 큰 콩알만한 증세를 치료한다.

처방 백정향(白丁香) 15매, 파두육(巴豆肉) 5알, 한수석(寒水石)・한식면(寒食麵) 각 조금씩 매 1알 또는 2알이나 3알을 침구멍속에 넣는데 만일 고름이 전부 없어지지 않으면 다시 두 세알을 넣어서 고름이 모두 되는 증세를 한도로 한다. 〈正傳〉

❊ 녹운고(綠雲膏)

처방 황련(黃連)・대황(大黃)・황금(黃芩)・현삼(玄蔘)・황백(黃柏)・목별자육(木鼈子肉) 각 1돈을 썰어서 향유(香油) 1냥과 같이 달이고 초색(焦色)이 되거든 찌꺼기는 버리고 송지(松脂) 5냥을 넣어 다시 달여서 고약을 만들어 여과하여 물속에 넣어두면 금색과 같이 되니 다시 끓여 따뜻할 때에 저담즙(猪膽汁) 3개와 동록(銅綠)을 초(醋)에 담가 1밤을 지나 찌꺼기를 버린 것 3돈을 같이 넣어 흔들어 저어서 부스럼에 붙이되 만약 창(瘡)구멍이 마르지 않았으면 유향과 몰약(沒藥)을 더하며 매우 좋다. 〈正傳〉

❊ 금보고(金寶膏)

효능 : 썩은 살과 나쁜 살을 없애고 좋은 살은 상하지 않도록 한다.

처방 상시회(桑柴灰) 5주발을 끓인탕 10주발로서 임려(淋慮)하여 즙을 내고 천산갑외방(穿山甲煨肨) 2냥, 신비(信砒) 1돈, 행인(杏仁) 7개를 같이 잘게 갈고 생지황(生地黃) 2냥, 주사(朱砂) 1돈, 경분(輕粉)・사향(麝香) 각 반돈의 회즙(灰汁)을 남비에 부어 진하게 달이고 천산갑말(穿山甲末)등 이나 지황즙(地黃汁)을 넣어 초건(焦乾)되거든 사향(麝香)을 더하고 다음 경분(輕粉)을 넣어 또 다음 주사(朱砂)를 넣어 앞으로 고약이 되려할 때에 초석회말(炒石灰末) 1냥을 넣어 덩어리가 되거든 가마속에 넣어서 바람을 쐬지 말고 꺼내서 핵(核)위에 붙이고 두번 붙일 때에 앞의 약 딱지를 깨끗이 닦아 버리면 낫게 된다. 〈正傳〉

◎ 금기법(禁忌法)

사람이 이러한 증세가 있으면 분노를 참고 욕정(慾情)을 금할 뿐만 아니라 음식의 백가지 맛에도 마땅히 경계를 하지 않으면 안 된다. 〈直指〉

독약(毒藥)의 점식(點蝕)과 또한 경솔(輕率)하게 침이나 칼로써 찌르고 째는 것도 절대로 피해야 하니 잘못 되면 위험하기 때문이다. 〈資生〉

◎ 삼첩약(糝貼藥)

나력(瘰癧)과 마도(馬刀)및 악창(惡瘡)에 마땅히 잠견산(蠶繭散)・묘복산(猫蝠散)・대구산(代灸散)・용천산(龍泉散)・와우산(蝸牛散)・소회산(燒灰散)・생환산(生獾散)등을 골라서 치료한다.

처음 일어나서 터지지 않은 증세는 십향고(十香膏)・호박고(琥珀膏) (이 처방은 雜方 參照)를 언제나 붙이면 저절로 없어진다. 〈精義〉

나력(瘰癧)을 치료하는 신효 처방은 백교향(白膠香)・해표소(海螵蛸)・강진향(降眞香)을 등분 가루로하여 아픈 곳에 삼부(糝付)하고 종이를 물에 적셔서 덮어 붙이면 하룻밤 사이에 효과가 나타난다.

또는 터지지 않는 증세는 꿀벌 21마리, 사세(蛇蛻) 7푼

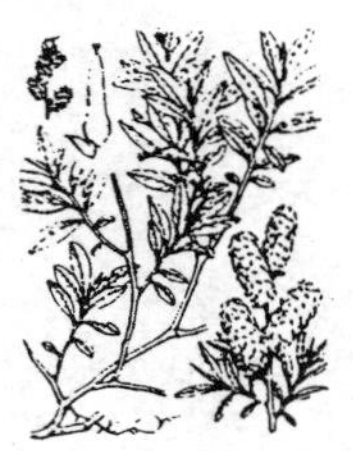
들버들

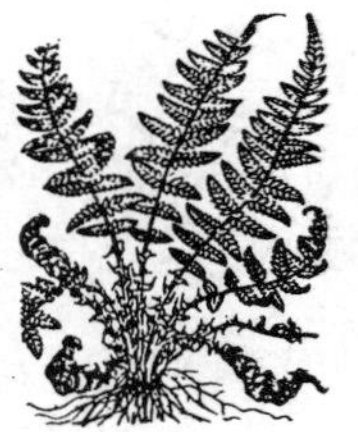
주저리고사리

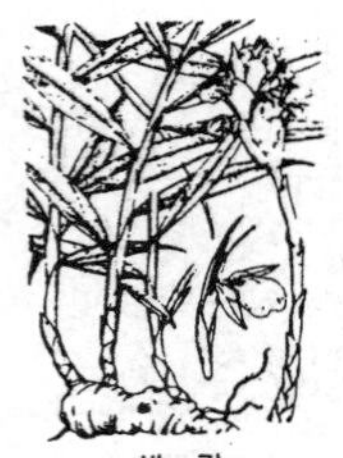
생 강

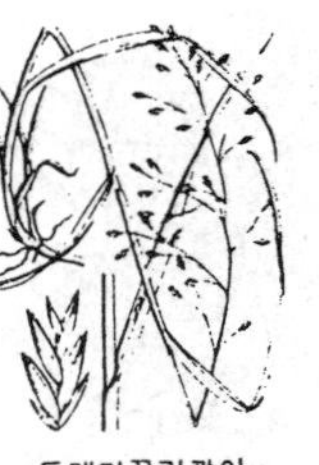
두메미꾸리광이

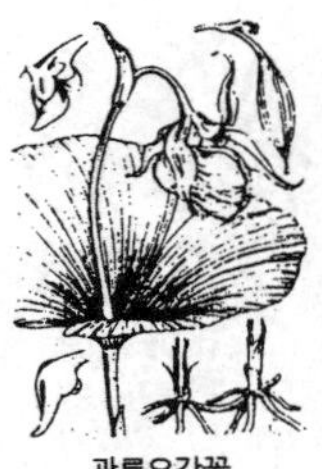
광릉요강꽃

반, 오공(蜈蚣) 2조(端牛前것)을 향유(香油) 4냥과 같이 고아 광분(光粉) 2냥을 넘어 상지(桑枝) 7조로써 자주 저어 7일만에 수저(収貯)해서 쓸 때에는 종이에 발라서 아픈 곳에 붙인다.

이 처방이 약을 먹는 것을 요하지 않고 단지 창(瘡) 위에 붙여서 5~7일이면 낫도록 한다. 〈綱目〉

※ 잠견산(蠶繭散)

효능 : 나력(瘰癧)을 치료한다.

처방 잠견(蠶繭) 3개, 백출(白朮) • 비상(砒霜) 각 1돈을 같이 불에 사루고 가루로하여 문드러진 살의 위에 붙이면 3일 안에 그 핵(核)이 녹아 내린다. 〈入門〉

※ 묘복산(猫蝠散)

효능 : 나력(瘰癧)이 몇년동안 낫지 않는 증세를 치료하는데 신통한 효과가 있다.

처방 묘두골(猫頭骨) 1개, 편복(蝙蝠) 1개를 함께 검은 콩 위에 얹어 불에 사루어서 가루로하여 건삼(乾糝)한다. 〈入門〉

※ 대구산(代灸散)

효능 : 나력(瘰癧)이 짓문드러져서 냄새가 심해서 가까이 못하는 증세를 치료한다.

처방 연분(鉛粉) • 웅황(雄黃) 각 1돈, 경분(輕粉) 5푼, 사향(麝香) 2푼을 가루로 하고 괴피(槐皮) 1근을 즙으로 하여 창(瘡) 위에 약간의 구멍을 찔러서 추겨 물방울로 씻고 그 다음 앞의 약가루를 삼부한 다음에 숯불로 뜨겁게 뜸하면 약기가 자연히 창(瘡)속에 스며들어서 통열되면 낫는데 이렇게 2~3차례 하면 완전히 낫는다. 〈醫鑑〉

※ 용천산(龍泉散)

효능 : 나력(瘰癧)을 치료한다.

처방 연분(鉛粉) • 용천분초〔龍泉粉炒 : 즉 칼을 갈아서 숫돌 위의 분(粉)〕• 곤포(昆布) • 봉출(蓬朮) • 삼릉(三稜) 각 5돈등 삼미병주침초건(三味並酒浸炒乾)을 분같은 가루로하여 더운 물에 섞어서 창(瘡) 위에 바르면 즉시 효과가 있다.

나력(瘰癧)이 먼저 한 개가 나면 사능철환(四稜鐵環)으로 정주시켜서 옮겨지지 못하도록 하고 침으로 째고 창(瘡)구멍을 만든 다음에 기름 종이를 비벼서 심지를 만들어 창(瘡)구멍에 꽂고 합하지 못하도록 하여 그 창(瘡)의 근원을 끊으면 그 효과가 빠른데 만일 창(瘡)이 터지지 않거나 또는 환자가 침으로 째기를 싫어하면 용천산(龍泉散)을 바르고 3일 만에 한번씩 바꾸어 준다. 〈綱目〉

※ 와우산(蝸牛散)

효능 : 나력(瘰癧)이 터지거나 터지지 않은 증세를 가리지 않고 전부 치료한다.

처방 와우(蝸牛)를 많으나 적으나 관계없이 대꼬챙이에 꿰어서 기와위에다 말려서 불로 사루어 가루로 하고 경분(輕粉)을 조금 넣어 돼지의 골수(骨髓)에 섞어서 종이에 펴고 창(瘡) 위에 덮어 붙인다. 〈三因〉

또는 와우육(蝸牛肉) 7개, 정향(丁香) 7알을 치료하는 방법은 위에서와 같다. 〈得効〉

※ 소회산(燒灰散)

효능 : 치료 방법은 위에서와 같다.

처방 큰 우렁이 껍질과 살을 같이 불로 사루고 가루로 하여 나력(瘰癧)의 터진 증세는 건마(乾滲)하고 터지지 않은 증세는 기름에 섞어서 붙인다. 〈得効〉

※ 생환산(生獾散)

효능 : 치료 방법은 위에서와 같다.

처방 생환(生獾) 1마리의 4발과 배꼽 및 꼬리와 부리 및 양귀를 취해서 불에 사루어 가루로 하고 기름에 섞어서 우선 창(瘡)을 씻은 뒤에 이 약을 바르면 즉시 효과가 나타난다. 〈類聚〉

※ 세전방(洗傳方)

효능 : 나력(瘰癧)을 치료한다.

처방 백지(白芷) • 형개(荊芥) 달인 탕에 따뜻이 씻고 닦아서 마른 다음에 고약을 붙이고 고름이 나와서 모두

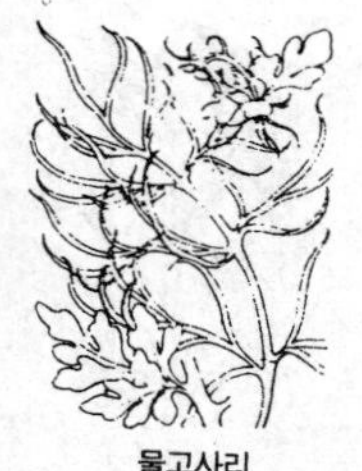
물고사리

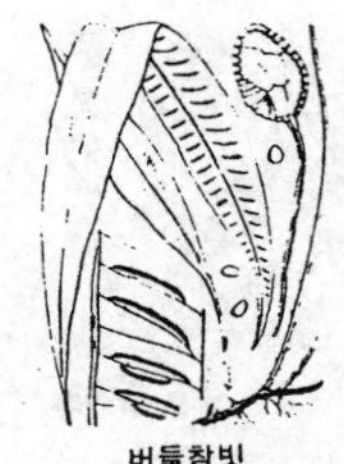
버들참빗

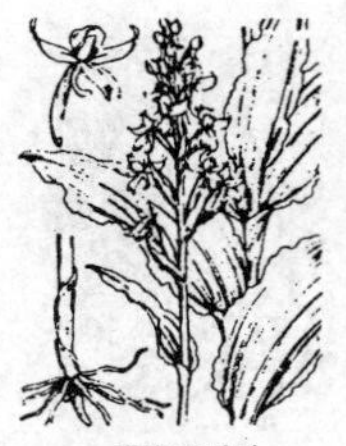
주름제비난

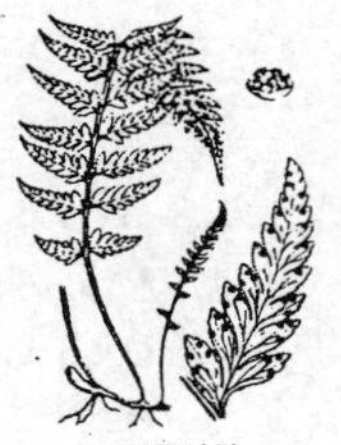
잔고사리

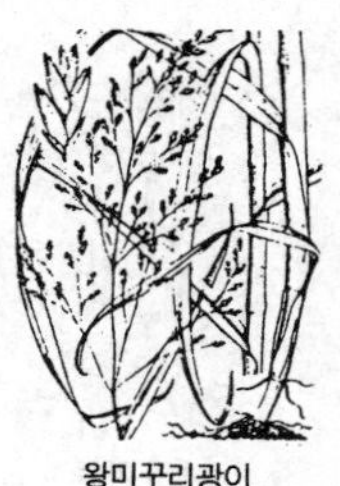
왕미꾸리광이

된 다음에 반하(半夏)·남성(南星)·혈갈(血竭) 각 1돈, 경분(輕粉)을 조금 가루로하여 침에 섞어 붙인다. 〈得效〉

7. 난치(難治)와 가치증(可治症)일 경우

제(帝)가 말하기를 「한(寒)·열(熱)한 나력(瘰癧)이 목과 겨드랑이에 나는 것은 무슨 기(氣)로 인해서 되는 것인가?」 기백(岐伯)이 답하기를 「이것이 모두 서루(鼠瘻)라고 하는 것이니 한열(寒熱)의 독기(毒氣)가 맥(脈)에 머물러서 떠나지 않기 때문이다.」 제(帝)가 말하기를 「그것이 생사(生死)에 관계되는데 어떻게 해야 하는가?」 기백(岐伯)이 답하기를 「환자의 눈을 뒤집어 보아 붉은 맥이 위아래로 동자(瞳子)를 꿰었는데 일맥(一脈)이 보이면 1년만에 죽고 일맥반이 보이면 1년반만에 죽으며 이맥(二脈)은 2년이고, 이맥반(二脈半)은 2년반이며 삼맥(三脈)은 3년만에 죽게 되는 것이고 붉은 맥이 동자(瞳子)를 꿰지 않는 증세는 치료할 수 있다.」 〈得效〉

부인에게 나력(瘰癧)이 걸리면 경(經)이 고르거나 또는 경(經)이 닫혀도 조열(潮熱)이 없으면 치료가 되고 경(經)이 닫히고 조열(潮熱)이 있거나 또는 기침을 하면 죽게 된다. 나력(瘰癧)에 경수(經水)를 통하는데 옥촉산(玉燭散)을 하루 한 첩을 먹으면 7~8일만에 저절로 없어진다.

남자가 나력(瘰癧)에 걸려서 조열(潮熱)과 기침이 있으면 나력(瘰癧)의 상증(傷症)인 표이다. 그러므로 노병(勞病)의 종류에 뱃속에 덩이가 있고 경(頸) 위에 핵(核)이 있으면 매우 치료하기가 어려운 것이라고 하였다. 〈入門〉

나력(瘰癧)이 가슴 중부(中府)·운문(雲門)·폐경(肺經) 부분(部分)에 까지 뻗어나가면 죽는다. 〈得效〉

※ 구법(灸法)

나력(瘰癧)을 치료할 때 손을 어깨 위에 편히 놓고 약간 팔목을 들어서 주골(肘骨)의 뾰족한 위가 닿는 곳이 혈(穴)이니 거기서 아픈 곳의 주위를 따라 7장, 또는 27장을 뜸하면 신통한 효과가 나타난다. 〈得效〉

또는 손바닥 뒤에서 팔목이 모두 된 곳의 가로 무늬에서 재량(裁量)하여 둔(臀) (세로 무늬에서 어깨까지의 중간부분)의 중심에서 똑바로 위에 3촌반의 혈을 잡아 3장을 뜸하면 즉시 효과가 나타난다. 〈丹心〉

비법(秘法)에 견첨(肩尖)과 주첨(肘尖)과 이혈(二穴) 즉 견우(肩髃) 주료(肘髎) 2혈을 뜸하니 이 혈(穴)이 경락(經絡)을 소통하는 혈(穴)이다. 〈良方〉

역(癧)의 핵상(核上)마다 7장씩 뜸하고 마늘을 쪽으로 썰어서 덮고 뜸하는 것이 매우 좋다. 〈資生〉

8. 결핵(結核)일 경우

단독으로 핵(核)이 작은 증세가 결핵(結核)이 된다. 〈綱目〉

결핵(結核)이란 화기(火氣)가 열이 심하면 울결(鬱結)하고 딴딴해서 과일속의 씨와 같은 것이니 이것은 터뜨리지 않아도 열기(熱氣)만 흩으면 저절로 없어지는 것이다. 〈河間〉

결핵(結核)이 종독(腫毒)과 같은 것은 거죽과 속의 막(膜)밖에 있는 것이니 이것이 습담(濕痰)이 흘러 들어서 핵(核)이 되어서 흩어지지 않는 것이다.

환자가 보통 날에 무엇을 즐겨 먹었는가를 물어서 토하고 내린 다음에 약으로 치료하고 핵을 흩는다. 〈丹心〉

담력(痰癧)은 가려 움직이며 활연(滑軟)한다. 〈入門〉

결핵(結核)이 경(頸)과 항(項)에 있으면 이진탕(二陳湯)에 주초대황(酒炒大黃)·길경(桔梗)·시호(柴胡)·연교(連翹)·방풍(防風)·천궁(川芎)·주금(酒芩)·창출(蒼朮)·조각(皂角)·백강잠(白彊蠶)을 더해서 달인 약에 사향(麝香)을 조금 넣어 먹고 태음(太陰)·궐음(厥陰)의 적담(積痰)을 돌아다니게 하면 저절로 없어진다. 〈丹心〉

온몸에 핵(核)이 있는 증세는 담(痰)의 흘러든 것이 많은 증세이니 가미소위단(加味小胃丹)·죽력달담환〔竹瀝達痰丸 : 이 처방은 담문(痰門) 참조(參照)〕을 쓰고 두루 쓰는 데는 해대환(海帶丸)·함화단(含化丹)으로 치료한다. 〈入門〉

결핵(結核)에는 소풍화담탕(消風化痰湯)·개기소담탕(開氣消痰湯)·내탁백렴산(內托白斂散)·소해산(消解散)·소핵환(消核丸)등으로 치료한다.

※ 해대환(海帶丸)

효능 : 담핵(痰核)과 영기(癭氣)가 오래도록 없어지지 않는 증세를 치료한다.

처방 해대(海帶)·청피(青皮)·패모(貝母)·진피(陳皮) 각 등분 가루로 하고 꿀로 탄자 크기의 환을 지어 식

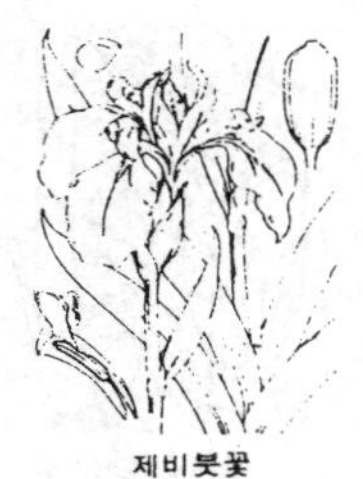
제비붓꽃

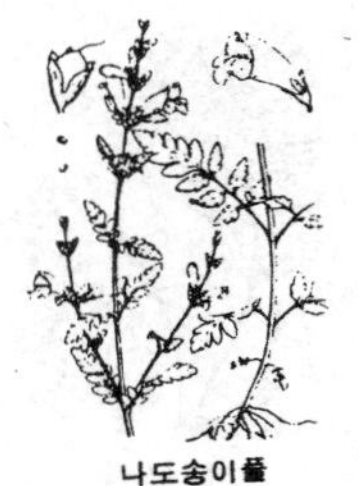
나도송이풀

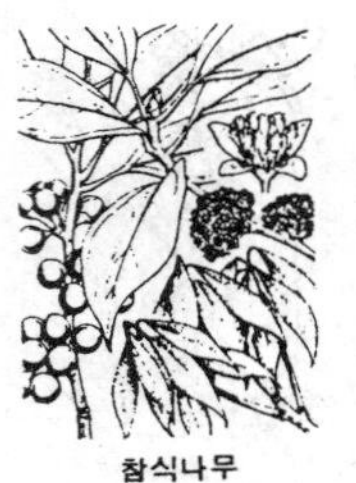
참식나무

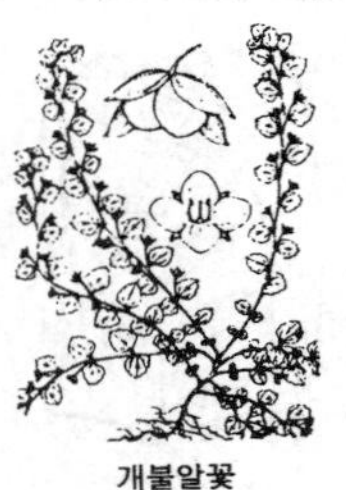
개불알꽃

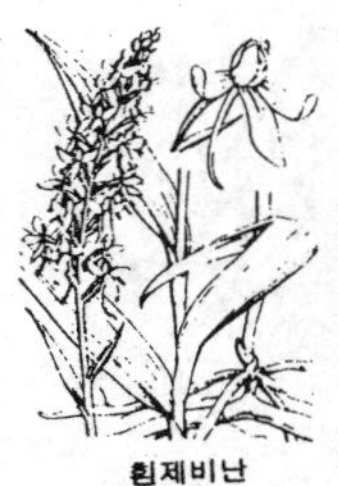
흰제비난

사 후에 1알을 씹어 삼킨다. 〈綱目〉

※ 함화단(含化丹)

효능 : 이(耳)·항(項)의 결핵(結核)을 치료한다.

처방 주증대황(酒蒸大黃)·백강잠(白彊蠶)·청대(靑黛)·우담(牛膽)·남성(南星) 각 등분 가루로하여 꿀로 탄자 크기의 환을 지어 식사후에 1알을 씹어 삼킨다. 〈入門〉

※ 소풍화담탕(消風化痰湯)

효능 : 결핵(結核)이 풍담(風痰)때문에 울결(鬱結)된 증세를 치료한다.

처방 백부자(白附子)·목통(木通) 각 1돈, 남성(南星)·반하(半夏)·적작약(赤芍藥)·연교(連翹)·천마(天麻)·백강잠(白彊蠶)·창이자(蒼耳子)·금은화(金銀花)·천문동(天門冬)·길경(桔梗) 각 7푼, 백지(白芷)·방풍(防風)·강활(羌活)·조각(皀角) 각 5푼, 전갈(全蝎)·진피(陳皮) 각 4푼, 감초(甘草) 2푼을 썰어서 1첩을 하고 생강 5쪽을 넣어 물로 달여서 먹는다. 〈回春〉

※ 개기소담탕(開氣消痰湯)

효능 : 가슴속과 위완(胃脘)에서 목구멍에 닿기까지 선(線)과 같이 협착(狹窄)해서 아프고 또 한 손과 발에 모두 핵이 있어서 호도(胡桃)처럼 생긴 증세를 치료한다.

처방 길경(桔梗)·변향부(便香附)·백강잠(白彊蠶) 각 1돈, 진피(陳皮)·편금(片芩)·지각(枳殼) 각 7푼, 빈랑(檳榔)·전호(前胡)·반하(半夏)·지실(枳實)·강활(羌活)·형개(荊芥)·사간(射干)·위령선(威靈仙) 각 5푼, 감초(甘草) 4푼, 목향(木香) 3푼을 썰어서 1첩을 하고 생강 3쪽을 넣어 물로 달여서 먹는다. 〈醫鑑〉

※ 내탁백렴산(內托白斂散)

효능 : 겨드랑 밑에 담핵(痰核)이 술과 노기(怒氣) 때문에 일어나서 부어 아프고 짓물러서 오래도록 낫지 않는 증세를 치료한다.

처방 적작약(赤芍藥)·당귀(當歸)·연교(連翹) 각 1돈과 백지(白芷)·백렴(白斂)·편금주초(片芩酒炒)·과루인(瓜蔞仁) 각 8푼, 천궁(川芎)·천화분(天花粉)·유향(乳香) 7푼, 방풍(防風)·길경(桔梗)·시호(柴胡) 각 5푼, 백질려(白蒺藜)·감초생(甘草生) 각 4푼을 썰어서 1첩을 지어 물로 달여서 먹는다. 〈回春〉

※ 소해산(消解散)

효능 : 목구멍에 핵(核)이 맺혀 부어 아프게 되고 경항(頸項)을 들지를 못하며 겨드랑이 밑에 덩이가 있어서 돌과 같이 딴딴한 증세를 치료한다.

처방 남성(南星)·반하(半夏) 각 1돈, 진피(陳皮)·지실(枳實)·길경(桔梗)·시호(柴胡)·황련(黃連)·전호(前胡)·연교(連翹)·적작약(赤芍藥)·방풍(防風)·독활(獨活)·백부자(白附子)·소자(蘇子)·봉출(蓬朮)·만형자(蔓荊子)·목통(木通)·감초(甘草) 각 5푼을 썰어서 1첩을 지어 생강 3쪽, 등심(燈心) 1단을 넣어 같이 달여 먹는다. 〈回春〉

※ 소핵환(消核丸)

효능 : 경항(頸項)과 귀뒤에 핵(核)이 맺혀 2~5년 동안에 구슬같이 이어지고 붉지도 않으며 붓지도 곪지고 않는 증세를 치료한다.

처방 귤홍(橘紅)을 소금 물에 반죽해서 불에 말리고 적복령주초(赤茯苓酒炒)·연교(連翹) 각 1냥, 편금주초(片芩酒炒)·치자초(梔子炒) 각 8돈, 반하국(半夏麴)·현삼주반(玄蔘酒拌)·모려하(牡蠣煆)·동변(童便)에 담가 잘게 갈고, 천화분(天花粉)·과루인(瓜蔞仁)·길경(桔梗) 각 7돈, 백강잠초(白彊蠶炒) 6돈, 생감초절(生甘草節) 4돈을 가루로하여 탕침증병(湯浸蒸餠)에 녹두알 크기의 환을 지어 백탕(白湯)으로 80~90알을 먹는다. 〈回春〉

◎ 우방(又方)

목 뒤의 소양경(少陽經)속의 흘탑(疙瘩)과 핵(核)이 맺혀 붉어 단단하고 부어 아픈 증세를 치료한다. 산약(山藥) 1덩이 껍질을 버리고, 비마자(萆麻子) 3개 거피(去皮)를 잘게 갈아서 붙이면 신통한 효력이 있다. 〈海藏〉

목의 덩어리가 움직이는 증세를 치료한다.

하고초말(夏枯草末) 6돈, 감초말(甘草末) 1돈을 섞어

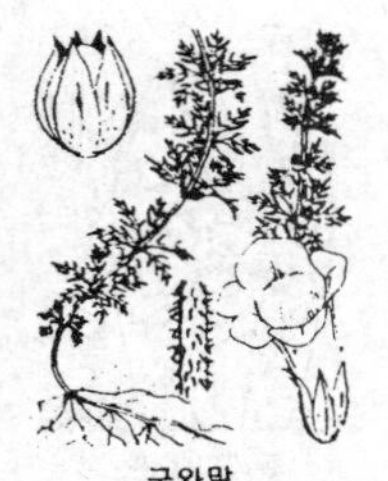
구와말

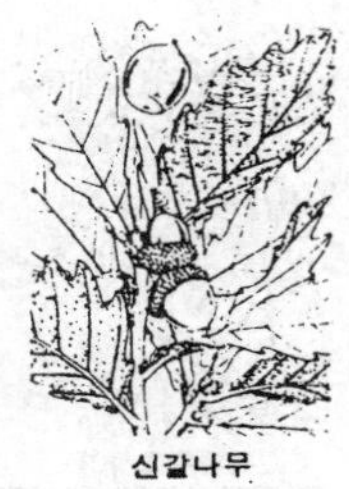
신갈나무

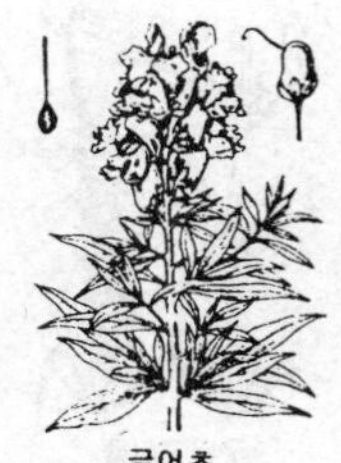
금어초

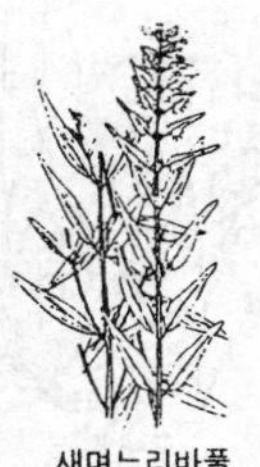
새며느리바풀

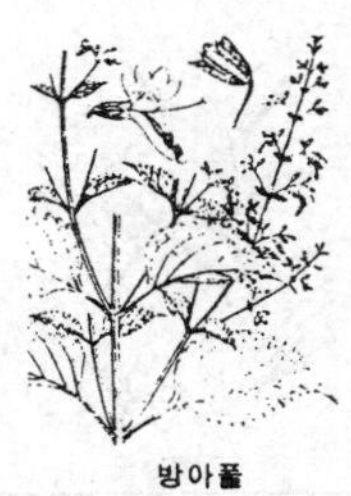
방아풀

서 매 1돈이나 2돈을 맑은 차로 고루 먹는다. 〈丹心〉

또는 담핵(痰核)과 흘탑(疙瘩)을 치료한다.

남륙근(南陸根)·생남성(生南星)을 합해서 찧어 붙이면 즉시 없어진다. 〈種杏〉

또한 남성(南星)과 초오(草烏)를 등분 가루로하여 생강즙에 섞어서 바르면 즉시 없어진다.

또 큰 거미를 짓이겨서 술에 넣어 찌꺼기는 버리고 잠잘 때에 따뜻하게 해서 먹으면 매우 좋다. 〈回春〉

9. 영류(癭瘤)일 경우

사람 몸의 기혈(氣血)이 응체(凝滞)되고 맺혀서 영류(癭瘤)가 되는데 영(癭)은 우(憂)·노(怒) 때문에 생기며 어깨와 목에 많이 나고, 유(瘤)는 기(氣)를 따라 응결(凝結)되는 증세이다. 이러한 증세는 모두다 년수가 오래되고 점점 커져서 단단하여 옮겨지지 않는 것인데 이름을 석영(石癭)이라 한다. 살색이 변하지 않는 증세를 육영(肉癭)이라고 하고 근맥(筋脈)이 노결(露結)된 증세를 근영(筋癭)이라 하며, 붉은 맥(脈)이 서로 맺혀진 것을 혈영(血癭)이라 하고 우수(憂愁)를 따라서 소장(消長)되는 증세를 기영(氣癭)이라 하니 이같은 다섯가지의 영(癭)은 모두 터뜨려서는 안 된다. 터뜨리면 피고름이 붕궤(崩潰)해서 요사(夭死)하기가 쉽다. 〈三因〉

류(瘤) 역시 기혈(氣血)이 응체(凝滞)되여 맺혀서 되는 증세이니 처음에는 매실과 오얏의 껍질과 같아서 연약하고 빛이 나지만 차츰 술잔이나 란(卵)과 같이 되는 것이다. 류(瘤)가 또한 여섯 가지가 있는데 골류(骨瘤)·육류(肉瘤)·농류(膿瘤)·혈류(血瘤)·석류(石瘤)·지류(脂瘤)등으로 역시 터지게 해서는 안되고 육류(肉瘤)는 더욱 터지면 안되니 혹시 터지면 사람을 죽게하고 단지 지류(脂瘤)만은 터지게 해서 그 기름을 내면 낫게 된다. 〈三因〉

영류(癭瘤)란 전부 기혈(氣血)이 응체(凝滞)해서 맺어지는 것이니 우수(憂愁)가 심(心)과 폐(肺)를 상하기 때문에 병은 경항(頸項)과 어깨가 많이 나고 노(怒)와 욕(慾)및 사기(邪氣)가 경(經)의 허한 증세를 타고 머물기 때문에 류(瘤)는 곳에 따라서 나는 것이다. 〈入門〉

영류(癭瘤)를 두루 치료하는데 납반원(蠟礬元)을 오래 먹으면 저절로 줄어드는데는 가장 좋다. 〈直指〉

오병(五病)과 육류(六瘤)가 또는 연하고 굳으며 아프지도 않고 가렵지도 않으나 파결산(破結散)·인삼화병단(人蔘化病丹)·해대환(海帶丸)·지장산(舐掌散)·신효개결산(神効開結散)·치지류방(治脂瘤方)·고류방(枯瘤方)·남성고(南星膏)등으로 치료한다. 〈諸方〉

영류(癭瘤)를 다스리는 약을 먹으면 우선 후미를 끊어야 한다. 〈丹心〉

영류(癭瘤)와 우췌(疣贅)등이 연쇠해지면 저절로 안이 물러가는데 연장할 때에 치료해야만 후우(後憂)가 없다. 〈精義〉

영류(癭瘤)가 처음 생기면 십육미유기음〔十六味流氣飮 : 처방은 옹저(癰疽)〕·단지주방(單蜘蛛方)을 두루 치료하고 납반원(蠟礬元)을 오래 먹으며 남성고(南星膏)를 밖으로 붙인다. 〈入門〉

❊ 파결산(破結散)

오류(五瘤)와 영(癭)을 치료하니 바로 위의 해조산견환(海藻散堅丸)이다. 〈濟生〉

어느 사람이 영(癭)이 가자(茄子)만한 것이 나서 조열(潮熱)하고 얼굴이 여위는에 치료가 모두 효과가 없으나 이 처방을 얻어서 송라(松蘿)를 빼고 진상기생(眞桑奇生) 1배를 대신 치료하니 3~5일 동안에 그 영(癭)이 저절로 사라지고 나았다. 〈正傳〉

❊ 인삼화영단(人蔘化癭丹)

효능 : 영류(癭瘤)를 치료한다.

처방 해대(海帶)·해조(海藻)·합분(蛤粉)·곤포(昆布)의 4가지를 모두 불에 말리고 택사초(澤瀉炒)·연교(連翹) 각 1냥, 저외신(猪外腎)·양외신〔羊外腎 : 즉 음양(陰囊)속의 묘(卵)이다〕 각 10개를 쪽으로 썰어서 불에 말려 가루로 하고 꿀로 연밥 크기의 환을 지어 식사 후에 1알씩 1일 3번을 씹어서 먹는다. 〈綱目〉

영류(癭瘤)에 곤포(昆布)·해조(海藻)·해대(海帶)로 주로 치료하니 이것은 짠 것이 충분히 단단한 것을 연하게 하기 때문이다. 〈醫鑑〉

❊ 지장산(舐掌散)

효능 : 영(癭)을 치료한다.

처방 해조(海藻)·황련(黃連) 각 1냥을 가루로하여 조금씩 손바닥에다 쥐고 자주 한번씩 핥아서 그 진액을 먹

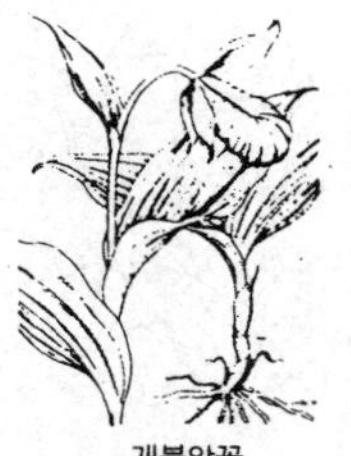
개불알꽃

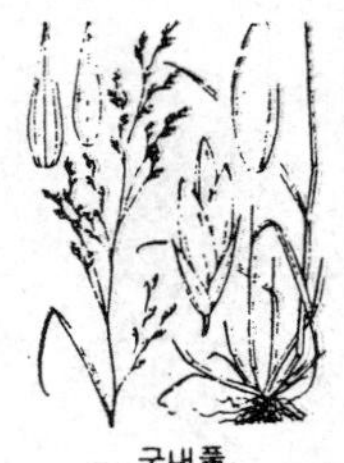
구내풀

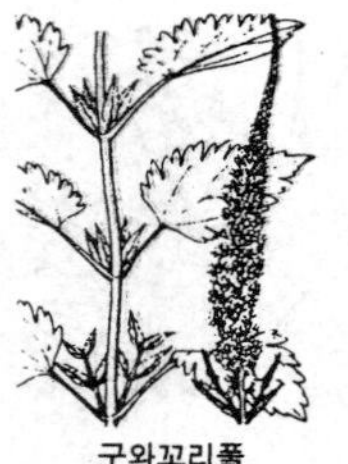
구와꼬리풀

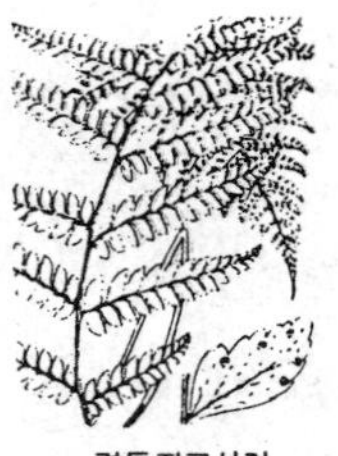
겹돌잔고사리

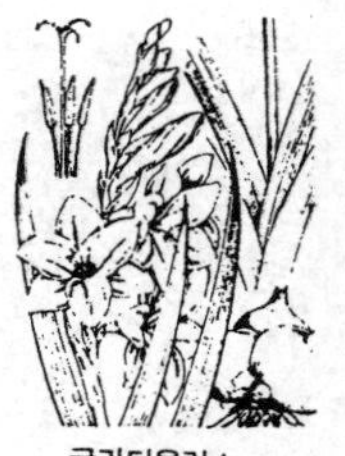
글라디올러스

는데 만일 3분의 2쯤 사라지면 약을 그친다.

또는 해조(海藻)·해대(海帶)·곤포(昆布)·봉출(蓬朮)·청염(靑鹽)을 등분 가루로 하고 꿀로 탄자 크기로 환을 지어 1일 3번을 녹여서 먹는다〈丹心〉

※ 신효개결산(神效開結散)

효능 : 영(癭)과 유(瘤)에 모두 효력이 있다.

처방 침향(沈香) 2돈, 목향(木香) 3돈, 진피(陳皮) 4돈, 진주(眞珠) 49알을 불에다 사룬 것, 저염육자〔猪厭肉子 : 생저(生猪)의 목밑의 후해계(喉咳系)에 대조(大棗)만한 색이 붉은 것이다〕 49개를 기와위에 얹어 불에 말려 가루로하여 매 2돈을 잠자기전에 찬술로 고루 섞어서 천천히 먹는데 가벼운 증세는 3~5번 먹으면 효험이 있고 무거운 증세는 한번 치료로 낫는다. 〈入門〉

※ 치지류방(治脂瘤方)

1가지의 지류(脂瘤)가 분홍 색으로 되는 증세는 완전히 담(痰)이 맺힌 것이니 침(鍼)으로 지분(脂粉)을 째 내어 버리면 낫고 또는 가자(茄子)와 같은 것이 늘어지니 그 뿌리가 약한 증세는 약으로써 꼭지를 찍어서 떨어지면 즉시 생기고(生肌膏)를 붙이고 피가 나는 증세를 막아야 한다. 〈入門〉

※ 고류방(枯瘤方)

처방 비상(砒霜)·망사(硇砂)·황단(黃丹)·웅황(雄黃)·경분(輕粉) 각 1돈, 반묘생(斑猫生) 30개, 주사(朱砂)·유향(乳香)·몰약(没藥) 각 1돈을 가루로하여 찹쌀 풀에 환을 만들되 바둑알과 같이 하고 푹말려서 먼저 유(瘤)의 꼭지에다 3장을 뜸을하여 전약병(前藥餠)을 그 위에 덮어 붙인 다음 황백(黃柏)가루를 물에 섞어서 붙이면 며칠만에 저절로 말라서 떨어진다. 〈綱目〉

※ 화류고(化瘤膏)

효능 : 살속에서 부리가 일어나서 유(瘤)가 되어 차차 커지는 증세를 치료한다.

처방 백렴(白歛) 1냥, 대황(大黃)·천궁(川芎)·적작약(赤芍藥)·황금(黃芩)·황련(黃連)·당귀(當歸)·백반(白礬) 각 5돈, 오수유(吳茱萸) 2돈반을 가루로하여 계란 노란자에 섞어서 헝겊에 펴서 붙인다. 〈類聚〉

※ 남성고(南星膏)

효능 : 영류(癭瘤)를 치료한다.

처방 생천남성(生天南星) 큰 것 1개를 잘 갈아서 초를 3~5방울 떨어뜨려 고약을 만들고 우선 침(鍼)으로 유(瘤)의 꼭지를 찌른 다음에 약을 종이 위에 펴서 붙이는데 만일 생것이 없으면 마른 것을 가루로하여 초(醋)에 섞어서 붙인다. 〈得效〉

또는 남성(南星)·초오(草烏)를 가루로하여 생강즙에 섞어 붙여도 역시 좋다. 〈醫鑑〉

◎ 일방(一方)

기영(氣癭)을 치료하는데 침사(鍼砂)를 물항아리 속에 넣어 두고 평상시의 모든 음식에 이 물로 치료하되 10일만에 한번씩 바꿔 치료하면 반년이면 저절로 사라진다. 〈直指〉

바다속의 채류(菜瘤)가 모두 영류(癭瘤)의 결기(結氣)를 치료하니 해조(海藻) 1근을 짠물은 씻어내고 술 3되에 며칠동안 담가서 그 물을 조금씩 마신다.

해조(海藻)와 곤포(昆布)를 등분 가루로하여 꿀로 환을 지어 늘 녹여 먹으면 좋다. 〈本草〉

하고초(夏枯草)가 영(癭)의 결기(結氣)를 흩어주니 물로 달여서 자주 복용하면 낫는다. 〈本草〉

송라(松蘿)가 영류(癭瘤)를 치료하니 달여서 먹는다. 〈本草〉

영류(癭瘤)에 큰 거미 1마리를 술에 개어서 한번에 먹는다. 〈入門〉

양(羊)의 외신(外腎)과 록(鹿)의 외신(外腎)을 술에 담가 구어서 즙을 빨아 먹으면 7일안에 낫는다. 〈本草〉

※ 구법(灸法)

영(癭)을 치료하는데 천돌(天突)혈에 37장을 뜸하고 또 견우(肩髃)를 남자는 왼쪽에 18장 오른쪽에 17장을 여자는 오른쪽에 18장을 왼쪽에 17장을 뜸하면 좋다. 〈傳効〉

10. 감루(疳瘻)일 경우

루(漏)라는 증세는 모든 루(瘻)의 궤루(潰漏)이니 낭

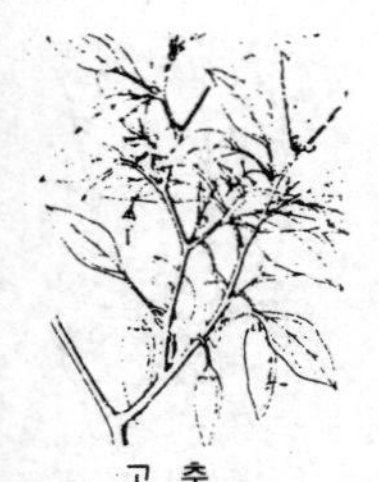
고 추

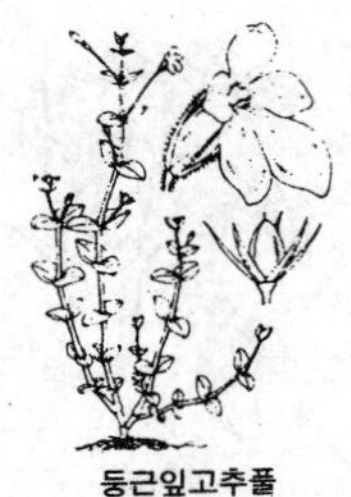
둥근잎고추풀

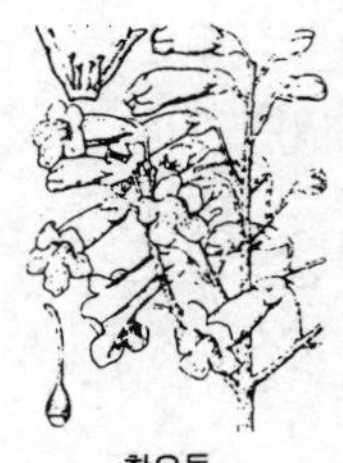
참오동

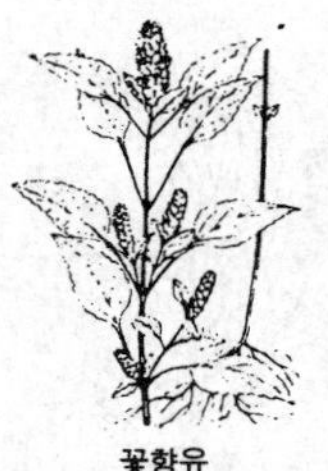
꽃향유

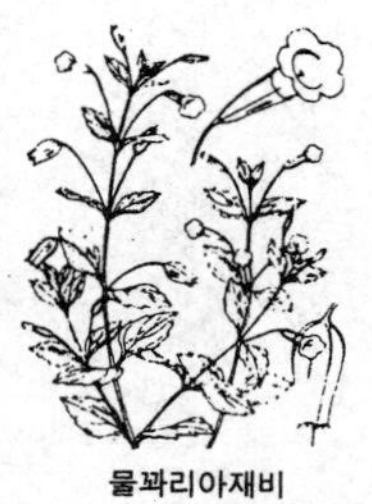
물꽈리아재비

루(狼瘻)·서루(鼠瘻)·누고루(螻蛄瘻)·봉루(蜂瘻)·비부루(蚍蜉瘻)·제조루(蠐螬瘻)·나력루(瘰癧瘻)·부저루(浮疽瘻)·전근루(轉筋瘻) 등 9루(九瘻)가 있는데 그 증세는 구멍이 깊이 뚫리고 고름이 모두 안 되어 풍냉(風冷)이 침입하므로 연연〔涓涓 : 쉬지 않고 흐르는 것〕하게 루(漏)가 되는 것이다. 〈直指〉

루(漏)는 목과 겨드랑이 등 또는 음벽(陰僻)한 항문의 사이에 많이 나니 잘못 치료하면 즉시 한(寒)과 열(熱)이 나는 것이다. 또한 옹저(癰疽)의 모든 증세에 묵은 고름과 썩은 뼈가 안에서 정축(停蓄)되면 모두 루(漏)가 된다. 〈直指〉

내경(內經)에 말하기를 밑으로 꺼진 맥(脈)이 루(瘻)가 되니 살과 주리(腠理)에 이어져 있다는 증세가 즉 그 것이니 부자구법(附子灸法)·산병구법〔蒜餠灸法 : 처방은 침구(鍼灸)〕으로 치료하고 창(瘡)구멍에 취하산(翠霞散) 또는 취하정자(翠霞錠子)의 심지를 꽂고 밖으로는 고약을 붙인다. 〈精義〉

치료 방법은 풍냉(風冷)을 온산(温散)하는 것이 급한 것으로 온해산(温解散)·내색산(內塞散)으로 치료한다.

물을 거두는 것은 다음이니 견우주(牽牛酒)가 좋다.

새 살이 나는 것이 또한 다음이 되니 용골(龍骨)·모려(牡蠣)·인치대아(人齒大牙)에 혈갈(血竭)·유사(乳麝)·발회(髮灰)를 더해서 안과 밖으로 같이 치료하니 새살이 나는 것이 틀림없고 또는 평기산(平氣散)〔처방은옹저(癰疽)〕·인아산(人牙散)·봉방산(蜂房散)을 골라서 치료한다.

두루 치료하는 데는 가미납반원(加味蠟礬元)·내생기환(內生肌丸)·유사운모고(乳麝雲母膏)·온경환(温經丸)으로 치료하고 밖을 치료하는 데는 절감산(截疳散)·웅황고(雄黃膏)·흑령산(黑靈散)으로 치료하며 훈방(熏方)과 세방(洗方)은 취구루중후골방(取久漏中朽骨方)·치심루방(治心漏方)·취루충법(取漏蟲法)·금기법(禁忌法)등으로 치료한다.

※ 온해산(温解散)

효능 : 누창(漏瘡)을 치료하고 풍냉(風冷)을 흐트린다.

처방 창출(蒼朮)·후박(厚朴)·곽향(藿香)·반하국(半夏麴)·천궁(川芎)·세신(細辛) 각 1돈, 관계(官桂)·백강(白薑)·감초구(甘草炙) 각 7푼을 썰어서 1첩을 지어 생강 3, 대추 2를 넣어 물로 달여서 먹는다. 〈得効〉

※ 내색산(內塞散)

효능 : 감루창(疳瘻瘡)이 오랫동안 낫지 않은 증세를 치료한다.

처방 인삼(人蔘)·황기(黃芪)·당귀(當歸)·백복령(白茯苓)·방풍(防風)·백지(白芷)·길경(桔梗)·천궁(川芎)·원지(遠志)·후박(厚朴)·관계(官桂)·적소두(赤小豆)·감초구(甘草炙) 각 5돈, 부자포(附子炮) 1개를 가루로하여 매 2돈을 더운 술로 알맞게 먹는다. 〈精義〉

※ 견우주(牽牛酒)

누창(漏瘡)속의 나쁜 물을 끌어내서 대장(大腸)으로 좇아 나오도록 한다. 견우두말(牽牛頭末) 2돈을 저요자〔猪腰子 : 즉 저(猪)의 신(腎)〕속에 넣고 실로 묶어서 습지로 싼 다음 약한 불에 익혀 말려서 공복에 잘 씹고 더운 술로 먹는다. 〈入門〉

일명 저신주(猪腎酒)라고 하는데 원래는 물이 신에 속한 것이니 신(腎)이 허하고 물이 넘치면 누창(漏瘡)에 스며새는 것이다. 신(腎)의 물을 돌아다니게 하는 데는 흑견우(黑牽牛)만큼 좋은 것이 없으니 가루로하여 저(猪)의 신(腎)에 넣어서 먹으면 신(腎)을 빌어서 신(腎)에 들어가 서로 그 편리한 것을 얻어 나쁜 물이 바로 새나오며 다시는 임색(淋濇)하지 않는다. 〈直指〉

※ 인아산(人牙散)

효능 : 누창(漏瘡)과 악창(惡瘡)을 치료하고 능히 새살이 돋아나게 한다.

처방 인아하(人牙煆)·유발회(油髮灰)·웅계내금(雄鷄內金) 각 등분 가루로하여 사향(麝香)·경분(輕粉) 각 약간씩을 넣어 섞어서 습하면 말리고, 마르면 기름에 섞어서 붙인다. 〈入門〉

※ 봉방산(蜂房散)

효능 : 해가 묵은 누창(漏瘡)을 치료한다.

처방 노봉방구황(露蜂房灸黃) 7돈반, 천산갑초(穿山

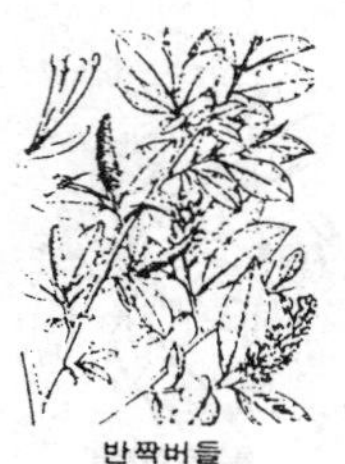
반짝버들

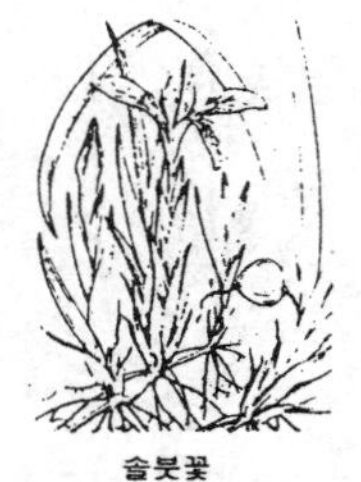
솔붓꽃

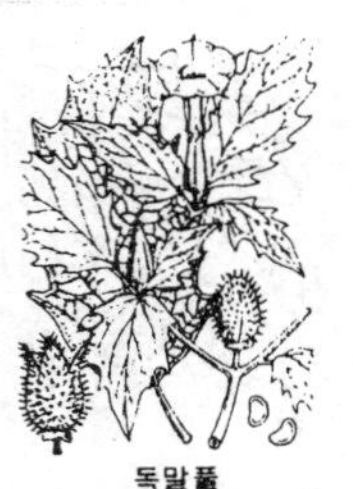
독말풀

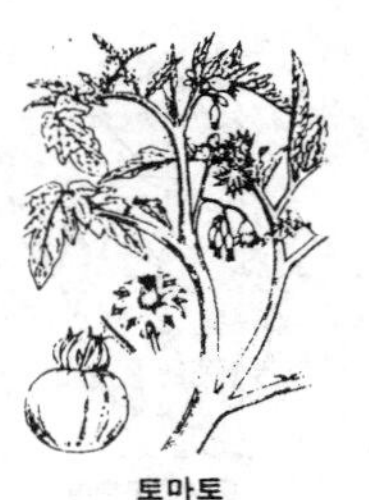
토마토

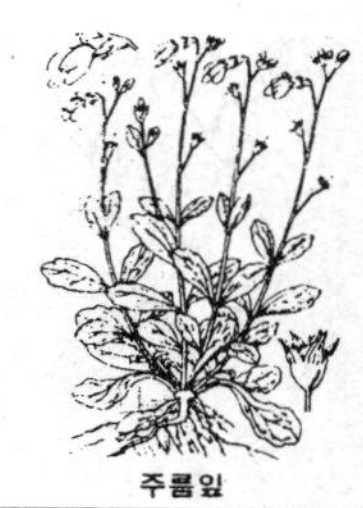
주름잎

甲焦)・용골(龍骨) 각 2돈반, 사향(麝香) 약간을 가루로 하여 납저지(蠟猪脂)에 섞어 붙인다. 〈入門〉

※ 가미납반환(加味蠟礬丸)

효능 : 구(久)와 신(新)의 모든 루(漏)를 치료한다.

처방 상아(象牙) 5돈, 노봉방(露蜂房)・백강잠(白殭蠶)・사퇴소(蛇退燒)・혈갈(血竭)・목향(木香) 각 3돈, 유향(乳香) 2돈, 백반(白礬) 2냥을 가루로 하고 황랍(黃蠟) 4냥을 녹여서 섞으며 여러 손으로 환을 짓는데 오동열매 크기로 하여 더운 술에 20~30알을 먹는다.

※ 내생기환(內生肌丸)

효능 : 누창(漏瘡)을 치료한다.

처방 고백반(枯白礬)・녹각설(鹿角屑)・지마(脂麻) 각 1냥을 가루로하여 꿀로 오동열매 크기로 환을 지어 더운 술로 30알을 먹고 구멍이 아문 뒤에는 녹각(鹿角)을 버리고 상아(象牙) 1냥을 더해서 황랍(黃蠟)으로 환을 지어서 항상 먹으면 뿌리를 끊을 수 있다. 〈入門〉

※ 유사운모고(乳麝雲母膏)

효능 : 누창(漏瘡)을 치료한다.

처방 천산갑(穿山甲) 100쪽을 봉분(蜂粉)과 볶으면 타서 거품같은 것이 일어나니 분(粉)은 버리고 갑(甲)을 내서 가루로한 4냥에 유향(乳香)가루 1돈, 사향(麝香)가루 1돈, 협화(夾和) 운모고(雲母膏) 15첩을 넣어 오동열매 크기로 환을 지어 더운 술로 30알을 먹는다. 〈直指〉

※ 온경환(溫經丸)

효능 : 꺼진 맥(脈)으로 오래 루(漏)한 증세를 치료한다.

처방 부자(附子) 2냥, 초침포(醋浸炮) 7차례하여 거죽과 배꼽은 버리고, 후박(厚朴)・관계(官桂)・백출(白朮)・건강(乾薑)・목향(木香)・감초구(甘草炙) 각 1냥을 가루로하여 꿀로 오동열매 크기로 환을 지어 미음으로 30~50알을 먹는다. 〈精義〉

※ 절감산(截疳散)

효능 : 해묵은 감루창(疳漏瘡)을 치료한다.

처방 백렴(白斂)・백급(白芨)・황단(黃丹)・밀타승(密陀僧) 각 2돈, 황련(黃連) 1돈, 용뇌(龍腦)・사향(麝香)・경분(輕粉) 각 2푼을 가루로하여 건삼(乾糝)또는 심지에 말아 넣기도 한다. 〈東垣〉

※ 웅황고(雄黃膏)

효능 : 해묵은 냉루(冷漏)를 치료한다.

처방 유발회(油髮灰)・황랍(黃蠟) 각 5돈, 웅황말(雄黃末)・유황말(硫黃末) 2돈반, 향유(香油) 2냥을 섞어서 녹이고 고약을 만들어 붙인다. 〈直指〉

※ 흑령산(黑靈散)

효능 : 누창(漏瘡)과 악창(惡瘡)을 치료한다.

처방 노봉방(露蜂房) 5돈, 모려분(牡蠣粉)・황단(黃丹)・유향연(乳香研) 각 2돈반을 같이 볶아서 연기가 모두 되는 것을 한도로 하고 가루로 만들어 유발회(油髮灰) 2돈반, 사향(麝香)을 조금 넣어 섞어서 붙인다. 〈直指〉

※ 취하산(翠霞散)

효능 : 누창(漏瘡)과 악창(惡瘡)을 치료하고 독을 없애며 새살이 돋아나게 한다.

처방 활석(滑石) 5돈, 동록(銅綠) 2돈반, 경분(輕粉) 1돈, 용뇌(龍腦)・사향(麝香)・분상(粉霜) 각 2돈반을 가루로하여 심지에 묻혀 창(瘡)구멍에 넣고 고약을 붙인다. 〈精義〉

※ 취하정자(翠霞錠子)

효능 : 냉(冷)이 오래된 누창(漏瘡)속에 죽은 살이 있는 증세를 치료한다.

처방 동록(銅綠)・한석하(寒石煆)・활석(滑石) 각 3돈, 백반(白礬)・경분(輕粉)・비상(砒霜)・운모석(雲母石) 각 1돈2푼반을 분처럼 해서 풀로써 정자(錠子)를 만

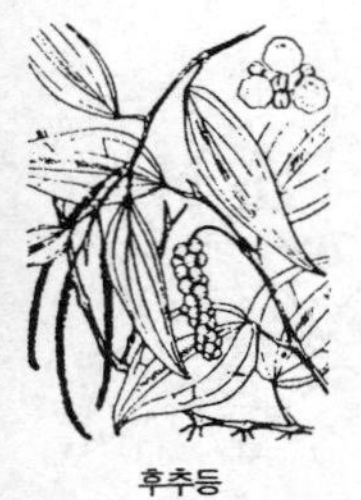
후추등

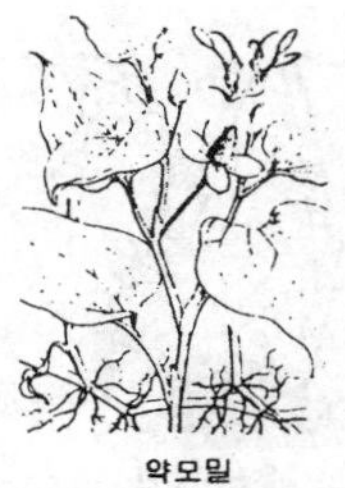
약모밀

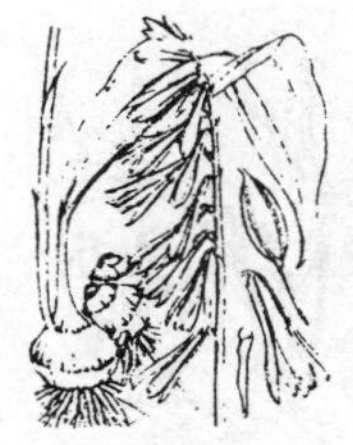
약난초

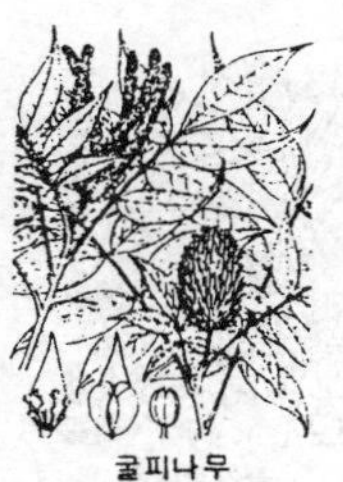
굴피나무

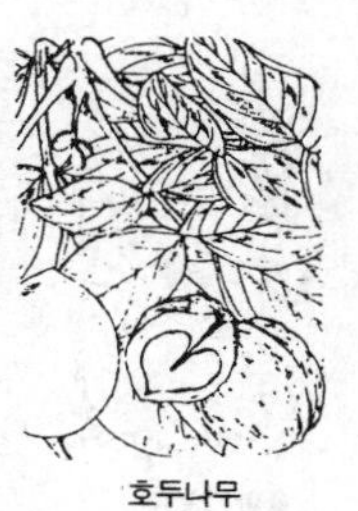
호두나무

들고, 마황(麻黃)을 거칠게한 가루를 더하여 창(瘡)의 얕고 깊은 곳을 알아서 심지에 말아 넣고 고약을 붙인다. 〈精義〉

※ 훈루창방(熏漏瘡方)

애엽(艾葉)•오배자(五倍子)•백교향(白膠香)•고련근(苦練根)을 등분하고 썰어서 향(香)을 불에 사루듯이 긴 통속에다 피우고 그 위에 앉아서 김으로 지진다. 〈入門〉

※ 세루창방(洗漏瘡方)

누창(漏瘡)의 구멍속에 예악(穢惡)한 것이 많으니 언제나 바람을 피(避)하고 깨끗이 씻어야 된다. 백지(白芷)•노봉방(露蜂房) 또는 대복피(大腹皮)•고삼(苦蔘)달인 탕에 씻어서 닦아 말리고 동으로 향한 석류뿌리 껍질을 가루로하여 말려 복용하면 음충(淫蟲)을 죽인다. 〈入門〉

모든 창(瘡)을 생물로 씻는 것은 절대로 피해야 된다. 〈傳効〉

※ 취구누창중후골방(取久漏瘡中朽骨方)

구저(久疽)와 치루(痔漏)속에 썩은 뼈가 있으면 내어서 없애야 하니 오골계(烏骨鷄)의 경골(脛骨)에 비상(砒霜)을 넣어서 진흙으로 굳게 봉하고 화하통홍(火煆通紅)한 후 진흙은 버리고 가루로하여 밥으로 기장쌀 크기로 환을 지어 종이에 말아 규내(竅內)에 넣고 밖에 고약을 붙이면 썩은 뼈가 저절로 나온다. 〈丹心〉

※ 치심루방(治心漏方)

가슴 앞에 구멍이 있고 언제나 핏물이 나오는 증세를 심루(心漏)라고 하는데 이 병이 의서(醫書)에 기록된 것이 희귀해서 사람들이 치료 방법을 잘 모른다. 녹영(鹿茸)•수구(酥炙)•부자포(附子炮)•염화(鹽花) 각 등분 가루로 하고 대추살에 오동열매 크기의 환을 지어 공복에 더운 술로 30알을 먹는다. 〈丹心〉

※ 취루충법(取漏虫法)

활선어(活鱔魚) 두 세마리를 서려서(盤屈) 대나무 꼬챙이로 꿰어 향유(香油)를 위•아래에 바르고 창(瘡)을 덮은 다음에 붕대로 싸매어 두면 잠시 지난 뒤에 가렵고 아파서 견디지 못하니 선어(鱔魚)를 다시 물속에 넣으면 실과 같은 벌레가 나오는데 모두 나오지 않은 것 같으면 다시 한번 위의 방법대로 하고 벌레가 모두 나온 다음에는 쑥탕에 백반(白礬)을 넣고 씻은 뒤에 황련(黃連)•빈낭말(檳榔末)을 붙이는데 겸창(臁瘡)을 치료하는 데도 역시 좋다. 〈入門〉

◎ 금기법(禁忌法)

누창(漏瘡)에는 칠정(七情)과 방사(房事)를 절대 피하고 노기(怒氣)를 더욱 경계해야 한다. 그렇지 않으면 핵(核)이 대루(大漏)해서 물이 많이 나온다. 〈直指〉

단방(單方)

(8가지와 烏金散이 있다)

※ 상두자(橡斗子)

누창(漏瘡)과 감누창(疳漏瘡)을 치료하니 12개를 내서 한 개에는 황단(黃丹)을 넣고 한개에는 백반(白礬)을 넣어서 서로 합치고 마피(麻皮)로 싸서 불에 사루어서 가루로 하고 사향(麝香) 조금 넣어 씻은 다음에 뿌려 흩으니 이름을 오금산(烏金散)이라고 한다. 〈濟生〉

※ 제조충(蠐螬蟲)

아래로 복사담(蝮蛇膽)에 닿기까지 치료 방법은 모두 위에서와 같다.

양쪽 머리를 문지르고 창(瘡)위에 잘놓은 다음 쑥심지로 7장을 뜸하는데 한 장에 한 마리씩 치료하면 효과가 나타나지 않는 증세가 없다. 〈東垣〉

※ 언서(鼴鼠)

불에 태우고 기름을 내서 바르면 좋다. 〈本草〉

※ 만려어(鰻鱺魚)

기름을 취해서 바르고 또한 그 살을 먹으면 아주 좋다. 〈本草〉

※ 이어장(鯉魚腸)

불에 구워서 창(瘡)구멍을 봉해 두면 반일동안에 가려운 증세를 느끼게 되니 열어보면 벌레가 나와 있고 낫는다. 〈本草〉

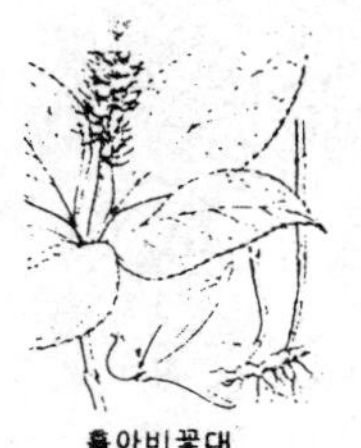
흘아비꽃대

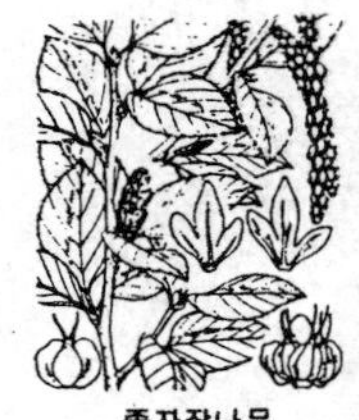
좀자작나무

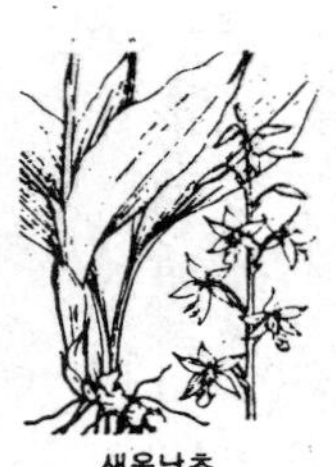
새우난초

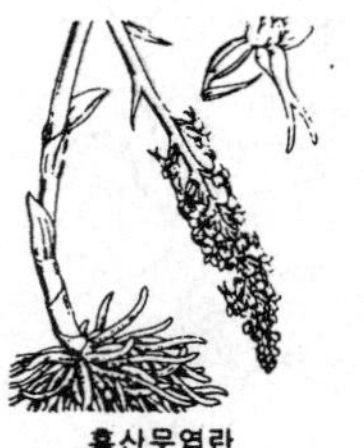
흥산무엽란

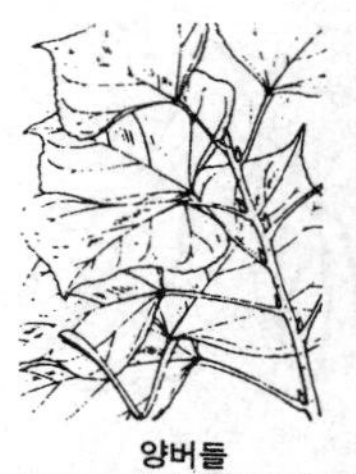
양버들

※ 송지(松脂)

달인 것을 창(瘡)구멍에 메워서 꽉 차도록 하고 하루 세 번씩 바꾸면 즉시 효과가 나타난다. 〈本草〉

※ 복사(蝮蛇)

즙을 바른다. 〈本草〉

※ 숙견육(熟犬肉)

즙을 내서 바른다. 〈本草〉

※ 구법(灸法)

오래 된 누창(漏瘡)에 발의 안복사뼈 위로 1치에 3장을 뜸하고 윗부분에 있으면 견정(肩井)과 구미(鳩尾)를 뜸한다. 〈東垣〉

냉루(冷漏)는 많이 넓적다리와 발의 사이에서 나는데 처음에는 비록 열이 쌓여도 흘러들어가 오래되면 차겁게 되는 것이다. 마땅히 부자구법(附子灸法)•유황구법〔硫黃灸法 : 2 처방이 모두 침법(鍼法)에 나와 있음〕으로 치료하고 오래된 창(瘡)이 루(漏)가 되어 고름물이 안끊어지는 증세도 역시 뜸을 해야 한다. 〈丹心〉

11. 개선(疥癬)일 경우

개창(疥瘡)이 다섯 가지가 있는데 1은 건개(乾疥)니 거죽이 마르고 가루가 일어나는데 오수유산(吳茱萸散)으로 치료하고, 2는 습개(濕疥)니 흔종(焮腫)하고 아파서 흐르는 즙이 임색(淋澁)하니 일상산(一上散)으로 치료하며, 3은 사개(砂疥)이니 사자(砂子)와 같은 것이 또는 아프고 또는 가려우니 전초산(剪草散)으로 치료하고 4는 충개(蟲疥)니 가렵고 아픈 줄을 모르며 전염되기 쉬우니 유황병(硫黃餠)으로 치료하며, 5는 농개(膿疥)니 장색(漿色)을 띠고 흔통(焮痛)하는 데 삼황산(三黃散)으로 치료한다.

선창(癬瘡)도 또한 다섯가지가 있는데 1은 습선(濕癬)이니 모양이 벌레가 기어다닌 것과 같아 긁으면 즙이 나오고, 2는 완선(頑癬)이니 전연 아픔과 가려움을 느끼지 못하며, 3은 풍선(風癬)인데 또는 건선(乾癬)이라고도 하니 긁으면 백설(白屑)이 일어나고, 4는 마선(馬癬)이니 조금 가려우며 흰 점이 서로 이어져 있으며 5는 우선(牛癬)이니 소의 턱가죽 처럼 두껍고 또는 딴딴하다.

개선(疥癬)이란 모두 혈분(血分)이 열로 마르므로 되는 것이며 풍독(風毒)이 피부를 이긴 것이니 뜨고 얕은 것은 개(疥)가 되고 깊고 잠긴 것은 선(癬)이 된다. 개(疥)는 열을 낀 것이 많고 선(癬)은 습(濕)을 낀 것이 많으며 개(疥)의 모양온 뚜껑이나 갑옷을 입은 것 같고 선(癬)의 모양은 버즘을 무릅 쓴 것과 같아 서로 비슷한 것이다. 〈入門〉

개(疥)를 치료하는 데는 승마화기음(升麻和氣飮)•일소산(一掃散)•신이고(神異膏)•여성산(如聖散)•유조입효산(油調立効散)으로 치료하고 선(癬)을 치료하는 데는 마두고(馬豆膏)•갈묘고(蝎猫膏)•호분산(胡粉散)•연분산(連粉散)을 쓰며 개선(疥癬)을 두루 치료하는 데는 일상산(一上散)•비전일찰광(秘傳一擦光)•당귀음자(當歸飮子)•하수오산(何首烏散)•무이산(蕪荑散)•부평산(浮萍散)으로 치료한다. 〈諸方〉

개통(疥痛)이 심한 증세는 한수석(寒水石)을 더하고 가려운 증세는 흑구척(黑拘脊)을 더해서 치료하며 조금 가려운 증세는 사상자(蛇床子)를 더하고 벌레가 있는 증세는 웅황(雄黃)을 더하여 온열(溫熱)을 좋아하는 때는 유황(硫黃)을 더한다. 〈丹心〉

※ 오수유산(吳茱萸散)

효능 : 건개(乾疥)가 봄에 일어나는 증세는 이 약으로 울(鬱)을 열어 준다.

처방 사상자(蛇床子) 3돈, 한수석(寒水石) 2돈반, 고백반(枯白礬)•오수유(吳茱萸) 각 2돈, 황백(黃柏)•대황(大黃)•유황(硫黃)•경분(輕粉) 각 1돈, 장뇌(樟腦) 5푼, 빈랑(檳榔) 1개를 가루로하여 향유(香油)에 섞어 바른다. 〈入門〉

※ 일상산(一上散)

효능 : 개선(疥癬)의 아프고 가려운 증세는 치료한다.

처방 사상자초(蛇床子炒)•흑구척〔黑拘脊:즉 관중(貫衆)〕•백교향(白膠香)•한수석(寒水石) 각 1냥, 고백반(枯白礬)•황련(黃連) 각 5돈, 웅황(雄黃) 3돈반, 유황(硫黃)•오수유(吳茱萸) 각 3돈, 반묘(斑猫) 14개(날개와 발은 버림)를 가루로하여 납저(臘猪)나 또는 향유(香油)에 섞어서 먼저 창이(蒼耳)달인 탕으로 딱지를 씻어

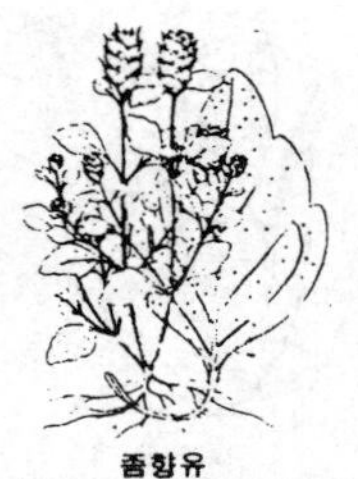
좀향유

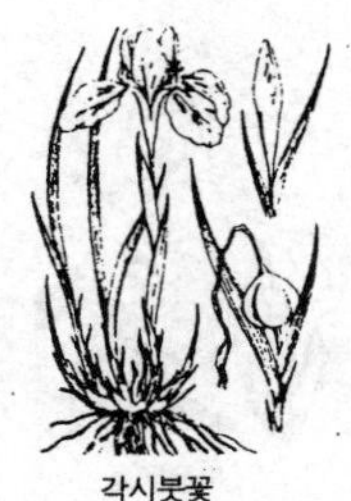
각시붓꽃

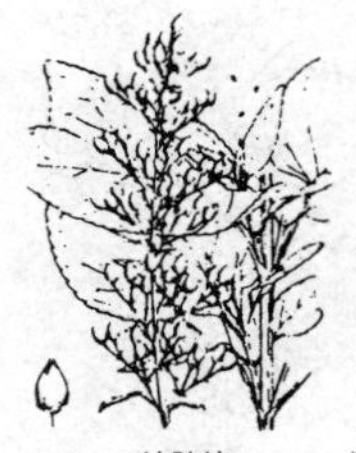
섬현삼

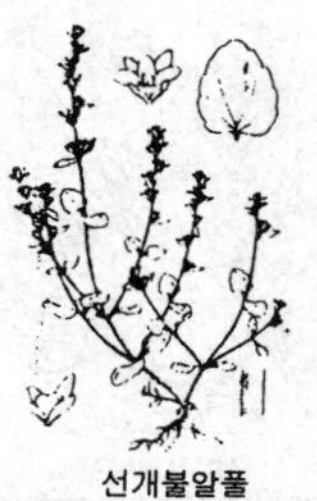
선개불알풀

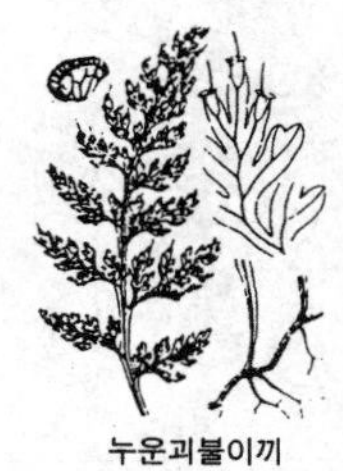
누운괴불이끼

버리고 손바닥에다 약을 열이 나도록 문질러서 코로 2~3 차례 냄새를 맡고 창(瘡)에 바르면 즉시 낫는다. 〈丹心〉

※ 전초산(剪草散)

효능 : 사개(砂疥)를 치료한다.

처방 사상자(蛇床子) 3돈, 한수석(寒水石)・무이(蕪荑) 각 2돈, 전도초(剪刀草)・고백반(枯白礬)・오수유(吳茱萸)・황백(黃柏) 각 1돈, 봉출(蓬朮)・후박(厚朴)・웅황(雄黃) 각 5푼, 경분(輕粉) 1돈을 가루로하여 향유(香油)에 섞어 붙인다. 〈入門〉

※ 유황병(硫黃餠)

효능 : 충개(蟲疥)와 또는 탕화(湯火)의 구울(灸熨)을 즐겨하는 데 신통한 효과가 있다.

처방 반제유황(礬製硫黃) 1냥을 가루로하여 물에 섞어서 떡을 만들어 자기 주발의 바닥에 붙이고 숙애(熟艾) 1냥과 천초(川椒) 3돈을 가루로하여 불에 태워 쬐이고 유황(硫黃)은 우선 약쓸 때에 약 탕물로 씻어서 말린 다음에 가루를 마유(麻油)에 섞어서 문지른다. 〈入門〉

※ 삼황산(三黃散)

효능 : 농포개창(膿疱疥瘡)의 열을 주로 치료한다.

처방 황금(黃芩)・황련(黃連)・대황(大黃) 각 3돈, 사상자(蛇床子)・한수석(寒水石) 각 2돈, 백반(白礬) 1돈, 황단(黃丹) 5푼, 경분(輕粉)・무명이(無名異)・백지(白芷)・목향(木香) 각 3푼을 가루로하여 향유(香油)에 섞어 붙인다. 〈入門〉

※ 승마화기음(升麻和氣飮)

효능 : 개창(疥瘡)의 아프고 가려운 증세를 치료한다.

처방 건갈(乾葛) 2돈, 진피(陳皮)・감초(甘草) 각 1돈반, 승마(升麻)・창출(蒼朮)・길경(桔梗) 각 1돈, 적작약(赤芍藥) 7푼반, 대황(大黃) 5푼, 반하(半夏)・당귀(當歸)・복령(茯苓)・백지(白芷) 각 3푼, 건강(乾薑)・지각(枳殼) 각 2푼을 썰어서 1첩을 하고 생강 5쪽, 등심(燈心) 15줄기를 넣어 물로 달여 먹는다. 〈入門〉

※ 일소산(一掃散)

효능 : 일체의 창개(瘡疥)를 치료한다.

처방 여노피(藜蘆皮) 3돈, 방분(蚌粉)・연분(鉛粉) 각 1돈반, 웅황(雄黃) 7푼, 경분(輕粉) 1돈을 가루로하여 대즉어(大鯽魚) 1개에 향유(香油)를 넣어 달여서 물고기는 버리고 차가와지면 약가루를 섞어서 창(瘡)에 문지른다. 〈得效〉

※ 신이고(神異膏)

효능 : 치료 방법은 위에서와 같다.

처방 전갈(全蝎) 7개, 조각(皀角) 2돈, 파두거피(巴豆去皮) 7개, 사상자말(蛇床子末) 3돈, 웅황(雄黃)・세연(細硏) 3돈, 경분(輕粉) 1자(二錢半), 청유(淸油) 1냥, 황랍(黃蠟) 반냥을 우선 전갈(全蝎)・조각(皀角)・파두(巴豆)를 기름에 넣어 달여서 색이 변하면 3가지는 버리고 납(狎)을 넣고 녹여서 식으면 고약을 만들어 우선 장물로 씻고 말린 나중에 약가루로 문지르면 신통한 것이다. 〈得效〉

※ 여성산(如聖散)

효능 : 폐장(肺臟)의 풍(風)이 변해서 창개(瘡疥)가 나는 증세를 치료한다.

처방 호분(胡粉) 1냥, 황련(黃連) 7돈반, 사상자(蛇床子) 5돈, 수은(水銀) 2돈반을 가루로하여 생마고(生麻膏)로써 알맞게 바른다. 〈局方〉

※ 유조입효산(油調立効散)

효능 : 습개(濕疥)가 침음(浸淫)해서 오래 낫지 않는 증세를 치료한다.

처방 경분(輕粉)・녹반(綠礬)・황백(黃柏)・유황(硫黃) 각 등분 가루로하여 생마유(生麻油)에 섞어서 창(瘡)을 약물에 씻은 다음에 문질러 바른다. 〈局方〉

※ 마두고(馬豆膏)

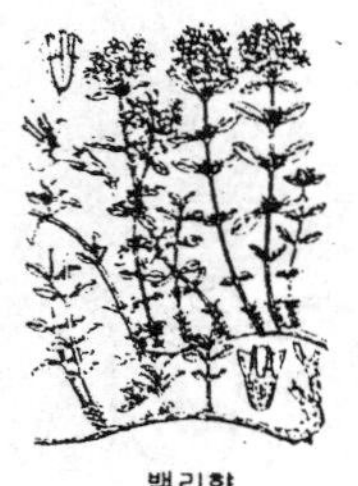
백리향

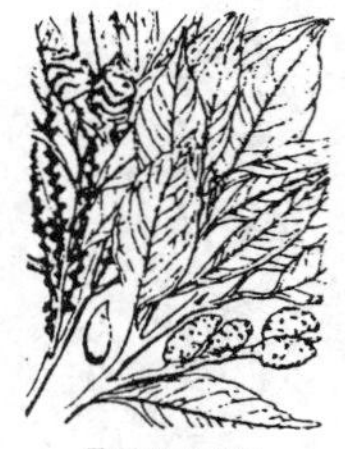
구실잣밤나무

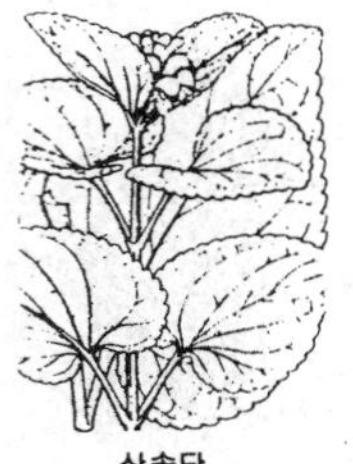
산속단

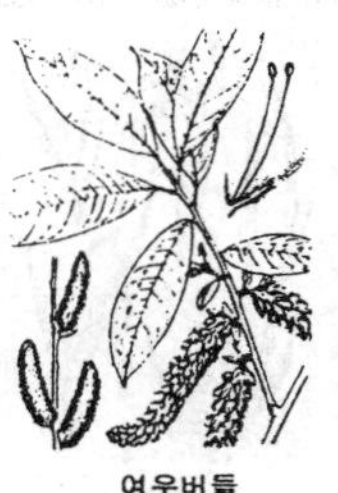
여우버들

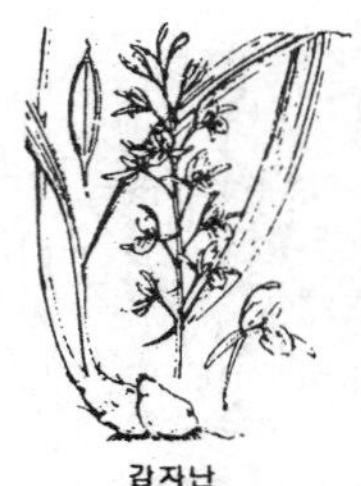
감자난

효능 : 모든 선(癬)을 두루 치료한다.

처방 마유(麻油) 2냥에 파두육(巴豆肉)•비마자육(萆麻子肉) 각 14알과 반묘(斑猫) 7알을 넣어 달여서 마른 먹색이 되거든 찌꺼기는 버리고 백랍(白蠟) 5돈, 노회말(蘆薈末) 3돈을 다시 넣어 섞고 저어서 고약을 만든 다음 문질러 바른다. 〈入門〉

온몸에 선(癬)이 난 증세에 독경양제근(獨莖羊蹄根)을 짓찧어서 백반(白礬)가루를 쌀초에 섞어 고약을 만들어 문질러 바르는데 경분(輕粉)•황단(黃丹)을 더하는 처방이 매우 좋다. 〈丹心〉

※ 갈묘고(蝎猫膏)

효능 : 우피선(牛皮癬)을 치료한다.

처방 전갈(全蝎)•반묘(斑猫) 각 10개, 파두육(巴豆肉) 20개, 향유(香油) 1냥을 같이 고아서 색이 검은 것은 먼저 버리는데 순차적으로 3가지를 모두 버리고 황랍(黃蠟) 1돈을 넣어 끓여서 납(蠟)이 녹거든 담아 두고 아침에 문질러 바르면 저녁에 낫게 되고 피부를 손상하지 않는다. 〈綱目〉

또는 몸한 쪽의 우피선(牛皮癬)에 천오(川烏)•초오(草烏)•하수오(何首烏)•백지(白芷)•소목(蘇木) 각 등분하고 위의 것을 거칠게 썰어 납저지(蠟猪脂)를 넣고 같이 고아서 백지(白芷)의 색이 비치면 찌꺼기는 버리고 식은 다음에 소금을 조금 넣어 언제나 한순갈씩을 공복에 술과 섞어서 먹는다. 〈得効〉

※ 호분산(胡粉散)

효능 : 선(癬)을 치료하는 데 신통하다.

처방 호분(胡粉)•유황(硫黃)•웅황(雄黃) 각 2돈반, 비상(砒霜) 1돈2푼반, 대초오생(大草烏生) 1개, 반묘(斑猫) 1개, 갈초(蝎梢) 7개, 사향(麝香)을 조금을 가루로 내고 먼저 양제(羊蹄) 뿌리를 초(醋)에 담가서 아픈 곳에 문질러 발동시키고 다음 앞에 약가루를 약간 문지른다. 〈得効〉

※ 연분산(連粉散)

효능 : 풍선(風癬)과 습창(濕瘡)을 치료한다.

처방 황련(黃連)•호분(胡粉)•황백(黃柏)•황단(黃丹)•고백반(枯白礬) 각 5돈, 경분(輕粉)•용골(龍骨)•노감석(爐甘石) 각 5푼을 가루로하여 마른데로 치료하고 또는 기름에 개어 바른다. 〈丹心〉

※ 비전일찰광(秘傳一擦光)

효능 : 개선(疥癬)과 또는 모든 악창(惡瘡)에 신통하다.

처방 백반고(白礬枯) 6돈, 사상자(蛇床子)•고삼(苦蔘)•무이(蕪荑) 각 5돈, 웅황(雄黃)•유황(硫黃)•천초(川椒)•대풍자육(大風子肉) 각 2돈반, 경분(輕粉)•장뇌(樟腦) 각 1돈을 가루로하여 생저지(生猪脂)에 섞어 붙인다. 〈正傳〉

※ 당귀음자(當歸飮子)

효능 : 온몸의 개선(疥癬)이 붓고 가려우며 고름이 흐르는 증세를 치료한다.

처방 당귀(當歸)•적작약(赤芍藥)•천궁(川芎)•생지황(生地黃)•방풍(防風)•형개(荊芥)•백질려(白蒺藜) 각 1돈2푼, 하수오(何首烏)•황기(黃芪)•감초(甘草) 각 7푼을 썰어서 1첩을 지어 생강 3쪽을 넣어 물로 달여서 먹는다. 〈入門〉

※ 하수오산(何首烏散)

효능 : 온몸의 개선(疥癬)이 소양(瘙痒)한 증세를 치료한다.

처방 형개수(荊芥穗)•위령선(威靈仙)•만형자(蔓荊子)•희렴(豨薟)•하수오(何首烏)•방풍(防風)•감초(甘草) 각 등분 가루로하여 매 2돈을 더운 술에 먹는다. 〈丹心〉

※ 무이산(蕪荑散)

효능 : 개(疥)의 신(新)•구(久)를 치료하고 버즘도 역시 치료한다.

처방 백무이(白蕪荑) 1냥, 빈랑(檳榔)•오수유(吳茱

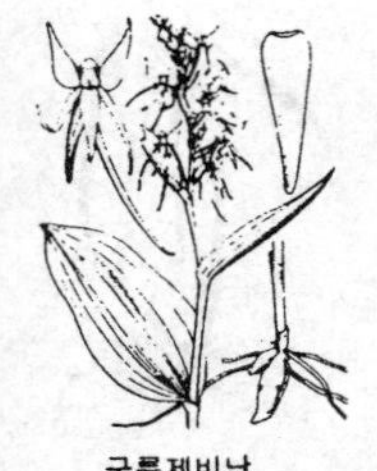
구름제비난

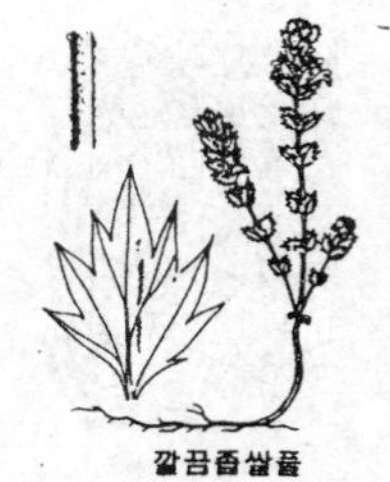
깔끔좁쌀풀

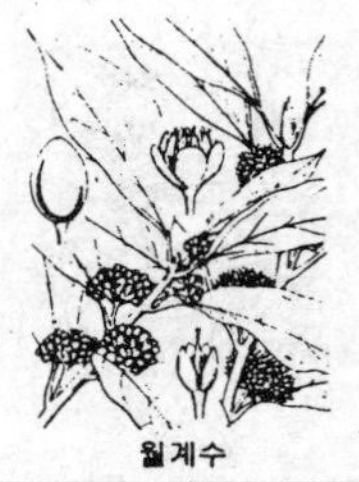
월계수

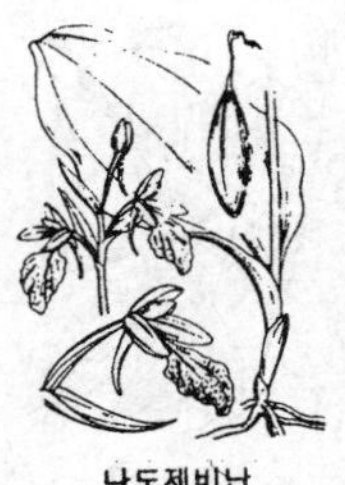
나도제비난

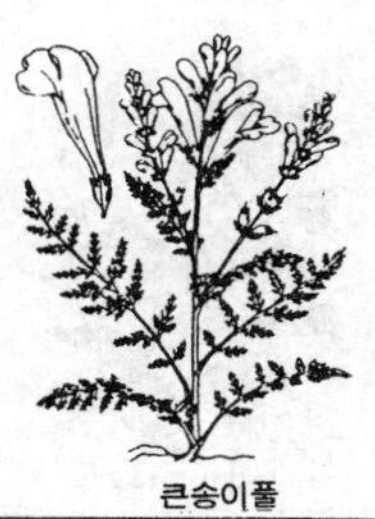
큰송이풀

萸) 각 5돈, 유황(硫黃) 2돈을 가루로하여 저지(猪脂)또는 향유(香油)에 섞어서 문지른다. 〈本事〉

※ 부평산(浮萍散)

효능 : 모든 개선(疥癬)과 또는 나창(癩瘡)을 치료한다.

처방 부평(浮萍) 4냥, 당귀(當歸)・천궁(川芎)・적작약(赤芍藥)・형개수(荊芥穗)・마황(麻黃)・감초(甘草) 각 2돈을 썰어 2첩을 지어서 파 3뿌리를 콩자반 60개를 넣어 같이 달여 먹고 땀을 낸다. 〈醫鑑〉

※ 세약(洗藥)

효능 : 개선(疥癬)이 소양(瘙痒)해서 부스럼이 된 증세를 치료한다.

처방 세신(細辛)・형개(荊芥)・백지(白芷)・천궁(川芎)・황금(黃芩)・방풍(防風)・지골피(地骨皮)・감초(甘草) 각 등분, 거친 가루로하여 매 2냥을 물 2주발에 10여번 끓도록 달여서 따뜻할 때에 아픈 곳을 씻는데 약명을 팔선산(八仙散)이라고 한다. 〈精義〉

하수오(何首烏)・진애(陳艾)를 등분 진하게 달여서 씻으면 즉시 효과가 있다. 〈本草〉

동과화(冬瓜花)달인 탕에 씻으면 매우 좋고 온천욕(溫泉浴)도 좋다. 〈本草〉

단 방(單方) (12종)

※ 유황(硫黃)

생으로 치료하면 개선(疥癬)과 또는 악창(惡瘡)을 치료하는데 그 냄새를 맡아서 쉬지 않으면 개창(疥瘡)이 저절로 낫는다. 〈本草〉

※ 웅황(雄黃)

개선(疥癬)의 벌레를 죽이니 가루를 뿌려 문지른다. 〈本草〉

※ 수은재(水銀滓)

납저지(蠟猪脂)에 개어 문지르면 살풍이 되고 즉시 낫는다. 〈得効〉

※ 여로(藜蘆)

개선(疥癬)을 치료하니 가루로하여 마유(麻油)에 섞어 바른다. 〈本草〉

※ 양제근(羊蹄根)

개선(疥癬)을 치료하니 짓찧어서 초(醋)에 섞어 붙이면 좋다. 〈本草〉

※ 근수피(槿樹皮)

완선(頑癬)을 치료하니 파두(巴豆)와 반묘(斑猫)를 더하고 비상(砒霜) 조금 넣어 가루로하여 물에 석어서 붙인다. 〈丹心〉

※ 지마(脂麻)

생것을 기름을 짜서 개선(疥癬)과 악창(惡瘡)에 바르면 아주 좋다. 〈本草〉

※ 구피혜저(久皮鞋底)

우피선(牛皮癬)에 태워 재로하고 경분(輕粉)을 조금 넣어 기름을 섞어서 붙인다. 〈入門〉

※ 전라(田螺)

삶아서 살을내고 술초에 볶아서 먹으면 평생의 창개(瘡疥)를 막을 수 있다. 〈回春〉

※ 납저지(蠟猪脂)

생반(生礬)・행인(杏仁)에 경분(輕粉) 약간을 더해 찧어서 개선(疥癬)에 바르면 좋다. 〈綱目〉

※ 발합(鵓鴿)

오래 아픈 개창(疥瘡)을 먹으면 아주 좋다. 〈本草〉

※ 사상자(蛇床子)

온몸의 개창(疥瘡)을 치료한다. 유황(硫黃)・백반(白礬) 각 2돈, 수은재(水銀滓) 3돈을 가루로하여 고루 문지르면 즉시 효과가 나타난다. 〈回春〉

※ 침구법(鍼灸法)

개창(疥瘡)과 완선(頑癬)에 절골(絶骨)・삼리(三里)・

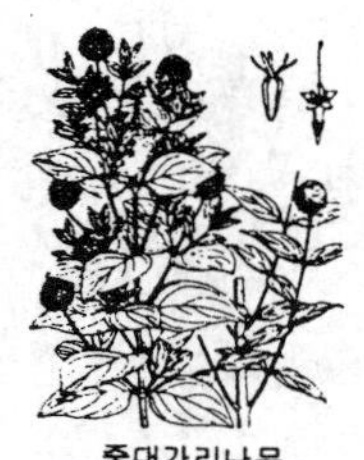
중대가리나무

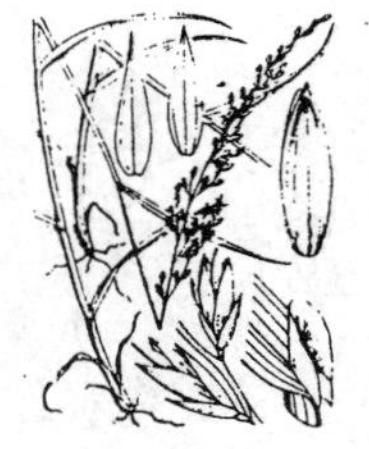
자주포아풀

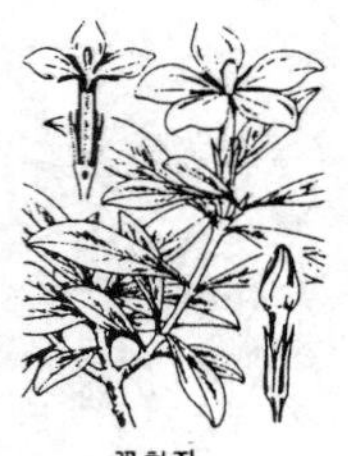
꽃치자

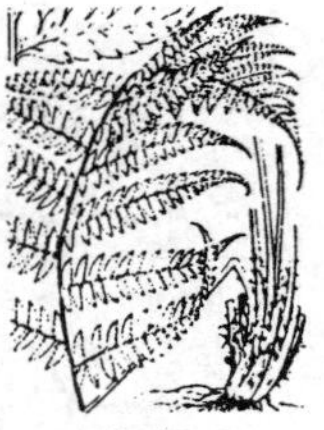
그늘개고사리

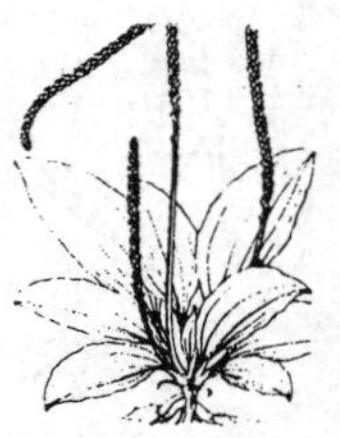
털질경이

간사(間使)·해계(解谿)·위중(委中)혈을 침을 놓고 또는 뜸을 한다. 수개(手芥)에 노궁(勞宮)을 취해서 대릉(大陵)혈을 뜸한다. 〈綱目〉

온몸의 창개(瘡芥)에 곡지(曲地)·합곡(合谷)·삼리(三里)·절골(絶骨)·행간(行間)·위중(委中)혈을 뜸한다. 〈綱目〉

선(癬)을 치료하는데 8월8일 해가 뜰 때에 환자로 하여금 동쪽을 보고 꿇어 앉아서 두 손으로 지개문 양쪽을 잡고 어깨와 머리를 조금 숙인 다음에 제골(際骨)·해완(解宛)·완중(宛中)혈의 좌우의 양수(兩水)를 함께 붙여서 7장을 뜸하면 7일만에 낫는다. 〈資生〉

한 여자가 두 다리 사이에 습선(濕癬)이 나서 밑으로 무릎에 닿기까지 가렵고 아프며 노란물이 흐르는데 백약이 효과가 없는 증세를 어떤 의원이 침으로 아주 가려울 때에 백여 곳을 찔러서 피를 내고 소금 탕으로 씻으니 그렇게 한지 4번만에 나았다. 대부분 습(濕)이 혈(血)에 침음(浸淫)되면 침을 놓지 않을 도리가 없는 것이다. 〈子和〉

12. 나두창(癩頭瘡)일 경우

머리 위에 창(瘡)이 나서 나병(癩病)과 같은데 방풍통성산〔防風通聖散 : 처방은 풍문(風門)〕을 가루로 해서 술에 담가서 3번을 불에 말리고 식후에 백탕(白湯)으로 1일 3번을 먹는다. 〈丹心〉

소금탕에 따뜻이 씻고 일상산(一上散)을 고루 붙이면 오래 낫지 않은 나두창(癩頭瘡)에 아주 좋다. 〈丹心〉

두창(頭瘡)에 주귀음(酒歸飮)을 먹고 밖으로 치료하는 것은 웅황(雄黃)·수은(水銀)을 등분 가루로하여 납저지(蠟猪脂)를 반은 생것, 반은 익혀서 고루 붙이고 습란(濕爛)한 것은 연과토(燕窠土)·황백(黃柏)을 가루로하여 뿌린다. 〈入門〉

백독두창(白禿頭瘡)에 신응고(神應膏)로 치료한다. 〈醫鑑〉

두면창(頭面瘡)에 밀타승(蜜陀僧)·유황(硫黃) 각 2돈, 경분(輕粉) 약간을 가루로하여 저지(猪脂)에 섞어서 붙인다. 〈丹心〉

또한 섣달의 마지유(馬脂油)를 문질러 바르면 아주 좋다. 〈丹心〉

또한 송피회(松皮灰) 5돈, 황단(黃丹)·백교향(白膠香) 각 2돈반, 고백반(枯白礬)·대황(大黃)·황백(黃柏) 각 1돈2푼을 가루로하여 숙유(熟油)에 고루 붙인다. 〈丹心〉

어린아이의 나두창(癩頭瘡)에 송지(松脂)에 1냥, 현용미(懸龍尾)·황단(黃丹) 각 3돈, 백지(白芷) 5돈, 송수피(松樹皮)·수은(水銀)·웅황(雄黃)·백반(白礬) 각 2돈을 가루로하여 향유(香油)에 난발(亂髮)을 넣어 진하게 달인 것과 고루 섞어서 붙인다. 〈丹心〉

또한 난목이(爛木耳)를 가루로하여 꿀에 섞어서 붙인다.

또는 목탄(木炭)을 불에 달군채 멀리서 흐르는 물에 담가서 뜨겁게 하여 씻는다.

또는 호채자(糊菜子)·복룡간(伏龍肝)·현용미(懸龍尾)·황련(黃連)·백반(白礬)을 가루로하여 기름에 섞어서 붙이고 연상산(連床散)·여성흑고(如聖黑膏)도 역시 좋다. 〈丹心〉

또는 토사자(兎絲子), 혹은 질려자(蒺藜子)의 달인 물로 씻어 준다. 〈本草〉

※ 주귀음(酒歸飮)

효능 : 두창(頭瘡)을 치료한다.

처방 당귀(當歸)·백출(白朮) 각 1돈반, 주금(酒芩)·주작약(酒芍藥)·천궁(川芎)·진피(陳皮) 각 1돈, 주천마(酒天麻)·창출(蒼朮)·창이(蒼耳) 각 7푼반, 주황백(酒黃柏)·주감초(酒甘草) 각 4푼, 방풍(防風) 3푼을 썰어서 1첩을 지어 물로 달여서 1일 3번을 먹은 후 잠깐 동안에 편하게 잠을 잔다. 〈入門〉

※ 신응고(神應膏)

효능 : 백독두창(白禿頭瘡)을 치료한다.

처방 양분(羊糞)을 불에 태워 가루로 해서 안유(雁油)에 섞어 바르면 1~2번에 즉시 낫는다. 〈醫鑑〉

※ 연상산(連床散)

효능 : 어린 아이의 나두창(癩頭瘡)과 또는 몸의 모든 창을 치료한다.

처방 황련(黃連) 5돈, 사상자(蛇床子)·오배자(五倍子) 각 2돈반, 경분(輕粉) 약간을 가루로하여 형개탕(荊芥湯)으로 씻은 다음에 기름에 섞어서 바른다. 〈丹心〉

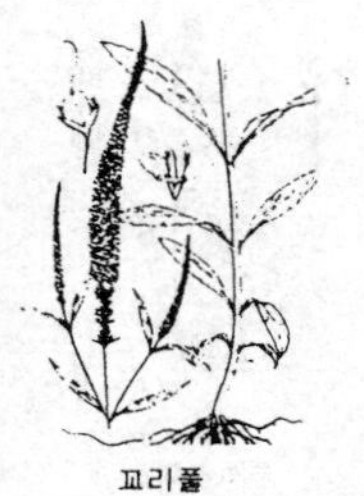
꼬리풀

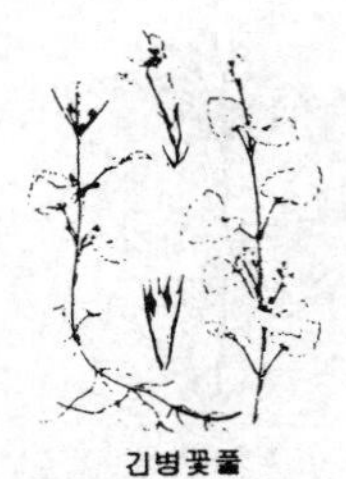
긴병꽃풀

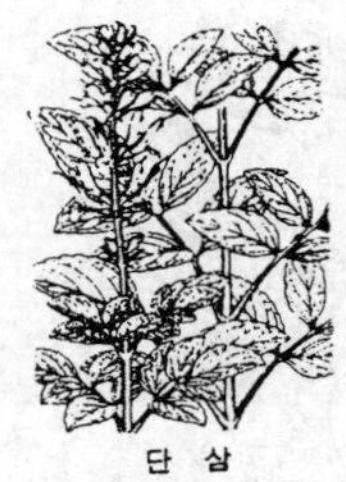
단 삼

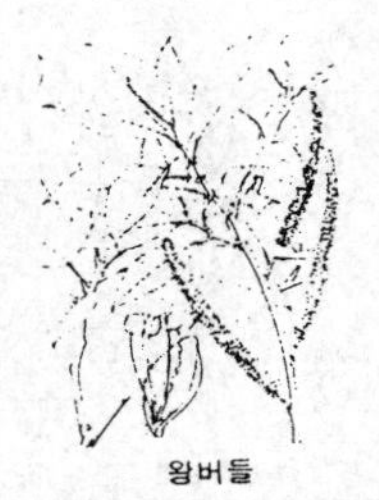
왕버들

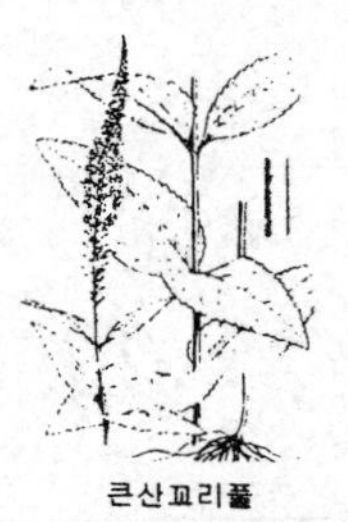
큰산꼬리풀

※ 여성흑고(如聖黑膏)

효능 : 어린 아이의 백독두창(白禿頭瘡)을 치료한다.

처방 두고(豆鼓) 반근, 초용담(草龍膽)・무이(蕪荑) 각 2돈반을 불에 태워서 가루로 하고 향유(香油) 반근을 끓여서 4냥쯤 되거든 약가루를 넣어 고루 섞어서 붙이면 아주 좋다. 〈得効〉

13. 인면창(人面瘡)일 경우

무릎이나 또는 팔에 많이 나는데 옛날 책에 이르면 원업(寃業)으로 이러한 병이 나는 것이니 마땅히 마음을 맑게 하고 허물을 깨달아서 안으로 십육미유기음〔十六味流氣飮 : 처방은 옹저(癰疽)〕을 먹고 오래된 증세는 대고삼환(大苦蔘丸)・신기환〔腎氣丸 : 처방은 허노(虛勞)〕을 치료하고 밖으로는 패모(貝母)를 가루로하여 붙이며 딱지가 앉으면서 낫는다고 하였다. 〈入門〉

사람의 몸에 창(瘡)이 나서 사람의 얼굴과 같은데 얼굴과 눈・입・코를 모두 갖추어서 나타나는 것이다.

예전에 한 사람이 왼쪽 어깨 위에 창(瘡)이 낫는데 먹는 것을 주면 모두 먹고 술을 주면 먹은 다음에 얼굴이 붉어지는 증세를 의원이 모든 약으로 시험해 보니 다른 것은 다 복용하나 패모(貝母)만은 그 창(瘡)이 눈썹을 찡그리고 입을 다물기 때문에 의원이 바로 패모(貝母)가루를 물에 타서 창(瘡)의 입속에 넣어주니 며칠만에 딱지가 앉고 나았다. 〈本事〉

※ 대고삼환(大苦蔘丸)

효능 : 인면창(人面瘡)과 간창(肝瘡)을 치료한다.

처방 고삼(苦蔘) 2냥, 방풍(防風)・형개(荊芥)・백지(白芷)・천오(川烏)・생적작약(生赤芍藥)・하수오(何首烏)・천궁(川芎)・독활(獨活)・치자(梔子)・조각(皀角)・만형자(蔓荊子)・적복령(赤茯苓)・산약(山藥)・백질려(白蒺蔾)・황기(黃芪)・강활(羌活)・백부자(白附子) 각 5돈, 초오포(草烏炮) 1돈반을 가루로하여 물에 삶으면 풀에 오동열매 크기로 환을 지어 매 50~70알을 공복에 술로 먹고 술을 먹지 못하면 차로써 대신 먹는다. 〈入門〉

14. 음식창(陰蝕瘡)일 경우

대부분 음창(陰瘡)이 세 종류가 있는데 1은 습음창(濕陰瘡)이고, 2는 투정창(妬精瘡)이며, 3은 음식창(陰蝕瘡), 또한 하감창(下疳瘡)이라고 한다.

습음창(濕陰瘡)이란 신허(腎虛)로 인해서 풍습(風濕)의 사기(邪氣)가 타고 있으니 소양(瘙痒)하고 침음(浸淫)해서 즙이 나는 모양이 마치 개선(芥癬)과 흡사하고 투정창(妬精瘡)이란 젊은 사람이 오랫동안 방사(房事)를 광(曠)했기 때문에 색을 생각하고 욕정이 움직여 패정(敗精)이 경(莖)의 속에 흘러 들어가면 음위에 창(瘡)이 나서 붉게 붓고 흰색으로 문드러져서 가렵고 아프며 방민(妨悶)하는 것이고 음식창(陰蝕瘡)이란 열이 하초(下焦)에 맺혀서 경락(經絡)이 삽체하고 또는 부인의 자궁에 패정(敗精)이 엉어 있거나 또는 월경물이 끊어지지 않았는데 서로 합하거나 방사(房事)후에 씻지 않아 사예(邪穢)한 기(氣)가 남아 있어서 결국 음경(陰莖)으로 하여금 고환(睾丸)에 이어져서 아프게 되고 소변이 임질(淋疾)과 같으면서 오래되면 짓무르고 살갗을 침식(侵蝕)하며 피고름이 멈추지 않고 결국은 하감창(下疳瘡)이 되는데 이것이 오래도록 낫지 않으면 틀림없이 양매창(楊梅瘡)이 되는 것이다. 마땅히 선유량탕(仙遺粮湯)을 먹어서 미리 막고, 한열(寒熱)하며 소변이 삽(澁)한 증세는 팔정산〔八正散 : 처방은 소편(小便)〕으로 치료하고 습열(濕熱)이 심하면 부어서 아프고, 소변이 삽(澁)하며 경(莖)속이 가렵고 아프며 또는 흰진물이 나니 용담사간탕〔龍膽瀉肝湯 : 처방은 전음(前陰)〕으로 치료하고 부은 증세가 터진 다음에는 팔물탕〔八物湯 : 처방은 허노(虛勞)〕에 시호(柴胡)・치자(梔子)・지모(知母)를 더해서 오랫동안 먹는다. 〈入門〉

하감창(下疳瘡)이 오래 되어도 낫지 않고 또는 변독(便毒)이 되며 또는 양물(陽物)을 손란(損爛)해서 위독(危篤)한 경우가 되니 속(俗)에 말하기를 「감창(疳瘡)이 낫지 않으면 변독(便毒)이 다시 생긴다」는 것이 바로 그것이다. 〈醫鑑〉

음두(陰頭)가 부어서 아프고, 창(瘡)이 나는 증세를 하감창(下疳瘡)이라고 하는데 즉 독(督)・임(任)・충(衝)의 3맥이 모이는 곳에 그 창(瘡)이 한번 나면 변독과 여풍창(厲風瘡)이 순차적으로 일어나니 우선 승마갈근탕(升麻葛根湯) 〔처방은 한문(寒門)〕으로 치료하고 단속해서 양혈해독환(涼血解毒丸)을 먹으면 즉시 낫는데 경분(輕粉)과 같은 독약을 먹을 필요는 없다. 〈醫鑑〉

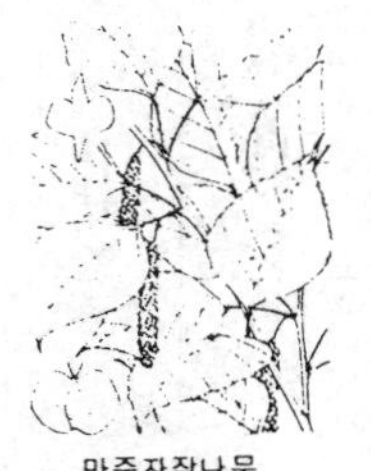
만주자작나무

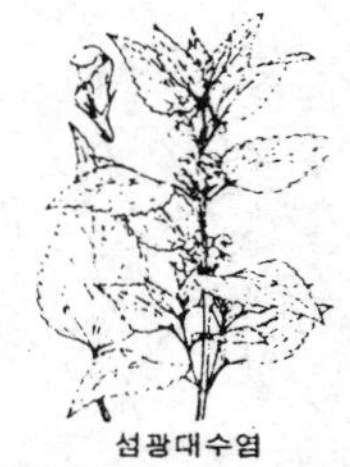
섬광대수염

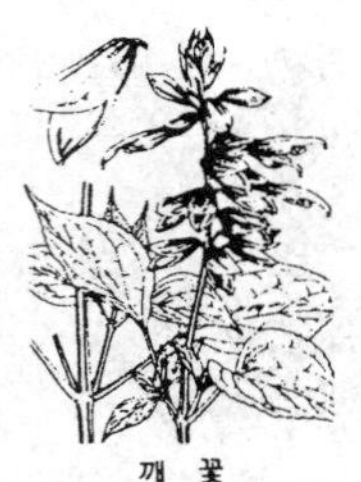
깨 꽃

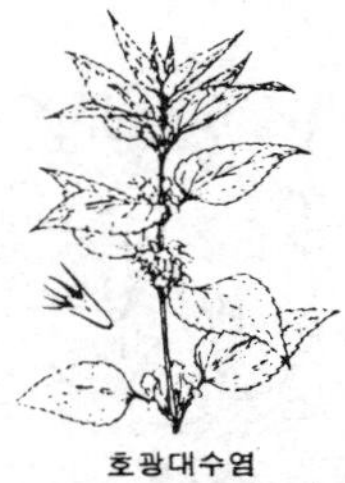
호광대수염

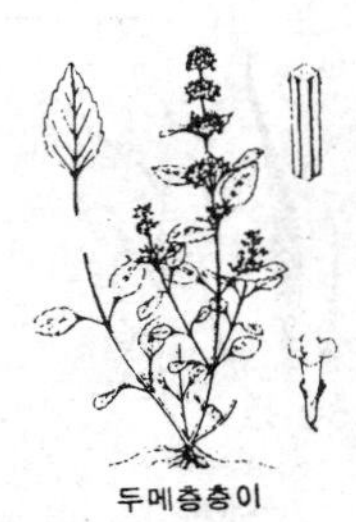
두메층층이

투정창(妬精瘡)이 처음 일어나면 음두(陰頭)에서 좁쌀과 같고 터뜨리면 아픔이 심하며 맑고 고름물이 나오고 구멍이 생기며 살을 먹고 많이 아픈 것이니 부인은 옥문(玉門)속에 나서 꼭 감식창(疳蝕瘡)과 같으나 단지 아프지 않는 것이 다른 것이다. 〈醫鑑〉

치료 방법은 대두초탕(大豆草湯)으로 임궤(淋潰)하고 세독산(洗毒散)달인물에 씻으며 마풍고(磨風膏)로써 온윤(溫潤)시킨다. 〈精義〉

주로 소감패독산(消疳敗毒散)•양혈해독환(涼血解毒丸)으로 치료한다. 〈回春〉

※ 양혈해독환(涼血解毒丸)

효능 : 하감창(下疳瘡)을 치료한다.

처방 고삼(苦蔘) 4냥, 황련(黃連) 2냥, 연교(連翹) 1냥반, 대황(大黃) 1냥2돈반, 악실(惡實)•생건지황(生乾地黃)•백지(白芷) 각 1냥, 방풍(防風)•석고(石膏) 각 5돈을 가루로하여 형개(荊芥)달인 탕으로 풀을 끓여 오동열매 크기의 환을 공복에 더운 술로 100알을 먹는다. 〈回春〉

※ 소감패독산(消疳敗毒散)

효능 : 하감창(下疳瘡)을 치료한다.

처방 시호(柴胡) 1돈반, 황백(黃柏)•적작약(赤芍藥)•적복령(赤茯苓)•목통(木通)•초룡담(草龍膽) 각 9푼, 연교(連翹)•형개(荊芥)•황련(黃連)•창출(蒼朮)•지모(知母) 각 7푼, 방풍(防風)•독활(獨活) 각 6푼, 감초(甘草) 3푼을 썰어서 1첩을 지어 등심(燈心) 1단을 넣어 물로 달여서 먹는다. 〈回春〉

15. 세창약(洗瘡藥)일 경우

아랫 부위의 모든 창(瘡)에 언제나 약탕(藥湯)으로 씻어서 고름 즙과 나쁜 물을 버려야 하는데 세감탕(洗疳湯)•대두감초탕(大豆甘草湯)•세독산(洗毒散)•세하감창방(洗下疳瘡方)등을 쓴다. 〈諸方〉

※세감탕(洗疳湯)

효능 : 하감창(下疳瘡)을 치료한다.

처방 천련자(川練子)•와송(瓦松)•황련(黃連)•천초(川椒)•총근(葱根)•애엽(艾葉)을 등분해서 달인 물에 푸른 헝겊을 담가서 씻으면 바로 낫는다. 〈醫鑑〉

※대두감초탕(大豆甘草湯)

효능 : 음식(陰蝕)과 하감창(下疳瘡)을 치료한다.

처방 감초(甘草) 1냥, 적피총(赤皮葱) 3경, 흑두(黑豆) 1홉, 괴조(槐條) 1줌을 진하게 달여서 맑은 즙을내서 따뜻할 때에 적셔 씻기를 1일 2번한다. 〈精義〉

※세독산(洗毒散)

효능 : 음식창(陰蝕瘡)과 모든 악창(惡瘡)을 치료한다.

처방 사상자(蛇床子)•지골피(地骨皮)•대계(大薊)•마황(麻黃)•형개(荊芥)•방풍(防風)•고백반(枯白礬) 각 3돈, 총백(葱白) 3뿌리를 넣어 달인 물에 따뜻이 씻는다. 〈丹心〉

※하감창(下疳瘡)을 씻는 처방

처방 황백(黃柏)•황련(黃連)•당귀(當歸)•백지(白芷)•독활(獨活)•방풍(防風)•박초(朴硝)•형개(荊芥) 각 3돈에 동전(銅錢) 50개, 오매(烏梅) 5개, 소금 한 숟갈을 넣어 달여서 하루 4~5차례로 씻고 거른 약을 붙인다. 〈入門〉

16. 삼부약(糝付藥)일 경우

약물로써 씻은 다음에 바로 붙이는 약을 쓰는데 백합산(柏蛤散)•진조산(津調散)•봉의산(鳳衣散)•한라산(旱螺散)•절감산(截疳散)•진주산(珍珠散)•마풍고(磨風膏)를 또는 뿌리로 또는 붙인다. 〈諸方〉

※백합산(柏蛤散)

효능 : 하백습창(下柏濕瘡)을 치료한다.

처방 황백(黃柏)을 자봉(磁鋒)으로 긁어서 가루를 내고 합분(蛤粉)가루와 등분해서 걸러 붙이면 바로 나으니 대개 황백(黃柏)은 열을 없애고 합분(蛤粉)은 습(濕)을 마르게 한다. 〈入闇〉

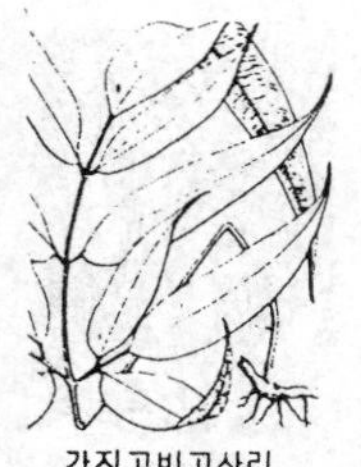
가지고비고사리

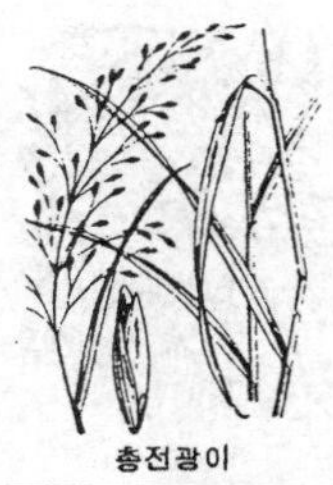
송전광이

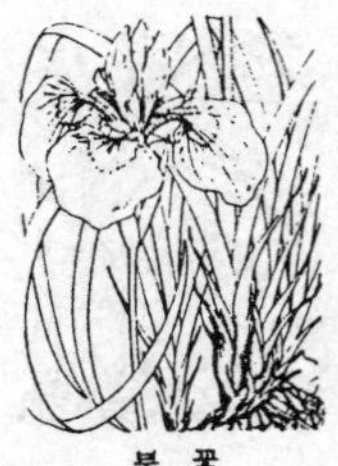
붓꽃

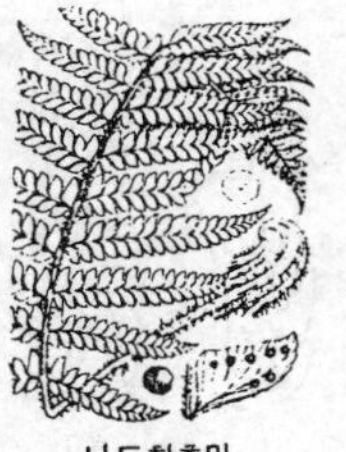
나도히초미

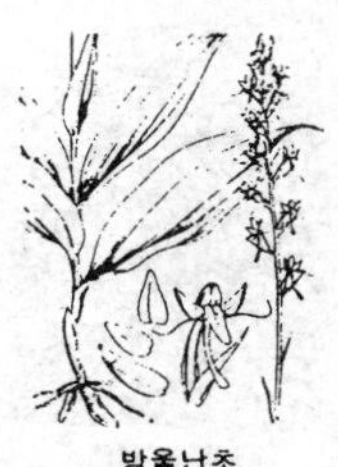
방울난초

※진조산(津調散)

효능 : 투정창(妬精瘡)을 치료한다.

처방 황련(黃連) • 관동화(款冬花)를 등분 가루로하여 먼저 지골피(地骨皮) • 사상자(蛇床子) 달인 물에 씻은 다음에 침에 개어서 바른다. 〈入門〉

※봉의산(鳳衣散)

효능 : 하감창(下疳瘡)을 치료한다.

처방 봉황의하〔鳳凰衣煆 : 즉 병아리 까고 난 껍질〕• 황단(黃丹) 각 1돈, 경분(輕粉) • 편뇌(片腦) 각 약간씩을 가루로하여 뿌리고 또는 압자청(鴨子淸)에 섞어 붙인다. 〈入門〉

※한라산(旱螺散)

효능 : 치료 방법은 위에서와 같다.

처방 흰 우렁이 껍질을 불에 태우고 뇌(腦) • 사(麝) • 경분(輕粉) 각 약간씩 넣어 가루로하여 향유(香油)에 섞어서 붙인다. 〈入門〉

투정창(妬精瘡)을 치료하는 데 계항(溪港)속의 오래된 껍질이 좋다. 〈得効〉

※진주산(珍珠散)

효능 : 하감창(下疳瘡)을 치료한다.

처방 황련(黃連) • 황백(黃柏) • 유향(乳香) • 몰약(沒藥) • 해아다(孩兒茶) • 경분(輕粉) • 연분(鉛粉) • 오배자(五倍子) • 초진주(炒珍珠) • 상아(象牙) 각 등분 가루로하여 상처를 뜨물에 씻은 다음에 뿌려 흩는다. 〈醫鑑〉

※마풍고(磨風膏)

효능 : 음식창(陰蝕瘡)을 치료한다.

처방 사상자(蛇床子) 5돈, 대풍자(大風子) 14개, 행인(杏仁) 20개, 고백반(枯白礬) • 장뇌(樟腦) 각 2돈, 천초(川椒) • 경분(輕粉) • 수은(水銀) 각 3돈, 웅황(雄黃) 1돈반, 은주(銀珠) 1돈을 가루로하여 생마유(生麻油)에 섞어 탄자 크기의 환을하여 매번 약간씩 침에 개어서 문지른다. 〈入門〉

◎ 일방(一方)

하감창(下疳瘡)을 치료하며, 음경(陰莖)을 먹어서 문드러진 데 이 약을 쓰면 다시 길게 나와 본래와 같으나 단지 음두(陰頭)가 작아진다. 흑연(黑鉛) 5돈을 화개(化開)하고 수은(水銀) 2돈반을 넣어서 아주 잘게 갈아서 한수석(寒水石) 3돈반, 경분(輕粉) 2돈반, 붕사(硼砂) 1돈을 가루로하여 먼저 총(葱) • 애(艾) • 초(醋) 달인 탕물로써 아픈 곳을 씻고 마르면 뿌리를 또는 혀를 다쳐 끊어진 증세를 치료하는데 아주 좋다. 〈回春〉

◎ 우방(又方)

경두(莖頭)에 3~5규 소누창(小漏瘡)이 생기고 피와 고름이 나오는 증세를 치료한다. 유발회(油髮灰)를 침에 개어서 바르고 미음(米飮)으로 1돈을 먹으면 더욱 좋다. 〈直指〉

외신(外腎)의 감창(疳瘡)에 계란각(鷄卵殼) • 황련(黃連) • 경분(輕粉)을 가루로하여 향유(香油)에 섞어서 붙인다. 〈得効〉

투정창(妬精瘡) • 음식창(陰蝕瘡)에 유발(油髮) • 청대(靑黛) • 사향(麝香) 약간씩을 가루로하여 뿌리고 또는 침에 섞어서 붙인다. 〈精義〉

음경(陰莖)에 창(瘡)이 나면 월경포(月經布)를 태워서 꿀로 환을해서 섞어 붙이면 바로 낫는다. 〈入門〉

하감창(下疳瘡)에 와우(蝸牛)를 불에 쬐여서 말리고 고백반(枯白礬)과 같이 가루로하여 습(濕)하면 말려서 뿌리고 또는 기름에 섞어서 붙인다. 〈回春〉

◎ 불치증(不治症)

하감창(下疳瘡)이 중태해서 심중(心中)이 아프고 민절(悶絶)하며 허번(虛煩)이 심한 것은 치료가 어렵다. 〈入門〉

17. 겸창(臁瘡)일 경우

두 다리에 나서 부어 문드러지고 냄새가 나며 걸음이 간신(艱辛)한 것인데 이 창(瘡)이 겸골〔臁骨 : 즉 칼뼈〕에 나는 것이 신중한 것이니 그 뼈위에 살이 적고 거죽이 넓기 때문에 치료하기가 어려운 것이다. 방법에 당연히 먼저 벌레를 없앤 다음에 밖으로 고약을 붙이고 안으로는 납반환〔蠟礬丸 : 처방은 옹저(癰疽)〕을 먹고 발을 포개고 단정하게 앉아서 걸음 걷는 것을 될 수 있는한 피하면 나

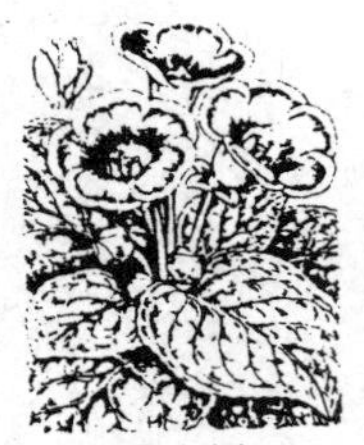
글록시니아

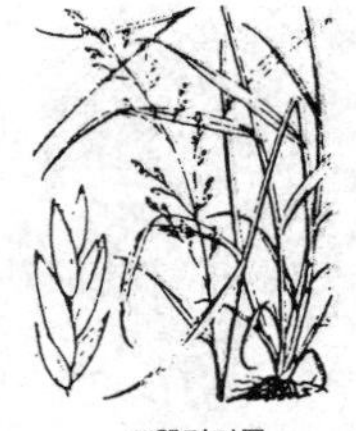
갯꾸러미풀

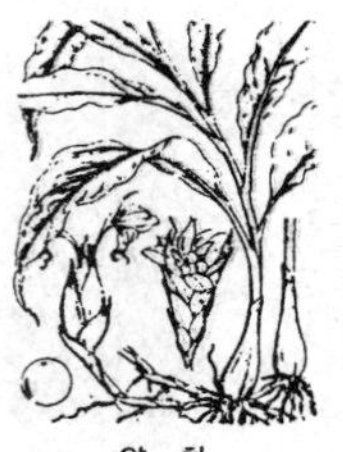
양 하

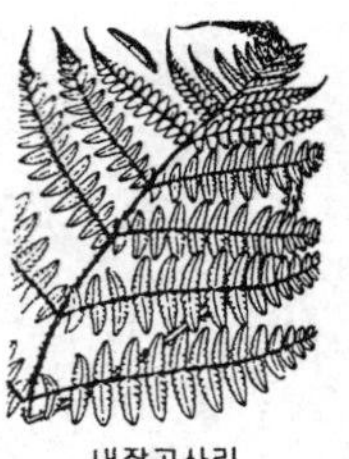
내장고사리

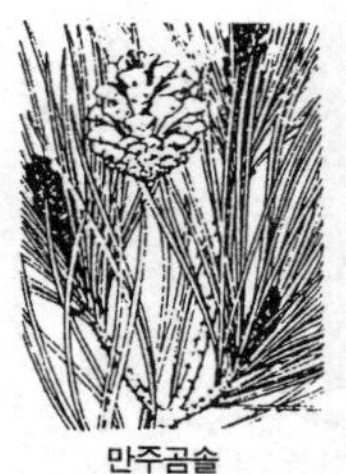
만주곰솔

을 수 있다. 〈醫鑑〉

양겸(兩𦟛)의 위에 나는 겸창(𦟛瘡)이 처음에 흔종(焮腫)해서 아프게 되는 경우는 삼음(三陰)이 허한 증세이니 팔물탕(八物湯)을 쓰고 만약 환부가 흑암하고 오한(惡寒)하며 음식을 잘 못먹는 것은 간(肝)과 신이 허한 증세가 되니 팔미환(八味丸)을 쓰고 오랫동안 낫지 않는 증세는 대고삼환(大苦蔘丸)을 쓴다. 〈入門〉

외겸창(外𦟛瘡)은 먼저 파탕으로 씻은 다음에 용골고(龍骨膏)또는 마치고(馬齒膏)를 쓰고 습열(濕熱)한 것은 요토고(窰土膏)를 쓰며 내겸창(內𦟛瘡)에는 먼저 소금탕으로 씻고 다음 납반지(蠟礬紙)를 붙인다. 내외겸창(內外𦟛瘡)에는 노회고〔爐灰膏 : 처방은 잡방(雜方)〕를 찍어서 어혈(瘀血)을 없앤 다음에 황납고(黃蠟膏)를 붙인다. 〈入門〉

겸창(𦟛瘡)과 각슬(脚膝)의 생창(生瘡)에는 국방허손문(局方虛損門)의 황기환(黃芪丸)을 먹으면 바로 낫는다. 〈海藏〉

내외겸창(內外𦟛瘡)에는 분사산(粉麝散)•신첩고(神捷膏)•마치고(馬齒膏)•취옥고(翠玉膏)•백교향산(白膠香散)•첩약삼방(貼藥三方)•침법(鍼法)•취충법(取蟲法)•세법(洗法)을 쓴다. 〈諸方〉

※용골고(龍骨膏)

효능 : 외겸창(外𦟛瘡)을 치료한다.

처방 용골(龍骨)•유향(乳香)•몰약(沒藥)•밀타승(蜜陀僧) 1돈반, 조각자(皂角刺) 5개를 불에 태워서 가루로 하고 솜과 종이 2중으로 침을 싸서 창을 마구 찌르고 향유조(香油調)약가루를 개어서 바르고 싸매어 날을 걸러서 붙인다. 〈入門〉

※마치고(馬齒膏)

효능 : 간창(肝瘡)을 치료한다.

처방 마치현(馬齒莧)을 달여서 즙을 한솥 = 1가마 정도로 하여서 황랍(黃蠟) 5냥을 넣어 고약을 만들어 바른다. 〈入門〉

※요토고(窰土膏)

효능 : 외겸창(外𦟛瘡)의 해가 묵은 것을 치료한다.

처방 요조토(窰竈土) 또는 조심(竈心)의 황토(黃土)•황백(黃柏)•적석지(赤石脂)•황단(黃丹) 각 5돈, 경분(輕粉)•유향(乳香)•몰약(沒藥) 각 1돈을 가루로하여 향유(香油)에 섞어서 고약을 만든 다음 먼저 맑은 차로 씻은 다음에 유지(油紙)에 약을 펴서 붙이고 싸매어 두면 가려워서 견디기가 어려우나 딱지가 앉도록 기다려서 붕대를 버리고 그래도 낫지 않으면 재차 한번 더 붙인다.〈入門〉

조심토(竈心土)는 습을 마르게 하고 열을 맑게하며 황백(黃柏)의 매운 맛은 화사(火邪)를 흩고 유향(乳香)과 몰약(沒藥)은 어혈(瘀血)을 흩으니 완전한 약이라 할 수 있다. 〈丹心〉

※납반지(蠟礬紙)

효능 : 내겸창(內𦟛瘡)에 아주 좋다.

처방 솜과 종이 12중을 창(瘡)에 맞도록 끊어서 꿰매어 두고 마유(麻油) 2냥에 천초(川椒) 49알을 넣어 약한 불에 끓여 빛이 검어지면 찌꺼기는 버리고 괴지(槐枝) 49치를 넣어 달여서 말라 검어지기를 기다려 다시 찌꺼기는 버리고 또한 황랍(黃蠟) 1냥, 고반(枯礬) 1돈, 경분(輕粉) 2푼을 넣고 녹인 다음에 의의 종이를 담가서 약유(藥油)가 스며들도록 해서 초(焦)하지는 않게하여 건져 내고 먼저 약물로써 씻어서 말린 뒤에 종이를 첩적(疊積)하여 창(瘡)위에 붙이고 2시간에 한번씩 창(瘡)에 붙은 종이에서 순차적으로 한장씩 걷어내고 종이가 다되면 창(瘡)이 모두 낫는다. 〈入門〉

※황납고(黃蠟膏)

효능 : 안과 밖위 겸창(𦟛瘡)을 치료한다.

처방 향유(香油) 1냥에 유발(油髮)을 매실 크기정도 끓여서 소화시키고 백교향(白膠香) 3돈, 황랍(黃蠟) 1냥을 넣어 녹인 다음에 용골(龍骨)•적석지(赤石脂)•혈갈(血竭) 각 3돈을 다시 넣어서 저어 흔들어 식은 다음에 자기에 담가 두고 쓸 때에 박편(薄片)을 만들어 창(瘡)위에 붙이고 붕대로 싸매어서 3일이 되면 다시 뒤집어 붙인다. 〈入門〉

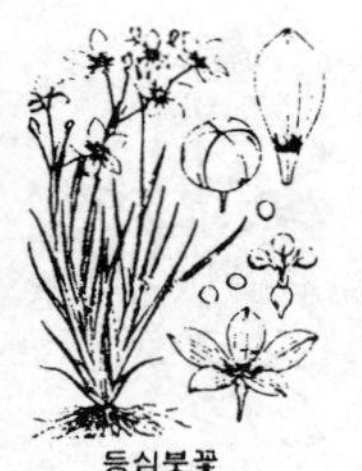
등심붓꽃

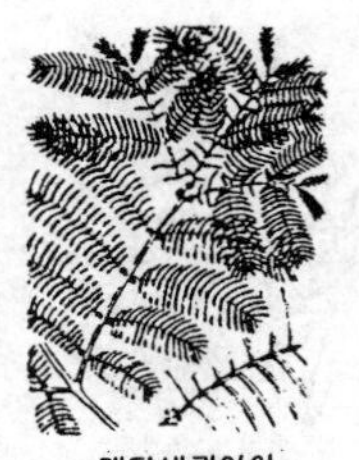
메타세쿼이아

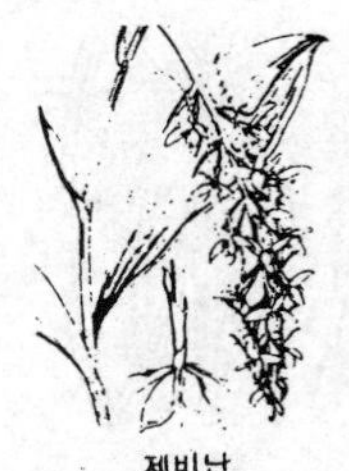
제비난

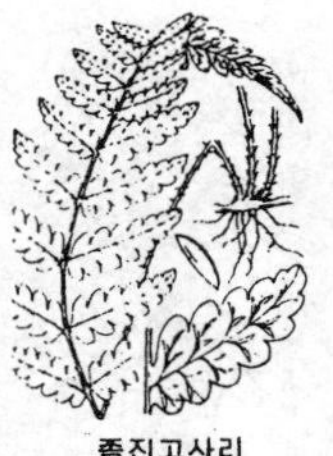
좀진고사리

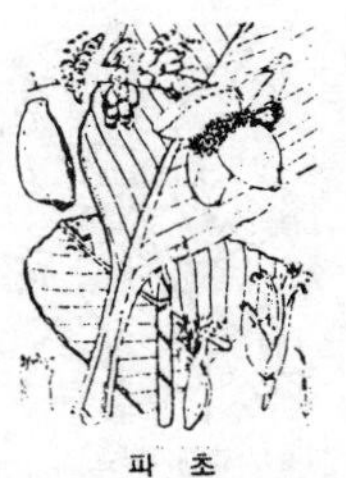
파 초

※분사산(粉麝散)

효능 : 외간탕(外肝湯)의 취란(臭爛)한 증세가 몇 십년동안 낫지 않는 것을 치료한다.

처방 생구각(生龜殼) 1개에 초(醋) 1주발을 발라서 굽되 초(醋)가 다 되면 불에 사루어서 식히고 가루로하여 경분(輕粉)•사향(麝香) 각 1돈을 넣어 섞고서 먼저 총약(葱藥)으로 씻은 다음에 바른다. 〈得効〉

※신첩고(神捷膏)

효능 : 안과 밖의 겸창(臁瘡)이 몇년동안 낫지 않는 것을 치료한다.

처방 청유(淸油) 반근을 먼저 끓이고 황랍(黃蠟) 1냥, 송지(松脂) 5돈을 넣어 고아서 구슬처럼 되거든 식히고 유향(乳香)•몰약(沒藥)•경분(輕粉)•혈갈(血竭)•해아다(孩兒茶)•고백반(枯白礬)•용골하(龍骨煆) 각 3돈, 천초(川椒) 4돈을 가루로하여 섞어 흔들어서 수저(收貯)해 두고 먼저 약물을 씻은 다음에 침(鍼)으로 창(瘡)구멍을 찌르고 종이에 약을 펴서 창위에 붙이는 데 하루 세번씩 바꾸고 2일 뒤에는 하루 한번씩 바르는데 바꿀 때마다 반드시 약물로 씻어야 한다. 〈醫鑑〉

※취옥고(翠玉膏)

효능 : 겸창(臁瘡)을 치료한다.

처방 역청(瀝靑) 4냥, 황랍(黃蠟)•동록(銅綠) 각 5돈, 몰약(沒藥) 3돈을 향유(香油) 반근에 황랍(黃蠟)•역청(瀝靑)을 넣어 불에 녹이고 다음 동록(銅綠)•몰약(沒藥) 가루를 넣어서 선선(旋旋)히 섞어 흔들어서 빽빽해지면 약을 기울여 찬물속에 넣고 창(瘡)속의 크고 작음을 보아 떡처럼 만들어 붙이고 붕대로 싸매는데 3일마다 한번씩 바꾼다. 〈綱目〉

※백교향산(白膠香散)

효능 : 안과 밖의 겸창(臁瘡)을 치료한다.

처방 백교향(白膠香)•적석지(赤石脂)•고백반(枯白礬) 각 5돈, 황단(黃丹)•유향(乳香)•몰약(沒藥)•경분(輕粉) 각 2돈을 가루로하여 뿌리기도 하고 또는 기름에 섞어서 붙인다. 〈入門〉

단 방(單方) (6종)

※황랍(黃蠟)

1냥을 저담(猪膽) 1개, 경분(輕粉) 2돈과 같이 녹여서 기름 종이에 펴서 붙이면 간창(肝瘡)을 치료한다.

※백교향(白膠香)

치료 방법은 같고 황백(黃柏)•연석고(軟石膏) 각 1돈, 청대(靑黛) 5돈, 용골(龍骨) 1돈을 가루로하여 향유(香油)에 섞어 붙인다. 〈丹心〉

※갈양시(羯羊屎)

치료 방법은 같고, 불에 태워서 5돈, 석고(石膏) 2돈반, 적석지(赤石脂) 1돈2푼을 가루로하여 섞어 붙이고 붕대로써 싸매어 두면 뿌리를 없앤다. 〈丹心〉

※녹각회(鹿角灰)

간창(肝瘡)을 치료한다. 유발회(油髮灰)와 유향(乳香)을 같이 가루로하여 청유(淸油)에 섞어 붙인다. 〈得効〉

※사당설(砂糖屑)

간창(肝瘡)이 구멍이 되서 오랫동안 낫지 않는 데 침에 섞어서 1일 2번씩 붙이면 3일 동안에 낫는다. 〈得効〉

※홍견(紅絹)

치료 방법은 위에서와 같고, 잠공견(蠶空繭)과 같이 태워서 재로하고, 호분(胡粉) 각 3푼, 진주(眞珠) 태운 것 2푼, 고반(枯礬)•발회(髮灰)•백면(白麵) 각 1푼을 가루로하여 황랍(黃蠟) 2냥을 녹여서 고루 섞어 붙이면 아주 좋다. 〈回春〉

※침법(鍼法)

겸창(臁瘡)의 자흑색인 것은 먼저 삼능침(三稜鍼)으로 찔러서 나쁜 피를 없애고 찬 물에 깨끗이 씻어서 고약을 붙이는데 햇빛과 화기(火氣) 및 양기(陽氣)를 피하고 만약 검게 부어 있으면서 없어지지 않으면 다시 피를 내고 자흑색인 피가 모두 끝나는 것을 한도로 한다. 〈綱目〉

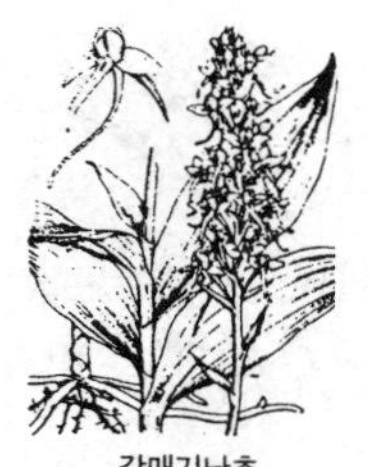
갈매기난초

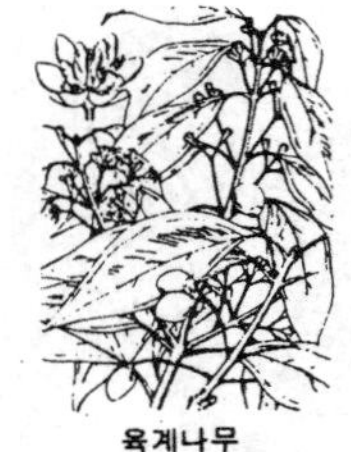
육계나무

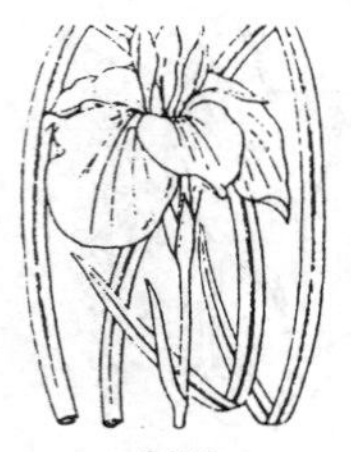
꽃창포

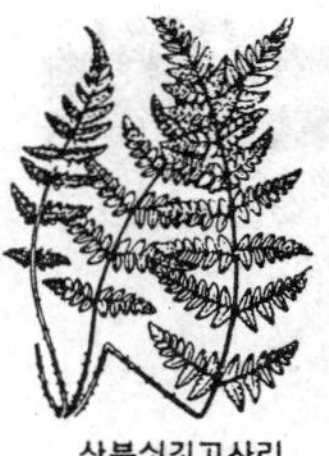
산부싯깃고사리

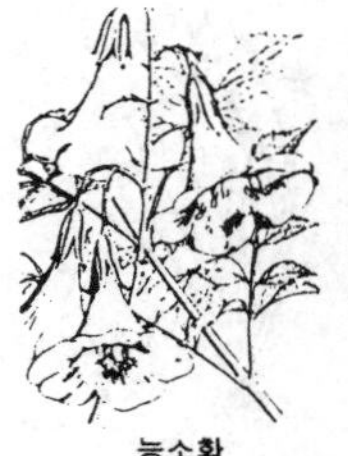
능소화

※취충방(取虫方)

오랜 겸창(臁瘡)은 당연히 벌레를 잡아내야 하니 선어(鱔魚) 몇 마리의 배밑에 청유(淸油)를 발라서 창(瘡) 위에 반곡(盤曲)해서 두고 붕대로 감아 두면 약간 지난 다음에 가려운 증세를 느끼고 못견디니 그러한 다음에 가려운 증세를 느끼고 못 견디니 그러한 다음에 선어를 집어내고 보면 배밑에 작은 구멍들이 뚫려 있는데 이것이 모두 벌레인 증세이다. 모두 없어지지 않았으면 다시 한번 더 붙이고 죽은 사람의 각경골(脚脛骨)을 태워서 재로하여 기름에 섞어서 붙인다. 〈得効〉

오래된 겸창(臁瘡)에 여어탕(蠡魚湯)을 5가지 맛과 같이 구워서 붙이면 벌레기 나오며 바로 떼어 버려야 한다. 〈本草〉

※훈세방(熏洗方)

겸창(臁瘡)의 취란(臭爛)한 증세를 치료하는데 먼저 아픈 곳을 해동피(海桐皮)•석유피(夕榴皮) 달인 물에 씻고 우방자(牛蒡子) 반냥을 가루로하여 소훈(燒熏)하는데 해동피(海桐皮)가 없으면 지골피(地骨皮)를 대신 쓴다. 괴지(槐枝)•총백(葱白)•천초(川椒) 달인 물이나 또는 맑은 차로 씻어서 마른 다음에 고약을 붙인다. 〈得効〉

18. 신장풍창(腎臟風瘡)일 경우

처음 일어날 때에 두 발이 수시로 열이 나고 발 뒤굼치가 아프니 내경(內經)이나 또는 무릎위에 많이 나고 선(癬)과 흡사한 증세가 차차 커지니 일찍 치료하지 않으면 경(脛)과 고(股) 온몸에 번지는 경우가 있는 것이다. 신기환(腎氣丸)으로 주로 치료하고 사생산(四生散)이나 황기환(黃芪丸)으로 도우며 백교향산(白膠香散)을 밖에 붙인다.

사생산(四生散) 가루 2돈을 저신(猪腎) 속에 넣어서 구워 익히고 공복에 염탕(鹽湯)으로 씹어서 삼키면 더욱 좋다. 〈入門〉

혈풍창(血風瘡)이 신장풍창(腎臟風瘡)과 흡사하니 즉 삼음경(三陰經)의 풍열(風熱)과 울화(鬱火)로 인해서 피가 마른 때문으로 소양(瘙痒)한 것이 때가 없고 고름물이 흐르며 조열(潮熱)하고 식은 땀이 나니 사물탕(四物湯)에 부평(浮萍)•황금(黃芩)을 더해서 쓰거나 또는 당귀염통탕(當歸拈痛湯)을 쓰고 겉의 치료는 마풍고(磨風膏)

• 대마치고(大馬齒膏)를 바른다. 〈入門〉

하주창(下疰瘡)이 또한 신장풍창(腎臟風瘡)과 함께 서로 같으니 각경(脚脛)의 부위에 많이 나고 타박으로 인해서 생기는데 창(瘡) 구멍이 좁고 가죽의 속이 열려서 일어나며 가죽이 엷어서 죽막(竹膜)과 같으며 아주 가렵고 아프며 노란물이 임리(淋漓)해서 해가 쌓이도록 낫지 않아 또한 다른 사람에게 전염하는데 환자는 방사(房事)를 끊고 구채(韭菜)와 지용분(地龍糞)을 가루로 해서 경분(輕粉)을 약간 넣고 청유(淸油)에 섞어서 붙이고 또는 흰개피를 바르며 또는 빈낭산(檳榔散)을 붙인다. 〈入門〉

신장풍(腎臟風)에는 활혈구풍산(活血驅風散)을 먹고 밖으로는 계심산(鷄心散)을 쓴다. 〈得効〉

※대마치고(大馬齒膏)

효능 : 양쪽 발의 혈풍창(血風瘡)을 치료한다.

처방 마치건배건(馬齒乾焙乾) 5돈, 황단(黃丹)•황백(黃柏)•고반(枯礬)•해아다(孩兒茶) 각 4돈, 경분(輕粉) 1돈을 가루로 하고 동유(銅油), 혹은 마유(麻油)에 섞어서 유지(油紙)에 펴고 먼저 약물로 씻어 말린 다음에 붙인다. 〈入門〉

※빈랑산(檳榔散)

효능 : 발 위에 창(瘡)이 물러터지고 취예(臭穢)한 것을 치료한다.

처방 전갈(全蝎) 7개, 반묘(斑猫) 14개, 파두육(巴豆肉) 14알, 빈랑(檳榔) 1개, 향유(香油) 1돈반을 약한 불에 달인 다음 먼저 갈(蝎)을 넣고 다음 묘(猫)를 넣으며 또 다음 콩을 넣고 다음 빈(檳)을 넣어서 콩이 검은색이 되거든 납(蠟) 1냥을 넣어 녹는 것을 기다려 찌거기는 버리고, 다만 납유(蠟油)를 취해서 황백구(黃柏嘔)•사상자(蛇床子) 각 2돈, 웅황(雄黃)•유황(硫黃)•황단(黃丹)•해표소(海螵蛸) 각 1돈, 백교향(白膠香)•황련(黃連)•행인(杏仁)•경분(輕粉) 각 반돈을 넣어 가루로 하고 납유(蠟油)를 넣어 고루 섞은 뒤에 약물로써 창(瘡)을 씻고 붙이면 바로 낫는다. 〈得効〉

※활혈구풍산(活血驅風散)

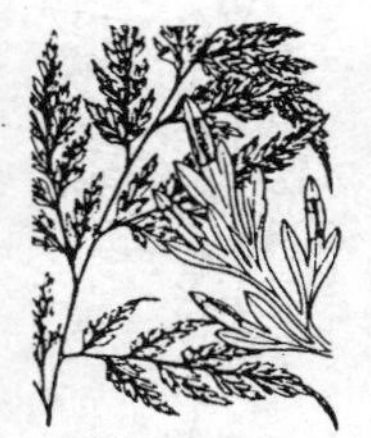
선바위고사리

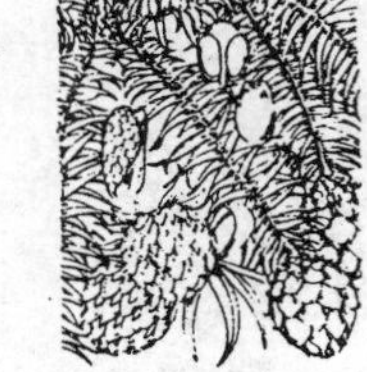
넓은잎삼나무

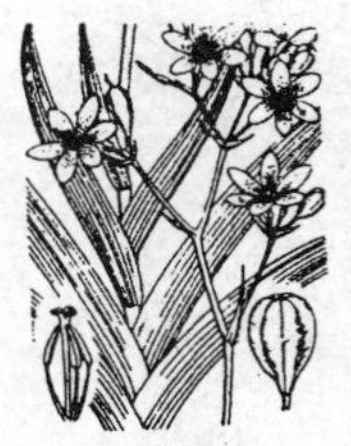
범부채

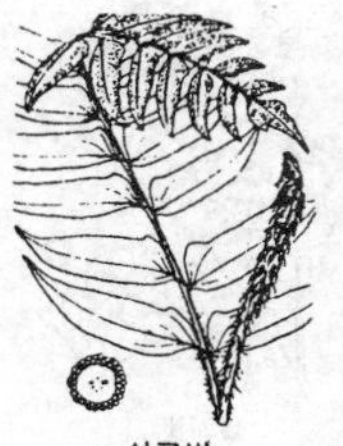
쇠고비

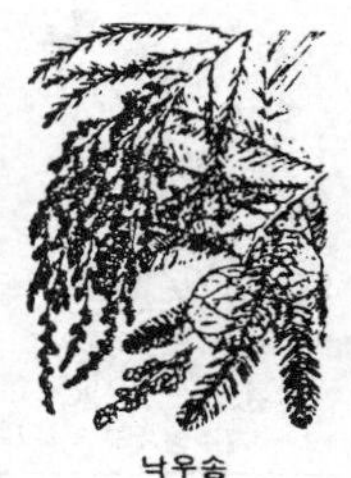
낙우송

효능 : 신장풍창(腎臟風瘡)의 가렵고 아픈 것은 간(肝)과 신(腎)의 허로 인해서 풍(風)과 습(濕)의 침입한 것이 되는 것이다.

처방 창출초(蒼朮炒)·두충강즙초(杜冲薑汁炒)·육계(肉桂)·천마(天麻)·의이인(薏苡仁)·귤홍(橘紅)·빈랑(檳榔)·후박(厚朴)·지각(枳殼) 각 6푼, 당귀(當歸)·천궁(川芎)·백지(白芷)·세신(細辛)·백질여초(白蒺藜炒)·도인(桃仁)·백작약(白芍藥)·반하(半夏)·오령지(五靈脂)·감초(甘草) 각 5푼을 썰어서 1첩을 하고 생강 5쪽, 대추 2개를 넣어 같이 달이고 유향(乳香)가루 약간을 넣어 공복에 먹는다. 〈得効〉

※계심산(鷄心散)

효능 : 신장풍(腎臟風)이 창개(瘡疥)를 일으킨 것을 치료한다.

처방 계심(鷄心)·빈랑(檳榔) 2개를 깨뜨려서 황단(黃丹) 3돈을 그 속에 넣고 습한 종이로 싸서 불에 굽고 전갈(全蝎) 6개, 유황(硫黃) 4돈, 경분(輕粉)·청대(靑黛) 각 반돈, 사향(麝香) 약간을 섞어서 자기에 수저(収貯)하고 언제나 약간씩 청유(淸油)로서 두 손바닥에 고루 바른 다음 낭자는 신(腎)을 가리고 여자는 두 젖을 가린 다음 잠을 잔다. 다음날 또 한번 그렇게 하면 효과가 난다. 〈得効〉

단 방(單方) (1종)

※석류근피(石榴根皮)

각두(脚肚)위의 창(瘡)이 나서 차차 커지고 가려워서 못견디는 데 달여서 진한 즙을 낸 다음 식혀서 창(瘡)을 씻으면 빙설(氷雪)처럼 찬 것이 좋음 곧 딱지가 앉는다. 〈得効〉

19. 침음창(浸淫瘡)일 경우

처음 날 때에는 대수롭지 않던 증세가 먼저 가렵고 뒤에 아파서 땀이 나고 침음(浸淫)하며 습란(濕爛)해서 살갗이 썩으면서 온몸에 번지는 증세이다. 고연근(苦練根)을 불에 태워서 가루로하여 저지(猪脂)에 섞어서 붙이고, 습(濕)하면 말려서 붙이는데 먼저 고삼대복피(苦蔘大腹皮)달인 탕에 씻는다. 〈入門〉

침음창(浸淫瘡)이 입에서부터 사지(四肢)로 향하는 증세는 치료하기 쉬우나 사지로부터 입으로 들어가는 증세는 치료하기 어렵다. 〈仲景〉

어린 아이의 침음창(浸淫瘡)에는 고호산(苦瓠散)을 쓴다. 〈綱目〉

※고호산(苦瓠散)

고호(苦瓠) 2냥, 사세소회(蛇蛻燒灰)·봉방미초(蜂房微炒) 각 5돈, 양상록(梁上塵) 1홉을 가루로 하고 기름에 섞어서 비단에 문질러 붙인다. 〈綱目〉

단 방(單方) (5종)

※호마(胡麻)

갑자기 침음창(浸淫瘡)을 얻어 일찍 치료하지 않고 온몸에 퍼지면 살인을 하니 호마(胡麻)를 무르게 씹어서 붙인다. 〈本草〉

※소계(小薊)

이 밑으로 4가지는 치료 방법이 위와 같다. 문드러지게 다져서 새물에 섞어서 붙이되 마르면 바꾼다. 〈本草〉

※출미(秫米)

볶아서 가루로하여 물에 섞어 붙인다. 〈本草〉

※계관(鷄冠)

더운 피를 바른다. 〈本草〉

※연과토(燕窠土)

물에 개어서 붙인다. 〈本草〉

20. 동창(凍瘡)일 경우

겨울에 얼어서 창(瘡)이 되고 물이 나는 증세를 보통 동창(凍瘡)이라고 하는데 생부산(生附散)·백렴산(白斂散)·여신산(如神散)·납정고(蠟亭膏)로 치료한다. 〈諸方〉

동이창(凍耳瘡)이 짓무른데 패모(貝母)가루를 뿌린다. 〈入門〉

발이 얼어서 터지고 창(瘡)이 난 데 황단(黃丹)을 저지

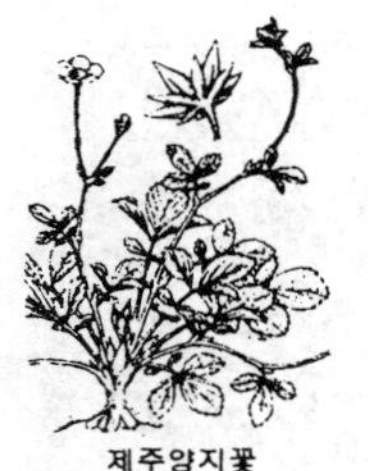
제주양지꽃

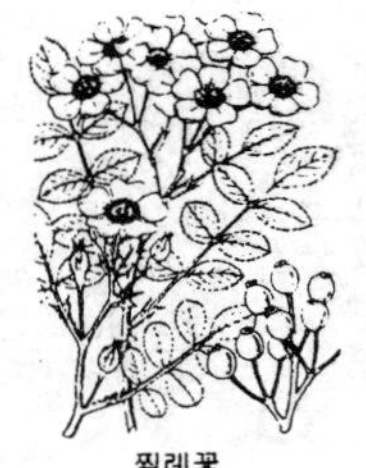
찔레꽃

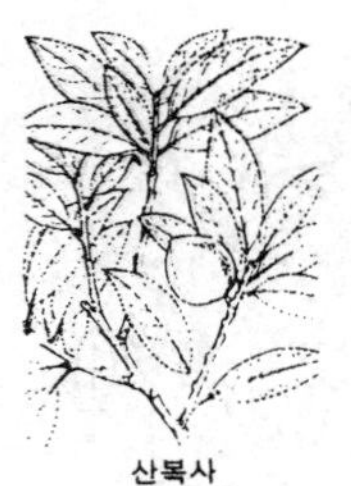
산복사

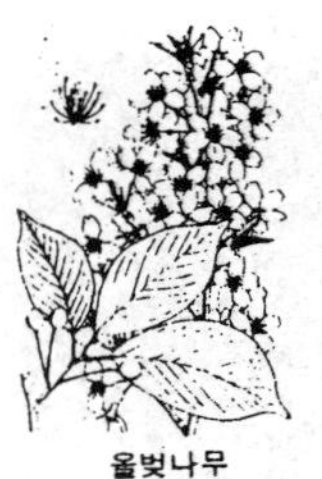
올벚나무

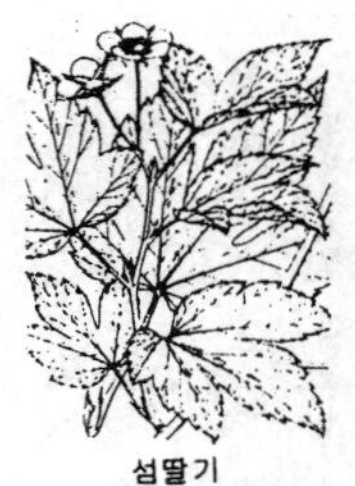
섬딸기

(猪脂)에 섞어서 붙인다. 〈得効〉

또 천초(川椒)달인 탕으로 터뜨려서 썩은 살을 긁어 버리고 침으로 찔러서 피를 낸 다음 마발(馬勃)가루를 생골수(生骨髓)에 섞어서 바른다. 〈入門〉

오배자(五倍子)달인 물로 씻은 다음 토끼의 뇌수(腦髓)와 참새의 뇌수를 붙인다. 〈本草〉

※ 생부산(生附散)

효능 : 동창(凍瘡)의 문드러진 아픈 증세를 치료한다.

처방 생부자(生附子)를 가루로하여 면수(麵水)에 섞어서 붙인다. 〈綱目〉

※ 백렴산(白斂散)

효능 : 귀가 얼어서 창(瘡)이 된 증세를 치료한다.

처방 황백(黃柏) • 백렴(白斂) 각 5돈을 가루로하야 염탕(鹽湯)에 씻고 기름에 섞어서 붙인다. 〈得効〉

※ 여신산(如神散)

효능 : 동창(凍瘡)의 거죽이 짓물러서 견디지 못하는 증세를 치료한다.

처방 대황(大黃)을 가루로하여 새물에 섞어서 창(瘡)위에 바르면 아픔이 멈추고 즉시 낫는다. 〈綱目〉

※ 납향고(蠟亭膏)

효능 : 동창(凍瘡)을 치료한다.

처방 저지(猪脂) • 단지〔猯脂 : 오수리 기름〕 각 2냥반, 향유(香油) 2홉반, 해송자유(海松子油) 1홉, 송지(松脂) • 황랍(黃蠟) 각 3냥7돈반을 각각 달여서 찌꺼기를 버리고 고루 섞어서 고약을 만들어 우선 약물에 씻고 다음에 바른다. 〈俗方〉

21. 탕화창(湯火瘡)일 경우

탕과 물에 소상(燒傷)됐을 때에 처음에 아픈 증세를 억지로 참으면서 급히 불을 향하여 한동안 쬐면 즉시 아픔이 그치니 찬 것을 덮어서 열독(熱毒)이 나오지 못하면 근골(筋骨)에 들어가서 짓누르는 작용을 하게 되는 증세이다. 한수석(寒水石) 3냥반, 황백(黃柏) • 황련(黃連) • 황금(黃芩) • 치자(梔子) • 대황(大黃) • 적석지(赤石脂) 각 5돈, 편뇌(片腦)를 조금 가루로하여 압자청(鴨子淸)에 섞어서 붙이고 술에 섞어도 좋다. 〈入門〉

탕수창(湯水瘡)에 적석지산(赤石脂散) • 보생구고산(保生救苦散) • 황백산(黃柏散) • 영상산(永霜散) • 사황산(四黃散)으로 치료한다. 〈諸方〉

화소(火燒)에 좋은 술로 씻고 소금을 붙인다.

거죽이 벗겨진 증세는 술에 고은 우피고(牛皮膏)를 붙인다.

더운 술에 상한 것이 찹쌀 분을 검게 볶아 가루로하여 술에 섞어서 붙인다. 〈丹心〉

탕수창(湯水瘡)에 대황(大黃)과 당귀(當歸)를 기름에 섞어서 붙인다. 〈丹心〉

※ 적석지산(赤石脂散)

효능 : 탕화(湯火)의 상창(傷瘡)을 치료한다.

처방 적석지(赤石脂) • 한수석(寒水石) • 대황(大黃) 각 등분 가루로하여 새 물에 섞어서 바른다. 〈丹心〉

※ 보생구고산(保生救苦散)

효능 : 탕화(湯火)나 열유(熱油)에 상해서 문드러지고 아픈 증세를 치료한다.

처방 한수석(寒水石) • 대황(大黃) • 황백(黃柏) 각 등분 가루로하여 생마유(生麻油)에 섞어서 바르고 또는 가루를 뿌린다. 〈東垣〉

※ 황백산(黃柏散)

효능 : 치료 방법은 위에서와 같다.

처방 계자각(鷄子殼) • 황백(黃柏) • 박초(朴硝) • 대황(大黃) • 한수석(寒水石) 각 등분 가루로하여 새물에 섞어서 바른다. 〈得効〉

※ 빙상산(氷霜散)

효능 : 치료 방법은 위에서와 같다.

처방 한수석(寒水石) • 박초(朴硝) • 청대(靑黛) • 모

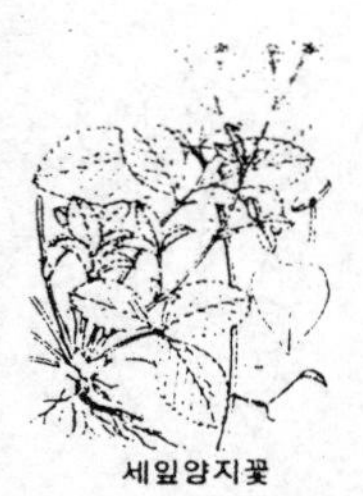
세잎양지꽃

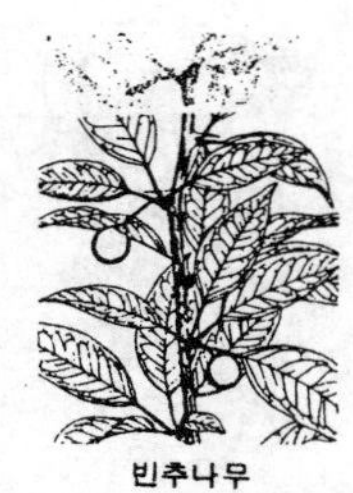
빈추나무

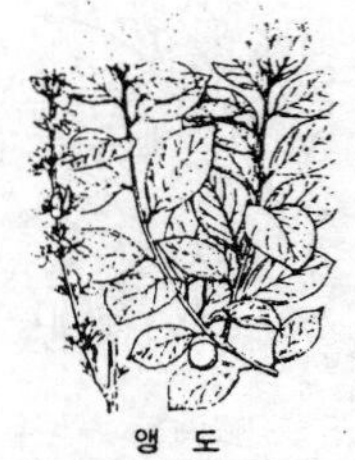
앵 도

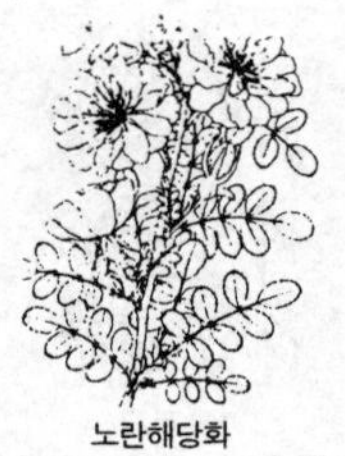
노란해당화

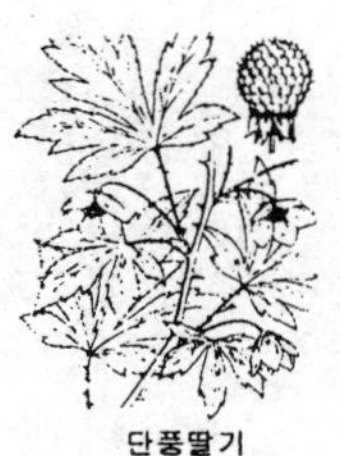
단풍딸기

려하(牡蠣煆) 각 5돈, 경분(輕粉) 5푼을 가루로하여 새물이나 또는 기름에 섞어서 바른다. 〈丹心〉

※ 사황산(四黃散)

효능 : 치료 방법은 위에서와 같다.

처방 대황(大黃)•황금(黃芩)•황련(黃連)•황백(黃柏)•백급(白芨) 각 등분 가루로하여 새물에 섞어서 바른다. 〈丹心〉

단 방(單方) (8종)

※ 황촉규화(黃蜀葵花)

탕수창(湯水瘡)을 치료하니 가루로하여 기름에 섞어서 붙이면 좋고 또는 적수〔滴水 : 물방울〕에 짓이겨서 붙여도 역시 좋다. 〈正傳〉

※ 상엽(桑葉)

이 밑으로 백반(白礬)에 이르기까지 치료 방법은 모두 같다. 서리를 맞은 것을 불에 말려 가루로 해서 향유(香油)에 개어 붙인다. 〈正傳〉

※ 측백엽(側柏葉)

진흙같이 찧고 개어서 찬물에 섞어 바르고 붕대로써 싸매어 두면 2~3일이면 낫는다. 〈本草〉

※ 생리(生梨)

썰어서 붙이면 헤어지지 않고 아픔이 멎는다. 〈本草〉

※ 생호마(生胡麻)

짓찧어서 진흙같이 해서 붙인다. 〈本草〉

※ 생백반(生白礬)

가루로하여 향유(香油)에 섞어서 바른다. 〈醫鑑〉

※ 백밀(白蜜)

탕화상(湯火傷) 및 열유상(熱油傷)에 바르고 대나무속의 백막〔白膜 : 속명(俗名) 대창〕을 1일 3번씩 붙이면 아픔이 즉시 그치고 낫는다. 〈本草〉

※ 초니(醋泥)

치료법은 위와 같고, 붙이면 흉터가 생기지 않으며 두장즙(豆醬汁)을 붙여도 역시 좋다. 〈本草〉

22. 번화창(飜花瘡)일 경우

한 뭉치의 살이 뒤집혀 나와서 버섯과 같고 또는 뱀모양과 같아서 길이가 두어치 되는 것이다. 웅황을 가루로하여 붙이고 안으로 십전대보탕(十傳大補湯)또는 팔물탕(八物湯)에 삼(蔘)•기(芪)•귀(歸)•출(朮)을 배가 시키고 밖으로는 여로(藜蘆)를 가루로하여 돼지 기름에 섞어서 바르고 하루 한번씩 바꾸면 원기(元氣)가 점점 회복되면 종독(腫毒)이 앞으로 사라지려 할 때에 밖으로 치료하는 약을 계속해서 바르면 노육(勞肉)이 저절로 들어가는 것인데 이 약으로 치료하지 않으면 비록 한 때는 들어가도 다시 나오며 만일 침이나 뜸을 잘못하면 위태로운 것이다. 〈入門〉

중품정자(中品錠子)가 번화창(飜花瘡)을 치료한다. 〈入門〉

일면 금화창(錦花瘡)이라 하고 또는 광동창(廣東瘡)이라고 하니 천궁(川芎)•천화분(天花粉) 각 5돈, 경분(輕粉)•경유(輕油) 2돈반, 주사(朱砂)•웅황(雄黃) 각 1돈2푼반, 사향(麝香) 5푼을 가루로하여 떡을 쪄서 녹두알 크기로 환을 지어 매 7알이나 9알을 더운 술로 먹는다. 〈正傳〉

※ 중품정자(中品錠子)

효능 : 번화창(飜花瘡)및 유류(瘤瘤)를 전적으로 치료한다.

처방 백반(白礬) 3냥3돈반, 유향(乳香)•몰약(沒藥) 각 5돈반, 주사(朱砂) 3돈, 유황(硫黃) 7푼반, 망사(硇砂) 5푼, 숙(熟) 5푼, 생(生)•비상(砒霜) 1냥반을 불에 사르며 검은 연기가 그치고 연한 푸른 연기가 나는 것을 가루로하여 면풀에 환을 지어 비벼서 정자(錠子)를 만들어 창(瘡)의 크고 작음을 참작해서 집어 넣는다. 〈入門〉

단 방(單方) (2종)

※ 마치현(馬齒莧)

번화창(飜花瘡)을 치료하니 태워서 가루로하여 돼지

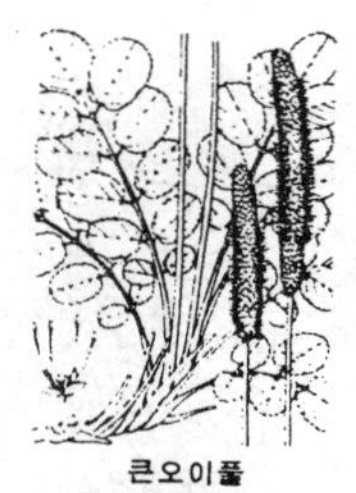
큰오이풀

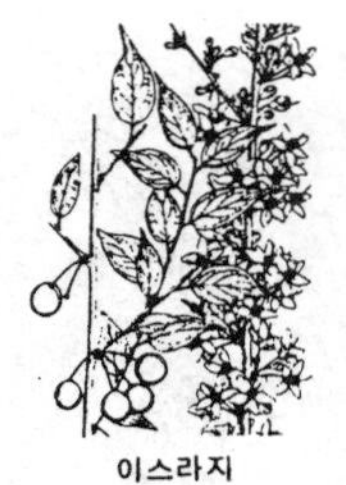
이스라지

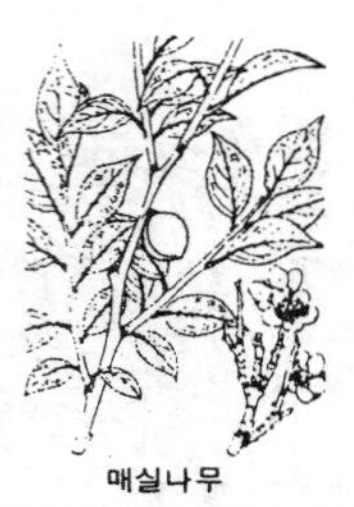
매실나무

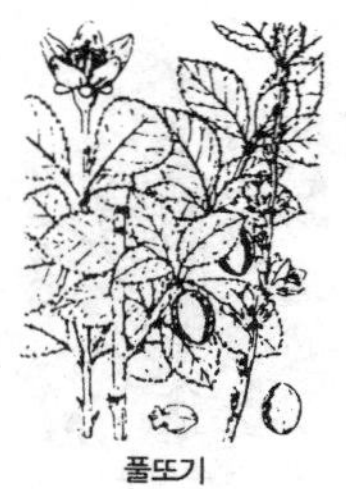
풀또기

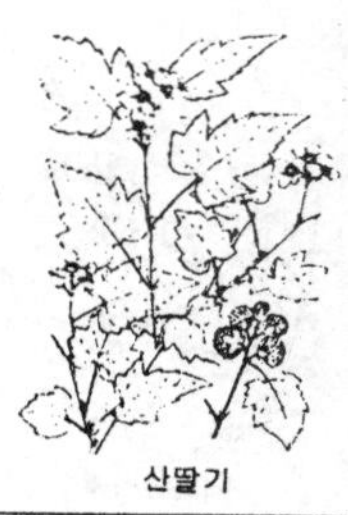
산딸기

기름에 섞어서 붙인다.〈本草〉

※ 유지엽(柳枝葉)

치료는 위와 같으니 진하게 달여서 고약을 만들어 바른다.〈本草〉

23. 칠창(漆瘡)일 경우

옻칠을 싫어하는 사람은 옻칠을 보기만 해도 중독 되어서 창(瘡)이 되고 얼굴이 가렵고 부으며 온몸이 아프게 되니 생게의 노란 것을 내서 바른다.〈得効〉

석해(石蟹)의 즙을 자주 바른다.〈本草〉

납다(蠟茶)가루를 기름에 개어서 바르고 버들가지나 잎을 달인 물에 씻는다.〈入門〉

망초탕(芒硝湯)에 담가서 서늘하게 해서 씻는다.〈千金〉

철장(鐵漿)에 자주 씻으면 즉시 낫는다.〈本草〉

우물속의 이끼를 붙이면 좋다.〈本草〉

부추를 찧어서 붙인다.〈本草〉

자소(紫蘇)잎을 찧어서 문지른다.〈綱目〉

24. 연절(軟癤)일 경우

좌(座)라는 것은 작은 절(癤)이니 속칭 열절(熱癤)이라는 것인데 큰 것은 신대추와 같고 또는 콩알 만큼씩한데 빛이 붉고 안에는 피고름이 있다.〈綱目〉

저두산(猪頭散)·삼물산(三物散)·대황고(大黃膏)로 치료한다.

계포란(鷄抱卵)껍질을 태워서 재로하여 경분(輕粉)을 조금 넣어 기름에 섞어서 붙인다.〈得効〉

대지각(大枳殼) 1개의 속을 내어 버리고 갈아서 입이 평평하게 하고 조면호(稠麵糊)를 사진(四唇)에 발라서 절(癤)의 위에 덮어서 붙여 두면 저절로 터지고 고름이 나오면 낫는다.〈得効〉

※ 저두산(猪頭散)

효능 : 연절(軟癤)이 나았다가 다시 일어나는 증세를 치료한다.

처방 야봉방(野蜂房) 2~3개를 태워 가루로 하고 파두육(巴豆肉) 37알을 맑은 기름에 달여서 세번 끓거든 콩은 버리고 기름을 내서 봉방(蜂房)가루를 섞어서 붙인다.〈立効〉

또 고백반(枯白礬)가루를 기름에 섞어서 붙이면 효과가 있는데 어떤 사람이 이 약으로 치료하고 효과를 보고 난 다음에 돼지 머리를 보내어 사례한데서 이런 이름이 생겼다.〈得効〉

※ 삼물산(三物散)

효능 : 빈변(鬢邊)에 연절(軟癤)이 난 증세를 발빈(發鬢)이라고 하며 몇년동안 낫지 않는 증세를 이 약으로 치료하면 좋다.

처방 돼지의 갈기털과 고양이의 갈기털을 각 불에 태운 것 한줌씩과 쥐똥 한 개를 가루로하여 경분을 조금 섞고 맑은 기름에 섞어서 붙인다.〈得効〉

※ 대황고(大黃膏)

효능 : 연절(軟癤)을 치료한다.

처방 대황(大黃)·황백(黃柏)·당귀(當歸)를 각 등분 가루로하여 생지황즙(生地黃汁)에 섞어서 바른다.〈俗方〉

25. 유명·무명한 모든 악창(惡瘡)일 경우

포도창(葡萄瘡)·천행반창(天行斑瘡)·월식창(月蝕瘡)·내감창(內疳瘡)·와창(瘑瘡)·주피구창(走皮瘑瘡)·백사전창(白私纏瘡)·어목창(魚目瘡)·열독창(熱毒瘡)·화반창(火斑瘡)등은 모두 이름이 있는 창(瘡)이고, 이밖에는 모두 이름이 없는 악창(惡瘡)들이다.

또는 세창법(洗瘡法)·살충법(殺蟲法)·생기법(生肌法)·제창중풍수작통법(諸瘡中風水作痛法)이 있다.

※ 포도창(葡萄瘡)

창두(瘡頭)가 포도(葡萄)빛과 같으며 사방에 종기가 일어나니 먼저 고름을 없앤 다음에 빙매(氷梅)를 덮으면 아주 좋다.〈綱目〉

※ 천행반창(天行斑瘡)

효능 : 몸에 천행반창(天行斑瘡)이 일어나면 온몸에 주잡해서 화창(火瘡)과 같은데 모두 백장(白漿)을 이고 있으니 치

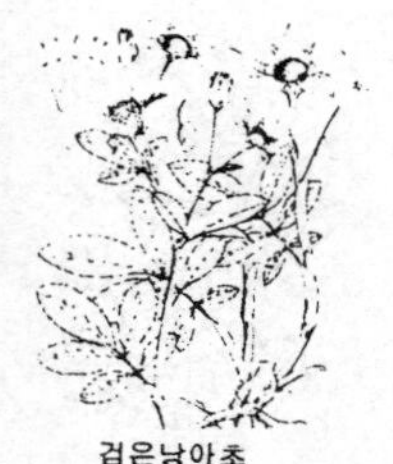
검은낭아초

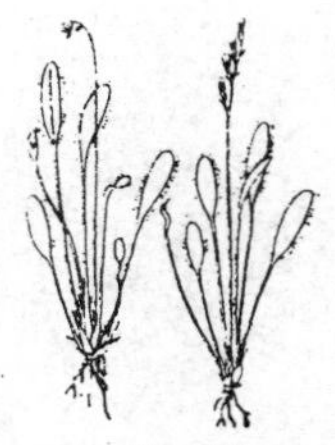
긴잎끈끈이주걱

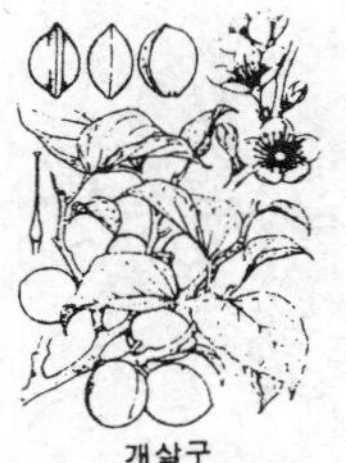
개살구

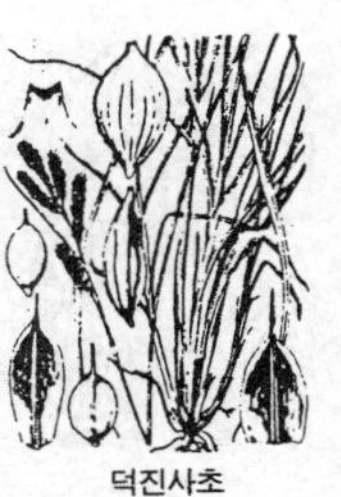
덕진사초

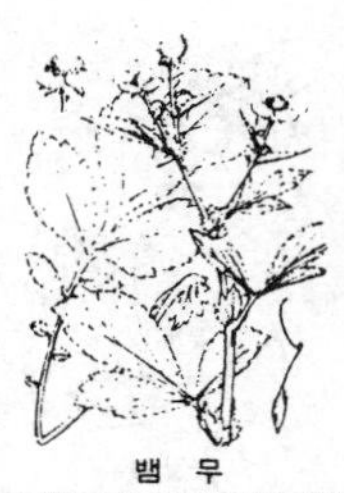
뱀 무

료하지 아니하면 며칠만에 반드시 죽고 나은 뒤에 창(瘡)의 흔적이 검은 무늬가 되서 1년이 지나야만 없어지니 이것은 악독(惡毒)한 기(氣)의 작용이 된다.

처방 좋은 꿀에 승마(升麻)를 달여서 여러번 씻어주고 닦으면서 바른다. 〈本草〉

또한 규엽(葵葉)을 마늘과 부추로 달여서 먹으면 며칠이면 즉시 그친다. 〈綱目〉

※ 월식창(月蝕瘡)

효능 : 어린 아이에게 많이 있으니 귀 뒤에 나서 달의 영허(盈虛)를 따라 성쇠한다.

처방 호분초황(胡粉炒黃) • 고백반(枯白礬) • 황단(黃丹) • 황련(黃連) • 경분(輕粉) 각 2돈, 건연지(乾臙脂) 1돈, 사향(麝香) 조금을 가루로하여 향유(香油)에 섞어서 바른다. 〈入門〉

또한 황련(黃連)과 고반(枯礬)가루를 붙이면 좋다. 〈本草〉

※ 내감창(內疳瘡)

효능 : 입의 상악(上顎)에 나는데 처음 일어날 때에는 연화(蓮花)와 같고 근대(根帶)가 작으며 밑으로 처진다.

처방 구도(鉤刀)로 그 뿌리를 끊고 철락(鐵烙)을 달궈서 그 피를 그치게 한 다음 웅황(雄黃) • 경분(輕粉) • 분상(粉霜) • 백지(白芷) • 백렴(白斂)을 가루로하여 붙이고 괴지(槐枝)로 베개를 만들어 치아(齒牙)와 볼을 지탱(支撐)해서 입을 다물지 않도록 하면 1~3시간이 지난 뒤에 창반(瘡瘢)이 정해지고 입을 다무는 것이 저절로 편해지는데 다음날 고름이 나오면 생기산(生肌散)을 붙인다. 〈入門〉

※ 과창(瘑瘡)

효능 : 손과 발의 사이에 신수유(新茱萸)와 같이 생긴 증세가 상대가 되서 나는데 가렵고 아프며 절렬(折裂)되서 와우(蝸牛)와 같으며 혈구멍이 생기면서 오랫동안 낫지 않는다.

처방 행인(杏仁) • 유향(乳香) 각 3돈, 유황(硫黃) • 경분(輕粉) 각 1돈반을 가루로하여 마유(麻油) 3돈에 황랍(黃蠟) 5돈을 넣어 녹여서 위의 약 가루를 넣고 저어 흔들어서 고약을 만들어 바른다. 〈入門〉

※ 주피구창(走皮瘑瘡)

효능 : 볼과 목에 가득하고 콩이나 매실과 같은 것이 일어나서 귀뒤에 만연하여 즙이 흘러서 습란(濕爛)한 증세이다.

처방 먼저 상기생〔桑奇生 : 없으면 상이(桑耳)로 대신 쓴다〕 • 상근피(桑根皮) 각 1냥, 백지(白芷) • 황련(黃連) 각각 조금 넣어 달인물로 씻고 피나는 것이 모두 되거든 조협(皀莢) • 죽순피(竹笋皮) • 소존성(燒存性) • 황백(黃柏) • 백지(白芷) • 남엽(藍葉)을 각 등분 가루로하여 맑은 기름에 섞어서 바르면 매우 좋다. 〈入門〉

수구창(手瘑瘡)에 조각(皀角) • 고반(枯礬) • 분구(粉瘑) • 황백(黃柏) • 황련(黃連)을 가루로하여 붙인다. 〈入門〉

어린 아이의 태구(胎瘑)와 머리에 홍병창(紅餠瘡)이 나는데 우선 애엽(艾葉) • 백지(白芷) • 대복피(大腹皮)와 파 달인 탕으로 씻은 다음에 생남엽(生藍葉)과 생쑥에 꿀을 넣어 붙인다. 〈入門〉

※ 사전창(蛇纏瘡)

몸 위에 창(瘡)이 나서 머리와 꼬리가 뱀 모양 같이 되는데 처음 일어날 때에 이 창(瘡)머리에 마늘을 썰어서 덮고 뜸을 한 뒤에 웅황(雄黃)가루를 초에 섞어서 붙이고 또 술에 섞어서 먹는다. 〈入門〉

온몸에 창(瘡)이 나서 뱀 머리와 같은 데는 납반환(蠟礬丸)〔처방은 옹저(癰疽)〕을 매 100알을 먹으면 크게 효과가 있다. 〈入門〉

※ 어목창(魚目瘡)

온몸에 창(瘡)이 나서 고기눈과 같고 고름이 없는 증세를 또한 정노창(征盧瘡)이라고 하는데 승마(升麻)를 썰어서 진하게 달이고 꿀 2~3수저를 넣고 아령〔鵝翎 : 거위털〕을 담가서 씻어 말린다. 〈得効〉

※ 열독창(熱毒瘡)

효능 : 온몸에 열독창(熱毒瘡)이 나서 아프기만 하고 가렵지 않으며 옷이나 이불에 붙여서 밤에 잠을 자지 못하는 증세

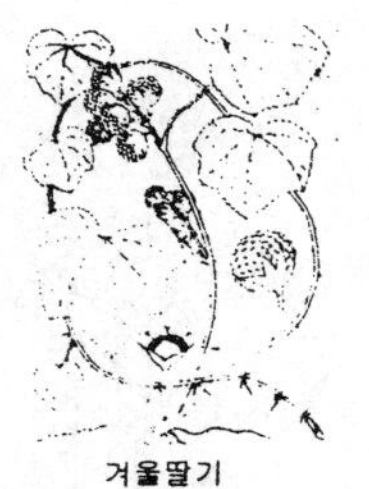
겨울딸기

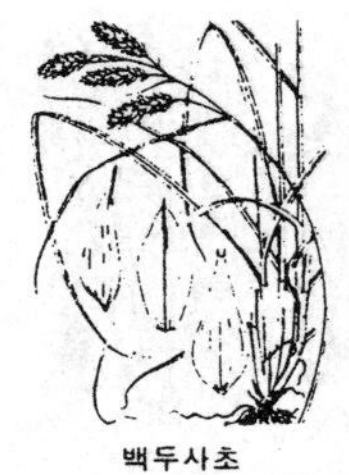
백두사초

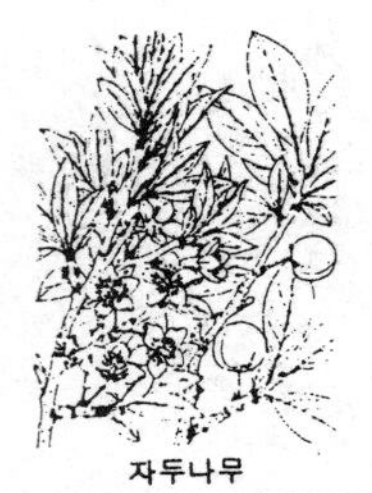
자두나무

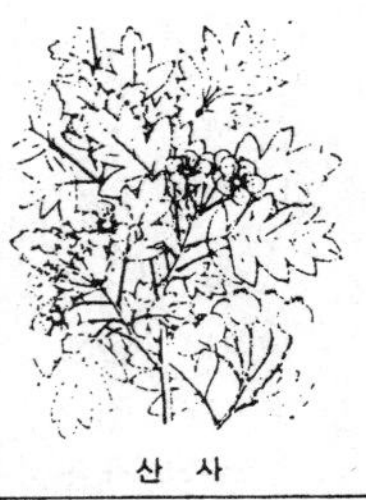
산 사

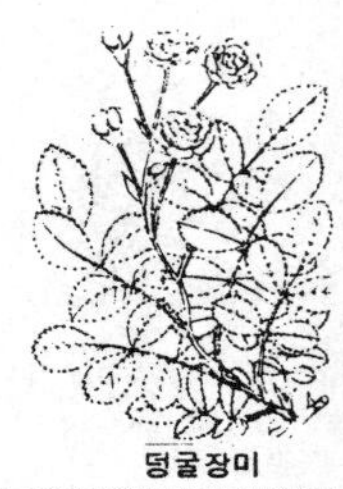
덩굴장미

를 치료한다.

처방 창포(菖蒲)를 가루로하여 두텁게 자리 위에 가루를 펴고 그 위에 누웠으면 5~7일이 지나면 창(瘡)이 깨끗이 낫는다. 〈本草〉

또한 자초고(紫草膏)•규화산(葵花散)으로 치료한다. 〈諸方〉

※ 화반창(火斑瘡)

효능 : 언제나 불을 가까이 하면 화반창(火斑瘡)이 나서 즙이 흐르고 아프며 가렵다.

처방 황백(黃柏)•박하엽(薄荷葉)을 가루로하여 붙이면 바로 편안하게 되고 또는 달인 탕에 씻어도 좋다. 〈得效〉

※ 제반악창(諸般惡瘡)

모든 몸 한쪽 창(瘡)및 악창(惡瘡)으로 피고름이 지고 가렵고 아픈 것을 양혈음(涼血飮)과 평혈음(平血飮)에 인삼패독산(人蔘貝毒散)을 합한 것과, 연교음(連翹飮)•소풍해독산(疎風解毒散)•합장산(合掌散)•송지첩산(松脂貼散)•이황고(二黃膏)•패모고(貝母膏)•금화산(金華散)•노회고(蘆灰膏)•청금정자(青金錠子)•일소광(一掃光)•생기산(生肌散)•황랍고(黃蠟膏)•세약방(洗藥方)•살충방(殺蟲方)•생기방(生肌方)•제창중풍수방(諸瘡中風水方)의 단방(單方)등으로 치료한다. 〈諸方〉

※ 자초고(紫草膏)

효능 : 열독창(熱毒瘡)을 치료한다.

처방 자초용(紫草茸)•황백(黃柏)•황련(黃連)•누로(漏蘆) 각 5돈, 적소두말(赤小豆末)•녹두분(綠豆粉) 각 1홉을 가루로하여 저지(猪脂), 또는 맑은 기름에 1일 3번을 고루 붙인다.

※ 규화산(葵花散)

효능 : 일체의 창열(瘡熱)을 치료한다.

처방 울금(鬱金)•황련(黃連)•황백(黃柏)•치자(梔子)•규화(葵花) 각 등분 가루로하여 찬물에 섞어서 고약을 만들어 붙이면 아주 좋다. 〈直指〉

※ 양혈음(涼血飮)

효능 : 피가 열이 있어 창(瘡)이 난 증세를 치료한다.

처방 적작약(赤芍藥)•황금(黃芩)•천궁(川芎)•형개(荊芥)•생하(生荷)•맥문동(麥門冬)•천화분(天花粉)•감초(甘草) 각 1돈을 썰어서 1첩을 지어 등심(燈心) 10줄기 죽엽(竹葉) 10쪽을 넣어서 달여서 먹는다. 〈得效〉

※ 평혈산(平血散)

효능 : 모든 창(瘡)이 몸 한쪽에 있어 피고름이 나고 가렵고 아픈 증세를 치료한다.

처방 즉 승마갈근탕(升麻葛根湯)에 천마(天麻)•선각(蟬殼)을 더한 처방이다. 썰어서 인삼패독산(人蔘敗毒散)과 합하고 생강(生薑)•박하(薄荷)•생지황(生地黃)•맥문동(麥門冬)을 더하여 달여서 먹는다. 〈得效〉

※ 연교음(連翹飮)

효능 : 악창(惡瘡)이 몸 한쪽에 나서 가렵고 아픈 증세를 혈풍창(血風瘡)을 치료한다.

처방 연교(連翹)•적작약(赤芍藥)•당귀(當歸)•형개(荊芥)•방풍(防風)•악실(惡實)•천궁(川芎)•치자(梔子)•황금(黃芩)•구맥(瞿麥)•목통(木通)•생건지황(生乾地黃)•과루근(瓜蔞根)•맥문동(麥門冬)•감초(甘草) 각 7푼을 썰어서 1첩을 하고 등심(燈心) 1덩이를 넣어 물로 달여서 먹는다. 〈得效〉

※ 소풍해독산(疎風解毒散)

효능 : 한쪽 몸의 창(瘡)이 가렵고 아픈 증세를 치료한다.

처방 백지(白芷)•세신(細辛)•질려자초(蒺藜子炒)•마황(麻黃)•빈랑(檳榔)•당귀(當歸)•생건지황(生乾地黃)•천궁(川芎)•적작약(赤芍藥)•독활(獨活)•백견우미초(白牽牛微炒)•상백피초(桑白皮炒)•지각(枳殼)•감초구(甘草炙) 각 7푼을 썰어서 1첩을 하고 흑두(黑豆) 70알, 자소(紫蘇) 5엽, 생강(生薑) 5쪽을 넣어 물로 달여서 먹는다. 〈直指〉

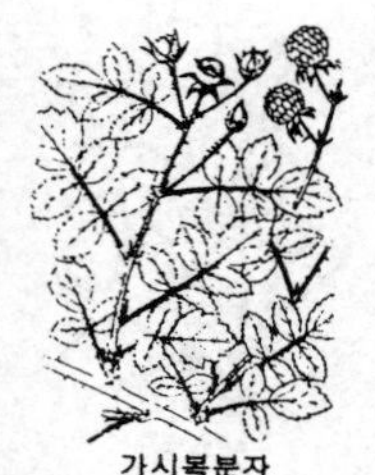
가시복분자

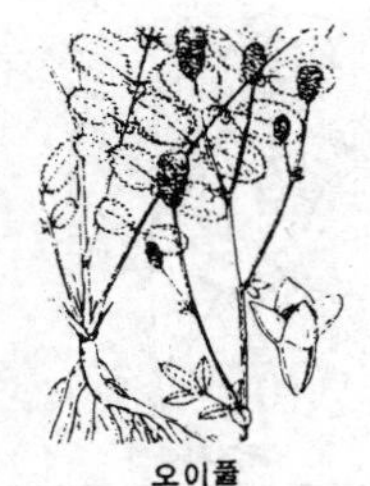
오이풀

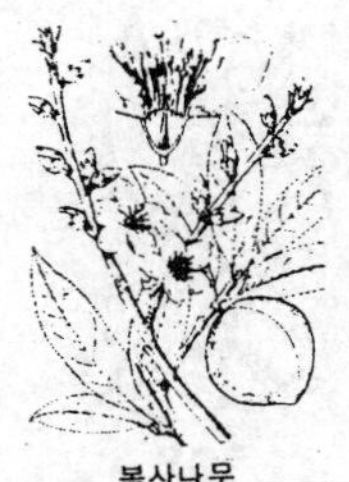
복사나무

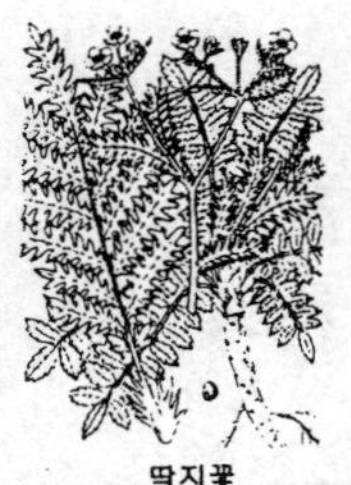
딱지꽃

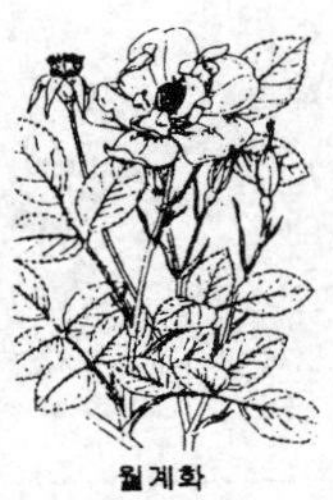
월계화

※ 합장산(合掌散)

효능 : 한쪽 몸의 창(瘡)에 백약이 효과가 없는 증세를 치료한다.

처방 빈랑(檳榔) 5개, 작말(作末), 유황생연(硫黃生研) 5돈, 경분(輕粉) 5푼을 가루로하여 매 1돈을 손바닥에 놓고 기름에 섞어서 잠잘 때에 외신(外腎)에 바른 다음 손을 씻지 말고 다만 손으로 비벼 마른대로 열을내면 1~2일에 바로 낫는다. 〈得効〉

※ 송지첩산(松脂貼散)

효능 : 일체의 악창(惡瘡)과 이름없는 창(瘡)을 치료한다.

처방 황백(黃柏) • 황련(黃連) • 송지〔松脂 : 밝은 것〕 • 이분(膩粉) • 토봉과〔土蜂窠 : 진흙으로 지은 것〕 • 감초(甘草) 각 1돈을 가루로 하고 따로 수은(水銀) 1돈을 가지고 손바닥에 놓은 다음 침으로 문질러서 진흙처럼 만들어 자기속에 넣고 약가루와 맑은 기름을 섞어서 묽은 엿과 가이 만들어서 먼저 약물로 창(瘡)을 씻고 닦아서 말린 다음에 바르면 즉시 나으며 개창(疥瘡)을 치료하는 데도 좋다. 〈得効〉

※ 이황고(二黃膏)

효능 : 일체의 악창(惡瘡)을 치료한다.

처방 청유(淸油) 3냥으로 파두육(巴豆肉) 20알을 끓여서 약간 검은색이 되거든 콩은 버리고 황랍(黃蠟) 1냥을 넣어 녹이고 또 유황(硫黃) • 웅황(雄黃) 가루 각 1돈을 넣어 고약을 만들어서 약물로 씻은 다음에 문질러 바르면 2~3차례에 신기한 효과가 있다. 〈得効〉

※패모고(貝母膏)

효능 : 모든 악창(惡瘡)을 치료한다.

처방 패모(貝母) 2돈반, 반하〔半夏: 생용(生用)〕 • 남성(南星) • 오배자(五倍子) • 백지(白芷) • 황백(黃柏) • 고삼(苦蔘) 각 2돈반, 황단(黃丹) 1돈반, 웅황(雄黃) 1돈반을 가루로하여 물에 섞어서 붙이거나 또는 가루를 뿌린다. 〈直指〉

※금화산(金華散)

효능 : 일체의 습열악창(濕熱惡瘡)을 치료하고 또는 어린 아이의 창(瘡)을 치료한다.

처방 황단(黃丹) 1냥, 황백(黃柏) • 황련(黃連) 각 5돈, 경분(輕粉) 1돈을 가루로하여 약물로 씻은 다음에 뿌려 흩는다. 〈丹心〉

※노회고(爐灰膏)

일체의 습열악창(濕熱惡瘡)을 치료하고 멍든살을 없애는 데 가장 좋다.

※청금정자(靑金錠子)

효능 : 모든 악창(惡瘡)에 고름이 나와서 불쾌한 증세와 몇해 동안의 감누창(疳瘻瘡)을 치료한다.

처방 백정향(白丁香) • 동록(銅綠) • 망사(硇砂) • 분상(粉霜) • 경분(輕粉) 각 5푼, 사향(麝香) • 용뇌(龍腦) 각 1자를 가루로하여 면풀에 섞고 비벼서 정자를 만들어 창(瘡)속의 심지에 말아서 넣거나 또는 붙여도 좋다. 〈精義〉

※일소광(一掃光)

효능 : 어린 아이의 두창(頭瘡)과 몇해 동안의 슬자(虱子)의 소양(瘙痒)으로 창(瘡)이 되어서 고름물이 그치지 않는 증세를 치료한다.

처방 세다(細茶) • 수은(水銀) 각 1돈을 같이 가루로 하고 세아조(細牙皀) • 천초(川椒) 각 2돈을 가루로하여 기름에 섞어서 문지른다. 〈回春〉

※생기산(生肌散)

효능 : 일체의 창(瘡)구멍을 수렴(收斂)하는데 큰 효과가 있다.

처방 한수석하(寒水石煆) • 활석(滑石) 각 1냥, 오적골(烏賊骨) • 용골(龍骨) 각 5돈, 밀타승(密陀僧) • 고백반(枯白礬) • 건연지(乾臙脂) • 정분(定粉) 각 2돈반을 가루로하여 뿌려주면 좋다. 〈精義〉

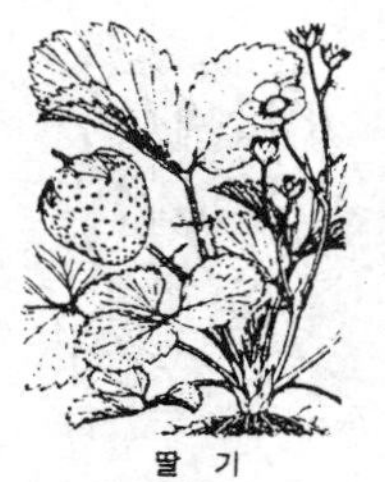
딸 기

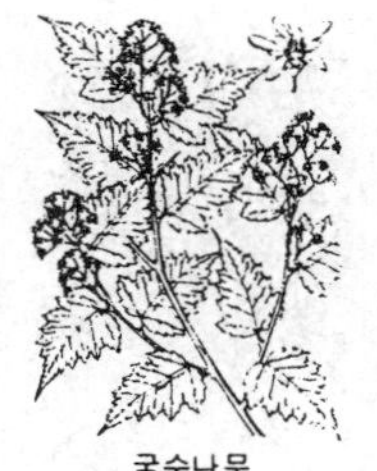
국수나무

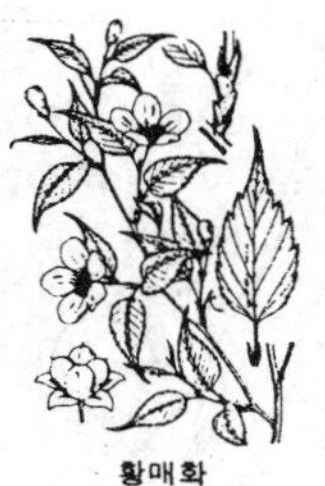
황매화

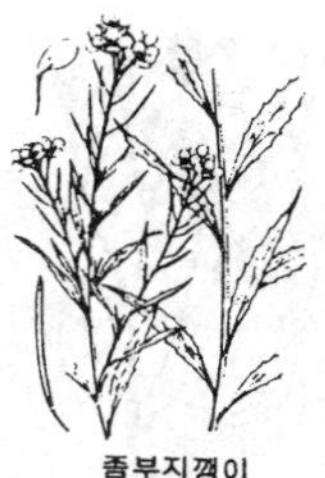
좀부지깽이

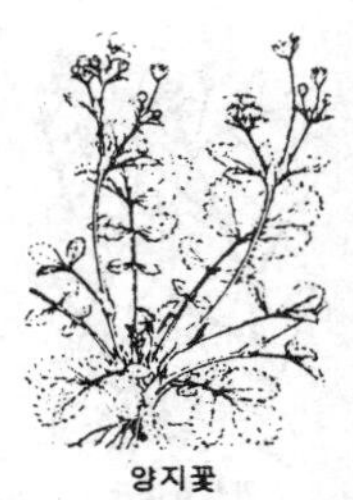
양지꽃

※황납고(黃蠟膏)

효능 : 모든 창(瘡)을 치료해서 살을 돋아나게 한다.

처방 향유(香油) • 황랍(黃蠟) • 송지(松脂) 각 등분 녹여서 엉기면 붙이고 유발회(油髮灰)를 더해쓰는 것이 더욱 좋다. 〈俗方〉

※세약방(洗藥方)

효능 : 모든 악창(惡瘡)을 치료한다.

처방 황백(黃柏) • 인진(茵蔯) • 형개(荊芥) • 총백(葱白) • 곽향(藿香) 달인 탕물에 씻어주면 좋다. 〈得効〉

모든 창(瘡)의 악독(惡毒)을 씻는데 애엽(艾葉) • 세다(細茶) • 총백(葱白) • 도지(桃枝) • 유지(柳枝) • 천초(川椒)를 진하게 달인 물에 소금을 넣어 자주 씻는 것이 좋다. 〈回春〉

※살충방(殺蟲方)

효능 : 악창(惡瘡)에 벌레가 있는 것을 치료한다.

처방 담반(膽礬) • 경분(輕粉) • 유향(乳香) 각 1돈, 망사(硇砂) • 웅황(雄黃) • 토봉방(土蜂房) 각 2돈, 용골(龍骨) • 호골(虎骨) • 백반(白礬) • 노봉방(露蜂房) 각 2돈반, 사향(麝香) 5푼, 편뇌(片腦) 1자를 가루로하여 약물로 씻은 다음에 붙이면 아주 좋다. 〈海藏〉

모든 살충(殺蟲)에 빈랑(檳榔) 5돈, 황연(黃連) 2돈반, 천산갑(穿山甲) 5편, 소회(燒灰) • 사향(麝香) 1자를 가루로하여 맑은 차에 섞어서 바른다. 〈得効〉

모든 악창(惡瘡)에 벌레가 있으면 반묘(斑猫)와 여로(藜蘆)를 쓴다. 〈入門〉

※생기방(生肌方)

악창(惡瘡)을 치료해서 살을 돋아나게 하는 데는 생기산(生肌散) • 취하산(翠霞散) • 황납고(黃蠟膏)를 쓴다.

창(瘡)의 속에 검은 살색이 보이면 생기산(生肌散)을 쓰지 말고 음식을 소화시키는 약을 써서 검은 살이 모두 없어진 다음에 결국 생기산(生肌散)을 써야 한다. 〈入武〉

혹시 창(瘡)구멍을 키우려하면 생비(生砒)를 써서 죽은 살을 없애고 하비(煆砒)를 써서 좋은 살을 돋아나게 하는데 고백반(枯白礬)을 더해 쓴다. 〈入門〉

26. 모든 창(瘡)이 풍(風)과 수(水)에 중상(中傷)해서 종병(腫病)을 일으킬 경우

대개 창양(瘡瘍)이 아물지 않았는데 풍(風)이 들어가면 파상풍(破傷風)이 되고 습(濕)이 들어가면 파상습(破傷濕)이 되니 2가지가 모두 사람을 해하는 속도가 빠르므로 당연히 주의해야 한다. 〈三因〉

모든 창(瘡)에 조각수(皀角水)를 넣고 또한 나쁜 물이 나며 열통(熱痛)이 그치지 않는 것은 조각자(皀角子)를 불에 태워서 갈아서 2돈반, 사당(砂糖)가루 5돈을 섞어서 고약을 만들어 창(瘡)위에 붙인다. 〈本草〉

또한 천초(川椒) 1되를 면(麵)에 섞어 떡을 만들어 불에 구워 익힌 다음 쪼개서 창(瘡)위에 붙이고 식거든 바꾸면 물이 나고 바로 낫는다. 〈本草〉

또는 총백연수(葱白蓮鬚)를 끓인 물에 씻고 또는 연줄기와 잎을 구워서 잘게 갈아서 붙인다. 〈本草〉

단방(單方) (14종)

※생호마유(生胡麻油)

악창(惡瘡)과 또는 모든 창(瘡)에 바르면 좋고 생마유(生麻油)도 역시 좋다. 〈本草〉

※마치현(馬齒莧)

치료 방법은 위에서와 같고 짓찧어서 붙이면 바로 낫는다. 〈本草〉

한 부인이 배꼽 밑에서 음부(陰部)에 까지 이어서 악창(惡瘡)이 나고 열이있고 가려우며 아프고 대소변이 삽(澁)하며 노란 즙이 나오는데 백약이 효력이 없는 증세는 먼저 더운 물로 씻어서 말리고 마치현(馬齒莧) 4냥, 청대(靑黛) 1냥을 같이 갈아 섞어서 붙이는데 마르면 새것을 바꾸고 또 팔정산(八正散)을 먹으니 20일만에 완전히 나았다. 〈本草〉

※웅담즙(熊膽汁)

치료 방법은 위와 같고 바르면 좋으며 큰 담(膽)도 좋다. 〈本草〉

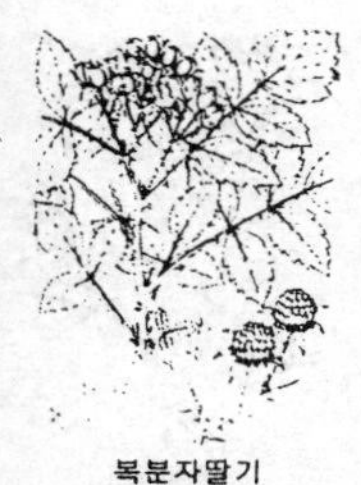
복분자딸기

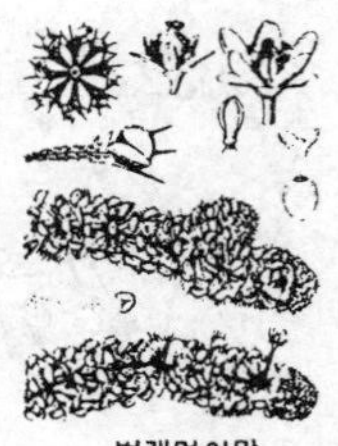
벌레먹이말

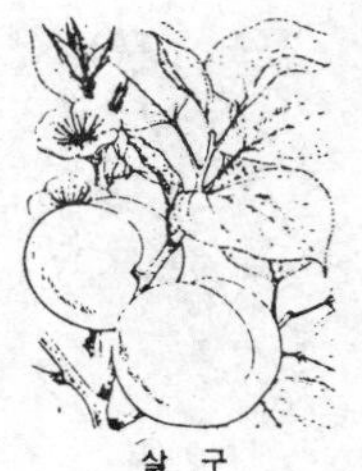
살 구

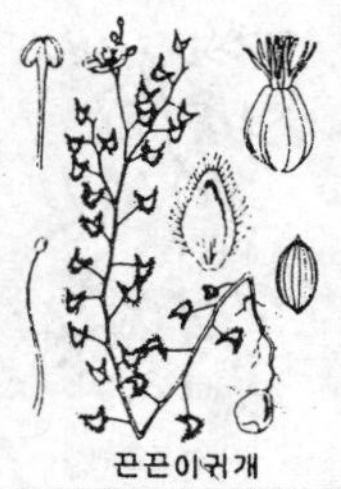
끈끈이귀개

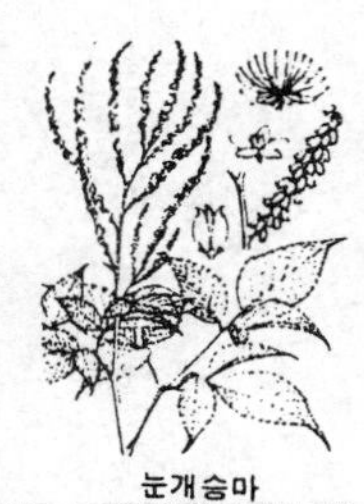
눈개승마

※섬여(蟾蜍)
불에 태워서 재로하여 기름에 섞고 모든 악창(惡瘡)에 붙이면 아주 좋다. 〈本草〉

※사세피(蛇蛻皮)
오래된 악창(惡瘡)이 낫지 않는데 태워서 재로하여 돼지 기름에 섞고 붙인다. 〈本草〉

※조생모낙화(朝生暮落花)
일명 괴개〔鬼盖 : 즉(卽) 조균(朝菌)〕니 분예(糞穢) 한 곳에 나서 버섯과 같은 것인데 가루로 하고 기름에 개어서 악창(惡瘡)에 바르면 아주 좋고 쇠똥 위의 검은 버섯이 더욱 좋다. 〈本草〉

※웅황(雄黃)
악창(惡瘡)을 치료하는 데 아주 좋다. 〈本草〉

※유황(硫黃)
효력이 위에서와 같다. 〈本草〉

※패모(貝母)
모든 악창(惡瘡)에는 패모(貝母)가루에 웅황(雄黃)을 약간 넣어서 붙이면 아주 좋다. 〈本草〉

※강랑(蜣蜋)
일체의 악창(惡瘡)에 10마리를 단오일에 잡아서 말리고 가루로해서 기름에 섞어 붙인다. 〈本草〉

※납저지(臘猪脂)
악창(惡瘡)을 치료하는데 웅황(雄黃)과 경분(輕粉)을 섞어서 붙이면 좋다. 〈正傳〉

※언서고(鼴鼠膏)
악창(惡瘡)을 주로 치료하니 바르면 좋다. 〈本草〉

※파초엽(芭蕉葉)
치료 방법은 위와 같고 서리 맞은 것을 가루로하여 향유(香油)에 섞어 붙인다. 〈丹心〉

※석회(石灰)
일어서 즙을 낸 다음 악창(惡瘡)을 따뜻이 씻으면 좋다. 〈本草〉

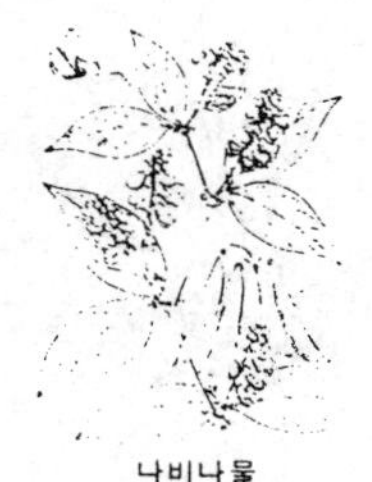
나비나물

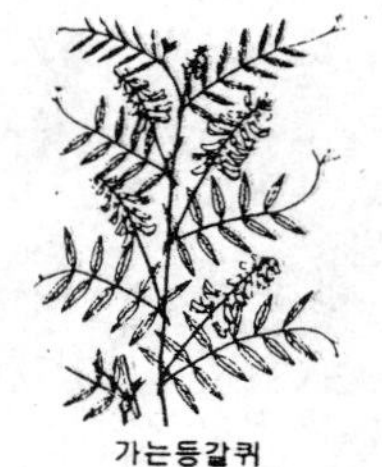
가는등갈퀴

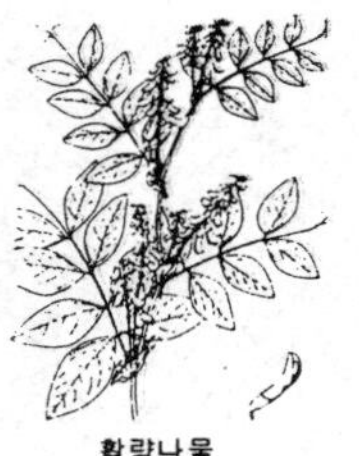
활량나물

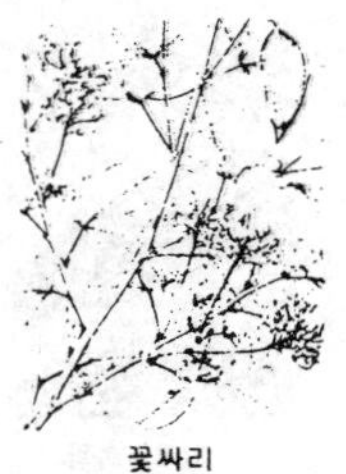
꽃싸리

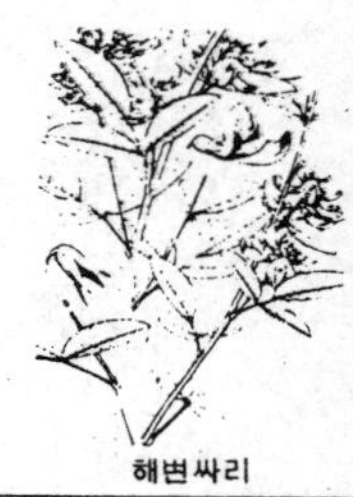
해변싸리

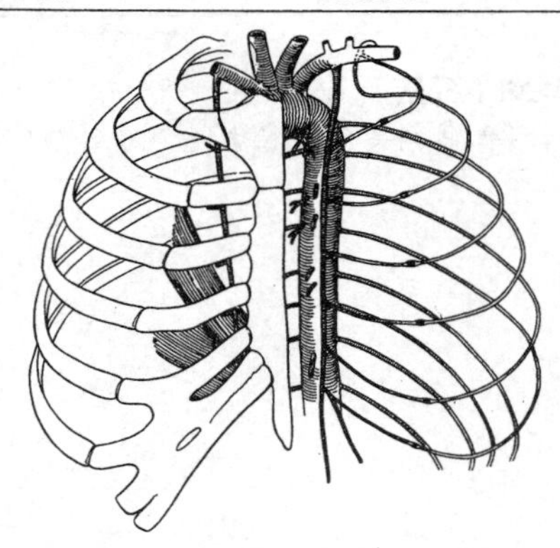

잡병편(雜病篇) (九)

三三. 제상(諸傷)

1. 금인상(金刃傷)일 경우

금창(金瘡)에 상해서 창자가 끊어진 것은 병의 깊고 얕음에 따라 살고 죽는 것이 각기 다를 수가 있으니 창자의 한쪽 끝만 나온 것은 이어 주기가 어렵고 만약 배가 아프며 기(氣)가 짧아서 음식을 못먹는데 큰 창자가 끊어진 것은 1일반이면 죽고 작은 창자가 끊어진 것은 3일이면 죽으며 창자의 양쪽이 끊어진 것은 빨리 침(鍼)과 실로 이어주고 닭벼슬 피를 발라서 기(氣)가 설(泄)하지 못하도록 하여 바로 밀어 넣는 다음에 끊어지지 않은 창자를 끄집어 내어서 대맥죽즙(大麥粥汁)으로 씻고 침적(沈滴)해서 넣으며 죽의 맑은 즙을 약간씩 마시고 20여일이 지난 다음에 결국 미죽(糜粥)을 먹으며 100일이 지나면 밥을 먹을 수가 있다. 〈病源〉

금창실혈(金瘡失血)이 당연히 고갈(苦渴)이 생기게 되나 참아야 하고 언제나 마른 음식을 할 것이며 살찐 기름의 음식물을 먹어서 그 목마른 것을 그치게 하고 죽을 많이 먹으면 피가 넘쳐 나와서 사람을 죽이는 것이다. 또한 호노(呼怒)와 큰 소리및 폭소와 노력동작하는 것과 함(鹹)•산(酸)•열유(熱油)•열갱(熱羹)등을 피하니 모두가 창통(瘡痛)을 일어나게 하며 심하면 죽게 된다. 〈聖惠〉

모든 금창(金瘡)과 절상(折傷)에는 찬 물을 먹어서는 안된다. 그것은 피가 차갑게 되면 응경(凝結)되어 심(心)에 들어가면 죽기 때문이다. 〈丹心〉

2. 불치증(不治症)일 경우

불치증(不治症)에는 열 가지가 있는데 금창(金瘡)의 상(傷)을 입어서 폐(肺)에 들어가면 죽으니 2~7일을 넘기기가 어렵다. 왼쪽 갈비 밑을 상해서 속으로 들어간 것은 치료하지 못하고 창자가 반만 끊어진 것은 치료가 되나 모두 끊어진 것은 치료하지 못하며 작은 창자의 밑을 속으로 상한 것과 증후가 번다한 것 및 맥(脈)이 실하지 못하며 중한 것 및 노인의 왼쪽 다리가 눌려서 부서진 것과 음자(陰子)가 부서진 것 및 피가 나와서 진(盡)한 것과 어깨 안과 귀 뒤가 상(傷)해서 통투(通透)된 것은 모두 약을 쓸 필요가 없다. 〈得効〉

대개 금창(金瘡)이 천창〔天窓 : 혈명(穴名)〕•미각(眉角)•뇌후비(腦後臂)속의 맥이 뛰는 곳, 비(脾)안의 음역(陰股)•양유(兩乳) 상하의 심(心)인 구미(鳩尾)•소장(小腸)및 오장육부(五臟六腑)의 유(兪)를 상한 것은 죽게 되고 또 뇌를 부딪쳐서 수(髓)가 나오고 말을 못하며 눈을 거들떠서 곧게 보고 목구멍 가운데서 끓는 소리가 나며 입을 악물고 침을 흘리며 두 손을 헛되게 놀리는 것은 모두 치료를 못한다. 〈聖惠〉

3. 금창(金瘡)의 맥후(脈候)일 경우

금창(金瘡)에 피가 너무 많이 난 데 맥(脈)이 허하고 가늘은 것은 살고 살이 촘촘하고 실한 것은 죽으며 피가 많이 나고 맥(脈)이 잠기며 작은 것은 살고 뜨고 큰 것은 죽으며 금도(金刀)에 상해서 피가 나와 그치지 않고 맥(脈)이 큰 것은 7일이면 죽고 맥이 미끄럽고 가늘은 것은 살게 된다. 〈脈經〉

금창(金瘡)에 피가 많이 나고 맥(脈)이 허하며 가늘은 것은 좋고 실(實)하고 큰 것은 위태롭다. 〈得効〉

상한 것이 얕아도 명맥(命脈)이 허하고 촉(促)하면 위태롭고 상한 것이 무거워도 명맥(命脈)이 온화하고 느리면 걱정되지 않는다.

피가 많이 나온데 맥(脈)이 넓고 크면 좋지 못하고 평정(平正)하고 중실(重實)하면 좋다. 〈得効〉

4. 장(腸)과 두(肚)의 상(傷)을 치료할 경우

배가 터져서 창자가 밖으로 나왔는데 완전히 끊긴 것은 치료하지 어렵고 끊어지지 않은 것은 치료할 수 있다.

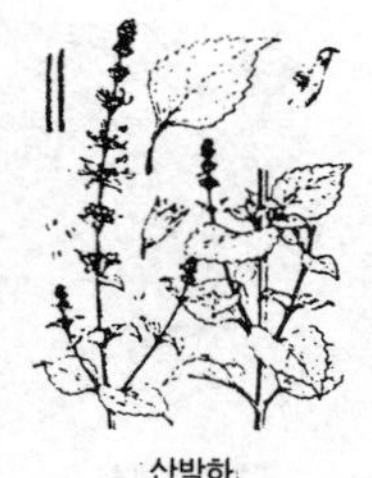
산박하

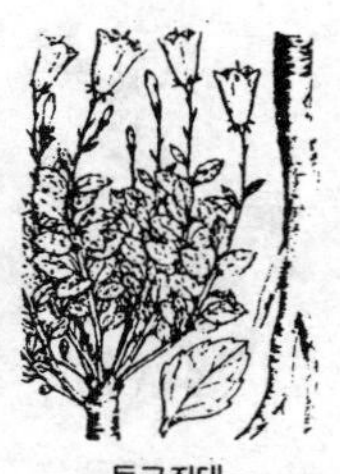
둥근잔대

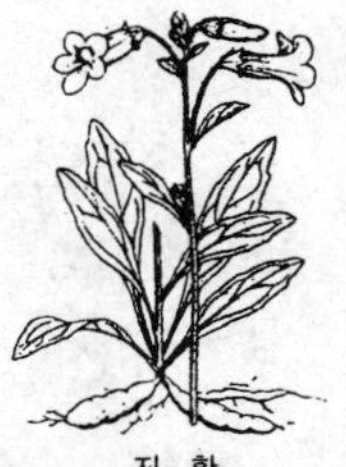
지 황

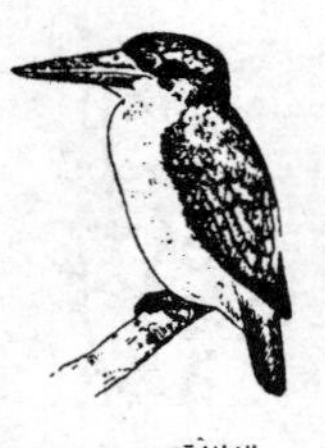
호반새

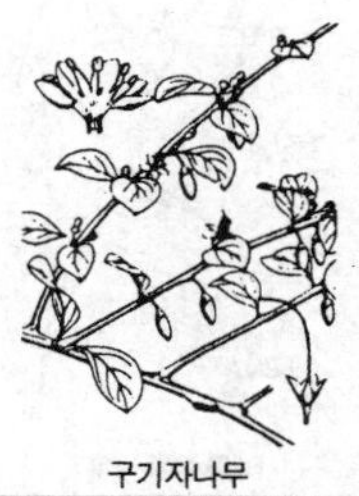
구기자나무

창자와 두(肚)의 가죽이 터진 것은 삼의 실이나 또는 상백피(桑白皮)의 실에 화예석(花蕊石)가루를 발라서 속으로 꿰어매고 참기름을 두내(肚內)에 문질러서 넣고 두(肚)의 가죽을 다시 꿰매는 데 밖의 중피는 꿰매지 말고 약가루를 뿌려 흩어서 새살이 나도록 하는 것이 좋다. 〈得効〉

두피(肚皮)를 터뜨려서 창자와 지고(脂膏)가 함께 따라 나오는 것은 먼저 탕약(湯藥)의 활혈(活血)과 불수산〔佛手散 : 즉(卽) 궁귀탕(芎歸湯)〕을 먹이고 손으로 기름을 긁어서 없애버리는 것이 좋은 것인데 이것은 쓸데없는 살이되니 마음놓고 긁어버린 다음에 뱃속으로 다시 밀어넣고 실로써 꿰맨 다음에 통리시키는 약을 쓰고 이변(二便)의 비삽(秘澁)한 것은 피(避)해야 된다. 〈得効〉

5. 금창(金瘡)에 먼저 혈(血)을 조양(調養)해야 할 경우

대개 금창(金瘡)과 절상(折傷) 및 높은 데서 떨어져 속을 상한 때는 반드시 멍든 피를 없애버리고 만약 죽은 피가 너무 많은 것은 기혈(氣血)을 조양(調養)하는 것을 제일 먼저로 해야 한다. 〈正傳〉

화예석산(花蕊石散) • 탈명산(奪命散) • 계명산(鷄鳴散) • 도체산(導滯散) • 파혈소통탕(破血消痛湯) • 복원활혈탕(復元活血湯) 등을 골라서 쓴다. 〈諸方〉

6. 지혈(止血)하고 생기(生肌)하며 합창(合瘡)하는 약

상한 것이 심한 것은 해어(海魚)의 표(鰾)를 쪽으로 해서 상한 곳을 덮어 붙이고 붕대로 감아두면 혈이 바로 그친다. 〈得効〉

혈(血)을 멈추고 창(瘡)구멍을 수렴(収斂)하는데 백교향(白膠香) • 노송피(老松皮) • 백지(白芷) • 혈갈(血竭)을 가루로하여 붙이고 단혈갈말(單血竭末)을 붙여도 좋다.

황단(黃丹) • 활석(滑石)을 가루로하여 붙이고 여름에는 박하엽(薄荷葉)을 하루 한번씩 갈아 붙이며 약물로써 낫는다. 〈得効〉

금상산(金傷散)을 붙이면 더욱 좋다. 〈集要〉

금창(金瘡)에 피가 그치지 않으면 황단(黃丹) • 백반(白礬)을 가루로하여 붙이고 또 작은 누에 나방을 태워서 가루로하여 붙인다. 〈聖惠〉

불알이 상한데 누에똥을 가루로하고 화거(火炬)해서 술에 타 마시면 낫는다. 예전에 어느 사람이 불알을 상해서 오래도록 낫지 않았는데 이것을 먹고 며칠만에 나았다고 한다. 〈入門〉

7. 활촉과 금인(金刃)이 뼈에 박혀 맥이 끊어졌을 경우

백렴(白斂)과 반하(半夏)를 등분 가루로하여 매 1돈을 묽은 생강 탕에 고루 먹고 20일이면 낫는다. 〈入門〉

활촉과 침(鍼)이 살에 박혀서 안 나올때 상아(常牙)가루를 물에 타서 바르고 또 누고즙(螻蛄汁)을 자주 마르거나 쥐의 뇌(腦)를 바르고 또는 자석(磁石)을 그 위에 붙여 놓으면 저절로 나온다. 〈聖惠〉

8. 구급(救急)처방 일 경우

금창(金瘡)과 모든 상처가 아파서 못견디는 데 소의 배를 쪼개고 그 속에 환자를 집어 넣어서 뜨거운 피속에 흐뭇하게 잠기면 소생되고 만약 배가 상했으면 혈갈말(血竭末)을 초탕(醋湯)에 고루 먹으면 피가 쏟아져 나오면서 낫는다. 또는 싸움터에 나가서 포와 화살에 상하여 피가 많이 나고 기(氣)가 흉격(胸膈)을 상충(上衝)해서 못견디는 것도 위의 방법과 같이 치료하면 바로 낫는다. 〈入門〉

상한 것이 심해서 졸도하고 인사불성(人事不省)이 되었을 때 뜨거운 오줌을 많이 먹으면 바로 살아나고 사내아이 오줌이면 더욱 좋다. 〈丹心〉

※활혈산(活血散)

효능 : 칼과 창에 상한 것과 배가 째져서 창자가 나온것 등을 치료한다.

처방 황기(黃芪) • 당귀(當歸) • 천궁(川芎) • 백지(白芷) • 속단(續斷) • 적작약(赤芍藥) • 녹용(鹿茸) • 황금(黃芩) • 세신(細辛) • 건강(乾薑) • 부자포(父子炮) 각 등분 가루로하여 매 3돈을 1일 3번을 더운 술로 고루 먹으면 바로 낫는다. 〈入門〉

※화예석산(花蕊石散)

효능 : 일체의 금인(金刃)에 절상(折傷)및 타박(打撲)의 손상(損傷)과 우마(牛馬)에 물리고 채어서 죽게 된 것을 치료

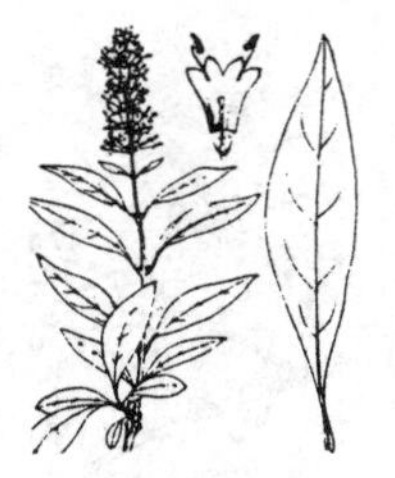
버들쥐똥나무

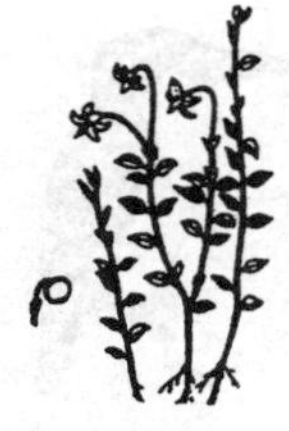
애기월귤차

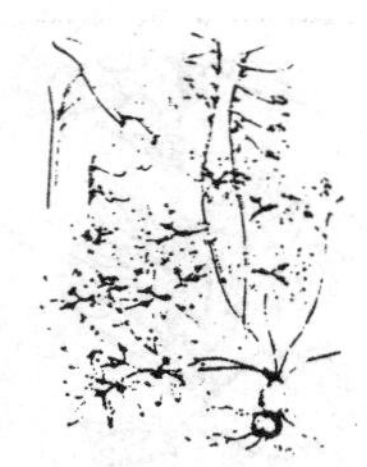
좀현호색

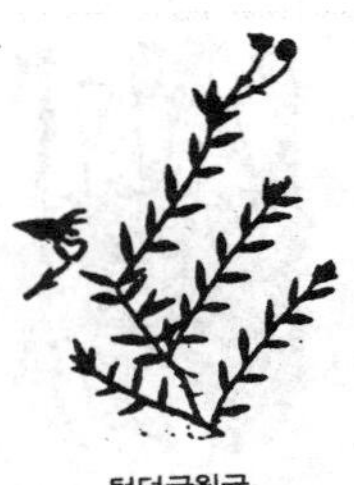
털덩굴월귤

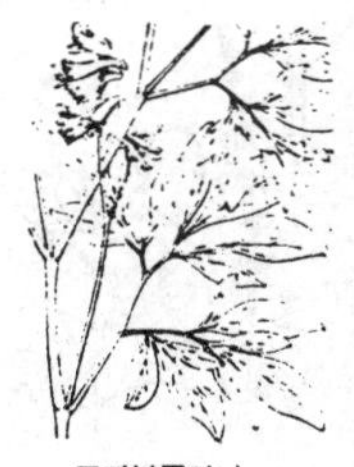
큰괴불주머니

하는데 빨리 이 상처에 이 약을 붙이면 그 피가 노란 물로 변하고 두번 먹으면 효과가 나며 아프지 않는다. 만약 장부(臟腑)에 멍든 피가 있어서 안으로 손상이 많고 번민(煩悶)하여 죽게 되었을 때 이 약을 먹으면 변해서 노란물이 되어 나오며 또는 토해내고, 또는 설사를 한다.

처방 화예석(花蕊石) 4냥, 유황(硫黃) 1냥을 가루로하여 약탕기 속에 넣고 진흙으로 단단히 봉하고 말린 다음 숯불에 올려놓고 아침밥을 먹고 시작해서 밤을 새운 다음 그냥 식혀서 꺼내고 다시 가루로해 가지고 매번 큰 수저로 한 수저를 사내 아이 오줌과 술을 달인 탕으로 고루 먹는다. 〈入門〉

※탈명산(奪命散)

효능 : 금인(金刃)에 상한 증세와 또는 높은 곳에서 떨어져 상한 경우 및 너무나 돌에 눌려서 멍든 피가 심복(心腹)에 쌓여 어통(瘀痛)하고 이변(二便)이 통하지 않는 증세를 치료한다.

처방 수질(水蛭)을 석회(石灰)에 반죽해서 초초(炒焦)한 것 5돈, 대황(大黃) • 흑견우두말(黑牽牛頭末) 각 2냥을 가루로하여 매 2돈을 더운 술에 고루 내리고 몇시간이 지나도 효력이 생기지 않거든 다시 한 번 더 먹고서 나쁜 피가 나오는 것을 한도로 한다.

※계명산(鷄鳴散)

효능 : 금인상(金刃傷) • 타박상(打撲傷)과 멍든 피가 엉기고 쌓여서 번민(煩悶)하여 죽을 지경인 것을 치료한다.

처방 대황주증(大黃酒蒸) 5돈, 당귀미(當歸尾) 3돈, 도인(桃仁) 27알을 짓이긴 것을 1첩으로 만들어 술에 달여서 닭이 울 무렵에 먹고 다음 날에 피가 내리면 낫는데 절상에도 역시 효과가 좋다. 〈三因〉

※도체산(導滯散)

효능 : 상손(傷損)으로 인해서 속에 엉킨 피가 대변이 통하지 않아 사경을 헤맬 때 치료한다.

처방 대황(大黃) 1냥, 당귀(當歸) 2돈반, 사향(麝香) 약간을 가루로하여 매 2돈을 더운 술로 고루 내린다. 〈聖惠〉

※파혈소통탕(破血消痛湯)

효능 : 떨어져서 상손(傷損)되어 나쁜 피가 창자 속에 흘러 들어서 아픔을 못견디고 몸을 돌리지도 못하는 증세를 치료한다.

처방 수질(水蛭)을 볶아서 연기가 나는 것이 끝나면 갈아서 3돈, 시호(柴胡) • 연교(連翹) • 당귀소(當歸梢) 각 2돈, 소목(蘇木) 1돈반, 강활(羌活) • 방풍(防風) • 계피(桂皮) 각 1돈, 사향(麝香) 약간을 수질(水蛭)과 사향(麝香)은 별도로 하고 썰어서 1첩을 지어 술과 물을 반반으로 달여 찌꺼기는 버리고 질과 사(麝)의 가루를 넣어 공복에 먹으면 두첩이면 바로 낫는다. 〈東垣〉

※복원활혈탕(腹元活血湯)

효능 : 치료 방법은 위에서와 같다.

처방 대황(大黃) 2돈반, 당귀(當歸) 1돈7푼, 시호(柴胡) 1돈반, 천산갑(穿山甲)을 볶아서 가루로 하고 과루근(瓜蔞根) • 감초(甘草) 각 1돈, 도인(桃仁) 열 개를 짓이긴 것, 홍화(紅花) 5푼을 썰어서 1첩을 지어 술과 물을 반반으로 달여서 먹는다. 〈寶鑑〉

※금상산(金傷散)

효능 : 일체의 금창(金瘡)을 치료한다.

처방 5월 5일 이른 아침에 네 사람이 각각 동서남북 사방으로 나가서 나무 줄기와 잎을 각각 반주먹씩 채취해 가지고 한낮이 되거든 석회(石灰) 1근과 같이 짓찧어서 큰 뽕나무 두서너 그루에 구멍을 뚫고 그 속에 차곡차곡 쌓아 넣은 다음에 뽕나무 껍질을 덮고 기름에 석회(石灰)를 반죽해서 단단하게 발라서 약기운이 새나오지 못하도록 하고 그 위에 뽕나무 껍질로 다시 한번 더 덮고 노끈으로 동여매어 두었다가 9월 9일 한낮이 되면 꺼내어 백일동안 그늘에 말려 가지고 찧어서 가루로해 두고 혹시 상(傷)을 입었을 때에 바르면 아주 좋다. 〈鄕藥〉

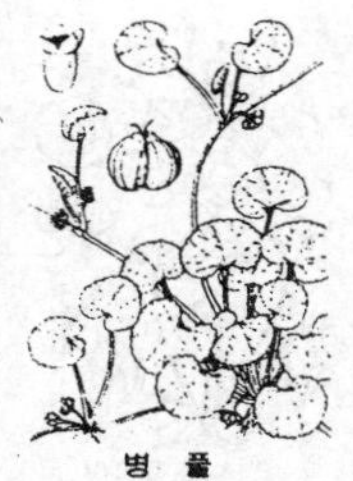
병 풀

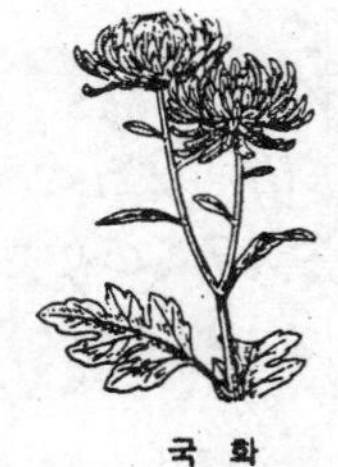
국 화

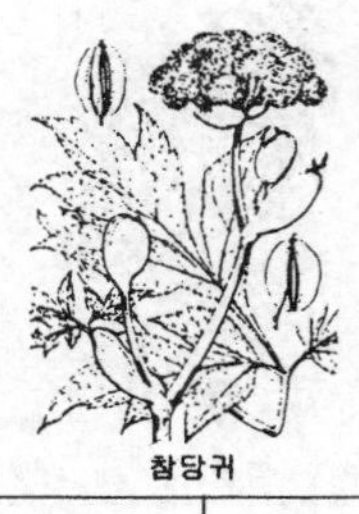
참당귀

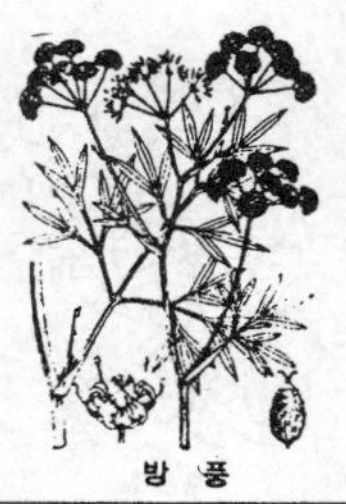
방 풍

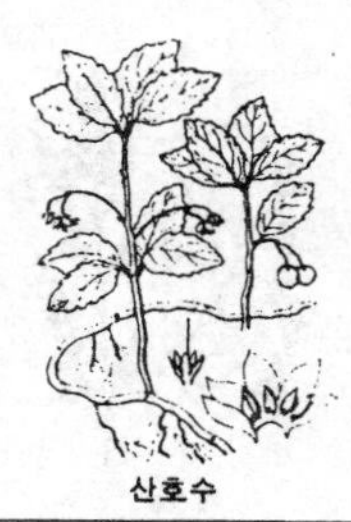
산호수

단 방(單方) (24종)

※신급수(新汲水)

칼에 찔려서 창자가 나오는데 새로 떠온 샘물을 뿜고서 몸을 움추리면 창자가 스스로 들어간다. 〈本草〉

※석회(石灰)

칼이나 창의 거죽 상처에 아주 좋으니 석회(石灰)가루로써 싸매면 아픈 증세가 진정되고 피가 그치는데 특히 효과가 있다.

또는 석회(石灰)를 계란 흰 자에 넣어 불에 태워서 가루를 만들어 붙이면 바로 낫는다. 〈本草〉

※갈근(葛根)

금창(金瘡)을 치료하고 아픔을 그치게 한다. 가루를 붙이고 또 달여서 마신다. 〈本草〉

※상근백피(桑根白皮)

생껍질을 벗겨 실을 만들어서 배가 터져 창자가 나온 것을 꿰매면 잘 낫는다. 당나라의 안금장(安金藏)이란 사람이 복부수술을 할 때에 이 방법을 썼다.

칼이나 화살에 상한데 상엽(桑葉)을 가루로하여 뿌려주면 특히 좋은 것은 말할 것도 없다.

금창(金瘡)에 상시회(桑柴灰)를 붙이면 바로 낫는다. 〈本草〉

※누고(螻蛄)

활촉이 목구멍이나 가슴 속에 걸려서 나오지 않는데 누고(螻蛄)를 찧어 즙을 내서 떨어뜨려 넣으면 3~5번이면 저절로 나온다.

침(鍼)이 살에 들어가서 나오지 않는데 누고(螻蛄)의 뇌(腦)와 유황(硫黃)을 같이 찧어 붙이면 가려움을 느끼면서 침이 저절로 나온다. 〈本草〉

※강랑(蜣蜋)

활촉이나 쇠조각이 뼈에 박혀서 나오지 않는데 약간(若干) 오(熬)한 파두(巴豆)와 강랑(蜣蜋)을 같이 찧어서 상처에 바르고 가려워 못견디게 되거든 상처를 흔들어 빼내고 생기고(生肌膏)를 바로 붙인다.

완전한 강랑(蜣蜋)과 사향(麝香)약간을 가루로하여 상처에 붙이면 스스로 나온다. 〈本草〉

※선복근(旋葍根)

즉 선화(旋花)뿌리로써 금창(金瘡)을 아물게 하고 끊어진 힘줄을 이어주니 뿌리를 찧어 즙을 내어서 창의 속에 떨어뜨리고 찌꺼기는 창(瘡)을 싸매어 두면 좋다. 〈本草〉

※상아(象牙)

활촉이나 침(鍼)이 살에 박혀서 안나올때 가루로하여 물에 타서 창(瘡)위에 붙이면 바로 나온다. 묵은 상아(象牙)의 빗(梳)은 더욱 좋다. 〈本草〉

※편복(蝙蝠)

금창(金瘡)에 피가 나고 안에서 부터 새나오는데 편복(蝙蝠) 2마리를 태워서 가루로하여 매 1돈을 물에 타서 먹되 하루동안에 모두 먹으면 물과 같이 내리는 데 이것이 바로 피가 없어지는 것이다. 〈本草〉

※흑슬(黑虱)

활촉이 살에 박혀서 안나오는 데 머리의 검은 이(虱)와 사람의 이빨을 갈아서 바르면 바로 나온다. 〈本草〉

※총(葱)

금창(金瘡)이 놀라게 되어서 피가 나와 그치지 않을 때 총(葱)을 구워 찧어서 즙을 내서 바르면 피가 바로 그친다.

금창(金瘡)이 풍(風)과 수(水)에 중독되서 붓고 아픈 증세를 치료하니 줄기나 잎을 구워서 찧어 붙이면 바로 낫는다. 〈本草〉

※소맥(小麥)

창자가 나와서 안들어갈 때 소맥(小麥) 5되에 물 9되를 달여 4되쯤 되거든 찌꺼기는 버리고 아주 차게 해서 창(瘡)위에 뿜고 또한 등위에도 뿜으면 창자가 점점 저절로 들어가는 데 여러 사람에게 안 보이는 것이 좋다. 〈本草〉

※석류화(石榴花)

금창(金瘡)에 피가 흘러서 안 그칠 때 석류 꽃에 석회

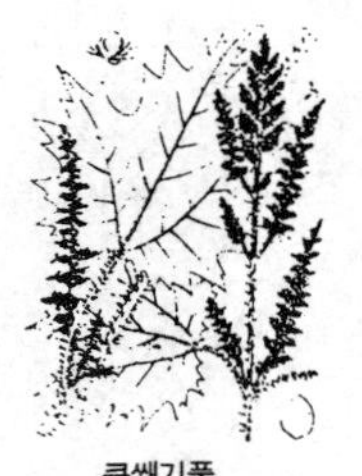
큰쐐기풀

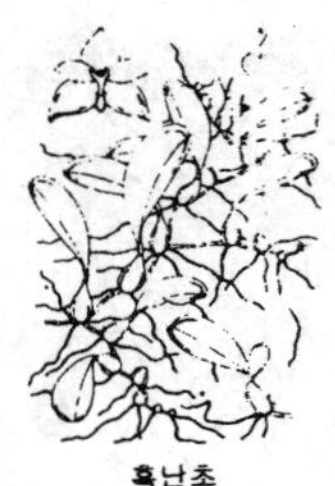
흑난초

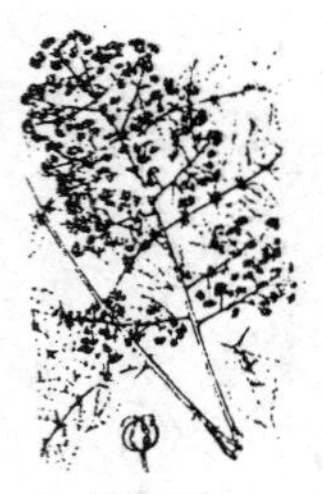
두릅나무

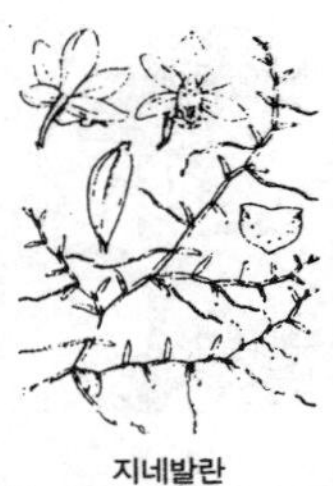
지네발란

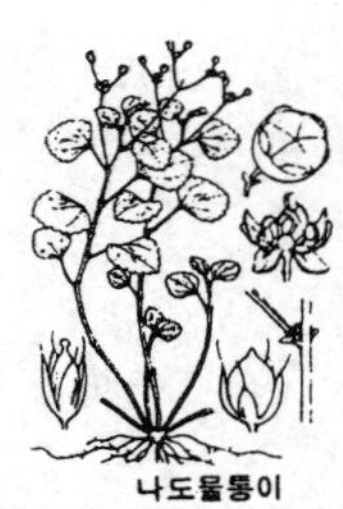
나도물통이

(石灰)를 섞어 찧어서 가루로하여 붙이면 바로 그친다. 〈本草〉

※벽전(壁錢)

금창(金瘡)의 피가 안 그칠 때 즙을 내서 창(瘡)위에 떨어뜨리면 좋다. 〈本草〉

※서뇌간(鼠腦肝)

활촉과 침(鍼)또는 칼 끝이 목구멍이나 흉격(胸膈)의 깊은 곳에 걸려 안 나올 때 산 쥐의 뇌(腦)와 간을 찧어서 붙이면 바로 낫는다. 〈本草〉

※자단간(紫檀肝)

금창(金瘡)에 가루를 만들어 붙이면 피와 아픔이 그치는데 아주 좋다. 〈本草〉

※혈갈(血竭)

금창(金瘡)의 피와 아픔을 그치게 하고 살을 돋아나게 하는데 아주 좋으니 가루를 긁어서 붙이며 성질이 급한 환자에게는 많이 쓰지를 말아야 한다. 〈入門〉

※호박(琥珀)

피가 멎고 새살이 돋아나며 금창(金瘡)을 아물게 하니 가루로하여 붙인다. 화살을 맞아 죽을 지경이 되었을 때 가루 1돈을 사내아이 오줌에 섞어서 먹으면 좋다. 〈本草〉

※사함초(蛇含草)

금창(金瘡)에 찧어 붙이면 좋다.

또한 사함고(蛇含膏)가 이미 끊어진 손가락을 잇는다. 〈本草〉

※청호(青蒿)

생 것을 찧어서 금창(金瘡)에 붙이면 피와 아픔을 그치게 하고 새살을 돋아나게 하는데 아주 좋다. 〈本草〉

※숙애(熟艾)

금창(金瘡)에 피를 그치게 하고 아픔을 진정시키며 잘 아물게 하는 데 달여서 먹고 그 연기를 쐬여서 역시 좋다. 〈俗方〉

※소계(小薊)

금창(金瘡)에 피가 안 그칠때 잎을 찧어서 덮으면 좋다. 〈本草〉

※차지(車脂)

침(鍼)이 살에 박혀서 나오지 않을 때 수레바퀴 기름을 종이에 펴서 환부에 덮으면 2일 1번 하기를 3~5차례하면 저절로 나온다. 〈本草〉

9. 엎어지거나 떨어지거나 눌려서 상할 경우

대개 떨어지거나 눌려서 죽게 되면 급히 조용한 곳에 편하게 눕히고 소매로 그 입과 코 위를 가리고 밥한 솥 할 정도의 시간이 지나면 눈을 뜨는데 뜨거운 소변을 마시게 하고 만약 한번 깨어났다 다시 기절하거든 급히 입을 젖혀 열고 더운 소변을 따라 넣어주면 멍든 피를 없앤다. 〈得効〉

갑자기 떨어져서 압도(壓倒)하여 죽었을 때 심장(心臟)과 머리가 따뜻한 때에는 구할 수가 있다. 환자를 곧바로 앉게하고 그의 두발(頭髮)을 움켜쥐고 뒤로 젖힌 다음 반하(半夏)가루나 또는 조각(皀角)가루를 코안에 불어 넣은 다음 깨어나거든 생강즙과 향유(香油)를 따라 넣어 준다. 〈綱目〉

만약 약을 지어 오는데 시간이 오래 걸리고 급박한 경우에는 바로 입을 억지로 열고 더운 소변을 만히 다라 넣어준다. 〈入門〉

칼과 도끼로 상하거나 또는 험한 땅에 떨어졌거나 또는 신체를 타박해서 근골(筋骨)과 가죽살이 모두 피가 나서 그치지 않고 또는 멍든 피가 정적(停積)되였은데 만약 빨리 축출(逐出)하지 않으면 배에 들어가서 심장(心臟)을 치고들 우려가 있다. 〈醫鑑〉

엎어지거나 거꾸러져서 손상된 것은 소목(蘇木)으로 혈(血)을 살리고 황련(黃連)으로 화(火)를 내리고 백출(白朮)로 속을 온화하게 하는데 사내아이 오줌으로 달여서 먹는 것이 제일 좋고 상한 것이 위에 있으면 부추즙을 마시는 것이 좋다. 〈丹心〉

타박상(打撲傷)이나 또는 높은 곳에서 떨어지면 사지(四肢)와 오장을 놀라게 하여 나쁜 피가 반드시 속에 있어서 심장(心臟)을 치고 들어갈 것이 우려되니 먼저 이변을 통하게 하는 약을 쓰되 사내아이 오줌에 섞어서 먹

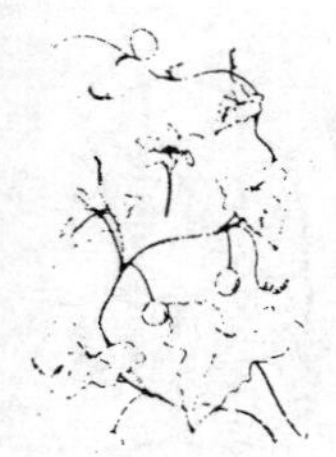
새 박

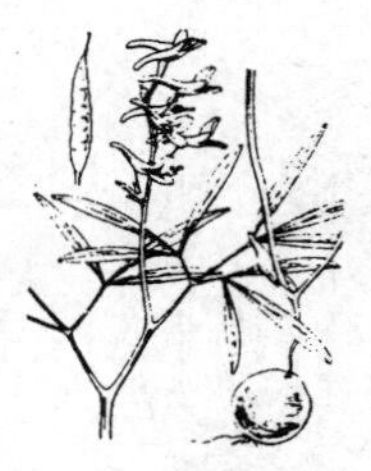
댓잎현호색

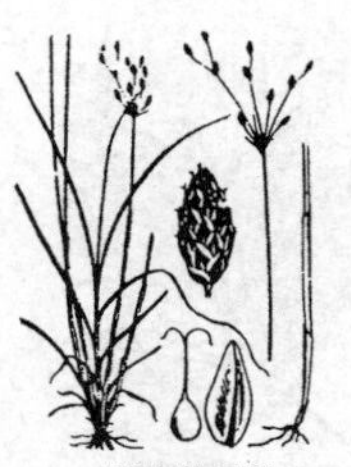
검정하늘지기

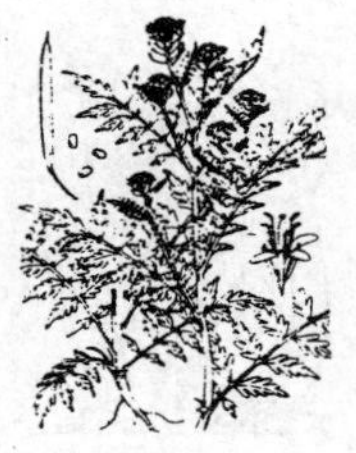
싸리냉이

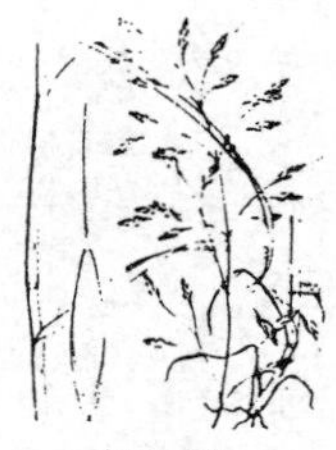
빕새귀리

는 것이 효력이 나고 대장(大腸)과 소장(小腸)을 같이 통하도록 하면 저절로 번민(煩悶)하거나 심장을 칠 염려는 없는 것이다. 〈得効〉

대개 상손(傷損)에는 전적으로 혈(血)을 주장해서 치료해야 하는데 간(肝)이 혈(血)을 주관하니 어느 경(經)이 상손(傷損)된 경우를 막론하고 나쁜 피가 반드시 간(肝)에 돌아가서 갈비 밑으로 흐르고 뱃 속을 울(鬱)하게 하여 창통(脹痛)을 짓는 것이니 실한 증세는 내려야 하는데 통도산(通導散)•도인승기탕(桃仁承氣湯)•탈명산(奪命散)을 쓰며 허한 것은 복원활혈탕(腹元活血湯)•당귀수산(當歸鬚散)으로 잘 처리해야 한다. 〈入門〉 출혈이 많은데 또한 혈(血)을 토해서 그치지 않는 것은 치료하기가 어려운 것이니 소목(蘇木)달인 물에 방상산(蚌霜散)을 섞어서 먹는다. 〈入門〉

모든 상(傷)의 멍들어 아픈데 유향정통산(乳香定痛散)•유향산(乳香散)•쌍오산(雙烏散)•심통원(尋痛元)•진왕단(陳王丹)•보손당귀산(補損當歸散)을 쓴다. 〈諸

소합향원(蘇合香元)이 타박(打撲)과 추락(墜落)에 경계(驚悸)를 겪어서 기혈(氣血)이 착란(錯亂)하고 혼미해서 인사불성(人事不省)이 된 경우를 치료하는데 3~5알을 더운 술과 사내아이 오줌에 섞어서 따라 넣어 주면 바로 소생이 된다. 〈得効〉

머리가 상손(傷損)하거나 또는 깨뜨려지거나 또는 금인상(金刃傷)이 되었을 때에 신중하게 싸매어 바람이 들어가지 않도록 조심해야 한다. 〈得効〉

※통도산(通導散)

효능 : 상손(傷損)이 아주 신중하고 대•소변이 통하지 않아서 심(心)과 복(腹)이 가득한 데 이 약을 써서 멍든 피를 내려야 된다.

처방 대황(大黃)•망초(芒硝) 각 2돈, 당귀(當歸)•소목(蘇木)•홍화(紅花)•도인(桃仁) 각 1돈, 후박(厚朴)•진피(陳皮)•목통(木通)•지각(枳殼)•감초(甘草) 각 5푼을 썰어서 1첩을 지어 물로 달여 공복에 먹는다. 〈醫鑑〉

일목 대성탕(大成湯)이라고도 한다. 〈醫林〉

※당귀수산(當歸鬚散)

효능 : 타박(打撲)과 상손(傷損)으로 인해서 기(氣)가 엉기고 맺혀서 가슴이나 갈비 및 배가 아픈 것을 치료한다.

처방 당귀미(當歸尾) 1돈반, 적작약(赤芍藥)•오약(烏藥)•향부자(香附子)•소목(蘇木) 각 1돈, 홍화(紅花) 8푼, 도인(桃仁) 7푼, 계피(桂皮) 6푼, 감초(甘草) 5푼을 썰어서 1첩을 지어 술과 물 반반으로 먹는다. 〈入門〉

※방상산(蚌霜散)

효능 : 상손(傷損)으로 인해서 크게 토혈(吐血)하는 증세를 치료한다.

처방 방분(蚌粉)•백초상(百草霜) 각 등분 가루로하여 매 2돈을 찹쌀 미음에 고루 먹는다. 〈入門〉

※유향정통산(乳香定通散)

효능 : 모든 상손(傷損)이 병들어 아픈 것을 치료한다.

처방 백지(白芷)•당귀(當歸)•생하(生芐)•목단피(牡丹皮)•적작약(赤芍藥)•천궁(川芎)•유향(乳香)•몰약(沒藥)•백출(白朮)•감초(甘草) 각 등분 가루로하여 매 2돈을 더운 술과 사내아이 오줌으로 고루 먹는다. 〈入門〉

일명 활혈지통산(活血止痛散)이라고도 한다. 〈醫鑑〉

※유향산(乳香散)

효능 : 타박(打撲)과 상손(傷損)에 병들어 아파서 못견디는 증세를 치료한다.

처방 백출초(白朮炒)•당귀초(當歸炒)•백지(白芷)•계피(桂皮)•유향(乳香)•몰약(沒藥)•감초(甘草) 각 등분 가루로하여 매 2돈을 더운 술에 고루 내린다. 〈得効〉

※쌍오산(雙烏散)

효능 : 모든 상손(傷損)이 오래 되어 언제나 병들어 아픈 것과 또는 새로 상손(傷損)을 입어서 병들어 아픈 것을 함께 치료한다.

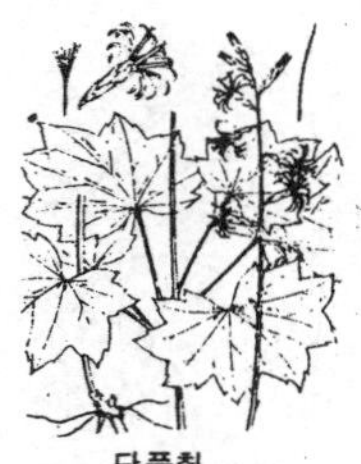
단풍취

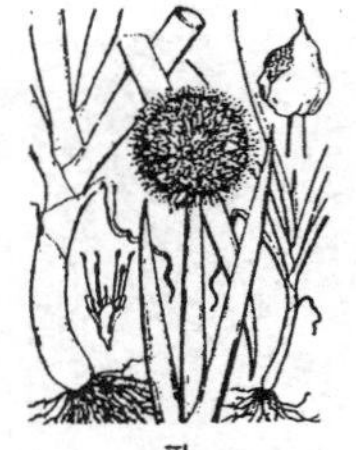
파

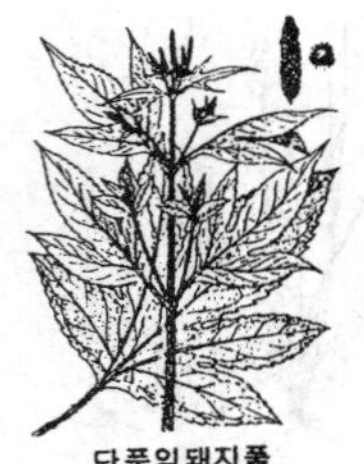
단풍잎돼지풀

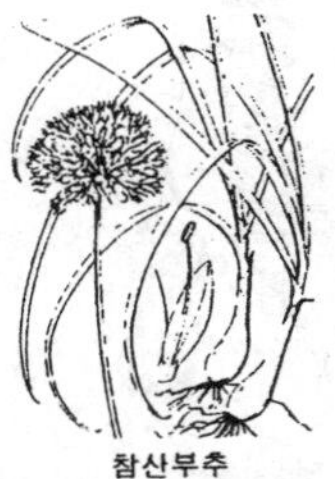
참산부추

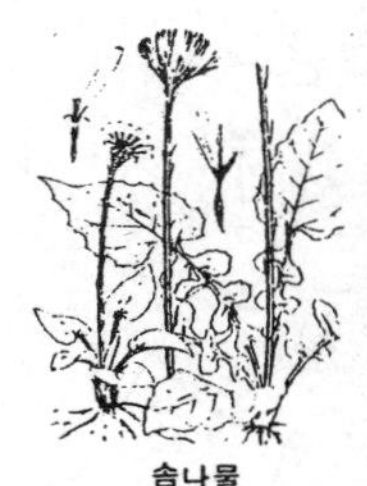
솜나물

처방 천오초(川烏草) • 오략포(烏略炮) 각 2돈, 당귀(當歸) • 백작약(白芍藥) • 소목(蘇木) • 대황(大黃) • 생건지황(生乾地黃) • 홍국초(紅麴炒) 각 5돈, 사향(麝香) 약간을 가루로하여 옹기병에 넣어 술로 달여서 차게 먹고 마비(痲痺)한 증세를 느껴도 해롭지 않은 것인데 초오(草烏)를 생으로 쓰면 너무 맹렬하니 약간 굽는다. 〈入門〉

※심통원(尋痛元)

효능 : 모든 상손(傷損)에 아픔을 그치고 마음을 맑게하여 기(氣)를 돌아다니게 하고 혈(血)을 살리는데 특히 효과가 있다.

처방 초오생(草烏生) • 유향화울(乳香火熨) • 몰약화울(沒藥火熨) • 오령지(五靈脂) 각 3돈, 생사향(生麝香) 약간을 가루로하여 술풀에 완두콩 크기의 환을하여 주사(朱砂)로 겉을 입히고 매 1알을 박하탕(薄荷湯)과 즙에 갈아서 먹는다. 〈得効〉

※진왕단(陣王丹)

효능 : 모든 절상(折傷)에 혈(血)을 그치게 하고 아픔을 진정시켜 준다.

처방 대황(大黃) 1냥, 석회(石灰) 6냥을 같이 볶아서 자색이 되는 것을 한도로 해서 화독(火毒)을 없애고 찧어서 체에 친 다음 가루를 상처에 붙이면 아주 좋다. 〈入門〉

※보손당귀산(補損當歸散)

효능 : 타박(打撲)과 절상(折傷)에 멍들어 아파서 못 견디는데 이 약을 먹으면 다시 아프지 않고 3일이면 근골(筋骨)이 이어지게 된다.

처방 천궁(川芎) 1냥반, 계심(桂心) • 천초(川椒) • 당귀(當歸) • 감초(甘草) 각 7돈반, 부자포(附子炮) • 택란(澤蘭) 각 2돈반을 가루로하여 매 2돈을 더운 술에 고루 먹으면 특히 효과가 있다. 〈局方〉

10. 타박상(打撲傷)에 소종(消腫)하고 멸반(滅瘢)할 경우

대개 구타(毆打)를 당한 끝에 파상풍(破傷風)이 되어서 두면(頭面)이 크게 붓고 열이 나는 것은 구미강활탕(九味羌活湯)을 더웁게 먹어서 땀을 내고 행인(杏仁)을 짓찧어서 흰 메밀가루에 갠 다음 새로 떠온 물에 섞어서 붙이면 부은 것이 바로 사라진다. 〈回春〉

상손(傷損)한 것이 부어서 아프고 멍든 피가 흘러들어서 자흑이 되고 또는 눈 위가 푸르고 검게 되어서 흩어지지 않는데 대황(大黃)을 가루로하여 생강즙(生薑汁)에 섞은 다음 아픈 곳에 붙이면 바로 없어지는데 장군고(將軍膏)라고 한다. 〈醫鑑〉

구타의 반랑(瘢痕)을 흩고 또한 엎어져서 상한 것을 치료한다. 마유(麻油) • 청주(靑酒) 각 1주발을 같이 달여서 두어번 끓여 먹고 불로 달군 더운 땅 위에서 하루를 자고 나면 아픔이 그치고 부은 것이 사라지며 상랑(傷痕)이 없어지고 상(傷)을 당한 사람인 나머지가 있으면 비밀(秘密)히 술사(術士)로 하여금 이 방법으로써 치료하고 다음날 징험(徵驗)해 보면 일호(一毫)의 상랑(傷痕)도 없어진다. 〈回春〉

타박상(打撲傷)에 기부(肌膚)가 푸르게 부은데 가자(茄子)씨앗의 큰 것을 편으로 썰어서 기와 위에 말려서 가루로하여 잠자기전에 2돈을 술로 먹으면 하룻밤 사이에 사라지고 낭(痕)이 없어진다. 〈聖惠〉

11. 맥후(脈候) 및 불치증(弗治症)일 경우

대개 타박상손(打撲傷損)으로 속에 멍든 피가 있고 맥(脈)이 굳고 강한 것은 살고 소약한 것은 치료를 못한다. 〈脈經〉

타박상손(打撲傷損)에 출혈이 너무 많으면 맥(脈)이 당연히 허세(虛細)해야 되는 것인데 혹시 급(急) • 질(疾) • 대(大) • 촉(數)하면 치료를 못한다. 〈醫鑑〉

절상(折傷)에 밖으로 근골(筋骨)을 상한 것을 치료하고 속으로 장부(臟腑)의 속 막(膜)과 음자(陰子)및 또한 귀뒤가 찢어진 것은 치료하기가 어렵다. 〈入門〉

혹시 장부(臟腑)의 치명(致命)적인 곳을 상하고 맥이 허촉(虛促)하면 위태롭다. 〈得効〉

단 방(單方)

※포황(蒲黃)

타박상(打撲傷)에 멍든 피가 속에 있어서 번민하는 것을 치료한다. 포황(蒲黃)가루 3돈을 더운 술에 고루 내린다. 〈得効〉

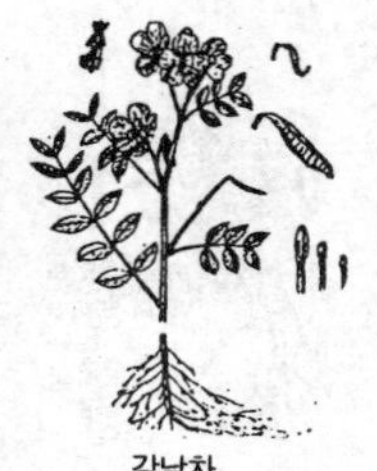
강남차

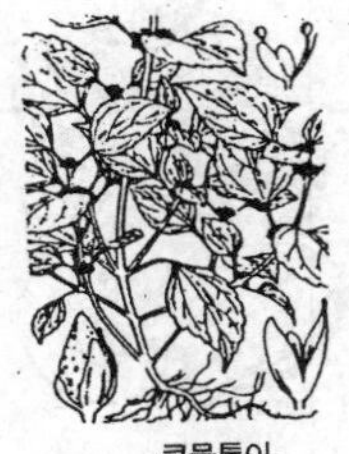
큰물통이

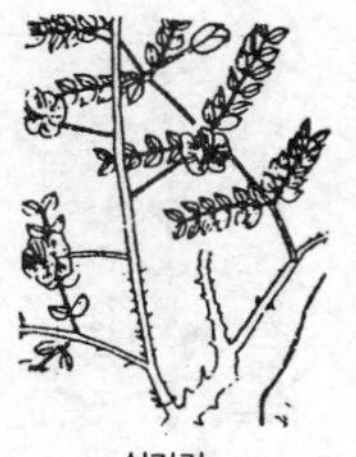
실거리

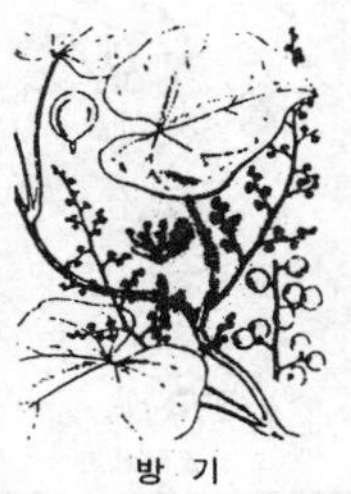
방 기

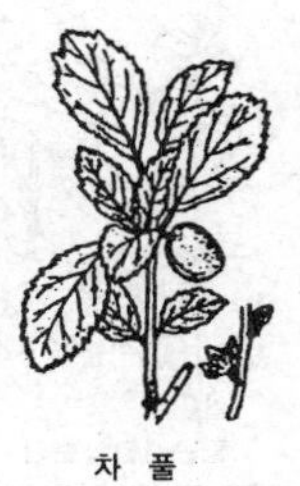
차 풀

※백양수피(白楊樹皮)

타박상(打撲傷)에 멍든 피 때문에 아픈 증세 때문으로 못견디게 아픈 것을 치료하니 수피(樹皮)를 술에 담가서 마신다. 〈本草〉

※생구(生龜)

타박(打撲)으로 발을 삔 증세를 치료하니 피를 내서 술에 타 마시고 살은 생으로 찧어서 상처에 두껍게 붙이면 바로 효과가 난다. 〈本草〉

※제조(蠐螬)

타박(打撲)으로 발목이 부러지고 멍든 피가 갈비 밑에 있어서 견만(堅滿)하고 아픈 것을 치료하니 제조즙(蠐螬汁)을 내새 술에 타 먹고 또는 찧어서 상처에 붙인다. 〈本草〉

※서시(鼠屎)

떨어져서 근골(筋骨)이 상해서 아픔을 못견디는 것을 치료하니 서시(鼠屎)를 태워서 가루로하여 저지(猪脂)에 섞어 싸매어 두면 반일 동안이면 낫는다. 〈本草〉

※호도(胡桃)

눌리거나 타박(打撲)으로 상손(傷損)된 것을 치료하니 호도(胡桃)살을 짓찧어서 더운 술에 타서 한번에 먹으면 바로 낫는다. 〈本草〉

※하엽(荷葉)

타박(打撲)과 낙상(落傷)으로 인해서 나쁜 피가 심(心)을 쳐서 번민(煩悶)하는데 건하엽(乾荷葉)을 태워서 가루로하여 더운 오줌에 1일 2번으로 2돈을 고루 먹는다. 하엽(荷葉)이 펴지지 않은 것을 가루로하여 사내아이 오줌에 고루 먹으면 나쁜 것을 내리게 한다. 〈綱目〉

※마근(麻根)

타박(打撲)과 낙상(落傷)및 발목이 부러져 피가 엉겨서 아파 못견디는 데 뿌리와 잎을 찧어 즙을 내서 마시고 또는 달여서 먹으며 마(麻)가 자랄 시기가 아니면 건마(乾麻)를 달여 먹어도 좋다. 〈本草〉

※도간회(稻稈灰)

추락(墜落) • 타박상(打撲傷)에 아파서 못견디는 데 볏짚을 태워 재로해서 술찌꺼기와 섞은 다음 즙을 낸 것을 달여서 상처를 따뜻이 씻으면 바로 차도가 있다. 〈本草〉

※개자(芥子)

타박상(打撲傷)의 피가 멍들어 아픈데 개자(芥子)에 생강(生薑)을 넣어 갈아서 따뜻하게 하여 환부에 붙이면 바로 효과가 있다. 〈本草〉

※총백(葱白)

타박(打撲)에 아픔을 못견디는 증세를 치료하니 파를 화로불에 구워서 뜨거울 때에 쪼개면 그 속에 더운 즙이 있는데 그 즙과 같이 상처에 덮고 식으면 다시 더운 것으로 바꾸면 약간 지난 다음에 곧 아픔이 진정된다. 〈本草〉

또한 총백(葱白)과 사당(砂糖)을 등분해서 찧어 붙이면 아픔이 바로 그치고 또한 반랑(瘢痕)도 없어진다. 〈丹心〉

※인뇨(人尿)

타박(打撲)과 낙상(落傷)의 멍든 피가 심(心)을 쳐서 운절(暈絶)한 데 더운 오줌을 1~2되 마시면 바로 소생이 되며 사내아이 오줌이 더욱 좋다. 〈本草〉

※오계(烏鷄)

압착상(壓窄傷) • 주차역상(舟車轢傷) • 마답(馬踏) • 우촉(牛觸)등 상(傷)에 가슴과 배가 파함(破陷)되고 사지(四肢)가 최절(摧折)하여 기민(氣悶)해서 사경이 되었을 때 오계(烏鷄) 1쌍을 털채 절구로 짓이겨서 고주(苦酒) 1되에 섞고 새 헝겊을 환부(患部)에 덮은 다음 그 위에 펴서 붙이고 마르면 바꾸는데 한기(寒氣)가 들고 토하려고 해도 약을 버리지 말고 계속해서 1쌍을 더 쓰면 아주 효과가 있다. 〈本草〉

※오아우(烏鴉羽)

추락손상(墜落損傷)에 멍든 피가 심(心)을 팽창하여 얼굴이 푸르고 기(氣)가 짧은 데 오아우(烏鴉羽) 7개를 태워서 술에 타 먹으면 피를 토하고 낫는다. 〈本草〉

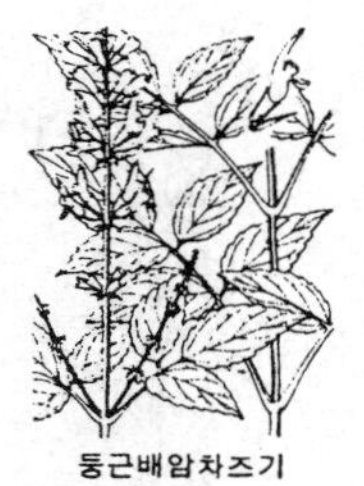
둥근배암차즈기

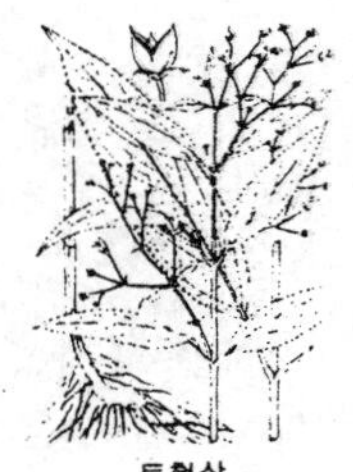
토현삼

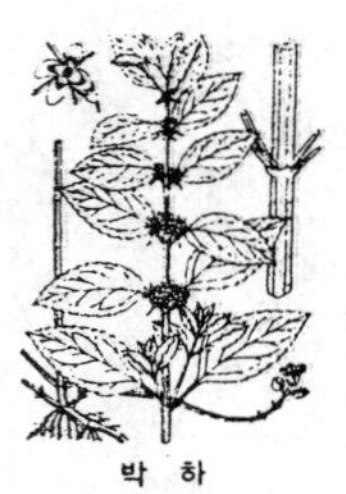
박 하

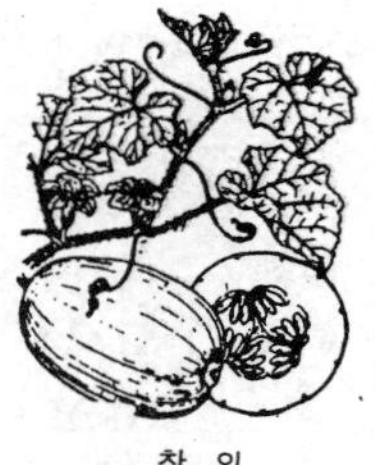
참 외

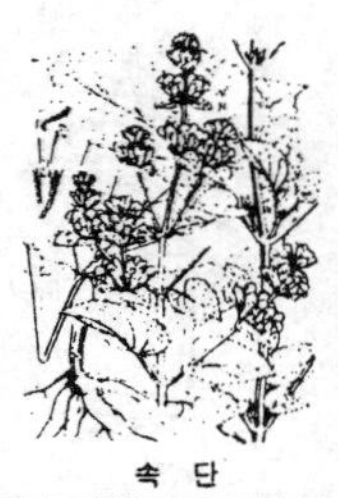
속 단

※견담(犬膽)

타박상(打撲傷)・도전상(刀箭傷)에 멍든 피가 있는데 개 쓸개를 더운 술에 고루 먹으면 멍든 피가 모두 내린다. 〈本草〉

개똥을 태워서 가루로하여 더운 술로 2~3돈을 고루 먹어도 역시 큰 효과가 있다. 〈俗方〉

※주조(酒糟)

타박(打撲)・추락상(墜落傷)에 멍든 피가 부어서 아픈데 술찌꺼기와 초 찌꺼기를 쪄서 뜨거울 때에 찜질하면 좋다. 〈俗方〉

※수질(水蛭)

추락(墜落)・타박(打撲)・절상(折傷)으로 속에 멍든 피가 있는 데 수질(水蛭)을 볶아서 가루로하여 사향을 약간 넣고 매 1돈을 더운 술로 고루 먹으면 멍든 피가 내린다. 〈本草〉

12. 골절(骨折)・근단상(筋斷傷)일 경우

대개 다리와 팔의 각각 여섯 곳에 출구가 있고, 네 곳에 골절(骨折)이 있으며, 손의 세 곳에 출구가 있고, 또한 다리의 세 곳에 출구가 있으며, 손바닥의 뿌리에도 출구가 있으니, 그 뼈가 서로 연쇄되어 있는데 또는 출구가 되면 이것은 연쇄된 뼈가 밖으로 튀어 나오는 것이니 바로 출구(出臼)한 뼈를 연쇄골(連鎖骨)밑으로 밀어 넣어서 본과(本窠)에 들어가도록 해야 한다.

혹시 밖으로 튀어나왔으면 안으로 밀어넣고 안으로 밀려 들어갔으면 밖으로 끌어내어야만 결국 정과구(正窠臼)에 들어가는 것이니 방법에 따르지 않고 경솔하게 손으로 주물러서 과구(窠臼)에 넣은 방법은 10에 8~9는 고질(痼疾)이 되는 것이다. 〈得効〉

뼈마디가 상손(傷損)되고 부러지거나 주비(肘臂)와 요슬(腰膝)이 출구(出臼)하거나 차질(蹉跌)된 것은 방법에 따라서 정돈해서 환원시켜야 하는데 마약(麻藥)을 써서 아픔을 느끼지 못하게 한 다음 비로소 수법을 쓴다. 〈得効〉

어긋날뼈를 환원시키는 방법은 대쪽 한개 (생류목편(生柳木片)이 더욱 좋음)를 판자에다 1쪽은 고정시켜움직이지 않도록 하고 1쪽은 그냥 두어서 그 위에 환부(患部)를 얹어서 수시로 당기고 폈다 오그렸다 해야지 그냥 두고 당기면 나은 뒤에 펴고 오므리지를 못하게 된다. 〈得効〉

뼈가 부서진 것은 마약(麻藥) 즉 초오산(草烏散)을 쓴 다음에 칼침으로써 째고 수술하며 심한 것은 부서진 골봉(骨鋒)을 끊어 내고서 살을 찔러 터지지 않도록 하고 혹시 부스러진 것은 잔뼈를 골라서 끄집어 내어야만 피고름의 화를 면하는 것이니 다시 약물로써 하루 한번씩 씻고 냄새가 나지 않도록 해야 된다. 〈得効〉

대개 뼈가 부서진 것은 접골약(接骨藥)을 불에 녹여서 부서진 뼈를 붙인 다음에 동여매고 안으로 맥두산(麥斗散)・몰약강성단(沒藥降聖丹)・접골산(接骨散)・자연동산(自然銅散)・접골자금단(接骨紫金丹)등을 쓰고 깨끗이 씻은 약은 만창산(蔓創散)을 쓴다. 〈諸方〉

※초오산(草烏散)

> **효능** : 즉 마약(麻藥)인데 대개 뼈마디가 출구(出臼)하면 이것을 써서 마비(麻痺)시킨 다음에 손으로써 정돈 시켜야 한다.

처방 조각(皂角)・목별자(木鼈子)・자금피(紫金皮)・백지(白芷)・반하(半夏)・오약(烏藥)・당귀(當歸)・천궁(川芎)・천오(川烏) 각 1냥 2돈반, 초오(草烏)・회향(麝香)・좌나초(坐拏草) 각 2돈반, 목향(木香) 1돈을 가루로하여 모든 뼈마디가 과구(窠臼)를 벗어난 것에 매 2돈을 호홍주(好紅酒)에 섞어 내리면 마비하여 누워서 아픈 것을 모르는데 그러한 다음에 칼로써 째고 또는 골봉(骨鋒)에 베어놓고 손으로 정돈해서 환원시키고 동여맨 다음에 치료하는 것이다. 또한 화살이 뼈에 박혀서 나오지 않아도 역시 이 방법을 쓴 다음에 취출(取出)한 다음 소금물을 먹으면 바로 깨난다. 〈得効〉

※협골법(夾骨法)

처방 소하(小蝦) 4・5개와 피초(皮硝) 3푼, 생강(生薑) 1냥, 주조(酒糟) 1주발을 만약 부었으면 홍내소〔紅內消 : 즉(卽) 홍아수오(紅阿首烏)〕를 더해서 찧어 환부(患部)에 덮어 붙인다. 〈入門〉

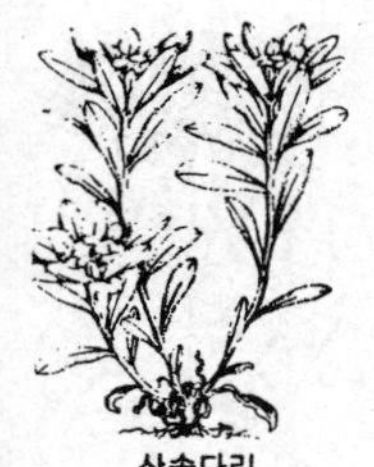
산솜다리

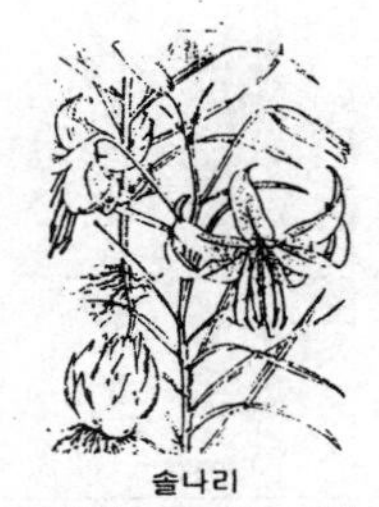
솔나리

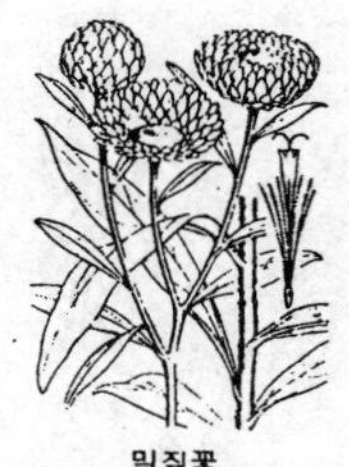
밀짚꽃

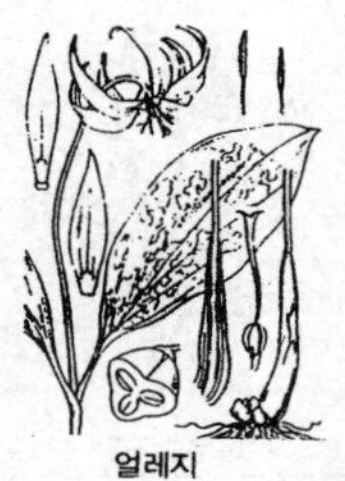
얼레지

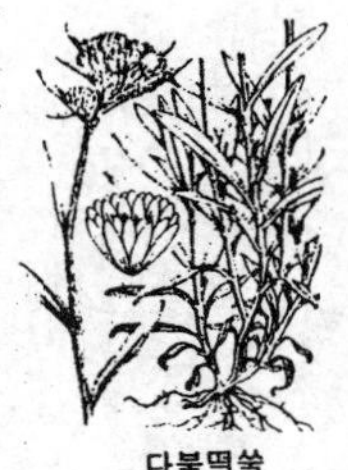
다북떡쑥

※활혈산(活血散)

효능 : 절상(折傷)을 치료한다.

처방 녹두분(綠豆粉)을 볶아서 자색이 되도록 하고 새로 떠온 물에 섞어서 고약을 만들어 환처(患處)에 붙이고 뽕나무 껍질을 덮어서 고정시켜 두면 특히 효과가 있는데 다른 처방에는 더운 술과 초에 섞어서 붙인다고 하였다. 〈得効〉

※접골단(接骨丹)

처방 당귀(當歸) 7돈반, 천궁(川芎)•몰약(沒藥)•골쇄보(骨碎補) 각 5돈, 천오외(川烏煨) 4돈, 고문전(古文錢) 7개를 7차례로 화하초쉬(火煆醋淬)하고, 유향(乳香) 2돈반, 목향(木香) 1돈, 황향〔黃香 : 송지(松脂)〕6냥, 향유(香油) 1냥반을 가루로하여 기름에 섞어 환처(患處)에 붙이는데 만약 뼈가 부서지고 힘줄이 끊어진 경우에는 이것으로 다시 이으면 처음과 같이 된다. 〈回春〉

※이생고(二生膏)

효능 : 손과 발의 절상(折傷)을 치료한다.

처방 생지황(生地黃) 1근, 생강(生薑) 4냥을 짓찧어서 주조(酒糟) 1근을 넣어 볶아 더웁게 해서 베에 싸가지고 상처에 붙인 다음 문지르면 근(筋)과 골(骨)을 상한 데도 특히 효과가 있다. 〈醫鑑〉

상손(傷損)에서 비구(髀臼)가 빠져나오고 부어 아픈데 생지황(生地黃)은 짓찧어서 종이에 펴고 또한 그 위에 목향(木香)가루를 뿌려서 흩고 지황(地黃)을 한 층 펴서 환처(患處)에 붙이면 다음날 아픔이 바로 그친다. 〈得効〉

절상(折傷)으로 인해서 근(筋)이 끊어지고 뼈가 부서진 데 생지황(生地黃)을 찧어 즙을 내어 호주(好酒)에 타서 1일 2~3차례 먹으면 아주 좋고 또 찧어 증열해서 상처에 덮어 붙이면 한달이면 근골(筋骨)이 이어지는데 대개 지황(地黃)이 뼈를 잇는데 특효가 있다. 〈種杏〉

※나미고(懦米膏)

효능 : 타박상(打撲傷)으로 힘줄이 끊어지고 뼈가 부러진 것을 치료한다.

처방 찹쌀 1되, 조각절쇄(皀角切碎) 반되, 동전(銅錢) 100개를 같이 볶아서 검게 되거든 동전은 버리고 가루로 하여 술에 섞어서 고약을 만들어 환처(患處)에 붙이면 특히 효과가 있다. 〈綱目〉

※맥두산(麥斗散)

효능 : 뼈마디의 실상(跌傷)한 것을 치료한다.

처방 토별(土鼈) 1개를 기와위에 말리고 파두(巴豆) 1개를 껍질은 버리고, 반하(半夏) 1개, 생유향(生乳香) 각 반푼, 몰약(沒藥)•자연동화(自然銅火)•초쉬(醋淬) 7차례한 것 약간을 가루로하여 온청주(温清酒)로 1리를 고루 먹고 무거운 수레가 10리쯤 가는 시간이 되거든 그 뼈가 서로 닿으면서 소리가 나고 처음 상하였을 때에 이렇게 해서 정리하면 전과 같으며 솜 옷으로 덮고 약을 먹었을 때 움직이지 말아야 하는 데 단오일에 지은 것이 더욱 좋다. 〈回春〉

※몰약강성단(沒藥降聖丹)

효능 : 타박상(打撲傷)으로 인해서 힘줄이 끊어지고 뼈가 부러져서 아픔을 못견디는 것을 치료한다.

처방 생건지황(生乾地黃)•천궁(川芎) 각 1돈반, 자연동(自然銅)•화하초쉬(火煆醋淬) 12차례 한 것을 따로 갈고 천오생(川烏生)•골쇄보(骨碎補)•백작약(白芍藥)•당귀(當歸)•유향(乳香)•몰약(沒藥) 각 1돈을 가루로 하여 생강즙과 꿀을 등분 섞어서 매 1냥으로 4알의 환을 지어 매 1알을 술과 물 각 반잔에 소목(蘇木) 1돈과 같이 달여 소목(蘇木)을 없애고 약을 섞어서 공복에 따뜻하게 먹는다. 〈丹心〉

※접골산(接骨散)

효능 : 뼈가 부러진 것을 치료한다.

처방 유향(乳香)•몰약(沒藥) 각 2돈반, 자연동 하쉬별연(自然銅 煆淬別硏) 5돈, 활석(滑石) 1냥, 용골(龍骨)•적석지(赤石脂) 각 1돈반, 사향(麝香)을 탄 따뜻한 술

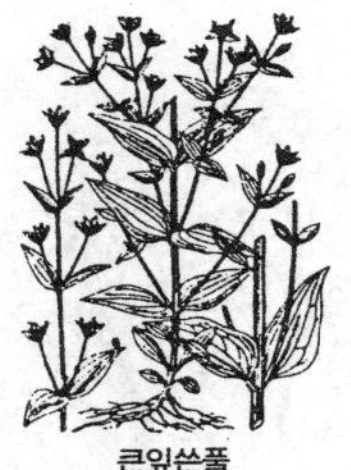
큰잎쓴풀

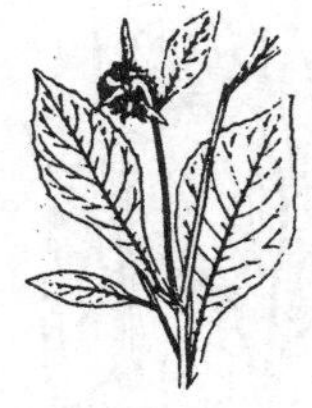
여우오줌풀

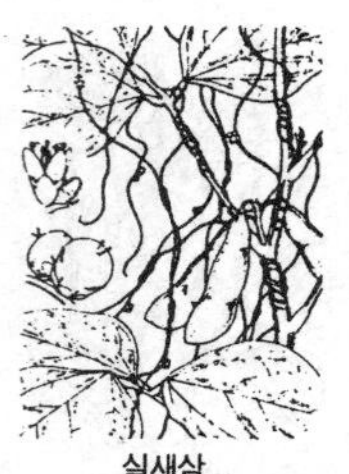
실새삼

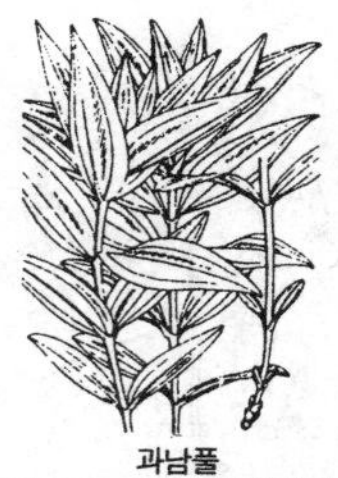
과남풀

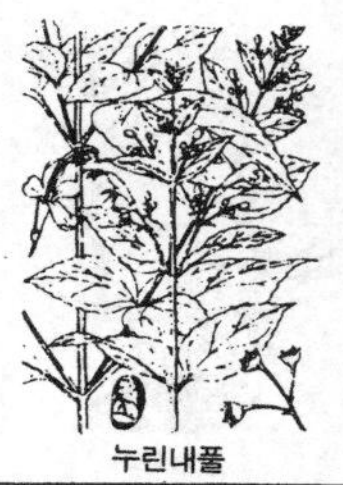
누린내풀

로 1돈을 고루 내리고 만약 뼈가 벌써 이어졌으면 용골(龍骨)과 적석지(赤石脂)를 빼고 먹는 것이 효과가 있다. 〈丹心〉

또한 사향(麝香)을 없애고 술에 담가 끓여 말려서 가루로 하고 황랍(黃蠟) 5돈을 녹인 다음에 사향(麝香)을 넣어 섞어서 탄자 크기의 환을 지은 것을 매 1알을 술에 달여 동남으로 뻗은 버들가지로써 저어 가지고 공복에 더웁게 먹으니 이름을 접골단(接骨丹)이라고 한다. 〈入門〉

※자연동산(自然銅散)

효능: 타박(打撲)으로 인해서 근골(筋骨)이 절상(折傷)한 것을 치료한다.

처방 유향(乳香) • 몰약(沒藥) • 소목(蘇木) • 강진향〔降眞香 : 없으면 자단(紫檀)으로 대신 쓴다.〕• 천오송명절(川烏松明節) • 자연동(自然銅) 화하초쉬(火煆醋淬) 7차례 한 것 각 5돈, 지용유초(地龍油炒) • 용골생(龍骨生) • 수질유초초(水蛭油炒焦) 각 1돈반, 혈갈(血竭) 1돈반, 토구(土拘) 5개를 기름에 담가서 말리고 가루로하여 매 5돈을 좋은 술에 고루 먹으면 이마에서 양손과 양발에 닿기까지 온몸을 주편(周遍)하는데 환자가 저절로 약의 힘이 왕래하다가 병든 몸을 만나면 삽삽하게 소리가 나는 것을 느끼게 된다. 〈得効〉

※접골자금단(接骨紫金丹)

효능: 떨어지고 엎어져서 근골(筋骨)을 절상(折傷)하여 멍든 피가 심장(心臟)을 쳐서 열이 나고 혼미한 증세를 치료한다.

처방 토별(土鱉) • 자연동 화하초쉬(火煆醋淬) 7차례를 하여 따로 갈고, 골쇄보(骨碎補) • 대황(大黃) • 혈갈(血竭) • 당귀미(當歸尾) • 유향(乳香) • 몰약(沒藥) • 붕사(硼砂) 각 1돈을 가루로하여 매 8리를 더운 술로 고루 먹으면 뼈가 저절로 이어진다. 〈入門〉

※만형산(蔓荊散)

효능: 타락(打落)해서 근골(筋骨)을 절상(折傷)하여 멍든 피가 맺혀서 아픈 것을 치료한다.

처방 완형엽〔頑荊葉 : 없으면 형개(荊芥)를 대신 쓴다〕• 만형자(蔓荊子) • 백애(白艾) • 세신(細辛) • 방풍(防風) • 천궁(川芎) • 계피(桂皮) • 정향피(丁香皮) • 강활(羌活) 각 1냥을 가루로하여 매 1냥에 소금 한 순갈과 연수총백(連鬚葱白) 5줄기, 장수(漿水) 5되를 일곱 번 끓여서 아픈 곳을 씻어주고 식으면 바꾸어서 한다. 〈丹心〉

단 방(單方) (14종)

※적동설(赤銅屑)

타박(打撲)과 추락(墜落)으로 인해서 절상(折傷)한 것을 치료한다. 적동(赤銅)을 화하초쉬(火煆醋淬) 7차례한 것, 또는 9차례하고 잘게 갈아서 따뜻한 술에 1자 또는 반돈을 섞어서 먹으면 바로 뼈가 상한 곳에 들어가서 정돈이 된다.

어느 사람이 말에서 떨어져 발이 부러졌는데 동가루를 술에 타서 먹고 나었더니 죽은 뒤 10년이 지난 다음에 개장을 하고 그의 뼈가 상했던 곳을 보니 동(銅)이 얽혀 있더라는 것이다. 〈本草〉

※자연동(自然銅)

상손(傷損)으로 인해서 뼈가 부러진 것을 치료한다. 화하초쉬(火煆醋淬) 7차례하여 갈아 가지고 수비해서 당귀(當歸) • 몰약(沒藥) 각 반돈과 같이 더운 술에 고루 먹고 연하여 손으로 아픈 곳을 문지른다. 〈本草〉

이 약이 새로 불에 사른 것은 독이 있으니 만약 뼈가 부러졌거나 부서지지 않았으면 안쓰는 것이 좋다. 〈丹心〉

※합환피(合歡皮)

골절(骨折)에 접골(接骨)하는 것을 주로 치료하니 껍질을 검게 볶은 것 4냥과 개자초(芥子炒) 1냥을 가루로하여 2돈을 술에 섞어서 먹고 찌꺼기는 붙이면 좋다. 〈本草〉

※생지황(生地黃)

뼈가 부서진 것을 치료하니 짓찧어 쪄서 상처에 하루 두번씩 싸맨다. 〈本草〉

※속단(續斷)

타박(打撲)의 멍든 피를 치료하고 근골(筋骨)의 끊어진 것을 이으니 쪄서 즙을 마시고 찌꺼기는 붙인다. 〈本

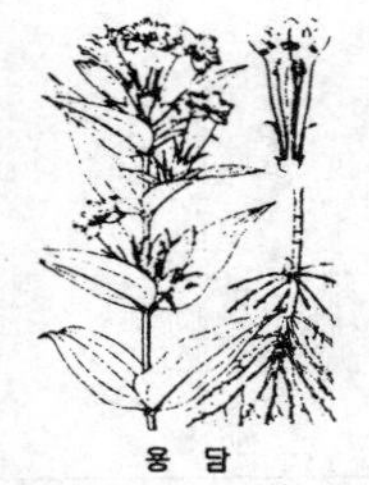
용 담

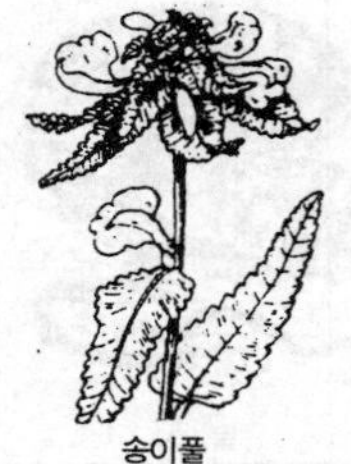
송이풀

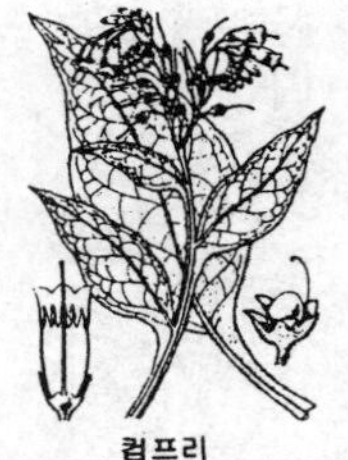
컴프리

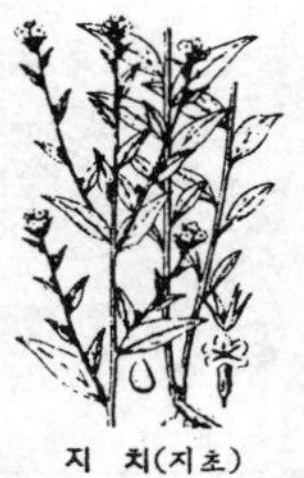
지 치(지초)

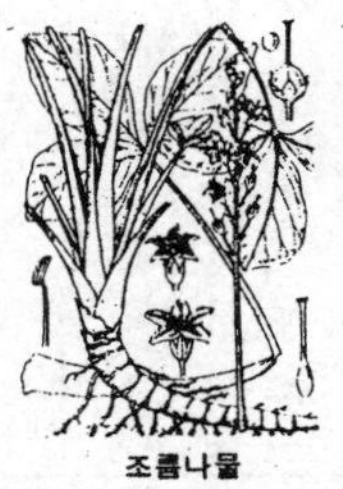
조릅나물

草〉

※선복근(旋葍根)

즉 선화(旋花) 뿌리인데 힘줄이 끊어진 것을 치료하니 뿌리를 즙을내서 씻고 찌꺼기는 창(瘡)위에 봉하되 하루 두서너번씩 자주 부치면 끊어진 힘줄이 이어진다. 〈本草〉

※백랍(白蠟)

금름(金稟)의 수렴(收斂)하고 견응(堅凝)한 기에 속하니 외과(外科)의 중요한 약이며 살을 돋아나게 하고 혈(血)을 그치고 아픔을 진정시키며 뼈와 힘줄을 잇고 허를 보하니 합환피(合歡皮)와 같이 쓰면 아주 효과가 있다. 〈丹心〉

※해(蟹)

다리 속의 수(髓)와 뇌(腦)속 및 껍질속의 노란것이 근골(筋骨)의 끊어진 것을 이으니 분쇄(粉碎)해서 약간 볶으고 창(瘡)속에 넣는다.

근골(筋骨)이 절상(折傷)한 데 생으로 찧어서 볶아 가지고 덮어 붙이면 좋다. 〈本草〉

※제조(蠐螬)

발목을 삐어서 뼈가 부러지고 피가 맺힌 것을 치료하니 즙을 내어 술에 타서 먹고 또 찧어서 상처에 붙인다. 〈本草〉

※인중백(人中白)

섬좌〔閃挫 : 삔 것〕과 질박상〔跌撲傷 : 엎어진 것〕으로 인해서 뼈가 아주 무거운 증세를 치료한다. 인중백(人中白)을 불에 사루고 가루로하여 5푼을 더운 술로 고루 먹는다. 〈入門〉

※모서(牡鼠)

근골(筋骨)을 절상(折傷)했을때 치료하니 숫쥐를 생으로 찧어서 상처에 붙이고 3일에 한번씩 바꾸면 상한 근골(筋骨)을 잇는다. 〈本草〉

※생률(生栗)

근골(筋骨)이 부러지고 피가 멍들어 부어서 아픈 증세를 치료한다. 생률(生栗)을 씹어서 붙이고 한 밤송이 안에 있는 세 알 중에서 가운데 알이 더욱 좋다. 〈本草〉

※와거자(萵苣子)

타락(打落)해서 절상(折傷)한 데 상추씨를 약간 볶아서 가루로하여 3돈씩 술로 먹으면 근골(筋骨)을 이어 주는데 그 이름을 접골산(接骨散)이라고 한다. 〈回春〉

※오웅계(烏雄鷄)

발목을 삐어서 뼈가 상하여 아픈 것을 치료하니 혈(血)을 내서 술에 타 먹고 그 닭의 배를 쪼개고 상처를 덮어 씌우면 특히 효과가 있다. 〈本草〉

또한 뼈를 가루로하여 1냥과 자연동말(自然銅末) 4돈을 한데 섞어서 더운 술로 2돈씩 공복에 먹는다. 〈綱目〉

13. 이(耳)•비(鼻)•설(舌)이 상해서 끊어진 것을 치료할 경우

귀나 코가 상해서 떨어진 데 유발회말(油髮灰末)에 떨어진 이(耳)•비(鼻)를 빨리 담근 다음 떨어졌던 그 자리에 그대로 붙이고 꿰매고 붕대로 싸매어 둔다. 어느 사람이 당나귀에서 물려서 코가 떨어졌는데 이 방법을 쓰니 아주 효과가 있었다 한다. 〈綱目〉

저절로 엎어져서 혀를 깨물어 끊어지고 피가 안그칠 때 닭의 털로써 쌀초를 찍어서 상처에 바르면 피가 바로 그치는데 곧 이어서 포황(蒲黃)•행인(杏仁)에 붕사(硼砂) 약간을 넣어 가루로하여 꿀에 섞어서 입속에 머금어 녹아 내리면 낫는다. 〈綱目〉

손가락이 끊어진 것을 붙이는 방법은 소목(蘇木)을 가루로하여 붙이고 명주 실로써 단단하게 싸매어 두면 며칠이면 전과 같아진다. 〈入門〉

어느 사람이 말에서 떨어져 차고 있던 자물쇠에 찔려서 음낭의 2알이 모두 떨어지고 거의 끊어져 아픈 고통을 못견디고 고칠 도리가 없는 것을 내가 사람을 시켜서 천천히 거둬놓고 벽전(壁錢)을 내서 덮어 붙이니 점점 편안해지고 음낭이 전과 같았다. 〈醫鑑〉

14. 장상(杖傷)일 경우

곤장(棍杖)으로 심하게 얻어 맞았을 때에는 바로 사내아이 오줌과 좋은 술 1잔을 합해 따뜻이 먹으면 피가 심장(心臟)을 치는 것을 면하고 병 증세가 실(實)하면 계명산(鷄鳴散)으로 내리고 허하면 당귀수산(當歸鬚散)에 시호

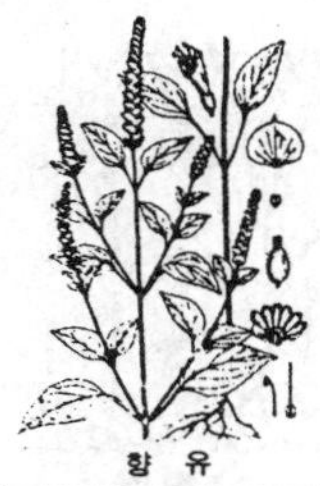
향유

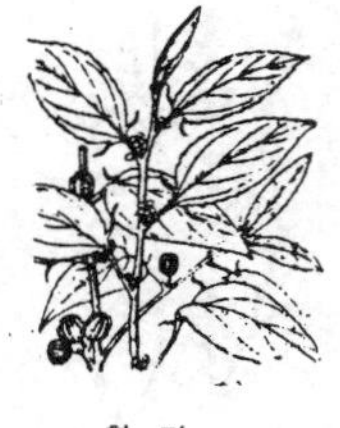
황마

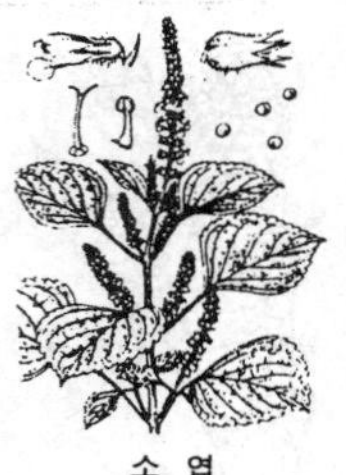
소엽

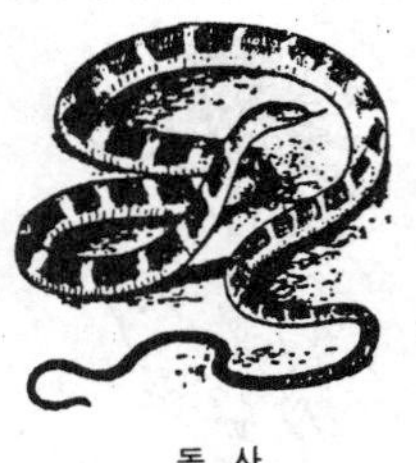
독사

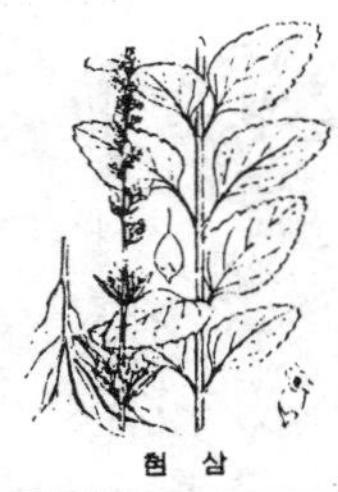
현삼

(柴胡)·강활(羌活)을 달여 먹고 이어서 파를 찧어 볶아 익혀서 상처에 붙인 다음 차지면 뜨거운 것으로 바꾸는데 아픔이 그치고 멍든 피를 흩는데 아주 좋다. 〈種杏〉

또는 두부를 손바닥처럼 저며서 소금 물에 달여 따뜻하게 해서 맞은 곳에 붙이면 그 기(氣)가 찌는 것 같고 두부가 바로 자색이 되는데 다시 바꾸어 붙이되 두부가 묽은 색이 되는 것을 한도로 하고 벌써 문드러진 데도 역시 좋다. 〈種杏〉

아픔이 심한 것은 유향정통산(乳香定痛散)을 내복하고 따라서 더운 술을 양대로 마신 다음 황랍고(黃蠟膏)를 붙이되 멍든 피가 뭉쳐 있으면 먼저 나쁜 치를 찔러서 내고 고약을 붙인다. 〈入門〉

곤장(搬杖)에 상한 것은 단지 혈(血)에 열이 있어 아픈 것이니 찬약을 써서 멍든 피를 없내는 방법을 먼저 쓰고 계명산(鷄鳴散)의 종류를 먹은 다음에 오황산(五黃散)을 붙이거나 대황(大黃)·황백(黃柏)을 가루로하여 생지황즙(生地黃汁)에 섞어서 붙인다.

또한 야저근(野苧根) 연한 것을 씻어서 소금과 같이 찧어서 붙이면 좋다. 〈丹心〉

또한 봉선화(鳳仙花)는 대궁이의 뿌리와 잎이 달인 채로 찧어서 붙이되 마르거든 다시 붙이면 하룻밤에 흩어지고 바로 낫게 한다. 〈醫鑑〉

또한 녹두분(綠豆粉)을 약간 볶아서 계란 흰자에 섞어 붙인다. 〈醫鑑〉 장창(杖瘡)에는 유향산(乳香散)·화어산(化瘀散)·보기생활탕(補氣生血湯)·오룡해독산(烏龍解毒散) 등을 쓴다. 〈諸方〉

대체로 체혈(滯血)을 통하는 것은 모두 술에 녹여서 먹는 것인데 혈(血)이 체(滯)하면 기(氣)가 막히고 기(氣)가 막히면 경락(經絡)이 만급(滿急)하기 때문에 붓고 아픈 것이니 모든 타박(打撲)이 기육(肌肉)에 붙어 있어서 붓고 아픈 것은 경락(經絡)이 상하고 기혈(氣血)이 돌아다니지 못하기 때문이다. 〈本草〉

장창(杖瘡)이 갑자기 말라지고 검게 꺼지며 독기(毒氣)가 심(心)을 쳐서 황홀하고 번민(煩悶)하며 구토하게 되면 죽는 것이다. 〈入門〉

※오황산(五黃散)

효능 : 장창(杖瘡)에 아픔을 그치도록 한다.

처방 황단(黃丹)·황금(黃芩)·황련(黃連)·황백(黃柏)·대황(大黃)·유향(乳香)을 각 등분 가루로하여 새로 떠온 물에 섞어서 고약을 만들어 깨끗한 비단에 펴고 상처에 붙이되 하루 세번씩 바꾼다. 〈精要〉

※유향산(乳香散)

효능 : 장창(杖瘡)의 붓고 아픈 것을 치료한다.

처방 자연동(自然銅)을 불에 달궈서 초에 7차례 담근 것과 당귀(當歸) 각 5돈, 향(香) 4돈, 유향(乳香)·몰약(沒藥) 각 3돈을 가루로하여 매 3돈을 더운 술로 고루 내린다. 〈精要〉

※화어산(化瘀散)

효능 : 장타(杖打)가 심해서 혈(血)이 심(心)을 치고 번민(煩悶)하는 것을 치료한다.

처방 소목(蘇木)·당귀미(當歸尾) 각 3돈, 대황(大黃)·홍화(紅花) 각 2돈을 가루로하여 매 3돈을 더운 술과 사내 아이 오줌에 섞어 내린다. 〈醫鑑〉

※보기생혈탕(補氣生血湯)

효능 : 장창(杖瘡)이 문드러져서 오래 낫지 않는 것을 치료한다.

처방 인삼(人蔘)·백출(白朮)·백복령(白茯苓)·백작약(白芍藥)·당귀(當歸)·진피(陳皮)·향부자(香附子)·패모(貝母)·길경(桔梗)·숙지황(熟地黃)·감초(甘草) 각 1돈을 썰어서 1첩을 지어 술과 물 반반으로 달여서 먹는다. 〈醫鑑〉

※오룡해독산(五龍解毒散)

효능 : 곤장(棍杖)을 맞은 다음에 겉살이 문드러지고 멍들어 아파서 못견디고 일어나 움직이지 못하는데 이것을 먹으면 아픔이 그치고 갑자기 편안해지는데 그 효과가 신통한 것이다.

처방 목이(木耳) 4냥을 사과(砂鍋)에 넣어 볶아서 재를 만들고 가루로하여 매 5돈을 더운 술 한사발로 고루 먹으면 약간 지난 다음에 약의 힘이 장창(杖瘡) 위에 닿아서 살 속으로 들어가는 것이 마치 침으로 찌르는 것 같고 가

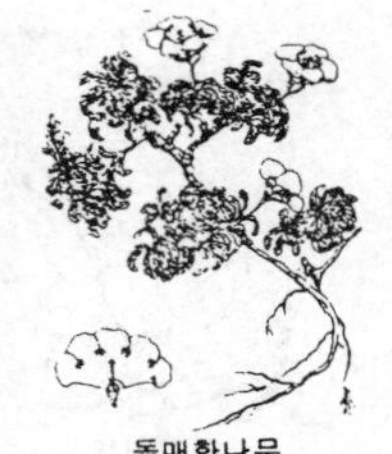
돌매화나무

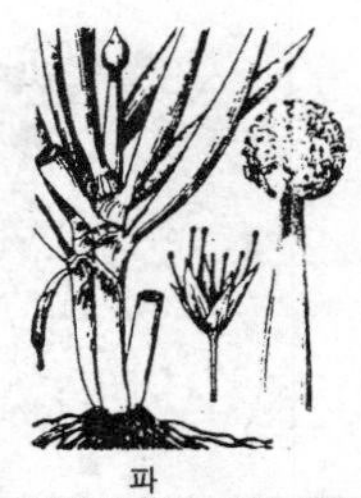
파

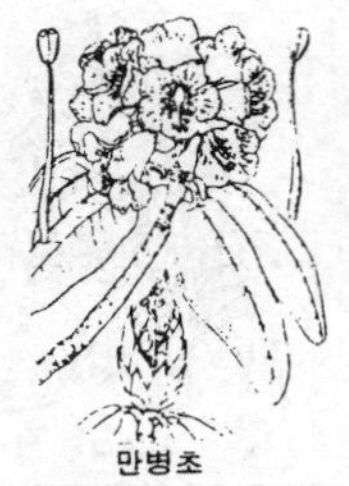
만병초

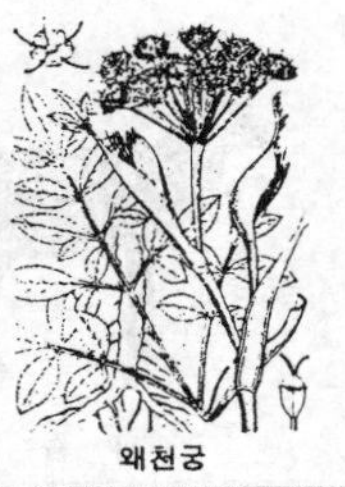
왜천궁

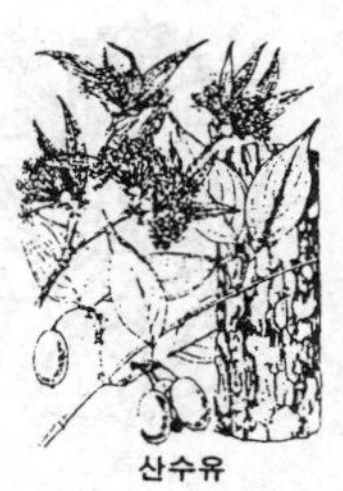
산수유

려움이 심해서 갑자기 핏물이 흐르는데 약물로써 씻고 깨끗이 한 다음에 고약을 붙인다. 〈回春〉

창(瘡)의 딱지를 떼는 데는 달걀 흰자위에 사향(麝香) 약간을 넣어 은잠(銀簪)으로써 저어서 묽은 죽처럼 만들고 잠(簪)의 끝으로 약간씩 찍어서 딱지 위에 바르면 얼마 지나지 않아서 딱지가 무르녹는데 없애버리고 하루 한번씩 고약을 붙여서 죽은 살을 없애면 며칠이 안 되어 통쾌하게 낫는다. 〈回春〉

15. 맞아도 아프지 않는 방법

맞기 전에 먼저 백랍(白蠟) 1냥을 가늘게 썰어서 그릇에 넣어 술과 같이 끓여서 먹게 되면 혹시 곤장(掀杖)을 맞아도 아프지 않으니 그 이름을 기장산(寄杖散)이라고 한다. 〈醫鑑〉

단방(單方) (5종)

※나복근(蘿蔔根)

장창(杖瘡)으로 가죽은 찢어지지 않고 안으로 손상(損傷)한 경우를 치료하니 뿌리를 찧어서 상처에 덮어 붙이면 아주 좋다. 〈種杏〉

※마분(馬糞)

장창(杖瘡)에 바람이 들어가서 아픈 것을 치료하니 말이나 또는 노새의 묽은 분(糞)을 덮고 뜨겁게 문지르는 것을 하루 50번쯤 하면 아주 효과가 크다. 〈本草〉

※몰약(沒藥)

장창(杖瘡)이 붓고 아파서 못견디는 것을 치료하니 잘 갈아서 1돈을 더운 술로 고루 먹으면 좋다. 〈本草〉

※서(鼠)

타상(打傷)한 창(瘡)에 산쥐 한마리를 통채로 모두 찧어서 기름 반근에 달여 검게 타도록 만들어 가지고 닭의 털로 찍어서 창(瘡)위에 바르면 좋다. 〈本草〉

※이당(飴糖)

타상(打傷)에 멍든 피에 엿을 끓여서 더운 술에 타서 먹으면 나쁜 피를 내린다. 〈本草〉

16. 사람이 물어서 상했을 경우

사람이 물어서 창(瘡)이 된 것은 구판(龜板)이나 또는 별갑(鱉甲)을 태워서 그 재를 기름에 섞어 붙이면 좋다. 〈綱目〉

17. 모든 짐승에 상했을 경우

◎ 호상(虎傷)

호랑이에게 물리면 먼저 청유(淸油)한 사발을 마시고 또 백반(白礬)을 가루로하여 물린 상처에 넣고 또 사당(砂糖)을 물에 타서 1~2주발 마시고 겸해서 상처에 붙인다. 〈入門〉

호교창(虎咬瘡)에 푸른 헝겊을 단단하게 말아서 죽통(竹筒)속에 넣고 푸른 헝겊의 1쪽을 태워 창(瘡)구멍을 향해서 연기로 쏘이면 좋다. 〈本草〉

호랑이게게 물리면 언제나 술을 마셔서 크게 취하고 털을 토해내면 좋다.

호랑이나 개가 문데 부추즙을 1일 3번으로 1되를 마시고 찌꺼기는 붙인다. 〈本草〉

호랑이와 이리가 문데 생계육(生鷄肉)을 먹고 또 생갈즙(生葛汁)을 마시며 또 씻고 또 부인의 월경대(月經帶)를 태워서 그 재를 술에 타서 먹는다. 〈本草〉

마른 생강 가루를 창(瘡)에 넣는 것이 좋다. 〈本草〉

◎ 웅상(熊傷)

푸른 헝겊을 태워서 창(瘡)구멍을 연기로 쏘이면 독이 빠져 나온다. 〈本草〉

또 갈근(葛根)을 달여서 진한 즙을 내서 10번 이상 창(瘡)을 씻고 겸해서 갈근(葛根)을 찧어 가루로하여 역시 갈근즙(葛根汁)에 섞어서 하루 5번쯤 먹는다. 〈本草〉

또 삭조(蒴藋)를 썰어서 물에 담가 즙을 마시고 찌꺼기는 창(瘡)에 붙인다.

웅호(熊虎)의 상(傷)에 생철(生鐵)을 진하게 달여서 씻고 또 웅호(熊虎)의 조갑(爪甲)에 상한데는 생밤을 씹어서 붙인다. 〈本草〉

◎ 마려라교탕상(馬驢騾咬踼傷)

말이 물어서 상한 데는 익모초(益母草)를 찧어서 초에 섞어 볶아서 붙인다. 〈本草〉

또 말채찍대를 태워서 붙이고 또는 독과율자(獨顆栗子)를 태워서 붙이는 것이 좋다. 〈得效〉

쥐똥 14알과 묵은 말채찍대 5치를 같이 태워서 돼지 기

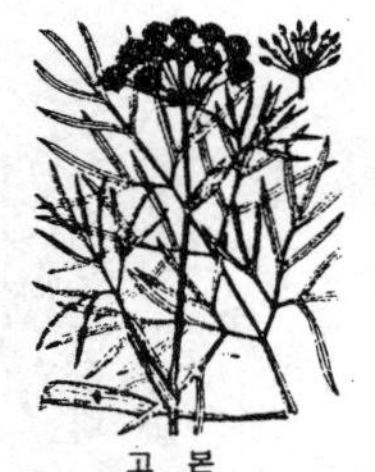
고 본

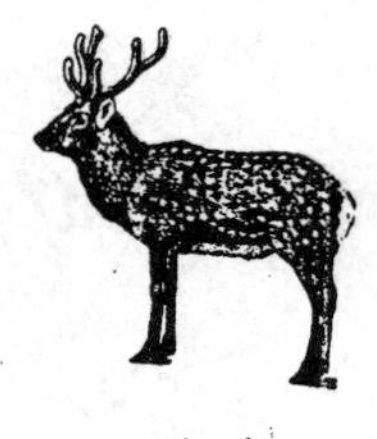
사 슴

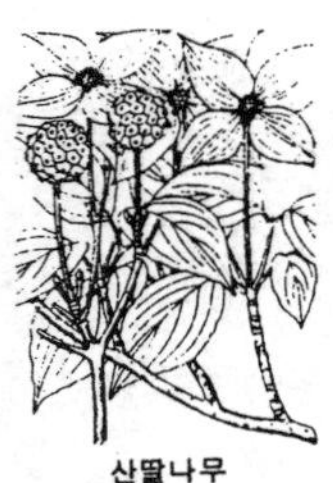
산딸나무

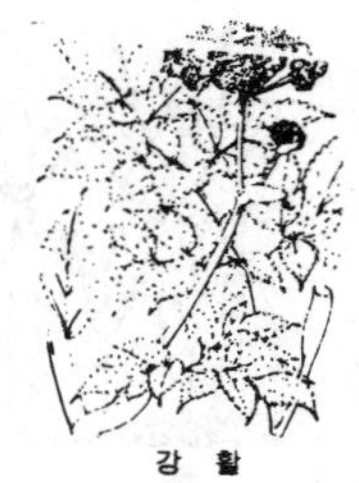
강 활

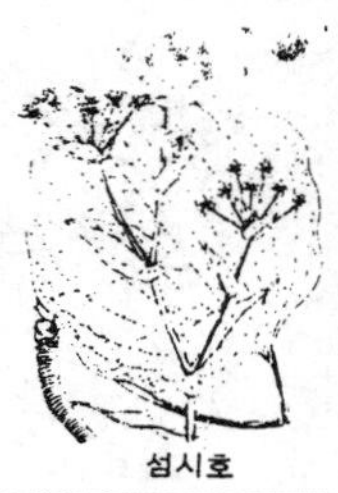
섬시호

름에 섞어 바른다. 〈本草〉

상처를 쑥뜸을 하고 인분(人糞)또는 마분(馬糞)을 태워서 그 재를 붙인다. 〈入門〉

생밤을 씹어서 붙인다. 〈綱目〉

또 계관(鷄冠)의 더운 피를 창(瘡)속에 넣든지 또는 담그든지 한다. 〈本草〉

나귀나 말이 물어서 뼈가 상한데 그 오줌을 취해서 씻고 분(糞)을 바르고 또는 분(糞)을 즙을 내어서 마신다. 〈本草〉

◎ 우상(牛傷)

소에게 떠밀려 창자가 나와 끊어지지 않은 것은 바로 상백피(桑白皮)나 또는 백마(白麻)로 실을 만들어 창자를 넣은 다음에 뱃가죽을 꿰매고 그 위에 혈갈(血竭)가루나 또는 백초상(百草霜)가루를 뿌려 두면 혈이 그치는데 덮어서 봉해주면 속에서 고름이 생길 우려가 있다. 〈入門〉

갈비가 부러지고 창자가 나온 데 급히 향유(香油)를 발라서 손으로 밀어 넣고 인삼(人蔘)과 지골피(地骨皮)달인 물을 훙건하게 바르면 가죽이 저절로 아무는데 양육(羊肉)곰을 10일동안 먹으면 낫는다. 〈入門〉

◎ 견상(犬傷)

봄 여름의 환절기에 개가 발광을 하는 경우가 많으니 그 꼬리가 늘어져 처지고 걷어 올리지 못하며 입으로 침을 흘리고 혀가 검은 것이 즉 미친 개인데 물리면 구사일생의 환(患)을 당하는 것이니 빨리 침(鍼)으로 찔러서 피를 빼고 오줌으로 씻은 다음에 호도껍질 반쪽에다 인분(人糞)을 담아서 물린 곳을 덮고 그 위에 쑥으로 떠서 호도(胡桃) 껍데기가 타고 인분(人糞)이 마르거든 갈아 치우면서 100장을 뜨고 다음날 또 그렇게 해서 300~500장까지 뜨면 좋다. 〈千金〉

풍구교상(風拘咬傷)에 바로 먼저 입에 장(漿)물을 머금어 씻거나 또는 더운 인뇨(人尿)로서 씻은 다음에 생강(生薑)을 씹어서 문지르고 또한 피를 씹어서 바르거나 또는 행인(杏仁)을 씹어서 붙이고 붕대로 싸매어 주며 또는 마린근(馬藺根)을 짓이겨서 파 달인 탕에 넣어 씻은 다음에 바르는 것이 더욱 좋다. 〈綱目〉

환자의 백회(百會)혈에 붉은 털 한 개가 나는데 그것을 빼어 버리고 약을 쓰면 효과가 빠르다. 〈十三方〉

반묘(斑猫) 21개를 날개와 발은 버리고 찹쌀 1작에 묘(猫) 7개를 넣어 볶아서 묘(猫)의 빛이 붉게 변하거든 버리고 또 7개를 넣어 볶아서 쌀에 푸른 연기가 나면 묘(猫)를 버리고 쌀을 가루로하여 찬물에 청유(淸油) 탄 것으로 써 그것을 3푼하여 자주 먹되 소변이 나오고 나쁜 것이 나오는 것을 한도로 하고 그래도 소변이 나오지 않으면 다시 한번 더 만들어 먹으면 반드시 나오게 되는 것인데 배가 아프면 찬물에 청전(靑靛)을 섞어서 마시거나 또는 황연탕(黃連湯)을 먹어서 그 독을 풀 것이며 그렇게 하지 않으면 상하기가 쉬우니 더운 것을 못먹는다. 〈綱目〉

◎ 견교독(犬咬毒)의 재발예방(再發豫方)

미친 개에 물렸을 때에 급히 반묘(斑猫) 7개를 머리와 발 및 날개를 버리고 가루로하여 더운 술로 그 독이 반드시 소변으로 따라 나오는데 요강에다 맑은 물을 담아서 환자가 거기에 소변을 하고 반일쯤 지나서 보면 탁기(濁氣)가 어려서 개의 모양이 없으면 다시 7차례를 먹어야만 결국 예방이 되는데 그렇게 하면 개의 모양이 나타나지 않아도 좋으니 이것이 아주 효험이 있는 방법이다. 만약 소변이 삽(澁)하면 익원산〔益元散 : 처방은 서문(署門)〕을 물에 섞어 먹는 방법이 가장 좋다. 〈十三方〉

미친 개에 물렸을 때 먼저 입에다 장(漿)물을 머금어서 씻은 다음에 옥진산〔玉眞散 : 처방은 풍문(風門)〕을 마른대로 붙이면 재발되지 않는 데는 아주 좋다. 〈丹心〉

또 문 개를 죽여서 뇌(腦)를 내가지고 상처에 붙이면 재발되지 않는다. 〈本草〉

광견상(狂犬傷)이 오랜 뒤에 재발되서 치료하기 어려운데 웅황(雄黃)밝은 것 5돈과 사향(麝香) 5푼을 가루로 하여 2돈을 술에 섞어 내리면 반드시 잠을 자는 데 깨우지 말고 저절로 깨도록 기다려서 나쁜 것이 나오면 효과가 있다. 〈綱目〉

◎ 광견상치독(狂犬傷治毒)

당연히 부위산(扶危散)을 쓰는데 방풍(防風) 5돈, 대황(大黃) • 흑축두말(黑丑頭末) 각 3돈, 반묘(斑猫) 1돈, 사향(麝香) 3푼, 웅황(雄黃) 2돈반을 가루로하여 매 2돈을 흐르는 물에 고루 먹으면 나쁜 것이 소변으로 따라 나온다. 〈入門〉

지렁이를 덮어 붙이면 개털 같은 것이 나오고 특이한 효과가 있다. 〈本草〉

또 생마유(生麻油)에 메주를 넣어서 고약을 만들고 환약을 탄자 크기로 지어 물린 곳을 언제나 문지른 다음에 그 환약을 쪼개어 보면 그 안에 개털 같은 것이 얽히어 들어 있으니 이것이 독이 나온 증거인데 그렇게 문질러서

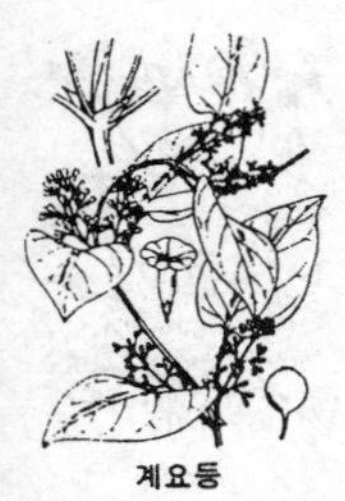
계요등

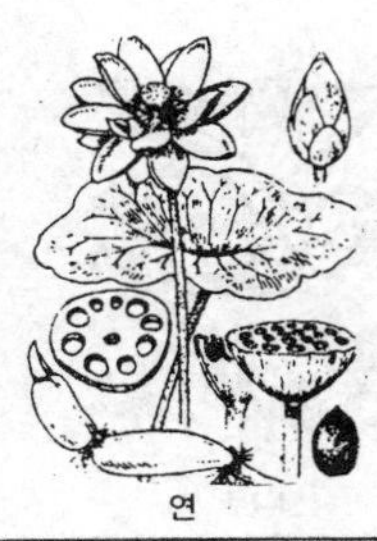
연

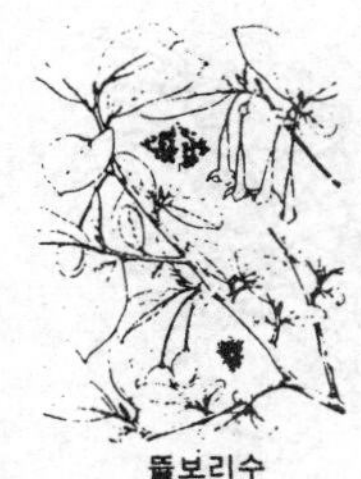
뜰보리수

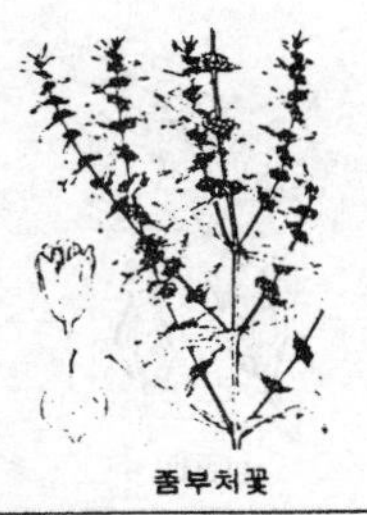
좀부처꽃

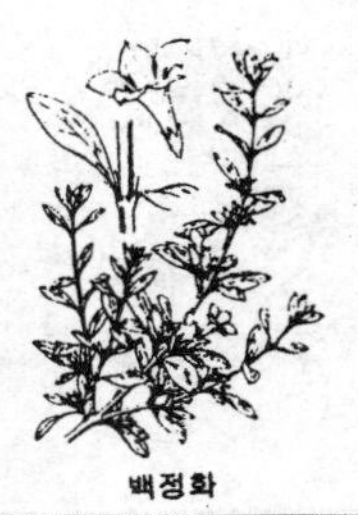
백정화

쪼개어 보아도 털이 없을 때까지 되면 안 심이 되는 것이다. 〈十三方〉

※ 부위산(扶危散)

효능 : 미친 개에게 물린 것을 치료한다

처방 반묘(斑猫)를 7일 안으로는 7개씩을 쓰고 7일 후부터는 하루 한 개씩 더해서 10일이면 10개 백일이면 백개를 쓰되 날개와 발을 버리고 찹쌀과 같이 볶으고 활석(滑石) 1냥, 웅황(雄黃) 1돈, 사향(麝香) 1자를 가루로하여 더운 술로 고루 먹고 술을 못마시는 사람은 미음(米飮)으로 타서 마시면 독이 대소변을 따라 나오면서 낫게 된다. 〈醫鑑〉

◎ **광견독(狂犬毒)이 심장(心臟)에 침입(侵入)**

미친 개에게 물려서 여러 가지로 치료해도 차도가 없어 독이 심장(心臟)을 쳐서 번민(煩悶)하고 벌써 미친개의 소리를 하는데 천령개(天靈盖)를 태워 가루로 하여 1돈을 물에 타 마시면 그치게 된다. 〈本草〉

또 입으로 흰 거품을 토하는 것은 견독(犬毒)이 벌써 심(心)에 들어간 것이니 개소리를 하고 고함을 지르는데 천령개(天靈盖) 태운 재를 동으로 흐르는 물에 1돈을 섞어 먹는다. 〈本草〉

또한 하마회를 먹고 또 호두골(虎頭骨)과 호아(虎牙) 및 호경골(虎脛骨)을 가루로 하여 2돈을 술에 타서 먹는다. 〈本草〉

◎ **금기법(禁忌法)**

미친 개에게 물리면 죽는 날까지 개고기와 누에 번데기를 먹지 말아야 하는데 독이 재발되면 구하지 못한다. 또 3년안에 일체의 독물(毒物)과 방사(房事)를 금하고 언제나 행인(杏仁)을 먹어서 그 독을 막아야 된다. 〈十三方〉

미친 개에게 물린데는 술을 금해야 한다. 〈丹心〉

단방(單方) (6종)

※ 백반(白礬)

미친 개에게 물리면 백반(白礬)가루를 창(瘡)속에 넣으면 아픔이 그치고 빨리 낫는다. 〈本草〉

※ 갈근(葛根)

또 칡뿌리를 찧어 즙을 내어서 먹고 씻으면 찌꺼기는 상처에 붙인다. 〈本草〉

※ 행인(杏仁)

구독(狗毒)을 죽이는 데 죽을 해서 자주 먹고도 또 찧어서 상처에 붙이는 것이 아주 좋다. 〈本草〉

※ 야국(野菊)

미친 개에게 물리면 가루나 또는 갈아서 술에 타먹되 많이 취하면 큰 효과가 있다. 〈綱目〉

※ 비마자(萆麻子)

50알을 껍질은 버리고 찧어 고약을 만들어 붙인다. 〈綱目〉

※ 섬여(蟾蜍)

두꺼비와 같은 것이다. 미친 개에게 물렸기 때문에 발광해서 죽으려는 데 회(膾)를 만들어 먹이려면 환자에게는 알리지 말고 또한 뒷다리를 짓이겨서 술에 섞어 먹는 것이 아주 좋다. 〈本草〉

※ 침구법(鍼灸法)

광견교상(狂犬咬傷)에 당연히 먼저 침으로 찔러서 나쁜 피를 빼어버린 다음 따라서 창(瘡)속에 10장을 뜸하고 그 다음부터는 한 장씩 100일을 계속 뜸하면 낫는데 술을 마시지 말아야 한다. 〈資生〉

미친 개에게 물리면 뜸하는 것보다 더 좋은 것은 없다. 미친 개의 어금니가 들어간 곳을 뜸하되 하루 3장씩 해서 120일이 되면 그치고 계속해서 부추나 물을 계속 먹으면 영원히 재발되지 않는다. 〈千金〉

언제나 부추의 자연즙(自然汁)을 먹고 찌꺼기를 붙이고 창(瘡)구멍에 뜸하면 영원히 재발하지 않게 된다. 〈資生〉

미친 개독이 나오지 않고 한열(寒熱)이 일어나는 것은 쑥으로 외구혈(外丘穴)에 3장을 뜸하고 또한 물린 자리에 7장을 뜸하면 잘 낫는다. 〈銅人〉

◎ **묘상(猫傷)**

박하엽(薄荷葉)을 씹어서 붙이고 또 호랑이 털을 태워서 붙인다. 〈雜方〉

◎ **서교상(鼠交傷)**

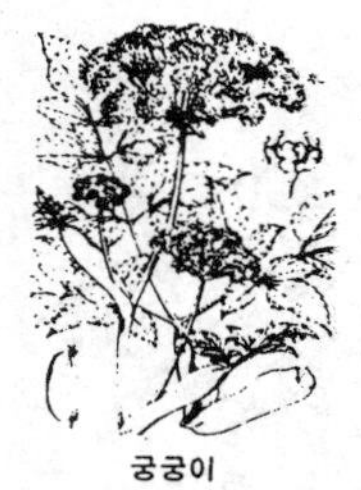
궁궁이

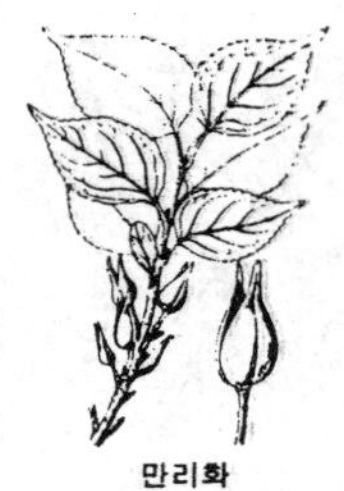
만리화

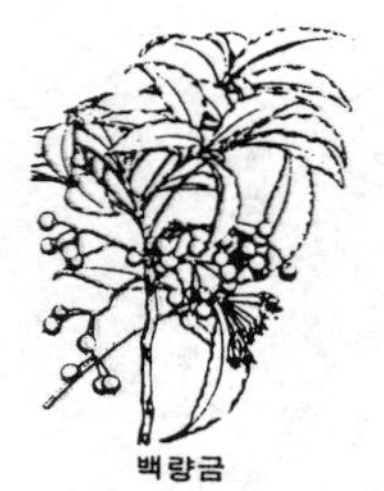
백량금

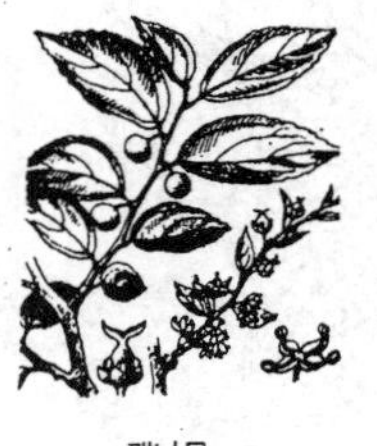
팽나무

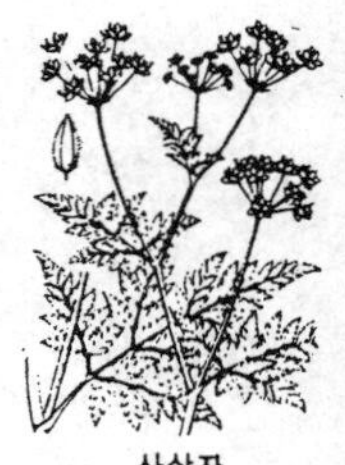
사상자

고양이 털을 태워서 사향(麝香)을 약간 침에 섞어서 붙인다. 〈入門〉

18. 충상(蟲傷)일 경우

◎ 사교상(蛇咬傷)

뱀에게 물려 그 독으로 인해서 혼곤(昏困)한 것은 오령지(五靈脂) 5돈, 웅황(雄黃) 2돈반을 가루로하여 2돈을 술에 섞어서 집어 넣고 찌꺼기는 환처(患處)에 붙이면 바로 소생이 된다. 〈綱目〉

또한 오령지(五靈脂) • 웅황(雄黃) • 패모(貝母) • 백지(白芷)를 등분 가루로하여 2돈을 더운 술에 섞어 먹으면 좋다. 〈丹心〉

사독(蛇毒)을 치료하는 데는 웅황(雄黃)만한 것이 없으니 가루를 창(瘡)구멍에 붙이면 바로 효과가 있다. 〈綱目〉

또 와거(萵苣)의 즙을 내어 웅황(雄黃)에 섞어 떡을 만들어 말린 다음에 가루로하여 창(瘡)구멍에 붙이면 독물이 흘러 나오고 부어서 아픈 것이 바로 낫는다. 〈綱目〉

또 백반(白礬)을 불에 녹여 그 즙을 물린 곳에 떨어뜨리면 바로 낫고 갑자기 백반(白礬)을 구하지 못할 때는 빨리 애주(艾炷)를 만들어 5장을 뜸한다. 〈綱睦〉

독사(毒蛇)에게 물려 죽게 된데는 웅황(雄黃)과 다른 생강을 등분 가루로 해서 상처에 붙인다. 〈本草〉

뱀독을 입어서 눈이 검어지고 입을 다물며 죽으려고 할 때는 창이(瘡耳)의 연한 잎 한 줌을 찧어 그 즙을 내서 더운 술에 섞어서 넣어주고 그 찌꺼기는 환처에 붙인다. 〈本草〉

또한 백지(白芷)가루를 맥문동탕(麥門冬湯)에 섞어 먹고 찌꺼기는 환처(患處)에 붙인다. 〈綱目〉

또한 세신(細辛) • 백지(白芷) 각 5돈, 웅황(雄黃) 2돈, 사향(麝香) 약간을 가루로하여 각 2돈을 더운 술에 섞어 먹는다. 〈綱目〉

또 패모(貝母)를 가루로하여 술에 타고 취하도록 먹이면 약간 지난 다음에 술이 상처로부터 물로 변해서 흘러나오니 바로 찌꺼기를 아픈 곳에 붙이면 소생이 된다. 〈綱目〉

또한 백반(白礬)과 감초(甘草)를 등분 가루로하여 매 2돈을 찬물에 섞어 먹는다. 〈綱目〉

독사에게 물리면 빨리 뜨거운 사람 오줌으로 씻으면 피가 나오는데 바로 침을 바르고 또 어금니의 치석(齒石)을 긁어서 바르되 그 위에다 인분(人糞)을 두텁게 덮은 다음에 베로 싸매어 두면 독이 사라지게 된다. 〈丹心〉

빨리 좋은 술 2잔을 마시면 독기(毒氣)가 혈(血)을 따라 퍼지지 못하니 또는 청유(淸油)도 가능한 일이다. 〈入門〉

모든 뱀독에는 독두산(獨頭蒜), 또는 소산(小蒜), 또는 고거(苦苣) • 두엽(豆葉) • 임엽(荏葉)등을 찧어 즙을 내어 마시고 찌꺼기는 상처에 붙인다. 〈本草〉

또 사조근(絲爪根)을 깨끗이 씻어 짓이겨서 술에 섞어서 취하도록 마시면 특히 효과가 있다. 〈海上〉

또한 황새부리와 그 각골(脚骨)을 태워서 가루로하여 술에 타서 마시고 찌꺼기는 상처에 붙이며, 또한 구인(蚯蚓)이나 또는 하마(蝦蟆)를 찧어서 붙이며 또 소의 귓속이나 돼지의 귓속의 때를 내서 붙이고 저치(猪齒)를 태워 재로하여 붙인다. 〈本草〉

뱀에게 물린 사람은 매실(梅實)이나 그 밖의 모든 신것을 먹으면 더욱더 아픈 것이다. 〈綱目〉

뱀독을 없애는 데 오공(蜈蚣)을 가루로하여 붙인다. 〈本草〉

뱀을 몰아내는 것은 영양각(羚羊角)을 태우면 멀리 달아나고 또는 작은 주머니에다 웅황(雄黃)을 넣어 차고 있으면 뱀이 도망가며 거위를 기르면 뱀 종류가 접근을 못한다. 〈本草〉

◎ 갈석상(蝎螫傷)

갈(蝎)의 수놈에게 상한 것은 아픔이 한 곳에만 있으니 우물 속의 진흙을 붙이고 암놈에게 상한 것은 아픔이 여러 곳을 끌어 당기는데 기와지붕에서 물방울이 떨어지는 곳의 진흙을 붙이거나 비올 때가 아니면 새물을 기와지붕 위에서 흘러 내려서 그곳의 진흙을 파서 써도 좋다. 〈本草〉

또한 찬물에 담그면 아프지 않는데 그 물이 약간 미지근하여지면 다시 아프게 되니 바로 새물로 바꾸어야 한다. 〈本草〉

반하(半夏)생 것 1자와 웅황(雄黃) 1자에 파두(巴豆) 1개를 개어서 붙인다. 〈綱目〉

또한 백반(白礬)과 반하(半夏)를 가루로하여 초(醋)에 섞어서 붙이면 아픔이 그치고 독이 나온다. 〈得効〉

또한 나귀의 귓속 때나 또는 고양이 똥을 붙이고 거미를 짓이겨서 붙이면 또는 땅바닥에다 생강(生薑)을 갈아서 바르거나 박하(薄荷)를 씹어서 붙이거나 백반(白礬)

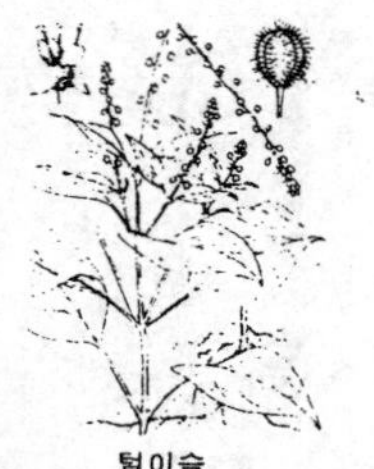
털이슬

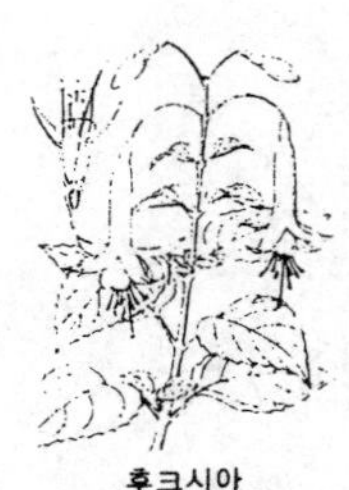
후크시아

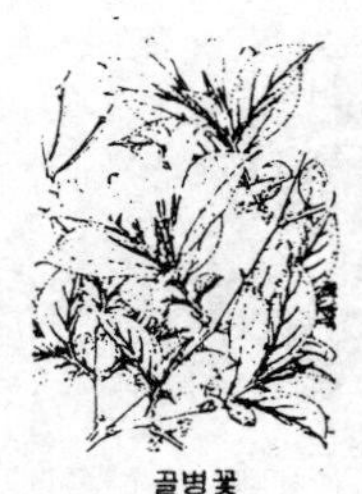
골병꽃

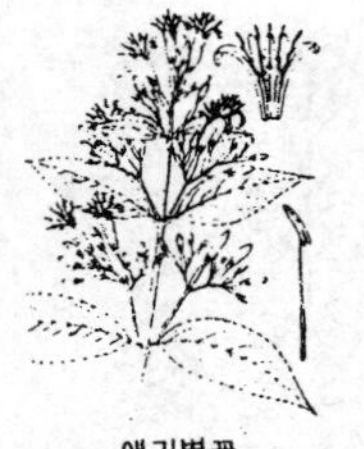
애기병꽃

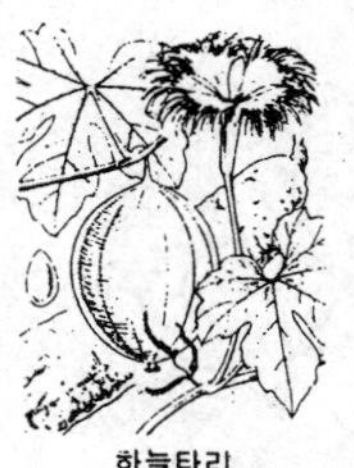
하늘타리

을 녹여서 그 즙을 상처에 떨어뜨리면 좋다. 〈本草〉

◎ 오공교상(蜈蚣咬傷)

지네에게 물린 것은 산 거미를 잡아 물린 곳에 다시 물리면 독을 빨아내는 데 이렇게 해서 아픔이 그치지 않으면 아픔이 그칠 때까지 거미를 바꾸어서 빨리고 거미가 죽으면 물에 넣어서 살려 줘야 된다. 〈綱目〉

사함초(蛇含草)를 찧어 붙이고 또한 달팽이를 찧어 즙으로 만들어 물린 곳에 떨어뜨리고 또는 오계혈(烏鷄血)과 그 똥을 붙인다.

상백피즙(桑白皮汁) 또는 독두산(獨頭蒜)을 개어서 바르고 또한 사람의 머리 때를 바르면 아프지도 가렵지도 않게 된다.

또한 청유(淸油)를 등잔불의 연기에 쪼이기도 하고, 소금 탕물에 담그기도 하며, 또는 황랍(黃蠟)을 불 위에 녹여서 그 즙을 환처(患處)에 떨어뜨리는 것도 좋다. 〈本草〉

◎ 지주교상(蜘蛛咬傷)

거미에게 물리면 배가 불러서 아이 밴 것 같고 온몸에 실같은 것이 나오니 양젖을 계속 마시면 며칠만에 낫게된다. 〈本草〉

거미에게 물려서 온 몸이 창(瘡)이 되는 것은 좋은 술을 마셔서 크게 취하면 살속에서 쌀알 정도의 벌레가 저절로 나온다. 〈本草〉

또는 청총엽(靑葱葉) 속에 지렁이를 넣고 기(氣)가 통하지 않도록 넣은 구멍을 매어두면 지렁이가 녹아서 물이 되는데 물린 자리에 떨어뜨리면 바로 낫는다. 〈本草〉

거미에게 물린 창(瘡) 속에 실같은 것이 나오면 죽는 경우를 많이 보았는데 오직 양젖을 마셔야 그 독을 제거시킨다. 〈本草〉

또한 남즙(藍汁) 1잔에 웅황(雄黃)•사향(麝香) 가루 각 1돈을 타서 천천히 약간씩 마시고 겸해서 상처에 찍어 바르면 낫는다. 어느 사람이 무늬 거미에게 물려 붓고 아파서 죽게 되었는데 이 처방을 얻어 쓰고 나았으며 남즙(藍汁)을 한번 먹어도 역시 좋다. 〈本草〉

지주상(蜘蛛傷)에 땅벌을 태워서 가루로하여 기름에 섞어 붙이고 또 땅벌 빈집 속의 흙을 초에 섞어서 붙이기도 하는데 굴의 흙 속의 검붉은 물체가 바로 땅벌인 것이다. 〈本草〉

또한 인뇨(人尿)를 큰 통에다 붓고 그 속에 들어앉아 있으면 독이 속으로 들어가는 것을 막을 수 있다. 〈本草〉

또한 오계(烏鷄) 똥을 술에 담가서 먹고, 오계(烏鷄)의 벼슬피도 바른다. 〈本草〉

해백(薤白)이나 또는 구백(韭白)을 찧어서 붙이고 또 상백피즙(桑白皮汁)을 바르거나 또는 만청자(蔓菁子)를 기름에 개어서 바르고 또한 소계즙(小薊汁)을 마시기도 한다. 〈本草〉

◎ 구인상(蚯蚓傷)

어느 사람이 지렁이의 독을 입어서 배가 부르고 밤이 되면 지렁이의 우는 소리가 몸 속에서 나는데 소금 물에다 몸을 담그니 낫더라는 말이 있다. 또는 어떤 사람은 맨발로 습지속에 섰다가 지렁이 독을 입었는데 먼저 소금탕 1잔을 마시고 다음 소금탕에다 그 발을 담그니 바로 나았다. 〈本草〉

지렁이 문 데가 심하면 그 모양이 대풍(大風)과 같아서 눈썹이 모두 떨어지는데 석회(石灰) 물에 몸을 담그면 낫는다. 〈本草〉

혹은 닭의 똥을 붙이기도 하고 오리똥을 붙이기도 하며 또는 늙은 차잎을 가루로하여 기름에 개어서 붙인다. 〈綱目〉

◎ 각수상(蠼螋傷)

이 벌레를 팔각충(八角蟲)이라고 한다. 그 모양이 작은 지네와 같고 빛이 푸르며 검고 발이 길게 생겼는데 벽 사이에 숨어 있다가 오줌을 싸서 사람을 쏘면 온몸에 부스럼이 나서 탕화(湯火)에 상한 것 같은데 오계(烏鷄) 날개 깃을 태워 재로하여 흰자에 섞어서 바른다. 〈綱目〉

각수뇨창(蠼螋尿瘡)은 열이 있는 땀띠와 같고 주로 허리를 둘러서 생기는데 이것은 치료가 어렵다. 벌레가 작은 오공(蜈蚣)과 같고 빛이 청흑색이며 발이 긴 놈은 편두(遍豆)잎을 찧어서 붙이면 바로 낫는다. 〈本草〉

또는 소금탕을 창(瘡) 위에 발라 씻으면 며칠 만에 낫고, 또한 서각(犀角)을 물에 갈아서 바르고 또는 닭의 똥을 붙이며, 호연(胡燕) 집 속의 흙을 저지(猪脂)와 고주(苦酒)에 섞어서 붙이고 또한 계장초(鷄腸草)를 찧어 붙이며 또는 호분(胡粉)을 초에 개어 붙이기도 하고, 배(梨)를 씹어서 붙이기도 한다. 〈本草〉

◎ 봉정상(蜂叮傷)

벌에 쏘인 것은 청호(靑蒿)를 씹어서 붙이고 또 박하(薄荷)를 찧어서 붙이며 혹은 벌집을 가루로하여 돼지 기름에 개어 붙이고 또는 우경(芋莖)으로 문지르면 바로 낫는다.

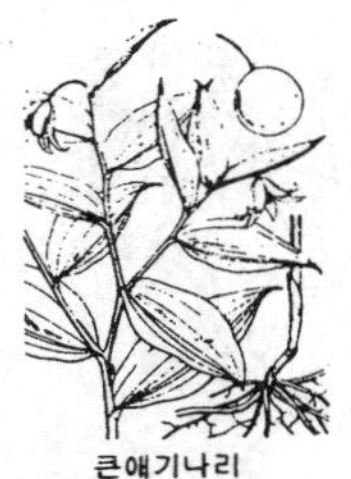
큰애기나리

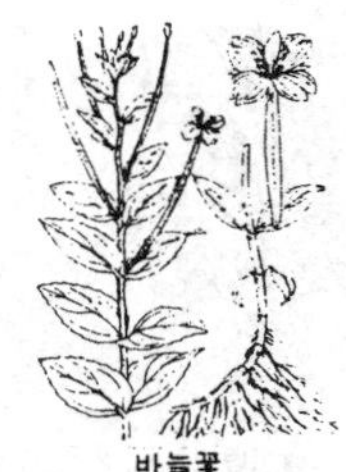
바늘꽃

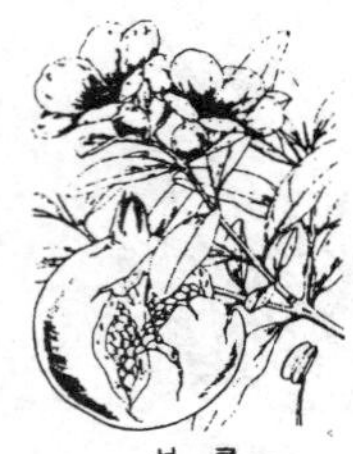
석 류

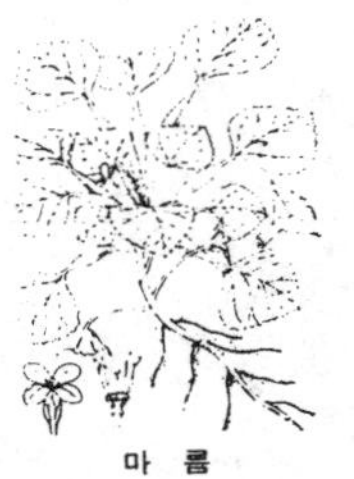
마 름

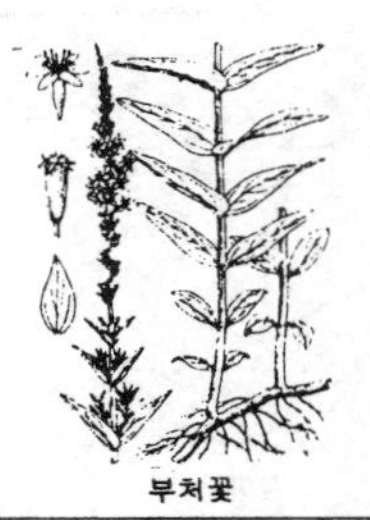
부처꽃

웅황(雄黃)을 초에 갈아서 바르고 또는 청유(淸油)를 문지르며 또는 사람의 머리 때에 소금으로 문지르고 장을 바르기도 하며 또는 동과엽(冬瓜葉)을 찧어서 붙인다. 〈本草〉

◎ **잠교상(蠶咬傷)**

초가 지붕위의 썩은 모초(茅草)를 장즙(漿汁)에 개어서 붙이고 또는 사향(麝香)을 꿀에 개어서 바르면 또는 저즙(苧汁)을 마시고 또는 바르니 잠종(蠶種)이 저(苧)를 가까이 하면 망하게 된다. 〈本草〉

◎ **와우상(蝸牛傷)**

달팽이에게 물리면 독이 온 몸에 뻗치는데 요자즙(蓼子汁)에 담그면 바로 낫는다. 〈本草〉

◎ **누고상(螻蛄傷)**

석회(石灰)를 초(醋)에 섞어서 바르고 또 곡엽을 태워서 뜨물에 타서 씻으며 찌꺼기는 붙인다. 〈本草〉

◎ **벽경상(壁鏡傷)**

벽경(壁鏡)에게 물리면 사람이 죽는 경우가 있는데 상회(桑灰)를 진하게 물에 타고 백반(白礬)가루를 넣어서 바른다. 또는 웅황(雄黃)을 초에 갈아서 바르기도 한다. 〈得効〉

◎ **잡색충상(雜色蟲傷)**

여름철에 잡색(雜色)의 모충(毛蟲)이 있는데 그 독이 사람에게 저촉(抵觸)이 되면 창(瘡)이 되어서 아프고 가려우며 뼈와 살이 모두 무르녹는데 콩자반 1주발과 청유(淸油) 반잔을 같이 찧어서 붙이고 하룻밤 지난 다음에 콩자반을 떼어서 쪼개어보면 벌레의 털이 있으니 흙속에 묻어 버리고 백지탕(白芷湯)으로 씻은 다음에 오징어 뼈 가루를 붙이면 바로 낫는다. 〈綱目〉

또한 복룡간(伏龍肝)을 초에 섞어서 단을 만들어 가지고 상처를 슬슬 문지르면 그 털이 모두 나와서 붙어있고 아픔이 그치면 낫는다. 〈綱目〉

포공영(蒲公英)뿌리와 줄기의 흰즙을 바른다. 〈綱目〉

독사가 초목(草木)에 오줌을 싸서 그것이 사람에게 저촉(抵觸)이 되면 갑자기 부어서 아프고 살이 무르녹으며 손과 발에 저촉되면 손가락의 마디가 떨어지는데 비상(砒霜)을 갈아서 교청(膠淸)에 개어서 바른다. 〈本草〉 뱀의 뼈가 사람을 찌르면 그 독이 부어서 아픈데 죽은 쥐를 태워서 가루로하여 붙인다. 〈本草〉

모든 알기 어려운 충독탕(蟲毒湯)에 청대(靑黛)·웅황(雄黃)을 등분 가루로하여 새로 떠온 물에 2돈을 섞어 먹고 또한 밖으로 붙인다. 〈本草〉 천사독(天蛇毒)을 입으면 라(癩)와 같으나 천사(天蛇)란 것은 즉 초목(草木)속의 황화지주(黃花蜘蛛)다. 그 독을 입은 다음 이슬에 젖어서 이 증세를 얻게 되는데 진피즙(秦皮汁) 1되를 끓여 먹으면 낫는다. 〈本草〉

모든 독벌레의 상에 종이를 말아서 향유(香油)를 찍어 불을 붙여 가지고 입으로 불어 끄고 그 연기를 쏘이면 바로 낫는다. 〈綱目〉

오독충(五毒蟲)의 모석상(毛螫傷)에 아픔이 안 그치면 마치현(馬齒莧)을 찧어서 붙인다. 〈本草〉

사갈(蛇蝎)·지주(蜘蛛)의 물린 상처에 생계란을 작은 구멍을 내어서 물린 곳에 합해 두면 바로 낫는다. 〈本草〉

모든 벌레에 물린 데 사향(麝香)을 바르고 또 소계(小薊)나 또는 남엽(藍葉)을 찧어서 즙을 내어 마시고 붙이기도 한다. 〈本草〉

◎ **여름철 창상(瘡傷)의 파리·구더기를 몰아내는 방법**

여름철의 모든 상손(傷損)한 것이 문드러지면 그 속의 구더기가 생기고 독한 냄새가 나서 가까이 할 수가 없는데 사퇴(蛇退)를 태워서 재로한 것 1냥, 선각(蟬殼)·청대(靑黛) 각 5돈, 세신(細辛) 2돈반을 가루로하여 매 3돈을 노란술에 1일 2번은 섞어 내리는 데 일명 선화산(蟬花散)이라 하고 또는 한수석(寒水石)이 여름철의 모든 창(瘡)의 냄새를 치료한다.

어느 사람이 여름의 보리를 거두다가 나귀에게 차이고 또 두 세군데 물리었는 데 57일이나 되어서 고름이 터지고 독한 냄새가 나며 파리와 구더기가 아주 성해서 약으로 구할 도리가 없는데 한 도인(道人)이 보고 이 처방을 전해주기에 먹으니 구더기가 모두 물이 되어 나오고 파리가 가까이 하지 못하더니 며칠만에 잘 나았다고 한다. 〈回春〉

◎ **첨자상(簽刺傷)**

대나무의 가시가 살에 들어가니 나오지 않을 때는 구맥(瞿麥)을 진하게 달인 즙을 1일 3번을 먹는다. 〈本草〉

또한 녹각(鹿角)을 태워서 가루로하여 물에 타서 바르면 바로 나온다. 〈本草〉

또는 양의 마른 똥을 태워서 재로 하여 돼지 기름에 섞어서 바르면 저절로 나온다. 〈本草〉

사람의 머리 때를 바르면 바로 나오고 또는 오웅계(烏雄鷄)를 생으로 찧어서 덮어 붙여도 나온다. 〈本草〉

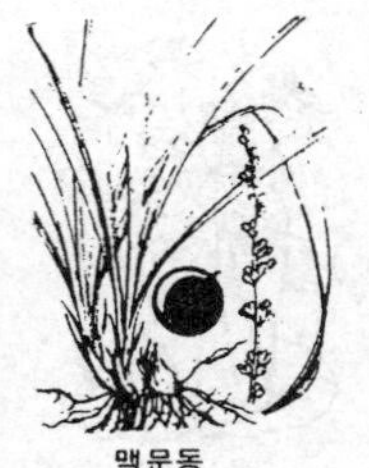
맥문동

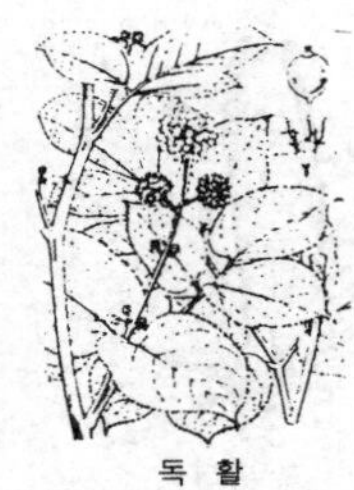
독활

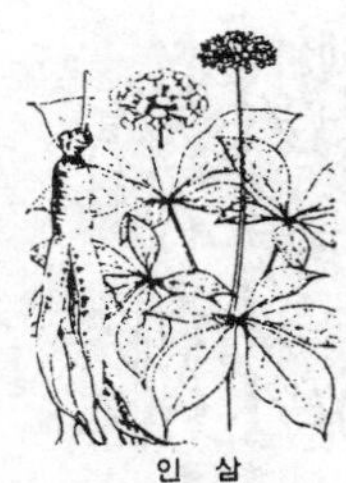
인삼

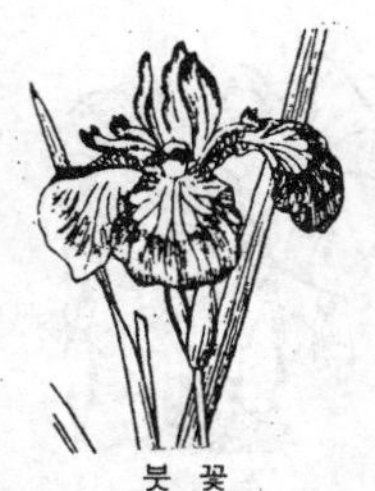
붓꽃

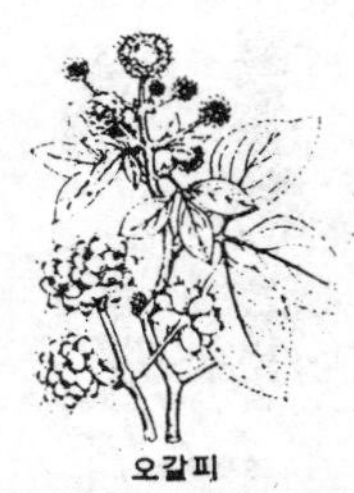
오갈피

또한 백매육(白梅肉)을 씹어서 붙이면 나오고 또 밤(栗) 가운데 알을 씹어서 붙여도 나오며, 또한 누고(螻蛄)를 개어서 붙이면 좋고, 또는 열옹(蠮螉)을 생으로 갈아서 덮어 붙이면 나오며 또한 제조(蠐螬)를 찧어서 붙이고, 우슬(牛膝)뿌리를 찧어서 붙이기도 하며, 어표(魚鰾)를 창(瘡)의 사방에 붙이면 살이 무르녹아서 바로 나온다. 〈本草〉

생선 뼈가 살속에 들어가서 나오지 않는 데는 오수유(吳茱萸)를 씹어서 덮으면 뼈가 무르녹아서 나오고 또한 해달피(海獺皮)를 달여서 즙을 먹거나 어구오(魚拘烏)를 태워서 물에 타서 한번에 먹고 상아(象牙)가루를 두껍게 붙이면 모두 저절로 물러져서 나온다. 〈本草〉

철책(鐵冊)과 대나무 가시가 살에 들어가서 나오지 않을 때 서뇌(鼠腦)를 두텁게 붙이면 바로 나온다. 〈本草〉

※구법(灸法)

모든 사훼(蛇虺)와 오공(蜈蚣)및 독충(毒蟲)의 물린 상처에다 5장 또는 7장을 뜸하면 바로 낫는다. 〈丹心〉

독사(毒蛇)의 교상(咬傷)에 바로 뱀껍질을 덮어 붙이고 그 위를 불뜸을 하면 독기(毒氣)를 끌어내고 아픔이 그친다. 〈本草〉

三四. 해독(解毒)

1. 고독(蠱毒)을 기르는 집

대체로 고(蠱)가 있은 고을에는 인간의 문에서부터 들보 옥량(屋梁)에 티끌하나 없고 정결한 것은 그 집에서 반드시 고(蠱)를 기르고 있는 까닭이며 항시 주의해서 막아야 된다. 〈易簡〉

고(蠱)란 것은 사람의 삼충〔三蟲 : 즉(卽) 하마(蝦蟆) 오송(蜈蚣)•사훼(蛇虺)〕의 종류를 잡아서 그릇에 담아두면〔원(原) 고자(蠱字)는 충(蟲)자와 혈(血)자의 이자(二字)를 합하여 만들어진 글자다.〕그들이 서로 잡아서 먹고 나중에 한 마리가 남으면 그것을 고(蠱)라고 하며 그 고(蠱)가 능히 변화를 부리는데 인가에서 술과 고기로 제를 지내든지 경축행사를 할 때에 고(蠱)를 내어 놓으면 고(蠱)가 음식 가운데 독을 방사(放射)해 둔다. 사람이 그 음식을 먹으면 독을 입어서 심번(心煩)이 되고 배가 아프며 얼굴과 눈이 푸르고 노랗게 되며 또는 선혈(鮮血)을 토타(吐唾)하고 또는 피고름을 내리며 또한 병자의 먹은 음식물이 모두 벌레로 변해서 장부(臟腑)를 침식(侵蝕)해서 모두 파먹어서 사람이 죽는데 급한 것은 10일이면 죽고 늦은 것은 세월을 끌어서 오래도록 고뇌하다가 죽게 될 뿐만 아니라 죽은 다음에도 병기(病氣)가 흘러 나와서 방인(傍人)에게 주염(注染)되기 때문에 병명을 고주(蠱疰)라고 한다. 〈千金〉

고(蠱)에 중독되서 얼굴색이 푸르고 노란 것은 사고(蛇蠱)며, 붉고 노란 것은 석양(蜥蝪)이며 청백하면서 속이 창만(脹滿)하고 올챙이 같은 것을 토출(吐出)하는 것은 하마고(蝦蟆蠱)이고, 푸른색이 많으면서 강랑(蜣蜋)같은 것을 토해내는 것은 강랑고(蜣蜋蠱)이다. 〈病源〉

2. 고독(蠱毒)을 물리칠 경우

고(蠱)가 있는 고을에 들어가서 음식을 먹을 때는 처음 젓가락을 내릴 때에 가만히 음식물을 약간 손으로 움켜쥐고 그냥 음식을 먹은 다음에 쥐었던 음식을 사람들이 지나다니는 4거리에 묻어 주면 바로 고(蠱)가 그의 집에서 분란(粉亂)을 일으키게 된다. 그러면 고주(蠱主)가 바로 찾아와서 구원(救援)을 청하게 되는 것이다. 그리고 또한 방법은 음식을 먹을 때는 주인부터 먼저 먹으라고 권하거나 또는 확실한 말씨로 주인에게 묻기를 고(蠱)가 있지 않느냐? 하고 젓가락으로서 식탁(食卓)을 딱딱 두드린 다음에 먹으면 고(蠱)가 감히 해치지를 못하는 것이다. 〈易簡〉

3. 고독(蠱毒)을 징험(徵驗)할 경우

환자에게 시켜서 아침 일찍 일어나 우물물을 떠다가 물위에 침을 뱉어 보면 침이 기둥처럼 서서 물 밑으로 내려앉는 것은 고(蠱)인 것이고, 그냥 떠서 있는 것은 고(蠱)가 아니다. 〈三因〉

생검은 콩을 씹어서 비린내가 나지 않거나 백반(白礬)을 씹어서 맛이 달면 모두 고(蠱)에 중독된 것이 틀림없다. 〈三因〉

고(蠱)가 있는 고을에 들어가서 음식을 대할 때에 서각(犀角)으로 저어서 흰 거품이 일어나는 것은 고(蠱)가 있는 것이고, 그렇지 않은 것은 없는 것이다. 〈綱目〉

또는 계란을 삶아서 껍질을 벗기고 부서지지 않도록 입속에 넣고 있다가 밤에 토해내서 서리나 이슬을 맞혔다가 아침에 보면 파랗게 빛이 변한 것은 고(蠱)이다. 〈得効〉

고(蠱)에 중독된 사람은 대변이 칠과 같이 검으며 또는

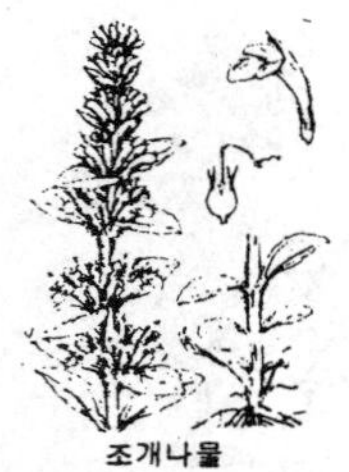
조개나물

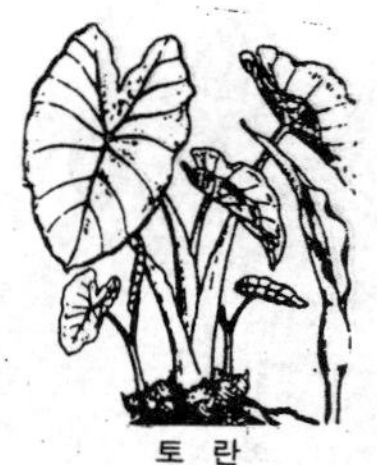
토 란

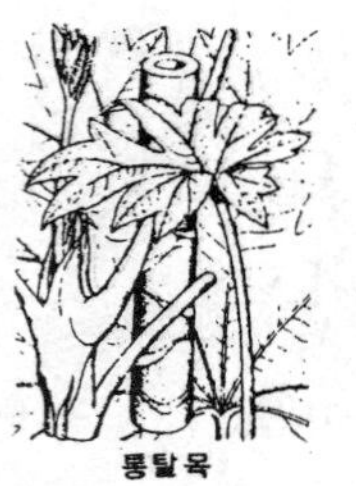
통탈목

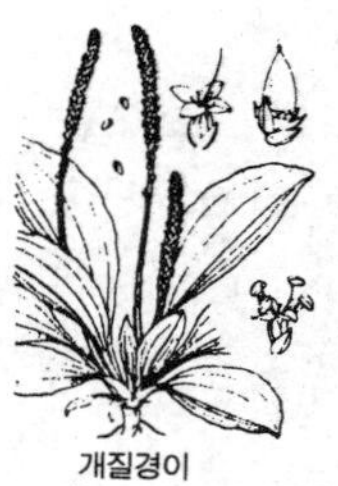
개질경이

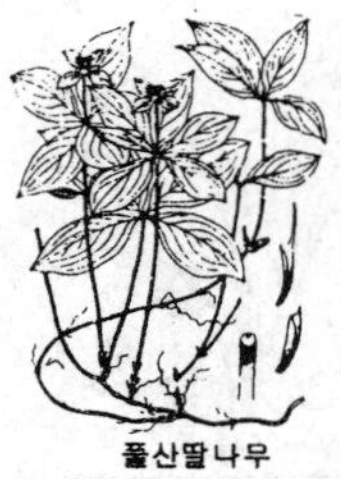
풀산딸나무

단단하고 또는 붉은 색을 약간 띤 것은 고(蠱)인 것이다. 〈千金〉

4. 고독(蠱毒)에 중독된 맥의 증후일 경우

고독(蠱毒)의 맥은 비녀처럼 빳빳하다. 〈直指〉

백약에 중상(中傷)한 맥(脈)이 뜨고 넓은 환자는 살고 작고 가늘은 사람은 죽게된다.

또한 맥(脈)이 넓고 크며 더딘 사람은 살고 작고 가늘며 촘촘한 사람은 죽게된다. 〈脈經〉

5. 고(蠱)를 보내는 경우

사람이 고(蠱)에 중독되면 당연히 약을 먹어야 하지마는 혹시 고주(蠱主)의 이름을 알면 바로 불러서 보내는 방법이 있으니 가령 고주(蠱主)의 이름을 알려고 한다면 헤어진 북의 가죽을 태워 가루로 해서 1돈을 먹으면 환자가 저절로 고주(蠱主)의 이름을 부르게 되니 방법에 따라서 고(蠱)의 갈 곳을 보내니 바로 낫는다. 〈本草〉

중고독(中蠱毒)이면 저간(猪肝)과 같은 피를 내리고 장부(臟腑)가 썩어서 죽음을 기다리는 것인데 낭하엽(蘘荷葉)을 환자가 모르게 환자의 잠자리 밑에 넣어두면 환자가 저절로 고주(蠱主)의 이름을 부르는데 갈 것을 취하라고 명하면 곧 낫는다. 〈本草〉

장토선(蔣土先)이란 사람이 고독(蠱毒)에 걸려 하혈하는데 가인(家人)이 병자를 몰래 낭하(蘘荷)잎을 잠자리에 두었더니 갑자기 크게 웃어 말하기를 「나를 고(蠱)한 사람은 장소(張小)다.」하니 바로 소(小)에게 거두어 갔다는 말이 있다. 〈本草〉

6. 고독(蠱毒)을 치료할 경우

사람이 고(蠱)에 중독되면 심(心)과 복(腹)이 끊는 듯이 아프고 무엇이 깨무는 것과 같으며 얼굴이 청황색이고 또는 피를 토하여 하혈(下血)하는데 급히 치료하지 않으면 오장을 모두 먹어서 죽는 수 밖에 없는 것이니 태을자금단(太乙紫金丹)•옥추단(玉樞丹)•만병해독원(萬病解毒元)•웅반환(雄礬丸)•웅사산(雄麝散)•진사환(辰砂丸)•보령단(保靈丹)•독승산(獨勝散)•국로음(國老飮) 등을 쓰면 토하며 또는 내리고 낫는다. 〈入門〉

※태을자금단(太乙紫金丹)

효능 : 일명 자금정(紫金錠) 또는 만병해독단(萬病解毒丹)•고독(蠱毒)•도생독(桃生毒)•호리(狐狸)•서무(鼠莽)•악균(惡菌)•하돈(河豚)•사우마육독(死牛馬肉毒)•산남장기독(山嵐瘴氣毒)과 모든 약독(藥毒)•금석(金石)•오수(烏獸)•백충(百蟲)등 일체의 모든 독을 치료한다.

처방 문합(蚊蛤)을 벌레와 흙을 버리고 3냥, 산자고(山茨菰)거죽은 버리고 불에 말려서 2냥, 홍아대극(紅芽大戟)씻어서 불에 말린 것 1냥반, 속수자(續隨子)거죽과 기름을 버리고 1냥, 사향(麝香) 3돈을 가루로 하고 찹쌀풀에 반죽해서 공이로 천여번 찧어서 40정을 환으로 만들고 매회에 반정을 먹는데 중환자는 1정을 박하탕(薄荷湯)과 같이 녹여 내린다.

만드는 약은 단오•칠석•중양일과 또는 천덕일(天德日)을 택하는 것이 좋은 데 깨끗한 방에서 분향제계(焚香齊戒)하고 부인과 상인 및 닭과 개 등은 보지 못하도록 하여야 한다.

스스로 목을 맨 것이나 물에 빠진 것이나 귀신에 미혹되어 놀라 죽은 사람으로써 심장과 머리가 약간 따뜻한 기가 있을 때는 바로 찬 물에 갈아서 먹으면 깨어나고 뱀이나 개의 제악충상(諸惡蟲傷)에는 술에 타서 먹고 물에 갈아서 상처에 바른다. 〈入門〉

※옥추단(玉樞丹)

일명 추독단(追毒丹)인데 치료 방법과 먹는 방법은 위와 같다.

즉 위의 태을자금단(太乙紫金丹)에 웅황(雄黃) 1냥, 주사(朱砂) 5돈을 더한 것인데 만드는 방법도 역시 같다.

고(蠱)가 있는 고을에 들어가서 기분이 불쾌할 때에 1정을 먹으면 바로 토하거나 흘러 내려서 경쾌해지는 데 진실로 세상을 건지고 사람을 보위하는 보약(寶藥)이 된다. 〈入門〉

※만병해독단(萬病解毒丹)

효능 : 고독(蠱毒)•도생독(桃生毒)•약독(藥毒)•초독(草毒)•축수독(畜獸毒)을 치료한다.

처방 문합(蚊蛤) 1냥반, 산자고(山茨菰) 1냥, 대극(大戟) 1돈반, 산두근(山豆根)•속수자(續隨子)의 거죽과 기름을 버리고 각 5돈, 주사(朱砂)•웅황(雄黃) 각 2돈,

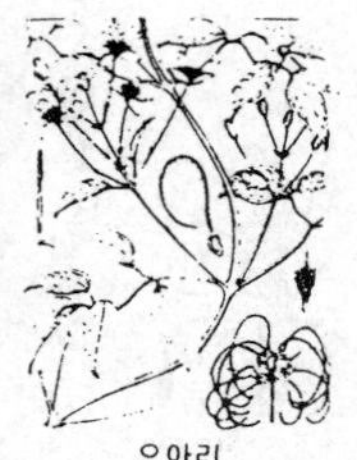
으아리

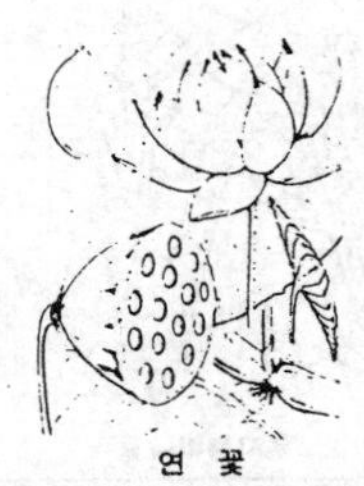
연 꽃

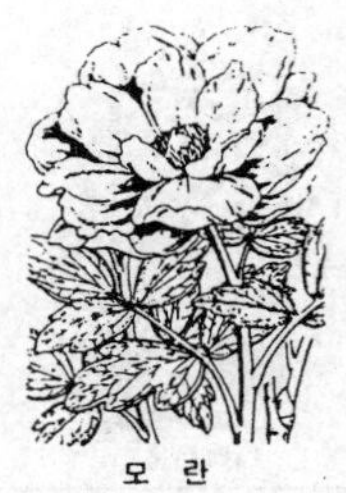
모 란

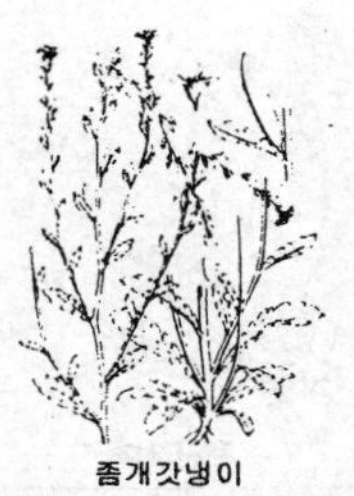
좀개갓냉이

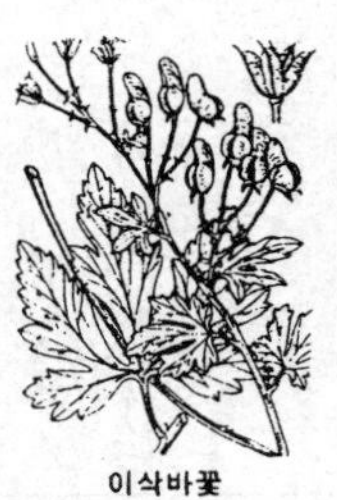
이삭바꽃

사향(麝香) 1돈, 전갈(全蝎) 5개를 가루로하여 찹쌀풀에 환을 짓되 35알로 나누어 지어서 매 1알을 생강 즙이나 꿀물에 갈아서 마시고 샘물에 갈아서 상처에 붙인다. 〈得効〉

※웅반환(雄礬丸)

효능 : 고독(蠱毒)이나 사독(蛇毒)을 치료한다.

처방 즉 납반환(蠟礬丸)이나 〔처방은 췌췌(瘁瘁)〕에 웅황(雄黃)을 더해서 등분 오동열매 크기로 환을 지은 것이니 매 7알을 숭늉이나 물로 삼켜 내린다. 〈入門〉

※웅사산(雄麝散)

효능 : 5가지의 고독(蠱毒)을 치료한다.

처방 웅황(雄黃) • 사향(麝香)을 등분 가루로하여 양의 폐(肺)를 손가락만 한 크기를 구해서 쪼갠 다음에 약을 싸서 먹는다. 〈丹心〉

※진사환(辰砂丸)

효능 : 고독(蠱毒)이 주식(酒食)속으로 따라 들어간 것을 치료한다.

처방 진사(辰砂) • 웅황(雄黃) • 적족오공(赤足蜈蚣) • 속수자(續隨子) 각 1냥, 사향(麝香) 2돈반을 가루로 하고 찹쌀 풀에 연밥 크기로 환을하여 매 1알을 술에 녹여 내린다.

※보령단(保靈丹)

효능 : 고독(蠱毒)의 모든 독과 일체의 약독(藥毒)에 특별한 효과가 있다.

처방 주사(朱砂) 1냥, 파두근(巴豆根) 5돈, 웅황(雄黃) • 황단(黃丹) • 사향(麝香) • 황약자 • 속수자 거죽은 버리고 따로 갈고, 파두(巴豆)의 껍질은 버리고 기름은 버리지 않은 것, 반묘(斑猫)의 두(頭)와 족(足)과 날개를 버린 것 각 2돈반, 적족오공(赤足蜈蚣) 2개에 하나는 생으로 하나는 구운 것으로 하되 찹쌀에 반은 생것, 반은 볶아서 가루로하여 풀을 쑤고 이것을 단오(端午) • 중양(重陽) • 납일(蠟日)에 정성껏 가루를 하되 닭과 개와 부인에게 보이지 말고 찹쌀의 풀로 가시연밥 크기의 환을 짓고 그늘에 말려서 자기 그릇에 저장해 두고 각 1알을 맑은 차에 씹지 말고 그냥 내리면 약간 지난 뒤에 독물(毒物)을 또는 토하고 또는 흘러 내리며 약알이 멍든 피와 같이 내리는데 그 알약을 거두어서 물에 씻어 두었다가 다음에 다시 쓰고 1알로써 3사람의 병을 치료하는 것이다.

미리부터 지어 놓을 것이 없으면 길일(吉日)을 택하여 깨끗하게 지을 수도 있다. 〈得効〉

※독승산(獨勝散)

효능 : 고독(蠱毒)과 약독(藥毒)및 충사(蟲蛇)의 모든 독을 치료한다.

처방 대감초절(大甘草節)을 마유(麻油)에 담그는 데 해가 오래 될 수록 좋은 것이니 위의 감초(甘草)를 씹어서 삼키는데 또는 물에 달여 먹으면 특히 효과가 있다. 〈得効〉

※국노음(國老飮)

효능 : 고독(蠱毒)을 치료한다.

처방 백반(白礬)과 감초(甘草)를 등분 가루로 해서 맑은 물에 고루 내리고 검은 침을 토하든지 또는 설사를 하면 바로 편안해진다. 〈得効〉

7. 금잠고독(金蠶蠱毒)일 경우

남쪽 지방에서 금잠(金蠶)을 기르는데 그 색이 금색과 같고 촉금(蜀錦)을 먹이는데 그의 똥을 음식속에 넣어서 사람에게 독을 끼치고 사람이 죽으면 잠(蠶)이 기뻐하며 남의 재물을 치래(致來)해서 그 사람으로 하여금 갑자기 부자가 되도록 하는데 그 잠을 다른 곳으로 보내기가 아주 어렵고 수화(水火)도 병인(兵刃)도 능히 해치지 못하기 때문에 반드시 금잠(金蠶)에다가 금은(金銀)을 많이 싸서 길위에다 잘 놓아두면 다른 사람이 그것을 주워 가지고 갈 때에 잠(蠶)이 따라 가는데 이것을 가금잠(嫁金蠶)이라고 한다. 〈琯言〉

사람이 금잠고독(金蠶蠱毒)을 입었을 때 먼저 백반(白礬)을 씹으면 맛이 달고 다음 검은 생콩을 씹어도 비리지 않은 것이다. 석류(石榴)뿌리 껍질을 진하게 그 즙을 마시면 산 벌레를 토해 내고 바로 낫는다. 〈得効〉

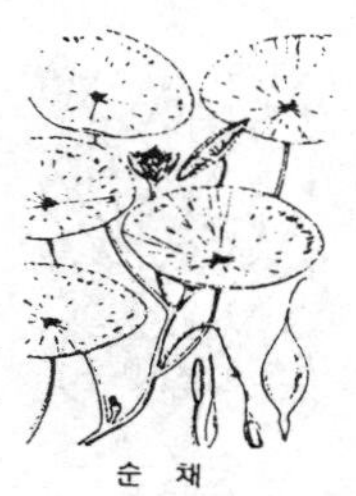
순 채

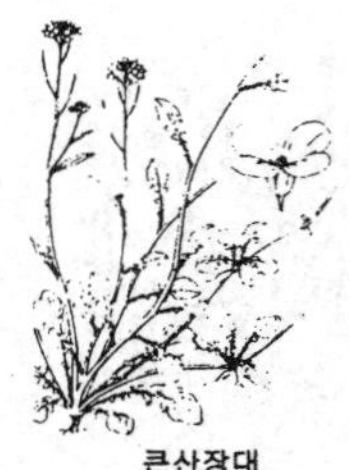
큰산장대

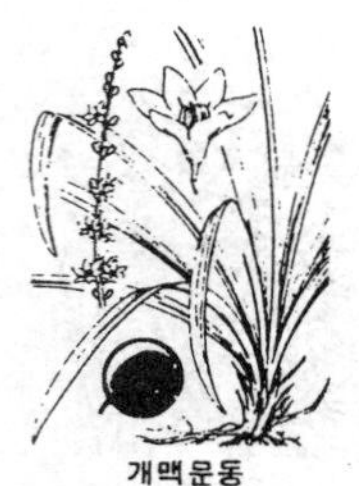
개맥문동

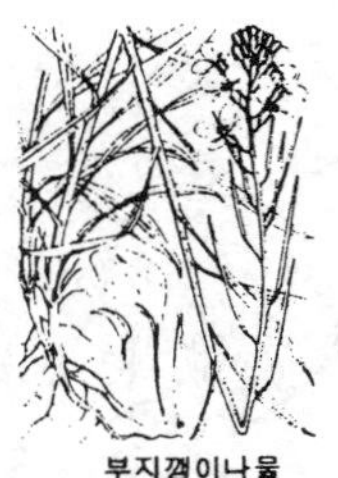
부지깽이나물

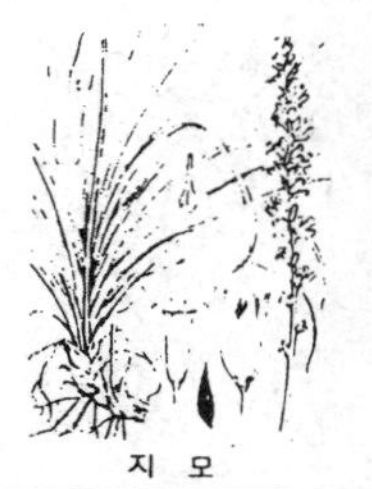
지 모

8. 도생독(挑生毒)일 경우

영남 지방에 도생독(挑生毒)이란 것이 있으니 즉 음식의 가운데 독을 집어 넣어서 사람을 해치는 것인데 그 증세가 처음에는 머리와 배가 아프고 다음은 차츰 찌르는 듯이 아프다가 10일이 지나면 무슨 물건이 생겨서 움직이는데 위에 있으면 가슴이 아프고 아래에 있으면 배가 아프니 위에 있는 것은 담반(膽礬)가루 5푼을 더한 차에 타 마셔서 깊이 토하고 아래에 있는 것은 울금(鬱金)가루 2돈을 미음(米飮)에 섞어 먹고서 나쁜 것을 설사한 다음에 사군자탕(四君子湯)에서 감초(甘草)를 빼고 달여 먹고서 조리를 한다. 〈得効〉

어떤 사람이 갑자기 갈비 밑이 부어오르는데 경각 사이에 크기가 사발만하니 이것은 도생독(挑生毒)을 입은 것이다.

밤중에 일어나서 녹두(綠豆)를 씹어보면 그 맛이 향긋하고 달으니 틀림없는 것이다. 승마(升麻)를 가루로하여 찬 숭늉물에 2돈을 넉넉히 타서 계속 먹으면 동설(洞泄) 즉 수설(水泄)을 한 뒤에 파 두어 뿌리를 뿌리가 달린 채로 달여 먹으니 그 부은 것이 바로 사라지므로 이어서 평위산(平胃散)을 먹었다 한다. 〈得効〉

◎ 금기법(禁忌法)일 경우

대개 충(蟲)에 중독된 사람은 약을 써서 나은 다음에 오래도록 찬 것을 먹지 못하는 것이니 만약 찬것을 먹으면 귀기(鬼氣)가 침입하고 고독(蠱毒)이 다시 생겨서 결국 구할 도리가 없게 된다. 〈入門〉

※구법(灸法)

고독(蠱毒)을 뜸하는 것이 작은 발가락 위에다 3장을 뜸하면 바로 무슨 물건이 따라 나온다. 만약 술과 음식에서 얻은 것이면 술과 음식이 나오고 고기나 채소에서 얻은 것이면 고기와 채소가 나오면서 신통하게 낫는데 모두 뜸한 곳으로 따라 나온다. 〈千金〉

9. 토고약(吐蠱藥)일 경우

또 승마(升麻) 1냥을 물에 삶아서 진한 즙을 마시면 바로 고(蠱)를 토해낸다. 〈本草〉

고(蠱)에 중독되면 닭의 간(肝)과 같은 피를 내리고 사장(四臟)이 모두 터져 문드러졌는데 단지 심장(心臟)이 터져 문드러지지 않고 죽기만을 기다리는 데는 마린근(馬藺根)을 가루로하여 1~2돈을 물에 섞어서 먹으면 바로 토해내고 바로 신통하게 낫는다. 〈本草〉

왕과(王瓜)의 뿌리와 잎을 즙으로 내서 마시면 바로 토하고 내리게 된다. 〈本草〉

또한 5가지의 고독(蠱毒)을 치료할 때 마두령(馬兜鈴) 뿌리를 가루로하여 1냥을 물에 달여서 한번에 먹으면 고(蠱)를 토해내는데, 통쾌하지 못하면 다시 한번 더 먹어야 된다. 〈本草〉

또 곡목(槲木)의 북쪽 그늘진 흰껍질을 진하게 달여 1되쯤 공복에 먹으면 바로 고(蠱)를 토해낸다. 〈本草〉

또한 위피(蝟皮)를 태워서 가루로하여 1돈을 물에 섞어 마시면 바로 고(蠱)를 토해 낸다. 〈本草〉

또한 고호(苦瓠) 1마리를 물로 달여 먹으면 바로 토하고 낫는다. 〈本草〉

또한 사람의 머리 때를 미음(米飮)이나 또는 술에 녹여 먹으면 고(蠱)를 바로 토한다. 〈本草〉

10. 하고약(下蠱藥)일 경우

고독(蠱毒)에 상륙(商陸)가루를 물에 타서 먹으면 고(蠱)를 바로 내린다. 〈本草〉

또한 속수자(續隨子)를 껍질은 버리고 가루로하여 물에 타서 1돈을 먹으면 바로 고(蠱)를 흘러 내린다. 〈本草〉

견우자두말(牽牛子頭末) 2돈을 물에 타서 먹으면 독벌레를 흘려 내린다. 〈本草〉

반묘(斑猫) 1마리를 머리와 발 및 날개를 버리고 볶은 것과 대극(大戟)•도백피(桃白皮)를 가루로 환약을 지어서 반돈을 먹으면 그 독이 설사를 따라 나오는 데 혹시 나오지 않으면 다시 한번 먹으면 그 효과가 있고 대극(大戟)을 그냥 먹어도 역시 좋다. 〈本草〉

또한 연시(燕屎) 3홉을 조린 것과 독두산(獨頭蒜) 10개를 찧은 것을 합해서 오동열매 크기로 환을 한 것 3알을 먹으면 고(蠱)가 흘러 내리게 된다. 〈本草〉

단 방(單方) (12종)

※잠퇴지(蠶退紙)

고독(蠱毒)에 적든 많든 관계없이 마유(麻油)로써 종이를 비벼 불에 태워서 가루를 하여 새로 떠온 물에 1돈을 섞어 한번에 먹으면 비록 낯이 푸르고 맥이 끊어져서 혼미(昏迷)하고 입을 다물고 피를 토하는 무거운 증세라도

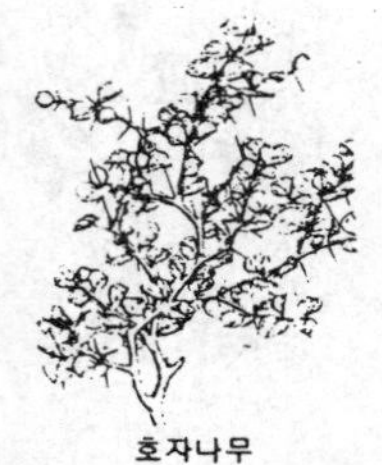
호자나무

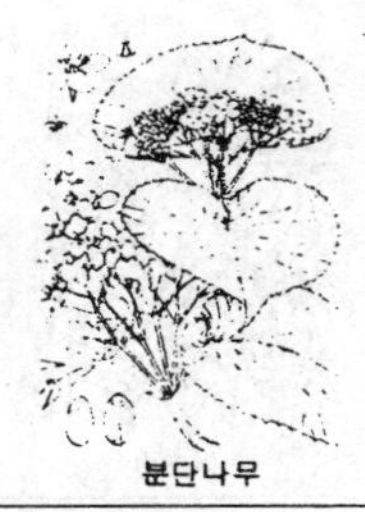
분단나무

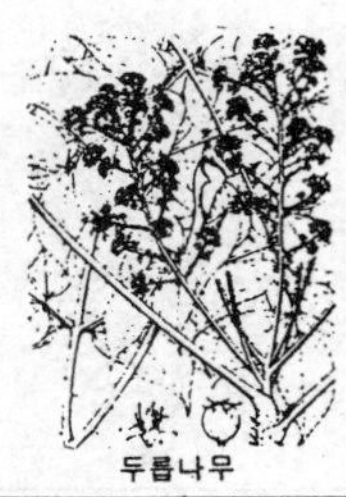
두릅나무

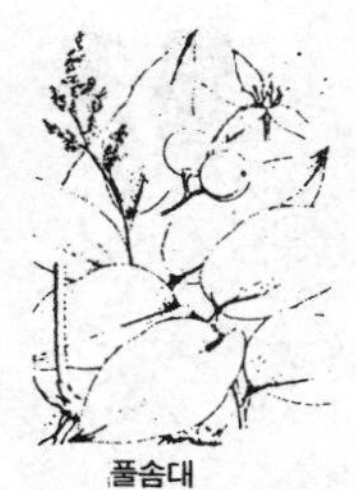
풀솜대

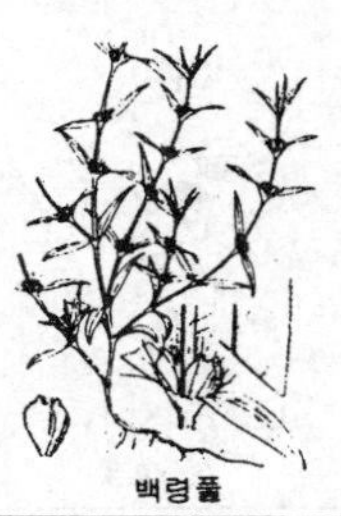
백령풀

바로 소생이 된다. 〈得効〉

※남엽(藍葉)

고독(蠱毒)에 즙을 내어서 마신다.

※천근(茜根)

치료는 위에서와 같고 진하게 달여 먹고 또한 낭하(蘘荷)와 같이 달여서 몇 되를 마시면 바로 낫는다. 〈本草〉

※제니(薺苨)

치료는 위에서와 같고 찧어 즙을 내어서 마시고 가루로 달여 먹어도 모두 좋다. 〈本草〉

※길경(桔梗)

치료는 위에서와 같고 찧어 즙을 내어서 마시면 위급한 환자라도 역시 소생이 된다. 〈本草〉

※교어피(鮫魚皮)

치료 방법은 위에서와 같고 태워서 가루로하여 물에 타서 마시면 고(蠱)에 중독되어 피를 토하는 것도 치료 된다. 〈本草〉

※구인(蚯蚓)

고(蠱)에 중독되서 토혈(吐血)과 하혈(下血)이 썩은 간(肝)과 같을 때 지렁이 14마리를 초 1되에 담그면 지렁이가 죽으니 단지 그 즙만 마시면 죽었던 사람이 살아난다. 〈本草〉

※오공(蜈蚣)

치료는 위에서와 같고 구워서 가루로하여 물에 타서 마시면 좋다. 〈本草〉

※호유근(胡荽根)

고독(蠱毒)에 반되쯤 즙을내서 술에 타 먹으면 고가 바로 내리고 또한 호유자(胡荽子)를 갈아서 물에 달여 즙을 내서 1일 2번씩 반되를 차게 먹는다. 〈本草〉

※대산(大蒜)

치료는 위에서와 같고 또는 작은 마늘도 좋고 계속 먹으면 고독(蠱毒)을 치료한다. 〈本草〉

※호(狐)

치료는 위에서와 같고 호(狐)의 오장(五臟)과 장(腸)을 계속 먹는 법과 같이 요리해서 5가지 맛을 섞어 국을 끓여 먹으면 고독(蠱毒)을 없애며 구워서 먹어도 좋다. 어느 사람이 고병(蠱病)에 걸렸는데 한 도인(道人)이 꿈에 말하기를 개 같으면서 개가 아니고 고양이 같으면서 고양이가 아닌 것을 삶아 먹으면 병이 나으리라 하니 잠에서 깨어나 마침 여우가 집에 들어오기에 잡아서 고아 먹으니 병이 씻은 듯이 나았다 한다. 백씨(白氏) 6첩에 말하기를 청구호(青丘狐)를 먹으면 고병(蠱病)에 걸리지 않는다고 하였다. 〈夷賢〉

※달간(獺肝)

고독(蠱毒)을 치료하니 태워서 먹는다. 〈本草〉

계속 먹으면 좋은데 소주(燒酒)와 큰 마늘과 같이 먹는 것이 좋다. 〈俗方〉

11. 모든 중독을 구할 경우

대체로 중독의 병이란 것이 모두 저절로 주의를 못해서 일어나는 것이니 어떠한 음식물에 중독이 되었는가를 물을 것 없이 원근(遠近)을 살려 오래 되면 구하지 못하여 또한 손이나 발과 얼굴이 푸르면 구하지 못하게 된다. 치료 방법은 병독이 위에 있으면 당연히 토해서 하므로 급히 향유〔香油 : 또는 동유(桐油)〕를 많이 집어넣고 거위 날개로써 깊이 토하게 하며 아래에 있으면 해독환(解毒丸)과 전장(靛漿)으로 설사를 시켜야 하는 데 긴급하면 단지 망초(芒硝)달인 것과 감초탕(甘草湯)을 먹고 설사를 해도 좋다. 〈入門〉

중독을 구하는 데는 큰 방법이 감초(甘草)와 녹두(綠豆)가 능히 잘 해독하는 것이고, 또 무슨 독인지 물을 필요없이 향유(香油)를 많이 먹고 토해 내리는 방법이 가장 좋은 방법이 된다. 〈醫鑑〉

※해독환(解毒丸)

> **효능** : 음식 중독과 다른 중독등을 치료하되 사람이 꼭 죽게 된 지경에 구하는 것이다.

처방 판람근(板藍根) 4냥, 관중(貫衆)의 털을 버린것, 청대(青黛)로써 겉을 입혀서 정신이 황홀하게 되는 것을

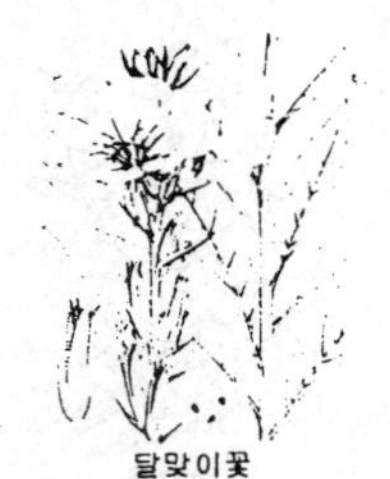
달맞이꽃

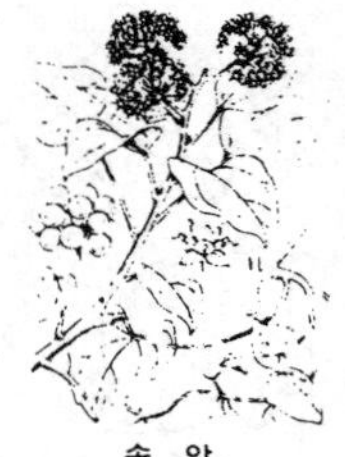
송 악

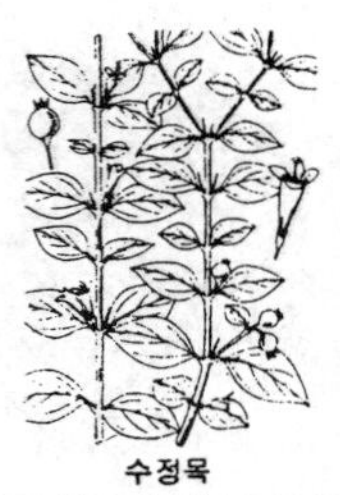
수정목

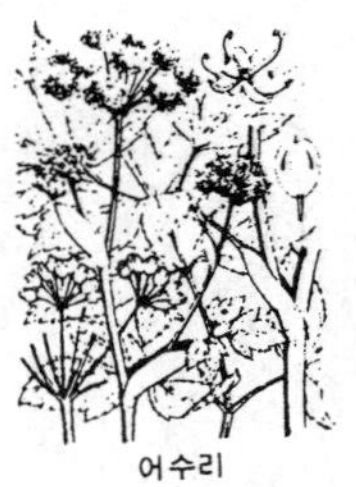
어수리

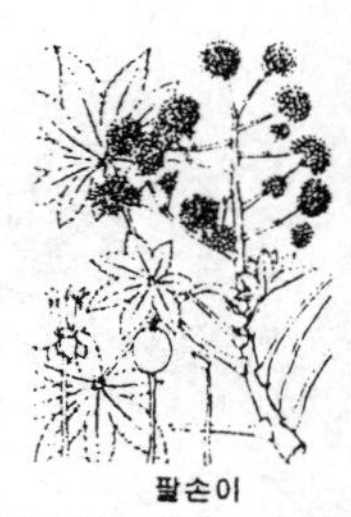
팔손이

느끼면 이것은 어딘가가 중독된 증세이니 속히 15알을 씹어서 새로 떠온 물에 내려 보내면 바로 풀어진다. 〈三因〉

◎ 비상중독(砒霜中毒)

비상(砒霜)에 중독되면 그 증세가 번조(煩燥)하니 미친 것 같고 심(心)과 복(腹)이 교통(攪痛)하고 머리가 흔들리며 토하려 하고 얼굴과 입이 청흑(靑黑)색이 되고 사지(四肢)가 역냉(逆冷)하므로 빨리 구하지 아니하면 죽게 된다. 이 독은 고기나 밥으로부터 얻은 것은 치료하기가 쉽고 술로부터 얻은 것이면 그 독이 백맥(百脈)에 흩어지기 때문에 치료하기가 어려운 것이다. 격상(膈上)에 있으면 과체산〔瓜蔕散 : 처방은 토문(吐門)〕으로 토하고 뱃속에 있으면 만병해독단(萬病解毒丹)으로 흘러 보낸다. 〈入門〉

흑연(黑鉛) 4냥을 물 1주발에 갈아서 마시면 바로 풀린다. 만약 흑연(黑鉛)이 없으면 청람즙(靑藍汁) 1주발을 마시거나 또는 향유(香油) 1~2도를 마시고 또 지장(地漿) 3주발에 연분(鉛粉)을 타서 자주 마시며 계속해서 저(猪)•구(拘)•양(羊)•계(鷄)•압(鴨)등의 피를 마시고 또 인분(人糞)도 마신다. 〈諸方〉

또한 백편두(白扁豆)•청대(靑黛)•감초(甘草) 각 1돈과 파두거각(巴豆去殼)한 것 1개를 가루로하여 사당(砂糖) 1덩이를 물에 녹여서 1잔을 섞어 마시면 독이 바로 따라서 흘러 내린다. 〈得効〉

또 납월(臘月)의 돼지 쓸개를 물에 타서 마시면 바로 풀린다. 〈種杏〉

또 도간〔稻稈 : 짚〕재를 쓸개를 물에 담가서 즙을 내서 1주발을 차게 마시면 독이 바로 흘러 내린다. 〈醫鑑〉

또 찬물에 녹두(綠豆)를 갈아서 즙을 마시면 풀린다.

또 남근(藍根)과 사당(砂糖)을 찧어서 물에 타서 마신다. 〈綱目〉

◎ 균심독(菌蕈毒)

산속에 나는 독한 균〔菌 : 버섯〕을 경솔하게 삶아 먹으면 죽는다. 땅에서 나는 것을 균(菌)이라 하고 나무에서 나는 것을 유(檽)라고 하는데 강동 사람들은 심(蕈)이라고 한다.

밤에 빛을 내는 것과 익히지 않은 것을 삶아서 사람의 그림자가 비쳐지지 않는 것과 썩어도 벌레가 없는 것이 모두 독이 있으니 먹지 못한다.

대개 겨울과 봄에는 독이 없고 여름과 가을에는 독이 있다는 것은 뱀이나 벌레의 독기(毒氣)가 훈증하기 때문이다.

균(菌)에 중독되면 지장(地漿)을 마시고 또 인분즙(人糞汁)을 마시며 또한 마린(馬藺)의 뿌리나 잎을 찧어서 즙을 마시고 또 사람의 머리 때를 물에 타서 마시며 토하는 것을 한도로 한다. 또한 육축(六畜)및 압압(鴨鴨)의 피를 뜨거울 때에 마시고 또는 감초를 기름에 달여서 차게 마시고 단지 향유(香油)만을 많이 마시는 것도 좋다. 〈本草〉

심(蕈)에 중독되어서 토하고 내리는 것을 안 그치는 것은 세다아〔細茶芽 : 즉(卽) 작설다(雀舌茶)〕를 가루로하여 새로운 물에 고루 먹으면 신통하고 또는 하엽(荷葉)을 짓찧어서 물에 타서 마신다. 〈綱目〉

상두(蕣頭)를 삶아서 즙을 마시고 바로 낫는다. 〈綱目〉

풍수(楓樹)의 균(菌)을 먹으면 웃음을 그치지 못하고 죽는데 지장(地漿)을 마시는 것이 가장 좋고 인분즙(人糞汁)을 마시는 것이 다음 가니 다른 약은 효력이 없다. 〈本草〉

◎ 하돈독(河豚毒)

모든 어류속에 하돈(河豚)이 가장 독하고 그 알이 더욱 독이 있으니 사람이 중독되면 반드시 죽는데 급히 노위근(蘆葦根)을 찧어서 즙을 내어 마신다.

또한 인분즙(人糞汁)이나 향유(香油)을 많이 마시고 토해 내면 바로 낫고, 또는 백반(白礬)가루를 백탕으로 고루 내리고 백편두(白扁豆)가루를 물에 타서 마시며 또는 양제엽(羊蹄葉)을 찧어서 즙을 마신다. 〈本草〉

◎ 천초독(川椒毒)

천초(川椒)의 가시를 잘못 먹어서 목구멍에 들어가면 기(氣)가 닫히고 죽으려고 하는데는 대추 3개를 씹으면 독이 풀어진다.

천초(川椒)의 입을 다물린 것은 독이 있으니 잘못 먹으면 갑자기 기(氣)가 질려 숨이 끊어지거나 또는 흰거품을 내리고, 온몸이 냉비(冷痺)해지니 속히 치료하지 아니하면 안 된다. 샘물 1~2되를 마시는 것이 가장 좋다.

또는 계피(桂皮)를 달인 물을 마시고 또는 지장(地漿)을 마시든가 또는 진하게 달인 검은 콩이나 인뇨(人尿)를 마신다. 〈本草〉

◎ 행인독(杏仁毒)

행자(杏子)의 쌍인(雙仁)은 독이 있으니 잘못 먹으면 반드시 죽는다. 만약 중독이 되었으면 남엽즙(藍葉汁)을 마시고 또한 남실(藍實)을 물에 개어서 즙을 마시며 또는

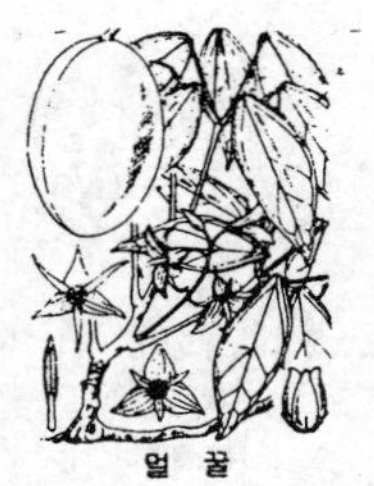
얼 꿀

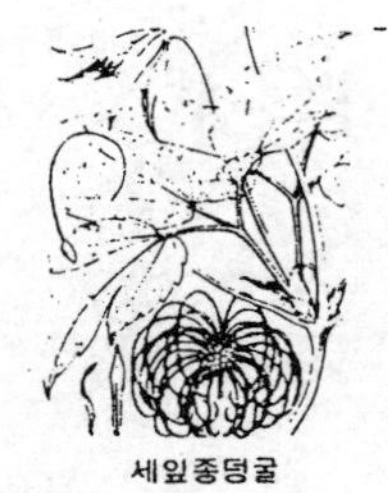
세잎종덩굴

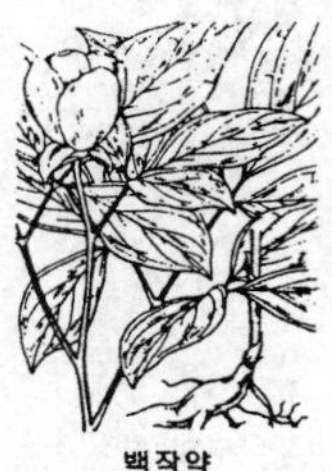
백작약

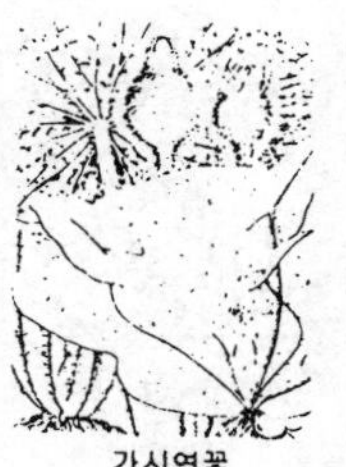
가시연꽃

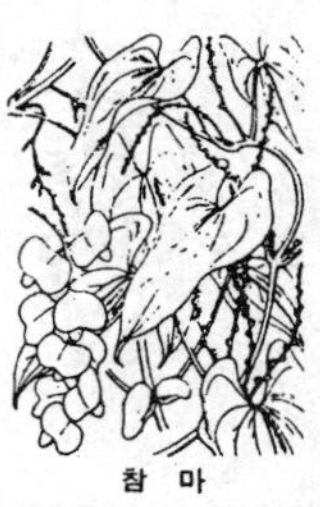
참 마

지장(地漿)을 2~3주발 마시고 또는 향유(香油)를 많이 마신다. 〈本草〉

◎ **고련독(苦練毒)**

고련(苦練)뿌리를 먹어서 설사가 안 그치는 데는 찬죽을 마시면 그쳐진다. 〈本草〉

◎ **여로독(藜蘆毒)**

이 독에 적중되면 토하고 구역하는 것을 그치지 않으니 파 달인 탕을 마시고 또 웅황(雄黃)가루를 물에 타서 마시며 또 향유(香油)를 마시고 또는 따뜻한 탕을 마신다. 〈本草〉

◎ **파두독(巴豆毒)**

이 독에 적중되면 크게 설사하고 또는 토하며 번갈(煩渴)하고 열이 나는데 속히 황련(黃連)이나 황백(黃柏)을 달여서 차게 먹는다.

또 검은 콩을 달여서 즙을 마시고 또는 한수석(寒水石) 물에 갈아 마시며 또는 창포(菖蒲)나 또는 칡뿌리를 찧어 즙을 내서 마시고 다시 찬물에 손과 발을 담그며 더운 것을 피한다. 〈本草〉

남근(藍根)과 사당(砂糖)을 같이 찧어 물에 타서 먹는다. 〈綱目〉

◎ **초오・천오・천웅・부자독**

천오(川烏)・천웅(天雄)・부자독(附子毒)에 중독되면 심장(心臟)이 번조(煩燥)되고 민란(悶亂)하고 심하면 머리가 쭈뼛쭈뼛하고 온몸이 모두 검어지니 죽게 된다. 녹두나 검은 콩 즙을 차게 먹는다.

또 감초(甘草)나 검은 콩즙을 진하게 달여서 즙을 마시고 또는 방풍(邦風)・감초(甘草)달인 물을 차게 마시고 또 감초(甘草)・흑두(黑豆)를 진하게 달여 먹으면 입에 들어가자 바로 진정되며 대추살과 엿을 먹으면 모두 풀리고 또한 건강(乾薑)을 달인 즙을 차게 마시고 또한 샘물을 마시면 크게 토사(吐瀉)하고 낫는다.

초오(草烏)에 중독되면 마비해서 어지럽고 번민하는데 감두탕(甘豆湯)을 마시고 또는 생강즙(省薑汁)을 마시며 또 사내 아이 오줌을 마시고, 황련탕(黃連湯)도 마신다.

◎ **반석독(礬石毒)**

검은 콩 달인 즙을 마신다. 〈本草〉

◎ **금・은・동・석・철독**

금(金)과 은(銀)을 먹고서 중독된 것은 수은(水銀)은 능히 금・은・동・석의 독을 잘 푼다.

집오리 피를 마시고 또는 흰오리 똥을 물에 담가 즙을 걸러서 마시거나 생계란을 마시며 또는 검은 콩 즙과 또는 남엽즙(藍葉汁)이나 수근즙(水芹汁)을 마신다. 그리고 인삼(人蔘)을 달여서 마셔도 좋다.

철독(鐵毒)에는 자석을 달여서 마시고 주석과 호분독(胡粉毒)은 행인(杏仁)을 짓이겨서 즙을 마시며 금석약독(金石藥毒)에는 흑연(黑鉛) 1근을 남비에 녹여서 즙이 되거든 술 한되를 넣어서 달이는데 오래도록 달여서 술이 반되쯤 되거든 연(鉛)은 버리고 한번에 먹는다. 〈本草〉

◎ **반묘・원청독(斑猫・芫靑毒)**

이 독을 입으면 토역(吐逆)해서 안 그치는데 속히 녹두(綠豆)나 검은 콩 또는 찹쌀을 물에 갈아서 즙을 마신다.

또는 남즙(藍汁)을 마시고 또는 저방(猪肪)을 먹으며 택란(澤蘭)잎을 즙으로 해서 마신다. 〈本草〉

◎ **망사독(硇砂毒)**

생녹두(生綠豆)를 물에 갈아서 즙 1~2되를 마신다. 〈本草〉

◎ **유황독(硫黃毒)**

사람으로 하여금 심(心)을 번민(煩悶)케 한다. 돼지나 양의 더운 피를 마시고 또는 돼지 고기를 식혀 먹거나 집오리 고기의 국을 식혀서 먹고 또는 검은 주석을 달여서 즙을 마시거나 또는 생 양피를 마신다. 〈本草〉

◎ **웅황독(雄黃毒)**

방기(防己)를 달여서 즙을 마신다. 〈本草〉

◎ **수은독(水銀毒)**

살찐 돼지 고기를 달여서 식혀 먹고 또 돼지 기름을 먹는다. 〈本草〉

◎ **대극독(大戟毒)**

이 독에 적중되면 냉설(冷泄)을 참지 못한다. 제니(薺苨)를 달인 즙을 마시거나 창포(菖蒲)찧은 즙을 마신다. 〈本草〉

◎ **낭독독(狼毒毒)**

행인(杏仁)을 개어서 물에 섞고 그 즙을 마시거나 남엽즙(藍葉汁)을 마시고 또는 백렴(白斂)을 가루로하여 물에 타서 마시며 또는 점사(占斯)를 즙을 내어 마신다. 〈本草〉

◎ **정촉독(蠮螉毒)**

치자(梔子)달인 탕과 감두탕(甘豆湯)을 쓴다. 〈本草〉

◎ **감축독(甘逐毒)**

검은 콩 달인 즙을 마신다. 〈本草〉

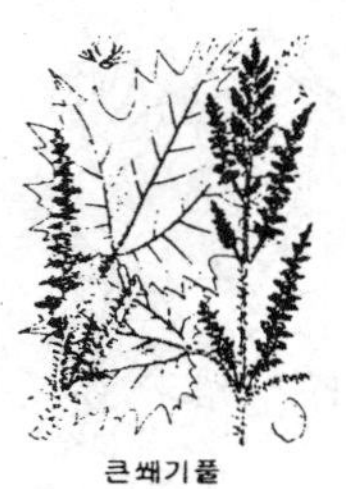
큰쐐기풀

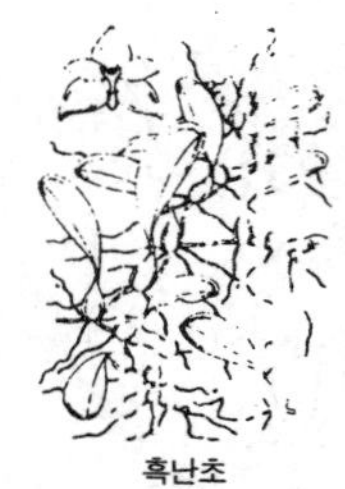
흑난초

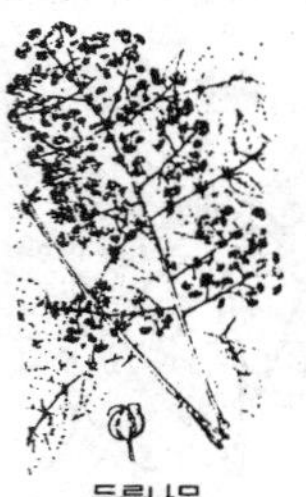
두릅나무

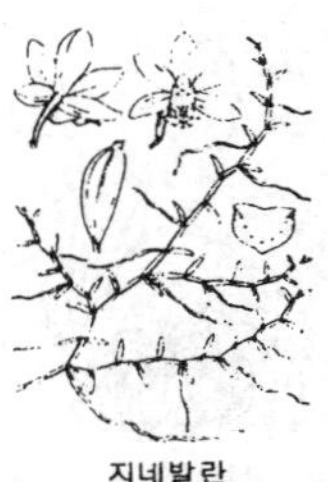
지네발란

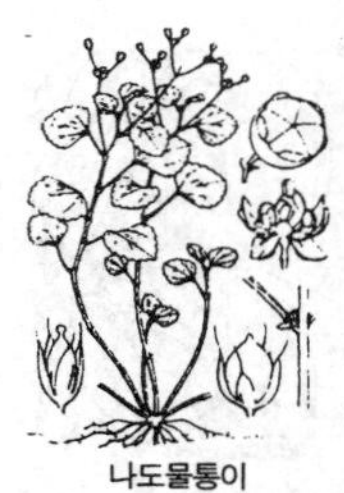
나도물통이

◎ **반하독(半夏毒)**

생강즙(生薑汁)과 건강전즙(乾薑煎汁)을 쓴다. 〈本草〉

◎ **원화독(芫化毒)**

계피(桂皮)달인 즙이나 또는 감초(甘草)또는 방풍(防風)달인 즙을 쓴다. 〈本草〉

◎ **낭탕독(莨菪毒)**

이 독에 적중되면 심장을 찔러서 번민(煩悶)하게 되고 눈에 성화(星火)가 나고 미쳐서 날뛰며 귀신(鬼神)이 보이게 되니 침(鍼)을 물에 갈아서 녹두즙(綠豆汁)과 감초(甘草)•제랑(薺莨)달인 탕을 마시고 또는 서각(犀角)에 타서 물에 갈아 마시며 해즙(蟹汁)이나 감두탕(甘豆湯)을 쓴다. 〈本草〉

◎ **고호독(苦瓠毒)**

고호(苦瓠)를 먹고 토하는 것이 그치지 않는데 기장대로 재를 만들어 즙을 내어 마시면 바로 풀린다. 〈本草〉

◎ **석약독(石藥毒)**

모든 석약(石藥)을 먹고 중독이 된 데는 인삼(人蔘)삶은 즙이나 안방(鴈肪)등 모든 흰오리 똥을 가루로하여 먹는다. 〈本草〉

◎ **애독(艾毒)**

애엽(艾葉)을 오래 먹으면 또한 독이 있고 독이 일어나면 열기(熱氣)가 충상(衝上)해서 광조(狂躁)함을 금하지 못하며 눈에 침노해서 창(瘡)이 되어 피가 나는 경우도 있으니 감두탕(甘豆湯)을 차게 먹고 남엽즙(藍葉汁)이나 녹두즙(綠豆汁)을 마신다. 〈本草〉

◎ **해채독(海菜毒)**

바다 속의 해초 종류를 많이 먹으면 사람을 손상해서 배가 아프고 기(氣)가 일어나며 흰 거품을 토하는 데 더운 초를 마시면 바로 편안하며 모든 해초상은 이 방법으로 치료한다. 〈本草〉

◎ **마독(馬毒)**

죽은 소나 말을 배를 째다가 중독되면 온몸에 자포(紫疱)가 나서 터지고 아파서 참지 못하는데 속히 자금정(紫金錠)을 먹고 토사(吐瀉)하면 바로 낫는다. 〈入門〉

대개 사람 몸에 창(瘡)이 있으면 말땀과 말기 및 말털은 모두 해롭다. 말땀이 인창(人瘡)에 들어가면 독기(毒氣)가 심을 쳐서 번민(煩悶)하여 죽으려고 하니 조짚을 태워서 물에 섞어 즙을 내서 끓여 가지고 창을 담그든가 씻든가 하면 약간 지난 뒤에 흰 거품이 모두 나오고 낫는데 흰 거품이 바로 독기(毒氣)인 것이다.

살아있는 말의 피가 살 속에 들어가면 2~3일동안에 부어 오르고 그것이 심장과 이어지면 죽는 것이다. 어느 사람이 말을 개할(開割)하다가 말뼈에 손가락을 상해서 말피가 상한 살 속으로 들어갔는데 그날 밤에 죽어 버렸다. 〈本草〉

말 땀이 살 속에 들어가면 독기(毒氣)를 끌고 들어가는 것이 붉은 선처럼 되므로 먼저 침으로 창(瘡)구멍을 찔러서 피를 내고 오매(烏梅)를 씨와 같이 찧어 초(醋)에 개어 바른다. 〈綱目〉

또 마치현(馬齒莧)을 즙을 내어 마신다. 〈本草〉

말땀과 말털이 창(瘡)에 들어가면 부어 아픈 것을 금하지 못하는데 찬 물에 창(瘡)을 담가서 물을 자주 바꾸고 좋은 술을 마시면 바로 낫는다. 〈本草〉

나귀의 침이나 말땀이 창(瘡)에 들어가면 부어 아프니 생오두말(生烏頭末)을 창(瘡)위에 붙이면 약간 지난 뒤에 노란물이 나오고 바로 낫는다. 또는 백반고(白礬枯)•황단초(黃丹炒)를 등분하여 창(瘡)위에 붙인다. 〈本草〉

마독창(馬毒瘡)에 부인의 월경 피를 바르고 또 생밤과 마치현(馬齒莧)을 찧어서 붙인다. 〈本草〉

◎ **수육중독(獸肉中毒)**

육축(六畜)의 살독을 푸는데 서각(犀角)을 진하게 간 즙을 한 사발 마신다. 〈本草〉

마수(馬獸)와 육축(六畜)의 살을 먹고 중독(中毒)된 것은 콩자반을 물에 담가 즙을 짜서 몇되쯤 마신다. 〈綱目〉

저절로 죽은 육축(六畜)의 고기를 먹고 중독된데 황백말(黃柏末) 2~3돈을 물에 섞어 먹는데 풀리지 않으면 다시 먹는다. 〈入門〉

저절로 죽은 오수(烏獸)의 간(肝)을 먹고 중독된데 인두구(人頭垢) 1돈을 더운 탕으로 고루 먹는다. 〈本草〉

모든 고기를 먹고 중독되어 피를 토하고 내리는 데는 호유자(胡荽子) 1되를 달여서 즙을 식혀 가지고 1일 2번으로 반되씩 마시고 또 호총(胡葱) 1되를 달여 즙을 내서 반되씩 차게 먹으며 또 생부추즙을 마시고 또 돼지 뼈를 태워서 가루로하여 물에 타서 먹고 또 개똥을 태워서 재로하여 술에 타서 먹는다. 〈本草〉

대개 고기를 밀기(密器)에 담가서 밤이 지난 것을 울육(鬱肉)이라 하고 또한 초가 지붕의 떨어지는 물이 첨습(沾濕)해서 포(脯)가 된 것으로 누포(漏脯)라고 하는데 모두 독이 있고 사람을 해친다. 검은 콩을 진하게 달여서

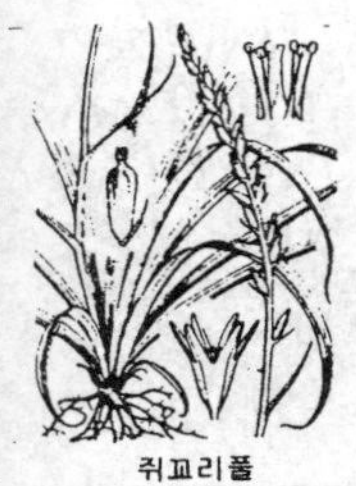
쥐꼬리풀

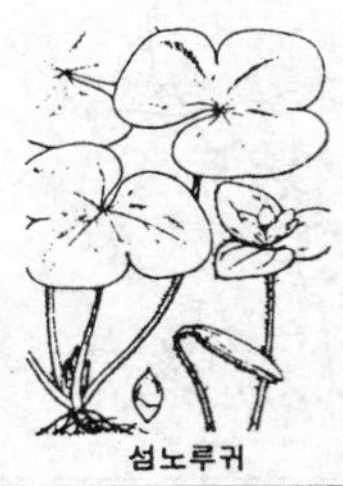
섬노루귀

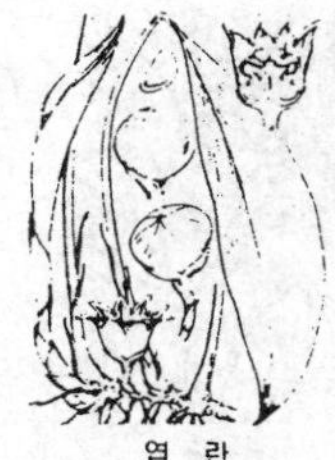
엽 란

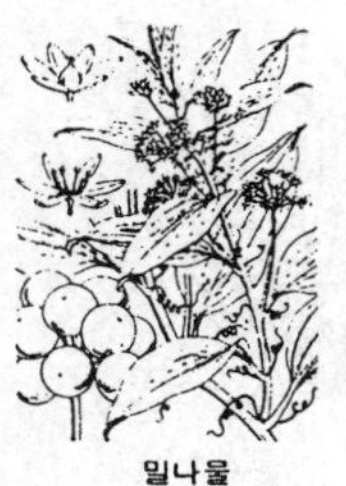
밀나물

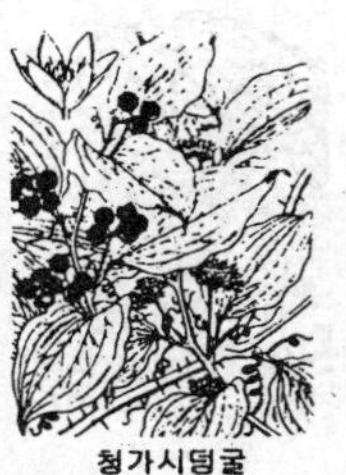
청가시덩굴

두어 되 마시고 또 큰 콩을 태워서 가루로하여 술에 타서 먹고 또 부추즙을 1~2되 마시고 또 사람의 젖을 많이 마시고 또 사람의 똥을 태워서 술에 타서 마신다. 〈本草〉

소와 말의 고기가 간(肝)을 먹고 중독된 데는 머리털을 한 치쯤씩 끊어서 좋은 흙에 반죽해서 당니〔溏泥 : 진흙처럼 된 것〕를 2되쯤 만들어서 마시면 약간 지난 다음에 털이 먹은 고기를 모두 꿰어서 나오고 바로 낫는다. 또는 사람의 젖을 1~2되 마시면 낫는다. 〈本草〉

말고기에 중독되서 죽으려고 하는데 향시(香豉) 2냥, 행인(杏仁) 3냥을 밥하는 시간쯤 쪄서 익힌 다음 1일 2번을 먹고 또한 노근(蘆根)을 달여서 1일 1~2되의 즙을 마시고 또 청주(淸酒)를 많이 마시면 바로 풀리는데 탁주는 해롭다. 〈本草〉

말 간을 먹고 중독된 데는 인두구(人頭垢)를 물에 타서 먹고 또한 숫쥐똥 27개를 갈아서 물에 섞어 먹는다. 〈本草〉

개고기를 먹고 소화가 안 되면 심장(心臟)밑이 빳빳하고 가득차며 입이 마르고 열이 나며 망어(妄語)를 하게 되니 노근(蘆根)을 즙을 내서 마시고 또 행인 1되를 껍질은 버리고 갈아 물에 달여 3되를 만들어 찌꺼기는 버리고 나누어 3번을 먹으면 피덩이를 설사해 내리고 효력이 생긴다. 〈本草〉

소나 양고기의 중독에 감초(甘草)를 달여 1~2되를 마신다. 〈本草〉

생고기를 먹고 중독된데 지장(地漿)을 마신다. 〈本草〉

◎ **서각중독(犀角中毒)**

많이 먹으면 번민(煩悶)하게 되니 사향(麝香) 1자를 물에 타서 먹는다. 〈入門〉

◎ **금육중독(禽肉中毒)**

거위나 오리 고기의 중독에는 찹쌀 뜨물 또는 더운 술을 마시고 또는 차조를 갈아서 즙 1잔을 마신다. 〈本草〉

꿩고기의 중독에 토하거나 내리는 것은 서각말(犀角末) 1돈을 물에 타서 마시고 또는 물에 갈아 마시기도 한다.

화살에 맞은 오수(烏獸) 고기 및 야오고기에 중독된 것은 너구리 뼈를 태워서 재를 물에 타 마시고 또 검은 콩즙과 남즙(藍汁)을 마신다. 〈本草〉

◎ **어독해독(魚毒解毒)**

어류(魚類)의 중독에는 동과즙(冬瓜汁)을 마시는 것이 가장 좋고 해달피(海獺皮)달인 물이나 귤(橘)을 진하게 달인 즙과 교어피소회(鮫魚皮燒灰)를 물에 섞어서 쓴다. 〈本草〉

게 중독에는 생우즙(生藕汁)•동과즙(冬瓜汁)달인 것, 산즙(蒜汁)•자소엽(紫蘇葉)달인 물•자소자즙(紫蘇子汁)•흑두즙(黑豆汁)•시즙(豉汁)등이 모두 해독이 된다. 〈本草〉

노어(鱸魚)•후제어(鯸鮧魚)중독에 노근(蘆根)을 달인 즙 1~2되를 마시고 생즙(生汁)도 또한 좋다.

선어(綫魚)중독에 게를 먹고 선어(鱔魚)와 별(鼈)의 중독에 콩자반 1홉을 새로 떠온 물 반잔에 넣어서 진한 즙을 만들어 한번에 먹으면 바로 낫는다.

생회(生膾)를 많이 먹고 소화가 안 되서 흉격(胸膈)이 불쾌한데는 과체산(瓜蔕散)으로 토하고 오래 되어서 징병(癥病)이 된 증세는 대황(大黃)•박초(朴硝)•진피(陳皮) 각 3돈을 달여서 한번에 먹으면 내린다. 〈綱目〉

또한 물속의 석자(石子) 수십개를 불에 달궈서 5되의 물속에 넣기를 7차례 하여서 뜨거울 때에 마시기를 3~5번을 하면 새나오고 가(瘕)가 나온다.

대개 물고기를 많이 먹는 데 그 고기 즙을 마시면 소화되고 어뇌(魚腦)를 먹어도 바로 소화된다. 만물의 뇌(腦)가 모두 소신〔消身 : 모든 물고기를 소화한다는 뜻〕을 하게 되니 그 때문에 회(膾)를 먹으면 어두갱(魚頭羹)을 먹는다. 〈本草〉

회(膾)를 먹고 소화되지 않는 데 생강 즙을 마신다. 〈本草〉

물고기를 먹고 소화가 안 되고 징결(癥結)이 된데는 개똥을 태워서 가루로하여 1일 2돈씩 술에 타서 3번을 나누어 먹으면 징결(癥結)이 바로 나온다. 〈本草〉

◎ **고과독(苽果毒)**

과실(果實)을 먹고 중독된 데는 돼지 뼈를 태워서 물에 타 마시고 또 계피(桂皮)를 진하게 달인 즙을 마시고 또 과체산(瓜蔕散)을 마시면 낫는다.

과일을 많이 먹고 배가 가득차서 기(氣)가 급(急)한 데 계심(桂心)을 가루로하여 밥으로 녹두알 크기의 환을하여 10알을 삼켜 내리고 낫지 않으면 다시 먹는다. 〈本草〉

또한 계심(桂心)가루 5돈과 사향(麝香) 1돈을 밥으로 녹두알 크기의 환을하여 백탕(白湯)에 15알을 내리면 바로 효과가 있는데 이름을 계향환(桂香丸)이라고 한다. 〈入門〉

은행(銀杏)중독에는 향유(香油)를 많이 마시고 토하며 또 지장(地漿)과 남즙(藍汁)및 감초즙(甘草汁)을 마신

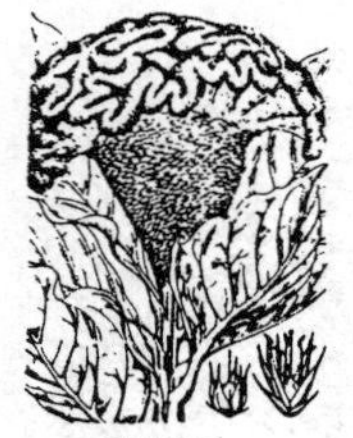
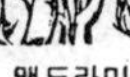
맨드라미

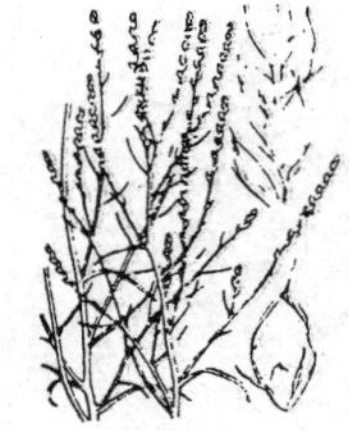
호모초

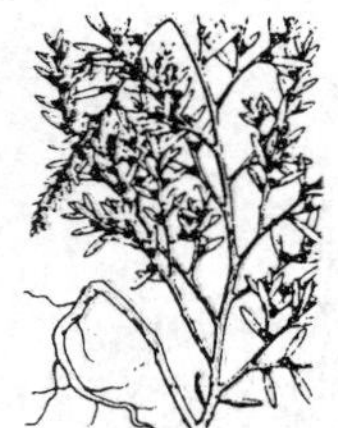
칠면초

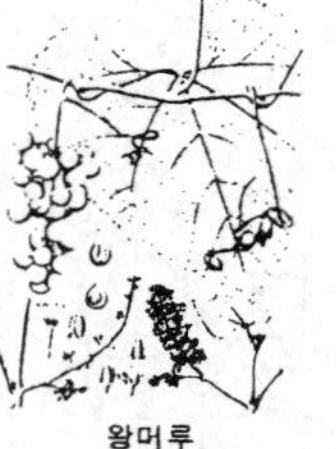
왕머루

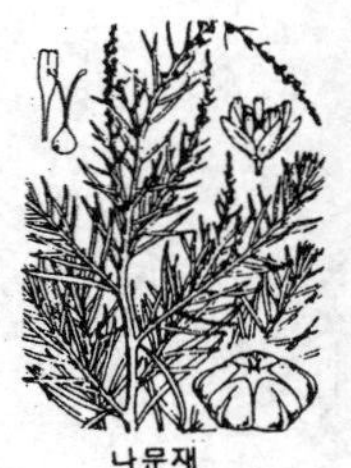
나문재

다.

독(毒)에는 석수어(石首魚)를 구워 먹든지 국을 끓여 즙을 마시면 소화가 된다. 〈本草〉

복숭아를 먹고 중독된 증세는 도효(桃梟)를 태워 가루로해서 물에 타서 먹으면 바로 낫는다. 〈本草〉

◎ **채소독(菜蔬毒)**

모든 채소를 먹고 중독되면 미친기가 일어나고 번민(煩悶)하며 또는 토하고 설사하니 칡뿌리를 진하게 달여 먹되 생즙이 더욱 좋다. 또 오계시(烏鷄屎)를 태워서 가루로하여 물에 타서 마시고 또 향유(香油)를 많이 마시며 또는 감초탕(甘草湯)이나 사람의 젖이나 어린 아이 오줌을 2되쯤 마시면 바로 낫는다. 〈本草〉

채소나 생선의 중독에 고삼(苦蔘)을 3냥 썰어서 고주(苦酒) 1되에 달여 먹으면 토하고 바로 낫는다. 〈本草〉

◎ **소주독(燒酒毒)**

소주(燒酒)를 많이 마셔서 중독되면 얼굴이 푸르고 입이 다물어지며 혼미(昏迷)해서 인사불성(人事不省)이 되고 심하면 창자가 썩고 갈빗대가 뚫리고 온몸이 푸르고 검어지며 또는 피를 토하고 설사해서 죽는것이 잠깐 사이에 있으니 빨리 옷을 벗기고 몸을 흔들어서 수없이 토하도록 하면 깨어나는데 따뜻한 탕에 온몸을 담가서 늘 따뜻하게 해주어야 한다. 혹시 찬물에 들어가면 바로 죽는다. 또한 생고(生苽)와 그 덩굴을 찧어 즙을 내서 입을 벌리고 넣어주며 다시 얼음을 깨어서 자주 입속과 항문(肛門)속에 넣고 또한 칡뿌리를 찧어 즙을 내서 입속에 넣으면 점점 깨어나고 낫는다. 〈俗方〉

◎ **두부독(豆腐毒)**

두부를 많이 먹어서 배가 가득차고 기(氣)가 막히며 죽으려고 할 때는 새로 떠온 물을 많이 마시면 바로 편안해지는데 혹시 술을 마시면 바로 죽게 된다. 〈俗方〉

심하면 창(瘡)이 나고 기(氣)가 트림하며 백탁(白濁)을 유정(遺精)하게 되니 나창(蘿菖)달인 물을 마시고 또 행인(杏仁)을 물에 개어서 즙을 마신다. 〈入門〉

◎ **면독(麵毒)**

열면(熱麵)을 많이 먹으면 중독되니 나복(蘿葍)을 찧어 즙을 내어 마시고 생것이 없으면 나복자(蘿葍子)를 갈아서 즙을 마시며 또는 지골피(地骨皮)를 달여서 마시고 또한 붉은 팥 가루를 물에 타서 마시면 바로 낫는다. 〈本草〉

◎ **약의 과복(過服) 중독**

서각(犀角)을 물에 갈아서 즙에 마시고, 또는 칡뿌리를 찧어 즙을 마시고 또는 달여 먹으며 또는 청람즙(靑藍汁), 생계란(生鷄卵)의 노른자위, 지장(地漿)•호분(胡粉)을 물에 탄 것, 도는 맵쌀 가루를 물에 탄것, 콩자반 등을 쓴다. 〈本草〉

12. 백물의 독을 두루 치료할 경우

어떤 중독이든지 만병해독단(萬病解毒丹)이 가장 좋다.

또는 세다(細茶)•백반말(白礬末)을 매 3돈씩 새물에 타서 먹으면 바로 효과가 있으니 이름을 반다산(礬茶散)이라 한다. 〈丹心〉

또 오배자(五倍子)가루를 좋은 술에 3돈을 섞어 내리면 환부(患部)가 위에 있으면 바로 토하고 아래에 있으면 바로 설사한다. 〈丹心〉

또한 큰 감초를 가루로 하고 약간 볶아서 환자의 주량에 따라 좋은 술에 타 먹으면 크게 토사(吐瀉)하게 되니 비록 목말라도 물을 마시지 말아야 하고 만약 물을 마시면 구하기가 어렵다. 〈丹心〉

납설수(臘雪水)가 일체의 독을 풀어준다. 〈本草〉

또는 감초(甘草)•제니전탕(薺泥煎湯)을 먹으면 입에 들어가자 바로 효과가 난다. 〈本草〉

모든 약독(藥毒)과 충독(蟲毒)을 푸는데 청대(靑黛)•웅황(雄黃)을 등분 가루로하여 새로 떠온 물에 2돈을 타서 먹는다. 〈得効〉

또 잠퇴지(蠶退紙)를 태워서 새물에 1돈을 타서 먹으면 신통하다. 〈直指〉

또 백편두(白扁豆)를 가루로하여 새물에 2~3돈을 섞어 먹으면 새나오고 편안해진다. 〈得効〉

또는 서각(犀角)을 물에 진하게 갈아서 즙을 마시면 백가지 독을 푼다. 〈本草〉

또는 칡뿌리 즙과 남엽즙(藍葉汁)•인분즙(人糞汁)•지장(地漿)을 마신다. 〈本草〉

향유(香油)를 많이 마시면 토하고 또는 내려서 신통한 효과가 있다. 〈本草〉

또한 검은콩을 마시고 흰 개똥을 즙으로 짜서 마시고 또는 태워서 재를 물에 타서 마신다. 〈本草〉

감두탕(甘豆湯)이 해독에 가장 좋다. 〈本草〉

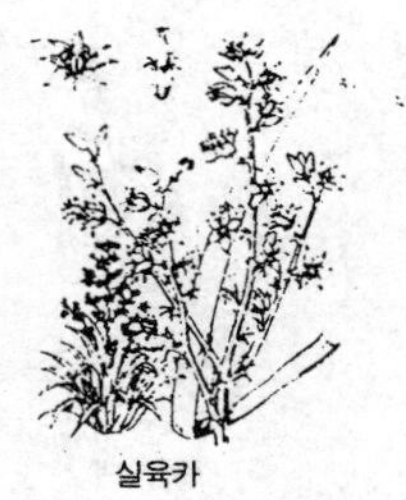
실육카

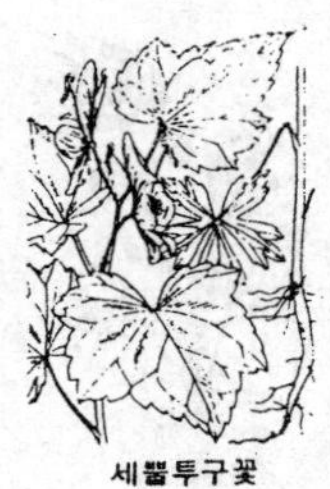
세뿔투구꽃

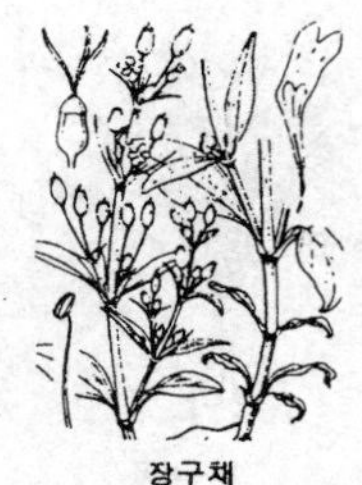
장구채

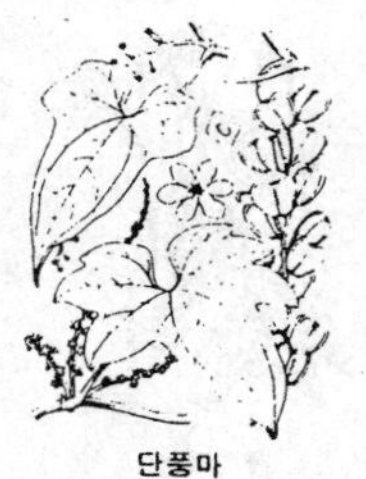
단풍마

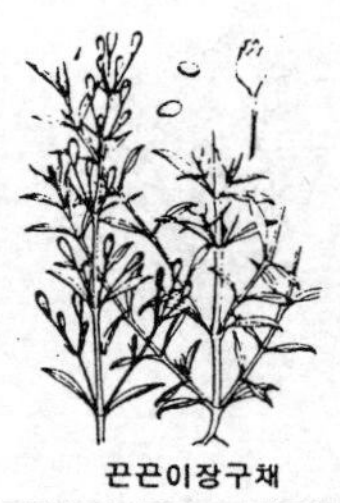
끈끈이장구채

※감두탕(甘豆湯)

처방 감초(甘草)와 검은 콩이 모두 백약(百藥)의 독을 풀어주니 각 5돈으로 첩을 지어서 물로 달여 먹으면 특효가 있고 죽엽(竹葉)이나 제니(薺苨)를 더해 쓰면 가장 좋다. 〈本草〉

13. 수독(水毒)일 경우

강남 지방의 계간(溪澗)속에 벌레가 있으니 이름을 단호(短狐)라 하고 사공(射工)•역(蜮)이라고 한다. 그 벌레가 눈이 없고 듣기를 잘 하는데 물 속에서 사람의 소리를 들으면 갑자기 입 속의 독을 사람에게 뿜기 때문에 사공(射工)이라 하고 또는 모래를 머금어 사람의 그림자에 쏘기 때문에 사공(射工)이라 하니 사람이 그 독에 걸리면 한열(寒熱)하고 민란(悶亂)하며 머리와 눈이 함께 아픈 것이 중시증(中尸症)과 같아서 갑자기 말을 못하고 또는 수독충(水毒蟲)이라는 것이 있는데 일명 계온(溪温)이라고 한다. 그 증세가 사공(射工)과 같은데 단지 창(瘡)이 있는 것은 사공(射工)이 되고 창(瘡)이 없는 것은 계온(溪温)이 된다.

또한 사슬(沙虱)이라는 것이 있는데 바로 독사(毒蛇)의 비늘속의 벌레가 여름철에 독사(毒蛇)가 이슬(虱)의 괴로움을 못견디고 물 속에 들어가 이를 씻어 버리니 이가 모래 속에 들어가 있다고 사람에게 옮기면 창(瘡)이 침구멍과 좁쌀 같으며 사방에 오색 무늬가 생기니 바로 긁어 버려야지 그냥 두면 2~3일 만에 죽게 된다.

사공(射工)과 계온(溪温)이 모두 사람을 죽이는데 치료 방법은 많은 탕물에 5되의 마늘을 넣어서 목욕하면 온몸에 붉은 반점이 일어나는 증세는 수독(水毒)이니 소수독음자(消水毒飮子)로 겸해서 치료한다. 〈入門〉

※소수독음자(消水毒飮子)

오수유(吳茱萸) 반되, 생강(生薑)•서각(犀角)•승마(升麻)•진피(陳皮) 각 1냥, 오매(烏梅) 7개를 썰어서 물 7주발로 달여서 2주발이 되면 두 번에 나누어 먹는다. 〈入門〉

三五. 구급(救急)

1. 열가지 위병(危病)일 경우

화타(華佗)가 말하기를「사람이 급병이 있어 빠르기가 비바람과 같으니 의약(醫藥)이 미치지 못하면 잠깐 사이에 구원(救援)을 못하고 요사(夭死)와 횡사(橫死)를 면하지 못하니 실로 안타까운 일이 되어 내가 10가지의 위병(危病)에 30가지의 좋은 처방을 뽑아 구하려고 하니 이것을 모르면 안 되는 것이다.」또 말하기를「이러한 병이 급하기가 비바람과 같아 명(命)을 구하지 못하는 증세가 경락에 매여 있으니 세상 사람들은 1번의 급절(急絕)을 보고 갑자기 죽은 것으로 알고 구원(救援)하는 이치와 구원하는 방법을 모르기 때문에 내가 경험한 처방을 알려서 그 방법을 넓히는 것이니 이것을 참고 삼아 증세를 보아 처방을 가려서 약으로 치료하고 급(急)한 것을 구하면 창졸간(蒼卒間)에 횡사(橫死)하는 환자가 없을 것이다.」1은 곽란(藿亂)•토사(吐瀉)고, 2는 전후풍폐환(纏喉風閉丸)이며, 3은 토혈(吐血)과 하혈(下血)이고〔처방은 혈문(血門)에 있음〕, 4는 비상중독(砒霜中毒)이며〔처방은 해독문(解毒門)에 있음〕, 5는 시궐(尸厥)이고, 6은 중악(中惡)•객오(客忤)이며, 7은 탈양(脫陽)이고, 8은 귀엽(鬼魘)•귀타(鬼打)이며, 9는 잉부(孕婦)의 횡역산(橫逆散)이고〔처방은 부인문(婦人門)에 있음〕, 10은 태의불하(胎衣不下)이다.

2. 중악(中惡)일 경우

대부분 중악(中惡)•객오(客忤)•귀기(鬼氣)의 증세는 사람이 어두운 밤에 변소에 가거나 또는 외각에 나가거나 또는 텅빈 거실에 들어가거나 또는 사람이 잘 다니지 않는 곳에서 갑자기 눈에 귀물(鬼物)이 보이고 악귀(惡鬼)의 기(氣)를 입과 코로 들어 마셔서 갑자기 거꾸러지고 사지(四肢)가 궐냉(厥冷)해서 두 손을 거머쥐며 입과 코로 맑은 피가 나오면 생명을 잠시 사이에 잃어서 구하기가 어려우니 이 증세가 시궐(尸厥)과 같은데 단지 뱃속이 울지 않고 심장과 배가 모두 따뜻한 기(氣)가 있으니 절대로 옮기지 말고 바로 친척이나 다른 사람을 시켜서 환자의 주위를 돌면서 북을 치고 불을 피우며 또는 사향(麝香)과 안식향(安息香)등을 태워 환자가 깨어난 다음에 옮겨야 되는 것이다. 〈華佗〉

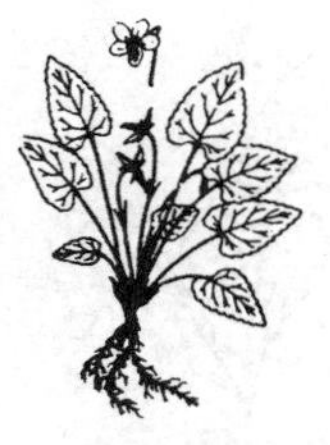
민둥제비꽃

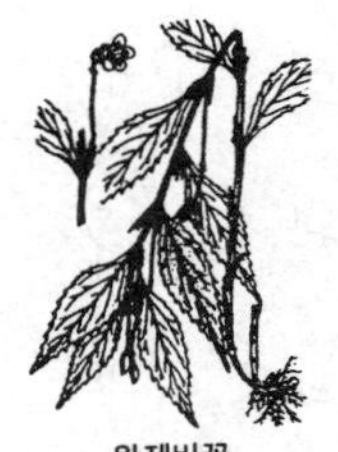
왕제비꽃

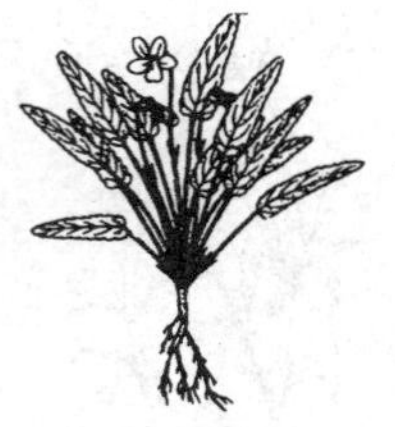
호제비꽃

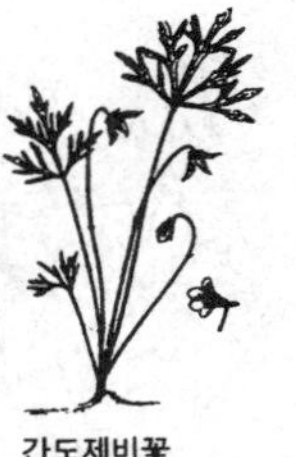
간도제비꽃

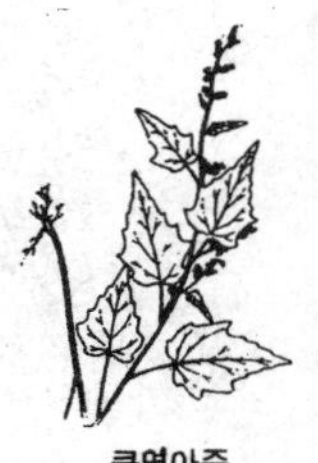
큰영아주

먼저 소합향원〔蘇合香元 : 처방은 기문(氣門) 을 생강탕 또는 더운 술에 2알을 녹여 내리고 다음에 다른 약으로 치료하는데 태을신정단〔太乙神精丹 : 처방은 사숭(邪崇) 으로 치료한다.

속히 반하(半夏)가루나 또는 조각(皂角)가루를 붙어 코밑에 넣으면 즉시 소생이 되고 심장(心臟)과 머리가 따뜻한 것도 역시 살아난다. 〈得効〉 또한 땀이 많이 난 옷 즉 내의(內衣)등이 오랫동안 땀에 배인 것이 좋은데 남자는 여자 옷을, 여자는 남자 옷을 태워서 가루로하여 매 2돈을 백비탕(百沸湯)에 섞어서 먹는다. 〈得効〉

또 사향(麝香) 1돈을 초(醋) 2홉에 개어서 먹으면 즉시 낫고 또 파의 노란 속을 가지고 콧속을 찔러서 4~5치가 들어가도록 해서 감은 눈에서 피가 나면 즉시 살아나고 또 생강즙(生薑汁)과 순주(醇酒) 각 반잔을 같이 달여서 먹게 하고 또 흰개의 머리를 잘라서 더운 피를 내어 1되쯤 마시게 하고 또 부추즙을 입과 코속에 넣고 또한 창포(菖蒲)를 찧어 즙을 내어 먹도록 하며 또는 도효(桃梟)를 술에 갈아 먹고 또 황단(黃丹) 1돈에 꿀 3홉을 마시며 입을 다문 증세는 이빨을 젖히고 억지로 마시게 한다. 〈本草〉

3. 귀격 • 귀타 • 귀배일 경우

이러한 병 증세들이 모두 갑자기 사람에게 갑자기 붙어서 칼로 찌르는 듯이 가슴과 배가 아프고 손을 대지 못하며 토혈(吐血) • 하혈(下血) • 뉵혈(衄血)을 함께 하게 되니 치료 방법은 중악(中惡)과 같다. 〈本草〉

※ 주서산(朱犀散)

처방 서각(犀角) 5돈, 주사(朱砂) • 사향(麝香) 각 2돈반을 가루로하여 매 2돈을 새로 떠온 물에 섞어서 삼키게 한다. 〈入門〉

4. 맥후(脈候)일 경우

중악(中惡)의 맥(脈)이 굳어지고 가늘은 증세는 치료하기 쉽고 뜨고 큰 증세도 치료가 어려운 것이다. 〈得効〉

맥(脈)의 닿는 것이 천식(喘息)과 같은 것을 폭궐이라고 하는데 폭궐(暴厥)이라는 것은 사람과 서로 말을 하지 못한다. 〈內經〉

촌구맥(寸口脈)이 잠기고 크며 미끄러운 데 담긴 증세는 실(實)이 되고 미끄러운 것은 기(氣)가 되니 기와 실(實)이 상전(相傳)해서 혈기(血氣)가 장(臟)에 들어가면 즉시 죽고, 부(腑)에 들어가면 즉시 낫는다. 이것을 졸궐(卒厥)이라고 하는데 사람을 모르는 것은 어째서인가? 사(師)가 말하기를 「입술이 푸르고 몸이 찬 것은 장(臟)에 들어간 것이니 즉시 죽고 몸이 따뜻하고 땀이 저절로 흐르는 것은 부(腑)에 들어간 것이니 즉시 낫는다.」〈仲景〉

궐역(厥逆)이 장(臟)에 들어가면 죽고 경(經)에 이어지면 사는 것인데 주(註)에 이르기를 장(臟)에 이어지면 죽는다는 말은 신(神)이 나가기 때문이다. 〈內經〉

시궐(尸厥)은 불러도 대답을 않으니 맥(脈)이 숨은 사람은 죽고 맥(脈)이 큰 것인데 오히려 작은 것도 죽는다.

졸중악(卒中惡)은 배가 커지고 사지(四肢)가 가득 차는 것인데 맥(脈)이 크고 느리면 살고 아주 크고 뜨면 죽으며 아주 가늘고 작은 증세가 역시 산다. 〈脈經〉

5. 시궐(尸厥)일 경우

시궐(尸厥)이란 증세는 맥(脈)이 움직여도 기(氣)가 없고 기(氣)가 닫혀서 서로 통하지 않기 때문에 조용히 죽는 것과 같으니 환혼탕(還魂湯)으로 주로 치료한다. 〈仲景〉

갑자기 인사불성(人事不省)이 되고 사시(死尸)와 같은데 단지 기(氣)가 끊어지지 않고 맥(脈)의 움직이는 상태가 보통과 같든지 또는 장(臟)이 질서가 없거나 또는 잠시 컸다가 잠시 작았다가 하거나 또는 작고 가늘어서 보이지 않고 심흉(心胸)이 따뜻한 증세가 바로 시궐(尸厥)이다. 〈仲景〉

시궐(尸厥)이란 중악(中惡)의 종류이니 대부분 죽음을 조상(吊喪)하거나 또는 묘(墓)에 들어가고 무덤 위에 올라가거나 해서 갑자기 사악(邪惡)에 맞으면 장기(臟氣)가 서로 거슬러 돌연히 손과 발이 역냉(逆冷)하고 얼굴이 청흑색이 되고 이빨을 다물고 머리가 어지러워 졸도해서 사람을 모르고 또는 조언망언(錯言妄言)하게 되니 급히 소합향원(蘇合香元) 3알을 더운 술 또는 생강탕에 마셔서 내리고 또 환혼탕(還魂湯)을 달여서 먹고 또한 묵은 땀옷을 태워 재 2돈을 백비탕(百沸湯)에 섞어서 먹도록 하고 또한 창포즙(菖蒲汁)을 입속에 넣어 둔다. 〈丹心〉

피가 기(氣)와 함께 위로 달리면 대궐(大厥)이 되는 것이니 궐(厥)하면 급히 죽고 기(氣)가 다시 돌아오면 살며 돌아오지 않으면 죽게 된다. 〈內經〉

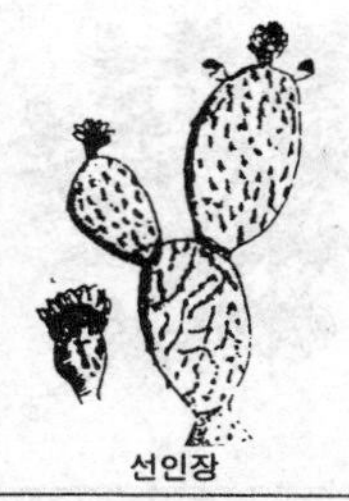
선인장

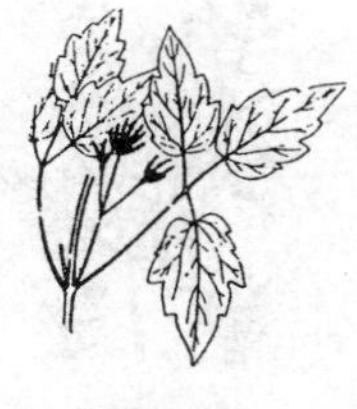
할미질빵

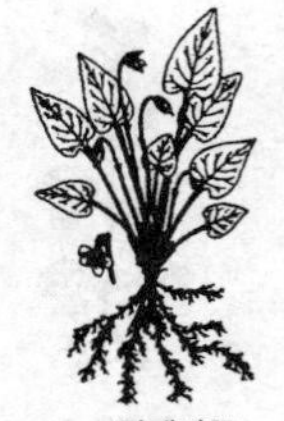
털제비꽃

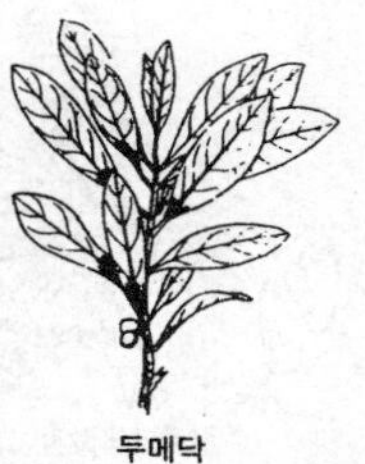
두메닥

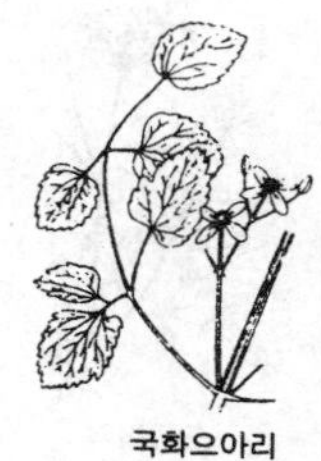
국화으아리

사(邪)가 손과 발의 소음(少陰)및 태음(太陰)과 족양명(足陽明)의 낙(絡)에 객(客)하는 경우에 이 오락(五絡)이 전부 귀속에 모여서 이로 좌각(左角)과 이어지게 되니 오락(五絡)이 모두 마르면 몸과 맥이 전부 움직이면서 지각(知覺)이 없고 송장과 같아서 이름을 시궐(尸厥)이라 하는데 대나무 통으로써 그 두 귓속을 불면 즉시 살아난다. 〈內經〉

시궐(尸厥)의 증세가 갑자기 죽고 맥은 오히려 움직이면서 사지(四肢)가 역냉(逆冷)하고 뱃속의 기(氣)가 달아나는 증세가 천둥치는 것과 같은데 그 귓속을 들어 보면 어떤 소리가 나는 증세가 바로 그것이다. 급히 유황산(硫黃散)•주서산(朱犀散)으로 치료하고 또 부자포(附子炮) 1개를 가루로하여 2번으로 복용하되 술에 달여서 들어 복용하고 만일 위의 약제가 하나도 없으면 생강즙(生薑汁) 반잔과 술 한잔을 달여서 복용하도록 한다. 〈入門〉

※ 환혼탕(還魂湯)

일명 추혼탕(追魂湯)

효능 : 중악과 시궐(尸厥)및 폭사(暴死)와 객오(客忤)및 귀격(鬼擊)과 비시(飛尸)로 인해서 바로 입을 다물고 기가 끊어진 증세를 치료한다.

처방 마황(麻黃) 3돈, 행인(杏仁) 25알, 계심(桂心)•감초(甘草) 각 1돈을 썰어서 1첩을 지어 물로 달여서 마시되 입을 다문 것은 입을 벌리고 넣어주는 데 약이 입에 들어가기만 하면 즉시 소생이 된다. 〈仲景〉

대부분 시궐(尸厥)과 울모(鬱冒)및 졸사(卒死)와 졸중(卒中)의 종류는 모두 당연히 발표를 해야 하는데 중경(仲景)에 이르기를「울모(鬱冒)를 풀려고 하면 반드시 큰 땀이 나와야 된다.」는 것이 바로 그것이다. 〈綱目〉

※ 유황산(硫黃散)

효능 : 시궐(尸厥)로 갑자기 죽은 것 처럼 되어서 인사불성(人事不省)이 되고 명(命)이 경각(頃刻)에 있는 증세를 치료한다.

처방 유황(硫黃) 1냥, 염초(焰硝) 반냥을 잘게 갈아서 분과 같이 하여 3번으로 복용하되 좋은 술 1잔과 같이 달여서 불꽃이 일어나는 증세를 한도록 약 잔에 따라서 따뜻할 때에 마시고 30분이 지나면 다시 먹고 해서 3번을 먹으면 즉시 소생이 된다. 〈得效〉

6. 귀염(鬼魘)일 경우

사람이 잠을 자면 혼백(魂魄)이 밖에 나가서 놀으니 귀사(鬼邪)에게 눌린 것이 되어 그 정신이 약한 사람은 오래도록 깨어나지 못하여 기(氣)가 끊어질 지경에 이르게 되니 이러한 때에는 방인(傍人)의 도움을 받아야 되고 겸해서 처방술로 치료해야 된다. 〈千金〉

귀엽(鬼魘)과 귀타(鬼打)의 증세는 사람이 객지의 노상이나 또는 오랫동안 사람이 쓰지 않는 찬 방에 들어가 잠을 자다가 귀물(鬼物)에게 눌린 것이 되게 되니 그 사람이 흑흑하고 소리를 내면 즉시 불러 깨워야 하고 그래도 깨지 않을 때는 귀엽(鬼魘)인 것이니 빨리 구하지 않게 되면 죽게 되는데 웅주산(雄朱散)으로 치료해야 하는 것이다. 〈丹心〉

사람이 귀엽(鬼魘)으로 인해서 갑자기 죽는 데는 등불로써 비추지 말고 또한 가까이 가서 급하게 부르지도 말아야 하니 급히 소리를 내어 부르면 오히려 죽는 경우가 많다. 단지 급히 그 발꿈치와 큰 손가락의 손톱 끝을 이빨로 물고 그 얼굴에다 침을 많이 뱉으면 바로 살아나게 되는데 혹시 그래도 살아나지 않으면 조금 옮긴 다음에 천천히 부를 것이며 등불이 없었으면 등불로써 비추지 말고 붓대롱으로 그 양쪽 귀를 불고 또한 반하(半夏)가루나 조각(皀角)가루를 코에 불어 넣으면 깨어나게 된다. 〈得效〉

귀엽(鬼魘)의 졸사(卒死)및 귀격(鬼擊)등에 피가 뱃속에 새들어 가고 번만(煩滿)해서 죽으려고 할 때는 웅황(雄黃)가루를 콧속에 불어 넣고 또는 술에 1돈을 1일 3번으로 섞어 먹으면 피가 변해서 물이 되어 나온다. 〈本草〉

또 생부추 즙을 입속과 귀와 콧속에 넣어주고 부추즙도 마찬가지로 좋다. 또는 동으로 향한 도(桃)와 유지(柳枝) 각 7치를 달여서 먹고 또 복룡간(伏龍肝)가루 2돈을 샘물에 섞어서 먹고 다시 콧속에 불어 넣으며 또는 양분(羊糞)을 태워서 콧속에 연기를 쏘이면 즉시 소생이 된다.

꿈속에 자살(刺殺)을 당하거나 또는 타상(打傷)등의 불상(不祥)을 입어서 갑자기 피를 토뉵(吐衄)이나 하혈(下血)을 하고 심하면 구규(九竅)로 모두 피가 나오는데 승마(升麻)•독활(獨活)•속단(續斷)•지황(地黃) 각 5돈, 계피(桂皮) 1돈을 가루로하여 매 2돈을 백탕(白湯)으로 1일 3번을 먹는다. 〈入門〉

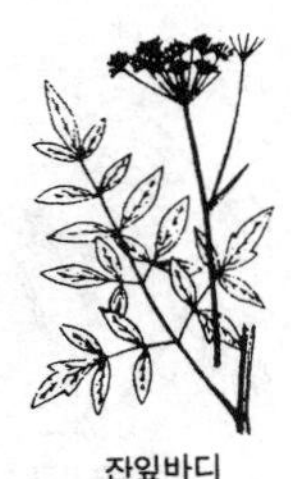
잔잎바디

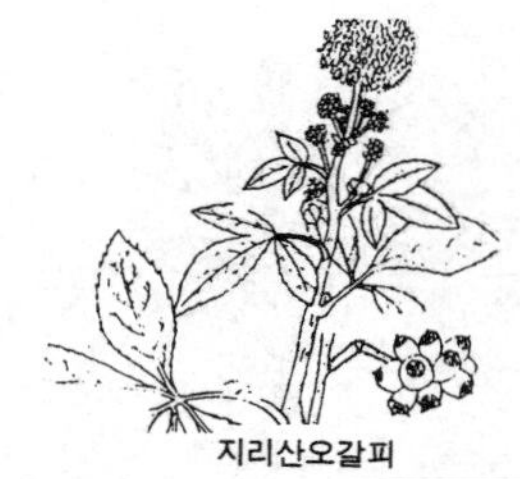
지리산오갈피

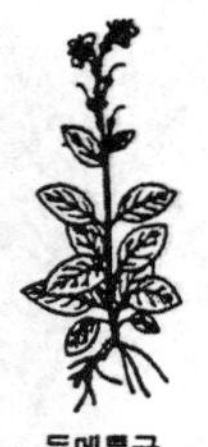
두메투구

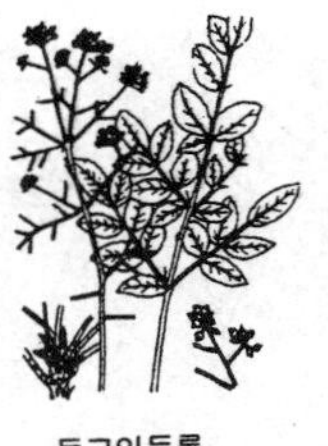
둥근잎두릅

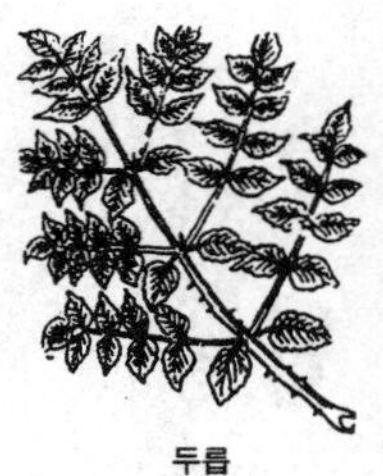
두릅

※ 웅주산(雄朱散)

효능 : 귀엽(鬼魘)을 치료한다.

처방 우황(牛黃) • 웅황(雄黃) 각 1돈, 주사(朱砂) 5푼을 가루로하여 매 1돈을 내서 상밀에 태우고(燒)또 다음 1돈을 술에 섞어 먹는다. 〈入門〉

7. 울모(鬱冒)일 경우

사람이 보통 때에 아무런 병도 없다가 갑자기 죽은 사람과 같고 몸을 움직이지 못하며 벌리지 못하고 또는 사람을 조금 알아 본다해도 사람의 말소리를 듣기 싫어하고 현모(眩冒)해서 몇 시간이 지나서야 겨우 깨어나는 증세에는 땀을 많이 내어 피가 적어지면 기가 피에 어울러지게 되므로 인해서 양(陽)이 홀로 위로 올라서 내리지 못하고 기(氣)가 막혀서 돌아다니지 않기 때문에 몸이 죽는 것과 같고 기(氣)가 지나며 혈(血)이 돌아오면 음양(陰陽)과 다시 통하기 때문에 한참 뒤에 깨어 나는 것이며 이름을 울모(鬱冒)라 하고 또는 혈궐(血厥)이라고도 하는데 부인들이 이 증세에 많이 걸린다. 백미탕(白薇湯)과 창공산(倉公散)으로 치료하면 즉시 소생이 된다. 〈本事〉

※ 백미탕(白薇湯)

처방 백미(白薇) • 당귀(當歸) 각 1냥, 인삼(人蔘) 반냥, 감초(甘草) 2돈반을 거친 가루로하여서 매 5돈을 물로 달여서 먹는다. 〈本事〉

※ 창공산(倉公散)

처방 여로(藜蘆) • 과체(瓜蔕) • 웅황(雄黃) • 백반(白礬) 각 등분 가루로하여 코 속에 조금씩 불어 넣는다. 〈本事〉

8. 객오(客忤)와 졸궐(卒厥)의 모든 증세

객오(客忤)란 중악(中惡)의 종류가 되니 도문(道門)이나 문 밖에서 많이 얻게 되며 그 증세는 심복(心腹)이 졸리듯이 아프고 가득차서 기(氣)가 심(心)과 흉을 찌르는 증세인데 급히 치료하지 아니하면 사람을 죽이는 것이다. 백초상(百草霜) 5돈, 소금 1돈을 함께 개어서 더운 물로 먹는다. 〈本草〉

또 소금을 계란만큼 푸른 헝겊에 싸서 벌겋게 불에 태워 가지고 술에 타서 한번에 먹으면 바로 나쁜 것을 토한다. 또한 세신(細辛)과 계심(桂心)을 가루로하여 입속에 넣고 또는 동기(銅器)또는 와기(瓦器)에다 더운 탕을 담아서 배 위에 두터운 옷을 덮고 그 위에 문지르면 차가와 지거든 바꾸면 효과가 나타나고 또한 지보단(至寶丹)〔처방은 풍문(風門)〕과 소합향원(蘇合香元)을 생강즙이나 또는 더운 술 또는 사내 아이 오줌에 섞어서 먹는다. 〈諸方〉

또 익힌 쑥 1냥을 달여서 즙을 한번에 먹으면 즉시 차도가 있다. 〈本草〉

제(帝)가 말하기를 「궐(厥)이란 것이 사람으로 하여금 배가 가득차고 또는 1일만에 결국 사람을 알아 보는 것이 어떤 이유인가?」 기백(岐伯)이 답하기를 「음기(陰氣)가 위에서 성하면 아래가 허하고 아래가 허하면 배가 가득차며 양기(陽氣)가 위에서 성하면 아래의 기(氣)가 거듭 오르고 사기(邪氣)가 역하면 양기(陽氣)가 난(亂)하고 사람을 몰라보게 되는 것이다.」〈內經〉

대부분 갑자기 급한 증세에 기궐(氣厥) • 혈궐(血厥) • 담궐(痰厥) • 식궐(食厥) • 중풍(中風) • 중한(中寒) • 중습(中濕) • 중서(中暑)가 있으니 전부 각문(各門)에 상세히 설명되어 있으며 증세를 따라서 치료해야 한다. 〈回春〉

지성래복단〔至聖來腹丹 : 처방은 한문(寒門)〕이 모든 궐의 위급한 증세를 두루 치료한다. 〈得效〉

9. 졸사(卒死)일 경우

제(帝)가 묻기를 「사람이 갑자기 폭병(暴病) • 폭사(暴死)하는 증세는 왜 일어나는가?」 소사(少師) 답하기를 「삼허(三虛)로 죽는 것이 폭질(暴疾)이고, 삼실(三實)을 얻으면 사(邪)가 능히 사람을 상하지 못하는 것이니 이른바 삼허(三虛)란 증세는 년(年)의 쇠(衰)를 타고(乘) 월(月)의 공(空)을 만나고 시(時)의 온화를 잃어서 적풍(賊風)에 상한 것이 되는 것이며, 삼실(三實)이란 증세도 년(年)의 성함을 만나고 월(月)의 가득찬 것을 얻고 시(時)의 온화한 것을 만난 것이니 비단 적풍(賊風)과 사기(邪氣)가 있어도 위태하지 않은 것이며 삼허(三虛)가 서로 치면 폭병(暴病)이 되어서 갑자기 죽게 된다.」

뇌공(雷公)이 묻기를 「사람이 병이 안들고 갑자기 죽는

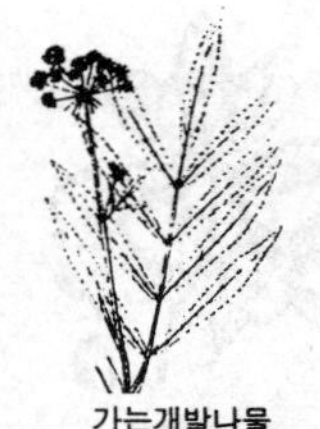
가는개발나물

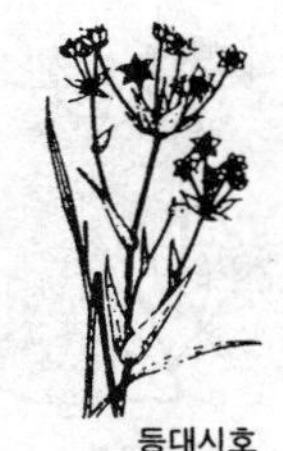
등대시호

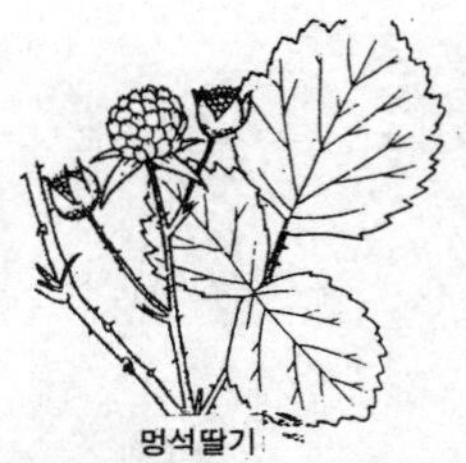
멍석딸기

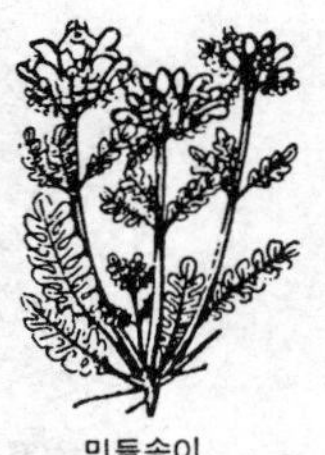
민들송이

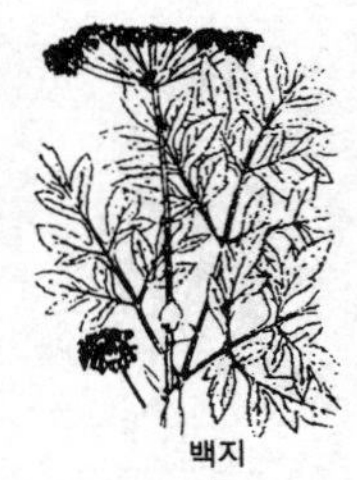
백지

것을 어떻게 알 수 있는가?」 제(帝)가 답하기를 「화기(火氣)가 장부(臟腑)에 들어가면 병들지 않고 갑자기 죽는 것이다.」 뇌공(雷公)이 묻기를 「병이 조금 나아졌다가 갑자기 죽는 것을 무엇으로써 알 수 있는가?」 제(帝)가 답하기를 「붉은 색이 양권(兩顴)에 나타나서 크기가 엄지손가락과 같으면 병이 비록 조금만 나아도 반드시 갑자기 죽고 검은색이 정〔庭 : 액(額)〕에 나타나서 크기가 엄지손가락과 같으면 병들지 않고도 갑자기 죽는 것이다.」 〈靈樞〉

대부분 갑자기 죽는 사람은 입을 벌리고 눈을 빤히 뜨며 손을 오무리지 못하고 오줌을 누는 증세는 허한 것이니 당연히 기(氣)를 보해야 하고 눈을 감고 입을 다물고 손을 오그려 쥐는 증세는 실(實)한 것이니 당연히 발표(發表)해야 되는 것이다. 〈綱目〉

사람이 오색(五色)의 비상한 귀신을 보고 드디어 폭망(暴亡)하는 증세는 모두 자기의 정신을 지키지 않고 신광(神光)이 모이지 않은 때문이니 밖에서부터 침모(侵侮)를 받은 것이 아니고, 원기(元氣)가 극허(極虛)한 증세이다. 〈正傳〉

대부분 폭망(暴亡)이란 증세는 한 때의 괴병(怪病)에 지나지 않은 것이니 능히 구할 수가 있는 것이다. 비단 기(氣)가 닫혀서 끊어지고 사지(四肢)가 차도 만일 심복(心腹)이 따뜻하고 비식(鼻息)이 조금 더우며 눈속의 신채(神彩)가 구르지 않고 입속에 침이 없으며 혀와 음낭(陰囊)이 오므라지지 않으면 모두 살아난다. 〈遺篇〉

갑자기 죽는 것을 구하는데 또는 보통 때의 살고 있는 잠자리에 누워서 갑자기 기절한 증세는 빨리 숫닭 벼슬의 피를 내서 그 얼굴에 여러번 바르고 겸해서 재로써 죽은 사람의 주변을 돌아서 둘러 놓는다. 〈本草〉

호담(狐膽)이 폭망(暴亡)을 주로 치료해서 섣달에 잡은 것이 매우 좋다. 만일 사람이 갑자기 죽은 지가 얼마 안 되는 것은 더운 물에 개어서 입속에 넣어주면 즉시 깨어난다. 〈本草〉

청심원(淸心元) • 지보단〔至寶丹 : 처방은 풍문(風門)〕 • 소합향원(蘇合香元 : 처방은 기문(氣門)〕 • 지성래복단〔至聖來腹丹 : 처방은 한문(寒門)〕 • 비급환(備急丸)이 모두 갑자기 죽는 증세를 치료하니 생강즙 또는 더운 술 또는 사내 아이 오줌에 섞어서 들어 마신다. 〈諸方〉

갑자기 죽은 것을 구하는 데 반하(半夏)가루 또는 조각(皂角)가루를 콧속에 불어 넣고 또는 숫닭 벼슬 피를 콧속에 떨어뜨려 넣고 또한 우황(牛黃) 또는 사향(麝香) 1돈을 더운 술로 먹으면 즉시 소생이 된다. 〈諸方〉

경포(驚怖)해서 갑자기 죽은 증세는 더운 술로 마시게 하면 즉시 살아난다. 〈綱目〉

※ 비급환(備急丸)

효능 : 모든 졸사(卒死)와 폭질(暴疾)의 백병(百病) 및 중악(中惡) • 객오(客忤) • 귀격(鬼擊) • 귀타(鬼打)에 얼굴이 푸르고 입을 다물어 갑자기 기절한 증세를 치료한다.

처방 대황(大黃) • 건강(乾薑) • 파두상(巴豆霜) 각 1냥을 가루로하여 꿀을 섞고 절구로 찧어서 작은 콩 크기의 환을 지어 갑자기 죽는 증세는 3알을 더운 술에 삼켜 내리고 입을 다문 증세는 술로 섞어서 마시게 하면 즉시 살아나며 또는 더운 물도 좋다. 〈仲景〉

장역로(張易老)가 또한 독행환(獨行丸)이라고 이름했으니 즉시 급제(急劑)가 된다. 〈丹心〉

10. 탈양증(脫陽症)일 경우

대부분 크게 토하고 크게 설사한 다음에 원기(元氣)가 접촉이 안 되고 사지(四肢)가 역냉(逆冷)하여 얼굴이 검고 기(氣)가 헐떡거리며 식은 땀이 저절로 나고 외신(外腎)이 오므라지며 인사불성(人事不省)이 되고 잠깐 사이에 구하지 못하게 되니 상한(傷寒)의 음양역(陰陽易)과 증세가 같으니 속히 대고양탕(大固陽湯)을 복용해야 한다.

계지(桂枝) 2냥을 썰어서 좋은 술에 달여서 즙을 먹고 또 연수총백(連鬚葱白) 27뿌리를 술에 진하게 달여 먹으면 양기(陽氣)가 즉시 회복되고 또는 생강(生薑) 1냥을 개어서 술에 달여 먹으면 역시 효과가 나타나고 또는 파와 소금을 짓찧어서 뜨겁게 볶아서 배꼽밑에 기해(氣海)혈을 문질러 주면 즉시 낫는다. 〈得効〉

※ 대고양탕(大固陽湯)

처방 대부자(大附子) 1개를 불에 구워서 8쪽으로 썰고 백출(白朮) • 건강포(乾薑炮) 각 5돈, 목향(木香) 2돈반을 썰어서 1첩을 지어 달여서 찌꺼기는 버리고 식은 다음 먹고 조금 지난 후에 또 1번을 먹으면 특효가 있다. 〈得効〉

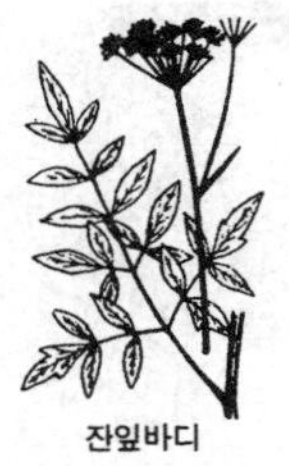
잔잎바디

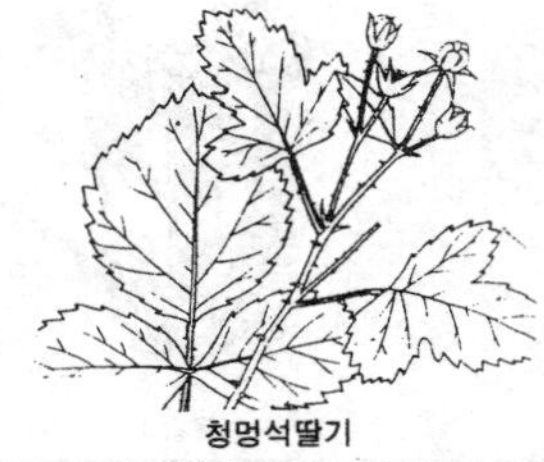
청멍석딸기

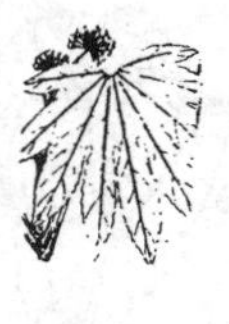
팔손이

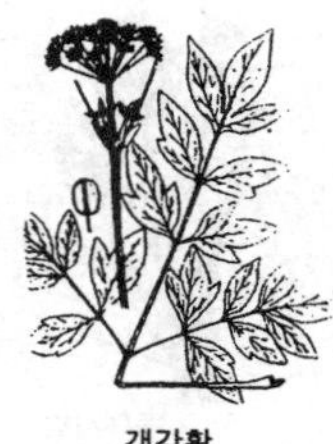
갯강활

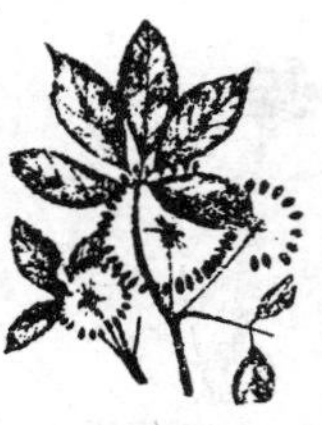
가시오갈피

11. 자예사(自縊死)한 것을 구할 경우

저절로 목이 매어 죽은 것은 아침부터 저녁까지 된 것은 몸이 차도 구할수 있고 저녁부터 아침이 된 것은 치료하기가 어려우며 심장(心臟) 밑이 조금 따스한 증세는 1일이 더 지나도 치료할 수 있으니 당연히 천천히 안아 내려서 풀 것이며, 칼로 목맨 줄을 끊어서는 안 된다.

편히 누워서 이불을 덮어 씌우고 심장(心臟)을 어루만져서 목구멍을 바로 한 다음에 손바닥으로써 입과 코를 가리고 기(氣)가 통하지 못하도록 하는데 기(氣)가 급하면 깨어나고 그 두 어깨를 밟고 또한 그 머리털을 손으로 잡아 당겨서 현급(弦急)하게 할 것이며, 한 사람을 시켜서 손으로 가슴 위를 안마해서 움직이고 또 한 사람을 시켜서 팔과 다리를 안마시켜 폈다 오므렸다 한다. 이같이 해서 한참동안 지나면 기(氣)가 입으로 따라 나오고 호흡하며 눈을 뜨게 되어도 계속하여 안마하는 것을 계속해야 한다. 〈仲景〉

또 한 가지 방법은 손에 부드러운 헝겊을 감고 환자의 항문을 굳게 막은 다음 안아 일으키고 목맨 노끈으로 끌러서 눕히며 그 목의 졸린 곳을 손으로 비벼서 편안하게 풀어주고 휵약(搐藥)으로써 콧속에 넣고 대나무 통으로써 두 귀를 불어서 기가 회복되면 슬쩍 손을 놓아도 되며 만일 항문으로 배설시키면 구하지 못한다. 〈山居〉

속히 닭 벼슬 피를 입 속에 떨어뜨리면 살아나는데 남자는 암놈, 여자는 숫놈으로 치료하고 또한 닭의 흰 똥을 대추알 만큼씩한 것을 취해서 술에 섞어 콧속에 넣어 주면 더욱 좋다. 〈本草〉

또 남즙(藍汁)을 마시게 하고 또는 들보 위의 먼지를 큰 콩알 크기로 만들어서 대나무 통속에 넣어서 4사람이 각각 1통씩 같은 시각에 두 귀와 두 콧구멍속에 힘을 다해서 불면 즉시 살아나고 또는 반하(半夏)가루 또는 조각(皂角)가루 또는 세신(細辛)가루를 콧속에 불어 넣어 재채기를 하면 바로 소생이 되니 조금 지난 후에 따뜻한 죽물을 복용해서 목구멍을 윤택하게 하고 점점 빨아서 삼키게 한다. 〈本草〉

오절(五絶)이란 1은 자예(自縊)이고, 2는 장벽(墻壁)에 눌린 것이며, 3은 물에 빠진 것이고, 4는 귀엽(鬼魘)이며, 5는 산유(産乳)이니 모두 반하(半夏)가루를 콧속에 불어 넣는데 심장과 머리가 따스한 증세는 비록 하루가 지나도 모두 살 수가 있다. 〈本草〉

12. 익수사(溺水死)를 구할 경우

대부분 물에 빠져 죽은 사람은 하룻밤을 지나도 오히려 구할 수가 있으니 속히 구출해서 칼로써 입을 젖혀 열고 젓가락을 가로 넣어서 입을 벌리게 하여 물을 나오게 하여 다음에 옷을 벗기고 배꼽 속을 많이 뜨되 200~300장 가량으로 하고 두 사람을 시켜서 붓대로써 두 귀를 불고 또한 각말(角末)을 취해서 솜에 싸고 항문(肛門)에 넣으면 조금 지난 다음에 물이 입으로 나오며 즉시 깨어나며 또한 오리피를 입속에 넣어주고 또는 초(醋) 반잔을 콧속에 넣어주고 또는 소합향원(蘇合香元) 3알을 생강탕에 섞어서 넣어 주며 또는 만병해독단(萬病解毒丹) 1정을 찬물에 갈아서 넣어주면 익사직전에 많은 효과를 볼수가 있다. 〈入門〉

또는 소의 등에 죽은 사람의 배를 가로 엎어서 양쪽에 두 사람이 죽은 사람의 머리와 다리를 잡고 소를 끌고 나가면 물을 토하고 살아난다. 〈得効〉

또는 솥 바닥의 더운 재(더운 모래도 됨) 1~2가마니에 다 죽은 사람의 몸을 묻고 단지 머리와 얼굴만 내어 놓으면 물이 7구멍에서 나오고 살아난다. 〈得効〉

또는 산 사람이 죽은 사람을 거꾸로 엎고 걸어가면 물을 토하고 즉시 살아난다.

13. 동사(凍死)를 구할 경우

추위로 얼어 죽어서 사지가 뻣뻣하고 입을 다물며 단지 조금의 기식(氣息)이라도 있으면 큰 가마에 재를 볶아서 따뜻할 때에 비단 헝겊에 담아서 심장 위를 문지르고 차가와지면 바꾼다. 입을 열고 기(氣)가 나온 다음에 따뜻한 죽물을 조금씩 먹거나 또는 더운 술이나 생강탕을 넣어주면 즉시 소생이 된다. 혹시 먼저 그 심장(心臟)을 따뜻이 하지 않고 갑자기 불에 대면 냉기(冷氣)와 화기(火氣)가 서로 다투어서 반드시 죽게 된다. 〈綱目〉

또한 담요로써 죽은 사람을 싸고 새끼로써 동여 매어서 편안한 곳에 눕히고 두 사람을 시켜서 얼굴을 맞대고 슬슬 주무르고 굴려서 사지(四肢)가 따뜻해지면 즉시 살아난다. 〈得効〉

14. 아사(餓死)를 구할 경우

흉년이 든 해에 많은 사람이 굶어 죽으니 여러 날을 먹지 못하고 기곤(飢困)해서 죽으려고 할 때 밥이나 고기를

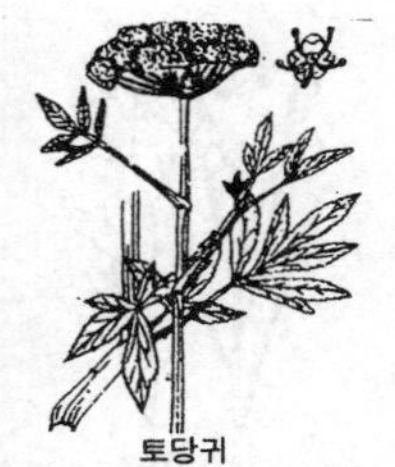
토당귀

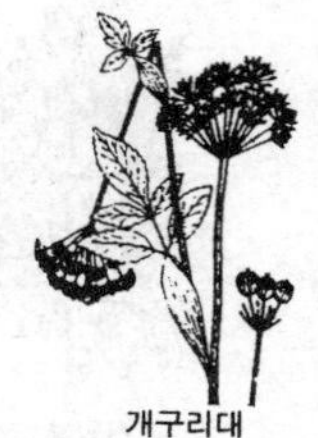
개구리대

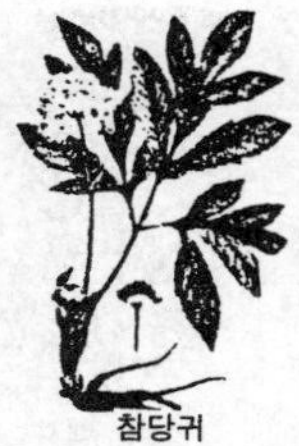
참당귀

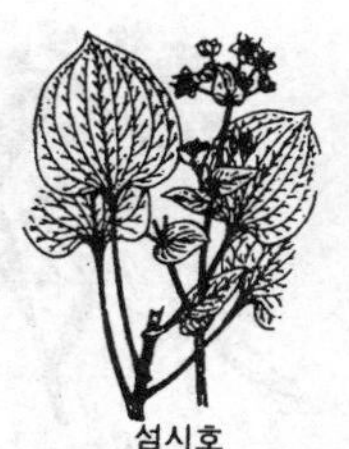
섬시호

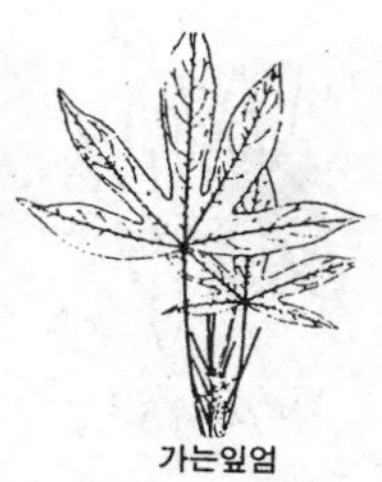
가는잎엄

마음대로 먹으면 틀림없이 죽게 되니 당연히 우선 죽물을 조금씩 먹여 점점 삼켜서 목구멍과 창자를 윤택하게 한 다음에 하루쯤 지나서 멀건 죽을 자주 조금씩 마셔서 며칠이 지나면 그 때는 된 죽과 연한 밥을 먹으면 저절로 편안하고 회복이 된다. 〈類聚〉

15. 교장사(攪腸沙)일 경우

이 증세는 심복(心腹)이 졸리는 듯 아프고 식은 땀이 나며 창민(脹悶)해서 죽으려고 하니 속(俗)에서 말하는 장사(腸沙)라는 것인데 건곽란(乾霍亂)과 증세가 같은 것이다. 산남장기(山嵐瘴氣)나 또는 기포(飢飽)의 정상을 잃어서 음양(陰陽)의 폭란(暴亂) 때문에 생기는 증세이다.

증세가 상한(傷寒)과도 비슷해서 머리가 아프고 구역을 하며 온몸이 열이 나고 손가락과 발가락 끝이 미궐(微厥)하며 또는 배가 아프고 민란(悶亂)해서 잠깐 사이에 사람을 죽이게 되니 우선 애탕(艾湯)을 진하게 달여서 시험해 보고 만일 토하면 그것이다. 〈得効〉

치료 방법은 잠퇴지(蠶退紙)를 태워서 더운 술로 고루 먹으면 즉시 효과가 있고 또는 염탕(鹽湯)을 많이 마셔서 토하면 낫는다. 〈得効〉

음양(陰陽)이 2종류가 있는데 음사(陰沙)는 배가 아프면서 손과 발이 냉하고 몸에 적은 붉은 점이 있으니 향유등(香油燈)불을 붙여 붉은 점의 위를 태워서 뜨겁게 하고 또는 총시탕(葱豉湯)을 먹여서 땀을 내면 낫고, 양사(陽沙)는 배가 아프면서 손과 발이 더우니 침으로써 열 손가락의 손톱 부근의 반푼쯤 되는 자리에 찔러서 피를 내면 즉시 편안해지며 우선 두 팔을 문질러서 그 나쁜 피를 내려 손가락 끝에 모아서 피를 내는 것이 좋은 방법이다. 〈入門〉

또는 손을 따뜻한 물에 담가 환자의 무릎 안(오금)을 두드려서 자흑점(紫黑點)이 있는 곳에 침으로써 나쁜 피를 빼면 즉시 낫는다. 〈丹心〉

환자의 양비(兩臂)에 심줄이 반드시 검은 색으로 되는 것이니 사침(砂鍼)으로 찔러서 자흑혈(紫黑血)을 내면 즉시 아픔이 멈추고 신통한 효과가 나타난다. 〈十三方〉

16. 우물이나 굴속에 들어가 갑자기 죽을 경우

대부분 우물이나 굴속에 들어갈 때는 우선 닭의 털을 던져 보아서 즉시 내려가면 독이 없는 것이고, 돌면서 내려가지 않으면 독이 있는 것이다. 당연히 술 두어되를 그 안에 뿌리고 한참동안 지난 후에 들어가는 것이 안전한 방법이 된다. 〈本草〉

여름철 우물을 청소할 때는 사람이 죽는 경우가 많은데 5~6월 사이가 심한 것이다. 고총(古塚)속이나 또는 깊은 우물속에는 틀림없이 복기(伏氣)라는 것이 있는데 만일 경솔하게 들어가면 사람이 갑자기 울민해서 죽는 경우가 있으니 즉시 샘물로써 얼굴에 뿜고 겸해서 찬 물에 웅황(雄黃)가루 1~2돈을 섞어서 먹는다. 또한 전근(轉筋이 배에 들어가 아파서 죽으려고 할 때는 네 사람에게 시켜서 손과 발을 편안하게 잡고 배꼽의 좌변(左邊) 2치에 14장을 뜸하고 또한 생강 1냥을 썰어서 술 5잔에 진하게 달여서 한번에 복용하며 또는 초에다 옷솜을 달여서 뜨거울 때에 전근한 곳을 싸매고 또 소금탕을 진하게 달여서 손과 발을 담그고 가슴과 갈비를 씻으면 즉시 소생이 된다. 〈入門〉

신성현(新城縣)의 어느 민가에 한 마른 우물이 있는데 두 길손이 5월경에 돈주머니를 그 우물에 떨어뜨려서 그것을 찾으려고 한 사람이 우선 우물속에 들어가더니 아무런 소식이 없어서 다음 사람이 따라 들어간 후에도 역시 나오지 않는지라 곁에 있는 사람들이 이상하게 생각이 들어 노끈에다 판자를 달고 그 위에 사람을 앉혀서 내려가 보니 그사람 역시 아무런 소리가 없기에 끌어 올려 본 즉 혼미(昏迷)해서 인사불성(人事不省)이 된지라 찬물로써 구원하여 소생시키고 닭과 개를 묶어 우물속에 들여보내니 역시 죽어서 나오기 때문에 드디어 우물을 헐고 양인의 시체를 끄집어내어 본즉 온몸이 청흑색이 되고 상처는 하나도 없으니 이것이 바로 중독되서 죽은 것이다. 치료 방법은 위와 같다. 〈類聚〉

17. 뱀이 칠규(七竅)로 들어갔을 경우

여름철 열로 인해서 음량(陰涼)한 곳에서 잠을 자다가 뱀이 귀와 입이나 콧 속으로 들어가면 잡아당겨도 나오지 않는데 칼로써 뱀의 꼬리를 조금 끊고 천초(川椒) 2~3알을 넣어서 싸매어두면 뱀이 즉시 나오고 또한 쑥으로 뱀 꼬리를 뜨면 즉시 나오며 또는 모저(母猪)의 미두(尾頭)의 피를 내어서 바르면 나오게 되니 다음 웅황(雄黃)가루를 인삼탕(人蔘湯)에 섞어서 먹고 뱀독을 제거시킨다. 〈丹心〉

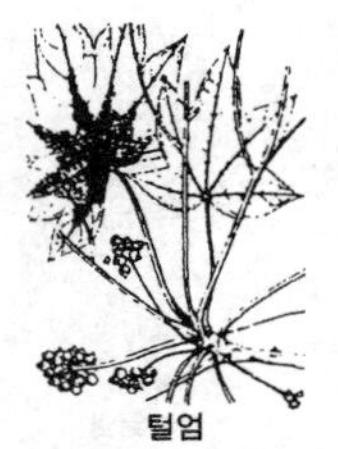
털엉

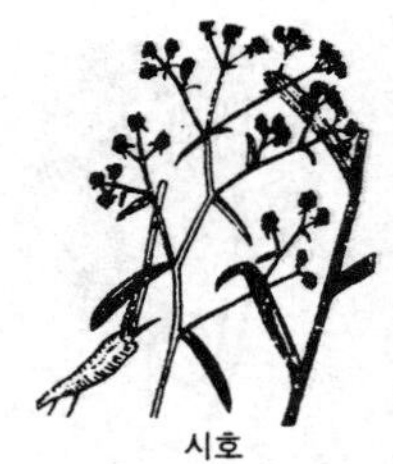
시호

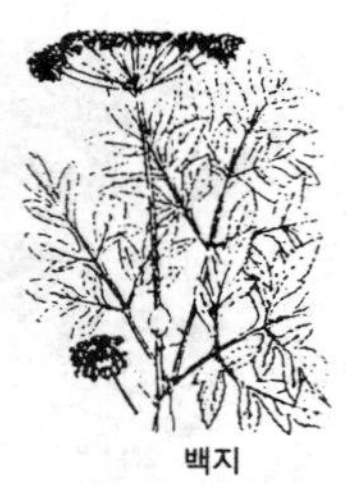
백지

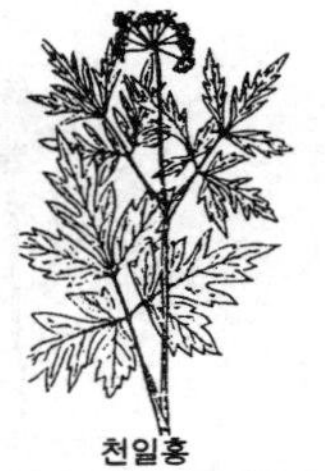
천일홍

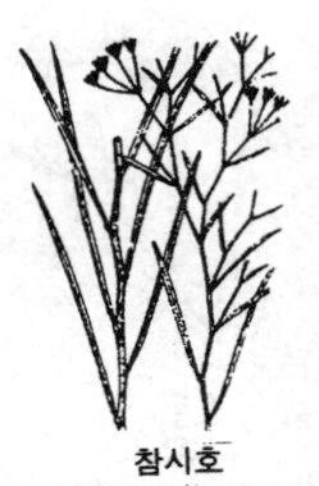
참시호

사람이 뱀에게 감겨서 풀리지 않는데 더운 탕(湯)으로써 뱀의 몸을 씻고 더운 탕이 없으면 오줌을 누면 즉시 풀어진다. 〈綱目〉

※ 침구법(鍼灸法)

사(邪)가 손과 발의 소음(少陰)과 태음(太陰) 및 족양명(足陽明)의 락(絡)에 들어가면 이것은 오락(五絡)이 함께 마른 것으로써 몸과 맥이 모두 움직이고 형체는 지각이 없어져 죽은 시체와 같게 되니 이름을 시궐(尸厥)이라고 하는데 우선 은백(隱白)혈을 찌르고 다음 용천(湧泉)혈을 찌르면 또 여태(厲兌)혈을 찌르고 또 소상(少商)혈을 찌르며 또한 신문(神門)혈을 찌른다. 〈內經〉

시궐(尸厥)은 마땅히 기문(期門)·거궐(巨厥)·중극(中極)·박삼(撲參)·은백(隱白)·대돈(大敦)·금문(金門)혈을 찌른다.

졸궐(卒厥)과 시궐(尸厥)에 백회(百會)혈을 49장을 뜸하고 기해(氣海)·단전(丹田)혈을 300장 뜸하면 신체가 따스한 증세를 느끼면서 즉시 멈춘다.

중악(中惡)과 객오(客忤)로 갑자기 죽은 배꼽속의 100장을 뜸한다.

중악(中惡)에는 인중(人中)·중완(中脘)·기혈(氣血)혈을 택한다.

갑자기 죽은 증세에는 심하(心下) 1치와 배꼽 밑의 4치를 각각 3장씩 뜸하면 즉시 차도가 나타나고 또는 손과 발톱의 양쪽 뒤를 27장 뜸한다. 모든 졸사(卒死)와 엽사(魘死)에 속히 인중(人中)과 두 발의 큰 발가락 발톱에서 부추입 넓이쯤 떨어져서 7장을 뜸하면 즉시 살아난다. 〈綱目〉

갑자기 귀격(鬼擊)을 받아서 마치 화살을 받은 것 같은데 도피(桃皮) 1쪽을 아픈 곳에 덮어 붙이고 숟갈을 그 위에 덮은 다음에 쑥을 호도(胡桃)만큼의 크기로 해서 숟가락 위를 뜸하면 즉시 낫는다. 〈入門〉

三六. 괴질(怪疾)

1. 괴질이상(怪疾異常)일 경우

괴증(怪症)이란 것은 보통의 병과 다르기 때문에 괴질(怪疾)이라고 한다.

◎ 육징(肉癥)

고기가 먹고 싶어서 먹고 나면 다시 먹고 싶게 되니 흰말의 오줌 3되를 공복에 먹으면 즉시 토하는데 고기를 토하지 않으면 죽게 된다. 〈本草〉

◎ 주징(酒癥)

한 사람이 병이 심통(心痛)을 앓는데 이 사람이 술을 좋아해서 처음에 2~3잔을 마시면 30~50차례를 바삐 돌아다니는데 그 술의 힘이 조금 흩어진 다음에 다시 마시기 시작하고 다음날 아침이 되어 청황수(靑黃水)를 토하고 고기 비린내가 나는데 6~7일이 되어서 마침내 안정이 된다. 대인〔戴人 : 장자화(張子和)〕이 약으로써 토하게 하니 즉시 벌레 1조를 토하는데 청황색에 길이가 6~7치 가량 되고 입과 눈과 코가 모두 나타나고 모양이 뱀과 같으니 이것이 바로 주징(酒癥)이라는 것이다. 〈綱目〉

한 남자가 어릴 때부터 술먹기를 좋아해서 하루 1~2말을 마시고 술이 없으면 고함을 질러서 끊지 못하며 아주 밥을 먹지 않고 날마다 여위고 약해지니 집사람들이 수건으로써 손과 발을 동여매고 새술 한 병을 그의 입가에 놓아서 주기(酒氣)가 입속으로 들어가니 술을 먹지 못하여서 계속 발광(發狂)을 하다가 조금 지난 후에 갑자기 뭉치 하나를 토하여 술 병속에 떨어뜨리니 바로 병입을 막고 센 불에 끓여서 꺼내보니 저간(猪肝)과 같고 약 3냥 무게가 되는데 주의에 작은 구멍이 바늘 눈과 같이 수없이 있었다. 그 다음부터는 그 사람이 술 한방울도 마시지 못했다고 한다. 〈得効〉

◎ 발가(髮瘕)

한 사람이 기름을 5되쯤 먹으면 항상 마음이 유쾌하고 마시지 아니하면 고통을 하는데 이것은 머리털이 위(胃)에 들어가서 벌레로 변한 것이다. 웅황(雄黃) 반냥을 가루로하여 물에 섞어 먹으니 벌레가 저절로 나오니 끓은 기름속에 넣어서 강물에 던졌더니 병이 즉시 나았다고 한다. 〈得効〉

한 도인(道人)이 심복(心腹)이 번만(煩滿)해서 2년이 지났는데 견립언(甄立言)이 진찰하고 말하기를 뱃속에 벌레가 있는데 머리털을 잘못 삼켜서 생긴 것이라 하고 웅황(雄黃) 1제를 먹으니 조금 있다가 뱀과 같은 것 1제를 토해 냄으로 불에 태워보니 머리털 타는 냄새가 나면서 병이 나았다. 〈入門〉

한 사람이 허리 아픈 증세가 심장(心臟)을 끌어당기고 매번 발작되면 기(氣)가 끊어지려 하니 중의(衆醫)들은

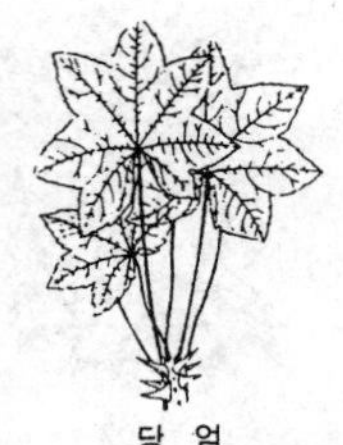
당 엄

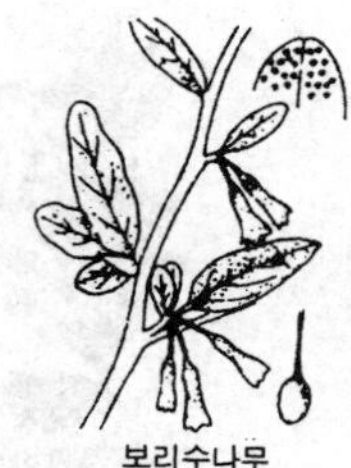
보리수나무

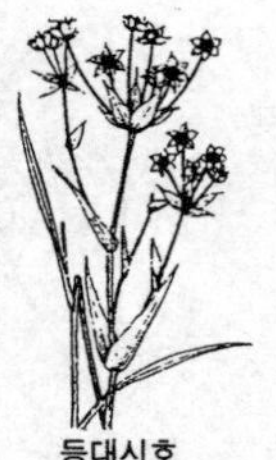
등대시호

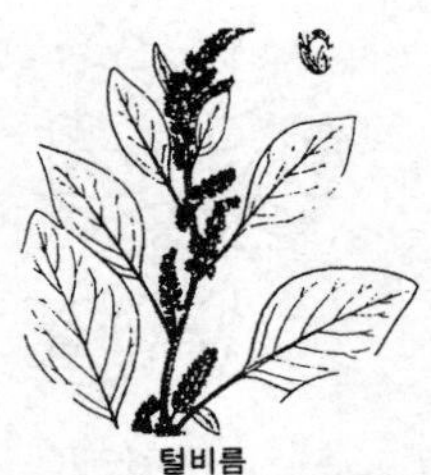
털비름

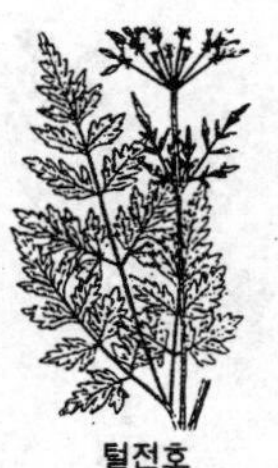
털전호

육징(肉癥)이라 하는데 서문백(徐文伯)이 보고 말하기를 이것은 발가(髮瘕)라 하고 기름을 많이 먹으니 즉시 머리털 같은 것을 토해냄으로 잡아당겨보니 길이가 3자나 되고 머리가 벌써 뱀과 같이 되어 있고 능히 꿈틀거리고 있어서 문틀 위에 걸어 놓았더니 물방울처럼 떨어지면서 나중에는 단지 털하나만 남았다. 〈入門〉

한 부인이 흉격(胸膈)이 불리하고 입에 거품을 흘리면서 스스로 말하기를 「목구멍 밑과 위(胃)속에 언제나 우뢰소리 같은 것이 난다」하고 심격(心膈)이 조금 아프며 수시로 혼미(昏迷)하는데 침구(鍼灸)와 약이(藥餌) 3가지로도 낫지 못하였다. 대인(戴人)이 담약(痰藥)으로 치료해서 설백충(雪白蟲) 1조를 토해내게 하니 길이가 5~6치가 되고 입과 코 및 이가 있으며 토한 침에서 팔딱거리는 것을 보고 환자가 미워하며 칼로 끊어 버리니 속에 흰머리 한 올이 들어 있었다. 이것이 바로 발가(髮瘕)라고 하는 것이다. 〈子和〉

◎ 계가(鷄瘕)

저징(猪澄)이 오군태수 이도념을 만나려고 그 고을에 다달아 도념을 보고 일러 말하기를 「그대가 중병이 있지 않는가?」하니 도념이 대답하기를 「예전부터 냉병(冷病)이 있노라.」하거늘 징(澄)이 말하기를 「그대의 병이 냉도 열도 아니며 백숙계자(白熟雞子)를 많이 먹은 소치라.」하고 마늘 한 되를 달여서 복용하니 무슨 물건 하나를 토해내는데 되정도의 큰 것이 가래침에 싸여 있는데 쪼개보니 병아리가 한마리 나오는데 날개와 발톱이 벌써 갖추어 있고 능히 걸어 다니기까지 하는데 징(澄)이 말하기를 「아직 다 나오지 않았다.」하고 다시 약을 먹이게 되니 또한 위와 같은 것을 열세마리나 토해내게 하니 편안해지고 병이 나았다. 〈醫說〉

◎ 교룡가(蛟龍瘕)

봄 가을의 2계절에 교룡(咬龍)들이 정(精)을 떠고 근채(芹菜)속에 들어가서 알을 낳는데 사람이 그 채소를 먹고 병이나면 간질(癎疾)과 같으며 얼굴이 노랗고 배가 가득하고 아파서 참지 못하니 이름을 교룡병(蛟龍病)이라고 한다. 이당(飴糖) 2~3개를 내서 하루 두번씩 먹으면 석탕(蜥蜴)과 같은 것을 3~5개나 토해내고 즉시 낫는다.

교룡(蛟龍)의 새끼가 근채(芹菜)속에 살아있는 것을 먹어서 배에 들어가면 변하여 용자(龍子)가 되니 석당(錫糖), 갱미(粳米)・행인(杏仁)・유병(乳餠)으로 죽을 끓여서 3되쯤 1일 3번으로 먹으면 교룡자(蛟龍子)가 머리가 생긴 것을 토해내고 낫는다. 〈仲景〉

◎ 사가(蛇瘕)

화타(華佗)가 길을 가다가 보니 수레에 한 사람을 싣고 가는데 병들어 목이 막히고 음식을 내리지 못하고 끙끙 앓는 것을 보고 이웃 상점에서 마늘과 양념한 채소 및 3되를 먹으니 큰 뱀 1마리를 토(吐)하고 나았다. 〈本草〉

한 사람이 늘 굶주렸다 밥을 먹으면 가슴에 다달으면 즉시 토하니 의원이 열격(噎膈)이라 하고 치료해도 효과가 없는데 임도(任度)가 말하기를 「이것은 뱀고기를 먹고 소화가 되지 않아서 생긴 것이니 심복(心腹)의 위를 어루만져보면 뱀의 모양이 있을 것이다.」하고 만져보니 과연 그러해서 초(醋)와 황(黃)을 합해 먹으니 조금 흐르고 즉시 나았다. 〈入門〉

◎ 별가(鼈瘕)

자라 고기를 먹고 소화가 되지 않아서 가(瘕)가 되어 심하단(心下端)을 보니 머리와 발이 있어 수시로 옮겨다니고 아프게 되니 흰말 오줌을 마시면 즉시 사라진다. 옛날에 어떤 사람이 자기 부하와 같이 이 병에 걸려서 부하가 먼저 죽어서 그 배를 째고 보니 자라가 한 마리 나왔는데 그것을 뜰 아래 두었더니 흰말을 타고온 손님이 있어 흰말이 그 자라에게 오줌을 누니 자라가 즉시 사라져 버리기에 그 주인이 바로 흰말의 오줌을 취해서 마시니 신통하게 나았다. 백자계(白雌鷄) 1쌍을 먹이를 주지 않고 하루동안 굶겨서 돼지 기름에 밥을 볶아먹게 하고 그 똥을 취해서 볶아 말리고 가루로하여 백탕(白湯)으로 1일 3번을 1돈씩 섞어 내리는데 전부 먹어치우면 먹는 약을 그만두고 그렇게 한 다음에 그 닭을 고아서 먹는다. 〈種杏〉

◎ 합정질(蛤精疾)

한 사람이 발꿈치가 부어 아픈 증세를 모든 의원이 없애는 것을 알지 못하는데 서지재(徐之才)가 말하기를 「이것은 합정질(蛤精疾)이니 배를 타고 바다에 들어가서 다리를 물속에 담구었다가 얻은 것이라.」하고 합자(蛤子) 두 개를 쪼개내니 즉시 나았다. 〈入門〉

◎ 눈에 오색(五色)의 물건이 보일 경우

한 사람이 주색이 지나쳐서 눈에 보이기를 공중에서 오색(五色)의 물건이 점점 가까이 와서 변하여 한 미인이 되어 오똑하게 서는데 서지재(徐之才)가 말하기를 「이것은 색욕이 너무 많아서 허한 소치라.」하고 보약 몇 제(劑)를 먹으니 나았다. 〈入門〉

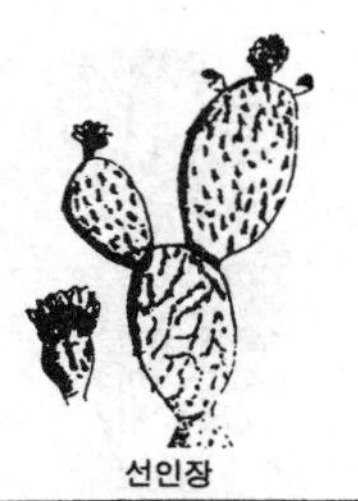
선인장

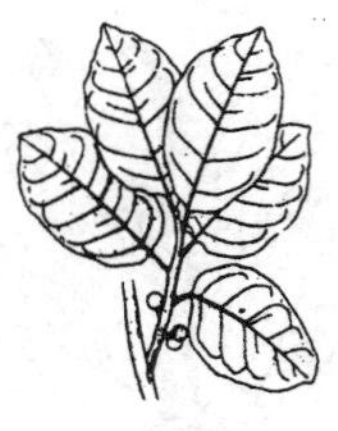
왕보리수

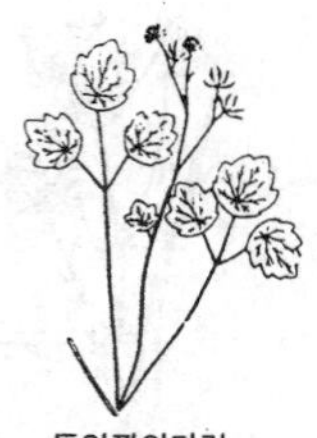
돈잎평의다리

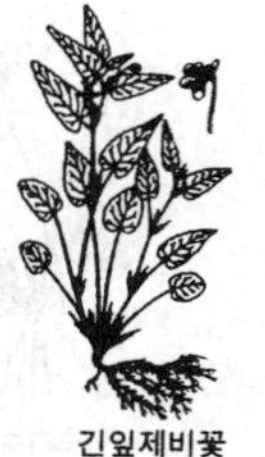
긴잎제비꽃

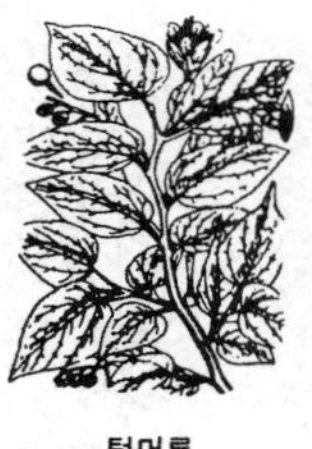
털머루

◎ 물건이 거꾸로 보일 경우

한 사람이 크게 취해서 많이 토하고 잠을 잤는데 이튿날 아침이 되어서 눈안에 보이는 물건이 전부 거꾸로 보이는데 의원이 그 맥을 좌관이 진찰해보니 부촉(浮促)하여서 결국 과체(瓜蔕)와 여로(藜蘆)로 치료해서 토하여 버리니 물건 보이는 것이 평상시와 같았다. 대부분 술에 상해서 토할 때는 상초(上焦)가 반복 되어서 담부(膽腑)가 전도(顚倒)되므로 보이는 물건이 모두 거꾸로 되는 것이니 치료 방법은 당연히 토해서 그 담부(膽腑)를 바로 잡으면 저절로 낫게 된다. 〈入門〉

◎ 사지(四肢)가 굳어서 돌과 같을 경우

한열(寒熱)이 멈추지 않고 날이 지난 후 사지(四肢)가 굳어서 돌과 같으며 망치로 치면 종치는 소리가 나는 것 같고 날로 점점 여위어 가는데 오수유(吳茱萸)와 목향(木香)을 등분하고 썰어서 달여 먹으면 저절로 낫는다. 〈得效〉

◎ 가어(鰕魚)가 변해서 나올 경우

입과 코에 비린내 나는 물이 흐르고 사발에 받아서 발라보면 철색(鐵色)이 되고 물고기가 맵쌀 만큼씩 한것이 날뛰어 멈추지 않는데 손으로 만지면 물이 되어 버리고 이것이 육괴(肉壞)라는 것인데 닭고기를 마음껏 먹으면 저절로 낫는다. 〈得效〉

◎ 배가 철석(鐵石)과 같은 경우

뱃속이 철석(鐵石)과 같고 배꼽 속에서 물이 나오며 어떤 때는 변해서 벌레가 기어가는 모양을 하고 온몸이 쪼는 것 같으며 가렵고 아픔을 견디지 못하며, 긁고 쓸어도 시원치 못하는데 창출(蒼朮)가루에 사향(麝香)을 조금 넣어 물에 섞어서 먹으면 낫는다. 〈得效〉

◎ 전신에 물결 소리가 날 경우

온몸의 가죽 밑에 혼혼(渾渾)하여서 물결 소리가 나고 가려워서 견디지 못하고 긁으면 피가 나게 되니 이것을 기분(氣奔)이라고 하는데 인삼(人蔘)•고장(苦杖)•청염(靑鹽)•세신(細辛) 각 1냥을 썰어 4첩을 지어 매 1첩을 물로 달여 먹으면 즉시 낫는다. 〈得效〉

◎ 몸에 반모(斑毛)가 날 경우

눈이 붉고 코가 벌름거리며 크게 헐떡거리고 온몸에 반점의 털이 나서 동철(銅鐵)과 같은데 이것은 눈속에 열독(熱毒)•활석(滑石) 각 1냥을 가루로하여 달여서 먹되 계속해서 먹으면 즉시 편안하게 된다. 〈得效〉

◎ 열 손가락이 끊어지고 무너질 경우

손의 10손가락의 마디가 끊어지고 무너지되 오직 힘줄이 이어져 있고 마디의 살이 없으며 벌레가 등불의 심지 모양으로 생긴 것이 나와서 길이가 두어자씩 되고 온몸이 녹색으로 되니 병명을 혈여(血餘)라고 하는 데 적복령(赤茯苓)•호황련(胡黃連)을 달여서 먹으면 저절로 낫는다. 〈得效〉

◎ 게 같은 벌레가 나올 경우

게 같은 벌레가 거죽 밑에 달려서 어린 아이의 울음소리와 같은 것을 내고 근육의 변한 것이 되니 뇌환(雷丸)•웅황(雄黃) 각 1냥을 가루로하여 돼지 고기쪽에 발라서 구워 먹으면 즉시 편안하게 된다. 〈得效〉

◎ 살이 송곳처럼 나올 경우

온몸에 살이 송곳처럼 나오고 가려우면서 아프며 음식을 먹지 못하게 되니 이것은 혈옹(血壅)이라고 하는데 만일 치료를 하지 않으면 헐어서 고름이 나오는데 적피총(赤皮葱) 태운 재를 물에 담가서 닦아내고 콩자반탕을 먹으면 저절로 편안하게 된다. 〈得效〉

◎ 털 구멍에서 피가 나온 경우

전신의 털구멍에서 피가 나는데 혹시 피가 나오지 않으면 가죽이 팽창되서 북과 같이 되고 조금 지나면 눈코 입이 모두 기(氣)에 질려 부어서 합해지게 되니 이것을 맥일(脈溢)이라고 하는데, 생강즙(生薑汁) 1잔을 마시면 즉시 낫는다. 〈得效〉

◎ 몸에 묘안창(猫眼瘡)이 날 경우

얼굴 위와 온몸에 고양이 눈같은 창(瘡)이 생기고 광채가 있으며 피고름은 없고 단지 가렵고 아프며 견디지 못하고 오래 되면 종아리까지 침투가 되는데 이름을 한창(寒瘡)이라고 하며 물고기•닭•부추•파 등을 많이 먹으면 저절로 낫는다. 〈得效〉

◎ 입과 코로 기가 나와서 흩어지지 않을 경우

입과 콧속에서 기(氣)가 나와 반시(盤施)가 되고 흩어지지 않으며 엉겨서 자개색(紫蓋色)과 같고 10일이 지나면 점점 어깨와 가슴까지 다달아서 살과 이어지면 딴딴하기가 금석(金石)과 같으니 이것이 보통 학질(瘧疾) 뒤에 얻어지는 증세인데 택사전탕(澤事典宕1)을 하루 3잔씩 마시면 5일이면 낫게 된다. 〈得效〉

◎ 온몸에 요포(燎炮)가 날 경우

온몸이 불에 덴 것처럼 요포(燎炮)가 생겨 나고 감당리(甘棠梨)와 같으면서 터뜨리면 매개마다 물이 나고 돌이

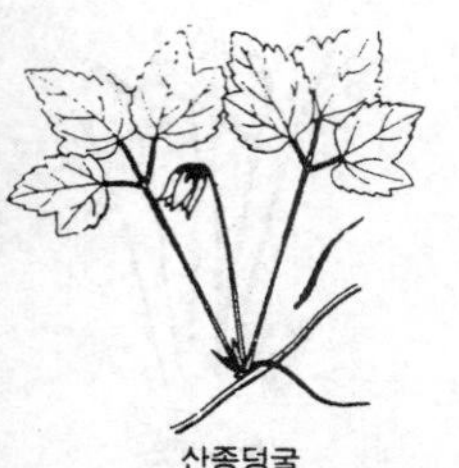
산종덩굴

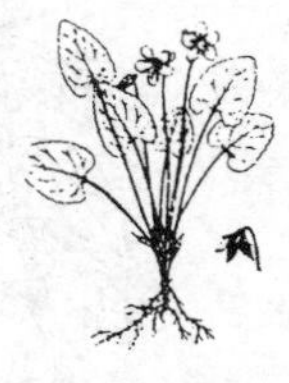
외주걱제비꽃

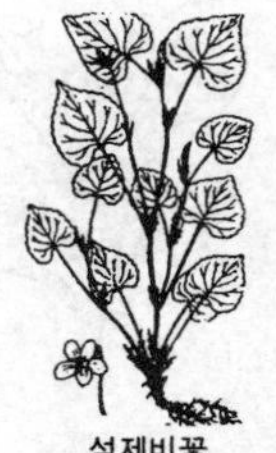
섬제비꽃

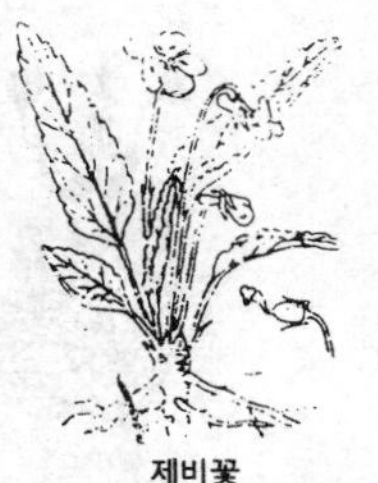
제비꽃

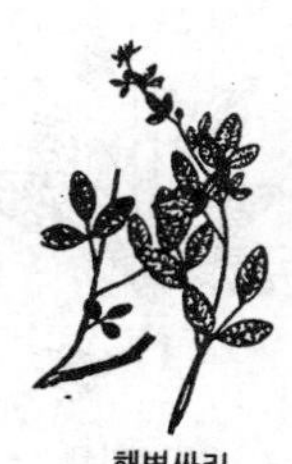
해변싸리

손톱만한 크기가 하나씩 나오며 터뜨린 곳에서 다시 포(炮)가 생겨서 기부육(肌膚肉)을 전부 없애고 치료하기가 어려우니 삼릉(三稜)•봉출(蓬朮) 각 5냥을 가루로하여 3첩으로 나눠서 술에 섞어 먹으면 저절로 낫게 된다. 〈得効〉

◎ 사람의 몸이 돌과 같을 경우

사람이 저절로 그 몸이 돌처럼 되는 증세를 느끼고 같이 누워서 진가를 가리지 하고 말도하지 못하며 물어도 대답을 못하니 이것은 잡귀라고 하는 것인데 진사(辰砂)•인삼(人蔘)•백복령(白茯苓)을 진하게 달여서 먹으면 진자(眞者)는 기(氣)가 협쾌(爽快)하고 가자는 변해서 없어진다. 〈得効〉

◎ 창(瘡)이 앵도와 같을 경우

목 위에 창(瘡)이 나서 앵도와 같고 오색창(五色瘡)이 되며 터지면 겉 거죽이 끊어지니 단지 날을 좇아서 우유를 먹으면 저절로 사라진다. 〈得効〉

◎ 사지의 지절(肢節)이 탈갈할 경우

사지의 마디가 빠져 나오고 단지 가죽이 이어져서 있는데 능히 움직이지를 못하니 병명을 근해(筋解)라고 하는데 술에 담근 황기(黃芪) 3냥을 하룻밤 재워 불에 말려서 가루로하여 매 3돈을 술에 타서 먹으면 낫는다. 〈得効〉

◎ 몸의 종(腫)이 뱀의 모양과 같을 경우

몸의 위와 얼굴의 살이 부어 뱀의 모양과 같으니 비를 맞는 돌계단 위의 이끼 1돈을 물에 타서 뱀모양의 머리에 바르면 즉시 사라진다. 〈得効〉

◎ 몸에 광색(光色)이 나타날 경우

얼굴이 열을내고 광색이 있으며 다른 사람이 손을 대면 불과 같은데 마늘즙 반냥을 술에 섞어서 먹으면 뱀모양이 없어지고 편안하게 된다. 〈得効〉

三七. 잡방(雜方)

1. 구황벽곡방(救荒辟穀方)일 경우

낟알 음식이란 것은 사람이 사는데 있어야 하는 것이니 며칠동안만 없어져도 생명을 유지(維持)하기가 어려운 것이다. 본초(本草)에 줄이지 않는 처방문이 있으나 의방(醫方)에는 이러한 내용을 쓰지 않는 것은 선방(仙方)과 기술(奇術)을 섭렵(涉獵)한 것이 되고, 용속(庸俗)이 능히 따를 것이 못되기 때문이다. 그러나 흉년과 황세(荒歲)에는 굶어 죽는 사람이 길바닥에 누워 있는 것이 실시로 애석(哀惜)한 일이다. 여기에 그의 하기 쉬운 것 두어가지를 기재해서 만일 사람이 전혀 없는 곳이나 또는 계곡과 깊은 굴속에 잘못 들어 갔을 때에 사방을 보아도 사람이 없고 먹을 것도 없을 때의 대비를 하게 되는데 그것은 특이한 것이 아니고 물을 마시고 복기(腹氣)하는 것으로 아래와 같다. 〈千金〉

※ 연진복수법(嚥津服水法)

굶주려서 죽게 되었을 때에 갑자기 입을 닫고 혀로써 위 아래의 이빨을 핥아 진액을 취해서 삼키되 하룻동안에 360번을 삼키면 좋고 점점 익혀서 천번까지 삼키면 자연히 주리지 않고 처음 3~5일은 조금 피곤하지만 이 고비를 넘기면 경강해지고 혹시 물이 있는 곳에서 그릇이 없으면 왼손으로 물을 움켜쥐고 주문을 읽어 말하기를 「승연리지사진지량정적황(丞椽吏之賜眞之粮正赤黃), 행무과성하(行無過城下) 제의이자방(諸醫以自防)이라고 하고 주문을 모두 읽은 후에는 세번 이를 마주치고 오른 손가락을 세 번 두드리며 왼손가락도 그와 같이 세 번을 하고 물을 마신다. 그릇이 있으면 물을 그릇에 담아 그와같이 하면 매우 좋다. 이렇게 해서 하루 3되를 마시면 주리지 않는다.」〈千金〉

※ 복육천기법(服六天氣法)

육천기(六天氣)를 먹으면 주리지 않고 사람이 급란(急難)하여 조절(阻絶)한 때를 만나서 거북이나 뱀과 같이 기(氣)를 먹으면 죽지 않는 것이다. 육양자(陸陽子)의 명경(明經)에 말한 것처럼 봄에는 아침안개를 먹으니 해가 뜰 무렵의 동쪽의 기(氣)가 되고, 여름에는 정양(正陽)을 먹으니 남쪽의 일중(日中)의 기이며, 가을에는 비천(飛泉)을 먹으니 해가 질 무렵의 서쪽의 기(氣)가 되고, 겨울에는 항해(沆瀣)를 먹으니 북쪽의 야반(夜半)의 기(氣)가 된다. 천현(天玄)과 지황(地黃)의 기(氣)를 합하면 이것이 육천기(六天氣)가 되는 것인데 먹으면 사람에게는 주리지 않고 연년익수(延年益壽)하고 병이 없어지게 된다.

또는 말하기를 「평명(平明)이 조하(朝霞)가 되고 일중(日中)이 정양(正陽)이 되며 일인(日人)이 비천(飛泉)이 되고 야반(夜半)이 항해(沆瀣)가 되며 천현(天玄)과 지황(地黃)을 합하면 육기(六氣)가 되는 것이다」라고 하였다.

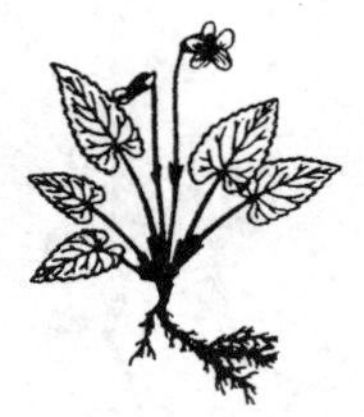
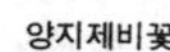
양지제비꽃

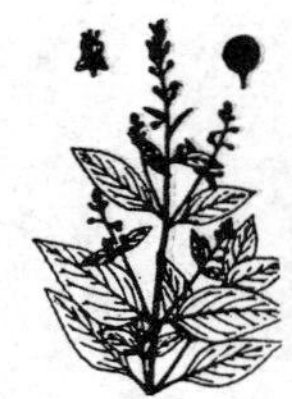
털이슬

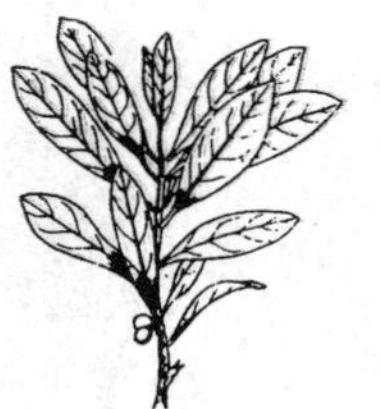
두메닥

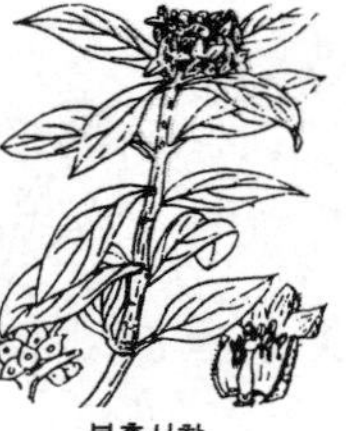
분홍서향

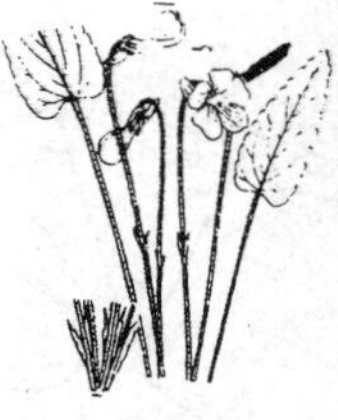
민들제비꽃

옛날에 어느 사람이 깊은 구멍 속에 떨어졌는데 그 속에 뱀이 있어 매일 이러한 방법의 복기를 하기에 그 사람이 뱀을 본받아서 날마다 그대로 했더니 오래되면서 점점 미험(微驗)이 되고 몸이 가벼워져서 날아 올라갈 것만 같더니 경칩이 지난 다음에 뱀과 함께 한번에 뛰어 나왔다고 전한다. 〈千金〉

2. 단곡불기약(斷穀不肌藥)일 경우

※ 이송백엽법(餌松柏葉法)

산이나 연못 사이를 돌아다니다가 소나무와 잣나무 잎사귀를 잘게 갈아서 물에 타서 1홉씩 복용하되 하루 2~3되 정도를 먹으면 매우 좋다.

마지막 남산(南山)에 한 사람이 사는데 의복도 없고 몸에는 검은털이 나고 산계곡을 뛰어노는 것이 나르는 것 같은데 사람들이 포위해서 잡아본 즉 바로 한 부인인데 자신이 말하기를 나는 예전 주나라 궁인인데 관동적(關東賊)에 이르매 주나라 임금이 나가서 항복하고 나는 놀라서 달아나 산에 들어왔는데 주려서 먹을 것이 없고 한 노인이 나에게 송백엽(松柏葉)먹는 것을 가르쳐 주기에 그대로 먹으니 처음에는 고삽(苦澁)하다가 나중에는 맛이 생기고 주리지 않으며 겨울에 춥지 않고 여름에 덥지 않으며 주나라 때부터 한나라 성제(成帝)가 되기까지 벌써 300여년이 되었다고 하였다. 〈千金〉

※ 황정(黃精)

오래 먹으면 곡식을 끊여도 주리지 않고 맛이 달아서 먹기 좋으며 뿌리•잎•꽃•열매를 모두 먹는데 또는 쪄서 익히고 또는 햇볕에 말려서 환이나 가루로 만들어 복용하고 흉년에는 식량으로 대신 쓰기도 한다. 〈本草〉

※ 천문동(天門冬)

뿌리를 익혀서 껍질을 버리고 먹으면 매우 향기롭고 흉년에 먹으면 곡식이 없어도 주리는 것을 구한다. 〈本草〉

※ 출(朮)

환과 가루를 만들어서 오래 먹으면 식량을 대신한다. 어떤 사람이 산속에 피난(避難)을 하여 굶주려서 죽게 되었는데 출(朮)을 캐어먹고 수십년을 살다가 고향에 돌아오니 얼굴색이 동자(童子)와 같았다. 〈本草〉

※ 서여(薯蕷)

뿌리를 삶아 먹고 또는 찧어서 가루로 만들어 먹기도 하는데 흉년에 식량 대신으로 쓰면 굶주리지 않고 제일 좋은 방법이 된다. 〈本草〉

※ 시복근(施蔔根)

삶아서 먹으면 곡식이 없어도 굶주리지 않으며 여러 곳에 있는 것이다. 〈本草〉

※ 갈근(葛根)

분가루를 만들어 먹으면 곡식이 없어도 굶주리지 않는다. 〈本草〉

※ 하수오(何首烏)

뿌리와 잎을 캐어 삶아서 말려 가지고 환이나 가루로 마음대로 만들어 먹고 생으로도 먹으면 식량을 대신한다. 〈本草〉

※ 백합(百合)

뿌리를 캐어 삶아 먹으면 아주 사람에게 독이 되고 식량을 대신한다. 〈本草〉

※ 송엽(松葉)

속을 지켜서 주리지 않고 곡식을 끊는데는 가장 좋으니 가늘게 썰어 좁쌀처럼 해서 물에 타거나 또는 미음(米飮)에 타서 먹고 또는 큰 콩과 함께 가루로하여 먹으며 피난(避難)때에 적합하고 그늘에 말려서 찧어 가루로하여 물에 타서 먹으면 매우 좋다.

송백피(松柏皮)를 쪄서 익혀 먹으면 곡식이 없이도 굶주리지 않는다.

송지(松脂) 1근과 백복령(白茯苓) 4냥을 가루로하여 매일 새벽에 물에 타서 먹고 또는 꿀로 환을 지어 먹으면 곡식을 끊어도 오래 살고 죽을 때까지 굶주리지 않는다. 〈本草〉

※ 백엽(柏葉)

먹는 방법은 송지(松脂)와 같으니 오랫동안 먹으면 곡식을 끊어도 굶주리지 않는다. 〈本草〉

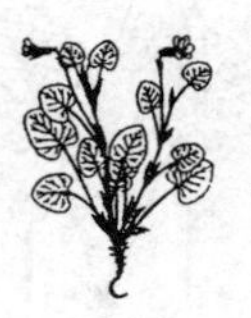
왜졸방제비꽃

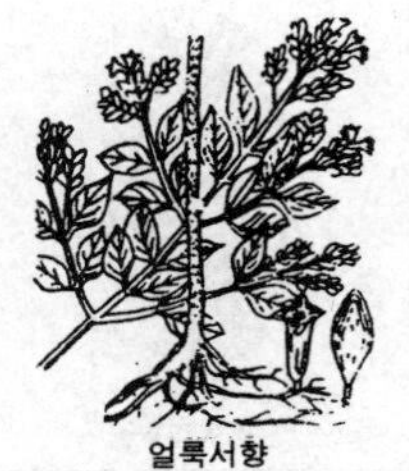
얼룩서향

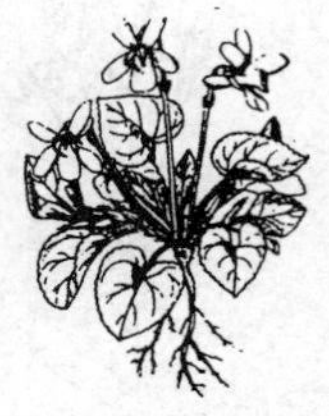
둥근잎제비꽃

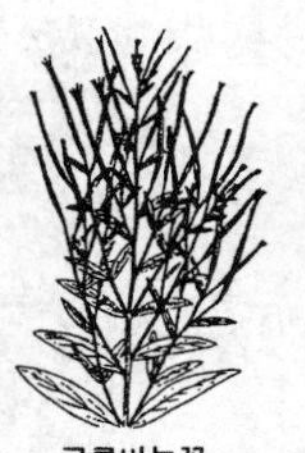
구름바늘꽃

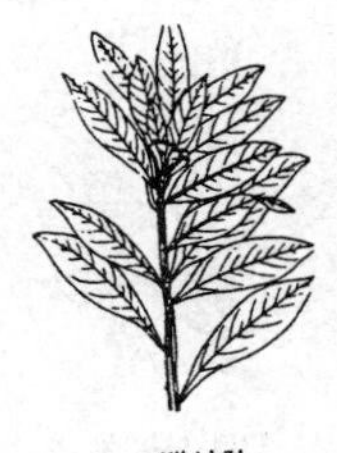
백서향

※ 유백피(楡白皮)

흉년에 먹으면 식량을 대신 할 수 있으니 찧어서 가루로하여 물에 타서 먹는다. 〈本草〉

※ 백복령(白茯苓)

능히 곡식을 끊어도 굶주리지 않는다.

보리 국수(밀국수도 됨) 1근에 복령(茯苓)가루 4냥을 섞어 생우유로 반죽해서 사방 1치 정도의 떡을 만들어 익혀서 먹으면 백일 동안 굶주리지 않는다.

또한 백복령(白茯苓)가루 4냥과 백면(白麵) 2냥을 물에 타서 황랍(黃蠟)을 기름 대신해서 부꾸미를 만들어 많이 먹고 3일 뒤에 지마탕(脂麻湯)을 마시면 장위(腸胃)를 윤택하게 한다. 〈本草〉

※ 상실(橡實)

껍질을 버리고 먹으면 가장 사람에게 유익하고 속을 실(實)하게 하며 주리지 않게 되니 많이 거두어서 흉년에 대비하는 것도 좋다. 〈本草〉

※ 납(蠟)

선경(仙經)에 말하기를 곡식을 끊는 데는 매우 긴요한 것이라고 했다. 단지 사방 1치 정도를 씹어 먹으면 하루 종일 주리지 않는다.

황랍(黃蠟)으로써 찹쌀을 볶아서 씹어 먹고 충기(充飢)하면 곡식을 끊어도 주리지 않는데 호도(胡桃)살을 먹으면 즉시 곡식을 피해도 풀려진다.

백면(白麵) 1근에 황랍(黃蠟)을 기름 대신해서 부꾸미를 만들어 많이 먹으면 백일동안 주리지 않는다.

송지(松脂)와 행인(杏仁)및 대추살과 복령(茯苓)을 등분 가루로하여 환을 만들어 50알을 먹으면 주리지 않는다.

옛날 사람들이 흉년에 납(蠟)을 먹고 굶주림을 보충했다는 데 대추와 함께 씹으면 쉽게 무르녹아 진다. 〈本草〉

※ 율(栗)

구워서 먹으면 굶주림을 견딘다. 〈本草〉

※ 우(藕)

삶아서 먹으면 식량을 대신이 하고 먹기가 매우 좋다.

연자(連子)를 껍질과 속을 버리고 쪄서 익히고 가루로 해서 납(蠟)과 밀(蜜)에 섞어 매일 30알씩 먹으면 굶주리지 않는다. 〈本草〉

※ 해송자(海松子)

먹으면 굶주리지 않는다. 〈本草〉

※ 대조(大棗)

오래 먹으면 굶주리지 않는다. 〈本草〉

※ 능감(蔆芡)

능인(蔆人)과 감인(芡人)이 모두 식량을 대신한다. 쪄서 말려 씨를 내고 분가루를 만들어 꿀에 섞어서 복용하면 식량을 대신하고 곡식을 끊어도 주리지 않고 오래 살 수가 있다. 〈本草〉

※ 우(芋)

삶아서 먹으면 식량을 대신하고 흉년을 지낼 수 있다. 〈本草〉

※ 오우(烏芋)

분가루를 만들어 먹고 또는 삶아서 먹으면 주리지 않고 흉년에 식량을 대신 보충한다. 〈本草〉

※ 도교(桃膠)

속을 보하고 주리지 않으니 상회(桑灰)속에 담가 먹으면 몸이 가볍고 백병이 나으니 몇달이면 곡식을 끊을 수 있다. 〈本草〉

※ 호마(胡麻)

9번을 찌고 9번을 말려서 찧어서 복용하면 곡식을 끊어도 주리지 않고 오래 살 수 있다.

또는 큰 흰 콩과 대추를 합해서 같이 쪄서 말려 단자(團子)를 만들어 먹으면 곡식을 끊어도 주리지 않는다.

호마(胡麻)가 양식을 대신하니 사람들이 귀중하게 생각한다. 〈本草〉

※ 백지마(白脂麻)

선방(仙方)에 쪄서 먹으면 곡식을 끊을 수 있다고 하였다. 〈本草〉

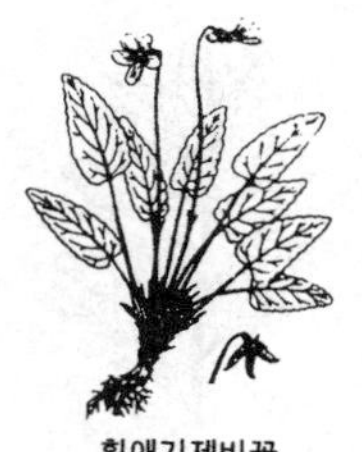
흰애기제비꽃

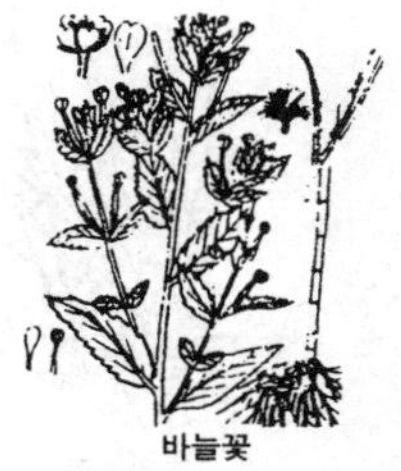
바늘꽃

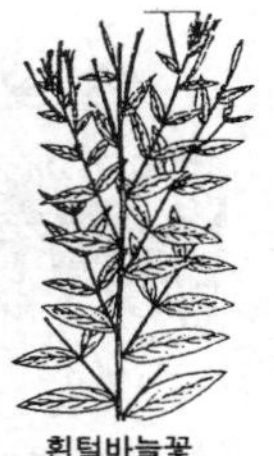
흰털바늘꽃

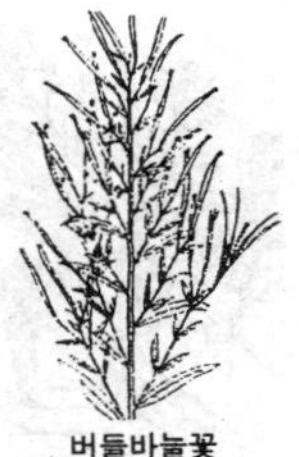
버들바늘꽃

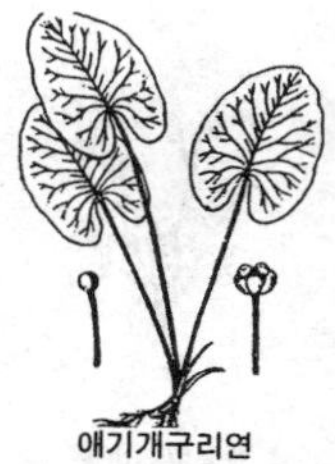
애기개구리연

※ 진자(榛子)
오래 먹으면 주리지 않는다. 〈本草〉

※ 대마자(大麻子)
굶주리지 않는다.

마자(麻子) 2되, 큰 콩 1되를 볶아서 향기가 나면 찧어 가루로하고 꿀로 환을하여 1일 2번을 먹으면 굶주리지 않는다.

또 마자(麻子) 1되와 흰 양기름 7냥을 납(蠟) 5냥과 흰 꿀 1홉을 같이 찧어 익혀서 먹으면 굶주리지 않는다. 〈本草〉

※ 흑두(黑豆)
볶아 익혀서 대추살과 같이 찧어서 가루를 만들어 복용하면 양식을 대신 할 수 있다.

좌원방(左元放)의 흉년을 구하는 방(方)에 검은 콩 37알을 골라서 손안에 넣어 만져서 더운 기(氣)가 콩속에 통하게 해서 먼저 하룻 동안 음식을 먹지 말고 다음날 아침 찬 물로써 삼켜 먹고 물고기와 채과를 먹지 말아야 하며, 목이 마르면 찬 물을 먹고 처음에는 비록 조금 난처하나 10여일 지나면 체력이 장건해 지고 다시 음식 생각은 나지 않는다. 〈本草〉

선방(仙方)에 큰 노란 콩 가루를 만들어 복용하면 곡식을 끊어도 흉년을 지낼 수 있다고 하였다. 〈本草〉

※ 갱미(粳米)
흉년에 곡식이 귀해서 양식을 구하지 못할 때는 맵쌀 1되를 술 3되에 담가 내어 볕에 말리고 다시 담가 다시 볕에 말려서 술이 모두 되면 그치고 조금씩 먹으며, 목이 마르면 찬 물을 마시고 30일 동안 곡식을 피하고 10말 2되면 1년은 곡식을 피할 수 있다.

또한 쌀 3홉을 볶아서 황납(黃蠟) 2냥으로써 남비에 녹이고 볶은 쌀을 넣어 말려가지고 마음대로 복용하면 며칠 동안 주리지 않으며 다음에 호도(胡桃) 2개를 복용하면 즉시 음식을 생각하게 된다. 〈本草〉

※ 나미(懦米)
흉년이 닥치면 찹쌀 1말을 씻어서 백번 찌고 백번 말려 찧어 가루로해서 하루 한번씩 찬물에 타서 먹되 30일 동안에 전부 먹으면 죽는 날까지 먹지 않아도 주리지 않게 된다. 〈本草〉

※ 청량미(青粱米)
청량미(青粱米) 1말을 쓴 술 1말에 담가 3일 뒤에 내어 백번 찌고 백번 말려서 깨끗하게 수장해 두고 멀리 갈 때에 한번을 먹으면 10일동안 주리지 않으며 두번을 먹으면 90일 동안을 주리지 않는다.

청량미(青粱米)를 초에 반죽해서 백번 찌고 백번 말리면 능히 식량을 대신하고 곡식을 끊을 수 있다. 〈本草〉

※ 만청자(蔓菁子)
자(子)를 물에 3번을 달여 쓴맛이 없도록 하고 말리고 찧어서 가루로하여 1일 3번으로 2돈씩 물에 타 먹으면서 오래될 수록 점점 더해서 먹으면 곡식을 끊을 수 있다.

또한 만청(蔓菁)의 어린 잎과 줄기와 뿌리를 취해서 4시로 오랫동안 먹으면 흉년을 대비할 수 있다. 〈本草〉

※ 임자(荏子)
곡식을 끊을 수 있다. 쪄서 뜨거운 날에 말려서 입이 벌어지거든 찧어서 알을 먹으면 역시 식량을 대비할 수 있다. 〈本草〉

※ 벽곡절식방(辟穀絶食方)
흉년에 곡식이 귀하거나 또는 먼곳에서 물과 불이 불편하거나 또는 수행하는 사람이 식량을 준비하려면 이 방법을 쓴다. 검은 콩 5되를 잘 씹어서 3번을 쪄서 말린 다음 껍질은 버리고 가루로하여 대마자(大麻子) 3되나 5되를 탕물에 담가서 걸러내어 말리고 3번을 쪄서 잎이 벌여지면 껍질은 버리고 가루로하여 찹쌀죽에 찧어서 탄자를 주먹만하게 만들어서 다시 시루에 넣어 반죽해서 쪄서 하룻밤 동안 불을 끄지 말고 꺼내서 자기(磁器)에 담가두고 바람이 들어가지 않도록 하여 매번 1~2덩이씩 먹어서 배가 부른 증세를 한도로 하고 일체의 음식물을 먹지 말 것이니 한번 먹으면 7일 동안을 먹지 않고 두번째 먹으면 49일을 먹지 않고 세번째 먹으면 백일을 먹지 않고 네번째 먹으면 영원히 주리지 않으며 용모가 아름답고 다시 초췌하지 아니하며 혹시 목이 마르면 대마즙(大麻汁)을 마셔서 장부(臟腑)를 윤택하게 하고 혹시 음식물이 생각나면 규채탕(葵菜湯)을 먹으면 풀리고 또는 계자(癸子) 3홉을

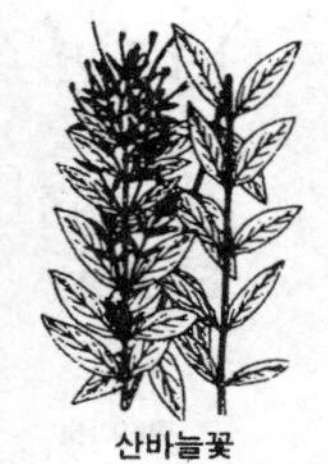
산바늘꽃

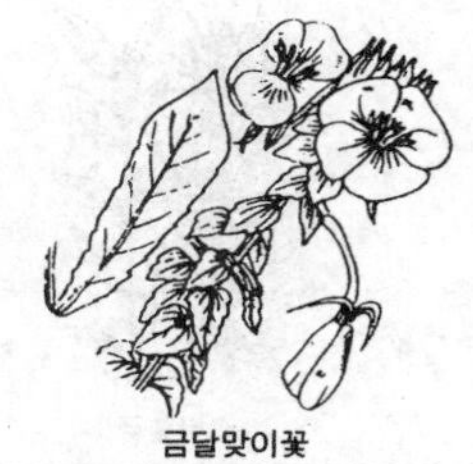
금달맞이꽃

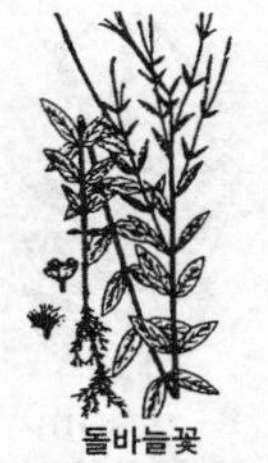
돌바늘꽃

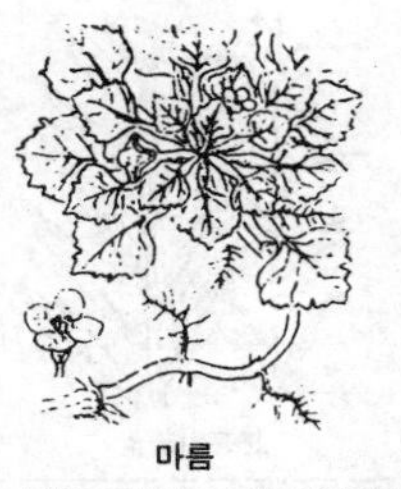
마름

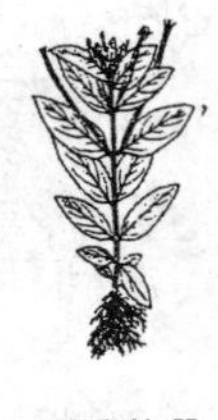
두메바늘꽃

찧어서 달여 차갑게 먹어도 된다. 〈類聚〉

※ 천금초(千金麨)

처방 꿀 2돈, 백면(白麵) 6근, 향유(香油) 2근, 백복령(白茯苓) 4냥, 감초(甘草) 2냥, 생강거피(生薑去皮) 4냥, 건강포(乾薑炮) 2냥을 가루로하여 반죽하고 찧어서 덩어리를 만들어 시루에 쪄서 익히고 그늘에 말려 가루를 매번 한 숟갈씩 찬물에 섞어 내리면 백일을 주리지 않으니 찐 보리 가루를 자루에 담아 두고 10년을 지나도 썩지 않는다. 〈類聚〉

※ 곡식없이 주리지 않는 방법

감국화(甘菊花) • 백복령(白茯苓) • 황납(黃蠟) • 송지(松脂) • 봉밀(蜂蜜)을 등분 가루로하여 우선 꿀을 달이고 난 다음 약을 넣어 섞어서 탄자 크기로 지어 매 1알을 백탕(白湯)으로 씹어서 삼킨다. 〈類聚〉

※ 피난대도환(避難大圖丸)

검은 콩 1되를 껍질은 버리고 관중(貫衆) • 감초(甘草) 각 1냥, 백복령(白茯苓) • 창출(蒼朮) • 사인(砂仁) 각 5돈을 썰어 붙여서 물 5잔에 콩과 함께 약한 불에 달여서 물이 다 되거든 약재는 다 버리고 콩만 내서 진흙같이 찧어서 가시연밥 크기로 환을 지어 자기에 잘 봉해두고 매번 1알씩 씹으며 모든 연한 잎을 마음대로 복용하면 하루 종일 배부를 수 있고 비록 보통때 보지 못한 초목(草木)이라도 역시 독이 없고 감미해서 밥을 먹는 것과 다름이 없다.

또는 검은 콩 1되에 관중(貫衆) 1근을 가늘게 썰어서 콩과 같이 달여 향숙(香熟)해서 약즙이 모두 되면 관중(貫衆)은 버리고 다만 검은 콩을내서 매일 공복에 5~7알을 먹으면 초목(草木)을 가리지 않고 먹어도 해되지 않으며 물고기와 채과(菜果)및 열탕을 피하면 며칠 후에는 다시 음식(飮食)생각이 나지 않는다. 〈入門〉

三八. 제법(諸法)

◎ 수화(水火)를 취하는 방법일 경우

양수(陽燧)가 해를 향하면 타서 불이 된다. 허신(許愼)이 말하기를 「양수(陽燧)는 금(金)이나 금배(金盃)를 뜨겁도록 마찰해서 해가 있는 시간에 해를 향하여 쑥으로써 승접(承接)하면 쑥이 타서 불을 얻는다」하였다.

해란 것은 태양의 진화(眞火)이니 수정주(水精珠)나 또는 옴팍하게 들어간 동경(銅鏡)으로 해를 향하여 쐬게 하고 쑥으로써 승접(承接)하면 그 빛의 모이는 곳에 불이 일어나는 것으로 알 수가 있다.

방(方)이라는 것은 큰 밀물 조개인데 달을 향하여 물을 2~3홉 취하면 아침 이슬과 같으니 눈을 밝힌다. 〈本草〉

◎ 자석(磁石)의 지남(指南)일 경우

자석으로 침봉(鍼鋒)을 갈면 지남(指南)을 하니 그 방법이 새 솜속의 외올(新纊中獨縷)을 취해서 납(蠟)으로써 개자(芥子)의 반알만한 것을 침(鍼)허리에 이어 매서 바람없는 곳에 달아 놓으면 침이 언제나 남쪽을 가리키고 또한 침을 등심에다 가로 꿰어 물 위에 놓으면 역시 지남(指南)을 하는데 언제나 병방(丙方)으로 편향(偏向)하고 정남(正南)을 향하지 않으니 이것은 병(丙)이 대화(大火)가 되고 경(庚) • 신(辛)의 금(金)이 그 제어를 받으므로 그러한 것이니 물리의 서로 끼는 방법이 이와 같은 것이다. 〈本草〉

◎ 추위를 무서워 하지 않을 경우

천문동(天門冬) • 백복령(白茯苓)을 가루로하여 2돈을 1일 2번씩 술로 먹으면 추위속에 홑 옷으로도 땀이 난다. 〈本草〉

◎ 몸을 향기롭게 할 경우

모향(茅香)의 연한 잎으로 물을 끓여 목욕하면 몸이 향리롭고 악기(惡氣)가 없어지며 달여서 먹어도 역시 좋으며 영능향(零陵香)이 또한 몸을 향기롭게 하니 먹고 목욕해도 좋다. 〈本草〉

◎ 사람을 용맹하게 할 경우

천웅(天雄)을 먹으면 무용(武勇)해진다.

천웅(天雄) 3마리를 숫닭의 창자속에 넣어서 짓찧어서 생으로 복용하면 사람이 용맹하게 된다. 〈淮南子〉

◎ 귀(鬼)를 쫓고 신(神)에 통할 경우

안식향(安息香)을 태우면 귀(鬼)를 쫓고 신(對神)을 오게하며 여러가지 나쁜 것을 물리친다. 〈本草〉

◎ 귀신(鬼神)을 보는 처방일 경우

생마자(生麻子) • 석창포(石菖蒲) • 귀구(鬼臼)를 등분 가루로하여 꿀로 탄자 크기의 환을 지어 매일 아침에 해를 향하여 1알씩 먹고 백일이 되면 바로 귀신을 볼 수 있다. 〈本草〉

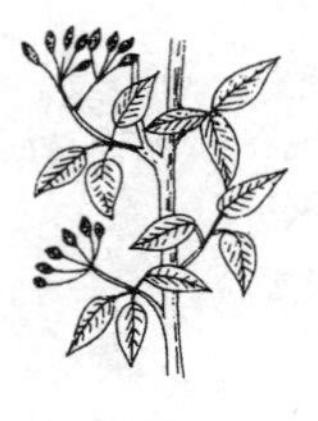
팥배나무

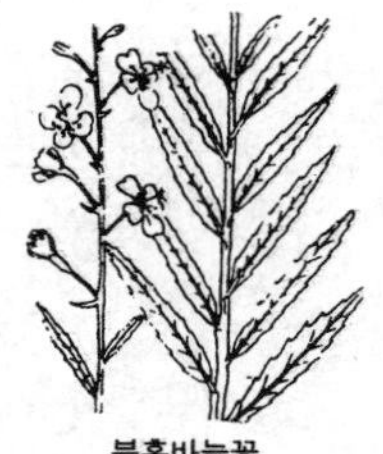
분홍바늘꽃

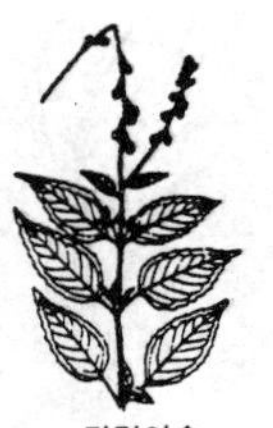
말털이슬

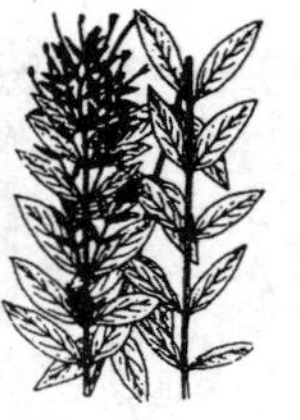
산바늘꽃

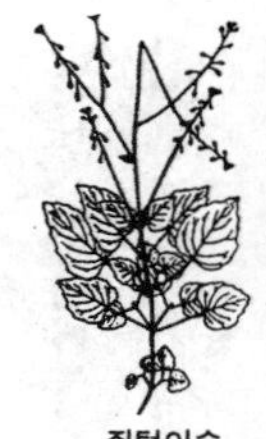
쥐털이슬

◎ **형체를 숨기는 방법일 경우**

흰개 쓸개에 통초(通草)와 계심(桂心)을 섞어서 가루로하여 꿀로 환을 지어 먹으면 형체(形體)를 숨길 수가 있고 푸른 개가 더욱 좋다. 〈本草〉

◎ **부부에게 서로 사랑하게 하는 방법일 경우**

부부의 사이가 좋지 않는데 원앙(鴛鴦)의 고기로 국을 끓여서 본인들은 서로가 모르게 복용하면 바로 서로 도우며 사랑한다. 5월 5일에 포곡오(布穀烏)를 잡아서 다리와 뇌와 뼈를 휴대하면 부부가 서로 사랑하게 된다. 〈本草〉

◎ **투기(妬氣)를 없애는 방법일 경우**

의이인(薏苡仁) • 천문동(天門冬) • 적서미(赤黍米)를 등분 꿀로 환을 지어 남부(男婦)가 먹으면 서로 투기(妬氣)하지 않는다.

또 꾀꼬리의 고기를 먹으면 서로가 투기(妬氣)를 하지 않는다. 〈入門〉

◎ **옷의 기름과 때를 빼는 방법일 경우**

동벽토(東壁土)가 옷의 기름 때를 씻는 것이 석회(石灰)와 활석(滑石)보다 좋다.

합환피(合歡皮)및 그 잎으로써 옷의 때를 씻고 또 매엽(梅葉)을 찧어 끓여서 옷의 때를 씻으면 잘 빠지고 또 토란을 삶은 물에 때묻은 옷을 빨면 구슬처럼 희어진다. 또한 적소두분(赤小豆粉)으로써 기름 묻은 옷에 들쐬워 두면 묘하게 빠진다.

또한 조각탕(皀角湯)에 때를 빼는데 좋다. 〈本草〉

◎ **옥(玉)을 연하게 하는 방법일 경우**

두꺼비의 기름을 구슬에 바르면 납(蠟)과 같이 물러지는데 다만 많이 얻을 수가 없으니 살찐 놈을 고아서 기름을 취해서 발라도 역시 유연해서 끊어지기가 쉽다. 옛날의 옥 그릇에 기묘한 조각(彫刻)이 있는 것은 전부 곤오도(昆五刀)와 두꺼비 기름으로 각(刻)한 것이다. 〈本草〉

◎ **돌을 무르녹게 하는 방법일 경우**

두꺼비의 오줌을 돌에 바르면 역시 무르녹는다. 〈本草〉

향보(香譜): 방통(旁通) • 사화(四和) • 응향(凝香) • 백화(百化) • 쇄경(碎瓊) • 운영(雲英) • 보전(寶篆) • 청진(淸眞)

문원(文苑): 침향(沈香) 2냥, 백단(白檀) 5돈, 침향(沈香) 1푼, 감송(甘松) 1푼, 현삼(玄蔘) 2냥, 정향(丁香) 1푼, 사향(麝香) 1푼.

신료(新料): 강진(降眞) 5돈, 백단(白檀) 5돈, 감송(甘松) 5돈, 백지(白芷) 5돈, 모향(茅香) 4냥.

소란(笑蘭): 백단(白檀) 3돈, 침향(沈香) 5푼, 강진(降眞) 5돈, 사향(麝香) 1돈, 뇌자(腦子) 1돈, 갑향(甲香) 5돈.

청원(淸遠): 모향(茅香) 5돈, 침향(沈香) 3푼, 침향(沈香) 1푼, 사향(麝香) 1돈, 백단(白檀) 5돈.

금랑(錦囊): 뇌자(腦子) 1돈, 영릉(零陵) 5돈, 사향(麝香) 1돈, 목향(木香) 5돈, 백단(白檀) 6돈, 곽향(藿香) 1푼, 정향(丁向) 반돈.

성심(醒心): 곽향(藿香) 1푼, 사향(麝香) 1돈, 뇌자(腦子) 1돈, 침향(沈香) 1냥, 침향(沈香) 5돈.

응화(凝和): 사향(麝香) 1돈, 정향(丁香) 5돈, 백단(白檀) 1냥, 갑향(甲香) 1돈, 침향(沈香) 1돈, 감송(甘松) 1푼, 뇌자(腦子) 1돈.

위를 가루로하여 꿀 약간에다 반죽해서 보통 방법과 같이 글방안에다 사르면 좋다. 〈必用〉

※ 서운향구(瑞雲香毬)

처방 산조인(酸棗仁) 1되를 물에 개어서 즙 1주발을 달여서 고약을 만들고 향부자(香附子) • 백지(白芷) 각 3냥, 백단(白檀) • 모향(茅香) • 애납향〔艾蒳香 : 즉 송목상청태의(松木上靑苔衣)〕• 초두구(草豆蔲) • 정향(丁香) 각 1냥, 목향(木香) 5돈, 용뇌(龍腦) 1돈을 가루로 하고 산조인고(酸棗仁膏)에 달인 꿀을 넣어 섞어서 손에 붙지 않도록 하고 연씨 크기로 만들어서 매 1알을 태우면 푸른 연기가 3자쯤 곧바로 올라서 공중에서 구자의 모양으로 맺혀서 오래도록 흩어지지 않는다. 〈必用〉

※ 부용향(芙蓉香)

처방 침속향(沈束香) • 백단(白檀) 각 2냥, 영능향(零陵香) • 감송향(甘松香) • 모향(茅香) 각 1냥, 정향(丁香) • 삼내자(三乃子) • 팔각(八角) 각 7돈, 소뇌(小腦) 5

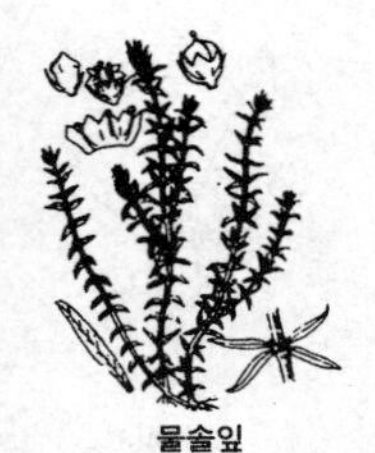
물솔잎

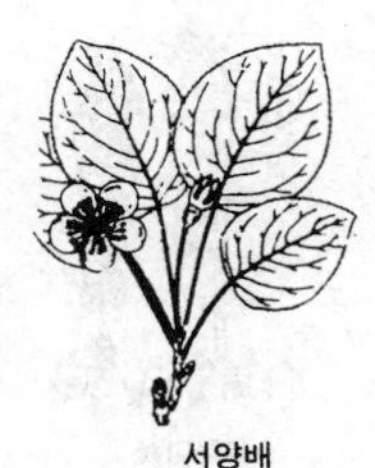
서양배

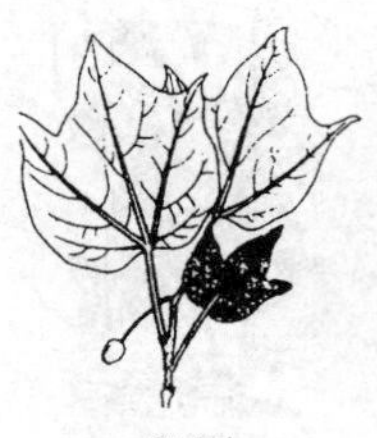
털박쥐

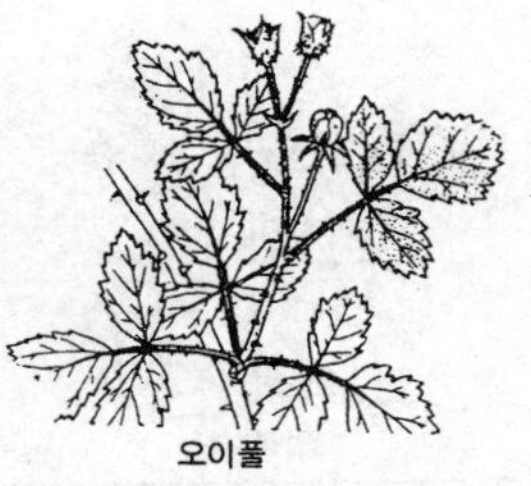
오이풀

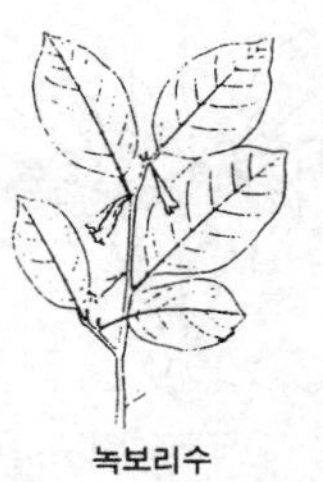
녹보리수

돈, 백급(白芨) 4냥(또는 5냥)을 가루로 하고 물에 반죽해서 그늘에 말려 불에 피우니 이것이 부용소주법(芙蓉小炷法)이라는 것이다. 〈俗方〉

※ 취선향(聚仙香)

처방 침속향(沈束香) 2냥, 백단향(白檀香) 1냥, 정향(丁香)·삼내자(三乃子)·낭태〔狼苔 : 즉 애납향(艾蒳汁)〕·황련향(黃烟香)·흑향(黑香)·남유(欖油)·소합유(蘇合油)·안식향(安息香)·봉밀(蜂蜜)·염초(焰硝) 각 5돈, 용뇌(龍腦)·사향(麝香) 각 1돈, 백급(白芨) 3냥을 가루로하여 두포로 나누어 남비에 남유(欖油)·소합(蘇合)·안식(安息)·봉밀(蜂蜜)을 녹여서 따뜻할 때에 한 포의 향가루와 뇌(腦)·사(麝)·염초(焰硝)를 넣어 충분히 저어 젓고 다시 한 포의 가루를 겉을 입혀서 대발위에 벼서 그늘에 말려서 치료한다.

일명 청원향(淸遠香)이라고 한다. 〈中朝傳習〉

◎ **과실을 엄장(淹藏)하는 방법일 경우**

납설수(蠟雪水)에 일체의 과실을 담가서 간수한다.

주조(酒糟)에 담그면 썩지 않고 호과(爪果)도 담근다.

※ 향비조(香肥皀)

처방 침향(沈香)·백단(白檀)·정향(丁香)·영능향(零陵香)·삼내자(三乃子) 각 1냥, 소뇌(小腦)3돈, 사향(麝香) 1돈을 가루로하고 조각말(皀角末) 5냥, 흑당(黑糖) 2냥 또는 3냥을 불에 녹여서 향가루를 반죽하고 탄자 크기와 같이 환을 지어 세수할 때나 목욕할 때에 이것으로써 때를 빼니 속명 향비로(香飛露)라고 한다. 〈唐方〉

◎ **조·슬(蚤·虱)을 물리치는 방법일 경우**

창포(菖蒲)가 벌레와 이와 벼룩을 죽인다.

백부근(百部根)이 벼룩과 이를 죽이니 달여서 씻고 소와 개의 이도 죽인다.

청호(靑蒿)가 이를 죽이니 달여서 씻는다. 수은(水銀)이 피부속에 벌레를 죽이니 침에 개어 바르고 경분(輕粉)도 효과는 마찬가지이다. 〈本草〉

대개 의복을 빨래할 때에 수은을 조금 개어서 넣으면 이가 생기지 못한다. 〈醫林〉

비상(砒霜)을 지니면 벼룩과 이를 물리친다. 〈本草〉

부평(浮萍)을 태우면 벽 벌레와 지네를 물리치고 또 청염수(靑鹽水)가 파리를 죽인다. 〈得効〉

◎ **문승(蚊蠅)을 물리치는 방법일 경우**

5월달에 부평(浮萍)을 취해서 그늘에 말려 두었다가 연기를 내면 모기가 사라진다. 백부근(百部根)이 모기와 파리를 물리치고 남칠(藍漆)이 파리를 죽이니 가루를 밥에 묻혀 두면 파리가 먹고 죽는다.

뱀장어를 말려서 태우면 모기가 녹아서 사라진다.

5월 5일에 박쥐를 잡아서 말려 계피(桂皮)와 유향(乳香)을 넣어 가루로하여 태우면 모기를 죽인다. 〈本草〉

목별자(木鼈子)·천궁(川芎)·웅황(雄黃)을 가루로하여 태우면 모기가 물러간다. 〈必用〉

◎ **좀을 물리치는 방법일 경우**

뱀장어를 의복의 상자 속에 연기를 쏘이면 백어(白魚)와 모든 벌레를 없애고 대나무를 사르면 좀벌레를 물리친다.

예대(蓺薹)가 좀을 물리치니 서가(書架)에 간수하면 좀의 피해가 없다.

제채화(薺菜花)를 자리 밑에 넣어두면 좀벌레가 없어진다. 〈本草〉

명사(榠楂)를 옷상자 속에 넣어두면 벌레를 죽인다. 〈本草〉

오징어 뼈를 우물속에 던져 두면 물벌레가 전부 죽는다. 〈本草〉

◎ **금수(禽獸)와 적서(賊鼠)를 죽이는 방법일 경우**

낭독(狼毒)이 금수(禽獸)와 쥐를 죽인다.

마도(馬刀)가 금수(禽獸)와 적서(賊鼠)를 죽인다. 〈本草〉

◎ **살어(殺魚)의 방법일 경우**

파두(巴豆)가 벌레와 물고기를 죽이고 천초(川椒)가 일체의 물고기를 죽이니 껍질을 벗겨서 물속에 던지면 고기를 잡는다.

추목(楸木) 껍질의 즙이 고기를 죽이니 물속에 넣어 두면 고기가 전부 죽어서 나온다. 〈本草〉

◎ **쥐를 모으는 방법일 경우**

게(蟹)를 불에 태우면 쥐가 모이고

해황(蟹黃)과 껍데기를 불에 태우면 쥐가 모이고, 게와 검은 개피를 태우면 쥐가 모인다. 〈本草〉

◎ **와석(瓦石)을 붙이는 방법일 경우**

유백(楡白)껍질을 추겨서 찧어 풀과 같이 해서 와석(瓦石)의 깨어진 것을 붙이면 매우 간단하게 된다.

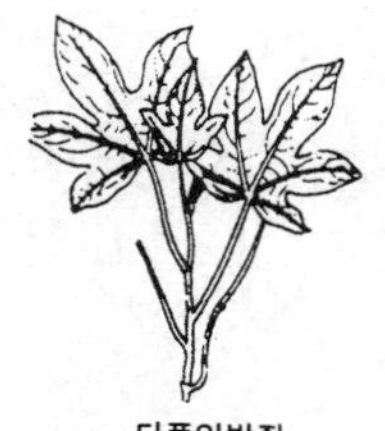
단풍잎박쥐

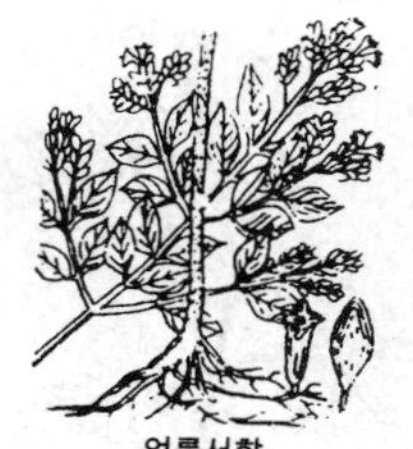
얼룩서향

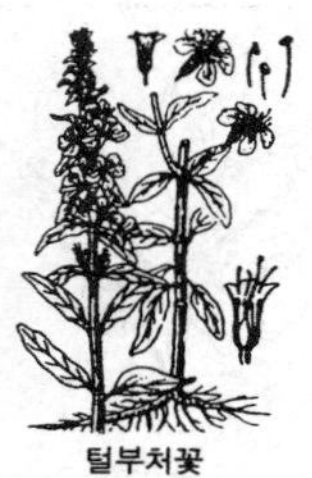
털부처꽃

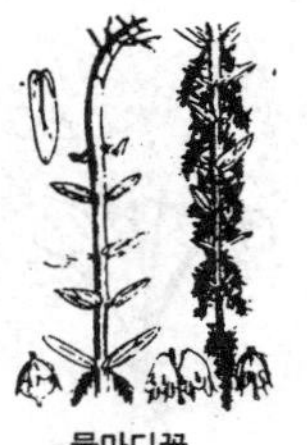
물마디꽃

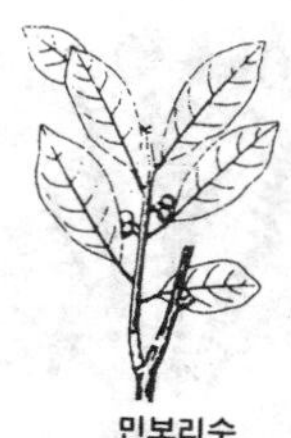
민보리수

계란 흰자에 백반(白礬)가루를 타서 자기(磁器)를 붙이면 단단해진다. 〈本草〉

◎ 짐승들이 먹고 취하는 물건일 경우

호랑이가 개(拘)를 먹으면 취하고 고양이가 박하(薄荷)를 먹으면 취한다. 〈瑣言〉

◎ 해울(解鬱)의 방법일 경우

대부분 오래 닫힌 빈방에 경솔하게 들어가지 못하는 것이니 우선 향물(香物)과 창출(蒼朮)•조협(皂莢)의 종류를 태워서 울기(鬱氣)가 소산(消散)된 후에 들어가야 되는 것이다. 〈種杏〉

◎ 연훈(煙熏)의 독을 푸는 방법일 경우

도피해서 석굴(石窟)이나 동굴속에 불을 피우고 연기에 중독된 증세는 나복즙(蘿菖汁)을 먹으면 풀리고 숯불에 중독되서 머리가 아프고 구토하여 죽으려 하는 증세는 나복즙(蘿菖汁)에 먹으면 풀리는데 생것이 없을 때는 나복(蘿菖)을 물에 갈아서 즙을 마셔도 좋다. 〈綱目〉

◎ 구기자주(枸杞子酒)

능히 보익이 된다. 구기자(枸杞子) 5되를 맑은 술 2말에다 짓이겨서 7일동안이 지난 후에 찌꺼기를 버리고 마시되 처음에는 3홉을 한도로 하고 양에 따라서 먹으면 된다. 〈本草〉

◎ 지황주(地黃酒)

찹쌀 1되에 생지황(生地黃) 3근을 잘게 썰어서 같이 쪄서 백국(白麴)을 보통 때와 같이 넣어 익은 다음에 조금씩 마음대로 먹으면 피를 온화하게 하고 얼굴빛도 좋아진다. 〈入門〉

◎ 천문동주(天門冬酒)

보익이 많이 되니 천문동(天門冬)을 거죽과 속을 버리고 찧어서 즙을 2되를 내어서 국(麴) 2되에 담가두면 발효가 되니 찹쌀 2말에 집에서 술을 빚는 방법대로 빚어서 4~7일이 지난 후에 맑은 것을 떠서 마시고 천문동(天門冬) 가루를 섞어 먹으면 좋다. 〈得効〉

◎ 무술주(戊戌酒)

찹쌀 3말을 김으로 익히고 황웅견(黃雄犬) 1쌍을 거죽과 내장을 버리고 무르게 익혀서 진흙처럼 만들어 즙과 함께 찹쌀 밥에 반죽하고 백국(伯麴) 3냥을 넣어 빚어서 27일이 지난 후에 공복시 1잔씩 먹으면 아주 원기가 보양되고 노인에게는 매우 좋은 것이다. 〈活心〉

◎ 신선고본주(神仙固本酒)

백발(白髮)이 변하여 아동으로 돌아간다. 우슬(牛膝) 8냥, 아수오조말(阿首烏粗末) 6냥, 구기자(枸杞子)를 찧어서 4냥, 천문동(天門冬)•생지황(生地黃)•숙지황(熟地黃)•인삼(人蔘)•당귀(當歸) 각 2냥, 육계(肉桂) 1냥, 찹쌀 2말, 백국(白麴) 2되에 찹쌀을 김으로 익힌 다음 보통 때와 같이 약가루를 넣어 빚어서 먹으면 좋다. 〈仙方〉

◎ 포도주(葡萄酒)

포도 익은 것을 즙을 내서 찹쌀 밥과 함께 반죽하고 백국(白麴)을 넣어 보통 먹는 것과 같이 빚으면 저절로 술이 되고 맛이 또한 좋으며 산포도도 또한 좋다. 〈本草〉

◎ 밀주(蜜酒)

좋은 꿀 2되, 물 1주발, 백국(白麴) 1되반, 호건효(好乾酵) 3냥, 먼저 꿀물을 끓여서 거품은 버리고 식히고 효(酵)와 국(麴)을 넣어 매일 세 번씩 저어서 흔들면 3일이면 익으니 매우 좋은 맛이 생긴다. 〈元戒〉

◎ 계명주(鷄鳴酒)

먼저 점미(粘米) 3되를 깨끗이 일어서 (淘)물 6되와 같이 죽을 끓여 여름에는 차게 봄과 가을에는 따스하게 겨울에는 조금 따뜻하게 더웁게 하여 국효(麴酵)와 맥아(麥芽)를 전부 가루로하고, 체에 쳐서 죽을 넣어 반죽해서 빚어 겨울에는 5일, 봄•가을•여름에는 각 2일을 지나면 미주(美酒)가 된다. 〈必用〉

◎ 백화춘(白花春)

찹쌀 1말을 백번을 씻어 동이에 담가서 3일을 지난 후에 김으로 익히고 담갔던 물을 뿌린 다음에 백국(白麴)을 넣어 보통 때와 같이 빚어 3일이 지난 후면 미주(美酒)가 되고 백의(白蟻)가 위에 뜨며 매우 좋은 진품이 된다. 〈俗方〉

◎ 자주(煮酒)

좋은 청주(淸酒) 1병에 황납(黃蠟) 2돈, 호초(胡椒) 가루 1돈을 넣어 굳게 봉하고 습미(濕米)조금을 봉한 입 위에 얹어서 중탕(重湯)해서 쌀이 밥이 되면 정도가 맞는 것이니 즉시 꺼내서 식은 다음에 치료한다.

◎ 주본(酒本)을 만드는 방법일 경우

백미(白米) 1되를 씻어서 물에 담가 겨울은 10, 봄•가을은 5, 여름은 3일만에 얼음처럼 투명해지면 김으로 익혀서 국(麴)을 조금 넣어 충분히 반죽해서 항아리에 넣고 입을 봉하여 겨울에는 따뜻한 곳에 여름에는 서늘한 곳에 두어서 술이 전부 된 다음에 꺼내서 치료하는데 그 맛이 약간 산삽(酸澁)하면서 매끄러운 듯한 것이 좋은 것이다. 〈俗方〉

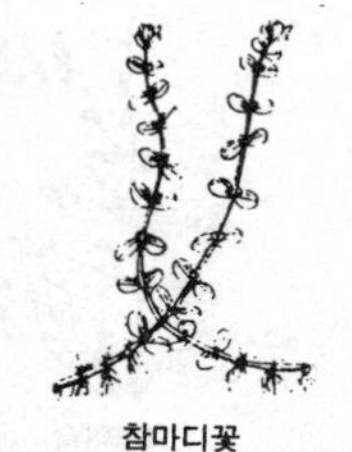
참마디꽃

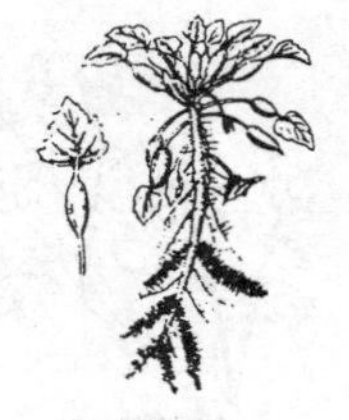
애기마름

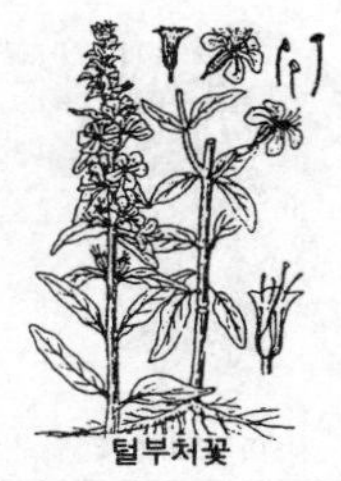
털부처꽃

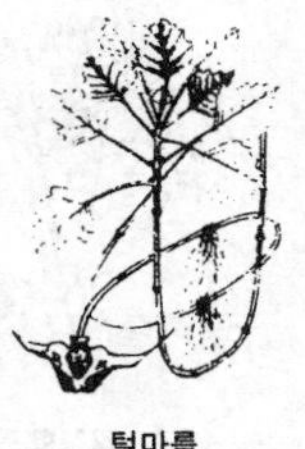
털마름

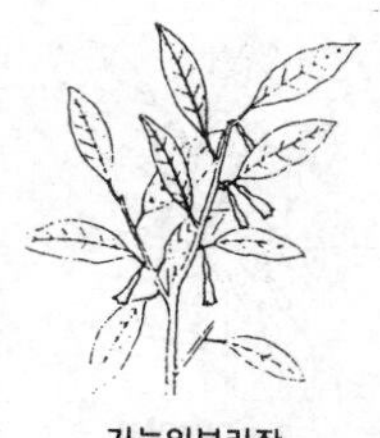
가는잎보리장

◎ 신국(神麴)을 만드는 방법일 경우

6월 6일은 모든 귀신이 모이는 때이므로 이날에 만든 것을 신국(神麴)이라고 하고 이날에 만든 것이 아니면 신국(神麴)이 아니다. 또는 말하기를 이날에 재료를 모아 두었다가 상인일(上寅日)에 누룩을 만든다고 한다.

백호〔白虎 : 즉 밀거울이 섞인 밀가루〕 25근, 구진〔勾陳 : 즉 창이자연즙(蒼耳自然汁)〕 1되, 슬사〔膝蛇 : 즉 기요자연즙(期蓼自然汁)〕 1되3홉, 청룡〔靑龍 : 즉 청호자연즙(靑蒿自然汁)〕 1되, 현무〔玄武 : 즉 행인피첨(杏仁皮尖)과 쌍인(雙仁)을 버리고 짓이긴 것〕 1되3홉, 주작〔朱雀 : 즉 적소두(赤小豆)를 익혀서 찧은 것〕 1되를 모두 합해서 삼복안에 상인일(上寅日)을 택해서 누룩을 밟아서 딴딴하게 하는 것이 매우 좋다.

또한 갑인(甲寅) • 무인(戊寅) • 경인일(庚寅日)에 만드는 것이 삼기일(三奇日)이라 해서 매우 좋다고 한다.

신국(神麴)은 육신(六神)의 국(麴)이니 반드시 6가지가 알맞게 갖추어져야 신기롭다는 것이다. 〈丹心〉

◎ 백약(百藥)달이는 방법

오배자(五倍子) 2되반, 오매육(烏梅肉) • 백반(白礬) 각 4냥, 주백국(酒白麴) 4냥을 수홍료(水紅蓼) 12냥에 달인물을 찌꺼기는 버리고 오매(烏梅)를 넣어 달인 다음에 오배(五倍) 거친 가루와 반(礬)과 국(麴)을 넣어 반죽해서 누룩 만드는 식으로 해서 자기에 수저해서 바람이 들지 않게 하고 흰 것이 나며 꺼내어 말려 가지고 치료하는데 수염을 물들이는 것은 녹반(綠礬) 4냥을 더한다. 〈入門〉

◎ 조시(造豉)방법일 경우

큰 콩을 누르게 김으로 익힌 것(즉 末醬) 매 1말에 소금 4되, 천초(川椒) 4냥을 섞어 봄과 가을은 3일, 겨울은 5일, 여름은 2일 만에 반쯤 익게 해서 생강을 잘게 썰은 것 5냥을 넣어 반죽하여 도기에 담아 입을 봉해서 봉애(蓬艾)나 적초(積草)속이나 마분(馬糞)속에 묻어 7일 또는 27일이 지난 후에 꺼내어 치료하면 깨끗하고 아름답다. 〈本草〉

◎ 이당(飴糖)을 만드는 방법일 경우

찹쌀로 죽을 끓여서 식혀 가지고 맥아(麥芽)가루를 넣어 익힌 다음에 물을 짜서 다시 고아 호박색이 나는 것을 교이(膠飴)라고 하는데 약으로 치료하고 그 다음 견백(牽白)하고 단단한 것은 이당(飴糖)이라고 하는데 그저 먹는 것뿐이고 이 약으로 치료하지 못한다. 〈入門〉

◎ 반하국(半夏麴)을 만드는 방법일 경우

반하(半夏)를 많으나 적으나 가리지 말고 가루를 해서 생강즙(生薑汁)과 백반탕(白礬湯)을 등분하여 반죽해서 누룩을 만들고 닥나무 잎으로 싸서 바람에 말린 후에 약으로 치료한다.

풍담(風痰)에는 조각(皀角)달인 즙을 찌꺼기는 버리고 고약으로 달여서 섞어 치료하고 화담(火痰)과 노담(老痰)에는 죽력(竹瀝)에 생강즙을 넣어 섞어 치료하고 습담(濕痰)과 한담(寒痰)에는 생강 달인 탕에 고백반(枯白礬) 3분의 1을 더해서 섞어 치료하는데 (혹 半夏 3냥이면 枯白礬 1냥)누룩을 만드는 방법은 위의 방법과 같다.

또한 하천고(霞天膏)에 백개자(白芥子) 3분의 2를 더해서 생강즙과 반탕(礬湯)및 죽력(竹瀝)으로 누룩을 만들어 먹으면 담적(痰積)과 침아(沈芽)가 대 • 소변을 따라 나오게 된다. 〈丹心〉

◎ 해분(海粉)을 만드는 방법일 경우

자해합(紫海蛤) 1근을 불에 사르고 사내 아이 오줌에 담그기를 3번을 해서 가루로하고 노랗게 익은 과루(瓜蔞)와 같이 짓찧어서 떡을 만들어 노끈에 꿰어서 바람받이데 매달은 후에 마르면 가루로하여 치료한다. 〈醫鑑〉

◎ 경분(輕粉)을 만드는 방법일 경우

식염(食鹽)과 녹반(綠礬)을 각 등분해서 남비에 넣어 볶아서 노란색이 나면 꺼내어 가루로 낸 것을 황국(黃麴)이라고 하는데 이 국(麴) 1냥에 수은(水銀) 2냥을 넣어 잘 섞어서 가마속에 넣고 위에는 철등잔(鐵燈盞)으로 뚜껑을 해서 황토 진흙으로 단단히 봉하고 기(氣)가 새나가지 않도록 하여 황토 진흙이 마르거든 숯불로써 고으되 수시로 물을 철등잔(鐵燈盞)에다 조금씩 붓고 가마가 벌겋게 달면 속안의 약이 모두 가마 입으로 올라와 있는 것이니 식은 다음 가마를 열고 보면 경분(輕粉)이 되어 있으니 즉시 약으로 쓴다.

◎ 숙지황(熟地黃)을 만드는 방법일 경우

생지황(生地黃)을 많으나 적으나 상관없이 물에 담가서 가라 앉는 것은 지황(地黃)이 되고 반은 뜨고 반이 가라앉는 것은 인황(人黃)이 되며 전부가 물 위에 뜨는 것은 천황(天黃)이 되니 인황(人黃) • 천황(天黃)및 가는 뿌리를 찧어 즙을 내서 지황(地黃)을 담그고 버드나무나 또는 옹기병에 지황(地黃)을 쪄서 말리고 또 위의 즙에 담가서 하룻밤 재우고 쪄서 말리고 하기를 무려 9번 하되 매번 쪄서 익힐 때마다 찹쌀 맑은 술을 뿌려 충분히 물게 익

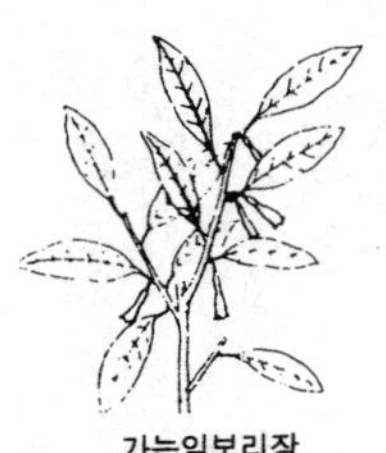
가는잎보리장

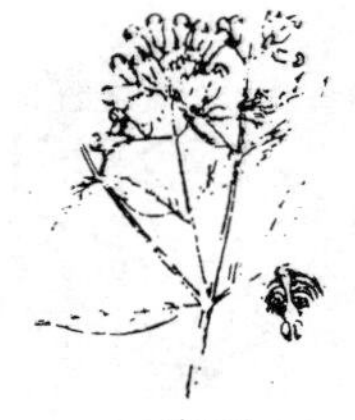
참정향

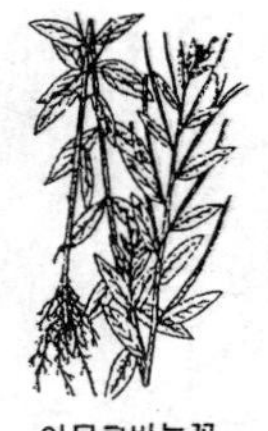
아무르바늘꽃

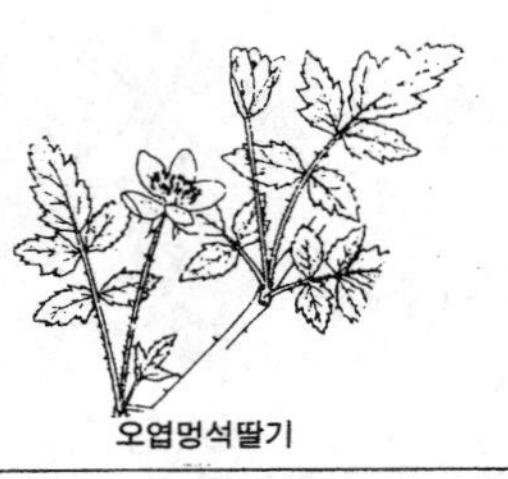
오엽멍석딸기

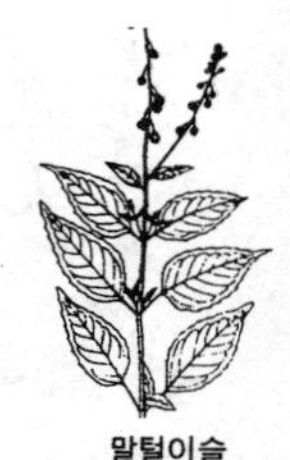
말털이슬

혀서 색깔이 오금색으로 되면 다 된 것이니 그때는 약으로 쓰면 좋다. 〈俗方〉

◎ 녹각교상(鹿角膠霜)을 만드는 방법일 경우

녹각(鹿角)을 톱으로 한치 정도는 끊어내어 멀리서 흐르는 물에 3일동안 담가 두었다가 더러운 것을 씻어 버리고 솥에 넣어 맑은 물에 담가서 물 위에 나오지 않게 해서 뽕잎으로써 덮고 뽕나무 불로써 끓이되 이따금 더운 물을 더 붓고 계속 불을 지펴서 3일동안 고으면 뿔이 무르녹아서 연하게 되니 뿔을 꺼내서 말린 것을 녹각상(鹿角霜)이라고 하고 그 즙을 여과해서 식어 엉기면 조각으로 해서 바람에 말린 것을 녹각교(鹿角膠)라고 한다.

저절로 빠진 뿔과 연뇌각(連腦角) 즉 산 놈을 죽여서 뿔을 취한 것은 쓰지 말아야 된다. 〈入門〉

◎ 섬수(蟾酥)를 취하는 방법일 경우

5월 5일에 산 두꺼비를 잡아서 침으로써 눈썹사이를 찌르고 그 등을 가볍게 두드리면 즙이 나오는데 대나무 칼로써 즙을 긁어서 기름 종이에 발라 햇볕이 들지 않는 곳에 말려 쓴다. 〈綱目〉

◎ 인유(人乳)를 말리는 방법

인유(人乳) 몇 주발을 옹기 동이에 넣어 흔들지 말고 햇볕에 사방으로 말려서 마르게 되면 칼로 긁어 생강즙과 반죽해서 다시 말려 약으로 쓴다. 〈醫鑑〉

◎ 납(蠟)을 술에 끓이는 방법일 경우

황랍(黃蠟) 10냥을 은석기(銀石器)안에 녹여서 즙을 만들고 두꺼운 헝겊으로 여과해서 청주(淸酒) 1되에 밀물을 넣어 끓여 식히면 밀이 저절로 물 위에 뜨게 되니 술은 버리고 밀을 내서 약으로 쓴다. 〈得効〉

◎ 우담남성(牛膽南星)을 만드는 방법일 경우

남성(南星)을 가루로하여 섣달의 황우담즙(黃牛膽汁)을 내서 반죽하여 다시 쓸개속에 넣고 입을 봉하여 바람받이에 달아 매어 그늘에 말려 약으로 쓴다. 〈丹心〉

※ 음연추석법(陰煉秋石法)

처방 새물로 타서 저어 흔든 다음에 놓아 두었다가 맑은 것은 부어 버리고 탁한 것은 남겨서 또 거기에 새물을 부어 젓고 흔들어서 다시 맑은 물을 따라 버리고 하기를 10여차례 하여 냄새가 없어지고 향긋한 냄새가 나면 체에 두꺼운 종이를 깔고 그 위에다 탁한 것이 남은 것을 펴서 맑은 물을 흘려 버리고 나머지를 말려 가루로 내어 처음 나는 사내 아이 산모 젖에 반죽해서 햇볕에 쏘여 말리기를 9차례를 하면 빛이 흰 분처럼 고우니 이것은 태양의 기를 빌린 것으로 음연 추석(陰煉 秋石)이라고 하는데 능히 자음강화(滋陰降火)를 하는 것이다. 〈入門〉

※ 양연추석법(陽煉秋石法)

처방 사람의 오줌을 많이 모아 동이안에 저장하고 조각즙(皀角汁)을 조금 넣어 예기(穢氣)를 죽인 다음에 수없이 젓고 흔들어 그냥 두면 희고 탁한 것이 밑으로 가라앉으니 맑은 물은 버리고 탁한 것만 남은 데다 다시 물을 부어서 위에서와 같이 젓고 흔들어서 또 많은 물은 부어버리고 남은 탁한 것을 가는 헝겊 자루에 걸러서 찌꺼기는 버리고 진한 즙을 내서 솥에 끓이고 마르거든 깨끗하게 긁어서 가루로하여 체에 치고 다시 솥에 넣고 맑은 물을 부어 달여서 위에서와 같이하여 말려서 횟수를 정할 것이 없이 색깔이 흰 정도가 상설(霜雪)과 같도록 해서 사합(砂盒)에 넣어 입을 봉하고 불에 사루어서 흰 옥색의 즙을 내서 말리고 다시 한번 잘 갈아서 사합(砂盒)속에 넣고 단단하게 입을 봉한 다음에 그 위에 천천히 피워서 7일 동안 달이니 이것을 양연추석(陽煉秋石)이라고 하는데 모든 냉질(冷疾)과 해묵은 허손(虛孫)을 치료해야 한다.

연추석(煉秋石)을 용호수(龍虎水)라고 하는데 용은 목(木)에 들고 호(虎)는 금(金)에 들으니 즉 사내아이와 계집 아이를 말한다. 나이가 13~14살에서 15~16살이 되는 질병(疾病)이 없고 음양(陰陽)이 훼손되지 않은 사내 아이와 계집 아이를 각각 깨끗한 방에 살게 하고 음식을 깨끗이 먹여 옹기 그릇에다 소변을 받아 1~2섬을 쌓아서 만들어 약으로 치료하는 방법이 바른 방법인데 단지 정성이 많이 드니 그저 병이 없는 보통 사람의 젖을 깨끗하게 치료하는 것도 좋다. 〈入門〉

※ 복령조화고(茯苓造化糕)

처방 백복령(白茯苓) • 연육(蓮肉) • 산약(山藥) • 감인(芡仁) 각 4냥을 가루로하고, 맵쌀 2되를 가루로하고, 사당(砂糖) 1근을 넣어서 눈가루를 만들어 위의 가루에 섞어서 시루에 넣고 대나무 칼로 끊어서 조각을 만든 후에 헝겊 보자기로써 시루를 덮고 쪄서 익은 다음 꺼내서

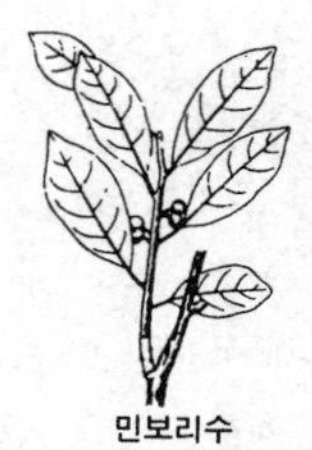
민보리수

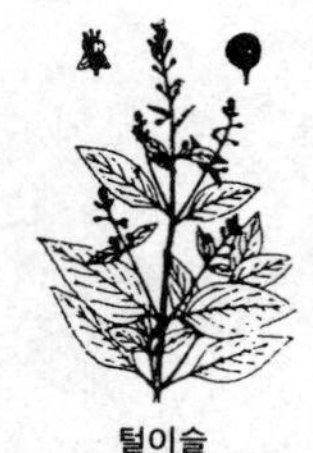
털이슬

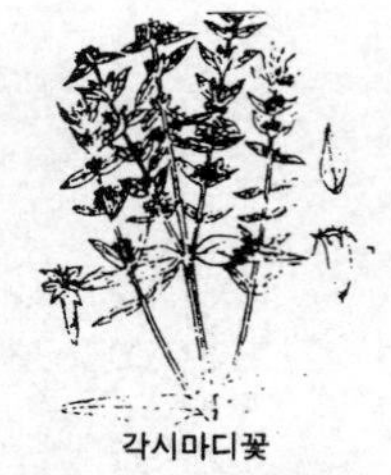
각시마디꽃

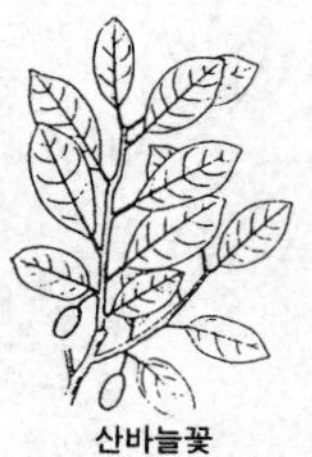
산바늘꽃

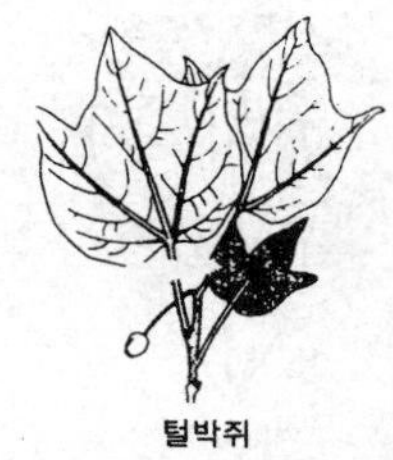
털박쥐

말려 가지고 마음대로 먹는다. 혹시 나무 뚜껑을 덮으면 익지 않는다. 〈集略〉

❊ 비전삼선고(秘傳三禪糕)

처방 인삼(人蔘)•산약(山藥)•연육(蓮肉)•백복령(白茯苓)•감인(芡仁) 각 4냥을 가루로하고 백밀(白蜜) 1근, 사당(砂糖) 1근을 긁어서 가루를 만들어 찹쌀 3되, 맵쌀 7되를 백탕(白湯)으로 먹는다. 〈神珍〉

❊ 전약(煎藥)을 만드는 법

처방 백강(白薑) 5냥, 계심(桂心) 2냥, 정향(丁香)•호초(胡椒) 각 1냥반을 가루로하고 대추를 삶아서 씨는 버리고 살을 내서 고약을 만들어 2발(1발이 3되에 해당됨)로 하고, 아교(阿膠)달인 꿀로 각 3발은 우선 아교를 녹이고 다음 꿀과 대추를 넣고 녹여서 넣은 후에 4가지의 약 가루를 넣어 고루 섞고 달여서 조금 따뜻한 때에 체에 걸러 자기 그릇에 수장(收藏)해 두면 어리게 되니 그 때 내서 치료하면 좋다. 〈俗方〉

❊ 의향(衣香)

처방 모향(茅香)을 꿀에 볶아서 1냥, 백지(白芷) 5돈, 침속향(沈束香)•백단향(白檀香)•영릉향(零陵香)•감송향(甘松香)•팔각향(八角香)•정향(丁香)•삼내자(三乃子) 각 2돈을 전부 거친 가루로하여 소뇌(小腦) 2돈을 넣어 섞어서 1첩을 지어 옷상자 안에 넣어두면 향냄새가 나고 여름에는 매우 좋다. 〈俗方〉

❊ 육향고(六香膏)

효능 : 겨울 추위에 동상(凍傷)한 증세를 치료한다.

처방 백단향(白檀香)•침속향(沈束香)•정향(丁香)•팔각향(八角香) 각 1냥을 거친 가루로하여 3되에 꿀에 담가 굳게 봉하고 7일 또는 10일이 지난 후에 꺼내서 불위에 조금 따뜻하게 데워 체로 쳐서 찌꺼기는 버리고 삼내자(三乃子)가루 5돈과 소뇌(小腦)가루 3돈, 동과인(冬瓜仁)가루 7냥, 또는 10냥을 넣어 고루 섞고, 다시 체에 쳐서 옹기 그릇에 저장해 두고 치료한다. 그 찌꺼기는 단자(團子)를 만들어서 불에 사르면 매우 좋으니 강매향(江梅香)이라고 한다. 〈俗方〉

❊ 십향고(十香膏)

처방 침향(沈香)•정향(丁香)•백단(白檀)•감송(甘松)•울금(鬱金) 각 5돈을 굵게 썰고 마유(麻油) 1근에 7일동안 담갔다가 불로 5일 동안을 얹힌 뒤에 세게 타는 불로 20~30번 끓도록 하여 헝겊으로 걸러서 찌꺼기는 버리고 마유(麻油)를 달인 다음 황단(黃丹)을 넣고 버드나무 가지로 쉬지 말고 저어서 색이 검고 물에 떨어뜨리면 구슬이 된 후에 유향(乳香)•목향(木香)•백교향(白膠香)•용치(龍齒)•소합유(蘇合油)가루 각 5돈, 사향(麝香)가루 2돈을 넣어 300~500번을 저어서 섞고 어리거든 조각을 만들어서 쓸 때에 붉은 비단에 펴서 붙인다. 〈聖惠〉

❊ 호박고(琥珀膏)

처방 호박(琥珀) 1냥, 정향(丁香)•목향(木香) 각 7돈반, 목통(木通)•계심(桂心)•당귀(當歸)•백지(白芷)•방풍(防風)•송지(松脂)•주사(朱砂)•목별자(木鼈子) 각 5돈, 마유(麻油) 1근을 호박(琥珀)•주사(朱砂)•정향(丁香)•목향(木香)•계심(桂心)을 가루로 하고 남은 약을 전부 썰어서 마유(麻油)에 담그고 사흘 밤이 지난 후에 약한 불에 달여 저어서 백지가 노란색이 될 때까지 기다려서 걸러 내고 난 후에 송지(松脂)를 녹여서 여과하고 찌꺼기는 버린 뒤 다시 황단(黃丹) 1근을 넣어 버드나무 가지로 쉬지 말고 계속 저어서 검은 색이 비치면 물속에 떨어뜨려서 구슬이 될 때 비로소 호박등 5가지 가루를 넣어 알맞게 섞어 어리거든 조각을 만들어서 치료한다. 〈局方〉

❊ 신선태을고(神仙太乙膏)

처방 현삼(玄蔘)•백지(白芷)•당귀(當歸)•육계(肉桂)•적작약(赤芍藥)•대황(大黃)•생지황(生地黃) 각 1냥을 썰어 마유(麻油) 2근에 담가 봄은 5, 여름은 3, 가을은 7, 겨울은 10일로 약한 불에 달여서 백지(白芷)가 노란색이 된후 찌꺼기는 버리고 황단(黃丹) 1근을 넣어

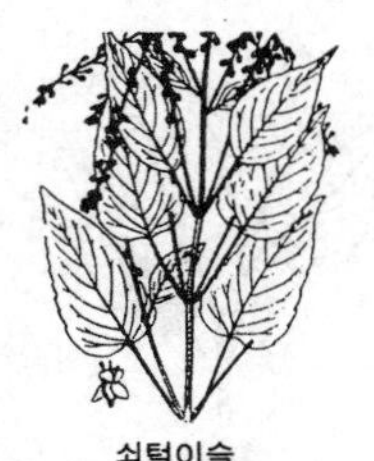
쇠털이슬

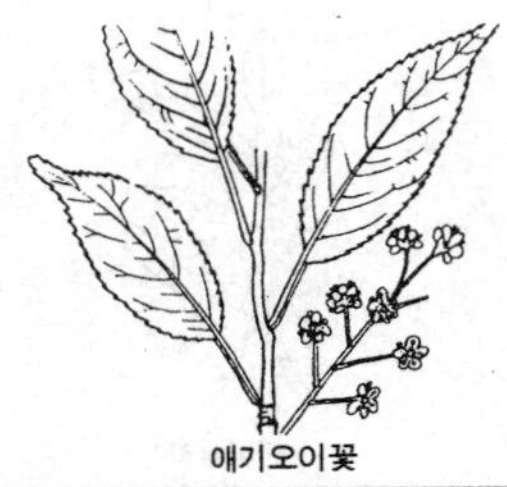
애기오이꽃

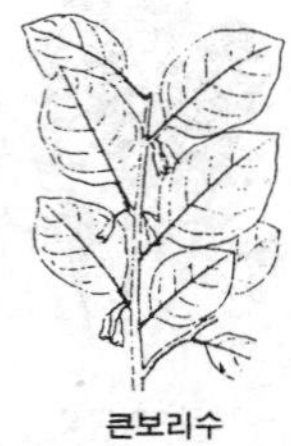
큰보리수

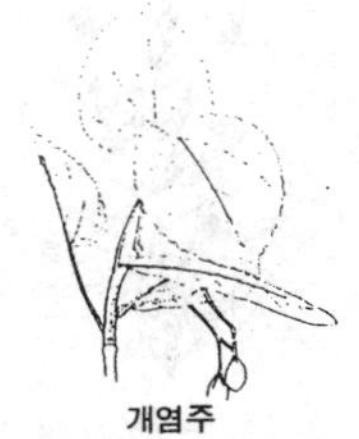
개염주

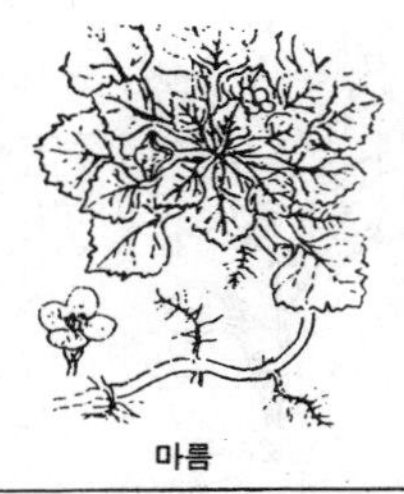
마름

고루 섞어서 물속에 떨어뜨려 구슬이 되어 어리면 조각을 만들어 치료한다. 〈局方〉

※ 구고고(救苦膏)

효능 : 풍습(風濕)의 담통(痰通)의 증세를 치료한다.

처방 천오포(川烏炮) 3돈, 우슬(牛膝)•황단(黃丹)•유향(乳香)을 잘 갈아서 각 5돈, 백지(白芷)•패모(貝母)•백급(白芨)•백렴(白斂) 각 2돈, 괴윤(槐潤) 1돈(없으면 桃膠로 대신함), 몰약(沒藥)•별연(別硏)한 7돈, 백교향별연(白膠香別硏)•행인니(杏仁泥) 각 3냥, 당귀(當歸) 각 1냥, 역청별연(瀝青別硏) 8냥, 향유(香油) 반잔을 가루에 섞고 향유(香油)로써 끓여서 자윤하고, 불위에 녹여서 매 2냥으로 1첩을 지어 기름 종이에 펴서 아픈 곳에 붙여서 치료한다. 〈類聚〉

※ 옥용고(玉容膏)

효능 : 일명 옥용서시고(玉容西施膏)라고 하는데 조창(燥瘡)에 붙여 치료한다.

처방 황기(黃芪)•당귀(當歸)•백지(白芷) 각 1냥, 또한 천궁(川芎)•곽향(藿香)•영능향(零陵香)•향부자(香附子)•백단향(白檀香)•백렴(白斂)•백작약(白芍藥)•백급(白芨)•행인(杏仁) 각 1냥, 과루(瓜蔞) 1개, 용뇌(龍腦) 2돈, 청유(淸油) 4근, 황랍(黃蠟) 1근을 용뇌(龍腦)를 없애고 모두 썰어 청유(淸油)에 봄은 5, 여름은 3, 가을은 7, 겨울은 10일을 담가서 돌그릇에 달여 백지(白芷)가 노란색이 되거든 찌꺼기는 버리고 밀을 넣어 녹여서 다시 찌꺼기를 버리고 용뇌(龍腦)를 넣어 알맞게 섞어서 단단히 봉해 두고 치료하는데 겨울에는 벌밀을 반으로 감해야 한다. 〈神珍〉

※ 운모고(雲母膏)

처방 운모(雲母)•염초(焰硝)•감초(甘草) 각 4냥, 괴지(槐枝)•유지(柳枝)•진피(陳皮)•상백피(桑白皮)•측백엽(側柏葉)•수은(水銀) 각 2냥, 천초(川椒)•백지(白芷)•몰약(沒藥)•적작약(赤芍藥)•육계(肉桂)•당귀(當歸)•염화(鹽花)•황기(黃芪)•혈갈(血竭)•창포(菖蒲)•백급(白芨)•궁궁(芎藭)•목향(木香)•백렴(白斂)•방풍(防風)•후박(厚朴)•사향(麝香)•길경(桔梗)•시호(柴胡)•송지(松脂)•인삼(人蔘)•황금(黃芩)•창출(蒼朮)•초용담(草龍膽)•합환(合歡)•유향(乳香)•부자(附子)•복령(茯苓)•양강(良薑) 각 5돈, 황단(黃丹) 14냥, 청유(淸油) 2근반을 운모(雲母)•염초(焰硝)•혈갈(血竭)•몰약(沒藥)•유향(乳香)•사향(麝香)•황단(黃丹)•염화(鹽花)를 없앤 그 밖의 남은 약은 썰어서 청유(淸油)에 7일동안 담근 후에 센 불을 달여서 백지(白芷)와 부자(附子)가 노란색이 되는 것을 기다려서 헝겊으로 짜서 즙을 내고 다시 달인 다음에 황단(黃丹)등 8가지를 가루로하여 넣고 버드나무 가지로 쉬지 말고 저어서 고약이 된 다음 물에 떨어뜨려서 구슬이 되면 자기안에 저장하여 수은을 긁어 버리고 찍어 내어서 옹저(癰疽)와 창종(瘡腫)의 밖에 붙이고 안으로 먹으면 신통한 효과가 있다. 〈局方〉

※ 납형고(臘亨膏)

효능 : 동창(凍瘡)을 치료한다.

처방 납저지(臘猪脂)•단유(猯油) 각 2냥반, 향유(香油) 2홉반, 해송자유(海松子油) 1홉, 송지(松脂)•황납(黃蠟) 각 3냥 7돈반, 각각 달여서 찌꺼기는 버리고 녹여서 고약이 된 후 어리거든 자기 그릇속에 저장해 두고 치료한다. 〈俗方〉

※ 신이고(神異膏)

처방 노봉방(露蜂房)•행인(杏仁) 각 1냥, 황기(黃芪) 7돈반, 사퇴(蛇退)를 염수(鹽水)에 깨끗이 씻고 현삼(玄蔘) 각 5돈, 난발계자대(亂髮鷄子大), 향유(香油) 10냥, 황단(黃丹) 5냥을 먼저 향유(香油)와 난발(亂髮)을 남비에 넣어 끓여서 난발(亂髮)이 타서 행인(杏仁)속에 들어가고, 행인(杏仁)이 검은색이 되면 술로서 여과해서 찌꺼기는 버리고 황기(黃芪)•현삼(玄蔘)을 넣어 1~2시간 정도 기다렸다가 봉방(蜂房)•사퇴(蛇退)를 넣어 저어 끓여서 자흑색이 되거든 다시 여과하고 찌꺼기는 버린 후 약한 불에 달여서 황단(黃丹)을 넣어 천번을 빨리 젓고 흔들어 물에 떨어뜨려도 흩어지지 않게 되면 즉시 고약이 되는 것이니 자기 그릇에 저장하고 치료하는데 모든 옹절독(癰癤毒)을 치료한다. 〈正傳〉

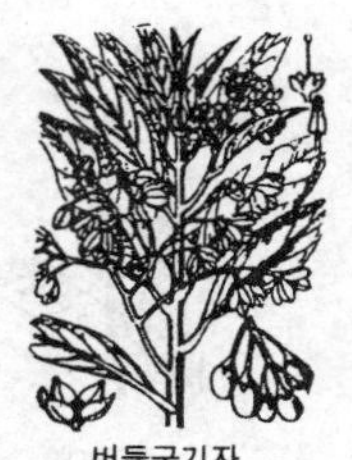
버들구기자

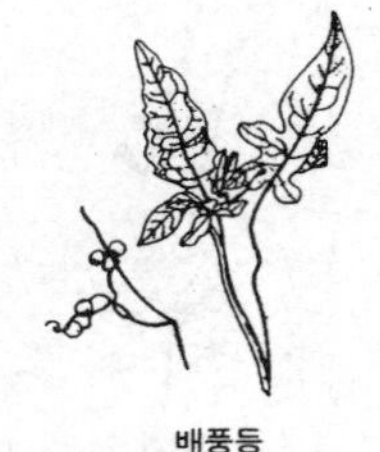
배풍등

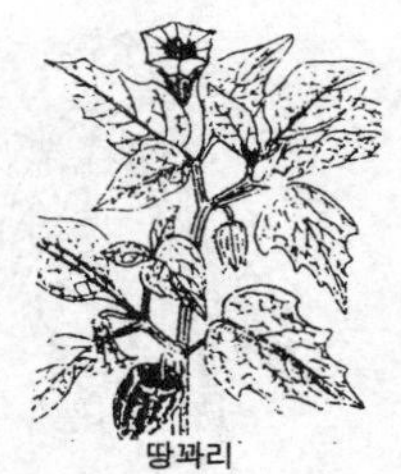
땅꽈리

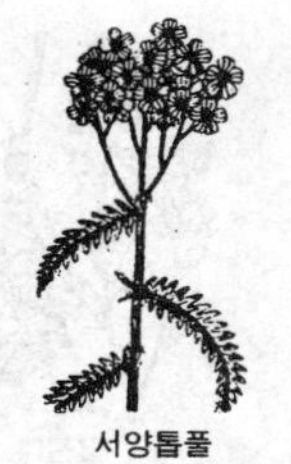
서양톱풀

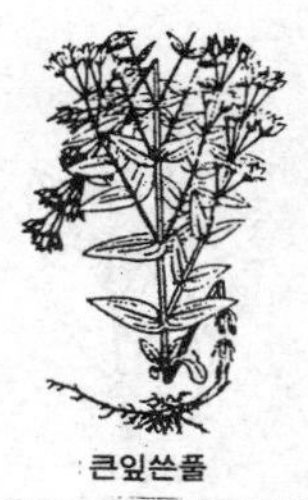
큰잎쓴풀

※ 만응고(萬應膏)

처방 대황(大黃)·황금(黃芩) 각 2냥, 백렴(白斂)·황랍(黃蠟) 각 1냥, 황백(黃柏)·작약(芍藥)·백급(白芨)·황기(黃芪)·목별자인(木鼈子仁)·행인(杏仁)·당귀(當歸)·백급(白芨)·생지황(生地黃)·관계(官桂)·현삼(玄蔘)·몰약(沒藥)·유향(乳香) 각 5돈, 황단(黃丹) 1근, 향유(香油) 2근 8냥 등 14가지를 썰어서 향유(香油)에 담가 사흘밤을 지나서 약한 불에 달여서 버드나무 가지로 젓고 흔들어 백지(白芷)가 노란색이 되는 것을 한도로 해서 솜으로 여과하고 찌꺼기는 버린 뒤 황단(黃丹)을 넣어 다시 끓여 물에 떨어뜨리면 구슬이 되거든 유(乳)·몰(沒)·납(蠟)을 넣어 불에 녹여서 자기 그릇에 저장하고 흙속에 7일동안 묻어 두었다가 꺼내서 치료하는데 일체의 옹종구창(癰腫久瘡)을 치료한다. 〈精義〉

※ 선응고(善應膏)

처방 황단(黃丹) 8냥, 백교향(白膠香)·유향(乳香)·몰약(沒藥)·별연(別硏)·당귀(當歸)·백지(白芷)·행인(杏仁)·대황(大黃)·초오(草烏)·천오(川伍)·적작약(赤芍藥)·빈랑(檳榔)·생건지황(生乾地黃)·천궁(川芎)·역청(瀝靑)·별연(別硏)·난발(亂髮) 각 1냥을 향유(香乳) 1근에 약을 담가 3일밤을 지나 약한 불에 달여 검은색이 비치거든 다시 총백(蔥白)과 난발(亂髮)을 넣어 조금 달여서 여과하고 찌꺼기는 버리고 난후 다시 약한 불로 달여서 다시 황단(黃丹)을 넣고 버드나무 가지로 쉬지 말고 저어 흔들어서 물에 떨어뜨려 구슬이 되어 흩트러지지 않으면 다시 유(乳)·몰(沒)·교향(膠香)을 넣어 충분히 고루 섞어 자기 그릇속에 담가서 물속에 넣어 3일동안 담가 두었다가 꺼내서 치료하는데 모든 악창종독(惡瘡腫毒)및 모든 상을 치료한다. 〈得効〉

※ 백용고(白龍膏)

처방 백미(白薇)·백렴(白斂)·백지(白芷)·황기(黃芪)·상륙근(商陸根)·유백피(柳白皮)·상백피(桑白皮) 각 1냥, 경분(輕粉) 5돈을 따로 갈고 정분(定粉)·황랍(黃蠟) 각 7냥, 행인유(杏仁油) 1근〔없으면 향유(香油)로 대신 씀〕의 7가지를 썰고 3일 동안을 향유(香油)에 담가서 달여 백지(白芷)가 노란색이 되면 찌꺼기는 버리고 황랍(黃蠟)·향유(香油)를 넣어 녹여서 불이 일어나면 다시 여과해서 조금 차게 되는 것을 기다려서 경분과 정분(定粉)을 넣어 빨리 저어서 식혀 가지고 수저해 두었다가 붉은 비단에 펴서 붙이는데 모든 악창(惡瘡)과 오래된 창(瘡)의 종창(腫瘡)을 치료한다. 〈精義〉

※ 영응고(靈應膏)

처방 백맥반석(白麥飯石)을 불에 사르고 초에 담그기를 10여 차례 해서 분 같은 가루로 하고, 녹각(鹿角) 태운 것과 백렴(白斂)을 가루로 하고, 석말(石末)·백렴말(白斂末) 각 2냥, 녹각말(鹿角末) 4냥을 분과 같이 가루로 하는데 아니하면 오히려 아프게 된다. 좋은 쌀풀을 은석기에 넣어 달여서 어안(魚眼)처럼 끓거든 빨리 3가지의 약가루를 넣고 대막대기로써 쉬지 말고 저어 1~2시간이 지나면 묽은 죽과 같이 되는데 따라 내어서 식히고, 우선 저제탕(猪蹄湯) 또는 약물로써 진한 피를 씻은 후에 마른 거위 깃으로써 약을 찍어 부은 곳의 사변에 바르고 붉은 곳은 전부 바르며 창(瘡)구멍을 돈짝만큼 남겨 두어서 피고름이 나오도록 하고 만약 약이 마르면 초에 떨어뜨려서 축축하게 한다. 처음은 하루 한번씩 바꾸면 효과가 있는데 옹저(癰疽)·악창(惡瘡)·병력(病瀝)·결핵(結核)·유옹(乳癰)을 치료한다. 〈精要〉

※ 노회고(爐灰膏)

효능 : 옹저(癰疽)와 악창(惡瘡)의 안점을 치료하고 멍든 살을 낫게 하는데 가장 좋다.

처방 향당(饗糖) 가마속에 재〔없으면 상자회(桑柴灰)를 쓴다〕 1되반, 풍화석회(風化石灰) 1되를 붉게 볶아서 곤탕(滾湯) 3주발에 만림(慢淋)해서 자연즙(自然汁) 1주발을 동과(銅鍋)에 담아 약한 불에 달여 보통 죽과 같이 되면 먼저 파두(巴豆)가루를 2번을 넣고, 다음 섬(蟾)·수(酥) 각 2돈, 백정향(白丁香)가루 5푼, 석회초(石灰炒) 1돈을 넣어 저어 흔들고 다시 끓여서 건면호(乾麵胡)와 같게 되면 식혀서 옹기 그릇에 담아 두고 약기가 나가지 않도록 해서 매번 쓸 때에 잠두(蠶頭)로써 약간씩 떠서 손톱위에 얹고 입김을 불어서 진흙과 같이 알맞게 섞어

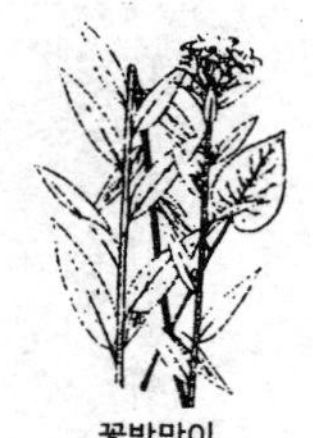
꽃방망이

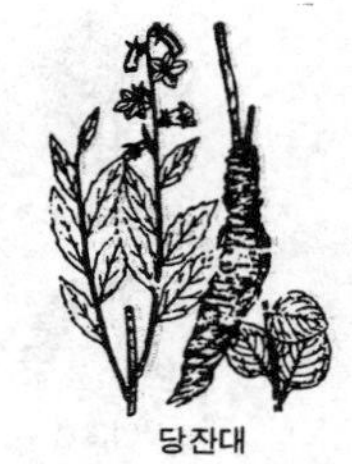
당잔대

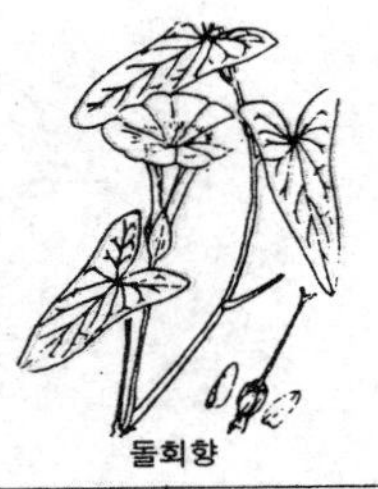
돌회향

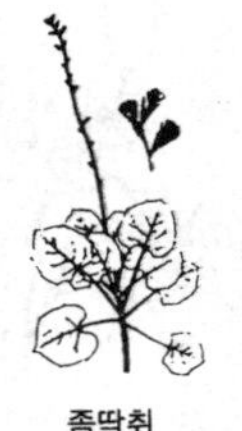
좀딱취

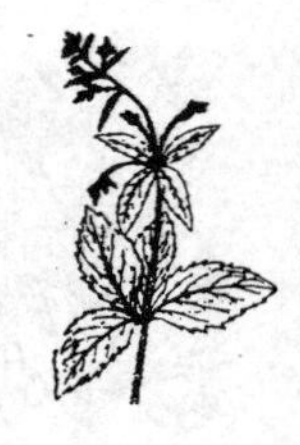
털잔대

침으로써 아픈 곳을 조금 째고 붙이며 생살과 눈에는 붙이지 않아야 한다. 〈入門〉

※ 황단(黃丹)을 만드는 방법일 경우

처방 흑연(黑鉛) 1근, 토유황(土硫黃)·염초(焰硝) 각 1냥을 먼저 연(鉛)을 녹여 즙을 만들고, 초를 섞은 다음 끓을 때에 유황(硫黃)적은 한 덩이를 넣고 계속해서 초를 조금 넣어 끓여서 정한 뒤에 또 초(醋)를 조금 떨어뜨리고 먼저와 같이 초황(硝黃)을 또 넣고 볶아서 가루로 하면 단(丹)이 된다. 약에 넣을 때에는 다시 볶아서 색이 변하고 잘 갈고 2번에 수비(水飛)해서 치료한다. 〈入門〉

※ 죽력(竹瀝)을 취하는 방법일 경우

푸르고 큰 대를 2자쯤 끊여서 두 쪽으로 쪼갠 후 샘물에 담가 하룻밤만 재우고 끄집어 내어 벽돌 위에 올려 놓고 불에 그을려서 1쪽은 높게 하고 2쪽은 낮게 해서 그릇으로 그 즙을 받아 가지고 솜으로 여과하여 옹기병에 담아 두되 더운 달에는 찬물에 담가서 썩지 않게 하고 겨울에는 더운 곳에 두고 얼지 않게 해야 한다. 〈丹心〉

※ 홍소주(紅燒酒)를 만드는 방법일 경우

대부분 소주(燒酒)를 끓일 경우는 자초(紫草)를 잘게 썰러서 항아리에 넣는데 소주(燒酒) 1병에 5돈 또는 7돈을 기준으로 끓인다. 소주를 자초항(紫草缸)에 받아서 조금 지나면 그 빛이 산뜻하고 곱게 보인다. 〈俗方〉

※ 과수위의 오조(烏鳥)를 물리칠 경우

살아있는 사람의 머리털을 나무 위에 걸어두면 오조(烏鳥)가 감히 와서 그 열매를 먹지 못하게 된다.

사람이 도망을 갔는데 그의 머리털을 물레에 감아 가지고 돌리면 그 사람이 혼란이 되어서 갈 바를 모르게 된다. 〈本草〉

※ 녹각죽(鹿角粥)

수(髓)와 뇌(腦)를 크게 보하고 치아를 단단하게 하며 깨끗한 피를 더해주고 원기를 굳건하게 하니 흰 죽 1주발에 녹각상분(鹿角霜粉) 5돈과 흰 소금 1수저를 넣어서 잘 섞어서 먹는다. 〈活心〉

※ 산우죽(山芋粥)

폐(肺)를 윤택하게 하고 기(氣)를 보익한는데 산우(山芋) 생것을 껍질을 버리고 돌위나 또는 새 기왓장 위에 진흙을 함께 갈아서 2홉에다 꿀 2수저와 우유(牛乳)한 종자(約 半升)을 넣어 약한 불위에 끓여서 흰죽 1주발 안에 넣어 섞어서 복용하는데 익히지 않고 먹으면 목구멍이 가렵다. 〈活心〉

※ 피난(避難)에 소아(小兒)의 울음을 그치게 하는 경우

면(綿)을 조금 뭉쳐서 작은 공과 같이 만들어서 감초탕(甘草湯)이나 또는 단물에 적셔서 입속에 가득히 넣어두면 그 맛을 빨아 먹으면서 울지 않을 것이며 한편 연한면(綿)은 어린아이의 입속을 상하지 않을 것이다. 〈入門〉

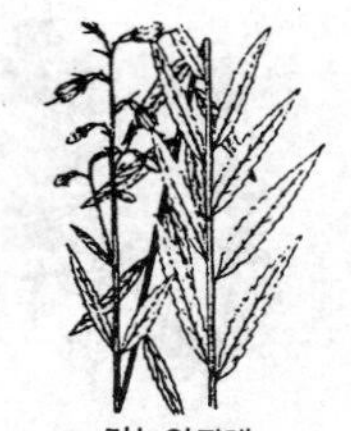
가는잎잔대

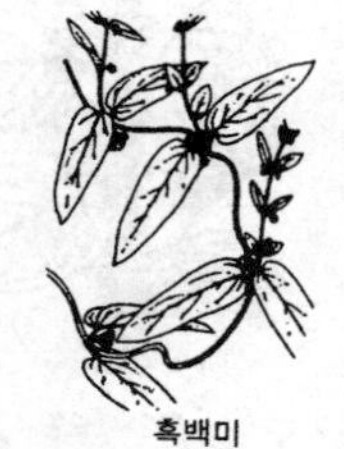
흑백미

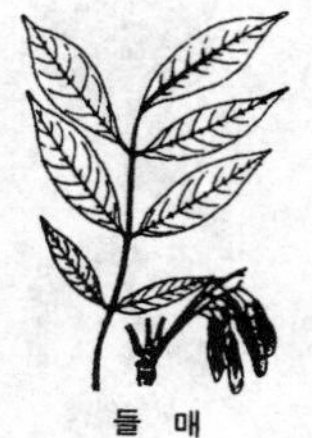
들 매

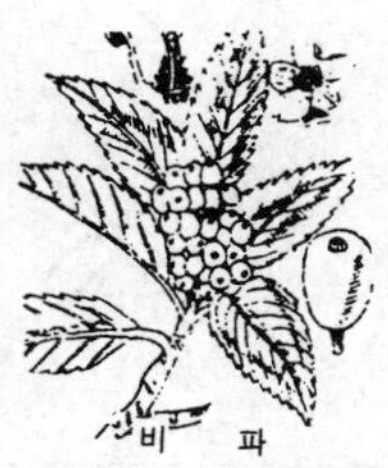
비 파

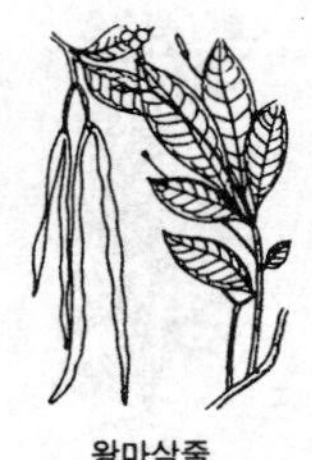
왕마삭줄

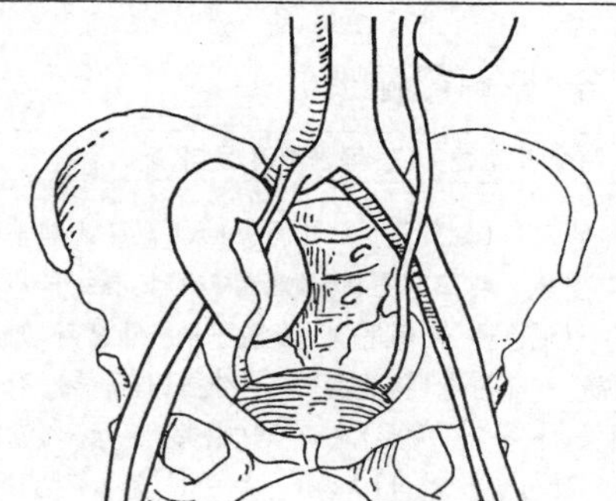

잡병편(雜病篇) (十〇)

三九. 부인(婦人)

1. 구사(求嗣)를 할 경우

사람이 사는 길이 자식을 구하려는 데 시작이 되고 자식을 구하는 방법은 우선 경도(經度)가 순조로와야 하는데 매번 부인의 자식이 없는 것을 보면 그의 경도가 먼저 있거나 또는 뒤에 있으며 또는 많고 또는 적으며 또는 앞으로 하려고 할때 아픈 증세가 있고 또는 지난 뒤에 아픈 증세가 있으며 또는 자색이 되고 또는 검고 또는 묽으며 또는 엉겨져 고르지 않으니 고르지 않게 되면 혈기(血氣)가 정상이 되지 않아서 잉태가 되지 않는 것이다. 〈丹心〉

자식이 이어지는 길은 부인의 경도(經度)가 고른 것이 필요하고 남자의 신이 만족한 것이 요구되며 또 욕심이 적고 마음이 맑은 것이 상책이고, 과욕(寡慾)을 버리면 망령(妄佞)되게 교합하지 않으며 기(氣)를 쌓고 정(精)을 모아서 때를 기다려 움직이기 때문에 자식을 두게 되는 것이다. 그렇기 때문에 과욕(寡慾)을 버리면 신이 완전해서 자식이 많을 뿐만 아니라 또한 오래 살게 되는 것이다. 〈入門〉

남자의 양정(陽精)이 미박(微薄)하면 비록 혈해(血海)를 만나도 허정(虛精)이 흐르고 능히 자궁에 직사(直射)를 못하기 때문에 성태(成胎)가 되지 않는데 대부분 보통때에 기감(嗜感)을 조절하지 못하고 사설(射泄)하는 것이 너무 많으니 마땅히 정원(精元)을 보하고 겸해서 존양(存養)을 공부해서 큰 것이 움직이지 않도록 하며 양정(陽精)이 충실할 때를 갖추어 교합을 하면 정확하게 된다. 〈入門〉

남자의 양(陽)이 탈망(脫亡)해서 위약하고 정(精)이 차갑고 엷으면 고본건양단(固本健陽丹)·속사단(續嗣丹)·온신환(温腎丸)·오자연종환(五子衍宗丸)으로 치료한다. 〈入門〉

남자의 맥이 미약하고 삽(澁)한 증세는 자식을 낳지 못하는데 그것은 정기(精氣)가 맑고 차기 때문이며 양기석원(陽起石元)이 적합한 것이다. 〈脈經〉

여자는 마땅히 미양(微陽)을 파동해야 하는데는 옥약계영환(玉鑰啓榮丸)·종사환(螽斯丸)·난궁종기환(暖宮螽欺丸)으로 치료한다.

부인이 자식이 없는 것은 대부분 피가 적어서 정(精)을 포섭(包攝)하지 못하기 때문에 마땅히 경혈(經血)을 조양해야 되니 백자부귀환(百子附歸還丸)·호박조경한(琥珀調經丸)·가미양영환(加味養榮丸)·가미익모환(加味益母丸)·제음환(濟陰丸)·승금단(勝金丹)·조경종옥탕(調經種玉湯)·선천귀일탕(先天歸一湯)·신선부익단(神仙附益丹)·조경양혈원(調經養血元)·온경탕(温經湯)등으로 치료한다.

부인의 음혈(陰血)이 쇠약하면 비록 진정을 사입(射入)해도 능히 자궁에 포섭(包攝)해 들지 못해서 교합해도 잉태를 못하고 잉태를 해도 기르지를 못하게 되기 때문에 남녀의 배합이 반드시 그 나이에 적합해야 되는 것이다. 〈入門〉

자식이 없는 부인이 여위고 겁이 많은 증세는 자궁이 건삽(乾澁)해서 그러하니 당연히 음(陰)을 불리고 혈을 길러야 하기 때문에 사물탕(四物湯)에 향부(香附)·황금(黃芩)을 더해서 치료하고 비성해서 몸의 기름이 자궁에 가득차서 넘치는 것은 마땅히 습을 연행하고, 담을 마르게 해야 하니 남성(南星)·반하(半夏)·천궁(川芎)·활석(滑石)·방기(防己)·강활(羌活)으로 치료하고 쓰고 또한 도담탕(導痰湯)으로 치료하기도 한다. 〈丹心〉

2. 여자의 상(相)을 볼 경우

출가하지 않은 여자는 음기(陰氣)가 완전하지 못하고 감정이 많은 여자는 정감이 많이나고 여자의 성행(性行)이 온화하면 경(經)이 고르고 윤택하며 성행(性行)이 투기(妬氣)하면 월경이 고르지 못하고 얼굴이 사나우면 무

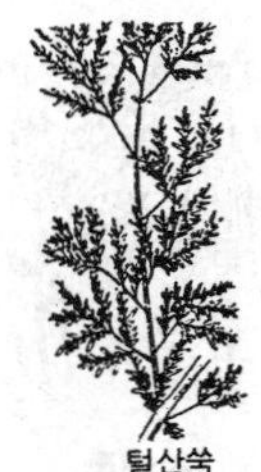
털산쑥

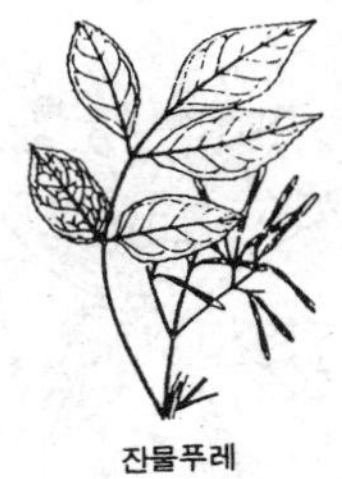
잔물푸레

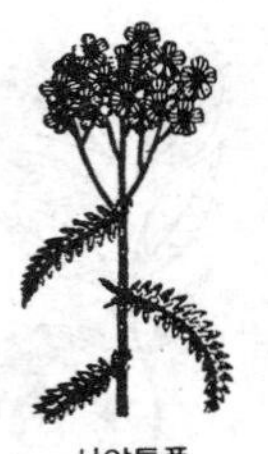
서양톱풀

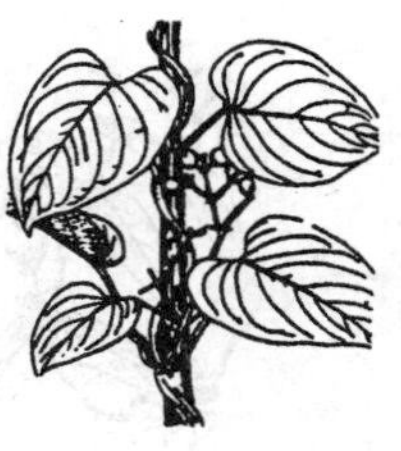
우단계요등

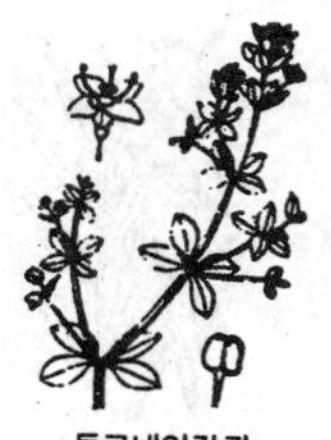
둥근네잎갈퀴

거운 형이 있고 얼굴이 너무 아름다우면 복이 엷으며 너무 살쪄서 기름이 많은 증세와 자궁이 여위고 자궁에 피가 적은 증세는 너무 자식을 낳지 못한다는 것을 몰라서는 아니된다. 〈入門〉

3. 맥법(脈法)일 경우

자식이 이어지는 맥(脈)은 완전히 척맥(尺脈)에 있다.

오른쪽에 척맥(尺脈)이 왕성하면 화(火)가 동(動)하고 색을 좋아하며 왼쪽 척맥(尺脈)이 왕성하면 음(陰)이 허하고 복되지 못하며 오직 침활(沈滑)하고 고른 것이 생식(生息)하기 쉬운 것이다.

작고 삽(澁)하면 정(精)이 맑고 겸해서 느리면 냉(冷)이 심한 것이다.

만약 작고 젖은 것이 보이면 방사(房事)를 해도 힘이 없다.

여자가 생식(生息)을 잘 못하는 증세도 역시 척맥(尺脈)이 깔깔한 것이다. 〈回春〉

남자의 맥(脈)이 미약하고 삽(澁)하면 자식을 얻지 못하게 되니 정기(精氣)가 맑고 차기 때문이다. 〈脈經〉

※ 고본건양단(固本健陽丹)

효능 : 자식이 없는 것은 깨끗한 피가 맑고 차거나 또는 방사(房事)에 과상(過傷)해서 신수(腎水)가 허흠(虛欠)해서 자궁에까지 직사(直射)되지 못하는데 그 원인이 있으니 어찌 순전히 여자의 혈분(血分)이 부족하고 허한(虛寒)한 것만을 책망할 것인가?

처방 숙지황(熟地黃)•산수유(山茱萸) 각 3냥, 파극(巴戟) 2냥, 토사자(兎絲子)•속단주침(續斷酒侵)•원지제(遠志製)•사상자초(蛇床子炒) 각 1냥반, 백복신(白茯神)•산약주증(山藥酒蒸)•우슬주세(牛膝酒洗)•두충주세(杜沖酒洗)하고 썰어 수(酥)에 볶아서 실은 버리고 당귀신주세(當歸身酒洗)•육종용주침(肉蓯蓉酒浸)•오미자(五味子)•익지인염수초(益智仁鹽水炒)•녹용수구(鹿茸酥灸) 각 1냥에 구기자(枸杞子) 3냥, 인삼(人蔘) 2냥을 가루로하고 꿀로 오동열매 크기로 환을 지어 공복에 염탕(鹽湯), 또는 더운 술로 50~70알을 먹고 잠자기전에 다시 한번 먹는다. 〈回春〉

※ 속사단(續嗣丹)

효능 : 자식이 없는 데는 복용해야 된다.

처방 산수유(山茱萸)•천문동(天門冬)•맥문동(麥門冬) 각 2냥반, 파고지초(破故紙炒) 4냥, 토사자(兎絲子)•구기자(枸杞子)•복분자(覆盆子)•사상자(蛇床子)•파극(巴戟)•숙지황(熟地黃)•구자초(韭子炒) 각 1냥반, 용골(龍骨)•황기(黃芪)•산약(山藥)•당귀(當歸)•쇄양(瑣陽) 각 1냥, 인삼(人蔘)•두충(杜冲) 각 7돈반, 진피(陳皮)•백출(白朮) 각 5돈, 황구외신수구(黃拘外腎酥灸) 2대를 가루로 하고 자하차(紫河車) 1구를 쪄서 문동(門冬)과 지황(地黃)을 같이 짓찧고 다른 약은 전부 가루로하여 달인 꿀에 섞어서 크기로 천번을 찧고 오동열매 크기로 환을 지어 매 100알을 공복 및 자기전에 더운 술로 또는 소금탕으로 마음대로 먹는다. 〈入門〉

※ 온신환(溫腎丸)

효능 : 먹으면 자식을 두게 된다.

처방 산수유(山茱萸)•숙지황(熟地黃) 각 3냥, 토사자(兎絲子)•당귀(當歸)•녹용(鹿茸)•익지(益智)•두충(杜冲)•생건지황(生乾地黃)•복신(茯神)•파극(巴戟) 2냥, 산약(山藥)•원지(遠志)•속단(續斷)•사상자(蛇床子) 각 1냥을 가루로하여 꿀로 오동열매 크기로 환을 지어 공복에 더운 술로 50~70알을 삼켜 내리고 정(精)이 굳건하게 되지 않으면 배녹용(倍鹿茸)에 용골(龍骨)•모려(牡蠣)를 더해서 치료한다. 〈入門〉

※ 오자연종환(五子衍宗丸)

효능 : 남자의 무사한 증세를 치료한다.

처방 구기자(枸杞子) 9냥, 토사자(兎絲子)•주침제(酒浸製) 7냥, 복분자(覆盆子) 5냥, 차전자(車前子) 3냥, 오미자(五味子) 1냥을 찧어서 가루로 하고 오동열매 크기의 꿀로 환을 지어 공복에 더운 술로 90환을 복용하고 잠잘 때에 소금탕으로 50알을 복용하는데 봄에는 병(丙)•정(丁)•사(巳)•오(午), 여름에 무(戊)•기(己)•진(辰)•술(戌)•축(丑)•미(未), 가을에는 임(壬)•해(亥)•자(子), 겨울에는 갑(甲)•을(乙)•인(寅)•묘일

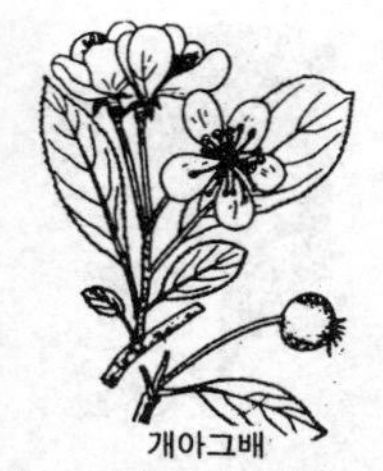
개아그배

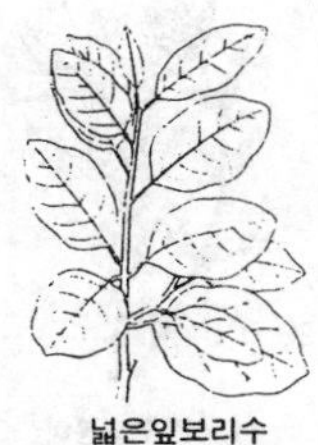
넓은잎보리수

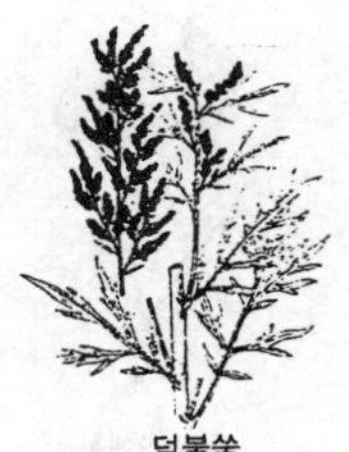
덤불쑥

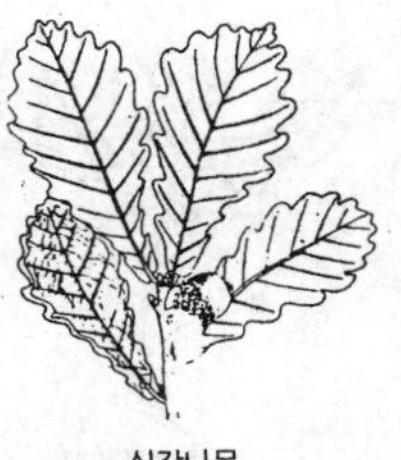
신갈나무

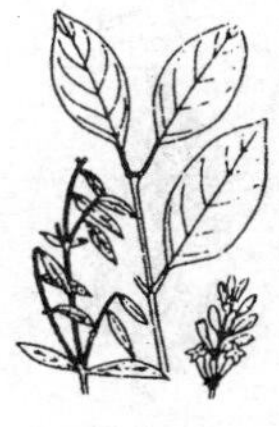
털개회

(卯日)을 골사서 상순(上旬)의 맑은 날에 정성껏 만들고 승니(僧尼)·과녀(寡女)·효자(孝子)·육축(六畜)등은 전부 보지 못하게 한다. 〈廣嗣〉

유정(遺精)을 잘하는 사람은 차전자(車前子)를 버리고 연씨로 대신 치료한다. 〈入門〉

※ 양기석원(陽起石元)

효능 : 남자가 정(精)이 차서 진정기(眞精氣)가 진하지도 않고 맑지도 않아 이것으로 인해서 자식이 없는 것을 치료한다.

처방 양기석화하연(陽起石灰煆硏)·토사자주제(兎絲子酒製)·녹용주증배(鹿茸酒蒸焙)·천웅포(天雄炮)·구자초(韭子炒)·육종용주침(肉蓯蓉酒浸) 각 1냥, 복분자주침(覆盆子酒浸)·석곡(石斛)·상기생(桑奇生)·침향(沈香)·원잠아주구(原蠶蛾酒炙)·오미자(五味子) 각 5돈을 가루로하고 술에 달인 찹쌀 풀에 오동열매 크기의 환을하여 공복에 소금탕으로 70~90알을 삼켜 내린다. 〈得效〉

※ 옥약계영환(玉鑰啓榮丸)

효능 : 부인이 자식이 없는 것을 치료한다.

처방 향부자(香附子)를 찧어서 껍질과 털을 버리고 3일동안 담가서 마르게 볶아서 가루로 한 것 15냥, 당귀(當歸) 2냥, 백작약(白芍藥)·천궁(川芎)·적석지(赤石脂)·고본(藁本)·인삼(人蔘)·모단피(牡丹皮)·백복령(白茯苓)·백미(白薇)·계심(桂心)·백지(白芷)·백출(白朮)·현호색(玄胡索)·몰약(沒藥) 각 1냥을 석지(石脂)·몰약(沒藥)을 없애고 남은 약을 썰어서 3일동안 술에 담그고 불에 말려서 가루로하여 15냥 중에 충분 하도록 하고 겹비단에 분같은 가루로하여 따로 잘갈은 적석지몰약(赤石脂沒藥)가루를 넣어 달인 꿀에 섞어 탄자 크기의 환을 지어 매 1알을 닭이 울기 전의 공복에 우선 온다탕(温茶湯)또는 박하탕(薄荷湯)으로 양치하고 씹어서 더운 술 또는 백탕(白湯)으로 내려 보낸 다음 마른 것을 먹고 누르는데 한 달동안 먹으면 효과가 있다. 〈廣嗣〉

일명 여금단(女金丹)이라고 하는데 계심(桂心)이 없고 숙지황(熟地黃)이 있으며 부인의 자식이 없는 것과 또는 담화(痰火)등을 치료하고 경후(經候)가 고르게 되고 또 한 얼굴이 고와진다.

대체로 오랫동안 잉태를 못하는 것은 바로 자궁에 음(陰)은 있어도 양(陽)이 없어 능히 생발(生發)하지 못하기 때문인 것이니 마땅히 이 약을 복용해서 미양(微陽)을 고동시키면 한 달만에 모든 증세에 효과가 있고 또는 적(赤)·백대하(白帶下)와 붕루(崩漏)및 혈풍(血風)·혈기(血氣)·허노(虛勞)의 모든 증세에 효과가 나지 않는 것이 없으니 진실로 여중(女中)의 금단(金丹)이라고 할 정도가 된다. 〈入門〉

※ 종사환(螽斯丸)

효능 : 경(經)을 보하는 것으로 보를 받은 사람이 7일동안을 먹고 교합(交合)을 하면 잉태가 되니 잉태한 다음에는 복용하지 않아야 된다.

처방 향부자(香附子)·백미(白薇)·반하(半夏)·백복령(白茯苓)·두충(杜冲)·후박(厚朴)·당귀(當歸)·진교(秦艽) 각 2냥, 방풍(防風)·육계(肉桂)·건강(乾薑)·우슬(牛膝)·사삼(沙蔘) 각 1냥반, 세신(細辛)·인삼(人蔘) 각 2돈3푼을 가루로하고 달인 꿀에 오동열매 크기로 환을 지어 공복에 50~70알을 술로 먹는다. 〈入門〉

※ 난궁종사환(煖宮螽斯丸)

효능 : 자식이 없는 부인이 먹는다.

처방 후박(厚朴) 1냥2돈반, 오수유(吳茱萸)·백복령(白茯苓)·백급(白芨)·백렴(白斂)·석창포(石菖蒲)·백부자(白附子)·계심(桂心)·인삼(人蔘)·몰약(沒藥) 각 1냥, 세신(細辛)·유향(乳香)·당귀주침(當歸酒浸)·우슬주세(牛膝酒洗) 각 7돈만을 가루로 하고 꿀로 작은콩 크기의 환을 지어 술로 10~20알을 먹고 임자(壬子)일에 수합(修合)하는 것이다.

일명 임자환(壬子丸)이라고도 한다. 〈集略〉

※ 백자부귀환(百子附歸丸)

효능 : 오래 동안 먹으면 잉태가 되고 또 월경이 순조롭지 못한 것을 치료한다.

처방 사제향부말(四製香附末) 12냥, 천궁(川芎)·백작약(白芍藥)·당귀(當歸)·숙지황(熟地黃)·아교주(阿

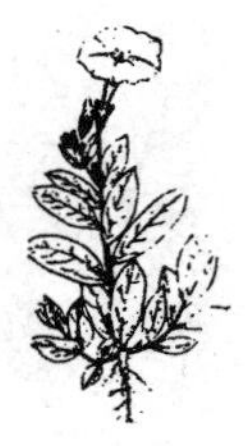
삼백나팔꽃

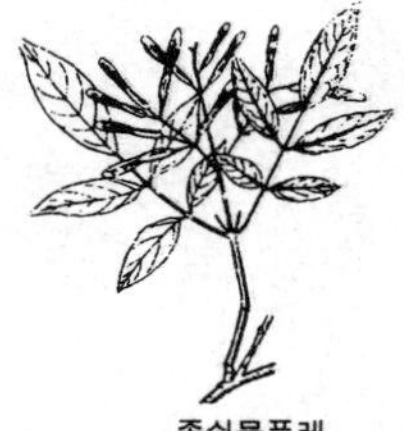
좀쇠물푸레

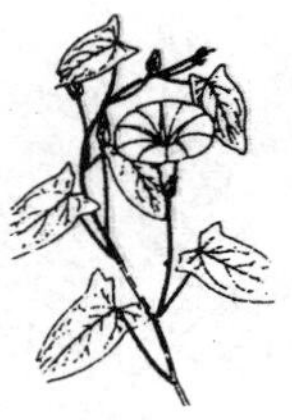
음양곽메꽃

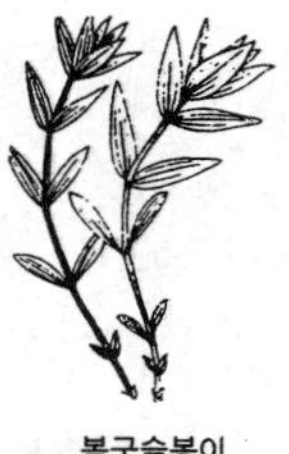
봄구슬붕이

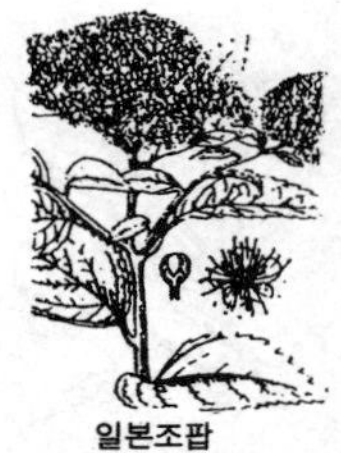
일본조팝

膠珠)•진애엽(陳艾葉) 각 2냥을 가루로 하고 석류 한개를 껍질채 찧어서 달인 물에 풀을 끓여 오동열매 크기의 환을하여 매 100알을 공복에 애초탕(艾醋湯)으로 삼켜 내린다. 〈廣嗣〉

일명 백자건중환(百子健中丸)이라고 하는데 석류(石榴) 1가지가 없고 처음부터 끝까지 철(鐵)을 피한다. 〈童嗣〉

※ 호박조경환(琥珀調經丸)

효능：부인의 포(胞)가 차갑고 자식이 없는 증세에 월경을 순조롭게 한다.

처방 향부미(香附米) 1근을 2포에 싸서 사내아이 오줌과 쌀풀로 각각 9일씩 담가 깨끗이하고 익은 쑥 4냥을 고르게 하고 다시 초(醋) 5주발을 더해서 솥속에 넣어 같이 달여서 마르는 것을 한도로 하고 천궁(川芎)•당귀(當歸)•백작약(白芍藥)•숙하(熟煆)•생하(生煆)•몰약(沒藥) 각 2냥, 호박(琥珀) 1냥을 가루로하여 초풀에 오동열매 크기의 환을 지어 100알을 공복에 애초탕(艾醋湯)으로 먹는다. 〈入門〉

※ 가미양영환(加味養榮丸)

효능：경맥(經脈)이 오기 전에 밖으로 조열(潮熱)이 되고 안으로 번조(煩燥)해서 해수(咳嗽)하고 음식이 줄어들고 머리가 어지럽고 눈이 어두우며 대하(帶下)에 혈풍(血風)과 혈기(血氣)가 있고 오랫동안 잉태를 못하는 증세와 일체의 담화(痰火)증세에 먹으면 잉태가 되고 또한 태전(胎前)에 태(胎)가 움직이고 태(胎)가 새는 증세를 치료하며 또 자주 먹으면 유산될 우려도 없는 것이다.

처방 숙지황(熟地黃)•당귀(當歸)•백출(白朮) 각 2냥, 백작약(白芍藥)•천궁(川芎)•황금(黃芩)•향부자(香附子) 각 1냥반, 진피(陳皮)•패모(貝母)•백복령(白茯苓)•맥문동(麥門冬) 각 1냥, 아교(阿膠) 7돈, 감초(甘草) 5돈, 검은 콩을 볶아 49알을 가루로하여 꿀로 오동열매 크기의 환을 지어 공복에 더운 술 또는 소금탕으로 70~90알을 먹고 모든 피종류를 먹지 않아야 한다. 〈入門〉

※ 가미익모환(加味益母丸)

효능：100일을 먹으면 잉태가 된다.

처방 익모초(益母草) 반근에 당귀(當歸)•적작약(赤芍藥)•목향(木香) 각 2냥을 더해서 가루로 하고 꿀로 오동열매 크기의 환을 지어 백탕(白湯)으로 100알을 먹는다. 〈入門〉

※ 제음단(濟陰丹)

효능：부인이 오랫동안 냉(冷)해서 자식이 없는 것과 월경이 잦고 유산이 되는 증세 및 충(衝)•임맥(壬脈)이 허손되고 포내(胞內)에 숙질(宿疾)이 있어 월경 상태가 고르지 않고 또는 붕루(崩漏)와 대하(帶下)의 36질이 모두 잉태가 되지 않고 대를 끊게 되는 것을 치료하며 또한 산후의 백병(百病)을 치료해서 잉태를 시키고 또는 자식을 낳으면 충실해서 병이 없는 것이다.

처방 창출(蒼朮) 8냥, 향부자(香附子)•입량(入兩)•숙지황(熟地黃)•택란(澤蘭) 각 4냥, 인삼(人蔘)•길경(桔梗)•잠퇴(蠶退)•석곡(石斛)•고본(藁本)•진교(秦艽)•감초(甘草) 각 2냥, 당귀(當歸)•계심(桂心)•건강(乾薑)•세신(細辛)•목단피(牡丹皮)•천궁(川芎) 각 1냥반, 목향(木香)•백복령(白茯苓)•경묵소(京墨燒)•도인(桃仁) 각 1냥, 천초(川椒)•산약(山藥) 각 7돈반, 유미초(糯米炒) 1되, 대두황권초(大豆黃卷炒) 반되를 가루로 하고 달인 꿀에 섞어서 1냥으로 6알을 지어 매 1알을 잘 씹고 더운 술 또는 초탕(醋湯)으로 먹는다. 〈局方〉

※ 승금단(勝金丹)

효능：월경이 시기를 잃고 오랫동안 잉태를 못하는 증세와 혈벽(血癖)•기통(氣痛)등의 백가지 모든 질병을 치료한다.

처방 목단피(牡丹皮)•고본(藁本)•인삼(人蔘)•당귀(當歸)•백복령(白茯苓)•적석지(赤石脂)•백지(白芷)•육계(肉桂)•백미(白薇)•천궁(川芎)•현호색(玄胡索)•백작약(白芍藥)•백출(白朮) 각 1냥, 침향(沈香)•감초(甘草) 각 5돈을 가루로하고 꿀로 탄자 크기의 환을 지어 매 1알을 공복에 더운 술로 씹어서 먹는데 20알을 먹으면 당연히 잉태가 된다. 〈得効〉

※ 조경종옥탕(調經腫玉湯)

효능：부인의 자식이 없는 것은 대부분 칠정(七精)이 상해

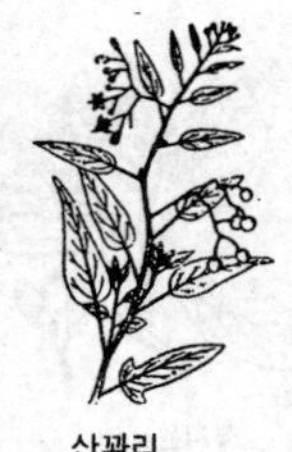
산꽈리

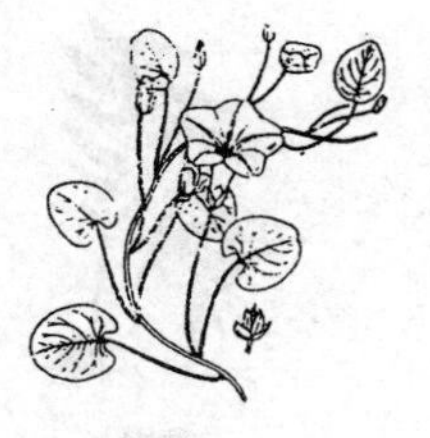
갯메꽃

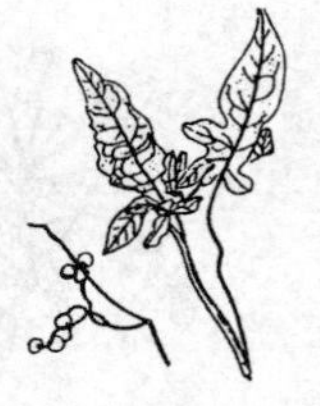
베풍등

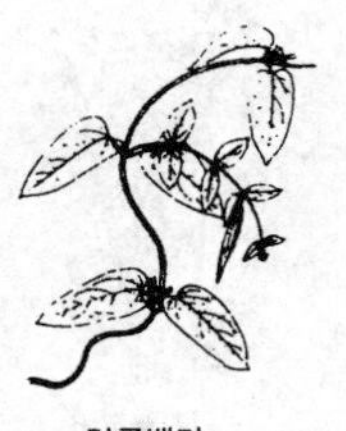
덩굴백미

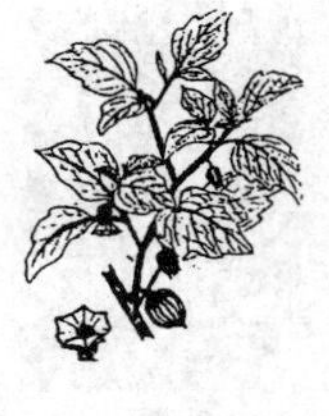
땅꽈리

서 결국 월경이 고르지 못해서 수태가 되지 않는 증세를 치료한다.

처방 숙지황(熟地黃)·향부자초(香附子炒) 각 6돈, 당귀신주세(當歸身酒洗)·오수유(吳茱萸)·천궁(川芎) 각 4돈, 백작약(白芍藥)·백복령(白茯苓)·진피(陳皮)·현호색(玄胡索)·목단피(牡丹皮)·건강초(乾薑炒) 각 3돈, 관계(官桂)·숙애(熟艾) 각 2돈을 썰어서 4첩을 나누어 만들어 매 1첩에 생강 3쪽을 넣어 물로 달여 공복에 먹는데 월경이 나오는 날을 기다려서 하루 한 첩씩 복용하고 약이 모두 끝나서 교합하면 틀림없이 잉태가 된다. 이 약이 백발백중인 경험이 있다. 〈醫嵐〉

회춘(回春)에는 강(薑)·계(桂)·애(艾) 3가지가 있다.

※ 선천귀일탕(先天歸一湯)

처방 당귀주세(當歸酒洗) 1냥2돈, 백출부초(白朮麩炒)·백복령(白茯苓)·생지황주세(生地黃酒洗)·천궁(川芎) 각 1냥, 인삼(人蔘)·백작약(白芍藥)·우슬주초(牛膝酒炒) 각 8돈, 축사초(縮砂炒)·향부자(香附子)·목단피(牡丹皮)·반하(半夏) 각 7돈, 진피(陳皮) 6돈, 감초(甘草) 4돈을 썰어서 10첩을 지어서 매첩마다 생강 3쪽을 넣어 물로 달여 공복에 복용하고 재탕은 잠자기 전에 복용하는데 월경이 나오기 전에 5첩을 먹고 월경이 나온 뒤에 5첩을 먹어서 약이 모두 끝나면 효과가 나타나는 것이다. 월경이 고르고 맥이 온화해서 잉태가 된다. 〈醫鑑〉

※ 신선부익단(神仙附益丹)

처방 향부미(香附米) 1근을 사내 아이 오줌에 담가서 물에 씻고 이슬에 하룻밤 재운 뒤에 다시 담가 이슬을 맞히고 말리기를 3번을 하고 또한 좋은 초에 담그고 하룻밤 재워서 말리고 가루로하여 익모초 12냥을 동으로 흐르는 물에 씻어 불에 쬐어 말려서 가루로하고 따로 향부(香附) 4냥, 애엽(艾葉) 1냥을 달여서 즙을내서 3푼, 초 7푼에 위의 약 가루를 섞어서 오동열매 크기의 환을 지어 공복에 자기 전에 묽은 초탕으로 70~90알을 삼켜 먹으면 부인의 백병(百病)을 치료할 뿐만 아니라 생육(生育)하는 효과도 귀신과 같다. 〈醫鑑〉

※ 조경양혈원(調經養血元)

효능 : 경맥(經脈)이 고르지 않고 오랫동안 수태를 못하는 증세를 치료를 한다.

처방 향부자(香附子) 12냥, 주(酒)·초(醋)·염탕(鹽湯) 사내아이 오줌에 각각 3번씩을 담가서 불에 말리고 당귀주세(當歸酒洗)·백작약주초(白芍藥酒炒)·생건지황주세(生乾地黃酒洗)·목단피주세(牡丹皮酒洗) 각 1냥, 천궁(川芎)·백복령(白茯苓)·백지(白芷)·건강초(乾薑炒)·육계(肉桂)·홍화(紅花)·도인(道仁)·몰약(沒藥)·반하유초(半夏油炒)·아교주(阿膠珠) 각 1냥, 현호색(玄胡索) 6돈, 봉출(蓬朮)을 불에 태워 초에 볶으고 감초구(甘草灸) 각 5돈, 회향초(茴香炒) 2돈을 가루로하여 초풀에 오동열매 크기의 환을 지어 공복에 백탕(白湯), 또는 더운 술로 100알을 복용하고 잉태가 되면 복용하지 않아야 한다. 〈回春〉

※ 온경탕(溫經湯)

충(衝)과 임맥(任脈)이 허손되서 월경이 고르지 못하거나 빨리 나오고 또는 늦게 나오며 또는 많거나 적으며 또는 달이 지나도 나오지 않고 또는 한달에 두 번씩 나오거나 일찌기 유산을 해서 어혈이 머물러 있고 입술과 입이 마르며 오심(五心)이 번열하고 소변이 차고 아프면서 오랫동안 수태를 못하는 증세를 치료한다.

일명 조경산〔調經散 : 정전(正傳)〕, 또는 대온경탕(大溫經湯)이라고 한다. 〈入門〉

◎ 일방(一方)

남자가 양(陽)이 왕성한 증세는 능히 자궁에 직사(直射)를 할 수 있으니 자식을 낳는 선방(仙方)이 되다. 또 남자의 정(精)이 차서 자식이 없는 증세를 치료하기도 한다.

처방 토사자(兎絲子)를 술에 담가 삶아서 가루로하여 작란청(雀暖淸)으로 오동열매 크기의 환을 지어 매 70알을 공복에 더운 술로 먹는다. 이 처방은 루시한 것인데 나이가 50이 되고 양(陽)이 위축된 사람은 토사자(兎絲子) 가루 1근에 천웅(天雄)을 면에 싸서 구워 껍질과 배꼽을 버린 다음에 네 쪽에 나눠서 사내아이 오줌에 담그고 약한불에 말려서 가루로 한 것 4냥을 더하여 환약을 만들면 더욱 효과가 있다. 〈種杏〉

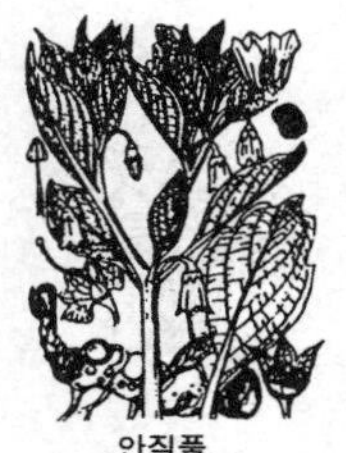
안질풀

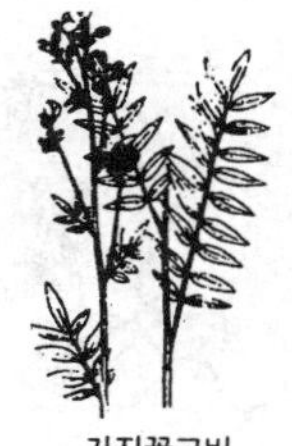
가지꽃고비

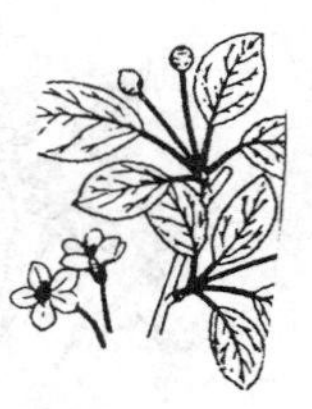
산돌배

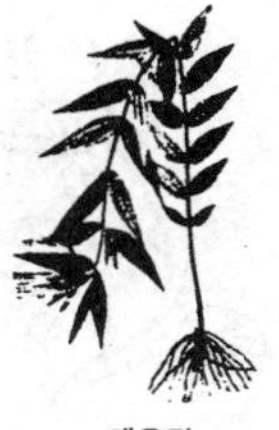
왜용담

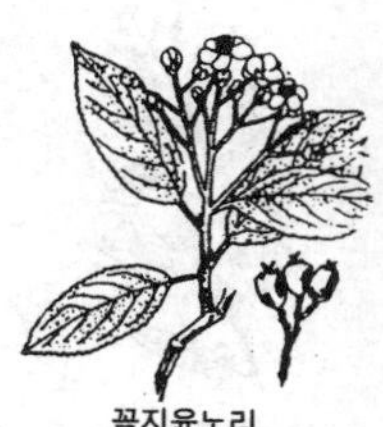
꼭지윤노리

무술주(戊戌酒)가 부인이 오랫동안 냉(冷)해서 자식이 없는데 먹으면 가장 효력이 있다. 〈方見雅方〉

또는 작육(雀肉)을 오래 먹으면 자식을 두게 된다. 〈本草〉

남자의 자식이 없는 것은 배꼽을 많이 뜸하면 효과가 있다. 〈綱目〉

4. 태잉(胎孕)일 경우

틀림없이 아들을 이어가려면 반드시 먼저 그 부인의 경맥(經脈)이 고근가에 여부를 보아야 하는데 만일 고르지 아니하면 약으로써 고르도록 하고 경맥(經脈)이 고르게 된 후에는 당연히 인사(人事)로써 뒷받침을 해야 되는데 방법을 따라 시행하면서 그 시기를 놓치지 않아야 한다. 부인의 월경이 끊어지려 할 때 금수가 비로소 나는 것이니 이 때에 자궁이 정확히 열려서 수정하고 결태(結胎)하는 시후(時候)이며 태화(太和)에 묘합(妙合)되는 적기인데 이러한 계기를 놓치면 자궁이 닫히므로 수태하기가 어렵다. 〈正理〉

월경이 시작한 날짜에 1, 3, 5일에 교합하면 남자가 되고 2, 4, 6일에 교합하면 여자가 되며 이 시간을 지나면 잉태하지 못하는 것이다.

또한 자시후(子時後)에 교합하여야만 좋다. 〈正傳〉

부인의 경수(經水)가 오는 것이 2일반에 그치는 것과 3일에 그치는 것이 있고 또는 부인의 혈(血)이 왕성하고 기(氣)가 성하면 6~7일만에 그치는 경우도 있는데 다만 월수(月水)와 얼굴색이 어떠한가를 잘 살펴 보아야 한다. 아주 깨끗한 물건으로써 (즉 솜이나 폐백으로) 호구(戶口)를 끼워 두었다가 빼어 보아서 금색이 비치는 때가 아주 적합한 계기가 되고 붉고 산뜻한 것은 깨끗지 않는 것이니 시기가 못된 것이며 묽은 것은 주기가 지난 것이니 오직 썩은 피는 지나고 새로운 피가 나서 금색과 같은 것이 계기가 되기 때문에 이때에 교합을 하면 틀림없이 성태(成胎)가 될 것이다. 〈回春〉

대부분 사람이 처음 태어날때 결국 혈해(血海)가 맑아지는데 1일, 2일, 3일에는 깨끗한 피를 이기므로 남자가 되고 4일, 5일, 6일에는 혈맥(血脈)이 벌써 왕성해서 깨끗이 피를 이기지 못하니 여자가 되는 것인데 2가지가 서로 박장(薄長)해서 몸보다 먼저 나는 것을 신(神)이라고 하고 또 정(精)이라고 하니 도가(道家)와 선가이문(禪家二門)에서 이르는 바 본래면일(本來面日)이라는 것이 바로 그것이다. 〈東垣〉

자식을 구하려면 부인의 월경이 끊어진 뒤의 1, 3, 5일 가운데 그 왕상일(旺相日)을 골라서 교합해야 되는데 예를 들면 봄에는 갑(甲)•을(乙)이고, 여름에는 병(丙)•정(丁)이며, 가을에는 경(庚)•신(辛)이고, 겨울에는 임(壬)•계(癸)로서 생기(生氣)할 때의 한 밤중이 지난 후에 시사(施瀉)하면 잉태가 되고 남자가 되며, 반드시 오래 살고 현명한 것이며 2, 4, 6일에 시사(施瀉)하면 잉태해도 여자가 되고 이 시기를 지나면 교합하지 않는 것이 좋다. 〈得効〉

5. 음양교합(陰陽交合)을 기피해야 할 경우

대개 남녀의 교합을 마땅히 병(丙)•정(丁)일과 보름 및 초하루와 그믐 및 대풍(大風)•대우(大雨)•대무(大霧)•대한(大寒)•대서(大暑)•대뢰전(大雷電)•대벽력(大霹靂)•천지해명(天地晦冥)•일월식(日月蝕)•홍예(虹霓)•지동(地動)할 때는 기피해야 하니 어기면 사람과 신(神)에 손(損)이 되고 길하지 못하며 남자는 백배나 손상(損傷)을 하고 여자는 병을 얻게 되며 자식을 낳아도 틀림없이 우둔(愚鈍)하거나 전지(癲痴)하거나 음아(瘖瘂)하거나 농외(聾聵)하거나 연파(攣跛)하거나 맹묘(盲眇)하거나 병이 많으며 오래 살지 못하고 불효불인(不孝不仁)한 것이다. 또는 일월(日月)•성(星)•진(辰)및 화광(夏光)의 밑과 신조(神廟)•불사(佛寺)의 가운데와 정조(井竈)•청치(圊厠)의 근방(近傍)및 총묘(塚墓)와 시구(尸柩)의 곁에서 교합을 하면 해로운 것이다.

교합의 방법에 따라서 하면 복덕(福德)과 지혜가 있고 태교(胎教)를 베풀어서 태중(胎中)에서부터 성행이 순조로우며 가도(家道)가 날로 융성해지는 것이고, 만일 방법을 어기면 복(福)이 엷고 우지(愚痴)하며 태중(胎中)에서부터 성행(性行)이 흉험(凶險)하고 소작(所作)이 나빠져서 가도(家道)가 날로 부패하게 되는 것이니 화복(禍福)의 응하는 것이 그림자와 소리나는 것 같은 것이다. 〈千金〉

6. 10월간(十月間)의 양태(養胎)일 경우

부인이 회태(懷胎)하면 1월은 족궐음맥(足厥陰脈)이 보양하고, 2월은 족소양맥(足少陽脈)이 보양하며, 3월은 수심주맥(手心主脈)이 보양하고, 4월은 수소양맥(手少陽脈)이 보양하며, 5월은 족태음맥(足太陰脈)이 보양하고,

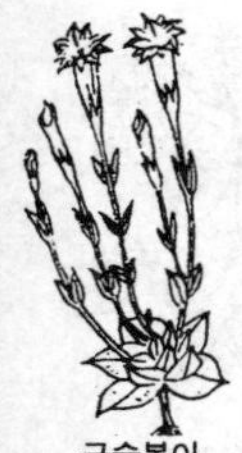
구슬붕이

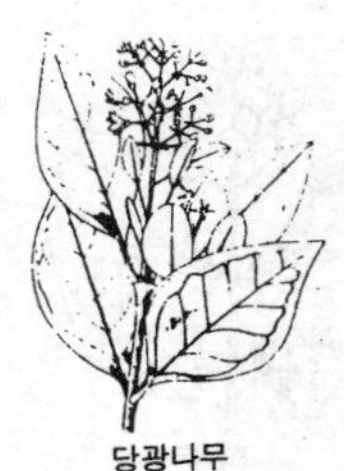
당광나무

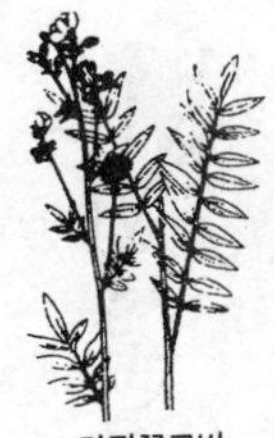
가지꽃고비

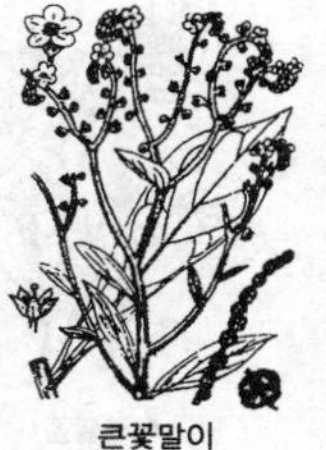
큰꽃말이

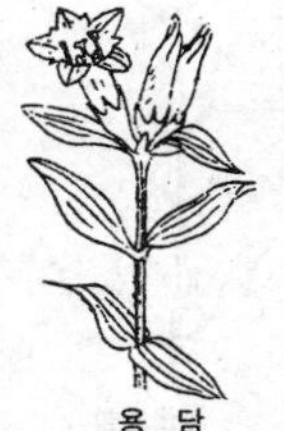
용 담

6월은 족양명맥(足陽明脈)이 보양하며 7월은 족태음맥(足太陰脈)이 보양하고, 8월은 수양명맥(手陽明脈)이 보양하며, 9월은 족소음맥(足少陰脈)이 보양하고, 10월은 족태양맥(足太陽脈)이 보양한다.

모든 음양(陰陽)이 각각 30일을 보양해서 태아를 살게 되는데 오직 수태양소음(手太陽少陰)이 보양하지 않는 것은 아래로는 월경을 주관하고 위로는 젖을 만들어서 태아(胎兒)를 살게하고 모체(母體)를 보양하고 있는 것이다.

사계절의 영(令)이 춘(春)의 목(木)으로부터 시작하기 때문에 태(胎)가 간담(肝膽)에서 길러지게 된다. 〈良方〉

잉부(孕婦)는 그 경락(經絡)을 뜸하고 침을 찌르지 못한다. 만약 침을 놓으면 틀림없이 유산이 된다. 〈良方〉

◎ 일월(一月)

족궐음맥(足厥陰脈)이 태의 보양을 한다. 대부분 사람이 살아있을 처음에 모체의 혈실(血室)이 결국 열리지 않고 부(父)의 정조(精潮)가 낮게 닿으면 음막(陰幕)이 화흡(和翕)해서 마치 포대 자루의 졸라매는 입이 벌어지는 것과 같은데 그 때에 깨끗한 피가 승충(乘衝)하면 기(氣)가 저절로 돌아서 쉬지 않는 것이 마치 말똥구리가 똥을 굴리는 것과 같아서 보양하는 기(氣)를 탄담(呑啖), 함수(含受)해서 한 덩이의 둥근 구슬 처럼 되고 9일만에 한번씩 쉬며 머물지 않는 다음에 음양(陰陽)이 정하고 현황〔玄黃:즉 천지(天地)〕이 서로 애워싸서 밖은 옥돌을 실로 얽어서 싼 것처럼 그속은 저절로 비어서 한 구멍이 되어서 빈곳이 되고 허원(虛圓)해서 달걀 노른자 위의 속과 같이 둥근 덩이가 되고 그 밖에 기(氣)가 저절로 엉겨서 포(胞)의 겉이 되며 그것이 처음은 엷으나 점점 두꺼워져서 미음(米飮)이나 콩장과 같고 그 위에 저절로 가죽이 맺히며 속구멍이 날로 살아나는 것은 무에서 유에 들어가는 것이고, 깨끗한 피가 날로 변하는 것은 유에서 무에 들어가는 것이니 9일 뒤에 9차례와 다시 9로 약 28일에 바로 1월의 수가 되면 구멍이 저절로 콩알만한 것을 응성(凝成)해서 이슬 방울과 같은 구슬의 모양(靈珠)이 생기는 것이니 이것이 바로 태극(太極)이 움직여져 양(陽)을 낳고 천일(天一)이 수(水)를 낳기 때문에 배(胚)라고 말한다. 이달부터 경(經)이 닫히고 홋혈도 아프지 않으면서 단지 먹을 수 있는 것이 보통때보다 조금 다른 것인데 촉범(觸犯)해서는 되지 않으며 또한 경솔하게 약을 먹어서도 되지 않는다. 〈入門〉

◎ 이월(二月)

족소음맥(足少陰脈)이 태(胎)를 보양시킨다. 또한 39, 27일은 바로 2월의 수가 되니 노주(露珠)가 변해서 붉은 색이 되고 복숭아 꽃의 꽃잎과 같으니 바로 태극(太極)이 조용해서 음(陰)을 낳고 지이(地二)가 화(火)를 낳는 것이니 운(腪)이라고 하는데 이달부터 뱃속이 또는 움직이기도 하고 또는 움직이지 않기도 하며 토역(吐逆)하는 경우가 있고 신맛을 생각하는데 이 증세를 악조(惡阻)라고 하며 잉태한 것이 확실한 것이다. 또한 1가지를 너무나 좋아하니 1장(一臟)이 허해서 그러한 것이다. 간장(肝臟)이 피를 기르므로 허한 것이 된다. 〈入門〉

◎ 삼월(三月)

수심주(手心主) 심포락맥(心包絡脈)이 태의 보양을 한다. 또한 39, 27일 바로 3월의 수가 되니 백일 동안 변해서 남녀가 되는 것이고 생긴 모양이 마치 맑은 콧물속에 흰 융이 생기는 것과 같으면서 사람의 모양이 생기고 코와 음양(陰陽)이 이기(二器)가 우선 확실히 나타나며 나머지의 온몸은 은연중에 갖추어지는 이 모양을 태(胎)라고 하며 바로 태극(太極)의 건도(乾道)는 남아가 되고 곤도(坤道)는 여아가 되는 것이다. 이때에 태가 제일 움직이기 쉬운 것이니 영출환(芩朮丸)을 여러번 복용하는 것이 좋다. 〈入門〉

◎ 사월(四月)

수소양삼초맥(手少陽三焦脈)이 태(胎)의 보양을 한다. 이달에 남아와 여아가 이미 분별이 되고 마침내 수정(水精)을 받아서 혈맥(血脈)이 되며 모양이 늦추어지고 육부(六腑)가 순조롭게 되는 데 혹시 태(胎)가 움직이고 혈을 내리면 안태음(安胎飮)으로 치료해야 한다. 〈入門〉

◎ 오월(五月)

족태음비맥(足太陰脾脈)이 태의 보양을 한다. 처음으로 화정(火精)을 받아서 음양(陰陽)의 기(氣)가 되고 근골(筋骨)과 사지(四肢)가 생기며 손과 머리털이 생긴다. 〈入門〉

◎ 육월(六月)

족양명위맥(足陽明胃脈)이 태의 보양을 한다. 처음으로 금정(金精)을 받아서 힘줄이 생기게 되고 입과 눈이 생기게 되는데 혹시 태(胎)가 움직이면 안태음(安太飮)으로 치료해야 한다. 〈入門〉

◎ 칠월(七月)

수태음폐맥(手太飮肺脈)이 태(胎)의 보양을 한다. 처

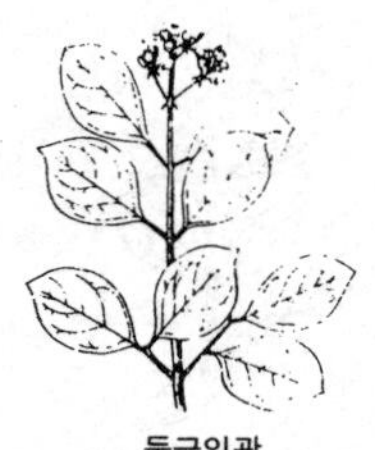
둥근잎광

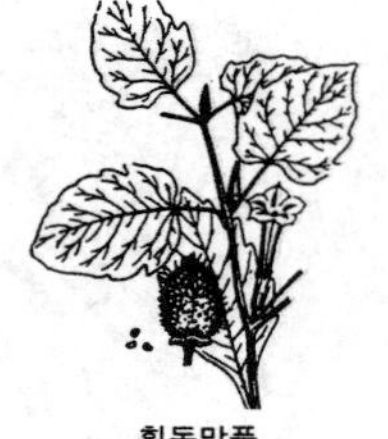
흰독말풀

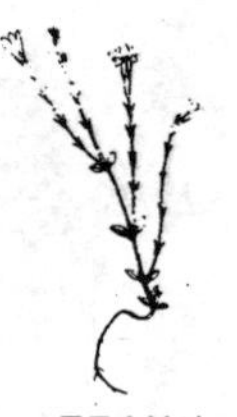
좀구슬봉이

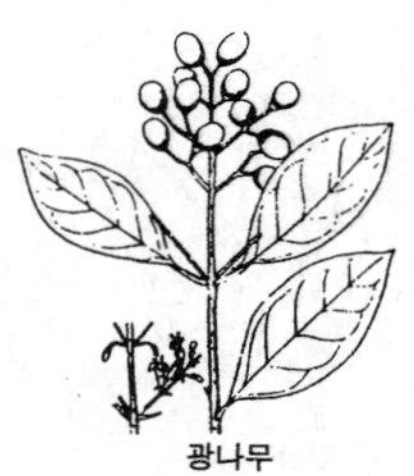
광나무

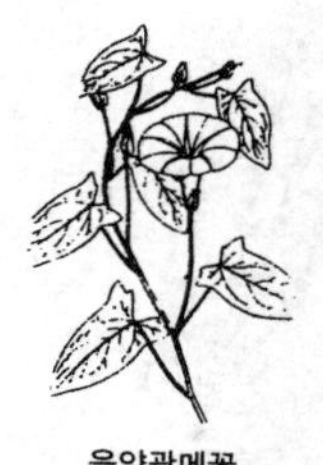
음양곽메꽃

음으로 목정(木精)을 받아서 뼈가 생기고 거죽과 털이 나고 덩어리가 놀며 왼손을 움직인다. 〈入門〉

◎ **팔월(八月)**

수양명대장맥(手陽明大腸脈)이 태의 보양을 한다. 처음으로 토정(土精)을 받아서 거죽이 완성되고 뼈 모양이 점점 커지며 9구멍이 생기고 덩어리가 놀며 오른손을 움직이게 된다. 〈入門〉

◎ **구월(九月)**

족소음신맥(足少陰腎脈)이 태의 보양을 한다. 처음으로 석정(石精)을 받아서 거죽과 털이 완성되고 백마디가 전부 형성되며 그 몸을 세 번을 굴린다. 〈入門〉

◎ **십월(十月)**

족태양방광맥(足太陽膀胱脈)이 태의 보양을 한다. 기(氣)를 받은 것이 부족해서 오장(五臟)과 육부가 다같이 통하여 천지(天地)의 기(氣)를 단전(丹田)에 받아들여 관절(關節)과 인신(人神)이 전부 갖추어지고 나오기를 기다린다.

단지 수소음(手少陰)과 수태양(手太陽)이 전주할 자리가 없는 것은 군주(君主)의 관직으로 무위(無爲)할 뿐이다.

달이 넘어서 나오는 것은 부귀(富貴)하고 오래살며 달이 차지 않아 나오는 것은 빈천하고 오래 살기 어렵다.

또한 말하기를 달이 넘어서 해산하면 틀림없이 귀한 자식을 낳는다고 하였다. 〈入門〉

7. 임신맥(妊娠脈)일 경우

부인의 족소음(足少陰)에 맥(脈)이 심하게 움직이는 증세는 잉태한 징조가 된다. 〈內經〉

전원기(全元起)는 족소음(足少陰)이라 하고 왕빙본(王氷本)에는 수소음(手少陰)의 말이 맞는 것이다. 심하게 움직이는 증세는 흔들림이 심하게 한다는 뜻이다. 〈綱目〉

음(陰)이 박(博)하고 양(陽)이 떨어지는 것을 잉태했다고 하는데 주(註)에 이르기를 「음(陰)은 천중(天中)이고 박(博)이란 것은 손에 박촉(博觸)하다는 것이니 척맥(尺脈)이 박격(博擊)해서 촌구맥(寸口脈)과 달리 분별이 되고 양기(陽氣)가 꿋꿋하게 솟아오르면 임신이 될 징조인데 그것은 음기(陰氣)가 다른 양(陽)이 있기 때문이다.」라고 했다. 〈內經〉

경맥(經脈)이 움직이지 않는 증세는 3달이 된 증세이며 척맥(尺脈)이 안 그치는 않는 것은 잉태가 된 것이다. 〈回春〉

맥(脈)이 미끄럽고 빠른데 무거운 손으로 눌러서 흩어지는 것은 태(胎)가 이미 3달이 된 것이고, 무거운 손으로 눌러도 흩어지지 않고, 단지 빠르고 미끄럽지 않는 것은 5달이 된 것이다.

부인의 삼부맥(三部脈)이 뜨고 잠긴 것이 바르고 끊어지지 않는 것은 임심이 된 것이다. 〈脈經〉

임신이 된지 8달이면 맥(脈)이 실(實)하고 크며 굳어지고 강하며 팽팽하고 급한 것은 살며 잠기고 가늘은 증세는 치료가 어렵다.

임부(姙婦)의 맥(脈)이 가늘어지면 역산(易產)이 되고 크며 뜨고 느리며 기(氣)가 흩어지면 난산이 된다. 〈脈經〉

8. 태(胎)를 징험할 경우

부인이 2~3개월 동안 경(經)이 움직이지 않으면 두 몸이 된 것을 알아야 하니 혈(血)이 체(滯)하고 심(心)이 번거로우며 한열(寒熱)이 되고 황홀한 증세가 일어나게 되는 경우가 있는데 신방험태산(神方驗胎散)을 치료해서 징험(徵驗)해 보는 것도 좋다. 〈海藏〉

애초탕(艾醋湯)으로 징험(徵驗)해야 된다. 〈醫鑑〉

※ 신방험태산(神方驗胎散)

처방 진작뇌궁(眞雀腦芎) 1냥, 당귀(當歸)한 뿌리에 1냥을 무게속에 7돈만 쓰고 위의 2가지를 가루로하여 2첩으로 나눠서 짓고 진하게 달인 좋은 쑥탕 1잔이나 또는 좋은 술로 섞어 내리면 2~3시간 뒤에 배와 배꼽이 자주 조금 움직이는 증세는 바로 태(胎)가 있다는 사실을 알게 되는 것이다. 움직이다가 저절로 낫는데 만일 움직이지 아니하면 태가 아닌 것이며 저절로 낫지 아니하면 홍화탕(紅花湯)을 달여서 먹으면 매우 좋다. 〈海藏〉

※ 애초탕(艾醋湯)

태(胎)가 있고 없는 것을 징험(徵驗)하려면 좋은 초에 쑥잎을 달여서 반잔쯤 마시고 뱃속이 크게 아프면 잉태한 것이며, 아프지 않으면 아닌 것이다. 〈醫鑑〉

9. 남녀를 분별하는 방법

부인이 태(胎)를 가졌을 때 손으로 어루만져 보아서 술

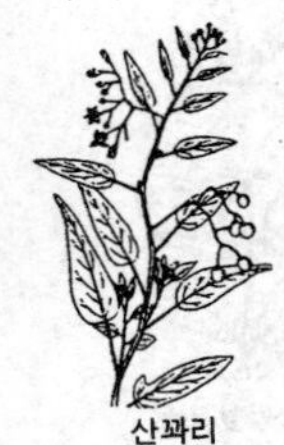
산꽈리

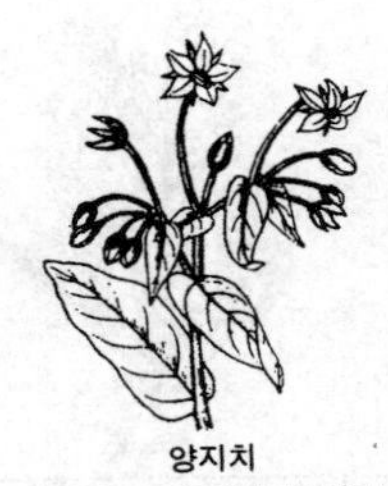
양지치

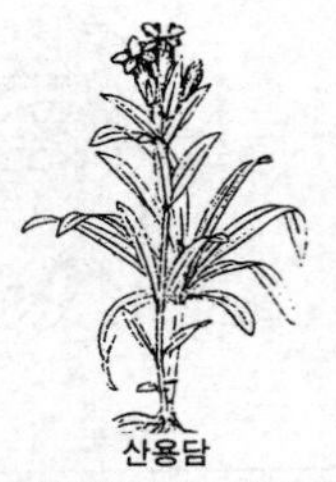
산용담

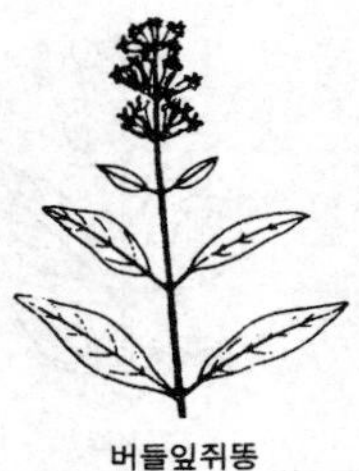
버들잎쥐똥

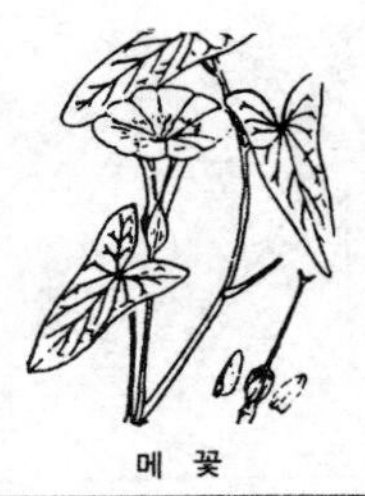
메 꽃

잔을 엎어 놓은 것 같으면 남자이고, 팔목을 만지는 것처럼 참차부제(參差不齊)는 여자가 된다. 〈脈經〉

부인의 왼쪽 유방에 핵(核)이 있으면 남자가 되고, 오른쪽 유방에 핵이 있으면 여자가 되는 것이다. 〈醫鑑〉

잉부(孕婦)를 시켜서 얼굴을 남쪽으로 보면서 가게하고 갑자기 불러서 왼쪽으로 머리를 돌려서 보면 남자가 되고, 오른쪽으로 돌아보면 여자가 되는 것이다.

잉부(孕婦)가 변소에 들어갈 때에 남편이 뒤에서 급하게 불러서 왼쪽으로 돌아보면 남자가 되고, 오른쪽으로 돌아보면 여자가 된다. 대부분 남태(男胎)는 왼쪽에 있으니 왼쪽이 무겁기 때문에 머리를 돌릴 때는 무거운 곳을 삼가 보호하려고 왼쪽으로 돌리는 것이며, 여태(女胎)는 오른쪽에 있으니 오른쪽이 무겁기 때문에 또한 머리를 돌릴 때는 무거운 곳을 삼가 보호하려고 오른쪽으로 돌리는 것이다. 맥(脈)을 추측해서 생각해도 뜻이 역시 그러하니 왼쪽에 있으면 혈기(血氣)가 태(胎)를 보호해서 왼쪽이 성하기 때문에 맥(脈)도 역시 따라서 왼쪽이 빠르고 남자가 되는 것이니 왼쪽 맥(脈)이 큰 것이 바로 그것이며, 오른쪽이 여자가 되는 것도 또한 이와같은 이치에서 음양(陰陽)의 이치가 저절로 그렇게 되는 것이다. 〈脈經〉

10. 맥법(脈法)일 경우

부인의 임신 4개월에 남녀를 알려고 한다면 왼쪽이 가벼우면 남자이고, 오른쪽이 가벼우면 여자이며 왼쪽과 오른쪽이 전부 가벼우면 쌍동이를 낳게 되니 모두 함께 미끄럽고 빠르다는 것이다. 〈脈鈴〉

척맥(尺脈)의 왼쪽이 표가나게 크면 남자가 되고 오른쪽이 표나게 크면 여자가 되며 좌우가 전부 크면 쌍동이를 낳게 된다. 〈脈經〉

좌수맥(左手脈)이 잠기고 실(實)하면 남자이고, 우수맥(右手脈)이 뜨고 크면 여자이며 좌우수(左右手)의 맥이 모두 같이 잠기고 실(實)하면 두 쌍동이 남자를 낳고 모두 같이 뜨고 크면 두여자 쌍동이를 낳게 된다. 〈脈經〉

남녀의 구별을 좌우로써 알아내는 것인데 왼쪽이 빠르면 남자가 되고 오른쪽이 빠르면 여자가 되는 것인데 잠기고 실(實)한 것은 왼쪽에 있고 뜨고 큰 것은 오른쪽에 있으니 우여(右女)와 좌남(左男)을 이것으로 미리 알 수가 있다. 〈脈經〉

11. 쌍태(雙胎)와 품태(品胎)일 경우

〔삼태(三胎)를 품태(品胎)라고 한다〕

태(胎)가 되어서 정혈(精血)이 후선(後先)으로써 남녀를 구별하는 것은 저징(猪澄)의 의론인데 나는 이것을 의심하지 않을 수 없다. 동원(東垣)이 말하기를 「경(經)이 끊어진 후 1~2일에 정(精)이 혈(血)을 이기면 남자가 되고 4~5일에 혈(血)이 정(精)을 이기면 여자가 된다.」하니 이것도 역시 확실하지 못하다. 역(易)에 이르기를 「건(乾)의 길은 남자를 이루고 곤(坤)의 길은 여자를 이룬다.」하였으니, 대부분 건(乾)과 곤(坤)은 음양(陰陽)의 성정(性情)이고, 왼쪽과 오른쪽은 음양(陰陽)의 길이며, 남자와 여자는 음양(陰陽)의 의상(儀象)이니 부정(父精)과 모혈(母血)이 음양(陰陽)으로 인해서 느껴 서로 모이면 정(精)의 새는 것과 양(陽)의 베푸는 것을 혈(血)이 충분히 섭취하는 것은 음(陰)의 조화이기 때문에 정(精)이 자태(子胎)가 되는 것이니 이것은 만물의 자생이 건원(乾元)에서 시작되는 것이고, 혈(血)이 포(胞)가 되는 이것도 만물의 자생이 곤원(坤元)에서 시작되는 것이다. 음양이 서로 화합해서 태잉(胎孕)이 엉기고 태(胎)의 있는 곳을 자궁이라고 하는데 일계(一系)는 밑에 있고 위에도 두 가지가 있어서 한가지는 왼쪽에 닿고 한가지는 오른쪽에 닿으니 정(精)이 혈(血)을 이기게 되는 것은 강목(綱目)의 양시(陽時)에 교감(交感)하면 양(陽)이 주가 되어 왼쪽 자궁에서 기(氣)를 받기 때문에 남자의 모양이 되는 것이며, 정(精)이 혈을 이기지 못한다는 것은 유일의 음시(陰時)에 교감되면 음(陰)이 주가 되서 오른쪽 자구궁에서 기(氣)를 받기 때문에 여자 모양이 되는 것이다. 어떤 사람이 말하기를 「남자가 되고 여자가 되는 것은 알 수 있어도 쌍동이가 되는 것은 어떤 이치인가?」「그것은 정기가 남는 것이 있어서 두 갈림길로 나눠지니 혈(血)이 나눠지는 것으로 인하여 섭취하기 때문이고, 또한 남녀가 같이 잉태가 되는 것은 강일(綱日)의 양시(陽時)와 유일의 음시(陰時)에 교감되면 음양(陰陽)이 섞여서 왼쪽에도 들지 않고 오른쪽에도 들지 않으며 기를 두가지의 중간에서 얻게되는 것이다. 또한 삼태(三胎)•사태(四胎)•오태(五胎)•육태(六胎)가 되는 이치도 이와 같은 이치가 된다.」하였다. 또한 물어 말하기를 「남자가 아비의 노릇을 못하며 남녀의 모양을 같이 한것은 또한 어떻게 분별하여야 되는가?」「남자가 아비 노릇을 못하는 것은 양기(陽氣)

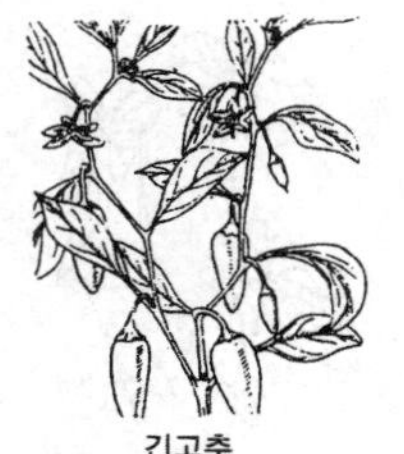
긴고추

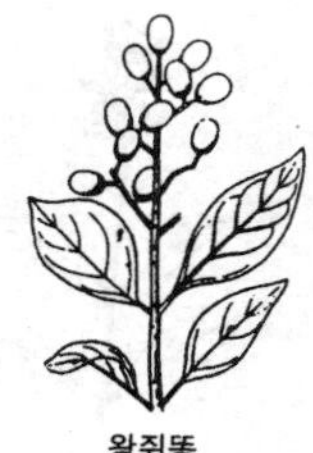
왕쥐똥

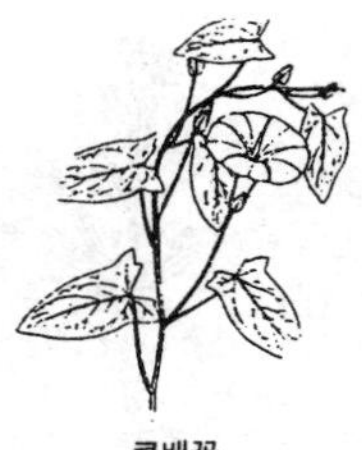
큰베꽃

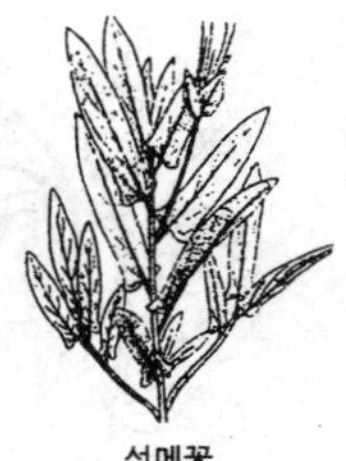
선메꽃

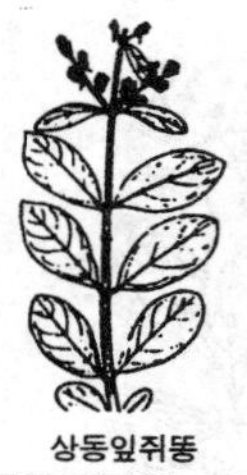
상동잎쥐똥

의 허흠한 것이고, 여자가 어미 노릇을 못하는 것은 음기(陰氣)의 꽉막힌 것이며, 남녀의 모양을 같이 한 것은 음(陰)이 박기(駁氣)의 같이 탄 것이 되어서 그 모양이 똑같지 못한 것이며, 또한 여자가 남자 모양을 같이 한 것이 두 종류가 있으니 하나는 남자를 만나면 여자가 되고 여자를 만나면 남자가 되는 것이며 또 다른 하나는 여자의 구실을 해도 남자의 구실을 못하는 것이 있고 또한 아래는 여자의 몸모양을 가지고 위는 남자의 몸모양을 가진 것이 있으니 이것은 역시 박기(駁氣)가 매우 심한 것이다.」 또한 물어 말하기를「박기(駁氣)의 같이 탄것이 홀로 음(陰)에만 나타나서 몸의 모양이 되는 것이 이처럼 같지 않은 것은 어째서인가?」「음(陰)이 몸이 허하면 박기(駁氣)가 같이 타기 쉬우니 박기(駁氣)의 같이 타는 곳에 음양(陰陽)이 서로 섞어서 주장하는 것이 없어서 왼쪽에도 들지 않고 오른쪽에도 들지 않아 기(氣)를 양기 사이에서 받고 그 받은 것이 박기(駁氣)의 경중(輕重)을 따라서 몸의 모양이 되기 때문에 같이하는 몸의 모양이 똑같지 않는 것이다.」〈丹心〉

단계(丹溪)의 논설이 아주 정미(精微)한 지경에 들어간 것이다.

또한 좌우의 척맥(尺脈)이 모두 같이 잠기고 실하면 두 남자를 낳고 그렇지 아니하면 여자가 남자로 되는 것이며 좌우의 척맥(尺脈)이 전부 함께 뜨고 크면 2여자를 낳는 것인데 그렇지 아니하면 남자가 여자로 되는 것이니 이것이 바로 남자와 여자가 같은 모양이 된다는 말이다.〈綱目〉

12. 여를 남으로 바꾸는 방법일 경우

임신 3개월을 시태(始胎)라고 하는데 혈맥(血脈)이 흐르지 않고 모양을 드러내서 변하니 이 때에 남녀가 정해 있지 않았기 때문에 먹는 약과 처방으로 변화해서 남자를 낳을 수 있다.〈得効〉

처음으로 잉태한 것을 알았을 때에 도끼를 잉부(孕婦)의 잠자리 밑에 두고 잉부에게는 모르게 하면 남자를 낳으니 이것을 믿지 못한다면 닭이 알을 품을 때에 도끼를 닭의 둥우리 밑에 달아 놓으면 그 속의 알이 모두가 숫 병아리로 된 것을 징험(徵驗)해 보면 알 것이다.〈入門〉

석웅황(石雄黃) 1냥을 비단 주머니 속에 넣어서 잉부의 왼쪽 허리 사이에 차게 하면 남자가 된다.

활줄 하나를 비단 주머니 속에 넣어서 잉부의 왼쪽팔에 달고 또는 허리에 찼다가 3달만에 끌른다.

훤초화(萱草花)가 일명에 선남(宣男)이라고 하는데 잉부가 차면 좋고 수닭의 긴 꼬리 세 개를 빼서 잉부의 잠자리 밑에 두고 알지 못하게 한다.

남편의 머리털과 손과 발의 조갑(爪甲)을 잉부의 잠자리 밑에 넣어 두고 알지 못하게 한다.〈良方〉

13. 악조(惡阻)일 경우

악조(惡阻)란 것은 구토(嘔吐)·오심(惡心)·두현(頭眩)·악식(惡食)·택식(擇食)하는 것이다.〈綱目〉

부인이 음식을 먹지 못하여도 한열(寒熱)이 없는 것은 임신인데 원래는 60일만에 이 증세가 있다고 하였는데 가령 의원의 치료를 받는다 해도 역하는 것은 한달쯤 계속하는 것이며 토하고 내리는 것은 끊어야 한다. 주에 이르기를「끊는다는 것은 의원의 치료를 끊고 저절로 편안해지기를 기다린다는 것이다.」라고 했다.〈仲景〉

임신에 품수(禀受)가 겁약(怯弱)하면 악조(惡阻)의 증세가 생기니 그 증세는 얼굴색이 보통과 같고 맥식(脈息)도 온화한데 다만 지체가 침중(沈重)되고 머리가 어지러우며 가려 복용하고 음식 냄새를 싫어하며 짜고 신 것을 즐기고 심하면 한(寒)·열(熱)이 나고 마음속이 궤민(潰悶)하며 묽은 물을 구토하고 황홀해서 저절로 유지를 못하는 것인데 이것을 악조(惡阻)라고 한다.〈良方〉

악조(惡阻)란 증세는 또한 많이 토하고 어떤 때는 맑은 물을 토하며 음식 냄새를 싫어하니 이것은 자궁의 경맥(經脈)이 위의 구멍에 이어져 있으니 식기(食氣)를 만나면 정기(精氣)를 끌어 움직여서 상충(上衝)하게 하니 먹으면 반드시 토해 버려야만 편안해지는 것이며 또는 교합을 잘못하여 자궁에 예기(穢氣)가 성해서 100일이 지나야만 낫는 경우도 있다.〈入門〉

임신 초기에는 경맥(經脈)이 안으로 닫혀서 태를 양육하고 장위(腸胃)의 축축한 것이 상초(上焦)와 흉격(胸膈)에 흩어져 들어가게 되니 본래부터 담음(痰飮)이 있으면 음(飮)과 혈(血)이 서로 공박해서 음식물을 먹으며 즉시 토하고 머리와 눈이 어지럽고 식기(食氣)를 싫어하며 신 것과 짠 것을 즐기고 사지가 권태하며 눕기를 좋아하고 곤달(困懶)한 것을 참아내지 못하는 증세를 악조(惡阻)라고 하며 해산한 다음에는 포(胞)밖의 남은 피가 썩어서 멍든 피가 되어 온몸에 흘러 내리는 것을 악로(惡露)라고 하는데 대부분 악(惡)이라는 것은 아름답지 못하다는 뜻

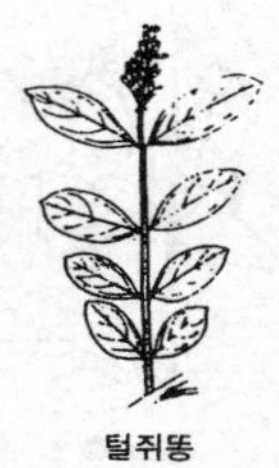
털쥐똥

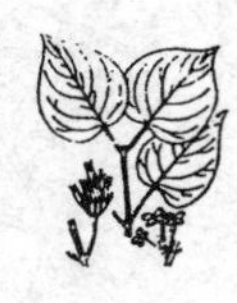
수수꽃다리

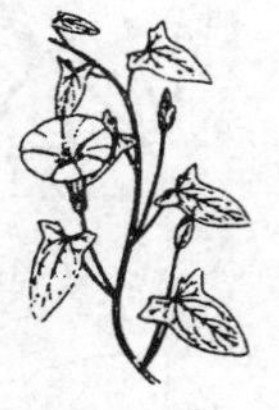
애기메꽃

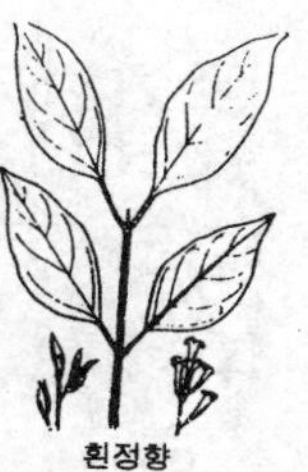
흰정향

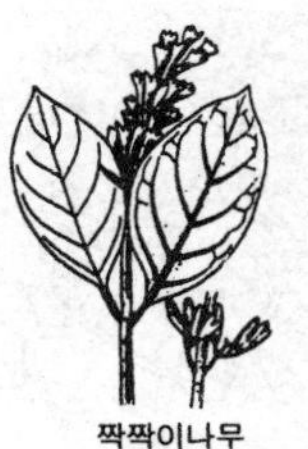
짝짝이나무

이요, 조(阻)라는 것은 지절(支節)을 막는 다는 뜻이다. 혈(穴)이 담음(痰飮)을 치는 것은 마땅히 점점 소화를 시켜야 하고 노(露)라는 것은 노수(露水)의 뜻이니 마땅히 속히 좇아 버려야 하는데 이것으로 미루어 본다면 산전을 악조(惡阻)라 하고 산후(産後)를 악로(惡露)라 한다. 〈易簡〉

악조(惡阻)란 것은 잉태후에 오심(惡心)하고 조식하는 것을 말한 것이니 담(痰)을 따라서 비만한 증세를 치료하는 경우도 있고 또 담(痰)으로 인해서 여위게 되는 것은 열이 있기 때문이다. 〈丹心〉

여윈 사람은 열이 있고 살찐 사람은 담(痰)이 있는 데 이진탕(痢陳湯)에 죽여(竹茹)와 생강(生薑)을 더해 치료하고 열이 있으면 영련(苓連)을 더해서 치료하며 장물이 입에 들어가지 않고 맑은 물을 토하는 증세는 삼귤산(蔘橘散)•백출산(白朮散)•보생탕(保生湯)으로 치료한다.

악조(惡阻)에 마땅히 반하복령탕(半夏茯苓湯)•영연반하탕(苓連半夏湯)•귀원산(歸原散)•죽여탕(竹茹湯)으로 치료한다. 〈綱目〉

잉태중에 어떤 한 가지 음식을 좋아하는 증세는 바로 일장(一臟)이 허한 때문이니 예를 들면 혈기(血氣)가 약해서 간(肝)을 영양(榮養)시키지 못하면 간(肝)이 허하기 때문에 신 것을 좋아하는 것이다. 〈丹心〉

※ 이진탕(二陳湯)

부인의 월경이 나오지를 않고 음식을 먹지 못하며 날로 여위고 약해져서 허로(虛勞)와 비슷하고 곡식(穀食)은 먹지 않으면서 과실이나 과자류를 즐기는 것은 잉태한 것이니 속(俗)에 말하는 잉부는 백반의 병을 지어서 얻는다는 것이다. 단지 이진탕(二陳湯)에 축사(縮砂)•길경(桔梗)을 더해 쓰고 대추•생강•오매(烏梅)를 넣어 달여 먹으면 담(痰)은 사라지고 기(氣)를 순조롭게 해서 저절로 편안해진다.

대전방(大全方)에는 반하(半夏)가 태를 흔들리게 한다고 하여 쓰지 않았는데 중경방(仲景方)에는 모두 반하(半夏)를 썼는데 이것을 모르면 안 된다. 내가 악조증(惡阻症)을 치료할 때에 여러 번 반하강제초(半夏薑製炒)한 것을 썼어도 그 때마다 태가 움직인 일이 없었으니 경(經)에 말한 녹고(綠故)를 따라서 치료하면 죽는 일은 없다는 것이 바로 그것이다. 〈丹心〉

※ 삼귤탕(蔘橘湯)

효능: 오조증(惡阻症)에 맑은 물을 토하고 음식을 먹지 못하는 증세를 치료한다.

처방 귤피(橘皮)•적복령(赤茯苓) 각 1돈반, 맥문동(麥門冬)•백출(白朮)•후박(厚朴)•인삼(人蔘)•감초(甘草) 각 1돈을 썰어서 1첩으로 지어 생강 7쪽과 청죽여(靑竹茹)를 계란 크기 정도 넣어서 같이 달여서 먹는다. 〈扱粹〉

일명 인삼귤피탕(人蔘橘皮湯)이라고도 한다. 〈聖惠〉

※ 백출산(白朮散)

효능: 오조(惡阻)에 맑은 물을 토하고 10여일을 죽이나 약도 입에 들어가지 않는 증세를 치료한다.

처방 백출(白朮) 5돈, 인삼(人蔘) 2돈반, 정향(丁香) 1돈2푼, 감초(甘草) 5푼을 썰어서 1첩으로 지어 생강 5쪽을 넣고 물로 달여서 먹는다. 〈良方〉

※ 보생탕(保生湯)

효능: 부인의 월경이 일정하지 않으면 몸에 병이 없으면서도 병이 있는 것과 같으며 맥이 미끄럽고 크면서 육맥(六脈)이 모두 고른 것은 한가지만을 좋아하며 또는 크게 토하고 어떤 때는 맑은 물을 토하는데 이것이 오조(惡阻)라는 것이다.

처방 백출(白朮)•향부자(香附子)•오약(烏藥)•귤홍(橘紅) 각 2돈, 인삼(人蔘)•감초(甘草) 각 1돈을 썰어서 1첩으로 하고 생강 3쪽을 넣어 물로 달여서 먹는다. 〈良方〉

※ 반하복령탕(半夏茯苓湯)

효능: 오조증(惡阻症)에 구토하고 심번(心煩)하여 머리와 눈이 어지럽고 식기(食氣)를 싫어하며 시고 짠 음식과 누어 있기를 좋아하며 백마디가 아프면서 여위게 되고 담(痰)이 성하는 증세를 치료한다.

처방 반하(半夏) 1돈반, 적복령(赤茯苓)•숙지황(熟地黃) 각 1돈, 선복화(旋覆花)•인삼(人蔘)•백작약(白芍藥)•천궁(川芎)•길경(桔梗)•감초(甘草) 각 7푼을

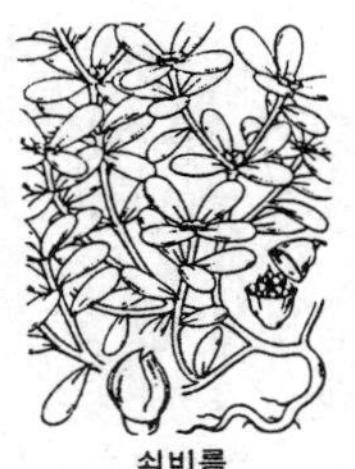
쇠비름

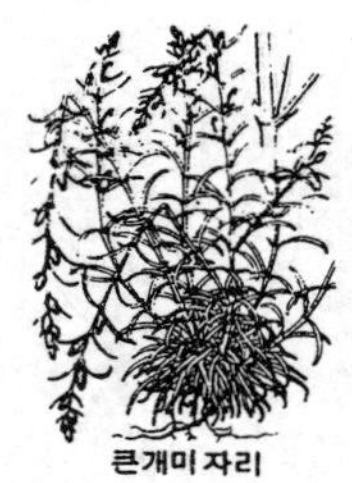
큰개미자리

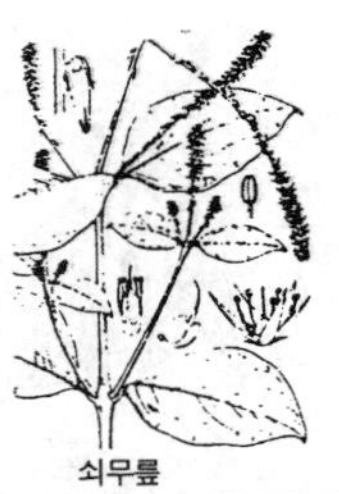
쇠무릎

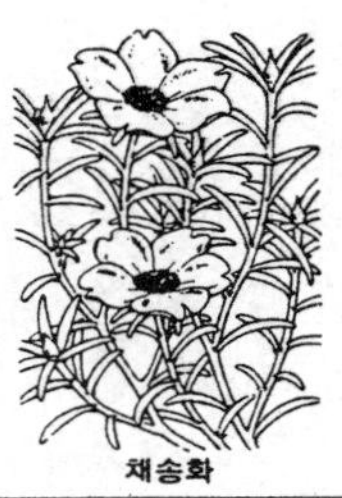
채송화

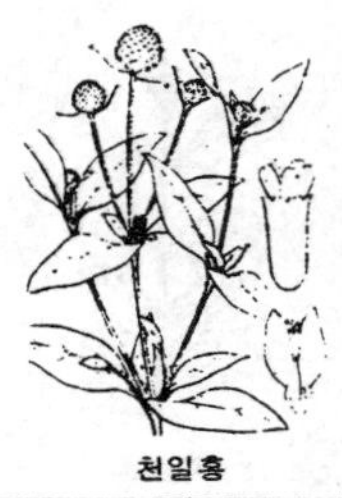
천일홍

썰어서 1첩으로 지어 생강 7쪽을 넣고 물로 달여서 먹는다. 〈丹心〉

※ 금련반하탕(芩連半夏湯)

효능 : 오조(惡阻)증에 가슴과 배가 가득차면서 아픈 증세를 치료한다.

처방 황금(黃芩) 1돈2푼반, 백출(白朮)·반하(半夏) 각 1돈, 적복령(赤茯苓) 7돈반, 황련(黃連)·진피(陳皮)·당귀(當歸)·치자(梔子)·기각(枳殼)·향부(香附)·인삼(人蔘)·창출(蒼朮)·축사(縮砂)·감초(甘草) 각 5푼을 썰어서 1첩으로 지어 생강 7쪽을 넣고 물에 달여서 먹는다. 〈脈類〉

※ 귀원산(歸元散)

효능 : 오조(惡阻)에 전혀 음식을 먹지 못하는 증세를 치료한다.

처방 백출(白朮)·백복령(白茯苓)·진피(陳皮) 각 1돈반, 반하(半夏) 1돈, 인삼(人蔘)·천궁(川芎)·당귀(當歸)·백작약(白芍藥)·정향(丁香)·감초(甘草) 각 5푼, 길경(桔梗)·지각(枳殼) 각 2푼반을 썰어서 1첩으로 지어 생강 5쪽과 대추 2개를 넣어 물로 달여서 먹는다. 〈綱目〉

일명 복원탕(復元湯)이라고도 한다. 〈醫鑑〉

※ 죽여탕(竹茹湯)

효능 : 오조(惡阻)를 치료한다.

처방 청죽여(青竹茹)·맥문동(麥門冬) 각 3돈, 전호(煎胡) 2돈, 귤피(橘皮) 1돈, 노근(蘆根) 반줌을 썰어서 1첩으로 지어 물로 달여서 먹는다. 〈聖惠〉

◎ **일방(一方)**

한 부인이 잉태를 하고 2달만에 구토가 심하고 머리가 어지러운 증세에 삼출(蔘朮)·천궁(川芎)·진피(陳皮)·복령(茯苓)을 먹으니 증세가 더욱 심하고 맥이 왼쪽이 팽팽한 것이 심하니 이것은 노기(怒氣)가 심해서 도는 악조병(惡阻病)이다. 상세히 물어보니 과연 간기(肝氣)가 역하였고 태기(胎氣)를 꼈는데 삼(蔘)과 출(朮)로 보하는 것이 당연하지 않은 것이고 당연히 복령탕(茯苓湯)으로 억청환(抑青丸) 30알을 같이 복용해야 하는데 여러번을 복용하니 나았다. 〈丹心〉

14. 임신의 금기법(禁忌法)일 경우

일단 수태가 된 후부터는 남녀의 교합을 금해야 된다. 〈入門〉

임부(姙婦)가 술을 마시거나 또는 술에 섞어 쓰는약은 피하는데 술이란 흩어서 모든 병이 되는 것이기 때문이다. 단지 물로 달여서 먹는 방법이 가장 좋다. 〈得効〉

수태한 다음으로는 살상(殺傷)하는 것을 보지 말고 또한 이웃집의 수리하는 것도 보지 말아야 좋다. 경(經)에 말하기를 「칼을 든 범인은 모양이 상하고 진흙을 범하며 구멍이 막히며 타격하는 것은 빛이 검고 푸르며 얽어매는 것은 구련(拘攣)되며 심하면 잉부(孕婦)가 죽는 경우도 있으니 그 징험(徵驗)은 손바닥을 뒤치는 일과 같은 것이다」하였다. 〈得効〉

15. 음식의 금기법(禁忌法)일 경우

노마(驢馬)의 고기를 먹으면 달을 넘기게되고 난산(難産)을 하게 된다.

개고기를 먹게되면 아이가 말을 못하게 된다.

토끼 고기를 먹게되면 아이의 입술이 째지고,

비늘이 없는 물고기를 먹게되면 난산(難産)이 된다.

게를 먹게되면 횡산(橫産)하게 되고,

양간(羊肝)을 먹게되면 아이에게 재앙이 많게되며,

닭고기나 계란에 찹쌀을 합해서 먹게되면 아이에게 촌백충(寸白蟲)이 많고,

집오리 고기나 계란을 먹게되면 도산(倒産)을 하게 되고 심장(心臟)이 차가와지며,

참새 고기를 먹고 술을 마시게되면 아이가 커서 불량하고 부끄러움이 없게되며 또한 작자반(雀子斑)이 생기게 된다.

자라 고기를 먹으면 아이의 목이 짧아지고,

생강 싹을 먹게되면 아이의 손가락이 많아지며,

연밥을 먹게되면 타태(墮胎)가 되고,

보리 싹을 먹게되면 태기(胎氣)를 사라지게 되며,

비름 나물을 먹게되면 타태(墮胎)가 되고,

마늘을 먹게되면 태기(胎氣)가 사라지게 되며,

메기 고기를 먹으면 아이에게 감식창(疳蝕瘡)이 생기게되고,

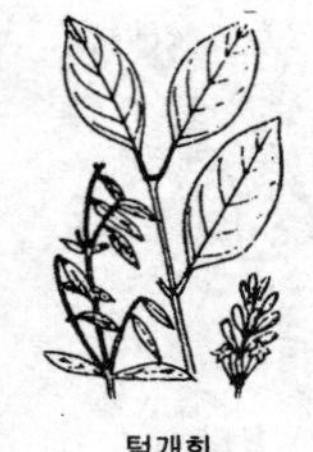
털개회

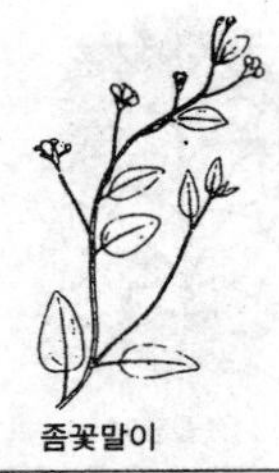
좀꽃말이

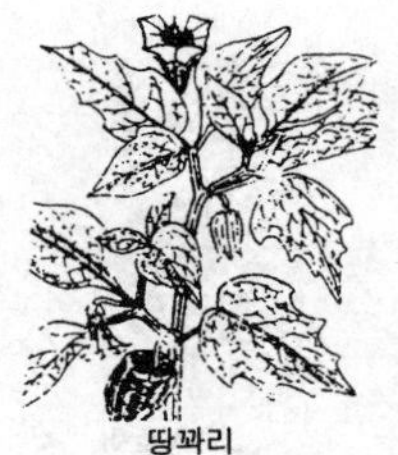
땅꽈리

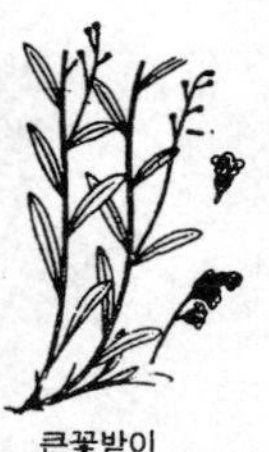
큰꽃받이

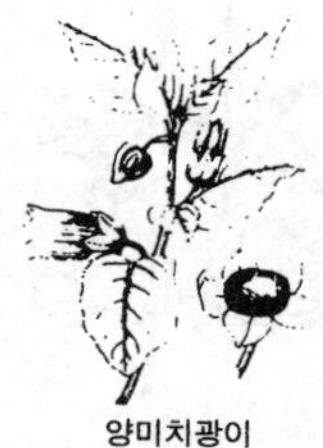
양미치광이

산양(山羊)고기를 먹게되면 아이가 병이 많으며,

모든 버섯을 먹게되면 아이가 경풍(驚風)이 많고 죽기 쉽다. 〈入門〉

16. 약물의 금기법(禁忌法)일 경우

노래에 이르되「원(芫)·반(斑)·수질(水蛭)및 망충(蝱蟲)과 오두(烏頭)·부자(附子)·천웅(天雄)에 야갈(野·葛)·수은(水銀)·파두(巴豆)를 아울러 우슬(牛膝)·의이오공(薏苡蜈蚣) 또한 삼릉(三稜)·대자원(代赭芫)·화사〔花麝:사향(麝香)〕와 대극(大戟)·사세(蛇蛻)·황자웅〔黃雌雄:자황(雌黃)·웅황(雄黃)〕과 아초(牙硝)·망초(芒硝)·모단계〔牡丹桂:계피(桂皮)〕에 괴화(槐花)·견우(牽牛)·조각(皀角)을 같이하여 반하(半夏)·남성(南星) 및 통초(通草)에 앵맥(罌脈)·건강(乾薑)·해조갑(蟹爪甲)과 망사(硇砂)·건칠(乾漆)및 도인(桃仁)과 지담(地膽)·모근(茅根)등을 쓰지 말라」하였다. 〈正傳〉

또한 정촉화(躑躅花)·누고(螻蛄)·우황(牛黃)·여로(藜蘆)·금박(金箔)·호분(胡粉)·석척(蜥蜴)·비생(飛生)·선각(蟬殼)·용뇌(龍腦)·위피(蝟皮)·귀전우(鬼箭羽)·저계(樗鷄)·마도(馬刀)·의어(衣魚)·대산(大蒜)·신국(神麴)·규자(葵子)·서각(犀角)·대황(大黃)등을 피해야 한다. 〈局方〉

17. 임신중에 조리 할 경우

옷을 너무 두껍게 입지 말것이고, 음식을 배가 너무 부르게 먹지 말것이며 술을 취하도록 마시지 말고, 경솔하게 탕약을 먹지 말 것이며, 마음대로 침이나 뜸을 놓지 말고 무거운 것을 들고 높은 곳이나 위험한 곳을 오르지 말것이며, 힘을 무리하게 쓰지 말고 너무나 지나치게 누워 있지도 말며 걸음을 많이 걷고 마음에 놀라는 일이 있으면 아이에게 전간(癲癇)이 생기게 된다. 〈入門〉

산(産)달에는 머리를 감지도 말고 너무 높은 변소에 들어가는 일을 삼가해야 한다. 〈正傳〉

18. 태루(胎漏)와 태동(胎動)일 경우

태루(胎漏)란 것은 태가 있으면서 혈(血)이 새내리는 증세인데 기허(氣虛)에 들면서 열이 있으니 사물탕(四物湯)에 아교주(阿膠珠)·백출(白朮)·조금(條芩)·축사(縮砂)·향부초흑(香附炒黑)·애엽(艾葉)약간과 찹쌀 약간을 더하여 달여서 먹는다. 〈正傳〉

합방 뒤에 하혈(下血)이 되는 증세는 진누태(眞漏胎)라고 하는 증세이니 팔물탕(八物湯)에 아교(阿膠)·애엽(艾葉)을 더해서 쓴다. 〈入門〉

태루(胎漏)와 태동(胎動)에 모두 하혈(下血)을 하는 증세는 태동(胎動)에 배가 아프고 태루(胎漏)에는 배가 아프지 않으니 이 증세가 서로 다른 증세이며 태루(胎漏)에는 청열(靑熱)하고 태동(胎動)에는 행기(行氣)를 하여야 된다. 〈入門〉

태루(胎漏)란 것은 음문(陰門)으로 하혈(下血)을 하는 증세이고 뇨혈(尿血)이란 것은 뇨문(尿門)으로 하혈(下血)이 되는 증세이다. 〈入門〉

태가 움직여서 편치 못한 증세는 충(衝)·임경(任經)이 허해서 수태(受胎)한 것이 실하지 못한 증세이며, 술을 마시고 입방(入房)해서 상한 증세도 있고 또는 피할 것을 촉범(觸犯)해서 상한 증세도 있으며 희노(喜怒)를 조절하지 못해서 상한 증세도 있고 열약(熱藥)을 먹고 상한 증세도 있으며 또 다른 병으로 인해서 움직이는 증세도 있으니 그 다른 병을 치료하면 태가 저절로 편안해지고, 태가 단단하지 못해서 다른 병이 생길 경우에는 태를 편히 하면 모병(母病)이 저절로 낫게 되는 것이다. 〈良方〉

임부(姙婦)가 안으로 노역(勞役)에 상해서 소복(小腹)이 항시 쳐지고(墮)심하면 자궁이 밑으로 쳐지는 증세는 기(氣)가 아래로 내려가는 증세이니 보중익기탕(補中益氣湯)을 쓰고 방노(房勞)때문일 경우에는 팔물탕(八物湯)에 주초황기(酒炒黃芪)를 더해서 군을 삼고 방풍(防風)과 승마(升麻)로 사(使)를 삼아서 쓴다. 〈入門〉

태루(胎漏)와 태동(胎動)은 모두가 유산을 시킬 우려가 있으니 태루(胎漏)에는 지각탕(枳殼湯)·소교애탕(小膠艾湯)·교애탕(膠艾湯)·교애궁귀탕(膠艾窮귀湯)·교애사물탕(膠艾四物湯)·당귀기생탕(當歸奇生湯)·상기생산(桑寄生散)을 쓰고 태가 움직여서 불안한 증세는 두속환(杜續丸)·당귀지황탕(當歸地黃湯)·안태산(安胎散)·안태음(安胎飮)·황금탕(黃芩湯)·내보환(內補丸)·독성산(獨聖散)·지모환(知母丸)·생지황죽(生地黃粥)·총죽(葱粥)·총백탕(葱白湯)을 쓴다. 〈諸方〉

❊ 기각탕(枳殼湯)

효능 : 태루(胎漏)의 하혈(下血)증세를 치료한다.

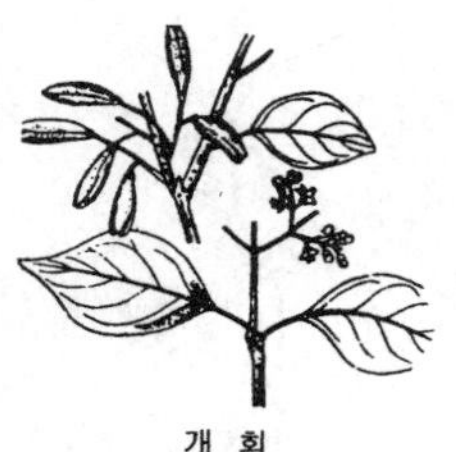
개 회

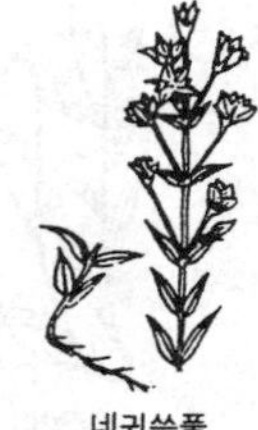
네귀쓴풀

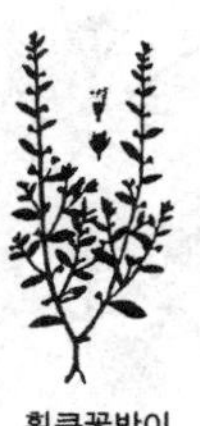
흰큰꽃받이

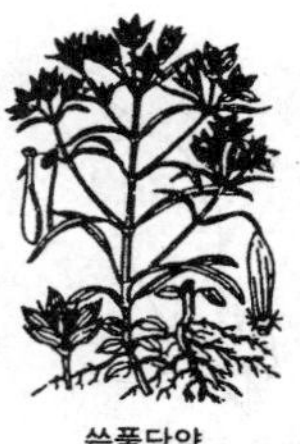
쓴풀당약

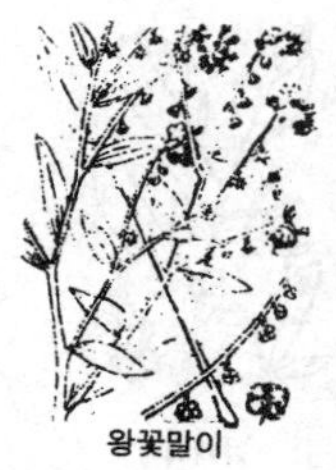
왕꽃말이

처방 백출(白朮) 3돈반, 기각(枳殼)·황금(黃芩) 각 1돈7푼반을 썰어서 1첩으로 지어 물로 달여서 먹는다. 〈入門〉

※ 소교애탕(小膠艾湯)

효능 : 태가 움직여서 하혈(下血)을 하는 증세를 치료한다.

처방 아교주(阿膠珠) 2돈, 애엽(艾葉) 4돈을 썰어서 1첩으로 지어 물로 달여서 먹는다. 〈入門〉

※ 교애탕(膠艾湯)

효능 : 태루(胎漏)에 태를 편안하게 해주는데 좋다.

처방 숙지황(熟地黃)·애엽(艾葉)·당귀(當歸)·천궁(川芎)·아교주(阿膠珠)·감초구(甘草灸)·황기(黃芪) 각 1돈을 썰어서 1첩으로 지어 1일 2번을 물로 달여서 먹는다. 〈正傳〉

※ 국방(局方)에는 황기(黃芪)가 없고 백작약(白芍藥)이 있다.

※ 교애궁귀탕(膠艾芎歸湯)

효능 : 임부가 8~9달 안으로 태동하혈(胎動下血)되는 증세와 또는 반산[半産 : 유산(流産)]한 다음에 유혈(流血)을 해서 그치지 않는 증세를 치료한다.

처방 아교주(阿膠珠)·애엽(艾葉)·천궁(川芎)·당귀(當歸) 각 2돈, 감초구(甘草灸) 1돈을 썰어서 1첩으로 지어 물로 달여서 먹는다.

태가 움직이고 배가 아파서 칠(漆)과 같은 노란즙을 내리고 또 콩즙과 같은 것을 내리는 증세를 치료한다. 야저근(野苧根)·금은화근(金銀花根) 각 5돈, 물반과 술반에 달여서 먹는다. 〈入門〉

※ 교애사물탕(膠艾四物湯)

효능 : 태루(胎漏)의 복통(腹痛)을 치료한다.

처방 숙지황(熟地黃)·당귀(當歸)·천궁(川芎)·백작약(白芍藥)·아교주(阿膠珠)·조금(條芩)·백출(白朮)·축사(縮砂)·애엽(艾葉)·향부자초(香附子炒) 각 1돈을 썰어서 1첩으로 지어 찹쌀을 약간넣고 물로 달여서 공복에 먹는다. 〈回春〉

※ 당귀기생탕(當歸寄生湯)

효능 : 태루(胎漏)의 하혈(下血)을 치료한다.

처방 인삼(人蔘)·상기생(桑寄生)·속단(續斷) 각 1돈반, 당귀(當歸)·천궁(川芎)·백출(白朮)·애약(艾藥) 각 7푼반을 썰어서 1첩으로 지어 물로 달여서 먹는다. 〈得効〉

※ 상기생산(桑寄生散)

효능 : 태루(胎漏)와 경혈(經血)의 망행(妄行) 증세를 치료한다.

처방 상기생(桑寄生)·속단(續斷)·천궁(川芎)·백출(白朮)·향부자(香附子)·아교주(阿膠珠)·복신(茯神) 각 1돈, 인삼(人蔘)·감초(甘草) 각 5푼을 썰어서 1첩으로 지어 생강 3쪽을 넣고 물로 달여서 먹는다. 〈入門〉

※ 두속환(杜續丸)

효능 : 태(胎)가 움직이고 편치 않으며 허리가 아픈 증세에 이 약으로써 타태(墮胎)를 미리 방비한다.

처방 두충초(杜冲炒)·속단(續斷) 각 2냥을 가루로하여 대추 살에 섞어서 오동열매 크기의 환으로 하여 미음(米飮)에 50~70알을 먹는다. 〈入門〉

※ 당귀지황탕(當歸地黃湯)

효능 : 태통(胎痛)증세를 치료한다.

처방 숙지황(熟地黃) 4돈, 당귀(當歸) 2돈을 썰어서 1첩으로 지어 물로 달여서 공복에 한번으로 먹는다.

※ 안태산(安胎散)

효능 : 크게 놀래서 인해서 태(胎)가 움직이고 배가 아프면서 하혈(下血)이 되는 증세를 치료한다.

처방 숙지황(熟地黃) 3돈, 천궁(川芎)·기각(枳殼) 각 1돈반을 썰어서 찹살 1홉을 섞어 1첩으로 지어 생강 3

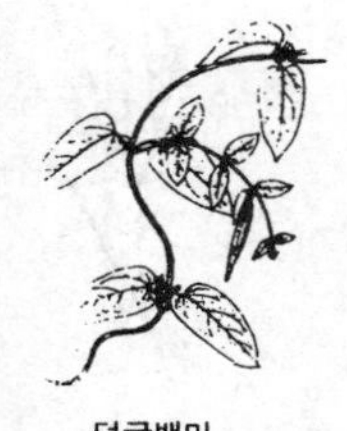
덩굴백미

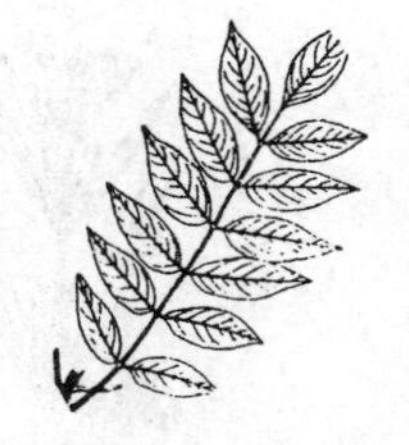
구주물푸레

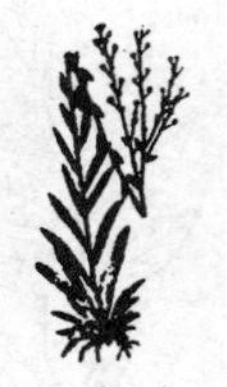
털꽃받이

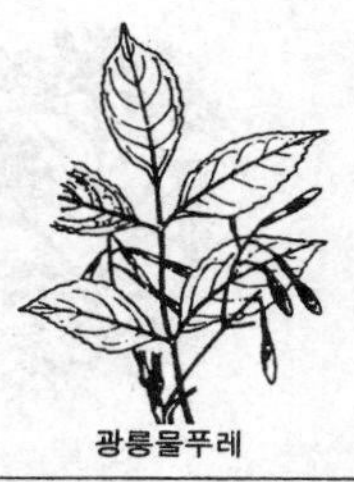
광릉물푸레

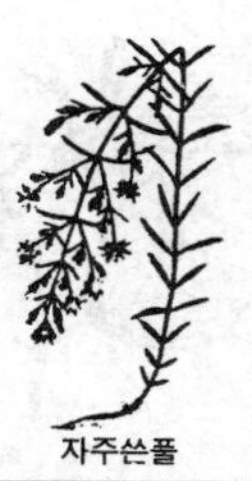
자주쓴풀

쪽, 대추 2개를 넣어 물로 달여서 먹는다. 〈正傳〉

❊ 안태음(安胎飮)

효능 : 임부가 5~6개월 안에 태(胎)가 움직이고 편치 못할 때는 두첩씩 자주 먹으면 아주 좋다.

처방 백출(白朮) 2돈, 조금(條芩) 1돈반, 당귀(當歸)・백작약(白芍藥)・숙지황(熟地黃)・축사연(縮砂硏)・진피(陳皮) 각 1돈, 천궁(川芎)・자소엽(紫蘇葉) 각 8푼, 감초(甘草) 4푼을 썰어서 1첩으로 지어 물로 달여서 먹는다. 〈醫鑑〉

또한 다른 처방을보면 인삼(人蔘)은 있고, 숙지황(熟地黃)이 없을때는 생지황(生地黃)으로 대신 쓴다고 하였다. 〈入門〉

태(胎)가 편치 못하면 아교(阿膠)를 더하고 태(胎)가 아프면 축사(縮砂)가 태(胎)를 편하게 하는 것은 기(氣)를 움직여가도록 하기 때문이다. 만약 혈허(血虛)해서 태(胎)가 편치 못할때는 아교(阿膠)로써 주로 치료한다. 〈丹心〉

❊ 황금탕(黃芩湯)

효능 : 태(胎)가 움직여서 편치 못한 증세를 치료한다.

처방 황금(黃芩)・백출(白朮)・축사(縮砂)・당귀(當歸) 각 1돈반을 썰어서 1첩으로 지어 물로 달여서 먹는다. 〈得効〉

❊ 내보환(內補丸)

효능 : 충(衝)과 임맥(任脈)이 허한 증세에 보혈(補血)을 하고 태를 편하게 한다.

처방 숙지황(熟地黃) 2냥, 당귀(當歸) 1냥을 약간 볶아서 가루로하여 꿀로 오동열매 크기의 환을하여 공복에 더운 술로 50~70알을 먹는다. 〈本事〉

❊ 독성산(獨聖散)

효능 : 타락(墮落)때문에 손상(損傷)하여 태(胎)가 움직이고 편치 못하며 머리가 아파서 견디지 못하는 증세를 치료한다.

처방 축사(縮砂)가 많든 적든 관계없이 다리미에다 약한 불로 볶아서 껍질은 버리고 가루로하여 매 2돈을 더운 술에 섞어서 먹으면 약간 지난 다음에 장속이 아주 더워지고 태(胎)가 편안해지는 데는 신통하다. 술을 먹지 못하면 미음(米飮)으로 복용해도 좋다. 〈正傳〉

태(胎)가 통증이 있을때는 축사(縮砂)를 써서 지통행기(止痛行氣)시키면 편안해진다. 〈丹心〉

❊ 지모환(知母丸)

효능 : 임신해서 달이 차지않고 해산하려고 배가 아픈 증세를 치료한다.

처방 지모(知母)를 가루로하여 꿀로 오동열매 크기의 환을하여 미음(米飮)으로 30~50알씩 1일 3번을 먹되 아무때나 수시로 먹는다. 〈綱目〉

❊ 생지황죽(生地黃粥)

효능 : 태루(胎漏)의 증세를 치료한다.

처방 찹쌀 2홉으로 죽을 끓여서 모두 익으면 생지황즙(生地黃汁) 1홉을 타서 공복에 먹는다. 〈入門〉

❊ 총죽(葱粥)

효능 : 태가 움직이는 증세를 치료한다.

처방 찹쌀 죽에 파 3~5뿌리를 넣고 다시 끓여서 먹는다. 〈入門〉

❊ 총백탕(葱白湯)

효능 : 태(胎)가 움직여서 편치 못하고 허리가 아프면서 심을 찌르고 또는 하혈(下血)을 하는 증세를 치료한다.

처방 총백(葱白)을 진하게 달여서 그 즙을 마시면 태(胎)가 편안해지고 혹시 태(胎)가 죽었으면 나오게 된다. 〈海藏〉

❊ 불수산(佛手散)

일명 입효산(立効散)

태(胎)가 움직여서 편치 못하고 배가 아픈 증세를 치료한다. 〈綱目〉

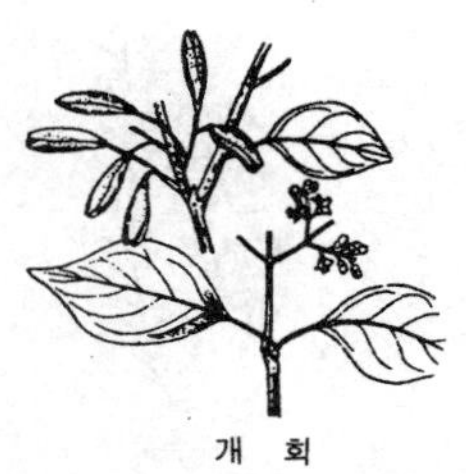
개 회

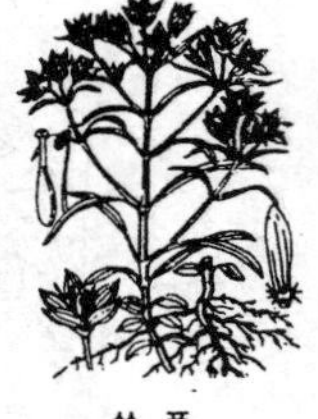
쓴 풀

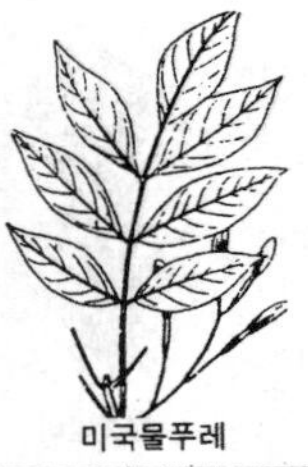
미국물푸레

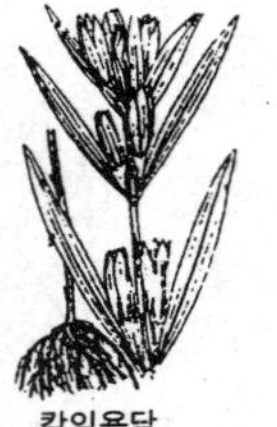
칼잎용담

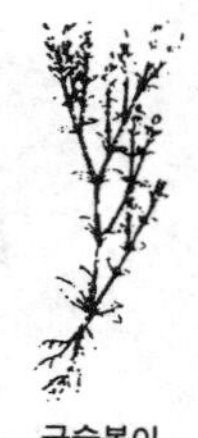
구슬봉이

◎ 일방(一方)

고방(古方)에 태(胎)가 움직여서 편치 못한데 1달에는 오자계(烏雌鷄)를 쓰고, 3달에는 적웅계(赤雄鷄)를 쓰며 10달에는 저요자(猪腰子)를 쓰고 나머지의 달은 이어(鯉魚)를 맑은 고은 물에 넣고 달여 먹으면 신통하다. 〈入門〉

◎ 우방(又方)

잉부(孕婦)가 남자에게 곤(困)한 것이 되어 태(胎)가 움직이고 기(氣)가 끊어지려는 증세에는 죽력(竹瀝)을 한 되 마시면 바로 낫는다. 〈本草〉

◎ 우방(又方)

임부(姙婦)가 달수가 모자라는데 분만하려고 배가 아프게 되는 증세에는 괴자(槐子)와 포황(蒲黃)을 등분 가루로하여 꿀로 오동열매 크기의 환을해서 30알을 술로 복용하되 그치는 것을 한도로 한다. 〈丹心〉

19. 반산(半產)일 경우

유산이 되는 것은 바로 혈기(血氣)가 허손(虛損)하여 태(胎)를 영양(榮養)하지 못하면 저절로 떨어지는 것이 마치 나무 가지가 마르면 과실이 떨어지는 것과 같고 힘을 많이 쓰거나 분노로 인해서 정(情)을 상하고 내화(內火)가 움직여서 낙태되는 것은 마치 바람이 나무를 흔들고 사람이 그 가지를 꺾는 것과 같은 이치다.

화(火)가 능히 물건을 소멸시키는 것은 자연의 이치인데 병원(病源)에 말하기를「풍냉(風冷)이 자장(子臟) (卽子宮)을 상한 것이라.」하였으니 이것은 병정(病情)을 잘 모르고 하는 말이다. 대체로 허(虛)에 드는 것인가 열에 드는 것인가를 잘 살피고 그 경중(輕重)으로 미루어 치료를 해야 된다. 〈丹心〉

바로 출산하는 것은 마치 과실중에 밤이 익으면 그 껍질이 저절로 벌어져서 밤알이 약간의 손상도 없는 것이고, 반산(半產)은 여기에 비하면 익지 않은 밤송이를 쪼개서 그의 살과 껍질을 벗기고 거죽과 막(膜)을 훼손해서 알을 꺼내는 이치와 같으니 그러면 태장(胎臟)이 상손(傷損)하고 포사(胞糸)가 단절된 다음에 태(胎)가 밑으로 내리게 되니 반산(半產)한 뒤에는 10배의 치료를 더해야 된다.

도시와 촌락의 사람들이 자기 뜻대로 자행(恣行)하고 위생을 바르게 못하면서 자녀의 양육을 괴롭게 생각하고 간혹 독한 풀약으로써 태아를 놀라게 해서 썩은 피가 내리지 않고 위로 심장(心臟)을 찔러서 번란(煩亂)하며 천한(喘汗)이 교작(交作)해서 죽는 경우도 많으니 여기에 해독(解毒)이 되고 행혈(行血)하는 약을 기록해서 치료의 방법을 알릴 것이니 백편두산(白扁豆散)을 쓰는 것이 아주 좋다. 〈得効〉

부인의 수태(受胎)가 3, 5, 7의 양월(陽月)에 많으니 영출탕(苓朮湯)·안태환(安胎丸)으로써 그 열을 맑게 하고 혹시 기혈(氣血)이 모두 편치 못하면 팔물탕(八物湯)으로써 유산(流產)을 미리 예방해야 한다.

반산(半產 = 卽 流產)은 대개 3, 5, 7월달안에 있는데 혹시 이 3개월의 달속에 반산(半產)을 하면 다음의 수태에도 역시 그 기간에 반산(半產)이 되는 것이니 기혈(氣血)을 보하는 약과 태원(胎元)을 단단히 하는 약을 많이 먹어서 그 허를 보해 주고 다음 수태(受胎)할 때는 수태한 지 2달반전에 먼저 열을 맑게 하고 태를 편하게 할 약을 두어 첩 먹어서 3달의 유산을 미리 막고 또 4달 반만에 다시 8~9첩을 먹어서 5달의 유산을 미리 막으며 또 6달 반이 되면은 다시 5~7첩을 먹고서 7달의 유산을 미리 막고 9달까지 되면 거의 염려가 없는 것이다. 〈入門〉 반산(半產)에는 금궤당귀산(金匱當歸散)·궁귀보중탕(芎歸補中湯)·안영탕(安榮湯)·천금보태환(千金保胎丸)·오미안태환(五未安胎丸)·화통탕(和痛湯)을 쓴다. 〈諸方〉

※ 백편두산(白扁豆散)

효능: 독약(毒藥)이 태(胎)를 치고 다시 심(心)을 찔러서 입을 다물게 하고 주먹이 오므라지며, 땀이 나서 인사불성(人事不省)이 되고 그 맥이 뜨면서 연한 증세는 십사일생(十死一生)이 되는 것이다.

처방 백편두(白扁豆) 생것을 가루로하여 맑은 물에 2~3돈을 고루 먹으면 바로 소생이 되고 입을 다문 환자는 입을 젖혀 열고 넣어 주어야 한다. 〈得効〉

※ 금출탕(芩朮湯)

잉태한지 4~5일만에 계속 유산이 되고 편치 못한 증세는 속열이 심하기 때문이다. 황금(黃芩) 3돈, 백출(白朮) 1돈반을 썰어서 1첩으로 지어 물로 달여서 먹는다.

영출탕(苓朮湯)은 바로 안태(安胎)가 되는 성약이니 갑자기 내리고 급하면 1일에 3~5번을 먹으며 느리면 5~10일에 한 번씩 먹으면 태(胎)가 편안하고 순산이 된다. 태

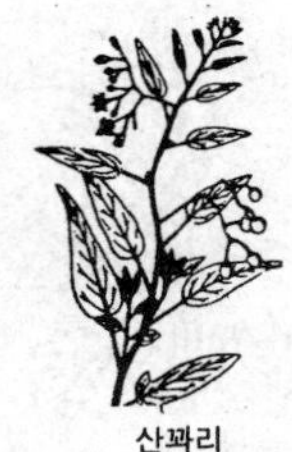
산꽈리

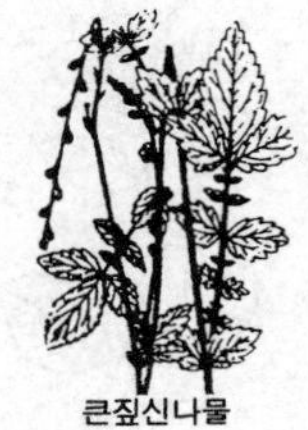
큰잎신나물

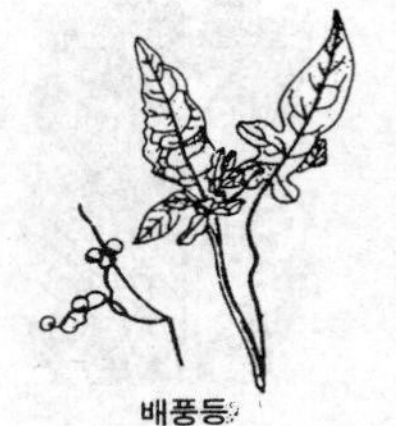
배풍등

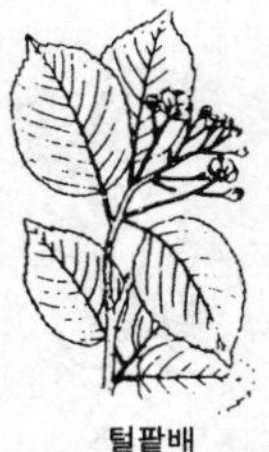
털팔배

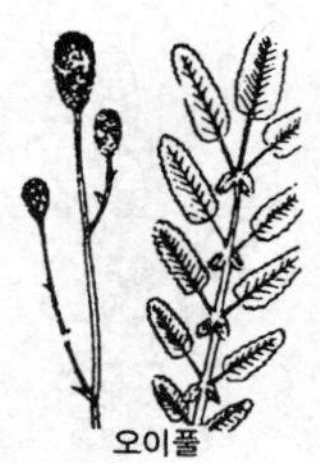
오이풀

어난 아이도 태독(胎毒)이 없고 대개 잉태에 비토(脾土)의 연화(蓮花)가 지체되면 습을 낳고 습하면 열이 나기 때문에 황금(黃芩)으로써 청열(淸熱)·양혈(養血)하고 백출(白朮)로써 비(脾)를 건장하게 하고 습을 마르게 하니 안태환(安胎丸)·금궤당귀산(金匱當歸散)이 모두 이 처방문을 근본으로 만들어진 것이다. 〈入門〉

❊ 안태환(安胎丸)

효능 : 치료 방법은 위에서와 같다.

처방 즉 영출탕(苓朮湯)의 재료를 가루로하여 죽으로 오동열매 크기의 환을지어 백탕(白湯)으로 50~70알을 먹는다.

❊ 금궤당귀산(金匱當歸散)

효능 : 잉부가 자주 먹으면 양혈(養血)과 청열(淸熱)이 되고 습성 유산에 먹으면 그 근원을 맑게 하고 다음에도 우려가 없다.

처방 황금(黃芩)·백출(白朮)·당귀(當歸)·천궁(川芎)·백작약(白芍藥) 각 1냥을 가루로하여 매 3돈을 더운 술에 고루 먹고 또는 술풀에 환으로해서 미음(米飮)에 50~70알을 먹는다.

부인이 잉태하면 비(脾)의 변화가 더디므로 습이 되고 습이 되면 열이 되는데 옛날 사람은 백출(白朮)·황금(黃芩)을 써서 태를 편하게 하는 성약이라고 하였으니 대개 백출(白朮)은 비(脾)를 돕고 습을 건조시키며 황금(黃芩)은 열을 맑게하기 때문이다. 임신하면 우선 혈(血)의 배양(培養)을 얻어야 되는데 이 처방은 당귀(當歸)·천궁(川芎)·작약(芍藥)을 써서 혈(血)을 보하는데 갖추어야 되는 것이다. 이 약을 먹으면 순산이 되고 태어나는 아이에게도 태독(胎毒)이 없으며 두진(痘疹)과 잔병이 없어서 기르기가 쉽고 청명지혜(聽明智慧)가 있는 것은 말할 것도 없는 것이다. 〈丹心〉

❊ 오미안태환(五未安胎丸)

효능 : 유산(流産)의 습관(習慣)이 된 증세에 먹으면 양혈(養血)과 청열(淸熱)을 해준다.

처방 당귀(當歸)·천궁(川芎)·조금(條芩)·백작약(白芍藥) 각 1냥, 백출(白朮) 5돈을 가루로하여 술풀에 오동열매 크기의 환을하여 다탕(茶湯)으로 50~70알을 먹는다. 〈回春〉

❊ 궁귀보중탕(芎歸補中湯)

효능 : 잉태중에 기혈(氣血)이 허약해서 영양(榮養)이 충분하지 못하여 번번히 몇달만에 유산이 되는 것을 치료한다.

처방 황금(黃芩)·당귀(當歸)·백출(白朮)·두충(杜冲)·백작약(白芍藥) 각 1돈, 건강(乾薑)·아교주(阿膠珠)·천궁(川芎)·오미자(五味子)·목향(木香)·인삼(人蔘)·감초(甘草) 각 5푼을 썰어서 1첩으로 지어 물로 달여서 먹는다. 〈入門〉

어떤 처방에는 목향(木香)이 없다. 〈正傳〉

❊ 안영탕(安榮湯)

효능 : 태기(胎氣)가 건전치 못하여 항시 유산(流産)되는 증세에 이 약으로써 미리 막아야 태를 건전하게 한다.

처방 숙지황(熟地黃)·백작약(白芍藥)·천궁(川芎)·당귀(當歸)·아교주(阿膠珠)·향부자(香附子)·상기생(桑寄生)·백출(白朮)·황금(黃芩)·축사(縮砂) 각 1돈을 썰어서 찹쌀 100알을 섞어 1첩으로 지어 물로 달여서 먹는다. 〈正傳〉

❊ 천금보태환(千金保胎丸)

효능 : 대개 부인이 잉태해서 3개월이 지나면 유산이 되는 증세는 비록 기혈(氣血)이 모자라는데 그 원인도 있으나 그의 더큰 요인은 중충맥(中衝脈)이 손상(損傷)한 데 있는 것이니 중충맥(中衝脈)은 당연히 음식을 삼가하고 색욕(色慾)을 끊어야 하며 뇌노(惱怒)를 경계하면서. 이 약을 먹은 다음 유산의 환(患)을 벗어나야 한다.

처방 두충강즙초(杜冲薑汁炒)·백출토초(白朮土炒) 각 2냥, 당귀주세(當歸酒洗)·숙지황강즙초(熟地黃薑汁炒)·아교(阿膠)를 합분(蛤粉)에 볶아서 구슬을 만들고 조금초(條芩炒)·익모초(益母草)·속단주세(續斷酒洗), 향부미(香附米)를 주(酒)·초(醋)·염수(鹽水)·사내아이 오줌에 각각 담가서 1포씩 만들고 3일이 지난 다음에 불을 말려서 각 1냥, 천궁(川芎)·애엽초자(艾葉炒煮)·

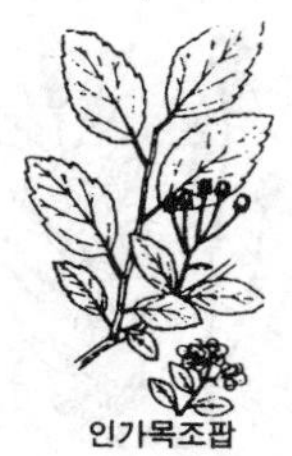
인가목조팝

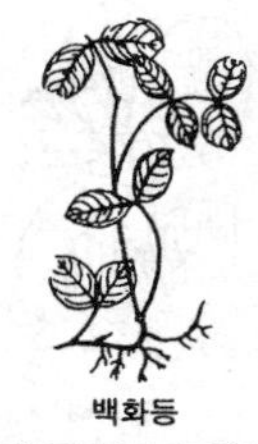
백화등

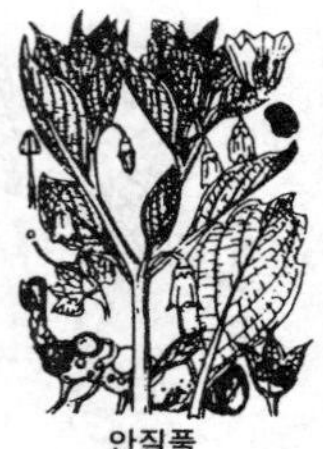
안질풀

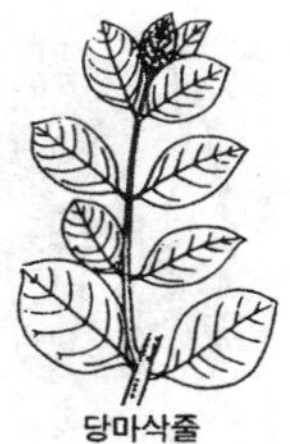
당마삭줄

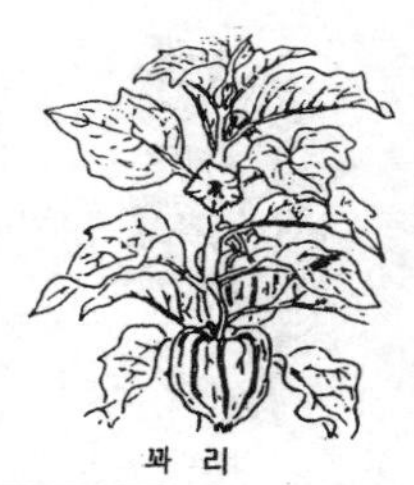
꽈 리

진피(陳皮) 각 5돈, 축사(縮砂) 2돈반을 가루로하여 대추살에 오동열매 크기의 환을하여 공복에 미음으로 먹는다.

※ 화통탕(和痛湯)

효능 : 유산(流産)하고 심복(心腹)이 아픈 증세를 치료한다.

처방 당귀(當歸) • 천궁(川芎) • 백작약주초(白芍藥酒炒) • 숙지황(熟地黃) 각 1돈3푼, 현호색(玄胡索) 1돈, 택란(澤蘭) • 향부자(香附子) • 청피(靑皮) 각 8푼, 도인(桃仁) • 홍화(紅花) 각 5푼을 썰어서 1첩으로 지어 물 1종재기, 청주(淸酒), 사내 아이 오줌 각 반종재기로 자주 달여서 먹는다.

◎ **일방(一方)**

한 부인이 잉태하면 매번 3개월이 되면 반드시 유산을 하고 약을 싫어하는데 4~5년이 된 암닭을 맑은 물에다 넣고 홍곡(紅穀) 약간과 황미(黃米) 약간을 넣어 죽을 끓여 먹었더니 태(胎)가 튼튼하고 달이 차서 생남(生男)했다고 한다.

◎ **우방(又方)**

또 한 부인이 잉태해서 3개월 정도가 되면서 틀림없이 유산을 하는데 진하게 달인 백출탕(白出湯)에 황금(黃芩) 가루 1돈을 넣어 30~40첩을 먹이니 결국 보전이 되어서 안산(安產)을 했다. 대개 태가 3개월이 되면 상화(相火)에 들어서 낙태하기 쉬우니 황금(黃芩)과 백출(白朮)을 안태(安胎)의 성약으로 삼아야 한다.

20. 맥법(脈法)일 경우

반산(半産)으로 누하(漏下)되는 증세는 혁맥(革脈)이 주관을 하니 약하면 혈(血)이 소모해서 위태로운 것을 보게 된다. 소음맥(少陰脈)이 뜨고 굳은 병은 산가(疝瘕)로 뱃속이 아프고 유산되기가 쉬운 것이다.

21. 갑자기 낙태(落胎)가 될 경우

임부가 6~7달 만에 혈수(血水)를 지나치게 내리면 반드시 유산이 되는 고장(孤漿)이 미리 내리기 때문이다.

태루(胎漏)란 것은 천천히 물을 내리는 것인데 지나치게 내리면 그 양이 많아서 낙태가 되는 것이다. 〈脈經〉

22. 얼굴색을 진찰하여 태의 생사를 알 경우

태(胎)가 움직여서 심하게 편치 못한 사람은 반드시 잉부의 얼굴색을 살펴보면 얼굴이 붉고 혀가 푸른 증세는 그 잉부는 살되 태아는 죽게 되며 얼굴이 푸르고 혀가 붉으며 입안에서 거품이 나는 증세는 잉부는 죽게되고 태아는 살게 된다. 얼굴과 혀가 모두 푸르고 입의 양쪽으로 거품이 나는 잉부는 태아와 같이 죽게 된다. 〈良方〉

잉부의 배가 아프고 태가 움직이지 않는데 태아(胎兒)의 생사(生死)를 알고 싶으면 손으로 어루만져 보아서 태아의 있는 곳이 차면 죽은 것이 되고, 따뜻하면 살아있는 것이다. 〈脈經〉

태아(胎兒)가 죽으면 산모의 손톱과 혀가 모두 푸르고 입에서 냄새가 나는데 만약 두 볼이 약간 붉으면 산모는 살되 태아는 죽게 된다. 〈丹心〉

잉부의 혀가 검으면 태아가 벌써 죽은 것이다. 혀로써 징험하고 불수산(不手散)으로써 구하는 것이다. 〈回春〉

23. 해산하려는 증후가 보일 경우

잉부가 출산할 달이되면 맥이 난경(難經)이 되는데 배가 아프고 허리와 척추를 땅기게 되니 이러한 증세는 해산을 하려는 증후가 된다. 〈脈經〉

잉부가 8개월이 되서 배가 아프다 그쳤다 하는 증세를 농태(弄胎)라 하는데 정산(正產)의 증후가 아닌 것이며, 혹시 배는 아파도 허리가 아프지 않으면 역시 정산(正產)의 증후가 아니고, 태(胎)가 높고 밑으로 꺼지지 아니하면 또한 정산(正產)의 증후가 아니며, 곡도(穀道)가 솟아오르지 않는 것과 수장(水漿)이 내리지 않고 혈(血)이 나오지 않는 것과 장(漿)과 혈은 나와도 배가 아프지 않는 증세는 모두 정산(正產)의 증후가 아닌 것이니 사람에게 의지해서 움직여야 하고, 가만히 있지 않는 것이 좋다. 〈良方〉

잉부의 태기(胎氣)가 밑으로 쳐지면서 태아(胎兒)가 음호(陰戶)에 핍박(逼迫)해서 허리가 무겁고 아파서 눈에서 불이 나고 곡도(穀道)가 솟아오르면 정산(正產)의 증후가 되니 초석에 앉아서 힘을 써야 한다. 〈良方〉

24. 맥법(脈法)일 경우

노래에 말하기를 해산을 하려는 부인은 맥이 이경해서 침세(沈細)하고 미끄러운 것도 똑같은 것이다. 밤중에 아픔을 느끼면 분만을 하는 것이니 다음날 오후에 해산 될 것을 미리 알 수가 있다. 〈綱目〉

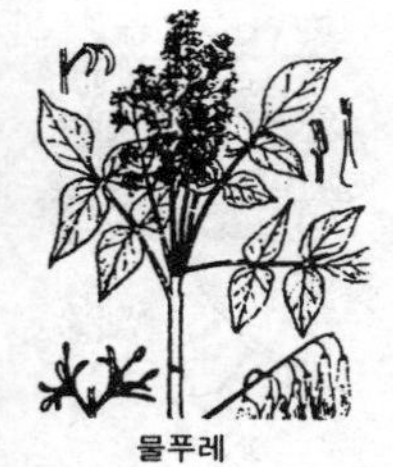
물푸레

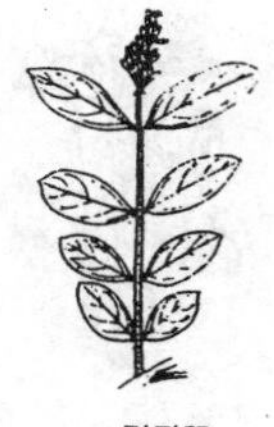
털쥐똥

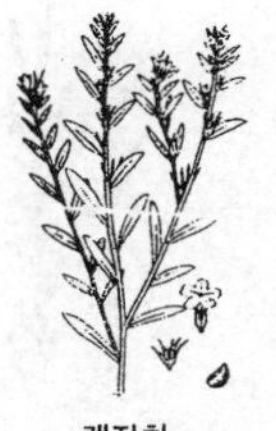
개지치

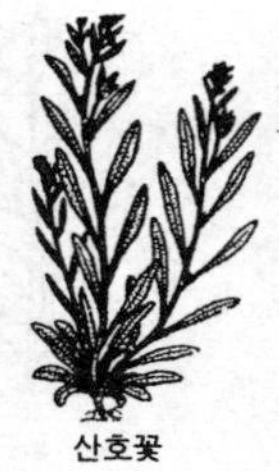
산호꽃

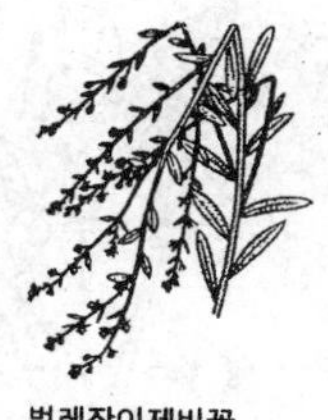
벌레잡이제비꽃

척맥(尺脈)이 전급(轉急)해서 노끈을 끊고 구슬을 구르는 것과 같은 것은 바로 출산이 되는 증세가 된다. 〈脈經〉

난경(難經)이란 것은 한 번 숨쉬는 데 맥이 여섯 번을 움직이는 것이니 침세(沈細)하고 미끄러우며 진통이 허리에 이어지면 곧바로 나오는 증세이다. 〈丹心〉

25. 보산(保產)일 경우

난산(難產)되는 부인은 대부분 8~9개월안에 색욕을 참지 못해서 기혈(氣血)이 허해졌기 때문이다. 〈丹心〉

대체로는 생산되는 적기(適期)가 있는 것인데 절대로 최생제(催生劑)와 활태약(滑胎藥)을 먹거나 조기에 좌초(坐草)하거나 산파(產婆)에게 맡겨서 번란하게 수법을 써서는 안된다. 〈良方〉

대체로 난산(難產)하는 증세는 살면서 편안한 여자에게 많고 빈곤하고 고생하는 여자에게는 거의 없는 것인데 고방(古方)에 수태음〔瘦胎飮 : 즉(卽) 지곡산(枳穀散)〕을 쓰는 것이 원래 호양공주(湖陽公主)를 위해서 만들어진 처방문으로 그것은 봉양을 두터이 해서 기(氣)가 성한 때문에 이 처방문으로써 그 기(氣)를 모손시킨 것이니 실질적으로 타당한 이론이 되지 못하는 것이다.

한 부인이 난산(難產)에 괴로와해서 다음에 잉태하면 기피(忌避)에 범촉(犯觸)해서 유산을 하곤 하는데 대전자소음(大全紫蘇飮)에 보기약(補氣藥)을 더해서 10여첩을 썼더니 다음부터는 순산을 하고 득남해서 매우 기뻐하고 그 처방을 이름하여 달생산(達生散)이라고 하였다. 〈丹心〉

잉부가 행동을 활달하게 하지 않고 아픔을 참으면서 몸을 구부리고 한쪽으로 누워있어 뱃속에서 자유롭게 움직이지 못하기 때문에 옆으로 낳거나 거꾸로 낳거나 심하면 태아가 뱃속에서 죽는 경우도 있으니 주의해야 된다. 〈丹心〉

대체로 달수가 모두 다 차면 배아픈 것을 느끼는 것이니 함부로 놀라고 움직여서 빨리 낳으려고 서둘지 말고 두려워 하지도 말아야 한다. 대개 두려워하면 기(氣)가 겁을 먹게되고 기(氣)가 겁을 먹으면 상초(上焦)가 닫히고 하초(下焦)가 가득차서 기(氣)가 활동을 하지 못하여 난산(難產)될 염려가 있으니 빨리 자소음(紫蘇飮)을 먹고서 그 기(氣)를 너그럽게 해주어야 한다. 〈正傳〉

태아가 뱃속에 있으면 전적으로 장(漿)의 자양을 입히고 달수가 차면 혈기(血氣)가 완전하고 형신(形神)이 구비해서 갑자기 꿈을 깬 것처럼 저절로 포(胞)를 열고 길을 찾아 나오는 것인데 장(漿)이란 것은 포안에서 태아(胎兒)를 기르면 수분(水分)이 되는 것이다. 만약 태원(胎元)이 건강하면 포(胞)가 벌어지고 바로 장수(漿水)를 따라 내리기 때문에 순산하는 것이며, 태원(胎元)이 곤약(困弱)하면 태아의 머리를 돌리는 것이 더디고 포(胞)안의 장수(漿水)가 말라서 나쁜 피가 산로(產路)를 막아서 난산(難產)을 면하지 못하는데 최생여성산(催生如聖散)•최생단(催生丹)•신효유주단(神効乳珠丹)•불수산(不手散)•흑신산(黑神散)•이퇴산(二退散)•삼퇴산(三退散)•삼퇴육일산(三退六一散)•토뇌환(兎腦丸)•용세산(龍蛻散)•흑용단(黑龍丹)•최생산(催生散)등을 쓴다. 〈必方〉

해산할 때에 너무 소란하게 하지 말고 서서히 죽이나 밥을 먹고 사람에게 의지해서 천천히 걸어갈 것이며 혹시 걸어가지 못하게 되면 어떠한 물체에 기대서서 진통이 뜸해지고 산후(產後)가 바로 잡힌 연후에 조용히 앉아서 최생약(催生藥)을 먹은 뒤에 바로 태아가 산문(產門)에 핍박(逼迫)된 것을 기다려서 힘을 주면 저절로 순산이 되는 것이다. 〈得効〉

앉아 있을 때에 갑자기 눈을 뒤집고 입을 다물고 거품을 토하면 벽력단(霹靂丹)을 써야 한다. 〈入門〉

26. 태를 여위게 해서 순산할 경우

잉부의 기혈(氣血)이 허약한 데는 9~10개월이 된 때에 수양(修養)을 삼가하지 않거나 또는 너무 편하게 있거나 또는 비성(肥盛)하고 기혈(氣血)이 응체(凝滯)해서 능히 몸을 움직이지 못하는 증세는 달생산(達生散)을 써서 태를 여위도록 하고 수태지감산(瘦胎枳甘散)•구생산(救生散)•불수산(佛手散)•익모환(益母丸)•축태환(縮胎丸)•속태환(束胎丸)•신침환(神寢丸)을 쓰면 저절로 순산을 하게 된다. 〈入門〉

※ 달생산(達生散)

효능 : 잉부가 산달이 차서 20여첩을 먹으면 순산을 하고 병도 없다.

처방 대복피주세(大腹皮酒洗) 1돈, 감초구(甘草炙) 1돈반, 당귀(當歸)•백출(白朮)•백작약(白芍藥) 각 1돈,

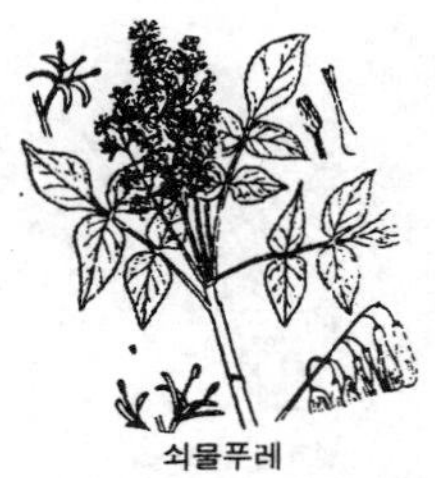
쇠물푸레

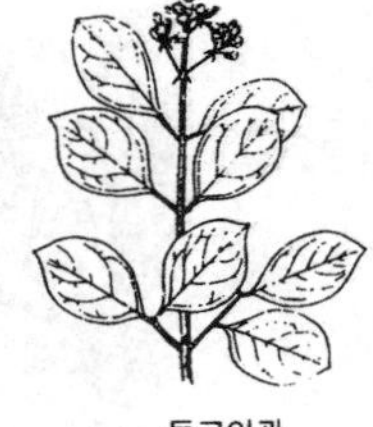
둥근잎광

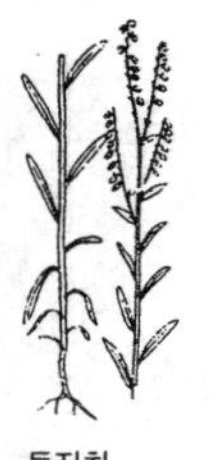
들지치

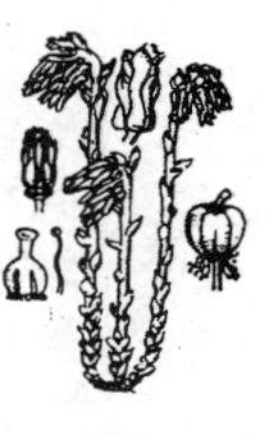
수정초

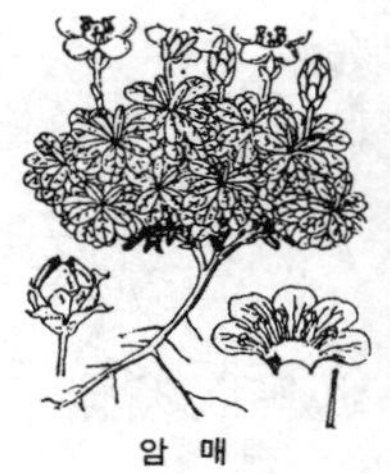
암 매

인삼(人蔘) • 진피(陳皮) • 자소엽(紫蘇葉) • 지각(枳殼) • 축사연(縮砂硏) 각 5푼을 썰어서 1첩으로 지어 청총(靑葱) 5잎을 넣고서 물로 달여 먹는다.

또는 위의 달인 물에 익모환(益母丸)을 같이 먹으면 더욱 좋다. 〈丹心〉

일명 축태음(縮胎飮)이라고도 한다. 〈丹心〉

※ 수태지감산(瘦胎枳甘散)

효능 : 잉부가 8~9달안으로 태기(胎氣)가 옹만(壅滿)하는 증세에 자주 먹으면 순산을 한다.

처방 지각(枳恪) 5냥, 감초(甘草) 1냥을 가루로하여 매 2돈을 백탕(白湯)에 적셔서 먹고 향부(香附) 1냥을 더하면 더욱 좋다. 〈入門〉

일명 활태지각산(滑胎枳殼散)이라 한다. 〈本事〉

또한 지각육일산(枳殼六一散)이라고도 한다. 〈直指〉

※ 구생산(救生散)

효능 : 잉부가 달이 찼는데 먹으면 태가 여위고 순산(順産)하는 경우가 지각산(枳殼散)보다 더욱 좋다.

처방 인삼(人蔘) • 가자육(訶子肉) • 신국(神麴) • 맥아(麥芽) • 백출(白朮) • 귤홍(橘紅)을 각 등분하여 거친 가루로해서 매 3돈을 물로 달여서 먹는다. 〈扱卒〉

※ 불수산(佛手散)

효능 : 잉부가 달이 찼을 때에 먹으면 태가 줄면서 순산하게 되며 자연히 난산(難産)의 염려가 없는 것이다.

처방 당귀(當歸) 6돈, 천궁(川芎) 4돈을 썰어서 1첩으로 지어 물로 달여 먹되 거의 달여질 무렵에 술을 약간 넣고 다시 한 번 달여서 따뜻하게 먹고 또는 익모초(益母草) 3돈을 썰어서 추가로 더하면 더욱 좋다. 〈回春〉

일명 궁귀탕(芎歸湯)이니 바로 궁귀(芎歸)를 등분한 것이다. 〈入門〉

※ 익모환(益母丸)

효능 : 재촉해서 출산하는데는 신통한 효과가 있다.

처방 익모초(益母草)를 5월 5일과, 6월 6일의 꽃이 필 때에 뿌리채 캐어서 그늘에 말린 다음 철(鐵)을 범하지 말고 찧어서 가루로 꿀로 탄자 크기의 환으로하여 매 1알을 백탕(白湯)에 녹여 먹거나 또는 오동열매 크기로 환을 하여 매 50~70알을 더운 술 또는 백탕으로 먹는다. 〈種杏〉

일명 반혼단(返魂丹)인데 재촉해서 낳게 하고 순산하며 횡산(橫産)과 역산(逆産)및 산후(産後)의 백병을 치료한다. 〈入門〉

※ 축태환(縮胎丸)

효능 : 잉부가 8~9개월이 되어서 먹으면 태가 줄면서 순산을 하게 된다.

처방 황금(黃芩)은 여름(夏)에 1냥, 봄(春)과, 가을(秋)은 7돈, 겨울(冬)은 5돈, 적복령(赤茯苓) 7돈반, 백출(白朮) 2냥, 진피(陳皮) 3냥을 가루로 하고 죽으로 오동열매 크기의 환을하여 끓인 물로 50~70알을 먹는다. 〈丹心〉

※ 속태환(束胎丸)

효능 : 태를 줄여서 순산을 하게한다.

처방 백출(白朮) • 지각(枳殼) 각 등분 가루로하여 물에 담그고 태워서 떡을 만들어 오동열매 크기의 환을해서 매 50알을 백탕(白湯)으로 삼켜 내린다. 〈保命〉

※ 신침원(神寢元)

효능 : 태를 줄게하여 순산을 시킨다.

처방 지각(枳殼) 2냥, 유향(乳香) 1냥을 가루로하여 달인 꿀에 오동열매 크기의 환을해서 30알을 술로 먹는다.

일명 오생환(寤生丸)이라고 한다. 〈得効〉

27. 십산후(十産候)일 경우

십산후(十産候)란 1은 정산(正産)이고, 2는 좌산(坐産)이며, 3은 와산(臥産)이고, 4는 횡산(橫産)이며, 5는 역산(逆産)이고, 6은 편산(偏産)이며, 7은 애산(礙産)이고, 8은 반장산(盤腸産)이며, 9는 열산(熱産)이고, 10은 동산(凍産)이다. 〈良方〉

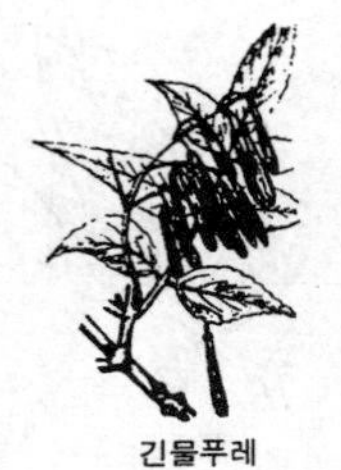
긴물푸레

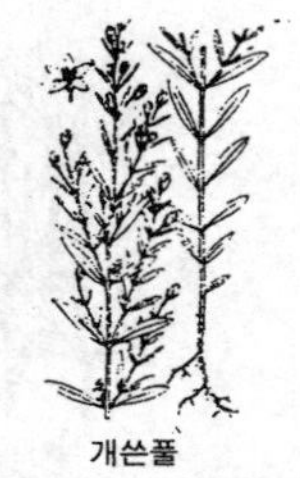
개쓴풀

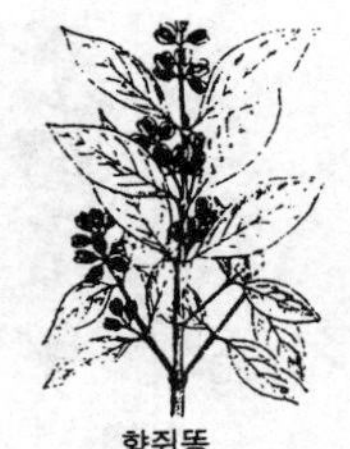
향쥐똥

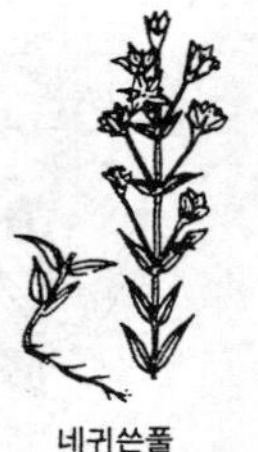
네귀쓴풀

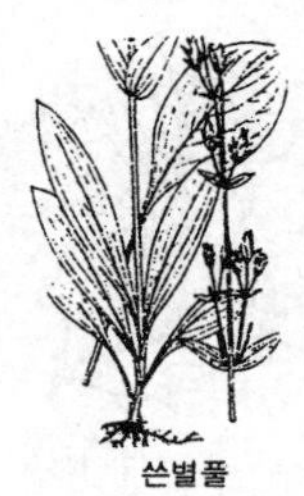
쓴별풀

또한 상산(傷産)과 최산(催産)이 있다. 〈回春〉

◎ 정산(正産)

산모가 달이 차서 갑자기 배꼽과 배에 진통이 있고 잉태가 빠져 내리며 장수(漿水)가 내리는 데 힘을 한 번 주면 아이가 바로 나온다. 〈良方〉

◎ 좌산(坐産)

산모가 달이 차서 출산할때 피곤해서 오래도록 요위에 앉아 있으면 태아가 나오는 길이 막혀서 못 나오게 되니 당연히 높은 곳에 수건을 달아매고 산부가 그것을 붙잡고 가볍게 다리를 오그리면 아이가 순산이 된다. 〈良方〉

◎ 와산(臥産)

산모가 누워서 등을 평평하게 자리에 붙이고 몸을 안 구부리면 아이가 나오는 길을 잃지 않고 저절로 순산이 된다. 〈良方〉

◎ 횡산(橫産)

산아(産兒)의 손이나 또는 발이 먼저 나오는 데 치료 방법은 산모로 하여금 얼굴을 우러러 편히 눕게 한 다음에 산파(産婆)가 살며시 아이를 밀어서 위로 솟게하고 가운데 손가락으로써 그 어깨를 어루만져 바로 앉힌 다음에 아이의 귀를 당겨서 머리를 바로잡고 아이의 몸이 산문(産門)에 바로 닿거든 그때는 최생약(催生藥)을 먹게하고 편하게 있으면 저절로 순산하게 된다. 〈正傳〉

◎ 역산(逆産)

역산(逆産)이란 먼저 발을 드러내는 것이고, 궁둥이를 들어내는 것이니 모두 힘을 너무 일찍 써서 그렇게 되는 것이다. 혹시 발을 들어내면 가는 침으로 족심(足心)을 1~2푼쯤 들어가도록 3~4번을 찌르고 소금으로써 그 위를 바른 다음에 가볍게 서서히 밀어 넣으면 아이가 아픔을 느끼고 놀라서 몸을 한 번 물리고 오므리며 바르게 나오게되고 또한 아이의 다리가 먼저 나오는 것을 도연화생(蹈蓮花生)이라고 하는데 속히 소금을 아이의 각심(脚心)에 바르고 그곳을 긁은 다음 소금으로써 어머니의 배 위를 비벼주면 저절로 금방 나오게 된다. 〈正傳〉

◎ 편산(偏産)

아이 머리가 편벽스럽게 한쪽으로 기울어지는 것이다. 비록 산문(産門)에 핍근(逼近)했더라도 이마를 바르게 들어내지 않고 한쪽의 이마를 들어내는 것을 편산(偏産)이라고 하니 치료 방법은 산모를 위로 보게 하여 바로 눕히고 산파(産婆)가 가볍게 아이를 밀어 넣고 손으로써 그 머리를 바로 잡아 단정하게 하여 산문(産門)을 향하게 하면 금방 바르게 나온다.

또한 아이의 머리가 후골(後骨)의 곡도(穀道)쪽으로 나오는 경우가 있으니 이것은 솜옷을 불에 구워서 뜨겁게 하여 손에 싸가지고 곡도(穀道)밖에 대고 천천히 밀어 넣으면 차차 올라가서 머리가 바로 된 다음에 조용히 있으면 금방 정산(正産)이 된다. 〈正傳〉

◎ 애산(礙産)

아이의 머리가 바르고 이미 산문(産門)에 나와 있어도 몸둥이가 나오지 못하는 것은 아이가 몸을 돌릴 때에 배꼽줄이 아이의 어깨에 걸려서 나오지 못하는 증세이니 치료 방법은 산모를 곧바로 눕히고 산파(産婆)가 가볍게 아이를 밀어 넣어 올리고 천천히 가운데 손가락으로써 아이의 두 어깨를 어루만지면서 배꼽줄을 벗기고 아이의 몸을 바로잡아 준 다음에 약간의 힘을 주면 바로 출산이 된다. 〈正傳〉

◎ 반장산(盤腸産)

잉부가 산달이 되어서 자장(子腸)이 먼저 나오고 아이가 따라나오는 경우가 있는데 치료 방법은 잉부(孕婦)의 이마에다 여성고(如聖膏)를 붙이면 저절로 오물아들게 되니 바로 물로써 씻어버려야 하며 만약 장의 머리가 바람에 마르는 경우가 있으면 들어가지 않으니 숫돌에 칼을 간 물을 약간 따뜻하게 해서 장을적시고 호자석(好磁石) 달인 물을 한잔 마시면 장(腸)이 저절로 들어간다. 〈正傳〉

◎ 열산(熱産)

해산 달이 만약 더운 여름이면 깊숙하고 조용한 곳의 햇볕이 먼 방을 택하여 창문을 열어놓고 맑은 물을 많이 길어다가 얼음을 담아 두고 잉부의 열이 나는 것을 미리 막아야 한다. 〈正傳〉

◎ 동산(凍産)

엄동에 해산달이 되면 방문을 꼭 닫고 안밖에 불을 피워서 언제나 따뜻한 기운이 봄과 같도록 하고 또 아랫몸을 두껍게 덮어서 온화하게 하여 난산(難産)을 하지 않도록 하여야 한다. 〈正傳〉

◎ 상산(傷産)

상산(傷産)이란 것은 달이 넘어서 해산이 되거나 또는 1~2년 심하면 4~5년이 지나서 해산하는 경우가 있으니 이것은 창황(蒼皇)하게 힘을 너무 일찌기 써서 장수(漿水)가 먼저 내리고 썩은 피가 속에 머물러 있기 때문이니 승금산(勝金散)을 쓰고 또는 새로 떠온물에 경묵(京墨)을

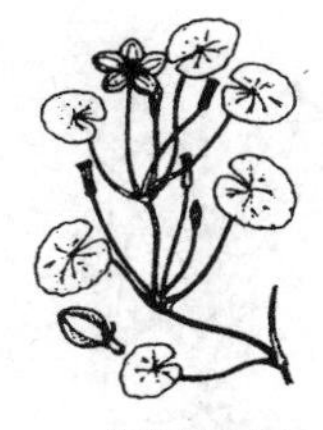
노랑어리연꽃

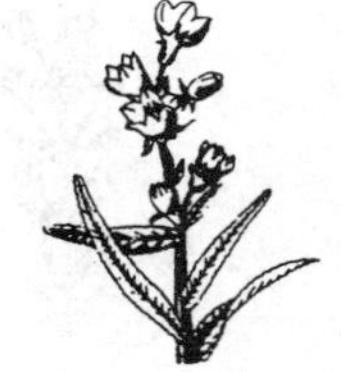
복사도라지

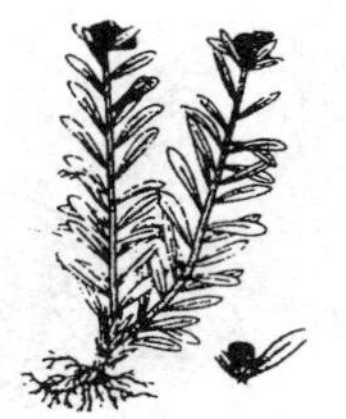
들떡쑥

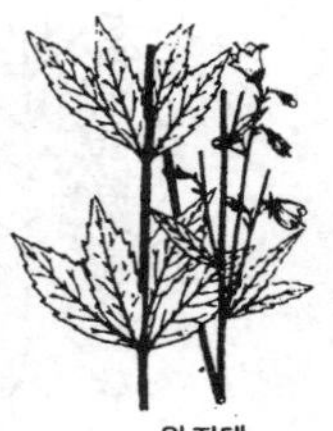
왕잔대

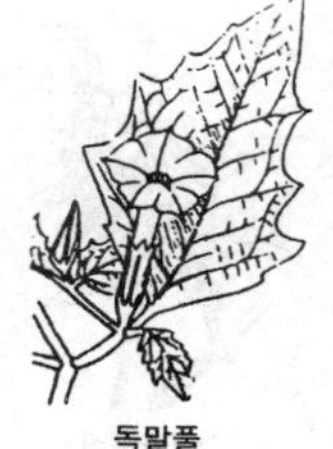
독말풀

갈아서 마시면 먹이 아이를 싸서 나오게 된다. 〈入門〉

◎ 최산(催產)

해산할 날이 지나고 오래되면 산모가 권태해서 못견디는데 당연히 최생약(催生藥)을 먹고 혈기(血氣)를 도와서 아이가 빨리 나오도록 해야 한다. 〈回春〉

28. 교골(交骨)이 열리지 않아서 난산(難產)일 경우

난산(難產)으로 죽게 되는 경우와 난장이 여자가 교골이 안 열리는 경우에는 구각산(龜殼散) • 토뇌환(兎腦丸) • 내소산(來甦散) • 가미궁귀탕(加味芎歸湯)을 쓴다. 〈入門〉

해산할 때 교골(交骨)이 안 열리는 증세는 음기가 허하기 때문이니 역시 가미궁귀탕(加味芎歸湯)을 쓴다. 〈回春〉

산전(產前)의 살을 연하게 하는 방법에는 오매(烏梅) • 생강(生薑) • 감초(甘草)를 각 등분하여 썰어서 달여 먹으면 과골(胯骨)이 연해져서 순산이 되고 아프지도 않게 된다. 〈得効〉

※ 최생여성산(催生如聖散)

효능 : 난산(難產)과 누혈(漏血)및 태(胎)가 마르는 증세에 효과가 있다.

처방 황촉규자(黃蜀葵子)를 갈아서 가루로하여 매 2돈을 술에 타서 여과를 한 다음 따뜻하게 먹는다. 〈丹心〉

또는 촉규화(蜀葵花)를 가루로하여 더운 술에 1돈을 고루 먹으면 바로 효험이 있다. 〈正傳〉

노래에 말하기를 「황규자(黃葵子) 100여알을 볶아서 잘 갈아 술에 섞으면 군급함을 건지고 난산(難產)과 위태할 경우의 온집안의 슬픔을 그치게 한다」고 하였다. 〈正傳〉

※ 최생단(催生丹)

효능 : 난산(難產) • 횡산(橫產) • 역산(逆產)을 치료한다.

처방 음력 섣달의 토끼골 1개의 골수를 내서 거죽과 막은 버리고 진흙같이 갈아서 유향(乳香)가루 2돈반, 정향(丁香)가루 1돈, 사향(麝香) 2돈반을 넣고서 반죽하여 닭머리 크기로 환을 지어서 그늘에 말려 기름 종이에 싸두고 매 1알을 더운 물에 같이 마시면 바로 출산이 되는데 남자는 왼손, 여자는 오른손에 약을 움켜쥐고 있으면 이것이 바로 징험(徵驗)인 것이다. 약은 그믐날에 짓는 것이 더욱 좋다. 〈良方〉

※ 신효유주단(神効乳珠丹)

효능 : 최생(催生)에 신통한 효과가 있고 또한 태아가 뱃속에서 죽어 나오지 못하는 증세를 치료한다.

처방 명유향(明乳香)을 부드럽게 갈고 저심혈(猪心血)로 가시연밥 크기의 환을하여 주사(朱砂)로 겉을 입히고 말려서 매 1알을 찬술에 녹여서 먹되 내리지 않으면 다시 먹는데 단오일 또는 석양에 지은 것이 더욱 좋다. 〈綱目〉

※ 여신산(如神散)

효능 : 최생(催生)에 아주 효과가 많다.

처방 임산시(臨產時)에 길가에 버려진 짚신 한짝을 주워다가 신의 콧등의 노끈을 불에 태워서 더운 술에 섞어 먹으면 바로 해산이 되는데 처음 본 집신이 왼쪽이면 생남(生男)을 하고 오른쪽이면 생녀(生女)를 하고 엎어져 있었으면 아이가 죽어서 나오게되며 옆으로 서 있으면 아이가 잘 놀라는데 이것은 미신이 아니고 자연의 이치가 되는 것이다.

일명 신험산(神驗散)이라 한다. 〈得効〉

※ 이퇴산(二退散)

효능 : 난산(難產)을 치료한다.

처방 뱀의 허물 온전한 것 1장과 잠퇴지(蠶退紙) 방원(方圓) 1자를 불에 태워서 가루로하여 더운 술에 섞어서 먹는다. 〈丹心〉

※ 삼퇴산(三退散)

효능 : 난산(難產) • 횡산(橫產) • 역산(逆產)또는 아이가 뱃속에서 죽은 상태를 치료한다.

처방 뱀의 허물 온전한 것 1장, 매미 허물 온전한 것 14개, 남자 머리털 계란만큼을 불에 태워서 가루로하여 2번

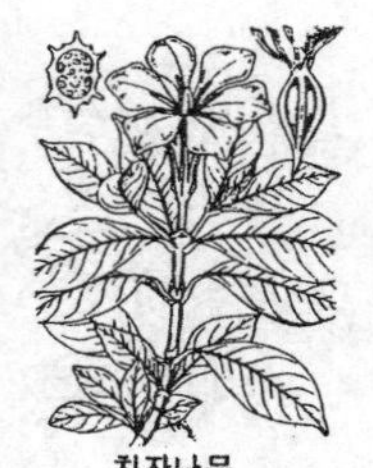
치자나무

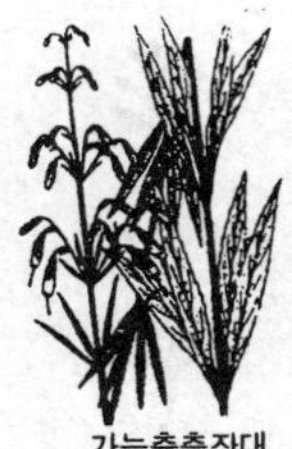
가는층층잔대

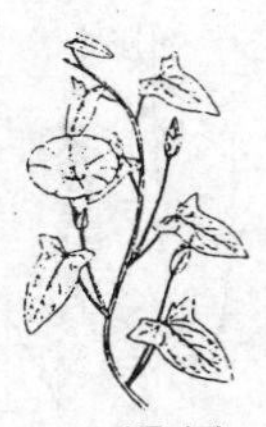
박주가리

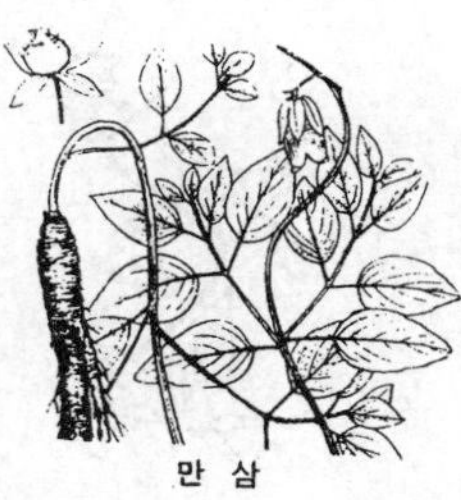
만 삼

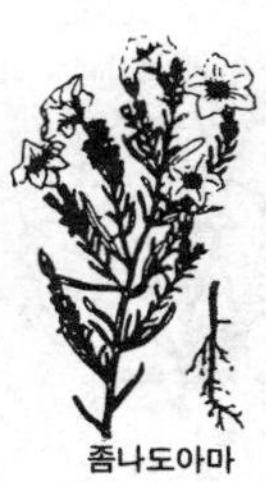
좀나도아마

으로 더운 술에 타서 먹는다. 〈入門〉

일명 최생산(催生散)이라 한다. 〈丹心〉

또는 사세산(蛇蛻散)이라고도 한다. 〈得効〉

※ 삼퇴육일산(三退六一散)

효능 : 최생(催生)에 신통한 효험이 있다.

처방 익원산(益元散) 1냥에 남자머리 계란만큼을 향유(香油)에 볶고 뱀의 허물 온전한 것 5장, 천산갑(穿山甲) 1쪽을 각 불에 태워서 가루로하고 양념물에 달여서 두어 번 끓거든 발회(髮灰)를 넣어 섞어서 먹으면 바로 나온다. 〈入門〉

일명 활태산(滑胎散)이라고 한다. 〈丹心〉

※ 토뇌환(兎腦丸)

효능 : 난산(難産)하거나 날수가 지나서 피가 마르는 증세에 이 약으로써 미끄럽게 한다.

처방 섣달의 토뇌수(兎腦髓) 1조, 서내신(鼠內腎) 일부, 모정향(母丁香) • 익모초(益母草) 각 1돈, 유향(乳香) 2돈반, 사향(麝香) 2푼반을 가루로해서 토뇌수(兎腦髓)에 섞은 다음 가시연밥 크기의 환을지어 주사(朱砂)로 겉을 입히고 기름 종이에 싸서 그늘에 말린다음 매 1알을 초탕(醋湯)에 먹으면 바로 출산이 되는데 남자는 왼손, 여자는 오른손에 약을 쥐고 나오면 이것이 바로 징험(徵驗)이 된다. 〈入門〉

※ 용태산(龍蛻散)

효능 : 최생(催生)에 효험이 있다.

처방 선퇴(蟬退) 1냥과 큰 뱀 허물 1장을, 보통불에 태우고 활석(滑席) • 동규자미초(冬葵子微炒) 각 1냥을 가루로하여 매 1돈을 순하게 흐르는 물에 약간 따뜻이 하여 복용하되 더운 탕은 쓰지 못한다. 〈得効〉

※ 흑신산(黑神散)

효능 : 난산(難産) • 횡산(橫産) • 역산(逆産)을 치료하는데 무릇 조용히 기다린 날이 오래되면 장수(漿水)가 많이 내리고 피가 반드시 마르며 자도(子道)가 난삽(難澁)해서 마치 배가 좌초(坐礁)되면 물이 불어나야만 갈수 있는 것과 같으니 이 약을 먹고서 다시 그 혈(血)을 자양(磁養)해 주어야 고기가 물을 얻은 것과 같이 저절로 돌아서 나오게 된다.

처방 백초상(百草霜) • 백출(白朮) 각 등분 가루로하여 매 2돈을 맑은 술과 사내 아이 오줌 각 반잔에 사향(麝香)약간을 넣어 같이 달여서 따뜻하게 복용하되 2번이면 바로 효험이 있다. 〈良方〉

또한 이 약을 먹은 다음에 밖으로는 파 2근을 짓찧어서 소복(小腹)위에 펴서 덮어 두고 속히 개울 물가의 깨끗한 모래 1말을 볶아 뜨거울때 헝겊에 싸서 파 위를 덮고 손으로 가볍게 어루만지며 누르면 바로 순산이 된다. 〈入門〉

일명 최생여신산(催生如神散), 또는 신응흑산(神應黑散)이라고 한다. 〈丹心〉

※ 흑룡단(黑龍丹)

효능 : 난산(難産)과 사태(死胎)로 내리지 않는 증세와 태의(胎衣)가 내리지 않고 후산(後産)에 아침(兒枕)이 아픈 증세 및 혈미(血迷) • 혈운(血暈)등 일체의 위급(危急) • 수사(垂死)한 증세에 이 약이 입에 들어가면 살아나지 않는 것이 없고 그 신통한 효험이 말할 수 없다.

처방 오령지(五靈脂) • 당귀(當歸) • 천궁(川芎), 양강(良強) • 숙지황(熟地黃) 각 1냥을 썰어서 옹기 그릇에 넣고 진흙과 노끈으로써 굳게 봉하여 숯 10근의 불에 사루어서 식혀가지고 꺼낸 다음에 백초상(百草霜) 3돈, 유황(硫黃) • 유향(乳香) • 몰약(沒藥) 각 1돈반, 화예석(花蕊石) 각 1돈을 넣고 만드는 방법은 위에서와 같이 하여 먹는다. 〈正傳〉

※ 최생산(催生散)

효능 : 난산(難産)을 치료한다.

처방 백출초흑(白朮炒黑) • 백초상(百草霜) • 활석(滑石) 각 등분하고 가루로하여 궁귀탕(芎歸湯)달인 물에 2~3돈을 섞어서 먹는다. 〈正傳〉

※ 승금산(勝金散)

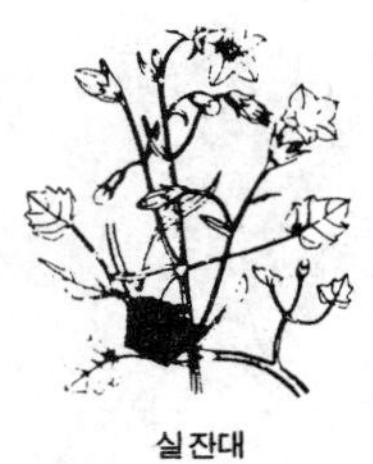
실잔대

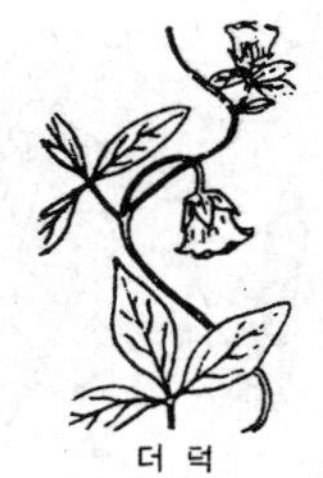
더 덕

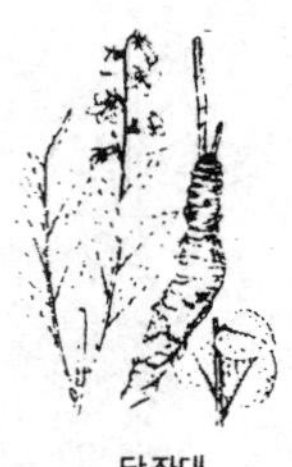
당잔대

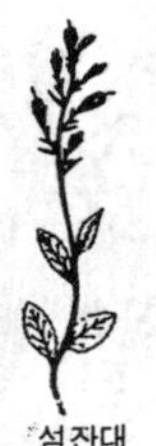
섬잔대

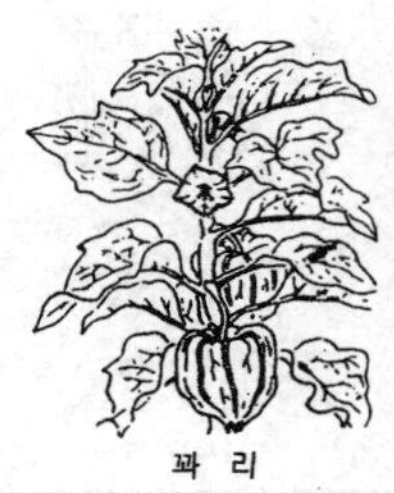
꽈 리

효능 : 난산(難産)・횡산(橫産)・역산(逆産)등을 치료한다.

처방 짠 콩자반 1냥을 푸른 헝겊에 싸서 불에 태워서 사향(麝香) 1돈을 넣고 가루로하여 저울대의 추(錘)를 불에 달궈 술에 담가서 그 술로 먹는다. 〈良方〉

※ 벽력단(霹靂丹)

효능 : 해산을 하는데 기(氣)가 스러지며 눈이 뒤집어지고 입이 다물어지며 얼굴이 검고 입술이 푸르며 입안에서 거품이 나오고 아이와 산모가 함께 죽게 된 증세에 두볼이 약간 붉으면 아이는 죽고 산모는 사는 것이니 속히 이 약을 써서 구원해야 된다.

처방 뱀 허물 1장과 잠퇴지(蠶退紙)를 보통 불에 태워서 각 2돈, 남자 머리털 태운 재와 길가의 왼쪽 짚신을 불에 태워서 각 1돈, 유향(乳香) 5푼, 흑연(黑鉛) 2돈반, 수은(受恩) 7돈반, 연(練)・은(銀)은 남비에 넣어 불에 녹여서 모래알 같이 되거든 잘게 갈고 큰 돼지의 심혈(心血)에 오동열매 크기의 환을하여 금박(金箔)으로 겉을 입히고 매 2~3알을 취하되 거꾸로 흐르는 물로 내려 보내서 넘어가지 않게 넣어준다. 〈入門〉

일명 벽력탈명단(霹靂奪命丹)이라고 한다. 〈正傳〉

※ 구각산(龜殼散)

효능 : 난산(難産)이 오래 되어서 죽게 된 증세와 난쟁이 여자의 교골(交骨)이 열리지 않는 증세를 치료한다.

처방 구각(龜殼) 1개, 생남(生男)을 한 부인의 머리털 1줌을 불에 태우고 천궁(川芎)・당귀(當歸) 각 1냥을 가루로하여 매 3돈을 물로 달여 먹으면 약간 지난 다음에 생태(生胎)나 사태(死胎)라도 모두 나오게 된다. 〈入門〉

※ 내소산(來甦散)

효능 : 해산할 때 힘을 너무 써서 기(氣)가 쇠하고 맥이 약하며 정신이 어지럽고 입이 다물어지며 얼굴이 푸르고 인사불성(人事不省)이 되는 증세를 치료한다.

처방 목향(木香)・신국(神麴)・진피(陳皮)・맥아(麥芽)・황금(黃芩)・아교(阿膠)・백작약(白芍藥) 각 1돈, 저근(苧根)・감초(甘草) 각 3돈, 찹쌀 1홉에 생강(生薑) 3쪽을 넣고 달여서 계속쓰되 입이 열리지 않으면 벌려서 입을 열고 넣어준다. 〈入門〉

※ 가미궁귀탕(加味芎歸湯)

해산할 때 교골(交骨)이 안 열리고 난산(難産)되는 증세를 치료한다. 즉 위의 구각산(龜殼散)의 처방문이 된다. 〈回春〉

29. 최생(催生)하는 데 활리약(滑利藥)을 쓸 경우

대개 최생(催生)하는데 활리신속(滑利迅速)하는 약을 많이 쓰는데 토뇌수(兎腦髓)・필두회(筆頭灰)・노아(弩牙)뱀 허물의 종류와 같은 것이 바로 그것이다.

만약 피물이 많이 내리고 자도(子道)가 건삽(乾澁)한 증세에는 저지(猪脂)・향유(香油)・봉밀(峰蜜)・순주(醇酒)・동뇨(童尿)・규자(葵子)・우유(牛乳)・활석(滑石)・유백피(楡白皮)의 종류를 쓴다.

만약 풍냉(風冷)이 들어가서 기혈(氣血)이 막힌 증세에는 우슬(牛膝)・총백(葱白)・계심(桂心)・생강(生薑)의 종류를 쓴다.

악기(惡氣)를 촉범(觸犯)해서 심(心)이 번조(煩躁)하고 난민(亂悶)하여 난산(難産)이 될 때에는 사향(麝香)・주사(朱砂)・유향(乳香)・청죽여(青竹茹)의 종류를 쓴다. 〈正傳〉

난산(難産)이 오래되어 장수(漿水)가 많이 내리고 포(胞)가 말라서 태아가 나오지 못하는 경우에는 향유(香油)와 맑은 꿀 각 1주발을 불 위에 약간 끓여서 활석(滑石)가루 1냥을 넣고 저어서 마시며 기름이나 꿀로서 산모의 배꼽과 배를 문지르면 바로 효과가 난다. 〈醫鑑〉

유밀(油蜜)과 동뇨(童尿)를 섞어서 마시면 난산(難産)을 치료하는데 가장 좋고 익모고(益母膏)를 섞어서 먹으면 더욱 좋다.

유백피탕(楡白皮湯)도 또한 좋다. 〈丹心〉

※ 유백피탕(楡白皮湯)

효능 : 난산(難産)에 포(胞)가 말라서 내리지 못하는 증세를 치료한다.

처방 유백피(楡白皮)・동규자(冬葵子)・구맥(瞿麥)

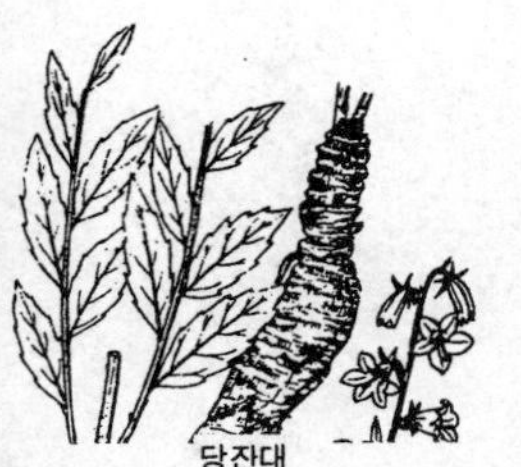
당잔대

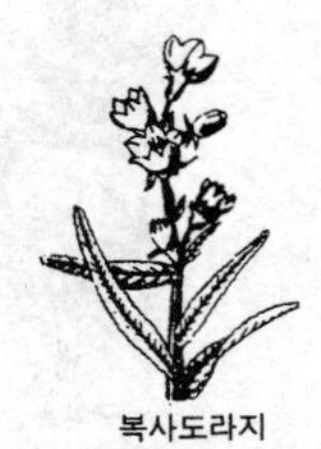
복사도라지

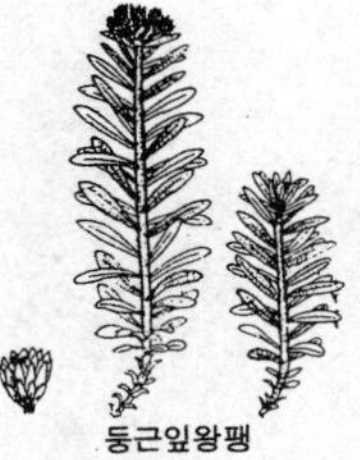
둥근잎왕팽

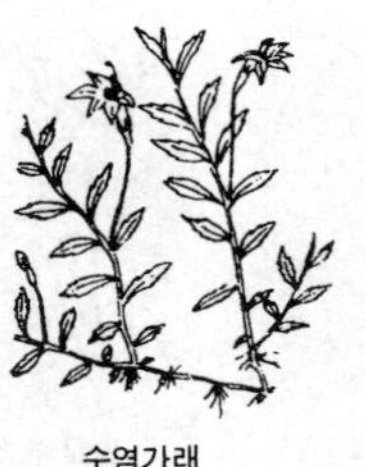
수염가래

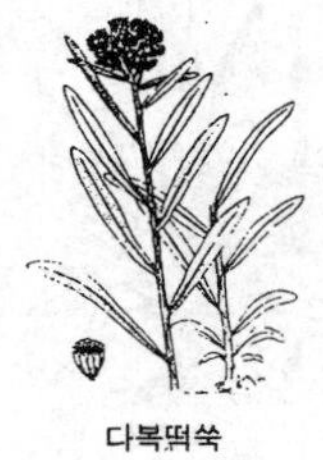
다복떡쑥

각 2돈, 우슬(牛膝) • 마인거각(麻仁去殼) 각 1돈반, 목통(木通) 1돈을 썰어서 1첩으로 지어 물로 달여서 먹는다.

※ 양법(禳法)

해산을 하려고 할때 처음에 먼저 산부(產婦)가 보통때 입은 옷을 벗겨서 부엌의 솥을 덮으면 순산을하게 되는데 산모에게는 알게 하면 안 된다. 〈得効〉

해산할 때 붉은 말의 가죽을 펴고 산모가 그 위에 앉으면 최생(催生)해서 순산이 된다.

청서〔靑鼠 : 비생(飛生)〕의 거죽털을 산모가 손에 쥐고 있으면 바로 출산하고 또 해마(海馬) 또는 석연자(石燕子)를 두 손에 각각 한 개씩 쥐고 있으면 바로 효험이 난다. 〈本草〉

※ 외첩법(外貼法)

대개 난산(難產)의 최생(催生)에 탕이나 환으로 먹으면서 밖으로 약을 붙이면 완전한 효과를 거둘 수 있는 것이니 여신단(如神丹) • 여성고(如聖膏) • 입성단(立聖丹) • 우선단(遇仙丹)을 쓴다. 〈諸方〉

※ 여신단(如神丹)

파두(巴豆) 3개, 비마자(萆麻子) 7알을 함께 껍질을 버리고 사향(麝香) 약간을 넣어 떡을 만들어 가지고 배꼽에 붙이면 바로 출생을 하는데 더운탕으로 씻어 버린다.

※ 여성고(如聖膏)

효능 : 난산(難產)과 사태(死胎)가 내리지 않고 위급한 증세를 치료한다.

처방 파두(巴豆) 16개, 껍질은 버리고 비마자(萆麻子) 49알 껍질을 버린 것, 사향(麝香) 2돈을 같이 찧어 진흙같이 만들어서 헝겊위에 펴고 배꼽위에 붙이면 바로 산하(產下)되는데 산하(產下)후 바로 씻어버려야 한다. 〈入門〉

또는 비마자(萆麻子)를 껍질을 버리고 1냥, 웅황(雄黃) 2돈을 같이 고약처럼 찧어서 산모의 우각심(右脚心)에 바르고 해산을 하면 씻어 버려야 하는데 그냥 두면 창자까지 나온다. 만약 잘못해서 창자가 나왔으면 이 고약을 다시 맨 위에 붙이면 창자가 다시 들어 가게된다.

※ 입성단(立聖丹)

효능 : 횡산(橫產)과 • 역산(逆產)의 오후(惡候)및 사태(死胎)가 내리지 못하는데 쓰면 신통한 효험이 있다.

처방 한수석(寒水石) 4냥으로하여 2냥은 생으로 쓰고 2냥은 불에 태워 가루로하고 주사(朱砂)가루를 약간 넣어 심도화색(深桃花色)이 나면 매 3푼을 맑은물에 섞어서 묽은 풀과 같이 하여 종이에 펴서 배꼽위에 붙이고 마르면 다시 바꾸는데 2번을 바꿔 붙이면 바로 출산이 된다. 〈綱目〉

※ 우선단(遇仙丹)

효능 : 치료 방법은 위에서와 같이한다.

처방 비마자(萆麻子) 14알을 껍질은 버리고 주사(朱砂) • 웅황(雄黃) 각 1돈반, 뱀 허물 1장을, 불에 태워 가루로하고 장수(漿水)에 섞어 오동열매 크기의 환을하여 쓸 때에 먼저 초탕(醋湯)으로써 배꼽 밑을 씻고 다음 약 1알을 배꼽 밑에 잘 놓고 납지(蠟紙)를 덮은 다음에 붕대로 싸매어 두면 약간 지난 뒤에 출산하게 되니 바로 약을 떼어버려야 한다. 〈易老〉

30. 사태(死胎)를 산하(產下)시킬 경우

위에서 잉부의 얼굴색을 살펴 태의 생사를 판별하는 경우를 참조해서 치료한다.

태아가 죽게되면 잉부의 혀가 반드시 검고 겉 증세로 손톱이 검푸르며 심복(心腹)이 창민(脹悶)하고 입속의 냄새가 심한데 평위산(平胃散) 1첩에 박초(朴硝) 5돈을 더해서 술반 물반으로 달여서 먹으면 그 태가 핏물로 변해서 내리게된다. 〈得効〉

쌍태(雙胎)가 일사일생(一死一生)이 된 경우에는 이 약을 먹으면 죽은 것은 나오고 산 것은 편하게 되는데 해조(蟹爪) 1되, 큰 감초(甘草) 5돈을 반은 생으로 반은 볶아서 동유수(東流水) 10잔에 달여서 3잔이 되거든 찌꺼기는 버리고 아교(阿膠) 2냥중 반은 생으로 반은 볶은 것으로 넣어 녹여가지고 2~3차례 한번에 먹으면 바로 나오는데 약탕기는 동쪽으로 하고 갈대 불로 달여야 한다.

사태(死胎)가 등에 붙어서 나오지 못하고 죽게 된 경우에는 저지(猪脂) • 백밀(白蜜) 각 1되, 신술 2되를 같이

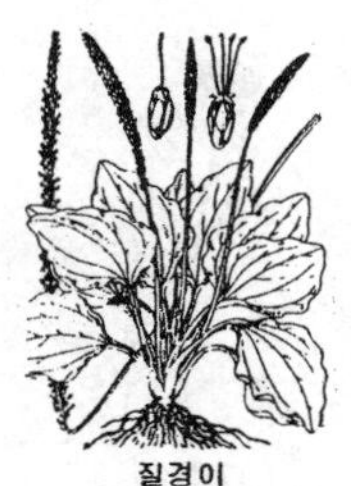
질경이

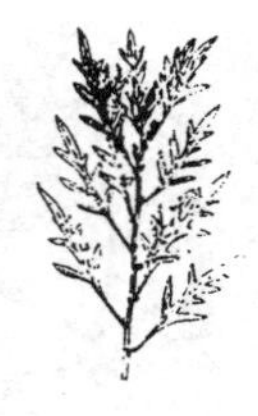
명천쑥

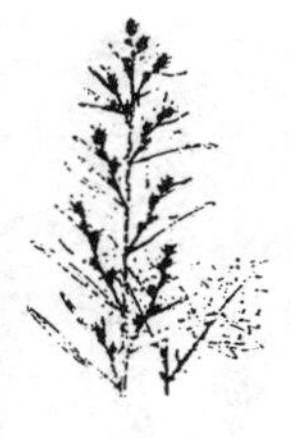
참 쑥

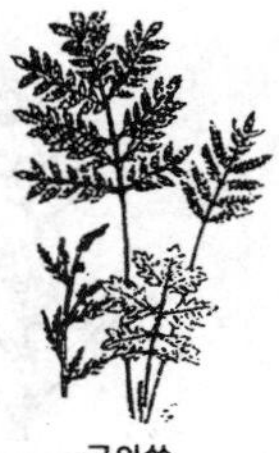
구와쑥

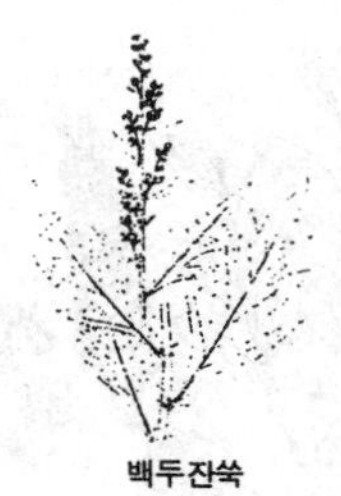
백두잔쑥

달여서 따뜻할 때에 2번으로 나누어 먹으면 바로 출산(出産)이 된다. 〈良方〉

사태(死胎)가 나오지 못할때에는 불수산(佛手散)•삼퇴산(三退散)•향계산(香桂散)•계향환(桂香丸)•탈명환(奪命丸)•오금산(烏金散)•최생산(催生散)등을 쓴다.

※ 불수산(佛手散)

태(胎)가 상해서 심복(心腹)이 아프고 입이 다물어지며 숨이 끊어지려는 증세에는 이것으로 치료하면 태(胎)가 손상되지 않은 것은 아픔이 그치게되고 아이와 산모가 모두 편안하며 만약 태가 죽었을 경우는 바로 내리게 되는 신통한 효과가 있다. 〈方見上〉

※ 향계산(香桂散)

효능 : 사태(死胎)를 치료한다.

처방 계심(桂心) 3돈, 사향(麝香) 반돈을 가루로하여 1첩으로 지어서 더운 술로 먹으면 약간 지난 다음에 바로 나오게 된다. 〈正傳〉

※ 계향환(桂香丸)

효능 : 사태(死胎)를 내리도록 한다.

처방 육계(肉桂) 1냥, 사향(麝香) 1돈을 가루로하여 밥으로 짓이겨 녹두알 크기의 환을 하여 백탕(白湯)에 15알을 먹는다. 〈入門〉

※ 탈명환(奪命丸)

효능 : 태가 뱃속에서 심(心)을 찌르고 번민(煩悶)해서 죽으려는 증세를 치료하고 또는 나쁜 것을 먹거나 풀 약을 잘못 먹어 태기(胎氣)를 움직였으나 손상하지는 않은 증세에 먹으면 편안해지며 이미 죽은 태를 내리고 또는 태가 썩어 문드러진 것은 바로 나오게 하는데는 이 처방이 가장 좋다.

처방 계지(桂枝)•적복령(赤茯苓)•목단피(牡丹皮)•적작약(赤芍藥)•도인(桃仁)을 각 등분 가루로하여 꿀로 가시연밥 크기의 환을하여 묽은 초탕에 1알을 녹여서 먹는다.

즉 중경방(仲景方)의 계지복령환(桂枝茯苓丸)인데 부인들이 일찍부터 징병(癥病)이 있으면서 잉태(孕胎)하여 3달쯤 되면 누혈(漏血)이 안 그치고 태가 움직여 배꼽위에 있을 때 징(癥)이 태(胎)를 해롭게 하는 것이다. 대개 태가 움직이면 흔히 배꼽에 닿아 있는 배꼽 위에 있으면 징(癥)이 알고 이런 때에는 징(癥)이 내려야 되니 계지복령탕(桂枝茯苓湯)을 단계(丹溪)가 좋은 처방이라고 했다. 〈良方〉

※ 오금산(烏金散)

난산(難産)과 태가 마르고 태아가 죽어서 위태할 때는 불수산(佛手散)으로 깊이 알아야 하되 태가 죽은 것이 확실하면 이 약을 먹은 다음에 다시 향계산(香桂散)을 쓰면 바로 내리는 데는 즉 위의 흑신산(黑神散)이다. 〈各忠〉

◎ 일방(一方)

사태(死胎)가 내리지 못하는데 오계(烏鷄) 한마리를 꼬리는 버리고 잘게 썰어서 물 3되에 달여 2되쯤 되거든 수건을 탕물에 담가 배꼽 밑을 문지르면 바로 나온다. 〈良方〉

또는 노란 암소의 똥을 뜨겁게 쪄서 배 위에 바르면 바로 나온다. 〈正轉〉

31. 포의(胞衣)가 내리지 않을 경우

대개 산후에 포의(胞衣)가 안 나오고 오래 되면 피가 포(胞)속에 흘러들어 가서 가득차며 위로 심(心)과 가슴을 찌르고 가슴이 천급(喘急)하며 아프고 반드시 위독(危篤)하게 되는데 당연히 속히 제대(臍帶)를 단단히 맨 다음에 끊어서 나쁜 피가 포(胞)속에 흘러드는 것을 막으면 포의(胞衣)가 저절로 위축하여 내려가며 비록 몇일을 늦어지드라도 역시 산모를 해롭게 하지는 못하는 것이니 단지 산모의 심회(心懷)를 편하게 하고 죽을 힘써서 먹으면 다음에는 저절로 내린다. 〈良方〉

포의(胞衣)가 안 내리는 것은 경솔하게 산파(産婆)를 시켜서 수법을 쓰지 말고 처방대로 치료해야 하니 혹시 이런 것으로 인해서 요포(尿胞)가 파손하여 죽는 날까지 해가 되는 일이 있으며 심하게 되면 생명에도 관계가 있는 것이니 삼가하지 않으면 안 된다. 〈正傳〉

아이가 처음 날 때에 나쁜 피가 포의(胞衣)에 흘러들면 포의(胞衣)가 가득차서 메워지기 때문에 내리지 못하면 잘못해서 심장(心臟)에 핍박(逼迫)되면 죽는 경우가 있으니 속히 탈명단(奪命丹)을 먹고 여성고(如聖膏)를 붙

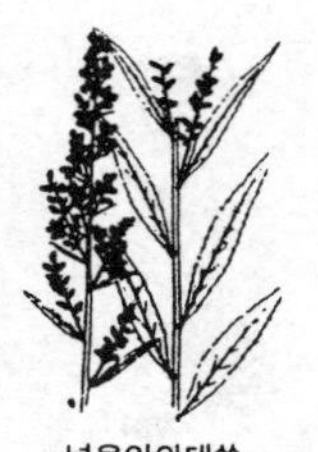
넓은잎외대쑥

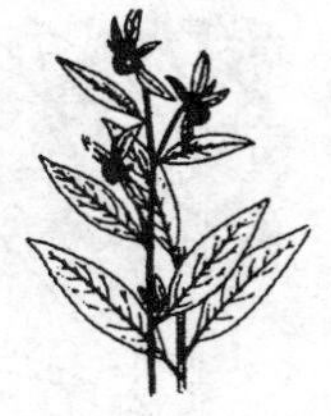
좀대배풀

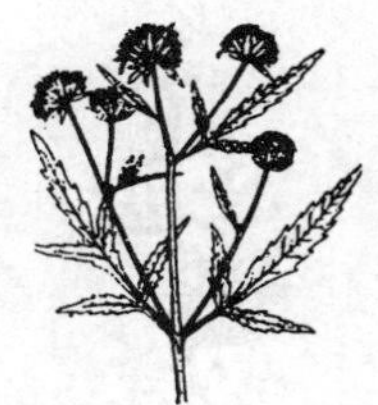
까막살

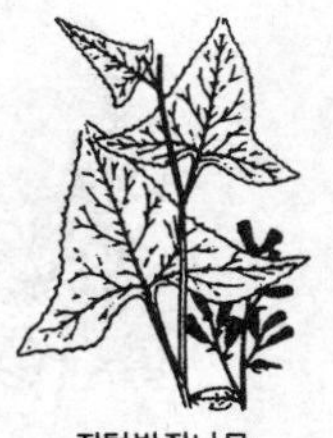
잔털박쥐나물

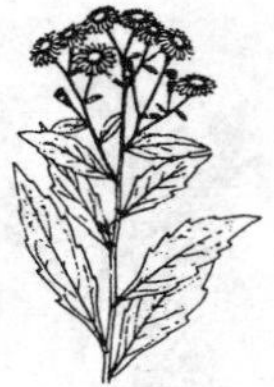
까실숙부쟁이

인다.

포의(胞衣)가 안 내리는 증세에는 흑용단(黑龍丹)·화예석산(花蕊石散)·우슬탕(牛膝湯)·삼퇴음(三退飮)·반혼단(返魂丹)·일자신산(一字神散) 등을 쓴다.

❊ 탈명단(奪命丹)

효능 : 산혼에 피가 포의(胞衣)에 들어가서 가득차고 심을 찔러서 오래되도록 안 내리면 위태(危胎)한 것이다.

처방 부자포(附子炮) 5돈, 목단피(牡丹皮)·건칠초(乾漆炒) 각 1냥을 가루로하여 초(醋) 1되에 대황(大黃) 가루 1냥을 고약처럼해서 오동열매 크기의 환을하여 술로 50알을 먹는다. 〈丹心〉

❊ 화예석산(花蕊石散)

포의(胞衣)가 안 내리는 증세에 오직 이 처방이 필요한 것이다. 만약 태의(胎衣)가 심흉(心胸)을 상충(上衝)해서 죽게 되었으나 단지 심두(心頭)가 따스하면 속히 사내아이 오줌에 1돈을 섞어 먹여서 썩은 피를 내리게 하는데 저간(猪肝)과 같은 것이 나오고 또는 녹여서 노란 물이 되어 나오면서 포의(胞衣)도 또한 바로 좇아 나오게 된다. 〈良方〉

❊ 우슬탕(牛膝湯)

효능 : 산후에 포의(胞衣)가 안 내리고 배가 가득차면 사람을 죽이는데 이 약을 먹으면 바로 무르녹아 버리게 된다.

처방 활석말(滑石末) 2돈, 목통(木通)·당귀(當歸)·우슬(牛膝)·구맥(瞿麥) 각 1돈반, 동규자(冬葵子) 2돈을 썰어서 1첩으로 지어 물로 달여서 먹는다. 〈局方〉

❊ 삼퇴음(三退飮)

효능 : 포의(胞衣)가 안 내리는 증세에 특효가 있다.

처방 뱀 허물 1장 완전한 것, 잠퇴지(蠶退紙) 1장, 매미 허물 49개를 보통으로 볶아서 가루로하여 순수한 물에 섞어서 먹으면 바로 효과가 있다. 〈正傳〉

❊ 일자신산(一字神散)

포의(胞衣)가 안 내리는 데 혼구〔魂臼 : 황색(黃色)〕를 갈아서 분처럼 만든 다음 비단에 치지말고 손가락으로 비벼서 매 2돈을 더운 술 1잔에 달여 8푼정도가 될 때 먹으면 바로 출산되는 것이 신(神)과 같으니 이 처방문으로 수많은 부인을 구한 것이다. 〈得效〉

◎ **일방(一方)**

포의(胞衣)가 내리지 않을때 저지(猪脂)·백밀(白蜜)·청유(淸油) 각 반잔을 불 위에 녹여 2푼쯤 해서 따뜻이 먹으면 바로 내리는데 아주 특효하다. 또는 단지 저지(猪脂)를 많이 먹어도 역시 좋다고 하였다. 〈産書〉

또한 삼성(三姓)의 집 계란 각 1개씩 3개와 삼성의 집 물 각 한순갈씩과 삼성의 집 소금 각 약간씩을 구해서 한데 같이 타서 한번에 먹고 목구멍을 더듬어서 구토하면 바로 내리게 된다. 〈俗方〉

또한 어린이 오줌 1되에 생강과 파 각 3돈을 달여서 두어 번 끓거든 따뜻하게 먹는다. 〈本草〉 또는 파 달인 탕으로 아래 부분을 씻으면 곧바로 내리게 된다.

❊ 양법(禳法)

포의(胞衣)가 안 내리는 데 산모의 고의를 벗겨서 우물 위를 덮고 산모에게는 모르게 하면 바로 내리게 된다. 〈本草〉

또는 처음 산아(産兒)를 씻은 물 한 잔을 먹이고 산모에게 알리지 않으면 바로 내리게 된다. 〈回要〉

32. 산전(産前)의 모든 증세일 경우

자간(子癎)·자번(子煩)·자종(子腫)·자림(子淋)·자수(子嗽)·자학(子瘧)·자현(子懸)·감한(感寒)·잉부불어(孕婦不語)·아재복중곡(兒在腹中哭)·잉부복중종명(孕婦腹中鐘鳴)·자리(子痢) 등 증세가 있다.

◎ **자간(子癎)**

잉부가 중풍(中風)에 걸려 항(項)과 배(背)가 강직되고 근맥(筋脈)이 연급(攣急)해지며 입이 다물어져서 말하기가 힘들고 담(痰)이 성하여 혼미해졌다 그쳤다 하며 또는 사지가 틀어지면서 인사불성(人事不省)이 되는 증세를 자간(子癎)이라 하고 또는 아운(兒暈)이라고도 하는 데 심하면 각궁반장(角弓反張)이 되니 영양각탕(羚羊角湯)을 써야되고 가벼우면 사물탕(四物湯)에 근골(筋骨)·목단피(牡丹皮)·진교(秦艽)·세신(細辛)·방풍(防風)·죽력(竹瀝)을 더해서 써야된다. 〈入門〉

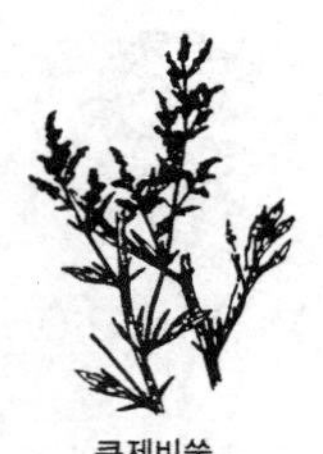
큰제비쑥

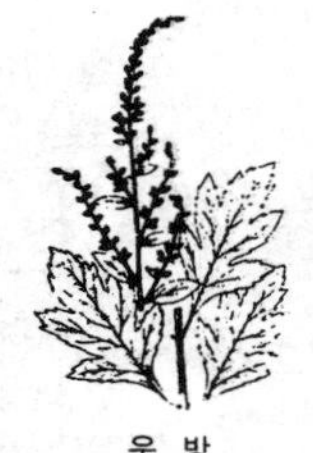
우 방

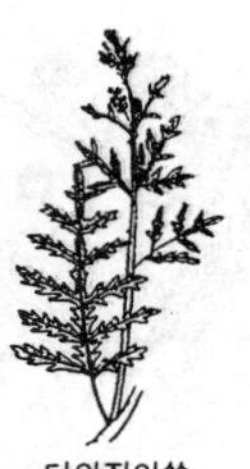
더위직이쑥

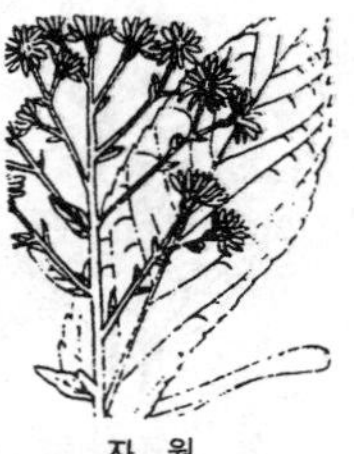
자 원

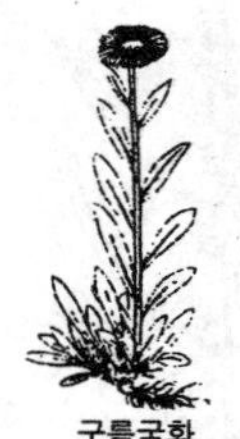
구름국화

※ 영양각탕(羚羊角湯)

처방 영양각탕(羚羊角湯)•독활(獨活)•산조인(酸棗仁)•오가피(五加皮) 각 1돈2푼, 방풍(防風)•의이인(薏苡仁)•당귀(當歸)•천궁(川芎)•복신(茯神)•행인(杏仁) 각 7푼, 목향(木香)•감초(甘草) 각 5푼을 썰어서 1첩으로 지어 생강 3쪽을 넣어 물로 달여서 먹는다. 〈正傳〉

◎ 자번(子煩)

임부(姙婦)의 심(心)이 번거롭고 조민(躁悶)한 것을 자번(子煩)이라고 하는데 대부분 수태한 뒤로 4~5달 동안에 상화(相火)가 용사(用事)하거나 또는 천령(天令)을 만나서 군화(君火)가 대행(大行)을 하면 더울 때에 발열번조(發熱煩躁)하는 경우가 있고 또는 태가 움직여서 편하지 못하게 되니 죽엽탕(竹葉湯)•죽력탕(竹瀝湯)을 쓴다. 〈入門〉

※ 죽엽탕(竹葉湯)

처방 백복령(白茯苓) 2돈, 맥문동(麥門冬)•황금(黃芩) 각 1돈반, 방풍(防風) 1돈을 썰어서 1첩으로 지어 청죽엽(靑竹葉) 7쪽을 1일 2번을 넣어 물로 달여서 먹는다. 〈回春〉

※ 죽력탕(竹瀝湯)

처방 적복령(赤茯苓) 1냥을 썰어서 물 1되반으로 달이되 반쯤이 되거든 찌꺼기는 버리고 죽력(竹瀝) 1홉을 타서 먹는다.

또한 죽력(竹瀝)만을 약간씩 자주 마셔도 좋다. 〈本草〉

◎ 자종(子腫)

잉부(孕婦)가 태속에 물이 들어 있어서 흔히 5~6개월이 되면 온몸이 부종(浮腫)이 되고 배가 가득차며 천식(喘息)이 급하고 또는 배가 매우 커져서 높이가 심흉(心胸)을 지나며 기(氣)가 역해서 편하지 못하게 되니 치료를 못하면 반드시 그 태를 손상하게 된다. 이어탕(鯉魚湯)•이어죽(鯉魚粥)•복령탕(茯苓湯)•방기탕(防己湯)•전생백출산(全生白朮散)을 쓰면 더욱 좋다.

또한 머리와 얼굴은 부종(浮腫)이 되지 않고 두다리가 약간 부종(浮腫)해서 심하면 다리 표면에서부터 무릎과 넓적 다리에까지 부종(浮腫)이 되고 발가락 사이에 노란 물이 나오는 증세를 자기(子氣)라고도 하며 또 위각(脆脚)이라고도 하는데 평위산(平胃散)에 적복령(赤茯苓)•상백피(桑白皮)를 더하여 달여서 먹는다. 〈入門〉

※ 이어탕(鯉魚湯)

효능 : 자종(子腫)을 치료한다.

처방 백출(白朮)•적복령(赤茯苓) 각 2돈, 백작약(白芍藥)•당귀(當歸) 각 1돈반, 귤홍(橘紅) 5푼을 썰어서 먼저 잉어 한 마리를 먹는 방법대로 요리하여 고아서 맑은 즙 1잔을 낸 다음 위의 약과 생강 7쪽을 넣어 1잔쯤 되도록 달여서 공복에 따뜻하게 먹으면 수기(水氣)가 없어지고 종기가 사라지는 것을 한도로 한다. 〈良方〉

※ 복령탕(茯苓湯)

효능 : 자종(子腫)을 치료한다.

처방 당귀(當歸)•천궁(川芎)•백작약(白芍藥)•숙지황(熟地黃)•백출(白朮)•적복령(赤茯苓)•택사(澤瀉)•조금(條芩)•치자초(梔子炒)•맥문동(麥門冬)•후박(厚朴)•감초(甘草) 각 7푼을 썰어서 1첩으로 지어 생강 5쪽을 넣고 물로 달여서 먹는다. 〈醫鑑〉

※ 방기탕(防己湯)

효능 : 치료 방법은 위에서와 같다.

처방 상백피(桑白皮)•적복령(赤茯苓)•자소엽(紫蘇葉) 각 2돈, 방기(防己) 1돈반, 목향(木香) 5푼을 썰어서 1첩으로 지어 생강 5쪽을 넣고 물로 달여서 먹는다. 〈綱目〉

※ 전생백출산(全生白朮散)

효능 : 치료 방법은 위에서와 같다.

처방 백출(白朮) 1냥, 생강피(生薑皮)•대복피(大腹皮)•진피(陳皮)•복령피(茯苓皮) 각 5돈을 가루로하여 매 2돈을 미음(米飮)으로 섞어서 먹는다. 〈正傳〉

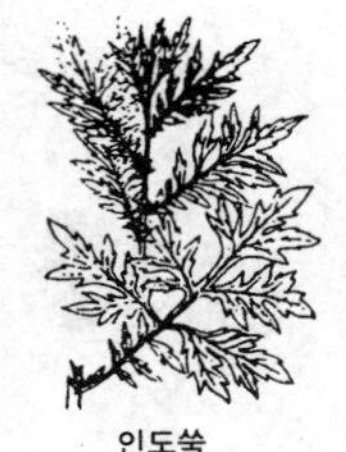
인도쑥

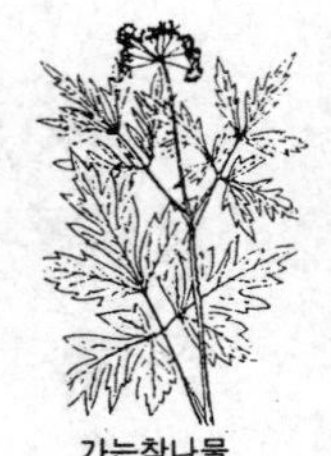
가는참나물

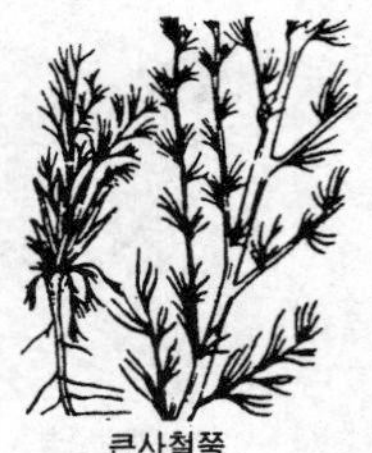
큰사철쑥

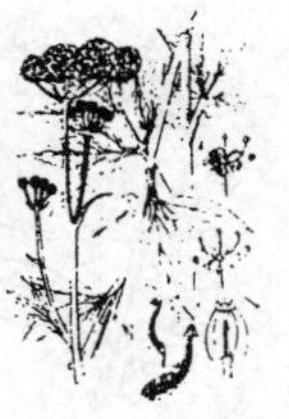
고산미나리

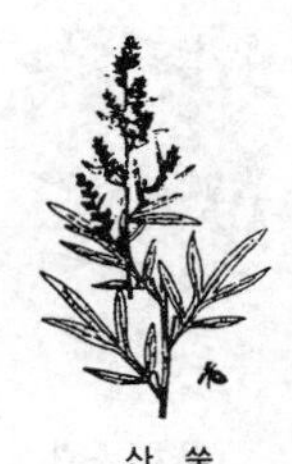
산 쑥

◎ 일방(一方)

치료 방법은 위에서와 같다.

처방 산치자인(山梔子仁)을 볶아서 가루로하여 매 1돈을 미음(米飮)에 섞어서 먹되 아무때나 먹어도 좋다. 〈正傳〉

상백피(桑白皮) 5돈, 적소두(赤小豆) 3홉을 물로 달여서 먹으면 자기(子氣)를 치료한다. 〈入門〉

◎ 자림(子淋)

임부(姙婦)의 방광(膀胱)에 열이 쌓이거나 또는 태기(胎氣)가 옹만(壅滿)해서 소변(小便)이 임삽(淋澁)하고 아픈 증세를 자림(子淋)이라고 하며 또는 자만(子滿)이라고도 하는데 택사탕(澤瀉湯)·안영산(安榮散)·지부자탕(地膚子湯)·규자복령산(葵子茯苓散)·망우산(忘憂散)또는 궁귀탕(芎歸湯)에 목통(木通)·맥문동(麥門冬)·인삼(人蔘)·등심(燈心)·감초(甘草)를 더해서 쓰고 산월에는 활석(滑石)을 더하고 달여서 먹는다. 〈入門〉

포(胞)가 구르는 증세는 잉부의 받아들이는 정도가 허약해서 우민(憂悶)이 많은 증세와 성질이 조급한 증세및 음식 맛을 잘 받아들이는 데 기인하는 것이니 대개 포(胞)는 태(胎)의 구르는 것에 의해서 한쪽 가에 있으니 태를 거스르면 통하지 않는 것이다. 만약 태가 들려서 한가운데 달려 있으면 포계(胞系)가 소통해서 수도(水道)가 저절로 운행이 되는 것이다. 삼출음(三朮飮)을 공복에 달여 먹고 인해서 목구멍을 손가락으로 더듬어 토한 다음 기가 정하거든 다시 먹고서 또 토하면 소변이 결국은 통하게 된다. 세심한 시험을 해서 모두 효과가 있는 것이다. 〈丹心〉

잉부(孕婦)의 포(胞)가 굴러서 소변을 누지 못하는 증세는 신기환(腎氣丸) 즉 팔미환(八味丸)이 좋다. 〈仲景〉

※ 택사탕(澤瀉湯)

효능 : 자림(子淋)을 치료한다.

처방 상백피(傷白皮)·적복령(赤茯苓)·지각(枳殼)·빈랑(檳榔)·목통(木通) 각 1돈반을 썰어서 1첩으로 지어 생강 5쪽을 넣고 물로 달여서 공복에 먹는다. 〈正傳〉

※ 안영산(安榮散)

처방 인삼(人蔘)·천궁(川芎)·맥문동(麥門冬)·목통(木通)·활석(滑石)·당귀(當歸)·등심(燈心)·감초(甘草) 각 1돈을 썰어서 1첩으로 지어 물로 달여서 공복에 먹는다. 〈得効〉

※ 지부자탕(地膚子湯)

효능 : 치료 방법은 위에서와 같다.

처방 지부자(地膚子)·차전자(車前子) 각 1돈반, 지모(知母)·황금(黃芩)·지각(枳殼)·적복령(赤茯苓)·백작약(白芍藥) 각 1돈, 승마(升麻)·통초(通草)·감초(甘草) 각 7푼을 썰어서 1첩으로 지어 물로 달여서 먹는다. 〈正傳〉

※ 규자복령산(葵子茯苓散)

효능 : 잉부(孕婦)의 소변이 흐르지 않는 증세를 치료한다.

처방 동규자(冬葵子)·적복령(赤茯苓) 각 등분 가루로하여 매 2돈을 미음으로 섞어서 먹는다. 〈正傳〉

※ 망우산(忘憂散)

효능 : 자림(子淋)을 치료한다.

처방 호박(琥珀)을 가루로하여 매 반돈을 훤초근(萱草根) 1줌을 달인 물에 섞어서 먹는다. 〈正傳〉

※ 삼출음(三朮飮)

효능 : 잉부(孕婦)의 포(胞)가 구르고 소변이 닫힌 증세를 치료한다.

처방 사물탕재(四物湯材) 각 1돈에 인삼(人蔘)·백출(白朮)·반하(半夏)·진피(陳皮) 각 1돈, 감초(甘草) 5푼을 더하고 썰어서 1첩으로 지어 생강 3쪽을 넣고 물로 달여서 복용한 다음 목구멍을 더듬어서 토하고 또 토하면 소변이 바로 통하게되는 신통한 효과가 있다. 〈丹心〉

◎ 일방(一方)

전포(轉胞)해서 소변이 닫힌 증세를 치료하게되니 파를 잘게 썰고 소금을 섞어 볶아서 배꼽밑을 뜨겁게 문지르면 바로 통하게 된다. 〈入門〉

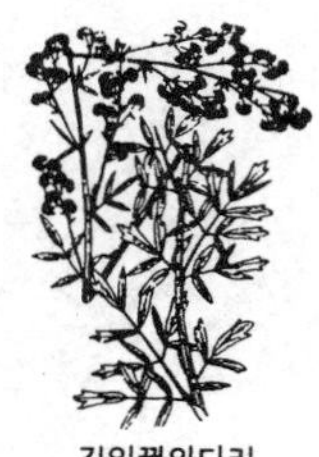
긴잎꿩의다리

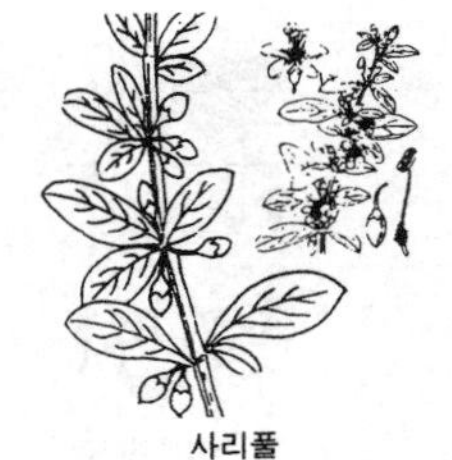
사리풀

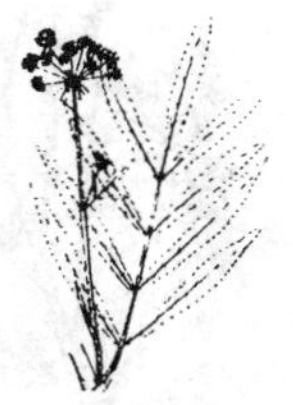
가는개발나물

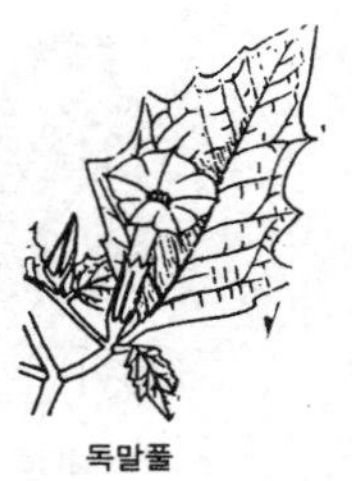
독말풀

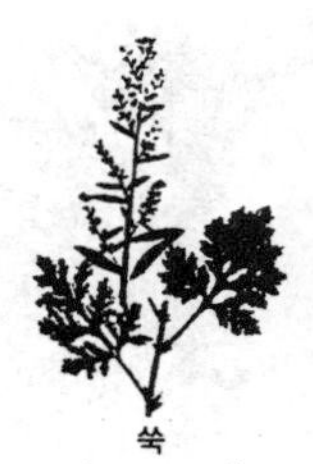
쑥

◎ 일법(一法)

전포(轉胞)해서 소변이 닫히고 아주 급한증세에 산파(產婆)를 시켜서 향유(香油)를 손에 바르고 산문(產門)으로 손을 넣어서 그 포(胞)를 일으켜 주면 소변이 저절로 나오게되고 창급(脹急)한 것이 바로 풀리게 된다.〈丹心〉

또한 잉부(孕婦)를 거꾸로 추켜들었다가 바로 앉히게 되면 소변이 저절로 나오는 데는 신통한 효과가 있다.〈丹心〉

◎ 자수(子嗽)

임부 중에는 밖으로 풍한(風寒)이 있어서 오래 기침을 하고 그치지 않는 증세를 자수(子嗽)라고 하는데 자완탕(紫菀湯)•백합산(百合散)•마두령산(馬兜鈴散)•천문동(天門冬)을 쓴다.〈諸方〉

※ 자원탕(紫菀湯)

효능 : 임신부가 해수(咳嗽)를 하고 태가 편치 못한 것을 치료한다.

처방 자완(紫菀)•천문동(天門冬) 각 2돈, 길경(桔梗) 1돈반, 행인(杏仁)•상백피(桑白皮)•감초(甘草) 각 1돈을 썰어서 1첩으로 지어 죽여(竹茹)를 계란 크기만큼을 넣어 물로 달여서 찌꺼기는 버리고 꿀 반수저를 넣고 다시 한번 끓여 따뜻하게 먹는다.〈綱目〉

※ 백합산(百合山)

효능 : 자수(子嗽)를 치료한다.

처방 백합(百合)•자완용(紫菀茸)•패모(貝母)•백작약(白芍藥)•전호(前胡)•적복령(赤茯苓)•길경(桔梗) 각 1돈, 감초(甘草) 5푼을 썰어서 1첩으로 지어 생강 5쪽을 넣고 물로 달여서 먹는다.〈得効〉

※ 마두령산(馬兜鈴散)

효능 : 자수(子嗽)에 기(氣)가 막히고 천식(喘息)하는 증세를 치료한다.

처방 진피(陳皮)•대복피(大腹皮)•상백피(桑白皮)•자소엽(紫蘇葉) 각 1돈2푼, 마두령(馬兜鈴)•길경(桔梗)•인삼(人蔘)•패모(貝母)•오미자(五味子)•감초(甘草) 각 7푼반을 썰어서 1첩으로 지어 생강 3쪽을 넣고 물로 달여서 먹는다.〈良方〉

※ 천문동음(天門冬飮)

효능 : 자수(子嗽)를 치료한다.

처방 천문동(天門冬)•자완용(紫菀茸)•지모(知母)•상백피(桑白皮) 각 1돈반, 오미자(五味子)•길경(桔梗) 각 1돈을 썰어서 1첩으로 지어 물에 달여서 먹는다.〈正傳〉

◎ 일방(一方)

자수(子嗽)를 치료한다.

처방 패모(貝母)속을 버리고 밀기울을 노랗게 볶아서 가루로하여 사당설(砂糖屑)에 앵두 크기의 환을하여 언제나 녹여서 먹으면 신통한 효과가 있다.〈得効〉

◎ 자리(子痢)

임신에 하리(下痢)가 적백(赤白)하고 뱃속이 아프며 속이 급하고 뒤가 무거운 증세를 자리(子痢)라고 하는 데 당귀작약탕(當歸芍藥湯)•백출탕(白朮湯)•계황산(鷄黃散)•압자전(鴨子煎)을 쓴다.

임신중에 설사는 사출산(訶朮散)과 대령산(大寧散)을 쓴다.

※ 당귀작약탕(當歸芍藥湯)

효능 : 자리(子痢)를 치료한다.

처방 백작약(白芍藥)•백출(白朮) 각 1돈반, 당귀(當歸)•백복령(白茯苓)•택사(澤瀉)•조금(條芩) 각 1돈, 목향(木香)•빈랑(檳榔)•황련(黃連)•감초(甘草) 각 7푼을 썰어서 1첩으로 지어 물로 달여서 먹는다.

백리(白痢)와 복통(腹痛)에는 금련(芩連)을 빼고 건강(乾薑)을 더해서 쓴다.〈正傳〉

※ 백출탕(白朮湯)

효능 : 잉부(孕婦)가 피고름을 하리(下痢)하는 증세를 치료한다.

처방 백출(白朮)•당귀(當歸)•황금(黃芩) 각 3돈을 썰어서 1첩으로 지어 물로 달여서 먹는다.〈正傳〉

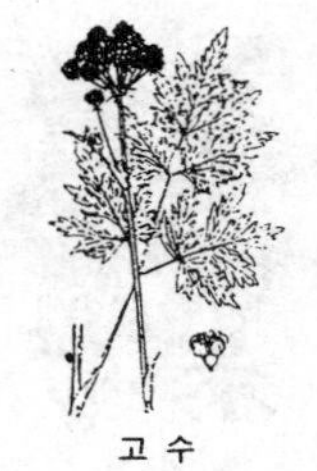
고 수

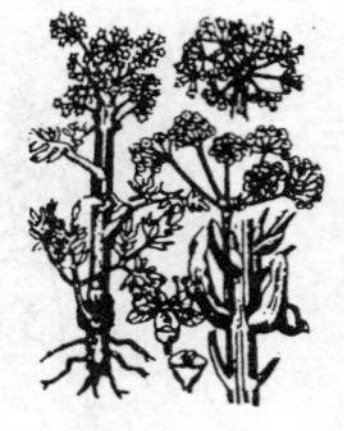
반디나물

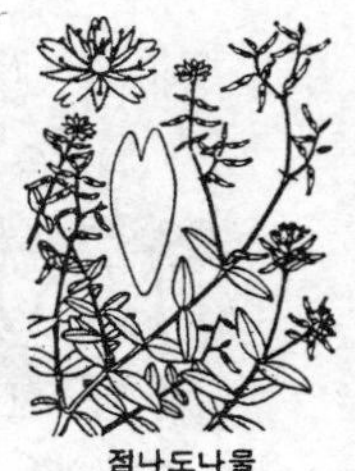
젬나도나물

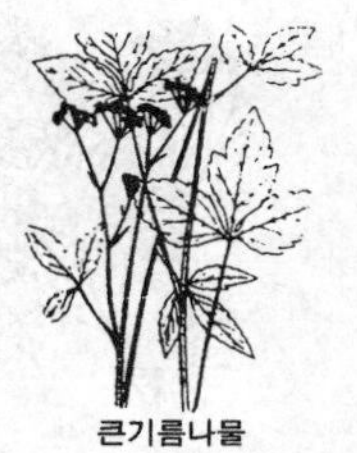
큰기름나물

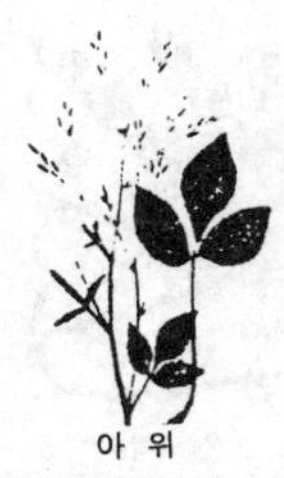
아 위

※ 계황산(鷄黃散)

효능 : 자리(子痢)를 치료한다.

처방 오계란(烏鷄卵) 1개를 흰 자위는 버리고 노란 자위만 남긴 다음 황단(黃丹) 1돈을 넣어 흔들어 좋은 종이로 봉한 다음 진흙으로 굳게 봉하여 불에 사른 다음에 가루로하여 매 2돈을 미음(米飮)을 섞어 먹는데 한 번 먹어 낫는 것은 남아가되고, 두 번을 먹어서 낫는 것은 여아가 된다. 〈本事〉

※ 압자전(鴨子煎)

효능 : 치료 방법은 위에서와 같다.

처방 생강(生薑)은 어린 사람은 100돈, 노인은 200돈을 찧어 자연즙(自然汁)을 낸 다음 오리알 1개를 깨서 생강즙에 넣어 잘 섞고 달여서 8푼쯤 달여지거든 포황(蒲黃) 3돈을 넣고 다시 달여 5~7차례 끓여서 공복에 따뜻이 먹으면 바로 효과가 있다. 〈本事〉

※ 가출산(訶朮散)

효능 : 임신을 했을 때 설사하는 증세는 생것과 찬것을 먹고 풍량(風涼)을 당한 것이다.

처방 가자피(訶子皮) • 백출(白朮) 각 1돈반, 진피(陳皮) • 양강(良薑) • 목향(木香) • 백작약주초(白芍藥酒炒) • 육두구외(肉豆蔻煨) • 감초구(甘草炙) 각 1돈을 썰어서 1첩으로 지어 생강 5쪽을 넣고 물로 달여서 먹는다. 〈正傳〉

※ 대령산(大寧散)

효능 : 임신부가 적백(赤白)을 하리(下痢)하고 또는 설사(泄瀉)나 배가 아파서 죽게 되는 증세를 치료한다.

처방 검은 콩 35알, 앵속각(罌粟殼) 2냥을 생것반, 볶은 것 반, 감초(甘草) 2냥을 생것 반, 볶은 것 반을 거친 가루로하여 1첩으로 지어서 생강 3쪽을 넣고 같이 달여서 공복에 먹으면 신통한 효과가 있다. 〈綱目〉

◎ 자학(子瘧)

임신부가 학질(瘧疾)을 앓아 한열(寒熱)이 오가는 증세를 자학(子瘧)이라고 하는데 성비음자(腥脾飮子) • 노강음(露薑飮) • 구사탕(驅邪湯) • 제생석고탕(濟生石膏湯)을 쓴다.

※ 성비음자(腥脾飮子)

효능 : 자학(子瘧)과 한학(寒瘧)을 치료한다.

처방 후박(厚朴) • 초두구연(草豆蔻硏) 각 5돈, 건강(乾薑) 3푼, 감초(甘草) 2푼을 썰어서 1첩으로 하고 생강 5, 대추 2를 넣어 같이 달여서 공복에 먹는다. 〈入門〉

※ 구사탕(驅邪湯)

효능 : 임신부가 냉(冷)을 느껴 학질(瘧疾)을 일으키는 증세를 치료한다.

처방 양강(良薑) • 백출(白朮) • 초과(草果) • 귤홍(橘紅) • 곽향(藿香) • 축사(縮砂) • 백복령(白茯苓) 각 1돈, 감초(甘草) 5푼을 썰어서 1첩으로 지어 생강 5, 대추 2개를 넣고 물로 달여서 먹는다. 〈丹心〉

※ 제생석고탕(濟生石膏湯)

효능 : 임신부가 열학(熱瘧)에 목이 말라서 마실 것이 무한정 당기는 증세를 치료한다.

처방 석고(石膏) 2돈, 생지황(生地黃) 1돈반, 황금(黃芩) • 맥문동(麥門冬) • 인삼(人蔘) • 지모(知母) • 건갈(乾葛) 각 1돈, 감초(甘草) 5푼을 썰어서 1첩으로 하고 오매(烏梅) 1개를 넣고 달여서 먹는다. 〈丹心〉

◎ 자현(子懸)

임신부의 태기(胎氣)가 온화하지 못하고 역상(逆上)해서 심흉(心胸)이 가득차고 아픈 증세를 자현(子懸)이라고 하는데 자소음(紫蘇飮)이나 총백탕(葱白湯)을 쓴다. 〈本事〉

※ 자소음(紫蘇飮)

효능 : 자현(子懸)과 임산(臨産)으로 놀라 기(氣)가 맺히고 난산(難産)되는 증세를 치료하는데 아주 좋다.

처방 자소엽(紫蘇葉) 2돈반, 인삼(人蔘) • 대복피(大腹皮) • 천궁(川芎) • 진피(陳皮) • 백작약(白芍藥) • 당귀

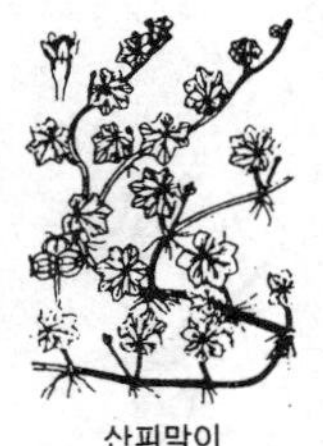
산피막이

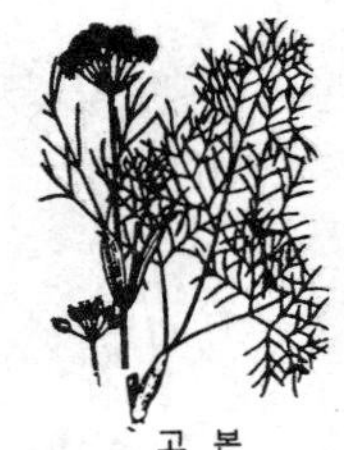
고 본

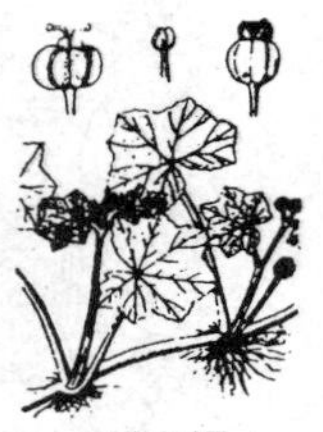
큰피막이풀

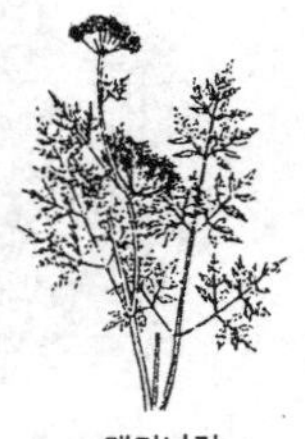
개미나리

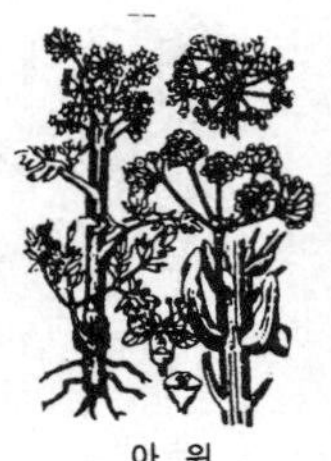
아 위

(當歸) 각 1돈, 감초(甘草) 5푼을 썰어서 1첩으로 지어 생강 4쪽, 파 3뿌리를 넣고 물로 달여서 먹는다. 〈良方〉

※ 총백탕(葱白湯)

효능 : 자현(子懸)을 치료한다.

처방 파 20뿌리 정도를 물 1되반과 같이 은식기에 달여서 반쯤 달여지거든 즙을 내서 한번에 먹되 파까지 모두 먹으면 바로 낫는다.

◎ 감한(感寒)

잉부(孕婦)의 상한(傷寒)과 해산 전의 안태(安胎)와 해산 뒤의 보혈(補血)에 주로 치료 방법은 위기(胃氣)와 상이초(上二焦)를 범하지 않는 것 즉 삼금(三禁)이라고 하는데 그의 골자(骨子)는 땀을 내지 말것, 하리(下痢)를 하지 말것, 소변을 이(利)하지 말것 등이다. 단지 풀어주어야 되는데 소시호탕(小柴胡湯)이 주로 치료가 되니 일명 삼금탕(三禁湯)이라고 한다. 〈保命〉

잉부(孕婦)가 감모풍한(感冒風寒)에 머리가 아프고 번열(煩熱)이 되는 증세에는 궁소산(芎蘇散) • 황용탕(黃龍湯) • 보안백출산(保安白朮散) • 총백산(葱白散)을 쓰고 잉부(孕婦)의 열병으로 검은 반점이 나는 증세는 치자대청탕(梔子大靑湯)을 쓰며, 열병(熱病)에 태(胎)를 보호하는 처방은 부평(浮萍) • 박초(朴硝) • 대황(大黃) • 합분(蛤粉) • 남근(藍根)을 등분 가루로하여 배꼽위에 붙이면 태를 편하게 하는 데는 아주 좋다. 〈得効〉

※ 궁소산(芎蘇散)

처방 천궁(川芎) • 자소엽(紫蘇葉) • 백작약(白芍藥) • 백출(白朮) • 맥문동(麥門冬) • 진피(陳皮) • 건갈(乾葛) 각 1돈, 감초(甘草) 5푼을 썰어서 1첩으로 지어 생강 5쪽, 파 3뿌리를 넣고 물로 달여서 먹는다.

※ 황룡탕(黃龍湯)

효능 : 임신부의 한열(寒熱)이 학질(瘧疾)과 같은 증세를 치료한다.

처방 시호(柴胡) 4돈, 황금(黃芩) • 인삼(人蔘) • 감초(甘草) 각 1돈을 썰어서 1첩으로 지어 물로 달여서 먹는다. 〈得効〉

※ 보안백출산(保安白朮散)

효능 : 잉부(孕婦)의 상한(傷寒)을 치료하고 태(胎)를 편하게 한다.

처방 백출(白朮) • 황금(黃芩) 각 등분해서 썰은 다음 새 기와 위에 향긋하게 볶으고 가루로하여 매 3돈을 생강 4, 대추 1개를 달인 물에 섞어 먹거나 또는 같이 달여서 먹어도 좋다. 〈寶鑑〉

※ 총백탕(葱白湯)

효능 : 임신부의 상한(傷寒)에는 당연히 땀을내야 된다.

처방 파 10뿌리, 생강 2냥을 썰어서 물로 달인 다음 계속 먹고 땀을 낸다. 〈活人〉

※ 치자대청탕(梔子大靑湯)

효능 : 잉부(孕婦)의 열병(熱病)으로 반점이 나는 것을 치료한다.

처방 황금(黃芩) • 치자(梔子) • 승마(升麻) 각 2돈, 대청(大靑) • 행인(杏仁) 각 5푼을 썰어서 1첩으로 지어 파 3뿌리를 넣고 같이 달여서 먹는다. 〈綱目〉

◎ 잉부불어(孕婦不語)

내경(內經)에 이르기를 「사람이 잉태를 하여 9달에 벙어리가 되는 경우는 무슨 이유인가?」 기백(岐伯)이 답하기를 「포(胞)의 이어진 맥이 끊어진 것으로 포의 이어진 신소음(腎少陰)의 맥(脈)이 매였으니 신(腎)을 꿰어서 설본(舌本)에 연계(連繫)되기 때문에 말을 못하는 것인데 치료 방법은 없고 10달이 되면 저절로 회복이 되는 것이다.」 주(註)에 말하기를 「분만(分娩)하면 저절로 말을하게 되니 약을 쓰지 않는 것이 좋은 것이다」라고 하였다.

잉부(孕婦)가 음아(瘖瘂)해서 말을 못하는 것은 사물탕(四物湯)에 대황(大黃) • 망초(芒硝) 각 1돈을 더해서 물로 달인 다음 꿀을 약간 넣어 입에 머금고 있다가 수시로 삼키면 심화(心火)가 밑으로 내리고 폐(肺)가 맑아져서 저절로 말을 하게 되는 것이다. 〈入門〉

◎ 아재복중곡(兒在腹中哭)

아이가 뱃속에서 우는 경우는 어머니의 탯줄 위의 종기가 아이의 입에 머금어져 있기 때문인데 잉부(孕婦)가 높

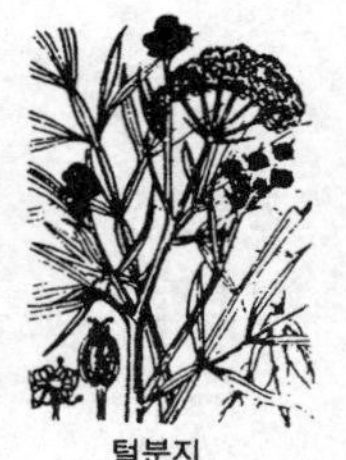
털분지

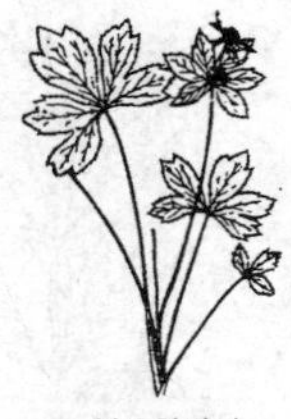
붉은참반디

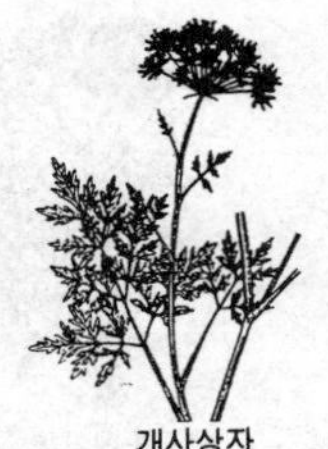
개사상자

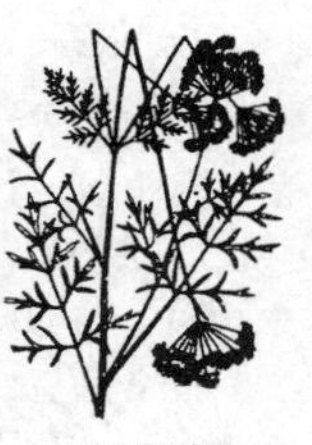
가는잎기름

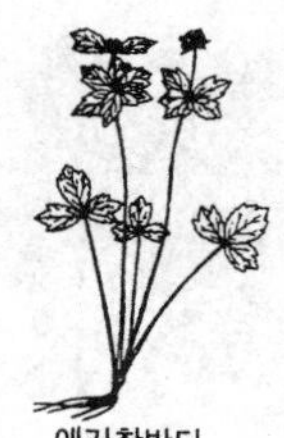
애기참반디

은 곳의 물건을 꺼내다가 탯줄이 아이의 입에서 떨어져 나가면 울음 소리가 나는 것이니 잉부(孕婦)를 시켜서 허리를 굽히게 하고 땅 바닥을 향하여 물건을 줍도록 하면 탯줄이 다시 아이의 입속으로 들어가서 울음을 저절로 그치게 한다. 〈正傳〉

또는 황연(黃連)을 진하게 달여서 약간씩 먹으면 그치게 된다. 〈得効〉 또한 오래묵은 빈 집의 쥐구멍 속의 흙을 취해서 잉부(孕婦)에게 씹어 삼키게 하면 바로 그치게 된다. 〈丹心〉

◎ **잉부복중종명(孕婦腹中鐘鳴)**

임신부의 뱃속에서 종 소리가 나는 것도 역시 오래 묵은 집의 쥐구멍 속의 흙을 가루로하여 술에 타서 먹거나 또는 마른 것은 그냥 씹어서 삼키면 바로 그치게 된다. 〈入門〉

33. 산후(產後)의 모든 증세

아침복통(兒枕腹痛) • 혈운(血暈) • 혈붕(血崩) • 육혈(衄血) • 천수(喘嗽) • 해수(咳嗽) • 산후불어(產後不語) • 산후의 견귀섬망(見鬼譫妄) • 산후발열(產後發熱) • 산후유현(產後乳懸) • 하유즙(下乳汁) • 산후음탈(產後陰脫) • 산후울모(產後鬱冒) • 산후풍(產後風) • 산후두통(產後頭痛) • 산후심복(產後心腹) • 요(腰) • 협통(脇痛) • 산후구역(產後嘔逆) • 산후임력(產後淋瀝) • 유뇨(遺尿) • 산후설리(產後泄痢) • 산후비결(產後秘結) • 산후부종(產後浮腫) 등 증세가 있다.

◎ **아침복통(兒枕腹痛)**

태(胎)의 곁에 어떤 물건이 성형(成形)되서 덩어리가 되어 있는 증세를 태아가 베고 있다가 나올 때에는 그것이 부서지고 피가 내리는 것인데 혹시 썩은 피가 내리지 못하면 덩어리가 되어서 아프게 되고 견디지 못하는 증세를 혈가(血瘕)라고 한다. 실소산(失笑散) • 자금환(紫金丸) • 삼성산(三聖散) • 흑용단(黑龍丹) • 화예석산(花蕊石散) • 기침산(起枕散) • 입효산(立効散)을 쓴다. 〈良方〉

궁귀탕(芎歸湯)에 삼릉(三稜) • 봉출(蓬朮) • 현호색(玄胡索) • 목단피(牡丹皮) • 도인(桃仁) • 홍화(紅花)를 더하여 달여서 먹으면 바로 효과가 있다. 〈良方〉

❊ 실소산(失笑散)

효능 : 산후의 아침제복통(兒枕臍腹痛)때문에 백약(白藥)이 무효인 증세를 치료한다.

처방 오령지(五靈脂) • 포황초(蒲黃炒)를 각 등분 가루로하여 매 2돈을 초에 넣어서 고약으로 만들어 물 1잔에 타서 따뜻하게 먹으면 바로 효과가 있다. 〈局方〉

❊ 자금환(紫金丸)

효능 : 치료 방법은 위에서와 같다.

처방 위의 실소산(失笑散)가루를 초에 타고 끓여서 고약을 만들어 앵두 크기로 환약을 지어 매 2알을 사내아이 오줌과 더운 술 각 반잔으로 섞어서 먹는다. 〈良方〉

❊ 삼성산(三聖散)

효능 : 산후(產後)의 아침통(兒枕痛)으로 견디지 못하는 증세를 치료한다.

처방 당귀(當歸) 1냥, 현호색(玄胡索) • 계심(桂心) 각 반냥을 가루로하여 매 2돈을 사내 아이 오줌이나 또는 더운 술로 섞어서 먹는다. 〈正傳〉

❊ 기침산(起枕散)

효능 : 아침통(兒枕痛)으로 심한 고통을 받는 증세를 것을 치료한다.

처방 당귀(當歸) • 백작약(白芍藥) 각 2돈, 천궁(川芎) 1돈반, 백출(白朮) • 계심(桂心) • 포황(蒲黃) • 목단피(牡丹皮) • 현호색(玄胡索) • 오령지(五靈脂) • 몰약(沒藥) 각 7푼을 썰어서 1첩으로 지어 물로 달여서 좋은 초를 넣고서 공복에 먹는다. 〈醫鑑〉

❊ 입효산(立効散)

효능 : 아침통(兒枕痛)을 치료한다.

처방 오령지(五靈脂)를 볶아 가루로하여 매 2돈을 따뜻한 술에 섞어서 먹는다. 〈良方〉

◎ **일방(一方)**

아침통(兒枕痛)에 백약이 효과가 없을때는 방해(螃蟹) 1개를 불에 태워서 가루로하여 공복에 더운 술 1잔에 타서 먹으면 바로 그치는데 남자를 낳으려면 첨제해(尖臍蟹)

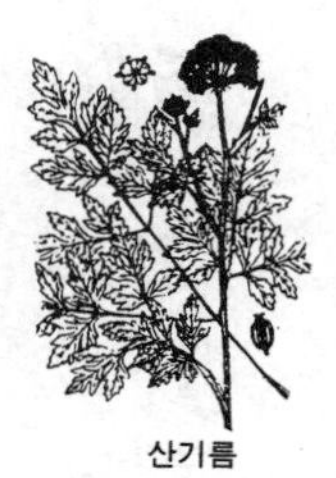
산기름

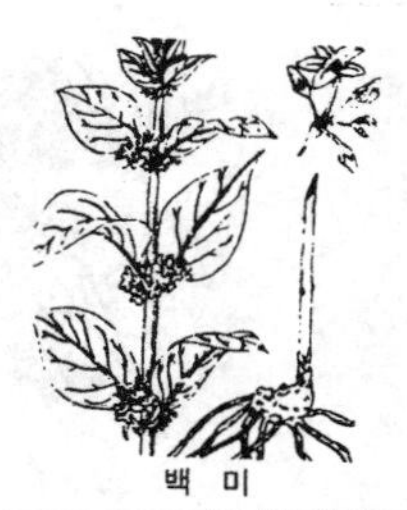
백 미

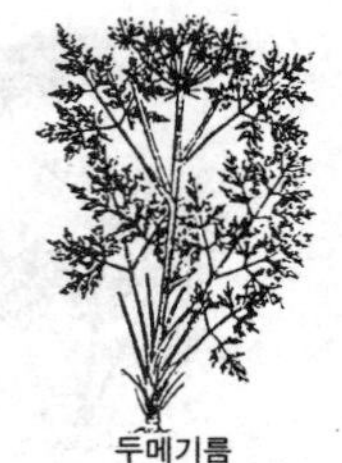
두메기름

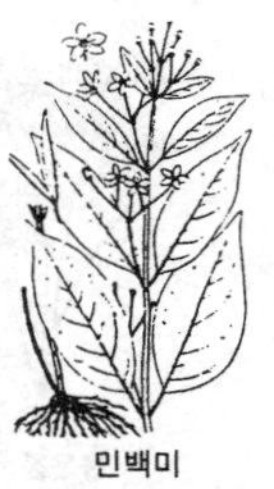
민백미

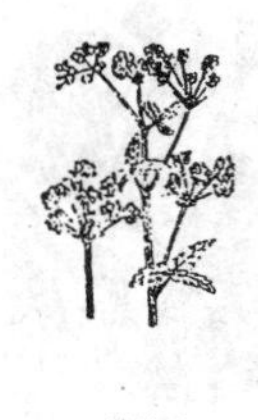
사상자

한 개를 쓰고 여자를 낳으려면 단제해(團臍蟹) 한 개를 쓴다. 또한 방해(螃蟹)를 짓찧어서 술에 타서 먹어도 좋다. 〈種杏〉

또는 진포황(眞蒲黃) 2돈을 백탕(白湯)으로 타서복용하고 또 큰 도끼를 불에 달궈서 술에 담가 따뜻하게하여 먹는다. 〈本草〉

◎ **혈운(血暈)**

산후의 혈운(血暈)은 기혈(氣血)이 심하게 허함으로 인해서 혈(血)이 기(氣)를 따라 올라가 심신(心神)을 미란(迷亂)케 하기 때문에 눈에서 불꽃이 나타나고 더 심하면 민절(悶絶)하고 입이 다물어지며 정신이 혼미(昏迷)하고 기(氣)가 차게되는 것이니 청혼산(青魂散)을 써야 한다. 〈良方〉

산후의 혈운(血暈)이 2가지가 있는데 하나는 하혈(下血)을 많이해서 어지러운 증세인데 단지 혼민하고 번란(煩亂)할 따름이니 보혈(補血)을 해야 되는데, 궁귀탕(芎歸湯)을 써야 하고 또다른 하나는 피가 적어서 어지러운 증세인데 바로 오로(惡露)가 위로 심(心)을 찌르면 심하(心下)가 아주 급해서 정신(精神)이 혼민하고 입이 다물어지며 인사불성(人事不省)이 되니 당연히 혈(血)을 부수고 혈(血)을 돌아가게 해야 되는데, 탈명산(奪明散)이니 화예석산(花蕊石散)을 써야 된다. 〈良方〉

산후(産後)의 혈운(血暈)에는 사미탕(四味湯) • 형개산(荊芥散) • 초묵법(醋墨法) 등을 쓴다. 〈諸方〉

※ 청혼산(清魂散)

효능 : 산후의 혈운(血暈)을 치료한다.

처방 형개수(荊芥穗) 5돈, 천궁(川芎) 2돈반, 인삼(人蔘) • 택란엽(澤蘭葉) 각 1돈2푼반, 감초(甘草) 1돈을 가루로하여 더운 술과 더운 탕 각 반잔에 2돈을 섞어서 먹으면 목구멍에 넘어가자 바로 소생이 된다. 〈良方〉

※ 탈명산(奪命散)

효능 : 혈운(血暈)으로 헛소리와 실없는 말을 하는 증세를 치료한다.

처방 몰약(沒藥) • 혈갈(血竭)을 등분 가루로하여 매 2돈을 사내아이 오줌과 좋은 술 각 반잔에 달여서 같이 먹으면 특효가 있다.

일명 혈갈산(血竭散)이라 한다. 〈丹心〉

※ 사미탕(四味湯)

효능 : 산후의 혈운(血暈)을 치료한다.

처방 당귀(當歸) • 현호색(玄胡索) • 혈갈(血竭) • 몰약(沒藥) 각 1돈을 거친 가루로하여 사내아이 오줌으로 달여서 먹는다. 〈丹心〉

또는 가루로하여 매 3돈을 사내아이 오줌에 섞어서 먹으니 사미산(四味散)이라고 한다. 〈入門〉

※ 형개산(荊芥散)

효능 : 혈운(血暈)을 치료하는데 특효가 있다.

처방 형개수(荊芥穗)를 가루로하여 매 1돈을 사내아이 오줌 1잔에 섞어서 따뜻하게 먹고 입이 다물어졌으면 입을 벌리고 넣어준다. 〈湯液〉

※ 초묵법(醋墨法)

효능 : 혈운(血暈)을 예방한다.

처방 묵(墨) 반정을 불에 달궈서 초에 집어넣고 잘 갈아서 매 5푼을 묽은 초탕으로 섞어서 먹으면 바로 효과가 있다. 〈良方〉

◎ **일방(一方)**

미청초(美清炒)를 달여서 약간씩 마시면 바로 낫고 또 초를 얼굴에 뿜고 깨어나면 약간씩 마신다. 또 숯불에 부어서 언제나 그 냄새를 맡는다. 〈良方〉

또한 건칠(乾漆)또는 구칠기(舊漆器)를 연기가 나게 태워서 코에 쏘이면 깨어난다. 〈良方〉

또한 부추를 잘게 썰어서 병속에 담아두고 더운 초를 부어서 산부에게 향하여 그 기(氣)를 쏘이면 바로 깨어난다. 〈良方〉

산부(産婦)의 방 가운데에 언제나 초의 냄새가 나도록 하는 것이 좋으니 대부분 초가 피를 더하기 때문이다. 〈本草〉

또는 혈운(血暈)에 민절(悶絶)한 증세를 치료하는데 홍화(紅花) 1냥을 술에 달여서 먹으면 바로 효과가 있다. 〈本草〉

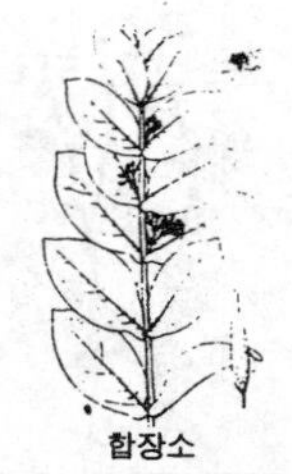
합장소

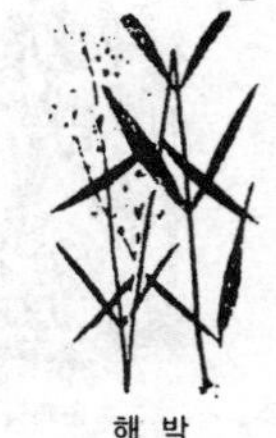
해 박

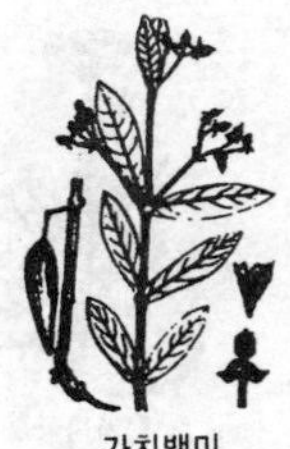
가치백미

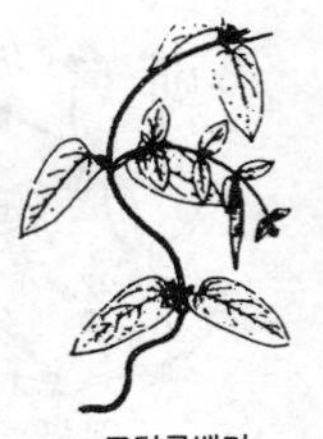
큰덩굴백미

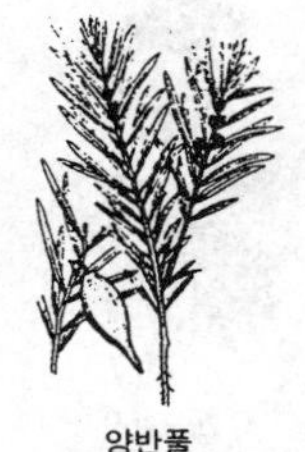
양반풀

◎ 우방(又方)

산후(產後)에 갑자기 혼미(昏迷)해서 인사불성(人事不省)이 되는 증세는 심히 허한 증세이니 날 계란 세개를 먹고 깨어나지 않을 때는 사내 아이 오줌 1되를 마시고 그래도 깨어나지 않으면 죽력(竹瀝) 6홉을 1일 3~5번을 먹으면 깨어나게 되니 바로 반하(半夏)가루, 또는 조각(皀角)가루를 콧속에 불어 넣어 재채기를 하게 한다. 〈良方〉

◎ 혈붕(血崩)

산후(產後)의 죽은 피가 그치지 않는 것을 중상(重傷)이라고 하는데 대제궁귀탕〔大劑芎歸湯 : 처방은 아래에 있음〕에 작약(芍藥)을 더해서 달여 먹고 혹시 소복(小腹)이 가득차고 아프면 이것은 간장(肝臟)이 벌써 짓문드러진 것이니 치료가 어렵다. 〈得効〉

산후(產後)에 죽은 피가 안 그치는 것은 사물탕(四物湯)에 포황(蒲黃) • 생지황즙(生地黃汁) • 아교(阿膠) • 계근(薊根) • 진애(陳艾) • 백지(白芷)를 더하여 달여서 먹는다. 〈雲岐〉

해산할 때에 하혈(下血)이 너무 많아서 위급한 증세는 제위상단(濟危上丹)을 쓴다. 〈得効〉

유산한 다음에 하혈(下血)이 안 그치는 증세는 보기양혈탕(補氣養血湯)을 쓰고, 죽은 피에는 오회산(五灰散) • 십회산(十灰散)을 쓴다.

※ 제위상단(濟危上丹)

효능 : 해산할 때에 하혈(下血)이 너무 많은 것은 허(虛)가 심해서 생풍(生風)하고 놀라서 푸르고 살이 차며 땀이 나고 눈이 어두우며 명(命)이 경각(頃刻)에 있으니 절대로 풍(風)을 치료하는 약을 쓰지 말고 속히 이 약을 써야 한다.

처방 유향(乳香) • 유황(硫黃) • 오령지(五靈脂) • 태음현정석(太陰玄精石) • 진피(陳皮) • 상기생(桑寄生) • 아교(阿膠) • 권백(卷柏)을 각 등분하고 위의 사석약(四石藥)을 갈아서 약을 불에 볶으고 다시 분처럼 갈은 다음에 4가지의 약을 넣어 가루로하여 생지황즙(生地黃汁)에 섞어 오동열매 크기의 환을하여 더운물에 20~30알을 먹는다. 〈得効〉

※ 보기양혈탕(補氣養血湯)

효능 : 유산(流產)뒤에 하혈(下血)이 그치지 않는 증세를 치료한다.

처방 인삼(人蔘) • 황기(黃芪) • 당귀(當歸) • 백출(白朮) • 백작약주초(白芍藥酒炒) • 애엽(艾葉) • 아교(阿膠) • 천궁(川芎) • 청피(靑皮) • 향부자초(香附子炒) • 축사연(縮砂硏) • 감초구(甘草炙) 각 1돈을 썰어서 1첩으로 지어 물로 달여서 먹는다. 〈回春〉

◎ 일방(一方)

산후(產後)의 죽은 피가 많은 증세에는 목이급(木耳及) 1근 또는 반근되는 것을 불에 사르고 가루로하여 사향(麝香)가루 1돈과 지각(枳殼)을 불에 구워서 가루로 한 것 2돈을 넣고서 매 1돈을 오매(烏梅)달인 물에 섞어서 먹으면 바로 그친다. 〈丹心〉

◎ 육혈(衄血)

산후(產後)의 입과 코에 검은 빛이 일어나는 증세는 위기(胃氣)가 끊어지고 폐(肺)가 상한 증세로 난치(難治)에 속하는 증세이다. 급히 형개산(荊芥散)과 양법을 쓴다. 〈良方〉

산후(產後)에 기혈(氣血)이 산란(散亂)해서 모든 병증세를 일으키고 제자리로 돌아오지 못하기 때문에 입과 코에 검은색이 일어나고 또한 변해서 육혈(衄血)이 나는 증세를 위절(胃絶) • 폐패(肺敗)라 하는데 서각지황탕(犀角地黃湯)을 써서 구해야 된다. 〈入門〉

※ 양법(禳法)

빨리 비선(緋線)한 옷과 산모의 정심(頂心)의 털 두올을 취해서 산모의 가운데 손가락을 단단하게 매어두면 그친다. 〈良方〉

◎ 천수(喘嗽)

산후(產後)의 천수(喘嗽)가 심한 증세는 위태로운 증세이니 죽는 경우가 많다. 〈產寶〉

산후(產後)에 목구멍속의 기(氣)가 급하고 천촉(喘促)한 증세는 내린 것이 많아서 영혈(榮血)이 심하게 마르고 위기(衛氣)가 주관이 없어서 폐(肺)에 모이기 때문에 천촉(喘促)하는 증세이니 이것을 고양절음(孤陽絶陰)이라고 하는데 난치(難治)에 속하는 것이다. 당연히 대제궁귀탕(大劑芎歸湯) • 소삼소음(小蔘蘇飮)을 써야 된다. 〈綱目〉

산후(產後)의 천급(喘急)에 명(命)이 경각(頃刻)에 있는 것은 당연히 탈명산(奪命散)을 사내아이 오줌과 좋은

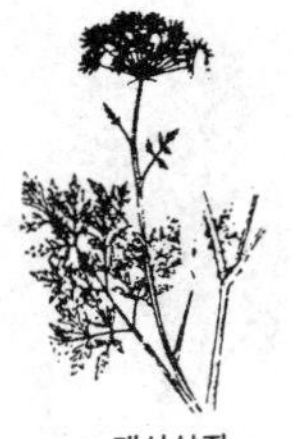
개사상자

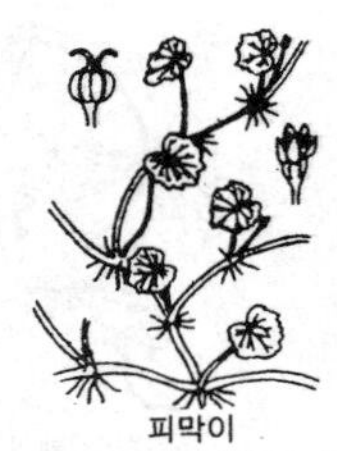
피막이

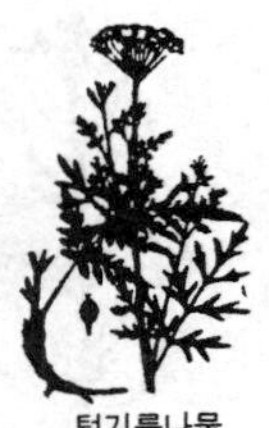
털기름나물

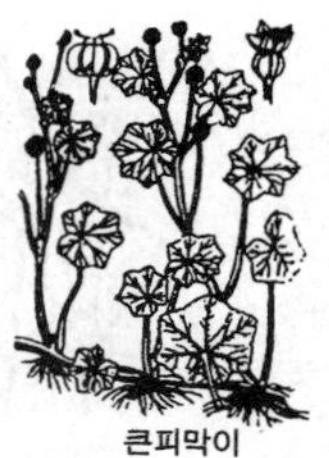
큰피막이

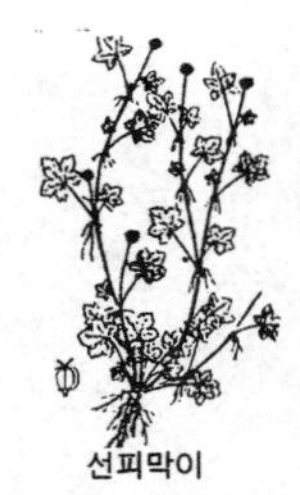
선피막이

술 각 반잔에 따뜻하게 먹으면 나쁜 피가 바로 내리고 천급(喘急)이 저절로 그치며 또는 독삼탕(獨蔘湯)을 써도 역시 좋다. 〈入門〉

또한 인삼(人蔘)과 복령(茯苓)을 달여서 먹는다. 산후(産後)에 해수(咳嗽)가 많은 증세는 엉긴 피가 폐에 들어간 증세이니 이모산(二母散)을 쓰고 감모(感冒)에는 선복화탕(旋覆花湯)을 쓴다. 〈入門〉

※ 이모산(二母散)

효능 : 산후의 오로(惡露)가 폐경(肺經)에 들어가서 해수가 되는 증세를 치료한다.

처방 지모(知母) • 패모(貝母) • 백복령(白茯苓) • 인삼(人蔘) 각 1돈, 도인(桃仁) • 행인(杏仁) 각 2돈을 썰어서 1첩으로 지어 물로 달여서 먹는다. 〈聖惠〉

※ 소삼소음(小蔘蘇飮)

효능 : 산후(産後)의 죽은 피가 폐(肺)에 들어가서 얼굴이 검고 천촉(喘促)을 일으켜서 죽으려는 증세를 치료한다.

처방 소목(蘇木) 2냥을 썰어서 물 2주발에 달이되 1주발이 되거든 인삼(人蔘)가루 2돈을 넣어서 먹는다. 〈雲岐〉

※ 선복화탕(旋覆花湯)

효능 : 산후(産後)의 감모풍한(感冒風寒)에 해수(咳嗽)를 하고 담(痰)이 성한 증세를 치료한다.

처방 선복화(旋覆花) • 적작약(赤芍藥) • 형개수(荊芥穗) • 반하국(半夏麴) • 오미자(五味子) • 마황(麻黃) • 적복령(赤茯苓) • 행인(杏仁) • 전호(前胡) • 감초(甘草) 각 1돈을 썰어서 1첩으로 지어 생강 3, 대추 2를 넣고 물로 달여서 먹는다. 〈三因〉

◎ 해역(咳逆)

산후(産後)에 해역(咳逆)이 안 그치고 죽으려 하는 증세는 육계(肉桂) 5돈을 썰어서 생강즙 3홉에 달여 2홉이 되거든 따뜻하게 복용하고 손바닥을 불에 쬐어서 등을 문질러 따뜻하게 하고 약즙(藥汁)을 수시로 바르면 좋다. 〈良方〉

또는 벽경(壁鏡)의 집(窠)을 3~5개 달여서 그 즙을 따뜻하게 먹으면 바로 차도가 있다. 〈良方〉

◎ 산후불어(産後不語)

죽은 피가 심장(心臟)을 핍박(逼迫)하여 심기(心氣)가 막히고 혀가 굳어서 말을 못하는 증세에는 칠진탕(七珍湯) • 사미산(四味散)을 쓰고, 담열(痰熱)이 심장(心臟)을 미란(迷亂)하게 해서 말을 못하는 증세에는 고봉산(孤鳳散)을 쓰고, 산후(産後)에 목이 쉬어서 말을 못하는 증세에는 복령보심탕(茯苓補心湯)을 쓴다. 〈入門〉

※ 칠진산(七珍散)

효능 : 산후(産後)에 말을 못하는 증세를 치료한다.

처방 인삼(人蔘) • 생지황(生地黃) • 석창포(石菖蒲) • 천궁(川芎) 각 2돈, 세신(細辛) • 방풍(防風) • 진사(辰砂) 각 1돈을 가루로하여 매 1돈을 박하탕(薄荷湯)으로 섞어서 먹는다.

감초(甘草) 1돈을 더해 쓰면 팔진산(八珍散)이라고 한다. 〈産寶〉

※ 고봉산(孤鳳散)

효능 : 산후(産後)에 눈을 감고 말을 못하는 증세를 치료한다.

처방 백반(白礬)을 가루로하여 매 1돈을 더운물에 섞어 먹으면 언제나 좋다. 〈産寶〉

◎ 산후견귀담어(産後見鬼膽語)

산후(産後)에 귀신을 보고 언어가 전도(顚倒)하는 것은 죽은 피가 심장(心臟)을 찔러서 그러는 것이니 소합향원(蘇合香元) 1돈을 사내아이 오줌에 개어서 먹으면 바로 깨어나고 소조경산(小調經散)도 역시 좋으니 용뇌(龍腦) 조금을 더해서 먹는다.

엉긴 피가 심장(心臟)을 혼미(昏迷)케 해서 헛소리와 실없는 말을하고 어지러운 증세는 팔물탕(八物湯)에 작약(芍藥)을 빼고 호박(琥珀) • 백자인(柏子仁) • 원지(遠志) • 주사(朱砂) • 금은(金銀)을 더하여 달여서 먹고 또 교감지황전원(交感地黃煎元)도 역시 좋다. 〈入門〉

산후(産後)에 혼모(昏冒)해서 인사불성(人事不省)이 되고 눈을 감아 의식(意識)이 없는 증세는 대개 피가 아주 죽어서 심신(心神)이 양(養)을 잃은 때문이니 심할때는 옷을 주무르면서 공중을 바라보고 실없는 말을하고 실

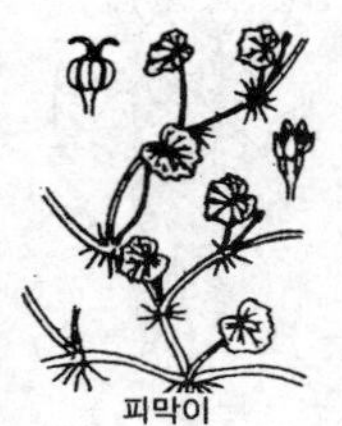
피막이

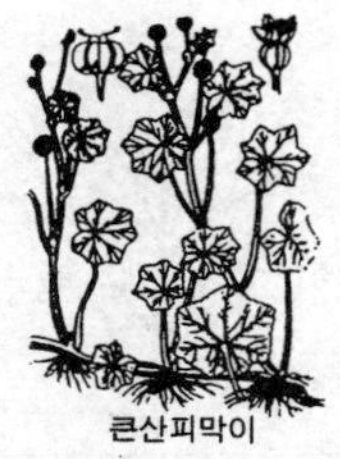
큰산피막이

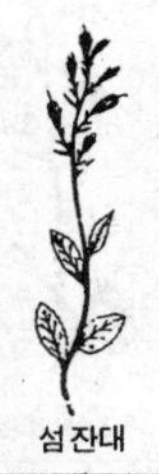
섬잔대

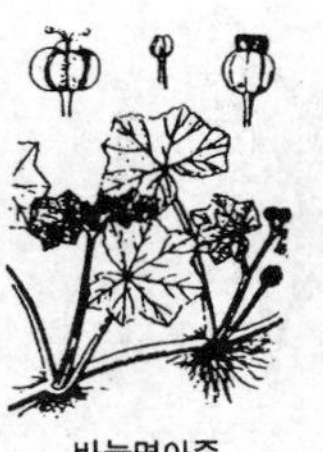
바늘명아주

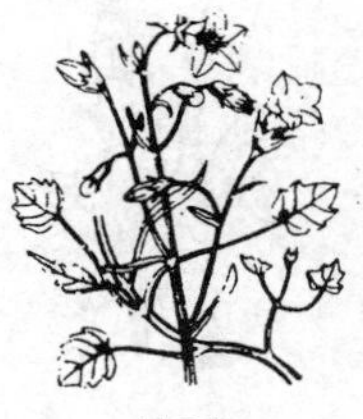
설잔대

신(失神)하는데 생지금련탕(生地芩連湯) • 전생활혈탕(全生活血湯) • 영신고(寧神膏) • 복신산(茯神散) • 백자인산(柏子仁散)을 쓴다. 〈諸方〉

❋ 교감지황전원(交感地黃煎元)

효능 : 산후(産後)에 눈에 검은 꽃이 어른거리고 발광(發狂)해서 귀신을 보는 것 같으며 또는 중풍(中風)에 각궁반장(角弓反張)이 되고 또는 간과 같은 피를 쏟고 제복(臍腹)이 아프고 맺혀서 징가(癥瘕)가 되는 증세를 치료한다.

처방 생지황(生地黃) 2근을 씻고 찧어 즙을 짜고 생강(生薑) 2근을 찧어 짜낸 생강즙(生薑汁)으로써 지황재(地黃滓)를 볶으고 지황즙(地黃汁)을 넣고서 생강재(生薑滓)를 볶으고 각각 마르거든 가루로하고 포황초(蒲黃炒) 4냥, 당귀(當歸) • 현호색(玄胡索) • 호박(琥珀) 각 1냥을 가루로하고 꿀로 탄자 크기로 환을하여 당귀주(當歸酒)에 1알을 녹여서 먹는다. 〈局方〉

❋ 영신고(寧神膏)

효능 : 산후(産後)에 피가 죽어서 심신(心神)이 혼란(昏亂)하고 언어(言語)가 상실되서 누워도 잠을 못자는 증세를 치료한다.

처방 산조인초(酸棗仁炒) • 인삼(人蔘) • 적복령(赤茯苓) 각 1냥, 호박(琥珀) 7돈반, 주사(朱砂) • 유향(乳香) 각 5돈을 가루로하여 등심(燈心)과 대조(大棗)를 달인 물에 1돈을 섞어서 먹고 또는 물로 탄자 크기의 환을하여 박하탕(薄荷湯)에 1알을 먹는다. 〈入門〉

❋ 복령산(茯苓散)

효능 : 산후(産後)에 심허(心虛)하고 정충(怔忡)해서 진정을 못하고 언어가 착란(錯亂)한 증세를 치료한다.

처방 인삼(人蔘) • 당귀(當歸) • 산약(山藥) • 감초(甘草) 각 1돈반, 원지(遠志) • 복신(茯神) • 계심(桂心) • 맥문동(麥門冬) 각 7돈반을 썰어서 1첩으로 지어 생강 3, 대추 2를 넣고 물로 달여서 먹는다. 〈正傳〉

❋ 백자인산(柏子仁散)

효능 : 산후(産後)에 헛소리와 실없는 말을하는 것은 모두 심혈(心血)이 모자라서 심복(心腹)이 지키지 못하는 증세를 치료한다.

처방 백자인(柏子仁) • 원지(遠志) • 인삼(人蔘) • 상기생(桑寄生) • 방풍(防風) • 호박(琥珀) • 당귀(當歸) • 숙지황(熟地黃) • 감초(甘草)를 각 등분하여 썰어서 매 5돈을 먼저 백양(白羊)의 염통 한 개 달인 즙 2잔에 넣고 달여서 1잔이 되거든 찌꺼기는 버리고 따뜻하게 먹는다. 〈正傳〉

◎ 산후발열(産後發熱)

산후(産後)에 혈(血)이 허하면 열이 혈실에 들어가서 열이나고 번조(煩燥)하여 낮에는 가볍고 밤에 무거우며 또는 헛소리를 하여 귀신을 본 것 같고 또는 한(寒)과 열(熱)이 오고가는 증세에 시호사물탕(柴胡四物湯) • 양혈지황탕(凉血地黃湯) • 우황고(牛黃膏)를 쓴다. 〈保命〉

산후(産後)에 열이나는 증세가 5가지중 1은 하혈(下血)을 너무 많이 하는 증세이니 맥(脈)이 반드시 허하고 크며 힘이 없고 뱃 속에 아픈 증세는 없으니 궁귀조혈음(芎歸調血飮)을 쓰고, 2는 오로(惡露)가 모두 내리지 아니하면 반드시 대소복(大小腹)에 덩어리가 있어서 아프게 되는데 흑신산(黑神散)을 쓰며, 3은 음식에 상한 증세로써 소도(消導)하면 낫고, 4는 풍한(風寒)을 느낀 것이니 발산(發散)하면 낫게되며, 5는 증유(蒸乳)라는 것이 있는데 젖이 가득차서 아픈것이니 유즙(乳汁)을 짜버리면 낫게 된다. 〈醫鑑〉

산후(産後)에 상한열병(傷寒熱病)으로 인해서 열이 피속에 들어가거나 또는 엉긴 피가 있는 것은 시호파어탕(柴胡破瘀湯), 또는 시호지황탕(柴胡地黃湯)을 쓰고, 산후(産後)에 풍한(風寒)으로 인해서 열이나는 것은 시호방귀탕(柴胡防歸湯) • 죽엽방풍탕(竹葉防風湯)을 쓰며, 산후(産後)에 열로 목이 마르는 것은 숙지황탕(熟地黃湯) • 인삼당귀산(人蔘當歸散)을 쓴다. 〈入門〉

대소산(大小散)에 열이 피속에 들어간 증세는 소시호탕(小柴胡湯)에 오령지(五靈脂)를 더하고 황연적복령(黃連赤茯苓)으로 도와서 심(心)을 맑게 하며 피를 서늘하게 하면 바로 효과가 난다. 〈直指〉

❋ 시호사물탕(柴胡四物湯)

일명 삼원탕(三元湯)

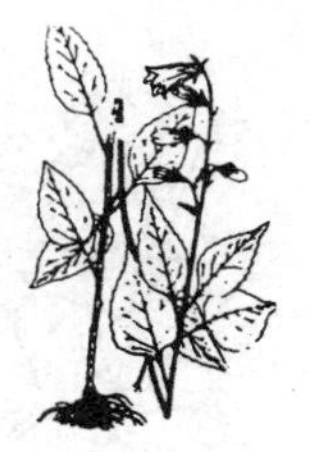
모싯대

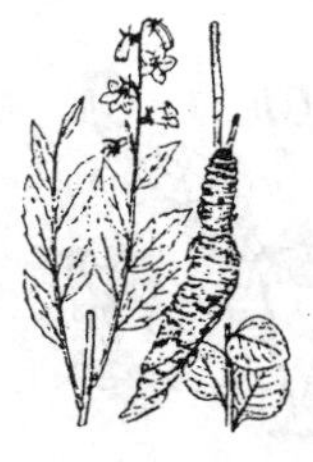
당잔대

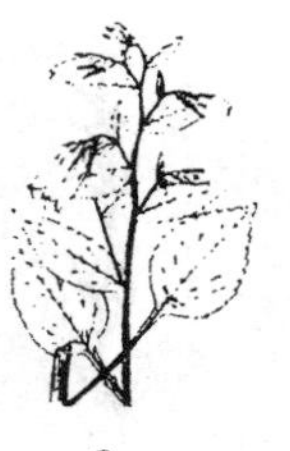
섬초롱꽃

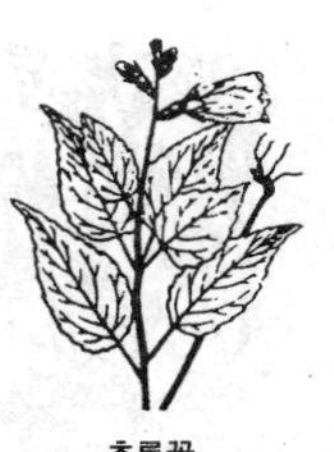
초롱꽃

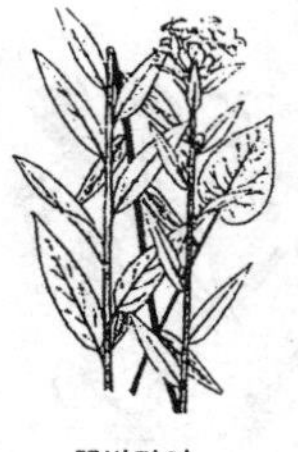
꽃방망이

효능 : 산후(産後)에 열이 혈실에 들어간 증세를 치료한다.

처방 시호(柴胡) • 생지황(生地黃) 각 2돈, 천궁(川芎) • 적작약(赤芍藥) • 당귀(當歸) • 황금(黃芩) 각 1돈, 인삼(人蔘) • 반하(半夏) • 감초(甘草) 각 5푼을 썰어서 1첩으로 지어 생강 3쪽을 넣고 물로 달여서 먹는다.

※ 양혈지황탕(涼血地黃湯)

효능 : 산후(産後)에 열이 나는 증세를 치료한다.

처방 생지황(生地黃) 3돈, 적작약(赤芍藥) • 당귀(當歸) • 천궁(川芎) 각 1돈반을 썰어서 1첩으로 지어 물로 달여서 먹는다. 〈神珍〉

※ 우황고(牛黃膏)

효능 : 산후(産後)에 열이 혈실에 들어간 증세를 치료한다.

처방 주사(朱砂) • 울금(鬱金) 각 3돈, 우황(牛黃) 2돈반, 목단피(牡丹皮) 2돈, 감초(甘草) 1돈, 용뇌(龍腦) 5푼을 가루로하고 꿀로 도토리 크기로 환을지어 매 1알을 물에 녹여 먹는다. 〈玉機〉

※ 궁귀조혈음(芎歸調血飮)

효능 : 산후(産後)에 하혈(下血)을 너무 많이 하여 열이 나고 심(心)이 번거로우며 배가 아프고 머리가 어지러우며 눈에 꽃이 보이고 또는 입이 다물어지며 정신(精神)이 혼미(昏迷)한 증세를 치료한다.

처방 당귀(當歸) • 천궁(川芎) • 백출(白朮) • 백복령(白茯苓) • 숙지황(熟地黃) • 진피(陳皮) • 변향부(便香附) • 오약(烏藥) • 건강(乾薑) • 익모초(益母草) • 목단피(牡丹皮) • 감초(甘草) 각 7푼반을 썰어서 1첩으로 지어 생강 5, 대추 2를 넣고 물로 달여서 먹는다. 〈醫鑑〉

※ 흑신산(黑神散)

효능 : 산모(産母)의 오로(惡露)가 안 내려서 열이 나고 번조(煩躁)하는 증세를 치료한다.

처방 당귀(當歸) • 숙지황(熟地黃) • 백작약주초(白芍藥酒炒) • 육계(肉桂) • 감초구(甘草炙) 각 5돈, 침향(沈香) • 종려회(棕櫚灰) • 포황(蒲黃) • 몰약(沒藥) 각 2돈반, 유향(乳香) 1돈반, 적작약(赤芍藥) 1돈, 혈갈(血竭) 5푼을 가루로하여 매 2돈을 넣고 더운 술에 섞어서 먹는다. 〈醫鑑〉

※ 시호파어탕(柴胡破瘀湯)

효능 : 산후(産後)에 상한열병(傷寒熱病)으로 인해서 열이 혈실에 들어가고 또는 오로(惡露)가 내리지 않는 증세를 치료한다.

처방 시호(柴胡) • 황금(黃芩) • 반하(半夏) • 감초(甘草) • 적작약(赤芍藥) • 당귀(當歸) • 생지황(生地黃) 각 1돈, 도인(桃仁) • 오령지(五靈脂) 각 5푼을 썰어서 1첩으로 지어 물로 달여서 먹는다. 〈人篤門〉

※ 시호지황탕(柴胡地黃湯)

효능 : 산후(産後)에 열이 피속에 들어가서 한열(寒熱)이 오고가며 헛소리와 실없는 말을 하고 귀신을 본 것과 같은 증세를 치료한다.

처방 시호(柴胡) • 생지황(生地黃) 각 2돈, 인삼(人蔘) • 반하(半夏) • 황금(黃芩) 각 1돈, 감초(甘草) 5푼을 썰어서 1첩으로 지어 생강 3, 대추 2를 넣고 물로 달여서 먹는다. 〈得効〉

※ 시호방귀탕(柴胡防歸湯)

효능 : 산후(産後)에 열이나는 것이 망혈(芒血) • 축혈(蓄血) • 상식(傷食) • 증유(蒸乳)의 4가지 증세에 인하지 않고 풍한(風寒)의 겉 증세로 인한 것을 치료한다.

처방 당귀(當歸) 3돈, 천궁(川芎) 1돈반, 시호(柴胡) • 인삼(人蔘) 각 1돈, 반하(半夏) • 진피(陳皮) • 방풍(防風) 각 8푼, 감초(甘草) 5푼을 썰어서 1첩으로 지어 생강 3, 대추 2를 넣고 물로 달여서 먹는다. 〈入門〉

※ 죽엽방풍탕(竹葉防風湯)

효능 : 산후(産後)에 바람으로 상해서 머리가 아프고 열이 나는 증세를 치료한다.

처방 청죽엽(靑竹葉) 24편, 방풍(防風) • 인삼(人蔘)

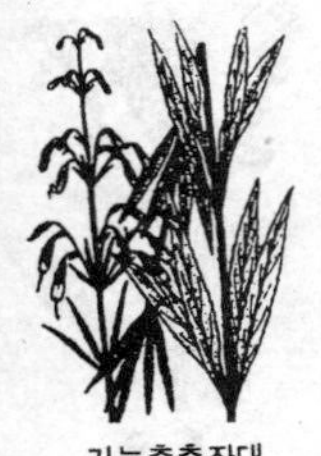
가는층층잔대

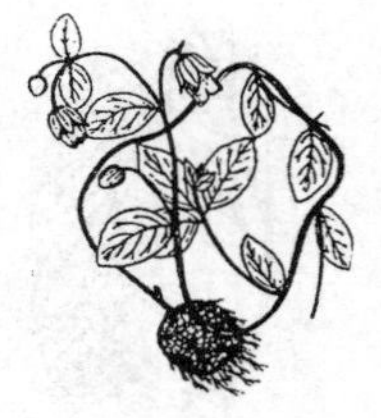
소경불알

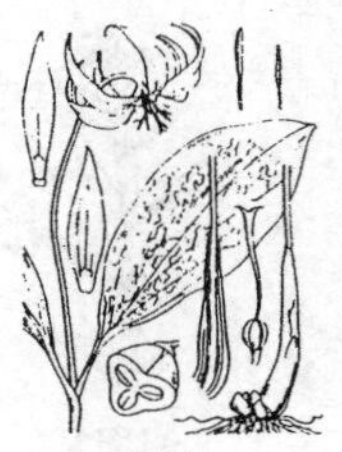
얼레지

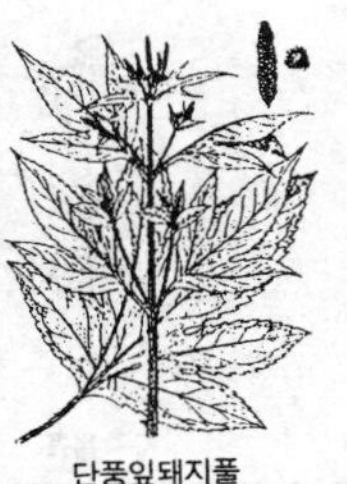
단풍잎돼지풀

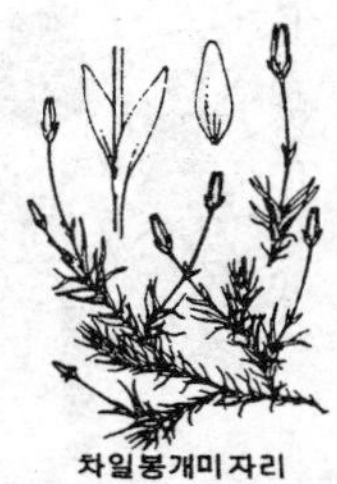
차일봉개미자리

• 계지(桂枝) • 길경(桔梗) • 전호(前胡) • 진피(陳皮) • 적복령(赤茯苓) 각 1돈을 썰어서 1첩으로 지어 생강 3, 대추 2를 넣고 물로 달여서 먹는다. 〈入門〉

※ 숙지황탕(熟地黃湯)

효능 : 산후(産後)에 허갈(虛渴)한 증세를 치료한다.

처방 천화분(天花粉) 2돈, 인삼(人蔘) • 맥문동(麥門冬) 각 1돈반, 숙지황(熟地黃) 1돈, 감초(甘草) 5푼을 썰어서 1첩으로 지어 찹쌀 100알을 생강 3, 대추 2를 넣고 물로 달여서 먹는다. 〈得効〉

※ 인삼당귀산(人蔘當歸散)

효능 : 산후(産後)에 피가 죽어서 속에 열이나고 번갈한 증세를 치료한다.

처방 당귀(當歸) • 숙지황(熟地黃) • 백작약(白芍藥) • 인삼(人蔘) • 맥문동(麥門冬) 각 1돈, 계피(桂皮) 5푼을 썰어서 1첩으로 지어 먼저 찹쌀 1홉, 청죽엽(青竹葉) 10쪽을 물 2잔에 달여서 1잔이 되거든 찌꺼기는 버리고 위의 약과 생강 3, 대추 2를 넣고서 다시 달여서 먹는다. 〈入門〉

◎ **일방(一方)**

산후(産後)에 열이 나고 번갈(煩渴)이 되는 증세를 치료한다.

처방 생우즙(生藕汁) 1되에 생지황즙(生地黃汁)을 약간 넣고 마시면 좋다. 〈本草〉

또는 죽력(竹瀝)을 한 잔 마시는 것이 아주 좋다. 〈丹心〉

부인의 월경 물을 마시는 것이 가장 좋다. 〈俗方〉

◎ **산후유현증(産後乳懸症)**

유부(乳部)에 상세한 설명이 나와 있다.

◎ **하유즙(下乳汁)**

산후(産後)에 유즙(乳汁)이 나오지 않는 증세가 2가지 있는데 혈기(血氣)가 성하여 막혀서 나오지 않는 증세와 또한 기혈(氣血)이 약하여 말라서 나오지 않는 증세가 있으니 막힌 증세는 누로산(漏蘆散)을 쓰고 말라버린 증세는 통유탕(通乳湯)과 저제죽(猪蹄粥)을 쓴다. 〈良方〉

산후(産後)에 유맥(乳脈)이 돌아가지 않고 온몸이 장열(壯熱)한 증세는 옥로산(玉露散)을 쓴다. 〈良方〉

유즙(乳汁)을 나오도록 치료하는 방법은 유부(乳部)를 참고해서 약을 쓰는 것이 좋다.

※ 옥로산(玉露散)

효능 : 흉격(胸膈)을 차게 하고 젖을 짜서 나게 한다.

처방 길경(桔梗) • 천궁(川芎) • 백출(白朮) 각 1돈, 적작약(赤芍藥) 1돈반, 인삼(人蔘) • 적복령(赤茯苓) • 감초(甘草) 각 1돈, 당귀(當歸) 5푼을 썰어서 1첩으로 지어 물로 달여서 먹는다. 〈良方〉

※ 저제죽(猪蹄粥)

효능 : 유즙(乳汁)이 없을 때 치료한다.

처방 저제(猪蹄) 네 개를 보통 먹는 방법과 같이 요리하여 물 2말에 고아서 1말이 되거든 제(蹄)는 버리고 토과근(吐瓜根) • 통초(通草) • 누로(漏蘆) 각 3냥을 썰어 넣고 달여서 6되를 취하고 찌꺼기는 버린 다음 총(葱)과 시(豉) 및 싸래기를 넣고 죽을 끓여서 먹는다. 〈本草〉

◎ **일방(一方)**

와거자〔萵苣子 : 상추씨〕와 찹쌀 각 1홉을 잘 갈아서 물 1주발에 타고 감초(甘草) 1돈을 넣고 달여서 자주 머금어 먹으면 유즙(乳汁)을 나도록 하는 데 가장 좋은 방법으로 효과가 있다. 〈雲岐〉

또한 맥문동(麥門冬)가루 2돈을 술에 갈아 서각즙(犀角汁) 1잔을 섞어서 복용하고 또 잉어를 고아서 먹는다. 〈本草〉

◎ **우방(又方)**

유즙(乳汁)이 나지 않는 증세의 치료는 멧돼지 비계 1수저를 더운 술 1잔에 타서 1일 3번을 먹으면 바로 내리는데 분량이 많아서 5아이를 기를 수 있다. 섣달의 기름이 더욱 좋다. 〈本草〉

모주(母酒)를 삶아 먹는 것도 좋다. 〈俗方〉

◎ **산후음탈(産後陰脫)**

산후 음문이 빠져나온 증세는 대개가 힘을 너무 써서 그렇게 되는 것이니 마치 항문(肛門)이 빠져 나온 것처럼 되어서 핍박(逼迫)하고 부어 아프면서 맑은 물이 계속하고 소변이 임색(淋澀)하여 참지를 못하는데 당귀황기음(當歸黃芪飮)을 쓰고 밖으로는 유황(硫黃) • 오적골(烏賊骨) 각 5돈, 오배자(五倍子) 2돈반을 가루로하여 아픈 곳

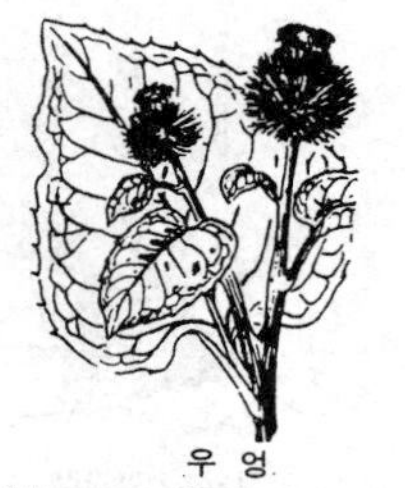
우 엉

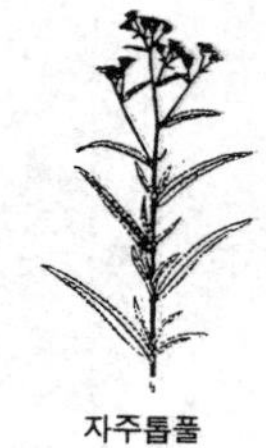
자주톱풀

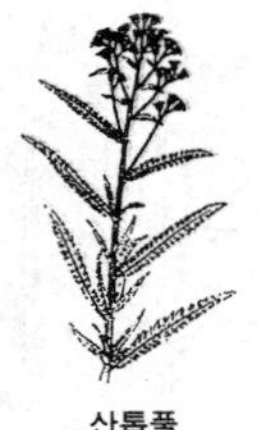
산톱풀

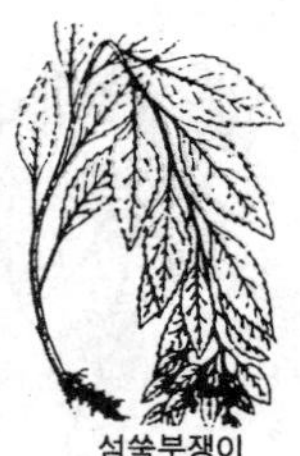
섬쑥부쟁이

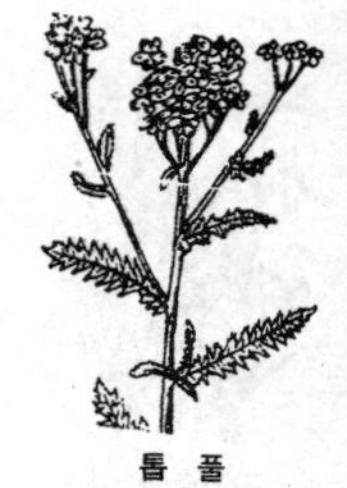
톱 풀

에 붙이면 바로 효과가 있다. 〈丹心〉

해산할 때에 창자가 나와서 안 들어가는 증세는 팔물탕(八物湯)에 방풍(防風)·승마(升麻)를 더하고, 주초황기(酒炒黃芪)를 군으로 삼아 달여 먹고 밖으로는 저근백피(樗根白皮) 5돈, 형개(荊芥)·승마(升麻)·곽향(藿香) 각 2돈을 달여서 아픈 곳을 씻어주면 바로 들어가고 또 지각(枳殼) 2냥을 달여 따뜻하게 담그고 있으면 저절로 들어가게 된다. 〈丹心〉

산후(産後)에 음호(陰戶)가 튀어나온 증세는 사물탕(四物湯)에 용골〔龍骨 : 없으면 오부자(五倍子)를 쓴다〕을 더해서 2첩으로 계속쓰고 밖으로는 향유(香油)를 탕수에 타서 아픈 곳을 씻고 또한 여성고(如聖膏)를 위에 붙인다. 〈入門〉

산후(産後)에 음호(陰戶)의 양쪽이 부어서 아프고 손과 발을 움직이지 못하는 증세는 사계총(四季葱)에 유향(乳香)가루를 넣고 찧어서 떡을 만들어 아픈 곳에 붙이면 한참 지난 다음에 바로 낫게 된다. 〈入門〉

자궁이 심하게 아파서 못견디는 증세는 오배자(五倍子)와 백반(白礬)을 등분해서 달인 물에 씻고 또 가루로하여 붙인다. 〈入門〉

산후(産後)에 음호(陰戶)가 들어가지 않는 증세는 유황탕(硫黃湯)을 쓴다.

또는 향유(香油) 5근을 끓여서 동이에 담그고 그속에 한참동안 들어 앉아서 조각(皂角)가루를 코 속에 불어 넣어 재채기를 하면 바로 들어가게 된다. 〈丹心〉

또한 종이를 비벼서 향유(香油)에 담가 불을 붙였다가 불어서 끄고 그 연기를 산모(産母)의 코에 쏘이면 바로 들어간다. 〈良方〉

❊ 당귀황기음(當歸黃芪飮)

효능 : 산후(産後)에 음호(陰戶)가 빠져나온 증세를 치료한다.

처방 황기주초(黃芪酒炒) 3돈, 인삼(人蔘)·당귀(當歸)·승마(升麻) 각 2돈, 감초(甘草) 1돈을 썰어서 1첩으로 지어 물로 달여서 먹는다. 〈丹心〉

❊ 유황탕(硫黃湯)

효능 : 치료 방법은 위에서와 같다.

처방 유황(硫黃) 4냥, 오수유(吳茱萸)·토사자(兎絲子) 각 1냥반, 사상자(蛇床子) 2냥을 가루로하여 매 5돈을 달여서 따뜻할 때에 아픈 곳을 씻으면 저절로 들어가게 된다. 〈正傳〉

◎ 음탈치험(陰脫治驗)

한 부인이 산후(産後)에 갑자기 음호(陰戶)에서 한 괴물이 나오는데 마치 사발을 두개 합한 것과 같고 두 가닥의 줄이 달려 있으니 이것이 바로 배속에서 나온 자궁인데 기혈(氣血)이 허약해서 밑으로 떨어진 것이다. 결국 승마(升麻)·당귀(當歸)·황기(黃芪)의 대료(大料) 2첩을 썼더니 반일만에 들어가게 되고 단지 말라서 부스러진 것이 손바닥만하게 떨어져 있는데 산부의 창자가 떨어진 것으로 잘못 알고 걱정을 하여 두려워 했으나 이것은 창자가 아니고 자궁에 붙어있던 조박(糟粕)인 것이다. 살이 부서져도 보완할 수 있는데 혹시 기혈(氣血)을 출성시키면 그것을 용이(容易)하게 생성(生成)시킬 것이라는 생각으로 바로 보중익기탕(補中益氣湯)에 시호(柴胡)를 빼고 2~3번을 계속 먹게 했드니 그것이 결국 따라서 들어가게 되었다. 다음 사물탕(四物湯)에 인삼을 더해서 백여첩을 계속 먹게 했드니 3년 뒤에는 다시 아이를 분만하게 된 것이다. 〈丹心〉

◎ 우방(又方)

해산할 때에 놀라서 힘을 너무 많이 쓰면 맹막이 손상되고 음호(陰戶)속에서 살로된 한 가닥의 줄이 3~4자 정도가 나와 심(心)과 복(腹)을 끓어 당겨서 아프게되고 손을 대면 더욱 아파서 못견디는 증세에 먼저 실소산(失笑散)몇첩을 쓰고 다음 생강 3되를 씻어서 껍질채로 찧어 청유(淸油) 2근에 반죽하여 볶으되 기름이 모두 된 것을 한도로 하여 부드러운 비단 5자를 두세 층으로 접어서 가볍게 살줄을 거두어 서려서 1단을 만들어 오줌 구멍에 넣고 비단 자루에 강유(薑油)를 뜨겁게 볶은 것을 따뜻하게 덮어서 쏘이고 식으면 다시 다리미로 다림질하여 생강의 기(氣)가 모두 되면 다시 바꾸어서 덮어 붙이고 먼저 방법과 같이 하여 밤낮을 지나니 살줄이 차차 오므라지게 되니 계속하여 그 방법을 써서 이틀이 지난 뒤에 살줄이 완전히 들어가게 되고 편안해졌다. 그 다음 다시 실소산(失笑散)과 궁귀탕(芎歸湯)으로 조리했더니 완전히 치료가 되었다. 이럴 때는 살줄을 끊어 버리면 치료를 할 수 없다. 〈得効〉

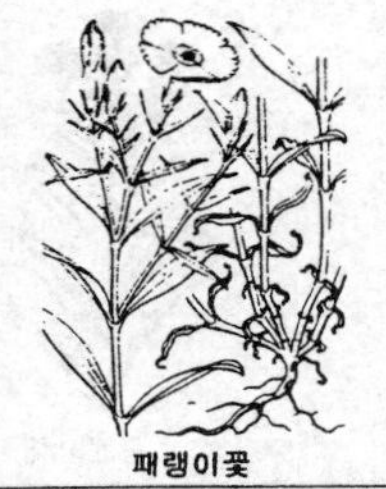
패랭이꽃

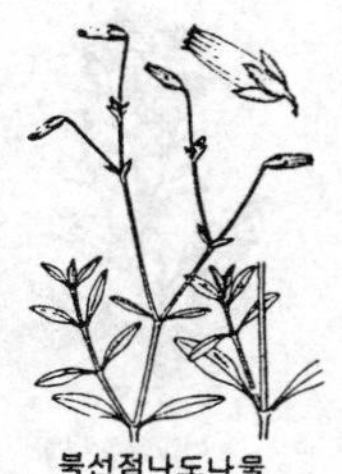
북선점나도나물

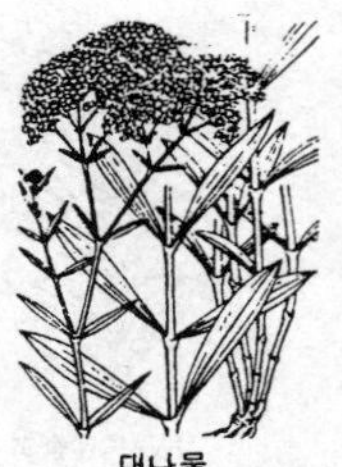
대나물

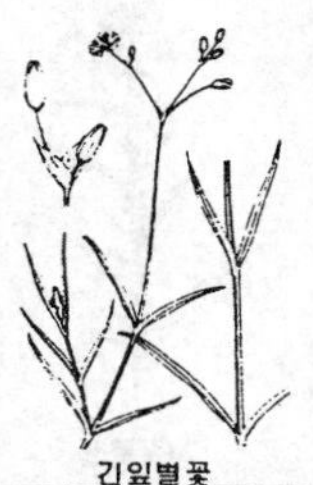
긴잎별꽃

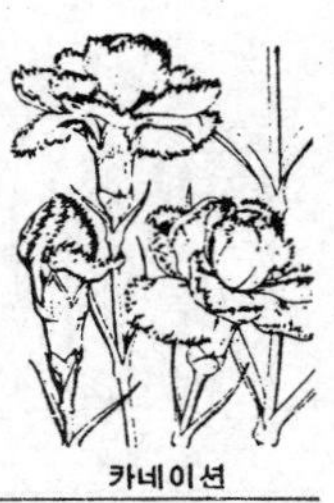
카네이션

◎ 산후울모(產後鬱冒)

부인의 월경이 나오는데 땀을 너무 많이 내면 울민(鬱悶)하고 혼모(昏冒)해서 사람을 몰라보는 증세는 경수(經水)가 내릴 때에는 허한 것인데 땀을 내면 겉도 결국 허하니 이것은 겉과 속이 같이 허한 증세가 되므로 울모(鬱冒)하게 되는 것이다. 〈脈經〉

산후(產後)에 피가 죽고 혼모(昏冒)해서 인사불성이 되다가 한참동안 지난 다음에 깨어나는 것을 울모(鬱冒)라고 하고 또는 혈궐(血厥)이라고도 하는데 창공산(倉公散)을 코에 불어 넣어 재채기를 하고 백미탕(白薇湯)을 복용해야 한다.

부인의 산후(產後)에 피가 죽어서 혼모(昏冒)가 되고 인사불성(人事不省)이 되며 눈을 감고 의식이 없는 증세는 대개 피가 아주 죽어서 심신(心神)이 조양(調養)을 잃었기 때문이다. 대개 눈을 감고 의식이 없는 증세는 모두 음(陰)에 들게되니 죽은 피나 보혈(補血)을 생각하지 말고 전생활혈탕(全生活血湯)을 써서 치료해야 한다. 〈東垣〉

◎ 산후풍치(產後風痓)

대개 산후(產後)에 열이나서 혀가 말리고 입술이 당기며 손가락이 느리게 움직이면서 아주 빠르게 풍치가 되려고 할 때는 귀형탕(歸荊湯) • 독활주(獨活酒)를 쓴다. 〈直指〉

산후(產後)에 중풍(中風)을 욕풍(蓐風)이라고 하는 데 입을 다물고 어금니를 갈면서 손과 발이 틀어지고 죽으려 할 때는 유풍산(愈風散) • 귀형탕(歸荊湯)을 쓰고 혹시 입을 다물고 몸이 틀어지며 침을 흘리면 치가 되는 것이니 교가산(交加散) • 두림주(豆淋酒) • 자탕(紫湯)을 쓴다. 〈入門〉

산후(產後)의 치병(痓病)에 혈기(血氣)에 아주 허한 것을 발표(發表)해서는 안 되고 방풍당귀산(防風當歸散)을 쓰는 방법이 가장 좋다. 〈綱目〉

산후(產後)의 풍증(風症)에는 혈풍탕(血風湯)을 쓴다. 〈丹心〉

산후(產後)의 치병(痓病)은 허(虛)가 심한 데다 풍(風)이 담(痰)을 껴서 된 것이니 인삼(人蔘) • 죽력(竹瀝)의 종류를 쓰고, 또 죽력(竹瀝) 1되를 한가지만으로 한번에 먹으면 크게 효과를 본다. 〈千金〉

산후(產後)의 중풍(中風)은 반드시 기혈(氣血)을 크게 보한 다음에 담(痰)을 치료해야 하고, 절대로 중풍(中風)으로만 치료해서 발표(發表)하고 땀을내는 약을 써서는 안 된다. 팔물탕(八物湯)을 더하거나 덜해서 쓰는 방법이 좋다. 〈丹心〉

산후(產後)에 땀이 많고 풍(風)이 들어가서 치병(痓病)이 된 것은 치료가 어려운 것이다. 〈入門〉

※ 귀형탕(歸荊湯)

효능 : 산후(產後)의 풍치(風痓)를 치료한다.

처방 형개수미초(荊芥穗微炒) • 당귀신미(當歸身尾) 각 등분 가루로하여 매 3돈을 두림주(豆淋酒)에 섞어서 먹는다. 〈入門〉

※ 독활주(獨活酒)

효능 : 치료 방법은 위에서와 같다.

처방 독활(獨活) • 백선피(白鮮皮) 각 5돈을 썰어서 술 두 되에 달여 한 되쯤 되면 2번으로 나누어서 먹는다. 〈本草〉

※ 유풍산(愈風散)

효능 : 산후(產後)의 중풍(中風)을 치료한다.

처방 형개수(荊芥穗)를 약간 볶아서 가루로 하여 매 3돈을 두림주(豆淋酒)로 섞어서 먹는다. 〈得效〉

일명 거향고배산(擧鄕古拜散)이라고 한다. 〈產寶〉

※ 교가산(交加散)

효능 : 산후(產後)의 치병(痓病)을 치료한다.

처방 생지황(生地黃) 1근, 생강(生薑) 12냥을 각각 찧어서 자연즙(自然汁)을 내고 생지황즙(生地黃汁)으로 생강재(生薑滓)를 볶으고 생강즙(生薑汁)으로 생지황재(生地黃滓)를 볶아서 합하여 불에 말려 가루로하여 매 2돈을 따뜻한 술에 타서 먹는다. 〈入門〉

※ 두림주(豆淋酒)

효능 : 산후(產後)의 풍(風)을 치료한다.

처방 검은 콩 1되를 볶아서 뜨거울 때에 3되의 청주

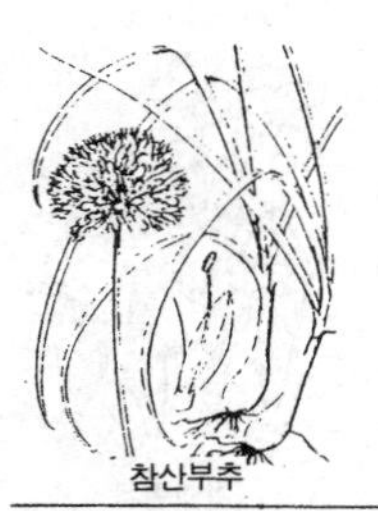
참산부추

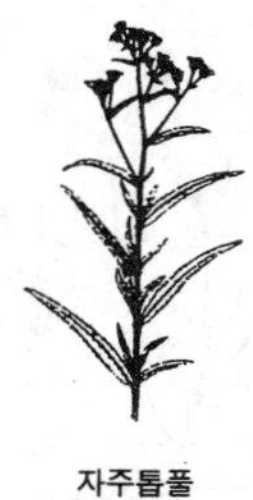
자주톱풀

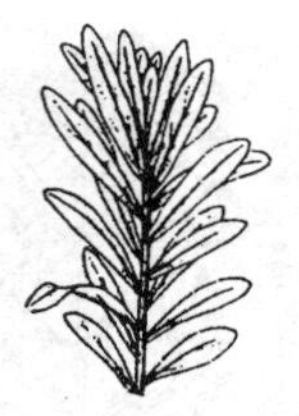
큰갯쑥부쟁이

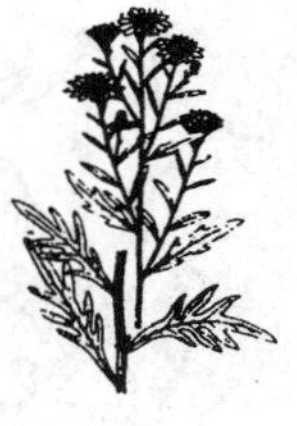
버드생이나물

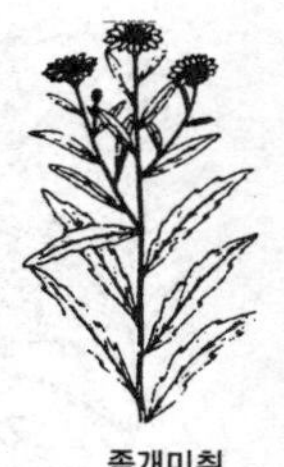
좀개미취

(淸酒)에다 넣고서 단단히 봉해 두었다가 적당히 따라서 먹는다. 〈本草〉

❊ 자탕(紫湯)

효능 : 치료 방법은 위에서와 같다.

처방 검은 콩 2홉을 향긋하게 볶아서 술 1잔에 달이고 7푼쯤 되거든 콩은 버리고 공복에 한번으로 먹는다. 〈良方〉

❊ 방풍당귀산(防風當歸散)

효능 : 산후(産後)에 치병(痓病)을 치료한다.

처방 방풍(防風) • 당귀(當歸) • 천궁(川芎) • 숙지황(熟地黃) 각 2돈반을 썰어서 1첩으로 지어 물로 달여서 먹는다. 〈海藏〉

❊ 혈풍탕(血風湯)

효능 : 산후(産後)의 모든 풍(風)으로 연급(攣急)하고 또는 위약(痿弱)한 증세를 치료한다.

처방 천궁(川芎) • 당귀(當歸) • 숙지황(熟地黃) • 백출(白朮) • 백복령(白茯苓) 각 1냥, 백작약(白芍藥) • 강활(羌活) • 백지(白芷) 각 7돈, 방풍(防風) 5돈과 진교(秦艽) 절반을 가루로하여 더운 술에 2돈을 섞어서 먹고 절반은 가루로 꿀에 오동열매 크기의 환을하여 50~70알을 먹는다. 〈丹心〉

◎ 산후두통(産後頭痛)

산후(産後)에 열이나서 몸과 머리가 아픈 증세를 경솔하게 감모(感冒)로 치료해서는 안 된다. 이러한 증세는 대부분 혈허(血虛)와 죽은 피가 굳게 막힌 증세이니 옥로산(玉露散)이나 또는 사물탕(四物湯)에 시호(柴胡)를 더해서 물로 달여서 먹는다. 〈良方〉

산후(産後)에 머리가 아픈 증세는 일기산〔一奇散 : 즉 궁부탕(芎歸湯)〕에 형개수(荊芥穗) 1돈을 더해서 달여 먹으면 반드시 효과가 있다. 〈雲岐〉

한 부인이 산후(産後)에 두통과 심통(心痛)이 같이 일어나 몹시 아파서 죽게 되었는데 흑룡단(黑龍丹) 2알을 먹으니 황충자(蝗蟲子)와 같은 나쁜 것이 3되쯤 내리고 바로 나았다. 〈良方〉

◎ 산후심복요협통(産後心腹腰脇痛)

산후(産後)에 심복(心腹)이 아프게 되는 증세는 완전한 어혈(瘀血) 때문인 것이니 팔미흑신산(八味黑神散) • 사미산(四味散) • 실소산(失笑散)을 쓴다. 〈入門〉

산후(産後)에 오로(惡露)가 끊어지고 허리와 배가 심하게 아픈 증세는 도인탕(桃仁湯) • 도계당귀환(桃桂當歸丸)을 쓴다. 〈良方〉

산후(産後)에 가슴과 배 및 허리와 갈비가 아픈 증세는 오로(惡露)가 작용하는 소행이니 사물탕(四物湯)에 궁(芎) • 귀(歸)를 배로 쓰고, 귀전우(鬼箭羽) • 홍화(紅花) • 현호색(玄胡索) 각 1돈을 더해서 달인 약물에 몰약산(沒藥散)을 섞어서 먹으면 바로 효과가 있다. 〈保命〉

산후(産後)에 왼쪽 갈비가 아픈 것은 양혈좌간환(養血佐肝丸)을 쓰고 오른쪽 갈비가 아픈 증세는 추기양혈환(推氣養血丸)을 쓴다. 〈醫錦鑑〉

동짓달에 해산하고 배꼽 밑이 아픈 증세는 양육탕(羊肉湯)을 쓴다. 〈仲景〉

산후(産後)에 혈가(血瘕)가 아파서 정한 곳이 없는 증세는 사내아이 오줌 3되, 생지황즙(生地黃汁) • 생우즙(生藕汁) 각 1되, 생강즙(生薑汁) 2되를 먼저 3가지를 달여서 3분의 1쯤 달여지거든 생강즙을 넣고 약한 불로 묽은 죽과 같이해서 매 1홉을 더운 술로 섞어서 먹는다. 〈良方〉

❊ 팔미흑신산(八味黑神散)

효능 : 산후(産後)에 오로(惡露)가 모두 되지 않고 심(心) • 흉(胸) • 제(臍) • 복(腹)이 약간 아픈 증세와 혈미혈운(血迷血暈)을 치료한다.

처방 포황(蒲黃) • 적작약(赤芍藥) • 건강(乾薑) • 육계(肉桂) • 당귀(當歸) • 숙지황(熟地黃) • 감초(甘草) 각 1냥, 검은콩 4냥을 볶으고 가루로하여 매 2돈을 사내 아이 오줌과 더운 술로 섞어서 먹는다. 〈局方〉

본방(本方)에다 백초상(百草霜) 5돈을 더하면 오금산(烏金散)이 된다. 〈得効〉

❊ 도인탕(桃仁湯)

효능 : 산후(産後)에 오로(惡露)가 결국 움직여 다니다가 갑자기 끊어지고 허리와 배가 무겁고 아프며 또는 흘러들어

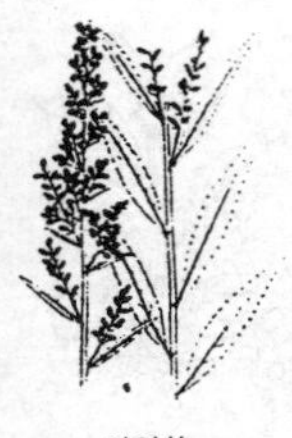
외잎쑥

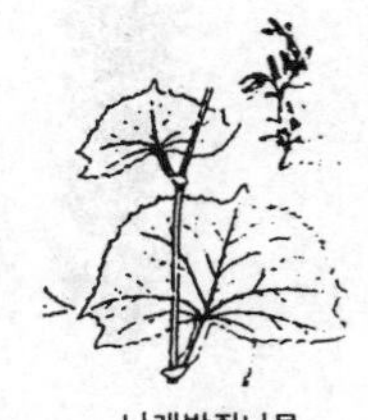
나래박쥐나물

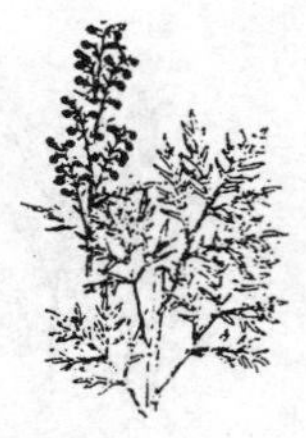
흰 쑥

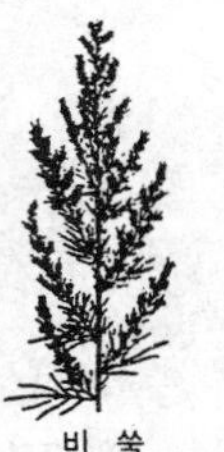
비 쑥

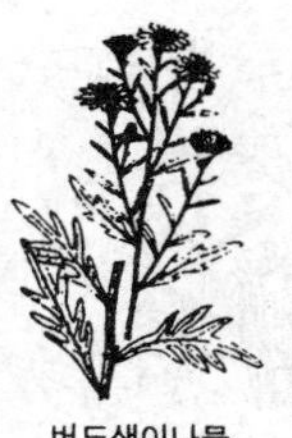
버드생이나물

서 다리와 종아리가 아프게 되는 증세를 치료한다.

처방 도인(桃仁)·소목(蘇木)·생지황(生地黃) 각 5돈, 맹충(虻虫)·수질(水蛭)을 보통 볶아서 각 10개를 거친 가루로 하고, 매 3돈을 물 1잔에 달여 6푼쯤 되면 찌꺼기는 버리고 따뜻하게 먹으면 나쁜 피가 내리고 바로 아픔이 멎게 되는데 그러한 다음에도 만약 크게 아픈 증세가 있으면 옹저(癰疽)가 되려는 것이니 오향연교탕〔五香連翹湯 : 처방은 옹저문(癰疽門)〕에 대황(大黃)을 빼고 물로 달여서 죽력(竹瀝)을 넣고 먹는다. 〈良方〉

※ 도계당귀환(桃桂當歸丸)

효능 : 산후(産後)에 오로(惡露)가 결국 돌아다니다가 갑자기 끊어져 갑작이 한(寒)과 열(熱)을 짓고 배꼽과 배 및 백맥(百脈)이 모두 아프게 되는 증세가 마치 송곳으로 찌르는 것과 같은 증세를 치료한다.

처방 계심(桂心)·적작약(赤芍藥) 각 5돈, 당귀(當歸)·도인(桃仁)·몰약(沒藥) 각 2돈반, 맹충(虻虫)·수질(水蛭)을 보통으로 볶아서 각 30마리를 가루로 하고 초면호(醋麵糊)에 완두콩 크기의 환을하여 초탕(醋湯)으로 30알을 먹는다. 〈良方〉

※ 몰약산(沒藥散)

효능 : 산후(産後)의 어혈(瘀血)로 아픈 증세를 치료한다.

처방 몰약(沒藥) 3돈, 맹충초(虻虫炒) 2돈, 수질초(水蛭炒) 1돈, 사향(麝香) 2돈반을 가루로하여 매 2돈을 먹는다. 〈保命〉

※ 양혈좌간환(養血佐肝丸)

효능 : 산후(産後)에 왼쪽 갈비가 창민(脹悶)하면서 덩어리가 있어 아프고 누워도 자리에 몸을 못 붙이는 증세를 치료한다.

처방 향부자초(香附子炒) 2냥, 당귀(當歸)·천궁(川芎)·백작약주초(白芍藥酒炒)·진피(陳皮)·반하유초(半夏油炒)·백출초(白朮炒)·청피유초(靑皮油炒)·신국초(神麴炒)·나복자초(蘿蔔子炒)·목단피(牡丹皮)·홍화(紅花)·백복령(白茯苓) 각 1냥, 시호주초(柴胡酒炒)·도인초(道仁炒) 각 8돈, 초용담주세(草龍膽酒洗) 6돈, 삼릉(三稜)·봉출병초초(蓬朮並醋炒) 각 5돈을 가루로하여 술풀에 오동열매 크기의 환을하여 공복에 백탕(白湯)으로 백알을 먹는다. 〈醫鑑〉

※ 추기양혈환(推氣養血丸)

효능 : 산후(産後)에 오른쪽 갈비가 팽창되고 더벅 머리칼 같은 덩어리가 있으면서, 냉변과 통증 변을 하는 증세를 치료한다.

처방 향부(香附) 2냥, 당귀(當歸)·천궁(川芎)·백작약주초(白芍藥酒炒)·백출토초(白朮土炒)·청피유초(靑皮油炒)·진피(陳皮)·지실(枳實)·오약(烏藥)·후박(厚朴)·신국(神麴)·건강초(乾薑炒)·흑백개자초(黑白芥子炒) 각 1냥, 삼릉(三稜)·봉출병초초(蓬朮並醋炒) 각 8돈, 맥아초(麥芽炒)·육계(肉桂) 각 6돈, 목향(木香) 3돈을 가루로하여 초풀에 오동열매 크기의 환을하여 공복에 미음(米飮)으로 100알을 먹는다. 〈醫鑑〉

※ 양육탕(羊肉湯)

효능 : 겨울에 해산을 하여 한기(寒氣)가 산문(産門)으로 들어가서 배꼽 밑이 가득차고 아파서 손을 대지못하는 증세를 치료하는데 이를 한산(寒疝)이라고 한다.

처방 양육(羊肉) 4냥, 당귀(當歸)·진피(陳皮) 각 2냥, 생강 1냥을 썰어서 물 2주발과 술 1잔에 달여서 1주발쯤 되거든 찌꺼기는 버리고 2번으로 나누어 따뜻하게 먹는다. 〈正傳〉

◎ **산후구역(産後嘔逆)**

산후(産後)에 배가 가득차고 번민(煩悶)하여 구토가 멎지 않는 증세는 죽은 피가 비(脾)와 위(胃)에 들어갔기 때문에 음식을 먹지 못하는 것이니 저성탕(抵聖湯)·향령환(香靈丸)을 쓴다. 〈正傳〉

※ 저성탕(抵聖湯)

효능 : 산후(産後)가 구역을 하고 오심(惡心)해서 음식을 먹지 못하는 증세를 치료한다.

처방 적작약(赤芍藥)·반하(半夏)·택란엽(澤蘭葉)·인삼(人蔘)·진피(陳皮) 각 1돈반, 감초(甘草) 5푼을

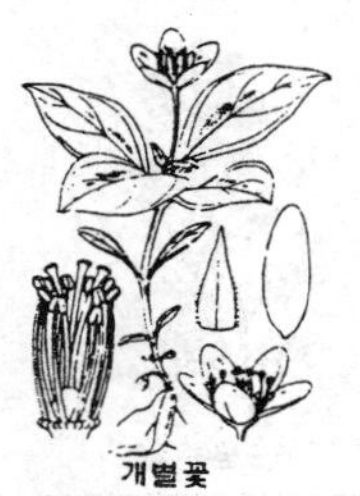
개별꽃

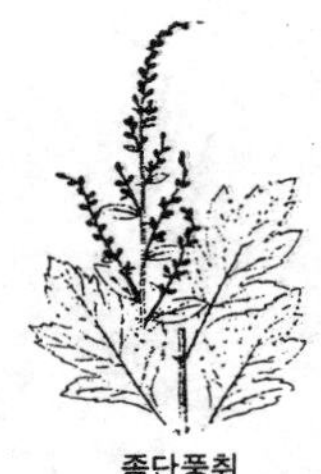
좀단풍취

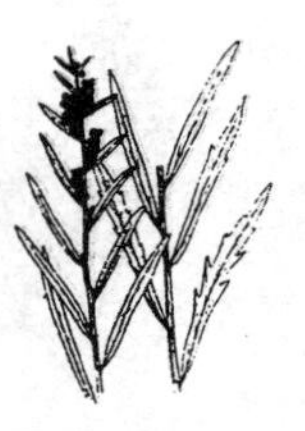
가는잎쑥

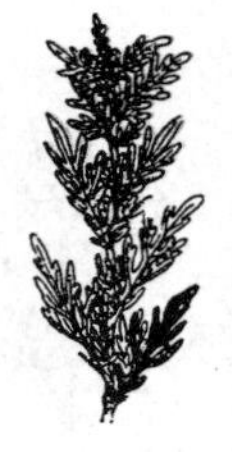
산흰쑥

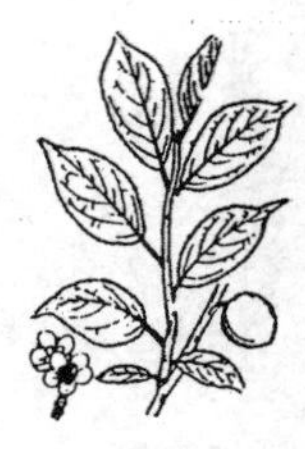
매 실

썰어서 1첩으로 지어 생강 7쪽을 넣고 물로 달여서 먹는다. 〈濟生〉

※ 향령환(香靈丸)

효능 : 산후(産後)에 구토가 안 그치는 증세를 치료한다.

처방 정향(丁香) • 진사〔辰砂 : 따로 갈아〕 각 6푼, 오령지(五靈脂) 1돈을 가루로하여 섞고 구담(拘膽)이나 또는 저담즙(猪膽汁)에 가시연밥 크기의 환을하여 생강(生薑) • 진피(陳皮)달인 물에 1알을 갈아서 먹는다. 〈本事〉

◎ **산후임력유뇨(産後淋瀝遺尿)**

부인의 산후의 조리가 순조롭지 못하여 손상을 입고 소변이 때도 없이 흐르는 증세는 삼출고(三朮膏)를 쓴다. 〈丹心〉

산후(産後) 임(淋)에는 모근탕(茅根湯)을 쓴다. 〈三因〉

산후(産後)의 유뇨(遺尿)에는 상표소산(桑螵蛸散) • 황기작약탕(黃芪芍藥湯)을 쓴다. 〈三因〉

※ 삼출고(蔘朮膏)

효능 : 산후(産後)에 오줌통이 손상(損傷)해서 임(淋)이 된 증세를 치료한다.

처방 인삼(人蔘) 2돈반, 백출(白朮) 2돈, 황기(黃芪) 1돈반, 진피(陳皮) • 도인(桃仁) • 백복령(白茯苓) 각 1돈, 감초(甘草) 5푼을 썰어서 1첩을 하여 저(猪) • 양(羊)의 오줌통을 달인 물에 약을 넣어 다시 달여서 찌꺼기는 버리고 공복에 따뜻하게 먹는다.

한 산부(産婦)가 산후 조리에 실수로 인해서 오줌통을 파손하고 소변의 임력(淋瀝) 증세를 치료하지 못하여 결국은 폐질(廢疾)이 되었는데 대체로 기육(肌肉)이 밖에서 헤어진 것을 보완하는 방법을 추리하고 그 맥을 보니 아주 허약해졌기에 시험삼아 삼출고(蔘朮膏)를 써서 준보(峻補)하는 한달이 지날 무렵에 편안해졌다. 대개 혈기(血氣)가 아주 빠르게 보양(補養)되면 그 오줌통이 저절로 완전해지는 것인데 더디게 치료를 하면 치료하기가 어렵게 된다. 〈丹心〉

※ 모근탕(茅根湯)

효능 : 산후(産後)의 임(淋)을 치료한다.

처방 백모근(白茅根) 4냥, 백복령(白茯苓) 2냥, 구맥(瞿麥) • 규자(葵子) • 인삼(人蔘) 각 1냥, 포황(蒲黃) • 도교(桃膠) • 활석(滑石) • 감초(甘草) 각 5돈, 자패(紫貝) 5개, 석수어두중석(石首魚頭中石) 16개를 가루로하여 매 2돈을 목통탕(木通湯)에 섞어서 먹고 또는 거친 가루로하여 3돈을 등심(燈心)과 같이 달여서 먹어도 좋다. 〈三因〉

※ 상표소산(桑螵蛸散)

효능 : 산후(産後)의 임촉(淋數)과 유뇨(遺尿)를 치료한다.

처방 상표초(桑螵蛸) 15개초, 녹용수구(鹿茸酥灸) • 황기(黃芪) 각 1냥반, 모려분(牡蠣粉) • 인삼(人蔘) • 적석지(赤石脂) • 후박(厚朴) 각 1냥을 가루로하여 공복에 미음으로 2돈을 섞어 내린다. 〈雲岐〉

또 상표소(桑螵蛸)를 술로 볶으고 가루로하여 생강탕에 2돈을 섞어서 먹어도 역시 좋다. 〈綱目〉

※ 황기작약탕(黃芪芍藥湯)

효능 : 산후(産後)에 소변이 흘러 멎지 않는 증세를 치료한다.

처방 황기(黃芪) • 당귀미(當歸尾) • 백작약(白芍藥) 각 1돈반, 백출(白朮) 1돈, 인삼(人蔘) • 진피(陳皮) 각 5푼, 감초구(甘草灸) 3푼을 썰어서 1첩으로 지어 물로 달여서 먹는다. 〈三因〉

※ 적기산(的奇散)

효능 : 산후(産後)에 설사(泄瀉)하고 악로(惡露)가 돌아다니지 않는 증세는 남은 피가 대장(大腸)에 스며 들어서 푸르고 검은 색의 설사를 하는 증세이니 이약을 써야만 된다.

처방 대형개수(大荊芥穗)를 잔속에 넣어서 샌불로 태워서 단 기름 불은 쓰지 말고 사향(麝香)약간을 넣어 같이 갈아서 가루로하여 매 1돈을 끓는 탕에 섞어서 먹으면 특효가 있다. 〈得効〉

◎ **산후대변비결(産後大便秘結)**

산후(産後)에 3가지의 증세가 있으니 울모(鬱冒)하면 땀이 많으며 대변이 비결(秘結)되는 것이다. 대개 해산하

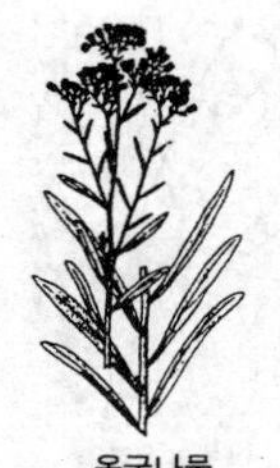
옹굿나물

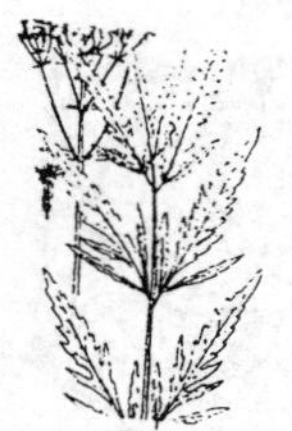
긴잎금강분취

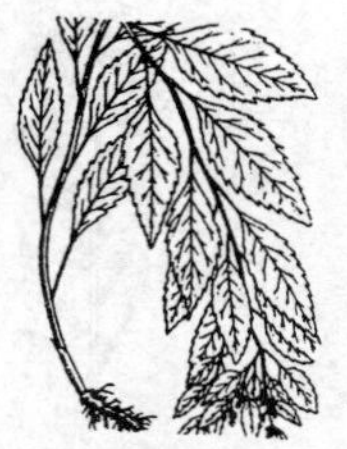
섬쑥부쟁이

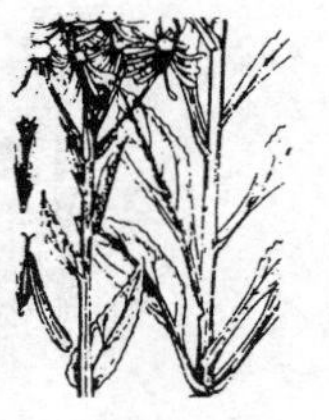
민솜방망이

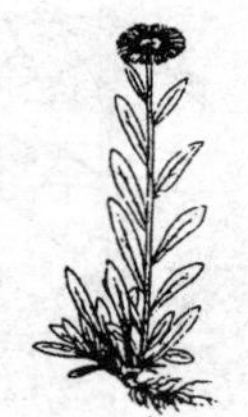
구름국화

고 처음에는 피가 허해서 땀이 많이 나며 위(胃)가 조급하고 진액(津液)이 죽기 때문에 대변이 비결(秘結)되는 증세가 되니 소마죽(蘇麻粥)과 자장오인환(滋腸五仁丸)을 쓴다. 〈正傳〉

산후(產後)에 대변이 통하지 않아서 가득차고 기가 급해서 앉아 있거나 누워 있지를 못하는 증세는 맥얼(麥蘖) 가루 1홉을 술에 타서 먹으면 특효가 있다. 〈丹心〉

※ 자장오인환(滋腸五仁丸)

효능 : 산후(產後)에 음혈(陰血)이 허하고 소모가 많아 대변이 비삽(秘澁)한 증세를 치료한다.

처방 귤홍말(橘紅末) 4냥, 행인(杏仁)•도인(桃仁) 각 1냥, 백자인(柏子仁) 5돈, 송자인(松子仁) 2돈반, 욱이인(郁李仁) 1돈을 따로 가루를 하여 고약을 만들고 귤홍(橘紅)가루를 합해서 꿀로 오동열매 크기의 환을하여 미음으로 50~60알을 섞어서 먹는다. 〈正傳〉

◎ **산후부종(產後浮綜)**

산후(產後)에 부종(浮腫)이 나는 증세는 죽은 피가 경(經)을 따라서 사지(四肢)에 흘러 들기 때문이니 혈(血)이 움직이면 움기가 바로 사라지고 낫게 된다. 또한 죽은 피가 변해서 물이되고 부종(浮腫)에는 대조경산(大調經散)•소조경산(小調經散)•정비산(正脾散)을 쓴다. 〈良方〉

산후(產後)의 부종(浮腫)에는 반드시 기혈(氣血)을 크게 보하는 것으로 위주하는 데 사군자탕(四君子湯)에 창출(蒼朮)을 더해서 달여 먹고 험하고 자극있는 약은 피하며 또는 오미백출산(五味白朮散)을 쓰고, 산후의 풍종(風腫)과 수종(水腫)에는 택란산(澤蘭散)을 쓴다.

※ 대조경산(大調經散)

효능 : 산후(產後)에 부종(浮腫)과 창만(脹滿)에 천급(喘急)하고 소변이 삽(澁)한 증세를 치료한다.

처방 검은 콩 볶은 것 1냥, 복신(茯神) 5돈, 호박(琥珀) 1돈을 가루로하여 오두(烏豆)•자소엽(紫蘇葉)달인 탕에 2돈을 섞어서 먹는다. 〈良方〉

※ 소조경산(小調經散)

효능 : 산후에 부종(浮腫)을 치료한다.

처방 당귀(當歸) 1냥, 계심(桂心)•적작약(赤芍藥) 각 5돈, 몰약(沒藥)•호박(琥珀)•감초(甘草) 각 2돈, 세신(細辛)•사향(麝香) 각 1돈을 가루로하여 매 1돈을 더운 술과 생강즙을 합한 것으로 섞어서 먹는다. 〈良方〉

※ 정비산(正脾散)

효능 : 산후(產後)에 온몸이 부종(浮腫)되는 증세를 치료한다.

처방 봉출포변(蓬朮炮便)•향부자(香附子)•진피(陳皮)•회향(茴香)•감초구(甘草炙)를 각 등분 가루로하여 매 2돈을 등심(燈心)•목통(木通)달인 물에 섞어서 먹는다. 〈正傳〉

※ 오미백출산(五味白朮散)

효능 : 산후(產後)의 부종(付腫)에는 당연히 속을 보하고 물을 인도(引導)하고 기를 돌아다니게 해야 된다.

처방 백출(白朮) 3돈, 진피(陳皮) 1돈반, 목통(木通)•천궁(川芎)•적복령(赤茯苓) 각 1돈을 썰어서 1첩으로 지어 물로서 달인것을 흥점환(興點丸) 25알과 같이 먹는다. 〈丹心〉

※ 택란산(澤蘭散)

효능 : 산후(產後)의 풍종(風腫)과 수종(水腫)을 치료한다.

처방 택란(澤蘭)•방기(防己) 각 등분 가루로하여 매 2돈을 더운 술이나 또는 초탕(醋湯)으로 먹는다.

34. 산후맥법(產後脈法)일 경우

부인의 산후(產後)에 맥(脈)이 넓어지고 실(實)해서 조리를 못하면 죽게되고, 잠기고 가늘어서 뼈에 붙어서 끊어지지 않는 증세는 살게된다. 부인의 새로 해산한 맥(脈)이 잠기고 작은 증세는 살게되고, 실(實)하고 크며 굳고 강하면서 급한 증세는 죽게 된다. 〈脈經〉

새로 해산한 맥이 느리고 윤활한 증세는 좋고, 실하고 크며 팽팽하고 급한 증세는 죽게 되며, 또는 잠기고 가늘어서 뼈에 붙어 끊어지지 않는 증세는 살게 된다.

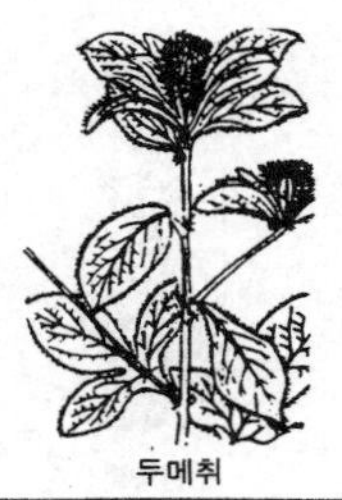
두메취

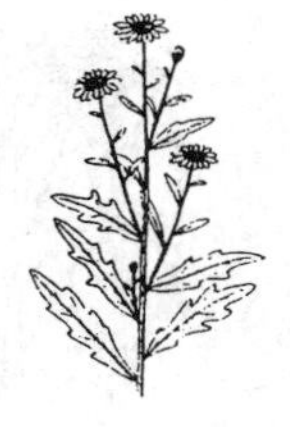
섬갯분취

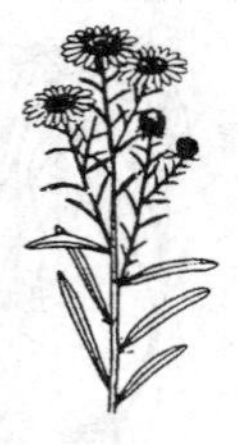
개쑥부쟁이

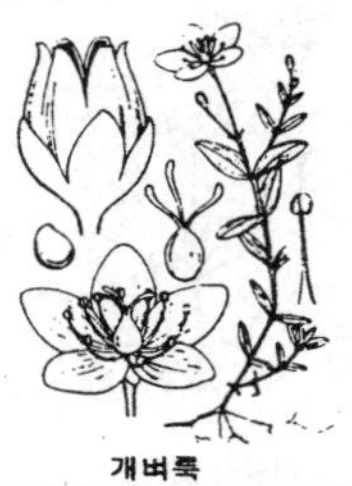
개벼룩

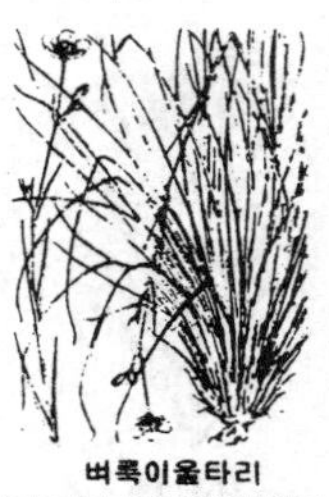
벼룩이울타리

35. 산후치법(產後治法)일 경우

산후(產後)에 당연히 기혈(氣血)을 크게 보하는 것을 위주로 하는데 보허탕(補虛湯)을 쓰고 비록 다른 증세가 있어도 그 증세는 다음으로 치료해야 된다.

대체로 태(胎)속에는 어머니가 막히기가 쉽고 산후(產後)에는 어머니가 허하기 쉬운 것이기 때문에 산후(產後)에는 절대로 발표(發表)하지 말고 또한 작약을 써서는 안되는데 즉 작약(芍藥)은 성미가 산한(酸寒)해서 일어나는 기(氣)를 바꾸기 때문이다. 〈丹心〉

산후(產後)에는 반드시 먼저 어혈(瘀血)이 사라진 다음에 비로소 보를 해야하는 것이다. 만약 어혈을 좇지 않고 경솔하게 삼출(蔘朮)의 종류를 먹게되면 간혹 어혈(瘀血)이 심(心)을 쳐서 위태한 경우가 될 우려가 있기 때문이다. 〈入門〉

산후(產後)에 보허탕(補虛湯)을 써서 열이 일어나는 경우가 가벼우면 복령탕(茯苓湯)을 더해서 쓰고, 삼설(滲泄)하고 무거우면 마른 생강을 더하는 것이다. 어떤 사람이 묻기를 「큰 열에 마른 생강을 더하는 것은 무슨 방법인가?」 답하기를 「이것은 마음이 있는 사(邪)가 아니고, 바로 음(陰)이 허해서 내열(內熱)을 낳게 되니 대개 마른 생강이 능히 폐(肺)에 들어가서 폐기(肺氣)를 분리하고 또는 간경(肝經)에 들어가서 여러 약을 흩어서 혈(血)을 낳는 것이다. 그러나 반드시 보음(補陰)하는 약과 함께 같이 써야 하니 이것은 조화의 매우 좋은 것인데 천하(天下)의 신통한 사람이 아니면 이 방법을 다루지 못하는 것이다」라고 하였다. 〈丹心〉

대체로 산후(產後)의 병에 천행증(天行症)이면 증손시호〔增損柴胡 : 즉 소자호탕(小柴胡湯)〕를 쓰고 다른 병이면 가감사물〔加減四物 : 즉 사물탕(四物湯)〕을 쓰는 것인데 사물(四物)의 가감 방법은 봄에는 천궁(川芎)을 배로 쓰고 여름에는 작약(芍藥)을 배로 쓰며, 가을에는 지황(地黃)을 배로 써야 하고 겨울에는 당귀(當歸)를 배로 써야 하는 것이다. 〈綱目〉

※ 보허탕(補虛湯)

처방 인삼(人蔘) • 백출(白朮) 각 1돈반, 당귀(當歸) • 천궁(川芎) • 황기(黃芪) • 진피(陳皮) 각 1돈, 감초(甘草) 7푼을 썰어서 1첩으로 지어 생강 3쪽을 넣고 물로 달여서 복용하는데, 열이 가벼우면 복령(茯苓)을 배로 더하고 열이 무거우면 주복(酒茯)을 더하며, 열이 심하면 마른 생강 검게 볶은 것을 더하여 모든 약을 끌어 간경(肝經)에 들게해서 혈(血)을 낳게 한다. 〈入門〉

36. 산후허로(產後虛勞)일 경우

산후(產後)에 달이 차지도 안했는데(대부분 백일을 말한다), 칠정(七情)의 노권행동(勞倦行動)이나 또는 침공(鍼工)을 하거나 생냉(生冷)과 점갱(粘粳)한 음식물을 많이 먹거나 또는 풍한(風寒)을 범하거나 하면 당시에는 느끼지 못하여도 다음에 욕로라는 병증세를 일으킨다. 그리고 산후(產後)백일이 지난 다음에 부부의 교합을 하여야 되며 그렇지 아니하면 허리(虛羸)가 극심해서 백병이 자생을 하게되니 삼가해야 된다. 〈良方〉

산후(產後)에 노상(勞傷)이 지나치는 것을 욕로(蓐勞)라 하는데 그 증세가 허리(虛羸)해서 잠깐 일어났다가 잠깐 눕고 음식의 소화가 되지않고 가끔 기침을 하며 머리와 눈이 어둡고 아프며 갈증(葛症)이 생기고 식은 땀이 나며 한(寒) • 열(熱)이 오고 가면서 학질(瘧疾)과 같으니 십전대보탕(十全大補湯)에 천궁(川芎)을 빼고 속단(續斷) • 우슬(牛膝) • 별갑(鱉甲) • 상기생(桑寄生) • 도인(桃仁)을 더하여 거친 가루(末)로 해서 먼저 저신(豬腎) 1대에 생강 1쪽, 대추 3개를 넣어 물 3잔에 달여서 절반이 되거든 앞의 약가루 3돈과 파 3치 및 오매(烏梅) 1개와 형개(荊芥) 5이삭을 넣어 달여서 7푼쯤이 되거든 찌꺼기는 버리고 공복에 따뜻하게 먹는다. 〈入門〉

산후(產後)의 욕로증(蓐勞症)에 당귀반육탕(當歸半肉湯) • 당귀건중탕(當歸建中湯) • 증손사물탕(增損四物湯) • 인삼별갑산(人蔘鱉甲散) • 숙건지황산(熟乾地黃散) 등을 쓴다. 〈諸方〉

※ 당귀양육탕(當歸羊肉湯)

효능 : 욕노(蓐勞)를 치료한다.

처방 비양육(肥羊肉) 4냥, 당귀(當歸) • 천궁(川芎) • 황기(黃芪) 각 1냥2돈반, 생강(生薑) 1냥반을 썰어서 물 9잔에 달여 3잔이 되거든 3번으로 나누어서 먹는다. 〈良方〉

또는 양고기가 없고 돼지의 내신(內腎) 1쌍을 썼다. 〈入門〉

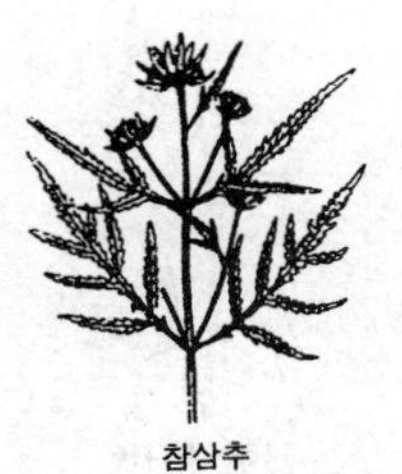
참삼추

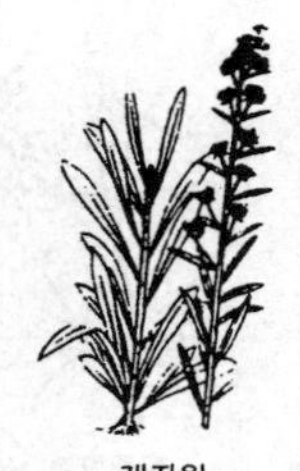
갯자원

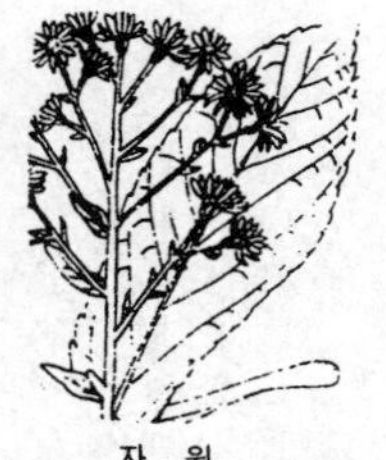
자 원

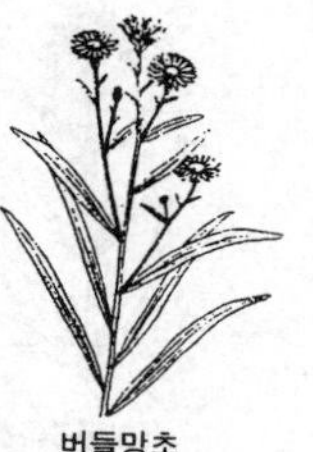
버들망초

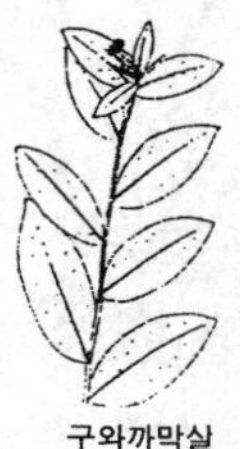
구와까막살

※ 증손사물탕(增損四物湯)

효능 : 산후(産後)에 피가 죽어서 영위(榮衛)가 허손(虛損)이 되고 한열(寒熱)이 오고가는 증세를 치료한다.

처방 사물탕(四物湯)에 숙지황(熟地黃)을 빼고 인삼(人蔘) • 건강(乾薑) • 감초(甘草)를 등분하여 더하여 물로 달여서 먹는다. 〈濟生〉

※ 인삼별갑산(人蔘鱉甲散)

효능 : 산후(産後)의 욕로(蓐勞)를 치료한다.

처방 황기(黃芪) • 별갑(鱉甲) 각 1돈2푼반, 우슬(牛膝) 1돈, 인삼(人蔘) • 계심(桂心) • 상기생(桑寄生) • 당귀(當歸) • 백복령(白茯苓) • 백작약(白芍藥) • 도인(桃仁) • 숙지황(熟地黃) • 맥문동(麥門冬) • 감초(甘草) 각 7푼반, 속단(續斷) 5푼을 썰어서 1첩으로 지어 물로 달여서 공복에 먹는다. 〈得効〉

※ 숙건지황환(熟乾地黃丸)

효능 : 산후(産後)에 기혈(氣血)이 회복도 되지않아 교합을 해서 피가 내리고 머리와 눈이 잠기고 온몸이 무거운 증세를 치료한다.

처방 숙지황(熟地黃) 1돈반, 당귀(當歸) • 해조미초(蟹爪微炒) • 녹각교주(鹿角膠珠)남자 속옷을 불에 태워서 각 1돈, 복룡간(伏龍肝) 7돈반, 포황초(蒲黃炒) • 백복령(白茯苓) • 백작약(白芍藥) 각 5푼, 계심(桂心) • 감초(甘草) 각 2돈반을 썰어서 1첩으로 지어 청죽여(靑竹茹) 1돈을 넣고 물로 달여서 먹는다. 〈正傳〉

37. 과월불산(過月不散)일 경우

「잉부(孕婦)가 한달씩 걸려 경(經)을 돌아다니게 하면서 태가 저절로 자라는 경우도 있고 또는 3~5개월 만에 피가 크게 내려도 태가 떨어지지 않는 증세도 있으며 또는 적기에 분만이 되기도 하는데 그 이치가 어떻게 된 것인가?」 말하기를 「한달씩 걸려 경을 움직이게 하고 태(胎)를 저절로 자라게 하는 증세를 성태(盛胎)라고 하는데 잉부(孕婦)의 기혈(氣血)이 충성해서 태를 기르는 외에 피가 많이 남아있는 것이고, 몇달만에 피가 많이 내리는 것을 태루(胎漏)라고 하는데 대개 사물 때문에 경맥(經脈)을 촉동(觸動)시킨 것인데 피가 내려도 자궁은 상하지 않는 것이다. 그러나 임신중(妊娠中)에 피를 잃으면 비록 떨어지지 않으나 기가 모자라서 달이 지나도 분만을 하지 못하는 것이다. 또는 12~13개월 또는 17~18개월, 24~25개월 만에 분만되는 경우도 가끔 있으니 이러한 것은 모두 기혈(氣血)이 모자라서 태가 자라나지 못했기 때문에 그러한 것이다.」 대체로 10개월이 지나도 분만하지 못하는 것은 당연히 기혈(氣血)을 크게 보하는 약을 써서 배양시키면 분만에는 염려가 없는 것이다.

달이 넘어도 분만을 못하는 증세는 팔물탕(八物湯)에 황기(黃芪) • 녹각(鹿角) • 교주(膠珠)를 더해서 준보(峻補)해야 된다. 〈正傳〉

또는 사물탕(四物湯)에 향부(香附) • 도인(桃仁) • 지각(枳殼) • 축사(縮砂) • 자소엽(紫蘇葉)을 더하여 물로 달여서 먹으면 바로 분만을 하게 된다. 〈良方〉

38. 임신(妊娠)의 통치약(通治藥)일 경우

궁귀탕(芎歸湯) • 사물탕(四物湯) • 보안환(保安丸) • 당귀작약산(當歸芍藥散) • 익모환(益母丸) • 익모고(益母膏)등을 쓴다.

※ 궁귀탕(芎歸湯)

효능 : 산전(産前) • 산후(産後)의 모든 질병과 혈운(血暈)때문에 인사불성(人事不省)이 되고 횡산(橫産)과 역산(逆産)및 사태(死胎)들이 내리지 않는 증세와 혈붕이 안 그치는 증세를 치료하고 달이 차서 먹으면 나쁜 피가 저절로 내린다.

처방 천궁(川芎) • 당귀(當歸) 각 5돈을 썰어서 1첩으로 지어 물로 달여서 1일 3번을 먹는다.

또한 반산(半産)에 피가 많은 증세와 산후(産後)에 많은 피가 내리는 증세 및 태아가 죽어서 피가 많이 나는 증세와 금창(金瘡)이 많은 증세 및 치아(齒牙)를 빼고 피가 많이 나는 증세 등 그 밖의 일체의 피가 너무 많이나기 때문에 어지럽고 민절(悶絶)해서 인사불성(人事不省)이 되는 증세에 두어 첩을 계속 먹으면 바로 효과가 난다.

당귀(當歸) 6돈, 천궁(川芎) 4돈은 불수산(佛手散)이라고 한다.

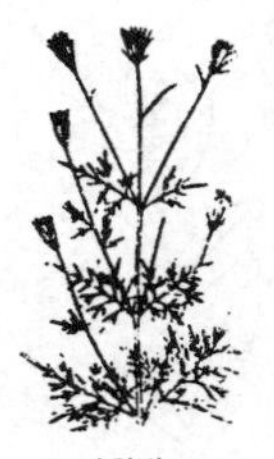
까치발

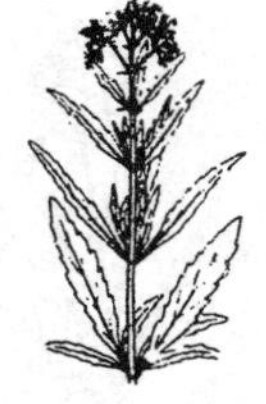
세잎등골나물

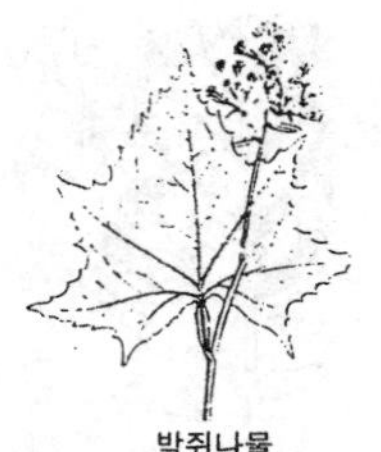
박쥐나물

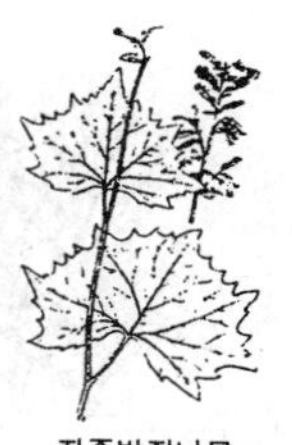
자주박쥐나물

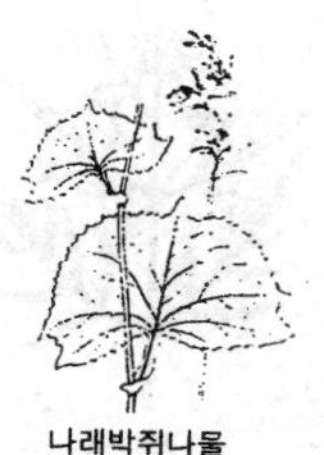
나래박쥐나물

※ 보안환(保安丸)

효능 : 산전(産前)과 산후(産後)의 모든 질병을 치료한다.

처방 생건지황(生乾地黃)을 따로 가루로 하고 마명퇴〔馬鳴退 : 즉 잠퇴지(蠶退紙)〕구(灸) 각 1냥, 적복령(赤茯苓) • 모단피(牡丹皮) • 백작약(白芍藥) 각 7돈반, 천궁(川芎) • 세신(細辛) • 인삼(人蔘) • 육계(肉桂) • 당귀(當歸) • 우슬(牛膝) • 백지(白芷) • 목향(木香) • 고본(藁本) • 마황(麻黃) • 택란엽(澤蘭葉) • 부자포(附子炮) • 감초구(甘草炙) • 한수석하(寒水石煆) • 방풍(防風) • 길경(桔梗) • 선퇴(蟬退) 각 5돈, 석수유(石茱萸) • 침향(沈香) 각 2돈반을 가루로하여 꿀로 탄자 크기의 환을하여 1알을 술에 섞어 먹는다. 〈御院〉

※ 당귀작약산(當歸芍藥散)

효능 : 임신에 심복(心腹)이 아프고 또한 설사하는 증세와 산전(産前) • 산후(産後)에 두루 쓰이게 된다.

처방 백작약(白芍藥) 2돈반, 천궁(川芎) • 택사(澤瀉) 각 1돈반, 당귀(當歸) • 적복령(赤茯苓) • 백출(白朮) 각 7푼반을 썰어서 1첩으로 지어 물로 달여서 복용하고 또는 가루로하여 더운 술에 2돈을 섞어서 먹는다. 〈局方〉

※ 익모환(益母丸)

일명 제음단(濟陰丹)인데 산전(産前)이나 산후(産後)에 일체의 모든 질병과 난산(難産) 및 횡(橫) • 역(逆)산에 능히 행혈(行血)과 양혈(養血)을 하고 안태와 순기(順氣)를 하며, 행기(行氣)해서 보음(補陰)의 좋은 방법이 있으므로 익모(益母)라고 이름을 붙인 것이다. 〈丹心〉

※ 익모고(益母膏)

효능 : 일명 반혼단(返魂丹)이니 임신의 모든 질병을 치료하고 또한 최생(催生)의 특효가 있으며, 또는 횡(橫), 역산(逆産)과 사태(死胎)가 나오지 못하는 증세와 포의(胞衣)가 안내리는 증세를 치료한다.

처방 익모초(益母草)를 단오날에 철기를 범(犯)하지 말고 채취해서 씻고 찧은 다음 즙을 내어 은, 석기에 고아서 고약을 만들어 큰 수저를 더운 술 또는 백탕(白湯)으로 섞어서 먹는다. 〈丹心〉

39. 단산(斷産)일 경우

부인의 산육(産育)이 어려운 데도 일세(一歲)일산하는 것은 사물탕(四物湯)에 운대자(芸薹子) 1줌을 더해서 경(經)이 움직여 간 다음에 바로 물로 달여 공복에 먹는다. 〈得効〉

부인의 숙질(宿疾)이 있어서 태를 보전하지 못했을 때는 우슬(牛膝) 4푼, 구맥(瞿麥) • 계심(桂心) • 해고(蟹爪) 각 2푼을 가루로하여 공복에 더운 술을 섞어서 복용하고 태(胎)를 내리면 산모에게는 해가 없게 된다. 〈入門〉

임부가 질병(疾病)으로 인해서 태(胎)를 보전하지 못했을 때에는 누룩(麴) 4냥을 물 2잔에 달여서 1잔이 되거든 찌꺼기는 버리고 2번으로 나누어 먹으면 태가 잘 내린다. 〈良方〉

또는 맥아(麥芽) • 신국(神麴) 각 반되를 달여서 한잔씩 먹으면 태(胎)가 내리는 데는 특효가 있다. 〈良方〉

또는 부자(附子) 2개를 가루로하여 초에 섞어서 산모의 오른쪽발에 발랐다가 약간 지난 뒤에 씻어 버리면 좋다. 〈良方〉

잉태(孕胎)를 끊는 방법은 백면국(白麵麴) 1되에다 좋은 술 5되로 풀을 끓여서 반쯤이 달여지면 비단으로 여과하여 3등분해서 하나는 월경이 오는 날에 먹고 하나는 다음날 밤중에 먹고 하나는 다시 그날 밤이 지나 새벽에 먹으면 월경이 제대로 움직이면서 평생동안 잉태를 하지 않는다. 〈丹心〉

또는 수은(水銀)을 기름에 달여서 공복에 복용하되 대추씨 크기로 하면 단산(斷産)이 되고 전혀 해롭지 않다. 〈良方〉

40. 과부(寡婦) • 여승(女僧)의 병이 일반 부인과 다를 경우

송나라의 저등(褚燈)이 과부(寡婦)와 여승을 치료하는 처방을 따로 했는데 매우 이치가 있다. 두사람은 혼자서 살기 때문에 독음(獨陰)에 양(陽)이 없으니 정욕(情慾)이 움직여도 뜻을 못이루어서 음(陰)과 양(陽)이 서로 다투고 한(寒)과 열(熱)이 오고가니 학질(瘧疾)이나 온병(温病)과 흡사하고 오래 되면 허노(虛勞)가 되는 것이다. 사기(史記)에 창공(倉公)의 병 치료방법을 실었는데 제북(濟北)사람 왕시인(王侍人)의 딸이 허리가 아프고 등이

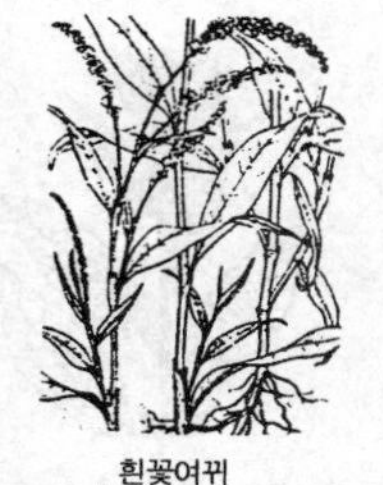
흰꽃여뀌

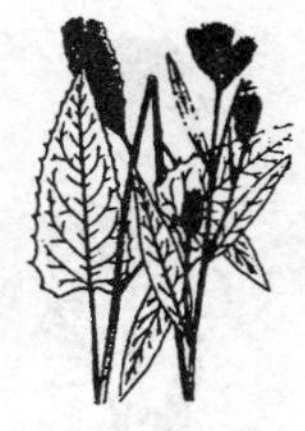
섬쑥부쟁이

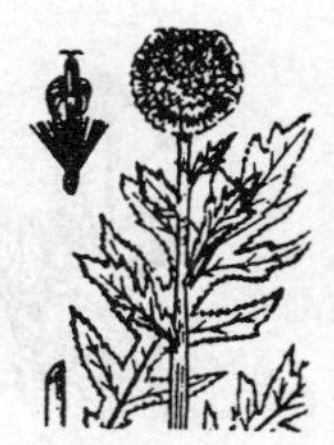
구름국화

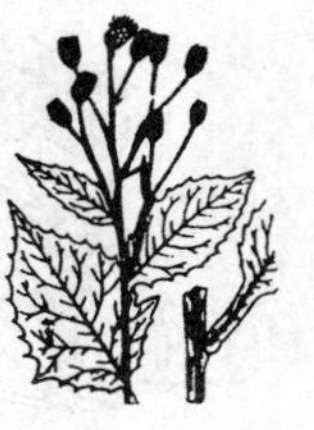
섬 취

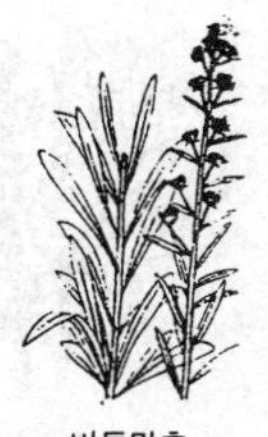
버들망초

한(寒)과 열(熱)의 증세로 여러 의원들이 한열병(寒熱病)으로 치료를 해도 효과가 없는데 창공(倉公)이 말하기를 「이것은 남자를 그리워해서 얻지 못하는 데 기인된 증세이다. 그 이유는 간맥(肝脈)이 팽팽해서 촌구(寸口)에 나오는 것을 보아 알 수 있는 것이다」하였다. 대개 남자는 정기(精氣)로써 위주하고 부인은 혈(血)로써 위주하고 남자는 정기가 성하면 여자를 생각하고 부인은 혈(血)이 성하면 태를 품고자 하는 증세인데 만약 궐음맥(厥陰脈)이 팽팽해서 촌구(寸口)에 나오고 또 어제(魚際)에 오르면 음이 성한 것을 능히 알 수 있는 것이므로 창공(倉公)의 말이 이치에 맞는 것이다. 〈寶鑑〉

과부(寡婦)와 여승(女僧)은 정욕(情慾)을 울앙해서 병이 생기는데 그 증세가 바람을 싫어하고 몸이 게을러 잠깐 차다가도 다시 열이나고 얼굴이 붉으며 마음이 번거롭고 어떤 때는 저절로 흐르며 간맥이 팽팽하고 길어서 촌구(寸口)에 나오니 시호억간탕(柴胡抑肝湯)•부용산(芙蓉散)•억음지황환(抑陰地黃丸)•익국환(鷁麴丸)을 쓴다.

매일 오전 중에 정신이 어지럽고 밝은 것을 보기 싫어하며 사람의 소리를 듣기 싫어하고 오후에는 반드시 머리가 어둡고 배가 아프며 잘 놀라고 약간의 노동을 하거나 월경이 올 때에는 그 증세가 더욱 심하니 이 증세는 뜻을 이루지 못한 때문으로 당연히 신(神)을 맑게 하고 영(榮)을 길러야 된다. 사물탕(四物湯)에 인삼(人蔘)•복신(茯神)•진피(陳皮)•시호(柴胡)•강활(羌活)•향부자(香附子)•감초(甘草)를 더하여 달여서 먹는다. 또는 꿈에 귀물(鬼物)과 더불어 교합(交合)하는 것은 신(神)이 집을 지키지 못하기 때문인 것이며 또는 혼자서 웃고 울고 맥이 숨어서 더디며 또는 새가 쪼는 증세와 같으면서 얼굴색이 변하지 않으니 복신황기탕(茯神黃芪湯)을 쓴다. 〈入門〉

※ 시호억간탕(柴胡抑肝湯)

효능 : 과부(寡婦)가 독음(獨陰)에 양(陽)이 없고 정욕(情慾)이 움직여도 뜻을 이루지 못해서 한(寒)과 열(熱)이 학질(瘧疾)과 같은 증세를 치료한다.

처방 시호(柴胡) 2돈, 청피(靑皮) 1돈반, 적작약(赤芍藥)•목단피(牡丹皮) 각 1돈, 지골피(地骨皮)•향부자(香附子)•치자(梔子)•창출(蒼朮) 각 7푼, 천궁(川芎)•신국초(神麴炒) 각 5푼, 생지황(生地黃)•연교(連翹) 각 3푼, 감초(甘草) 2푼을 썰어서 1첩으로 지어 물로 달여서 먹는다. 〈入門〉

※ 부용산(芙蓉散)

효능 : 남자가 아내가 없고 여자가 남편이 없어서 정욕(情慾)이 화(火)를 움직여 가슴이 아프면서 저절로 땀이 나며 볼이 붉고 맥이 어지러운 증세를 치료한다.

처방 부용엽(芙蓉葉)에 꽃이 있으면 꽃과 함께 하고 열매가 있으면 열매와 함께 한그루를 캐어 짓찧어서 샘물에 넣어 찌꺼기는 버리고 먹으면 바로 효과가 있다. 〈本草〉

※ 억음지황환(抑陰地黃丸)

효능 : 과부(寡婦)의 노증(勞症)을 치료한다.

처방 생건지황(生乾地黃) 2냥, 적작약(赤芍藥) 1냥, 시호(柴胡)•금령(芩苓)•진교(秦艽) 각 5돈을 가루로 하여 꿀로 오동열매 크기의 환을하여 오매탕(烏梅湯)으로 30~50알을 먹는다. 〈入門〉

※ 복신황기탕(茯神黃芪湯)

처방 복신(茯神)•강활(羌活)•만형자(蔓荊子)•방풍(防風)•의이인(薏苡仁)•황기(黃芪)•오미자(五味子)•맥문동(麥門冬)•석창포(石菖蒲)•황금(黃芩) 각 1돈, 감초(甘草) 5푼을 썰어서 1첩으로 지어 물로 달여서 먹는다. 〈入門〉

41. 장조증(藏燥症)일 경우

부인의 몸이 마르는 증세를 가지고 있으면 울고 싶어하고 신령이 시키는 것 같아서 자주 기지개를 켜는데 감맥대조탕(甘麥大棗湯)으로 주로 치료를 한다. 〈仲景〉

혼자 웃고 혼자 우는 증세는 붉은 대추를 불에 태워서 미음(米飮)에 섞어 먹는다. 〈入門〉

※ 감맥대조탕(甘麥大棗湯)

처방 감초(甘草) 1냥, 소맥(小麥) 3홉, 대조(大棗) 7

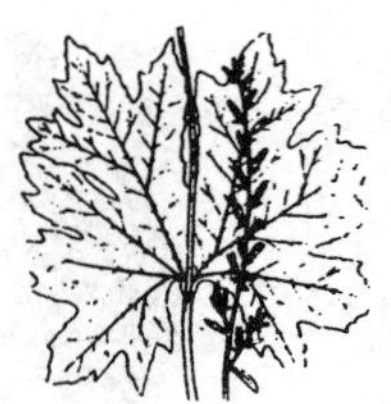
어리병풍

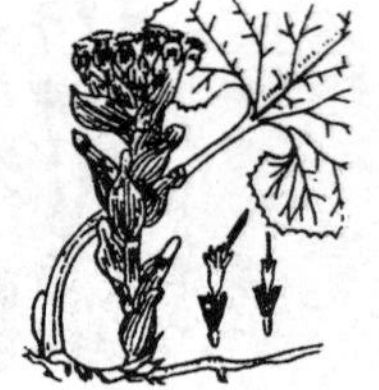
머 위

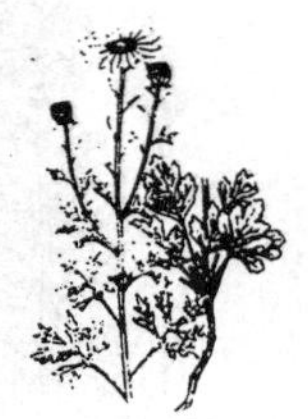
구절초

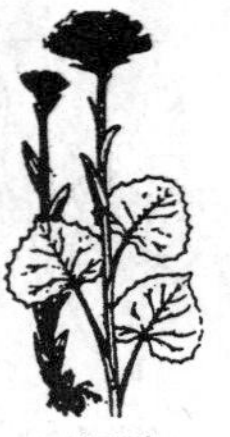
개머위

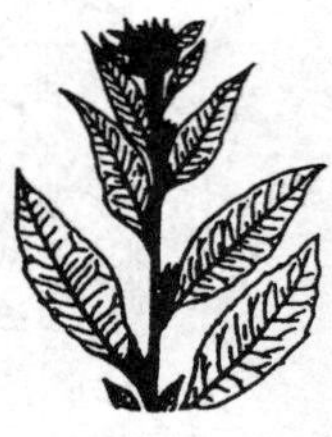
흘각시취

개를 썰어서 1첩으로 지어 물 2되에 달여서 1되가 되거든 따뜻하게 복용하는데 산전(産前)이나 산후(産後)에 모두 좋다. 〈仲景〉

치험(治驗) : 향촌(鄕村)에 한 부인이 자주 기지개를 켜고 이유없이 슬피 울어서 그치지를 않는데 어떤 사람이 사숭(邪祟)이 있다하여 기도를 해보아도 효과가 없어서 감맥대조탕(甘麥大棗湯) 3첩을 썼더니 나았다. 〈本事〉

42. 임산(臨産)에 대비하는 약물일 경우

궁귀탕(芎歸湯) • 사물탕(四物湯) • 최생단(催生丹) • 향계산(香桂散) • 자소음(紫蘇飮) • 화예석산(花蕊石散) • 실소산(失笑散) • 탈명산(奪命散) • 삼퇴산(三退散) • 익모환(益母丸) • 반혼단(返魂丹) • 여신산(如神散) • 양혈지황탕(涼血地黃湯) • 흑용단(黑龍丹) • 벽력단(霹靂丹) • 최생여성산(催生如聖散) • 서각지황탕(犀角地黃湯) • 여성고(如聖膏) • 생총(生葱) • 생강(生薑) • 비마자(萆麻子) • 해마(海馬) • 석연자(石燕子) • 저지(猪脂) • 향유(香油) • 익모초(益母草) • 백밀(白蜜) • 아교(阿膠) • 계란(鷄卵) • 청주(淸酒) • 미초(米醋) • 죽력(竹瀝) • 홍화(紅花) • 형개(荊芥) • 포황(蒲黃) • 진애(陳艾) • 생지황(生地黃) • 활석(滑石) • 사향(麝香) • 주사(朱砂) • 조협(皀莢) • 누서피(鼺鼠皮) 등이다.

43. 부인의 잡병(雜病)일 경우

부인은 음혈(陰血)의 결집체(結集體)가 되며 언제나 습기(濕氣)를 가까이 하기 쉬운데 15가 넘으면 음기가 부일(浮溢)하고 백가지의 사념(思念)이 마음을 거쳐서 안으로 오장(五臟)이 상하고 밖으로 용모(容貌)를 손상시키며 월경의 전후에 어금니를 꼭물고 어혈(瘀血)이 정체(停滯)되서 중도(中道)가 단절이 되며 그 속에 상해서 떨어지는 등 그 증세를 낱낱이 헤아릴 수가 없다. 그러기 때문에 부인은 따로 처방을 만들어야 되는데 그의 기혈(氣血)이 일정치 못하고 잉태와 생산(生産)에 손상이 많기 때문이다.

부인의 병이 남자와 함께 10배나 치료하기가 어려운 것은 기욕(嗜慾)이 장부(丈夫)에 비해서 많고 병을 느끼는 것이 남자보다 배나 되며 거기에다 질투(嫉妬)와 걱정 및 자연(慈戀)과 애증(愛憎)하는 것 등이 침착하고 견로(堅牢)해서 저절로 억제하지 못하기 때문에 신근(神根)이 깊어진다. 〈聖惠〉

칠징(七癥)과 팔가(八瘕) 및 9가지의 심통(心痛)과 12의 대하(帶下)등 36병이 비록 명수(名數)는 있으나 증세를 자연히 알기가 어려운데 대체로 보아서 혈병이 아닌 증세는 없다. 〈得効〉

부인의 기(氣)가 피보다 성하면 잉태를 못하고 또한 모든 병이 변생해서 머리가 어지럽고 흉격(胸膈)이 가득차는 데는 억기산(抑氣散) • 이향사신산(異香四神散)을 쓴다. 〈入門〉

부인의 허노(虛勞)에는 자음백보환(滋陰百補丸) • 인삼형개산(人蔘荊芥散) • 소요산(消遙散) • 자혈탕(滋血湯) • 자음지황환(滋陰地黃丸) • 복신탕(茯神湯) • 삼합탕(三合湯)등을 쓰며 몸에 핏줄이 있는 증세는 귤귀환(橘歸丸)을 쓰고, 백가지 아픔의 치료에는 신선취보단(神仙聚寶丹) • 제음단(濟陰丹) • 익모환(益母丸) • 익모고(益母膏) • 가미소요산(加味消遙散)등을 쓴다.

복령보심탕(茯苓補心湯)이 허노(虛勞)의 열수(熱嗽)에 땀이 없는 증세를 치료하고 자음지보탕(滋陰至寶湯)이 허노(虛勞)의 열수(熱嗽)에 땀이 있는 증세를 치료한다. 〈回春〉

❊ 억기산(抑氣散)

처방 향부자(香附子) 4냥, 진피(陳皮) 2냥, 복신(茯神) • 감초(甘草) 각 1냥을 가루로하여 매 2돈을 끓인 탕에 섞어서 먹는다. 〈入門〉

❊ 이향사신산(異香四神散)

처방 향부자(香附子) 4돈, 진피(陳皮) 3돈, 오약(烏藥) 2돈, 감초(甘草) 1돈을 썰어서 1첩으로 지어 생강 3, 대추 2를 넣고 물로 달여서 먹는다. 〈濟陰〉

❊ 자음백보환(滋陰百補丸)

효능 : 기혈(氣血)이 모자라서 차거워지고 열이되며 음식생각이 없고 허리(虛羸)해서 힘이 없는 증세를 치료한다.

처방 사제향부(四製香附)가루 8냥, 익모초(益母草)가루 4냥, 당귀(當歸) 3냥, 천궁(川芎) • 숙지황(熟地黃) • 백출(白朮) 각 2냥, 백작약(白芍藥) 1냥반, 백복령(白茯苓) • 인삼(人蔘) • 현호색(玄胡索) 각 1냥, 감초(甘草) 5

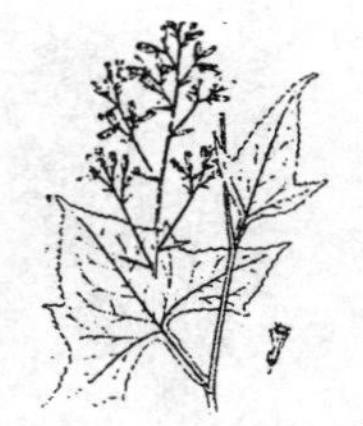
민박쥐나물

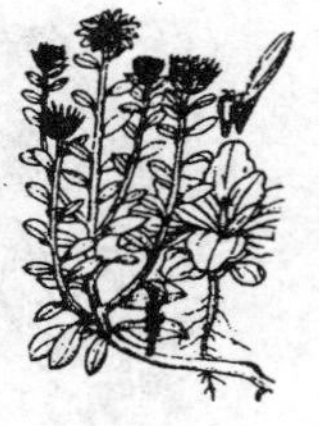
섬국화

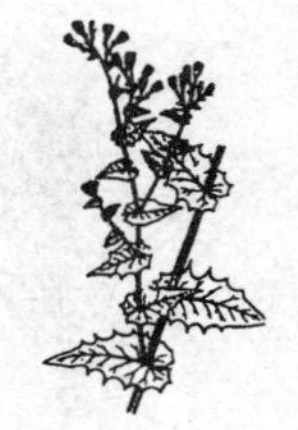
고들빼기

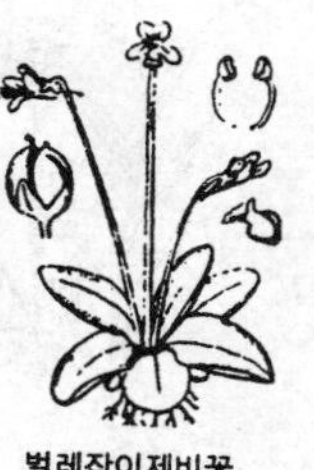
벌레잡이제비꽃

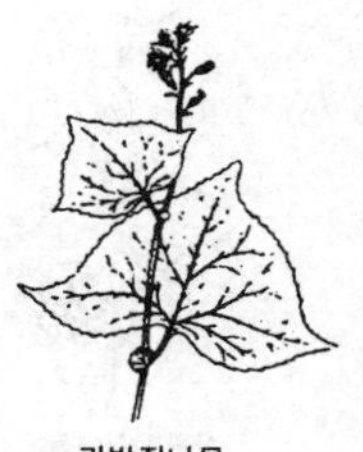
귀박쥐나물

돈을 가루로 하고 꿀로 오동열매 크기의 환을하여 술, 이나 초탕(醋湯)또는 백탕(白湯)으로 50~70알을 먹는다. 〈入門〉

※ 인삼형개산(人蔘荊芥散)

효능 : 혈풍(血風)에 몸이 아프고 한(寒)과 열(熱)이 되며 식은 땀이나고 볼이 붉으며 입이 마르고 담수하며 포만(胞滿)하고 또는 월경이 고르지 못하고 제복이 죄는 듯 아프며 현벽(痃癖)이 덩어리가 된 증세를 치료한다.

처방 인삼(人蔘) • 형개(荊芥) • 생건지황(生乾地黃) • 시호(柴胡) • 별갑(鼈甲) • 산조인초(酸棗仁炒) • 지각(枳殼) • 영양각(羚羊角) • 백출(白朮) 각 7푼반, 계심(桂心) • 천궁(川芎) • 당귀(當歸) • 방풍(防風) • 목단피(牡丹皮) • 적작약(赤芍藥) • 감초(甘草) 각 5푼을 썰어서 1첩으로 지어 생강 3쪽을 넣어 물로 달여서 먹는다. 〈入門〉

※ 소요산(消遙散)

효능 : 월경이 고르지 못한 증세와 혈허(血虛)및 오심(五心) • 번열(煩熱)하고 한(寒)과 열(熱)이 학질(瘧疾)과 흡사한 증세를 치료한다.

처방 백출(白朮) • 백작약(白芍藥) • 백복령(白茯苓) • 시호(柴胡) • 당귀(當歸) • 맥문동(麥門冬) 각 1돈, 감초(甘草) • 박하(薄荷) 각 5푼을 썰어서 1첩으로 지어 좋은 생강 3쪽을 넣고 물로 달여서 먹는다. 〈入門〉

※ 가미소요산(加味消遙散)

효능 : 혈허(血虛)에 번열(煩熱)하고 조열(潮熱)로 식은 땀이 나고 담이 있어서 허로(虛勞)와 같은 증세를 치료한다.

처방 백작약(白芍藥) • 백출(白朮) 가 1돈2푼, 지모(知母) • 지골피(地骨皮) • 당귀(當歸) 각 1돈, 백복령(白茯苓) • 맥문동(麥門冬) • 생지황(生之皇) 각 8푼, 치자(梔子) • 황백(黃柏) 각 5푼, 길경(桔梗) • 감초(甘草) 각 3푼을 썰어서 1첩으로 지어 물로 달여서 먹는다. 〈入門〉

※ 자혈탕(滋血湯)

효능 : 부인의 심폐(心肺)가 함께 손상되고 혈맥(血脈)이 허약해서 피취모락(皮聚毛落)하며 또는 월경이 때를 맞추지 못하는 증세를 치료한다.

처방 당귀(當歸) • 백작약(白芍藥) • 산약(山藥) • 황기(黃芪) • 숙지황(熟地黃) 각 1돈반, 인삼(人蔘) • 천궁(川芎) • 백복령(白茯苓) 각 7푼반을 썰어서 1첩으로 지어 물로 달여서 공복에 먹는다. 〈丹心〉

※ 자음지황환(滋陰地黃丸)

효능 : 허로(虛勞)에 토하고 혈(血)을 해타(咳唾)하여 열이 나고 담수(痰嗽)하며 땀이 나고 심천(心喘)하며 또는 경수(經水)가 고르지 못하여 통하지 않는 증세를 치료한다.

처방 숙지황강즙배(熟地黃薑汁焙) 4냥, 산수유(山茱萸) • 산약(山藥) • 천문동(天門冬) • 맥문동(麥門冬) • 생건지황주세(生乾地黃酒洗) • 지모주초(知母酒炒) • 당귀주세(當歸酒洗) • 향부미변침초(香附米便浸炒) 각 2냥, 백복령(白茯苓) • 모단피(牡丹皮) • 택사(澤瀉) 각 1냥반을 가루로하고 꿀로 오동열매 크기의 환을하여 공복에 소금 탕으로 100알을 먹는다. 〈醫鑑〉

※ 복신탕(茯神湯)

효능 : 부인의 풍허(風虛)로 꿈에 귀신과 함께 사귀고 눈에 괴물이 보이면서 헛소리와 실없는 말을하는 증세를 치료한다.

처방 백복신(白茯神) 1돈반, 백복령(白茯苓) • 인삼(人蔘) • 석창포(石菖蒲) 각 1돈, 적작약(赤芍藥) 5푼을 썰어서 1첩으로 지어 물로 달여서 공복에 먹는다. 〈醫鑑〉

※ 삼합탕(三合湯)

효능 : 부인의 허로(虛勞)에 침과 뜸의 효력이 없는 증세를 치료한다.

처방 백출(白朮) • 당귀(當歸) • 백작약(白芍藥) • 황기(黃芪) • 백복령(白茯苓) • 숙지황(熟地黃) • 천궁(川芎) 각 1돈, 시호(柴胡) • 인삼(人蔘) 각 7푼반, 황금(黃芩) • 반하(半夏) • 감초(甘草) 각 5푼반을 썰어서 1첩으로 지어 생강 3, 대추 2를 넣고 물로 달여서 먹는다. 〈保命〉

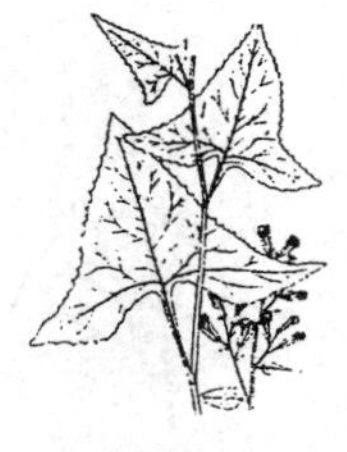

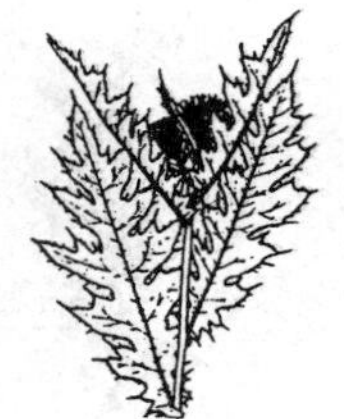

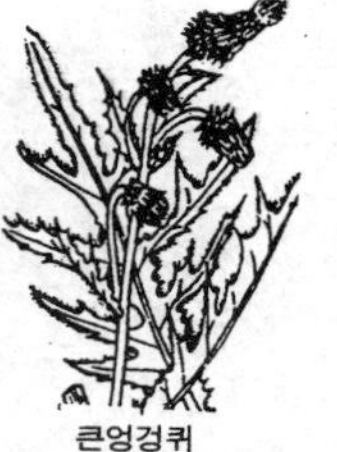

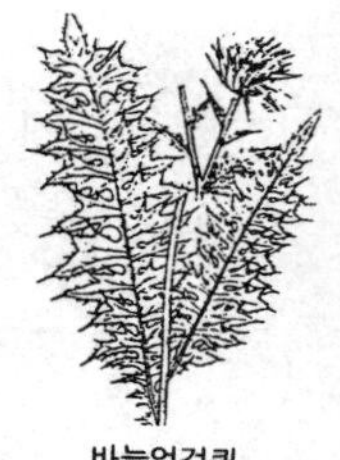

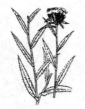

잔털박쥐나물　흰꽃엉겅퀴　가시엉겅퀴　큰엉겅퀴　바늘엉겅퀴

즉 팔물탕(八物湯)에 소시호탕(小柴胡湯) 3가지 처방을 합한 것이니 일명 삼분산(三分散)이 된다. 〈入門〉

※ 귤귀환(橘歸丸)

> **효능** : 부인의 기부(肌膚)와 손과 발에 핏줄이 서는 증세를 치료하니 이것은 노기(怒氣)가 간(肝)을 상하고 혈이 경(經)을 잃어서 그렇게 되는 증세이다.

처방 귤홍(橘紅) 4냥, 당귀(當歸) 2냥을 가루로하여 꿀로 오동열매 크기의 환을하여 더운 술에 50~70알을 먹는다. 〈入門〉

※ 신선취보단(神仙聚寶丹)

> **효능** : 경후(經候)가 고르지 못한 증세와 혈기(血氣)가 배와 갈비를 치고들어와서 적취(積聚) 덩어리가 된 증세와 부인의 백가지 두루 치료한다.

처방 호박(琥珀) • 당귀(當歸) 각 1냥, 몰약(沒藥) • 유향(乳香) 각 2돈반, 진사(辰砂) • 목통(木通) • 사향(麝香) 각 1돈을 가루로하고 물방울로 환을 하되 매냥마다 15알씩을 지어서 매 1알을 더운 술에 녹혀서 먹는다. 〈局方〉

※ 자음지보탕(滋陰至寶湯)

> **효능** : 부인의 모든 허와 백가지의 손(損)과 오노(五勞)및 칠상(七傷)과 경맥(經脈)이 고르지 못한 증세등 한열(寒熱)과 리수(羸瘦)를 치료한다.

처방 당귀(當歸) • 백출(白朮) 각 1돈, 백복령(白茯苓) • 진피(陳皮) • 지모(知母) • 패모(貝母) • 변향부(便香附) • 지골피(地骨皮) • 맥문동(麥門冬) • 백작약주초(白芍藥酒炒) 각 8푼, 시호(柴胡) • 박하(薄荷) • 감초(甘草) 각 5푼을 썰어서 1첩으로 지어 생강 3편을 넣고 물로 달여서 먹는다. 〈醫鑑〉

44. 안산실(安産室)일 경우

임신 8개월이 되면 산도(產圖) 1본을 써서 산모의 방의 북쪽 벽 위에 붙이고 달이 바뀌면 다시 바꾸어서 붙이되 입절일(入節日)은 피하고 단지 초하룻날을 쓴다.

또한 최생부(催生符)와 차지법(借地法)을 붙인다.

산도(產圖)와 최생부(催生符)및 차지법(借地法)을 붉은 글씨로 써서 산모의 방안 북쪽 벽에 붙이되 먼저 산도(產圖)를 붙이고 다음 최생부(催生符)를 붙이며 다음 차지법(借地法)을 붙인 다음에 차지법주문(借地法呪文)을 세 번 읽고 그친다.

대개 달을 따라서 안산(安産)의 태의(胎衣)를 간수하되 월덕(月德)과 월공(月空)의 방위(方位)있는 곳을 향하고 13신살(十三神殺)을 모두 피해야 된다. 혹시 달이 바뀌면 또 써서 붙인다.

입절일(入節日)을 따라서 산도(產圖)를 만드는 것은 잘못된 일이다. 예를들어 정월(正月) 14일이 입춘 인데 임부가 13일에 와유(臥乳)하면 어찌 지난해의 12월을 쓸 것인가? 반드시 매월의 초하루를 써야만 옳은 것이고, 절기(節氣)의 바뀌지는 것을 따르면 천덕(天德)과 월덕(月德)의 있는 곳이 틀린다.

대개 분만을 마치고 약찌꺼기와 약탕(藥湯)의 나머지 및 깨끗하지 못한 물 등은 모두 장의(藏衣)하는 방위를 향해서 멀고 가까움을 가리지 않고 버릴 것이며, 폐두방(閉肚方)은 피한다. 혹시 정월(正月)의 월덕(月德)이 병방(丙方)에 있으면 안산실(安産室)이 되고 월공(月空)이 임방(壬方)에 있으면 태의(胎衣)를 간수하는 것이 좋으니 나머지 달도 이것을 의방(依倣)한다. 〈良方〉

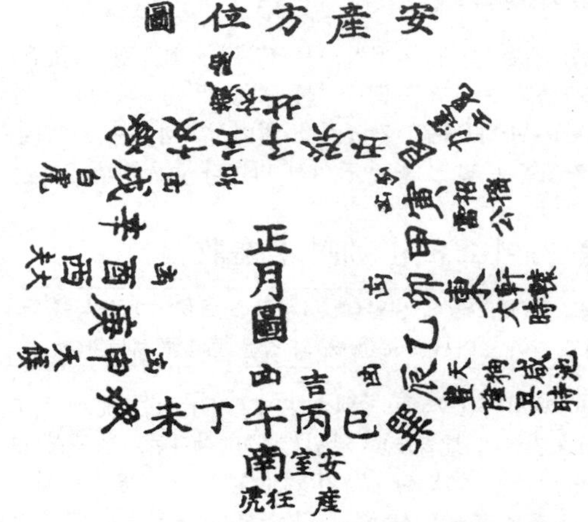

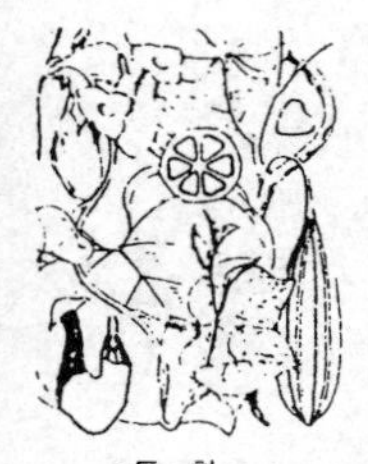
등 칡

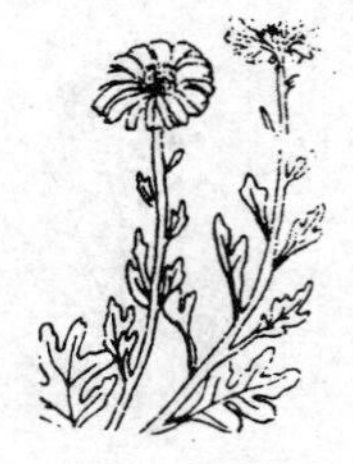
구절초

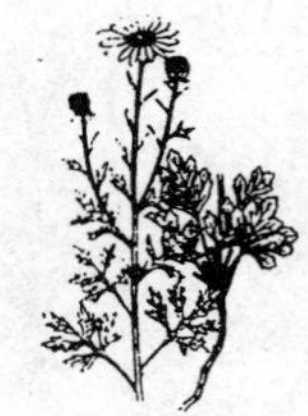
바위구절초

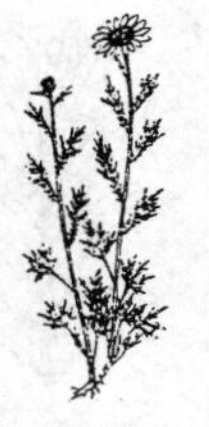
솔인진

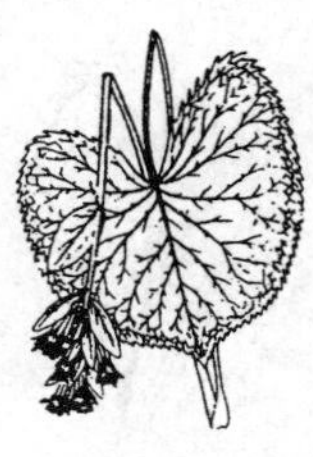
왕곰초

45. 안산장태의(安産藏胎衣)의 길방일 경우

월덕(月德)에 안산실(安産室)과 월공(月空)에 장의(藏衣)하는 것을 표준한 것이다.

	正	二	三	四	五	六	七	八	九	十	十一	十二
	月	月	月	月	月	月	月	月	月	月	月	月
天德	丁	坤	壬	辛	乾	甲	癸	良	丙	乙	巽	庚
月德	丙	甲	壬	庚	丙	甲	壬	庚	丙	甲	壬	庚
月空	壬	庚	丙	甲	壬	庚	丙	甲	壬	庚	丙	甲
生氣	子	丑	寅	卯	辰	巳	午	未	申	酉	戌	亥

催生符

위에있는 부적을 주사(朱砂)로 써서 방안의 북쪽 벽 위에 붙이고 좌초(坐草)될 때를 당하면 침끝으로 떼어서 등잔불에 사르고 그 재가 날리지 않도록 하고 따뜻한 물에 타서 먹으면 좋다. 〈良方〉

46. 체현자(體玄子)의 차지법(借地法)일 경우

주문(呪文)에 이르기를 「동차십보(東借十步)·서차십보(西借十步)·남차십보(南借十步)·북차십보(北借十步)·상차십보(上借十步)·하차십보(下借十步) 방벽의 어구 40여보에 안산(安産)의 차지(借地)를 정(定)하는 데 더러운 것들이 있는 것을 피하고 또한 동해신왕(東海神王)과 서해신왕(西海神王)·남해신왕(南海神王)·북해신왕(北海神王)·일유장군(日遊將軍)과 백호부인(白虎夫人)이 있으면 멀리 십장(十丈)밖으로 물러가고 헌원(軒轅)이 초요(招搖)해서 십장(十丈)높이나 높이 들리고 천지부신(天地符神)이 땅 속에 십장(十丈)이나 들어가서 이 땅으로 하여금 공한(空閑)하게 해서 산모 모씨가 편히 있어서 방애(妨碍)가 없고 외기(畏忌)가 없으며 모든 신이 옹호(擁護)해서 백가지 사물을 쫓아버리노라.」 급급여율령(急急如律令)이렇게 세 번을 읽는다. 〈得効〉

47. 월유태살(月遊胎殺)의 소재(所在)일 경우

정월에는 방상(房床)에 있고 2월에는 창호(窓戶)에 있으며, 3월에는 문당(門堂)에 있고, 4월에는 부엌에 있으며, 5월에는 신상(身床)에 있고, 6월에는 상창(床倉)에 있으며, 7월에는 대마〔碓磨 : 멧돌〕에 있고, 8월에는 칙호(厠戶)에 있고, 9월에는 문방(門房)에 있고, 10월에는 상방(床房)에 있으며, 11월에는 노조(爐竈)에 있고, 12월에는 상방(床房)에 있다. 〈局方〉

48. 일유태살(日遊胎殺)의 소재(所在)일 경우

갑(甲)과 기일(己日)에는 문(門)에 있고, 을(乙)과 경일(庚日)에는 대마롱(碓磨甕)에 있으며, 병(丙)과 신일(辛日)에는 정조(井竈)에 있고, 정(丁)과 임일(壬日)에는 주해(廚廨)에 있으며, 무(戊)와 계일(癸日)에는 미창(米倉)에 있고, 자(子)와 축일(丑日)에는 중당(中堂)에 있으며, 인(寅)과 묘(卯)및 병일(丙日)에는 조(竈)에 있고, 사(巳)와 오일(午日)에는 문(門)에 있으며, 미(未)와 신일(申日)에는 이하(籬下)에 있고, 술(戌)과 해일(亥日)에는 방(房)에 있으니 대부분 태살(胎殺)이 있는 곳은 수정(修整)의 손을 대지 말고 비단 인가(隣家)라도 신(神)이 움직이는 것이니 잉부가 피해야 된다. 범하면 타태(墮胎)는 않는다 해도 아이의 얼굴이 나빠지고 모양과 그 색이 푸르며 몸이 떨리면서 구멍이 막히고 또는 요태(夭胎)가 되니 삼가하지 아니하면 안 되는 것이다. 〈局方〉

49. 방중 일유신(日遊神)의 소재일 경우

계사(癸巳)·갑오(甲午)·기미(己未)·병신(丙申)·정해일(丁亥日)에는 방(房)의 북쪽에 있고, 계묘일(癸卯日)에는 방(房)의 서쪽에 있으며 갑진(甲辰)·을사(乙巳)·병오(丙午)·정미일(丁未日)에는 방(房)의 동쪽에 있고 또한 육무(六戊)·육기일(六己日)에는 방의 한 중앙에 있으며 경자(庚子)·신축(辛丑)·임인일(壬寅日)에는 방(房)의 남쪽에 있으니 대개 유신(遊神)이 있는 곳에 산상(産床)을 두거나 무거운 물건을 두게 되면 반드시 난산(難産)이 되거나 낙태가 되는 것이다. 〈局方〉

50. 부인의 행년(行年)을 추산할 경우

1로부터 행년(行年)의 길흉(吉凶)을 좇아서 아래에 배열이 되고 아랫쪽의 칠신(七神)을 잘 살펴 보아서 길흉(吉凶)을 세밀하게 끊는 것이 좋다.

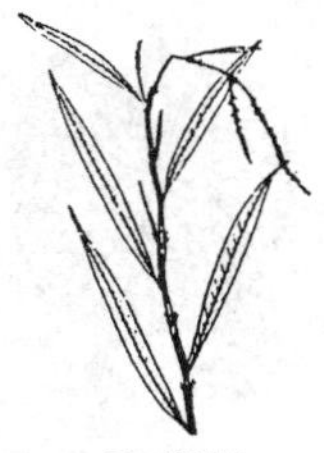
가는꽃역귀

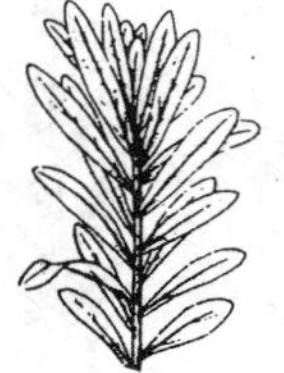
버드생이나물

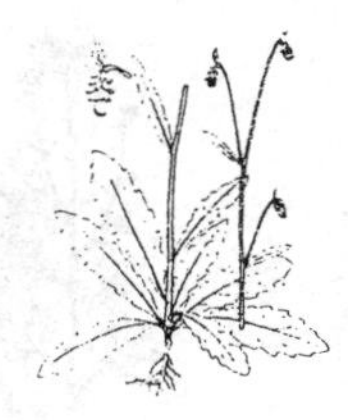
애기담배풀

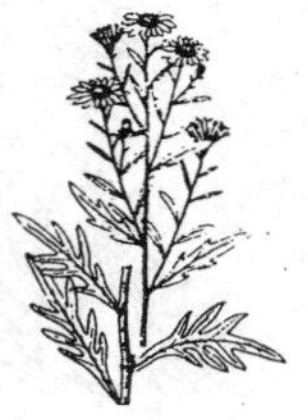
큰쑥부쟁이

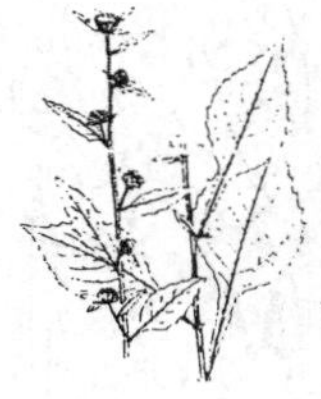
두메담배풀

	宜臥方 宜着衣	生氣方	禍害方	絶命方	閉肚方	八圧方	反支月	縣尸方
十 三歲(庚申)	西南黃衣	坤	离	選	辛	甲	正七	辰戍
十 四歲(己未)	正南赤衣	离	坤	兑	壬	癸	二八	卯酉
十 五歲(戊午)	正北黑衣	坎	乾	良	癸	壬	三九	寅申
十 六歲(丁巳)	正東靑衣	震	良	乾	甲	辛	四十	丑未
十 七歲(丙辰)	東北黃衣	良	震	坎	乙	庚	五十一	子午
十 八歲(乙卯)	西北黑衣	乾	坎	震	丙	子	六十二	巳亥
十 九歲(甲寅)	正酉白衣	兑	巽	离	丁	丙	正七	辰戍
二 十歲(癸丑)	東南黃衣	巽	兑	坤	庚	乙	二八	卯酉
二十一歲(壬子)	西南黃衣	坤	离	巽	辛	甲	三九	寅申
二十二歲(辛亥)	正南赤衣	离	坤	兑	壬	癸	四十	丑未
二十三歲(庚戍)	正北黑衣	坎	乾	良	癸	壬	五十一	子午
二十四歲(己酉)	正東靑衣	震	良	乾	甲	辛	六十二	巳亥
二十五歲(戊申)	東北黃衣	良	震	坎	乙	庚	正七	辰戍
二十六歲(丁未)	西北曰衣	乾	坎	震	丙	丁	二八	卯酉
二十七歲(丙午)	正酉曰衣	兑	巽	离	丁	丙	三九	寅申
二十八歲(乙巳)	東南靑衣	巽	兑	坤	庚	甲	四十	丑未
二十九歲(甲辰)	西南黃衣	坤	离	巽	辛	乙	五十一	子午
三 十歲(癸卯)	正南赤衣	离	坤	兑	壬	癸	六十二	巳亥
三十一歲(壬寅)	正北黑衣	坎	乾	良	癸	壬	正七	辰戍
三十二歲(辛丑)	正東靑衣	震	良	乾	甲	辛	二八	卯酉
三十三歲(庚子)	東北黃衣	良	震	坎	乙	庚	三九	申
三十四歲(己亥)	西北白衣	乾	坎	震	丙	丁	四十	丑未
三十五歲(戊戌)	正酉白衣	兑	巽	离	丁	丙	五十一	子午
三十六歲(丁酉)	東南黃衣	巽	兑	坤	庚	乙	六十二	己亥
三十七歲(丙申)	西南黃衣	坤	离	巽	辛	甲	正七	辰戍
三十八歲(乙未)	正南赤衣	离	坤	兑	壬	癸	二八	卯酉
三十九歲(甲午)	正北黑衣	坎	乾	良	癸	壬	三十九	寅申
四 十歲(癸巳)	正東靑衣	震	良	乾	甲	辛	四十	丑未
四十一歲(壬辰)	東北黃衣	良	震	坎	之	庚	五十一	子午
四十二歲(辛卯)	西北黃衣	乾	坎	震	丙	丁	六十二	巳亥
四十三歲(庚寅)	正酉白衣	兑	巽	离	丁	丙	正七	辰戍
四十四歲(己丑)	東南黃衣	巽	兑	坤	庚	乙	二八	卯酉
四十五歲(戊子)	西南黃衣	坤	离	巽	辛	甲	三九	寅申
四十六歲(丁亥)	正南赤衣	离	坤	兑	壬	癸	四十	丑未
四十七歲(丙戌)	正北黑衣	坎	乾	良	癸	壬	五十一	子午
四十八歲(乙酉)	正東靑衣	震	良	乾	甲	辛	六十二	己亥
四十九歲(甲申)	東北黃衣	辰	震	坎	乙	庚	正七	辰戍

※ 일생기방(一生氣方)

산부(産婦)가 향하면 좋고 앉거나 눕는 것과 침상이나 장막(帳幕)을 이 쪽으로 향하고 문을 열면 크게 길할 징조이다. 〈局方〉

※ 이반지월(二反支月)

이 달에는 재(灰)를 깔고 나쁜 피가 방바닥을 더럽히지 않도록 하는 것이 좋다. 〈局方〉

※ 삼화해월(三禍害月)

그 위를 못 얻으면 해산할 때에 역시 향하지를 못하고 대•소변을 누지 않는 것이 크게 길하게 된다. 〈局方〉

※ 사절명방(四絶命方)

그 위를 못 얻으면 해산할 때에 역시 향하지 못하고 대•소변을 누지 않는 것이 크게 길하게 된다. 〈局方〉

※ 오현시방(五縣尸方)

이 날이 되면 해산할 때에 노끈을 더욱 잡지 말고 말고삐를 달아서 힘차게 잡는 것이 좋다. 〈局方〉

※ 육폐두방(六閉肚方)

임월(臨月)과 만월(滿月)에 모두 이 쪽으로는 향하지 말고 대•소변과 깨끗하지 못한 물건은 피하는 것이 좋다. 〈局方〉

※ 칠팔장방(七八疰方)

산장(産帳)을 이 방향으로는 향하지 말고 문을 그곳으로 여는 것을 피하는 것이 좋다. 〈局方〉

51. 소아초생(小兒初生) 구급법(救急法)일 경우

소아가 처음 나와서 기(氣)가 끊어지려 하고 울지도 못하는 증세는 반드시 난산(難産)으로 인한 증세이거나 또는 추위 때문으로 그러한 증세이니 속히 솜으로 싸서 품에 품고 태(胎)줄을 끊지 말아야 하며, 또 태의(胎衣)를 화로불에 사르는(燒)한편 바로 종이에 굵게 비벼서 청유(淸油)에 찍어 불을 붙이고 탯줄 밑으로 쏘이면 화기(火氣)가 뱃속에 들어가게 되니 다시 더운 초탕으로써 탯줄

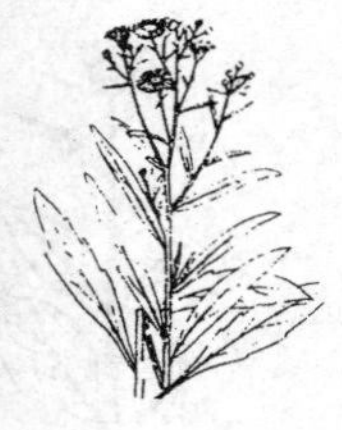
개망초

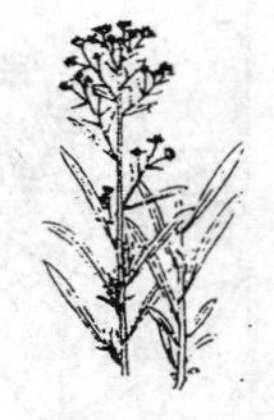
실망초

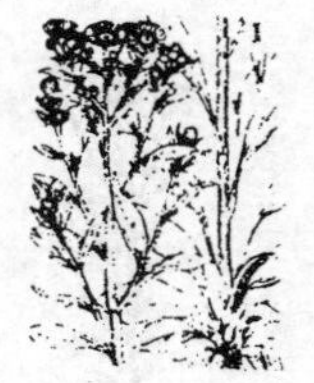
버들개망초

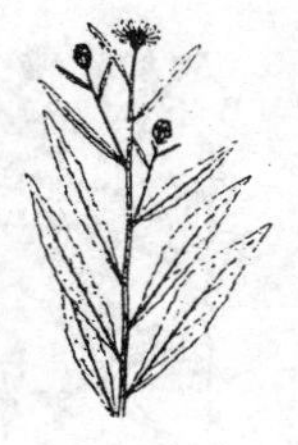
별개미취

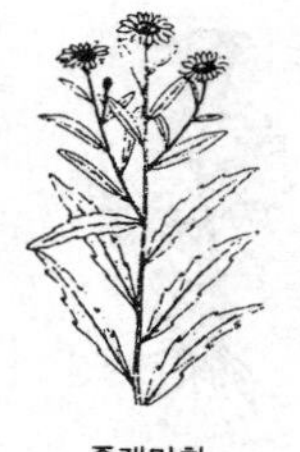
좀개미취

을 씻어 버리고 기(氣)가 돌아오면 우는 것이 보통 때와 같은데 그 때에는 바로 탯줄을 끊어야 되는 것이다. 〈三因〉

소아(小兒)가 처음 나와서 얼굴이 푸르고 몸이 차며 입을 다문 증세는 바로 태가 차서 그러는 증세이니 백강잠산(白殭蠶散)으로 속히 구해야 된다. 백강잠(白殭蠶)•육계(肉桂)•목향(木香)•진피(陳皮)•빈랑(檳榔)•감초구(甘草灸) 각 5푼을 썰어서 물에 달여 즙을 내서 솜을 담가 가지고 아이의 입속에 넣는다. 〈入門〉

소아(小兒)가 처음 나와서 바로 죽는 경우가 있는데 속히 아이의 입속을 보면 현옹(懸癰)과 전악(前腭)위에 석류알과 같은 포(泡)가 있으니 손가락으로 눌러서 터뜨려 버리고 피가 나면 솜으로 깨끗이 닦은 다음에 발회(髮灰)를 붙이는데 혹시 나쁜 피가 넘어가면 구할 수 없게 된다. 〈入門〉

소아(小兒)가 처음 나와서 입을 다물고 젖을 못빠는 증세를 마아(馬牙)라고 하는데 속히 치료하지 않으면 바로 죽게 된다. 아이의 잇몸을 보면 좁쌀과 같은 작은 포자(泡子)들이 있으니 바로 침끝으로 따서 피를 내고 박하즙(薄荷汁)에다 먹을 갈고 어머니의 머리털을 약간 끊어 손바닥에 싸가지고 먹물을 찍어서 잇몸과 입속 전부를 문지르고 한참동안 젖을 먹이지 않으면 바로 낫게 된다. 〈入門〉

속(俗)에 이것을 치분(齒糞)이라고 하는데 침(鍼)이나 또는 손톱으로 터뜨리고 생꿀을 바르면 역시 좋다. 〈俗方〉

소아(小兒)가 처음 나와서 곡도(穀道)에 구멍이 없어서 대변을 못누면 속히 금옥잠(金玉蠶)의 끝으로 그 적절한 곳을 찔러서 구멍을 내고 소합향원(蘇合香元)약간을 구멍 속에 넣고 기름 종이를 비벼서 찔러 두면 아물어서 막히지 않는다. 〈俗方〉

소아(小兒)가 처음 나와서 젖을 못빨고 소변을 누지 못하는데는 큰 파 한치를 네 쪽으로 쪼개어 은석기에다 젖과 같이 달여서 입에 약간을 떠 넣으면 바로 효과가 있다. 〈得效〉

소아(小兒)가 처음 나와서 구토하고 젖을 먹지 못하는 증세는 더러운 것이 입에 들어갔기 때문이니 황련(黃連)•지각(枳殼)•적복령(赤茯苓)을 등분하여 환으로 지어 쓰되, 꿀로 오동열매 크기로 하여 젖으로 1알을 개어 먹이고 또한 모과(木瓜)와 생강 달인 즙을 먹이면 좋다. 〈入門〉

소아(小兒)가 처음 나와서 대•소변이 안 통하고 배가 불러서 기(氣)가 끊어지려고 할 때는 부인을 시켜 더운 물에 양치를 하고 아이의 심장(心臟)의 앞, 뒤 및 배꼽 밑과 손발의 바닥을 각각 빠는데 한 곳을 3~5차례씩을 빨아서 (빨 때마다 양치를 한다)붉은색이 비치면 저절로 통하고 통하지 않으면 죽게 된다. 〈三因〉

또한 파즙과 젖을 반씩 섞어서 아이의 입안에 바르고 젖을 먹이면 바로 낫는다. 〈回春〉

소아(小兒)가 처음 나와서 소변이 통하지 않게 되면 속히 생지룡(生地龍) 두어 마리를 꿀 약간과 같이 짓이겨서 음경(陰莖)위에 바르고 잠퇴지(蠶退紙)를 불에 태워서 주사(朱砂)•용뇌(龍腦)•사향(麝香)약간 씩을 넣어 맥문동(麥門冬)•등심(燈心)달인 물에 섞고 약간을 먹이면 바로 통하게 된다. 〈入門〉

소아(小兒)가 처음 나와서 대변이 통하지 않게 되면 먼저 빳빳한 파끝을 항문(肛門)에 넣어 봐서 통하지 않을 때는 주사환(朱砂丸)을 써야 한다. 주사수비(朱砂水飛)•남성포(南星炮)•파두상(巴豆霜) 각 등분 가루로하여 기장알 크기로 환을하여 박하전탕(薄荷煎湯)에 1알을 먹이면 바로 통하게 된다. 〈田氏方〉

소아(小兒)가 처음 나와서 입을 오므리고 젖을 빨지 못하는 증세는 우황(牛黃) 2푼반을 죽력(竹瀝)에 씩어서 먹이면 좋다.

또 붉은발 지네 1마리를 머리와 발의 끝을 버리고 불에 구워서 가루로하여 매 5푼을 저유즙(猪乳汁) 2홉에 타서 2번으로 나누어 먹인다. 〈得效〉

소아(小兒)가 처음 나와서 입속에 백설(白屑)이 나서 혓바닥에 가득하고 젖을 빨지 못하는 증세를 아구(鵝口)라고 하는데 빨리 유발(乳髮)을 손바닥에 감고 박하즙(薄荷汁)이나 또는 우물물에 찍어 깨끗이 문질러 씻어주고 그래도 벗겨지지 않을 때는 웅황(雄黃) 3돈, 감초(甘草) 2돈•붕사(硼砂) 1돈, 용뇌(龍腦) 2푼반을 가루로하여 꿀물에 타서 바르거나 또는 건삼(乾糝)하면 좋다. 〈湯氏〉

또는 서부충(鼠婦蟲)의 즙을 내서 바르고 또 백양수(白楊樹)가지를 불에 태워서 물에 담가 즙을 내서 바르면 특효가 있다. 〈正傳〉

소아(小兒)가 처음 나면서 온몸에 가죽이 없고 살뿐인 것은 백조미분(白旱米粉)을 발라서 가죽이 생기면 그친다. 〈入門〉

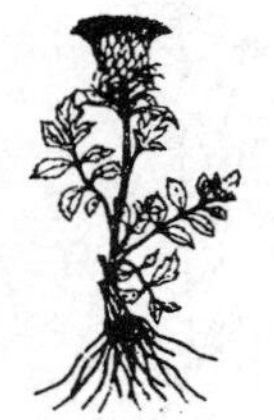
한라비장이

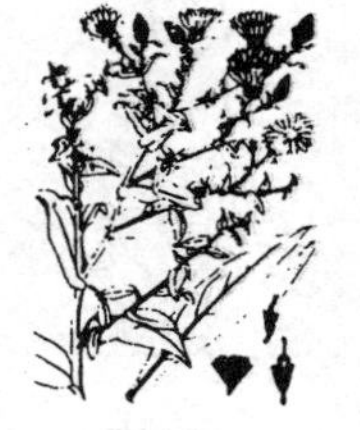
우선국

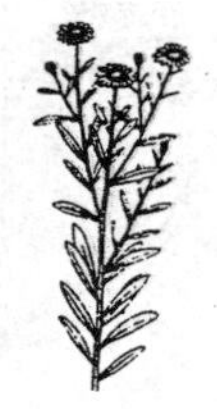
가는잎쑥부쟁이

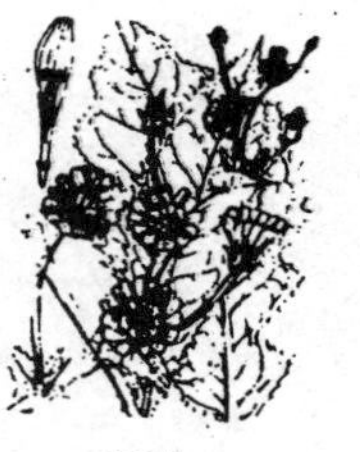
꽃상추

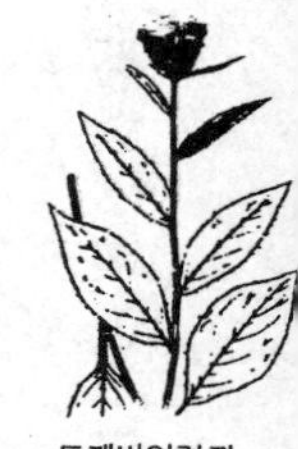
도깨비엉겅퀴

소아(小兒)가 처음 나와서 온몸에 어포(魚泡)나 수정(水晶)가루 같은 것이 있으면서 물이 흐르는 증세는 밀타승(密陀僧)을 가루로하여 뿌려 훑고 소합향원(蘇合香元)을 먹인다. 〈入門〉

소아(小兒)가 처음 나와서 코가 막혀 젖을 빨지 못하는 증세는 저아(猪牙)·조각(皂角)·초오(草烏)를 등분해서 가루로하여 총연(葱涎)에 섞어 고약을 만들어서 맨위에 붙이고, 또한 천남성(天南星)을 가루로하여 생강즙에 섞어서 역시 신문(顖門)에 붙인다. 〈得効〉

소아(小兒)가 처음 나와서 외신(外腎)이 오므라드는 증세는 유황(硫黃)·오수유(吳茱萸) 각 5돈을 가루로하여 큰 마늘 즙을 섞어서 배꼽 위에 바른 다음 사상자(蛇床子)를 불에 태워서 연기를 쪼이면 좋다. 〈入門〉

소아(小兒)가 처음 나와서 놀라는 것은 태경(胎驚)이니 주사(朱砂)·웅황(雄黃)을 등분 가루로하여 약간을 저유즙(猪乳汁)에 섞어서 입속에 바르면 바로 효과가 있고 사향(麝香) 약간을 넣으면 더욱 좋다 〈丹心〉

소아(小兒)가 처음 나와서 온몸에 단독(丹毒)이 나고 붉은 색종이가 유주(遊走)되는 데 혹시 뱃속이나 신(腎)에 들어가면 반드시 죽게 되니 이름을 적유(赤遊)라고 하는데 바로 태독(胎毒)인 것이다. 가는 침 또는 사침으로 적운(赤暈)을 따라 주잡(周匝)하게 찔러 나쁜 피를 내고 따라서 파초즙(芭蕉汁)이나 제조(蠐螬)를 바른다.

또한 붉은 팥 가루를 달걀 흰자위에 섞어서 바르고, 또 지룡분(地龍糞) 2푼, 염초(焰硝) 1푼을 찬 물에 섞어 바르며 또한 구거중(溝渠中)·소하(小鰕)를 찧어서 붙인다. 〈本草〉

단 방(單方) (52종)

※ 주사(朱砂)

산후(產後)에 죽은 피가 심장(心臟)에 들어가서 귀수(鬼祟)와 비슷한 증세를 치료하니 주사(酒砂) 1~2돈으로 유즙(乳汁) 3~4수저에 섞고 산 지룡(地龍) 1마리를 넣어서 한동안 혼전(混轉)한 다음에 지룡(地龍)은 건져 버리고 좋은 술과 젖을 넣어 7푼잔쯤 진하게 끓여서 따듯하게 복용하면 2~3번 복용하며 특효가 있다. 〈良方〉

※ 대부(大斧)

산후(產後)의 혈가통(血瘕痛)을 치료하니 도끼를 불에 달궈서 술에 담가 마시고 쇠로된 공이나 또는 저울추도 역시 좋다. 〈本草〉

※ 복룡간(伏龍肝)

횡산(橫產)이나 역산(逆產) 및 아이가 뱃속에서 죽어서 나오지 않고 산모의 기(氣)가 끊어지려고 하는 증세를 치료하니 복룡간(伏龍肝) 1~2돈을 물에 타서 마시면 아이가 흙을 이고 나오는데 아주 좋다.

난산(難產)으로 3일동안 고통을 받는데는 복룡간(伏龍肝)가루 1돈을 술에 타서 먹는다. 〈丹心〉

※ 박초(朴硝)

사태(死胎)가 나오지 못하는 증세를 치료하니 잘 갈아서 반냥을 사내 아이 오줌에 섞어서 복용하면 특효가 있고 염초(焰硝)도 좋다. 〈丹心〉

※ 석연자(石燕子)

난산(難產)일때 산모의 두 손에 따로따로 1개씩 움켜쥐고 있으면 효험을 본다. 〈本草〉

※ 생지황(生地黃)

임신중의 태루(胎漏)로 하혈(下血)이 그치지 않으면 태(胎)가 말라서 죽게 된다. 생지황즙(生地黃汁) 1되와 술 5홉을 달여서 35번을 끓여서 2~3차례로 먹는다. 〈本草〉

※ 충위(茺蔚)

즉 익모초(益母草)를 말한다. 산전(產前)과 산후(產後)의 백병을 치료하며 행혈(行血)과 양혈(養血)를 한다. 줄기와 잎을 채취해서 즙을 내어 은석기에 달여 고약을 만들어 술에 타 먹으면 난산(難產)과 사태(死胎)및 포의(胞衣)가 안 내리는 증세에 가장 효력이 있다. 또는 즙 1잔을 술 한 홉과 1잔에 타서 따뜻하게 복용하기도 한다. 〈本草〉

천기(天氣)가 움직여 다니는 것이 쉬지 않으므로 생생해서 궁(窮)한 것이 없는데 충위(茺蔚)의 씨는 피를 살리고 돌아다니게 하면서 보음(補陰)의 공효가 있으므로 익모(益母)라고 이름을 하였고 또한 움직이는 가운데 보(補)가 있으므로 태전(胎前)에 체하는 것이 없고 산후(產後)에도 혀가 없는 것이다. 〈丹心〉

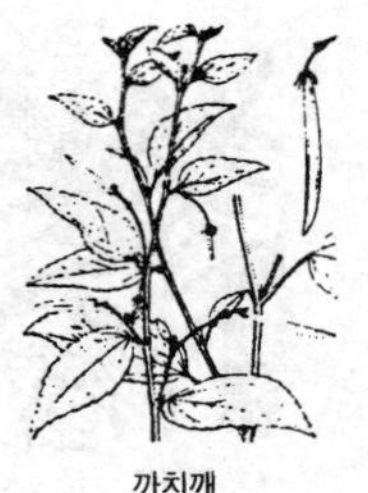
까치깨

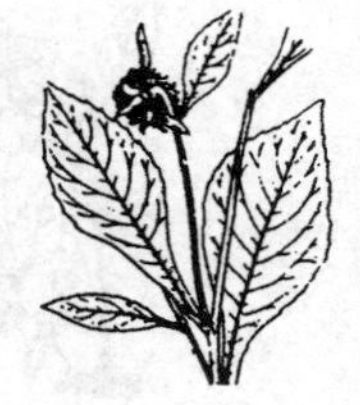
왕담배풀

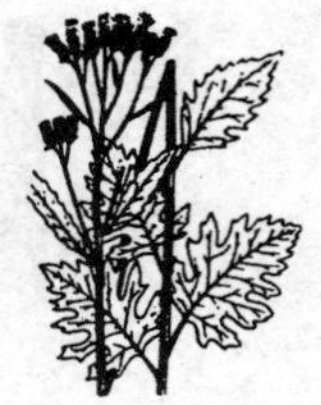
참수리취

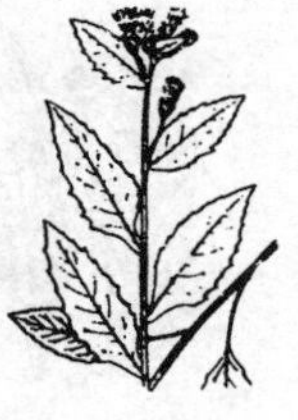
골짝분취

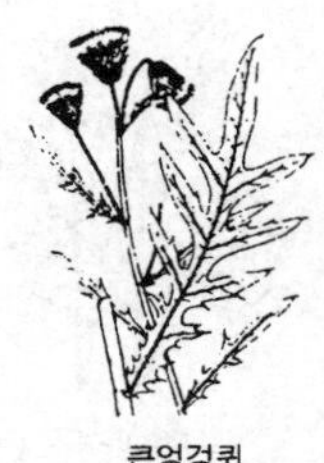
큰엉겅퀴

※ 포황(蒲黃)

산후 출혈(産後 出血)이 너무 많아서 갈증이 나는 증세를 치료하는데 포황(蒲黃) 2돈을 백탕(白湯)으로 섞어서 복용하고 목마름이 심하면 샘물에 섞어서 먹는다. 〈本草〉

※ 당귀(當歸)

부인의 백가지 병을 치료하고 산후(産後)에 배가 아픈 데는 당귀(當歸) 가루 3돈을 물로 달여서 복용하면 독성탕(獨聖湯)이라고 한다. 〈良方〉

혈자통(血刺痛)에 당귀(當歸)를 쓰는 방법은 화혈하는 공효가 있어서 쓰게 되고 혹시 혈적자통(血積刺痛)이면 도인(桃仁)•홍화(紅花)•당귀두(當歸頭)를 쓴다. 〈丹心〉

※ 작약(芍藥)

부인의 모든 질병과 산전(産前)•산후(産後)의 모든 병을 치료하고 또한 혈허복통(血虛腹痛)에 술과 물에 달여서 먹는다. 〈本草〉

※ 애엽(艾葉)

잉태(孕胎)하게 하고 또한 태를 편안하게 하며 배가 아픈 증세를 그치게 한다.

태루(胎漏)에 생애즙(生艾汁)을 먹고 또 태(胎)가 움직여서 편치 못한 증세와 또는 허리가 아프고 하혈(下血)이 안 그치는 증세에 애엽(艾葉) 반냥을 술에 달여서 취하도록 복용하면 좋다. 〈本草〉

※ 황금(黃芩)

산후(産後)에 태(胎)를 편하게 하는 데 황금(黃芩)•백출(白朮)이 아주 좋은 약이다.

황금(黃芩)이 태(胎)를 편하게 하는 것은 화를 내려 밑으로 돌아다니게 하기 때문이다.

조금(條芩)은 태를 편하게 하는 성약(聖藥)이다. 속세의 사람들은 온열(溫熱)한 약으로 태(胎)를 기르니 이것은 산전(産前)에는 열을 맑게하고 혈(血)을 길러 피가 경(經)을 따라 망행(妄行)을 못하게 하여야 태를 기르는 것을 모르는 것이다. 반드시 가늘고 끝부분이 침실(沈實)한 것을 써야 되는데 영출환(苓朮丸)이 이것이다. 〈丹心〉

※ 홍화(紅花)

산후(産後)의 혈운(血暈)과 입이 닫히고 민절(悶絶)한 증세를 치료한다.

홍화(紅花) 1냥, 술 2잔을 달여서 1잔이 되거든 2번으로 나누어 복용하면 바로 효과가 있다. 〈十三方〉

※ 현호색(玄胡索)

산후(産後)의 혈운(血暈)및 나쁜 피가 심장(心臟)을 찌르는 증세와 또는 아침통(兒枕痛)이 끊어지게 아픈 증세를 치료하니 가루 1돈을 술에 섞어 복용하면 바로 그치게 된다.

또는 현호색(玄胡索)•계심(桂心) 각 반냥, 당귀(當歸) 1냥을 가루로하여 매 2돈을 사내 아이 오줌이나 또는 더운 술로 섞어서 먹는다. 〈本草〉

※ 계심(桂心)

산후 혈가(産後 血瘕)가 통민(痛悶)해서 끊어지는 듯 아픈 증세를 치료한다.

계심(桂心)가루를 구담즙(拘膽汁)으로 앵도알 크기의 환을 하여 더운 술로 2알을 먹는다.

※ 상기생(桑寄生)

태루(胎漏)가 그치지 않고 태(胎)를 편하게 하며 또한 태를 굳건하게 하니 달여서 복용하거나 가루로 복용해도 모두 좋다. 〈本草〉

※ 소목(蘇木)

산후 혈운(産後 血暈)이 내리지 않아 통민(痛悶)하는 증세를 치료하니 1냥을 썰어서 술과 물을 반반으로 하여 달여서 먹는다. 〈本草〉

※ 상표초(桑螵蛸)

임부(姙婦)의 소변이 잦아서 참지 못하는 증세를 치료하니 가루로하여 매 2돈을 공복에 미음(米飮)으로 섞어서 먹는다. 〈得効〉

※ 이어린(鯉魚鱗)

산후(産後)의 혈가통(血瘕痛)을 치료하니 비늘을 불에 태워 술에 타서 1잔을 복용하면 체혈(滯血)을 흩으린다.

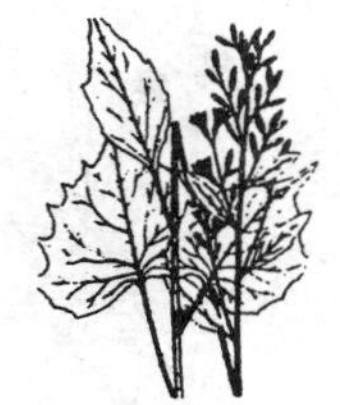
개쓴바귀

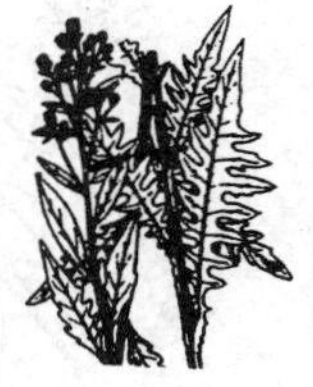
나래취

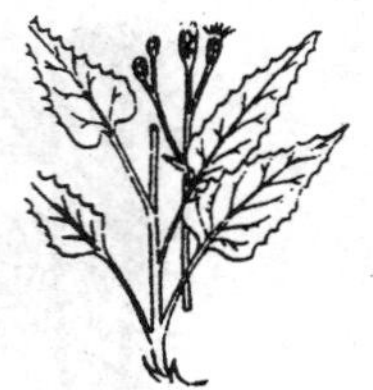
시네라리아

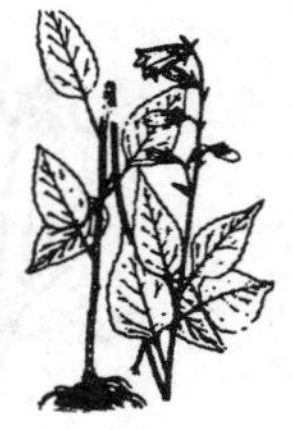
모싯대

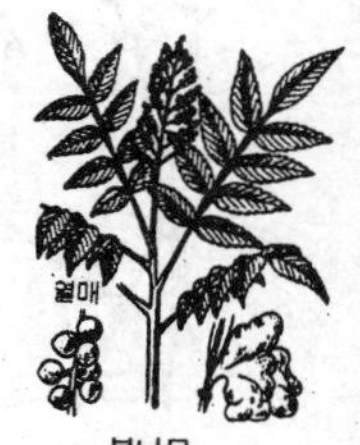

북나무

〈本草〉

※ 오적어육(烏賊魚肉)

자식이 없을 때 오래 복용하면 잉태가 된다.

이 고기의 뱃속에 먹이 있으니 부인의 혈붕(血崩)과 심통(心痛)을 치료한다. 심한 것을 살혈심통(殺血心痛)이라고 하는데 유산(流産)이 되고 하혈(下血)을 너무 많이 하여 심통(心痛)이 되는 증세도 역시 치료한다. 먹을 볶아 가루로해서 초탕(醋湯)으로 먹는다. 〈良方〉

※ 담채(淡菜)

산후(産後)의 혈결(血結)과 복통(腹痛) 및 또는 해산으로 인해서 여위게 되고 혈기(血氣)가 적취(積聚)된 증세에 쓰며 삶아 먹기도 한다. 〈本草〉

※ 사세(蛇蛻)

해산이 순조롭지 못해서 아이의 손과 발이 먼저 나오는데 완전한 뱀 허물 1장을 태워서 재로 하고 사향(麝香) 약간을 넣어 동쪽으로 바라보고 1돈을 술로 섞어서 복용하고 다시 남은 찌꺼기로 어린 아이의 손과 발에 바르면 순조롭게 나온다. 〈本草〉

※ 우즙(藕汁)

산후(産後)의 번민(煩悶)과 피가 올라가서 심(心)을 찔러 아프게 되는 증세를 치료하니 즙 2되를 먹는다. 대체로 산후(産後)에 생것과 찬것을 피하되 오직 우즙을 꺼리지 않는 것은 혈(血)을 흩뜨리기 때문이다. 〈本草〉

※ 감자피(柑子皮)

산후 부종(産後 浮腫)에는 술에 달여서 복용하니 뇌공(雷公)이 이르기를 「산후(産後)에 살이 부은데 감피(柑皮)를 술로 먹는다는 것이 바로 이것이다」하였다. 〈本草〉

※ 포도근(葡萄根)

잉부(孕婦)의 아이가 위로 심(心)을 떠 받는 증세를 치료하니 뿌리를 진하게 삶은 즙을 복용하면 바로 내리고 태가 편안해진다. 〈本草〉

※ 도인(桃仁)

부인의 산후(産後)의 백가지 병을 치료하고 또한 여름달에 젖을 너무 서늘하게 해서 뱃속의 적취(積聚)가 된 증세를 치료하니 도인(桃仁) 1천2백개를 껍질과 쌍씨는 버리고 볶아서 가루로하여 청주(淸酒) 1말 반을 타고 반죽해서 보리 죽과 같이 하여 항아리 속에 넣어 잘 봉하여 중탕(重湯)으로 달여서 꺼낸 다음 따뜻한 술 한숟갈씩 1일 두번을 먹는 것이니 이름을 도인전(桃仁煎)이라고 한다. 〈千金〉

산후(産後)에 음호(陰戶)가 부어서 아픈 증세를 치료하니 도인(桃仁)을 개어 바르거나 또는 오배자(五倍子)와 고백반(枯白礬)을 가루로하여 도인(桃仁)에 개어서 고약을 만들어 바른다. 〈正傳〉

※ 호마유(胡麻油)

호마(胡麻)는 즉 흑임자(黑任子)인에 포의(胞衣)가 내리지 못하는데 생으로 찧어 기름을 내서 복용하면 바로 내린다. 〈本草〉

※ 대마근(大麻根)

최생제(催生劑)이다. 마근(麻根)을 진하게 달여서 즙을 복용하면 단번에 바로 분만이 되고 태의(胎衣)가 내리지 못하는 데도 역시 좋다. 〈本草〉

※ 흑두(黑豆)

잉부가 달이 차지 않고 아이가 뱃속에서 죽어 잉부(孕婦)가 기절(氣絶)한 증세와 또한 태의(胎衣)가 내리지 못하는 증세에 흑두(黑豆) 3되를 삶아서 진한 즙을 한번에 복용하면 바로 나오게 된다. 〈本草〉

※ 신국(神麴)

태(胎)를 떨어지게 하고 또한 태(胎)가 죽어서 나오지 못하는 증세를 치료하는 데 가루 2돈을 물에 타서 복용하고 또한 진하게 달여서 즙을 복용해도 좋다. 〈本草〉

※ 대맥얼(大麥蘖)

최생(催生)과 낙태(落胎)에 같이 쓰는 것으로 1냥을 물로 달여서 복용하면 바로 효과가 있다. 또한 잉부(孕婦)가 병이 있어서 낙태를 원할 때 복용하면 바로 떨어진다. 〈本草〉

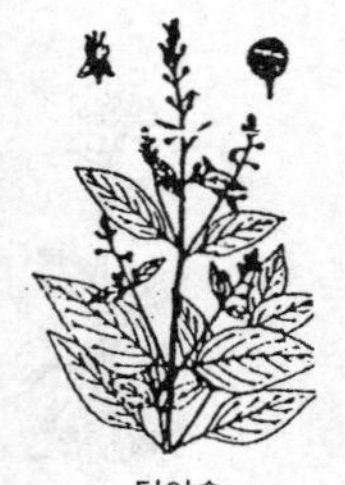
털이슬

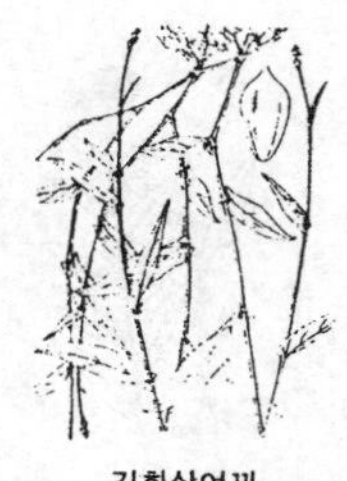
긴화살여뀌

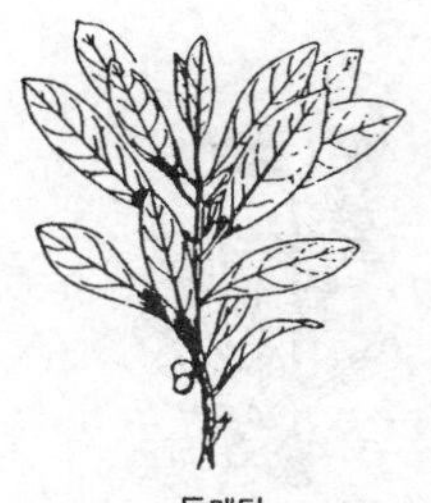
두메닥

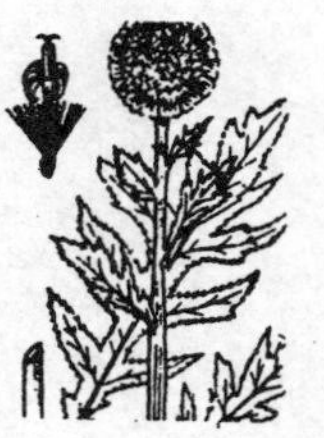
절굿대

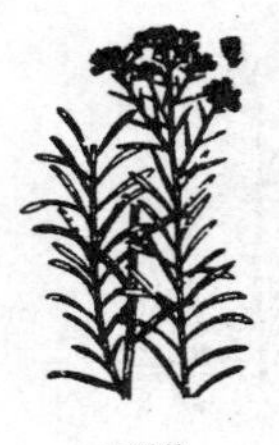
금떡쑥

※ 초(醋)
잉부(孕婦)의 태(胎)가 죽어서 나오지 않는 증세는 초 2되에 검은 콩을 삶아서 1되씩 즙을 내서 복용하는데 2번으로 나누어 복용하면 바로 나온다. 〈本草〉

※ 동규자(冬葵子)
난산(難產)에 1홉을 잘게 알아서 물로 달여 복용하면 바로 효과가 있고 또한 사태(死胎)가 나오지 않을 때는 찧어서 가루로하여 술에 타서 먹는다. 〈本草〉

※ 총백(葱白)
태(胎)가 움직여서 편치 못하거나 또는 태(胎)가 심(心)을 찔러서 번민(煩悶)하는 증세를 치료하니 파 큰 것 20뿌리를 진하게 삶아서 즙으로 복용하면 태(胎)가 죽지 않았을 때는 바로 편안해지고 죽었으면 바로 나오게 되는 특효가 있다. 〈本草〉

※ 마치현(馬齒莧)
산후(產後)의 혈리(血痢)와 복통(腹痛)을 치료하니 즙(汁) 3홉을 달여서 한번 끓거든 꿀 1홉을 넣고 저어서 먹는다. 〈本草〉

※ 번루(蘩蔞)
산후(產後)의 핏덩이가 있어서 배가 아픈증세에 즙(汁)으로하여 사내 아이 오줌에 타서 따뜻하게 복용하면 나쁜 피가 모두 나오게 된다. 〈本草〉

※ 계자(雞子)
산후(產後)의 혈운(血暈)과 풍치(風痓)에 몸이 빳빳하고 입과 눈이 비뚤어지는 증세에는 계란 3개, 흰자위에 형개(荊芥)가루 2돈을 섞어서 1일 3번을 먹는다. 〈本心〉

난산(難產)과 포의(胞衣)가 내리지 않을 때는 계란 3개를 초에 타서 복용하면 바로 효과가 있다. 〈本草〉

※ 녹각교(鹿角膠)
능히 태(胎)를 편하게 하고 아픔을 멎게 하니 볶아서 가루로하여 미음으로 2돈을 섞어서 먹는다. 〈本草〉

※ 아교(阿膠)
난산(難產)으로 기진(氣盡)한 증세에는 명교(明膠) 2냥을 좋은 술 1되반으로 약한 불에 녹이고 생계란 1개와 소금 1돈을 넣어 저어서 따스하게 하여 한번으로 복용하면 바로 낫게된다. 〈良方〉

※ 녹각(鹿角)
사태(死胎)가 나오지 않는 증세를 치료한다. 녹각세설(鹿角細屑) 1냥과 물 1잔에 파 5뿌리, 콩자반 반홉을 넣어 같이 달여서 복용하면 바로 나온다. 〈本草〉

※ 토두골(兎頭骨)
최생(催生)과 낙태(落胎)에 쓰고, 또한 산후(產後)에 나쁜 피가 나오지 않을 때는 토끼 머리골을 털과 골수를 같이 불에 태워서 가루로하여 각 1돈을 술에 섞어서 먹는다. 〈本草〉

※ 묘두골(猫頭骨)
난산(難產)의 최생(催生)에 아주 좋다. 묘두골(猫頭骨)•토두골(兎頭骨) 각 1개를 불에 태워서 가루로하여 매 2돈을 궁귀탕(芎歸湯)달인 물로 섞어서 복용하면 바로 분만이 되고 이두골(狸頭骨)이 더욱 좋다. 〈正傳〉

※ 양신(羊腎)
산후(產後)의 허리(虛羸)가 마르고 힘이 없는 증세를 치료하니, 양신(羊腎) 1쌍을 구워 익혀서 잘게 썰고 5가지 맛을 섞어서 국이나 찌게를 끓여 먹으면 좋다. 〈本草〉

※저신(猪腎)
산후(產後)의 욕노(蓐勞)와 뼈마디가 아플 때나 땀이 멎지 않는 증세를 치료한다. 저신(猪腎)을 잘게 썰어서 곰을 만들어 5가지 맛을 섞어서 쌀을 넣고 죽을 끓여 먹는다. 〈本草〉

난산(難產)에 청유(淸油)와 백밀(白密)을 등분해서 저간(猪肝)달인 물에 섞어 먹으면 바로 효과가 있다. 〈入門〉

※사향(麝香)
난산(難產)을 치료하고 또한 재촉해서 낳게되며 낙태

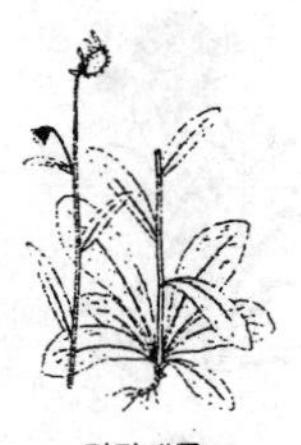
긴담배풀

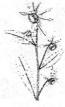

주걱담배풀

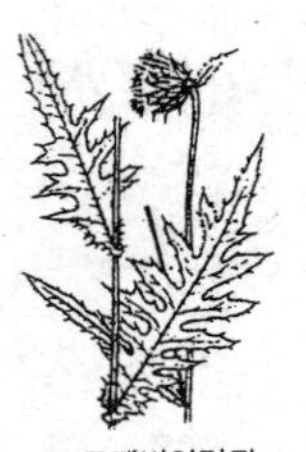
도깨비엉겅퀴

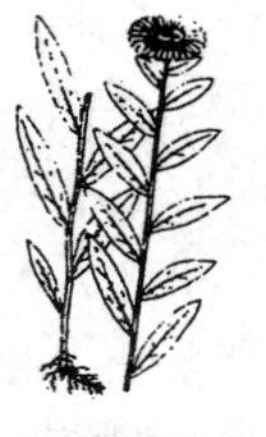
버들잎금불초

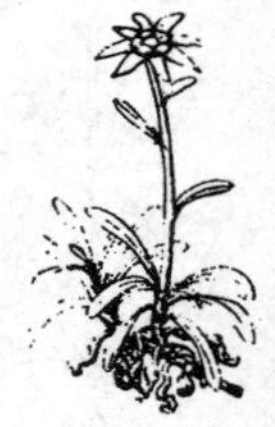
두메솜다리

(落胎)나 순산도 하니 사향(麝香) 1돈을 물에 섞어서 먹는다. 〈本草〉

※유백피(楡白皮)

태가 뱃속에서 죽었을 때나 또는 잉부(孕婦)가 병이 있어서 태를 없애려는 데 쓴다. 유백피(楡白皮) 달인 즙 2되를 복용하면 바로 내린다.

잉부(孕婦)가 산월이 되서 가루 1돈을 1일 2번씩 복용하면 분만이 아주 쉬워진다.

※저근(苧根)

임부(姙婦)의 태가 움직여서 떨어지려 하고 아픔을 참기 어려운 증세는 저근(苧根) 2냥(二兩)을 썰어서 은석기에 술과 물 반반으로 하여 달여서 먹으면 좋다. 〈肘後〉

※구맥(瞿麥)

태(胎)를 깨뜨리고 태아(胎兒)를 떨어지게 한다.

난산(難産)에 오랫동안 나오지 않고 또는 아이가 뱃속에서 죽게 되고 산모가 기절(氣絶)한 증세에 구맥(瞿麥) 달인 즙을 먹는다. 〈本草〉

※차전자(車前子)

난산(難産)과 횡(橫)•역산(逆産)을 치료하는 데 좋으니 가루로하여 술에 2~3돈을 먹는다. 〈本草〉

※수은(水銀)

태(胎)가 뱃속에서 죽어서 나오지 않고 산모가 기절(氣絶)한 증세는 수은을 먹으면 바로 나온다. 〈本草〉

※대황(大黃)

산후(産後)의 나쁜 피가 심(心)을 찌르는 증세나 또는 태의(胎衣)가 내리지 않아 뱃속에서 덩어리가 된 증세를 치료한다. 대황(大黃) 1냥을 가루로하여 초 반되에 달여서 고약을 만들고 오동열매 크기의 환을 지어 더운 초로 5알을 먹으면 약간 지난 다음에 피가 내리고 바로 낫게 된다. 〈本草〉

※침구법(鍼灸法)

남자가 자식이 없을 때 소금을 배꼽에 메우고 쑥으로 뜸을해서 2~3백장이 되면 반드시 효과가 난다. 〈綱目〉

부인이 자식이 없는 데는 관원(關元) 30장을 뜸을 하는데 보구(報灸)로 한다.

부인이 잉태(孕胎)를 해도 자주 타태(墮胎)를 할 때는 포문(胞門)과 자호(子戶)에 각각 50장을 뜸하는데 포문(胞門)은 관원(關元)의 왼쪽으로 2치에 있고, 자호(子戶)는 관원(關元)의 오른쪽의 2치에 있으며, 자호(子戶)는 일명 기문(氣門)이라고 한다. 〈得効〉

자궁(子宮)을 37장 뜸을 하고 또는 침을 2치를 넣는데 혈(穴)은 중극(中極)가의 좌우에 각각 3치를 연다. 〈綱目〉

자식이 없을 때는 음교(陰交)•석문(石門)•관원(關元)•중극(中極)•용천(涌泉)•축빈(築賓)•상구(商丘)•음염(陰廉)들을 택한다. 〈甲乙〉

최생(催生)과 난산(難産)및 사태(死胎)를 내리는 데 대충〔大衝：보(補)〕•합곡〔合谷：보(補)〕•삼음교〔三陰交：사(瀉)〕를 택하면 바로 나온다.

아이가 상충(上衝)해서 심장(心臟)을 괴롭히는데 거궐(去闕)혈을 택하고 산모를 바로 앉혀서 다른 사람을 시켜서 머리와 허리를 안고 약간 침(鍼)을 눕혀서 6푼을 넣고 7번의 숨을 내쉬고 기(氣)를 얻으면 바로 사(瀉)하고 갱생이 되는데 혹시 아이가 산모의 심장을 두 손으로 움켜 쥐었으면 아이의 손바닥에 침의 자국이 남아 있고 뒤로 향했으면 침골(枕骨)에 침(鍼)의 자국이 있게 되니 이것이 그의 징험(徵驗)이 되고 특효가 있는 것이다. 〈綱目〉

한 부인이 산후(産後)후 폭졸(暴卒)했는데 그의 어머니가 회음(會陰)과 삼음교(三陰交)혈을 각각 두어 장씩 뜸을 하니 바로 갱생이 되였는데 그 어머니는 바로 명의(名醫)의 딸이었던 것이다. 〈資生〉

횡산(橫産)과 역산(逆産)에 모든 약이 효과가 없는 데 속히 산모의 오른쪽 발의 작은 발가락 끝부분의 위를 3장을 뜸하면 바로 해산이 되며, 포의불하(胞衣不下)도 치료하니 의감(醫鑑)에 말했듯이 바로 음혈(陰穴)에 이른다고 하였다. 〈得効〉

포의불하(胞衣不下)에는 삼음교(三陰交)•중극(中極)•조해(照海)•내관(內關)•곤륜(崑崙)혈을 택한다. 〈綱目〉

산후(産後)에 음(陰)이 빠져 내리는 데는 배꼽 밑의 가로 주름에 27장을 뜸하고 또한 조해(照海)혈을 택한다. 〈良方〉

부인의 자식이 없는데나 또는 산후(産後)에 오랫동안

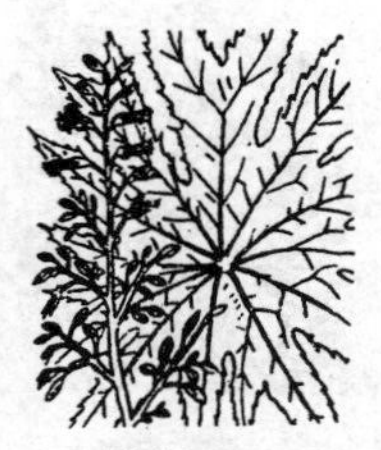
어리곰취

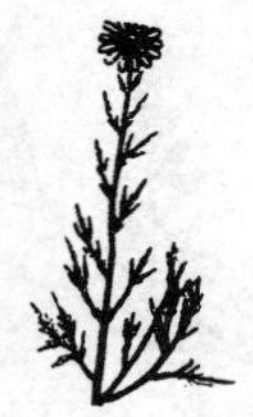
낙동구절초

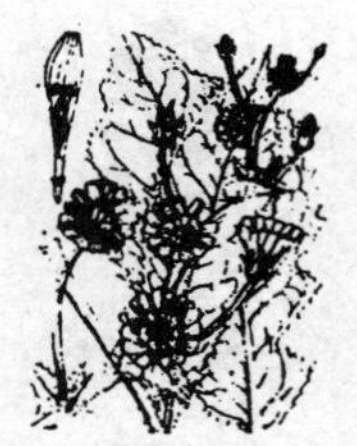
꽃상추

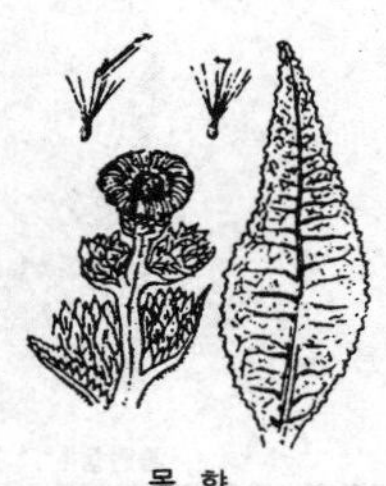
목 향

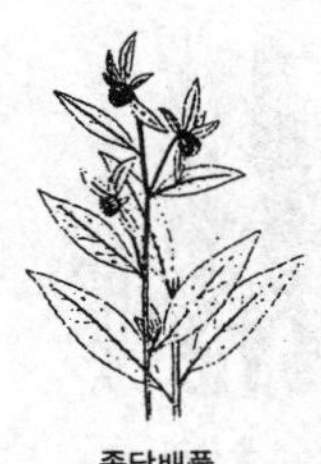
좀담배풀

다시 잉태가 되지 못하는데 짚의 대궁으로써 신촌〔身寸 : 침구편(鍼灸篇)에 신촌(身寸)〕의 길이가 상세히 나와 있음)의 4치와 같이 잰 다음 부인을 눕게하고 손과 발을 편 다음에 위의 짚으로 배꼽에서부터 곧게 아래로 재어서 짚의 끝이 닿는 곳에 먹으로 점해두고 그 짚을 한번 접어서 앞의 점에다 접혀진 것을 대어보면 짚의 두 끝이 혈이니 만지면 동맥이 있어서 손에 잡힌다. 각각 37장을 뜸하면 신통하게 되니 바로 위에 말하는 포문자호혈(胞門子戶穴)이다. 〈醫鑑〉

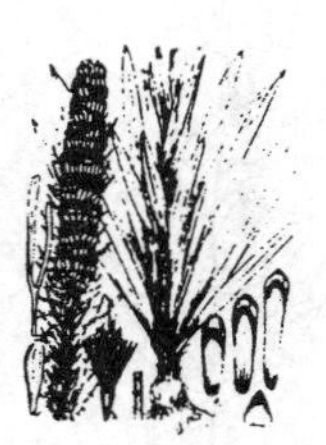
웅기솜나물

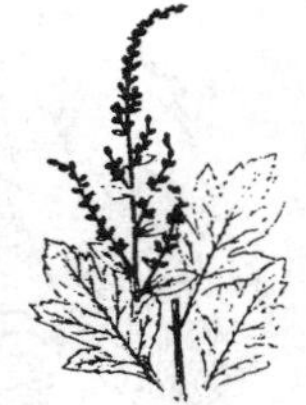
좀단풍취

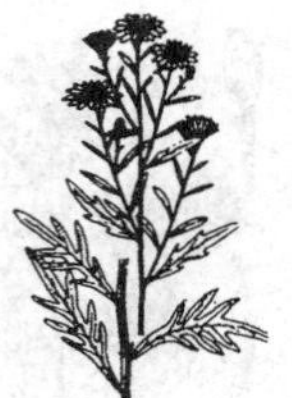
버드생이나물

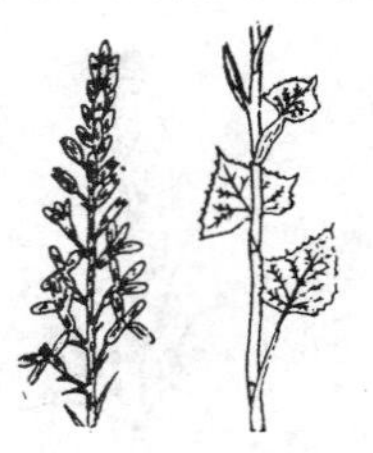
참박쥐나물

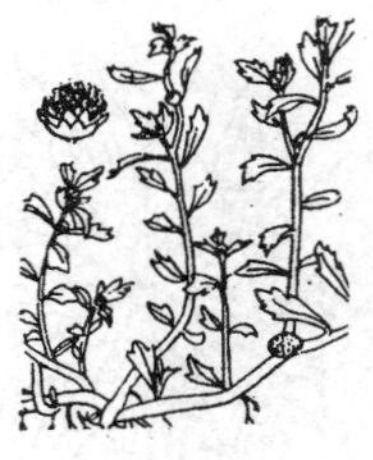
중대가리풀

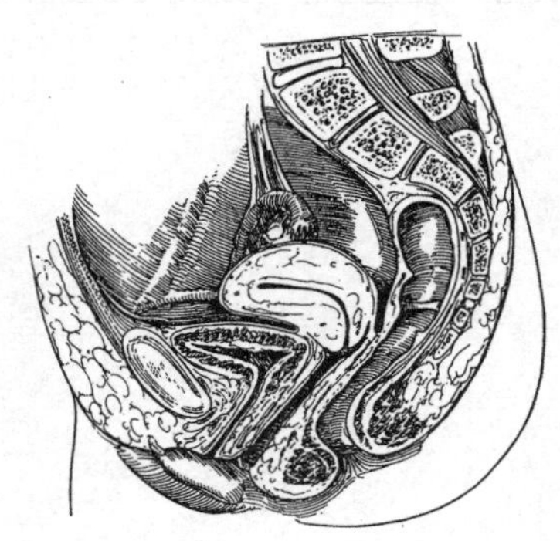

잡병편(雜病篇) (十一)

四○. 소아(小兒)

1. 소아병(小兒病)의 난치(難治)일 경우

옛부터 말하기를 10사람의 남자를 치료하기는 편할지라도 한 부인을 치료하기는 어렵고, 또한 10사람의 부인을 치료하기는 편할지라도 한 어린 아이를 치료하기가 어렵다고 하였으니 대체로 어린 아이는 증세를 물어 볼 수도 없고 맥(脈)을 살필 수도 없으니 더욱 구원하기가 어려운 것이다. 〈入門〉

의료(醫療)의 길은 대체로 맥을 치료하기가 어렵고 어린 아이가 더욱 어려운 것인데 그 장부(臟腑)가 위수(脆嫩)하고 피부가 연약하고 혈기(血氣)가 성(盛)하지 못하며 경락(經絡)이 실끝과 같고 맥식(脈息)이 털과 같아서 허하기도 쉽고 실하기도 쉬우며 냉(冷)하기도 쉽고 열(熱)하기도 쉬운데 겸해서 입으로 말을 못하고 손으로 가리지도 못하니 질통(疾痛)하는 증세를 알 수가 없고 단지 얼굴을 보고 또는 빛을 살피며 소리를 듣고 맥(脈)을 만져보아 그 원인을 연구하고 음양(陰陽)및 겉과 속의 허실을 잘 알고서 치료하는 도리 밖에 없으니 참으로 어려운 것이다. 〈得效〉

2. 장부(臟腑)의 생성(生成)일 경우

대략 1월달의 잉태는 백로(白露)와 같고 2월달의 맥(脈)은 도화판(桃花瓣)과 같으며, 3월달에는 오른쪽 신(腎)이 먼저 나고 남아가 되는데 음(陰)이 양(陽)을 둘러싼 것이고, 왼쪽 신(腎)이 먼저 나면 여아가 되는데 양(陽)이 음(陰)을 둘러싼 것이다. 그 다음은 신(腎)이 비(脾)를 낳고 비(脾)가 간(肝)을 낳으며 간(肝)이 폐(肺)를 낳고 폐(肺)가 심(心)을 낳으니 그것은 자기를 이기는 것을 낳는 것이며 신(腎)이 수(水)에 들기 때문에 오장(五臟)이 이것으로 인해서 음(陰)이 되는 것이고, 그 다음은 심(心)이 소장(小腸)을 낳고 소장(小腸)이 대장(大腸)을 낳으며 대장(大腸)이 담(膽)을 낳고 담(膽)이 위(胃)를 낳으며 위(胃)가 방광(膀胱)을 낳고 방광(膀胱)이 삼초(三焦)를 낳으며 또한 자기를 이가는 것을 낳는 것이며, 소장(小腸)은 화(火)에 들기 때문에 육부(六腑)가 이것으로 인해서 장(腸)이 되는 것이고, 또한 그 다음은 삼초(三焦)가 팔맥(八脈)을 낳고, 팔맥(八脈)이 12경(十二經)을 낳으며, 12경(十二經)이 12락(十二絡)을 낳고, 12락이 180사락을 낳으며, 180사락이 180전락을 낳고, 180전락이 3만4천의 손락(孫絡)을 낳으며, 손락(孫絡)이 3백 6십 5 뼈마디를 낳고 뼈마디가 365 큰 혈을 낳으며, 큰 혈이 8만4천의 털구멍을 낳으며 귀와 눈•입•코등 백체(百體)의 몸이 모양이 모두 갖추어지는 것이다. 〈醫鑑〉

3. 처음 나서 해독(解毒)할 경우

아이의 태에 있을 때는 입 속에 틀림없이 나쁜 것이 있는 것이니 아이가 힘들게 나오면 우는 것을 기다릴것도 없이 산파(產婆)가 빨리 부드러운 헝겊을 손바닥에 감고 황련(黃連)과 감초(甘草)를 진하게 달인 즙에 찍어서 입속의 나쁜 것을 깨끗이 닦아 버려야 되니 혹시 나쁜 것을 빨아 삼켜서 뱃속에 들어가면 틀림없이 모든 질병이 생기게 되는 것이다.

다시 달인 꿀 약간으로 주사(朱砂)가루 1자를 개어 입속에 발라 준 다음 빨아 삼키면 일생동안 창두(瘡痘)의 환(患)을 면할 수가 있다. 〈得効〉

주사와 꿀을 빨아삼킨 다음에 젖을 적당하게 먹일 것이며, 너무 많이 먹이면 젖을 토하기가 쉽다. 〈良方〉

처음 나와서 바로 솜으로 황련(黃連)과 감초(甘草)달인 즙을 찍어서 아이의 입속에 넣어 준 다음 빨아 삼키고 3일 뒤에 나쁜 것이 대변으로 나오는 것을 배꼽똥이라고 한다. 〈良方〉

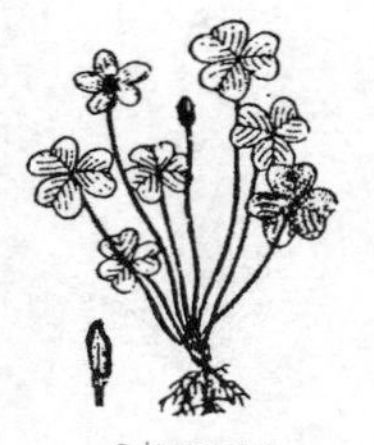
홍자빛괭이밥

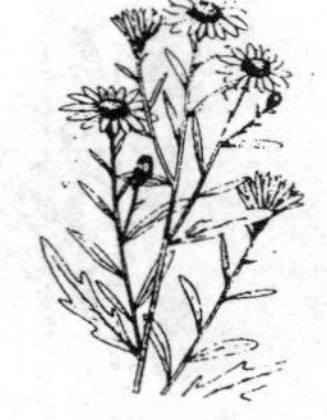
버드생이나물

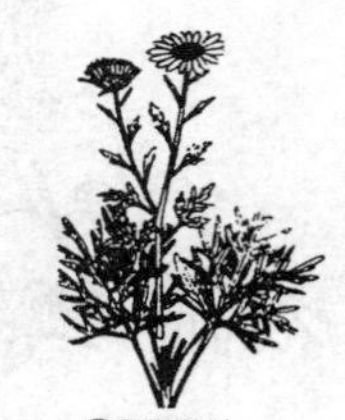
울릉들국화

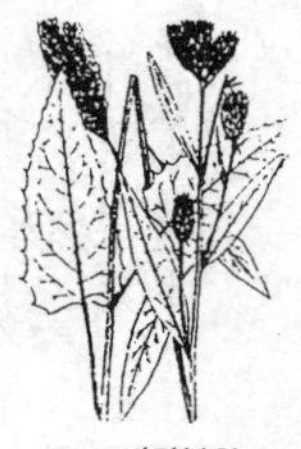
비단분취

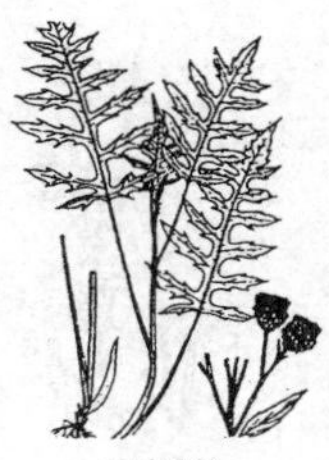
큰각시취

4. 처음 나서 세욕(洗浴) 시킬 경우

삼일 아침을 아이의 목욕을 시키는데 호두골(虎頭骨)•도지(桃枝)•저담(猪膽)을 금 은 그릇에 달인 물로 씻으면 아이가 적게 놀라는 것이다.

언제나 아이를 씻을 때는 저담즙(猪膽汁)을 탕(湯)속에 넣고서 씻으면 창개(瘡疥)가 나지 않게 된다. 〈良方〉

속세의 사람들은 아이의 몸이 열이 있거나 또는 목욕을 너무 시켜서 탕(湯)물속에 오래 앉혀두면 풍냉(風冷)이 밖에서 상하고 수습(水濕)이 안으로 스며들어서 변하여 풍축이 되기 쉬우니 심중히 살피지 않으면 안 된다. 〈東指小兒篇〉

5. 처음 나서 배꼽을 끊을 경우

아이가 뱃속에 있을 때에 10달동안 포태(胞胎)안에서 단지 배꼽으로만 산모와 함께 기(氣)를 통(通)하였으니 비록 포(胞)에서 나왔다 해도 그 배꼽 속의 통하는 기(氣)가 모두 끊어지지 않으니 배꼽을 끊은 다음에 바람이 들어가서 병이 되는 경우도 있으니 끊는 방법은 처음 나오는 아이의 탯줄을 솜으로 싸서 배꼽에서 5~6치쯤 부드러운 솜이나 비단으로 졸라맨 노끈밖에 받치고 탯줄을 끊은 다음 잠깐 동안 노끈을 끌러서 피가 모두 흐른 다음 가볍게 만져서 핏기가 없어지면 탯줄 끝을 쑥으며 3장 또는 5장을 뜸을하고 다시 노끈으로 매어서 부드러운 헝겊으로 싸두고 경솔하게 떼어 보지 말 것이며 탯줄 끝이 저절로 떨어질 때까지 기다리면 자연히 무사하게 된다. 〈丹心〉

처음 나오면 바로 부드러운 솜으로 배꼽의 끝을 싸서 비단으로 덮고 3일이 되면 배꼽에서부터 두 손가락 넓이의 길이로 끊고 생강자연즙(生薑自然汁)이나 또는 향유(香油)에 면(麵)을 섞어서 배꼽의 주위를 둘러싸고 탯줄 끝에는 쑥으로 3장을 뜸하는데 이것을 훈제(熏臍)라고 하며 그 뒤로는 바람이 들지 않는다. 〈丹心〉

먼저 아이의 탯줄을 덮어 2치쯤 남겨두고 면으로써 묶은 다음에 세욕(洗浴)을 시켜야 되며 그렇지 않으면 습기(濕氣)가 배에 들어가서 반드시 제풍(臍風)의 병을 일으키게 된다. 〈良方〉

6. 유모(乳母)를 고를 경우

유모(乳母)를 고르는 데는 반드시 정신이 상혜(爽慧)하고 성정(性情)이 온화해서 기육(肌肉)이 충비(充肥)하고 아무런 질병이 없고 한(寒)•온(温)의 적선을 잘 알고, 젖을 주는 조절을 적절하게 할 줄 아는 유모를 구하고, 또한 유즙(乳汁)이 아주 희어야 아이를 먹이는 것이며, 유모(乳母)는 짜고 신 음식을 피하고 또한 한(寒)•서(署)를 무릅쓰고 바로 젖을 먹이면 반드시 내벽(妳癖)이나 경감(驚疳)등 사리(瀉痢)의 병을 얻게 된다. 〈良方〉

음양교접(陰陽交接)할 때는 아이에게 젖을 먹여서는 안되며 이것을 교내(交妳)라 하고 반드시 벽(癖)이 되는 것이다. 〈良方〉

유모(乳母)가 술을 자주 마시면 아이가 두려워 하며 담수(痰嗽)와 경열(驚熱)및 어지러운 질병을 얻게 된다. 〈良方〉

유모(乳母)가 당연히 음식을 삼가하고 조절해야 하는데 음식이 목구멍으로 내리면 유즙(乳汁)이 바로 통하고 정욕(情慾)이 가운데서 움직이면 유맥(乳脈)이 응하며 병기(病氣)가 유즙(乳汁)에 닿으면 반드시 응체(凝滞)되는데 아이가 이러한 젖을 먹으면 병이 생겨서 토하지 않으면 사(瀉)하고 부스럼이 나지 않으면 열이 나며, 또는 입속이 헤어지고 또는 경휵(驚搐)하고 또는 야제(夜啼)하며 또는 배가 아픈데 병이 처음 올 때에는 아이의 소변양(量)이 반드시 적어지는데 바로 의원에게 물어서 고루 치료해야만 모자(母子)가 모두 편안하게 되니 병을 미리 막아야 되는 것이다. 〈東垣〉

대체로 음식을 택하는 것은 오히려 좋은 것이니 첫째로 유모(乳母)의 품질(禀質)의 후박(厚朴)과 성정(性情)의 완급(緩急)및 골상(骨相)의 견위(堅脆)와 덕행(德行)과 선악(善惡)을 아이가 반드시 닮게 되니 관계가 많은 것이다. 〈東垣〉

7. 젖을 먹일 경우

사람이 16세 전에는 혈기(血氣)가 함께 성해서 해가 뜨고 달이 둥글게 되는 것과 같으나 오직 음기(陰氣)의 성장이 모자라고 장위(腸胃)가 아직 약하니 수양의 길을 삼가하지 않아서는 안 되는 것이다. 〈東垣〉

대체로 처음 젖을 먹일 때에는 반드시 묵은 젖을 짜버린 다음 먹어야 좋다.

어머니가 잠이 들려고 할 때에는 곧 그 젖을 빼어야 하니 그 까닭은 잠을 잘 때에 너무 많이 먹을 염려가 되기 때문이다.

아이가 울음을 안 그치면 유모(乳母)가 젖을 먹이지 말

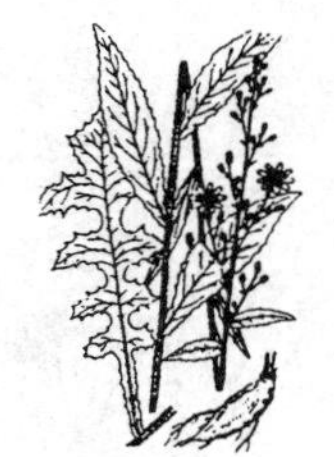
산쑥바귀

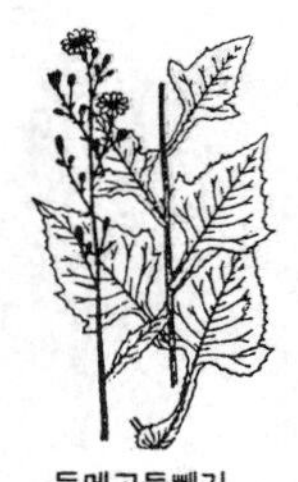
두메고들빼기

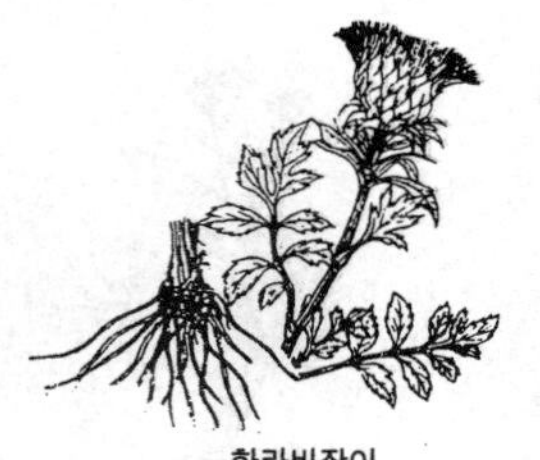
한라비장이

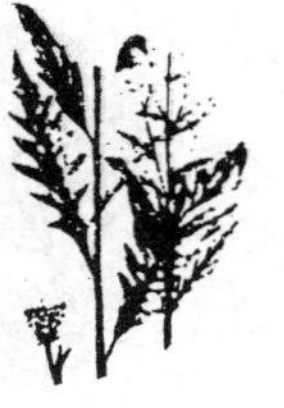
각시취

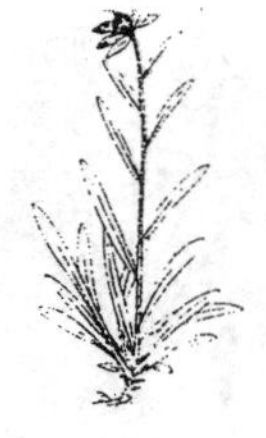
눈분취

아야 되니 그것은 흉격(胸膈)이 정체(停滯)해서 구토가 되는 경우가 있다.

젖먹인 다음에 밥을 먹이지 말고 밥먹인 다음에도 젖을 먹이지 말아야 하니 젖과 밥이 서로 합하게 되면 소화가 잘 안 되고 뱃속에 맺혀서 아프게 되니 대개 벽(癖)과 적(積) 및 감(疳)이 모두 여기서부터 일어나기 때문이다. 〈得効〉

어린 아이는 혈기(血氣)가 모두 성해서 음식이 잘 소화가 되므로 먹는 것이 때가 없으나 그래도 장위(腸胃)가 아직 약하고 협소하니 일체의 열이 나고 소화하기 어려운 음식은 모두 끊어여 되고 다만 건시(乾柿)와 숙채(熟菜) 및 흰죽을 먹이는 것이 좋으니 이 방법으로 기르면 질병이 없을 뿐만 아니라 아이의 덕(德)을 기르는 것이다. 이 밖에 생밤은 맛이 짜고 마른 감은 성분이 차니 음(陰)을 기르는 음식이 되는 것이다. 그러나 밤은 대보(大補)하고 감은 대삽(大澁)하니 약간씩 주는 것이 좋다. 〈東垣〉

8. 소아(小兒)의 보호법일 경우

어린 아이의 기부(肌膚)가 실(實)하지 못하니 혹시 두터운 옷에 너무 따뜻하게 하면 피부를 상하고 혈맥(血脈)을 손(損)해서 창양(瘡瘍)이 나고 땀이 나서 주리(腠理)가 열리고 풍사(風邪)가 들어가기 쉬우니 천기(天氣)가 온화할 때에는 안고 나가서 햇빛과 바람을 쏘이면 기혈(氣血)이 굳건하고 풍한(風寒)을 견디어 질병이 못생기는 것이다. 손세의 사람들은 아이를 안고 땅바닥에 대지 않기 때문에 근골(筋骨)이 완약(緩弱)해서 질병이 나기 쉬운 것이니 이것은 애호(愛護)의 길이 못되는 것이다. 〈得効〉

밤에 아이에게 팔을 못 베게하고 콩자루를 1~2개 만들어 아이가 같이 베고 좌우에 붙어 있으면 저절로 유모(乳母)곁으로 가까이하게 되는데 대체로 포대기를 덮고 아이의 머리를 한쪽으로 나오도록 해서 그대로 눕히면 경질(驚疾)이 생기는 경우가 있으니 수시로 돌려 눕히고 움직여 주어야 좋은 것이다. 〈良方〉

날씨가 추울 때는 부모가 언제나 입는 헌 옷으로 옷을 지어 아이에게 입힐 것이며 새 천이나 비단으로써 만들지 말 것이다. 헌 옷을 쓰는 이유는 혹시 너무 따뜻하면 근골(筋骨)이 연약해서 질병을 얻기가 쉽기 때문이다. 〈良方〉

70~80세 노인의 헌 옷으로 어린 아이의 옷을 지어 입히면 진기(眞氣)가 서로 자양이 되어서 아이에게는 장수가 되는 것이며, 부유한 집에서 새 천과 보통 천으로써 아이 옷을 만드는 것은 질병이 생길 뿐만 아니라 또한 복을 더는 일이 된다. 〈回春〉

처음 나서 3~5개월 동안은 이불이나 요에 기대어 눕히고 머리를 곧추 세우지 말 것이며, 6개월이 되어서 부터는 묽은 죽을 주는데 젖과 같이는 먹이지 말아야 된다. 〈入門〉

9. 아이를 기르는 10법일 경우

1은 등을 따뜻하게 하고, 2는 배를 따뜻하게 하며, 3은 발을 따뜻하게 하고, 4는 머리를 서늘하게 하며, 5는 심흉(心胸)을 서늘하게 하고, 6은 나쁜 것을 보이지 말 것이며, 7은 비위(脾胃)를 언제나 따뜻하게 하고, 8은 울음을 그치기 전에는 젖을 주지 말 것이며, 9는 경솔하게 경분(輕粉)과 주사(朱砂)를 먹이지 말고, 10은 세욕(洗浴)을 적게 해준다. 〈入門〉

10. 조호가(調護歌)

아이를 기르는 데는 잘 조호해서 조금이라도 마음을 놓아서는 안 된다. 젖을 많이 먹으면 결국은 위(胃)를 손(損)하고 음식이 막히면 비(脾)를 상하며 이불이 두터워도 유익함이 없고 옷은 홑것이 적당한 것이다. 바람이 없으면 자주 햇볕을 쬐고 추위와 더위를 천시(天時)에 따르게 한다. 〈入門〉

11. 변증(變蒸)의 증세일 경우

어린 아이의 변증은 속(俗)에 말하기를 아기 나고 뼈가 자란다는 것인데 비유하면 누에가 눈이 생기고 용(龍)이 탈골(脫骨)하며 호랑이가 발톱을 가는 것과 같이 변해서 생장되는 것이다. 〈醫林〉

변증(變蒸)이란 음양(陰陽)과 수화(水火)가 혈기(血氣)에 증울(蒸鬱)해서 형체(形體)로 하여금 성취되게 하는 것인데 이것은 바로 오장(五臟)의 변기(變氣)로서 칠정(七情)으로 인해서 나는 것이 되는 것이다. 대개 아이가 난 지 32일이면 한번 변하는데 매양변증(每樣變蒸)을 마시면 바로 성정(性情)이 먼저보다 달라지는 것은 장부(臟腑)와 의지(意智)를 생장시키기 때문이다. 어째서 32일만에 골맥(骨脈)이 성장되고 정신이 더해지느냐 하면 사람이 365의 뼈마디가 있는 것은 천수(天數)를 상충(上衝)하고 기세(期歲)를 응해서 12의 경락(經絡)을 나누기

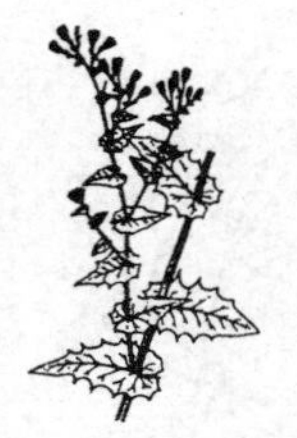
두메고들빼기

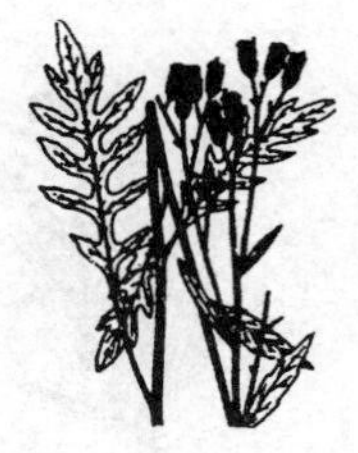
개분취

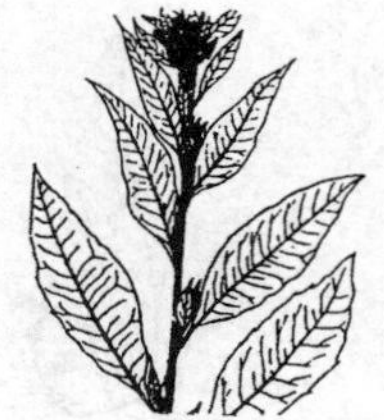
흘각시취

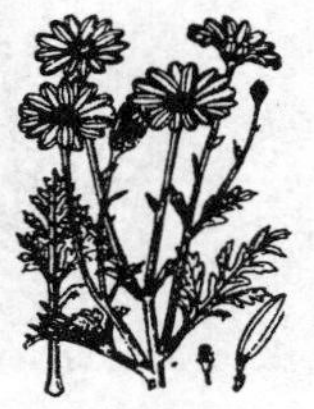
버들잎금불초

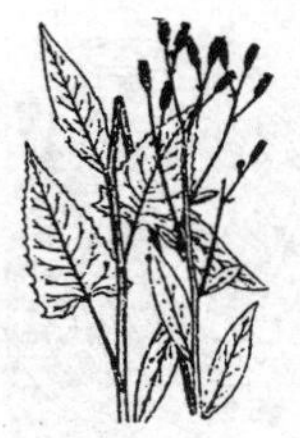
만주솜나물

때문에 처음 나서 32일이면 한번 변해서 신(腎)이 생기고, 64일이면 두 번 증발(蒸發)해서 방광(膀胱)이 생기며, 96일이면 세 번 변해서 심이 생기고, 128일이면 네 번 변하여 두 번 증생(蒸生)해서 소장(小腸)이 생기며, 160일이면 다섯 번 변해서 간이 생기며, 192일이면 여섯번 변하고 세번 증발(蒸發)해서 담(膽)이 생기고, 224일이면 일곱 번 변해서 폐(肺)가 생기며, 256일이면 여덟 번 변하고, 네 번 증발(蒸發)해서 대장(大腸)이 생기고, 288일이면 아홉 번 변해서 비(脾)가 생기며, 320일이면 열 번 변하여 다섯 번 증발(蒸發)해서 위(胃)가 생기는 것인데, 수궐음(手厥陰) 심포(心包)와 수소양(手少陽) 삼초(三焦)는 모양이 없기 때문에 변하지도 않고 증(蒸)하지도 않는 것이니 결국 열 번 변하고 아홉 번 증(蒸)하는 것은 즉 천지의 수(數)로써 자라난 다음에 비로소 이가 나고 말을 하며 희로(喜怒)를 느껴서 성정(性情)이 대부분 생기는 것이다. 대창공(大倉公)이 말하기를「기(氣)가 사지(四肢)에 들어가서 쇄골(碎骨)이 열 번 변하는 사이에 성장시킨다」는 것이 바로 그것이다. 〈錢乙〉

변(變)과 증(蒸)이 모두 되면 아이가 바로 사람 구실을 하는데 변(變)이란 변해서 오장(五臟)을 낳는 것이고, 증(蒸)이란 육부(六腑)를 기르는 것이다. 또 변(變)이란 기(氣)가 오르는 것이며, 증(蒸)이란 몸에 열이 생기는 것이니 변(變)하고 증(蒸)이란 지나는데 가벼우면 열이 나고 약간의 땀이나서 균 상태가 놀란 것과 같고 무거우면 열이 심하여 맥(脈)이 어지럽고 촘촘하며 또는 토하고 또는 땀이나며 번거롭고 울고 조갈(躁渴)해서 가벼운 것은 5일이면 풀리고 무거운 것은 7~8일이면 풀리는데 그 증후가 상한(傷寒)과 흡사한 데 단지 변증(變蒸)은 귀가 차고 궁둥이가 차며 웃입술의 중심에 백포(白泡)가 나서 그 모양이 고기의 눈동자와 같으니 치료 방법은 평화(平和)한 약제로써 미표(微表)해야 하니 당연히 성성산(惺惺散)을 쓰는 것이고, 열이 실(實)하여 미리(微利)해야 하니 당연히 자상환(紫霜丸)을 쓰고, 또는 그냥 두어도 저절로 낫는 경우가 있으니 경솔하게 약이(藥餌)와 침과 뜸을 같이 쓰지 말아야 된다. 〈錢乙〉

12. 소아의 계병(繼病)과 기병(鬾病)일 경우

부인이 임신이 되면 유아(乳兒)가 학질같은 병이 생기고 그것이 계속해서 배가 커지며 또는 발작이 되고 차도(差度)가 없으니 백로조(百勞朝)의 털을 차는 것이다. 일명 격(鵙)이라 하니 바로 박로(博勞)라는 것이다. 또한 홍사대(紅紗袋)에 야명사(夜明砂)를 담아서 아이에게 채워준다. 〈海藏〉

어린 아이가 난 지 10달이 되어서 어머니가 다시 임신이 되면 먼저 아이와 정신이 상쾌(爽快)하지 못하고 신체가 위약한 것을 기병(鬾病)이라고 하는데 박쥐를 태워서 가루로하여 죽에 5푼씩 타서 1일 4~5번을 먹이고 구워 먹여도 역시 좋다. 〈聖惠〉

부인이 먼저 난 아이가 걸어다니기도 전에 다시 임신해서 아이에게 그 젖을 먹이면 지병(岐病)이 되어서 누렇게 여위게 되고 뼈만 남으며 열이나고 털이 빠지게 되니 천금(千金)에 어린이의 기병(鬾病)을 말한 것이 바로 그것이다.

임부(姙婦)가 나쁜 신에게 끌려서 그의 뱃속에 들어가면 어린이를 질투(嫉妬)하여 이 병이 나게 하니 그 증세가 미미(微微)하게 하리(下痢)되고 한(寒)과 열(熱)이 오고가며 털이 말갈기처럼 일어나는 것인데 용담탕(龍膽湯)을 써야 된다. 〈三因〉

※용담탕(龍膽湯)

처방 대황외(大黃煨) 2돈, 용담초(龍膽草)·시호(柴胡)·황금(黃芩)·길경(桔梗)·조등피(釣藤皮)·적작약(赤芍藥)·적복령(赤茯苓)·감초(甘草) 각 1돈, 강낭(蜣蜋) 2개를 썰어서 1첩을 하여 물 2되에 달여서 5홉을 내고 찌꺼기는 버리며 1세안의 아이는 1홉을 먹이고 10세 아래의 아이는 2~3홉을 먹여서 밑으로 내리게 하면 바로 그치게 된다. 〈千金〉

13. 아이의 명(命)의 장단을 볼 경우

대부분 아이는 3세위와 10세 밑으로는 그의 성기의 높고 낮음을 보아서 그의 수(壽)와 요(夭)를 능히 알수가 있으니, 아이의 어릴 때에 알고 느끼는 것이 통민(通敏)해서 남보다 우수하면 요(夭)가 많고 미리 사람의 뜻을 알아서 주선(周旋)하고 민첩(敏捷)하면 요(夭)하고, 아이의 골법(骨法)이 성취해서 위의(威儀)가 넉넉하고 회전이 느리고 보는 사람의 정신을 너그럽게 하면 수(壽)하고, 처음 나서 우는소리가 계속해서이어지는것은 수(壽)하고,우는소리가 끊겼다가 다시 나는 것은 요(夭)하며 우는 소리가 흩어지고 깊으며 땀이 나도 흐르지 않고 머리

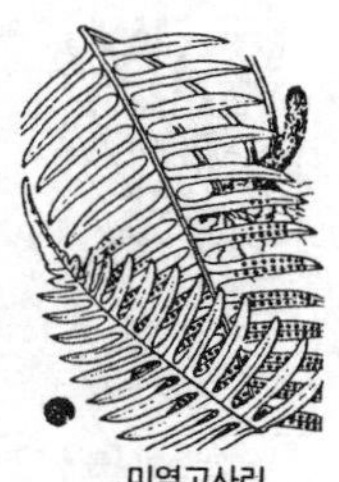
미역고사리

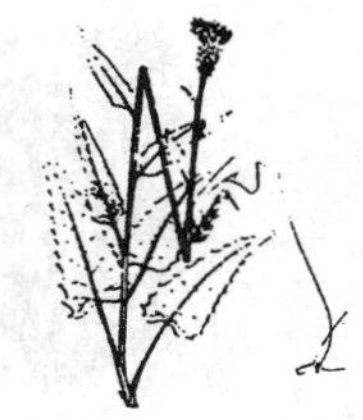
참서털취

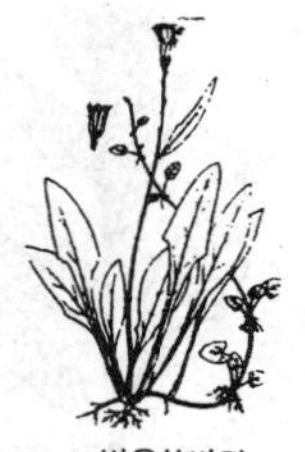
벋음씀바귀

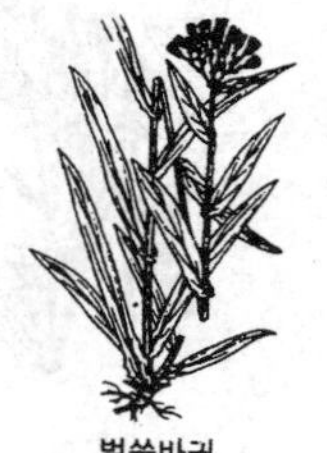
벌씀바귀

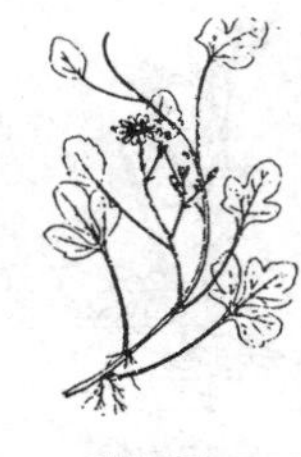
갯씀바귀

가 사방으로 조각이 나며 소변이 어려워 기름과 같으며 언제나 손과 발을 흔들고 머리털이 고르지 못한 것은 모두 사람이 되지 못하며, 배꼽 속에 피가 없으면 좋고 배꼽이 작은 것과 온몸이 연약해서 뼈가 없는 것과 피와 땀이 궤는 것은 재앙이 많아서 모두 수(壽)하지 못하며, 깨끗하고 크게 자라며 난봉(卵蓬)이 통달(通達)되고 검은 것은 모두 오래 살며, 보는 것이 바르지 않고, 자주 움직이는 것은 좋은 징조가 못되며, 일찍 앉고 일찍 걷고 일찍 말하며, 일찍 이가 나는 것은 모두 좋지 못하며, 털이 희소(稀少)하면 성질이 강해서 남의 말을 잘 듣지 않고, 머리 위의 선수〔旋手 : 속칭 가리마〕가 있으면 부모에게는 해로우나 일찍 귀하게 되며, 처음 나서 침골(枕骨)이 약하면 시작하면서 죽고, 궁둥이의 뼈가 약하면 걸터 앉을 때에 죽게되며, 손바닥의 뼈가 약하면 길 때에 죽고, 발꿈치의 뼈가 약하면 걸을 때에 죽으며 종지뼈(膝骨)가 약하면 설때에 죽고, 몸을 거두지 못하면 죽으며, 다리 사이에 생살이 없으면 죽고, 인중(人中)이 깊고 길면 오래 살고, 음경(陰莖)이 일어나지 아니하면 죽으며, 불알 밑이 희면 죽고 붉어도 또한 죽게 된다. 〈得效〉

14. 호구(虎口)·삼관맥법(三關脈法)이 될 경우

처음 난 아이를 영아(嬰兒)라고 하고, 3세를 소아(小兒)라 하며, 10세를 동자(童子)라고 한다. 〈回春〉

아이가 처음 나서 반세가 될 때까지는 이마의 맥을 보고, 1세에는 5~6세까지를 영해(嬰孩)이라고 하며 삼관맥(三關脈)이 살피는데 삼관(三關)은 소아(小兒)의 남자는 왼손, 여자는 오른손의 둘째 손가락의 안에 홍문(紅紋)의 선과 같은 것은 험(險)이고, 맨 첫마디의 이름을 풍관(風關)이라고 하며 맥(脈)이 없으면 병이 없고 맥이 있으면 병이 가벼우며 두번째 마디의 이름을 기관(氣關)이라고 하는데 맥(脈)이 보이면 병이 무겁고 치료할 수는 있으며, 세째 마디의 이름을 합관(合關)이라고 하는데 맥(脈)이 보이면 병이 끝까지 온 것이니 구사일생이 되고, 만약 삼관(三關)이 직사(直射)하고 검푸른 무늬가 있으면 죽게 된다. 〈入門〉

첫 마디의 붉은 무늬는 비금내외(飛禽內外)의 인경(人驚)이고, 붉은 무늬가 가는 것은 화경(火驚)이고, 검은 무늬는 수경(水驚)이고, 푸른 무늬는 천뢰족경(天雷足驚)이며, 안에 푸른 무늬가 숨어서 가늘게 굽은 것은 급경(急驚)의 증세가 된다.

둘째 마디의 자색 무늬는 경감(驚疳)이고, 푸른색 감(疳)이 간(肝)에 전한 것이며, 흰색 무늬는 안심하기가 어려운 것이다.

세째 마디의 푸른색 무늬가 삼관(三關)을 통(通)해 지나서 손톱으로 비껴 돌아가면 치료가 어렵다. 〈得效〉

5가지 색 가운데 붉은 색과 노란 색을 치료하기가 쉽고 붉은 색이 성해서 자색이 되고 자색이 변해서 푸른색이 되고 푸른 색이 성해서 검은 색이 되고 검푸른 색이 아주 검은 색이 되는 것은 모두 치료를 못하게 되는 것이다. 〈入門〉

노래에 말하기를 「자색은 풍(風)인데 붉은 색은 한(寒)에 상한 것이고, 푸른색은 놀란 것이며, 흰색은 감(疳)인 것이다. 검은 것은 중독으로 인한 것이며, 노란 것이며,

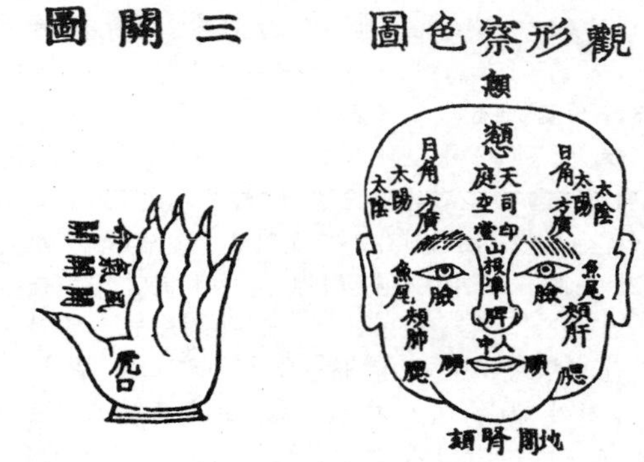

흰색은 감(疳)인 것이다. 검은 것은 중독으로 인한 것이며, 노란 것은 비단(脾端)으로 안하게 하는 것이다.」〈本事〉

삼관(三關)은 호구(虎口)다음 손가락 가에 있으니 첫째는 풍관(風關)이고, 둘째는 기관(氣關)이며, 세째는 명관(命關)인데 병의 경중(輕重)과 사생(死生)을 결정시키는 것이다.

15. 소아의 맥을 진찰할 경우

어린 아이가 3세에서 5세가 되기 까지는 한손가락으로써 인영(人迎)과 기구맥(氣口脈)을 눌러서 언제나 1식(一息)이 6~7번이면 정상으로 본다. 〈入門〉

7세에서 8세까지를 친(齔)이라 하고 9세에서 10세까지를 초(齠)라 하는데 결국은 한손가락으로써 삼부맥(三部

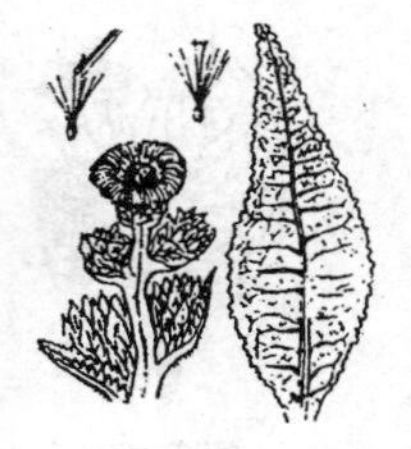
목 향

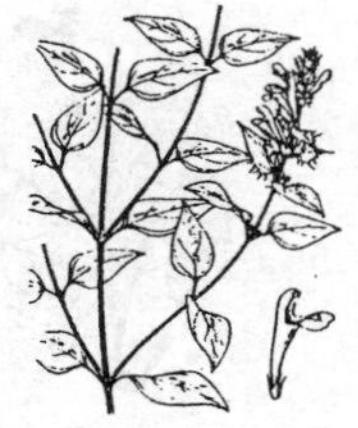
수염며느리밥풀

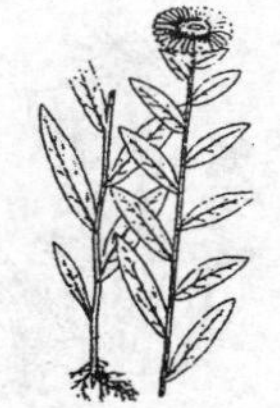
버들잎금불초

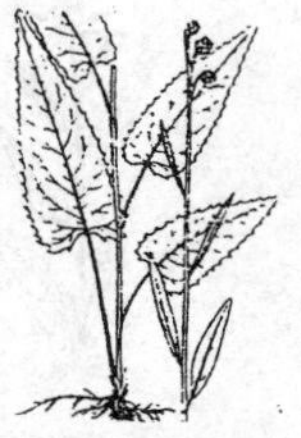
긴잎금강분취

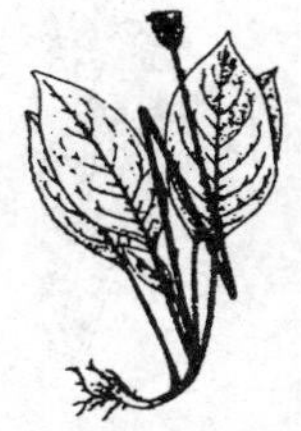
떡잎분취

脈)을 눌러서 1식(一息)에 7~8번 까지는 순조로운 것이고, 8~9번 까지는 열이나는 것이며, 5까지는 속이 냉한 것이다. 〈綱目〉

어린 아이의 맥(脈)이 어지러우면 치료하지 못하고 팽팽하고 급하면 기(氣)가 순조롭지 못하며, 잠기고 느리면 음식에 상한 것이고, 몹시 급한 것은 허경(虛驚)이며, 들뜬 증세는 풍(風)이고, 잠기고 가늘은 증세는 냉(冷)이 된다. 〈錢乙〉

들 뜨고 느린 증세는 풍(風)에 상한 것이며, 넓고 급한 증세는 한(寒)에 상한 것이고, 촘촘한 증세는 열이 있으며, 더딘 증세는 한(寒)이 된다. 〈入門〉

이마는 심화(心火)에 드니 남쪽에 있고, 왼 볼은 간목(肝木)에 드니 동쪽에 있으며, 볼은 폐금(肺金)에 드니 서쪽에 있으며, 턱은 신수(腎水)비준(鼻準)은 비토(脾土)에 드니 가운데에 있고, 오른 에 드니 북쪽에 있는 것이다.

왼쪽 빰은 간(肝)이 되고 오른쪽 빰은 폐(肺)가 되며, 천정(天庭)은 심(心)이 되고 지각(地閣)은 신(腎)이 되며 준두(準頭)는 비(脾)가 되는 증세이니 오악〔五岳 : 액(額), 해(頦),좌협(左頰),우협(右頰), 준두(準頭)〕이 붉은 증세는 모두 열이고,담백(淡白)한 증세는 모두 허(虛)가 된다.

천정(天庭)의 색이 붉으스레한 증세는 열이 크게 있는 것이고, 푸른 증세는 간풍(肝風)이며, 인당(印堂)이 홍백한 증세는 수화경(水火驚)이며, 붉으레한 증세는 담열(痰熱)이고, 인당(印堂)이 준두(準頭)에 이어져서 붉은 증세는 삼초(三焦)의 적열(赤熱)이며, 인당(印堂)이 산근(山根)에 이어서 붉으레한 증세는 심(心)과 소장(小腸)의 열이고, 산근(山根)이 비주(鼻柱)에 이어져서 붉은 것은 심(心)과 위(胃)의 열이며, 코가 얼굴 가운데 있고, 비(脾)가 되는데 붉고 노란 증세는 병이 없는 것이며, 비(脾)가 입술에 응하니 붉으레한 증세는 갈(渴)을 주장하고 회충(蛔蟲)이 심두(心頭)를 물면 입술이 반드시 뒤집혀지고 인중(人中)이 입술의 즈음이니 검으면 사리(瀉痢)하고 죽게되며 붉은 색은 열담(熱痰)이 옹성(壅盛)한 증세이고 푸른색은 경풍(驚風)이며, 검은 색은 중오(中惡)에 아픈 증세이고, 노란색은 음식에 상해서 토리(吐利)하는 증세이며, 좌태양(左太陽)의 푸른 색은 놀란 증세이니 가볍고 붉은 색은 상한(傷寒)이며, 검푸른 색은 유적(유적)이고, 우태양(右太陽)의 푸른 색은 놀란 증세가 무겁고 붉은 색은 풍휵(風搐)이며, 눈안이 검으면 죽게 된다.

지각(地閣)이 신(腎)이 되니 색이 푸르면 먹을 때에 번조(煩躁)하며 밤에 울고 노란 색이 많으면 토역하고 붉은 증세는 신(腎)속의 기병(氣病)이며 두볼이 붉은 증세는 폐(肺)가 열이 있는 것이다.

산근(山根)이 검푸르면 자주 재위(災危)가 나타나는데 반드시 검은색의 이질(痢疾)이며, 붉고 검은 색은 토사(吐瀉)이고, 노란 색은 곽란(藿亂)이며, 붉으레한 색은 밤에 울고, 자색은 음식에 상한 증세가 된다.

중정(中庭) • 천정(天庭) • 사공(司空) • 인당(印堂) • 액각(額角) • 방광(膀胱)은 모두 명문(命門)의 부위이니 푸르고 검은 증세는 경풍(驚風)이 악증(惡症)으로 되니 또한 빠져 들어간 것은 피한다. 〈入門〉

16. 면상(面上)의 형증가(形症歌)일 경우

「이질미두추(痢疾眉頭皺) • 경풍면협홍(驚風面頰紅)」 이질(痢疾)은 눈썹에서 주름이 생기고 경풍(驚風)은 얼굴과 볼이 붉으며, 「갈래진대적(渴來唇帶赤), 독열안몽용(毒熱眼朦朧)」목이 마르면 입술이 붉은 빛을 띠고 독열(毒熱)이 있으면 눈이 흐리고 어두워지는 것이다.

「산근약견맥횡청(山根若見脈橫靑), 차병명지양도경(此病明知兩度驚)」… 산근(山根)에 만약 맥이 횡으로 푸른 증세가 보이면 이 병은 확실히 두 차례 놀란 것을 알 수 있으며, 「적흑곤피시토사(赤黑困疲時吐瀉), 색홍제야불회정(色紅啼夜不會停)」… 붉고 검은 색이 보이면서 피곤한 증세는 수시로 토사(吐瀉)하고 붉으레한 색이 보이면 밤에 울어서 그치지 않게 된다.

「청맥생어좌태양(靑脈生瘀左太陽)이면 수경일도견추상(須驚一度見推詳)」… 푸른 맥이 좌태양(左太陽)에 생기면 한차례 놀란 것을 추측으로 알 수가 있고, 「시적상한미조열(是赤傷寒微燥熱), 흑청지시유다상(黑靑知是乳多傷)」… 붉은 증세는 한(寒)에 상(傷)한 것인데 약간의 조열(躁熱)이 있고 검고 푸른 증세는 젖에 많이 상한 것이 된다.

「우변청맥불수다(右邊靑脈不須多)이면 유측빈경즘내하(有則頻驚怎奈何)」… 오른쪽에 푸른 맥이 많은 증세는 좋지 못한데 그것이 보이면 자주 놀라는 경우는 별다른 도리가 없는 것이다.

「홍적위풍추안목(紅赤爲風抽眼目) • 청흑삼일견염라(靑黑三日見閻羅)」… 붉으레한 색과 붉은 색은 풍(風)이 되고 눈동자가 뛰어나며 검푸르면 3일이면 죽음을 면할

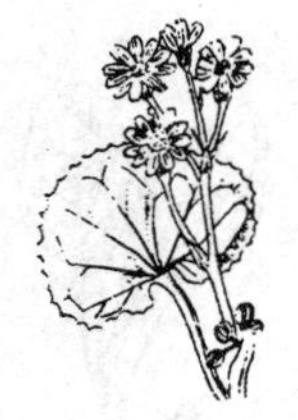
털머위

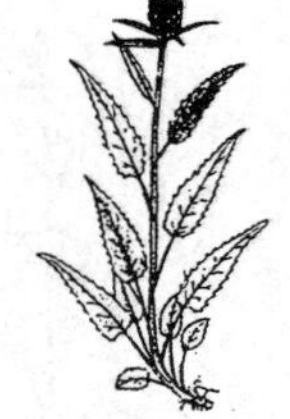
두메분취

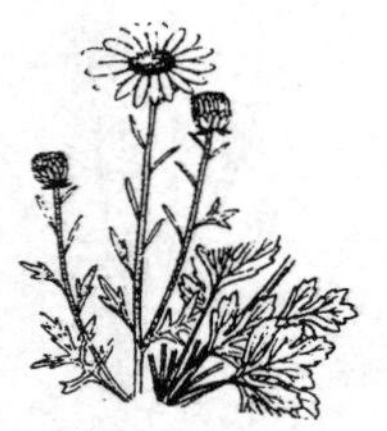
바위구절초

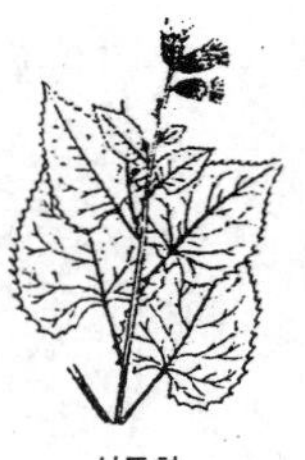
서들취

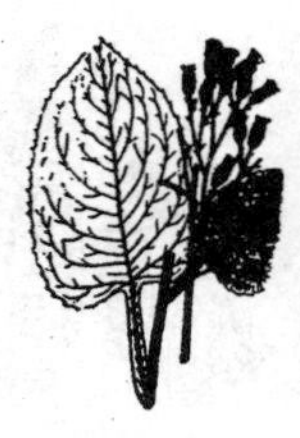
큰비단분취

수 없다. 〈正傳〉

17. 소아병(小兒病)에 두부(頭部)와 정신을 중요시할 경우

어린 아이의 모든 병에 두 눈이 맑은 빛이 없고 검은 동자가 구르지 않으며 목첩봉망(目睫鋒芒)이 없어서 물고기나 고양이 눈과 같고 또는 두 눈을 감고 검은 동자가 멍청한 증세는 죽게 되며, 또는 밖은 혼곤(昏困)한 것 같아도 정신이 안으로 간직 되어서 빠져나가지 않게 되면 살고, 흑주(黑珠)가 둘레에 가득해서 동자가 밝은 것은 병이 잦고 눈이 희고 정주(睛珠)가 많으며 또는 노랗고 또는 적은 때는 품약(稟弱)해서 많은 병이 있고 눈의 안이 붉은 증세는 심열(心熱)이며, 붉으스레한 증세는 심(心)이 허열(虛熱)한 것이고, 푸른 증세는 간열(肝熱)이며, 천담(淺淡)한 증세는 간허(肝虛)이고, 노란 증세는 비열(脾熱)이며, 동자가 빛이 없는 증세는 신허(腎虛)이고, 혼탁한 증세는 폐(肺)가 열이 있는 증세이다. 〈入門〉

18. 소리에 경중(輕重)이 있고 우는 것에 건습(乾濕)이 있을 경우

소리가 경청(輕淸)할 때는 기(氣)는 있어도 약한 증세이고, 걸죽한 때는 아프고 풍(風)이 있는 증세이며, 고함을 지르는 때는 열이 있어서 미칠 지경인 증세이고, 소리가 급한 때는 신이 놀란 증세이며, 차가운 때는 담이고, 떠도는 때는 찬 증세이며, 목이 잠기는 때는 기(氣)가 순조롭지 못한 증세이고, 헐떡거리는 때는 기(氣)가 촉박한 증세이며, 재채기하는 때는 풍(風)에 상한 증세이고, 놀라면서 울어도 소리가 잠겨서 울리지(響)않는 증세는 무거운 증세이며, 탁하고 침정(沈靜)한 증세는 감적(疳積)이고 나면서부터 우는 소리가 크지 않고 음침한 증세는 요사(夭死)하게 된다.

화(火)가 크게 일어나면 갑자기 놀라서 부르짖는 증세는 화(火)가 움직이고 기허(氣虛)한 증세이니 반드시 죽고 밤중에 울음을 내는 것은 구창(口瘡)이 있는 증세이니 잘 살펴 보아야 된다. 〈入門〉

자면서 놀라 우는데 소리가 뜨는 증세는 치료하기가 쉽고 소리가 잠겨서 울리지(響)않는 증세는 낫기가 어려우며 또는 소리가 까마귀가 탄환을 맞은 것 같은 증세는 치료를 하지 못한다. 〈得効〉

외마디 소리로 울었다 그쳤다 하면서 눈물이 없는 증세는 아픈 증세이고, 소리가 연달아 끊어지지 않고 눈물이 많은 증세는 놀란 것이며, 자지러지는 소리가 번조한 증세는 낫기가 어렵고, 소리가 촉하는 증세는 감한(感寒)이 된 증세이다. 〈入門〉

19. 소아를 처음 났을 때 구급법(救急法)

치료 방법에 18조가 있는데 부인문(婦人門)에 상세히 설명이 나와 있다.

20. 금구(噤口)·촬구(撮口)·제풍증(臍風症)일 경우

금구풍(噤口風)이란 눈을 감고 우는 소리가 차차 작아지며 혓바닥에 살이 모양이 것이 좁쌀과 같고 젖을 빨지 못하며, 입으로는 흰 거품을 토하고 이변이 모두 통하는데 이것은 태(胎)속의 열독(熱毒)이 심(心)과 비(脾)에 흘러 들어간 증세이니 일명 아구창(鵝口瘡)이라고 한다.

아구창(鵝口瘡)이라는 증세는 어린 아이가 처음 나서 백설(白屑)이 입에 가득차고 거위 입과 같으며 코밑에도 역시 그러해서 젖을 빨기 어려운것은 심(心)과 비의 열 때문인 것이다. 흩어진 머리털을 손가락에 감아서 박하즙(薄荷汁)으로 깨끗하게 씻고 그래도 벗어지지 아니하면 보명산(保命散)·주반산(朱礬散)을 쓴다. 〈入門〉

또는 일념금산(一捻金散)을 쓰고 또한 흩어진 머리털을 손가락에 감고 깨끗한 물에 담가 닦고 또 밤껍질 달인 물에 찍어서 닦는다. 〈湯氏〉

진사고(辰砂膏)가 가장 좋고 또한 지계〔地鷄 : 즉 서부충(鼠婦蟲)〕의 찧은 물을 바르면 좋으며 또한 버드나무 가지를 태워서 물에 담가 임력(淋瀝)을 내서 바르면 특효가 있다. 〈正傳〉

◎ 촬구(撮口)

얼굴과 눈이 노랗고 붉으며 기(氣)가 헐떡거리고 울음소리를 못내는 증세는 태열(胎熱)의 독(毒)이 심(心)과 비(脾)에 흘러 들어가서 혀가 강하고 입술이 푸르며 입을 오므리고 얼굴을 모아서 젖을 잘못 빠는데 백념잠(白捻蠶) 2개를 약간 볶아서 가루로하여 꿀에 섞어서 입술과 입에 붙이면 바로 낫고 또는 갈소산(蝎梢散)을 쓴다. 〈入門〉

촬구(撮口)란 것은 처음 난 지 1납〔一臘 : 일납(一臘)은 37(三七)일〕안의 독질(篤疾)이니 기(氣)가 촉박하고 입을 오므려 주머니와 같아서 젖을 못 먹게 되는 것이다. 〈直指·小兒〉

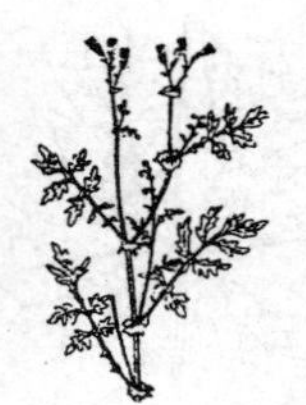
까치고들빼기

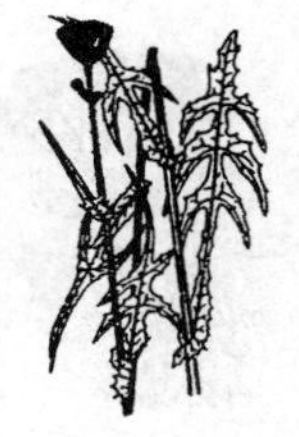
민 뽕

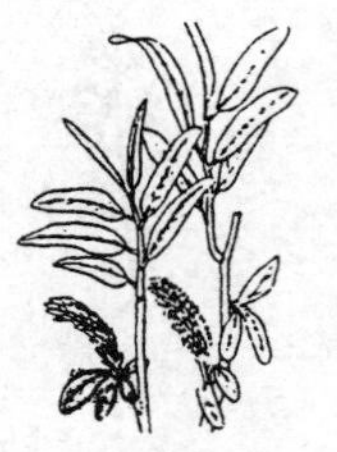
개수양버들

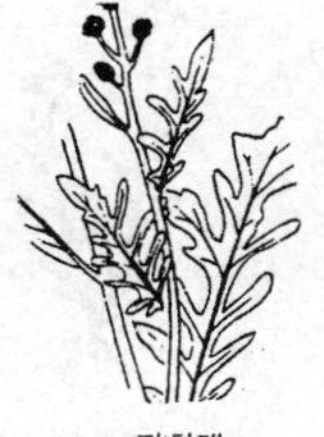
지칭개

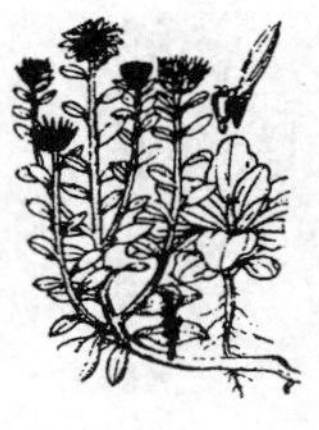
섬국화

처방 방법은 우황(牛黃) 1돈, 죽력(竹瀝) 1홉을 고루 섞어서 입속에 바르면 바로 낫고 또는 선풍산(宣風散)도 쓴다. 〈丹心〉

촬구(撮口)란 것은 그 증세가 혹시 입에서 흰거품이 나오고 사지(四肢)가 얼음같이 차면 가장 나쁜 증세가 되는 것이니 출생한디 37일전에 나타나는 증세가 더욱 급한 증세가 된다. 〈得効〉

출생해서 7일 안에 촬구(撮口)와 제풍(臍風)으로 젖을 못 먹으면 아이의 잇몸 위를 보면 작은 물집이 좁쌀 처럼 나와 있으니 속히 손가락에 따뜻한 물을 찍어서 가볍게 문질러 터뜨려 주면 바로 입을 열고 편안해지는 것이니 약을 먹지 않아도 좋다. 〈入門〉

어린 아이가 입을 다물고 열지 못하는 증세에는 남성 가루 1돈, 뇌자(腦子)약간을 개어서 생강즙에 섞은 다음 손가락으로 찍어서 문지르면 입이 바로 열린다. 〈綱目〉

◎ 제풍(臍風)

어린 아이의 배꼽을 끊은 다음에 풍습(風濕)이 편승된 것이되며 또는 기저귀를 오줌 싼 것처럼 적시게 되고 결국은 제풍증(臍風症)이 되어서 얼굴이 붉고 천식이 급하며 울음소리가 나오지 않으며 배꼽이 부어서 튀어나오고 배가 가득차서 밤낮으로 울음이 많고 젖을 빨지 못하며 심하면 사지(四肢)가 틀어지고 입을 다물고 오므려서 열지를 못하는 증세에는 조기익황산(調氣益黃散)을 심하면 금오산(金烏散)또는 선풍산(宣風散)을 쓴다. 〈入門〉

또한 열이 가슴에 있으면서 펴서 움직이고 끌어당기면서 기(氣)를 괴롭게 하는 증세도 역시 제종(臍腫)이 되어서 풍을 일으키게 되니 천금용담탕(千金龍膽湯)을 쓴다. 〈入門〉

제풍(臍風)에 입을 오므려서 젖을 먹지 못하는 증세는 갈소병(蝎梢餠)•선풍산(宣風散)을 쓴다. 〈入門〉

대개 배꼽 주위에 검푸른 색이 나타나고 손톱과 발톱이 검으면 죽게 된다. 〈得効〉

출생하여 7일안에 입을 다물고 제풍(臍風)의 세증세가 나타나면 위태하고 백일 안으로 이 증세가 나타나서 손과 발이 말리는 것도 역시 치료하지 못한다. 〈入門〉

21. 제종(臍腫)과 제창(臍瘡)을 치료할 경우

형개전탕(荊芥煎湯)으로 제종(臍腫)을 씻은 뒤에 파잎을 불에 구워서 식은 다음에 손톱으로 긁어서 부은 곳에 붙이면 다음날에 갑자기 사라지는데 통심음(通心飮)을 먹는다. 〈入門〉

배꼽줄을 끊은 다음에 수습(水濕)에 상한 것이 되고 또는 풍냉(風冷)이 들어가서 사지(四肢)가 온화하지 않으며 제종(臍腫)이 생겨서 많이 울면서 젖을 먹지 못하는 증세는 백묵산(柏墨散)•오통고(五通膏)•향라고(香螺膏)를 쓴다. 〈錢乙〉

배꼽에서 피물의 즙이 생기고 또는 붉게 붓고 아픈 증세에는 당귀(當歸)•백석지말(白石脂末)•건하마소회(乾蝦膜燒灰)•유발회(油髮灰)를 모두 붙이면 좋다. 〈入門〉

배꼽 줄을 끊은 데가 부스럼이 된 증세에는 백반고(白礬枯)•용골하(龍骨煅)•당귀(當歸)가루를 뿌려 흩고, 또는 기름에 섞어서 붙여도 좋다. 〈綱目〉

※ 보명산(保命散)

효능：아구창(鵝口瘡)때문에 젖을 빨지 못하는 증세를 치료한다.

처방 고백반(枯白礬)•주사(朱砂) 각 1돈, 마아초(馬牙硝) 5돈을 가루로하여 매 1자(二錢半)를 백아분(白鵝糞)을 찧은 다음에 섞어서 혀 위나 입안에 1일 3번씩 바르면 바로 효과가 있다. 〈入門〉

※ 주반산(朱礬散)

효능：치료 방법은 위에서와 같다.

처방 주사(朱砂)•백반고(白礬枯)를 등분 가루로하여 입과 혀위에 1일 3번씩을 바른다. 〈局方〉

※ 일념금산(一捻金散)

효능：치료 방법은 위에서와 같다.

처방 웅황(雄黃) 2돈, 붕사(硼砂) 1돈, 용뇌(龍腦) 약간을 가루로하여 건정(乾精)하거나 또는 꿀에 섞어서 바른다. 〈丹心〉

※ 갈소산(蝎梢散)

효능：촬구풍(撮口風)과 모든 태풍(胎風)및 제풍(臍風)을 치료한다.

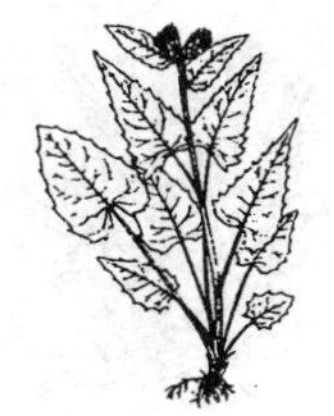
두메취

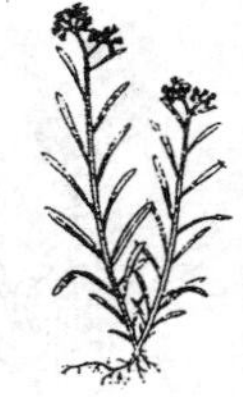
톱분취

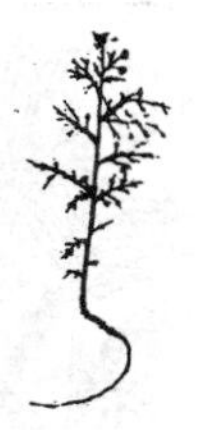
개 꽃

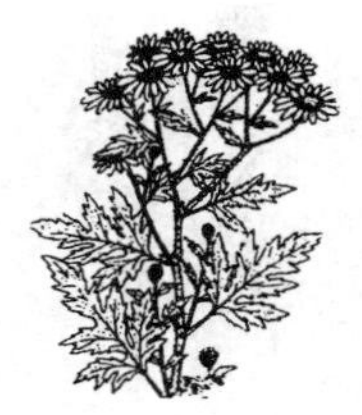
감 국

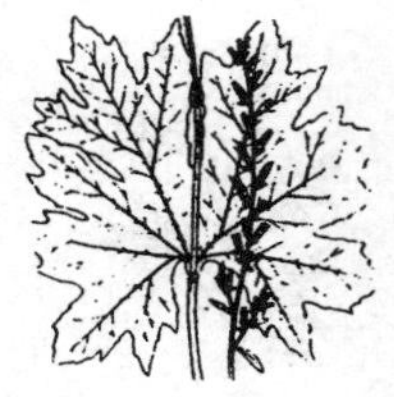
어리병풍

처방 갈소(蝎梢) 49마디를 매개마다 생박하엽(生薄荷葉)으로 싸고 실로 묶어서 그릇에 볶으되 박하엽(薄荷葉)이 마르는 것을 한도로 하여 다시 백강잠(白殭蠶) 49개를 넣어 생강즙으로 볶아서 마르거든 뇌·사(麝) 각 약간씩을 넣어 가루로하여 자웅계간(紫雄鷄肝) 2쪽을 달인 탕으로 1자를 씻어 내린다. 〈入門〉

※ 선풍산(宣風散)

효능 : 제풍(臍風)과 촬구(撮口)로 많이 울고 젖을 빨지 못하면서 입에서 흰 거품이 나오는 증세를 치료한다.

처방 전갈(全蝎) 21개, 완전한 것을 술에 볶아서 가루로하고 사향(麝香)가루 1자를 고루 섞어서 매반자를 금이나 은 그릇으로 달인 물에 섞어서 먹는다. 〈丹心〉

※ 조기익황산(調氣益黃散)

효능 : 금구(噤口)·촬구(撮口)·제풍(臍風)등을 증세를 치료한다.

처방 금두적족오공(金頭赤足蜈蚣) 1조를 술에 담가서 굽고 갈소(蝎梢) 4개, 백강잠(白殭蠶) 7개, 초구맥(炒瞿麥) 5푼을 가루로하여 매 1자를 거위 깃 빨대로써 코속에 불어 넣어 재채기하고 울게 되면 치료할 수 있는 증세이니 겸해서 박하전탕(薄荷煎湯)으로 1자를 섞어 먹는다. 〈錢乙〉

※ 금오산(金烏散)

효능 : 제풍(臍風)을 치료한다.

처방 금두적족오공(金頭赤足蜈蚣) 반조를 술에 담가서 굽고, 천오첨(川烏尖) 3개, 생사향(生麝香)약간을 가루로하여 매 반자를 금이나 은 그릇으로 달인 물에 섞어서 먹는다. 〈入門〉

일명 사향산(麝香散) 〈得効〉

또는 정명산(定命散) 〈丹心〉

※ 통심음(通心飮)

효능 : 선라풍(旋螺風)이 붉게 붓고 아픈 증세를 치료하고 심화(心火)를 맑게 하며 소변을 통하게 하면서 조열(潮熱)을 몰아낸다.

처방 연교(連翹)·목통(木通)·구맥(瞿麥)·치자인(梔子仁)·황금(黃芩)·감초(甘草) 각 4푼을 썰어서 1첩으로 하여 등심(燈心)·맥문동(麥門冬)을 넣어 같이 달여서 먹는다. 〈得効〉

배꼽 속에 종기가 튀어 나와 선라(旋螺)와 같아서 이름한 것이다. 〈得効〉

※ 백묵산(柏墨散)

효능 : 제풍(臍風)과 제종(臍腫)으로 많이 울고 젖을 빨지 못하는 증세를 치료한다.

처방 황백말(黃柏末)·부하묵(釜下墨)·난발회(亂髮灰)를 각 등분 가루로하여 건삼(乾參)하고 또는 기름에 섞어서 붙이기도 한다. 〈錢乙〉

※ 오통고(五通膏)

효능 : 제풍(臍風)과 찰위(擦胃)를 치료한다.

처방 생지황(生地黃)·생강(生薑)·총백(葱白)·나복자(蘿蔔子)·전라육(田螺肉)을 같이 찧어서 배꼽의 사방에 손가락 굵기로 단을 만들어 두껍게 붙여 두면 방귀를 자주 뀌면서 치료가 된다. 〈醫鑑〉

※ 향라고(香螺膏)

효능 : 제풍(臍風)에 종기가 딴딴하여 반(盤)과 같은 증세를 치료한다.

처방 전라(田螺) 3개에 사향(麝香)약간을 넣고 찧어 배꼽에 붙이고 약간 지난 다음에 다시 바꿔 붙이면 종기로 아픈 증세가 바로 사라진다. 〈醫鑑〉

22. 객오(客忤)와 중오(中惡)일 경우

객오(客忤)란 어린 아이의 신기(神氣)가 연약한데 갑자기 이상한 물건이나 또는 모르는 사람과 충돌이 되거나 또는 신조(神朝)와 불사(佛寺)및 귀기(鬼氣)로 인하여 서로 거슬리게 되는 것이다. 그러므로 객오(客忤)라고 하는데 그 증상이 입으로 청·황·흰 거품을 토하고 또는 수곡(水穀)의 잡물을 내리며 얼굴이 오색으로 경간(驚癎)

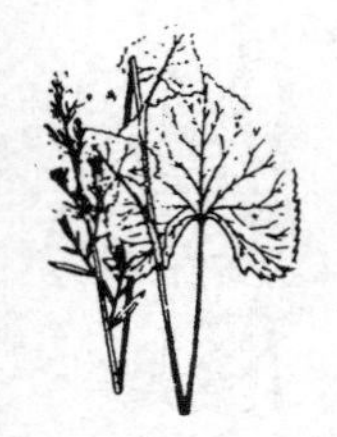
곰 취

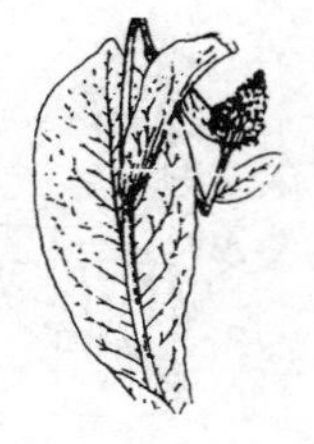
갯곰취

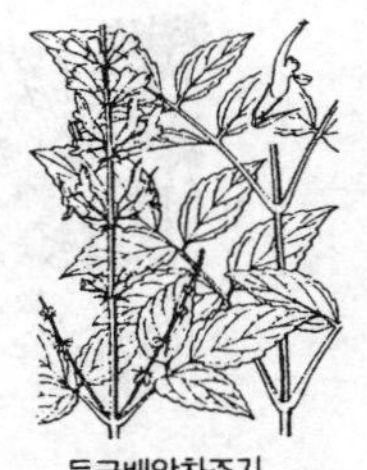
둥근배암차즈기

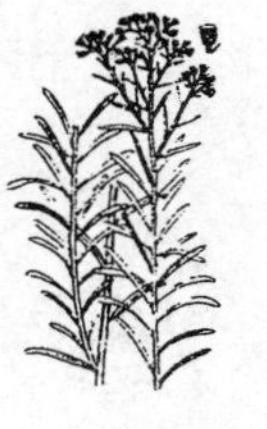
금떡쑥

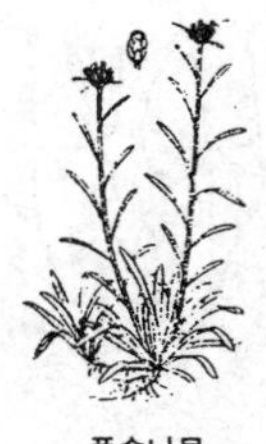
풀솜나물

과 같은 증세인데 단지 눈을 치뜨지 않고 입속의 현옹(懸壅) 좌우로 작은 종핵(腫核)들이 나타나는데 대나무 침으로 찔러서 따버리거나 또는 손톱으로 집어 터뜨리고 속히 초탄(醋炭)에 조각(皀角)을 태워서 연기를 쏘인 다음에 소합향원(蘇合香元)을 생강 탕으로 섞어서 자주 먹이고 다음 웅사산(雄麝散)과 함께 황토산(黃土散)을 쓴다. 〈得効〉

중오(中惡)란 그 증세가 갑자기 심(心)과 배가 찌르는 듯이 아프고 민란(悶亂)해서 죽으려 하며 인중이 검푸른 증세이며 바로 소합향원(蘇合香元)을 먹여서 깨어나지 않으면 다시 조각(皀角)가루를 코에 불어 넣고 함께 벽사고(辟邪膏)를 쓰며 또 침에 사향(麝香) 1돈을 섞어서 초 1홉으로 타서 먹이면 바로 차도가 있다. 〈錢乙〉

객오(客忤)에 메주 3홉을 물에 추겨 찧어서 계란크기로 환을하여 아이의 이마위와 발 바닥에 각각 5~6번씩 문지르고 다음은 배꼽과 또는 그 위 아래를 문지르면 그 환약에 털이 붙어 있으니 바로 길 바닥에 던져 버린다. 〈得効〉

또한 말 땀의 기(氣)나 또는 말의 우는 소리에 놀란 증세에는 말 꼬리를 태워서 아이의 얼굴에 그 연기를 쏘이면 낫는 것을 한도로 한다. 〈入門〉

※ 웅사산(雄麝散)

효능 : 객오(客忤)를 치료한다.

처방 웅황(雄黃) 1돈, 유향(乳香) 5푼, 사향(麝香) 1자를 가루로하여 매 1자를 수탉 벼슬 피에 섞어서 먹인다음 어머니의 옷으로 덮어두면 바로 낫게 된다. 〈入門〉

※ 황토산(黃土散)

효능 : 어린 아이의 갑작스러운 객오(客忤)를 치료한다.

처방 부엌 밑의 황토와 구인분(蚯蚓糞)을 각 등분하여 잘게 갈아서 물에 탄 다음 아이의 이마 위와 오심(五心)에 바르면 좋다. 〈得効〉

※ 벽사고(辟邪膏)

효능 : 어린 아이의 중오(中惡)를 치료한다.

처방 강진향(降眞香) • 백교향(白膠香) • 침향(沈香) • 호두골(虎頭骨) • 인삼(人蔘) • 귀전익(鬼箭羽) • 초용담(草龍膽) 각 5돈을 가루로하여 웅황(雄黃) 5돈과 사향(麝香) 1돈을 넣어 달인 물에 고루 섞어서 고약을 만들어 약간씩 내서 유향탕(乳香湯)에 섞어 먹이고 또한 아이의 띄는 와내(臥內)에 불태우는 것이 더욱 좋다. 〈錢氏〉

23. 야제(夜啼)일 경우

어린 아이가 밤이면 우는 증세는 4종류가 있으니, 1은 한(寒)이고, 2는 열이며, 3은 구창종설(口瘡腫舌)이고, 4는 객오(客忤)이다.

차가우면 배가 아파서 우는데 얼굴이 창백하고 입에 냉기(冷氣)가 있으며 손과 발이 차고 배가 또한 차며 허리를 굽혀서 울게 된다. 또는 하반야제(下半夜啼)라는 것은 대개 밤이면 음기(陰氣)가 성하니 차거워서 아프게 되며 야반(夜半)뒤에 울게 되므로 육신산(六神散) • 익황산(益黃散)을 쓴다.

열이 있으면 심(心)이 조(躁)해서 울고 얼굴색도 붉고 소변색도 붉으며 입속에 열이 있고 배가 따스하며 또는 땀이 나고 몸을 우러러 우는데 또한 상반야앙(上半夜仰)이라고 하여 몸에 땀이나고 울며 얼굴색이 붉고 몸에 열이 있는 증세는 반드시 담열(痰熱)로서 새벽이 되어서야 결국은 쉬게 되니 도적산(導赤散)에 황금(黃芩)을 더해서 달여서 먹이고 통심음(通心飮)도 역시 좋다.

구창(口瘡)과 중설(重舌)에 젖을 빨지못하고 입이 젖에 닿으면 바로 울며 몸과 이마가 모두 약간 열이 있게 되니 등불로써 입에 비추어 보아서 만약 부스럼이 없으면 반드시 중설(重舌)증세가 되니, 구창(口瘡)과 중설의 치법으로 치료하면 울음이 저절로 그치게 된다.

객오(客忤)란 것은 다른 것들에 거슬림을 받아서 밤에 울고 또는 생소한 사람의 기운을 범촉(犯觸)해서 울며 낮에 울면서 놀라는 증세도 있고 밤이면 반드시 황혼 전후에 더욱 심한 증세가 객오(客忤)와 중오(中惡)를 같이한 것이니 전씨안신환(錢氏安神丸)으로 주로 치료하고 객오법(客忤法)에 의하여 치료한다.

출생한지 한달 안으로 밤에 울고 경체(驚蔕)하는 증세는 태(胎)속에서 이미 놀람을 받은 것이니 저유고(猪乳膏) • 진경산(鎭驚散)을 쓰고 담(痰)이 있으면 포룡환(抱龍丸)을 쓴다.

어린 아이가 밤에 우는 증세는 심경(心經)에 열과 허의 작용 때문인 증세이니 등심산(燈心散) • 황련음(黃連飮) • 선화산(蟬花散)을 쓴다. 〈綱目〉

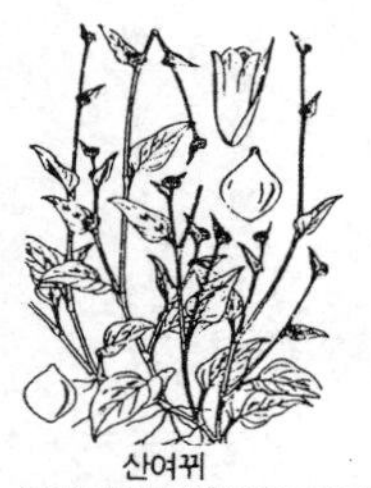
산여뀌

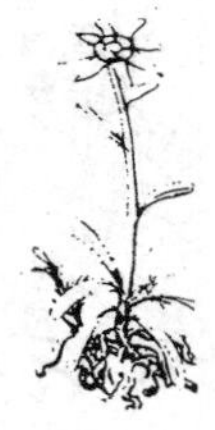
두메솜다리

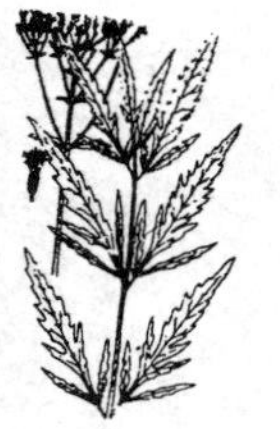
향수란

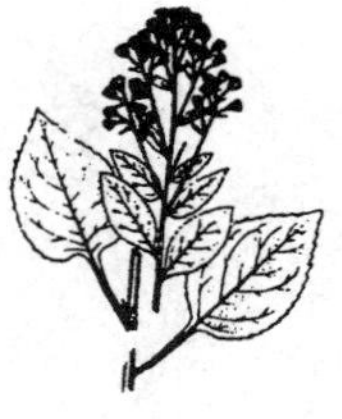
나래미역취

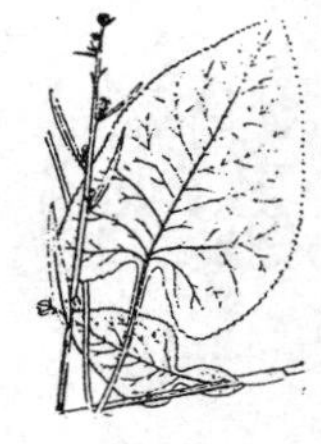
긴잎곰취

밤에 울음을 그치지 않는 증세는 매미 허물 27개를 발은 버리고 가루로하여 주사(朱砂) 1자를 넣어 꿀로 섞어 먹는다. 〈綱目〉

또는 계과초(鷄窠草) 1줌을 취해서 어린 아이의 잠자리 밑에 넣어 두면 바로 그치게 된다. 〈丹心〉

출생한지 한 달 안에 많이 우는 증세는 좋은 것이니 태열(胎熱)과 태독(胎毒) 및 태경(胎驚)이 모두 이것을 따라 흩어지고 또한 기질(奇疾)이 없어지기 때문이다. 〈入門〉

※ 육신산(六神散)

효능 : 배가 차면서 아프고 밤에 우는 증세를 치료한다.

처방 백복령(白茯苓) • 백편두초(白扁豆炒) 각 2돈, 인삼(人蔘) • 백출(白朮) 산약초(山藥炒) 각 1돈, 감초구(甘草炙) 7푼을 거친 가루로하여 매 1돈에 생강 2, 대추 2를 넣어 물로 달여서 먹는다. 〈得効〉

※ 저유고(猪乳膏)

효능 : 태경(胎驚)과 야제(夜啼)를 치료한다.

처방 호박(琥珀) • 방풍(防風) 각 1돈, 주사(朱砂) 5푼을 가루로하여 저유즙(猪乳汁)에 1자를 섞어서 아이의 입속에 바른다. 〈入門〉

※ 진경산(鎭驚散)

효능 : 치료 방법은 위에서와 같다.

처방 주사(朱砂) • 우황(牛黃) • 사향(麝香) 각 약간을 합해서 거친 가루로하고 저유즙(猪乳汁)에 섞어서 입속에 바르고 빨아 삼키도록 한다. 〈回春〉

※ 등심산(燈心散)

효능 : 어린 아이의 심장(心臟)이 말라서 밤에 우는 증세를 치료한다.

처방 등화(燈火) 3~4알을 잘 갈아서 등심(燈心) 달인 물에 섞어 입속에 바르고 유즙(乳汁)으로 1일 3번씩 삼켜 내리도록 한다.

또는 등화(燈火) 7개, 붕사(硼砂) 1자, 주사(朱砂) 약간을 잘게 갈아서 꿀에 섞어 입술에 바르면 바로 그친다. 〈三因〉

일명 화화고(火花膏)라고도 한다. 〈正傳〉

※ 황련음(黃連飮)

효능 : 심경(心經)에 열이 있어서 밤에 우는 증세를 치료한다.

처방 인삼(人蔘) 2돈, 황련(黃連) 1돈반, 감초구(甘草炙) 5푼, 청죽엽(靑竹葉) 10쪽, 생강(生薑) 1쪽을 썰어서 물로 달여서 먹인다. 〈丹心〉

※ 선화산(蟬花散)

효능 : 어린 아이가 밤에 우는 것이 귀수(鬼祟)와 같은 증세를 치료한다.

처방 매미 껍질의 밑 반절을 가루로하고 처음난 아이에게 초(炒) 1자(二錢半)를 박하탕(薄荷湯)에 술을 약간 타서 고루 내리면 바로 그치고 또는 위의 분량에서 반절을 가루로하여 위에서와 같이 탕(湯)에 섞어 먹게하면 우는 것이 처음과 같으니 옛날 사람의 객물(客物)의 묘(妙)가 이와 같은 것이다. 〈永類〉

24. 오장이 주관하는 허(虛)와 실증일 경우

허하면 그 모(母)를 보하고 실(實)하면 그 자(子)를 사하되 반드시 먼저 모(母)를 실(實)하게 하고 다음에 자(子)를 사(瀉)한다.

대개 오장(五臟)이 각각 제자리에 있는 것, 즉 기가 성하면 더 보하지 못하고 이기는 자리에 있어서 다시 사(瀉)하지 못하는 것이니 간병(肝病)은 봄이 되어서 보하지 못하고 가을이 되면 사(瀉)하지 못하는 것과 같은 것이니 나머지도 이것을 모방한다. 〈錢乙〉

◎ 심주경(心主驚)

실(實)하면 소리를 내고 울며 열이나고 물을 찾으면서 사(瀉)한다.

심기(心氣)가 열이 있으면 얼굴을 가리고 눕게되며, 실(實)하면 우러러 눕게 되니 대개 실(實)하면 기(氣)의 오르로 내리는 것이 삽(澁)하고, 만약 얼굴을 가리고 눕게 되면 기(氣)가 통하지 못하기 때문에 우러러 눕기를 즐겨 해서 기(氣)로 하여금 위 아래로 통하도록 하는 것이다.

심병(心病)은 소리를 내고 많이 울게 되며 경계하고 손

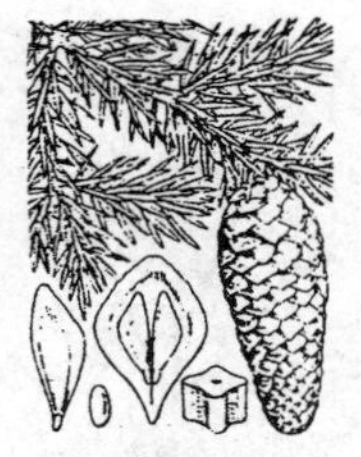
독일가문비

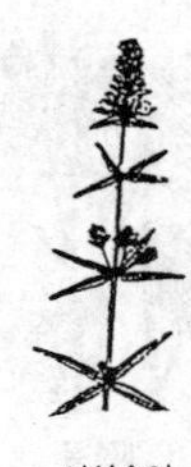
이삭송이

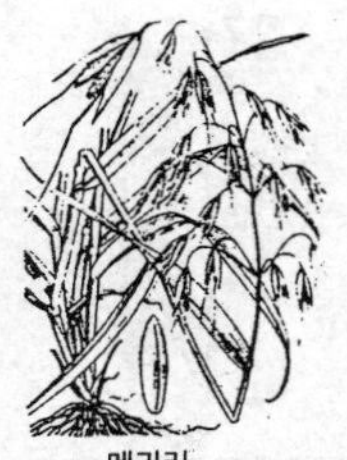
메귀리

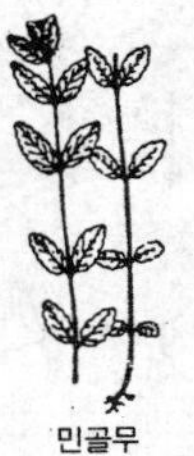
민골무

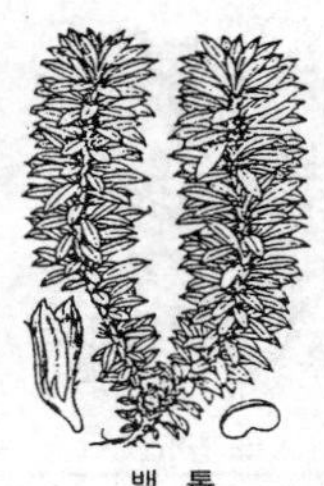
뱀 톱

과 발을 흔들며 열이나고 물을 마시게 된다.

심(心)이 열을 주장하는데 실(實)하면 번열(煩熱)하게 된다. 〈錢乙〉

심(心)이 실(實)하면 당기는 지세를 일으키며 말을 못하고 얼굴을 가리며 번열(煩熱)하기 때문에 눈을 뒤집고, 혀가 굳어지면서 말을 못하며 슬피 울고 가슴에 열이 있기 때문에 얼굴을 가리고 누워서 음량(陰涼)을 취하는 것이니 사심탕(瀉心湯)·도적산(導赤散)을 쓴다.

허하면 피곤하여 누워서 놀라고 편치 못하게 되는데 생서산(生犀散)이 주로 치료한다. 〈錢乙〉

◎ 간주풍(肝主風)

실(實)하면 눈을 곧게 보면선 고함을 지르고 기지개를 하며 목이 급(急)하고 번민(煩悶)한다.

실(實)하면 두 눈자위가 모두 급해서 구르지 못하고 곧게 보게 되니 대개 눈이 푸르면 반드시 놀라고 어금니를 깨물며 심하면 경계(驚悸)를 일으켜서 손으로 옷깃을 어루만지고 물건을 번거롭게 더듬으며 더 심하면 몸이 굳어지고 뒤틀어지는데 사심환(瀉心丸)을 쓰고, 또한 허하면 어금니를 깨물고 기지개를 하며 눈이 갈구리와 같고 당기지는 않으니 지황원(地黃元)을 쓴다.

간병(肝病)은 풍휵(風搐)의 힘이 적으니 육미지황원(六味地黃元)을 쓴다. 〈錢乙〉

◎ 비주곤(脾主困)

실(實)하면 곤(困)하여 졸게되고 몸이 열이 있으며 물을 마신다.

비병(脾病)은 곤(困)해서 졸고 설사를하며 음식의 생각조차 나지 않는다.

실(實)하면 졸기를 잘 하고 몸이 무거우면서 혼권(昏倦)하고 피곤(疲困)해서 눈동자를 드러내지 않고 몸은 열이 있으며 목이 말라서 물을 찾고 적황색의 설사를 하는데 사황산(瀉黃散)을 써야 되고 허하면 토사하며 풍(風)이 나고 백색의 설사를 하며 잠자면서 눈동자를 드러내고 또는 담(痰)이 있으니 전씨백출산(錢氏白朮散)을 쓴다. 〈錢乙〉

◎ 폐주천(肺主喘)

실(實)하면 민란(悶亂)하고 천촉(喘促)하면서 물을 마시기도 하고 마시지 않기도 한다.

폐(肺)가 조(燥)를 주관하므로 저절로 병들면 천수(喘嗽)하는 것인데 실하면 천식(喘息)하면서 기(氣)가 성하고 또는 목이 마르게 되니 사백산(瀉白散)을 쓰고, 허하면 기(氣)가 껄떡거리는 증세〔경기(硬氣)〕가 길고 기(氣)를 내는 증세는 짧은 것이다.

폐(肺)가 병들면 경기(硬氣)가 길고 출기(出氣)는 짧은 것이니 허하면 입술이 희고 천식(喘息)하면서 기가 적으니 먼저 익황산(益黃散)을 먹고 다음에 아교산(阿膠散)을 쓴다.

폐장(肺臟)이 겁을 내면 입술이 희니 당연히 폐를 보해야 하는데 아교산(阿膠散)이 주로 치료하고 만약 번란(煩亂)하고 기(氣)가 성하며 천촉(喘促)하고 편기한 증세는 치료가 어려우니 폐(肺)가 허손했기 때문이다.

비(脾)와 폐(肺)의 병이 오래 되면 허해서 입술이 희게 되니 비(脾)는 폐(肺)의 모(母)인데 모자(母子)가 허해서 영위(營爲)하지 못하기 때문에 겁이 있다고 하는 증세이니 이것은 입술로써 폐(肺)를 진찰하는 것인데 입술이 흰 증세는 폐장(肺臟)에 겁이 있는 것이다. 〈錢乙〉

◎ 신주허(腎主虛)

실(實)한 것이 없다.

신병(腎病)은 눈에 맑은 빛이 없고 밝은 것을 두려워하며 온몸의 뼈가 무겁다.

신허증(腎虛症)이란 증세는 아이가 원래 허겁(虛怯)한 증세이니 태기(胎氣)가 성하지 않으면 신기(神氣)가 모자라고 눈에 흰색이 많으며 머리뼈가 풀어지고 열리며 얼굴빛이 희게 되니 이러한 증세는 기르기가 어려우니 길러도 팔팔(八八)의 수(數)를 지나지 못하고 만약 색욕(色慾)을 자제하지 못하면 40을 넘지 못하고 죽는다. 또는 병으로 인해서 신허(腎虛)한 증세는 이 종류에 들지 않는다.

또 신(腎)이 모자라면 눈을 내리뜨고 뼈가 무거워서 밑으로 떨어지고 신축(身縮)이 된다.

신(腎)이란 음(陰)인데 신기(腎氣)가 허하면 밝은 것을 두려워하니 당연히 보해야 하는데 주로 육미지황원(六味地黃元)으로 치료한다.

신(腎)이 한(寒)을 주장하니 저절로 병들면 발과 종아리가 차가워서 역(逆)을 한다. 사람의 오장(五臟)에 오직 신(腎)이 실(實)한 것이 없고 다만 어린 아이의 창진(瘡疹)이 변해서 검게 꺼지면 이것은 신(腎)이 실(實)해서 수(水)가 극(克)하여 심화(心火)를 몰아내는 것이다. 〈錢乙〉

신(腎)이 허하면 하찬(下竄)하고 발이 열이 있는데 하찬(下竄)이란 뼈가 무거워서 밑으로 몸이 위축되는 증세이며 발에 열이 있다는 것은 이불을 잘 덮지 않는 탓이다.

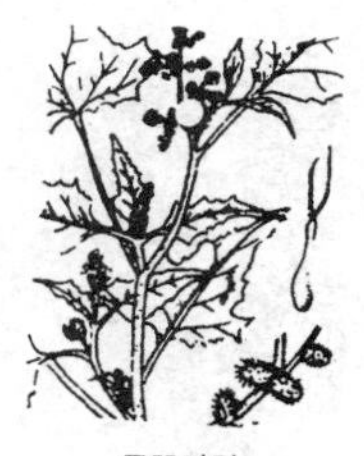
도꼬마리

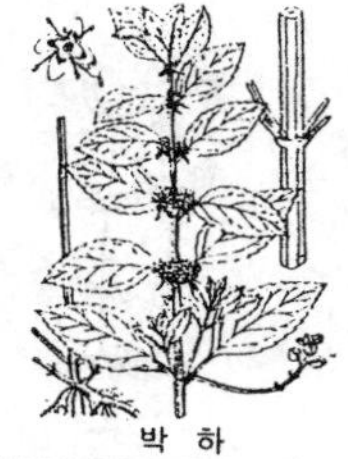
박 하

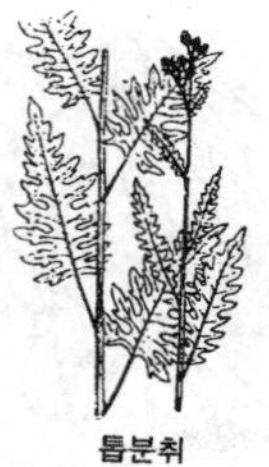
톱분취

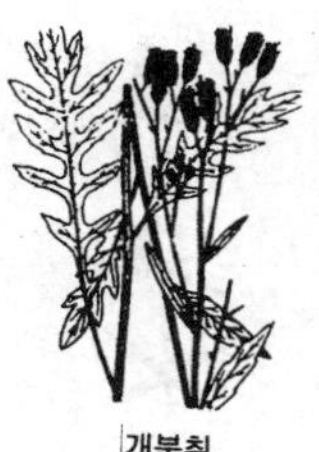
개분취

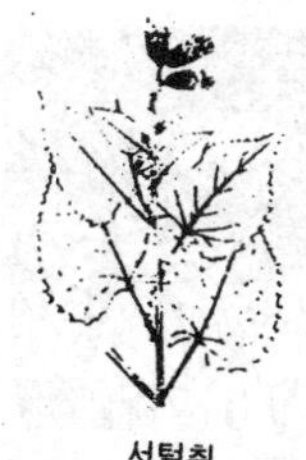
서털취

심기(心氣)가 열이 있으면 눈을 치뜨게 되니 도적산(導赤散)을 쓰고 신기(腎氣)가 허하면 눈을 내려 뜨게 되니 지황원(地黃元)을 쓴다. 〈入門〉

◎ **오장상승(五臟相乘)**

대개 오장이 저절로 병드는 것은 사기(邪氣)가 된다.

처(妻)가 부(夫)를 승(乘)하면 허사(虛邪)가 되고 자(子)가 모(母)를 승(乘)하면 실사(實邪)가 되며 부가 처(妻)를 승(乘)하면 적사(賊邪)가 되는 것이다. 〈錢乙〉

말하자면 승(乘)이란 수레를 타는 일과 같은 것이니 오장(五臟)이 서로 승(乘)해서 예측하기가 어려운 것인데 만약 간(肝)이 병들면 반드시 먼저 폐(肺)를 치료하고 신(腎)을 보한 다음에 간장(肝臟)의 허실(虛實)을 살펴서 고루 치료할 것이니 남은 장(臟)들도 이것에 준해서 치료해야 된다. 〈入門〉

앞에서 오는 것을 따르는 것이 실사(實邪)가 되고 〔자(子)가 모(母)를 승(乘)하는 것〕뒤에서 오는 것을 따르는 것이 허사(虛邪)가 되며 〔모(母)가 자(子)를 승(乘)하는 것〕이기는 것을 따르는 것이 미사(微邪)가 되며 〔처(妻)가 부(夫)를 승(乘)하는 것〕이기지 못하는 것을 따르는 것이 적사(賊邪)가 되는 것이다. 〔부(夫)가 처(妻)를 승(乘)하는 것〕상세한 설명은 심병문(審病門)에 나와 있다. 〈難經〉

오장(五臟)에 전변(傳變)하는 것이 모두 담(痰)의 작용으로 대개 담(痰)이란 바람의 싹인데 화(火)가 조용하면 침복(沈伏)되고 화(火)가 움직이면 폐(肺)를 막아 버리는 것이다. 담(痰)과 화(火)가 결(結)하고 체하면 전간(巓癎)이 되고 또는 해수(咳嗽)가 되며 담과 화(火)가 왔다 갔다 하면 사청(瀉靑)이 되는데 모두가 다 비(脾)의 습(濕)으로 인해서 되는 것이니 경풍(驚風)이 되는 것이다. 그러므로 경풍(驚風)에 풍약을 전부 쓰는 것을 피하고 양혈(養血)하는 약으로 사(使)를 삼으니 옛 처방의 보원탕(保元湯)에 백작약(白芍藥)을 더하는 것이 만경(慢驚)의 좋은 약이 될 것이다. 〈入門〉

25. 경풍증(驚風症)일 경우

어린 아이의 병이 급•만경풍(急•慢驚風)과 두진(痘疹)등이 가장 혹질(酷疾)이 되는 것은 그의 증세가 급하고 흉한 것이 손바닥을 둘리는 것과 같으며 살고 죽는 것이 눈과 눈썹에 있기 때문이다. 〈正傳〉

어린 아이의 경풍(驚風)이 세 번 일어나면 간(癎)이 되는 것이니 악증(惡症)이 되는 것이다. 〈入門〉

어린 아이의 병에 가장 위급한 것은 경풍(驚風)으로 이보다 더한 것이 없는데 경(驚)에는 급경(急驚)•만경(慢驚)•만비풍(慢脾風)등 세 가지의 다른 종류가 있다. 〈醫鑑〉

26. 경풍(驚風)에 먼저 나타나는 증세일 경우

경(驚)이란 첫째로 놀라고 가슴이 두근거리며 기가 겁약(怯弱)하고 신산(神散)하여 가래침이 오고가며 사(瀉)하는 것이 반드시 푸르고 그것이 차차 쌓여서 풍(風)이 나는 것이다. 〈得効〉

경사(驚邪)가 심(心)에 들어가면 얼굴이 붉어지고 볼이 붉으며 깜짝깜짝 놀라는 듯 하면서 밤에 간(肝)에 들어가면 얼굴과 눈이 모두 푸르러서 눈동자가 흘겨보고 신(腎)에 들어가면 얼굴이 검으며 큰 소리를 지르고 젖을 물고 이빨을 갈며 폐(肺)에 들어가면 얼굴색이 담백(淡白)하고 천식(喘息)해서 기(氣)가 떨어지며, 비(脾)에 들어가면 얼굴색이 담황(淡黃)하고 구토하며 먹지를 못한다. 〈直小〉

유아(乳兒)가 경풍(驚風)을 일으키려고 하면 먼저 신지(神志)가 정하지 않고 황홀해서 사람을 두려워 하고 눈이 갈고리 같아서 좌•우로 돌아다 보고 손을 폈다가 오그렸다가 하고 민울(悶鬱)하며 노기(努氣)하고 정태(情態)가 심상치 않는 증세가 모두 경풍(驚風)의 우선 증세가 된다. 〈直小〉

이를 가는 것이 심하면 경풍(驚風)을 일으키고 눈을 곧게 보면서 얼굴이 푸르며 경풍(驚風)을 일으키고 기지개를 하며 얼굴이 누르면 비(脾)가 허해서 놀라고 눈이 붉으며 겸해서 푸르면 휵증(搐症)을 일으키고 간장(肝臟)이 실열(實熱)하며 손으로 옷깃을 어루만지고 요란하게 물건을 더듬고 곧추떠보며 경풍(驚風)을 일으키고 간에 풍(風)이 있어서 눈이 갈퀴 같은 것은 휵증(搐症)을 일으키지 않고 열이 있어서 곧게 보아도 휵증(搐症)을 일으키지 않으며 오직 심(心)의 열이 생기면 휵증(搐症)을 일으키게 된다.

간(肝)이 풍(風)를 주관하는데 풍(風)이 움직이면 머리와 눈에 오르게 되며 눈이 간(肝)에 들으니 풍이 눈에 들어가면 위 아래와 좌•우가 모두 바람이 부는 것과 같아서 진정되지 않으면 아이가 감당하지 못하기 때문에 눈

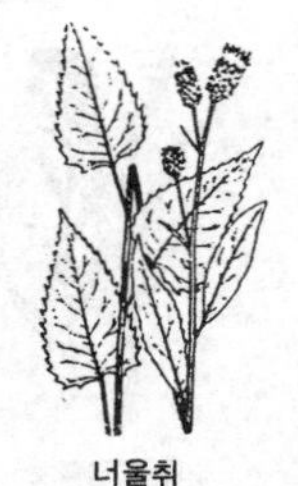
너울취

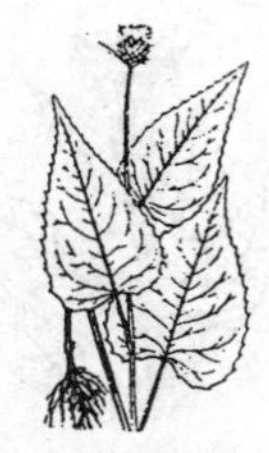
각시너털취

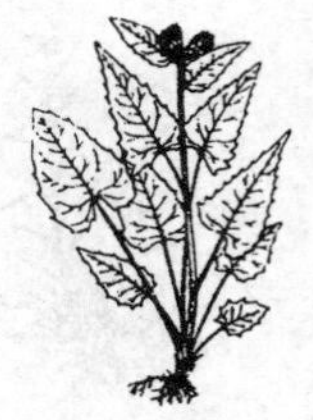
두메취

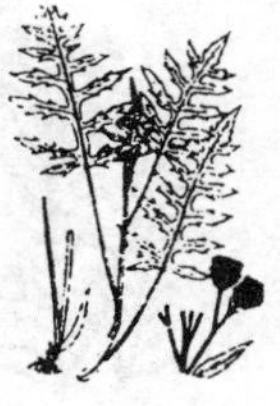
큰각시취

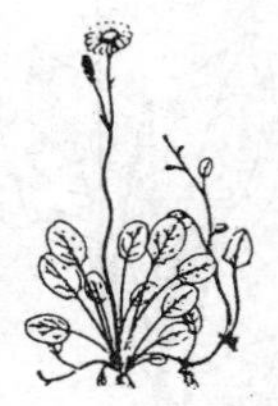
웅기솜나물

이 갈퀴와 같은 것이다. 만약 열이 눈에 들어가면 근(筋)과 맥이 끌어 당기고 두 눈동자 위가 급해서 구르지 못하기 때문에 곧게 보고 심(心)이 열을 얻으면 휵증(搐症)이 일어나는 것은 그의 자모(子母)와 같이 실열(實熱)하고 풍(風)과 화(火)가 서로 치기 때문이다. 〈錢乙〉

왕씨(王氏)가 말하기를 「수(水)가 토(土)을 이기고 열이 심(心)과 신(神)을 움직이면 경풍(驚風)이 난다」

전씨(錢氏)가 말하기를 「간(肝)에 풍(風)과 심(心)의 화(火)는 이장(二臟)이 서로 다투어서 휵증(搐症)을 일으키는 것이다.」〈正傳〉

27. 경풍(驚風)을 사증(四症)과 팔후(八候)로 볼 경우

사증(四症)이란 경(驚)과 풍(風)및 담(痰)과 열이니 어린 아이가 열이 성하면 담(痰)을 낳고 담(痰)이 성하면 경(驚)을 낳으며 경(驚)이 성하면 휵(搐)을 일으키고 휵(搐)이 성하면 아관(牙關)이 긴급해서 팔후(八候)가 되는 것이다. 〈直小〉

간(肝)은 풍(風)을 주장하고 비(脾)는 담(痰)을 낳으며 폐(肺)는 열을 짓고 심(心)은 경(驚)을 일으키게 되니 사증(四症)이 서로 임해서 무거운 것이 먼저 일어난다. 〈直小〉

팔후(八候)란 1은 휵(搐)이고, 2는 약(搦)이며, 3은 체(掣)이고, 4는 전(顫)이며, 5는 반(反)이고, 6은 인(引)이며, 7은 찬(竄)이고 8은 시(視)이니 휵(搐)이란 두 손을 신축(伸縮)하는 증세이며, 약(搦)이란 10손가락을 개합(開合)하는 증세이고 체(掣)란 것은 형세가 서로 칠 듯이 서로 대치하는 증세이며 전(顫)이란 머리가 편측(偏側)해서 바르지 않는 증세이며, 반이란 몸을 우러러 뒤로 향하는 것이며, 인(引)이란 팔이 활을 당기는 것과 같은 증세이고, 찬(竄)이란 눈을 치떠서 성낸 것 같은 증세이며 시(視)란 것은 눈동자가 드러나서 활기가 없는 증세이다. 〈直小〉

또한 말하기를 휵(搐)은 팔과 팔목이 당기고 오므라지는 증세이며 약(搦)은 열 손가락이 개합(開合)되는 증세이니 약(搦)해서 먹지 않으면 바로 주먹을 쥐는데 남자는 큰 엄지 손가락이 밖에 있으면 온순하고 안에 있으면 역(逆)한 증세이며 여자는 반대되는 증세이다. 체는 어깨죽지가 당기고 견체(牽掣)하며 또는 온몸이 뛰어서 일어나 움직이는 증세이고, 전(顫)은 수(手), 각(脚)•두(頭)•신(身)의 사체(四體)가 떨고 움직이는 증세이며, 반(反)은 몸과 등이 활이 뒤집어지는 것과 같은 증세이고, 인(引)은 손에 활을 당기는 것과 같은 증세인데 남자는 왼손이 곧고 오른손을 구부리는 것이 온순하고 오른손이 곧으며 굽은 것이 역(逆)한 증세이며, 여자는 이와 반대되는 증세이고, 찬(竄)은 눈을 위로 치떠 보는 증세인데 남자는 상찬(上竄)하는 증세가 온순하며, 하찬하는 증세는 역(逆)한 것이고, 여자는 이와 반대되는 것이며, 시(視)란 남자는 옆눈으로 왼쪽을 흘기는 것이 온순한 증세이며, 오른쪽을 보는 것이 역(逆)한 증세이고, 여자는 이와 반대되는 증세이다. 〈直小〉

28. 경풍(驚風)이 대체적으로 열(熱)은 허(虛)•실(實)을 논하고 증세는 역(逆)•순(順)을 분별해서 치료하는 순서

실열(實熱)은 급경(急驚)이 되고 허열(虛熱)은 만경(慢驚)이 되는 증세이니 만경(慢驚)은 원래 경(驚)이 없는 것이지마는 열이 있는 증세는 허가 그렇게 만든 것이고, 급경(急驚)은 양(陽)에 속하는 약을 써도 한(寒)으로 써야 되며 만경(慢驚)은 음(陰)에 들게되니 약을 써도 온(温)으로 써야 되고 음양(陰陽)을 분별하지 않고 치료해서는 안 된다.

그러므로 열은 허실(虛實)을 논하는 것이다.

남자는 왼쪽이 당기니 왼쪽을 찬시(竄視)하고 여자는 오른쪽이 당기니 오른쪽을 찬시(竄視)하는 것이다.

남자의 눈은 위로 찬시(竄視)하고 여자의 눈은 아래로 찬시(竄視)하는 것이다.

남자가 주먹을 쥐면 큰 엄지 손가락이 밖으로 나오고 여자가 주먹을 쥐면 큰 엄지 손가락이 안으로 들어가는 것이다.

남자는 손을 끌어 당기면 왼쪽이 곧고 오른쪽이 굽는데 여자는 그의 반대가 되니 이 증세가 모두 온순한 것이고, 반대되면 역(逆)하게 된다. 또한 먼저 왼쪽을 당기고 뒤에 좌우로 모두 당기는 증세가 있는데 단지 휵(搐)이 온순하면 소리가 없고 역(逆)하면 소리가 있는 증세이며 그 손가락 무늬의 형세가 활을 당겨서 안으로 들어오는 증세는 온순하고 밖으로 나가는 증세는 역(逆)하는 증세이며 출입이 상반되는 것은 치료하기가 어렵다. 그러니 증세는 역순을 분별해야 된다.

열이 성하면 담(痰)을 낳고 담(痰)이 성하면 경(驚)을

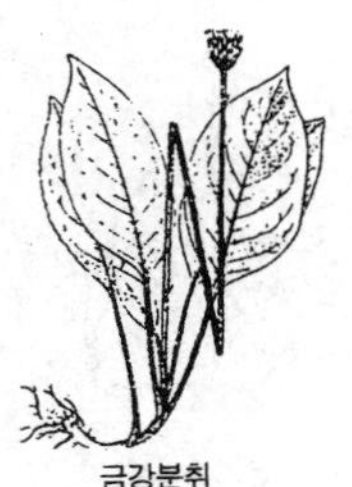
금강분취

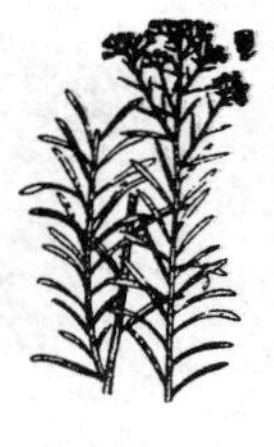
금떡쑥

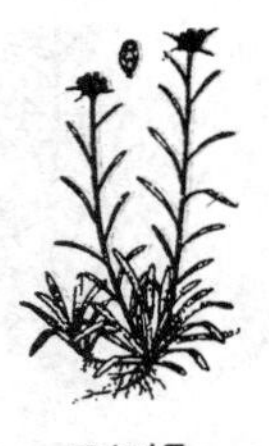
풀솜나물

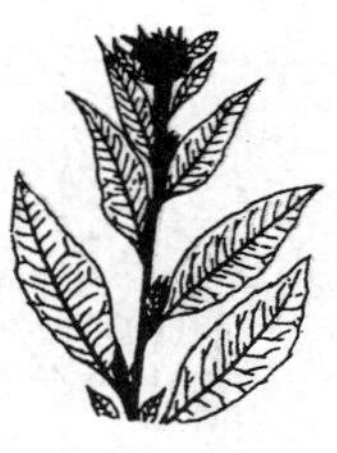
흘각시취

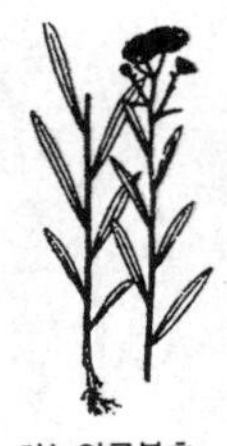
가는잎금불초

낳으며 경(驚)을 낳고 풍이 성하면 휵을 일으킨다. 그러므로 휵(搐)을 치료하는 것은 먼저 풍을 끊고 풍(風)을 치료하는 것은 경(驚)을 치료하고 경(驚)을 치료하는 것은 먼저 담(痰)을 개활(開豁)하고 담(痰)을 치료하는 것은 먼저 열을 풀어야 한다. 만약 네가지의 증세가 모두 같이 있으면 약을 쓰되 당연히 아울러 치료해야 되는 것이니 하나가 빠지면 반드시 위험한 증세가 생기니 치료하는데도 앞과 뒤가 있는 것이다. 〈直指〉

대체로 휵(搐)과 담(痰)은 기(氣)가 울(鬱)한 증세이니 기(氣)가 온순하면 담(痰)이 녹고 휵(搐)이 저절로 그치는 것이다. 먼저 소합향원(蘇合香元)을 박하탕(薄荷湯)에 생강즙을 탄 것으로써 녹여서 먹이고 또는 성향산(星香散)도 좋다. 〈入門〉

29. 경(驚)·휵(搐)의 증세를 5종으로 볼 경우

경(驚)과 휵(搐)이 한가지인데 새벽과 저녁이 다르고 겉과 속이 다른 데가 있으니 몸에 열이 있고 힘이 큰 증세는 급경(急驚)이 되고 몸이 차고 힘이 적은 증세는 만경(慢驚)이 되며 땅에 엎어져서 소리를 지르고 깰때에 거품을 토하는 증세는 간(癎)이 되며 두목(頭目)이 앙시(仰視)하는 증세는 천조(天吊)가 되고 각궁반장(角弓反張)하는 증세는 당기게 되는 것이니 치료 방법이 각기 틀리는 것이다.

조열(潮熱)로 인해서 변하여 당기게 되는 증세가 이른 새벽의 인(寅)·묘(卯)·진시(辰時)에 있을 때는 간이 왕성한 증세가 당연히 신(腎)을 보하고 간(肝)을 치료해야 되는데 신(腎)을 보하는 약은 지황원(地黃元)이고, 간(肝)을 치료하는 약은 사청환(瀉靑丸)이다.

조열(潮熱)로 인해서 휵을 일으키는 증세가 사(巳)·오(午)·미시(未時)에 있을 때는 심(心)이 왕성한 것이니 당연히 간(肝)을 보하고 심(心)을 치료해야 하는데 간(肝)을 보하는 양은 지황원(地黃元)이며, 심을 치료하는 약은 도적산(導赤散)과·양경환(涼驚丸)이다.

또 조열(潮熱)로 인해서 휵(搐)을 일으키는 증세가 신(申)·유(酉)·술시(戌時)에 있을 때는 폐(肺)가 용사(用事)할 시각(時刻)이니 이것은 간(肝)이 왕성한 증세이다. 당연히 비(脾)를 보해야 하나 하는데 익황산(益黃散)을 쓰고, 또 각 간(肝)을 치료해야 하는데는 사청환(瀉靑丸)을 쓰고, 또 심(心)을 치료해야 되는 데는 도적산(導赤散)을 쓴다. 대개 폐병(肺病)에 간(肝)에 강한 것은 치료 방법이 당연히 비(脾)를 보해야 그것은 목적(木賊)이 해가 될까 두려움이 있기 때문에 먼저 심(心)과 간(肝)을 사(瀉)해서 그 강한 것을 꺾은 다음에 비(脾)를 보하는 것이다.

또한 조열(潮熱)로 인해서 휵(搐)을 일으키는 증세가 해(亥), 자(子), 축시(丑時)에 있는 증세는 신(腎)이 용사(用事)하기 때문이니 당연히 비(脾)를 보하고, 심(心)을 치료해야 하는데 비(脾)를 보하는 약은 익황산(益黃散)이고 심(心)을 치료하는 약은 도적산(導赤散)과·양경환(涼驚丸)이다. 〈錢乙〉

30. 휵약(搐搦)과 계종(瘈瘲)의 경중(輕重)일 경우

백일 안에 휵(搐)을 일으키는 진자(眞子)는 2~3번을 지나지 아니해서 반드시 죽게 되고 가자(假者)는 자주 일어나지만 무겁지 않으며 진자(眞者)는 안으로 경간(驚癎)이 일어나는 증세이고, 가자(假者)는 밖으로 풍냉(風冷)에 상한 증세이다. 이러한 증세가 모두 기혈(氣血)이 실(實)하지 못해서 책임을 이기지 못하여 휵(搐)을 일으키는 증세인데 가자(假者)는 알려고 하면 입속에 기(氣)가 열을 내는 증세이니 치료 방법은 발산(發散)을 시켜야 하며 대청고(大靑膏)로 주로 치료한다. 〈錢氏〉

휵약(搐搦)과 반장(反張)에는 흘겨보고 아관(牙關)이 급하지 않으며 입속에 가래침이 없는 증세는 외감(外感)인 증세이고 또는 안으로 상하고 경(驚)을 껴서 되는 증세를 가휵(假搐)이라고 하는데 안으로 경간(驚癎)이 생기는 증세가 아니다. 삼소음(參蘇飮)과·인삼강활산(人蔘羌活散)을 쓴다. 〈入門〉

휵약(搐搦)이란 손과 발이 끌어 당겨서 하나는 펴지고 하나는 오그라지는 증세인데 바로 계종(瘈瘲)의 심한 증세가 되는 것이다. 〈河間〉

염효환(閻孝患)이 말하기를 「당기는 것 같은데 심히 당기지 않는 증세는 계종(瘈瘲)이라고 한다.」하였다.

대개 당기는 증세는 남좌, 여우가 온순한 것으로 치료하기가 쉽고, 남우 여좌는 역(逆)한 증세이니 치료하기가 어렵다.

급경(急驚)이 처음에는 휵(搐)과 약(搦)이 함께 일어나고 오래 되면 휵(搐)만 남고 단지 휵(搐)에 급한 증세가 있으니 어깨가 움직이는 증세가 계종(瘈瘲)이다.

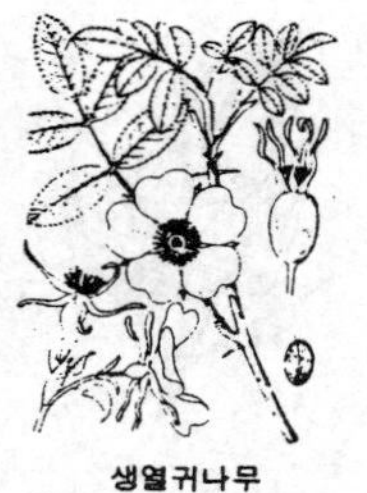
생열귀나무

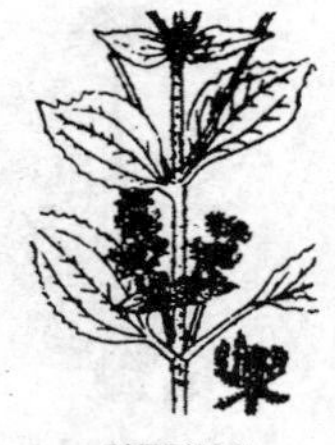
덩굴진득찰

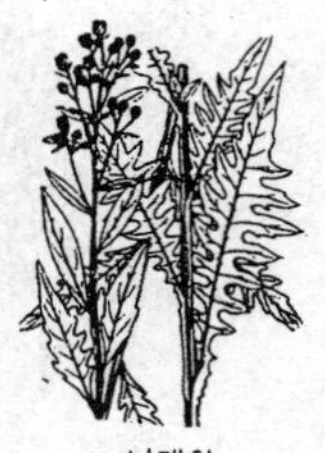
나래취

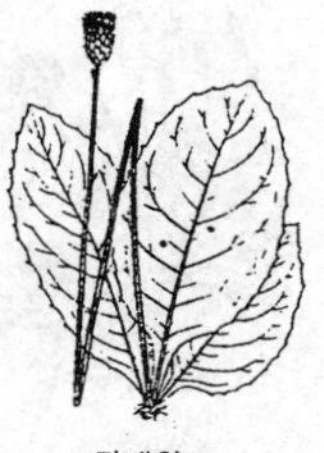
담배취

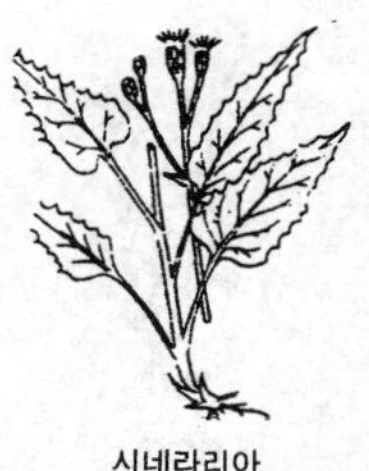
시네라리아

대개 당기는 증세는 남좌, 여우가 온순한 것으로 치료하기가 쉽고 남좌 여우는 역(逆)한 증세이니 치료하기가 어렵다.

급경(急驚)이 처음에는 휵(搐)과 약(搦)이 함께 일어나고 오래 되면 휵(搐)만 남고 휵(搐)에 급한 증세와 느린 증세가 있으니 어깨가 움직이는 증세가 계종(瘈瘲)인데 계종(瘈瘲)은 증세가 가벼운 것이며, 휵(搐)은 성한 증세이고 약(搦)은 더욱 무거운 증세이다.

31. 경(驚)과 휵(搐)의 유성무성(有聲無聲)일 경우

경간(驚癎)과 발휵(發搐)에서 남녀가 휵(搐)을 일으킬 때 눈이 왼쪽을 볼 때는 소리가 없고 오른쪽을 보면 소리가 있으며, 여자가 휵(搐)을 일으킬 때 눈이 오른쪽을 볼 때는 소리가 없고 왼쪽을 보면 소리가 나는데 이러한 증세는 서로 이기는 것 때문이다.

다시 발시증(發時症)이란 것이 있다.

또한 남자가 반장(反張)되면 오른쪽으로 보고 여자가 반장(反張)하면 왼쪽으로 보며 모두 소리가 있다. 〈錢氏〉

남자는 목(木)이 되기 때문에 왼쪽으로 보는 증세는 목의 자리가 되나 소리가 없고 오른쪽으로 보는 증세가 금(金)의 자리가 되니 서로 쳐서 소리가 있는 것이다.

여자는 금(金)이 되기 때문에 오른쪽으로 보는 것은 목(木)의 자리가 되니 서로 공격해서 소리가 있는 것이다. 〈易老〉

한 동자가 세살때 휵(搐)을 일으켜서 묘시(卯時)로부터 사시(四時)가 되기까지 오른쪽으로 보고 크게 소리를 내면서 우는데 전씨(錢氏)가 보고 말하기를 「이것은 역증(逆症)이니 남자는 양(陽)이 되므로 목(木)이 일어나서 오른쪽을 보고 소리가 없으면 온순하며 오른쪽을 보고 소리가 있으면 역(逆)한 증세인데 그 이유는 왼쪽 간(肝)은 목(木)이 되고 오른쪽 폐(肺)는 금(金)인데 역(逆)하며 이세(二勢)가 서로 싸우고 금(金)과 목(木)이 서로 공격해서 소리가 있는 것이다.」하였다.

치료 방법은 강한 것을 사(瀉)하고 약한 것을 보해야 되는데 가령 여자가 휵(搐)을 일으켜서 왼쪽을 보면 이것은 폐(肺)가 간(肝)을 편승하여 간(肝)이 못견디기 때문에 소리쳐 울게 되는 증세이니 당연히 그 폐를 사(瀉)한 다음에 심(心)을 치료하고 이어서 간(肝)을 치료해야 된다. 〈錢乙〉

32. 경풍(驚風)이 발휵(發搐)할 때 포착(捕捉)해서는 안 될 경우

어린 아이가 급경(急驚)해서 휵증(搐症)을 일으킬 때에 놀라서 시끄럽게 하지 말 것이니 이 증세는 위태롭지 않는 것이며, 다만 만경(慢驚)이 비록 조용하나 실지로는 위태로운 증세가 된다. 급경(急驚)은 휵(搐)한 때에 다만 붙잡고 있을 것이며, 그것을 잡아 쥐고서 날뛰지 못하게 해서는 안 되니 대개 풍기(風氣)가 성하면 근(筋)과 맥(脈)에 흘러들어서 또는 손과 발까지 와서 구련(拘攣)을 일으킬 우려가 있는 것이다. 〈綱目〉

어린 아이가 휵약(搐搦)할 때에 손과 발을 잡아 쥐고 날뛰지 못하게 하면 반드시 반신불수가 되게 되니 휵증(搐症)이 일어나면 서늘한 대자리를 땅에 깔고 그 위에 눕혀서 휵(搐)의 풍력(風力)이 경락(經絡)에 두루 행하다가 세(勢)가 모두 되면 저절로 그치게 되니 아이를 상하지 못하도록 해야 된다. 〈子和〉

한 어린 아이가 손과 발이 휵약(搐搦)하는데 대인이 말하기를 「심화(心火)가 이긴 것이니 그 손과 발을 잡아 쥐지 말고 그냥 두어야 된다. 이것은 어머니가 아이를 보호하기를 너무 많이 한 탓이다.」하고 바로 깨끗이 땅을 쓸고 물을 뿌려서 추긴 다음에 아이를 그 위에 눕혀두니 아이가 한참 날뛰고 온몸이 진흙 투성이가 된 것을 샘물로 씻어 버리니 바로 차도가 있었다. 〈子和〉

33. 태경(胎驚)과 간풍(肝風)일 경우

임부(姙婦)가 기욕(嗜慾)을 자의(恣意)하고 분노(忿怒)하며 경박(驚撲)하고 또는 풍사(風邪)에 상해서 아이가 처음 나면 구토하고 휵약(搐搦)해서 입과 눈이 너무 비뚤어지고 놀라서 소리가 짧고 볼이 오므라지며 정문(頂門)이 열리고 또는 볼이 붉고 근골이 구련(拘攣)하며 몸과 허리가 뻣뻣하고 제복(臍腹)이 부어 오르는데 눈썹사이를 보아서 빛이 붉으면 살고 검푸르면 죽게 되니 진사고(辰砂膏)가 가장 좋고, 저유고(猪乳膏)・진경산(鎭驚散)・태을산(太乙散)도 모두 좋다. 〈入門〉

❊ 진사고(辰砂膏)

효능 : 태경(胎驚)・간풍(肝風)・금구풍(噤口風)을 치료한다.

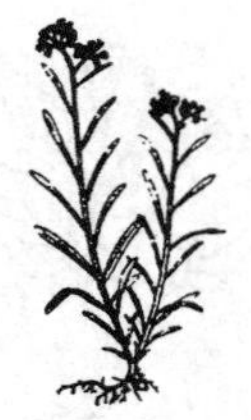
흰떡쑥

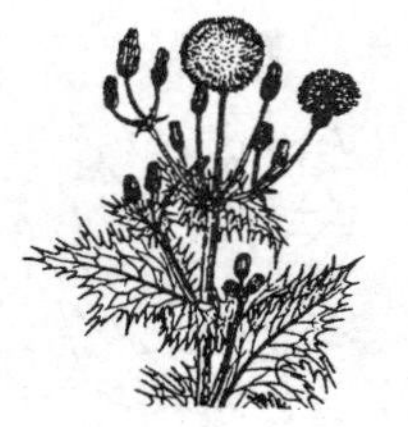
왕씀바귀

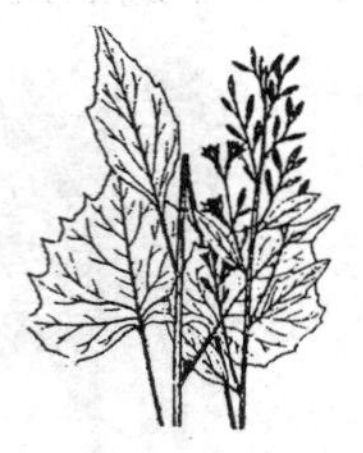
개씀바귀

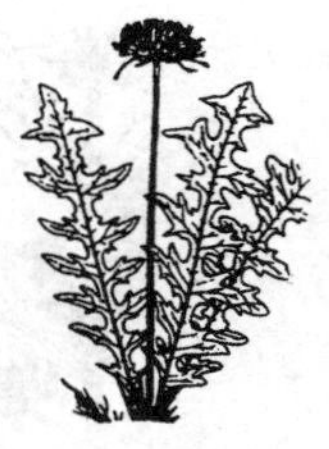
흰민들레

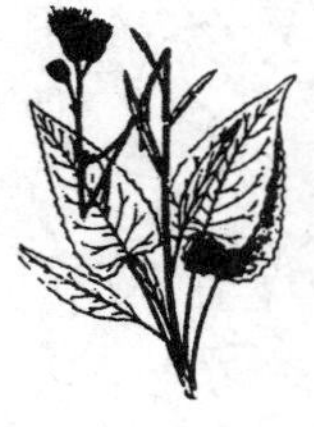
분 취

처방 진사(辰砂) 3돈, 현명분(玄明粉) 3돈, 붕사(硼砂)•마아초(馬牙硝) 각 1돈반, 전갈(全蝎)•진주말(眞珠末)•사향(麝香) 1자를 가루로하여 기름종이에 고약처럼 만들어서 매번 콩알 크기 만큼씩 해서 박하탕(薄荷湯)에 섞어 먹이고 또는 젖즙에 섞어서 젖꼭지에 발라 아이에게 빨도록 한다. 〈入門〉

※ 태을산(太乙散)

효능 : 태경(胎驚)을 치료한다.

처방 천장자(天漿子)•천남성(天南星)•백부자(白附子)•천마(天麻)•방풍(防風)•백복령(白茯苓) 각 2돈, 전갈(全蝎)•주사(朱砂) 각 1돈, 사향(麝香) 1자를 가루로하여 매 5푼을 유즙(乳汁)에 섞어서 먹인다. 〈入門〉

34. 급경풍(急驚風)일 경우

급경(急驚)이란 큰 소리를 듣고 크게 놀라서 휵(搐)을 일으키다가 지나고 나면 보통 때와 같은 증세인데 이것은 음(陰)이 없는 증세이니 당연히 내려야 하고 이경환(利驚丸)을 써야 된다.

급경(急驚)이란 안에 열이 있으면 바로 풍(風)이 나고 또는 놀람으로 인해서 연조(涎潮)를 내며 휵약(搐搦)을 일으키고 몸과 입속의 기(氣)가 모두 열이 있다가 그 일어나는 증세가 정해지거나 또는 한잠 자고 나면 바로 명랑하기가 보통 때와 같은 증세이니 약을 쓰는 방법은 담열(痰熱)을 흘러 내리게 하면 심신(心神)이 안정되고 바로 낫게 되는 것이다. 〈錢乙〉

급경(急驚)이란 갑자기 얻은 증세로서 심(心)이 경(驚)을 받은 증세이니 간(肝)이 풍(風)을 주관하기 때문이며, 나아가서 근맥(筋脈)이 휵약(搐搦)하는 것은 또한 간(肝)이 근(筋)을 주관하기 때문인데 통심음(通心飮)•사청환(瀉靑丸)•양경환(涼驚丸)•대청고(大靑膏)를 쓴다. 〈得効〉

급경(急驚)이란 정상이 아닌 소리를 듣거나 또는 금수(禽獸)가 으르렁거리는 소리를 듣고 놀라서 아관(牙關)이 긴급(緊急)하고 많은 열을 내고 침을 흘리며 바로 보고 반장(反張)하며 경휵(驚搐)하고 떨면서 움직이고 입안의 기(氣)가 열이나고 볼이 붉고 대•소변이 황홍색이며 맥(脈)이 뜨고 촘촘하고 넓고 급한 증세는 모두 안에 실열(實熱)이 있으며, 밖으로 풍사(風邪)가 껴서 심장(心臟)이 열을 받아 쌓이고 간장(肝臟)이 풍(風)을 내어서 휵(搐)을 일으키는 증세이니 간풍(肝風)과 심화(心火)의 이세(二勢)가 서로 다투어서 혈(血)이 어지러운 데 기(氣)가 어울려서 가래침이 막히므로 백맥이 막히고 관규(關竅)가 통하지 않으며 풍기(風氣)가 성해서 발설(發泄)하지 못하기 때문에 사납고 장렬한 것이다. 〈直小〉

치료 방법은 관(關)을 통하고 풍(風)을 끊으며 휵을 진정시켜서 담(痰)을 없애는 것인데 그래도 열이 아직 남아 있으면 당연히 내리되 한번 설사하고 나면 바로 위(胃)를 온화하게 하고 심(心)을 진정시켜야 된다.

풍(風)을 끊고 휵(搐)을 진정시키는 데는 먼저 개관산(開關散)•체경산(嚔驚散)을 쓰고 구풍고(驅風膏)•진간환(鎭肝丸)•전씨안신환(錢氏安神丸)•진경환(鎭驚丸)•보유화풍단(保幼化風丹)•영신고(靈神膏) 등을 쓰며 담(痰)이 성하면 포용환(抱龍丸)•절풍환(截風丸)을 쓰고 심신을 진정시키는 데는 금박진심환(金薄鎭心丸)•영심고(寧心膏)를 쓴다. 말하자면 온경환(温驚丸)•이경환(利驚丸)•양경환(涼驚丸)은 대개 허하면 따뜻하게 하는 치료 방법이다. 〈直小〉

경풍(驚風)의 형(形)증이 분명치 때는 혹시 음증(陰證)이라고 보면 온몸이 따뜻하고 또한 양증이라 보아도 역시 심하게 휵(搐)을 일으키지 않는 것이니 이 증세는 음양(陰陽)이 서로 온화하지 않아서 나타나는 증세이니 마땅히 방풍온담탕(防風温膽湯)으로 대경원(大驚元)•소경원(小驚元)을 섞어 내려야 된다. 〈得効〉

급경(急驚)에는 휵증(搐症)을 진정시켜야 되는데 그 이유는 휵(搐)은 풍(風)으로 인한 증세이고, 약(搦)은 열로 인한 증세인데 휵(搐)이 이미 일어났으면 반드시 열을 내리고 경(驚)을 몰아내야 되는 것이며 열이 만약 물러가지 아니하면 경(驚)도 역시 흩어지지 않는 것이다.

급경풍(急驚風)에 풍(風)을 끊고 휵(搐)을 진정시키는 것이 가장 긴요한 것이니 풍(風)과 휵(搐)이 이미 정하면 다음 하열재(下熱滓)를 투여해서 열이 물러가면 풍(風)이 없고 풍(風)이 흩어지면 휵(搐)하지도 않는 것이다. 〈直小〉

※ 이경환(利驚丸)

효능 : 급경(急驚)에 몸에 열이 있고 얼굴이 붉으며 구기(口氣)가 열이 있고 대•소변이 황적색인 증세를 치료한다.

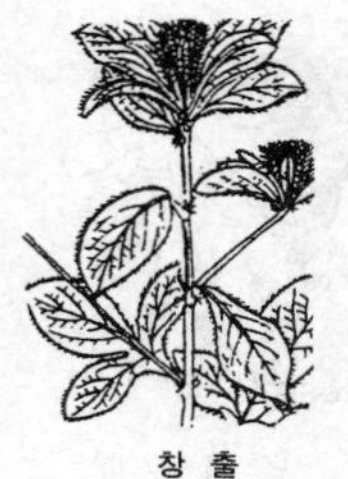
창 출

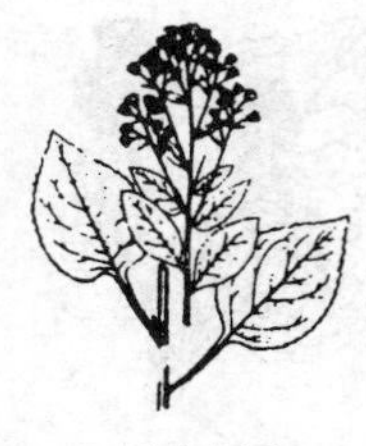
나래미역취

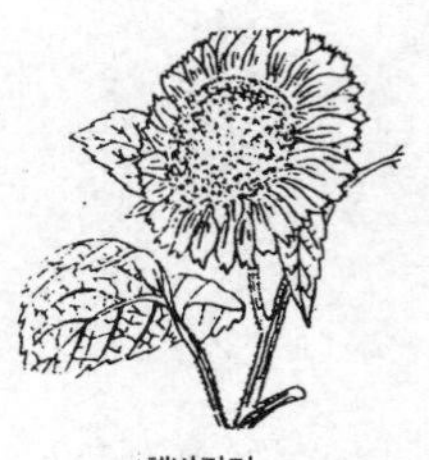
해바라기

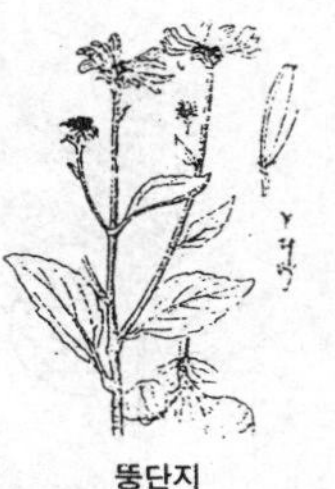
뚱단지

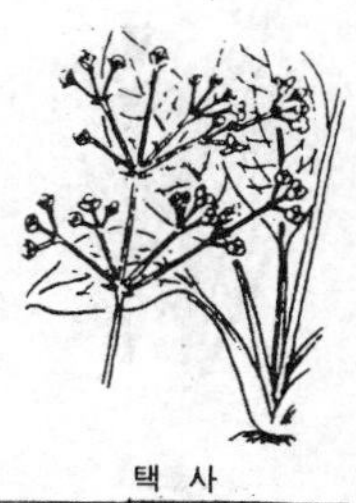
택 사

처방 흑축두말(黑丑頭末) 5돈, 천독황(天篤黃)·청대(靑黛)·경분(輕粉) 각 1돈을 가루로하여 꿀로 완두콩 크기의 환을해서 1살 아이는 1알을 박하탕(薄荷湯)에 녹여서 먹는다. 〈錢乙〉

※ 온경환(溫驚丸)

일명 분홍환(粉紅丸)

효능: 급경(急驚)의 허증(虛症)을 치료한다.

처방 우담남성(牛膽南星) 4냥, 천독환(天篤黃) 1냥, 주사(朱砂) 1돈반, 연지배(臙脂胚) 반돈, 용뇌(龍腦) 5푼을 가루로하여 우담즙(牛膽汁)에 가시연밥 크기의 환을 해서 사당수(砂糖水)에 녹여서 먹는다.

※ 양경환(涼驚丸)

효능: 급경풍(急驚風)을 치료한다.

처방 황련(黃連) 1냥, 초용담(草龍膽)·방풍(防風)·청대(靑黛) 각 3돈, 용뇌(龍腦) 5푼반, 우황(牛黃)·사향(麝香) 각 1자를 가루로하고 면호(麵糊)에 섞어 환을 속미(粟米)크기로 하여 매 10~30알을 금(金)이나 은(銀)달인 물로 먹는다. 〈錢乙〉

※ 사청환(瀉靑丸)

간열(肝熱)로 인한 급경(急驚)에 휵약(搐搦)한 증세를 치료한다. 〈見五臟門〉

일명 양간환(涼肝丸)이니 간(肝)이 풍(風)을 주장하므로 먼저 간(肝)을 식히면 풍(風)이 저절로 물러가는 경우를 뜻하는 것이다. 〈得効〉

※ 대청고(大靑膏)

효능: 급경풍(急驚風)을 치료하는 데 이 처방이면 발산을 시킨다.

처방 백부자(白附子) 1돈반, 천마(天麻)·청대(靑黛) 각 1돈, 오사육(烏蛇肉)·갈초(蝎梢) 각 반돈, 천독황(天篤黃)·사향(麝香) 각 1자를 가루로하고 생꿀에 섞어 고약을 만들어서 한 달 미만의 아이는 맵쌀 크기로 하고 반살 된 아이는 반조각(半 角)크기로 1살 된 아이는 일조자(一皀子)크기를 박하죽엽탕(薄荷竹葉湯)에 녹여서 먹인다. 〈得効〉

※ 개관산(開關散)

효능: 경풍(驚風)에 입을 다물고 열지 못하는 증세를 치료한다.

처방 오공(蜈蚣) 1조구, 백강잠(白殭蠶)·남성포(南星炮) 각 1돈, 사향(麝香) 1자, 저아조각(猪牙皀角) 3돈, 약간을 소존성하고 가루로하여 손가락으로 생강즙에 찍어 약가루를 약간 넣어 이에 문지르고 또는 약가루 2~3방울을 넣어주면 침이 흐르고 저절로 열리게 된다. 〈得効〉

※ 체경산(嚏驚散)

효능: 급경(急驚)이나 만경(慢驚)에 혼미(昏迷)해서 인사불성(人事不省)이 되는 증세를 치료한다.

처방 반하생(半夏生) 1돈, 조각(皀角)반돈을 가루로하여 약간을 콧속에 불어 넣으면 바로 깨어난다. 〈得効〉

※ 구풍고(驅風膏)

효능: 간풍(肝風)으로 경휵(驚搐)을 일으키는 증세와 태풍(胎風)을 치료한다.

처방 진사(辰砂)·갈초(蝎梢)·당귀(當歸)·초용담(草龍膽)·천궁(川芎)·치자(梔子)·대황(大黃)·강활(羌活)·방풍(防風)·감초(甘草) 각 1돈을 가루로하여 사향(麝香)약간을 넣고 사당(砂糖)으로 가시연밥 크기의 환을해서 매 1알을 박하죽엽탕(薄荷竹葉湯)으로 녹여서 먹는다. 〈丹心〉

※ 진심환(鎭心丸)

효능: 급경풍(急驚風)을 치료하고 심(心)을 편하게 경(驚)을 그치게 하고 사(邪)를 흩으며 가슴을 서늘하게 한다.

처방 산약(山藥)·백복령(白茯苓) 각 1냥, 한수석(寒水石)·감초구(甘草炙) 각 7돈반, 첨초백(甜硝白)·주사(朱砂) 각 5돈, 인삼(人蔘) 1돈반, 용뇌(龍腦)·사향(麝香) 각 5푼을 가루로하여 꿀에 잘 섞고 매 1냥으로써 50알의 환을 지어서 금박(金箔)으로 겉을 입히고 박하탕(薄荷

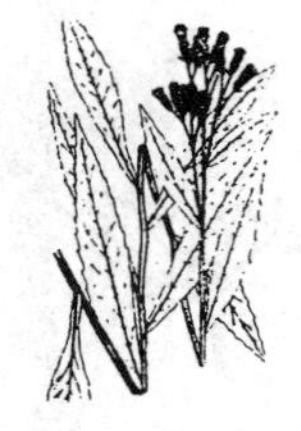
산골취

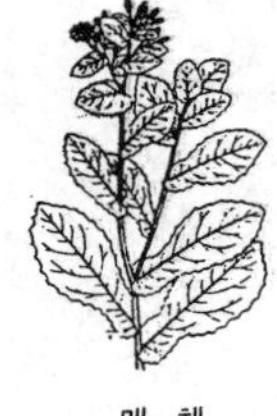
매 채

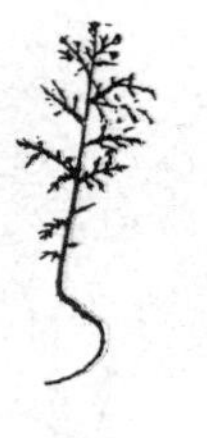
개 꽃

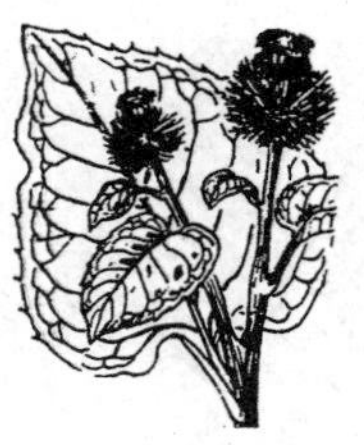
우 엉

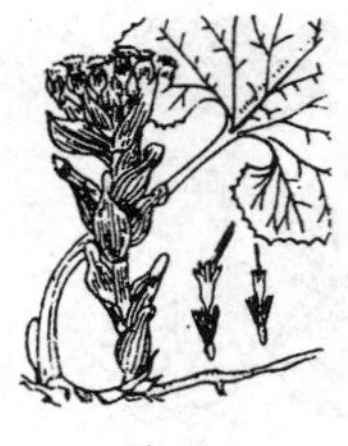
머 위

湯)으로 먹인다. 〈錢乙〉

※ 진간환(鎭肝丸)

효능 : 급경풍(急驚風)의 열을 치료한다.

처방 천독황(天篤黃) • 생건지황(生乾地黃) • 당귀(當歸) • 죽엽(竹葉) • 초용담(草龍膽) • 천궁(川芎) • 대황외(大黃煨) • 강활(羌活) • 방풍(防風) 각 2돈반을 가루로하여 꿀로 연밥 크기의 환을하여 매 2알을 사당수(砂糖水)로 녹여서 먹는다. 〈綱目〉

※ 전씨안신환(錢氏安神丸)

효능 : 급경풍(急驚風)과 심(心)에 열이 있어서 놀라는 증세를 치료한다.

처방 맥문동(麥門冬) • 마아초(馬牙硝) • 백복령(白茯苓) • 산약(山藥) • 한수석(寒水石) • 감초(甘草) 각 5돈, 주사(朱砂) 3돈, 용뇌(龍腦) 2자를 가루로하여 꿀에 잘 섞고 매 1냥에 30알의 환을 지어 매 1알을 사당수(砂糖水)에 녹여서 먹는다. 〈得効〉

※ 진경환(鎭驚丸)

효능 : 급경풍(急驚風)을 치료하는 데 경(驚)을 진정시키고 신(神)을 편히 하며 열을 몰아내며 담(痰)을 사라지게 한다.

처방 우담남성(牛膽南星) 5돈, 주사(朱砂) 3돈반, 호박(琥珀) • 천독황(天篤黃) • 웅황(雄黃) 각 3돈, 우황(牛黃) 2돈, 진주(眞珠) 1돈, 사향(麝香) 반돈, 금박(金箔) 10쪽을 가루로하여 면호(麵糊)에 섞어 오동열매 크기의 환을하고 금박(金箔)으로 겉을 입혀서 박하(薄荷) • 생강꿀탕에 5~6알을 녹여서 먹는다. 〈正傳〉

※ 보유화풍단(保幼化風丹)

효능 : 경풍(驚風)의 사증(四症)과 팔후(八候)를 치료하고 풍담(風痰)을 없애 준다.

처방 남성(南星) • 반하(半夏) • 천오(川烏) • 백부자(白附子) 각 1냥, 울금(鬱金) 5돈을 가루로하여 납월(臘月)의 황우담(黃牛膽)속에 넣어 백일 동안을 그늘에 말리고 가루로하여 매 1냥에 웅황(雄黃) • 주사(朱砂) • 사당(砂糖) • 염초(焰硝) 각 1돈과 편뇌(片腦) • 사향(麝香) 각 약간을 넣어 가루로하고 꿀로 완두 크기의 환을하여 등심박하탕(燈心薄荷湯)에 1~2알을 개어서 녹으면 먹는다. 〈醫鑑〉

※ 영신고(靈神膏)

처방 적복신(赤伏神) • 주사(朱砂) 각 1냥, 맥문동(麥門冬) 5돈, 사향(麝香) 2돈반을 가루로하고 꿀에 섞어서 작은 떡을 만들어 매 1개의 떡을 잠잘 때에 박하탕(薄荷湯)에 같이 먹으면 특효가 있다.

한 늙은 의자(醫者)가 삼세(三世)에 소아과(小兒科)를 배웠는데 가전(家傳)이 단지 4~5처방 뿐인 것으로 모든 병을 치료하고 경풍약(驚風藥)을 쓰지 않으며 단지 도적산(導赤散)에 방풍(防風) • 죽엽(竹葉)을 없애면 2~3첩을 써서 심경(心經)의 사열(邪熱)을 없애면 휵(搐)이 바로 그치는데 다음 영신고(靈神膏)를 먹는다. 〈集驗〉

※ 포룡환(抱龍丸)

효능 : 경풍(驚風)에 휵(搐)이 오고가며 몸에 열이 있어서 혼타(昏唾)하는데 능히 담열(痰熱)을 내리게 할 것이니 바로 심(心)과 폐(肺)에 쓰는 약이 된다.

처방 우담제(牛膽製) • 남성(南星) 1냥, 없으면 다만 생것을 썰어서 볶아 익혀서 쓰고, 천독황(天篤黃) 5돈, 웅황(雄黃) • 주사(朱砂) 각 2돈반, 사향(麝香) 1돈을 가루로하고 감초(甘草)달인 탕에 고약을 섞어서 조협자(皂莢子)크기로 환을 하여 따뜻한 물에 녹여 먹는 백일 안의 어린 아이는 1알로 3차례를 먹이고, 5살의 아이는 1~2알을 먹이는데 섣달 눈녹은 물에 감초(甘草)달인 물로 환약을 녹이는 방법이 더욱 좋다. 〈錢乙〉

포(抱)란 것은 보호하는 뜻이고, 용(龍)이란 것은 간(肝)이니 간(肝)은 모(母)가 되고 심(心)은 자(子)가 되는데 모(母)가 편하면 자(子)도 역시 편한 것인데, 하물며 심(心)이 신(神)을 간직하고 간(肝)이 혼을 간직하였으므로 신(神)과 혼이 이미 정하였는데 경(驚)이 이로부터 날 것인가? 〈丹心〉

※ 절풍환(截風丸)

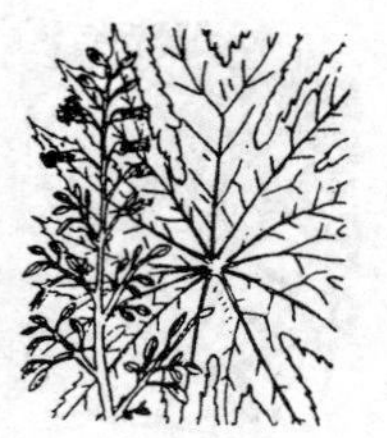
어리곰취

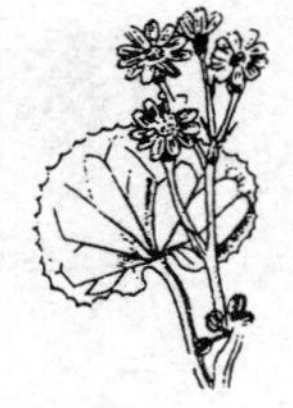
털머위

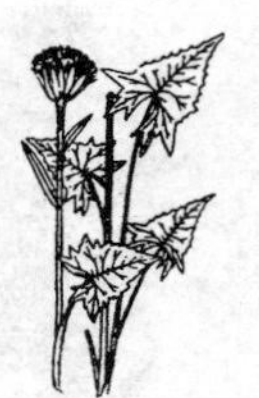
화살곰취

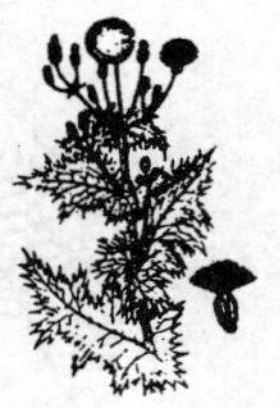
큰방가지똥

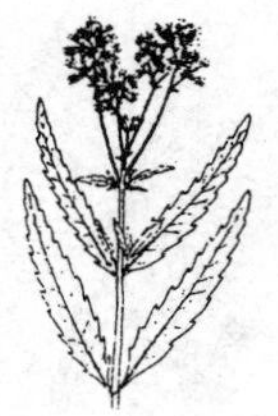
골등골나물

효능 : 경풍(驚風)의 담휵(痰搐)을 치료한다.

처방 천마(天麻)・백강잠(白殭蠶)・남성포(南星炮) 각 2돈, 오공(蜈蚣) 1조, 백부자(白附子)・방풍(防風)・주사(朱砂)・전갈(全蝎) 각 1돈, 사향(麝香) 1자를 가루로하고 꿀로 오동열매 크기의 환을하여 매 1알을 박하탕(薄荷湯)에 섞어서 먹는다. 〈入門〉

※ 금박진심환(金箔鎭心丸)

효능 : 경풍(驚風)을 치료해서 심(心)을 진정시키고 신을 편하게 한다.

처방 전갈(全蝎) 7개를 박하엽(薄荷葉)으로 싸서 약한 불에 구워서 말리고 천마(天麻)・방풍(防風)・강활(羌活)・우황(牛黃)・적복령(赤茯苓)・서각(犀角)・주사(朱砂)・감초(甘草) 각 1돈을 가루로하고 꿀로 환을 조자(皀子)크기로 하여 겉을 금박(金箔)으로 입히고 매 1~2알을 박하탕(薄荷湯)으로 녹여서 먹는다. 〈入門〉

※ 영심고(寧心膏)

효능 : 어린 아이의 정신이 정하지 않는 증세와 황홀해서 편하지 못하고 두려워하여 울기를 잘하여 자면서 놀라는 증세를 치료한다.

처방 주사(朱砂) 2돈, 인삼(人蔘)・백출(白朮)・백복령(白茯苓)・복신(茯神)・산약(山藥)・강활(羌活)・감초(甘草) 각 1돈, 용뇌(龍腦)・사향(麝香) 각 1자를 가루로하고 꿀로 섞어 가시연밥 크기의 환을하여 1알을 박하탕(薄荷湯)으로 녹여서 먹는다. 〈丹心〉

※ 방풍온담탕(防風溫膽湯)

효능 : 경풍(驚風)에 담(痰)을 사라지게 하고 풍(風)을 소통시키며 기(氣)를 온순하게 한다.

처방 반하(半夏)・지각(枳殼)・적복령(赤茯苓) 각 5푼, 진피(陳皮)・방풍(防風) 각 2푼반, 인삼(人蔘) 2푼, 감초(甘草) 1푼반을 썰어서 1첩으로 지어 생강 1쪽, 자소(紫蘇) 2푼을 넣고 달인 물에 대경원(大驚元)・소경원(小驚元)을 섞어서 먹는다. 〈得效〉

※ 대경원(大驚元)

효능 : 경풍(驚風)에 신을 편하게 하고 경(驚)을 정해주고 또 심열(心熱)과 야제(夜啼)를 치료한다.

처방 산조인거피(酸棗仁去皮)・방분초(蚌粉炒)・감초구(甘草炙) 각 5돈, 인삼(人蔘)・적복령(赤茯苓)・백출(白朮)・주사(朱砂)・맥문동(麥門冬)・목향(木香)・대자석초자(代赭石醋煮) 각 2돈반, 백강잠(白殭蠶)・길경미(桔梗尾) 각 1돈2푼반, 전갈(全蝎) 3곤, 금・은박 각 3쪽을 가루로하여 꿀로 오동열매 크기의 환을하여 금박으로 겉을 입히고 박하탕(薄荷湯)에 1~2알을 녹여서 먹는다.

※ 소경원(小驚元)

효능 : 경풍(驚風)을 치료한다.

처방 울금(鬱金)・조각수침자(皀角水浸煮)・황련(黃連), 마아초(馬牙硝)・목향(木香)・곽향(藿香)・초용담(草龍膽) 각 2돈반, 전갈(全蝎) 3개를 가루로하고 면호(麵糊)에 오동열매 크기의 환을하여 웅황(雄黃)・주사(朱砂)・사향(麝香)・금은박(金銀箔)으로 겉을 입히고 박하탕(薄荷湯)으로 1~2알을 녹여서 먹는다. 〈得效〉

35. 급경풍(急驚風)의 불치증(不治症)일 경우

눈동자가 뒤집혀서 구르고 입에서 피가 나며 두발이 떨고 뛰며 배가 불룩거리고 몸을 만지며 옷을 더듬고 정신이 혼모(昏冒)하며 기(氣)가 촉급(促急)하고 약을 뿜어서 내려가지 않으며 관(關)을 통해도 재채기를 안하고 심(心)속이 열로 아파서 갑자기 크게 소리치는 증세는 모두 치료하지 못한다. 〈醫鑑〉

36. 만경풍(慢驚風)

만경(慢驚)이란 큰 병의 나머지와 토사(吐瀉)의 다음과 한량(寒涼)한 약을 많이 먹는 데서 생기는 증세이니 그 증세는 눈이 부질없이 비틀거리고 또는 눈동자를 드러내며 손과 발이 계종(瘈瘲)하고 얼굴색이 청백(靑白)하여 지며 온몸과 사지(四肢)가 차고 묵묵히 말을 안하며 맥(脈)이 잠기고 더딘 데 백출산(白朮散)이나 익황산(益黃

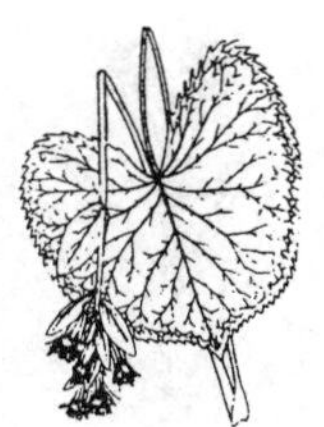
왕곰취

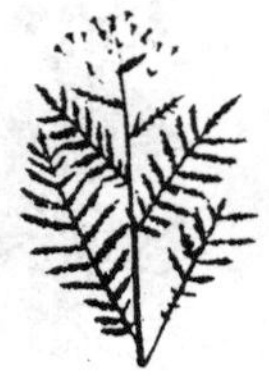
쑥국화

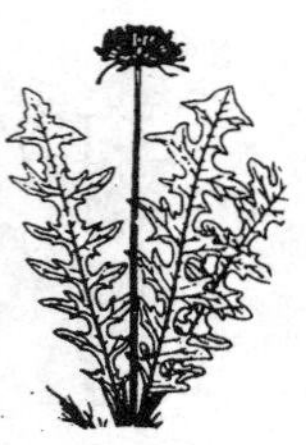
흰민들레

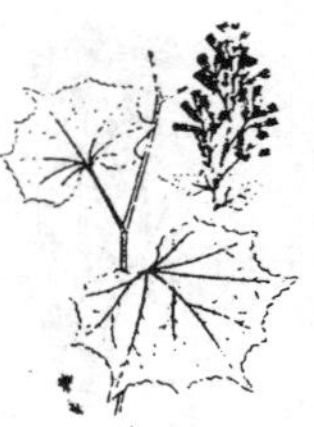
게박쥐나물

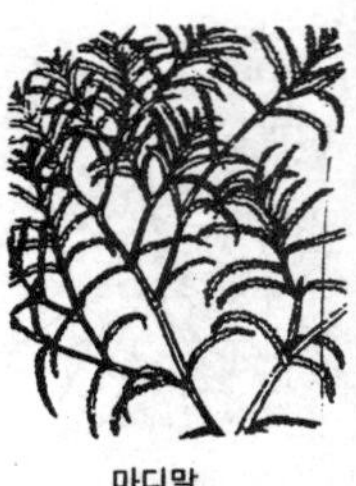
마디말

散)에 방풍(防風)•동과인(冬瓜仁)을 더하여 달여서 먹는다. 〈得効〉

만경(慢驚)이란 토사(吐瀉)를 오래한 나머지 중기가 허해서 생기는 것이니 몸이 냉하고 입과 코의 기(氣)가 차며 대•소변이 청백하고 혼수(昏睡)해서 눈동자를 드러내며 눈을 거듭뜨고 손과 발이 계종(瘈瘲)해서 되는 증세이니 대개 비(脾)가 허하면 풍(風)이 나고 풍이 성하면 근(筋)이 급하게 되는 증세인데 황기탕(黃芪湯)•온백환(温白丸)을 쓴다. 〈正傳〉

음증(陰症)의 만경(慢驚)은 양증(陽症)에서 전해 오는 것인데 겨우 토사(吐瀉)를 지나면 바로 만경(慢驚)이 되는 증세이다. 남자는 사(瀉)에서 얻은 증세가 무겁고 여자는 토(吐)에서 얻은 증세가 무거운 것이다.

만경(慢驚)은 눈을 반쯤 뜨고 감아서 자는 것 같으면서 자지 않으며 열 손가락이 벌리고 또는 합하여 휵(搐)과 같으면서 휵(搐)이 아니며, 입과 눈 및 손과 발이 때때로 견제(牽制)하고 맥(脈)이 혹은 뜨고 잠기며 몸이 냉하고 또는 더우며, 또는 토하고 또는 사하며, 또는 토(吐)•사(瀉)하지 않고, 젖을 먹기도 하며 또는 먹지 않기도 하는데 이것을 반음반양(半陰半陽)의 합병(合病)이라고 하는 증세인데 토(吐)나 사(瀉)로 얻은 증세는 가미출부탕(加味朮附湯)•성비산(腥脾散)•양유방(釀乳方)을 쓰고 허풍(虛風)에 담(痰)이 많은 증세는 팔선산(八仙散)이 좋다.

만경(慢驚)의 순음증(純陰症)은 오갈산(烏蝎散)을 쓰고 양증(陽症)이 남아 있는 증세는 선갈산(蟬蝎散)을 쓴다.

결국은 만경(慢驚)으로 전변(傳變)하려는 데 오히려 양증(陽症)이 남아 있는 증세는〔팔후(八候)가 있는 것〕양(陽)을 돌릴 필요가 없고 단지 풍(風)을 끊고 위(胃)를 조정할 약을 쓰는데 선갈산(蟬蝎散)•성비산(腥脾散)을 쓰며 만약 손과 발이 얼음 같이 차면 결국 양(陽)을 돌려야 하는 것인데 유황(硫黃)•부자(父子)에 뇌(腦)•사(麝)를 더해서 쓰고 은분(銀粉)•파(巴)•초(硝)등은 일체 금해야 된다. 〈入門〉

옛날에「환자는 경(驚)을 무서워 하고 사(捨)하는 것은 무서워 하지 않으며, 의자(醫者)는 사(瀉)하는 것을 무서워 하고 경(驚)은 무서워 하지 않는다.」하였으니 혹시 설사가 그치지 않는데 먼저 설사를 치료하고 다시 풍(風)을 치료하면 경풍(驚風)이 더욱 심해진다는 것이다. 〈直小〉

푸른색을 설사(泄瀉)하는 증세는 당연히 만경(慢驚)을 막아야 되니 대개 청설(青泄)은 바로 경(驚)을 낀 증세인데 목(木)이 토(土)를 이겼기 때문이다.

대개 아이가 청설사(青泄瀉)하는 것은 비토(脾土)가 간목(肝木)의 극(剋)을 받아서 목색(木色)이 나타나는 증세이니 장(臟)의 허한(虛寒) 때문인 것으로서 변(變)해서 황기익황산(黃芪益黃散)으로 주로 치료한다.

어린 아이의 만경(慢驚)에 토(吐)와 이(利)가 그치지 않고 변해서 허풍(虛風)과 휵약(搐搦)이 되는 증세는 풍(風)이 아니며 위기(胃氣)가 끊어지려 하기 때문이니 내복단(來復丹) 5알을 개어서 미음(米飮)으로 먹으면 즉효가 있다.

만경(慢驚)에는 온경환(温驚丸)•신효산(神効散)•관음산(觀音散)•전갈관음산(全蝎觀音散)•삼미천장자산(三味天漿子散)•보비탕(補脾湯)•보생단(保生丹)•연생단(延生丹)•삼출반하탕(蔘朮半夏湯)•방풍원(防風原)•은백산(銀白散)을 쓴다. 〈諸方〉

가래 침이 성한 증세는 탈명산(奪命散)•쌍금환(雙金丸)•남성음(南星飮)이 좋다. 〈諸方〉

※ 백출산(白朮散)

효능: 토사(吐瀉)가 오랫 동안 안 그치고 진액이 곡라해서 물을 마시고 만경(慢驚)이 되려는 증세를 치료한다.

처방 갈근(葛根) 2돈, 인삼(人蔘)•백출(白朮)•백복령(白茯苓)•목향(木香)•곽향(藿香)•감초(甘草) 각 1돈을 가루로하여 매 2돈을 물로 달여서 먹는다.

설사(泄瀉)를 하면 산약(山藥)•백편두(白扁豆)•육두구(肉豆蔻)를 더하고 이미 만경(慢驚)이 되었으면 천마(天麻)•세신(細辛)•전갈(全蝎)•백부자(白附子)를 더한다.

경풍(驚風)에 설사하고 번갈(煩渴)하는 증세는 진액이 고갈(枯渴)한 때문이니 음양(陰陽)의 증세로 물의 양은 필요없이 많이 달여서 많이 먹는 것이 좋다.

※ 익황산(益黃散)

효능: 만경풍(慢驚風)을 치료한다.

처방 황기(黃芪) 2돈, 인삼(人蔘)•진피(陳皮) 각 1돈,

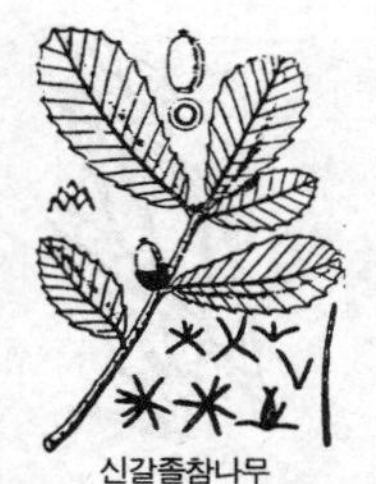
신갈졸참나무

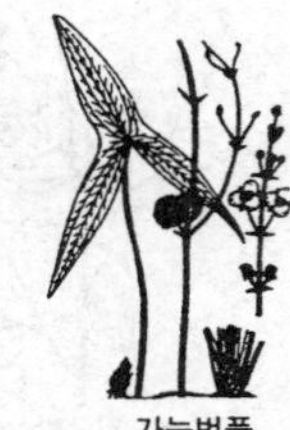
가는벗풀

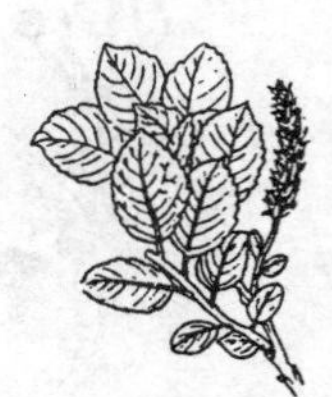
쌍잎버들

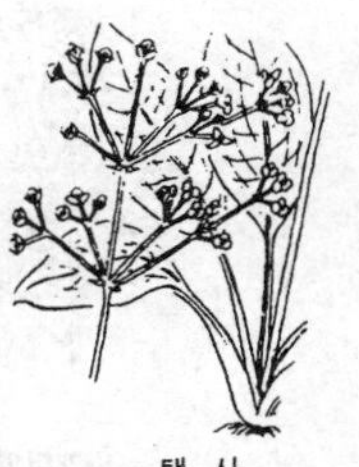
택 사

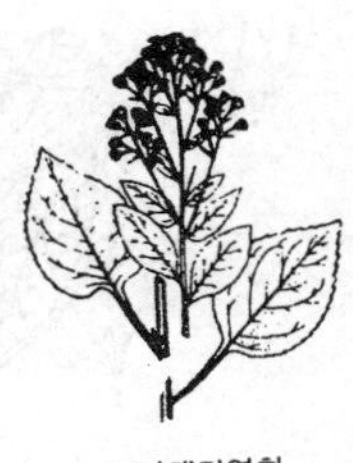
나래미역취

백작약(白芍藥) 7푼, 생감초(生甘草)•구감초(炙甘草) 각 5푼, 백복령(白茯苓) 4푼, 황련(黃連) 2푼을 가루로하여 물로 달여서 아무때나 먹는다.

일명 황기익황산(黃芪益黃散)인데 어린 아이가 경풍(驚風)에 청설(青泄)하는 증세는 양경환(涼驚丸)을 크게 피해야 되는데 그것은 풍목(風木)이 왕성하면 비토(脾土)를 이기기 때문이다. 당연히 먼저 토(土)를 실하게 한 다음에 목(木)을 사(瀉)해야 되는데 심경(心經)속에 감온(甘溫) 증세로 토(土)의 근원을 돕고 다시 비토(脾土)속의 화(火)를 사(瀉)하는 것은 감한(甘寒)한 것으로 하며 금(金)을 보하는 것은 산량(酸涼)한 것으로 하여 비토(脾土)속에 금(金)이 왕성하고 화(火)가 자연 쇠하게 되면 풍목(風木)이 허하게 된다. 〈東垣〉

※ 황기탕(黃芪湯)

일명 보원탕(保元湯)

효능 : 만경풍(慢驚風)에 청설(青泄)하는 증세를 치료한다.

처방 황기(黃芪) 2돈, 인삼(人蔘) 1돈, 감초구(甘草炙) 5푼을 썰어서 1첩으로 하여 물로 달여서 먹는데 백작약(白芍藥) 1돈을 더하면 더욱 좋다.

이 증세가 풍목(風木)이 왕성하면 반드시 비토를 이기는 것인데 당연히 먼저 그 토(土)를 실(實)하게 한 다음에 목(木)을 사(瀉)하는 것이 명의(名醫)의 치료 방법이다.

※ 온백환(溫白丸)

효능 : 만경풍(慢驚風)을 치료한다.

처방 백강잠초(白彊蠶炒)•백부자생(白附子生)•남성포(南星炮) 각 1냥, 천마생(天麻生) 5돈, 전갈(全蝎) 1돈을 가루로하여 면호(麵糊)에 녹두알 크기의 환을하여 미음에 생강즙을 넣어서 5~7알 내지 20~30알을 먹는다. 〈錢乙〉

※ 가미출부탕(加味朮附湯)

효능 : 토사(吐瀉)한 다음에 변해서 만경(慢驚)이 되고 또는 장한(臟寒) 동설(洞泄)하는 증세를 치료한다.

처방 부자포(附子炮)•백출(白朮) 각 1냥, 육두구외(肉豆蔲煨) 2개, 목향(木香)•감초구(甘草炙) 각 5돈을 가루로하여 매 2돈에 생강 3, 대추 2를 넣고 물로 달여서 먹는다. 〈入門〉

※ 성비산(醒脾散)

효능 : 비(脾)가 곤혼(困昏)하고 토사(吐瀉)가 그치지 않으며 차차 만경(慢驚)이 되는 증세를 치료한다.

처방 인삼(人蔘)•백출(白朮)•백복령(白茯苓)•백부자(白附子)•백강잠(白彊蠶)•목향(木香)•천마(天麻)•감초(甘草) 각 5푼, 전갈(全蝎) 2푼반을 거친 가루로하여 매 2돈에 생강 2, 대추 1를 넣고 물로 달여서 천천히 먹는다. 〈綱目〉

※ 양유방(釀乳方)

효능 : 만경풍(慢驚風)을 치료한다.

처방 인삼(人蔘)•목향(木香)•곽향(藿香)•침향(沈香)•진피(陳皮)•신국(神麴)•맥아(麥芽) 각 1돈, 정향(丁香) 5푼을 썰어서 1첩으로 지어 생강 5쪽, 자소(紫蘇) 5잎, 대추 3개를 함께 달여서 유모(乳母)가 식후에 유즙(乳汁)을 모두 짜서 없앤 다음에 마시고 누워서 아이에게 자주 약간씩 먹일 것이며, 너무 많아서는 안 된다. 만약 구토가 진정되면 바로 풍을 끊어야 하는데 팔선산(八仙散)을 먹이고 2일 뒤에는 다시 성비산(腥脾散)을 먹이는 것이 좋은 방법인 것이니 이와 같이 조리하면 낫지 않는 경우가 없다. 〈湯氏〉

※ 팔선산(八仙散)

효능 : 만경(慢驚)의 허풍(虛風)을 치료한다.

처방 천마(天麻)•백부자(白附子)•백화사육(白花蛇肉)•방풍(防風)•남성(南星)•반하국(半夏麴)•동과인(冬瓜仁)•전갈(全蝎) 각 2푼반에 천오(川烏) 1푼을 더해서 썰어 1첩으로 하고 생강 1, 대추 1, 박하(薄荷) 2잎을 넣어 물로 달여서 먹는다. 〈湯氏〉

※ 선갈산(蟬蝎散)

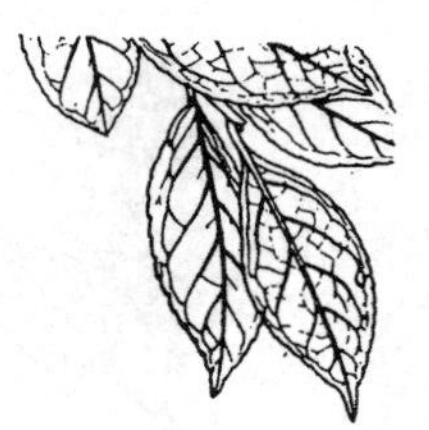
모새나무

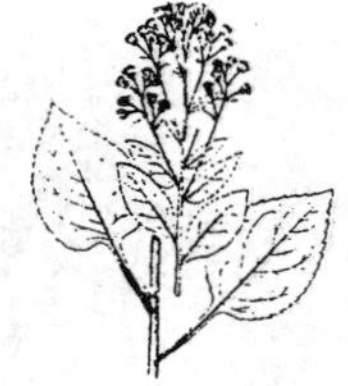
나래미역취

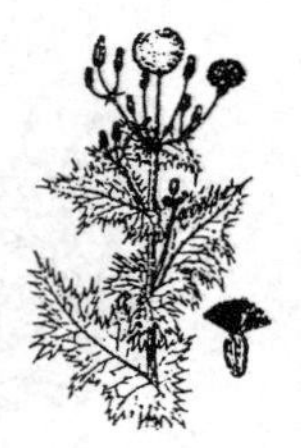
미국미역취

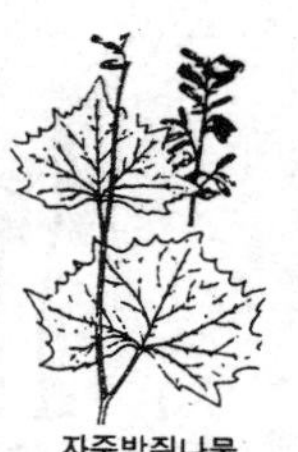
자주박쥐나물

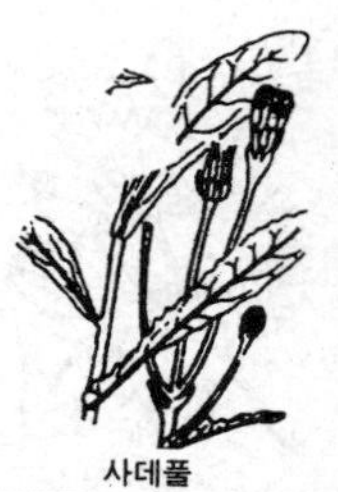
사데풀

효능 : 만경풍(慢驚風)에 양증(陽症)이 아직도 있는 증세를 치료한다.

처방 전갈(全蝎) 7개, 선퇴(蟬退) 21개, 남성(南星) 1개, 감초(甘草) 2푼반을 거친 가루로하여 매 1돈에 생강 3, 대추 2를 넣어 물로 달여서 먹는다. 〈入門〉

※ 오갈산(烏蝎散)

효능 : 만경풍(慢驚風)의 순음증(純陰症)에 토사부지(吐瀉不止)증세를 치료한다.

처방 사군자탕(四君子湯)에 천오(川烏) • 전갈(全蝎) • 남성(南星) 각 1돈을 더하여 생강 3, 대추 1을 넣어 물로 달여서 먹는다. 〈入門〉

※ 신효산(神効散)

효능 : 만경풍(慢驚風)을 치료한다.

처방 정향(丁香) 1개, 전갈(全蝎) 1개, 진사(辰砂) 1자를 가루로하여 남자 아이는 왼손 가운데 손가락의 피를 쓰고 여자 아이는 오른손 가운데 손가락 피를 약가루에 떨어뜨려서 아이의 입술에 바르면 바로 낫게 된다. 〈綱目〉

※ 관음산(觀音散)

효능 : 비(脾)가 곤(困)하여 설사를 많이 하고 젖을 먹지 않으며 정신이 혼곤(昏困)해서 사지(四肢)가 차고 만경(慢驚)이 되려는 증세를 치료한다.

처방 인삼(人蔘) • 백출(白朮) 각 2돈, 반하(半夏) • 천마(天麻) 각 7푼, 백복령(白茯苓) • 진피(陳皮) 각 5돈, 백편두(白扁豆) • 감초(甘草) 각 1푼을 썰어서 1첩으로 하고 생강 2, 대추 1, 곽향(藿香) 3잎을 넣어 물로 달여서 먹는다. 〈入門〉

※ 전갈관음산(全蝎觀音散)

효능 : 토사(吐瀉)후에 만경풍(慢驚風)이 된 증세와 또는 만경풍(慢驚風)을 치료한다.

처방 즉 앞의 처방에다 강활(羌活) • 방풍(防風) • 천마(天麻) • 전갈(全蝎)을 더한 것이다. 〈入門〉

※ 삼미천장자산(三味天漿子散)

효능 : 만경풍(慢驚風)을 치료한다.

처방 천장자(天漿子) • 백강잠(白彊蠶) • 전갈(全蝎) 각 3푼을 가루로하여 매 1자를 박하탕(薄荷湯)으로 섞어서 먹는다. 〈直小〉

※ 보비탕(補脾湯)

효능 : 치료 방법은 위에서와 같다.

처방 백출(白朮) 2돈3푼, 백작약주초(白芍藥酒炒) 1돈, 백복령(白茯苓) • 반하(半夏) 각 7푼, 진피(陳皮) • 황기밀수초(黃芪蜜水炒) • 인삼(人蔘) • 당귀(當歸) • 천궁(川芎) • 육두구외(肉豆蔻煨) • 건갈(乾葛) • 신국초(神麴炒) 각 5푼, 황련초(黃連炒) • 감초구(甘草炙) 각 3푼을 물로 달여서 천천히 먹는다. 〈醫鑑〉

※ 보생단(保生丹)

효능 : 치료 방법은 위에서와 같다.

처방 주사(朱砂) • 천마(天麻) • 백부자초(白附子炒) • 백강잠초(白彊蠶炒) • 전갈미초(全蝎微炒) 각 2돈, 건강포(乾薑炮) • 우황(牛黃) • 사향(麝香) 각 1돈을 가루로 하고 꿀로 마자(痲子)크기의 환으로하여 박하탕(薄荷湯)으로 3알을 복용시킨다. 〈直小〉

※ 연생단(延生丹)

효능 : 치료 방법은 위에서와 같다.

처방 남성포(南星炮) 2돈반, 주사(朱砂) • 우황(牛黃) • 강활(羌活) 각 1돈2푼, 사향(麝香) 6푼, 갈초(蝎梢) 7개, 백강잠(白殭蠶) 3개를 가루로하여 대추살에 녹두 크기의 환을하여 2알을 박하탕으로 복용시킨다. 〈直小〉

※ 삼출반하탕(蔘朮半夏湯)

효능 : 만경풍(慢驚風)에 모자(母子)가 함께 먹는다.

처방 인삼(人蔘) • 백출(白朮) 각 2돈, 반하(半夏) •

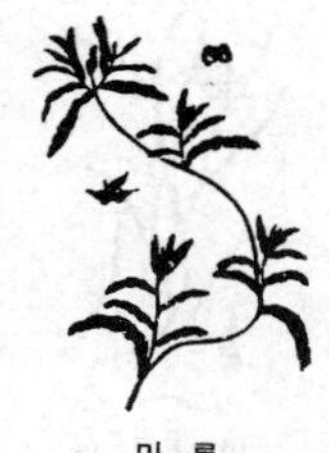
마 름

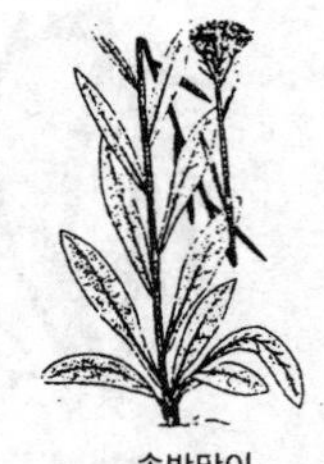
솜방망이

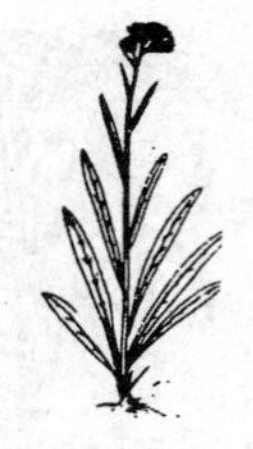
가는솜방망이

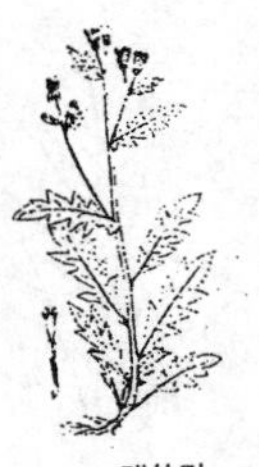
개쑥갓

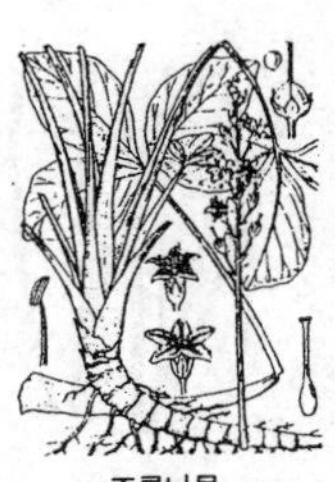
조름나물

천마(天麻) 각 7푼, 백복령(白茯苓), 진피(陳皮) 각 5푼, 세신(細辛)•박하(薄荷)•감초(甘草) 각 2푼, 전갈(全蝎) 볶은 것 1개를 썰어서 1첩으로 하고 생강 3쪽을 넣어 물로 달여서 먹는다. 〈正傳〉

❊ 방풍원(防風元)

효능 : 만경풍(慢驚風)을 치료한다.

처방 천마(天麻)•방풍(防風)•인삼(人蔘) 각 5돈, 전갈(全蝎)•백강잠(白殭蠶)•감초(甘草) 각 2돈반, 주사(朱砂)•웅황(雄黃) 각 2돈 7푼 반을 가루로하고 꿀로 가 시연밥 크기의 환을하여 인삼탕(人蔘湯)또는 동과인탕(冬瓜仁湯)으로 녹여서 먹는다. 〈得效〉

❊ 은백산(銀白散)

효능 : 만경풍(慢驚風)을 치료하는데 풍(風)을 없애주고 조위(助胃)를 한다.

처방 연육(蓮肉)•백편두(白扁豆)•백복령(白茯苓) 각 2돈, 백부자초(白附子炒)•인삼(人蔘)•천마(天麻)•전갈초(全蝎梢)•목향(木香)•곽향(藿香)•감초구(甘草炙) 각 1돈, 진미초(陳米炒) 3돈을 거친 가루로하여 매 2돈에 생강 2쪽과 동과인(冬瓜仁) 6알을 넣어 물로 달여서 먹는다. 〈得效〉

❊ 남성음(南星飮)

효능 : 만경풍(慢驚風)에 비(脾)가 곤(困)하고 가래침이 성해서 젖을 먹지 못하는 증세를 치료한다.

처방 대남성(大南星) 1개, 초적(炒赤)•동과인(冬瓜仁)•백편두강즙초(白扁豆薑汁炒) 각 3돈을 가루로하여 매 2돈에 생강 3쪽, 방풍(防風)약간을 넣어 물로 달여서 먹는다. 〈得效〉

❊ 쌍금환(雙金丸)

토사(吐瀉)가 오래 되서 비(脾)와 위(胃)가 허손(虛損)되고 손과 발이 궐냉(厥冷)되고 정신이 혼모(昏冒)하여 잠이 많으며 눈동자를 드러내고 입과 코의 기가 냉해서 만경(慢驚)이 되려는 증세를 치료한다. 금액단(金液丹)과 청주백원자(靑州白元子)를 등분 가루로하여 생강미음(生薑米飮)에 타서 먹이는데 많이 먹을 수록 좋으며 위급한 증세가 잘 낫고 이미 죽은 것도 살아나는 경우도 있으며 10에 8~9는 구할 수 있다.

금액단(金液丹)이 토사(吐瀉)로 사경이 된 증세를 치료하는데 많이 먹어야만 효과가 좋다. 〈綱目〉

금액단(金液丹)이 어린 아이의 토사(吐瀉)에 좋은 약이 된다. 〈入門〉

37. 경풍(驚風)의 치험(治驗)일 경우

한 어린 아이가 토사(吐瀉)하는 것을 보고 모든 의원들이 내리는 약을 써서 몹시 허하여 만경(慢驚)이 되었는데 그 증후가 혼수(昏睡)되면서 노정(露睛)하고 손과 발이 계종(瘈瘲)하고 몸이 찬 데 전씨(錢氏)가 과루탕(瓜蔞湯)을 썻더니 그 아이가 바로 눈을 감고 온몸이 따뜻해지며 대•소변을 못누는 것을 다른 의원이 또 하리(下利)할 약을 쓰니 전씨(錢氏)가 말하기를 「소변을 흐르게 하면 반드시 차가와질 것이다.」라고 하였더니 그 다음에 과연 차가와지는데 전씨(錢氏)가 다시 말하기를 「먹지 못하고 위(胃)가 허한데는 대·소변을 흐르게 하면 위(胃)가 함께 허해서 몸이 차고 눈을 감으면 바로 죽는 증세인데 이제 태기(胎氣)가 실(實)해서 쇠하지 않는 것이 다행한 것이라」하고 익황산(益黃散)과 사군자환(四君子丸)을 쓰니 바로 음식을 먹어도 또한 말을 못하는데 다른 의원이 실음약(失音藥)을 쓰니 다시 말하기를 이것은 양약(涼藥)으로 인해서 소변이 흐르고 비(脾)와 신(腎)이 같이 허해진 증세인데 이제 비(脾)는 벌써 실(實)했으나 신(腎)이 오히려 허하다 하고 육미지황환(六味地黃丸)을 썼더니 한 달만에 낫고 말을 잘 하게 되었다. 〈錢氏〉

38. 만경풍(慢驚風)이 불치증(不治症)일 경우

만경(慢驚)에 사지(四肢)가 궐냉(厥冷)하고 토사(吐瀉)를 하며 해수(咳嗽)하고 얼굴이 검으며 정신이 참담(慘澹)하고 위(胃)가 아프며 까마귀 소리를 하고 두 갈비에 기가 움직이며 입속에 백창(白瘡)이 나고 털이 곧추서며 머리를 흔들고 눈동자가 구르지 못하며 가래침이 끓고 천식(喘息)하면서 헐떡거리며 머리가 무르고 대•소변을 참지 못하며 손과 발이 한쪽이 끌어 당기는 증세는 모두 치료를 못한다. 〈醫鑑〉

휵(搐)하는 것 같으면서 휵(搐)이 심하지 않고 자는 것

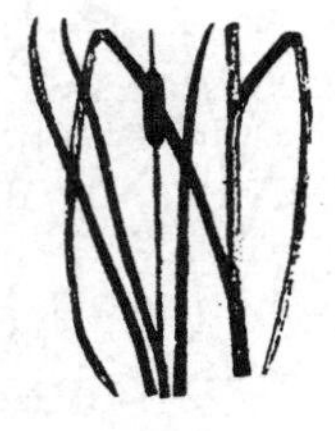
부 들

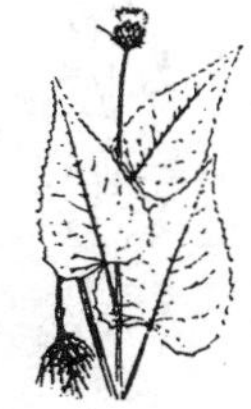
큰줄달개비

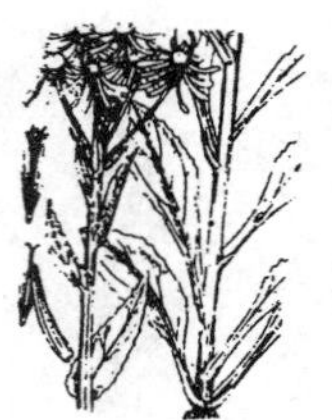
민솜방망이

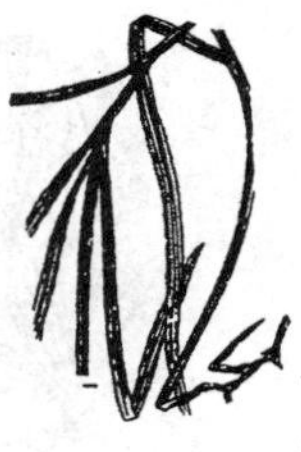
왕거머리말

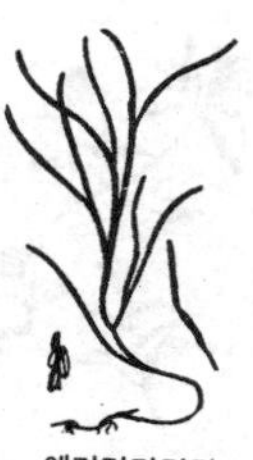
애기거머리말

같으면서 정신이 흐리며 사지(四肢)와 입속의 기가 모두 냉(冷)하고 자면서 눈동자를 드러내고 또는 위가 아프면 울고 까마귀 소리를 하는 것은 벌써 위태로와 진 증세이니 이것은 비(脾)와 위(胃)가 허손(虛損)됐기 때문이다. 〈寶鑑〉

만경(慢驚)에 숨이 끊어지려고 하는 데에 허담이 위를 치고 목구멍이 기(氣)를 끊으며 호흡히 굵고 크며 맥이 오는 것이 뜨고 촘촘하면 이것은 음(陰)이 허하고 양(陽)이 강하다는 것인데 잘못 양기(陽氣)가 회복된 것인줄 알고 준(峻)한 약을 써서 담(痰)을 내리면 담(痰)이 약을 따라 내리자 기(氣)가 담(痰)을 따라 끊어진다. 등잔의 기름이 모두 달아서 앞으로 불이 꺼지는 경우와 같은 증상인데 치료할 도리가 없다. 〈直小〉

39. 급·만경풍(急·慢驚風)의 통치약일 경우

비급환(備急丸)·우황포용환(牛黃抱龍丸)·보명단(保命丹)·지성보명단(至聖保命丹)·천금산(千金散)·성향산(星香散)·주분산(朱粉散)·탈명산(奪命散)·탐생산(探生散)을 쓴다.

※ 비급환(備急丸)

효능 : 급·만경풍(急·慢驚風)을 치료한다.

처방 5월 5일에 목이 흰 지렁이를 많으나 적으나 가리지 말고 잡아서 진흙을 씻고 불에 말려 가루로해서 주사말(朱砂末)을 등분으로 더하여 풀로 녹두콩 크기의 환을 지어서 금박(金箔)으로 겉을 입히고 매 1알을 백탕(白湯)으로 섞어서 먹는다.

또한 지렁이를 대나무 칼로 한 가운데를 끊어 급히 뛰는 놈은 급경(急驚)을 치료하고 천천히 뛰는 놈은 만경(慢驚)을 치료하는데 각각 주사(朱砂)가루를 넣고 짓이겨서 녹두콩 크기의 환을 지어서 따로 간수해 놓고 쓰면 신통하게 좋다. 〈丹心〉

※ 우황포룡환(牛黃抱龍丸)

효능 : 급(急)·만경풍(慢驚風)으로 담수(痰嗽)하고 휵증(搐症)이 왔다 갔다 하는 증세를 치료하면 능히 경계(驚悸)를 진정시키고 정신을 편하게 한다.

처방 우담남성(牛膽南星) 1냥, 천독황(天篤黃) 5돈, 웅황(雄黃)·진사(辰砂) 각 2돈반, 사향(麝香)·진주(眞珠)·호박(琥珀) 각 1돈, 우황(牛黃) 5푼, 금박(金箔) 10쪽을 거친 가루로하고 감초(甘草)달인 고약에 가시연밥 크기의 환을하여 금박(金箔)으로 겉을 입히고 3살 아이는 1알, 5살 아이는 3~5알을 박하탕(薄荷湯)으로 섞어서 복용시킨다.

이 처방문이 위의 진경환(鎭驚丸)과 같은데 무게나 양은 다르다. 〈醫鑑〉

※ 보명단(保命丹)

효능 : 급(急)·만경(慢驚)에 양증(陽症)이 아직 남아 있는 증세를 치료하니 자주 먹으면 신(神)을 편하게 하고 담(痰)을 소화시킨다.

처방 전갈(全蝎) 14개, 방풍(防風)·남성(南星)·선퇴(蟬退)·백강잠(白殭蠶)·천마(天麻)·호박(琥珀) 각 2돈, 백부자(白附子)·진사(辰砂) 각 1돈, 곽향(藿香) 5푼, 열이 있으면 우황(牛黃)·편뇌(片腦) 각 5푼을 더해서 가루로하여 맵쌀을 미음에 넣어 찧어서 같이 환약을 조자(皂子)크기로 하여 금박(金箔)으로 겉을 입히고 유즙(乳汁)또는 박하탕(薄荷湯)으로 1알을 녹여 먹는다. 〈入門〉

※ 천금산(千金散)

효능 : 급(急)·만경풍(慢驚風)을 치료하는데 비록 죽었다 해도 이 약을 먹여서 목구멍에 내려만 가면 바로 살아날 수가 있다.

처방 황련(黃連)·천마(天麻)·주사(朱砂) 각 4돈, 전갈(全蝎)·백강잠(白殭蠶) 각 3푼, 우담남성(牛膽南星)·감초(甘草) 각 2돈, 우황(牛黃)·용뇌(龍腦) 각 6리를 가루로하여 매 5~7리를 박하등심탕(薄荷燈心湯)으로 섞어서 먹는다. 〈回春〉

※ 성향산(星香散)

효능 : 급·만경풍(急·慢徑風)에 휵약(搐搦)하고 눈을 치뜨며 가래침이 끓은 증세를 치료한다.

처방 남성포(南星炮) 2돈반, 목향(木香)·귤홍(橘紅)

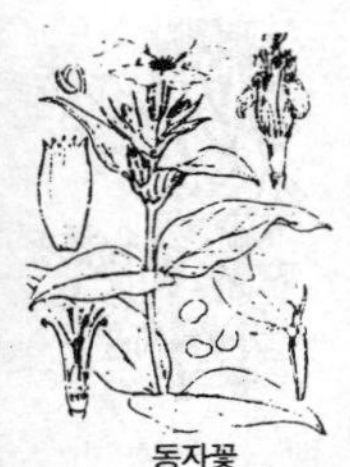
동자꽃

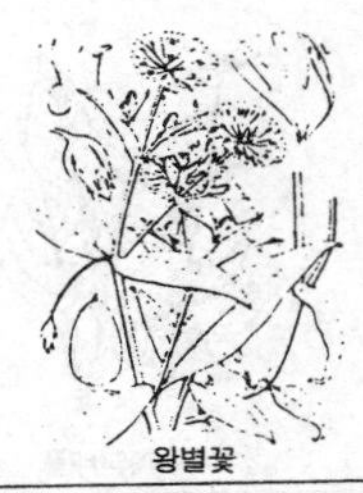
왕별꽃

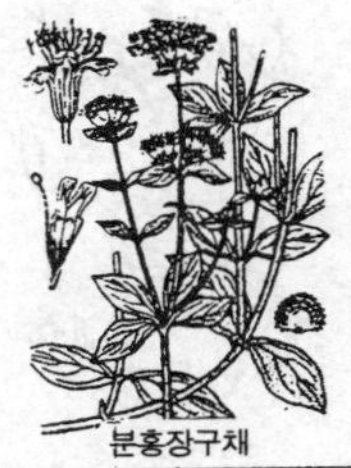
분홍장구채

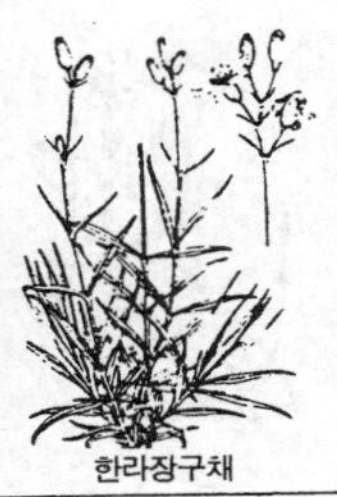
한라장구채

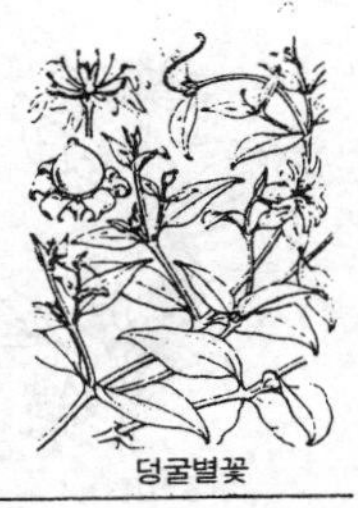
덩굴별꽃

각 1돈, 전갈(全蝎) 2개를 썰어서 1첩을 하고 생강 4쪽을 넣어 물로 달여서 자주 먹으면 대변으로 가래침이 빠지고 바로 낫는다. 〈得効〉

※ 주분산(朱粉散)

효능 : 급(急) • 만경(慢驚)을 치료한다.

처방 주사(朱砂) 1알, 경분(輕粉) 1쪽, 백강잠(白彊蠶) 7개를 먼저 잠(蠶)과 갈(蝎)을 약간 볶으고 식은 다음에 사(砂)와 분(粉)을 넣고 거친 가루로하여 어머니의 젖물에 섞어서 아이의 입안에 발라두면 바로 효과가 있다. 〈十三方〉

※ 탈명산(奪命散)

효능 : 풍담(風痰)을 없애니 급•만경(急慢驚)을 가릴 것 없이 담(痰)이 목구멍을 막아서 끓는 소리가 호수 소리와 같은 증세를 조연(潮涎)이라고 하는데 백약이 목구멍에 안 넘어 가고 명(命)이 경각(頃刻)에 있을 때에 이 약이 목구멍에 넘어가게만 하면 담(痰)이 바로 내려가고 만전의 힘이 생기고 천지의 조화를 뺏게 된다.

처방 청몽석(靑礞石) 1냥에 염초(焰硝) 1냥을 넣고 불에 사루어서 초(硝)가 모두 되고 몽석(礞石)이 금색과 같이 되면 거친 가루로하여 급경풍(急驚風)의 신열(身熱)에는 박하즙(薄荷汁)에 꿀을 넣어 섞어서 따뜻하게 먹으면 약이 담(痰)을 싸서 저절로 대변으로 나오는데 아교(阿膠)처럼 끈끈한 것이 즉 약의 공효가 된다. 다음에는 풍(風)을 없애고 열을 물리치며 경을 끊는 약을 먹는데 아주 위태로운 증세에는 이 약과 청주백원자(靑州白元子)를 다시 개어 생강즙에 섞어서 풀과 같이 끓여 꿀에 섞어서 먹으면 가래침이 아래로 내려서 뱃속으로 들어가게 되면 그 때는 사갈(蛇蝎) • 오공(蜈蚣) • 천오(川烏)등 약을 먹는다.

이 약이 급•만경(急•慢驚)에 담(痰)을 치료하는 성약(聖藥)이니 그릇에 물을 담아 그곳에 담(痰)을 토한 다음 이 약을 약간 떨어뜨리면 담(痰)이 바로 가라앉은 것을 눈으로 볼 수 있다. 목향탕(木香湯)으로 먹는 것이 좋다.

몽석(礞石)이 비록 담(痰)을 치료하나 위장(胃腸)에 좋지 못하니 목향(木香)으로 도와서 담(痰)을 싸고 변으로 나오며 장부(臟腑)를 움직이지 않으니 실지로 좋은 약임을 알 수 있다. 〈入門〉

※ 탐생산(探生散)

효능 : 급 • 만경풍(急慢驚風)에는 모든 약이 효과가 없는데 이 약을 코에 넣어 보면 죽고 사는 것을 판단한다.

처방 웅황(雄黃) • 몰약(沒藥) 각 1돈, 유향(乳香) 5푼, 사향(麝香) 1자를 가루로하여 코에 약간을 불어 넣어서 눈물과 콧물이 나오면 치료할 수가 있다. 〈醫鑑〉

※ 지성보명단(至聖保命丹)

효능 : 급 • 만경풍(急慢驚風)및 태경(胎驚)과 천조(天吊)를 치료한다.

처방 남성포(南星炮) 3돈〔담성(膽星)이 더욱 좋음〕, 백부자(白附子) • 방풍(防風) • 천마(天麻) • 선각(蟬殼) • 백강잠초(白彊蠶炒) 각 2돈, 사향(麝香)반돈, 전갈(全蝎) 14개를 가루로하고 밥으로 오동열매 크기의 환을하여 주사(朱砂)로 겉을 입히고 매 1알을 박하탕(薄荷湯)으로 녹여서 먹는다. 〈直小〉

40. 만비풍(慢脾風)일 경우

만비풍(慢脾風)이란 만경(慢驚)뒤의 토사(吐瀉)로 인해서 비(脾)를 손상하여 증세가 악화되면 모두 허한 곳으로 돌아가는 것을 비(脾)가 홀로 받게 되니 비풍(脾風)이라고 하는데 만약 풍(風)을 몰아내면 풍(風)이 없어지고 경(驚)을 치료하면 경(驚)이 없어지는데 단지 비(脾)속에 가래침이 응체(凝滯)해서 허열(虛熱)이 왔다 갔다 하고 취합(聚合)이 되니 비(脾)가 곤해서 기(氣)가 떨어지고 신(神)이 혼미(昏迷)한 속에 말하기를 「만풍(慢風)을 고치기기 어렵다」는 말이 바로 그것이다. 〈直小〉

눈을 감고 있으면 비풍(脾風)에 가까운 증세이다.

만경증(慢驚症)은 잘 살펴보는 것이 요긴한 것으로 눈동자가 어둡고 조용한 것이 무거우며 눈을 치뜨는 것과 사지(四肢)의 궐냉(厥冷)한 것 및 눈동자가 구르지 않는 것과 비록 굴러도 좌•우로 보지 못하는 것 및 땀이 나서 흐르는 것과 같은 증세가 모두 무거운 증세이며, 입과 눈이 검어지는 증세가 더욱 무거운 증세이고, 눈이 반은 검고 반은 뜬 증세는 앞으로 만비풍(慢脾風)이 되려는 증세

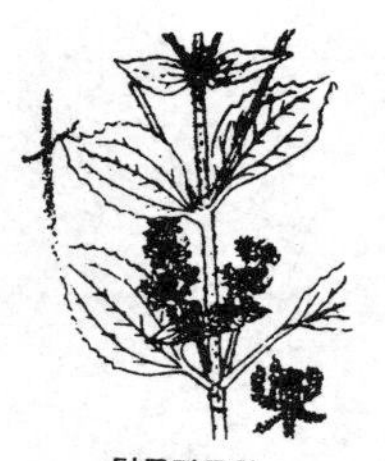
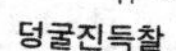
덩굴진득찰

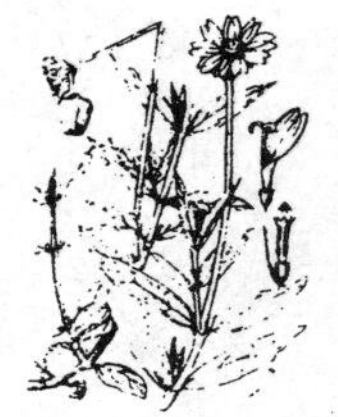
곰국화

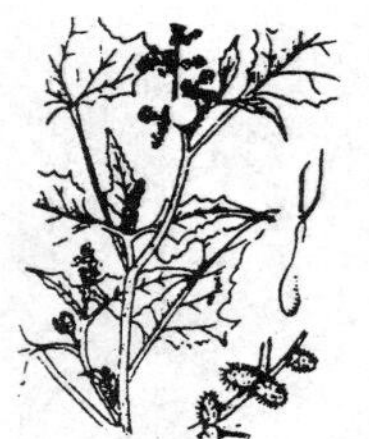
도꼬마리

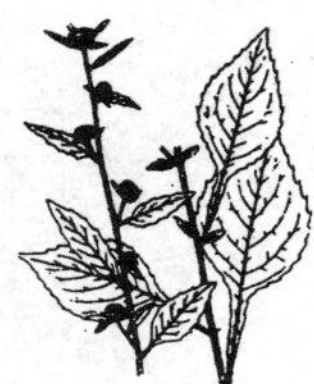
두메담배풀

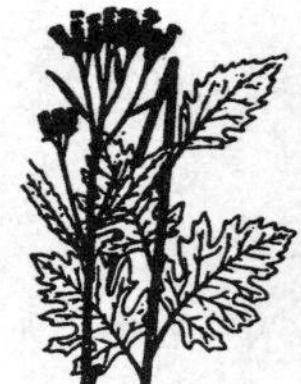
참수리취

로서 음기(陰氣)가 성하여 장(臟)속으로 전해 들어가고 양기(陽氣)가 벌써 결여된 증세이다. 비경(脾經)이 음(陰)에 들으므로 모든 증세가 차례차례로 비(脾)에 들어감으로써 만비풍(慢脾風)이라고 한다.

만경(慢驚)에 눈을 반은 뜨고 반은 감으면 만비풍(慢脾風)으로서 미리 고루 치료해야 된다.

만비풍(慢脾風)의 증상은 얼굴이 푸르고 이마에 땀이 나며 혀가 짧고 머리가 낮으며 눈을 감고 자면서 머리를 흔들고 혀를 토하며 자주 성취(腥臭)를 구토하고 입을 다물며 교아(咬牙)하고 손과 발이 약간 휵증(搐症)을 일으켜 거두지 못하고 또는 몸이 따뜻하기도 하고 차겁기도 하며, 사지(四肢)가 냉하고 그 맥(脈)이 잠겨서 가늘며 음기(陰氣)가 아주 성하고 위기(胃氣)가 몹시 허하게 되니 10에 1~2밖에 구하지 못하는 것이다. 대개 만경풍(慢驚風)으로 인해서 전변되는 것이니, 흑부탕(黑附湯)으로써 구하고 또 생부사군자탕(生附四君子湯)·갈부산(蝎附散)이 모두 좋다. 〈直小〉

만비풍(慢脾風)에는 부득이 약을 써야 하며, 그 위태함이 등잔에 기름이 닿아서 차츰 꺼지는 경우와 같은 증세인데 전씨(錢氏)가 금액단(金液丹)과 청주백원자(靑州白元子)를 반씩 합해서 갈고 반죽한 것을 박하탕(薄荷湯)에 1돈반을 섞어 먹으니 이것이 풍(風)을 끊고 양(陽)을 돌리게 된다. 〈直小〉

어린 아이의 머리가 비록 열이 있으나 안주가 청백하면 발이 차겁고, 머리가 비록 열은 있으나 또는 배가 가득차면 발이 차거우며, 머리가 비록 열이 있으나 설사하면 발이 차겁고, 머리가 비록 열이 있으나 구토하면 발이 차거우며, 머리가 비록 열이 있으나 목이 마르면 발이 차겁게 되는데 위와 같은 오증(五症)으로 인해서 휵(搐)을 짓는 것을 만비풍(慢脾風)이라고 하니 급히 보비익진탕(補脾益眞湯)에 전갈(全蝎) 1개를 더하거나 또는 전갈관음산(全蝎觀音散)을 쓴다. 〈直小〉

※ 흑부탕(黑附湯)

효능 : 만비풍(慢脾風)의 위태한 증세를 치료한다.

처방 부자포(附子炮) 3돈, 목향(木香) 1돈반, 백부자(白附子) 1돈, 감초구(甘草灸)반돈을 썰어서 2첩을 지어 생강 5쪽을 넣고 물로 달여서 숟갈로 떠 넣으면 손(手)과 발(足)이 따뜻해지고 깨어난다. 〈得効〉

※ 생부사군자탕(生附四君子湯)

효능 : 만비풍(慢脾風)에 위(胃)를 돕고 양(陽)을 돌려준다.

처방 사군자탕(四君子湯)의 재료에 생부자(生附子)가루를 등분으로 더해서 썰은 것 2돈에 생강 5쪽을 넣어 물로 달여서 입속에 넣어주면 잘 그친다. 〈錢氏〉

※ 갈부산(蝎附散)

효능 : 만비풍(慢脾風)에 양(陽)을 돌리고 담(痰)을 소화시켜준다.

처방 부자포(附子炮) 2돈, 남성포(南星炮)·백부자포(白附子炮)·목향(木香) 각 1돈, 전갈(全蝎) 7개를 썰어서 1돈에 생강 5쪽을 넣어 물로 달여서 먹는다. 〈得効〉

※ 보비익진탕(補脾益眞湯)

효능 : 만비풍(慢脾風)을 치료한다.

처방 정향(丁香)·목향(木香)·가자피(訶子皮)·진피(陳皮)·후박(厚朴)·초과(草果)·육두구(肉豆蔻)·백복령(白茯苓)·인삼(人蔘)·백출(白朮)·계지(桂枝)·반하(半夏)·부자포(附子炮)·감초구(甘草灸) 각 2푼, 전갈초(全蝎梢) 1개를 썰어서 생강 2, 대추 1을 넣어 물로 달여서 떠먹게 한 뒤 심장(心臟) 밑을 문질러서 힘을 도와준다. 〈綱目〉

41. 만비풍(慢脾風)의 불치증일 경우

몸이 차면서 끈끈한 땀이 나며 곧곧하게 누워서 시체와 같고 천수(喘嗽)하며 머리가 연하고 등이 곧으며 입을 다물고 머리를 흔들며 대·소변을 참지 못하고 입이 오므라지며 기(氣)가 굵고 담(痰)이 톱질하는 소리가 나는 증세는 모두 치료가 어려운데 드는 증세이다. 〈直指〉

만비풍(慢脾風)에 혹시 한 장기(臟氣)가 끊어져도 약을 쓰지 못하며 또 눈에 광채가 없고 손톱이 검으며 사지(四肢)가 드리워지고 오체(五體)가 차면 약을 쓰지 못한다. 〈直小〉

42. 천조경풍(天吊驚風)일 경우

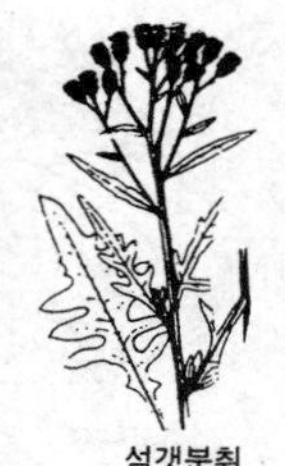
섬갯분취

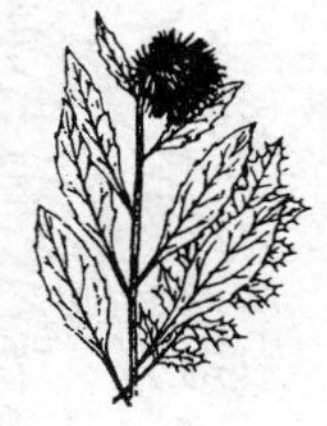
국화수리취

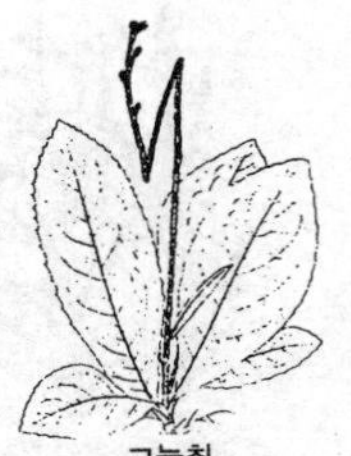
그늘취

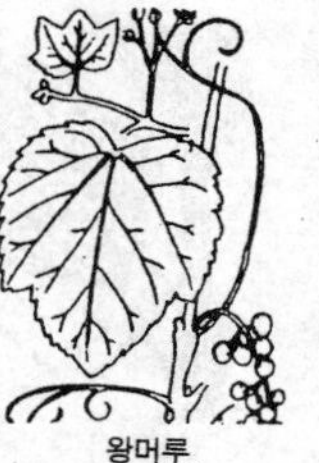
왕머루

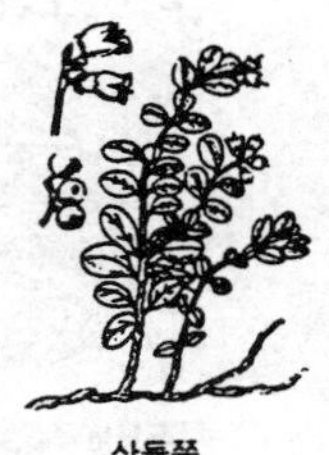
산들쭉

손진인(孫眞人)이 말하기를 「말을 타고 멀리 달리고 난 다음은 당연히 목욕을 하고 옷을 갈아 입은 다음에 영아(嬰兒)에게 가까이할 것이며, 그렇지 않으면 천조 급경(急驚)의 병이 되는 것이다.」라고 하였으며 전중양(錢仲陽)이 말하기를 「분예(糞穢)에 걸음하는 기(氣)로 하여금 영아(嬰兒)에게 가까이 하면 아이로 하여금 급경(急驚)과 풍휵(風搐)을 일으키게 한다.」고 하였다. 〈類聚〉

천조(天吊)란 역시 경풍(驚風)의 증세인데 다만 천조(天吊)가 일어날 때에 머리와 눈이 앙시(仰視)되는데 경풍(驚風)은 그러한 증세가 없다. 〈綱目〉

어린 아이가 계종(瘈瘲)해서 진정되지 못하고, 눈을 거듭뜨고 눈동자가 올라가서 신병(神病)과 같고 머리와 눈이 우러러 보며 손과 발이 견체(牽掣)하며 고기가 낚여 올라가는 것과 같고 심하면 손과 발톱이 푸른 증세는 소합향원(蘇合香元)을 먹인다.

이 증세는 유모(乳母)가 열독(熱毒)한 음식을 많이 먹어 심(心)과 폐(肺)를 열이 이기면 보명단(保命丹)을 쓰고 담(痰)이 이기면 포용환(抱龍丸)을 쓴다.

또한 경풍내조(驚風內釣)라는 증세가 있으니 배가 아프고 울기를 많이 하며 얼굴이 푸르고 입술이 검으며 뒤집히고 외신(外腎)이 부어서 소변이 뜨물과 같으며 눈에 붉은 선과 혈점(血點)이 있으니 즉 한기(寒氣)가 맺혀 있기 때문인데 조등고(釣藤膏)를 쓴다. 〈入門〉

❊ 구룡공연산(九龍控涎散)

효능 : 천조(天吊)를 치료한다.

처방 오공(蜈蚣) 1조를 술을 발라 굽고 납다(臘茶)•웅황(雄黃)•감초(甘草) 각 2돈, 유향(乳香)•천독황(天篤黃)•백반고(白礬枯)•형개수(荊芥穗) 각 1돈, 녹두(綠豆) 반은 볶고 반은 생으로 100알을 가루로하여 매 이른 아침에 인삼박하탕(人蔘薄荷湯)으로 약간씩 섞어서 먹는다. 〈醫林〉

❊ 조등산(釣藤散)

효능 : 치료 방법은 위에서와 같다.

처방 인삼(人蔘)•서각(犀角) 각 5푼, 전갈(全蝎)•천마(天麻) 각 2푼, 감초(甘草) 1푼을 썰어서 1첩으로 지어 물로 달여서 먹는다. 〈入門〉

일명 조등음(釣藤飮)인데 조등(釣藤) 1가지의 맛이 들어 있다.

❊ 조등고(釣藤膏)

효능 : 경풍내조증(驚風內釣症)을 치료한다.

처방 목향(木香)•강황(薑黃) 각 2돈, 유향(乳香)•몰약(没藥) 각 1돈반, 목별자육(木鼈子肉) 5개를 가루로 하여 꿀에 섞어서 고약을 만들어 가마솥에 넣어 두고 조등전탕(釣藤煎湯)이나 또는 박하탕(薄荷湯)으로 약간씩 고루 먹는다. 〈入門〉

43. 치경(痓痙)일 경우

치(痓)와 경(痙)도 역시 경풍(驚風)의 종류이다.

치(痓)라는 증세는 손과 발이 얼음처럼 차고 경(痙)이란 온몸이 뻣뻣한 증세이니 치(痓)와 경(痙)이 원래는 같은 병인데 당연히 양강(陽剛)과 음유(陰柔)로써 분별해야 된다. 강(剛)이란 땀이 있고 유(柔)란 증세는 땀이 없는데 그 증상은 지체가 뻣뻣하고 허리와 몸이 뒤집혀서 풍간(風癎)보다 더하니 대체로 치료하기가 어려운 것이다. 〈直小〉

몸이 연해서 수시로 깨어나는 것은 간(癎)이 되고 몸이 뒤집히고 뻣뻣하여서 활과 같고 불시에 깨는 증세는 치(痓)가 되는데 10에 1이 살기 어려운 증세이다. 〈湯氏〉

증후(症候)와 치료 방법은 풍문(風門)에 나와 있다.

44. 전간(巓癎)일 경우

경풍(驚風)에 세 번 걸리면 간(癎)이 되는 것인데 간(癎)이 되는 어린 아이의 나쁜 병인 것이다. 어른의 증세를 전(癲)이라 하고 어린 아이의 증세를 간(癎)이라 하는데 그 실상은 같은 병이다. 또 10살 위로는 전(癲)이라 하고 그 밑으로는 간(癎)이라고도 한다. 〈入門〉

경간(驚癎)이란 바로 급경(急驚)의 증세인데 그 증세가 일어날 때에는 땅에 엎어져서 소리를 지르고 깰 때에 거품을 토하는 증세이며, 급•만풍(急•慢風)은 소리를 내지 않고 거품을 토하지도 않는다. 〈綱目〉

간(癎)이란 갑자기 훈도(暈倒)해서 눈을 뻔히 뜨고 침을 흘리며 신기(神氣)가 울울(鬱鬱)하고 사지가 휵약(搐搦)하며 침묵하고 혼모(昏冒)해서 죽는 것도 산것과 같으며 고함을 지른 다음에 깨어난다. 〈直指〉

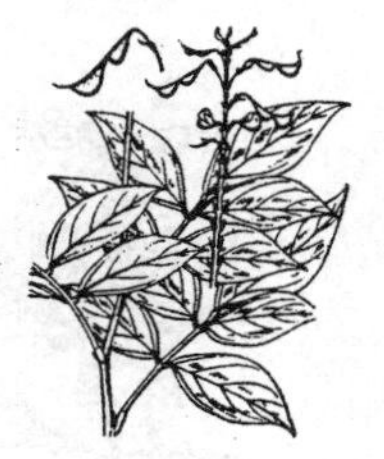

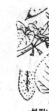

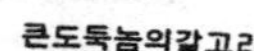
큰도둑놈의갈고리

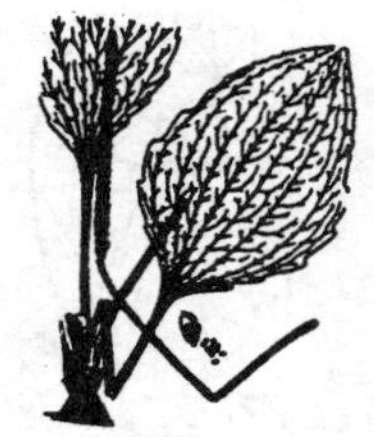
왕질경이

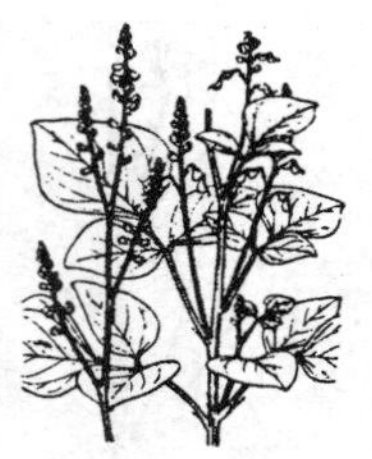
개도둑놈의갈고리

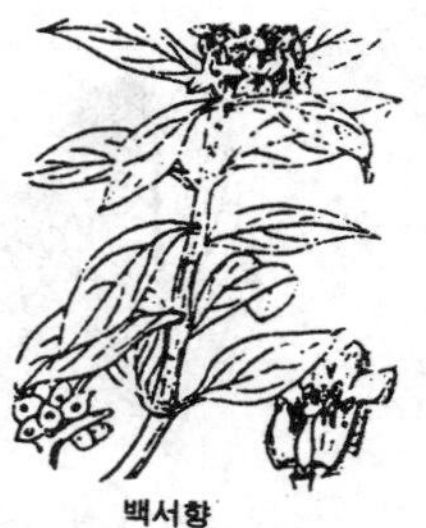
백서향

섬피나무

전씨(錢氏)의 치료 방법에 오간병(五癎病)이 오장에 관한 것으로써 오생환(五生丸)을 썼다.

치료 방법은 오직 경(驚)·풍(風)·식(食)의 3가지와 음(陰)·양(陽)의 2증세로 구별하여 치료한다.

경간(驚癎)이란 두려워하여 놀라는 일이 쌓여서 울며 소리를 지르고 황홀하게 되니 정백환(定魄丸)·침향천마탕(沈香天麻湯)을 쓴다.

풍간(風癎)이란 풍사(風邪)가 밖에서 침습(侵襲)하여 먼저 손가락을 굽혀서 무슨 물건을 헤아리는 것과 같이하며 일어나는 데 추풍거담환(追風祛痰丸)을 쓴다.

식간(食癎)이란 젖을 먹을 때에 놀라는 일들이 쌓여서 또는 벽(癖)이 되고 또는 대변에 신 냄새가 나는 데 자상환(紫霜丸)을 쓴다.

처음에는 몸에 열이 없고 손과 발이 청냉(靑冷)해서 견체(牽掣)하지 않고 부르짖지도 않는데 이것은 음간(陰癎)이며 치료하기가 쉬우니 용뇌안신환(龍腦安神丸)·청심곤담환(靑心滾痰丸)을 쓴다.

급경(急驚)으로 인해서 간질(癎疾)이 된 증세는 삼간단(三癎丹)을 쓰고, 만경(慢驚)으로 인해서 간질(癎疾)이 된 증세는 내복단(來腹丹)을 박하탕(薄荷湯)에 1~2알을 녹여서 먹이고 도와주면 바로 낫는다. 〈入門〉

또 태(胎)속에서 놀람을 당하여 귀뒤의 간질(癎疾)이 된 증세는 소단환(燒丹丸)을 쓴다.

간병(癎病)이 증세를 예방 하려면 귀뒤의 고골쯤에 반드시 푸른 무늬가 얽혀 있으니 이것을 발견하면 바로 손톱으로 뜯어서 피를 내고 울게 하여 기(氣)를 통하게 하면 미리 방비가 된다. 〈直小〉

※ 정백환(定魄丸)

효능 : 놀람으로써 간질(癎疾)을 일으킨 증세를 치료한다.

처방 인삼(人蔘)·호박(琥珀)·복신(茯神)·원지(遠志)·주사(朱砂)·천마(天麻)·석창포(石菖蒲)·천문동(天門冬)·산조인(酸棗仁)·감초(甘草)를 각 등분 가루로하여 꿀로 조자(皀子)크기의 환을하고 주사(朱砂)로 겉천을 입혀서 매 1알을 등심(燈心)·박하(薄荷)달인 물로 녹여서 먹인다. 〈入門〉

※ 침향천마탕(沈香天麻湯)

효능 : 어린 아이가 놀람으로 인해서 간질(癎疾)을 일으키고 휵증(搐症)을 일으키며 가래침이 막히며 눈에 흰 동자가 많으며 목과 등이 뻣뻣하고 목구멍 속에서 소리가 나며 신사(神思)가 흐린 증세를 치료한다.

처방 강활(羌活) 5푼, 독활(獨活) 4푼, 방풍(防風)·천마(天麻)·반하(半夏)·부자포(附子炮) 각 3푼, 침향(沈香)·익지(益智)·천오포(川烏炮) 각 2푼, 강설(薑屑)·당귀(當歸)·감초(甘草) 각 1푼반을 썰어서 1첩으로 지어 생강 3쪽을 넣고 물로 달여서 먹는데 먹기 전에 양교(兩蹻)의 맥에 각각 27장을 뜸을 한다. 〈寶鑑〉

※ 자상환(紫霜丸)

효능 : 식간(食癎)과 뱃속의 식적(食積)및 담벽(痰癖)에 있어서 젖을 토하고 현(晛)하는 증세를 치료한다.

처방 대자석(代赭石) 각 1냥, 파두(巴豆) 30알을 거죽과 기름을 버리고, 행인(杏仁) 50개 껍질과 끝을 버리고 먼저 행인니(杏仁泥)와 파두상(巴豆霜)에 2석가루를 넣어 잘 섞어서 4번을 찧어 고약처럼 되거든 꿀을 약간 넣고서 좋은 그릇속에 수저(收貯)해 두고 1달안의 아이는 마자(麻子)크기의 1알을 젖으로 개어 먹이고, 백일안의 아이는 작은 콩 크기로하여 먹인다.

식간(食癎)에 이 약을 쓰면 부작용이 없다. 대개 어린 아이가 열이 있으면 젖을 먹지 않고 자는 것이 편하지 못해서 언제나 경계(驚悸)를 잘 하는데 이러한 증세는 모두 간(癎)이 일어날 징후이니 바로 이 약으로 소도해서 그 위세를 덜어주면 경풍(驚風)과 조간(釣癎)의 아픔이 없는 것이다. 〈入門〉

또한 자석(赭石) 2돈, 파두(巴豆) 21알, 껍질과 기름은 버려고 행인(杏仁) 21개를 가루로하고 밥으로 쌀알 크기의 환을 하여 쓴다고 하였다. 〈錢乙〉

※ 삼간단(三癎丹)

효능 : 급경(急驚)이 간(癎)으로 된 증세를 치료한다.

처방 오공(蜈蚣) 1조, 우담남성(牛膽南星) 2돈, 전갈(全蝎)·방풍(防風)·백부자(白附子)·원지(遠志)·노회(蘆薈)·현호색(玄胡索)·진사(辰砂) 각 1돈, 사향(麝香) 1자, 금, 은박 각 3쪽을 가루로하여 풀로 오동열매 크

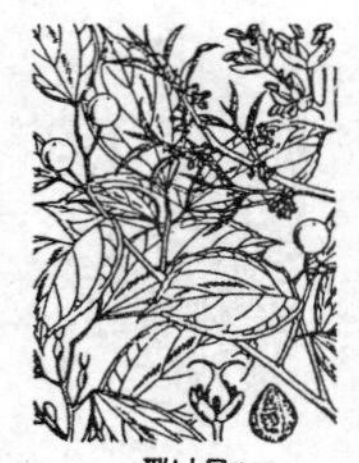
팽나무

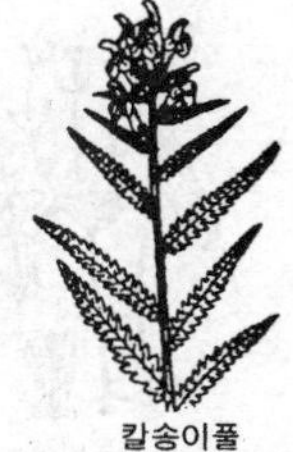
칼송이풀

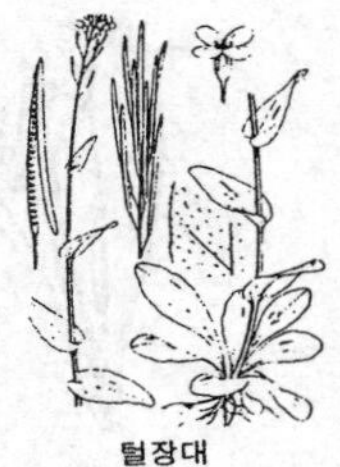
털장대

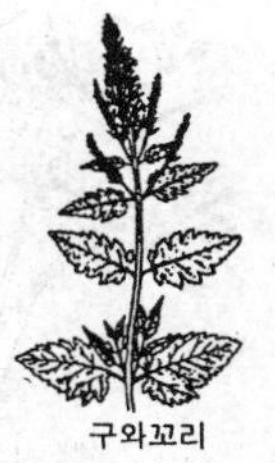
구와꼬리

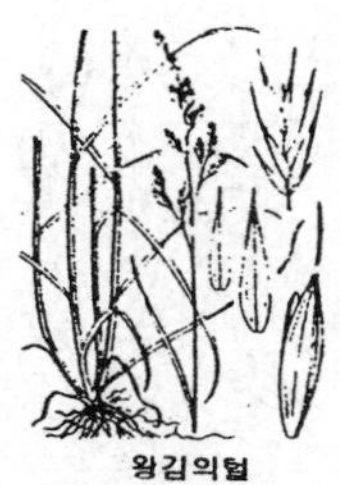
왕김의털

기의 환을하고 금, 은박으로 겉을 입혀서 매 1알을 박하탕(薄荷湯)에 넣어 녹여서 복용시킨다. 〈錢乙〉

45. 감병(疳病)일 경우

감(疳)이란 증세는 건하다는 뜻으로 수췌(瘦瘁)하고, 피가 적은 것이다. 20살 안의 아이들 증세를 감(疳)이라 하고, 20살 위의 증세는 노(勞)라고 하는데 모두가 기혈(氣血)이 허약하고 장부(臟腑)가 상(傷)을 받기 때문에 오장감(五臟疳)이 있는 외에 회감(蛔疳)•척감(脊疳)•뇌감(腦疳)•건감(乾疳)•감갈(疳渴)•종창감(腫脹疳)•무고감(無辜疳)•정해(丁奚)•포로(哺露)등의 증세가 있으니 치료 방법이 각각 다르다. 대부분 이러한 병은 젖먹이는 것이 정상을 잃고 비(肥)•감(疳)의 음식물을 알맞게 조절하지 않아서 장(腸)과 위(胃)가 쌓이고 막혀서 생기는 증세이므로 그의 증세가 머리의 가죽이 광급(光急)해서 모발이 타고 성글며 볼이 오므라지고 코가 마르며 입이 담(炎)하고 입술이 희며 두 눈이 어둡고 짓무르며 코를 비비고 눈을 닦으며 척골(脊骨)이 높아지고 몸이 무거우며 손톱을 긁고 이를 악물며 초건(焦乾)하면서 저절로 땀이나고 소변이 저절로 새면서 시고 배가 가득차면서 장(腸)이 울고 벽(癖)이 맺혀서 차차 열이나고 또는 창개(瘡疥)가 많이 나며 과과(瓜果)와 산함(酸鹹)및 탄미(炭米)와 니토(泥土)를 편벽하게 즐기고 물을 많이 마시는 것이다. 그러한 가운데도 신감(腎疳)이 가장 사람을 해하는 것이 빠르니 대개 신(腎)이 허해서 사(邪)를 받으면 감(疳)이 달려서 상초(上焦)에 오르기 때문에 말(馬)이 달리는 것으로 비유(譬諭)하였는데 처음에 입냄새가 나고 다음에 이가 검으며 잇몸이 무르녹고 더운 피가 아울러 나오며 심하면 이가 빠지는데 방법에 따라서 속히 치료해야 되고 비록 나았다 해도 이가 나지 않는 경우가 많다. 〈得効〉

감건(疳乾)•감갈(疳渴)•감로(疳勞)•감사(疳瀉)•감리(疳痢)•감종(疳腫)은 모두 위증(危症)이며, 회감(蛔疳)•뇌감(腦疳)•척감(脊疳)•무고감(無辜疳)•정해감(丁奚疳)•포로감(哺露疳)은 모두 오감(五疳)의 사증(死症)이니 그 이유는 오장(五臟)이 모두 병든 때문이다. 〈入門〉

대체로 감병(疳病)이란 증세가 당연히 냉열(冷熱)과, 비(肥), 수(瘦)를 분별해야 되는 증세인데 처음에는 비열감(肥熱疳)이 되고 오래 되면 수냉감(瘦冷疳)이 되며 냉(冷)과 열이 번갈아 일어나는 증세는 냉열감(冷熱疳)이 되는 것이니 이러한 증세를 잘 구별해서 치료해야 한다. 〈錢乙〉

감병(疳病)이란 대부분 비감(肥疳)한 것을 많이 먹고 일어나는 것이므로 병 이름을 감(疳)이라고 한다. 〈正傳〉

아이의 대변 빛이 희고 소변이 탁해서 쌀뜨물과 같은 증세가 바로 감병(疳病)인 것이다. 〈回春〉

모든 감(疳)이 대체로 본장(本臟)에 의해서 그 어머니를 보해야 하는데 가령, 하루안에 일어나서 차차 더운 것은 심허(心虛)의 열이니 간(肝)이 심(心)의 어머니가 되기 때문에 방법에 따라 당연히 먼저 간모(肝母)를 보하여 간(肝)이 실(實)한 다음에 심(心)을 사(瀉)하면 심(心)이 기(氣)를 얻어서 속이 편하고 열이 저절로 물러나면서 낫게 된다. 〈錢乙〉

46. 오장감(五臟疳)일 경우

1은 간감(肝疳)이니 그 증세가 머리를 흔들고 눈을 비비며 흰 막이 눈동자를 가리고 얼굴을 가리우면서 눕고 살색이 푸르고 누르며 머리털이 곧추서며 힘줄이 푸르고 뱃 속이 적취(積聚)하며 설사가 잦고 많으며 차차 이수(羸瘦)하는 증세이다. 또는 간감(肝疳)을 일명 풍감(風疳)이라고 하는데 흰 막이 눈동자를 가리고 또는 새눈과 같이 되고 어둠 컴컴하다.

2는 심감(心疳)이니 그 증세는 혼신(渾身)이 장열(壯熱)하고 토(吐)와 이(利)가 정상이 아니고 볼이 붉으며 얼굴이 누르고 입과 코에 부스럼이 나고 설사 증세가 오랫동안 낫지 않으며 피고름이 내리고 때때로 허경(虛驚)하는 증세이다. 또 심감(心疳)을 일명 경감(驚疳)이라고 하는데 곤고(困苦)하면서 배에 푸른 힘줄이 많고 젖을 많이 먹지 못해도 심(心)과 복(腹)이 가득차고 얼굴색이 시들어 노랗게 뼈만 남아 털이 초고(焦枯)하며 젖과 음식이 소화가 안 되고 진흙을 즐겨 먹고 설사가 신 냄새가 많은 증세이다. 또한 비감(脾疳)을 일명 식감(食疳)이라고 하는데 얼굴 빛이 누르고 배가 크며 진흙을 즐겨 먹고 몸에 창개(瘡疥)가 있다.

4는 폐감(肺疳)이니 그 증세는 해수(咳嗽)하고 기(氣)가 역하며 거죽과 털이 초건(焦乾)하고 코를 비비며 손톱을 물어 뜯고 열이 많으며 증한(憎寒)해서 입과 코에 부스럼이 나고 설사를 자주 하며 대변에 쌀알이 섞여 나오고 피부에 좁쌀같은 것이 나는 증세이다. 또한 폐감(肺疳)

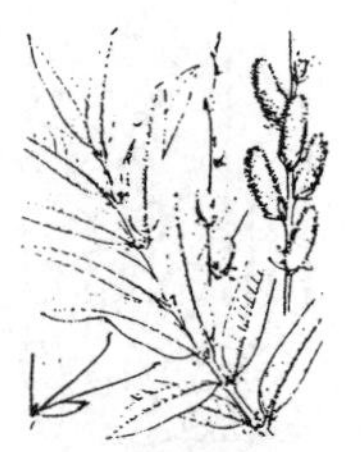
닥장버들

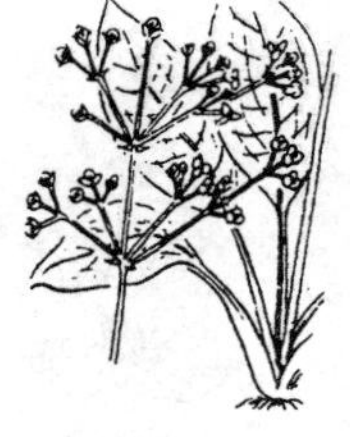
택 사

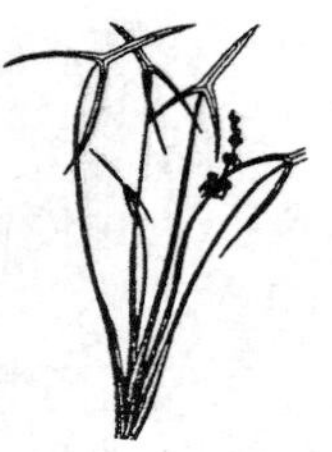
보 풀

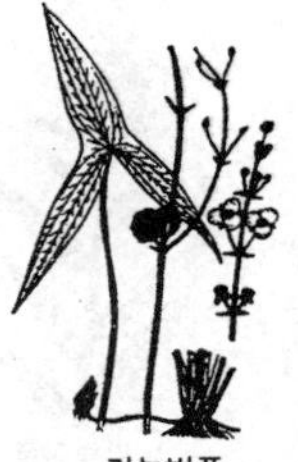
가는벗풀

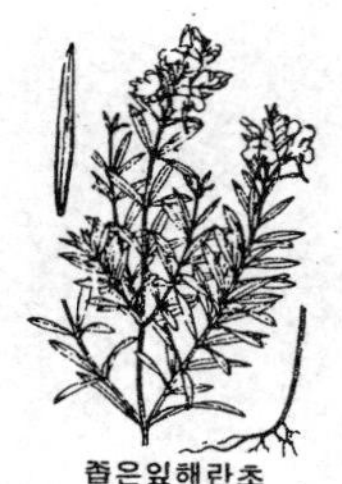
좁은잎해란초

을 일명 기감(氣疳)이라고 하는데 해수(咳嗽)하고 기(氣)가 급하며 입과 코에 부스럼이 난다.

5는 신감(腎疳)이니 그 증세는 기육(肌肉)이 사라져서 여위고 잇몸에 부스럼이 나며 한(寒)과 열(熱)이 오고가고 뇌(腦)가 열이 있어 불과 같고 다리가 냉해서 얼음과 같으며 젖을 잘 먹지 못하고 설사가 잦은 증세이다. 또한 신감(腎疳)을 일명 급감(急疳)이라고 하는데 오감(五疳) 속에 가장 급하는 증세로 즉 주마아감(走馬牙疳)이라는 것이며 또 골감(骨疳)이라고도 하는데 찬 땅바닥에 눕기를 좋아하는 증세이다.

심감(心疳)은 혀가 마르고 간감(肝疳)은 우는 것이 마르며 비감(脾疳)은 입이 마르고 폐감(肺疳)은 소리가 마르며 신감(腎疳)은 소변이 마르는데 연담환(連膽丸)을 두루 쓴다. 〈入門〉

※ 오감보동원(五疳保童元)

효능 : 오장감(五臟疳)을 치료한다.

처방 황련(黃連) • 백선두〔白鱔頭: 없으면 무이(蕪荑)를 대신 쓴다〕 • 초용담(草龍膽) • 오배자(五倍子) • 청피(靑皮) • 야명사초(夜明砂炒) • 고연근(苦練根) • 웅황(雄黃) • 사향(麝香) • 청대(靑黛) • 천장자(天漿子) • 웅담(熊膽) • 노회(蘆薈) • 호황련(胡黃連) 각 2돈반, 섬두(蟾頭) 1개, 구황(灸黃)을 가루로하고 밥으로 환을 마자(麻子)크기로하여 1살 아이는 미음으로 1~2알을 복용시킨다. 〈局方〉

※ 감적병(疳積餠)

효능 : 오감(五疳)의 모든 적(積)을 치료한다.

처방 사군자육(使君子肉) 1냥, 백출(白朮) • 황련(黃連) 각 3돈, 청피(靑皮) • 진피(陳皮) • 산사육(山楂肉) • 신국초(神麴炒) • 맥아초(麥芽炒) • 삼릉외(三稜煨) • 봉출외(蓬朮煨) • 목향(木香) 각 2돈반, 축사(縮砂) • 빈랑(檳榔) • 육두구(肉豆蔻) • 가자육(訶子肉) • 감초구(甘草炙) 각 2돈, 회향초(茴香炒) • 천련육(川練肉) • 야명사초(夜明砂炒) 각 1돈반, 건섬(乾蟾) 1개를 가루로하고 백면(白麵) 3근을 노랗게 볶아서 사당(砂糖) 5냥과 같이 달인 물에 섞고 떡처럼 매 1돈 무게로 만들어서 매 2~3개 떡을 씹어서 미음(米飮)으로 복용시킨다. 〈醫鑑〉

※ 연담환(連膽丸)

효능 : 5가지의 건감(乾疳)을 치료한다.

처방 황련(黃連) 5돈을 저담즙(猪膽汁)에 담가 과루근(瓜蔞根) • 오매육(烏梅肉) • 연육(蓮肉) • 행인(杏仁) 각 2돈을 가루로하여 우담즙(牛膽汁)에 반죽하고 섞어서 환을 마자(麻子) 크기로 하여 매 15알을 오매(烏梅) • 생강 • 꿀 달인 탕으로 복용시킨다. 〈入門〉

※ 소감환(消疳丸)

효능 : 오감(五疳)을 치료한다.

처방 창출(蒼朮) • 진피(陳皮) • 후박(厚朴) • 지각(枳殼) • 빈랑(檳榔) • 신국초(神麴炒) • 산사육(山査肉) • 맥아초(麥芽炒) • 삼릉외(三稜煨) • 봉출외(蓬朮煨) • 축사(縮砂) • 황연초(黃連炒) • 호황련(胡黃連) • 무제(蕪荑) • 사군자(使君子) • 노회(蘆薈)를 각 등분 가루로하고 떡을 쪄서 탄자 크기의 환을하여 1알을 미음(米飮)으로 녹여서 복용시킨다. 〈回春〉

47. 제감(諸疳)일 경우

열감(熱疳) • 냉감(冷疳) • 냉열감(冷熱疳) • 회감(蛔疳) • 뇌감(腦疳) • 척감(脊疳) • 주마감(走馬疳) • 무고감(無辜疳) • 정계감(丁奚疳) • 포로감(哺露疳)등이 있고 또 감갈(疳渴) • 감리(疳痢) • 감종(疳腫) • 감창(疳瘡) • 감노(疳勞) • 감사(疳瀉)등 모든 증세가 있다. 〈諸方〉

◎ 열감(熱疳)

감병(疳病)이 처음 일어나면 볼이 붉고 입술이 타며 조열(潮熱)이 불과 같고 대변이 비삽(秘澁)할 때는 호황연환(胡黃連丸)을 쓴다. 〈入門〉

열감(熱疳)은 누르고 여위며 참새눈으로 어둡고 또는 부스럼이 나는데 오복화독단(五福化毒丹) • 국방용담원(局方龍膽元)을 쓴다. 〈入門〉

◎ 냉감(冷疳)

감병(疳病)이 오래 되면 눈이 붓고 얼굴이 검으며 배가 부르고 활설(滑泄)이 푸르며 또는 희고 또는 더러운 기름과 같으니 지성환(至聖丸)을 쓴다. 〈入門〉

냉감(冷疳)은 목이 마르고 찬 땅바닥에 눕기를 좋아하며 번조(煩躁)하고 울부짖으며 대변이 활설(滑泄)하여

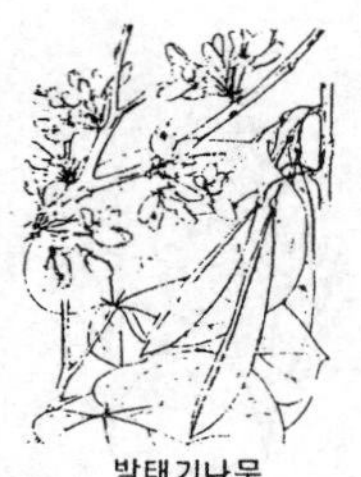
박태기나무

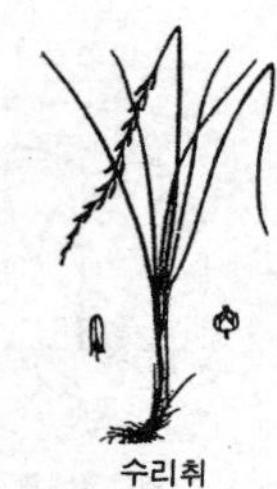
수리취

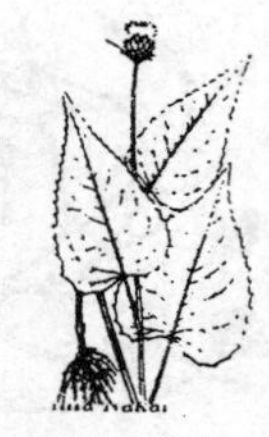
가는개수염

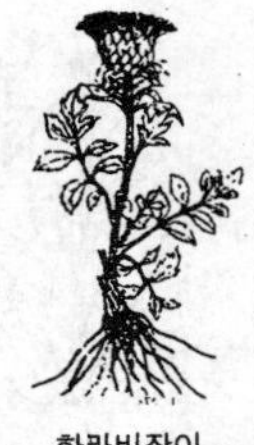
한라비장이

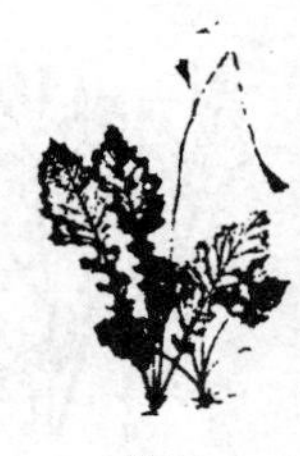
세네가

차차 이수(羸瘦)하는데 목향환(木香丸)•사군자환(使君子丸)을 쓰고 감(疳)이 안에 있으면 눈이 붓고 배가 부르며 이색(痢色)의 청백이 일정치 않고 차차 여위어지는데 이것은 냉증(冷症)이다. 〈錢乙〉

◎ 냉열감(冷熱疳)

냉열(冷熱)이 서로 작용해서 새것도 아니고 오래된 것도 아니며 당연히 적(積)을 소멸시키고 위(胃)를 온화하게 하며 자혈(滋血)을 하고 조기(調氣)해야 되는 데 여성환(如聖丸)을 쓴다. 〈錢乙〉

◎ 회감(蛔疳)

젖이 떨어진 다음이나 밥과 고기 음식을 너무 일찌기 먹어서 감비(甘肥)를 너무 많이하면 회충이 생기고 울기를 잘하며 거품을 토하고 배가 아프며 입술이 붉고 회(蛔)가 비록 식충(食蟲)에 드는 것이나 움직이지 못하는데 움직이면 입과 코로 좇아 나오니 치료가 어렵고 대개 감적(疳積)이 오래 되면 반드시 벌레가 있으니 하충환(下蟲丸)을 먹어야 된다. 〈入門〉

◎ 뇌감(腦疳)

뇌감(腦疳)이란 코가 가렵고 모발이 곧추서며 얼굴이 누르고 여위게 된다. 〈聖惠〉

머리 가죽이 광급(光急)하고 머리털이 곧추서며, 또는 머리에 부스럼이 나고 종기가 정문(頂門)에 나서 눈의 힘을 덜고 목이 연하며 거꾸러져서 여위지 않으니 부자생(附子生)•천남성(天南星)을 가루로하여 생강즙에 섞어서 아픈 곳에 붙이고 즉어담즙(鯽魚膽汁)을 콧속에 떨어뜨려 넣으면 3~5일 동안에 효과가 난다. 〈湯氏〉

뇌감(腦疳)은 두창(頭瘡)이 떡처럼 덮어서 일어나 뇌(腦)가 열이 있어 불과 같고 정문(頂門)이 부어서 부풀고 온몸에 땀이 많으니 용담환(龍膽丸)을 쓴다.

◎ 척감(脊疳)

어린 아이의 감적(疳積)이 차차 여위고 누르며 등을 두드리면 북소리가 나고 등 뼈가 톱날과 같으니 노회환(蘆薈丸)•노성고(露星膏)를 쓴다. 〈湯氏〉

척감(脊疳)은 벌레가 등골을 먹어서 뼈가 톱날과 같고 등을 두드리면 북소리와 같이 나고 열 손가락의 등에 부스럼이 나며 손톱을 자주 물어뜯고 번열(煩熱)이 되며 노랗게 여위고 설사하는 증세에는 노회환(露薈丸)을 쓴다. 〈入門〉

◎ 주마감(走馬疳)

신감(腎疳)이라고도 하고 또는 급감(急疳)이라고도 하는데 두(痘)를 앓은 다음에 남은 독이 있는 데 다시 유식(乳食)의 감미(甘味)를 잘 조절하지 못해서 비(脾)에 들어가 벌레가 되어서 위로 잇몸을 먹으면 입에 부스럼이 나고 피가나며 취기(臭氣)가 나고, 심하면 잇몸이 썩으며 이가 빠지고 볼에 구멍이 나는 증세를 주마감(走馬疳)이라고 하는데 양명(陽明)의 열기(熱氣)가 위로 달리기를 말과 같이해서 아래로 위장(胃腸)을 먹으면 설사를 하고 항문(肛門)이 무르녹으며 또 뇌(腦)가 열이 있어 살을 깎고 손과 발이 얼음과 같으며 손톱과 얼굴이 검고 심하면 천주골(天柱骨)이 거꾸러지는데 신기환(腎氣丸)에 사군자(使君子)•천연육(川楝肉)을 더해서 쓴다. 〈入門〉

주마아감(走馬牙疳)에는 유향환(乳香丸)•입효산(立効散)•동청산(銅靑散)•뇨백산(尿白散)을 쓴다. 〈銅目〉

◎ 무고감(無辜疳)

무고감(無辜疳)의 증세는 얼굴이 누르며 털이 곧고 수시로 열이 심하며 음식을 먹어도 살이 나지 않고 경락(經絡)에 쌓이기를 오래해서 결국 죽게 되는데 하늘에 새가 무고(無辜)라는 것이 있고 낮에는 엎드려 있으며 밤이 되면 날아 다니다가 아이가 있는 집 뜰안의 아이의 의복(衣服)을 씻어서 널어놓은 데다 날개를 떨어뜨리거나 더럽힌 것을 아이가 입으면 갑자기 이 병에 걸리는 것이다.

또한 뇌(腦)의 뒤에 뼈가 생기는데 처음에는 연하고 아픔을 느끼지 못하던 것이 그 속에 벌레가 있어 쌀가루와 같은 것이 쌓여 있으니 속히 터지지 않으면 열기(熱氣)가 차차 더해지고 벌레가 기혈(氣血)을 따라 흘러서 흩어지며 장부(臟腑)를 먹고 기육(肌肉)에 부스럼이 나며 또는 대변이 피고름을 설사하여 여위어서 누르고 몸이 커지며 곧추서서 손과 발이 가늘고 약한 증세에 월섬환(月蟾丸)•십전단(十全丹)•이련환(利連丸)을 쓴다. 〈綱目〉

◎ 정계감(丁奚疳)

정계(丁奚)란 배가 크고 목이 가늘며 누르고 여윈 증세이다. 정(丁)이란 것은 손과 발의 목이 아주 작고 영정(伶丁)한 것이며, 계(奚)라는 것은 배가 큰 것이니 또는 곡징(穀癥)이 생겨서 생쌀과 토탄(土炭)등을 즐겨 먹으니 십전단(十全丹)•포대환(布袋丸)을 쓴다. 〈入門〉

◎ 포로감(哺露疳)

허열(虛熱)이 오고가며 두골(頭骨)이 분해되며 음식을 먹고 나면 벌레를 토하며 번갈(煩渴)하고 구홰(嘔噦)하며 뼈가 여위어서 드러나고 얼굴이 여위는데 대개 정계(丁奚)와 포로(哺露)란 증세는 모두 비위가 오래 허함으

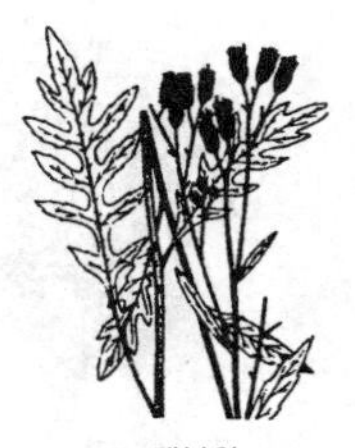
개분취

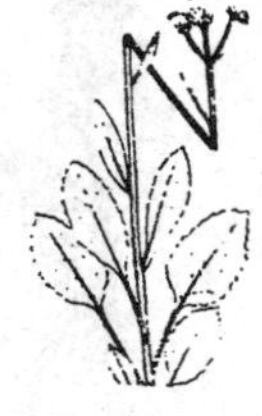
백두솜나물

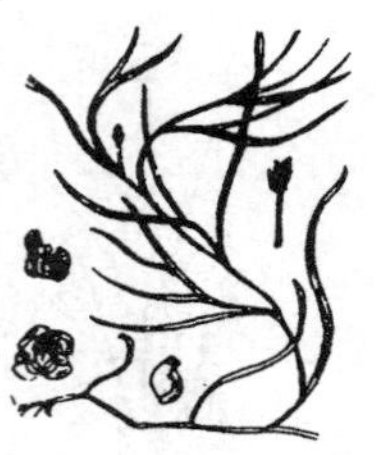
애귀리

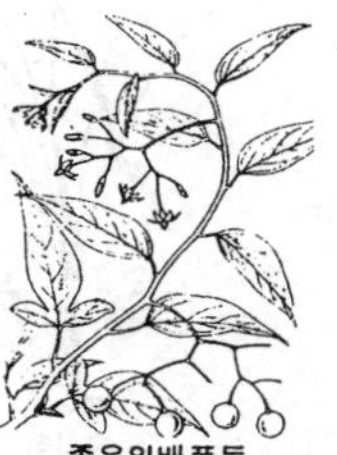
좁은잎배풍등

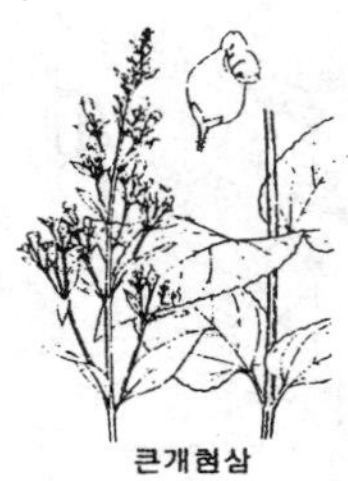
큰개현삼

로 인해서 형체가 여위고 사라진 것이며 또한 태(胎)속에서 받는 경우도 있는 것이니 모두 무고감(無辜疳)의 종류로써 치료가 어려운 경우도 서로 같다. 역시 십전단(十全丹)•포대환(布袋丸)을 쓴다. 〈入門〉

◎ 감갈(疳渴)

감병(疳病)은 낮에는 번갈(煩渴)해서 물을 마시고 젖과 식물(食物)을 먹지 못하며 밤에는 목마르는 증세가 그치는데 연담환(連膽丸)을 쓴다. 〈入門〉

◎ 감로(疳勞)

골증(骨蒸)하고 조열(潮熱)해서 식은 땀이 나고 해수(咳嗽)하며 설사하고 배가 뻣뻣하여 돌과 같으며 얼굴빛이 은(銀)과 같으니 치료하지 못하는 증세인데 연담환(連膽丸)에 하마회(蝦蟆灰)를 더해서 구하는 것이다. 〈入門〉

◎ 감사(疳瀉)

몸이 여위고 얼굴이 누르며 창개(瘡疥)가 나고 또는 진흙을 먹고 푸르고 희며 누른 거품, 또는 구니(垢膩) 또는 진흙 같은 것을 설사하는데 지성환(至聖丸)을 쓴다. 〈入門〉

◎ 감리(疳痢)

감(疳)이 안에 있으면 눈갓이 붓고 배가 가득차며 설사한 색이 정상이 못되는 것이다. 〈錢乙〉

감리(疳痢)의 황•백과 적(積)을 설사하고 또는 5가지 색이 보이며 사(瀉)하는 것이 때와 한도가 없으며 차차 여위게 되는 데 사군자환(使君子丸)•목향환(木香丸)을 쓴다. 〈錢乙〉

◎ 감종(疳腫)

어린 아이의 감병(疳病)이 허한 속에서 적(積)이 있고 몸과 생굴이 부종(浮腫)하고 복두(腹肚)가 크게 부르는데 비아환(肥兒丸)을 쓰고 심하게 부르는 증세는 갈환자(褐丸子)를 쓴다. 〈錢乙〉

◎ 감창(疳瘡)

비감(脾疳)과 신감(腎疳)이 모두 창개(瘡疥)가 나고 무고감(無辜疳)은 벌레가 흘러 흩어져 기부(肌膚)에 부스럼이 나고 폐감(肺疳)은 코에 부스럼이 나는 것이다.

감병(疳病)으로 온몸에 부스럼이 나는 것은 벌레가 피부를 먹기 때문이니 노회환(蘆薈丸)•월담환(月膽丸)•화닉환(化䘌丸)•저두황련환(猪肚黃連丸)•옥섬산(玉蟾散)•세감창약(洗甘瘡藥)등을 쓴다. 〈入門〉

※ 호황련환(胡黃連丸)

효능 : 열감(熱疳)을 치료한다.

처방 호황련(胡黃連)•황련(黃連) 각 5돈, 주사(朱砂) 2돈반을 가루로하여 저담(猪膽)속에 넣고 담장수(淡漿水)를 사조(砂銚)에 넣어 태(胎)를 달고 한나절 달인 다음에 끄집어 내어 노회(蘆薈)•청대(靑黛)•하마회(蝦膜灰) 각 2돈, 사향(麝香) 1푼을 넣고 가루로하여 밥으로 마자(麻子)크기의 환을지어 미음(米飮)으로 3~5알, 내지 10~20알을 녹여서 먹는다. 〈入門〉

※ 오복화독단(五福化毒丹)

효능 : 열감(熱疳)에 참절(瘡癤)이 많이 나고 또 두창(痘瘡)의 남은 독으로 인해서 입과 이로부터 침과 피의 취기(臭氣)가 나며 또는 참새눈이 밤에 물건을 보지 못하는 증세를 치료한다.

처방 현삼(玄蔘) 1냥, 길경(桔梗) 8돈, 인삼(人蔘)•적복령(赤茯苓)•마아초(馬牙硝) 각 5돈, 청대(靑黛) 2돈반, 감초(甘草) 1돈, 사향(麝香) 5푼, 금•은박(金銀箔) 각 8돈을 가루로하고 꿀에 섞어서 매냥에 12알의 환을 만들고 금•은박으로 겉을 입혀서 매 1알을 1살 아이에게는 4번을 먹이되 박하탕(薄荷湯)으로 녹여서 복용시키거나 작속미(雀粟米)의 뜨물에 녹여서 먹는다. 〈丹心〉

※ 용담원(龍膽元)

효능 : 열감(熱疳)을 치료한다.

처방 용담초(龍膽草)•황련(黃連)•청피(靑皮)•사군자(使君子) 각 등분 가루로하여 저담즙(猪膽汁)에 섞어서 환약을 나복자(蘿葍子)크기로 하여 끓인 물로 10~20알을 먹는다. 〈局方〉

※ 지성환(至聖丸)

효능 : 냉감(冷疳)을 치료한다.

처방 목향(木香)•후박(厚朴)•사군자(使君子)•진피(陳皮)•육두구(肉豆蔲) 각 2돈, 정향(丁香)•정향피(丁香皮) 각 1돈을 가루로하고 신국호(神麴糊)에 섞어 환

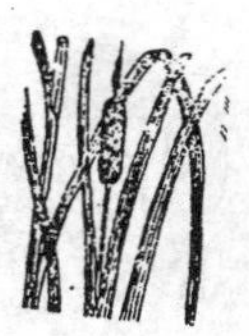
큰부들

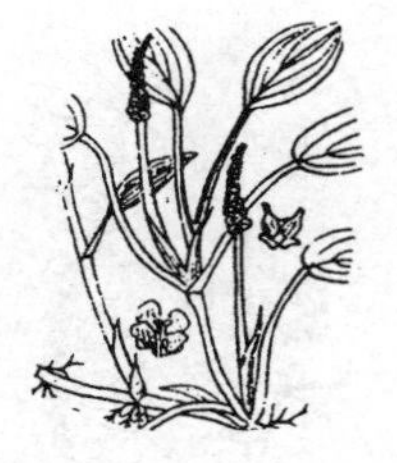
가 래

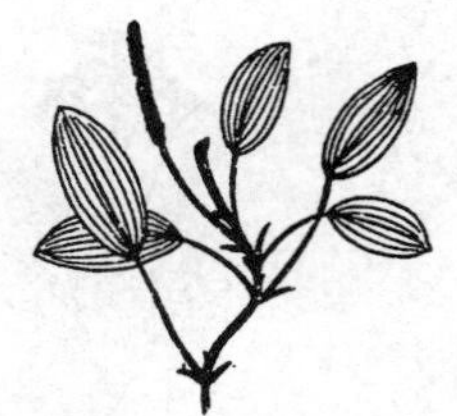
좀가래

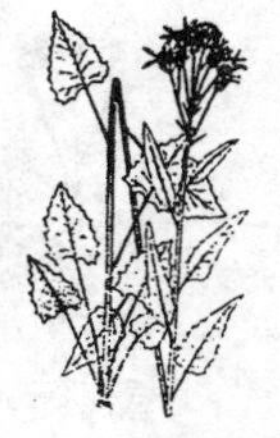
국하방망이

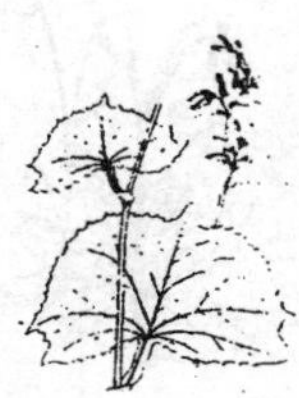
나래박쥐나물

을 마자(麻子)크기로 하여 미음(米飮)으로 7~10알 또는 15알을 먹는다. 〈入門〉

❊ 목향환(木香丸)

효능 : 냉감(冷疳)을 치료한다.

처방 목향(木香)·청대(靑黛)·빈랑(檳榔)·육두구(肉豆蔻) 각 2돈반, 사향(麝香) 1돈반, 천금자(千金子) 껍질을 버리고 볶아서 1냥, 하마(蝦膜) 볕에 말린 것을 불에 태워서 가루로하여 꿀로 녹두알 크기의 환을지어 매 3~5알 내지 10~20알을 박하탕(薄荷湯)으로 먹는다.

한 여자가 감질(疳疾)에 걸려서 백약이 효과가 없는 데 이 약을 두어 첩 먹고 나았으며 그 다음에 다른 환자에게도 효과가 없는 일이 없었다. 〈錢乙〉

❊ 사군자환(使君子丸)

효능 : 냉감(冷疳)을 치료한다.

처방 사군자(使君子)를 면(麵)에 싸서 말려 껍질은 버리고 1냥, 후박(厚朴)·가자피(訶子皮)를 반은 생으로 반은 말린 것, 감초구(甘草炙) 각 5돈, 진피거백(陳皮去白) 2돈반을 가루로하여 꿀로 가시연밥 크기의 환을하여 매 1알을 미음으로 녹여 내리고 3세 아래는 반알을 젖으로 녹여서 먹는다. 〈國錢乙〉

❊ 여성환(如聖丸)

효능 : 냉열감(冷熱疳)을 치료한다.

처방 황련(黃連)·호황련(胡黃連)·무이(蕪荑)·사군자육(使君子肉) 각 1냥, 사향(麝香) 5푼, 건하마(乾蝦蟆) 5개, 주침(酒浸)하고 달여서 고약을 만들어 위의 5가지를 가루로하여 고약에 섞어서 마자(麻子)크기의 환으로 하고 인삼탕(人蔘湯)으로 2~3세 아이에게 5~7알을 먹인다. 〈錢乙〉

❊ 하충환(下蟲丸)

효능 : 회감(蛔疳)을 치료한다.

처방 건하마회(乾蝦膜灰) 3돈, 고연근피(苦練根皮)·관중(貫衆)·목향(木香)·도인(桃仁)·무제(蕪荑)·빈랑(檳榔) 각 1돈, 학슬(鶴虱) 1돈, 경분(輕粉) 반돈, 사군자육(使君子肉) 50개를 가루로하여 풀로 마자(麻子)크기의 환을 하여 매 10~20알을 육즙(肉汁)으로 먹는다. 〈得効〉

❊ 용담환(龍膽丸)

효능 : 뇌감(腦疳)을 치료한다.

처방 용담초(龍膽草)·승마(升麻)·고연근(苦練根)·방풍(防風)·적복령(赤茯苓)·노회(蘆薈)·유발회(誘發灰)·청대(靑黛)·황련(黃連) 각 등분 가루로하고 저담즙(猪膽汁)에 담가 인절미를 만들어 마자(麻子)크기의 환을하여 박하자소탕(薄荷紫蘇湯)으로 10~20알을 먹는다. 〈入門〉

❊ 노회환(蘆薈丸)

효능 : 척감(脊疳)을 치료한다.

처방 용담초(龍膽草)·황련(黃連)·무제(蕪荑) 각 1냥을 먼저 무제(蕪荑)를 황색이 나도록 볶으고 다음 2가지 맛을 넣어 같이 볶아서 붉은색이 되도록 하고 이를 가루로하여 따로 노회(蘆薈) 2돈반을 넣어 반죽하고 밥을 찧어서 기장쌀 크기의 환을하여 1살 아이에게는 10알을 2살 아이에게는 20알을 미음으로 먹는다. 〈湯氏〉

❊ 노성고(露星膏)

효능 : 치료 방법은 위에서와 같다.

처방 황기밀수초(黃芪蜜水炒)·호황련(胡黃連)·지골피(地骨皮)·시호(柴胡)를 각 등분 가루로하고 꿀로 재우고 가시연밥 크기의 환을하여 술에 담가 하룻밤의 이슬을 맞혀 다음 날에 술을 따라 버리고 박하탕(薄荷湯)에 담가서 씻는다. 〈湯氏〉

❊ 유향환(乳香丸)

효능 : 주마아감(走馬牙疳)을 치료한다.

처방 유향(乳香)·경분(輕粉)·비상(砒霜) 각 5푼, 사향(麝香)약간을 가루로하여 엷은 종이로 약가루를 비벼서 노랑 쌀 크기와 같이해서 잠잘 때에 아픈 곳에 메워

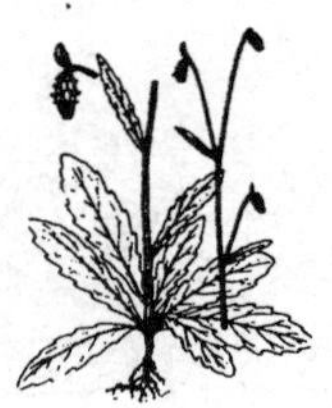
애기담배풀

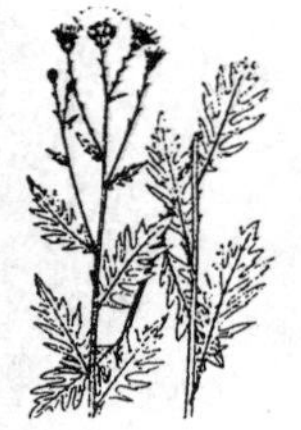
쑥방망이

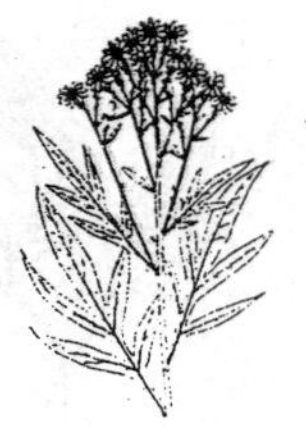
삼잎나물

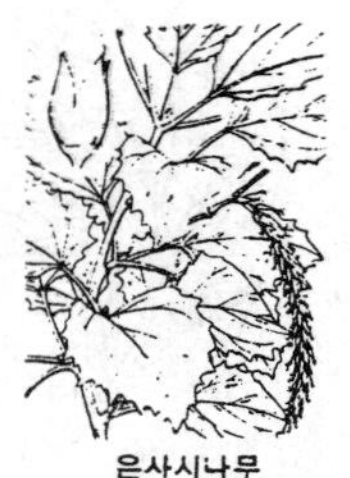
은사시나무

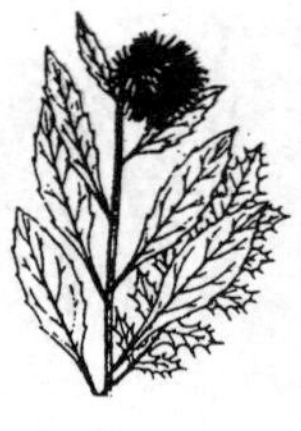
국화수리취

넣으면 다음날 아침에 바로 낫는데 염(鹽)•장(醬)•초(醋)를 먹지 않아야 한다. 〈綱目〉

※ 입효산(立効散)

효능 : 주마아감(走馬牙疳)을 치료한다.

처방 청대(靑黛)•황백(黃柏)•백반고(白礬枯)•오배자(五倍子) 각 1돈을 가루로하여 먼저 뜨물에 입을 씻고 그곳에 뿌려서 흩는다. 〈丹心〉

※ 동청산(銅靑散)

효능 : 치료 방법은 위에서와 같다.

처방 백지(白芷) 5돈, 동록(銅綠) 2돈반, 마아초(馬牙硝) 1돈, 사향(麝香) 1자를 가루로하여 마른 것으로 뿌려 흩는다. 〈得効〉

※ 요백산(尿白散)

효능 : 주마아감(走馬牙疳)이 입에 가득해서 치아(齒牙)가 빠지고 입술이 뚫어진 증세를 치료한다.

처방 인중백화하(人中白火煆)•백매육(白梅肉)•소존성(燒存性)•백반고(白礬枯) 각 2돈을 가루로 하고 먼저 구채근(韭菜根)•진애전농즙(陳艾煎濃汁)에 닭의 털로 찍어서 썩은 살을 씻고 깨끗한 피를 닦은 다음에 약을 붙이는 데 1일, 2~3차례로 갈아준다. 〈入門〉

※ 월섬환(月蟾丸)

효능 : 무고감(無辜疳)을 치료한다.

처방 하막(蝦膜) 한 마리를 죽여서 통속에 넣고 오줌을 부은 다음에 똥통속의 구더기를 한 구기쯤 떠 넣어서 그 하마(蝦膜)을 임의로 먹게 하고 한낮과 밤이 지난 다음 기와위에 말리고 사향(麝香)자를 넣어 가루로하여 밥으로 마자(麻子)크기의 밥으로 환을지어 매 30알을 미음에 섞어 먹는 데 한번 먹으면 허번(虛煩)하는 증세가 물러가고 두 번 먹으면 갈증이 그치며 세 번 먹으면 설사하는 증세가 멈추게 된다. 〈入門〉

※ 십전환(十全丸)

효능 : 정해(丁奚)•포로(哺露)•무고괴증(無辜壞症)을 치료한다.

처방 진피(陳皮)•청피(靑皮)•봉출(蓬朮)•천궁(川芎)•오령지(五靈脂)•백두구(白豆蔲)•빈랑(檳榔)•노회(蘆薈) 각 5돈, 목향(木香)•사군자(使君子)•하마회(蝦蟆灰) 각 3돈을 가루로하여 저담즙(猪膽持)에 담가 인절미 떡을 만들어서 마자(麻子)크기의 환을 하여 미음으로 20~30알을 섞어서 먹는다. 〈入門〉

※ 이련환(利連丸)

효능 : 무고감(無辜疳)을 치료한다.

처방 황련(黃連)•호황련(胡黃連)•무제(蕪荑)•청대(靑黛)를 5돈, 건하마(乾蝦蟆) 1개를 술에 담가서 뼈를 빼고 말려서 가루로하고 풀로 말려서 가루로하고 쌀알 크기의 환을하여 미음(米飮)으로 20~30알을 1일 3번으로 섞어서 먹는다. 〈得効〉

※ 포대환(布袋丸)

효능 : 정해(丁奚)•포로(哺露)•무고감(無辜疳)을 치료한다.

처방 야명사(夜明砂)•무제(蕪荑)•사군자(使君子) 각 2냥, 노회(蘆薈)•인삼(人蔘)•백출(白朮)•백복령(白茯苓)•감초(甘草) 각 5돈을 가루로하고 탕에 떡을 탄자 크기의 환을하여 탄자 크기로하여 매 1알을 비단 자루에 담고 다음 깨끗한 저육(猪肉)에 넣어 같이 달여 살이 문드러지게 익으면 약자루를 꺼내서 그늘에 달아 말리고 살은 즙과 같이 아이에게 먹이며 다음날 또 다시 먼저 방법과 같이 달여서 먹이는데 약이 모두 녹아 내리는 것을 한도로 한다. 〈入門〉

※ 갈환자(褐丸子)

효능 : 감종(疳腫)으로 배가 가득찬 증세를 치료한다.

처방 나복자(蘿葍子) 1냥, 흑축두말반생반초(黑丑頭末半生半炒) 7돈반, 청피(靑皮)•진피(陳皮)•삼릉(三

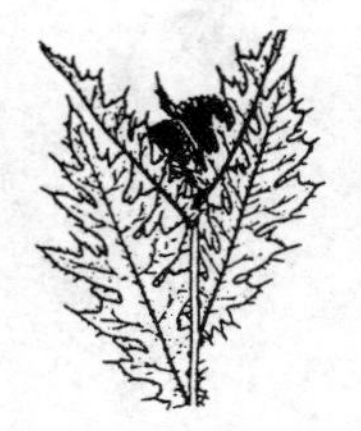
분 취

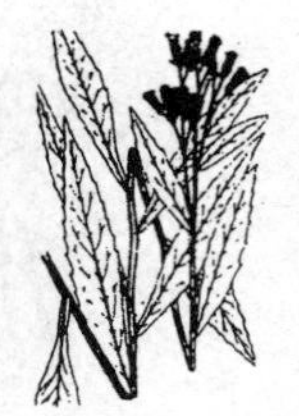
산골채

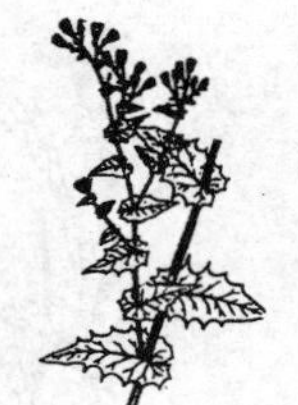
고들빼기

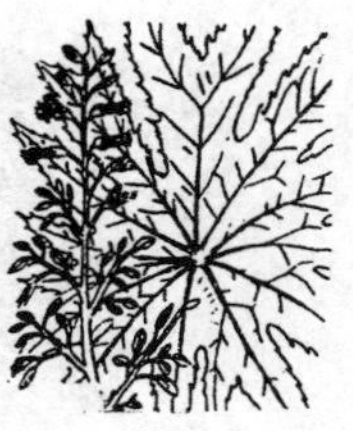
어리곰취

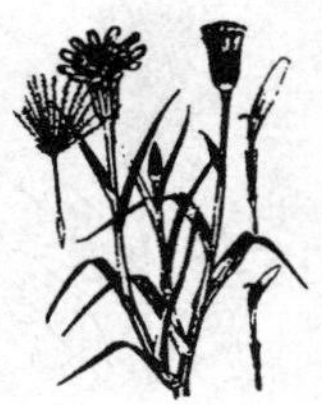
양식채

稜)•봉출(蓬朮)•오령지(五靈脂)•적복령(赤茯苓)•빈랑(檳榔) 각 5돈, 호초(胡椒) 2돈반, 목향(木香) 1돈반을 가루로하고 면호(麵胡)에 녹두알 크기의 환을 하여 매 15알을 나복(蘿葍)달인 물에 복용하는 데 오감(五疳)과 팔리(八痢)와 여위고 배가 큰 증세를 치료하는 데 특효가 있다. 〈丹心〉

❊ 화닉환(化䘌丸)

효능 : 폐감(肺疳)에 코에서 콧물이 흐르고 그 콧물의 흐르는 곳을 따라서 바로 부스럼이 되는 증세를 감창(疳瘡)이라고 한다.

처방 무제(蕪荑)•노회(蘆薈)•청대(青黛)•천궁(川芎)•백지(白芷)•호황련(胡黃連)•황련(黃連)•하마회(蝦蟆灰) 각 등분 가루로하여 저담즙(猪膽汁)에 담그고 인절미를 만들어 마자(麻子)크기의 환을 하여 행인탕(杏仁湯)으로 10~20알을 먹는다. 〈入門〉

❊ 옥섬산(玉蟾散)

효능 : 모든 감창(疳瘡)을 치료한다.

처방 건섬소회(乾蟾燒灰) 3돈, 황련(黃連) 2돈, 청대(青黛) 1돈, 사향(麝香) 1자를 가루로하여 먼저 감초탕(甘草湯)에 씻은 다음에 바르면 좋다. 〈醫鑑〉

❊ 저두황련환(猪肚黃連丸)

효능 : 감창(疳瘡)이 어릴 때부터 약관(弱冠)바로 20세가 되기까지 차차 열이나고 부스럼을 일으키는 증세는 감기(疳氣)로 인하여 그러한 경우인데 감충(疳蟲)이 기부(肌膚)가 공허하고 감열(疳熱)이 흘러 들어서 온몸에 열창(熱瘡)이 일어났다가 쉬었다가 하는 증세를 치료한다.

처방 웅저두(雄猪肚)하나를 깨끗이 씻고 황련(黃連) 7냥을 썰어서 그 속에 넣은 다음 선으로 꿰매어 5되의 쌀 위에 잘 놓고 문드러지게 익도록 쪄서 절구에 그 밥을 조금 넣어 천번으로 찧어 여러 손으로 녹두 크기와 같이 환을 지어서 미음으로 20~30알을 섞어서 먹고, 어른은 배로 먹는다. 〈得効〉

❊ 목향원(木香元)

효능 : 감리(疳痢)를 치료한다.

처방 황련(黃連) 3돈, 목향(木香)•후박(厚朴)•축사야명사초(縮砂夜明砂炒)를 각 2돈, 가자육(訶子肉) 1돈을 가루로하고 밥으로 마자(麻子)크기의 환을 하여 생강탕으로 15알을 섞어서 먹는다. 〈得効〉

❊ 감창(疳瘡)을 씻을 경우

감초(甘草)•황백(黃柏)•마편초(馬鞭草)•연근총(連根葱)•형개수(荊芥穗)를 달인 물에 따뜻이 씻은 다음 가자소회(訶子燒灰)에 사향(麝香)과 경분(輕粉)을 약간 넣어 뿌려 흗는다. 〈得効〉

48. 모든 감(疳)의 통치약(通治藥)일 경우

비아환(肥兒丸)•감적병(疳積餅)•오감소식원(五疳消食元)•소감환(消疳丸)•십미노회환(十味蘆薈丸)•오감보동원(五疳保童元)을 써야한다.

❊ 비아환(肥兒丸)

효능 : 모든 감병(疳病)에는 주로 비아환(肥兒丸)•감적병(疳赤餅)으로써 치료하는 것인데 이 처방은 감(疳)을 소멸시키고 화적마벽(化積磨癖)하며 열을 맑게하고 간(肝)을 치며 비(脾)를 치고 비(脾)를 보하며 음식맛을 돋우고 벌레를 죽인다.

처방 호황련(胡黃連) 5돈, 사군자육(使君子肉) 각 4돈반, 인삼(人蔘)•황련(黃連)•강즙초(薑汁炒)•맥아초(麥芽炒)•산사육(山査肉) 각 3돈반, 백출(白朮)•백복령(白茯苓)•감초구(甘草灸) 각 3돈, 노회(蘆薈)를 사발에 담고 진흙으로 싼 다음 겻불로 구워서 2돈반을 가루로하고 노란 쌀 풀에 녹두알 크기의 환을하여 미음(米飮)으로 20~30알을 섞어서 먹는다. 〈醫鑑〉

❊ 오감소식원(五疳消食元)

효능 : 모든 감(疳)을 두루 치료하는데 벌레를 죽이고 열을 몰아내며 적(積)을 깨뜨리고 음식 맛을 돋우워 준다.

처방 사군자(使君子)•초용담(草龍膽)•맥아(麥芽)

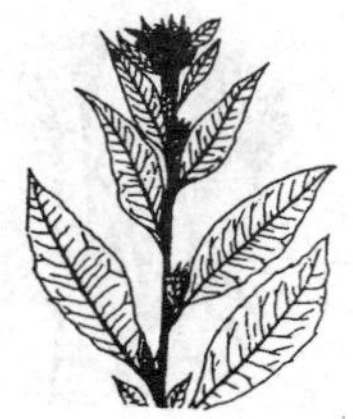
홀각시취

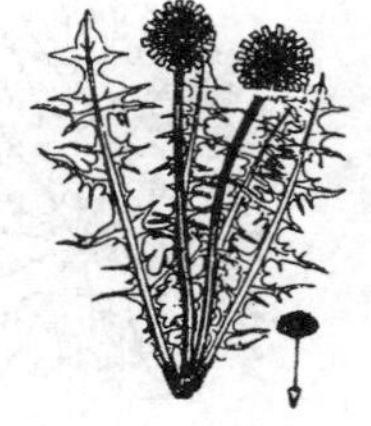
민들레

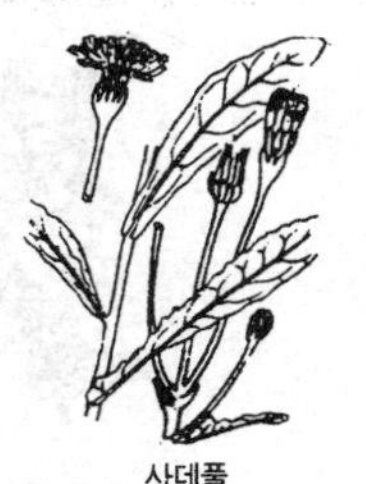
사데풀

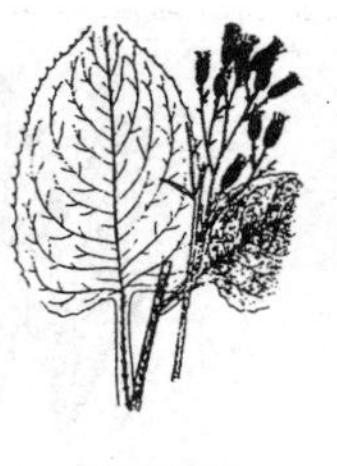
큰비단분취

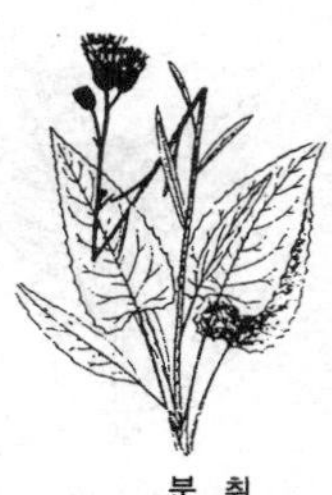
분 취

• 진피(陳皮) • 무제(蕪荑) • 신국(神麴) • 황련(黃連) • 산사육(山査肉)을 각 등분하고 가루로하여 순 밥으로 기장 쌀 크기의 환을하여 미음(米飮)으로 20~30알을 고루 먹는다. 〈入門〉

❊ 십미노회환(十味蘆薈丸)

> **효능** : 제감(諸疳)을 두루 치료하는데 벌레를 죽이고 위를 따뜻하게 하며 지사(止瀉)와 퇴열(退熱)을 치료한다.

처방 호황련(胡黃連) • 노회(蘆薈) • 뇌환(雷丸) • 청대(靑黛) • 무이(蕪荑) • 목향(木香) • 청대(靑黛) • 학풍(鶴風) • 황련(黃連) 각 5돈, 매미 허물 10조, 사향(麝香) 5푼을 가루로하고 저담즙(猪膽汁)에 마자(痲子)크기의 환을하여 미음(米飮)으로 20~30알을 섞어서 고루 먹는다. 〈入門〉

◎ **감안(疳眼)**

어린 아이의 감안(疳眼)과 작목(雀目)및 또는 맹막(盲膜)으로 물건을 못 보는 증세와 또는 고름이 흐르는 증세에는 자간환(煮肝丸)과 • 용담음자(龍膽飮子)를 쓴다.

❊ 자간환(煮肝丸)

> **효능** : 감안(疳眼)과 맹막(盲膜)으로 물건을 못 보는 증세를 치료한다.

처방 야명사(夜明砂) • 청합분(靑蛤粉) • 곡정초(穀精草) 각 등분 가루로하여 어린 아이는 1돈, 7살 위로는 3돈을 저간(猪肝)한쪽을 크게 베어서 쪼개고 약가루를 발라서 실로 묶고 쌀뜨물 반주발로 간(肝)을 달여서 익거든 간(肝)은 빼내고 탕물은 사발에 따라서 눈에 찜질하고 간(肝)은 3번으로 나누어 3차례로 먹고 또한 간(肝)을 달인 물로써 1일 3번을 먹으면 10일만에 물러가고 어른의 참새 눈에는 공복에 먹으면 밤이 되어서 감자기 물건이 보이게 된다. 〈綱目〉

❊ 용담음자(龍膽飮子)

> **효능** : 감안(疳眼)음자에 고름이 흐르는 증세에 특효가 있다.

처방 청합분(靑蛤粉) 사탈피(蛇脫皮) • 곡정초(穀精草) 각 5돈, 강활(羌活) • 초용담(草龍膽) 각 3돈, 마황(痲黃) 2돈반, 황금초(黃芩炒) • 승마(升痲) 각 2돈, 울금(鬱金) • 감초(甘草) 각 반돈을 가루로하여 매 1돈을 맑은 차에 섞어서 먹는다. 〈綱目〉

49. 모든 감(疳)이 난치증(難治症)일 경우

간감(肝疳)에 눈이 푸르고 왼쪽 갈비 밑이 뻣뻣하며 가래를 많이 토하고 눈언저리가 푸르면 치료를 못한다.

심감(心疳)에 귓가가 푸른 맥이 있고 혓바닥에 초점(焦點)이 있는 증세는 치료를 못한다.

비감(脾疳)에 배가 크고 청근(靑筋)이 있으며 입술과 입에 혈색이 없고 인중(人中)이 평평하며 설사를 그치지 않으면 치료가 어려운 것이다.

폐감(肺疳)에 해역(咳逆)하고 기(氣)가 급하며 흰물을 사(瀉)하고 몸에 검은 딱지가 있으면 치료가 어려운 것이다.

신감(腎疳)에 짠 음식과 물을 많이 먹는 것은 좋지 못하고, 소변이 탁하고 이빨이 검으며 부스럼이 나서 뼈가 드러나고 귀가 마르며 뇌(腦)가 타는 증세는 치료가 어렵다. 〈綱目〉

혹시 오건(五乾)이 모두 나타나며 몸에 좁쌀 같은 것이 나고 검은 반점이 생기는 증세는 반드시 죽게 된다. 〈入門〉

만약 감로(疳勞)와 감사(疳瀉)에 얼굴이 마르고 빛이 창백(瘡白)하며 뼈가 드러나고 이가 벌어지며 배가 딴딴하고 먹지 못하는 증세는 모두 위급한 증세이다. 〈得効〉

감갈(疳渴)에 물을 마셔서 그치지 않고 혀가 검은 증세는 죽게 된다.

감노(疳勞)에 기(氣)가 촉급(促急)하면 죽게 된다.

감사리(疳瀉痢)에 탈항(脫肛)이 되고 해역(該逆)하면 치료를 못한다. 〈入門〉

50. 모든 열(熱)일 경우

간열(肝熱) • 심열(心熱) • 폐열(肺熱) • 신허열(腎虛熱) • 조열(潮熱) • 경열(驚熱) • 두열(痘熱) • 변증열(變蒸熱) • 감열(疳熱) • 적열〔積熱 : 경열(驚熱)과 변감(變疳)의 사열(四熱)은 위에 있음〕. 태열(胎熱) • 공증열(骨蒸熱) • 담열(痰熱) • 학열(瘧熱) • 풍한열(風寒熱) • 장열(壯熱) • 실열(實熱) • 허열(虛熱)이 있다.

얼굴에서 왼쪽 볼이 간(肝)이고, 오른쪽 볼이 폐이며, 이마가 심(心)이고, 코가 비(脾)이며, 턱밑이 신(腎)이니

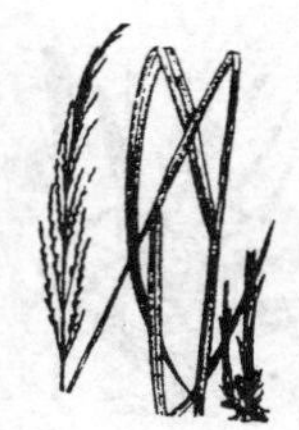
털 새

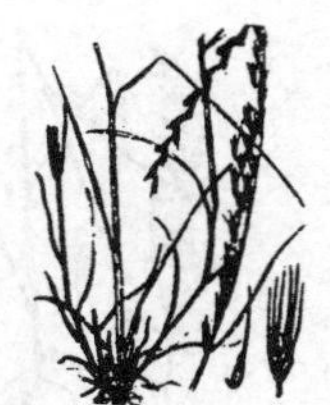
구주김의털

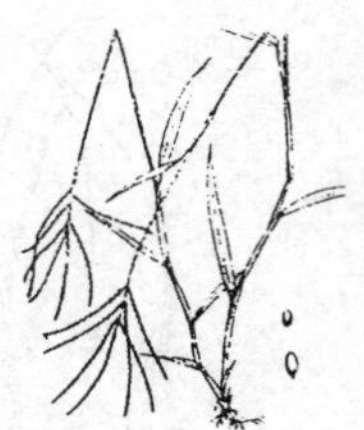
민바랭이

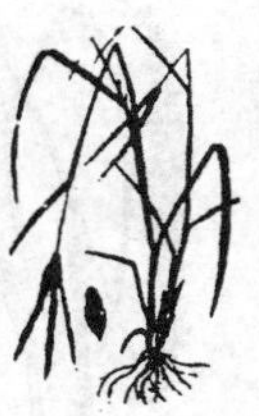
바랭이

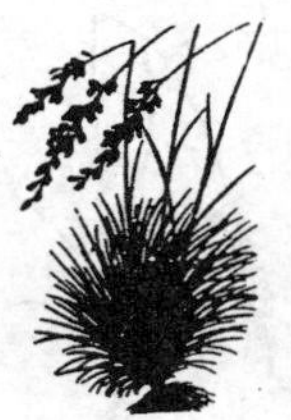
키다리김의털

위와같은 것이 붉으면 거의 열인데 증세에 따라서 치료한다.

신열(腎熱)에 물을 마시지 않는 것은 열이 밖에 있는 증세이고, 물을 마시는 증세는 열이 안에 있는 증세다.

어린 아이의 열병(熱病)에 익원산(益元散)이 좋은 약이고, 한수석산(寒水石散)도 역시 좋을 것이다. 무릇 열증(熱症)은 소리(疎利)한 뒤에 풀어 주어야만 다음에 허증(虛症)이 생기지 않을 것이며 따뜻이 보하면 열이 바로 따라서 나는 것이다. 〈錢乙〉

모든 열에 소아청심환(小兒淸心丸)•천을환(天乙丸)을 쓴다. 〈入門〉

◎ **간열(肝熱)**

간열(肝熱)은 손으로 옷깃을 어루만지고 요란하게 물건을 더듬으며 왼쪽 볼이 붉으니 사청환(瀉青丸)으로 주로 치료한다. 〈入門〉

◎ **심열(心熱)**

심열(心熱)은 입안의 기(氣)가 따뜻하고 또는 얼굴을 가리우고 누우며 눈을 위로 치뜨고 이마가 붉으며 머리를 흔들고 이를 악무는 증세인데 도적산(導赤散)으로 주로 치료한다. 〈入門〉

◎ **비열(脾熱)**

비열(脾熱)은 얼굴이 누렇고 배가 크며 태만해서 눕기를 잘하고 신열(身熱)이 있어 물을 마시고 코가 붉어지는데 사황산(瀉黃散)으로 주로 치료한다. 〈入門〉

◎ **폐열(肺熱)**

폐열(肺熱)은 해수(咳嗽)하고 한(寒)과 열(熱)이 오고 가면서 열이 심하며 물을 마시고 천식(喘息)하며 오른 볼이 붉어지는데 사백산(瀉白散)으로 주로 치료한다. 〈入門〉

◎ **신열(腎熱)**

신허열(腎虛熱)은 눈을 내리깔고 밝은 것을 무서워하며 턱밑이 붉어지는데 지황환(地黃丸)으로 주로 치료한다. 〈入門

◎ **조열(潮熱)**

조열(潮熱)이란 호수가 오듯이 신기(信期)가 있어서 날마다 때를 응하여 일어나다가 그 때가 지나면 바로 그치는 중인데 통심음(通心飮)•감로음(甘露飮)•이장음(梨漿飮)으로 주로 치료한다. 〈入門〉

◎ **태열(胎熱)**

태열(胎熱)이란 태(胎)속에서 열을 받고 나면 얼굴이 붉고 눈을 감으며 대변이 비결(秘結)하고 소변(小便)이 붉으며 누르고 젖을 먹지 못하는 증세에는 생지황탕(生地黃湯)과 양유방(釀乳方)을 먹도록 한다. 〈湯氏〉

◎ **골증열(骨蒸熱)**

골증열(骨蒸熱)이란 살이 빠지고 볼이 붉으며 입이 마르고 조열(潮熱)이 되고 식은 땀이 나며 오심(五心)이 번조(煩躁)하는 증세에는 지선산(地仙散)•생서산(生犀散)을 쓴다.

◎ **담열(痰熱)**

담열(痰熱)은 얼굴이 붉고 열이 있으며 천해(喘咳)하고 흉격(胸膈)이 이롭지 못하여 목구멍에 담이 있어서 소리가 나는 증세인데 포용환(抱龍丸)을 쓴다. 〈錢乙〉

◎ **학열(瘧熱)**

학열(瘧熱)은 1일 1번씩 일어나고 또는 2~3일에 1번 일어나면서 한열(寒熱)이 오고 가는 증세는 이장음(梨漿飮)이 좋다. 〈入門〉

◎ **풍한열(風寒熱)**

풍한열(風寒熱)은 열이나는 증세가 쉬지 않고 신열(身熱)과 입안에서 기열(氣熱)이 나며 기지개를 하고 코가 메인 증세에는 인삼강활산(人蔘羌活散)을 쓴다.

◎ **장열(壯熱)**

장열(壯熱)은 온몸이 열이나고 열(熱)이 계속 똑같이 심하면서 놀라고 휵증(搐症)을 일으키는데 통심음(通心飮)•인삼강활산(人蔘羌活散)을 쓴다. 〈入門〉

◎ **실열(實熱)**

실열(實熱)은 즉 신열(身熱)이다. 물을 마시며 대•소변이 비삽(秘澁)한 증세에는 청량음자(淸涼飮子)가 좋다.

◎ **허열(虛熱)**

허열(虛熱)은 몸에 열이 있되 물을 마시지 않고 대•소변도 보통과 같은 데 지골피산(地骨皮散)을 쓴다. 〈入門〉

※ 한수석산(寒水石散)

효능 : 어린 아이의 모든 열을 치료하여 소장(小腸)을 이롭게 하고 심열(心熱)을 없애주며 경연(驚涎)을 내리게 한다.

처방 한수석(寒水石)•활석(滑石) 각 1냥, 감초(可草) 2돈반을 가루로하여 매 1돈을 여름에는 냉수에 겨울에는 따뜻한 탕으로 섞어서 먹는다. 〈得効〉

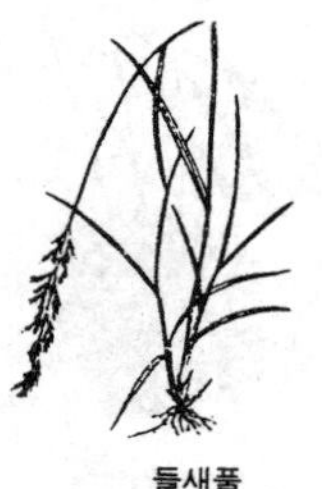
들새풀

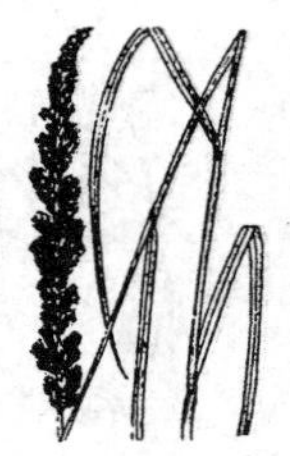
가는산조

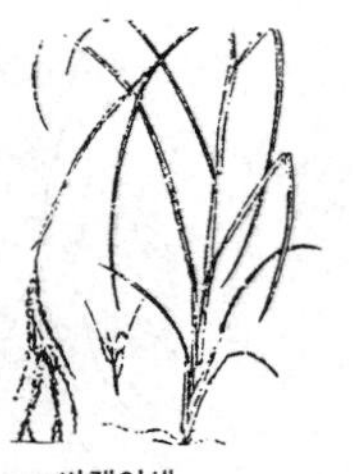
바랭이새

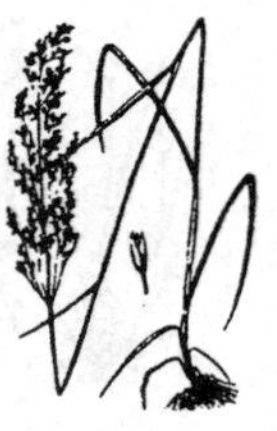
산겨이삭

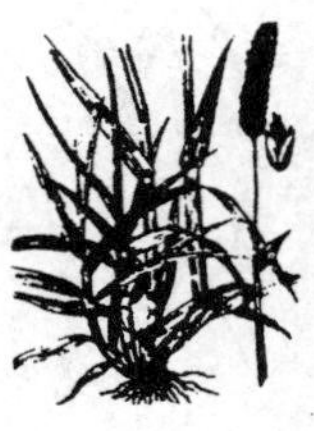
큰독새기

※ 감로음(甘露飮)

효능 : 조열(潮熱)을 치료한다.

처방 한수석(寒水石) • 석고(石膏) • 울금(鬱金) • 박하(薄荷) • 감초(甘草) 각 등분 가루로하여 매 1돈을 박하탕(薄荷湯)에 섞어서 먹는다. 〈得効〉

※ 이장음(梨漿飮)

효능 : 치료 방법은 위에서와 같다.

처방 청호(靑蒿)를 사내 아이 오줌에 담가서 하루밤을 지내고 햇볕에 말려서 시호(柴胡) • 인삼(人蔘) • 황금(黃芩) • 전호(前胡) • 진교(秦艽) • 감초(甘草) 각 2푼, 생리(生梨) 1쪽, 박하(薄荷) 2잎, 생지황(生地黃) 1치를 썰어서 1첩으로 지어 물로 달여서 먹는다. 〈入門〉

※ 생지황탕(生地黃湯)

효능 : 태열(胎熱)을 치료한다.

처방 생지황(生地黃) • 적작약(赤芍藥) • 천궁(川芎) • 당귀(當歸) • 과루근(瓜蔞根) 각 1돈반을 썰어서 1첩을 지어 달여서 유모(乳母)가 식후(食後)에 먹고 젖을 먹이며 아이에게도 약간씩 먹인다. 〈湯氏〉

※ 양유방(釀乳方)

효능 : 치료 방법은 위에서와 같다.

처방 택사(澤瀉) 2돈, 생지황(生地黃) 1돈반, 저령(猪苓) • 적복령(赤茯苓) • 인진(茵蔯) • 천화분(天花粉) • 감초(甘草) 각 1돈을 썰어서 1첩으로 지어 유모(乳母)가 식후에 먹는다. 〈丹心〉

※ 생서산(生犀散)

효능 : 골증열(骨蒸熱)을 치료한다.

처방 서각(犀角) • 지골피(地骨皮) • 적작약(赤芍藥) • 시호(柴胡) • 건갈(乾葛) • 감초(甘草) 각 3푼을 거친 가루로하여 박하(薄荷) 5잎을 넣고 물로 달여서 먹는다. 〈得効〉

※ 인삼강활산(人蔘羌活散)

효능 : 풍한(風寒)에 상해서 열이나는 증세를 치료한다.

처방 강활(羌活) • 독활(獨活) • 시호(柴胡) • 지각(枳殼) • 전호(前胡) • 길경(桔梗) • 인삼(人蔘) • 적복령(赤茯苓) • 천궁(川芎) • 감초(甘草) 각 2푼, 천마(天麻) • 지골피(地骨皮) 각 1푼을 썰어서 1첩으로 하고 박하(薄荷) 3잎을 넣어 물로 달여서 먹는다. 〈綱目〉

※ 지골피산(地骨皮散)

효능 : 허열(虛熱)을 치료한다.

처방 지모(知母) • 반하(半夏) • 시호(柴胡) • 인삼(人蔘) • 지골피(地骨皮) • 적복령(赤茯苓) • 감초(甘草) 각 3푼을 가루로하여 생강 3쪽을 넣고 물로 달여서 먹는다.

※ 소아청심환(小兒淸心丸)

효능 : 모든 열과 경열(驚熱)의 번조(煩躁)한 증세를 치료한다.

처방 인삼(人蔘) • 복신(茯神) • 방풍(防風) • 주사(朱砂) • 시호(柴胡) 각 2돈, 금박(金箔) 30개를 가루로 하고 꿀로 오동열매 크기의 환을하여 매 1알을 죽력(竹瀝)으로 섞어서 먹는다. 〈直小〉

※ 천을환(天乙丸)

효능 : 어린 아이의 생리(生理)는 천일생수(天一生水)의 미묘한 근본인데 무릇 병을 치료할 때에 수도(水道)를 통하게 하는 것이 첩경(捷徑)이 되는 일이니 이 처방이 심을 밝게하고 소변을 이롭게해서 화(火)를 흩는다. 온열(溫熱) • 단독(丹毒) • 경풍(驚風) • 담열(痰熱) • 변증발열(變蒸發熱)에 가장 적합하고 구토와 설사에도 역시 좋다.

처방 등심(燈心) 1냥 6돈을 미분장수(米粉漿水)에 씻어 말려서 가루로하여 물속 섞어서 뜨는 것이 등심(燈心)이니 2돈반을 취하여 적복령(赤茯苓) • 복신(茯神) • 백복령(白茯苓) 각 1돈7푼, 활석(滑石) • 저령(猪苓) 각 2돈반, 택사(澤瀉) 2돈반을 가루로하여 인삼(人蔘) 1냥 달인 고약에 앵두 크기의 환을 지어서 주사(朱砂)로 겉을 입히고

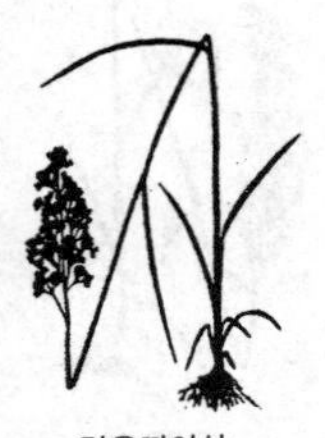
검은끼이삭

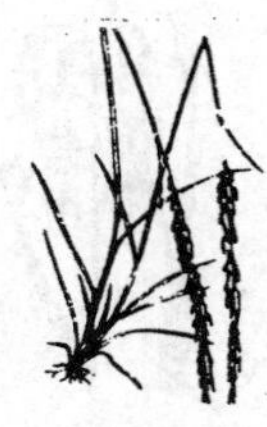
갯겨이삭

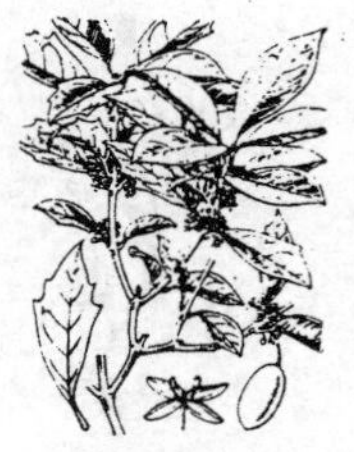
구골나무

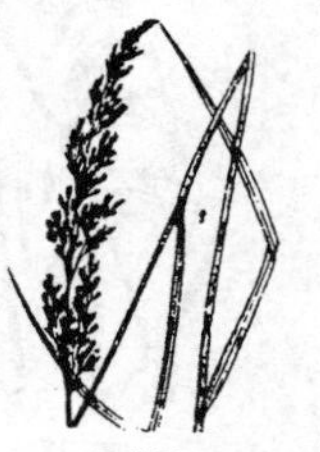
큰새풀

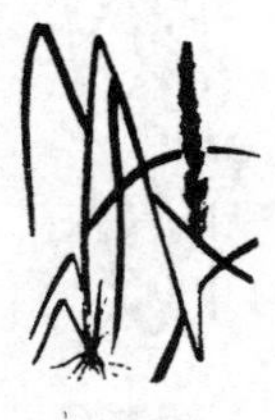
산 조

금박(金箔)으로 싸서 매 1알을 등심(燈心)•맥문동(麥門冬)달인 탕이나 또는 박하탕(薄荷湯)으로 녹여서 먹는다. 〈入門〉

51. 적벽(積癖)일 경우

식적(食積)이란 어린 아이가 젖을 뗀 다음에 밥을 먹이면 창자가 능히 소화시키지 못하여 식적(食積)이 되는 증세이니 배가 가득차고 여위면서 약해지며 설사에 색이 정상이 되지 못한다. 〈東垣〉

적증(積症)이 젖에도 상하고 밥에도 상해서 몸이 열이 있는 가운데 오직 배가 열이 있는 증세가 중증이 되는 것인데 밤에 열이 있는 것이 적(積)에 상한 명증(明症)이 된다. 〈永類〉

어린 아이의 적증(積症)은 얼굴이 노랗고 부으며 배가 가득차고 구역이 많으며 소변이 기름과 같고 또한 어린아이의 흰 눈동자가 누르며 뱃속이 허해서 울고, 잠을 많이 자며 적백리(赤白痢)를 사(瀉)하고 대변이 많으니 대체로 적(積)이 있으면 마땅히 허(虛)와 실(實)을 구분해서 실(實)한 것은 진식환(進食丸)•소식환(消食丸)을 쓰고 허하고 감(疳)이 있어서 여위는 병은 비아환(肥兒丸)을 써야 한다.

어린 아이의 벽(癖)이란 증세가 젖과 음식을 소화시키지 못하고 뱃속에 쌓여 있으면 뱃속이 잠깐 차가왔다가 잠깐 더워지고 물을 마시는 것을 그치지 않으며 또는 천식(喘息)하고 해수(咳嗽)해서 조열(潮熱)과 비슷한데 만약 일찍 치료하지 않으면 반드시 노감(勞疳)이 되어서 한(寒)과 열이 되고 물을 마시고 갈비 밑에 물건이 생겨서 뻣뻣하며 아프게 되는데 치료 방법은 약을 쓰되 점진적으로 소마(消磨)해야 한다. 징벽(癥癖)이 있으므로 아이가 잘 먹지 못하는 것이고, 비와 위(胃)가 허해서 열이나기 때문에 물을 자주 마시게 된다. 〈錢乙〉

벽괴(癖塊)란 두 갈비 밑에 비결(秘結)하기도 하고 중완(中脘)에 맺히기도 하는데 모두 젖먹이는 것을 조절하지 못해서 음식이 정체(停滯)되고 사기(邪氣)가 서로 쳐서 되는 증세이다. 〈回春〉

유(乳)와 식적(食積)에는 칠성환(七星丸)•후장환(厚腸丸)•백병자(白餠子)를 쓴다.

벽괴(癖塊)에는 자상환(紫霜丸)•육미삼릉환(六味三稜丸)•광출화벽환(廣朮化癖丸)•천금소벽환(千金消癖丸)•화벽여신산(化癖如神散)을 쓴다.

진흙을 즐겨 먹는 것은 청위양비탕(淸胃養脾湯)을 쓴다. 〈綱目〉

※ 진식환(進食丸)

효능 : 벽적(癖積)을 소화시킨다.

처방 목향(木香)•지각(枳殼)•당귀(當歸)•대자석(代赭石)•주사(朱砂) 각 3돈, 파두상(巴豆霜) 1돈, 사향(麝香) 5푼을 가루로하고 면풀에 기장 쌀 크기의 환을하여 1세 아이이면 2~3알을 미음으로 먹도록 한다. 〈局方〉

※ 소식환(消息丸)

일명 소유환(消乳丸)이다.

효능 : 숙식(宿食)이 소화가 안 되는 증세와 유적(乳積)및 식적(食積)을 치료한다.

처방 향부자초(香附子炒) 5돈, 축사(縮砂)•진피(陳皮)•삼릉(三稜)•봉출(蓬朮)•신국(神麴)•맥아(麥芽)가 2돈반을 가루로하여 신국(神麴)풀에 삼씨 크기의 환을하여 위의 방법과 같이 복용시킨다. 〈湯氏〉

※ 칠성환(七聖丸)

효능 : 유(乳)와 식적(食積)을 치료한다.

처방 삼릉(三稜)•봉출천련자(蓬朮川楝子)•청피(靑皮), 원화(芫花)•행인니(杏仁泥)를 각 등분하여 먼저 원화(芫花)를 초(醋)에 담가서 하루밤 재우고 볶은 다음 봉릉(蓬稜)을 넣어 같이 볶아서 붉은색이 되거든 진련(陳楝)을 다시 볶으는 데 약간 볶아서 가루로하고 행인니(杏仁泥)에 섞어 초풀에 기장 쌀 크기의 환을하여 1살 아이이면 언제나 2알씩 먹이고 재울 때에 따뜻한 탕으로 먹이면 낮에 먹은 음식이 밤사이에 소화가 되어서 감질(疳疾)이 안 생기고 노랗고 여윈 아이가 생생한 아이로 변하게 된다. 〈湯氏〉

※ 후장환(厚腸丸)

효능 : 유(乳)나 식적(食積)으로 인해서 배가 부르며 여위고 약한 증세를 치료한다.

처방 지실(枳實)•맥아(麥芽)•신국말(神麴末) 각 5

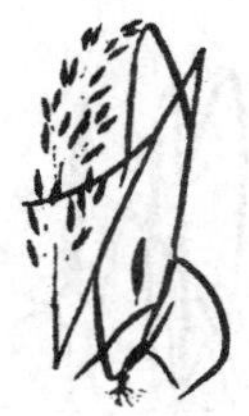
참새귀리

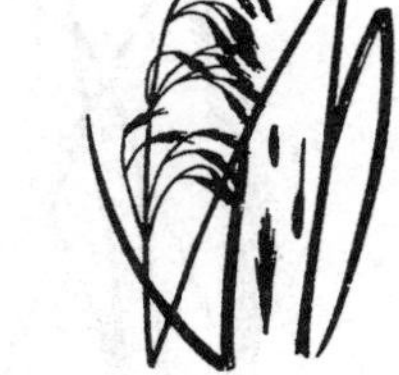
꼬리새

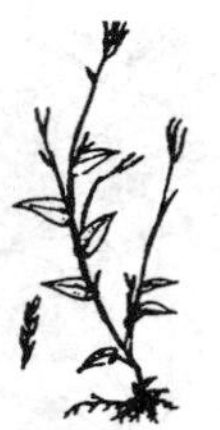
민조개풀

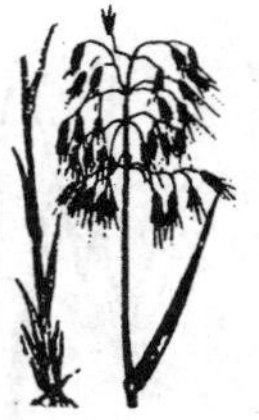
말귀리

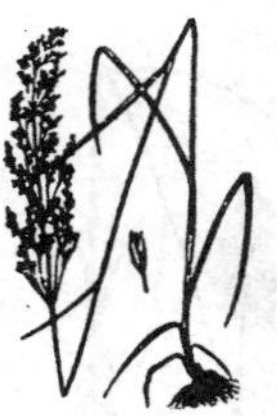
산겨이삭

푼, 귤홍(橘紅) • 반하(半夏) • 창출(蒼朮) • 인삼(人蔘) 각 3푼, 후박(厚朴) • 청피(青皮) 각 2푼을 가루로하여 면풀에 삼씨 크기의 환을지어 따뜻한 물로 20~30알을 먹는다. 〈東垣〉

※ 백병자(白餠子)

효능 : 뱃속에 벽(癖)이 있으면 음식을 못 먹고 단지 젖만 먹는 증세를 주로 치료한다.

처방 활석(滑石) • 경분(輕粉) • 백부자(白附子) • 남성포(南星炮) 각 1돈을 가루로하고 파두(巴豆) 24알을 껍질과 막을 버리고 물 1되에 달여서 물이 모두 되는 것을 한도로 하여 잘 갈아서 찹쌀 미음에 녹두알 크기의 떡을 만들어서 3살 밑으로는 1~2쪽, 3살 위로는 3~5쪽을 파 끓인 탕에 복용시킨다. 〈錢氏〉

일명 옥병자(玉餠子)또는 백옥병(白玉餠)이라고도 한다. 〈入門〉

사람 젖이 맛이 달고 흉격(胸膈)이 정체(停滯)되기 쉬우므로 어린 아이의 병이 여기서 많이 생기는데 이 처방문이 남성(南星)으로 담(痰)을 소화시키고 경분(輕粉) • 활석(滑石)으로 습열(濕熱)을 사(瀉)하여 파두(巴豆)로 적(積)을 없애니 이처방 좋은 방법이다. 〈丹心〉

※ 육미삼릉환(六味三稜丸)

효능 : 쌀을 즐겨 먹어서 벽적(癖積)이 된 증세를 치료한다.

처방 봉출(蓬朮) • 삼릉〔三稜 : 병외(並煨)〕 • 신국(神麴) • 맥아〔麥芽 : 병초(並炒)〕 • 청피(青皮) 각 등분을 가루로하고 면풀에 녹두 크기의 환을하여 백탕(白湯)으로 10~20알을 먹는다. 〈丹心〉

※ 광출화벽환(廣朮化癖丸)

효능 : 유벽(乳癖)과 식징(食癥)을 치료한다.

처방 목향(木香) 5돈, 대자석(代赭石)을 불에 사루어서 초에 담그고, 당귀초(當歸炒) • 주사연(朱砂硏) • 지각초(枳殼炒) • 봉출(蓬朮) • 삼릉〔三稜 : 병포(並炮)〕 각 2돈반, 사향(麝香) • 파두상(巴豆霜) 각 1돈2푼을 가루로하고, 면풀에 삼씨 크기의 환을지어 1살 아이이면 미음(米飮)에 2~3알을 복용시킨다. 〈丹心〉

※ 천금소벽환(千金消癖丸)

효능 : 어린 아이의 벽괴(癖塊)를 치료한다.

처방 수홍화자미초(水紅花子微炒) • 신국초(神麴炒) • 맥아초(麥芽炒) 각 4돈, 인삼(人蔘) • 백출(白朮) • 백복령(白茯苓) 각 3돈, 사군자(使君子) • 호황련(胡黃連) • 산사육(山楂肉) • 향부자(香附子) • 삼릉(三稜) • 봉출〔蓬朮 : 병산초(並酸炒)〕 각 2돈, 빈랑(檳榔) • 후박(厚朴) • 청피(青皮) • 감초(甘草) 각 1돈을 아위(阿魏)를 잘 갈아서 면을 섞고 끓인 풀에 녹두 크기의 환을지어 백탕(白湯)으로 30~40알을 먹는다.

※ 화벽여신산(化癖如神散)

효능 : 비괴(痞塊)와 적취(積聚)를 치료한다.

처방 섬수(蟾酥) • 황랍(黃蠟) 각 2돈, 파두육(巴豆肉) 1돈, 영양각말(羚羊角末) • 우황(牛黃) 각 5푼, 사향(麝香) 3푼, 망사(硇砂) • 용뇌(龍腦) 각 1푼을 가루로하여 채자(菜子)크기로 환을하여 매 1알을 쓰는데 침(鍼)으로 아픈 곳을 찔러 터뜨리고 그 위에 붙여 둔 다음 한나절이 지난 뒤에 떼어 보면 비괴(痞塊)가 피고름으로 변해서 나오면서 낫게된다. 〈回春〉

※ 청위양비탕(淸胃養脾湯)

효능 : 어린 아이의 먹는 것과 비허(脾虛)및 위열(胃熱)한 증세를 치료한다.

처방 석고(石膏) 1돈, 진피(陳皮) • 백출(白朮) • 적복령(赤茯苓) • 감초(甘草) • 황금(黃芩) 각 2푼을 썰어서 1첩으로 지어 물로 달여서 수시로 먹는다. 〈回春〉

52. 니토(泥土)를 먹는 증세와 배가 부른 증세를 치료할 경우

이분(膩粉) 1푼을 사당(砂糖)에 섞어 삼씨 크기의 환을 하여 공복에 미음(米飮)으로 1알을 먹으면 흙을 토해내고 낫는다. 〈綱目〉

어린 아이가 흙을 먹는데 황련(黃連)을 진하게 달인 즙에 좋은 흙을 담가 반죽해서 햇볕에 말려 먹이면 바로 그치는데 황금병(黃芩餠)이라고 한다. 〈回春〉

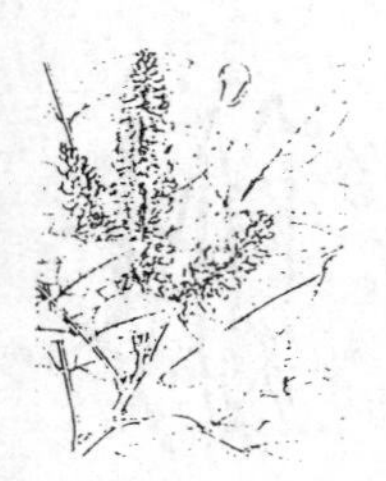
다릅나무

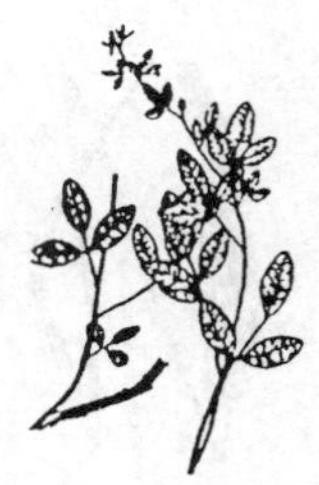
해변싸리

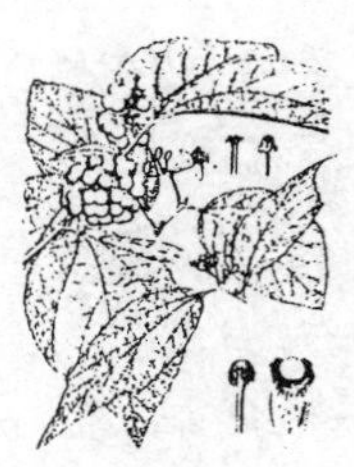
장구밥나무

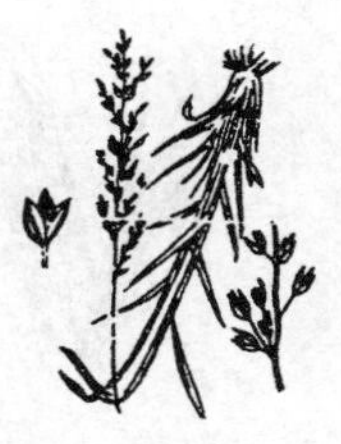
겨이삭

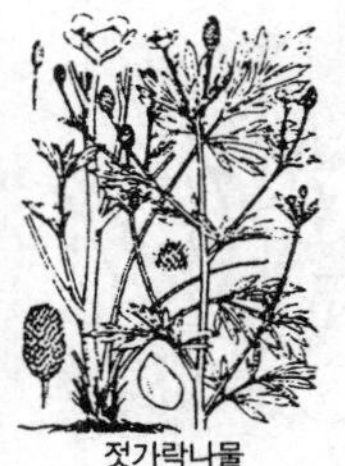
젓가락나물

53. 토사(吐瀉)할 경우

어린 아이의 토사(吐瀉)에 노란색을 설사하는 증세는 더운 젖에 상한 것이고, 푸른색을 설사하는 증세는 냉한 젖에 상한 것이니 모두다 설사를 시켜야 하는데 백병자(白餠子)를 주로 쓰게된다. 설사한 뒤에 더운 젖에 상한 증세는 옥로산(玉露散)을 쓰고 냉한 젖에 상한 증세는 익황산(益黃散)을 쓴다. 〈正傳〉

처음 나서 한달 동안 토사(吐瀉)하는 증세는 주사환을 쓰고, 다음 주침전(朱沈煎)으로써 잘 조리를 해야 된다.

처음 나서 토사(吐瀉)하는데 대변의 색이 흰 증세는 체(滯)한 증세이니 자상환(紫霜丸)으로 내린 다음에 향귤병(香橘餠)을 쓴다.

토사(吐瀉)한 다음에 혼수(昏睡)하면서 눈동자를 드러내는 증세는 위(胃)가 허열(虛熱)하기 때문이니 백출산(白朮散)·화중산(和中散)을 쓰고, 혼수하면서 눈동자를 드러내지 않는 증세는 위(胃)가 실열(實熱)하기 때문이니 익원산(益元散)·옥로산(玉露散)을 쓴다.

여름에는 토사(吐瀉)하고 몸에 열이 있는 증세는 옥로산(玉露散)이나 또는 오령산(五苓散)과 익원산(益元散)을 반씩 섞어서 먹이고 차가울 때 토사(吐瀉)하고 몸이 냉한 증세는 익황산(益黃散)·이중탕(理中湯)을 쓴다.

토사(吐瀉)에 한담(寒痰)이 있는 증세는 반속산(半粟散)을 주로 써야한다.

어린 아이가 처음 나서 입속의 나쁜 것들을 닦아 내지 않으니 모과산(木瓜散)을 쓴다.

만약 토하기를 심하게 하고 곡식을 그냥 사(瀉)하는 증세는 풍(風)이 심하게 상한 증세이니 풍(風)에 상하면 토사(吐瀉)를 잘 하는데 그것은 풍목(風木)이 비(脾)의 토(土)를 침용하기를 좋아하기 때문이다. 이런 때는 대청고(大青膏)를 쓴다.

토사(吐瀉)가 안 그치고 위급한 증세는 소침환(燒鍼丸)을 쓴다.

해가 지나도록 젖을 토하고 눈이 정기(精氣)가 없으며 대변에 근막(筋膜)이 섞여나오는 증세는 부모가 교합하면서 젖을 먹인 소치인데 병명을 교정토내(交精吐奶)라고 하는데 익황산(益黃散)·오감보동원(五疳保童元)을 쓴다.

토사(吐瀉)가 오래되어 앞으로 만경풍(慢驚風)이 되려는 증세는 화위환(和胃丸)·쌍금원(雙金元)을 쓴다. 〈錢乙〉

어린 아이의 토사(吐瀉)에 두루 쓰이는 조위고(助胃膏)를 쓰는 방법이 가장 좋다. 〈湯氏〉

※ 옥로산(玉露散)

효능 : 여름의 토사(吐瀉)에 몸에 열이있고 번갈(煩渴)하는 증세를 치료한다.

처방 석고(石膏)·한수석(寒水石) 각 5돈을 가루로하여 반돈 또는 1돈을 따뜻한 물이나 찬물에 마음대로 먹는다. 〈錢乙〉

※ 주사환(朱砂丸)

효능 : 갓난 어린 아이의 토사(吐瀉)는 더운 것을 삼켜서 생기는 증세이다.

처방 주사(朱砂)·남성(南星)·파두상(巴豆霜)을 각 등분 가루로하고 꿀로 기장쌀 크기의 환을하여 박하탕(薄荷湯)으로 2~3알을 녹여서 복용한 다음에 주침전(朱沈煎)으로 조리해야 된다. 〈入門〉

※ 주침전(朱沈煎)

처방 주사(朱砂) 2돈, 곽향(藿香) 3돈, 활석(滑石) 5돈, 정향(丁香) 14알을 가루로하여 새로 떠온 물 1잔에 마유(麻油)를 떨어뜨리면 꽃처럼 번져나가는데 약가루 5푼을 그위에 흩으면 약간 지난 다음에 물밑으로 가라앉으니 물을 따라 버리고 따뜻한 물로 섞어서 먹는다.

난 지 한달 안으로 구역하는 증세는 먼저 주사환(朱砂丸)을 써서 내리고 다음 주침전(朱沈煎)으로서 사기를 떨어뜨리면 더러운 것이 저절로 내리고 구토를 안하게 된다. 〈綱目〉

※ 화중산(和中散)

효능 : 위(胃)를 온화하게 하고 토사(吐瀉)를 그치며 번갈(煩渴)을 진정시켜 준다.

처방 인삼(人蔘)·백출(白朮)·백복령(白茯苓)·감초구(甘草炙)·건갈(乾葛)·황기(黃芪)·백편두초(白扁豆炒)·곽향(藿香) 각 2푼반을 거친 가루로하여 1첩으로

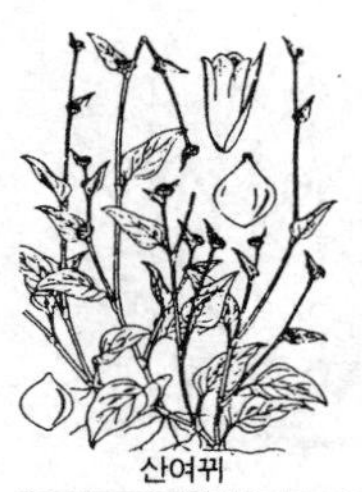
산여뀌

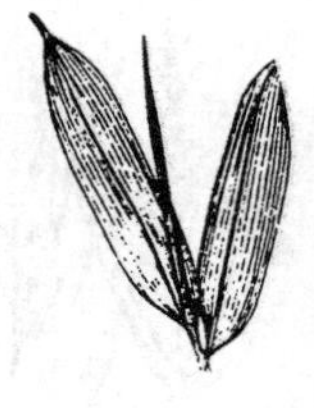
제주조릿대

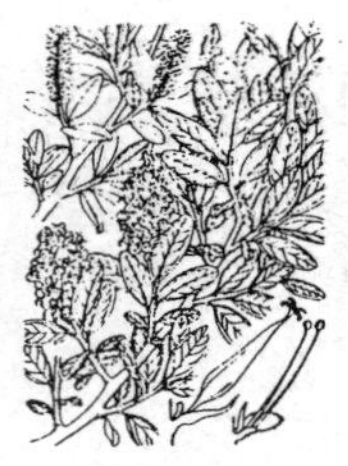
진퍼리버들

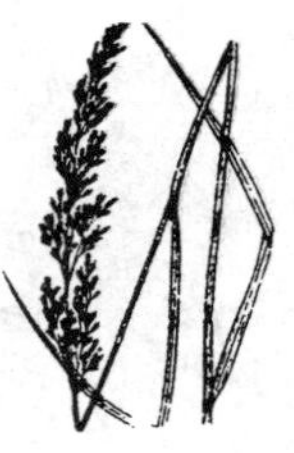
큰새풀

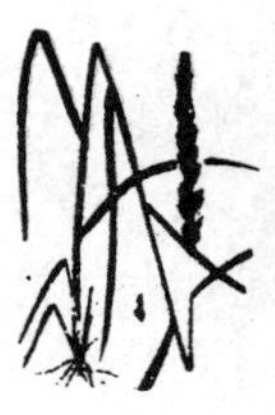
산 조

하고 생강 5, 대추 2를 넣어 물에 달여서 먹는다. 〈錢乙〉

또한 복통설사(腹痛泄瀉)를 치료하는데 후박(厚朴) 1돈, 백출(白朮) 5푼, 건강(乾薑)•감초(甘草) 각 3푼을 물로 달여서 먹는데 또한 화중산(和中散)이라고 한다. 〈正傳〉

※ 반속산(半粟散)

효능 : 침 거품과 백록수(伯綠水)를 토하는 증세는 위(胃)가 냉한 때문이니 이것으로 치료한다.

처방 반하강제(半夏薑製) 2돈, 진속미(陳粟米) 1돈으로 1첩을 지어 생강 10쪽을 넣고 물에 달여서 먹는다. 〈正傳〉

※ 모과환(木瓜丸)

효능 : 처음 나서 계속 토하는 증세를 치료한다.

처방 모과(木瓜)•사향(麝香)•목향(木香)•빈랑(檳榔)•이분(膩粉) 각 1자(二錢半)을 가루로하여 면풀에 기장쌀 크기의 환을하여 감초탕(甘草湯)에 1~2알을 먹는다. 〈正傳〉

※ 소침환(燒鍼丸)

효능 : 젖먹은 것이 안에서 상하여 토사(吐瀉)가 안 그치고 위태로운 증세를 치료한다.

처방 황단(黃丹)•주사(朱砂)•백반고(白礬枯) 각 등분 가루로하고 대추살에 가시연밥 크기의 환을하여 매 1알을 침끝으로 찍어서 등불에 태워 젖이나 또는 미음(米飮)에 녹여서 먹이고 진정시키는데 이 약만이 토사(吐瀉)를 주로 치료한다. 〈醫鑑〉

※ 조위고(助胃膏)

효능 : 어린 아이의 토사(吐瀉)를 멎게하고 비위(脾胃)를 풀어주며 음식을 증진시키는데는 가장 좋다.

처방 산약(山藥) 5돈, 인삼(人蔘)•백출(白朮)•백복령(白茯苓)•진피(陳皮)•감초(甘草) 각 2돈반, 목향(木香) 1돈, 축사(縮砂) 20개, 백두구(白豆蔻) 7개, 육두구(肉豆蔻) 2개를 가루로하여 꿀로 조자(皂子)크기의 환을하여 매 1알을 미음(米飮)에 녹여서 먹이고 또는 가루로 하여 모과탕(木瓜湯)에 1돈을 섞어서 먹기도 한다. 〈湯氏〉

※ 향귤병(香橘餠)

효능 : 갓 난 아이가 젖에 막혀 토사(吐瀉)하는 증세를 치료한다.

처방 목향(木香)•귤피(橘皮)•청피(靑皮) 각 2돈반, 후박(厚朴)•신국(神麴)•맥아(麥芽)•축사(縮砂) 각 5돈을 가루로하고 꿀로 가시연밥 크기의 환을하여 매 1알을 자소전탕(紫蘇煎湯)이나 또는 미음(米飮)과 같이 먹는다. 〈入門〉

54. 토사(吐瀉)의 논증(論症)일 경우

15세 정도의 아이가 토사(吐瀉)하고 열이 많아 음식의 생각이 없는데 전씨(錢氏)가 보고 말하기를「이 아이의 눈 가운데 검은 눈동자가 적고 흰동자가 많으며 얼굴빛이 희니 반드시 병이 많을 것이다.」얼굴빛이 흰 것은 신(神)이 겁을 먹은 증세이고, 검은 동자가 적은 것은 신이 허한 증세인데 검은 동자는 수(水)에 들으니 겁이 있고 허하면 병이 많은 증세이다. 비록 장성해도 기부(肌膚)가 건장하지 않으면 한서(寒暑)를 못견디고 허하기도 쉽고 실(實)하기도 쉬우며 비위가 역시 겁이 있어서 술과 색(色)을 근신(謹愼)하지 않으면 장년을 못넘길 것이다. 얼굴이 언제나 정신과 광택이 없어서 부인이 실혈(失血)된 경우와 같은 증세이다. 이제 설사하고 먹지 못하며 열이 심한 증세는 음식에 상한 증세이며, 또한 허겁해서 내리지 못하고 내려서 허한 것이 폐(肺)에 들어가면 해수(咳嗽)하고 심(心)에 들어가면 놀라며 비(脾)에 들어가면 사(瀉)하고 신(腎)에 들어가면 더욱 허해지는 증세인데 단지 소적환(消積丸)으로써 녹여 없애야 되니 식적(食積)이 약간 있기 때문이다. 〈錢乙〉

55. 감모풍한(感冒風寒)일 경우

혼수(昏睡)하고 입속의 기(氣)가 열이 있어 기지개를 하며 번민(煩悶)하는 증세는 풍(風)에 상한 증세이고 머리와 눈이 아프고 사람을 두려워하며 차가운 것을 두려워하는 증세는 한(寒)에 상한 증세이다. 〈錢乙〉

머리가 아프고 몸이 아프며 코가 막히고 콧물이 흐르며

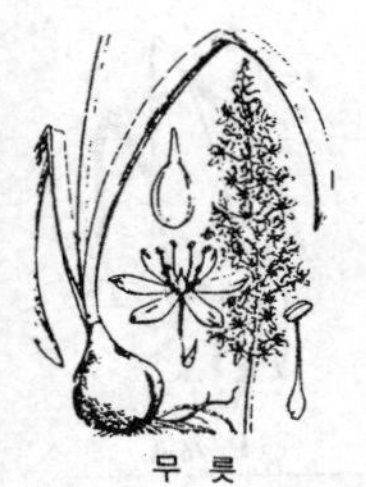
무 릇

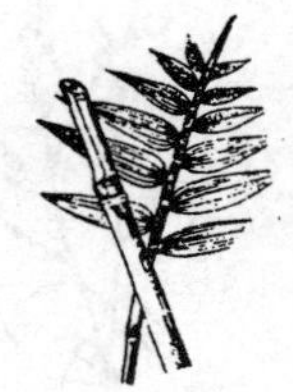
독보리

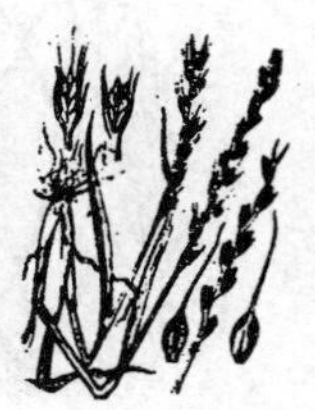
봉의꼬리대

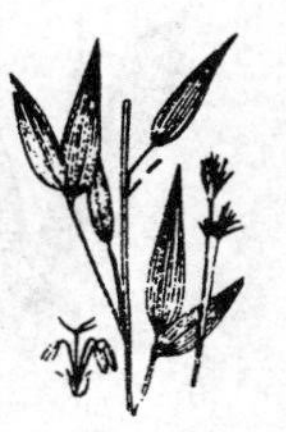
반 죽

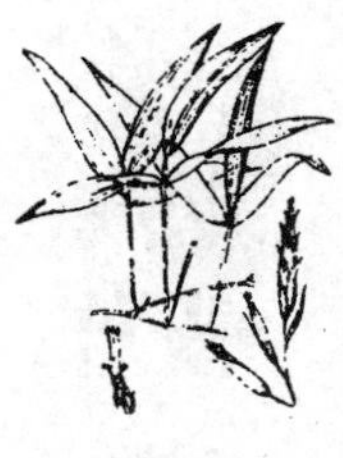
맹종죽

해수(咳嗽)하고 재채기하며 볼이 붉고 눈이 삽하면서 산근(山根)이 푸른 증세는 모두 풍한(風寒)에 상한 증세이다. 〈湯氏〉

상풍(傷風)에는 대청고(大靑膏)•웅황고(雄黃膏)를 쓰고 감모풍한(感冒風寒)에는 인삼강활산(人蔘羌活散)•삼소음(蔘蘇飮)•성성산(惺惺散)을 두루 쓴다. 〈綱目〉

❊ 웅황고(雄黃膏)

효능: 풍(風)에 상해서 온열(溫熱)과 장열(壯熱)하여 물을 자주 마시는 증세를 치료한다.

처방 한수석(寒水石) 5돈, 첨초(甜硝)•감초말(甘草末) 각 3돈, 용뇌(龍腦) 1자, 주사(朱砂) 5푼, 웅황(雄黃) 적은 대추씨만큼 잘 갈고 나복근(蘿葍根)을 초반 물반에 달여서 물이 모두 없어지게하여 위의 것을 가루로하고 달인 꿀에 고약을 만들어 박하탕(薄荷湯)에 조자(皂子)크기의 절반정도를 녹여서 먹는다. 〈錢乙〉

❊ 성성산(惺惺散)

효능: 상풍(傷風)과 열이나고 담수(痰嗽)하며 번갈(煩渴)하는 증세를 치료한다.

처방 인삼(人蔘)•백출(白朮)•백복령(白茯苓)•길경(桔梗)•천궁(川芎)•백작약(白芍藥)•과루근(瓜蔞根)•감초(甘草) 각 2푼반, 세신(細辛)•박하(薄荷) 각 1푼으로 썰어서 1첩을 지어 생강 2쪽을 넣고 물로 달여서 먹는다. 〈錢乙〉

56. 담연(痰涎)과 천수(喘嗽)일 경우

담(痰)이란 풍(風)의 삭(苗)으로 화(火)가 조용하면 비(脾)에 숨어있고 화(火)가 움직이면 폐(肺)를 막아서 담(痰)과 화(火)가 서로 일어나며 천식(喘息)이 급하게 되는데 사백산(瀉白散)•도담탕(導痰湯)을 합하여 달여서 먹는다. 〈入門〉

한수(寒嗽)에는 화개산(華盖散)을 쓰고 열수(熱水)에는 청금강화탕(淸金降火湯)을 쓴다.

비(脾)와 폐(肺)는 모자인데 이 이장(二臟)이 함께 허하면 두연(頭涎)을 낳으니 두연(頭涎)이란 것은 비(脾)와 폐(肺)에서 나오는 것이다. 연이 흘러 넘쳐서 목구멍에 있으면 수계(水鷄)의 소리와 같고 천수(喘嗽)하며 번민(煩悶)하는데 포용환(抱龍丸)•탈명산(奪命散)을 쓴다.

마비풍(馬脾風)에는 마비풍산(馬脾風散)•우황탈명산(牛黃奪命散)•보명단(保命丹)을 쓴다. 〈入門〉

❊ 마비풍산(馬脾風散)

효능: 한사(寒邪)가 폐(肺)에 침입하여 한(寒)이 울(鬱)하면 열액(熱液)이 되어 천식(喘息)을 하고 상기(上氣)하여 폐(肺)가 부풀며 코를 고는데 급히 치료하지 않으면 바로 죽음에 이르는 증세이다.

처방 진사(辰砂) 2돈반, 감수(甘遂) 1돈반, 경분(輕粉) 5푼을 가루로하여 매 1자를 온장수(温漿水) 약간에 향유(香油) 한 방울을 떨어뜨려 약가루를 넣고 잠겨 내리거든 장수(漿水)는 버리고 따라서 먹으면 특효가 있다. 〈入門〉

❊ 우황탈명산(牛黃奪命散)

효능: 어린 아이의 폐(肺)가 부풀고 위(胃)가 가득차며 천식(喘息)이 잦고 기급(氣急)하여 두 갈비가 움직거리고 콧구멍이 벌름거리며 가래침이 막혀서 민란(悶亂)하고 천갈(喘喝)하여 죽는 증세가 아침 저녁에 있는 증세를 치료한다.

처방 백축(白丑) 반생반열(半生半熱)•흑축반생반열(黑丑半生半熱)한 것의 두말(頭末) 각 5돈, 대황(大黃) 1냥, 빈랑(檳榔) 2돈반, 목향(木香) 1돈반을 가루로하고 경분(輕粉) 1자를 넣어 섞어서 매 1돈 또는 2돈을 꿀물에 섞어서 먹고 약간 설사하는 것을 한도로 한다. 〈丹心〉

57. 설리(泄痢)일 경우

어린 아이의 감리(疳痢)에 청•황•흰거품을 사(瀉)하고 이색(痢色)이 변하여 정상과 다른 증세이다. 감이란 바로 양사(朧瀉)인데 양(朧)이라 함은 바로 창증(脹症)인 것이다. 그 증상은 눈언저리가 붓고 배가 가득차며 이색(痢色)이 일정치 않고 물을 마시기를 좋아하며 차차 여위게 된다.

적리(赤痢)에는 황금작약탕(黃芩芍藥湯)을 쓰고 허활(虛滑)한 증세는 고장환(固腸丸)을 쓰며 감리(疳痢)로 배가 아픈 증세는 소감원(蘇感元)을 쓴다.

팔리(八痢)의 위험한 증세에 1은 적리(赤痢)이고, 2는 백리(白痢)이며, 3은 적백리(赤白痢)이고, 4는 식적리(食赤痢)이며, 5는 경리(驚痢)이고, 6은 비허리(脾虛痢),

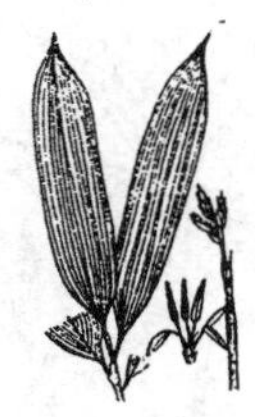
섬조릿대

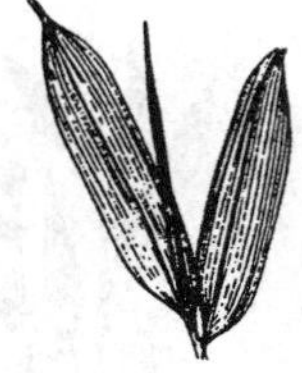
제주조릿대

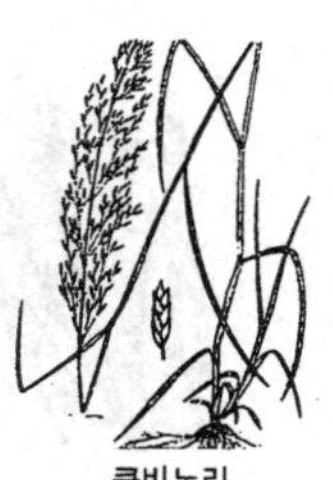
큰비노리

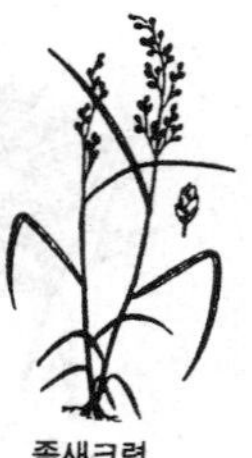
좀새크령

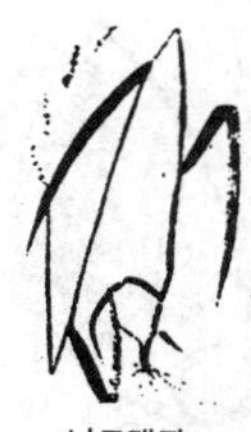
나도개피

7은 시행리(時行痢)이고, 8은 감리(疳痢)인데 모두 쓰이는 것으로 소주차원(小駐車元)•진인양장탕(眞人養臟湯)을 쓴다. 〈類聚〉

어린 아이의 이질(痢疾)에 곡도(穀道)가 안 닫히고 노란즙이 계속 흐르는 증세는 치료가 어렵다. 〈得効〉

또는 사리(瀉痢)를 치료하는데 오배자(五倍子)를 노랗게 볶아 가루로하고 오매육(烏梅肉)을 물에 담가서 탄자크기의 환을하여 매 1알을 백리(白痢)는 미음으로 적리(赤痢)는 생강탕으로 수사(水瀉)는 냉수로 각각 먹는다. 〈回春〉

58. 복통(腹痛)과 복창(腹脹)일 경우

어린 아이가 배가 아파서 허리를 굽히며 헛울음을 울고 눈물이 없으며 얼굴이 푸르고 희며 입술이 검고 사지(四肢)가 냉하며, 또는 대변의 빛이 푸르고 실하지 않는 증세는 반장내조증(盤腸內吊症)이 되니 속히 파탕에 배를 타고 파를 비벼서 배꼽과 배를 문지르면 약간의 시간이 지난 다음에 소변이 저절로 나오고 아픔이 바로 그치는데 계속해서 유향산(乳香散)을 쓴다. 〈錢氏〉

어린 아이의 배가 아픈 데는 대부분 젖과 음식에 상한 증세이니 소식산(消食散)•소적환(消積丸)을 쓴다. 얼굴이 푸르고 희며 몸이 냉하고 물 설사를 하는 증세는 냉병(冷病)이 되니 이중탕(理中湯)을 쓴다.

적통(積痛)•식통(食痛)•허통(虛痛)•충통(蟲痛)이 거의가 비슷한 증세인데 오직 충통(蟲痛)은 어린 아이에게 많이 있는 증세이다. 그 증세는 심복(心腹)이 아프고 소리를 질러서 울며 몸을 거꾸로 뜨리고 손으로 방바닥을 치며 구토해서 맑은 물과 거품이 나오고 얼굴빛이 청황색이고 더하고 덜했다 하며 입과 입술이 검붉은 회궐증(蛔厥症)이니 안충산(安蟲散)•안충환(安蟲丸)을 쓴다. 〈錢之〉

배가 심하게 부르는 증세는 비위(脾胃)의 허기(虛氣)가 치는 증세인데 탑기환(搨氣丸)•소적환(消積丸)•십전단(十全丹)을 쓴다. 〈正傳〉

※ 유향산(乳香散)

효능: 반장내조증(盤腸內吊症)의 아픈 증세를 치료한다.

처방 유향(乳香)•몰약(沒藥) 각 약간을 잘 갈고 따로 목향(木香) 한 덩어리를 젖 그릇에 갈아서 물을 부어 달여서 두어번 유향(乳香)과 몰약(沒藥)의 가루를 섞어서 먹으면 한번만으로도 바로 효과가 난다. 〈湯氏〉

※ 소식산(消食散)

효능: 식적(食積)으로 배가 아픈 증세를 치료한다.

처방 백출(白朮)을 진벽토(陳壁土)에 볶아서 2돈반, 맥아(麥芽)•축사(縮砂)•산사육(山楂肉) 각 1돈, 귤홍(橘紅)•향부미(香附米)•신국(神麴)•청피(靑皮) 각 5푼, 감초(甘草) 5푼을 가루로하여 매 1돈을 미음(米飮)으로 섞어서 먹고 또는 썰어서 2돈을 내서 생강 3쪽을 넣고 물에 달여도 좋다. 〈醫鑑〉

※ 소적환(消積丸)

효능: 유식(乳食)에 상적(傷積)해서 배가 가득차고 기(氣)가 위급한 증세를 치료한다.

처방 정향(丁香)•축사(縮砂) 각 3개, 오매육(烏梅肉)•파두육(巴豆肉) 각 3개를 가루로하여 삼씨 크기로 환을지어 매 3알, 또는 5알을 귤피탕으로 고루 먹는다. 〈入門〉

※ 안충산(安蟲散)

처방 충통(蟲痛)에 호분초황(胡粉炒黃)•빈랑(檳榔)•고련근(苦楝根)•학슬(鶴虱)•백반 반생반고(白礬半生半枯) 각 2돈을 가루로하여 매 1자를 먹어야 하는데 5푼을 미음(米飮)으로 먹는다.

또는 쌀풀로 삼씨 크기의 환을하여 1살 아이이면 5알을 온장수(溫漿水)에 청유(淸油)를 넣어서 내려보내게 되니 이름을 안충환(安蟲丸)이라 한다.

※ 탑기환(搨氣丸)

효능: 어린 아이의 배가 허창(虛脹)한 증세를 치료한다.

처방 호초(胡椒)•전갈(全蝎) 각 49개를 가루로하고 면풀에 기장쌀 크기의 환을하여 미음(米飮)으로 5~7알 내지 10~20알을 복용시키는데 만약 배가 크면 나복자(蘿蔔子)볶은 것을 더해서 쓴다. 〈正傳〉

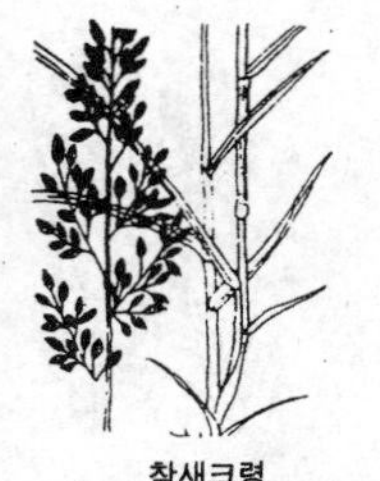
참새크령

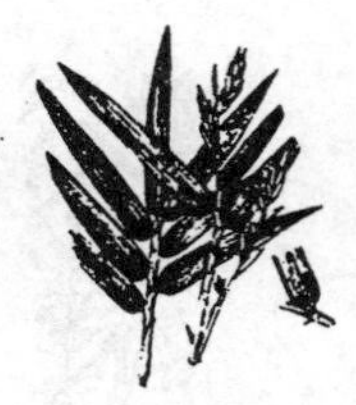
좀바랭이

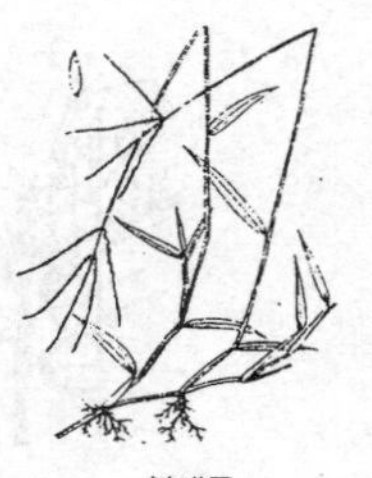
봉래죽

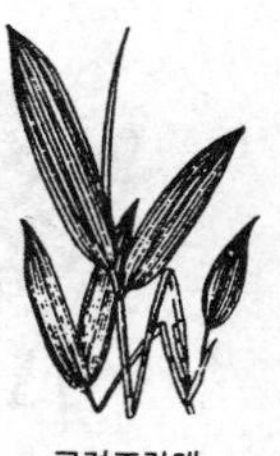
고려조릿대

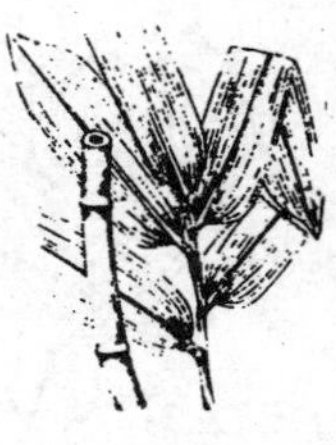
구볼대

59. 오연(五軟)과 오경(五硬)일 경우

오연(五軟)이란 1은 머리 끝이 연한 것이고, 2는 손이 연한 것이며, 3은 다리가 연한 것이고, 4는 몸이 연한 것이며, 5는 입이 연한 것이니 머리끝이 연한 것은 천주골(天柱骨)이 무너진 증세인데 건골산(健骨散)을 두루 쓰고 밖으로는 생근산(生筋散)을 붙이며 연한 증세는 움직일 힘이 없으니 의이환(薏苡丸)을 쓰고 다리가 연한 증세는 걸음이 더딘 탓이며(치료 방법은 아래에 있음) 몸이 약한 증세는 살이 적고 피부가 저절로 서로 떠나며 또는 온몸에 힘줄이 연한 증세로 녹용(鹿茸) 4근에 당귀(當歸)・청염(靑鹽)을 더해서 쓰고 입이 연한 증세는 말이 더딘 탓이니 치료 방법은 아래에 있고 위와 같은 오연(五軟)은 모두 품수(禀受)가 모자라는 데 있다. 토사(吐瀉) 때문에 생긴 증세인데 치료하지 않으면 경질(硬疾)이 되는 것이다. 〈入門〉

오경(五硬)이란 두항경(頭項硬)・수경(手硬)・신경(身硬)・구경(口硬)이니 경(硬)이란 증세는 뻔뻔하고 얼음처럼 찬 증세로서 바로 간(肝)이 풍사(風邪)를 받은 증세이니 오약순기산(烏藥順氣散)을 쓴다. 〈綱目〉

※ 건골산(健骨散)

효능 : 머리가 연해서 바르지 않고 목이 연해서 천주골(天柱骨)이 무너진 증세를 치료한다.

처방 백강잠(白殭蠶) 볶은 것을 가루로하여 매 5푼, 또는 1돈을 박하포주(薄荷泡酒)해서 1일 3번을 섞어서 먹는다. 〈綱目〉

※ 생근산(生筋散)

효능 : 밖으로 붙이는 것이다.

처방 목별자(木鼈子) 3개, 비마자(萆麻子) 30알, 모두 껍질을 버리고 섞은 다음 갈아서 아이를 안아 일으키고 맨 위를 문질러서 뜨겁게 하고 떡처럼 만들어 붙인다.

※ 의이환(薏苡丸)

효능 : 손이 연한 증세를 치료한다.

처방 의이인(薏苡仁)・당귀(當歸)・진교(秦艽)・산조인(酸棗仁)・방풍(防風)・강활(羌活) 각 5돈을 가루로 하고 꿀로 가시연밥 크기의 환을하여 형개탕(荊芥湯)으로 먹는다. 〈綱目〉

※ 녹용사근환(鹿茸四斤丸)

일명 가감사근환(加減四斤丸)

효능 : 몸이 연하기 때문에 근골(筋骨)이 위약(痿弱)한 증세를 치료한다.

처방 육종(肉蓯)・우슬(牛膝)・모과(木瓜)・토사지(兎絲子)・숙지황(熟地黃)・녹용(鹿茸)・천마(天麻)・두충(杜冲)・오미자(五味子) 각 가루로하고 꿀로 오동열매 크기의 환을하여 더운 술이나 또는 미음으로 30알을 먹는다. 〈局方〉

60. 해로(解顱)일 경우

아이 머리의 골쪽이 붙어있지 않고 열려있는 증세를 해로(解顱)라 하는데 이것은 신기(腎氣)가 성하지 못한 때문인 것이다. 신(腎)이 골수(骨髓)를 주관하고 뇌가 수해(髓海)가 되니 신기(腎氣)가 성하지 못하면 뇌수(腦髓)가 모자라니 뇌(腦)의 골쪽이 서로 붙어있질 않는다. 이 질환이 있게되면 천일이 안 되어서 폐인(廢人)이 된다는 것이다. 〈湯氏〉

처음 나서 신〔顖:顖과 顱는 모두 머리의 맨 윗 골〕이 붙지 않는 증세는 신기(腎氣)가 이루어지지 않는 때문이니 자라게 되면 반드시 웃음이 적고 또 눈의 흰동자가 많으며 얼굴 빛이 매우 희고 여위게 되며 근심이 많고 기쁨이 적게 된다. 〈錢乙〉

해로(解顱)란 바로 어린 아이의 두봉(頭縫)이 붙지 않은 증세이니 육미지황원(六味地黃元)이나 또는 팔물탕(八物湯)에 금련주초(芩連酒炒)한 것을 더해서 달여서 복용하고 밖으로는 삼신산(三辛散)・천남성(天南星)을 붙이며 또한 수건으로 싸서 보호하면 자연히 붙게 되는 것이다. 〈錢乙〉

※ 삼신산(三辛散)

효능 : 해로(解顱)를 치료한다.

처방 건강(乾薑) 7돈반, 세신(細辛)・계심(桂心) 각 5돈을 가루로하여 생강즙에 섞어서 노골(顖骨) 위에 붙이

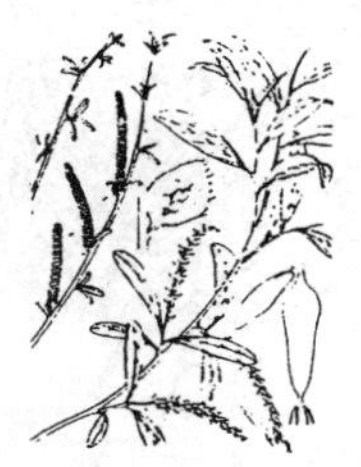
채(새)양버들

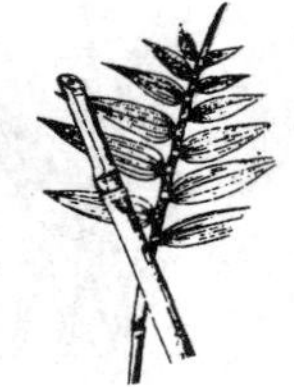
봉의꼬리대

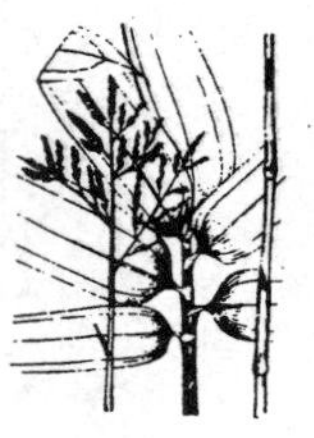
동백죽

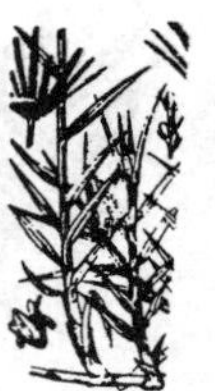
우산대잔디

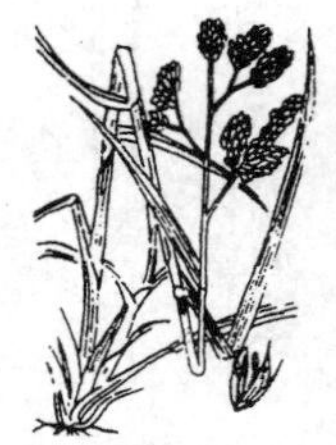
오리새

면 어린 아이의 얼굴이 붉어지면서 바로 치유가 된다. 〈三因〉

※ 천남성산(天南星散)

효능 : 치료 방법은 위에서와 같다.

처방 천남성(天南星) 큰 것을 약간 불에 구워서 가루로하여 초(醋)에 섞어서 짙은 붉은색의 비단에 발라서 백회(百會)에 붙이고 손을 불에 쏘여 따뜻하게 해서 자주 문지르면 바로 효력이 있다. 〈錢乙〉

61. 신(顖 = 즉 百會)이 진색(塡塞)하거나 밑으로 꺼질 경우

신(顖)이 막히는 증세는 신문(顖門)이 부어 오르는 상태이니 젖 먹는 것이 정상이 아니고 한(寒)과 열(熱)이 비(脾)에 들어가면, 그 기(氣)가 상충(上衝)해서 튀어 나오게 되며, 또한 간기(肝氣)가 성하면 풍(風)과 열(熱)이 서로 쳐서 신문(顖門)이 막히고 튀어나오며 땀이나고 머리털이 짧은 것이다. 만약 한기(寒氣)가 상충(上衝)하면 딴딴하고 열기(熱氣)가 상충(上衝)하면 무르게 되니 당연히 풍열(風熱)을 사(瀉)해야 되는데 사청환(瀉靑丸)을 쓴다. 〈入門〉

신문(顖門)이 푹 꺼진 것은 증세는 꺼져서 들어간 상태로 장부(臟腑)에 열이 있으면 목이 말라서 수장(水漿)을 마시고 설사를 하여 기혈(氣血)이 허약하고 위로 뇌수(腦髓)에 붙지를 못하기 때문에 신문(顖門)이 꺼져서 들어가고 평만(平滿)하지 않는 증세이니 노란 개의 두골(頭骨)을 구워서 가루로하여 계란 흰자에 섞어서 바르게 된다. 〈入門〉

62. 말과 걸음이 더딜 경우

말이 더딘 것은 오연(五軟)가운데 구연(口軟)이 바로 그것인데 아이가 태(胎)에 있을 때에 어머니가 놀란 일이 있었으면 경기(驚氣)가 심(心)의 포락(包絡)에 들어가서 아이로 하여금 심신(心神)이 모자라서 설본(舌本)이 통하지 않기 때문이니 창포환(菖蒲丸)을 쓴다. 〈錢乙〉

어린 아이의 모든 병 뒤에 말을 못하는 것은 계두환(鷄頭丸)을 쓴다. 〈錢乙〉

5살까지 말을 못하면 폐인으로 생각하는데 육미지황원(六味地黃元)에 오미자(五味子)•녹용(鹿茸)을 더한 약과 보중익기탕(補中益氣湯)을 쓰고 반년이 되니 결국은 한 두마디의 말을 하고 1년이 지나니 모든 말을 하게 된 것이다. 〈回春〉

걸음이 더딘 것은 바로 각요증(脚凹症)이니 이것은 기혈(氣血)이 모자라고 골수(骨髓)가 충만(充滿)되지 못해서 연약하고 행하지 못하며 또는 간(肝)과 신(腎)이 같이 하는데 기인되기도 하니 간(肝)이 근(筋)을 주관하는데 근(筋)이 약하면 뼈를 묶지 못하는 것이다. 이러한 증세에는 육미지황원(六味地黃元)에 녹용(鹿茸)•우슬(牛膝)•오미자(五味子)•오가피(五加皮)를 더해서 오래 먹고 호골환(虎骨丸)이 역시 좋으며 또는 오가피산(五加皮散)을 쓰는것도 좋다. 〈得効〉

어린 아이의 걸음이 더디고 치아(齒牙)가 늦게 나며 해로증(解顱症)이 있는 증세는 오연(五軟)속의 학슬병(鶴膝病)으로 인해서 눈동자가 희고 근심이 많은 증세이니 이것은 품수(禀受)와 견기(堅氣)가 모자라서 그러한 것이다. 이러한 증세에는 육미지황원(六味地黃元)에 녹용(鹿茸)을 더해서 보하고 또한 조원산(調元散)을 쓰는것도 좋다. 〈回春〉

어린 아이의 학슬증(鶴膝症)은 품수(禀受)가 모자라고 혈기(血氣)가 허하여 기육(肌肉)이 여위고 골절(骨節)이 드러나서 학의 무릎과 같이 되는 것으로 첫째는 신(腎)이 허한 데서 생기는 증세이다. 육미지황원(六味地黃元)에 당귀(當歸)•우슬(牛膝)•녹용(鹿茸)을 더하여 오래 먹고 겸해서 천남성(天南星)을 구워 가루로하여 뜨겁게 해서 붙이면 아주 좋다. 〈回春〉

※ 창포환(菖蒲丸)

효능 : 심기(心氣)가 모자라기 때문에 5~6살이 되도록 말을 못하는 증세를 치료한다.

처방 석창포(石菖蒲)•인삼(人蔘)•맥문동(麥門冬)•원지(遠志)•천궁(川芎)•당귀(當歸) 각 2돈, 유향(乳香)•주사(朱砂) 각 1돈을 가루로하고 꿀로 삼씨 크기의 환을하여 미음(米飮)으로 10~20알을 1일 3번을 먹는다. 〈入門〉

※ 계두환(鷄頭丸)

효능 : 어린 아이의 병뒤에 말을 못하는 증세를 치료한다.

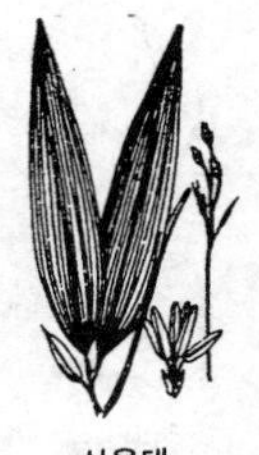
산우대

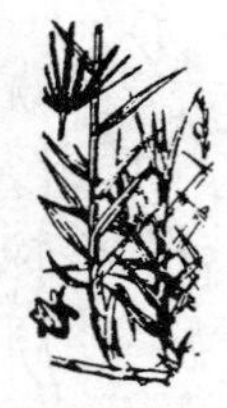
우산대잔디

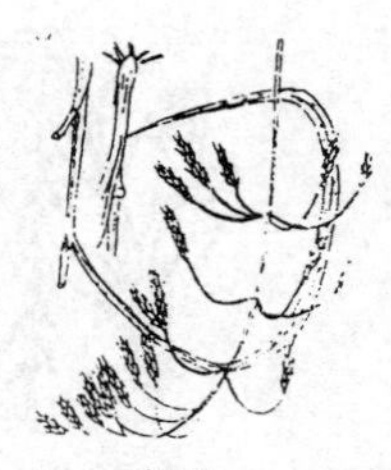
기름새

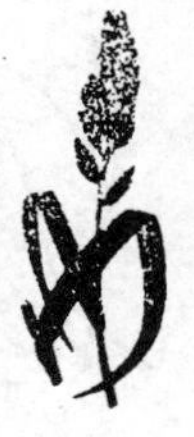
피

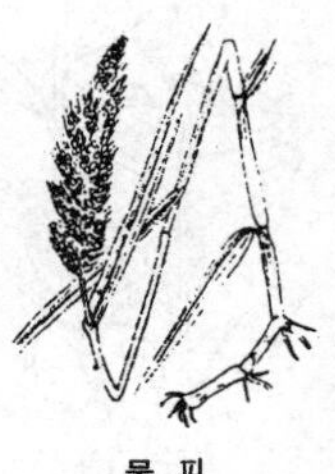
물 피

처방 웅계두구(雄鷄頭灸) 1개, 명선구초(鳴蟬灸焦) 3개, 대황외(大黃煨)·감초구(甘草灸) 각 1냥, 당귀(當歸)·천궁(川芎)·원지(遠志)·맥문동(麥門冬) 각 7돈반, 목통(木通)·황기(黃芪) 각 5돈을 가루와 꿀로 녹두알 크기의 환을하여 공복에 미음으로 5알씩을 1일 3번을 먹는다. 〈錢乙〉

※ 호골환(虎骨丸)

효능: 걸음이 더딘 증세를 치료한다.

처방 호경골(虎脛骨)·생건지황(生乾地黃)·산조인(酸棗仁)·백복령(白茯苓)·육계(肉桂)·방풍(防風)·당귀(當歸)·천궁(川芎)·황기(黃芪)·우슬(牛膝) 각 등분 하고 가루로하여 꿀에 삼씨 크기의 환을하여 모과탕(木瓜湯)으로 10알을 먹는다. 〈得效〉

※ 오가피산(五加皮散)

효능: 3살에 걸음을 못 걷는 증세를 치료한다.

처방 오가피(五加皮) 2돈반, 우슬(牛膝)·모과(木瓜) 각 1돈반을 가루로하여 매 1돈을 미음으로 섞어서 먹는다. 〈得效〉

※ 조원산(調元散)

효능: 걸음이 더딘 증세를 치료한다.

처방 산약(山藥) 5푼, 백출(白朮)·백작약(白芍藥)·숙지황(熟地黃)·당귀(當歸)·천궁(川芎)·황기밀초(黃芪蜜炒) 각 2푼반, 인삼(人蔘)·백복령(白茯苓)·복신(茯神) 각 2푼, 감초(甘草) 1푼반, 석창포(石菖蒲) 1푼을 썰어서 1첩으로 지어 생강 3, 대추 2를 넣어 물로 달여서 먹는다. 〈回春〉

63. 모발(毛髮)과 치아(齒牙)가 나지 않을 경우

머리털이 나지 않는 것은 품수(稟受)와 혈기(血氣)가 모자라서 모발을 영양(榮養)하지 못했기 때문인데 종용환(蓯蓉丸)을 쓰고 치아(齒牙)가 안 나는 이유는 치아(齒牙)란 뼈의 종말이고, 수(髓)를 영양(榮養)하는 곳이 되는 것으로 품수(稟受)가 넉넉하지 못하면 수(髓)가 뼈에 충만하지 못하기 때문에 치아(齒牙)가 나지 않으니 궁황산(芎黃散)을 쓴다. 〈得效〉

치아(齒牙)를 나게 하는 데는 숫쥐의 등뼈(큰 놈일수록 좋음)를 가지고 가루로해서 잇몸에 1일 3번씩 문지르면 많은 효과가 있다. 〈本草〉

※ 종용원(蓯蓉元)

처방 당귀(當歸)·생건지황(生乾地黃)·육종용(肉蓯蓉)·백작약(白芍藥) 각 1냥, 호분(胡粉) 5돈을 가루로 하고 꿀로 기장쌀 크기의 환을하여 매 10알을 검은 콩 끓인 탕으로 복용하고 겸해서 20~30알을 백반(白礬)에 녹여서 머리 위를 문지른다. 〈得效〉

※ 궁황산(芎黃散)

처방 천궁(川芎)·생건지황(生乾地黃)·당귀(當歸)·산약(山藥)·백작약(白芍藥) 각 1냥, 침향(沈香) 5돈, 감초(甘草) 3돈을 가루로하여 반돈을 백탕(白湯)으로 섞어서 복용하고 마른 가루를 잇몸에 1일 2번씩 문지른다. 〈得效〉

64. 구배(龜背)와 구흉(龜胸)일 경우

구배(龜背)란 처음 나서 등을 잘 보호하지 못하면 풍(風)이 등뼈에 들어가거나 또는 앉기를 너무 일찌기 하면 구루증(傴僂症)에 걸려서 등의 높기가 거북이등과 같아서 고질(痼疾)이 되는 것인데 송예단(松蕊丹)·지각환(枳殼丸)을 쓰고 또한 거북의 증과 오줌을 내서 등뼈마다 위에 바르면 평평해진다.

구흉(龜胸)이란 가슴이 높고 가득 불러서 그 모양이 거북과 같은 것인데 이것은 폐장(肺臟)이 열을 받거나 또는 유모(乳母)가 오신(五辛)과 주면(酒麵)을 너무 먹거나 또는 더운 젖을 많이 먹어서 일어난 증세이니 백합단(百合丹)을 쓴다. 〈得效〉

구흉(龜胸)은 바로 폐열(肺熱)이 가득차서 흉격(胸膈)을 치고 들어서 일어나는 증세인데 사백산(瀉白散)에 편금(片芩)과 치자(梔子)를 더하여 달여서 먹는다. 〈正傳〉

※ 송예단(松蕊丹)

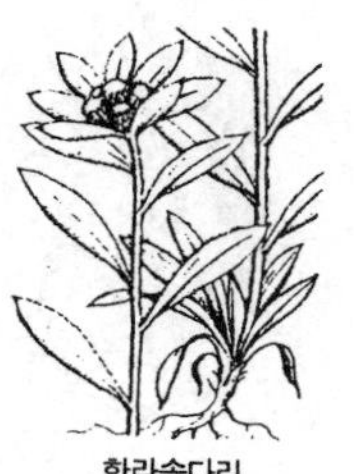
한라솜다리

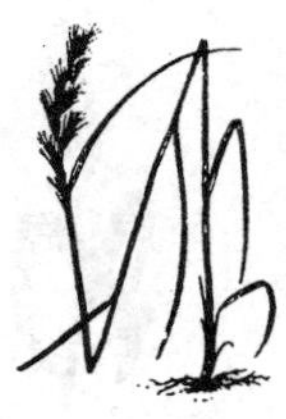
가는잎개밀

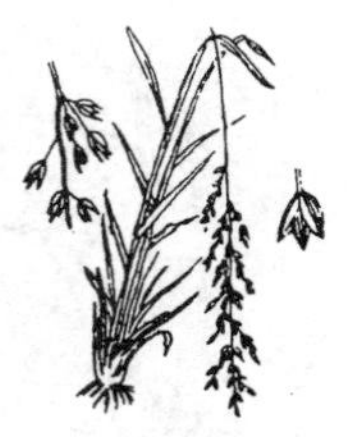
겨이삭

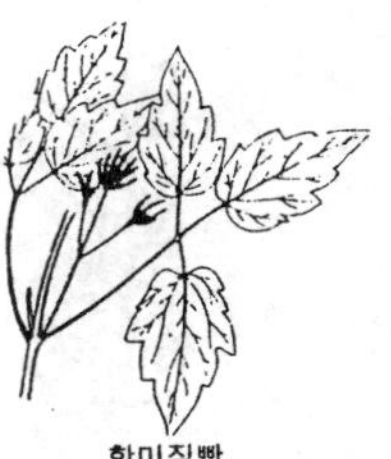
할미질빵

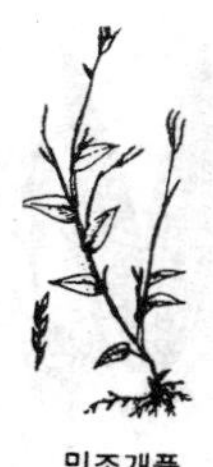
민조개풀

효능 : 구배(龜背)의 증세를 치료한다.

처방 송화(松花) • 지각(枳殼) • 방풍(防風) • 독활(獨活) 각 1냥, 마황(麻黃) • 대황(大黃) • 전호(前胡) • 계심(桂心) 각 5돈을 가루로하여 꿀로 기장쌀 크기로 환을하여 죽으로 10알을 섞어서 먹는다. 〈得効〉

※ 지각환(枳殼丸)

일명 구배환(龜背丸)

효능 : 치료 방법은 위에서와 같다.

처방 지각(枳殼) • 방풍(防風) • 독활(獨活) • 전호(前胡) • 당귀(當歸) • 마황(麻黃) 각 3돈을 가루로하고 풀에 기장쌀 크기의 환을하여 미음(米飮)으로 10~20알을 같이 먹는다. 〈丹心〉

※ 백합단(百合丹)

효능 : 구흉(龜胸) 증세를 치료한다.

처방 대황(大黃) 7돈반, 천문동(天門冬) • 행인(杏仁) • 백합(百合) • 목통(木通) • 상백피(桑白皮) • 지각(枳殼) • 첨정력(甜葶藶) • 석고(石膏) 각 5돈을 가루로하여 꿀로 녹두알 크기의 환을하여 백탕(白湯)으로 5~7알 내지 10알을 같이 먹는다. 〈得効〉

65. 체이(滯頤)일 경우

체이(滯頤)란 증세는 어린 아이의 입 아귀에 침이 흐르는 것을 말하는데, 침이란 비(脾)와 액(液)이 흘러나와 턱에 고이는 것으로 비(脾)와 위(胃)가 허냉(虛冷)해서 진액을 제거하지 못하기 때문에 침이 입아귀로 흐르는 것이니 치료 방법은 당연히 비(脾)를 따뜻하게 해야 된다.

내경(內經)에 이르기를「혀가 가로 놓이고 침이 흐르는 것은 모두 열에 드는 것이다.」하였으니 분별해서 치료해야 된다. 더운 침은 위화(胃火)가 달아오른 것이니 통심음(通心飮)을 쓰고 냉한 침은 위(胃)가 허해서 흐르는 증세 목향(木香)반돈을 쓴다.

체이(滯頤)의 냉증(冷症)에는 온비단(溫脾丹)을 쓴다. 〈湯氏〉

※ 목향반하환(木香半夏丸)

처방 목향(木香), 반하국(半夏麴) • 정향(丁香) 각 5돈, 백강(白薑) • 백출(白朮) • 청피(靑皮) 각 2돈반을 가루로하고 떡을 쪄서 삼씨 크기의 환을하여 쌀 끓인 물로 먹는다. 〈入門〉

※ 온비단(溫脾丹)

처방 반하국(半夏麴) • 정향(丁香) 각 5돈, 백출(白朮) • 청피(靑皮) • 건강(乾薑) 각 2돈반을 가루로하고 풀로 기장쌀 크기의 환으로하여 10~20알을 먹는다. 〈湯氏〉

66. 단독(丹毒)일 경우

어린 아이의 단독(丹毒)이란 기(氣)가 피로 하여금 서로 치고 싸워서 풍(風)이 편승(便乘)했기 때문에 붉게 부어서 그 증세가 온몸에 돌아다니는 증세이므로 적유풍(赤遊風)이라고도 하며 신(腎)과 뱃속에 들어가면 죽게 된다. 〈湯氏〉

어린 아이의 단독(丹毒)이 백일안에 일어나면 반드시 죽게 되니 속히 구하지 않으면 안 된다. 〈湯氏〉

금사창(金絲瘡)을 일명 홍사창(紅絲瘡)이라고도 하는데 그 모양으로 보아서 선이 굵고 가는 것이 일정치 않으니 경(經)에서 말한 내독(內毒)이란 것이다. 〈保命〉

단독(丹毒)이 뱃속에서 생겨 사지(四肢)로 흩어져 나가는 경우에는 치료하기가 쉽고 사지에서 뱃속에 들어가는 경우에는 치료하기가 어렵다. 〈三因〉

독기(毒氣)가 들어가 배가 가득차면 죽게 되는데 독기(毒氣)가 도망가는 곳에 경(經)을 끊어서 침으로 찔러 피를 내야 된다. 또한 급히 가는 침으로 찔려서 나쁜 피를 내면 바로 없어진다고 하였다. 〈入門〉

단독(丹毒)으로 서각지황탕(犀角地黃湯) • 사순청량음(四順淸涼飮)을 쓰고 밖으로 발독산(拔毒散) • 영황산(永黃散) • 이금고(泥金膏)를 바르게 된다.

또한 개천등에서 작은 새우를 잡아서 찧어 붙이고 또 복용간(伏龍肝)를 계란 흰자에 섞어서 바르고 또한 이어혈(鯉魚血) • 선어혈(鱔魚血) • 파초근즙(芭蕉根汁) • 남엽즙(藍葉汁) • 수중태(水中苔)를 바르면 모두 좋다. 방게 침으로써 나쁜 피를 빨아내는 것이 가장 좋다. 〈諸方〉

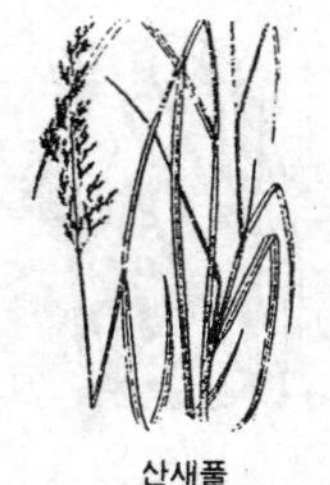
산새풀

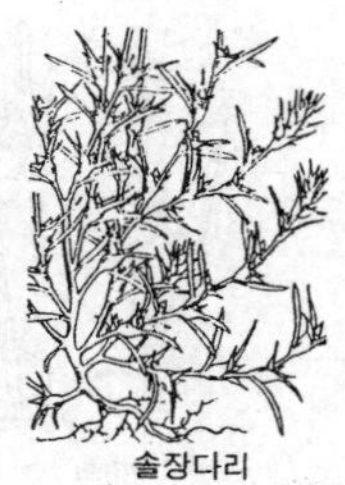
솔장다리

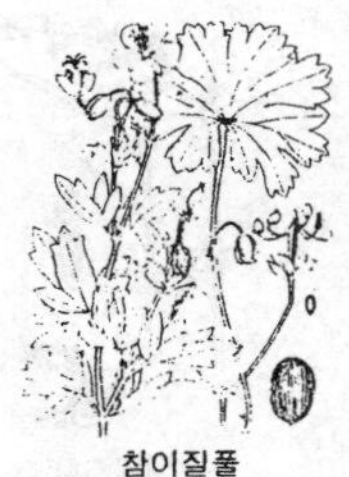
참이질풀

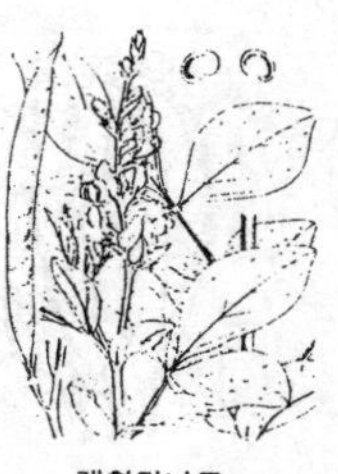
갯활량나무

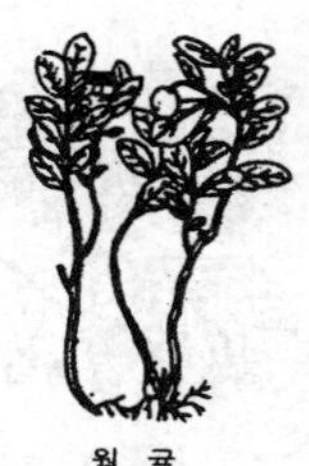
월 귤

❋ 발독산(拔毒散)

효능 : 단독(丹毒)이 돌아다니고 심한 열이 있는 증세를 치료한다.

처방 한수석(寒水石) 2냥 3돈, 석고(石膏) 1냥, 황백(黃柏)·감초(甘草) 각 2돈을 가루로하여 물에 섞어서 바르는데 파초즙(芭焦汁)에 섞는 것이 더욱 좋다. 〈入門〉

❋ 빙황산(氷黃散)

효능 : 치료 방법은 위에서와 같다.

처방 염초(焰硝)·대황말(大黃末) 각 5돈을 우물 물에 섞어서 닭의 깃 털로 찍어 바른다. 〈回春〉

❋ 이금고(泥金膏)

효능 : 단독(丹毒)의 열이있는 흉터와 이름 없는 각종 종독(腫毒)등을 치료한다.

처방 구인분(蚯蚓糞) 2푼, 염초(焰硝) 1푼을 새로 떠온 우물 물에 진하게 섞어서 붙인다. 〈回春〉

67. 제창(諸瘡)일 경우

어린 아이가 처음 나서 한달 안의 모든 병은 바로 태독(胎毒)의 열은 증세이고, 만약 1~2살 뒤에 나는 병은 태독(胎毒)의 깊은 것인데 방법에 따라서 치료해야 된다. 〈綱目〉

어린 아이의 악창(惡瘡)은 외선법(外宣法) 천기(天氣)가 따뜻할 때 자주 씻어주고 옷을 갈아 입히는 것이 좋고 애써서 약을 안 먹여도 되는 것이다. 봄에는 버들가지와 형개(荊芥)를 쓰고 여름에는 대추 잎과 괴지(槐枝)를 쓰며 가을에는 고삼(苦參)달인 물에 각각 씻는다. 〈湯氏〉

1~2살에 부스럼이 나서 온몸에 번진 증세는 먼저 오복화독단(五福化毒丹)·서각지황탕(犀角地黃湯)을 쓰고 밖으로 아버지의 더운 오줌을 닭의 깃털로 찍어서 씻고 청대말(靑黛末)을 바르면 좋다. 〈入門〉

어린 아이의 면창(面瘡)에 얼굴의 전부가 짓무르고 고름이 나오며 백약이 효과가 없는 증세는 납저지(臘猪脂)를 바르면 신통하고 백양목(白楊木)의 가지를 태워서 그 재를 물에 임력(淋瀝)해서 바르면 좋다. 〈丹心〉

어린 아이의 나두탕(癩頭湯)에 방풍통성산(防風通聖散)을 술로 만들고 가루로해서 매 1돈씩 30첩을 먹으면 낫는데 제창문(諸瘡門)에 상세히 나와 있으니 참고하는 것이 좋다. 〈丹心〉

어린 아이의 입속에 백병 및 구창중설(口瘡重舌)·중악(重腭)·후비종한(喉痺腫寒)등 모든 증세에 우황산(牛黃散)을 두루 쓴다. 〈醫鑑〉

태열(胎熱)·혈열(血熱)·풍열(風熱)의 모든 부스럼이 온몸에 퍼져서 가렵고 아픈 증세는 대연교음(大連翹飮)·생료사물탕(生料四物湯)을 쓴다. 〈醫鑑〉

❋ 우황산(牛黃散)

처방 우황(牛黃)·편뇌(片腦)·붕사(硼砂) 각 1푼, 진사(辰砂)·웅황(雄黃)·청대(靑黛) 각 2푼, 황련(黃連)·황백말(黃柏末) 각 8푼, 염초(焰硝) 1돈반을 가루로 하여 약간씩 뿌려 훑는다. 〈醫鑑〉

❋ 대련교음(大連翹飮)

효능 : 모든 부스럼을 치료한다.

처방 감초(甘草) 4푼, 시호(柴胡)·황금(黃芩)·형개(荊芥) 각 3푼, 연교(連翹)·차전자(車前子)·구맥(瞿麥)·활석(滑石)·악실(惡實)·적작약(赤芍藥)·치자(梔子)·목통(木通)·당귀(當歸)·방풍(防風) 각 2푼, 선각(蟬殼) 2푼반을 썰어서 1첩으로 지어 죽엽(竹葉) 2쪽, 등심(燈心) 10줄기를 넣어 물로 달여서 먹는다. 〈醫鑑〉

❋ 생료사물탕(生料四物湯)

효능 : 치료 방법은 위에서와 같다.

처방 생지황(生地黃)·적작약(赤芍藥)·천궁(川芎)·당귀(當歸)·방풍(防風) 각 3푼, 황금(黃芩)·박하(薄荷) 각 2푼을 썰어서 1첩으로 지어 물로 달여서 먹는다. 〈得効〉

68. 홍사류(紅絲瘤)일 경우

한 부인이 아이를 출산했는데 온몸에 홍사류(紅絲瘤)가 나서 구해 내지 못하고 또한 다음에 3~5명의 아이를 낳아도 그러하니 동원(東垣)이 말하기를 「이것은 남자의

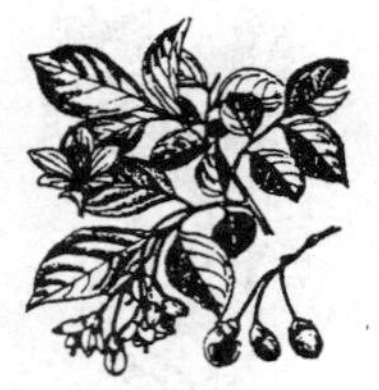
때죽나무

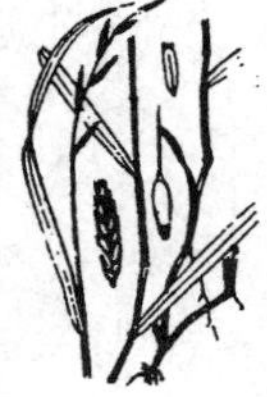
가는개밀

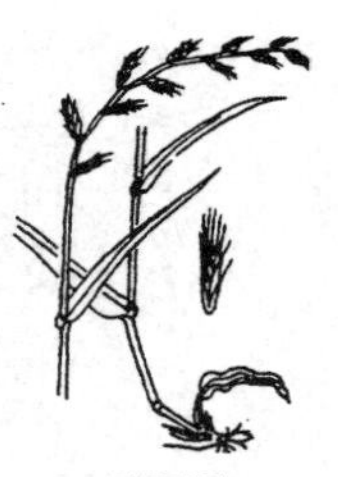
광릉개밀

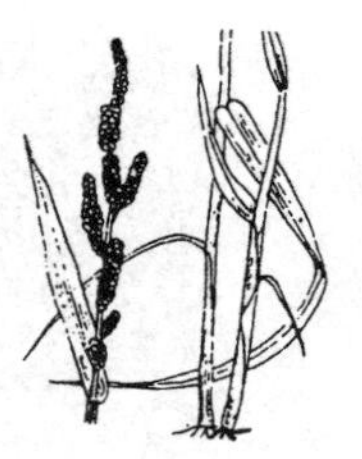
개미피

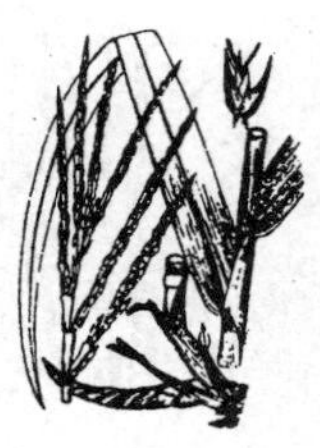
갯 달

신(腎)속에 복화(伏火)가 있고 정액속에 홍사(紅絲)가 있어서 기(氣)서로 전해서 아이를 낳기 때문에 이 증세가 있는 것인데 속명 태류(胎瘤)라고 한다.」라고 하고 그 사람에게 자세히 보라 했더니 과연 그 말과 같았다. 결국은 자신환(滋腎丸)을 두어번 먹어서 신(腎)속의 화사(火邪)를 사(瀉)하고 술과 고기및 시끄러운 음식을 피하도록 하고 그의 처(妻)에게 육미지황원(六味地黃元)을 먹여서 그 음혈(陰血)을 기른 다음에 수태한 지 5개월만에 황금(黃芩)•백출(白朮)을 가루로하여 먹이고 아이를 낳으니 먼저의 증상이 없어졌다. 〈東垣〉

69. 약독이 임병(淋病)을 이룰 경우

한 아이가 처음 날 때부터 임질(淋疾)이 있는데 5~7일만에 반드시 한번 일어나면 크게 아프고 칠속과 같은 것을 약 한잔쯤 내린 뒤에 진정이 되니 이것은 그 아버지가 하부(下部)의 약을 많이 먹어 독이 쌓여서 태(胎)속에 아이의 명문(命門)에 쳐들어갔기 때문이다. 자설(紫雪)에 황백말(黃柏末)을 섞어서 오동열매 크기의 환을하여 더운 탕으로 100알을 먹게하니 반나절이 지나서 다시 크게 아파 허리와 배에까지 이어지고 서속(黍粟)과 같은 것을 한사발쯤 내린 다음에 병이 8푼쯤 덜한데다가 다시 진피(陳皮) 1냥, 길경(桔梗)•목통(木通) 각 5돈을 1첩으로 지어 먹이니 다시 서속(黍粟)과 같은 것을 1홉쯤 내리고 나았다. 아버지가 조열(潮熱)한 병이 있어도 태(胎)에 병이 전하는데 하물며 어머니에게 있어서야 말할 필요가 있겠는가? 이것이 동원(東垣)이 말한 홍사류(紅絲瘤)의 증세인 것이다. 〈丹心〉

70. 단유(斷乳)일 경우

어린 아이의 젖을 끊으려면 화미고(畵眉膏)를 쓴다. 〈入門〉

❊ 화미고(畵眉膏)

처방 산치자초흑(山梔子炒黑) 3개, 웅황(雄黃)•경분(輕粉) 각 약간을 가루로하여 청유(淸油)에 섞어서 아이가 잠잘 때에 두 눈썹을 그리면 깨어서 젖을 먹지 않는데 만약 효과가 없으면 한번 더 그리고 다시 먹으로써 젖꼭지에 칠한다. 〈入門〉

71. 소아(小兒)의 제병사증(諸病死症)일 경우

눈 위의 붉은 맥이 아래로 내려와서 눈동자를 꿰는 것과 신문(顖門)이 솟아 오르거나 또는 꺼져드는 증세〔심기(心氣)가 끊어질 때〕는 죽게 된다.

코가 마르고 검으며 마르는 증세〔폐기(肺氣)가 끊어진 때〕는 죽게 된다.

배가 크고 청근(靑筋)이 있는 증세〔비기(脾氣)가 끊어진 때〕는 죽게 된다.

눈을 곧바로 보고 보아도 눈동자가 구르지 않는 증세〔오장(五臟)이 모두 끊어진 때〕와 손톱이 검은 증세〔간기(肝氣)가 끊어진 때〕는 죽게 된다.

혀가 입밖으로 나오는 증세〔심기(心氣)가 끊어진 때〕는 죽게 된다.

이빨을 갈고 사람을 무는 증세〔신기(腎氣)가 끊어진 때〕는 죽게 된다.

입이 물고기 입과 같고 기(氣)가 급해서 울어도 소리가 나지 않는 증세〔폐기(肺氣)가 끊어진 때〕는 죽게 된다.

회충(蛔蟲)이 저절로 나오는 증세〔위기(胃氣)가 끊어진 때〕는 죽게 된다.

대개 병이 들어 땀이 나서 구슬처럼 맺히고 흐르지 않는 증세와 머리털이 위로 거슬러 올라가는 증세 및 입술과 입이 마르고 눈가죽이 뒤집어지며 입속의 기가 차고 손과 발이 드리워지고 누워 있는 형태가 묶어 놓은 형태와 같으며 손바닥이 냉한 증세는 모두 죽게 된다. 〈入門〉

오연(五軟)•오경(五硬)•오냉(五冷)•오건(五乾)이 모두 나쁜 증세이다. 〈直小〉

72. 두(痘)•반(斑)•진(疹) 삼증(三症)이 태독(胎毒)으로 인할 경우

아주 옛날에는 두(痘)•진(疹)이 없었는데 주말(周末)과 진초(初)때부터 일어났다. 〈入門〉

태(胎)가 뱃속에 있어서 6~7개월이 되면 벌써 형체(形體)가 생겨서 어머니 뱃속의 더러운 액체를 마시므로 태아의 오장에 들어가고 10개월이 되면 위(胃)에 가득하다가 태어날 때에 아이의 입속에 더러운 오물이 들어있는 것인데 산모가 손으로 깨끗이 닦아 없애주어야만 아이의 질병이 없어진다.

세속(世俗)에 황련(黃連)•감초(甘草)를 먹이고 또 배

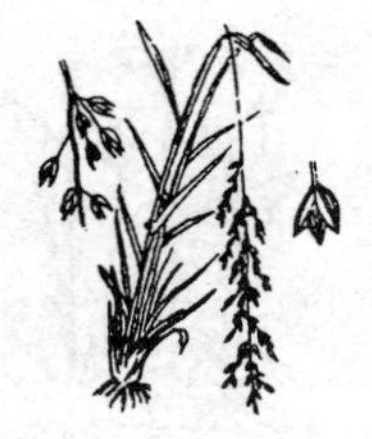
겨이삭

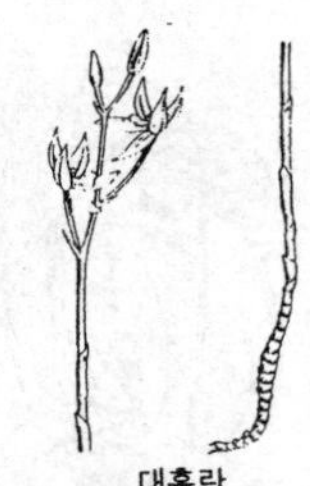
대홍란

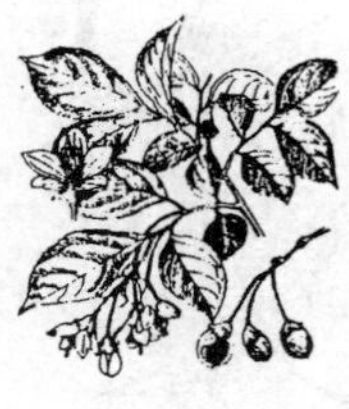
때죽나무

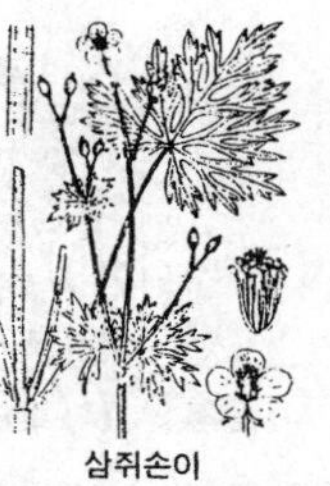
삼쥐손이

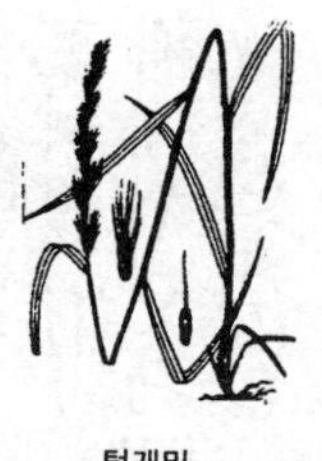
털개밀

꼽의 예재(穢滓)도 역시 어머니의 더러운 것이 남은 기(氣)로써 아이의 오장에 들어가면 풍한(風寒)의 사기(邪氣)가 서로 쳐서 두(痘)와 진(疹)이 되는 것이다. 〈錢乙〉

태아가 어머니 뱃속에 있어서 10달 사이에 어머니의 호흡에 따라서 호흡을 하게 된다. 호흡이란 바로 양기(陽氣)의 출동(出動)으로써 정(精)•기(氣)•신(神)을 자양한다. 주림과 목이 마르면 어머니의 피를 먹으면서 달을 따라 자라서 근골(筋骨)•어육(魚肉)•혈맥(血脈)•형기(形氣)가 모두 풍족해지면 10달만에 출산되는 것이다. 출산할 때에 입속에 오히려 나쁜 피가 남아 있다가 아이가 울 때 따라서 위장(胃腸)으로 들어가게 되는데 이렇게 나쁜 피가 다시 명문(命門)과 포(胞)속으로 돌아가서 한구석에 꼭 숨어서 일어나지 않다가 아이가 젖이나 음식에 상하여 습열(濕熱)한 기(氣)가 아래로 꺼져 들어서 신(腎)속에 합하면 두화(火)가 서로 치게 된다. 그러면 영기(榮氣)가 온순하지 못하고 육리(肉理)에 거슬러 나쁜 피가 작용하여 모든 반진(斑疹)을 일으키니 이것이 모두 신수(腎水)에서 나오는 것이며, 그 창장(瘡瘍)이 육리(肉理)에 모여서 양명(陽明)증세로 돌아가기 때문에 삼번경(三番經)이 처음 나타나는 증세는 모두 족태양(足太陽)과 암방광(壬膀胱)이 내병소장(內病小腸)을 이겨서 그 처음 나타나는 증세가 얼굴에 시작되고 결국은 양명(陽明)에 돌아보면 육리(肉理)가 열이 있어서 고름으로 변하는 것이고, 그 화(火)가 치성(熾盛)해서 마침내 한수(寒水)가 이기면 온몸에 모두 반진(斑疹)이 나는 것이니 이것이 모두 족태양(足太陽)의 전변(傳變)되는 곳에서 나오는 것이다. 〈東垣〉

반(斑)의 병이 모두 아이가 어머니의 뱃속에 있을 때에 어머니의 나쁜 피를 먹고 그것이 쌓여서 독이 된 때문이니 태음(太陰)의 습토(濕土)가 막히고 군(君)과 상(相)의 두화(火)가 작용되는 것이다. 〈海藏〉

내경(內經)에 말하기를 「모든 가렵고 아픈 창장(瘡瘍)이 모두 심화(心火)에 든다」하였으니 대개 태독이 명문(命門)에 숨어서 소음(少陰)•소양(小陽)•사천(司天)의 군(君)과 상(相)이 너무 많아서 열독(熱毒)이 널리 펴지는 해를 만나면 바로 일어나게 되는 것이다. 〈正傳〉

73. 희두방(稀痘方)일 경우

두(痘)를 드물게 하는 처방에 복주사법(腹朱砂法)•연생제일방(延生第一方)•희두토홍환(稀痘兎紅丸)•척예토두탕(滌穢兎痘湯)•족성단(獨聖丹)•백수산(百壽散)•복매화방(服梅花方)•비전희두탕(秘傳稀痘湯) 등이 있다. 〈諸方〉

※ 복주사법(腹朱砂法)

쌀알과 같은 빛이 밝은 주사(朱砂)를 물에 여과해서 가루로하여 매 5푼을 3차례로 달인 꿀에 섞어서 아이의 크고 작음에 따라 양을 더하고 덜해서 두(痘)의 나고 안나는 것을 가리지 않고 따뜻한 물로 복용시키는데 수미(首尾)일관해서 먹이면 빽빽한 것이 성기어지고 성긴 것이 없어지고 검게 빠진 것은 일어나고 두옹(痘癰)이 된 것은 사라지는 데 성질이 약간 차니 양을 적게 먹이는 것이 좋다. 〈入門〉

또 한 방법에는 꿀 약간에 주사말(朱砂末) 한 자를 섞어서 쓴다고 하였다. 〈得効〉

※ 연생제일방(延生第一方)

어린 아이가 처음 나서 탯줄이 떨어진 다음에 그 탯줄을 새 기와 위에 잘 놓고 숯불을 사변에 피워서 태우되 연기가 다 되는 것을 한도로하여 땅바닥에 쏟아 놓고 기왓장 같은 것으로 덮어서 타고 남은 것을 가루로하고 미리부터 주사(朱砂) 투명한 것을 분가루처럼 하여 물로 여과해 두었다가 만약 탯줄 가루가 5푼 무게가 되면 주사(朱砂)를 2푼 넣고 생지황(生地黃)•당귀신(當歸身)을 진하게 끓인 즙에 먼저의 2가지를 섞어서 아이의 입천정과 어머니의 젖꼭지에 바르되 하룻동안 모두 써버리면 다음날 아이의 대변을 따라 탁구(濁垢)가 모두 나오고 그 아이가 죽는 날까지 창진(瘡疹)과 제질(諸疾)이 없어지고 한 아이를 보전하는데 가장 좋은 방법이 된다. 〈醫鑑〉

※ 희두토홍환(稀痘兎紅丸)

일명 태극환(太極丸)

처방 섣달 초 8일에 산토끼 한 마리의 피를 뽑아서 매밀면에 넣고 웅황(雄黃) 4~5푼을 더해서 마르거든 떡을 만들어서 어린 아이가 처음 난 지 3일뒤에 녹두알 크기로 2~3알을 젖으로 개서 먹이고 1살 아이는 5알 또는 7알을, 3살 뒤는 15알을 먹이고 오래 되면 온몸에 붉은 반점이 일어나는데 이것이 그 징험(徵驗)으로 죽는 날까지 두진(痘疹)이 나지 않고 가령 난다 해도 드물어서 반랑(斑痕)이

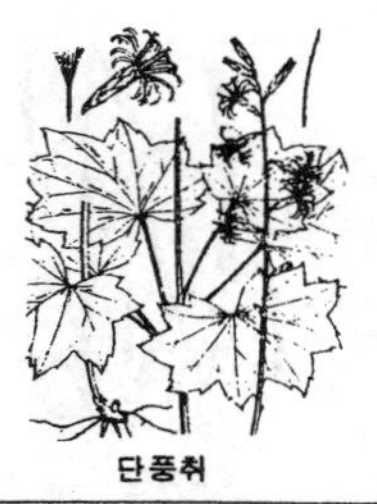
단풍취

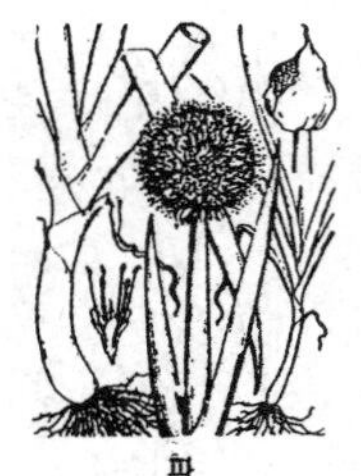
파

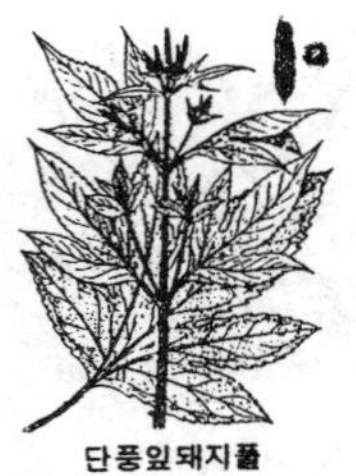
단풍잎돼지풀

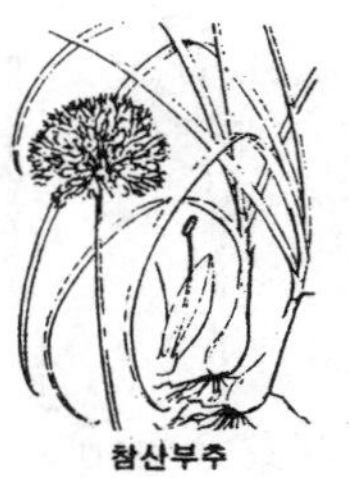
참산부추

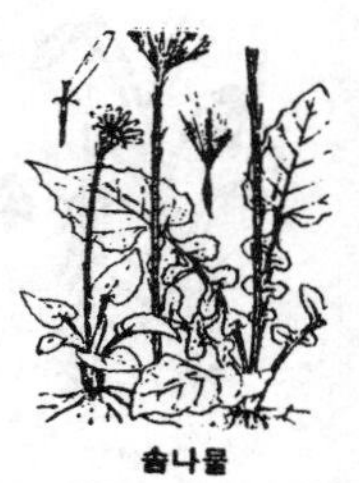
솜나물

없는 것이다. 그 아이가 자라서 성장해도 토끼 피를 먹으면 더욱 좋다. 어떤 사람이 말하기를 꼭 8일의 것을 쓰지 않아도 단지 섣달의 것이면 좋다고 하나 아뭏든 8일의 것만은 못하다. 〈醫鑑〉

※ 척예토두탕(滌穢兎痘湯)

처방 5~6월 사이에 사과(絲瓜)의 자잘한 등사(藤絲)를 내서 그늘에 말린 것 2냥반쯤을 거두어 두었다가 정월초 1일 자시에 아이의 부모 가운데 단지 한 사람만 알고 위의 사과등(絲瓜藤)을 달여서 따뜻하게 아이의 온몸과 머리 및 얼굴을 씻어서 그 태독(胎毒)을 없애주면 두진(痘疹)이 나지 않고 비롯 난다 해도 아주 가벼워서 3~5곳 정도만 나고 마는 것이다. 〈醫鑑〉

※ 독성단(獨聖丹)

처방 사과(絲瓜)를 꼭지에 가깝도록 취해서 껍질과 씨를 함께 옹기병 속에 넣어서 굳게 봉하고 상시화(桑柴火)로 태워서 가루로하여 사당(砂糖)을 등분으로 넣고 찧어서 떡을 만들어 두고 다 없어지기까지 아무 때나 아이에게 먹이면 두진(痘疹)을 앓지 않고, 앓아도 가벼운 증세가 된다. 2~3일 동안 태우거나 쪄서 써도 두(痘)가 나오지 않으며 또는 열이 날 때에 먹이면 두(痘)가 나와도 반드시 드물거나 적은 것이다. 〈醫鑑〉

대개 두진(痘疹)이 처음 나거나 나지 않을 때에 이 약을 먹이면 많은 것도 적어지고 적은 것도 없어지며 무거운 증세는 가벼워진다. 또한 주사(朱砂)를 약간 넣으면 더욱 좋다. 〈正傳〉

※ 백수산(百壽散)

효능 : 처음 나서 한달 안으로 쓰면 늙도록 창진(瘡疹)이 나지 않는 것이다.

처방 황련(黃連) 1냥, 주사(朱砂) 1돈, 위의 약을 물로 달여서 먼저 입속의 침을 닦아 버리고 약간씩 넣어서 삼키도록 하고 남은 약은 탕물에 넣어서 아이를 씻으면 좋다. 〈海藏〉

※ 복매화방(腹梅花方)

처방 매화(梅花)를 먹으면 두(痘)를 방지하는 것인데 12월에 매화(梅花)를 많든 적든 가리지 않고 그늘에 말려 가루로해서 달인 꿀에 가시연밥 크기의 환을하여 매 1알을 좋은 술로 내리고 섞어 태을구고천존(太乙救苦天尊)의 축문을 100번 외우면 그 효과는 아주 좋다. 〈種杏〉

※ 비전희두탕(秘傳稀痘湯)

처방 6월 상복일에 호로(葫蘆)부드러운 덩굴 수십뿌리를 취해서 그늘에 말려 두었다가 정월 초 1일에 오경(五更)에 아무도 모르게 호로(葫蘆)줄거리를 삶아서 두(痘)를 앓지 않은 어린 아이의 머리 및 얼굴을 씻으면 두(痘)가 나지 않는다. 〈唐人秘傳〉

74. 두창(痘瘡)의 예방법

겨울이 따뜻하면 봄에 두(痘)가 일어날 우려가 있으니 미리 삼두음(三豆飮) • 유음자(油飮子)를 먹으면 예방이 된다.

널리 퍼지는 두진(痘疹)이 있을 때는 독성단(獨聖丹) • 토홍환(兎紅丸) • 용풍고(龍風膏)를 미리 먹으면 혈(血)을 살리고 독을 풀어서 전염이 되지 않는다. 〈醫鑑〉

※ 삼두음(三豆飮)

처방 적소두(赤小豆) • 흑두(黑豆) • 녹두(綠豆) 각 1근, 감초(甘草) 5푼을 물로 달여 날마다 마음대로 먹으면 벌써 걸린 사람은 가볍게 풀리고 걸리지 않은 사람은 7일 동안을 먹으면 영영 병에 걸리지 않는다. 〈得效〉

※ 유음자(油飮子)

어린 아이의 양(陽)은 성한데 음(陰)이 제어하지 못하면 머리털이 뻗뻗하고 음식이 줄어 드는데 이것은 열이 숨어 있는 징조이다. 향린(鄕隣)에 두증(痘症)이 있으면 진마유(眞麻油) 1근을 날마다 계속 복용해서 모두 되면 두(痘)를 면할 수가 있다. 〈正傳〉

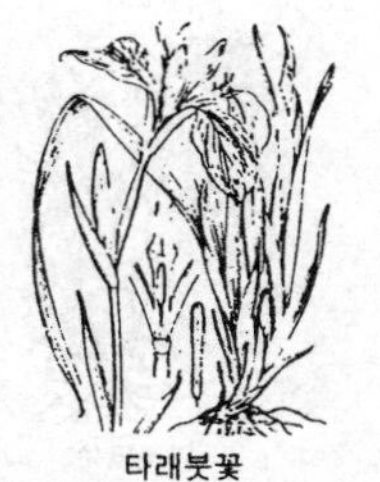
타래붓꽃

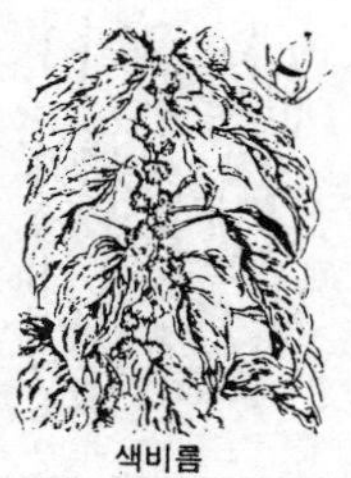
색비름

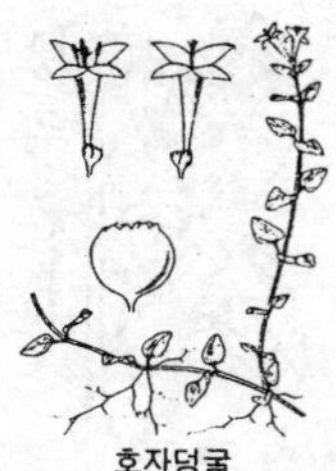
호자덩굴

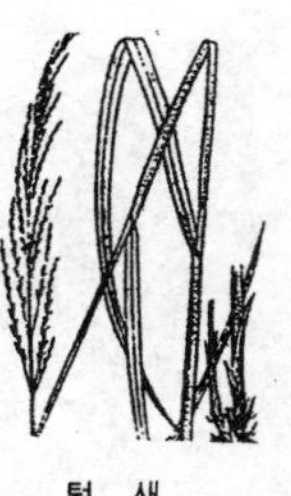
털 새

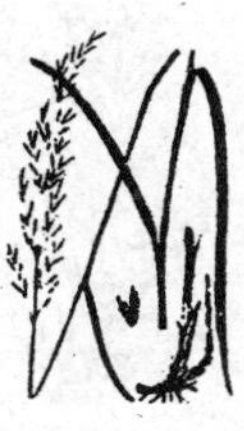
새

※ 용봉고(龍鳳膏)

처방 지룡〔地龍:가늘고 작은 놈〕 1조를 오계란(烏鷄卵) 1개에 작은 구멍을 내어서 그속에 넣고 피지(皮紙)로써 구멍을 바른 다음에 밥솥에 쪄서 지룡은 버리고 아이에게 먹이되 매년 입춘일에 한개씩 먹이면 평생 동안을 두(痘)가 나지 않으며 이웃에 이 증세가 유행할 때에 1~2개를 먹으면 복용하면 미리 막을 수 있다. 〈正傳〉

75. 두증(痘症)을 분별할 경우

상한(傷寒)과 상식(傷食)및 창진(瘡疹)의 3증세가 서로 비슷한데 상한(傷寒)은 증한(增寒)과 장열(壯熱)하고 입속의 기(氣)가 열이 있으며 아무때나 번민하고 목이 급하며, 상식(傷食)은 입에 열이 있고 입속에 신기가 있으며 젖망울이 생기고 뱃속이 아프며, 창진(瘡疹)은 볼이 붉고 마른 증세가 많고 재채기하며 놀라고 혼권(昏倦)하며 사지(四肢)가 냉한 것이다.

혼수(昏睡)하고 재채기를 많이 하는 증세는 앞으로 창진(瘡疹)이 일어날 징조이다.

창진(瘡疹)의 증세는 얼굴이 마르고 볼이 붉으며 눈언저리가 또한 붉고 재채기를 하며 번민(煩悶)하고 잠깐 냉했다가 열이나고 해수(咳嗽)하며 재채기하고 발이 차며 잠자는 동안 놀라면서도 잠을 많이 자는 것이다. 〈錢乙〉

두창(痘瘡)이 대부분 상한(傷寒)과 비슷한 데 열이 나고 번조(煩躁)하며 볼과 입술이 붉고 몸과 머리가 아프며 추웠다 더웠다 하고 재채기하며 기지개를 켜고 가래 침이 끓고 천수(喘嗽)하는데 처음 일어나는 증세는 풍한(風寒)에 상해서 얻는 때도 있고 시기에 전염(傳染)해서 얻은 경우도 있으며 음식에 상해서 열이나고 구토해서 얻는 경우가 있으며 엎어지거나 떨어져서 경공(驚恐)하여 혈(血)이 쌓여서 얻은 것도 있는데 또는 눈을 치고 입을 다물며 경휵(驚搐)해서 풍증(風症)도 같고 또는 입속 혀와 목구멍 및 두복(肚腹)이 아프며 또는 번조(煩躁)하고 광민(狂悶)하며 혼수(昏睡)하고 헛소리하며 또는 저절로 땀이나며 또는 설사하며 또는 열이나지 않기도 해서 증후(症候)가 여러가지로써 좀처럼 분별하기가 어렵다. 반드시 귀가 차고 궁둥이가 찬것으로써 징험(徵驗)해야 된다. 대체로 창진(瘡疹)이 양(陽)에 들으니 신장(腎臟)에는 징험(徵驗)이 없고 귀와 궁둥이가 다같이 신(腎)에 들어 있으니 주관하는 부분이 냉한 것이며 또한 그 귀 뒤를 살펴보아서 붉은 빛의 붉은 선이 있는 것이 진짜 증세가 된다. 〈正傳〉

두진(痘疹)은 귀와 궁둥이 및 발바닥이 냉하고 또한 귀 뒤에 붉으레한 실과 붉은 맥이 있으며 심흉(心胸)사이에 좁쌀과 같은 작은 점이 일어나는 증세가 진짜 증세이다. 〈得効〉

76. 두창(痘瘡)이 시기(時氣)의 일단(一端)일 경우

대개 상한(傷寒)과 시기(時氣)에 열독(熱毒)이 안으로 성해서 포창(疱瘡)이 많이 일어나는데 그 창(瘡)의 크고 작은 모양이 완두콩과 같으므로 완두창(豌豆瘡)이라고 한다. 그 빛이 또는 희고 붉으니 만약 창두(瘡頭)가 표단(瘭疸)의 장농(漿膿)을 짓고 백농(白膿)을 가지고 있으면 그 독이 가벼운 것이고, 만약 자흑색이 뿌리를 짓고 은은하게 살 속에 있으면 그 독이 무거운 것이며 더 심하면 온몸에 주갑(周匣)하고 오내(五內)와 칠규(七竅)에 머물러 있는 것이다. 〈類聚〉

77. 두(痘)와 오반증(五般症)일 경우

오장(五臟)에 각각 한개씩 있다.

간(肝)은 수포(水泡)를 가지고 있으니 빛이 푸르고 폐(肺)는 농포(膿疱)를 가지고 있으니 밀겨색과 같고 흰색이며 심(心)은 얼룩을 가지고 있으니 붉은 색이고 비(脾)는 진(疹)을 가지고 있으니 신(腎)에 들어가면 검은 색으로 변하는데 이것을 오색의 두진(痘疹)이라고 한다. 한색은 순하고 2~3가지 색을 서로 합한 것은 위험하고 크고 작음이 서로 틀리는 것이 좋을 것이다. 〈海藏〉

어린 아이가 태(胎)에 있는 10개월 동안에 오장(五臟)의 더러운 피를 먹고 출산되면 그 독이 숨어 있다가 결국은 나오게 되기 때문에 창진(瘡疹)의 증세가 모두 오장(五臟)의 액체(液體)로 나타나는 것이다. 간은 눈물을 주관하고 폐(肺)는 콧물을 주관하며, 심(心)은 혈(血)을 주관하고 비(脾)는 혈(血)을 싸고 있으니 그 창(瘡)이 나오는 증세도 5가지가 있는 것이다. 간(肝)이 수포(水疱)가 되는 증세는 눈물이 나서 물과 같으므로 그 빛이 푸르고 모양이 작으며 폐(肺)의 농포가 되는 증세는 콧물이 조탁(稠濁)해서 고름과 같으므로 그 빛이 붉고 모양이 크며 심(心)이 얼룩이 되는 증세는 혈을 주관하므로 그 빛이

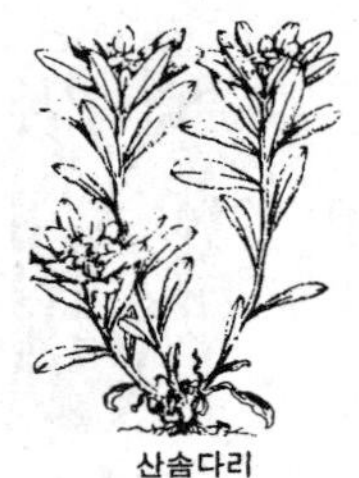
산솜다리

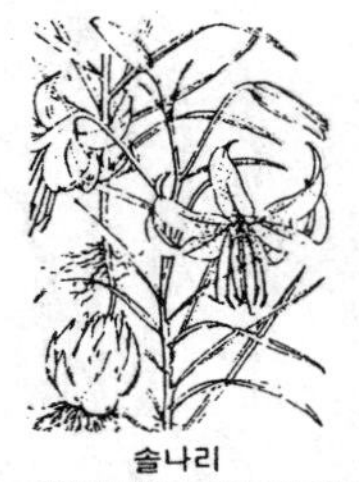
솔나리

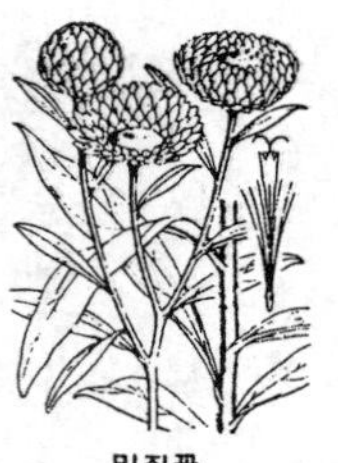
밀짚꽃

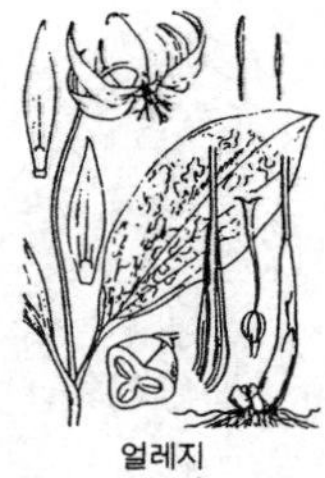
얼레지

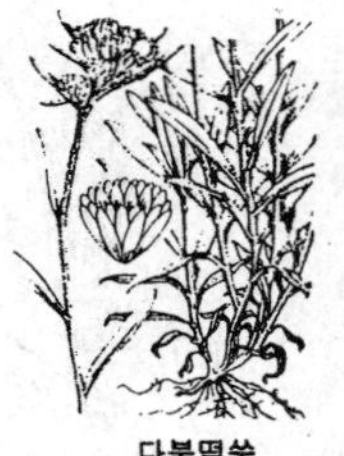
다북떡쑥

붉고 모양의 작기가 수포(水疱)의 다음 가며 비(脾)가 진(疹)이 되고 그 빛이 붉고 누르며 모양이 작은데 눈물이 나오는 증세는 많으므로 농포(膿疱)와 수포(水疱)는 모두 크고 혈(血)은 안에서 영양(榮養)하니 나오는 양이 적기 때문에 반진(斑疹)은 모두 작은 것이다. 〈海藏〉

수포(水疱)와 농포(膿疱)를 앓는 사람의 눈물이 모두 적은 까닭은 액이 창(瘡)으로 좇아 나오기 때문이니 비유(譬喩)하면 거품속에 물을 간직했다가 물이 빠지면 거품이 말라 붙는 것과 같은 것이다. 〈海藏〉

수포(水疱)란 속(俗)에 말하는 수두(水痘)라는 것이고, 농포(膿疱)는 속(俗)에 말하는 두자(痘子)라는 것이며, 반(斑)은 속에 말하는 음자(瘖子)라는 것이니 두(痘)의 모양이 가장 크고 수포(水疱)가 다음 가며 반(斑)과 음(瘖) 또한 다음 가고 삼씨가 가장 작아서 은은하여 삼씨와 같은 것이다. 〈海藏〉

78. 두창(痘瘡)의 제증(諸症)일 경우

처음 열이난 3일은 상한(傷寒)과 비슷하고 첫 열에서 보두(報痘)에 오기까지 상한(傷寒)의 육경증(六經症)과 비슷하다. 6일뒤를 잡증(雜症)이라고 하고 보두(報痘)에서 수엽(収靨)에 오기까지를 불통 증세라하며 증세가 이상한 것을 변증(變症)이라 하고 수두(水痘)와 반진(斑疹)을 유증(類症)이라 하며 치료를 못하는 증세를 양증(壞症)이라 하며 남아 있는 독을 채증(瘥症)이라고 한다. 〈入門〉

보두(報痘)는 두증(痘症)을 확인하는 것이고, 수엽(収靨)은 창가(瘡痂) 즉 딱지가 떨어지는 것이다.

79. 두창(痘瘡)을 치료할 경우

두창(痘瘡)의 치료 방법은 혹은 발표(發表)하고 혹은 해기(解肌)하고 혹은 독을 삭이며 피를 차게 하고 또는 폐(肺)를 맑게해서 그 장부(臟腑)를 조정하고 음식을 순조롭게 하며 피해야 하는 것을 삼가하고 섭양(攝養)을 적절하게 하며 차고 더러운 것을 조절해서 나올 때에 경락(經絡)의 불쾌함이 없도록 하고 고름이 되어서 결가(結痂)를 아름답게 하고 이미 나은 다음에 유독(遺毒)과 유한(流汗)및 슬리(膝理)가 허한 것과 목질(目疾)의 신막(瞖膜)및 창절(瘡癤)•옹류(癰瘤)와 후폐(喉閉)•일종(溢腫)및 조열(兆熱)과 한설(汗泄)등 증세가 생기지 않도록 하는 것이 치료 방법의 큰 꾀가 되는 것이다. 〈海藏〉

두창(痘瘡)이 기육(肌肉)에서 일어나고 양명위기(陽明胃氣)가 주관하는데 비토(脾土)가 일단 온화하면 위기(胃氣)가 따라서 화창하여 결코 꺼질 염려가 없는 것이다.

모든 열을 갑자기 없애지 말고 당연히 천천히 풀어야 되는데 대개 두창(痘瘡)의 열이 없으면 일어나기을 잘 못하는데 비유하면 콩을 심어서 천시(天時)의 따뜻한 때를 만나야만 쉽게 나는 경우와 같다. 〈直指〉

대개 두(痘)가 나는 것이 더디고 발반(發斑)이 게으른 것과 또는 근처가 홍활(紅活)하지 않은 것은 치료를 속히 해야 되고, 신수방관(神手傍觀)하고 죽기만을 기다려서는 안 된다. 〈正傳〉

창진(瘡疹)은 오직 온화하고 순수한 약을 써야 되고, 경솔(輕率)하게 급망(急妄)한 약을 써서 풍냉(風冷)을 받게 해서는 안 된다.

창진(瘡疹)의 처음과 끝에 이상한 잡증(雜症)이 없으면 설사를 시키지 말고 당연히 온화한 약을 쓰고 젖을 자주 먹여서 풍냉(風冷)을 받지 않도록 하는 것이 좋은 것이다. 〈錢氏〉

온화한 약이란 열제(熱劑)가 아닌 형개(荊芥)•박하(薄荷)•방풍(防風)•악실(惡實)•감초(甘草)의 종류를 말하는 것이다. 활인서(活人書)에는 서점자탕(鼠粘子湯)•결고해독방풍탕(潔古解毒防風湯)을 적절하게 쓰라고 하였다. 〈海藏〉

오실(惡實)•연교(連翹)•산사(山楂)•감초(甘草)는 두창(痘瘡)의 처음과 끝에 반드시 써야 되는 약이다. 〈丹心〉

처음과 끝을 모두 실없이 내리지 말고 다만 온량(温涼)한 약을 쓰고 겸해서 독을 풀며 가운데를 온화하게 하고 겉을 편하게 할 따름이다. 〈正傳〉

큰 열이 있으면 소변을 흘려야 하는데 도적산(道赤散)•사령산(四苓散)을 쓰고 약간의 열이 있으면 독을 풀어야 하는데 소독음(消毒飮)•사성산(四聖散)을 쓴다. 〈錢氏〉

80. 두창(痘瘡)의 일한(日限)일 경우

성창(聖瘡)이 7일은 열을 일으키고 7일은 물집이 되었다가 마르고 또는 7일은 평탄해서 예전과 같은 것이다. 〈得効〉

처음 열이나서 3일은 없애고 계산을 하지 않으니 대개

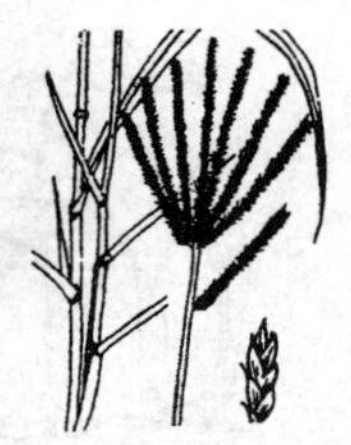
왕바랭이

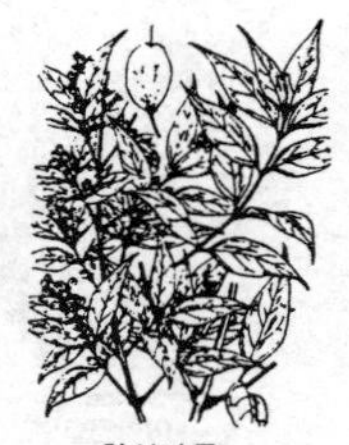
향선나무

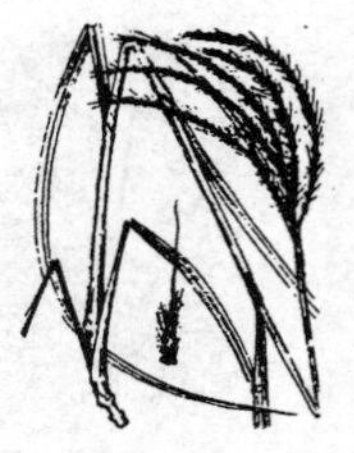
개억새

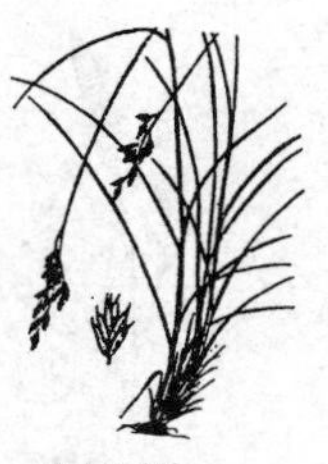
이삭김의털

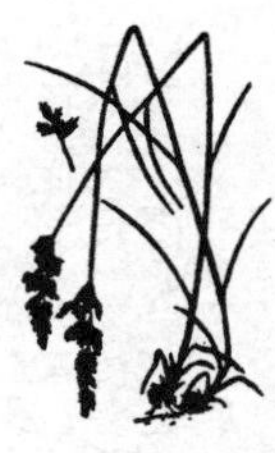
화태선포아

열이나는 것이 3~5일 또는 10여일이 되기 때문이다. 보두(報痘)로부터 수엽(收靨)이 되기까지 수미(首尾) 12일의 중간에 금해야 하는 것을 지키지 않으면 결국은 침엄(浸淹)하고 한만(閑慢)하게 되는 것이고 또한 기혈(氣血)이 온화하면 12일이 되지 않아도 잘 낫는다. 〈入門〉

두창(痘瘡)이 허한(虛寒)에 드는 것은 10여일을 끌다가 죽게 되고 독이 성해서 자색으로 변하는 것은 7~8일이면 죽으니 대개 두(痘)라는 것은 태독(胎毒)이 속에서부터 밖으로 나오는 것인데 2~3일이면 결국 한꺼번에 나오고 독기(毒氣)가 속에 남아 있으면 6일이면 겉으로 모두 일어나고, 7, 8, 9일이면 고름이 생겨서 결가(結痂)가 되는 것인데 만약 독기가 성해서 모두 나오지 아니한 증세는 5일이 지나면 독이 오히려 안으로 장부(臟腑)에 들어가기 때문에 모름지기 6일이 못되서 속히 양혈(涼血)이 되고 해독(解毒)이 되는 약을 써서 독을 풀어주어야 하고 6일이 넘어서는 치료가 모두 미치지 못하기 때문에 생사(生死)가 달린 아주 위급한 것인데 만약 허약하고 독기(毒氣)가 적은 것은 기혈(氣血)이 모자라서 고름을 제거하지 못하기 때문에 날짜를 미루다가 죽게 된다. 〈丹心〉

열이 나는 것이 3일 동안이고, 두(痘)가 나는 것이 3일이며, 부풀어 일어나는 것이 3일이고, 고름이 저절로 부어 올라서 터져 나오려하는 것이 3일이며, 고름이 걷어지고 오므라 붙는 것이 3일이 되니 두(痘)가 나와서 오므라 붙기까지 12일이면 안전하게 되는 것이다. 〈醫鑑〉

81. 발열삼조(發熱三朝)일 경우

두창(痘瘡)은 역시 시기(時氣)의 일단(一端)으로서 대부분 상한(傷寒)과 비슷한 것이다. 〈得效〉

두진(痘疹)이 나오려고 하는 증세는 기지개하고 재채기하며 귀끝이 차고 눈이 삽(澁)하며 자면서 빨리 놀라고 심한 열이 갑자기 사나워서 기부(肌膚)가 당기고 급한 것이다.

또는 혼수(昏睡)하고 재채기를 잘하며 놀라는 증세는 창두(瘡痘)를 일으키는 징조이다. 〈錢乙〉

두진(痘疹)이 나오려고 할 때에 열이 오장(五臟)에서 움직이면 오장(五臟)의 증세가 함께 나타나는데 하품을 하고 번민(煩悶)하는 것은 간증(肝症)이며, 수시로 경계(驚悸)를 일으키는 것은 심증(心症)이고, 잠깐 냉했다가 열이나고 손과 발이 냉한 것은 비증(脾症)이며, 얼굴과 볼이 붉고 해수(咳嗽)하고 재채기 하는 증세는 폐증(肺症)이며, 오직 신(腎)에는 증세가 없는 것은 그것이 육부(六腑)의 밑에 있기 때문에 나쁜 것을 먹지 않아서 그러한 것이다. 〈錢乙〉

경휵(驚搐)을 일으키고 한결같이 열이나는 증세가 두진(痘疹)인 것이다. 〈局方〉

열이나는 것이 상한(傷寒)과 같아서 증세를 확인 하지 못하고 의사간(疑似間)에 있을 때에 승마갈근탕(升麻葛根湯) • 삼소음(蔘蘇飮) • 가미패독산(加味敗毒散)으로써 겉을 푸는 것이 좋다. 〈丹心〉

열이 성하고 경휵(驚搐)을 일으키는 증세는 좋은 징후이니 이런 때는 홍면산(紅綿散)에 가미육일산(加味六一散)을 섞어서 발표(發表)하고 가래침이 옹성한 것은 박하탕(薄荷湯)에 포룡환(抱龍丸)을 녹여서 먹는다.

열이나고 두(痘)가 나오려고 할 때에 허리가 험하게 아픈 증세는 신해탕(神解湯)으로 땀을 내서 아픈 증세가 그치는 것을 한도로 해서 신경(腎經)의 두(痘)가 나오지 않게 해야 된다.

열이나는 처음에 속히 땀을내서 장부(臟腑)의 태독(胎毒)과 외감(外感)의 사(邪)로 하여금 모두 땀을 따라서 흩어지도록 하면 두(痘)가 일어나는 대로 아주 적게 된다. 그러면 붉은 점이 나타나기 전에 이 방법을 써야 한다. 〈醫鑑〉

상한(傷寒)과 창진(瘡疹)및 역려(疫癘)의 호열이 5일만이면 쇠퇴해서 비슷하여 분별을 못하는 증세는 사물해기탕(四物解肌湯)을 써서 나오도록 하면 바로 나오고 6일 안으로 나오지 않는 것은 반(斑)이 아닌 것이다.

열이 난 지 3일만에 아무런 자취가 보이자 않는 것은 생주(生酒)로써 몸 위에 바르고 수시로 자세히 보면 벼룩이 문 것 같은 낭적(痕跡)이 있으면 반(斑)인 것이다. 〈綱目〉

82. 발열시(發熱時)의 길흉증(吉凶症)일 경우

열이 날 때에 몸에 큰 열이 없고 뼈가 아프며 허리가 아프지 않고 3일이 지난 뒤에 겨우 붉은점이 나고 단단해서 만지면 손에 걸리는 것은 좋은 것이니 약을 먹지 않아도 좋다.

열이 날 때에 갑자기 놀라는 증세는 두(痘)가 심경(心經)에서부터 나오는 것이니 좋은 징조가 된다.

열이 날 때에 하룻동안에 온몸에 붉은점이 나고 조밀해

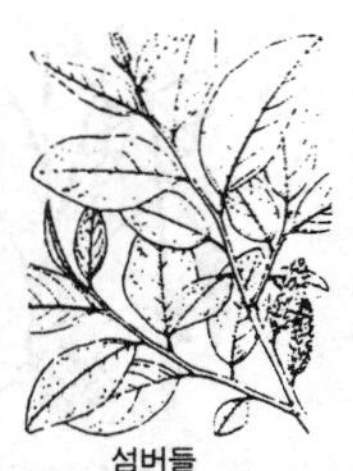
섬버들

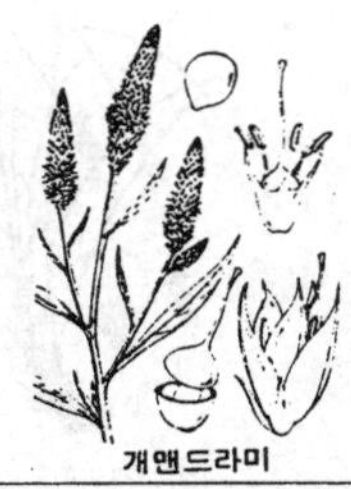
개맨드라미

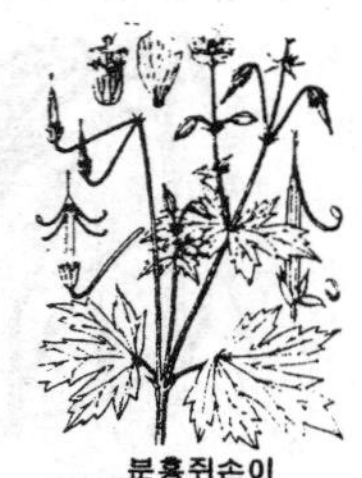
분홍쥐손이

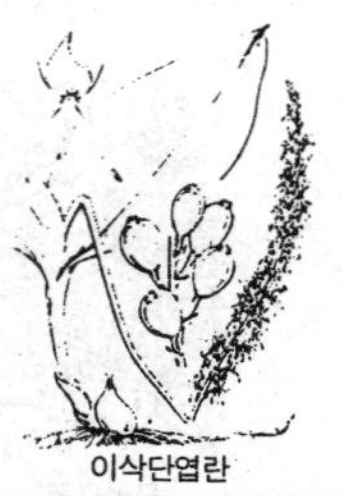
이삭단엽란

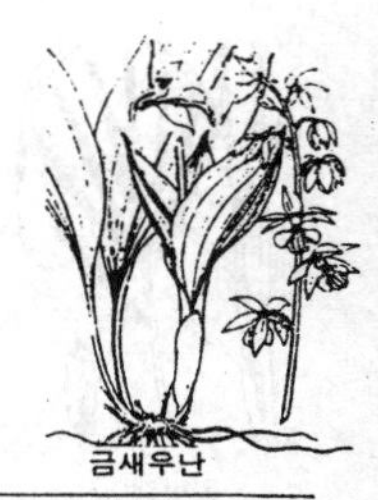
금새우난

서 잠종(蠶種)과 같으며 어루만져 보아도 손에 안 걸리는 것은 나쁜 증세이다.

열이 날 때 뱃속이 크게 아프고 허리가 몽둥이로 맞은 것과 같으며 두(痘)가 나는 것이 마른 것은 나쁜 징조이다.

열이 날 때 머리와 얼굴 위의 한쪽의 빛이 연지(臙脂)와 같은 것은 나쁜 것이니 위와 같은 증세는 죽게 될 증세이다. 〈醫鑑〉

※ 가미패독산(加味敗毒散)

처방 시호(柴胡)·전호강활(前胡羌活)·독활(獨活)·방풍(防風)·형개(荊芥)·박하(薄荷)·지각(枳殼)·길경(桔梗)·천궁(川芎)·천마(天麻)·지골피(地骨皮) 각 3푼을 썰어서 1첩으로 지어 자소(紫蘇)·자초(紫草)·선각(蟬殼)·마황(麻黃)·총백(葱白)을 더해서 달여 먹고 땀을 낸다. 본방(本方)에서 삼령(蔘苓)을 뺏으니 아마 화(火)를 도울까 두려워 한 것으로 생각된다.

※ 홍면산(紅綿散)

처방 전갈(全蝎)·마황(麻黃)·형개수(荊芥穗)·천마(天麻)·감초(甘草) 각 5푼을 썰어서 1첩을 하여 다시 박하(薄荷)·자초(紫草)·선각(蟬殼)을 더하여 물로 달여서 먹는다. 〈醫鑑〉

※ 가미육일산(加味六一散)

효능 : 열독(熱毒)이 너무 성해서 미친 소리를 하고 번갈하며 또는 두창(痘瘡)이 홍자(紅紫)하고 검게 꺼지는 증세를 치료한다.

처방 활석(滑石) 6냥을 갈아서 물로 여과하고, 감초(甘草)를 가루로하여 6돈, 진사수비(辰砂水飛)하여 3돈, 편뇌(片腦) 3푼을 따로 갈고 이것을 전부 섞어서 봄과 가을에는 등심(燈心)달인 탕에 섞어서 복용하고 여름 달에는 새로 떠온 물에 섞어서 복용하는데 3~5살의 아이는 1돈을 쓰고 10살은 2돈을 쓰며 열이 날때 처음에는 화미패독산(和味敗毒散)으로 섞어서 먹으면 두(痘)가 드물고 두(痘)가 홍자색(紅紫色)을 내는 증세에도 역시 효과가 있다. 〈醫鑑〉

※ 신해탕(神解湯)

효능 : 열이나서 두(痘)가 나오려 하고 허리가 아픈 증세를 치료한다.

처방 시호(柴胡) 1돈반, 건갈(乾葛) 1돈, 마황(麻黃)·백복령(白茯苓)·승마(升麻)·방풍(防風) 각 8푼, 감초(甘草) 5푼을 썰어서 1첩으로 하여 물로 달여서 먹고 몸을 보온해서 땀을 낼 것이며, 만약 땀이 나지 않으면 다시 한 첩을 더 먹는데 이 약은 아이의 신경(腎經)의 두(痘)가 나오는데 아주 특효가 있다. 〈醫鑑〉

※ 사물해기탕(四物解肌湯)

바로 승마갈근탕(升麻葛根湯)에서 감초(甘草)를 빼고 황금(黃芩)을 넣은 처방이다.

대개 상한(傷寒)과 창진(瘡疹)이 비슷해서 구분을 못할 경우에 신량(辛涼)한 약으로 고루 치료하는 것이 바로 이 처방이다. 〈綱目〉

83. 출두삼조(出痘三朝)일 경우

열이 난 다음 하루만에 바로 두(痘)가 나오는 것은 아주 중한 증세이고, 2일만에 나오는 것도 역시 중한 편이며, 은근하게 열이나서 2일 뒤에나 비로서 나오는 것이 가벼운 증세이고, 4~5일만에 몸이 서늘하면서 나오는 것은 더욱 가벼운 증세인데 두(痘)가 나와서부터 2~3일이 되면서 결국은 한번에 온몸과 발에까지 나오는 것을 출제(出齊)라고 한다. 〈醫鑑〉

두창(痘瘡)이 처음 나면 마진(痲疹)이나 비창(疿瘡)과 비슷한데 근과(根窠)의 끝머리가 허하고 연하며 맑은 물이 약간 나고 만져도 손에 걸리지 않는 증세는 마진(痲疹)과 비창(疿瘡)이다. 〈醫鑑〉

열이 난지 3일이 지나도 창(瘡)이 나오지 않고 또는 결정을 못하고 나와도 아주 적은 증세에는 소독음(消毒飮)·화독탕(化毒湯)·서각소독음(犀角消毒飮)을 쓰며, 만약 창(瘡)이 나온 다음에 계속해서 많이 나타나지 않는 증세에는 바로 약을 하루에 2~3번 써서 나타나도록 해야 되는 것이다. 또한 약으로써 나타나게 하려해도 결국 많이 나타나지 않는 것은 창(瘡)의 근원이 드물어서 더 나올 가망이 없는 경우를 말한다. 〈錢乙〉

두(痘)가 먼저 나는 것은 모(母)가 되고 다음에 나는

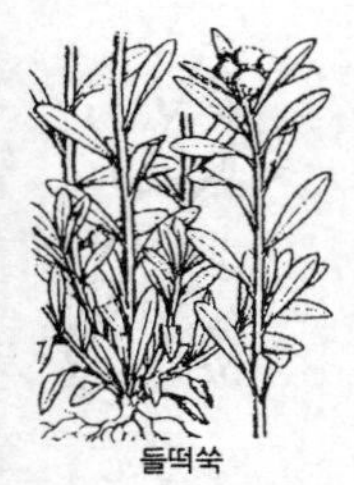
들떡쑥

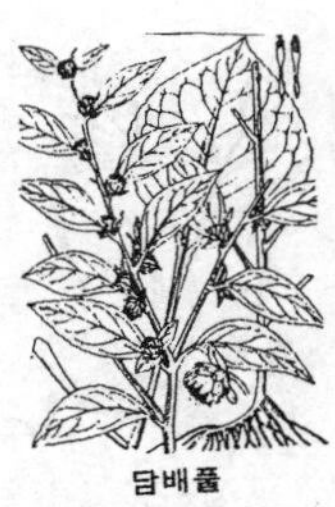
담배풀

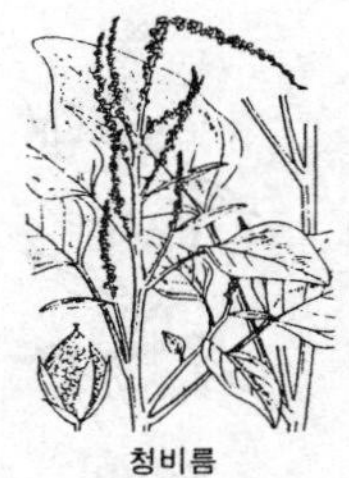
청비름

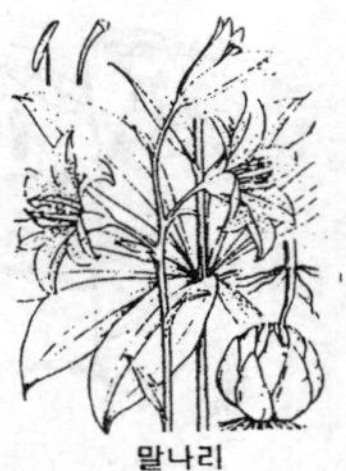
말나리

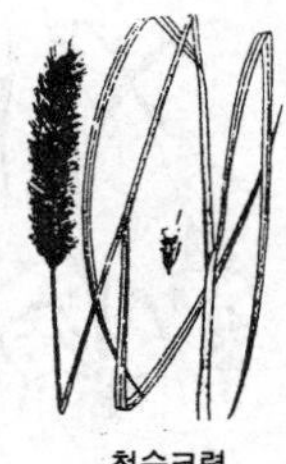
청수크령

증세는 자손(子孫)이 되는 것인데 모(母)가 자손(子孫)이 많은 것을 좋아하면 자연히 평등하지 못한 것이니 해로울 것이 없다.

나오는 것이 빠르고 또한 빽빽하며 가슴과 등이 더욱 많은 것은 바로 독이 성한 것이니 소독음(消毒飮)•해독방풍탕(解毒防風湯)을 써서 뒷날의 푸르게 마르고 검게 꺼진 증세를 미리 막아야 된다.

나오는 것이 성하고 안과 겉에 열이 막히고 번갈(煩渴)하며 실없는 것은 묘미고(猫尾膏)를 쓴다.

나이가 많아지고 피부가 두터우면 두(痘)가 쉽게 나오기가 어려운 것이니 투기탕(透肌湯)을 쓰고 두(痘)가 나와서 풍한(風寒)을 입고 오히려 들어가는 증세는 가미사성산(加味四聖散)또는 쾌반산(快斑散)을 쓰고 머리와 얼굴 위에 갑자기 3~5개 또는 한개가 나서 솟고 자흑색으로 엄연히 정두(疔痘)와 같은 것은 비두(飛痘)라고 하는데 이것이 가장 가벼운 증세이며 또는 단지 두증(痘症)만 지나면 다시는 두환(痘患)에 걸리지 않는 경우가 많다. 〈入門〉

대개 열이 난 지 1일만에 바로 붉은 점이 나타나는 증세는 이것이 독기(毒氣)가 아주 성하기 때문에 나오는 것이 빠른 것인데 화독탕(化毒湯)에 자초(紫草)•홍화(紅花)•선각(蟬殼)을 더해서 혈(血)을 서늘하게 하고 독을 풀어준다. 〈醫鑑〉

두(痘)가 나오는 것이 불쾌한 증세는 사성산(四聖散)•가미사성산(加味四聖散)•자초음(紫草飮)•사과탕(絲瓜湯)의 종류를 쓴다. 〈醫錦鑑〉

한번 나와서 바로 빽빽하고 바로 침두와 같아서 증세가 무거운 것은 당연히 그 겉을 가볍게 하고 속 열을 서늘하게 하여야 하는데 연교승마탕(連翹升麻湯)으로 주로 치료를 한다.

창진(瘡疹)이 빽빽하고 몸과 겉의 열이 급한 증세는 서점자탕(鼠粘子湯)으로써 푸르게 마르고 검게 꺼지는 증세를 미리 막아야 된다. 〈綱目〉

두(痘)가 나오는 것이 너무 성해서 눈에 들어가 해가 될 염려가 있는 증세는 소독음(消毒飮)에 주초금련(酒炒芩連)을 쓰고 밖으로는 호안고(護眼膏)를 쓴다. 〈入門〉

두(痘)가 나오는 것이 불쾌한 증세는 화피음자(樺皮飮子)•호유주(胡荽酒)를 쓴다. 〈正傳〉

84. 출두시(出痘時)의 길흉(吉凶)일 경우

두창(痘瘡)이 처음 나서 좁쌀 및 기장과 같거나 또는 녹두 크기가 되고 수주(水珠)와 같이 빛이나는 증세는 좋은 것이다.

두(痘)가 한번 나서 바로 검은색으로 변하는 증세는 신증(腎症)인데 이것은 사나운 증세이다. 보원탕(保元湯)에 자초(紫草)와 홍화(紅花)를 더해서 수검(收歛)하고 두(痘)가 나서 붉으레하고 손으로 어루만지며 연해서 걸리지 않는 증세를 적두(賊痘)라고 한다. 3일이 지나면 변해서 물집이 되고 심하면 자흑포(紫黑疱)가 되는 경우는 위험한 증세이니 보원탕(保元湯)에 자초(紫草)•선각(蟬殼)•홍화(紅花)를 더해서 풀어주고 벌써 물집이 된 증세는 보원탕(保元湯)에 사령산(四苓散)을 더해서 이롭게 하는 것이 좋은 방법인 것이다. 이 방법을 쓰지 않으면 온몸이 손톱으로 부순 것 같고 붉게 문드러져서 죽게 된다.

열이나고 두(痘)가 날 때에 머리와 얼굴 위에 한쪽의 연지색(臙脂色)같은 것이 나타나는 경우는 나쁜 증세이다.

두(痘)가 나올 때에 붉은 무늬가 나서 비단 무늬와 같은 증세는 6~7일 뒤에 죽게 되니 속히 화독탕(化毒湯)에 홍화(紅花)•황금(黃芩)•승마(升麻)를 더해서 구하는 것이나 검은 무늬로 변하면 바로 죽게 된다.

※ 소독음(消毒飮)

효능 : 두(痘)가 나오는 것이 불쾌하고 가슴에까지 빽빽한 것은 이 약을 3~4첩을 복용하면 통쾌하게 뚫리고 해독(解毒)이 되는 데 신통하다.

처방 서점자(鼠粘子) 2돈, 형개수(荊芥穗) 1돈, 생감초(生甘草)•방풍(防風) 각 5푼을 썰어서 1첩으로 하여 물로 달여서 복용하거나 또는 산사자(山楂子)•주령(酒苓)•자초(紫草)를 더해서 먹기가 또는 서각(犀角)을 간 즙에 먹는 것이 더욱 좋다. 〈醫鑑〉

※ 화독탕(化毒湯)

효능 : 두(痘)가 나오는 것이 시원치 않는 증세를 치료하고 또한 아주 적게 한다.

처방 자초용(紫草茸) 1돈, 승마(升麻)•감초(甘草) 각 5푼을 썰어서 1첩으로 지어 찹쌀 50알을 넣고 같이 달여서 먹으면 신통한 것이다. 〈得効〉

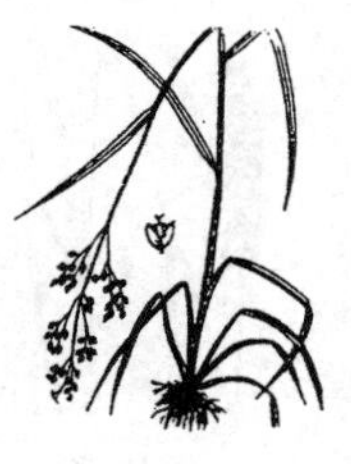
산향모

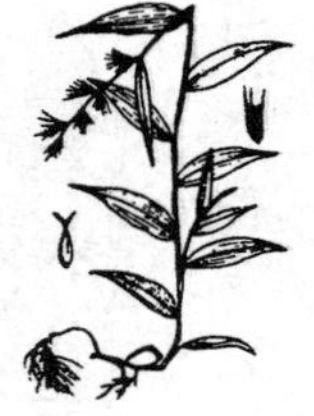
큰비노리

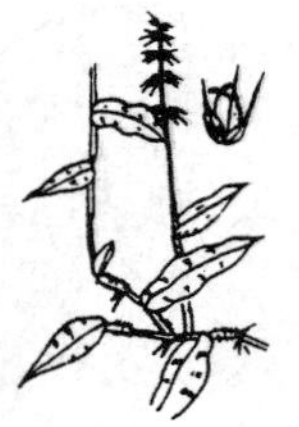
좀새크령

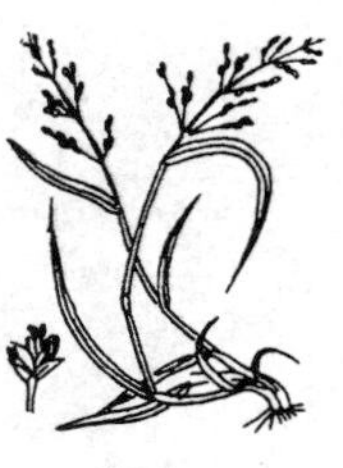
실포아

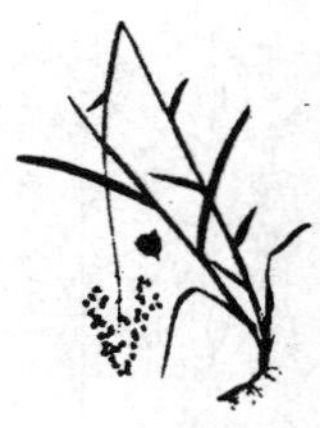
향 모

※ 서각소독음(犀角消毒飮)

효능 : 두진(痘疹)이 시원히 트이지 않거나 또는 이미 나와도 열은 오히려 안 풀리는 증세에 속히 이 약을 쓴다.

처방 서점자(鼠粘子) 2돈, 형개수(荊芥穗)·방풍(防風)·황금(黃芩) 각 1돈, 서각설(犀角屑)·감초(甘草) 각 5푼을 썰어서 1첩으로 지어 물로 달여서 먹는다. 〈入門〉

※ 해독방풍탕(解毒防風湯)

효능 : 두(痘)가 나오는 것이 빠르고 또 빽빽하며 또는 7일 뒤에 열이 성하고 독이 성하며 기(氣)가 약하고 목소리가 쉬는 증세를 치료한다.

처방 방풍(防風) 1돈, 지골피(地骨皮)·황기(黃芪)·백작약(白芍藥)·지각(枳殼)·형개수(荊芥穗)·서점자(鼠粘子) 각 5푼을 썰어서 1첩으로 지어 물로 달여서 먹는다. 〈易老〉

※ 투기탕(透肌湯)

효능 : 두(痘)가 시원히 트이지 않는 증세를 치료한다.

처방 자초(紫草)·백작약(白芍藥)·승마(升麻) 각 1돈, 나미(糯米) 50알을 썰어서 1첩으로 지어 물로 달여서 먹는다. 〈綱目〉

※ 사성산(四聖散)

효능 : 두(痘)가 나온 것이 시원치 않고 딱지 밑이 푹꺼져 들어간 것을 치료한다.

처방 자초용(紫草茸)·목통(木通)·지각(枳殼)·감초(甘草) 각 등분하고 거친 가루로하여 매 1돈을 물로 달여서 먹는다. 〈錢乙〉

진두(疹痘)는 크고 작은 창(瘡)이 분별하는 것이 가장 필요로하니 전씨사성산(錢氏四聖散)에 목통(木通)·지각(枳殼)을 쓰는 것이 아주 좋다. 〈綱目〉

※ 가미사성산(加味四聖散)

효능 : 두(痘)가 나오는 것이 시원치 못하고 또는 함복(陷伏)하며 딱지 밑이 꺼져 들어간 일체의 나쁜 증세를 치료한다.

처방 자초용(紫草茸)·목통(木通)·목향(木香)·황기(黃芪)·천궁(川芎)·인삼(人蔘)·감초(甘草) 각 4푼, 선각(蟬殼) 2푼을 썰어서 1첩으로 지어 찹쌀 100알을 넣고 물로 달여서 먹으면 조양(調養)해서 일어난다. 〈入門〉

※ 쾌반산(快斑散)

효능 : 두(痘)가 나오는 것이 시원치 않거나 또는 풍한(風寒)을 입어서 다시 들어가는 것을 치료한다.

처방 자초용(紫草茸)·선각(蟬殼)·인삼(人蔘)·백작약(白芍藥) 각 6푼, 목통(木通) 3푼반, 감초(甘草) 3푼반을 썰어서 1첩으로 지어 물로 달여서 먹는다. 〈入門〉

※ 자초음(紫草飮)

효능 : 두(痘)가 나오는 것이 시원치 않아 3~4일에 은은하게 나올듯 하면서 나오지 않는 증세를 치료한다.

처방 자초(紫草) 2냥을 가늘게 썰어서 백비탕(百沸湯) 큰 주발 1개에 담그고 뚜껑을 덮어서 기(氣)가 새지 않도록 해 두었다가 식기 전에 반홉 또는 1홉을 따뜻하게 먹으면 두(痘)가 나온다. 〈本草〉

두(痘)를 치료하는 데 자초(紫草)의 용(茸)을 쓰는 것은 나오는 효력이 있기 때문인 것인데, 세인(世人)들은 뿌리를 써서 오히려 대변을 흐르게 하니 대변을 설하는 것은 쓰지 말아야 한다. 〈辨効〉

※ 사과탕(絲瓜湯)

효능 : 두진(痘疹)을 치료하는데 가장 좋다.

처방 사과(絲瓜)의 껍질과 씨를 함께 태워 가루로하여 사당온수(砂糖温水)에 반숟갈쯤 섞어 내리고 또는 자초용(紫草茸)·감초전탕(甘草煎湯)에 섞어 먹으면 더욱 좋으며 물로 달여서 먹어도 좋다. 〈丹心〉

※ 연교승마탕(連翹升麻湯)

창진(瘡疹)이 한번 일어나서 빽빽한 것이 누에종자와 같고 또는 강비(糠粃)와 같으며 독(毒)이 성한 증세를

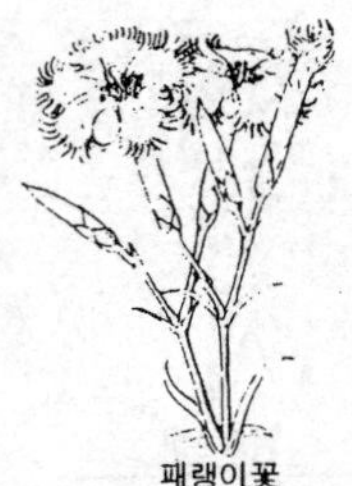
패랭이꽃

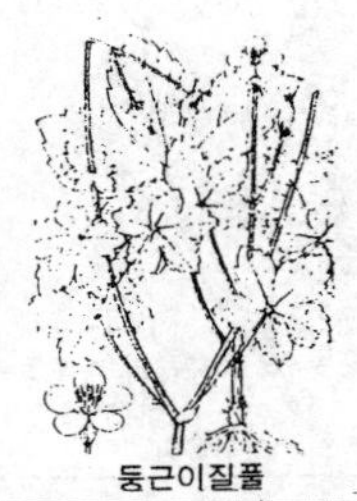
둥근이질풀

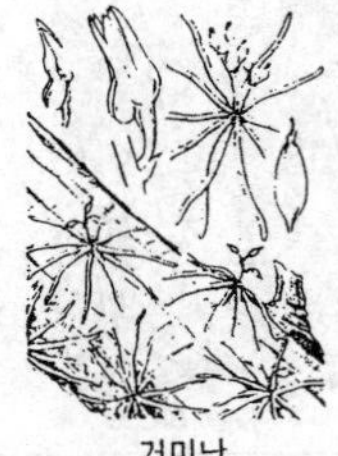
거미난

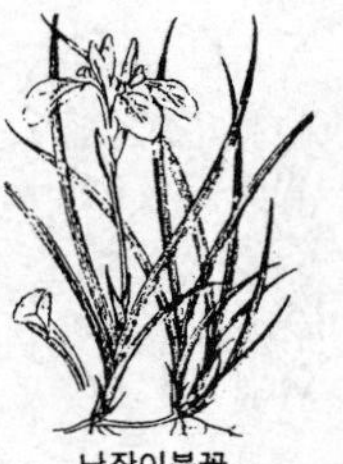
난장이붓꽃

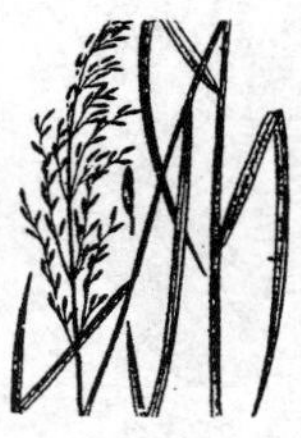
좀미꾸리꿰미

치료하니 즉 승마갈근탕(升麻葛根湯)에 연교(連翹)를 더한 처방이다. 〈正傳〉

※ 서점자탕(鼠粘子湯)

효능 : 두진(痘疹)이 빽빽하고 몸의 겉에 열이 급한 증세에 이 약을 써서 후환(後患)을 미리 막는다.

처방 지골피(地骨皮) 5푼, 시호(柴胡) • 연교(連翹) • 황금(黃芩) • 황기(黃芪) 각 2푼반, 서점자(鼠粘子) • 당귀신(當歸身) • 감초(甘草) 각 2푼반을 썰어서 1첩으로 지어 물로 달여서 먹는다. 〈東垣〉

※ 화피음자(樺皮飮子)

처방 두(痘)가 시원하게 나오지 않는데 화피(樺皮)를 썰어 진하게 달여서 먹는다. 〈正傳〉

※ 호유주(胡荽酒)

효능 : 치료 방법은 위에서와 같다.

처방 호유(胡荽)줄기를 썰어 2냥을 청주(淸酒) 2되와 같이 달여서 끓거든 뚜껑을 덮어서 기(氣)가 새지 않도록 하고 따뜻할 때에 찌꺼기는 버리고 온몸에 뿜어서 퍼지게 하되 머리와 얼굴에는 뿜지 말고 두텁게 덮고 누워 있으면 약간 지난 다음에 두자(痘子)가 시원하게 나오고 신통한 데 줄기가 없으면 씨를 써도 좋다. 〈本草〉

◎ 우방(又方)

두(痘)가 나오는 것이 시원치 않을 때 포도를 술에 개어 마시고 또 살을 먹으면 잘 나오는데 생것이 없으면 마른 것도 쓴다.

선각(蟬殼) 37개를 달여서 즙을 마신다. 〈本草〉

산사자(山楂子)의 살을 가루로하여 백탕(白湯)에 섞어서 먹는다. 〈得効〉

85. 기창삼조(起脹三朝)일 경우

기창(起脹)한 지 삼조(三朝)면 독이 다해서 겉에 떠나오는 것인데 대개 두(痘)가 나온지 3일 뒤에 조수와 같이 기창(起脹)해서 먼저 난 것은 먼저 일어나고 뒤에 나온 것은 뒤에 일어나 5~6일이 되면 독기(毒氣)가 모두 겉으로 일어난다. 두(痘)의 허실(虛實)과 변독(變毒)의 깊고 얕음을 살펴야 할때가 반드시 이 시기에 있는 것이다.

관자뼈 위가 붉으면 결국은 기창(起脹)하지 않으니 관자와 볼은 한몸의 주가 되므로 만약 관자뼈가 먼저 기창(起脹)하면 사지가 모두 순응하고 관자 위가 기창(起脹)하지 않으면 온몸에도 전혀 기창(起脹)하지 않는다.

윗몸이 벌써 기창(起脹)되었는 데 아랫 몸이 원만(緩慢)한 것은 해가 없고 아랫 몸이 기창(起脹)하고 윗몸이 원만한 것은 역이 되는 증세이다.

기창(起脹)할 때에 농장(膿漿)이 막혀서 움직이지 않고 머리끝이 일어나지 않으며 또는 풍한(風寒)의 침용(浸襲)한 증세가 되었을 때는 수양탕(水楊湯)에 씻는 것이 좋다. 〈入門〉

대개 기창(起脹)할 때에 독이 모두 겉에 있으면 속에 의뢰해야 하는데 속이 실(實)하면 염려가 없으나 혹시 사(瀉)가 생겨 내기(內氣)가 허탈하여 독이 허를 타고 안을 치면 창(瘡)이 함복(陷伏)하게 되니 고직탕(固直湯)을 쓴다.

두(痘)가 기창(起脹)하지 않고 잿빛처럼 희고 머리끝이 움푹한 것은 허한(虛寒)한 것이니 내탁산(內托散)에 정향(丁香)을 더해서 쓴다. 또는 술에 자초고(紫草膏)를 섞은 처방을 쓰며 만약 자흑하고 함복(陷伏)해서 일어나지 않는 것은 화(火)가 성하고 혈(血)이 더운 것이니 자초탕(紫草湯)에 사치산(四齒散)을 섞은 처방을 쓴다. 또는 독성산(獨聖散)을 쓴다.

기창(起脹)할 때에 두(痘)가 크고 길며 자흑한 증세를 두정(痘疔)이라고 하는데 두창(痘瘡)을 일어나지 못하도록 해야 되며, 만일 잘못 치료하면 죽게 되니 속히 보원탕(保元湯)에 서점자(鼠粘子) • 형개수(荊芥穗) • 금련(芩連)을 보통 술에 볶아서 더해 쓰고 밖으로는 은잠(銀簪)으로써 정두(疔痘)를 터뜨려서 부모에게 시켜 입으로 빨아서 나쁜 피를 없애고 또는 솜을 손가락에 싸서 나쁜 피를 닦아 내야 된다. 대체로 두(痘)가 부서지면 독기(毒氣)가 새나오기 때문이다. 그 다음에 웅황말(雄黃末) 1돈을 연지(臙脂)에 섞어서 정두(疔痘) 위에 진하게 바르면 바로 홍활(紅活)해지니 웅황(雄黃)이 독을 빼고 연지(臙脂)가 피를 살리기 때문이다. 〈醫鑑〉

86. 기창시(起脹時) 길흉증(吉凶症)일 경우

5~6일경에 창(瘡)의 뾰족한 끝이 가득히 일어나서 못대가리 같은데 어루만지면 손가락에 걸리고 빛이 나며 밝

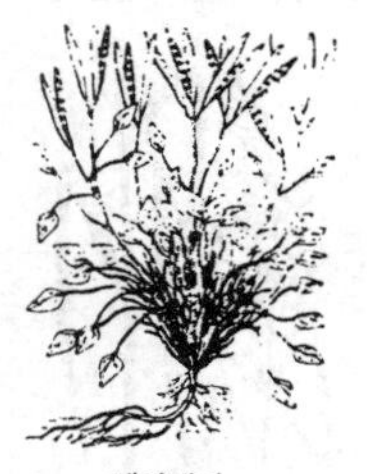
애기냉이

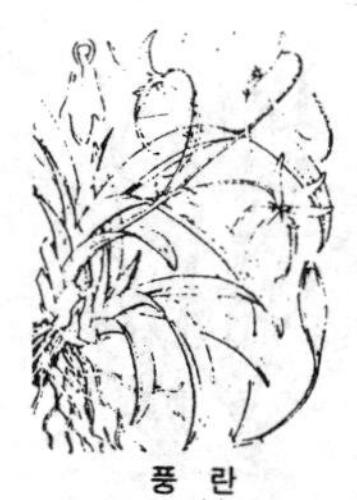
풍 란

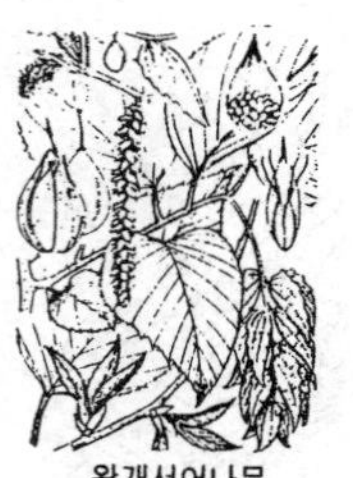
왕개서어나무

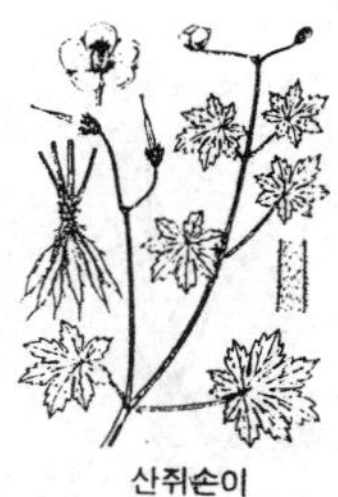
산쥐손이

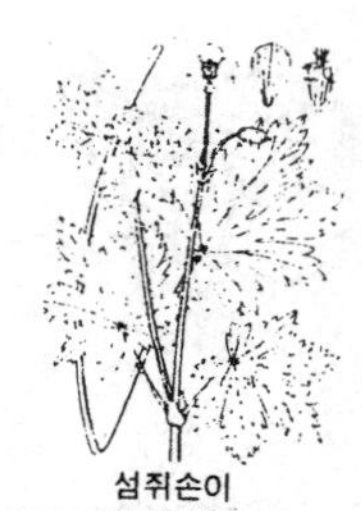
섬쥐손이

고 윤택하며 비만(肥滿)하고 홍활(紅活)한 증세는 좋고 출두(出痘)가 시원치 못하다가 기(氣)가 찰 때엔 연달아 나와서 좁쌀과 같으며 두창(痘瘡)의 틈이 빈 곳이 원정(圓淨)한 증세는 좋은 것이다. 〈入門〉

기창(起脹)할 때에 근과(根窠)가 아주 일어나지 않고 얼굴이 붉게 부어서 오이와 같은 증세는 나쁜 증세이고, 기창(起脹)할 때에 두(痘)끝이 검고 그 속에 눈이 있어서 침(鍼)구멍과 같은 증세도 역시 나쁜 것이며, 또한 온몸에 두창(痘瘡)이 함복(陷伏)해서 일어나지 않고 배가 부르며 먹지 못하고 기(氣)가 아주 급하고 정신이 흐릿한 증세는 모두 나쁜 증세이다. 〈醫鑑〉

※ 내탁산(內托散)

효능 : 피를 살리고 기(氣)를 고루게해주며 위(胃)를 조정하고 허를 보하며 창독(瘡毒)을 내탁(內托)해서 모두 나오도록 하고 수엽(收靨)을 잘되게 하는 것이다.

처방 옹저문(癰疽門)의 십선산(十宣散)에 백작약(白芍藥) 1가지를 더한 처방이다. 〈精義〉

만약 홍자(紅紫)하고 검게 꺼져서 열독(熱毒)에 든것은 계(桂)를 빼고 자초(紫草)·홍화(紅花)·황금(黃芩)을 더하며 만약 담백하고 재처럼 검어서 염복하는 것은 허한(虛寒)에 드는 것이니 정향(丁香)을 더하고 고름이 터져야 할 것인데 터지지 않는 증세는 삼씨와 당귀(當歸)를 배로 더해서 달여 사람 젖과 좋은 술을 넣어 따뜻이 먹는다. 〈醫鑑〉

※ 자초고(紫草膏)

효능 : 두진(痘疹)이 기창(起脹)하지 않을 때 치료한다.

처방 백부자(白附子)·마황(麻黃)·자초용(紫草茸)·감초(甘草) 각 5돈, 담수(膽酥) 1돈, 전할(全蝎) 20개, 백강잠초(白殭蠶炒) 8개를 가루로하여 따로 자초(紫草) 1냥을 썰어 고약처럼 고아서 다시 꿀 2냥에 술 반잔을 넣어 달인것을 자초고(紫草膏)와 같이 섞어서 약가루를 섞고 환약을 조각자(皂角子)크기로 하여 1살 아이이면 1알을 쓰되 홍자(紅紫)하고 검게 꺼진 증세이면 자초탕(紫草湯)으로 녹여 내리고 담백하고 회색으로 꺼진 것이면 좋은 술에 섞어서 따뜻하게 먹는다. 〈醫鑑〉

◎ **우방(又方)**

두(痘)가 비탄(肥綻)하지 않고 기창(起脹)하지 않는 것을 치료하는데 노란 개 파리 4~5마리를 더운 술에 갈아 먹고 터지지 않으면 다시 먹는다. 겨울에는 파리가 개 귀속에 있으니 잡아 쓰면 된다. 〈海藏〉

늙은 뽕나무 속의 좀벌레 2~3개를 더운 술에 갈아 먹고 기창(起脹)하지 않으면 다시 먹는다.

기창(起脹)하지 않는 데 숫쥐 큰 놈 한마리를 내장(內腸)은 버리고 씻어서 고운 즙을 먹는데 섣달 것이 아주 좋다. 〈俗方〉

모주(母酒)가 가장 두(痘)를 비창(肥脹)하게 하니 모주(母酒)를 물에 타서 급히 달여 술독을 없애고 마시면 기(氣)를 보한다. 〈俗方〉

메밀면이 두진(痘疹)을 발기(發起)시키니 가루로하여 죽을 끓이고 사당(砂糖)을 타서 먹는다. 〈俗方〉

참쌀이 두독(痘毒)을 풀고 발기(發起)시키니 죽을 끓여서 사당(砂糖)을 섞어 먹고 또 급히 위기(胃氣)를 길러야 된다. 〈本草〉

기창(起脹)하지 않는 데는 서숙대를 달인 것과 예태즙 및 토끼 껍질을 달인 즙과 섣달 돼지고기 달인 즙에다 씻는다. 〈本草〉

호예주(胡蘂酒)를 몸에 뿜으면 기창(起脹)이 된다.

87. 관농삼조(貫膿三朝)일 경우

고름이 뚫린 지 3일이면 위기(胃氣)가 상승되는 것이다.

두(痘)라는 것은 위기(胃氣)를 근본으로 삼으니 위기(胃氣)가 상승(上昇)되면 독(毒)을 녹히고 고름이 되어서 기육(肌肉)으로부터 고름이 뚫려서 두(痘)끝에 이르기까지 충만(充滿)되고 빛이 윤택한 것은 순조로운 증세이다.

기혈(氣血)이 크게 진동이 되고 독이 벌써 가득차면 앞으로 수렴(收斂)하려고 하는 것이다.

당연히 고름 구멍이 맺힐 것인데 맺히지 않는 것은 혈(血)과 열(熱)이 서로 쳐서 독기(毒氣)가 오랫동안 안에서 관주(灌注)하여 다시 심(心)으로 들어가기 때문이니 저미고(猪尾膏)를 쓴다. 고름이 뚫릴 때에 9구멍을 조심히 봉하고 음식과 약들은 한랭(寒冷)하고 소담(疎淡)한 것을 먹지 말아야 되는데 만약 비위(脾胃)를 상하면 청기(清氣)가 꺼져서 고름이 잘 뚫리지 않는 것이다. 〈入門〉

두(痘)가 나서 7일이 지나면 반드시 고름이 뚫릴 시기

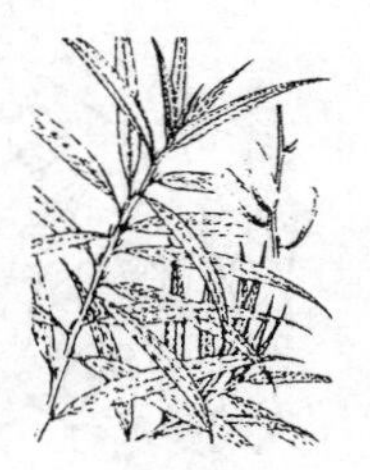
꽃버들

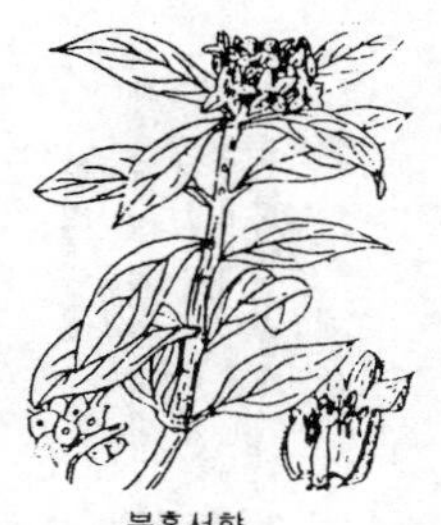
분홍서향

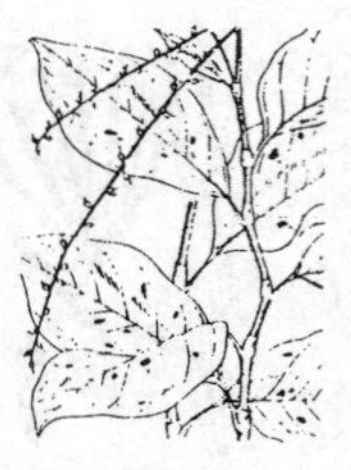
이삭여뀌

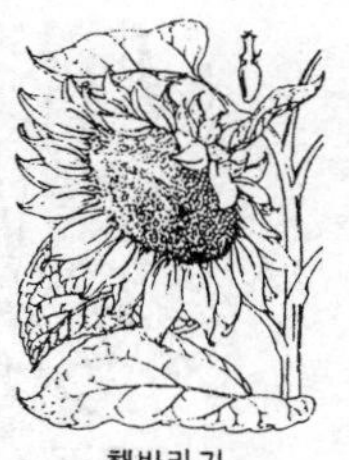
해바라기

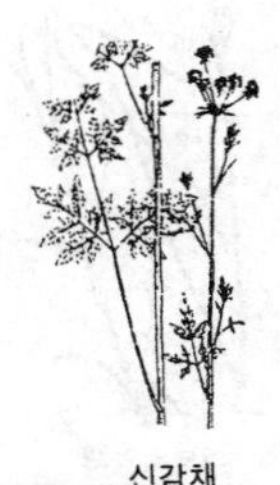
신감채

인데 밖에는 일어난 것 같으면서 가운데가 비어서 말라있고 피고름이 없으면 위험한데 만약 맑은 물이 약간 있고 뿌리 구멍이 붉게 살아 있으면 오히려 살수있는 가망이 어느정도 있는 증세이니 내탁산(內托散)에 인삼(人蔘)•황기(黃芪)•당귀(當歸)를 배로 넣고 달여서 좋은 술과 사람 젖 각 반잔을 넣어 따뜻하게 복용하면 이것이 고름이 뚫리는 좋은 방법이다. 〈醫鑑〉

9일과 10일의 수(水)가 회생될 때 원기(元氣)가 훈증하고 진양(眞陽)이 운행되면 저절로 사라지는데 이것은 순환의 묘리인 것이다. 만약 미리 해독(解毒)을 하지 않았으면 이 때가 되어서 수(水)가 저절로 변하지 못하고 오히려 위(胃)에 돌아가 병들면 고름이 뚫리지 않고 또는 토사(吐瀉)와 함복(陷伏)이 일어날 때는 정신탕(定申湯)을 쓴다. 〈回春〉

두(痘)가 7일뒤에 열이나고 독(毒)이 성해서 기(氣)가 약하고 목이 쉴 때는 해독방풍탕(解毒防風湯)을 쓴다.

88. 관농시(貫膿時) 길흉증(吉凶症)일 경우

농장(膿漿)이 포(疱)속에 행해서 비만(肥滿)하고 황색이나 또는 창랍색(蒼蠟色)이나 또는 황록색이 비치는 증세는 좋고 색이 붉은 것은 허한 증세이니 보원탕(保元湯)에 건강(乾薑)•육계(肉桂)•찹쌀을 더하여 달여서 먹는다.

머리와 얼굴에 먼저 장(漿)이 돌고 다음에 사지(四肢)에 기창(起脹)이 되려는 증세는 좋다. 관창(貫脹)할 때에 토사(吐瀉)를 하거나 젖을 잘 먹지 않고 먹어도 소화가 안 되며 배가 가득차고 목이 쉬며 한(寒)과 싸우고 이를 악물며 두(痘)가 짓물러도 고름이 없고 기육(肌肉)이 증세는 것은 나쁜 증세이다. 〈入門〉

관농(貫膿)이 순전히 맑은 물이 나고 거죽이 희며 엷어서 기포(氣疱)와 같으면 3~4일에 온몸을 긁어서 터지고 죽게 된다.

관농(貫膿)할 때에 온몸을 긁어서 터뜨리고 두(痘)의 속이 말라서 전연 핏물이 없고 거죽이 희어서 콩깍지와 같은 증세는 나쁜 증세이다. 〈醫鑑〉

89. 수엽삼조(收靨三朝)일 경우

수엽(收靨)한지 3일에 장색(漿色)같은 허딱지가 맺혀 마치 과실이 익으면 꼭지에서 떨어지는 때와 같이 기(氣)가 거두어지고 혈(血)이 평하며 빛깔이 비로소 수렴(收斂)되고 위에서부터 아래로 어루만져 보면 단단하고 창랍색(蒼蠟色)또는 황흑색 또는 자홍색으로 포도색과 같은 증세는 좋은 증세이다.

당연히 엽(靨)해야 할 것이 엽(靨)하지 않는 증세는 만유(慢有)라고 말하는데 독(毒)이 성해서 딱지를 맺지 못하는 증세는 저심용뇌고(猪心龍腦膏)가 가장 좋고 더러운 기(氣)에 범촉(犯觸)이 되서 수엽(收靨)이 안되는 증세는 이공산(異功散)에 사분산(四糞散)을 섞어서 쓰는 처방이 가장 좋다.

한(寒)과 싸우고 이를 악물며 발과 무릎이 얼음과 같고 귀와 궁둥이가 오히려 열이있는 증세는 기창(起脹)•관농(貫膿)•수엽(收靨)할 때에 아주 피하는 것이니 바로 기혈(氣血)이 아주 극한 소치인데 보원탕(保元湯)에 계(桂)를 더해서 쓰고 심할 때는 이공산(異功散)으로 구해야 된다. 〈入門〉

두(痘)의 딱지가 마르지 않는 것은 안의 열이 밖으로 훈증되게 행하기 때문이니 선풍산(宣風散)으로 끓어주고 생서각마즙(生犀角磨汁)으로 풀면 반드시 딱지를 맺게 된다. 〈錢乙〉

당연히 엽(靨)해야 할 것 없이 엽(靨)하지 않고 열이나서 찌는 것과 같은 증세는 감로회천음(甘露回天飮)을 쓰면 바로 열이 풀리고 엽(靨)해진다.

밖으로 터져 문드러지고 딱지가 맺지 않는 증세는 견도산(甄陶散)을 뿌려 흩는다. 〈回春〉

고름이 나오고 두(痘)구멍이 잘 솟아나지 않는 증세는 사당수(砂糖水)를 마시면 바로 딱지가 맺게 된다. 〈綱目〉

두진(痘疹)으로 고름이 나고 마르지 않는 증세는 청량(淸涼)한 기(氣)를 잃은 증세이니 마치 오곡(五穀)이 양기(陽氣)를 얻어서 성숙해도 양풍(涼風)이 한번 오지 않으면 결실이 못되는 것과 같은 것이다. 천지의 엄숙한 기(氣)가 한번 더하면 만물이 수장(秀長)했다가 결실이 되는 것이 두진(痘疹)의 과정과 다를바가 없는 것이다. 모름지기 증세를 따라서 청량(淸涼)하게 하면 창(瘡)이 바로 딱지를 맺는데 청량음자(淸涼飮子)로 내리고 저미고(猪尾膏)•용뇌고(龍腦膏)가 모두 좋은 처방이다. 〈海藏〉

90. 수엽시(收靨時) 길흉증(吉凶症)일 경우

딱지가 떨어져도 머리위로부터 뇌(腦)•흉(胸)•수(手)•복(腹)•요(腰)•족(足)에 올때까지 마디마디가

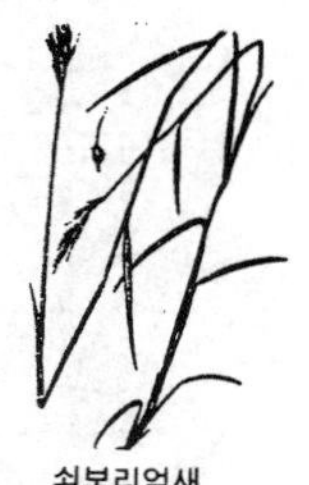
쇠보리억새

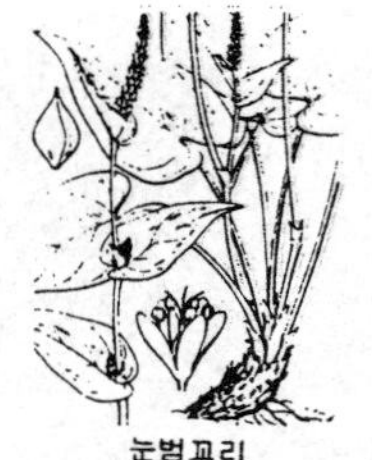
눈범꼬리

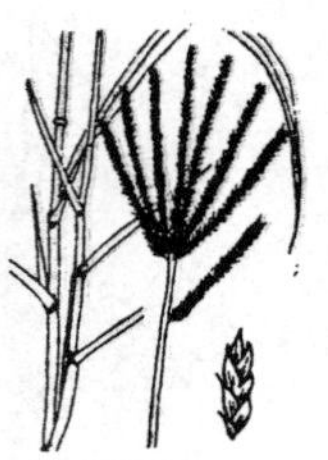
왕바랭이

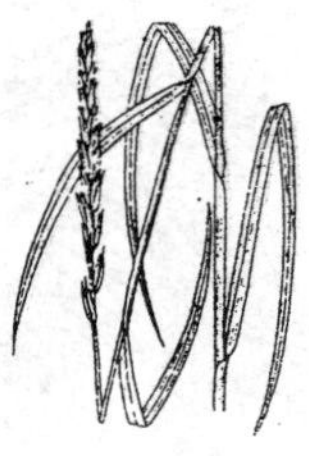
왕갯보리

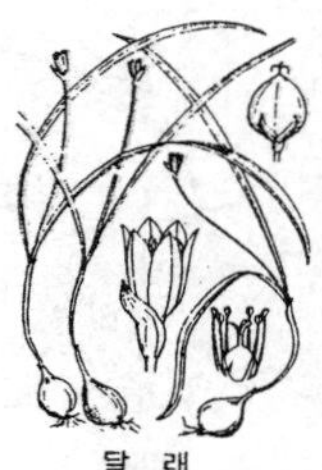
달 래

느리게 내려오는 증세는 좋고 엽(靨)이 물러간 뒤에 반랑(瘢痕)이 붉은 증세도 좋으며, 희고 혈색(血色)이 없는 증세는 두(痘)를 지난 뒤에도 죽을 증세이니 급히 소독음(消毒飮) 2첩을 쓴 다음에 기혈(氣血)을 보하고 비위(脾胃)를 기르는 약을 써서 미리 막아야 된다.

음랑(陰囊)과 발등에 미리 엽(靨)이 되는 증세는 나쁜 증세이다. 〈入門〉

앞으로 엽(靨)이 솟을 때에 두(痘)가 한번에 모두 검어지는 것은 엽(靨)이 아니고, 화(火)가 심해서 속을 치니 위험한 증세이다. 〈回春〉

엽(靨)이 솟을 때는 온몸에 냄새가 나고 짓문들어서 떡을 쳐놓은 경우와 같으며 근접할 수가 없고 눈에 신광(神光)이 없는 증세는 위험한 증세이다.

※ 감로회천음(甘露回天飮)

처방 사당설(砂糖屑) 반잔을 백비탕(百沸湯)에 타서 한사발쯤 먹는다. 〈醫鑑〉

91. 통치(通治)일 경우

두창(痘瘡)은 처음과 끝을 보원탕(保元湯)으로 주된 치료를 해야 된다.

시원하게 나오고 기창(起脹)및 회장(回漿)과 관농(貫膿)및 꼭지가 꺼져 내려서 일어나지 않는 증세와 장(漿)이 체(滯)해서 돌아다니지 않는 증세는 모두 다 수양탕(水陽湯)에 목욕을 해야 된다.

※ 보원탕(保元湯)

처방 인삼(人蔘) 2돈, 눈황기(嫩黃芪)•감초(甘草) 각 1돈을 썰어서 1첩으로 하여 생강 3쪽을 넣고 물로 달여서 먹는다. 〈醫鑑〉

1~2일의 처음 날 때에 붉으레하게 마르고 윤기가 적은 증세는 독기(毒氣)가 오히려 옅은 것이니 당연히 피가 살고 기(氣)가 고르며 해독(解毒)이 되는 약을 써야 되는데 본방(本方)에다 백작약(白芍藥) 1돈, 당귀(當歸) 5푼을 더하면 혈(血)을 살리고 진피(陳皮) 5푼을 더하면 기(氣)를 고루며 현삼(玄蔘)•서점자(鼠粘子) 각 7푼을 더하면 독을 풀어준다.

2~3일에 뿌리 구멍이 비록 원만해도 두(痘)끝이 꺼져 내린 증세는 기(氣)가 허약하고 혈(血)이 모이기가 어려운 경우인데 천궁(川芎)•관계(官桂)를 더하고 4~5일에 근과(根窠)가 일어나도 색이 광택이 없는 증세는 기(氣)는 약한데 혈(血)이 성한 증세이니 백작약(白芍藥)•관계(官桂)•찹쌀을 더한다.

5~6일에 기(氣)가 충분하고 혈(血)이 약하며 색이 흐르고 홍자(紅紫)한 증세는 목향(木香)•당귀(當歸)•천궁(川芎)을 더한다.

6~7일에 장(漿)을 못 이루고 기혈(氣血)이 적으며 한(寒)을 제거하지 못하는 증세는 관계(官桂)와 찹쌀을 더한다.

7~8일에 독(毒)이 비록 장(漿)으로 변해도 원만하지 않는 증세는 관계(官桂)와 찹쌀을 더하여 양(陽)을 일으키고 장(漿)을 돕게 된다.

8~9일에 장(漿)이 충만(充滿)하지 않고 기(氣)가 약해서 위험하니 찹쌀을 더해서 장(漿)이 되게 한다.

2~12일에 혈(血)이 모두 되고 장(漿)이 다하여 습윤해서 수렴(收斂)이 안 되는 증세는 속히 허한 증세이니 백출(白朮)•백복령(白茯苓)을 더해서 수렴(收斂)을 돕는다.

13, 14, 15일에 독이 비록 모두 풀렸으나 혹시 잡증(雜症)이 있어서 서로 따르는 증세는, 본방(本方)으로써 증세에 따라 더하거나 덜해야 할 것이며, 경솔하게 크게 차고, 크게 더운 약을 쓰면 내손(內損)이 될 염려가 있다. 〈醫鑑〉

92. 해독(解毒)일 경우

소통이 되면 독이 없고 빽빽하면 독이 있는 증세이니 속히 양약(涼藥)을 써서 풀어야 되며 비록 몇십 첩을 쓴다해도 눈을 해할 염려는 없다.

빽빽하면 독이 심한 것이니 당연히 청량(淸涼)한 약으로 풀어야 되는데 주초(酒炒)한 금련(芩連)의 종류가 창독(瘡毒)을 잘 풀어준다. 〈丹心〉

두(痘)가 처음 나서 가슴에서 너무 빽빽하면 속히 소독음(消毒飮)에 산사자(山楂子)•주황금(酒黃芩)•자초용(紫草茸)을 더해서 쓴다.

두(痘)가 나는 것이 너무 많은 증세는 서각지황탕(犀角地黃湯)이나 가미서각소독음(加味犀角消毒飮)에 산사자(山楂子)•자초용(紫草茸)•찹쌀을 더해서 해독한다. 〈丹心〉

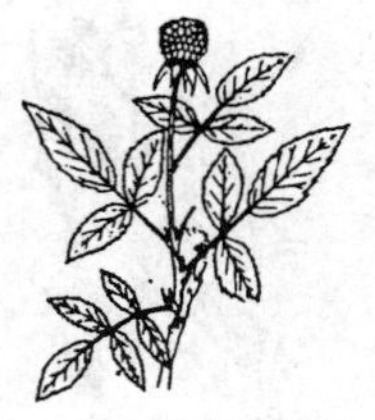
장미딸기

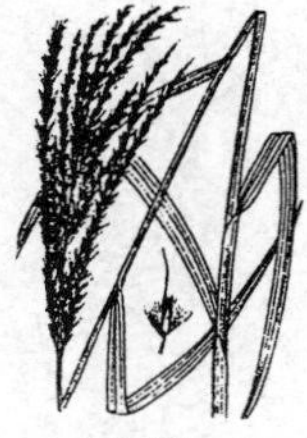
흑산억새

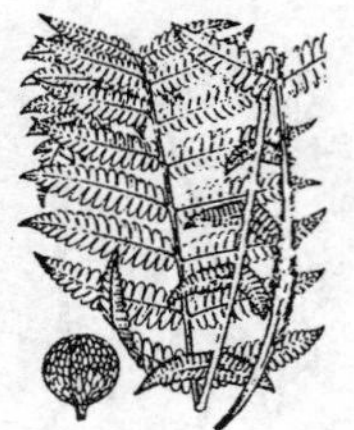
음양고비

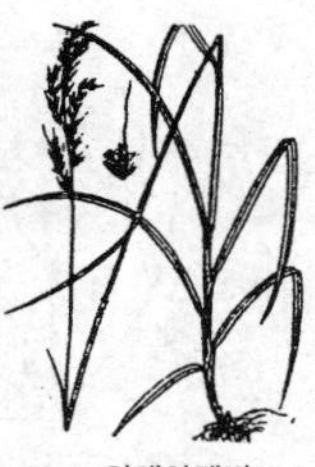
억새아재비

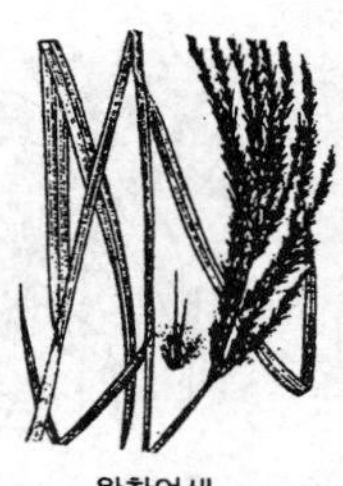
왕참억새

두독(痘毒)이 비(脾)를 치면 설사하고 부종(浮腫)되며 간(肝)을 치면 눈에 예막이 나고 신(腎)을 치면 귀가 아프며 고름이 나오고 폐(肺)를 치면 해수(咳嗽)하며 담(痰)이 성하게 되는 것이다. 〈綱目〉

처음 나서 모양이 모기에 물린 것과 같고 빛이 검은 것은 독기(毒氣)가 열로 인해서 서로 치는 증세이니 인치산(人齒散)·저미고(猪尾膏)를 쓰고 독이 울(鬱)해서 장(臟)이 마르고 담(痰)이 성하며 또는 미쳐서 부르짖는 증세는 사치산(四齒散)에 선각(蟬殼)을 더하며, 검게 꺼지며 경광(驚狂)하고 실없는 증세는 가미육일산(加味六一散)이나 또는 자초(紫草)와 등심(燈心)을 달인 더운 물에 서각(犀角)과 대모(玳瑁)를 간 즙을 타서 복용하는데 잘못 치료하면 바로 벙어리가 되어 죽게 된다.

독(毒)이 위(胃)에 들어가면 배에 두(痘)가 많아지고 청·홍·자색으로 나타나며 겉 증세는 입에 가장자리로 침을 흘리고 죽게 된다. 〈入門〉

두(痘)가 처음 날 때에 모기에 물린것과 같고 또는 누에 종자와 같으며, 또는 피와 같이 붉은 한 조각이 한계를 분별하지 못하고 나타나며 독기(毒氣)가 너무 성한 증세는 신공산(神功散)으로 풀어준다. 〈回春〉

두독(痘毒)을 푸는 약은 해독탕(解毒湯)·흑산자(黑散子)·삼두음(三豆飮)·사과탕(絲瓜湯)·복주사법(服朱砂法)등을 쓴다.

※ 가미서각소독음(加味犀角消毒飮)

효능 : 두진(痘疹)에 독기(毒氣)가 막혀서 고루 통하지 못하는 증세와 입 및 혀에 창(瘡)이 나서 젖을 못먹는 증세를 치료한다.

처방 서점자(鼠粘子) 1돈2푼, 감초(甘草) 5푼, 방풍(防風)·승마(升麻) 각 3푼, 형개수(荊芥穗)·맥문동(麥門冬)·서각설(犀角屑)·길경(桔梗) 각 2푼을 썰어서 1첩으로 지어 물로 달여서 먹는다. 〈丹心〉

※ 신공산(神功散)

효능 : 두독(痘毒)이 크게 성하는 증세에 이 약을 쓰면 독기(毒氣)가 바로 흩어지고 꺼져내린 증세는 바로 일어난다.

처방 천궁(川芎)·당귀(當歸)·승마(升麻)·감초(甘草) 각 6냥을 거친 가루로하여 처음 기창(起脹)한 증세에는 동으로 흐르는 물로써 세 번을 달이는데 매번 물 3주발로써 센 불로 달이고 1주발 반쯤 되면 짜가지고 또 2번을 달여서 3번의 것을 합하면 약물이 4주발 반이 되는데 다시 좋은 주사(朱砂) 4냥을 비단 자루에 넣고 약물에 매달아 넣어서 달이되 굳게 봉해서 약물이 모두 달여지는 것을 한도로하여 꺼내서 불에 말려 가루로하고 다시 인경산(引經散)에 찹쌀 2~3홉을 섞어서 종이에 싸고 겉에 황토(黃土)로써 다시 싸서 찹쌀이 붉을 정도로 불에다 구워서 식혀 가지고 부순 다음 쌀을 꺼내되 노란색이 된 것은 쓰고 흰색은 쓰지 않는데 매번 먹을 때에 위의 주사(朱砂) 1돈과 쌀가루 1돈 및 달인 꿀 2수저와 백비탕(百沸湯) 작은 한 종자를 같이 섞어서 차 수저로 떠서 모두 먹으면 효과를 내는 것이다. 〈醫鑑〉

※ 흑산자(黑散子)

효능 : 두독(痘毒)을 푸는데 처음나는 증세는 이 약을 먹으면 없어지고 다시는 나지 않는다.

처방 섣달의 저분(猪糞)을 병에 담고 기와쪽으로 병입을 막아서 불에 사르고 식힌 다음 가루로해서 매 2돈을 새로운 물로 고루 먹는다. 〈類聚〉

93. 두(痘)의 길흉(吉凶)을 분별할 경우

두(痘)라는 것은 두(豆)와 통하니 크고 작음이 똑같지 않는 증세는 괜찮으나 단지 원만하고 경실(硬實)해야 되며 허한하고 함복(陷伏)한 증세는 좋지 않는 것이다.

두(痘)가 머리와 이마의 양위(陽位)로부터 일어나고 또는 빽빽하면 대부분 위험한 증세가 되지만 온몸이 변해서 문드러지는데 홀로 머리와 이마가 부드러워 지지 않으면 좋고 관농(貫膿)할 때에 변해서 물집이 되어도 역시 이마의 것이 터지지 않으면 치료할 수 있고 수엽(収靨)할 때에 썩은 증세가 모두 나타나도 오직 이마 꼭대기의 위에 엽(靨)이 솟지 않는 증세는 살게 된다. 〈入門〉

두(痘)의 끝이 뾰족하고 희며 근과(根窠)가 붉고 윤택한 것은 비유하면 한알의 진주(眞珠)를 연지(臙脂)에 떨어뜨려 놓은 경우와 같으니 그 때문에 사는 것이고, 끝이 홍자(紅紫)하고 한계를 분별하지 못하는 증세는 어혈(瘀血)과 저간(猪肝)과 같으므로 죽을 증세가 된다. 〈回春〉

대개 두진(痘疹)이 단지 일색으로 나는 증세는 좋고 이색이 서로 합해서 나는 증세는 나쁜 증세이니 그것은 두

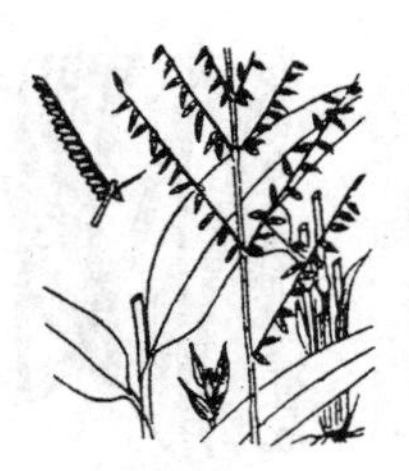
조릿대풀

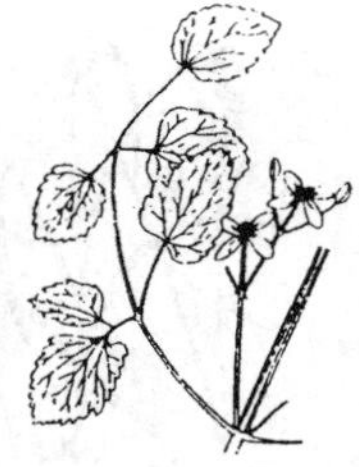
국화으아리

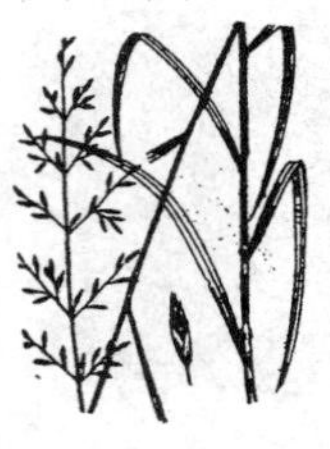
쌀 새

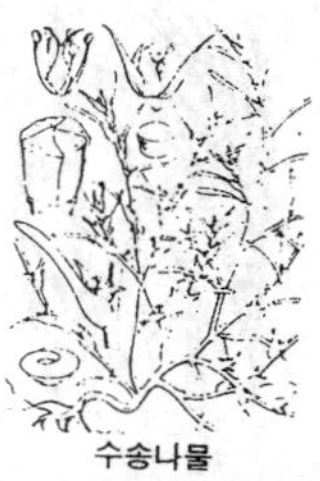
수송나물

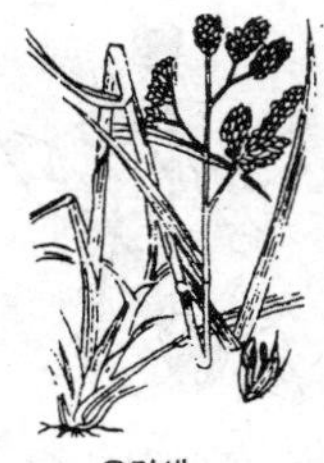
오리새

(痘)와 반(瘢)과 진(疹)이 서로 합해진 것이다. 〈海藏〉

두각(痘脚)이 드물게 소통되고 근과(根窠)가 홍활하며 토하지도 목이 마르지도 않으며 유식(乳食)이 함하지도 않고 사지(四肢)가 온화하며 몸에 큰 열이 없는 이상의 6가지 증세는 약을 쓰지 않아도 저절로 낫게 된다 〈正傳〉

두(痘)의 불치 증세가 일곱가지가 있는데 1은 이빨을 갈고 두(痘)가 검게 꺼지며 목구멍에 침이 가르랑거리는 증세이고, 2는 증한(憎寒)이 되고 곤권(困倦)하며 두자(痘子)가 함복(陷伏)하는 증세이며, 3은 창(瘡)이 꺼져들고 속에 피고름이 없으며 또는 검은색의 두(痘)가 있는 증세이고, 4는 두옹(痘癰)이 감(疳)으로 변해서 입냄새가 나고 잇몸이 문드러지며 이가 빠지는 증세이고, 5는 목이 쉬며 기(氣)가 껄떡거리고 또는 약을 삼키면 뱉으면서 우는 증세이며, 6은 두(痘)가 처음나서 반은 피부속에 들어서 자흑색을 띠고 나오지 않는 증세이며, 7은 소도와 전변(轉變)을 잘못시켜서 기(氣)가 순조롭지 않은 증세이다. 대개 두가 나올때 심장(心臟)의 앞 뒤에 빽빽하거나 두 손바닥과 두 발바닥에 빽빽한 증세는 모두 치료가 어렵다.

불치 증세가 또 다섯가지가 있는데, 1은 가렵고 꺼져 내리며 추위와 싸우고 이를 악물면서 번조(煩躁)한 증세이며, 2는 자색이 나타나며 천갈(喘渴)하고 편치 못한 증세이며, 3은 머리가 따뜻하고 발이 차며 민란(悶亂)하고 목이 마르는 증세이며, 4는 회색이 나타나고 머리 꼭대기가 꺼지며 배가 가득차고 천갈(喘渴)하는 증세이며, 5는 곧바로 쳐다보고 기(氣)가 재촉되며 설사가 안 그치는 것이다. 〈綱目〉

불치 증세가 또 한 여섯이 있는데, 1은 처음 날 때 용장(勇壯)한 증세이고, 2는 나는 것이 누에 종자와 같은 증세이며, 3은 나오는 것을 따라서 바로 함몰되어버리는 증세이고, 4는 모기나 벌레가 문 것과 같은 증세이며, 5는 거꾸로 나오는 증세이고, 6은 물을 마시는 것이 코를 메운 것과 같은 증세이다. 〈回春〉

코가 마르고 검은색이 비치는데 손으로 콧구멍을 후비는 증세는 반드시 죽게 된다. 〈入門〉

94. 두(痘)의 경중(輕重)과 순역을 구분할 경우

가벼운 증세는 세번으로 나누어서 나오며 크고 작기가 같지 않고 머리와 얼굴에 아주 작게 나오며 근과(根窠)가 홍활하고 비만하며 광택이 나고 귓속과 눈속 및 배꼽 속에는 나지 않는 것이며, 무거운 증세는 한꺼번에 일제히 나오고 빽빽하기가 누에 종자와 같으며 간격(間膈)이 없고 몸에 열이나며 배가 가득차고 머리가 따뜻하며 발이 서늘하고 목이 마르며 설사가 안그치고 귓속과 배꼽속에서도 나오게 된다. 가벼운 증세가 변해서 무겁게 되는 증세는 방실을 범하는 때와 음식을 피하지 않을 때, 갈증(渴症)이 먼저 나는 때와 냉수(冷水)를 마실 때 및 양약(涼藥)을 먹을 때 등이고, 무거운 증세가 변해서 가볍게 되는 증세는 풍한(風寒)을 피하고 언제나 온화하고 대변이 단단하고 마르지 않으며 생 것과 찬 것을 피하고 외인(外人)을 피하는 경우등이 된다. 〈綱目〉

대개 두(痘)가 나서 수엽(收靨)되는 것은 위험한 증세이다.

가벼운 것은 날 때에 머리에서부터 발에 이르고 두(痘)가 또한 아주 작으며 무거운 증세는 빽빽해서 머리에서는 나지도 않고 엽(靨)하지도 않으며 다리에서 먼저 엽(靨)이 나는 경우가 된다. 〈入門〉

신체가 따뜻한 경우는 순조로운 증세이며, 한냉(寒冷)한 경우는 역한 증세이며, 먹기를 잘 하고 대변이 실한 증세는 순조롭고, 잘못 먹으며 대변이 쉬운 증세는 역한 것이다. 〈正傳〉

두진(痘疹)이 양(陽)에 들으니 나오는 경우가 순조로운 증세가 되기 때문에 봄과 여름은 순조롭고 가을과 겨울은 역하며 겨울은 신(腎)이 왕성하고 차갑기 때문에 병이 많이 신(腎)에 돌아가서 검은 증세로 변하는 것이다. 〈海藏〉

두진(痘疹)이 단지 신(腎)에는 그 증세가 없고 다만 나타날 따름이니 귀와 궁둥이가 서늘한 경우는 순조로운 증세가 되고 만약 두(痘)가 검게 꺼지면서 귀와 궁둥기가 오히려 열이 있는 경우는 역증세가 된다.

두(痘)가 검고 갑자기 농혈(膿血)과 가피(痂皮)가 사(瀉)하는 경우는 순조롭고 수곡(水穀)이 소화가 안되는 경우는 역하는 경우이니 대개 가피(痂皮)를 토해내는 경우는 뿌리가 안에 있는 증세로 병이 밖으로 나오면 편안한 것이며 수곡(水穀)이 소화가 되는 경우는 비(脾)가 실한 증세로 순조롭고 수곡(水穀)이 소화가 안되는 경우는 비(脾)가 허하기 때문에 역한 증세가 된다. 〈全乙〉

한꺼번에 일어나서 모두 나와 버리는 경우는 반드시 무거운 증세가 되고 두(痘)가 진(疹)을 낀 경우는 반은 가

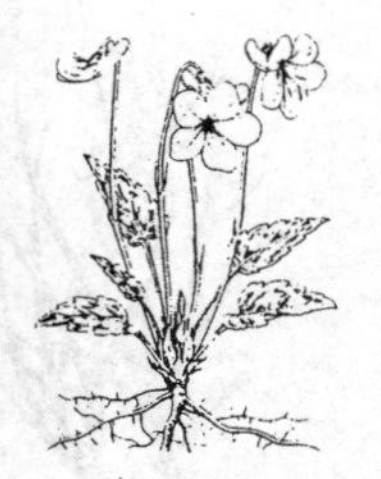
화엄제비꽃

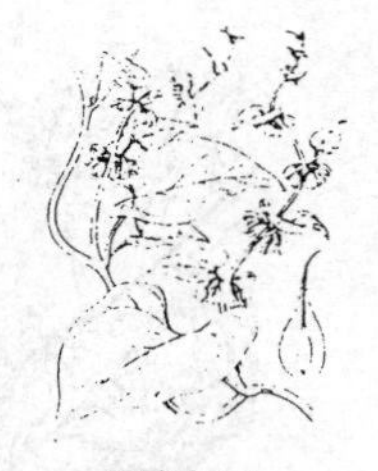
큰닭의덩굴

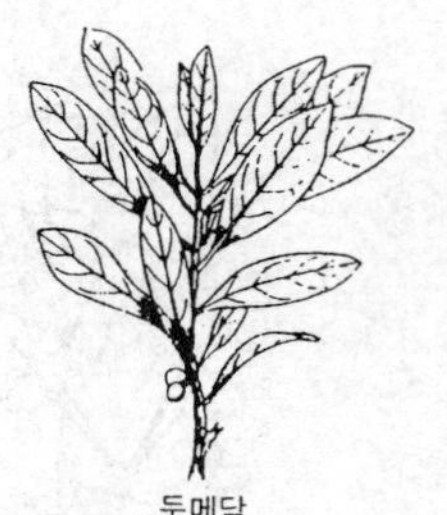
두메닥

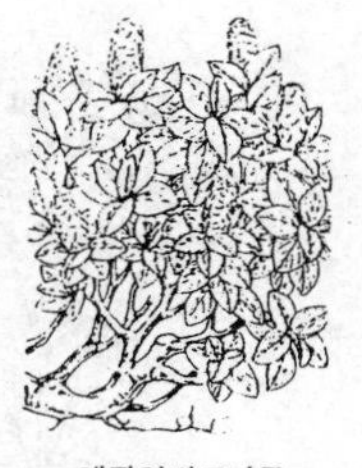
매자잎버드나무

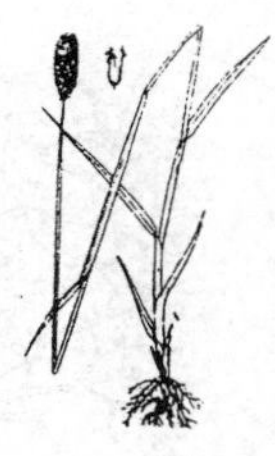
산조아재비

볍고 반은 무거우며 창(瘡)의 끝이 검고 침구멍과 같은 경우는 열이 아주 심한 증세이다. 〈海藏〉

95. 두(痘)의 형색(形色)으로 위험을 분별할 경우

색(色)이란 오장(五臟)의 정화(精華)인데 홍•황•녹색은 좋은 경우인데 황•녹색의 즉 비(脾)•위(胃)의 정색(正色)이니 독(毒)이 앞으로 나오는 증세가 되고, 붉으레한 경우는 독이 처음 나오는 증세이며, 산뜻하게 붉은 경우는 피가 더운 증세이고, 처음 일어날 때에 자색은 큰 열이 있는 증세이며, 순전히 흰 것은 기(氣)가 허한 증세이며, 회색인 것은 피가 쇠하고 기(氣)가 체한 증세이며 검은 경우는 독이 체하고 피가 마른 증세이다.

두색(痘色)이 처음 날 때에 연붉다가 붉은 것이 변해서 희게 되고 흰 것이 변하여 노랑색이 되는 경우는 좋고 처음나서 산뜻이 붉다가 붉은 증세가 변해서 자주색이고 자주색이 변해서 검은 경우는 역증인 증세이다.

두(痘)가 나와서 색이 붉으며 윤택하지 않는 경우는 독이 성해서 막힌 증세이니 자초음(紫草飮)을 쓰고 밖으로 개자(芥子)가루를 발바닥에 바른다. 〈丹心〉

검은 것은 혈(血)이 더운데 들으므로 피를 서늘하게 하는 첫째가 되니 사물탕(四物湯)에 황금(黃芩)•황련(黃連)•홍화(紅花)를 더하고, 흰 것은 기(氣)가 허한 데 들으므로 보기(補氣)하는 것이 첫째가 되니 보원탕(補元湯)에서 감초(甘草)를 빼고 자초(紫草)를 더한 것이다. 〈丹心〉

96. 등영(燈影)을 비칠 경우

대개 두(痘)의 형색이 비록 험하다해도 혹시 등빛이 비추어 보아서 그림자가 두근(痘根)으로 더불어 원운(圓暈)해서 서로 어울리고 근과(根窠)가 홍활(紅活)하며 장영(漿影)이 침후(沈厚)하면 모두 치료할 수가 있는 것이고, 만약 근과(根窠)가 붉지 않고 일어나지 않으면 피가 죽어서 활기가 없고 장(漿)이 그림자가 없는 경우는 비단 가벼운 증세라도 치료가 어렵다. 그렇기 때문에 밝은 날에도 역시 마유지(麻油紙)를 비벼서 불을 붙여 비추어 볼 수가 있으니 모든 안법의 신교한 것이 모두가 이런 방법에 있는 것이다. 〈入門〉

97. 두(痘)의 허실을 분별할 경우

토사(吐瀉)하고 적게 먹는 것은 속이 허한 증세이고, 두(痘)가 함복(陷伏)하고 엽(靨)이 무너지고 색이 회색인 경우는 겉이 허한 증세이며, 2가지 증세가 나타나면 겉과 속이 모두 허한 것이니 똑같이 이공산(異功散)으로 구하고, 토사(吐瀉)도 하지 않고 능히 먹는 경우는 속이 실한 증세이며, 두(痘)가 홍활(紅活)하고 볼록 나와서 터지고 땀이없는 경우는 겉이 실한 증세이니 양격산(涼膈散)에 승마(升麻)•갈근(葛根)•자초(紫草)•형개(荊芥)를 더해서 풀어준다. 〈綱目〉

몸이 더웁고 땀이 없으면 겉이 실한 증세이며, 몸이 차고 땀이 많은 경우는 겉이 허한 증세이고 변비가 있으면서 능히 먹는 경우는 속이 실한 증세이며, 토사(吐瀉)하고 적게 경우는 것은 속이 허한 증세이다. 〈入門〉

겉과 속이 같이 실(實)한 경우는 두(痘)가 나오기는 어려워도 엽(靨)은 나오기 쉬운 증세이며 겉과 속이 같이 허한 경우는 두(痘)가 나오기는 쉬워도 엽(靨)이 어려운 증세이니 겉이 실(實)하면 나오기가 어렵고 속이 허하면 엽(靨)이 어렵다. 〈入門〉

폐(肺)와 기(氣)를 주관하니 기(氣)가 모자라면 세가지 증세가 되는 경우인데 저절로 땀이 나고 소리를 내지 못하는 경우와 창(瘡)끝이 꺼져드는 경우 등이니 보원탕(保元湯)•사군자탕(四君子湯)을 쓴다.

심(心)이 혈(血)을 주관하니 기(氣)가 모자라면 역시 세 가지 증세가 되는데 색이 회색이고 근과(根窠)가 붉지 않으며 빛이 있는 증세에는 궁귀탕(芎歸湯)또는 사물탕(四物湯)에 자초(紫草)•홍화(紅花)를 더한 것을 쓴다. 〈正傳〉

98. 두(痘)의 음양증(陰陽症)을 구별할 경우

발과 종아리가 서늘하고 배가 허하고 차며 대변이 푸르고 얼굴이 희며 먹는 것을 토하고 눈동자가 푸르며 맥(脈)이 잠기고 촘촘한 위와 같은 증세는 음증(陰症)에 들으니 냉약(冷藥)을 못쓰는 것이고, 발과 종아리에 열이있고 두볼이 붉으며 대변이 비결하고 소변이 붉으며 목이 마르는 증세가 안 그치고 상기(上氣)가 급하며 맥(脈)이 넓고 촘촘한 증세는 양증(陽症)에 드니 열약(熱藥)을 먹지 못하는 것이다. 〈正傳〉

두창(痘瘡)이 허한(虛寒)한 증세는 이공산(異功散)을 쓰고 실열(實熱)에는 양격산(涼膈散)을 쓰면 기사회생이 되는 효과가 있다.

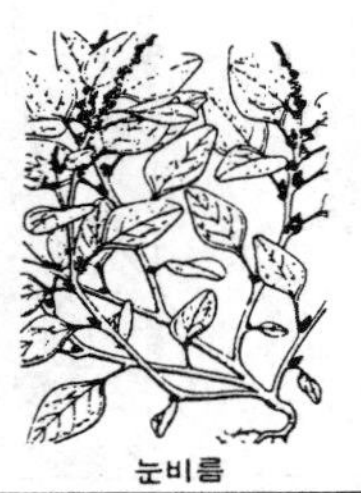
눈비름

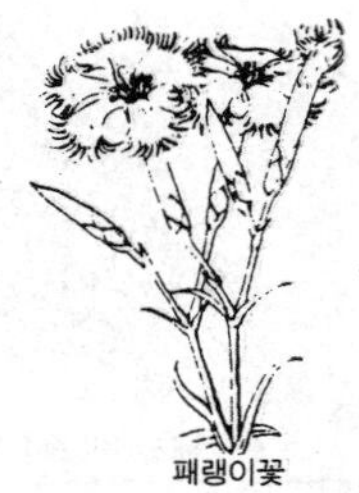
패랭이꽃

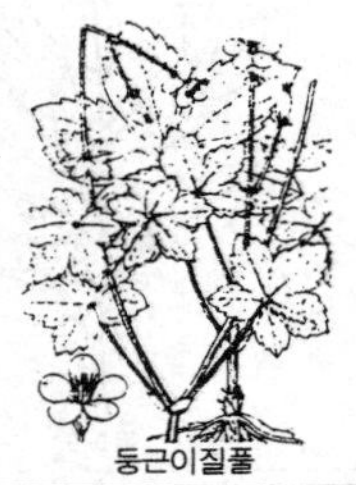
둥근이질풀

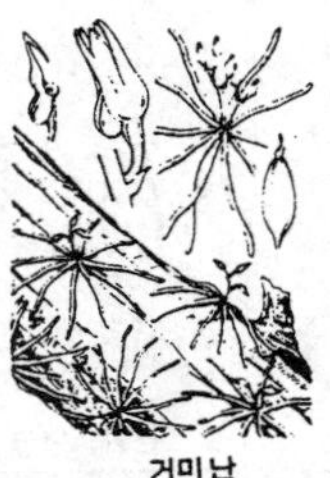
거미난

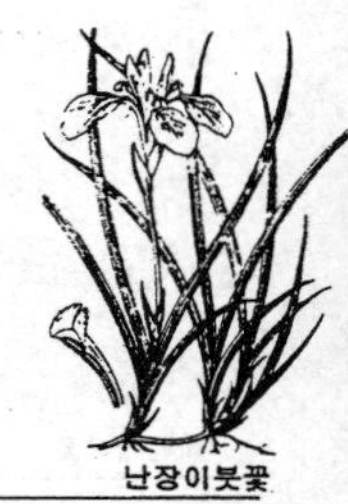
난장이붓꽃

99. 보호할 경우

두창(痘瘡)에 젖을 자주 먹이고 한풍(寒風)을 받지 않도록 막아주어야 한다.

두창(痘瘡)이 변해서 도엽(倒靨)과 검게 되는 경우는 풍냉(風冷)을 조심하지 않아서 잘 먹지 못하고 안이 허하기 때문이다. 〈錢氏〉

두창(痘瘡)은 언제나 의복을 알맞게 입고 온량이 적절한 자리에 앉아 있거나 누어야 된다. 〈海藏〉

두창(痘瘡)은 당연히 잘 조호(調護)해서 거실을 온화하게 해야 된다. 〈正傳〉

두창(痘瘡)은 당연히 풍한(風寒)을 조심해서 피해야 되는데 대개 안과 겉이 모두 열증(熱蒸)하면 털구멍이 열려서 풍한(風寒)의 감용(感龍)을 받기가 쉬운 경우로 한번만 범촉(犯觸)하면 모든 증세가 따라서 발작이 되고 또 엽(靨)이 떨어진 다음에는 기혈(氣血)이 반드시 크게 한 증세이니 미리 피하고 근신(謹愼)해야 된다. 〈醫鑑〉

100. 음식(飮食)일 경우

비(脾)와 위(胃)가 두(痘)를 주관하니 처음부터 끝까지 음식을 잘 먹어야만 순조로우며 묽은 음식을 먹는 것이 좋다.

관농(貫膿)할 때에 당연히 먹어야 되는 것은 기(氣)를 보하는 늙은 닭이고 수엽(收靨)할 때에는 숫오리가 독을 수렴(收斂)하며 또는 비저육(肥猪肉)이 처음부터 끝까지 좋고 생어(生魚)를 피하는데 그것은 담을 도와서 기(氣)를 체하도록 하기 때문이다.

두창(痘瘡)에 피하는 음식은 생것과 찬 것 및 살찌고 기름진 것 또는 염함(鹽鹹)과 다초주(茶醋酒) 및 총(葱)•산(蒜)•어(魚)와 양고기 및 돼지 간과 피류 및 시(柿)•해(薤)와 이당(飴糖)등 음식물인데, 특히 주의할 것은 닭•거위•오리의 알을 먹으면 아이의 눈이 멀게 된다. 〈入門〉

시고 매운 것 5가지 총(葱)•산(蒜)•강(薑)•해(薤)•비(萉)등 음식의 독이 있는 것을 먹지 말아야 하는데 열독(熱毒)이 간(肝)을 훈증하면 눈에 안질병이 생기게 된다.

두창(痘瘡)의 수미(首尾)에 절대로 냉수를 마시지말고 반은 생수, 반은 끓인 물로 해서 조금씩 마시는 것이 좋다.

열이 나서부터 수엽(收靨)이 되기까지 모든 피와 살은 모두가 적당하지 않으니 대개 화사(火邪)를 도와서 열독(熱毒)을 붇게 하기 때문이다. 만약 비위(脾胃)가 허약하면 단지 조기와 돼지고기를 기름은 버리고 싱겁게 삶아서 약간씩 먹으면 자미(滋味)를 돋구게 되는 것이다. 〈醫鑑〉

유모(乳母)가 당연히 음식을 잘 조절해서 굶주리는 경우가 없도록 하고 풍한(風寒)을 느끼지 않아야만 검은색으로 변해서 신(腎)으로 돌아가는 치료가 어려운 경우를 면하게 된다. 〈海藏〉

젖먹이 아이가 약을 잘 먹지 못할 때는 당연히 유모(乳母)를 함께 치료해야 되는데 유모(乳母)에게 약을 먹이고 젖을 양성(釀成)해서 먹이고 기혈(氣血)을 맑고 순하게 하며 음식을 조절하고 조기(調氣)해서 통영(通榮)할 약을 쓰면 창심(瘡心)이 비만하고 빛이나서 함복(陷伏)할 염려가 없는 것이다. 〈正傳〉

유모(乳母)는 식사후에 반드시 부풀은 젖을 모두 짜버리고 약을 먹은 다음에 약간 참고 있다가 아이에게 젖을 먹이는 것이 좋다. 〈綱目〉

101. 두진(痘疹)에 좋은 음식일 경우

녹두•팥•검은콩•숫돼지고기(산돼지가 더욱 좋다)•만청(蔓靑)•나복(蘿蔔)•고저(菰葅)•연백반(軟白飯)•석수어(石首魚)•광어(廣魚)•복어(鰒魚)•서여(薯蕷)•해송자(海松子)•포도(葡萄)•율자〔栗子 : 구워서 먹는다〕•찹쌀죽〔세담(泄澹)하는데 좋다〕•교맥면〔蕎麥麵 : 기장(起腸)하는데 좋다〕•설고(雪糕)•사당(砂糖)등을 먹는 것이 좋다. 〈俗方〉

102. 금기(禁忌)일 경우

두창(痘瘡)에 냄새가 나는 모든 음식물과 달이고 지지는 냄새 및 부모(父母)의 행방(行房)과 머리를 빗는 것등을 절대 피하는 데 일어나기 전에 범하는 독기가 심장(心臟)에 들어가서 민란(悶亂)하며 벌써 일어난 다음에 범하면 창(瘡)이 아파서 도려내는 경우와 같고 검게 문드러지게 되니 깊이 생각해야 될 것이다. 〈得効〉

두창(痘瘡)에 겨드랑 냄새와 방중(房中)의 음사(淫事) 및 부인의 월경과 술 취한 것 등 마늘이나 소풀 냄새와 유황이나 모기•파리 약의 냄새등 일체의 비린냄새와 머리를 태우는 냄새등을 절대 피해야 된다. 〈綱目〉

두창(痘瘡)에 가장 더럽고 나쁜 기(氣)를 두려워 하고

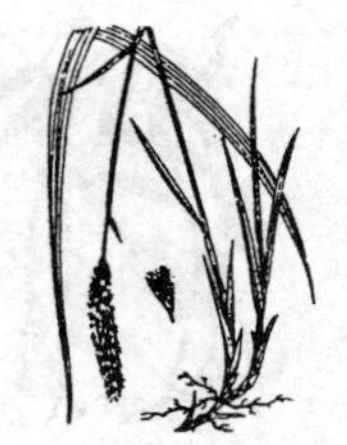
들 띠

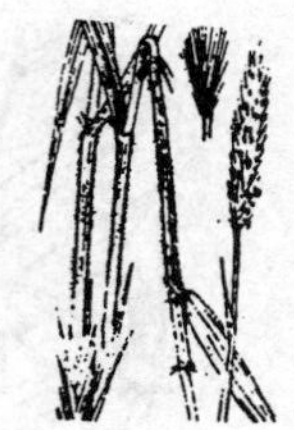
띠·삐비

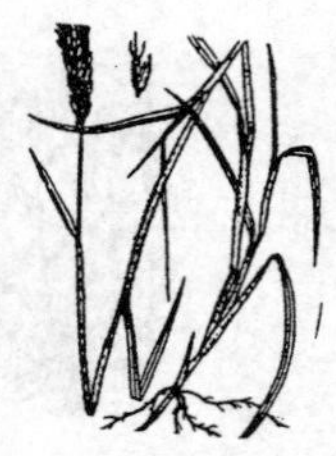
갯쇠보리

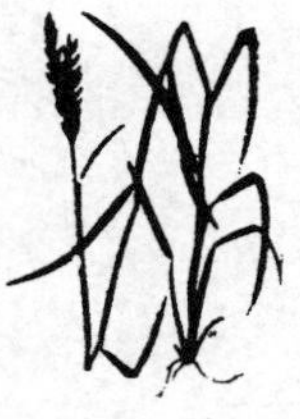
참새보리

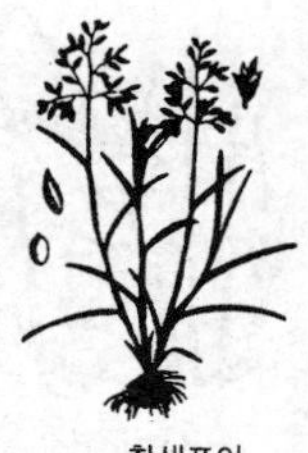
참새포아

외부 사람과 승려(僧侶) 및 수도(修道)하는 사람과 궂하는 사람이 오고가는 것을 피해야 되니 대개 사람의 기(氣)가 향기를 들으면 운행이 되고 취기(臭氣)를 들으면 멎기 때문이다.

방안에 침향(沈香)•단향(檀香)•강진향(降眞香)•용뇌(龍腦)•사향(麝香) 등을 피우지 말아야 되는데 피가 마를까 염려되기 때문이다. 〈正傳〉

두(痘)의 딱지가 겨우 떨어지고 살이 아직 연할 때에 너무 일찌기 목욕을 시키지 말아야 한다. 〈綱目〉

103. 목욕을 시킬 경우

두창(痘瘡)이 기혈(氣血)의 허약 때문이거나 또는 풍한(風寒)이 엄습한 것이 되어서 기창(起脹)과 성장(成漿) 및 관농(貫膿)이 잘 안 되고 또는 고조(枯燥)가 되고 함복(陷伏)한 증세는 모두 수양탕(水楊湯)으로 씻는 것이 아주 좋다. 〈入門〉

두(痘)가 기창(起脹)하지 않거나 또는 함복(陷伏)한 증세는 서속대로 달인 물이나 호유(胡荽) 달인 물, 운대(芸薹) 달인 물, 토끼 달인 물, 섣달 돼지 달인 물, 말고기 달인 물(돼지와 말의 생고기가 없으면 마른 곡기를 써도 좋다)에 씻는 것이 모두 좋다. 〈本草〉

※ 수양탕(水楊湯)

양류(楊柳) 5근을 봄과 겨울에는 가지를 쓰고 여름과 가을에는 잎을 쓰는데 깨끗이 씻고 찧어 짓이겨서 멀리 흐르는 물 한 가마에 끓여 6~7번을 끓인 뒤 찌꺼기는 버리고 2분의 1을 물통에 붓고서 먼저 보원탕(保元湯)에 천궁(川芎)•계피(桂皮)•찹쌀을 더하여 달여서 복용한 다음 뜨거울 때에 목욕을 하고 한참 지난 다음에 기름 종이를 등불에 붙여 비추어 보면 불룩불룩하게 기창(起脹)하는 형세가 나타나고 꺼져 들어간 곳에 원운(圓暈)한 붉은 실이 있으니 이것이 장영(漿影)이라는 것이다. 장영(漿影)은 반드시 만족해야 되는데 혹시 만족하지 않으면 또 다시 먼저와 같이 다시한번 목욕을 한다. 약한 사람은 단지 머리와 얼굴만 씻고 손과 발은 씻지 않는 것이 좋으며 또한 기름 종이를 불에 붙여 비추어 보아서 기창(起脹)한 형세가 없으면 다시 탕물을 더하고 목욕해서 살 속에 탕물의 기(氣)가 스며 들어서 안과 겉이 소통되고 독기(毒氣)로 하여금 원기를 따라서 일어나도록 한다. 이 약이 추켜 올리고 열어 헤치는 힘이 있어서 만규(萬竅)가 말랐던 것이 자윤(滋潤)이 되고 흰 것이 붉어지며 함복(陷伏)했던 것이 저절로 일어나는 것이니 겨울에는 따뜻한 방에서 목욕해야 된다. 〈入門〉

※ 양법(禳法)

두창(痘瘡)이 더러운 것을 범촉(犯觸)해서 가렵고 아픈 것은 벽예산(辟穢散)을 태워서 쏘이고 다시 호유주(胡荽酒)에 소합향원(蘇合香元)을 녹여서 먹는다. 〈正傳〉

두아(痘兒)의 좌우에 호유(胡荽)의 기(氣)가 있도록 하면 더럽고 나쁜 기(氣)를 몰아낸다. 〈綱目〉

호채(胡菜)를 방가운데 매달아 주고 또 호유주(胡荽朱)를 잠자리와 칸막이 나 의복 등에 뿜어 두는 것이 좋다.

더러운 기(氣)가 속에 들어가서 검게 된 경우에는 재경산(再硬散)을 쓴다.

언제나 창출(蒼朮)•저제갑(猪蹄甲)•유향(乳香)을 태워서 나쁜 기(氣)를 몰아내야 된다. 〈入門〉

※ 벽예산(辟穢散)

효능 : 일명 겁예산(袪穢散)이며, 또는 벽예단(辟穢丹)이라고 한다.

처방 창출(蒼朮)•세신(細辛)•감송(甘松)•천궁(川芎)•유향(乳香)•강진향(降眞香)을 등분하고 거친 가루로하여 센불에 태운다. 〈正傳〉

※ 재소산(再甦散)

일명 재소단(再甦丹)

처방 명백반(明白礬)•지룡초(地龍炒)를 등분 가루로 하여 매 5푼을 어린 돼지 꼬리의 피를 내서 한 개의 도토리 딱지잔의 분량으로 해서 새로 떠온 물에 섞어서 복용한다. 〈入門〉

104. 두창(痘瘡)의 모든 증세일 경우

성음(聲音)•인후통(咽喉痛)•요복통(腰腹痛)•경휵(驚搐)•구토(嘔吐)•설사(泄瀉)•담천(痰喘)•번갈(煩渴)•복창(腹脹)•자한(自汗)•양통(痒痛)•반란(斑爛)•한전(寒戰)•교아(咬牙)•실혈(失血)•뇨삽(尿澁)•변비(便秘)•도엽(倒靨)•흑함(黑陷)•호안(護眼)•감반(減瘢) 등 21조가 있다.

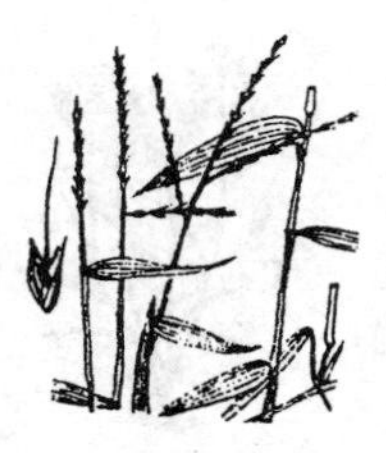
나도바랭이

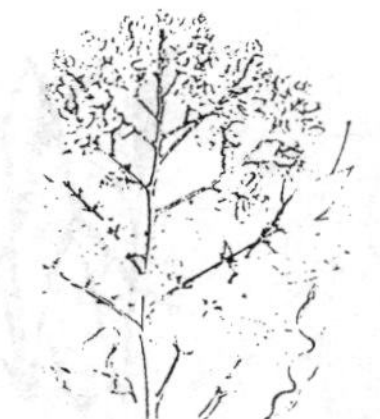
회화나무

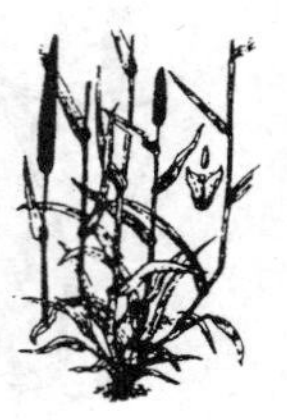
개조아재비

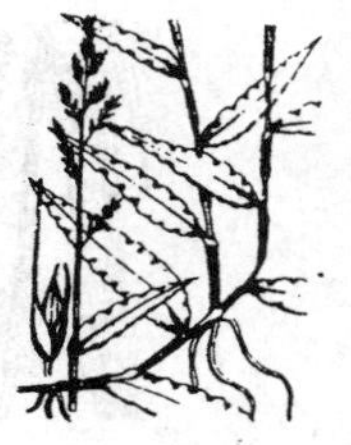
가지주름조개풀

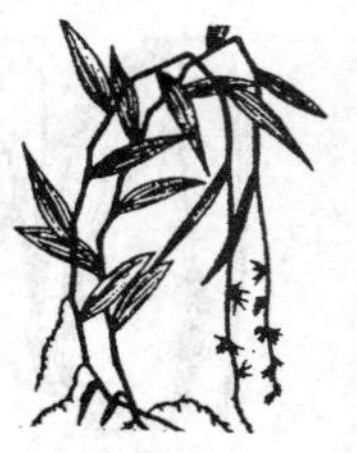
참주름조개풀

◎ **성음(聲音)**

창(瘡)이 이미 나왔는데 목소리가 변하지 않는 증세는 형(形)의 병이며, 창(瘡)이 나오지 않고 목소리가 먼저 변하는 증세는 기(氣)의 병이 된다. 〈正傳〉

소리는 폐(肺)와 심(心)에서 나오는 것인데 또는 풍한(風寒)을 느끼고 또는 울기를 많이 해서 기(氣)가 걸떡거리고 잘 열리지 않고 두(痘)가 나오며 나오지도 않은 사이에 음성을 잃고 몸이 따뜻한 증세는 해독방풍탕(解毒防風湯)을 쓰고 몸이 서늘하면 내탁산(內托散)에 길경을 배로 해서 쓰며 만약 장(漿)이 가득하고 목소리가 쉰 증세는 폐기(肺氣)가 끊어진 경우이니 치료를 못하는 것이다.

두(痘)가 나는 것이 좋지 못하고 목소리가 쉬면 죽게 된다. 〈入門〉

◎**인후통(咽喉痛)**

두(痘)가 나고 목구멍이 아픈 증세는 소독음(消毒飮)•여성음(如聖飮)을 쓴다. 〈得効〉

목구멍이 마르고 깔깔하며 아프고 입이 헤어지며 잇몸이 부은 증세는 심위(心胃)가 열이 있기 때문이니 다성음(多聖飮)을 쓰고 만약 수장(水漿)이 목구멍에 들어가지 않으면 자설(紫雪)을 쓰며 목구멍에 독이 있고 음식이 마치 톱으로 목구멍을 켜는 경우와 같아서 넘어가지 않으며 또는 토하고 또는 건구역을 하는 증세는 위태로운 경우가 되나 오직 관농(貫膿)할 때에 이 증세가 나타나고 2변이 닫히는 때는 좋은 것이다.

두(痘)가 입과 혀에 나서 창(瘡)이 헤어지고 젖을 빨지 못하는 증세는 가미서각소독음(加味犀角消毒飮)을 쓴다. 〈得効〉

❊ 여성음(如聖飮)

처방 맥문동(麥門冬)•길경(桔梗) 각 1돈, 서점자(鼠粘子)•감초(甘草) 각 5푼을 썰어서 1첩으로 하고 죽엽(竹葉) 3쪽을 넣어 물로 달여서 먹는다. 〈得効〉

◎**요복통(腰腹痛)**

열이나고 두(痘)가 나려고 할 때에 허리가 아프게 되면 급히 신해탕(神解湯)을 먹고 아픈 것이 멎을 때를 한도로 해서 신경(腎經)의 두(痘)가 생기는 경우를 면해야 된다.

열이날 때에 뱃속이 크게 아프고 허리가 몽둥이로 맞는 것 같다가 두(痘)가 날때에 마르는 증세는 죽게 된다. 〈醫鑑〉

두(痘)가 처음 날 때 허리가 갑자기 크게 아프고 자흑점(紫黑點)이 나타나는 경우는 위태로운 증세이다. 〈正傳〉

두창(痘瘡)에 배가 아픈 경우는 두독(痘毒)에 연유되는 경우가 많으니 증세를 잘 살피고 기다려 보는 것이 좋은 방법이다.

두창(痘瘡)에 먼저 배가 아프게 되는 경우는 대개 두자(痘子)가 먼저 장위(腸胃)속에서부터 나온 다음에 밖에 일어나는 경우이니 승마갈근탕(升麻葛根湯)•가감홍면산(加減紅綿散)을 쓴다. 〈綱目〉

열이날 때에 배가 아프고 또는 배가 가득차는 증세는 독기(毒氣)가 외사(外邪)로 더불어 서로 부딪치면서 나오려고 해도 나오지 못하는 경우이니 삼소음(蔘蘇飮)에 인삼(人蔘)•복령(茯苓)을 빼고 축사(縮砂)를 더해서 발표(發表)한다. 〈醫鑑〉

수엽(收靨)할 때에 배가 아프고 엽(靨)하기 전에는 아픈 증세가 중완(中脘)에 있는 경우는 열독(熱毒)이 응결되어서 엉긴 피가 아프게 되는 증세이니 수념산(手捻散)을 쓴다. 〈回春〉

두진(痘疹)이 나와도 꿰뚫지를 못하고 배가 아픈 통증이 심하며 또는 검게 꺼진 증세는 선퇴탕(蟬退湯)을 쓴다. 〈得効〉

❊ 수념산(手捻散)

처방 서점자(鼠粘子)•백작약(白芍藥)•대황(大黃)•도인(桃仁) 각 6푼, 홍화(紅花) 4푼, 계지(桂枝) 2푼반을 썰어서 1첩으로 지어 물로 달여서 먹는다. 〈回春〉

❊ 선퇴탕(蟬退湯)

처방 선각(蟬殼) 21개, 감초(甘草) 1돈반을 썰어서 물로 달여 먹고 또는 가루로하여 매 1돈을 백탕(白湯)으로 고루 먹으면 배아픈 증세가 바로 멎고 두자(痘子)가 맑게 나오는 데 신통하다. 〈得脅効〉

◎**경휵(驚搐)**

두진(痘疹)이 일어나려고 하면 먼저 몸에 열이 있고 경도(驚跳)하며 휵약(搐搦)하는 증세는 경풍(驚風)이 아니니 발산되는 약을 먹어야 하는데 가감홍면산(加減紅綿散)이 그것이다. 〈丹心〉

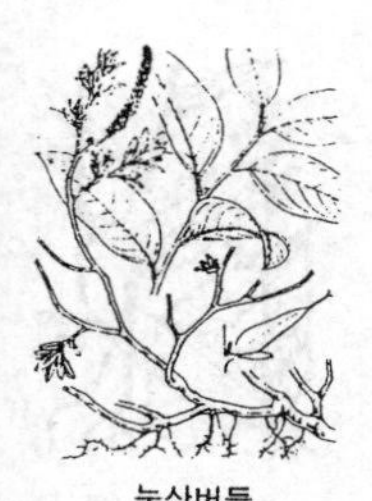
눈산버들

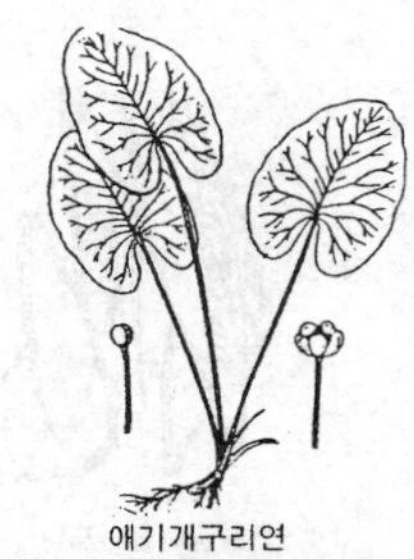
애기개구리연

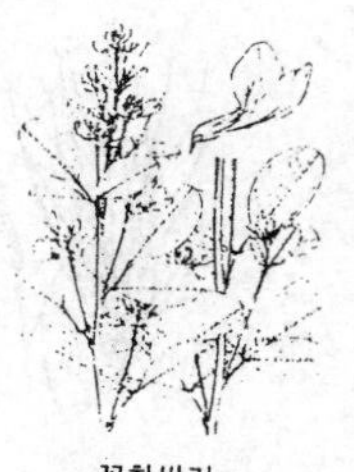
꽃참싸리

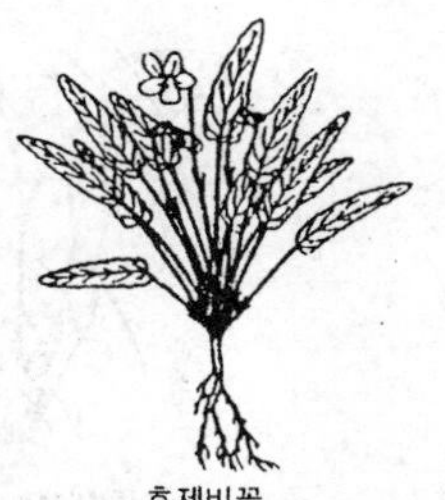
호제비꽃

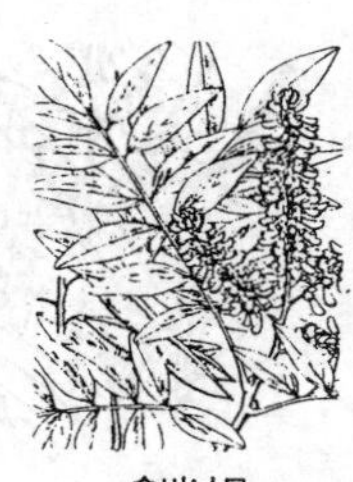
솔비나무

두독(痘毒)에 경휵(驚搐)하는 증세는 심간(心肝)의 열인데 간(肝)을 사(瀉)하면 풍(風)이 저절로 없어진다.

사청환(瀉靑丸)을 쓰고 소변을 흐르게 하면 열이 달아오르지 않으니 도적산(導赤散)이 적합한 것이다.

먼저 놀란 다음에 두(痘)가 되는 경우는 가볍고 두(痘)가 된 다음에 놀라는 경우는 역한 증세이다. 〈入門〉

열이 날 때에 놀라게 되는 경우는 두(痘)가 심경에서부터 나는 증세이니 가감홍면산(加減紅綿散)을 쓰고 만약 두(痘)가 일어나는 것이 빽빽하고 독열(毒熱)이 안에서 성하거나 또는 도엽(倒靨)하고 검게 꺼지고 서로 당기는 증세가 일어나는 경우는 용뇌고자(龍腦膏子)를 쓴다. 〈正傳〉

※ 가감홍면산(加減紅綿散)

처방 마황(麻黃) • 형개수(荊芥穗) • 천마(天麻) • 전갈(全蝎) • 박하(薄荷) • 자초용(紫草茸) • 선각(扇殼) 각 5푼을 썰어서 1첩으로 하고 파 1뿌리를 넣어 물로 달여서 먹는다. 〈入門〉

◎ **구토(嘔吐)**

대개 두진(痘疹)이 나타나고 저절로 토사(吐瀉)하는 경우는 대부분 좋은 증세가 많은데 그러한 경우는 사기(邪氣)가 위와 아래로 함께 나오기 때문이다. 〈易老〉

두(痘)가 처음날 때에 토사(吐瀉)하는 증세는 괜찮으나 두(痘)가 나온 다음에는 피해야 된다.

토사(吐瀉)하고 건갈(乾渴)하면서 회충이 나오며 눈을 곧바로 보고 대변으로 장구(腸垢)가 흐르면 죽게 된다. 〈入門〉

두(痘)가 나오고 토하는 경우는 독이 성해서 화(火)를 편승한 증세이니 신효산(神效散)을 쓰고 토(吐)와 사가 함께 있는 경우는 정중탕(定中湯)을 쓴다. 〈回春〉

한(寒)이 심하고 배가 아프며 구역을 하고 설사하는 증세는 이중탕(理中湯)에 목향(木香) • 정향(丁香) • 육두구(肉豆蔲) 구운 것을 더해서 쓴다. 〈醫鑑〉

※ 정중탕(定中湯)

효능 : 위기(胃氣)를 수렴(收斂)하고 토사(吐瀉)를 그치게 하는데 신통한 효과가 있다.

처방 진정황색토(眞正黃色土)에 모래가 섞이지 않은 것 한 덩어리를 가마 안에 넣고 백비탕(百沸湯)으로 휘저어서 뚜껑을 덮고 약간 끓여서 두 술잔쯤에다 물에 여과한 주사(朱砂) 가루 5푼, 물에 여과한 웅황(雄黃) 가루 1돈을 타고 사당(砂糖)을 약간 넣어서 따뜻하게 복용하되 2번을 먹으면 바로 그치게 된다. 〈回春〉

◎ **설사(泄瀉)**

두(痘)가 난 다음에는 설사를 아주 꺼리니 기창(起脹)할 때에는 더욱 피해야 된다.

두(痘)가 나고 사(瀉)할 때에는 급히 보원탕에 육계(肉桂) • 백작약(白芍藥)을 더해서 쓰고 장(腸)이 미끄러우면 육두구(肉豆蔲) 구운 것 1개, 유향(乳香) 콩알만큼을 가루로해서 찹쌀 미음으로 섞어서 먹는다. 〈入門〉

두(痘)가 나서 광택이 없고 일어나지 않으며 근과가 붉지 않고 또는 사(瀉)하고 목이 마르거나 또는 배가 가득하거나 또는 기(氣)가 촉급(促急)한 증세는 겉과 속이 모두 허한 증세이니 이공산(異功散) 달인 물에 육두구환(肉豆蔲丸)을 먹는다.

배가 가득차고 사(瀉)하면서 목이 마르는 증세는 위(胃) 속에 진액이 적은 경우이니 목향산(木香散)을 쓴다. 〈綱目〉

설사를 자주 해서 진액이 사라지고 혈기(血氣)가 영화롭지 못하면 두(痘)가 일어난다 해도 반드시 엽(靨)이 순조롭지 못하니 목향산(木香散)으로써 구한다. 〈丹心〉

기창(起脹)할 때에 설사하면 내기(內氣)가 허탈하고 창(脹)이 반드시 함복(陷伏)하는데 고진탕(固眞湯)을 쓴다. 〈醫鑑〉

※ 이공산(異功散)

효능 : 두엽(痘靨)을 일으킬 때에 머리가 따뜻하고 발이 서늘하며 배가 가득하고 목이 마르며 사(瀉)하거나 또는 한전(寒戰)하면서 입을 다물고 발이 차가운 증세가 무릎을 지나는 경우는 이 처방으로써 구한다.

처방 목향(木香) • 당귀(當歸) 각 3푼반, 계피(桂皮) • 백출(白朮) • 백복령(白茯苓) 각 3푼, 진피(陳皮) • 후박(厚朴) • 인삼(人蔘) • 육두구외(肉豆蔲煨) • 정향(丁香) 각 2푼반, 부자포(附子炮) • 반하(半夏) 각 1푼반을 썰어서 1첩으로 하고 생강 3, 대추 2를 넣어 물로 달여서 먹는다.

이러한 증세는 흔히 열에 드는 경우가 많으니 상세히

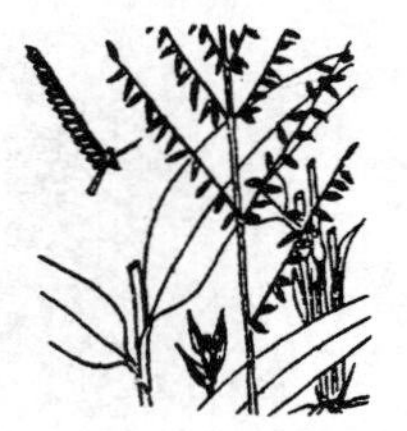
조릿대풀

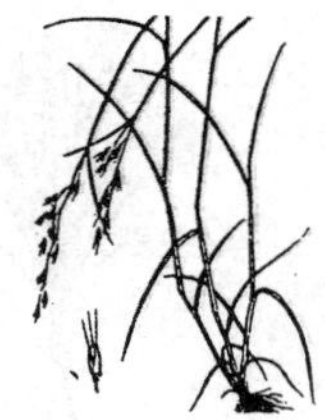
김의털아재비

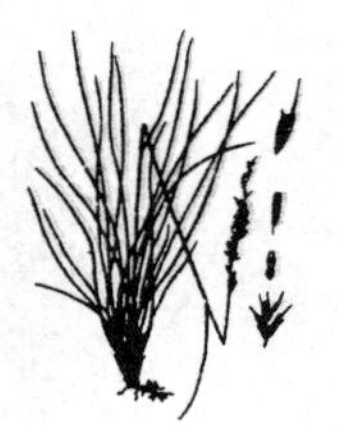
왕김의털

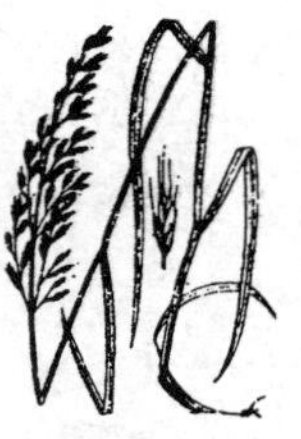
왕김의털아재비

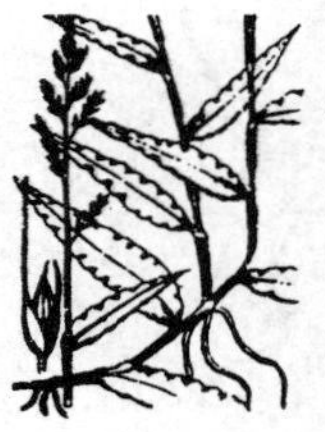
가지주름조개풀

살펴서 만약 열이 있으면 쓰지 않아야 한다. 〈綱目〉

※ 목향산(木香散)

효능 : 두창(痘瘡)이 배에 차고 목이 마르는 증세를 치료한다.

처방 목향(木香) • 정향(丁香) • 계피(桂皮) • 진피(陳皮) • 반하(半夏) • 적복령(赤茯苓) • 인삼(人蔘) • 가자피(訶子皮) • 대복피(大腹皮) • 전호(前胡) • 감초(甘草) 각 3푼을 썰어서 1첩으로 하고 생강 3쪽을 넣어 물로 달여서 먹는데 냉증(冷症)에는 쓰고 열이 있으면 쓰지 못한다. 〈綱目〉

※ 육두구환(肉豆蔻丸)

효능 : 두진(痘疹)의 설사를 치료한다.

처방 적석지(赤石脂) • 백반고(白礬枯) 각 7푼반, 백용골(白龍骨) • 육두구외(肉豆蔻煨) • 가자육(訶子肉) 각 5돈, 축사(縮砂) 각 3돈을 가루로하고 면풀에 기장쌀 크기의 환을 지어 따뜻한 미음으로 1살 아이는 30알을 복용시킨다. 〈綱目〉

※ 고진탕(固眞湯)

효능 : 두창(痘瘡)의 설사를 치료한다.

처방 황기(黃芪) • 인삼(人蔘) • 백출(白朮) • 백복령(白茯苓) • 백작약초(白芍藥炒) • 목향(木香) • 진피(陳皮) • 가자피(訶子皮) • 육두구외(肉豆蔻煨) • 감초구(甘草炙) 각 3푼을 썰어서 1첩으로 하고 찹쌀 50알을 넣어 물로 달여서 먹는다.

찹쌀이 설사를 멎게하고 위기(胃氣)를 자양(滋養)하는데 좋은 것이다. 〈醫鑑〉

◎ 담천(痰喘)

부해수 • 해역(附咳嗽咳逆)

두(痘)가 난 다음에 담(痰)이 성하고 천식(喘息)이 급한 증세는 인삼청격산(人蔘淸膈散) • 전호지각탕(前胡枳殼湯)을 쓴다. 〈綱目〉

두(痘)가 자흑색이고 함복(陷伏)하면서 담(痰)이 성한 증세는 먼저 포룡환(抱龍丸)을 써서 담(痰)을 내리게 한다. 〈醫鑑〉

두담(痘痰)에는 백부자(白附子)를 행인(杏仁)달인 물에 갈아서 먹을 것이며, 절대로 이진탕(二陳湯)을 써서 위(胃)속의 진액을 말려서는 안 된다.

관농(貫膿)할 때에 해수(咳嗽)하는 경우는 위기(胃氣)가 상역(上逆)해서 끊어지려고 하는 증세이니 황토를 코에 대고 계속 냄새를 맡으면 그치게 된다. 〈回春〉

두진(痘疹)에 해수(咳嗽)하고 기(氣)가 천(喘)하는 경우는 독이 폐(肺)를 쳐서 가슴이 가득 차는 증세이니 높고 목이 쉬게 되면 죽게 된다.

담(痰)이 없으면서 천급(喘急)하고 눕지도 못하는 증세도 역시 죽게 된다. 〈入門〉

※ 인삼청격산(人蔘淸膈散)

처방 백출(白朮) • 황기(黃芪) • 자원(紫菀) • 지골피(地骨皮) • 활석(滑石) 각 3푼, 석고(石膏) • 길경(桔梗) • 감초(甘草) 각 2푼, 인삼(人蔘) • 황금(黃芩) • 상백피(桑白皮) • 전호(前胡) • 당귀(當歸) • 백작약(白芍藥) • 지모(知母) • 적복령(赤茯苓) 각 1푼을 썰어서 1첩으로 지어 물로 달여서 먹는다.

※ 전호지각탕(前胡枳殼湯)

처방 전호(前胡) • 지각(枳殼) • 적복령(赤茯苓) • 대황(大黃) • 감초(甘草) 각 6푼을 썰어서 1첩으로 지어 물로 달여서 먹는다. 〈綱目〉

◎ 번갈(煩渴)

두창(痘瘡)에 번갈(煩渴)해서 물을 마셔도 갈증이 더욱 심해지는 증세는 비위(脾胃)가 허하고 진액이 적기 때문이니 목향산(木香散)을 쓴다.

창갈(脹渴)과 사갈(瀉渴)및 경계갈(驚悸渴)과 한전갈(寒戰渴)및 교아갈(咬牙渴)이 모두 열에 드는데 상세히 살피지 않으면 안 되고 만약 잘못 쓰면 화(禍)가 반장(反掌)하는 경우와 같다.

당연히 엽(靨)해야 하는데 엽(靨)하지 않고 번갈하며 배가 차면서 설사하고 머리가 따뜻하며 발이 서늘한 증세는 목향산(木香散)으로 급히 구해야 된다.

두창(痘瘡)에 번갈(煩渴)한 경우는 냉수를 절대 피하고 밀수(蜜水) • 홍시(紅柿) • 서과(西瓜) • 이(梨) • 귤(橘) 등의 찬 것도 마땅하지 못한 증세이다. 혹시 냉독

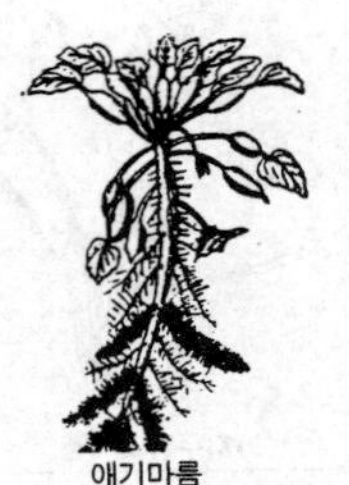
애기마름

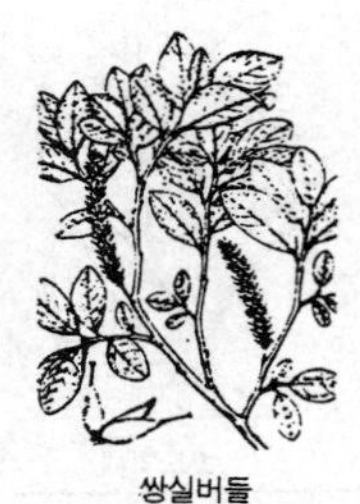
쌍실버들

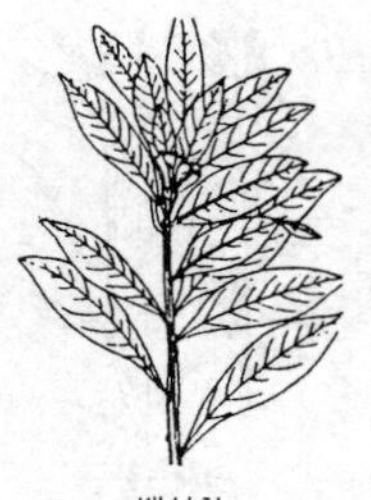
백서향

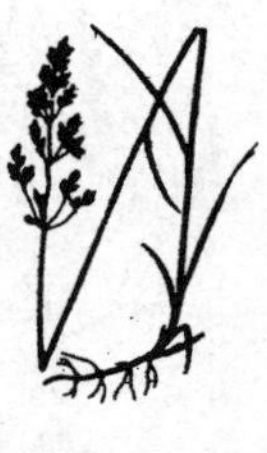
선포아

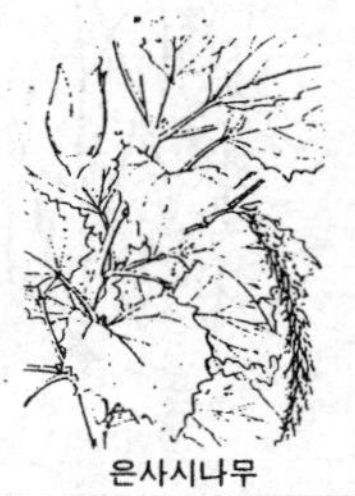
은사시나무

(冷毒)이 안으로 쳐서 배가 가득차고 천민(喘悶)하며 한전(寒戰)하고 입을 다물면 치료가 어렵다. 〈綱目〉

두창(痘瘡)의 처음과 끝에 냉수를 마시지 말고 미지근하게 끓인 물을 마시는 것이 좋다. 만약 냉수를 많이 마셔서 습(濕)이 비위(脾胃)를 덜면 기혈(氣血)이 막혀서 흩어지지 않기 때문에 창(瘡)의 딱지가 더디게 떨어지고 옹종(癰腫)이 나게 된다.

두창(痘瘡)에 갈증을 일으키는 경우는 기(氣)가 약해서 진액이 고갈(枯竭)된 증세이니 보원탕(保元湯)에 맥문동(麥門冬) • 오미자(五味子)를 더해서 달여서 복용하고 그래도 멎지 않으면 삼령백출산(蔘苓白朮散)에 건갈(乾葛) • 천화분(天花粉) • 오미자(五味子)를 더하여 달여서 먹으면 바로 멎는다. 〈醫鑑〉

두(痘)의 갈증(渴症)에는 홍화자탕(紅花子湯)에 서점자(鼠粘子)를 더해서 달여 먹으면 입속에서 연기같은 것이 일어나도 바로 풀릴 것이니 절대로 대추탕은 쓰지 말고 만약 크게 목이 마르면 정중탕(定中湯)에 사당(砂糖)을 섞어서 먹으면 바로 멎게 된다. 〈回春〉

두창(痘瘡)에 번갈(煩渴)하는 경우는 즉 독화(毒火)가 타오르는 증세이니 오매탕(烏梅湯) • 감초탕(甘草湯)이 당연하고 물을 많이 마셔도 소변이 적은 경우는 습이 비토(脾土)를 추켜서 옹종(癰腫)이 될 염려가 있으니 익원산(益元散)을 먹는다.

기허(氣虛)로 인해서 두(痘)가 검고 화(火)가 움직여서 갈증이 일어나는 증세는 치료가 어렵고 모든 허증(虛症)에 갈증이 심한 증세는 모두 죽게 된다. 〈入門〉

❊ 홍화자탕(紅花子湯)

효능 : 두갈(痘渴)과 출두(出痘)가 시원치 않는 증세를 치료한다.

처방 홍화자(紅花子) 1홉을 물로 달여서 먹는다. 〈正傳〉

❊ 오매탕(烏梅湯)

효능 : 치료 방법은 위에서와 같다.

처방 흑두(黑豆) • 녹두(綠豆) 각 1홉, 오매(烏梅) 3개를 물로 달여 먹는다. 〈入門〉

❊ 감초탕(甘草湯)

효능 : 치료 방법은 위에서와 같다.

처방 감초(甘草) • 과루근(瓜蔞根) 각 2돈을 썰어서 물로 달여서 먹는다. 〈入門〉

◎ 복창(腹脹)

배가 가득차는 경우는 비(脾)와 위(胃)의 허기(虛氣)가 쳐서 되는 증세이며 또 비(脾)가 허하면 배가 가득 차고 물을 많이 마시면 배가 부풀게 된다. 〈錢乙〉

두창(痘瘡)에 설사하고 부독이 함복(陷伏)하면 배가 부풀게 되는데 인치산(人齒散)을 술에 섞어서 먹는다. 〈醫鑑〉

두병(痘病)에 배가 부르는 증세가 2가지가 있으니 생것과 냉한 것에 상해서 부풀은 증세는 목향산(木香散)을 쓰고 독기(毒氣)가 안으로 꺼져서 부풀은 증세는 인치산(人齒散)을 쓴다.

배가 부풀어 먹지 못하고 정신이 흐리게 되면 죽게 된다. 〈入門〉

◎ 자한(自汗)

두창(痘瘡)이 처음 나서 저절로 땀이나는 경우는 해롭지 않으니 그것은 습열(濕熱)이 훈증해서 일어나는 증세이기 때문이다. 심하면 삼(蔘)과 기(芪)로써 멎게 할 수 있으나 엽(靨)을 방해할 우려가 있다. 〈丹心〉

두(痘)가 난 다음에 땀이 많은 증세를 절대로 피하는 경우는 관농(貫膿)과 수엽(収靨)이 어렵기 때문이니 속히 보원탕(保元湯)을 써서 땀을 멎게 한다. 〈入門〉

◎ 양통(痒痛)

혈(血)이 기부(肌膚)와 주리(腠理)를 영양(榮養)하지 못하면 가렵게 되며 혈(血)이 온화하고 살이 윤택하면 가려운 증세가 저절로 일어나지 않는다. 〈丹心〉

손과 발이 언제나 흔들리는 경우는 앞으로 가려움을 일으키려고 하는 증세이니 독물(毒物)과 소금 등을 먹음으로 인해서 그러한 증세인데 사군자탕(四君子湯)에 주초금련(酒炒芩連) • 대황(大黃)을 더해서 약간 윤택하게 한다.

두진(痘疹)이 많이 나오고 몸이 아파서 소리 지르고 또 번조(煩燥)하며 부풀어 아픈 증세는 소활혈산(小活血散)을 쓴다.

두양(痘痒)에 두루 쓰이는 데는 선퇴탕(蟬退湯)을 쓰

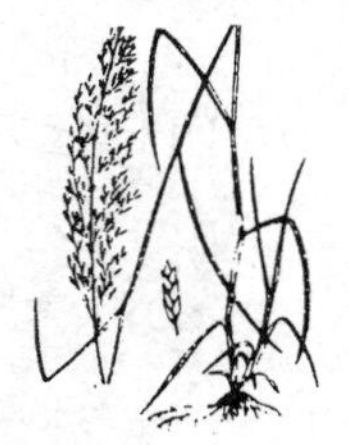
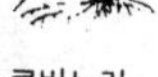
큰비노리

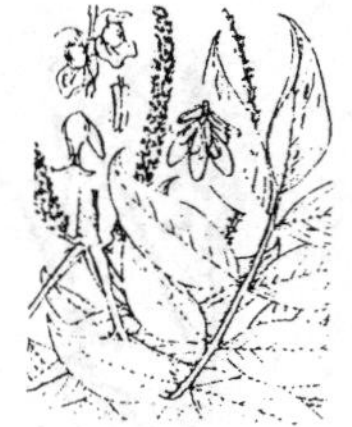
중국굴피나무

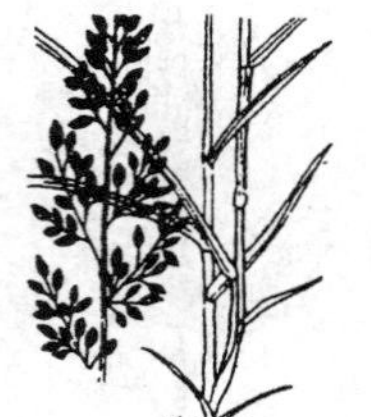
참새크령

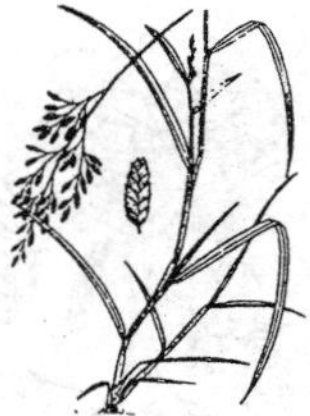
반도억새

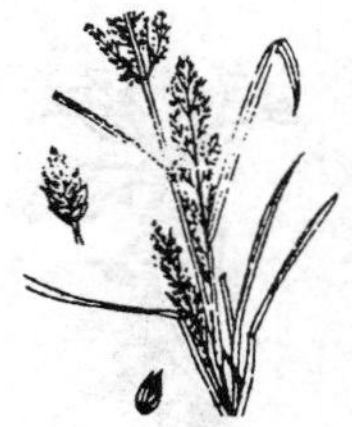
가지주름조개풀

고 심한 경우는 수양탕(水楊湯)에 목욕을 하는 것이다.

또한 소금과 백초상(百草霜)을 합해서 반죽하고 약간 볶아서 연기에 쏘이면 가려운 증세가 멎고 또 꿀물에 활석(滑石)가루를 섞어서 닭의 털로써 창(瘡)을 추켜주면 멎게 된다.

아픔은 두(痘)의 좋은 증세이니 처음 일어날 때에 삼소음(蔘蘇飮)을 쓰고 가벼운 증세는 소독음(消毒飮)을 쓰며 기창(起脹)하고 관농(貫膿)할 때의 아프게 되는 증세는 무방한 것이다. 〈入門〉

대개 두통(痘痛)이 외한(外寒)의 상한 것이 아니고 아프면 반드시 거죽과 주리(腠理)가 두터워서 나오기가 매우 어려운 경우이니 한절(寒折)에는 삼소음(蔘蘇飮)을 쓰고 육주(肉腠)가 빽빽한 증세는 소활혈산(小活血散)을 쓴다.

독물(毒物)을 먹고 아플 때는 선퇴탕(蟬退湯) • 백화고(百花膏)를 쓴다. 〈正傳〉

두양(痘痒)을 못 견디는 증세는 패초산(敗草散)과 호맥분(蕎麥粉)을 뿌려 흩는 것이 또한 좋다. 〈綱目〉

허로 인해서 가려운 증세를 일으켜서 온몸을 긁어부순 경우는 내탁산(內托散)에서 계(桂)를 빼고 백지(白芷) • 당귀(當歸) • 목향(木香)을 배로하여 쓰면 기(氣)가 운행되고 혈(血)이 운행해서 그 가려움이 저절로 멎게 된다. 〈醫監〉

두창(痘瘡)에 번조(煩燥)하고 아픈 증세는 소담고(消膽膏)를 쓰고 겸하여 진황토(眞黃土)가루를 뿌려 흩는다.

두(痘)가 앞으로 엽(靨)하려 하면서 마르고 딴딴하며 아프게 되는 증세는 수유(酥油)를 발라서 자윤(滋潤)하면 좋고 돼지 기름도 또한 좋다. 〈海藏〉

수엽(收靨)할 때에 온몸이 가려워서 손톱으로 긁어도 고름이 없고 콩깍지와 같은 증세는 죽게 된다. 〈醫鑑〉

❊ 소활혈산(小活血散)

처방 백작약(白芍藥)을 가루로하여 매 1돈을 묽은 술로 섞어서 먹는다. 〈正傳〉

❊ 백화고(百花膏)

처방 백밀(白蜜)을 약간 백탕(白湯)에 섞어서 수시로 닭의 털로 몸 위에 바르면 좋다. 〈正傳〉

◎ 반란(斑爛)

두독(痘毒)이 성하게 나오고 겉이 허하며 엽이 어려워서 기육(肌肉)이 문드러진 증세를 반란(斑爛)이라고 하는데 고름이 마르지 않고 아프게 되면 패초산(敗草散)또는 황토(黃土)가루를 뿌려 흩는다.

더울 때에 두창(痘瘡)이 짓물러서 구더기가 나오는 증세는 잎이 달린 버들가지를 땅바닥에 깔거나 또는 파초엽(芭蕉葉)을 펴고 누워 있거나 수양탕(水楊湯)에 목욕하는 것이 좋다. 〈入門〉

두창(痘瘡)이 반란(斑爛)하고 번통(煩痛)하며, 또는 짓무르고 또는 문드러져서 냄새가 나며 창갱항(瘡坑抗)이 깊어서 아물지 않는 증세는 초담고(硝膽膏)를 쓴다. 〈海藏〉

두창(痘瘡)이 반란(斑爛)하여 딱지가 되고 고름이 마르지 않는 증세는 백용산(白龍散)을 쓴다. 〈正傳〉

더운 기(氣)의 범촉(犯觸)을 입어서 가려운 경우에 몹시 긁고 반란(斑爛)이 된 증세는 내탁산(內托散)을 먹으며 밖으로는 겁예산(袪穢散)을 태워서 쏘인다. 〈醫鑑〉

온몸을 문질러서 수(水)를 돌리지 못하고 또는 두엽(痘靨)이 습하고 무르녹아서 달라붙는 증세는 견도산(甄陶散)을 뿌리는 것이 가장 좋다. 〈回春〉

온몸이 무르녹고 냄새가 나서 떡을 쳐 놓은 경우와 같으며 눈에 신광(神光)이 없는 증세는 죽게 된다. 〈入門〉

❊ 패초산(敗草散)

처방 여러해 묵은 초가집 위에 썩은 풀을 말려서 가루로하여 흩어 뿌리는데 만약 온몸이 창란(瘡爛)해서 떡쳐 놓은 경우와 같으면 자리 위에 뿌려 흩고 그 위에 앉아 있거나 눕게 한다. 이 풀이 상설(霜雪)과 우로(雨露)를 지나고 천지음양(天地陰陽)의 기(氣)를 느껴서 창독(瘡毒)을 잘 풀어준다. 〈入門〉

❊ 초담고(硝膽膏)

처방 망초(芒硝)를 가루로하고 고양이 쓸개 즙에 섞어서 바르는데 망초(芒硝)가 없으면 염초(焰硝)도 좋다. 〈綱目〉

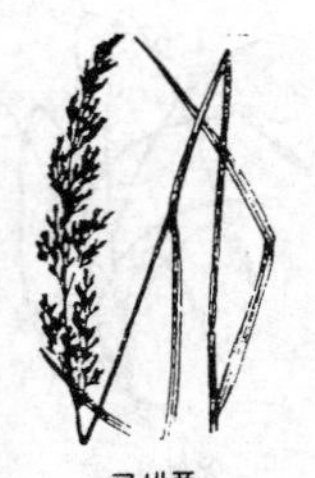
큰새풀

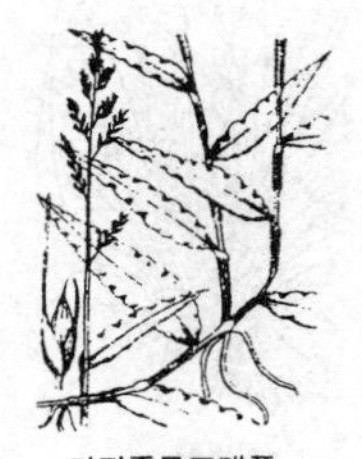
가지주름조개풀

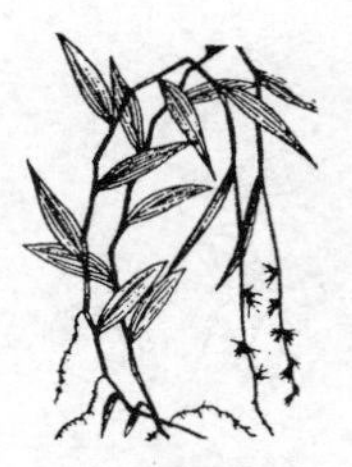
참주름조개풀

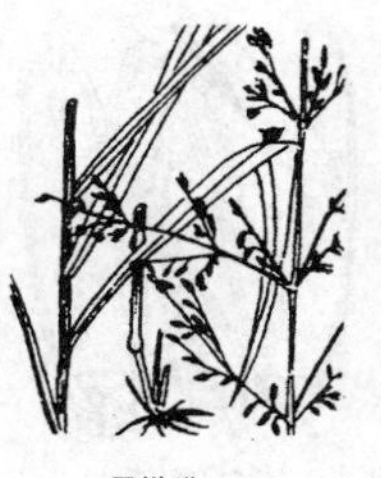
큰쌀새

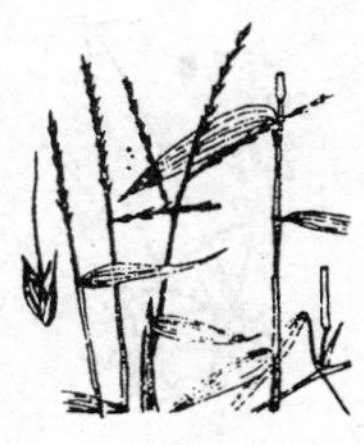
나도바랭이

※ 백용산(百龍散)

처방 황우분(黃牛糞)을 말려서 불에 태우고 재를 만들어서 흰 것을 헝겊에 싼 다음 두드려 바른다. 〈正傳〉

※ 견도산(甄陶散)

처방 새기와 한 쪽을 가루로하여 헝겊으로 처서 싼 다음에 아픈 곳에 두드려 바르고 만약 마른 딱지가 추적(推積)하고 속에 고름이 들어 있으면 오리알 흰자위에 섞어서 바른다. 〈回春〉

◎ 한전(寒戰)

두창(痘瘡)이 검게 빠지면 반드시 한전(寒戰)이 되는데 대다수가 검은 것이 신수(腎水)에 돌아가는 경우는 나쁜 증세인 것이다. 신(腎)이 왕성하면 비토(脾土)가 수(水)를 이기지 못하기 때문에 비(脾)가 허해서 한전(寒戰)하는 증세는 치료하기가 어렵다. 〈錢乙〉

7일 전에 한전(寒戰)하는 경우는 곁이 허한 증세이고, 이를 악무는 경우는 속이 허한 증세이며 7일 뒤에 한전하는 경우는 기(氣)가 허하고 이를 악무는 경우는 혈(血)이 허한 증세이니 기허(氣虛)에는 보원탕(保元湯)에 천궁(川芎)•당귀(當歸)를 더해서 쓴다. 〈醫鑑〉

당연히 수엽(収靨)해야 할 증세가 엽(魘)하지 않고, 설사를 하고 한전(寒戰)하는 증세는 허한(虛寒)에 들으니 이공산(異功散)을 쓴다. 〈醫鑑〉

◎ 교아(咬牙)

위 아래의 이빨을 서로 갈아서 소리가 나는 경우를 계치(戞齒)라고 하는데 즉 교아(咬牙)라고 하며 또는 알치(戛齒)라고도 한다. 〈類聚〉

상한론(傷寒論)에 말하기를 「열이 심해서 입을 다물며 이를 악무는 증세는 대승기탕(大承氣湯)으로 내린다.」하였으니 이것은 열이 위부(胃腑)에 들어간 증세이다.

전중양(錢仲陽)이 말하기를 「두(痘)가 검게 빠지고 입을 다물며 이를 악무는 증세는 백상환(百祥丸)으로 내리는데 이 경우는 독이 신장(腎臟)에 들어간 증세이다.」 그러므로 이를 악무는 증세는 열독(熱毒)이 장부(臟腑)에 들어간 증세이다. 백상환(百祥丸)이 알치(戛齒)를 치료하는 데 아주 좋다. 그러나 너무 높으니 가미선풍산(加味宣風散)으로 치료하는 것이 좋다. 〈綱目〉

◎ 실혈(失血)

두진(痘疹)에 열이 성해서 코피를 토하고 대소변으로 피를 잃는 증세는 모두 서각지황탕(犀角地黃湯)을 쓴다.

두(痘)가 나올 때에 입과 코 및 귀로 피가 나와서 먹지 않는 증세는 죽게 되고 토하면서 설사하는 경우가 멎지 않고 대소변으로 피를 내리는 것도 역시 죽는다. 〈醫鑑〉

두(痘)가 무르녹고 번병(煩病)해서 소변이 꺼끄럽고 하혈하는 경우는 속이 무너진 증세이니 치료가 어렵다. 〈海藏〉

기창(起脹)하고 관농(貫膿)할 때에 변으로 피가 나고 두(痘)가 문드러지고 고름이 없는 증세는 죽고 또 구규(九竅)로 피가 흐르면 또한 죽게 된다. 〈入門〉

◎ 뇨삽(尿澁)

두진(痘疹)에 소변이 껄끄러운 증세는 도적산(導赤散)을 쓴다. 〈海藏〉

두독(痘毒)이 안으로 울(鬱)한 경우는 대•소변의 형태가 어떤지를 참고 볼 경우이니 만약 소변이 꺼끄러우면 통해야 되는데 대연교음(大連翹飮)을 쓰고 대변이 꼭 막히면 즉시 통해야 되는데 사순청량음(四順淸涼飮)을 쓴다. 〈丹心〉

두창(痘瘡)이 불쾌하고 번조(煩躁)하며 이를 악물고 뇨삽(尿澁)한 증세는 인삼선세산(人蔘蟬蛻散)•자초목통산(紫草木通散)을 쓴다.

※ 인삼선세산(人蔘蟬蛻散)

처방 인삼(人蔘)•선각(蟬殼)•목통(木通)•백작약(白芍藥)•적복령(赤茯苓)•자초용(紫草茸)•감초(甘草) 각 5푼을 썰어서 1첩으로 지어 물로 달여서 먹는다. 〈綱目〉

※ 자초목통탕(紫草木通湯)

처방 자초용(紫草茸)•목통(木通)•인삼(人蔘)•적복령(赤茯苓)•나미(懦米) 각 4푼, 감초(甘草) 2푼을 썰어서 1첩으로 지어 물로 달여서 먹는다. 〈入門〉

◎ 변비(便秘)

두진(痘疹)의 약 쓰는 경우가 변통(變通)과 권도(權道)가 있어야 되는데 대•소변을 통하지 않을 수 없는 것이다. 한번만 비결(秘結)하면 장위(腸胃)가 옹갈(壅渴)되

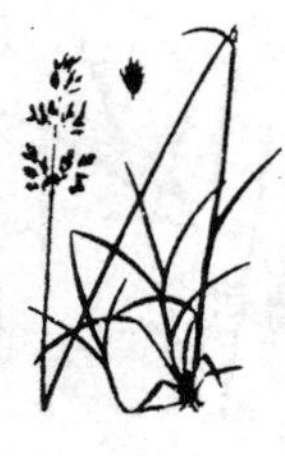
선포아

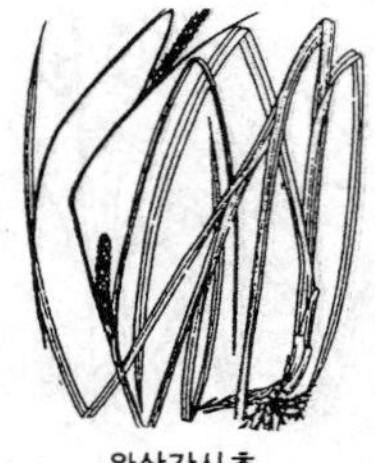
왕삿갓사초

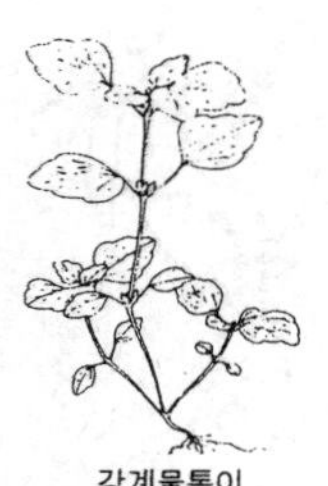
강계물통이

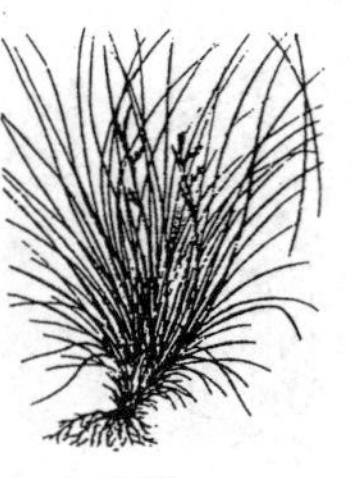
산머울

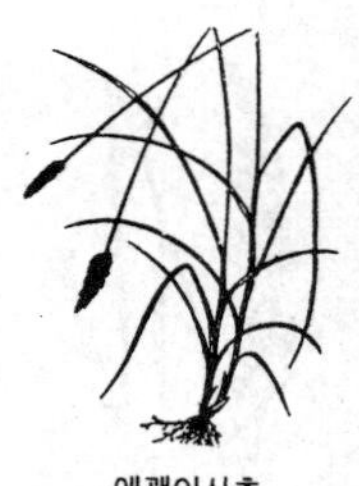
애괭이사초

고 맥(脈)이 맺히며 기(氣)가 체(滯)해서 독기가 새나올 것이 없고 눈이 닫히며 목이 잠기고 기육(肌肉)이 검어져서 발꿈치를 돌릴 사이도 없이 변하는 것이다. 〈正傳〉

대변이 2일에 한번 보는 경우는 순조로운 편이며, 3~4일에 한번 보는 것은 꽉막힌 증세이고, 1일에 3~4회 변을 누는 경우는 새는 증세이다. 〈入門〉

전씨(錢氏)가 말하기를 「두진(痘疹)의 처음과 끝으로 내리지 말라」 하였으나 혹시 대변이 맺히게 되면 내리지 않고 어떻게 할 것인가? 당귀환(當歸丸) • 조변백상환(棗變百祥丸) • 사순청량음(四順淸涼飮)을 골라서 쓴다. 〈海藏〉

두열(痘熱)이 옹성(壅盛)해서 변이 닫히고 안통하는 증세는 밀조환(蜜皀丸)으로 끌어주고 또는 유장법(油醬法)을 써서 붙게 한다. 〈醫鑑〉

4~5일을 대변을 누지 않으면 연한 돼지고기를 맹물에 삶아 익히고 먹여서 장부(臟腑)를 자윤(滋潤)시키면 대변이 저절로 통하고 창(瘡)딱지가 역시 쉽게 떨어지니 좋은 방법이다. 〈丹心〉

❊ 당귀환(當歸丸)

효능 : 두창(痘瘡)에 대변이 맺힌 증세를 치료한다.

처방 당귀(當歸) 5돈, 감초(甘草) 2돈반, 황련(黃連) • 대황(大黃 각 1돈반을 가루로하고 먼저 당귀(當歸)를 고아 고약을 만들어서 3가지를 넣고 반죽하여 녹두 크기의 환을하여 미음(米飮)으로 5~7알을 복용하여 내리고 차차 더 먹어서 새는 경우를 한도로 한다. 〈海藏〉

❊ 밀조환(蜜皀丸)

처방 꿀 2~3냥을 고아서 엿과 같이 만들고 조각말(皀角末) 2돈을 넣고 섞어서 눌러 작은 덩이를 만들어 곡도(穀道)에 넣는다.

또한 꿀을 고아서 저담즙(猪膽汁) • 조각(皀角)가루를 넣고 섞어서 덩이를 만들어 쓰는 것이 더욱 빠른 처방이다. 〈醫鑑〉

❊ 유장법(油醬法)

대변이 오랫동안 안 통하는 증세는 향유(香油) • 청장(淸醬) 각 1홉을 섞어 흔들어 작은 대나무 통을 항문에 꽂아 넣고 다음 사람을 시켜서 힘껏 불어 넣으면 바로 통한다. 〈俗方〉

◎ 도엽(倒靨)

도엽(倒靨)한 경우는 내상(內傷)으로 인해서 기(氣)가 허해서 일어나지 못하는 증세이니 이것을 함복(陷伏)이라고 하는데 당연히 속을 따뜻이하고 속을 바쳐 주어야 한다. 내탁산(內托散) • 보원탕(保元湯)을 쓰고 외감(外感)과 예기(穢氣)를 범촉(犯觸)하여 된 경우를 도엽(倒靨)이라고 하는데 당연히 한사(寒邪)를 따뜻하게 흩어야 되는데 조해산(調解散)을 쓰고 예기(穢氣)를 범촉(犯觸)한 증세는 벽예산(辟穢散)을 쏘여서 풀어준다.

당연히 나와야 할 것이 나오지 않고 부풀어야 할 것이 부풀지 않고 뚫어야 할 것이 뚫리지 않고 엽(靨)해야 할 것이 엽(靨)하지 않는 증세를 모두 함복도엽(陷伏倒靨)이라고 한다.

두(痘)가 나와서 풍냉(風冷)에 상하게 되서 물이 잡혀 딴딴한 증세는 조해산(調解散)을 쓴다. 〈入門〉

두(痘)가 희고 앞으로 엽(靨)하려할 때에 콩깍지와 같이 마르는 증세는 처음 일어날 때에 물을 많이 마셨기 때문인데 그 엽(靨)이 고르지 않는 경우를 속(俗)에 도엽(倒靨)이라 부른다. 다만 실(實)하게 할 약을 쓰는 방법이니 보원탕(保元湯)이 좋다. 〈丹心〉

두(痘)가 나는 경우가 고르지 않고 불쾌해서 도엽(倒靨)하는 증세는 사성산(四聖散) • 가미사성산(加味四聖散)을 쓴다. 〈錢氏〉

❊ 조해산(調解散)

처방 청피(靑皮) • 진피(陳皮) • 길경(桔梗) • 지각(枳殼) • 당귀(當歸) • 자소엽(紫蘇葉) • 반하(半夏) • 천궁(川芎) • 자초용(紫草茸) • 목통(木通) • 건갈(乾葛) • 감초(甘草) 각 3푼, 인삼(人蔘) 1푼만을 썰어서 1첩으로 하고 생강 2, 대추 2를 넣어 물로 달여서 먹는다. 〈入門〉

❊ 수양탕(水楊湯)

함복(陷伏)과 도엽(倒靨)이 일어나지 않는 증세에 목욕하면 신통한 효과가 있다.

◎ 흑함(黑陷)

두(痘)가 변하는 경우는 함복(陷伏)과 도엽(倒靨)및

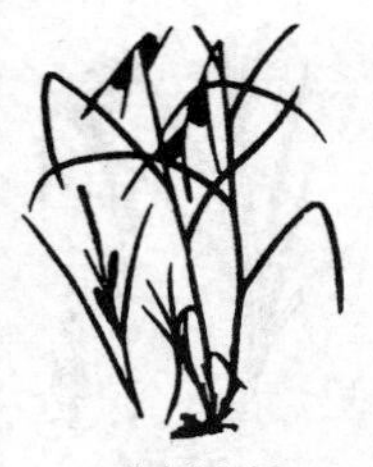
개찌버리사초

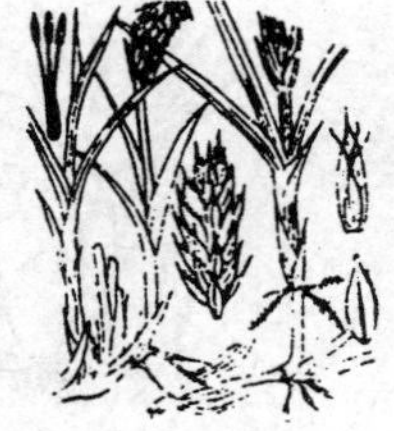
보리사초

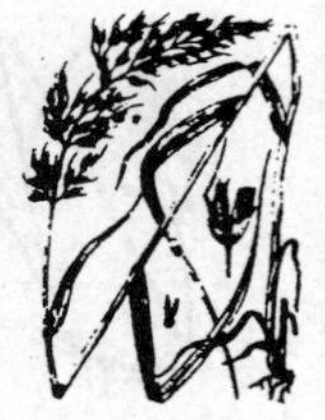
실사초

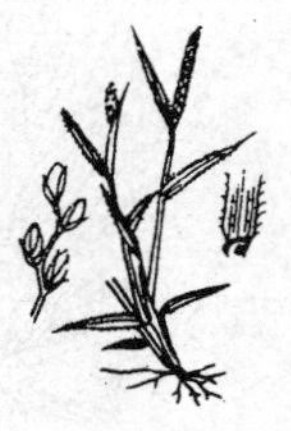
만주사초

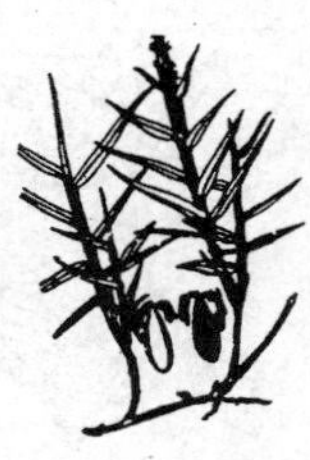
기장사초

흑함(黑陷)과 반란(斑爛)의 네 가지 정도이며 그 가운데에 흑함(黑陷)이 제일 위험한 증세로 세밀한 연구가 있어야 된다.

모든 두(痘)가 검게 빠지면 독기(毒氣)가 속에 들어가서 심신(心神)이 혼민(昏悶)해질 때는 저미고(猪尾膏)를 쓴다.

두창(痘娼)이 검게 빠져서 독이 울(鬱)하고 번조(煩躁)하며 담(痰)이 성하고 또는 심하게 부르짖는 증세는 사치산(四齒散)을 쓴다.

더러운 것을 범촉(犯觸)해서 독이 속에 들어가 검게 빠진 증세는 재소산(再甦散)을 먹고 벽예산(辟穢散)을 불에 태운다.

두진(痘疹)이 무거운 증세는 10에 4, 5는 살고 검은 것은 10에 1을 구하기가 어려우니 그 증세가 한전(寒戰)하고 이를 악물며 또는 물이 누르고 종기가 자주색인데 백상환(百祥丸)또는 조변백상환(棗變百祥丸)으로 치료한다. 몸에 열이있고 기(氣)가 따뜻하며 물을 먹으려고 하는 증세는 치료가 되고 심한 차가움이 멎지 않고 몸이 차고 땀이 나며 귀와 궁둥이에 열이 증세는 것은 비(脾)가 신(腎)을 이기지 못하기 때문이며, 심하게 차겁고 몸이 차게 되는 증세는 신(腎)이 검기 때문이다.

두(痘)가 안 터지고 단번에 검은 경우는 검게 빠지게 되는 증세이며, 벌써 터지고 고르지 않게 검은 경우에는 앞으로 엽(靨)이 일어나려는 증세이다. 〈錢乙〉

푸르게 마르고 검게 빠지며 몸이 크게 열이 없고 대소변이 삽하면 이러한 경우는 열이 안에 있는 증세인데 선풍산(宣風散)·가미선풍산(加味宣風散)을 쓴다. 〈海藏〉

두창(痘瘡)이 처음나서 빛이 활발하다가 갑자기 검게 빠지고 심(心)이 번조(煩躁)하며 광조(狂躁)하고 기(氣)가 천(喘)하며 헛소리를 하고 또는 귀신이 보이는 증세는 빨리 치료하지 않으면 독(毒)이 장(臟)에 들어가서 죽게 된다. 회생산(回生散)·용뇌고자(龍腦膏子)를 쓴다. 〈綱目〉

두창(痘瘡)이 검게 빠진 증세는 가미사성산(加味四聖散)을 쓰고 다시 호유주(胡荽酒)로써 온몸에 뿜는데 만약 효과가 없으면 독성산(獨聖散)을 쓰고 심해지면 가미선풍산(加味宣風散)을 쓴다. 〈丹心〉

두(痘)가 검게 꺼지고 도엽(倒靨)하는 증세는 저미고자(猪尾膏子)·용뇌고자(龍腦膏子)·무비산(無比散)이 아주 효과가 있다. 〈活人〉

두(痘)가 검게 꺼지고 위독(危篤)하여 죽게 된 증세는 사분산(四糞散)을 쓴다. 〈海藏〉

두창(痘瘡)이 검게 꺼지고 광조(狂躁)하며 번갈(煩渴)하고 열독(熱毒)이 크게 성한 증세는 가미육일산(加味六一散)을 쓴다. 〈醫鑑〉

두(痘)가 초고(焦枯)하고 검게 빠지며 몸에 열이 불과 같은 증세에는 이각음(二角飮)을 쓴다. 〈種否〉

검게 꺼지고 당기게 되고 눈을 곧바로 보며 천식(喘息)이 급한 증세는 주천산(周天散)을 쓴다. 〈入門〉

두창(痘瘡)이 도엽(倒靨)하고 검게 꺼진 증세는 마황탕(麻黃湯)을 쓴다. 〈本草〉

두(痘)가 검게 꺼지고 민란(悶亂)하며 신이 혼미한 사람은 죽고 또 눈을 감고 혼(魂)이 없는 사람도 죽게 된다. 〈入門〉

❊ 저미고(猪尾膏)

효능 : 두창(痘瘡)이 함복(陷伏)하고 도엽(倒靨)하여 못 일어나고 또는 독기(毒氣)가 속에 들어가서 검게 꺼지며 위독(危篤)한 증세를 치료한다.

처방 용뇌(龍腦) 1돈을 작은 돼지의 꼬리 끝을 찔러서 피를 내고 섞은 다음 작은 콩 크기의 환을하여 묽은 술 또는 자초탕(紫草湯)에 녹여서 복용하고 열이 성하면 새로 떠온 물에 녹여서 먹으면 신통하다. 대개 돼지 꼬리가 한 때라도 쉬고 있지 않으니 진도(振掉)하고 발양(發揚)하는 그 뜻을 따르는 이치가 된다. 〈活人〉

❊ 사치산(四齒散)

효능 : 두(痘)가 붉지 않고 일어나지 않으며 또는 검게 꺼지고 초고(焦枯)한 증세를 치료한다.

처방 인치(人齒)·묘치(猫齒)·구치(拘齒)·저치(猪齒)를 각 등분하여 가마속에 담고 불을 사루어서 식거든 가루로하여 매 5푼을 더운 술에 섞어서 먹는데 1~2살에는 2~3푼을 먹이고 5~6살은 4~5푼을 먹이면 신통한 것이다. 대개 검은 증세는 신에 드는데 사치(四齒)가 또한 신(腎)에 들기 때문에 능히 신독(腎毒)이 일어나고 또 고양이 이빨이 능히 열독을 푸는 법인데 혹시 고양이 이빨이 없으면 인치(人齒)만 써도 되는데 아무래도 사치(四齒)를 갖추는 것만은 못한 것이다. 〈入門〉

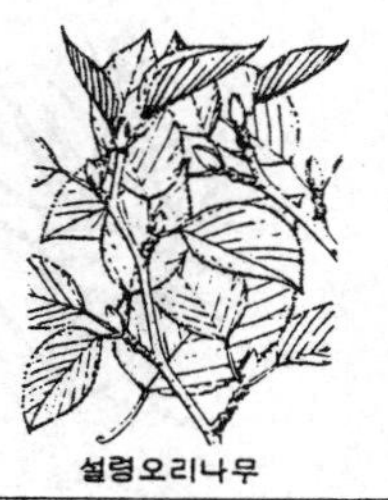
설령오리나무

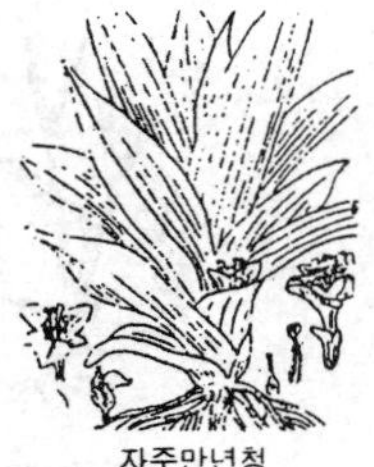
자주만년청

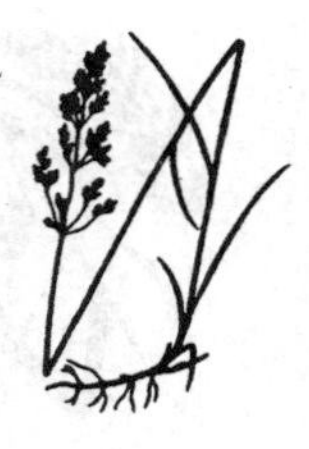
선포아

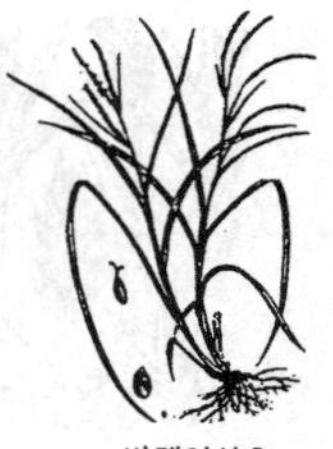
바랭이사초

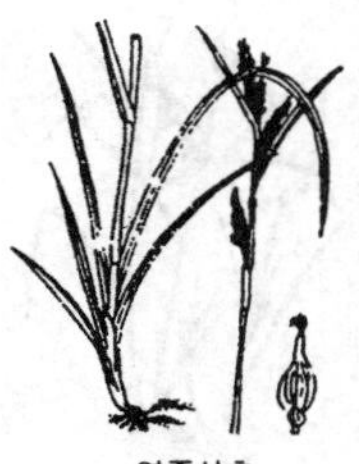
염주사초

※ 백상환(百祥丸)

효능: 두(痘)가 자치(紫齒)되고 함복(陷伏)하며, 한전(寒戰)하고 입을 다물며 알치(戛齒)하는 위험한 증세를 치료한다.

처방 홍아(紅芽)와 대극(大戟)을 적으나 많으나 상관없이 그늘에 말려서 장수(漿水)에 달이되 물러지거든 뼈를 버리고 말려서 다시 즙속에 넣고 즙을 달여 즙이 다 되면 불에 말려 가루로하고 물로 기장쌀 크기의 환을하여 매 10~20알을 개어서 지마탕(脂麻湯)으로 녹여서 먹는다. 이 처방이 너무 독하니 조변백상환(棗變百祥丸)・가미선독산(加味宣毒散)으로 쓰는 것이 대신 적합하다. 〈錢乙〉

※ 조변백상환(棗變百祥丸)

효능: 두(痘)가 검게 꺼지는 증세와 대변이 맺히는 증세를 치료한다.

처방 홍아(紅芽)・대극(大戟)을 뼈는 버리고 1냥, 대조(大棗)씨는 버리고 20개를 물 2잔과 같이 달여 물이 다 되는 것을 한도로 하여 대극(大戟)을 버리고 대추살에 환을 만들기를 먼저 방법과 같이 하여 쓴다. 대개 대극(大戟)은 성분이 독하니 대추로 대신 써서 그 성분을 늦춘다. 〈海藏〉

※ 선풍산(宣風散)

효능: 두(痘)가 푸르게 마르고 검게 꺼지며 번갈(煩渴)하고 배가 가득차서 천식(喘息)하며 이변(二便)이 붉고 깔끄러운 것은 바로 열이 안에 축적되어 있기 때문이다.

처방 흑축(黑丑) 4냥에 두말(頭末) 1냥을 취하여 반은 생으로 반은 볶아서 진피(陳皮)・감초(甘草) 각 2돈반, 빈랑(檳榔) 2개를 가루로하여 2~3살 아이는 5푼을 먹이고 4~5살 위로는 1돈을 꿀탕으로 먹는다. 〈錢氏〉

※ 가미선풍산(加味宣風散)

효능: 치료 방법은 위에서와 같다.

처방 선풍산(宣風散)에 진피(陳皮) 2돈반을 더한 것인데 위에 방법과 같이 먹으면 먼저 검은똥이 나오고 다음 갈색의 똥이 나오니 사군자탕(四君子湯)에 후박(厚朴)・목향(木香)・찹쌀을 더하여 달여서 먹으면 위가 풀리고 한달만에 똥이 누르며 창(瘡)이 저절로 약간씩 나게 되며 또 호유주(胡荽酒)로써 몸에 뿜으면 바로 일어나게 된다. 〈得効〉

※ 회생산(回生散)

처방 생인치(生人齒)・소아치(小兒齒)가 저절로 빠진것을 것을 불에 사르고 가루로하여 매 치(齒) 1개분을 묽은 술에 섞어 내리는데 사향(麝香) 약간을 넣으면 더욱 좋고 검게 꺼진 것이 심하면 인치(人齒) 5푼, 강활(羌活) 2돈, 천산갑포(穿山甲炮)・사향(麝香) 각 약간을 가루로하여 매 1돈을 마황박하탕(麻黃薄荷湯)에 섞어 내리는데 한번 먹으면 바로 일어난다. 대개 인치(人齒)를 지나치게 쓰지 못하니 1돈이 넘어가면 양(陽)이 모두 나와 버리니 속히 사군자탕(四君子湯)에 궁귀(芎歸)를 더해서 구한다. 〈綱目〉

일명 인치산(人齒散)인데 두(痘)가 나오는 것이 불쾌하고 또는 도엽(倒靨)하며 검게 꺼지는 증세를 치료한다. 〈入門〉

전씨(錢氏)처방에는 더운 술로 내린다고 하고 운기자(雲岐子)처방에는 승마자초탕(勝痲紫草湯)으로 섞어 내리라 하였는데, 두창(痘瘡)이 사향(麝香)과 주기(酒氣)를 제일 두려워하는 것이니 그러면 단지 자초탕(紫草湯)만을 쓰는 것이 더욱 좋을 것 같다. 〈虞世〉

※ 용뇌고자(龍腦膏子)

일명 저심용뇌고(猪心龍腦鼓)

효능: 두창(痘瘡)이 통투(通透)되지 않아서 심(心)이 번조(煩躁)하고 광조(狂躁)해서 기(氣)가 헐떡거리며 헛소리를 하면서 또는 귀신이 보이고 또는 이미 일어나서 도엽(倒靨)이 되어 검게 빠지는 증세로 치료하지 않으면 독이 들어가서 반드시 죽게 된다.

처방 매화뇌자(梅花腦子) 1돈을 잘게 갈고 저심혈(猪心血)을 터뜨려 콩알 크기의 환을 만들어서 매 1알을 샘물로 녹여서 먹는다. 심(心)이 번(煩)하고 광조(狂躁)하며 자초탕(紫草湯)에 녹여서 먹고 시간이 약간 지나면 심신(心神)이 안정되고 한참 자고 나면 창(瘡)이 다시 투활

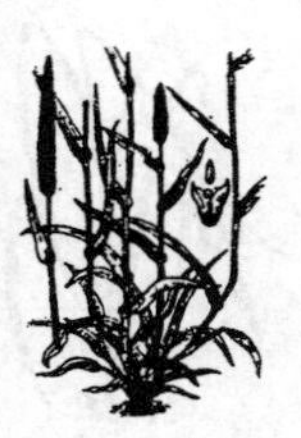
개조아재비

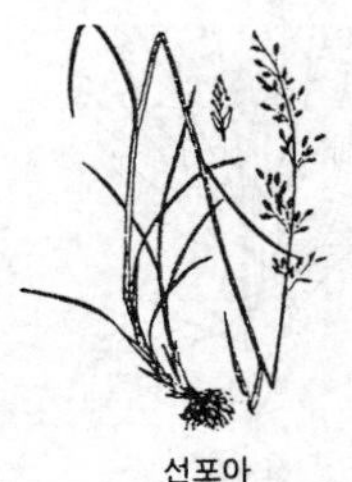
선포아

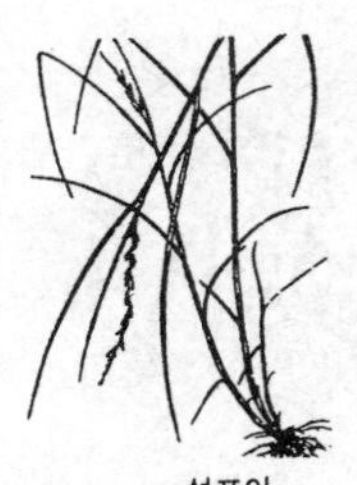
섬포아

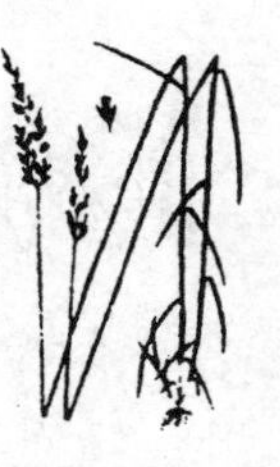
포 아

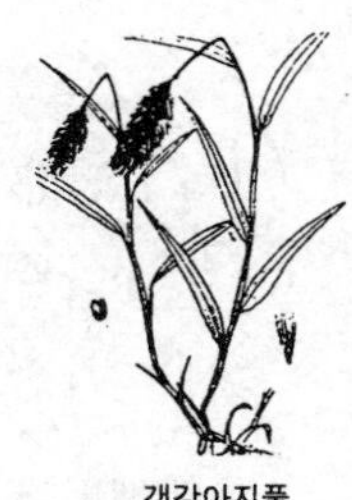
갯강아지풀

(透活)하게 된다.

※ 독성산(獨聖散)

효능 : 검게 꺼져서 기(氣)가 끊어지려는 증세를 치료한다.

처방 천산갑(穿山甲)을 앞발과 주둥이를 취해서 볶아 가루로하여 목향전탕(木香煎湯)에 술을 약간 넣고 5푼을 섞어서 먹는데 사향(麝香)약간을 넣으면 더욱 좋다. 〈入門〉

※ 무비산(無比散)

효능 : 검게 꺼지고 초고(焦枯)해서 검은 것이 속에서 치성(熾盛)하는 악증(惡症)을 치료한다.

처방 주사(朱砂) 2돈반, 우황(牛黃)·사향(麝香)·용뇌(龍腦)·니분(膩粉) 각 2푼반을 가루로하여 새로 떠온 물에 작은 돼지 꼬리 피 3~5방울을 떨어뜨려 섞어서 먹는데 어린 아이는 2푼반, 큰 아이는 5푼을 정량으로 하고 한잠 자고 나면 나쁜 것을 내리고 갑자기 편안해진다. 〈活人〉

※ 사분산(四糞散)

효능 : 도엽(倒靨)과 검게 꺼진 위험한 증세를 치료한다.

처방 동남(童男)·흑묘(黑猫)·흑견(黑犬)·흑저(黑猪) 각 1구의 파상(破傷)되기 전의 수컷을 9월 9일에 각각 깨끗한 곳에 두고 잡식(雜食)을 먹이지 말고 그 똥을 취해서 그늘에 말려 두었다가 섣달 초8일의 해가 뜨기 전에 불에 사르고 검게 탄 것을 가루로해서 매 1돈을 꿀물에 섞어서 먹는다. 〈入門〉

또한 창졸(倉卒)사이에 이 약재가 없으면 단지 병이 없는 어린 아이의 똥을 취해서 태워 가루로하여 꿀물에 섞어서 먹는다. 〈正傳〉

일명 무가산(無價散), 또는 첩호화독산(捷効化毒散)이라고도 한다. 〈丹心〉

또한 만금산(萬金散)이라고도 한다. 〈正傳〉

※ 이각음(二角飮)

효능 : 두(痘)가 초고(焦枯)하여 검게 꺼지고 몸에 열이 불과 같은 증세를 치료한다.

처방 서각(犀角)·영양각(羚羊角) 각 등분하여 샘물에 진하게 갈아서 즙을 먹이면 회생되는 효력이 있다. 〈種否〉

※ 주천산(周天散)

효능 : 검게 꺼지고 닫히게 되며 눈을 곧바로 보고 천식(喘息)이 급한 증세를 치료한다.

처방 선각(蟬殼) 5돈, 지룡(地龍) 1냥을 가루로하여 매 2돈을 유향탕(乳香湯)에 섞어서 먹는다. 〈入門〉

※ 마황탕(麻黃湯)

효능 : 도엽(倒靨)과 검게 꺼진 증세를 치료한다.

처방 마황거절(麻黃去節) 5돈을 끓여서 위에 뜨는 거품을 걷어 버리고 다시 달여 3분의 1이 되거든 찌꺼기는 버리고 뜨겁게 해서 먹으면 신통한 효과가 있다. 〈本草〉

◎ 일방(一方)

검게 거진 것을 치료하는데 우황청심원(牛黃淸心元) 반알을 샘물로 복용하는데 또한 쥐를 삶아 그 즙을 따뜻하게 섞어도 좋다. 〈俗方〉

◎ 호안(護眼)

두창(痘瘡)이 성하게 일어날 때에 먼저 이 약을 쓰면 두(痘)가 눈에 들어가지 않고 얼굴에도 역시 아주 적다. 황백고(黃柏膏)를 쓴다. 〈錢乙〉

두(痘)가 나와서 너무 성하면 눈에 들어가 해로운 것이니 소독음(消毒飮)에 주초금련(酒炒芩連)·상백피(桑白皮)·초용담(草龍膽)을 더해서 달여 먹고 밖으로 연지고(臙脂膏)를 바른다.

회장(回漿)할 때에 눈이 부어서 뜨지 못하는 경우에 물을 비단 손수건에 추겨서 눈꼽을 닦아 버리고 손가락으로 써 눈꺼풀을 집어 열고 바람이 통하도록 하면 의막(醫膜)이 안 생긴다.

눈자위에 고름이 흐르는 증세가 심하면 반드시 두눈을 손상하게 되니 대독(大毒)을 맑게 흩어야 되는데 예방으로 소독음(消毒飮)·서각지황탕(犀角地黃湯)을 쓴다. 〈入門〉

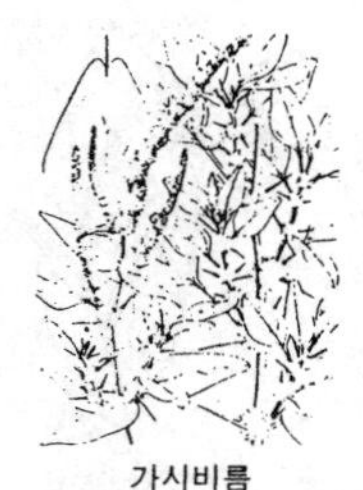
가시비름

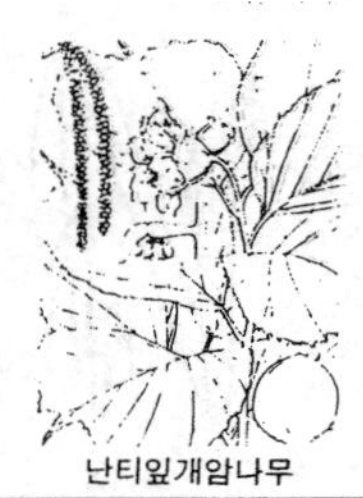
난티잎개암나무

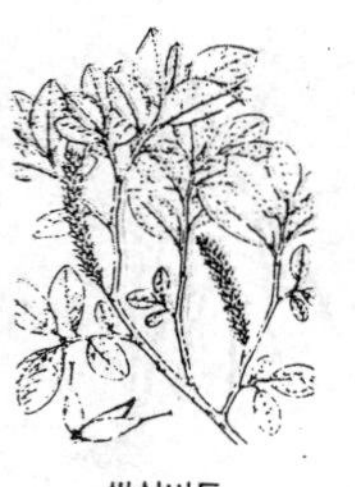
쌍실버들

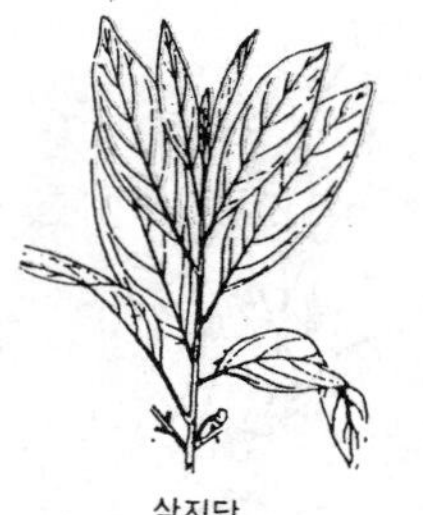
삼지닥

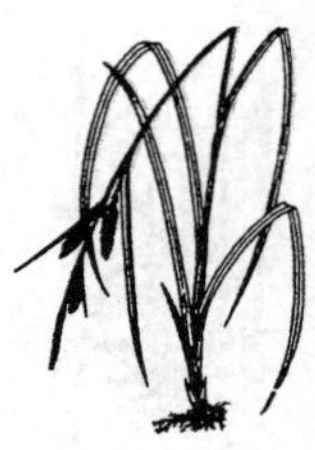
가지삿갓사초

※ 황백고(黃柏膏)

일명 호안고(護眼膏) • 신응고(神應膏)

처방 황백(黃柏) 1냥, 감초(甘草) 4냥, 홍화(紅花) 2냥, 녹두분(綠豆粉) 1냥반을 가루로하고 청유(淸油)에 섞어서 귀 앞으로부터 두 눈의 4언저리에 닿기까지 두텁게 바른다. 〈錢乙〉

※ 연지고(臙脂膏)

처방 건연지(乾臙脂)를 꿀에 섞어서 두눈의 가장 자리에 바르면 두(痘)가 들어가지 않게 된다. 〈丹心〉

◎ 일방(一方)

두(痘)가 처음 날 때 서점자(鼠粘子)를 가루로하여 물에 섞어서 신문(顖門) 위에 붙이면 두(痘)가 눈에 들어가지 않게 된다. 〈錢氏〉

◎ 멸반(滅斑)

두(痘)가 겨우 딱지가 붙으면 바로 채자유〔菜子油 : 즉 만청자(蔓靑子)〕를 계속 발라서 딱지가 떨어지게 되면 떼 버린다. 떨어지지 않으면 딱지가 딴딴해지고 은은하게 반랑(瘢痕)이 되는 것이다. 〈錢乙〉

두(痘)가 딱지로 변하면 수유(酥油)를 자주 바르고 또는 백밀(白蜜)로 발라서 불게 하면 떨어지는데 피가 약간 나도 해롭지 않으며 혹시 말라서 단단하면 반드시 반랑(瘢痕)이 되는 것이다.

두(痘)가 앞으로 엽(靨)할 때에 말라 단단하고 아프게 되면 진수(眞酥)로써 윤택하게 하고 수(酥)가 없으면 돼지 기름 달인 즙을 대신 쓴다. 〈得効〉

두(痘)의 딱지가 떨어졌어도 그 자리가 오히려 어둡고 살이 일어나서 움푹움푹한 모양이 있으면 멸반산(滅瘢散) • 현자수(蜆子水)를 써야 된다. 〈綱目〉

두(痘)가 떨어진 다음에 반랑(瘢痕)이 없을 때는 동골수(銅骨髓) 1냥을 1~2번 끓도록 달여서 경분(輕粉) 1돈을 넣어 고약을 만들어 창(瘡) 위에 매일 바른다.

또는 희두탕(稀痘湯)을 쓴다. 〈綱目〉

밀타승(蜜陀僧) 가루를 잠잘 때에 얼굴에 바르고 다음 날 아침에 씻어 버린다. 〈本草〉

※ 멸반산(滅瘢散)

처방 소분〔韶粉 : 즉 연분(鉛粉)〕 1냥, 경분(輕粉) 2푼반을 가루로하여 돼지 기름에 섞어서 반(瘢)에 1일 3번씩 바른다. 〈綱目〉

※ 현자수(蜆子水)

효능 : 두(痘)가 나온 뒤에 이것으로 얼굴을 씻으면 차차 기육(肌肉)이 나고 반랑(瘢痕)이 없어진다.

처방 산 현자(蜆子)를 적으나 많으나 관계없이 5일동안 물에 넣어 기르고 매일 그 물을 취해서 얼굴을 씻는다. 〈入門〉

※ 희두탕(稀痘湯)

즉 비전희두탕(秘傳稀痘湯)인데 대개 두(痘)가 수엽(收靨)할 때에 이 탕으로 얼굴을 따뜻이 씻으면 반랑(瘢痕)이 없어지는데 얼굴 반쪽만 씻으면 얼굴 반쪽만의 반랑(瘢痕)이 없어진다. 〈俗方〉

105. 두후 잡병(痘後 雜病)일 경우

두진(痘疹)이 나았다가 다시 나오고 또는 품수(禀受)가 약하며 기(氣)가 허해서 앉거나 누울 때 흔들리는 증세는 보원탕(保元湯)을 쓴다.

나은 뒤에 갑자기 온몸이 푸르고 검으며 입을 다물고 휵약(搐搦)하는 것은 기허(氣虛)해서 풍(風)을 느낀 증세이니, 소풍산(消風散)을 쓴다.

나은 뒤에 수시로 당기게 되고 눈을 치떠보며 얼굴이 붉은 것은 심열(心熱)에 담(痰)이 낀 증세이니 포룡환(抱龍丸)을 쓴다. 〈入門〉

나은 뒤에 남은 창(瘡)이 콧속을 막아서 잠을 못자는 증세는 목필화산(木筆花散)을 쓴다. 〈得効〉

두(痘)가 나온 뒤에 심장(心臟)이 아파서 못 견디는 경우는 남은 독이 심(心)에 돌아간 증세이니 유향산(乳香散)을 쓴다. 〈丹心〉

두(痘)가 나온 뒤에 목이 쉬는 증세는 천화분산(天花粉散)을 쓴다. 〈正傳〉

두(痘)가 나온 뒤에 남은 독이 주마감(走馬疳)이 되어서 잇몸이 썩어 문드러지는 증세는 차아산(搽牙散)을 바르고 또 목구멍이 부어 아픈 증세는 칠미감길탕(七味甘桔湯)을 쓴다. 〈醫鑑〉

두(痘)의 나머지 독(毒)으로 간(肝)이 허하면 눈에 들

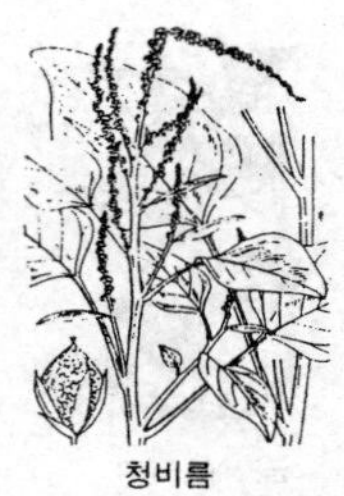
청비름

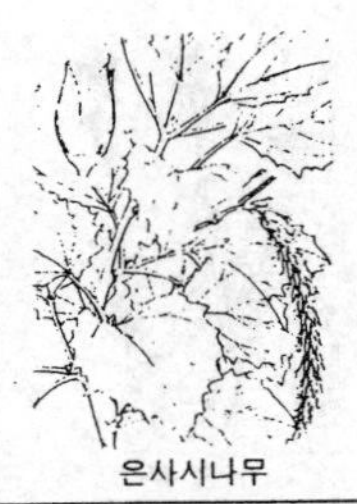
은사시나무

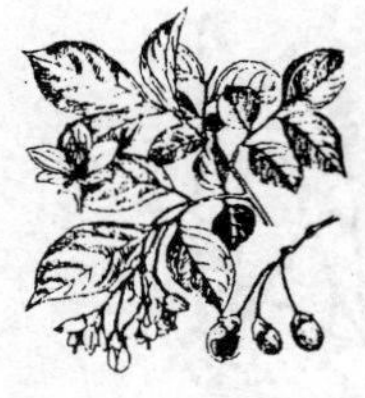
때죽나무

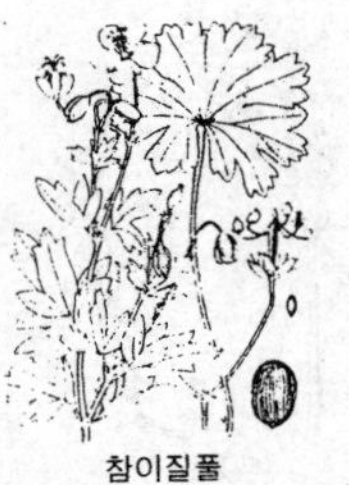
참이질풀

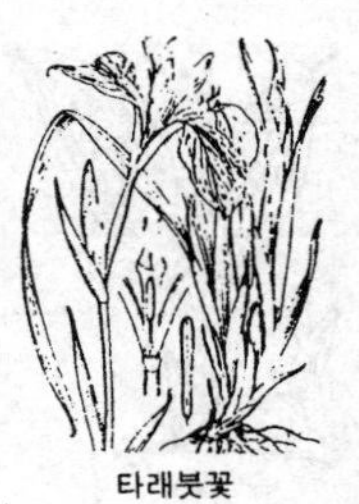
타래붓꽃

어가고 폐(肺)가 허하면 개선(疥癬)이 되거나 또는 옹절(癰癤)이 일어난다. 뼈마디가 허한데 붙는 경우는 신(腎)이 허한 증세이며, 기육(肌肉)에서 생기는 경우는 비가 허한 증세이고, 또는 근(筋)에 또는 머리에 또는 얼굴에서 나며 또는 아치감(牙齒疳)이 되고, 또는 목구멍이 부어 아프게 되는데 독을 푸는 약을 먹어야 된다. 소독음(消毒飮)·삼두음(三豆飮)의 종류를 쓴다. 〈海藏〉

※ 목필화산(木筆花散)

처방 신이화(辛夷花)를 가루로하고 사향(麝香)약간을 더하여 파로 찍어서 콧속에 넣으면 몇차례에 바로 통하다. 〈得効〉

※ 유향산(乳香散)

처방 유향(乳香) 1돈을 물 1잔에 달여서 먹는다. 〈丹心〉

※ 천화산(天花散)

처방 천화분(天花粉)·길경(桔梗)·백복령(白茯苓)·가자육(訶子肉)·석창포(石菖蒲)·감초(甘草) 각 등분 가루로하고 물에 반순갈을 섞어서 주발안에 넣고 밖으로 소죽(小竹) 7줄기와 황형(黃荊) 7조를 얽어서 1다발을 만들어 불을 붙이고 주발안에 쬐어서 달여지면 먹는다. 〈正傳〉

※ 차아산(搽牙散)

처방 백매육(白梅肉)을 검게 태우고 백반고(白礬枯) 각 2돈반, 인중백하(人中白煆) 5돈을 가루로하여 먼저 구채근(韭菜根)과 노다(老茶)를 진하게 달여 수계(水鷄)깃으로 찍어서 씻어 썩어 문드러진 살을 없애고 선명한 피가 나오거든 약을 붙이는데 1일 3번씩 하고 썩어 문드러진 것이 목구멍까지 닿는 경우는 작은 대나무 관으로 약을 불어 넣으면 비록 아치(牙齒)가 떨어져 나오고 입술이 뚫어진 증세라도 모두 낫는데 단지 콧대에 붉은 점이 일어나면 치료를 못한다. 〈醫鑑〉

※ 칠미감길탕(七味甘桔湯)

처방 감초(甘草)·길경(桔梗) 각 5푼, 방풍(防風)·현삼(玄蔘)·서점자(鼠粘子)·승마(升麻)·사간(射干) 각 2푼을 썰어서 물로 달여 먹는다. 〈醫鑑〉

106. 두후(痘後)의 모든 질병일 경우

두후(痘後)의 예막(瞖膜)과 옹절(癰癤)및 이질(痢疾)의 3가지가 있다.

◎ 두후예막(痘後瞖膜)

두후(痘後)의 남은 독이 눈에 들어가면 예막(瞖膜)이 생겨서 눈동자를 가리우는 데 사청환(瀉靑丸)을 쓰면 크게 효력이 있다. 초기 발견하면 치료하기가 쉬운 증세이니 매 2~3알을 죽엽(竹葉)달인 탕에 사당(砂糖)을 섞어 녹여서 복용하고 약간 설사하면 신통하다. 〈東垣〉

두진(痘疹)이 눈에 들어가서 예막(瞖膜)이 나는 증세는 밀몽화산(蜜蒙花散)·통성산(通聖散)을 쓴다. 〈活人〉

두독(痘毒)이 눈에 들어가서 예막(瞖膜)이 생긴 증세는 선저산(蟬猪散)을 쓰는데 반년이 넘은 증세는 치료를 못한다. 〈錢乙〉

두(痘)가 난 뒤에 눈에 예(瞖)가 나는 것은 혈(血)을 살리고 독을 풀면 아픈 증세가 저절로 멎고 예막(瞖膜)이 저절로 없어지니 약을 바를 필요가 없다. 대개 독기(毒氣)가 장(臟)에서부터 밖으로 달하는데 약을 넣고 치고 조이면 오히려 해가 된다.

예(瞖)가 없고 단지 눈에 빛깔이 없는 증세는 100일이 지나서 기혈(氣血)이 회복되면 저절로 밝아진다.

두(痘)가 난 뒤에 눈이 붓고 아파서 또는 붉은 맥이 생기거나 또는 흰막이 동자를 사납게 막으면 눈을 잃는 경우가 많으니 지황산(地黃散)을 쓴다.

독물(毒物)을 먹고 눈동자가 솟아 나올 때는 이선산(二仙散)을 쓴다.

눈이 부어서 튀어나와 복숭아와 같은 증세는 호안고(護眼膏)를 붙인다.

눈이 부어서 못 뜨는 증세는 황련말(黃連末)을 계란 흰자에 섞어서 두 태양혈(太陽穴)과 양쪽 발바닥에 붙인다. 〈入門〉

두창(痘瘡)이 눈에 들어가서 비록 적백장(赤白障)의 예막(瞖膜)이 눈동자를 검게 가리더라도 단지 눈동자가

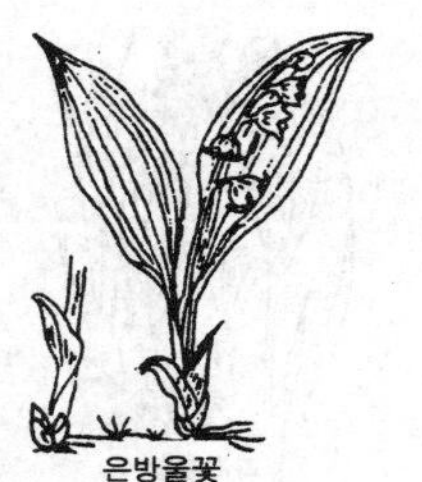
은방울꽃

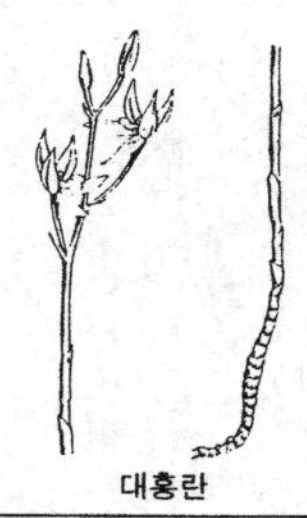
대홍란

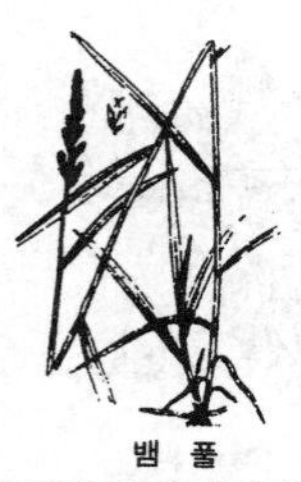
뱀 풀

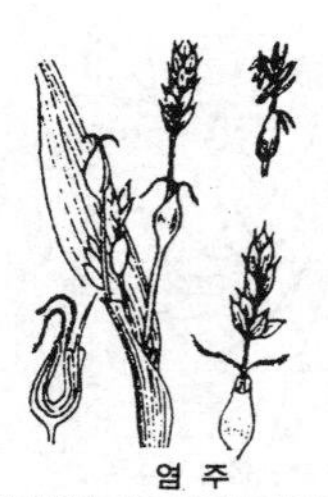
염 주

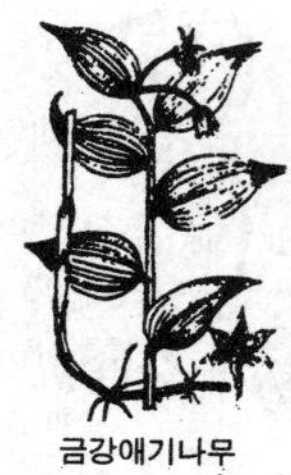
금강애기나무

꺼지지 않는 증세는 치료할 수 있으니 결명환(決明丸)을 쓴다.

증세에 예막(瞖膜)이 생긴 것은 선국산(蟬菊散)•강국산(羌菊散)을 쓴다. 〈得効〉

두(痘)가 나온 뒤에 예막(瞖膜)이 생기는 증세는 통명산(通明散)을 쓰고 겸해서 취운산(吹雲散)을 귀에 불어넣고 또한 토시탕(兎屎湯)•사피산(四皮散)을 쓴다. 〈諸方〉

※ 밀몽화산(蜜蒙花散)

처방 밀몽화(蜜蒙花)•청상자(靑箱子)•결명자(決明子)•차전자(車前子)를 각 등분 가루로하여 2돈을 내서 양간(羊肝)큰 것 한쪽을 엷게 썰어서 약가루를 뿌리고 습지(濕紙)로 싸서 구운 다음 공복에 뜨물로써 씹어서 내리게 한다. 〈活人〉

※ 통성산(通聖散)

처방 백국화(白菊花)•녹두피(綠豆皮)•곡정초(穀精草) 각 등분 가루로하여 1돈을 쌀뜨물 1잔과 곶감 1개를 같이 달여서 뜨물이 다 되면 곶감만 꺼내서 1일 3번 먹는다. 〈活人〉

※ 선저산(蟬猪散)

처방 선각(蟬殼) 1냥, 저현제갑(猪懸蹄甲) 2냥을 가마솥에 넣고 진흙으로 굳게 봉하여 불에 태우고 영양각설(羚羊角屑) 2돈반을 가루로하여 1살 아이는 3푼을, 3살 아이는 5푼을 각각 장수(漿水)로 1일 3번을 밤에는 1번을 섞어서 먹는다. 〈錢乙〉

※ 지황산(地黃散)

처방 생지황(生地黃)•숙지황(熟地黃)•당귀(當歸)•방풍(防風)•강활(羌活)•선각(蟬殼)•서각(犀角)•목적(木賊)•곡정초(穀精草)•백질려(白蒺藜)•대황(大黃) 각 1돈, 현삼(玄蔘) 5푼, 목통(木通)•감초(甘草) 각 2푼반을 가루로하여 매 5푼을 양간(羊肝)달인 즙으로 섞어서 먹는다. 〈入門〉

※ 이선산(二仙散)

처방 선령비(仙靈脾)•위령선(威靈仙) 각 1돈을 썰어서 1첩으로 지어 물로 달여서 먹는다. 〈入門〉

※ 결명원(決明元)

처방 석결명하(石決明煆)•천궁(川芎)•황백(黃柏) 각 1냥, 창출(蒼朮) 5돈을 가루로하고 토끼간으로 섞어서 녹두알 크기의 환을하여 쌀뜨물에 30알을 먹는데 토끼간이 없으면 양간을 대신 쓴다. 〈得効〉

※ 선국산(蟬菊散)

처방 선각(蟬殼)•백국화(白菊花) 각 1돈에 꿀을 약간 넣어 물로 달여서 먹는다. 〈得効〉

※ 강국산(羌菊散)

효능 : 산후(産後)에 예막(瞖膜)이 나서 아프고 밝은 것을 싫어하는 증세를 치료한다.

처방 강활(羌活)•선각(蟬殼)•사세(蛇蛻)•방풍(防風)•감국(甘菊)•곡정초(穀精草)•목적(木賊)•치자(梔子)•백질려(白蒺藜)•대황(大黃)•황련(黃連)•감초(甘草) 각 등분 가루로하여 매 1돈을 맑은 쌀뜨물로 섞어서 먹는다. 〈得効〉

※ 통명산(通明散)

처방 당귀(當歸)•천궁(川芎)•적작약(赤芍藥)•생지황(生地黃)•방풍(防風)•건갈(乾葛)•감국(甘菊)•천화분(天花粉)•선각(蟬殼) 각 2푼반, 곡정초(穀精草) 5푼을 썰어서 1첩으로 지어 물로 달여서 먹는다. 〈醫鑑〉

※ 취운산(吹雲散)

처방 황단수비(黃丹水飛) 1돈, 경분(輕粉) 3푼, 용뇌(龍腦) 1리를 가루로하여 거위 날개 털로 귀에 불어 넣는데 만약 왼쪽눈의 병이면 오른쪽 귀에 불어 넣고 오른

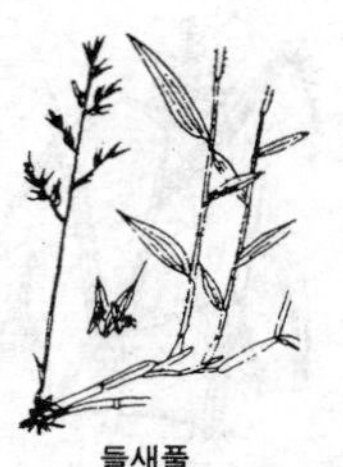
들새풀

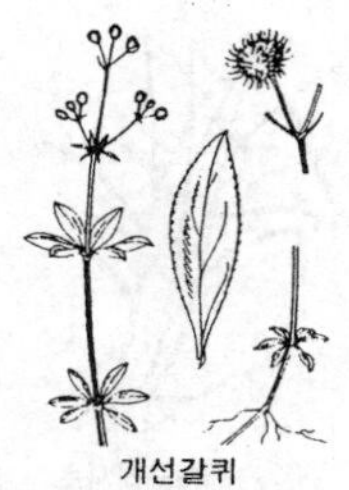
개선갈퀴

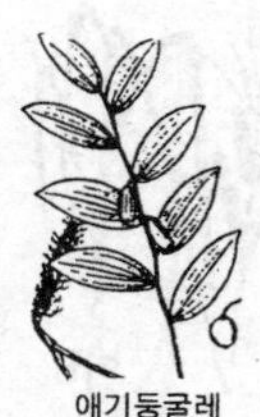
애기둥굴레

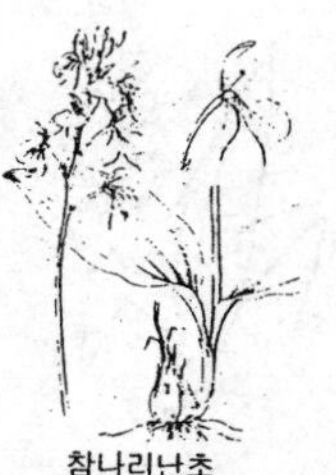
참나리난초

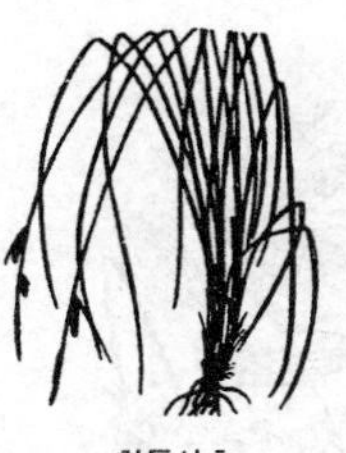
참둑사초

쪽 눈의 병이면 왼쪽 귀에 불어 넣기를 1일 3번을 하고 겸해서 통명산(通明散)을 먹는데 일찍 치료해야 되며 오래되면 치료가 어렵다. 〈醫鑑〉

※ 토시탕(兎屎湯)

효능 : 두(痘)가 난 뒤의 예막(瞖膜)을 치료한다.

처방 토끼 똥을 불에 말리고 가루로하여 매 1돈을 맑은 차에 섞어서 먹으면 가장 좋다. 〈入門〉

※ 사피음(四皮飮)

효능 : 두(痘)가 난 뒤의 예막(瞖膜)을 치료한다.

처방 녹두 • 검은콩 • 팥을 물에 담가서 껍질을 내고 각 반돈을 새로 취한 상백피(桑白皮) 1돈을 썰어 달인 물에 선국산(蟬菊散)을 섞어서 먹으면 좋다. 〈俗方〉

상백피(桑白皮)가 폐(肺)를 사(瀉)해서 막(膜)이 안나고 예(瞖)가 물러간다. 〈入門〉

※ 점법(點法)

두(痘)의 예막(瞖膜)을 치료한다. 생선어(生鮮魚)를 거꾸로 달아 매고 목밑을 찔러 피를 내서 예(瞖)에 바르면 가장 좋다.

두(痘)가 난 뒤의 예(瞖)에 비록 약을 바르지 않는다고 하나 단지 이것만은 가장 좋은 방법이다. 〈直指〉

◎ **두후옹절(痘後癰癤)**

두옹(痘癰)은 반드시 손과 발의 맥락(脈絡)이 있는 곳에 먼저 일어나는 증세는 붉게 붓고 또는 굳어서 아픈 증세가 있으면 모두 옹(癰)이 일어나는 징조이다. 그러나 두(痘)가 낫지 않으면 치료하지 않는 것이 좋다.

두(痘)의 독이 맥락(脈絡)에 흘러들면 가벼운 증세는 결핵(結核)의 창절(瘡癤)뿐이지마는 심한 증세는 머리 • 얼굴 • 가슴 • 갈비 • 손과 발 마디마디가 부어서 불에 지지는 것처럼 아프게 되니 소독탕(消毒湯)을 쓴다.

두(痘)가 나온 뒤에 피고름이 수렴(收斂)되지 않으면 염기산(斂肌散)을 쓰고 감창(疳瘡)과 개선(疥癬)이 나는 증세는 금화산(金華散)을 쓴다. 〈入門〉

두옹(痘癰)의 남은 독이 죽지 않고 머리와 얼굴 등 온몸에 옹절(癰癤)이 많이 나는 증세는 서각화독단(犀角化毒丹)을 쓴다. 〈醫鑑〉

두옹(痘癰)이 침으로 찌른 뒤에 감식창(疳蝕瘡)이 되어서 고름이 멎지 않는 것을 만약 치료하지 않으면 근골(筋骨)은 썩어 문드러져서 폐인이 되니 웅황산(雄黃散) • 면견산(綿繭散)을 쓴다. 〈綱目〉

두옹(痘癰)이 처음 일어나서 붉게 붓고 때로 검어지는 증세는 검은콩 • 녹두 • 팥을 초에 담그고 갈아서 즙을 내고 닭의 털로 찍어서 바르면 손에 따라서 없어지니 신통한 효과가 있다.

두(痘)가 나온 뒤 옹독(癰毒)이 부어서 아픈 증세는 소독음(消毒飮) • 필승고(必勝膏)를 쓴다. 〈正傳〉

두(痘)의 엽(靨)이 떨어진 다음에 남은 독이 없어지지 않고 변해서 단선(癩癬)이 되어서 가려움을 못참는 증세는 섣달 돼지 기름을 바르면 신통하다. 〈綱目〉

※ 소독탕(消毒湯)

처방 적작약(赤芍藥) • 연교(連翹) 각 1돈, 감초절(甘草節) • 길경(桔梗) 각 5푼, 패모(貝母) • 인동초(忍冬草) • 백지(白芷) • 과루근(瓜蔞根) 각 3푼을 썰어서 1첩으로 지어 물로 달여서 먹는다.

이것이 단계(丹溪)의 두옹(痘癰)을 사라지게 하는 처방이다. 〈丹心〉

※ 금화산(金華散)

황련(黃連) • 황백(黃柏) • 황단(黃丹) • 대황(大黃) • 황기(黃芪) 각 3돈, 경분(輕粉) • 사향(麝香) 각 1돈을 가루로하여 마른 알로 하거나 또는 돼지 기름에 섞어서 바른다. 〈入門〉

※ 염기산(斂肌散)

처방 황련(黃連) • 황백(黃柏) • 지골피(地骨皮) • 오배자(五倍子) • 감초(甘草) 각 등분 가루로하여 마른 가루로 한다. 〈入門〉

※ 서각화독단(犀角化毒丹)

효능 : 두진(痘疹)의 남은 독이 풀리지 않아 머리와 얼굴및 온몸에 옹절(癰癤)이 많이 나고 또는 입술이 부어 터져서 생창(生瘡) • 아은(牙齦)에 피가나고 입냄새가 나는 증세를 치

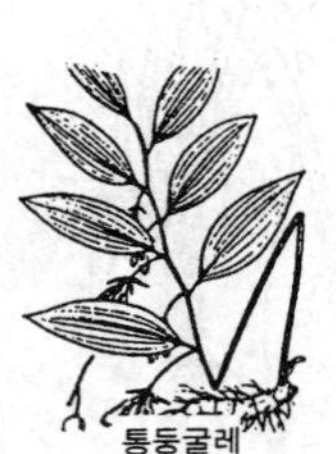
통둥굴레

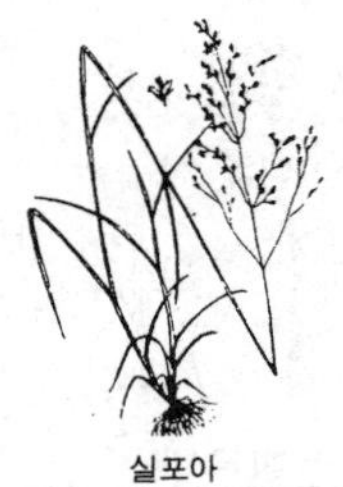
실포아

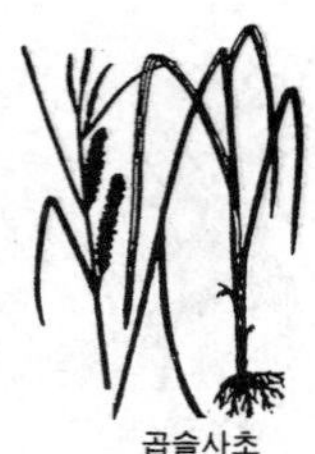
곱슬사초

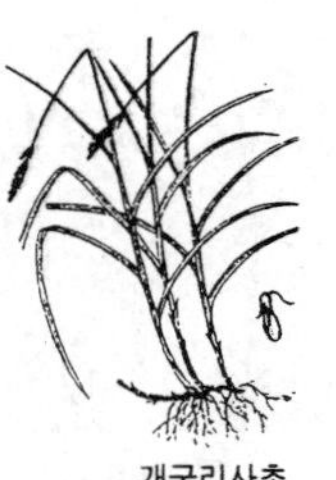
개구리사초

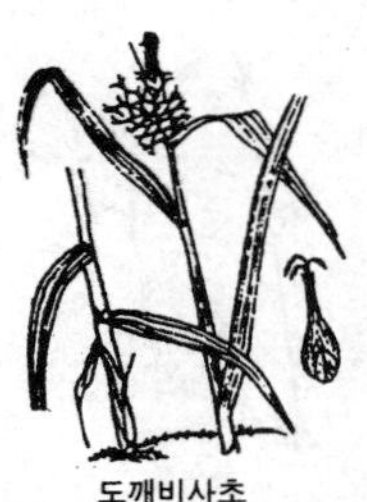
도깨비사초

료한다.

처방 길경(桔梗) 1냥, 연교(連翹)·현삼(玄蔘) 각 6돈, 생건지황 주세(生乾地黃 酒洗)·적복령(赤茯苓)·서점자(鼠粘子)·미초(微炒) 각 5돈, 염초(焰硝)·서각경(犀角鏡)·감초(甘草) 각 3돈, 청대(靑黛) 2돈을 가루로하고 꿀에 섞어서 매 1냥을 20알로 나누어 만들어서 매 1알을 박하탕(薄荷湯)으로 녹여서 먹는다. 〈醫鑑〉

※ 웅황산(雄黃散)

처방 석웅황(石雄黃) 1돈, 동록(銅綠) 2돈을 가루로하되 마른 가루로 한다. 〈綱目〉

※ 면견산(綿繭散)

처방 누에고치 1개를 나방이 나가고 빈 것을 가지고 생백반(生白礬)가루를 그 속에 메워 넣고 숯불로 태워서 반즙(礬汁)을 모두 내버리고 잘 갈아서 마른 가루로 한다. 〈綱目〉

※ 필승고(必勝膏)

처방 마치현(馬齒莧)을 찧어 즙을 내고 돼지 기름과 백밀(白蜜)을 등분으로 합하여 고약을 고아서 바른다. 〈正傳〉

◎ **두후이질(痘後痢疾)**

두(痘)가 나온 뒤 피고름을 내리고 또는 장구(腸垢)를 내리는 데는 서각지황탕(犀角地黃湯)·황련아교원(黃連阿膠元)을 쓴다. 〈正傳〉

두(痘)가 나온 뒤 황적(黃赤)한 피고름이 새 내리는 증세는 해백탕(薤白湯)을 쓴다. 〈入門〉

※ 해백탕(薤白湯)

처방 부추를 썰어서 반잔, 두고(豆鼓) 1잔, 산치자(山梔子) 10곤을 껍질은 버리고 물로 달여서 부추가 무르익으면 찌꺼기는 버리고 따뜻이 먹는다. 〈入門〉

◎ **잉부두창(孕婦痘瘡 = 附)**

잉부(孕婦)가 두창(痘瘡)을 일으키면 조태산(罩胎散)을 쓰는데 열이 심하면 삼소음(蔘蘇飮)을 쓰고 창(瘡)이 빽빽하면 내탁산(內托散)에 작약(芍藥)·당귀(當歸)를 배로 쓰고 계(桂)는 버리고 향부(香附)·오약(烏藥)을 더해서 쓰고 태(胎)가 움직이는 데는 안태산(安胎散)을 쓴다. 〈正傳〉

※ 조태산(罩胎散)

처방 적복령(赤茯苓)·백출(白朮)·당귀(當歸)·적작약(赤芍藥)·시호(柴胡)·건갈(乾葛)·인삼(人蔘)·길경(桔梗)·조금(條芩)·방풍(防風)·진피(陳皮)·형개(荊芥)·지각(枳殼)·자초(紫草)·아교(阿膠)·백지(白芷)·천궁(川芎)·축사(縮砂)·감초(甘草) 각 3푼을 넣어 은그릇에 하엽(荷葉)을 덮고 달여서 공복에 먹는데 은그릇이 없으면 옹기 그릇을 쓰고 하엽(荷葉)은 없어도 무방한 것이다. 〈正傳〉

※ 안태산(安胎散)

처방 인삼(人蔘)·진피(陳皮)·대복피(大腹皮)·백출(白朮)·당귀(當歸)·천궁(川芎)·백작약(白芍藥)·향부자(香附子)·동변초(童便炒)·축사(縮砂)·자초엽(紫蕉葉)·적복령(赤茯苓)·감초(甘草) 각 3푼을 썰어서 1첩으로 지어 등심(燈心) 7줄기와 찹쌀 100알을 넣어 물로 달여서 먹는다. 〈正傳〉

◎ **반진(斑疹 = 附)**

색점(色點)이 나타나고 과립이 없는 것을 무늬 반점이라 하고 깨끗하며 작은 과립이 있는 것을 진(疹)이라고 한다. 〈正傳〉

무늬 홍랑(紅痕)이 금문(錦紋)과 같고 또는 모기가 문 낭적(痕跡)과 같으며, 열이 심하면 진(疹)을 일으키는데 좁쌀 같고 약간 붉어서 은은하게 피부에 나오지 않고 가려우며 전연 아프지는 않다.

삼씨와 같이 아주 작고 은은하게 끝머리가 민둥민둥하여 어루만져도 손가락에 걸리지 않고 많은 물이 난다. 두(痘)가 흔히 진(疹)을 끼고 같이 나며 마(痲)가 또한 진(疹)을 끼고 같이 남으로 두진(痘疹), 마진(痲疹)이라고 부르는 것이다.

두(痘)가 오장(五臟)에 들으니 음(陰)이 되어 나오기가 어렵고 엽(靨)하기가 어려우며 마(痲)는 육부(六腑)에

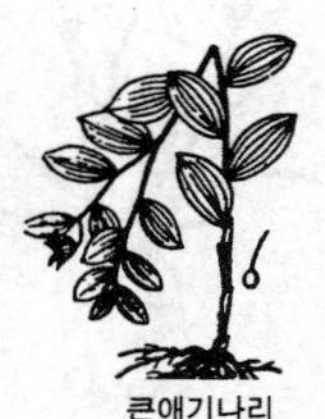
큰애기나리

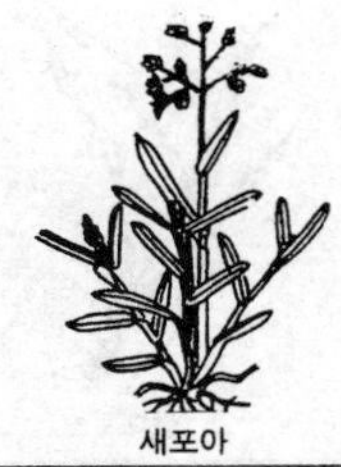
새포아

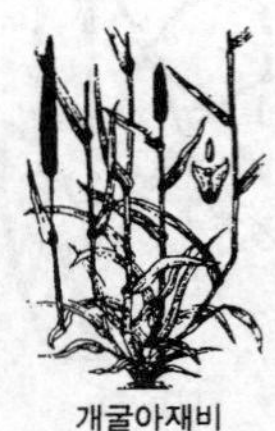
개굴아재비

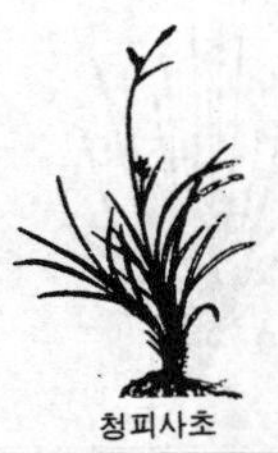
청피사초

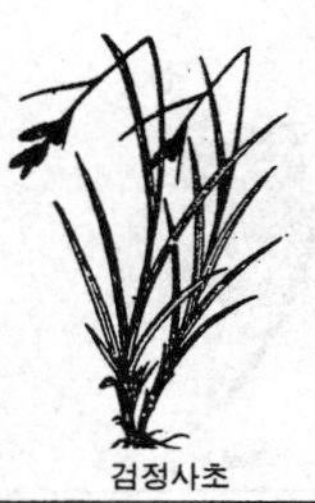
검정사초

들으니 양(陽)이 되어서 나기도 쉽고 엽(靨)하기도 쉽다.

마독(痲毒)이 원래는 폐(肺)·위(胃)의 붉은 무늬로써 5~6일만에 나오고 모양이 삼씨와 같으며 온몸을 둘러서 빈곳이 없으니 처음 열이 난 뒤 3일이면 나오게 되고 기창(起脹)도 3일이면 나와서 또 멸(滅)하며 멸(滅)했다가 다시 나서 나타나는 것이 하루에 한 번을 도는데 무서운 것은 온몸이 붕창(繃脹)되고 눈이 또한 닫히며 적·백·미황색(微黃色)의 같지 않는 것이 있으나 홍활(紅活)한 것이 좋고 검게 꺼진 것은 제일 꺼리는 것이다.

마진(痲疹)의 잡증(雜症)이 두창(痘瘡)과 대략 같으나 단지 처음부터 끝까지 쓰는 약은 청량(淸涼)한 것을 필요로 한다.

마진(痲疹)은 승마갈근탕(升麻葛根湯)에 총백(葱白)·자소엽(紫蘇葉)을 더해 쓰는데 마진(痲疹)이 처음날 때의 신같은 처방인 것이다. 또는 소갈탕(蘇葛湯)을 쓰는 것도 역시 좋고 또는 가미패독산(加味敗毒散)으로 발표(發表)하고 땀을 낸 다음에 몸이 서늘하면 홍랑이 저절로 사라진다.

마(痲)가 나오지 않고 천식(喘息)하는 증세는 죽고 변해서 흑반(黑礬)이 되면 또한 죽게 된다. 마(痲)가 쓰러진 다음 남은 독이 안으로 치고 싸워서 옷을 만지작 거리고 상(床)을 어루만지며 헛소리를 하고 신혼(神昏)하면 역시 죽게 된다. 〈入門〉

마진(痲疹)은 총백탕(葱白湯)을 마시면 마(痲)가 저절로 나오고 혹시 목이 마르면 단지 총백탕(葱白湯)으로써 목이 마른 것을 윤택하게 해서 털구멍속에 언제나 땀이 윤택하도록 하는 것이 좋다. 3일이 되어도 사라지지 않는 증세는 속에 실열(實熱)이 있는 증세이니 서각지황탕(犀角地黃湯)으로 풀어야 된다. 〈醫鑑〉

무늬는 얼룩이지고 진(疹)이 독(毒)한 병인데 폐와 위의 열독이 피부에 나타나서 모양이 모기나 벼룩의 문 것과 같기 때문에 적반(赤斑)이라고 하며 요즈음에 말하기를 홍역(紅疫)또는 독역(毒疫)이라고 한다. 갈근맥문동탕(葛根麥門冬湯)을 쓴다. 〈丹心〉

※ 소갈탕(蘇葛湯)

처방 자소엽(紫蘇葉)·건갈(乾葛)·감초(甘草) 각 2돈, 백작약(白芍藥) 1돈반, 진피(陳皮)·축사연(縮砂研) 각 5푼을 썰어서 1첩으로 하고 갈백(葛白) 2줄기, 생강(生薑) 3쪽을 넣어 물로 달여서 먹는다. 〈醫鑑〉

※ 총백탕(葱白湯)

처방 생총(生葱)의 푸른 잎은 버리고 흰뿌리를 달인 채로 끓여서 많으나 적으나 그대로 물에 달여서 즙을 먹는다. 〈醫鑑〉

※ 갈근맥문동산(葛根麥門冬散)

처방 석고(石膏) 1돈, 갈근(葛根)·맥문동(麥門冬) 각 6푼, 인삼(人蔘)·승마(升麻)·적복령(赤茯苓)·적작약(赤芍藥)·감초(甘草) 각 3푼을 썰어 물로 달여서 먹는다. 〈丹心〉

단방(單方) (70종)

※ 백반(白礬)

어린 아이의 제창(臍瘡)및 배꼽속에 즙이 나와서 멎지 않는 증세를 치료하니 가루를 바른다.

처음 난 아이가 피막(皮膜)이 석류(石榴)의 막과 같은 것이 혀를 싸고 있으면 손톱으로 피를 내고 고백반(枯白礬)가루를 붙이면 낫는데 만약 그대로 두면 아이가 반드시 벙어리가 되는 것이다.

※ 복룡간(伏龍肝)

어린 아이가 적유단독(赤遊丹毒)이 몸의 위와 아래에 다니다가 심장(心臟)에 닿으면 죽게 되니 복룡간(伏龍肝)을 가루로하여 파초즙(芭蕉汁)또는 계란 흰자 또는 샘물에 섞어서 바른다. 〈本草〉

※ 호분(胡粉)

치료하지 않으면 아이의 뱃가죽이 푸르고 검을 때는 속히 즉사한다. 술에 호분(胡粉)을 타서 배에 바르고 또한 뜸을 뜬다. 〈資生〉

※ 납설수(臘雪水)

어린 아이의 열간(熱癎)으로 미쳐서 소리를 지르는데 약간 따뜻하게 해서 먹이고 적유단독 (赤遊丹毒) 에 그물을 바른다. 〈本草〉

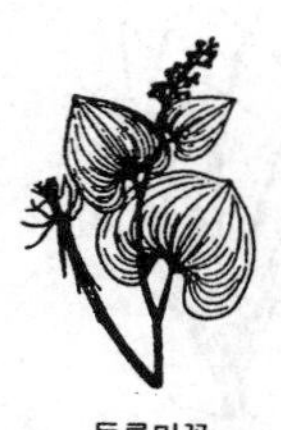
두루미꽃

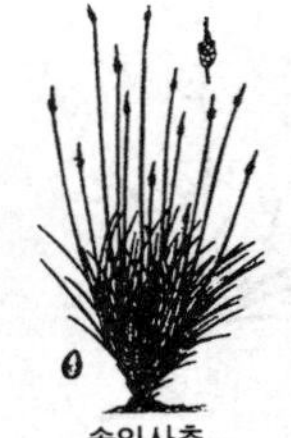
솔잎사초

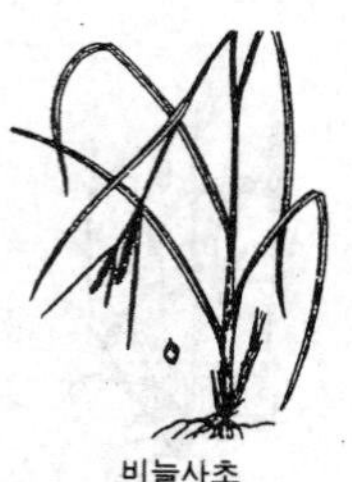
비늘사초

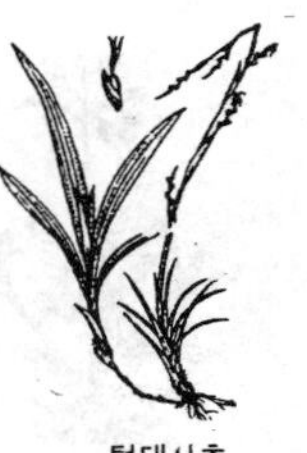
털대사초

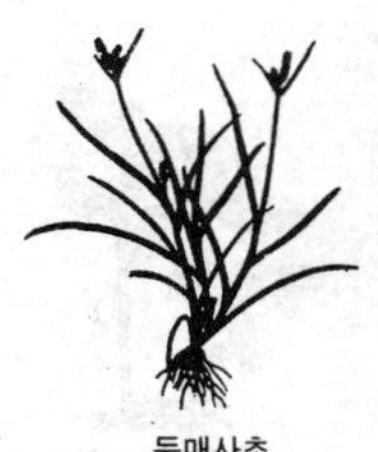
두매사초

※ 염초(焰硝)
어린 아이의 화단독(火丹毒)에 초(硝)를 탕물에 넣고 닭의 털로써 자주 바른다. 〈本草〉

※ 지룡즙(地龍汁)
어린 아이의 열병(熱病)과 전간(癲癎)을 치료하는데 즙을 내서 약간 먹인다. 〈本草〉

※ 남엽즙(藍葉汁)
감충(疳蟲)과 어린 아이의 장열감(壯熱疳)을 치료하니 즙을 마시고 또는 단독(丹毒)이 속으로 들어간 증세를 치료한다. 〈本草〉

※ 황련(黃連)
감충(疳蟲)을 치료하니 저두(猪肚)를 쪄서 같이 찧어 환약을 만들어 먹는다.

또한 비감(鼻疳)을 치료하고 코밑의 창(倉)에 가루로 하여 1일 3번을 붙인다. 〈本草〉

※ 포황(蒲黃)
어린 아이의 허열(虛熱)에는 꿀에 섞어서 열매처럼 만들어 먹으면 아주 유익한 것이다. 〈本草〉

※ 산장(酸漿)
어린 아이가 먹으면 열을 없애고 유익한 것이다. 〈本草〉

※ 왕과(王瓜)
어린 아이의 이질(痢疾)에 배꼽을 봉하면 좋은 처방이 된다. 과등(瓜藤)의 서리 맞은 것을 말려서 불에 태워 가루로하여 향유(香油)에 섞어서 배꼽속에 넣으면 바로 효과가 있다. 〈醫鑑〉

※ 사군자(使君子)
어린 아이의 감충(疳蟲)과 회충(蛔蟲) 및 촌백충(寸白蟲)을 죽이니 속의 씨를 내서 먹으면 벌레가 바로 내린다. 〈本草〉

※ 천남성(天南星)
경풍(驚風)에 목이 잠기고 말을 못하는 증세와 모든 병 뒤에 말을 못하는 증세를 치료한다. 남성(南星) 1개의 껍질과 배꼽을 버리고 포(泡)해서 가루로 한 것을 3살 아이는 1자 또는 반돈을 저담즙(猪膽汁)으로 섞어 내리면 바로 말을 하고 신통하게 낫는다. 〈醫鑑〉

※ 편축(篇蓄)
어린 아이의 회충통(蛔蟲痛)을 치료하니 달여서 즙을 진하게 먹이면 바로 내리고 달인 즙으로 쑨 죽도 역시 좋다. 〈本草〉

※ 정근(苧根)
어린 아이의 악독창(惡獨瘡)이 오색무상(五色無常)한 증세를 치료하니 정근(苧根) 달인 탕물에 1일 3~4번을 목욕시킨다. 〈本草〉

※ 오가피(五加皮)
어린 아이가 3살에 걸음을 못 걷는 데는 껍질을 가루로 하여 매 1돈을 죽에 섞어 먹되 술을 약간 넣고 1일 3번을 먹으면 바로 걷게 된다. 〈本草〉

※ 죽엽(竹葉)
어린 아이의 경열(驚熱)에 달여서 즙을 마신다.

죽력(竹瀝)이 더욱 좋으니 1~2홉을 따뜻하게 먹는다. 〈本草〉

※ 유서(柳絮)
많이 모아서 이부자리의 솜을 대신해 쓰면 유연해서 어린 아이에게 적합하니 성질이 서늘하기 때문이다. 〈本草〉

※ 구뇨(龜尿)
어린 아이의 구배(龜背)를 치료하니 오줌을 내서 등에 문지르면 바로 차도가 있다. 〈本草〉

※ 즉어(鯽魚)
어린 아이의 뇌감(腦疳)에 코가 가렵고 머리털이 꼿꼿하며 얼굴이 누르고 여위는데 붕어의 쓸개를 내서 콧속에 그 즙을 떨어뜨려 넣으면 3~5일이면 차도가 있다.

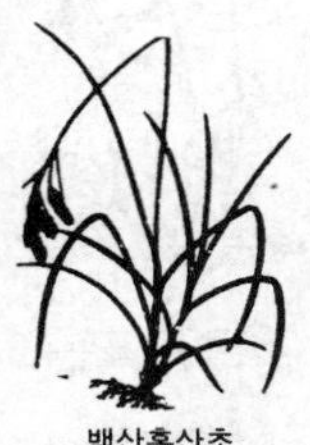
백산흑산초

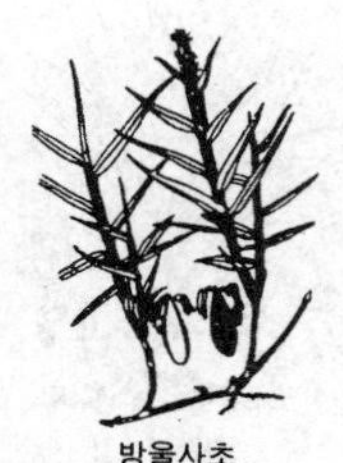
방울사초

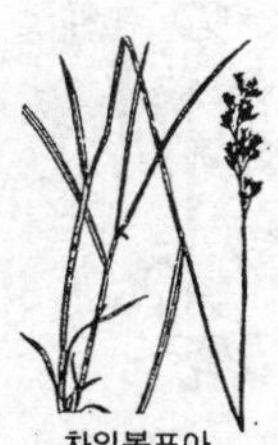
차일봉포아

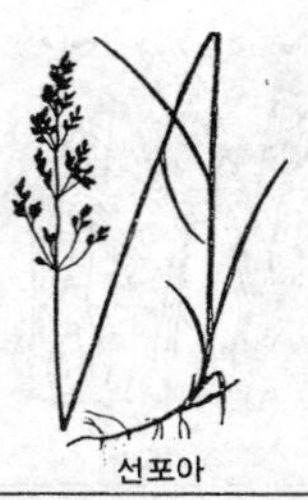
선포아

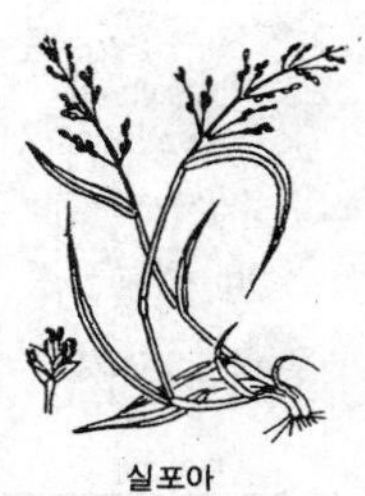
실포아

두창(痘瘡)과 구창(口瘡)에 붕어의 머리를 태워서 가루로하여 바른다. 〈本草〉

※ 노봉방(露蜂房)

어린 아이의 적•백리(赤•白痢)를 치료하니 태워서 가루로하여 바른다.

대•소변이 통하지 않는데 벌집을 태워서 가루로하여 술에 타서 1일 2번으로 1돈씩 먹인다. 〈本草〉

※ 별(鱉)

어린 아이의 탈항(脫肛)에 머리를 태워서 가루로하여 먹인다. 〈本草〉

어린 아이의 골증(骨蒸)과 노수(勞瘦)에 살을 고아서 먹인다.

※ 해(蟹)

어린 아이의 두골(頭骨)이 해로(解顱)해서 아물지 않는데 게(蟹)의 흰 껍질 가루를 같이 찧어 신문(顖門)에 붙이면 바로 아물게 된다. 〈本草〉

※ 선각(蟬殼)

어린 아이의 경간(驚癎)과 야제(夜啼), 신열(身熱)을 치료하니 가루로하여 먹인다.

껍질을 물로 달여 먹으면 두진(痘疹)이 나는데는 아주 신통하다. 〈本草〉

※ 제조(蠐螬)

단독(丹毒)이 거죽속에 돌아다녀서 잠기고 들뜬 데는 제조즙(蠐螬汁)으로 바르면 좋다. 〈本草〉

※ 오적어골(烏賊魚骨)

어린 아이의 이질(痢疾)을 치료하니 가루로하여 미음(米飮)으로 섞어서 먹인다. 〈本草〉

※ 백강잠(白殭蠶)

어린 아이의 객오(客忤)와 제풍(臍風)•최구(撮口)•구금(口噤)에 2개를 가루로하여 꿀에 섞어서 입술 안에 붙이면 바로 차도가 있다. 〈本草〉

※ 와우(蝸牛)

젖먹이의 경풍약(驚風藥)에 넣으면 아주 좋으니 잘 갈아서 쓴다. 〈本草〉

※ 섬여(蟾蜍)

어린 아이의 감충(疳蟲)을 죽이니 불에 태운 재를 미음(米飮)에 타서 먹인다. 감창(疳瘡)과 제(臍)•구창(口瘡)에 태워서 가루로하여 붙인다. 〈本草〉

※ 모서분(牡鼠糞)

어린 아이의 감(疳)과 정계(丁奚) 및 포로증(哺露症)에 진흙으로 싸서 불에 구워 뼈는 버리고 살을 내서 5가지 맛을 섞어 국을 끓여 먹인다. 단 뼈를 먹이면 여위게 된다. 〈本草〉

※ 웅서분(雄鼠糞)

어린 아이의 치아(齒牙)가 나지 않는데는 21알을 내서 매 1알을 가루로하여 잇몸에 문지르면 21일이면 이가 나는 데 그 두 머리가 뾰족한 것이 숫놈의 것이다. 〈本草〉

※ 소하(小鰕)

어린 아이의 적백유진(赤白遊疹)과 단독(丹毒)에 개울속의 아주 작은 새우를 생으로 찧어서 붙인다. 〈本草〉

※ 사세(蛇蛻)

어린 아이의 120가지의 경간(驚癎)에 불로 태워 재로해서 젖즙에 섞어서 먹인다.

몸의 모든 창(瘡)에 태운 가루로하고 돼지 기름에 섞어 붙인다. 〈本草〉

※ 지주(蜘蛛)

어린 아이의 큰 배와 정계증(丁奚症)과 3살에 걷지 못하는 증세를 치료하니 태워서 먹인다. 〈本草〉

※ 구인(蚯蚓)

어린 아이의 단독유종(丹毒遊腫)과 월식창(月蝕瘡)에 지룡분(地龍糞)을 물에 타서 바르면 좋다. 〈本草〉

※ 오공(蜈蚣)

처음 난 아이가 입을 다물고 열지 못하며 젖을 빨지 못하는 증세를 치료하는데 구워서 가루로하여 돼지 젖 2홉

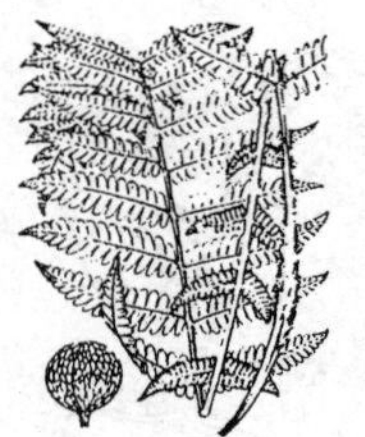
음양고비

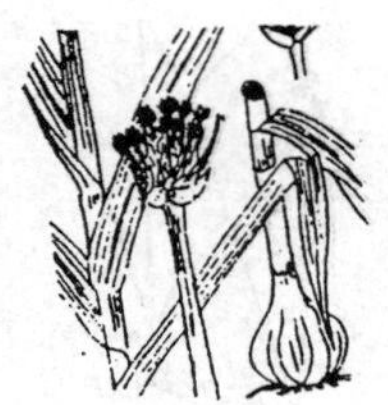
젓가락풀

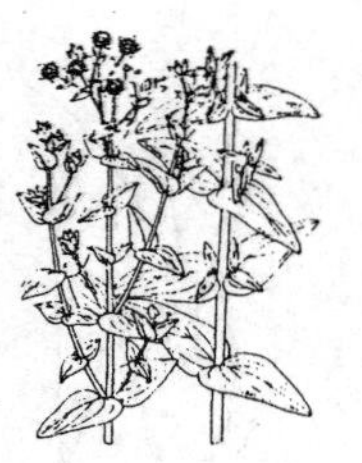
고추나물

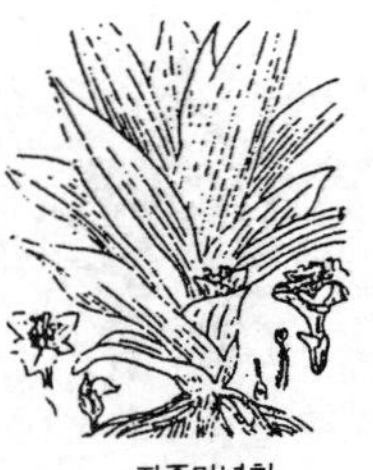
자주만년청

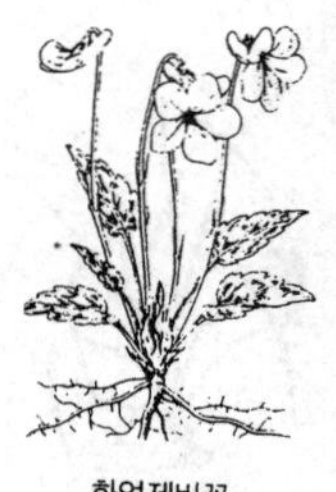
화엄제비꽃

에 반돈을 섞어서 찍어 먹게 한다. 〈本草〉

※ 수질(水蛭)

어린 아이의 단독(丹毒)과 적백유진(赤白遊疹)에 기침법(蜞鍼法)을 쓰는데 거머리를 잡아서 나쁜 피를 빨아내게 하면 좋다. 〈本草〉

※ 작옹(雀瓮)

어린 아이의 만경(慢驚)에 천장자〔天漿子:작옹(雀瓮)〕•전할(全蝎)•백강잠(白殭蠶) 각 3마리를 가루로하여 마황전탕(麻黃煎湯)으로 1자를 섞어 먹이면 신통한 효과가 있다.

경간(驚癎)에 즙을 내서 먹이고 계속 먹이면 아이가 병이 없다.

촬구증(撮口症)에 입 가장자리에 즙을 바르면 바로 차도가 있다. 〈本草〉

※ 와(蛙)

어린 아이의 열창(熱瘡)에 찧어 붙이면 좋다.

적백리(赤白痢)및 설사(泄瀉)와 번열(煩熱)에 지지거나 태워서 가루로하여 먹인다. 〈本草〉

※ 벽전(壁錢)

어린 아이의 토역(吐逆)에 27마리를 잡아 달여서 즙을 먹인다. 〈本草〉

※ 율모각(栗毛殼)

어린 아이의 화단(火丹)과 오색단(五色丹)에 밤껍질을 달여서 즙으로 씻는다. 〈本草〉

※ 포도(葡萄)

두진(痘疹)이 나지 않는데 먹이면 모두 나오니 또는 술에 개어서 먹어도 좋다. 〈本草〉

※ 건시(乾柿)

쌀가루에 타서 죽과 인절미를 만들어서 어린 아이의 가을 이질(痢疾)에 먹인다. 〈本草〉

※ 이(梨)

심장(心臟)의 풍열(風熱)로 혼곤(昏困)하고 조민(燥悶)한 증세를 치료하니 생 배 즙에 쌀을 넣고 국을 끓여 먹인다. 〈本草〉

담수(痰嗽)와 천식(喘息)을 치료하니 씨를 버리고 꿀을 넣어 구워서 먹인다. 〈醫鑑〉

※ 지마(脂麻)

생으로 씹어서 어린 아이의 두창(頭瘡)에 붙이면 좋고 또한 연절(軟癤)을 치료한다.

한열(寒熱)이 있을 때는 즙을 내 먹인다. 〈本草〉

※ 적소두(赤小豆)

어린 아이의 단독(丹毒)과 볼의 연절(軟癤)에 찧어 가루로하여 계란 흰자에 섞어서 바르면 바로 사라진다. 〈本草〉

※ 요실(蓼實)

어린 아이의 두창(頭瘡)에 찧어 가루로하여 계란 흰자에 섞어서 바른다. 〈本草〉

※ 동과인(冬瓜仁)

만경풍(慢驚風)에 가루로 먹거나 달여서 먹어도 모두 효과가 있다. 〈得効〉

※ 박하(薄荷)

어린 아이의 경풍(驚風)의 심한 열을 치료하고 또한 풍연(風涎)을 치료하는 중요한 약이 되는데 달인 즙을 먹인다. 〈本草〉

※ 마치현(馬齒莧)

어린 아이의 감리(疳痢)에 삶아서 5가지 맛을 섞어 공복에 먹인다.

두(痘)가 난 뒤의 반랑(瘢痕)과 백독창(白禿瘡)에 즙을 고아 고약을 만들어 바른다. 〈本草〉

※ 개자(芥子)

두(痘)가 나는 것이 시원스럽지 못하고 색이 홍윤하지 않은데 자초음(紫草飮)을 내복시키고 개자(芥子)가루를 백탕(白湯)에 섞어서 고약과 같이 하여 아이의 발바닥에 바르고 마르면 다시 바르는데 바로 두(痘)가 시원스럽게 나오고 홍활(紅活)해진다. 〈入門〉

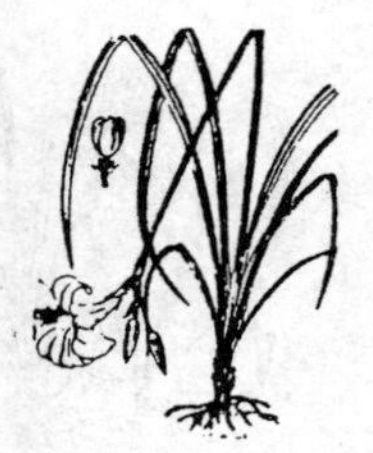
각시원추리

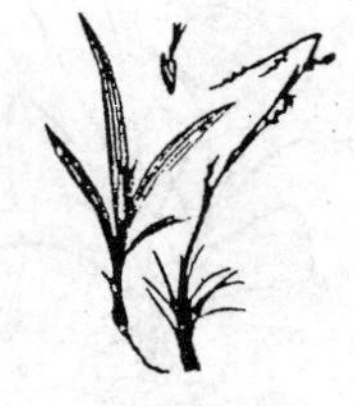
털대사초

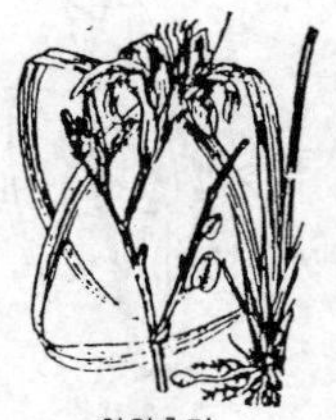
황원추리

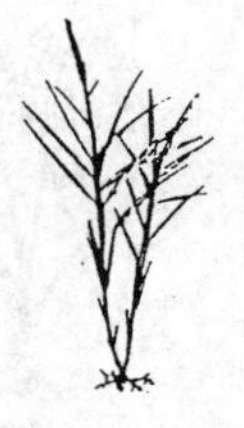
갯잔디

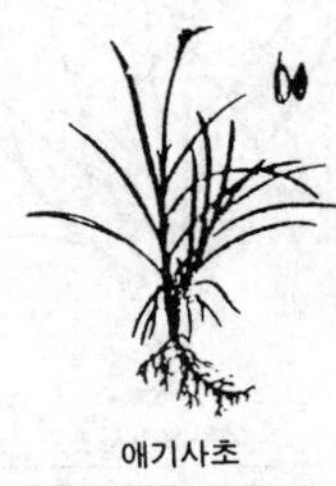
애기사초

※ 계장초(鷄腸草)
어린 아이의 적백리(赤白痢)에 찧어서 즙을 하여 1홉을 타서 먹이면 아주 좋다. 〈本草〉

※ 수근(水芹)
어린 아이의 더운 열과 곽란(霍亂)•토사(吐瀉)를 치료하니 즙을 내서 먹이거나 또는 달여서 먹인다. 〈本草〉

※ 인조갑(人爪甲)
어린 아이가 처음나서 경기(驚氣)가 많은데 부모의 양쪽 손의 손톱을 깎아 태워서 가루로하여 면풀에 삼씨 크기로 환을 지어 1알을 샘물에 개어 먹인다. 〈千金〉

※ 난발회(亂髮灰)
어린 아이가 열창(熱瘡)에 흩어진 머리를 달걀 뭉치만큼 해서 남비에 볶아 기름을 내서 바르면 매우 좋다. 〈本草〉

※ 계란(鷄卵)
어린 아이의 감리(疳痢) 및 휴식리(休息痢)에 계란을 황랍(黃蠟)에 섞어서 달여 떡처럼 만들어서 먹인다. 머리와 몸의 모든 창(瘡)에 계란 껍질을 가루로해서 돼지 기름에 타서 붙인다. 〈本草〉

※ 백압(白鴨)
어린 아이의 열경간(熱驚癎)과 두창(頭瘡)에 살을 내서 파와 두고(豆鼓)를 넣어 고아서 즙을 먹인다. 〈本草〉

※ 아모(鵝毛)
가볍고 가는 털을 가지고 솜을 만들어 어린 아이의 이부자리속에 넣으면 좋고 경간(驚癎)을 치료하니 그의 성질이 서늘한 때문이다. 〈類聚〉

※ 야명사(夜明砂)
어린 아이의 무고감(無辜疳)과 모든 감(疳)을 치료하니 야명사(夜明砂)를 볶아서 가루로하여 음식에 넣어 마음대로 먹인다. 〈本草〉

※ 노자분(鸕鷀糞)
어린 아이의 감회(疳蛔)에 똥을 내서 가루로하고 돼지고기를 구워서 발라 먹이면 특효가 있다. 〈本草〉

※ 암순(鵪鶉)
어린 아이의 감리(疳痢)에 오색(五色)을 사(瀉)하는 증세를 치료하니 구워서 아침마다 먹이면 보가 되고 이질(痢疾)을 낫게 한다. 〈本草〉

※ 백설조(白舌鳥)
어린 아이가 오래 말을 못하는 데 살을 구워서 먹인다. 〈本草〉

바로 꾀꼬리인데 일명 반설(反舌)이라고도 한다. 〈綱目〉

※ 사향(麝香)
어린 아이의 경간(驚癎)과 객오(客忤)에 당문(當門) 한 것 1알이 주사(朱砂)와 같은 것을 가루로하여 더운 물에 타서 먹인다. 〈本草〉

※ 우황(牛黃)
어린 아이의 경간(驚癎)에 미민(迷悶)하고 눈을 곧바로 보며 입을 다문 증세를 치료하니 우황(牛黃) 콩알만큼을 개어서 꿀물에 타서 먹인다. 〈本草〉

※ 웅담(熊膽)
어린 아이의 오감(五疳)에 벌레를 죽인다. 콩알만큼한 것 두개를 내서 젖이나 죽력(竹瀝)에 개어 먹인다. 〈本草〉

※ 아교(阿膠)
신(神)을 양육(養育)하는데 어린 아이의 경풍(驚風) 다음에 눈의 눈동자가 바르지 않는 증세를 치료하니 아교(阿膠) 1배에 인삼(人蔘) 반배를 달여서 먹인다. 〈本草〉

※ 호골(虎骨)
물을 끓여서 어린 아이를 목욕시키면 창개(瘡疥)와 귀주(鬼疰) 및 경간(驚癎)을 없앤다.

호조(虎爪)를 어린 아이의 팔에 매어 두면 악귀(惡鬼)

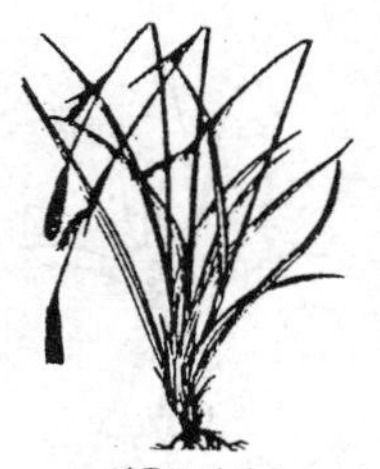
여우꼬리사초

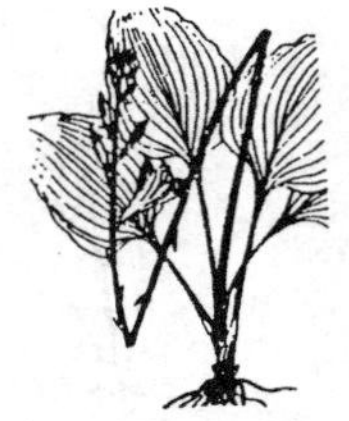
넓은잎옥잠화

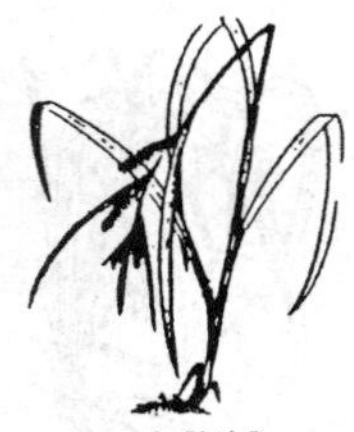
그늘흰사초

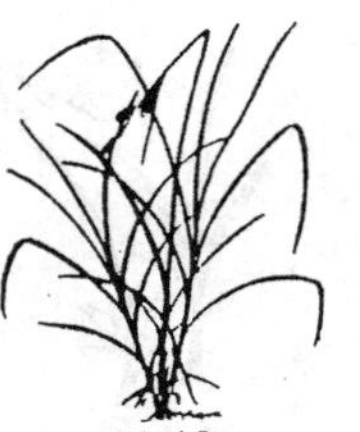
구슬사초

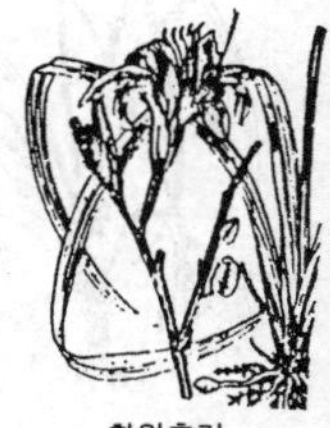
황원추리

를 몰아낸다.

놀라서 우는 것과 객오(客忤)에는 호랑이의 눈동자를 가루로하여 죽력(竹瀝)으로 섞어서 먹인다. 〈本草〉

※ 토육(兎肉)

섣달에 토끼 고기를 장에 담가 먹으면 어린 아이의 완두창(豌豆瘡)을 미리 막고 비록 난다해도 아주 적다. 〈本草〉

※ 저유즙(猪乳汁)

어린 아이의 경간(驚癎)과 천조(天吊)에 돼지 젖 2홉에다 솜을 담가서 아이의 입속에 넣어 빨게 하고 또는 주사(朱砂)·우황(牛黃)을 각각 약간씩 넣으면 더욱 좋다.

어린 아이의 두창(痘瘡)에 저담즙(猪膽汁)을 바른다.

백독창〔白禿瘡 : 머리의〕에 납저분(臘猪糞)을 태워서 가루로하여 붙인다. 〈本草〉

※ 호음경(狐陰莖)

어린 아이의 음경(陰莖)이 짓무르고 음란(陰卵)이 부은 증세에 달여 먹거나 구워 먹으면 모두 좋다. 〈本草〉

※ 침구법(鍼灸法)

어린 아이가 처음 나서 제풍(臍風)과 촬구(撮口)에 모든 약이 효과가 없는데 연곡(然谷)에 침(鍼) 3푼을 놓고 또 3장을 뜸하면 바로 효과가 있다. 〈三因〉

전간(癲癎)과 경풍(驚風)에 신정(神庭) 7장을 뜸하고 코위로부터 발제(髮際)에 3푼, 완완(宛宛)속에 3장을 뜸하되 쑥심지를 밀알 크기와 같이하고 또 백회(百會)의 계맥(瘈脈)을 택한다. 〈綱目〉

전간(癲癎)과 계종(瘈瘲)에 양교(兩蹻)가 주혈(主穴)인데 남양 여음(男陽 女陰)으로 낮에 일어나는 증세는 양교(兩蹻) 갑맥(甲脈)을 택하고 밤에 일어나는 증세는 음교(陰蹻) 조해(照海)를 택해서 각각 27장을 뜸한다. 〈易老〉

급·만경(急·慢驚)에 인당(印堂)을 뜸한다.

급·만경풍(急慢驚風)의 위험한 증세에 뜸하기가 어려운 것은 먼저 두 젖꼭지의 검은 살 위에 남좌, 여우로 3장을 뜸하고 다음 발제(髮際)·미심(眉心)·신회(顖會)에 각각 3장씩 뜸한다.

손과 발의 큰 발가락을 혈(穴)로 해서 양손을 같이 묶으고 손톱이 서로 닿도록 하고 쑥으로써 기봉(騎縫)을 만들어서 남자는 왼편으로 가깝게 여자는 오른편으로 가깝게 손톱과 살의 중간에 3장을 뜸하되 다리를 먼저하고 손을 다음에 한다. 이 혈(穴)이 음양(陰陽)의 모든 간질(癎疾)을 치료하며 쑥심지는 밀알 크기로 한다. 〈得効〉

만경(慢驚)과 만비풍(慢脾風)의 역악(逆惡)한 증세에 모든 약이 효과가 없는데 만약 대충맥(大衝脈)이 있으면 백회(百會)를 뜸하면 신통한 효과가 있다. 〈直小〉

어린 아이가 갑자기 뱃가죽이 검푸르고 죽는데 배꼽의 위아래와 왼쪽과 오른쪽을 배꼽에서부터 각각 반치씩 떨어진 자리와 아울러 구미골(鳩眉骨)의 밑을 합하여 다섯곳에 각각 5장씩 뜸한 다음에 술에 호분을 타서 배 위에 바르고 마르면 다시 바른다. 〈得効〉

어린 아이의 구배(龜背)에 폐유(肺兪)·격유(膈兪) 각 35장을 뜸하고 쑥심지는 밀알 크기로 한다. 〈得効〉

어린 아이의 구흉(龜胸)에 양쪽 젖꼭지 앞에 각각 1치 5푼 위의 양행(兩行) 3골의 결간(缺間)의 6곳에 각각 3장씩 뜸하고 심지는 밀알 크기로 하는데 봄과 여름에는 아래로부터 위를 뜸하고 가을과 겨울에는 위로부터 아래를 뜸하는 데 이 방법에 따르지 않으면 뜸을 해도 효과가 없는 것이다. 〈綱目〉

신문(顖門)이 아물지 않는데 배꼽 위와 아래의 각각 5푼의 2구멍을 각각 3장씩 뜸을 하면 창(瘡)이 조절되기 전에 먼저 아물게 된다. 〈綱目〉

어린 아이의 벽기(癖氣)에 중완(中脘)·장문(章門)을 각각 7장씩 뜸한다. 〈綱目〉

벽(癖)을 뜸하는 방법으로 혈(穴)은 어린 아이의 등뼈속에 있으니 미저골(尾骶骨)에서부터 손으로 등뼈의 양쪽 곁을 먼저 올라가면 혈근(血根)이 움직이는 곳에 양혈(兩穴)이 있으니 매 일혈(一穴)에 동전 서푼으로 눌러 덮고 쑥심지를 동전 구멍에 잘 놓아서 각각 7장을 뜸하는데 이 혈(穴)이 벽(癖)의 뿌리가 혈(血)을 꿰뚫은 곳이다. 〈回春〉

어린 아이의 학질(瘧疾)이 오래된 증세에 육정(肉庭)을 1장 뜸하고 대추(大顀)와 백회(百會)를 각각 뜸을 하되 수년장(手年壯)한다. 〈綱目〉

어린 아이의 곽란(藿亂)에 남자는 왼쪽 여자는 오른쪽으로 두번째 발가락 위에 3장을 뜸하면 바로 낫는다. 〈得効〉

어린 아이의 참새 눈에 큰 손톱 뒤의 1치의 혈(穴)과 내

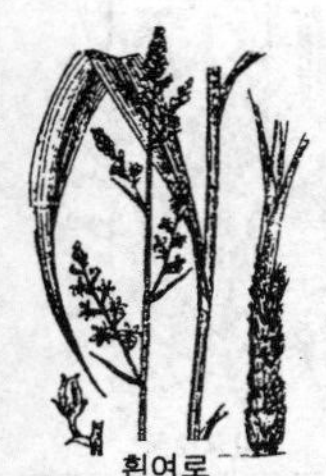
흰여로

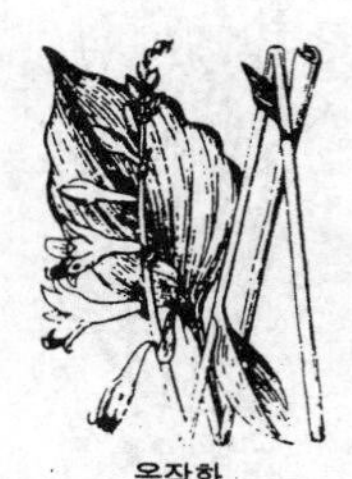
옥잠화

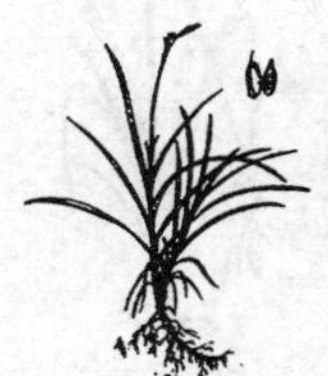
애기사초

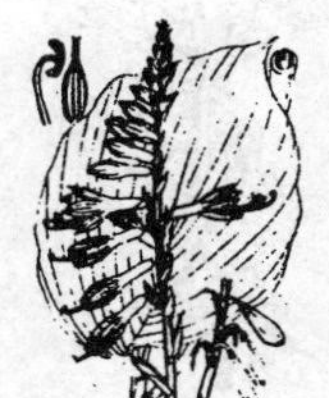
비녀옥잠화

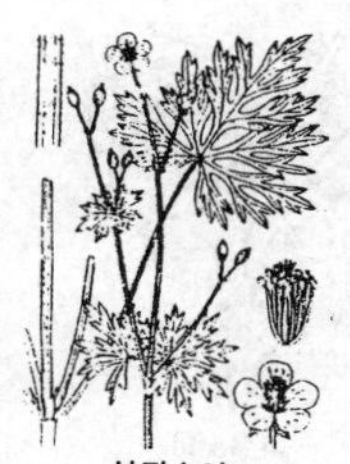
삼쥐손이

겸(內蒹)의 횡문(橫紋) 머리의 흰살의 부위에 각각 1장씩 뜸한다.

감안(疳眼)에 합곡(合谷)을 1장 뜸을 한다. 〈綱目〉

어린 아이의 탈항(脫肛)에 미저골(尾骶骨)의 뾰족한 위에 1장 뜸하고 또 배꼽속의 3장 백회(百會)에 7장을 뜸 한다. 〈綱目〉

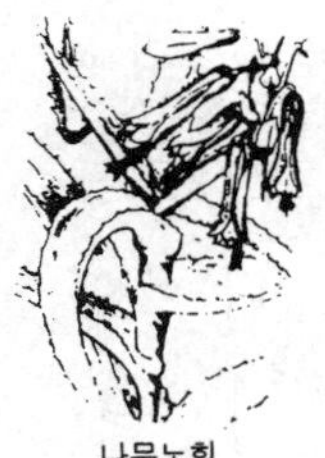
나무노회

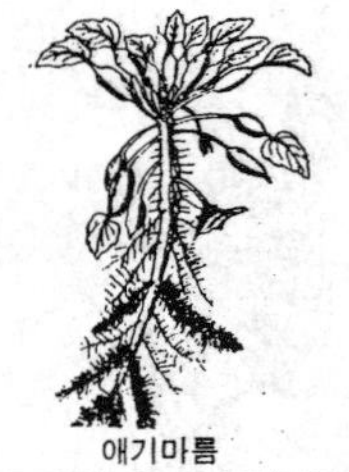
애기마름

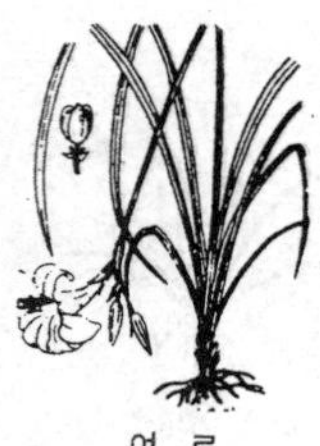
여 로

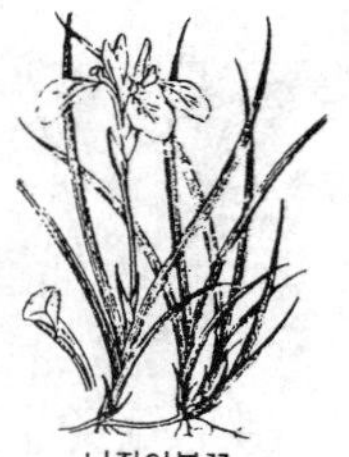
난장이붓꽃

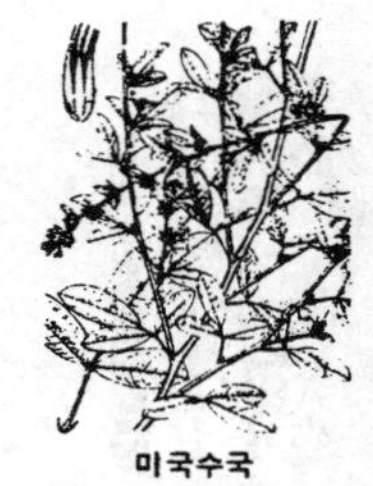
미국수국

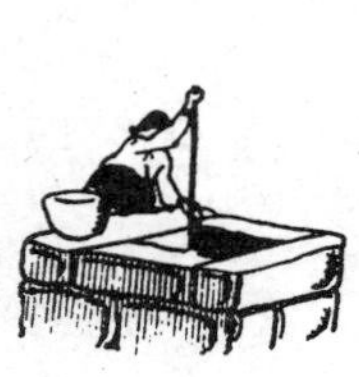

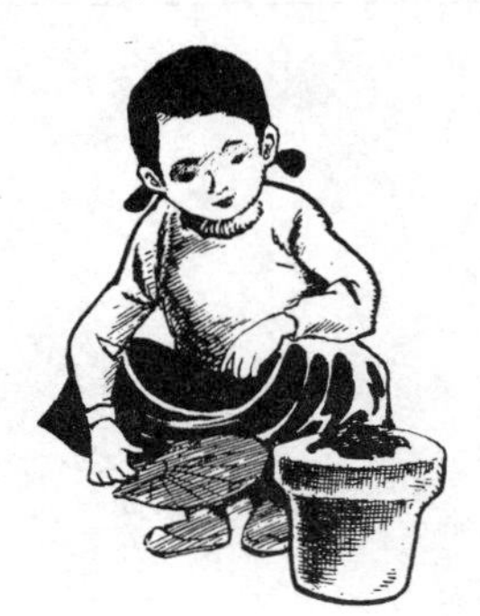

탕액편(湯液篇) (一)

一. 탕액서례(湯液序例)

1. 채약법(採藥法)일 경우

약을 채취하는 시기를 대부분 2월과 8월을 말하는 이가 많은데 그 까닭은 초봄의 진액(津液)이 불어서 처음 싹이 트고 가지와 잎에까지는 올라가지 않고 뿌리의 세력(勢力)이 매우 순하기 때문이고, 가을이 되면서는 가지와 잎이 마르고 진액(津液)이 아래로 되돌아 가기 때문이니, 봄에는 일찍 캐는 것이 좋고, 가을에는 늦게 캐는 것이 좋으며, 꽃•열매•뿌리•잎은 각각 그의 자라는 때를 따라서 채취하는 것이 좋다. 그러나 계절의 빠르고 늦은 때가 있으니 반드시 원칙에만 의지하지 말고 그때의 형편대로 채취하는 것이 좋을 것이다. 〈本草〉

2. 약(藥)을 말리는 방법일 경우

사납게 말리는 것은 햇볕에 말리는 것이고, 그늘에 말리는 것은 햇볕이 들지 않는 그늘진 곳에 말리는 것이다. 그러나 약을 말릴 때는 편한 자리를 택하는 것이 좋을 것이다. 예를들면 녹용(鹿茸)을 그늘에 말리면 썩기가 쉬우니 불에 말리는 것이 손이 쉽고 또한 좋은 품질이 된다. 풀과 나무의 뿌리와 싹을 그늘에 말리는 것은 품질 관리가 어려우니 이런 점을 감안하여 계절에 맞추어서 정하는 것이 좋을 것이다. 9월 이전에 캐낸 것은 햇볕에 10월이후는 그늘에 말리는 것이 좋다. 〈本草〉

10월 이후 정월이 되기까지 캐낸 것은 그늘에 말리는 것이 좋다. 〈本草〉

모든 약이 8월이전에 캐낸 것은 모두 햇빛이나 불에 말리는 것이 좋고, 모든 힘줄과 살의 재료(材料)는 섣달에 채취하는 것이 아니면 모두 불에 말리는 것이 좋다. 〈本草〉

3. 삼품(三品)의 약성(藥性)일 경우

상품(上品)의 약이 120가지이니 군(君)이 되어서 명(命)을 기르고 하늘에 응(應)하며 독(毒)이 없으니 많이 먹고 오래 먹어도 사람이 다치지 않고 몸이 가볍고 기(氣)에 이익이 되며 불로장수 하는 것을 원칙으로 하니 상경(上輕)으로 삼는다.

중품(中品)의 약이 또한 120가지로써 신(臣)이 되니 양성(養性)하며 사람에 응(應)하면 독이 없는 것과 있는 것이 있으니 신중이 생각해서 써야 하는데 병을 막고 허약한 것을 보(補)하는 것을 원칙으로 하니 중경(中輕)으로 삼는다.

하품(下品)의 약이 120가지로써 보좌하는 일꾼이 되니 주로 병을 치료하고 땅에 응(應)하며 독이 있으니 오래 먹지 말 것이며 차고 더운 열의 사기(邪氣)를 없애고 쌓아 놓은 것을 부셔서 병을 고치는 것을 원칙으로 하니 하경(下輕)이다. 대체로 하품(下品)이다. 대체로 하품(下品)의 약성분은 단지 자주 먹지 못하는 것이며 병이 나으면 바로 그쳐야 되는 것이다. 〈本草〉

4. 육진양약(六陳良藥)일 경우

양독(狼毒)•지실(枳實)•귤피(橘皮)•반하(半夏)•마황(麻黃)•오수유(吳茱萸)의 여섯 가지는 묵은 것일수록 좋은 약이고, 그 나머지는 모두 새로운 것이 좋다. 〈本草〉

마황(麻黃)•형개(荊芥)•향유(香薷)•진피(陳皮)•반하(半夏)•지실(枳悉)•지각(枳殼)•오수유(吳茱萸)•양독(狼毒)은 오래 묵은 것이 좋다. 〈入門〉

5. 약(藥)의 수제법(修製法)일 경우

대부분 약이란 것은 병을 고치는 물건(物件)인데 변화를 이루는 것은 병에 있고 주로 치료하는 것은 약에 있고 만들어 쓰는 것은 사람에 있으니 3자에 하나만 틀려도 안되는 것이다. 〈東垣〉

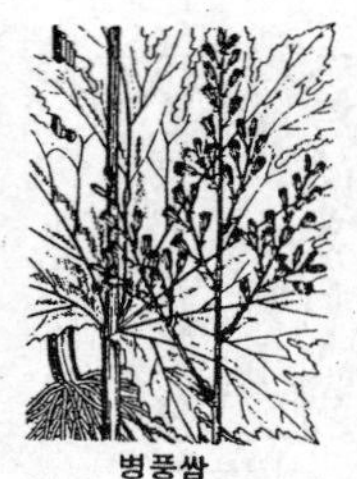
병풍쌈

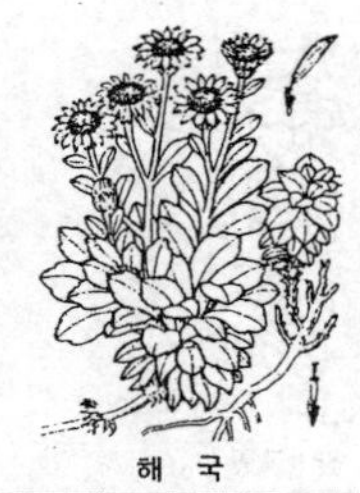
해 국

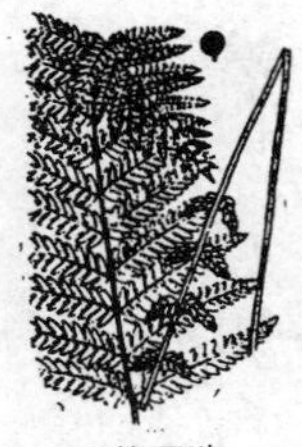
가는고비

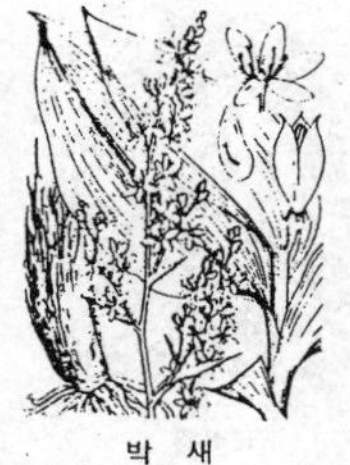
박 새

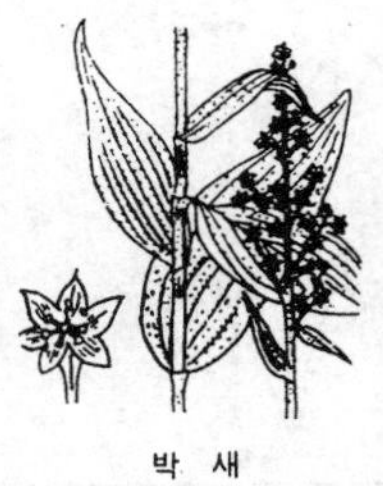
박 새

술은 약의 세력을 행하게 하기 때문에 약을 만드는 집에서 많이 쓰는 것이다. 〈本草〉

대부분 병이 머리와 손끝과 피부에 있을 때 술에 볶으는 것은 약의 세력을 위로 오르게 하는 것이고 병이 목구멍에 밑과 배꼽과 위에 있으면 술에 적시고 술로 씻어서 하며 아랫 부분에 있으면 생(生)으로 쓰고 오르는 것을 같이 하는 것은 반은 생으로 하고 반은 익혀서 쓴다. 〈入門〉

대황(大黃)을 불에 굽는 것은 차서 위기(胃氣)를 다치는 것을 두려워 하는 것이다.

천오(川烏) • 부자(附子)를 싸서 굽는 것은 독을 억제하는 것이다.

황백(黃柏) • 지모(知母)는 아래 부분 약이고, 오랫동안 쇠약한 사람은 반드시 술에 적셔서 매우 말려서 쓰니 그것은 차가와서 위기(胃氣)가 상(傷)하기 때문이다. 숙지황(熟地黃)도 또한 그러하며, 당귀(當歸)를 술에 적시는 것은 흩어지는 것을 돕는 뜻이며, 또 약으로 쓰는데는 굽고 탕을 끓이고 불에 묻어 굽거나 볶으는 것은 그 독을 없애기 위해서이며, 초에 담그고 생강 제품과 죽으로 하는 것은 경락(經絡)을 행하기 위해서이다.

약이 폐(肺)에 들어가는 것은 꿀로 만들어 쓰고, 비(脾)에 들어가는 것은 생강으로 쓰며 신에는 초를 쓰며 심(心)에 들어가는 것은 사내아이 오줌을 쓴다. 〈入門〉

향부자(香附子)로 만든 처방은 사내아이 오줌에 담가서 하룻밤 재우고 불에 구워 말려서 써야하며 그렇지 아니하면 성분이 말라있다. 〈正傳〉

피에는 술로 삶아서 하고 담(痰)에는 생강즙을 하며 허에는 사내아이 오줌에 담그고 실(實)에는 소금 물에 달이며 쌓이는 데는 초에 담가서 물로 삶고 목향(木香)으로 보좌를 하는 것은 체한 것을 흩으고 폐(肺)를 설(泄)하는 것이며, 침향(沈香)으로 보좌하는 것은 오르는 것을 자유롭게하는 것이고, 소금에 볶으는 것은 신(腎)사이의 원기(元氣)를 돕는 것이다. 〈丹心〉

당귀(當歸)를 술로 만들고 담(痰)을 생강즙으로써 담그는 것은 피를 끌어주며 근본에 돌아가게 하는 것이고, 숙지황(熟地黃)도 또한 그러하다.

반하(半夏)는 담병(痰病)을 주로 치료하는 것인데, 생강즙(生薑汁)과 백반탕(白礬湯)에 적셔서 만드는 것은 그 독한 맛을 죽이는 것이며 또한 누룩을 만들어서 약에 넣으면 더욱 좋다.

임신(妊娠)의 상한(傷寒)에 반하(半夏)를 많이 포하는 것은 태기(胎氣)를 손상(損傷)하지 않기 때문이다. 〈丹心〉

원지(遠志) • 파극(巴戟) • 문동(門冬) • 연자(蓮子) • 오약(烏藥)의 종류는 속을 없애지 아니하면 번조해진다.

백자인(柏子仁) • 대마자(大麻子) • 익지(益智) • 초과(草果)의 종류는 껍질을 없애지 아니하면 속이 결린다.

저령(猪苓) • 복령(茯苓) • 후박(厚朴) • 상백피(桑白皮)의 종류는 껍질을 버리지 아니하면 원기(元氣)를 모손(耗損)하고 당귀(當歸) • 지황(地黃) • 종용(蓯蓉)을 주세(朱洗)흙을 내리면 만민(滿悶)하는 것이 없어진다.

도(桃) • 행인(杏仁)을 쌍인(雙仁)과 피첨(皮尖)을 버리면 정감(疔疳)이 나지 않는다.

창출(蒼朮) • 반하(半夏) • 진피(陳皮)를 끓인물에 싸서 씻으면 마른 성분을 없앤다.

마황(麻黃)을 거품으로 해서 거품을 없애면 속이 번거롭지 않다.

인삼(人蔘) • 길경(桔梗) • 상산(常山)의 싹과 갈대를 버리면 구토하지 않는다. 〈入門〉

원화(芫花)가 물을 이롭게 하는 것이나 초가 없으면 안 통한다.

풀과 과일이 가득 부푼 것은 소화시켜도 껍질채로 쓰면 부푼 것이 심해진다.

흑축(黑丑)의 생(生)은 물을 이롭게 한다.

원지(遠志)의 싹은 독이 없다.

포황(蒲黃)의 생(生)은 파혈(破血)하고 숙(熟)은 보혈(補血한다.

지유(地楡)가 피를 멈추되 끝과 같이 쓰면 안 그친다.

진피(陳皮)가 기(氣)를 치료하되 백(白)을 이으면 위(胃)를 보(補)한다.

부자(附子)가 음(陰)을 구하되 날것으로 쓰면 피풍(皮風)으로 달아난다.

초오(草烏)가 비병(痺病)을 치료하되 날 것으로 쓰면 사람이 어리석고 어두워진다. 〈入門〉

천궁(川芎)을 볶으면 기름을 버리고 생으로 쓰면 기(氣)가 비통(痺痛)한다.

비상(砒霜)에 태워서 쓰고, 제석(諸石)은 화(火)에 묻어 굽고 초(醋)에 담가서 가루로하여 쓴다.

화병(火病)을 황연(黃連)이 주로 치료하는데 조금 볶아서 사(邪)를 따르게 하는데, 실화(實火)에는 박초탕(朴硝

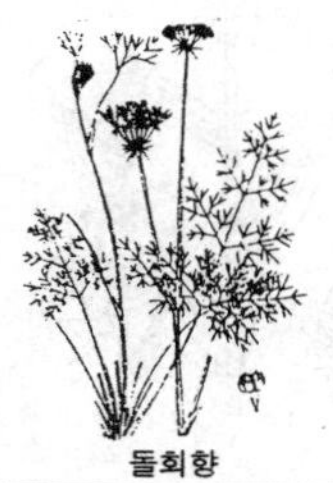
돌회향

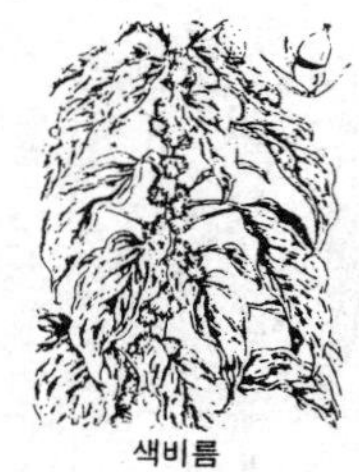
색비름

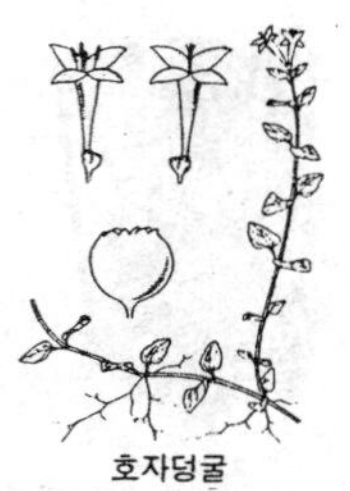
호자덩굴

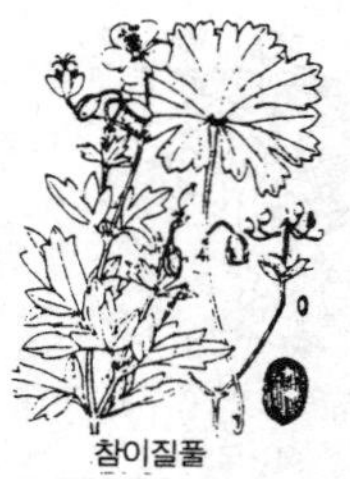
참이질풀

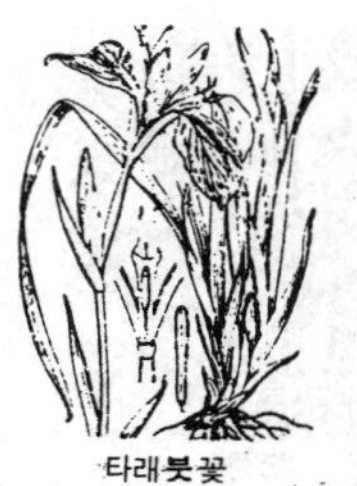
타래붓꽃

湯)으로 쓰고, 불에 굽는데는 술을 쓰며, 허화(虛火)에는 초(醋)를 쓰고, 담화(痰火)에는 생강즙에 담그고 볶아 쓰며, 기체화(氣滯火)에는 오수유(吳茱萸)로써 물에 끓여서 쓰고, 식적설(食積泄)에는 황토수(黃土水)로 초(醋)해 쓰며, 혈담(血痰)과 미가통(癥瘕痛)에는 건칠수(乾漆水)로 초(醋)해서 쓰고, 하초(下焦)의 복화(伏火)에는 소금물을 침투(浸透)시켜 구어서 쓰며, 안질(眼疾)에는 사람 젖에 적셔서 쓰며, 천화분(天花粉)은 사람 젖에 찌고 죽력(竹瀝)에 담가 말려 쓰면 상초(上焦)의 담열(痰熱)을 없애고 또 기침을 그치고 폐(肺)를 윤택하게 한다. 〈丹心〉

복령(茯苓)은 가루로해서 물에 담가 흔들어서 뜨는 것은 버리는데 이것은 복령(茯苓)의 힘줄이 눈을 많이 손상하는 까닭이다. 〈本草〉

토사자(兎絲子)를 물에 일어서 모래와 흙은 버리고 술에 3~5일정도 담가서 그것으로 쪄서 익히고 햇빛에 말리면 가루로 만들기가 쉬워진다. 〈本草〉

신국(神麴)·대두황권(大豆黃卷)·택란(澤爛)·무이(蕪荑)·강잠(殭蠶)·건칠(乾漆)·봉방(蜂房)은 모두 살짝 볶아서 쓴다. 〈本草〉

대부분 탕약속에 사향(麝香)·서각(犀角)·영양각(羚羊角)·우황(牛黃)·포황(蒲黃)·주사(朱砂)를 쓰는 경우는 가루로해서 먹을때 탕속에 넣고 잘 섞어서 먹는다. 〈本草〉

맹충(虻虫)·반묘(斑猫)의 종류는 모두 머리를 버리고 살짝 볶아서 약속에 넣는다.

주사(朱砂)로 겉을 입히는 것은 환약 1냥에 주사(朱砂) 1돈을 기준으로 한다. 〈東垣〉

견우자(牽牛子) 1근을 머리와 끝을 골라 가지고 4냥으로 쓴다.

파두(巴豆)의 씨 2돈을 막(膜)과 심(心)에 유(油)를 버리고 파두상(巴豆霜) 1돈으로 하는 것이 좋은 방법인 것이다. 〈水類〉

대부분 영연(苓連)·치자(梔子)·지모(知母)의 종류를 쓰는데 머리와 얼굴 및 손과 피부에 병이 있을 때는 술에 볶아서 쓰고 중초(中焦)에 있을 때는 술로 씻어서 쓰고 아래 부위에 있을 때는 날 것으로 쓰는데 대부분 약이 날것은 오르고 더운 것은 내리는 것이다. 〈東垣〉

6. 제약(製藥)의 방법일 경우

황제(黃帝)가 묻기를 「처방 하는데 군신(君臣)이란 것은 무엇을 말하는 것인가?」 기백(岐伯)이 답하기를 「병을 주로 치료하는 것은 군(君)이라 하고 군(君)을 도와주는 것을 신(臣)이라 하고, 신(臣)이 응(應)하는 것을 사(使)라고 하며, 상·중·하의 삼품(三品)을 말하는 것은 아니다」라고 하였고, 황제(黃帝)가 묻기를 「삼품(三品)이란 것은 무엇인가?」 기백(岐伯)이 답하기를 「약(藥)의 좋고 나쁜 것이 관성(貫性)이 다른 점을 밝혀준 것이다」라고 하였다. 〈內經〉

약을 먹는 길을 당연히 여기에 따라서 원칙을 삼을 것이나, 병을 치료하는 길은 반드시 그렇게 해야 할 필요는 없으니, 병을 주로 치료하는 것으로써 사(使)를 삼으니 모두 쓰는 방법을 돕는 것일 뿐이다.

약에 일군(一君)·이신(二臣)·삼좌(三佐)·오사(五使)가 있어서 서로 선불(宣拂)하고, 감싸주고 같이 볶으고 서로 풀어주는데 당연히 오사(五使)를 쓸 것이며, 또 일군(一君)·삼신(三臣)·구좌사(九佐使)도 좋다. 그러나 약을 쓰는 방법은 사람을 쓰는 방법과 같아서 만일 군(君)이 많고 좌(佐)가 적으면 기력(氣力)이 두루 흐르지를 못하게 된다. 〈序例〉

군(君)이 되는 것이 가장 많고 신(臣)이 되는 것은 다음 가며 좌(佐)가 되는 것이 또 다음가는데 약이 병증세에 대하여 주로 치료하는 것이 같고 분량이 같은 것을 등분이라고 한다. 〈東垣〉

가령 풍(風)을 치료하는 데 황연(黃連)이 군(君)이 되고, 상초열(上焦熱)을 치료하는 데 황금(黃芩)이 군(君)이 되며, 중초열(中焦熱)을 치료하는 데 황연(黃連)이 군(君)이 되고, 습(濕)을 치료하는 데 방기(防己)가 군(君)이 되며, 한(寒)을 치료하는 데 부자(附子)가 군(君)이 되는 것과 똑같은 이치이다. 〈東垣〉

대부분 군약(君藥)은 10푼을 쓰고 신약(臣藥)은 7~8푼을 쓰며 좌약(佐藥)은 5~6푼을 쓰고 사약(使藥)은 3~4푼을 쓰는데 그 밖에 더하고 덜하는 수량은 좌(佐)·사약(使藥)이 서로 같다. 〈入門〉

약에 음양(陰陽)의 배합과 자모(子母)·형제(兄弟)와 근경화실(根莖花實)과 초석골육(草石骨肉)이 있고 단독으로 하는 성미를 가진 것이 있으며 서로 필요로 하는 것이 있고 서로 부리는 것이 있으며 서로 두려워하는 것이 있고 서로 미워하는 것이 있으며 서로 반대하는 것이 있고 서로 살상하는 것이 있으니 대개 이러한 칠정(七情)이

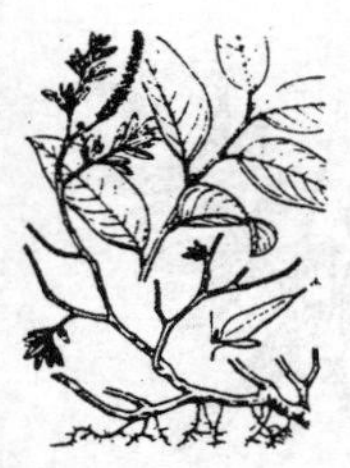
눈산버들

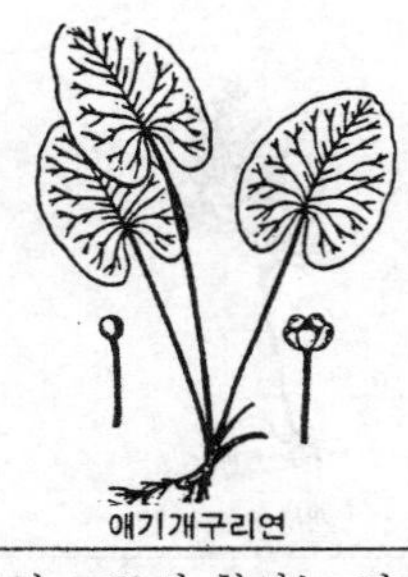
애기개구리연

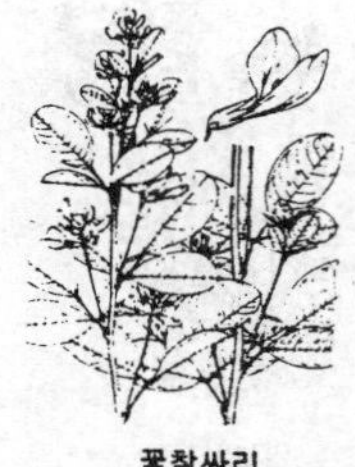
꽃참싸리

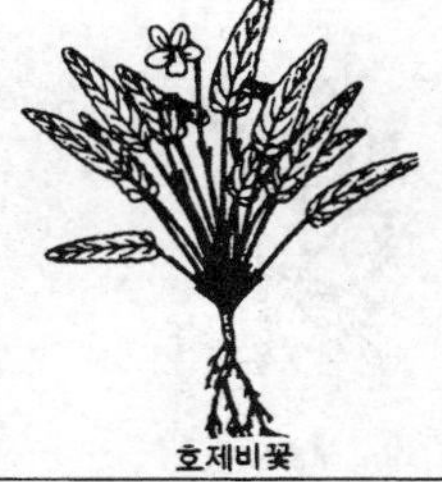
호제비꽃

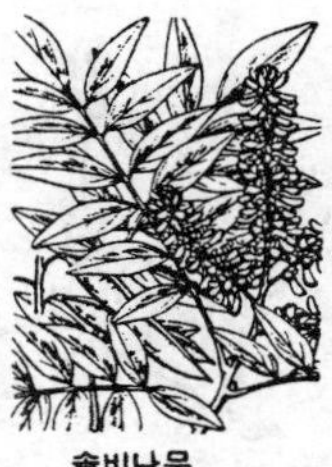
솔비나무

서로 융합될 때에 당연히 그들의 합하는 것과 악반(惡反)을 잘 살펴서, 만일 독이 있으면 규제한 뒤에 쓰고 서로 서로 두려워하고 죽이는 것은 합해서 쓰지 말아야 하는 것이다. 〈序例〉

약을 처방하는 사람들이 말하는 등분이란 것은 분량의 분(分)이 아니고 모든 약의 근량의 많고 적음이 모두 같다는 말이다. 〈序例〉

대부분 등분(等分)을 말하는 것은 분량(分量)이 서로가 같다는 뜻이다. 양성보허(養性補虛)의 느린 것이 모두 그러한데 만약 병을 치료하는 급한 것의 경우에는 반드시 군(君)·신(臣)·좌(佐)·사(使)를 분리해서 써야 한다. 〈入門〉

단계(丹溪)가 말하기를 「내가 매양(每樣)치법에 임하여 동원(東垣)의 약을 쓰고 중경(仲景)의 처방을 본받는데 약품의 미수(味數)가 적으면 약의 효력이 전정(專精)한 것을 택하였다」고 하였다. 〈丹心〉

대개 순한(純寒)하고 순열(純熱)한 약은 반드시 감초(甘草)를 써서 그 힘을 늦추고 한열(寒熱)이 서로 반반이 되는 경우도 또한 감초(甘草)를 써서 그 성미(性味)를 온화하게 해야 한다. 〈入門〉

산치(山梔)에 콩자반이 없으면 토하지도 드러내 퍼뜨리지도 않고 마황(麻黃)은 파가 없으면 땀을 내지를 못한다.

대황(大黃)은 탱자 열매가 없으면 통하지 못한다.

부자(附子)가 생강(生薑)이 없으면 열을 내지 못한다.

죽력(竹瀝)이 강즙(薑汁)이 없으면 경(經)에 운행을 하지 못한다.

밀(蜜)이 조각(皂角)이 아니면 맺힌 것을 통하게 하지 못한다.

이롭게 하는 약이 생(生)것을 싫어하지 않는 것은 살갗을 맑게 하는데 더욱 이롭게 하기 때문이고 보탕에 익힌 것을 쓰는 것은 피를 다스리는 데 제일 적당하기 때문이다. 〈入門〉

7. 탕(湯)·산(散)·환(丸)의 법(法)일 경우

약 성분이 환에 적합한 것과 산에 적합한 것과 물에 삶는데 적합한 것과 술에 적셔야 적합한 것과 고약과 달여야 적합한 것이 있고, 또한 한가지 약물이 여러가지로 성분을 같이한 것도 있고 또 탕이나 술에 넣지 못할 것이 있으니 모두 약의 성분에 따를 것이며, 자신의 뜻대로 해서는 안되는 것이다. 〈序例〉

환산(丸散)에 세마(細麻)와 같이 한다는 것은 즉 호마(胡麻)와 같은 것이고, 좁쌀도 또한 그렇고 16기장이 하나의 큰 콩이 되고 대마자(大麻子)는 세마(細麻)의 3개를 비길 것이며 호두(胡豆)라는 것은 대마자(大麻子) 2개를 비길 것이고 작은 콩이라는 것은 지금의 팥이니 대마자(大麻子) 3개를 비기며 대두란 것은 소두(小豆) 2개를 비기고 오동열매 크기라는 것은 큰 콩 2개를 비긴 것이니 한 방촌(方寸)의 비(匕)라는 것은 가루를 꿀에 섞어서 오동열매 크기와 10알을 비긴 것이니 방촌비(方寸匕)라는 것은 직경(直經) 1치의 가루를 순갈로 떠서 떨어지지 않을 정도를 한정으로 한 것이다. 〈本草〉

1자 밤은 사도규(四刀圭)에 해당되는 데 10자 밤이 10작(勺)이 되고 10작이 1홉이 되는 것이니 약을 되로 나눠서 헤아리는 것은 약의 성미(性味)에 허실(虛實)이 있어서 가볍고 무거운 양을 근량으로써 나눌 수 없으므로 되로써 평량(平量)하는 것인데 약되의 양(量)은 위가 직경(直經) 1치, 아래가 직경 6푼, 깊이가 8푼으로 되어 있다. 〈本草〉

방촌비(方寸匕)를 또 도규(刀圭)라고 말하는 것은 칼끝의 규각(圭角)에 해당한다는 뜻이다. 〈正理〉

중경(仲景)이 말하기를 「녹두 크기와 같이 썬다는 것은 씹는 것을 뜻하는 것이니 씹는다는 것은 옛날에 칼이 없을 때에 입으로 씹어서 가늘기를 마두(麻豆)와 같이하고 거친 가루로하여 달여 먹으면 오르고 흩으기가 쉬운 것이니 이것이 이른바 씹는다」는 것이다. 지금 사람들은 칼로써 마두대(麻豆大)와 같이 썰어서 쓰니 이것은 씹는 것이 쉽게 되는 것인데 대체로 씹는 약이 즙을 내기가 쉽고 경락(經絡)에 운행되는 것이다. 〈東垣〉

흩어진다는 것은 가루를 뜻하는 것인데 경락(經絡)을 돌아다니지 않고 다만 가슴 위의 병과 장부(臟腑)의 쌓인 기(氣)에만 미치는 것인데 기미(氣味)가 두터운 것은 끓인 물로 같이 내리고 기미(氣味)가 엷은 것은 달여서 찌꺼기와 같이 먹는 것이다. 〈東垣〉

아래 부분이 병을 치료하는 것은 환약이 아주 크고 광택이 나고 원만하며 중초(中焦)의 것이 다음가고 상초(上焦)의 것은 아주 작으며 진한 술풀에 환으로 하는 것은 더디게 소화가 되니 아래 부위까지 내려가라는 것이며 또는 술 또는 초로 하는 것은 그의 거두어주는 것과 흩어 버리는 뜻을 의미하는 것이다. 남성(南星)과 반하(半夏)로써

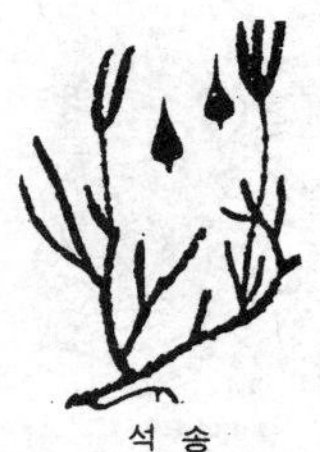
석송

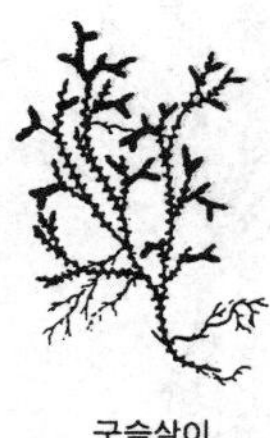
구슬살이

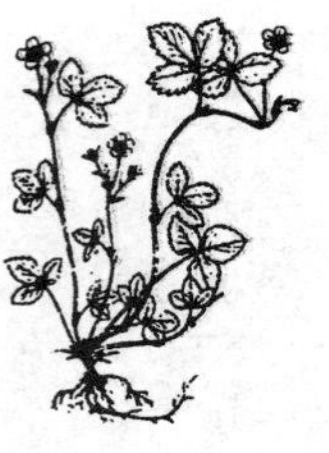
민눈양지꽃

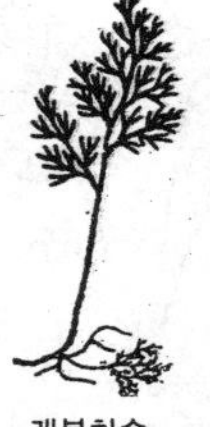
개부처손

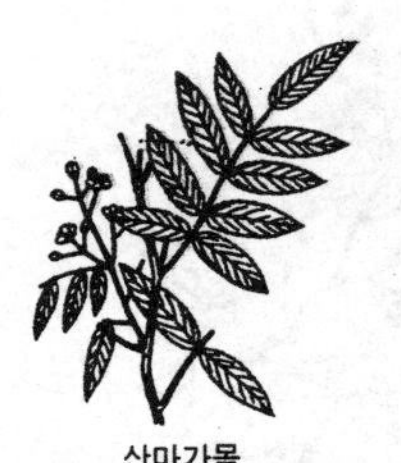
산마가목

습(濕)을 치료하고자 하면 생강즙(生薑汁)으로써 그 독(毒)을 통제할 것이고 묽은 풀로 환을 하는 것은 소화를 쉽게 하려는 것이며 물에 담그고 재어서 밥에 찐 것도 소화를 쉽게 하려는 것이고 물방울로 환을 하는 것도 결국 소화를 쉽게 하려는 것이다. 달인 꿀에 환을 하는 것은 더디게 소화해서 기(氣)가 경락(經絡)에 돌아다니도록 하려는 것이며 밀로 환을 하는 것은 소화가 더디어서 순서대로 차차 효과를 얻으려는 것이다. 〈東垣〉

대부분 탕(湯)이란 것은 탕(蕩)자와 뜻이 통하는 것이니 오래된 병을 씻어 없애는 데 쓸것이고 산(散)이란 것은 즉 흩어버리는 것이니 급한 병에 쓰는 것이며 환(丸)이란 것은 완(緩)자와 뜻이 같으니 빠르지 않고 천천히 치료한다는 뜻이다. 〈東垣〉

단(丹)은 즉 환(丸)의 큰 것을 말한다. 〈入門〉

8. 7방(七方)일 경우

칠방(七方)이란 대방(大方)•소방(小方)•급방(急方)•기방(奇方)•우방(偶方)•복방(複方)•완방(緩方)이다. 〈入門〉

군(君)이 2고 신(臣)이 3이며 좌(佐)가 9인 것은 대방(大方)이고, 군(君)이 1이고 신(臣)이 2인 것은 소방(小方)이며, 상초(上焦)를 보(補)하면서 상초(上焦)를 치료하며 약의 힘을 억제해서 늦추고 자주 먹고 적게 쓰는 것이 완방(緩方)이요, 하초(下焦)를 보하면서 하초(下焦)를 다스리는 약의 효력을 급하게 하여 자주 먹고 많이 쓰는 것이 급방(急方)이다. 기방(奇方)은 즉 한가지나 두세가지로써 처방하는 것이며 우방(偶方)은 즉 2•4•6•8•10의 짝수로써 처방하는 것이며 복방(複方)은 2~3방법을 합해서 1가지 방법으로 만드는 것이니 즉 통성산(通聖散)의 종류와 같은 처방이 그것이다. 〈入門〉

군(君)을 1로 신(臣)을 2로 하는 것은 처방에 적은 것이고, 군(君)을 1로 신(臣)을 3으로 좌(佐)를 5로 하는 것은 처방의 중간이며, 군(君)을 1로 신(臣)을 3으로 좌(佐)를 9로 하는 처방은 큰 것이다. 〈內經〉

군(君)1•신(臣)2는 기방(奇方)의 규정이고, 군(君)2•신(臣)4는 우방(偶方)의 규정이며 또 군(君)2•신(臣)3은 기방(奇方)의 규정이고, 군(君)2•신(臣)6은 우방(偶方)의 규정이다. 그러므로 목구멍에서 가까운 곳의 증세는 기방(奇方)을 쓰고 멀리있는 증세는 우방(偶方)을 쓰며 즙을 쓸때는 기방(奇方)을 쓰지 않고 이롭지 못한 사람은 우방(偶方)을 쓰지 아니하며 상초(上焦)를 보(補)하면서 상초(上焦)를 치료하는 데는 완방(緩方)을 쓰고 하초(下焦)를 보(補)하면서 하초(下焦)를 치료하는 데는 급한 처방을 쓰는데 급한 증세는 기미가 좋고 느린 증세는 기미(氣味)가 박해서 약의 효력이 미치는 것을 알맞게 주는 것이다. 주(註)에 말하기를 「기방(奇方)이란 것은 옛날의 단방(單方)이고 우방(偶方)이란 것은 옛날의 복방(複方)인 것이다.」라고 하였다. 〈內經〉

군(君)1•신(臣)3•좌(佐)9는 처방의 큰 것이니 먼 데 있는 것이므로 기방(奇方)과 우방(偶方)을 막론하고 먹는 분량을 많이 하는데 분량을 많이하면 수량(數量)을 적게 하고 적게 하는 것은 2가지 맛 정도를 준하며 신(腎)과 간(肝)은 있는 곳이 머니 탕(湯)과 산약(散藥)으로 먹되 자주 먹고 분량을 많게 하는 것을 원칙으로 한다.

군(君)1•신(臣)3은 처방의 적은 것이니 가까운데 있기 때문에 기방(奇方)과 우방(偶方)을 막론하고 먹는 분량(分量)을 적게 하는데 분량이 적으면 수량을 많게 하고 수량을 많게 하는 것은 9가지 맛 정도를 기준하며 심(心)과 폐(肺)는 있는 곳이 가까우니 탕(湯)과 산약(散藥)을 먹되 자주 먹고 분량을 적게 하는 것을 원칙으로 한다.

주(主)를 치료하는 것은 느린 처방을 택하는데 느린 처방은 그 근본을 치료하고 객(客)을 치료하는 것은 급방(急方)을 택하는 데 급한 처방은 그 겉을 치료하는 것이다. 〈東垣〉

목이 마르는 것을 치료하는 데 감로음자(甘露飮子)를 산약(散藥)으로 만들어 수시로 혀로 핥아 먹는 것은 가슴에 머물러 있는 것을 고치기 위한 것이니 치료 방법이 느린 것이고, 심(心)의 번민(煩悶)한 것을 치료하는 데 주사안신환(朱砂安神丸)을 기장쌀 크기로 하여 진한 침에 10여알을 삼켜 내리는 것은 가까운 자리에 있는 것이니 기(奇)나 우제(偶製)를 막론하고 그 먹는 분량을 적게 하는 것이다.

노린 냄새를 치료하는 데 사간탕(瀉肝湯)에 시호(柴胡)를 군(君)으로 하고 용담(龍膽)의 고한(苦寒)한 것과 택사(澤瀉)•차전(車前)의 함한평담(鹹寒平淡)한 것으로 보좌를 삼아 한번에 먹는 급한 처방으로 쓰는 것이다.

음허(陰虛)를 치료하는 데 자신환(滋腎丸)에 황백을 군(君)으로 하고 지모(知母)를 신(臣)으로 하고 계피를 조금 넣어 사(使)를 삼아 계두대(鷄頭大)로 환을 만들어 공복에 끓인 탕으로 100알을 삼켜 내리는 것은 먼것을 기

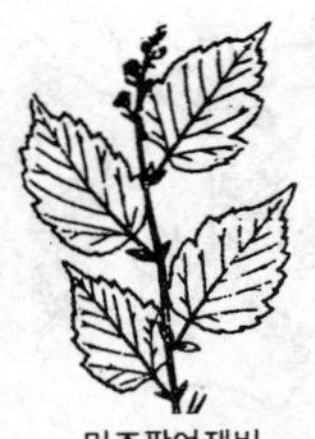
민조팝여재비

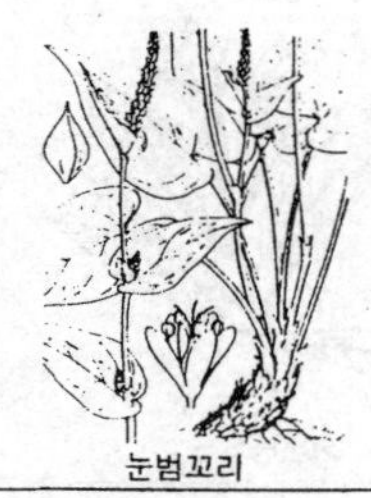
눈범꼬리

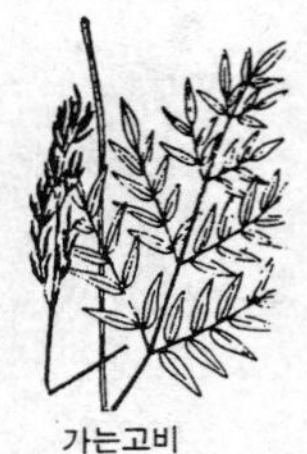
가는고비

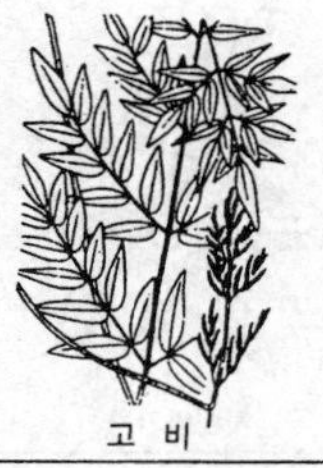
고 비

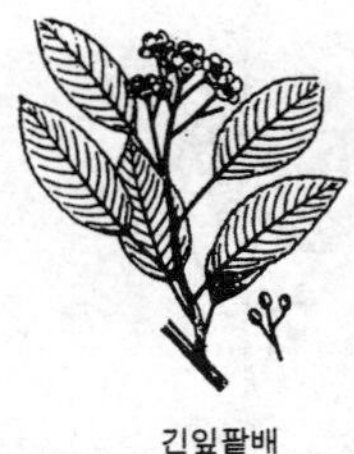
긴잎팔배

우제(奇偶制)를 크게 하여 먹는 것이다. 〈東垣〉

9. 12제(十二劑)일 경우

약에는 선(宣)·통(通)·보(補)·설(泄)·경(經)·중(重)·활(滑)·조(燥)·습(濕)이 있으니 이 10가지는 약은 대체(大體)인 것이다. 본경(本經)에는 전연(全然)말한 것이 없고 전해오는 이론도 자세한 것이 없어서 여기에 애매한 점들이 있다. 가령 선(宣)이라는 것은 막힌 것을 없애는 것이니 즉 강(薑)과 귤(橘)의 종류가 그것이다. 통은 체한 증세를 치료하는 것이니 방기(防己)의 종류가 그것이며, 보(補)는 약한 증세를 돕는 것이니 인삼(人蔘)과 양(羊)고기의 종류가 그것이며 설(泄)은 막혀 있는 증세를 치료하는 것이니 마황(麻黃)과 갈근(葛根)의 종류가 그것이며 무거운 것은 겁나는 증세를 치료하는 것이니 자석(磁石)과 철분(鐵粉)의 종류가 그것이고, 삽(澁)은 미끄러져 빠진 증세를 치료하는 것이니 모려(牡蠣)와 용골(龍骨)의 종류가 그것이며 활(滑)은 끈끈한 것을 치료하는 것이니 상백피(桑白皮)와 적소두(赤小豆)의 종류가 그것이다. 〈序例〉

약의 10가지에 한열(寒熱)의 2가지가 어째서 유견(遺見)되었는가? 그것을 보충해 말하면 한(寒)은 열(熱)을 치료하는 것이니 대황(大黃)과 박초(朴硝)의 종류가 그것이고 열(熱)은 한(寒)을 치료하는 것이니 부자(附子)와 관계(官桂)의 종류가 그것이다. 이것을 보충하면 약의 대지(大旨)가 거의 서술(徐述)된 것이다. 〈東垣〉

10. 근(斤)·냥(兩)·승(升)·두(斗)일 경우

옛날의 저울이 무게 단위와 냥(兩)은 있고 푼(分)이란 것이 없었는데 지금은 10서(黍)로써 1주(一銖)를 하고 6주로써 1푼을 하며 4푼이 1냥이 되고 16냥이 1근이 되어 있고 그밖에 또 자곡(子穀)과 거서(秬黍)의 제도가 있으나 그것은 잘 쓰지 않았다. 〈本草〉

옛날의 처방에 치(錙)·주(銖)·푼(分)·냥(兩)이 지금의 것과 같지 않다. 주(銖)라는 것은 즉 6주(六銖)가 1푼이 되니 즉 1돈반이 되고 24주가 1냥이 되는 것이니 옛전의 3냥이 즉 지금의 1냥이고, 2냥이 지금의 6돈이 되는 셈이다. 〈東垣〉

또 첨동계주(添同契註)에 말하기를 수(數)라는 것은 적은 것을 쌓아서 큰 것을 이루는 것이니 10분이 1환이 되는 것인데 1환이란 것은 좁쌀(黍)만 하고, 1서의 다음의 칭호를 도규(刀圭)라 하는데 64서가 1규가 되고 10서가 루(累)가 되는 10루(累)가 주(銖)가 되고 양주(兩銖)와 4루(四累)가 돈이 되고 10돈이 냥(兩)이 되고 8주(八銖)치(錙)되는데 설문(說文)에는 6주가 치(錙)가 된다 하였고 감운(監韻)에는 8냥이 치(錙)가 된다고 하였으나 이것은 다 잘못된 것이며 3치(三錙)가 1냥이 되니 24주에 해당하고 16냥이 1근이 되고 근(斤)은 384주가 된다. 〈理取〉

물 1되라는 것은 지금의 큰 잔으로 한잔이다. 〈東垣〉

물 1잔이 자(字)하는 것은 지금의 엽차잔으로 한잔이 되는데 반되에 해당하는 것이다. 〈正傳〉

단계심법(丹溪心法)의 탈명단(奪命丹)의 처방에 동록(銅綠) 1자라는 것이 2푼반이 되고 4푼이 1주가 되니 즉 3주(三銖)가 1돈 2푼반에 같은 것이고 6주가 2돈반이며, 12주가 5돈이고 24주가 1냥이 된다. 1자라는 것은 즉 2푼반인데 동전(銅錢)에 각문(刻文)이 4자가 있으니 4분의 1이 즉 1자이며 1자가 즉 2푼반이 되니 동전(銅錢)의 무게가 10푼이 되므로 그렇게 해석이 된다. 〈入門〉

침존중(沈存中)이 한나라의 승양근양(升量斤量)을 득하여 풀이해 보니 그 양(量)의 66되가 지금의 1말 7되 9홉과 같은 것이고 1냥이 지금의 6주(六銖)와 같은 것이라고 하였으니 그러면 소흥(紹興)·년간(年間)의 2되 7홉이 한나라의 1말이나 대략(大略) 4분의 1이며 1되는 2홉반이다. 〈活人〉

11. 자약법(煮藥法)일 경우

아픈 사람의 약을 달이는 것은 반드시 친밀하고 공손하며 성의와 지성을 다한 사람을 선정하니 탕 솥은 더러운 것과 냄새를 깨끗이 씻고 깨끗하고 맑은 물을 써야 한다. 물의 양은 적당하게 하고 연한 불에 달여서 걸러 낸 찌꺼기는 버리고 즙(汁)을 마시면 효과가 나지 않는 것이 없다. 〈東垣〉

약을 달이는 것은 반드시 은석기(銀石器)에 연한 불로 달이되 땀이 나는 약(藥)은 8푼쯤 달이고 병을 고치는 약은 7푼쯤 달이고 몸을 보하는 약은 6푼쯤 달이되 너무 급하게 달이면 약의 효력이 상(傷)하는 것이며 찌꺼기는 다시 달여서 먹어야 한다. 〈得効〉

보약(補藥)은 짓무르게 달이고 설사하는 약은 생 것을 많이 쓰는데 보약(補藥)은 물 2잔에 8푼쯤 달이거나 또는 3잔을 1잔쯤 즉 3분의 1로 줄이고 설사하는 약은 물 1잔반

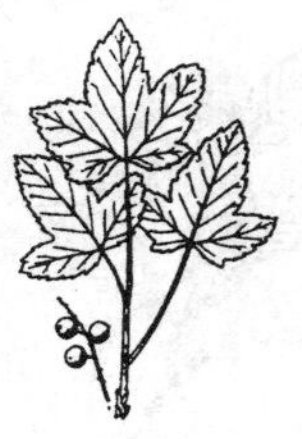
개앵두

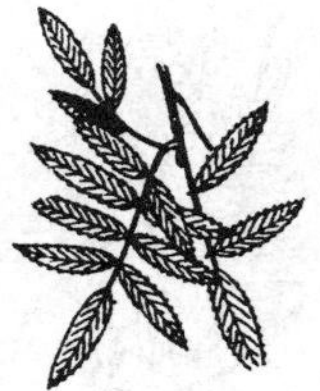
찻빛마가옥

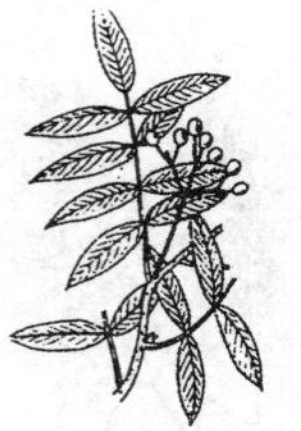
당마가옥

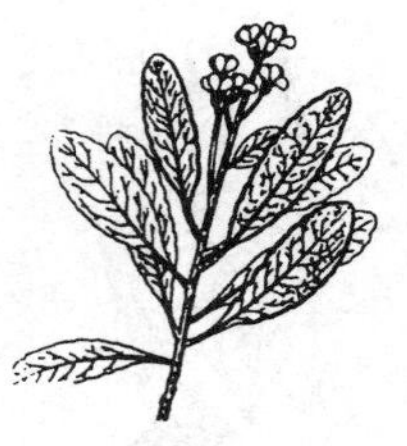
긴잎다정금

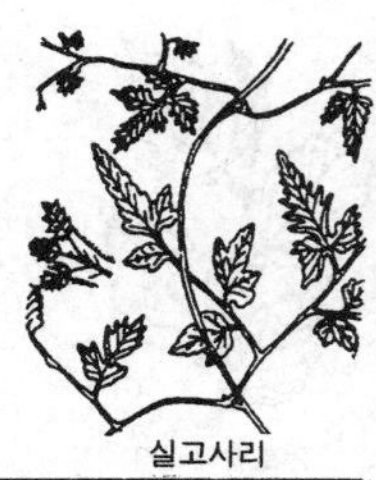
실고사리

을 1잔쯤이나 또는 1잔을 8푼쯤 달이는 것이 좋다. 〈入門〉

보약(補藥)은 물을 많이 붓되 탕약(湯藥)의 분량(分量)을 적게 하며 먹고 토하는 약은 물을 적게 붓고 탕약(湯藥)의 분량(分量)은 많이 해서 먹는다. 〈東垣〉

최고의 병을 치료하는 것은 술을 더해서 달이고 습(濕)을 치료하는 데는 생강(生薑)을 더하며 원기(元氣)를 돕는 데는 대추를 더하고 풍한(風寒)을 흐트리는 데는 파를 더하며 가슴 위의 병을 치료하는 데는 꿀을 넣는다. 〈東垣〉

약(藥) 5돈 무게에 물 1돈반을 기준으로 하는 것이 적합하다. 〈活人〉

주로 치료하는 병의 약(藥)을 먼저 달이는 것이 있으니 만약 땀을 내는 약이면 먼저 마황(麻黃)을 1~2번 끓도록 달인 뒤에 남아있는 약 재료를 같이 달여 먹고 땀을 멎게 하는 약이면 먼저 시호(柴胡)를 쓰고 상풍약(傷風藥)일 때는 창출(蒼朮)을 각각 먼저 달인다. 〈入門〉

12. 복약(服藥)하는 법일 경우

제(帝)가 묻기를 「독이 있는 것과 독이 없는 것의 먹는 방법이 어떠한 것인가?」 기백(岐伯)이 답하기를 「병에는 오래된 병과 새로 생긴 병이 있고 처방에는 큰 것과 작은 것이 있으니 독이 있는 것과 독이 없는 것이 언제나 규제가 있는데 크게 독(毒)한 약은 병을 치료할 때 10분의 6을 없애고 보통으로 독(毒)한 약은 10분의 7을 없애고 약간 독(毒)한 약은 10분의 8을 없애고 독이 없는 약은 10분의 9를 없애는데 나머지는 곡육(穀肉)과 과채(果菜)로써 없앨 것이며 독한 약을 많이 먹어서 정기(正氣)를 손상(損傷)하지 말아야 한다.」〈內經〉

독약(毒藥)을 써서 병을 치료할 때는 먼저 좁쌀만큼 써서 병이 없어지면 그치되 만일 없어지지 아니하면 배로 늘여쓰고 그래도 없어지지 아니하면 바로 더 높이 써서 병이 없어지는 것을 한도로 한다. 〈本草〉

병이 가슴 그 위에 있으면 먼저 식사를 한 뒤에 약을 먹고 심복(心腹) 밑에 있으면 먼저 약을 먹은 뒤 식사를 하며, 사지(四肢)와 혈맥(血脈)에 있으면 공복이나 아침 식전에 약을 먹고, 뼈골에 있으면 식사를 많이 한 뒤에 자기전에 약을 먹는다.

병이 상초(上焦)에 있으면 하늘이 되는 것이니 약을 달이는 것을 급하게 하고 맑게하여 천천히 마시고 병이 하초(下焦)에 있으면 땅이 되니 약을 달이는 것을 약한 불로 하고 진하게 하여 급하게 마시는 것이다. 〈易老〉

병이 위에 있으면 자주 먹고 분량을 적게 하며 아래에 있으면 한번에 먹고 분량을 많이 하는데 적게 먹으면 위를 자양(滋養)하고 많이 먹으면 아래를 매우 보익케 한다. 〈東垣〉

대부분 약을 먹을 때에 찬약은 더웁게 마시고 더운 약은 차게 마시며 그 중간의 약은 더웁게 먹는다.

더웁고 열이 있으면 내리기가 쉽고 차가우면 토하기가 쉽다. 〈本草〉

만약 구토해서 마시기 어려울 때는 서서히 한 숟갈씩 삼켜 내려야 하니, 너무 급하게 서두르지 말아야 한다. 〈入門〉

신(腎)을 보(補)하는 약은 반드시 오경초(五更初)에 말을 하지 말고 먹는 것이 좋으니 대부분 사람은 오경초(五更初)가 되면 신기(腎氣)가 열렸다가 말을 하고 침을 삼키면 신기(腎氣)가 합하여 버리는 것이므로 신기(腎氣)가 열릴 때에 조용히 약을 먹으면 그 효력이 특출한 것이다. 〈直指〉

13. 오미(五味)의 약성(藥性)일 경우

만물(萬物)의 성분을 분석해 보면 나름대로 각자 서로 떨어진 것과 짝이 합한 것이 있으니 호랑이의 휘파람에 바람이 일어나고 용(龍)이 읊조리면 구름이 일어나며 자석(磁石)이 철(鐵)을 당기고 호박(琥珀)이 먼지와 쓰레기를 빨아들이고 칠(漆)이 게(蟹)를 보면 흩어지고 승마(升麻)가 칠(漆)을 보면 액체가 솟아나며 계(桂)가 총(葱)을 같이하면 연해지고 나무가 계(桂)를 보면 마르며 되소금이 알처럼 쌓이고 수달의 쓸개가 잔 같은 모양을 이룬다. 물질의 서로가 관계를 가지는데 이러한 사례가 많으니 연구를 해야 한다. 〈序例〉

털과 깃의 종류는 모두 양(陽)에 나서 음(陰)에 속하고 생선과 껍질의 종류는 모두 음(陰)에 나서 양에 속하니 허공의 푸름은 목(木)을 법(法)한 것이기 때문에 그 빛이 푸르고 간(肝)을 주관하며 단사(丹砂)는 화(火)를 법한 것이기 때문에 그 빛이 붉고 심(心)을 주관하며 운모(雲母)는 금(金)을 법(法)하기 때문에 그 빛이 희고 폐(肺)를 주관하며 웅황(雄黃)은 토(土)를 법한 것이기 때문에 그 빛이 누르고 비(脾)를 주관하며 자석(磁石)은 수(水)를 법한 것으로 그 빛이 검고 신(腎)을 주관한다. 〈序例〉

황제(黃帝)가 묻기를 「오미(五味)의 음양지용(陰陽之

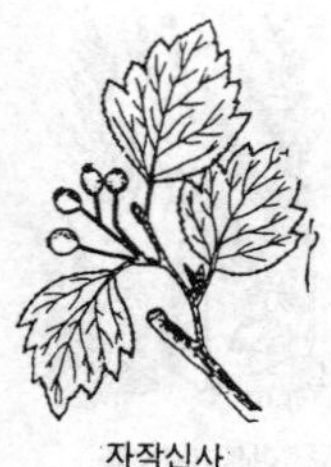
자작신사

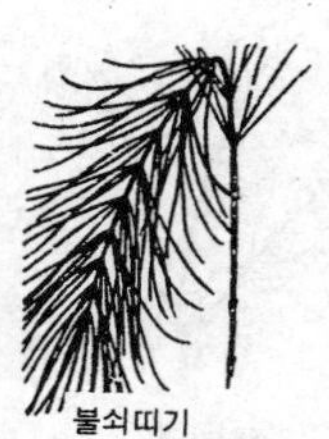
불쇠띠기

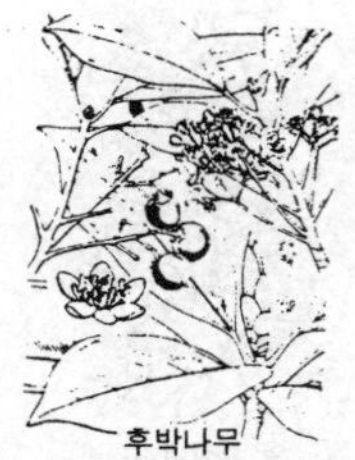
후박나무

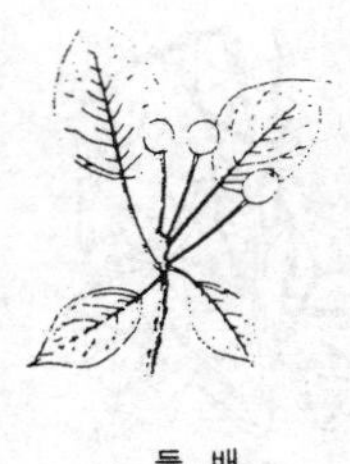
들 배

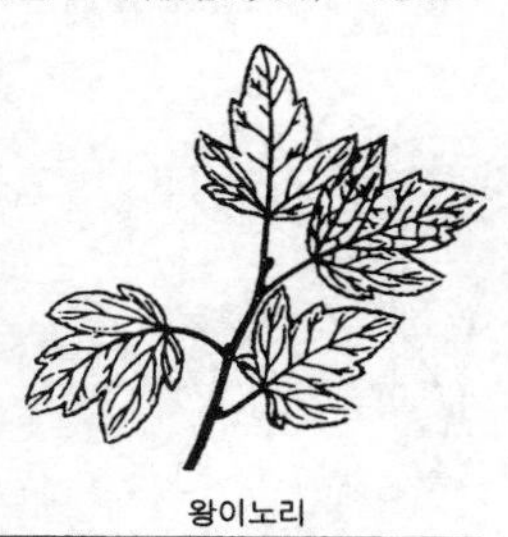
왕이노리

用)이란 어떠한 것인가?」 기백(岐伯)이 답하기를 「맵고 단 것은 흩어지니 양(陽)이고, 시고 쓴 것은 밖으로 새니 음(陰)이며 짠 맛도 밖으로 새니 음(陰)이고 싱거운 맛은 스며드니 양(陽)이며 위의 여섯 가지가 또는 거두어주고 또는 흩어지고 또는 느리며 또는 급하고 또는 마르고 또는 윤택하며 또는 연하고 또는 굳고 그의 이익이 되는 것을 따라서 쓰게되고 그의 기(氣)를 합해서 평화롭게 사용해야 하는 것이다.」〈內經〉

매운 것은 흩으고 신 것을 거두어주며 단 것은 느리게 하고 쓴 것은 단단하고 짠 것은 유연하고 독 있는 약은 사(邪)를 치며 오곡(五穀)은 자양(滋養)하고 오과(五果)는 도와주며 오축(五畜)은 보익(補益)하고 오초(五草)는 기(氣)의 맛을 담당하니 합해서 먹으면 정을 돕고 기(氣)를 더해주니 이 다섯가지는 신(辛)•산(酸)•감(甘)•고(苦)•함(鹹)의 다섯가지 맛으로써 각각 쓰게 되는 것이니 또는 흩어주고 또는 거두어주고 또는 느리게 하고 또는 급하며 또는 연한 것이고 또 사시와 오장(五臟)의 병증세가 5가지 맛으로 하여 크나큰 관계가 있는 것이다.〈內經〉

음〔陰 : 오장(五臟)〕이 나는 것은 그 원인이 5가지 맛에 있고 음(陰)의 오궁〔五宮 : 오관(五官)〕의 손상(損傷)도 역시 5가지 맛에 있으니 5가지 맛이란 것은 비록 입에는 좋아하는 욕심이 생기나 스스로 억제해서 지나치게 많이 먹지 말아야 되니 지나치게 먹으면 그의 정상을 손상하는 것이다.〈內經〉

대부분 5가지 맛이란 것이 위(胃)에 들어가면 각각 그가 쳐들기가 좋은 자리로 들어가는 것인데 신맛인 것은 먼저 간(肝)에 들어가고 쓴 맛인 것은 먼저 심(心)에 들어가며 단 맛인 것은 먼저 비(脾)에 들어가고 매운 맛인 것은 먼저 폐(肺)에 들어가면 짠 맛인 것은 신에 들어가니 이것이 오랫동안 들어가서 같이하면 일찍 죽는 원인이 된다.〈內經〉

한가지의 기(氣)가 늘어나서 안 그치고 시일이 오래 되면 장(臟)의 기(氣)가 한쪽으로 기울고 이기면 오히려 기울게 끊어지고 한쪽으로 기울게 끊어지면 사납게 죽는 경우가 많으니 기(氣)가 늘어나서 오래 되면 갑자기 죽은 이유가 되는 것이다. 이러한 때에 곡식을 끊고 약을 먹으면 이러한 아픔을 면하는 것이니 그의 이유는 어디에 있느냐 하면 5가지 곡식의 맛이 찬조가 없기 때문인데 다시 곡식의 맛을 먹으면 또한 요수(夭壽)하는 것이다.〈內經註〉

매운 것이 능히 맺힌 것은 흩어지고 마른 것을 윤택하게 하며 쓴 것은 능히 습(濕)을 마르게 하고 단단한 것을 연하게 하며 신 것이 능히 느린 것은 거두고 흩어진 것은 거두며 단 것이 능히 급한 것을 늦추고 짠 것이 능히 단단한 것을 연하게 하고 담(淡)이 능히 구멍을 이롭게 한다.〈東垣〉

다섯가지 맛이 움직이는 힘이 신 것은 하나로 묶으고 거두어 주며 짠 것은 숨을 그치고 굳은 것을 윤택하게 하며 단 것은 위로 가서 흩어 버리고 쓴 것은 내려서 새게 하고 매운 것은 횡행(橫行)해서 흩어진다.〈東垣〉

약이 원래는 다섯가지 맛으로 오장(五臟)에 들어가서 보(補)하고 토하는 것인데 매운 것이 흩는다는 것은 겉과 속의 답답함을 이길 기(氣)를 흩으는 것이고, 신 것이 거두어 준다는 것은 그의 신 것을 달게 하는 기(氣)를 거두어 주는 것이며, 싱거운 것이 스며 샌다는 것은 속의 자기(慈氣)를 겉으로 스며 새게 하여 소변을 이롭게 하는 것이며 짠 것이 연하게 한다는 것은 대변이 화열(火熱)로 말라 붙은 것을 부드럽게 하는 것이고, 쓴 것이 샌다는 것은 위로 오르는 화(火)를 새게 하는 것이니, 단 것이 느리게 한다는 것은 큰 열과 큰 차거움을 느슨하게 시킨다.〈入門〉

신 때가 지나치면 간기(肝氣)가 진액(津液)이 너무 많기 때문에 비기(脾氣)가 누그럽지 못하고 위기(胃氣)가 두터워지며, 매운 때가 지나치면 근맥(筋脈)이 막히고 정신이 흐려지니 이렇기 때문에 5가지 맛을 알맞게 함으로써 뼈가 바르고 힘줄이 부드러우며 기혈(氣血)이 유통(流通)되고 주리(腠理)가 조밀(稠密)해서 장수를 얻는다.〈內經〉

5가지 맛을 한 가지만을 많이 먹지 말 것이며, 신맛을 많이 먹으면 비(脾)가 상(傷)하며 쓴 맛을 많이 먹으면 폐(肺)가 상하고 매운 맛을 많이 먹으면 간(肝)이 상(傷)하며 짠 맛을 많이 먹으면 심(心)이 상(傷)하고 단 맛을 많이 먹으면 신(腎)을 상하니 이것은 5가지 맛이 오장(五臟)을 이기니 오행(五行)의 섭리인 것이다.〈內經〉

다섯가지 매운 맛이란 것은 마늘은 심(心)을 창으로 찌르고 생강(生薑)은 볼(頬)을 창으로 찌르며 파는 코를 창으로 찌르고 계자는 눈을 창으로 찌르며 여뀌(蓼)는 혀를 창으로 찌르는 것이다.〈綱目〉

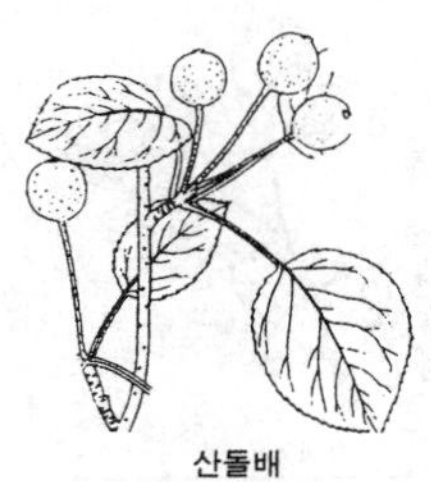
산돌배

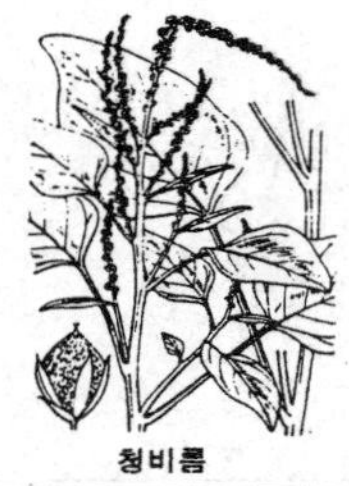
청비름

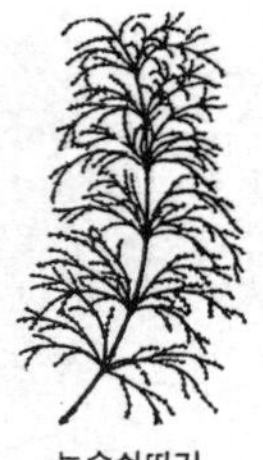
능수쇠띠기

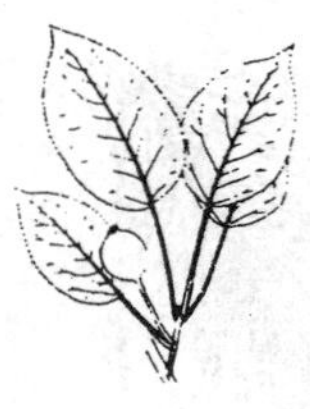
털산돌배

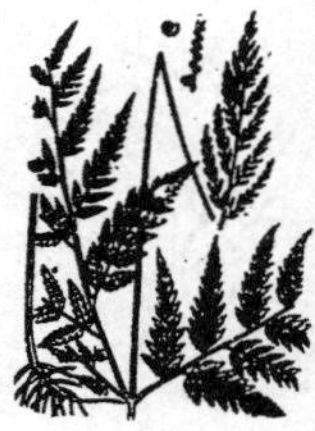
여름고사리삼

14. 기미(氣味)의 승강(昇降)일 경우

양(陽)은 기(氣)가 되고 음(陰)은 맛이 되며 음미(陰味)는 아래 구멍으로 나가고 양기(陽氣)는 윗 구멍으로 나간다. 〈內經〉

맛이 짙은 것이면 음(陰)이 되는데 그 속에서 얕은 것은 음(陰)속의 음(陰)이 되는 것으로 맛이 짙으면 열이 일어나는 것이다. 〈內經〉

맑은 양(陽)은 윗 구멍으로 나가고 탁한 음(陰)은 오장(五臟)으로 달아나며 맑은 양(陽)은 사지(四肢)를 실(實)하게 하고 탁한 음(陰)은 육부(六腑)로 돌아간다. 〈內經〉

맛이란 것은 내용이 있으니 아래의 대·소변으로 흐르고 위의 숨쉬는 구멍으로 통하는 것이다. 양(陽)이 기(氣)가 되어서 기(氣)의 두터운 것이 순양(純陽)이 되고 음(陰)이 맛이 되는데 맛의 두터운 것이 순음(純陰)이 되기 때문에 맛이 얕은 것은 음(陰)속의 양(陽)이 되고 기(氣)가 얕은 것은 양(陽)속의 음(陰)이 되며 음기(陰氣)는 내려질 것이니 맛이 짙으면 설사를 하고 양기(陽氣)는 올라가는 것이니 기(氣)가 짙으면 열이 일어나고 또 맛이 얕으면 음(陰)이 적으니 모두 새고 기(氣)가 얕으면 양(陽)이 적으니 땀이 나는데 새게 된다는 것은 즉 땀이 난다는 것이다. 〈內經註〉

하늘에 음(陰)과 양(陽)이 있으니 신(辛)·감(甘)·담(淡)·산(酸)·고(苦)·함(鹹)의 물질이 즉 그것인데 신(辛)·감(甘)·담(淡)은 땅의 양(陽)이요, 산(酸)·고(苦)·함(鹹)은 땅의 음(陰)이 된다.

산뜻하고 맑은 것은 기(氣)가 되고 맛이 얕으니 차의 종류로써 땅에 근본하고 아래로 친하게 하는 것이다.

맛의 얕은 것은 음(陰)속의 음(陰)이 되면서 설사를 하니 산(酸)·고(苦)·함(鹹)의 차거운 것이 그것이며, 기(氣)의 짙은 것은 양(陽)속의 양(陽)이 되면서 열을 일으키니 신(辛)·감(甘)·담(淡)·평(平)·한(寒)·양(涼)이 그것이다. 〈東垣〉

싱거운 것은 5가지 맛의 근본이 되기 때문에 본초(本草)에서 싱거운 것은 말이 없었으나 그의 장부(臟腑)에 응하는 것은 같다. 〈入門〉

쓴 약은 태평하면서 오르고 서늘한 것도 또한 태평하면서 오르니 달고 매운 것은 맑은 가운데 맑은 것으로써 폐(肺)를 맑게 해서 천진(天眞)을 돕고 맑은 양이 사지(四肢)를 실(實)하게 하는 것은 맑은 가운데의 탁(濁)한 것으로써 주리(腠理)를 번영(繁榮)시키는 것이다.

탁한 음(陰)이 오장(五臟)으로 달리는 것은 탁한 가운데의 맑은 것으로써 신(神)을 영양(榮養)하고 탁한 음(陰)이 육부(六腑)로 돌아가는 것은 탁한 가운데의 탁한 것으로써 뼈골을 굳세게 한다. 〈東垣〉

◎ 풍(風)은 승생(升生)하는 것이다.

맛의 얕은 것은 음중(陰中)의 양(陽)이니 맛이 얕으면 모두 새는 것인데, 방풍(防風)·승마(升麻)·강활(羌活)·시호(柴胡)·갈근(葛根)·위령선(威靈仙)·세신(細辛)·독활(獨活)·백지(白芷)·길경(桔梗)·서점자(鼠粘子)·고본(藁本)·천궁(川芎)·만형자(蔓荊子)·진교(秦艽)·천마(天麻)·마황(麻黃)·형개(荊芥)·박하(薄荷)·전호(前胡)등이다. 〈東垣〉

◎ 열(熱)은 부장(浮長)하는 것이다.

기(氣)의 깊은 것은 양(陽)속에 양(陽)이니 기(氣)가 깊으면 열을 일으키는 것인데 부자(附子)·오두(烏頭)·건강(乾薑)·생강(生薑)·양강(良薑)·육계(肉桂)·계지(桂枝)·초두구(草豆蔻)·정향(丁香)·후박(厚朴)·목향(木香)·백두구(白豆蔻)·익지(益智)·천초(川椒)·오수유(吳茱萸)·회향(茴香)·축사(縮砂)·현호색(玄胡索)·홍화(紅花)·신국(神麴)이다. 〈東垣〉

◎ 습(濕)은 변해 일어난다.

기(氣)의 온(溫)·량(涼)·한(寒)·열(熱)을 같이한 것은 위(胃)가 응(應)하고 맛의 감(甘)·신(辛)·함(鹹)·고(苦)는 비(脾)가 응하니, 황기(黃芪)·인삼(人蔘)·감초(甘草)·당귀(當歸)·숙지황(熟地黃)·반하(半夏)·창출(蒼朮)·백출(白朮)·진피(陳皮)·청피(靑皮)·곽향(藿香)·빈랑(檳榔)·봉출(蓬朮)·삼릉(三陵)·아교(阿膠)·사자(楂子)·행인(杏仁)·도인(桃仁)·맥아(麥芽)·자초(紫草)·소목(蘇木)등이다. 〈東垣〉

◎ 조(燥)는 거두어 내린다.

기(氣)의 얕은 것은 양(陽)속의 음(陰)이며 기(氣)가 깊으면 새도록 하니 복령(茯苓)·택사(澤瀉)·저령(猪苓)·활석(滑石)·구맥(瞿麥)·차전자(車前子)·목통(木通)·등심(燈心)·오미자(五味子)·상백피(桑白皮)·백작약(白芍藥)·서각(犀角)·천문동(天門冬)·오매(烏梅)·모단피(牡丹皮)·지골피(地骨皮)·지각(枳殼)·호박(琥珀)·연교(連翹)·지실(枳實)·맥문동(麥門冬)등이다. 〈東垣〉

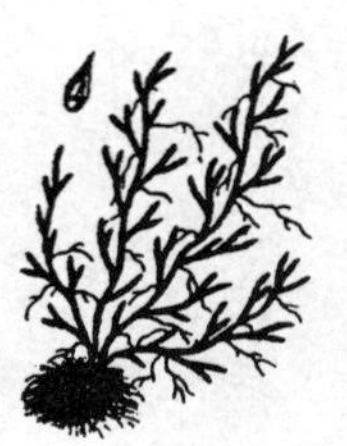
외실살이

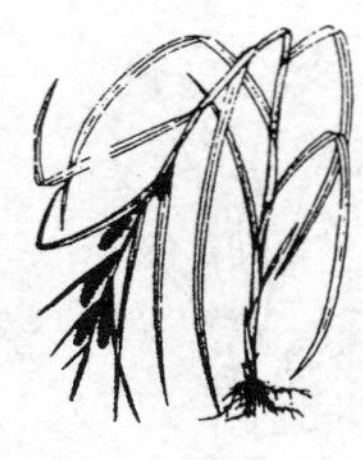
갈사초

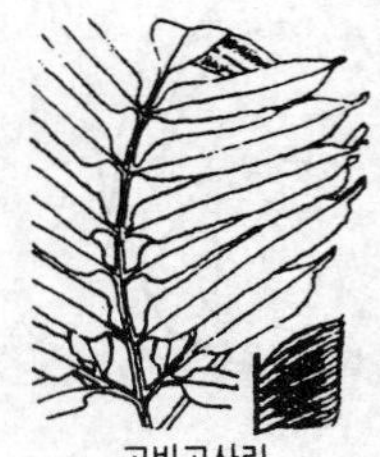
고비고사리

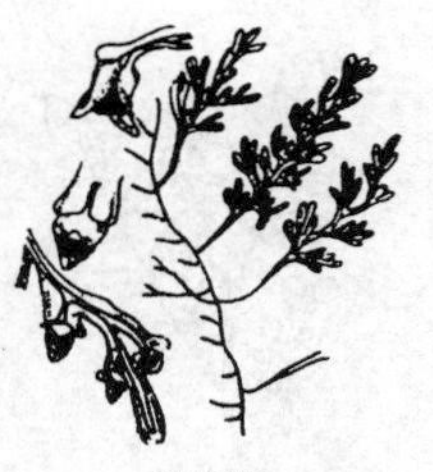
처녀이끼

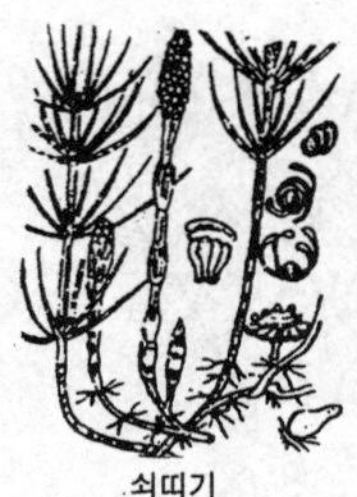
쇠뜨기

◎ 한(寒)은 침장(沈長)하는 것이다.

맛의 짙은 것은 음(陰)속의 음(陰)이며 맛이 짙으면 새게 되니, 대황(大黃)•황백(黃柏)•초용담(草龍膽)•황련(黃連)•황금(黃芩)•석고(石膏)•생지황(生地黃)•지모(知母)•방기(防己)•인진(茵蔯)•모려(牡蠣)•과루근(瓜蔞根)•박초(朴硝)•현삼(玄蔘)•산치자(山梔子)•천연자(川練子)•향지(香肢)•지유(地楡)등이다. 〈東垣〉

15. 약제의 근(根)과 초(梢)를 쓸 경우

모든 약의 뿌리가 흙속에 있으며 절반 이상은 기맥(氣脈)이 위로 가게 되니 싹이 난 자리를 뿌리라 하고 절반 이하는 기맥(氣脈)이 밑으로 가게 되니 흙속으로 들어간 것을 초(梢)라고 하는데 병이 중초(中焦)에 있는 것은 뿌리의 몸뚱이 가운데 것을 쓰고 상초(上焦)는 뿌리를 쓰고 하초(下焦)는 초(梢)를 쓰는데 역시 뿌리는 위로 오르고 초(梢)는 밑으로 내리기 때문이다. 〈東垣〉

대부분 약제의 뿌리에 상•중•하가 있는데 사람의 병이 몸의 반 이상은 머리를 쓰고 중초(中焦)는 몸을 쓰며 하초(下焦)는 초(梢)를 쓴다.

약재(藥材)를 쓸 때는 두(頭)•신(身)•초(梢)로써 상•중•하를 나누는 것은 출류상형(述類象形)의 뜻이다. 〈丹心〉

당귀(當歸)가 제일 정확하게 머리는 몸에 행하여 피를 그치고 가운데는 중초(中焦)를 지켜서 피를 기르고 초(梢)는 하초(下焦)에 들어가서 피를 깨뜨리게 한다.

황금(黃芩)도 머리는 허한 증세에 폐(肺)의 화(火)를 밑으로 내리고 초(梢)는 실(實)한 증세에 태양(太陽)의 화(火)를 토하며 방풍(防風)과 길경(桔梗)의 종류도 역시 그러하다. 〈正傳〉

16. 오장(五臟)의 보사(補瀉)일 경우

허하면 그의 모(母)를 보(補)하고 실(實)하면 그의 자(子)를 토하는 것인데 예를 들면 간(肝)은 심(心)의 모(母)인데 심(心)이 허하면 당연히 간(肝)을 보(補)해야 하고, 비(脾)는 심(心)의 자(子)인데 심(心)이 실(實)하면 당연히 비(脾)를 토해야 하는 것이니 다른 경(經)들도 이와 같을 것이다. 〈難經〉

간(肝)과 담(膽)은 맛의 매운 것으로써 보(補)하고 신 것으로써 토하며 기(氣)는 습(濕)한 것으로 보(補)하고 차거운 것으로 토하며 심(心)과 소장(小腸)은 맛의 짠 것으로 보하고 단 것으로 토하며 기(氣)는 열이 있는 것으로 보하고 차가운 것으로 토하고 삼초(三焦)와 명문(命門)을 보하고 토하는 것이 서로 같으며 비(脾)와 위(胃)는 맛의 단 것으로 보하고 쓴 것으로 토하며 기(氣)는 더운 것으로써 보하고 차가운 것으로써 토하며 폐(肺)와 대장(大腸)은 맛의 신 것으로 보하고 매운 것으로 토하며 기(氣)는 차가운 것으로 보(補)하고 더운 것으로 토하며 신(腎)과 방광(膀胱)은 맛의 쓴 것으로 보하고 짠 것으로 토하며 기(氣)는 차가운 것으로 보하고 열이 있는 것으로 토한다. 〈東垣〉

◎ 심(心)

더웁게 하는 약은 당귀(當歸)•작약(芍藥)•오수유(吳茱萸)•육계(肉桂)•창출(蒼朮)•백출(白朮)•석창포(石菖蒲)를 쓰고, 차가웁게 하는 약은 서각(犀角)•생지황(生地黃)•우황(牛黃)•죽엽(竹葉)•주사(朱砂)•맥문동(麥門冬)•황련(黃連)•연교(連翹)를 보고 보하는 약은 원지(遠志)•복신(茯神)•천문동(天門冬)•맥문동(麥門冬)•토사자(兎絲子)•인삼(人蔘)•금박(金箔)•은박(銀箔)•초염(炒鹽)을 쓰고, 토하는 약은 황련(黃連)•고삼(苦蔘)•패모(貝母)•전호(前胡)•울금(鬱金)을 쓴다.

◎ 소장(小腸)

더웁게 하는 약은 파극(巴戟)•회향(茴香)•오약(烏藥)•익지(益智)를 쓰고, 차가웁게 하는 약은 모근(茅根)•통초(通草)•황금(黃芩)•천화분(天花粉)•활석(滑石)•차전자(車前子)를 쓰며, 보하는 약은 모려(牡蠣)•석곡(石斛)•감초초(甘草炒)를 쓰고, 토하는 약은 총백(葱白)•소자(蘇子)•속수자(續隨子)•대황(大黃)을 쓴다.

◎ 간(肝)

더웁게 하는 약은 목향(木香)•육계(肉桂)•반하(半夏)•육두구(肉豆蔻)•진피(陳皮)•빈랑(檳榔)•필발(蓽撥)을 쓰고, 차가웁게 하는 약은 별갑(鼈甲)•황금(黃芩)•황련(黃連)•초룡담(草龍膽)•초결명(草決明)•시호(柴胡)•영양각(羚羊角)을 쓰며 보하는 약은 모과(木瓜)•아교(阿膠)•천궁(川芎)•황기(黃芪)•산수유(山茱萸)•산조인(酸棗仁)•오가피(五加皮)를 쓰고, 토하는 약은 청피(靑皮)•작약(芍藥)•시호(柴胡)•전호(前胡)•서각(犀角)•진피(陳皮)•초룡담(草龍膽)을 쓴다.

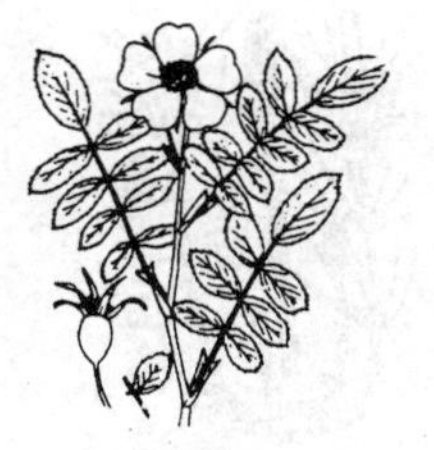
긴생열귀

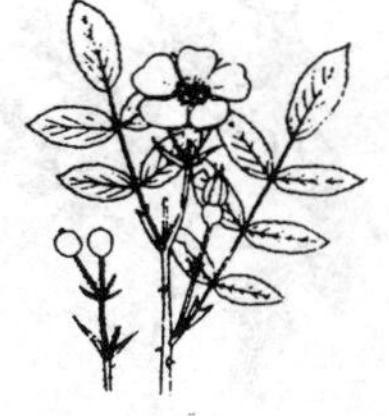
왕들장미

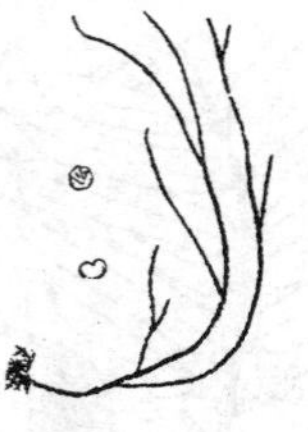
줄석송

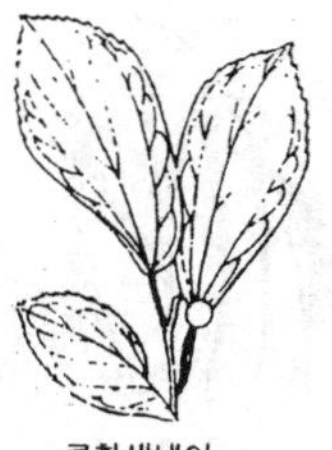
큰황새냉이

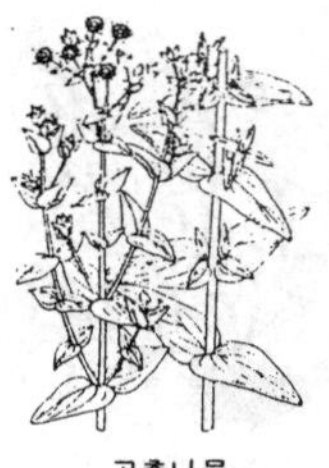
고추나물

◎ 담(膽)

더웁게 하는 약은 귤피(橘皮)·반하(半夏)·생강(生薑)·천궁(川芎)·계피(桂皮)를 쓰고, 차가웁게 하는 약은 황련(黃連)·황금(黃芩)·죽여(竹茹)·시호(柴胡)·초룡담(草龍膽)을 쓰며, 보하는 약은 당귀(當歸)·산수유(山茱萸)·산조인(酸棗仁)·오미자(五味子)를 쓰고 토하는 약은 청피(靑皮)·황련(黃連)·시호(柴胡)·목통(木通)·작약(芍藥)을 쓴다.

더웁게 하는 약은 향부자(香附子)·축사(縮砂)·강계(薑桂)·목향(木香)·육두구(肉豆蔻)·익지(益芝)·곽향(藿香)·정향(丁香)·부자(附子)를 쓰고, 차가웁게 하는 약은 치자(梔子)·황련(黃連)·석고(石膏)·백작약(白芍藥)·승마(升麻)·연교(連翹)·황금(黃芩)·고차(苦茶)를 쓰며, 보하는 약은 인삼(人蔘)·황기(黃芪)·백출(白朮)·복령(茯苓)·진피(陳皮)·반하(半夏)·건강(乾薑)·맥아(麥芽)·산약(山藥)을 쓰고, 토하는 약은 파두(巴豆)·삼릉(三陵)·지실(枳實)·적작약(赤芍藥)·대황(大黃)·청피(靑皮)·신국(神麴)·산사자(山楂子)를 쓴다.

◎ 위(胃)

더웁게 하는 약은 정향(丁香)·백두구(白豆蔻)·초두구(草豆蔻)·건강(乾薑)·후박(厚朴)·익지(益智)·오수유(吳茱萸)를 쓰고, 차가웁게 하는 약은 연교(連翹)·활석(滑石)·승마(升麻)·건강(乾薑)·천화분(天花粉)·치자(梔子)·황금(黃芩)을 쓰고, 보하는 약은 백출(白朮)·산약(山藥)·연실(連實)·감인(芡仁)·백편두(白扁豆)·인삼(人蔘)·황기(黃芪)·축사(縮砂)를 쓰고, 토하는 약은 파두(巴豆)·대황(大黃)·지실(枳實)·망초(芒硝)·후박(厚朴)·견우자(牽牛子)를 쓴다.

◎ 폐(肺)

더웁게 하는 약은 진피(陳皮)·반하(半夏)·생강(生薑)·관동화(款冬花)·백두구(白豆蔻)·행인(杏仁)·소자(蘇子)·천초(川椒)를 쓰고, 차가웁게 하는 약은 지모(知母)·패모(貝母)·과루인(瓜蔞仁)·길경(桔梗)·천문동(天門冬)·편금(片芩)·치자(梔子)·석고(石膏)를 쓰며, 보하는 약은 인삼(人蔘)·황기(黃芪)·아교(阿膠)·오미자(五味子)·천문동(天門冬)·사삼(沙蔘)·산약(山藥)·녹각교(鹿角膠)를 쓰고, 토하는 약은 정력자(葶藶子)·상백피(桑白皮)·방풍(防風)·행인(杏仁)·마황(麻黃)·지각(枳殼)·자소엽(紫蘇葉)을 쓴다.

◎ 대장(大腸)

더웁게 하는 약은 인삼(人蔘)·강계(薑桂)·반하(半夏)·목향(木香)·호초(胡椒)·오수유(吳茱萸)를 쓰고, 차가웁게 하는 약은 황금(黃芩)·괴화(槐花)·천화분(天花粉)·치자(梔子)·연교(連翹)·석고(石膏)를 쓰며, 보하는 약은 앵속각(罌粟殼)·오배자(五倍子)·모려(牡蠣)·육두구(肉豆蔻)·목향(木香)·가자(訶子)를 쓰고, 토하는 약은 망초(芒硝)·대황(大黃)·속수자(續隨子)·도인(桃仁)·마인(麻仁)·지각(枳殼)·빈랑(檳榔)·견우자(牽牛子)를 쓴다.

◎ 신(腎)

더웁게 하는 약은 침향(沈香)·토사자(兎絲子)·부자(附子)·육계(肉桂)·파고지(破古紙)·백자인(柏子仁)·오약(烏藥)·파극(巴戟)을 쓰고, 차가웁게 하는 약은 지모(知母)·황백(黃柏)·목단피(牡丹皮)·지골피(地骨皮)·현삼(玄蔘)·생지황(生地黃)을 쓰며, 보하는 약은 숙지황(熟地黃)·구기자(枸杞子)·녹용(鹿茸)·구판(龜板)·오미자(五味子)·육종용(肉蓯蓉)·우슬(牛膝)·두충(杜冲)을 쓰고, 토하는 약은 택사(澤瀉)·복령(茯苓)·저령(猪苓)·호박(琥珀)·목통(木通)을 쓴다.

신(腎)이 본래 실(實)한 것이 없으니 다만 복령(茯苓)과 택사(澤瀉)를 써서 그의 사화(邪火)와 사수(邪水)를 쳐야할 뿐이다.

◎ 방광(膀胱)

더웁게 하는 약은 회향(茴香)·오약(烏藥)·육계(肉桂)·침향(沈香)·오수유(吳茱萸)를 쓰고, 차가웁게 하는 약은 생지황(生地黃)·방기(防己)·황백(黃柏)·지모(知母)·활석(滑石)·감초초(甘草炒)를 쓰고, 보하는 약은 익지(益智)·창포(菖蒲)·속단(續斷)을 쓰며, 토하는 약은 차전자(車前子)·구맥(瞿麥)·활석(滑石)·망초(芒硝)·택사(澤瀉)·저령(猪苓)·목통(木通)을 쓴다.

◎ 명문(命門)

더웁게 하는 약은 부자(附子)·육계(肉桂)·파고지(破古紙)·회향(茴香)·침향(沈香)·오약(烏藥)·건강(乾薑)을 쓰고, 차가웁게 하는 약으로는 황백(黃柏)·시호(柴胡)·지모(知母)·활석(滑石)·망초(芒硝)를 쓰며, 보하는 약은 육종용(肉蓯蓉)·침향(沈香)·황기(黃芪)·육계(肉桂)·토사자(兎絲子)·파고지(破古紙)를 쓰고, 토하는 약은 오약(烏藥)·지각(枳殼)·대황(大黃)·망초(芒硝)·황백(黃柏)·치자(梔子)를 쓴다.

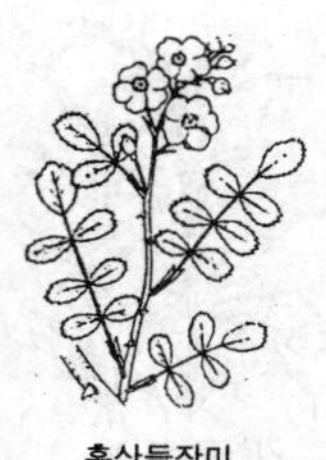
흑산들장미

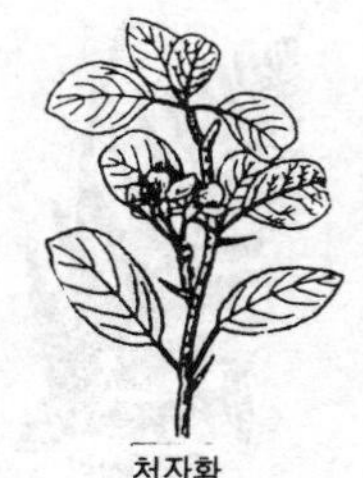
처자화

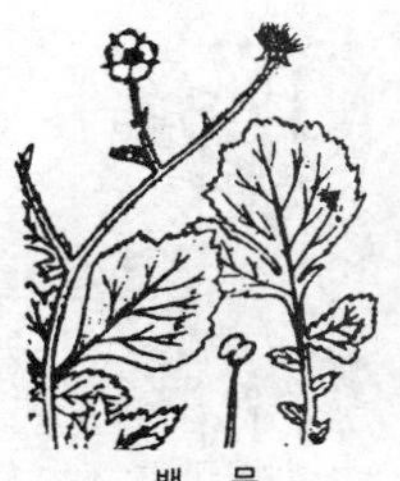
뱀 무

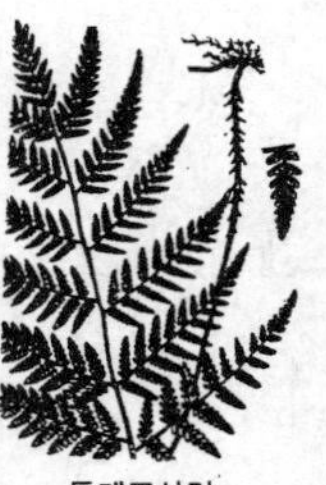
두메고사리

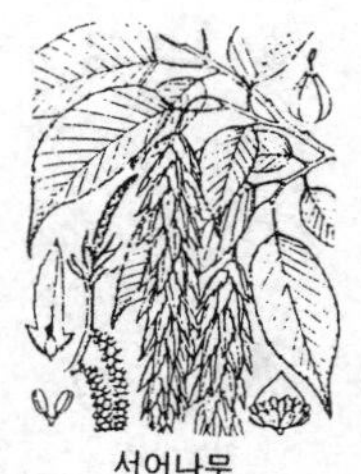
서어나무

◎ 삼초(三焦)

더웁게 하는 약은 부자(附子)•파고지(破古紙)•당귀(當歸)•숙지황(熟地黃)•토사자(兎絲子)•오수유(吳茱萸)•회향(茴香)을 쓰고, 차가웁게 하는 약은 지모(知母)•초룡담(草龍膽)•목통(木通)•차전자(車前子)•지골피(地骨皮)•황백(黃柏)•치자(梔子)를 쓰며 보하는 약은 인삼(人蔘)•황기(黃芪)•건강(乾薑)•감초(甘草)•백출(白朮)•계지(桂枝)•익지(益智)를 쓰고, 토하는 약은 황백(黃柏)•치자(梔子)•저령(猪苓)•택사(澤瀉)•적복령(赤茯苓)•대황(大黃)•빈랑(檳榔)을 쓴다.

17. 모든 경(經)을 인도할 경우

경(經)을 안내하는 약으로써 태양경(太陽經) 손(手)은 강활(羌活)이고 발은 황백(黃柏)이며, 태음경(太陰經) 손(手)은 길경(桔梗)이고, 발은 백작약(白芍藥)이며, 양명경(陽明經) 손(手)은 백지(白芷)와 승마(升麻)이고, 발은 석고(石膏)이며, 소음경(小陰經) 손(手)은 독활(獨活)이고 발은 지모(知母)이며, 소양경(小陽經) 손(手)은 시호(柴胡)이고 발은 청피(靑皮)이다. 〈東垣〉

노래로 말하기를「소장방광속태양(小腸膀胱屬太陽)•고본강활시본향(藁本羌活是本鄕)•삼초담여간포락(三焦膽與肝包絡)•소양궐음시호강(小陽厥陰柴胡強)•양명대장렴족위(陽明大腸廉足胃)•갈근백지승마당(葛根白芷升麻當)•태음폐맥중초기(太陰肺脈中焦起)•백지승마총백향(白芷升麻葱白鄕)•비경소여폐경이(脾經少與肺經異)•승마작약백지상(升麻芍藥白芷詳)•소음심경독활주(少陰心經獨活主)•신경독활가계량(腎經獨活加桂良)•통경용차약위사(通經用此藥爲使)•갱유하병도고황(更有何病到膏肓)」〈東垣〉

번역해 보면 소장(小腸)과 방광(膀胱)은 태양(太陽)에 속해 있는데 고본(藁本)과 강활(羌活)이 경(經)을 끌어주는 본약이 되며, 삼초(三焦)와 담(膽)및 간(肝)의 포락(包絡)은 소양(小陽)의 궐음경(厥陰經)으로써 시호(柴胡)가 제일 힘이 센 주된 약제가 되고 양명대장(陽明大腸)은 발과 위(胃)를 같이 했으니 갈근(葛根)과 백지(白芷)및 승마(升麻)가 적당한 약제이며 태음(太陰)과 폐(肺)의 맥(脈)은 중초(中焦)에서 일어남으로 백지(白芷)와 승마(升麻)및 파의 나아가는 곳이고, 비경(脾經)은 폐경(肺經)과 약간 다르니 승마(升麻)가 백지(白芷)를 같이하면 더욱 세밀한 효력을 보인다. 소음심경(小陰心經)은 독활(獨活)이 주로 치료하고 신경(腎經)은 독활(獨活)에 계(桂)를 더하면 더욱 좋은 것이니 경(經)을 통하는 데 이러한 약들을 쓰게 되면 고황(膏肓)이 될 병도 없어지는 것이다. 〔고맹병(膏盲病)이란 것은 치료가 어려운 병이다.〕

폐(肺)의 인경약(引經藥)은 시호(柴胡)•천궁(川芎)•청피(靑皮)이고, 담(膽)의 인경약(引經藥)도 시호(柴胡)•천궁(川芎)•황백(黃柏)이며, 비(脾)의 인경약(引經藥)은 승마(升麻)•주(酒)•백작약(白芍藥)이고, 위(胃)의 인경약(引經藥)은 갈근(葛根)•승마(升麻)•백지(白芷)•석고(石膏)이며, 폐(肺)의 인경약(引經藥)은 백지(白芷)•승마(升麻)•총백(葱白)이고, 대장(大腸)의 인경약(引經藥)은 독활(獨活)•육계(肉桂)•염(鹽)•주(酒)이고, 방광(膀胱)의 인경약(引經藥)은 고본(藁本)•강활(羌活)•황백(黃柏)이며, 심포(心包)의 인경약(引經藥)은 시호(柴胡)•시호(柴胡)•천궁(川芎)•청피(靑皮)이고, 삼초(三焦)의 인경약(引經藥)은 시호(柴胡)•천궁(川芎)•청피(靑皮)이다. 〈回春〉

부자(附子)가 백가지 약의 어른이 되는 것은 모든 경(經)을 통해 나가기 때문이다. 〈入門〉

머리가 아픈 데는 천궁(川芎)을 써야하고 머리 꼭대기가 아픈 데는 수용고본(須用藁本)을 꼭 써야 하고, 팔다리가 아픈 데는 강활(羌活)을 쓰며, 배가 아픈 데는 작약(芍藥)을 쓰고, 심하게 차면 계(桂)를 더해 쓰고 심한 열이 있으면 황백(黃柏)을 더하여 쓰고, 물을 많이 먹는데는 백출(白朮)•복령(茯苓)•저령(猪苓)을 꼭 쓰고, 잘 놀래서 어리둥절 하는데는 복신(茯神)을 꼭 쓰고, 심하(心下)가 결리는 데는 지실(枳實)•황련(黃連)을 꼭 쓰고, 살갗이 열이 있는 것은 황금(黃芩)을 꼭 쓰며, 배가 가득 부풀은 데는 후박(厚朴)을 꼭 쓰고, 갈비밑이 아프고 차고 열이 있는데는 시호(柴胡)를 쓰며, 비(脾)와 위(胃)에 습담(濕痰)이 있고, 게으른 데는 백출(白朮)을 꼭 쓰고, 체기(滯氣)를 깨뜨리는 데는 지각(枳殼)을 꼭 쓰며, 혈체(血滯)를 깨뜨리는 데는 도인(桃仁)•소목(蘇木)을 꼭 쓰고, 피가 모자라는 데는 감초(甘草)를 꼭 쓰며, 담(痰)을 없애는 데는 반하(半夏)를 쓰는데 열이 있으면 황금(黃芩)을 더하고, 풍(風)이 있으면 남성(南星)을 더하고, 한담(寒痰)이 막혀 결리는 데는 진피(陳皮)와 백출(白朮)을 꼭 쓰며, 뱃속의 공간이 좁은 데는 창출(蒼朮)을 꼭 쓰고, 조기(調氣)에는 목향(木香)을 꼭 쓰며, 보기(補氣)에는

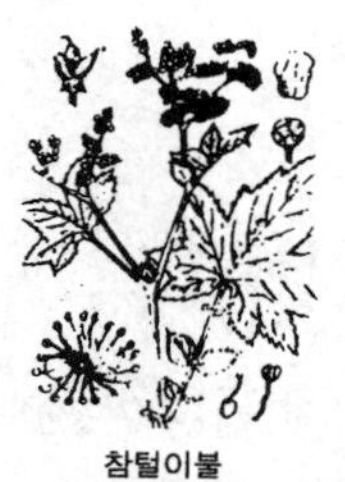
참털이불

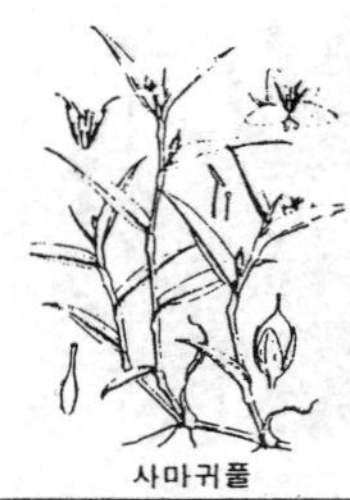
사마귀풀

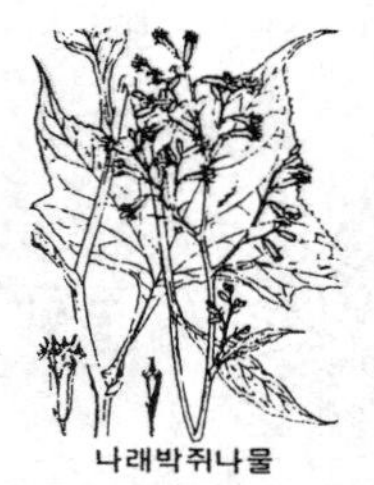
나래박쥐나물

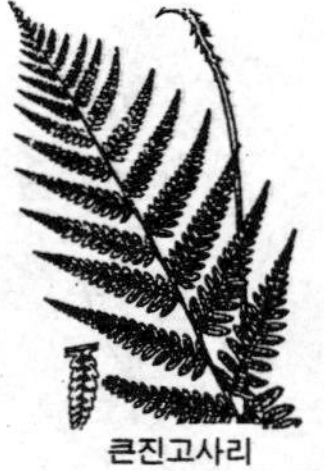
큰진고사리

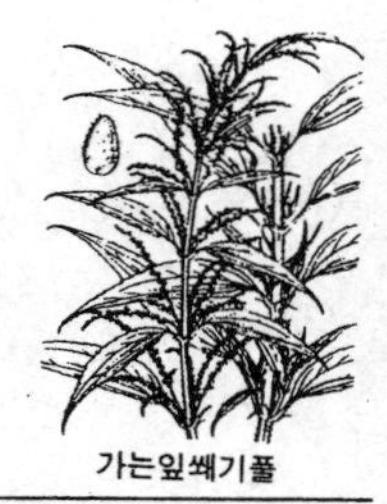
가는잎쐐기풀

인삼(人蔘)을 꼭 쓰고, 화혈(和血)하는 데는 당귀(當歸)를 꼭 쓰며, 하초(下焦)에 습열(濕熱)이 있고, 겸하여 방광(膀胱)에 화사(火邪)가 있는 데는 주세방기(朱洗防己)•초용담(草龍膽)•황백(黃柏)•지모(知母)를 꼭 쓰고, 내상허한(內傷虛汗)에는 황기(黃芪)를 꼭 쓰며, 상초열(上焦熱)에는 편금(片芩)을 꼭 쓰고, 중초습열(中焦濕熱)에는 황련(黃連)을 꼭 쓰며, 체기(滯氣)를 없애는 데는 청피(靑皮)를 꼭 쓰고, 목이 마르는 증세에는 건갈(乾葛)과 복령(茯苓)을 꼭 쓰며, 기침에는 오미자(五味子)를 쓰고, 숨이 차고 기침이 나는 데는 아교(阿膠)를 꼭 쓰며, 음식이 소화가 안되는 데는 황련(黃連)과 지실(枳實)을 꼭 쓰며, 가슴속이 번열(煩熱)한 데는 치자(梔子)를 꼭 쓰고, 물을 토하는 데는 백출(白朮)•복령(茯苓)•작약(芍藥)을 꼭 쓰며, 기(氣)가 찌르고 아픈 데는 지각(枳殼)을 꼭 쓰고, 피가 찌르고 아픈 데는 당귀(當歸)를 꼭 쓰고, 종기로 아픈 데는 황련(黃連)•황금(黃芩)•황백(黃柏)을 꼭 쓰며, 눈이 아픈 데는 황연(黃連)•당귀(當歸)의 보통 술을 빚은 것을 쓰고, 소변이 누른 데는 황백(黃柏)을 꼭 쓰며, 소변이 깔깔하고 잦은 데는 택사(澤瀉)를 꼭 쓰며, 뱃속이 열로 아픈 데는 대황(大黃)과 망초(芒硝)를 꼭 쓰며, 소복(小腹)이 아픈 데는 청피(靑皮)를 꼭 쓰고, 음경(陰經)속이 아픈 데는 감초초(甘草炒)를 꼭 쓰며, 위완(胃脘)이 아픈 데는 초두구(草豆蔻)를 꼭 쓰고, 대개 순한(純寒)과 순열(純熱)의 약을 쓰면 반드시 감초(甘草)로써 그의 효력을 늦추고 한과 열이 서로 섞인 것도 감초(甘草)로써 고루게 한다. 〈東垣〉

18. 복약(服藥)에 기식(忌食)할 경우

무슨 약을 먹든지 생호유(生胡荽)와 마늘 및 생채(生菜)를 많이 먹지 말고 또 모든 미끄러운 물건과 과실(果實) 등이며, 살찐 견(犬)이나 돼지고기 및 기름 종류와 생선회 및 비린 것 등을 많이 먹지 말고 죽은 시체와 산부(産婦)의 피 묻은 옷같은 것을 안보는 것이다. 〈本草〉

모든 약을 먹을 때 초를 많이 먹으면 안된다.

대체로 약을 먹을 때 생차를 피하는 것으로 되어 있다.

출(朮)에는 도(桃)•이(李)•작(雀)•합(蛤)•호유(胡荽)•대산(大蒜)•청어(靑魚)•작(酢)등을 먹지 말고, 반하(半夏)와 창포(菖蒲)에는 이당(飴糖)•양육(羊肉)•해조(海藻)를 먹지 말고 지황(地黃)에는 총(葱)•산(蒜)•나복(蘿葍)을 먹지 않아야 하며 지황(地黃)과 하수오(何首烏)를 먹을 때는 나복(蘿葍)을 먹으면 모든 피를 써서 없어져 윗 머리가 빨리 희어지고 하수오(何首烏)에는 무린어(無鱗魚)를 피하고, 파두(巴豆)에는 노순(蘆筍)•야저육(野猪肉)•장지(醬肢)•냉수(冷水)를 피해야 하며, 황연(黃連)과 길경(桔梗)에는 돼지고기를 피하는데 황연(黃連)을 3년동안을 먹으면 한평생을 통해서 돼지고기를 피해야 하고 또 황련(黃連)에는 찬물을 피하며 호황련(胡黃連)에는 돼지고기를 먹으면 정수(精水)가 밖으로 새게 되며, 세신(細辛)에는 생야채를 피하고, 여로(黎蘆)에는 너구리 고기를 피하고, 목단(牡丹)에는 생호유(生胡荽)를 피하며, 상육(商陸)에는 개고기를 피하고. 상산(常山)에는 생 파와 생 야채를 피하고, 주사(朱砂)와 공청(空靑)에는 생피를 피하고, 복령(茯苓)에는 초산 종류를 피하고, 감초(甘草)에는 배추와 바다 식물과 돼지고기를 피한다.

별갑(鼈甲)에는 비름 나물을 피하고(자라 껍질을 잘게 썰어서 습기가 있는 곳에 두면 변해서 자라 새끼가 나오니 이것이 사실의 경험이 되는 것이다.) 천문동(天門冬)에 잉어를 피하며〔천문동(天門冬)에 잉어를 먹고서 중독이 되면 개구리 밥으로써 푼다.〕수은(水銀)과 경분(輕粉)에는 온갖 피를 피하며, 양기석(陽起石)에는 양의 피를 피하고, 황정(黃精)에는 매실(梅實)을 피하고, 우슬(牛膝)에는 소고기를 피하고, 당귀(當歸)에는 익은 면을 피하고, 오두(烏頭)와 천웅(天雄)에는 콩자반즙을 피하고, 목단피(牡丹皮)에는 마늘을 피하며, 계(桂)에는 생파를 피하고, 맥문동(麥門冬)에는 붕어를 피하며, 후박(厚朴)에는 콩을 피하는데 먹으면 기(氣)가 움직이고, 위령선(威靈仙)에는 차와 면탕을 피하며, 창이(蒼耳)에는 돼지고기와 쌀뜨물을 피하고, 건칠(乾漆)에는 비개를 피하며, 구기(枸杞)와 우유가 서로 미워하고, 용골(龍骨)에는 물고기를 피하고, 사향(麝香)에는 마늘을 피하며, 파고지(破古紙)에는 양고기를 피하고, 연화(蓮花)에는 지황(地黃)과 마늘을 피하며, 행인(杏仁)에는 좁쌀을 피하고, 꿀에 파와 상치를 피하며 돼지고기가 약을 죽이고 돼지 고약이 오매(烏梅)를 피하고, 약을 먹으면서 사슴고기를 먹으면 약효를 얻지 못하니 사슴이 언제나 해독초(解毒草)를 먹으니 모든 약의 효력을 억제하고 죽이는데 사슴이 자주 먹는 풀 종류는 대개 갈화(葛花)•녹총백(鹿葱白)•약묘(藥苗)•백호(白蒿)•수근(水芹)•감초(甘草)•창이(蒼耳)•제니(薺苨)등이다. 모든 뿔 종류에는 소금

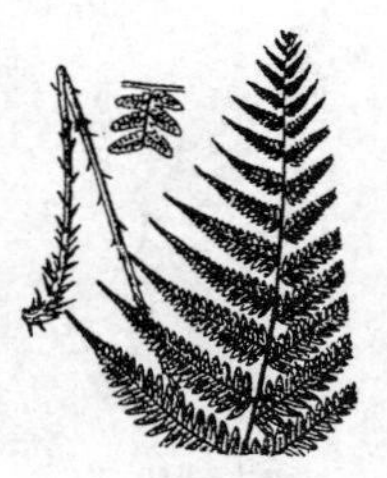
지리산개고사리

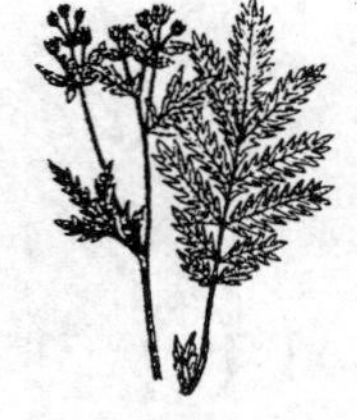
끈쓴이딱지

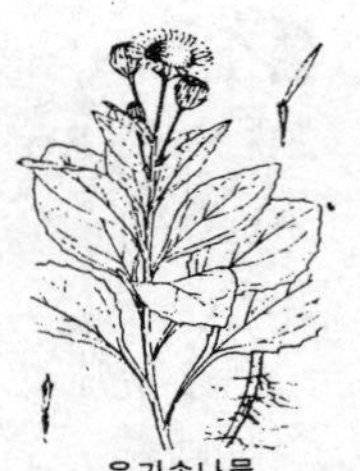
웅기솜나물

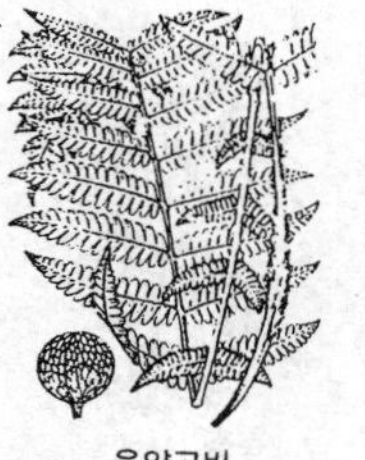
음양고비

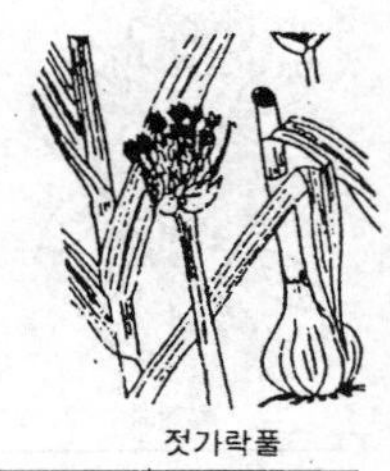
젓가락풀

을 크게 피한다. 〈本草 入門〉

19. 동(銅)·철(鐵)을 기(忌)할 경우

대부분의 약이 동(銅)과 철(鐵)을 피하는 것은 간기(肝氣)가 싫어하기 때문이다. 〈得効〉

「황백(黃柏)과 지황(地黃)의 종류를 모두 철 그릇에 찌는 것을 피하는 것은 어째서인가?」 지황(地黃)과 황백(黃柏)은 모두 신경(腎經)의 약인데 철중탕(鐵仲湯)이 말하기를 「신(腎)은 보(補)는 있어도 토는 없다.」하고, 또 말하기를 「허(虛)한 것은 그의 모(母)를 보(補)하고 실(實)한 것은 그의 자(子)를 토한다.」했으니 동(銅)과 철(鐵)을 피하는 것은 그의 목(木)을 치고 간(肝)을 토해서 자(子)가 모(母)로 하여금 허하게 하는 것을 미리 방비하는 것이며, 다른 속뜻은 없는 것이다. 〈正傳〉

상백피(桑白皮)가 철(鐵)과 연(鉛)을 피하고 뽕나무 가지도 그러므로 상기생(桑奇生)이 철(鐵)을 피하니 동칼로 썰어야 한다.

지황(地黃)이 동철 그릇을 쓰면 신기(腎氣)가 없어지고 머리털이 희어지는데 남자는 영기(榮氣)를 상하고 여자는 위기(衛氣)를 상한다.

창포(菖蒲)가 철을 쓰면 토와 역(逆)을 하니 동칼 또는 대나무 칼로 썬다.

익모초(益母草)가 철을 피하니 대나무 칼로 썰어서 은이나 돌 그릇에 달여야 한다.

모과(木瓜)가 철과 아연을 피하니 동칼로 껍질을 벗긴다.

석류(石榴)의 껍질과 잎과 뿌리가 모두 철을 피한다.

하수오(何首烏)가 동과 철을 피하니 오래된 대나무 칼로 썰고, 향부자(香附子)를 돌 절구에 찧어서 철을 쓰지 않게 하여야 한다.

천근(茜根)이 철과 아연을 피하니 동칼로 썬다.

현삼(玄蔘)이 동철을 쓰면 목구멍이 잠기고 눈이 상한다.

목단피(牡丹皮)는 동칼로 짜개서 뼈를 버려야 한다.

두충(杜冲)은 기와 위에 말려서 나무 절구에 찧어야 하니 철을 피하는 것이 명확하다.

지모(知母)와 황백(黃柏)이 모두 철을 피하고, 지모(知母)·상백피(桑白皮)·천(天)·맥문동(麥門冬)·생숙지황(生熟地黃)·하수오(何首烏)가 모두 철을 피하니 이것들을 쓰면 삼소증(三消症)에 걸린다.

육두구(肉豆蔻)가 동을 피한다.

인동초(忍冬草)가 철을 피한다.

시호(柴胡)가 동과 철을 꺼리며, 몰석자(沒石子)도 그렇다.

백마경(白馬莖)은 동칼로써 짜개야 한다.

초용담(草龍膽)이 철을 피하니 동칼로 썬다.

도노(桃奴)는 동칼로 긁어서 살을 거둔다.

골쇄보(骨碎補)는 동칼로써 털을 깎아야 한다.

지골피(地骨皮)가 철을 피한다.

저령(猪苓)을 동칼로써 검은 껍질을 긁어서 쓴다.

모든 뿔 종류를 수치(修治)할 때에 소금을 피한다. 〈本草 入門〉

20. 상반(相反)되는 약일 경우

서로 반대되는 것들의 해로움은 서로가 미워하는 것보다 훨씬 심하다는 것은 상대끼리는 비록 다른 쪽을 미워하지만 다른 쪽에 대한 분한 마음은 없는 것이다. 예를들면 우황(牛黃)이 용골(龍骨)을 미워하나 용골(龍骨)은 오히려 우황(牛黃)을 대하면 좋게 되니 이것은 제복(制伏)하는 작용이 있기 때문이며, 서로가 반대되는 것은 피차(皮此)가 서로 액이 되어서 반드시 합할 수 없는 것이니 지금의 의사들이 자황(雌黃)과 호분(胡粉)을 합하게 되면 검어지며 가루가 노란색을 겸하면 검어지고 노란색이 가루를 접근하면 역시 색(色)이 변하게 되니 서로 반대되는 예를 보면 대략 다음과 같다. 〈本草〉

인삼(人蔘)·단삼(丹蔘)·고삼(苦蔘)·사삼(沙蔘)·현삼(玄蔘)·자삼(紫蔘)·세신(細辛)·작약(芍藥)이 모두 여로(黎蘆)와 서로 반대가 된다.

반하(半夏)·과루(瓜蔞)·패모(貝母)·백렴(白斂)·백급(白芨)이 오두(烏頭)와 아울러 서로 반대가 된다.

대극(大戟)·원화(芫花)·감수(甘邃)·해조(海藻)가 모두 감초(甘草)와 아울러 서로 반개가 된다.

석결명(石決明)이 운모(雲母)를 반대 한다.

유황(硫黃)이 망초(芒硝)를 반대 한다.

오두(烏頭)가 서각(犀角)을 반대 한다.

인삼(人蔘)이 오령지(五靈脂)를 반대 한다.

수은(水銀)이 비상(砒霜)을, 파두(巴豆)가 견우(牽牛)를, 정향(丁香)이 울금(鬱金)을, 아초(牙硝)가 삼릉(三陵)을, 관계(官桂)가 석지(石脂)를 각각 서로 반대 한다.

양독(狼毒)이 밀타승(蜜陀僧)을 두려워한다.

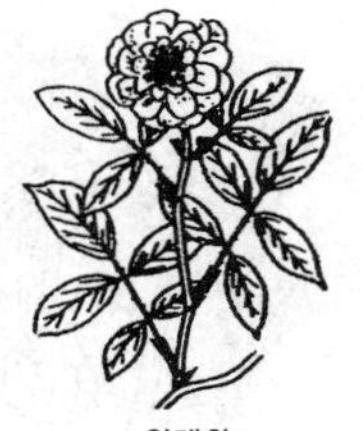
월계화

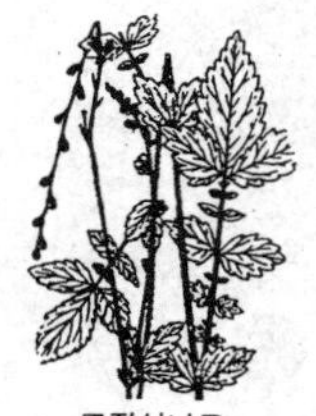
큰짚신나물

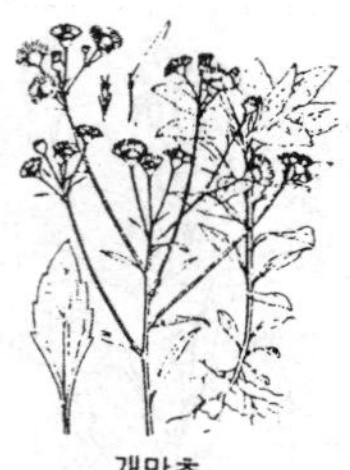
개망초

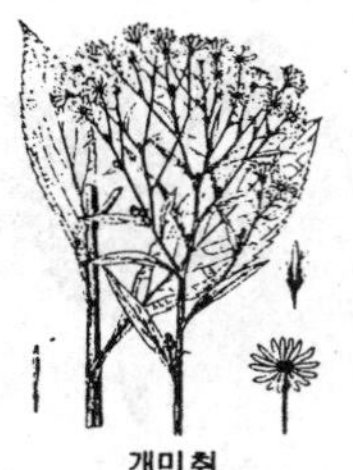
개미취

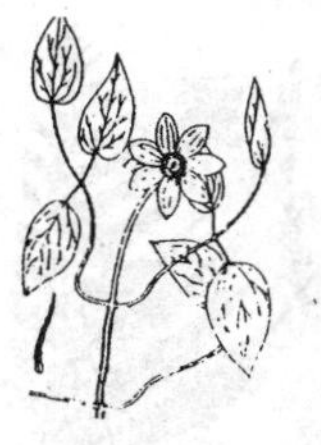
큰꽃으아리

초(醋)를 합육(蛤肉)과 같이 먹지를 못한다.

위피(猬皮)가 길경(桔梗)과 맥문동(麥門冬)을 아울러 서로 미워한다.

우유(牛乳)를 신물과 같이 먹으면 적병이 생긴다.

여로(藜蘆)가 술과 반대 한다.

파(葱)가 꿀(蜜)과 서로 반대를 하니 먹으면 죽고, 또는 파를 구워서 꿀과 합해서 먹으면 기(氣)를 모자라게 해서 사람이 죽는다고 하였다.

구채(韭菜)와 꿀(蜜)이 서로 반대 한다.

황상어(黃顙魚)를 형개(荊芥)와 같이 먹으면 살인을 하게 되니 즉 점어(鮎魚)의 종류인 것이다. 〈本草 入門〉

21. 불을 기(忌)하는 약일 경우

상기생(桑寄生)이 불을 피하고 빈랑(檳榔)이 불을 가까이 하면 효력이 없어지니 만일 익혀서 쓴다면 쓰지 않는 것만 못하고 인진(茵蔯)과 사함초(蛇含草)가 불을 멀리한다.

정향(丁香)이 불을 피하고, 전해 오는 말은 모든 향(香) 종류가 모두 불을 피한다고 하였다. 〈本草 入門〉

22. 약주(藥酒)를 담그는 방법일 경우

모든 술에 담가서 먹는 약은 모두 잘게 썰어서 헝겊포대에 담아 술에 넣고 단단히 봉해서 봄은 5, 여름은 3, 가을은 7, 겨울은 10일을 각각 지나서 술맛이 진하게 되면 걸러서 맑게하여 마시고 찌꺼기도 잘 말려서 거친 가루로 하여 다시 술에 담가 먹는다. 〈本草〉

한 병의 술에 거친 가루 약 3냥을 넣는 것을 기준으로 해서 담근다. 〈俗方〉

二. 수 부(水部)

천일(天一)이 수(水)를 낳기 때문에 제일 먼저 싣는다.

1. 수(水)의 품(品)을 논(論)할 경우

물은 일상 생활에 언제나 쓰면서도 인간에게 주는 필요성을 조금도 생각 하지도 못하고 알지도 못하기 쉽다. 하늘이 사람을 낳으면 수곡(水穀)으로써 고루 기르니 물이란 우리에게 일상 생활에 있어서 얼마만큼 중요하고 필요한가? 사람의 형체에 후하고 박한 것이 있고 수명의 길고 짧음이 있는 것이 물과 흙의 관계에 많은 원인(原因)이 있기 때문이니 지방(地方)의 남쪽과 북쪽 지방을 나눠서 징험(徵驗)해 보면 같지 않는 것을 알 수가 있는 것이다. 〈食物〉

우물물이 먼 지맥(地脈)에서부터 흘러나오는 것이 제일 좋은 것이 되고 가까운 하천에서 스며서 오는 것은 좋지 않으며, 또 도시의 인가(人家)가 밀집한 곳의 하수구의 오물이 우물속에 스며 들어가는 것은 물을 떠오면 얼마동안 통속에 안전하게 놓아두면 물통속 밑바닥에 탁한 찌꺼기가 가라 앉으니 위의 맑은 물을 떠서 써야 하며 그렇게 하지 않으면 기(氣)와 맛이 모두 나빠서 차를 끓이고 술을 빚거나 모든 음식을 만드는 데 많은 곤란을 느끼는 것이다.

비가 온 뒤에 우물물이 혼탁하면 도(桃)와 행인(杏仁)을 즙과 같이 우물속에 집어 넣고 흔들어 주면 혼탁한 것이 우물 밑으로 모두 가라 앉아 버린다. 〈食物〉

모든 마시는 물과 약달이는 물은 새로 떠오는 맑은 샘물을 바로 써야 하는데 그러지 아니하면 약의 효과가 없을 뿐만 아니라 오히려 사람에게 해가 되는 것이니 이런 점을 참작해야 할 것이다. 〈本草〉

◎ 정화수(井華水)

(첫 새벽에 기르는 물)

성질이 고르고 맛이 달고, 독(毒)이 없어서 크게 놀래서 9구멍으로 피가 나오는 것을 주로 치료하고 또 입 냄새를 없애고 얼굴색을 아름답게 하며 눈의 부예(膚瞖)를 씻고 술 마신 뒤의 열리(熱痢)를 치료하니 이것이 첫 새벽에 일어나 제일 먼저 떠온 물이 된다. 〈本草〉

정화수란 것은 천일진정(天一眞精)의 기(氣)가 물위에 떠서 맺힌 것이니 그것으로써 보음약(補陰藥)을 달이거나 수연환단(修煙還丹)하는 데 쓰면 제일 좋은 것인데 청한(淸閒)을 즐기는 사람은 물로 봄차 싹을 달여 먹으면 머리와 눈을 맑게하는 데 제일 좋고 그의 성질과 맛이 눈녹은 물과 같다. 〈正傳〉

정화수를 먹는 약과 달이는 약에 쓰고 술이나 초에 넣어도 썩지를 않는다. 〈本草〉

◎ 한천수(寒泉水)

(찬 물이 솟아나는 샘물)

즉 좋은 샘물인데 성질이 고르고 맛도 달고 독이 없으며 소갈(消渴)과 반위(反胃)•열리(熱痢)•열림(熱淋)을 치료하며 대•소변을 이롭게 한다. 〈本草〉

샘물을 새로 떠다가 동이에 붓지 않는 것이 신급수(新

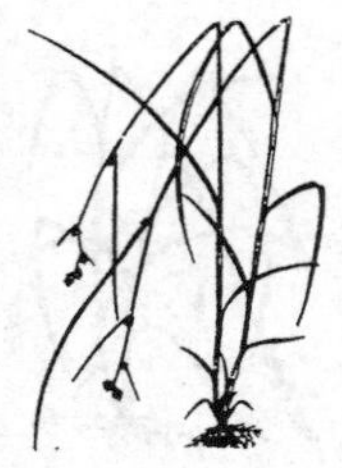
범사초

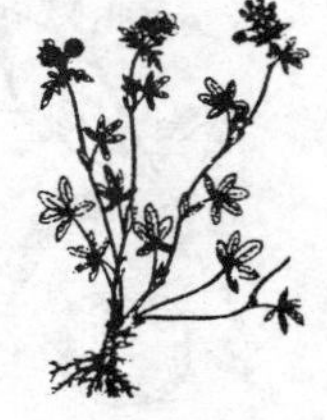
쇠스랑개비

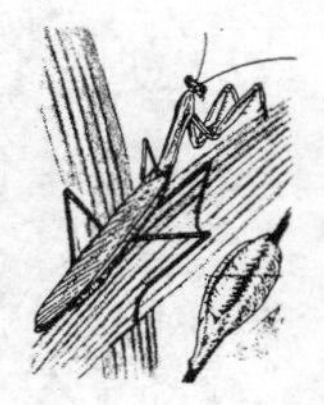
당 랑

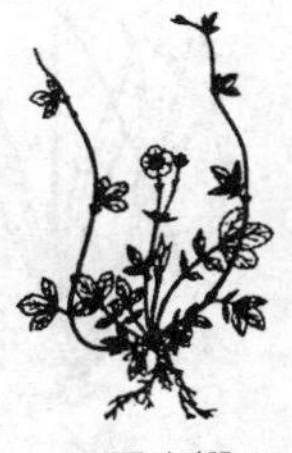
제주양지꽃

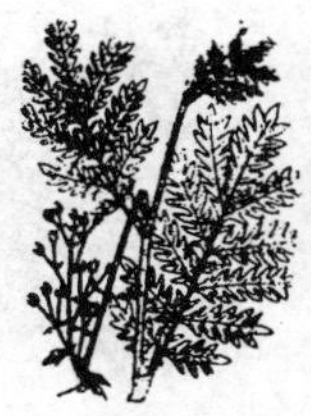
넓은잎딱지

汲水)가 되는데 맑고 깨끗해서 복잡한 기(氣)가 없어서 약을 달이는데 쓴다. 〈正傳〉

합구초(合口椒)의 독(毒)을 풀고 어경〔魚硬 : 물고기 뼈가 걸린 것〕을 내린다. 〈本草〉

◎ **국화수(菊花水)**

(감구 포기 밑에서 나는 샘물)

일명 국영수(菊英水)라고 하는데 성질이 온화하고 맛이 달고 독이 없으며 풍비(風痺)와 현모(眩冒)를 치료하고 풍(風)을 없애며 쇠(衰)를 보(補)하며 얼국색을 아름답게 하고 오래 마시면 장수하고 늙지도 않는다. 〈本草〉

◎ **납설수(臘雪水)**

(동지(冬至) 뒤 세째 술 일에 눈을 녹힌 물)

성질이 차고 맛이 달고 독이 없으며 천행(天行)하는 시기의 온역(温疫)과 술 마신 뒤의 심한 열과 황달을 치료하며 모든 독(毒)을 풀고 눈을 씻으면 열적(熱赤)을 없애준다. 〈本草〉

납설수(臘雪水)는 섣달의 물로써 비가 내려 오다가 한기(寒氣)를 만나면 얼어서 눈이 되는 것인데 그 꽃이 6능(稜)으로 되고 또는 61의 정기(正氣)를 받은 것이다. 〈入門〉

모든 과실(果實)을 담그면 좋고 봄눈은 벌레가 있어서 쓰지를 못한다. 〈本草〉

◎ **춘우수(春雨水)**

(봄에 내리는 빗물)

즉 정월의 빗물인데 큰 그릇에 받아 두었다가 약을 달일 때 쓰면 양기(陽氣)가 위로 오른다. 〈入門〉

정월(正月)의 빗물을 부부가 각각 한 잔씩 마시고 같이 자면 신통한 효과가 있어서 잉태를 한다. 〈本草〉

성질이 처음으로 봄의 상승(上昇)과 일어나는 기를 얻었기 때문에 중기(中氣)의 모자라는 것과 청기(淸氣)가 위로 오르지 못한 증세의 약을 달이면 좋다. 〈正傳〉

청명(淸明)때의 물과 곡우(穀雨)때의 물의 맛이 다르니 그 물로 술을 빚으면 색이 좋고 맛도 좋고 오래도록 술맛도 변하지 않는다. 〈食物〉

◎ **추로수(秋露水)**

(가을의 이슬이 엉기어 된 물)

성질이 고르고 맛이 달며 독이 없어 목이 마르는 것을 그치게 하고 몸이 가볍고 살결이 예뻐진다. 해가 뜨기 전에 거두어서 쓴다.

백가지 풀의 이슬은 백가지 병을 고치고 잣나무 잎의 이슬은 눈을 밝히고 모든 꽃의 이슬은 얼굴빛을 예쁘게 한다. 〈本草〉

반로수(繁露水)라 하는 것은 가을의 이슬이 한참 많이 내릴 때의 것으로 쟁반 같은 곳에 받아 마시면 장수하고 배가 고프지 않는다. 〈本草〉

추로수(秋露水)가 수렴(収斂)하고 숙살(肅殺)하는 기(氣)를 품수(禀受)한 때문으로 귀수(鬼祟)를 치료하는 약을 달이는데 쓰고 또 나충(癩虫)과 옴의 모든 벌레를 죽이는 약을 섞어서 붙이면 좋다. 〈正傳〉

◎ **동상(冬霜)**

(겨울 서리)

성질이 친밀하고 독이 없으니 뭉쳐서 먹으면 술 열과 술 마신 뒤의 모든 열과 얼굴이 붉고 추위에 상한 코가 막힌 것을 낫게 한다. 〈本草〉

여름에 땀띠가 짓무른 데 방분(蚌粉)을 섞어서 바르면 바로 낫는다.

해돋기 전에 닭의 털로 쓸어서 거두어 자기 병 속에 넣어 두면 오래 두어도 썩지 않는다. 〈本草〉

◎ **포(雹)**

(우박)

장 맛이 나쁜 데 2되쯤 장독속에 넣으면 맛이 좋아진다.

◎ **하빙(夏氷)**

(여름의 얼음)

성질이 아주 차고 맛도 달며 독이 없으니 번열을 없애고 식보(食譜)에 말하기를 「여름에 쓰는 얼음은 단지 음식(飮食)에 가까이 놓고 차갑게 하는데만 써야하니 부셔서 먹으면 그때 잠깐 좋을 뿐이며 오래되면 병이 된다.」고 하였다. 〈本草〉

◎ **방제수(方諸水)**

(아침 이슬)

성질이 차고 맛도 달며 독이 없으니 눈을 밝히고 마음을 진정시키고 어린이의 열과 목이 타는 것을 없애준다.

방제수(方諸水)란 방(蚌)의 껍질로써 달을 향(向)해서 받으면 2~3홉이 되니 역시 아침 이슬과 같은 것이다. 〈本草〉

◎ **매우수(梅雨水)**

(6월초부터 7월초 사이의 장마 빗물)

성질이 차고 맛이 달며 독이 없으니 부스럼 독을 씻고 부스럼 흉터를 없애고 때묻은 옷을 씻으면 잿물과 같으니

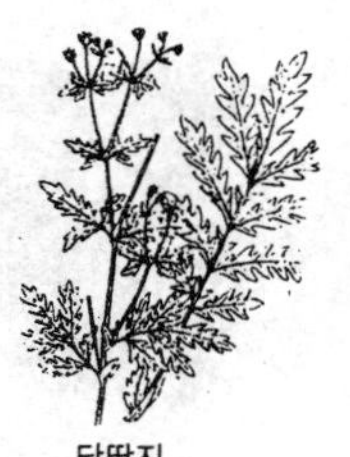
당딱지

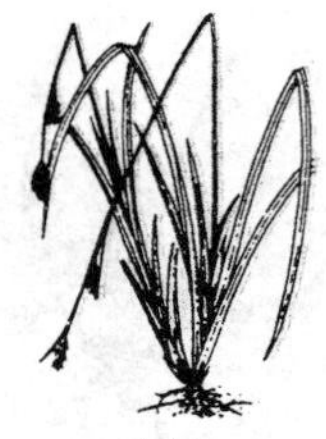
피사초

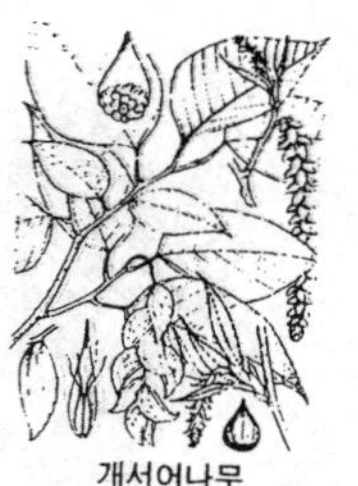
개서어나무

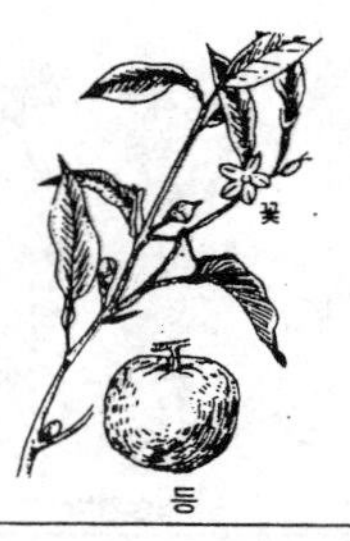

등

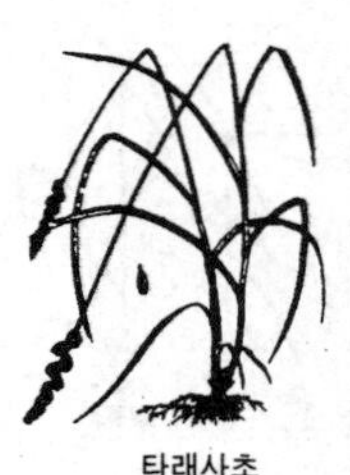
타래사초

5월의 빗물이다. 〈本草〉

◎ 반천하수(半天河水)

성질이 고르고 일설(一說)에는 서늘하다 하였고 일설(一說)에는 차다 하였다. 맛이 달고 독이 없으니 마음의 병과 귀주(鬼疰)의 사기(邪氣)와 나쁜 독을 치료하고 귀수(鬼祟)가 황홀하고 망언된 말을 하는 것을 없애준다. 이것은 대나무 울타리의 높은 대나무의 구멍속에 빗물이 괴인 것인데 마시면 좋고 부스럼 독을 씻는다. 〈本草〉

장상군(長桑君)이라는 사람이 작은 까치에게 배워서 연못속의 물을 마셨다 하였는데 바로 대나무 끝에 괸 물이다. 그의 맑고 깨끗한 것이 하늘로부터 내려와서 밑으로 흐를 때 오도(汚淘)한 기(氣)를 받지 않았으니 연단(煉丹)하고 선약(仙藥)을 처방하는 데 쓴다. 〈正傳〉

◎ 옥유수(屋霤水)

(처마에서 떨어지는 낙수물)

견교창(犬咬瘡)을 씻으니 초가 지붕에 물을 뿌려 처마 밑에서 받아 쓰고, 그 밑에 젖은 흙을 견교창(犬咬瘡)에 붙이면 바로 차도가 있고, 많은 독이 있으니 먹으면 나쁜 종기가 생긴다. 〈本草〉

◎ 모옥(茅屋)의 누수(漏水)

운모독(雲母毒)을 죽이게 하니 운모(雲母)를 달일 때에 쓴다. 〈本草〉

◎ 옥정수(玉井水)

(산골 바위틈에서 솟아나는 물)

성질이 고르고 맛이 달며 독이 없으니 오래 먹으면 몸이 윤택하고 머리털이 검어지는데 옥(玉)이 묻힌 계곡 속에서 흘러나오는 것이다. 구슬이 있으면 산(山)의 초목도 윤택하는데 더우기 사람에게야 말할 것이 있는가? 그리고 산속에 사는 사람이 대개 장수를 하는 것이 맑은 공기는 물론 옥석(玉石)의 진액(津液)을 먹기 때문이 아닌가 생각이 된다. 〈本草〉

◎ 벽해수(碧海水)

(큰 바다물)

성질이 약간 따뜻하고 맛은 짜며 독이 약간 있으니 끓여서 목욕(沐浴)을 하면 풍소(風瘙)와 개선(疥癬)을 없애고 1홉정도 마시면 식사 후 지나치게 배가 부른 것을 토해 내린다.

큰 바다속의 물 맛은 짜고 색이 푸른 것을 쓴다. 〈本草〉

◎ 천리수(千里水)

성질이 고르고 맛을 달며 독이 없으니 병 뒤의 허약(虛弱)한 것을 치료하는 데 여러번 저어 약(藥)을 달이면 신(神)을 멀리하는데 징험(徵驗)이 된다.

멀리 흐르는 물을 천리수(千里水)라고 하니 이 물이 모두 더러운 사(邪)를 씻어 없애는데 약을 달이면 신을 멀리 하는데 좋다. 〈本草〉

천리수(千里水)가 서쪽에서 흘러내리는 것을 동류수(東流水)라고 하는데 그 물의 성질이 묽고 순하며 빨라서 관(關)을 통하고 가슴에 내려가는 것이다. 〈食物〉

장류수(長流水)는 다만 그의 흐르는 것이 멀리서 오랫동안 흐르는 것이니 꼭 동리에서 꺼리길 필요는 없으며 성질이 멀고 통달(通達)하므로 굽이굽이 험난한 곳을 많이 지났으니 손과 발에 사지(四肢)끝의 약(藥)을 달이고 또 대•소변을 이롭게 하는데 쓴다. 〈正傳〉

강하수(江河水)에 여름과 가을 사이의 큰 비가 지난 뒤에 산계곡 속의 벌레나 뱀의 독을 따라서 내리니 먹으면 중독(中毒)되는 경우가 있다는 것을 알아야 한다. 〈食物〉

◎ 감란수(甘爛水)

곽란(霍亂)을 치료하고 방광(膀胱)을 치료하고 방광(膀胱)에 들어가서 분돈증(奔豚症)을 낫게한다.

감란수(甘爛水)를 만드는 방법은 물 한 말쯤을 동이속에 넣고 고르게 수백번을 흔들어 주면 물위에 거품 방울이 수없이 많이 뜨는데 그것을 한도로 해서 쓴다. 또 이것을 백노수(百勞水)라고도 한다. 〈本草〉

이 물이 월굴수(月窟水)와 같으니 그 맛도 달고 온화하고 성질이 유연함으로 상해음증(傷害陰症)등의 치료약을 달이는데 쓰면 좋다. 〈正傳〉

◎ 역류수(逆流水)

즉 거슬러 거꾸로 흐르는 물로써 서서히 흐르고 회윤(回潤)을 많이 한 것이다. 그의 성질이 역(逆)하고 거꾸로 흐르는 것이므로 담음(痰飮)을 토하는 약을 처방하는데 좋다. 〈正傳〉

역류수(逆流水)는 빙빙돌고 머물러서 흐르지 않는 것을 펴서 쓰는 것이다. 〈本草〉

◎ 순류수(順流水)

성질이 온순하고 밑으로 내리기 때문에 하초(下焦)의 방광병(膀胱病)을 치료하고 대•소변을 이롭게 하는데 쓴다. 〈正傳〉

◎ 급류수(急流水)

즉 물결이 사납고 가파르고 급하게 흐르는 물인데 그의 성질이 급하고 빨라서 밑으로 잘 통하니 일편을 이롭게

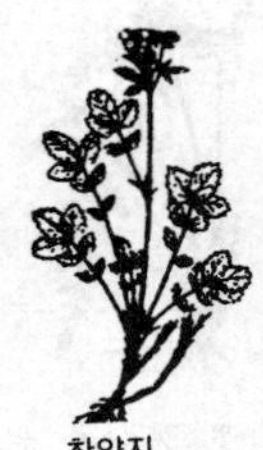
창양지

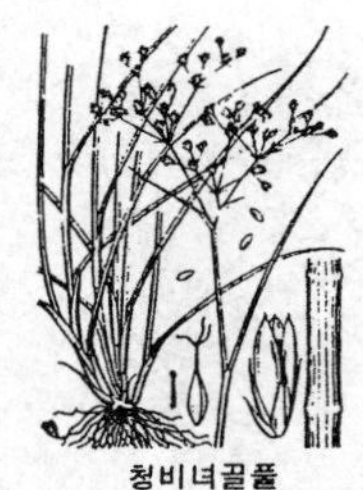
청비녀골풀

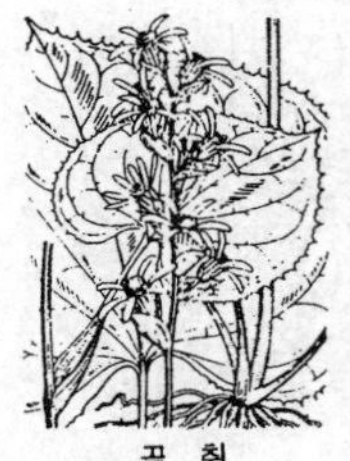
곰 취

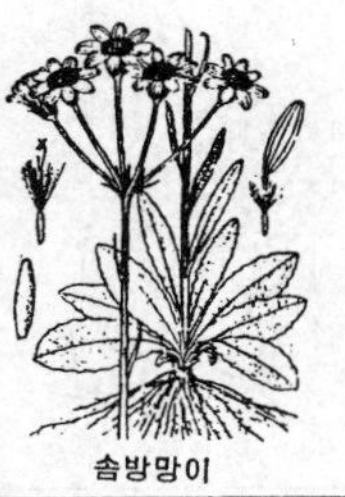
솜방망이

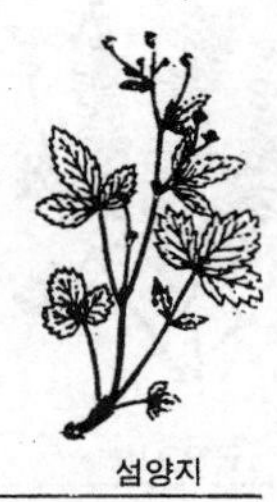
섬양지

하는 약에 쓰고 또는 족(足)과 경(經)의 밑으로의 풍약(風藥)을 달인다. 〈正傳〉

◎ 온천(溫泉)

모든 풍(風)으로 힘줄과 뼈가 오무라지는 것과 살갗의 완비(頑痺)와 손발이 해내지 못하는 것과 큰 풍병 및 옴병 증세 등을 주로 치료하는데 목욕을 하고 나면 허약해지니 약이나 음식으로 보(補)해야 한다. 〈本草〉

성질이 더웁고 독이 있으니 마시는 것을 피하고 옴병과 양매창환자(楊梅瘡患者)가 많이 먹고 목욕을 해서 땀이 흐르면 그치는데 며칠동안 목욕을 하면 모든 부스럼이 낫는다. 〈食物〉

온천(溫泉)의 밑에 유황(硫黃)이 섞여서 물이 끓여져 나오니 유황(硫黃)이 모든 부스럼을 치료하며 물도 역시 그렇기 때문에 물에서 유황(硫黃)냄새가 나면서 풍냉(風冷)을 낫게하는 것이다.

◎ 냉천(冷泉)

속세에서 초수(椒水)라고도 하는데 편두통(偏頭痛)과 등이 차가운 증세며 화울(火鬱)과 오한(惡寒)증세 등에 냉천(冷泉)으로 목욕하면 모두 낫는다.

냉천(冷泉)의 밑에는 백반(白礬)이 있기 때문에 물맛이 시고 떱떨하고 맑고 차가우니 7~8월경에 목욕을 하되 밤에 하면 틀림없이 죽는다. 〈俗方〉

◎ 장수(漿水)

좁쌀죽 웃물을 말하며 성질이 미지근하고 맛은 달고 시며 독은 없는데 목마른 것을 그치게 하고 곽란(霍亂)과 설사(泄瀉)를 치료하며 번거로움을 풀고 잠을 쫓아버린다. 〈本草〉

좁쌀이 새로 익고 흰 꽃이 핀 것이 좋은 것이다. 〈本草〉

더운 물에다 생쌀을 담가서 만든 것은 미초(味酢)라고 하는데 여름철에 우물속에 얼음처럼 차게해서 마시면 더위를 물리친다. 〈杜註〉

◎ 지장(地漿)

성질이 차고 독이 없으니 중독이 되서 고민하는 증세를 풀어주고 그밖의 모든 독을 푼다. 산속의 독한 버섯에 중독이 되면 반드시 죽고 또 단풍나무의 버섯을 먹으면 웃음을 그치지 못하며 죽는데 오직 지장(地漿)을 마셔야만 낫고 다른 약으로는 구할 수가 없다. 〈本草〉

황토땅을 파고 구덩이를 만들어 그 속에 물을 붓고 휘저어 흔들어서 혼탁해지면 한참 지난 뒤에 윗 부분의 맑은 물을 타서 쓰는 것이다. 〈本草〉

◎ 요수(潦水)

(산골에 비가 와서 고인물)

중경방(仲景方)에 누렇게 된 것을 치료하는데 마황연교탕(麻黃連翹湯)을 요수(潦水)로 달여서 쓰면 그의 맛이 연하고 습(濕)을 돕지 않기 때문이다. 〈入門〉

요수(潦水)를 한편 무한수(無限水)라고도 하는데 산골계곡속의 인적이 없는 곳에 새흙의 구덩이 속에 괴인 물인데 그 성질이 흔들리지 않고 토기(土氣)가 있으며 비위(脾胃)를 고르게 하고 음식(飮食)물을 고르게 하며 음식물을 촉진시키고 보양과 익기(益氣)를 하는 약을 달이는데 쓴다. 〈正傳〉

◎ 생숙탕(生熟湯)

맛은 짜고 독이 없으니 볶은 소금을 넣어서 1~2되를 마시면 음식이 체하고 독이 있는 음식물을 토해내고 곽란(霍亂)이 되려는 증세도 낫게 한다. 〈本草〉

크게 취한 뒤에 고(苽)와 과(果)를 먹고서 생숙탕(生熟湯)에 몸을 담그고 있으면 탕(湯)이 모두 술과 오이의 맛으로 변한다. 〈本草〉

백비탕(百沸湯) 반주발에 새로 길어온 물 반주발에 탄 것을 음양탕(陰陽湯)이라고 하는데 그것은 즉 생숙탕(生熟湯)이다. 〈醫鑑〉

흐르는 물과 샘물을 합한 것도 역시 음양탕(陰陽湯)이라고 한다. 〈回春〉

◎ 열탕(熱湯)

성질이 고르고 맛은 달며 독이 없으니 오사(忤死)와 곽란(霍亂)의 전근증(轉筋症)을 치료한다.

양기(陽氣)를 돕고 경락(經絡)을 바르게 하니 냉비(冷痺)로 앓는 사람이 탕(湯)속에 다리를 무릎까지만 담그고 땀을 내면 좋다. 〈本草〉

열탕(熱湯)을 오래 끓일수록 좋고 만약 반만 끓여서 마시면 장증(脹症)에 걸릴 염려가 있는 것이다. 〈食物〉

◎ 마비탕(麻沸湯)

즉 청마(靑麻)를 달인 즙(汁)인데 목이 마르는 것을 치료하니 그의 기(氣)가 짙어서 허열(虛熱)을 배설(排泄)하기 때문이다. 〈入門〉

◎ 조사탕(繰絲湯)

독이 없고 뱀이나 벌레 독을 낫게 한다. 이것은 누에 고치(蠶)를 다린 즙(汁)인데 벌레를 죽이는 약이다. 〈本草〉

또 목이 마르고 입속이 마르는 것을 치료하니 이것이 화(火)에 속하면서도 음(陰)이 있는 것이다. 방광(膀胱)

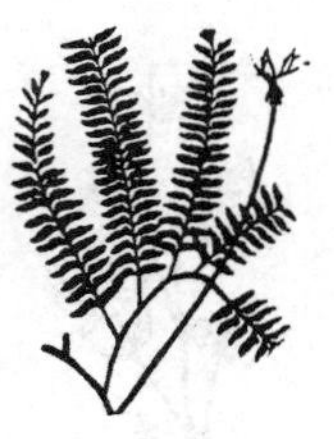
공작고사리

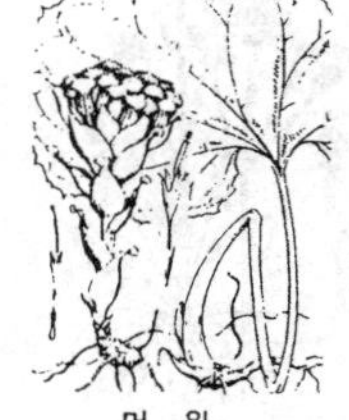
머 위

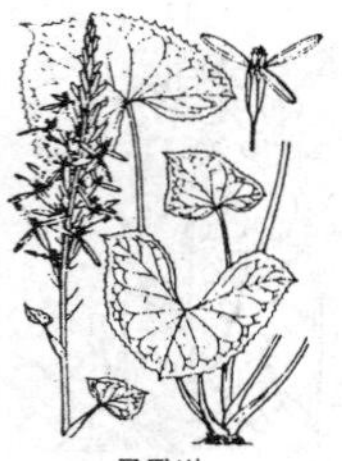
곤달비

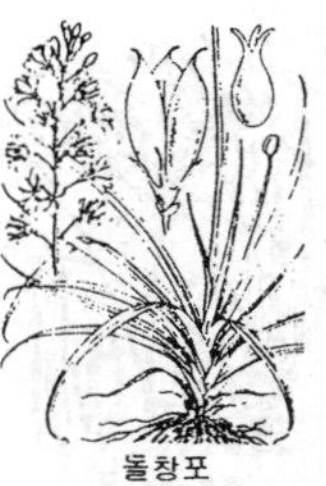
돌창포

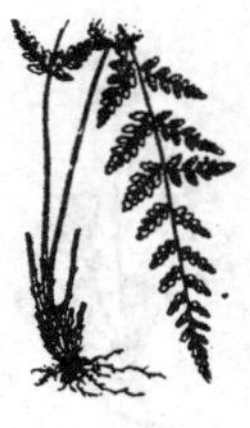
부싯깃고사리

속의 상화(相火)를 토하고 맑은 기(氣)를 끌어서 입에까지 오르도록 한다. 삶은 탕을 마시고 또는 누에 고치 껍질을 실을 달여 먹어도 효과는 난다. 〈丹心〉

◎ 증기수(甑氣水)

시루 뚜껑에 맺힌 물을 말하는데 머리를 감으면 머리털이 검고 길어지며 윤택하니 아침마다 감는다. 〈本草〉

◎ 동기(銅器)에 오른 김

동 그릇으로 밥을 덮어두면 뚜껑에 김이 서려 즙이 괴어서 밥에 떨어지는데 그 밥을 먹으면 나쁜 종기나 속 종기를 일으킨다. 〈本草〉

◎ 취탕(炊湯 = 숭늉)

숙냉이란 사투리도 있는데 하룻밤 지난 것으로 얼굴을 씻으면 얼굴색이 없어지고 몸을 씻으면 버짐을 일으킨다. 〈本草〉

◎ 육천기(六天氣)

먹으면 배가 고프지 않고 수명이 연장되며 얼굴색을 아름답게 한다. 〈本草〉

능양자명경(陵陽子明經)에 말하기를 「봄에 아침 노을을 먹는데 해가 뜰 무렵의 동(東)으로 바라본 기(氣)이고, 가을에 비천(飛泉)을 먹으니 해가 질 무렵의 서쪽으로 바라본 기(氣)이며, 겨울에 이슬을 먹으니 북쪽의 야반(夜半)의 기(氣)이고, 여름에는 정양(正陽)을 먹는데 남방(南方)해속의 기(氣)인데, 여기에 천현(天玄)•지황(地黃)의 이기(二氣)를 합하니 6기(六氣)가 되는 것이다. 〈本草〉

사람이 난처하고 절박한 환경에 처하면 이 방법을 쓰는데 거북이나 뱀이 기(氣)를 먹듯이 하면 굶어도 죽지를 않는다.「옛날에 어느 사람이 굴속에 떨어져보니 그 속에 큰 뱀이 있는데 뱀이 매일처럼 위의 방법과 같이 기(氣)를 먹는 것을그 사람이 본받아 매일같이 기(氣)를 먹으니 몸이 가벼워지고 경칩(驚蟄)이 되니 뱀과 사람이 같이 뛰어 나왔다」는 말이 있다.
〈本草〉

三. 토부(土部) (18종)

토(土)는 만물의 모체(母體)가 되기 때문에 흙을 물의 다음으로 싣는다.

1. 복룡간(伏龍肝)

성질이 미온(微温)하고 맛은 맵고(짜다고 느끼기도 함) 독이 없으며(일설(一說)에는 성질이 열이있고 약간의 독이 있다고 하였다) 육혈(衄血)•토혈(吐血)•붕루(崩漏)•변혈(便血)•요혈(尿血)을 낫게하고 충분히 피를 그치게 하며 옹종(癰腫)의 독기(毒氣)를 없애며 재촉하며 살고 포의(胞衣)를 없애며 재촉하며 살고 포의(胞衣)를 내리고 어린이의 밤에 우는 것을 치료한다. 〈本草〉

이것이 부엌의 손밑에 있는 황토(黃土)인데 10년 넘게 지난 부엌밑을 1자쯤 파면 갈색의 진토(眞土)가 나오는데 부엌에 신(神)이 있다 해서 복룡간(伏龍肝)이라고 이름한 것이다. 〈本草〉

2. 동벽토(東壁土)

성질이 평온하고 독이 없으니 탈항(脫肛)과 설리(泄痢)와 곽란(霍亂)을 주로 치료한다. 〈本草〉

북쪽 벽이 언제나 아침 햇빛을 먼저 받아서 더워지는데 햇빛이란 것은 태양(太陽)의 진화(眞火)이며 화가 일어날 때에 그 기(氣)가 웅장하니 남쪽 벽을 택하지 않고 동쪽 벽을 택하되 햇빛을 제일 먼저 받는 자리의 흙을 긁어서 쓰는 것이 좋다. 〈本草〉

여러해 동안 연기로 그을린 것이면 더욱 좋은 것이다. 〈入門〉

3. 서벽토(西壁土)

구토(嘔吐)와 해역(咳逆)등의 질병을 주로 치료해서 기(氣)를 밑으로 내리게 하니 해가 질 때 그 빛이 비치는 서쪽 벽을 택해서 흙을 쓴다. 〈入門〉

4. 호황토(好黃土)

성질이 고르고 그 맛이 달며 독이 없으니 설리(泄痢)와 적(赤)•백리(白痢)및 뱃속의 열독 때문에 졸리는 듯이 아픈 증세를 치료한다. 〈本草〉

또 모든 독과 속 중독과 합구초독(合口椒毒)및 야균독(野菌毒)을 푼다. 〈本草〉

또 소와 말의 속독과 간속의 독을 푼다. 〈本草〉

대부분 흙의 3자 이상을 분예(糞穢)라 하고 3자 이하를 토(土)라고 하는데 당연히 위의 예물(穢物)을 모두 버리고 밑의 진토(眞土)만을 파내되 물기가 없도록 해서 쓴다. 〈本草〉

땅의 흙이 만물의 독(毒)을 거두어주고 옹달(癰疸)의

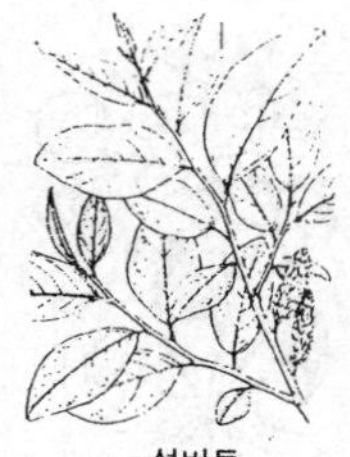
섬버들

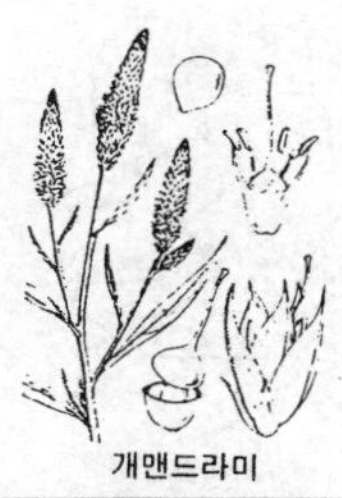
개맨드라미

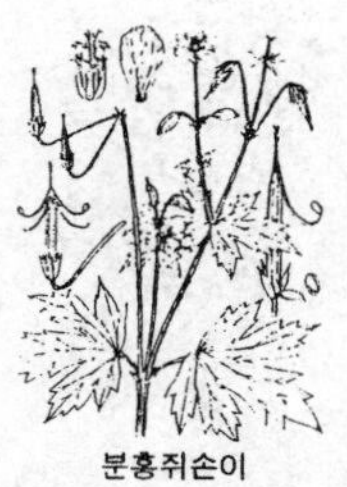
분홍쥐손이

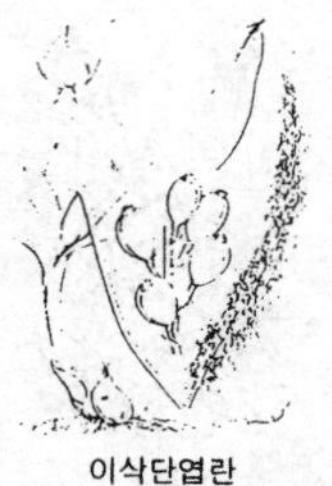
이삭단엽란

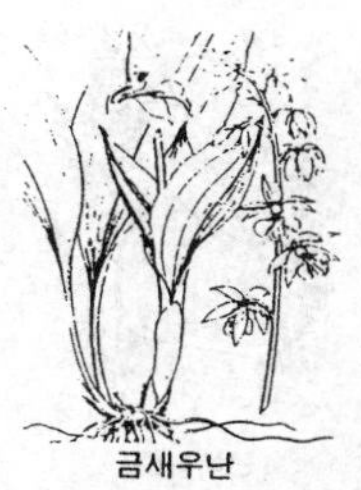
금새우난

발배(發背)와 졸환(卒患)으로 급히 발황(發黃)하고 열이 성한 것을 주로 치료한다. 〈本草〉

5. 적토(赤土)

일체의 실혈(失血)을 치료하고 정물(精物)과 귀매를 몰아내며 소와 말의 온역(瘟疫)에 바른다. 〈本草〉

즉 호적토(好赤土)가 된다. 〈本草〉

6. 백악(白堊)

따뜻하고 맛은 쓰며 맵고 독이 없으니 삽장(澁腸)을 하고 지리(止痢)를 한다. 〈本草〉

일명 백선토(白善土)라고 하는데 오랫동안 먹으면 오장(五臟)이 상(傷)하고 여위게 되는 것이다. 〈本草〉

즉 현대의 화가들이 많이 쓰는 백토(白土)인데 불에 말리고 잘게 갈아서 염탕(鹽湯)에 이루어 가지고 말려서 쓴다.

7. 해금사(海金沙)

소장(小腸)을 이롭게 통한다.

풀이 처음나서 작은 나무처럼 자라 1~2자쯤 되면 7월경에 끊어다가 푹 말리고 그 밑에 종이를 받치고 가볍게 두드리면 풀에 붙었던 모래가 종이위에 떨어지니 그것을 거두어 쓴다. 〈本草〉

8. 정저사(井底沙)

성질이 지극히 차니 탕화상(湯火傷)을 주로 치료하고 부스럼을 아픈데 바르고 독벌레에게 쏘인데와 귀염(鬼魘) 등 증세를 치료한다. 〈本草〉

9. 6월 하중(河中)의 열사(熱沙)

풍습(風濕), 완비(頑痺)의 불인(不仁)・각냉(脚冷)・탄탄(癱瘓)등 증세에 볶은 것을 햇볕에 잘 말려서 아주 뜨겁게 하여 그 모래속에 몸을 묻고 차가와지면 다시 바꾼다. 〈本草〉

10. 도중(道中)의 뜨거운 진토(塵土)

여름 더위에 졸사 상태가 된 것을 주로 치료한다. 〈本草〉

11. 토봉과(土蜂窠)위의 흙

부스럼 독을 치료하고 또 거미에게 물린 것을 치료한다. 〈本草〉

12. 단철조(鍛鐵竈 = 풀무로 불을 피는 부엌)속의 재

징가(癥瘕)와 견적(堅積)을 주로 치료를 하니 폭징(暴癥)을 낫게 하는데 같이해서 쇠의 힘을 얻어서 폭징(暴癥)도 치료를 한다. 〈本草〉

13. 동회(冬灰)

성질이 따뜻하고 맛은 매우니 사마귀 등을 없애는데 쓰고, 사람몸에 널리 쓰면 살갗이 무르게 된다. 〈本草〉

일명 여회(藜灰)라고 하는데 모든 호(蒿)와 여(藜)의 종류를 태워서 만든 재로써 옷을 빠는데 쓰는 황회(黃灰)가 그것이다. 〈本草〉

모든 재가 한번 불을 피워서 만들어지는 것이나 겨울의 재는 3~4월이 지나야만 비로소 불때는 것을 쉬기 때문에 그의 성질이 더욱 열이있는 것이다. 〈本草〉

14. 상시회(桑柴灰)

사마귀를 빼는 데는 효력이 다른 재보다 더 좋다. 〈本草〉

팥같이 달여서 먹으면 수종(水腫)을 잘 내린다. 〈本草〉

순전히 상시회(桑柴灰)는 약으로 쓰면 아주 좋은 것이다.

15. 백초회(百草灰)

겨드랑 냄새와 쇠독 상처를 치료하니 5월단오날 이슬속에 백가지의 풀을 뜯어서 볕에 말리고 태워서 재로 한 것이다. 〈本草〉

16. 백초상(百草霜)

독이 없으니 열독(熱毒)을 치료하고 적(積)을 없애며 체한 것을 소화하고 심한 토를 그치게 하고 부인의 월경이 고르지 못한 것과 붕중(崩中)・누성(漏性)・역하(逆下)와 횡생(橫生)・역산(逆産)과 포의불하(胞衣不下)를 치료한다. 〈本草〉

국방(局方)에서는 당묵(鐺墨)을 백초상(百草霜)으로 잘못 기록하고 오직 흑노환(黑奴丸)에는 두 가지를 썼는데 이것이 조액상(竈額上) (가마솥 이마)의 그을음이며

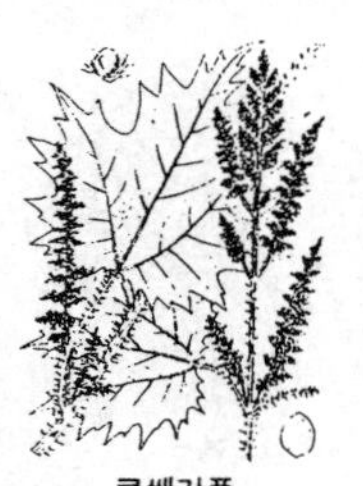
큰쐐기풀

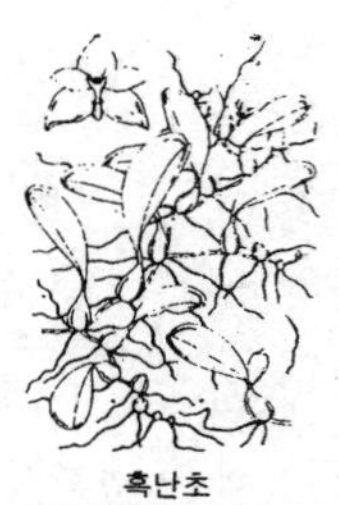
흑난초

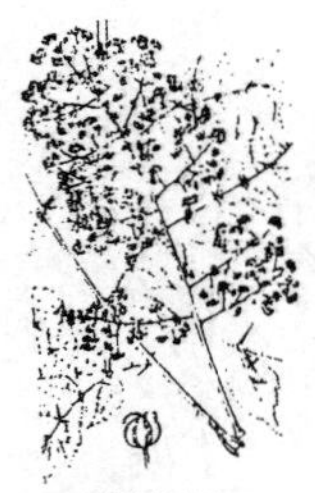
두릅나무

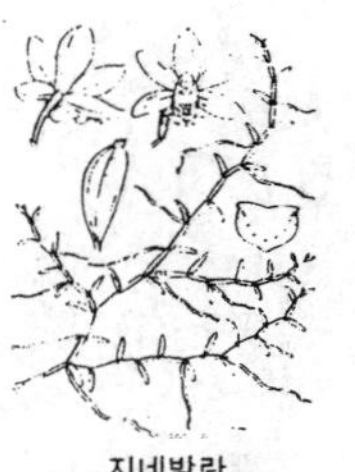
지네발란

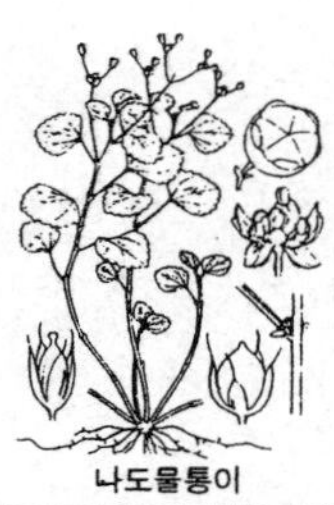
나도물통이

또 조파묵(竈坡墨)이라고도 한다.

농촌의 오래 된 가마솥 이마의 그을음이 피를 멈추는데 제일 좋은 것이다. 〈入門〉

17. 당묵(鐺墨)

고독(蠱毒)•중악(中惡)•혈운(血暈)을 치료하고 또 금창(金瘡)에 바르면 살이 나고 피가 그친다. 그러나 얼굴에 발라서 먹이 살속에 들어가면 먹도장을 찍은 것과 같은 문신이 된다. 즉 남비 밑의 그을음이다. 〈本草〉

18. 양상진(梁上塵)

성질이 약간 차고 독이 없으니 중오(中惡)와 비뉵(鼻衄)과 금창(金瘡)과 어린 아이의 연한 부스럼을 치료한다. 〈本草〉

일설(一說)에는 현용미(懸龍尾)라 하고 또 오룡미(烏龍尾)라고도 했다.

사람이 사는 집과 멀리 떨어진 높은 곳의 들보 위에 먼지를 거두어서 체에 쳐서 쓴다. 〈本草〉

四. 곡부(穀部) (107종)

천지(天地)가 인간의 생명을 기르는데는 오직 곡식이 제일이니 흙의 덕분으로써 기(氣)의 중화(中和)를 얻기 때문에 그 맛은 싱겁고 달으며 성질이 온화하여 크게 보하고 스며 새니 자주 먹어도 싫어지지 않으니 이것은 사람에게 아주 큰 공덕을 가져다 주는 것이다. 〈綱目〉

1. 호마(胡麻 = 검은 참깨)

성질이 고르고 맛이 달며 독이 없으니 기력(氣力)을 더해주고 기육(肌肉)을 길러주고 뇌골을 채우며 근골(筋骨)을 굳건하게 하고 오장(五臟)을 불려준다. 〈本草〉

수(髓)를 보하고 정(精)을 메워주고 장수하고 늙지 않게 한다. 〈醫鑑〉

아픈 사람이 허해서 헐떡거리면 호마(胡麻)를 더해서 쓴다. 〈序例〉

일명 거승(巨勝)이고 또는 방경초(方莖草)이며 잎의 이름은 청낭(青囊)이니 원래 호지(胡地)에 나서 모양이 삼과 비슷해서 호마(胡麻)라 이름하고 또한 8가지 곡식 중에서 가장 승(勝)하니 거승(巨勝)이라고도 하는 것이다. 〈本草〉

먹으려면 당연히 9번 쪄서 9번 말려서 볶으고 찧어 가루로 먹는데 그 성질이 복령(茯苓)과 같이 서로 적당히 베풀 경우 오래 먹으면 충분히 곡식(穀食)을 끊어도 배가 고프지 않다. 〈本草〉

호마(胡麻)와 거승(巨勝)에 대해서 여러 사람의 말들이 틀리고 있으나 지금의 흑지마(黑脂麻)를 말하는 것이고 별다른 뜻은 없는 것이다.

호마(胡麻)는 즉 호지(胡脂)의 흑지마(黑芝麻)인데 물에 일어서(淘)물 위에 뜨는 것은 버리고 술에 반나절을 쪄서 말린 다음 껍질은 버리고 약간 볶아서 쓴다. 〈入門〉

◎ **청낭(青囊 = 검은 참깨잎)**

뇌골을 보(補)하고 근육과 뼈를 굳건하게 한다.

심하게 비활(肥活)하니 또한 머리를 감아도 좋다. 〈本草〉

◎ **호마유(胡麻油 = 참기름)**

성질이 약간 차고 천행(天行)의 열비(熱秘)와 장(腸)속에 맺힌 열(熱)과 벌레를 주로 치료한다. 〈本草〉

이것은 호마(胡麻)를 생것 그대로 기름을 짠 것인데 만일 볶아서 짠 경우면 식료(食料)와 등유(燈油)등으로 쓰되 약에는 쓰지 못한다. 〈本草〉

2. 백유마(白油麻 = 흰 참깨)

성질이 아주 차고 독이 없으니 장위(腸胃)를 윤활하게 하고 혈맥(血脈)을 통하며 풍기(風氣)를 가게 하고 살과 피부를 불려준다. 〈本草〉

마유(麻油)가 2가지가 있는데 흰 것은 폐(肺)를 불려주고 검은 것은 신(腎)을 불려준다. 〈本草〉

백유마(白油麻)가 호마(胡麻)와 같은 것인데 단지 색깔로 구분해서 이름이 다른 것이다. 사람들은 보통 지마(脂麻)라고 하지만 생으로 짠 기름은 차고 볶아서 짠 기름은 열이 있다. 〈本草〉

◎ **엽(葉 = 흰 참깨잎)**

찧어서 장수(漿水)에 넣고 즙(汁)을 내서 머리에 바르면 풍(風)을 없애주고 머리털을 윤택하게 한다. 〈本草〉

◎ **유(油 = 흰 참깨기름)**

성질이 아주 차고 독이 없으니 삼초(三焦)의 열독을 내려주고 대•소장을 통하며 뼛골을 윤활하게 하고 비장(脾臟)을 도와준다. 〈本草〉

회심통(蛔心痛)을 치료하고 일체의 벌레를 죽이며 모든 부스럼과 가려움에 바른다. 〈本草〉

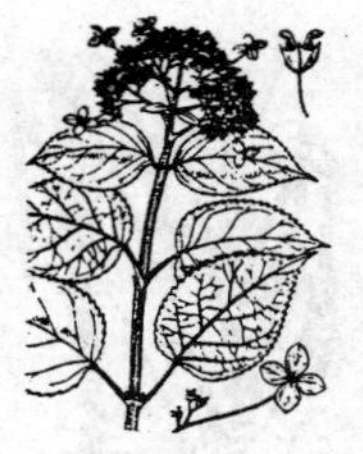
왕좀싸리

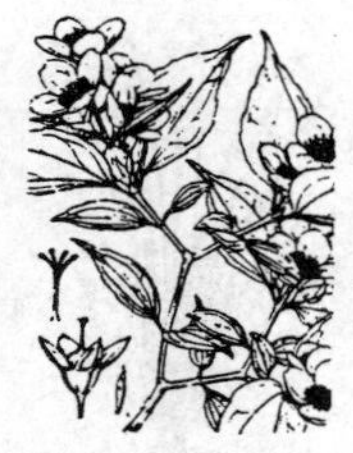
얇은잎고광나무

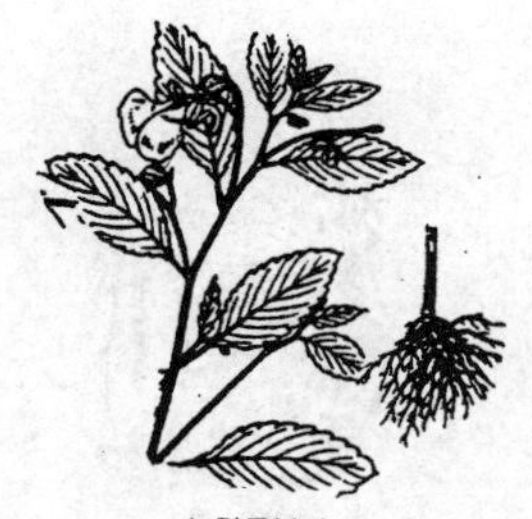
노랑물봉선

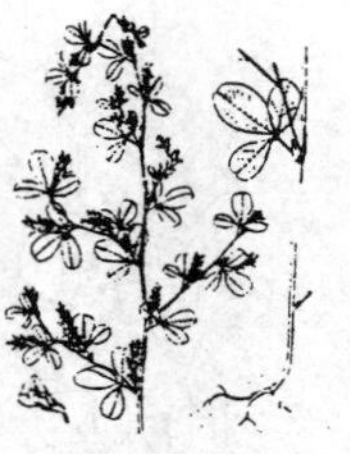
둥근매듭풀

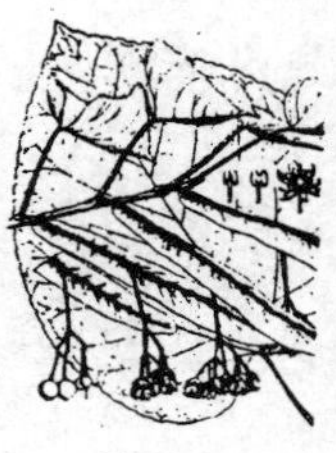
찰피나무

지마(脂麻)를 찧어 눌러서 기름 짠 것으로 생으로 짠 것은 약에 넣고 볶아서 짠 것은 식료(食料)로 쓰는데 일명 향유(香油)라고 한다. 〈本草〉

어금니 병과 비(脾)·위질(胃疾)에는 절대로 먹어서 안 된다. 〈本草〉

묵은 기름을 달여서 고약을 만들어 쓰면 살을 넣고 옹(癰)을 없애주고 살갗이 터진 것을 고쳐준다. 〈本草〉

3. 마자(麻子 = 삼씨)

성질이 고르고 맛이 달고 독이 없으니 허노(虛勞)를 보하고 오장(五臟)을 윤택하게 하며 풍기(風氣)를 소통(疎通)시키고 대장(大腸)의 풍열(風熱)이 결삽(結澁)한 것을 치료하며 소변을 이롭게 하고 열림(熱淋)을 낫게하며 대변을 이롭게 한다. 지나치게 먹으면 정(精)이 미끄러 빠지고 양기(陽氣)가 누약(瘻弱)해진다. 〈本草〉

이른 봄에 심은 것을 춘마자(春麻子)라 하여 작으면서도 독이 있고, 늦은 가을에 심은 것을 추마자(秋麻子)라 하여 약으로 쓴다. 〈本草〉

족태음(足太陰)과 수양명경(手陽明經)에 들어간다. 〈入門〉

땀이 많고 위(胃)가 열이 있으며 변이 힘드는 세가지의 증세는 모두 습(濕)을 마르게 하고 진액(津液)을 잃는 것인데 중경(仲景)이 마자(麻子)로써 족태음(足太陰)의 마른 것을 윤택하게 하였더니 바로 장(腸)이 통하게 되었다. 〈湯液〉

마자(麻子)의 껍질을 벗기기가 아주 어려운데 물에 담가서 3~4일 지난 뒤 깨끗한 기왓장 위에서 말려 껍질이 부서질 정도로 해서 손으로 비벼서 알맹이를 취한다.

◎ 마분(麻蕡 = 삼꽃가루)

성질이 고르고 맛은 매우며 독이 없으니 쌓이는 것을 깨뜨리고 비(痺)를 치료하는데 너무 많이 먹으면 사람이 귀신으로 보이고 미친다고 하였다. 〈本草〉

일명 마발(麻勃)이라고 하는데 마화(麻花) 위에 발발한 것으로써 7월 칠석날 채취하는 것이 가장 좋다. 〈本草〉

◎ 엽(葉 = 삼잎)

회충(蛕虫)의 독(毒)을 치료하고 달여서 머리를 감으면 머리털이 길어지고 부드럽게 된다. 〈本草〉

◎ 근(根 = 삼뿌리 껍질)

난산(難産)에 포의불하(胞衣不下)할 때 치료해 주고 엉긴 피를 흩어주고 석림(石淋)을 내려주니 달여서 즙을 마신다. 〈本草〉

◎ 고마혜저(古麻鞋底 = 헌 삼신짝의 바닥)

곽란(霍亂)을 낫게하고 소와 말고기의 중독(中毒)을 풀어주고, 또 자석영(紫石英)독을 풀어준다. 〈本草〉

일명 천리마(千里麻)라고 하는데 오래 묵어서 모두 떨어진 것이 더 좋은 것이다. 〈本草〉

길가에 버려진 짚신짝의 콧등의 노끈을 또한 천리마(千里麻)라고 하는데 난산(難産)일 때에 쓴다. 〈身方〉

◎ 어망(魚網 = 헌 그물)의 삼노끈

생선가시가 목에 걸렸을 때 이것으로 치료한다. 〈本草〉

4. 대두(大豆)

성질이 고르고 맛이 달며 독이 없으니 오장(五臟)을 보하고 12경(十二經)을 도우며 속을 고르게 하고 장위(腸胃)를 뜨시게 하니 오래 먹으면 체중이 늘어난다. 〈本草〉

콩에 검은 것과 흰 것 2가지가 있으니 검은 것은 약에 쓰고 흰 것은 식용으로 할 것이다. 〈本草〉

◎ 여두(穭豆 = 산야에 저절로 나는 검은 콩)

성질이 따뜻하고 맛은 달며 독이 없으니 속을 고르게 해서 기(氣)를 내려주며 관맥(關脈)을 통하게 하고 금석약(金石藥)의 독을 억제한다. 〈本草〉

빛이 검고 작으면서 단단하게 영글은 것을 웅두(雄豆)라고 하는데 약에 쓰면 더욱 좋다. 〈本草〉

콩의 성질이 원래 고른 것인데 정성껏 만드는 데 따라서 효과가 각각 다르다. 끓인 즙(汁)은 아주 양(涼)하니 번열(煩熱)을 없애고 모든 약독(藥毒)을 풀며, 두부(豆腐)는 차기 때문에 기(氣)를 움직이고, 볶아서 먹으면 열이나고 볶아서 술에 넣어 먹으면 풍(風)을 치료하며, 메주도 또한 아주 냉(冷)하고 콩나물과 장(醬)을 만들면 모두 화평하니 대부분 약에 쓰는 것이 당연하다. 〈本草〉

여두(穭豆)는 즉 웅흑두(雄黑豆)가 되니 신(腎)의 곡(穀)이 되고, 신병(腎病)에 먹으면 아주 좋다. 〈入門〉

◎ 두황(豆黃 = 콩가루)

맛이 달으니 위(胃)속의 열을 없애고 복창(腹脹)을 치료하며 곡물(穀物)을 소화시키고 종기를 없애며 비(痺)를 치료한다. 〈本草〉

◎ 대두황권(大豆黃卷 = 콩나물)

성질이 고르고 맛이 달며 독(毒)이 없으니 오래된 풍습비(風濕痺)에 근육이 당기고 무릎이 아픈 증세를 낫게하며 오장(五臟)과 윗속에 맺혀 쌓인 것을 없애준다. 〈本

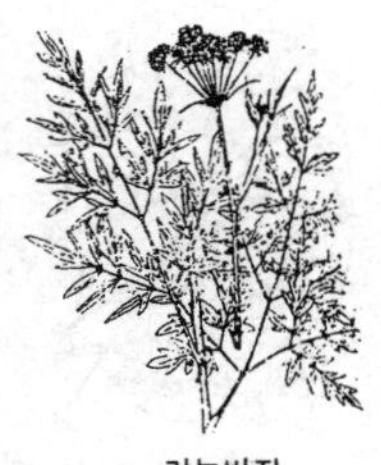
가는바지

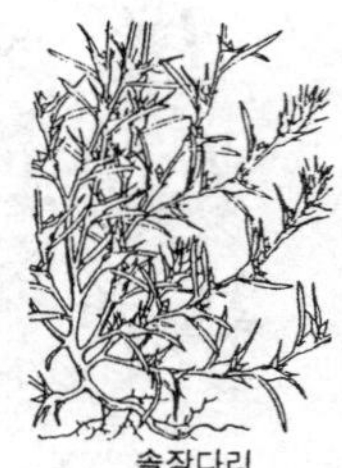
솔장다리

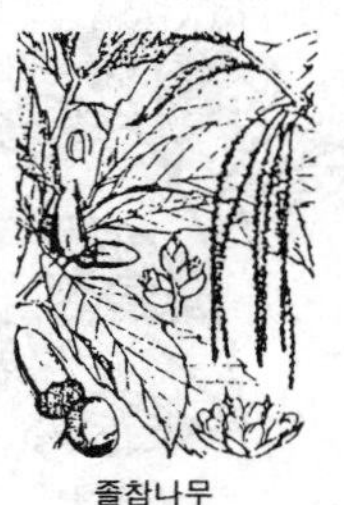
졸참나무

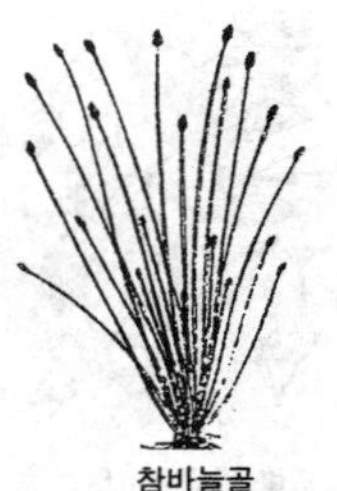
참바늘골

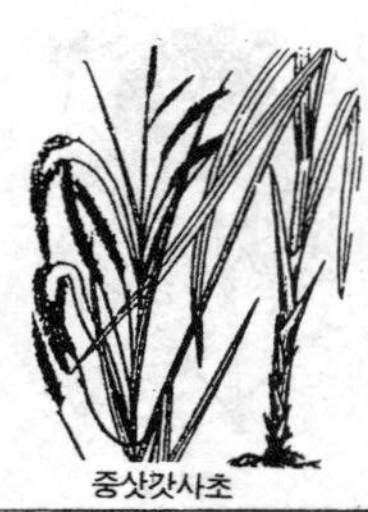
중삿갓사초

草〉

5. 적소두(赤小豆)

성질이 고르고 맛은 달며 약간 시고 독이 없으니 물을 내리고 옹종(癰腫)의 농혈(膿血)을 배출하며 소갈(消渴)과 설사(泄瀉)를 그치고 소변을 이롭게 하며 수종(水腫)의 창만(脹滿)한 것을 내린다. 〈本草〉

열이 있어 종기가 헐은 것을 없애주고 나쁜 피를 흩어 버린다. 〈本草〉

팥의 성질이 진액(津液)을 쫓고 수기(水氣)와 각기(脚氣)의 약을 처방하는데 가장 중요하니 수(水)를 움직이고 기(氣)를 통하게 하며 비(痺)를 고루 씻어주는 약으로써 오래 먹으면 검게 여위고 마르게 된다. 〈入門〉

약으로 쓰는 데는 당연히 일찍 심어서 색이 붉은 것을 써야 하며 늦게 심은 것은 힘이 약하다. 〈本草〉

적소두(赤小豆)는 음(陰)속의 양(陽)이니 소맥(小麥)의 독(毒)을 풀어준다. 〈湯液〉

◎ 엽(葉 = 팥잎)

콩잎이라고도 하는데 소변이 잦은 증세를 그치게 하고 번열(煩熱)을 없애주며 눈을 밝게 한다. 〈本草〉

콩의 연약한 잎도 또한 콩잎이라고 하는데 나물을 만들어 먹기도 한다. 〈入門〉

◎ 화(花 = 팥꽃)

성질이 고르고 맛은 매우며 독이 없으니 술 마신 뒤 목이 탈 때 낫게한다. 〈本草〉

목이 마르는 것을 그치게 하고 주두통(酒頭痛)과 술독을 푸니 술병의 명약이다. 〈本草〉

일명 부비(腐婢)라고 하니 즉 적소두(赤小豆)의 꽃인데 7월 칠석날에 채취하고 그늘에 말려서 쓴다. 〈本草〉

6. 속미(粟米)

성질이 약간 차고 맛은 짜며 독이 없으니 신기(腎氣)를 길러주고 비(脾)와 위(胃)속의 열을 없애주며 보익(補益)을 해주고 기(氣)를 더해주며 소변을 이롭게 한다. 〈本草〉

알맹이가 작은 것은 좁쌀이고 약간 큰 것은 양미(粱米)이다. 〈本草〉

속자(粟字)가 치(齒)와 미(米)를 합하여 이루어진 글자인데 즉 지금의 소미(小米)로써 오곡(五穀)가운데 가장 단단하기 때문에 갱미(粳米)라고 한다. 〈入門〉

서(黍)·직(稷)·도(稻)·양(粱)·화(禾)·마(麻)·초(菽)·맥(麥)을 8가지 곡식이라고 하는데 도은거(陶隱居)는 화(禾)를 속(粟)이라고 했으나 주자시(朱子詩)의 주(註)에는 곡(穀)이 대궁이에 붙어 있는 것의 이름이라 했으니 대개 8가지 곡식속에 속(粟)이 들어있는 것이 틀림없으나 또 양(粱)을 말하면 속(粟)이 양(粱)에 포함되어 있는 것이다. 〈入門〉

◎ 진속미(陳粟米 = 묵은 좁쌀)

맛이 쓰니 위열(胃熱)과 소갈(消渴)을 주로 치료하고 소변을 이롭게 하고 설사를 그치게 한다. 〈本草〉

진(陳)이란 것은 3~5년이 지난 것을 말한다. 〈本草〉

◎ 속미분(粟米粉 = 좁쌀가루)

번민(煩悶)을 그치게 하고 모든 독을 풀어준다. 〈本草〉

요즘 영분(英粉)을 만들 때는 속미(粟米)를 여러 날 물에 담가서 썩히고 갈아서 맑은 것을 취해서 쓰니 땀띠를 치료하는 명약이 된다. 〈本草〉

◎ 구(糗 = 좁쌀 미싯가루)

성질이 차고 맛은 달며 독이 없으니 번열(煩熱)을 풀어주고 목마른 병과 설사병을 그치게 하고 대장(大腸)을 실(實)하게 해준다. 〈本草〉

찐 좁쌀이나 또는 보리를 볶아서 가루로 한 것이다. 〈本草〉

좁쌀이 오곡(五穀)중에 가장 긴강(緊強)해도 물에 담그면 쉽게 부서진다. 〈本草〉

◎ 속미감즙(粟米甘汁 = 좁쌀 신뜨물)

곽란(藿亂)과 번갈(煩渴)에 시큼한 냄새가 나는 좁쌀 뜨물을 쓰면 제일 좋다. 〈本草〉

신 뜨물로 가려운 부스럼과 심한 종기를 씻으면 벌레가 죽는다. 〈本草〉

◎ 얼미(糵米 = 조의 싹)

성질이 따스하고 맛이 쓰며 독이 없으니 속이 차거운 증세를 뜨시게 하고 기(氣)를 내리며 위(胃)를 열어주고 음식을 소화시키며 열을 없애준다. 〈本草〉

반은 생으로 반은 익혀서 만드는 것이니 곡신산(穀神散)에 쓰면 성질이 대맥얼(大麥糵)보다 더운 것이다. 〈本草〉

얼(糵)을 쓰는 것은 기르는 것을 무시한 것이니 다른 것들은 모두 길러서 쓰지만 좁쌀과 보리는 그것을 어기는 것이다. 〈本草〉

보통 곡아(穀芽)를 얼미(糵米)라고 한다. 〈入門〉

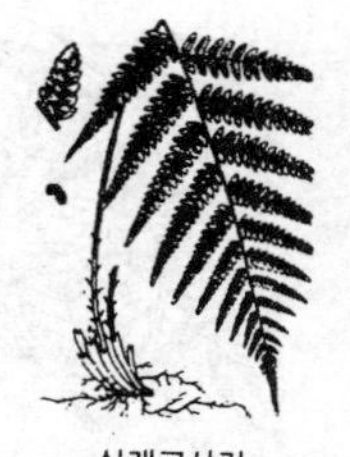
산개고사리

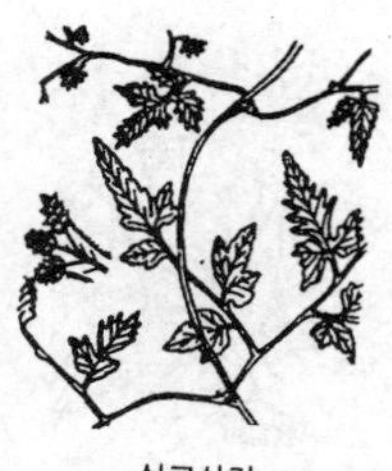
실고사리

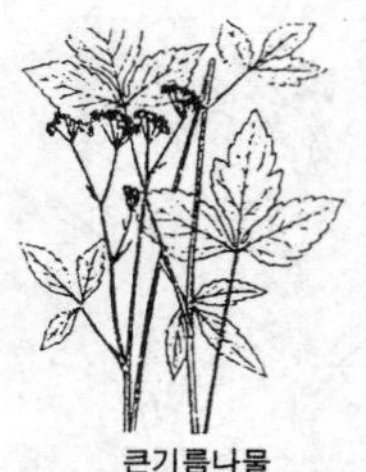
큰기름나물

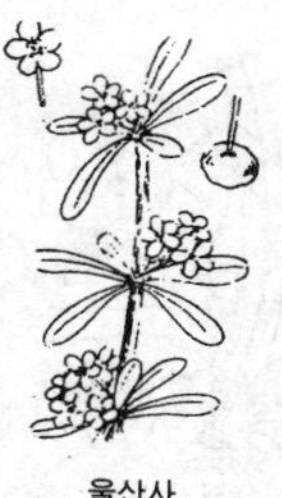
울산사

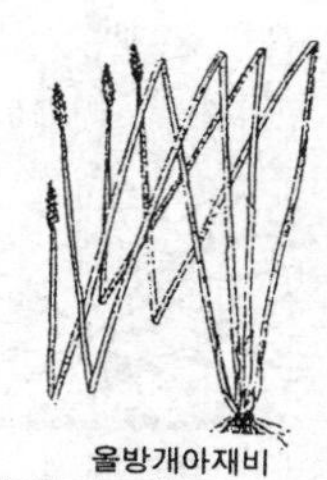
올방개아재비

7. 갱미(粳米 = 입쌀)

성질이 고르고 맛이 달며 독이 없으니 위기(胃氣)를 편하게 하고 살갗을 길러주며 속을 덥게 하고 설사를 그치게 하여 기(氣)를 도와준다.

갱(粳)이란 것은 경자(硬字)와 뜻이 통하니 찹쌀보다 단단하다는 뜻으로 손의 태음(太陰)과 소음경(小陰經)에 들어간다. 기자(氣字)와 정자(精字)가 모두 미자(米字)를 넣어서 글자를 만든 것이다. 〈入門〉

밥이나 죽을 끓여 먹는데 약간 덜 익으면 비(脾)에 보익(補益)이 없으니 충분하게 익혀서 먹는 것이 좋다. 〈本草〉

늦게 거둔 백미(白米)가 제일 좋고 일찍 거둔 것은 그 다음이 된다. 〈本草〉

서리가 맞은 것을 거두어 쓰면 가장 좋다. 〈日用〉

8. 진품미(陳廩米 = 묵은 쌀)

성질이 따뜻하고 맛은 시며 짜지만 독이 없으니 번뇌를 없애고 위(胃)를 열어주며 설사를 그치고 오장을 보하며 장위(腸胃)를 삽(澁)하게 하니 미음으로 끓여 먹는 것이 좋다. 〈本草〉

9. 유미(糯米 = 찹쌀)

성질이 차고 맛은 달면서 쓰고 독이 없으니 보중(補中)과 익기(益忌)를 하고 곽란(藿亂)을 그치게 하지만 열이 있고 대변이 굳어진다. 〈本草〉

모든 경락(經絡)의 기(氣)를 막기 때문에 사지가 약해지고 풍(風)을 일으키며 기(氣)를 움직여서 혼미하고 잠이 많으니 지나치게 오래 먹으면 몸이 유연해진다. 개나 고양이에게 시험해 보면 다리가 약해져서 걷지를 못하는 것으로 보아서 힘줄을 늦추어 주는 것이다. 〈本草〉

찹쌀이라는 것은 연하고 차지니 즉 도미(稻米)인데 술을 빚은 것은 당미(糖米)이다. 〈入門〉

유(糯)라는 것은 끈기가 있고 차지며, 갱(粳)이란 것은 차지가 않다. 그러나 유(糯)와 갱(粳)이 서로 비슷하여 그저 차지고 차지지 아니한 것으로써 구분을 한다. 〈本草〉

도(稻)라는 것은 꺼끄러기가 있는 곡물이니 유(糯)니 갱(粳)이니 하지만 도(稻)로써 총칭을 하여 찹쌀의 성질이 찬데 술을 만들면 열이있고 술 찌꺼기는 따뜻한 것이 마치 콩의 고(豉)와 장(醬)이 같지 않는 것과 같은 것이다. 〈本草〉

◎ 유도간(糯稻稈 = 찰볏짚)

온 몸의 황병(黃病)과 소갈(消渴)과 고독(蠱毒)에 달여서 즙(汁)을 마신다. 〈入門〉

오곡의 곡식을 도(稻)·서(黍)·직(稷)·맥(麥)·축(菽)으로 하고 조미(早米)·만미(晩米)·유미(糯米)를 모두 도(稻)라 하는데 비단 유(糯)만을 도(稻)라고 하는 것은 잘못된 것이다. 〈入門〉

10. 청양미(靑粱米 = 생동찰)

성질이 약간 차고 맛이 달며 독이 없으니 비위(脾胃)의 열과 소갈(消渴)을 치료하니 소변을 이롭게 하고 설사를 그치게 하며 몸이 가볍고 장수를 시킨다. 〈本草〉

청량(靑粱)의 이삭에는 수염이 나있고 알맹이는 푸르며 쌀도 푸르러서 황(黃)·백색(白色)의 양미(粱米)보다 가늘지만 여름에 먹으면 아주 맑고 시원하다. 〈本草〉

양(粱)에 청·황·백의 세가지 색이 있는데 모두 속(粟)의 종류이며 각 종류의 양(粱)이 다른 곡식에 비해서 많은 비위(脾胃)를 보익(補益)하고 성질 역시 서로 같다. 〈本草〉

양(粱)이 비록 속(粟)의 종류라고 하지만 자세하게 구분해 보면 약간은 다르다. 청량(靑粱)을 초에 반죽을 해서 100번 쪄서 100번 말려 먹으면 다른 곡식을 끊어도 배가 고프지 않다. 〈本草〉

◎ 황양미(黃粱米 = 누른 기장쌀)

성질이 고르고 맛은 달며 독이 없으니 기(氣)를 더해주고 속을 온화하게 하고 설사를 그치게 한다. 〈本草〉

청량(靑粱)을 먹는 것이 황량(黃粱)만 못한 것은 청(靑)·백(白) 2가지는 성질이 모두 약간 서늘하되 황량(黃粱)만큼 성질이 달고 고르지 못하니 이것은 토(土)의 중정(中正)을 얻어서 화기(和氣)가 많은 것이 증명되는 것이다. 〈本草〉

양(粱)의 종류는 이삭이 모두 크고 수염이 긴 데 속(粟)에 비해서 좀더 크며 황량(黃粱)은 먹으면 향미한 것이 다른 양(粱)보다 많으니 죽근황(竹根黃)이라고도 한다. 〈入門〉

◎ 백양미(白粱米)

성질이 약간 차고 맛이 달며 독이 없으니 열을 없애고 기를 더한다. 〈本草〉

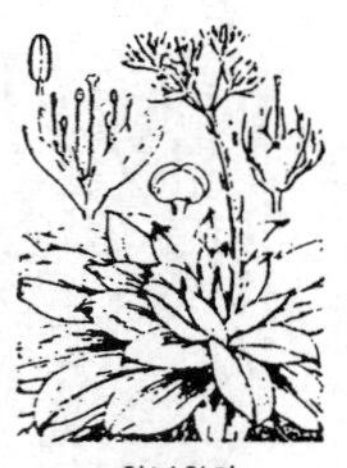
처녀치마

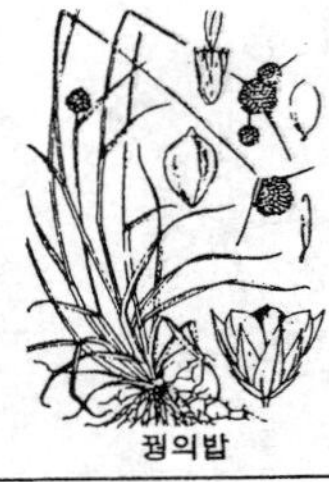
꿩의밥

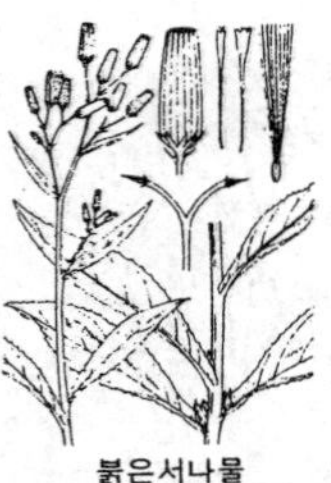
붉은서나물

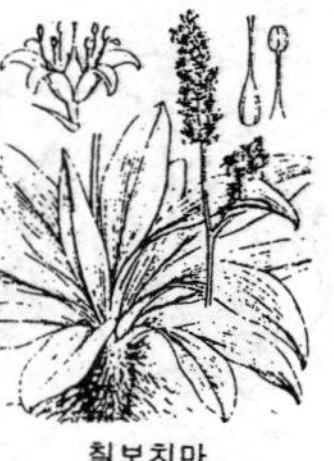
칠보치마

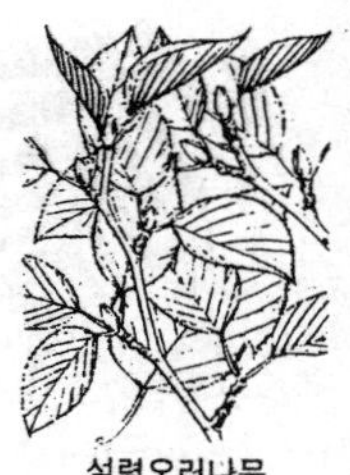
설령오리나무

11. 서미(黍米 = 기장쌀)

성질이 따뜻하고 맛은 달며 독이 없으니 익기(益氣)와 속을 보해 주지만 너무 많이 먹으면 번열(煩熱)이 많아질 우려가 있다. 〈本草〉

약간의 독(毒)이 있으니 오래 먹으면 오장(五臟)이 어둡고 잠이 많아진다. 〈本草〉

속(粟)과 같으면서 속(粟)이 아니며 곡식의 종류인데 단(丹) • 흑(黑) • 적(赤)의 3가지가 있으니 폐(肺)의 곡식이며 폐병(肺病)의 먹는 것이다. 〈入門〉

◎ 단서미(丹黍米 = 붉은 기장쌀)

성질이 따뜻하고 맛이 쓰며 독이 없으니 기침과 곽란을 주로 치료하고 설사와 갈증(渴症)을 그치게 한다. 〈本草〉

이것이 곧 적서미(赤黍米)인데 껍질이 붉고 알맹이는 누르다. 〈本草〉

서(黍)에 2가지가 있으니 차진 것을 출(秫)이라 하며 술을 빚는데 좋고 차지지 않는 것은 서(黍)가 되니 식용으로 쓸 때는 도(稻)의 갱(粳) • 나(稬)와 같은 것이다. 〈本草〉

12. 출미(秫米 = 찰 기장쌀)

성질이 약간 차고 맛은 달며 독이 없으니 대장을 이롭게 하고 칠창(漆瘡)을 치료하며 가려운 부스럼의 독을 죽이고 오장(五臟)의 기(氣)를 막고 풍(風)이 움직이니 자주 먹지는 못한다. 〈本草〉

선가(仙家)에서는 이것으로 만든 술을 귀중하게 여기니 다른 쌀보다 술의 효과가 좋기 때문이다. 〈本草〉

술과 엿을 만들면 좋다. 〈本草〉

서미(黍米)와 같고 알맹이가 작아서 황미(黃米)라고 하며 또 황나(黃糯)라고도 하는데 술을 빚는데 제일 좋다. 〈本草〉

13. 소맥(小麥 = 밀)

성질이 약간 차고 맛은 달며 독이 없으니 번열을 없애고 잠이 적어지고 조갈을 그치게 하며 소변을 이롭게 하고 간기(肝氣)를 기른다. 〈本草〉

밀의 껍질은 차고 알은 열이 있는데 합해서 끓여 먹으면 틀림이 없고, 껍질이 벌어지는 것을 쓰지 말아야 하며 만약 벌어지면 더우니 이것은 면(麵)이 충분히 소열(消熱)과 지번(止煩)을 하지 못하는 것을 증명해주는 것이다. 〈本草〉

가을에 심어서 여름에 익으면 4계절의 기(氣)를 많이 받아서 저절로 한(寒)과 온(溫)을 같이하니 면은 열이 있고 밀기울은 찬 것은 당연히 그럴만도 하다. 〈本草〉

대개 보리가 가을에 씨를 뿌려 겨울에 자라고 늦은 봄에 목이 패고 여름에 익어서 4계절의 중화(中和)한 기(氣)를 갖추었으니 오곡(五穀)가운데 귀중한 것이 됨으로 따뜻한 지방에서는 봄에 심어서 여름에 거두는 것은 기(氣)를 받은 것이 모자라므로 독(毒)이 있고 면의 성질이 역시 찬 것이다. 〈本草〉

◎ 면(麵 = 밀가루)

성질이 따뜻하고 맛이 달아서 속을 보하고 기(氣)를 보익해서 장위(腸胃)를 두텁게 하며 기력(氣力)을 강하게 하고 오장(五臟)을 도와주니 오래 먹으면 유익하다. 〈本草〉

밀의 성질이 차니 면을 만들면 독이 있다. 〈本草〉

면(麵)에 열독(熱毒)이 있을 때는 오래 묵은것과 색이 검어진 것이 그러하며 또 맷돌에서 돌가루가 섞여 들어간 때문이니 절구에 찧어 먹는 것이 가장 좋다. 〈本草〉

면(麵)의 성질이 막히고 열이 있어 풍기(風氣)를 약간 움직인다. 〈本草〉

◎ 한식면(寒食麵)

한식(寒食)날에 면(麵)을 만들어서 먹기도 하고 또는 불에 말려서 저장했다가 쌓인 것을 흩뜨리고 기를 움직이게 하는데 쓴다. 〈綱目〉

◎ 국(麴 = 누룩)

성질이 크게 느리고 맛은 달으니 위(胃)를 고르게 하고 곡식을 소화시키며 설사를 낫게한다. 〈本草〉

여국(女麴)이란 순전히 밀로써 만든 것인데 일명에 혼(䴷) 자황(子黃)이라 하고, 밀을 쪄서 갈아가지고 만든 것을 또 황의(黃衣)라고도 하는데 식품의 소화를 잘 시킨다. 〈本草〉

맥면(麥麵)이 하어독(河魚毒)을 푼다. 〈左傳〉

6월에 만든 것이 좋고 오래된 것이 약에 쓰는 데는 볶아서 향기가 나도록 하여 쓴다. 〈本草〉

◎ 신국(神麴)

성질이 느리고 맛이 달며 독이 없으니 위(胃)를 열어주고 비(脾)를 도우며 수곡(水穀)을 소화시키고 곽란(霍亂)과 설사를 낫게하며 적백(赤白)을 내려주고 징결을 흩으리고 담(痰)이 장(腸)과 위(胃)에 가득해서 음식이 걸려

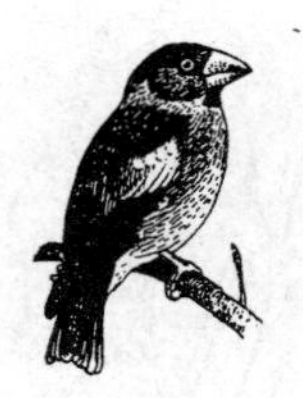
콩 새

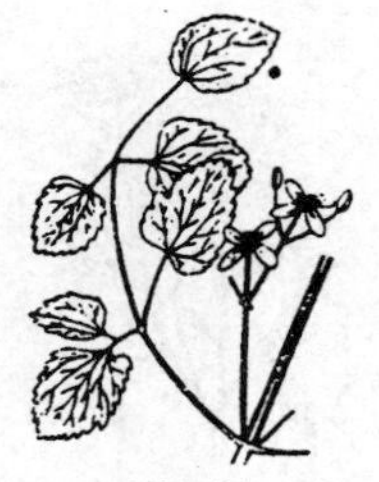
국화으아리

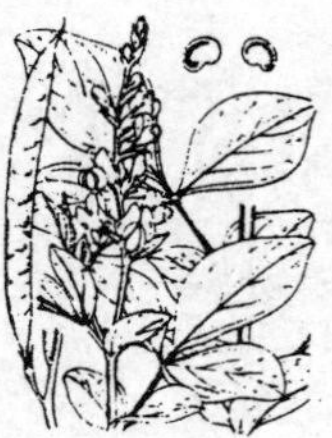
갯활량나무

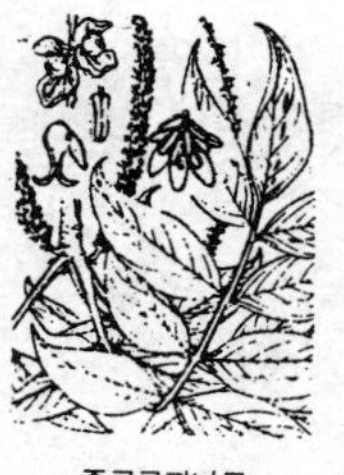
중국굴피나무

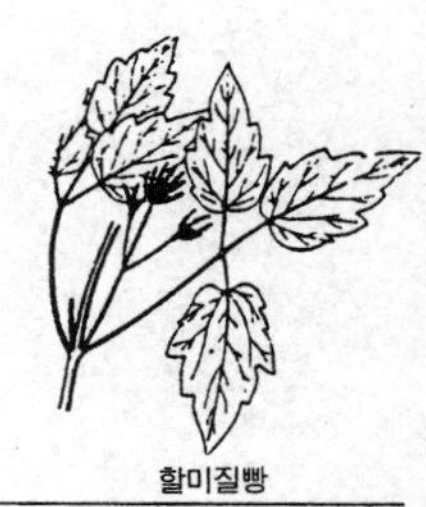
할미질빵

내려 가지 않을 때 시원하게 내려준다. 〈本草〉

약에 쓰는 것은 향불에 볶아서 천오(天五)의 기(氣)를 도와주니 족양명경(足陽明經) 속에 들어간다. 〈湯液〉

홍국(紅麴)이 피를 살리고 음식을 소화시키며 이질(痢疾)을 그치게 하니 아마도 이런 것이 신국(神麴)이 아닌가 의심(疑心)이 날 정도다. 〈入門〉

신국(神麴)을 만드는 방법은 잡방(雜方)에 상세하게 나와 있다.

◎ 부(麩 = 밀기울)

성질이 차고 맛이 달며 독이 없으니 위장(胃腸)을 고르게 하여 열창(熱瘡)과 탕화창(湯火瘡)으로 헐은 곳이며 타박상과 골절 및 어혈(瘀血)을 치료한다. 〈本草〉

보리가 장(腸)에 속해도 기울의 성질이 차가운 것이다. 〈丹心〉

면(麵)은 열이 있고 부(麩)는 차가운 것이다. 〈丹心〉

◎ 부소맥(浮小麥 = 물에 담가 뜨는 밀)

심(心)을 기르고 대추와 같이 달여 먹으면 도한(盜汗)을 그치게 한다. 〈醫鑑〉

도한(盜汗)을 그치게 하고 크고 작은 사람의 골증(骨蒸)과 기열(肌熱)과 부인의 노열(勞熱)을 치료하니 미지근하게 볶아서 쓴다. 〈入門〉

◎ 소맥묘(小麥苗 = 밀의 싹)

성질이 차고 맛이 매우며 독이 없으니 술독의 심한 열인 것을 없애주고 황달(黃疸)의 눈이 누른 것을 물리쳐서 가슴의 열을 식히고 소장(小腸)을 이롭게 하니 즙을 짜서 먹는다. 〈入門〉

◎ 소맥노(小麥奴 = 밀깜부기)

번열(煩熱)과 천행(天行)하는 열독(熱毒)을 치료한다. 〈本草〉

즉 밀이 익기 전에 밀이 되지 않고 검부기가 되어서 비비면 검정이 나오는 것이다. 〈綱目〉

14. 대맥(大麥 = 보리)

성질이 따뜻하고 맛은 짜며 독이 없으니 기(氣)를 보익하고 고르게 하고 지설(止泄)과 보허(補虛)하며 오장(五臟)을 실(實)하게 해주니 오래 먹으면 건강하게 살이 찌고 윤택해진다. 〈本草〉

열은 많으나 오고(五穀)중의 첫째가 된다.

보리가 밀과 마찬가지로 가을에 심은 것이 좋고 봄에 심은 것은 기(氣)가 약해서 힘도 렬(劣)하다. 〈本草〉

침사(鍼砂) • 몰석자(沒石子)를 화(和)하여 모발(毛髮)을 물들이면 심히 검다. 〈入門〉

◎ 광맥(穬麥 = 겉보리)

성질이 약간 차고 맛은 달며 독이 없으니 몸을 가볍게 하고 속을 보익하여 열을 없애니 오래 먹으면 질환(疾患)이 않 생기고 힘이 많아져서 건강하게 걷는다. 〈本草〉

보리와 겉보리가 대경(大經)에 두 가지로 나와있어 마치 1도(一稻)에 2가지 미(米)처럼 되어 있어도 대부분 도(稻)는 곡식의 통칭이니 광(穬)은 맥(麥)의 껍질로써 미(米)의 도(稻)와 같은 것이다. 그러하니 대맥(大麥)은 보리쌀이고, 광맥(穬麥)은 겉보리 쌀인 것이 틀림없다. 〈本草〉

대맥(大麥)이 소맥(小麥)에 비해서 약간 크기 때문에 대맥(大麥)이라고 하는데 그 껍질이 거칠어서 광맥(穬麥)이라 하는 것이 당연한 것이다. 〈本草〉

◎ 청과맥(靑顆麥 = 쌀보리)

성질과 맛이 대맥(大麥)과 같고 천생(天生)으로 껍질과 알맹이가 서로 나뉘어져 있으니 색이 누른 것을 황과맥(黃顆麥)이라고 한다. 〈本草〉

◎ 대맥면(大麥麵 = 보리쌀 가루)

위(胃)를 고르게 하고 갈증을 그치며 먹은 것을 소화시키고 장(腸)을 치료하니 태워도 열이 없고 밀보다 좋은 것이다. 〈本草〉

떡을 만들어 먹으면 기(氣)가 움직이고 많이 오래 먹으면 사람에게 유익하다. 〈本草〉

◎ 대맥얼(大麥糵 = 보리 기름)

성질이 미지근하고 맛을 달고 짜며 독이 없으니 먹은 것을 소화하고 심복(心腹)의 창만(脹滿)을 없애주며 속을 뜨시게 하고 기(氣)를 내리고 위(胃)를 열어주며 곽란(霍亂)을 그치게 하고 징결(癥結)을 흩뜨리고 최산(催產)과 낙태(落胎)를 같이 치료를 하나 오래 먹으면 신기(腎氣)를 감하게 한다. 〈入門〉

보리를 물에 담가 싹이 나면 푹말려서 쓰는데 엿으로 만든다. 〈日用〉

맥얼(麥糵)이 위로가서 피가 막히고 먹은 것이 체해 장(腸)이 우는 것을 치료하고 속을 더웁게 하며 곡식을 소화시킨다. 〈醫鑑〉

누렇게 볶으고 찧어서 면(麵)을 만들어 약으로 쓴다. 〈湯液〉

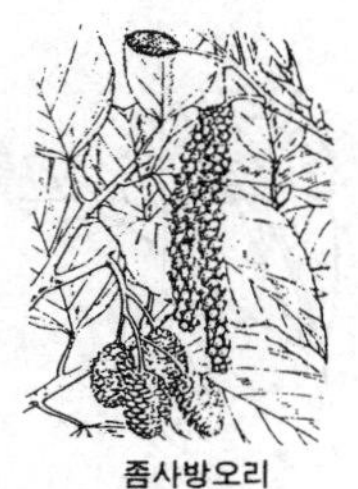
좀사방오리

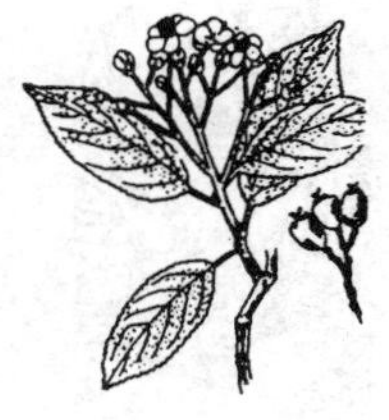
꼭지유노리

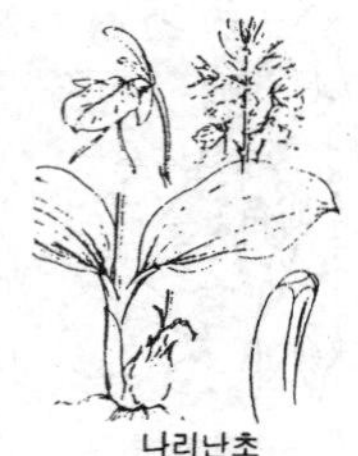
나리난초

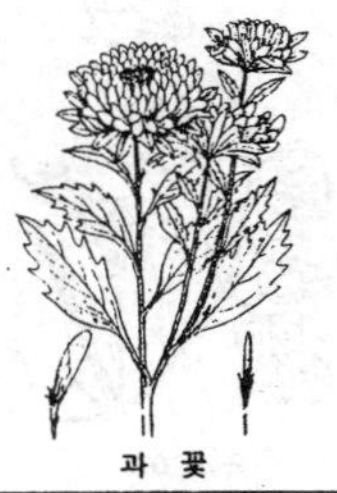
과 꽃

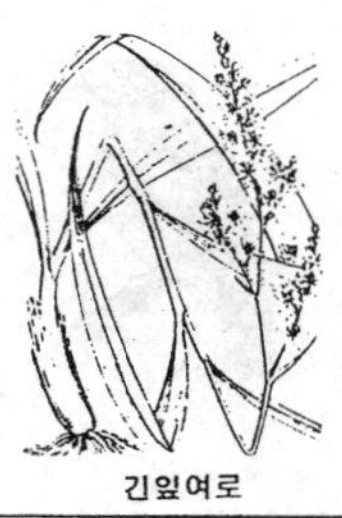
긴잎여로

15. 교맥(蕎麥 = 메밀)

성질이 고르고 차며 맛은 달고 독이 없으니 장위(腸胃)를 실(實)하게 하고 기력(氣力)을 더해주며 모든 병을 움직이게 하는 부작용은 있어도 충분한 오장(五臟)의 더러운 찌꺼기를 깨끗이 익히고 이것을 계속 시킨다. 〈本草〉

오래 먹으면 동풍(動風)해서 머리가 어지러우며 돼지와 양고기를 합해서 먹으면 풍라(風癩)를 이룬다. 〈本草〉

◎ 면(麵 = 메밀가루)

모든 부스럼을 일으키니 끓여서 먹는다. 〈指指〉

속(俗)에 말하기를 1년돈안 침체된 장위(腸胃)속에 쌓여 있던 것도 교맥(蕎麥)을 먹으면 소화가 된다고 하였다. 〈食物〉

◎ 엽(葉 = 메밀잎)

나물을 만들어 먹으면 기(氣)가 내리고 귀와 눈을 이롭게 한다. 〈本草〉

◎ 양(穰 = 메밀대)

태워서 잿물을 내어 육축(六畜)의 부스럼을 씻는다. 〈日用〉

16. 변두(藊豆 = 변두콩 또는 울콩)

성질이 약간 뜨시고 맛은 달며 독이 없으니 속을 온화하게 하고 기(氣)를 내리며 곽란(霍亂)과 토리(吐痢)가 그치지 않는 것과 전근(轉筋)을 치료한다. 〈本草〉

열매가 흑•백의 2가지가 있으니 흰 것을 따뜻하게 하고 검은 것은 약간 차가우니 약에 쓰는 것은 흰 것으로 한다. 〈本草〉

작두(鵲豆)라고도 하는데 검은 살에 흰 줄이 있는 것이 마치 까치와 비슷해서 부르는 이름이다. 〈本草〉

일체의 초목독(草木毒)과 술독과 하돈독(河豚毒)을 풀어준다. 〈本草〉

껍질을 버리고 생강즙(生薑汁)에 볶아서 쓴다. 〈入門〉

한(寒)•열(熱)이 있는 사람은 먹지 못한다. 〈本草〉

◎ 엽(葉 = 변두콩잎)

곽란(霍亂)에 토하고 설사가 그치지 않는 것을 주로 치료하고 사충교독(蛇虫咬毒)에도 찧어서 붙인다. 〈本草〉

◎ 화(花 = 변두꽃)

여자들의 적백대하(赤白帶下)를 주로 치료한다. 〈本草〉

17. 녹두(綠豆 = 녹두)

성질이 차고 맛이 달며 독이 없으니 일체의 단독(丹毒)과 번열(煩熱)과 풍진(風疹)과 약석(藥石)의 발동(發動)을 치료한다. 열을 눌러주고 종기를 없애며 기(氣)를 내려주고 소갈(消渴)을 그치게 한다. 〈本草〉

베개속에 넣어 배고 자면 눈이 밝고 두풍(頭風)과 두통(頭痛)을 치료한다. 〈本草〉

약으로 쓸 때는 껍질을 버리고 쓰니 대개 껍질은 차고 살은 고른 것이다. 〈食物〉

녹색에 둥글고 작은 것이 좋고 약에 쓸 때는 피(皮)를 벗겨야 하니 껍질을 벗기면 옹기(壅氣)가 약간 있다. 〈入門〉

◎ 분(粉 = 녹두가루)

성질이 차가웁고 맛이 달며 독이 없으니 기(氣)를 더해주고 열독(熱毒)을 없애며 발배(發背)•옹달(癰疸)•창절(瘡癤)을 치료하고 술과 식독을 풀어준다. 〈日用〉

녹두를 물에 담가서 갈아 서분 가루를 만들고 물에 걸러서 말린 것을 녹두분이라 한다. 〈日用〉

18. 완두(豌豆)

성질이 고르고 맛이 달며 독이 없으니 속을 보하고 기(氣)를 고르게 하며 영위(榮衛)를 고르고 순하게 한다. 〈日用〉

일명 잠두(蠶豆)라고 하는데 위(胃)를 쾌활하게 하고 오장(五臟)을 이롭게 하니 또는 차(茶)에 타서 먹고 또는 볶아서 먹는다. 〈入門〉

완두(豌豆)가 즉 잠두(蠶豆)다. 〈得効〉

색은 녹두와 같고 크니 함경도(咸鏡道)와 서울의 적전(籍田)에서 난다. 〈俗方〉

19. 의이인(薏苡仁 = 율무)

성질이 약간 차고 맛이 달며 독이 없으니 폐기(肺氣)와 피고름을 토하는 것과 기침하는 것을 주로 치료하고 또 풍습비(風濕痺)와 근맥(筋脈)의 연급(攣急)과 건습각기(乾濕脚氣)를 치료한다. 〈本草〉

오래 먹으면 밥맛을 촉진시키고 성질이 누르럽고 투기를 않게 되니 다른 약보다 배로 더해서 쓴다. 씹어 보아서 이빨에 들어 붙는 것이 좋은 것이다. 〈入門〉 힘이 느리니 많이 써야만 효과를 본다. 〈丹心〉

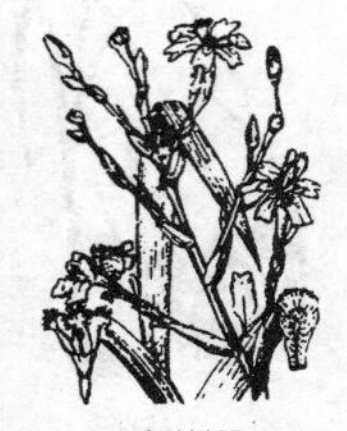
사간붓꽃

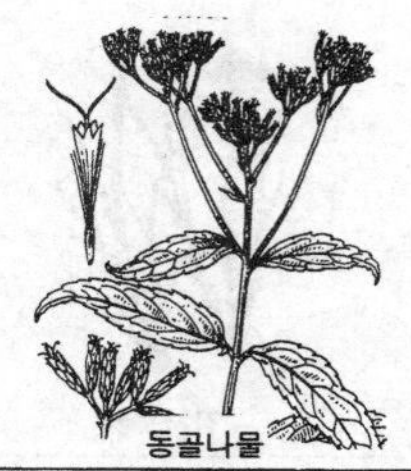
동골나물

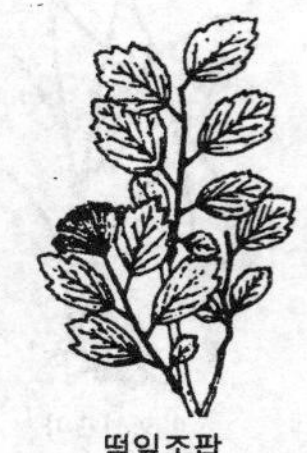
떡잎조팝

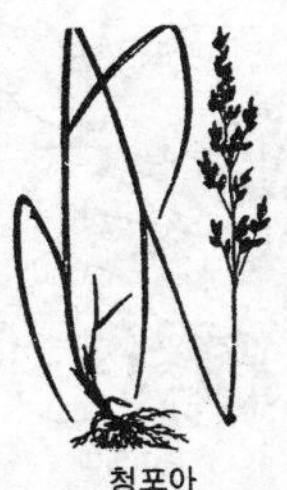
청포아

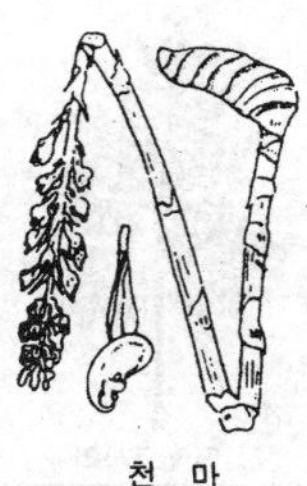
천　마

열매를 쪄서 기(氣)를 뜸드리게 해서 하루동안 푹말려서 갈거나 또는 비벼서 알을 취한다. 〈本草〉

20. 출촉(秫薥 = 수수)

곡식중에서 제일 길고 쌀알이 또한 크고 많으니 북쪽 지방에서는 노찰(蘆穄)이라고도 부른다. 〈入門〉

21. 패자미(稗子米 = 들피쌀)

기(氣)가 맵고 맛이 연하니 흉년에 양식으로 보충한다. 〈入門〉

22. 앵자속(罌子粟 = 양귀비씨)

성질이 고르고 맛이 달며 독이 없으니 반위(反胃)와 흉(胸)속에 담(痰)이 체해서 음식이 안내리는 것을 치료한다. 일명 각미(脚米) 〈本草〉

꽃색이 홍백색이고 4잎 또는 천잎에 연한 홍운(紅暈)이 있고 열매가 병과 타고 북채나 광쇠채의 방울처럼 되어 있는데 그 속에 알이 들어 있고 아주 작으며 색이 희다. 〈本草〉

그 방은 도가니와 같이 크고 그 알은 좁쌀과 같이 작다. 〈入門〉

◎ 각(殼 = 양귀비씨의 껍질)

비(脾)를 치료하고 오래된 이질을 사(瀉)하며 장을 삽(澁)하게 해주고 허로(虛勞)와 기침을 낫게하며 또 신(腎)에 들어가서 골병(骨病)을 치료한다. 〈本草〉

앵속각(罌粟殼)이 삽장(澁腸)과 기침을 그치게 하는 힘이 있다. 〈醫鑑〉

양귀비씨의 껍질을 근(筋)과 막(膜)및 꼭지를 모두 버리고 썰어 부셔서 꿀물에 담가 하룻밤 재인 뒤에 약한 불에 노랗게 볶아서 쓴다. 〈良方〉

이질약에 넣는 것은 초에 볶아서 쓴다. 〈本草〉

◎ 아편(鴉片 = 양귀비씨의 진)

일명 아부용(啞芙蓉)인데 즉 양귀비 버꽃이 피기 전에 대나무 침으로써 10여 구멍을 찔러두면 진액이 나오므로 다음 날에 역시 대나무 칼로 긁어서 자기그릇속에 담아두되 많이 거두어 넣은 뒤에 꿀로 봉하여 27일 말리면 바로 편이 되니 성질이 급해서 많이 쓰지는 못한다. 〈入門〉

오래된 이질을 치료하는데 꽃봉오리가 맺히고 35일이 지난 뒤 오후에 껍질의 위에 모두 대나무 침으로 찔러서 겉면의 푸른 거죽에 10여군데를 쪼개두면 다음날 진액이 나오므로 대나무 칼로 긁어서 자기 그릇에 담아 그늘에 말려서 매 작은 콩 크기의 1알을 공복에 더운 물로 내린다. 파•마늘•좁살 미음으로 피하고 만약 열갈(熱渴)하면 꿀물로써 해독을 한다. 〈醫鑑〉

23. 주(酒)

성질이 열이 많이 있고 맛이 쓰고 달여 독이 있으니 약세(藥勢)를 행하고 모든 악독(惡毒)기를 없애며 혈맥(血脈)을 통하게 하고 위장(胃腸)을 두텁게 하며 피부를 윤택하게 하고 근심 걱정을 없애며 성을 내게 하고 말투를 선양하게 하며 뜻을 막힘없이 털어 버린다. 〈本草〉

오래 먹으면 신(神)을 상하고 수(壽)를 손(損)한다. 〈本草〉

대한(大寒)이 바다는 얼게 해도 술은 얼게하지 못하니 그 성질이 더운 것이 모든 먹는 것 중에 제일가는 것을 알 수 있으나 지나치게 마시면 몸이 망가지고 신(神)이 어두우니 이 모두가 독이 있는 까닭이다. 〈本草〉

모든 경(經)을 행하여 그치지 않는 것이 부자와 서로 같은데 맛이 매운 것은 발산해 버리고 맛이 쓴 것을 충분히 내리고 맛이 단 것은 속에 있고 완만하여 몸의 겉과 아주 높은 곳에 끌어서 가게 한다. 대개 맛이 묽은 것은 소변을 이롭게 해서 빨리 내린다. 〈湯液〉

본초(本草)에 단지 열이 있어서 독이 있는 것만 말하고 그 습(濕)속에 열이 일어나는 것이 상화(相火)에 가까운 것은 말하지 않았다. 사람이 크게 취한 뒤에 부들부들 떠는 모습을 보면 알 수가 있는 것이다. 〈丹心〉

술이 여러가지가 있으나 쌀술을 약에쓰니 당연히 찹쌀과 백면(白麵)으로 빚은 것이 진정한 것이다. 정서(正書)에 말하기를 「단 술을 만들려면 면얼(麵糵)을 쓰라」하였으므로 면얼(麵糵)을 쓴다. 〈本草〉

모든 술 이름을 아래에 열거해 본다.

◎ 조하주(糟下酒)

성질이 느리고 위(胃)를 뜨시게 하여 풍한(風寒)을 막아주니 아마도 거르지 않은 술이다.

◎ 두림주(豆淋酒)

풍경(風痙)의 각궁반장(角弓反張)을 치료한다. 〔처방은 풍문(風門)에〕

◎ 총시주(葱豉酒)

풍한(風寒)을 온화하게 하고 추위로 상한데 땀을 내게 한다. 〔처방은 한문(寒門)에〕

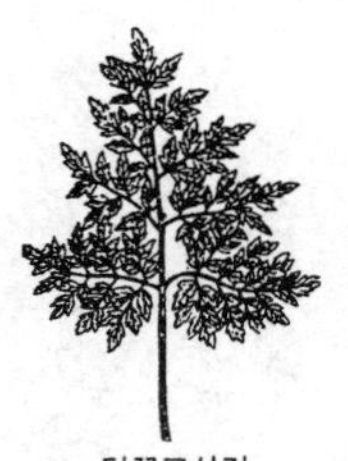
털꽃고사리

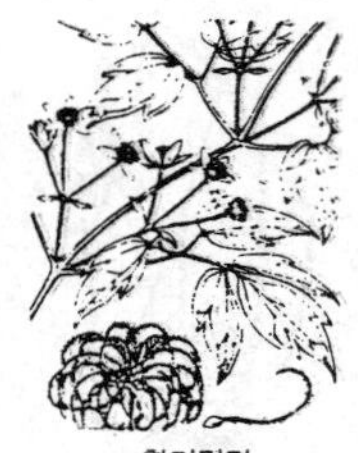
할미밀망

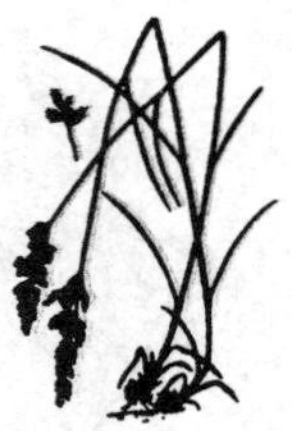
화태선포아

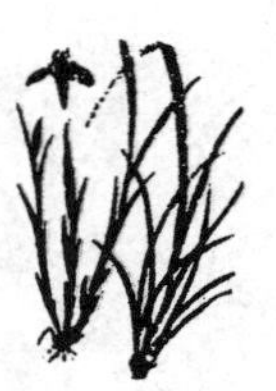
각시붓꽃

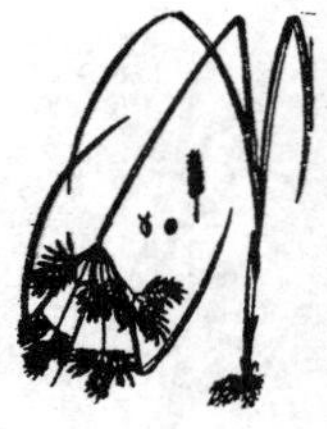
타래골

◎ **포도주(葡萄酒)**

얼굴색을 그대로 있게 하고 신(腎)을 뜨시게 해준다. 〔처방은 잡방(雜方)에〕

◎ **상심주(桑椹酒)**

오장(五臟)을 돕고 귀와 눈을 밝게하니 즙을 내서 술을 빚어 쓴다.

◎ **구기주(枸杞酒)**

허(虛)를 보(補)하고 건강하고 살을 찌게 한다. 〔처방은 잡방(雜方)에〕

◎ **지황주(地黃酒)**

피를 온화하게 하고 얼굴색을 그대로 있게 한다. 〔처방은 잡방(雜方)에〕

◎ **무술주(戊戌酒)**

양기(陽氣)를 크게 보(補)한다. 〔처방은 잡방(雜方)에〕

◎ **송엽주(松葉酒)**

각기(脚氣)와 풍비(風痺)를 치료한다. 〔처방은 잡방문(雜方門)에〕

◎ **송절주(松節酒)**

역절풍(歷節風)을 치료한다. 〔처방은 잡방문(雜方門)에〕

◎ **창포주(菖蒲酒)**

풍비(風痺)를 치료하고 수명을 늘인다. 〔처방은 신형부문(身形部門)에〕

◎ **녹두주(鹿頭酒)**

기혈(氣血)을 보해준다. 녹주(鹿酒)를 고아서 그 즙으로 술을 빚은 것이다.

◎ **고아주(羔兒酒)**

건강하고 살이 찌게 한다. 새끼 양을 고아서 그 즙으로 술을 빚어 만든다.

◎ **밀주(蜜酒)**

보익(補益)하고 풍진(風疹)을 치료한다. 〔처방은 잡방문(雜方門)에〕

◎ **춘주(春酒)**

대체로 미주(美酒)인데 지금의 삼해주(三亥酒)인 듯하다.

◎ **무회주(無灰酒)**

다른 것이 섞이지 아니한 술이니 즉 순수한 술이다.

◎ **병자주(餠子酒)**

찹쌀 분가루로 만든 약을 섞어서 누룩으로 해서 빚은 술이다.

◎ **황연주(黃連酒)**

술독을 풀어주고 사람을 상하지 않게 한다. 〔처방은 잡방문(雜方門)에〕

◎ **국화주(菊花酒)**

나이를 늘려주고 수명에 도움을 주고 풍현(風眩)을 치료한다. 〔처방은 신형문(身形門)에〕

◎ **천문동주(天門冬酒)**

기(氣)를 보(補)하고 나이를 늘려준다. 〔처방은 신형문(身形門)에〕

◎ **지라주(暹羅酒)**

술 담그는 방법을 지라(暹羅)로부터 얻어 온 것으로 쌓이는 것을 흐트려 주고 벌레를 죽게 한다. 〈入門〉

◎ **홍국주(紅麴酒)**

큰 열이 있고 독이 있으니 장기(瘴氣)를 물리치고 타박상을 치료한다. 〈入門〉

◎ **동양주(東陽酒)**

술 맛이 맑고 향긋한 것이 옛날부터 이름이 있는 것인데 이웃 고을 까지에는 미치지 못한다. 〈入門〉

◎ **금분로(金盆露)**

처주(處州)의 산(産)으로 순미(醇美)한 것이 좋기는 해도 동양(東陽)만은 못하다. 〈入門〉

◎ **산동추로백(山東秋露白)**

색이 순수(純粹)하고 맛이 맑은 것이다. 〈入門〉

◎ **소주소병주(蘇州小瓶酒)**

누룩에 열약(熱藥)을 넣어 만든 것으로 마시면 머리가 아프고 입안에 갈증이 생긴다. 〈入門〉

◎ **남경금화주(南京金華酒)**

맛이 너무 달아서 많이 마시면 속에 머물면서 쌓이고 모인다. 〈入門〉

◎ **회안녹두주(淮安綠豆酒)**

누룩에 녹두가 들어 있으니 해독(解毒)하는 좋은 술이다. 〈入門〉

◎ **강서마고주(江西麻姑酒)**

샘으로써 이름을 얻었으니 맛도 아주 좋다. 〈入門〉

◎ **소주(燒酒)**

원나라때 부터 생겼다는 것으로 맛이 아주 신열(辛烈)해서 많이 먹으면 사람을 상한다.

◎ **자주(煮酒)**

맛이 아주 좋아서 여름에 먹으면 아주 좋다. 〈俗方〉

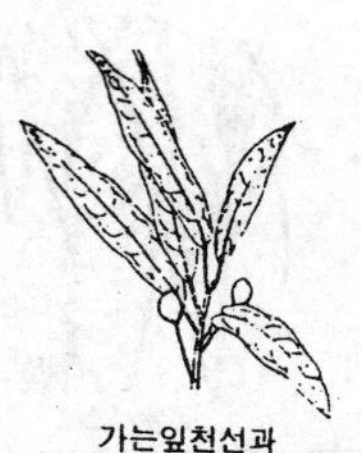
가는잎천선과

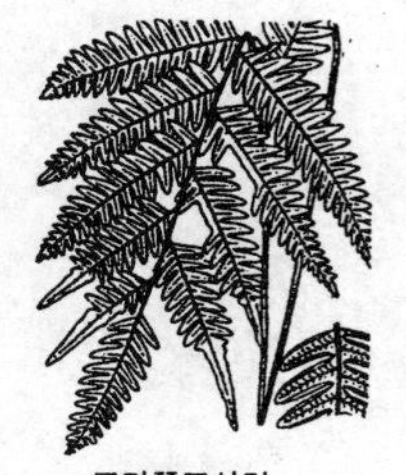
큰만쪽고사리

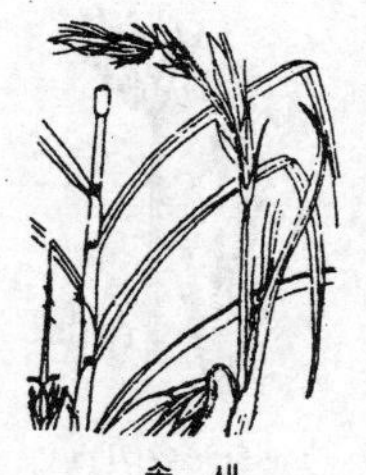
솔 새

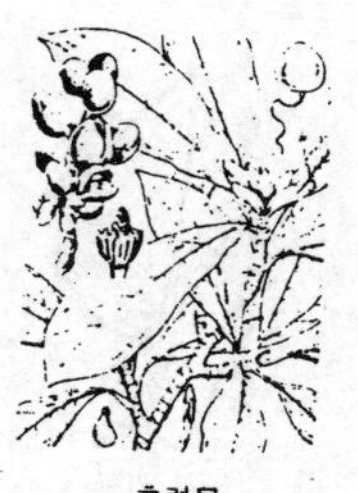
초령목

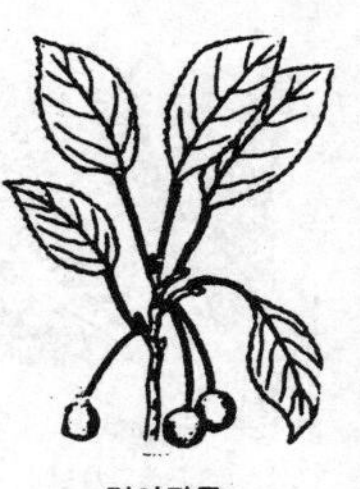
털야광목

◎ 이화주(梨花酒)

색이 희고 맛이 순수하니 봄과 여름에 적당하다. 〈俗方〉

◎ 조(糟 = 술 지게미)

성질이 따뜻하고 맛은 짜고 독이 없으니 타박(打撲)으로 피가 엉긴 것을 치료하고 동창(凍瘡)을 씻고 또 뱀과 벌이 물은 독에 붙이고 야채의 독을 없애준다.

또 모든 물건들을 쌓아두면 썩지 않고 물건을 부드럽게 한다. 〈本草〉

24. 시(豉 = 메주)

성질이 차고 맛이 쓰며 독이 없으니 상한(傷寒)의 두통한열(頭痛寒熱)과 장기(瘴氣)를 치료하며 땀을 내게 하고 관절(關節)을 통하게 한다. 〈本草〉

약의 중독을 줄어주고 고기(蠱氣)와 학질(瘧疾)을 치료한다. 〈本草〉

또 육축(六畜)의 태자(胎子)의 모든 독을 다스린다. 〈本草〉

마음속의 오농(懊膿)을 치료하니 생으로 쓴다. 〈本草〉

파와 합해서 먹으면 땀을 내는 것이 가장 빠르다. 〈本草〉

식혜와 합하면 가장 좋다. 〈本草〉 만드는 법은 잡방(雜方)에 있다.

25. 장(醬)

성질이 냉리(冷利)하고 맛은 짜고 시며 독이 없으니 열을 없애고 번만(煩滿)을 그치게 한다. 〈本草〉

일체의 생선고기와 야채 및 버섯 독을 없애고 또 백가지 약을 죽이며 열상(熱傷)과 화독(火毒)을 치료한다. 〈本草〉

장(醬)은 보통 콩으로써 만들고 또 밀로도 만들고 있으나 콩장에는 못 미치고 고기장과 생선장은 그것을 젓이라고 하며 약에는 넣지 못한다. 〈本草〉

장(醬)이란 것은 장자(將字)와 뜻이 통하니 5가지 맛을 가지고 섞어서 오장(五臟)을 편하게 하기 때문에 안먹을 수 없는 것이니 콩장은 오래된 것이 좋다. 〈入門〉

26. 초(醋)

성질이 따뜻하고 맛은 시고 독이 없으니 악성 종기를 없애고 혈운(血暈)을 부수고 징괴(癥塊)의 굳게 쌓인 것을 없애준다. 〈本草〉

산후(產後)의 혈운(血暈)과 모든 실혈(失血)이 너무 많은 것과 혈운(血暈)을 치료하고 마음의 아픔과 목구멍의 아픔을 치료한다. 〈本草〉

일체의 어육(魚肉)독과 채소독을 없애 버린다. 〈本草〉

초(醋)를 젓이라고도 하고 또 쓴 맛이 없기 때문에 속(俗)에 고주(苦酒)라고 부른다. 〈本草〉 쓴 술을 쌀초라고 한다. 〈得効〉

많이 먹게 되면 기장(肌臟)과 뼈를 손상한다. 〈本草〉

약에 넣는 것은 2~3년 묵은 쌀초가 좋으니 곡기(穀氣)가 온전한 때문이며 밀초는 이에 못 미친다. 〈本草〉

초(醋)라는 것은 조(措)와 같은 것이니 충분히 5가지 맛을 가져서 맞아 들었다는 뜻이다. 〈入門〉

27. 이당(飴糖 = 검은 엿)

성질이 따뜻하고 맛이 달다. 허약한 기력(氣力)을 보하고 오장(五臟)을 윤택하게 하며 담(痰)가 기침을 그치게 한다. 〈本草〉

이당(飴糖)을 또 교태(膠胎)라고 해서 이것은 습(濕)한 것이 좋은 꿀과 같기 때문이다. 〈本草〉

그 색이 자주색이고 엉겨서 호박(琥珀)과 같은 것을 교이(膠飴)라고 하고 색이 희고 강하게 엉기는 것을 석당(錫糖)이라고 하여 약에는 넣지 못한다. 〈湯液〉

엿이라는 것은 즉 연당(軟糖)인데 건중탕(建中湯)에 쓰고 비(脾)에도 들어간다. 〈湯液〉

엿이 토(土)에 속하고 화(火)에는 성하니 습속의 열을 크게 일으키므로 많이 먹으면 비풍(脾風)이 움직인다. 〈丹心〉

쌀은 아무리 좋지마는 그 중 찹쌀이 가장 좋아서 약에 많이 쓴다. 〈本草〉

28. 두부(豆腐)

성질이 고르고 맛이 달며 독이 없으니 기(氣)를 더해주고 비위(脾胃)를 온화하게 한다. 〈入門〉

두부가 독이 있고 성질이 차가우므로 기(氣)를 움직이고 또 신기(腎氣)와 두풍(頭風)과 가려움증을 일으킨다. 〈食物〉

많이 먹으면 배가 부풀어서 사람을 죽이고 술을 마시면 더하니 오직 찬물을 마시면 바로 사라진다. 〈俗方〉

중한(中寒)과 설사(泄瀉)와 방기에는 먹지 못한다.

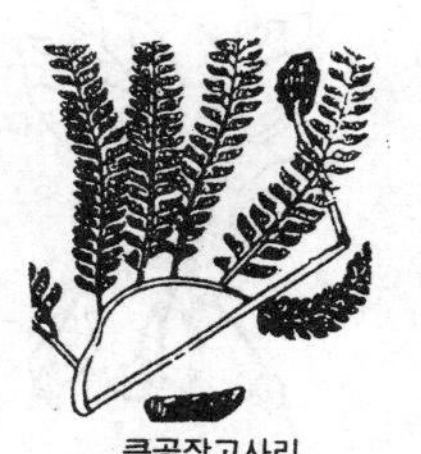
큰공작고사리

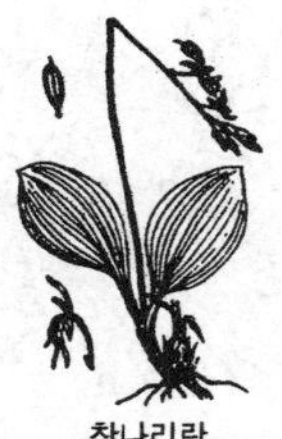
참나리란

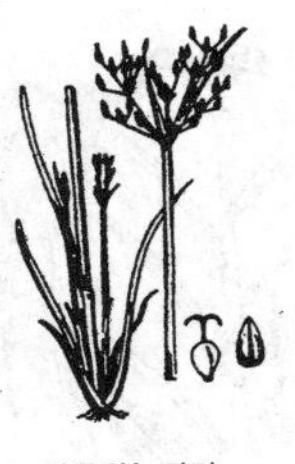
한들하늘지기

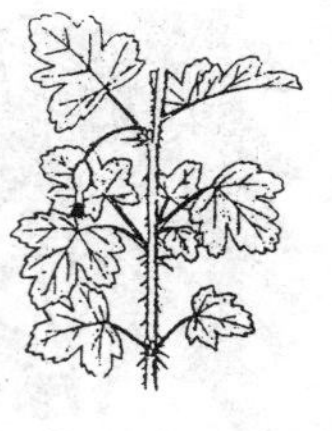
바늘까치밥

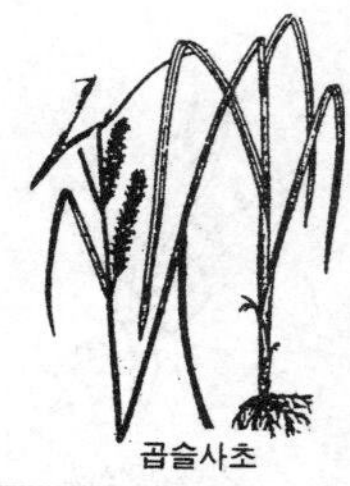
곱슬사초

〈入門〉

29. 춘저두세강(春杵頭細糠 = 방앗고에 묻은 겨)

성질이 고르고 갑자기 먹은 것이 체해서 내려가지 않을 때 내려준다. 긁어서 먹으면 바로 나으니 방앗고로 찧는 것을 뜻하는 것이다. 〈本草〉

30. 직미(稷米 = 피쌀)

성질이 차고 맛이 달며 독이 없으니 열을 낫게하고 기(氣)를 더해주며 모자라는 것을 보해준다. 〈本草〉

많이 먹으면 냉기(冷氣)를 일으키니 8가지 곡식중에서 제일 낮은 것이다. 8가지 곡식이란 서(黍)•직(稷)•도(稻)•양(粱)•화(禾)•마(麻)•숙(菽)•맥(麥)인데 화(禾)는 속(粟)의 묘(苗)고, 마(麻)는 호마(胡麻)이며, 숙(菽)는 대두(大豆), 맥(麥)은 대•소의 모든 보리가 있으니 이것이 모든 곡식의 한계가 된다. 〈本草〉

기장이란 것은 제(穄)의 이명(異名)이고, 또한 곡식 종류인데 메기장과 같고 작은 것이니 즉 지금의 기장 쌀이며 또 자(粢)라고도 하니 5가지 곡식의 으뜸이 된다. 〈入門〉

기장 쌀로 미음(米飮)을 끓이면 좋고 차지지 않는 것은 맛이 묽으니 메기장이라는 것이다. 〈本草〉

五. 인부(人部) (23종)

1. 난발(亂髮 = 헝크러진 머리털)

성질이 약간 더웁고 맛이 달으니 실혈(失血)을 치료하고 비뉵(鼻衄)을 그치게 하며 뼈와 근육의 부스럼을 낫게 한다. 〈本草〉

어혈(瘀血)을 없애주고 관격(關格)을 통하며 수도를 통하고 오림(五淋)과 대•소변이 통하지 않는 것을 치료하고 또 포(胞)가 굳은 것을 치료한다. 〈本草〉

새로 벤 것과 떨어진지 오래된 것을 묻지 말고 자신이나 병이 없는 사람이나 또는 사내아이의 태발(胎髮)이 모두 좋으니 조각수(皀角水)에 씻어서 가마에 넣어 타도록 볶아서 가루로해서 쓴다. 〈入門〉

일명 혈여회 우명 인중혈소회(血餘灰又名人中血燒灰)라고 하니 약간 볶아서 쓰되, 많이 쓰면 안 된다. 〈本草〉

2. 발피(髮髲 = 다리)

성질이 따뜻하고 맛은 쓰며 독이 없으니 오륭(五癃)과 관격(關格)이 통하지 않는 것을 낫게하고 수도(水道)를 이롭게 하고 혈민(血悶)과 혈운(血暈)을 치료한다. 〈本草〉

다리의 보음(補陰)하는 효력이 아주 빠르니 조각수(皀角水)나 또는 고삼(苦參)수에 씻어서 말려 가지고 태워 재로해서 쓴다. 〈丹心〉

다리란 것은 여자들 머리치장에 쓰는 다리꼭지를 말하는 것이니 난발(亂髮)이라는 것은 빗에 묻어서 쓰스로 빠진 것이기 때문에 성질과 맛이 서로 같은 것이다.

3. 자수(髭鬚 = 수염)

태워서 재로하여 옹창(癰瘡)에 붙이면 바로 낫는데 당 태종이 수염을 끊어서 이세척에게 주고 송인종이 수염을 베어서 여이간(呂夷簡)에게 주었으니 모두 병을 치료하라고 준 것이다. 〈本草〉

4. 두구(頭垢 = 머리 때)

성질이 따뜻하니 임(淋)이 닫혀서 안 통하는 것을 치료하고 목구멍이 막힌 것을 열고 피부를 회복시켜 준다. 〈本草〉 고독(蠱毒)과 심독(蕈毒) 및 백사귀매(百邪鬼魅)와 마간독(馬肝毒)을 낫게하고 지네와 지네와 개에게 물린 데에도 붙인다. 〈入門〉

◎ 묵은 이두건(膩頭巾 = 때묻은 손수건)

독이 없으니 천행(天行)하는 영복(榮復)의 갈증(渴症)을 치료한다.

3년묵은 머리 두수가 심통(心痛)을 치료하니 즉 전계백(縛髻帛)이 되니 씻어서 즙을 마신다. 〈本草〉

5. 이색(耳塞 = 귀지)

성질이 따뜻하고 귀수(鬼祟)의 전광(巓狂)을 치료하니 술 마시는 것을 끊게 되는 것이 즉 귓속의 때를 말한다. 〈本草〉

6. 아치(牙齒 = 빠진 이)

성질이 고르고 학질과 고독(蠱毒)의 기(氣)를 치료하고 두창(痘瘡)이 부풀어 오르지 않는 것을 치료하는데 불에 구워서 갈아 쓴다. 〈本草〉

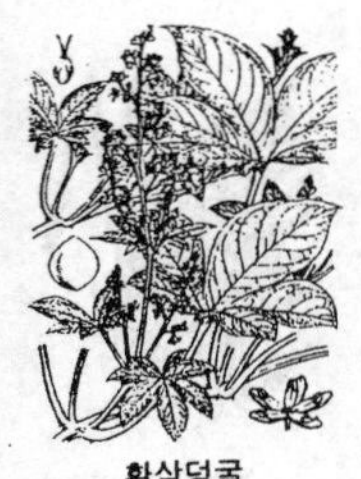
환삼덩굴

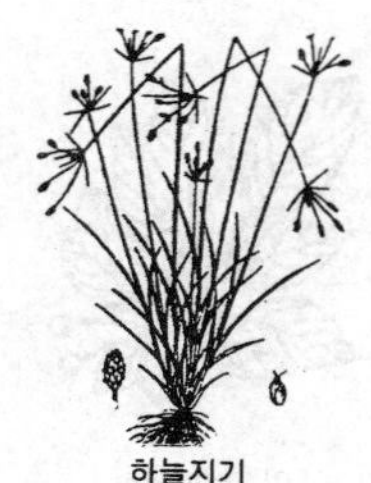
하늘지기

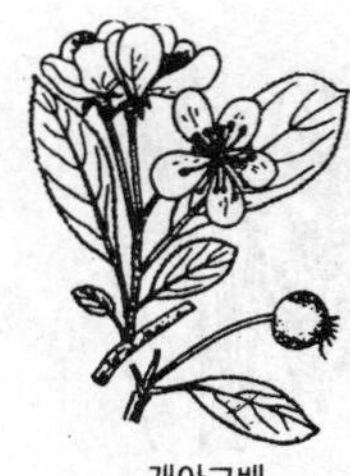
개아그배

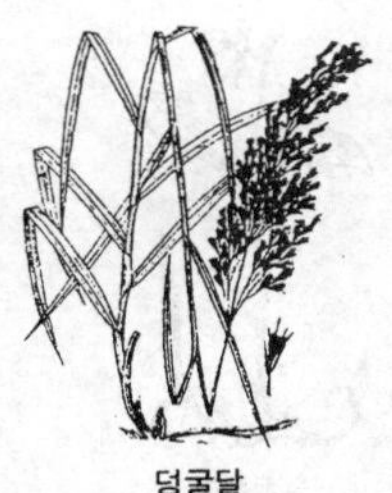
덩굴달

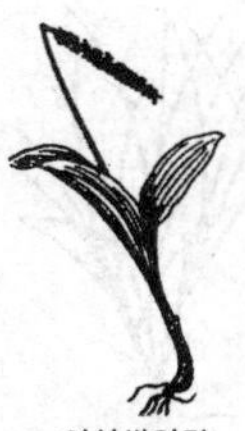
이삭쌍잎란

일명 생인골(生人骨)이니 즉 낙치(落齒)를 말한다. 〈醫鑑〉

◎ 치은(齒垽 = 이똥)

성질이 따뜻하니 옹종(癰腫)을 터뜨리고 나쁜 것을 낸다. 〈本草〉

7. 구중연급타(口中涎及唾 = 침)

평명(平明)의 말하기 전의 침을 가려움증에 바르면 좋다. 〈本草〉

또 모든 종기에도 바르면 바로 사라진다. 〈俗方〉

8. 천령개(天靈盖 = 오랜 해골의 머리뼈)

성질이 고르고 맛은 짜며 독이 없으니 시주(尸疰)와 귀기(鬼氣)가 오래된 장학(瘴瘧)에 한열(寒熱)이 때가 없는 것을 낫게한다. 〈本草〉

이것은 죽은 사람의 두정골(頭頂骨)인데 오래 될 수록 좋은 것이다. 〈本草〉

불속의 재에 한참 동안 묻어서 냄새가 진하면 단향탕(檀香湯)에 씻어서 노란색이 날 때까지 굽거나 또는 검게 태워서 가루로해 쓴다. 〈入門〉

본경(本經)에는 인부(人部)에서 오직 발피(髮髲)일부만 나와있고 나머지는 모두 후세의 허탄(虛誕)한 말들이며 어진 사람의 양심으로는 길이 아닌 것이다. 손사막(孫思邈)이 세상에 큰 공을 세웠으니 사람을 죽여서 병을 고쳤기 때문에 좋은 평을 얻지 못했는데 하물며 죽은 사람 두골(頭骨)을 써여 되겠는가? 사람이 죽으면 독기(毒氣)가 정상(頂上)에 모인다 하니 먹으면 오히려 해가 있을 것이니 호두골(虎頭骨)이나 또는 황견두골(黃犬頭骨)을 대신해서 쓰는 것이 좋지 않을까 생각된다. 〈入門〉

9. 인유즙(人乳汁 = 젖)

성질이 고르고 맛이 쓰며 독이 없으니 오장(五臟)을 보하고 피부를 윤택하게 하여 모발을 늘려주고 수췌(瘦悴)를 치료해서 사람들의 살을 희게 하고 윤택하게 해서 기쁘게 한다. 〈本草〉

첫 사내 아이의 젖은 눈이 붉게 아픈 것과 눈물이 많은 것을 낫게하고 마간(馬肝)과 우육독(牛肉毒)을 풀어준다. 〈本草〉

유락(乳酪)풀에서 우유(牛乳)가 최상이 되고 양유(羊乳)가 그 다음이 되며 마유(馬乳)가 그 다음으로 가는데 이러한 여러 젖의 효력이 사람의 젖을 따르지 못한다. 옛날의 장창(張瘡)이 이가 없어서 유부(乳婦) 수십명을 거느리고 매양포식(毎様飽食)하니 백살이 넘어도 흰 살이 쪄서 박과 같고 모든 일을 관찰하는데 정신이 젊었을 때보다 더 좋고 자녀까지도 수십명을 두었으니 이 역시 조양(調養)의 묘가 아니겠는가? 〈食物〉

10. 부인의 포의(胞衣 = 산후의 태반)

혈기(血氣)의 이수(羸瘦)와 노상(勞傷)과 허손(虛損) 및 면간(面皯)과 피부(皮膚)의 검은 것을 뱃속의 모든 병과 차차 수췌(瘦悴)해지는 것을 주로 치료한다. 〈本草〉

즉 산후(產後)의 포의(胞衣)인데 일명 자하차(紫河車) 또는 혼돈피(混沌皮)라고도 하고 또 혼원의(混元衣)라고 하며 남자 아이의 첫 출생한 태가 좋고 없으면 건전한 부인의 다음 번 태도 또한 좋으니 대나무 그릇에 담고 멀리서 흘러오는 물에 잠깐 담가서 생기(生氣)를 취해서 깨끗이 씻은 뒤에 대나무 바구니에 넣고 종이로 풀칠해서 봉하여 새나가지 않도록 해서 불에 말려 두었다가 쓸 때에 뜨물에 담가서 하루밤을 재우고 말려서 쓴다. 〈正傳〉

◎ 포의(胞衣)를 물로 만드는 법

맛이 맵고 독이 없으니 어린 아이의 단독(丹毒)과 모든 독을 주로 치료한다. 포의(胞衣)를 땅속에 묻어 7~8년이 지나서 물이 된 것이다. 〈本草〉

11. 인뇨(人尿 = 오줌)

성질이 차고 맛은 짜며 독이 없으니 피로의 갈증과 기침을 그치게 하고 심폐(心肺)를 윤활하게 하고 혈민(血悶)과 열광(熱狂)및 박손(撲損)과 어혈(瘀血)로 어지러운 증세를 치료하며 눈을 밝히고 소리를 더하며 기부(肌膚)를 윤택하게 하고 폐위(肺痿)와 기침을 치료한다. 〈本草〉

뇨(尿)는 소변인데 화(火)를 내리는 것이 가장 빠르다. 〈丹心〉

사람의 오줌은 사내 아이의 것이 가장 좋다. 〈本草〉

한 노부인이 80이 넘도록 얼굴이 늙지 않고 40대와 같아서 그 원인을 물으니 젊었을 때 나쁜 병이 있어서 사람의 오줌을 먹은 지가 40여년이 되었은데 지금도 건강하고 다른 병이 없다고 했다. 〈丹心〉

◎ 인중백(人中白 = 오줌버케)

성질이 차고 폐위(肺痿) • 격열(膈熱) • 비홍(鼻洪) • 토혈(吐血) • 이수(羸瘦) • 갈질(渴疾) • 탕화창(湯火瘡)

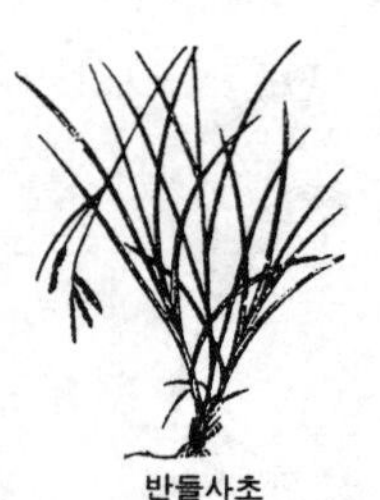
반들사초

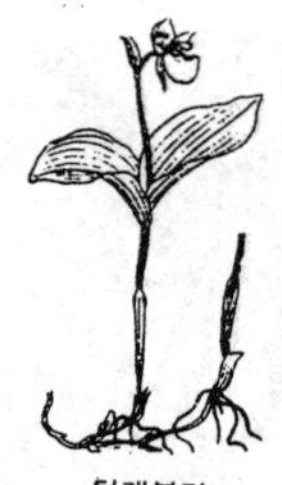
털개불란

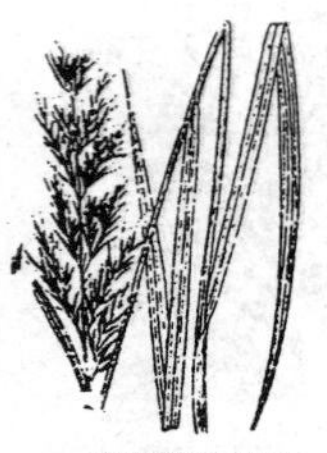
시베리아수염새

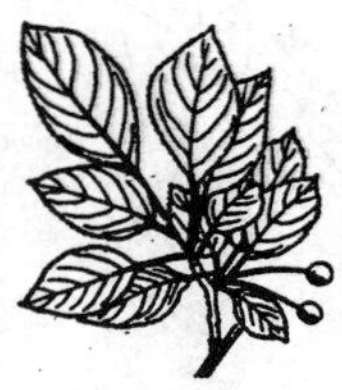
이그배아재비

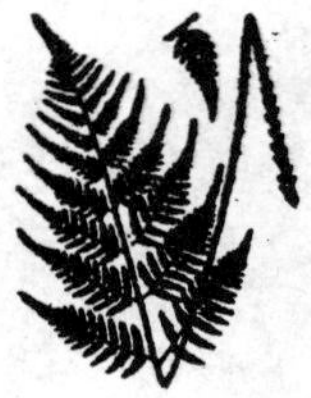
광릉개고사리

을 치료한다. 〈本草〉

인중백(人中白)이란 것은 오줌통에 쌓인 한 찌꺼기이다. 〈本草〉

인중백(人中白)은 바로 오줌통 속의 밑의 깨끗한 것이니 바람과 이슬을 맞혀서 2~3년을 지난 것이 좋고 급하면 년수는 구애되지 않는 것이다. 또 추백상(秋白霜)이라고 하는데 단계(丹溪)가 말하기를「간화(肝火)를 토해내고 음화(陰火)를 밑으로 내린다.」하였다. 긁어서 새 기와장 위에 불로 구워서 가루로하여 쓴다. 〈入門〉

◎ **추석(秋石 = 오줌을 고아서 정제한 결정물)**

대보완(大補煖)하고 열택(悅澤)하고 하원(下元)을 더하게 하니 오래 먹으면 백가지 병이 없어지고 뼛골이 강해지고 정혈(精血)을 보하고 개심익지(開心益志)한다. 〈本草〉

장양보음(壯陽補陰)하고 충분히 뼛골에 들어가니 숨김없이 되돌아오고 위생(衛生)하는 보약이 되는 것이다. 〈入門〉

양연법(陽煉法)과 음연법(陰煉法)은 모두 잡방(雜方)에 상세하게 나와있다.

12. 부인의 월수(月水 = 월경수)

화살독과 여로복(女勞復)을 풀어준다.

부남국(扶南國)에 기술을 하던 사람이 있었는데 칼로 찔러도 살속에 들어가지 않더니 월수를 칼끝에 발라 찌르니 바로 들어 가더라는 것이다. 이것은 더러운 것이 신기(神氣)를 물리친 것이다. 그러니 약을 합할 때에 닿는 것을 피한다. 〈本草〉

음열(陰熱)을 치료하는데 제일 좋다. 〈俗方〉

월경대(月經帶)를 물에 담가서 즙을 취하는 것도 역시 같다. 〈本草〉

◎ **홍연(紅鉛 = 처녀의 초월경수)**

맛은 짜고 독이 있으니 병이 없는 처녀의 첫번 나온 월수(月水)로써 남녀의 기혈쇠약(氣血衰弱)과 담화(痰火)의 상승(上昇)및 허손과 옹탄(癰瘓)을 비롯해서 실음(失音)과 신통(身痛)및 음식부진(飮食不進)과 여자의 경이 막힌 증세 등을 치료한다.

처방은 잡방(雜方)에 상세하게 나와 있다. 〈入門〉

13. 인곤당(人裩襠 = 속곳 밑부분)

음양역병(陰陽易病)과 포의(胞衣)가 안내려 가는 것을 치료한다. 〈本草〉

바로 속곳의 음호(陰滸)에 닿는 부분의 둥글게 6치를 쓰는데 남자 병에는 여자의 속옷을 쓰고 여자 병에는 남자의 속옷을 태워서 가루로하여 물에 타서 마신다. 〈入門〉

포의(胞衣)가 안 내릴 때는 산부 자신에 속곳을 우물에 덮어두면 바로 나온다. 〈本草〉

14. 인시(人屎 = 마른 똥)

성질이 차니 천행(天行)하는 열병(熱病)과 대열(大熱)로 미쳐 날뛰는 것을 치료하고 또 모든 독을 풀어준다. 〈本草〉

아주 마른 것을 가지고 가루로해서 끓는 탕에 섞어 먹고 또 태워서 가루로하여 물에 담가서 그 즙을 마시니 이름을 파관탕(破棺湯)이라 하며 상한(傷寒)의 큰 열을 치료한다. 〈本草〉

속(俗)에 마른 똥을 물에 담가서 즙을 마시니 그 이름을 야인건(野人乾)이라 하여 남자의 똥이 좋은 것이다. 〈俗方〉

◎ **인중황(人中黃 = 金汁·糞漬)**

성질이 차니 천행(天行)하는 열질(熱疾)과 열의 모든 독(毒)및 악창(惡瘡)과 균독(菌毒)을 치료한다. 〈本草〉

섣달초에 대나무통의 푸른 껍질을 긁어 버리고 똥 항아리 속에 넣어두면 똥 즙이 스며 들어가니 이것을 인중황(人中黃)이라 한다. 〈本草〉

섣달초에 대나무를 끊어서 푸른 겉을 긁어 버리고 두마디중 한마디에다 구멍을 뚫고 큰 감초를 대나무 통속에 넣은 뒤에 나무로 구멍을 막고 반대쪽 마디를 똥 항아리 속에 꽂아서 1개월정도 두었다가 꺼내서 그 속의 감초를 내어 말려 쓰는데 이것을 역시 인중황(人中黃)이라고 이름 한다. 〈入門〉

인중황(人中黃)을 본경(本經)에는 분청(糞靑)으로 되어있다.

15. 인조갑(人爪甲 = 손톱)

성질이 고르고 난산(難產)에 최생(催生)을 한다.

눈의 예장(瞖障)을 없애는데 임부(姙婦)에 조갑(爪甲)을 가루로해서 쓴다. 〈本草〉

16. 신생소아제(新生小兒臍 = 배꼽줄)

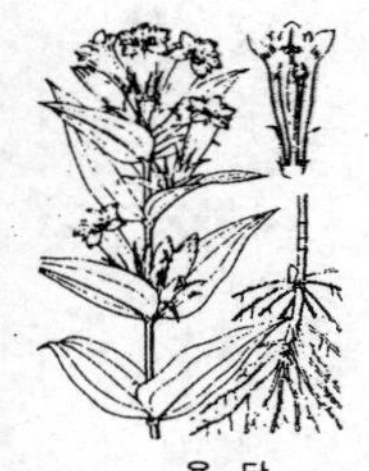
용 담

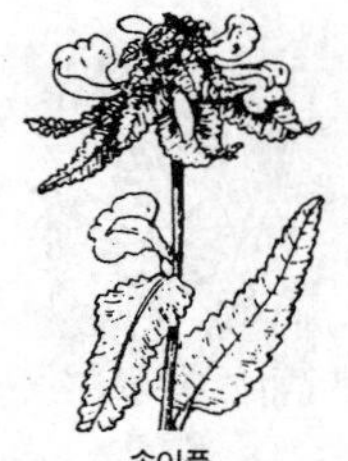
송이풀

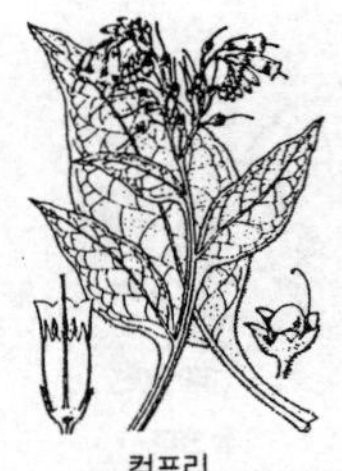
컴프리

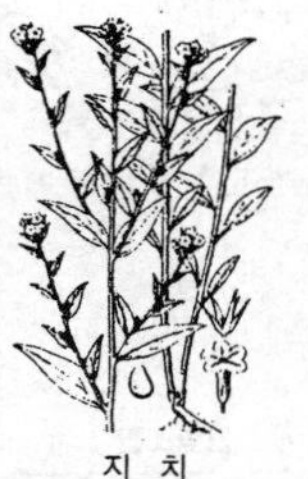
지 치

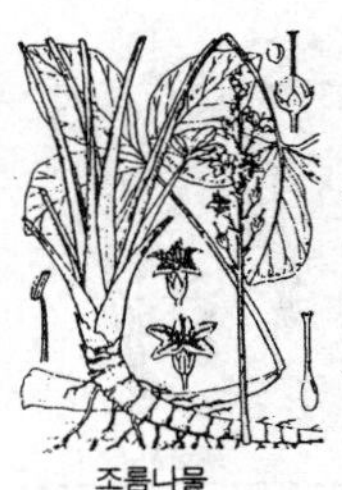
조름나물

학(瘧)을 주로 치료하니 태워서 가루로하여 물로 마셔 내린다.

배꼽속의 분(糞)이 악창(惡瘡)을 치료하고 무살을 썩게한다. 〈本草〉

六. 금부(禽部) (107종)

1. 단웅계육(丹雄鷄肉 = 붉은 수탉고기)

성질이 약간 따뜻하고 맛이 달며 독이 없으니 여인의 붕중(崩中)·누하(漏下)·적(赤)·백옥(白沃)을 치료하며 허를 보하고 속을 뜨시게 하여 통신(通神)과 살독(殺毒)하며 좋지 못한 것을 물리쳐 준다. 〈本草〉

주역(周易)에 말하기를「손(巽)이 닭이 되고 풍(風)이 된다.」하였으니 닭이 오경(五更)에 우는 것은 해가 손(巽)쪽에 다달으면 그 기(氣)를 감동시켜서 울게 된다는 것이다. 〈本草〉

닭이 토(土)에 속하고 금(金)·목(木)·화(火)의 성질을 같이 하였으며 보하기 때문에 습(濕)속의 화(火)를 도우니 병사(病邪)가 그것을 얻으면 병을 도와서 아주 심하게 하니 비록 닭뿐이 아니라 모든 어육(魚肉)의 종류가 모두 그러한 것이다. 〈本草〉

◎ 두(頭 = 닭머리)

도깨비를 죽이니 동문(東門)에 자란 것이 더욱 좋다. 〈本草〉

◎ 주웅계관(朱雄鷄冠 = 수탉 볏)

자익사(自縊死)와 백충(百虫)이 귀안에 들어갔을 때와 백전(白癜)및 역양풍(癧瘍風)을 치료한다. 〈本草〉

◎ 분(糞 = 닭똥)

백호력절풍(白虎歷節風)을 치료하고 또 풍통(風痛)에 붙여도 좋다. 〈本草〉

2. 백웅계(白雄鷄 = 흰 수탉)

◎ 육(肉)

성질이 약간 따뜻하고 맛은 시니 광사(狂邪)를 치료하며 오장(五臟)을 편안하게 하고 소갈(消渴)증을 그치게 하며 소변을 이롭게 하고 단독(丹毒)을 없애준다. 〈本草〉

흰 털에 뼈가 긴 것이 좋다.

온 몸이 희고 검으면 순종인 백오계(白烏鷄)이다. 〈瑣言〉

◎ 백계(白鷄)의 거(距)발톱 및 뇌(腦)

난산(難產)을 주로 치료한다.

3. 오웅계(烏雄鷄 = 검은 수탉)

◎ 육(肉)

성질이 약간 따뜻하고 독이 없으니 심통(心痛)과 두통(杜痛)을 주로 치료하고 심복(心腹)의 악기(惡氣)와 풍습(風濕)의 연비통(攣痺痛)및 허리(虛羸)를 치료하고 태(胎)를 편히 하며 절상(折傷)과 옹담(癰痰)을 낫게 하고 대나무에 찔려 안나오는 것을 덮어두면 나오게 된다. 〈本草〉

모든 날으는 새가 눈이 검고 뼈가 반드시 검으니 이것이 진오계(眞烏鷄)이다. 〈本草〉

◎ 담(膽 = 쓸개)

성질이 약간 따뜻하니 눈이 어두운 것과 기창(肌瘡)을 치료한다. 〈本草〉

◎ 심(心 = 염통)

오사(五邪)를 치료한다. 〈本草〉

◎ 혈(血)

성질이 고르니 중오(中惡)와 발목이 삔데를 치료한다. 〈本草〉

◎ 방(肪 = 기름)

성질이 차고 귀가 먹은 것을 주로 치료한다. 〈本草〉

비계는 두터운 기름이다. 〈入門〉

◎ 장(腸 = 창자)

소변이 새면서 잦은 것을 치료한다. 〈本草〉

◎ 간(肝)과 좌시모(左翅毛)

음(陰)을 일으킨다. 〈本草〉

◎ 관혈(冠血 = 벼슬의 피)

젖을 나게 한다. 〈本草〉

◎ 두(頭 = 머리)

귀신(鬼神)을 죽인다. 〈本草〉

◎ 비치(肶胵= 멀떨구니)속의 황피(黃皮)

성질이 약간 차고 독이 없으니 설정(泄精)과 유뇨(遺尿)·요혈(尿血)·붕중(崩中)·대하(帶下)·장풍(腸風)·사리(瀉痢)를 그치게 한다. 〈本草〉

즉 똥집 속의 노란 껍질인데 모든 닭의 비치(肶胵)가 모두 유정(遺精)을 치료하니 불에 태워서 쓴다. 〈入門〉

◎ 시백(屎白 = 흰똥)

성질이 약간 차니 소갈(消渴)증을 치료하고 석림(石淋)

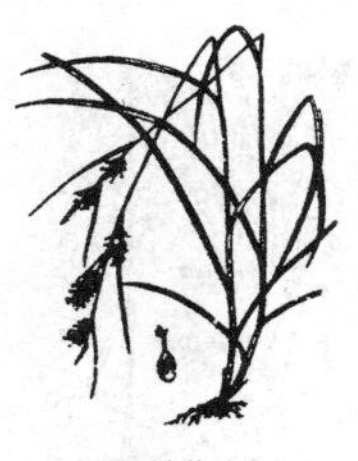
화살사초

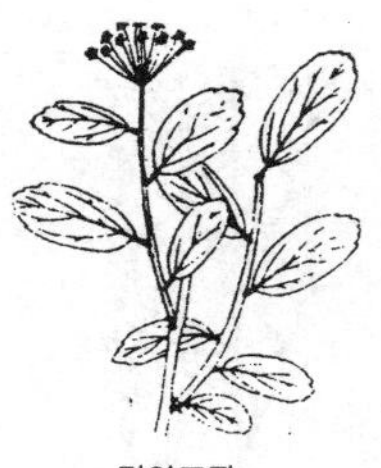
긴잎조팝

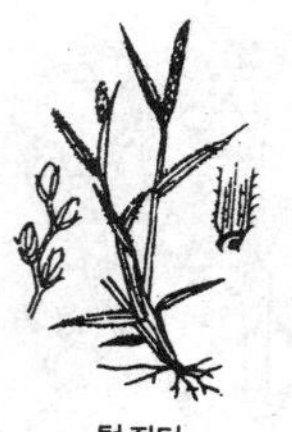
털잔디

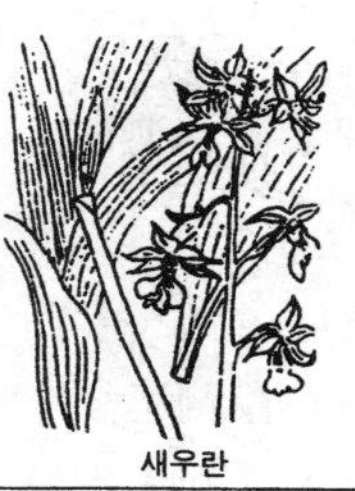
새우란

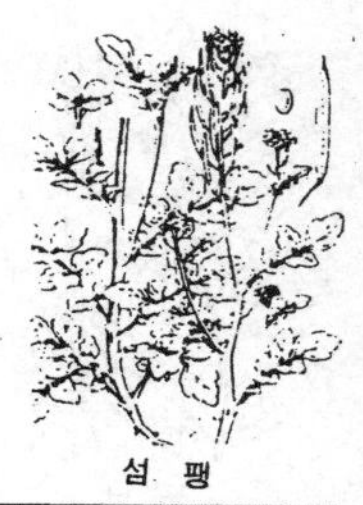
섬 팽

을 깨뜨리며 고장(蠱脹)을 소화시키고 유뇨(遺尿)를 크게 하며 반랑(瘢痕)을 덜어준다. 〈本草〉

4. 오자계(烏雌鷄 = 검은 암탉)

◎ 육(肉)

성질이 따뜻하고 맛이 달며 독이 없으니 풍한습(風寒濕)의 비(痺)를 주로 치료하고 반위(反胃)를 치료하며 태를 편이하고 산후(產後)의 허리(虛痢)를 보하며 옹저(癰疽)의 고름을 치료하며 새피를 보하고 사기(邪氣)와 악기(惡氣)를 없애준다. 〈本草〉

뼈와 털이 모두 검은 것이 제일 상급이다. 〈入門〉

◎ 혈(血)

성분이 고르고 독이 없으니 중악(中惡)과 복통(腹痛) 및 발목 뼈가 부러져서 아픈 것과 젖이 안나오는 것을 치료한다. 〈本草〉

◎ 담(膽)

무 사마귀와 이과창(耳瘑瘡)을 치료한다. 〈本草〉

◎ 장(腸)

유뇨(遺尿)와 소변이 지나치게 많은 것을 치료한다. 〈本草〉

◎ 익(翼)

어린 아이가 밤에 우는 것을 치료한다. 〈本草〉

◎ 핵우(翮羽 = 날개쭉지)

피가 내리는 것을 멎게한다. 〈本草〉

◎ 과중초(窠中草)

머리 부스럼과 대머리를 치료한다. 〈本草〉

◎ 분(糞)

중풍(中風)으로 말을 못하는 것을 낫게하고 소갈(消渴)증을 그치게 하며 석림(石淋)을 깨뜨리고 소변(小便)을 이롭게하여 반랑(瘢痕)을 덜어준다. 〈本草〉

5. 황자계(黃雌鷄)

◎ 육(肉)

성질이 고르고 맛은 달며 독이 없으니 소갈(消渴)증과 소변이 잦은 때며 장벽(腸澼)과 설리(泄痢)를 치료하고 오장(五臟)을 보익(補益)하며 골수(骨髓)를 더하고 정(精)을 보하며 양기(陽氣)를 돕고 소장(小腸)을 따뜻하게 해준다. 〈本草〉

온 몸이 누르고 다리까지 누른 것이 좋은 것이다. 〈入門〉

◎ 늑골(肋骨)

어린 아이의 이수(羸瘦)에 주로 치료를 하고 먹어도 살이 안찌는 데 좋다. 〈本草〉

6. 계자(鷄子 = 달걀)

성질이 고르고 맛이 달으니 열화창(熱火瘡)과 간경(癇痙)을 주로 치료하고 마음을 진정시키고 오장과 태를 편하게 하며 목구멍을 열어주고 임부의 천행열질(天行熱疾)을 치료한다. 〈本草〉

생으로 약에 넣으면 탁 열리고 묽게 삶으면 담(痰)을 물리치고 목소리를 윤택하게 한다. 〈入門〉

계란(鷄卵)은 황자산(黃雌產)이 좋으며 오계자(烏鷄子)가 더욱 좋은 것이다. 〈本草〉

◎ 난백(卵白 = 흰자위)

성질이 약간 차고 맛은 달며 독이 없으니 눈에 열과 붉게 아픈 것을 낫게하고 황달을 치료하고 열번(熱煩)과 심하(心下)의 복열(伏熱) 및 난산(難產)으로 태 껍질이 나오지 않는 것과 기침을 치료한다. 〈本草〉

◎ 난황(卵黃 = 노른자위)

오래된 학질과 칠창(漆瘡) 및 이질(痢疾)을 주로 치료한다. 〈本草〉

음(陰)이 모자란 것은 피를 보해야 하는데 계자황(鷄子黃)을 쓴다. 〈湯液〉

◎ 난중(卵中)의 백피(白皮)

오래된 기침과 결기(結氣)에 마황(麻黃)과 자원(紫菀)를 섞어서 먹으면 바로 낫는데 일명 봉황의라고 한다. 〈本草〉

◎ 난각(卵殼 = 껍질)

눈속의 예장(瞖障)을 연마(硏摩)하고 상한의 노복(勞復)을 치료한다. 〈本草〉

닭고기가 비록 독은 약간 있으나 허리(虛羸)를 보하는데는 제일 효력이 있으니 음식으로 치료하는데 많이 쓴다. 풍(風)이 있는 사람과 골증열(骨蒸熱)로 아픈 사람은 먹지 말아야 된다. 붉은 것은 심(心)에 들어가고 흰 것은 폐(肺)에 들어가고 노란 것은 비(脾)에 들어가고 총체(總體)는 모두 간(肝)으로 들어가는 것이다. 〈入門〉

닭이 선(選)에 속해 있으니 간화(肝火)를 돕는다. 〈丹心〉

7. 백아(白鵝 = 흰 거위)

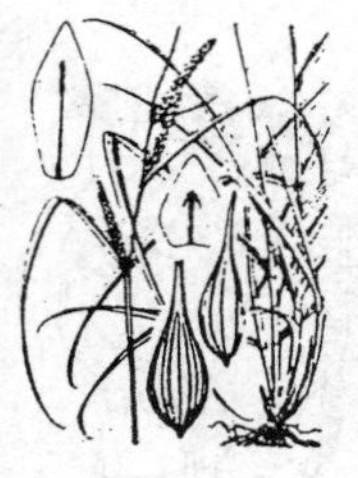
엽주사초

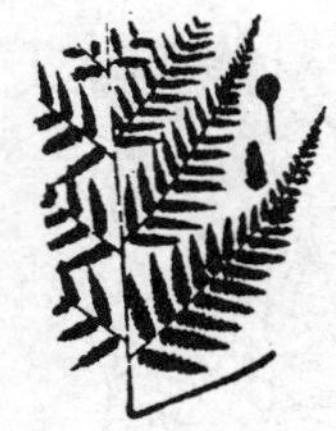
청부싯깃고사리

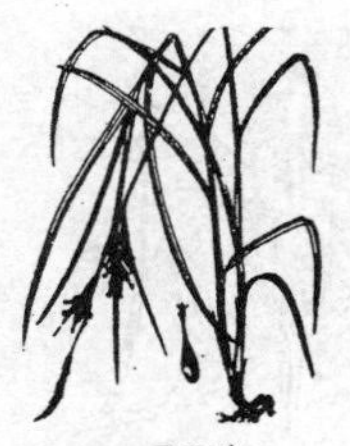
둥근마

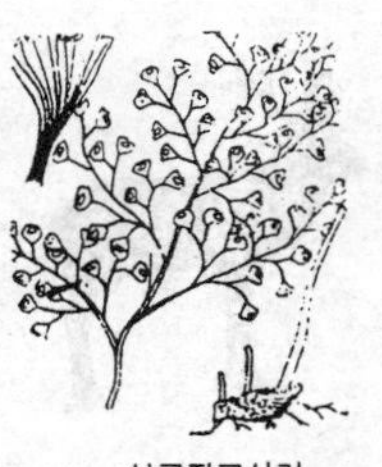
섬공작고사리

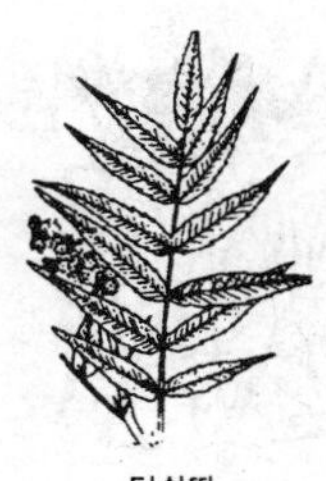
털쉬땅

◎ 육(肉)

성질이 차고 독이 없으니 오장(五臟)의 열을 풀어주고 갈증(渴症)을 그치게 하며 사공증(射工症)을 치료한다. 창(蒼)과 백(北) 2가지가 있는데 사공(射工)은 창색(蒼色)으로써 치료하는 것이 좋고 열갈(熱渴)은 백색(白色)으로 치료하는 것이 좋다. 〈本草〉

◎ 고(膏 = 흰 거위 기름)

성질이 약간 차니 귀가 갑자기 먹은 것을 치료한다. 비계가 피부를 윤택하게 하고 손과 발이 벌어진 것을 치료하며 얼굴에 기름을 합해서 쓴다. 〈本草〉

◎ 모(毛)

사공병(射工病)의 수독(水毒)과 목구멍이 잠긴 것을 치료한다. 〈本草〉

◎ 미앵(尾罌= 흰 거위미생)

진물이 나오는 귀와 귀가 먹은 것을 치료한다. 〈本草〉

◎ 란(卵)

성질이 따뜻하니 오장(五臟)을 돕고 속을 보하고 기(氣)를 도와준다. 〈本草〉

8. 목방(鶩肪 = 집오리 기름)

비계는 두터운 기름이다. 성질이 크게 차니 수종(水腫)과 풍학(風瘧)의 한열(寒熱)을 치료한다.

◎ 혈(血)

모든 독(毒)을 풀어준다. 〈本草〉

◎ 두(頭)

수종(水腫)을 주로 치료하고 소변을 잘 통하게 하니 머리가 녹색인 것이 좋다. 〈本草〉

◎ 란(卵)

성질이 차고 심복(心腹)의 열을 치료하며 소금속에 묻었다가 먹으면 아주 좋다.

◎ 백압육(白鴨肉)

성질은 차고 맛은 달으니 약간의 독이 있으나 허를 보하고 열을 없애고 장부(臟腑)를 온화하게 하고 수도(水道)를 이롭게 한다. 〈本草〉

◎ 백압시(白鴨屎)

석약(石藥)의 독을 죽여주고 쌓인 열을 흩으고 열독리(熱毒痢)를 치료한다. 〈本草〉

◎ 흑압육(黑鴨肉)

속을 윤활하게 하고 냉리(冷痢)를 일으키니 많이 먹으면 안된다. 〈本草〉

오리는 집오리와 들오리가 있는데 여기에서는 집오리를 말하는 것이다.

부(鳧)와 목(鶩)이 모두 오리다. 일설(一說)에는 들오리가 부(鳧)가 되고 집오리가 목이 된다고 하였다. 〈本草〉

흰 털과 누런 숫오리가 가장 보가 되고 녹색 머리와 청색 머리의 오리는 윤활하게 하고 냉질(冷疾)을 일으키는데는 늙은 것이 좋고 어린 것이 독이 있기 때문이다. 〈入門〉

9. 야압육(野鴨肉 = 들오리)

성질이 냉하고 독이 없으니 속을 보하고 기(氣)를 도와주며 위기(胃氣)를 온화하게 하여 열독풍(熱毒風)과 악창절(惡瘡節)을 치료하고 복장(腹臟)의 일체의, 벌레를 죽이니 9월 뒤와 입춘(立春)전의 것이 크게 보익하며 집오리보다 더 좋다. 작은 것이 있는데 칼오리라 하며 맛이 더 좋고 허를 보한다. 〈本草〉

10. 안방(雁肪 = 기러기 기름)

성질이 고르고 맛은 달며 독이 없으니 풍비(風痺)에 연급(攣急)하고 편고(偏枯)해서 기(氣)가 통하지 않는 것을 주로 치료하니 풍비(風痺)에 머리털과 눈썹 및 수염을 기르고 근육과 뼈를 튼튼하게 한다. 〈本草〉

기러기의 살은 모든 풍(風)을 치료한다. 〈本草〉

안방(雁肪)이란 것은 많이 얻기가 어려우니 그 살을 먹어도 또한 좋은 것이다. 아무 때 것이나 모두 좋다고는 하나 겨울의 것이 역시 좋다. 〈本草〉

11. 작(雀 = 참새)

◎ 육(肉)

성질이 온화하고 독이 없으니 오장(五臟)에 모자라는 기(氣)를 지속(持續)시키고 장양익기(壯陽益氣)하며 무릎을 따뜻하게 하고 정수(精髓)를 더하며 소변을 줄이고 양도(陽道)를 길러주며 먹으면 자식(子息)을 낳으니 겨울의 것이 더욱 좋다. 〈本草〉

10월 뒤의 것과 정월전의 젖을 먹는 것이 유익하니 음양(陰陽)이 정정(靜定)해서 절대로 새지 않는 것을 뜻하는 것이다. 〈本草〉

◎ 뇌(腦)

성질이 고르고 귀가 먹은 것을 주로 치료하며 동창(凍

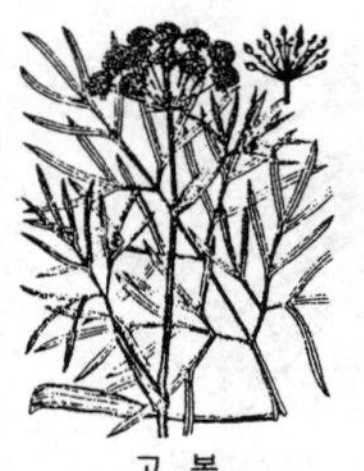
고 본

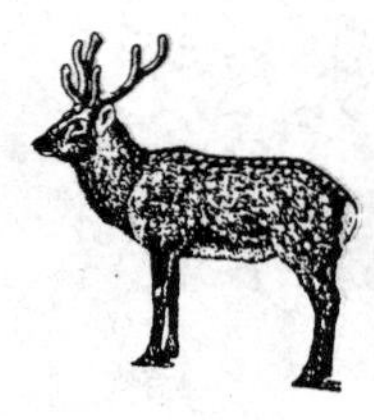
사 슴

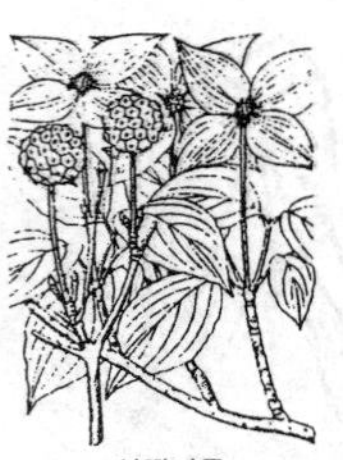
산딸나무

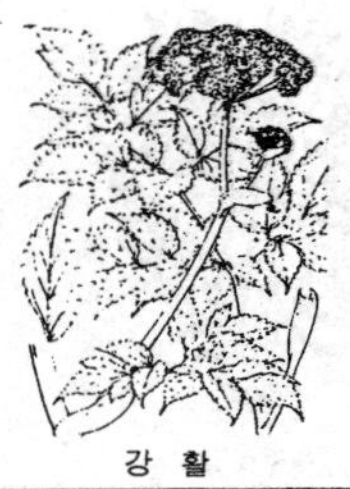
강 활

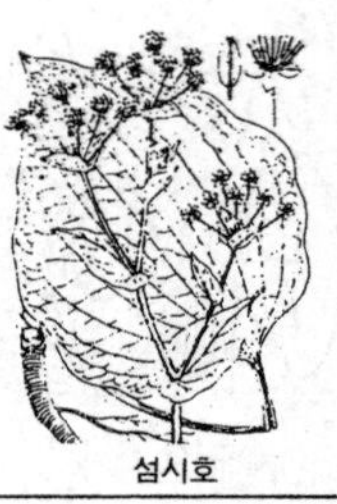
섬시호

瘡)에도 바른다. 〈本草〉

◎ **두혈(頭血)**

작맹증〔雀盲症 : 야맹(夜盲)〕을 치료한다. 〈本草〉

◎ **란(卵)**

성질이 따뜻하고 맛이 시며 독이 없으니 남자의 음위불기(陰痿不起)를 치료하고 강하게 하며 열이 나게 하고 정(精)이 많아서 자식도 둔다.

제일 먼저 낳은 알이 제일 좋은 것이다. 〈本草〉

◎ **웅작시(雄雀屎 = 수참새똥)**

성질이 따뜻하니 눈이 아픈 것을 치료하고 옹절(癰癤)을 결궤(決潰)하고 산가(疝瘕)와 현벽(痃癖)및 기괴(氣塊)와 복양(伏梁)등 증세를 치료한다. 〈本草〉

일명 백정향(白丁香)인데 양 머리가 뾰족한 것이 웅작시(雄雀屎)이다.

섣달의 작시(雀屎)를 속(俗)에 청단(靑丹)이라고 하여 약에 넣어서 쓴다.

가루로하여 쓰는데 감초탕(甘草湯)에 달이고 하룻밤 재워서 불에 쬐어 검게 말려서 쓴다. 〈入門〉

12. 연시(燕屎 = 제비똥)

성질이 고르고 맛은 매우며 독이 있으니 학(瘧)과 고독(蠱毒)및 귀주(鬼疰)와 오륭(五癃)을 치료하고 소변을 이롭게 한다. 〈本草〉

연(燕)이 2종유가 있다. 가슴이 자주색이고 가볍고 작은 것은 월연(越燕)인데 약에는 쓰지 못하고 가슴에 검은 얼룩이 있고 소리가 큰 것이 좋은 제비이니 약에 넣어 쓴다. 〈本草〉

자주색 고기는 먹지 못하고 물에 넣으면 용이 물어 삼켜 버리니 또한 죽여서는 안되는 새 종류이다. 〈本草〉

◎ **호연란(胡燕卵)**

수부종(水浮腫)을 치료한다. 〈本草〉

◎ **호연육(胡燕肉)**

치충(痔虫)을 나오게 한다. 〈本草〉

◎ **월연시(越燕屎)**

벌레를 죽이고 치질을 낫게하고 목예(目瞖)를 없애준다. 〈本草〉

13. 복익(伏翼 = 박쥐)

성질이 고르고 맛은 짜며 독이 없으니 목명(目瞑)과 양통(痒痛)을 치료를 하고 눈이 밝아져서 밤에 보아도 광채가 있고 오림(五淋)을 낫게하여 수도(水道)를 이롭게 하니 일명 편복(蝙蝠)이다. 〈本草〉

복익(伏翼)이란 뜻은 언제나 엎드려 있어도 날개는 있다는 말이다. 〈本草〉

산골짜기가 인가의 집들보 사이에 살고 있으니 입하(立夏)뒤에 잡아서 바짝 말려 쓴다. 〈本草〉

이것이 복기(服氣)를 잘 하는 때문에 오래 사는 것이다. 〈本草〉

털과 내장을 없애고 깨끗이 전부를 구워 말려서 쓴다. 〈入門〉

◎ **분(糞)**

야명사(夜明砂)라는 것인데 눈을 밝게하고 눈의 내외장(內外障)을 치료하고 또 볶아서 먹으면 나력(瘰癧)을 낫게한다. 〈入門〉

◎ **천서(天鼠)**

일명 선서(仙鼠)라는 것인데 즉 엎드려도 날개가 있는 한가지 종류이다. 석유동(石乳同)속에 있으면서 그 정즙(精汁)을 많이 먹으니 색이 희고 크기가 비둘기나 까치와 같으며 천년을 살으니 선경(仙經)에 가까워서 육지(肉芝)라는 것인데 먹으면 살이 찌고 건강하며 오래산다. 오래된 집속에 많이 살고 있으나 흰색은 드물고 석유동(石乳同)속에서 나오는 것이 아주 좋은 것이다. 〈本草〉

동굴 속에서 거꾸로 매달려서 쉬고 있으니 그의 뇌(腦)가 무거운 때문이다. 〈本草〉

14. 응(鷹 = 매)

◎ **시백(屎白 = 매똥 흰부분)**

성질이 고르고 약간의 독이 있으니 반랑(瘢痕)을 덜어주는데 강잠(彊蠶)과 의어(衣魚)를 합해서 고약을 만들어 바른다. 〈本草〉

술이 심한 것을 주로 치료한다. 〈本草〉

장끼와 새매가 또한 서로 비슷하니 대개 한가지 종류이다. 〈本草〉

◎ **안정(眼睛)**

젖즙에 섞어서 갠 다음 눈속에 떨어뜨리면 3일만이면 벽소(碧霄)속의 물건을 본다. 〈本草〉

◎ **두(頭)**

5가지 치질을 낫게한다. 〈本草〉

◎ **취(嘴)와 조(爪 = 주둥이와 발톱)**

5가지 치질과 호매(狐魅)를 치료한다. 〈本草〉

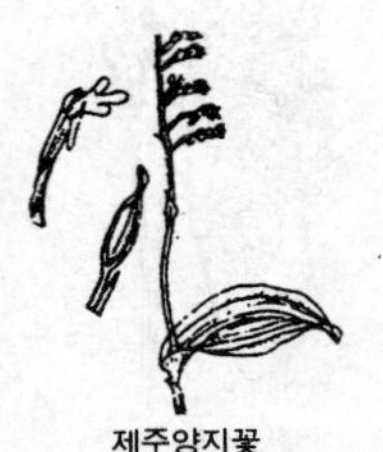
제주양지꽃

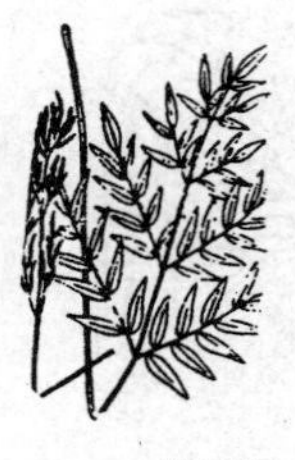
가는고비

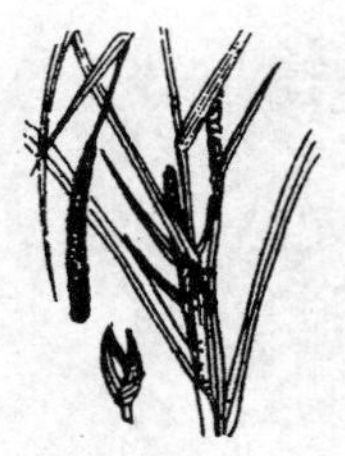
물뚝새

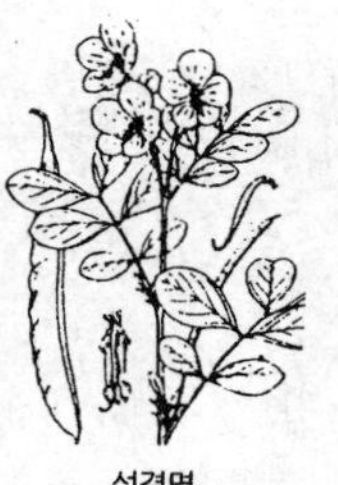
석결명

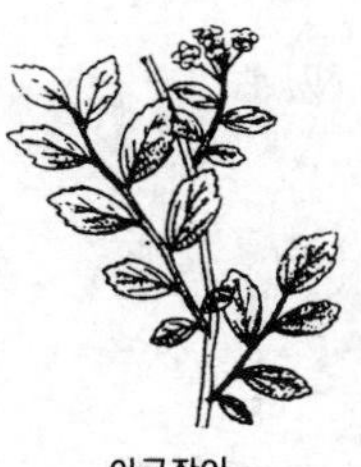
아구장이

◎ 육(肉)

사매(邪魅)와 야모매(野狐魅)를 주로 치료를 한다. 〈本草〉

15. 치육(雉肉 = 꿩고기)

성질이 약간 차고 맛은 짜며 독이 없거나 또는 약간은 있으나 속을 보하고 기(氣)를 도우며 설사를 그치고 누창(瘻瘡)을 없애준다. 〈本草〉

꿩이 비록 식품으로는 귀한 것이나 독이 약간 있으니 자주 먹어서는 안된다. 9월에서 12월까지의 사이에는 먹으면 다소 보가 되고 다른 때에 먹으면 5가지 치질과 창개(瘡疥)를 일으킨다. 〈本草〉

한나라에서는 궁태후(宮太后)의 호(號)를 피해서 들닭이라고 불렀다. 〈本草〉

이락(伊洛)지방에 꼬리가 길고 작은 것을 산 닭이라 했고 강남지방에서는 백색등에 가는 무늬가 있는 것을 흰 꿩이라고 했는데 모두가 꿩의 종류이다. 〈本草〉

16. 치두(鴟頭 = 소리개 대가리)

성질이 고르고 맛은 짜며 독이 없으니 두풍(頭風)의 현운(眩暈)과 전도(顚倒)및 간질(癎疾)을 주로 치료한다. 〈本草〉

일명 솔개라고 하는데 약간 구워서 쓰되 숫놈이어야 한다. 〈本草〉

독수리와 매가 서로 같은 종류로 보나 약간 크다. 〈本草〉

17. 오아(烏鴉 = 까마귀)

성질이 고르고 독이 없으니 기침과 골증노수(骨蒸勞瘦)를 치료하고 급풍(急風)과 어린 아이의 간질(癎疾)과 귀매(鬼魅)를 치료한다. 〈本草〉

진흙으로 싸서 불에 태워서 가루로하여 미음(米飮)으로 같이 먹는다. 〈本草〉

◎ 목정(目睛)

눈병을 낫게하니 즙(汁)으로 해서 주로 치료를 한다. 〈本草〉

◎ 시우(翅羽 = 날개)

피를 흩으니 태워서 쓴다. 〈本草〉

18. 자아(慈鴉 = 갈가마귀)

성질이 고르고 맛은 시고 짜며 독이 없으니 골증노수(骨蒸勞瘦)와 기침을 치료한다. 〈本草〉

가마귀와 같으나 약간 작고 많은 떼를 지어 날면서 까악까악하는 소리를 내는데 지금의 한아(寒鴉)라는 것이다. 큰 것은 먹는데는 좋지 않고 이 가마귀는 별로 노린내가 없으니 구워서 먹으면 좋다. 〈本草〉

◎ 목정즙(目睛汁)

눈에 넣으면 밤에 귀신(鬼神)을 본다고 한다. 〈本草〉

19. 웅작(雄鵲 = 숫까치)

◎ 육(肉)

모든 날짐승이 대개가 큰 것이 암놈이고 작은 것이 숫놈이 된다.

성질은 차고 맛은 달며 독이 없으니 갈증(渴症)을 주로 낫게하고 결질(結疾)을 없애며 석림(石淋)을 내리고 풍(風)과 대소장(大小腸)의 삽(澁)한 것을 치료하니 여기에는 숫놈을 써야 된다. 〈本草〉

까치의 암수를 구분하기가 어려운데 그 왼쪽 날개가 오른쪽 날개를 덮은 것이 암놈이며 또는 검게 태워서 돌맹이를 떨어뜨려서 가루가 흩어지는 것이 수컷이니 이 방법은 까치에만 시험이 되고 다른 새는 안 된다. 〈本草〉

또 태워서 물에 띄우면 가라앉는 것이 숫놈이고 뜨는 것은 암놈이다. 〈本草〉

◎ 소(巢 = 까치 둥우리)

오래된 것이 전광(癲狂)과 귀매(鬼魅)와 고독(蠱毒)을 치료하니 태우면서 수물(祟物)의 이름을 부른다. 〈本草〉

20. 연작(練鵲 = 때까치)

성질이 뜨시고 맛은 달며 독이 없으니 기(氣)를 더해주고 풍질(風疾)을 치료한다.

구욕새 비둘기의 일종으로 비둘기보다 약간 작고 흑갈색이다. 〈本草〉

21. 반초(斑鷦 = 뱀새 = 뫼비둘기)

성질이 고르고 맛은 달며 독이 없으니 눈이 밝고 기(氣)를 도와주니 음양(陰陽)을 돕는다. 〈本草〉

아롱 비둘기라는 것은 즉 무늬가 있는 비둘기인데 무늬가 있는 것이 있고 없는 것이 있으며 흰색인 것이 있으니 춘분(春分)에도 갈협후(褐俠候)가 되고 추분에는 아롱 비둘기가 되는데 오래된 병과 허손(虛損)에 먹으면 보기

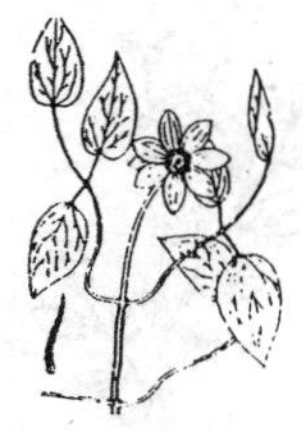
큰꽃으아리

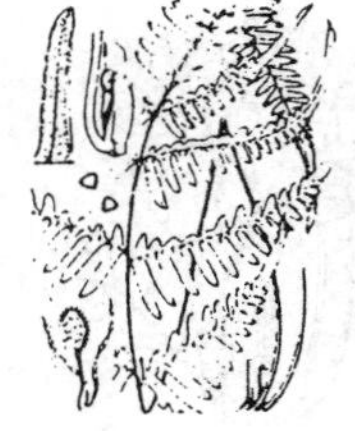
반쪽고사리

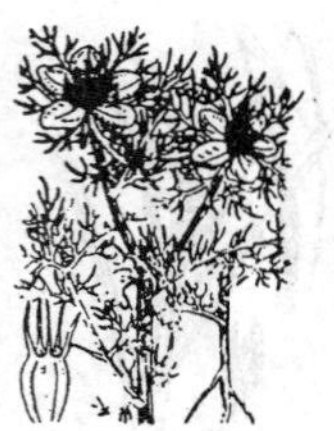
니게라

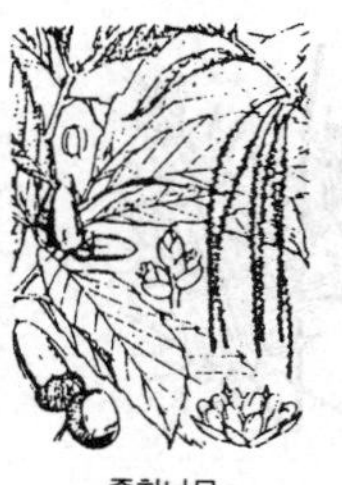
졸참나무

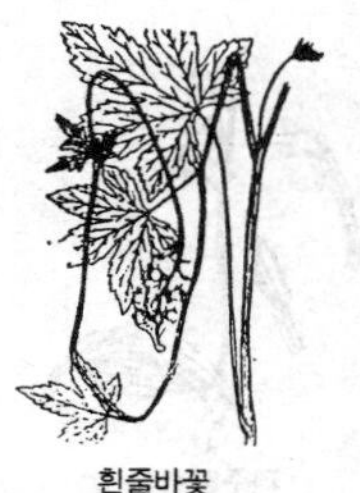
흰줄바꽃

(補氣) 한다. 〈本草〉

22. 백합(白鴿 = 흰 비둘기)

성질이 평온하고 맛은 시고 독이 없으니 모든 약독을 풀어주고 사람과 개창(疥瘡)에 먹으면 바로 낫는다. 〈本草〉

집 비둘기도 비둘기의 종류로써 집 사이에 모여든다. 〈本草〉

◎ 분(糞)

두극양(頭極痒)과 생창(生瘡)에 초로 섞어 진하게 삶아서 고약을 붙인다.

23. 발합(鵓鴿 = 흰 산비둘기)

성질이 따뜻하고 독이 없으니 악창개(惡瘡疥)와 풍양(風痒)을 치료하고 일체의 약독(藥毒)을 풀어주고 백전(白癜)과 역양풍(瀝瘍風) 및 당나귀의 개창(疥瘡)을 치료한다. 〈本草〉

◎ 분(糞)

약 이름이 좌반용(左蟠龍)이니 파상풍(破傷風)을 치료한다. 즉 들비둘기의 똥이다. 〈正傳〉

24. 순육(鶉肉 = 메추리고기)

성질이 평온하고 맛이 달며 독이 없으니 오장을 보해주고 근육과 뼈를 실(實)하게 하며 결열(結熱)을 없애고 어린 아이의 감리(疳痢)를 치료해서 5가지 색을 내리니 구워서 먹는다. 〈本草〉 개구리가 변하여서 매추라기가 된다. 〈列子〉

밭쥐가 변해서 종달새가 되니 종달새는 즉 메추라기이다. 〈禮記〉

25. 계칙(鸂鶒 = 비오리)

성질이 평온하고 맛은 달며 독이 없으니 경사(驚邪)에 쓴다. 〈本草〉

오색(五色)이 있고 꼬리의 털이 선이(船梅)배의 뒷꼬리와 같고 집오리 보다 작다. 〈本草〉

26. 원앙(鴛鴦 = 원앙새)

성질이 평온하고 맛이 짜며 독이 약간 있으니 모든 개창(疥瘡)과 개선(疥癬)을 치료하니 술을 담가서 구워서 먹는다. 〈本草〉

부부 사이가 좋지 않을 때 국을 끓여서 모르게 먹으면 바로 서로가 좋아한다. 〈本草〉

27. 촉옥(鸀鳿 = 산가마귀)

계독(溪毒)과 파풍(破風) 및 수노(水弩)와 사공(射工) 등 병 증세를 치료를 하니 털을 불에 사루어서 마시고 또는 기르면서 사람과 가깝게 지낸다.

오리와 같으면서 약간 크고 눈이 붉고 입 뿌리가 아롱지며 산계곡에서 살기를 좋아한다. 〈本草〉

28. 휼육(鷸肉 = 청새고기)

성질이 따뜻하고 보허(補虛)를 한다.

메추리와 같으면서 입 뿌리가 길고 빛이 푸르며 진흙이 많은 곳에 깃들이고 청새 우는 소리를 한다.

29. 탁목조(啄木鳥 = 딱따구리)

성질이 고르고 독이 없으니 치루(痔瘻)와 어금니의 감(疳)과 충아(虫牙)를 주로 치료한다. 〈本草〉

무늬만 있는 것은 수컷이고 무늬에 갈색이 있는 것은 암컷이니 나무를 뚫어서 벌레를 잡아 먹는다. 회남자(淮南子)가 말하기를 착목(斲木)이 우(齲)를 치료한다는 것이 바로 그것이다. 〈本草〉

또 산탁목(山啄木)이란 것이 있으니 크기가 까치만 하고 색이 청흑색이며 머리위에 붉은 꼬리가 있다. 〈本草〉

위와 같은 것은 모두 단오(端午)쯤에 잡은 것이 좋다. 〈入門〉

30. 백학(白鶴 = 두루미)

성질이 고르고 맛은 짜며 독이 없으니 살은 기력(氣力)을 더해주고 피는 노핍(勞乏)을 보해주고 거풍(去風)과 보폐(補肺)를 한다.

학이 현(玄)•황(黃)•백(白)•창(蒼)의 4종류가 있는데 흰 것이 좋은 것이다. 〈飮膳〉

31. 천아육(天鵝肉 = 곤이고기)

성질이 고르고 맛은 달며 독이 없으니 소금에 약간 절여서 먹으면 좋다. 털로써 도창(刀瘡)과 장창(杖瘡)을 치료하면 바로 낫는다. 〈入門〉

32. 관골(鸛骨 = 황새뼈)

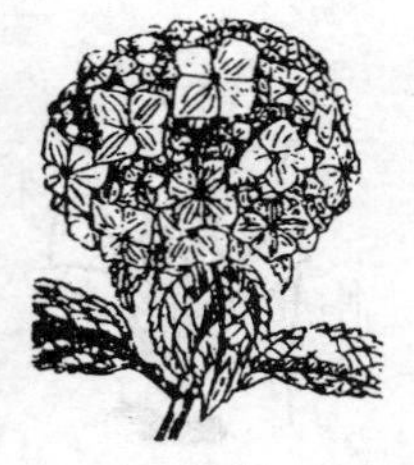
수 국

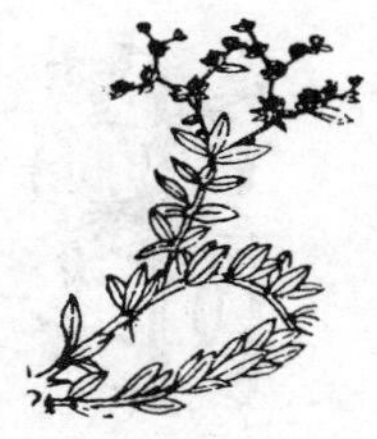
골나물

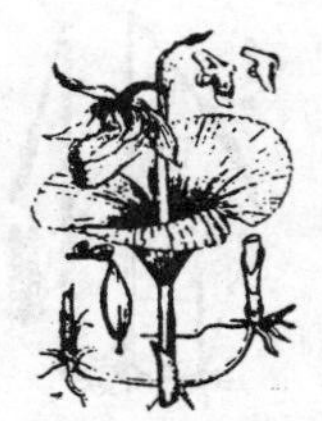
광늘개불란

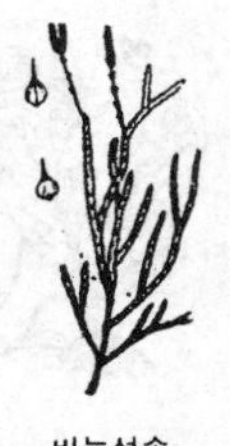
비늘석송

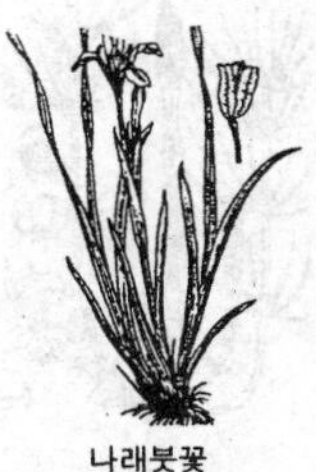
나래붓꽃

성질이 크게 차고 맛이 달며 독이 없으니 다리뼈와 입뿌리가 후비(喉痺)와 비시(飛尸) 및 귀고(鬼蠱)의 모든 전염과 뱀에 물리고 어린이의 섬벽에 배가 커진 것등 모든 증세를 치료하니 달여서 먹고 또는 태워서 그 재를 술로 마셔 내리기도 한다. 〈本草〉

독(毒)이 약간 있으니 나무 숲을 죽이고 사람의 머리털을 빠지게 한다. 〈本草〉

인분(人糞)을 바르면 머리털이 벗어지고 나무 가지에 황새가 똥을 누면 가지가 말라 죽는다는 말이있다.

황새 머리에 붉은 점이 없고 날개에 조대(朝帶)가 없으며 몸은 학과 같고 잘 울지는 않는다. 〈本草〉

33. 노자시(鸕鷀屎 = 더펄새똥)

성질이 차고 독이 있으니 얼굴이 검고 간염지주사피(䵟黷痣酒皻皰)와 탕화(湯火)의 창낭(瘡痕)을 없애고 또 정창(丁瘡)을 주로 치료한다. 〈本草〉

일명 촉수화(蜀水火)인데 물가의 돌위에 똥이 많이 있고 자주색으로써 꽃처럼 되어 있으니 긁어서 거두고 돼지 기름에 섞어서 바른다. 〈本草〉

어린 아이의 감출(疳朮)에 똥가루를 거두어 돼지 간을 구워 찍어 먹으면 신기한 효과가 있다. 〈本草〉

◎ 두(頭 = 더펄새 대가리)

성질이 약간 차니 생선뼈가 목에 걸리고 또 목이 잠긴 것을 치료한다. 〈本草〉

34. 어구(魚狗 = 파랑새)

성질이 고르고 맛이 짜며 독이 없으니 생선뼈가 걸리고 고기와 뼈가 목구멍 속에 들어가 아픈 것이 아주 심한 것을 주로 치료하니 즉 취조(翠朝)이다.

조그마한 몸체로써 푸른 물과 같고 물 위에서 고기를 잡아 먹기 때문에 어구(魚狗)라고 한다. 〈本草〉

35. 구욕(鴝鵒 = 왜가리의 일종)

성질이 고르고 맛이 아주 달며 독이 없으니 5가지 치질을 치료하고 피를 멎게 하며 또 말더듬이를 주로 치료한다. 〈本草〉

구욕(鴝鵒)은 예조(慧朝)인데 단오(端午)날에 새끼를 잡아서 혀끝을 약간 끊어 버리면 사람의 말을 흉내를 낸다고 한다. 〈入門〉

왜가리와 같고 머리에 꼬리가 있다. 〈本草〉

36. 박로(博勞 = 왜가리)

성질이 고르고 독이 없으니 털이 어린 아이의 단병(斷病)을 치료한다. 〈本草〉

일명 백로(伯勞)또는 외가리 〈本草〉

37. 재고취(鵜鶘嘴 = 사다새의 부리)

성질이 고르고 맛은 짜며 독이 없으니 오래된 적리(赤痢)와 백리(白痢)가 감(疳)이 된 것을 치료한다. 〈本草〉

크기는 창아(蒼鵝)만 하고 턱밑에 껍질 포대가 있는데 2되와 물건을 넣을 수 있으니 일명 도하(逃河)라고도 하며 바다나 섬 가운데에 살고 있다. 〈本草〉

배 밑에 기름이 있으니 끓여서 누식악창(瘻蝕惡瘡)에 바르면 신기한 효과가 있다. 〈俗方〉

38. 교부조(巧婦鳥 = 뱁새)

여자를 교묘하게 하는데 그 알을 먹거나 또는 그 둥우리를 거두어서 불에 태우면서 여자의 손을 쪼이면 손재주가 있다. 까치보다 약간 작고 숲속에 주머니 처럼 둥우리를 짓고서 살고 있다. 일명 도초(桃鷦). 〈本草〉

39. 호작(蒿雀 = 촉새)

성질이 따뜻하고 맛이 달며 독이 없으니 양도(陽道)를 더해준다. 까치와 같으면서 다복쑥 속에서 살며 다른 까치 종류보다 아름답다. 〈本草〉

40. 갈계(鶡鷄 = 싸움 잘하는 닭)

맛은 달고 독이 없으니 먹으면 날래고 사나워진다.

싸우면 지는 일이 없고 죽기를 각오 하는데 그 털로써 관을 만들어 쓰는 것이 무용(武勇)을 상징하는 것이다. 〈本草〉

41. 백설조(百舌鳥 = 꾀꼬리)

심병(心病)과 위병(胃病)을 주로 치료하니 구워서 먹고 또한 어린 아이의 말이 늦는 것을 고치니 즉 꾀꼬리가 된다. 〈本草〉

42. 황갈후(黃褐候 = 호도애 = 青鳩)

성질이 고르고 독이 없으며 맛이 달으니 의루악창(蟻瘻惡瘡)에 구워서 먹으면 좋다. 비둘기와 모양이 같고 녹갈

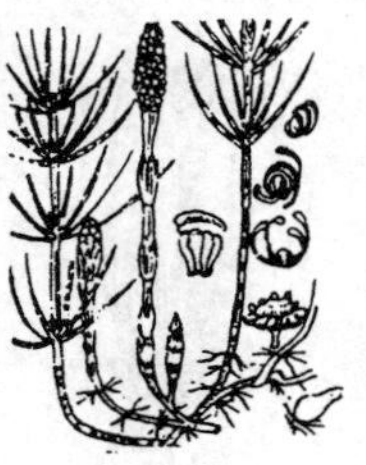
쇠띠기

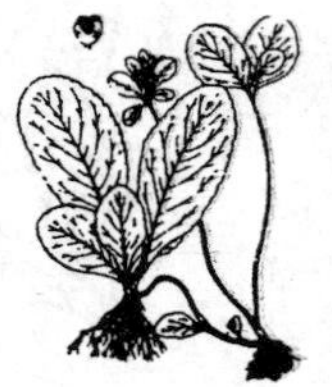
바위괭이눈

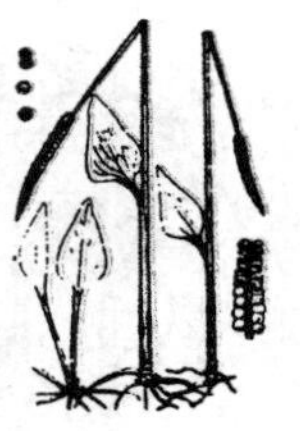
솜줄고사리

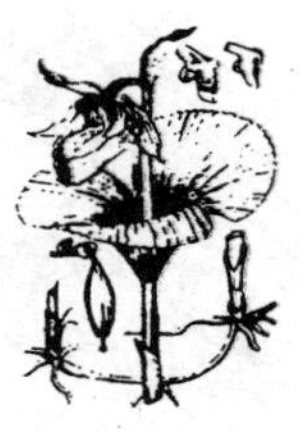
광늘개불란

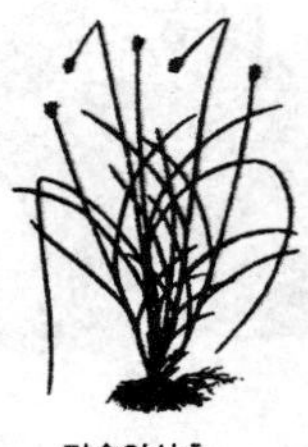
긴솔잎사초

색이다. 〈本草〉

43. 포곡(布穀 = 뻐꾹새)

부부의 사랑을 서로 두터워 지게 한다. 단오(端午)날 잡아서 다리에 뇌(腦)와 뼈를 합하여 허리에 찬다. 〈本草〉

44. 두견(杜鵑 = 접동새)

일명 자규(子規)로써 처음 우는 소리를 들으면 이별수(離別數)가 생기고 그 소리를 본받으면 사람이 피를 토한다. 〈本草〉

45. 효목(鴞目 = 올빼미눈)

독이 없고 먹으면 눈이 밝아져서 밤에 물건을 환하게 볼 수 있다.

살은 서루창(鼠瘻瘡)을 주로 치료한다.

일명 효(梟, 올빼미)인데 소리가 미운 새라 낮에는 물건을 보지 못하고 밤이면 사람 사는 집에 날아 들어서 쥐를 잡아 먹는다. 〈本草〉

휴루(鵂鶹)라는 것이 있는데 역시 그의 종류로써 소리개와 같고 뿔이 있으며 눈은 고양이와 같고 낮에 숨어 있다가 밤에 모습을 드러내는데 기르면 귀시(鬼邪)를 물리친다고 한다. 〈本草〉

46. 벽체고(鸊鷉膏 = 비오리 기름)

귀 먹은 것을 주로 치료하고 또 칼날에 바르면 녹이 슬지 않는다.

물 속에 들어갈 때 돌을 던지면 날아가 버린다. 〈本草〉

47. 노사육(鷺鷥肉 = 해오라기 고기)

성질이 평온하고 맛은 짜며 독이 없으니 허리(虛羸)를 치료하고 익비(益脾)와 보기(補氣)를 하니 구워서 먹는다. 〈入門〉

48. 백구육(白鷗肉 = 갈매기 고기)

맛이 달고 독이 없으며 조갈(燥渴)과 광사(狂邪)를 주로 치료하고 5가지 맛을 가졌으며 구워서 먹는다. 〈入門〉

49. 절지(竊脂 = 고지새)

구워서 먹으면 향기롭고 기(氣)를 보한다. 〈俗方〉

50. 창경(鶬鶊 = 아리새, 꾀꼬리의 일종)

기(氣)를 보하니 구워서 먹으면 아주 좋다. 〈俗方〉

51. 자고(鷓鴣 = 자고 = 꿩과에 속하는 새)

성질이 따뜻하고 맛이 달며 독이 없으니 고기(蠱氣)와 장질독(瘴疾毒)을 치료한다. 모양이 어미 닭과 같고 우는 소리가 구주격책(鉤輈格磔)하는 것인데 이 소리를 못하는 것은 자고(鷓鴣)가 아니다. 〈本草〉 영남에서 난다.

七. 수부(獸部) (236종)

1. 용골(龍骨 = 용의 뼈)

성질이 고르고 맛은 달며 독이 없으니 정신(精神)을 길러주고 혼백(魂魄)을 바르게 하며 오장(五臟)을 편하게 하고 사기(邪氣)를 쫓으며 심신(心神)을 편하게 하며 설사를 그치게 하고 몽색과 일체의 실혈을 치료하며 땀을 거두고 소변을 적게 줄이기도 한다. 〈本草〉

약에 쓰는데 오색이 갖추어진 점이 가장 좋고 황백색은 다음을 가며 흑색은 제일 밑이 된다. 〈本草〉

흰 바탕에 비단 무늬가 있고 핥으면 혀가 붙은 것이 아주 좋다. 〈本草〉

용골(龍骨)은 삽제(澁劑)인데 삽(澁)한 것이 활탈(滑脫)하는 것을 없애주고 기(氣)를 굳게 한다. 〈湯液〉

불에 사루고 잘게 갈아서 쓰거나 또는 술에 삶아 불에 쬐여 말려서 쓰는데 아무 때나 좋다. 〈本草〉

◎ 치(齒)

성질이 고르고 맛은 떫으니 마음을 진정시키고 혼백(魂魄)을 편안하게 하며 전간(癲癇)과 경광(驚狂) 및 귀매(鬼魅)를 치료한다. 〈本草〉

◎ 자소화(紫梢花)

성질이 따뜻하고 맛은 달으니 양(陽)이 쇠(衰)하고 음위(陰痿)가 된 것도 치료가 된다. 〈入門〉

용이 물가에 임력(淋瀝)한 것을 유방(遺放)하다가 떠내려오는 나무 토막을 대하면 거기에 붙어서 모양이 포추(蒲槌)와 같고 색이 약간 청황색이며 또는 회백색과도 같으니 이름을 자소화(紫梢花)라 한다. 〈本草〉

2. 사향(麝香)

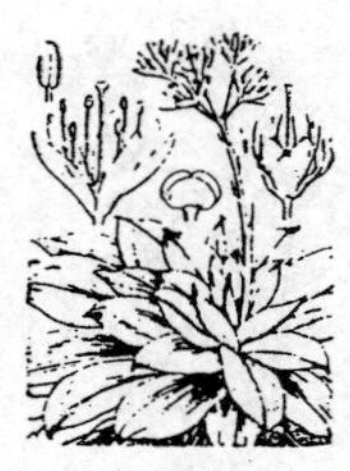
처녀지마

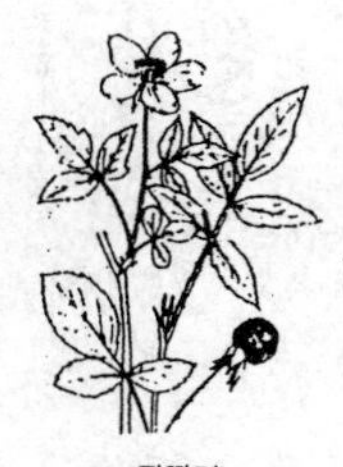
장딸기

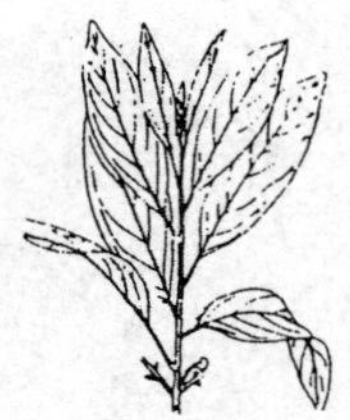
넓은잎제비꽃

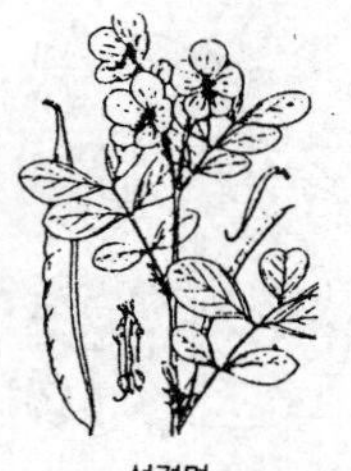
석결명

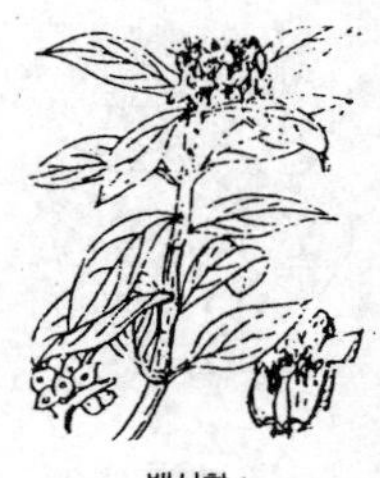
백서향

성질이 따뜻하고 맛은 시고 쓰며 독이 없으니 악기(惡氣)를 흐트리고 진심(鎭心)과 안신(安神)을 하며 온학(温瘧)과 고독(蠱毒)•간학(癎瘧)•중악(中惡)과 심복통(心腹痛)•눈속의 부예(膚瞖)와 일체의 학창(瘧瘡)•피고름과 부인의 난산(難產)과 간태(癎胎)•어린 아이의 경간(驚癎)과 객오(客忤)를 치료한다. 〈本草〉

백사(百邪)와 귀매(鬼魅)를 없애고 3가지 벌레를 죽인다. 〈本草〉

사향(麝香)이 관(關)을 통하고 공규(孔竅)를 스며들므로 위로 기부(肌膚)에 닿아서 골수(骨髓)에 들어가는 것이 용뇌(龍腦)와 함께 서로 같은데 향기(香氣)가 뚫고 나가는 것은 도리어 이긴다. 〈入門〉

사(麝)가 충분히 약을 끌어서 통해 들어간다. 〈直指〉

춘분(春分)쯤 해서 거두어 쓰되 산 것이 더욱 좋은 것이다. 그의 향기(香氣)와 음경(陰莖)의 온 껍질속에 있는데 따로 막(膜)이 있어서 싸고 있는 것이다. 〈本草〉

사(麝)가 3종류가 있는데 첫째는 사녹(麝鹿)이 여름에 뱀과 벌레를 많이 먹고 겨울이 되면 향기(香氣)가 가득차 있다가 봄이 되면 갑자기 아픔이 생겨서 제발톱으로 긁어 내는데 그것이 떨어진 곳에 멀고 가까이에 풀과 나무가 모두 타서 노랗게 되며 이것을 얻기가 아주 어려운 것이다. 만일 사향(麝香)을 차고 과수원을 지나가면 과일이 모두 열매를 맺지 못하니 이것이 그의 징험(徵驗)인 것이며, 그 다음은 배꼽향이니 즉 잡아서 죽여 가지고 거둔 것이고, 또 그 다음은 심결향(心結香)이란 것이니 삵에게 쫓기다가 스스로 죽는 것이다. 〈本草〉

사향(麝香)이 가짜가 많은데 한쪽을 부스려뜨려 보면 털이 그 속에 있는 것이 진짜이고 또한 당문자(當門子)를 불에 사루어 보면 오랫동안 끓는 것이 향(香)이 좋고 사향(麝香)을 부셔서 보면 속에 망울이 있는데 그것이 즉 당문자(當門子)이다. 〈本草〉

무릇 사향(麝香)을 쓸 때에 자일(子日)에 개할(開割)이 있어서 쓴 것은 쓰지 않고 잘게 갈아 체에 쳐서 쓴다. 〈本草〉

◎ 사육(麝肉)

사(麝)가 노루와 비슷한 데 그 살을 먹으면 노루 고기와 같이 비리다. 사(麝)는 뱀을 먹기 때문에 충분히 뱀독을 치료하고 배꼽속의 향(香)은 백병을 치료한다. 〈本草〉

◎ 수사(水麝)

배꼽속의 물방울이 있는데 그 한방울을 한 말 물에 떨어뜨려서 옷을한번 빨면 그 옷이 모두 떨어지도록 향기(香氣)가 없어지지 않고 웅황(雄黃)과 합해서 문질러 두면 향기(香氣)가 육사(肉麝)보다 두 배나 된다.

우리나라의 사향(麝香)이 평안도나 함경도에서 나는 것이 좋으나 그래도 시베리아 지방에서 나는 것만은 못하다. 〈俗方〉

3. 우황(牛黃)

성질이 고르고 맛은 쓰며 약간의 독이 있으니 안혼(安魂)과 정지(定志)를 축혼(逐鬼)하며 광전(狂巓)과 경계(驚悸)와 중악(中惡)과 어린 아이의 백가지 병을 치료한다. 〈本草〉

소에서 얻은 것인데 백일을 그늘에 말리고 수시로 말려서 해와 달의 빛을 보이지 않도록 해야 한다. 〈本草〉

우황(牛黃)이 간(肝)에 들어가고 근육을 치료한다. 〈綱目〉

소가 황(黃)이 있으면 거죽과 털이 광택하며 정혈색(定血色)과 같고 수시로 울부짖으며 물 속에 제 얼굴을 비추어 보기를 좋아하는데 큰 그릇에 물을 담아서 소의 머리 앞에 놓고 그의 토해내는 것을 받으면 물 속에 계란 노른자 같은 것이 떨어지니 경허(輕虛)하고 좋은 향기가 있는 것이 좋은 것이다. 〈本草〉

이것도 위조품이 많으니 시험해 보는 방법은 손톱 위에 문질러 보면 숍톱 속을 통해서 노란 것이 진짜인 것이다. 〈本草〉

토해 내는 것을 생우황(生牛黃)이라 하여 얻기가 힘이 드는 것이며 지금의 것은 모두 도축장에서 소의 간담(肝膽)속에서 나온 것이다. 〈本草〉

◎ 우육(牛肉)

성질이 고르고 맛은 달며 독이 없으니 비위(脾胃)를 기르고 토설(吐泄)을 그치게 하고 소갈(消渴)과 수종(水腫)을 치료하고 근골(筋骨)과 요각(腰脚)을 보강해 준다. 〈本草〉

먹는 것으로는 황우(黃牛)가 좋고 젖과 똥 오줌을 쓸때는 흑우(黑牛)가 황우(黃牛)보다 강하다. 〈本草〉

자연히 죽은 고기는 먹지 못하니 먹으면 정창(疔瘡)을 일으킨다. 〈俗方〉

◎ 우각시(牛角䚡=뿔속의 뼈)

성질이 깔깔하고 맛은 쓰며 독은 없으니 혈붕(血崩)과 적백대하(赤白帶下)를 멎게하며 장풍사혈(腸風瀉血)과

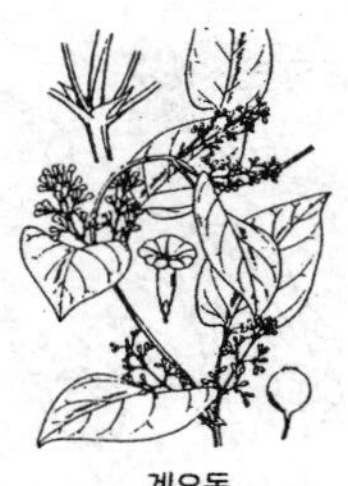
계요동

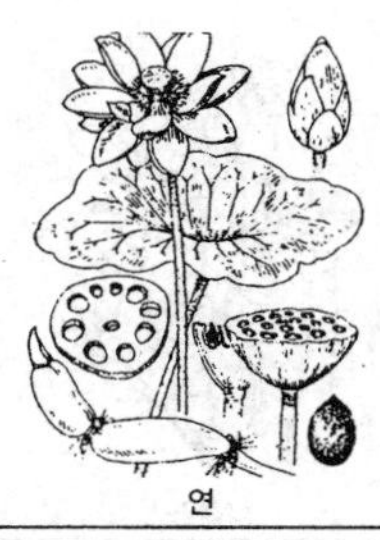
연

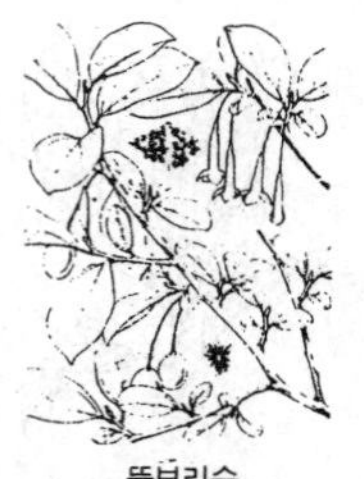
뜰보리수

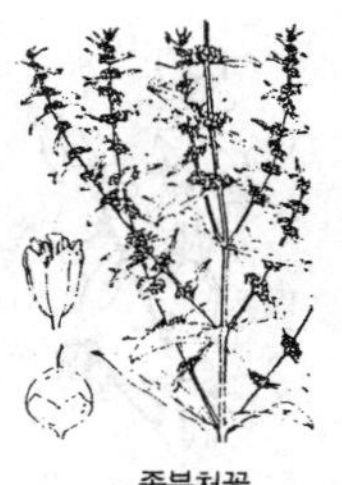
좀부처꽃

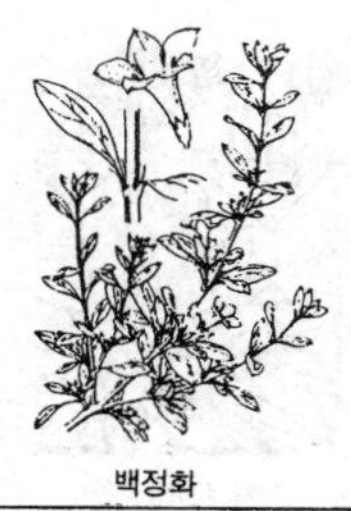
백정화

혈리(血痢)를 치료한다.

분토(糞土)속에 난백(爛白)한 것을 태워서 쓴다. 〈本草〉

◎ 두제(頭蹄)

열풍(熱風)을 내리게 한다. 〈本草〉

◎ 뇌(腦)

소갈(消渴)과 풍현(風眩)을 주로 치료를 한다. 〈本草〉

◎ 치(齒)

어린 아이의 경간(驚癎)을 주로 치료한다. 〈本草〉

◎ 이중구(耳中垢=귓속의 때)

뱀에게 물린 것과 벌레에게 심하게 물린 상처를 치료한다. 〈本草〉

◎ 우오장(牛五臟)

사람의 오장(五臟)을 주로 치료하니 간(肝)은 눈을 밝게 하고 이질(痢疾)을 치료하고, 폐(肺)는 기침을 낫게하며, 신(腎)은 신(腎)을 보해준다.

◎ 두(肚)

즉 위(胃)를 말하는 데 속칭 양(膿)이라고도 한다. 오장(五臟)을 보해주고 비위(脾胃)를 더해주고 소갈(消渴)을 멈추게 한다. 〈本草〉

◎ 백엽(百葉=처녑)

열기(熱氣)와 수기(水氣)를 주로 치료하고 술 독을 풀어주며 이질을 치료한다. 〈本草〉

◎ 담(膽)

성질이 크게 차고 맛은 쓰며 독이 없으니 눈을 밝게하고 갈증(渴症)을 없애준다. 〈本草〉

◎ 비(鼻)

소갈(消渴)을 그치게 하고 젖즙을 잘 나게 해준다. 〈本草〉

◎ 구중연(口中涎)

반위(反胃)와 구토 및 목이 잠기는 것을 치료한다. 〈本草〉

◎ 구중치초(口中齝草)

재체기를 주로 치료한다. 〈本草〉

◎ 골(骨)

성질이 따뜻하고 독이 없으니 일체의 실혈(失血)과 모든 질환을 치료하니 불에 태워서 쓴다.

◎ 특우경(特牛莖=소의 陰莖)

부인의 누하(漏下)와 적백대하(赤白帶下)및 자식을 못 낳는데 쓴다. 음경(陰莖)을 말한다. 〈本草〉

◎ 뇨(尿)

성질이 차고 맛은 쓰고 매우며 독이 없으니 소갈(消渴)•황감(黃疳)•수종(水腫)•복창(腹脹)•각만(脚滿)•소변불통(小便不通)을 주로 치료한다.

오우(烏牛)의 오줌이 더욱 좋다. 〈本草〉

◎ 분(糞)

수종(水腫)과 곽란(霍亂)을 치료하고 문호(門戶)에 발라주면 악기(惡氣)를 몰아내며 불에 태워서 써도 역시 같은 것이다. 분(糞)을 불에 태워서 재를 거두어서 뜸을한다. 〈本草〉

새로 낳은 송아지의 배꼽 똥이 구규(九竅)의 출혈을 치료하니 불에 태워서 물에 타서 먹는다. 〈本草〉

4. 웅지(熊脂=곰의 기름)

성질이 약간 차고 맛은 달며 독이 없으니 치풍(治風)•보허(補虛)•강심(強心)하고 노충(勞虫)을 죽여 버린다. 〈本草〉

얼굴의 죽은깨와 부스럼과 두양(頭瘍)및 백독(白禿)을 치료한다. 〈本草〉

웅일(熊日)이라고도 해서 겨울에는 있고 여름에는 없으니 11월 이후 거두어 쓰는데 등 위의 것이 좋다. 〈本草〉

곰이 소금을 싫어하니 먹으면 죽는다. 〈本草〉

◎ 육(肉)

성질이 고르고 맛은 달며 독이 없으니 풍비(風痺)와 근골(筋骨)이 바르지 못한 것을 치료한다. 고질(痼疾)이 있는 사람은 먹지 못하니 평생토록 낫지 않는다. 〈本草〉

◎ 담(膽=웅담)

성질이 차고 맛은 달며 독이 없으니 열병(熱病)과 황달(黃疸)•구리(久痢)•감(疳)•심통(心痛)•주오(疰忤)와 어린 아이의 오감(五疳)을 치료하고 벌레를 죽이며 악창(惡瘡)을 치료한다. 〈本草〉

눈에 바르면 예(瞖)를 없애주고 맹(盲)을 치료한다. 〈入門〉

그늘에 말리는 것인데 역시 위조품이 많으니 좁쌀만큼 떼어서 더운 물에 넣으면 선이 그어지며 흩어지지 않는 것이 진짜가 된다. 〈本草〉

◎ 뇌(腦)

뇌골이 머리 위의 백독(白禿)과 풍설(風屑)를 치료하고 털이 빠진 곳에 기름을 만들어 문지르면 낫고 또 귀 먹은 것도 고친다. 〈本草〉

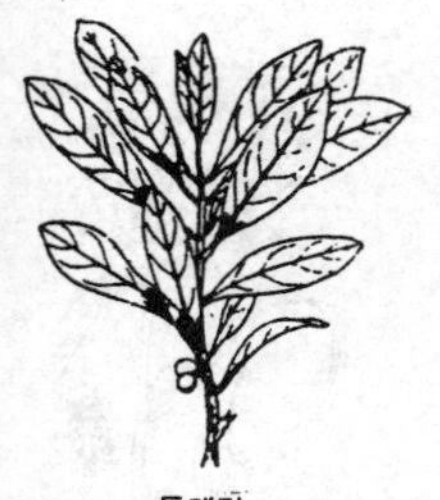
두메닥

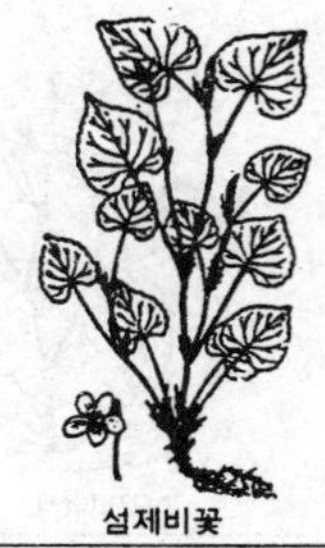
섬제비꽃

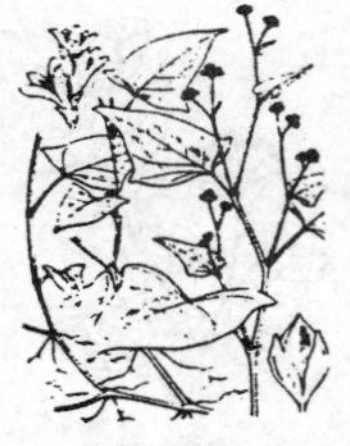
세뿔여뀌

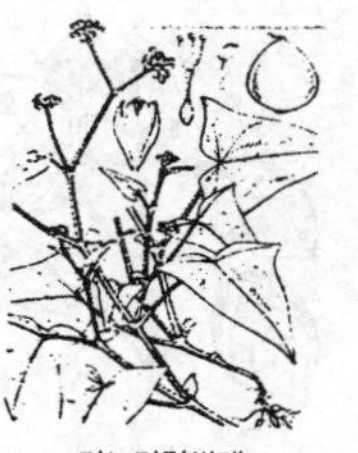
며느리밑씻개

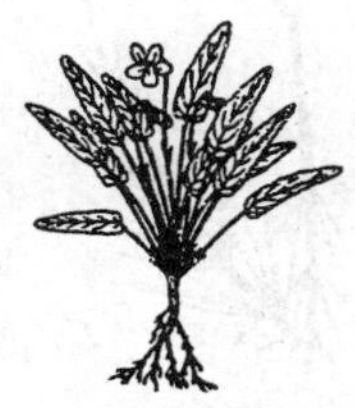
호제비꽃

◎ 골(骨)

역절풍(歷節風)과 어린 아이의 객오(客忤)를 치료한다. 〈本草〉

◎ 혈(血)

어린 아이의 객오(客忤)를 치료한다.

◎ 장(掌=발바닥)

먹으면 풍한(風寒)을 막아주고 또한 팔진수의 하나로 헤아린다.

발바닥이 먹는 것으로 귀한 것이 되는데 옛날 사람들이 가장 중요하게 여겨 왔으나 익혀도 잘 물러지지를 않는다.

웅장(熊掌)이 술이나 초에 삶으면 크게 부풀어서 공처럼 커진다. 〈本草〉

곰이 기(氣)를 먹고 식료(食料)는 먹지 않고도 자신의 발바닥만 핥기 때문에 진미가 된다는 것이다. 〈入門〉

웅(熊)이 500년을 살면 변해서 여우나 살쾡이가 된다는 것이다. 〈入門〉

5. 상아(象牙)

성질이 고르고 독이 없으니 쇠끝이나 대나무침이 살에 박힌 것을 치료한다. 홀(笏)이나 빗은 가루로 하여 쓴다. 〈本草〉

6. 백교(白膠)

성질이 평온하고 맛은 달며 독이 없으니 남자의 신장(腎臟)이 기쇠(氣衰)할 때와 허손(虛損)•요통(腰痛)•이수(羸廋)를 치료하고 부인이 먹으면 잉태하며 또한 안태(安胎)를 하여 적백누하(赤白漏下)와 토혈및 하혈 등을 치료한다. 〈本草〉

일명 녹각교(鹿角膠)이니 녹각(鹿角)을 달여서 만든 것이다.

삶는 방법은 잡방(雜方)에 상세하게 나와 있다. 〈本草〉

◎ 녹각상(鹿角霜)

성질이 따뜻하고 맛이 짜며 독이 없으니 노상(勞傷) 이수(羸廋)를 치료하고 보신(補腎)과 익기(益氣)을 하며 고정(固精) 장양(壯陽)하고 골수(骨髓)를 더해주며 몽설(夢泄)을 그치게 한다. 〈入門〉

7. 아교(阿膠)

성질이 고르고 약간 차며 맛이 달고 독이 없으니 허로(虛勞)•이수(羸廋)•요복통(腰腹痛)•사지(四肢)가 아픈 것을 치료하고 치풍보허(治風補虛)를 하며 양간기(養肝氣)하고, 설사와 기침을 그치게 하고 여자의 하혈(下血)을 낫게하고 안태(安胎)도 시킨다. 〈本草〉

소 가죽을 고아서 만든 것이며 노피교(驢皮膠)는 풍(風)을 주로 치료하는데 동아(東阿)에서 나온 것이니 아교(阿膠)라고 한다. 〈本草〉

아현성(阿縣城)의 북정수(北井水)로써 깨끗한 것이 진아교(眞阿膠)가 되는 것이니 이것은 수성(水性)의 추하(趨下)하는 것을 취하였으니 탁담(濁痰)의 족소음(足小陰)및 궐음경(厥陰經)에 들어가고 오래된 기침과 이질에 좋다. 〈入門〉

진교(眞膠)는 구하기가 아주 힘이 드니 어차피 황명(黃明)한 우피교(牛皮膠)를 봉분(蜂粉)에 볶아서 쓰는 것이 좋다. 〈入門〉

8. 우유(牛乳)

성질이 약간 차고 맛은 달며 독이 없으니 허리(虛羸)를 보하고 번갈(煩渴)을 그치게 하고 거친 피부를 윤택하게 하고 심(心)과 폐(肺)를 기르며 열독(熱毒)을 풀어준다. 〈本草〉

12번을 끓어서 식힌 다음 음복해야 하는데 생으로 먹으면 이질(痢疾)이 생기고 더웁게 먹으면 엉겨 체하며 또 갑자기 먹지 말고 서서히 마셔야 한다. 〈本草〉

우유 및 오줌과 똥이 병을 고치고 검은 소가 더 좋다. 〈本草〉

모든 유락(乳酪)이 산물(酸物)과 서로 반대가 된다. 〈本草〉

◎ 양유(羊乳)

성질이 따뜻하고 맛이 달며 독이 없으니 갈증을 멎게 하고 당나귀 젖도 같은데 성질이 차면서도 이롭다. 〈本草〉

◎ 마유(馬乳)

성질이 차고 맛은 시고 달며 독이 없으니 번갈(煩渴)및 열민(熱悶)과 심격(心膈)의 열통(熱痛)을 치료한다. 〈本草〉

◎ 락(酪)

성질이 약간 차고 맛이 달며 독이 없으니 심폐를 더해주고 갈수(渴嗽)를 그치게 하고 머리털을 많게 하고 폐위(肺痿)의 심혈(心熱)과 토혈(吐血)을 치료하고 오장(五

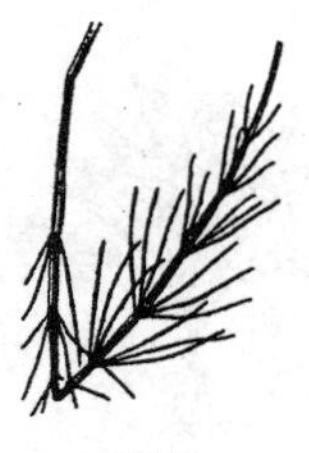
물속새

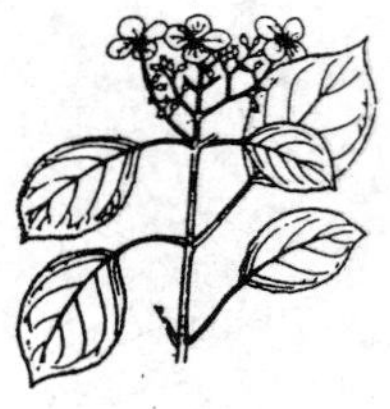
덩굴수국

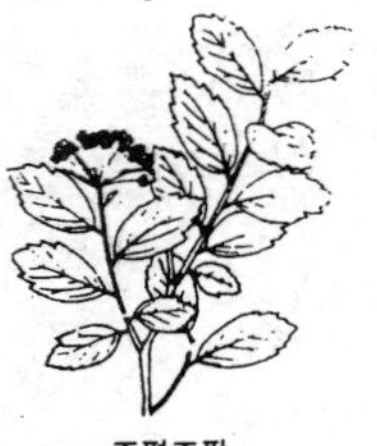
조평조팝

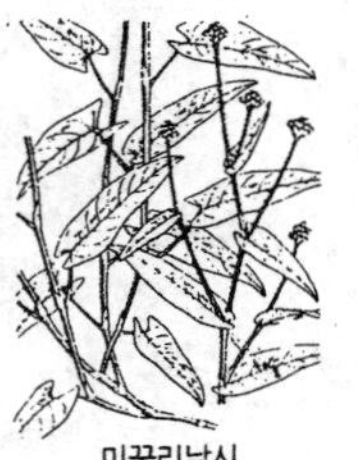
미꾸리낚시

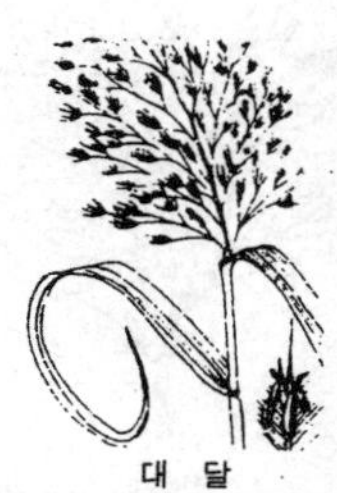
대 달

臟)을 보하며 장(腸)과 위(胃)를 이롭게 한다.

수(酥)와 락(酪)의 성질이 다르다. 〈本草〉

수락(酥酪)및 제호(醍醐)와 유부(乳腐)가 모두 우유(牛乳)및 양유(羊乳)와 마유(馬乳)를 또는 따로 하고 또는 합해서 만든 것인데 4가지 속에서 우유(牛乳)가 제일이고, 양유(羊乳)가 다음이며 마유(馬乳)가 또 그 다음이다. 〈入門〉

몸과 얼굴의 열창(熱瘡)과 기창(肌瘡)을 낫게한다. 〈本草〉

◎ 제호(醍醐)

성질이 고르고 맛이 달며 독이 없으니 일체의 폐병(肺病)•해수(咳嗽)•농혈(膿血)•피부양(皮膚痒)을 치료하고 골수(骨髓)를 모두 윤택하게 하고 눈을 밝히며 보허(補虛)하는 효력이 수(酥)보다 나은 것이다. 〈本草〉

젖에서 락(酪)을 만들고 락(酪)에서 수(酥)를 만들고 수(酥)에서 제호(醍醐)를 만든다. 〈本草〉

제호(醍醐)가 수(酥)에서 나고 수(酥)의 정액(精液)인 것이다. 호수(好酥) 1섬에서 3~4되의 제호(醍醐)가 나는데 호(醐)를 익혀서 그릇 속에 담아 두고 엉긴 뒤에 한 복판을 뚫으면 제호(醍醐)의 조액이 나오는데 성질이 미끄러워서 보통 그릇에 담아두면 모두 새버리지만 다지 계란껍질이나 호리병에 담으면 새지않는다. 〈本草〉

수(酥)속에 있어도 한 겨울에 엉기지 않고 여름에도 상하지 않는 것이 바로 그것이다. 〈本草〉

락(酪)을 만들때에는 위의 한겹이 엉긴것이 바로 락(酪)이 되고 락(酪)의 위에 기름처럼 엉기는 것이 재호(醍醐)가 되니 많이는 얻지 못하고 아주 적지마는 종기를 없애고 딱지를 떼는 데 가장 좋은 것이다. 〈本草〉

9. 해달(海獺)

맛은 짜고 독이 없으니 생선의 중독과 생선 가시에 찔리고 생선 뼈가 목구멍에 걸린 것을 치료한다.

수달과 같으면서 크기는 개와 같고 털에 물이 스미지 않으며 바다 속에서 산다. 〈本草〉

10. 백마(白馬=흰말)

◎ 경(莖=흰 말의 음경)

성질이 평온하고 맛은 짜고 달며 독이 없으니 남자의 음위(陰痿)가 되어 일어나지 않는 것을 치료해서 굳세고 길게 하며 뜻을 힘있게 하고 정(精)을 더해주며 살이 쪄서 건강하게 하며 자식을 낳게 한다. 〈本草〉

말이 병이 없고 살이 찌고 유연하며 몸에 은색이 나는 것을 봄에 얻는 것이 좋은 것이다. 백일을 그늘에 말려서 쓴다. 〈本草〉

동칼로 7쪽으로 짜개서 양 피에 반죽하여 반나절동안 찌고 말려서 쓴다. 〈本草〉

약에 쓸 때는 흰 말의 것을 얻는 것은 금(金)의 정색(正色)을 얻기 때문이다. 〈入門〉

◎ 육(肉)

성질이 차고 맛은 맵고 쓰며 독이 약간 있으니 근골(筋骨)을 기르고 요(腰)•척(脊)을 강하게 하여 장건(壯健)해진다. 〈本草〉

물에 담가서 3~5번을 씻어서 피를 빼서 무르도록 삶아 익혀서 먹는다. 〈本草〉

말고기를 먹고 중독이 되면 심민(心悶)하는데 좋은 술을 마시면 바로 풀린다. 일설(一說)에는 청주(淸酒)는 풀리고 탁주(濁酒)는 더한다고 하였다. 〈本草〉

자연히 죽은 고기를 먹으면 정창(疔瘡)이 일어나니 먹지 말아야 한다. 〈本草〉

◎ 심(心)

건망(健忘)을 주로 치료를 한다. 〈本草〉

◎ 폐(肺)

한열(寒熱)을 주로 치료를 한다. 〈本草〉

◎ 간(肝)

독(毒)이 많으니 먹으면 죽는다. 〈本草〉

◎ 적마피(赤馬皮)

임산(臨產)에 산모(產母)가 깔고 앉으면 최생(催生)한다. 〈本草〉

◎ 백마지(白馬脂)

백독창(白禿瘡)을 주로 치료한다. 〈本草〉

◎ 기(鬐)와 두고(頭膏)

모든 털을 나게 한다. 〈本草〉

◎ 두골(頭骨)

성질이 약간 차니 머리와 귀의 종창(腫瘡)을 치료하고 베고자면 잠이 오지 않는다. 〈本草〉

◎ 경골(脛骨)

성질이 차갑고 맛이 달며 보음(補陰)을 하고 사화(瀉火)를 하니 영련(苓連)을 대신으로 쓸 수가 있다. 〈入門〉

◎ 치(齒)

정종(丁腫)을 치료하고 어린 아이의 경간(驚癎)을 주

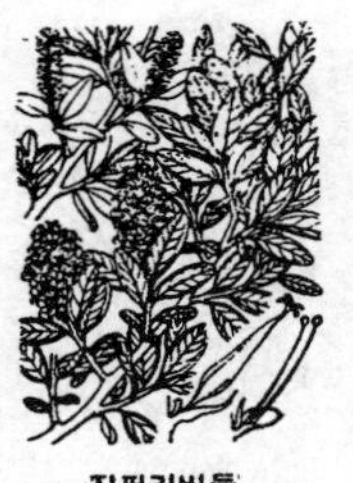
진퍼리버들

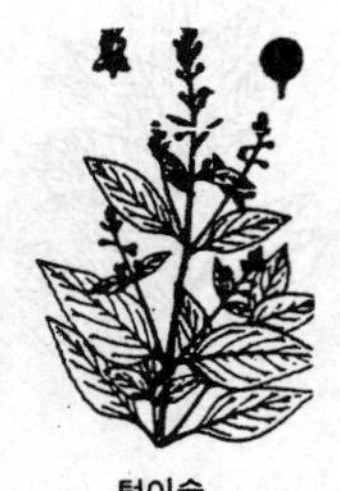
털이슬

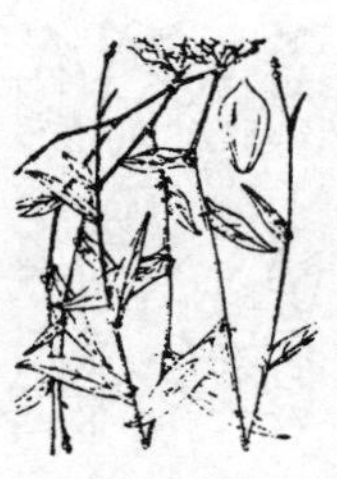
긴화살여뀌

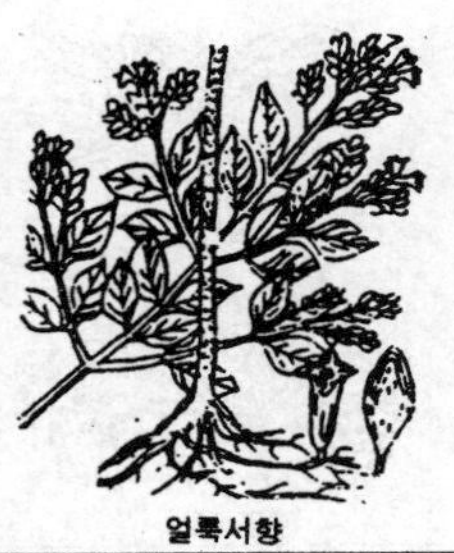
얼룩서향

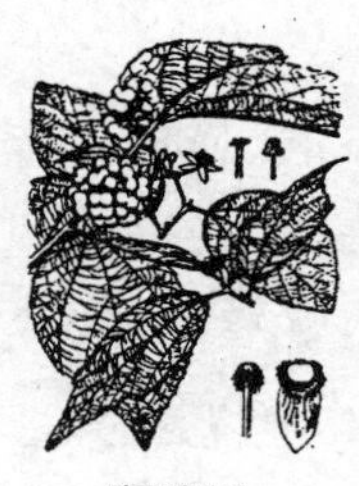
장구밥나무

로 치료한다. 〈本草〉

◎ 안(眼)

어린 아이의 경간(驚癎)과 학질(瘧疾)을 주로 치료한다. 〈本草〉

성질이 더웁고 맛이 달며 독이 없으니 온학(温瘧)을 몰아낸다.

흰 말의 발목은 백붕(白崩)을 치료하고 붉은 말의발굽은 부인의 적붕(赤崩)을 치료한다. 〈本草〉

◎ 현제(縣蹄)

성질이 고르고 경간(驚癎)과 젖이 안나오는 것을 치료하고 코피를 그치게 한다. 속명(俗名)에는 마야안(馬夜眼). 〈本草〉

◎ 기모(鬐毛=갈기털)

여자의 붕중 적백(崩中 赤白)을 주로 치료한다. 〈本草〉

◎ 종모(鬃毛=말백회의 갈기털)

피를 그치게 하고 악창(惡瘡)에도 붙인다. 〈本草〉

◎ 뇨(尿)

성질이 약간 차고 맛은 매우며 소갈(消渴)과 적취(積聚)와 징괴(癥塊)를 치료하며 동 그릇에 받아서 마시고 또 별가(鱉瘕)를 주로 치료한다.

두창(頭瘡)의 백독(白禿)을 씻는다. 〈本草〉

◎ 시(屎)

성질이 약간 차니 붕루(崩漏)와 토하혈(吐下血)과 코피 등 금창(金瘡)의 출혈(出血)과 음양역(陰陽易)를 주로 치료하니 일명 마통(馬通)이라고 한다.

오줌과 똥은 백말의 것을 좋은 것으로 쓴다. 〈本草〉

달여서 먹으면 서병(暑病)을 치료하는 데 제일 좋다. 〈俗方〉

11. 녹(鹿=사슴)

◎ 용(茸)

성질이 더웁고 맛은 달고 시며 독이 없으니 허로(虛勞)•이수(羸廋)•사지(四肢)와 요척(腰脊)의 산통(痠痛), 남자신(男子腎)의 허냉(虛冷)•각슬(脚膝)의 힘이 없을 때, 꿈에 교접설정(交接泄精), 여인의 붕중누혈(崩中漏血)•적백대하(赤白帶下)등 증세를 치료하고 태(胎)를 편하게 한다. 〈本草〉

5월쯤 뿔이 처음 날 때 용(茸)을 거두어 불에 말려 쓰는 것인데 작은 가지 모양인 것이 제일 좋고 또는 가지 용(茸)이라 하며 너무 유연해서 혈기(血氣)가 적고 가지처럼 나뉘어서 말안장 처럼 된 것이 힘이 있다고 하였다. 〈本草〉

수(酥)를 바르고 불에 구워서 거죽털의 끝을 버리고 약에 넣는다. 〈本草〉

용(茸)의 냄새를 맡으면 그 속에 작은 벌레들이 있어서 코에 들어가며 사람을 해친다. 〈本草〉

◎ 각(角)

성질이 따뜻하고 맛이 짜며 독이 없으니 옹달(癰疽)•창종(瘡腫)을 주로 치료하고 악혈(惡血)•중악(中惡)•심복(心腹)통을 없애 주며 또 절상(折傷)과 요척통(腰脊痛)을 치료한다. 〈本草〉

사슴이 천년을 산다고 하는데 5백년이면 털이 변하여 희어지고 나이가 많을수록 그 뿔이 단단해져서 약에 쓰면 한층 더 좋다. 〈本草〉

동지때 비로서 양(一陽)이 나면 뿔이 빠지고 하지때 비로서 음(一陰)이 나면 또한 뿔이 빠지니 역시 음양(陰陽)을 좇아 분해(分解)되는 것인데 보통사람들은 이점을 분별(分別)치 않고 채용(採用)하게 되니 효력(効力)이 적은 것이다. 뿔은 나와서 2개월이 경과되면 완전(完全)히 견고(堅固)해지는데 큰 것은 20여근으로 돌처럼 단단하고 밤과 낮동안 한양중씩 길어나며 대개 물건들의 성장(成長)하는 정도가 녹각(鹿角)보다 빠른 것들이 없고 모든 초목도 녹각의 성장도를 따르지 못한다.

자연히 빠지는 뿔은 약에 쓰지 못한다. 〈本草〉

또는 초에 달이고 썰거나 부셔서 쓰고 또는 노란색이 나도록 구워서 가루로 하여 쓴다. 〈入門〉

◎ 골(骨)

성질이 약간 따뜻하고 맛은 달며 독이 없으니 술을 빚어서 허로(虛勞)와 풍(風)을 치료하고 또 태(胎)를 편하게 하고 기(氣)를 내리고 귀정물(鬼精物)을 죽인다. 〈入門〉

◎ 수(髓)

성질이 따뜻하고 맛은 달며 독이 없으니 남녀의 절맥(絶脈)과 근골(筋骨)이 약한 것 및 사지불수(四肢不収)를 치료하고 양기(陽氣)를 강하게 하여 자식을 낳게 하니 술과 같이 먹는다.

녹수(麓髓)로써 술을 빚으면 아주 좋다. 〈本草〉

◎ 혈(血)

보허(補虛)를 하고 허리가 아픈 것을 그치게 하며 폐위(肺痿)와 토혈(吐血)과 붕누대하(崩漏帶下)를 치료한다.

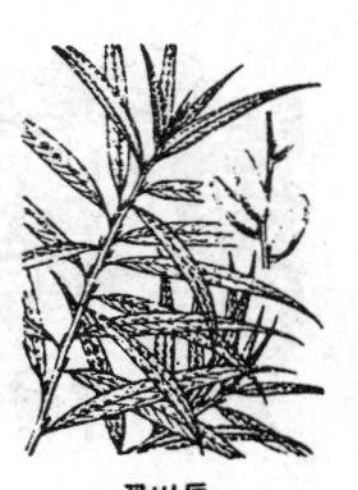
꽃버들

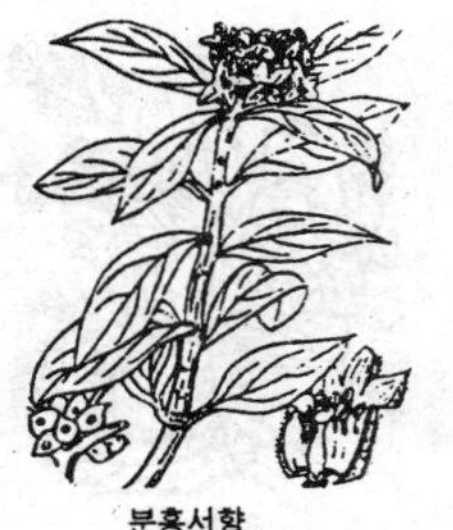
분홍서향

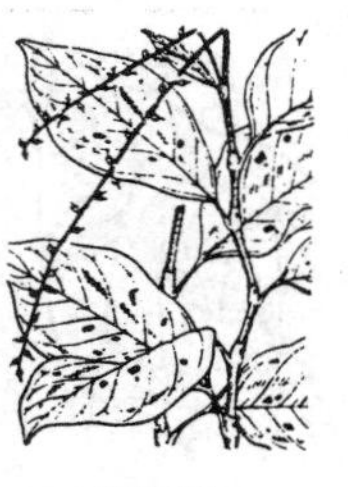
이삭여뀌

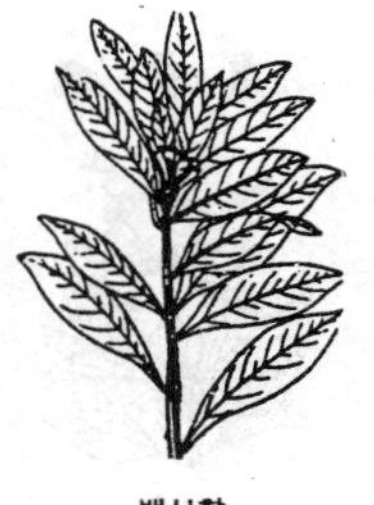
백서향

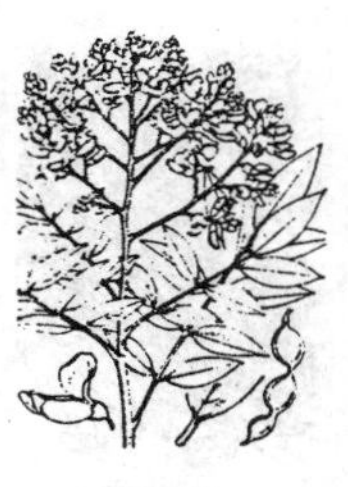
회화나무

어느 사람이 사냥길에 길을 기갈(飢渴)한 나머지 사슴을 잡아 피를 마시고 갑자기 기혈이 장성함을 느끼고 강건(強健)해 졌는데 또 한사람도 역시 이러한 사실을 알고 사슴의 두각(頭角)사이의 피를 마시고 많은 효과가 있었다.

◎ 육(肉)

성질이 따뜻하고 맛이 달며 독이 없으니 보허(補虛)하고 오장(五臟)을 강하게 하며 기력(氣力)을 돕고 혈맥(血脈)을 고르게 한다.

들에 사는 짐승의 고기중에 노루와 사슴이 생으로 먹어도 버리지 않고 또한 12진과 팔괘(八卦)에 속하지 않으니 사람에게 보익(補益)하고 살고 죽는 것이 자연스럽기 때문에 명가에서는 말린 고기 포를 만들어 먹고 그 외의 우(牛)•양(羊)•계(鷄)•견(犬)은 비록 사람에게 보(補)가 되고 기부(飢膚)를 건강하게 하지마는 짐승의 망혼(亡魂)에 대해 미안하게 생각 아니할 수 없는 것이다. 〈本草〉

신(神)에게 제사 지낼 때에 사슴 고기를 쓰는 것은 그의 성질이 맑고 깨끗한 때문이다. 〈本草〉

사슴의 온 몸이 모두 사람에게 유익하고 들짐승중에 제일 가는 것이다. 또는 포로 하고 또는 굽고 또는 끓여서 먹는데 단지 약을 먹는 사람은 먹어서는 안 되니 그것은 사슴이 해로운 독 풀을 먹기 때문에 약의 효력을 감하기 때문이다. 〈入門〉

◎ 두(頭)

소갈(消渴)을 그치게 하고 꿈에 귀물(鬼物)을 보는데는 살을 먹어야 한다. 〈本草〉

◎ 신(腎)

성질이 고르고 신(腎)을 보(補)하고 양기(陽氣)를 강하게 하기 때문이다. 〈本草〉

◎ 제(蹄)

각슬(脚膝)의 종통(腫痛)을 주로 치료한다. 〈本草〉

◎ 근(筋)

노손(勞損)을 치료하고 절상(絶傷)을 이어준다.

12. 미지(麋脂=고라니기름)

◎ 지(脂)

성질이 따수하고 맛은 매우며 독이 없으니 옹종(癰腫)과 악창(惡瘡)•풍한(風寒)•습비(濕痺)•사지(四肢)의 불수(不収)를 치료하며 음경(陰莖)에 가까이 하면 위(痿)가 된다. 일명 궁지(宮脂)이다. 〈本草〉

고라니의 성질이 음탕해서 사람의 음(陰)을 시들게는 않는다고 하니 역시 일리가 있는 것이다. 〈本草〉

청미(靑麋)는 큰 사슴을 말한다. 〈本草〉

◎ 용(茸)

고라니 뿔은 양(陽)을 보(補)하고 사슴 뿔은 음(陰)을 보하는데 고라니 뿔은 뼈와 피를 보하고 양도(陽道)와 골수(骨髓)를 단단하고 고함을 세게 하니 뿔 끝은 마노(瑪瑙)나 홍옥(紅玉)같은 것이 가장 좋다.

사슴 뿔보다 효력이 더 크다. 〈本草〉

◎ 각(角)

성질이 따뜻하고 맛은 달며 독이 없으니 첨정(添精) 보수(補髓)하고 혈맥(血脈)을 보익(補益)하며 요슬(腰膝)을 따뜻하게 하고 얼굴색을 아름답게 하고 양기(陽氣)를 강하게 하며 남자는 요슬(腰膝)이 어지럽지 못한 것과 일체 피를 보한다. 〈本草〉

한 여름 중복 때가 되면 사슴 뿔이 빠지고 겨울철 동지때가 되면 고스란히 뿔이 빠진다 하였고 일화자(日華子)가 말하기를 여름철 하지에 뿔이 빠진다는 것은 잘못된 말이다. 사슴은 산속의 짐승인데 하지(夏至)에 음기(陰氣)를 받아서 뿔이 빠지는 것은 양(陽)이 물러가는 모양이며 고라니는 늪속에서 살고 있는 짐승인데 동지(冬至)에 양기(陽氣)를 받아서 뿔이 빠지는 것은 음(陰)이 물러가는 모양이다. 〈本草〉

고라니 뿔은 고아서 아교(阿膠)를 만들면 녹각교(鹿角膠)와 같은 효력이 있다. 〈本草〉

◎ 골(骨)

허로(虛勞)를 보하는데 제일 좋으니 뼛골즙으로써 술을 빚어 먹으면 살이 희게 찌고 얼굴색이 아름다워진다. 〈本草〉

◎ 육(肉)

성질이 따뜻하고 익기(益氣)와 속을 보하며 요각(腰脚)을 치료한다. 〈本草〉

13. 장(麞 = 노루)

◎ 골(骨)

성질이 약간 따뜻하고 맛은 달며 독이 없으니 허손(虛損)과 새는 정을 치료하며 정수(精髓)를 더해주고 얼굴색을 아름답게 한다. 〈本草〉

뼈를 고아서 술을 빚어서 마시면 아래를 보하는 효력이

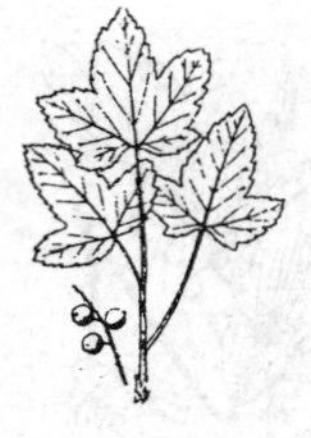
개앵두

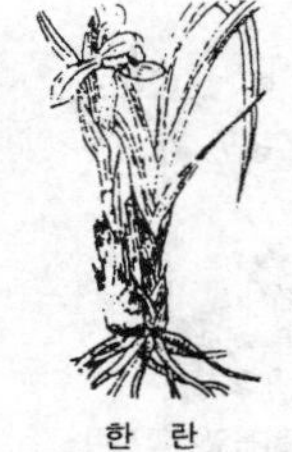
한 란

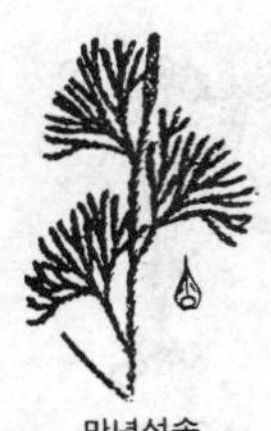
만년석송

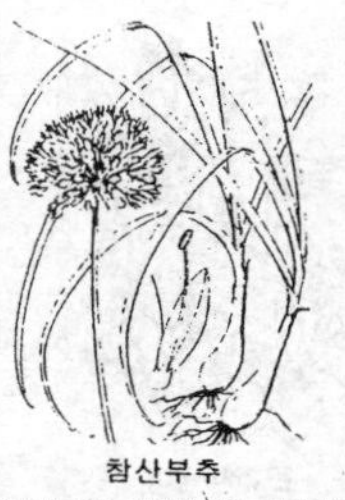
참산부추

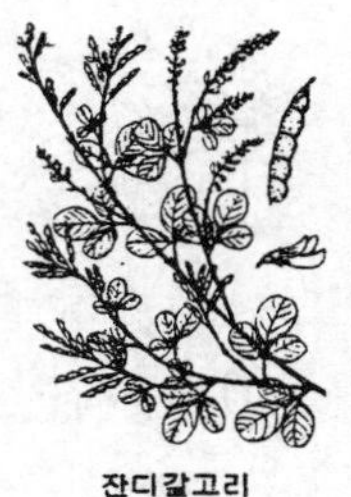
잔디갈고리

있다. 〈本草〉

◎ 육(肉)

성질이 따뜻하고 맛이 달며 독이 없으니 오장(五臟)을 보익(補益)하며 8월에서 11월이 되는 동안에 먹으면 양고기보다 낫고 달이 지나서 먹으면 기(氣)가 움직인다.

명문가에서는 노루와 사슴의 고기로써 포를 만들어 먹는 것은 금할 필요가 없기 때문이다.

노루를 또는 고라니라고 하는데 고라니 고기가 심장(心臟)의 분잡(紛雜)한 것을 치료하며 심(心)과 간(肝)을 가루로하여 술을 섞어서 먹는다. 즉 소담(小膽)을 말하는 것이다. 〈本草〉

◎ 수(髓)

기력(氣力)을 더해주고 얼굴색을 아름답게 하니 술에 타서 내린다. 〈本草〉

◎ 제(臍)

향(香)이 있으니 허손(虛損)을 낫게하고 악창(惡瘡)을 치료한다. 〈本草〉

14. 궤육(麂肉 = 큰 고라니고기)

성질이 고르고 맛은 달며 독이 없으니 5가지 치질을 치료하고 압태(壓胎)할 때 많이 먹으면 고질이 움직이고 창개(瘡疥)가 돋아난다.

큰 고라니는 노루의 종류이면서 노루보다 작고 단지 입가에 두 어금니가 있으며 성질이 싸움을 좋아하는데 깊은 산속에서 살고 있다. 〈本草〉

15. 고양(羖羊 = 수염소)

◎ 각(角)

성질이 따뜻하고 맛이 짜고 달며 독이 없으니 눈을 밝게하고 경계(驚悸)를 그치며 귀매(鬼魅)와 호랑(虎狼)을 몰아내고 나쁜 피가 새서 내리는 것과 치풍퇴열(治風退熱)을 한다. 〈本草〉

◎ 두(頭)

성질이 서늘하니 골증(骨蒸)과 뇌열(腦熱)및 풍현(風眩)과 전질(巓疾)을 치료하고 허손(虛損)을 보하며 마음을 편하게 하고 경기를 멎게 하며 어린 아이의 경간(驚癎)을 낫게 한다.

열병 뒤에 양머리 고기를 먹어야 하며 냉병(冷病)이 있게 되면 먹지를 못한다. 〈本草〉

◎ 육(肉)

성질이 크게 열이 있고 맛이 달며 독이 없으니 허노(虛勞)와 한냉(寒冷)을 치료하고 보중익기(補中益氣)하며 안심(安心)과 지경(至驚)을 하고 개위(開胃)와 비건(肥健)을 한다. 〈本草〉

치골(齒骨)과 오장(五臟)이 모두 평온하고 질병(疾病)을 몰아내며 살의 성질이 크게 열이 있으니 열병 뒤에 백일 안으로 먹으면 다시 열이 일어나고 곤권(困倦)해서 죽는다. 〈本患〉

◎ 간(肝)

성질이 차고 간풍(肝風)과 목적(目赤)및 암비(暗痺)와 눈을 밝게 하다. 〈本草〉

◎ 담(膽)

성질이 고니고 청맹(青盲)을 치료하고 눈을 밝게 하며 눈에 붙이면 적장(赤障)과 백막(白膜)을 주로 치료한다. 〈本草〉 청양(青羊)의 담(膽)이 더 좋다. 〈本草〉

◎ 심(心)

심장(心臟)을 보해 주고 우에(憂恚)와 격기(膈氣)를 치료하는데 구멍이 있는 것은 먹으면 죽게 되니 먹지 말아야 한다. 〈本草〉

◎ 위(胃)

허리(虛痢)와 위(胃)의 허손(虛損)을 주로 치료하고 소변이 잦은 것을 낫게하여 보기(補氣)를 한다. 〈本草〉

◎ 신(腎)

신기(腎氣)를 보하고 정수(精髓)를 더해주며 허손과 이롱(耳聾)및 도한(盜汗)을 주로 치료하고 양기(陽氣)를 도우며 위(胃)를 보익(補益)해서 소변을 멈추게 한다. 〈本草〉

양(羊)의 오장(五臟)이 사람의 오장(五臟)을 보익한다. 〈本草〉

◎ 수(髓)

성질이 따뜻하고 맛이 달며 독이 없으니 혈맥(血脈)을 이롭게 하고 경기(經氣)를 보익(補益)하니 술에 섞어서 먹는다. 〈本草〉

◎ 지(脂)

유풍(遊風)과 흑간(黑皯)을 치료한다. 〈本草〉

◎ 혈(血)

산후(產後)의 혈운(血暈)과 혈민(血悶)에 1되쯤 마시면 바로 낫게 된다. 〈本草〉

◎ 골(骨)

성질이 열이 있으니 허한(虛寒)과 이수(羸瘦)를 치료

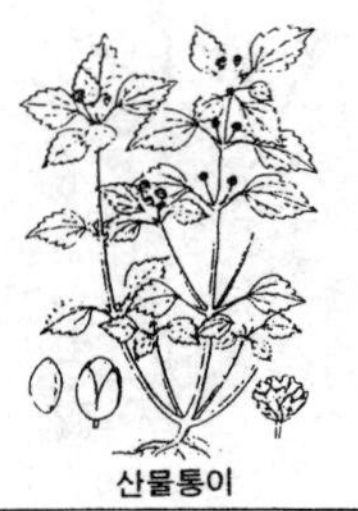
산물통이

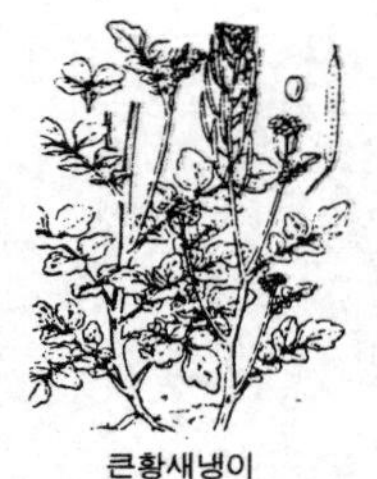
큰황새냉이

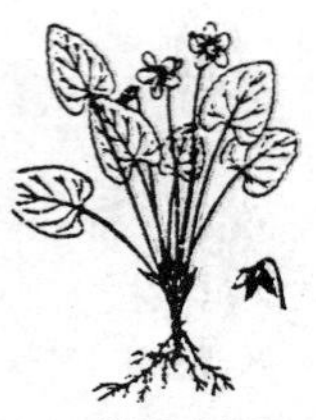
왜주걱제비꽃

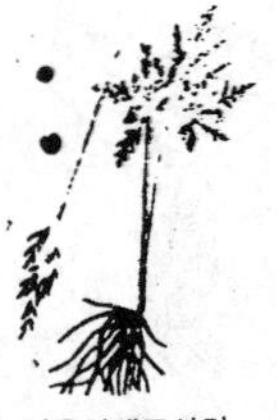
넓은잎개고사리

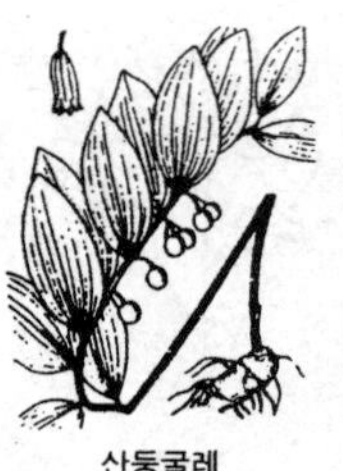
산둥굴레

하는데 숙열(宿熱)이 있을 때는 먹지 말아야 한다. 〈本草〉

◎ 척골(脊骨)

신냉(腎冷)과 요통(腰痛)을 치료하니 깨뜨려서 산제(蒜虀)를 양념으로 해서 먹거나 술로 공복에 먹는다. 〈入門〉

◎ 경골(脛骨)

아치(牙齒)가 성글고 아플 때는 불에 사루어서 가루로 하여 소금을 섞고 매일 아침에 양치한다. 〈入門〉

◎ 치(齒)

어린 아이의 양간(羊癎)을 치료하니 3월 3일에 잡아서 쓴다. 〈本草〉

◎ 피(皮)

허(虛)를 보해주고 모든 풍(風)을 없애주니 털을 없애고 고아서 먹는다. 〈本草〉

◎ 시(屎)

불에 태워서 물에 담그고 그 즙에다 머리를 감으면 머리털이 길어지고 검어지며 또 빠진 털이 다시 난다.

진물이 나는 귀를 치료하고 대나무의 가시와 전족이 나오지 않는 것을 치료한다. 〈本草〉

16. 영양(羚羊 = 염소·산양)

◎ 각(角)

중풍(中風)의 근련(筋攣)과 열독(熱毒)의 풍공이 속으로 들어서 인사불성(人事不省)한 것을 치료하고 심기(心氣)를 편하게 하고 경계(驚悸)를 진정시키며 자주 먹으면 몽매(夢寐)가 편하고 눈이 밝으며 고독(蠱毒)과 악귀(惡鬼)의 불상(不祥)을 몰아내고 열독리(熱毒痢)와 혈리(血痢)를 치료한다. 〈本草〉

뿔이 마디가 많고 오므라져서 위요(圍繞)하고 손가락 크기이며 길이는 4~5치로써 무늬가 작은 것이 좋으며 아무때나 거두어 쓴다. 〈本草〉

영양각(羚羊角)이 궐음경(厥陰經)에 들어가니 궐음(厥陰)에 들어가는 것이 빠르므로 충분히 간을 맑게 한다. 〈丹心〉

진짜 뿔은 귀에 대고 들으면 찍찍 우는 소리가 나는 것이 좋은 것이다. 〈本草〉

◎ 육(肉)

살이 찌고 연해서 사람을 보익(補益)하고 겸해서 산풍학리(山風瘧痢) 냉로(冷勞)및 사교(蛇咬)의 악창(惡瘡)을 주로 치료한다. 〈本草〉

17. 서각(犀角 = 무소뿔)

성질이 차고 맛은 시고 짜며 독이 없으니 심신을 진정시키고 풍독(風毒)을 흩으며 사정(邪精)과 귀매(鬼魅)와 중악(中惡)의 독기(毒氣)를 몰아내며 경계를 그치게 하고 열독(熱毒)이 심(心)에 들어가서 미친 소리와 망녕된 말을 하는 것을 없애주며 간(肝)을 진정시키고 눈을 밝게 하며 산풍장기(山風瘴氣)와 백독을 풀고 옹달(癰疸)과 창종(瘡腫)이 고름이 물로 변하는 것을 치료한다. 〈本草〉

검고 흰 것 2가지가 있는데 검은 것이 좋고 또 각(角)을 뾰족한 것이 더 좋은 것이다.

모든 무소뿔이 짜고 삶은 것이 약에 쓰지 못하고 단지 생으로 쓰는 것이 좋은 것이다.

또 암무소라는 것이 있는데 그 뿔이 아주 길고 무늬가 가늘어 미끄러우니 약에 쓰지를 못한다.

무소뿔이 진한 검은 색이고 무늬가 굵으며 빛이 윤택한 것이 좋은 것이다. 〈本草〉

무소뿔이 청심 진간(淸心鎭肝)을 하고 그 성질이 달아나기를 잘하고 열독(熱毒)을 풀어서 피로 변화시키고 마음을 맑게해서 양명경(陽明經)에 들어간다. 〈入門〉

무소가 흩어져 달아나는 것이 다른 짐승 뿔보다 빠르며 사슴은 연한 뿔을 무소는 뾰족한 뿔을 거두니 그의 용맹스러운 힘이 단지 여기에 있기 때문이다. 〈本草〉

무소 뿔을 치료에 쓸 때는 썰어서 품속에 넣고 하룻밤 지나서 사람의 기운을 받으면 가루로 하는데 옛날 사람이 말하기를 인기(人氣)가 무소를 분 가루로 한다는 것이 즉 그것이다. 대부분 무소 뿔이 사람의 훈양(熏梁)을 입으면 가루로 하기가 쉬운 것이다.

보통하는 탕약(湯藥)은 물에 갈아서 먹고 산약(山藥)은 가루를 해서 쓰는데 그 독이 번민(煩悶)하면 사향(麝香)약간을 물에 타서 마시면 바로 풀린다. 〈入門〉

통천서(通天犀)·해계서(駭鷄犀)·벽진서(辟塵犀)·벽수서(辟水犀)가 있으니 모두가 구하는데 힘이 드는 것이다. 〈本草〉

18. 호(虎 = 범)

◎ 골(骨)

성질이 고르고 맛은 매우며 독이 없으니 골(骨)은 두(頭)와 경(脛)의 것을 쓴다.

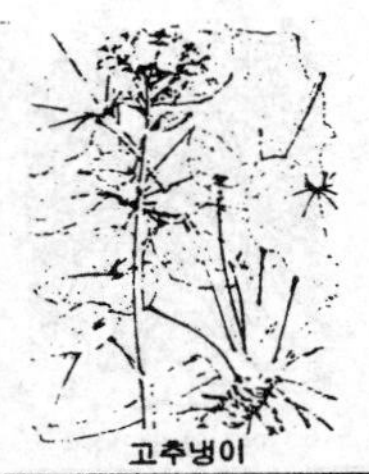
고추냉이

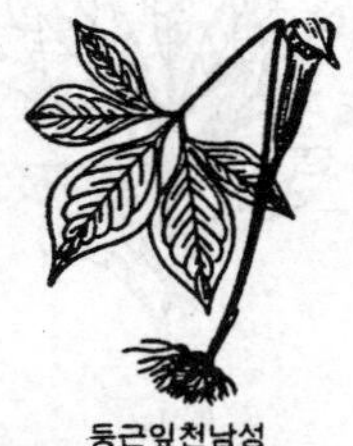
둥근잎천남성

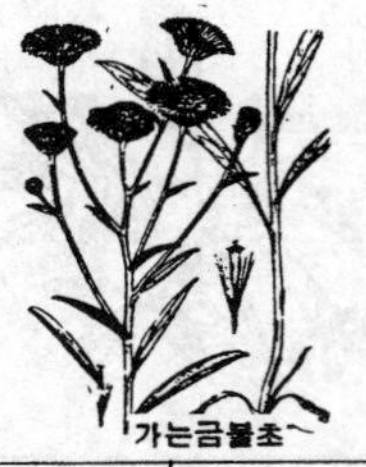
가는금불초

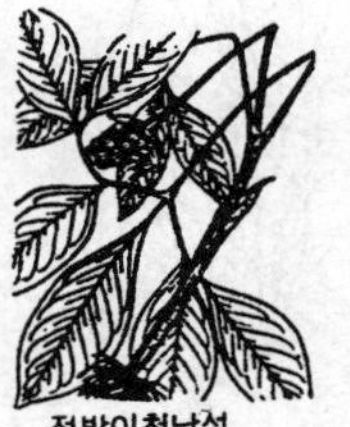
점박이천남성

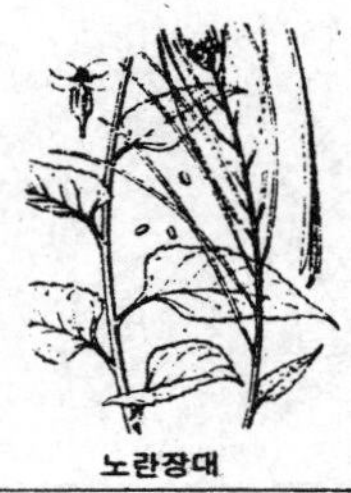
노란장대

일명 대충(大虫)이니 무릇 범은 노란 것이 좋고 또 수컷이 이기는 것이다.

범은 천년을 사는데 5백년이 되면 털이 희게 변한다. 〈本草〉

◎ 두골(頭骨)

사악(邪惡)한 기(氣)를 없애고 귀주독(鬼疰毒)을 몰아내며 경계(驚悸)를 그치게 하고 온학(温瘧)과 개에게 물린 독을 치료한다.

베개을 만들어 배면 악마(惡魔)를 몰아내고 문지방 위에 걸어두면 귀신(鬼神)을 억누른다고 한다. 〈本草〉

◎ 경골(脛骨)

근골(筋骨)이 독풍(毒風)으로 연급(攣急)하여 굽히고 펴지를 못학고 흘러들어서 아프게 되는 것을 치료한다.

끓여서 탕에 목욕하면 골절(骨節)의 풍독(風毒)을 없애준다. 〈本草〉

경골(脛骨)을 쓰는 것은 범의 한 몸의 근력(筋力)이 모두 앞다리의 경골(脛骨)에 있고 성기(性氣)가 감추어 있기 때문에 약으로 쓰는 것이다. 〈入門〉

◎ 육(肉)

성질이 고르고 맛이 시며 독이 없으니 기력(氣力)을 더해주고 오심(惡心)과 구토와 학(瘧)을 치료하며 36가지의 정매(庭魅)를 몰아낸다.

범 고기를 먹고 산에 들어가면 범이 두려워한다.

◎ 고(膏)

개에게 물린 상처를 치료하고 5가지 치질의 하혈(下血)에 밑에 넣어 낫게한다. 〈本草〉

◎ 수(鬚)

이가 아픈 것을 치료하니 불에 뜨겁게 해서 구멍을 찌르면 바로 낫는다. 〈本草〉

◎ 비(鼻)

전질(癲疾)과 어린 아이의 경간(驚癎)을 치료한다. 〈本草〉

◎ 조(爪)

악매(惡魅)를 몰아내고 어린 아이의 팔에 달아 매어두면 악귀(惡鬼)를 몰아낸다. 〈本草〉

◎ 아(牙)

남자의 음두창(陰頭瘡)과 달루(疸瘻)를 치료한다. 〈本草〉

◎ 피(皮)

학질(瘧疾)을 깔고 지나면 좋다. 〈本草〉

◎ 담(膽)

어린이의 경간(驚癎)과 감리(疳痢)를 주로 치료한다. 〈本草〉

◎ 시(屎)

귀기(鬼氣)와 악창(惡瘡)을 치료한다. 〈本草〉

◎ 안정(眼睛)

간질(癎疾)과 경사(驚邪)를 치료하고 악기(惡氣)를 몰아내며 심(心)을 진정시키고 학질(瘧疾)과 어린 아이의 객오(客忤)와 경제(驚啼)를 치료한다.

범의 눈동자가 백(魄)을 진정시키니 혼백(魂魄)이 편치 못한 사람에게 쓴다. 〈本草〉

19. 표(豹 = 표범)

◎ 육(肉)

성질이 고르고 맛이 시며 독이 없으니 오장(五臟)이 편하고 근골(筋骨)이 강하며 경신(輕身)과 익기(益氣)하고 건강해지며 또한 혼미(魂味)와 사신(邪神)을 몰아낸다.

고기를 먹으면 사람의 지성(志性)이 거칠어지고 오래 먹으면 추위와 더위를 이겨 낸다.

표(豹)의 털이 적과 황색이고 무늬가 검고 둥글면서 가운데가 비어서 서로 연달아 있으니 용맹스러운 것이 범보다 지나치기 때문에 오장(五臟)을 편하게 하고 몸을 가볍게 한다. 〈本草〉

◎ 지(脂)

생발고(生髮膏)에 넣어서 아침에 바르면 저녁에 털이 난다. 〈本草〉

◎ 두골(頭骨)

불에 태워서 재를 물에 타서 머리를 감으면 풍(風)을 없애준다. 〈本草〉

◎ 비(鼻)

호매(狐魅)를 몰아낸다. 〈本草〉

◎ 피(皮)

깔고 자면 온역(瘟疫)을 막아주고 귀사(鬼邪)를 몰아낸다. 〈本草〉

◎ 토표(土豹)

토표(土豹)라는 것은 털에 무늬가 없고 색도 역시 붉지 않으나 몸의 형태가 작으나 이것이 역시 한 종류가 되는 것이고, 표범이 되지는 못하는 것이다. 〈本草〉

20. 리(狸 = 삵괭이)

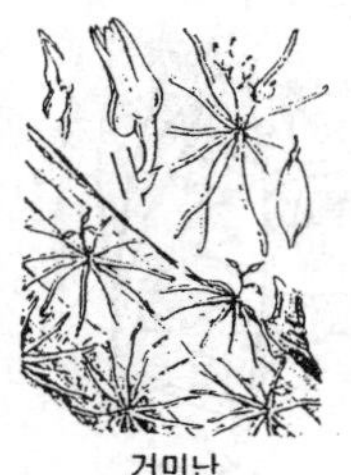
거미난

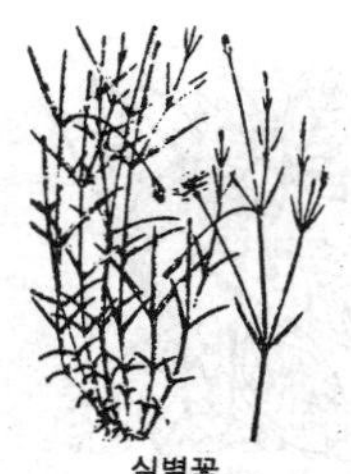
실별꽃

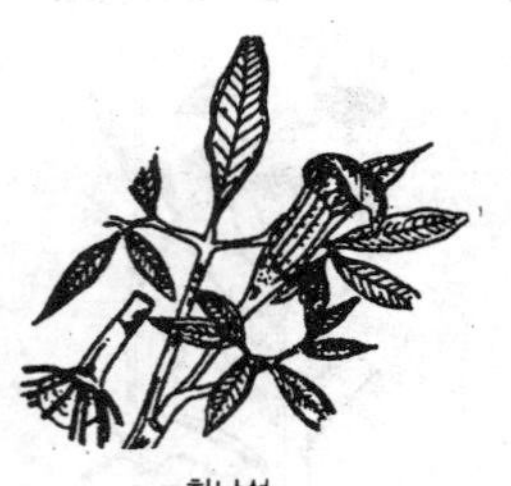
천남성

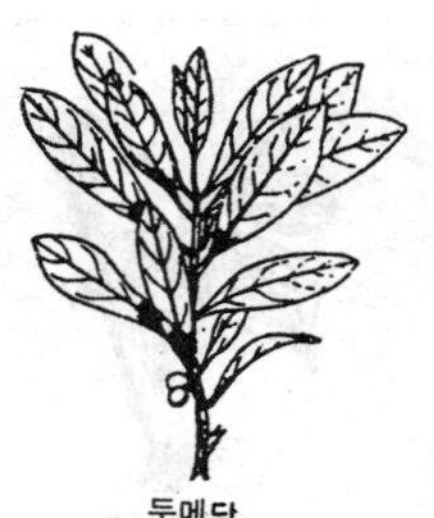
두메닥

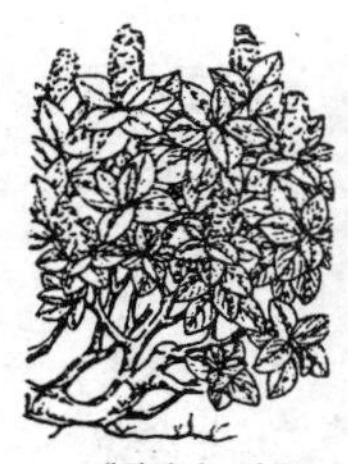
매자잎버드나무

◎ 골(骨)

성질이 따뜻하고 맛이 달며 독이 없으니 귀주(鬼疰)의 독기(毒氣)가 심복통(心腹痛)과 재채기 병으로 음식이 내려가지 않는 증세와 치루(痔瘻)와 악창(惡瘡)을 치료한다. 〈本草〉

두골(頭骨)이 제일 좋으니 불에 태워서 먹는다. 〈本草〉

살괭이의 종류가 많으니 범의 무늬가 있는 것이 좋고 고양이 무늬가 있는 것은 좋지 않다. 〈本草〉

◎ 육(肉)

모든 주서루(疰鼠瘺)와 유풍(遊風)을 치료한다. 〈本草〉

◎ 음경(陰莖)

월경이 통하지 않는 것과 남자의 음종(陰腫)에 불에 태워서 재를 동쪽으로 흐르는 물로 같이 마신다. 〈本草〉

◎ 분(糞)

한열귀학(寒熱鬼瘧)이 일어나는 것이 한도가 없는데 귀신같은 효력이 있으니 불에 태운 재를 쓰는데 5월의 똥이 제일 좋은 것이다. 〈本草〉

◎ 가리(家狸 = 괭이)

일명 고양이고 또는 이노(狸奴)라고 하는데 살은 성질이 약간 차고 맛은 시며 노채(勞瘵)의 골열증(骨熱症)과 담(痰)이 많을 때와 치루(痔瘻)와 국을 끓여서 공복에 먹는데 검은색이 더 좋다. 〈入門〉

21. 토(兎)

◎ 두골(頭骨)

성질이 고르고 독이 없으니 난산(難産)과 태의가 내리지 않는 것과 산후에 남은 피가 모자라서 심(心)을 찌르고 죽게 된 것을 치료한다.

두골(頭骨)에 피(皮)•모(毛)•수(髓)를 합해서 불에 태워서 술로 먹거나 또는 환을해서 먹는다.

토끼가 식품(食品)의 최상 맛이 되고 그의 규(竅)가 67혈(六七穴)이 되는데 새끼가 입으로 나오니 임신중에는 먹지 않는데 먹는 것이 싫어서가 아니고 새끼가 입으로 나오기 때문이다. 〈本草〉

◎ 육(肉)

성질이 고르고 맛은 맵고 독이 없으니 갈증(渴症)을 낫게하고 건비(健痺)를 하지만 성질이 차서 많이 먹으면 원기(元氣)를 상(傷)하고 혈맥(血脈)을 막아서 방사(房事)가 약해지고 사람은 얼굴이 위황(萎黃)해진다. 〈本草〉

섣달의 고기로써 장(醬)을 만들어 먹으면 어린 아이의 완두창(豌豆瘡)을 없애준다.

8월에서 10월까지의 고기는 술에 구워서 먹는다. 단석(丹石)열이 있는 사람에게 좋은 것은 성질이 차기 때문이다.

토끼가 흰 것은 순전히 금(金)의 기(氣)를 받았기 때문에 약에 넣으면 아주 좋다. 토끼가 천년을 사는데 5난 뒤에 먹는 것이 좋고 금기(金氣)가 온전한 것을 택하는 것이다. 〈本草〉

◎ 뇌(腦)

동창(凍瘡)과 손발이 갈라진 증세를 치료하고 또 활산(滑産)이 된다. 〈本草〉

◎ 간(肝)

눈이 어두운 것을 치료하고 허로(虛勞)를 보해준다. 〈本草〉

◎ 모(毛)

불에 태워서 구창(灸瘡)을 치료한다. 〈本草〉

◎ 시(屎)

일명 원월사(玩月砂)인데 창(瘡)과 치(痔)를 치료한다. 〈本草〉

◎ 궐토(蹶兎)

남쪽 지방에 뛰어다니는 토끼가 있는데 앞다리는 한치쯤 되고 뒷다리는 여러치가 되어서 걸을 때는 뒷다리로써 두 서너발씩 뛰고 서게 되면 넘어지는데 이아(爾雅)에 말하기를 궐토(蹶兎)라고 하며 또한 공공거로(蛩蛩駏驉)라고도 한다. 〈本草〉

22. 모구(牡狗 = 수캐)

◎ 음경(陰莖)

성질이 고르고 맛이 짜며 독이 없으니 상중절양(傷中絶陽)과 음위불기(陰痿不起)를 치료해서 강열하고 크게 하고 자식을 낳게 하며 여자의 대하(帶下)2가지 병을 치료한다. 〈本草〉

일명 구정(狗精)이라고도 하는데 6월의 초복날에 잡아서 100일을 그늘에 말려 쓴다. 〈本草〉

◎ 육(肉)

성질이 따뜻하고 맛은 시며 독이 없으니 오장(五臟)을 편하게 하고 오로(五勞)와 칠상(七傷)을 보하며혈맥(血脈)을 도와서 장(腸)과 위(胃)를 두텁게 하여 골수(骨髓)를 메우고 허리와 무릎을 따뜻하게 하며 양도(陽道)를 일

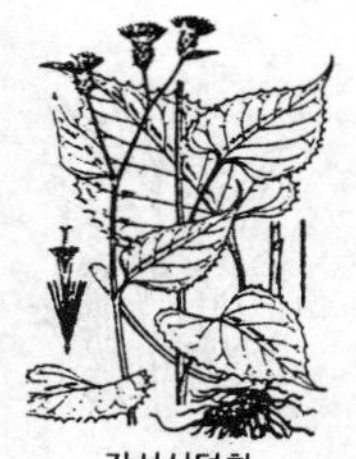
각시서덜취

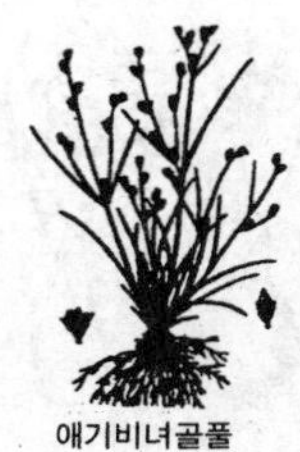
애기비녀골풀

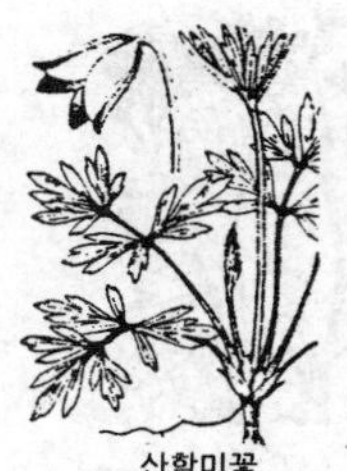
산할미꽃

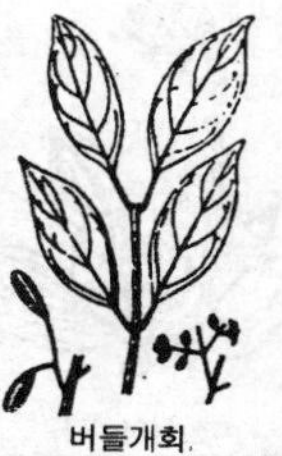
버들개회

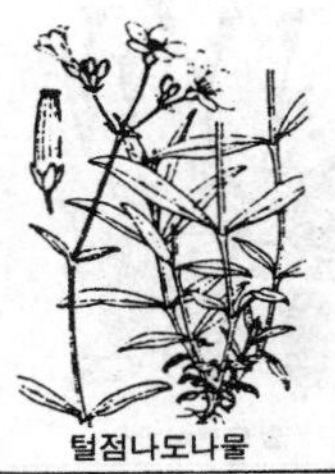
털점나도나물

으키고 기력(氣力)을 더해준다. 〈本草〉

노란색으로 수컷이 제일 좋고 흰색과 붉은 색은 그 다음이다.

요즘에는 피를 버리고 먹는 습성이 있으나 이것은 사람에게 유익하지 못하다. 살이 찐 것은 피가 더욱 향기로운 것인데 피를 버리면 아무런 효과가 없기 때문이다. 〈本草〉

봄철에는 눈이 붉고 코가 마른 것은 미치려고 하는 것이니 먹지 못한다. 〈本草〉

◎ **혈(血)**

성질이 따뜻하고 맛은 짜며 독이 없다.

흰 개의 피가 전질(癲疾)과 난산(難産)을 주로 치료하고 검은 개의 피는 난산(難産)과 횡산(橫産)을 치료하니 모두 더운 피를 마신다. 〈本草〉

◎ **두골(頭骨)**

성질이 고르니 구리(久痢)·노리(勞痢)·붕중(崩中)·대하(帶下)·혈리(血痢)·금창(金瘡)등의 피를 치료한다. 노란 개의 두골(頭骨)을 불에 태워서 먹는다.

흰 개의 골(骨)은 창루(瘡瘻)와 투유(妬乳)및 옹종(癰腫)을 소회(燒灰)하여 쓴다. 〈本草〉

◎ **뇌(腦)**

아래 부위에 닉창(䘌瘡)과 콧속의 식육(息肉)을 치료한다. 〈本草〉

◎ **유즙(乳汁)**

10년의 청맹(青盲)을 치료하니 흰 것의 젖즙을 넣는다. 〈本草〉

◎ **치(齒)**

성질이 평온하고 전간(癲癎)과 어린 아이의 객오(客忤)치(齒)를 치료하며 여름복날에 취득해서 불에 태워서 쓴다. 〈本草〉

◎ **심(心)**

우에(憂恚)의 기(氣)를 치료하고 또 신(腎)이 허냉(虛冷)한 것을 주로 치료한다. 〈本草〉

◎ **간(肝)**

각기(脚氣)가 심(心)을 치는 것을 치료한다. 〈本草〉

◎ **담(膽)**

성질이 고르고 맛이 쓰며 독이 적으니 눈을 밝게하고 눈속의 진물을 없애며 비색(鼻塞)·악창(惡瘡)·식육(息肉)·가창(痂瘡)·금창(金瘡)·어혈(瘀血)을 치료한다.

여름 초복날에 얻어서 더운 술에 같이 내리면 오래 된 어혈(瘀血)이 모두 내린다. 〈本草〉

◎ **사각제(四脚蹄)**

성질이 고르니 달여서 즙을 마시면 젖이 잘 난다. 〈本草〉

◎ **백구시(白狗屎)**

정창(疔瘡)과 누창(瘻瘡)의 모든 독을 주로 치료한다. 〈本草〉

심복(心腹)의 적취(積聚)와 낙상(落傷)으로 엉긴 피를 치료하니 불에 태워서 술에 타서 먹으면 귀신과 같은 효력이 있다. 〈俗方〉

◎ **구보(狗寶 = 狗黃)**

담(膽)속의 황(黃)을 구보(狗寶)라고 하는데 폐경(肺經)의 풍독(風毒)·담화(痰火)·옹달(癰疸)·악창(惡瘡)을 치료한다. 달을 보고 짖는 미친 개에 구보(狗寶)가 있으니 취득해서 마른 두부에 구멍을 뚫고 그 구멍속에 황(黃)을 넣고 합한 뒤 반나절을 물에 삶아서 잘게 갈아 쓴다. 〈入門〉

구보(狗寶)는 미친 개에게 얻는다. 〈丹心〉

23. 돈란(豚卵)

성질이 뜨시고 맛이 달며 독이 없으니 분돈증(奔豚症)과 오옹(五癰)의 사기(邪氣)와 연축(攣縮)·경간(驚癎)·전질(癲疾)·귀주(鬼疰)와 벌레 독을 치료한다.

일명 돈전(豚巓)인데 그늘에 말려서 잘 보관하고 썩지 않게 해야 한다. 〈本草〉

◎ **육(肉)**

성질이 차고 맛이 쓰며 약간의 독이 있으니 해열이 된다.

열(熱)이 막혀서 혈맥(血脈)이 약하고 근골(筋骨)이 허한 때 치료를 하며 살갗에 들어가서 약 기운을 죽이고 동풍(動風)하니 오래 먹으면 안 된다.

수은(水銀)독과 풍압단석독(風壓丹石毒)을 치료한다.

먹으면 심하게 살이 찌니 살을 허하게 하기 때문이다.

돼지는 수축(水蓄)이니 맛은 달고 그 기(氣)가 약간 차니 먼저 신(腎)에 들어간다. 〈本草〉

돼지를 먹으면 뇌(腦)를 버려야 한다. 〈本草〉

◎ **방고(肪膏)**

피부를 윤택하게 하고 손으로 고약을 만들면 얼어터지지 않는다.

모든 악창(惡瘡)·옹저(癰疽)를 주로 치료하고 벌레를

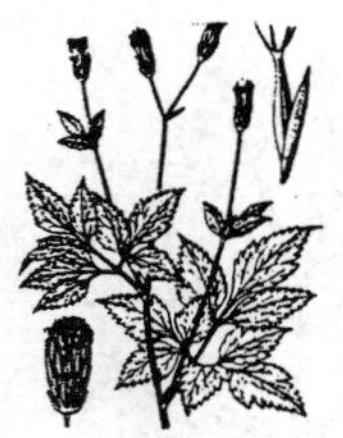
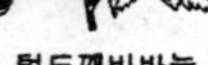
털도깨비바늘

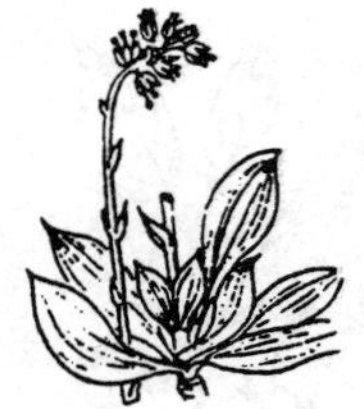
성성이치마

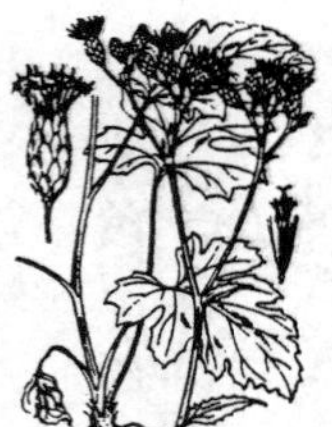
구와취

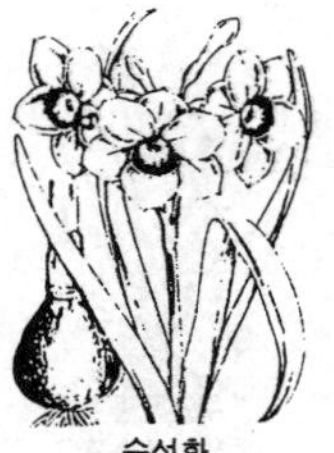
수선화

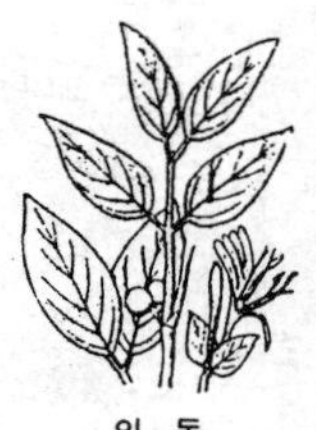
인 동

죽이며 또 고약(膏藥)을 고을 때 쓴다.

반묘(斑猫)와 원청독(芫靑毒)을 풀어준다.

섣달 해일(亥日)에 취득해서 물에 젖지 않으면 1년이 지나도 썩지 않는다. 〈本草〉

또 오달(五疸)을 낫게하고 포의(胞衣)를 내리게 하며 해산(解産)을 도와서 쉽게 한다. 〈入門〉

◎ 혈(血)

분돈기(奔豚氣)와 해중(海中)의 장기(瘴氣)를 주로 치료한다. 〈本草〉

◎ 기고(鬐膏)

성질이 약간 차니 털을 나게 한다. 〈本草〉

◎ 대저두(大猪頭)

보허(補虛)·익기(益氣)하고 경간(驚癎)의 오치(五痔)를 없애준다. 〈本草〉

◎ 뇌(腦)

풍현(風眩)과 뇌명(腦鳴)및 동창(凍瘡)을 치료한다. 〈本草〉

◎ 골수(骨髓)

성질이 차니 타박상(打撲傷)과 악창(惡瘡)을 치료한다. 〈本草〉

◎ 골(骨)

모든 과일 독을 푸니 태워 가루로 해서 물에 타 먹는다. 〈本草〉

◎ 간(肝)

성질이 더우니 냉설(冷泄)이 구활(久滑)한 것과 적백리(赤白痢)를 치료하고 습(濕)을 없애며 각기(脚氣)를 치료한다. 〈本草〉

◎ 심(心)

성질이 열이 있으나 경사(驚邪)와 경간(驚癎)을 치료하고 심혈(心血)의 모자람을 보한다. 〈本草〉

◎ 비(脾)

비위(脾胃)의 허열(虛熱)한 것을 치료하니 강(薑)·귤(橘)·삼(蔘)·총(葱)에 귤껍질을 합해서 국을 끓여 먹는다. 〈本草〉

◎ 폐(肺)

성질이 차니 보폐(補肺)를 하고 반묘독(斑猫毒)과 지담독(地膽毒)을 풀어준다. 〈本草〉

◎ 신(腎)

즉 요자(腰子)이다. 성질이 차서 신기(腎氣)를 이롭게 하고 방광(膀胱)을 통리(通利)해서 수장(水臟)을 도우며 허리와 무릎을 뜨시게 하고 귀먹은 것과 허리가 아픈 것을 치료하니 비록 신(腎)을 보해도 자식은 많이 둘 수 없다.

겨울에 먹으면 사람의 진기(眞氣)를 못쓰게 하니 먹지 못한다. 〈本草〉

◎ 두(肚)

성질이 약간 뜨시니 골증(骨蒸)과 열로(熱勞)로 허리(虛羸)를 치료하고 기(氣)를 돕고 갈증을 그치게 하며 또 심한 이질로 허약한 것을 낫게하고 노충(勞虫)을 죽이니 사계절로 먹는다. 〈本草〉

◎ 장(腸)

허갈(虛渴)과 소변의 잦은 것을 낫게하고 하초(下焦)의 허갈(虛渴)한 증세를 치료한다. 〈本草〉

◎ 담(膽)

성질이 약간 차고 맛이 쓰니 상한(傷寒)의 열갈(熱渴)과 골열 노극(骨熱勞極)및 대변이 통하지 않는 것을 주로 치료하고 습닉(濕䘌)에 피고름이 안그치는 것을 낫게하며 어린 아이의 오감(五疳)의 충(虫)을 죽인다. 〈本草〉

윤조통변(潤燥通便)을 하고 심(心)에 들어가 맥(脈)을 통하게 한다. 〈入門〉

성질이 차고 맛이 쓰고 짜며 사람의 오줌과 성기(性氣)가 같다. 〈湯液〉

◎ 신(胂=등심 뼈)

소리는 크니 성질이 차고 폐위(肺痿)의 천식(喘息)과 기장(氣腸)한 것을 치료하고 파포(皶皰)·간회(기미)를 없애준다. 〈本草〉

◎ 치(齒)

성질이 고르고 어린 아이의 경간(驚癎)과 뱀에게 물린 것을 치료한다. 〈本草〉

◎ 유즙(乳汁)

어린 아이의 경간(驚癎)과 천조(天弔)와 어른들의 저계간(抵鷄癎)을 치료한다. 〈本草〉

◎ 설(舌)

비(脾)를 건장(健壯)하게 함으로 먹는 맛을 더해준다. 〈本草〉

◎ 사족(四足)

성질이 차고 맛은 달며 보기(補氣)해서 젖즙을 내리니 달여서 부스럼을 씻으면 말라 아픈 것을 면하게 된다. 〈得効〉

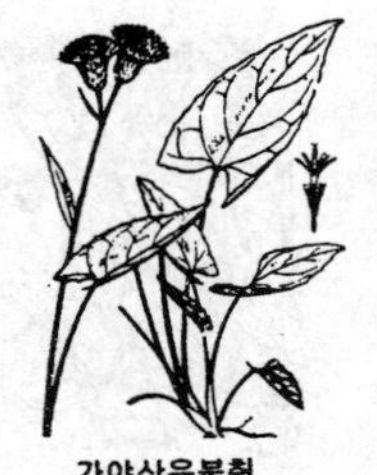
가야산은분취

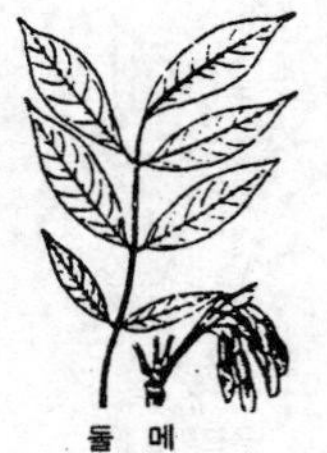
들 메

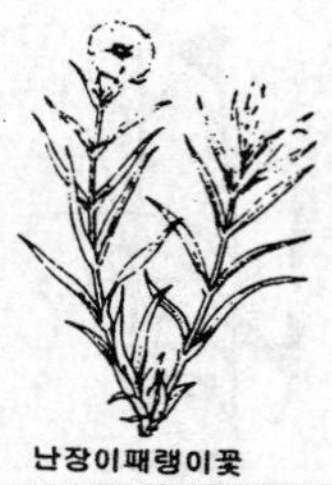
난장이패랭이꽃

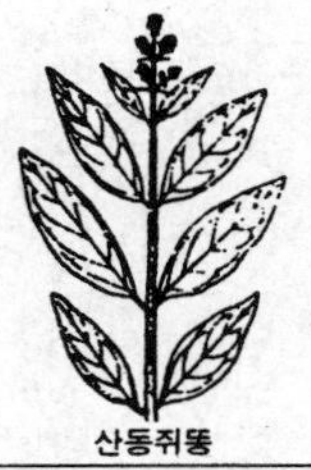
산동쥐똥

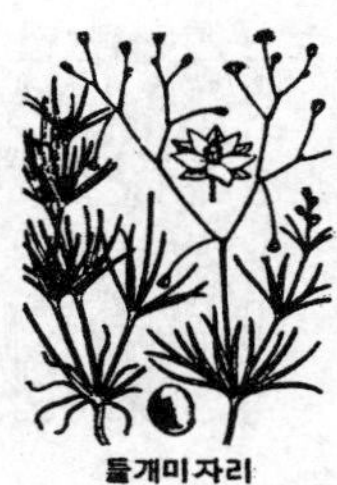
들개미자리

◎ 현제(懸蹄)

성질이 고르니 오치(五痔)와 장옹(腸癰)의 내식(內蝕)을 주로 치료한다. 〈本草〉

◎ 저황(猪黃)

금창(金瘡)과 혈리(血痢)를 그치게 하는데 담(膽)속에 황(黃)이 있으니 물에 타서 먹는다. 〈本草〉

◎ 이중후(耳中垢)

뱀에게 물린 상처를 주로 치료한다. 〈本草〉

◎ 저부(猪膚)

성질이 차고 맛은 달으며 독이 없으니 상한(傷寒)의 객열(客熱)과 하리(下痢) 및 인통(咽痛)과 흉만(胸滿)의 심번(心煩)을 치료한다. 〈入門〉

◎ 시(屎)

성질이 차니 천행열병(天行熱病)과 황달(黃疸) 및 습비(濕痺)와 고독(蠱毒)을 치료한다.

똥즙이 온독(温毒)을 치료하는데 아주 효과가 있다.

동쪽으로 가면서 누는 돼지의 똥이 좋으니 물에 담가서 하룻밤 재워서 찌꺼기를 버리고 먹는다. 〈本草〉

24. 야저(野猪)

성질은 고르고 맛은 맵고 달으며 독이 없으니 귀주(鬼疰)와 간병(癎病) 및 악독풍(惡毒風)과 어린 아이의 감기(疳氣)와 객오(客忤) 및 천조(天弔)를 치료한다. 〈本草〉

담(膽)속에 황(黃)이 있으니 잘게 갈아서 물에 타서 먹는다. 〈本草〉

모양이 집 돼지와 같은데 다만 허리와 다리가 길고 털이 갈색이다. 〈入門〉

◎ 육(肉)

맛이 달고 독이 없으니 기부(肌膚)를 보하고 장풍(腸風)으로 사혈(瀉血)하는 것을 주로 치료한다.

살이 붉은 것은 오장(五臟)을 보(補)하고 풍허(風虛)한 기(氣)를 일으키지 않는다.

암컷의 고기가 좋다.

멧돼지 고기가 집 돼지보다 좋은 것은 풍기(風氣)를 움직이지 않기 때문이다. 〈本草〉

◎ 지(脂)

얼굴색을 윤택하게 하고 풍종(風腫)•독창(毒瘡)•개선(疥癬)과 부인이 젖이 나오지 않는데 달여서 술과 같이 먹으면 젖이 바로 나오고 한 부인이 다섯 아이를 기른다고 한다.

선달치의 묵은 것이 좋다. 〈本草〉

◎ 담(膽)

악열(惡熱)의 독사(毒邪)를 치료한다. 〈本草〉

◎ 치(齒)

뱀에게 물린 상처를 치료하니 불에 태워서 먹는다. 〈本草〉

◎ 외신(外腎)

붕중대하(崩中帶下)와 장풍혈리(腸風血痢)를 치료하니 거죽과 같이 불에 태워서 먹는다. 〈本草〉

◎ 저엽자(猪靨子)

살아있는 돼지의 목 밑에 후롱(喉嚨)의 힘줄 1개가 모양이 대추와 같고 약간 납작하며 색이 붉게 되는 것이다. 〈醫鑑〉

25. 노(驢 = 나귀)

◎ 육(肉 = 나귀고기)

풍광(風狂)을 치료하고 심기(心氣)를 편하게 하며 술을 빚어 마시면 일체의 풍(風)을 치료한다.

나귀를 검은 것으로 약에 쓰는데 오자(烏字)의 뜻은 검은 닭•검은 뱀•검은 까마귀의 종류와 같은 것이고 풍(風)을 치료한다는 것은 수색(水色)이 열(熱)의 바람을 나게하는 것을 억제하는 뜻이다. 〈本草〉

◎ 지(脂)

몇 년동안 귀가 먹은 것과 수 년동안의 학질의 치료하며 광전(狂巓)을 해서 사람을 못 알아보는 것과 창개(瘡疥)에 달여서 먹고 붙이기도 한다. 〈本草〉

◎ 피(皮)

학질을 치료하니 아교(阿膠)처럼 고아서 일체의 풍(風)과 뉵혈(衄血)•토혈(吐血)•장풍(腸風)•혈리(血痢)와 붕중대하(崩中帶下)를 치료한다.

거죽으로써 아교처럼 고우는 것은 그 피부를 발산(發散)한다는 뜻을 말하는 것이다. 〈本草〉

◎ 두(頭)

삶은 즙을 마시면 소갈(消渴)을 그치게 하고 두풍(頭風)과 풍설(風屑)을 없앤다. 〈本草〉

◎ 유(乳)

성질이 차갑고 맛은 달으니 소갈열(消渴熱)로 급하게 발황(發黃)한 것과 어린 아이의 경간(驚癎)과 객오(客忤)를 치료한다. 〈本草〉

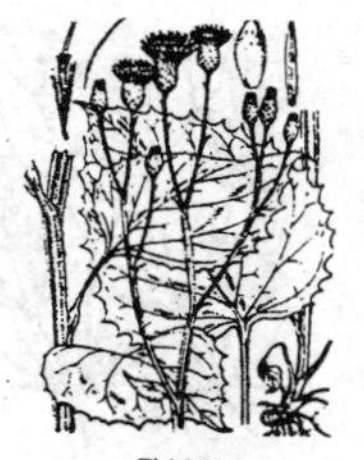
당분취

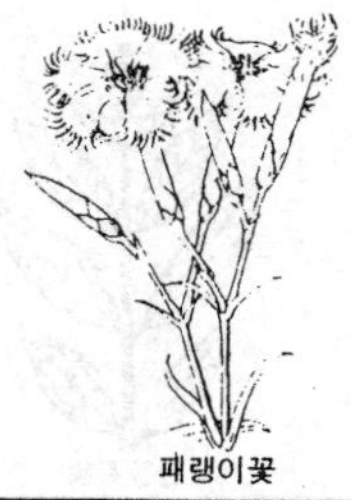
패랭이꽃

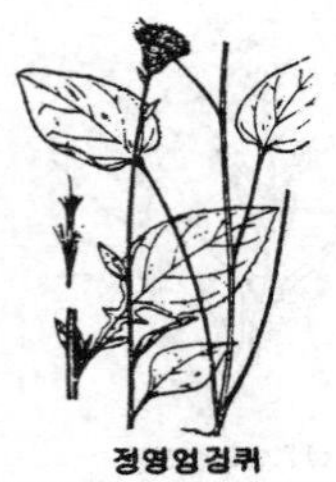
정영엉겅퀴

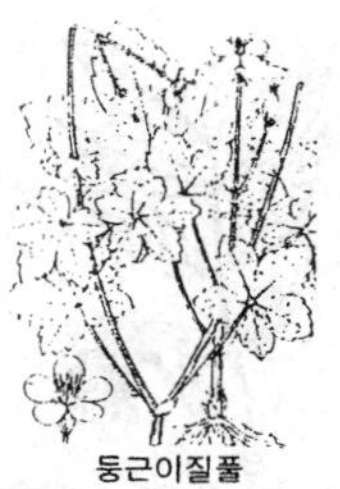
둥근이질풀

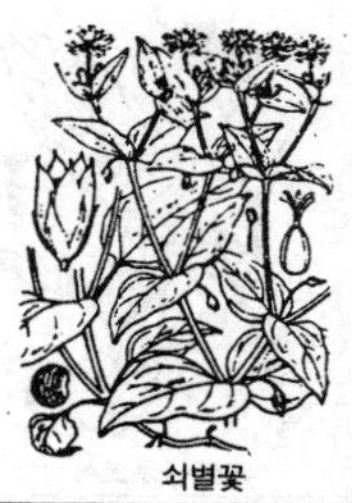
쇠별꽃

◎ 뇨(尿)

성질이 고르고 맛이 짜며 독이 약간 있으니 반위(反胃)에 토할 때 치료를 하고 또 이가 아픈 것을 멈추게 한다. 〈本草〉

◎ 시(屎)

심(心)과 복(腹)이 갑자기 아픈 것과 주오(疰忤)를 치료하니 즙을 짜서 먹는다. 〈本草〉

◎ 미하(尾下)의 추후(軸垢)

학질(瘧疾)의 묵은 것과 새로 때도 없이 일어나는 것을 치료한다. 〈本草〉

26. 나육(騾肉 = 노새고기)

성질이 따뜻하고 맛이 매우며 독이 약간 있으니 먹으면 유익하지 않으며 잉부(孕婦)는 더욱 먹어서는 안 된다. 〈入門〉

27. 호(狐 = 여우)

◎ 음경(陰莖)

성질이 약간 차고 맛은 달며 독이 있으니 여자의 절산(絶産)과 남자의 음양(陰陽) 및 어린이의 음퇴(陰㿉)와 난종(卵腫)을 치료한다.

여우가 매(魅)를 잘 부린다.

모양이 노란 개와 같고 약간 작으며 코가 뾰족하고 꼬리가 크다. 〈本草〉

◎ 육(肉)

성질이 따뜻하고 맛은 달며 독이 약간 있으나 오장(五臟)의 사기(邪氣)와 정신 황홀(精神恍惚)과 건망증(健忘症)을 치료하고 허로(虛勞)를 보하며 고독(蠱毒)과 개창(疥瘡)을 낫게하니 국을 끓여서 먹는다.

회를 무쳐서 생으로 먹으면 풍(風)을 없애준다. 〈本草〉

◎ 오장(五臟)

성질이 약간 차고 맛은 쓰며 독이 있으니 벌레 독과 어린 아이의 경간(驚癎)을 치료하며 심간(心肝)을 생으로 먹으면 호매(狐魅)를 치료한다.

간(肝)을 태워서 먹으면 풍(風)을 치료한다. 〈本草〉

◎ 담(膽)

폭사(暴死)를 깨어나게 하니 더운 물에 갈아서 콧속에 넣으면 바로 살아나고 섣달에 잡은 수컷이 좋다. 〈本草〉

◎ 장두(腸肚)

성질이 약간 차고 창개(瘡疥)와 어린 아이의 경간(驚癎)과 큰 사람의 헛 보이는 것을 치료한다. 〈本草〉

◎ 두미(頭尾)

불에 사르면 악기(惡氣)를 몰아낸다. 〈本草〉

◎ 진(唇)

악료(惡料)를 낸다. 〈本草〉

◎ 시(屎)

불에 사르면 온역(温疫)의 악기(樂器)를 몰아내니 숫여우의 똥을 1월에 주어서 쓰는 것이 좋다. 돌과 나무 위에서 양쪽 머리가 뾰족하고 억센 것이 수컷이 된다. 〈本草〉

28. 달(獺 = 수달)

◎ 간(肝)

성질이 약간 열이 있고 맛이 달며 독이 있으니 귀주병(鬼疰病)이 서로 전염이 되서 일문(一門)이 모두 아픈 것을 치료하고 또 전시(傳尸)와 노질(勞疾)과 오래된 기침과 벌레 독을 치료한다.

일명 물개이니 즉 지금의 수달이다. 약에 쓰는 것은 물고리를 잡아서 제천(祭天)하는 것을 가지고 쓴다.

수달의 오장(五臟)과 살이 모두 차거우니 오직 간의 성질이 따뜻하니 전시(傳尸)와 노채(勞瘵) 및 산로(產勞)를 치료한다. 모든 축류(畜類)의 간(肝)의 잎 수가 정해져 있으나 오직 수달의 간(肝)은 1월에는 1잎이고, 12월에는 12잎이 되며 중간에 또 잎이 물러나 있으니 간(肝)의 모양을 보고 능히 알 수있고 그렇지 않는 것은 위조품인 것이다. 〈本草〉

◎ 육(肉)

성질이 차고 독이 없으니 골증노열(骨蒸勞熱)과 혈맥(血脈)이 운행되지 않는 것 및 여자의 경맥(經脈)이 안통하는 것과 대소장(大小腸)이 비삽(秘澁)한 것을 치료한다. 그러나 양기(陽氣)를 써서 없애고 남자에게 손해를 주니 많이 안먹는 것이 좋다.

수장(水腸)과 열장(熱腸)을 내리기는 해도 냉장(冷腸)은 더 심해지니 단지 열(熱)만 치료하고 찬 것은 치료하지 못하는 것이다.

온역(温疫)의 시기와 우마역(牛馬疫)에 똥을 다려서 넣으면 좋다. 〈本草〉

◎ 담(膽)

안예(眼瞖)와 흑화(黑花)에 비승(飛蠅)이 위 아래로 사물을 보아도 어둡게 보이는 것을 치료한다.

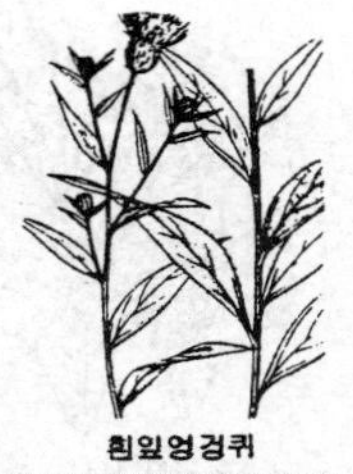
흰잎엉겅퀴

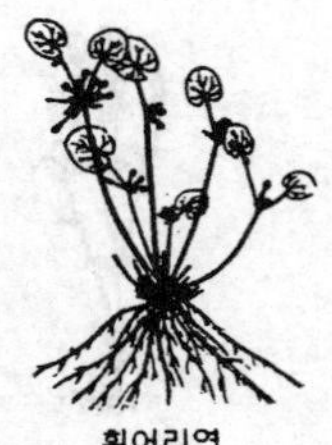
흰어리연

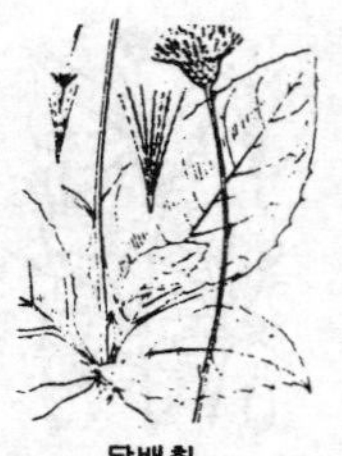
담배취

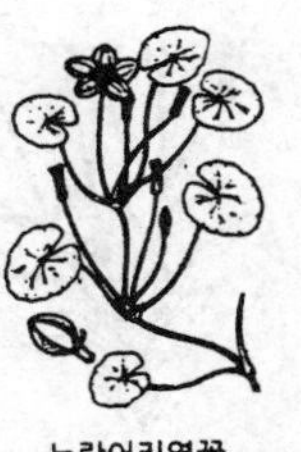
노랑어리연꽃

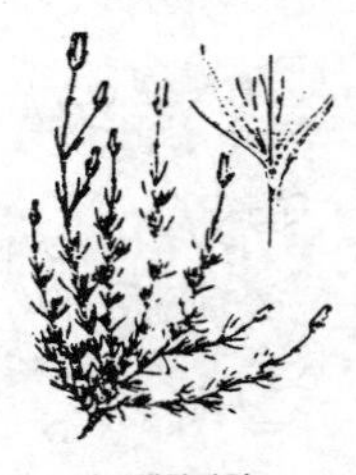
너도개미자리

결핵(結核)과 누력(瘻癧)을 치료하는데 제일 효과가 있다. 〈俗方〉

◎ 신(腎)

남자에게 효과가 많다. 〈本草〉

◎ 골(骨)

구홰(嘔噦)을 치료하고 어골편(魚骨鯁)을 치료한다. 〈本草〉

◎ 수(髓)

반랑(瘢痕)을 없애니 흰 수달의 골에다 옥(玉)과 호박설(琥珀屑)을 섞어서 바른다. 〈本草〉

◎ 사족(四足)

어골편(魚骨鯁)을 주로 치료하니 다려서 즙을 마시고 또 발톱으로 목의 밑을 끌면 바로 내려간다. 〈本草〉

◎ 피(皮)

가죽으로써 저고리의 동정이나 옷 소매를 해서 입으면 때가 묻지 않고 티끌이 눈에 들어간 것을 거죽털로써 닦으면 바로 나오고 털 끝에 역시 때가 안 묻으니 역시 좋은 것이다. 〈本草〉

29. 단(猯 = 오소리)

◎ 육(肉)

성질이 고르고 맛은 달으며 독이 없으니 오랜 수장(水腸)으로 죽게 된 것을 치료한다.

일명 환돈(獾豚)이니 개와 같으면서 키가 약간 작고 입 끝이 뾰족하고 발이 검으며 갈색으로 살이 찐 것이 아주 아름다운 것이다. 〈本草〉

환저(獾猪)의 살이 달으니 국을 끓여 먹으면 수종(水腫)을 내리게 하고 여윈 사람이 먹으면 살갖을 기르고 흰 살을 찌게 하며 오래된 이질에 큰 효력이 있다. 〈入門〉

속명(俗名) 토저(土猪)라고도 한다. 〈俗方〉

◎ 지고(脂膏)

전시(傳尸)와 귀주(鬼疰)에 상기(上氣)해서 천역(喘逆)하는 것을 치료한다. 〈本草〉

◎ 포(胞)

말려서 계란 크기와 같이 환을 만들어 공복에 먹으면 벌레 독을 토한다. 〈本草〉

30. 환육(獾肉 = 너구리고기)

어린 아이의 감수(疳瘦)를 치료하고 뱀을 죽인다.

속명(俗名)산수달인데 털이 연한 회색이고 입 끝이 뾰족하고 검으며 꼬리가 짧고 윤택하다. 〈本草〉

들개가 즉 환(獾)이니 맛은 달며 가죽은 갑옷을 만든다. 〈食物〉

31. 학육(貉肉 = 담비고기)

원장(元臟)의 허렬(虛劣)한 것과 여자의 허로(虛勞)를 치료한다.

모양이 작은 여우와 같고 털이 황갈색이다.

단(猯) • 환(獾) • 학(貉)의 3가지 종류가 대부분 서로 비슷한 종류인데 색 모양이 약간 다르다. 〈本草〉

32. 올눌제(膃肭臍 = 올눌제 • 해구신)

성질이 크게 더웁고 맛은 짜며 독이 없으니 오로 칠상(五勞七傷)과 신기쇠약(腎氣衰弱) • 음위무력(陰痿無力) • 면흑정냉(面黑精冷) • 남자의 신정(腎精)이 쇠손(衰損)한 것과 과색(過色)해서 신노(腎勞)가 되서 수췌(瘦悴)한 것과 귀매(鬼魅)와 꿈에 교접(交接)하는 증세 및 중악사기(中惡邪氣)등 증세를 주로 치료하고 또 양기(陽氣)를 도와주며 허리와 무릎을 따뜻하게 한다.

우리나라의 특산품인 물개를 외신(外腎)이나 음란(陰卵)과 같이 가지고 쓴다. 그 배꼽이 홍자색(紅紫色)이고 가죽 위에 살이 있으며 노란 털과 3경(三莖)이 같이 한구멍에서 나와 있으니 그 외신(外腎)을 가지고 백일을 그늘에 말려 은밀한 그릇속에 거두어 두었다가 항상 습윤(濕潤)하게 하고 새로 취한 것과 같이해서 기름기가 없도록 해야 한다. 〈本草〉

그 외신(外腎)의 위에 홍자(紅紫)한 반점(斑點)이 있고 두겹의 박막(薄膜)이 그 육핵(肉核)을 싸고 있다. 〈入門〉

반드시 하룻동안 술에 담가서 종이에 싼 다음 연한 불에 살짝 구워서 잘게 썰고 갈아서 쓴다.

만일 진짜가 없으면 황구신(黃狗腎) 3개로써 1개를 대신 쓴다. 〈入門〉

그 진짜를 시험하려면 잠자는 개의 옆에 놓아두면 그 개가 갑자기 놀라 미친 듯이 날뛰는 것이 좋은 것이다. 또 섣달의 찬바람이 부는 곳의 물속에 넣어 두어도 얼지 않는 것이 진짜인 것이다. 〈本草〉

강원도의 평해군에서 나는것이 아주 귀중하고 좋은 품종이 된다. 〈俗方〉

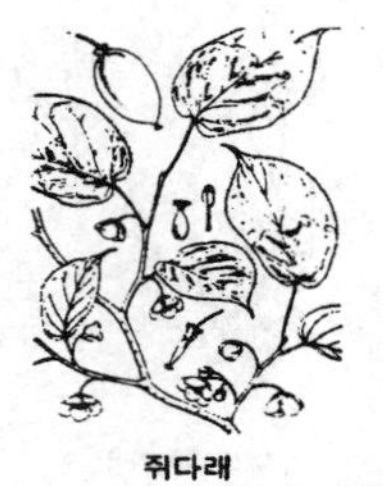
쥐다래

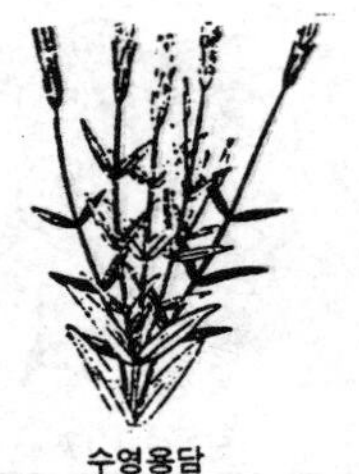
수영용담

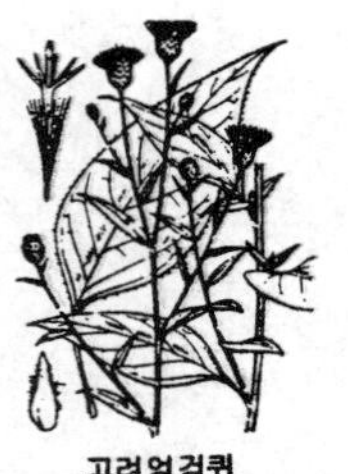
고려엉겅퀴

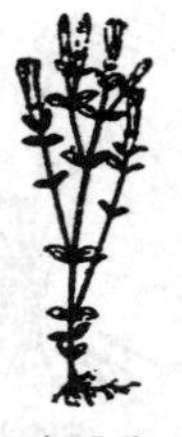
비로용담

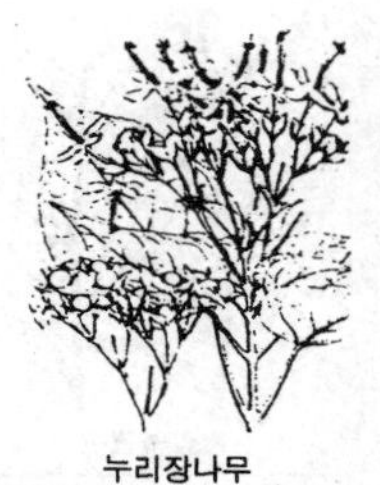
누리장나무

33. 시피(豺皮 = 승량이 가죽)

성질이 더웁고 독이 있으니 냉비(冷痺)와 각기(脚氣)에 뜨겁게 구워서 다리를 싸매면 바로 낫는다.

닉치창(䘌齒瘡)에 태워서 재를 붙인다.

고기 맛이 시어서 먹지 못하고 사람의 비계 살과 정신을 덜게 된다. 〈本草〉

34. 낭(狼 = 이리)

◎ 육(肉 = 이리고기)

맛은 매우나 먹을 수는 있다. 늙은 이리의 턱 밑에 매달린 살이 있으며 걸으면서도 잘 돌아보고 빨리 걸으면 돌아보지도 못하며 울면 모든 구멍에서 눈물이 난다. 〈入門〉

늑대와 이리가 한 종류인데 크기가 개 크기가 되고 푸른색이며 이리의 꼬리는 황흑색이고 길고 크니 무사(武士)가 가지고 장식용으로 한다. 〈本草〉

이리가 800년을 사는데 3백년을 살면 사람 모양으로 변하기도 한다. 〈入門〉

◎ 후(喉)

재채기 병을 치료한다. 〈本草〉

◎ 시(屎)

나력(瘰癧)을 치료하고 또 불에 사르면 연기가 곧바로 오르므로 봉화에도 쓴다. 〈入門〉

◎ 근(筋)

크고 작은 것을 오리알 처럼 만들어 두었다가 도적이 들었을 때 불에 사르고 연기를 쏘이면 다리가 당겨서 걷지 못하는데 그때 도둑을 잡는다. 〈本草〉

35. 야타지(野駝脂 = 낙타의 기름)

성질이 따뜻하고 독이 없으니 모든 풍(風)의 원비(頑痺)와 악창(惡瘡)의 독을 치료하며 그 기름은 등의 양봉우리 사이에 있다.

봉우리와 발꿈치가 가장 깨끗하니 삶아 초즙에 구워서 먹는다. 〈本草〉

36. 미후(獼猴 = 원숭이의 일종)

살의 성질이 고르고 맛이 시고 독이 없으니 모든 풍노(風勞)를 치료하고 포로 만들어서 오래 된 학질을 고친다.

이것이 여러 종류가 있는데 색이 노랗고 꼬리가 길며 얼굴이 붉은 종류가 좋은 것이다. 〈本草〉

미후(獼猴)가 8백년에 변해서 원숭이가 되고 5백년에 변해서 원숭이가 되고 원숭이가 1천년에 변해서 두꺼비가 된다. 〈入門〉

◎ 두골(頭骨)

장학(瘴瘧)과 귀학(鬼瘧)을 치료하니 불에 태워서 술로 먹고 또 어린 아이의 귀매(鬼魅)에 놀란 것을 치료한다. 〈本草〉

37. 위(蝟 = 고슴도치)

◎ 피(皮 = 고슴도치 가죽)

성질이 고르고 맛이 쓰며 독이 없으니 5가지 치질과 음식창(蔭蝕瘡)에 오색(五色)의 핏물이 내리는 것과 장풍(腸風)으로 새는 것을 치료하고 또 복통(腹痛)과 산적(疝積)을 고친다.

들이나 밭에 살아 숨쉬니 아무때나 잡는데 돼지 발굽과 같은 것이 좋고 쥐다리와 같은 것은 그 다음으로 가니 중습(中濕)병이 되지 않도록 하여야 한다.

모양이 오소리와 같으며 다리가 짧고 찌르는 털이 많고 꼬리 길이가 1치가 넘게 되는데 사람을 보면 갑자기 머리와 발을 멈추고 같이 되어 버리니 잡기가 힘이 든다. 〈本草〉

약으로 쓸 때는 불에 태워서 쓰고 또는 달여서 쓰되 술을 넣으면 더욱 좋다. 〈入門〉

◎ 육(肉)

하초(下焦)를 살찌게 하고 위기(胃氣)를 고르게 한다.

위기(胃氣)를 고루 열어주고 구역과 혈한(血汗)을 고치며 밥맛을 더하게 하니 충자(虫字)와 위자(胃字)를 합친 이유가 있는 것이다. 〈入門〉

◎ 지(脂)

오금(五金)과 팔석(八石)을 달여서 귀가 먹고 장풍(腸風)•사혈(瀉血)과 5종의 치질을 치료한다. 〈本草〉

◎ 골(骨)

먹으면 여위고 모든 뼈마디가 차차 줄어들게 된다. 〈本草〉

38. 모서(牡鼠 = 숫쥐)

◎ 육(肉 =숫쥐 고기)

성질이 약간 뜨시고 맛이 달여 독이 없으니 발목 삔 것

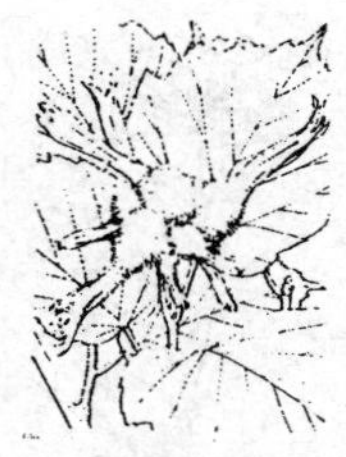
설령오리나무

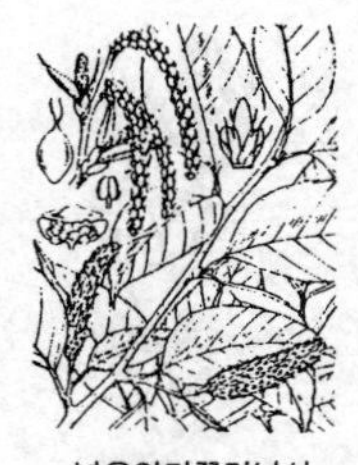
넓은잎미꾸리낚시

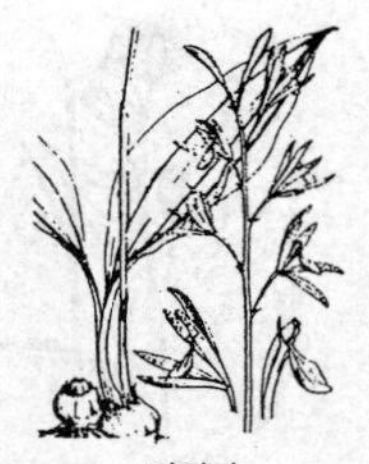
나리미

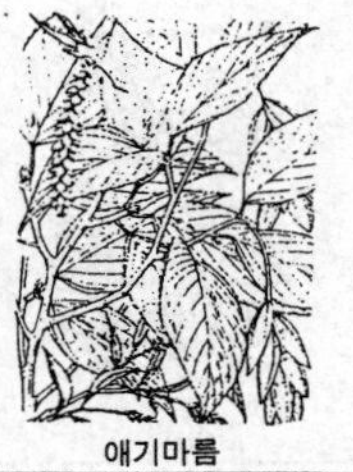
애기마름

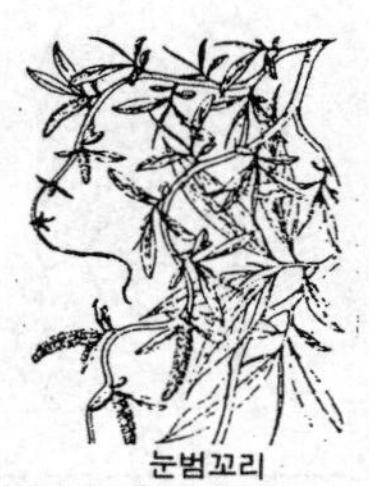
눈범꼬리

을 낫게하고 근육과 뼈가 끊어진데 찧어서 붙인다.

어린 아이가 감질(疳疾)로 배가 부풀고 지나치게 먹는데 구워서 먹인다.

숫쥐는 애비 쥐가 되니 또 골증열(骨蒸熱)과 노극(勞極)으로 사지(四肢)가 이수(羸瘦)한 것을 치료하고 벌레를 죽이니 뼈를 버리고 술에 끓여서 약에 넣어서 쓴다. 〈本草〉

◎ 담(膽)

눈이 어둡고 귀가 먹은 것을 치료하는데 죽으면 바로 담(膽)이 사라지기 때문에 구하기가 어려운 것이다. 〈本草〉

쥐담이 인신(人神)있는 곳을 따른다고 하고 일설에는 매월 초승에 있는데 초 3일전에 있다고도 한다. 〈入門〉

◎ 목(目)

눈을 밝게하니 밤에도 작은 글씨를 볼 수 있다. 〈本草〉

◎ 지(脂)

탕화창(湯火瘡)을 치료한다. 〈本草〉

◎ 사족(四足)과 꼬리

부인의 타태(墮胎)에 쉽게 나오도록 한다. 〈本草〉

◎ 골(骨)

아주 여윈 사람은 먹지 말아야 한다. 〈本草〉

◎ 분(糞)

성질이 약간 차니 상한 노복(傷寒 勞復)을 주로 치료하고 어린이의 간질(癎疾)을 주로 낫게 하는데 양머리가 뾰족한 것이 숫쥐 똥이다. 〈本草〉

39. 언서(鼹鼠 = 두더지)

성질이 차고 맛이 짜며 도이 없으니 옹달(癰疽)의 모든 누식(瘻蝕)•악창(惡瘡)•창개(瘡疥)•음닉(陰䘌)•난창(爛瘡)및 혈맥(血脈)이 움직이지 못하여 옹달(癰疽)이 맺어진 증세에 먹으면 써서 없어지고 어린애가 먹으면 사충(蛇虫)을 죽인다.

일명 두더지인데 언제나 농지의 속을 뚫고 땅속으로 다니므로 땅 구멍을 파서 잡는다. 그 모양은 쥐와 같은데 살이 찌고 기름이 많으며 빛이 검고 입과 코가 뾰족하며 다리가 강하면서 짧아도 잘 달아나고 꼬리가 1치 남짓하며 눈이 아주 작고 이마가 더욱 짧으니 5월경에 말려서 불에 구워 쓴다.

만든 고약은 모든 악창(惡瘡)에 문질러 바르면 효력이 크다. 〈本草〉

40. 누서(鼺鼠 = 청서•날다람쥐)

성질이 약간 따스하고 타태(墮胎)를 치료하고 역산(易產)한다.

즉 비생조(飛生鳥)라는 것인데 크기는 비둘기가 까치와 같고 어두운 밤에 날아다니는데 그 겉털을 산부에게 쥐여 주면 역산(易產)한다.

털이 적흑색이고 꼬리가 길기 때문에 멀리는 못 날으니 이것을 비생(飛生)이라고 한다. 〈本草〉

41. 패고피(敗鼓皮 = 북 해어진 가죽)

성질이 고르고 고독(蠱毒)을 치료하니 태워서 그 재를 물에 같이 먹고 아픈 사람이 그 벌레의 주인된 이름을 외우면서 고(蠱)를 가져가라고 외치면 바로 낫는다.

황소 가죽으로 한 것이 좋고 오래 써서 헤진 것이 더욱 좋다. 〈本草〉

42. 초서(貂鼠 = 돈피)

네사발을 불에 태워서 술에 타 먹으면 분돈산기(奔豚疝氣)가 위를 뚫어서 죽을 지경인 것을 치료한다.

청서(靑鼠)와 초서(貂鼠)의 효력이 많은 것이다.〈俗方〉

43. 황서(黃鼠 = 족제비)

서랑(鼠狼)이다. 살을 가루로하여 누창(瘻瘡)이 오랫동안 아물지 않는 상처에 붙이면 바로 효과가 있다.

네 발이 산기(疝嗜)의 위를 뚫는데 불에 태워서 먹는다. 〈俗方〉

44. 필두회(筆頭灰 = 헌 붓끝 태운 재)

성질이 약간 차니 소변이 통하지 않는 것과 음(陰)이 부어 있고 경(莖)이 힘이 없어 쓰러진 것을 치료한다. 〈本草〉

오래된 붓을 불에 태워서 쓴다.

45. 진육(震肉 = 벼락 맞은 고기)

어린 아이의 야경(夜驚)과 어른들이 자면서 놀라고 실심(失心)할 때에 포로 만들어 먹는다. 이것은 축물(蓄物)이 벼락에 맞아서 죽은 것이다. 〈本草〉

옛날 사람들이 이르기를 고기가 아주 많아도 식기(食氣)를 억누르지 말라고 했으니 사람이 먹는 것이 곡기(穀氣)

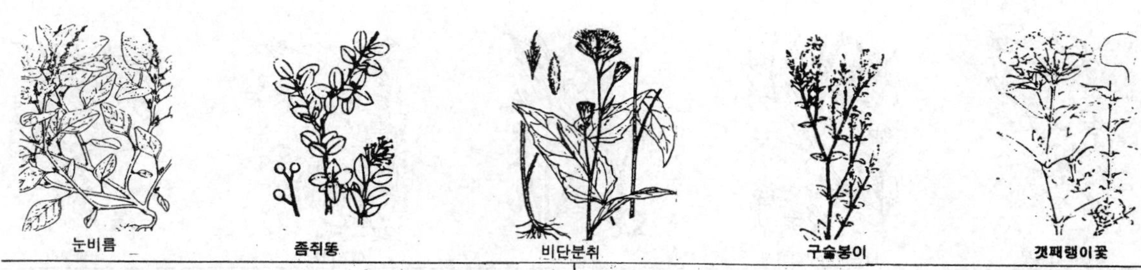

를 주로 해야하는데 한때라도 지나친다면 사람이 상하고 살아가는 일을 잃고 마는 것이다. 〈食物〉

모든 고기를 너무 먹었을 때는 고기즙을 짜서 마시면 바로 사라지고 골수를 먹으면 소화가 된다.

만물의 골수가 능히 소화를 시키니 회로 만들어 먹으면서 생선 머리 국을 같이 먹는 것이 좋다. 〈本草〉

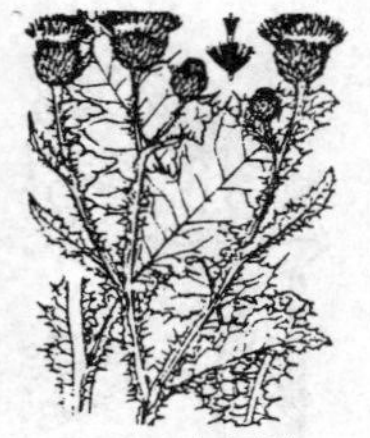
지느러미엉겅퀴

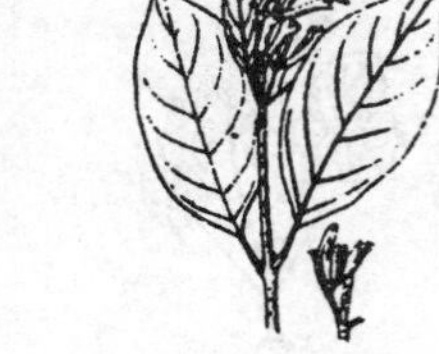
꽃개회

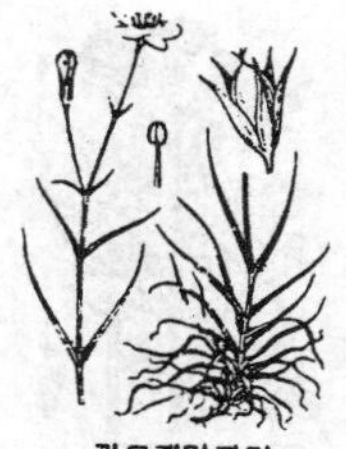
관모개미자리

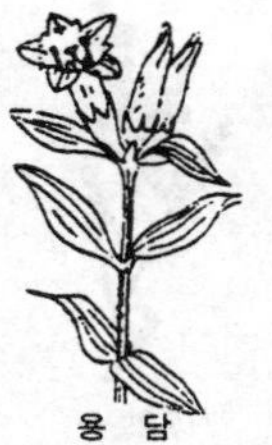
용 담

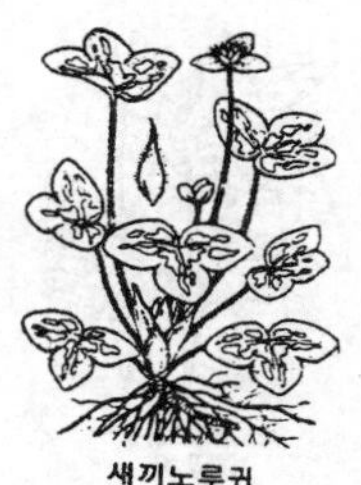
새끼노루귀

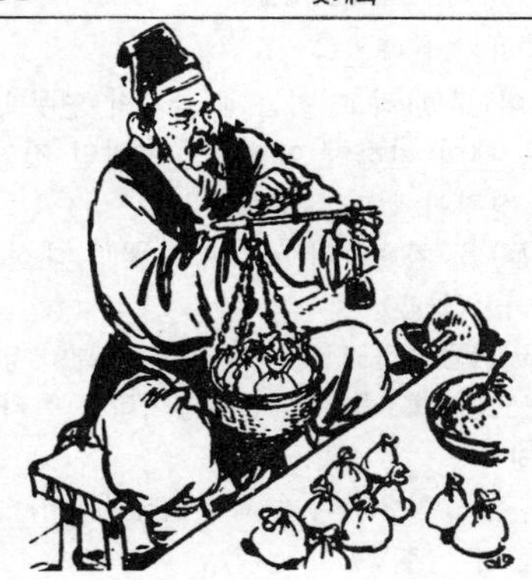

탕액편(湯液篇) (二)

八. 어부(魚部) (53종)

1. 이어(鯉魚 = 잉어)

◎ 담(膽 = 잉어쓸개)

성질이 차고 맛이 쓰며 독이 없으니 뜨고도 못보는 것을 치료하고 눈을 밝히며 눈에 열이 있고 붉어지며 아픈 것을 낫게하고 귀가 먹은 것을 치료한다. 〈本草〉

◎ 육(肉)

성질이 차고 맛이 달으며 독이 없으니 황달(黃疸)•소갈(消渴)•수종(水腫)•각만(脚滿)을 치료하고 기를 내리며 냉기(冷氣)와 현벽(痃癖)을 깨뜨리고 또 태동(胎動) 및 임부(姙婦)의 신종(身腫)을 치료하고 안태를 시킨다.

잉어가 물고기의 주가 되는데 생김새가 본래 사랑스럽고 또 충분히 신변(神變)하며 등성마루의 비늘이 머리에서 꼬리에 닿기까지 36린이 되니 역시 제대로 이루어진 수이다.

강호(江湖)와 타택(他澤)속에 서식하고 또 곳곳에 있으니 식품으로는 좋은 것이 된다.

요리 방법은 척추 위의 양 근(筋)과 검은 피를 버리니 독이 있기 때문이다.

◎ 뇌수(腦髓)

심하게 귀가 먹은데 죽은 끓여 먹는다. 〈本草〉

◎ 치(齒)

석림(石淋)을 치료하니 태워 재로 하여 술로 같이 내린다. 〈本草〉

◎ 목(目)

불에 태운 재를 창(瘡)에 붙인다. 〈本草〉

눈동자의 살에 가시가 들어가서 나오지 않는 것과 또 모든 창(瘡)과 중풍(中風)및 수독(水毒)으로 부어서 아픈데 불에 태운 재를 상처속에 넣으면 바로 낫게 되니 다른 물고기의 눈도 또한 좋다. 〈入門〉

◎ 골(骨)

여자들의 대하적백(帶下赤白)과 음식창(陰蝕瘡)을 치료한다.

◎ 장(腸)

어린 아이의 기창(肌瘡)과 복중창(腹中瘡)을 치료한다. 〈本草〉

◎ 인피(鱗皮)

산후(產後)의 체혈(滯血)과 은진(癮疹)에 불에 태운 재를 술에 먹으면 터진다. 〈本草〉

◎ 혈(血)

어린 아이의 단독(丹毒)과 창(瘡)에 바르면 바로 차도가 있다. 〈本草〉

2. 즉어(鯽魚 = 즉어•붕어)

성질이 평온하고 맛은 달며 독이 없다. 위기(胃氣)를 평온하게 하고 오장(五臟)을 더하여 속에 고루 기를 내리고 하리(下痢)를 그치게 하니 박채(薄菜)와 같이 해서 국을 끓여 먹으면 위가 허약하여 음식이 소화가 안되는 것을 치료하고 회로 만들어 먹어도 오래 된 적(赤)•백리(白痢)를 치료한다.

일명 붕어인데 모든 물고기중 제일 많이 먹으며 빛이 검고 몸둥이가 잘막하고 배가 크고 등이 높으니 각처의 연못 속에서 살고 있다.

등이 높고 배가 좁고 작은 것이 즉어라는 것인데 힘이 약간 모자란다. 〈本草〉

모든 물고기가 화(火)에 속하되 오직 즉어만은 토에 속하기 때문에 충분히 양명(陽明)에 돌아가서 건위(健胃)하고 장(腸)을 심하게 하는 효력이 있다. 또 물고기가 물속에 있으면 잠시도 쉬어 있지 않기 때문에 화(火)을 움직이는 것이다.

◎ 두(頭)

성질이 따뜻하니 어린이의 두창(頭瘡)•구창(口瘡)•중설(重舌)•목창(目瘡)등을 불에 태워 재를 쓴다. 〈本

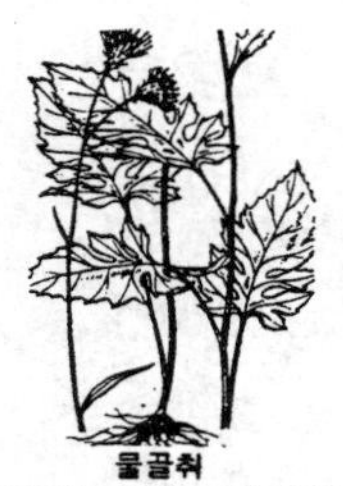
물곰취

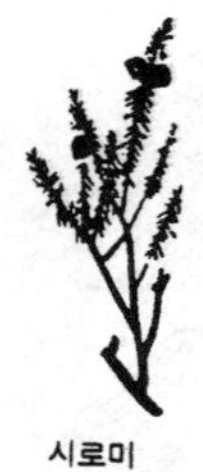
시로미

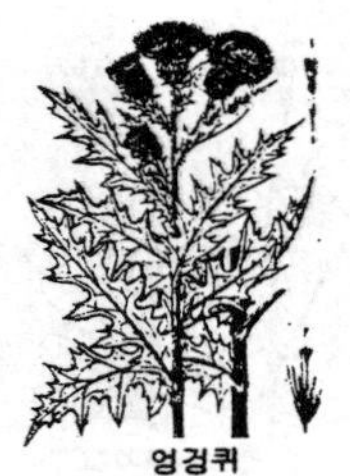
엉겅퀴

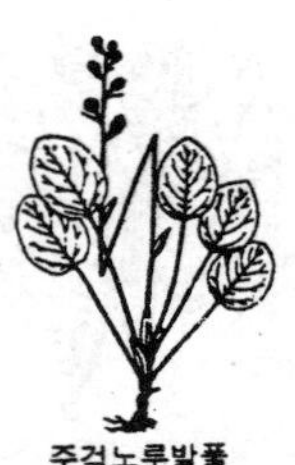
주걱노루발풀

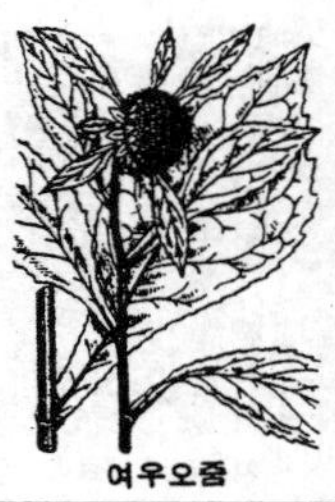
여우오줌

草〉

◎ 담(膽)

어린 아이의 뇌창(腦瘡)에 즙을 짜서 콧속에 떨어뜨리면 좋다. 〈本草〉

◎ 자(子)

속을 고르게 하고 한기(汗氣)를 더한다. 무릇 물고기가 새끼를 기르려면 모두 풀 위와 흙속에 붙어서 겨울을 지나고 6월 삼복 더위의 비 속에 이르러 물고기가 되는 것이다. 〈本草〉

3. 오적어(烏賊魚 = 오징어)

◎ 골(骨 =오징어 뼈)

성질이 약간 더우니 맛은 달며 독이없으니 부인의 누혈(漏血)과 이롱(耳聾)•눈의 열루(熱淚)•혈붕(血崩)•충심통(虫心痛)을 치료한다.

생김새가 가죽 주머니와 같고 입이 배밑에 있으며 다리 여덟개가 입 곁에 나있고 단지 뼈하나가 두께 3~4푼 되는 모양이 작은 배(船)와 비슷하고 경허(輕虛)하고 흰색이다. 또 수염 두 개가 띠와 같이 뻗어서 물건을 스스로 잡아 당기기 때문에 일명 남어(纜魚)라고도 하는데 동해에서 사계절 계속 잡힌다. 〈本草〉

뼈를 일명에 해표소(海螵蛸)라고 하는데 물에 노란 빛이 나도록 삶으면 껍질을 벗기고 가늘게 갈아서 물에 걸러서 햇볕에 말려서 쓴다. 물 위에 떠 있으면 까마귀가 보고 죽은 고기로 알고 쪼으려 할 때에 신속히 물속으로 끌고 들어가서 잡아 먹기 때문에 오적(烏賊)이라고 하는데 뼈가 없는 것은 유어(柔魚)라고 한다.

◎ 육(肉)

성질이 고르고 맛은 시며 익기(益氣)와 강지(強志)하고 월경을 통하게 하며 계속 먹으면 정(精)을 더해서 자식을 낳는다. 〈本草〉

◎ 복중묵(腹中墨)

피가 심(心)을 찔러서 아픈 데에 초에 갈아서 마신다.

뱃속의 피와 담(膽)이 먹과 같은데 그것을 뿜어서 물을 흐리게 하여 자기방어를 하기 때문에 잡히지 않는다. 〈本草〉

4. 려어(蠡魚 = 가물치)

성질이 차고 맛은 달며 독이 없으니 부종(浮腫)과 5가지 치질을 치료하며 창(瘡)이 있는 사람은 먹지 못하며 얼굴에 흰 딱지가 생긴다.

일명 예어(鱧魚)라고 하는데 각처의 연못속에 서식한다. 이것은 뱀이 변하여 이루어진 모양인 것인데 잘죽지 않고 뱀의 성질이 있다. 〈本草〉

나병(癩病)을 치료하니 이것으로 꽃뱀 대신 쓰면 또한 풍을 없앤다. 〈丹心〉

일명 동어(鮦魚)라고 하는데 검고 비늘이 없으며 머리에 별이 있으니 그것을 수염(水厭)이라고 한다. 〈日用〉

◎ 장(腸)

5가지 치질을 치료하니 구워서 항문(肛門)속에 넣으면 벌레가 나온다. 〈本草〉

◎ 담(膽)

급후비(急喉痺)를 치료하는데 물방울처럼 떨어뜨려 넣으면 바로 효과가 있다. 모든 생선중에 단지 이 담만이 맛이 달고 먹기가 좋다. 〈本草〉

5. 만려어(鰻鱺魚 = 뱀장어)

성질이 차고 맛은 달여 독이 없으니 5가지의 치질과 창루(瘡瘻)를 치료하고 모든 벌레를 죽이며 악창(惡瘡)을 낫게하고 부인의 음호(陰戶)의 벌레로 가려운 것을 그치게 한다.

이것이 비록 독은 약간 있으나 충분히 오장(五臟)의 허손(虛損)을 보하고 피로를 치료한다.

드렁터리와 같고 배가 더 크며 비늘이 없고 청황(靑黃)색이니 대개 뱀의 종류인데 강이나 호수 등 각처에 살며 오색(五色)인 것이 더욱 좋다. 〈本草〉

◎ 해만(海鰻 = 갯장어)

성질이 고르고 독이 없으니 악창(惡瘡)과 개창(疥瘡)을 치료하는데 뱀장어와 효력이 같고 바다에서 잡힌다. 〈本草〉

6. 교어(鮫魚 = 상어)

◎ 피(皮= 상어껍질)

성질이 고르고 맛이 달고 짜며 독이 없으니 귀주(鬼疰)의 고독(蠱毒)과 토혈(吐血)및 식어중독(食魚中毒)을 치료한다.

지금의 사어피(沙魚皮)인데 가죽 위에 진주(眞珠)무늬가 있고 등가죽이 거칠어서 나무를 닦으면 좋으므로 목적(木賊)과 같이 쓴다. 그리고 말안장도 만들고 칼집을 만들기도 한다. 〈本草〉

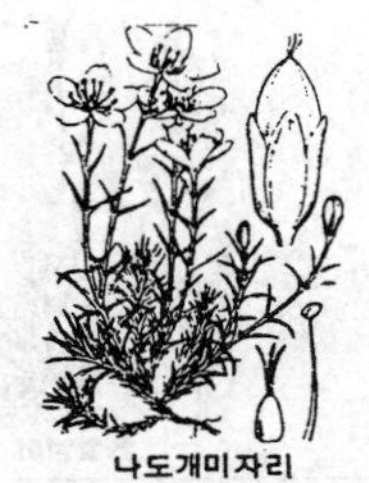
나도개미자리

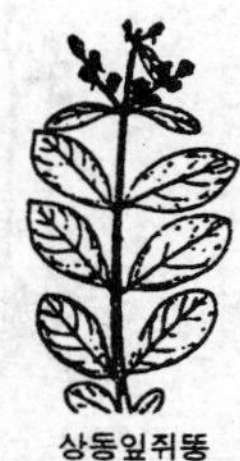
상동잎쥐똥

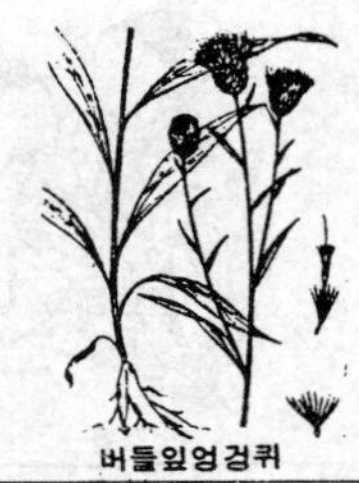
버들잎엉겅퀴

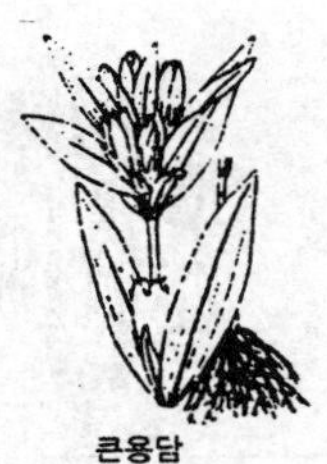
큰용담

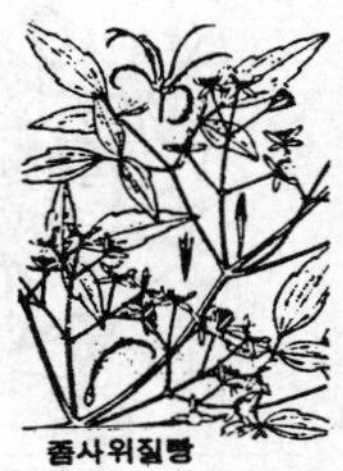
좀사위질빵

◎ 육(肉)

성질이 고르고 독이 없으니 오장(五臟)을 보하고 회나 포로 만들어 먹으면 맛도 좋은 식품(食品)이 되며 보익(補益)이 된다. 〈本草〉

7. 궤어(鱖魚 = 쏘가리)

성질이 고르고 맛이 달며 독이 없으니 허로(虛勞)를 보하고 비(脾)•위(胃)를 더해주니 장풍 사혈(瀉風 瀉血)과 뱃속의 작은 벌레를 죽이고 기력(氣力)을 더하여 살도 찌고 건강하게 한다.

강물이 흐르는 사이에서 살고 있고 등에는 흑점이 있으며 입이 크다. 일명 궤돈(鱖豚)인데 즉 인어(鱗魚)이다. 〈本草〉

◎ 담(膽)

물고기 뼈가 목구멍속에 걸려 내리지 않는 것을 낫게한다. 〈本草〉

8. 청어(青魚)

성질이 고르고 맛이 달며 독이 없으며 습비(濕痺)와 다리가 약한 것을 치료한다.

강이나 호수등에서 나는데 리완(鯉鯇)과 같고 등이 청색이다. 〈本草〉

우리나라에서 나는 청어(青魚)가 아니다. 〈俗方〉

9. 석수어(石首魚 = 조기)

성질이 고르고 맛이 달며 독이 없으니 먹은 것이 소화가 안도는 것과 복장(腹腸)과 폭리(暴痢)에 박채(薄菜)와 같이 국을 끓여 먹으면 소화가 되고 기(氣)를 도와준다.

말려서 먹는 것은 상(鮝)이라고 하는데 동해에서 난다. 〈本草〉

◎ 두중석(頭中石)

머리속에 작은 돌과 같은 것이 있으니 이것을 갈아서 석림(石淋)을 내리는데 먹는다. 〈本草〉

10. 치어(鯔魚 = 숭어)

성질이 고르고 맛이 달며 독이 없으니 위(胃)를 열고 오장(五臟)을 트이게 하며 사람을 살찌고 건강하게 한다. 치어(鯔魚)가 진흙을 먹게되니 백약(百藥)을 꺼리지 않고 이어(鯉魚)와 같으면서 몸이 둥글고 머리는 좁고 뼈가 유연하며 강이나 호수등에서 난다. 〈本草〉

11. 노어(鱸魚 = 노어)

성질이 고르고 맛은 달며 독이 약간 있고 오장을 보하며 장위(腸胃)를 온화하게 하고 근골(筋骨)을 더해주니 회를 만들어 먹으면 더욱 좋다. 많이 먹어도 부작용이 없고 비록 약간의 독이 있으나 병이 되지는 않으며 강이나 호수 속에서 난다. 〈本草〉

12. 점어(鮎魚 = 메기)

성질이 따뜻하고 맛이 달며 독이 없으니 부종(浮腫)에 물을 내리고 소변에도 이롭게 한다.

연못속에 서식하며 입이 모가나고 등이 검으며 비늘이 없고 침이 많다.

3종류가 있으니 입과 배가 큰 것은 호(鱯)라고 하고 등과 입이 작은 것은 점(鮎)이라 하며 입이 작고 등이 누르고 배가 흰 것은 외(鮠)라 하는데 모두 비늘이 없고 독이 있으니 먹는 데는 좋은 것이 못된다. 일명 제(鮧)라고도 한다. 〈本草〉

◎ 연(涎 = 메기 침)

3가지의 소갈(消渴)을 치료한다. 〈本草〉

13. 선어(鱔魚 = 두렁허리)

성질이 매우 따뜻하고 맛이 달며 독이 없으며 습비(濕痺)를 치료하고 허손(虛損)을 보하며 반진(潘唇)을 낫게 하고 부인의 산후(産後)에 임력(淋瀝)해서 혈기불조(血氣不調)와 여위는 것을 치료한다.

일명 선(鱓)이라고도 하는데 뱀장어와 비슷하나 더 가늘고 길며 또는 뱀과도 비슷하나 비늘이 없고 청•황 2색이 있으니 물가의 진흙 굴속에 서식하고 뱀 종류과 가팅 살고 있다. 〈本草〉

◎ 혈(血)

선(癬)과 누창(瘻瘡)을 치료한다. 〈本草〉

◎ 두골(頭骨)

이질(痢疾)과 소갈(消渴)을 치료하니 단오날에 잡아서 불에 태운 재를 쓴다. 〈本草〉

◎ 피(皮)

부인의 젖에 몽오리가 맺혀서 아픈데 불에 태워서 재로 하여 2돈을 술로 같이 내린다. 〈本草〉

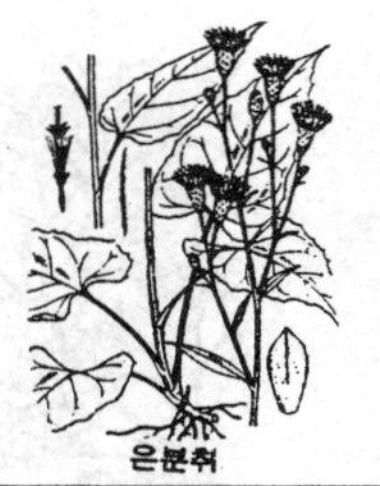
은분취

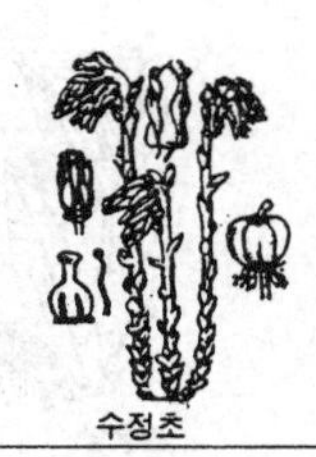
수정초

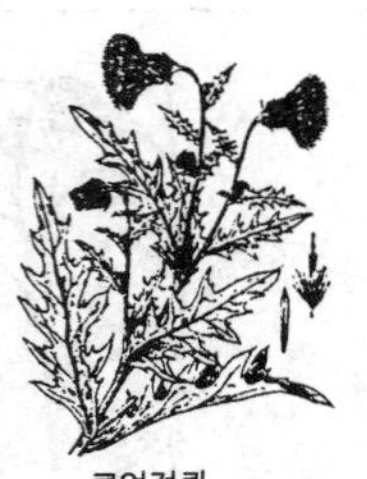
큰엉겅퀴

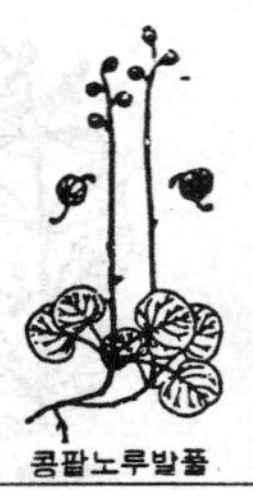
콩팔노루발풀

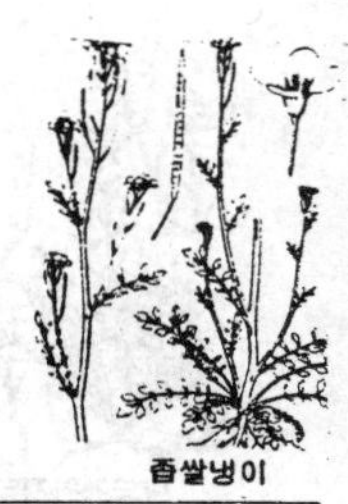
좁쌀냉이

14. 비목어(比目魚 = 가자미 혹은 광어)

성질이 고르고 맛이 달며 독이 없으니 보허(補虛)와 익기(益氣)를 하나 많이 먹으면 약간의 기(氣)가 움직이게 된다. 동해에 이 고기가 있으니 엽(鰈= 가자미)이라고 한다. 〈本草〉

생긴 모양이 대잎과 같고 한 쪽에 두 눈이 있고 움직이면 양쪽을 서로 맞춰서 다닌다. 〈日用〉

즉 광어(廣魚)·설어(舌魚)의 종류이다. 〈俗方〉

15. 공어(䱋魚 = 가오리·洪魚)

먹으면 보익이 되며 꼬리에 많은 독이 있고 육시(肉翅)가 있으며 꼬리의 길이가 2자나 되고 가시가 꼬리속에 있는데 사람이 찔리면 해달피(海獺皮)와 통발의 대를 달여 먹고서 독을 풀어야 한다.

사람이 오줌을 눈 곳에 그 가시를 찔러 두면 음(陰)이 부어서 아프다가 빼어 버리면 바로 낫는다. 〈食物〉

16. 하돈(河豚 = 복어)

성질이 따뜻하고 맛은 달며 독이 있으나 허(虛)를 보(補)하고 습(濕)을 없애며 허리와 다리를 조절하고 치질의 버레를 죽인다.

강이나 하천 속에서 나니 건드리면 화기가 뱃속에 가득차서 팽팽하게 부풀며 또 어(魚)·취두어(吹肚魚)·호제어(胡夷魚)라고도 한다.

이것이 큰 독이 있으니 맛은 참으로 좋으나 치료에 쓸 때는 처방대로 하지 않으면 사람을 죽이니 삼가하지 않으면 안 된다.

이 고기가 살은 독이 없고 간(肝)과 알 및 등심과 창자속의 피를 깨끗이 씻어야 된다. 〈本草〉

미나리를 같이 넣고 달여 먹으면 독이 없는 것이다. 〈俗方〉

17. 조어(杏魚 = 대구)

성질이 고르고 맛이 짜며 독이 없으며 먹으면 보기(補氣)하는데 장(腸)과 지(脂)가 맛이 더욱 좋다. 동북해(東北海)에서 나며 대개 입이 큰 고기다. 〈俗方〉

18. 팔소어(八梢魚 = 문어)

성질이 고르고 맛이 달며 독이 없으나 먹어도 별로 효력이 없고 몸에는 8개의 비늘이 없는 긴 다리가 있으며 뼈가 없으니 팔대어(八帶魚)라고도 하는데 동북해에서 나고 속칭 문어(文魚)라고도 한다. 〈俗方〉

19. 소팔소어(小八梢魚 = 낙지)

성질이 고르고 맛이 달여 독이 없고 생긴 모양이 문어와 비슷하고 작으며 또한 비늘과 뼈가 없고 바다에서 나는데 속칭 낙제(絡蹄)라고도 한다. 〈俗方〉

본경(本經)에는 장거어(章擧魚)라 했고 또는 석거(石距)라고도 했는데 오적어(烏賊魚)보다 약간 크고 맛이 아주 좋다는 것이 바로 그것이다. 〈本草〉

20. 송어(松魚 = 송어)

성질이 고르고 맛이 달며 독이 없고 살이 찌고 빛이 붉으며 선명해서 송절(松節)과 같으니 송어(松魚)라고 하며 동북(東北)의 강이나 바다에서 나는데 맛이 아주 좋다. 〈俗方〉

21. 연어(鰱魚 = 연어)

성질이 고르고 맛이 달며 독이 없고 알이 진주와 비슷하여 약간 붉은 것이 맛이 좋으니 동북의 강이나 바다속에서 산다. 〈俗方〉

22. 백어(白魚 = 백어)

성질이 고르고 독이 없으며 위를 열어주어 먹은 것을 내린다. 강이나 호수속에서 나니 겨울의 얼음속에 잡는 것이 좋고 한강에서 나는 것도 역시 좋다. 〈俗方〉

23. 추어(鰍魚 = 미꾸라지)

성질이 따뜻하고 맛이 달며 독이 없고 보중(補中)·지설(止泄)하고 짧고 작으며 항상 진흙에 서식하니 일명 추어(鰍魚)라고도 한다. 〈入門〉

24. 황상어(黃顙魚 = 자가사리)

성질이 고르고 맛이 달며 독이 없고 술을 깨게 한다. 일명 앙어(鰊魚)라고도 하는데 꼬리가 점어(鮎魚)와 같다. 〈日用〉

25. 후어(鱟魚 = 蟹屬 = 후어)

성질이 고르고 독이 없으며 치충(痔虫)을 죽이고 장풍

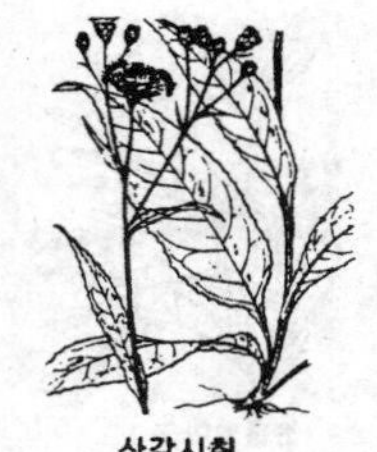
산각시취

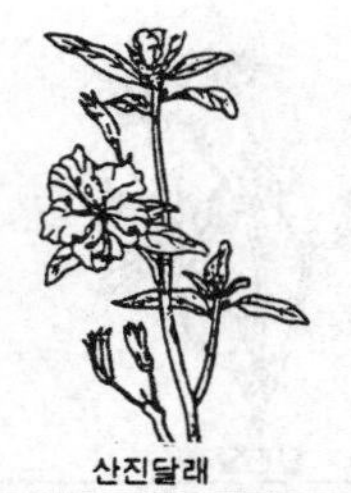
산진달래

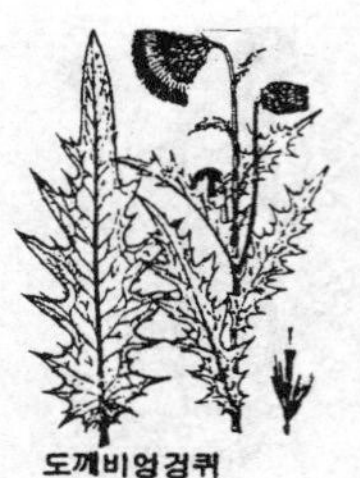
도깨비엉겅퀴

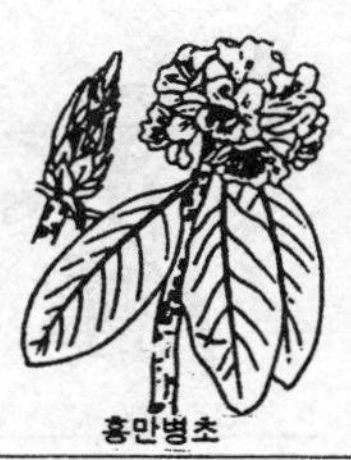
홍만병초

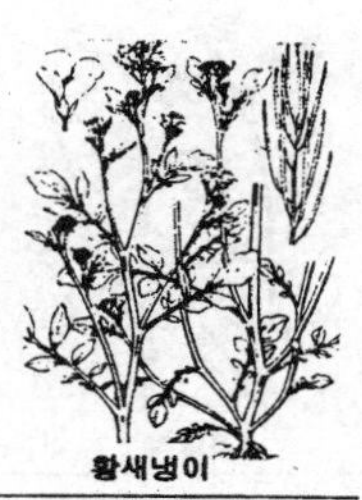
황새냉이

사혈(瀉風瀉血)과 산후(産後)의 이질(痢疾)을 치료한다. 남해에서 나는데 큰 것은 부채와 같고 길이가 6~7자나 된다. 게와 같은데 암컷과 수컷이 서로 따라다니며 눈이 없고 암컷이 가면 수컷이 따르고 암컷이 가버리면 수컷이 죽는다. 남해(南海)에서 난다. 〈本草〉

26. 은조어(銀條魚 = 은어)

성질이 고르고 독이 없으며 속을 고르게 하고 건위(健胃)하니 생강(生薑)을 넣어 국을 끓여 먹으면 좋다. 〈入門〉

27. 해돈(海豘 = 까치복어)

맛이 짜고 독이 없으며 고독(蠱毒)과 장학(瘴瘧)에 포를 만들어서 먹는다.

가죽속의 기름으로 악창(惡瘡)•개선(疥癬)•치루(痔瘻)에 문질러 바른다. 큰 바다속에서 나며 풍조(風潮)를 따라서 나타나고 생긴 모양이 복어 같으며 강하구에도 있다. 〈入門〉

28. 회어(鮰魚 = 민어)

남해에서 나는데 맛이 향기롭고 독이 없으며 아교(阿膠)를 만들게 되어 일명 강표(江鰾)라고도 한다. 〈入門〉

일명 어료(魚鰾)라고 하는데 파상풍(破傷風)을 치료한다. 〈正傳〉

지금의 민어(民魚)로 보면 틀림없다. 〈俗方〉

29. 어자(魚鮓 = 물고기젖)

성질이 고르고 맛이 달며 독이 없다. 즉 물고기로 만든 것으로써 비(脾)와 위(胃)에 특히 유익하지 못한 것이다. 〈入門〉

30. 어회(魚膾 = 생선회)

성질이 따뜻하고 맛이 달며 목구멍 속의 기(氣)가 맺힌 것과 심하(心下)의 신물이 있는데는 생강과 부추와 초를 섞어서 먹는다.

부어회(鮒魚膾)가 위(胃)를 열고 장벽(腸癖)을 그치게 한다.

이어회(鯉魚膾)는 기(氣)가 맺힌 것을 치료한다. 〈本草〉

九. 충부(蟲部) (95종)

1. 백밀(白蜜 = 꿀)

성질이 평온하고 맛이 달며 독이 없다. 오장(五臟)을 편하게 하고 익기(益氣)•보중(補中)하며 지통(止痛)•해독(解毒)하고 여러가지 질병을 없애고 백약(百藥)을 화해(和解)하며 비기(脾氣)를 길러주고 장벽(腸癖)을 그치게 하여 구창(口瘡)을 치료하고 귀와 눈을 밝게한다.

산속의 돌굴에서 나고 색이 희며 고약과 같은 것이 좋다. 일명 돌굴이라고 하니 즉 석애(石崖)에서 나는 꿀을 말한다.

산속의 돌굴이나 또는 나무 구멍에서 2~3년 지난 것이 기미(氣味)가 아주 좋고 인가에서 기른 것은 1년에 두 번씩 거두니 거두는 것이 잦으면 좋은 맛이 모자라서 묵고 흰 꿀과는 월등한 차이가 있다. 〈本草〉

납(蠟)은 새 것이 좋고 꿀은 묵을 수록 좋으니 대개 꿀을 달일 때에는 틀림없이 화오(火熬)를 하되 사이사이에 종이를 덮어서 하룻밤 재우고 종이를 걷어내면 납(蠟)이 같이 나오는데 이렇게 해서 색이 변하고 대강 1근에 12냥을 얻는 것을 기준으로 하는 것이 좋고 너무 한도에 지나치게 달여도 좋지 못하다. 〈入門〉

◎ 봉자(蜂子)

성질이 고르고 맛이 달여 독이 없다. 봉자(蜂子)는 바로 꿀벌의 새끼인데 번데기와 같고 빛이 희며 대황봉자(大黃蜂子)이다. 즉 인가에서는 큰 나무의 사이에 벌집을 지어서 오이처럼 달린 속의 번데기인데 꿀벌에 비하면 약간 더 크다. 사봉자(士蜂子)란 것은 사사혈(士士穴)에 사는 것이니 모양이 가장 크다. 대개 벌새끼를 쓸 때는 머리와 발이 생기기 전에 쓰는 것이 좋고 소금에 볶아서 쓰는데 모두 성질이 차고 독이 있으니 대소변에 이익이 되고 부인의 대하(帶下)를 치료한다. 〈本草〉

◎ 밀랍(蜜蠟)

성질이 약간 뜨시고 맛은 달며 독이 없다. 하리(下痢)의 농혈(膿血)과 금창(金瘡)을 치료하고 기(氣)를 더해주며 노화를 막아주고 허기를 없애준다.

납(蠟)이란 것은 즉 밀비(蜜脾)안에 있는 것이므로 처음 날 때는 향내가 약간 나고 거듭 끓이면 납(蠟)되는데 속인(俗人)들이 황랍(黃蠟)이라고 한다. 〈本草〉

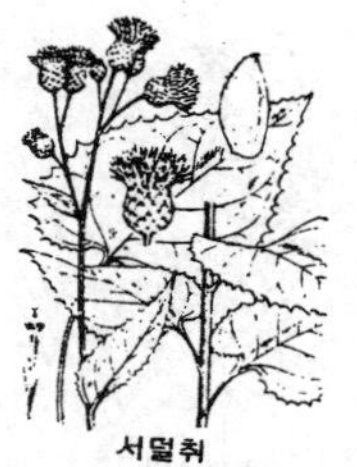
서덜취

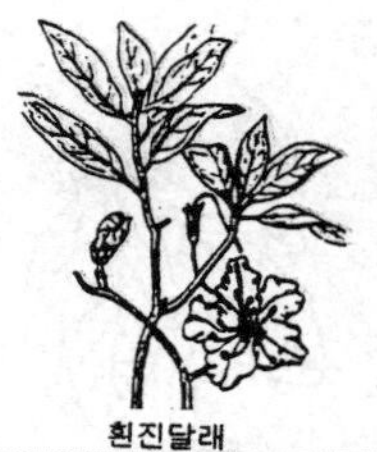
흰진달래

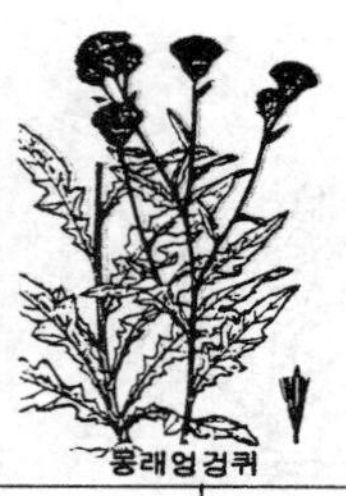
뭉래엉겅퀴

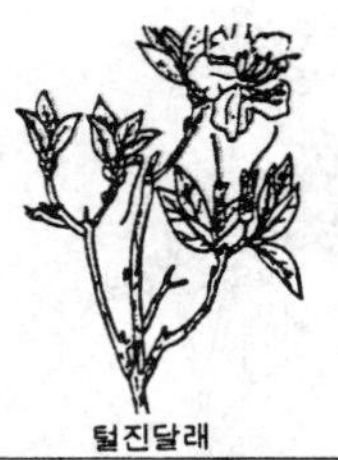
털진달래

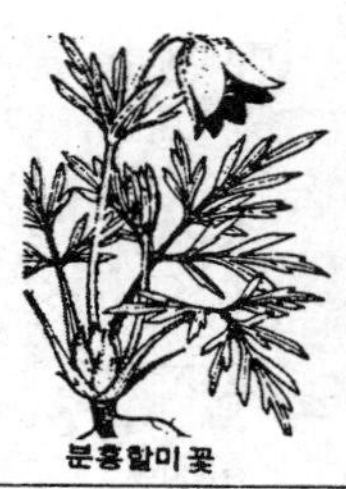
분홍할미꽃

◎ 백랍(白蠟)

성질이 고르고 맛이 달며 독이 없다. 오래된 이질을 치료하고 절상(絶傷)한 것을 낫게한다.

황랍(黃蠟)을 끓여서 백일동안을 바싹 말리면 저절로 빛이 희게 되는데 만약 긴급히 만들어 쓸 때는 끓여서 물에 담그기를 10여차례 하면 빛이 희게 된다. 〈本草〉

역시 백랍(白蠟)이 영남, 호남, 제주 지방에서 나는데 즉 수청목(水青木)의 기름으로써 불을 켜면 아주 밝은데 꿀의 백랍(白蠟)이 아니다. 〈俗方〉

◎ 옹열(蓊蠮= 허리 가는 벌)

성질이 고루고 맛이 매우며 독이 없다. 오랫동안 귀가 먹고 코가 막힌 것과 구역질을 치료하고 대나무 가시를 나오게 한다.

일명 포로(蒲盧)라 하는데 허리가 가는 벌이다. 검은색이 허리가 아주 가늘고 진흙으로 집을 연달아 지어서 집벽 사이나 기물의 틈에 서식하고 벌집의 모양이 대나무 통같은 것이니 볶아서 약에 쓴다. 〈本草〉

◎ 노봉방(露蜂房)

성질이 고르고 맛이 쓰고 짜며 독이 없다. 경간(驚癎)과 계종(瘈瘲)과 옹종(癰腫)이 없어지지 않는 것과 유옹(乳癰)및 치통(齒痛)과 악창(惡瘡)등을 치료한다. 나무위에 큰 황봉(黃蜂)의 집을 쓴다. 인가(人家)의 것은 힘이 약해서 쓰지 못하고 산림속에 지어서 풍령(風靈)의 기(氣)를 받은 것이 좋으니 7월 칠석날이나 또는 11~12월에 채취해서 열로 말리고 잘게 갈아서 쓴다.

토봉방(土蜂房)이 옹종(癰腫)을 치료하니 초에 섞어서 바른다. 〈本草〉

2. 모려(牡蠣 = 굴・石花)

성질이 고르고 맛은 짜며 독이 없다. 대장(大帳)과 소장(小腸)을 깔깔하게 하고 대변(大便)과 소변(小便)및 도한(盜汗)을 그치게 하고 설정(泄精)과 여자의 대하적백(帶下赤白)을 치료하고 온학(温瘧)을 없애준다.

모려(牡蠣)가 연하고 굳게하는 약제이니 족소음경(足少陰經)에 들어간다. 〈總錄〉

동해에서 나고 아무때나 채취하는데 일설(一說)에는 11월에 채취하는 것이 가장 좋고 그 껍질을 들어보면 남으로 향해서 보고 입이 동으로 한한 것이 좌고라 하는데 또 일설(一說)에는 뾰족한 머리로써 좌고(左顧)라 하니 좌고(左顧)라 하는 것이 약에 쓰는 데는 좋다고는 하지만 대체로 보아서 큰 것이 좋다.

먼저 소금물에 한참 끓인 뒤에 불에 사루어서 분으로 갈아 쓴다. 〈總錄〉

◎ 육(肉 = 굴)

먹으면 향기롭고 보익(補益)하며 기부(肌膚)의 살갗을 가늘게 하고 얼굴색을 아름답게 하니 바다 속에서 가장 귀한 물건이다. 〈總錄〉

3. 구갑(龜甲 = 남생이 등껍질)

성질이 고르고 맛이 짜며 독이 있다. 누하(漏下)의 적백(赤白)을 치료하고 징가(癥瘕)・해학(痎瘧)・오치(五痔)・음식(陰蝕)・습비(濕痺)・위약(痿弱)을 치료한다. 〈本草〉

징(癥)을 깨뜨리고 누(漏)를 그치게 하며 학(瘧)을 치고 노복(勞腹)을 치료한다. 〈醫鑑〉

일명 신옥(神屋)이니 강이나 하천의 호수 속에서 살고 잡는 때가 없고 중습(中濕)하면 독이 있다. 〈本草〉

구갑(龜甲)은 생으로 벗긴 것이 좋고 타락즙에 굽거나 또는 술에 구워서 쓴다. 〈入門〉

◎ 판(板)

성질과 맛이 구갑(龜甲)과 같은 것이다.

상갑(上甲)이 구갑(龜甲)이고 하갑(下甲)이 구판(龜板)으로 모두가 음허(陰虛)와 식적(食積)및 발열(發熱)을 치료한다. 〈入門〉

구판(龜板)은 음(陰)을 보하고 뼈를 잇고 엉긴 피를 흩어버린다. 〈醫鑑〉

배밑에 열 군데의 송곳 구멍 같은 곳이 있는 것을 패구(敗龜)라고 하는데 혈마비(血痲痺)를 치료한다. 처방책에 패구(敗龜)를 취하되 찬작(鑽灼)한 것이 좋다고 했으니 일명 누천기(漏天機)다. 〈本草〉

구(龜)는 음(陰)속의 음(陰)에 이른 물건이니 북방의 기(氣)를 받아서 나기 때문에 보음(補陰)의 효력이 크다. 〈丹心〉

◎ 육(肉)

성질이 따뜻하고 맛이 시며 습장(濕瘴)과 풍비(風痺)및 발목 삔 데 먹을 때는 자라를 먹는 것과 같다.

12월에 거북이 고기를 먹으면 수명을 감하고 신령(神靈)이 있어서 경솔하게 먹지 못한다. 〈本草〉

◎ 뇨(尿)

귀가 먹은데 오줌을 떨어뜨리면 바로 차도가 있다.

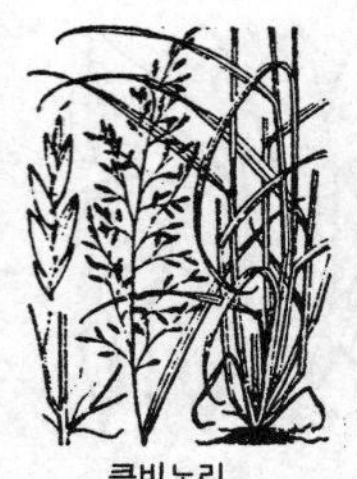
큰비노리

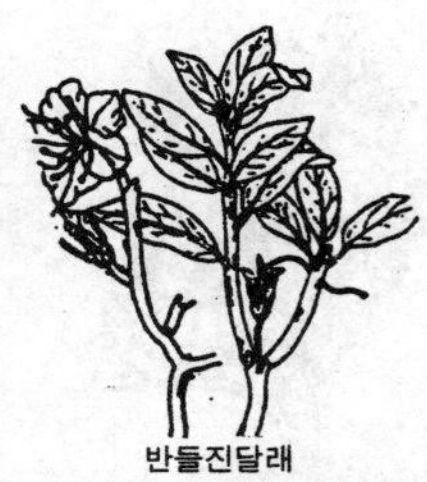
반들진달래

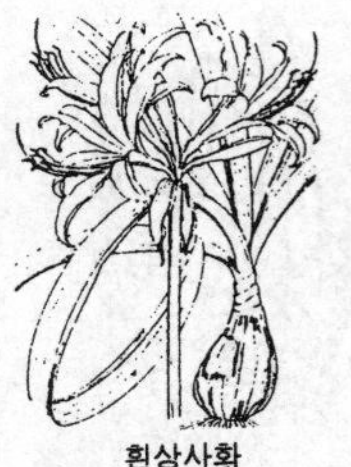
흰상사화

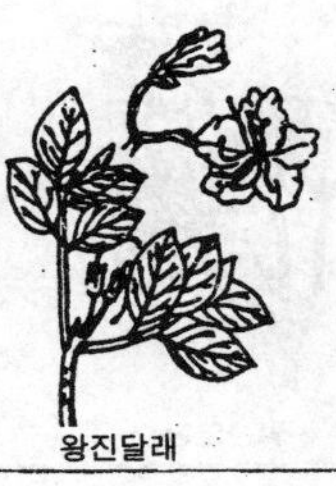
왕진달래

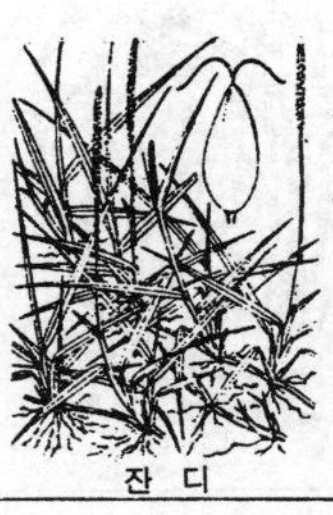
잔 디

거북이 오줌을 얻기가 어려운데 거북이를 판에 올려 놓고 거울을 거북이의 얼굴을 비추면 그 그림자를 보고 음(淫)이 일어나서 오줌을 누고 또는 종이에 불을 붙여서 궁둥이에 대면 오줌을 눈다. 〈本草〉

거북을 연잎의 위에 얹어 놓고 돼지 갈기로써 코를 찌르면 오줌을 눈다. 〈類聚〉

거북의 몸을 뜨겁게 하고 위•아래로 들추면 오줌을 눈다. 〈俗方〉

거북을 연잎 위에 앉히고 거울을 비추면 오줌을 눈다.

모든 방법이 모두 거울로 비추는 것만은 못하다. 〈綱目〉

4. 별(鼈 = 자라)

◎ 갑(甲 = 별갑•자라등 별갑)

성질이 고르고 맛은 짜며 독이 없다. 징가(癥瘕)와 현벽(痃癖)을 주로 치료하고 골절(骨節)사이의 노열(勞熱)과 부인의 오색누하(五色漏下)및 이수(羸瘦)와 어린 아이 협하(脇下)의 비견(痞堅)을 낫게하며 온학(温瘧)과 타태(墮胎)를 치료한다. 〈本草〉

붕루(崩漏)를 없애주고 소갈(消渴)과 현벽(痃癖)및 골증 노열(骨蒸勞熱)을 없애버린다. 〈醫監〉

강이나 호수속에 살고 있으니 생으로 갑(甲)을 가지고 육(肉)은 버리는 것이 좋은 것인데 양쪽에 뼈가 나와 있으면 그것은 삶아서 갑(甲)을 뺀 것이라고 생각해도 옳을 것이다. 녹자색(綠紫色)에 아홉 개의 갈비가 있고 치마주름이 많고 무게가 7냥쯤 되는 것이 아주 좋으며 잡는 때는 어느 때나 좋다.

자라를 먹으면 비름을 먹기를 꺼려 한다.

보통 의약으로 쓸 때는 초로써 황색이 나도록 다리고 노열(勞熱)을 없애려고 할 때는 사내 아이 오줌에 1일간을 담근 다음 쓴다. 〈本草〉

◎ 육(肉)

성질이 차고 맛은 달며 열기(熱氣)와 습비(濕痺)및 부인의 대하(帶下)를 치료하고 기(氣)를 더해주며 모자라는 것을 보하니 5가지 맛을 섞어서 끓여 먹되 단지 오래 먹으면 사람을 손상(損傷)하니 그 성질이 차기 때문이다.

별갑(鼈甲)과 자라 고기가 모두 음(陰)을 돕는다.

발이 셋인 것과 하나인 것과 머리와 발을 오므리지 못하는 것은 모두 독이 많으니 먹지를 못한다. 〈本草〉

자라가 눈으로 듣기 때문에 수신(守神)이라고 한다. 〈入門〉

◎ 두(頭)

산후(産後)에 음(陰)이 빠진 것과 탈항(脫肛)한 데 불에 태운 재를 바르고 머리의 피도 또한 탈항(脫肛)했을 때 바른다. 〈本草〉

◎ 원(黿)

성질이 약간 따뜻하다. 습기(濕氣)를 주로 치료하고 백약(百藥)의 독을 풀어준다.

자라의 제일 큰 것이 원(黿)인데 강이나 호수속에서 나고 알이 닭이나 오리알과 같은데 먹으면 보가 된다. 〈本草〉

5. 대매(瑇瑁 = 대모껍질•龜屬)

성질이 차고 독이 없다. 백약의 독을 풀고 벌레독을 몰아내며 심경(心經)의 풍열(風熱)을 치료한다. 대매(瑇瑁)가 대매(玳瑁)와 함께 비슷하니 거북의 종류인데 단지 배와 등과 갑(甲)에 모두 붉은 점과 무늬가 있다. 바다 속에서 나고 채취는 아무 때나 좋으며 생것이 약에 쓰는데 좋다. 〈本草〉

◎ 육(肉)

성질이 고르고 모든 풍(風)증세를 주로 치료하고 심비(心脾)를 진정시키며 대장(大腸)과 소장(小腸)을 이롭게 하고 월경을 잘 통하게 한다. 〈本草〉

6. 석결명(石決明 = 전복껍데기)

성질이 고르고 맛이 짜며 독이 없다. 청맹(靑盲)과 내장(內障)과 간(肝), 폐(肺)을 풍열(風熱)및 목(目)속의 장예(障瞖)를 치료한다.

전복의 껍데기인데 일명 구공라(九孔螺), 또는 천리광(千里光)인데 동해 바다속에서 난다. 칠공(七孔)과 구공(九孔)으로써 좋은 품종을 정하고 채취는 아무 때나 한다. 또한 진주의 구슬을 간직하고 있다. 면(麵)에 싸서 굽거나 또는 소금물에 달인 뒤에 겉에 검은 껍데기는 긁어버리고 국수와 같이 잘게 잘라서 쓴다. 〈本草〉

◎ 육(肉 =전복)

성질이 차고 맛은 짜며 독은 없다. 먹으면 눈도 밝아진다.

살로써 반찬을 만들면 아주 좋은 진미가 된다.

각(殼)과 육(肉)이 다 눈에 좋다. 〈本草〉

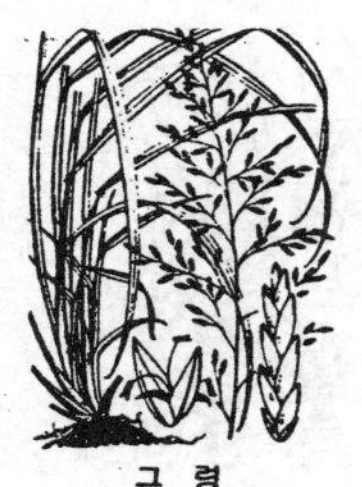
그 령

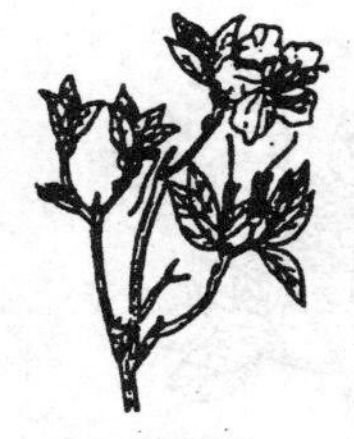
털진달래

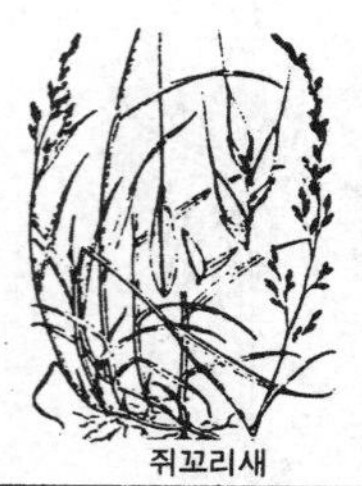
쥐꼬리새

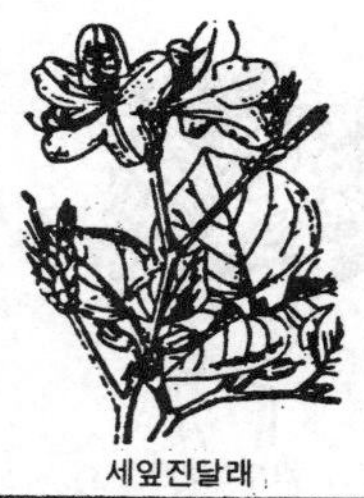
세잎진달래

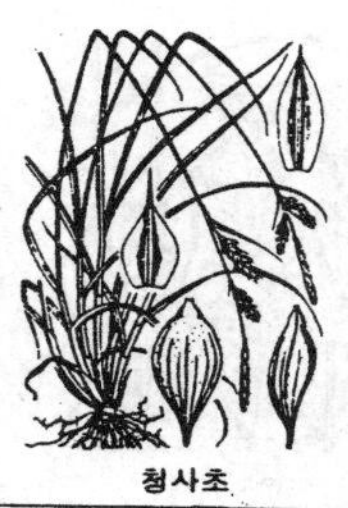
청사초

7. 해(蟹 = 게)

성질이 차고 맛은 짜며 독이 있다. 가슴속의 결열(結熱)과 위기소식(胃氣消食)과 칠창(漆瘡)을 치료하고 산후(產後)에 배가 아프고 피가 내리지 않는 것을 주로한다.

가까운 바다의 골짜기나 호수속에서 나는데 8발과 2오(二螯 = 가재)발로 구부러진 굴이나 옆으로 가기 때문에 일명 과해(跨蟹)라고 하는데 먹는 것으로는 진미가 된다.

늦은 여름과 초가을에 이르면 매미처럼 허물을 벗기 때문에 해(蟹)라고 하는 것이 이 때문인 것으로 본다.

8월 이전에는 어느 것이나 뱃속에 까스라기 벼 한알씩이 들어 있으니 동쪽으로 바다 귀신에게 실어가는 것이며 8월이 지나서 실어가는 것을 모두 하고 나면 그때서야 먹게 되며 서리가 오고나면 다시 맛이 향기로와지는데 서리 오기 전에는 독이 있다. 〈本草〉

껍데기가 넓고 노란색이 많은 것을 절(蠘)꽃게라고 하니 그 오족 =(엄지발톱)이 가장 날카로운데 먹으면 풍기(風氣)가 움직이고 편벽(扁癖)하며 큰 것을 모큰게라고 하는데 열기(熱氣)를 풀고, 가장 작은 것을 방게라 하며 먹으면 토(吐)•리(利)가 되고 한쪽 오족(螯足)은 크고 한쪽 오족(螯足)은 작은 것은 껴안은 칼이라 하니 식품에 쓴다. 〈入門〉

독오(獨螯)와 독목(獨目)및 사족(四足)이나 육족(六足)이 모두 독이 있으니 먹지 못하고 바다속에 굳게 있으나 약으로는 쓰지 못한다. 〈本草〉

◎ **각중(脚中)의 수(髓)와 각중(殼中)의 황(黃)**

모두 다 근골(筋骨)의 단절(斷絕)한 것을 치료한다. 〈本草〉

◎ **조(爪)**

포(胞)를 깨뜨리고 타태(墮胎)하며 숙혈(宿血)을 부수고 산후(產後)에 피가 막히고 배가 아픈 것을 치료한다. 〈本草〉

◎ **석해(石蟹 = 민물게)**

방해(螃蟹)와 틀리고 그 생김새도 또한 작으며 그 노란 창저(瘡疽)가 오래 아물지 않는 증세에 바르면 좋으니 방해(螃蟹)는 옆으로 가고 석해(石蟹)는 뒤로 가며 이것은 또한 이상하게 골짜기 물속에 살고 있다. 〈俗方〉

8. 상표소(桑螵蛸 = 상표소 • 연가시알집)

성질이 고르고 맛이 짜며 독이 없다. 남자의 신(腎)이 쇠(衰)해서 누정(漏精)하는 것과 정(精)이 스스로 나오던 것을 치료하고 소변이 질질 새는 것과 유뇨(遺尿)를 그치게 한다.

뽕나무 위에 살고 있다. 2~3월에 치집하여 불에 구워서 쓰고 그렇지 않으면 설사를 한다.

뽕나무 위에 있는 것이 좋다는 것은 뽕나무 껍질의 설기(泄氣)를 같이해서 얻었기 때문이니 조금 쪄서 쓰면 된다. 〈本草〉

9. 선각(蟬殼 = 매미허물)

어린 아이의 간질(癎疾)과 말을 못하는 것 및 눈이 아파서 사물을 못보는 증세와 두창(痘瘡)이 시원하게 나오지 않는 것을 주로 치료하고 어린이의 모든 질병을 맡고 있으니 5월에 채취하여 쓴다. 〈本草〉

10. 제조(蠐螬 = 굼벵이)

성질이 약간 차고 맛이 짜며 독이 있다. 나쁜 피와 엉긴 피•비기(痺氣)•눈속의 음부(淫膚)•청예(青瞖)•백막(白膜)•파고(破膏)•위절(踒折)과 금창(金瘡)이 속으로 찬 것을 치료하고 젖즙이 나오게 한다.

인가(人家)의 쌓인 거름 속에 있으니 채집은 아무때나 반대쪽으로 기어가는 것이 좋다. 이 벌게가 등으로 가서 다리를 대신 하기 때문이다. 〈本草〉

뽕나무나 버드나무에 가서 깨끗한 것이 좋다. 똥속에서 나는 것은 다만 창저(瘡疽)에만 붙이는데 그늘에 말려서 찹쌀과 같이 볶아서 쌀을 태워서 입과 몸뚱이 위의 흑진(黑塵)을 버리고 쓴다. 〈入門〉

등으로 안 가는 것은 진짜 굼뱅이가 아니다. 〈俗方〉

11. 백강잠(白殭蠶 = 백강잠)

성질이 고르고 맛이 매우며 독이 없다. 어린 아이의 경간(驚癎)을 주로 치료하고 세가지 벌레를 없애며 흑간(黑癎)을 덜어주고 모든 창(瘡)의 반랑(瘢痕)과 일체의 풍질(風疾)에 피부가 가려우며 마비된 것과 부인의 붕중하혈(崩中下血)을 치료한다.

양잠(痒蠶)이 자연히 강사(殭死)한 것인데 희고 곧은 것이 좋은 것이 되니 4월에 취득해서 중습(中濕)하지 않도록 보관해야 하며 중습(中濕)하면 독이 생긴다.

찹쌀 뜨물에 담가서 주둥이는 버리고 생강즙에 볶아서 쓴다. 〈本草〉

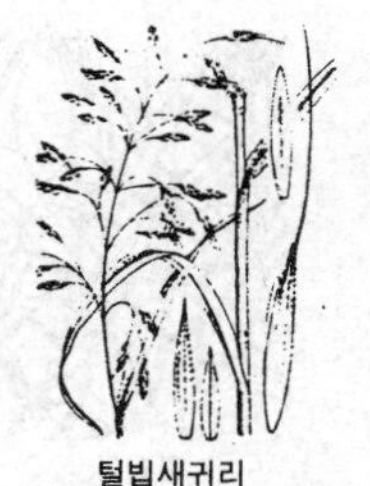
털빕새귀리

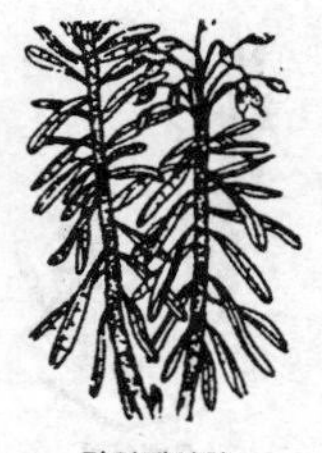
긴잎백산차

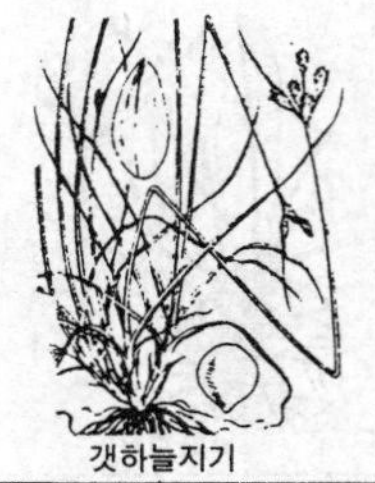
갯하늘지기

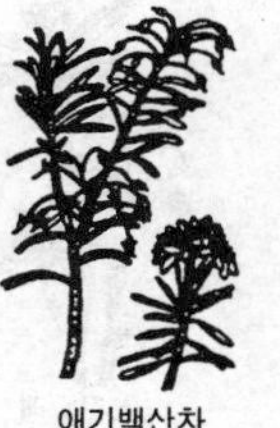
애기백산차

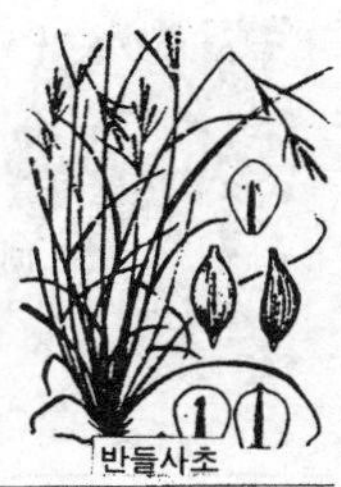
반들사초

◎ 잠통자(蠶蛹子 = 누에 번데기)

성질이 고르고 맛이 달며 독이 없으니 풍(風)과 노수(勞瘦)를 치료하는데 즉 누에 고치를 말려서 실을 한 다음에 번데기가 된다. 〈本草〉

12. 원잠아(原蠶蛾 = 고치나비)

성질이 따뜻하고 독이 약간 있다. 양사(陽事)를 강하게 하고 설정(泄精)과 요혈(尿血)을 그치게 하며 수장(水臟)을 덥게 하고 정기(精氣)를 더해주며 음도(陰道)를 강하게 하여 교접을 해도 피로가 오지 않는다.

원잠아(原蠶蛾)는 두 번째 기른 누에인데 속(俗)에 만잠(晩蠶)이라고 하는 것이며 나비의 날개와 발을 버리고 약간 볶아서 쓴다.

원잠아(原蠶蛾)는 만잠이라고 하는데 그의 생육(生育)이 빠르니 쓰게 되는 것이다. 잠아(蠶蛾)•잠사(蠶砂)•잠퇴(蠶退)•잠지(蠶紙)가 모두 첫 번째 것이 좋다.

원잠아(原蠶兒)라는 것은 원상 회복에 아주 빠른 의미가 있다. 〈本草〉

◎ 잠사(蠶砂 = 누에 똥)

누에의 똥을 잠사(蠶砂)라고 하는데 성질이 따뜻하고 독이 없으며 풍비(風痺)가 어질지 못하고 뱃속이 우는 것을 치료한다.

일명 마명간(馬鳴肝)이니 깨끗이 거두어 가지고 햇빛에 말리고 노랗게 볶아서 쓰는데 5월 단오날에 거두어 쓰는 것이 좋다.

또는 술에 담가서 먹고 또는 뜨겁게 볶아서 아픈 곳을 찜질하기도 한다. 〈本草〉

◎ 잠포지(蠶布紙 = 누에씨 종이)

성질이 고르며 혈풍(血風)을 치료하고 부인에게 유익하다. 일명 마명퇴(馬名退)라 하고 또 잠연(蠶連)이라고도 하며 부인의 혈로(血露)를 치료하고 부인들의 약으로 많이 쓴다.

이것은 누에가 처음 나오고 알의 껍질이 붙어 있는 것이니 약에 쓸 때는 볶아서 쓴다. 〈本草〉

◎ 신면(新綿 = 풋고치)

불에 태운 재로 5가지 치질의 피가 나오는 것을 치료한다.

13. 녹상라(綠桑螺 = 뽕나무 달팽이)

탈항(脫肛)에는 불에 태운 재를 돼지 기름에 섞어 붙이며 바로 들어간다.

이것은 달팽이와 비슷하면서 작고 비 온 뒤에 뽕아나 잎사귀와 잘 올라가 기어다닌다. 〈本草〉

14. 저계(樗雞 = 베짱이)

성질이 고르고 맛이 쓰며 약간 독이 있다. 음위(陰痿)를 치료하고 강정음(強庭陰)해서 자식을 낳게 된다.

말하자면 사계(莎鷄)라는 것인데 6월 뒤에 나와서 날개를 떨치면 소소하는 소리가 나는데 저수(樗樹 = 가죽나무)위에 서식하니 홍랑자(紅娘子)라 부르며 머리와 날개가 다 붉고 7월에 채집해서 푹 말리거나 약간 볶아서 쓴다.

모양이 누에나 나비와 같고 다만 머리와 발이 검으며 날개가 두 겹으로 되어 있는데 밖의 한 겹은 진한 홍색과 오색이 겸비하고 배가 크니 이것이 즉 회색이고 밑의 한 겹은 저계(樗鷄)이다. 〈本草〉

15. 과우(蝸牛 = 달팽이)

성질이 차고 맛은 짜며 약간의 독이 있다. 적풍(賊風)과 과벽(喎噼)의 원실(踠跌)및 탈항(脫肛)과 경간(驚癎)에 소갈(消渴)을 치료한다.

일명 해양(海羊)이고 즉 껍질을 짊어진 괄유(蛞蝓)이다. 8월경에 채집을 하되 모양이 둥글면서 큰 것이 좋고 약에 쓸 때는 볶아서 쓴다.

달팽이가 껍데기를 지고 다니다가 갑자기 놀라면 오므라져서 머리와 꼬리가 함께 껍데기 속으로 들어가고 사각(四角)이 있는데 2각(二角)과 대체로 보아 비슷하다. 〈本草〉

◎ 괄유(蛞蝓 = 집없는 달팽이)

성질과 맛의 효력등이 달팽이와 같다.

괄유(蛞蝓)가 달팽이보다 크고 껍데기는 없으며 2각(二角)이 있고 장마철에 대나무 밭이나 연못 늪속에 많이 있다. 〈本草〉

16. 석용자(石龍子 = 도마뱀)

성질이 차고 맛은 짜며 독이 약간 있다. 오륭(五癃)을 치료하고 석림(石淋)을 깨뜨리고 수도(水道)를 잘 통하게 한다.

일명 석탕(蜥蜴)이니 약에 쓰는 것은 당연히 계곡이나 못 물속에 서식하고 5가지 색이 갖춰진 것이 숫놈인데 이

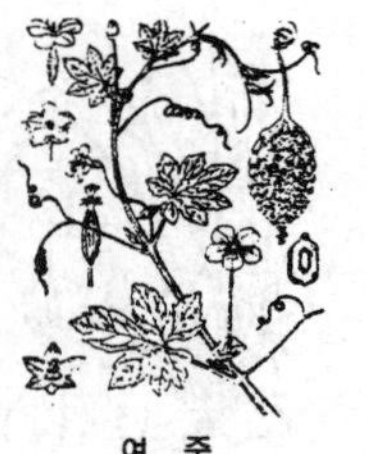
여 주

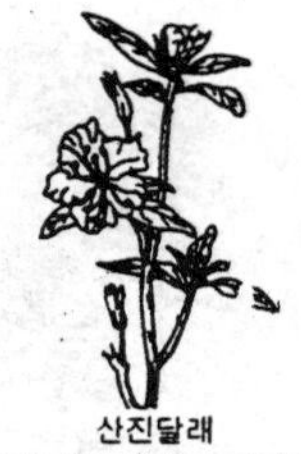
산진달래

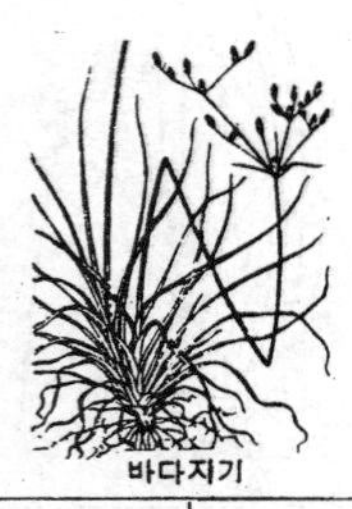
바다지기

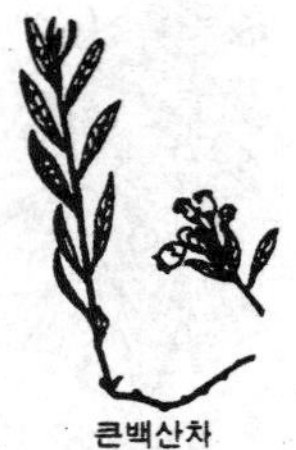
큰백산차

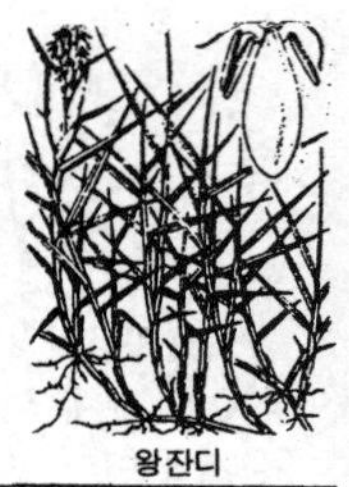
왕잔디

것이 좋고 색이 없는 것은 암놈이니 힘이 약하다. 5월에 잡아서 쓰되 일설(一說)에는 3•4•8•9월에 잡아서 불에 말린다고 하였다. 〈本草〉

모양이 용(龍)과 같고 작으며 충분히 바람과 비를 이룬다. 〈入門〉

또 갈호(蝎虎)와 언전(蝘蜒)과 수궁(守宮)이라는 것이 있는데 모두 도마뱀과 서로 흡사한 것으로써 풀밭 사이에서 나며 석용(石龍)은 아니다. 〈入門〉

17. 맹충(蝱蟲 = 등에)

성질이 차고 맛이 쓰며 독이 있다. 어혈(瘀血)을 흐트리고 혈적(血積)과 징가(癥瘕)를 깨뜨리고 혈(血)•맥(脈)을 잘 통하게 한다.

어혈(瘀血)과 혈폐(血閉)및 징결(癥結)과 적농(積膿)을 치료하고 태(胎)를 떨어지게 한다. 〈本草〉

맹(蝱)이 쌓인 피를 흩으린다. 〈淮南子〉

본맹(本蝱)은 길고 크며 녹색인데 소나 말을 빨아먹으면 날뛰다가 넘어지고 비맹(蜚蝱)은 꿀벌과 같고 배가 홀쭉해서 담황녹색인 것을 의원들이 쓰는데 맹충이 즉 이것이다. 또 1가지의 작은 맹(蝱)이 있으니 큰 파리만 하면서 소와 말을 빠는 힘이 또한 모진데 위의 3가지가 대부분 소와 말을 빠는 힘이 또한 모진데 위의 3가지가 대부분 비슷한데 모두 피를 부순다. 5월에 뱃속에 가득차 있는 것을 채집해서 노랗게 볶아 머리•날개•발을 버리고 쓴다. 〈本草〉

18. 자패(紫貝 = 굵은 자개)

성질이 고르고 독이 없다. 눈을 밝게하고 열독(熱毒)을 없애준다. 바다 속에서 나니 즉 소라가 된다. 크기가 2~3치 되고 자색 무늬가 있으며 뼈가 하얗다. 〈本草〉

◎ 패자(貝子 = 작은 자개)

성질이 고르고 맛이 짜며 독이 있다. 오림(五淋)을 깨뜨리고 소변을 이롭게 하며 결열(結熱)을 흩으리고 눈의 장애(障碍)를 치료한다.

바다속에서 나니 조개 종류의 제일 작은 것으로써 깨끗하기가 물고기 이빨과 같기 때문에 일명 패치(貝齒)라고 한다.

자색 조개는 큰 것이며 이것은 아주 작은 조개 새끼이니 채집은 아무때나 좋다.

술로 씻어 불에 사루고 갈아서 물에 걸러서 쓴다. 〈本草〉

19. 해마(海馬 = 해마•찰개구리)

성질이 고르고 독이 없다. 난산(難產)때에 쓴다.

부인의 난산(難產)때 이것을 손에 쥐고 있으면 양과 같이 순산(順產)을 하고 살아있는 것 중에 양(羊)이 가장 쉽게 출산한다. 임산(臨產)에 허리에 차거나 손에 쥐는 것이 좋다.

일명 수마(水馬)인데 남쪽 바다속에서 나고 크고 작기가 수궁(守宮)과 같고 머리는 말과 같고 몸은 새우와 같고 등이 구부러지고 빛이 황갈색이니 대개 새우의 종류인 것이다. 잘 말려서 암컷과 수컷으로써 1쌍이 된다. 〈本草〉

20. 섬여(蟾蜍 = 두꺼비)

성질이 차고 맛이 매우며 독이 있다. 징결(癥結)과 악창(惡瘡)및 감충(疳虫)과 미친 개에게 물려 어린 아이의 얼굴이 노랗고 벽기(癖氣)가 있는 증세를 치료한다.

몸이 크고 등이 검고 무늬점이 없으며 소리를 못내고 뛰지도 못하며 인가 부근의 습(濕)한 곳에 살고 있다.

섬여(蟾蜍)를 속명 나흘마(癩疙痲)또는 풍계(風鷄)라고 한다. 〈正傳〉

5월 단오날에 잡아서 말려 쓰는데 동쪽으로 가는 것이 좋으니 조(爪)는 긁어버리고 술에 담가서 한밤을 재우고 그늘에 말려 음건(陰乾) 수구(酥灸)또는 술에 구워서 뼈는 버리고 또는 불에 태워서 쓴다. 〈本草〉

◎ 미수(眉酥)

성질이 차고 독이 있다. 옹달(癰疸)•정창(丁瘡)및 일체의 악창(惡瘡)과 어린 아이의 감수(疳瘦)와 아통(牙痛)을 치료한다.

5월 단오날에 살아있는 두꺼비를 잡아서 양눈썹 사이를 예리한 침으로 째면 흰 즙이 나오는데 이것을 섬수(蟾酥)라고 하는 기름 종이에 싸서 그늘에 말려 쓰고 쓸 때에는 사람 젖 즙으로 섞어 저어서 약을 넣는다. 〈本草〉

눈에 넣으면 눈이 바로 먼다. 〈綱目〉

◎ 방(肪)

구슬에 바르면 구슬이 벌필과 같이 물러간다. 다만 많이 얻기가 어려우니 살찐 놈을 잡아서 고약을 발라도 또한 유연해진다. 〈本草〉

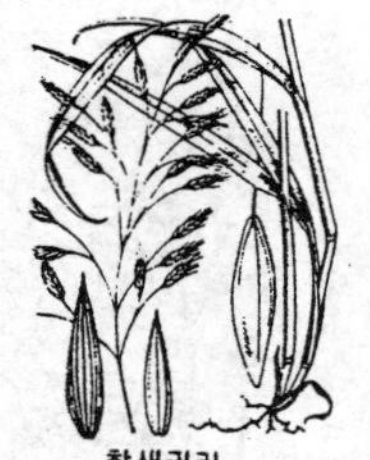
참새귀리

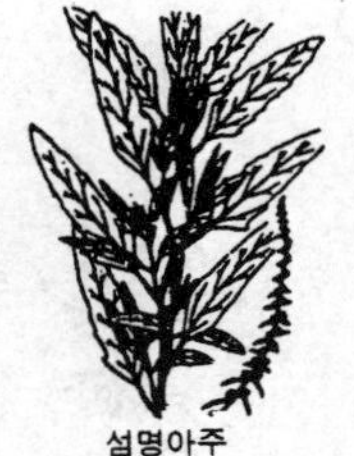
섬명아주

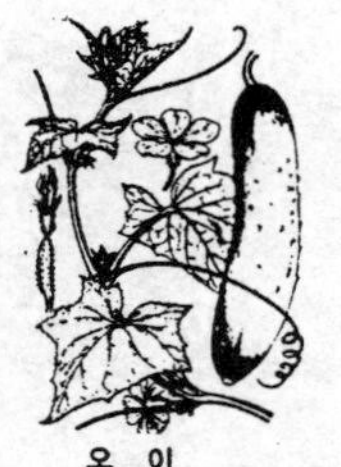
오 이

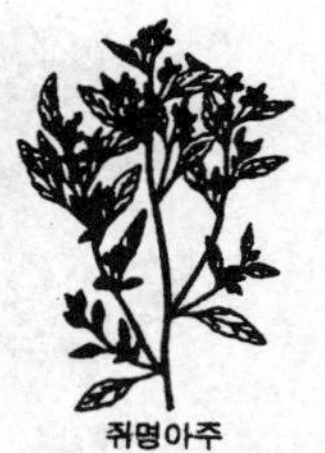
쥐명아주

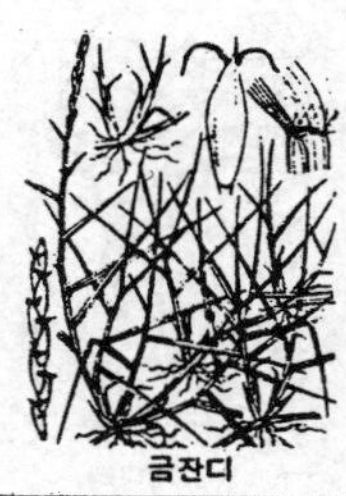
금잔디

◎ 시(屎)

똥을 토빈랑(土檳榔)이라고 하니 저습(低濕)한 곳에 간혹 있고 악창(惡瘡)을 주로 치료를 한다. 〈本草〉

◎ 하마(蝦蟆 = 청개구리)

성질이 차고 독이 없으며 옹종(癰腫)과 악창(惡瘡)에 붙이고 열이 맺혀 부은 것을 푼다.

등에 검은 반점이 있고 모양은 작고 배는 크며 능히 뛰어서 백가지 벌레를 잡아 먹고 수시로 합합하는 소리를 지르며 행동이 급하니 언덕과 못사이에 있다. 〈本草〉

◎ 와(䵷 = 개구리)

성질이 차고 맛은 달며 독이 없으며 어린 아이의 열창(熱瘡) • 기창(肌瘡) • 제상(臍傷)의 아픔을 멎게한다.

하마(蝦蟆)의 종류인데 하마(蝦蟆)와 같으면서 등이 청녹색이고 잘 울며 연못 물속에 살고 있으니 잡는 것은 때가 없고 물에 있는 것을 개구리라고 한다.

등이 푸르고 배가 희며 입이 뾰족하며 뒷다리가 길기 때문에 잘 뛴다.

등에 노랑 무늬가 있는 것을 금선방(金線蚌)이라하니 시주병(尸主病)의 벌레를 죽이고 노열(勞劣)을 없애고 열독(熱毒)을 풀어준다. 검은 것은 남쪽 사람들이 합자(蛤子)라고 하는데 맛이 좋고 허손(虛損)을 보해준다. 〈本草〉

21. 방합(蚌蛤 = 방합)

성질이 차고 맛이 달여 독이 없으며 눈을 밝히고 소갈(消渴)을 멎게하며 열독(熱毒)을 없애주고 주독(酒毒)을 풀어주며 눈의 적기(赤氣)를 없애주고 부인의 허노(虛勞)와 혈붕(血崩)과 대하(帶下)를 치료한다. 〈肉〉

껍질을 가루로 한 것이 즉 방분(蚌粉)이고 마시면 반위(反胃)와 심흉(心胸)사이의 담음작통(痰飮作痛)과 부어서 코가 막힌 것을 치료한다.

바다속의 큰 조개이니 노방(老蚌)이 구슬을 간직하고 이것이 진주를 낳는다. 〈本草〉

◎ 합리(蛤蜊 = 참조개)

성질이 차고 맛이 달여 독이 없으며 윤위(潤胃)하고 주독(酒毒)을 풀며 술을 깨게 하고 부인의 혈괴(血塊)에 끓여 먹는다.

껍질분 가루가 오래된 벽(癖)에 한열(寒熱)이 있는 증세를 치료하고 조개분 가루는 즉 해분(海粉)이니 합리(蛤蜊)의 껍질을 불에 사루어서 분 가루로 만들어서 담통(痰痛)을 치료한다. 〈丹心〉

조개분 가루가 산통(疝痛)과 반위(反胃)를 치료하고 완담(頑痰)을 유연하게 한다.

월령(月令)에 참새가 큰 물에 들어가서 조개가 된다고 한다. 〈本草〉

◎ 차오(車螯 = 큰 조개)

성질이 차고 독이 없으며 주독(酒毒) • 소갈(消渴) • 주갈(酒渴)을 치료한다. 〈肉〉

껍질은 창종(瘡腫)을 치료하니 불에 사루고 초에 담구어서 가루로하여 감초(甘草)가루와 등분해서 술에 먹고 또는 초에 섞어서 종기 위에 바르면 신기하다.

바다속에 큰 조개로써 기(氣)를 토하여 누대(樓臺)를 만든다. 월령(月令)에 꿩이 큰 물에 들어가서 큰 조개가 된다는 것이 즉 이것이다. 〈本草〉

◎ 해분(海粉 = 蛤粉)

폐조(肺燥)와 열담(熱痰)을 치료하고 습담(濕痰)을 내리게 하고 담괴(痰塊)를 말리며 완담(頑痰)을 유연하게 해서 소화하는데 그의 짠 것은 단단한 것을 충분히 유연하게 한다. 환약(丸藥)에도 넣는다.

만드는 방법은 잡방(雜方)에 상세히 나와 있다. 〈本草〉

◎ 해석(海石 = 참조개 껍데기)

성질이 고르고 맛은 싱거우니 조담(燥痰)이 목구멍속에 있으면서도 나오지 않는 것과 담괴(痰塊) • 혈괴(血塊) • 식괴(食塊) • 심통(心痛) • 산통(疝痛) • 유정(遺精) • 백탁(白濁) • 대하(帶下)등 모든 증세를 치료한다. 약에 쓰는 것은 불에 사루거나 또는 초에 끓여서 잘게 갈아 쓴다. 〈入門〉

해석(海石)은 즉 합리(蛤蜊)의 껍질이니 바다속의 갯벌 속에서 오래 있으면서 풍파에 씻겨서 깨끗한 돌과 같이 되었기 때문에 해석(海石)이라고 말하는 것인데 그 맛이 짜기 때문에 능히 단단한 것을 유연하게 담(痰)을 소화시킨다. 〈丹心〉

동남아의 넓은 바다에서 나는데 해분(海粉) • 해석(海石)이 그 원료는 같은 것이다. 요즈음 해분(海粉)만드는 것은 본 바탕의 뜻을 모르고 한다. 〈入門〉

◎ 문합(文蛤) • 해합(海蛤)

동쪽 바다에서 나는데 크기가 거승(巨勝)과 같고 자색무늬가 있어서 무르녹지 않은 것은 문합(文蛤)이고 무늬 모양이 없고 이미 무르녹은 것은 해합(海蛤)이니 2합(二蛤)이 종류가 같고 주된 치료도 또한 같은 것이다. 〈入

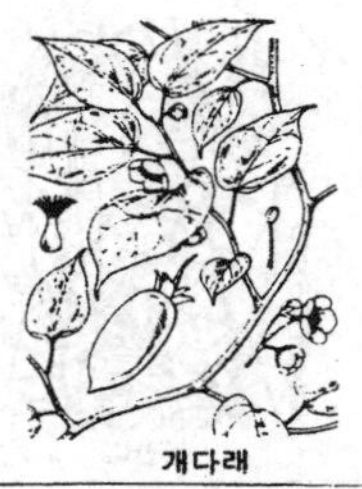
개다래

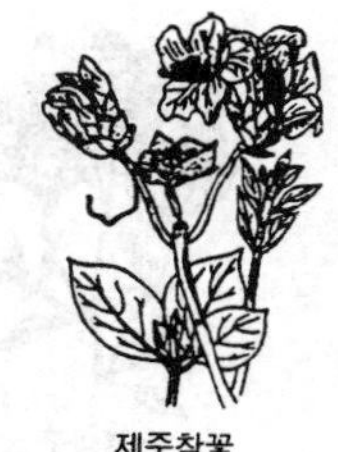
제주참꽃

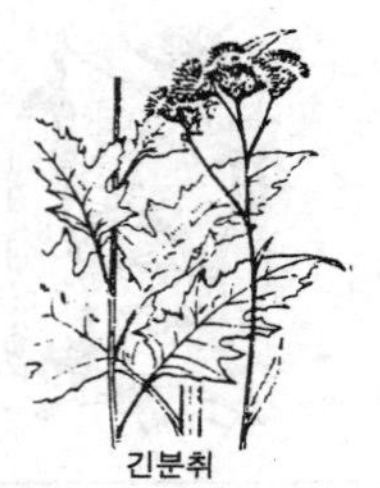
긴분취

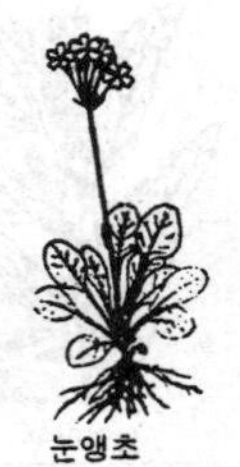
눈앵초

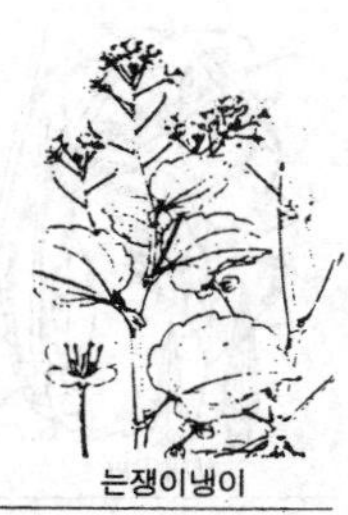
는쟁이냉이

門〉

◎ 마도(馬刀 = 강요주의 일종)

성질이 약간 차고 맛이 매우며 독이 있다. 누하적백(漏下赤白)을 치료하고 석림(石淋)을 깨뜨려서 오장사이의 열을 없애주고 금수(禽獸)의 적서(賊鼠)를 죽이고 담음(痰飮)으로 아프게 되는 것을 치료한다. 〈穀〉

일명 마합(馬蛤)이라고 하는데 강이나 호수 연못 등에서 나며 각처에 있는 길고 가늘며 작은 조개인 것이다. 진흙속에 많이 있으니 채취는 아무때나 해서 불에 사루어서 쓴다. 〈本草〉

참마도(斬馬刀)와 같기 때문에 이름한 것이니 즉 방합의 종류이다. 살은 젓갈을 만들며 많이 먹으면 풍담(風痰)을 일으키고 방(蚌)•합(蛤)•감(蚶)•현(蜆)•나사(螺螄)와 같이 모두가 비슷한 것이다. 〈入門〉

◎ 현(蜆 = 가막조개)

성질이 치고 독이 없으며 눈을 밝게하고 소변을 이롭게하며 혈기(血氣)를 내려주고 위(胃)를 열어주며 소갈(消渴)을 멎게하고 술독과 눈이 노랗게 되는 것을 풀어준다. 〈肉〉

밝은 껍질의 재가 성질이 따뜻하니 음창(陰瘡)을 치료하고 이질(痢疾)과 반위토식(反胃吐食)을 낫게하고 심흉(心胸)의 담수(痰水)를 없애버린다.

조개보다 작고 검은색이며 진흙 물속에서 나는데 어느때나 채취가 된다.

◎ 감(蚶 = 살조개)

성질이 따뜻하고 맛이 달며 독이 없으니 오장을 잘통하게 하고 건위(健胃)와 속을 더웁게 하며 먹은 것을 소화시키고 양(陽)을 일으킨다. 〈肉〉

껍질을 불에 사루고 초에 담가서 가루로하여 초로 환을 해서 먹으면 일체의 혈기(血氣) 및 냉기(冷氣)와 징벽(癥癖)을 치료한다.

바다에서 나기 때문에 맛이 제일 좋고 껍질이 지붕의 기와장 같아서 일명 와룡자(瓦壟子)라고도 한다. 〈本草〉

와룡자(瓦壟子)가 충분히 혈괴(血塊)를 없애버리고 다음은 담적(痰積)을 소화시킨다. 〈正傳〉

지금의 강요주(江瑤柱)인 듯한데 고기의 맛이 달고 껍질이 기와장과 같으며 함경도 바다속에서 난다. 〈俗方〉

◎ 성(蟶= 가리맛•맛살)

성질이 따뜻하고 맛이 달며 독이 없고 심흉(心胸)의 번민(煩悶)과 갈증(渴症)을 그치게 한다.

바다 진흙속에서 나는데 길이기 2~3치가 되고 손가락과 비슷하며 양쪽 머리가 열려 있으니 삶아 먹으면 좋다. 〈本草〉

◎ 담채(淡菜 = 홍합)

성질이 따뜻하고 맛이 달며 독이 없고 오장(五臟)을 보하며 허리와 다리에 이롭고 양사(陽事)를 더해주며 허손(虛損)과 이수(羸瘦) 및 산후에 피가 맺혀 배가 아픈 것과 징가(癥瘕)•붕중(崩中)•대하(帶下)등 증세를 치료한다.

바다속에서 나니 한쪽은 뾰족하고 속이 같으며 털이 적고 일명 각채(殼菜)라 하여 또는 동해부인(東海夫人)이라고도 하는데 생김새가 비록 전사(典雅)하지 못하지만 사람에게 너무나 유익이 되니 삶아 먹는 것이 좋고 아무때나 잡을 수 있다. 〈本草〉

바다 것이 모두 짜지만 단지 담채(淡菜)만은 싱겁기 때문에 이름한 것인데 속명 홍합(紅蛤)이라고 한다. 〈入門〉

22. 하(鰕 = 새우)

성질이 고르고 맛은 달여 약간의 독이 있으나 5가지 치질을 주로 치료하고 오래 먹으면 풍(風)이 움직인다. 바다속에서 나고 약간 큰 것을 익히면 색이 희다.

구리 속에서 나고 작은 것은 어린 아이의 적백유종(赤白遊腫)을 치료하니 달이면 그 빛이 붉게 된다. 〈本草〉

23. 전라(田螺 = 우렁이)

성질이 차고 맛이 달며 독이 없어서 열독(熱毒)을 풀어주고 갈증을 멎게하며 간열(肝熱)과 눈이 붉고 아픈 것을 치료하고 대•소변을 잘 통하게 하며 뱃속의 열결(熱結)을 없애준다.

열(熱)을 치료하고 술을 깨게 하는 효력이 있다.

논에서 나는데 모양이 둥글고 복숭아 끝과 같으며 달팽이와 같으면서 뾰족하고 길며 청황색인데 여름과 가을에 잡아서 먼저 뜨물에 담그고 진흙을 버린 다음 삶아 먹는다.

흙 담장 위의 나사(螺螄)껍질이다. 〈東垣〉

이것이 좀처럼 안 죽는 것으로 흙담 속에 딸려 들어가도 30년이 지나도 살아있는 경우는 기(氣)를 먹고 이슬을 마시기 때문이다. 〈本草〉

◎ 각(殼 = 껍질)

반위(反胃)와 위냉(胃冷)을 치료하고 소담(消痰)하고

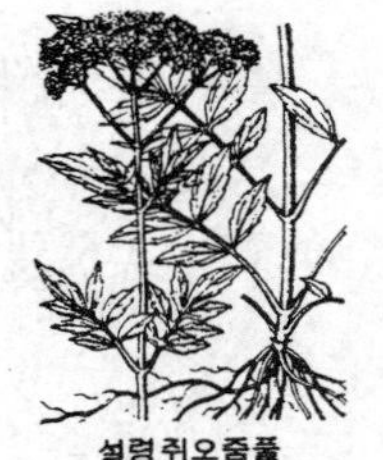
설령쥐오줌풀

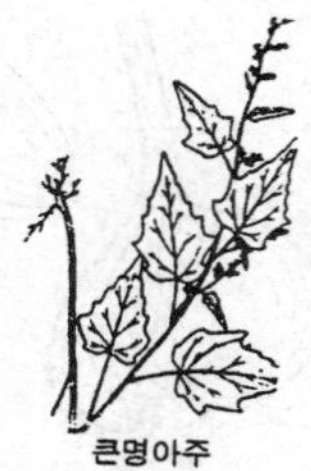
큰명아주

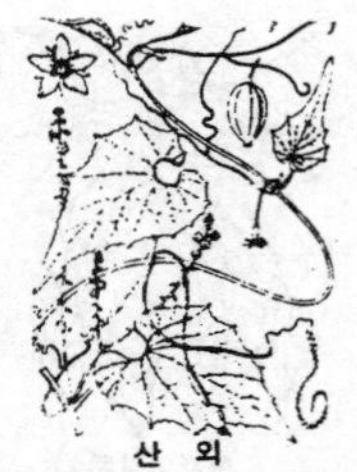
산 외

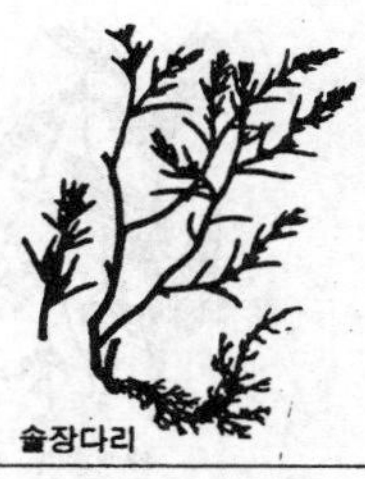
솔장다리

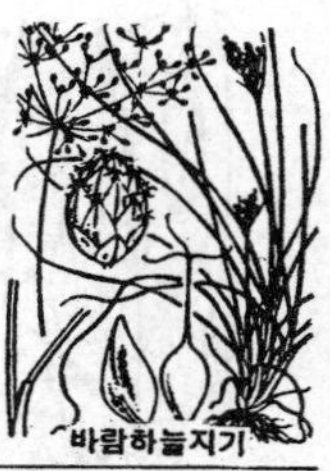
바람하늘지기

심(心)•복통(腹痛)을 치료하니 깨끗한 껍질을 불에 사루고 가루로해서 쓴다. 〈本草〉

◎ 해라(海螺 = 갯고둥)

눈이 아파서 오래 낫지 않는 증세를 치료하니 살아있는 고동을 잡아서 뚜껑을 떼고 황련(黃連)을 약간 넣어두면 즙이 나는데 그것을 눈에 바른다. 바다속의 작은 우렁이를 말한다. 〈本草〉

24. 오사(烏蛇 = 검은뱀)

성질이 고르고 맛이 달며 독이 약간 있다. 대풍개라(大風疥癩)에 미자(眉髭)가 떨어져 나가고 피부가 완비(頑痺)하고 창(瘡)이 난 것을 치료하며 열독풍(熱毒風)과 일체의 제풍(諸風) 및 개선(疥癬)을 치료한다.

등에 삼릉이 있고 빛이 검은 칠을 한 것과 같고 성질이 순해서 물지 않으며 머리위에 역모(逆毛)가 있고 말라 죽어도 눈이 꺼지지 않아서 살아있는 것 같은데 7돈반 내지 1냥이 넘는 것이 아주 좋은 것으로 약에 쓰며 신통한 효력이 있는데 굵고 큰 것이 무게는 있어도 힘이 약간 약하다.

꼬리가 가늘고 길어서 작은 동전 백개를 꿸수 있는 것이 좋은 것이다. 이 뱀이 등이 높으니 속칭 검척(劍脊) 오사(烏蛇)라는 것인데 갈대 밭 속에 흔히 서식하고 남풍(南風)을 타서 노화(蘆花)의 기(氣)를 마시며 사는데 잡기가 제일 어려운 것이다. 술에 담가서 거죽과 뼈를 말리고 살을 불에 쪼어 말려서 쓴다. 〈本草〉

우리나라 황해도 풍천 바다속에 초도에서 살고 있으며 언제나 초수(椒樹)에 올라가서 기(氣)를 마시는데 잡기가 힘이 든다. 〈俗方〉

25. 백화사(白花蛇 = 산무애뱀)

성질이 따뜻하고 맛이 달고 짜며 독이 있고 대풍개라(大風疥癩)•심한 바람에 소양(瘙痒)•중풍(中風)의 괘사(喎斜)•탄탄(癱瘓)의 뼈마디가 아픈 것과 백전(白癜)•역창(癧瘍)•풍비(風痺)를 치료한다.

뱀이 어째서 풍(風)을 낫게 하느냐 하면 뱀의 성질이 구멍으로 잘 들어가는데 바로 약의 힘을 끌어서 풍질(風疾)이 있는 자리까지 닿기 때문에 별명을 좌사라고까지 한 것이다.

흑질(黑疾)•백문(白紋)에 무늬가 모여서 나는 것이 백화사(白花蛇)보다 좋고 풍(風)을 낫게하는 것이 뱀보다 빠른 것이다. 깊은 산의 계곡 속에서 나는데 10월에 잡아 불에 말려서 쓴다. 모든 뱀의 코가 밑으로 보고 있으나 이 뱀은 코가 위로 보고 있기 때문에 건비(蹇鼻)라고 이름한 것인데 죽어서 말라도 눈이 산 것과 같으니 눈이 꺼지지 않은 것을 진짜로 삼는다.

이 뱀이 큰 독이 있는데 머리와 꼬리의 각 2자가 더욱 심하니 중간을 가지고 술에 담가서 부르면 가죽과 뼈를 버리고 불에 말려서 그 살을 쓰고 뼈는 먼 곳에 깊이 묻고 사람이 상하지 않게 해야 된다. 〈本草〉

26. 사세(蛇蛻 = 뱀 허물)

성질이 고르고 맛이 짜며 독이 없고 어린 아이의 120가지의 경간(驚癎)•전질(巓疾)과 어른들의 오사광란(五邪狂亂)•백귀매(百鬼魅)•후비(喉痺)•고독(蠱毒)을 치료하고 최생(催生)•이산(易産)하며 눈속의 장예(障瞖)와 악창(惡瘡)을 치료한다.

들이나 밭에 흔히 있다. 5월 15일 잡되 돌 위에서 완전한 것이 좋고 은백색이 더욱 좋다.

뱀이 입에서부터 허물을 벗고 또한 따라 나오니 눈이 맑은 것을 많이 쓴다. 〈本草〉

흙속에 묻은 다음 하룻밤을 재우고 초에 담가서 구워 말린 것을 쓰고 또는 불에 태워서 쓰기도 한다. 〈入門〉

27. 복사담(蝮蛇膽 = 살무사쓸개)

성질이 약간 차고 맛이 쓰며 독이 있어서 익창(䘌瘡)벌레를 죽이는데 제일 좋다.

살은 큰 독이 있으니 아무렇게나 쓰지 못하고 그의 빛이 황흑색이고 턱이 노랗고 입이 뾰족한 것이 아주 독이 심하며 모든 뱀중에서 이것이 오직 태산(胎産)을 한다. 〈本草〉

28. 토도사(土桃蛇 = 굳뱀)

빛이 노랗고 토굴속에 있으면서 가을이 되면 소리내어 우는데 그 소리가 멀리까지 들린다. 살을 가지고 불에 태워서 술에 타서 먹으면 대풍(大風)•제풍(諸風)•개라(疥癩)와 일체의 풍(風)을 치료한다. 〈俗方〉

29. 지주(蜘蛛 = 거미)

성질이 약간 차고 독이 있으며 어른과 어린이의 퇴(㿗)와 어린 아이의 대복(大腹)•정계(丁奚)•봉(蜂)•사(蛇)•오공독(蜈蚣毒)을 치료한다. 공중에 둥근 망집을

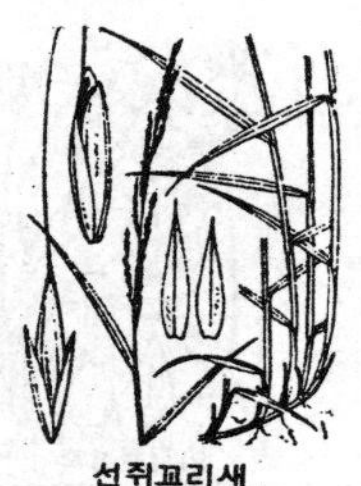
선쥐꼬리새

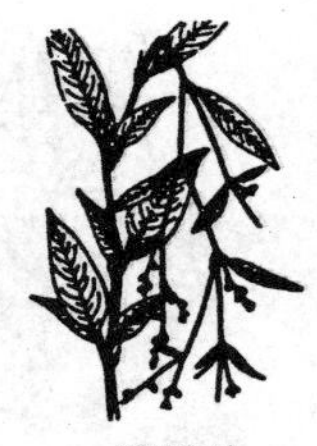
왜개승애

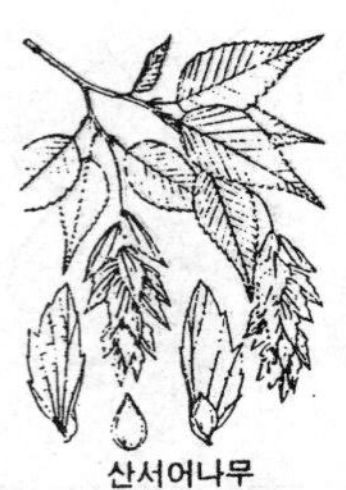
산서어나무

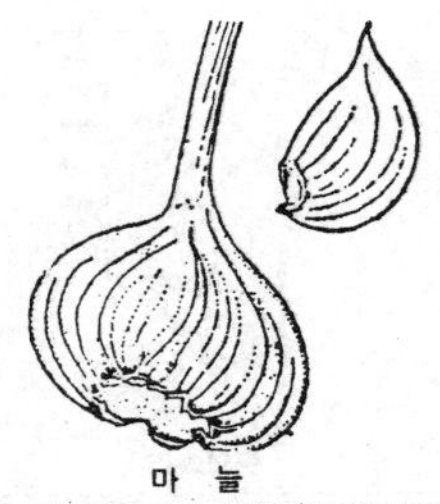
마 늘

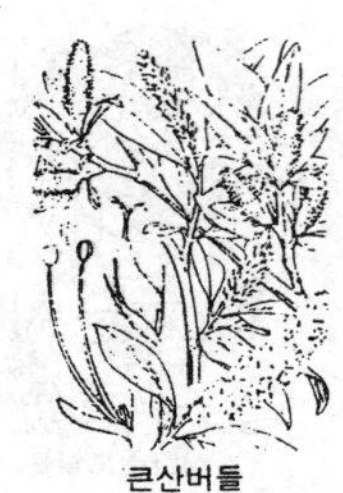
큰산버들

짓고 몸은 적으며 궁둥이와 배가 크고 짙은 회색에 뱃속이 창황(蒼黃)한 농(膿)이 있는 것이 진짜다. 머리와 발을 버리고 이겨서 쓰며 볶으면 효과가 있다. 〈本草〉

◎ 망(網)

건망(健忘)을 치료하니 7월 칠석날에 취해서 옷깃속에 넣는다. 또 거미줄로써 사마귀를 감아두면 자연히 떨어져 없어진다. 〈本草〉

◎ 반지주(斑蜘蛛)

성질이 차고 독이 없고 학질(瘧疾)과 정종(丁腫)을 치료하는데 위의 방법과 같이 쓴다. 거미보다 작고 반점색이 있다. 〈本草〉

◎ 벽전(壁錢 = 납거미)

성질이 고르고 독이 없으며 비뉵(鼻衄)과 금창혈(金瘡血)이 안 그칠 때 즙을 내서 바른다.

납거미가 살고 있는 돈같은 흰 집이 즉 벽전(壁錢)인데 어린 아이의 구토를 치료한다.

지주(蜘蛛)와 같으면서 작고 어두운 벽 사이에 있으면서 모양이 납작하여 돈과 같은 흰 집을 짓는 것을 일명 벽경(壁鏡)이라고 한다. 〈本草〉

30. 구인(蚯蚓 = 지렁이)

성질이 차고 맛이 짜며 독이 없고 사가(蛇瘕)•고독(蠱毒)을 주로 치료하고 삼고(三蠱)를 없애주고 긴 벌레를 죽이며 상한(傷寒)의 복열(伏熱)에 발광(發狂)할 때와 황달(黃疸)의 천행열병(天行熱病)과 후비(喉痺)및 사충상(蛇虫傷)을 치료한다.

목이 흰 것이 늙은 것이니 이것을 쓰면 좋은데 3월에 잡아서 흙을 닦아 버리고 햇빛에 말려 약간 볶아서 가루로 하여 쓴다.

살아 있을 때 흙을 닦고 소금을 뿌려두면 잠시 뒤에 즙이 되는데 이것을 지용즙(地龍汁)이라고 한다.

길바닥에 말라 죽은 것을 천인답(千人踏)이라 하며 불에 태운 재를 약에 쓴다. 〈本草〉

성질이 크게 차고 열독(熱毒)을 풀어주니 신장풍(腎臟風)과 하주병(下疰病)에 없어서는 안되는 것이다. 염탕(鹽湯)으로 내려 보낸다. 〈丹心〉

◎ 시(屎)

인루(蚓螻)라고 하고 또 61니(六一泥)라고도 하는데 부추 밭에 있는 것이 가장 좋으며 광견상창(狂犬傷瘡)을 치료한다. 〈本草〉

31. 오공(蜈蚣 = 지네)

성질이 따뜻하고 맛이 매우며 독이 있다. 귀주(鬼疰)•고독(蠱毒)•사매(邪魅)•사독(蛇毒)을 주로 치료하고 노물(老物)과 노정(老精)을 죽이며 삼충(三虫)을 없애고 온학(温瘧)과 심복(心腹)의 결취(結聚)와 징벽(癥癖)을 치료하며 타태(墮胎)하고 악혈(惡血)을 없애준다.

흙돌 사이나 썩어 문드러진 풀퇴비 속과 인가의 집벽 사이에 있으니 등이 빛나고 흑녹색이며 발이 붉고 배밑이 누르며 머리가 금색이고 발이 많으니 머리와 다리가 붉은 것이 좋다. 7월에 잡아 들여서 볶아서 쓴다.

준남자(准南子)가 말하기를 즉저(蝍蛆)가 띠(帶)를 달게 여긴다 했으니 띠라는 것은 작은 뱀을 말한 것이다. 그의 성질이 뱀을 억누르니 뱀을 보면 갑자기 그 뇌(腦)를 먹는다.

또 성질이 달팽이를 두려워하니 달팽기가 그의 몸에 닿으면 죽기 때문에 달팽으로써 오공독(蜈蚣毒)을 치료한다. 〈本草〉

생강즙에 구워서 머리와 발을 버리고 쓴다. 〈入門〉

일명 천용(天龍)이라고 한다. 〈類聚〉

32. 합개(蛤蚧 = 도마뱀)

성질이 고르고 맛이 짜며 독이 약간 있다. 폐기(肺氣)와 기침을 치료하고 월경을 잘 통하게 하며 석림을 내리게 하고 수도(水道)를 통하게 한다.

머리는 개구리와 같고 등에 작은 비늘이 있으며 몸이 짧고 꼬리가 길으니 약의 힘이 전부가 꼬리에 있는데 타락 즙에 구워서 쓴다. 〈本草〉

영남에서 많이 나는데 아침 저녁으로 스스로 합개 합개(蛤蚧 蛤蚧)하고 운다. 〈本草〉

33. 수질(水蛭 = 거머리)

성질이 고르고 맛이 짜고 쓰며 독이 있고 어혈(瘀血)과 적취(積聚)및 징결(癥結)을 치료하고 타태를 하며 수도(水道)를 통하게 하고 여자의 월경이 안통하고 혈노(血勞)가 되려할 때 치료한다.

연못 속에서 나니 5~6월에 잡아서 잘 말려서 쓴다.

간혹 긴 놈이 있지만 작은 놈이 좋다. 소와 말과 사람의 피를 빨아먹고 배가 불룩한 것이 좋은 것이다.

거머리를 펴서 길게 하고 뱃속에 새끼가 있는 것은 버

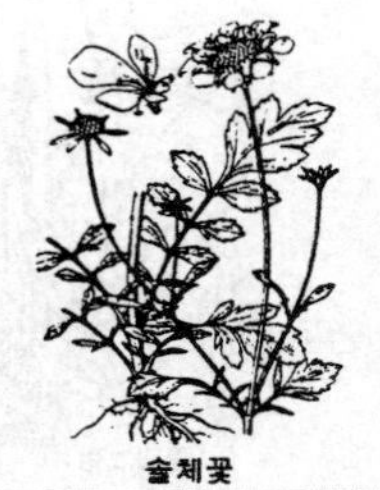
솔체꽃

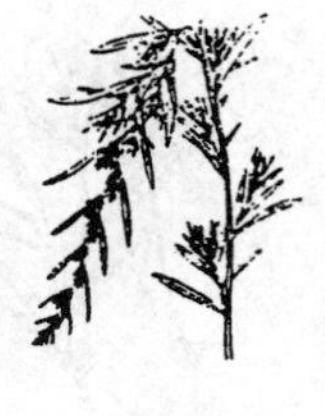
갯댑싸리

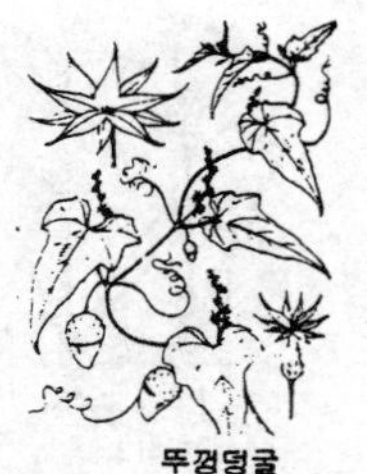
뚜껑덩굴

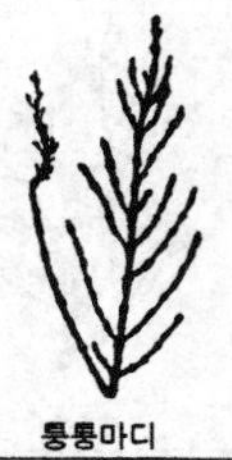
퉁퉁마디

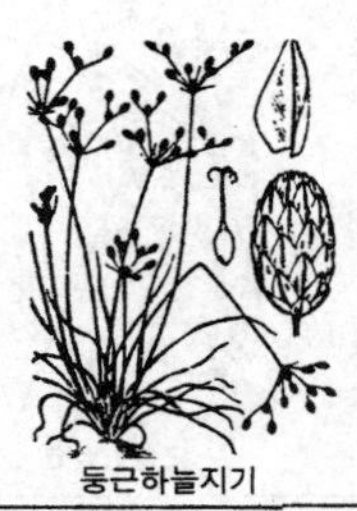
둥근하늘지기

려야 한다. 이것이 잘 안죽는 것이니 비록 불에 구워 두고서 해가 바뀌어도 물에 넣으면 산다고 한다.

쌀 뜨물에 담가서 하룻밤 재우고 햇볕에 말려서 잘게 썰고 석탄 불에 노랗게 볶아서 쓴다. 〈得効〉

34. 반묘(斑猫 = 가뢰)

성질이 차고 맛이 매우며 큰 독이 있고 귀주(鬼疰)와 충독(虫毒)이 기부(肌膚)를 먹어서 파궤(破潰)된 것을 치료하고 석림(石淋)을 깨뜨려서 수도(水道)를 통하게 하며 나력(瘰癧)을 낫게하고 타태(墮胎)를 한다.

콩 꽃이 필 때에 가뢰가 꽃 위에 많이 모여 앉으니 길이가 5~6푼쯤 되고 등에 껍데기 위에 검은 반점이 있으며 배가 검고 주둥이가 뾰족해서 파두(巴豆)와 같은데 7~8월에 잡아서 그늘에 말리고 쓸 때는 날개와 발을 떼어버리고 찹쌀과 같이 볶으되 찹쌀이 노랗게 되는 것을 한도로 해서 쓰되 생으로 쓰면 토사(吐瀉)를 한다. 〈本草〉

◎ 원청(芫靑 = 청가뢰)

성질이 약간 뜨시고 맛이 매우며 독이 있다. 모양의 크기와 작기가 가뢰와 같고 완전한 청록색이며 3~4월에 잡아 푹 말려서 쓴다. 〈本草〉

◎ 지담(地膽 = 땅가뢰)

성질이 차고 맛이 매우며 독이 있고 효력과 만드는 방법이 가뢰와 같다.

이것이 2~3월에는 원화(芫花)위에 서식하고 원청(芫靑)이라 하고 6~7월에 갈화(葛花 = 칡꽃)위에 서식하니 갈상정장(葛上亭長)이라 하고 8월에는 두화(豆花 = 콩꽃)위에 서식하니 반묘(斑猫)라 하고 9~10월에는 땅속으로 들어가니 지담(地膽)이라 하는데 한가지 벌레가 때에 따라 이렇게 변한다. 〈本草〉

35. 작옹(雀甕 = 쐐기고치)

성질이 고르고 맛이 달여 독이 없고 어린 아이의 경간(驚癎)과 모든 질병을 치료한다.

나무가지에 붙어 있고 모양이 참새알과 같으며 자백색의 무늬가 있고 그 새끼가 항아리와 같은 속에 누에의 번데기처럼 들어 있으니 그것을 8월쯤에 잡아서 쪄서 쓴다.

누에와 같으면서 짧고 등에는 오색 무늬가 있으며 사람을 쏘게 되면 독이 있고 입으로 흰 즙을 토해 모아서 항아리 모양으로 만들어서 그 속에 번데기를 기른다. 〈本草〉

어린 아이의 경풍(驚風)을 치료하는데 가장 신기하다. 〈入門〉

36. 강랑(蜣蜋 = 말똥구리)

성질이 차고 맛이 짜며 독이 있고 어린 아이의 경풍(驚風)과 복장(腹腸)및 한열(寒熱)을 치료하고 어른들의 전광과 분돈(奔豚)을 고치며 활촉을 내고 악창(惡瘡)을 치료하며 타태(墮胎)도 한다.

각처에 있고 소와 말의 똥 속에 들어가서 환(丸)을 만들고 밀고 다니는데 그것을 추환(推丸)이라고 한다. 큰 것으로 취하며 코가 납작한 것이 좋고 약에 넣을 때는 날개와 발을 버리고 볶아서 쓴다. 5월 단오날에 취해서 짠 것을 간수해 두었다가 쓸 때는 구워서 쓴다. 코가 높고 눈이 깊은 것을 호강랑(胡蜣蜋)이라 하며 아주 좋다. 〈本草〉

37. 오령지(五靈脂 = 산박쥐의 똥)

성질이 따뜻하고 맛이 달며 독이 없고 심(心), 복(腹)의 냉통(冷痛)을 주로 치료하고 혈맥(血脈)을 잘 통하게 하며 여자의 월경이 막힌 것을 치료한다. 〈本草〉

이것이 간(肝)에 들어가는 데는 가장 빠르고 행혈과 지혈(止血)을 겸하여 시키니 부인의 혈기 자통(血氣刺痛)에 아주 효력이 있다. 〈丹心〉

북쪽 지방에서는 벌레 똥이라고 하는데 빛이 검어서 철(鐵)과 같고 채취하는데 때가 없으며 4발에 살날개가 있으나 멀리 날지는 못한다. 돌 가루가 그 몸뚱이에 붙어 있으니 술에 흔들어서 돌가루를 없애는 것이 좋다. 〈入門〉

생으로 쓸 때는 술에 담가서 버리고 익혀서 쓸 때는 볶아서 가루로하여 쓴다. 〈入門〉

심복(心腹)의 죽은피로 통증이 일어나는데 신효하다.

38. 갈(蝎 = 석충·채충)

성질이 고르고 맛은 달고 매우며 독이 있고 모든 풍(風)과 중풍(中風)의 괘사(喎斜)및 탄탄(癱瘓)·어삽(語澁)·손과 발이 당기고 어린 아이의 경풍(驚風)을 치료한다.

형태가 아주 작은 것이 좋고 채집은 어느 때나 좋다. 전체를 쓰기도 하고 끝을 쓰기도 하는데 끝에 힘이 강하니 물에 씻어서 뱃속의 흙을 버리고 볶아서 쓴다.

갈(蝎)을 석(螫)또는 채(蠆)라 하는데 사람을 쏘면 아주 독이 심하다. 〈本草〉

우리나라 창덕궁 후원과 황주에서 사는 것이 있는데 이

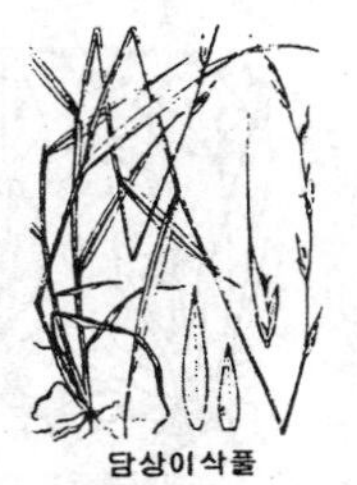
담상이삭풀

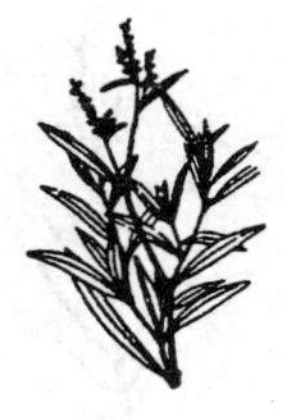
긴개승애

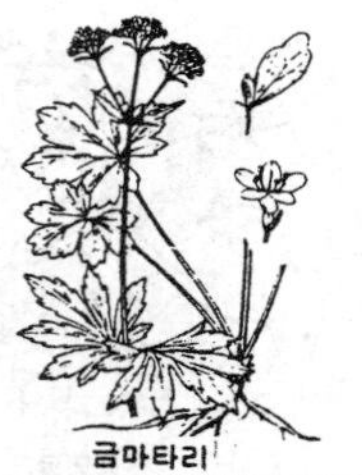
금마타리

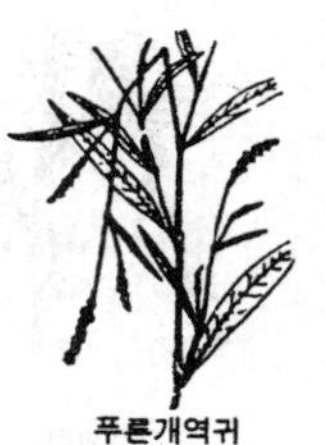
푸른개역귀

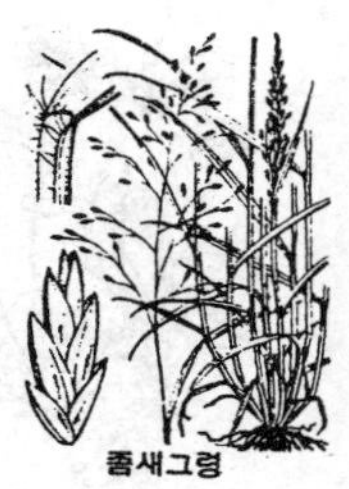
좀새그령

것이 중국에서 들여오다가 흘려 놓은 것이다. 〈俗方〉

39. 누고(螻蛄 = 땅강아지)

성질이 차고 맛은 짜며 독이 없고 난산(難產)을 치료하며 옹종(癰腫)을 낫게하고 목이 잠긴 것을 내리고 악창(惡瘡)을 없애며 악자(惡刺)를 내고 수종(水腫)을 치료한다. 〈本草〉

이것이 소장(小腸)과 방광(膀胱)으로 달려가니 효과가 아주 빠르다. 〈綱目〉

일명 토구(土狗)라고 하며 각처에 있고 땅이나 똥 및 흙을 파고 사는데 밤에 나오는 것이 좋은 것이다. 하지(夏至)뒤에 잡아서 푹 말리고 볶아서 쓴다.

허리 위로는 아주 깔깔하니 대•소변을 그치게 하고 허리 밑으로는 아주 이로우니 대•소변을 잘 내리게 한다. 〈本草〉

◎ 뇌(腦)

대나무의 가시가 살에 박혀서 안나올 때는 뇌(腦)를 바르면 바로 나온다. 〈本草〉

40. 천산갑(穿山甲 = 능리)

성질이 약간 차고 독이 있으며 오사(五邪)의 귀매(鬼魅)•경제(驚啼)•비읍(悲泣)및 어린 아이의 경사(驚邪)와 산풍(山風)•장학(瘴瘧)•치루(痔瘻)•악창(惡瘡)을 치료한다.

땅의 길을 뚫고서 살기 때문에 천산갑(穿山甲)이라고도 하는데 형태가 이어(鯉魚)와 같고 4발이 있어서 물과 땅을 같이 다니는데 채취 시기는 어느때나 좋다. 가늘게 썰어서 조개 껍질 가루에 볶으면 구슬이 되는데 가루로하여 쓴다. 〈本草〉

41. 청령(蜻蛉 = 잠자리)

성질이 약간 차고 독이 없고 양도(陽道)를 강하게 하고 수장(水臟)을 더웁게 하고 정(精)을 그치게 한다.

6발과 4날개로 계거(溪渠)사이에 날기를 좋아한다. 5~6월에 잡아서 말리고 날개와 발은 버리고 볶아서 쓴다.

여러가지가 있는데 푸른색에 눈이 큰 것이 좋다.

42. 형화(螢火 = 개똥벌레)

성질이 약간 따뜻하고 맛이 매우며 독이 없고 눈을 밝게하며 청맹(靑盲)•충독(虫毒)•귀주(鬼疰)를 치료하고 정신을 통하게 한다.

즉 썩은 풀에 붙어 살며 여름이 될 쯤에 날아 나오는데 이것은 대화(大火)의 기(氣)를 얻어서 변화해서 밝게 비치는 것이다. 7월 칠석날에 잡아들여 술에 담그고 죽으면 말려서 쓴다. 〈本草〉

43. 서부(鼠婦 = 쥐며느리)

성질이 약간 따뜻하고 맛은 시며 독이 없고 기(氣)가 파리해서 소변을 못누는 것과 부인의 월경이 막힌 것과 혈가(血瘕)를 치료하고 소변을 통하게 하고 타태(墮胎)도 한다.

또는 습생충(濕生虫)이라고도 하니 인가(人家)의 습한 땅위나 습한 곳의 물 항아리 밑이나 또 땅구멍속에 있으면서 언제나 쥐등에 붙기 때문에 그 이름을 서부(鼠婦)라고도 한다. 〈本草〉

즉 지계(地鷄)라는 것을 5월 단오날에 채취해서 말려 쓴다. 〈入門〉

44. 의어(衣魚 = 좀•壁魚)

성질이 따뜻하고 맛이 짜며 독이 없고 부인의 산가(疝瘕)•소변불리(小便不利)와 어린 아이의 중풍에 목이 강한 것을 주로 치료하고 임질(淋疾)을 고치고 타태(墮胎)하며 창반(瘡瘢)을 없애준다.

옷속에도 있고 책속에도 숨어 있어 오랫동안 움직이지 않고 몸에 짙은 가루가 있는데 문지르면 떨어지며 모양이 물고기와 비슷하므로 의어(衣魚)라고 하는데 채취는 아무 때나 좋다. 〈本草〉

45. 슬자(虱子 = 이)

사람이 많은 열이 일어나면 뇌봉(腦縫)이 벌어지는데 검은 이(虱) 300~500마리를 찧어서 붙이고 또 정종(丁腫)과 살이 찔린 데도 치료를 한다.

아픈 사람이 죽게 되면 이가 몸에서 기어 나오며 또는 이를 아픈 사람의 상(床)앞에 놓아서 아픈 사람으로부터 기어나오면 죽고 아픈 사람 쪽으로 들어가면 사는 것이다. 〈本草〉

46. 활사(活師 = 올챙이)

열창(熱瘡)과 개선(疥癬)에 찧어서 붙인다.

즉 요두충(蝌蚪虫)이 하마(蝦蟆)의 새끼가 물속에 나

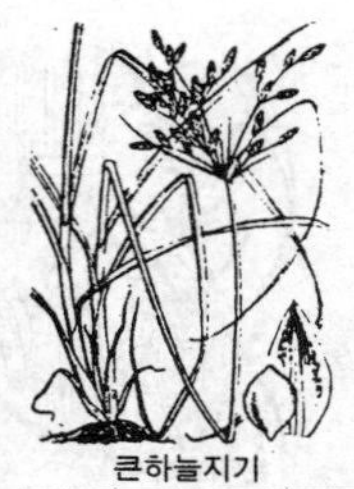
큰하늘지기

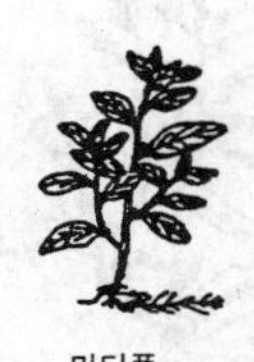
마디풀

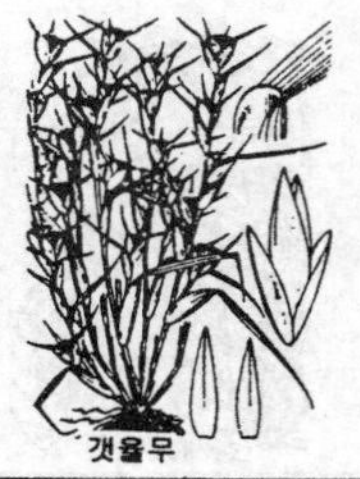
갯율무

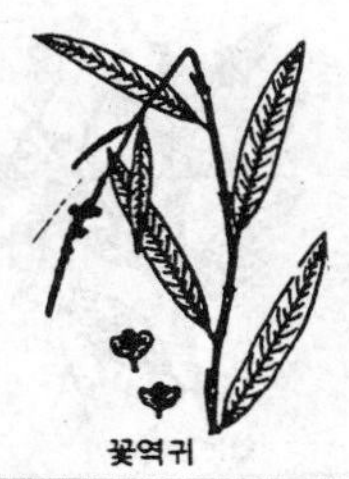
꽃역귀

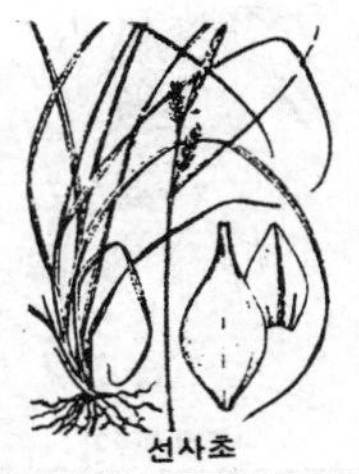
선사초

서 꼬리가 생기고 더 자라면서 다리가 나오면 꼬리가 차차 없어진다. 〈本草〉

47. 회충(蛔蟲)

성질이 크게 차고 눈에 열로 아픈 것을 치료하는데 즙(汁)을 내서 눈에 떨어뜨리면 바로 낫는다. 〈本草〉

48. 고충(蠱蟲 = 뼈에 붙어 파먹는 흰 벌레)

고환자(蠱患者)에게 불을 사루어서 만들어 먹이면 바로 낫는다.

이것은 고병환자(蠱病患者)의 구멍 속으로부터 나오는 고(蠱)이니 푹 말려서 쓴다. 〈本草〉

十〇. 과부(果部) (91종)

1. 연실(蓮實 = 연밥)

성질이 고르게 차고 맛은 달며 독이 없고 기력(氣力)을 길러주고 백병(百病)을 없애주며 오장(五臟)을 보하고 지갈(止渴)하며 이(痢)를 치료하고 익신안심(益神安心)하며 많이 먹으면 언제나 즐겁게 된다. 〈本草〉

12경(十二經)의 기혈(氣血)을 보해준다. 〈入門〉

껍질이 검고 물에 넣어서 가라앉는 것을 석연(石蓮)이라 하니 소금물에 달인 것은 뜬다. 여러곳에 있으며 연못 속에서 난다. 8~9월에 단단하고 검은 것을 가지고 쓰는데 생으로 쓰면 배가 창만(脹滿)해지니 쪄서 먹어야 한다. 〈本草〉

그의 잎이 하(荷)가 되고 줄기가 가(茄)가 되며 본(本)이 밀(密)이 되고 꽃이 피기전에 함담(菡萏)이 되고 꽃이 핀 것이 연(蓮)이 되고 뿌리가 우(藕)가 되며 속이 적(的)이 되고 적(的)의 속에 2푼 정도의 푸른 싹이 있는데 억(薏)이 되며 맛이 쓰고 부거(芙蕖)라는 것은 총명(總名)이다. 〈本草〉

◎ **우즙(藕汁 = 연근을 짜낸 물)**

성질이 따뜻하고 맛이 달며 독이 없고 우(藕)는 연뿌리를 말한다. 토혈을 멎게하고 어혈(瘀血)을 없애며 생으로 먹으면 곽란(霍亂) 뒤에 허갈(虛渴)을 낫게하고 쪄서 먹으면 오장(五臟)을 크게 보하며 하초를 실(實)하게 하고 꿀과 같이 먹으면 복장(腹臟)이 살찌며 벌레가 생기지 않는다. 제번지설(除煩止泄)하고 주독(酒毒)을 풀어주며 과식한 것과 앓고 난 뒤의 열갈(熱渴)을 없애준다.

마디의 성질이 차고 열독(熱毒)을 풀어주며 어혈(瘀血)을 없애버린다.

옛날에 송태궁(宋太宮)이 우피(藕皮)를 깎다가 잘못해서 양혈(羊血)을 떨어뜨리니 양혈(羊血)이 엉기지 않는 것을 보고 우가 피를 흩뜨리는 것을 알았다는 것이다. 〈本草〉

◎ **하엽(荷葉 = 연잎)**

지갈타포(止渴墮胞)하며 버섯 독을 소멸하고 혈장복통(血腸腹痛)을 치료한다.

하비(荷鼻)가 성질이 고르고 맛이 쓰며 혈리(血痢)를 치료하고 태(胎)를 편하게 하며 나쁜 피를 없애주니 바로 하엽(荷葉)의 꼭지를 하비(荷鼻)라고 말한다. 〈本草〉

◎ **연화(蓮花 = 연꽃)**

성질이 따뜻하고 독이 없으니 마음을 진정하고 가벼운 몸이 얼굴빛을 아름답게 하고 향(香)을 넣으면 신기할 정도이다.

일명 불좌수(佛座鬚)이니 즉 연꽃의 꽃술이다. 〈正傳〉

연꽃 술이 정기(精氣)를 깔깔하게 한다. 〈入門〉

◎ **연의(蓮薏 = 연밥속싹)**

연실(蓮實) 속의 싹이나 맛이 아주 쓰고 먹으면 곽란(霍亂)을 치료한다. 〈本草〉

의(薏)라는 것은 연밥의 속싹이니 심열(心熱)과 혈질(血疾)에 목이 마르는 것과 여름철의 곽란(霍亂)을 겸해서 치료해 준다. 〈局方〉

2. 귤피(橘皮 = 귤껍질)

성질이 따뜻하고 맛은 쓰고 매우며 독이 없고 가슴과 어깨 사이의 기(氣)를 낫게하고 위(胃)를 열어주며 이(痢)를 그치게 하고 담연(痰涎)을 소화시키며 상기(上氣)와 기침과 구역(嘔逆)을 치료하고 수곡(水穀)의 길을 탁 트이게 한다.

나무가 10~20자쯤 되고 잎이 탱자와도 같고 가시가 대궁에 나며 초여름이면 흰 꽃이 피고 6~7월에 열매가 열며 가을에 노랗게 익어서 먹게 되고 10월 경에 따는데 가능하면 묵을수록 좋으며 남쪽에서 난다. 〈本草〉

우리나라에서는 제주에서 나고 청귤(青橘) • 유자(柚子) • 감자(柑子)도 난다. 〈俗方〉

비(脾)를 보할 때는 속의 흰 것을 버리지 말고 가슴속의 체기를 치료하려면 흰 것을 버려야 하며 색이 붉기 때

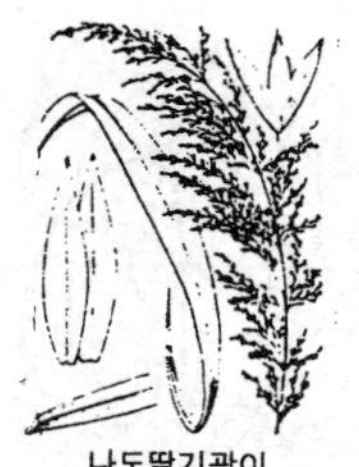
나도딸기광이

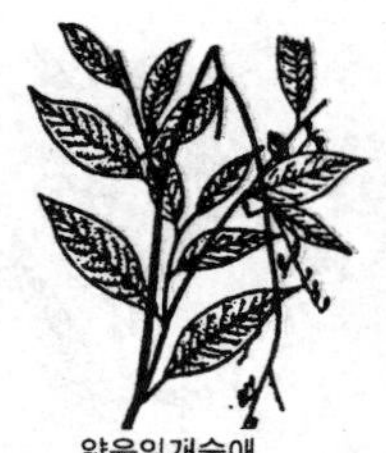
얇은잎개승애

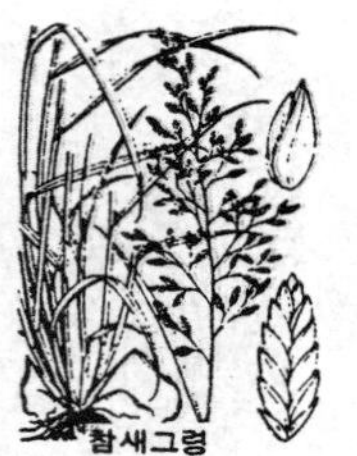
참새그령

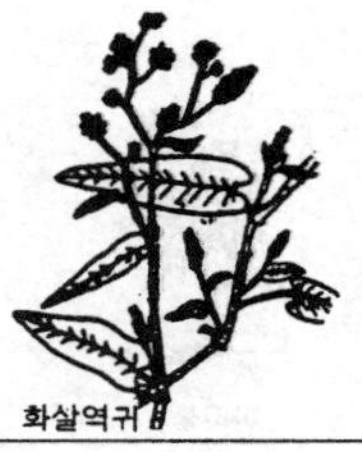
화살역귀

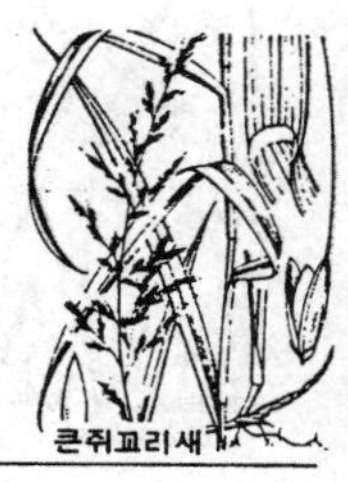
큰쥐꼬리새

문에 홍피(紅皮)라고도 하는데 오래된 것일수록 좋으니 진피(陳皮)라고도 한다.

흰 것을 버리지 않으면 보위화중(補胃和中)하고 버리면 소담 설기(消痰泄氣)를 한다.

백출(白朮)을 넣으면 비위(脾胃)를 보하고 백출(白朮)을 빼면 비위(脾胃)를 새게하며 감초(甘草)를 넣으면 폐(肺)를 보하고 감초(甘草)를 빼면 폐(肺)를 새게 한다. 〈丹心〉

하초(下焦)에 쓸 때는 소금 물에 담그고 폐조(肺燥)에 쓸 때는 사내 아이 오줌에 담가서 말려 쓴다. 〈入門〉

◎ 육(肉)

성질이 차고 맛은 달고 시며 소갈(消渴)을 그치고 위를 열게하니 즉 귤의 알맹이가 된다. 많이 먹으면 담이 성해진다.

산(酸)은 담(痰)을 모으고 감(甘)은 폐(肺)를 윤택하게 하니 껍질은 약에 쓰고 알맹이는 적당하지 않다. 〈本草〉

◎ 귤양(橘裏)의 근막(筋膜)

목이 마르는 것과 토하는 것을 치료하니 술에 달여 양서 탕(湯)을 마시면 신기하다. 〈本草〉

◎ 핵(核)

허리가 아프고 방광기(膀胱氣)와 신(腎)이 찰 때 볶아서 가루로하여 술에 타 먹으면 좋다. 〈本草〉

3. 청귤피(青橘皮 = 푸른 귤껍질)

성질이 따뜻하고 맛이 쓰며 독이 없고 기(氣)와 음식이 체한 것을 내리고 적결(積結)과 격기(膈氣)를 깨뜨려 준다. 〈本草〉

모양이 작고 색이 푸르기 때문에 일명 청피(靑皮)라고 하니 족궐음(足厥陰)의 인경약(引經藥)이고, 또 수소양경(手少陽經)에 들어가니 기(氣)가 짧은 사람은 쓰지 못하고 쌓인 것을 없애 버리고 아픔을 진정시키니 초에 볶아서 쓴다. 〈入門〉

진피(陳皮)는 맛이 매우니 상기(上氣)를 치료하고 청피(靑皮)는 맛이 쓰니,하기(下氣)를 치료하는데 2가지 맛을 같이 쓰면 3초(三焦)의 기(氣)를 흩뜨리니 흰것을 버리고 쓴다. 〈易老〉

푸른 귤이 노란 귤과 같으면서 약간 다른 점이 있으나 역시 한 종류이다. 속을 버리고 푹 말려서 쓴다. 〈本草〉

푸른 껍질은 간(肝)과 담(膽)의 2경(二經)의 약이니 노기(怒氣)가 많고 갈비 밑에 울적(鬱積)이 있는 사람에게 가장 효과가 있다. 〈正傳〉

◎ 엽(葉)

가슴속의 역기(逆氣)가 끌어당기고 간기(肝氣)가 움직이니 유종(乳腫)과 협옹(脇癰)에 쓴다. 〈入門〉

4. 유자(柚子 = 유자)

껍질이 두텁고 맛은 달며 독이 없고 위(胃)속에 악기(惡氣)를 없애며 주독(酒毒)을 풀어주고 술 마시는 사람의 구기(口氣)를 좋게 한다.

과실(果實)의 미품(美品)에 운몽(雲夢)의 유자(柚子)가 있다.

작은 것을 귤이라 하고 큰 것을 유자라고 하는데 유(柚)는 등(橙)과 같으면서 귤(橘)보다 크다.

귤(橘)의 큰 것을 유자라고 한다. 〈丹心〉

5. 유감자(乳柑子 = 감자)

성질이 크게 차고 맛이 달며 독이 없으니 장위(腸胃)에 속의 열독(熱毒)과 폭갈(暴渴)을 없애고 소변을 잘 통하게 하며 주독(酒毒)과 주갈(酒渴)을 없애준다.

유자 나무와 귤 나무가 같고 열매는 귤과 같으면서 둥글며 크고 겉의 색은 익기전에 푸르고 익으면 노랗고 붉으며 서리를 맞으면 아주 달으므로 감자(柑子)라고 한다. 〈本草〉

6. 대조(大棗 = 대추)

성질이 고르고 맛이 달며 독이 없으니 속을 편하게 하고 비(脾)를 기르며 오장(五臟)을 보하고 12경맥(十二經脈)을 도우며 진액(津液)을 보하고 9규(九竅)를 보하며 뜻을 강하게 하고 백약(百藥)을 부드럽게 한다.

여러 곳에 있고 8월에 채취해서 푹 말린다. 속의 살이 허(虛)를 보(補)하기 때문에 약탕에 넣을 때는 반드시 쪼개서 넣는다. 〈本草〉

경(經)의 모자람을 보하고 음혈(陰血)을 온화하게 하니 음혈(陰血)이 온화해지면 맥(脈)이 나기 때문에 12경맥(十二經脈)을 돕게 된다는 것이다. 〈入門〉

◎ 생조(生棗 = 풋대추)

맛은 달고 매우며 많이 먹으면 배를 부르게 하고 이수(羸瘦)하며 열이 난다.

익혀서 먹으면 장위를 보해 주고 속을 살찌게 하며 익기(益氣)를 하나 생으로 먹으면 배가 부풀고 설사를 하게

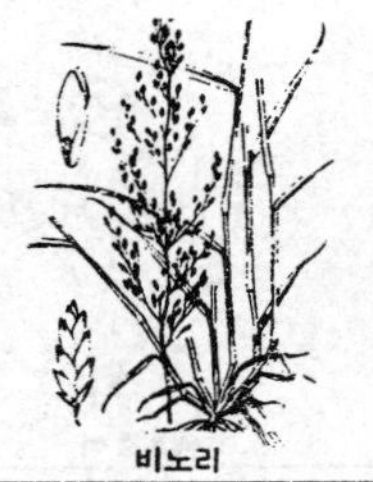
비노리

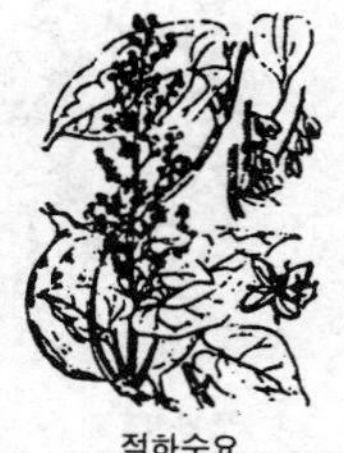
적하수요

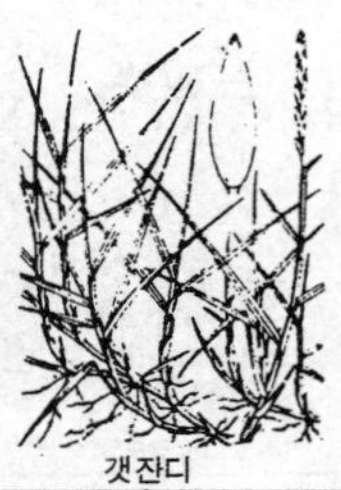
갯잔디

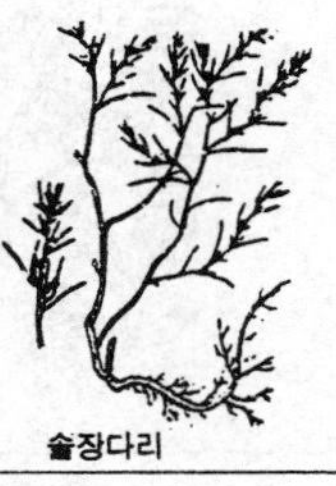
솔장다리

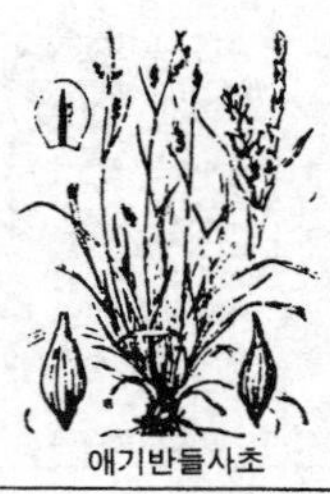
애기반들사초

된다. 〈本草〉

◎ **핵중(核中)의 인(仁)**

3년 묵은 씨 속의 알맹이를 구워서 복통(腹痛)과 사기(邪氣)와 주오(疰忤)를 주로 치료한다. 〈本草〉

◎ **엽(葉)**

가루로하여 먹으면 여위게 되니 즙(汁)을 내어 열창(熱瘡)에 바르면 좋다.

7. 포도(葡萄 = 포도)

성질이 고르고 맛이 달고 시며 독이 없고 습비(濕痺)와 임(淋)을 치료하며 소변을 잘 통하게 하고 익기강지(益氣強志)하며 살이 찌고 건강하게 해 준다.

열매가 자색과 흰색의 두 색이 있는데 자색은 마유(馬乳)라 하고 흰색은 수정(水晶)이라 하며 또 둥근것과 씨가 없는 종류가 있으니 7~8월에 익으면 북방 과실의 진품이다.

창진(瘡疹)을 치료하는데 아주 효과가 있고 많이 먹으면 눈이 어두워진다.

포도즙으로 술을 담그면 포도주(葡萄酒)라고 한다. 〈本草〉

◎ **근(根)**

즙을 달여서 마시면 그 홰를 그치게 하고 또 임부(姙婦)의 태아가 상충(上衝)한 것을 내리게 한다.

성질이 능히 밑으로 달려서 삼설(滲泄)한다. 〈丹心〉

◎ **산포도(山葡萄 = 영욱·머루)**

열매가 작고 맛은 시니 역시 술을 빚으면 좋다. 〈丹心〉

8. 율자(栗子 = 밤)

성질이 따뜻하고 맛이 짜며 독이 없고 기(氣)를 더해주고 위(胃)를 보해주며 신기(腎氣)를 도와주고 주림을 견디게 한다.

여러 곳에 있으니 9월경에 채취해서 쓴다.

과실로서는 밤이 제일 유익한 것이니 푹 말려서 저장해두고 또는 생으로 저장하려면 좋은 모래속에 묻어 두면 늦은 봄이나 초여름이 될 때까지 처음 따온 것과 같다.

생밤을 뜨거운 재속에 구워서 즙이 나는 것을 한도로해서 먹는 것이 좋고 너무 익은 것은 기(氣)를 옹체(壅滯)하고 생밤은 기(氣)를 일으키게 한다. 불에 묻어 구운 것은 목기(木氣)를 죽이게 된다.

◎ **피(皮)**

밤 껍질 즉 밤 알의 속 껍질을 말한다. 꿀에 섞어서 노인의 얼굴에 바르면 주름살이 펴진다. 〈本草〉

◎ **모각(毛殼)**

반위(反胃)와 소갈(消渴)과 사혈(瀉血)을 치료하니 달여서 즙을 마시고 또 독기 있는 종기를 치료한다. 〈本草〉

◎ **율설(栗楔 = 율설·속밤알)**

세 톨 속에서 가운데 것으로 근골(筋骨)의 아픔을 치료하고 나력(瘰癧)의 독기가 있는 종기에 붙이며 또 전두(箭頭)와 심하게 찔린 가시를 빼어 낸다. 〈本草〉

9. 복분자(覆盆子 = 나무딸기)

성질이 고르고 맛이 달고 시며 독이 없고 남자의 신정허갈(腎精虛渴)과 여자의 자식이 없는 것을 치료하고 남자의 음위(陰痿)를 강하고 길게 하며 간을 보하고 눈을 밝게 하며 익기경신(益氣輕身)해서 머리 털이 희어지지 않는다.

5월경에 따오되 5~6푼 정도 익은 것을 따서 푹 말려서 쓰되 쓸 때에는 꼭지를 버리고 술에 쪄서 쓴다.

신정(腎精)을 더해 주고 소변을 누는데 이롭게 해주며 오줌을 누면 오줌 그릇을 엎어 버리기 때문에 복분자라고 한다. 〈本草〉

◎ **봉유(蓬藟 = 봉류·멍덕딸기)**

성질과 맛의 효력이 복분자(覆盆子)와 같으나 다른 종류로는 하나이다.

넝쿨에서 나는 것을 봉유(蓬藟)라 하고 나무에서 나는 것을 복분자(覆盆子)라고 하는데 씨를 내서 쓴다. 복분자(覆盆子)는 익으면 모양이 작아지고 봉유(蓬藟)는 익으면 모양이 커지는데 모양은 거의 비슷하지만 같은 것은 아니다. 〈本草〉

모두가 소변을 긴축(緊縮)하고 흰털을 검게 해준다. 〈本草〉

10. 감인(芡仁 = 가시연밥)

성질이 고르고 맛이 달며 독이 없고 정기(精氣)를 더해주고 뜻을 강하게 하며 귀와 눈을 밝게 해주고 수명을 길게 한다. 〈本草〉

연못 물속에서 나며 잎의 크기가 연(蓮)잎과 같고 주름과 가시가 있으며 꽃과 열매가 주먹 정도가 되고 모양이 닭머리와 같기 때문에 이름한 것이다.

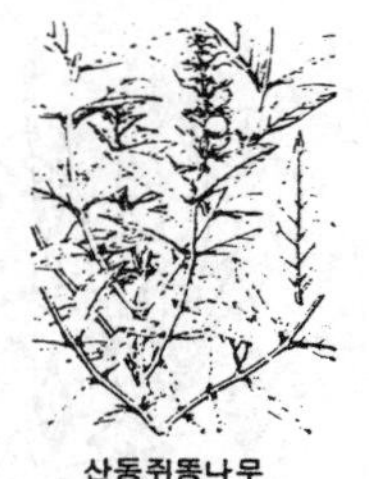
산동쥐똥나무

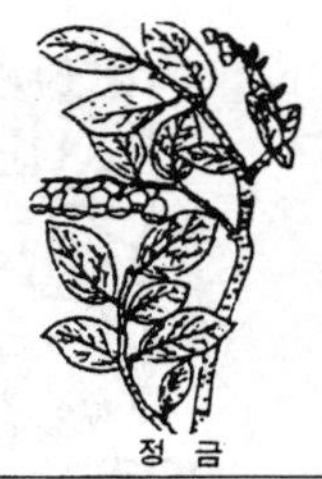
정 금

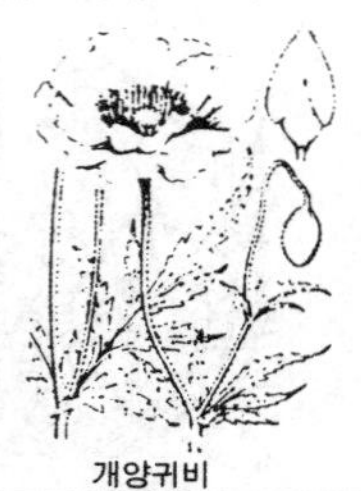
개양귀비

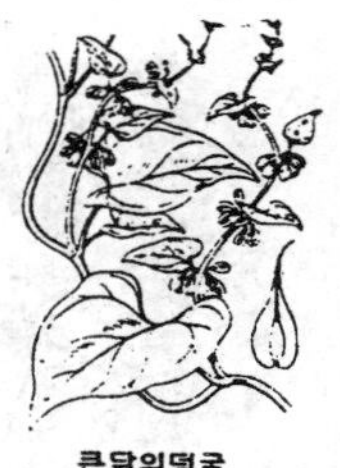
큰닭의덩굴

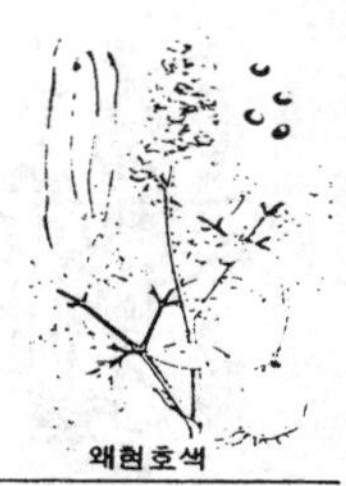
왜현호색

열매가 석류(石榴)와 비슷하고 껍질은 청흑(青黑)색이며 살은 희니 8월경에 채취하여 더운 날씨에 말리면 껍질이 벌어지니 찧어서 분가루를 만들어 먹이면 보익(補益)이 되는 것이 마름보다 좋다. 〈本草〉

정(精)이 결소(缺少)할 것을 보해주니 수류황(水硫黃), 이라고 한다. 〈入門〉

가루로하여 금앵자즙(金櫻子汁)에 볶아서 환을 만들면 수능단(水陵丹)이라고 해서 비정(秘精)을 시킨다. 〈日用〉

11. 능인(菱仁 = 마름)

성질이 고르고 맛이 달며 독이 없고 속을 편하게 하며 오장(五臟)을 보해 준다.

물에서 나고 잎이 물 위에 뜨며 꽃이 황백색(黃白色)이고 열매가 두가지가 있으니 하나는 사각(四角)이며 하나는 두각인데 수과(水果)중에서 이것이 제일 차기 때문에 많이 먹으면 배가 창만(脹滿)해지는데 생강술에 마시면 바로 사라지게 된다.

삶아서 알맹이를 가지고 가루를 만들면 아주 희고 사람에게 아주 좋다. 〈本草〉

마름과 가시연밥이 모두 물에서 나면서 능인은 차고 가시연밥이 따뜻한 까닭은 능(菱)꽃은 햇빛을 등지고 감(芡)꽃은 햇빛을 바라보기 때문이다. 〈入門〉

12. 앵도(櫻桃 = 앵도)

성질이 따뜻하고 맛은 달며 독이 없으며 속을 고르게 하고 비(脾)를 도와주며 얼굴빛을 아름답게 하고 수곡리(水穀痢)를 치료한다.

백과(百果)중에서 제일 먼저 익기 때문에 옛부터 귀하게 여겨서 가묘(家廟)에 제천(祭薦)한다. 3월 말이나 4월 초에 익으니 정양(正陽)의 기(氣)를 얻어서 다른 것 보다 먼저 익으니 성질이 따뜻하다.

많이 먹어도 해는 없으나 단지 허열(虛熱)을 약간 일으킨다. 〈本草〉

꾀꼬리가 잘 먹고 또 모양이 복숭아와 같기 때문에 도(桃)라고 한다. 〈入門〉

◎ 엽(葉)

뱀에게 물렸을 때 찧어서 붙이고 또 즙을 내서 마시면 뱀독이 속으로 들어가는 것을 막아준다. 〈本草〉

◎ 동행근(東行根 = 동행근)

촌백충(寸白蟲)과 회충(蛔蟲)을 치료하니 즙을 달여서 공복에 마신다. 〈本草〉

13. 등자피(橙子皮 = 등자피)

성질이 따뜻하고 맛이 쓰고 매우며 독이 없으니 먹은 것을 소화시키고 장(腸)과 위(胃)속의 악기(惡氣)와 부풍(浮風)을 흩어 버린다.

자고 나도 술이 깨지 않을 때 먹으면 바로 깨고 그 모양이 귤보다 둥글며 크고 향기가 있고 껍질이 두터우며 주름이 있다. 8월에 익고 남쪽에서 나는데 귤(橘)의 한 종류이다. 〈本草〉

지금의 등당(橙糖)이 즉 그것이다. 〈俗方〉

14. 매실(梅實 = 매화열매)

성질이 고르고 맛이 시며 독이 없고 갈증을 멎게 하고 가슴위를 더웁게 한다.

남쪽에서 나며 5월에 노랗게 익은 매실(梅實)을 따서 불에 쪼여서 말리면 오매(烏梅)가 되고 또는 소금으로 죽이면 백매(白梅)가 되며 또 연기(煙氣)로 쏘이면 오매(烏梅)가 되는데 푹 말려서 꿀 그릇속에 간수한다. 백매(白梅)는 쓸 때에 씨를 버리고 볶아서 쓴다.

생 열매는 시어서 치아를 상하게 하고 뼈도 상해서 허열(虛熱)을 일으키니 많이 먹지 못한다.

대개 신 것을 먹으면 진액(津液)이 새게 되니 수가 목(木)을 낳는 것이다. 진액(津液)이 새게 되면 치아가 상하는 것은 신(腎)이 수(水)에 속하며 밖으로 치아가 되기 때문이다. 〈本草〉

◎ 오매(烏梅 = 오매)

성질이 따스하고 맛이 시며 독이 없고 거담(去痰)과 토역(吐逆)및 갈증을 멎게하고 노열(勞熱) 골증(骨蒸)을 치료하고 주독(酒毒)을 풀며 상한(傷寒)과 곽란(霍亂)및 조갈(燥渴)을 주로 치료하고 흑지(黑痣)를 없애며 구건(口乾)과 침 잘 뱉는 버릇을 낫게한다. 〈本草〉

◎ 백매(白梅 = 염매)

성질이 따뜻하고 맛이 시며 독이 없고 금창(金瘡)을 주로 치료하며 혈점(血點)과 흑지(黑痣)및 악육(惡肉)을 낫게 하고 담타(痰唾)를 그치게 한다.

물에 담아 초를 만들어서 양념으로 쓰면 좋다. 〈本草〉

◎ 엽(葉 = 매화잎)

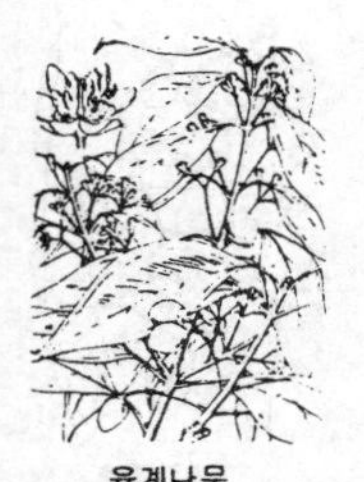
육계나무

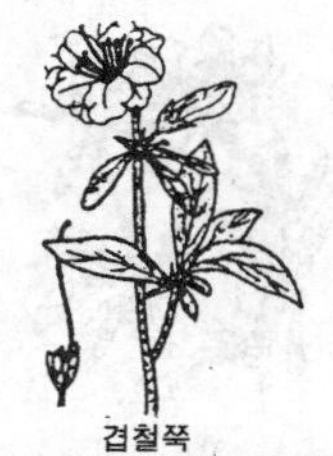
겹철쭉

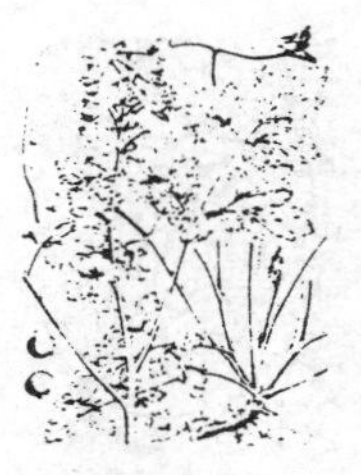
자주괴불주머니

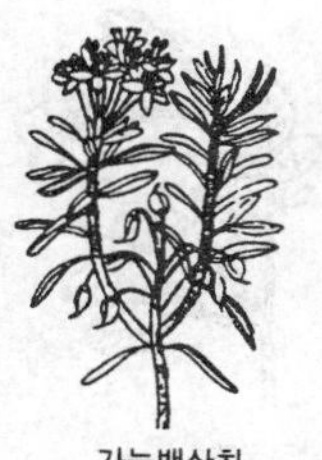
가는백산차

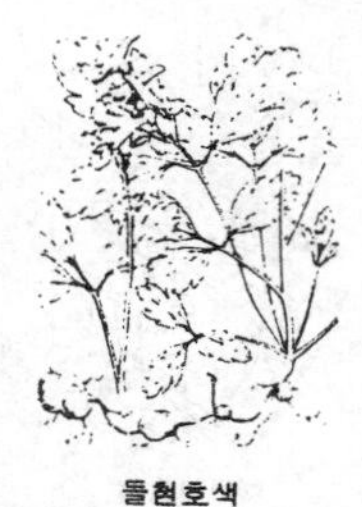
들현호색

진하게 달여서 휴식리(休息痢)와 곽란(霍亂)을 치료한다. 〈本草〉

15. 모과(木瓜 = 모과)

성질이 따뜻하고 맛이 시며 독이 없고 곽란(霍亂)을 크게 토해내는 것과 전근(轉筋)이 안 그치는 것을 치료하고 먹은 것을 소화시키며 이(痢)병 뒤의 갈증(渴症)을 그치게 하고 분돈(奔豚)·각기(脚氣)·수종(水腫)·소갈(消渴)·구역(嘔逆)·담수(痰唾)등을 치료하고 근골(筋骨)을 강하게 하며 발과 무릎의 힘이 없는 것을 고친다.

남쪽의 과루(瓜蔞)와 같으니 불에 말리면 아주 향기가 나는데 7월에 따서 둔다. 열매가 작은 참외와 같고 맛이 초와 같이 시어서 먹을 만 하지만 많이 먹으면 치아(齒牙)와 뼈를 상손(傷損)하게 된다.

이것이 간에 들어가기 때문에 근육과 피를 보해준다.

철(鐵)을 피하니 동칼로써 껍질을 깎고 속을 버린 뒤에 엷게 썰어서 푹 말려 쓴다.

모과(木瓜)가 모(木)의 정기(正氣)를 얻기 때문에 근육에 들어가고 연백상(鉛白霜)을 바르면 신 맛이 없어지는데 금(金)의 억제를 받기 때문이다. 〈本草〉

손과 발의 태음경(太陰經)에 들어가서 폐(肺)를 보하고 습(濕)을 없애며 위를 온화하게 하고 비(脾)를 부드럽게 한다. 〈入門〉

◎ **지엽(枝葉)**

달여서 즙을 마시면 곽란(霍亂)을 치료하고 달인 탕(湯)에 발과 정강이를 씻으면 걸을 때에 넘어지지를 않는다. 〈本草〉

◎ **근(根)**

각기(脚氣)를 치료한다. 〈本草〉

◎ **명사(榠櫖 = 명자)**

성질이 따뜻하고 맛이 시며 소갈(消渴)과 갈증을 멎게 하고 술이 많이 먹힌다.

그 모양이 모과와 같으면서 약간 작으니 꼭지가 겹치어져 유방과 같은 것이 모과이고, 그것이 없는 것이 명사(榠櫖)이다. 효력이 모과와 더불어 거의 비슷하고 또한 곽란(霍亂)의 전근(轉筋)을 낫게 하며 주독을 풀고 오심(惡心)과 인산(咽酸)에 노란 물을 토할 때 치료하며 기(氣)를 신향(辛香)하여 옷속에 넣어두면 벌레를 죽인다. 〈本草〉

16. 홍시(紅柿 = 연감)

성질이 차고 맛이 달며 독이 없고 심폐(心肺)를 부드럽게 하고 갈증을 멎게하며 폐위(肺痿)와 심열을 낫게하고 위(胃)를 열며 술의 열독(熱毒)을 풀고 위(胃)사이의 열을 억제하며 구건(口乾)과 토혈(吐血)을 그치게 한다. 남쪽에서 나며 약간 익은 것이 홍시가 되고 술과 같이 먹으면 심통(心通)이 생기고 또한 술취하기가 쉬우며 게(蟹)와 함께 먹으면 배가 아프고 토사(吐瀉)를 한다.

감은 일곱가지의 신기한 특징이 있으니 1은 오래 저장되고, 2는 음(陰)이 많고 3은 새가 집을 짓지 못하며, 4는 벌레가 없고, 5는 상엽(霜葉)이 풍치(風致)가 있으며 6은 열매가 좋고, 7은 낙엽(落葉)이 비대하다. 감은 처음에는 색이 푸르고 맛이 쓰고 떫으니 익으면 색이 붉고 떫은 맛이 자연히 없어진다. 〈本草〉

감은 붉은 과일이므로 우심(牛心)이니 홍주(紅珠)니 하는 칭호가 있고 또 햇빛에 말린 것을 백시(白柿)라 하고 불에 말린 것을 오시(烏柿)라 하고 백시의 거죽 위의 분(粉)을 시상(柿霜)이라 한다. 〈入門〉

◎ **오시(烏柿 = 불에 말린 감·火柿)**

일명 화시(火柿)니 성질이 따뜻하고 독을 죽이며 금창(金瘡)과 화창(火瘡)을 치료해서 살을 나게하고 아픔을 그치게 하며 내리는 것을 막아준다. 〈本草〉

◎ **백시(白柿 = 곶감)**

성질이 찬 편으로 따뜻이 보하고 장위(腸胃)와 비위(脾胃)의 건강을 보하며 먹은 것을 소화하고 얼굴의 기미를 없애며 숙혈(宿血)을 없애고 소리와 목구멍을 붓게 하니 일명 건시(乾柿)이며 일명 황시(黃柿)다. 〈本草〉

◎ **소시(少柿 = 고욤)**

우내시(牛妳柿)라고도 하니 감과 아주 같으면서 작고 성질이 심하게 차니 많이 먹지 못한다. 〈本草〉

고욤의 꼭지가 해역(咳逆)을 그치게 하고 성질이 깔깔하다. 〈入門〉

◎ **비시(椑柿 = 떫은 감)**

성질은 차고 맛은 달며 독이 없고 주독(酒毒)을 풀어주고 심폐(心肺)를 붓게 하며 갈증을 그치고 위속 열(熱)을 없애니 색(色)이 청(靑)·흑(黑)·녹(綠)을 겸했다. 냉(冷)한 것이 홍시(紅柿)보다 더한 일종이다. 〈入門〉

17. 비파엽(枇杷葉)

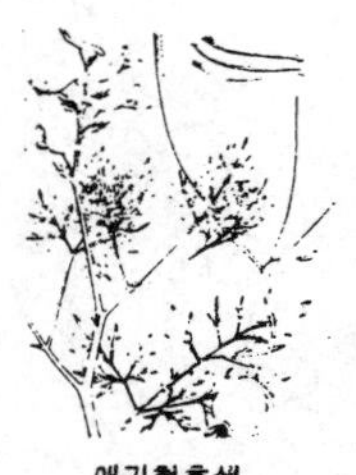
애기현호색

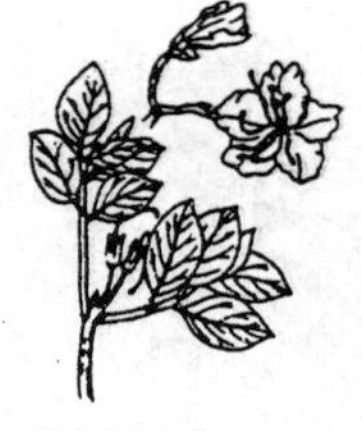
왕진달래

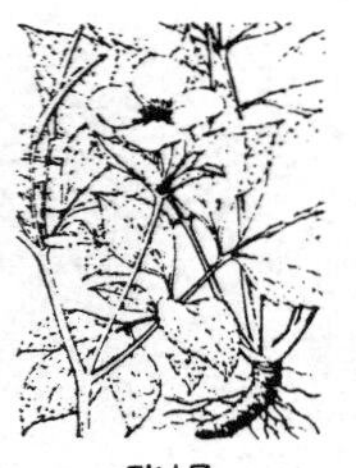
피나물

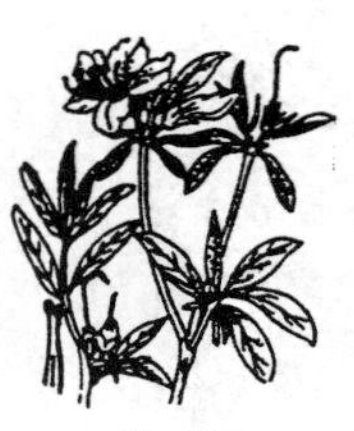
개 꽃

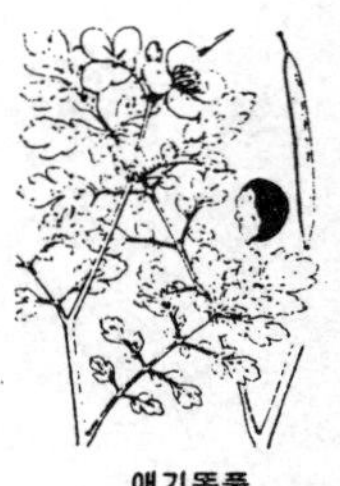
애기똥풀

성질이 고르고 맛이 쓰며 독이 없고 해역(咳逆)과 음식(飮食)이 안내리고 위가 찬 것과 재채기를 치료하고 폐기(肺氣)의 마른 것을 주로 낫게한다.

남쪽에서 나며 나무의 높이가 한발이 넘고 잎사귀가 나귀 귀와 같으며 등에는 털이 있고 4월에 채취해서 푹 말린다.

불에 구워서 헝겊으로 노란 털을 닦아 없애야 하고 만약 닦지 않으면 털이 폐(肺)를 쏘아서 기침을 그치지 못한다. 〈本草〉

◎ 실(實 = 비파)

성질이 차고 맛이 달며 독이 없고 폐(肺)를 치료하며 오장(五臟)을 붓게 하고 기(氣)를 내리게 한다. 〈入門〉

18. 여지(荔枝 = 예지)

성질이 고르고 맛이 달며 독이 없고 통신(通神)과 익지(益智)를 하고 번갈(煩渴)을 그치게 하며 얼굴색을 아름답게 한다.

운남(雲南)에서 나는데 열매가 계란과 같고 껍질이 큰 것은 붉은 비단 무늬와 같으며 살이 청백(靑白)해서 수창(水唱)과 같고 맛이 꿀과 같으며 또 씨가 연씨와 같고 살이 지방처럼 희고 달며 즙이 많이 나온다.

많이 먹으면 열이 일어나는데 꿀물을 마시면 풀린다. 열매를 딸 때는 가지는 약하고 꼭지는 단단해서 칼로써 따기 때문에 여자(荔字)를 이름으로 한 것이다. 〈本草〉

◎ 핵(核 = 씨)

심통(心痛)과 소장(小腸)의 산기(疝氣)를 치료하니 태워서 가루로하여 더운 술에 같이 내린다. 〈入門〉

19. 용안(龍眼 = 원안)

성질이 고르고 맛이 달여 독이 없고 오장(五臟)의 사기(邪氣)를 없애고 벌레 독과 세가지 벌레를 물리친다. 비(脾)에 들어가서 심지(心志)를 강하게 한다.

서남쪽에서 나니 여지(荔枝)와 같으며 또 빈랑(檳榔)과도 비슷하면서 약간 작고 살이 여지(荔枝)보다 엷으니 맛이 달고 먹기가 좋다. 〈本草〉

모양이 용(龍)의 눈과 같기 때문에 용안(龍眼)이라고 한다. 〈入門〉

생으로 먹으면 여지(荔枝)만 못해서 여지노(荔枝奴)라고도 한다. 〈食物〉

◎ 핵(核 = 씨)

불에 사루어 그 연기를 코에 쏘여서 콧물 흐르는 것을 치료한다. 〈入門〉

20. 유당(乳糖 = 유당)

성질은 차고 맛은 달며 독이 없고 오장(五臟)을 편하게 하고 기(氣)를 더해주며 심복(心腹)의 열장(熱腸)과 입과 목이 마른 것을 낫게 하니 성질이 차고 이롭다. 〈本草〉

감자즙(甘蔗汁)을 짜서 만든 사탕(砂糖)속에 우유를 넣어서 유당(乳糖)을 만든 것이다.

천석(川淅)에서 나는 것이 가장 좋다. 우유즙(牛乳汁)과 사탕(砂糖)을 섞어서 떡을 만든 것이니 아주 딴딴하다. 〈丹心〉

많이 먹으면 장충(長虫)이 생기고 치아(齒牙)를 손상하며 감닉(疳䘌)를 일으킨다. 〈本草〉

또는 사탕(砂糖)에 우유(牛乳)와 계자청(鷄子淸)을 넣어 만들기도 하니 그 색이 황백색이다.

◎ 사당(砂糖 = 사탕)

성질이 차고 맛이 달며 독이 없고 심열(心熱)과 구건(口乾)을 치료하는 효력이 석밀(石蜜)과 같고 냉리(冷痢)한 것이 지나친다. 이것이 즉 감자즙(甘蔗汁)을 달여서 만든 것인데 모양이 모래와 같으니 사탕(砂糖)이라고 한다. 〈入門〉

21. 도(桃 = 복숭아)

◎ 핵인(核仁 = 복숭아씨)

성질이 고르고 맛이 달고 쓰며 독이 없고 어혈과 혈폐(血閉)를 주로 치료하고 징가(癥瘕)를 깨뜨리고 월경을 통하게 하며 심통(心痛)을 멎게하고 세가지 벌레를 죽인다.

여러 곳에 있으니 7월에 따 가지고 씨를 깨뜨려서 속씨를 그늘에 말린다. 〈本草〉

피가 막힌 것을 부수고 새 피를 나게 하며 엉긴 피를 쫓고 혈(血)을 살리는 데 효력이 있다. 〈醫鑑〉

간(肝)이 피의 바다가 되니 피의 사(邪)를 받으면 간기(肝氣)가 마르니 경(經)에 말하기를 간(肝)이 급한 것을 괴로워하면 단 것을 먹여서 완화(緩和)하게 한다. 〈綱目〉

손과 발의 궐음경(厥陰經)에 들어가니 탕에 담가서 씨의 양쪽 뾰족한 껍질을 버리고 짓이겨서 쓴다. 〈湯液〉

◎ 화(花 = 복숭아꽃)

성질이 고르고 맛이 쓰며 독이 없고 석림(石淋)을 깨뜨

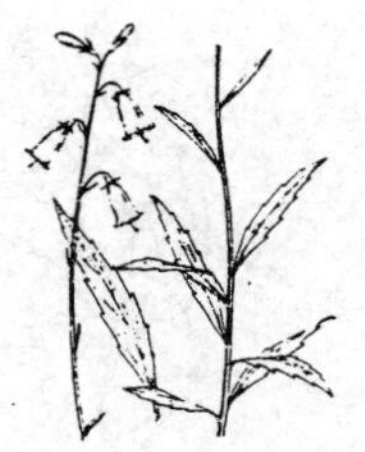
두메잔대

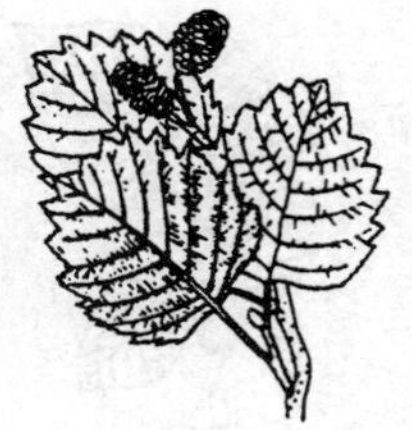
털떡오리

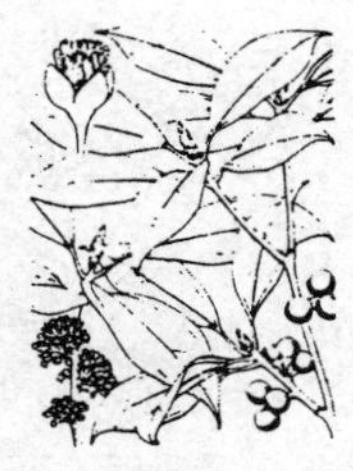
새덕이

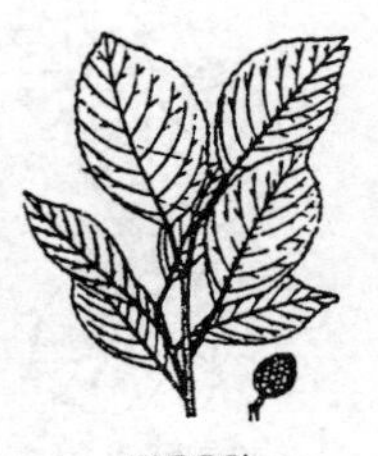
털물오리

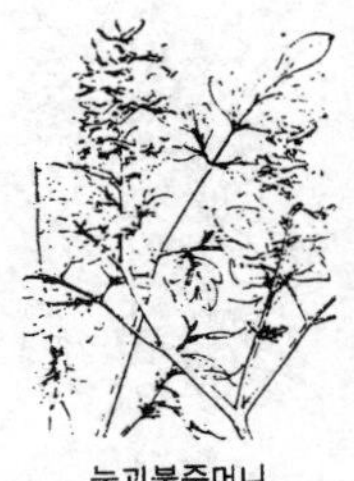
눈괴불주머니

리고 대•소변을 이롭게 하며 세 가지 벌레를 내리고 주(疰)와 악귀(惡鬼)를 죽이고 얼굴빛을 아름답게 한다.

복숭아 꽃의 꽃받침이 크고 작은 오래 된 적취(積聚)를 깨뜨리고 꽃이 떨어지면 주워서 그늘에 말리고 가루를 섞어 떡을 만들어서 공복에 먹는다. 〈醫說〉

3월 삼짓날에 꽃을 따서 말리는데 천엽화(千葉花)는 쓰지 못한다. 〈本草〉

◎ 도효(桃梟)

성질이 약간 더우며 맛이 쓰며 백귀(百鬼)의 정물과 오독(五毒)을 죽이고 중악(中惡)과 심복통(心腹痛) 및 중악독기(中惡毒氣)와 충주(蟲疰)를 치료하며 파혈(破血)한다.

일명 도노(桃奴)니 복숭아 열매가 말라서 가지에 붙어서 겨울이 지나도록 떨어지지 않는다. 구정 때에 속이 실한 것을 따며 일설(一說)에는 섣달에 딴다고 하였다. 또는 귀촉루(鬼髑髏)이니 이것은 천엽도화(千葉桃花)에 맺힌 것으로써 가지에서 안 떨어지고 마른 것이다. 섣달에 따는 것이 신기하게 좋다. 〈本草〉

술에 찌고 동칼로써 살을 긁어서 불에 쬐여 말려서 쓴다. 〈入門〉

◎ 모(毛 = 복숭아털)

성질이 고르니 혈가(血瘕)와 적취(積聚)를 내리게 하고 악귀(惡鬼)의 사기(邪氣)를 죽이고 붕(崩)속을 치료하고 벽기(癖氣)를 깨뜨린다.

복숭아에 붙은 털이므로 긁어서 쓴다. 〈本草〉

◎ 도두(桃蠹 = 복숭아 나무 벌레)

귀(鬼)를 죽이고 사기(邪氣)의 불양(不祥)을 물리치니 복숭아 나무의 벌레이다. 〈本草〉

◎ 경백피(莖白皮)

사귀(邪鬼)를 없애고 중악(中惡)과 심복통(心腹痛)을 치료한다. 〈本草〉

◎ 엽(葉)

시체의 벌레를 없애고 부스럼속의 벌레를 내고 어린 아이의 중악(中惡)과 객오(客忤)를 치료한다. 〈本草〉

◎ 교(膠 = 복숭아나무 진)

석림(石淋)을 내리고 피를 깨뜨리며 중악(中惡)과 주오(疰忤)를 치료한다. 〈本草〉

◎ 실(實 = 복숭아 열매)

성질이 따뜻하고 맛은 시며 약간의 독이 있으니 얼굴색을 아름답게 하고 많이 먹으면 열을 일으킨다. 〈本草〉

◎ 급성자(急性子 = 붉은 빛 작은 복숭아 씨)

작고 붉은 복숭아 씨인데 어린 아이의 벽질(癖疾)을 치료한다. 〈回春〉

◎ 도부(桃符)

귀사(鬼邪)와 정매(精魅)를 치료하니 달여서 즙을 마신다. 문(門) 위의 도판(桃板)에 붙인 부적 글인데 도(桃)라는 것은 오목(五木)의 정(精)이고 또 선목(仙木)이기 때문이다. 〈本草〉

22. 행(杏 = 살구)

◎ 핵인(核仁 = 살구 씨)

성질이 따뜻하고 맛이 달고 쓰며 독이 있고 해역(咳逆)의 상기(上氣)와 폐기(肺氣)의 천촉(喘促)을 치료하고 해기(解肌)와 출한(出汗)을 하고 구독(狗毒)을 죽인다.

여러 곳에 있으며 산 살구는 약에 쓰지 못하고 집안의 것을 5월에 따서 쓴다.

수태음경(手太陰經)에 들어가니 씨를 깨뜨리고 속알맹이로써 끓는 탕에 담가 거죽과 뾰족한 양 끝을 버리고 밀기울에 볶아서 노랗게 되면 쓴다.

쌍인(雙仁)이 사람을 죽이고 또 개를 중독(中毒)시킨다. 무릇 복숭아와 살구의 쌍인(雙仁)이 독(毒)한 것은 그 꽃이 본래 오판(五瓣)이고 오직 산치(山梔)와 설화(雪花)가 여섯으로 되는 것은 음양(陰陽)의 이치인데 복숭아와 살구의 쌍인(雙仁)이 독이 있는 것은 그의 정상을 잃었기 때문이다. 〈入門〉

생 것과 익은 것을 모두 쓰는데 오직 반은 생 것이고 반은 익은 것이 사람을 죽인다. 〈本草〉

아픈 사람이 화(火)와 한(汗)이 있으면 사내아이 오줌에 3일동안 담가서 쓴다. 〈入門〉

◎ 실(實 = 살구 열매)

성질이 따뜻하고 맛이 시며 독이 있고 많이 먹으면 손신(損神)하고 근골(筋骨)을 상하게 한다. 〈本草〉

23. 석류(石榴 = 석류)

성질이 더웁고 맛이 달고 시며 독이 없고 목구멍의 마르는 것을 주로 치료하고 폐(肺)를 손상하니 많이 먹으며 안 된다.

남쪽에서 나니 8~9월에 따두고 또 달고 신 것 2가지가 있으니 단 것은 먹는 것으로 쓰고 신 것은 약에 쓰나 많이 먹으면 치아(齒牙)를 손상한다.

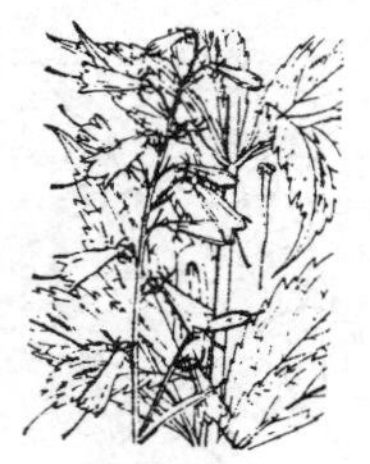
왕잔대

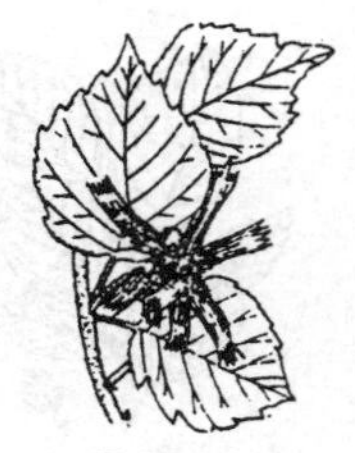
두메오리

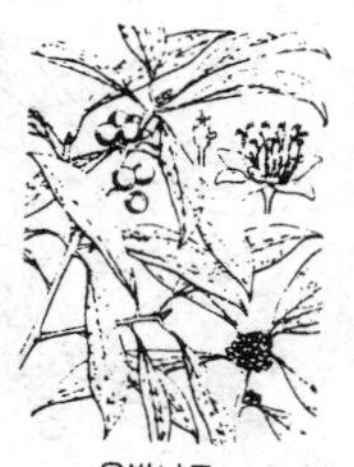
육박나무

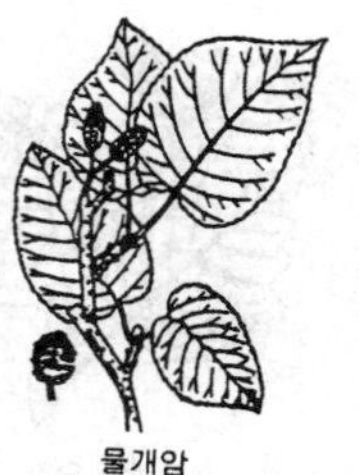
물개암

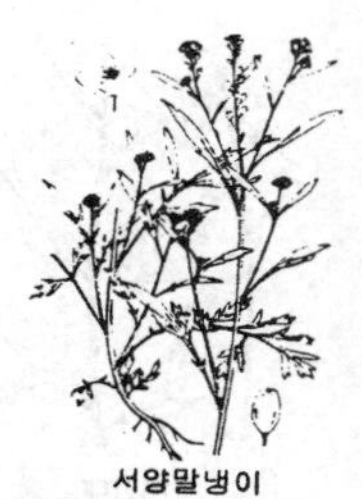
서양말냉이

석류(石榴)를 명가에서는 3시주(三尸酒)라고 하니 삼시충(三尸虫)이 이것을 먹으면 취하기 때문이다. 〈本草〉

◎ 각(殼 = 석류 껍질)

맛이 시고 독이 없으며 누정(漏精)을 그치게 하고 장위(腸胃)를 섭하게 하며 적백리(赤白痢)를 치료하니 늙은 나무에서 열린 것이다. 오래된 것이 좋은데 약간 볶아서 쓴다.

◎ 화(花 = 석류 꽃)

심열(心熱)과 토혈(吐血)및 육혈(衄血)을 치료하니 백엽화(百葉花)가 더욱 좋다. 〈本草〉

◎ 동행근피(東行根皮)

회충(蛔虫)과 촌백충(寸白虫)을 치료한다. 〈本草〉

24. 이(梨 = 배)

◎ 자(子 = 배)

성질이 차고 맛이 달고 시며 독이 없고 객열(客熱)을 없애고 심번(心煩)을 그치게 하며 풍열(風熱)을 없애 버리고 가슴속의 열결(熱結)을 없애준다.

여러 곳에 있고 맛이 달고 성질이 차가우니 갈증(渴症)에 좋고 주갈(酒渴)에는 더욱 좋다. 그러나 많이 먹으면 속이 차갑고 금창환자(金瘡患者)와 산부는 더욱 먹지 말아야 한다. 〈本草〉

◎ 엽(葉 = 배나무 잎)

곽란(霍亂)과 토리(吐痢)를 치료하니 달여서 즙으로 마신다. 〈亂草〉

◎ 수피(樹皮 = 배나무 껍질)

창선(瘡癬)과 개나(疥癩)를 치료하는데 아주 효력이 크니 달여서 즙으로 씻는다. 〈本草〉

25. 임금(林檎 = 능금)

성질이 더웁고 맛이 달고 시며 독이 없고 소갈과 곽란(霍亂)의 복통(腹痛)을 치료하고 담을 없애고 이질을 그치게 한다.

나무는 사과나무와 같고 열매도 사과 열매와 같은데 6~7월에 익고 각처에 있다. 맛이 쓰고 깔깔하니 많이 먹으면 백맥(百脈)이 닫히고 잠을 많이 자며 담(痰)을 일으키고 창절(瘡癤)이 난다. 반쯤 익은 것이 맛이 쓰고 떱떱하므로 약으로 쓰이고 아주 익으면 맛이 적다. 〈本草〉

◎ 동행근(東行根)

회충(蛔虫)과 촌백충(寸白虫)을 치료한다. 〈本草〉

26. 이(李 = 오얏)

◎ 핵인(核仁 = 오얏 씨)

성질이 고르고 맛이 쓰며 독이 없고 발목이 부러져서 뼈가 아프고 살이 상한 것을 치료하며 소장(小腸)을 통하게 하고 수종(水腫)을 내리고 얼굴의 기미를 치료한다.

각처에 있으니 6~7월에 씨를 거두어서 물에 넣어 껍질과 뾰족한 것을 버리고 갈아서 쓴다. 씨가 살구씨와 같은 것이 좋다. 〈本草〉

◎ 근백피(根白皮)

성질이 차고 맛이 쓰며 독이 없고 갈증을 그치게 하며 분돈(奔豚)의 기역(氣逆)을 없애며 열독(熱毒)을 번조(煩燥)를 그치게 하고 치통(齒痛)과 적백리(赤白痢)및 적백대하(赤白帶下)를 치료하며 노랗게 구워서 달여 먹는다. 〈本草〉

◎ 엽(葉)

어린 아이의 경간(驚癎)과 열학(熱瘧)을 치료하니 끓여서 목욕(沐浴)을 한다. 〈本草〉

◎ 실(實)

맛이 감미(甘美)로운 것은 식용으로 쓰고 맛이 쓴 것은 약에 넣어 쓰니 근절(筋節)사이의 노열(勞熱)과 간열(癎熱)을 치료하고 기(氣)를 더하지만 너무 많이 먹어서는 안 된다. 〈本草〉

27. 호도(胡桃 = 추자)

성질이 고르게 더웁고 맛이 달며 독이 없고 경맥(經脈)을 통하게 하고 혈맥(血脈)을 붙이고 수발(鬚髮)을 검게 하고 살이 지고 건강하게 한다.

성질에 열이 있고 지나치게 먹으면 눈썹이 빠지니 풍(風)이 움직이기 때문이다. 여름철에는 먹지 말고 비록 살이 찐다해도 풍(風)이 움직인다.

남쪽에서 나니 생 열매 겉을 푸른 거죽이 싸고 있는 호도(胡桃)는 즉 씨를 말한다. 씨의 속이 호도(胡桃)살이 되니 탕물에 담가서 살의 엷은 껍질을 긁어 없애고 쓴다.

호도(胡桃)살은 수축(收縮)하는 재료이므로 충분히 폐(肺)를 거두어 드리기 때문에 폐기(肺氣)와 천촉(喘促)을 치료하며 신(腎)을 보하고 허리가 아픈 것을 고치는데 호지(胡地)에서 나서 생 열매는 밖에 푸른 껍질이 있고 모양이 복숭아와 같기 때문에 호도(胡桃)라고 한다. 〈入門〉

◎ 외청피(外靑皮)

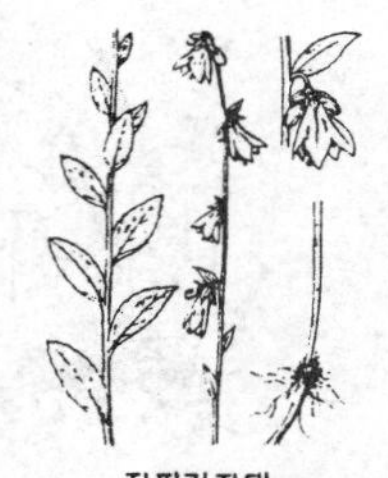
진퍼리잔대

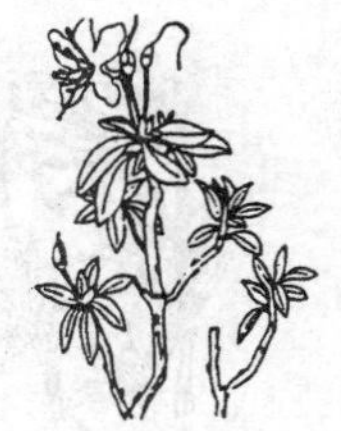
장백철쭉

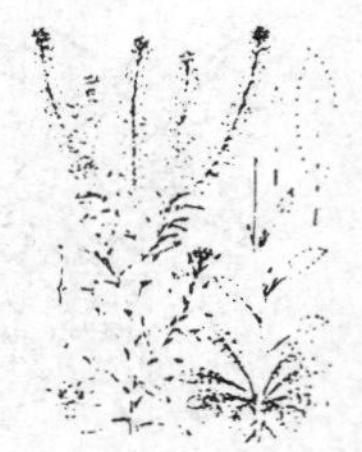
다닥냉이

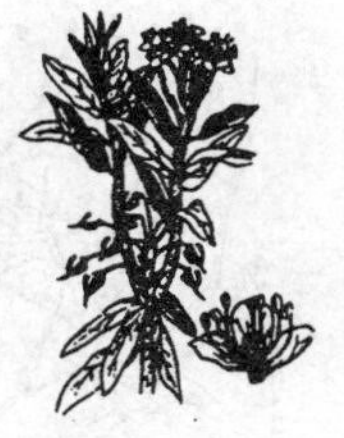
매기참반디

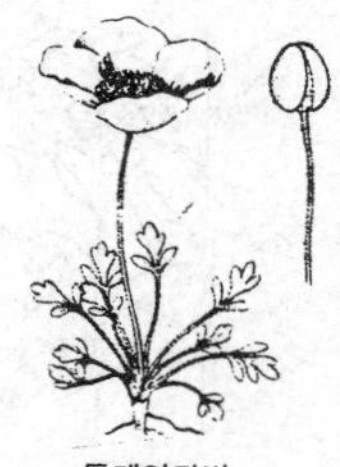
두메양귀비

즉 생 열매의 푸른 껍질이니 수염(鬚髥)에 물을 들이면 검게 물이 든다. 〈本草〉

◎ 수피(樹皮)

수리(水痢)를 그치게 하고 갈색 물감을 취득해서 나무즙과 같이 머리를 감으면 아주 검어진다. 〈本草〉

28. 미후도(獼猴桃)

성질이 차고 맛이 달고 시며 독이 없고 심한 갈증을 그치게 하며 번열(煩熱)을 풀어주고 석림(石淋)을 내리게 하며 비(脾)와 위(胃)를 차거웁게 하며 열(熱)과 옹(壅)을 치료하고 반위(反胃)를 낫게한다.

각처의 산속에서 나니 덩굴로 뻗어서 나무 숲을 이어 나가서 그 열매가 청록(靑綠)색이며 모양이 편(扁)하고 크니 처음에는 맛이 쓰고 떱떱하다가 서리를 맞히면 아주 달고 먹기가 좋다. 일명 등이(藤梨). 〈本草〉

29. 해송자(海松子 = 해송자·잣)

성질이 약간 따뜻하고 맛은 달며 독이 없고 골절풍(骨節風)과 풍비(風痺)및 머리가 어지러운 것을 치료하고 반위(反胃)를 윤택하게 하고 오장(五臟)을 튼튼하게 하며 허리(虛羸)와 소기(小氣)를 보해준다. 〈本草〉

각처의 깊은 산속에서 나며 나무가 송백(松柏)과 같고 열매는 외씨와 같으며 껍질을 버리고 먹는다. 〈俗方〉

30. 내자(柰子 = 작은 능금)

성질이 차고 맛은 쓰며 독이 없고 심기(心氣)를 보해주고 비(脾)를 온화하게 하며 중초(中焦)의 모든 기(氣)가 모자라는 것을 보해준다. 각처에 있고 사과와 같으면서 작으니 많이 먹으면 배가 부풀게 된다. 〈本草〉

31. 진자(榛子 = 개암)

성질이 고르고 맛이 달며 독이 없고 기력(氣力)을 더해주고 장(腸)과 위(胃)를 원만하게 하며 먹으면 배가 고프지 않고 위(胃)를 열어주니 걸음걸이가 씩씩해진다.

각처에 있으니 6~7월에 따서 껍질을 버리고 먹는다. 〈本草〉

32. 은행(銀杏)

성질이 차고 맛이 달며 독이 없고 폐(肺)와 위(胃)의 탁한 기(氣)를 맑게 하며 기침을 멎게한다. 〈入門〉

잎이 오리의 발과 같으니 압각(鴨脚)이라고도 하며 나무가 아주 크고 높으며 열매가 살구와 같아서 은행(銀杏)이라고 하는데 익으면 색이 노랗고 속의 알을 채취해서 구워서 먹는다. 생으로 먹으면 목구멍을 자극(刺戟)하고 어린 아이가 생으로 먹으면 경기(驚氣)를 일으킨다. 〈日用〉

33. 비자(榧子)

성질이 고르고 맛이 달며 독이 없고 오치(五痔)와 삼충(三虫)및 귀주(鬼疰)를 치료하고 음식물을 소화(消化)시키니 토인(土人)들은 적과(赤果)라고 한다. 껍질을 버리고 속의 알맹이를 채취해서 먹는다. 〈日用〉

촌백충(寸白虫)에 하루 7알씩 1주간을 먹으면 벌레가 녹아 물이 되서 나온다. 〈入門〉

비자나무는 글을 쓰는 나무로 판자로 만들어 쓰면 글씨와 색채가 좋으며 제주에서 많이 난다. 〈俗方〉

34. 산사자(山楂子 = 당구자)

식적(食積)과 숙체(宿滯)를 소화시키고 결기(結氣)를 움직이게 하며 적괴(積塊)·담괴(痰塊)·혈괴(血塊)를 없애 버리고 비(脾)를 건강하게 하며 흉격(胸膈)을 열고 이질(痢疾)을 치료하며 겸해서 창통(瘡痛)을 재촉한다. 각처의 산속에서 나고 생 것은 푸르고 익으면 붉게 되니 반쯤 익어서 맛이 쓰고 떱떱한 것을 약으로 쓰고 오래 묵은 것이 좋으니 쪄서 씨를 버리고 말려서 쓴다. 〈入門〉

35. 야자(椰子)

살이 기(氣)를 돕고 풍(風)을 낫게 하며 속에 즙이 있어서 술과 같으나 마셔도 취하지 않으며 껍질은 주기(酒器)로 쓰는데 혹시 술에 독이 있으면 끓어 오른다. 〈食物〉

남쪽 바다의 아주 더운 지방에서 나는데 토인(土人)들이 이것을 따 먹고 한 여름의 번갈(煩渴)을 푸는 것이다. 〈丹心〉

열매의 크기는 박과 같고 밖에는 굵은 가죽이 있어서 종포(棕包)와 같고 다음 각(殼)이 있어서 둥글고 또 단단하며 속에 살이 희어서 돼지 비계와 같고 두께가 반치쯤 되는 맛이 호도(胡桃)살과 비슷하며 그 속에 또 즙이 4~5홉 정도 들어 있는데 유즙(乳汁)과 같으니 마시면 시원하다. 즉 야자나무의 열매다. 〈本草〉

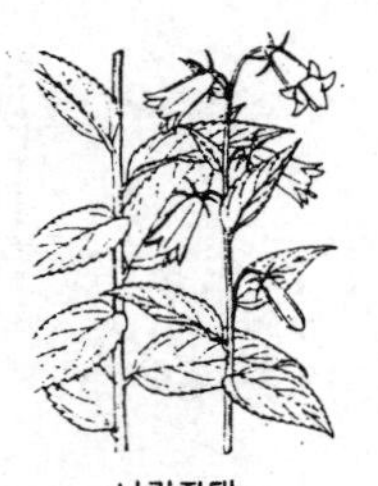
나리잔대

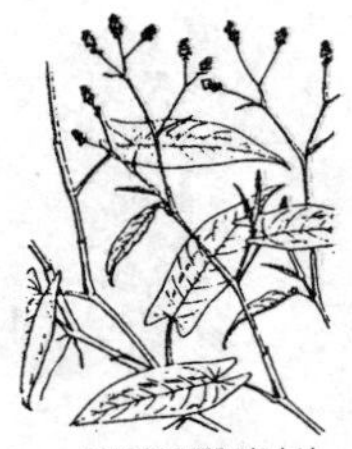
넓은잎미꾸리낚시

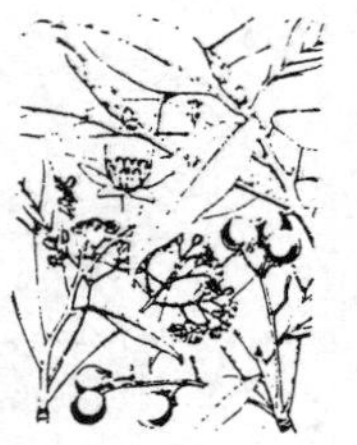
센달나무

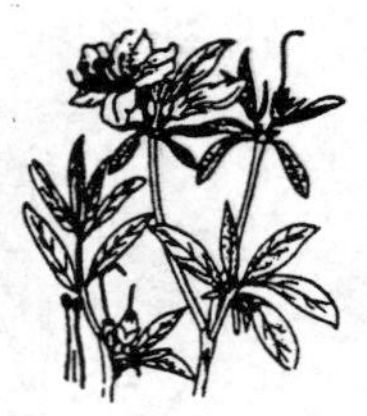
개

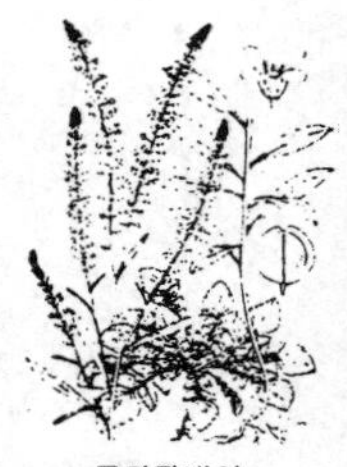
콩다닥냉이

36. 무화과(無花果)

맛이 달고 위(胃)를 열어주고 설사(泄瀉)를 그치게 한다. 〈食物〉

무화과(無花果)의 열매 빛이 청계(靑季)와 같으면서 약간 긴데 중국에서 들어온 것으로 우리나라에도 더러 있다. 〈俗方〉

十一. 채부(菜部) (122종)

1. 생강(生薑)

성질이 약간 따뜻하고 맛이 매우며 독이 없고 오장(五臟)에 들어가서 담을 없애고 기(氣)를 내리며 구토를 그치게 하고 풍한(風寒)과 습기(濕氣)를 없애주며 해역(咳逆)과 상기(上氣) 및 천수(喘嗽)를 치료한다.

성질이 따뜻한데 껍질이 차니 더웁게 쓸 때는 껍질을 버리고 차게 쓸 때에는 껍질을 같이 한다. 〈本草〉

반하(半夏)・남성(南星)・후박(厚朴)의 독을 없애고 구토와 반위(反胃)를 치료하는 성약이 된다. 〈湯液〉

공자(孔子)가 생강(生薑) 먹는 것을 쉬지 않았다는 것이 바로 자주 먹었다는 것이다. 너무 지나치게 먹지 말고 밤에는 먹지 않아야 된다. 8~9월에 많이 먹으면 봄이 되어서 눈병을 앓고 수명을 단축하고 근력(筋力)을 덜게 된다. 〈本草〉

우리나라 전주 고산 지방에서 많이 생산 된다. 〈俗方〉

◎ **건강(乾薑 = 마른 생강)**

성질이 크게 열이 있고 맛은 매우며 독이 없고 오장(五臟)과 육부(六腑)를 열어주고 사지(四肢)와 관절(關節)을 통하게 하며 풍한(風寒)과 습비(濕痺)를 쫓고 곽란(霍亂)과 토사(吐瀉)를 치료하며 한냉(寒冷)의 심복통(心腹痛)과 장벽(腸澼) 및 이질을 그치게 하고 비(脾)와 위(胃)를 더웁게 하며 숙식(宿食)을 소화시키고 냉담(冷痰)을 없애준다.

생강(生薑)으로써 건강(乾薑)을 만드는 방법이 있으니 잡방(雜方)에 상세히 나와 있다.

씻어서 연한 불에 구우면 속을 더웁게 하고 생 것은 발산(發散)하며 지혈(止血)을 시킬 때는 검게 볶아서 쓴다. 〈湯液〉

건강(乾薑)을 너무 많이 쓰면 정기(正氣)를 모손(耗損)하니 생감초(生甘草)로써 완화(緩和)를 시켜준다. 〈丹心〉

건강(乾薑)이 불을 보면 그치고 옮겨지지 않으니 속이 차거운 것을 치료하는 것이다. 〈丹心〉

◎ **백강(白薑)**

즉 껍질만 버리고 만들어지지 않은 것이니 색이 희고 비(脾)와 위(胃)의 한사(寒邪)를 치료한다. 〈入門〉

◎ **건생강(乾生薑)**

껍질채 말린 것이므로 비(脾)와 위(胃)의 한습(寒濕)을 치료한다. 〈入門〉

2. 우(芋 = 토란)

◎ **자(子)**

성질이 고르고 맛이 맵고 독이 있으며 장(腸)과 위(胃)를 원만하게 하고 기부(肌膚)를 채우며 속을 윤활하게 하며 숙혈(宿血)과 사기(邪氣)를 없애준다.

일명 토지(土芝)이며 각처에 있고 생 것은 독이 있어 먹지 못하고 성질이 미끄러우며 익히면 독이 없고 아주 보익(補益)을 하니 붕어를 넣어서 국을 끓이면 더욱 좋다. 〈本草〉

채소 밭에 심은 것은 먹기가 좋고 들에 자연히 나는 것은 독이 있으니 먹지 못하는데 한복판에 싹이 나는 것이 토란 머리가 되고 사면(四面)으로 토란 머리에 붙어서 토란씨가 된다. 〈本草〉

토연(土蓮)이라고 하는 곳도 있다. 〈俗方〉

◎ **엽(葉)**

성질이 차겁고 독이 없으며 제번(除煩)과 지사(止瀉)를 하고 임부(姙婦)의 태동(胎動)과 심번(心煩)을 치료한다. 〈本草〉

3. 오우(烏芋)

성질이 약간 차고 맛은 달고 쓰며 독이 없고 가슴과 위(胃)의 열을 없애고 황달(黃疸)과 소갈(消渴)을 치료하며 귀와 눈을 밝게 하며 밥을 먹은 뒤에 위를 열어 준다.

각처에 있고 물기가 있는 곳에서 나는데 택사(澤瀉)의 한 종류이다. 또한 정(精)을 만들어 먹으면 장위가 두터워지고 배가 고프지 않는다. 정월~2월에 채취해서 양식의 대용으로 한다. 〈本草〉

오우(烏芋)의 잎이 활촉과 같으며 뿌리가 노랗고 토란과 같으나 작으며 삶아서 먹는다. 〈入門〉

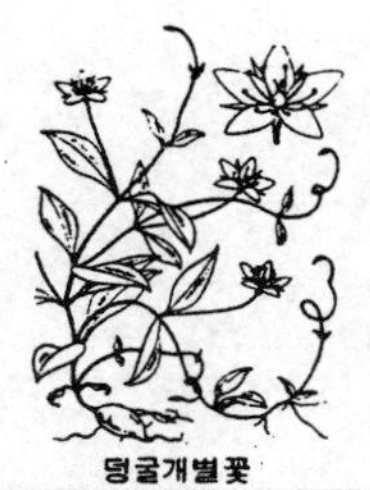
덩굴개별꽃

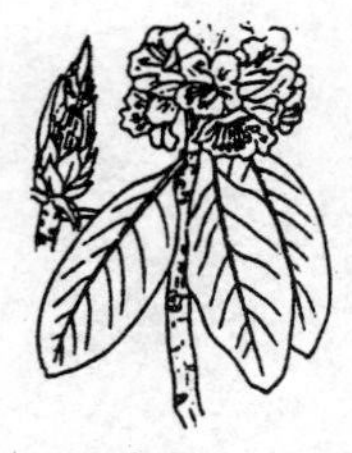
홍만병초

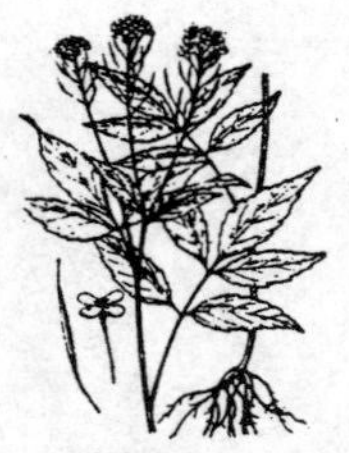
미나리냉이

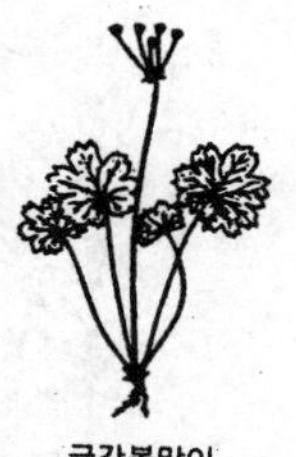
금강봄맞이

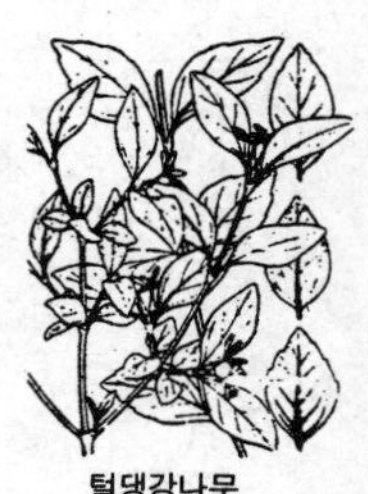
털댕강나무

4. 동규(冬葵 = 아옥)

◎ 자(子)

성질이 차고 맛이 달며 독이 없고 오림(五淋)을 치료하고 소변을 이롭게 해주며 오장(五臟)과 육부(六腑)의 한열(寒熱)을 없애주고 젖이 안나는 것을 치료한다.

가을에 아옥을 심어서 덮어두고 겨울을 지나서 봄이 되면 씨가 생기니 약에 넣어 쓰는데 성질이 아주 미끄럽고 이로우니 석림(石淋)을 내리게 하며 춘규자(春葵子)도 역시 미끄러우나 약에는 쓰지 못한다. 서리 맞은 아옥은 먹으면 담(痰)이 움직이고 물을 토한다. 씨는 약간 볶아서 빻아서 쓴다. 〈本草〉

◎ 근(根)

악창(惡瘡)을 낫게하고 소변을 이롭게 하며 임질(淋疾)을 치료한다. 〈本草〉

◎ 엽(葉)

백약(百藥)의 으뜸이 되고 나물로 만들어 먹으면 아주 감미롭고 적체(積滯)된 기(氣)를 이끌어 준다. 〈本草〉

5. 홍촉규(紅蜀葵)

성질이 차고 맛이 달며 독이 없고 뿌리와 줄기가 모두 객열(客熱)을 주로 치료하고 소변을 이롭게 하며 피고름과 악즙(惡汁)을 흩어 버린다.

붉고 잎이 하나인 꽃을 쓰고 뿌리는 대하(帶下)와 농혈(膿血)의 나쁜 것들을 물리친다.

각처에 있으나 촉나라에서 건너온 것이니 촉규라고 해서 모양이 아옥꽃과 같고 오색(五色)이 있으면 무궁화꽃과 같다. 〈本草〉

◎ 엽(葉)

금창(金瘡)과 화창(火瘡)및 어른과 어린이의 열독리(熱毒痢)를 치료한다. 〈本草〉

◎ 화(花)

붉은 꽃과 흰 꽃이 있으니 붉은 꽃은 적대(赤帶)를 흰꽃은 백대(白帶)를 치료하며 붉은 것은 피를 치료하고 흰 것은 기(氣)를 치료한다. 〈本草〉

◎ 자(子)

임삽(淋澁)을 치료하고 소장(小腸)을 통하게 하며 순산과 낙태 등의 일체의 창개(瘡疥)의 반비(瘢疵)를 치료한다. 〈本草〉

6. 황촉규(黃蜀葵)

◎ 화(花)

소변의 임력(淋瀝)과 난산(難産)을 주로 치료하고 모든 악창(惡瘡)과 농수(膿水)가 오랫동안 낫지 않는 것을 낫게하며, 촉규(蜀葵)와는 다른 종류인데 촉규(蜀葵)속의 노란 꽃이 아니고 잎이 뾰족하고 좁으며 각결(刻缺)이 많고 늦은 여름에 남아있는 노란색 꽃이 피니 6~7월에 꽃을 따서 그늘에 말려 쓴다. 〈本草〉

◎ 자(子)

소변의 임삽(淋澁)을 치료하고 출산을 쉽게 한다. 〈本草〉

7. 현(莧 = 비름)

◎ 실(實)

성질이 차고 맛이 달며 독이 없고 청맹(靑盲)과 백예(白瞖)를 주로 치료하고 눈을 밝게 하며 사(邪)를 없애고 대•소변을 이롭게 하며 회충(蛔蟲)을 죽인다. 간풍(肝風)과 객열(客熱)및 예목(瞖目)과 흑화(黑花)를 주로 치료한다. 각처에 있고 씨가 서리가 내린 다음 익으며 작고 검으니 9~10월에 채취한다. 〈本草〉

◎ 경엽(莖葉)

보기(補氣)와 제열(除熱)을 하고 9규(九竅)를 통하게 한다.

비름이 6가지가 있는데 약에 쓰는 것은 오직 인현(人莧)과 백현(白莧)뿐이다. 그러나 인현(人莧)과 백현(白莧)이 한 종류인 것이다. 〈本草〉

◎ 적현(赤莧)

적리(赤痢)와 혈리(血痢)를 치료하니 현(莧)은 줄기와 잎이 모두 아주 붉은 것이다. 〈本草〉

◎ 자현(紫莧)

이(痢)를 주로 치료하니 이 현(莧)은 줄기와 잎이 자주색이니 채(菜)와 과(瓜)를 물들인다. 〈本草〉

8. 마치현(馬齒莧 = 쇠비름)

성질이 차고 맛이 시며 독이 없고 모든 악창(惡瘡)을 치료하며 대•소변을 통하는데 이롭게 하고 징결을 깨뜨리고 금창(金瘡)의 내루(內漏)를 치료하고 갈증을 그치게 하며 모든 벌레를 죽인다.

각처에 있고 2가지가 있으니 잎이 큰 것은 쓰지 못하고

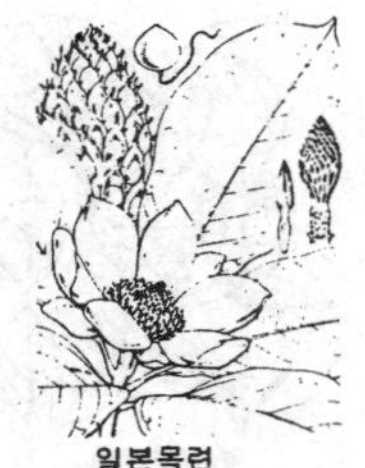
일본목련

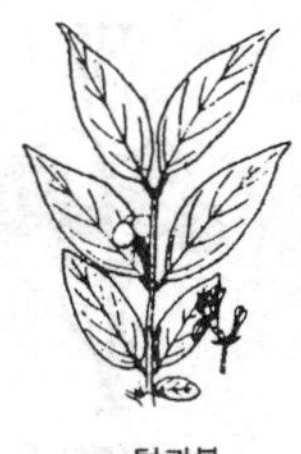
털괴불

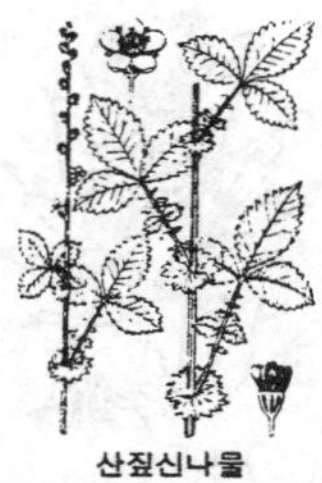
산짚신나물

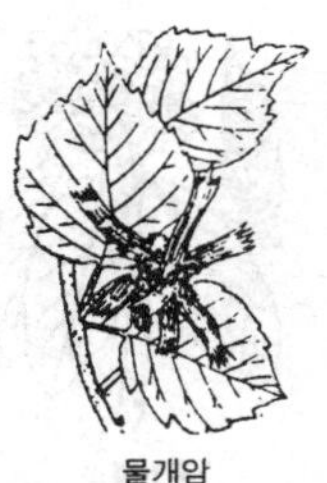
물개암

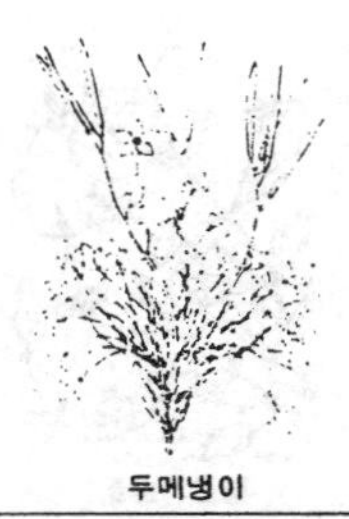
두메냉이

잎이 작은 것으로써 마디와 잎 사이에 수은(水銀)이 있는 것을 약에 쓰기는 하나 성질이 지나치게 안 마르니 괴목(槐木)으로 부수어서 햇볕을 바라보는 횃대에 널어 2~3일이 지나면 마르니 약에 넣을 때에 줄기와 마디는 버리고 잎만 쓴다.

현(莧)이라 부르나 인현(人莧)과는 판이하게 다르고 또 오행초(五行草)라고 이름하니 잎이 푸르고 줄기는 붉고 꽃은 노란색이며 뿌리는 희고 씨는 검기 때문이다. 〈本草〉

잎의 생김새가 말의 이와 같기 때문에 이름한 것이다. 〈入門〉

◎ 자(子)

청맹(靑盲)과 백예(白瞖)를 주로 치료하니 가루로하여 물에 섞어서 마신다. 〈本草〉

9. 만정(蔓菁 = 순무)

성질이 따뜻하고 맛이 달여 독이 없고 오장(五臟)을 이롭게 하니 음식의 소화와 기(氣)를 내리고 황달(黃疸)을 치료하며 몸을 가볍게 하고 기(氣)를 도와 준다.

사계절에 모두 있으니 봄에는 새싹을 먹고 여름에는 잎을 먹으며 가을에는 줄기를 먹고 겨울에는 유익한 것이다. 뿌리가 땅 속에서 겨울을 지나도 마르지 않고 봄이 되면 다시 싹이 나니 자주 먹으면 사람에게 살을 찌게 하고 건강하게 한다.

많이 먹으면 익(益)은 많아도 손(損)이 없으니 자주 먹는 것이 제일 적당한 것이다. 〈本草〉

◎ 자(子 = 순무씨)

성질이 따뜻하며 기(氣)를 내리고 눈을 밝게하며 황달(黃疸)을 치료하고 소변을 이롭게 함으로 쪄서 푹 말려서 오래 먹으면 장생할 수 있다. 〈本草〉

10. 내복(萊菔 = 무우)

성질이 따뜻하고 맛이 맵고 달으며 독이 없고 소화를 시키며 담벽(痰癖)을 그치게 하고 소갈(消渴)과 관절(關節)을 통하게 하며 오장(五臟)의 악기(惡氣)를 물리치고 폐위(肺痿)와 토혈(吐血)및 노수(勞瘦)의 기침을 치료한다.

각처에서 재배하니 자주 먹는 야채이다. 기(氣)를 내리는데 가장 빠르고 오래 먹으면 영위(榮衛)를 삽(澁)하게 하고 수발(鬚髮)이 빨리 희어진다.

속명 나복(蘿蔔)이며 또는 노복(蘆菔)이라 하니 내모(來麰)의 면독(麵毒)을 억제 함으로 또한 내복이라고도 한다. 〈本草〉

◎ 자(子 = 무우씨)

팽장(膨脹)과 적취(積聚)를 치료하고 오장(五臟)과 대•소변을 이롭게 하며 또한 가루로하여 먹으면 풍담(風痰)을 토해내는데 아주 효력이 있다.

배추씨는 검고 무씨는 자적(紫赤)한데 크고 작기가 서로 같으며 나복자(蘿蔔子)는 황적색(黃赤色)에 몇 배나 크고 역시 둥글지도 않다. 〈本草〉

11. 숭채(菘菜 = 배추)

성질이 고르고 맛이 달며 독이 없고 먹은 것을 소화하며 기(氣)를 내리고 장위(腸胃)를 통하게 하고 가슴속의 열을 없애며 주갈(酒渴)과 소갈(消渴)을 그치게 한다.

야채 중에서 배추를 가장 많이 먹고 있는데 그러나 지나치게 많이 먹으면 냉병(冷病)을 일으키니 생강(生薑)으로써 풀어준다. 〈本草〉

◎ 자(子 = 배추씨)

기름을 짜서 머리에 바르면 털이 길고 칼에 바르면 녹이 슬지 않는다. 〈本草〉

◎ 제(齏)

배추를 절반쯤 말려서 다음날 아침에 병 속에 넣고 뜨거운 물을 부어서 3일이 지나면 초 맛이 생기는데 이것을 제수(齏水)라고 하며 나물을 넣어 무치고 담연(痰涎)을 토하게 하며 오미(五味)를 섞어서 국을 끓여 먹으면 비(脾)와 위(胃)를 부드럽게 하고 주면(酒麵)의 독을 풀어준다. 〈入門〉

12. 죽순(竹笋 = 죽순)

성질이 차고 맛이 달며 독이 없고 소갈(消渴)을 그치게 하며 수도(水道)를 이롭게 하고 번열(煩熱)을 없애주고 기(氣)를 도와준다.

남쪽에서 나고 차가움을 일으키며 기(氣)를 움직이니 많이 먹어서는 안 된다. 〈本草〉

소담(消痰) 이수(利水)하고 위기(胃氣)를 차가웁게 하니 쪄서 먹거나 구워서 먹는다. 〈入門〉

죽순의 가지 수가 많고 맛도 좋으며 기(氣)가 맑아지니 먹기는 좋으나 그래도 성질이 차가와서 소화(消化)가 어렵고 비(脾)와 위(胃)에 유익하지를 못하니 약간씩 먹는

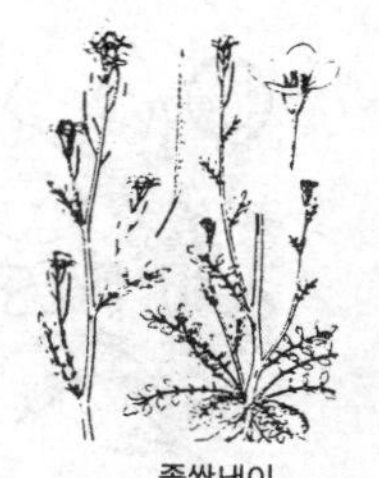
좁쌀냉이

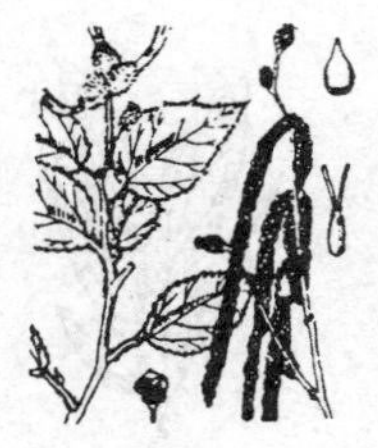
참개암

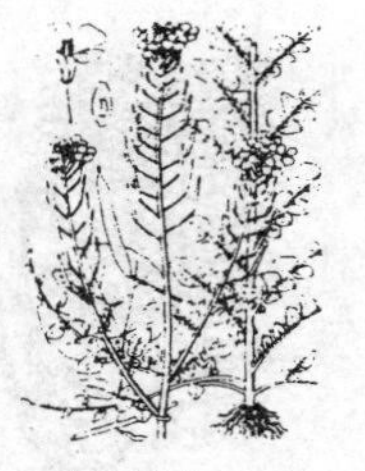
논냉이

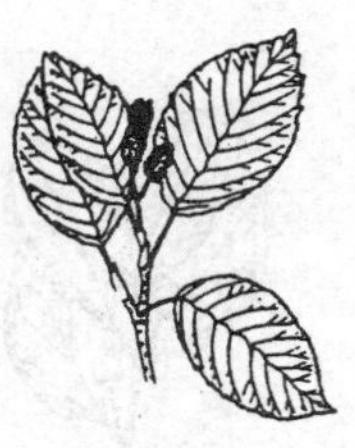
만주오리

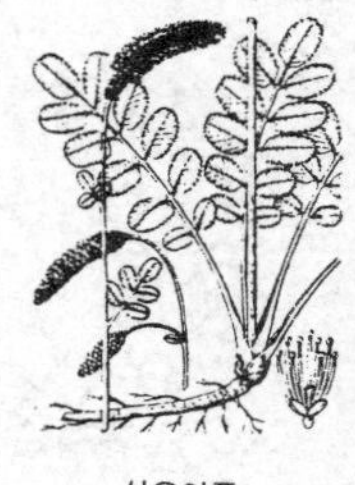
산오이풀

것도 좋다. 〈食物〉

13. 서과(西瓜 = 수박)

성질이 차고 맛이 달고 맑으며 독이 없고 번갈과 서독(暑毒)을 없애고 기(氣)를 내리며 소변을 이롭게 하고 혈병(血病)과 구창(口瘡)을 치료한다. 〈入門〉

계단(契丹)이 회흘(回紇)을 점령할 때에 수박을 가지고 와서 소똥을 덮고 심으니 그 열매가 둥글고 커서 박과 같으며 색이 푸른 구슬과 같고 씨가 금색(金色)과 적(赤)•흑(黑)으로 섞이니 북쪽에 많이 있으나 남북을 가리지 않고 심으면 잘 되며 6~7월에 익는다. 〈日用〉

14. 첨과(甜瓜 = 참외)

성질이 차고 맛이 달며 독이 없고 갈증을 멎게 하고 번열(煩熱)을 없애며 소변을 이롭게 하고 삼초(三焦)의 옹색(壅塞)한 기(氣)가 잘 통하며 입과 코의 부스럼을 치료한다.

각처에 있으니 많이 먹으면 숙냉병(宿冷病)이 움직이고 배를 부수고 팔다리의 힘이 없어진다.

징벽(癥癖)이 있고 각기(脚氣)를 앓는 사람은 더욱 먹지 말아야 한다. 물에 잠긴 것과 양체(兩蔕)와 양비(兩鼻)로 된 것은 사람을 죽인다. 〈本草〉

◎ 과체(瓜蔕 = 참외꼭지)

성질이 차고 맛이 쓰며 독이 있고 온 몸의 부종(浮腫)을 낫게하고 수(水)를 내리며 벌레 독과 콧속의 콧살을 없애고 황달(黃疸)과 모든 과식을 치료하고 토하는데 주약이 된다.

즉 참외의 꼭지로써 일명 고정향(苦丁香)이다. 푸른 것과 흰 것 2가지가 있는데 푸른 참외의 꼭지가 좋다. 7월에 잘 익고 기(氣)가 충분하면 꼭지가 저절로 덩굴에 달려 반치쯤 채취해서 말리고 밀기울에 볶아서 쓴다. 〈本草〉

◎ 과자(瓜子 = 참외씨)

장(腸)속의 결취(結聚)를 치료하고 농혈(膿血)을 맑게 하며 장위옹(腸胃癰)의 긴요한 약이 되고 또 잘 말려 부인의 월경 과다한 것을 낫게한다.

잘 말려 가루로하고 세겹의 종이에 싸서 기름을 빼고 쓴다. 〈本草〉

◎ 엽(葉)

털이 빠진데 즙을 내서 바른다. 〈本草〉

◎ 화(花)

심통(心痛)가 해역(咳逆)을 치료한다. 〈本草〉

◎ 야첨과(野甜瓜)

일명 마박아(馬剝兒)니 맛이 시고 모양은 참외와 같으나 약간 작으며 격병(膈病)을 치료한다. 〈入門〉

15. 백동과(白冬瓜)

성질이 약간 차고 맛이 달며 독이 없고 삼소갈(三消渴)과 적열(積熱)을 치료하고 대장(大腸)과 소장을 통하게 하며 단석독(丹石毒)을 억제하고 수창(水脹)과 심번(心煩)을 치료한다.

일명 지지(地芝)이며 덩굴에 열매가 맺어 처음에는 청녹색이고 서리를 맞으면 희어져서 분을 바른 것 같기 때문에 백동과(白冬瓜)라고 하는데 익은 것을 먹고 생것을 먹으면 여위어진다. 〈本草〉

병을 오래 앓아서 음허(陰虛)한 사람은 먹지 못한다. 〈丹心〉

◎ 자(子 = 백동과 씨)

성질이 차고 맛이 달며 독이 없고 기부(肌膚)를 두텁게 하고 얼굴색을 아름답게 하며 검은 죽은 깨를 없애니 기름을 만들어 얼굴에 바르면 좋다. 〈入門〉

서리가 내린 뒤에 씨를 깨뜨리면 속 알맹이로써 약간 볶아 쓴다. 〈本草〉

◎ 등(藤 = 백동과 덩굴)

검게 태워서 탕에 타서 검은 점과 창개(瘡疥)를 씻는다. 〈本草〉

◎ 엽(葉 = 백동과 잎)

벌에게 쏘인 독을 치료한다. 〈本草〉

16. 호과(胡瓜 = 물외)

성질이 차고 맛이 달며 독이 없고 많이 먹으면 찬 것과 더운 것을 움직이고 학질(瘧疾)을 많이 앓는다. 즉 자주 먹는 과자(瓜子)인데 늙으면 노랗기 때문에 황과(黃瓜)라고도 한다. 〈本草〉

◎ 엽(葉)

어린 아이의 섬벽(閃癖)을 치료하고 즙을 내서 먹고 토한다. 〈本草〉

◎ 근(根)

호자(狐刺)와 독종(毒腫)에 찧어 붙이면 낫는다. 〈本草〉

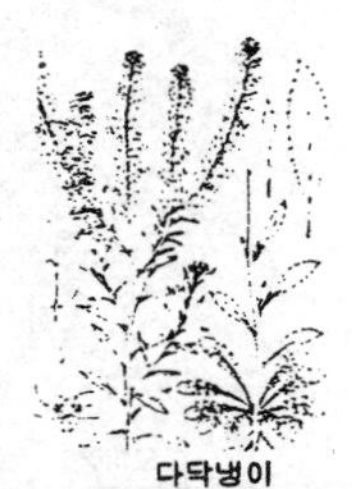
다닥냉이

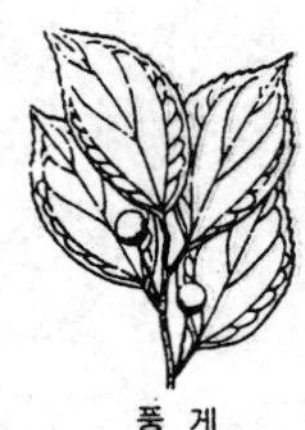
풍 게

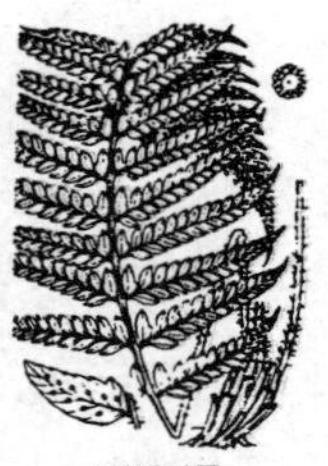
검정개관중

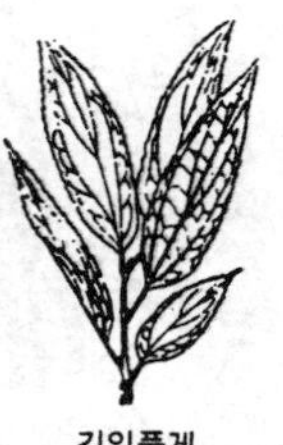
긴잎풍게

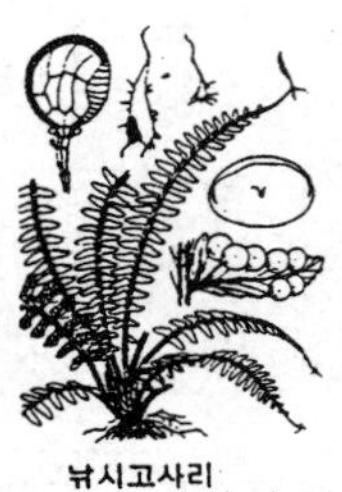
낚시고사리

◎ 월과(越瓜 = 월과)

성질이 차고 맛이 달며 장위(腸胃)를 이롭게 하고 소갈(消渴)을 멎게 하며 많이 먹으면 안 되고 월(越)나라에서 나고 빛이 흰 것이다. 〈本草〉

17. 사과(絲瓜 = 수세미)

성질이 차니 독을 풀고 일체의 악창(惡瘡) 및 어린 아이의 두진(痘疹) • 유달(乳疸) • 정창(丁瘡) • 각옹(脚癰)을 치료한다.

서리 맞은 노사과(老絲瓜)를 껍질과 뿌리씨가 이어진 것을 따서 불에 태워서 가루로하여 꿀탕에 2~3돈을 섞어 내리면 종기가 없어지고 독이 흩어져서 속을 치지 않는다. 〈入門〉

일명 천라(天蘿) 또는 천락사(天絡絲)이며 잎은 우자엽(虞刺葉)이라고 한다. 〈正傳〉

연한 것을 삶아서 생강과 초를 섞어 먹고 마른 것을 속을 내어서 그릇에 씻는다. 〈食物〉

중국에서 옮겨온 것인데 모양이 물외와 비슷하나 길고 크다. 〈俗方〉

18. 개채(芥菜 = 겨자 • 갓)

성질이 따뜻하고 맛이 달며 독이 없고 9규(九竅)를 잘 통하게 하며 눈과 귀를 밝게 하고 기침을 그치게 하며 기(氣)를 내리고 속을 뜨시게 하며 풍을 없애준다.

겨자의 맛은 코를 찌른다. 배추와 같고 털이 있으며 맛이 몹시 매운데 잎사귀가 큰 것이 좋으며 삶아 먹으면 기(氣)가 움직이는데 모든 채소를 이긴다.

황개(黃芥) • 자개(紫芥) • 백개(白芥)가 있으니 황개(黃芥) • 자개(紫芥)는 나물로 쓰고 백개(白芥)는 약에 넣는다. 〈本草〉

◎ 자(子 = 겨자씨)

풍독종(風毒腫)과 마비(痲痺) 및 타박상(打撲傷)의 어혈(瘀血)과 요통(腰痛) 및 신냉(腎冷)과 심통(心痛)을 치료한다. 불려서 가루로하여 간장을 만들면 오장(五臟)을 잘 통하게 한다. 〈本草〉

19. 백개(白芥 = 흰 겨자)

성질이 따뜻하고 맛이 매우며 독이 없고 차가움을 주로 치료하며 오장(五臟)을 편하게 해 준다.

서융지방에서 옮겨 심은 것인데 겨자와 같으면서 잎이 희며 물을 만들어 먹으면 아주 맵고 좋다. 〈入門〉

◎ 자(子 = 백개자)

상기(上氣)와 발한(發汗) 및 흉격(胸膈)의 냉담과 얼굴이 노랗게 된 것을 주로 치료한다.

씨가 거칠며 크고 희어서 백량미(白粱米)와 같으니 약에 넣으면 아주 좋고 담(痰)이 가죽 속과 막의 곁에 있는 것은 이것이 아니면 숙달하지 못하게 되니 약간 볶아서 가루로하여 쓴다. 〈入門〉

20. 와거(萵苣 = 상치)

성질이 차고 맛이 쓰며 약간 독하다. 근골(筋骨)을 보해주고 오장(五臟)을 잘 통하게 하며 흉격(胸膈)의 옹기(癰氣)를 열어주고 경맥(經脈)을 통하게 하며 치아(齒牙)를 희게 하고 총명해서 잠이 적어지고 뱀에게 물린 데를 치료한다.

자주 먹는 채소인데 냉이 있는 사람이 먹으면 배가 차기는 하지만 손상되지는 않는다. 〈入門〉

◎ 백거(白苣 = 백거)

성질이 차고 맛이 쓰며 효력이 상치와 같고 모양도 비슷한 데 흰 털이 있다. 〈本草〉

21. 고거(苦苣)

성질이 차고 맛이 쓰며 몸을 가볍게 하고 잠이 적어지며 12경맥(十二經脈)을 고르게 하고 오장(五臟)을 잘 통하게 하며 달(疸)을 치료한다.

고거(苦苣)는 즉 야거(野苣)인데 일명 편거(褊苣)이며 좀 차가우나 보익(補益)이 되니 오래 먹어도 좋다. 〈本草〉

◎ 근(根)

적리(赤痢)와 백리(白痢) 및 골증(骨蒸)을 치료한다. 〈本草〉

22. 고채(苦菜 = 씀바귀)

성질이 차고 맛이 쓰며 독이 없고 오장(五臟)의 사기(邪氣)와 중열(中熱)을 없애주고 속을 편케하며 잠을 적게하며 악창(惡瘡)을 치료한다.

밭과 들에서 나고 겨울에 죽지 않으니 일명 유동엽(遊冬葉)으로써 고거(苦苣)와 같으며 꼭지를 자르면 흰 즙이 나오고 꽃이 국화와 같으며 3월 삼진날에 채취해서 그늘에 말린다. 〈本草〉

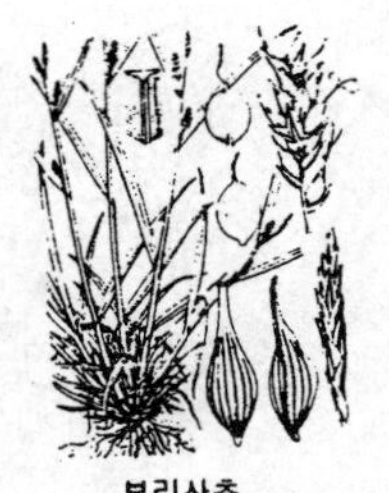
보리사초

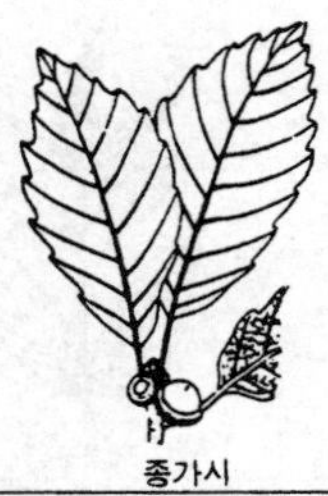
좀가시

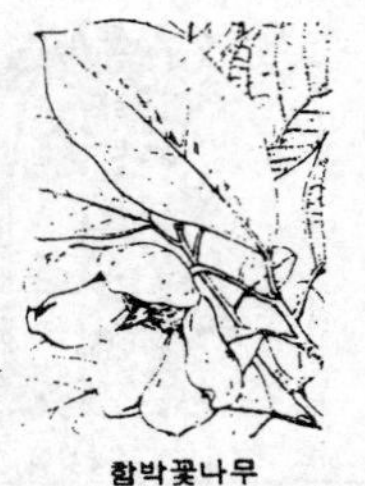
함박꽃나무

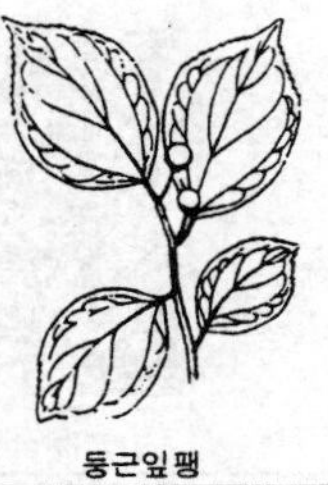
둥근잎팽

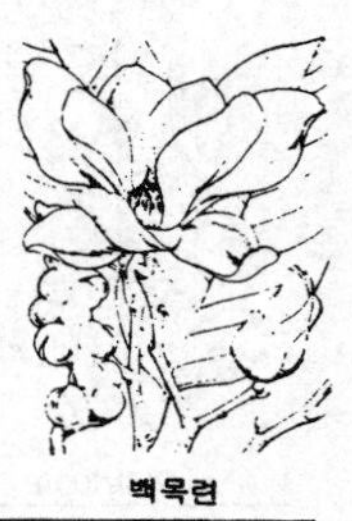
백목련

흰 즙을 사마귀에 바르면 자연히 죽게 된다. 〈入門〉

23. 제채(薺菜 = 냉이)

성질이 따뜻하고 맛이 달며 독이 없고 간기(肝氣)를 잘 통하게 하고 속을 풀어주며 오장(五臟)을 잘 통하게 한다.

밭이나 들에 나서 겨울에 죽지 않으니 국을 끓여 먹으면 피를 끌어서 간(肝)에 돌아가게 하고 눈을 밝게 해준다. 〈本草〉

8월달은 음(陰)속에 양(陽)이 포함되니 양(陽)이 일어나는 것은 중추(仲秋)가 되는데 제채(薺菜)가 다시 돌아간다. 〈參內契註〉

◎ 자(子)

일명 석명자(菥蓂子)로써 오장(五臟)을 보해주고 풍독(風毒)과 사기(邪氣)를 없애며 청맹(靑盲)과 눈이 아픈 것을 치료하고 눈을 밝게하며 장예(障瞖)를 없애주고 열독(熱毒)을 풀어주며 오래 먹으면 눈에는 아주 좋으니 4월 초팔일에 채취해서 쓴다. 〈本草〉

◎ 근(根)

목(目)이 아플 때 치료한다. 〈本草〉

◎ 경엽(莖葉)

적백리(赤白痢)에 검게 태워서 먹으면 특출한 효과가 있다.

24. 사삼(沙蔘 = 더덕)

성질이 약간 차고 맛이 쓰며 독이 없고 속을 보해주고 폐기(肺氣)를 더해주며 산기(疝氣)의 떨어지는 것을 치료하고 농(膿)고 종독(腫毒)을 달아 없애고 오장(五臟)의 풍기(風氣)를 선양(宣揚)한다.

각처의 산속에서 나며 잎이 구기(枸杞)잎과 같고 뿌리가 희며 실한 것이 좋은데 싹과 뿌리를 삶아서 나물을 만들어 먹으면 좋다. 〈本草〉

2월과 8월에 뿌리를 채취해서 말려 쓴다. 〈本草〉

25. 제니(薺苨 = 겨로기)

성질이 차고 맛이 달며 독이 없고 백약(百藥)의 독과 뱃속 벌레독을 풀어주고 뱀이나 벌레에 물린 데를 치료하며 활촉에 상한 상처에도 덮어 붙인다.

인삼(人蔘)과 비슷하면서 잎이 약간 다르고 도라지와 같으면서 잎이 없으니 8월과 2월에 뿌리를 채취해서 푹 말려서 쓴다.

산속의 여러 곳에 있으니 싹은 나물을 만들어 먹고 뿌리는 포를 만들어 먹으면 좋다. 〈本草〉

26. 길경(桔梗 = 도라지)

성질이 약간 따뜻하고 맛이 맵고 쓰며 약간의 독이 있다. 폐기(肺氣)의 천촉(喘促)을 치료하고 일체의 기(氣)를 내리며 인후통(咽喉痛)과 흉협(胸脇)의 모든 아픔을 낫게하고 뱃속의 벌레독을 내리게 한다.

산속의 여러 곳에 있으니 2월과 8월에 뿌리를 채취해서 푹 말려 쓴다. 〈本草〉

도라지가 모든 약을 실어서 기혈(氣血)과 더불어 밑으로 잠기거나 끌어 올리지 못하게 해서 반접(般楫)의 역할을 하고 수태음인경(手太陰引經)의 약으로 쓴다. 〈丹心〉

나물을 만들어 사계절을 계속 먹는다. 〈俗方〉

27. 총백(葱白 = 파뿌리)

성질이 차고 맛이 매우며 독이 없고 상한(傷寒)의 한열(寒熱)과 중풍(中風)및 면목(面目)의 종기와 목구멍을 치료하고 태(胎)를 편하게 하며 눈을 밝게하고 간사(肝邪)를 없애며 오장(五臟)을 잘 통하게 하고 백약(百藥)의 독을 죽이며 대소변을 이롭게 하고 분돈(奔豚)과 각기(脚氣)를 고쳐준다.

각처에 있으니 겨울에 먹으면 좋고 5가지 맛에 섞어서 쓴다. 많이 먹으면 골절(骨節)이 열리고 땀이 나며 허손(虛損)이 된다.

일명 동총(凍葱)이니 겨울을 지나도 죽지 않는다는 뜻이다. 뿌리를 나눠서 심고 식용과 약에 넣어 쓰기도 한다.

이것이 발산하는 것을 위주로 하기 때문에 많이 먹으면 신(神)이 혼미(昏米)하고 흰 부분은 차고 푸른 부분은 따뜻하니 상한약(傷寒藥)에는 푸른 잎을 쓰지 않는 것은 더웁기 때문이다.

파가 비록 냄새는 나지만 쓰이는 곳이 많기 때문에 금(金)과 옥(玉)을 녹여서 장(醬)을 만든다. 〈本草〉

수태음경(手太陰經)과 족양명경(足陽明經)에 들어가서 위와 아래의 양(陽)을 통하게 하고 풍한(風寒)을 흩어주는 것을 맡아서 한다. 〈湯液〉

◎ 근(根)

상한(傷寒)과 양명경(陽明經)에 머리가 아플 때 치료

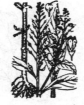

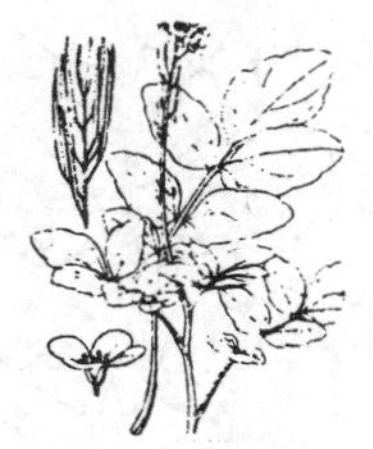
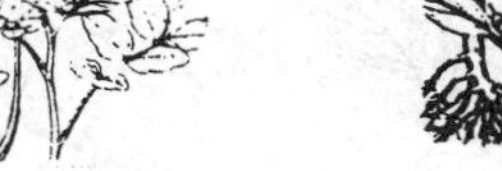
꽃황새냉이

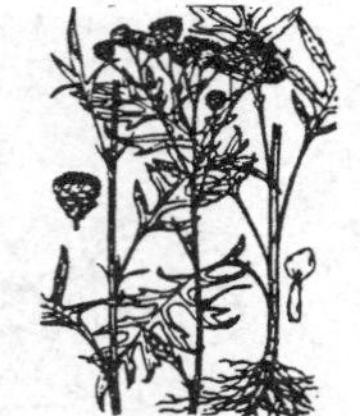
점박이까치수염

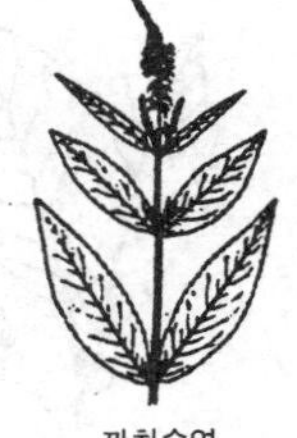
큰각시취

까치수염

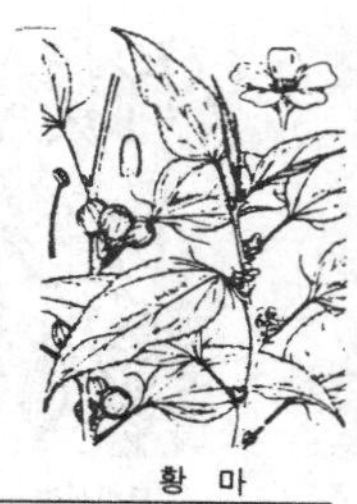
황 마

한다. 〈本草〉

◎ 엽(葉)

모든 창(瘡)과 수종(水腫) 및 중풍 파상풍(中風破傷風)을 치료한다. 〈本草〉

◎ 화(花)

비(脾)와 심통(心痛)을 치료한다.

◎ 호총(胡葱 = 왜파)

성질이 따뜻하고 맛이 매우며 독이 없고 속을 더웁게 하며 곡기를 소화시키고 기를 내리고 벌레를 죽이나 오래 먹으면 상신(傷神)과 손성(損性)을 한다.

그 모양이 큰 마늘과 비슷하면서 작고 둥글며 껍질이 붉고 약간 길며 뾰족하니 5~6월에 채취하는데 결국 냄새가 나는 것의 한 종류이다. 〈本草〉

맛이 파와 같고 매운 것은 덜하며 아마 자총(紫葱)을 말한 것과 같다. 〈俗方〉

28. 대산(大蒜 = 마늘)

성질이 따뜻하고 맛이 매우며 독이 있고 옹종(癰腫)을 흩으리고 풍습(風濕)을 없애고 장기(瘴氣)를 낫게하며 현벽(痃癖)을 녹여주고 차가움과 풍(風)을 쫓고 건비(健脾)와 온위(温胃)해 주며 곽란(霍亂)의 전근을 그치게 하고 온역(瘟疫)과 노학(勞瘧) 및 고독(蠱毒)과 사충상(蛇虫傷)을 치료해 준다.

채소 밭에 심으면 해를 지난 것이 좋고 5월 단오날에 채취한다.

마늘은 냄새 나는 채소에 속하는데 속(俗)에서는 호(胡)를 대산(大蒜)이라고 하나 잘못된 것이고 성분이 가장 냄새가 많이 나서 먹기에 거북하고 오래 많이 먹으면 간(肝)을 상하게 하고 눈을 나쁘게 한다.

외톨로 된 것을 독두산(獨頭蒜)이라고 하는데 귀(鬼)를 죽이고 동통(疼痛)을 없애며 옹달(癰疸)을 뜸하는 데 많이 쓴다.

오래 먹으면 피를 맑게하나 머리털이 빨리 희게 된다. 〈本草〉

◎ 소산(小蒜)

성질이 따뜻하고 맛이 매우며 약간의 독이 있고 비와 신(腎)에 돌아가서 속을 따뜻이 하며 곡물을 소화시키고 곽란(霍亂)•토사(吐瀉)•고독(蠱毒) 및 뱀에 물린 상처를 치료한다.

일명 역(䔉)이고 뿌리의 이름은 난자(亂子)라 하니 산속애서 나고 이아(爾雅)에 말하기를 채(菜)의 아름다운 것이 운몽(雲夢)의 훈(葷)이 있는데 뿌리와 싹이 같고 아주 작으며 또한 심하게 냄새가 난다 하였으니 5월 단오날에 채취한다. 〈本草〉

◎ 야산(野蒜 = 달래)

성분과 맛이 효험이 소산(小蒜)과 같으며 밭이나 들가운데에서 나니 마늘과 같고 아주 작은 데 식용으로 쓴다. 〈俗方〉

29. 구채(韭菜 = 부추)

성질이 따뜻하고 맛은 맵고 시며 독이 없고 심(心)에 들어가면 오장(五臟)을 편하게 하고 위열(胃熱)을 없애고 허핍(虛乏)을 보하며 요슬(腰膝)을 따뜻하게 하고 흉비(胸脾)를 없애준다. 〈本草〉

위(胃)속의 나쁜 피와 체기(滯氣)를 없애고 또 간기(肝氣)를 보해준다. 〈丹心〉

여러 곳에 있고 한번 심으면 오랫동안 먹을 수 있고 한해에 3~4회정도 채취를 해도 뿌리가 안 상하며 겨울에 돌보아 주면 봄에는 일찍 자라나며 채소중에서 이것이 제일 따뜻하고 보익(補益)이 되며 자주 먹는 것이 좋다. 그러나 맛이 맵고 냄새가 나니 양성(養性)인 사람은 먹지 말아야 한다.

즙(汁)을 내서 먹고 또는 나물을 만들어 먹는 것도 좋다. 〈本草〉

◎ 자(子)

성질이 따뜻하니 몽설(夢泄)과 요백(尿白)을 낫게하고 허리와 무릎을 따스하게 해주고 장양(壯陽)하고 정활(精滑)을 치료하는데 아주 좋으니 약간 볶아서 약에 쓴다. 〈本草〉

30. 해채(薤菜 = 염교)

성질이 따뜻하고 맛이 맵고 독이 없고 속을 고르게 하며 구리(久痢)와 냉사(冷瀉)를 그치게 하고 찬 것과 더운 것을 없애주며 수기(水氣)를 몰아내고 사람을 비건(肥健)하게 한다.

해(薤)의 성분이 따뜻하게 보하니 선방(仙方)과 복식가(服食家)들이 모두 쓴다.

뼈에 돌아가므로 채지(菜芝)라고도 한다.

채소 밭에서 기르고 부추와 같은데 잎이 넓고 흰 것이 많으며 열매가 없으며 매웁긴 해도 냄새가 없기 때문에

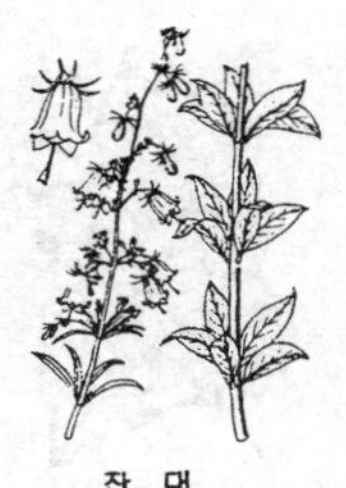
잔 대

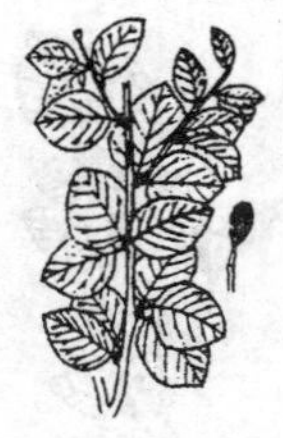
부전자작

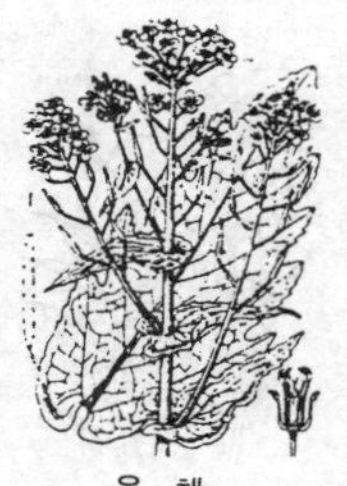
유 채

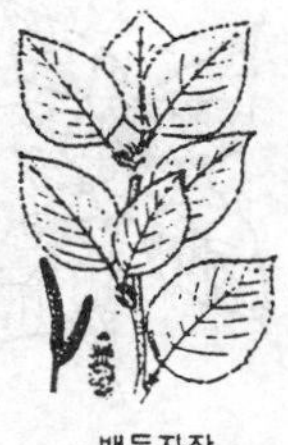
백두자작

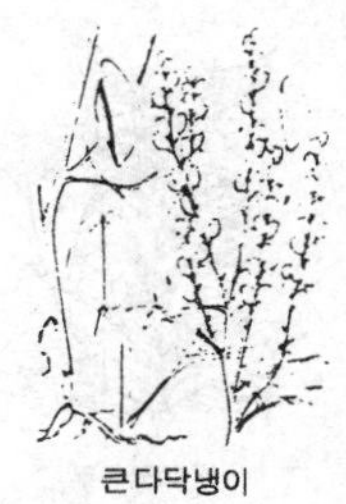
큰다닥냉이

명가에서 자주 먹으며 보허(補虛)를 한다.

죽이나 국을 끓여 먹기도 하고 김치를 담아 먹기도 좋으며 잎이 넓고 빛나기 때문에 해로(薤露)라 하며 저장해 두기가 매우 어렵다. 〈本草〉

31. 형개(荊芥 = 명가)

성질이 따뜻하고 맛이 맵고 쓰며 독이 없고 악풍(惡風)•적풍(賊風)•편신(遍身)의 군비(痲痺)•상한(傷寒)의 두통(頭痛)•근골(筋骨)의 번통(煩痛)•혈노풍기(血勞風氣)•나력(瘰癧)•장창(瘍瘡)을 치료한다.

채소 밭에 심으며 처음 나서 향이 있고 매워서 먹기가 좋고 생으로나 익혀서도 먹을 수 있으며 차로 대신 쓸 수도 있으니 두목(頭目)을 맑고 이롭게 한다.

꽃과 열매의 이삭을 채취해서 말린 다음 약에 넣어 쓴다. 〈本草〉

본명은 하소(假蘇)인데 기미(氣味)가 자소(紫蘇)와 같다. 〈入門〉

32. 자소(紫蘇 = 차조기)

성질이 따뜻하고 맛이 매우며 독이 없고 심복의 장만(腸滿)과 곽란(霍亂)및 각기(脚氣)를 치료하고 대•소장을 통하게 하며 일체의 냉기(冷氣)를 없애고 풍한(風寒)의 표사(表邪)를 흩으리고 흉격(胸膈)의 담기(痰氣)를 내리도록 한다.

채소밭에 심으며 잎의 등이 자색에 주름살이 있고 기(氣)가 아주 향기로운 것은 약에 쓰고 자색이 없고 향기롭지 못한 것은 야소(野蘇)라 해서 약에는 쓰지 못하면 등면이 모두 붉은 것이 아주 좋다. 여름에는 줄기를 캐고 가을에는 열매를 따서 약에 쓴다.

잎은 생으로 먹는데 일체의 생선 살과 같이 국을 끓이면 좋다. 〈本草〉

◎ 자(子)

상기(上氣)와 해역(咳逆)을 낫게하고 속을 고르게 하며 오장(五臟)을 보해주고 기(氣)를 내리게 하며 곽란(霍亂)과 반위(反胃)를 그치게 하며 대•소변을 잘 통하게 하고 해수(咳嗽)를 그치게 하며 담기(痰氣)를 몰아내고 또 각기(脚氣)와 천급(喘急)을 치료하니 교피(橘皮)와 함께 서로가 당연해서 약간 볶아서 쓴다. 〈本草〉

◎ 경(莖)

풍한습비(風寒濕痺)와 근골(筋骨)이 아픈 것과 각기(脚氣)를 치료하니 잎과 같이 달여서 즙으로 마신다. 〈本草〉

33. 향유(香薷 = 노야기)

성질이 약간 따뜻하고 맛이 매우며 독이 없고 곽란(霍亂)의 복통(腹痛)과 토하(吐下)를 치료하며 수종을 흩어버리고 서습(暑濕)을 없애며 위기(胃氣)를 낫게하고 번열(煩熱)을 없게 한다.

집집마다 심을 수 있으며 여름에 나물로 먹고 9~10월에 이삭이 생기면 채취해서 말려 둔다. 〈本草〉

일명 향여(香茹)를 제조한다는 뜻이다. 〈入門〉

34. 박하(薄荷 = 박하)

성분이 따뜻하고 맛이 맵고 쓰며 독이 없고 모든 약을 끓여서 영위(榮衛)에 들어가도록 하고 독한 즙을 일으키며 상한(傷寒)의 두통(頭痛)을 치료하고 중풍(中風)과 적풍(賊風)및 두풍(頭風)을 없애주며 관절을 이롭게 하고 노핍(勞乏)을 잘 풀어준다.

채소 밭에 심으며 생으로 먹는 것이 좋고 나물로도 먹는다. 여름과 가을 사이에 줄기나 잎을 채취해서 푹 말려 쓴다. 〈本草〉

성분과 맛이 맵고 차서 두목(頭目)을 아주 맑고 이롭게 하며 골증(骨蒸)을 치료하고 수태음(手太陰)과 수궐음경(手厥陰經)에 들어가서 위로 올라가는 약이다. 〈湯液〉

35. 가자(茄子 = 가지)

성분이 차고 맛이 달며 독이 없고 오장(五臟)의 노기(勞氣)와 전시(傳尸)의 노기(勞氣)및 한(寒)•열(熱)을 주로 치료한다.

채소 밭에 심으며 일명 낙소(落蘇)라 해서 많이 먹으면 기(氣)를 움직이고 고질(痼疾)이 다시 일어난다.

가지의 종류에 가자(茄子)와 황가(黃茄)가 남쪽과 북쪽에 두루 있고 청수가(青水茄)와 백가(白茄)는 북쪽에 많이 있으니 약에 넣을 때는 황가(黃茄)를 많이 쓰고 그 외는 모두 나물을 만들어 먹는다. 〈本草〉

우리나라에서 한가지의 연한 빛이 나고 약간의 자주색인 것이 나는데 꼭지가 길고 맛이 달며 이미 중국에 들어가서 많이 재배가 되니 보익(補益)의 효력도 없고 약에 넣어 쓰지도 못한다. 〈入門〉

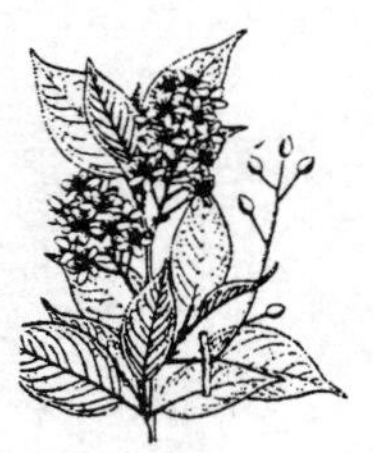
개벚지나무

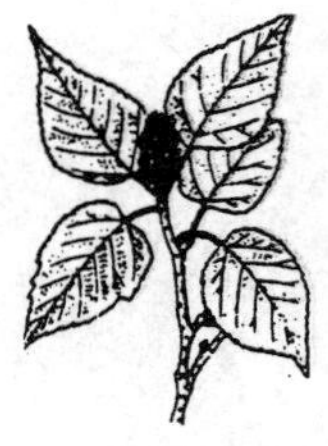
가새사시

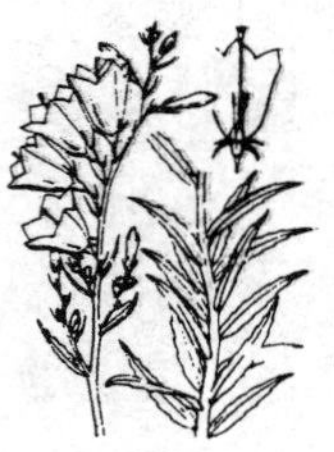
수원잔대

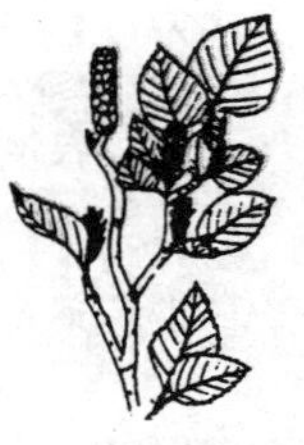
좀고채목

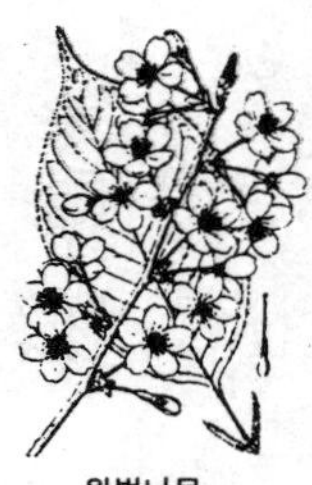
왕벚나무

◎ 근(根)과 마른 경엽(莖葉)

동창(凍瘡)을 치료하고 달여서 탕물로 씻는다. 〈本草〉

36. 수근(水芹 = 미나리)

성분이 고르고 맛이 달며 독이 없고 번갈(煩渴)을 그치게 하며 양신(養神)과 익정(益精)을 하고 사람이 비건(肥健)해지며 술 마신 뒤의 열독(熱毒)을 낫게하고 대장(大腸)과 소장(小腸)을 이롭게 하며 여자의 붕속과 대하(帶下)및 어린 아이의 폭열(暴熱)을 치료한다.

일명 수영(水英)이며 물속에서 나고 잎이 궁규와 같고 꽃이 희며 열매가 없고 뿌리가 또한 희니 김치나 나물을 만들어 먹고 생으로 먹어도 또한 좋으며 5가지의 황달(黃疸)을 치료한다. 〈本草〉

◎ 사근(渣芹 = 사근)

정신(精神)을 기르고 혈맥(血脈)을 보하며 식욕(食慾)을 증진시키고 여자의 적•백대하(赤白帶下)를 치료한다.

아마 봄과 여름에 베어서 먹고 다음에 나는 연한 미나리 인것 같다. 〈俗方〉

37. 순채(蓴菜 = 순채)

성분이 차고 맛이 달며 독이 없고 소갈(消渴)과 열비(熱痺)를 주로 치료하며 장위(腸胃)를 열어주고 대•소장을 보하며 열달(熱疸)을 치료하고 위기(胃氣)를 열어준다.

못 물속에서 나고 여러 곳에 있다. 3~4월에서 7~8월이 되기까지 통칭 사순(絲蓴)이라 하니 맛이 달고 연하며 서리가 내릴 때에서 1~2월이 되기 까지는 괴순(塊蓴)이라 하며 맛이 쓰고 원 줄기가 삽(澁)한데 국을 끓이면 잡채(雜菜)보다 더 좋다.

비록 차가와도 보열(補熱)은 되나 먹으면 기(氣)가 막혀서 내리지 않고 사람을 상손(傷損)시키니 많이 먹거나 오래 먹지 말아야 한다. 〈本草〉

38. 요(蓼 = 여귀)

성분이 차갑고 맛이 매우며 독이 없고 코에 들어가서 신기(腎氣)를 없애고 눈을 밝게 하며 수기(水氣)를 내리고 옹장(癰瘍)을 치료하며 오장(五臟)의 옹기(壅氣)를 잘 통하게 한다.

료(蓼)는 물 풀인데 자료(紫蓼)•적료(赤蓼)•청료(青蓼)•마료(馬蓼)•수료(水蓼)•목료(木蓼)•향료(香蓼) 등 7가지가 있으나 단지 자료(紫蓼)•향료(香蓼)•청료(青蓼)가 식용으로 쓰이고 잎이 모두 작고 좁다.

많이 먹게 되면 물을 토하고 양기(陽氣)를 상하게 하며 심통(心痛)을 일으킨다.

모든 요화(蓼花)가 모두 홍백(紅白)하고 열매가 모두 적색과 흑색이다.

초 봄에 요실(蓼實)을 채취해서 호로(葫蘆)에 물을 넣어 담가 불 위에 올려놓고 밤낮으로 따뜻하게 해두면 붉은 싹이 나게 되니 나물을 만들어 먹으면 좋다. 〈本草〉

◎ 엽(葉)

혀에 들어가고 대장(大腸)과 소장(小腸)의 사기(邪氣)를 없애며 속을 이롭게 하고 뜻을 더해 준다. 〈本草〉

39. 호유(胡荽 = 고수)

성분이 따뜻하고 맛이 매우며 약가의 독이 있고 곡물을 소화시키고 소장기(小腸氣)와 심규(心竅)를 통하게 하며 사진(沙疹)과 완두창(豌豆瘡)의 나오지 않는 것을 치료한다.

과채 밭에서 나고 생으로 많이 먹으니 역시 냄새 나는 채소로써 오래 먹으면 정신(精神)을 덜고 건망(健忘)이 일어나서 더로운 냄새가 생긴다.

북쪽의 사람들이 석륵(石勒)의 이름을 피해서 호(胡)를 꺼리고 향유(香需)라고 하였다. 〈本草〉

◎ 자(子)

어린 아이의 독창(禿瘡)과 오치(五痔)및 살속 독과 하혈(下血)을 치료하고 창진(瘡疹)이 나지 않게 한다. 〈本草〉

40. 나륵(羅勒)

성분이 따뜻하고 맛이 매우며 약간의 독이 있고 속을 고르게 하며 음식을 소화시키고 악기(惡氣)를 없애주니 생으로 먹는데 많이 먹지 말아야 한다.

북쪽에서는 난향(蘭香)이라고 부르는 것은 석륵(石勒)의 이름을 꺼리는 것이다. 〈本草〉

◎ 자(子)

눈의 예장(瞖障)과 티끌이 든 것을 치료하니 3~5알을 따서 눈에 넣으면 약간 지난 후에 축축해지고 불어서 티끌과 같이 나오게 된다. 〈本草〉

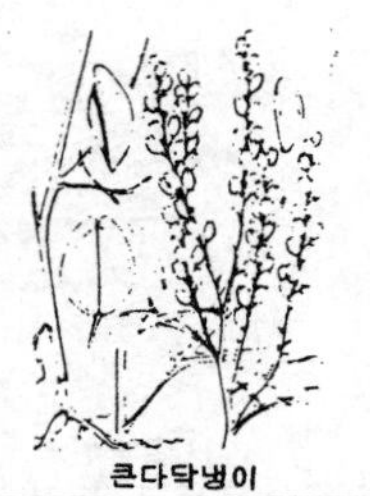
큰다닥냉이

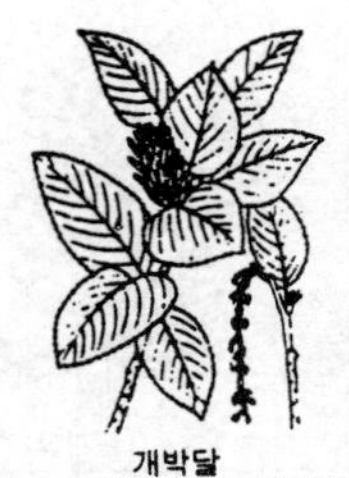
개박달

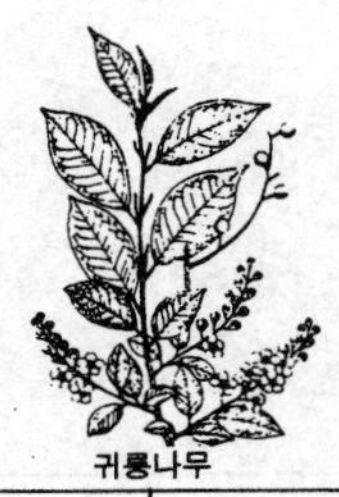
귀룽나무

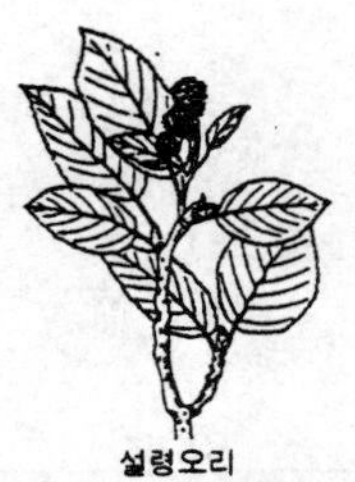
설령오리

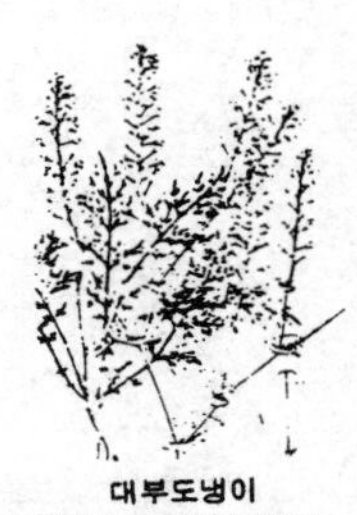
대부도냉이

41. 임자(荏子 = 들깨)

성분이 더웁고 맛이 매우며 독이 없고 기(氣)를 내리며 기침과 갈증을 그치게 하고 간(肝)을 윤택하게 하며 속을 보하고 정수(精髓)를 메워 준다.

채소 밭에 심고 씨를 갈아서 쌀과 섞어서 죽을 끓여 먹으면 아주 살이 찌고 기(氣)를 내려주며 보익을 한다.

기름을 짜서 유백(油帛)과 칠(漆)에 쓴다.

들깨가 익으려 할 무렵에 그 껍질을 먹으면 아주 향기롭다. 〈本草〉

◎ 엽(葉)

속을 고르게 하고 취기(臭氣)를 없애며 상기해수(上氣咳嗽)를 치료하고 모든 벌레에 물린 데 찧어서 붙이고 남자의 음종(陰腫)에도 붙인다. 〈本草〉

42. 용규(龍葵 = 까마종이)

성분이 차고 맛이 쓰며 독이 없고 노권(勞倦)을 풀어주고 잠이 적어지며 열이 있는 종기를 없애준다.

여러 곳에 있으며 잎이 둥글고 꽃이 흰 색이며 씨가 우이(牛李)의 씨와 같고 생 것은 푸르며 익으면 검어지니 익혀서 먹고 생으로는 먹지 못한다. 〈本草〉

◎ 자(子)

종기가 헐은데 찧어서 붙인다. 〈本草〉

43. 궐채(蕨菜 = 고사리)

성분이 차고 미끄러우며 맛은 달으니 폭열(暴熱)을 없애고 수도(水道)를 이롭게 한다.

여러 곳에 있고 산마루와 들판에 난다. 삶아서 먹으면 아주 향기로우나 오래 먹으면 양기(陽氣)를 덜고 다리가 약해져서 다니지를 못하고 눈이 어둡고 배가 창만(脹滿)해 진다. 〈本草〉

◎ 미(薇 = 고비)

성분이 차고 맛이 달며 독이 없고 속을 고르게 하며 대•소장을 윤택하게 하고 수도(水道)를 이롭게 하며 부종(浮腫)을 내리게 한다.

궐(蕨)의 종류로써 나는 곳도 같다. 〈入門〉

44. 목숙(苜蓿 = 거여목)

줄기와 잎은 성분이 고르고 뿌리는 성분이 서늘하며 맛은 쓰고 독이 없다. 속을 편하게 하고 오장(五臟)을 이롭게 하며 위(胃) 사이의 사기(邪氣)와 모든 나쁜 열독(熱毒)을 없애주며 대장(大腸)과 소장(小腸)을 이롭게 하고 황달(黃疸)을 치료한다.

여러 곳에 있고 밭이나 들의 습한 곳에서 나니 삶아 먹거나 생으로 먹어도 모두 좋으나 다만 많이 먹으면 여위게 된다. 〈本草〉

45. 양하(蘘荷 = 양하)

성분이 약간 더웁고 맛은 매우며 약간의 독이 있고 속의 벌레와 학(瘧)을 치료한다.

잎이 감초(甘草)와 같고 뿌리가 생강(生薑)과 같으면서 두툼하니 뿌리와 줄기는 나물로 쓰고, 적(赤)과 백(白)의 2종이 있으니 적(赤)은 식용으로 하고 백(白)은 약에 넣어 쓴다.

주체(周體)에 가초(嘉草)로써 벌레 독을 없앤다 했으니 가초(嘉草)는 즉 양하(蘘荷)이다. 〈本草〉

우리나라 남쪽에서 많이 난다. 〈俗方〉

46. 즙채(蕺菜 = 멸)

성분이 약간 더웁고 맛이 매우며 독이 있어 꽉수(蠼螋)와 뇨창(尿瘡)을 주로 치료한다.

여러 곳에 있고 산속과 밭이나 들에서 나니 생으로 먹는 것이 좋으나 오래 먹으면 양기(陽氣)를 덜게 된다. 〈本草〉

47. 운대(芸薹 = 평지)

성분이 따뜻하고 맛은 매우며 독이 없고 유풍(遊風)과 단독(丹毒) 및 유옹(乳癰)을 치료하고, 징결(癥結)과 어혈(瘀血)을 깨뜨린다.

여러 곳에 있으며 오래 먹으면 양기(陽氣)를 덜고 특히 명문가에서는 먹지 않는다. 〈本草〉

◎ 자(子)

기름을 짜서 머리에 바르면 털이 길어지고 검어진다. 〈本草〉

48. 달군(蓬莙 = 근대)

성분이 고르고 약간 독이 있으며 속을 보하고 기를 내리며 비기(脾氣)를 치료하고 두풍(頭風)을 없애며 오장(五臟)을 잘 통하게 한다.

채소 밭에 심으며 많이 먹으면 배를 망친다.

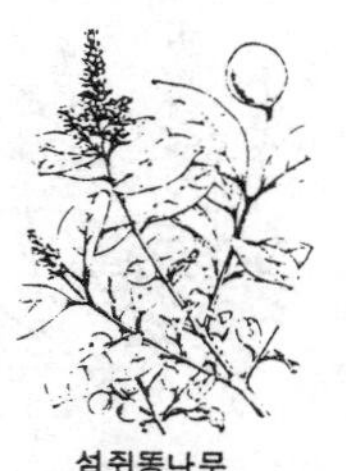
섬쥐똥나무

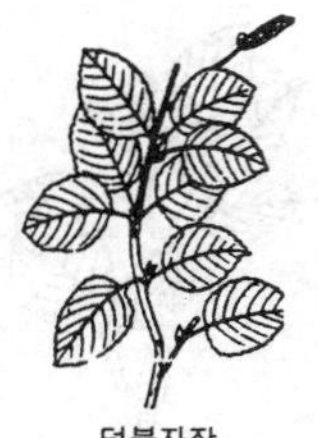
덤불자작

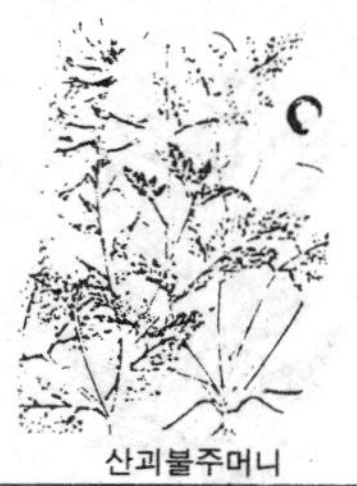
산괴불주머니

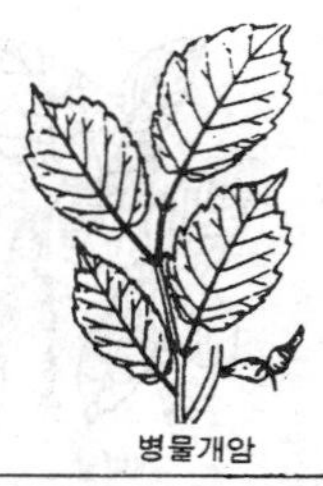
병물개암

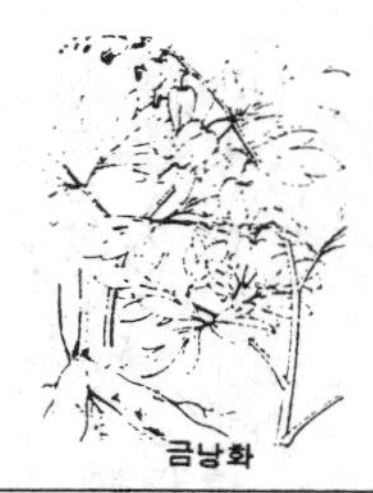
금낭화

49. 파릉(菠薐 = 시금치)

성분이 차고 약간의 독이 있으며 오장(五臟)을 이롭게 하고 장위(腸胃)의 열을 통하게 하며 술독을 풀어준다.

채소 밭에 심으며 자주 먹거나 많이 먹으면 다리가 약하게 된다. 〈本草〉

50. 번루(蘩蔞 = 닭의 장풀)

성분이 고르고 맛이 시며 독이 있는 종기를 주로 치료하고 소변에 이로운 것을 그치며 어혈(瘀血)을 깨뜨리고 오래된 악창(惡瘡)을 치료한다.

즉 계장초(鷄腸草)인데 여러 곳에 있으며 그 줄거리를 끊으면 가는 실이 있고 가운데가 비어서 계장(鷄腸)과 같기 때문에 이름을 얻은 것이니 삶아 먹거나 생으로 먹어도 모두 좋다. 〈本草〉

51. 첨호(甜瓠 = 단박)

성분이 차고 맛이 달며 독이 없고 수도(水道)를 이롭게 하고 제번(除煩)과 지갈(止渴)하며 심열(心熱)을 낫게하고 소장(小腸)을 통하게 하며 윤심폐(潤心肺)하고 석림(石淋)을 치료한다.

나물로 만들어 자주 먹는다. 〈本草〉

◎ 고호(苦瓠 = 쓴박)

성분이 차고 맛이 쓰며 독이 있으며 속을 가지고 수기(水氣)와 면목(面目)및 사지(四肢)의 부종(浮腫)을 치료하고 토하기를 잘하니 (黍穰灰汁 = 서숙대 잿물)으로 푼다. 〈本草〉

52. 목이(木耳 = 나무버섯)

성분이 차고 맛이 달며 독이 없고 오장(五臟)을 이롭게 하고 장위(腸胃)의 옹독(癰毒)을 풀고 양혈(涼血)을 시켜서 지장벽하고 피를 내리고 익기(益氣)해서 몸을 가볍게 한다. 〈本草〉

땅에서 나는 것을 균(菌)이라 하고 나무에서 나는 것을 유(檽)또는 심(蕈)이라 하며 또 천화심(天花蕈)•마고심(蘑菰蕈)•향심(香蕈)•육심(肉蕈)등이 있는데 모두 습기(濕氣)의 훈증을 받아서 산속의 벽처(僻處)에서 나니 독이 많아서 사람을 죽인다. 〈日用〉

심(蕈)의 성분이 고르고 맛이 짜고 달며 약에 독이 있는데 심통(心痛)을 주로 치료하고 간 속을 더웁게 하며 모든 충(虫)을 없애는데 어디에서나 쓰이고 있는데 이것이 독이 많으니 썰어서 생강쪽과 밥알을 던져 보고 검어지는 것은 독이 있고 그렇지 않는 것은 해가 없다. 〈日用〉

나무에서 나는 것이 있고 땅에서 나는 것이 있으니 모두 다 습열(濕熱)이 교감(交感)해서 생긴 것이니 많이 먹으면 습열(濕熱)을 일으킨다. 초봄에는 독이 없고 여름과 가을에는 독이 있는 것은 뱀이나 벌레가 지나갔기 때문이다. 〈入門〉

유(楡)•류(柳)•상(桑)•괴(槐)•저(楮)의 버섯이 오목이(五木耳)가 되는데 장죽(醬粥)을 끓여서 나무 위에 뿌리고 풀로써 덮어 두면 버섯이 나는데 연한 것을 채취해서 식용으로 한다. 〈本草〉

◎ 상이(桑耳 = 뽕나무 버섯)

성분이 고르고 맛이 달며 약간의 독이 있으며 장풍(腸風) 사혈(瀉血)과 부인의 심(心)•복통(腹痛)•붕중(崩中)•누하적백(漏下赤白)을 치료한다. 〈本草〉

일명 유상(柔桑)이라고도 한다. 〈本草〉

◎ 괴이(槐耳)

오치(五痔)와 풍(風)을 치료하고 파혈익기(破血益氣)한다. 〈本草〉

◎ 마고(蘑菰 = 표고)

성분이 고르고 맛이 달며 독이 없고 신(神)을 즐겁게 하고 위를 열어주며 지토사(止吐瀉)하니 아주 향기로운 것이다. 〈入門〉

◎ 석이(石耳 = 돌옷)

성분이 차고 맛이 달며 독이 없고 청심(淸心)•양위(養胃)하고 지혈(止血)•연년(延年)하며 얼굴색을 아름답게 하고 먹으면 배가 고프지 않으니 명산의 절벽위에서 나는데 영지(靈芝)라고도 한다. 〈日用〉

◎ 균자(菌子 = 땅 버섯)

성분이 차고 오장(五臟)의 풍(風)을 일으키며 경락(經絡)을 막아주고 치질(痔疾)을 일으키며 혼수(昏睡)케 한다. 밭이나 들가운데에서 나니 독이 많아서 경솔하게 못 먹으며 풍수(楓樹)의 균(菌)이 더욱 독이 많다. 〈本草〉

53. 송이(松耳 = 송이버섯)

성분이 고르고 맛이 달며 독이 없고 맛이 또한 향기로우며 송기(松氣)를 빌려서 생긴 것으로써 나무 버섯 중에 으뜸인 것이다. 〈俗方〉

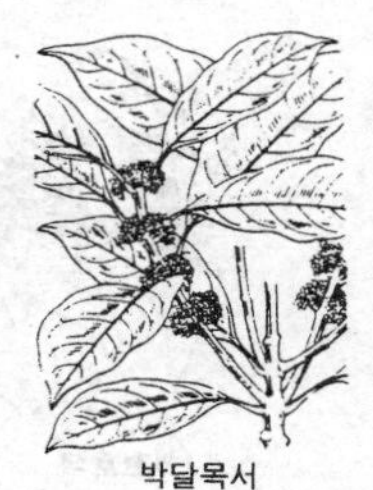
박달목서

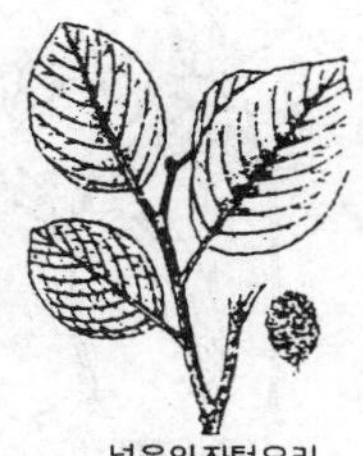
넓은잎잔털오리

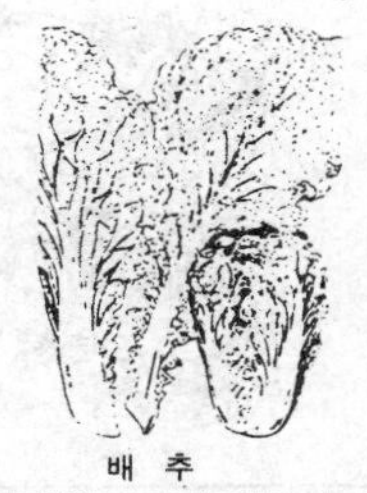
배 추

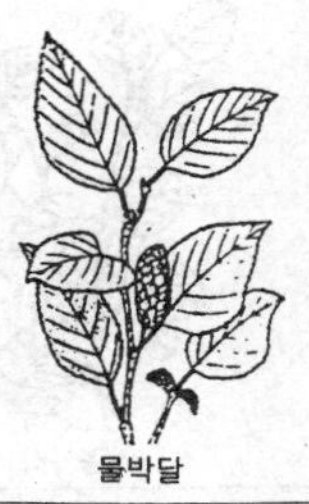
물박달

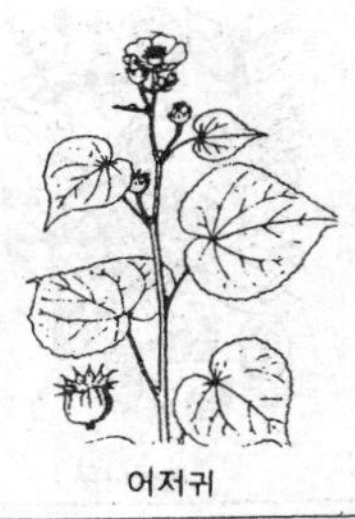
어저귀

54. 해채(海菜 = 미역)

성분이 차고 맛이 짜며 독이 없고 번열(煩熱)을 내리며 영류(癭瘤 = 혹)의 결기(結氣)를 치료하고 수도를 이롭게 한다.

바다속에서 나며 색이 푸른데 말리면 자주색이 되기 때문에 일명 자채(紫菜)라고도 한다. 〈本草〉

◎ **해조(海藻 = 말)**

성분이 차고 맛이 쓰고 짜며 독이 없고 영류(癭瘤)의 결핵(結核)과 산기(疝氣)의 하추(下墜)를 치료하고 12의 수종(水腫)을 치료하고 소변을 이롭게 한다.

바다속에서 나며 7월 칠석날에 구해서 푹 말려 쓴다. 〈本草〉

◎ **해대(海帶 = 다시마)**

산기(疝氣)를 낫게하고 수종(水腫)을 내려주며 영류(癭瘤)의 결기(結氣)를 치료하고 단단한 것을 연하게 한다.

동쪽 바다속에서 나는데 해조(海藻)와 비슷하면서 굵고 길다. 〈本草〉

◎ **곤포(昆布 = 곤포)**

성분이 차고 맛이 짜며 독이 없고 12가지 수종(水腫)을 낫게하고 수도(水道)를 이롭게 하며 얼굴의 종기를 없애고 누창(瘻瘡)과 영류(癭瘤)의 결기(結氣)를 치료한다.

동쪽 바다속에서 나며 모든 바다의 짠 맛을 씻어버린 다음에 약에 넣는다. 〈本草〉

◎ **감태(甘苔 = 김)**

성분이 차고 맛은 짜며 치질 벌레를 죽이고 곽란토사(霍亂吐瀉)와 심번(心煩)을 치료한다.

일명 청태(靑苔)로써 바다속에서 나는데 포(脯)로 만들어 먹는다. 〈本草〉

◎ **녹각채(鹿角菜 = 청각)**

성분이 아주 차고 독이 없으며 하열(下熱)하고 어린 아이의 골증(骨蒸)을 치료하며 면독(麵毒)을 풀어준다.

동쪽 바다속에서 나는데 오래 먹지 못한다.

즉 지금의 청각채(靑角菜)이다. 〈俗方〉

55. 누호(蔞蒿 = 물쑥)

맛이 달고 매우며 먹으면 향기롭고 부드러우며 국이나 나물을 만들어 먹으면 좋다.

물속에서 나는데 쑥과 같고 색이 청백색이다. 〈食物〉

56. 목두채(木頭菜 = 두릅)

성분이 고르고 독이 없으며 삶아서 나물로 만들어 먹으면 좋다. 여러 곳에 있으니 초봄에 채취해서 쓴다. 〈俗方〉

57. 백채(白菜)

성분이 고르고 독이 없으며 줄기를 뜯어서 국이나 나물을 만들어 먹으면 좋다. 여러 곳에 있다. 〈俗方〉

一二. 초부(草部)(上)(79종)

1. 황정(黃精 = 둑대뿌리)

성분이 고르고 맛이 달고 독이 없고 보중(補中)•익기(益氣)하며 오장(五臟)을 편하게 하고 오로(五勞)와 칠상(七傷)을 보하며 늑근골(肋筋骨)을 돕고 비(脾)와 위(胃)를 더하며 윤심폐(潤心肺)한다.

일명 선인반(仙人飯)이라 해서 3월에 싹이 나며 높이가 1~2자가 되고 잎이 대나무 잎과 비슷하면서 짧고 둘씩 서로 대해서 나오고 대궁이가 부드러워서 도지(桃枝)와 같고 본(本)은 노랗고 끝은 붉다. 4월에는 가늘고 청백색인 꽃이 피며 씨가 희고 서속과 같으나 씨가 없는 것도 있으며 뿌리가 연한 생강(生薑)과 같고 색이 누르되 2월, 8월에 뿌리를 캐서 푹 말리고 뿌리•꽃•열매를 모두 먹는다.

잎이 서로 대한 것이 황정(黃精)이 되고 서로 대하지 않은 것이 편정(偏精)이 되니 효력이 모자란다.

뿌리가 비록 마르나 유연해서 기름기가 있다. 〈本草〉

황정(黃精)이 태양의 정(精)을 얻은 것이니 약에 생 것을 쓰고 오래 먹으려면 흐르는 물에 담가서 쓴 맛을 빼고 9번 찌고 9번 말려 쓴다. 〈入門〉

2. 창포(菖蒲 = 창포)

성분이 따뜻하고 맛이 맵고 독이 없고 심공(心孔)을 열어주고 오장(五臟)을 보하며 9규(九竅)를 통하고 눈을 밝게 하며 소리를 내고 풍습군비(風濕瘴痺)를 치료하며 복장(腹臟)의 벌레를 죽이고 조슬(蚤虱)을 물리치며 건망(健忘)을 낫게하며 지혜(智慧)를 길러주며 심복통(心腹痛)을 치료한다.

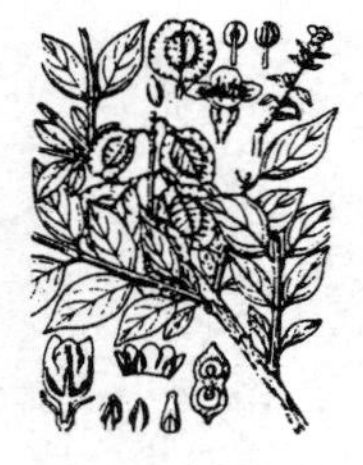
미선나무

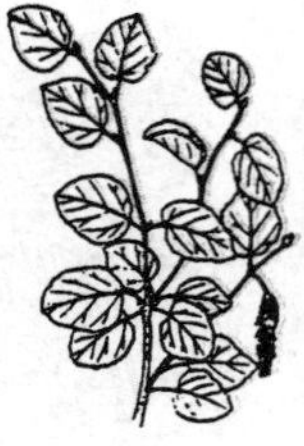
민좀자작

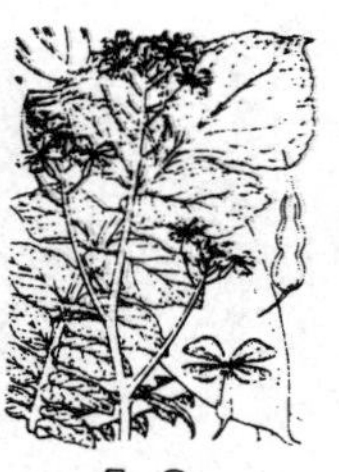
무 우

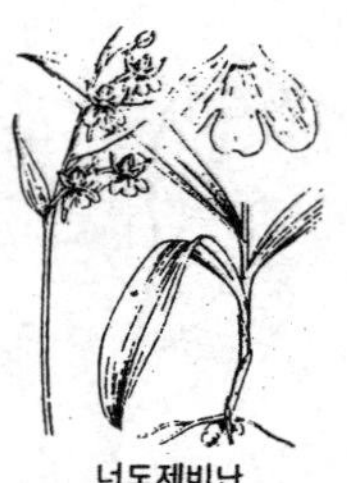
너도제비난

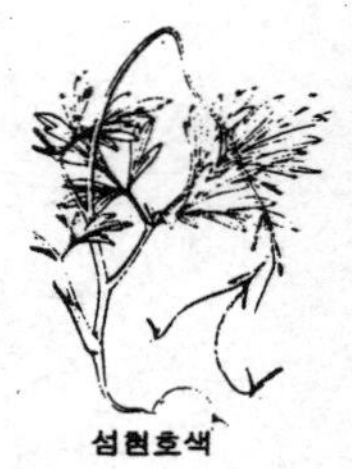
섬현호색

산속 석간(石澗)의 사적(沙磧)에서 나니 잎의 중심에 척장(脊狀)이 칼날과 같이 날카로운 것이 있고 1치에 9마디와 또는 12마디가 되는 것이 있다. 5월과 12월에 뿌리를 채취해서 그늘에 말리는데 지금의 5월 단오날에 노근(露根)을 캔 것은 쓰지 못한다.

처음 캔 것은 유연해야 비로서 견실하고 부러뜨려서 중심의 색이 연붉은 색인데 씹어서 매우며 향긋하고 찌꺼기가 적게 나오는 것은 좋다.

습기가 적은 곳에 나서 뿌리가 큰 것을 창양(昌陽)이라 하는데 풍습(風濕)을 낫게하고 또 이창(泥菖)과 하창(夏菖)이 있어서 서로 비슷하니 모두 조슬(蚤虱)을 물리치고 약에는 못쓴다. 또 수창(水菖)이라는 것이 있는데 못 물속에서 나고 잎이 창포와 같으면서 다만 중심의 엽척(葉脊)이 부추 잎과 같은 것이 즉 그것이다. 창포(菖蒲)는 칼날과 같이 엽척이 서로 같이 서 있다. 〈丹心〉

3. 감국화(甘菊花 = 황국꽃)

성분이 고르고 맛이 달며 독이 없고 장위(腸胃)를 편하게 하고 오장(五臟)을 이롭게 하며 사지(四肢)를 고르게 하고 풍현(風眩)과 두통(頭痛)을 낫게하고 눈을 기르고 머리와 눈을 길게 하며 풍습비(風濕痺)를 치료한다.

여러 곳에 있으며 국(菊)의 종류가 아주 많으나 오직 홑잎 꽃으로써 작으며 노랗고 잎이 짙은 녹색이고 작고 엷으며 계절을 맞춰서 피는 것이 진국(眞菊)이다.

감국(甘菊)은 약으로 쓰되 쓴 것은 못 쓴다.

야국(野菊)을 의국(薏菊)이라고 하며 달다고 하나 의(薏)가 쓰고 감국(甘菊)은 연년(延年)하고 야국(野菊)은 화(火)를 사(瀉)하는데 꽃이 작고 봉우리가 푸른 것이 야국(野菊)이다.

정월에 뿌리를 캐고 3월에 잎을 따고 5월에 줄기를 채취하며 9월에 따고 12월에 열매를 따서 모두 그늘에 말려 쓴다. 〈本草〉

◎ 백국화(白菊花 = 흰국화)

줄기와 잎이 모두 황국(黃菊)과 같고 오직 꽃이 희니 또한 풍현(風眩)을 치료하고 머리털을 희어지지 않게 한다.

잎이 크면서 쑥잎과 같고 줄기가 푸르며 뿌리가 가늘고 꽃이 희며 꽃심이 노랗고 성분이 고르며 맛이 맥고 독이 없는데 풍현(風眩)을 주로 치료한다. 8~9월에 꽃을 따서 푹 말린다. 〈本草〉

◎ 고의(苦薏 = 들국화)

맛이 쓰고 피를 깨뜨리며 뱃속의 숙혈(宿血)을 없애준다. 이것이 즉 들국화이다. 〈本草〉

4. 인삼(人蔘 = 삼)

성분이 약간 따뜻하고 맛이 달며 독이 없고 오장(五臟)의 장기(臟氣)가 모자라는 것을 주로 치료하고 정신(精神)과 혼백(魂魄)을 안정시키며 눈을 밝게 하고 마음을 열며 지혜(智慧)를 더해주고 허손(虛損)을 보하며 곽란(霍亂)과 구홰(嘔噦)를 그치게 하며 폐위(肺痿)의 토농(吐膿)과 담(痰)을 치료한다.

세 줄기에 다섯 잎이 양(陽)을 바라보고 음(陰)을 등지고 있으니 이것을 구하려면 가나무의 밑을 찾으라. 일명 신초(神草)이니 사람의 형태와 같고 신(神)이 있다고 한다.

이것이 깊은 산속에서 나는데 음(陰)을 등지고 가나무나 칠나무 밑의 습윤(濕潤)한 땅에서 나며 중심에 한봉우리가 나오고 길경(桔梗)과 비슷한데 3~4월에 꽃이 피며 가을이 지난 뒤에 열매가 열고 2월, 4월, 8월의 초순에 뿌리를 채취해서 대나무 칼로 껍질을 긁고 푹 말린다.

이것은 좀이 잘 먹으니 깨끗한 그릇속에 저장하고 잘 봉해서 두면 해가 지나도 썩지 않고 세신(細辛)과 같이 넣어 두면 역시 변하지 않는다.

쓸 때는 노두(蘆頭)를 버려야만 사람에게 손상이 없다. 〈本草〉

인삼(人蔘)이 폐화(肺火)를 움직이는데 무릇 피를 토하고 오래 기침을 하거나 얼굴이 검고 기(氣)가 실하고 혈허(血虛)와 음허(陰虛)한 사람은 먹지 말고 사삼(沙蔘)으로 대신 한다. 〈丹心〉

인삼(人蔘)은 맛이 쓰고 약간 따뜻하니 오장(五臟)의 양(陽)을 도와주고 사삼(沙蔘)은 맛이 쓰고 약간 차가우니 오장(五臟)의 음(陰)을 돕는 것이다. 〈丹心〉

여름에 약간씩 먹으면 심현(心痃)의 환(患)을 일으킨다. 〈本草〉

수태음경(手太陰經)속으로 들어간다. 〈湯液〉

5. 천문동(天門冬 = 호라지좆의 뿌리)

성분이 차갑고 맛이 쓰고 달며 독이 없고 폐기와 천수(喘嗽)를 주로 치료하고 담(痰)을 없애며 토혈을 멎게하고 폐위(肺痿)를 그치고 신기(腎氣)를 통하며 진정(鎭定)

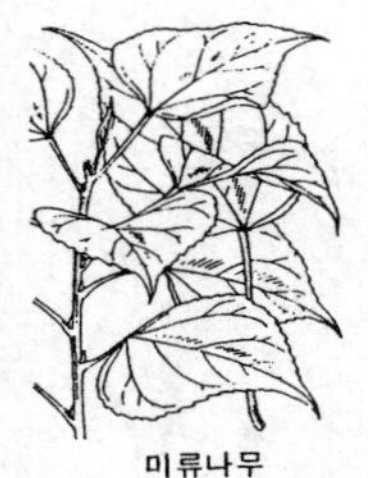
미류나무

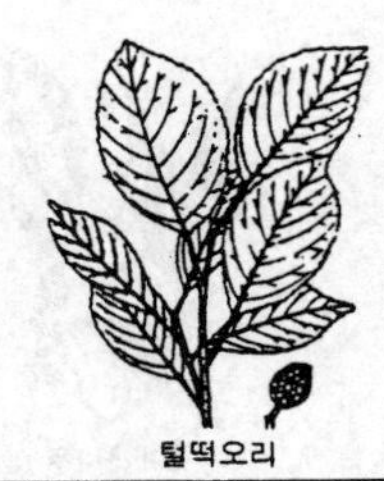
털떡오리

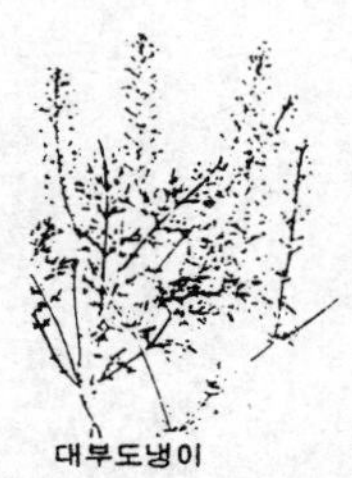
대부도냉이

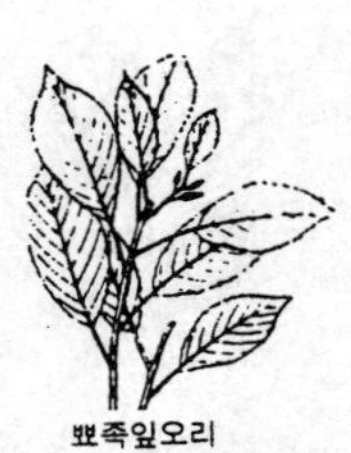
뾰족잎오리

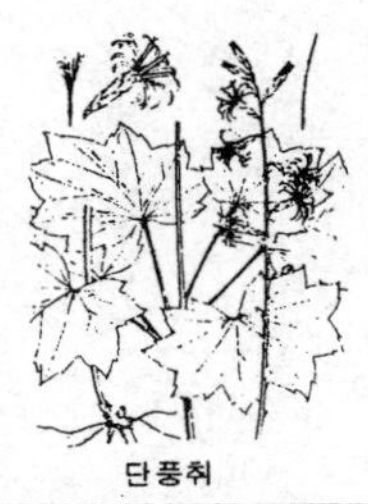
단풍취

하고 소변을 도우며 차거움도 보하고 삼충(三蟲)을 죽인다. 얼굴빛을 예쁘게 하고 소갈(消渴)을 멎게 하며 오장의 음을 도와준다.

2~3월과 7~8월에 뿌리를 채취해서 푹 말리고 쓸 때에 탕 물에 담가서 쪼개어서 심(心)을 버리고 큰 뿌리의 맛이 단 것을 좋은 것으로 선택한다. 〈本草〉

수태음(手太陰)과 족소음경(足小陰經)속에 들어간다. 〈湯液〉

6. 감초(甘草)

성분이 따뜻하고 맛이 달며 독이 없고 백약(百藥)의 독을 풀어주고 구토(九土)의 정(精)이 되며 72가지의 석재(石材)와 1천 2백가지의 초재(草材)를 고루 안화(安和)하고 모든 약으로 해서 효력이 나도록 하기 때문에 국노(國老)라고 이름한다.

오장(五臟)과 육부(六腑)의 한 열의 사기(邪氣)를 주로 치료하고 9규(九竅)와 백맥(百脈)을 잘 통하게 하며 근골을 단단하게 하고 살이 찌도록 한다.

2~8월의 除日(그믐날)에 뿌리를 채취해서 푹 말리고 견실하고 단리(斷理)한 것을 좋은 것으로 선정한다. 부러뜨리면 분가루가 나오니 분초(粉草)라고도 한다. 〈本草〉

족삼음경(足三陰經)속에 들어가고 뜸하면 속을 온화하게 하고 생으로 쓰면 사화(瀉火)한다. 〈湯液〉

구토하고 속이 팽창해서 술을 즐겨 마시는 사람은 많이 먹지 말아야 한다. 〈正傳〉

중국에서 건너와 재배하고 있으나 번식이 잘 안되어서 오직 함경도의 소산이 가장 좋다. 〈俗方〉

◎ 소(梢)

즉 감초초(甘草炒)인데 꼬리가 작고 가늘며 맛이 싱거우니 뇨관(尿管)의 삽통(澁痛)과 음경(陰莖)의 중통(中痛)을 치료한다. 〈入門〉

◎ 절(節)

옹종(癰腫)을 없애주고 생으로 쓰면 종기를 없애고 모든 독기를 몰아낸다. 〈入門〉

7. 생지황(生地黃)

성분이 차고 맛이 달며 독이 없고 모든 열을 풀어주고 피를 깨뜨리며 어혈을 풀고 월수(月水)를 잘 통하게 하고 부인의 붕(崩)속의 피가 안 그치는 것과 태동(胎動)하여서 하혈(下血)과 뉵혈(衄血)및 토혈(吐血)을 치료한다.

여러 곳에 심으니 2월, 8월에 뿌리를 채취해서 그늘에 말려 물에 담가서 크고 통통한 것을 골라서 쓴다. 일명 지수(地髓), 일명 하생(芐生)이니 황토땅에서 나는 것이 좋다.

본경(本經)에서 생 것과 마른 것 쪄서 말린 것을 말하지 않았는데 쪄서 말리면 따뜻하고 생으로 말리면 보통인 것이다.

물속에 담가서 뜨는 것은 천황(天黃)이고, 반쯤 뜨고 반은 잠기는 것은 인황(人黃)이며, 전부가 잠겨 버리는 것은 지황(地黃)이라 하여 힘이 강해서 약에 쓰지 못하니 채취할 때에는 동이나 철 그릇을 쓰지 않아야 한다. 〈本草〉

생혈(生血)과 양혈(涼血)하고 수태양(手太陽)과 소음(少陰)속에 들어가고 술에 담그면 위로 가거나 밖으로 가는 것을 겸하게 된다. 〈湯液〉

◎ 숙지황(熟地黃)

성분이 따뜻하고 맛은 달고 약간 쓰며 독이 없고 피가 허한 것을 크게 보해주고 수발(鬚髮)을 검게 하며 골수(骨髓)를 채워주고 기육(肌肉)을 기르며 근골(筋骨)을 도와주고 허손(虛損)을 보하며 혈맥(血脈)을 통하게 하고 귀와 눈을 이롭게 한다.

쪄서 만드는 방법은 잡방(雜方)에 상세하게 나와 있다. 〈本草〉

생지황(生地黃)이 위기(胃氣)를 덜어주니 약한 사람은 오래 먹으면 안되고 숙지황(熟地黃)은 흉격을 이진(泥塡)하니 담화(痰火)가 성한 사람은 오래 먹으면 안 된다. 〈正傳〉

숙지황(熟地黃)은 손과 발의 소음(少陰)이 궐음경(厥陰經)속에 들어가니 성분이 따뜻하고 보신(補腎)한다. 〈入門〉

숙지황(熟地黃)을 생강즙으로써 처방을 잘하면 흉격(胸膈)이 번민(煩悶)할 염려가 없다. 〈醫鑑〉

8. 백출(白朮 = 삽주뿌리)

성분이 따뜻하고 맛이 달며 독이 없고 건비(健脾)와 강위(強胃)를 하고 지사(止瀉)와 제습(除濕)을 하며 소식지한(消食止汗)하고 심하(心下)의 급만(急滿)가 곽란토사(霍亂吐瀉)가 안 그치는 것을 치료하고 허리와 배꼽 사이의 피를 이롭게 하며 위(胃)의 허냉리를 낫게한다.

산속의 여러 곳에서 나는데 그 모양이 거칠고 그 색이

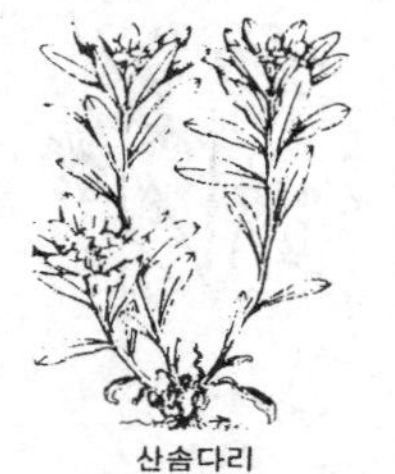
산솜다리

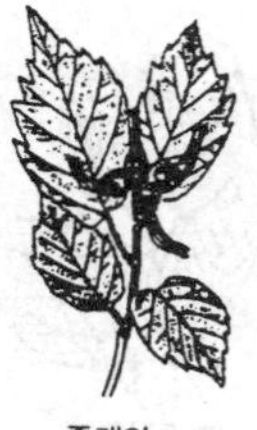
좀개암

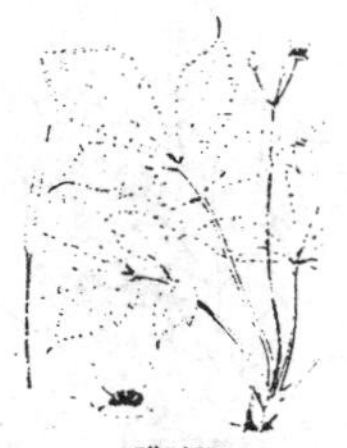
매미꽃

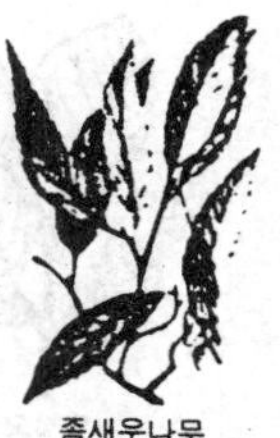
좀새우나무

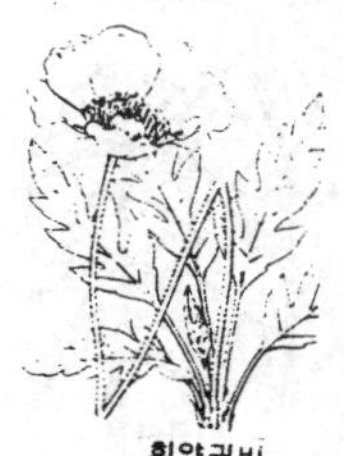
흰양귀비

약간 갈색이며 기(氣)의 맛이 맵고 쓰면서 맵지 않는 것이 백출(白朮)이다. 일명 걸력가(乞力伽)라고 한다. 〈本草〉

본초(本草)에 창(蒼)과 백(白)의 이름이 없고 요즈음에는 백출(白朮)을 많이 쓰는데 피부 사이의 풍(風)을 낫게하고 땀을 그치게 하며 비(痞)를 없애고 보위와 속을 온화하게 하며 허리와 배꼽 사이의 피를 이롭게 하고 수도(水道)를 통하게 하여 주며 위로는 피모(皮毛)속으로는 심위(心胃)와 아래로 허리와 배꼽에 닿기까지 기(氣)에 있어서는 기(氣)를 치료하고 피에 있어서는 피를 치료한다. 〈湯液〉

수태양(手太陽)•소음(少陰)•족양명(足陽明)•태음(太陰)의 4경속에 들어가서 완비생진(緩脾生津)하고 거습지갈(去濕止渴)하니 반나절 동안만 쌀뜨물에 담가서 노두(蘆頭)를 버리고 흰색의 기름기가 없는 것을 거두어서 쓴다. 〈入門〉

위화(胃火)를 사(瀉)하고 생으로 쓰면 위허(胃虛)를 보해주니 황토(黃土)와 같이 볶아서 쓴다. 〈入門〉

◎ 창출(蒼朮 = 삽주뿌리 결구되지 않은 것)

성분이 따뜻하고 맛은 쓰고 매우며 독이 없고, 상•중•하의 습질(濕疾)을 낫게하고 관(寬)속의 땀을 내게 하며 담음(痰飮)의 과낭(窠囊)과 현벽(痃癖)및 기괴(氣塊)•산풍장기(山風瘴氣)•풍한(風寒)•습비(濕脾)•곽란토사(霍亂吐瀉)의 안 그치는 것과 수종•장만을 치료한다.

창출(蒼朮)은 길고 크기가 작은 손가락과 같고 비실(肥實)해서 구슬을 이은 것 같으며 가죽이 갈색이고 기미(氣味)가 매우니 반드시 쌀뜨물에 담가서 하룻밤 재우고 다시 갈아서 1일동안 담근 뒤에 노랑색이 나도록 볶아서 쓴다. 〈入門〉

일명 소정(少精)이니 채취 방법은 백출(白朮)과 같다. 〈本草〉

족양명(足陽明)과 태음경(太陰經)속에 들어가는 데 건위(健胃)•안비(安脾)한다. 〈入門〉

9. 토사자(兎絲子 = 새삼씨)

성분이 고르고 맛이 맵고 달며 독이 없고 음경속에서 한정자출(寒精自出)과 소변이 여력(餘瀝)하고 입안이 쓰며 목이 마르는 것을 치료하고 첨정익수(添精益髓)하며 허리가 아프고 무릎이 찬 것을 없애준다.

여러 곳에서 나고 특히 콩밭에서 많이 나는데 뿌리가 없고 기(氣)를 빌려서 가는 덩굴이 나고 빛이 누르며 6~7월에 결실하는데 아주 작아서 누에알과 같으니 9월에 채취해서 푹 말리고 술을 얻으면 더욱 좋아진다. 선방(仙方)과 속방(俗方)에서 모두 보약으로 쓴다.

속을 온화하게 해주고 정양(正陽)의 기(氣)를 받아서 엉겨 뭉쳐서 위기(衛氣)와 근맥(筋脈)을 편보(偏補)한다. 〈本草〉

물에 이루어서 깨끗이 씻은 다음 흙과 모래를 버리고 햇빛에 말려서 술에 담그되 봄에는 5일, 여름은 3일, 가을은 7일, 겨울은 10일만에 꺼내서 찧어 가루로하여 약에 넣는데 만약 급하게 쓰려면 술에 쪄서 말려 찧어서 가루로 써도 좋다. 〈入門〉

10. 우슬(牛膝 = 쇠무릎)

성분이 고르고 맛이 쓰고 시며 독이 없고 한습의 위비(痿痺)와 무릎이 아프기 때문에 굽히고 펴지를 못하는 것과 남자의 음소(陰消)와 노인의 유뇨(遺尿)를 낫게하며 골수(骨髓)를 메워주고 음기(陰氣)를 이롭게 하며 머리털이 희게 되는 것을 막아주고 음위(陰痿)를 일으키며 요척통(腰脊痛)을 치료하고 타태(墮胎)하며 월경을 잘 통하게 한다.

여러 곳에서 나고 마디가 학의 무릎과 같고 또 소의 무릎과도 같기 때문에 이름한 것이니 일명 백배인데, 길고 크며 유연한 것이 좋다. 2월과 8월 또는 10월에 뿌리를 채취해서 그늘에 말린다. 〈本草〉

12경맥을 돕고 활혈(活血)과 생혈(生血)하며 모든 약을 끌어서 허리와 넙적 다리까지 내려가니 술에 씻어서 쓴다. 〈入門〉

11. 충위자(茺蔚子 = 익모초씨)

성분이 약간 따뜻하고 맛이 맵고 달며 돈이 없고 눈을 밝게하며 익(益) 정(精)해서 수기(水氣)를 없앤다.

여러 곳에 있으니 일명 익모초(益母草), 일명 야천마(野天麻)인데 잎이 대마(大麻)와 같고 줄기가 모나며 꽃이 자주색인데 단오일에 줄기와 잎을 채취해서 그늘에 말리고 햇빛과 불을 쬐지 말고 철 그릇을 피해야 한다. 일설(一說)에는 잎이 깨와 같고 줄기가 모나며 꽃이 마디 사이에서 피고 열매가 맨드라미 씨와 같으며 검으니 9월에 채취한다. 〈本草〉

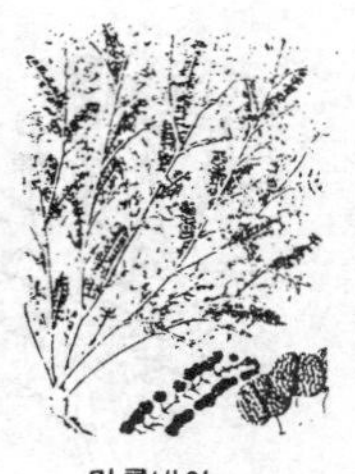
미륵냉이

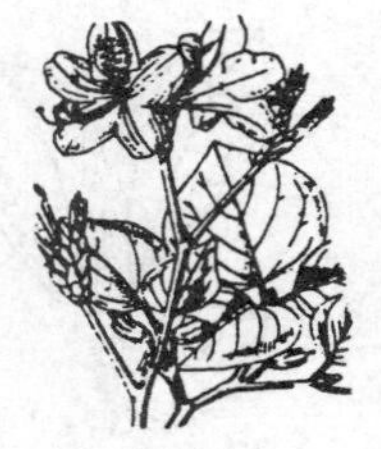
세잎진달래

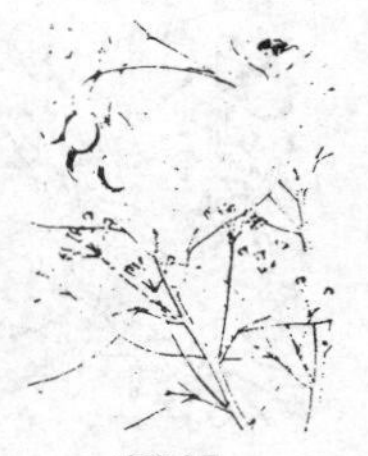
생달나무

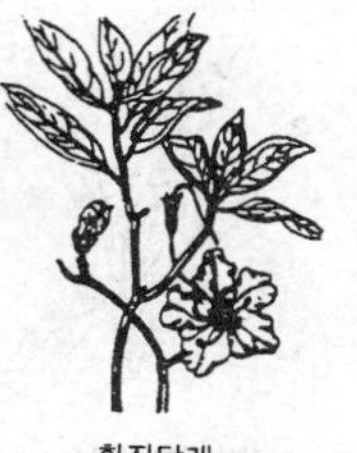
흰진달래

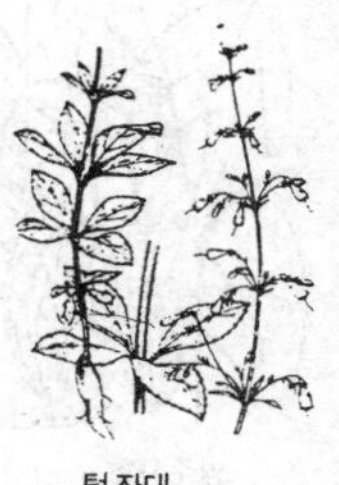
털잔대

◎ 경엽(莖葉 = 익모초 줄기와 잎)

부인의 태전(胎前)과 산전(產前)의 모든 병을 구하기 때문에 익모(益母)라고 이름한 것이다. 구사조경(求嗣調經)하는데 효과가 많으므로 부인들의 선약(仙藥)이라고 한다. 〈入門〉

12. 시호(柴胡 = 묏미나리)

성분이 약간 차고 맛이 쓰며 독이 없고 상한의 한열왕래(寒熱往來)와 천행(天行)하는 시질(時疾)에 내외열(內外熱)이 안 풀리는 것을 주로 치료하며 노열(勞熱)과 골절번통(骨節煩痛)을 없애주고 허로(虛勞)의 한열(寒熱)을 낫게하며 비열(肥熱)과 조신(早晨)의 조열(潮熱)을 풀어주고 간화(肝火)를 사(瀉)하며 한열(寒烈)의 왕래와 학질(瘧疾)과 흉격(胸膈)이 가득차서 아픈 것을 치료한다.

여러 곳에서 나며 2월에 싹이 나서 아주 향기롭고 줄기가 푸르고 잎이 자주빛이며 대나무 잎과 같고 또 맥문동(麥門冬)잎과도 같으면서 약간 짧고 7월에 노란 꽃이 피고 8월에 채취해서 푹 말린다. 〈本草〉

족소양궐음(足少陽厥陰)의 행경약(行經藥)으로써 충분히 청기(淸氣)를 끌어서 양도(陽道)를 움직이고 또 위기(胃氣)를 끌어서 위로 올라가서 춘령(春令)을 다닌다. 〈湯畓〉

쥐꼬리와 같이 쭉 빠지고 긴 것이 좋고 줄기가 길고 부드러우며 껍질이 황적(黃赤)한 것이 좋으니 동이나 철을 피하고 외감(外感)에는 생으로 쓰고, 내상(內傷)에는 술을 볶아서 쓰고 기침이나 땀이 날 때는 꿀물에 볶아서 쓰며 간담(肝膽)의 화(火)를 사(瀉)하는 것은 돼지 담즙에 반죽해서 볶으고 노두(蘆頭)는 버리고 쓴다. 〈入門〉

13. 맥문동(麥門冬 = 겨우사리 뿌리)

성질이 약간 차고 맛이 달며 독이 없고 허로(虛勞)의 객열(客熱)과 입이 마르고 목이 마르는 것을 낫게하고 폐위(肺痿)의 토농(吐膿)을 치료하며 열독(熱毒)으로 몸이 검어지고 눈이 노랗게 되는 것을 없애주고 속을 보하고 폐를 맑게 하며 정신(精神)을 보호하고 맥기(脈氣)를 바르게 한다.

잎이 푸르러서 사초(莎草)와 같고 사계절을 마르지 않으며 뿌리가 연주(連珠)모양으로 되어 광맥(穬麥)의 알과 같기 때문에 맥문동(麥門冬)이라고 하며 2~3월이나 9~10월에 채취하여 그늘에 말리고 비대(肥大)한 것이 좋으며 탕물에 불려서 속을 빼고 쓴다. 그렇게 하지 않으면 번민(煩悶)한다.

수태음경(手太陰經)속에 들어가니 술에 담가서 쓴다. 〈入門〉

경상도·전라도·충청도의 좋은 땅에서나 바다 섬에서 난다. 〈俗方〉

14. 독활(獨活 = 멧두릅 뿌리)

성분이 고르고 맛이 달고 쓰며 독이 없고 모든 적풍(賊風)과 백절(百節)의 통풍(痛風)에 구신(久新)을 가리지 않고 낫게하니 중풍(中風)의 실음(失音)과 괘사(喎斜)와 탄탄(癱瘓)과 편신(遍身)의 군비(瘰痺)와 근골(筋骨)의 아픈 것을 치료한다.

산이나 들에서 나니 2~3월 또는 9~10월에 채취해서 푹 말린다. 이것이 바람이 불면 흔들리지 않고 바람이 없으면 자연히 움직이기 때문에 일명 독요초(獨搖草)라고도 한다. 〈本草〉

한 줄기가 곧바로 올라가도 바람이 분다고 흔들리지 않기 때문에 독활자(獨活子)라 하며 수(手)·족소음(足少陰)의 행경약(行經藥)이며 독활(獨活)은 기(氣)가 가늘고 강활(羌活)은 기(氣)가 웅장하다. 〈入門〉

풍(風)을 치료하려면 독활(獨活)을 쓰고 물과 같이 된 것이면 강활(羌活)을 쓰는 것인데 괴(塊)가 있는 것을 독활(獨活)이라고 한다. 〈本草〉

독활(獨活)은 기(氣)가 가늘고 색이 희며 족소음(足少陰)의 견풍(犬風)을 치료하기 때문에 두 발이 한(寒)·습비(濕痺)로 인해서 움직이지 못하는데 이것이 아니면 없애지 못한다. 〈湯液〉

15. 강활(羌活 = 강호리 뿌리)

성질이 약간 따뜻하고 맛이 매우며 독이 없고 주된 치료는 독활(獨活)과 거의 비슷하다. 〈本草〉

강활(羌活)은 손과 발의 태양(太陽)과 족궐음소음(足厥陰少陰)의 겉과 속에 인경(引經)하는데 필요한 것에 들어가지 않는 곳이 없기 때문에 온 몸의 백절통(百節痛)에 이것이 아니면 치료하지 못한다. 〈入門〉

강활(羌活)은 기(氣)가 웅장하기 때문에 족태양(足太陽)에 들어가고 독활(獨活)은 기(氣)가 가늘기 때문에 족소음(足少陰)에 들어가니 모두가 같이 풍(風)을 치료하는데 겉과 속의 다른 점이 있는 것이다. 〈湯液〉

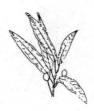

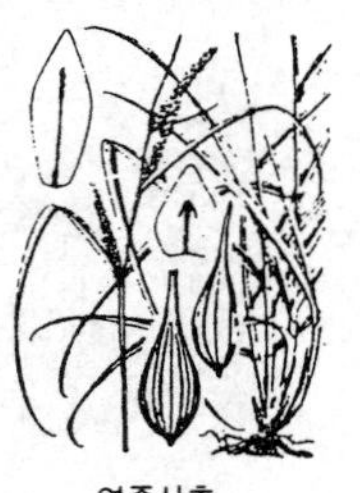
염주사초

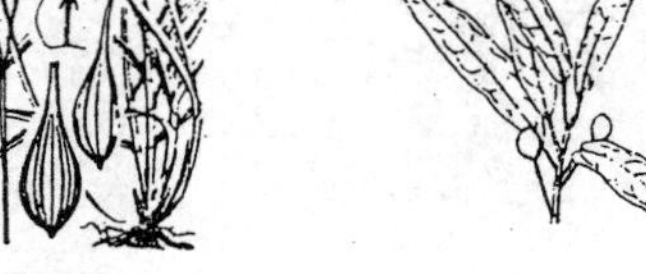
가는잎천선과

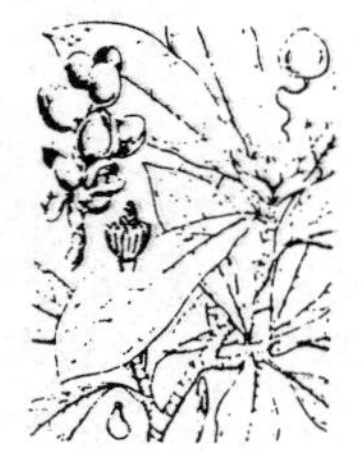
초령목

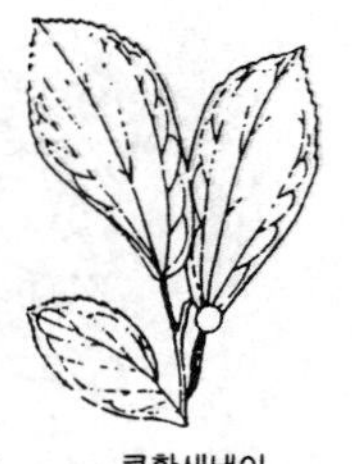
큰황새냉이

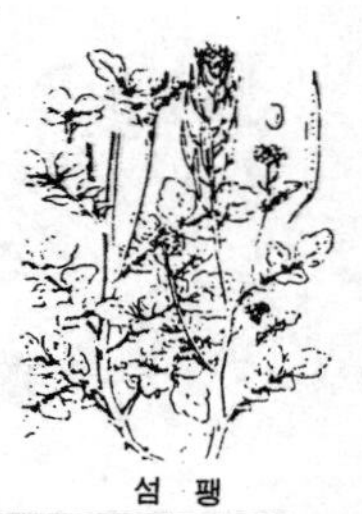
섬 팽

강원도에서 독활(獨活)과 강활(羌活)이 모두 나오고 있다. 〈俗方〉

16. 승마(升麻 = 끼절가리)

성분이 달고 고르고 맛이 쓰며 독이 없고 백가지 독을 풀고 백정(百精)의 노폐물을 죽이며 온역(瘟疫)과 장기(瘴氣)를 물리치고 고독(蠱毒)과 풍종(風腫)의 모든 독과 후통(喉痛) 및 구창(口瘡)을 치료한다.

산과 들에서 나는데 잎이 삼잎과 같기 때문에 승마(升麻)라고 하고 2월이나 8월에 채취해서 푹 말리고 검은 껍질과 섞은 부분을 긁어 버리되 모양이 닭의 뼈와 같고 색이 청녹(靑綠)한 것이 좋다. 〈本治〉

수(手)•족양명(足陽明)의 풍사(風邪)를 낫게 하는 것인데 겸해서 수족(手足)의 태양과 기육(肌肉)사이의 열을 치료한다. 〈入門〉

양명본경(陽明本經)의 약인데도 또한 수양명(手陽明) 태음경(太陰經)에 달려가고 만약 원기(元氣)가 모자라며 이것으로써 음(陰)속에서 양기(陽氣)를 승거(昇擧)해서 위로 다니게 하는데 없어서는 안될 약이다. 〈入門〉

17. 차전자(車前子 = 질경이 씨)

성분이 차고 맛이 달고 짜며 독이 없고 기룽(氣癃)을 주로 치료하고 오림(五淋)을 통하게 하며 수도(水道)를 이롭게 하고 소변의 임삽(淋澁)을 통하게 하며 눈을 밝게 하고 간(肝)속의 풍열(風熱)과 독풍(毒風)이 충안(衝眼)해서 적통(赤痛)하고 장애(障碍)한 것을 치료한다.

즉 부거(芣苢)니 잎이 크고 이삭이 길며 길가에 잘나고 쇠발자국 속에서 나기 때문에 차전(車前)이라고 한다. 5월에 싹을 채취하고 9~10월에 씨를 따서 그늘에 말린다. 〈本草〉

고간(苦干)을 볶으고 잘 찧어서 쓰는데 약으로 쓸 때는 씨를 쓰지 않는다. 〈入門〉

◎ **분(糞)과 근(根)**

토혈(吐血)•육혈(衄血)•요혈(尿血)•혈림(血淋)에 즙을 내서 먹는다. 〈本草〉

18. 목향(木香 = 목향풀 뿌리)

성분이 따뜻하고 맛이 매우며 독이 없고 심(心)•복(腹)의 일체의 기(氣)와 9가지의 심통(心痛)과 몇 해가 된 냉기장통(冷氣腸痛) 및 현벽(痃癖)의 괴(塊)를 치료하고 설사(泄瀉)•곽란(霍亂)•이질(痢疾)을 멋게하며 소독(消毒)•살귀(殺鬼)하고 온역(瘟疫)을 몰아내며 약의 정(精)을 행한다.

즉 청목향(靑木香)이니 형태가 고골(枯骨)과 같은 것이 좋다. 〈本草〉

불을 쪼이지 않아야만 행기(行氣)를 시키고 생으로 갈아서 쓰면 사(瀉)를 그치며 대장(大腸)을 실(實)하게 하니 축축한 종이에 싸서 따뜻하게 하여 쓴다. 〈入門〉

19. 서여(薯蕷 = 마)

성분이 따뜻하고 맛이 달며 독이 없고 허로(虛勞)와 이수(羸瘦)를 보해주고 오장(五臟)을 채워주며 기력을 더해주고 기육(肌肉)을 기르며 근골(筋骨)을 강하게 하고 심공(心孔)을 툭 터주며 안신(安神)하고 지혜(智慧)를 길러준다.

여러 곳에 있으니 일명 산우(山芋)라 하고 또는 옥연(玉延)이 되니 송나라 때에 임금의 호를 피(避)해서 그 이름을 산약이라고 한다. 2~8월에 뿌리를 채취해서 긁어 쓰되 흰 것이 좋다. 푸르고 검은 것은 못쓴다.

건방(乾方)에 나는 것이 약에 쓰는데 좋고 생 것은 미끄러우니 다만 종핵(腫核)을 없애줄 뿐이고 약에 넣지는 못하며 익히면 먹을 수는 있으나 기(氣)가 체(滯)하게 된다. 말리는 방법은 비대한 것으로 골라 노란 껍질을 긁어 버리고 물에 담가서 놓고 백반(白礬)을 약간 타서 하룻밤을 지나 거품을 모두 씻어 버리고 불에 쬐어 말려서 쓴다. 〈本草〉

수태음폐경(手太陰肺經)의 약이다. 〈入門〉

20. 택사(澤瀉 = 쇠귀나물 뿌리)

성분이 고르고 맛이 달고 짜며 독이 없고 방광의 정수(停水)를 밀어내고 오림(五淋)을 치료하며 방광의 열을 없애주고 수도(水道)를 잘 통하게 하고 소장을 이롭게 하며 유력(遊歷)을 그치게 한다.

여러 곳의 연못 물속에서 나는데 8~9월에 뿌리를 채취하여 푹 말린다. 〈本草〉

족태음경(足太陰經)과 소음경(少陰經)에 들어가며 습을 없애는 성약이 되나 역시 신기(腎氣)를 사(瀉)함으로 많이 먹거나 오래 먹지 못한다. 본경(本經)에는 많이 먹으면 눈병을 일으킨다고 했다. 〈湯液〉

약에 쓸 때는 술에 담가서 하룻밤 재고 말려 쓰며 중경

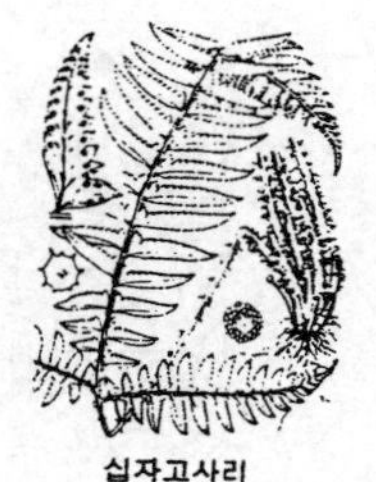
십자고사리

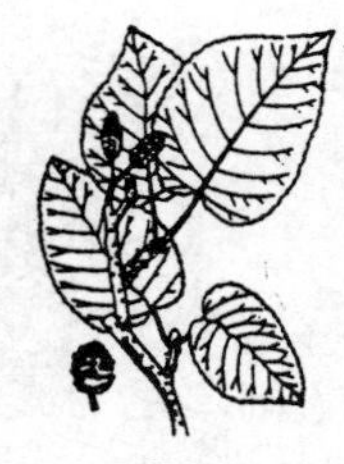
두메오리

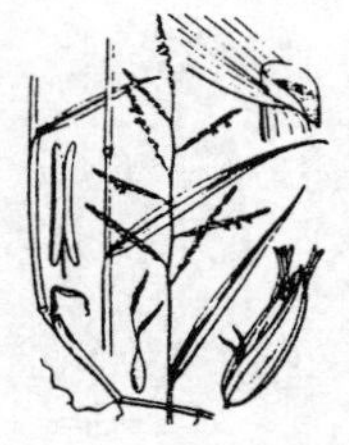
나도겨풀

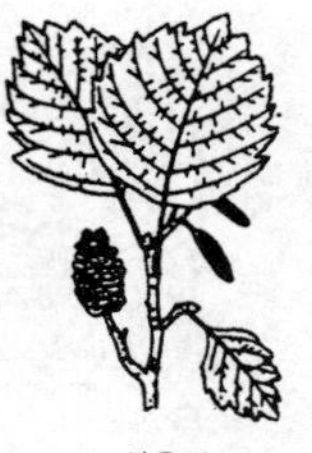
산오리

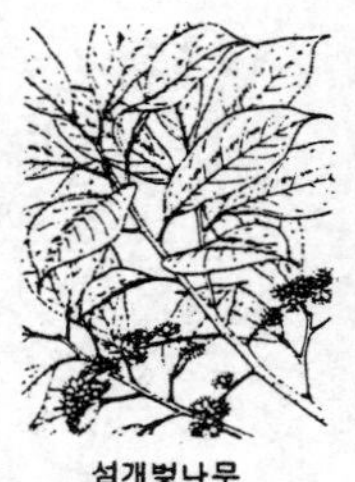
섬개벚나무

(仲景)의 팔미환(八味丸)에 술에 쪄서 쓴다. 〈入門〉

21. 원지(遠志 = 아기풀 뿌리)

성분이 따뜻하고 맛이 쓰며 독이 없고 지혜(智慧)를 더해주고 귀와 눈을 총명하게 하고 불망(不忘)하며 강지하고 정심하며 경계를 그치고 혼백을 진정시키고 미혹(迷惑)하지 않는다.

산속에서 나니 잎이 마황(麻黃)과 같으나 푸르고 뿌리가 노랗다. 4월이나 9월에 뿌리와 잎을 채취해서 푹 말린다. 〈本草〉

먼저 감초(甘草)물에 달여서 뼈를 버리고 생강즙에 반초(拌炒)해서 쓴다. 〈得効〉

◎ 엽(葉 = 아기풀잎)

소초(小草)라고 하여 익정(益精)하고 허손(虛損)을 그치게 하며 몽설(夢泄)을 치료한다. 〈本草〉

22. 용담(龍膽 = 과남풀)

성분이 크게 차고 맛이 쓰며 독이 없고 위속의 견열(犬熱)과 시기(時氣)의 온열(溫熱)과 열설(熱泄) 및 하리(下痢)를 주로 치료하고 간(肝)과 담(膽)의 기(氣)를 더해주며 경척을 그치게 하고 골열(骨熱)을 없애며 장(腸)속의 작은 벌레를 없애고 눈을 밝게 한다.

뿌리가 황백색이고 밑으로 10여 뿌리가 빠져서 쇠무릎과 비슷하며 맛이 쓰기가 쓸개와 같기 때문에 속에서 초용담(草龍膽)이라고도 부른다. 2월, 8월, 11월, 12월에 채취하여 그늘에 말리되 채취한 다음 동칼로써 잔 뿌리와 흙을 긁어 버리고 감초탕(甘草湯)에 하룻밤 담가서 푹 말려서 쓰는데 공복에 먹으면 소변을 참지 못한다. 〈本草〉

하초(下焦)의 습열(濕熱)을 치료하고 눈을 밝히며 간을 서늘하게 한다. 〈醫鑑〉

눈병에 꼭 필요한 약이다. 담그면 위로 가니 허한 사람은 술에 검게 볶아서 쓴다. 〈湯液〉

23. 세신(細辛 = 족도리풀 뿌리)

성분이 따뜻하고 맛이 아주 매우며 독이 없고 풍습비통(風濕痺痛)을 주로 치료하고 온중하기(溫中下氣)하며 후비(喉痺)와 옹비(齆鼻)를 없애주고 담기(膽氣)를 더해주며 두풍(頭風)을 없애고 눈을 밝게하며 치통(齒痛)을 낫게하고 담(痰)을 깨뜨리고 땀을 나게 한다.

산이나 들에서 나니 뿌리가 가늘고 맛이 아주 매웁기 때문에 세신(細辛)이라고 하는데 2월이나 8월에 채취하여 그늘에 말려 쓰되 두절(頭節)을 버린다.

끝을 단용(單用)할 때는 반돈을 넘게 쓰면 안 되니 만약 많이 쓰게 되면 기관(氣關)이 막혀서 죽어 깨어나지 못한다. 〈本草〉

소음경(少陰經)의 약이 되며 소음두통(少陰頭痛)에 신기한 효력이 있고 독활(獨活)로써 사(使)를 삼는다. 세신(細辛)이 향기로운 맛이 모두 적고 느리기 때문에 수소음(手少陰)에 들어가고 두면풍통(頭面風痛)에 없어서는 안될 약이다. 〈湯液〉

24. 석곡(石斛 = 석곡풀)

성분이 고르고 맛이 달며 독이 없고 허리와 다리의 연약한 것을 치료하고 허손(虛損)을 보하며 장근골(壯筋骨)하고 수장(水臟)을 따뜻이 해주며 신(腎)을 보하고 정(精)을 메어주며 신기(腎氣)를 기르고 요통(腰痛)을 멎게 한다.

물가의 돌 위에서 나는데 열매가 가늘고 노란색이니 상회탕(桑灰湯)에 담그면 금색(金色)이 나고 줄기의 형태가 메뚜기 다리와 같은 것이 좋고 속에서 금차 석곡(金釵石斛)이라고 해서 7~8월에 줄기를 채취하여 그늘에 말리고 술에 씻어서 푹 쪄서 약에 넣는다. 〈本草〉

25. 파극천(巴戟天 = 부조초 뿌리)

성분이 약간 따뜻하고 맛이 달고 매우며 독이 없고 남자의 야괴 교접설정(夜鬼交接泄精)과 음위하기(陰痿下起)를 치료하니 남자에게는 이로운 약이다.

2월과 8월에 뿌리를 채취하여 그늘에 말리고 연주형(連珠形)에 살이 두터운 것이 좋다. 처방하는 데는 자색을 좋은 것이라고 한다. 소금물에 달여 속을 버리고 쓴다.

26. 적전(赤箭 = 수자 해좆씨)

성분이 따뜻하고 맛이 매우며 독이 없고 귀정(鬼精)과 벌레 독의 악기(惡氣)를 죽이고 옹종(癰腫)을 없애고 산(疝)을 치료한다.

산과 들에서 나니 천마(天麻)의 싹이라 하고 한 싹이 나서 화살대와 같고 잎이 그 끝에 나며 잎과 줄기가 모두 붉기 때문에 적전(赤箭)이라고 한다. 3월과 4월에 싹을 채취해서 푹 말리고 이 풀은 바람이 불면 안 움직이고 바람이 없으면 자연히 흔들린다. 〈本草〉

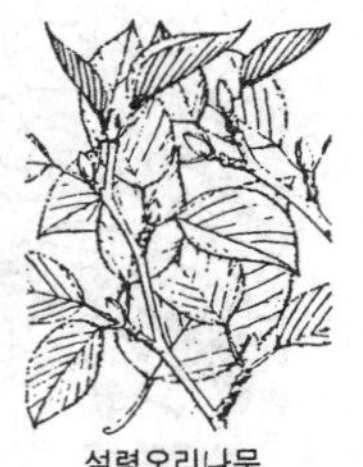
설령오리나무

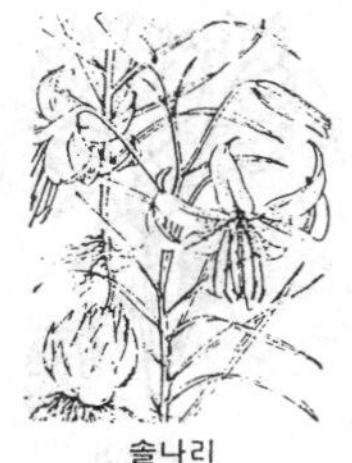
솔나리

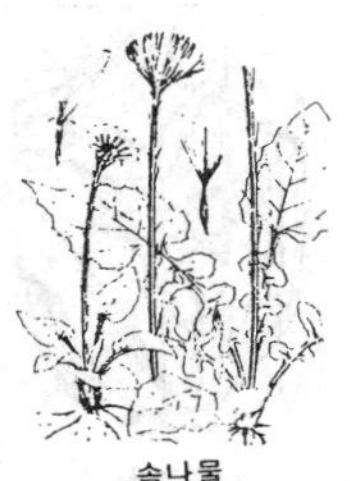
솜나물

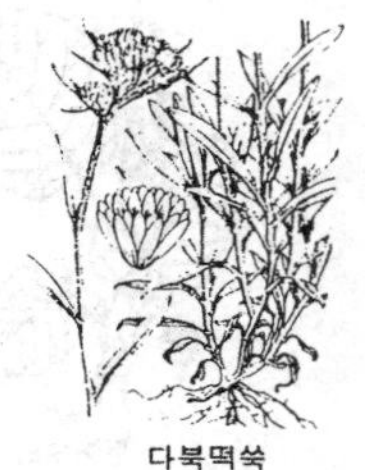
다북떡쑥

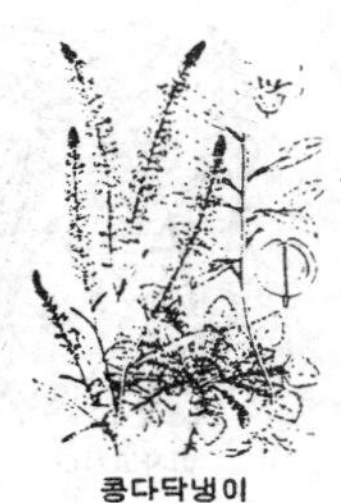
콩다닥냉이

이것이 풍(風)을 치료하는데 싹은 적전(赤箭)이 되는데 겉에서 속에 들어가는 효력이 있고 뿌리는 천마(天麻)가 되는데 속에서 겉으로 닿게 되는 작용을 한다. 〈丹心〉

27. 암려자(菴藺子 = 개제비쑥 씨)

성분이 약간 차고 맛이 쓰고 매우며 독이 없고 오장(五臟)의 어혈(瘀血)과 뱃속의 수기(水氣)및 온 몸의 모든 통증을 낫게하고 심복(心腹)의 창만(脹滿)을 없애주며 어혈(瘀血)을 없애고 부인의 월수 불통을 치료한다.

줄기와 잎이 쑥과 같고 여러 곳에 있으니 9월과 10월에 열매를 따서 그늘에 말린다. 〈本草〉

28. 석명자(菥蓂子 = 굵은 냉이씨)

성분이 약간 더웁고 맛이 매우며 독이 없고 눈을 밝게 하며 눈물이 나는 것을 그치게 하고 간(肝)의 적열(積熱)과 눈의 적통(赤痛)을 낫게하며 정광(精光)을 더해준다. 곳곳에 있으니 즉 대제자(大薺子)이다. 4~5월에 열매를 따서 푹 말린다. 〈本草〉

29. 권백(卷柏 = 부처손)

성분이 뜨시고 고르며 맛이 맵고 달며 독이 없고 여자들의 음(陰)속에 한(寒)•열통(熱痛)과 피가 막히고 자식이 없는 것과 월경 불통 및 백사귀매(百邪鬼魅)를 치료하고 마음을 진정시키며 사수(邪祟)의 제읍(啼泣)을 그치게 하고 탈항(脫肛)과 위벽(痿躄)을 멎게 하며 수장(水臟)을 따뜻이 하고 생으로 쓰면 파혈(破血)하고 구워서 쓰면 지혈(止血)이 된다.

산속에서 돌위에 포기로 나니 싹이 백엽(柏葉)과 같으며 가늘고 주먹을 쥔 것 같으면서 굴곡이 있어 닭발과 같고 청황색인데 꽃과 씨가 없으니 5~7월에 채취하여 그늘에 말리고 돌에 가까운 뿌리의 모래나 흙은 버리고 쓴다. 〈本草〉

30. 남등근(藍藤根 = 가사새풀 뿌리)

성분이 따뜻하고 맛이 매우며 독이 없고 상기와 냉수(冷嗽)에 달여서 먹고 또는 가루로하여 꿀에 섞어서 달여 먹는다.

여러 곳에 있고 뿌리가 세신(細辛)과 같은 것이니 즉 남칠(藍漆)이다. 〈俗方〉

31. 남실(藍實 = 쪽 씨)

성분이 차고 맛이 쓰며 독이 없고 모든 독을 풀어주고 고지(蠱蚑)와 석독(螫毒)및 주귀(疰鬼)를 죽이고 경락(經絡)속의 결기(結氣)를 치료하며 건강하게 하고 잠이 줄어든다.

5~6월에 열매를 채취하는데 요자(蓼子)와 같고 크며 검다. 〈本草〉

◎ **엽즙(葉汁 = 남엽즙)**

백약(百藥)의 독을 풀어주고 낭독(狼毒)과 사망독(射罔毒)및 독약(毒藥)•독전(毒箭)•금석약(金石藥)의 독을 풀고 천행(天行)하는 열광(熱狂)과 유풍 습독(遊風濕毒)및 종독(腫毒) •비홍(鼻洪) •토혈(吐血) •금창(金瘡)의 혈민(血悶)을 치료하며 제번(除煩)과 지갈(止渴)을 하고 충사상(虫蛇傷)과 독자(毒刺)및 부인의 산후비혈(產後鼻血)가 어린 아이의 장열열감(壯熱熱疳)을 없애준다.

즉 생남(生藍)의 줄기와 잎의 푸른 색을 물들이는 것이다. 〈本草〉

패혈(敗血)을 치료하고 경락(經絡)에 돌아가도록 해준다. 〈丹心〉

◎ **청대(青黛)**

성분이 차고 맛이 짜며 독이 없고 백약(百藥)의 독과 천행두풍(天行頭風)및 한열(寒熱)을 치료하고 또 열창(熱瘡)의 악독(惡毒)과 금창(金瘡)의 출혈(出血)및 뱀과 개의 독 및 어린 아이의 감열(疳熱)을 없애주고 여윈 것을 도우며 벌레를 죽인다.

청대(青黛)는 즉 남(藍)으로 만든 것이니 약에 넣어 쓴다. 〈本草〉

청대(青黛)가 악충(惡虫)을 죽여서 물로 변화 시킨다. 〈丹心〉

열독(熱毒)과 충적(虫積)및 감리(疳痢)를 치료하고 오장(五臟)의 울화(鬱火)를 없애주며 간(肝)을 사한다. 〈醫鑑〉

푸른 색으로써 예전에 눈썹을 그렸기 때문에 대(黛)를 정화(靛花)라고 한다. 〈入門〉

◎ **남전(藍澱)**

열악종(熱惡腫)과 사훼(蛇虺)의 석독(螫毒)에 붙이고 또한 모든 독과 어린 아이의 단열(斷熱)을 치료하니 즉 옹기 그릇에 칠하는 자벽색(紫碧色)의 것이니 효력이 청

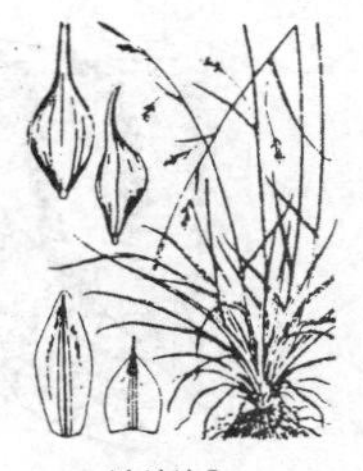
낚시사초

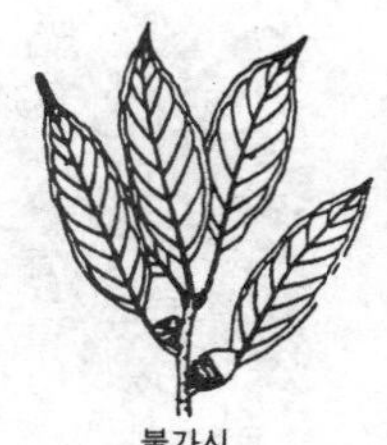
붉가시

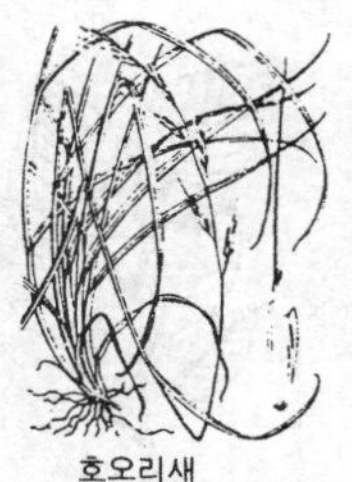
호오리새

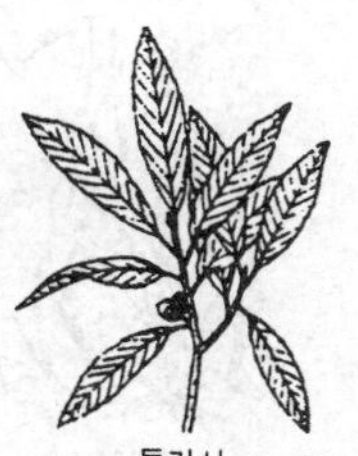
돌가시

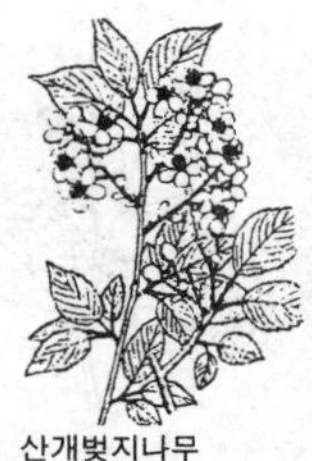
산개벚지나무

대(青黛)와 같다. 〈本草〉

◎ **청포(青布)**

성분이 차고 맛이 짜며 독이 없고 모든 물건의 독과 천행열독(天行熱毒) 및 어린 아이의 단독(丹毒)을 치료하니 물에 담가서 즙을 마신다.

불에 사루어서 검은재를 악창(惡瘡)과 창구(瘡灸)의 오래 낫지 않은 데 붙이고 또 불에 사루어서 쪼이기도 한다. 호랑에게 물린 데 쪼이고 수독(水毒)을 내니 즉 남(藍)을 물들인 청포(青布)인 것이다. 〈本草〉

32. 궁궁(芎藭 = 궁궁이)

성분이 따뜻하고 맛이 매우며 독이 없고 일체의 풍기(風氣)와 노손(勞損) 및 일체의 혈파(血破)와 숙혈(宿血)을 낫게하고 신혈(新血)을 기르며 토혈(吐血)•요혈(尿血)•변혈(便血)을 그치게 하고 풍한(風寒)이 뇌에 들어가서 머리가 아프고 눈물이 나는 것을 없애며 심•복•협의 냉통을 치료해 준다.

여러 곳에 심으니 3월~9월에 뿌리를 채취해서 푹 말리고 형태의 괴(塊)가 중실(重實)해서 작뇌(雀腦)와 같은 것을 귀하게 여기니 작뇌궁(雀腦芎)이라 하는데 이것이 가장 힘이 강한 것이다. 〈本草〉

손과 발이 궐음경(厥陰經)에 들어가는 본경약(本經藥)이 되고 혈허두통(血虛頭痛)의 성약이 되니 간경의 풍사(風邪)를 흩으러 버린다.

관궁(貫芎)이 소양경(少陽經)의 두통을 괴로워하는 것을 치료한다. 위로 머리와 눈에 돌게되고 아래로는 혈해(血海)에 돌아가니 얼굴의 풍(風)을 치료하는데 없어서는 안 될 약이며, 정통(頂痛)과 뇌통(腦痛)에도 또한 천궁(川芎)을 쓰고 있다. 〈湯液〉

무궁(撫芎)은 즉 묘두(苗頭)의 소괴(小塊)인데 기맥(氣脈)이 올라가기 때문에 울(鬱)을 흩으리니 작뇌궁(雀腦芎)과 같이 효력이 같은 것이다. 〈丹心〉

궁궁(芎藭)을 만약 그냥 먹거나 오래 먹으면 진기가 흩어져 달아나며 또는 심하게 죽는 경우가 있으니 마땅히 다른 약으로써 도와야 하며 골증(骨蒸)하며 땀이 많은 사람은 더욱 오래 먹지 못한다. 〈本草〉

괴(塊)가 크고 색이 희며 기름기가 없는 것이 좋다. 〈本草〉

◎ **미무(蘼蕪 = 궁궁이 싹)**

일명 강리(江籬)니 즉 궁궁(芎藭)의 싹이다. 풍사와 두풍(頭風)과 눈이 어지러운 것을 주로 치료하고 사악(邪惡)을 물리치며 고독(蠱毒)과 삼충(三虫)을 없애주니 4~5월에 잎을 채취해서 푹 말린다. 〈本草〉

33. 황련(黃連 = 깽깽이풀 뿌리)

성분이 차고 맛이 쓰며 독이 없고 눈을 밝게 하며 눈물을 그치게 하고 간을 진정시키며 열독을 없애고 적안(赤眼)의 혼통(昏痛)한 것에 바르고 장벽에 하리농혈(下痢膿血)을 치료하며 지소갈(止消渴)하고 경계(驚悸)와 번조(煩燥)를 낫게하며 담(膽)을 더해주고 구창(口瘡)을 고치며 어린 아이의 감충(疳虫)을 죽게한다.

2~8월에 마디가 연주(連珠)와 같은 것을 채취하니 단단하여서 서로 때리면 소리가 나는 것을 진품으로 한다. 또는 경조(鷩爪)와 같은 것도 좋으니 털을 버리고 쓴다. 〈本草〉

술에 담가서 볶으면 위로 두목(頭目)과 구설(口舌)에 들어가고 생강즙에 볶으면 초(炒)하고 신산(辛散)해서 열을 흩으는데 효력이 있고 생으로 쓰면 실화(實火)를 낫게하며 오수유(吳茱萸)물로 볶으면 조위와 후장(厚腸)을 하고 황토(黃土)로 볶으면 식적(食積)을 낫게하며 회충(蛔虫)을 편하게 하고 소금 물에 볶으면 하초(下焦)의 복화(伏火)를 치료한다. 〈入門〉

생으로 쓰면 심(心)을 사(瀉)하고 열(熱)을 맑게 하며 술에 볶으면 장위(腸胃)를 두텁게 하고 생강으로 만들면 구토를 낫게 한다. 〈回春〉

수소음경(手小陰經)에 들어가고 고조(苦燥)하기 때문에 심(心)에 들어가므로 화(火)가 조(燥)에 나아가는 뜻이다. 충분히 심(心)을 사(瀉)하니 실상은 비위(脾胃)속의 습열(濕熱)을 사(瀉)하는 것이다. 〈湯液〉

34. 낙석(絡石 = 담쟁이)

성분이 약간 차고 맛이 쓰며 독이 없고 옹종불소(癰腫不消)와 후설종(喉舌腫) 및 금창(金瘡)을 주로 치료하고 뱀독의 심민(心悶)을 없애주고 옹상(癰傷)과 구건(口乾) 및 설초(舌焦)를 치료한다.

일명 석벽려(石薜茘)이니 나무와 돌사이에서 나고 겨울에 마르지 않으며 잎이 세귤(細橘)과 같고 나무나 돌의 그늘진 곳에 넝쿨로 된 줄기 마디의 붙은 곳에 뿌리가 나고 돌위를 포락(包絡)해서 핀 꽃이 희고 열매가 검으니 6~7월에 줄기와 잎을 채취해서 햇빛에 말린다. 〈本草〉

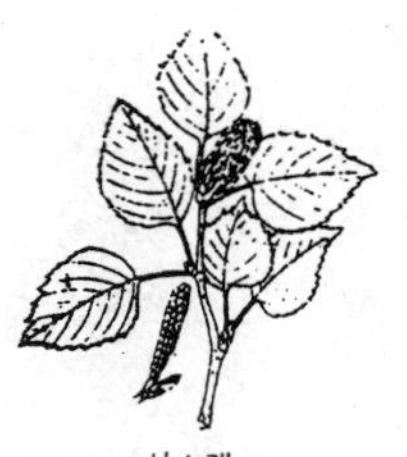
사스래

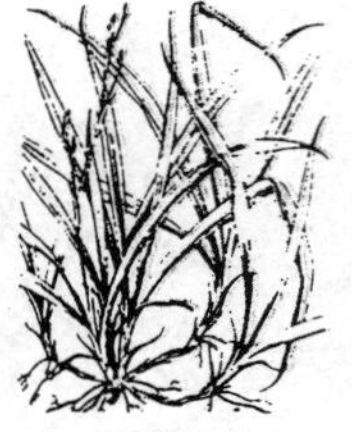
지리대사초·

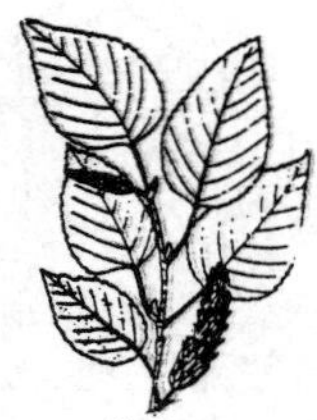
왕사스래

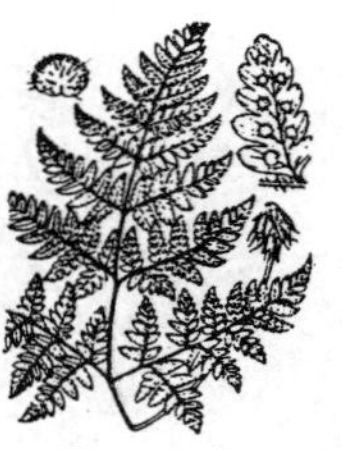
금털고사리

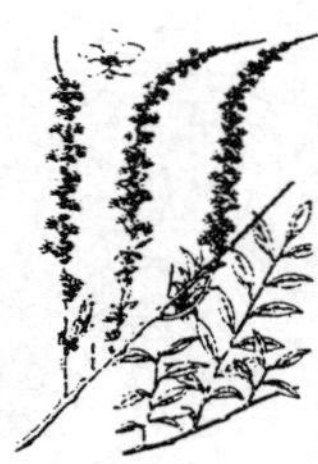
가는잎조팝나무

뿌리와 수염이 돌 위를 포락(包絡)해서 잎이 가늘고 둥근 것이 좋고 나무에 난 것은 쓰지를 못한다. 〈入門〉

◎ 벽여(薜荔=줄사철 나무)

낙석(絡石)과 같으니 배옹(背癰)을 치료한다. 〈本草〉

돌 위에 나는 것이 낙석(絡石)이고 담장 위에 나는 것이 벽례(薜荔)이니 즉 같은 것이다. 〈俗方〉

35. 백질려(白蒺藜 = 흰납가새 풀)

성분이 따뜻하고 맛이 쓰고 매우며 독이 없고 모든 풍(風)과 온 몸의 풍양(風痒)과 두통(頭痛) 및 폐위(肺痿)의 토농(吐膿)과 수장(水臟)이 차가운 것을 낫게하고 소변이 많은 증세와 분돈신기(奔豚腎氣) 및 음퇴(陰㿉)를 치료한다.

넓은 들에서 나니 땅에 깔려서 작은 잎이 넝쿨에 나고 열매는 삼각리(三角痢)가 있고 마름과 같으면서 작으니 7~9월에 열매를 따서 푹 말린다. 질려(蒺藜)가 2가지가 있는데 두질려(杜蒺藜)는 열매에 까끄라기가 있으니 치풍(治風)에 쓰고, 백질려는 같은 곳의 사완(沙菀)에서 나는데 열매가 양(羊)의 내신(內腎)과 같으니 보신(補腎)하는 약에 넣는다.

지금은 까끄라기가 있는 것을 많이 쓰는데 볶아서 가시는 버리고 찧어서 쓴다. 〈本草〉

36. 황기(黃芪 = 단너삼 뿌리)

성분이 약간 따뜻하고 맛이 달며 독이 없고 허손(虛損)과 이수(羸瘦)를 낫게하고 기(氣)를 더하며 살을 길러주고 한열(寒熱)을 멎게하며 신쇠(腎衰)와 이농(耳聾)을 치료하고 옹저(癰疽)의 구패(久敗)한 것을 고치며 배농(排膿)하고 지통(止痛)하며 또 어린 아이의 백병(百病)과 부인의 붕루대하(崩漏帶下)의 모든 병을 치료해 준다.

들판에서 나고 여러 곳에 있으니 2월과 10월에 뿌리를 채취하여 그늘에 말린다. 〈本草〉

기허(氣虛) • 도한(盜汗) • 자한(自汗)을 낫게하고 즉 겉거죽의 약이며, 또 각혈(咯血)을 다스리고 비(脾)와 위(胃)를 윤활하게 하니 중주(中州)의 약이 되며, 또 상한(傷寒)에 척맥(尺脈)이 오지 않는 것을 치료하고 신장(腎臟)의 원기(元氣)를 보하며 속약이 되니, 이것은 상•중•하•내•외•삼초(三焦)의 약이 된다.

수소양경(手少陽經) • 족태음경(足太陰經) • 족소음(足少陰) • 명문(命門)속에 들어가는 약이 된다. 〈湯液〉

살이 찌고 땀이 많은 사람이 먹으면 효력이 많고 창흑(蒼黑)하고 기실(氣實)한 사람은 먹지 못한다. 〈正傳〉

솜같이 연하고 화살대 같은 것이 좋으니 창장(瘡瘍)에는 생으로 쓰고 폐허(肺虛)에는 꿀물에 볶아서 쓰며 아래가 허한 데는 소금 물에 볶아서 쓴다. 〈入門〉

◎ 경엽(莖葉 = 단너삼 줄기와 잎)

갈증(渴症)과 근련(筋攣) 및 옹종(癰腫) • 저창(疽瘡)을 치료한다. 〈本草〉

37. 육종용(肉蓯蓉)

성분이 약간 따뜻하고 맛이 달고 시고 짜며 독이 없고 오로(五勞)와 칠상(七傷)을 주로 치료하고 줄기속의 한열통(寒熱痛)을 없애주고 강음(強陰)과 익정기(益精氣)해서 다자(多子)케 하며 남자의 양도부기(陽道不起)와 여자의 절음 불산(絶陰不産)하는 것을 치료하고 양기육(養肌肉)하며 허리와 무릎을 따뜻이 하고 남자의 설정(泄精)과 요혈유력(尿血遺瀝) 및 대하음통(帶下陰痛)을 낫게 한다.

껍질이 솔방울과 같고 인갑(鱗甲)이 있으며 길이가 자가 넘게 되니 3월에 뿌리를 채취해서 그늘에 말리고 쓰며 술에 담가서 인갑(鱗甲)을 버린다. 〈本草〉

정혈(精血)을 준보(峻補)하니 급하게 쓰면 오히려 요삽(尿澁)을 이룬다. 〈丹心〉

◎ 쇄양(瑣陽 = 육종용 뿌리)

성분이 따뜻하고 맛이 달며 독이 없고 폐정(閉精)과 보음(補陰)을 하니 기허(氣虛)하고 대변이 조결한 사람은 죽을 끓여 먹으면 좋다. 즉 육종용(肉蓯蓉)의 뿌리가 된다.

육종용(肉蓯蓉)의 뿌리의 이름이 쇄양(瑣陽)이니 술에 담가서 한 밤을 지나고 부갑(副甲)과 심중(心中)의 흰막을 솔질해 버리고 술에 쪄서 쓰거나 또는 수구해서 쓴다. 〈入門〉

윤대변 조결(潤大便燥結)을 윤택하게 하고 보음(補陰)을 해준다. 〈醫鑑〉

38. 방풍(防風 = 방풍나물 뿌리)

성분이 따뜻하고 맛이 달고 매우며 독이 없고 36가지의 풍(風)을 낫게하고 오장(五臟)과 관맥(關脈)을 통하게 해주며 풍두현(風頭眩) • 통풍(通風) • 적안출루(赤眼出淚) • 주신(周身) • 골절(骨節)의 동비(疼痺)를 치료하고 지

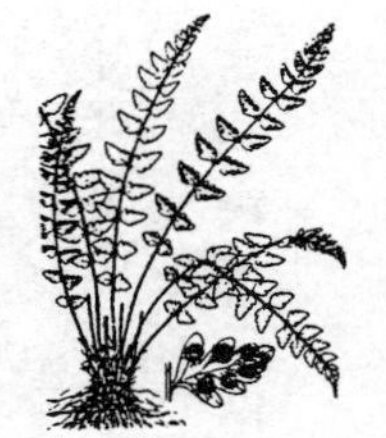
큰솜털고사리

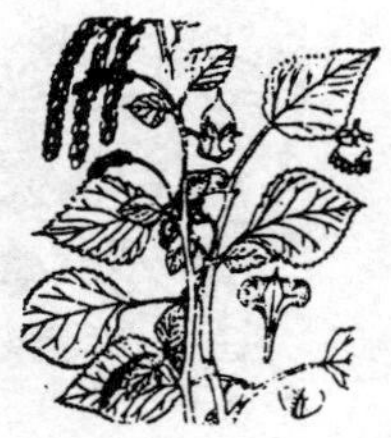
자 작

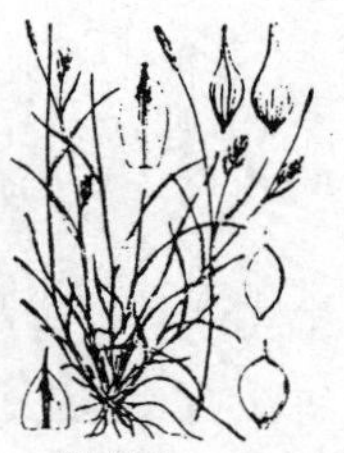
장성사초

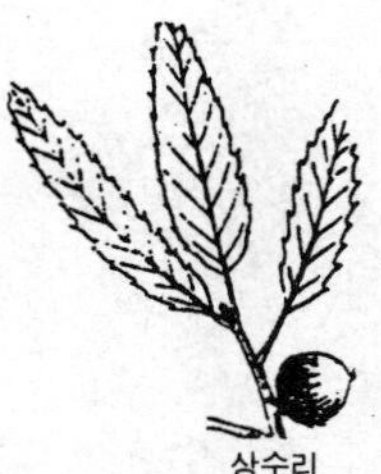
상수리

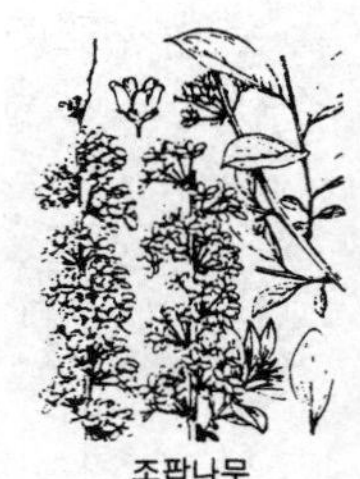
조팝나무

도한(止盜汗)하고 안신(安神)과 정지(定志)를 한다.

산이나 들의 여러 곳에서 나는 것이니 2~10월에 채취해서 푹 말리는데 실(實)하고 기름기가 있고 두절이 단단하고 구인두(蚯蚓頭)와 같은 것이 좋으니 려(蘆)와 두갈래 머리와 두갈래 꽁지는 버린다. 두갈래 머리를 쓰면 발광(發狂)하고 두갈래 꼬리를 쓰면 고역(痼疫)을 일으킨다. 〈本草〉

족양명(足陽明)과 족태음(足太陰)의 행경약(行經藥)이며, 족태양(足太陽)의 본경약(本經藥)이다. 풍(風)을 낫게하고 머리는 온몸의 절반 이상의 풍사(風邪)를 없애고 끝은 온몸의 절반 이하의 풍사(風邪)를 치료한다. 〈湯液〉

상초풍사(上焦風邪)를 없애주는 선약(仙藥)이 된다. 〈入門〉

◎ 엽(葉)

중풍(中風)의 열과 땀을 주로 치료한다. 〈本草〉

◎ 화(花)

심(心)•복통(腹痛)•사지구급(四肢拘急)•경맥(經脈)의 허리(虛羸)를 치료한다. 〈本草〉

◎ 자(子)

호부(胡莩)와 같고 크니 식용으로 쓰면 향기롭고 풍(風)을 치료하는데 더욱 좋다. 〈本草〉

39. 포황(蒲黃 = 부들꽃 가루)

성분이 고르고 맛이 달며 독이 없고 구규(九竅)의 출혈(出血)을 그치며 소어혈(消瘀血)하고 혈리(血痢)와 부인의 붕루대하(崩漏帶下)및 아침통(兒枕痛)과 하혈(下血)및 타태(墮胎)를 치료한다. 연못 물속에서 나고 여러 곳에 있으니 즉 포추(蒲槌)속의 황분(黃粉)인데 분(粉)이 생기는 시기를 맞추고 떨어서 받는다.

혈(血)을 깨고 종기를 없애려고 하면 생으로 먹으면 혈(血)을 보(補)하고 혈(血)을 그치려면 볶아서 쓰고 아래 마디의 뒤에 붉은 찌꺼기가 있는데 악(蕚)이라고 하니 볶아서 쓰면 장(腸)을 삽(澁)하게 하고 사혈(瀉血)과 혈리(血痢)를 그치게 한다. 〈本草〉

◎ 향포(香蒲)

즉 포황(蒲黃)의 싹으로 오장(五臟)의 사기(邪氣)와 입속의 썩은 냄새를 치료하고 이빨을 단단히 하며 눈과 귀를 밝게 한다.

이것이 즉 감포(甘蒲)로써 천제(薦祭)를 지내는 것이니 초봄에 연한 싹이 나고 홍백색(紅白色)인데 생으로 먹으면 달고 연하며 쓴 술에 담가서 죽순처럼 먹으면 맛이 나고 김치나 나물을 만들어서도 먹는다. 〈本草〉

◎ 패포석(敗蒲席 = 헌 부들 자리)

타박상(打撲傷)으로 어혈자통(瘀血刺痛)을 낫게하니 달여서 먹는데 사람이 오래 누웠던 흔적이 많을수록 좋다. 〈本草〉

40. 속단(續斷 = 검살풀 뿌리)

성분이 약간 따뜻하고 맛있고 매우며 독이 없고 통경맥(通經脈)하고 속근골(續筋骨)하며 기(氣)를 돕고 혈맥(血脈)과 부인의 산후(產後)에 일체의 병을 조절할 수 있다.

산이나 들에서 나며 3월후에 싹이 나고 줄거리가 4릉(司稜)인데 정마(苧麻)와 같고 잎도 비슷하며 둘씩 서로 대해서 나가고 4월에 피는 꽃이 홍백색으로 피고 뿌리가 대계(大薊)와 같으면서 적황색(赤黃色)이니 7~8월에 채취하여 그늘에 말리는데 마디마디가 끊어지고 껍질이 노랗고 주름이 진 것을 진품으로 택한다. 〈本草〉

아픔을 그치고 살을 돋아나게 하며 근골(筋骨)을 이어주기 때문에 속단(續斷)이라고 하는데 부인의 붕루대하(崩漏帶下)와 뇨혈(尿血)을 치료한다.

마디마디 끊어지고 연진(煙塵)같은 것이 일어나는 것이 좋으니 술에 담그고 불에 쬐여 말려 쓰면 상기생으로 더불어 효력이 같다. 〈入門〉

41. 누로(漏蘆 = 절굿대 뿌리)

성분이 차고 맛이 쓰고 짜며 독이 없고 온 몸에 열독 생풍(熱毒生風)으로 악창(惡瘡)이 나서 피부가 소양 은진(瘙痒瘾疹)을 치료하고 배저유옹(背疽乳癰)과 누력(瘻瀝)에 배농(排膿)하고 보혈(補血)하며 금창에 붙이면 지혈(止血)이 되고 창개(瘡疥)를 낫게한다.

산과 들에서 나니 줄기가 힘줄과 같고 열매가 방을 만들어서 유마(油麻)와 같으며 작은 뿌리가 검고 만청(蔓菁)과 같이 가느니 8월에 뿌리를 캐서 그늘에 말린다. 〈本草〉

족양명본경(足陽明本經)의 약인 것이다. 〈入門〉

◎ 경엽(莖葉)

감식(疳蝕)을 치료하고 벌레를 없애는데 효력이 있다. 〈本草〉

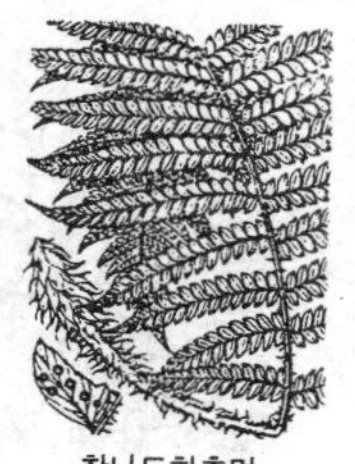
참나도히초미

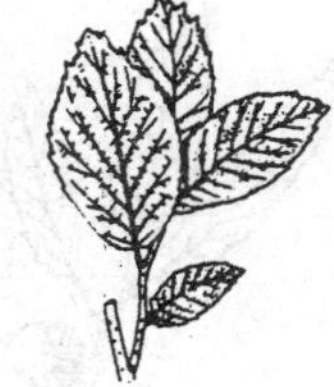
둥근난티느릅

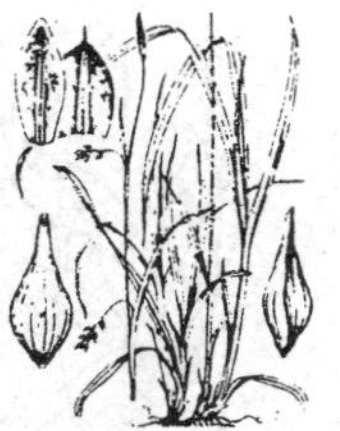
쇠낚시사초

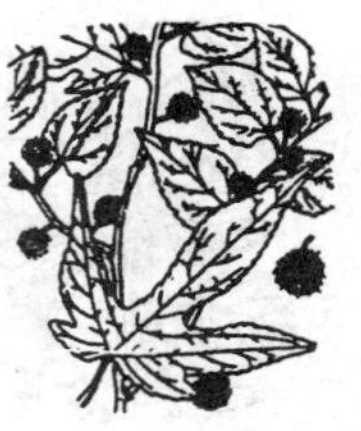
닥

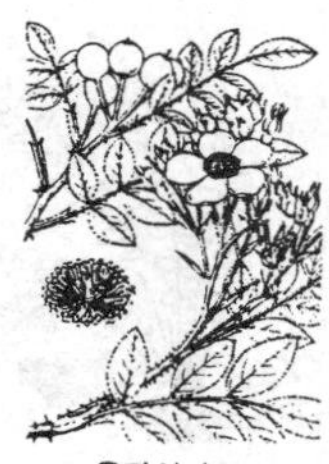
용가시나무

42. 영실(營實 = 들장미 열매)

성분이 따뜻하고 맛이 시며 독이 없고 옹저악창(癰疽惡瘡)과 음식창(陰蝕瘡)과 낫지 않는 두창(頭瘡)과 백독증(白禿症)을 치료한다.

즉 들장미의 씨로써 줄기 사이에 가시가 많고 덩굴을 지으며 씨는 두당(杜棠)의 씨와 같고 꽃이 오엽(五葉), 육엽(六葉), 팔엽(八葉)으로 되고 붉고 흰색의 2가지가 있으니 여러 곳에 있고 흰꽃이 좋다. 〈本草〉

8~9월에 뿌리를 채취해서 묽은 물에 반쯤 쪄서 햇빛에 말려 쓴다. 〈入門〉

◎ 근(根)

성분이 차고 맛이 쓰며 독이 없고 열독풍(熱毒風)의 옹저(癰疽)과 악창(惡瘡)을 낫게하고 적백리(赤白痢)와 장풍사혈(腸風瀉血)및 어린 아이의 감충(疳虫)과 두통(肚痛)을 치료한다. 〈本草〉

43. 결명자(決明子 = 초결명여름)

성분이 고르고 맛이 짜고 쓰며 독이 없고 청맹과 안적(眼赤)의 통루(痛淚)와 음부(淫膚)의 적백막(赤白膜)을 낫게하고 간기(肝氣)를 도우며 정수(精水)를 더해주며 두통(頭痛)과 비뉵(鼻衄)을 치료하고 놀라고 입이 푸른 것을 낫게한다.

잎이 거여목과 같으면서 크고 7월이면 황백색(黃白色)의 꽃이 피고 열매가 이삭을 지어서 녹두(綠豆)와 같이 끝이 뾰족하다. 또 그 열매가 모가 나고 마제(馬蹄)와 같기 때문에 속명 마제결명자(馬蹄決明子)라 하니 10월 10일에 열매를 따서 백일을 그늘에 말리고 약간(若干)볶아서 약에 넣는다. 〈本草〉

일명 환동자(還瞳子)라고 한다. 〈本草〉

베개 속에 넣으면 두풍(頭風)을 치료하고 눈도 밝게 한다. 〈本草〉

◎ 엽(葉)

눈을 밝게하고 오장(五臟)을 이롭게 하여 나물을 만들어 먹으면 아주 좋다. 〈本草〉

44. 단삼(丹蔘 = 단삼 뿌리)

성분이 약간 차고 맛이 쓰며 독이 없고 각연(脚軟)과 동비(疼痺)및 사지불수(四肢不隨)를 치료하고 배농지통(排膿止痛)하며 기육(肌肉)을 기르고 파숙혈(破宿血)하며 신혈(新血)을 보하고 생태(生態)를 편하게 하며 사태(死胎)를 떨어뜨리고 부인경맥(婦人經脈)을 고르게 하고 붕루(崩漏)와 대하(帶下)를 치료한다.

줄기와 잎이 박하(薄荷)와 같으면서 털이 있으니 3월이면 홍자색(紅紫色)의 꽃이 피고 뿌리가 붉으며 크기가 손가락과 같고 길이가 1자가 넘게 되고 1싹에 여러 줄기가 나니 9~10월에 뿌리를 채취하여 푹 말린다. 〈本草〉

술에 담가서 먹으면 분마(奔馬)를 쫓기 때문에 또는 분마초(奔馬草)라 하니 술로 씻어서 햇빛에 말려 쓴다. 〈入門〉

45. 천근(茜根 = 꼭두서니 뿌리)

성분이 차고 맛이 달며 독이 없고 육극(六極)이 심(心)과 폐(肺)를 상해서 토혈(吐血)과 사혈(瀉血)을 하는 것을 주로 치료하고 육혈(衄血)•토변(吐便)•요혈(尿血)•붕(崩)속의 하혈(下血)을 낫게하고 창절(瘡癤)과 고독(蠱毒)을 없애준다.

이 풀로 비단에 물도 들일 수 있고 잎이 대추 나무잎과 같으면서 위가 뾰족하고 밑이 넓으며 줄기와 잎이 모두 삽(澁)하니 4~5잎이 서로 대하여 마디 사이에 나고 초목(草木)의 위에 넝쿨로 엉키며 뿌리가 자적색(紫赤色)으로써 산이나 들의 여러 곳에서 나니 2~3월에 뿌리를 채취하여 푹 말려서 약에 넣으며 썰어서 볶아 쓰기도 한다. 〈本草〉

동칼로 썰되 아연이나 철을 피한다. 〈入門〉

일명 과산룡(過山龍)이 된다. 〈正傳〉

46. 오미자(五味子)

성분이 따뜻하고 맛이 시며 독이 없고 허로(虛勞)와 이수(羸瘦)를 보해주고 눈을 밝게 하며 수장(水臟)을 따뜻하게 하고 음(陰)을 강하게 하며 남자의 정을 더해주고 음(陰)속의 살을 나게 하며 지소갈(止消渴)하고 제번열(除煩熱)하며 주독(酒毒)을 풀어주고 기침과 상기(上氣)를 치료한다.

깊은 산속에서 나니 줄기가 붉고 덩굴이 나고 잎이 은행잎과 같으며 꽃이 황백색이고 씨가 완두콩 같이 크고 경두(莖頭)가 총생(叢生)하며 생으로는 푸르고 익으면 홍자색이며 맛이 단 것이 좋으니 8월에 열매를 채취해서 햇빛에 말린다.

껍질과 살은 달고 시며 씨속은 맵고 쓰고 모두 합하면 5

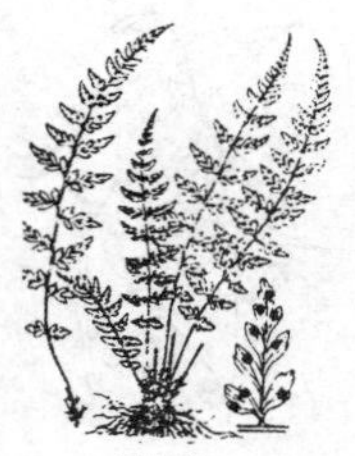
졸갈창

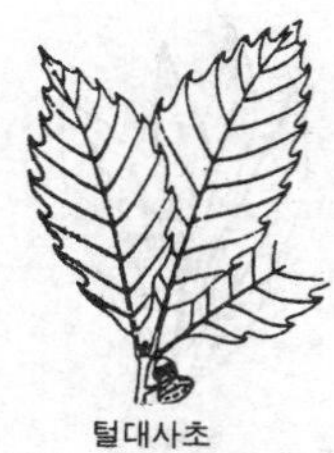
털대사초

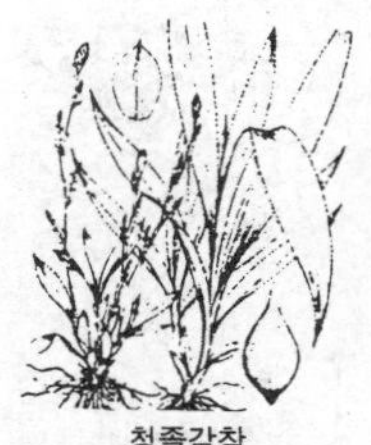
청졸감참

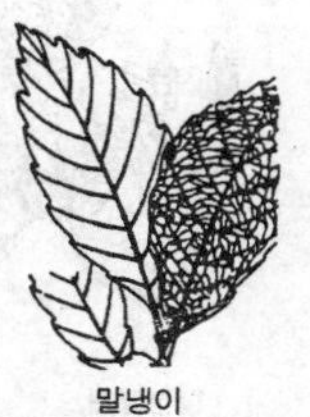
말냉이

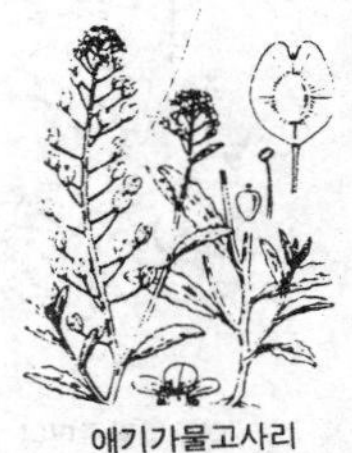
애기가물고사리

가지 맛이 있으니 이것은 오미(五味)가 갖추어진 것이기 때문에 오미자(五味子)라고 하는데 약에 넣는 것은 생으로 푹 말려서 씨를 버리지 않는다. 〈本草〉

손진인(孫眞人)이 말하기를 여름에 오미자(五味子)를 자주 먹으면 오장(五臟)의 기(氣)를 보해주니 위로는 원(原)을 자(滋)하고 아래로는 신(腎)을 보(補)하기 때문에 수태음(手太陰)과 족소음(足少陰)에 들어간다. 〈湯液〉

우리나라에서는 함경도와 평안도에서 나는 것이 가장 좋다. 〈俗方〉

47. 선화(旋花 = 메꽃)

성분이 따뜻하고 맛이 달며 독이 없고 익기(益氣)하고 얼굴의 주름을 없애주며 얼굴색을 아름답게 한다.

일명 고자화(鼓子花)로 그 모양이 고자(鼓子)와 같음을 택한 것이다. 5월에 꽃을 따서 그늘에 말린다.

평택에서 나는 선복화(旋葍花)로서 넝쿨로 자라고 잎이 서여(薯蕷)와 같으면서 좁고 길며 꽃이 홍백(紅白)색을 겸하고 뿌리가 털과 마디가 없으니 쪄서 먹으면 맛이 감미롭고 배가 아프지 않는다. 밭이나 들의 여러 곳에 있으니 호미질 하기가 어려운 것이다.

◎ 근(根)

맛이 달고 뱃속의 한열사기(寒熱邪氣)를 낫게하며 소변을 이롭게 하고 오래 먹으면 배가 고프지 않으며 또 근골(筋骨)을 이어주고 금창(金瘡)을 아물게 하니 일명 미초(美草), 또는 돈장초(豘腸草)라고 한다. 〈本草〉

48. 난초(蘭草)

성분이 고르고 맛이 매우며 독이 없고 벌레 독을 물리치며 수도(水道)를 이롭게 하고 흉중(胸中)의 담벽(痰癖)을 없애준다.

잎이 맥문동(麥門冬)과 같으면서 넓고 길이가 1~2자가 되고 사철로 계속 푸르며 꽃이 노랗고 꽃잎의 중간에 자세점(紫細點)이 있으니 봄에 방향(芳香)한 것은 춘란(春蘭)으로 색이 깊고 가을에 방향(芳香)한 것은 추란(秋蘭)이니 색이 옅다. 4~5월에 채취한다.

잎이 향기가 없고 오직 꽃이 향내음이 나니 분재로 만들어 상위에 두면 방안 가득하게 향기가 가득하고 다른 꽃의 향과는 다른 냄새가 있다. 〈本草〉

잎이 마란(馬欄)과 같기 때문에 난초(蘭草)라고 부르는 것이다. 〈入門〉

란(蘭)이 금수(金水)의 청기(淸氣)를 품수(禀受)했는데도 화(火)가 있는 것 같으니 사람은 다만 그 꽃향기의 귀한 것만 알고 그것을 쓰는 방법이 있는 것은 잘 모른다.

그의 기(氣)가 충분히 오래 쌓인 진울(陳鬱)의 기를 흩으는데 아주 효력이 있으니 동원(東垣)이 말하기를 맛이 달고 성분이 차며 기(氣)가 청향(淸香)하니 진을 낳고 갈증(渴症)을 멎게하며 기(氣)를 더해주고 기육(肌肉)을 붓게 한다 하였고, 내경(內經)에 말하기는 난(蘭)으로써 오래 묵은 기(氣)를 없앤다. 〈丹心〉

49. 인동(忍冬 = 겨우살이 덩굴)

성분이 약간 차고 맛이 달며 독이 없고 한열(寒熱)과 신종열독(身腫熱毒) 및 혈리(血痢)를 주로 치료하고 오시(五尸)를 치료한다.

여러 곳에 있으니 적과 자색의 줄기에 오래 된 것은 엷고 흰 거죽 막이 있고 연한 것은 털이 있으며 꽃은 희고 꽃심은 붉으니 12월에 채취해서 그늘에 말린다. 〈本草〉

이 풀은 오래된 나무 위를 덩굴이 이어지는데 그 덩굴이 반드시 왼쪽으로 감기 때문에 좌전등(左纏藤)이라고도 하고 겨울에도 마르지 않기 때문에 인동초(忍冬草)라고도 하며 꽃이 노란색과 흰색 2가지가 있으니 금은화(金銀花)라고도 한다. 〈入門〉

일명 노옹수초(老翁鬚草) •노자슬(鷺鶿膝) •수란슬(水鸞膝)으로 불리우니 그 덩굴이 왼쪽으로 감고 꽃이 오출(五出)에 희고 약간의 향기가 있으며 몸에 붉은 색을 띠었으며 들에서 덩굴로 뻗어 자란다. 〈直指〉

이것으로써 옹저(癰疽)의 열이 성하고 번갈(煩渴)하는 것과 감한(感寒)이 일어나는 곳에 쓰면 모두 효력이 있다. 〈俗方〉

50. 사상자(蛇床子 = 뱀도라지 씨)

성분이 고르고 맛이 쓰고 달며 독이 없고 부인의 음(陰)속의 종통(腫痛)과 남자의 음위습양(陰痿濕痒)을 낫게하고 온중하기(温中下氣)하고 부인의 자궁을 따뜻하게 하며 남자의 음(陰)을 강하게 해서 남녀의 음을 만족하게 하며 풍냉(風冷)을 없애주고 양사(陽事)를 크게 보익하며 요통(腰痛)과 음한(陰汗)의 습선(濕癬)을 치료하고 소변을 줄여주며 적백대하(赤白帶下)를 그치게 한다.

여러 곳에 있으니 잎은 궁궁(芎藭)과 같고 꽃이 희며 기장알과 같으면서 황백(黃白)하고 아주 경허하며 습기

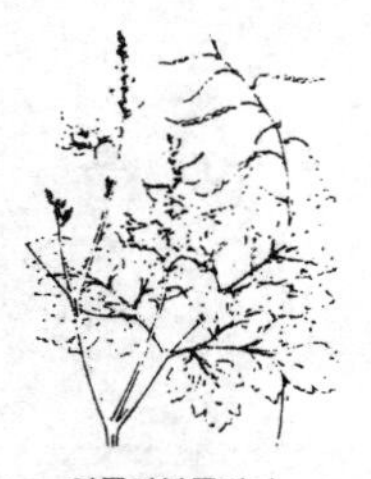
염주괴불주머니

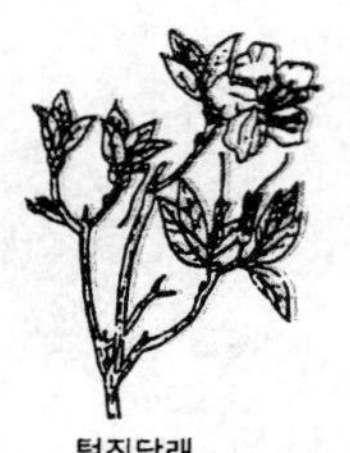
털진달래

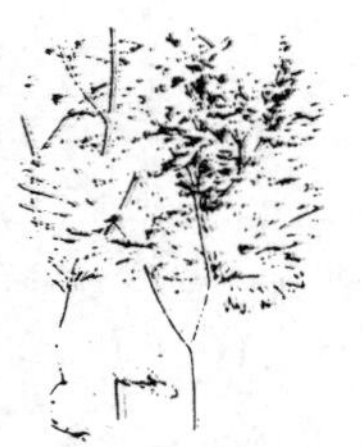
빗살현호색

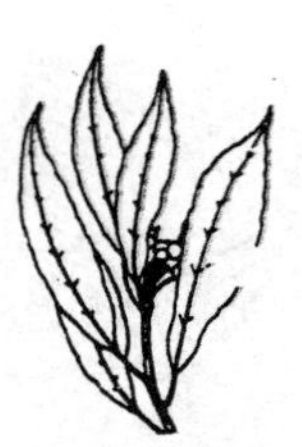
왕백량금

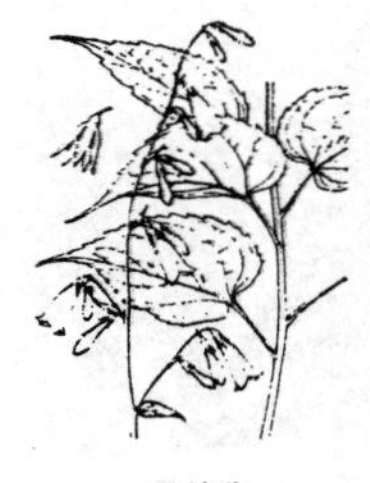
모시대

가 없는 땅에서 나니 5월에 열매를 따서 그늘에 말린다. 〈本草〉

환약에 들어가니 약간 볶아서 겉과 껍질을 버리고 씨를 내서 쓰는데 만약 달여서 아픈 곳을 씻으려면 생 것을 써야 한다. 〈入門〉

51. 지부자(地膚子 = 댑싸리 씨)

성분이 차고 맛이 쓰며 독이 없고 방광(膀胱)의 열을 낫게하고 소변을 이롭게 하며 음란(陰卵)의 퇴질(㿉疾) 및 객열단종(客熱丹腫)을 치료한다.

여러 곳에 있으니 줄기는 붉고 잎은 푸르며 크기가 형개(荊芥)와 같고 꽃이 황백색이며 씨가 청백색이으로써 한잠 자고 일어나 누에와 같아 소추(掃箒)를 할만하니 일명 낙추자(落箒子)라 한다. 8~9월에 열매를 따서 그늘에 말린다. 〈本草〉

일명 천두자(千頭子)라고도 한다. 〈回春〉

◎ 엽(葉)

적백리(赤白痢)를 낫게하고 장(腸)과 위(胃)를 삽(澁)하게 하며 악창(惡瘡)의 독을 풀어주고 눈을 씻으면 열을 없애고 작맹(雀盲)의 삽통(澁痛)을 치료한다. 4~5월에 채취한다. 〈本草〉

52. 경천(景天 = 꿩의 비름 • 돌나물)

성분이 고르고(또는 차고) 맛이 쓰고 시며 독이 없고 심번열광(心煩熱狂)과 적안(赤眼) • 두통(頭痛) • 유풍단종(遊風丹腫) • 대열화창(大熱火瘡) 부인의 대하와 어린 아이의 단독(丹毒)을 치료한다.

싹과 잎이 마치현(馬齒莧)과 같으면서 크고 층층으로 줄기가 나서 아주 약하니 여름에 꽃이 홍자색(紅紫色)으로 피고 가을이 지나면 말라 죽는다. 4월 4일이나 7월 7일에 채취해서 그늘에 말린다.

지금 사람들이 화분에 길러서 지붕위에 두어 화(火)를 몰아낸다고 해서 신화초(愼花草)라고도 한다. 〈本草〉

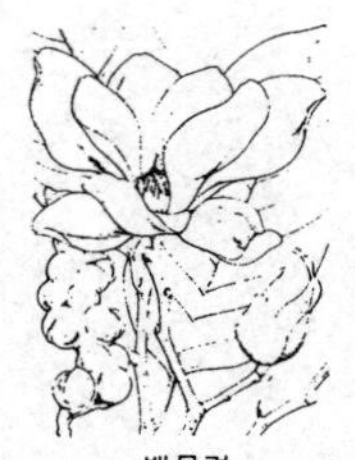
백목련

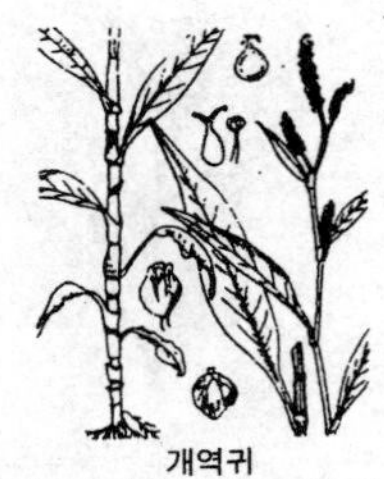
개역귀

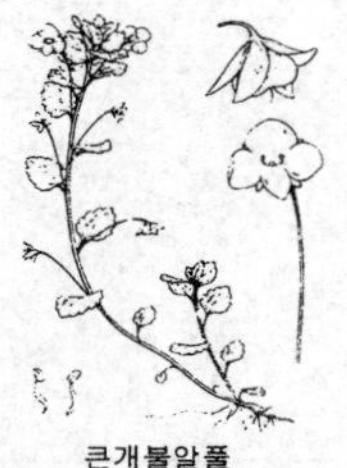
큰개불알풀

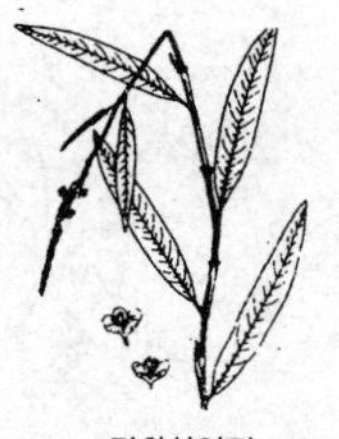
긴화살역귀

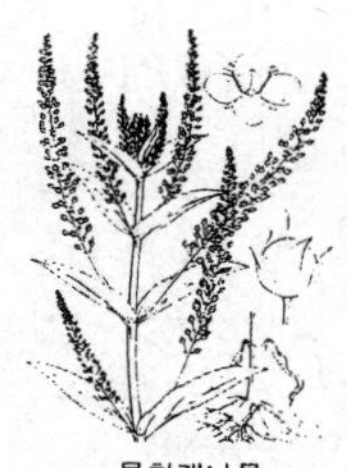
물칭개나물

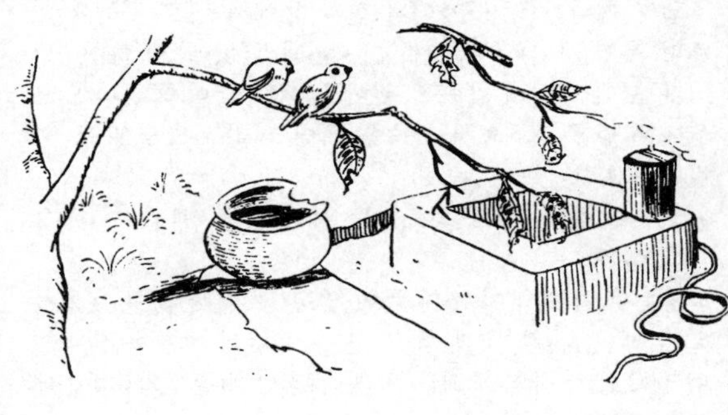

탕액편(湯液篇) (三)

一三. 초부(草部)(下) (188종)

1. 인진호(茵蔯蒿 = 사철쑥)

성분이 약간 차고 맛이 쓰고 매우며 독이 없고 열결황달(熱結黃疸)로 온 몸이 노랗게 되고 소변이 이롭지 못한 것과 천행시질(天行時疾)의 열광두통(熱狂頭痛) 및 장학(瘴瘧)을 치료한다.

여러 곳에서 나고 봉호(蓬蒿)와 같으면서 잎이 가늘고 꽃과 열매가 없으며, 가을이 지나면 잎은 말라도 줄기와 뿌리는 겨울에 죽지 않고 이듬해 봄에 다시 살아나기 때문에 인진호(茵蔯蒿)라고 이름한 것이니 5~7월에 줄기와 잎을 채취해서 그늘에 말리고 불을 가까이 하면 안 된다.

족태양경(足太陽經)에 들어가므로 뿌리는 버리고 잘게 썰어서 쓴다. 〈入門〉

2. 왕불유행(王不留行 = 장구채)

성분이 고르고 맛이 쓰고 달며 독이 없고 금창에 지혈(止血)을 하고 수통(逐痛)하며 가시를 빼고 육혈(衄血)가 옹저악창(癰疽惡瘡)을 낫게하고 풍독(風毒)을 없애고 혈맥(血脈)을 통하게 하며 부인의 경혈불조(經血不調)와 난산(難產)을 치료한다.

여러 곳에 있으니 잎이 송람(菘藍)과 같고 꽃이 홍백(紅白)하며 열매가 산장실(酸漿實)과 같으면서 둥글고 검어서 배추씨나 기장 쌀과 같으니 5월에 싹과 줄기를 채취해서 햇빛에 말려서 쓰니 뿌리•줄기•꽃•씨가 치료 방법에는 모두 같다. 〈本草〉

일명 전금화(剪金花)이고 또는 금은잔대자(金銀盞臺子)이니 임질(淋疾)을 치료하는데 가장 효력이 크다. 〈資生〉

3. 백호(白蒿 = 갓난 흰쑥)

성분이 고르고 맛이 달며 독이 없고 오장(五臟)과 사기(邪氣)와 풍한습비(風寒濕痺)를 낫게하고 적게 먹고 배고픈 것을 치료한다.

백호(白蒿)는 즉 봉호(蓬蒿)이며 여러 곳에 있고 봄에 다른 풀보다도 가장 먼저 나고 흰털이 뒤섞여서 작은 쑥과 같으니 2월에 채취하면 가을이 될 때까지 향기로워서 먹기가 좋고 초에 무쳐서 먹으면 아주 보익(補益)해 준다. 〈本草〉

4. 사이(葈耳 = 도꼬마리)

성분이 약간 차고 맛이 쓰며 매우며 독이 있고 풍두(風頭)의 한통(寒痛)과 풍습(風濕)의 주비(周痺) 및 사지(四肢)의 구련통(拘攣痛)과 오육사기(惡肉死肌)와 일체의 풍(風)을 낫게하고 골수(骨髓)를 메워주며 허리와 무릎을 따뜻하게 나력(瘰癧)•개선(疥癬)•소양(瘙痒)을 치료한다.

즉 창이(蒼耳)인데 일명 갈기초(喝起草)로써 여러 곳에 있고 열매는 있으나 열매 이름은 양부래(羊負來)다. 그 이유는 예전에 중국 땅에는 이 풀이 없었는데 호지(胡地)에서 들어오는 양(羊)의 털에 붙여서 중국 땅에 들어왔기 때문에 이름한 것이다. 5월 단오날과 7월 칠석날에 줄기와 잎을 채취하고 9월에 열매를 채취해서 그늘에 말린다. 〈本草〉

◎ 실(實 = 도꼬마리 씨)

성분이 따뜻하고 맛이 쓰며 달고 독이 없으며 간열(肝熱)을 낫게하고 눈을 밝게 하니 약에 쓰는 것은 찧어서 가시를 버리고 약간 볶아서 쓴다. 일명 도입두(道入頭)라고 한다. 〈本草〉

5. 갈근(葛根 = 칡뿌리)

성분이 고르고 맛이 달며 독이 없고 풍독(風毒)의 두통(頭痛)을 낫게하고 해기(解肌)•발표(發表)•출한하고

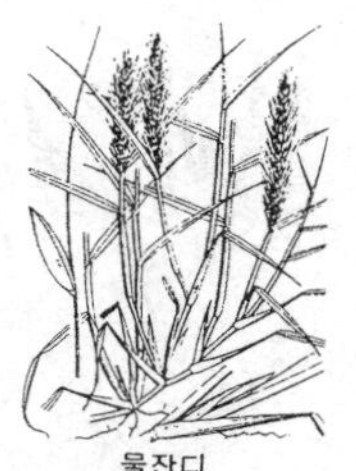
물잔디

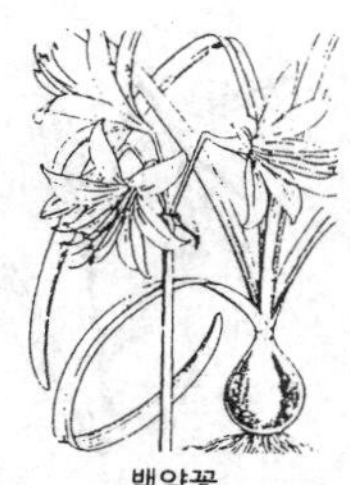
백양꽃

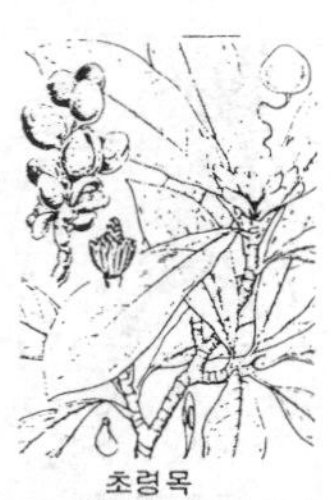
초령목

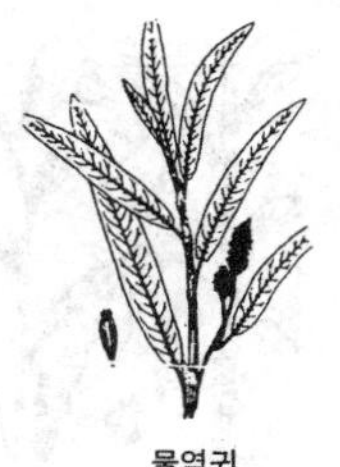
물역귀

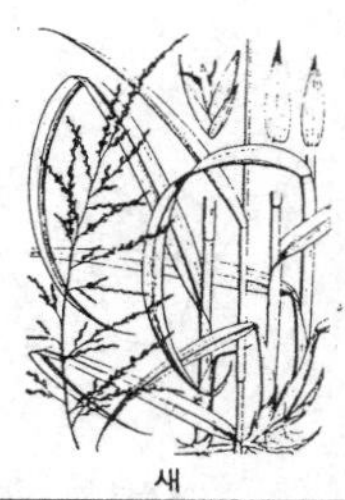
새

주리(腠理)를 열고 술독을 풀어주며 지번갈(止煩渴)하고 개위(開胃)·하식(下食)하고 흉격열(胸膈熱)을 치료하며 소장(小腸)을 통하게 하고 금창(金瘡)을 다스려준다.

여러 곳의 산속에서 나니 5월 단오날에 채취해서 폭 말리고 흙속에 깊이 들어간 것이 좋다. 〈本草〉

일명 녹곽(鹿藿)인데 족양명경(足陽明經)의 행경(行經)약으로써 족양명경(足陽明經)에 통해가서 진액(津液)을 낳고 갈(渴)을 그치게 하니, 허갈(虛渴)한 증(症)에는 이것이 아니면 없애지 못한다. 병(病)가 갈증(渴症)에는 좋고 또 온학(温瘧)과 소갈(消渴)을 치료한다. 〈湯液〉

◎ 생근(生根)

파혈(破血)·합창(合瘡)·타태(墮胎)하고 주독·신열(身熱)·주황(酒黃)과 소변의 적삽(赤澁)을 치료한다.

생 뿌리를 찧어 즙(汁)을 내서 마시면 소갈(消渴)과 상한온병(傷寒温病)의 두열(肚熱)을 치료한다. 〈本草〉

◎ 갈곡(渴穀 = 칡열매)

십년된 하리(下痢)를 낫게하니 곡식은 즉 열매이다. 〈本草〉

◎ 엽(葉)

금창(金瘡)에 피를 먹게하니 두드려서 상처에 붙인다.

◎ 화(花)

술독을 없애주고 팥꽃과 함께 등분 가루로 해서 마시면 술에 취하지 않는다. 〈本草〉

◎ 분(粉 = 갈근전분)

성분이 크게 차고 맛이 쓰며 독이 없고 번갈(煩渴)을 그치게 하고 대소변을 이롭게 하며 어린 아이의 열비(熱痞)를 치료한다. 〈本草〉

새 칡뿌리를 채취해서 찧어서 물에 담그고 비벼서 분가루를 내고 편자(片子)를 만들어 끓은 탕속에 넣고 밀(蜜)을 섞어서 먹으면 주갈(酒渴)을 푸는데 아주 좋고 갈증을 그치게 진액을 넣는다.

6. 과루근(瓜蔞根 = 하늘타리뿌리)

성분이 차고 맛이 쓰며 독이 없고 소갈(消渴)과 신열번만(身熱煩滿)및 장위(腸胃)의 고열(痼熱)을 없애주고 달(疸)이 몸에 들어 면황(面黃)·진건(脣乾)·구조(口燥)한 것을 낫게하고 소장(小腸)을 통하도록 하며 배농(排膿)하고 종독(腫毒)과 유옹(乳癰)및 배저(背疽)와 창절(瘡癤)을 치료하고 월경을 통하게 하며 타어혈(打瘀血)을 낫게한다.

일명 천화분(天花粉)이니 산과 들에서 나고 곳곳에 있으며 우명(又名)·과리(果贏)·천과(天瓜)라고 하며, 뿌리가 오래 되어서 흙속에 깊이 들어간 것이 좋으니 2~8월에 뿌리를 채취해서 거죽을 긁어 버리고 30일을 폭 말린다. 〈本草〉

소갈(消渴)을 주로 치료하는 성약이다. 〈丹心〉

◎ 실(實)

성분이 차고 맛이 쓰며 독이 없고 흉비(胸痺)를 낫게하고 심폐(心肺)를 붓게 하고 손과 얼굴의 주름을 없애며 토혈(吐血)·사혈(瀉血)·적백리(赤白痢)를 치료하는데 모두 볶아서 쓴다.

과리(果贏)의 열매가 과루(瓜蔞)가 도니 속명 천원자(天圓子)라고도 한다. 〈本草〉

과루실(瓜蔞實)이 흉격중(胸膈中)의 구이(垢膩)를 씻으니 이것이 즉 껍질즙과 열매를 이은 것이다. 〈丹心〉

열매가 기천(氣喘)과 결흉(結胸)및 담수(痰嗽)를 치료한다. 〈醫鑑〉

속을 말려서 달여 먹으면 화담강기(化痰降氣)하고 습한 것은 폐조(肺燥)와 열갈(熱渴)과 대변의 비결을 치료한다. 〈入門〉

◎ 인(仁)

즉 과루(瓜蔞)열매속의 알맹이니 성분이 윤택하고 맛이 달며 폐(肺)를 도와서 붇게하고 기(氣)를 내리니 가슴에 담화(痰化)가 있는 사람이 그의 완윤(緩潤)을 내리면 담(痰)이 자연히 내리니 해수(咳嗽)를 치료하는 중요한 약이 된다. 〈丹心〉

9~10월에 열매가 익어서 색이 노랗고 붉은색 일때에 씨를 가지고 볶아서 껍질과 기름을 버리고 쓰니 속명에 과루인(瓜蔞仁)이라고 한다. 〈入門〉

◎ 분(粉)

과루(瓜蔞)뿌리로써 가루를 만든 것을 갈분(渴粉)의 만드는 방법과 같이 해서 허열(虛熱)한 사람이 먹으면 아주 좋고 지갈생진(止渴生津)한다.

7. 고삼(苦蔘 = 쓴너삼뿌리)

성분이 차고 맛이 쓰며 독이 없고 열독풍(熱毒風)과 피부의 생창(生瘡)및 적수(赤癩)의 미탈(眉脫)과 대열(大熱)및 노수(嗜睡)를 치료하고 명목지루(明目止淚)하고 간담(肝膽)의 기(氣)를 길러주며 복열(伏熱)과 장벽(腸澼)및 소변황적(小便黃赤)과 치통악창(齒痛惡瘡)과 하부

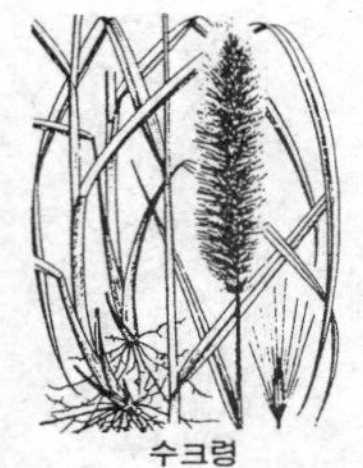
수크령

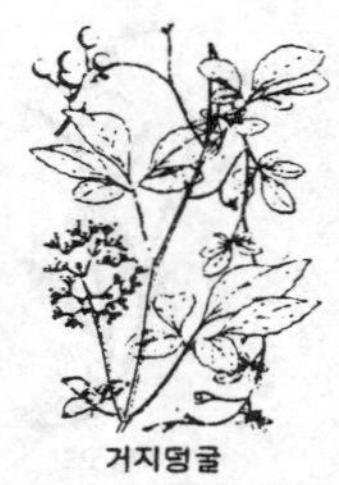
거지덩굴

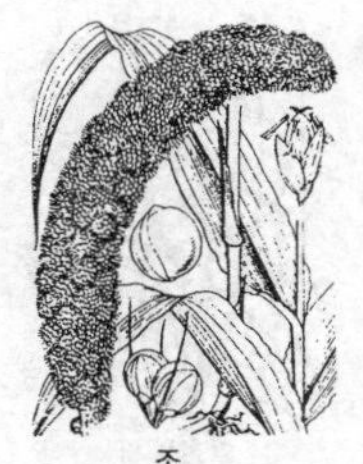
조

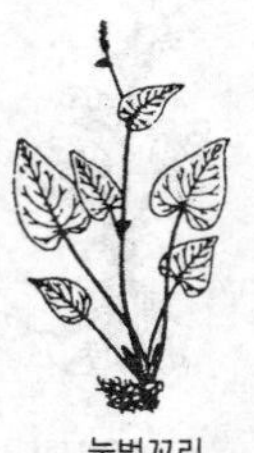
눈범꼬리

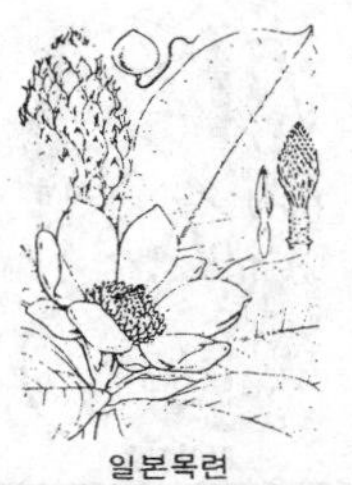
일본목련

닉(下部䘌)을 치료한다.

여러 곳에서 나며 잎이 괴엽(槐葉)과 같기 때문에 일명 수괴(水槐) 또는 지괴(地槐)라고 하니, 3~4월과 10월에 뿌리를 캐서 말리고 쓰되 탕약(湯藥)에는 넣지 못한다. 〈本草〉

족소양경(足少陽經)에 들어가고 맛이 너무도 쓰기 때문에 입에 들어가면 바로 토하니 위(胃)가 약한 사람은 조심해야 써야 한다. 찹살 뜨물에 담가서 하룻밤 재우고 3~4시간을 쪄서 말려 가지고 탕약(湯藥)에는 약간씩 넣고 환약을 만들어 먹는데 창(瘡)을 치료할 때는 술에 담그고 장풍(腸風)을 치료할 때는 연기가 나도록 볶아서 가루로 해서 쓴다. 〈入門〉

충분히 음기(陰氣)를 준보(峻補)해 준다. 〈丹心〉

◎ 실(實)

10월에 열매를 따서 괴자(槐子)를 먹는 방법과 같이 먹는데 오래 먹으면 경신(輕身)과 불노(不老) 및 눈을 밝게 한다. 〈本草〉

8. 당귀(當歸 = 승검초 뿌리)

성분이 따뜻하고 맛이 달고 매우며 독이 없고 일체의 풍(風)·혈(血)·노(勞)를 낫게하고 악혈(惡血)을 깨뜨리며 신혈(新血)을 기르고 징벽(癥癖)과 부인의 붕루(崩漏) 및 절자(絶子)와 모든 악창(惡瘡)과 온학(温瘧)등 질(疾)을 치료하고 오장(五臟)을 보하며 기육을 낳게 한다.

산이나 들에서 나고 또는 재배해 쓰기도 하는데 2~8월에 뿌리를 채취하여 그늘에 말리되 살이 두껍고 안마른 것이 좋고 또 살찌고 윤택하고 말꼬리와 같이 생긴 것이 좋다.

파혈(破血)에는 머리 첫 마디의 견실한 것을 쓰고, 지혈(止血)·지통(止痛)에는 꼬리 부분을 쓴다. 〈本草〉

머리 부분은 파혈(破血)하고 꼬리 부분은 지혈(止血)을 하며 만약 전부를 쓰려면 한 쪽은 파혈(破血)하고 또 한쪽은 지혈(止血)하니 즉 피를 온화하게 하는 것이다. 수소음(手少陰)에 들어가니 심(心)이 혈(血)을 주장하기 때문이고, 족태음(足太陰)에 들어가니 비(脾)가 혈(血)을 싸고 있기 때문이며, 족궐음(足厥陰)에 들어가니 간(肝)이 혈(血)을 간직하기 때문이다. 〈湯液〉

기혈(氣血)이 혼란(昏亂)한 사람이 먹으면 바로 정하는데 그의 효력이 상초(上焦)를 낫게하는 것은 술에 담그고 겉 부위를 치료하는 것은 술로 씻고 혈병에는 술에 쪄서 쓰고 담벽(痰癖)에는 생강즙에 볶아 쓴다. 〈入門〉

술로 담그는 것이 제일 좋다. 〈東垣〉

9. 마황(麻黃 = 마황)

성분이 따뜻하고 맛이 쓰며 독이 없고 중풍(中風)과 상한두통(傷寒頭痛) 및 온학(温瘧)을 낫게하고 겉으로 땀을 내고 사열기(邪熱氣)와 한열(寒熱)을 치료하고 오장(五臟)의 사기(邪氣)를 없애주며 주리(腠理)를 통하고 온역(温疫)과 산풍장기(山風瘴氣)를 치료한다.

입추(立秋)에 줄기를 채취해서 그늘에 말리고 푸르게 하여 쓰되 먼저 뿌리와 마디를 버리는데 뿌리와 마디는 땀을 그치게 하기 때문이다. 먼저 1냥중(一兩重)을 달여서 위에 뜨는 거품을 걷어 내버리고 번만(煩滿)하는 것을 없애야 한다. 〈本草〉

마황(麻黃)이 나는 자리에는 눈이 5자나 쌓여도 녹게 되니 그것은 마황(麻黃)이 양기(陽氣)를 통해서 외한(外寒)을 막기 때문이다. 〈三因〉

수태음(手太陰)의 약으로써 족태양경(足太陽經)속에 들어가고 수소음경(手少陰經)과 양명경(陽明經)에 들어가서 태양(太陽)과 소음경(少陰經)의 땀을 일으키며 겉과 위의 한사(寒邪)를 없애주고 위(衛)의 실(實)을 사(瀉)하고 영(榮)의 한(寒)을 풀어준다. 〈湯液〉

중국에서 우리나라에 옮겨 심어 졌는데 이식이 잘 되지 않고 오직 강원도와 경상도에만 난다. 〈俗方〉

10. 통초(通草 = 으름 덩굴)

성분이 고르고 맛이 맵고 달며 독이 없고 오림을 낫게하고 소변을 이롭게 하며 관격(關格)을 열고 수종과 번열(煩熱)을 없애주며 통리구규(通利九竅)하고 음성(音聲)을 내리게 하며 비달(脾疸)과 잠이 많은 것을 치료하고 타태(墮胎)하며 삼충(三虫)을 죽이게 된다.

산속에서 나며 손가락만한 덩굴을 짓고 마디마디 두서너 가지가 있고 가지 끝에 5잎이 나고 결실이 되면 소목과(小木瓜)와 같으며 씨는 검으나 씨의 속은 희니 먹으면 감미로운데 연복자(燕覆子)라 하고 1~2월에 가지 넝쿨을 뜯어서 그늘에 말린다.

줄기에 작은 구멍이 있고 양쪽 머리가 모두 통하게 되니 한쪽 머리에서 불면 기(氣)가 저쪽 머리로 통하는 것이 좋다. 〈本草〉

통초(通草)는 즉 목통(木通)이라 하여 속이 비고 판(瓣)

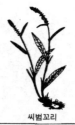

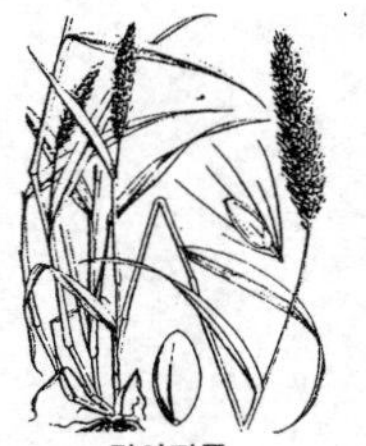
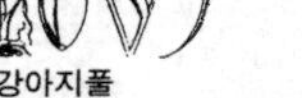
강아지풀

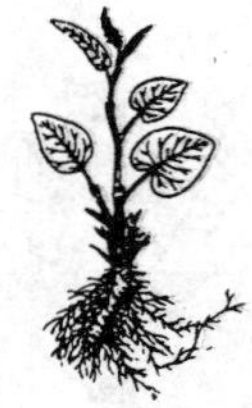
봄범꼬리

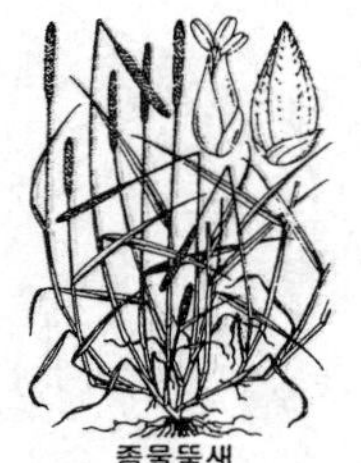
좀물뚝새

씨범꼬리

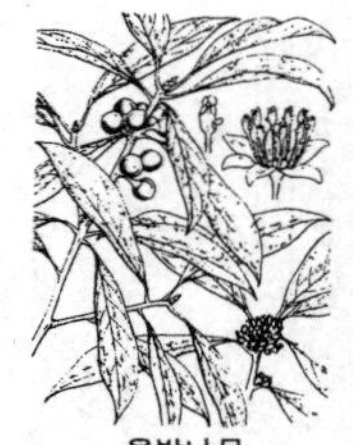
육박나무

이 있어서 경백(輕白)하고 귀엽게 생겼으니 껍질과 마디를 버리고 생으로 쓰는데 12경을 통해 다니기 때문에 통초(通草)라고 이름한 것이다. 〈入門〉

목통(木通)의 성분이 고르고 맛이 달며 묽어서 소변의 불리(不利)와 소장(小腸)의 기(氣)를 인도하고 경(經)을 통하며 규(竅)를 이롭게 한다. 〈湯液〉

통초(通草)와 목통(木通)이 한 종류로써 각처에 있고 강원도에서 1가지의 등(藤)이 나는데 목통(木通)이라고 부르며 색이 노랗고 맛이 쓰니 습열(濕熱)을 사(瀉)하고 수도(水道)를 통하는 데는 효력이 있으며 창(瘡)을 낫게 하는데 또한 효력이 있으니 이것은 다른 종류이다. 또는 이것을 목방기(木方己)라 하는데 열을 사(瀉)하는데 아주 좋은 약이다. 〈俗方〉

◎ 자(子)

연복자(燕覆子)라고 하니 즉 목통(木通)의 열매가 된다. 줄기를 목통(木通)이라 하고 또 통초(通草)라 하니 7~8월에 채취하면 성분이 차고 맛이 달며 위열(胃熱)과 피위(皮胃) 및 삼초(三焦)의 객열(客熱)을 없애주고 이대(利大)•소변(小便)을 이롭게 하며 심(心)을 원만하게 하고 갈증을 멋게한다.

◎ 근(根)

목통(木通)의 뿌리로써 목에 난 혹을 치료한다.

11. 작약(芍藥 = 함박꽃 뿌리)

성분이 고르고 맛이 쓰고 시며 약간의 독이 있고 혈비(血痺)를 없애주고 통순혈맥(通順血脈)하며 속을 온화하게 하고 산악혈(散惡血)하며 옹종(癰腫)을 소멸시키고 지복통(止腹痛)하며 어혈(瘀血)과 농(膿)을 없애고 여자의 모든 병(病)과 산전산후(産前産後)의 모든 질병을 낫게하고 통월수(通月水)하고 장풍사혈(腸風瀉血)과 치루(痔瘻)•발배(發背)•창개(瘡疥)•목적(目赤)의 노육(努肉)을 치료하고 눈을 밝게 한다.

산과 들에서 나니 2월과 8월에 뿌리를 채취해서 말리니 산골짜기에서 자연히 자란 것이 좋고 인가에서 거름을 한 것은 좋지 못하며 또 꽃이 붉고 홑잎으로 산속에서 나는 것이 좋다.

일명 해창(解倉)으로써 적과 백 두 종류가 있으니 붉은 것은 소변을 이롭게 하고 하기(下氣)하며 흰 것은 지통산혈(止痛散血)하고 또한 흰 것은 보(補)하고 붉은 것은 사(瀉)한다. 〈本草〉

손과 발의 태양경(太陽經)에 들어가고 또 간(肝)을 사(瀉)하며 비위(脾胃)를 보(補)하니 술에 담가서 경(經)에 돌아다니게 하고 또는 술로 볶으고 또는 불에 구워서 쓴다. 〈入門〉

작약(芍藥)을 술에 담가서 볶고 백출(白朮)과 같이 쓰면 비(脾)를 보해 주며 천궁(川芎)과 같이 쓰면 간(肝)을 사(瀉)하고 삼출(蔘朮)과 같이 쓰면 기(氣)를 보하며 복통하리(腹痛下痢)에는 볶아서 쓰고 뒤가 무거우면 볶으지 않는다. 또한 거두어 내리는 성분이 있기 때문에 충분히 혈해(血海)에 닿고 하초(下焦)의 맨 끝까지 내려가서 족궐음(足厥陰)에 들어간다. 〈丹心〉

12. 여실(蠡實 = 붓꽃여름)

성분이 고르고 따뜻하며 맛이 달고 독이 없으며 위열(胃熱)을 주로 치료하고 심번(心煩)을 없애며 대•소변을 이롭게 하고 부인의 혈운(血暈)과 붕중대하(崩中帶下)를 낫게하며 창절종독(瘡癤腫毒)을 소멸(消滅)하며 주독(酒毒)을 풀어주고 황병(黃病)을 치료한다.

즉 마린 (馬藺子)로 여러 곳에 있고 잎이 해엽(薤葉) 같으면서 길고 두터우니 3월에 자벽화(紫碧花)가 피고 5월에 결실이 되니 뿌리가 가늘고 길며 노란색이니 이것으로 쇄모(刷毛)를 만든다. 3월에 꽃을 따고 5월에 열매를 따다가 그늘에 말린다. 〈本草〉

급후비(急喉痺)를 낫게하고 소나 말의 고기독으로 감창(疳瘡)이 낫을 때 치료하면 신과 같은 효력이 있다. 〈俗方〉

◎ 화엽(花葉)

백충(白虫)을 없애버리고 후비(喉痺)를 낫게하니 많이 먹으면 설사(泄瀉)를 한다. 〈本草〉

13. 구맥(瞿麥 = 석죽화)

성분이 차고 맛이 쓰고 매우며 독이 없고 관격의 모든 융결(癃結)과 소변이 통하지 않을 때 치료하고 가시를 내며 결유옹종(決潰癰腫)하며 명목 거예(明目去瞖)하고 파태 타자(破胎 墮子)하며 심경(心經)을 통하니 소변(小便)을 이롭게 하는 긴요한 약이다.

일명 석죽(石竹)이니 여러 곳에 있고 입추후에 씨와 잎을 같이 따서 그늘에 말리니 씨가 보리알과 같기 때문에 구맥(瞿麥)이라고 한다. 〈本草〉

줄기와 잎은 쓰지 않고 열매와 껍질만 쓴다. 〈入門〉

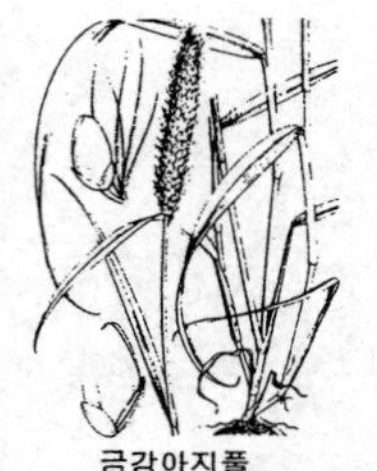
금강아지풀

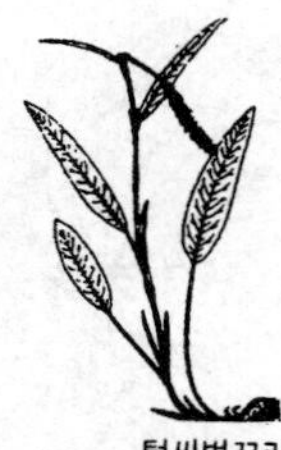
털씨범꼬리

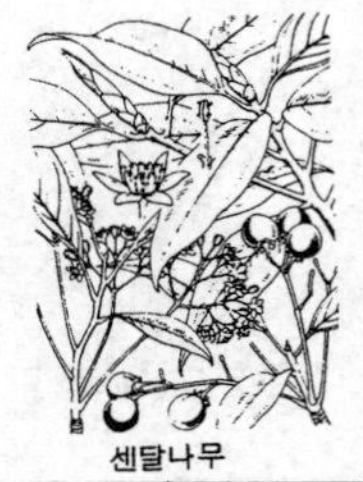
센달나무

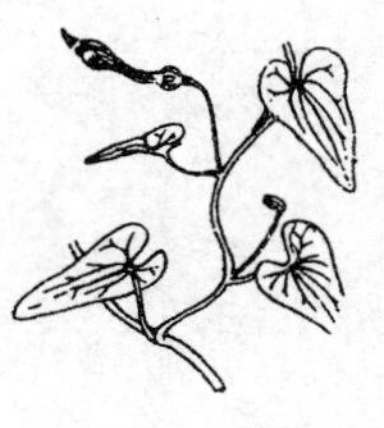
쥐방울

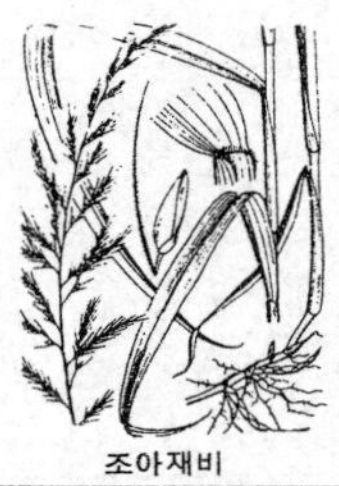
조아재비

관격(關格)의 모든 륭(癃)을 치료하고 소변(小便)의 불통(不通)을 이(利)하게 하며 방광(膀胱)의 사열(邪熱)을 몰아내는 신통한 약으로 쓴다. 〈湯液〉

◎ 자(子)

월경불통(月經不痛)을 치료하고 파혈괴(破血塊)하며 배농(排膿)을 한다. 〈本草〉

◎ 엽(葉)

회충(蛔虫) • 치질(痔疾) • 눈의 종통(腫痛) • 침음창(浸淫瘡) • 부인의 음창(陰瘡)등을 치료한다. 〈本草〉

14. 현삼(玄蔘 = 원삼)

성분이 약간 차고 맛이 쓰고 짜며 독이 없고 열독 유풍(熱毒遊風)을 낫게하고 허노(虛勞)를 보(補)해 주며 골증(骨症) • 전시(傳尸) • 사기(邪氣)를 치료하며 종독(腫毒)과 유앵(瘤癭)과 나력(瘰癧)을 없애 버리고 보신기(補腎氣)하며 눈을 밝게 한다.

싹과 잎이 지마(脂麻)와 같고, 7월이면 청벽색(青碧色)의 꽃이 피고 8월에는 검은 열매가 열고 뿌리가 뾰족하고 짙어지며 생 것은 맑고 희나 말리면 자흑(紫黑)색인데 새것은 윤기가 있고 부드러우니 3•4•8•9월에 뿌리를 채취하여 푹 말리고 또는 쪄서 햇빛에 말린다. 〈本草〉

현삼(玄蔘)은 추기(樞機)의 약이 되니 모든 기(氣)를 관령(管領)해서 오르내리며 숙청(肅淸)해서 목이 마르지 않으니 허(虛)한 속의 따뜻하고 온화한 기(氣)를 돕고 무근(無根)의 화(火)를 치료하는데 현삼(玄蔘)이 성약이 된다. 〈湯液〉

신(腎)이 상하면 반드시 이것을 써야 하고 족소음신경(足少陰腎經)의 군약(君藥)이 되니 술에 쪄서 쓰는 것이 또한 좋다. 〈入門〉

경상도에서 난다고 한다. 〈俗方〉

15. 진교(秦艽 = 망초뿌리)

성분이 고르고 약간 따뜻하며 맛이 쓰고 매우며 독이 없고 풍한습비(風寒濕痺)와 구신(久新)의 풍(風)으로 온몸이 연급(攣急)하고 사지 마디가 아픈 것과 주황(酒黃) 및 황달(黃疸)과 골증(骨蒸)을 치료하고 대•소변을 이롭게 한다.

일명 진과(秦瓜)로써 산속에서 나고 뿌리가 토황색(土黃色)으로 얽히고 길이가 1자 이상이 되며 잎이 푸른 상추 잎과 같고 6월에는 자색(紫色)의 꽃이 피어서 칡뿌리 꽃과 같고 그 달에 열매가 맺어 씨가 되니 2~8월에 뿌리를 채취해서 푹 말리되 새것에 비단 무늬의 형태가 있는 것이 좋다. 〈本草〉

수양명경(手陽明經)의 약이며 장풍사혈(腸風瀉血)을 낫게하고 양명경(陽明經)의 풍습(風濕)을 없애며 물에 흙을 씻어 버리고 쓴다. 〈湯液〉

16. 백합(百合 = 나리)

성분이 고르고 맛이 달며 독이 없고 상한(傷寒)의 백합병(百合病)을 낫게하며 대소변을 이롭게 하고 백사귀매(百邪鬼魅)와 제읍광 (啼泣狂叫)를 억제하고 고독(蠱毒)을 유옹발배(乳癰發背)및 창종(瘡腫)을 치료한다.

산이나 들에서 나며 2가지가 있으니 1가지는 잎이 가늘고 꽃이 붉으며 희고 1가지는 잎이 크고 줄기가 길며 뿌리가 굵고 꽃이 아주 흰색이니 약으로 쓰는데 적합하고 또 1가지는 꽃이 노랗고 검은 반점이 있고 잎이 가늘며 잎의 사이에 검은 열매가 있으나 약에는 쓰지 못한다.

뿌리가 호산(胡蒜)과 같고 수십판(數十瓣)이 서로 연루(連累)하니 2~8월에 뿌리를 채취하여 푹 말린다.

꽃이 붉은 것은 산단(山丹)이라고 하는데 좋지 못하다. 〈本草〉

뿌리가 많은 쪽이 서로 합해서 이루어지니 또한 삼리(滲利)하는데 긴요한 약이며 꽃이 흰 것은 더욱 좋다. 〈入門〉

17. 지모(知母)

성분이 차고 맛이 쓰며 독이 없고 골증열노(骨蒸熱勞)와 신기허손(腎氣虛損)을 주로 치료하며 지소갈(止消渴)하고 구학(久瘧)과 황달(黃疸)을 낫게하며 소장(小腸)을 통하게 하고 소담지수(消痰止嗽)를 하며 윤심폐(潤心肺)하고 산후(産後)의 욕노(蓐勞)를 치료한다.

들판에서 나고 뿌리가 창포(菖蒲)와 같으며 아주 부드럽고 잎이 윤택하며 잘 죽지 않고 파서 없애려 해도 바로 살아나고 4월에 구화(韭花)와 같은 푸른꽃이 피며 8월에 결실이 되니 2~8월에 뿌리를 채취하여 푹 말리고 수염을 버리고 쓰는데 황백(黃白)하고 자윤(滋潤)한 것이 좋다.

족양명경(足陽明經) • 수태음경(手太陰經) • 족소음경(足少陰經)에 들게되니 신경(腎經)의 원약으로서 족양명(足陽明)의 화열(火熱)을 사(瀉)하고 신수(腎水)와 방광(膀胱)의 찬 것을 보익(補益)하며 보약(補藥)에 넣되 소

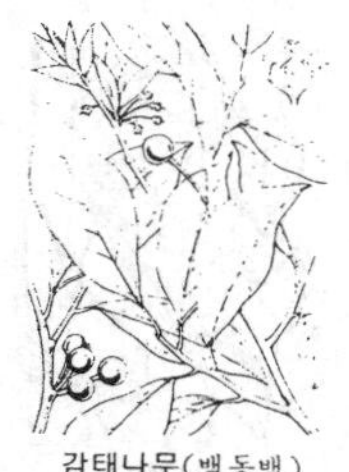
감태나무(백동백)

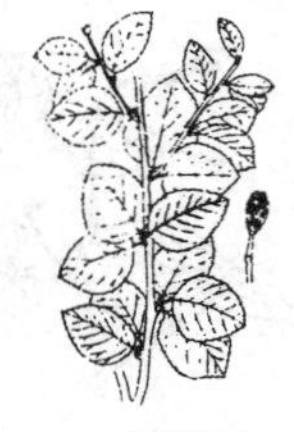
부전자작

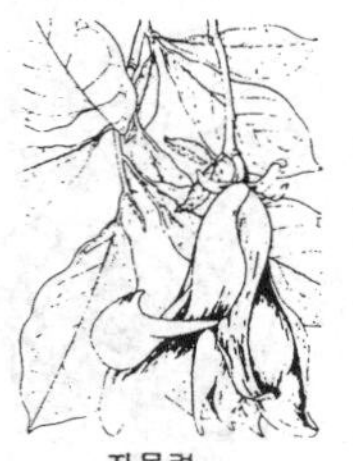
자목련

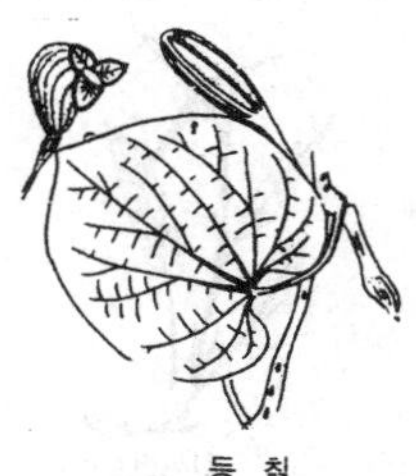
등 칡

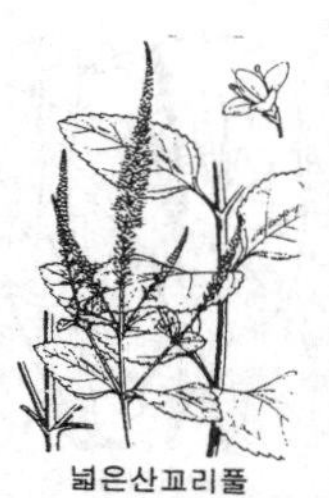
넓은산꼬리풀

금물이나 또는 꿀물에 찌거나 볶아서 쓰고 위로 가는 것은 술로 볶으는데 철을 닿지 않도록 해야한다. 〈入門〉

황해도에서 많이 나고 품질이 역시 좋다. 〈俗方〉

18. 패모(貝母)

성질이 고르고 맛이 매우며 쓰고 독이 없으니 소담(消痰)하고 윤심폐(潤心肺)하며 폐위해수(肺痿咳嗽)와 폐옹수농(肺癰唾膿)을 치료하고 제번지갈(除煩止渴)하며 금창(金瘡)과 모든 창(瘡)을 치료하는 것이 연교(連翹)와 같고 목의 혹을 없애준다.

일명 묘근(苗根)이니 판자(瓣子)가 있고 황백색(黃白色)인데 형태가 취패자(聚貝子)와 같기 때문에 패모(貝母)라고 하며 8~10월에 뿌리를 채취하여 푹 말린다. 〈本草〉

패모(貝母)가 심흉(心胸)의 울결(鬱結)한 기(氣)를 흩어버리는 데는 아주 효력이 크다. 〈本草〉

버드나무 잿불에 묻어 구워서 속을 버리고 쓰며 또는 생강즙에 볶아서 쓴다. 〈入門〉

19. 백지(白芷 = 구리때 뿌리)

성질이 따뜻하고 맛이 매우며 독이 없고 풍사(風邪) • 두통(頭痛) • 목현(目眩) • 누출(淚出)과 부인의 적백루하(赤白漏下)및 혈폐(血閉)와 음종(陰腫)을 낫게하고 파숙혈(破宿血)하고 신혈을 기르며 태루(胎漏)를 편하게 하고 유옹(乳癰) • 발배(發背) • 나력(瘰癧) • 장풍(腸風) • 치루(痔瘻) • 창제(瘡痍) • 개선(疥癬)을 치료하며 지통(止痛)과 생기(生氣)하고 배농(排膿)하며 면지(面脂)를 만들면 얼굴색이 윤택하고 면간(面皯)과 비반(疵瘢)을 치료한다.

여러 곳에 있으며 2~8월에 뿌리를 채취해서 말리며 노랗고 윤택한 것이 좋다. 〈本草〉

수양명본경약(手陽明本經藥)이며 족양명 수태음(足陽明手太陰)의 약이 되니 풍한(風寒)을 해리(解利)한다. 〈入門〉

◎ 엽(葉)

고마(藁麻)라고 하며 목욕물로 하면 좋고 명가에서 이것으로써 목욕(沐浴)을 하니 시충(尸虫)을 없애고 또 향료(香料)로도 쓴다. 〈本草〉

20. 음양곽(陰陽藿 = 삼지구엽초)

성분이 따뜻하고 맛이 매우며 독이 없고 일체의 냉풍노기(冷風勞氣)를 낫게하고 요슬(腰膝)과 장정들의 절양불기(絶陽不起)와 여인의 절음무자(絶陰無子)및 노인의 혼모(昏耄)와 중년건망(中年健忘)과 음위(陰痿)와 경중증(莖中症)을 치료하고 기력(氣力)을 더해주며 근골(筋骨)을 단단하게 하니 장정이 오래 먹으면 자식을 둘 수 있고 나력(瘰癧)을 녹이고 하부(下部)의 창(瘡)을 씻으면 벌레가 나온다.

일명 선령비(仙靈脾)로서 속명 삼지구엽초(三枝九葉草)라 하여 산과 들에서 나고 잎이 은행잎과 같고 잎의 위에 씨가 있고 줄기가 볏짚대와 같으니 5월에 잎을 따서 햇빛에 말리는데 물소리가 들리지 않는 곳에서 나는 것이 좋고 또 술을 섞으면 좋다.

이것을 먹으면 음양사(陰陽事)를 좋아하게 되고 양이 하루에 100번씩이나 교합(交合)을 하니 이 풀을 즐겨먹기 때문이다. 그리하여 음양곽(淫羊藿)이라 하니 술로 씻어서 잘게 썰어 불에 구워서 쓴다. 〈本草〉

21. 황금(黃芩 = 속서근풀 뿌리)

성분이 차고 맛이 쓰며 독이 없고 열독(熱毒) • 골증(骨蒸) • 한열(寒熱)의 왕래와 열갈(熱渴) • 황달(黃疸) • 장벽설리(腸癖泄痢) • 담열(痰熱) • 위열(胃熱)을 낫게하고 소장(小腸)을 통하게 하며 유옹(乳癰)과 발배(發背) • 악창(惡瘡)및 천행열질(天行熱疾)을 치료한다.

여러 곳의 들판에서 나니 3월 삼진날에 뿌리를 채취하여 푹 말리고 그의 속이 모두 썩기 때문에 일명 부장(腐)이라고 하는데 색이 짙고 견실한 것이 좋으며 둥근 것은 자금(子芩)이라 하고 부서진 것은 숙금(宿芩)이라고 한다. 〈本草〉

속이 마르고 표(飄)한 때문에 폐(肺)속의 화(火)를 사(瀉)하고 소담(消痰)과 이기(利氣)를 수태음경(手太陰經)에 들어가니 가늘과 실(實)한 것이 부하(部下)를 낫게하고 대장(大腸)의 화(火)를 사(瀉)하고 물에 넣으면 잠기고 약에 쓰는 것은 술에 볶으면 위로 가고 오줌에 볶으면 밑으로 가며 보통 때는 생으로 쓴다. 〈入門〉

◎ 자(子)

장벽(腸癖)에 피고름이 나오는 것을 치료한다. 〈本草〉

22. 구척(狗脊 = 고비 뿌리)

성분이 고르고 맛이 쓰고 달며 독이 없고 독풍(毒風) •

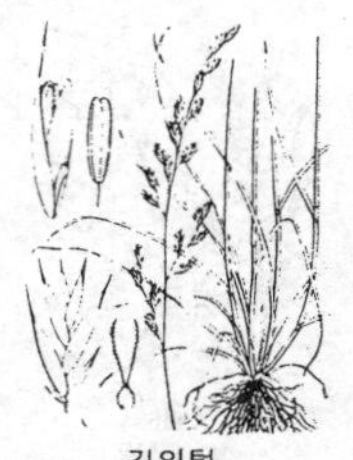
김의털

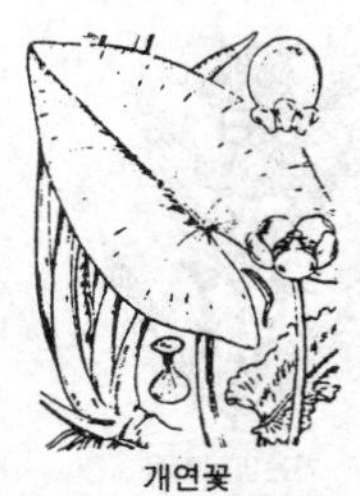
개연꽃

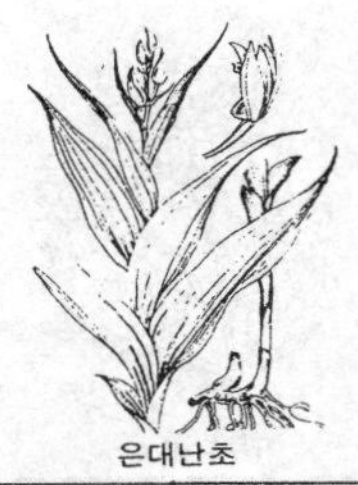
은대난초

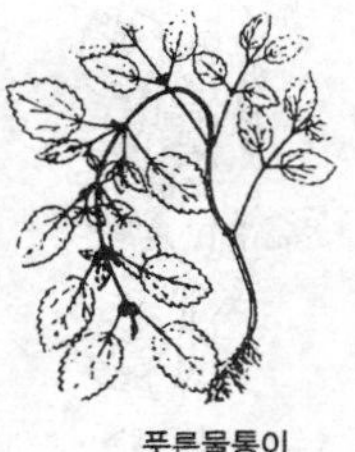
푸른물통이

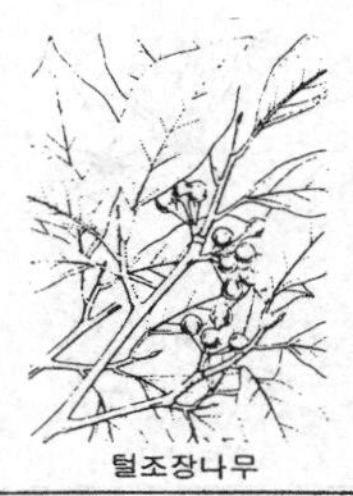
털조장나무

연각(軟脚)·풍한(風寒)·습비(濕痺)·신기허약(腎氣虛藥)·요슬(腰膝)의 강통을 치료하고 노인의 실뇨(失尿)를 낫게한다.

뿌리가 길고 작은 가지가 많으며 형태가 개의 척골(脊骨)과 같기 때문에 이름한 것이니 살은 청록색이며 2~8월에 뿌리를 캐서 말린다. 〈本草〉

형태가 구척(狗脊)과 같고 털이 노란 것이 좋기 때문에 금모구척(金毛狗脊)이라고 하며 불에 그을러 털을 버리고 술에 쪄서 익히고 말려서 쓴다. 〈入門〉

23. 모근(茅根 = 띠 뿌리)

성분이 고르고 맛이 달며 독이 없고 어혈(瘀血)·혈폐(血閉)·한열(寒熱)을 낫게하고 소변을 이롭게 하며 오림(五淋)을 내리고 객열(客熱)과 소갈(消渴)을 없애주며 토육혈(吐衄血)을 치료한다.

즉 백모근(白茅根)으로 여러 곳에 있고 6월에 뿌리를 채취해서 말린다. 〈本草〉

◎ 모침(茅鍼 = 띠싹)

즉 모(茅)의 싹으로써 악창종(惡瘡腫)을 쾌궤(快潰)해서 고름을 낸다. 〈本草〉

◎ 화(花)

토육혈(吐衄血)과 구창(灸瘡)·금창(金瘡)의 지혈(止血)과 통증(痛症)을 치료한다. 〈本草〉

24. 자원(紫菀 = 탱알)

성분이 따뜻하고 맛이 쓰고 매우며 독이 없고 폐위(肺痿)와 토혈(吐血)을 낫게하고 소담지갈(消痰止渴)하며 해수(咳嗽)와 한열결기(寒熱結氣)을 없애주고 기부(肌膚)와 골수(骨髓)를 더해주며 위벽(痿躄)을 치료한다. 위벽(痿躄 = 앉은뱅이)

들판에서 나되 초봄에 땅에 깔려서 나게 되니 잎이 3~4판(瓣)이 서로 이어지고 5~6월에 자백색(紫白色)의 꽃이 피며 흰 털이 있고 아주 작고 부드러우니 2~3월에 뿌리를 캐서 그늘에 말리고 색이 자주빛이며 몸체가 기름진 것이 좋다. 〈本草〉

또 백원(白菀)이 있으니 즉 여원(女菀)이지만 치료 방법이 자원(紫菀)과 같으니 같이 쓰인다. 〈本草〉

일명 반혼초(返魂草)인데 꿀물에 담가 불에 쬐여 말려서 쓴다. 〈入門〉

25. 자초(紫草 = 지치뿌리)

성분이 차고 맛이 쓰며 독이 없고 오달(五疸)을 낫게하며 수도(水道)를 통하게 하고 복종장만(腹腫腸滿)과 악창(惡瘡) 및 과선(瘑癬)과 면사(面皶)와 어린 아이의 두창(痘瘡)을 주로 치료한다.

여러 곳의 산과 들에서 나며 자주색의 물감으로 쓰고 3월에 뿌리를 채취하여 그늘에 말려서 술에 씻어 쓴다. 〈本草〉

두창(痘瘡)에는 싹을 채취해서 쓴다. 〈湯液〉

26. 전호(前胡 = 사양채 뿌리)

성분이 약간 차고 맛이 달고 매우며 독이 없고 일체의 노(勞)를 낫게하며 일체의 기(氣)를 내리고 담(痰)이 흉협(胸脇)에 차는 것과 심장(心腸)의 비(痞)와 결기(結氣)를 치료하며 담실(痰實)을 없애고 기(氣)를 내리며 기침을 그치게 하고 위(胃)를 열어서 음식을 내려주니 여러 곳에 있고 2~8월에 뿌리를 채취해서 그늘에 말려 쓴다. 〈本草〉

27. 백선(白鮮 = 백양선 뿌리)

성분이 차고 맛이 쓰고 짜며 독이 없고 일체의 열독(熱毒)·풍(風)·악풍(惡風)·풍창(風瘡)·개선(疥癬)의 적란(赤爛)·미발(眉髮)의 탈피기급(脫皮其級)·해열(解熱)·황주(黃酒)·황급(黃急)·황곡(黃穀)·황노(黃勞)및 일체의 풍비(風痺)·근골(筋骨)의 그굽히고 펴지 못하는 것을 치료한다.

여러 곳의 들판에서 나니 그 기(氣)가 양전(羊羶)과 비슷하기 때문에 백양선(白羊癬)이라고도 하며 4~5월에 뿌리를 캐서 그늘에 말린다. 〈本草〉

28. 패장(敗醬 = 마타리 뿌리)

성분이 고르고 맛이 쓰고 짜며 독이 없고 여러해 묵은 응혈(凝血)을 깨뜨리고 고름을 변화시켜 물을 만들고 산후(產後)의 모든 병을 낫게하고 최생락포(催生落胞)하며 폭열(暴熱)·화창(火瘡)·창양(瘡瘍)·개선(疥癬)·단독(丹毒)과 적안(赤眼)의 장막노육(障膜努肉)및 정이(聤耳)를 치료하고 또 고름을 몰아내고 루(瘻)를 보한다.

산과 들에서 나며 뿌리가 붉고 시호(柴胡)와 같으며 묵은 장(醬)냄새가 나기 때문에 이름한 것으로 8월에 뿌리

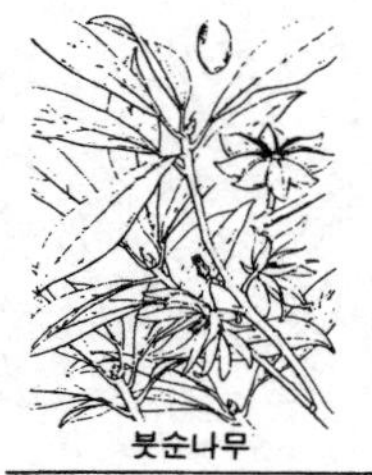
붓순나무

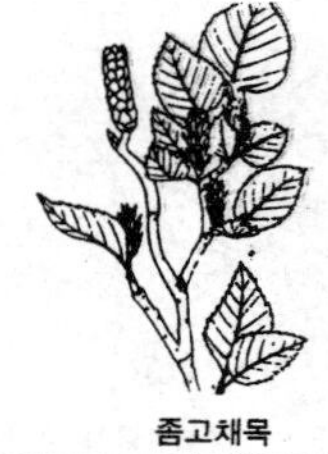
좀고채목

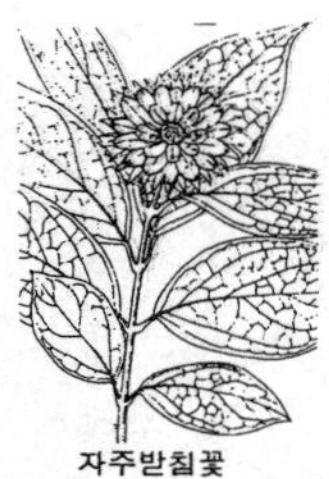
자주반침꽃

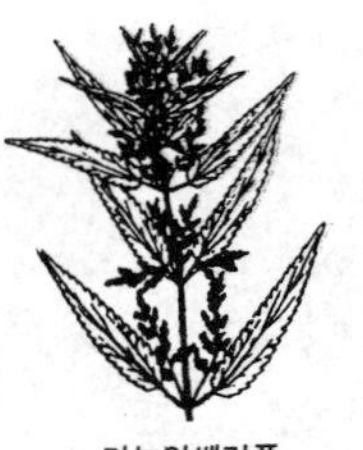
가는잎쐐기풀

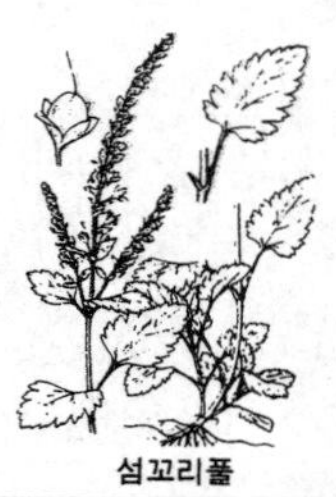
섬꼬리풀

를 캐서 푹 말린다. 〈本草〉

족소음경(足少陰經)과 수궐음경(手厥陰經)에 들어가게 된다. 〈湯液〉

29. 산장(酸漿 = 꽈리)

성분이 고르고 차며 맛이 시고 독이 없으며 열(熱)의 번만(煩滿)을 주로 낫게하고 통리수도(通利水道)하며 난산(難產)과 후비(喉痺)를 치료한다.

여러 곳에 있으니 열매가 방처럼 되어서 주머니와 같고 그 속에 열매가 있으며 크기가 오얏 열매와 같고 색이 적황색(赤黃色)이며 맛이 산장(酸漿)과 같기 때문에 이름한 것이다.

뿌리가 미나리 뿌리와 비슷하고 빛이 희고 맛이 쓰니 황병(黃病)을 치료한다. 〈本草〉

30. 고본(藁本 = 고본뿌리)

성분이 약간 따뜻하고 맛이 맵고 쓰며 독이 없고 160가지 악풍(惡風)을 낫게하고 풍두통(風頭痛)을 없애주며 무로(霧露)를 물리치고 풍사(風邪)의 탄예(彈曳)와 금창(金瘡)을 고치며 기부(肌膚)를 기르고 얼굴색을 곱게 해주며 면간(面皯)과 주사(酒皶) 및 분자(粉刺)를 없애주고 목약(沐藥)과 면지(面脂)를 만든다.

잎이 백지(白芷)와 같고 향기가 궁궁(芎藭)과 같으며 잎이 가늘고 그 뿌리의 위와 싹의 밑이고 고〔藁 : 집〕과 같기 때문에 고본(藁本)이라고 한다. 1~2월에 뿌리를 캐서 30일을 푹 말린다. 〈本草〉

태양(太陽)의 본경약(本經藥)이 되니 무로(霧露)의 중독(中毒)과 청사(淸邪)에 쓰고 한사(寒邪)가 태양경(太陽經)에 들어가면 두통(頭痛)과 뇌통(腦痛)인 것과 대한(大寒)이 뇌(腦)에 범(犯)해서 뇌통(腦痛)·치통(齒痛)한 것을 치료하고 그 기(氣)가 웅장하여 전정통(巓頂痛)을 낫게하니 목향(木香)과 같이 써서 무로(霧露)의 기(氣)를 없애주고 거로(去蘆)하여 쓴다. 〈湯液〉

경상북도 편풍에서 난다. 〈俗方〉

31. 석위(石葦)

성분이 고르고 맛이 쓰고 달며 독이 없고 오림과 포낭(胞囊)의 결열(結熱) 및 방광열(膀胱熱)과 유뇨임력(遺尿淋瀝)을 낫게하고 소변의 수도(水道)를 통하게 한다.

돌 위에 한 떨기로 나고 잎이 가죽과 같기 때문에 석위(石葦)라 하며 또 잎에 반점이 있고 가죽과 같으니 물소리와 사람 소리가 들리지 않는 곳에서 나는 것이 좋으며 2~7월에 잎을 따서 그늘에 말려 약에 넣고 뜸으로 쓸 때는 노란 털을 쓸어 버려야 하는데 털이 있으면 폐(肺)를 찔러서 기침을 일으킨다. 〈本草〉

◎ 와위(瓦葦)

오래 묵은 기와 위에서 나며 임병(淋病)을 치료한다. 〈本草〉

32. 비해(萆薢 = 며래뿌리)

성분이 골고 맛이 쓰고 달며 독이 없고 풍습주비(風濕周痺 = 온 몸이 마비상태)와 오래된 악창(惡瘡)과 냉풍완비(冷風㿏痺)·요각(腰脚)의 불수(不遂)·요통(腰痛)·신간(腎間)·방광(膀胱)에 숙수(宿水)로 냉한 것을 치료하고 양위유뇨(陽痿遺尿)하는 것을 낫게한다.

여러 곳에 있으며 잎이 서여(薯蕷)와 같고 꽃이 줄기에서 피며 2~8월에 뿌리를 캐서 푹 말린다.

2가지가 있는데 줄기에 가시가 있는 것은 열매가 희고 가시가 없는 것은 뿌리가 허연(虛軟)하니 연(軟)한 것이 좋다. 〈本草〉

일명 토복령(土茯苓) 또는 선유량(仙遺粮)·냉반단(冷飯團)이니 성분이 더웁고 맛이 달고 매우며 독이 없고 오래 된 양매창루(楊梅瘡漏)와 경분(輕粉)을 잘못 먹어서 지체(肢體)가 폐괴(廢壞)한 것을 치료하고 근골(筋骨)의 담통(痰痛)에 독(毒)을 거두어 주며 풍을 없애고 허(虛)를 보(補)하며 늙고 약한 사람이 먹으면 좋다. 술에 담구거나 소금물에 달여서 불에 말려 쓰고 폐열(肺熱)이나 변비(便秘)가 있는 사람은 먹지 못한다. 〈入門〉

33. 백미(白薇 = 아마존)

성분이 고르고 맛이 쓰고 짜며 독이 없고 백사·귀매(鬼魅)와 졸면서 사람을 몰라보는 것과 광혹(狂惑)·사기(邪氣)·한열(寒熱)·온학(温瘧)을 치료한다.

들판에서 나며 줄기와 잎이 모두 푸르고 잎이 버들 잎과 같으며 뿌리가 황백색(黃白色)으로 소무릎과 같으면서 짧고 작으니 3월 3일에 뿌리를 캐서 그늘에 말리고 쌀뜨물에 담가서 수염을 버린 다음 쪄서 쓴다. 〈本草〉

34. 대청(大靑 = 당청화)

성분이 크게 차고 맛이 쓰며 독이 없고 천행열질(天行

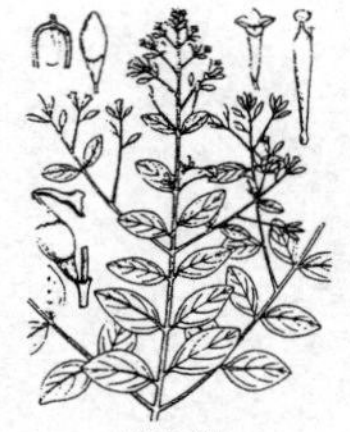
산닥나무

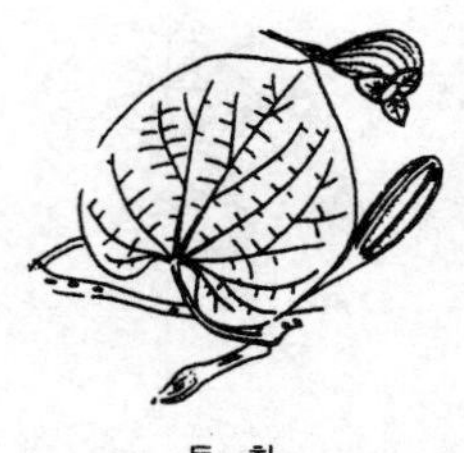
등 칡

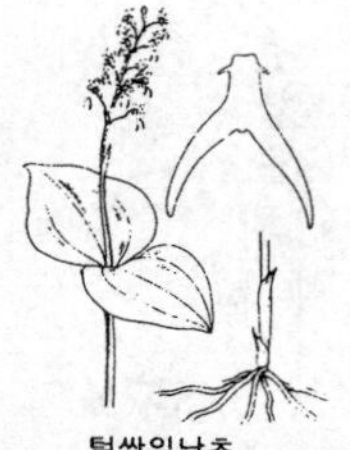
털쌍잎난초

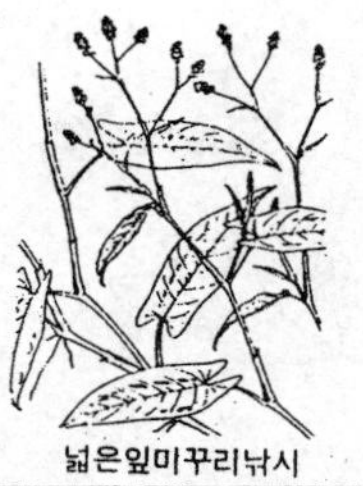
넓은잎미꾸리낚시

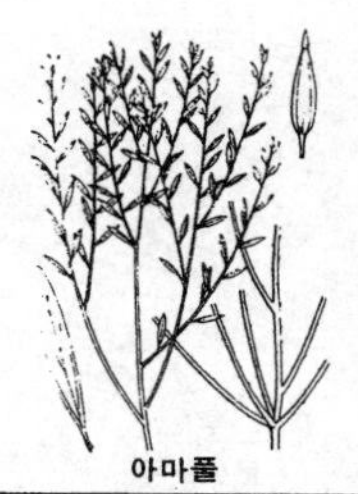
아마풀

熱疾)의 큰 열과 구창(口瘡)•열독풍(熱毒風)•심번민(心煩悶)•금석(金石)의 약독(藥毒)을 치료하고 종독(腫毒)에 바른다.

봄에 나고 줄기가 청자색(靑紫色)이며 석림(石淋)과 같고 싹과 잎과 꽃이 홍자색(紅紫色)이며 뿌리가 마료(馬蓼)와 같고 노란색이며 3~4월에 줄기와 잎을 채취해서 그늘에 말려 쓴다. 〈本草〉

35. 애엽(艾葉 = 약쑥 잎)

성분이 따뜻하고 맛이 쓰며 독이 없고 오래묵은 백병(百病)과 부인의 붕루(崩漏)를 낫게하고 태(胎)를 편하게하며 복통(腹痛)을 멎게하고 적백리(赤白痢)와 오장치사혈(五臟痔瀉血)및 하부(下部)의 익(䘌)을 치료하며 생기(生肌)하고 풍한(風寒)을 몰아내며 자식(子息)을 두게한다.

일명 빙대(氷臺)또는 의초(醫草)로써 여러곳에 있고 특히 길가에 난 것이 좋다.

3월 3일~5월 5일에 잎을 따서 푹 말리고 오래 된 것을 쓰는데 성분이 생 것은 차고 익은 것은 더웁다. 〈本草〉

단오일의 해가 뜨기 전에 말하지 않고 채취하는 것이 좋으니 찧어서 푸른 찌꺼기는 체에 쳐서 버리고 흰 것을 가지고 유황(硫黃)을 약간 넣어 심지를 만들어 뜸하는데 쓴다.

쌀가루를 약간 넣어 찧어서 가루로하여 먹거나 약에 넣어 쓴다. 〈本草〉

◎ 실(實)

눈을 밝게하고 일체의 귀기(鬼氣)를 치료하고 장양(壯陽)하며 수장(水臟)과 허리 및 무릎을 돕고 자궁을 따뜻하게 해 준다. 〈本草〉

36. 악실(惡實 = 우엉씨)

성분이 맵고 맛도 매우며 독이 없고 눈을 밝게하며 풍상(風傷)을 없애준다.

독종(毒腫)을 낫게하고 인후(咽喉)와 뇌격(腦膈)을 이롭게 하며 윤폐(潤肺)와 산풍기(散風氣)하고 풍열의 어진(瘀疹)과 창장(瘡瘍)을 치료한다. 〈湯液〉

즉 우방자(牛蒡子)인데 여러곳에 있으니 겉 껍질에는 가시가 많아서 쥐가 걸리면 붙어서 달아나지 못하기 때문에 서점자(鼠粘子)라고도 한다. 〈本草〉

약간 볶아서 가루로하여 쓰는데 일명 대력자(大力子)라고도 한다.

◎ 근경(根莖)

상한(傷寒)과 중풍(中風)및 면종(面腫)과 소갈열중(消渴熱中)을 치료한다. 〈本草〉

37. 수평(水萍 = 개구리밥)

성분이 차고 맛이 맵고 독이 없고 열독풍(熱毒風)•열질(熱疾)•열광(熱狂)•협종독(脇腫毒)•탕화창(湯火瘡)•풍진폭열(風疹暴熱)신양(身痒)을 낫게하고 수기(水氣)를 내려주며 술을 익히고 장수발(長鬚髮)하며 지소갈(止消渴)한다.

즉 물위의 큰 개구리밥 잎으로 둥글고 원만하여 직경이 1치쯤 되고 잎의 밑에 한 점의•물거품 같은 것이 붙어 있는데 그 거칠고 큰 것을 빈(蘋)이라고 하는데 봄의 새로 난 싹을 삶아서 나물로 만들어 먹고 또 쓴 술에 절여서 술안주를 한다. 〈本草〉

수평(水萍)이 발한(發汗)하는 것이 마황(麻黃)보다 심하니 이것이 물속의 큰 개구리밥이며, 도랑에서 나는 것이 아닌고 등이 붉은 것이 좋다. 〈丹心〉

자배(紫背)에 거머리가 많으니 겨울철에 산속의 늪이나 못에서 채취하여 진흙을 씻어 버리고 째서 말려 쓴다. 〈正傳〉

채평가(採萍歌)에 말하기를 하늘이 영초(靈草)를 낳아서 뿌리와 줄기도 없으며 산사이나 언덕에도 있지 않고 처음 비서(飛絮)를 따라 동풍(東風)에 날려서 수면(水面)에 떨어지면 신선(神仙)의 일미(一味)로 침아(沈痾)처럼 일어난다. 7월중에 채취해서 탄풍(癱風)과 탄풍(癱風)을 치료하고 사소(些少)한 미풍(微風)은 말할 것도 없고 두림주(豆淋酒)로 3환(三丸)을 먹으면 철복두(鐵幞頭)데도 땀이 절로 난다. 〈高供奉〉

◎ 유평(乳萍 = 부평초)

화창(火瘡)을 낫게하고 얼굴에 검은 점을 없애고 하수종(下水腫)하고 이소변(利小便)하니 이것은 도랑 사이의 작은 평자(萍子)로 열병(熱病)을 낫게하고 땀을 나게 하는데 효력이 크다. 〈本草〉

38. 왕과(王瓜 = 쥐참외 뿌리)

성분이 차고 맛이 쓰며 독이 없고 혈맥(血脈)을 통하게하고 천행열질(天行熱疾)과 주황병(酒黃病)및 장열심번(壯熱心煩)을 치료하고 지소갈(止消渴)하며 소어혈(消瘀

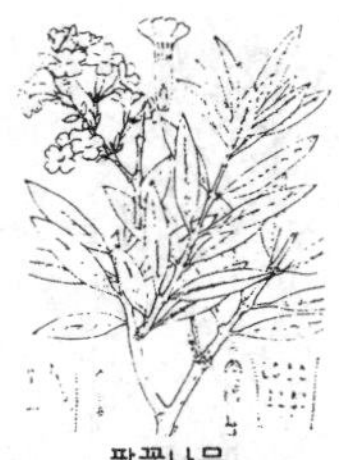
팥꽃나무

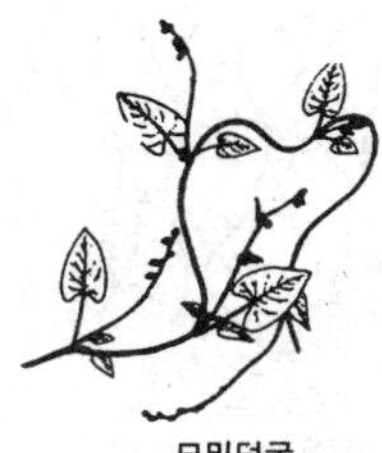
모밀덩굴

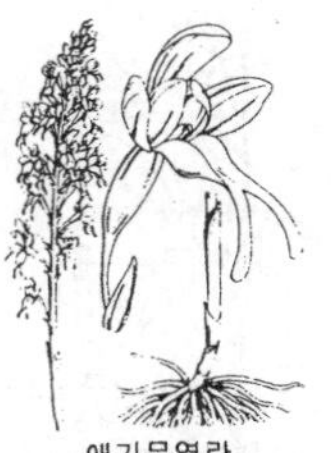
애기무엽란

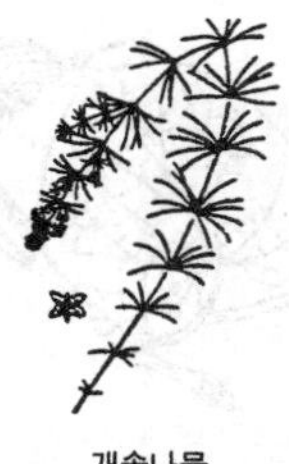
개솔나물

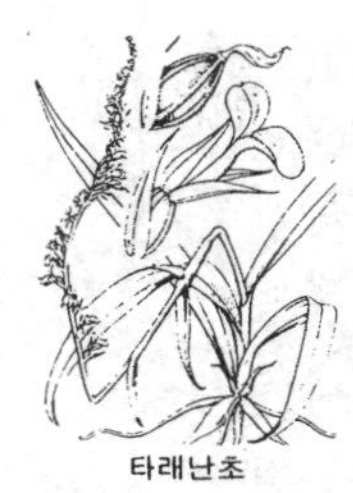
타래난초

血)하고 옹종(癰腫)을 흩으리며 낙태(落胎)를 시키고 유즙(乳汁)을 내리게 한다. 여러곳에 있으니 잎이 과루(瓜蔞)와 같고 5월에는 노란 꽃이 되고 열매가 탄환(彈丸)처럼 맺혀서 생 것은 푸르고 익으면 붉어지며 뿌리가 칡과 같으면서 가늘고 참설(滲泄)하는 성분이 많으니 일명 토과(土瓜)라 하며 3월에 뿌리를 캐서 그늘에 말린다. 〈本草〉

◎ 자(子)

심폐(心肺)를 붙게 하고 황병(黃病)을 낫게하니 생으로 쓰면 폐위(肺痿)의 토혈(吐血)과 장풍사혈(腸風瀉血) 및 적백리(赤白痢)를 치료한다. 적포자(赤雹子)로 즉 왕과(王瓜)껍질 속의 씨다. 〈本草〉

39. 지유(地楡 = 수박풀 뿌리)

성분이 약간 차고 맛이 쓰고 시며 독이 없고 주로 부인의 칠상(七傷)과 대하병(帶下病) 및 산후(産後)의 어통(瘀痛)을치료하고 지혈리배농(止血痢排膿)하며 금창(金瘡)을 낫게한다.

산이나 들에서 나니 잎이 유엽(楡葉)과 같고 길며 꽃과 열매가 자흑색(紫黑色)이며 콩자반과 같기 때문에 일명 옥시(玉豉)라 하는 뿌리가 밖은 검고 속은 붉다. 2~8월에 채근(採根)하여 폭건(暴乾)한다. 〈本草〉

성분이 잠기고 차며 하초(下焦)에 들어감으로 열혈리(熱血痢)를 낫게하고 하초(下焦)의 혈(血)과 장풍(腸風) 및 사리하혈(瀉痢下血)을 없애주니 양중(陽中)의 미음(微陰)을 돕고 아랫 부위의 혈(血)을 치료한다. 〈湯液〉

40. 대계(大薊 = 엉겅퀴)

성분이 고르고 맛이 쓰며 독이 없고 어혈(瘀血)과 토(吐) • 육혈(衄血) • 옹종(癰腫) • 개선(疥癬) • 여자의 적백대하(赤白帶下)를 낫게하고 양정(養精)과 보혈을 한다.

여러 곳에 있으니 5월에 싹과 잎을 따고 9월에는 뿌리를 캐서 그늘에 말린다. 〈本草〉

지정(地丁)이 즉 대계(大薊)인데 꽃이 노란 것이 황화지정(黃花地丁)이며 자주색인 것이 자화지정(紫花地丁)인데 모두가 옹종(癰腫)을 주로 치료한다. 〈正傳〉

◎ 소계(小薊 = 조방가새)

성분이 서늘하고 독이 없으며 열독(熱毒)과 풍파(風破) 및 숙혈(宿血)을 낫게하고 하혈(下血) • 혈붕(血崩) • 금창출혈(金創出血)을 멈추게 하고 지주(蜘蛛)와 사갈독(蛇蝎毒)도 치료한다.

대 • 소계(薊)가 모두 피를 깨뜨리는데 다만 힘이 약해서 종기를 없애버리는 못한다. 〈本草〉

대 • 소계(大小薊)가 서로 같으나 대계(大薊)는 높이가 3~4자가 되고 잎에 주름이 있는데 소계는 높이가 1자쯤 되고 잎에 주름이 없으며 효력에 있어서는 대계(大薊)는 혈(血)을 깨뜨리는 외에도 또한 옹종(癰腫)을 낫게하고 소계(小薊)는 혈통(血痛)만 낫게 하며 일명 자계(刺薊)라고도 한다. 〈本草〉

41. 택란(澤蘭 = 쉽사리 잎)

성분이 약간 따뜻하고 맛이 쓰고 달며 독이 없고 산전산후(産前産後)의 백병(百病)과 산후(産後)의 복통(腹痛)및 빈산(頻産)때문에 혈기(血氣)가 쇠냉(衰冷)해서 노(勞)가 되고 이수(羸瘦)한 것과 금창(金瘡)및 옹종(癰腫)을 치료하고 타박상(打撲傷)의 어혈(瘀血)을 없애준다.

연못 속에서 나니 줄기가 모나고 잎이 박하(薄荷)와 같으며 향기가 나는데 3월 3일에 싹을 채취해서 그늘에 말리며 또는 4~5월에 채취한다고도 했다. 〈本草〉

수소양경(手少諒經)에 들어간다. 〈入門〉

42. 방기(防己 = 댕댕이 덩굴)

성분이 고르고 따뜻하며 맛이 맵고 쓰며 독이 없고 습풍(濕風)과 구면괘사(口面喎斜)및 수족동통(手足疼痛)과 온학열기(温瘧熱氣)를 낫게하고 이대소변(利大小便)하며 수종(水腫)과 풍종(風腫)및 각기(脚氣)와 방광열(膀胱熱)을 없애주고 옹종(癰腫)의 악결(惡結)을 흩으리고 모든 유(瘤)와 개선충창(疥癬虫瘡)을 치료한다.

방기목(防己木)이 한중지방에서 나니 차제(車蹄)를 만들고 황병(黃病)을 풀며 향기가 있다. 2~8월에 뿌리를 채취해서 그늘에 말려서 청백(淸白)하고 허연한 것을 방기목(防己木)라고 하는데 쓰지는 못한다. 〈本草〉

태양본경(太陽本經)의 약으로써 12경에 통행하니 술로 씻고 껍질을 버리고 폐(肺)를 낫게하며 생으로 쓴다. 화주에서 나는 것은 한쪽 머리를 불면 기(氣)가 속에 꿰뚫는 것이 나무 통과 같다. 〈入門〉

방기(防己)가 핏속의 습열(濕熱)을 사(瀉)한다. 〈東垣〉

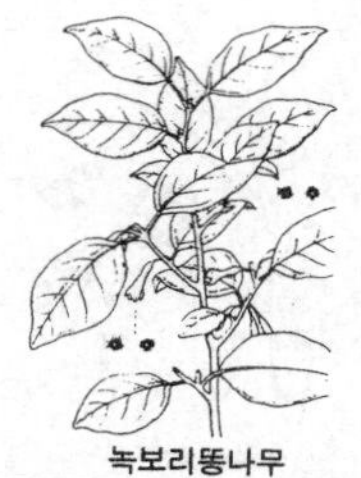
녹보리똥나무

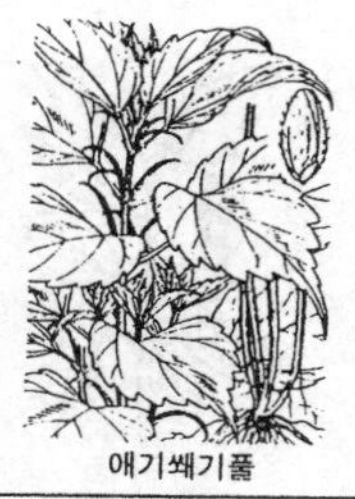
애기쐐기풀

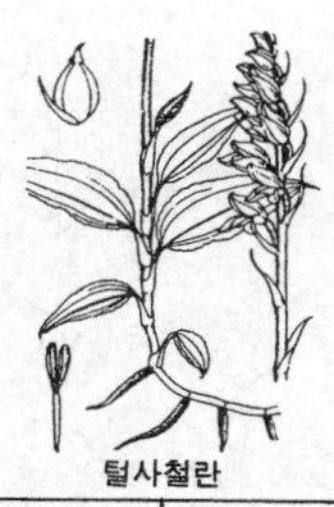
털사철란

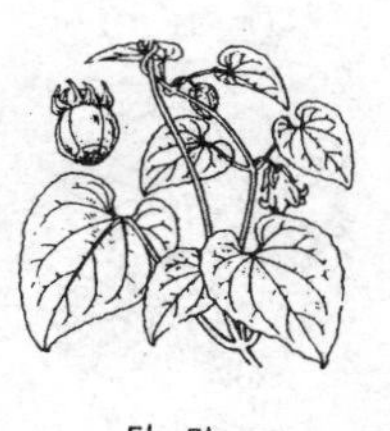
더 덕

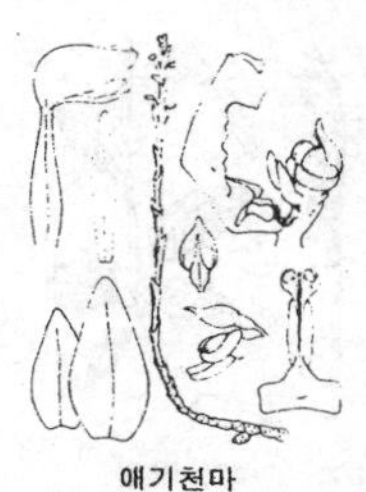
애기천마

43. 천마(天麻 = 수자해 좆뿌리)

성분이 고르고 맛이 매우며 독이 없고 모든 풍(風)의 습비(濕痺)와 사지(四肢) 구련(拘攣)및 어린 아이의 풍간경기(風癎驚氣)와 현운풍간(眩暈風癎)•언어건삽(言語蹇澁)•경계실지(驚悸失志)등을 치료하고 강근골(強筋骨)하고 허리와 무릎을 이롭게 한다.

즉 적전근(赤箭根)이니 형태가 황과(黃瓜)와 같고 10~20덩이가 나니 2월•3월•5월•8월에 뿌리를 캐서 푹 말린다. 싹의 이름은 정풍초(定風草)이며 채취해서 부드러운 때에 겉을 긁어버리고 끓는 탕에 담가서 약간 달여가지고 푹 말려 쓰는데 견실한 것이 좋다. 〈本草〉

모든 허(虛)와 어지러운 증세에 이것이 아니면 치료하기가 어렵다. 〈丹心〉

44. 아위(阿魏)

성분이 따뜻하고 맛이 매우며 독이 없고 전시(傳尸)•사귀(邪鬼)•징적(癥積)•학질(瘧疾)을 낫게하고 모든 작은 벌레를 죽이니 성분이 지극해서 냄새가 나며 사람의 몸의 냄새를 없애는 기물(奇物)이 된다.

파기국(波斯國)에서 나니 그 나무의 즙이 흘러서 엿과 같고 오래 되면 딴딴하게 엉겨서 도교(桃膠)와 같으니 색이 검은 것은 쓰지 못하고 노란 것이 좋은데 먼저 분가루와 같이 잘게 갈고 더운 술 그릇위에 음과해서 쓴다.

아위(阿魏)를 약간 떼어서 뜨거운 동그릇에 붙여 두었다가 이튿날 아침에 보면 은(銀)이나 수은(水銀)처럼 생기고 붉은 빛이 없는 것이 진짜 좋은 것이다. 〈本草〉

45. 고량강(高良薑 = 양강)

성분이 따뜻하고 맛이 맵고 쓰며 독이 없고 위(胃)의 냉역(冷逆)과 곽란(霍亂)•토사(吐瀉)•복통(腹痛)과 사리(瀉痢)를 치료하고 숙식(宿食)을 소화(消化)시키며 주독(酒毒)을 풀어준다.

고양군에서 나고 형태가 산강(山薑)과 같으니 잘게 썰고 참기름에 볶아서 쓴다. 〈本草〉.

46. 백부근(百部根 = 파부초뿌리)

성분이 약간 따뜻하고 맛이 달며 독이 없고 폐열(肺熱)•해수(咳嗽)•상기(上氣)를 낫게하고 윤폐(潤肺)하고 전시(傳尸)와 골증로(骨蒸勞)를 치료하고 회충과 촌백충(寸白虫)및 요충과 승몽(蠅蠓)을 죽인다.

뿌리가 수십개가 서로 이어지고 모여서 토란처럼 되어 있으니 속을 버리고 술에 씻어서 볶아 쓴다. 〈本草〉

47. 회향(茴香 = 회향풀 열매)

성분이 고르고 맛이 매우며 독이 없고 위를 열며 먹은 것을 내리고 곽란(霍亂)과 오심(惡心)및 복중불안(腹中不安)을 낫게하고 신노퇴산(腎勞㿗疝)과 방광통(膀胱痛)및 음동(陰疼)을 치료하며 또는 조중완위(調中煖胃)한다.

잎이 노호(老胡)와 같고 소세(疎細)하면서 떨기를 짓고 열매가 보리알 보다 약간 작고 푸르니 8~9월에 열매를 따서 그늘에 말리고 술과 같이 쓰면 좋다. 〈本草〉

신(腎)과 방광(膀胱)및 소장(小腸)을 따뜻이 하고 손발의 소음(少陰)과 대양경(大諒經)에 들어가니 방광을 치료하는 원약이 된다.

술에 담구어서 하룻밤 재우고 볶은 다음 썰어서 쓴다. 〈入門〉

또 한가지의 팔각회향(八角茴香)이 있으니 기미(氣味)가 조열(燥熱)하며 요통(腰痛)을 전문 치료한다. 〈入門〉

곳곳에서 이식된다. 〈俗方〉

48. 관동화(款冬花)

성분이 따뜻하고 맛이 달고 매우며 독이 없고 폐윤(肺潤)과 소담(消痰)및 지수(止嗽)하고 폐위(肺痿)와 폐옹(肺癰)에 농혈(膿血)을 토할 때 치료해 주고 제번보로(除煩補勞)한다. 뿌리가 붉고 줄기가 푸르며 붉고 잎이 비해(萆薢)와 같으니 11월~12월에 눈 속에서도 자적색(紫赤色)꽃이 핀다.

백초(百草)가운데서 이것이 빙설(氷雪)을 무릅쓰고 제일 먼저 좇이 피니 11월에 꽃을 따서 그늘에 말리고 또는 정월에 꽃을 따는데 꽃이 반쯤 핀 것이 좋으며 활짝 핀 것은 힘이 모자란다. 일명, 과동(顆冬)이니 해수(咳嗽)를 낫게하는 가장 좋은 약이다. 가지는 버리고 쓴다.

본경(本經)에는 우리나라에서 난다 하였으나 지금은 없다. 〈俗方〉

49. 홍남화(紅藍花 = 잇꽃)

성분이 따뜻하고 맛이 매우며 독이 없고 산후(産後)의 혈운(血暈)과 뱃속의 나쁜 피가 모두 되지 않아서 교통

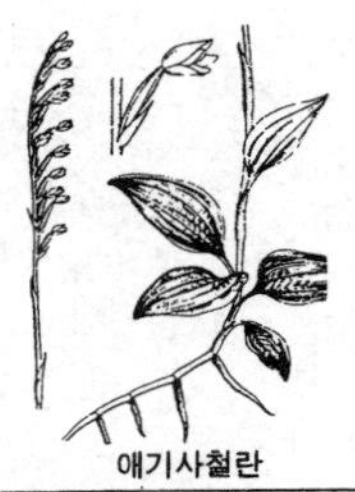
애기사철란

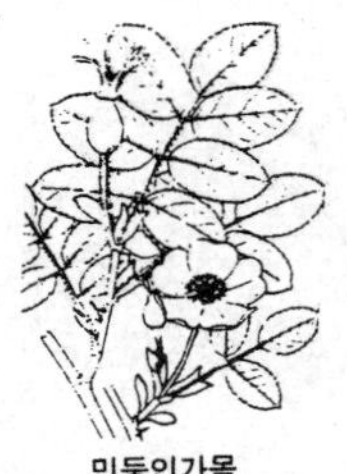
민둥인가목

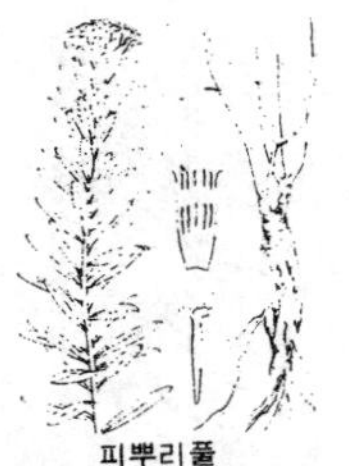
피뿌리풀

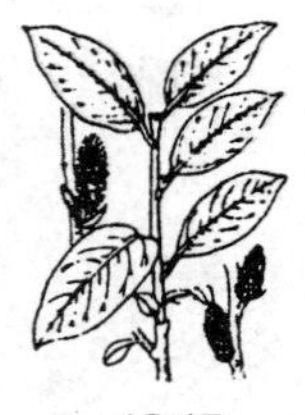
여우버들

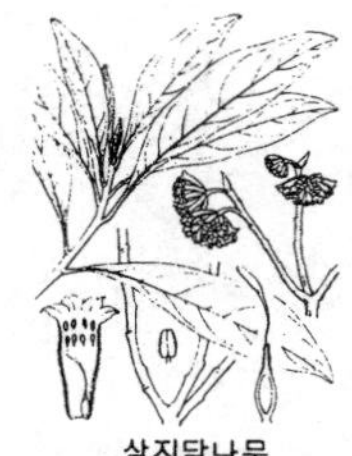
삼지닥나무

(絞痛)한 것과 사태(死胎)가 뱃속에 있는 것을 치료한다.

즉 홍화(紅花)인데 진홍색(眞紅色)의 물감으로 쓰고 또 연지(臙脂)를 만드니 잎이 람(藍)과 같기 때문에 남자(藍子)를 붙여서 이름한 것이다. 〈本草〉

홍화(紅花)를 약에 넣어도 2푼 이상은 쓰지 않는데 속이 들어가니 혈(血)을 기르고 많이 쓰면 파혈(破血)하고 적게 쓰면 양혈(養血)한다.

◎ 묘(苗)

유종(遊腫)에 또한 찧어서 붙인다.

◎ 자(子)

천행창진(天行瘡疹)이 쾌(快)하게 나지 않는 증세를 치료한다.

◎ 연지(臙脂)

어린 아이의 귀젖을 치료한다.

50. 목단(牡丹 = 모란꽃)

성분이 약간 차고 맛이 맵고 쓰며 독이 없고 징견과 어혈(瘀血)을 없애고 여자의 경맥불통(經脈不通)과 혈력(血瀝) 및 요통(腰痛)을 낫게하고 낙태(落胎)를 시키고 하포의(下胞衣)하며 산후(產後) 일체의 혈기(血氣)와 옹창(癰瘡) 및 배농(排膿)과 타박(打撲)의 어혈(瘀血)을 치료한다.

즉 모단(牡丹)의 뿌리로 산속에서 나고 홑잎으로 된 것이 좋으며 2~8월에 뿌리를 캐서 동칼로 뼈를 긁어 버리고 그늘에 말려 쓴다. 〈本草〉

족소음(足少陰)과 수궐음경(手厥陰經)에 들어가니 땀이 나지 않는 골증(骨蒸)을 치료하고 음(陰)속의 화를 사(瀉)한다. 술에 쪄서 쓰는데 흰 것이 보가 되고 붉은 것은 사(瀉)를 한다. 〈入門〉

51. 삼릉(三稜 = 매자기 뿌리)

주로 징가(癥瘕)의 결괴(結塊)와 부인의 혈적(血積)을 낫게하고 낙태(落胎)하며 통월경(通月經)하며 소악혈(消惡血)하고 산후(產後)의 혈운(血暈)과 복통(腹痛) 및 숙혈(宿血)의 불하(不下)와 타박(打撲)의 어혈(瘀血)을 치료한다.

여러 곳에 있고 얕은 물속에서 나니 잎이 삼릉(三稜)으로 되고 서리 후에 뿌리를 캐서 껍질과 수염을 긁어 버리고 쓰니 무겁고 형태가 즉어(鯽魚)와 같고 작은 것이 좋다.

싹이 나지 않고 잔뿌리가 손톱처럼 꼬부러진 것을 계과삼릉(鷄瓜三稜)이라 하고 잔뿌리가 나지 않고 형태가 오매(烏梅)와 같은 것은 흑사릉(黑三稜)이라 하니 똑같은 종류이다. 〈本草〉

초(醋)에 담가 익혀서 썰고 불에 쬐어 말리거나 또는 불에 구워서 쓴다. 〈入門〉

52. 강황(薑黃)

성분이 뜨겁고 맛이 맵고 쓰며 독이 없다. 징가(癥瘕) • 혈괴(血塊) • 옹종(癰腫)을 주로 치료하고 통월경(通月經)하며 타박어혈(打撲瘀血)을 파냉제풍(破冷除風)하며 기장(氣腸)을 치료한다.

산후(產後)의 패혈(敗血)이 심(心)을 친 것을 치료하는데 아주 효력이 있고 일명 편자강황(片子薑黃)이라 하니 생강(生薑)이 심은 지 3년 이상이 되면 꽃이 피고 뿌리를 캐서 쪽으로 썰어서 푹 말려 쓴다.

해남에서 나는 것은 봉아무(蓬莪茂)라 하고 강남(江南)에서 나는 것은 강황(薑黃)이라 한다. 〈本草〉

효력이 울금(鬱金)보다 더 매우니 썰어서 초에 볶아서 쓴다. 〈丹心〉

53. 필발(蓽撥)

성분이 크게 따뜻하고 맛이 매우며 독이 없고 위냉(胃冷) • 음산(陰疝) • 현벽(痃癖) • 곽란(霍亂) • 냉기(冷氣) • 심통(心痛) • 혈기(血氣)를 낫게하고 소식하며 성기(腥氣)를 없애준다.

남쪽에서 나니 손가락만 하고 색이 청흑(青黑)한데 9월에 채취해서 재속에 묻어서 푹 말린다. 〈本草〉

속을 버리고 초에 담가 한밤을 재우고 불에 쬐여 말려서 쓴다. 〈入門〉

54. 나마자(羅摩子 = 새박)

성분이 따뜻하고 맛이 달고 매우며 독이 없고 허로(虛勞)를 치료하고 보익(補益)을 해준다.

여러 곳에 있으니 잎을 먹으면 효력이 열매와 같고 줄거리를 끊으면 흰 즙이 나는데 일명 작표(雀瓢)라고 한다. 〈本草〉

55. 울금(鬱金 = 심황)

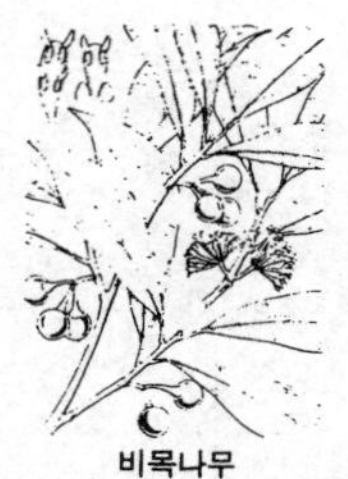
비목나무

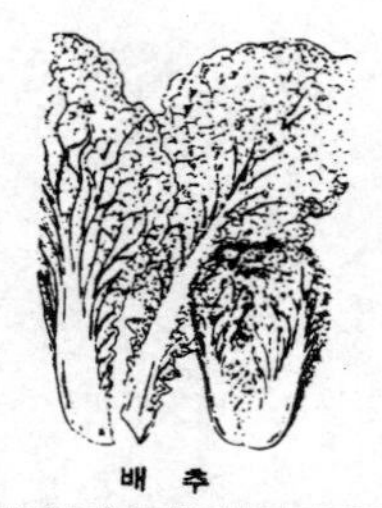
배 추

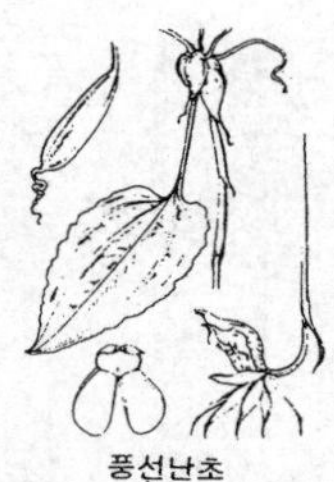
풍선난초

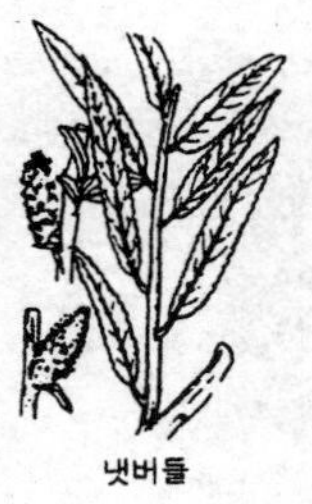
냇버들

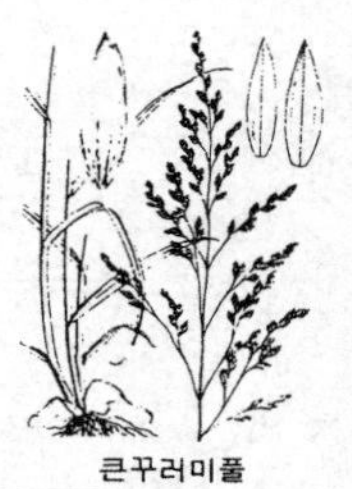
큰꾸러미풀

성분이 차고 맛이 매웁고 쓰며 독이 없고 혈적(血積)을 낫게하며 기(氣)를 내리고 혈림(血淋)•요혈(尿血)•금창(金瘡)•혈기심통(血氣心痛)을 치료한다. 〈本草〉

향기는 없으나 기(氣)가 산뜻해서 주기(酒氣)를 고원(高遠)한 자리까지 끌어올려서 신(神)을 밑으로 내리게 하니 답답하게 막혀서 흩어지지 않는 것을 치료한다. 여러 곳에 있으니 형태가 선두(蟬肚)와 같은 것이 좋으며 씻어서 불에 쬐어 말려서 쓴다.

56. 노회(蘆薈)

성분이 차고 맛이 쓰며 독이 없다.
아이의 오감(五疳)을 낫게하고 삼충(三虫)을 죽이며 치루(痔瘻)와 개선(疥癬)및 어린이 열경(熱驚)을 치료하다. 〈本草〉

파기국(波斯國)에서 나는데 나무의 지액(脂液)이 엉겨서 만들어진 것이다. 색이 검어서 주석과 같으니 덩어리를 물에 넣으면 흩어졌다가 다시금 자연히 합해지는 것이 진짜인데 잘게 갈아서 쓴다. 〈入門〉

57. 현호색(玄胡索)

성분이 따뜻하고 맛이 매우며 독이 없고 산후(産後)의 모든 병이 혈기(血氣) 때문인 것을 치료하고 월경불조(月經不調)와 뱃속의 결괴(結塊)와 붕중임로(崩中淋露)의 산후(産後)•혈운(血暈)과 타박어혈(打撲瘀血)을 주로 치료하고 낙태(落胎)하며 징벽(癥癖)과 혈괴(血塊)를 깨뜨리고 기(氣)와 소복통(小腹痛)및 심통을 낫게하는 데 신과 같은 효력이 있다. 여러곳에 있으니 뿌리가 반하(半夏)와 같고 색이 노란색이다. 〈本草〉

손과 발의 태음경(太陰經)과 족궐음경(足厥陰經)에 들어가니 초에 달여서 쓴다. 〈入門〉

58. 육두구(肉豆蔻)

성분이 따스하고 맛이 매우며 독이 없고 속을 고르게 하고 기(氣)를 내리게 하며 사리(瀉痢)를 그치고 개위(開胃)와 소식(消食)하고 또 어린이의 토유(吐乳)를 치료한다.

형태가 둥글고 작으며 껍질이 자주빛이고 잎이 엷고 속에 살이 있다. 〈本草〉

껍질을 긁어 버리고 살이 기름지고 비실(肥實)한 것이 좋고 희고 여윈 것은 좋지 않다. 〈本草〉

온중보비하기(温中補脾下氣)하니 비(脾)가 보(補)를 얻으므로 운화(運化)가 잘 되니 기(氣)가 자연히 내리는 것이다. 〈丹心〉

일명 육과(肉果)니 허설(虛泄)과 냉설(冷泄)을 치료하는데 중요한 약이다. 수양명경(手陽明經)에 들어가니 초에 섞어서 면(麵)으로 싼 다음 구워가지고 종이에 싸서 기름을 빼고 쓰며 동그릇을 피해야 된다. 〈入門〉

59. 보골지(補骨脂 = 파고지)

성분이 크게 따뜻하고 맛이 매우며 독이 없고 노상(勞傷)•골수상(骨髓傷)•신장(腎臟)의 패손(敗損)•요통(腰痛)•슬냉(膝冷)과 습(濕)을 치료하고 이소변(利小便)하며 복냉(腹冷)을 고치고 양사(陽事)를 일으켜 준다.

일명 파고지(破故地)로 열매가 마자(麻子)와 같고 둥글며 납작하고 색이 검으니 9월에 채취한다. 〈本草〉

급하게 쓸 때는 약간 볶으고 지설(止泄)은 면(麵)에 볶으고 보신(補腎)은 마자인(麻子仁)에 볶아서 쓴다. 〈入門〉

60. 영릉향(零陵香 = 혜초)

성분이 고르고 맛이 달며 독이 없고 악기지(惡氣疰) 복통(腹痛)을 낫게하고 온 몸을 향기롭게 한다.

마(麻)잎과 같고 줄기가 모나고 기(氣)가 비무(蘼蕪)와 같으니 그의 줄기와 잎은 혜(蕙)라 하고 뿌리는 훈(薰)이라 하니 술을 얻으면 좋고 2월에 채취해서 쓴다.

제주도에서 나지만 얻기가 어렵다. 〈俗方〉

61. 축사밀(縮砂蜜 = 추사•사인)

성분이 따뜻하고 맛이 매우며 독이 없고 일체의 기(氣)와 심복통(心腹痛)및 숙식불소(宿食不消)와 적백설리(赤白泄痢)를 치료하고 비위(脾胃)를 따뜻하게 하며 지태통(止胎痛)하고 곽란(霍亂)을 낫게한다.

형태가 백두구(白豆蔻)와 같고 약간 검으며 또 익지인(益智仁)가 같으니 7~8월에 채취해서 쓴다. 〈本草〉

백두구(白豆蔻)와 같이 사(使)로 삼으면 폐(肺)에 들어가고 인삼(人蔘)과 익지인(益智仁)을 사(使)로 삼으면 비(脾)에 들어가고 황백(黃柏)과 복령(茯苓)을 사(使)로 삼으면 신(腎)에 들어가고 적백석지(赤白石脂)를 사(使)로 삼으면 대•소장에 들어간다. 〈湯液〉

또는 사인(砂仁)이라 하며 손발의 태음(太陰)과 양명

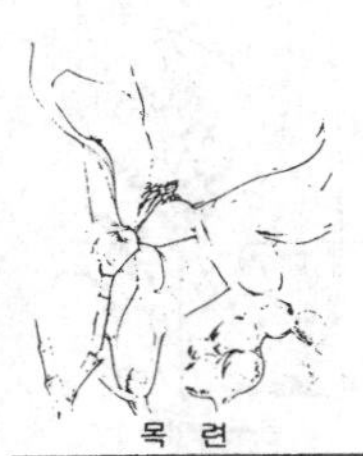
목 련

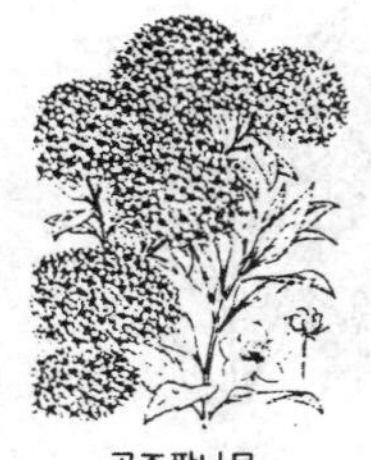
공조팝나무

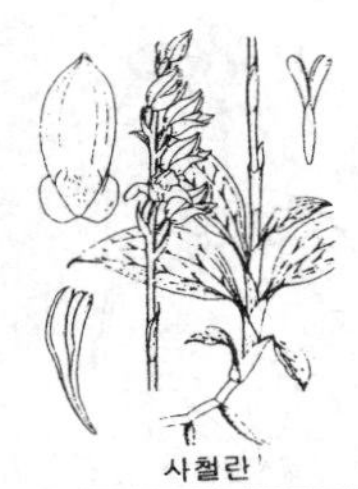
사철란

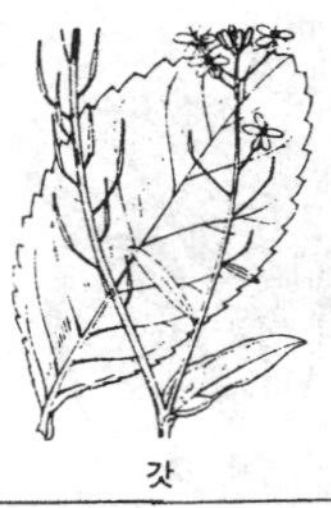
갓

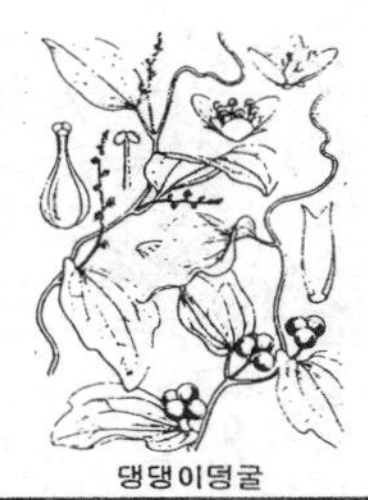
댕댕이덩굴

경(陽明經) 및 족소음경(足少陰經)에 들어간다.

약한 불에 볶아서 거죽은 버리고 속알을 가지고 쓴다. 〈入門〉

62. 봉아무(蓬莪茂)

성분이 따뜻하고 맛이 쓰고 매우며 독이 없고 일체의 기(氣)를 치료하고 월경(月經)을 통하게 하며 어혈(瘀血)을 풀고 심복통(心腹痛)을 그치게 하며 현벽(痃癖)과 분돈(奔豚)을 낫게한다.

형태가 계압(鷄鴨)의 알과 같으면서 크고 작기가 고르지 않고 9월에 채취해서 쪄서 푹 말려서 쓴다. 이것이 아주 간단해서 부수기가 어려우니 불속에 뜨겁게 구워서 뜨거울 때에 방아를 찧으면 분가루가 된다. 〈本草〉

현벽기(痃癖氣)를 깨뜨리는데 제일 좋고 색이 검으며 기(氣)속의 피를 깨뜨린다. 〈湯液〉

즉 봉출(蓬朮)이며 묵은 초에 달여서 썰어 가지고 불에 쬐어 말려서 쓰고 또는 불에 굽고 초로 볶아서 쓰며 술을 얻으면 더욱 좋다. 〈入門〉

63. 홍초(葒草)

성분이 약간 차고 맛이 짜며 독이 없고 소갈(消渴)을 치료하고 각기(脚氣)를 낫게한다.

여러 곳에 있고 물가에서 나며 요(蓼)와 같으면서 잎이 크고 털이 있으니 꽃이 홍백색(紅白色)이고 5월에 열매를 채취한다. 〈本草〉

64. 사초근(莎草根 = 향부자)

성분이 약간 차고 맛이 달며 독이 없고 하기(下氣)하고 가슴속의 열을 없애주니 구식(久食)하면 기(氣)를 더하고 쾌기(快氣) • 개울(開鬱) • 지통(止痛) • 조경(調經)하고 숙식(宿食)을 소화시킨다.

뿌리의 위가 대추씨와 같은 것을 향부자(香附子)라고 하고, 또 작두향(雀頭香)이라 하며 2~3월에 채취해서 쓴다. 〈本草〉

향부자(香附子)는 기분(氣分)의 약으로써 향기로움은 멀리 달리고 쓴 것은 아래로 내리게 하여 신진대사를 잘하니 부인의 혈(血)의 용사(用事)에 기(氣)가 움직이면 병이 없고 노인의 정(精)이 마르고 피가 닫힌데 오직 기(氣)를 의뢰(依賴)하여 치료하니 모든 병에 기(氣)가 체(滯)하면 진기(振起)하지 못하기 때문에 향부(香附)가 기분(氣分)에 들어가는 군약(君藥)이 된다는 것을 아는 사람이 드물다. 〈丹心〉

향부(香附)는 부인의 선약(仙藥)이며 대개 부인은 성질은 편압(偏壓)하고 울(鬱)이 많은데 이것이 능히 울(鬱)을 흩으리고 어(瘀)를 쫓게 된다. 채취해서 볏짚불에 사루고 털을 버리며 돌 절구에 찧어서 쓰는데 기병(氣病)에는 약간 볶아서 쓰고 혈병(血病)에는 술에 삶고 담병(痰病)에는 생강즙에 달이고 하허(下虛)에는 소금물에 달이고 혈허(血虛)하고 화(火)가 있는 것은 사내 아이 오줌에 달이되 지나치면 서늘하여 적냉(積冷)이 생기고 초에 담가 볶으면 열이 있고 소금에 볶으면 신간(腎間)의 원기(元氣)를 보하는데 단향(檀香)과 향부(香附)를 같이 쓰면 기(氣)를 유동(流動)하는 데 아주 신기하다. 〈入門〉

65. 호황련(胡黃連)

성분이 차고 쓰며 독이 없고 골증(骨蒸)과 노열(勞熱)을 낫게하고 간(肝)과 담(膽)을 보(補)하며 눈을 밝게하니 어린이의 구리(久痢)가 감(疳)이 된 것과 경간(驚癇) 및 부인의 태증(胎蒸)과 남자의 번열(煩熱)을 치료한다.

호지(胡地)에서 나니 마른 버드나무 가지와 같고 속은 검으며 겉은 노란데 꺾어서 먼지가 연기처럼 나는 것이 좋다.

66. 홍두구(紅豆蔻)

성분이 따뜻하고 맛이 매우며 독이 없고 주로 수사복통(水瀉腹痛)과 곽란구토(霍亂嘔吐)를 낫게하고 주독(酒毒)을 풀며 장무(瘴霧)를 없애준다.

이것이 고양강(高良薑)의 씨인데 꽃이 이삭을 짓고 약간 붉은 색을 띤다. 〈本草〉

67. 감송향(甘松香)

성분이 따뜻하고 맛이 달며 독이 없고 심복통(心腹痛)을 낫게하며 기(氣)를 내려준다.

떨기로 자라고 잎이 가늘며 향료로도 쓴다. 〈本草〉

또 삼내자(三奈子)라는 것이 있으니 성분과 맛이 대개 같고 바로 향료로도 쓸 수 있다.

68. 원의(垣衣 = 담위이끼)

성분이 차고 맛이 시며 독이 없고 주로 황달(黃疸)과 심번(心煩) 및 폭열(暴熱)이 장위(腸胃)에 있는 증세를 치

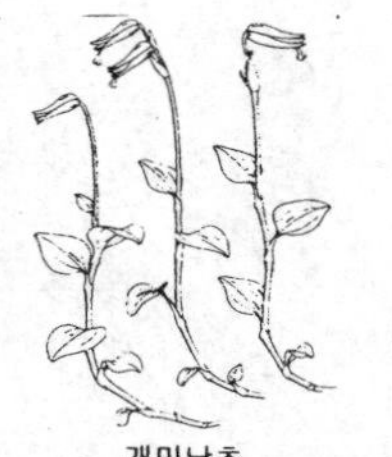
개미난초

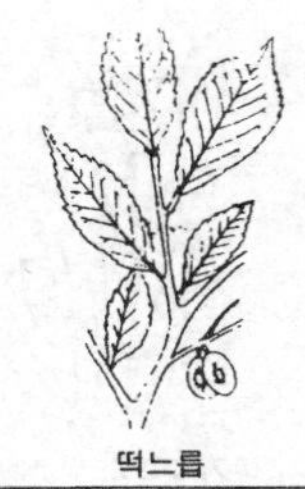
떡느릅

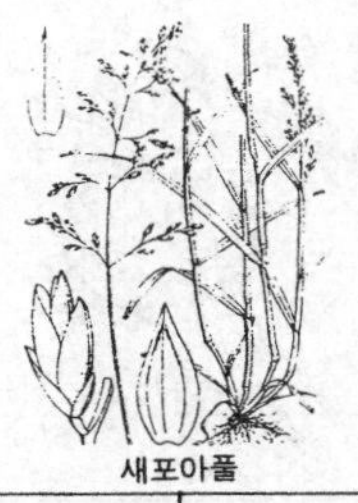
새포아풀

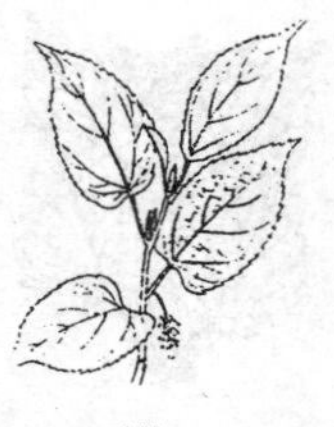
꼬리뽕

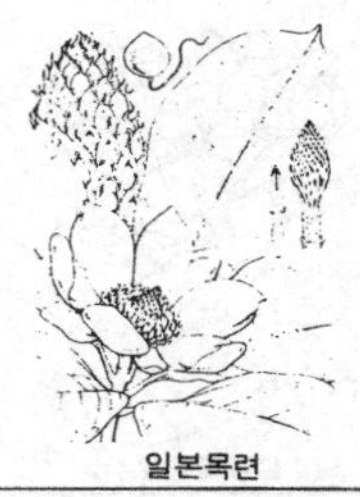
일본목련

료한다.

즉 오래 묵은 담장 뒤의 청태의(靑苔衣)가 된다. 〈本草〉

69. 지의(地衣 = 땅이끼)

성분이 차고 약간의 독이 있으며 졸심통(卒心痛)과 중악(中惡)을 치료한다.

이것은 음습(陰濕)한 땅바닥에 햇빛이 쬐어서 이끼가 생긴 것이니 대체로 태(苔)의 종류로써 지붕위에 나는 것은 옥유와태(屋遊瓦苔)라 하고 담장에 나는 것은 원의(垣衣) 또는 토마준(土馬騌)이라 하며 땅에서 나는 것은 지의(地衣)라 하고 우물에서 나는 것은 정태(井苔)라 하며 물속의 돌위에서 나는 것은 척리(陟釐)라고 한다. 〈本草〉

◎ 정중태(井中苔)

성분이 크게 차니 열창(熱瘡)과 칠창(漆瘡) 및 수종(水綜)을 주로 치료를 한다. 〈本草〉

◎ 옥유(屋遊)

지갈(止渴)하고 소장방광기(小腸膀胱氣)를 이롭게 하니 성분이 차고 맛이 달은데 이것이 옛기와 지붕 위의 북음(北陰)속 청태(靑苔)이다. 〈本草〉

70. 모향화(茅香花 = 흰띠꽃)

성분이 따뜻하고 맛이 쓰며 독이 없고 주로 토혈(吐血)과 비뉵(鼻衄) 및 구창(灸瘡)과 금창(金瘡)을 치료하고 혈(血)과 아픔을 낫게한다.

싹이 보리와 같으며 5월에 흰꽃이 피고 1월과 2월에 뿌리를 채취하고 5월에 꽃을 따고 8월에 싹을 채취하는데 줄기와 잎은 흑갈색이고 꽃이 희며 여러곳에 있다. 〈本草〉

성분이 고르고 맛이 달며 밝고 깨끗하고 길려 목욕물에 쓰면 사기(邪氣)를 몰아내고 몸을 향기롭게 하니 뿌리를 쓴다. 〈本草〉

71. 예장(鱧腸 = 旱蓮草)

성분이 고르고 맛이 달며 시고 독이 없으며 혈리(血痢)와 침구창(鍼灸瘡)을 주로 치료하고 홍혈불지(洪血不止)를 치료하고 수발(鬚髮)을 기르며 일체의 창(瘡)에 붙인다.

여러 곳에 있으니 즉 연자초(連子草)로 속명은 조연자(旱蓮子)인데 3월과 8월에 채취해서 그늘에 말린다. 열매는 작은 연방(蓮房)과 같고 그 싹을 뜯어내면 즙이 나고 조금 지나면 검어지기 때문에 털을 물들이는 약으로도 쓴다.

72. 사군자(使君子)

성분이 따뜻하고 맛이 달며 독이 없고 주로 어린이의 오감(五疳)을 낫게하며 벌레를 죽이고 지설리(止泄痢)한다.

형태가 치자(梔子)와 같고 오릉(五稜)이 있으면 껍질의 빛이 청흑색이고 속에 흰 씨가 있으니 7월에 열매를 딴다. 처음에 곽사군(郭使君)이 이것으로써 어린 아이의 병을 많이 낫게 했으므로 사군자(使君子)라고 하는데 껍질은 버리고 속씨를 쓰는데 또는 껍질을 같이 쓰기도 한다. 〈本草〉

73. 백두구(白豆蔻)

성분이 크게 따뜻하고 맛이 매우며 독이 없고 적냉(積冷)을 주로 치료하고 지토역反위(止吐逆反胃)하며 소곡(消穀)하고 하기(下氣)를 한다.

씨가 봉오리를 지어서 포도(葡萄)와 같고 생으로는 푸르고 익으면 희니 7월에 채취해서 껍질은 버리고 쓴다. 〈本草〉

폐(肺)속의 체기(滯氣)를 흩으리니 온전한 폐경(肺經)에 들어가서 눈속의 백정(白睛)과 예막(瞖膜)을 없애 버린다. 〈湯液〉

수태양경(手太陽經)에 들어가고 특별히 청고(淸高)한 기(氣)가 있어서 상초(上焦)의 원기(元氣)를 보하니 거죽을 버리고 잘게 갈아서 쓴다. 〈入門〉

74. 부자(附子)

성분이 크게 뜨겁고 맛이 매우며 달고 크게 독이 있으며 삼초(三焦)의 궐역(厥逆)과 육부(六腑)의 한냉(寒冷) 및 한습위벽(寒濕痿躄)을 주로 치료하고 타태하며 백약(百藥)의 으뜸이 된다.

오두(烏頭)·오훼(烏喙)·천웅(天雄)·부자(附子)·측자(側子)가 모두 한 종류인데 형태가 오두(烏頭)와 같은 것이 오두(烏頭)요, 두 갈래 난 것이 오훼(烏喙)이며, 가늘고 길며 3~4치 정도 되는 것이 천웅(天雄)이고 뿌리의 가에 토란처럼 산생(散生)한 것이 부자(附子)이며 뿌리에 연달아서 난 것이 측자(側子)이니 이상의 5가지가

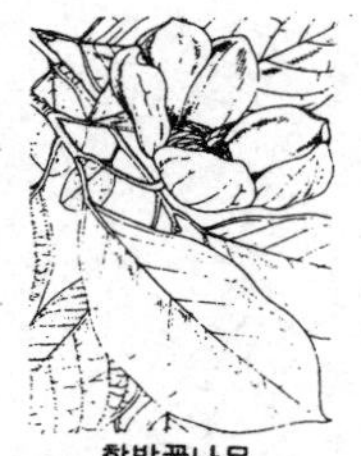
함박꽃나무

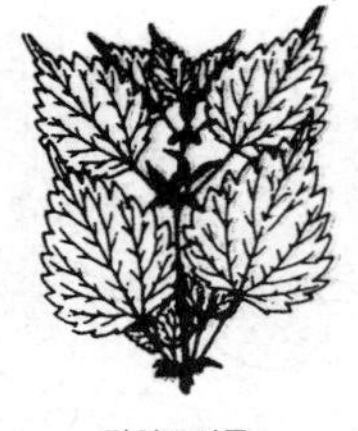
긴잎모시풀

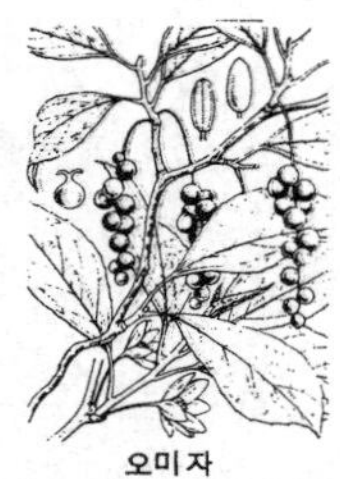
오미자

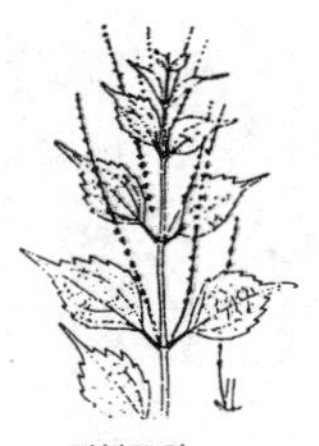
거북꼬리

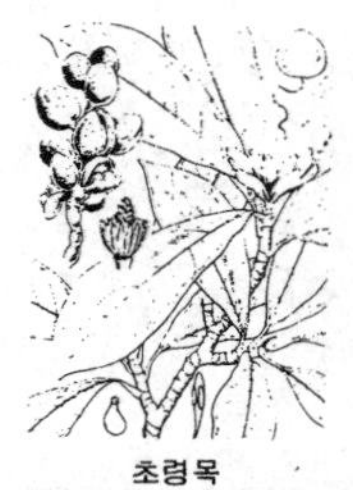
조령목

출처(出處)는 같은데 이름이 다른 것이다. 〈本草〉

부자(附子)의 작은 것은 힘이 약하고 큰 것은 성질이 악(惡)하고 무게가 5돈중 되는 것이 가장 좋다. 〈丹心〉

옛 처방에는 대부자(大附子) 1냥중 되는 것을 썼으니 그것은 힘이 강한 것을 택한 것이다. 반드시 불에 구워서 거죽과 배꼽을 버리고 써야 한다. 〈丹心〉

사내 아이 오줌에 담가서 달여 쓰는 것은 밑으로 가는 것을 도와준다.

원래는 수소양(手少陽)과 명문(命門) 및 삼초(三焦)의 약으로써 모든 경(經)에 다니고 상·중·하 어느 곳이든지 닿지 않는 곳이 없다. 〈入門〉

감초(甘草)와 인삼(人蔘) 및 생강(生薑)을 같이 쓰면 그 독을 통제한다. 〈入門〉

75. 오두(烏頭)

성분이 크게 뜨시고 맛이 맵고 독이 많고 풍한 습비(風寒 濕痺)를 치료하며 가슴위의 냉담(冷痰)을 소화시키고 심복(心腹)과 교통(疞痛)을 그치게 하고 파적취(破積聚)하고 수태(墮胎)를 시킨다.

즉 천오(川烏)니 부자(附子)와 같고 만드는 방법도 같다. 일명 근(堇)이며 또한 계독(奚毒)이니 뿌리가 길고 뾰족한 것이 좋다. 〈本草〉

오두(烏頭)와 천웅(天雄)이 모두 기(氣)가 장(壯)하고 형태가 위엄(偉嚴)이 있으니 하부(下部)의 보좌를 하되 해인살인(害人殺人)의 화가 많으니 사내 아이 오줌에 담그고 달여서 그 독을 죽이고 또한 밑으로 내외는 약에 넣어 쓰면 아주 더 빠르다. 〈丹心〉

76. 천웅(天雄)

성분이 크게 차고 따뜻하고 맛이 맵고 달며 독이 있고 풍한(風寒)과 습비(濕痺) 및 역절통(歷節痛)을 낫게 하고 강근골(強筋骨)하고 경신(輕身)과 건행(健行)하며 골간(骨間)의 동통(疼痛)을 없애주고 파적취(破積聚)하며 태(胎)를 떨어지게 한다.

부자(附子)와 같으면서 가늘고 기니 환(丸)이나 산약(山藥)에 구워서 거죽과 배꼽을 버리고 쓰며 약에는 거죽과 같이 써서 사(使)를 하는 것이 좋다. 〈本草〉

천웅(天雄)이 아니면 상초(上焦)의 양허(陽虛)를 돕지 못하고 또 천웅(天雄)은 위로 달리고 오두(烏頭)는 아래로 달린다. 〈入門〉

77. 반하(半夏 = 끼무릇의 球莖)

성분이 고르고 생 것은 약간 착고 익으면 따뜻하며 맛은 맵고 독이 있으며 상한(傷寒)의 한열(寒熱)을 낫게하고 심복(心腹)의 담열(痰熱)이 만결(滿結)한 것과 해수(咳嗽) 상기(上氣)를 치료하고 소담연(消痰涎)하며 개위(開胃)와 건비(健脾)하고 지구토(止嘔吐)하고 가슴속의 담연(痰涎)을 없애며 학질(瘧疾)을 낫게하고 태(胎)를 편하게 해준다.

여러 곳에 있고 밭이나 들가운데서 나니 5월과 8월에 뿌리를 캐서 푹 말리되 둥글고 희고 오래된 것이 좋다. 〈本草〉

탕물에 담그고 쪽으로 썰어서 고루 씻기를 7번을 해서 거품이 모두 빠지면 생강즙에 담가서 하룻밤 재우고 불에 쬐어 말려서 쓴다. 〈本草〉

족양명(足陽明)과 태음(太陰) 및 소양경(少陽經)에 들어가니 섣달에 포세(泡洗)하여 노천(露天)에 두었다가 물이 마르면 또 포세(泡洗)하기를 7차례를 해서 오래 간수한 것이 아주 좋다. 〈入門〉

삼소(三消)와 혈허(血虛)·건인통(乾咽痛)·장조(腸燥)·대변난(大便難)과 땀이 많은 증세등에는 쓰지 못한다. 〈丹心〉

78. 대황(大黃 = 장군풀 뿌리)

성분이 크게 차고 맛이 쓰며 독이 없고 어혈(瘀血)과 혈폐(血閉)를 내리게 하고 징가(癥瘕)와 적취(積聚)를 깨뜨리고 대·소장을 통리(通利)하고 온장(温瘴)과 열질(熱疾)을 없애며 옹저창절(癰疽瘡癤)의 독종을 치료하니 장군(將軍)이라는 별호를 가진 것이다.

여러 곳에 있으니 2월과 8월에 뿌리를 캐서 검은 껍질은 버리고 불에 말리는데 비단 무늬가 있는 것이 좋다. 〈本草〉

실열(實熱)은 탕조(蕩滌)하고 신진대사를 하니 과란(禍亂)을 평정시켜서 태평성대를 이루기 때문에 장군의 이름을 얻은 것이다. 〈湯液〉

손과 발의 양명경(陽明經)에 들어가는데 술에 담그면 태양(太陽)의 술에 씻으면 양명(陽明)의 다른 경에는 술을 쓰지 않는다. 대개 술에 담근지 오래 되면 그 기미(氣味)가 박(薄)해지고 술의 힘을 얻어서 높은 곳까지 올라가고 술에 씻어서 준하(峻下)하지는 못하기 때문에 승기

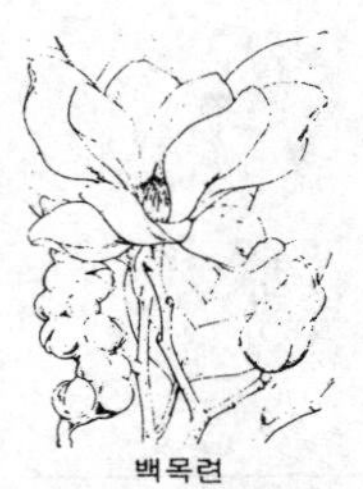
백목련

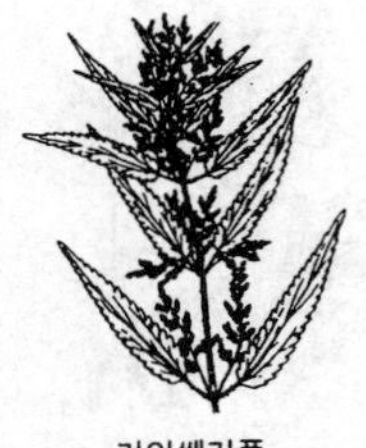
가잎쐐기풀

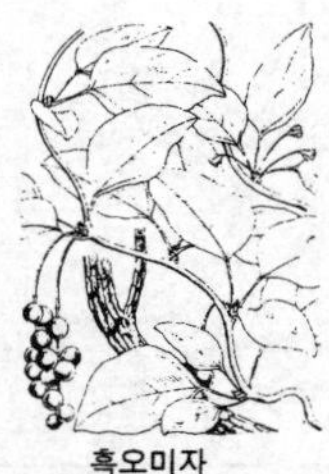
흑오미자

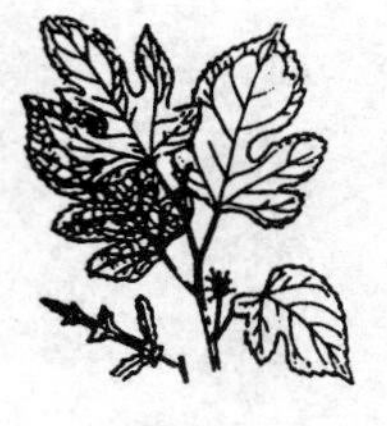
가새산뽕

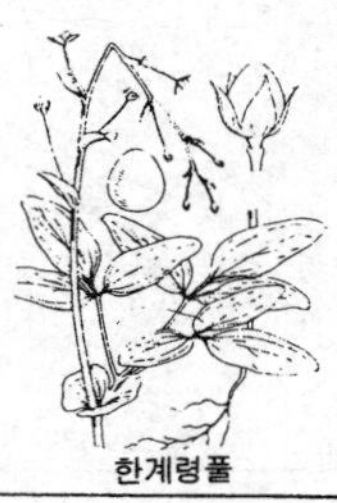
한계령풀

탕(承氣湯)에다 술로 담그고 오직 소승기탕(召承氣湯)에는 생으로 쓰거나 또는 면(麵)에 싸서 굽거나 또는 술로 씻어서 쪄서 익힌 다음 허실(虛實)을 헤아려 쓴다. 〈入門〉

술에 볶으면 두정(頭頂)에 상달(上達)하고 술에 씻으면 위완(胃腕)에 머물고 생으로 쓰면 밑으로 내려간다. 〈回春〉

79. 정력자(葶藶子 = 두루미냉이씨)

성분이 차고 맛이 맵고 쓰며 독이 없고 주로 폐옹(肺癰)의 상기 해수(上氣咳嗽)를 낫게 하고 천촉(喘燭)을 진정하며 가슴속의 담음(痰飮)과 거죽 사이에 사수의 상익(上溢)과 면목(面目)의 부종(付腫)을 치료하고 리소변(利小便)한다.

여러 곳에 있으니 싹과 잎이 냉이와 같고 3월에 미황색(微黃色)의 꽃이 피고 모난 열매를 맺는데 편소하여 밀알과 같고 빛이 노랗고 입하(立夏)가지에 나서 열매 따다가 말려준다. 〈小草〉

성급히 급하고 수기(水氣)를 잘 좇고 쓴 것과 단 것의 2가지가 있으니 쓴 것은 하설(下泄)하고 달은 것은 약간 느리다. 〈湯液〉

종이로 초향(炒香)하거나 또는 쪄서 익혀 쓰니 성질이 급하여 주설(走泄)하는 효력이 크고 쓴 것이 아주 심하고 단 것은 약간 느리다. 〈入門〉

80. 낭탕자(莨菪子 = 미치광이풀 씨)

성분이 차고 맛이 쓰고 달며 독이 많고 치통(齒痛)에 벌레를 내고 많이 먹으면 미처 날 뛰고 귀신을 본다.

일명 천선자(天仙子)로 잎이 송람(菘藍)과 같고 줄기에 흰 털이 있고 5월에 결실(結實)하며 껍질이 동이 모양과 같고 씨가 아주 작아서 좁쌀과 같고 색(色)이 청백(靑白)하니 초에 삶아서 극란(極爛)하여 쓴다. 〈本草〉

81. 초호(草蒿 = 제비쑥)

피로를 덜어주고 도한(盜汗)을 멎게 하며 골절(骨節) 사이의 유열(留熱)을 없애주고 눈을 밝게하며 보중(補中)•익기(益氣)하고 얼굴색을 좋게 하고 흰털을 없애며 열황(熱黃)과 사기 귀독(邪氣 鬼毒)을 치료한다.

여러 곳에 있으니 즉 지금의 청호(靑蒿)이며 봄을 제일 먼저 얻고 줄기가 잎이 보통 쑥과 같으나 단지 색이 심청(深靑)하기 때문에 기미(氣味)가 분방(芬芳)하고 심청(深靑)할수록 좋으니 사내 아이 오줌에 7일 동안을 담가서 햇빛에 말려 쓴다. 〈本草〉

82. 선복화(旋復花 = 금불초꽃)

성분이 약간 따뜻하고 맛이 짜고 달며 약간의 독이 있고 가슴위의 담수(痰唾)가 교칠(膠漆)과 같고 심협(心脇)의 담수(痰水) 때문에 양협(兩脇)이 창만(脹滿)한 것을 치료하고 위(胃)를 열며 구역을 그치게 하고 방광(膀胱)의 숙수(宿水)를 없애주며 눈을 밝게 해준다.

일명 금불초(金沸草)며 잎이 대국(大菊)과 같고 6월에 꽃이 피어 국화(菊花)와 같고 작은 동전(銅錢)만하며 색이 심황(深黃)하니 꽃을 따서 햇빛에 말리는데 여러곳에 있다.

잎을 말려서 달이는 약에 넣고 비단 헝겊으로 걸러서 찌꺼기는 버리고 쓴다. 〈本草〉

83. 여로(藜蘆 = 박새)

성분이 차고 맛이 맵고 쓰며 독이 많고 두양개소악창선(頭瘍疥瘙惡瘡癬)을 주로 치료하고 사기(死肌)를 없애며 모든 벌레를 죽이고 격상(膈上)의 풍담(風痰)을 토해낸다.

산속에서 나니 뿌리가 파와 같으며 털이 많고 또 용담(龍膽)과 같아서 2~3월과 8월에 뿌리를 채취해서 그늘에 말리니 일명 녹총(鹿葱)이다. 〈本草〉

찹쌀 뜨물에 달여서 햇빛에 말리고 약간 볶아서 쓴다. 〈本草〉

84. 사간(射干 = 범부채뿌리)

성분이 고르고 맛이 쓰며 약간의 독이 있고 후비(喉痺)와 인통(咽痛) 때문에 수장(水漿)이 넘지 못하는 것과 노혈(老血)이 심비(心脾)사이에 머물러서 해수(咳唾)하고 말하는데 코먹은 소리가 나는 것을 낫게하고 적담(積痰)과 결핵(結核)을 없애준다.

여러 곳에 있으며 잎이 좁고 길며 가로로 벌려서 날개와 같기 때문에 일명 오선(烏扇)이라 하는데 뿌리에 잔뿌리가 많고 거죽이 청흑(靑黑)색이고 살이 황적색(黃赤色)이니 3월과 9월에 뿌리를 캐서 햇볕에 말리고 뜨물에 담가서 쓴다. 〈本草〉

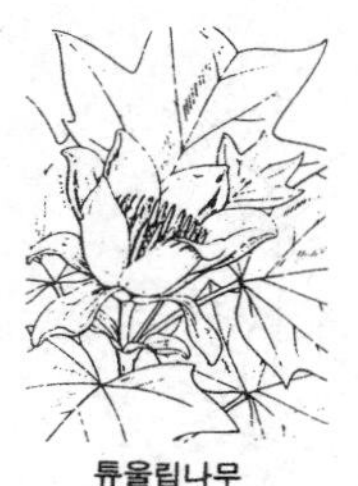
튜울립나무

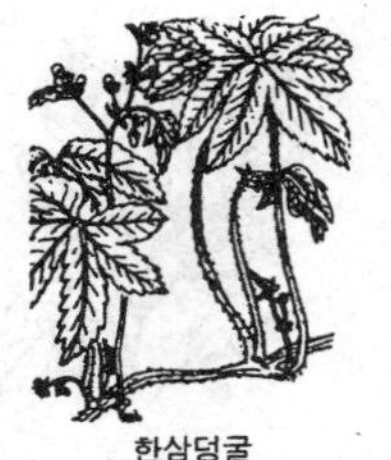
한삼덩굴

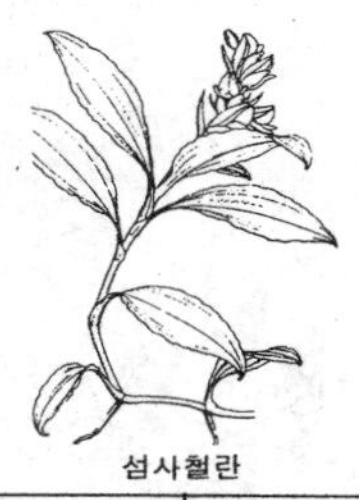
섬사철란

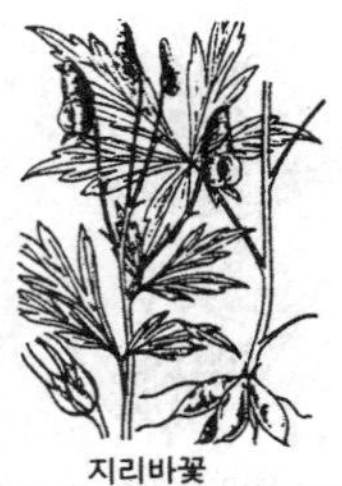
지리바꽃

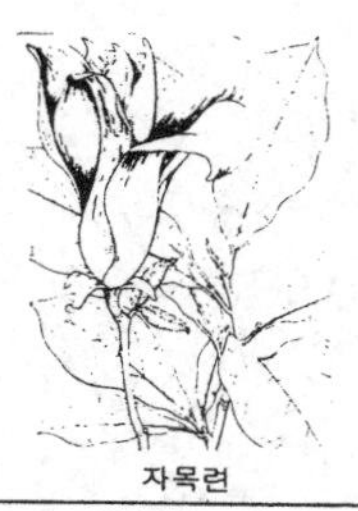
자목련

85. 사함(蛇含 = 사함초)

성분이 약간 차고 맛이 쓰며 독이 없고 금창(金瘡)•저치(疽痔)•서루(鼠瘻)•악창(惡瘡)•두창(頭瘡)을 주로 낫게하고 사훼(蛇虺)•독상(毒傷)•풍진(風疹)•옹종(癰腫)을 없애준다.

여러 곳에 있으니 당연히 작은 잎과 노란 꽃을 쓴다. 8월에 잎을 따서 볕에 말리되 불에 가까이 하지 않는다. 〈本草〉

86. 상산(常山 = 조팝나무 뿌리)

성분이 차고 맛이 쓰고 매우며 독이 있고 모든 학질(瘧疾)을 낫게하며 담연(痰涎)을 토하고 한열(寒熱)을 없애준다.

여러 곳에 있으니 즉 촉칠근(蜀漆根)이다. 8월에 뿌리를 캐서 그늘에 말리니 열매가 가늘고 노란 것을 계골 상산(鷄骨常山)이라 하며 가장 좋은 것이 된다. 〈本草〉

성분이 사나워서 몰아 내기를 잘 하므로 진기(眞氣)를 상해(傷害)하니 많이 먹게 되면 대토(大吐)한다.

생으로 쓰면 대토(大吐)하니 술에 담가서 하룻밤 재우고 쪄서 익히거나 또는 볶으거나 술에 담가서 삶아 익혀 쓰면 비(痞)를 잘 소화시키고 토하지 않는다. 〈入門〉

◎ **촉칠(蜀漆 = 조팝나무 싹)**

즉 상산(常山)의 싹이니 5월에 잎을 따서 볕에 말리고 장귀학(瘴鬼瘧)을 치료하는데 토출(吐出)하니 감초(甘草)물에 2번 찌고 말려서 쓴다. 〈入門〉

87. 감수(甘遂)

성분이 차고 맛이 쓰고 달며 독이 있고 12가지의 수질(水疾)을 충분히 사(瀉)하고 얼굴의 부종(浮腫)과 심복의 창만(脹滿)을 치료하고 수곡(水穀)의 도(道)를 이롭게 한다.

껍질이 붉고 살이 희며 연주(連珠)모양의 열매가 무거운 것이 좋으니 2월에 뿌리를 캐서 그늘에 말린다. 이것이 완전히 수(水)를 움직이고 결공(決攻)을 주장하니 분량을 잘 참작해서 써야 한다. 〈本草〉

수(水)를 통하고 기운(氣運)이 병의 맺힌 자리까지 투달(透達)한다. 부초(麸炒)해서 쓴다. 〈入門〉

88. 백검(白歛 = 가위톱)

성분이 고르고 맛이 쓰고 달며 독이 없고 옹저(癰疽)•창종(瘡腫)•발배(發背)•나력(瘰癧)•장풍(腸風)•치루(痔瘻)•면상포창(面上疱瘡)•타박손상(打撲損傷)•도전상(刀箭傷)을 치료하고 생기지통(生肌止痛)하며 종독(腫毒)을 탕화창(湯火瘡)에 발라준다.

덩굴로 자라고 가지의 끝에 다섯 잎이 있어서 천문동(天門冬)과 같으면 한 나무 밑에 10여 뿌리가 있고 껍질의 적흑색(赤黑色)이고 살이 희니 2월과 8월에 뿌리를 캐서 푹 말린다. 〈本草〉

◎ **적감(赤歛 = 빨간 가위톱)**

쓰는 용도와 생김새가 백감(白歛)과 같으며 다만 겉과 속이 모두 붉은 색이다. 〈入門〉

89. 백급(白芨 = 대왐풀)

성분이 고르고 맛이 쓰고 매우며 독이 없고 옹종(癰腫)•악창(惡瘡)•패저(敗疽)•발배(發背)•나력(瘰癧)•장풍(腸風)•치루(痔瘻)•도전상(刀箭傷)•타박상(打撲傷)•탕화창(湯火瘡)을 치료한다.

뿌리가 능미(菱米)와 같고 삼각(三角)이며 색이 희니 2월, 8월, 9월에 뿌리를 채취해서 푹 말린다. 〈本草〉

백감(白歛)과 백급(白芨)이 령(令)속의 먹는 약이나 처방에 안 쓰이고 감창(歛瘡)하는 약 처방에 많이 쓰는데 두 가지가 서로 반드시 써서 행한다. 〈入門〉

90. 대극(大戟 = 버들옻)

성분이 차고 맛이 쓰고 달며 약간의 독이 있고 고독(蠱毒)과 12가지의 수종창만(水腫脹滿)을 치료하고 대•소장을 이롭게 하며 독약(毒藥)을 사(瀉)하고 천행황달(天行黃疸)과 온학(温瘧)을 낫게하며 파징결(破癥結)하고 타태(墮胎)를 한다.

즉 택칠근(澤漆根)이니 가을과 겨울에 뿌리를 캐서 그늘에 말린다. 〈本草〉

봄에 붉은 움이 나기 때문에 옛 처방에 흔히 홍아(紅芽)라고 하였는데 대부분 대극(大戟)과 감수(甘遂)가 모두 다같이 수(水)를 설(泄)하는 약이니 가늘게 썰어서 쪄서 익히거나 또는 약간 볶아서 쓴다. 〈入門〉

◎ **택칠(澤漆 = 버들옻 싹)**

부종(浮腫)을 주로 낫게하고 대•소장을 이롭게 하며

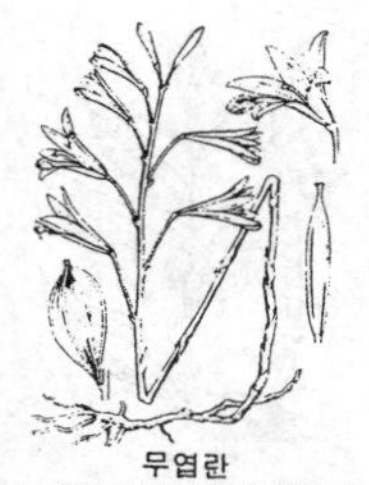
무엽란

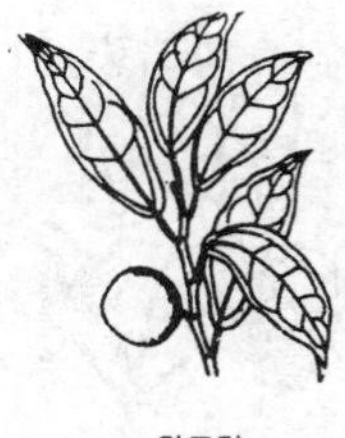
왕모람

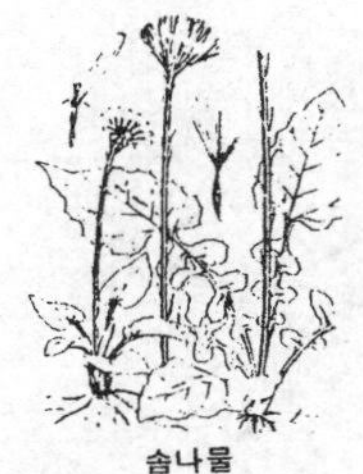
솜나물

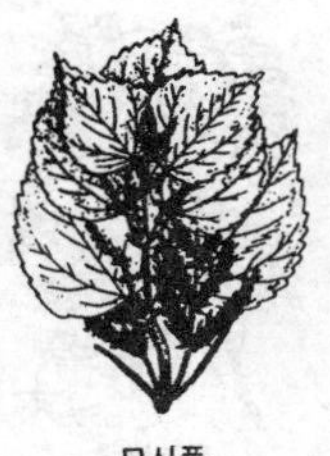
모시풀

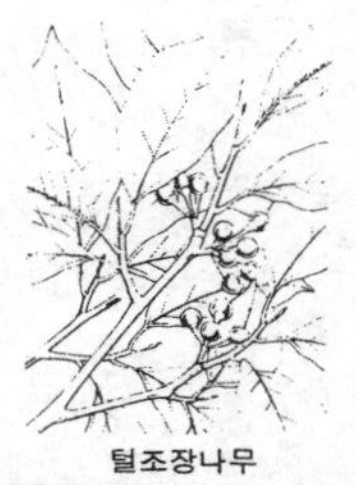
털조장나무

학질(瘧疾)을 치료하니 이것이 대극(大戟)의 싹인데 4~5월에 채취해서 쓴다. 〈本草〉

91. 관중(貫衆 = 흑구척)

성분이 약간 차고 맛이 쓰며 독이 있고 모든 독을 풀며 3가지 벌레와 촌백충(寸白虫)을 죽이고 징가(癥瘕)를 깨뜨린다.

여러 곳에 있으니 뿌리의 형색(形色)과 털과 까끄라리가 꼭 노치(老鴟)의 대가리와 같아서 초치두(草鴟頭)라고 하고 또는 흑구척(黑拘脊)이라 하니 3월에 뿌리를 캐서 햇볕에 쬐어 말린다. 〈本草〉

92. 낭아(狼牙 = 낭아초)

성분이 차고 맛이 쓰고 시며 독이 있고 개소(疥瘙)•악장창(惡瘍瘡) 및 치루(痔瘻)를 낫게하고 촌백충(寸白虫)과 뱃속의 모든 벌레를 죽인다.

싹이 사매(蛇莓)와 같으면서 훨씬 크고 색(色)이 진한 녹색이며 뿌리가 검어서 짐승의 치아(齒牙)와 같기 때문에 일명 아자(牙子)라 하니 2월과 8월에 뿌리를 캐서 폭 말린다. 중습(中濕)해서 부란(腐爛)하고 옷이난 것은 사람을 죽게 한다. 〈本草〉

93. 양척촉(羊躑躅 = 철쭉꽃)

성분이 따뜻하고 맛이 매우며 독이 많고 온학(温瘧)과 귀주(鬼疰) 및 고독(蠱毒)을 주로 치료한다.

즉 척촉화(躑躅花)인데 양(羊)이 그릇 이것을 먹고 죽었기 때문에 이름한 것이니 3~4월에 채취해서 말려 쓴다. 〈本草〉

94. 상륙(商陸 = 자리공뿌리•章柳根)

성분이 고르고 맛이 맵고 시며 독이 많고 10가지의 수병(水病)을 사(瀉)하고 후비(喉痺)의 불통(不通)을 치료하고 충독을 내리며 타태(墮胎)하고 소옹종(消癰腫)하며 귀정물(鬼精物)을 죽이고 악창(惡瘡)에 붙이며 대•소장을 통리(通利)시킨다.

여러 곳에 있고 적, 백 2가지가 있으니 흰 것은 약에 쓰고 붉은 것은 독이 있어서 귀신(鬼神)을 보니 다만 종창(腫瘡)의 외용으로 쓰는데 먹으면 혈(血)을 하리(下利)하여 마지 않고 죽는다.

일명 장유근(章柳根)또는 장륙(章陸)이니 붉은 꽃은 뿌리가 붉고 흰 꽃은 뿌리가 흰데 2월과 8월에 뿌리를 캐서 폭 말리되 인형(人形)과 같이 생긴 것이 신이 있는 것이다. 〈本草〉

동칼로 거죽을 긁어 버리고 엷게 썰어 3일간 물에 담가서 녹두와 같이 반나절 동안 쪄서 녹두는 버리고 볕에 말리거나 또는 불에 쬐어 말린다. 〈入門〉

95. 청상자(靑箱子 = 맨드라미 씨)

성분이 약간 차고 맛이 쓰며 독이 없고 간장(肝臟)의 열독(熱毒)이 충안(衝眼)해서 적장(赤障)•청맹(靑盲)•예종(瞖腫)이 생긴 것을 낫게하고 풍소(風瘙)•신양(身痒)을 없애며 삼충(三虫)을 죽이고 악창(惡瘡)과 하부닉창(下部䘌瘡)을 치료하며 귀와 눈을 밝히고 간(肝)을 진정시킨다.

즉 계관화(鷄冠花)의 씨로써 6월과 8월에 씨를 채취하여 약간 볶으고 찧어서 쓴다. 〈本草〉

◎ 계관화(鷄冠花 = 맨드라미 꽃)

성분이 차고 독이 없으며 장풍사혈(腸風瀉血)과 적백리(赤白痢)의 부인의 붕중대하(崩中帶下)를 치료한다.

꽃이 닭 벼슬과 같기 때문에 이름한 것이니 볶아서 쓴다. 〈本草〉

96. 위령선(威靈仙)

모든 풍(風)을 주로 낫게하고 오장(五臟)을 선통(宣通)하며 뱃속의 냉체(冷滯)와 심격(心膈)의 담수(痰水)와 징벽(癥癖)•현벽(痃癖)•방광(膀胱)의 숙농악수(宿膿惡水)•요슬(腰膝)의 냉통(冷痛)을 치료하고 오래 먹으면 온역(温疫)과 학질(瘧疾)을 없애준다.

산과 들에서 나니 9월말부터 12월까지 뿌리를 캐서 그늘에 말리고 다른 날에는 채취하지 않는데 다리가 가는 것이 좋고 또 물소리가 안들리는 것이 좋다고 한다. 〈本草〉

아픔을 그치게 하는 필수약인데 물소리를 들으면 그 성분이 잘 달아나므로 효력이 적고 선령비(仙靈脾)도 또한 그러하니 술에 씻고 불에 쬐어 말려서 쓴다. 〈丹心〉

97. 견우자(牽牛子 = 나팔꽃 씨)

성분이 차고 맛이 쓰며 독이 있고 기(氣)를 내리며 수종(水腫)을 낫게하고 풍독(風毒)을 없애주고 대소변을 통리(通利)하며 하냉농(下冷膿)하고 고독(蠱毒)을 사

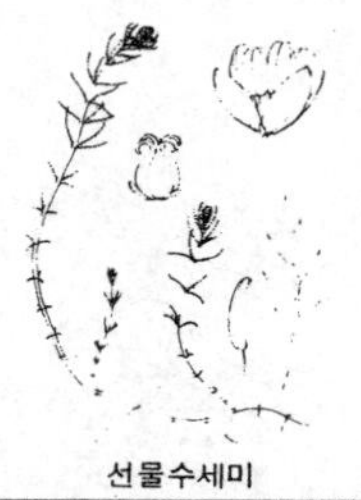
선물수세미

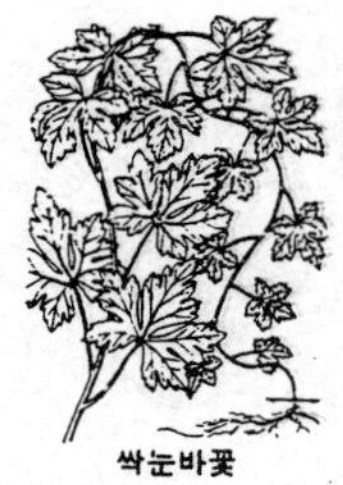
싹눈바꽃

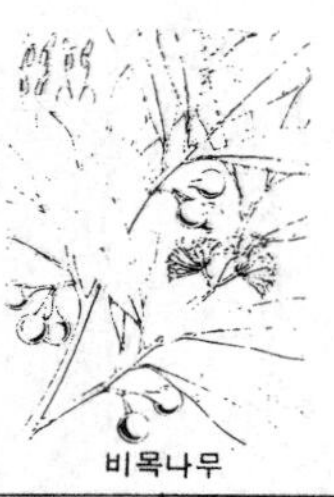
비목나무

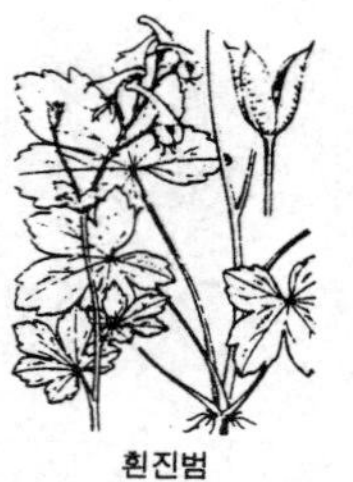
흰진범

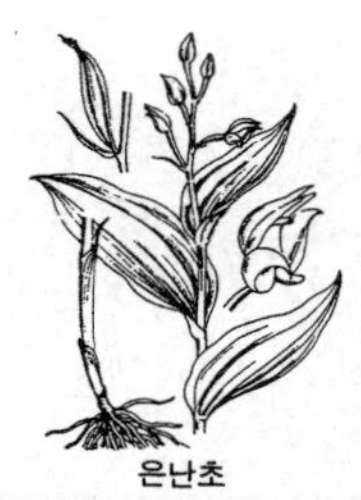
은난초

(瀉)하며 낙태(落胎)를 시킨다.

흰 것은 백축(白丑), 검은 것은 흑축(黑丑)이라 하니 이것이 처음 밭이나 들에 났는데 어떤 사람이 소를 몰과 와서 바꾸어 갔기 때문에 이름 하였으니 9월 뒤에 씨를 채취한다. 〈本草〉

흑•백의 2가지가 있으니 흰 것은 금(金)에 속하고 검은 것은 수(水)에 속하는 데 성분이 맵고 달아나기를 잘해서 모든 매운 약에 비하여 더 심하다. 술에 반을 찧는데 3시로 볶아 익혀서 매 1근을 찧어 두말(頭末)만 4냥을 취해서 쓰고 생으로 쓰면 더욱 급하다. 〈入門〉

98. 비마자(萆麻子 = 아주까리 씨)

성분이 고르고 맛이 달고 매우며 독이 약간 있고 수창(水瘡)과 복만(腹滿)을 낫게하며 창이(瘡痍)와 개라(疥癩)를 최생(催生)하고 수징(水癥)•부종(浮腫)•시주(尸疰)•악기(惡氣)를 치료한다.

잎이 대마(大麻)와 같으면서 아주 크고 씨가 우비충(牛蜱虫)과 같기 때문에 이름한 것이다. 〈本草〉

마(麻)가 형질(形質)이 있는 체물(滯物)을 내고 흡기(吸氣)를 잘하니 당연히 외과(外科)의 중요한 약이 되어야 하니 소금물에 달여서 껍질을 버리고 속씨를 택해서 쓴다. 〈入門〉

99. 삭조(蒴藋 = 말오줌 나무)

성분이 따뜻하고 맛이 시고 독이 있고 풍소(風瘙)•은진(癮疹)•신양(身痒)•과라(瘑癩)•풍비(風痺)를 치료한다.

일명 접골목(接骨木)으로 여러 곳에 있으며 봄 여름에 잎을 따서 가을 겨울에 줄기와 뿌리를 채취해서 목욕물에 쓴다. 〈本草〉

100. 천남성(天南星)

성분이 고르고 맛이 쓰고 매우며 독이 있고 중풍(中風)을 주로 낫게하니 담(痰)을 없애고 흉격(胸膈)을 통리(通利)하고 소옹종(消癰腫)하며 타태(墮胎)하고 파상풍(破傷風)을 치료한다.

산과 들에서 나니 2월과 8월에 채취해서 불에 구워서 쓴다. 〈本草〉

풍담(風痰)과 파상풍(破傷風)및 어린이의 경간(驚癎)을 치료하고 우담제(牛膽製)가 더욱 좋다. 〈醫鑑〉

섣달에 물에 담가서 얼구어서 마른 성기(性氣)를 버리고 구워서 부수거나 또는 생강즙과 꿀에 달여서 중심에 흰 점이 없게 하는 것이 더욱 좋다. 〈丹心〉

◎ 귀구(鬼臼)

천남성(天南星)과 꼭 같은데 단지 천남성(天南星)은 몸이 작고 부드러우며 기름지고 살찌면서 가는데 불에 구우면 찢기가 쉬우며 귀구(鬼臼)는 몸이 큰 것으로써 다른 데가 있다. 〈本草〉

고독(蠱毒)과 귀주(鬼疰)를 죽이고 악기(惡氣)를 몰아낸다. 〈本草〉

101. 양제근(羊蹄根 = 소루쟁이 뿌리)

성분이 차고 맛이 쓰고 매우며 독이 없고 두독(頭毒)•개선(疥蘚)•저치(疽痔)•여자의 음식창(陰蝕瘡)을 치료하고 모든 벌레를 죽이고 고독(蠱毒)과 종독(腫毒)을 낫게 한다. 여러 곳에서 난다. 〈本草〉

◎ 실(實)

성분이 고르고 맛이 쓰고 깔깔하며 적백리(赤白痢)를 치료한다. 〈本草〉

◎ 엽(葉)

어린 아이의 감충(疳虫)을 치료하고 나물로도 만들어 먹인다. 〈本草〉

◎ 산모(酸摸 = 승아)

성분이 차고 맛이 시며 독이 없고 어린 아이의 장열(壯熱)을 낫게하고 그 움을 꺾어서 생으로 먹고 즙을 내어 먹기도 하는데 양제(羊蹄)와 같고 가늘며 맛이 시어서 먹기가 좋다. 〈本草〉

102. 고근(菰根 = 줄풀뿌리)

성분이 크게 차고 맛이 달며 독이 없고 장위(腸胃)의 고열(痼熱)을 낫게하고 소갈(消渴)을 멎게하며 제목황(除目黃)하고 대•소변을 통리(通利)하며 열리(熱痢)와 주사(酒皶)및 면적(面赤)을 치료하고 속을 원활하게 하니 많이 먹지 못한다.

물속에서 나고 잎이 자적(蔗荻)과 같으며 오래 되면 뿌리가 서려 엉키고 두꺼워서 여름에 버섯이 나니 먹기가 좋은데 고채(菰菜)라 하고 3년이 넘게되면 중심에 백대(白臺)가 나서 우(藕)와 같고 희고 연하기 때문에 고목(菰目)이라 하고 가을에 결실하니 밥에도 섞어 먹는다. 〈本草〉

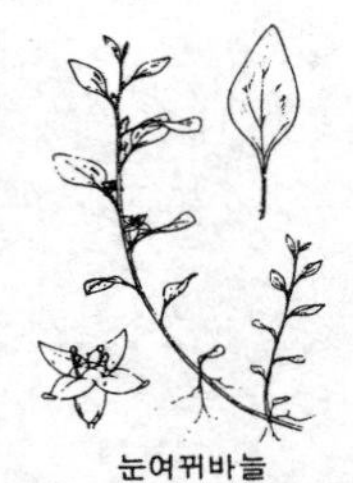
눈여뀌바늘

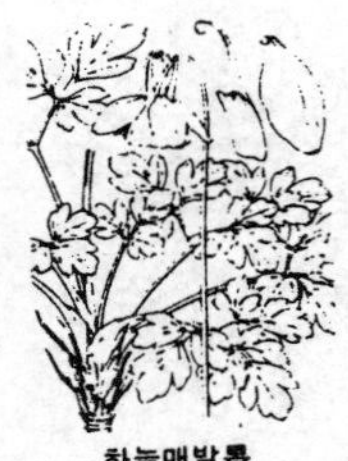
하늘매발톱

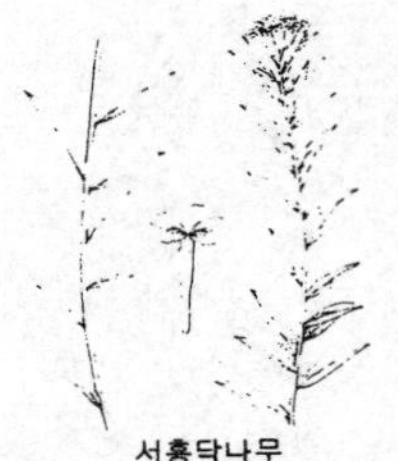
서홍닥나무

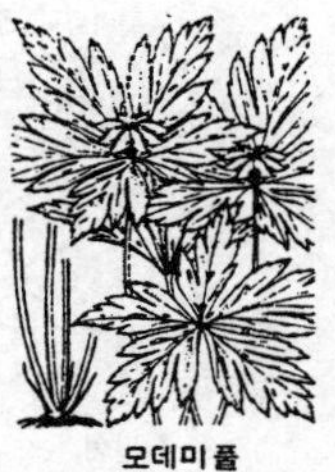
모데미풀

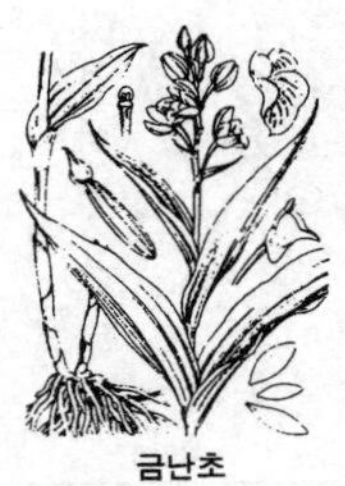
금난초

103. 편축(萹蓄 = 마디풀)

성분이 고르고 맛이 쓰며 독이 없고 오래 묵은 개선(疥癬)의 저치(疽痔)를 치료하고 삼충(三虫)을 죽이고 회통(蚘痛)을 낫게하며 열림(熱淋)을 없애고 소변(小便)을 잘 통하게 한다.

여러 곳에 있으니 싹이 구맥(瞿麥)과 같고 잎이 가늘고 푸르러서 죽화(竹花)와 같으면서 마디 사이에 나고 아주 작고 가늘으니 5월에 채취해서 그늘에 말린다. 〈本草〉

대•소변의 불통(不通)을 낫게하고 물가에 나서 자주색 꽃이 피는 것이 좋으니 찧어서 즙을 내서 먹는다. 〈經驗〉

104. 낭독(狼毒)

성분이 고르고 맛이 매우며 독이 많고 적취(積聚)•징벽(癥癖)•담음(痰飮)을 깨뜨리고 귀정(鬼精)과 고독(蠱毒)및 비금 주묵(飛禽走默)을 죽게 한다.

산 계곡에서 나니 잎이 상륙(商陸)과 같고 또 대황(大黃)과 같으며 줄기와 잎 위에 털이 있으니 4월에 꽃이 피고 8월에 결실하며 뿌리와 거죽이 노랗고 살이 희다. 2월과 8월에 뿌리를 캐서 그늘에 말리는데 오래 되고 물에 잠기는 것이 좋으니 불에 구워서 쓴다. 〈本草〉

105. 희렴(豨薟 = 진득찰)

성분이 차고 맛이 쓰며 독이 약간 있고 열닉(熱䘌)•번만(煩滿)•풍비(風痺)를 주로 치료하니 먹는 방법은 본경(本經)에 상세하게 나와있다.

여러 곳에 있으니 일명 화험초(火杴草)하니 기(氣)가 저렴(猪薟)과 같은데 증건(蒸乾)을 지나면 효력이 없다. 5월 5일, 6월 6일, 9월 9일에 줄기와 잎을 채취해서 푹 말린다. 〈本草〉

106. 저근(苧根 = 모시뿌리)

성분이 차고 맛이 달며 독이 없고 어린 아이의 단독종(丹毒腫)과 부인의 누태하혈(漏胎下血)•산전산후의 심열번민(心熱煩悶)•오림(五淋)•천행열질(天行熱疾)•대갈(大渴)•대광(大狂)등을 치료하고 전독(箭毒)에 덮어 붙이며 사충교독(蛇虫咬毒)을 없애준다. 〈本草〉

즉 모시의 뿌리로 보음(補陰)하고 체혈(滯血)을 움직이게 한다. 〈丹心〉

◎ 지즙(漬汁)

소갈(消渴)과 열림(熱淋)을 치료한다. 〈本草〉

107. 마편초(馬鞭草)

성분이 서늘하고 맛이 매우며 독이 없고 징벽(癥癖)•혈가(血瘕)•구학(久瘧)을 낫게하고 파혈(破血)하며 월경(月經)을 통하게 하고 벌레를 죽이고 하부(下部)의 닉(䘌)을 치료한다.

익모초(益母草)와 같으면서 줄기가 3~4이삭이 빼어나와서 채쪽과 같기 때문에 이름한 것이니 7~8월에 싹을 채취해서 햇볕에 말린다. 〈入門〉

108. 하수오(何首烏 = 새박뿌리•온조롱)

황해도와 강원도에서 나는데 성분이 고르고 따뜻하며 맛이 쓰고 깔깔하며 독이 없으며 나력(瘰癧)•옹종(癰腫)•오치(五痔)•적년노수(積年勞瘦)•담벽(痰癖)•풍허패렬(風虛害劣)•부인의 후산저질(後産諸疾)•대하적일(帶下赤日)을 치료하고 익혈기(益血氣)하며 장근골(壯筋骨)하고 골수(骨髓)를 메우며 머리털을 검게하고 주안연년(駐顔延年)한다.

본 이름이 야교등(夜交藤)인데 하수오(何首烏)라는 사람이 먹고 이름을 지은 것이다. 이 사람이 태어날 때부터 몸이 쇠약하고 늙어서 자식도 없었는데 하루는 산속에서 취해 누웠다가 한 등(藤)나무 같은 것이 두 가지에 다른 싹과 덩굴이 나서 서로 엉크러져 있는 것을 보고 마음속으로 이상하게 생각이 되서 끝내는 뿌리를 캐어 푹 말려서 가루로하여 7일간을 술에 타 먹었더니 인도(人道)의 생각이 나고 백일을 먹으니 오랜 병이 모두 낫고 1년이 되니 아이를 낳고 130세를 살았다고 한다.

줄기가 붉고 꽃이 노랗고 희며 잎이 서예(薯蕷)과 같으나 광택이 나지 않고 날때부터 상대하여 크고 뿌리가 주먹만 하고 적(赤)과 백(白)의 2가지가 있으니 적은 웅(雄)이고 백은 자(雌)인데 뿌리의 형상이 오수(烏獸)나 산악(山岳)과 같은 것이 좋다.

늦은 봄이나 한 여름과 초가을의 청명(淸明)한 날씨에 채취해서 대칼이나 또는 동칼로 껍질을 긁어 버리고 엷게 썰어서 쪄서 말리니 일명 교등(交藤)또는 야합(夜合)•구진등(九眞藤)인데 철물을 피하고 총(葱)•산(蒜)•나복(蘿菖)•저(疽)•양(羊)의 혈(血)과 무린어(無鱗魚)등을 먹지 말고 약에 넣을 때는 자웅(雌雄)을 합해서 써

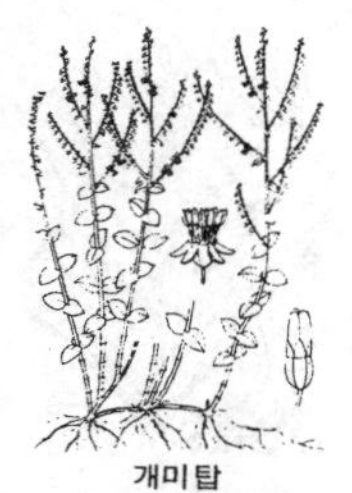
개미탑

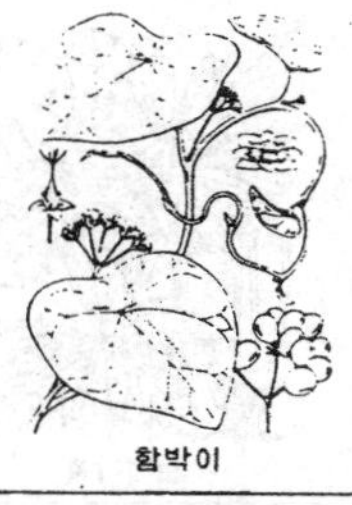
함박이

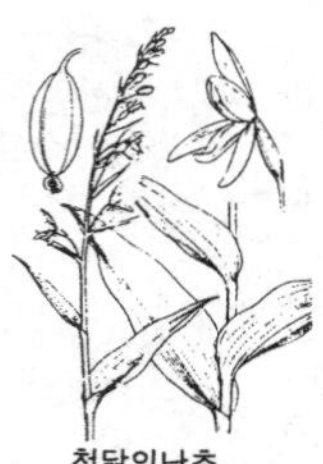
청닭의난초

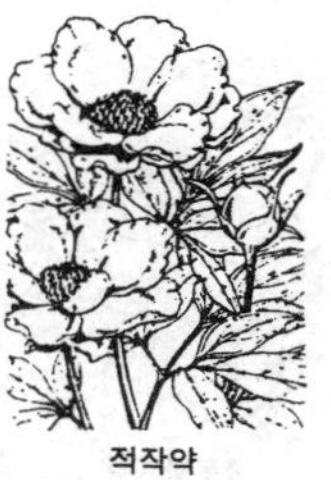
적작약

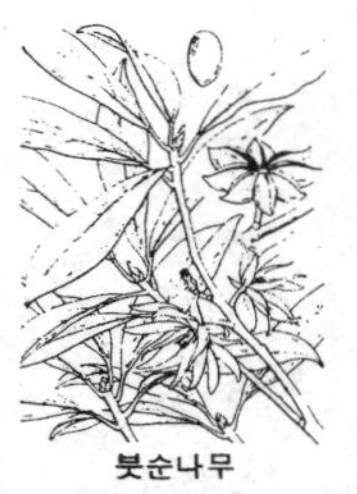
붓순나무

야만 효력이 있다. 〈本草〉

쌀뜨물에 담가서 한밤을 새우고 쪽으로 썰어서 가루로 하여 만약 환(丸)을 만들려면 검은 콩즙에 반죽해서 찌고 햇볕에 말려서 쓴다. 〈入門〉

109. 백두옹(白頭翁 = 할미꽃 뿌리)

성분이 차고 맛이 쓰며 독이 약간 있으며 적독리(赤毒痢)와 혈리(血痢)를 낫게하고 목의 혹과 사마귀 및 두라(頭癩)를 치료한다.

일명 호왕사자(胡王使者)이며 여러 곳에 있고 싹이 바람이 있으면 조용하고 바람이 없으면 흔들리는 것이 적전(赤箭)이나 독활(獨活)과 같은 것이다.

줄기의 끝에 흰 가늘 털이 한치쯤 되는 것이 있고 가지의 밑이 백두노옹(白頭老翁)과 같기 때문에 이름한 것이니 8월에 뿌리를 캐서 푹 말린다. 〈本草〉

110. 파초근(芭蕉根 = 파초뿌리)

성분이 차고 맛이 달며 독이 없고 천행(天行)의 열광(熱狂)과 번민(煩悶) 및 소갈(消渴)을 낫게하니 즙을 내서 먹는다.

집 정원에도 심을 수 있으니 또한 종독(腫毒)에 붙이고 털이 빠진데도 바른다. 〈本草〉

◎ 파초유(芭蕉油)

두풍(頭風)의 발락(髮落)과 탕화창(湯火瘡) 및 풍간연운(風癎涎暈)에 마시면 토하고 바로 낫는다.

죽통(竹筒)을 거죽속에 꽂아서 칠을 취하는 방법과 같이 한다.

111. 노근(蘆根 = 갈대뿌리)

성분이 차고 맛이 달며 독이 없고 소갈(消渴)과 객열(客熱)을 낫게하며 위(胃)를 열고 열홰(噎噦)와 잉부(孕婦)의 심열(心熱)과 이갈(痢渴)을 치료한다.

물속에서 나며 잎이 대와 같고 꽃이 희며 위엽(葦葉)보다 약간 작으나 노(蘆)와 위(葦)를 같이 쓴다.

역수(逆水)에서 나는 것이 좋고 좋고 또 물속에 나서 달고 매운 것이 좋으며 노출(露出)해서 물 밖에 나와 있는 것은 쓰지 못한다. 〈本草〉

◎ 화(花=갈대꽃)

이름이 봉농(蓬農)이니 곽란(霍亂)에 제일 좋으며 달여서 즙을 먹는다. 〈本草〉

112. 마두령(馬兜鈴 = 쥐방울)

성분이 차고 맛이 쓰며 독이 없고 폐열(肺熱)과 해수(咳嗽) 및 천식(喘息)을 낫게하고 청폐(淸肺)와 하기(下氣)를 한다.

여러곳에 있으며 덩굴이 나무에 돌려서 자라고 열매가 방울처럼 4~5판(瓣)씩 달리고 잎이 떨어져도 방울이 드리워져서 말목의 방울과 같기 때문에 이름한 것이니 익으면 스스로 벌어진다. 8~9월에 열매를 따서 푹 말린다.

다만 속의 씨를 가지고 겹질과 거죽막은 버리고 약간 볶아서 쓴다. 〈本草〉

◎ 근(根)

혈치(血痔)와 누창(瘻瘡)을 낫게하며 형태가 목향(木香)과 같고 손가락만하며 색이 적황색이고 토청목향(土青木香)또는 독행근(獨行根)이라고 하는데 3월에 뿌리를 캐서 구워서 쓴다. 〈本草〉

113. 유기노초(劉寄奴草)

성분이 따뜻하고 맛이 쓰며 독이 없고 파혈(破血)과 하장(下腸)을 하며 부인의 경맥(經脈)과 징결(癥結)을 통하게 한다.

싹과 줄기가 쑥과 같고 잎이 푸르러 비늘과 같으며 줄기가 네모가 나고 작은 황백색의 꽃이 피며 열매가 기장과 같으니 쑥의 종류이다.

7~8월에 채취해서 햇볕에 말린다. 〈本草〉

114. 골쇄보(骨碎補 = 넉줄고사리)

성분이 따뜻하고 맛이 쓰며 독이 없고 파혈(破血)과 지혈(止血)을 시키고 절상(折傷)과 악창(惡瘡)의 식란(蝕爛)을 치료하고 살충(殺虫)을 한다.

생강(生薑)과 같으니 가늘고 길기 때문에 털을 깎아 버리고 잘게 썰어서 꿀물에 쪄서 말려 쓴다. 〈本草〉

115. 연교(連翹 = 개나리 열매)

성분이 고르고 맛이 쓰며 독이 없고 나력(瘰癧) • 옹종(癰腫) • 악창(惡瘡) • 영류(癭瘤) • 결열(結熱) • 고독(蠱毒)을 주로 치료하고 창절배농(瘡癤排膿)과 지통(止痛)을 하며 오림(五淋)과 소변불통(小便不通) 및 심의 객열(客熱)을 치료한다.

잎이 수소(水蘇)와 같고 줄기가 붉은데 높이가 3~4자

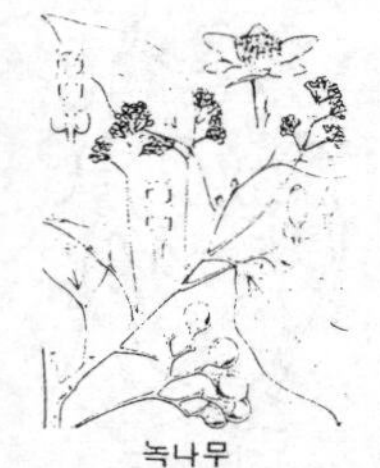
녹나무

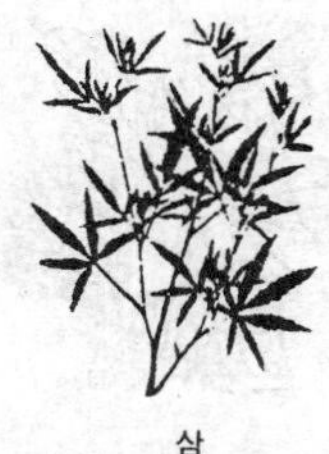
삼

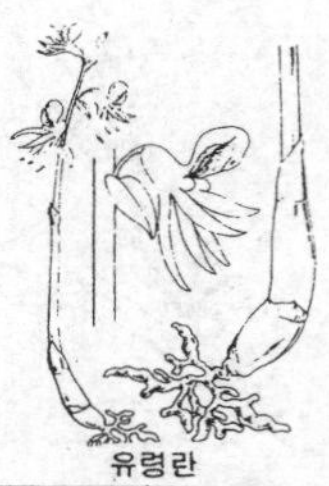
유령란

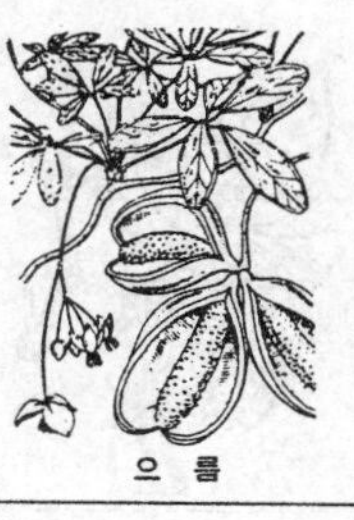
으름

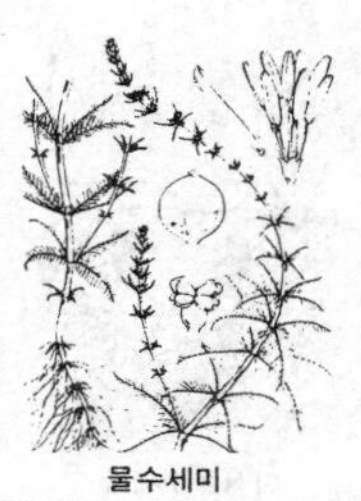
물수세미

가 되며 꽃이 노랗고 사랑스러우며 가을에 결실하고 방(房)을 이루어서 쪼개면 속이 벌어졌다가 마르면 떨어지고 줄기에 붙어 있지 않으며 여러곳에 있다. 나무가 늙어야만 결실하기 때문에 얻기가 어렵고 쪽끼리 서로 날개 비늘과 같이 이어져 있기 때문에 이름한 것이다.

손과 발의 소양(少陽)과 양명경(陽明經)의 약이 되고 또는 수소음경(手少陰經)에도 들어가니 속씨를 버리고 창루(瘡瘻)와 옹종(癰腫)에 없어서는 안되는 약이다. 〈入門〉

116. 속수자(續隨字 = 연보뿌리)

성분이 따뜻하고 맛이 매우며 독이 있고 징가(癥瘕)•현벽(痃癖)•어혈(瘀血)•고독(蠱毒)•심복통(心腹痛)을 주로 치료하며 대소장(大小腸)을 통리(通利)하고 악체물(惡滯物)을 내리게 하며 적취(積聚)를 깨뜨린다.

일명 천금자(千金子)또는 연보(聯步)로써 남쪽에서 나고 언제난 채취할 수 있다.

수기(水氣)를 내리는데 제일 빠르나 독이 있기 때문에 많이 먹지 못한다. 〈本草〉

껍질을 버리고 잘게 갈아서 종이에 싼 다음 눌러서 기름을 빼고 쓴다. 〈入門〉

117. 여여(䕡茹)

성분이 차고 맛이 맵고 시며 독이 약간 있고 악육을 없애주고 살개충(殺疥虫)하며 배농(排膿)하고 악혈(惡血)을 없애준다.

잎에 즙이 많고 뿌리가 나복(蘿菖)과 같고 거죽에 주름이 있고 살이 희니 5월에 뿌리를 캐서 그늘에 말리는데 머리가 검은 것이 아주 좋다. 〈本草〉

118. 사매(蛇莓 = 뱀딸기)

성분이 크게 차고 맛이 달며 시고 독이 있으며 흉복(胸腹)의 큰 열을 낫게하고 월경을 통하게 하고 협창종(脇瘡腫)과 사충교독(蛇虫咬毒)을 치료한다.

여러 곳에 있으며 줄기와 뿌리를 채취해서 즙을 내어 마시고 붙이기도 한다. 〈本草〉

119. 율초(葎草 = 한삼)

성분이 차고 맛이 달며 독이 없고 오림(五淋)을 주로 치료하고 수리(水痢)를 멎게하며 학(瘧)을 없애고 나창(癩瘡)을 치료한다.

여러 곳에 있으며 덩굴로 자라고 여름에 줄기와 잎을 채취해서 쓴다. 〈本草〉

120. 학슬(鶴虱 = 여우오줌풀)

성분이 고르고 맛이 쓰며 독이 약간 있고 오장의 충(虫)과 충을 죽여 주며 학(瘧)을 멎게 하고 악창(惡瘡)에도 붙인다.

싹과 잎이 주름이 져서 자소(紫蘇)와 같고 7월에는 황백색의 꽃이 피며 8월에는 결실을 하니 씨가 아주 작고 채취시기는 없으나 줄기와 잎을 합하여 쓴다. 〈本草〉

121. 작맥(雀麥 = 귀리)

성분이 고르고 맛이 달며 독이 없고 주로 난산(難産)일때 달여서 즙으로 마신다.

일명 연맥(燕麥)이며 싹이 밀과 같고 열매가 횡맥과 같으면서 가늘고 이삭이 길고 가늘며 성글다. 〈本草〉

122. 백부자(白附子 = 흰 바곳)

성분이 따뜻하고 맛이 달고 매우며 독이 약간 있고 주로 중풍(中風)의 실음(失音)과 일체의 냉풍기(冷風氣)와 심통음랑(心痛陰囊)의 하습(下濕)및 면상의 백병(百病)을 낫게하고 반랑(瘢痕)을 없애준다.

색이 희고 싹이 흑부자(黑附子)와 같으니 3월에 뿌리를 캐서 푹 말리고 불에 구워서 쓴다. 〈本草〉

본경(本經)에 말하기를 신라(新羅)에서 난다고 했으니 우리나라의 여러곳에 있다. 〈俗方〉

123. 호로파(葫蘆巴)

성분이 따뜻하고 맛이 쓰며 독이 없고 신허(腎虛)와 복냉(腹冷)및 협장만(脇腸滿)과 얼굴색이 청흑(靑黑)인 것을 치료하고 또는 원장(元臟)의 허냉(虛冷)한 기(氣)를 내리게 하는데 가장 좋은 약이다.

어떤 사람은 남번(南番)의 나복자(蘿菖子)라고 하는데 술로 씻어서 약간 볶아 쓴다.

회향(茴香)과 도인(桃仁)을 합해 쓰면 방광(膀胱)의 기통(氣痛)에 신기한 효과가 있다. 〈湯液〉

124. 목적(木賊 = 속새)

성분이 고르고 맛이 달며 약간 쓰고 독이 없으며 간(肝)

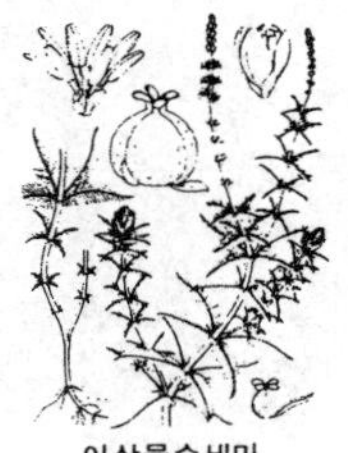
이삭물수세미

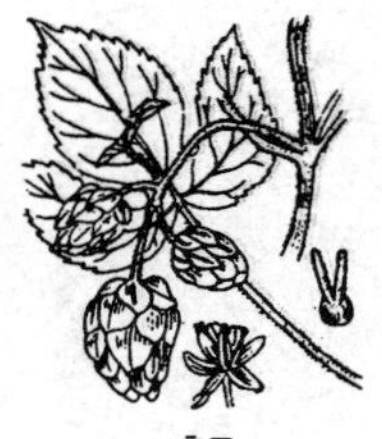
호프

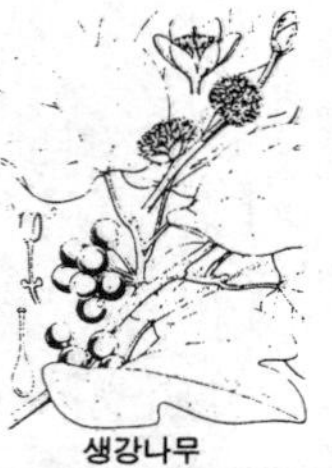
생강나무

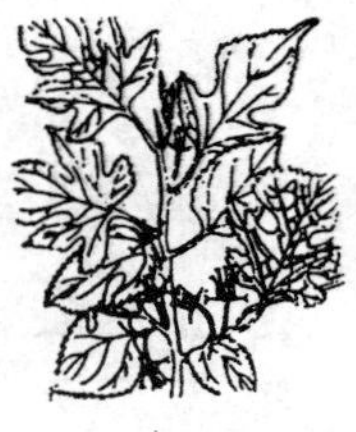
가새뽕

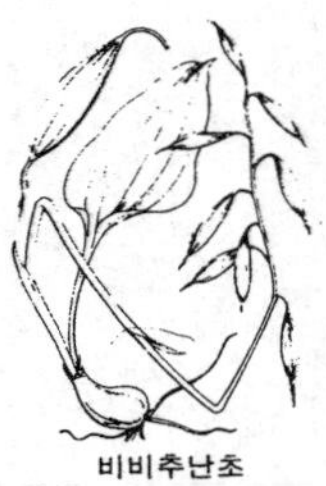
비비추난초

과 담(膽)을 보익하고 눈을 밝게하며 예막(瞖膜)을 없애주고 장풍하혈(腸風下血)과 혈리(血痢)를 낫게하며 풍(風)을 없애주고 월수(月水)가 멎지 않는 것과 붕중대백(崩中帶白)을 치료한다.

여러 곳에서 나고 마디를 버리고 쓰며 눈약으로 많이 쓰이고 사내 아이의 오줌에 담가서 한밤을 재우고 볕에 말려 쓴다. 〈本草〉

이것이 발한(發汗)을 도와주니 마디를 버리고 썰어서 물에 담갔다가 불에 말려서 쓴다. 〈丹心〉

125. 포공초(蒲公草 = 민들레)

성분이 고르고 맛이 달며 독이 없고 부인의 유옹종(乳癰腫)을 주로 치료한다.

각처에서 나니 잎은 쓴 상치와 같고 3~4월에 노란꽃이 피어서 국화와 비슷하고 줄기와 잎을 끊으면 흰즙이 나니 속명 포공영(蒲公英)이라고 한다. 〈本草〉

열독(熱毒)을 소화시키고 악종(惡腫)을 없애주며 결핵(結核)을 흩으리고 식독(食毒)을 풀어주며 체기(滯氣)를 내리는데 특효가 있고 양명(陽明)과 태음경(太陰經)에 들어간다. 〈入門〉

일명 지정(地丁)이며 정종(疔腫)을 치료하는데 아주 좋다. 〈入門〉

126. 곡정초(穀精草)

성분이 따뜻하고 맛이 매우며 독이 없고 안통(眼痛)•후비(喉痺)•치풍통(齒風痛)및 제창개(諸瘡疥)를 주로 치료한다.

여러 곳에 있으니 2~3월에 밭곡식 속에서 채취를 한다. 〈本草〉

127. 작장초(酢漿草 = 괭이밥)

성분이 차고 맛이 시며 독이 없고 악창(惡瘡)과 과루(瘑瘻)를 낫게하며 모든 작은 벌레를 멸종시킨다.

여러 곳에 있고 특히 습지에 많이 있으나 먹지는 못하고 속명 산차초(酸車草)라 한다. 〈本草〉

128. 작엽하초(昨葉荷草)

성분이 고르고 맛이 시며 독이 없고 수곡혈리(水穀血痢)를 주로 낫게한다.

오래 된 기와지붕 위에서 나는데 멀리서 바라보면 솔과 같기 때문에 일명 와송(瓦松)이라고 하며 6~7월에 채취해서 햇볕에 말린다. 〈本草〉

129. 하고초(夏枯草 = 제비풀)

성분이 차고 맛이 쓰고 매우며 독이 없고 한열 나력(寒熱瘰癧)과 서루(鼠瘻)및 두창(頭瘡)을 주로 낫게 하고 파징(破癥)과 산영(散癭)및 결기(結氣)하고 목동(目疼)증세를 치료한다.

여러 곳에 있으며 겨울에도 마르지 않고 봄에 흰꽃이 피며 5월이 되면 마르니 4월에 채취해서 쓴다. 〈本草〉

월령(月令)에 말하기를 비초(靡草)가 금기(金氣)를 얻어서 나고 여름의 화(火)가 성하면 죽는다고 하였으니 4월에 채취해서 그늘에 말린다. 〈入門〉

이것이 순양(純陽)의 기(氣)를 품(禀)하였기 때문에 음기(陰氣)를 얻으면 자연히 마르니 궐음혈맥(厥陰血脈)을 보양(補養)하는 효력이 있고 목동(目疼)을 낫게하는 효과가 신기한 까닭은 양(陽)으로써 음(陰)을 다스리기 때문이다. 〈綱目〉

130. 산자고(山茨菰 = 까치무릇)

독이 약간 있으며 옹종(癰腫)•창루(瘡瘻)•나력(瘰癧)•결핵(結核)을 낫게하고 얼굴의 기미를 없애준다.

잎은 차전(車前)과 같고 뿌리는 자고(茨菰)와 같으니 산속의 습지에서 많이 난다. 〈本草〉

속명 금등롱(金燈籠)이며 꽃이 등롱(燈籠)과 같고 색이 희며 뒤에 검은점이 있기 때문에 이름한 것이니 겉에 약으로 쓸 때는 초에 갈아서 붙이고 또한 환약이나 산약(山藥)에도 넣어쓴다. 〈入門〉

잎이 구(韭)와 같고 꽃이 등롱(燈籠)과 같으며 열매가 삼릉(三稜)으로 열고 2월에 싹이 길어나고 3월에 꽃이 피며 4월에 싹이 마르니 바로 뿌리를 캐서 써야 하는데 더디면 썩어버린다. 그 뿌리에 털이 많으니 식별하기가 곤란하고 당연히 싹이 살아있을 때에 그 위치를 표해 두었다가 채취해서 껍질을 긁어 버리고 불에 쬐어 말려서 쓴다. 〈活心〉

131. 등심초(燈心草 = 골속)

성분이 차고 맛이 달며 독이 없고 오림(五淋)과 후비(喉痺)를 치료한다.

이것으로 자리를 짜는 사람들이 골의 속을 가지고 쓰는

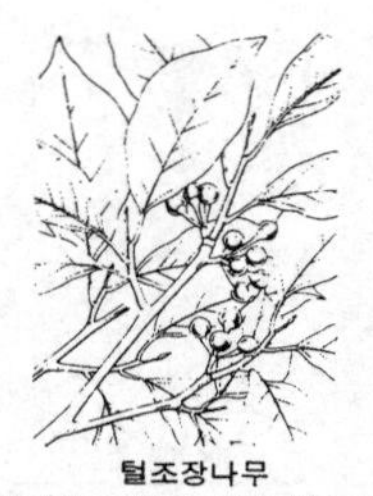
털조장나무

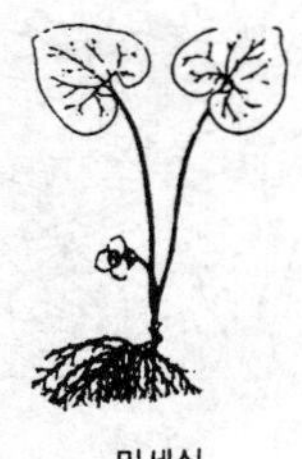
민세신

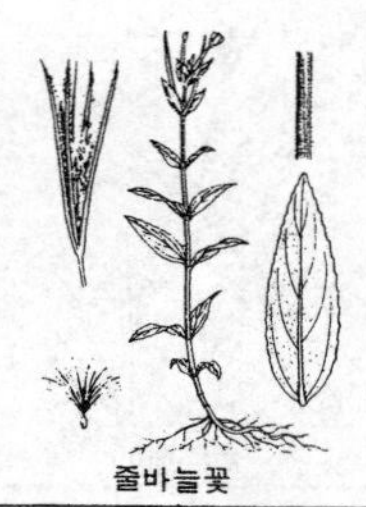
좁바늘꽃

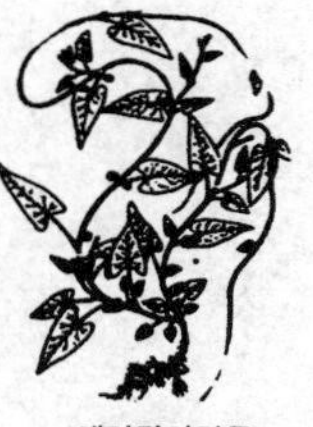
애기닭의덩굴

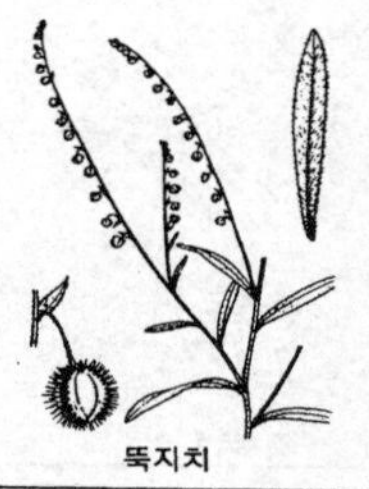
뚝지치

것이다. 〈本草〉

132. 마발(馬勃 = 말불버섯)

성분이 고르고 맛이 매우며 독이 없고 후폐(喉閉)와 인통(咽痛) 및 악창(惡瘡)으로 주로 치료한다.

습지(濕地)나 또는 썩은 나무 위에서 나니 허연(虛軟)해서 자서(紫絮)와 같고 큰 것은 말 크기와 같고 작은 것은 되 크기만 한데 튀기면 자주색 먼지가 난다. 〈本草〉

133. 수료(水蓼 = 말여뀌)

성분이 차고 맛이 매우며 독이 없고 뱀독과 각기(脚氣)의 증세를 치료하니 잎이 여귀와 같고 줄기가 붉으며 옅은 물에서 자라고 잎이 가원(家園)의 여귀보다는 크다. 〈本草〉

◎ 자(子=말여뀌 씨)

나력(瘰癧)의 결핵(結核)을 치료한다. 〈本草〉

134. 훤초근(萱草根 = 원추리뿌리)

성분이 차고 맛이 달며 독이 없고 주로 적삽(赤澁)과 온몸의 번열(煩熱)과 사림(沙淋)을 치료하고 하수기(下水氣)하며 주저(酒疽)를 낫게한다.

가원(家園)에서도 재배하며 그 싹을 많이 채취해서 달여 먹고 또 화부(花跗)를 해서 나물을 만들어 먹으면 흉격(胸膈)을 이롭게 하니 일명 녹총(鹿葱)이라 하고 꽃 이름은 의남(宜男)이니 임신부가 차면 생남(生男)한다고 한다.

양생론(養生論)에 훤초(萱草)가 걱정을 잊는다는 것이다. 〈本草〉

135. 야자고(野茨菰)

성분이 차고 맛이 달며 독이 없고 오림(五淋)을 내리게 하고 옹종(癰腫)을 없애며 소갈(消渴)을 그치게 하고 후산(後産)의 혈민(血悶)과 태의불하(胎衣不下)를 치료한다.

산과 들의 여러 곳에서 나니 흉년에도 그 뿌리를 캐서 먹으면 아주 좋다. 〈俗方〉

전도초(剪刀草)의 뿌리가 즉 야자고(野茨菰)가 된다. 〈丹心〉

정창(疔瘡)에 전도(剪刀)를 쓴다는 것이 즉 이것이다. 〈正傳〉

136. 패천공(敗天公 = 해어진 헌패랭이)

성분이 고르니 귀매(鬼魅)를 물리친다. 이것은 오래 쓰던 대로된 삿갓이니 불에 태워 재로해서 술에 타 마신다. 〈本草〉

137. 초두구(草豆蔻)

성분이 따뜻하고 맛이 매우며 독이 없고 일체의 냉기(冷氣)를 낫게하고 온중(温中)·하기(下氣)하며 심복통(心腹痛)과 곽란(霍亂) 및 구토를 없애고 입냄새를 나지 않게 한다.

용안자(龍眼子)와 같으면서 끝이 뾰족하고 거죽이 린갑(鱗甲)이 없고 씨가 석류(石榴)알과 같으며 맛이 매운 것이 좋은 것이다. 〈本草〉

풍한(風寒)의 객사(客邪)가 위구(胃口) 위에 있는 것과 비(脾)와 위(胃)의 객한(客寒)과 심통(心痛) 및 위통(胃痛)을 치료한다. 〈湯液〉

위완(胃脘)의 냉통(冷痛)을 낫게하고 족태음경(足太陰經)과 양명경(陽明經)에 들어가니 면(麵)에 싸서 굽되 면(麵)은 버리고 쓴다. 〈入門〉

138. 초과(草果)

성분이 따뜻하고 맛이 매우며 독이 없고 일체의 냉기(冷氣)와 비위(脾胃)를 따뜻하게 하고 지구토(止嘔吐)하며 팽창(膨脹)과 학모(瘧母)를 낫게하고 소숙식(消宿食)하며 주독(酒毒)을 풀고 위적(胃積)과 장기(瘴氣)와 온역(温疫)을 치료한다.

비한(脾寒)가 한담(寒痰)을 주로 치료하는 약이 되지만 안과 겉의 껍질을 버리고 씨를 가지고 면(麵)에 싸고 뜨겁게 구워서 쓴다. 〈入門〉

139. 호장근(虎杖近 = 감제풀 뿌리)

성분이 약간 따뜻하고 맛이 쓰며 독이 없고 유혈(留血)과 징결(癥結)을 낫게하고 월수(月水)를 잘 통하게 하며 후산(後産)의 악혈(惡血)을 내리게 하고 배농(排膿)하며 창절(瘡癤)과 옹독(癰毒) 및 박손(撲損)의 혈(血)을 주로 치료하고 소변과 오림(五淋)을 잘 통하게 한다.

일명 고장(苦杖)이며 또는 대구장(大瞿杖)이니 줄기가 죽순과 같고 위에 붉은 반점이 있으며 여러 곳에 있으니 2월과 8월에 채취해서 쓴다. 〈本草〉

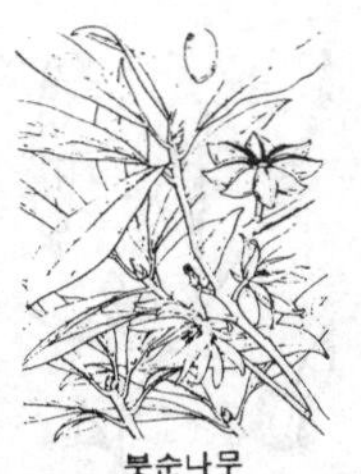
붓순나무

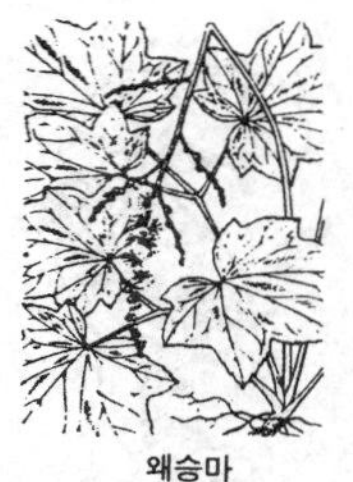
왜승마

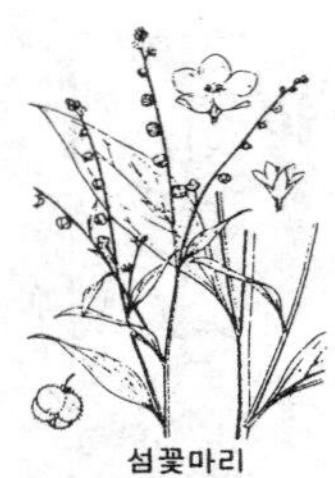
섬꽃마리

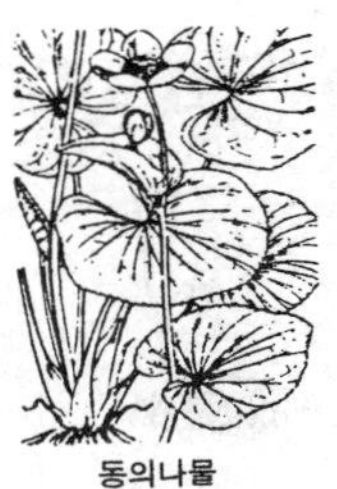
동의나물

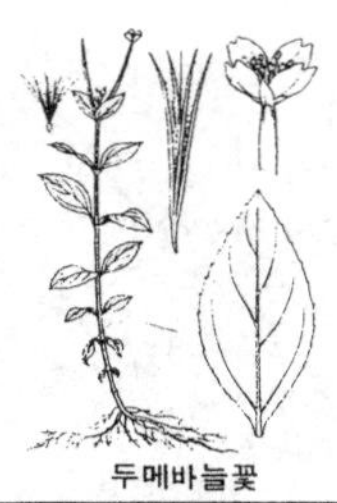
두메바늘꽃

140. 초오(草烏 = 바꽃)

성분이 약간 따뜻하고 맛이 쓰고 달며 독이 많고 풍습(風濕)의 마비(痲痺)와 동통(疼痛)을 치료하며 파상풍(破傷風)에 발한(發汗)을 한다.

산과 들의 여러 곳에서 나며 형태가 백부자(白附子)와 같고 검다. 〈入門〉

반드시 사내 아이 오줌에 담가서 볶아야만 독이 없게 된다. 〈丹心〉

초오(草烏)를 검은 콩과 같이 달여서 대나무 칼로 썰되 기(氣)를 통투(通透)하는 것을 한도로 하여 쓰는데 초오(草烏) 1냥에 검은 콩 1홉을 쓰는 것이 좋다. 〈得効〉

일명 회오(淮烏)이니 생으로 먹으면 후비(喉痺)된다. 〈醫鑑〉

141. 불이초(佛耳草 = 떡숙)

성분이 따뜻하고 맛이 시며 풍한수(風寒嗽)와 담(痰)을 낫게하고 폐중한(肺中寒)을 없애주고 폐기(肺氣)를 위로 오르게 한다. 〈入門〉

142. 경실(苘實 = 어저귀여름)

성분이 고르고 맛이 쓰며 독이 없고 적(赤)•백(白)•냉(冷)•열리(熱痢)를 치료하며 옹종(癰腫)을 깨뜨린다.

여러 곳에서 나며 잎이 저(苧)와 같고 꽃이 노랗고 열매가 총계(葱葵)씨와 같으면서 검으니 즉 지금 사람들은 베를 짜고 노와 새끼를 꼬는 것이다. 〈本草〉

즉 백마(白痲)이다. 〈入門〉

143. 봉선화(鳳仙花)

장창(杖瘡)을 다스리는데는 연근(連根)잎을 찧어서 붙이니 일명 금봉화(金鳳花)다. 〈醫鑑〉

144. 해아다(孩兒茶)

성분이 차고 맛이 쓰고 달며 독이 없고 일체의 창독(瘡毒)을 치료한다. 〈入門〉

145. 극서비승(屐屧鼻繩 = 나막신앞코)

열경(噎哽)과 심통(心痛)을 낫게하니 오래 되어서 썩은 것이 좋은데 불에 태워서 재로하여 물에 타 마신다. 〈本草〉

길가에 버려진 왼발의 짚신으로 일명 천리마(天里馬)라고 하는데 난산(難產)에는 특히 신기하니 코와 이어진 작은 귀의 노끈을 불에 사루어서 술에 타 먹는다. 〈產書〉

二. 목부(木部) (156종)

1. 계피(桂皮)

성분이 열이 많고 맛이 달고 매우며 독이 약간 있으며 온중(温中)하고 혈맥(血脈)을 통하며 간폐(肝肺)의 기(氣)를 이롭게 하고 곽란(霍亂)의 전근(轉筋)을 치료하며 백약(百藥)을 선도(宣道)해서 두려워하지 않고 타태(墮胎)한다. 계(桂)가 파를 얻으면 연(軟)해지기 때문에 파액으로 계(桂)를 달이면 물이 된다.

남쪽 지방 산물로서 3~4월에 피는데 수유(茱萸)와 같고 9월에 열매가 맺으니 2월, 8월, 10월게 거죽을 채취해서 그늘에 말리고 거죽이 거친 것은 긁어 버린다.

◎ 계심(桂心)

9가지의 심통(心痛)을 낫게하고 삼충(三虫)을 부수고 뱃속이 냉통(冷痛)을 그치게 하며 일체의 풍기(風氣)를 치료하니 오로(五勞)와 칠상(七傷)을 보(補)하며 구규(九竅)를 통하게 하고 관절(關節)을 이롭게 하며 익정(益精)하고 눈을 밝게 하며 허리와 무릎을 따뜻하게 하고 풍비(風痺)를 없애주며 현벽징가(痃癖癥瘕)를 깨뜨리고 어혈(瘀血)을 사르고 근골(筋骨)을 잇고 기육(肌肉)을 낳고 포의(胞衣)를 내리게 한다. 즉 거죽위의 갑착(甲錯)한 것을 깎아 버리고 속의 맵고 맛이 있는 부분을 취하는 것이니 계피(桂皮)의 1근에 5냥을 취한다. 〈本草〉

◎ 육계(肉桂)

충분히 신(腎)을 보하며 장(臟)과 하초(下焦)를 치료하는 약에 넣어 쓴다. 손과 발의 소음경(小陰經)에 들어가니 색이 자색(紫色)이고 후(厚)한 것이 좋고 거칠은 거죽은 긁어 버리고 쓴다. 〈入門〉

◎ 계지(桂枝)

지(枝)라는 것은 잔가지를 말함이며 신간(身幹)은 아니다. 윗 가지의 거죽을 가지는 것이니 그 경박(輕薄)한 것이 충분히 발산(發散)한다. 내경(內經)에 말하기를 맵고 단 것이 발산(發散)하는 것은 양(陽)의 소치(所致)가 된다. 〈內經〉

족태양경(足太陽經)에 들어가서 혈분(血分)의 한사(寒

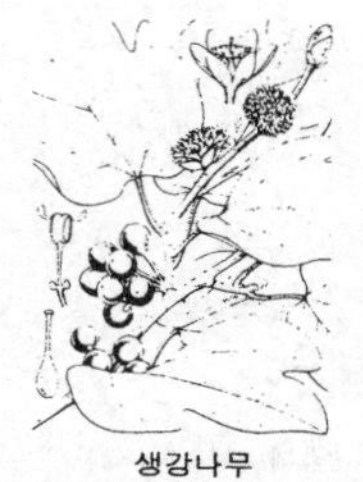
생강나무

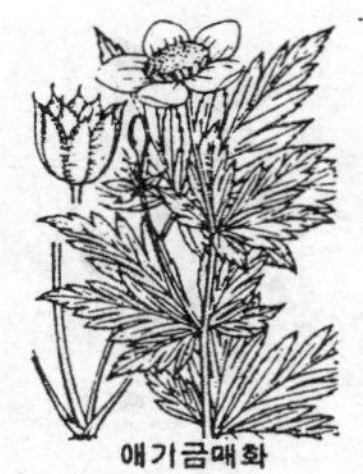
애기금매화

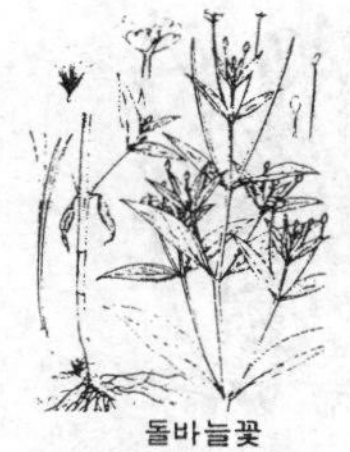
돌바늘꽃

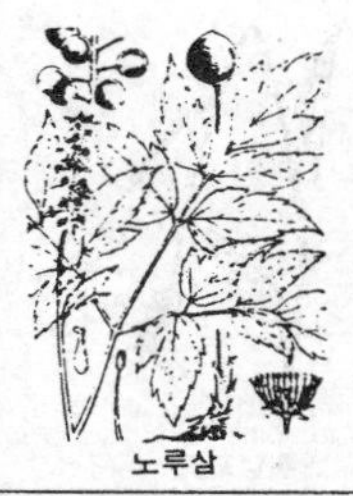
노루삼

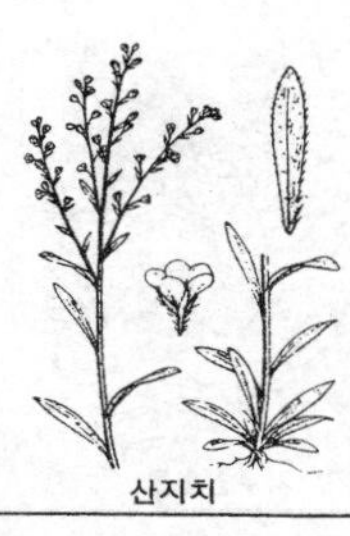
산지치

邪)를 분리시켜 준다. 〈本草〉

겉이 허하고 땀을 흘리는데 계지(桂枝)로써 사(邪)를 흩으리니 위(衛)가 온화하면 거죽이 조밀(稠密)하고 땀이 자연히 그치는 것인데 계지(桂枝)가 아니면 땀을 거두지를 못하는 것이다. 〈丹心〉

계지(桂枝)의 기미(氣味)가 모두 가볍기 때문에 충분히 위로 가서 겉으로 발산(發散)한다. 〈丹心〉

◎ **유계(柳桂)**

즉 작은 가지의 연조(軟條)로서 상초(上焦)에 잘 움직여서 양기(陽氣)를 보해준다. 박계(薄桂)는 즉 세박(細薄)한 연하 가지인데 상초(上焦)에 들어가서 견비(肩臂)에 횡행(橫行)한다. 〈入門〉

계심(桂心)·균계(菌桂)·모계(牡桂)가 동일류로 두꺼운 것이 반드시 연하고 엷은 것이 늙은 것이니 연한 것은 맵고 향긋하면서 말려 있고 늙은 것은 맛이 싱겁고 자연히 판(板)이 엷으니 즉 모계(牡桂)며, 말려서 있는 것은 균계(菌桂)이고 두꺼운 것은 장(臟)과 하초(下焦)의 약에 넣고 엷은 것은 머리나 눈을 치료해서 발산(發散)하는 약에 넣는다.

또 유계(柳桂)라는 것은 계(桂)의 연하고 작은 가지이며 상초약(上焦藥)에 쓴다. 〈本草〉

2. 송지(松脂 = 송진)

성분이 따뜻하고 맛이 달고 쓰며 독이 없고 오장(五臟)을 편하게 해주며 열(熱)을 없애고 풍비(風痺)의 사기(死肌)를 낫게하며 모든 악창(惡瘡)·두양(頭瘍)·백독(白禿)·개소(疥瘙)를 주로 치료하고 사기(死肌)를 없애며 귀가 먹은 것과 충치를 치료하고 모든 창에 붙이면 생기(生肌)와 지통(止痛) 및 살충(殺虫)을 시켜준다.

6월에 저절로 흘러나는 것을 채취하는 것이 굳은 것을 쪼아서 따거나 혹은 달여서 취하는 것보다 월등하고 통명(通明)해서 훈륙향(熏陸香)과 같은 것이 아주 좋다.

달이는 방법은 뽕나무 잿물이나 또는 술에 끓여서 찬물 속에 담그고 다시 끓여 담그기를 수십번 해서 백활(白滑)하면 쓴다. 〈本草〉

◎ **송실(松實 = 솔씨)**

성분이 따뜻하고 맛이 달며 독이 없고 풍비(風痺)와 허리(虛羸) 및 기(氣)의 부족(不足)을 치료한다. 〈本草〉

◎ **송엽(松葉)**

풍습창(風濕瘡)을 낫게하고 모발(毛髮)을 낫게하며 오장(五臟)을 편하게 해서 주리지 않고 연년(延年)할 수 있다. 〈本草〉

◎ **송절(松節)**

백절풍(百節風)과 각비(脚痺) 및 골절통(骨節痛)을 낫게하고 술을 빚어 먹으면 다리의 연약한 증세를 튼튼하게 치료한다. 〈本草〉

◎ **송화(松花)**

송황(松黃)이라고도 하며 몸이 가볍게 되고 병을 고치는데 즉 꽃위의 노란 가루로써 거죽이나 잎과 씨보다 월등하다. 〈本草〉

◎ **송백피근(松白皮根)**

곡식(穀食)을 물리쳐서 배가 고프지 않고 기(氣)를 더해주며 오로(五勞)를 보(補)해준다. 〈本草〉

◎ **송제(松諸)**

소나 말의 개창(疥瘡)을 치료하니 즉 솔가지를 태운 재이다. 〈本草〉

◎ **송(松)**

일명 애납향(艾蒳香)또는 낭태(狼苔)라고 하는데 모든 소향(燒香)에 합해서 연기가 흩어지지 않고 둥글게 모이고 청백(靑白)한 것이 아름답고 사랑스럽다. 〈本草〉

3. 괴실(槐實 = 홰나무 열매)

성분이 차고 맛이 쓰고 시며 차고 독이 없고 오치와 화창(火瘡)을 주로 치료하며 큰 열을 없애고 난산(難産)과 타태(墮胎)를 치료하며 살충(殺虫)과 거풍(去風)해서 남녀의 음창(陰瘡)과 습양(濕痒) 및 장풍(腸風)을 낫게하고 또 최생(催生)한다. 10월 상기일에 열매를 채취해서 래(萊)와 같이 신분(新盆)에 담아서 우담즙(牛膽汁)으로 반죽하여 촉촉하게 해서 잘 봉하고 진흙으로 다시 봉하여 백일이 지난 다음 꺼내보면 래(萊)는 무르녹아서 물이 되고 큰 콩과 같이 자흑색(紫黑色)이 되어 있으니 충분히 풍열(風熱)을 소도(疎導)하고 약에 쓸 때는 약간 볶아서 쓰고 복용 방법이 있으니 오래 먹으면 뇌(腦)가 가득차고 털이 희게 되지 않고 머리가 길어난다. 일명 괴각(槐角)이니 즉 협(莢 = 꼬투리)를 말한다. 〈本草〉

괴(槐)는 허성(虛星)의 정(精)이며 잎이 낮에는 합하고 밤에는 열리기 때문에 일명 수궁(守宮)이라고도 한다. 〈入門〉

◎ **괴지(槐枝)**

다린 즙으로 음낭(陰囊)의 습양(濕痒)을 씻고 불에 태

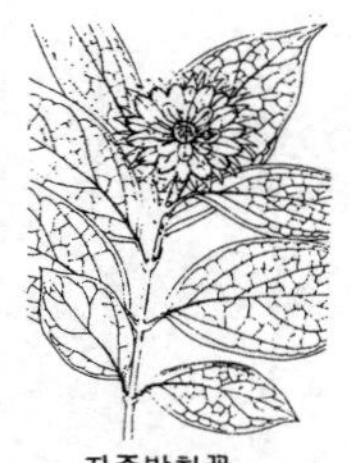
자주받침꽃

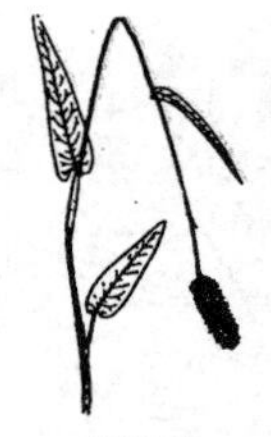
흰범꼬리

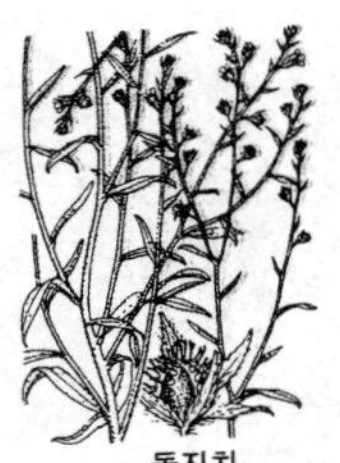
돌지치

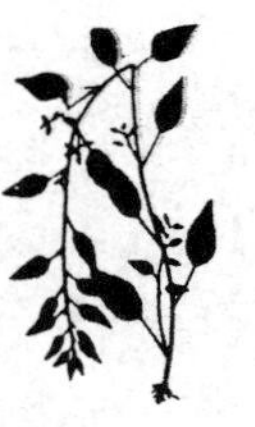
개물통이

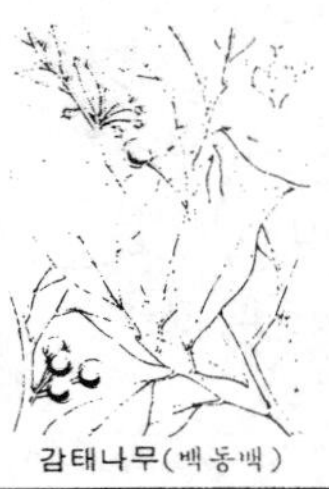
감태나무(백동백)

워서 재를 이를 닦으면 벌레를 없앤다. 〈本草〉

◎ **괴백피(槐白皮)**

끓여서 오치(五痔)와 악창(惡瘡) 및 감닉(疳䘌)과 탕화창(湯火瘡)을 씻는다. 〈本草〉

◎ **괴교(槐膠)**

급풍(急風)과 구금(口噤) 및 또는 사지불수(四肢不収)•파상풍(破傷風)•구안괘사(口眼喎斜)•근맥추체(筋脈抽掣)•요척강경(腰脊強哽)의 모든 약에 넣어서 슨다. 〈本草〉

◎ **괴화(槐花)**

오치(五痔)와 심통(心痛)을 주로 치료하고 복장(腹臟)의 벌레를 죽이고 장풍사혈(腸風瀉血)과 적백리를 낫게 하며 대장(大腸)의 열을 서늘하게 하니 약간 볶아서 쓰는데 일명 괴아(槐鵝)라고도 한다. 〈本草〉

4. 구기자(枸杞子)

성분이 차고 맛이 쓰며 독이 없고 내상(內傷)의 대로(大勞)와 허흡(噓吸)을 낫게하고 견근골(堅筋骨)하며 강음(強陰)하고 오로(五勞)와 칠상(七傷)을 치료하며 정기(精氣)를 보기(補氣)하고 얼굴색을 희게 하며 눈을 밝게 하고 안신(安神)하며 장수를 한다.

일명 지선(地仙)이며 또는 선인장(仙人杖)이라 하여 여러곳에 있고 봄과 여름에 잎을 채취하여 가을에 줄기와 열매를 따서 오래 먹으면 모두 몸이 가벼워지고 기(氣)를 이롭게 한다.

연한 잎은 국이나 나물을 만들어 먹으면 아주 좋고 색이 희고 가시가 없는 것이 좋다.

줄기는 구기(枸杞)이며 뿌리는 지골(地骨)이니 구기(枸杞)는 경피(梗皮)를 써야 하고 지골(地骨)은 뿌리 껍질을 써야 하며 구기자(枸杞子)는 당연히 붉은 열매를 쓰는데 이것은 한가지로써 세 가지를 쓰는 것이다. 경피(梗皮)는 차고 뿌리 껍질은 크게 차며 씨는 약간 차니 성분이 또한 3가지의 차이가 있다.

협서(陝西)의 구기자(枸杞子)가 앵도(櫻桃)아 같고 씨도 적은데 아주 맛이 좋다. 〈本草〉

◎ **지골피(地骨皮 = 뿌리껍질)**

족궐음경(足厥陰經)과 수소양경(手少陽經)에 들어가서 자한골증(自汗骨蒸)을 치료하고 기열(肌熱)을 잘 풀어준다. 〈湯液〉

5. 백실(柏實)

성분이 고르고 맛이 달며 독이 없고 경계(驚悸)를 주로 치료하고 오장(五臟)을 편하게 하고 익기(益氣)와 치풍(治風)을 하며 윤피부(潤皮膚)하고 풍습(風濕)의 비허(痺虛)와 밖이 허손(虛損)하여 호흡(呼吸)한 증세를 낫게 하며 양도(陽道)를 일으켜 주고 익수(益壽)를 한다.

이것이 측엽(側葉)의 열매인데 9월에 맺히는데 익으면 따서 쪄서 말린 다음 껍질을 버리고 쓴다. 〈本草〉

얼굴색을 아름답게 하고 귀옛 눈을 총명하게 하니 택신(澤腎)의 약이 된다. 〈湯液〉

모든 나무는 양(陽)을 향하나 단지 백목(柏木)은 서쪽을 향하기 때문에 백자(白字)를 좇는 것이니 금(金)의 정기(正氣)를 품수(禀受)하며 나무중에 제일 단단한 것이다. 껍질을 버리고 속씨를 가지고 약간 볶아서 기름을 빼고 쓴다. 〈本草〉

◎ **엽(葉)**

맛이 쓰고 매우며 성분이 깔깔하니 측향(側向)해서 살고 토혈(吐血)•육혈(衄血) 및 이혈(痢血)을 주로 치료하며 보음(補陰)의 요약(腰藥)이 된다. 어느 때나 각각 방향을 따라 채취해서 그늘에 말리고 약에 쓸 때는 쪄서 쓴다. 〈本草〉

◎ **백피(白皮)**

불에 덴 난창(爛瘡)을 치료하고 모발(毛髮)을 길러준다. 〈本草〉

6. 복령(茯苓)

성분이 고르고 맛이 달며 독이 없고 위(胃)를 열어주고 구역을 멎게하며 심신(心神)을 편하게 하고 폐위(肺痿)와 담옹(痰壅)을 치료하며 신사(腎邪)를 치고 이소변(二小便)하고 수종(水腫)과 임결(淋結)을 내리며 소갈(消渴)과 건망(健忘)을 낫게한다.

선경(仙經)에 이것을 먹는 것은 지극히 필요한 것으로 말을 했으니 통신(通神)과 치령(致靈)을 하고 화혼(和魂)과 연백(鍊魄)하며 구규(九竅)를 밝게하고 기부(肌膚)를 더하고 장(腸)을 두텁게 하며 심(心)을 열고 영(榮)을 고르고 위(胃)를 치료하는 최고의 선약이며 또한 단곡불기(斷穀不肌)한다.

산속에서 나고 여러곳에 있으니 송진이 땅속으로 흘러 들어가서 천년이 되면 복령(茯苓)이 되고 뿌리를 다듬고

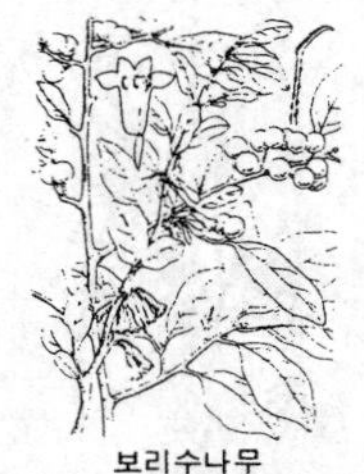
보리수나무

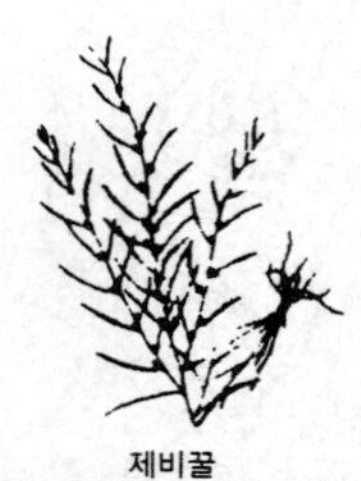
제비꿀

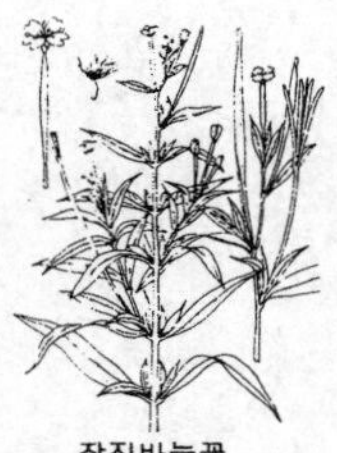
장진바늘꽃

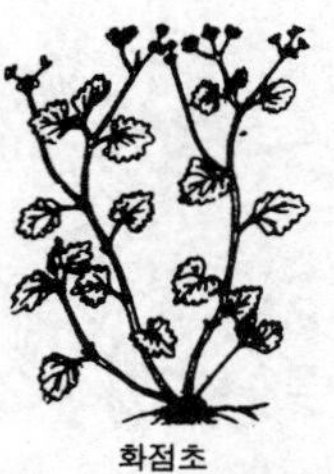
화점초

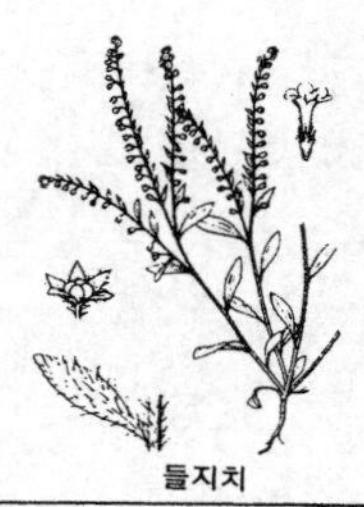
들지치

경허(輕虛)한 것이 복신(伏神)이 되는데 2월과 8월에 채취해서 모두 그늘에 말린다. 크기가 3되나 4되가 되고 겉껍질은 검고 가는 주름이 있으며 살은 아주 희고 형태는 오수(烏獸)나 구별(龜鼈)과 같은 것이 좋은 것이다. 〈本草〉

흰 것과 붉은 것 2가지가 있으니 흰 것은 수태음경(垂胎陰經)과 족태음경(足太陰經)및 족소양경(足少陽經)에 들어가고 붉은 것은 족태음경(足太陰經)과 수태양경(手太陽經)및 소음경(少陰經)에 들어간다. 또 흰색은 임계(壬癸)에 들어가고 붉은 색은 병정(丙丁)에 들어간다. 〈湯液〉

흰 색은 보(補)가 되고 붉은 색은 사(瀉)를 한다. 〈本草〉

쓸 때에는 껍질을 버리고 가루로하여 물에 이루어서 붉은 막은 버리고 햇볕에 말려서 써야만 눈에 해롭지 않고 또한 음허(陰虛)한 사람은 쓰지를 못한다. 〈入門〉

◎ 복신(茯神)

성분이 고르고 맛이 달며 독이 없고 풍현(風眩)과 풍허(風虛)를 낫게하고 경계(驚悸)를 멎게하며 치건망(治健忘)하고 계심(桂心)과 익지(益智)를 하며 안혼백(安魂魄)하고 정신(精神)을 기르며 안신정지(安神定志)하고 경간(驚癎)을 치료한다.

복령(茯苓)은 솔나무를 벤지가 오래되면 솔 뿌리의 기(氣)를 받아서 난 것이니 솔 뿌리의 기(氣)가 일울(壹鬱)해서 끊어지지 않기 때문에 생기는 것인데 솔 뿌리의 진액이 성한 것은 밖으로 발설(發泄)해서 맺혀진 것이 복령(茯苓)이 되고 진기(津氣)가 심하지 않는 것은 단지 뿌리에만 맺혀서 발설(發泄)하지 않기 때문에 복신(茯神)이 되는 것이다. 〈本草〉

소나무를 베고 나면 다시 움이 돋지 못하고 뿌리는 죽지 않으니 진액(津液)이 저절로 밑으로 흐르기 때문에 복령(茯苓)과 복신(茯神)이 생기는 것이니 심(心)과 신(腎)을 치료하고 진액(津液)을 통하게 한다. 〈入門〉

7. 호박(琥珀)

성분이 고르고 맛이 달며 독이 없고 오장(五臟)을 편하게 하며 혼백(魂魄)을 밝게하고 정매(庭魅)와 사귀(邪鬼)를 죽게하고 산후(產後)의 혈진통(血疹痛)을 낫게하며 이수도(利水道)하고 통오림(通五淋)하며 눈을 밝게 하고 목의(目醫)를 없애버린다.

혈색(血色)과 같이 익혀서 헝겊위에 문지른 다음 녹개(鹿芥)가 달라 붙는 것이 진품이 되는 것이니 쓸 때에는 아주 몽근 가루를 만들어서 겹체에 쳐서 쓴다. 〈本草〉

복령(茯苓)과 호박(琥珀)이 모두 솔뿌리에서 나는 것이나 품기(禀氣)한 것은 다르니 복령(茯苓)은 음(陰)에서 자라고 호박(琥珀)은 양(陽)에서 난 다음에 음에서 이루어진 것이기 때문에 모두 영(榮)을 치료하고 심(心)을 편히 하며 수(水)를 통리(通利)한다. 〈入門〉

8. 유피(楡皮 = 느릅나무껍질)

성분이 고르고 맛이 달며 독이 없고 성질이 활리(滑利)해서 대소변의 불통을 주로 치료하고 수도(水道)를 통리(通利)하며 장위(腸胃)의 사열(邪熱)을 없애주고 부종(浮腫)을 고치고 오림(五淋)을 내리며 불안증(不眼症)과 후(齁)를 치료한다.

산속에서 나니 2월에 흰 거죽을 채취해서 푹 말리고 3월에 열매를 따서 장(醬)을 담아 먹으면 아주 향기로운 것이다. 〈本草〉

9. 산조인(酸棗仁 = 멧대추씨)

성분이 고르고 맛이 달며 독이 없고 심(心)이 번(煩)하여 잠을 못자는 것과 배꼽 위나 아래의 동통(疼痛)과 혈설(血泄)및 허한(虛汗)을 낫게하고 간기(肝氣)를 더해주며 근골(筋骨)을 든든히 하고 비건(肥健)하며 또 근골(筋骨)의 풍(風)을 치료한다.

산속에서 나니 모양이 큰 대추 나무와 같으나 높지 않고 열매가 아주 작으며 8월에 열매를 따서 씨를 거두어 둔다. 〈本草〉

혈(血)이 비(脾)에 들어가지 않고 수면(睡眠)이 불안하게 되면 이것을 써서 심(心)과 비(脾)를 크게 보하면 혈(血)이 비(脾)에 돌아가서 오장(五臟)이 편안하게 되고 수면(睡眠)도 편해진다. 씨를 부수고 속씨를 가지고 잠이 많으면 생으로 쓰고 잠이 없으면 볶아 반나절 동안 익히고 쪄서 거죽과 뾰족한 곳을 버리고 이겨서 쓴다. 〈入門〉

10. 황벽(黃蘗)

성분이 차고 맛이 쓰며 독이 없고 오장(五臟)의 장위(腸胃)와 중결(中結)·황달(黃疸)·장치(腸痔)·설리(泄利)·여자의 누하적백(漏下赤白)·음식창(陰蝕瘡)을 치료하고 감충(疳虫)을 죽이고 개선(疥癬)과 일열적통

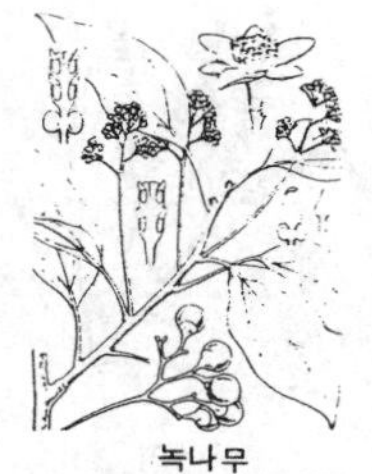
녹나무

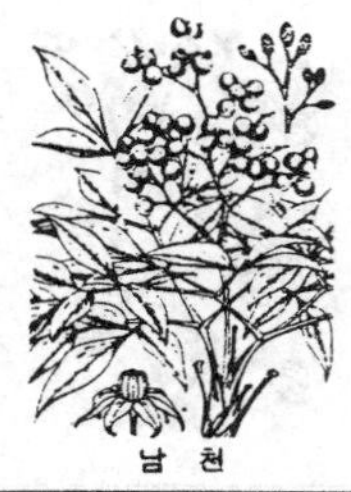
남 천

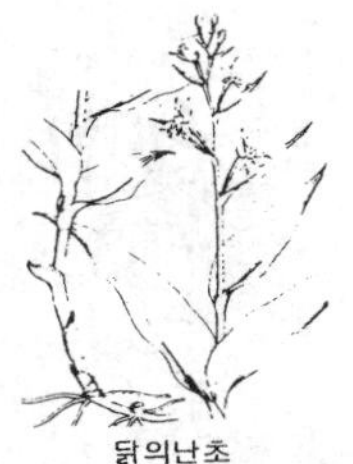
닭의난초

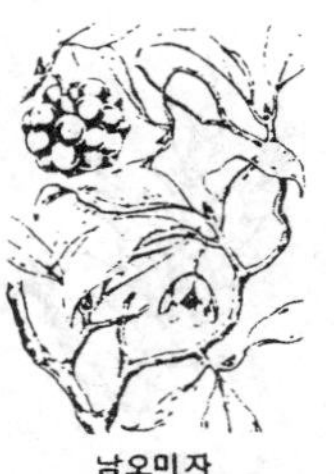
남오미자

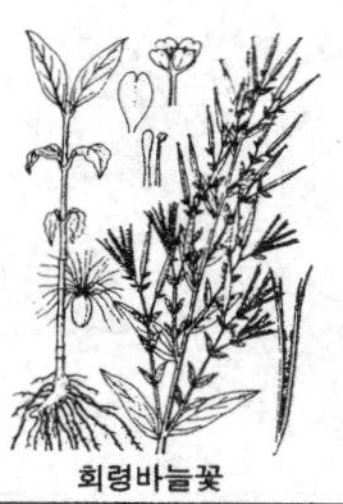
회령바늘꽃

(日熱赤痛) 및 구창(口瘡)과 골증노열(骨症勞熱)을 낫게 한다.

여러곳의 산속에서 나니 5~6월에 껍질을 채취해서 거칠고 주름진 것은 버리고 푹 말린다. 〈本草〉

속명 황백선(黃柏鮮)이니 황색이 짙은 것은 좋고 족소음(足少陰)과 수궐음(手厥陰)의 본경약(本經藥)이며 족태양(足太陽)의 인경약(引經藥)이 된다. 또한 방광(膀胱)의 화(火)를 사(瀉)하고 용화(龍火)를 치료하니 사화(瀉火) 및 보음(補陰)의 효력이 크다.

거친 껍질을 동칼로 긁어 버리고 반나절간 꿀물에 담가서 구워서 말려 쓴다. 하부(下部)에 들어가는 것은 염주(鹽酒)에 볶으고 화(火)가 성한 것은 사내 아이 오줌에 담근다. 〈入門〉

동칼로 쪽으로 썰어서 밀묘(蜜妙)·주취(酒炊)·인부즙초(人浮汁炒)·동편초(童便炒)하여 쓰고 또는 생으로 쓰면 음허(陰虛)를 크게 다스린다. 〈回春〉

◎ 근(根)

이름이 단환(檀桓)이며 심복(心腹)의 백병(百病)을 치료하고 오래 먹으면 몸이 가볍고 오래 살 수 있다. 〈本草〉

11. 저실(楮實 = 닥나무 열매)

성분이 차고 맛이 달며 독이 없고 음위(陰痿)를 주로 치료하며 장근골(壯筋骨)하고 조양기(助陽氣)하며 보허로(補虛勞)하고 허리와 무릎을 따뜻하게 하고 얼굴색을 더해주며 기부(肌膚)를 채우고 눈을 밝게한다.

여러 곳에 있으니 껍질을 벗겨서 종이를 만든다. 껍질에 얼룩이 있는 것은 저피(楮皮)이고 흰 것은 곡(穀)이라고 한다. 또 잎이 판(瓣)이 있는 것은 저(楮)이고 없는 것은 곡(穀)이다. 8~9월에 열매를 따서 푹 말린다. 〈本草〉

물에 담가서 뜨는 것은 버리고 술에 담가 쪄서 불에 쬐어 말려서 쓴다. 〈入門〉

◎ 엽(葉)

자풍(刺風)과 신창(身瘡) 및 악창(惡瘡)을 치료하고 생기(生肌)하며 목욕물에도 쓴다. 〈本草〉

◎ 수피(樹皮)

수종(水腫)의 장만(腸滿)을 낫게하고 혈운(血暈)과 금창(金瘡)의 출혈부지(出血不止)를 멈추게 한다. 〈入門〉

12. 건칠(乾漆 = 마른옻)

성분이 따뜻하고 맛이 매우며 독이 있고 어혈(瘀血)을 없애며 여자들의 경맥(經脈)·불통(不通)과 산가(疝瘕)를 낫게하고 소장(小腸)을 통리(通利)하며 회(蛕)를 죽이고 파견적(破堅積)하고 지혈운살삼충(止血暈殺三虫)하고 전시(傳尸)와 노채(勞瘵)를 치료한다.

칠통(漆桶)속에 저절로 마른 것이 있으니 모양이 봉방(蜂房 = 벌집)과 같고 구멍마다 굳게 맺혀서 철석(鐵石)과 같은 것이 좋은 것인데 약에 넣어 쓰는 것은 빻아서 볶으되 연기가 원래부터 칠을 무서워 하는 사람은 먹지 못한다. 〈本草〉

무서워 하는 사람은 계자청(鷄子淸)에 넣어서 약에 섞어서 쓴다.

◎ 생칠(生漆)

장충(長虫)을 죽이고 오래 먹으면 경신내로(輕身耐老)한다. (먹는 방법은 선방(仙方)에 나와 있다)

하지(夏至)가 지난 뒤에 해파(解破)한다.

물에 담가서 올리면 가늘고 끊어지지 않으며 끊어져도 급히 굳어지는 것과 또 마른 대쪽 위에 바르고 덮어 두어서 빨리 마르는 것이 좋은 것이다. 〈本草〉

해황(蟹黃)이 칠(漆) 때문에 물을 만드니 칠독(漆毒)을 풀어준다. 〈入門〉

13. 오가피(五加皮)

성분이 따뜻하고 맛이 맵고 쓰며 독이 없고 오노(五勞)와 칠상(七傷)을 보(補)해 주며 익기(益氣)와 첨정(添精)을 하고 견근골(堅筋骨)하며 강지의(強志意)하고 남자의 음위(陰痿)와 여자의 음양(陰痒)을 치료하니 허리와 척통(脊痛) 및 양다리의 통비(痛痺)에 골절(骨節)의 연급위벽(攣急痿躄)을 낫게하고 어린이가 3세에도 걷지 못하는데 이것을 먹으면 바로 걸어다닌다.

산이나 들에서 나며 나무에서 떨기가 나고 줄기의 사이에 가시가 있으며 5잎이 나며 가지의 끝이 복숭아 가지와 같고 꽃이 향기가 있으며 3~4월에 피는 흰 꽃은 작고 푸른 열매를 맺으며 6월이 되면서 차차 검어지고 뿌리가 형근(荊根)과 같고 껍질이 황흑색(黃黑色)이며 속은 희고 뼈가 단단하니 5월과 7월에 줄기를 채취하고 10월에는 뿌리를 채취해서 그늘에 말린다. 〈本草〉

위로 오차성(誤差盛)의 정기(精氣)를 응하여 나기 때문에 잎이 5개가 나는 것이 좋고 오래 살고 늙지 않으니 선경약(仙經藥)이라 한다. 〈入門〉

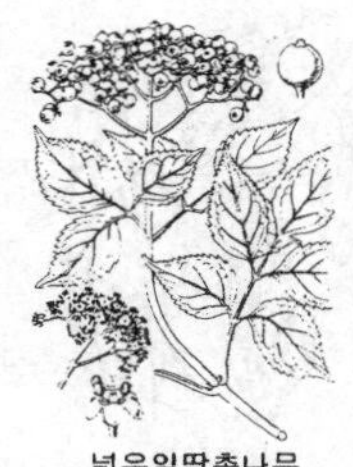
넓은잎딱총나무

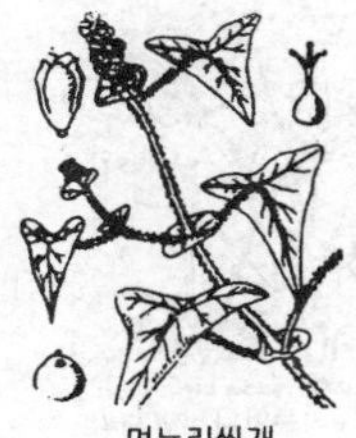
며느리씻개

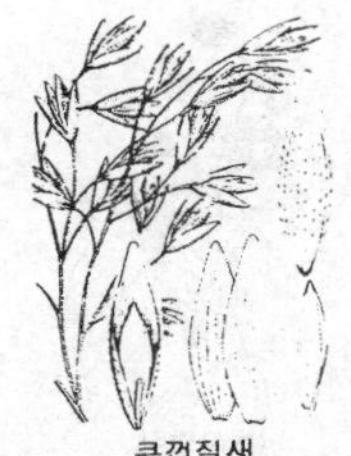
큰겹질새

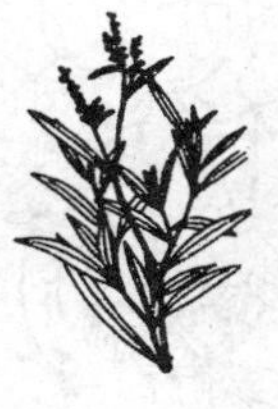
민개승애

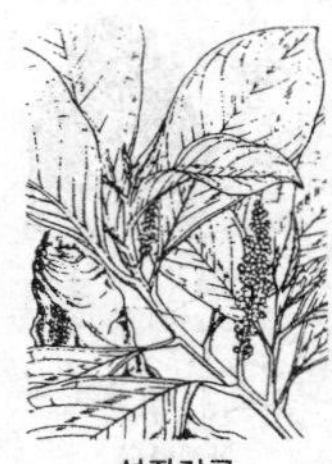
섬자리공

14. 만형실(蔓荊實)

성분이 약간 차고 맛이 쓰고 매우며 독이 없고 풍두통(風頭痛)에 뇌명루출(腦鳴淚出)을 낫게하고 명목견치(明目堅齒)하며 구규(九竅)를 통리(通利)하고 자발(髭髮)을 기르며 습비(濕痺)의 구련(拘攣)을 치료하고 촌백충(寸白虫)과 장충(長虫)을 없앤다.

떨기에 줄기가 나고 높이가 나고 잎은 은행잎과 같으며 가을이 되면서 열매가 열고 오동열매만 하며 경허(輕虛)하니 8~9월에 채취한다. 〈本草〉

태양경(太陽經)의 약이 되니 술에 쪄가지고 말려서 찧어 가루로 해서 쓴다. 〈入門〉

15. 신이(辛夷 = 붓꽃)

성분이 따뜻하고 맛이 매우며 독이 없고 풍두(風頭)와 뇌통(腦痛)및 면간(面䵟)을 낫게하고 비색(鼻塞)과 체출(涕出)및 치통(齒痛)을 치료하며 눈을 밝게하여 수발(鬚髮)을 잘 나게 하고 기름을 만들어 얼굴에 바르면 광택이 난다.

정월과 2월에 꽃이 피고 털이 많은 작은 복숭아와 같으며 빛이 희면서 자색을 띠니 피지 않는 봉오리를 따서 써야 하며 이미 핀 것은 힘이 약하기 때문이다.

북쪽에서는 기후가 차서 2월에 꽃이 피며 목필(木筆)이라고 부르고 남쪽에서는 정월에 꽃이 피며 영춘(迎春)이라고 한다.

속과 겉에 털이 붉은 것은 버리고 쓴다. 〈本草〉

16. 상상기생(桑上寄生)

성분이 고르고 맛이 쓰고 달며 독이 없고 근골을 도우며 혈맥(血脈)을 더해주고 기부(肌膚)를 채우며 수미(鬚眉)를 기르고 요통(腰痛)과 옹종(癰腫)및 금창을 치료하고 여자의 양태중누혈(禳胎中漏血)에 태(胎)때문에 노고(牢固)하게 산후(産後)의 여질(餘疾)과 붕루(崩漏)를 없앤다.

늙은 뽕나무 위에서 나며 잎이 귤나무 잎과 같이 두껍고 연하며 줄기가 홰나무 가지와 같고 살찌고 약하며 3~4월에 꽃이 황백색으로 피고 6~7월에 결실해서 소두화(小豆花)와 같으니 다른 나무에도 기생(寄生)을 하고 있으나 오직 뽕나무의 기생(寄生)이 약으로 쓰는데 좋은 것이다. 3월 3일에 줄기와 잎을 채취해서 그늘에 말린다.

이것이 진품을 얻기가 아주 어려우니 그 줄기를 부러뜨려 보아서 빛이 심황(深黃)하고 열매속에 즙이 있어 끈끈한 것이 진품이다. 〈本草〉

17. 상근백피(桑根白皮 = 뽕나무뿌리껍질)

폐기(肺氣)의 천만(喘滿)과 수기부종(水氣浮腫)을 낫게하고 소담(消痰)과 지갈(止渴)을 하며 폐(肺)속의 수기(水氣)를 없애주고 수도(水道)를 이롭게 하며 해수(咳嗽)와 수혈(唾血)을 치료하고 대•소장을 통리(通利)하며 복장(腹臟)의 충(虫)을 죽이고 또 실을 빼어서 금창(金瘡)을 꿰맬 수 있다.

채취하는 시기는 어느때나 좋고 흙 밖에 나온 것은 사람을 죽이니 처음 캐어서 동칼로 거친 껍질을 긁어 버리고 속의 흰 껍질을 가지고 말려 쓰는데 동쪽으로 뻗은 껍질이 좋다. 〈本草〉

수태음경(手太陰經)에 들어가고 폐기(肺氣)의 남아 있는 것을 사(瀉)하며 수(水)를 이롭게 하니 생으로 쓰고 해수(咳嗽)에는 꿀로 찌거나 또는 볶아서 쓴다. 〈入門〉

◎ 엽(葉)

집안의 뽕잎이 따뜻하고 독이 없으니 각기(脚氣)와 수종(水綜)을 없애주고 대•소장을 이롭게 하며 하기(下氣)하고 풍통(風痛)을 없앤다.

잎이 아(椏 = 톱니 같은 것)가 있는 것은 계상(鷄桑)이라고 하는데 제일 좋고 여름과 가을 사이 두 번째 나는 것이 좋으니 서리 내린 뒤에 채취한다. 〈本草〉

◎ 지(枝)

척엽(脊葉)의 피지 않은 가지를 썰어서 볶은 다음 탕(湯)을 달여 먹으면 일체의 풍(風)과 수기(水氣)•각기(脚氣)•해수상기(咳嗽上氣)를 낫게하고 음식을 소화시키며 소변을 이롭게 하고 비통(臂痛)과 구건을 치료하니 즉 상지다(桑枝茶)라고 한다. 〈本草〉

◎ 심(椹 = 오디)

성분이 차고 맛이 달며 독이 없고 소갈(消渴)을 더해주고 오장(五臟)을 이롭게 하며 오래 먹으면 배고픈 줄을 모른다.

흑심(黑椹)은 뽕나무의 정영(精英)이 모두 여기에 있는 것이다. 〈本草〉

◎ 상화(桑花)

성분이 따뜻하고 독이 없으며 비홍토혈(鼻洪吐血)과 장풍(腸風)및 붕중대하(崩中帶下)를 치료한다. 이것은

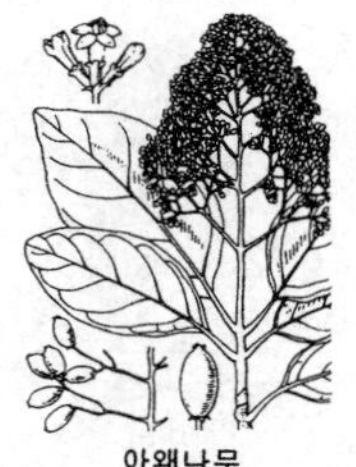
아왜나무

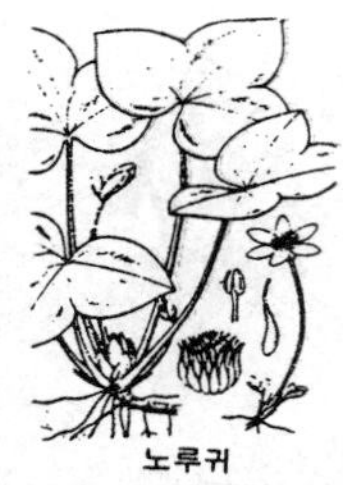
노루귀

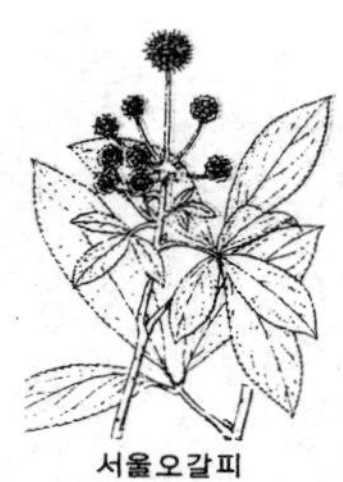
서울오갈피

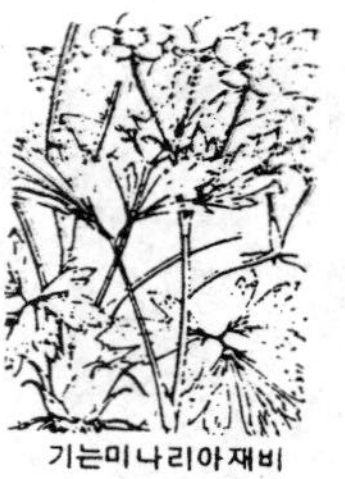
기는미나리아재비

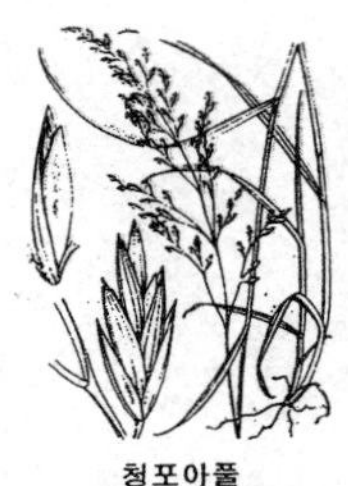
청포아풀

뽕나무 껍질위의 백선화(白蘚花)이니 긁어 가지고 볶아서 쓴다. 〈本草〉

◎ **상시회(桑柴灰)의 임즙(淋汁 = 잿물)**

성분이 차고 맛이 매우며 독이 약간 있고 붉은 팥과 같이 달여서 죽을 쑤어 먹으면 수장(水腸)을 크게 내린다. 〈本草〉

◎ **상두충(桑蠹蟲 = 뽕나무벌레)**

심한 심통(心痛)과 금창(金瘡)의 육생부족(肉生不足)을 치료하며 늙은 뽕나무 속에 있다. 〈本草〉

◎ **석목(柘木 = 들뽕나무)**

성분이 따뜻하고 맛이 달며 독이 없고 풍허이롱(風虛耳聾)과 창질(瘡疾)을 치료하니 삶아서 즙을 마시고 노란 물감으로도 쓴다. 〈本草〉

18. 근죽엽(簻竹葉 = 왕댓잎)

성분이 차고 맛이 달며 독이 없고 해역상기(咳逆上氣)와 번열(煩熱) 및 소갈(消渴)을 치료하고 단석(丹石)의 독을 풀어주며 풍경(風痙)과 후비 구토(喉痺嘔吐) 및 열독풍(熱毒風)과 악창(惡瘍)을 낫게하며 작은 벌레를 죽인다.

대나무에 근(簻)•담(淡)•고(苦)의 3가지가 있으니 근죽(簻竹)은 둥글고 질이 경대(勁大)하니 작선(刺船)으로 쓰고 가는 것은 피리를 만들어 감죽(甘竹)과 근죽(簻竹)이 같으면서 무성하니 즉 담죽(淡竹)이며 고죽(苦竹)은 흰 것과 자주색이 있다. 〈本草〉

근죽(簻竹)과 담죽(淡竹)이 좋고 고죽(苦竹)이 그 다음간다. 〈本草〉

◎ **담죽엽(淡竹葉 = 솜댓잎)**

성분이 차고 맛이 달며 독이 없고 주로 소담(消痰)•청열(淸熱)을 하며 중풍(中風)의 실음불어(失音不語)와 장열두통(壯熱頭痛) 및 경계(驚悸)와 온역(瘟疫)의 광민(狂悶)•해수상기(咳嗽上氣)•잉부(孕婦)의 현운졸도(眩暈卒倒)•어린 아이의 경간대조(驚癎大吊)를 치료한다. 〈本草〉

◎ **고죽엽(苦竹葉 = 오죽잎)**

성분이 차고 맛이 쓰며 독이 없고 불면증(不眠症)과 소갈(消渴)을 낫게하며 주독(酒毒)과 번열(煩熱)을 풀고 발한(發汗)을 하고 중풍(中風)의 실음(失音)을 치료한다. 〈本草〉

◎ **죽력(竹瀝)**

주로 폭중풍(暴中風)과 가슴속의 큰 열과 번민(煩悶) 및 졸중풍(卒中風)의 실음불어(失音不語)•담열혼미(痰熱昏迷)와 소갈(消渴)을 낫게하고 파상풍(破傷風)과 산후발열(產後發熱) 및 어린이의 경간(驚癎)과 일체의 위급한 질병을 치료한다.

고죽력(苦竹瀝)은 구창(口瘡)을 낫게하고 눈을 밝게하며 구규(九竅)를 통하는데 이롭게 한다. 〈本草〉

죽력(竹瀝)은 생강즙이 아니면 경(經)에 움직이지 못하니 죽력(竹瀝) 6푼에 생강즙 1푼을 넣어 쓴다. 〈入門〉

취력(取瀝)방법은 잡방(雜方)에 상세히 나와 있다.

◎ **죽실(竹實)**

대나무 숲의 무성하고 몽밀(蒙密)한 속에서 자라나며 크기가 계란과 같고 대나무 잎이 층층으로 싸고 있으니 맛이 달고 신명(神明)을 통하며 심격(心膈)을 시원하게 하고 몸을 가볍게 하며 기(氣)를 도와준다. 〈本草〉

일설(一說)에는 모양이 밀 보리와 같은데 밥을 대신 해서 쪄 먹는다고 한다. 〈本草〉

◎ **죽근(竹根)**

달여서 먹으면 번열(煩熱)과 갈증(渴症)을 없애주고 보허(補虛)와 하기(下氣) 및 소독(消毒)을 하고 또 풍허(風虛)를 치료한다. 〈本草〉

◎ **죽여(竹茹)**

주로 구홰(嘔噦)와 해역(咳逆)을 낫게하고 폐위(肺痿)의 토혈(吐血)과 수혈(唾血) 및 비뉵(鼻衄)•붕중을 그치게 하니 즉 푸른 대나무의 껍질을 긁는 것이다. 〈本草〉

◎ **죽황(竹黃)**

즉 대나무 마디속의 황백(黃白)한 막(膜)으로써 맛이 달고 단석(丹石)의 약독(藥毒)과 열이 나는 것을 제압해 준다. 〈本草〉

19. 오수유(吳茱萸)

성분이 따뜻하고 맛이 맵고 쓰며 약간 독이 있고 온중(溫中)•하기(下氣)를 하며 지통(止痛)하고 심복(心腹)의 적냉교통(積冷絞痛)과 모든 냉증과 소화불량 및 중악(中惡) •심복통(心腹痛) •곽란토사(霍亂吐瀉)의 전근(轉筋)을 치료하고 담(痰)을 없애며 징벽을 깨뜨리고 습혈군비(濕血痱痺)를 낫게하며 신기(腎氣)와 각기(脚氣) 및 위중(胃中)의 냉기(冷氣)를 치료한다.

잎이 춘(椿)과 같고 윤후(潤厚)하고 색이 자주색이며 3월에 꽃이 피고 6~7월중에 결실해서 초자(椒子)와 같고

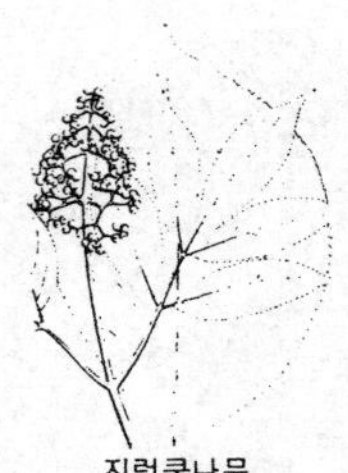
지렁쿠나무

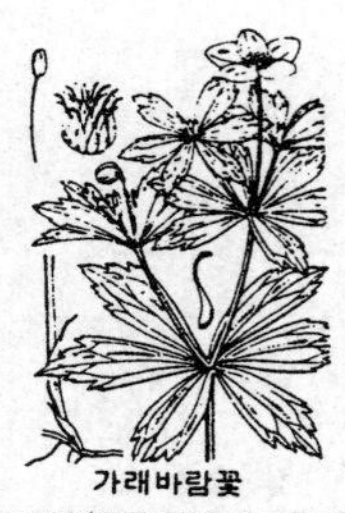
가래바람꽃

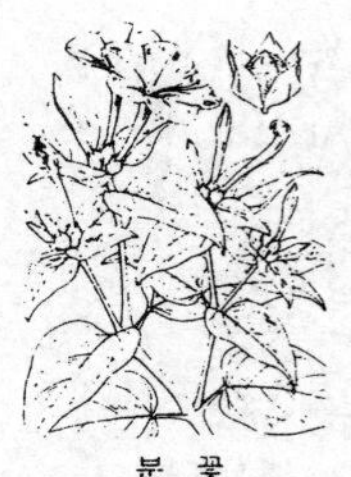
분 꽃

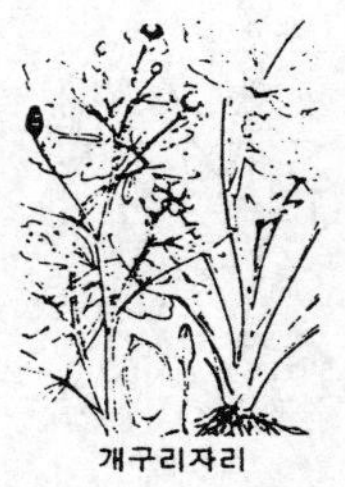
개구리자리

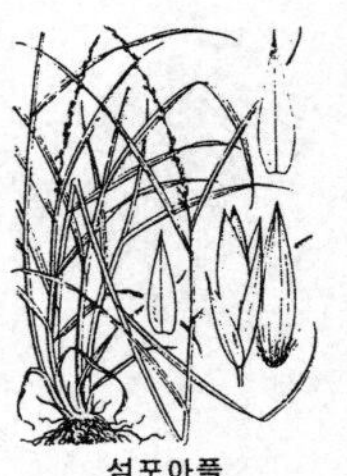
섬포아풀

연할 때에는 약간 노랗고 익으면 짙은 자주색이니 9월 9일에 채취해서 그늘에 말린다. 〈本草〉

족태음경(足太陰經)•소음경(少陰經)에 들어가며 많이 먹으면 기(氣)가 막히고 입이 벌어지고 눈이 멍해진다. 〈湯液〉

색이 청록색이며 쓸 때에 탕물에 담그기를 6~7번을 하거나 또는 소금물이나 또는 황연수(黃連水)에 볶아서 쓴다. 〈入門〉

우리나라 경주에서 분포하고 다른 곳에는 없다. 〈俗方〉

◎ **근백피(根白皮)**

후비(喉痺)와 해역(咳逆)및 설주(泄注)를 치료하고 백선(白癬)과 삼충(三虫)을 죽이게 되니 뿌리가 동남쪽으로 뻗은 것을 명가에서는 삼시(三尸)쪽을 버리고 쓴다. 〈本草〉

◎ **엽(葉)**

성분이 따뜻하니 곽란(霍亂)과 심복통(心腹痛)및 내외신(內外腎)의 조통(釣痛)을 치료하니 소금으로 볶아서 쓰면 신기한 효과가 있다. 〈本草〉

20. 식수유(食茱萸)

냉비(冷痺)와 요각(腰脚)의 연약한 것을 낫게하고 양(陽)을 일으키며 아치(牙齒)의 벌레를 죽이고 장(腸)속의 삼충(三虫)과 악독(惡毒)을 없애주며 장풍(腸風)과 치질(痔疾)및 허랭(虛冷)과 수기(水氣)를 치료한다. 여러곳에 있으며 효력이 오수유(吳茱萸)와 같으나 약간 약하다. 알맹이가 좀더 크고 오래 되며 색이 황흑(黃黑)한 것은 식수유(食茱萸)와 알맹이가 긴소(緊小)하고 오래 되면 색이 청록한 것은 오수유(吳茱萸)가 된다. 〈本草〉

◎ **수피(樹皮)**

아치(牙齒)의 벌레를 죽이고 아픔을 그치게 한다. 〈本草〉

21. 산수유(山茱萸)

성분이 약간 따뜻하고 맛이 시고 깔깔하며 독이 없고 강음(強陰)과 익정(益精)을 하며 보신기(補腎氣)하고 양도(陽道)를 일으키며 음경(陰莖)을 견장(堅長)하게 하고 정수(精髓)를 더해주며 허리와 무릎을 따뜻하게 하고 수장(水臟)을 도우며 소변을 이롭게 하고 노인의 소변이 절도(節度)가 없는 것을 그치게 하며 두풍(頭風)과 비색(鼻塞)및 귀먹은 것을 낫게한다.

여러 곳에 있으니 잎이 유엽(楡葉)과 같고 꽃이 희며 씨가 처음 익은 뒤에 마르기 전에는 붉고 크기가 구기자(枸杞子)와 같으면서 속씨가 있으니 먹을 수 있고 마르면 껍질이 엷으니 매 1근에 씨를 버리고 양 껍질 4냥을 가지고 쓰면 적당한 것이다.

살은 원기(元氣)를 굳세게 하고 정(精)을 비고(秘固)하게 하며 씨는 정(精)을 활(滑)하게 하기 때문에 버리는 것이다. 9~10월에 열매를 따서 그늘에 말린다.

술에 담가서 씨를 버리고 약한 불에 쬐어 말려 쓰니 일명 석조(石棗)라 한다.

22. 두충(杜沖)

성분이 따뜻하고 맛이 맵고 달며 독이 없고 신로(腎勞)와 요척(腰脊)의 연통(攣痛)및 각중산통(脚中痠痛)을 치료하고 근골(筋骨)을 단단히 하고 신냉(腎冷)과 요통(腰痛)을 낫게한다.

모양이 후박(厚朴)과 같으며 쪼개면 속에 흰 실줄이 서로 이어진 것이 좋은 것이다.

껍질을 긁어 버리고 횡으로 썰어서 실줄이 끊어지게 한다. 〈本草〉

거친 껍질을 긁어 버리고 썰어서 수밀(酥蜜)이나 또는 생강즙에 볶아서 끊어지는 것을 한도로 한다. 일명 사선목(思仙木)이며 또는 석사선(石思仙)이다. 〈丹心〉

23. 유핵(蕤核)

성분이 약간 차고 맛이 달고 더우며 독이 없고 눈을 밝게하며 눈의 적통(赤痛)과 눈물이 나고 눈이 부어서 눈가가 진무른 것을 치료한다. 〈本草〉

껍질은 버리고 씨를 가지고 탕포(湯泡)해서 거죽과 뾰족한 것을 버리고 짓이겨서 종이로 눌러 기름을 없앤 다음 쓴다. 〈入門〉

24. 정향(丁香)

성분이 따뜻하고 맛이 매우며 독이 없고 비위(脾胃)를 더웁게 하며 곽란(霍亂)을 멎게하고 신기(腎氣)와 분돈기(奔豚氣)및 냉기(冷氣)의 복통(腹痛)을 낫게하며 장양(壯陽)을 하며 허리와 무릎을 따뜻이 하고 반위(反胃)를 고치며 주독(酒毒)을 풀어주고 풍독(風毒)의 제종(諸腫)과 치감닉(齒疳䘌)을 없애주며 향을 잘나게 한다. 〈一云溫〉

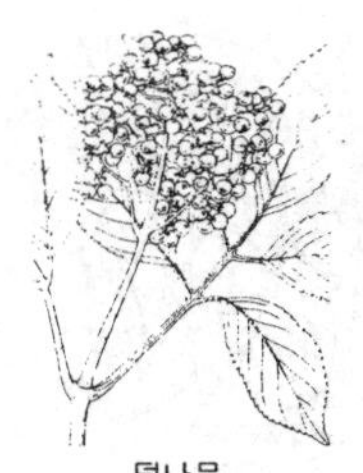
덧나무

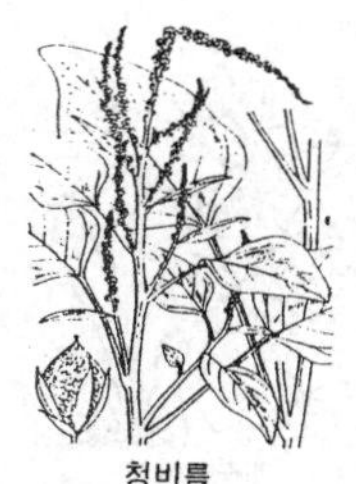
청비름

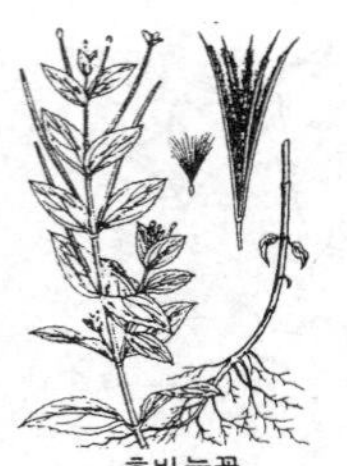
호바늘꽃

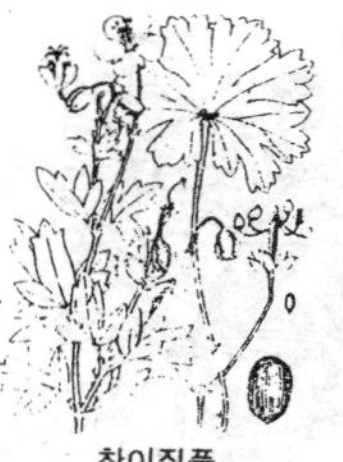
참이질풀

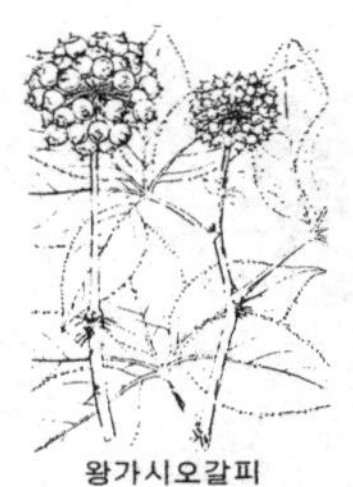
왕가시오갈피

암컷과 수컷의 2가지가 있으며 웅과(雄顆)는 큰 데 만약 수컷을 쓰면 정개(丁盖)를 버려야만 배옹(背癰)이 일어나는 것을 면할 수 있다.

정향(丁香)이 거칠고 커서 산수유(山茱萸)와 같은 것을 속(俗)에서 모정향(母丁香)이라고 하는데 기미(氣味)가 더욱 좋다. 〈本草〉

모양이 정두(釘頭)와 같고 수태음(手太陰)과 족양명(足陽明)및 소음경(少陰經)에 들어가서 오미자(五味子)와 같이 효력도 같으나 분돈기(奔豚氣)를 치료한다. 〈湯液〉

◎ **계설향(鷄舌香 = 마른계향꽃봉우리)**

입냄새를 없애준다. 한나라의 시중 응소(侍中應邵)가 나이도 많고 입에서 냄새가 나는데 제(帝)가 계설향(鷄舌香)을 주어서 머금게 했다 한다.

정향(丁香)의 크기가 대추씨만한 것을 계설향(鷄舌香)이라 하는데 단단하고 말라 버려서 향기가 없다. 또는 말하기를 계설향(鷄舌香)이 곤륜(崑崙)과 교광지방에서 나는데 백화(百花)를 채취해서 혼합하여 향을 만들기 때문에 이 향을 머금으면 기(氣)가 분방(芬芳)한다. 〈本草〉

25. 침향(沈香)

성분이 더웁고 맛이 매우며 독이 없고 풍수독종(風水毒腫)을 낫게하며 악기(惡氣)를 없애주며 심복통(心腹痛)을 그치게 하며 익정(益精)과 장양(壯陽)을 하고 냉기(冷氣)의 마비(麻痺)와 곽란토사(霍亂吐瀉)의 전근(轉筋)을 치료한다.

침향(沈香)이 충분히 모든 기(氣)를 길러서 위로 하늘에 닿고 아래로는 취(臭)에 닿기까지 심부름을 잘한다. 〈湯液〉

탕약(湯藥)에는 갈아 넣어서 먹고 환산약(丸散藥)에는 잘게 갈아서 쓴다. 〈入門〉

26. 유향(乳香)

성분이 더웁고 맛이 매우며 약간의 독이 있고 풍수(風水)의 독종(毒腫)을 낫게하고 악기(惡氣)를 버리며 심복통(心腹痛)과 주기(疰氣)를 그치게 하고 귀먹은 것과 중풍구금(中風口噤)및 부인의 혈증(血症)을 치료하고 모든 창(瘡)을 내소(內消)시키며 대장(大腸)의 설벽(泄辟)을 그치도록 한다.

남해의 파사국(波斯國)에서 나는 송진으로써 자적색(紫赤色)이며 앵도(櫻桃)와 같은 것이 상품이 되고 대개 훈육(薰陸)의 종류가 된다. 지금 사람들은 분별(分別)을 못하고 유향(乳香)을 말하기를 훈육향(薰陸香)이라고 한다.

모양이 유두(乳頭)와 같고 분홍(粉紅)처럼 맑게 비치는 것이 좋은 것이다.

약에 쓰는 것은 우간(若干)에 볶아서 독을 죽이고 붙지 않도록 하며 또는 짓찧어서 종이에 싼 다음 자리밑에 넣어 하룻밤 재워 가지고 잘게 갈아서 쓴다. 〈入門〉

또 대나무 잎으로 싸서 다리미로 다려 잘게 갈아서 쓴다. 〈直指〉

◎ **백교향(白膠香 = 단풍나무진)**

성분이 고르고 맛이 맵고 쓰며 독이 없고 은진(癮疹)의 풍양(風痒)와 치통(齒痛)을 치료한다.

즉 단풍나무의 향지(香脂)로써 외료(外料)의 중요한 약이 된다. 〈本草〉

27. 곽향(藿香)

성분이 약간 따뜻하고 맛이 매우며 독이 없고 풍수(風水)의 독종(毒腫)을 낫게하고 악기(惡氣)를 버리며 곽란(霍亂)과 비위토역(脾胃吐逆)을 없애주는 가장 좋은 약이다. 〈本草〉

손과 발의 태음경(太陰經)에 들어가서 구토(嘔吐)를 그치게 하고 풍한(風寒)을 발산(發散)하는 중요한 약이다. 〈湯液〉

약에 쓰는 것은 물에 씻어서 흙과 줄거리를 버리고 잎을 쓴다. 〈入門〉

28. 백단향(白檀香)

성분이 따뜻하고 맛이 매우며 독이 없고 열종(熱腫)을 없애며 신기(腎氣)의 복통(腹痛)을 낫게하고 또 심복통(心腹痛)과 곽란중악(霍亂中惡)및 귀기(鬼氣)와 벌레를 죽인다. 〈本草〉

나무가 박달나무와 같은데 황백자(黃白紫)의 3가지가 있으니 수태음경(手太陰經)과 족소음경(足少陰經)에 들어가서 양명경(陽明經)에 통행(通行)을 하여 위기(胃氣)를 끌어 위로 오르니 이것은 모든 향(香)이 화(火)를 움직이고 기(氣)를 달아 없애니 냉기(冷氣)를 가진 사람이 아니면 당돌하게 먹지 못하고 뇌사(腦麝)의 향찬(香竄)하는 약은 특히 경계를 해야 한다. 〈入門〉

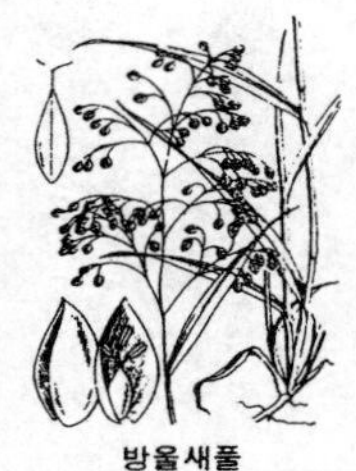
방울새풀

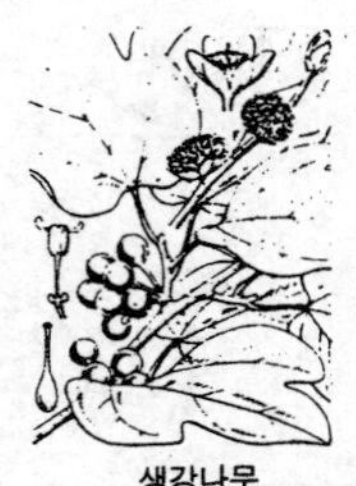
생강나무

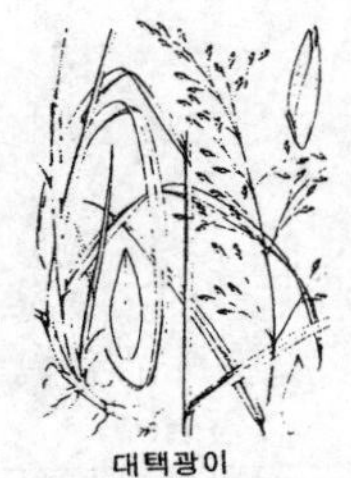
대택광이

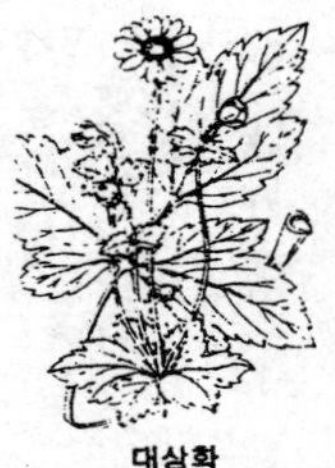
대상화

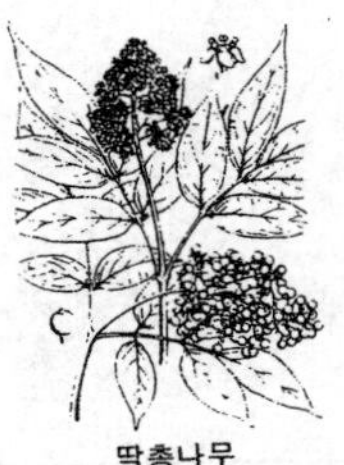
딱총나무

기(氣)를 고루 기르고 청향(淸香)해서 방향(芳香)한 물건을 끌어 위로 올라가게 하여 아주 높은 자리까지 보좌하여 양명경(陽明經)에 통행(通行)시킨다. 〈湯液〉

29. 자단향(紫檀香)

성분이 따뜻하고 맛이 매우며 독이 없고 악독(惡毒)・풍독(風毒)・곽란(霍亂)・심복통(心腹痛)・중악귀기(中惡鬼氣)를 치료하니 일명 자진단(紫眞檀)이 된다. 〈本草〉

우리나라 강원도에 많이 난다. 〈俗方〉

30. 강진향(降眞香)

성분이 따뜻하고 고르며 독이 없고 천행시기(天行時氣)와 택사(宅舍)의 괴이(怪異)한 사악(邪惡)의 기를 몰아낸다. 이 향을 태우면 학(鶴)을 끌어서 상공에 반선(盤旋)하고 성진(星辰)의 도(度)를 잠그니 소양(燒禳)의 효력이 제일 큰 것이다. 〈本草〉

31. 소합향(蘇合香)

성분이 고르고 맛이 달며 독이 없고 악기(惡氣)를 몰아내며 귀매(鬼魅)의 정물(精物)과 온학(瘟瘧)및 충독(虫毒)과 삼충(三虫)을 죽이고 몽염(夢魘)을 몰아낸다.

중천축(中天竺)에서 소합(蘇合)이 나니 이것이 모든 향즙(香汁)을 합해서 달인 것으로 자연의 한가지 물건은 아니다. 지금 사람들이 고유(膏油)와 같은 것을 쓰는 것이 아주 방향(芳香)한 것이다. 〈本草〉

32. 금앵자(金櫻子)

성분이 고르고 따뜻하며 맛이 시고 깔깔하며 독이 없고 비설(脾泄)과 하리(下利)를 낫게하며 소변(小便)의 이로운 것을 그치고 정기(精氣)를 삽(澁)하게 하며 유정(遺精)과 설정(泄精)을 멈추게 한다.

열매는 가시가 있고 황적색(黃赤色)인데 모양이 작은 석류와 같으니 9월과 10월의 반쯤 노랗게 익을 때 채취해서 모두 익으면 도리어 본 성분을 잃는다. 〈本草〉

울타리나 산과 들에서 떨기로 나고 장미와 같이 가시가 있으며 서리가 내린 뒤에 붉게 익는다. 〈日用〉

33. 빈랑(檳榔)

성분이 따뜻하고 맛이 매우며 독이 없고 일체의 풍(風)을 없애고 일체의 기(氣)를 내려주며 관절(關節)을 통하고 구규(九竅)를 이롭게 하며 소곡술수(消穀逐水)하고 담벽(痰癖)을 없애며 수종(水腫)을 내리고 파징결(破癥結)하고 오장(五臟)과 육부(六腑)의 벽체(壁滯)한 기(氣)를 선리(宣利)한다.

영남에서 나며 상담(常啖)하는 과실이다. 남쪽은 땅이 따뜻하기 때문에 이것을 안먹으면 장려(瘴癘)를 막을 길이 없는 것이다. 열매가 봄에 나서 여름에 익는 데 그의 살이 썩기가 쉬우니 먼저 회즙(灰汁)으로써 삶아 익히고 불에 쬐여 말려야만 오래 보관할 수 있다.

작고 맛이 단 것은 산빈랑(山檳榔)이라 하고, 크고 맛이 깔깔한 것을 저빈랑(猪檳榔)이라 하며 가장 작은 것은 납자(蒳子)라고 하는데 토인(土人)들은 빈랑손(檳榔孫)이라고 부른다.

뾰족하고 길며 자주색 무늬가 있는 것이 빈(檳)이고 둥글고 왜소(矮小)한 것이 낭(榔)이니 더 이상 자세히 분석할 수 없고 다만 닭의 염통과 같으며 중심이 비지 않고 비단 무늬가 있는 것이 좋다.

뾰족하고 긴 것을 택하는 것은 쾌예(快銳)해서 빠른 효력이 나는 것을 의미하는 것이다. 〈本草〉

양(陽)을 향한 것이 빈랑(檳榔)이며 음(陰)을 향한 것은 대복자(大腹子)로써 성분이 잠기어서 철석의 무게가 있으며 흰 것의 맛이 매워서 기(氣)를 잘 흩고 붉은 것은 맛이 쓰고 깔깔해서 벌레를 죽인다. 〈入門〉

밑을 긁어 버리고 잘게 썰어서 급히 치료하는 것은 생으로 쓰고 불을 거치면 힘이 없으니 느리게 치료할 때는 약간 볶으거나 초에 삶아서 쓴다. 〈入門〉

◎ 대복피(大腹皮 = 대복자껍질)

성분이 약간 따뜻하고 독이 없으며 일체의 기(氣)를 내리게 하고 곽란(霍亂)을 멎게하며 대・소장을 통하고 담격(痰隔)을 치료하며 심(心)을 초산(醋酸)하게 하고 위설(胃泄)과 부종(浮腫)및 창만(脹滿)을 통하도록 툭 터준다.

대복자(大腹子)가 빈랑(檳榔)과 비슷한데 단지 줄기와 잎 및 뿌리가 약간 다르니 껍질과 같이 채취한다. 〈本草〉

배가 크고 고른 것이 대복(大腹)이고 뾰족한 것은 빈랑(檳榔)이다. 〈入門〉

짐조(鴆鳥)가 이 나무 위에 많이 서식한다. 껍질을 쓰는데 먼저 술에 씻어 가지고 또 검은 콩즙에 씻어서 불에 쬐어 말려서 쓴다. 〈校門〉

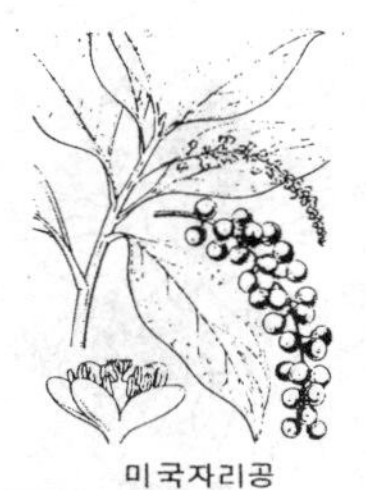
미국자리공

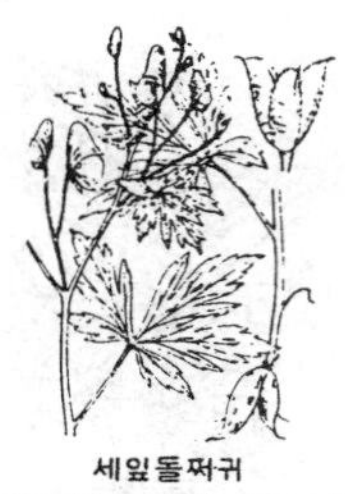
세잎돌쩌귀

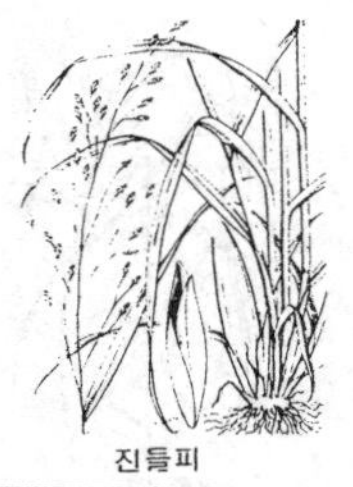
진들피

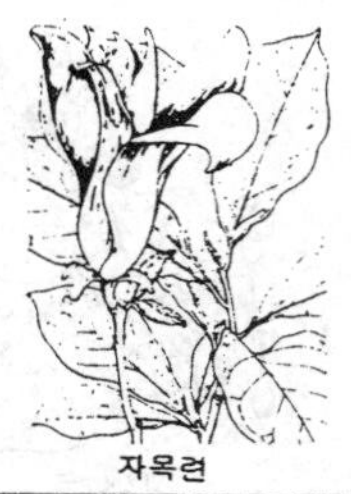
자목련

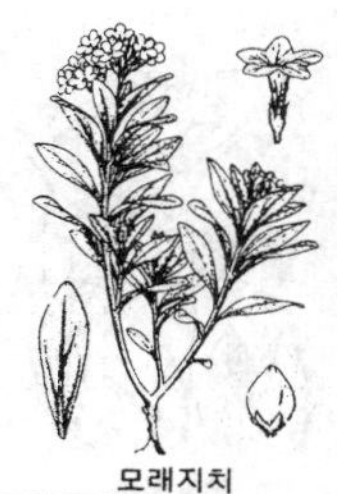
모래지치

34. 치자(梔子 = 치자나무열매)

성분이 차고 맛이 쓰며 독이 없고 흉심(胸心)과 대소장(大小腸)의 대열(大熱)및 위(胃)속의 열기(熱氣)와 심중(心中)의 번민(煩悶)을 주로 치료하며 열독풍(熱毒風)을 없애고 오림(五淋)과 소변을 통리(通利)하며 5가지의 황병(黃病)을 물리치고 소갈(消渴)을 멈추며 구건(口乾)과 적목(赤目)의 종통(腫痛) • 면적포차(面赤皰皻) • 백라(百癩) • 적라(赤癩) • 창장(瘡瘍) • 자충독(螫虫毒)을 치료한다.

잎이 오얏잎과 같으면서 두텁고 단단하며 2~3월에 흰 꽃이 피고 꽃의 판(瓣)이 여섯이며 아주 분향(芬香)하고 여름과 가을 사이에 결실해서 생 것일 때는 푸르고 익으면 노랗고 속은 짙게 붉으니 9월에 열매를 따서 푹 말린다.

약에 쓰는 산치자(山梔子)는 처방에 이른바 월도(越桃)라는 것이니 거죽이 박(薄)하고 작고 둥글며 칠릉(七稜)과 구릉(九稜)인 것이 좋다. 〈本草〉

작고 7릉(七稜)인 것이 좋고 길고 큰 것도 또한 쓰기는 해도 힘이 약하다. 〈丹心〉

수태음경(手太陰經)에 들어가며 심번(心煩)과 오농(懊憹)으로 잠을 못자는 것을 치료하고 폐(肺)속의 화(火)를 사(瀉)한다. 〈湯液〉

속씨를 쓰면 심(心)과 흉(胸)의 열(熱)을 없애주고 껍질을 쓰면 기표(肌表)의 열(熱)을 없애는 데 보통은 생으로 쓰고 허화(虛火)에는 사내 아이 오줌으로 7차례 볶아서 검게 태워서 쓰고 지혈(止血)에는 먹과 같이 볶으고 폐위(肺胃)를 서늘하게 하는 것은 술에 구워서 쓴다. 〈入門〉

35. 용뇌향(龍腦香 = 훈향)

성분이 약간 차고 맛이 맵고 쓰며 독이 없고 주로 눈의 내외장(內外障)을 낫게하고 명목진심(明目鎭心)하며 적목(赤目)의 부예(膚瞖)와 심복(心腹)의 사기(邪氣)및 풍습(風濕)의 적취(積聚)를 없애주고 삼충과 오치(五痔)를 치료한다.

영남지방에서 많이 나고 모양이 매화판(梅花瓣)과 같은 것이 좋으며 그의 청향(淸香)한 것이 백약(百藥)에 앞서서 자주 먹을 약은 못되면서도 홀로 행하면 효력이 약하고 도와주는 약이 있으면 효력이 좋으니 나미탄(糯米炭)과 상사자(相思子)와 같이 저장해 두면 소모가 안 된다. 〈本草〉

즉 파율국(婆律國)의 삼나무의 진으로 뇌(腦)라는 것은 흘러나온 향액(香液)이니 모양이 송진과 같고 삼나무의 기(氣)와 같이 밝고 깨끗하니 매화판(梅花瓣)과 같은 것이 좋으며 약에 넣어 쓰는 것은 잘게 갈아야 한다. 〈入門〉

용뇌(龍腦)가 화(火)에 속하는데 세상 사람들은 잘못 알고 차다고 하니 이것은 그의 성분이 흩으기를 잘하는 것이 찬 것과 같은 것이다. 사람이 죽으려 할 때에 먹으면 바로 흩으기는 하는데 대개 방향(芳香)이 심해서 흩으기를 속히 하는 것이다. 〈丹心〉

용뇌(龍腦)가 신(腎)에 들어가고 골(骨)을 치료한다. 〈綱目〉

상사자(相思子)가 영남에서 나고 나무의 높이가 10자가 넘게 되고 열매가 적흑색(赤黑色)인 것이 좋은 것이며 검은 콩과 등심초(燈心草)를 같이 저장해 두면 소모가 되지를 않는다. 〈俗方〉

◎ **장뇌(樟腦)**

장목(樟木 = 노나무)의 설(屑)과 액(液)을 합해서 만든 것으로 개선(疥癬)과 나창(癩瘡)을 치료하는데 뜨겁게 해서 붙이고 향료(香料)에도 넣으니 일명 조뇌(昭腦)라고 한다. 〈入門〉

36. 무제(蕪荑 = 느릅나무씨)

성분이 고르고 맛이 매우며 독이 없고 장풍(腸風)과 치루(痔瘻)및 악창(惡瘡)과 개선(疥癬)을 치료하고 삼충(三虫)과 촌백충(寸白虫)을 물리친다.

즉 산유인(山楡仁)이니 기전(氣羶)한 것이 좋으며 3월에 열매를 따서 그늘에 말린다. 〈本草〉

37. 지실(枳實 = 탱자 열매)

성분이 차고 맛이 쓰고 시며 독이 없고 주로 피부의 고양(苦痒)을 치료하고 담벽(痰癖)과 창만(脹滿)및 심하(心下)의 비통(痞痛)을 없애주면 숙식(宿食)의 소화를 시킨다.

나무가 귤나무와 같으면서 작고 잎이 정(棖)과 같으면서 가지가 많으며 봄에 흰꽃이 피며 가을에 결실(結實)하며 7~8월에 채치해서 푹 말린다.

지실(枳實)을 속을 안버리고 쓰면 그 효과가 더욱 빠른

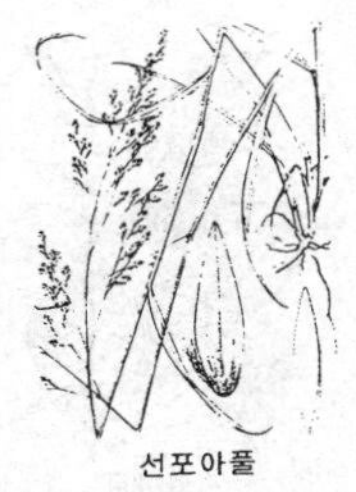
선포아풀

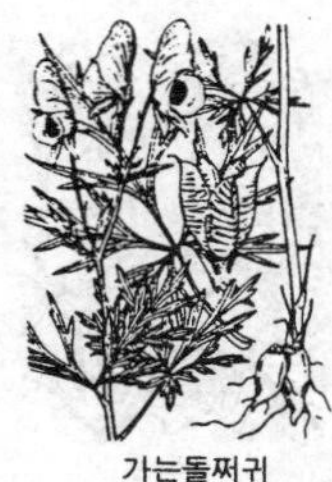
가는돌쩌귀

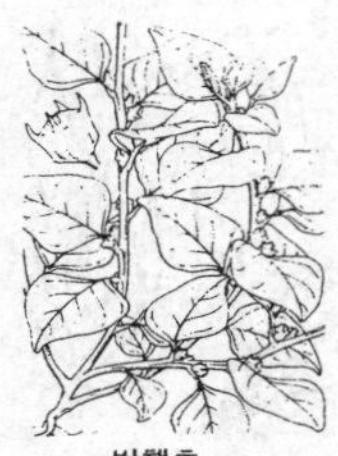
번행초

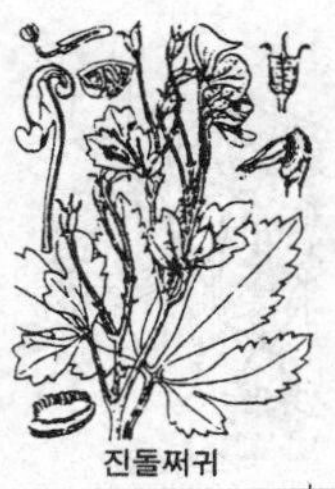
진돌쩌귀

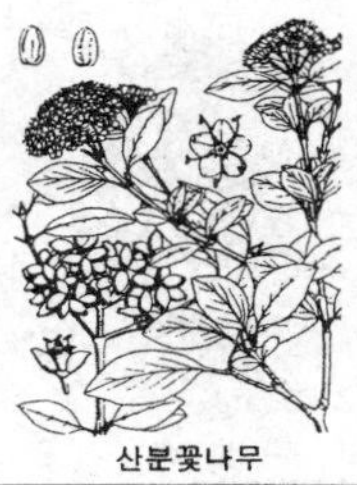
산분꽃나무

다. 〈丹心〉

◎ **경피(莖皮)**

수창(水脹)과 폭풍(暴風) 및 골절(骨節)의 연급(攣急)을 치료한다. 〈本草〉

◎ **근피(根皮)**

오치(五痔)와 대변(大便)의 하혈(下血)을 치료한다. 〈本草〉

38. 지각(枳殼)

성분이 차고 맛이 쓰고 시며 독이 없고 주로 폐기해수(肺氣咳嗽)를 치료하고 가슴속의 담체(痰滯)를 산하고 대•소장을 통리(通利)하며 소창만(消脹滿)하고 관격(關格)의 옹색(壅塞)를 없애주며 소담(消痰)과 축수(逐水)하고 징벽(癥癖)의 결기(結氣)를 깨뜨리고 풍양(風痒)의 마비(痲痺)를 없애며 장풍(腸風)과 치종(痔腫)을 낫게한다.

7~8월에 열매를 따서 말리면 살이 두텁고 뒤집어서 분구(盆口)와 같고 묵은 것이 좋다. 〈本草〉

껍질은 위를 치료하고 열매는 아래를 치료하니 위는 피부와 흉격(胸膈)의 병이고 아래는 심(心)과 위(胃)의 병인데 그의 주된 치료는 거의 비슷한 것이다. 〈湯液〉

탱자는 바로 귤의 종류이며 물에 담가서 속을 버리고 밀기울로 볶아 쓴다. 〈入門〉

우리나라에서는 오직 제주에서만 나니 그 이름을 왜귤(倭橘)이라고 한다. 〈俗方〉

39. 후박(厚朴)

성분이 따뜻하고 맛이 쓰며 독이 없고 해가 묵은 냉기(冷氣)오 뱃속이 창만(脹滿)하며 뇌명(雷鳴)하는 것과 숙식(宿食)의 불소(不消)를 치료하고 위기(胃氣)를 따뜻하게 하며 곽란토사(霍亂吐瀉)의 전근(轉筋)을 그치게 하고 소담(消痰)과 하기(下氣)를 하며 장위(腸胃)를 두텁게 하고 설리(泄痢)와 구역은 삼충(三蟲)을 없애주며 오장(五臟)의 모든 기(氣)를 설(泄)한다.

살이 두텁고 색이 붉으며 윤택한 것이 좋고 엷으면서 흰 것은 쓰지를 못한다. 갑착(甲錯 = 거치른 것)한 껍질을 버리고 생강즙에 구워서 쓰고 또는 썰어서 생강즙으로 볶아서 쓰는데 생강을 넣지 않으면 목구멍과 혀가 가렵다. 〈本草〉

40. 고다(苦茶 = 작설차)

성분이 약간 차고 맛은 달고 쓰며 하기소숙식(下氣消宿食)하며 청두목(淸頭目)하고 이소변(利小便)하며 지소갈(止消渴)하고 잠도 적어지며 또 굽고 볶은 독도 풀어준다.

나무가 작아서 가지와 같고 겨울에 잎이 나며 일찍 채취한 것이 다(茶)가 되고 늦게 채취한 것이 명(茗)이 되는데 그 이름이 다섯가지가 있으니 1은 다(茶)요, 2는 가(檟)요, 3은 설(蔎)이요, 4는 명(茗)이요, 5는 천(荈)이다. 옛날부터 그 처음 나는 싹을 작설맥과(雀舌麥顆)라 하니 아주 연한 것인데 즉 납다이다. 연한 싹을 채취해서 찧어서 떡을 만들고 불에 말린 것이 좋다.

명(茗)을 천(荈)이라고도 하니 잎이 늙은 것이다. 〈本草〉

손과 발의 궐음경(厥陰經)에 들어가며 더웁게 마셔야 하고 차겁게 마시면 담(痰)을 모으며 오래 먹으면 지방(脂肪)을 덜고 여위어진다. 〈入門〉

몽산다(蒙山茶)가 성분이 따뜻하니 병을 고치는데 가장 좋으며 의흥다(宜興茶)•육안다(陸安茶)•동백산다(東白山茶)•신화산다(神華山茶)•용정다(龍井茶)•민납다(閩臘茶)•촉고다(蜀苦茶)•노산운무다(盧山雲霧茶)등이 모두 맛이 좋은 것으로 유명한 것이다.

41. 진피(秦皮 = 물푸레나무 껍질)

성분이 차고 맛이 쓰며 독이 없고 간(肝)이 오랫동안 열이 있고 양목(兩目)이 적종(赤腫)하며 아프고 풍루불지(風淚不止)를 치료하고 눈속의 청예(靑瞖)와 백막(白膜)을 없애주며 눈을 씻으면 정(精)을 더하고 명목(明目)하여 열리(熱痢)를 낫게하고 부인의 대하(帶下)와 어린 아이의 감열(疳熱)을 치료한다.

여러곳에 있으며 나무가 박달나무와 같고 잎이 가늘며 껍질에 흰점이 있고 거칠지를 않으니 껍질에 흰 점이 있기 때문에 속(俗)에서 백침목(白梣木)이라고 한다. 2월과 8월에 껍질을 채취해서 그늘에 말린다.

껍질을 물에 담그면 풀어지니 종이에 묻혀 보아서 푸른 색이 나타나는 것은 진품이다. 〈本草〉

42. 촉초(蜀椒 = 초피나무 열매)

성분이 더웁고 맛이 매우며 독이 있고 주로 속을 따뜻

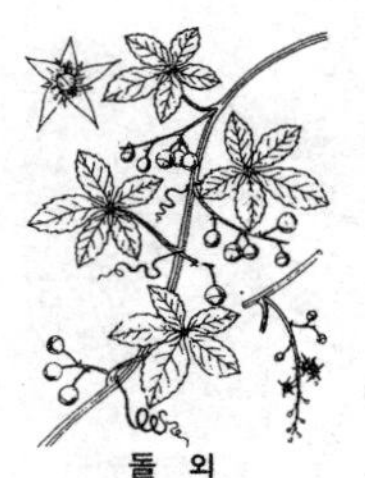
돌 외

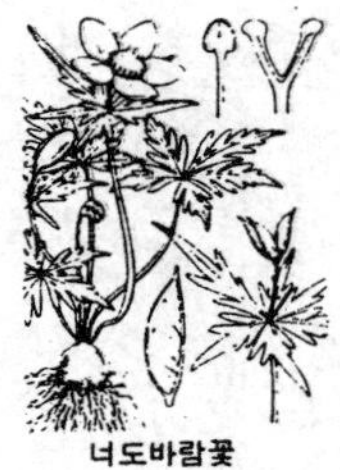
너도바람꽃

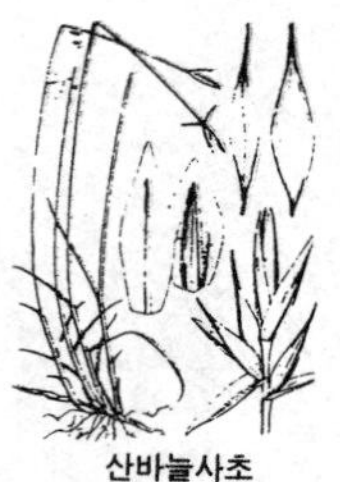
산바늘사초

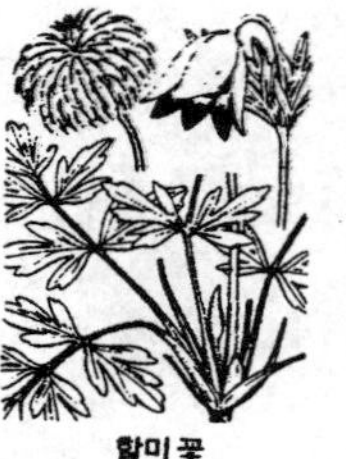
할미꽃

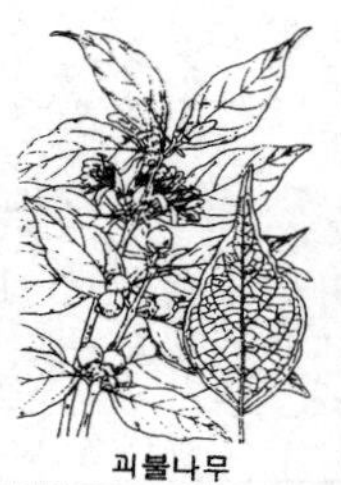
괴불나무

이 하면 피부의 사기(死肌)와 한습비통(寒濕痺痛)·육부(六腑)의 한냉(寒冷)·귀주고독(鬼疰蠱毒)·충어독(蟲魚毒)·치통(齒痛)등을 치료하고 양도(陽道)를 건전하게 하고 음한(陰汗)을 멎게하며 허리와 무릎을 따뜻이 하고 소변을 축소(縮小)하며 기(氣)를 내려준다.

여러곳에 있으며 나무의 높이가 4~6자가 되고 수유(茱萸)와 같으면서 가시가 없고 잎이 견고하고 미끄러우며 4월에 결실하고 꽃은 없으며 단지 잎의 사이에 나서 작은 콩알과 같고 둥글며 껍질이 자적색(紫赤色)이다. 8월에 열매를 따서 그늘에 말리니 일명 천초(川椒)·파초(巴椒)·한초(漢椒)라고 한다.

촉초(蜀椒)의 가죽살이 두텁고 속이 희며 기미가 농렬(濃烈)하니 쓸 때에는 눈과 밑 입이 오므린 것을 버리고 약한 불에 볶아서 끈끈한 즙이 날 때까지 볶아야만 힘이 있으니 찧어서 붉은 가루를 내서 쓴다. 〈本草〉

술에 넣어 촉촉히 쪄서 독 그릇에 넣어 그늘에 말리되 바람을 쐬지 않아야 한다. 〈入門〉

◎ **초목(椒目 = 천초씨)**

성분이 차고 맛이 쓰며 독이 없고 12가지의 수기(水氣)를 낫게하고 수(水)를 움직이며 이소변(利小便)하고 수고(水蠱)를 치료한다. 〈本草〉

이 약이 삼도(滲道)에만 행하고 곡도(穀道)에는 행할 수 없으므로 수(水)를 내리는 것이 제일 빠르며 약간 볶아서 쓴다. 〈入門〉

◎ **초엽(椒葉)**

성분이 더우니 분돈(奔豚)과 복량기(伏梁氣)및 내외신(內外腎)의 조통(釣痛)과 곽란(霍亂)의 전근(轉筋)을 치료하니 쪄서 다리미질을 한다. 〈本草〉

◎ **진초(秦椒)**

성분이 따뜻하고 맛이 매우며 독이 있고 대풍(大風)과 군비(痲痺)를 낫게하며 치발(齒髮)을 강건하게 하고 눈을 밝게 하며 뱃속의 냉통(冷痛)을 멎게하고 이(痢)를 그치게 한다.

진(秦)나라 지방에서 나기 때문에 진초(秦椒)라고 하며 나무잎과 줄기와 열매가 모두 촉초(蜀椒)와 같으면서 단지 맛이 짜고 열매가 작고 색이 황흑색(黃黑色)이니 8~9월에 채취한다. 〈本草〉

사천(四川)에서 나는 것을 촉초(蜀椒)라 하고 관협(關陝)에서 나는 것을 진초(秦椒)라고 한다. 〈入門〉

43. 자위(紫葳 = 능소화)

성분이 약간 차고 맛이 시며 독이 없고 부인의 산후(産後)에 여질(餘疾)·붕중(崩中)·징가(癥瘕)·혈폐(血閉)·산후(産後)의 분혈부정(奔血不定)·붕중대하(崩中帶下)를 치료하고 또한 양혈(養血)과 안태(安胎)를 하고 주사(酒齄)와 열독(熱毒)의 풍자(風刺)를 낫게하며 대·소변을 이롭게 한다.

일명 능설화(凌霄花)는 혈통(血痛)을 낫게하는 중요한 약이며 또한 보음(補陰)하는 효력이 빠르다. 〈丹心〉

◎ **경엽(莖葉)**

위궐(痿蹶)을 낫게하고 다리의 힘을 튼튼하게 한다. 〈本草〉

◎ **근(根)**

열풍(熱風)으로 몸이 가렵고 풍진(風疹)과 어혈(瘀血)및 대하(帶下)를 치료한다. 〈本草〉

44. 호동루(胡桐淚)

성분이 크게 차고 맛이 짜고 쓰며 독이 없고 대독열(大毒熱)과 심복(心腹)의 번만(煩滿)을 치료하고 풍열(風熱)의 아통(牙痛)과 소나 말의 급황(急黃)을 낫게한다.

모양이 황반(黃礬)과 같아도 견실(堅實)해서 서성(西城)의 호동(胡桐)나무 진을 말한다. 맛이 쓰고 짜고 물에 들어가면 바로 없어진다.

구치(口齒)를 낫게하는 제일 중요한 약이고 또 금과 은을 땜질하며 일체의 물건을 연하게 만든다. 〈本草〉

초(醋)에 약간 던지면 바로 끓은 것이 진품이다. 〈本草〉

나력(瘰癧)의 결핵(結核)을 이것이 없으면 없애지를 못한다. 〈湯液〉

45. 송연묵(松烟墨)

성분이 따뜻하고 맛이 매우며 독이 없고 산후(産後)의 혈운(血暈)과 붕중하혈(崩中下血)및 금창(金瘡)의 출혈부지(出血不止)를 치료하고 살을 낳게 한다.

약에 넣을 때는 송연(松烟)으로 만든 먹이라야만 가능하고 오래 된 것이 좋다. 〈本草〉

탕약(湯藥)에는 갈아서 넣고 환(丸)이나 산약(山藥)에는 불에 구워서 잘 갈아야 하니 다른 먹의 광택이 나고 향내가 나는 것은 쓰지 못한다. 〈入門〉

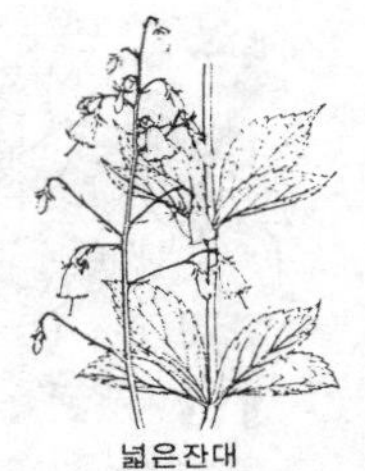
넓은잔대

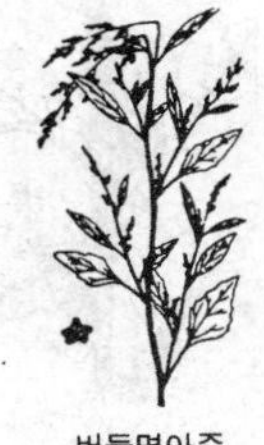
버들명아주

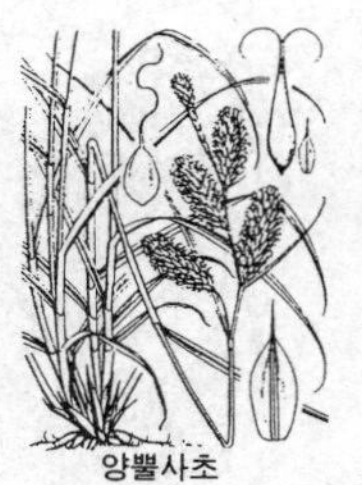
양뿔사초

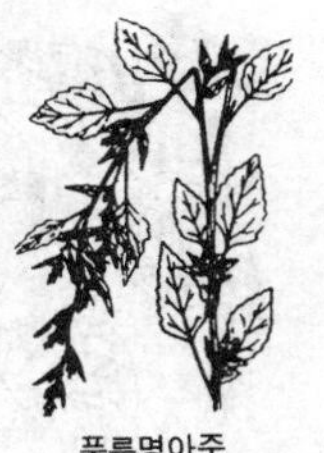
푸른명아주

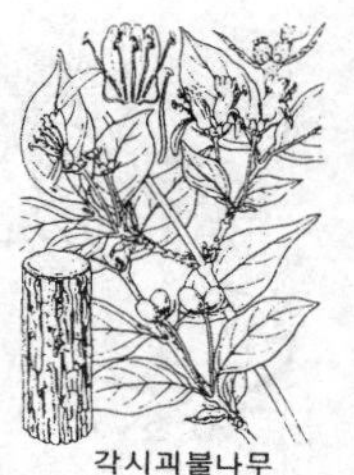
각시괴불나무

46. 저령(猪苓 = 朱苓)

성분이 고르고 맛이 달고 독이 없고 종창(腫脹)과 복만(腹滿)을 주로 치료하며 이수도(利水道)하고 임질(淋疾)과 해학(痎瘧)을 낫게한다.

일명 주령(朱苓)이며 또는 풍수령(楓樹苓)으로 그 껍질이 아주 검고 덩어리로 되어서 저분(猪糞)과 같기 때문에 이름한 것이니 살이 희고 실(實)한 것이 좋으니 2~8월에 채취해서 그늘에 말린다. 〈本草〉

족태양(足太陽)과 소양경(少陽經)에 들어가고 습을 없애주는데 모든 담삼(痰滲)하는 약에 비하면 너무 조(燥)해서 진액(津液)을 망치니 습병(濕病)이 없는 사람은 먹지 말고 또한 오래 먹으면 신(腎)이 상한다. 〈湯液〉

동칼로 검은 껍질을 긁어 버리고 약간 볶아서 쓴다. 〈入門〉

47. 백극(白棘)

성분이 차고 맛이 매우며 독이 없고 남자의 허손(虛損)과 음위(陰痿)및 장자출(精自出)을 치료하고 신기(腎氣)를 보(補)하며 정수(精髓)를 더해주고 또는 심복통(心腹痛)과 옹종(癰腫)의 궤농(潰膿)을 낫게하고 아픔을 그치게 하고 맺힌 것을 풀어준다.

일명 극철(棘鐵)또는 극랄(棘刺)이며 극(棘)이란 것은 소조(小棗)인데 떨기로 나고 꽃과 잎 및 줄기와 열매가 모두 대추와 같고 붉은 것과 흰것 2가지가 있으니 흰 것은 줄기가 분(粉)과 같이 희다.

또 굽은 것과 곧은 것 2가지가 있으니 곧은 것은 보약(補藥)에 넣고 굽은 것은 옹종약(癰腫藥)에 넣는다. 극침(棘鍼)을 채취하는 시기는 아무때나 좋다. 〈本草〉

48. 오약(烏藥)

성분이 따뜻하고 맛이 매우며 독이 없고 일체의 기(氣)를 낫게하며 모든 냉(冷)을 없애고 중악(中惡)과 심복통(心腹痛)및 주오(疰忤)와 귀기(鬼氣)를 치료하고 방광(膀胱)과 신간(腎間)의 냉기(冷氣)가 배려(背膂)를 공충(攻衝)하는 것을 치료하며 곽란(霍亂)과 반위(反胃)의 토식사리(吐食瀉痢)및 옹절(癰癤)과 개라(疥癩)를 고치려 소변의 활수(滑數)를 그치게 하고 부인의 혈기통(血氣痛)과 어린 아이의 뱃속의 모든 벌레를 없애준다.

천태(天台)에서 나는 것이 좋으니 희고 허연(虛軟)해서 차곡형(車轂形)으로 연주(連珠)와 같은 것이 가품(佳品)이다. 〈本草〉

49. 몰약(沒藥)

성분이 고르고 맛이 쓰며 독이 없고 파징결(破癥結)과 숙혈(宿血)을 깨뜨리고 지통(止痛)가 타박상(打撲傷)과 근골(筋骨)의 절상(折傷)및 어통(瘀痛)과 금창(金瘡)•장창(杖瘡)등 모든 악창(惡瘡)과 치루(痔瘻)및 종독(腫毒)과 졸하혈(卒下血)을 주로 치료하고 눈속의 예운(瞖暈)과 적부(赤膚)를 없애준다.

안식향(安息香)과 같은데 그 덩어리의 크고 작음이 고르지 않고 검으니 잘게 갈아서 약에 넣고 또는 더운 술에 먹기도 한다. 〈本草〉

50. 안식향(安息香)

성분이 고르고 맛이 맵고 쓰며 독이 없고 심복 악기(心腹惡氣)와 귀주(鬼疰) •사기망량(邪氣魍魎)•귀태(鬼胎)•고독(蠱毒)•온역(瘟疫)•신기(腎氣)•곽란(霍亂)•부인의 혈금(血噤)•산후의 혈운(血暈)을 치료한다.

남쪽 섬마을에서 나며 나무 껍질을 찍어 두면 그곳에서 나오는 진액이 엿과 같다. 6~7월의 견응할 때에 채취하면 송진과 같고 색이 황흑색(黃黑色)이며 덩어리가 있으니 새 것은 유연해서 불에 사루면 신(神)을 통하는 중악(中惡)을 몰아낸다. 〈本草〉

제주도에서 나는데 고유(膏油)와 같은 것을 안식향(安息香)이라 해서 충청도에서도 난다. 〈俗方〉

51. 송라(松蘿 = 소나무겨우살이)

성분이 고르고 맛이 쓰고 달며 독이 없고 찬 것과 더운 것의 온학(温瘧)을 낫게하고 가슴속의 객열담연(客熱痰涎)을 토하고 수도(水道)를 이롭게 하며 두창(頭瘡)가 목의 혹을 치료하고 진노(嗔怒)와 사기(邪氣)를 없애며 잠을 잘자도록 한다.

일명 여라(女蘿)이며 솔나무 위의 기생초(寄生草)이다. 5월에 채취해서 그늘에 말리니 솔나무 위에 있는 것이 진품이다. 〈本草〉

52. 위모(衛矛 = 화살나무)

성분이 차고 맛이 쓰며 독이 없고 고주(蠱疰)와 중악(中惡)및 복통(腹痛)을 낫게하며 사(邪)를 없애고 귀(鬼)

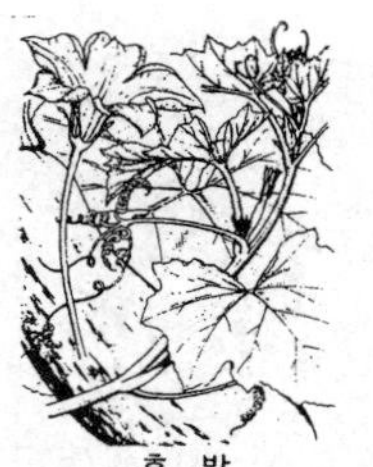
호 박

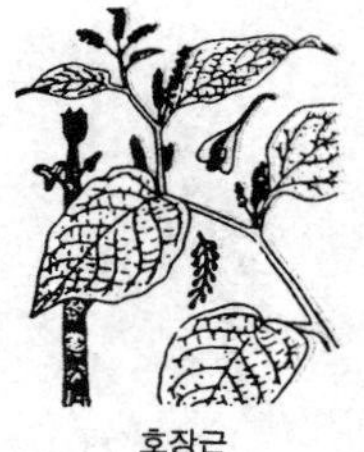
호장근

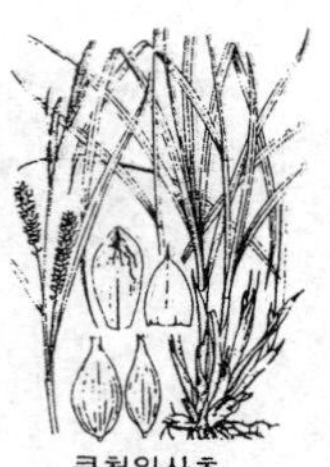
큰천일사초

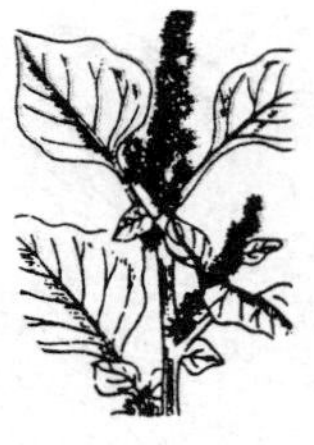
참비름

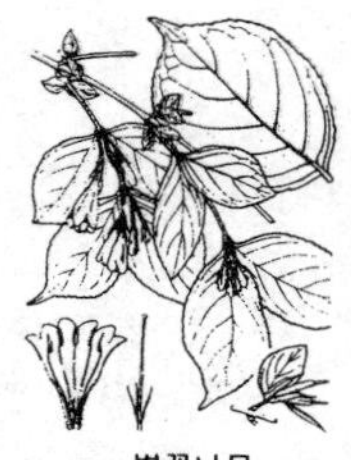
병꽃나무

를 죽이고 월경(月經)을 통하게 하고 징결(癥結)을 깨뜨리며 혈붕(血崩)과 대하(帶下) 및 산후(產後)의 어혈통(瘀血痛)을 치료하고 풍독종(風毒腫)을 없애며 태(胎)를 떨어지게 한다.

일명 귀전(鬼箭)이며 여러곳에 있고 가지에 날개 같은 것이 셋이 있으니 모양이 새깃과 같다. 8월, 11월, 12월에 채취해서 껍질의 깃을 깎아 버리고 쓴다. 〈本草〉

또한 귀전우(鬼箭羽)이니 인가에서 많이 가꾸어서 사숭(邪祟)을 몰아낸다. 〈入門〉

53. 해동피(海桐皮 = 엄나무 껍질)

성분이 고르고 맛이 쓰며 독이 없고 요각불수(腰脚不遂)하고 마비(麻痺)와 아픈 것을 주로 치료하고 적백리(赤白痢)와 중악(中惡) • 곽란(霍亂) • 감닉(疳䘌) • 개선(疥癬) • 어금니의 통증과 붉어진 눈을 치료하고 풍기(風氣)를 없앤다.

자(梓 = 노나무)와 같고 껍질이 희니 어느때나 채취해도 좋다. 〈本草〉

우리나라에서는 제주에서 난다. 〈俗方〉

54. 합환피(合歡皮 = 자귀나무껍질)

성분이 고르고 맛이 달며 독이 없고 오장(五臟)을 편하게 하고 이심지(利心志)하여 사람에게 즐겁고 걱정이 없도록 한다.

오동나무와 같으며 가지가 아주 유약(柔弱)하고 잎이 조협(皀莢)이나 괴(槐)와 같으면서 가늘고 긴밀(緊密)해서 서로가 교결(交結)하며 그 잎이 해가 저물면 서로 합해지기 때문에 일명 합혼(合昏)이라고 하며 5월에 적황색의 꽃이 피고 화판(花瓣) 위가 버섯과 같으며 푸르고 가을이 되면 열매가 여니 아주 박세(薄細)한데 아무때나 껍질과 잎을 채취해서 쓰니 그 이름이 야합피(夜合皮)라 한다. 〈本草〉

폐옹(肺癰)의 토농(吐膿)을 주로 치료하고 벌레를 죽이며 근골(筋骨)을 잇고 옹종(癰腫)을 없애 내린다. 〈入門〉

양생론(養生論)에 이르기를 합환(合歡)의 분(忿)을 없앤다는 것이 바로 이것이다. 뜰안에 심으면 분노(忿怒)가 없어진다. 〈入門〉

영화수피(榮花樹皮)라는 것이 바로 야합화(夜合花) 뿌리를 말한다. 〈回春〉

55. 오배자(五倍子)

성분이 고르고 맛이 쓰고 시며 독이 없고 치아를 돋아나게 하며 감닉(疳䘌)과 폐장(肺臟)의 풍독(風毒) 때문에 피부(皮膚)의 창선(瘡癬)이 되어서 소양(瘙痒)하고 고름즙이 나는 것을 치료하고 오치(五痔)의 하혈불지(下血不止)와 어린 아이의 면비(面鼻)의 감창(疳瘡)과 어른들의 구창(口瘡)을 낫게한다.

여러곳에 있고 부목엽(膚木葉)이 나고 7월에 결실을 하며 꽃은 없고 열매가 설어서는 푸르고 익으면 노랗고 큰 것은 주먹만 한데 속에는 벌레가 많으니 9월에 씨를 채취해서 그늘에 말린다. 일명 백충창(百虫瘡) 또는 문합(蚊蛤)이라고도 한다. 〈本草〉

속에 벌레는 긁어 버리고 씻어 버리고 생으로 쓰고 한약에 넣는 것은 약간(若干)이며 볶는다. 〈入門〉

56. 천축황(天竺黃)

성분이 차고 맛이 달며 독이 없고 중풍(中風)의 담옹(痰壅)과 졸심음불어(卒心音不語)를 낫게하고 모든 풍열(風熱)을 없애주며 어린이의 경풍(驚風)과 천조(天吊) 및 객오(客忤)와 간질(癎疾)을 주로 치료하고 금창(金瘡)을 치료한다.

남쪽 바다가에서 나며 대나무 속에 주사(塵沙)가 황토흙처럼 되어서 대나무 쪽으로 되어 있으니 심(心)을 서늘하게 하고 열(熱)을 없애주니 어린이 병에 아주 적합한데 일명 죽고(竹膏)라고도 한다. 〈本草〉

천축국(天竺國)에서 나며 대나무 속의 황토이다. 〈入門〉

57. 밀몽화(密蒙花)

성분이 고르고 맛이 달며 독이 없고 청맹(靑盲) • 부예(膚瞖) • 적맥(赤脈) • 다루(多淚)와 어린 아이의 창진(瘡疹)과 감기(疳氣)가 눈을 치는 증세를 치료한다.

꽃이 세쇄(細碎)해서 수십방으로 한 봉오리가 되고 겨울에 나서 봄에 피니 2~3월에 꽃을 따서 푹 말린다. 〈本草〉

술에 담가서 하룻밤을 지나 말려서 꿀에 반죽하고 다시 말려서 쓴다.

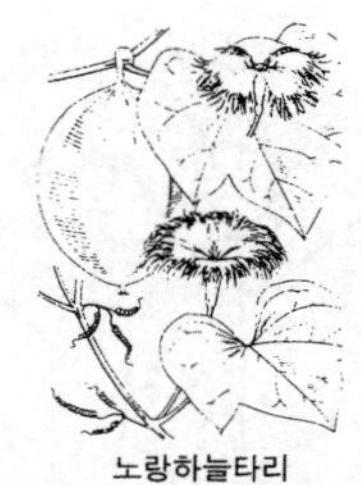
노랑하늘타리

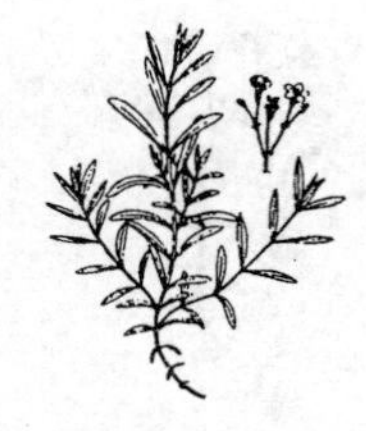
털점나도

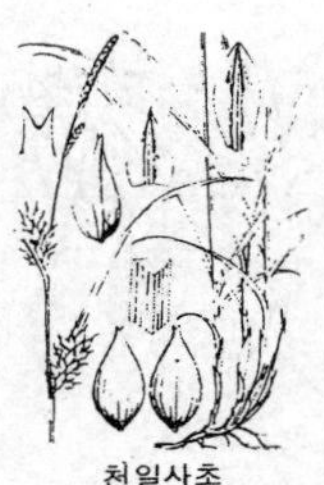
천일사초

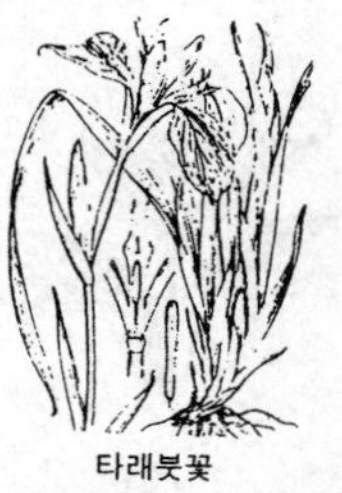
타래붓꽃

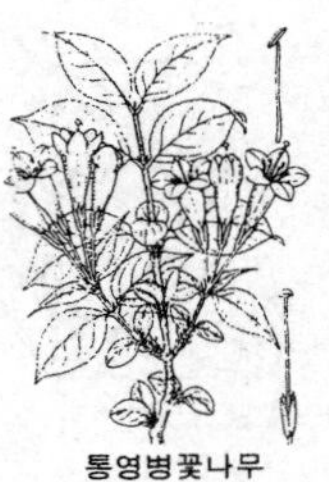
통영병꽃나무

58. 파두(巴豆)

성분이 더웁고 맛이 매우며 독이 많고 오장(五臟)과 육부(六腑)를 조탕(滌蕩)해서 단련하고 달인 것을 통하게 하며 수곡(水穀)의 길을 통리(通利)하고 징가(癥瘕)와 적취(積聚)및 담벽(痰癖)과 유음(留飮)을 깨뜨리며 10가지의 수병(水病)과 귀주(鬼疰)및 고독(蠱毒)과 악창(惡瘡)의 식육(息肉)을 치료하고 타태(墮胎)하며 충어(虫魚)와 반묘(斑猫)를 죽이고 또한 복장(腹臟)의 벌레를 죽인다.

파촉(巴蜀)에서 나며 모양이 콩알과 같고 사(瀉)를 잘하니 새 것이 좋고 물을 얻으면 더욱 좋다.

59. 조협(皀莢 = 주명나무열매)

성분이 따뜻하고 맛이 맵고 짜며 약간의 독이 있고 관절(關節)을 통하며 두풍(頭風)을 없애고 구규(九竅)를 통리(通利)하며 담연(痰涎)을 소화시키고 기침을 그치게 하며 장만(腸滿)과 징가(癥瘕)를 깨뜨리고 태를 떨어뜨리며 중풍(中風)의 구금(口噤)을 치료하고 노충(勞虫)을 죽인다.

여러곳에 있으며 나무가 높고 가지의 사이에 큰 가시가 있다. 9~10월에 열매를 채취해서 그늘에 말린다.

장조협(長皀莢)과 저아조협(猪牙皀莢)의 2가지가 있으며 지금의 의원들은 풍기(風氣)를 소통(疎通)시키는 환산약(丸散藥)에는 장조협(長皀莢)을 쓰고 치아와 적(積)을 낫게하는 데는 저아조협(猪牙皀莢)을 쓰나 대체로 성분과 맛이 비슷한 것이다.

벌레가 없고 살찐 것이 좋은 것이니 목욕 물에 쓰면 때를 없애는데 아주 신기하다. 〈本草〉

궐음(厥陰)의 경락(經絡)에 들어가니 껍질과 씨를 버리고 젖으로 굽거나 꿀로 구워서 쓴다. 〈入門〉

◎ 조협자(皀莢子 = 쥐나무씨)

오장(五臟)의 풍열(風熱)과 옹체(壅滯)를 소도하고 또한 폐(肺)를 치료하는 약에 넣고 대장(大臟)의 풍을 치료하는 씨를 구워서 속씨를 내서 씹어 먹으면 격담(膈痰)의 설산(舌酸)을 낫게한다. 〈本草〉

◎ 조각자(皀角刺)

일명 천정(天丁)이며 옹저(癰疽)가 파궤(破潰)되지 않은 것은 구멍을 뚫고 이미 파괘(破潰)된 것은 약을 끌어서 상한 자리까지 닿으니 바로 모든 악창(惡瘡)과 풍(風)을 낫게하는 중요한 약이다. 〈入門〉

◎ 귀조협(鬼皀莢)

연못 가에서 나며 조협(皀莢)과 같으면서도 높이가 1~2자나 되니 목욕을 하면 풍창(風瘡)과 개선을 낫게하고 의구(衣垢)를 빼고 머리를 감으면 털이 길게 된다. 〈本草〉

60. 가자(訶子 = 가리륵 열매)

성분이 따뜻하고 맛이 쓰며 독이 없고 소담 하기(消痰下氣)하며 폐기(肺氣)의 급천(急喘)과 곽란(霍亂)•분돈신기(奔豚腎氣)•사리(瀉痢)•장풍사혈(腸風瀉血)•붕중대하(崩中帶下)•결기(結氣)•심복(心腹)의 장만(腸滿)을 치료하고 소식(消食)과 개위(開胃)를 하며 격기(膈氣)를 고치고 태(胎)를 편하게 한다.

열매는 치자(梔子)와 같고 껍질은 살이 두터운 것을 채취하여 쓰는데 일명 가리륵(訶梨勒)이다. 열매가 익기 전에 바람에 떨어진 것을 수풍자(隨風子)라고 하며 푹 말려서 쓰는데 이것이 진귀한 것이고 또한 작은 것이 더욱 좋다. 〈本草〉

충분히 장(腸)을 삽(澁)하게 하고 또 기(氣)를 설하는데 그 맛이 쓰고 떫기 때문이다. 〈湯液〉

가자(訶子)를 물에 추겨서 면(麵)에 싸 가지고 굽거나 또는 술에 담가 쪄서 살을 불에 쬐어 말려서 쓴다. 〈入門〉

61. 유화(柳花 = 버들개지)

성분이 차고 맛이 쓰며 독이 없고 풍수(風水)•황달(黃疸)•면열(面熱)•흑가(黑痂)•개선(疥癬)•악창(惡瘡)을 치료하고 금창(金瘡)에 지혈(止血)하며 습비(濕痺)를 낫게한다.

즉 처음 필 때는 노란 꽃 술이니 그 꽃이 마르면 유서(柳絮)가 되는데 구창(灸瘡)에 붙이고 솜으로 대신 쓴다. 유서(柳絮)의 밑에 조그만 검은 씨가 있고 유서(柳絮)가 바람에 날리면 그 씨가 지당(池塘)에 들어가서 부평(浮萍)이 된다. 〈本草〉

◎ 지(枝)

치통(齒痛)과 풍열(風熱)및 종양(腫痒)을 치료하니 욕탕(浴湯)이나 고약도 만들어 쓴다. 아치통(牙齒痛)의 제일 좋은 약이 된다. 〈本草〉

◎ 목중(木中)의 충설(虫屑)

풍(風)을 낫게하고 은진(癮疹)의 가려운 증세를 없앤다. 〈本草〉

◎ 엽(葉)

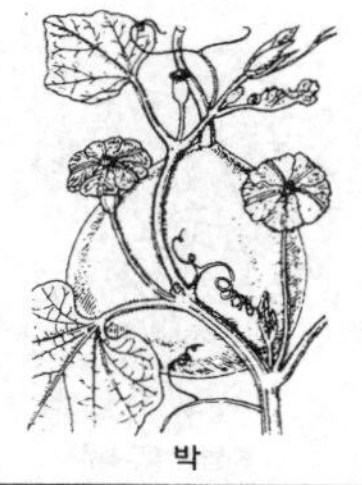
박

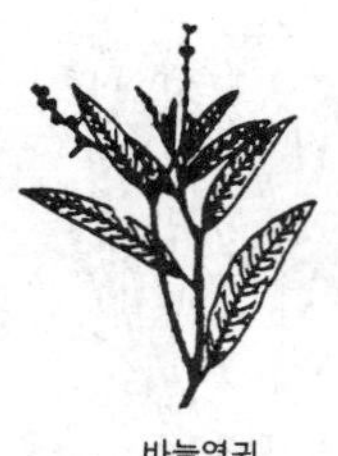
바늘엮귀

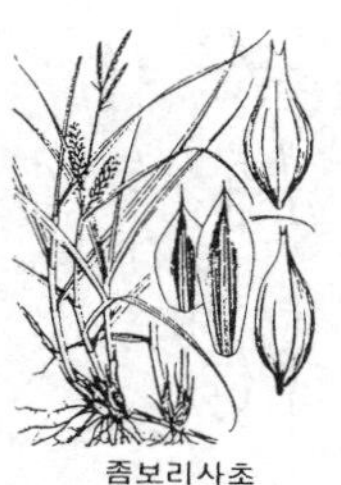
좀보리사초

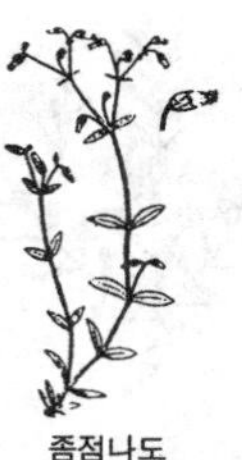
좀점나도

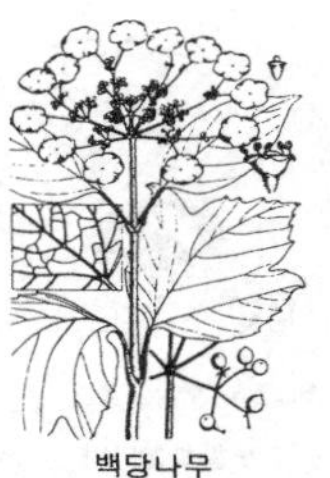
백당나무

정창(丁瘡)과 탕화창독(湯火瘡毒)이 뱃속에 들어가서 열민(熱悶)한 것과 전시(傳尸)및 골증로(骨蒸勞)와 수기(水氣)를 치료한다.

고약으로 고아서 근골(筋骨)을 잇고 살을 기르며 아통(牙痛)을 치료한다. 〈本草〉

◎ 적목(赤木 = 능수버들)

일명 우사(雨師)이며 물가의 작은 버들이니 줄기가 붉고 잎이 가늘며 적유(赤柳)라고도 한다. 개선(疥癬)과 일체의 악창(惡瘡)을 낫게한다.

62. 연실(練實)

성분이 차고 맛이 쓰며 독이 없고 온병(温病)과 상한(傷寒)의 대열번광(大熱煩狂)을 주로 치료하고 수도(水道)를 통리(通利)하며 삼충(三虫)과 개장(疥瘍)을 죽여준다.

일명 금령자(金鈴子)또는 천련자(川練子)•고련자(苦練子)이며 나무의 높이가 한발쯤 되고 잎이 조밀해서 괴엽(槐葉)과 같으면서 길고 3~4월에 홍자색(紅紫色)의 꽃이 피고 분향(芬香)이 정원(庭園)에 가득하며 열매가 탄환(彈丸)과 같으니 익기 전에는 푸르고 익으면 노랗고 12월에 열매를 딴다. 〈本草〉

심경(心經)에 들어가며 위 아래 부위의 복통(腹痛)과 모든 산(疝)을 낫게한다. 〈湯液〉

술에 담가서 찐 다음 껍질과 씨는 버리고 살을 햇볕에 말려 쓴다. 〈入門〉

◎ 근(根)

성분이 약간 차고 맛이 쓰며 약간의 독이 있고 모든 벌레를 죽이며 대장(大腸)을 이롭게 한다. 암컷과 수컷이 있으니 수컷은 뿌리가 붉고 열매가 없으며 많은 독이 있으며 먹으면 토를 그치지 못하고 암컷은 뿌리가 희며 열매가 있고 약에 쓸 때는 암컷을 쓴다. 〈本草〉

껍질 1냥에 찹쌀 50알을 넣어 달이며 독을 없앤다. 〈入門〉

우리나라 제주도에만 있고 다른 곳에는 없다. 〈俗方〉

63. 저근백피(樗根白皮 = 가죽나무뿌리껍질)

성분이 서늘하고 맛이 쓰며 약간의 독이 있고 적•백의 구리(久二)와 장활(腸滑)•치질(痔疾)•장풍사혈(腸風瀉血)•구비(口鼻)속의 감충(疳虫)과 적개(赤疥)•닉충(䘌虫)•귀주(鬼疰)•전시(傳尸)•고독(蠱毒)및 하혈(下血)을 치료하고 소변을 축소시켜 준다.

저(樗)가 춘(椿)과 같이 비슷한데 단지 저목(樗木)은 냄새가 나고 성글며 춘(椿)이니 춘(椿)은 잎이 향기로우니 두가지 모두가 아무때나 채취한다.

춘(椿)과 저(樗)가 모두 냄새가 나고 1가지는 꽃이 있고 열매가 열며 1가지는 꽃이 없고 열매도 없는데 나무의 몸체가 크고 가지가 단직(端直)한 것이 춘(椿)이니 춘(椿)은 뿌리와 잎을 쓰고 꽃이 피고 나무 몸체가 작으며 가지가 많고 굽어서 키가 작은 것이 저(樗)가 되는데 저(樗)는 뿌리와 잎과 협(莢 = 꼬투리)을 쓴다.

저(樗)는 일명에 호목수(虎目樹)라 하며 잎이 떨어진 곳에 호랑이 눈처럼 흔적이 있어서 이름이 된 것이다. 〈本草〉

성분이 서늘하고 마르니 볶아서 쓰고 또는 꿀을 발라서 구워서 쓴다. 〈丹心〉

이것을 먹으면 유니(油䘌)와 열면독물(熱麵毒物)을 피할 수 있다. 〈本草〉

◎ 춘목엽(椿木葉)

맛이 쓰고 독이 있으며 창개(瘡疥)와 황달(黃疸)을 치료한다. 뿌리 껍질을 일명 고목창(苦木瘡)이라 하며 성분이 따뜻하고 감닉(疳䘌)을 낫게하며 또는 설사를 그치게 하고 정기(精氣)를 삽(澁)하게 한다. 〈本草〉

64. 욱이인(郁李仁)

씨가 성분이 고르고 맛이 쓰고 매우며 독이 없고 온몸의 부종(浮腫)을 낫게하고 소변을 통리(通利)하며 장(腸)속의 결기(結氣)와 관격(關格)의 불통(不通)을 치료하고 방광(膀胱)과 오장(五臟)의 급통(急痛)을 통설(通泄)하며 요각(腰脚)의 냉농(冷膿)을 선양(宣揚)하고 숙식(宿食)을 소화시키며 기(氣)를 내려준다.

여러곳에 있으며 지간(枝幹)과 화엽(花葉)이 모두 오얏과 같고 열매가 앵도와 같이 붉고 맛이 달고 시며 미삽(微澁)하고 씨가 열매를 따라 익으니 6월에 열매와 뿌리를 채취해서 쓰는데 일명 차하이(車下李)가 된다. 〈本草〉

껍질을 버리고 탕물에 담가서 껍질과 쌍씨를 버리고 다시 꿀물에 담가서 하룻밤 재운 다음 잘게 갈아서 쓴다. 〈入門〉

일명 천금등(千金藤)이며 혈(血)을 깨뜨리고 마르는 것을 윤택하게 한다. 〈正傳〉

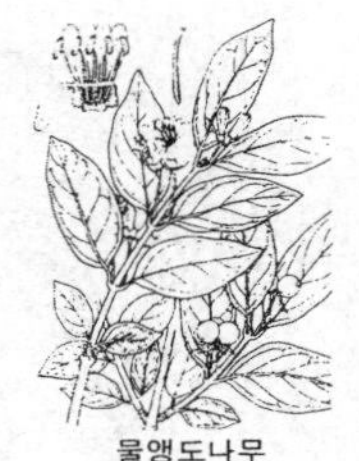
물앵도나무

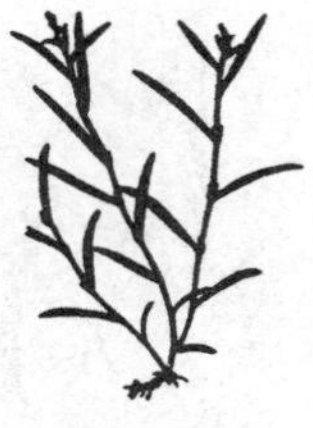
겨이삭역귀

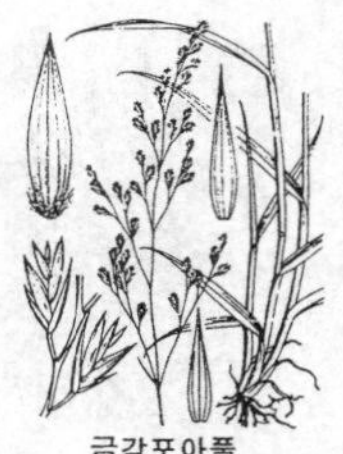
금강포아풀

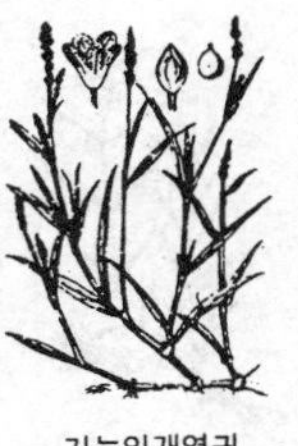
가는잎개역귀

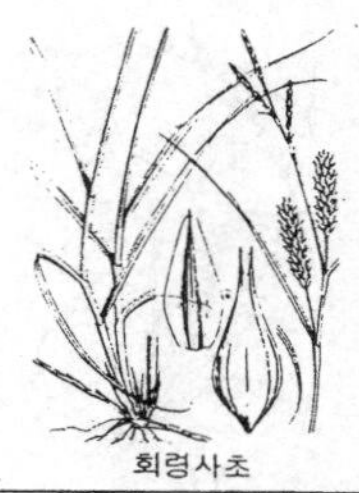
회령사초

◎ 근(根)

치통(齒痛)과 치근(齒根)의 종우(腫齲)를 낫게하고 치아를 굳건하게 하며 백충(白虫)을 없애니 탕으로 달여서 양치질을 한다. 〈本草〉

65. 몰식자(沒食子)

성분이 따뜻하고 맛이 쓰며 독이 없고 적백리(赤白痢)와 장활(腸滑)을 주로 치료하고 음창(陰瘡)과 음한(陰汗) 및 어린이의 감리(疳痢)를 낫게하고 수발(鬚髮)을 검게 해준다.

일명 무식자(無食子)이며 탄환(彈丸)처럼 둥글고 색이 약간 검고 껍질에 구멍이 없는 것을 약으로 쓴다. 〈本草〉

동이나 철을 닿지 말고 잘게 갈아서 쓴다. 〈入門〉

66. 뇌환(雷丸)

성분이 차고 맛이 쓰며 독이 약간 있고 삼충(三虫)과 촌백충(寸白虫)을 죽이며 모든 고독(蠱毒)을 없애주니 이것이 죽령(竹苓)이다.

빛이 흰 것이 좋으며 초에 담그고 불에 구워서 검은 껍질을 버리고 불에 쬐어 말려 쓴다. 〈入門〉

67. 상실(橡實 = 도토리)

성분이 따뜻하고 맛이 쓰며 떫으며 독이 없고 하리(下痢)를 고치고 장위(腸胃)를 두텁게 하며 비건(肥健)하고 삽장(澁腸)과 지사(止瀉)하고 주림을 보충해주며 거두어 드리는 작용을 한다.

여러곳에 있으며 아무때나 채취해서 껍질과 열매를 모두 볶아서 쓴다.

◎ 상각(橡殼 = 도토리껍질)

장풍(腸風)과 붕중(崩中)및 대하(帶下)와 냉열 사리(冷熱瀉痢)를 낫게하고 또는 검은 물감으로도 쓰고 수발(鬚髮)을 물들일 때 쓴다. 〈本草〉

◎ 낙수피(櫟樹皮)

성분이 고르고 맛이 쓰며 독이 없고 수리(水痢)를 낫게하며 나력(瘰癧)과 악창(惡瘡)및 풍로(風露)에 중독(中毒)해서 종통(腫痛)하는 것을 치료한다. 〈本草〉

◎ 곡약(槲若 = 떡갈나무잎)

성분이 고르고 맛이 달고 쓰며 독이 없고 혈리와 치소갈(痔消渴)을 낫게하며 잎을 채취해서 구워서 쓰니 우(若)은 즉 잎을 말한다.

나무 껍질은 맛이 쓰고 떫으니 고(蠱)와 치루(痔瘻)및 악창(惡瘡)을 치료한다.

낙(櫟)과 같은 종류로써 약간 작으나 아무때나 채취해서 쓴다. 〈本草〉

68. 백양수피(白楊樹皮 = 사시나무)

성분이 서늘하고 맛이 쓰며 독이 없고 모든 풍(風)과 각기(脚氣)및 종(腫)을 낫게하고 풍비(風痺)와 타박(打撲)의 어혈작통(瘀血作痛)및 절상(折傷)의 혈력통(血瀝痛)을 치료하고 고약처럼 만들어서 근골(筋骨)의 끊어진 것을 잇는다.

여러곳에 있으며 나무가 희기 때문에 백양(白楊)이라고 하고 잎이 면은 푸르고 등은 희며 상(傷)은 둥글고 가지가 약해서 징풍(徵風)에도 많이 흔들리는데 옛날 사람들이 허묘(墟墓)에 많이 심었다. 〈本草〉

69. 소방목(蘇方木)

성분이 고르고 맛이 달고 시며 독이 없고 부인의 심복통(心腹痛)및 혈기(血氣)와 산후(產後)에 장만(腸滿)해서 번민(煩悶)이 심한 것과 부인의 혈금실음(血噤失音)및 옹종(癰腫)과 타박어혈(打撲瘀血)을 모두 치료하고 농(膿)을 배출시키며 통(痛)을 그치게 하고 혈을 부순다.

일명 소목(蘇木)이며 염색(染色)원료로 쓴다. 〈本草〉

70. 동엽(桐葉 = 오동나무잎)

성분이 차고 맛이 쓰며 독이 없고 음부(陰部)의 악식창(惡蝕瘡)을 치료한다.

오동이 4가지가 있으니 청동(靑桐)은 열매가 없고 오동(梧桐)은 열매가 있으며, 백동(白桐)은 꽃이 있으나 열매가 없고, 금슬(琴瑟)을 만들며, 강동(崗桐)은 백동(白桐)과 같아도 열매가 있으니 약에 쓰는 것은 오직 백동(白桐)을 쓴다. 〈本草〉

백동(白桐)은 2월에 연붉은 꽃이 피고 결실이 되니 기름을 짜서 쓴다. 〈入門〉

오동 열매가 만형자(蔓荊子)와 같으며 약간 크고 색이 청록색이다. 〈俗方〉

◎ 동피(桐皮)

오치(五痔)와 삼충(三虫)및 오림(五淋)을 치료하고 달여서 머리를 감으면 두풍(頭風)을 없애주며 털을 기른다. 〈本草〉

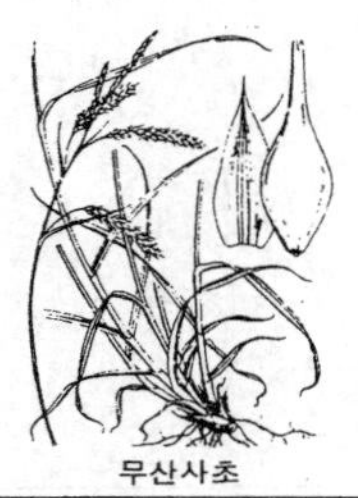
무산사초

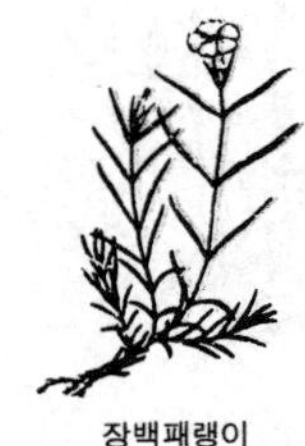
장백패랭이

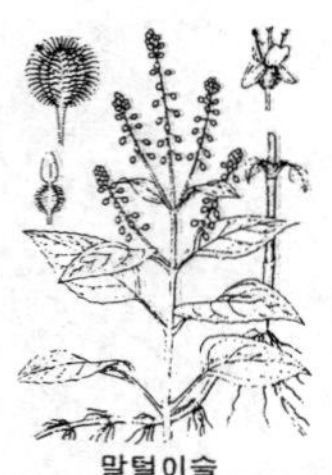
말털이슬

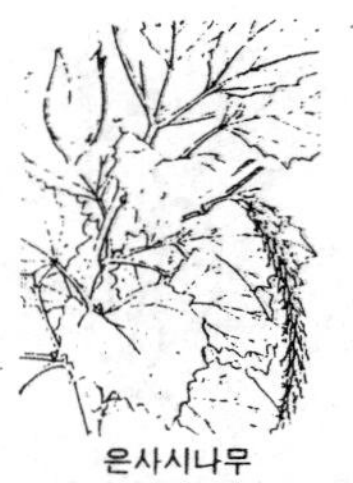
은사시나무

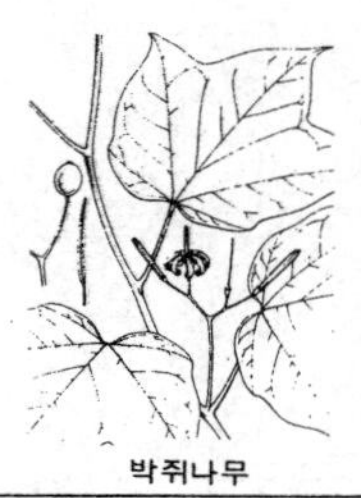
박쥐나무

◎ 동유(桐油 = 오동씨 기름)

성분이 서늘하고 약간의 독이 있고 악창개(惡瘡疥)와 서교창(鼠咬瘡)에 바르는데 그것이 오동열매로 짜낸 기름이 된다. 〈本草〉

71. 호초(胡椒 = 후추열매껍질)

성분이 크게 따뜻하고 맛이 매우며 독이 없고 하기(下氣)와 온중(溫中)하고 담(痰)을 소화시키며 장부 속의 풍냉(風冷)을 없애주고 곽유(霍乳)와 심복(心腹)의 냉리(冷痢) 및 일체의 어(魚)·육(肉)·별(鼈)·균심(菌蕈)의 독을 치료한다.

남쪽에서 나며 모양이 서이자(鼠李子)와 같은데 양념으로도 쓰고 볕을 향한 것이 호초(胡椒)가 되며 그늘을 향한 것은 필징가(蓽澄茄)가 되니, 가루로 해서 약에 넣는데 일명 부초(浮椒)가 된다. 〈本草〉

◎ 필징가(蓽澄茄)

성분이 따뜻하고 맛이 매우며 독이 없고 하기(下氣)와 소식(消食)을 하며 곽란설사(霍亂泄瀉)와 두복통(肚腹痛) 및 신기방광(腎氣膀胱)의 냉증(冷症)을 치료하고 털을 문들이며 몸을 향기롭게 한다.

남쪽 바다에서 나는 호동자(胡桐子)와 만형자(蔓荊子) 같아도 약간 크고, 푸를 때에 나무에서 마르며 채취할 때면 꼬투리 줄거리가 굵고 둥글다. 〈本草〉

꼬투리 줄거리는 버리고 술에 담가서 반나절동안 쪄서 방아에 찧어 가지고 쓴다. 〈入門〉

72. 무환자피(無患子皮)

성분이 고르고 약간의 독이 있으며 때를 빼고 면간(面䵟)과 후비(喉痺)를 낫게한다. 열매의 속씨를 내서 불에 사르면 악기(惡氣)를 몰아낸다. 열매가 첨주(添珠)와 같으며 스님들이 꿰어서 염주(念珠)를 만드는데 색이 자홍색(紫紅色)이고 작은 것이 좋다.

예전에는 신좌(神坐)들이 이 나무로서 귀신(鬼神)을 쳐서 죽이기 때문에 무환(無患)이라고 한다. 〈本草〉

제주에서 많이 자라고 있다. 〈俗方〉

73. 익지자(益智子)

성분이 따뜻하고 맛이 매우며 독이 없고 유정(遺精)을 낫게하고 축소변(縮小便)하며 연타(涎唾)를 조정하고 익기(益氣)와 안신(安神) 및 조기(調氣)를 한다.

모양이 대추와 같고 껍질이 희고 씨가 검으며 속씨가 작을수록 좋다. 〈本草〉

먹으면 지혜(智慧)를 더하기 때문에 이름한 것이니 군(君)과 상(相) 이화(二火)를 주로 치료하고 손발의 태음경(太陰經)과 족소음경(足少陰經)에 들어가며 비경(脾經)의 약이 된다. 비위(脾胃)의 한사(寒邪)를 낫게하며 소금으로 달여서 고정(固精)을 늦추게 한다. 〈入門〉

74. 우이자(牛李子 = 갈매나무 씨)

성분이 약간 차고 맛이 쓰며 독이 약간 있고 한열나력(寒熱瘰癧)을 낫게하며 하혈(下血)하고 산가(疝瘕)와 냉기(冷氣)를 없애며 수종(水腫)과 장만(腸滿)을 치료한다.

일명 서이자(鼠李子)로써 들길의 가에 나고 높이가 7~8자에 가지와 잎이 오얏과 같으면서 윤택(潤澤)하지는 않고 가을에 결실하며 오미자(五味子)와 같이 가지의 사변(四邊)에 나고 익기 전에는 푸르며 익으면 자흑색(紫黑色)이고 이삭이 되어서 가을에 잎이 떨어져도 열매는 그대로 있으니 익은 뒤에 채취해서 햇볕에 말리고 술에 쪄서 쓴다. 〈本草〉

어린이의 창진(瘡疹)을 일으키는 데는 가장 묘한 것이다.

◎ 근즙(根汁)

공복에 먹으면 척골감(脊骨疳)을 낫게하고 머금으면 치닉(齒䘌)을 치료한다. 〈本草〉

◎ 수피(樹皮)

모든 창(瘡)을 낫게하고 피부(皮膚)의 열독(熱毒)을 없애준다. 〈本草〉

75. 정공등(丁公藤 = 마가목)

성분이 따뜻하고 맛이 매우며 독이 없고 치풍(治風)과 보혈(補血)을 하며 기양(起陽)하고 요각(腰脚)을 강하게 하며 비(痺)를 치료하고 백발(白髮)을 검게 하며 풍사(風邪)를 물리친다.

일명 남등(南藤)이며 줄기가 마편(馬鞭)과 같고 마디가 자갈색(紫褐色)이며 잎이 살구 잎과 같으면서 뾰족하고 채취 시기도 언제나 좋으니 청주(淸酒)로 먹는다. 〈本草〉

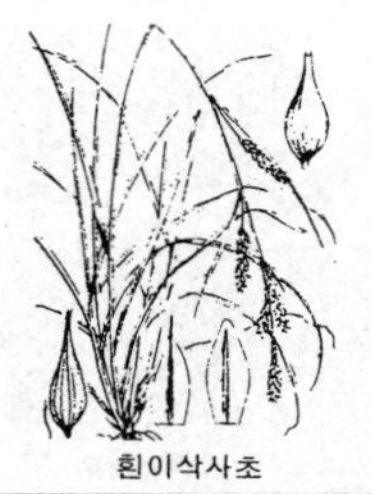
흰이삭사초

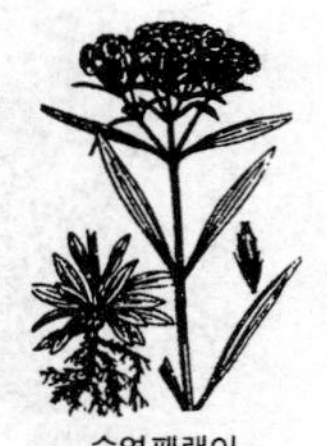
수염패랭이

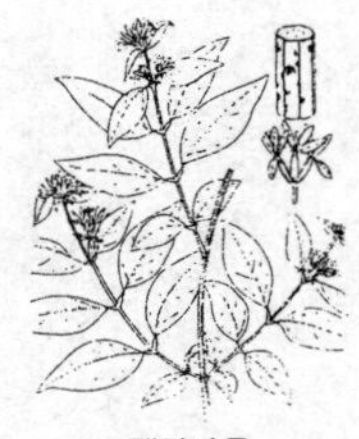
댕강나무

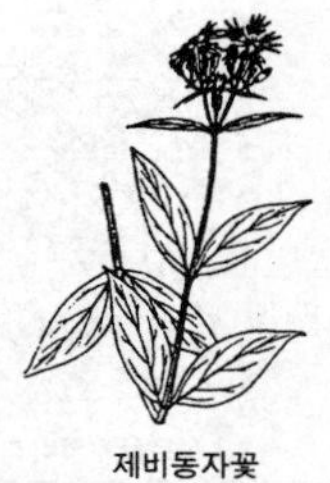
제비동자꽃

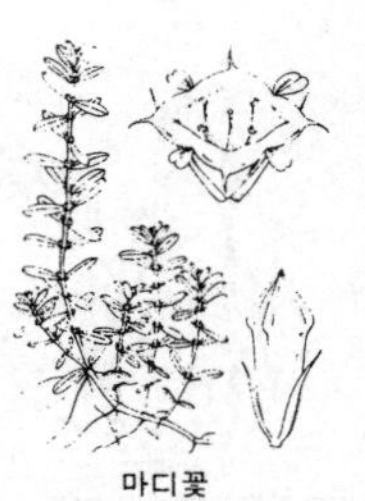
마디꽃

76. 화목피(樺木皮 = 벚나무 껍질)

성분이 고르고 맛이 쓰며 독이 없고 황달(黃疸)과 유옹(乳癰) 및 폐풍창(肺風瘡)과 어린이의 창진(瘡疹)을 주로 치료한다.

활을 만드는 화피(樺皮)로써 나무가 산도(山桃)와 같고 껍질에 꽃 무늬가 있으니 북쪽에서 나는 것이 좋다. 〈本草〉

77. 목별자(木鼈子)

성분이 따뜻하고 맛이 달며 독이 없고 결종(結腫)을 없애며 악창(惡瘡)과 항문치종(肛門痔腫) 및 부인의 유종(乳腫)을 없애준다.

본실(本實)에서 모양이 경(鷩)과 같기 때문에 이름한 것이니 껍질을 버리고 밀기울에 볶아서 쓴다. 〈本草〉

78. 조등(釣藤 = 조구등가시)

성분이 차고 맛이 쓰며 독이 없고 어린 아이의 12경간(十二驚癎)과 객오(客悟) 및 태풍(胎風)을 낫게하고 경열(驚熱)을 주로 치료한다.

잎이 가늘고 줄기가 길며 마디 사이가 가시가 있어서 낚시 바늘과 같은 것이다. 〈本草〉

79. 종려피(棕櫚皮)

성분이 고르고 독이 없으며 비홍토혈(鼻洪吐血)과 장풍(腸風)의 적백(赤白)과 부인의 붕중대하(崩中帶下)를 멎게 해 준다.

종려목(棕櫚木)의 껍질로써 모양이 말의 갈기와 같고 색이 적흑색(赤黑色)이며 불에 태워서 쓴다. 〈本草〉

80. 목근(木槿 = 무궁화)

성분이 고르고 독이 없고 장풍사혈(腸風瀉血)과 이후(痢後)이 갈증(渴症)을 멎게한다.

여러곳에 있으며 달여서 먹으면 잠을 잘자고 채취는 아무때나 좋다. 〈本草〉

◎ 화(花 = 무궁화꽃)

성분이 서늘하고 독이 없으며 적백리(赤白痢)와 장풍사혈(腸風瀉血)을 치료하니 볶아서 쓴다.

끓여서 다(茶)로 대신하면 풍(風)을 치료한다. 〈本草〉

81. 원화(芫花)

성분이 따뜻하고 맛이 맵고 쓰며 독이 있으니 심복(心腹)의 창만(脹滿)과 수종(水腫) • 한담(寒痰) • 잠이 많은 것 • 해수(咳嗽) • 장학(瘴瘧) • 고독(蠱毒) • 옹종(癰腫) • 악창(惡瘡) • 풍습(風濕) 등을 치료하고 충(虫)과 어(魚) • 육(肉)의 독(毒)을 없애준다.

1~2월에 자벽색(紫碧色)의 꽃이 먼저 피니 잎이 나기 전에 꽃을 따서 햇볕에 말린다.

쓸 때는 초에 볶으되 눈에 가까이 말아야 한다. 〈本草〉

82. 추목피(楸木皮 = 가래나무껍질)

성분이 약간 차고 맛이 쓰며 독이 없고 삼충(三虫)과 피부충(皮膚虫)을 죽이며 고약을 만들어 악창(惡瘡)과 단루(疸瘻) 및 옹종(癰腫)과 하부(下部)의 감닉(疳䘌)을 치료하고 농혈(膿血)을 없애며 기부(肌膚)를 낳고 근골(筋骨)을 기른다. 〈本草〉

여러곳에 있고 산속에서 나며 아무때나 채취하고 나무의 성질이 단단하니 그릇을 만들면 좋다. 〈俗方〉

83. 석남엽(石南葉)

근골(筋骨)과 피부(皮膚)의 풍양(風痒)을 주로 치료하고 양신강음(養腎強陰)하고 각약(脚弱)을 치료한다.

종남산(終南山)의 돌 위에서 나고 비파(枇杷)잎과 같으며 털이 없고 돼지 기름에 볶아서 쓴다. 〈入門〉

84. 대풍자(大風子)

성분이 더웁고 맛이 달며 려풍(癘風)과 개라(疥癩) 및 창선(瘡癬)을 낫게하고 충(虫)을 죽이며 많이 먹으면 조담(燥痰)하고 상혈(傷血)을 한다.

환약(丸藥)에 넣어 쓰려면 껍질을 버리고 종이에 싸서 기름을 없애며 겉에 쓰는 약일 때는 기름을 버리지 않고 쓴다. 〈入門〉

85. 혈갈(血竭 = 기린나무진)

일체의 악창(惡瘡)과 개선(疥癬)을 낫게하고 금창의 지혈정통(止血定痛)하며 생기(生肌)하니 많이 쓰면 오히려 농(膿)이 생기게 된다.

일명 기린갈(麒麟竭)이며 즉 기린(麒麟)나무의 진액(津液)이 뭉쳐진 것으로써 색이 붉은 것이다. 맛이 짜고

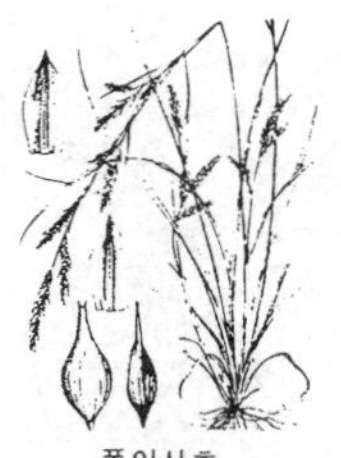
폭이사초

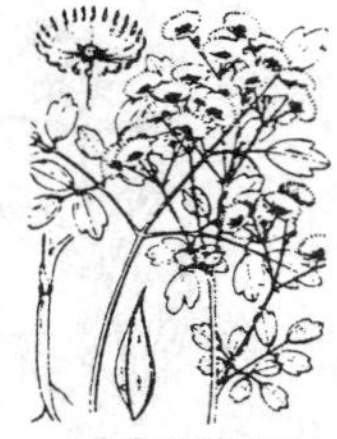
작은산꿩의다리

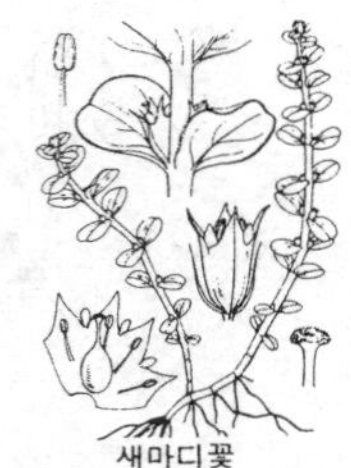
새마디꽃

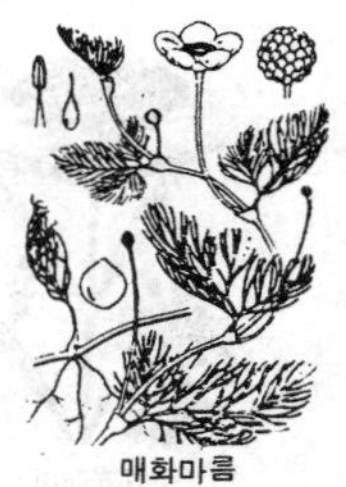
매화마름

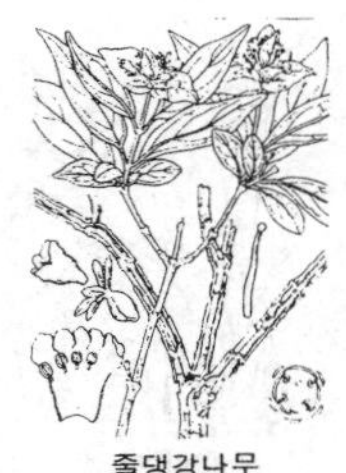
줄댕강나무

달며 치자(梔子)와 같이 씹으면 납(蠟)과 같은 것이 좋고 맛이 짜고 비린내가 나는 것은 좋지 못한 것이니 잘 갈아서 약에 넣어 쓴다. 〈入門〉

◎ 자광(紫礦)

습양창(濕痒瘡)과 개선(疥癬)을 치료한다.

역시 나무의 진액이 뭉쳐진 것인데 모양이 난석(爛石)과 같이 혈갈(血竭)과 조목(條目)은 같아도 효력은 전혀 다른 것이다. 〈入門〉

86. 백랍(白蠟 = 물푸레나무 진)

생기(生肌)·지혈(止血)·정통(定痛)·접골(接骨)·속근(續筋)·보허(補虛)·지해(止咳)·윤폐(潤肺)하고 장위(腸胃)를 두텁게 하며 노충(勞虫)을 죽인다.

일명 충랍(充蠟)이며 동청수(冬靑樹)위에 작은 벌레들이 나무의 진을 먹고 이루어진 것으로써 금(金)에 속하고 완전히 거두어 드리고 견응(堅凝)하는기(氣)에 속하고 완전히 거두어 드리고 견응(堅凝)하는 기(氣)를 택한 것이며 외과(外科)에 중요한 약이다. 합환피(合歡皮)를 얻으면 더욱 좋으니 살을 기르는 약에 넣으면 신기한 효과가 있다. 〈入門〉

여러곳에 있고 특히 제주에서 많이 생산되니 불을 밝히면 아주 밝고 밀랍보다 좋다. 〈俗方〉

三. 옥 부(玉部)=(4종)

1. 옥설(玉屑 = 옥가루)

맛이 달고 고르며 독이 없고 위열(胃熱)과 천식(喘息) 및 번만(煩滿)을 없애주며 지갈(止渴)하니 설(屑)을 마두(麻豆)와 같이 먹는다.

옥(玉)을 오미주(烏米酒)와 지유주(地楡酒)에 넣으면 물이 되고 또한 총장수(葱漿水)에 넣으면 먹기가 좋으며 옥설(玉屑)을 마두(麻豆)와 같이 먹으면 찌꺼기가 전부 나온다.

옥설(玉屑) 1되와 지유초(地楡草) 1되, 도미(稻5) 1되와, 백로(白露) 3되를 같이 섞어서 동 그릇에 넣어 밥을 지으면 옥설(玉屑)이 물로 변하는데 이것을 옥액(玉液)이라고 하며 그 이름이 신선옥(神仙玉)이라는 것이 된다. 〈本草〉

2. 파려(玻瓈)

성분이 차고 맛이 매우며 독이 없고 안심(安心2)과 지경계(止驚悸)및 눈을 밝게하고 눈의 예장(瞖障)을 갈아 없앤다.

이것이 서역국(西域國)의 보패(寶貝)로써 불경에서 말한 금(金)·은(銀)·유리(瑠璃)·차거(車渠)·마뇌(瑪瑙)·파려(玻瓈)·진주(眞珠)라는 것이 바로 이것이다. 〈本草〉

약에 넣는 것은 잘게 갈고 물에 걸러서 쓴다. 〈入門〉

3. 산호(珊瑚)

성분이 고르고 맛이 달며 독이 없고 진심(眞心)과 지경(止驚)및 눈을 밝게하고 예장(瞖障)을 없애며 비뉵(鼻衄)을 멎게하니 만드는 방법은 위와 같다.

큰 바다의 물 밑에서 나는데 가지가 있어서 나무와 같고 색이 홍윤(紅潤)하다. 〈本草〉

4. 진주(眞珠)

성분이 차고 독이 없으며 심신(心神)을 진정(鎭定)시키고 눈을 밝게하며 얼굴색을 아름답게 하고 귀먹은 것과 손과 발에 피부의 역로(逆臚)를 치료한다.

큰 바다의 조개 속에서 나고 석결명(石決明)속에도 또한 있으며 약에 쓰는 것은 새 것으로써 완전하고 구멍을 뚫어서 뚫리지 않는 것이 좋다.

가늘게 갈아서 분과 같이 해야만 먹기가 좋다. 〈本草〉

四. 석 부(石部)=(55종)

1. 주사(朱砂)

성분이 약간 차고 맛이 달며 독이 없고 백가지 병을 낫게하고 정신(精神)을 기르며 안혼백(安魂魄)하고 눈을 밝게하며 얼굴빛을 아름답게 하고 통혈맥(通血脈)하고 진심(鎭心)하며 안신(安神)하고 귀정(鬼精)·사매(邪魅)·악귀(惡鬼)·중악(中惡)·심복통(心腹痛)·개루(疥瘻)의 제창(諸瘡)·식육(息肉)등을 낫게하고 심(心)과 폐(肺)를 윤택하게 하며 오래 먹으면 신명(神明)을 통하고 늙지 않으며 몸이 가볍고 신선(神仙)이 된 것과 같이 된다.

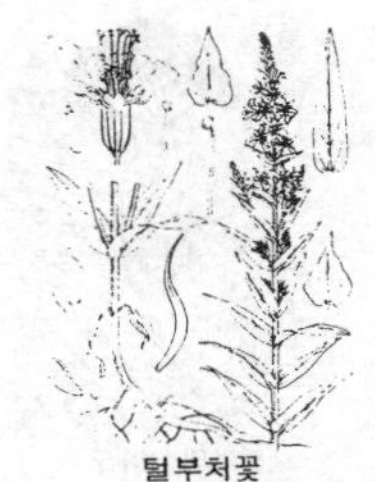
털부처꽃

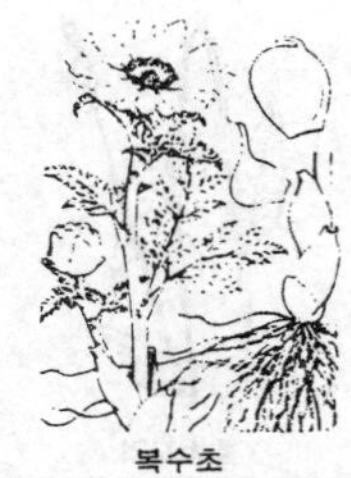
복수초

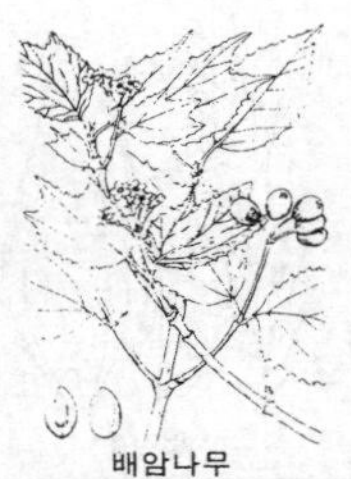
배암나무

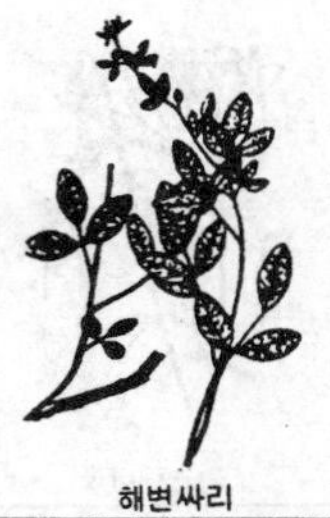
해변싸리

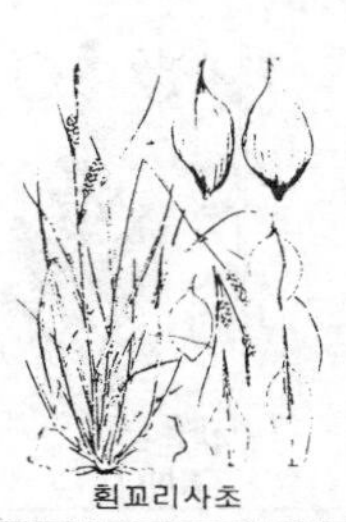
흰꼬리사초

일명 단사(丹砂)이며 부릉(符陵)이 산골짜기에서 나고 또는 진주에서 나기 때문에 진사(辰砂)라고도 하니 채취는 때가 없으며 빛이 선명하며 장벽(墻壁)처럼 차곡차곡 쌓이고 또한 운모(雲母)쪽처럼 체가 일어나는 것이 좋으며 대부분 주사(朱砂)의 좋은 것은 빛이 밝은 것이다.

단지 생으로 쓰는 것이 당연하고 불에 달궈서 쓰면 뜻하지 않는 질환(疾患)이 일어나는 경우가 있다.

2. 운모(雲母 = 돌 비늘)

성분이 고르고 독이 없으며 오로(五勞)와 칠상(七傷)의 허손(虛損) 및 소기(少氣)를 치료하고 오장(五臟)을 편하게 하며 자정(子精)을 더해주고 명목(明目)과 보중(補中) 및 지리(止痢)를 한다.

여러곳에 있으며 색이 희고 선명하며 경박(輕薄)해서 선익(蟬翼)과 같은 것이 가장 좋은 것이다. 〈本草〉

불에 구워서 초에 7번 담그고 분처럼 갈아서 물에 걸러 말린 뒤에 다시 분(粉)과 같이 갈아서 쓴다. 〈入門〉

3. 석종유(石鍾乳 = 돌고드름)

성분이 따뜻하고 맛이 달며 독이 없고 오로(五勞)와 칠상(七傷)을 보(補)하며 오장(五臟)을 편하게 하고 통구규(通九竅)하며 보허손(補虛損)하고 명목(明目)과 익정(益精)을 하며 강음(強陰)하고 하초(下焦)의 상갈(傷竭)과 각약(脚弱) 및 동냉증(疼冷症)을 치료한다.

깊은 산의 바위 굴속에서 나며 모양이 처마에 달린 겨울의 고드름과 같고 선명하며 경박(輕薄)하고 아령관(鵝翎管)과 같으며 색이 흰 것이 좋다.

잘게 갈아서 물에 걸러 다시 3일 낮밤을 갈아서 좋은 분가루와 같이해서 약으로 쓴다. 〈本草〉

모든 석약(石藥)이 냉열(冷熱)하고 다 독이 있으니 잘 짐작(斟酌)하여 써야 한다. 내경(內經)에 말하기를 「석약(石藥)의 기(氣)가 태한(太悍)하니 오래 먹지 못한다.」고 하였다.

석약(石藥)이라 하는 것은 바로 석종류(石鍾乳)인데 옛날 사람들은 많이 먹었다. 〈入門〉

4. 반석(礬石 = 백반)

성분이 차고 맛이 시고 떫으며 독이 없고 소담 지리(消痰止痢)하며 음식악창(陰蝕惡瘡)과 비중(鼻中)의 식육(息肉) 및 급후폐(急喉閉)를 낫게하고 견골치(堅骨齒)하며 나력(瘰癧)과 서루(鼠瘻) 및 개선(疥癬)을 주로 치료한다.

즉 지금의 백반(白礬)이며 백색으로 빛이 밝은 것이 좋고 잘게 갈아서 옹기에 넣어 반나절 동안 불에 구우면 색이 희어서 분(粉)과 같이 되니 고반(枯礬)이라고 하는데 모든 창(瘡)을 전부 치료하고 거악(去惡)과 생기(生肌)하는 좋은 약이 된다. 오직 화담(化痰)하는 데는 생으로 쓰고 또 녹반(綠礬)과 흑반(黑礬) 및 홍반(紅礬)이 있다.

백반(白礬)을 물에 타서 종이에 글씨를 써서 말리면 물이 글씨에 스며들지 못하니 그의 성분이 습(濕)을 몰아내는 것을 알 수 있다. 〈本草〉

◎ **녹반(綠礬)**

성분이 서늘하고 독이 없으며 후비(喉痺)와 아구창(牙口瘡) 및 악창(惡瘡)과 개선(疥癬)을 치료하니 인후(咽喉)와 구치(口齒)의 약으로 쓴다.

일명 청반(靑礬)이며 즉 동(銅)의 정액(精液)이다. 불에 구워서 초에 담그기를 3번해서 쓰면 간(肝)을 억제(抑制)하고 비(脾)를 돕는 약이 되며 또한 초로 만들면 간(肝)을 고르게 한다. 〈入門〉

◎ **흑반(黑礬)**

조반(皂礬)이라고도 하는데 감닉(疳䘌)을 낫게하고 수발(鬚髮)의 물도 들인다. 〈入門〉

◎ **홍반(紅礬)**

즉 청반(靑礬)을 불에 구운 것이며 황달(黃疸)을 낫게 한다. 〈入門〉

5. 공청(空靑)

성분이 차고 맛이 달고 시며 독이 없고 청맹(靑盲)과 이롱(耳聾)을 주로 치료하고 간기(肝氣)를 더해주며 목열통(目熱痛)을 낫게하고 눈물을 없애며 내장(內障)을 고치니 예장(瞖障)을 없애는 중요한 약으로 동자(瞳子)가 망가져도 다시 사물을 볼 수 있도록 한다.

공청(空靑)의 색이 푸르고 큰 것은 계란이나 또는 양매(楊梅)와 같기 때문에 별명을 양매청(楊梅靑)이라 하는데 껍질이 두터워서 예지(荔枝)껍질과 같고 속에 장이 있어서 산첨(酸甜)하니 여러개의 청맹(靑盲)과 내장(內障)에 점입(點入)하고 예(瞖)를 갈아 없앤다.

◎ **증청(曾靑)**

성분이 약간 차고 맛이 시며 독이 없고 간담(肝膽)을 기르며 한(寒)과 열(熱)을 낫게하고 목통(目痛)과 누출

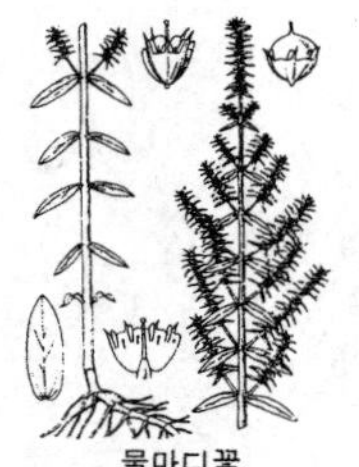
물마디꽃

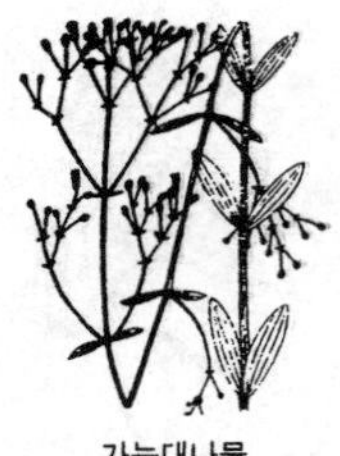
가는대나물

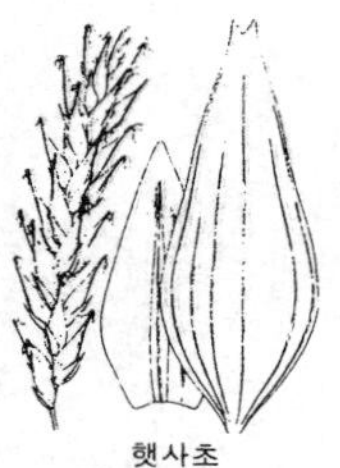
햇사초

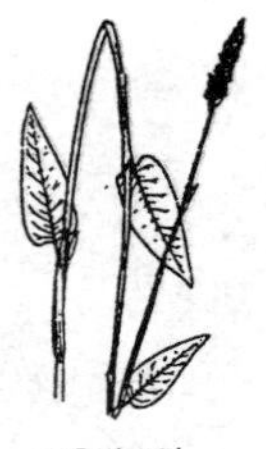
호범꼬리

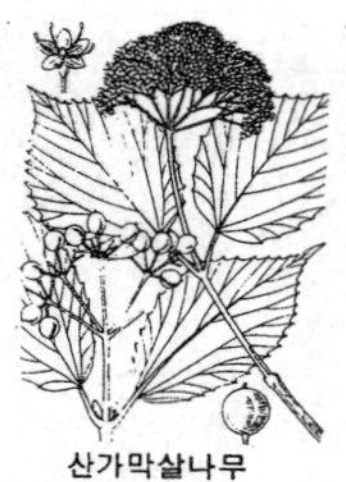
산가막살나무

(淚出)을 멎게하며 공청(空靑)과 함께 산출되고 그 효력도 역시 같은데 모양이 작고 연주(連珠)처럼 서로 달려있으며 속이 안비어 있는 것이 증청(曾靑)이다. 〈本草〉

6. 석담(石膽)

성분이 차고 맛이 시고 매우며 독이 있고 금창(金瘡)과 음식창(陰蝕瘡)을 낫게하고 석림(石淋)을 내리며 징적(徵積)을 흩으리고 중아(蚛牙)의 식육(息肉)을 치료하며 악창(惡瘡)과 열독(熱毒)을 고친다.

일명 담반(膽礬)이며 심벽색(深碧色)에 선명하고 청량(淸亮)한 것이 좋은 것이 되며 풍담(風痰)을 토하는데 가장 신통하다. 〈本草〉

7. 웅황(雄黃)

성분이 고르고 차며 맛이 달고 쓰며 독이 있고 중악(中惡)과 복통(腹痛) 및 귀주(鬼疰)를 주로 치료하고 정물(精物)과 악사(惡邪)한 기(氣)를 물리치며 서루(鼠瘻)•악창(惡瘡)•달치(疸痔)•사기(死肌)•개선(疥癬)•익창(䘌瘡)•비중(鼻中)의 식육(息肉)•절근(絶筋)•파골(破骨)과 백충(百虫)의 독을 치료하며 여로독(藜蘆毒)과 사훼독(蛇虺毒)을 풀어준다.

웅황(雄黃)을 차고 다니면 귀신(鬼神)이 침범을 못하고 산속에 들어가면 호랑이가 굴복하며 강을 건너며 나쁜 것이 상(傷)하지 못한다.

맑고 밝은 것이 웅황(雄黃)이고 겉이 검은 것은 훈황(熏黃)이니 창개(瘡疥)에 쓴다. 〈本草〉

산속의 볕에서 나는 것이 수컷이고 산속의 그늘에서 나는 것이 암컷이 되니 닭 벼슬처럼 붉고 명철(明徹)한 것이 좋으니 잘 갈아서 물에 걸러 쓴다. 〈入門〉

◎ 자황(雌黃)

악창(惡瘡)과 개라(疥癩)를 낫게하고 불에 구워서 식으면 잘 갈아서 쓴다. 〈入門〉

8. 활석(滑石 = 곱돌)

성분이 차고 맛이 달며 독이 없고 설벽(泄澼)과 여자유난융폐(女子乳難癃閉)를 주로 치료하고 소변을 통리하며 위(胃)속의 적취(積聚)를 탕척(蕩滌)하고 구규(九竅)와 육부(六腑)의 진액(津液)을 통하게 하며 유결(留結)을 없애주고 갈(渴)을 그치게 하며 번열(煩熱)과 심조(心燥)를 낫게하고 오림(五淋)과 난산(難產)을 고치며 진액을 이롭게 한다.

활석(滑石)이 얼음과 같고 돌 위에 칠하면 흰 무늬가 있는 것이 좋은 것이다. 〈本草〉

족태양경(足太陽經)에 들어가면 전음(前陰)이 이활(利滑)치 못한 것을 낫게하고 규(竅)를 통리(通利)하게 한다. 〈湯液〉

족양음경(足陽飮經)에 들어가며 흰 것이 좋으니 잘 갈아서 물에 걸러 쓰는데 반드시 감초(甘草)를 넣어 써야 된다. 〈入門〉

우리나라 충주지방에서 나는 것이 가장 좋은 것이다. 〈俗方〉

9. 우여량(禹余粮)

성분이 고르고 맛이 달고 독이 없으며 적백리(赤白痢)와 혈폐(血閉) 및 치루(痔瘻)등 질병을 치료한다.

일명 태일여량(太一餘粮)이며 모양이 아압(鵝鴨)의 알과 같고 밖은 껍질이 무겁게 쌓여 있으며 속은 노랗고 가는 끝이 포황(蒲黃)과 같으니 가볍게 두드려도 바로 부서지고 또한 묵직하며 엽자자황(葉子雌黃)과도 같다. 불에 구워서 초에 담그기를 7번 하여 가루로 해서 물에 걸러서 쓴다. 〈本草〉

10. 자석영(紫石英 = 자수정)

성분이 따뜻하고 맛이 달며 맵고 독이 없으며 심기(心氣)가 모자라면 보해주고 경계(驚悸)를 다스리며 혼백(魂魄)을 편하게 하고 폐기(肺氣)를 기르며 하초(下焦)를 진정시키고 지소갈(止消渴)하고 여자의 절잉(絶孕)과 무자(無子)를 치료하고 옹종(癰腫)을 흩으리며 살빛을 아름답게 한다.

색이 연한 자주빛이고 영철(瑩澈)하며 크고 작음에 따라서 다섯개의 모가 있고 양쪽 머리가 화살촉과 같으며 여러곳에 달여 먹으면 따뜻하고 독이 없으니 백석영(白石英)에 비하면 효력이 배나 된다.

수소음(手少陰)과 족궐음(足厥陰)에 들어가며 불에 구워서 초에 담그기를 7차례 하여 가루로 갈아서 물에 걸러 쓴다. 석영(石英)이 5가지 색이 있으니 단지 흰색과 자주색 2가지 만을 약으로 쓴다. 〈入門〉

11. 적석지(赤石脂)

성분이 크게 따뜻하고 맛이 달고 시며 독이 없고 복통

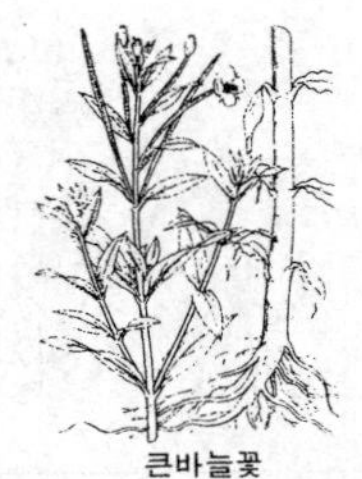
큰바늘꽃

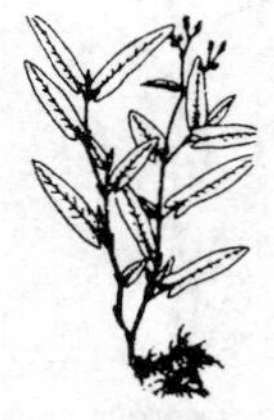
긴미꾸리낚시

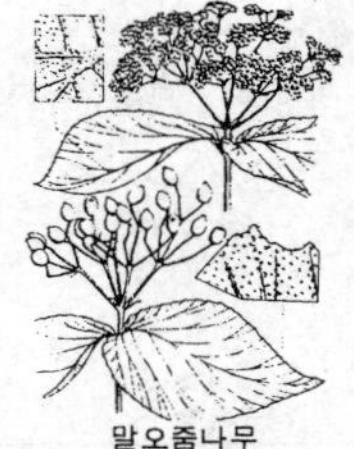
말오줌나무

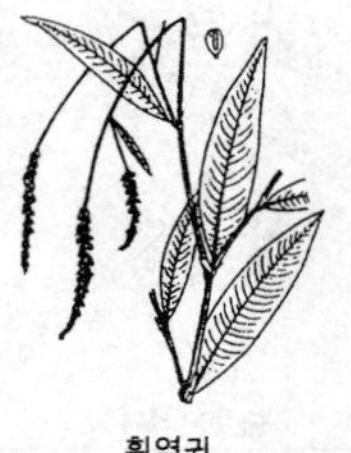
흰역귀

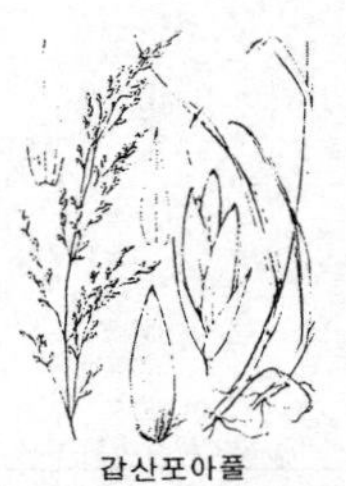
갑산포아풀

(腹痛)과 하리적백(下痢赤白)을 낫게하고 소변을 이롭게 하여 오장(五臟)의 허(虛)를 보(補)해 주고 심기(心氣)를 기르고 눈을 밝게하며 익정(益精)하고 옹달창치(癰疸瘡痔)와 부인의 붕중루하(崩中漏下)및 난산(難產)과 포위불출(胞衣不出)을 치료한다.

색채가 선명하고 부드러우며 혀로 핥아서 붙는 것이 질적으로 좋은 것이다. 〈本草〉

적백(赤白)의 2가지가 있으며 붉은 것은 병(丙)의 소장(小腸)에 들어가고 흰 것은 경(庚)의 대장(大腸)에 들어가며 경(經)에 이르기를 「삽(澁)한 것이 제탈(除脫)을 제(除)한다.」하였으니 적지(赤脂)가 거두어 드리는 효력이 많다. 〈丹心〉

불에 구워서 식으면 가루로 갈아서 3번을 물에 걸러서 말려 쓴다. 〈入門〉

12. 석류황(石硫黃 = 유황)

성분이 크게 더웁고 맛이 시며 독이 있고 심복의 적취(積聚)와 사기(邪氣)의 냉벽(冷癖)및 요신(腰腎)의 구냉(久冷)과 냉풍(冷風)의 완비(頑痺)및 각냉통(脚冷痛)의 약무력(弱無力)한 증세의 치료와 근골(筋骨)을 단단하게 하며 굳건하게 하고 독두악창(禿頭惡瘡)과 하부(下部)의 창(瘡)을 고치며 개선충(疥癬虫)을 죽이게 한다. 색채가 거위알이 처음 나는 것과 같은 것이 좋은 것이니 곤륜황(崑崙黃)이라 하며 색이 붉은 것은 석정지(石亭脂)라고 한다. 〈本草〉

13. 석고(石膏)

성분이 차고 맛이 맵고 달며 독이 없고 시기(時氣)의 두통(頭痛)과 신열(身熱)과 삼초(三焦)의 대열(大熱)•피부열(皮膚熱)•구건(口乾)•설초(舌焦)•인열(咽熱)을 주로 치료하고 지소갈(止消渴)하며 해기(解肌)와 땀을 나게 하고 위화(胃火)를 토하게 한다.

석고(石膏)가 돌 곁에서 나는데 바둑알과 같고 백철(白徹)한 것이 좋으며 자연적으로 형정(瑩淨)해서 백옥(白玉)과 같고 결이 가늘며 희고 윤택한 것이 좋고 노란 것은 약으로 쓰지 못한다. 〈本草〉

수태음경(手太陰經)과 족소양경(足少陽經)및 족양명경(足陽明經)에 들어가며 족양명경열중(足陽明經熱中)과 발열(發熱)•오열(惡熱)•조열(燥熱)•일포조열(日晡潮熱)•자한(自汗)을 치료한다. 〈湯液〉

찧어서 가루를 만들어 생감초 물에 걸러 말려 쓰고 또는 불에 구워서 가루로하여 물에 걸러서 쓴다. 〈入門〉

◎ 방해석(方解石)

성분이 크게 차고 맛이 맵고 쓰며 독이 없고 위(胃)속의 유열(留熱)과 황달(黃疸)을 낫게하니 이것의 성분이 서늘해서 열을 치료하는 것이 석고(石膏)에 없어지지 않는다.

석고(石膏)와 비슷하니 돌 곁에서 나지 않고 큰 것은 되만 하며 작은 것은 주먹만 한데 부수면 모두 모나게 부서지니 요풍(療風)과 열(熱)을 없애는 것은 석고(石膏)만 못한 것이다.

가루로 해서 물에 거르거나 또는 불에 구워서 갈아 쓴다. 〈本草〉

14. 자석(磁石)

성분이 차고 맛이 매우며 차고 독이 없으며 신장(腎臟)을 기르고 강골기(強骨氣)하며 익정(益精)과 제번(除煩)하고 귀먹은 것과 관절(關節)을 통하게 하며 옹종(癰腫)과 서루(鼠瘻)및 경핵(頸核)과 후통(喉痛)을 낫게하고 물에 갈아 마시면 자식을 둔다.

색채가 검으며 단단하고 무거우며 충분히 3~4침을 이어서 빨아 드리고 10수침내지(十數鍼乃至) 1~2근의 칼이나 쇠부치를 달아 올려서 빙빙 돌려도 떨어지지 않는 것이 좋은 것이다. 〈本草〉

불에 구워서 초에 담그기를 9차례하여 가루로 하고 물에 걸러서 쓰거나 또는 갈아서 즙을 마신다. 〈入門〉

자석(磁石)의 힘이 완전한 것은 수근(數斤)의 침(鍼)을 끓어 당기니 이것은 물건들이 서로가 느껴서 그러한 것이다. 〈正理〉

◎ 자석모(磁石毛)

자석(磁石)속에 구멍이 있고 구멍 속의 황적(黃赤)하며 그 위에 가는 털이 있으니 성분이 따뜻하고 맛이 짜며 독이 없고 털 색채가 연한 자주색이고 자석면이 벌어지고 삽(澁)하니 능히 침철(鍼鐵)을 끓어당기는 데 속명 철석(鐵石)이라고 한다. 양신(養腎)과 익기(益氣)를 하고 정수(精髓)를 보진(補塡)하며 신허이롱(腎虛耳聾)과 눈이 어두운 것을 치료하는데 효력이 아주 크다.

자석모(磁石毛)는 철(鐵)의 모(母)인데 철(鐵)을 빨아당기는 것이 어미가 자식을 부르는 것과 같다. 빨갛게 불에 달구어서 초에 담그고 가루로 해서 물에 걸러 쓴다.

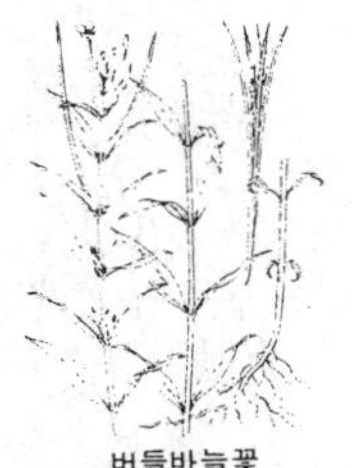
버들바늘꽃

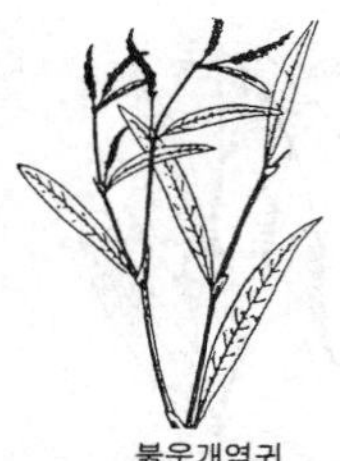
붉은개역귀

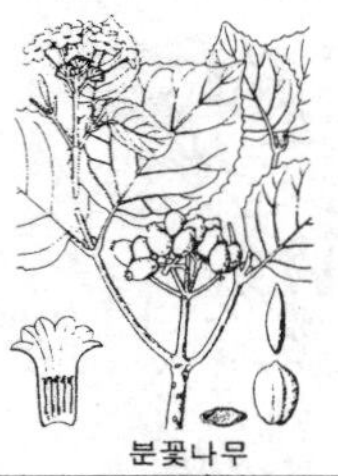
분꽃나무

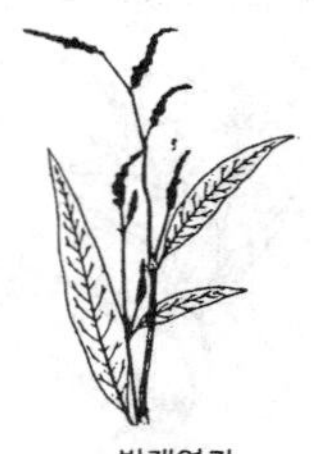
밭개역귀

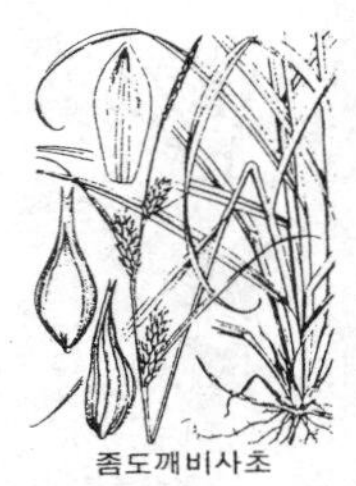
좀도깨비사초

〈本草〉

15. 양기석(陽起石)

성분이 따뜻하고 맛이 짜며 독이 없고 자궁(子宮)속의 혈(血)과 징가결괴(癥瘕結塊)를 깨뜨리고 복통(腹痛)과 무자(無子)한 것 및 음위불기(陰痿不起)와 남자경두(男子莖頭)가 찬 것 및 음부(陰部)의 습양(濕痒)을 치료하고 취한(臭汗)을 없애주며 수종(水腫)을 낫게하고 자식을 낳게 한다. 〈入門〉

16. 한수석(寒水石)

성분이 차고 맛이 맵고 달며 독이 없고 오장(五臟)의 복열(伏熱)과 위중열(胃中熱)및 신열(身熱)의 번만(煩滿)과 피중여화(皮中如火)를 주로 낫게하고 지소갈(止消渴)하며 소수종(消水腫)한다.

일명 응수석(凝水石)이며 또는 작석(鵲石)이니 색채가 운모(雲母)와 같고 잘 부러지는 것이 좋으니 소금의 정(精)이 된다. 〈本草〉

불에 구워서 가루로하여 물에 걸러 쓴다. 〈入門〉

17. 밀타승(密陀僧)

성분이 고르고 맛이 짜고 매우며 독이 약간 있고 구리(久痢)와 오치(五痔)및 금창(金瘡)과 얼굴의 반간을 주로 치료한다.

연은(鍊銀) 광회(礦灰) 연못 물속에서 나며 망치로 깨뜨려서 금색(金色)과 같은 것이 좋은데 겉에 쓰는 것은 생으로 쓰고 내복(內服)하는 것을 불에 구워서 가루로하여 쓴다. 〈入門〉

18. 박초(朴硝 = 연초석)

성분이 크게 차고 맛이 쓰고 짜며 독이 있고 복장(腹脹)과 대•소변의 불통(不通)미 여자의 월후불통(月候不通)을 치료하며 오장(五臟)의 백병(百病)과 육부(六腑)의 적취(積聚)를 배설시킨다.

일명 초석박(硝石朴)이며 땅 위의 가루를 썰어서 한번만 고아서 만들고 두번 달여 만들지 않으니 박초(朴硝)라고 하며 맛이 아주 떫어서 생물(生物)을 익히고 소와 말의 가죽을 펴기 때문에 역시 피초(皮硝)라고도 하니 충분히 72가지의 돌을 화(化)해서 물을 만들기 때문에 또한 초석(硝石)이라고도 한다. 〈本草〉

초석(礎石)이란 초(硝)의 총명(總名)이며 불을 거치지 않는 것을 생초(生硝)•박초(朴硝)라 하고 불을 거친것을 분초(盆硝)•망초(芒硝)라 하니 옛날 사람들은 매운 것을 썼는데 지금은 짠 것을 쓴다. 〈湯液〉

◎ 망초(芒硝)

성분이 크게 차고 맛이 짜며 독이 약간 있으니 오장(五臟)의 적취(積聚)와 징가(癥瘕)를 주로 치료하고 오림(五淋)과대•소변을 통하게 하며 뱃속의 담실(痰實)과 상한(傷寒)의 내열(內熱)•위폐(胃閉)•황달(黃疸)•나력(瘰癧)•칠창(漆瘡)등을 낫게하고 파혈(破血)을 하며 타태(墮胎)를 하고 월경(月經)이 막힌 것을 통하게 한다.

박초(朴硝)를 더운 물에 넣어 갱어서 반을 없애고 동이속에 넣어서 하룻밤 재우고 나면 가는 까끄라기가 생기니 즉 망초(芒硝)이며 또는 분초(盆硝)라고 한다. 〈本草〉

◎ 마아초(馬牙硝)

성분이 크게 차고 맛이 달며 독이 없고 오장(五臟)의 적열(積熱)과 복기(伏氣)를 없애며 눈의 적종과 장예(障瞖)및 삽통(澁痛)을 없애준다.

역시 박초(朴硝)에서 나오며 달여서 엉키면 부수어진다.

4~5능(稜)이 되고 영철(瑩澈) 백색(白色)한 것이 말이빨과 같아서 이름한 것이며 또는 영초(英硝)라고도 한다. 〈本草〉

◎ 현명분(玄明粉)

성분이 서늘하고 맛이 맵고 달며 독이 없고 심열(心熱)의 번조(煩躁)와 흉격상(胸膈上)의 허열(虛熱)을 치료하고 오장(五臟)의 어혈체(瘀血滞)와 징결(癥結)을 깨뜨린다. 〈本草〉

달여 만드는 방법은 겨울에 박초(朴硝)를 가지고 나복(蘿葍)과 같이 각 1근을 달여서 나복(蘿葍)이 익으면 꺼내서 종이에 여과해서 노천(露天)에 하룻밤을 재우면 청백(靑白)의 덩어리가 되는데 매 1근에 감초 생 것과 익은 것 2냥을 가루로하여 쓴다. 〈入門〉

성분이 온화하니 노약자가 초(硝)를 쓰면 현명분(玄明粉)으로 대신 쓴다. 〈湯液〉

◎ 풍화초(風化硝)

일체의 담화(痰火)를 낫게하니 박초(朴硝)를 끓는 물에 담가 녹여서 비단으로 걸르고 옹기 동이속에 넣어서 우물 속에 달아 매고 하룻밤을 지나면 아자(牙子)처럼 굳어지니 형백(瑩白)한 것이 수정(水晶)과 같아야 쓰고 그

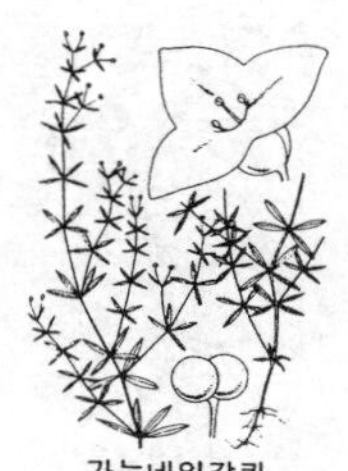
가는네잎갈퀴

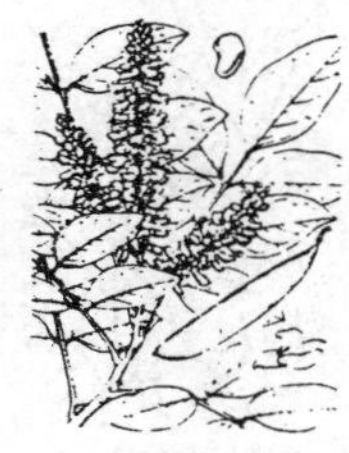
다릅나무

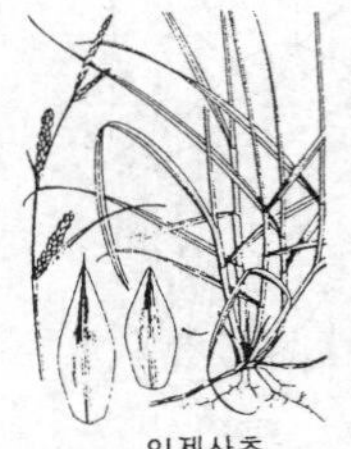
인제사초

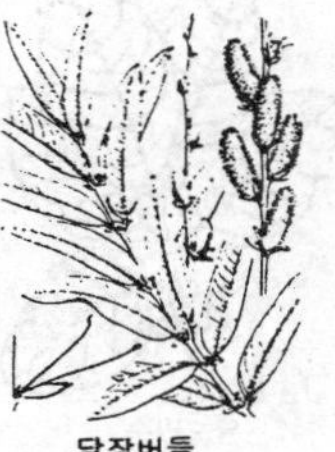
닥장버들

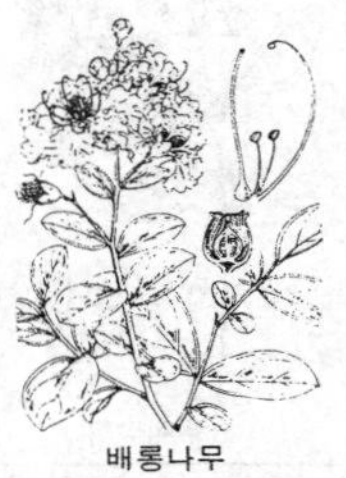
배롱나무

렇게 안되면 다시 녹이고 다시 여과해서 영백(瑩白)해지도록 하여 가루로 하고 죽기(竹箕)에 담아 볶아서 덮어가지고 바람이 통하는 곳에 두었다가 두달쯤 되면 다시 가루로 해서 약으로 쓴다. 〈入門〉

◎ **염초(焰硝)**

박초(朴硝)를 불에 달여서 정(精)을 내어 밑에 처져서 돌과 같은 것이 정영(精英)은 이미 없어지고 찌꺼기만 남기 때문에 효력도 역시 완화(緩和)하니 충분히 연화(煙火)를 붙인다. 〈本草〉

불에 사르면 불꽃이 일고 연화(煙火)를 일으키기 때문에 염초(焰硝)라고 하는데 위의 삼초(三硝)가 원래는 한가지였고 주치도 서로 같은 것이다.

초(硝)를 탕약(湯藥)속에 넣을 때는 먼저 초(硝)를 그릇속에 넣고 그 위에 약탕(藥湯)을 부어서 흔들어 섞어서 마신다. 〈入門〉

19. 붕사(硼砂)

성분이 따뜻하고 맛이 쓰고 매우며 독이 없고 소담(消痰)과 지수(止嗽)를 하고 파징결(破癥結)하며 후비(喉痺)를 치료한다.

일명 봉초(蓬硝)이며 목구멍을 치료하는 가장 좋은 약이며 아주 빛이 밝은 큰덩어리로 된 것이 있고 남번(南蕃)의 것은 갈색에 맛이 온화하니 효력이 빠르고 서술(西戌)의 것은 색이 희고 맛이 초(焦)하니 효력이 느리다. 〈本草〉

20. 식염(食鹽)

성분이 고르고 맛이 짜며 독이 없고 귀아(鬼牙)와 고사증(蠱邪症)및 독기(毒氣)를 낫게하고 중악(中惡)과 심통(心痛)및 곽란(霍亂)과 심복(心腹)의 급통(急痛)및 닉창(䘌瘡)을 치료하며 가슴속의 담벽(痰癖)과 숙식(宿食)을 토하게 하고 5가지 맛을 도와주나 많이 먹으면 폐(肺)를 상(傷)하고 해수(咳嗽)가 나며 끓여서 모든 창(瘡)을 씻으면 종독(腫毒)을 없애준다.

바닷물을 끓여 만들어서 눈처럼 흰 것이 좋은 것이다.

서북방(西北方)쪽 사람들은 약간씩 먹기 때문에 수명이 길고 병이 적으며 동남쪽 사람들은 즐겨 먹기 때문에 수명이 길지 못하고 병이 많은 것이다. 생선을 담가서 절이면 오래 되어도 상하지 않고 헝겊에 싸서 담가두면 바로 썩게되니 그 성분이 각각 당연히 다른 것이다. 〈本草〉

5가지 맛중에서 오직 소금이 없어서도 안되지만 그래도 적게 먹는 것이 좋으며 해수(咳嗽)나 수종(水腫)이 있는 사람은 아주 먹지 말아야 한다.

볶으거나 또는 물에 걸러서 쓰되 지나치게 쓰면 안 된다. 〈入門〉

◎ **염정(鹽精)**

성분이 차고 맛이 짜고 쓰며 독이 없고 풍냉(風冷)을 없애며 종통(腫痛)의 독을 갈아 없애주고 끓여서 눈을 씻으면 모두 효과가 많다.

소금을 넣어둔 창고 속에서 나며 색채가 청흑하고 일명 니정(泥精)이라 하며 대개 대음현정석(大陰玄精石)의 종류가 된다. 〈本草〉

◎ **태음현정석(太陰玄精石)**

성분이 차고 맛이 짜며 독이 없고 심복(心腹)의 모든 병을 치료하고 기(氣)를 내려주며 열을 없애준다.

색이 푸르고 모양이 거북이 등과 같은 것이 좋으며 가루로해서 물에 걸러 말려서 쓴다. 〈入門〉

◎ **청염(靑鹽)**

성분이 차고 맛이 짜며 독이 없고 지심복통(止心腹痛)하며 조수장(助水藏)하고 익정기(益精氣)하며 모든 혈질(血疾)을 없애준다.

청흑색(靑黑色)의 덩어리가 모가나고 명형(明瑩)한 것이 좋으며 가루로 해서 물에 걸러 말려서 쓴다. 〈入門〉

21. 청몽석(靑礞石)

식적불소(食積不消)와 장부(臟腑)에 유체(留滯)한 숙식(宿食)과 징가(癥瘕)를 낫게하고 어린 아이의 풍적이수(風積羸瘦)를 치료하니 망초(芒硝)와 파두(巴豆)및 대황(大黃)과 삼릉(三稜)을 섞으면 좋다. 〈本草〉

색채가 푸르고 단단해서 소금성(小金星)의 성질이 있으며 침추(沈墜)하기를 좋아하는데 염초(焰硝)를 얻으면 능히 습열(濕熱)의 담적(痰積)을 이롭게 해서 대장(大腸)으로 쫓아 나오니 몽석(礞石)과 염초(焰硝)를 등분하여 물동이 속에 넣고 염니(鹽泥)로 싸서 1일동안 불에 굽고 꺼내서 가루처럼 갈아서 쓴다. 〈入門〉

22. 화예석(花蕊石 = 화유석)

금창(金瘡)에 지혈(止血)을 하고 또는 산부(産婦)의 혈운(血暈)과 어혈(瘀血)을 치료한다.

일명 화유석(花乳石)이며 몸이 견중(堅重)하고 색이

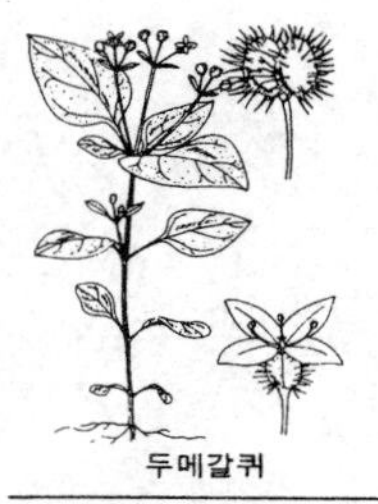
두메갈퀴

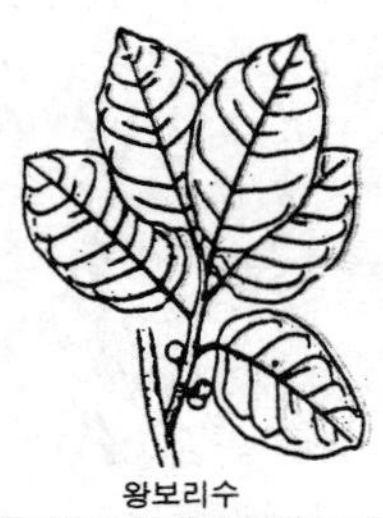
왕보리수

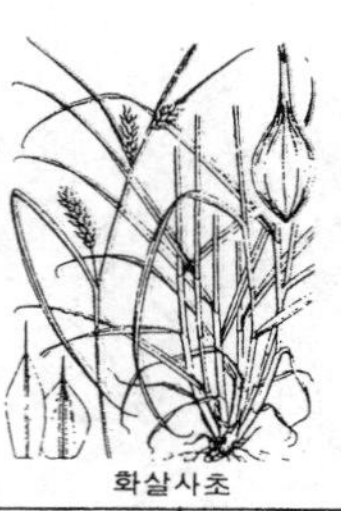
화살사초

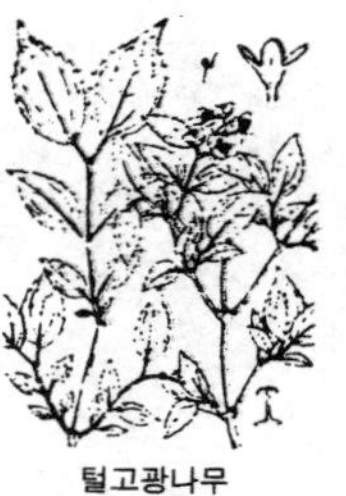
털고광나무

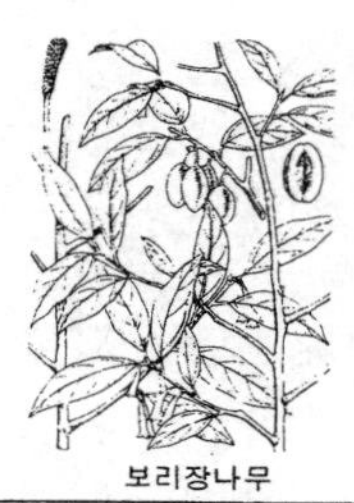
보리장나무

유황(硫黃)과 같은데 황석(黃石)에 연한 흰점이 있어서 화예석(花蕊石)이라고 하며 충분히 혈(血)을 변화시켜 물로 만든다. 〈本草〉

금창(金瘡)을 낫게하고 어혈(瘀血)을 흩뜨리니 유황(硫黃)과 합해서 불에 달여 먹거나 또는 불에 구워서 물에 담그고 아주 작게 하여 쓰고 급하면 가루를 긁어서 붙인다. 〈入門〉

23. 망사(硇砂)

성분이 더웁고 맛이 맵고 시며 독이 없고 징가(癥瘕)와 적취(積聚) 및 어혈(瘀血)과 난태(爛胎)를 깨뜨리고 숙냉(宿冷)을 없애며 악육(惡肉)을 없애고 호기(好肌)를 낳게 하고 금은(金銀)을 녹여서 땜질을 할 때 쓴다.

일명 북정사(北庭砂)로 색이 황백(黃白)하고 모양이 아초(牙硝)와 같으며 빛이 깨끗한 것이 좋다. 이것이 적취(積聚)를 흩으리는 약으로써 더웁고 독(毒)이 있으니 많이 먹으면 장위(腸胃)를 썩게하고 생으로 쓰면 심장(心臟)을 녹여서 물로 변하여 오래 못 먹는다. 〈本草〉

가루로 갈아서 물에 걸러 자기 그릇에 넣어 중탕(重湯)에 끓여서 제대로 말리고 독을 제거해서 쓴다. 〈入門〉

24. 비상(砒礵)

성분이 따뜻하고 맛이 쓰고 시며 독이 있고 학질(瘧疾)을 낫게하며 풍담(風痰)이 흉격(胸膈)에 있는 것을 토하게 하고 또는 코고는 것을 치료한다. 그러나 큰 독이 있으니 경솔하게 먹지 못한다.

일명 신석(信石)이며 조(蚤)와 슬(虱)을 물리치고 약에 쓰는 것은 초에 달여서 독을 없애고 쓴다. 〈本草〉

색이 황적(黃赤)하고 명철해서 젖빛과 같고 길고 뾰족한 것이 좋으니 옹기 동이에 담가서 보하고 반나절 동안 불에 구워서 감초수(甘草水)에 또 반나절 동안 담가서 닦고 말려서 쓴다. 〈入門〉

25. 대자석(代赭石)

성분이 차고 맛이 쓰고 달며 독이 없고 정물(精物)과 악귀(惡鬼)를 죽이며 여자의 누하(漏下)와 적백대하(赤白帶下)의 백병을 낫게하고 토육혈(吐衄血)과 장풍(腸風) 및 치루(痔瘻)와 월경불지(月經不止) 및 붕중(崩中)을 치료하며 혈비(血痺)와 어혈(瘀血)을 없애주고 사리(瀉痢)와 요혈(尿血) 및 유뇨(遺尿)를 그치게 하며 음위(陰痿)를 일으키고 금창(金瘡)을 낫게하며 살을 기르고 타태(墮胎)를 시킨다.

일명 혈사(血師)이며 대군에서 나오고 적•홍•청색에 닭벼슬과 같이 빛이 윤택하고 손톱에 물들이면 색이 변하지 않는 것이 좋고 덩어리에 무늬가 물거품 같이 생기는 것을 정두대자(丁頭代赭)라 하니 이것이 제일 좋은 것이다.

소나 말의 역병(疫病)에 발라준다. 〈本草〉

수소음경(手少陰經)과 족궐음경(足厥陰經)에 들어가며 즉 지금의 좋은 적토(赤土)를 말한다. 불에 구워서 초에 담그기를 7번하여 분과 같이 가루로하고 물에 걸러서 말려 쓴다. 〈入門〉

26. 불회목(不灰木)

성분이 크게 차고 열비창(熱痱瘡)을 낫게하니 색이 회고 맑으며 난목(爛木)과 같고 불에 태워서 재를 만들려면 우유(牛乳)로 끓이고 다시 황소 똥으로써 태우면 재가 되는 것이다. 〈本草〉

27. 석회(石灰)

성분이 따뜻하고 맛이 시며 독이 있고 달장(疸瘍)•개소(疥瘙)•악창(惡瘡)•나질(癩疾)•과선(瘑癬)•백반(白癜)•역장(癧瘍)•반비(瘢疪)•치루(痔瘻)•영췌우자(癭贅疣子)등의 모든 창(瘡)을 낫게하고 골수단(骨髓疸)을 치료하며 치충(痔虫)을 죽이고 흑자(黑子) 악육(惡肉) 및 분자(粉刺)를 없애며 산후(產後)의 음시불합(陰尸不合)을 치료하고 금창(金瘡)에 지혈(止血)을 하며 살을 길러주고 타태(墮胎)를 시킨다.

일명 악회(惡灰)이며 청백색의 돌덩이를 불어 넣어 달구어서 물을 부으면 바로 가루가 된다. 〈本草〉

불에 구워서 가루로 한 것은 힘이 열(劣)하고 풍화(風化)작용으로 자연히 가루가 된 것은 힘이 강하니 뇌공(雷公)이 말하기를 불에 구워서 성예(腥穢)한 기(氣)가 없어지고 남아있는 것을 가루로 해서 쓴다 하였다. 〈入門〉

28. 석연(石燕)

성분이 서늘하고 독이 없으며 지소갈(止消渴)하고 임병(淋病)과 난산(難產)을 주로 치료하니 난산(難產)에는 손에 쥐고 있으면 바로 출산한다.

모양이 현합(蜆蛤)과 같고 응강(凝強)해서 돌과 같으

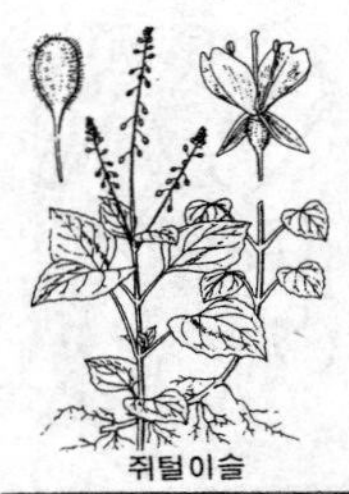
쥐털이슬

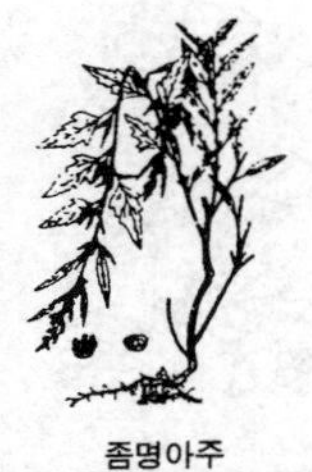
좀명아주

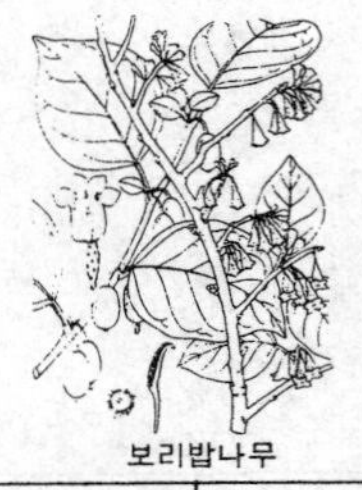
보리밥나무

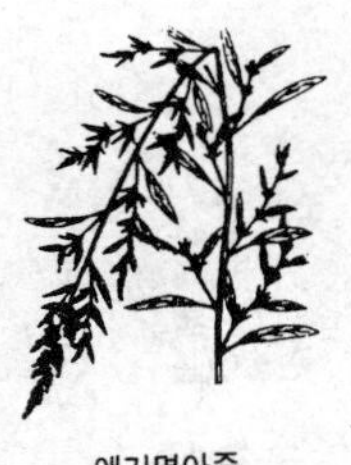
애기명아주

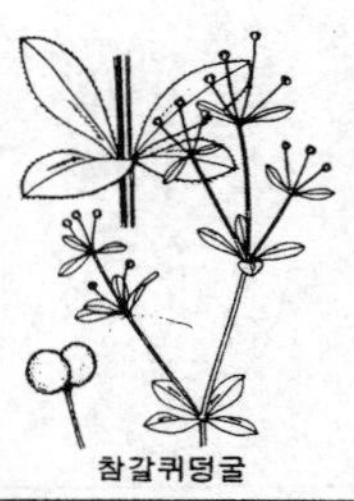
참갈퀴덩굴

며 불에 구워서 초에 담그고 가루로 해서 쓴다. 〈本草〉

29. 석해(石蟹)

옹종(癰腫)과 칠창(漆瘡) 및 청맹(靑盲)과 음부예(淫膚瞖)를 주로 치료한다.

바다의 게가 오랜 세월을 두고 물거품과 같이 서로 말라 붙어서 화석(化石)이 된 것이니 항상 해조(海潮)를 따라서 육지로 표출된다. 가루로 해서 물에 걸러쓴다. 〈入門〉

30. 노감석(爐甘石)

안질(眼疾)을 낫게하는데 군재(君材)로 쓰인다.

가볍고 흰 것이 양뇌(羊腦)와 같고 돌이 안 섞인 것이 좋으니 자기 동이에 넣고 봉하여 불에 구워서 사내 아이 오줌에 담그기를 9번하고 가루를 물에 걸러서 쓴다. 〈入門〉

31. 아관석(鵝管石 = 해화석)

폐한(肺寒)과 구수(久嗽)를 담기옹체(痰氣壅滯)를 주로 치료한다.

성분이 고르고 맛이 달며 독이 없고 모양이 아관(鵝管)과 같고 색이 희니 불에 구워서 가루로하여 쓴다. 〈入門〉

32. 사함석(蛇含石)

성분이 서늘하고 맛이 달며 독이 없고 심통(心痛) • 주오(疰忤) • 석림(石淋) • 난산(難産) • 소아경간(小兒驚癎)을 주로 치료한다.

일명 사황(蛇黃)이며 뱀이 겨울 잠자던 자리의 황토인데 불에 구워서 초에 담그고 물에 걸러서 쓴다. 〈本草〉

33. 수포석(水泡石)

성분이 고르고 독이 없으며 지갈(止渴)과 치림(治淋)을 하고 눈속의 예막(瞖膜)을 없애준다.

일명 부석(浮石)이며 물거품이 오랜 세월동안 말라서 화석(化石)이 된 것으로 가루로하고 물에 걸러서 쓴다. 〈本草〉

34. 임석(淋石)

성분이 따뜻하고 독이 없으며 석림(石淋)과 토식(吐食) • 열식(噎食)을 주로 치료한다.

석림(石淋)환자의 소변에서 나온 것이며 물에 갈아서 먹는다. 〈本草〉

35. 무명이(無名異)

맛이 달고 고르며 독이 없고 금창(金瘡)과 절상(折傷)의 내손(內損)을 주로 낫게하고 지통(止痛)과 기육(肌肉)을 길러준다.

모양이 석탄(石炭)과 같으며 씹으면 엿과 껌처럼 된다. 〈本草〉

36. 오고와(烏古瓦)

성분이 차고 독이 없으며 지소갈(止消渴)한다. 오래 된 것이 좋으며 불에 구워서 냉비(冷痺)를 문질러준다. 〈本草〉

37. 백자설(白磁屑)

성분이 고르고 독이 없으며 대하백붕(帶下白崩)을 주로 낫게하고 반랑(瘢痕)을 없앤다. 〈本草〉

38. 고전(古磚)

오래 된 백리(白痢)의 농설(膿泄)과 부인의 오색대하(五色帶下) 및 소복(小服)의 냉통(冷痛)에 구워서 문질러 준다. 〈本草〉

39. 백맥반석(白麥飯石)

즉 거치른 황석(黃石)이며 지금의 맷돌을 만드는 돌이다. 불에 태워서 초에 담그면 가루가 떨어지니 가루로 해서 배옹(背癰)에 붙이면 신기한 효력이 있다. 〈外科〉

모든 석각(石角)이 옹달(癰疽)을 치료하는 것이 많다. 〈本草〉

40. 수중석자(水中石子 = 물속 작은 돌)

생선회를 먹고 배가 장만(腸滿)해서 반(瘕)이 되어서 통민(痛悶)하고 음식불하(飮食不下)하여 차차 여위어지는 것을 치료하니 불에 태워서 담그고 그 물을 마신다. 〈本草〉

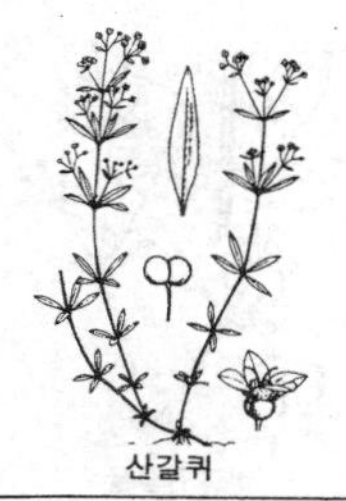
산갈퀴

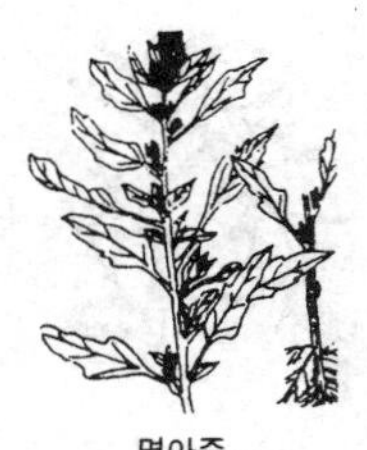
명아주

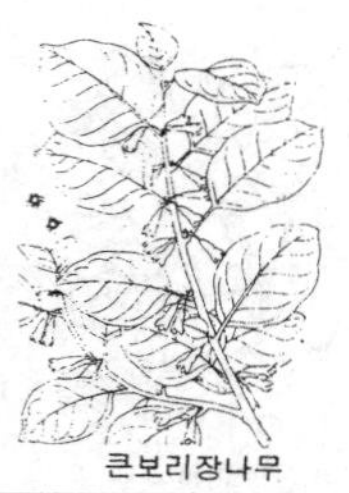
큰보리장나무

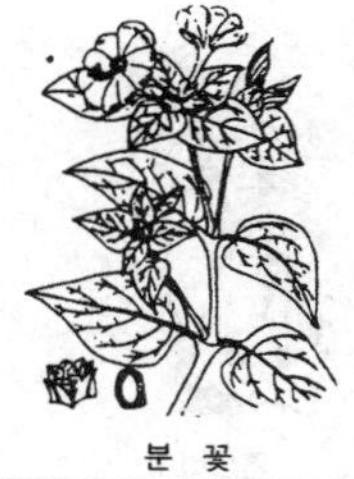
분 꽃

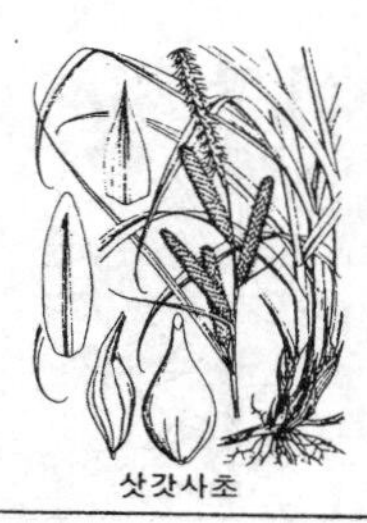
삿갓사초

五. 금부(金部) (33종)

1. 금설(金屑)

성분이 고르고 맛이 시며 독이 없고 (생으로는 독이 있고 익은 것은 독이 없다) 진신(鎭神)과 안혼(安魂)및 백(魄)과 진심(鎭心)하고 오장(五臟)을 더하며 첨정보수(添精補髓)하고 오장(五臟)의 풍간(風癎)과 실지(失志)한 증세를 치료하고 어린이의 경기(驚氣)를 낫게한다.

백련(百練)한 것은 약에 넣고 생 것은 못쓰게 되며 독이 있어서 사람을 죽인다.

의가(醫家)에서 쓰는 것은 모두 연숙(鍊熟)한 금박(金薄)의 물에 금기(金器)를 달인 즙으로, 이것은 독이 없다.

본경(本經)에 금(金)이라고 하지 않고 설자(屑子)를 붙인 것은 팽련하설(烹鍊鍜屑)한 가루로 박(薄)을 만들어 쓰기 때문이다. 〈本草〉

세간(世間)의 만물(萬物)속에 망가지지 않는 것은 단지 황금(黃金)뿐인다. 금(金)이란 오행(五行)의 극(極)이며 오행(五行)이 상생(相生)해서 금(金)에 닿아 극(極)하고 천일(天一)이 수(水)를 낳으며 수(水)가 목(木)을 낳고 목(木)이 화(火)를 낳으며 화(火)가 토(土)를 낳고 토(土)가 금(金)을 낳으니 금(金)이 마지막에 나서 오행(五行)의 기(氣)를 갖추었으며 조화(造化)의 공용(功用)이 완전한 것이다. 금(金)을 녹이면 물이 되고 치면 불이 나며 그 부드러운 것은 목(木)을 상(象)하고 빛은 토(土)를 상(象)하며 수(水)•화(火)•토(土)•목(木)의 사성(四性)이 갖추어지고 만년(萬年)을 지나도 썩지 않으며 백련(百煉)을 겪어도 더욱 견실(堅實)하고 강건 순양(剛健純陽)한 결실이다. 〈正理〉

금(金)이 수은(水銀)을 보면 희게 변하고 불을 얻으면 원색으로 돌아온다. 〈參同〉

2. 은설(銀屑)

성분이 고르고 맛이 매우며 독이 있고 오장(五臟)을 편하게 하며 심신(心身)을 정하고 경계(驚悸)를 그치게 하며 사기(邪氣)를 없애고 어린이의 경간(驚癎)과 전질(巓疾)및 광주(狂走)의 병을 치료한다.

처방 하는데서 은설(銀屑)을 쓰는 것은 역시 은박(銀薄)을 만드는 것이다.

금(金)과 은설(銀屑)이 모두 파랭(破冷)하고 풍(風)을 없애준다.

은(銀)은 주석을 싫어한다. 〈本草〉

3. 수은(水銀)

성분이 차고 맛이 매우며 독이 있고 안심(安心)과 진신(鎭神)및 거풍(去風)을 하고 개선(疥癬)과 과루(過瘻)및 가장(痂瘍)과 백독(白禿)등 일체의 악창(惡瘡)을 치료하고 타태(墮胎)를 하며 사태(死胎)를 내리게 한다. 일명 홍(汞)이며 단사(丹砂)에서 나는데 바로 수녀(嫩女)라는 것이며 금(金)•은(銀)•동(銅)•석독(錫毒)을 죽인다.

수은(水銀)이 연(鉛)을 얻으면 어리고 유황(硫黃)을 보고 맺히는데 대추살로 갈으면 흩어지고 시중측냉(尸中則冷)하며 시후부(尸後腐)하고 자하차(紫河車)에 강복(降伏)하고 금•은•동•철을 그 위에 두면 떠오르고 동(銅)을 얻으면 빛이 밝아진다.

귀에 들어가면 뇌(腦)를 먹어서 다하고, 살에 들어가면 백마디가 연축(攣縮)하며 금물(金物)을 불에 구워서 문지르면 수은(水銀)이 나와서 금(金)을 먹으니 금색(金色)이 희게 된다.

수은(水銀)을 지나치게 먹으면 앉은뱅이가 되고, 중독되면 술과 돼지고기를 많이 먹으면 풀리고 철장(鐵漿)도 해독이 된다. 〈本草〉

모양이 물과 같고 빛이 희어서 은(銀)과 같으며 단사(丹砂)에서 나는데 만드는 방법은 모래를 화로에 넣고 밑에는 물을 받치고 위에는 뚜껑을 덮은 다음 밖으로 불을 사루면 연기가 날라서 위에 붙고 수은(水銀)이 흘러서 밑으로 처지는데 색채가 미홍(微紅)하다. 〈入門〉

수은(水銀)을 낼 때에 날라서 붙은 재를 홍분(汞粉)이라 하고 속(俗)에서는 수은회(水銀灰)라고도 한다. 〈本草〉

수은(水銀)이 슬자(虱子)를 없애는 데는 아주 신기하다. 〈俗方〉

◎ **경분(輕粉)**

성분이 서늘하고 맛이 매우며 독이 있고 대장(大腸)을 통하게 하며 어린이의 감창(疳瘡)과 나력(瘰癧)에 붙이고 악창감 개선(惡瘡疳疥癬)의 벌레를 죽이고 코위의 주사(酒査)와 풍창(風瘡)및 소양(瘙痒)을 치료한다.

일명 홍분(汞粉)이며, 또는 수은분(水銀粉)과 설분(硝

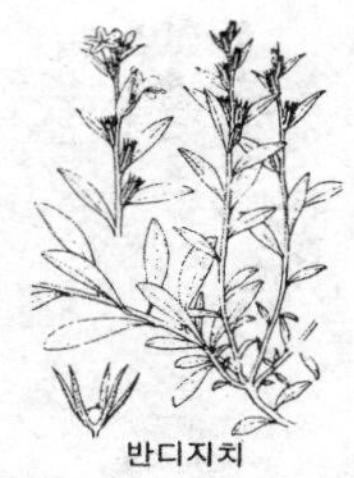
반디지치

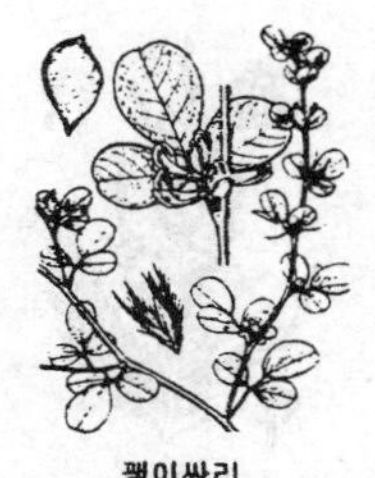
괭이싸리

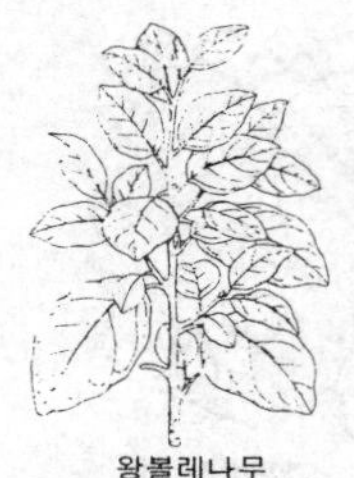
왕볼레나무

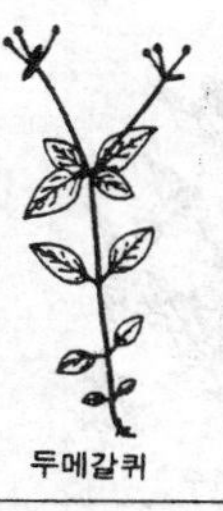
두메갈퀴

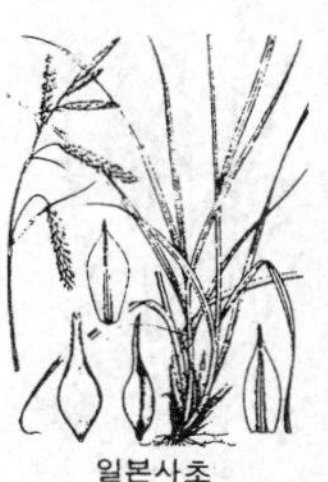
일본사초

粉)이며 수은(水銀)을 비연(飛煉)해서 만든 것이다. 만드는 방법은 잡방(雜方)에 있으며 격(膈)을 내리는 가장 좋은 약이다.

경분(輕粉)이 침을 내리는 약으로써 어린이의 연조(涎潮)와 계종(瘈瘲)에 많이 쓰되 너무 지나치게 쓰면 사람을 상하게 된다. 〈本草〉

비단 창(瘡)을 잘 낫게하나 위(胃)를 상하기 때문에 치은(齒齦)을 흔들리게 하고 또는 빠지게까지 한다. 〈醫鑑〉

◎ 은주(銀硃)

역시 수은(水銀)의 비승(飛昇)한 것이며 창(瘡) 벌레를 죽이고 뇌슬(腦虱)을 없애주며 나풍(癩風)을 쏘이면 물을 거두고 독을 없애주니 일명 수화주(水花硃)라고도 한다. 〈入門〉

4. 영사(靈砂)

성분이 따뜻하고 맛이 달며 독이 없고 일체의 고랭(痼冷)과 오장(五臟)의 백병을 낫게하고 담연(痰涎)을 소화시키며 기력(氣力)을 더해주고 혈맥(血脈)을 통하며 눈을 밝게 하고 지번(止煩)하며 악기(惡氣)를 몰아내고 심장(心臟)의 정충(怔忡)을 진정시키니 오래 먹으면 마음이 영명(靈明)하게 된다.

일명 이진사(二眞砂)이며 달구는 방법은 수은(水銀) 3냥, 유황(硫黃) 1냥을 가루로 해서 먼저 볶으고 청사두(靑砂頭)를 만든 다음 수화기제로(水火旣濟爐)에 넣어서 빼어 내면 침(鍼)을 묶은 것과 같이 된다. 〈本草〉

5. 황단(黃丹)

성분이 약간 차고 맛이 매우며 독이 없고 진심(鎭心)과 안신(安神)하며 경간(驚癎)과 전질(巓疾)을 주로 치료하고 독열(毒熱)과 경계(驚悸)및 광주(狂走)를 진정시키고 토역(吐逆)과 반위(反胃)및 토혈(吐血)과 해수(咳嗽)를 금창(金瘡)과 탕화창(湯火瘡)을 다스리며 수염을 물들이고 고약처럼 고으면 지통(止痛)고 생기(生肌)를 한다.

일명 연단(鉛丹)이며 즉 황단(黃丹)이고 또는 연화(鉛華)이고 연(鉛)에서 난다. 〈本草〉

연(鉛)을 볶으고 단(丹)을 만들면 그 색이 노랗기 때문에 황단(黃丹)이라고 하며 약에 쓸 때는 볶아서 색이 자색으로 변하면 가루로하여 2번을 물에 걸러 쓴다. 〈入門〉

6. 연(鉛 = 납)

성분이 서늘하고 맛이 달며 독이 없고 진심(鎭心)과 안신(安神)하며 반위(反胃)와 구홰(嘔噦)를 치료하고 사갈교(蛇蝎咬)의 독을 없애준다. 〈本草〉

납과 주석이 모두 북방의 임계(壬癸)의 음극(陰極)의 정(精)을 받았으니 성질이 유활(柔滑)하고 음독(陰毒)이 많으며 지나치게 먹으면 심위(心胃)를 상한다. 약에 쓰는 것은 철조(鐵銚)에 용화해서 새 기와 위에 부어서 재부(滓腐)를 2~3차례 일어서 버리고 쓴다. 〈入門〉

옛날에 금(金)은 황금(黃金)이며 은(銀)은 백금(白金)이라 하고 동(銅)은 적금(赤金)이며 연(鉛)은 청금(靑金)이라 하였고 철(鐵)은 흑금(黑金)이라 하였다. 〈本草〉

◎ 연상(鉛霜)

성분이 서늘하고 독이 없으며 소담(消痰)과 지경(止驚)하고 술독을 풀며 열연(熱涎)이 흉격(胸膈)에 막혀서 번민(煩悶)하는 것과 중풍(中風)의 담실(痰實)및 어린이의 경풍(驚風)을 치료한다.

일명 연백상(鉛白霜)이며 만드는 방법은 연(鉛)을 수은(水銀)의 15분의 1을 달구어서 편자(片子)를 만들어 초옹(醋甕)속에 넣어서 오래 두면 서리처럼 가루가 되니 긁어서 쓴다. 〈本草〉

◎ 연분(鉛粉)

성분이 차고 맛이 매우며 복시(伏尸)가 독석(毒螫)을 낫게하고 삼충(三虫)을 죽이며 별가(鱉瘕)를 없애주고 악창(惡瘡)을 치료하며 타태(墮胎)를 하고 징가(癥瘕)와 적취(積聚)를 고치며 구리(久痢)가 감(疳)이 된 것과 옹종(癰腫)의 누란(瘻爛)을 주로 치료한다.

즉 연(鉛)을 화(化)해서 만든 호분(胡粉)이며, 일명 정분(定粉)·광분(狂粉)·와분(瓦粉)이라 한다. 〈本草〉

호분(胡粉)은 바로 진연분(眞鉛粉)이며 소주에서 나는 것은 소분(韶粉)이고, 정주(定州)이니 성질이 체(滯)하기 때문에 장(腸)을 삽(澁)하게 하고 이(痢)를 그치게 한다. 〈省翁〉

◎ 연회(鉛灰)

나력(瘰癧)을 그치게 하고 그 방법이 연(鉛) 3냥을 쇠그릇에 고으면 흑회(黑灰)와 같이 생기는데 돼지 기름에 섞어서 붙인다. 〈本草〉

◎ 석(錫 = 주석)

성분이 차고 독이 약간 있으며 앵루(瘿瘻)와 귀기 및

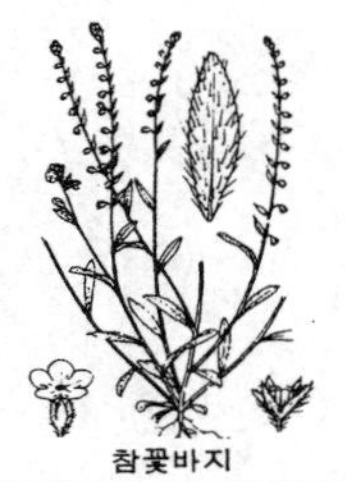
참꽃바지

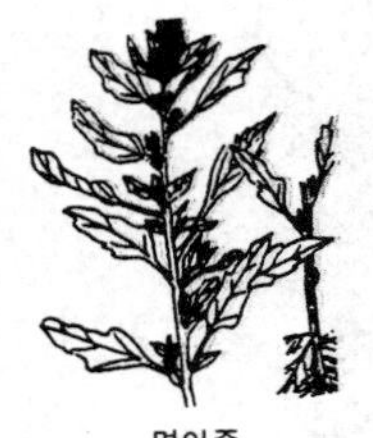
명아주

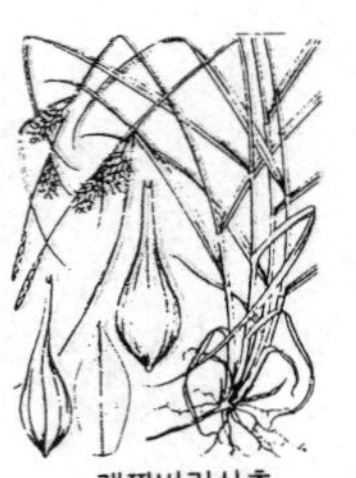
개찌버리사초

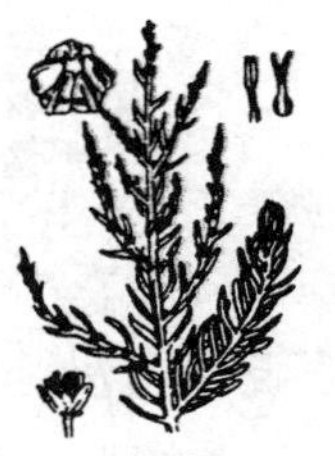
나문채

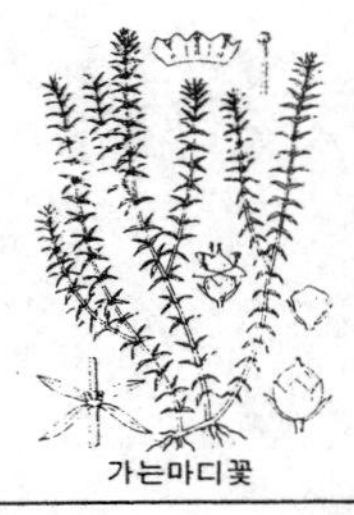
가는마디꽃

주오(疰忤)를 치료한다.

즉 백쇄(白鎖)이며 가루로하여 청목향(青木香)을 섞어서 창종(瘡腫)의 악독(惡毒)을 붙인다. 〈本草〉

7. 적동설(赤銅屑)

성분이 고르고 맛이 쓰며 약간의 독이 있고 치풍안명목(治風眼明目)하며 뼈를 잇고 결치(缺齒)를 때우며 부인의 혈기(血氣)와 심통(心痛)을 낫게하고 또한 액취(腋臭)를 없애며 수발(鬚髮)을 검게 한다. 〈本草〉

적동(赤銅)이 좋으니 만드는 방법은 동그릇을 두드리면 박피(薄皮)가 일어나는데 가루로해서 물에 이루어 쓴다. 〈局方〉

◎ 동청(銅青)

성분은 고르고 약간의 독이 있으며 눈을 밝게하고 부적(膚赤)와 식육(息肉)을 없애주며 부인의 혈기심통(血氣心痛)을 치료한다.

일명 동록(銅綠)이며 생(生)•숙동(熟銅)에 모두 청(青)이 있으며 청(青)은 즉 동(銅)의 정화(精華)이며 동그릇 위에 절색(絶色)이 그것인데 담연(痰涎)을 통하게 한다. 〈本草〉

깨끗이 씻고 가루로하여 물에 이루고 연한 불에 볶아서 쓴다. 〈入門〉

◎ 동경비(銅鏡鼻)

성분이 서늘하고 맛이 시며 독이 약간 있고 여자(女子)의 혈폐(血閉)와 징가(癥瘕)및 절잉(絶孕)과 산후(産後)의 여진(餘疹)의 자통(刺痛)을 치료한다.

고감(古鑑)에 또한 일체의 사매(邪魅)와 여인의 귀교(鬼交)및 고독(蠱毒)과 어린이의 경간(驚癎)을 낫게하고 또 최생(催生)하며 폭심통(暴心痛)을 치료하니 붉게 불에 태워서 술에 담그고 따뜻하게 해서 마신다.

모든 벌레가 귀에 들어갔을 때 면경을 귀에 대고 두드리면 저절로 나온다.

◎ 고문전(古文錢)

성분이 고르고 눈을 밝게하며 예장(瞖障)을 없애며 풍적안(風赤眼)과 부인의 횡역산(橫逆産)및 심복통(心腹痛)과 오림(五淋)및 경폐(經閉)를 치료한다.

즉 청동전(青銅錢)이며 불에 살라서 초에 담가서 쓴다. 〈本草〉

◎ 자연동(自然銅)

성분이 고르고 맛이 매우며 독이 없고 안심(安心)과 지경(止驚)하며 절상(折傷)의 산혈(散血)을 낫게하고 지통(止痛)과 배농(排膿)하며 소어혈(消瘀血)하고 근골(筋骨)을 잇는다.

여러곳에 있으며 광(鑛)에서 하련(煆煉)하지 않았기 때문에 자연동(自然銅이라고 하는데 접골(接骨)과 속근(續筋)하는데는 제일 좋다. 〈本草〉

생긴 모양이 일정치 않고 색이 청황(青黃)해서 불에 태우면 청염(青焔)이 일어나고 유황(硫黃)냄새가 난다. 불에 사루고 초에 담그기를 9차례 하고 물에 이루어 쓴다. 〈入門〉

자연동(自然銅)을 세인(世人)들이 접골약(接骨藥)으로 많이 쓰나 불에 달구기 때문에 독이 있으니 지나치게 쓰는 것은 삼가해야 한다. 〈丹心〉

8. 생철(生鐵 = 무쇠)

성분이 약간 차고 간질(癎疾)을 낫게하며 진심하고 선(癬)과 악창(惡瘡)및 지주교(蜘蛛交)와 탈항(脫肛)을 치료하고 수발을 검게한다.

무쇠를 생철(生鐵)이라고 하며 즉 귀솥이나 가마솥의 종류이다. 삶아서 즙으로 하거나 또는 불에 사루어 물에 담그고 그 즙을 쓴다.

◎ 유철(柔鐵 = 숙철)

성분이 고르고 맛이 매우며 독이 없고 견기(堅肌)와 내통(內痛)한다. 일명 열철(熱鐵)이며 보통 철이라 부르는 것은 모두 유철(柔鐵)이다.

강철(鋼鐵 = 시우쇠)독이 없고 금창(金瘡)의 번만(煩滿)과 흉격(胸膈)에 기(氣)가 막혀서 음식불하(飮食不下)한 것을 치료한다.

생 것과 익은 것을 섞어서 칼이나 창을 만드는 것이 강철(鋼鐵)이다. 〈本草〉

◎ 철설(鐵屑 = 쇠똥)

성분이 고르고 맛이 매우며 독이 없고 경사(驚邪)와 전간(巓癎)및 어린이의 객오(客忤)와 귀타(鬼打)및 귀주사기(鬼疰邪氣)와 풍경(風痙)을 치료하고 달여서 맑고 깨끗한 것을 마시고 또 액기(腋氣)를 볶아서 문지르면 좋다. 〈本草〉

불에 달여 두드리면 작은 껍질 가루가 떨어진 것을 말한다. 〈本草〉

◎ 철액(鐵液)

성분이 고르고 맛이 맵고 달며 독이 없고 심(心)의 경

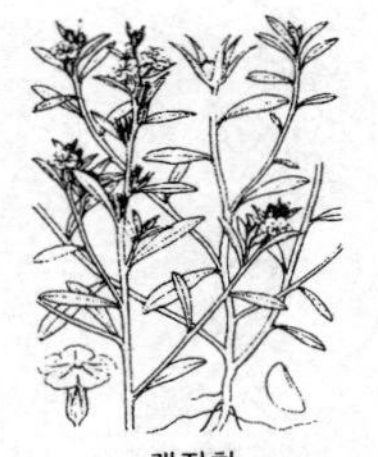
개지치

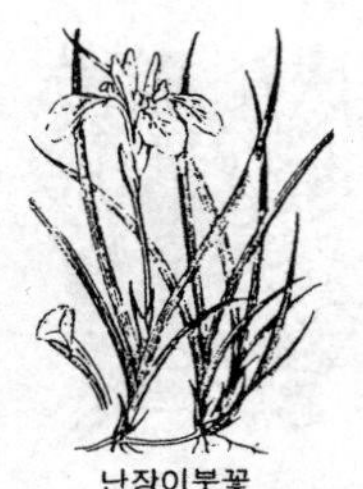
난장이붓꽃

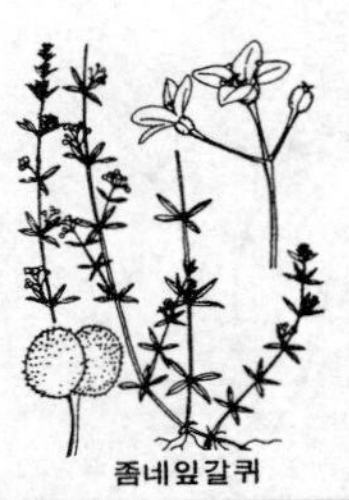
좀네잎갈퀴

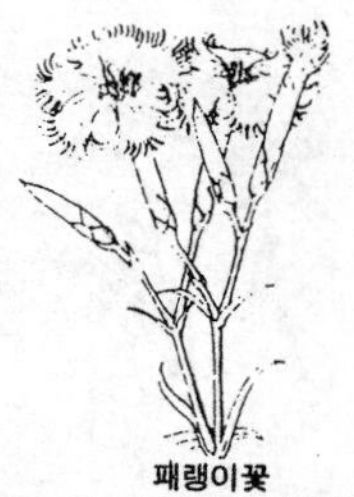
패랭이꽃

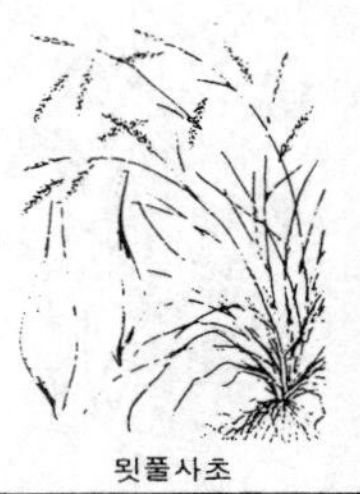
뫼풀사초

사(驚邪)와 일체의 독사충(毒蛇虫)·잠칠독(蠶漆毒)·교창(咬瘡)·장풍치루(腸風痔漏)·탈항(脫肛)과 모든 악창가개(惡瘡痂疥)를 치료하고 또한 수발(鬚髮)을 검게 물들인다.

대장간의 두드리는 다듬이 돌위에 떨어지는 껍질 가루를 물에 담가서 오래된 것으로 검은 물을 들이게 되니 일명 철락(鐵落)이다. 〈本草〉

◎ **철화분(鐵華粉)**

성분이 고르고 맛이 짜며 독이 없고 심(心)과 신(神)을 편하게 하며 골수(骨髓)를 굳건하게 하고 지력(志力)을 강하게 하며 풍사(風邪)를 없애고 오래 살며 흰 머리가 검어진다.

철박(鐵拍)으로 조각을 만들어 소금물에 담그고 초를 담은 그릇속에 넣어두면 백일 뒤에 철(鐵)의 뒤에 생의(生衣)가 되니 걷어서 가루로 하고 모든 환산약에 넣어 쓴다.

모든 철(鐵)을 바로 환산약(丸散藥)에 넣지 않고 삶은 즙으로 화분(華粉)을 쓰는데 일명 철유분이라고 한다. 〈本草〉

◎ **철분(鐵粉)**

성분이 고르고 맛이 짜며 독이 없고 심신(心神)을 편하게 하며 골수(骨髓)를 굳건하게 하고 백병을 없애며 흰머리를 검게하고 체건능식(體健能食)한다.

철화분(鐵華粉)을 불에 넣어서 날려 단련(鍛鍊)된 것이 바로 철분(鐵粉)이다. 〈本草〉

◎ **철설(鐵䔒)**

악창(惡瘡)과 식닉(蝕䘌)및 금창(金瘡)과 수족의 터진 것 또는 나력독종(瘰癧毒腫)을 치료하고 벌레를 죽이며 수발(鬚髮)을 물들여 검게 한다.

대나무로써 칼이나 도끼의 날 위에 불을 피워서 진(津)이 칠(漆)과 같이 나오는 것이 바로 그것이다.

일명 도인(刀烟)이며 뜨거워서 어리기 전에 바른다. 또한 모든 창(瘡)에 바르면 물에 들어가도 상하지 않는다. 〈本草〉

◎ **침사(鍼砂)**

성분이 고르고 독이 없으며 적취(積聚)를 낫게하고 수발(鬚髮)을 검게 물들이며 검은 물감으로도 쓴다. 침(針)을 만들때에 갈아서 떨어진 가루를 침사(鍼砂)라고 하는데 불에 사루고 초에 담가서 가루를 물에 이루어 분을 만든 것이니 그 효력이 철분(鐵粉)과 같다. 〈本草〉

약에 쓰는 것은 정결한 것을 가지고 초에 담가 말리고 다시 연한 불에 2~3차례 초로 볶아서 자색이 나는 것을 한도로 한다. 〈入門〉

◎ **철정(鐵精)**

성분이 고르고 약간 따뜻하니 눈을 밝게하고 경계(驚悸)를 낫게하며 심기(心氣)를 정하고 어린이의 풍간과 음퇴(陰㿉)및 탈항(脫肛)을 치료한다.

하련(煆煉)할 때에 부엌속에 비출(飛出)해서 자색(紫色)으로 경허(輕虛)한 것을 철정(鐵精)이라고 하며 동그릇을 닦으면 밝은 빛이 난다. 〈本草〉

◎ **철장(鐵漿)**

성분이 고르고 맛이 매우며 독이 없고 심(心)을 진정(鎭定)하며 전간발열광주(巓癎發熱狂走)와 육축(六畜)의 전광(巓狂)과 사(蛇)·견(犬)·호(虎)·낭(狼)의 교독(咬毒)과 악충독(惡虫毒)을 치료한다.

철(鐵)을 물에 감가서 오래 두면 색이 푸르고 버금이 나는데 검은 물감으로도 쓰고 모든 독(毒)이 입복(入腹)한 것을 풀어준다. 〈本草〉

생철(生鐵)을 물에 담가 두고 매일 약간씩 마시고 오래되면 노란 고약처럼 생기니 그것이 아주 좋은 것이고 사람을 경건(輕健)하게 만든다. 〈本草〉

◎ **마함철(馬啣鐵)**

성분이 고르고 독이 없으며 난산(難産)과 어린이의 간질(癎疾)을 주로 치료한다.

이것이 말의 입에 물리는 자갈쇠로써 의공철(醫工鐵)을 만들면 아주 신기하다. 〈本草〉

◎ **차할철(車轄鐵)**

후비(喉痺)와 목구멍속에 막힌 열을 낫게하니 소쉬(燒淬)해서 그 즙을 마신다. 〈本草〉

◎ **약시철(鑰匙鐵)**

부인의 혈금실음(血噤失音)과 충악(衝惡)및 또는 방사(房事)를 약한 것을 치료하니 달여서 마신다. 〈本草〉

◎ **고거철치(故鋸鐵齒)**

대나무 가시가 목구멍에 걸려서 나오지 않는 것을 치료하니 소쉬(燒淬)해서 술에 담가 마신다. 〈本草〉

◎ **철부(鐵斧)**

성분이 따뜻하고 맛이 매우며 독이 없고 후비(喉痺)와 산후(産後)의 출혈복통(出血腹痛)을 치료하니 불에 달구어서 술에 담가 그 즙을 마시고 도끼가 없을 때는 저울의 추도 가능하다. 〈本草〉

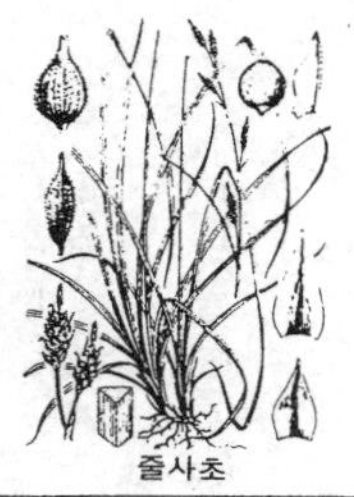
줄사초

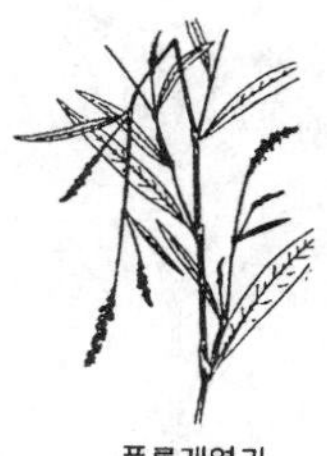
푸른개역귀

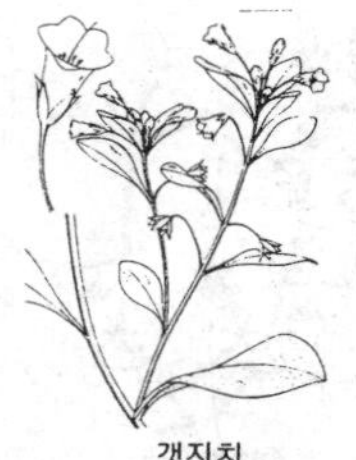
갯지치

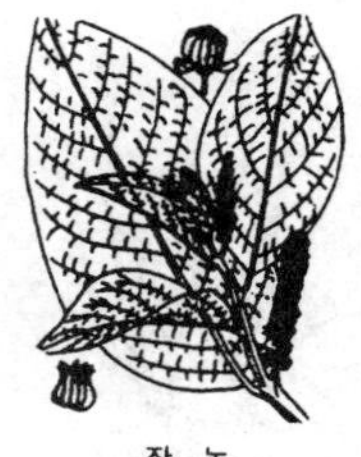
장 녹

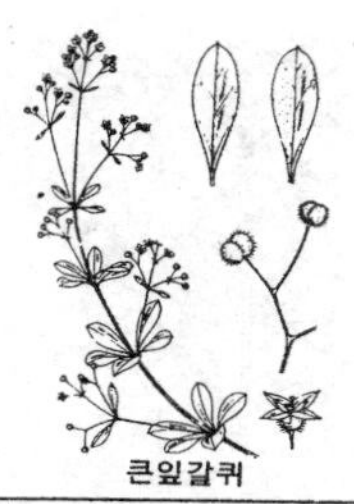
큰잎갈퀴

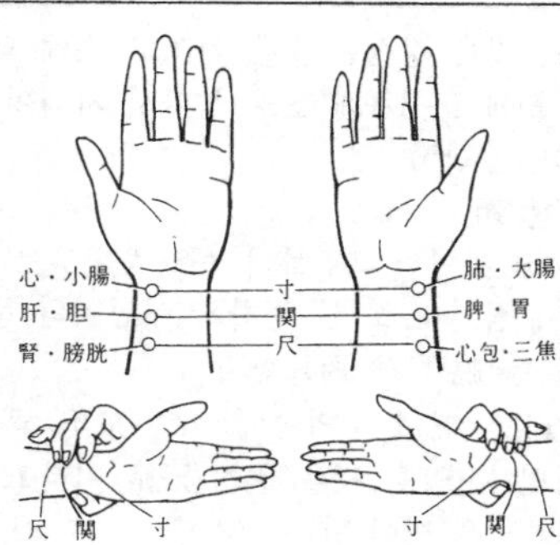

침구편(鍼灸篇)

一. 침구(鍼灸)

1. 구침(九鍼)의 제법(製法)

내경(內經)에 말하기를 「허실(虛實)의 중요한 자리에 구침(灸鍼)이 가장 좋은 것은 그의 각각 적절한 방법이 있기 때문이다.」 주(註)에 말하기를 「열이 그의 머리와 몸에 있으면 뾰족한 침을 쓰고 거죽과 살의 사이가 기만(氣晩)한 것은 둥근 침을 쓴다.

맥기(脈氣)가 허하고 모자라는 데는 시침(鍉鍼)을 쓰고, 열을 사(瀉)하며 혈(血)을 내고 고병(痼病)을 발설(發泄)시키는 것은 봉침(鋒鍼)을 쓰며, 옹종(癰腫)을 터뜨리고 피고름을 내는 데는 피침(鈹鍼)을 쓰고, 음양(陰陽)을 고르고 폭비(暴痺)를 없애는 데는 원리침(圓利鍼)을 쓰며, 경락(經絡)속의 아픈 비(痺)를 치료하는 것은 호침(毫鍼)을 쓰고, 비(痺)가 깊이 뱃속과 허리 뼈마디의 살갗 사이에 있는 것은 장침(長鍼)을 쓰며, 허풍(虛風)이 골해(骨解)와 피부 사이에 있는 것은 큰 침을 쓰는데 이것이 각각 적절한 방법이다.」고 한다.

침(鍼)의 모양이 9가지가 있으니 아래에 서술(敍述)한다.

◎ **참침(鑱鍼)**

길이가 1치6푼(一寸六分)에 머리가 크고 끝이 뾰족하니 양기(陽氣)를 사(瀉)하는데 쓴다. 〈靈樞〉

넓이가 반치, 길이가 1치 6푼에 머리가 크고 끝이 날카로우니 열이 머리 부분에 있는 것을 주로 치료한다. 〈易老〉

◎ **원침(圓鍼)**

길이가 1치 6푼에 계란 모양과 같으니 잘 닦고 문질러서 기육(肌肉)이 상하지 않도록하며 분기(分氣)를 사(瀉)한다. 〈靈樞〉

끝이 알 모양과 같으니 거죽과 살 사이의 기병(氣病)에 이것을 쓴다. 〈易老〉

◎ **시침(鍉鍼)**

길이가 3치반에 끝이 서율(黍栗)과 같이 뾰족하니 맥(脈)을 접해서 빠져들지 말고 그 기(氣)를 치료한다. 〈易老〉

맥기(脈氣)가 허소(虛少)한 사람에게 쓴다. 〈易老〉

◎ **봉침(鋒鍼)**

길이가 1치6푼에 날이 세모꼴로 되었으니 고질(痼疾)을 낫게한다. 〈易老〉

사열(瀉熱)과 출혈(出血)을 시키고 고질(痼疾)을 발설(發泄)한다. 〈易老〉

◎ **피침(鈹鍼)**

길이가 4치이고 넓이가 2푼반이며 끝이 칼끝과 같으니 큰 고름을 나게한다. 〈易老〉

일명 파침(破鍼)이니 옹종(癰腫)을 터뜨리고 피고름을 낸다. 〈易老〉

◎ **원리침(圓利鍼)**

길이가 1치6푼에 크기가 이(氂)와 같고 둥글고 날카로우며 몸통이 약간 굵으니 폭기(暴氣)를 치료한다. 〈易老〉

뾰족하기가 털과 같고 둥글하니 음양(陰陽)을 조절하고 폭기(暴氣)를 없앤다. 〈易老〉

◎ **호침(毫鍼)**

길이가 3치6푼에 뾰족하기가 모기의 주둥이와 같으니 조용하게 은근히 넣고 경미(輕微)하게 오래 있어서 통비(痛痺)를 취한다. 〈易老〉

경락(經絡)을 고르고 통비(痛痺)를 없앤다. 〈易老〉

◎ **장침(長鍼)**

길이가 7치에 끝이 날카롭고 주둥이가 엷으니 먼곳의 비(痺)를 취한다. 〈易老〉

끝이 날카롭기 때문에 비(痺)가 깊이 골(骨)에 있는 것과 요(腰)•척(脊)•절(節)•주(腠)사이에 있는 것을 취하여 풀어준다. 〈易老〉

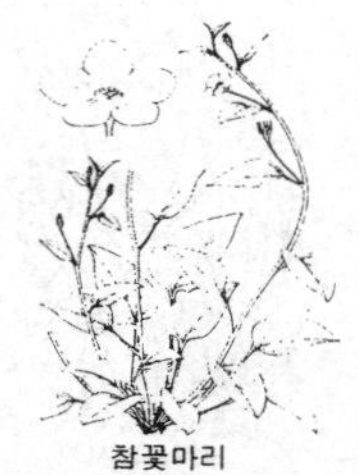
참꽃마리

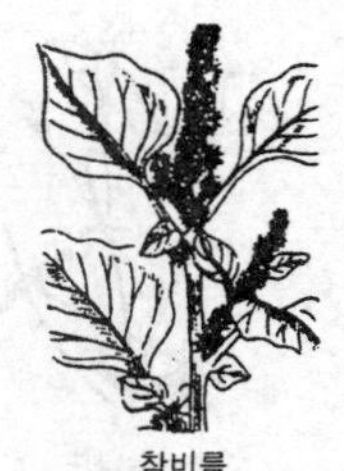
참비름

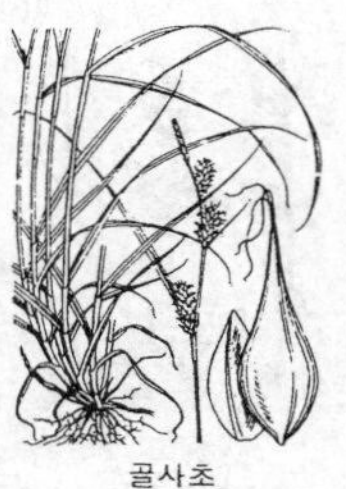
골사초

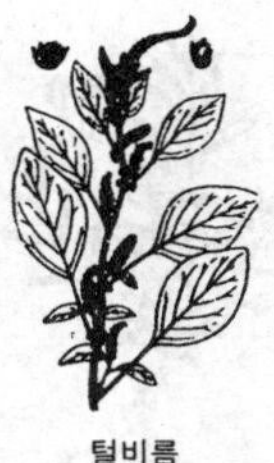
털비름

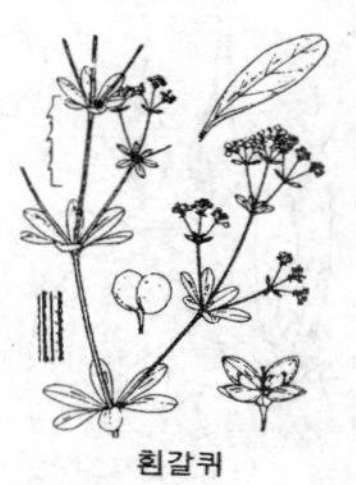
흰갈퀴

◎ 대침(大鍼)

길이가 4치에 뾰족하기가 정(挺)과 같고 끝이 가늘며 둥그니 기관의 수(水)를 취한다. 〈履老〉

일명 쉬침(焠鍼)이니 풍허(風虛)가 뼈에 있는 것과 피부의 사이에 있는 것을 취해서 풀어준다. 〈易老〉

2. 연침법(鍊鍼法)

오랫동안 쓰던 말 자갈로 침(鍼)을 만드는 것이 제일 좋다. 〈精要〉

침(鍼)을 삶는 방법은 오두(烏頭)・파두육(巴豆肉) 각 1냥, 마황(麻黃) 5돈, 목별자육(木鼈子肉) 10개, 오매(烏梅) 5개를 침(鍼)과 같이 은석기에 넣고 1일동안 삶아서 씻은 다음에 다시 지통약(止痛藥)으로 몰약(沒藥)・유향(乳香)・당귀(當歸)・화예석(花蕊石) 반냥을 앞에서와 같이 하여 1일동안 삶고 꺼내서 조각수(皀角水)에 씻고 또 개고기 속에 꽂아서 1일 동안 삶은 다음 기왓가루로 닦고 끝이 곧게 한 다음에 배추씨 기름을 바르고 언제나 인기(人氣)에 가까이 하는 것이 좋다. 〈得効〉

3. 사시(四時)의 침법(鍼法)

봄에는 기(氣)가 경맥(經脈)에 있고 여름 기(氣)는 손락(孫絡)에 긴 여름의 기(氣)는 기육(肌肉)에 있고 가을 기(氣)는 피부에 있으며 겨울 기(氣)는 골수(骨髓)속에 있기 때문에 사기(邪氣)가 언제나 사시(四時)의 기혈(氣血)을 따라서 입객(入客)하니 반드시 그 경기(經氣)를 사기(邪氣)를 벽제(辟除)하면 흩으러진 기(氣)가 못 생기는 것인데 이것을 반대로 하면 흩으러진 기(氣)가 음란(淫亂)하게 일어나는 것이다. 〈內經〉

병이 뜨고 장김이 있고 기(氣)가 깊고 얕음이 있으니 각각 그 이치를 따르고 그 길을 지나지 않아야 되는데 혹시 지나치면 내상(內傷)이 모자라고 외옹이 생기게 되며 옹(壅)하면 사(邪)가 침입하여 깊고 얕음을 얻지 못하고 오히려 대적(大賊)이 되어서 안으로 오장(五臟)을 움직이고 다음에 큰 병이 일어나게 된다. 〈內經〉

봄과 여름에는 얕게 찌르고 가을과 겨울에는 깊게 찌르는 것은 대개 봄과 여름에는 양기(陽氣)가 위에 있고 또 인기(人氣)도 위에 있기 때문에 당연히 얕게 찌르는 것이고, 가을과 겨울에는 양기(陽氣)가 아래에 있고 인기(人氣)도 또한 아래에 있기 때문에 당연히 깊이 찔러야 된다. 〈難經〉

4. 침자(鍼刺)의 천심법(淺深法)

족양명(足陽明)은 찌르는 깊이를 6푼으로 하고 10번 숨쉴 동안 있고 족양명(足陽明)은 찌르는 깊이를 5푼으로 하고 7번 숨쉴 동안 있으면 족소양(足少)은 깊이를 4푼으로 하고 5번 숨쉴 동안 있으며 족태음(足太陰)은 깊이를 2푼으로 하고 4번 숨쉴 동안 있으며 족소음(足少陰)은 깊이를 2푼으로 하며 3번 숨실 동안 있고 족궐음(足厥陰)은 찌르는 깊이를 1푼으로 하고 3번 숨쉴 동안 있으며 손의 음양(陰陽)을 그의 기(氣)를 받는 길이 가깝고 기(氣)의 오는 것이 빠르기 때문에 침찌르는 깊이가 2푼을 넘지 못하고 있는 것이다. 〈靈樞〉

대개 윗몸과 뼈가 닿는 곳은 침(鍼)을 얕게 찌르고 뜸을 적게 하며 아랫 몸과 살이 많은 곳은 깊이 찌르며 또한 뜸을 많이 해도 해롭지 않는 것이다. 〈入門〉

5. 화침법(火鍼法)

성질이 쑥뜸을 두려워하는 사람은 당연히 불침을 써야 되는데 침(鍼)을 불에 넣었다가 뜨겁게 하여 찌르는 것이 바로 화침(火鍼)이다. 〈資生〉

모든 혈의 뜸을 피하는 곳에 화침(火鍼)을 쓰면 바로 효과가 있고, 이것으로써 불이 사람을 저버리지 않는다는 뜻을 알 수가 있다. 〈姿生〉

내경(內經)의 번침법(燔鍼法)이 있으니 그것이 바로 화침(火鍼)이다. 〈內經〉

6. 점혈법(點穴法)

대개 혈(穴)을 잡을 때는 반드시 온몸을 곧 바르게 해서 사지(四肢)를 움추리지 말아야 되며 앉아서 점을 찍는 것은 굽히지 말고 서서 찾는 것은 기울이지 말아야 되니 혹시 혈구멍을 바로 점을 찍지 못하면 한갓 기육(肌肉)만 태우고 공연히 아픈 고초만 견딜 뿐이며 병에 이익이 되는 것이 없다. 〈千金〉

모든 혈점을 앉아서 점찍으면 앉아서 노끈은 가늘고 줄게 되 있어서 기준을 못하였으니 지금은 옳은 대쪽으로 측정해서 혈(穴)을 점찍고 또한 납지(蠟紙)조각을 쓰기도 하나 단지 납지(蠟紙)는 빳빳해서 부러지기가 쉽고 또는 손에 잘 붙으니 차라리 볏짚 심(心)을 쓰는 것이 쉽고 정확한 것이다. 〈資生〉

사람이 늙고 젊음이 있으며 몸도 길고 짧음이 있고 살

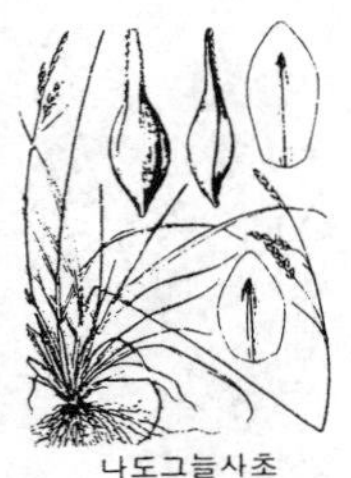
나도그늘사초

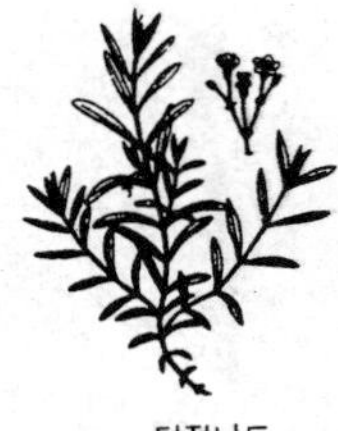
털점나도

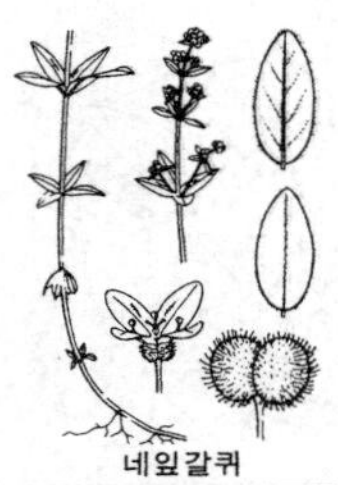
네잎갈퀴

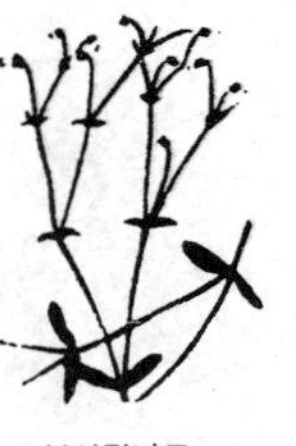
북선점나도

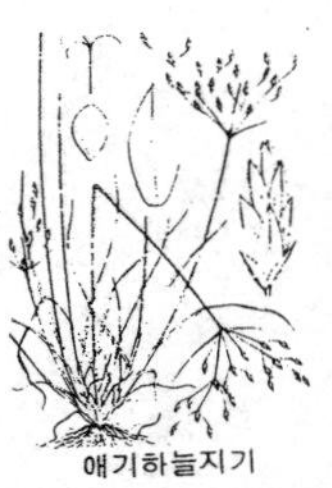
애기하늘지기

이 찌고 여윈 것이 있으니 모두 정사 심량(精思深量)해서 준측해 할 것이며, 또 기육(肌肉)의 문리(文理)와 절해(節解)와 봉회(縫會)의 편편하고 꺼진 곳을 손으로 어루만져 보면 시원스럽게 나타나니 자세하고 세밀하면 진짜 진혈을 찾게 된다. 〈千金〉

오촉지방(吳蜀地方)에서 구법(灸法)을 많이 쓰는데 아시혈(阿是穴)의 방법이 있으니 사람이 병이 있을 때 손목의 힘줄을 구급(拘急)하도록 당겨서 마치는 곳에 공혈(孔穴)이라도 하수(下手)하여 뜸하면 바로 낫는데 이것을 아시혈(阿是穴)이라고 하고, 뜸을 하든지 침으로 찌르든지 모두 효험이 있다 하니 이것이 바로 입문(入門)에 말한 천응혈(天應穴)이다. 〈資生〉

7. 푼·치(分寸)를 헤아리는 방법

병인의 남자는 왼쪽, 여자는 오른쪽에 가운데 손가락 두째 마디안에 두 횡문(橫紋)사이를 1치로 해서 혈(穴)을 택하고 또는 심지를 만드는 푼치도 이 방법에 따라서 한다. 〈局方〉

이것을 동신치(同身寸)라고 하는데 이것이 병치료에 많이 쓰이는 기준으로 삼았다.

동인(銅人)에 말하기를「중지(中指)의 내문(內紋)을 1치로 한다.」하니 내경(內經)에 말한 동신치(同身寸)가 바로 그것이다. 〈資生〉

두한경(竇漢卿)의 동신치법(同身寸法)은 가운데 손가락과 엄지손가락을 고리처럼 굽혀서 안쪽면의 서로 사귄 두 끝마디의 양쪽 각을 1치라고 하였다.

가운데 손가락의 내면 두 번째 마디를 동신치(同身寸)라고 하는 것은 이 방법을 말한 것이고, 만약 두부(頭部)·응수부(膺腧部)·배부(背部)·복부(腹部)를 측량할 때는 동신치외(同身寸外)에 각각 치법(寸法)이 있으니 1가지 방법만 고집해서는 안 된다.

손과 발 두부분은 모두 동신치(同身寸)로 택한다. 〈神應〉

◎ 두부치(頭部寸)

전발제(前髮際)에서 후발제(後髮際)에 닿기 까지를 재이서 12마디로 하여 1자2치로 삼는다.

전발제(前髮際)가 분명하지 않을 때는 두 눈썹의 처음난 한복판에서 위로 2치가 전발제(前髮際)이고 후발제(後髮際)가 분명치 않으면 대추(大顀)로부터 위로 3치가 후발제(後髮際)이니 이 두곳을 재서 18마디로 나누어 1자8치로 한다. 〈神應〉

머리 부분의 횡치(橫寸)는 눈의 내배각(內背角)에서터 외배각(外背角)에 닿기까지를 1치로 한다.

신정(神庭)에서 곡차(曲差)에 닿는 곳과 곡차(曲差)에서 본신(本神)에 닿는 곳 및 본신(本神)에서 두추(頭維)에 닿는 곳이 각각 1치반이니 모두가 4치반이다. 〈神應〉

◎ 응수부치(膺腧部寸)

두 젖꼭지의 길이를 가로 꺾어서 8치를 하고 천돌(天突)에서 단중(膻中)에 닿기까지가 6치8푼이며 또한 밑으로 내려가 1치6푼이 중정(中庭)이 되고 위로는 천돌(天突)에서 아래로 중정(中庭)에 닿기까지가 6치4푼이 된다. 〈神應〉

◎ 배부치(背部寸)

대추(大顀)에서 미저골(尾骶骨)까지가 모두 21추니 3자가 된다.

위로 7추(七顀)는 매추마다 1치4푼1리니 모두가 9치8푼7리고, 가운데 7추는 매추마다 1치6푼1리니 앞의 배꼽 밑에 서로 닿는데 모두가 2자1치1푼4리이며, 아래로 7추는 매추마다 1치2푼6리이다.

등의 두 갈래의 협척골(挾脊骨)이 각각 1치반이니 척(脊)의 1치를 합하면 4치가 되는 양쪽으로 나누고 2줄의 협척(挾脊)이 각각 3치인데 척(脊)의 1치를 합해서 7치로 하고 양방 나눈다. 〈神應〉

◎ 복부치(腹部寸)

가운데 줄의 심폐골(心蔽骨)에서 아래로 배꼽에 닿기까지 8치가 되는데 심폐골(心蔽骨)이 분명하지 않으면 지골(岐骨)에서 배꼽심에 닿기까지가 9치가 된다.

배꼽 속에서 횡골(橫骨)의 모제(毛際)까지가 5치이며, 견부(肩部)·복부(腹部)의 가로측은 모두 유간팔치법(乳間八寸法)을 같이 쓴다. 〈神應〉

◎ 인신(人身)의 자치(尺寸)

키가 7자5치인데 사람을 응발제(應髮際)에서 턱에 까지가 1자이고, 결후(結喉)에서 갈오(髑骬 = 鳩尾骨)에 닿기까지가 1자3치이며, 갈오(髑骬)에서 천추(天樞)에 닿기까지가 8치이고, 천추(天樞)에서 횡골(橫骨)에 닿기까지가 6치반이며, 횡골(橫骨)에서 내포상겸(內輔上廉)에 닿기까지가 1자8치이고, 내포상겸(內輔上廉)에서 하겸(下廉)에 닿기까지가 3치반이며, 내포하겸(內輔下廉)에서 땅에 닿기까지가 3치가 된다.

또 슬괵(膝膕)에서 부속(跗屬)에 닿기까지가 1자6치이

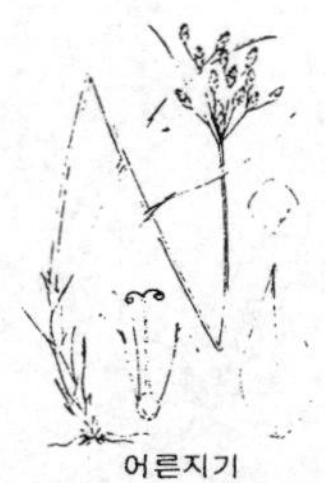
어른지기

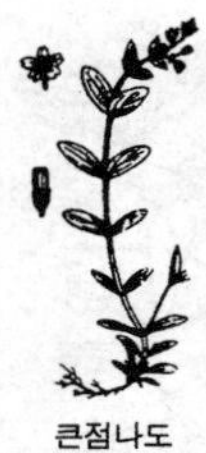
큰점나도

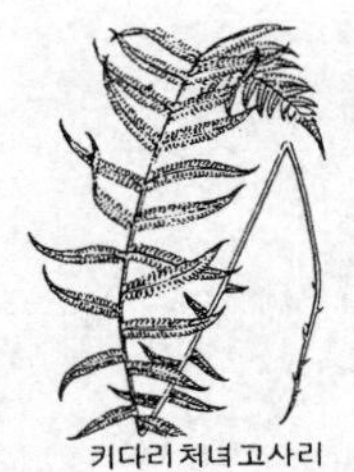
키다리처녀고사리

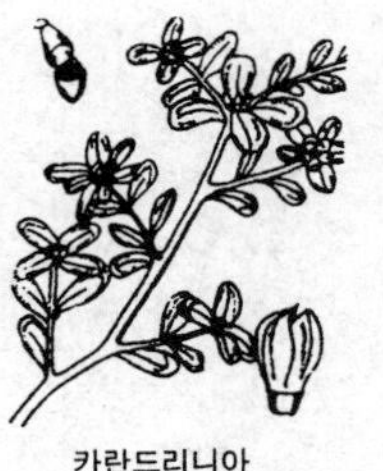
카란드리니아

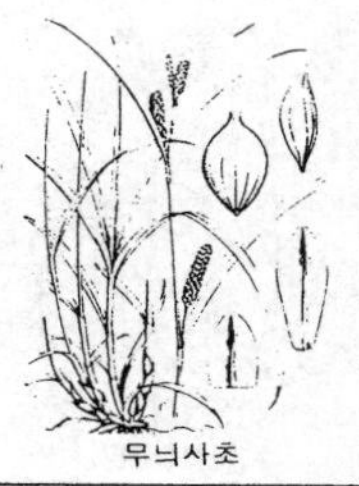
무늬사초

고, 부속(跗屬)에서 땅에 닿기까지가 3치가 된다.

또한 어깨에서 팔꿈치까지가 1자7치이고, 부(跗)에서 완(腕)에 가지가 1자2치반이며, 완(腕)에서 가운데 손가락 본 마디까지 4치이고, 본마디에서 손가락 끝까지 4치반이 된다. 〈靈樞〉

◎ 일부법(一夫法)

손을 엎어서 엄지손가락은 빼고 나머지 4손가락의 넓이를 일부(一夫)라고 한다. 〈資生〉

8. 제애법(製艾法)일 경우

쑥으로 백병을 뜸하니 3월 2일, 5월 3일에 잎을 채취해서 푹 말리는데 길가에 덮여서 난 것이 좋고, 채취한 지가 오래 될수록 더욱 좋은 것이다. 〈入門〉

5월 5일에 해가 뜨기 전에 쑥이 많이 난 곳에서 어둠속에 사람 모양과 같은 것을 채취하여 뜸하면 특효가 있고, 또 3월 3일의 쑥이 아주 좋다. 〈類聚〉

묵고 누른 쑥잎을 많든 적든 관계없이 절구방아에 찧어서 열이 생기면 체에 쳐서 푸른 찌꺼기는 버리고 다시 찧고 체에 치기를 여러번 하여 아주 잘게 만들어 쓴다. 〈局方〉

또한 거기에 유황(硫黃)을 약간 넣어서 비벼쓰면 더욱 좋다. 〈入門〉

9. 애주(艾炷)를 만들 경우

쑥심지의 밑의 넓이가 3푼, 길이도 3푼이 가장 적합한데 혹시 이보다 작으면 혈구멍이 덮이지 않고 또한 병을 치료하지 못하니 건장한 사람은 차차 크게 해서 쓰고 어린 아이의 경우에는 보리알이나 또는 참새똥을 크기로 만들어 쓰는 것이 가장 적합하다.

쑥심지를 대꼬지로 심공(心孔)을 뚫어서 만들어 쓰는데 병맥(病脈)의 굵고 가는 것을 잘 참작하여 맥에만 통하면 효과가 나는 것이고, 크게 만들어 써야 한다. 〈入門〉

10. 취화법(取火法)일 경우

예전에는 뜸을 하는데 여덟가지 나무의 불을 피했으니 송목(松木)·백목(柏木)·죽목(竹木)·유목(楡木)·상목(桑木·조목(棗木)·규목(橘木)등 나무의 불이었으나 지금은 나무 불을 쓰지 않고 참기름의 심지불에 붙여 쓰면 구창(灸瘡)의 윤기(潤氣)가 있고 아프지 않으며 또 납촉(蠟燭)도 좋다.

또는 화주(火珠)를 햇볕에 쬐고 쑥으로 불을 붙여서 쓰는 것이 좋다. 〈局方〉

또한 쑥에 불을 붙여 쓰기도 한다. 부시 차돌에다 쑥을 대고 강철쪽으로 쳐서 붙여서 쓰기도 한다. 〈資生〉

11. 구(灸)의 시점(時點)

불뜸하는 것을 보통 한낮이 지나서 하는 것은 음기(陰氣)가 도달하지 아니해서 쑥심지가 붙는 때문이고, 또는 오전과 아침은 곡기(穀氣)가 허해서 쑥심지가 불침과 뜸을 하면 어지러운 증이 일어나는 경우가 있으니 삼가해야 되는데 그러하나 다급한 사람은 이 방법을 쓰지 않으며 또한 음우(陰雨)와 풍설(風雪)이 심할 때에는 청명하기를 기다려서 침과 뜸을 하며 뜸할 때에 너무 배가 부르거나 주리거나 술을 마신 다음이거나 생 것과 찬 것과 굳은 것을 먹은 뒤거나 우추사려(憂愁思慮)·진노(嗔怒)·호매탄식(呼罵嘆息)한 다음이거나, 상장불선(喪葬不祥)을 피하는 것이 가장 좋다. 〈千金〉

12. 구법(灸法)일 경우

병을 치료하는 큰 방법이 겨울에는 당연히 따뜻하게 하여 뜸을 해야 된다. 〈仲景〉

모두 병에 약의 힘이 미치지 못하고 침(鍼)이 닿지 못하는 것은 반드시 뜸으로 해야 한다.

영추(靈樞)에 말하기를 「꺼져버린 것은 뜸을 한다.」하였고 동원(東垣)이 말하기를 「꺼져버린 것은 거죽과 털이 풍한(風寒)을 못 견디고 양기(陽氣)가 밑으로 꺼진 것이다.」하였다.

꺼져내린 것은 뜸만하고 침질은 하지 않는다. 〈綱目〉

경(經)에 말하기를 「꺼져내리면 뜸한다는 것은 천지의 사이에는 오직 음양이기(陰陽二氣)뿐인데 양(陽)은 밖에 있고 위에 있으며 음(陰)은 안에 있고 아래에 있는 것인데 꺼져내린 것은 양기(陽氣)가 꺼져내려서 음혈(陰血)에 들어가면 음(陰)이 오히려 위에 있어서 양(陽)을 복멸(覆滅)하니 맥증(脈症)에 나타나고 한(寒)이 밖에 있는데 반드시 뜸을 해야 된다.」

내경(內經)에 말하기를 북쪽 지방의 사람은 당연히 뜸을해야 되는데 그것은 겨울 추위가 너무 심해서 숨은 볕이 안에 있기 때문이다. 〈東垣〉

허한 사람을 뜸하는 것은 화기(火氣)로써 원양(元陽)

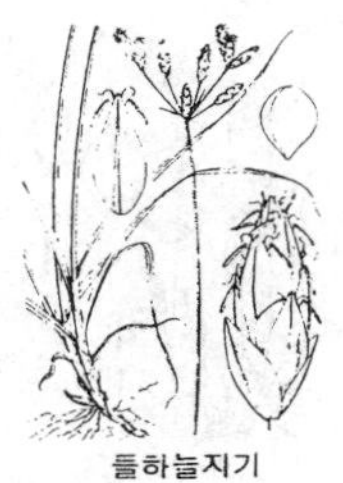
들하늘지기

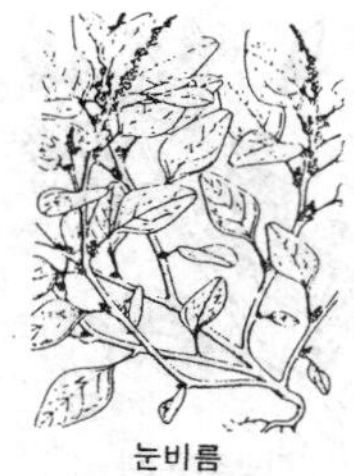
눈비름

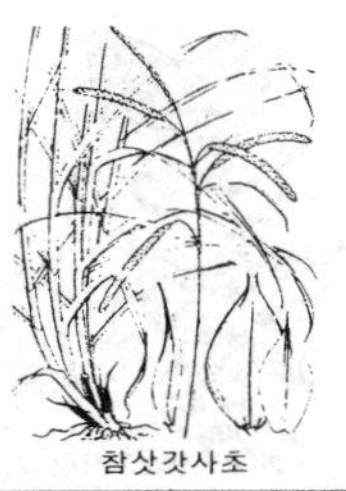
참삿갓사초

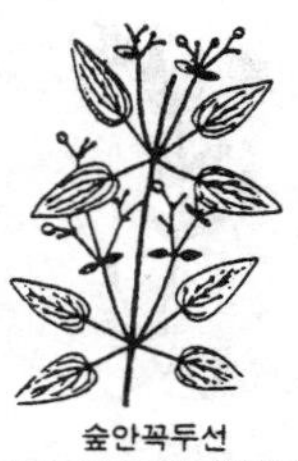
숲안꼭두선

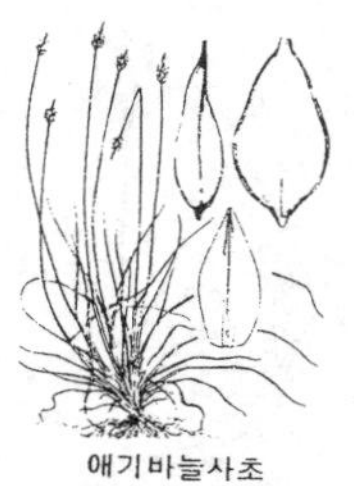
애기바늘사초

을 돕는 것이고, 실(實)한 것을 뜸하는 것은 실사(實邪)로써 화(火)를 따라 발산하도록 하는 것이며, 차거운 사람을 뜸하는 것은 울열(鬱熱)한 기(氣)를 끊어서 밖으로 발산시키는 것이니 모두 화(火)가 마른 것으로 나아간다는 뜻이 있다. 〈入門〉

머리와 얼굴은 모든 양(陽)이 모이는 곳이며, 흉격(胸膈)은 이화(二火)의 바탕이 되니 많은 뜸을 하지 말것이며, 등과 배는 많은 뜸을 해도 좋다고 하나 음허(陰虛)해서 화(火)가 있는 사람은 당연하지 않고 단지 사지(四肢)의 모든 혈(穴)에 제일 좋은 것이다. 〈入門〉

대개 뜸하는 것은 당연히 양(陽)을 먼저하고 음(陰)을 다음에 해야 되는데 머리에서 왼쪽을 향하여 차차로 내려가고 다음은 머리에서 오른쪽을 향하여 차차 내려가는 것은 위를 먼저하고 아래를 다음에 하는 것이다. 〈千金〉

먼저 위에 뜸을하고 다음 아래를 뜸하며 먼저 장수가 적은 것을 뜸하고 다음 많은 것을 뜸한다. 〈明堂〉

뜸을 대체로 선양(先陽) • 후음(後陰) • 선상(先上) • 후하(後下) • 선소(先少) • 후다(後多)의 순서로 하는 것이다. 〈入門〉

13. 장수(壯數)가 많고 적을 경우

한 장 뜸하는 것이 장정의 힘만큼이나 하다고 해서 장(壯)이라고 한다. 머리의 꼭지는 7장에서 77장에 그치고, 구미(鳩尾)와 거궐(巨闕)은 비록 흉복(胸腹)의 혈(穴)이긴 하나 47자에 그쳐야 되니 혹시 많은 뜸을 하면 심력(心力)이 없어지고 머리 위의 혈(穴)을 많이 뜸하면 정신을 잃고, 비(臂)와 각(脚)의 혈(穴)을 많이 뜸하면 혈맥(血脈)이 고갈(枯渴)되고 사지(四肢)가 가늘어져 힘이 없어지게 되니 겸해서 여위는 것을 더하면 정이 짧아진다. 〈資生〉

사지(四肢)의 혈(穴)에는 풍사(風邪)만 없애면 되고 많이 뜸하지 말 것이니 7장에서 77장까지 그치고 나이에 따라서 지나치지 않는 것이 좋다. 〈資生〉

어린 아이의 7일이 넘어 돐전에는 7장을 지나지 말고 쑥심지는 참새 똥만하게 해서 쓴다. 〈姿生〉

14. 구창(灸瘡)을 발하게 할 경우

뜸으로써 병을 치료하는데 장수를 맞춰서 뜸해도 창(瘡)이 일어나서 고름이 나오지 아니하면 병이 낫지 않으니 신바닥을 뜨겁게 구워서 뜸을 한 자리를 문지르면 3일이면 창(瘡)이 일어나고 고름이 나와 병이 낫게 된다. 〈局方〉

또한 껍질이 붉은 파 35뿌리를 취해서 푸른 부분은 버리고 잿불에 구워서 뜸한 자리에 10여번 붙이면 3일이면 고름이 나니 즉시 낫게된다. 〈局方〉

대개 쑥으로 뜸하여 창(瘡)이 일어나면 낫고 일어나지 아니하면 낫지 않으니 뜸한 다음 2~3일이 되어도 일어나지 않으면 다시 먼저 뜸한 자리에 23장 뜸하면 바로 일어난다. 〈姿生〉

15. 구창(灸瘡)을 치료할 경우

대개 뜸을하고 나서 불을 그치면 바로 적피총(赤皮葱) • 박하탕(薄荷湯)으로 구랑(灸痕)을 따뜻하게 씻어주어 창구(瘡口)의 풍기(風氣)를 구출하고 겸해서 경맥(經脈)이 잘 왔다갔다 하여 창(瘡)밑에 침체(沈滯)되지 않게 하여야 하고 또 구창(灸倉)의 딱지가 떨어지면 동쪽으로 향한 복숭아 가지와 푸르고 연한 버들가지를 등분하여 달인 탕으로 따뜻이 씻어서 구창(灸瘡)속의 모든 풍기(風氣)를 없애야 되고 만약 창(瘡)이 검게 문드러져 터지면 호유(胡荽)를 더해서 달여 탕으로 씻으면 저절로 좋은 살이 나고 혹시 아파서 못견디면 황련(黃連)을 더하여 달인 타으로 씻으며 신통하다. 〈局方〉

모든 구창(灸瘡)에 봄에는 유서(柳絮)와 죽막(竹膜)을 붙이고 가을에는 새솜을 붙이고 겨울에는 토끼 배의 밑에 희고 잔 털이나 고양이 새끼 배 밑의 털을 붙이는 것이 제일 좋다. 〈資生〉

구창(灸瘡)이 낫지 아니한데 소 오줌을 불살라서 뜨거운 재를 붙이고 또 백아향화(白芽香花)를 찧어서 붙이고 추엽(楸葉)이나 또는 뿌리의 껍질을 가루로하여 붙인다. 〈本草〉

구창(灸瘡)이 오래 낫지 아니한 데는 황련(黃連) • 감초절(甘草節) • 백지(白芷) • 황단(黃丹) • 황유(黃油)를 같이 달여서 고약을 만들어 붙인다. 〈丹心〉

구창(灸瘡)이 부어 아픈 데는 부추를 잘게 썰고 돼지기름과 쓴술에 담가서 1밤을 재우고 약한 불에 달여서 찌꺼기는 버리고 붙이며 또 복룡간(伏龍肝)을 달인 물에 더웁게 씻는다. 〈本草〉

구창(灸瘡)에 피가 그치지 않는 데는 남청포(藍靑布)를 태워서 재를 붙이고 또 풍장초(豊腸草)를 찧어서 붙이며, 또 백초상(百草霜)과 봉분(蚌紛)을 가루로하여 마른

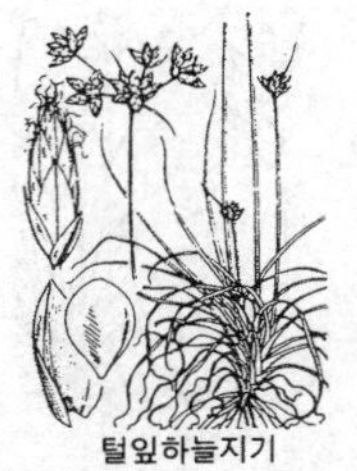
털잎하늘지기

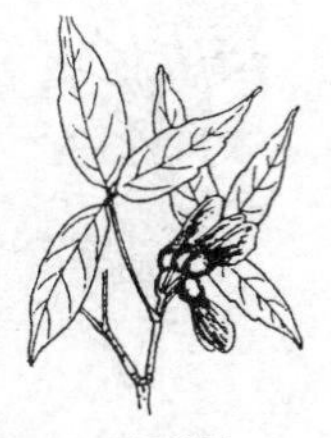
나도박달

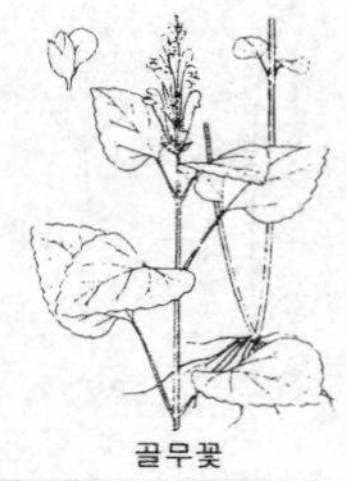
골무꽃

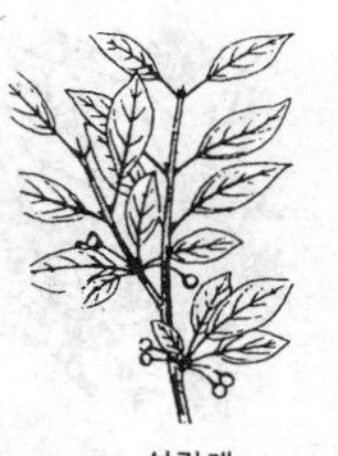
산갈매

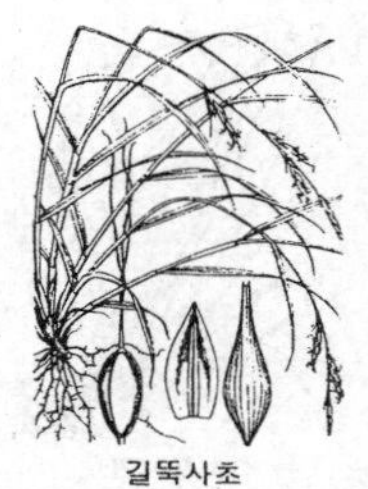
길뚝사초

가루로 뿌린다. 〈本草〉

구창(灸瘡)이 오래 낫지 아니한 데는 내탁황기탕(內託黃芪湯)•지통생기산(止痛生肌散)을 쓴다. 〈諸方〉

※ 내탁황기원(內託黃芪元)

효능 : 침과 뜸으로 경락(經絡)을 상해서 고름이 흘러 그치지 않고 오랫동안 낫지 않는 것을 치료한다.

처방 황기(黃芪) 8냥, 당귀(當歸) 3냥, 육계(肉桂)•목향(木香)•유향(乳香)•침향(沈香) 각 1냥을 가루로하여 녹두분(綠豆粉) 4냥으로 생강즙에 풀에 끓여 오동열매 크기의 환을 만들어 물로 50~70알을 삼켜 내린다. 〈得効〉

※ 지통생기산(止痛生肌散)

효능 : 치료 방법은 위에서와 같다.

처방 모려분(牡蠣粉) 5돈, 한수석하(寒水石煆)•활석(滑石) 각 2돈을 가루로하고 먼저 약물로 씻은 뒤에 가루를 뿌린다. 〈資生〉

16. 조양법(調養法)일 경우

대개 뜸할 때는 미리 더운 것을 특별히 먹고 자신하는 약을 먹은 다음에 필요한 혈을 골라 너무 지나치게 뜸을 하지 말 것이니 기혈(氣血)의 소모가 많기 때문이며, 또한 기해(氣海)를 뜸하거나 연제(煉臍)할 때에 누워서 뜸을 하지 말 것이고, 본래 화(火)가 성한 사람은 비록 기해(氣海)만을 단독으로 뜸을 하고 화기(火氣)를 사(瀉)하고, 뜸한 다음에 창(瘡)이 일어나지 아니하면 열약(熱藥)을 피하고 이미 일어나면 양약(涼藥)을 피하여 언제나 비(脾)와 위(胃)를 고루 보호하며 될 수 있는 한 저절로 일어나는 것이 좋고 경솔하게 약물(藥物)을 밖으로 쓰는 것을 삼가해야 된다. 만약 일어날 때에 한(寒)과 열(熱)을 일으켜도 경솔스럽게 약을 먹지 말고 딱지가 떨어진 다음에 죽막(竹膜)을 3~5일동안 붙였다가 마유(麻油)와 수분(水粉)•을 달인 고약을 붙이되 고름이 많으면 하루 한번씩 바꾸어서 고름이 모두 나오면 병이 없어지는데 음식을 조절하고 생냉(生冷)•유니(油膩)•어하(魚蝦)•윤궐(荀蕨)의 종류를 많이 먹지 말고 소나 닭고기를 조금씩 먹을 것이며 사기(邪氣)•칠정(七情)•육욕(六慾)을 근피(謹避)해야 된다. 〈入門〉

뜸을 한 다음에 저(猪)•어(魚)•주면(酒麵)은 동풍(動風)을 한다. 생 것과 찬 것들을 먹지 말아야 하며 닭고기가 제일 독하고 방로(房勞)가 더욱 심한 것이다.

또한 찬물을 마시지 말고 찬물에 손과 발을 씻지 말아야 된다. 〈資生〉

17. 침(鍼)과 구(灸)를 같이 못 쓸 경우

내경(內經)에 말하기를 「침을 쓰면 뜸을하지 못하고 뜸을하면 침을 쓰지 못한다.」하였다. 용의(庸醫)들은 침을 놓은 다음 뜸을하고 뜸을 한 다음 침을 놓기도 하였으니 이것이 경(經)의 말과 간(軒)•지(岐)의 뜻을 이르는 것이다. 어느 혈(穴)이 어느 곳에 있는데 또는 침(鍼)을 몇푼, 뜸을 몇 장을 떠야 된다는 것은 침과 뜸을 구별한 것이고, 같이 행하는 것이 아니다. 〈神應〉

예전에 굉강선생이 항상 말하기를 「단지 배에 만은 침진한 다음에 두어 장(壯)을 뜸을하고 그 혈(穴)을 단단하게 할 것이며 다른 곳은 피해야 된다.」하였으니 역시 의가(醫家)의 권변(權變)의 말이다. 〈神應〉

묻기를 「침경(鍼經)즉 영추경(靈樞經)에 이르기를 침기분(鍼幾分)과 구기장(灸幾壯)이라는 말이 침을 기분 사이를 찌른 다음에 뜸을 기장(幾壯)한다는 것인가?」 답하기를 「이것은 침과 뜸을 구별한 것인데 침하면 뜸을 하지 않고 뜸을 하면 침을 하지 않는다.」는 뜻이니 용의(庸醫)들의 침한 다음에 바로 뜸을 하는 것은 병인에게 포락(炮烙)의 형을 더하는 것이나 다름이 없는 것이다. 〈入門〉

18. 침구를 견디지 못할 경우

황제(黃帝)가 묻기를 「침석화병지통(鍼石化病之痛)이란 어떤 것인가?」 소유(少兪)가 답하기를 「뼈가 강하고 근(筋)이 약하며 살이 느리고 피부가 두꺼우면 아픔을 견디며 거기에 검은 색과 좋은 뼈를 가진 사람은 화열(火熱)을 견디고 살이 단단하고 거죽이 엷은 사람은 침구(鍼灸)의 아픔을 그치지 않는다.」〈靈樞〉

19. 침자(鍼刺)는 천시(天時)와 합해야 할 경우

날씨가 화창하면 사람의 혈(血)이 기름지고 진해서 위기(衛氣)가 뜨기 때문에 혈(血)이 사(瀉)하기가 쉽고 기

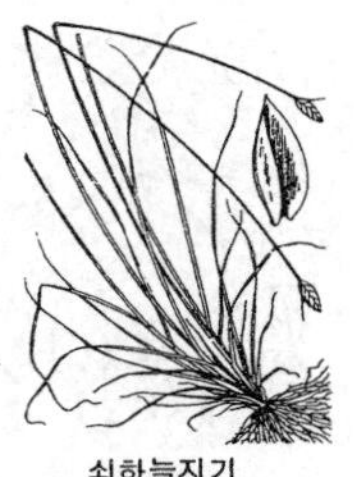
쇠하늘지기

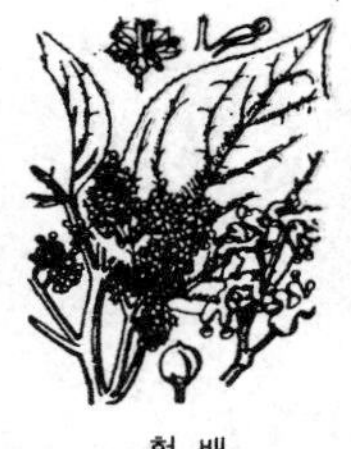
헛 배

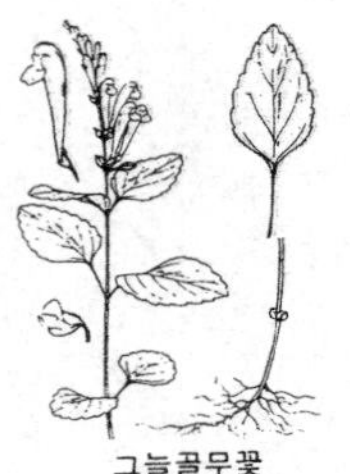
그늘골무꽃

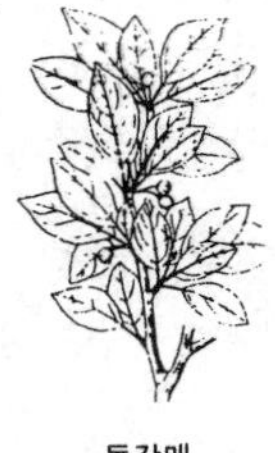
돌갈매

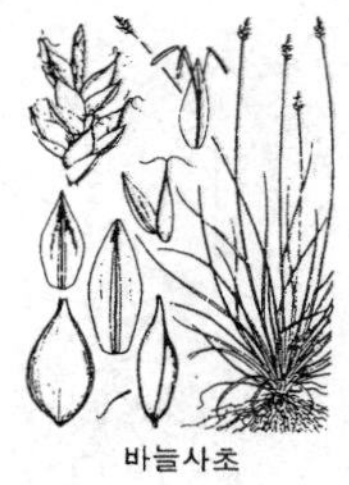
바늘사초

(氣)가 움직이기 쉬우며, 날씨가 음침하면 사람의 혈(血)이 응삽(凝澁)하고 위기(衛氣)가 침체(沈滯)되며 달이 처음 뜨면 혈기(血氣)가 비로서 맑아지고 위기(衛氣)가 비로소 움직이게 되며, 달이 차면 혈기(血氣)가 실(實)하고 기육(肌肉)이 강해지며, 달이 이즈러지면 기육(肌肉)이 덜어지고 경락(經絡)이 허해지며 위기(衛氣)가 가고 형태가 홀로 있게되니 날씨에 따라서 혈기(血氣)를 고루 보호하는 것이다. 그러니 날이 차면 침질을 하지 말고 날이 따뜻하면 의체(凝滯)되지 않으며 달이 뜰 때에 사(瀉)하지 말고 달이 찰 때에 보하지 말려 달이 이즈러질 때에 침으로 치료하지 말것이니 때를 따라 고로 치료한다는 것이다. 달이 뜰 대에 사(瀉)하면 장(藏)이 허해지고 달이 찰 때에 보하면 혈기(血氣)가 넘쳐 들어서 낙(絡)에 피가 남아 있으니 이것을 중실(重實)이라는 것이고, 이즈러질 때 침으로 치료하면 경(經)이 흩어져서 음양(陰陽)이 서로 복잡하기 때문에 진(眞)과 사(邪)를 분별하지 못하고 침체되고 유지(留止)해서 외허(外虛)와 내란(內亂)이 되면 음사(淫邪)가 결국 일어난다. 〈內經〉

20. 침의 보사법(補瀉法)일 경우

먼저 그 모양이 살찌고 여윈 것을 가리고 기(氣)의 허실(虛實)을 조절하여 실하면 사(瀉)하고 허하면 보하는 것인데 반드시 먼저 혈맥(血脈)의 사(邪)를 없앤 다음에 고루 치료하니 병이야 어떠하든지 묻지 말고 평온해지는 것을 한도로 한다. 〈內經〉

허를 보하는 것은 반드시 먼저 살펴보고 순종하고 끊어서 흩어버리고 미루어 삶같이 살피며 힘있게 튕기어서 노(怒)하게 하고 긁어 내리고 소통을 시켜서 혈(穴)을 택하여 밖으로 그 문을 닫고 신(神)을 담은 다음 숨쉬기가 모두 되면 침(鍼)을 넣고 조용히 오래 있어서 기(氣)가 닿는 것을 한도로 하여 숨을 들이쉬기를 기다려 침(鍼)을 꺼내되 기(氣)가 따라 나오지 않도록 하고 곳에 따라 혈문(穴門)을 닫아서 신기(神氣)로 하여금 조용히 있게 하면 큰 기(氣)가 남아 그치는데 이것을 보라고 한다.

실(實)을 사(瀉)한다는 것은 숨을 들이킬 때에 침을 머물러 있게 해서 기(氣)가 거슬리지 않게 하고 조용하게 오래 있어서 사(邪)로 하여금 흩어지지 않게 하며 숨을 들이키면서 침(鍼)을 구을려 기(氣)를 얻는 것으로 한도를 하고 숨을 내쉬기를 기다려 침을 꺼내서 숨을 모두 내쉬면 침질을 그치고 큰 기(氣)가 모두 나오기 때문에 사(瀉)라고 하는 것이다. 〈內經〉

침을 놓을 때는 왼쪽만 믿는 것을 알고 오른쪽을 믿는 것은 알지 못하는 경우가 많으니 대개 침질할 때에 반드시 먼저 왼손으로써 침질할 영수(榮腧)의 혈(穴)자리를 눌러 문지르고 힘있게 꽉 누르고 훑어서 내리며 그 기(氣)의 오는 것이 맥이 움직이는 것과 같으니 침을 순조롭게 찔러서 기(氣)를 얻고 인하여 밀어들이는 것을 보(補)라 하고 움직여서 펴는 것을 사(瀉)라고 한다. 〈難經〉

보(補)라는 것은 경맥(經脈)을 파서 밀어들이고 왼손으로 침구멍을 가볍게 어루만지면서 천천히 침을 빼고 문지르는 것이며, 사(瀉)라는 것은 경맥(經脈)을 맞아서 움직여 펴고 왼손으로 침구멍을 닫으면서 빨리 침을 빼고 천천히 어루만지며 건지는 것을 보(補)라 하고 맞아서 빼는 것을 사(瀉)라고 한다. 〈難經〉

허를 찌르는 것은 그 실(實)을 기다리고 실을 찌르는 것은 그 허를 기다리니 다시 풀이하면 실(實)을 찌르는 것은 그 허를 기다린다는 것, 침을 놓을 때에 음기(陰氣)가 침 밑에 닿아서 차가워지면 침을 빼는 것이고, 허를 찌르는 것은 그 실(實)을 기다린다는 것, 침을 놓고 양기(陽氣)가 침 밑에 닿아 열이있게 되면 침을 빼는 것인데, 요(要)는 기(氣)가 닿는 것으로써 효과가 나는 것을 징험하는 것이다. 〈內經〉

후기(後氣)가 둘이 있으니 1은 사기(邪氣)가 되고 2는 곡기(穀氣)가 되니 사기(邪氣)가 올 때 맥이 굳고 질(疾)이 되며 곡기(穀氣)가 올 때는 천천히 하고 온화하게 하니 굳어지고 질(疾)한 것은 보해도 실하지 않고 사(瀉)해도 허하지 않으나 천천히 하고 온화한 것은 보하면 실(實)하기가 쉽고 사(瀉)하면 허하기도 쉬운 것이다.

맥이 실하면 깊이 찔러서 그 기를 세게하고 맥이 허하면 얕게 찔러서 정기(精氣)로 하여금 새나오지 못하게 하여서 혼자 그 맥을 기르고 사기(邪氣)만 밖으로 내쫓는 것이다. 〈靈樞〉

왼손을 무겁게 누르는 것은 기(氣)를 흩으기 위해서이고, 오른손을 가볍게 서서히 넣는 것은 아프지 않게 하기 위해서이다. 〈綱目〉

21. 침(鍼)을 쓸 때에 순역을 살펴야 할 경우

제(帝)가 묻기를 「형기(形氣)의 순(順)과 역(逆)이란 어떠한 것인가?」 지백(岐伯)이 답하기를 「사(瀉)해야 하고, 형기(形氣)가 남아있고 병기(病氣)가 모자라는 것은

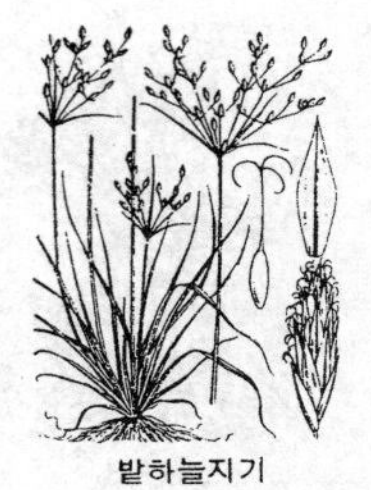
밭하늘지기

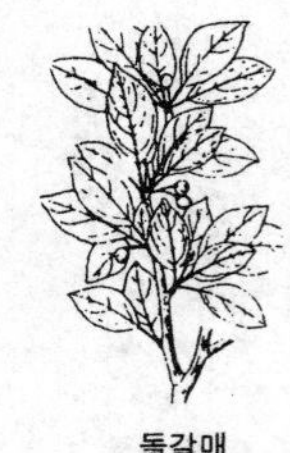
돌갈매

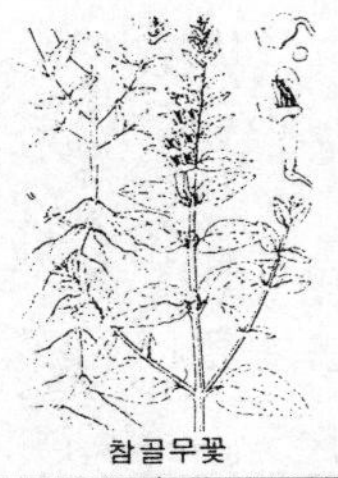
참골무꽃

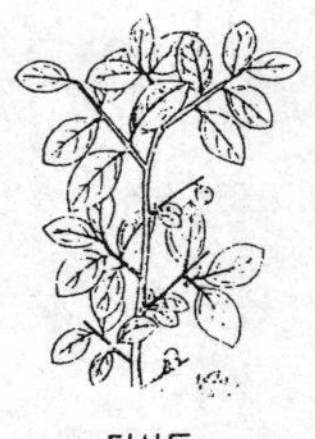
털상동

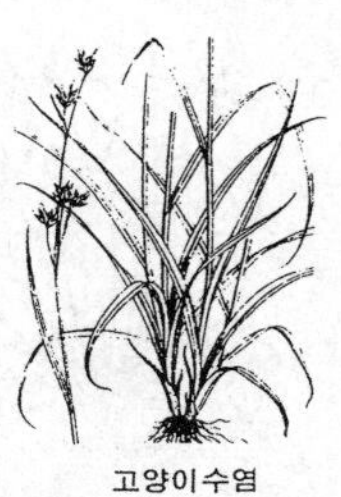
고양이수염

속히 보해야 되고, 형기(形氣)와 병기(病氣)가 아울러 모자라는 것은 침질을 하지 못한다. 침질을 하면 거듭 모자라고 음양(陰陽)이 함께 마르고 혈기(血氣)가 다되는 것이며 오장이 비어서 허하고 골수가 마르게 되니 노인은 절감이 되고 젊은이는 회복이 안되는 것이며 형기(形氣)와 병기(病氣)가 같이 남아 있으면 음양(陰陽)이 같이 남아있는 것이니 속히 그 사(邪)를 사(瀉)하고 허실(虛實)을 조화하기 때문에 남아있는 것은 사(瀉)하고 모자라는 것은 보한다.」는 것이다. 〈靈樞〉

찌르는 데 역(逆)과 순(順)을 알지 못하면 진(眞)과 사(邪)가 서로 싸우고, 가득한 데 보하면 음양(陰陽)이 사방으로 넘치며 장(臟)과 위(胃)가 가득차고 간과 폐가 막히는 것이며, 음양(陰陽)이 서로 섞이고 허한데 사(瀉)하면 경맥(經脈)이 비어서 하하며 혈기가 말라 버리고 장(腸)과 위(胃)가 힘이 없고 피부가 엷어지며 털과 주리(腠理)가 초조(焦躁)해서 죽을 때를 정하는 것이므로 침(鍼)을 쓰는 방법과 음양(陰陽)을 고루할 줄 아는데 있으니 음양(陰陽)이 조화되면 정기가 빛이나고 형(形)과 기(氣)를 합해서 신(神)으로 하여금 안에 간직하기 때문에 상공(上工)은 기(氣)를 평탄하게 하고 중공(中工)은 맥(脈)을 흩어지게 하며 하공(下工)은 기(氣)를 끊고 삶을 위태롭게 하니 삼가지 않을 수 없는 것이다. 〈靈樞〉

22. 오탈(五奪)에는 침사(鍼瀉)하지 못할 경우

모양과 살이 벌써 빠진 것이 일탈(一奪)이고, 크게 피를 잃은 다음이 이탈(二奪)이며, 큰 땀을 낸 다음이 삼탈(三奪)이고 크게 설사(泄瀉)한 다음이 사탈(四奪)이며, 새로 출산 후 하혈(下血)한 다음이 오탈(五奪)이니 모두 다 침(鍼)으로 사(瀉)하지 못한다. 〈靈樞〉

23. 침법(鍼法)에 사(瀉)는 있고 보(補)는 없을 경우

침질에 비록 보와 사(瀉)의 방법이 있으나 내가 생각하기는 단지 사(瀉)는 있어도 보(補)는 없는 것 같다. 경(經)에 말하기를 「사(瀉)라는 것은 맞아서 탈한다.」하였으니 이것은 침(鍼)으로써 경맥(經脈)의 오는 기(氣)를 맞아서 설출(泄出)되는 것이니 진실로 실한 것을 사(瀉)하는 것이 되지마는 또한 「보(補)라는 것은 따라서 건진다.」하였으니 이것은 침(鍼)으로써 경맥(經脈)의 가는 거기(去氣)를 따라서 머무르는 것이니 능히 허를 보하지 못하는 것이다. 그렇지 않으면 내경(內經)에 어찌 심한 열과 편안한 맥(脈)및 땀이 많이 나는 것과 크게 힘을 쓰는 사람 및 크게 굶주린 사람과 크게 목이 마른 사람 및 새로 배부른 사람과 크게 놀란 사람을 찌르지 말라 하였으랴? 또한 형기(形氣)가 모자라는 것은 음양(陰陽)이 모두 모자란 것이니 찌르면 거듭 그 기(氣)를 중갈(重竭)하여서 노인은 절감되고 젊은이는 회복을 못한다 하였으니 이와 같은 말들이 모두 사(瀉)는 있어도 보(補)는 없다는 뜻이다. 그러므로 대개 허손(虛損)과 위험한 병 및 오래된 병이 모두 침을 하지 못한다. 〈入門〉

24. 구(灸)의 보사법(補瀉法)일 경우

구법(灸法)이 화(火)로써 보사(補瀉)하는 방법이 있으니 혹시 보하려면 쑥불이 덜해서 살에 닿게 하고 사(瀉)하려면 쑥불이 살에 닿지 아니해서 입으로 분다음 불을 꺼버리고 풍(風)이 흩어지는 것을 주관하기 때문이다. 〈丹心〉

불로써 보(補)하는 것은 불이 자연히 덜하도록 두는 것이고, 불로써 사(瀉)하는 것은 빨리 그 불을 불어서 꺼지게 하는 것이다. 〈靈樞〉

25. 침구(鍼灸)의 금기(禁忌)할 경우

새로 먹은 다음에 찌르지 말고 이미 찔렀으면 먹지 말것이며, 이미 찔렀으면 취(醉)하지 말고 이미 취했으면 찌르지 말 것이며, 성이 난 다음에 찌르지 말고 이미 찔렀으면 성을 내지 말 것이며, 힘을 쓴 다음에 찌르지 말고 이미 찔렀으면 힘을 쓰지 말 것이며, 배가 부른 다음에 찌르지 말고 이미 찔렀으면 배가 부르지 않도록 할 것이며, 주린 다음에 찌르지 말고 이미 찔렀으면 주리지 말 것이며, 목이 마를 때에 찌르지 말고 이미 찔렀으면 목이 마르지 않도록 할 것이며, 크게 놀래고 크게 두려울 때에 반드시 그 기(氣)를 정한 다음에 찌르고 차를 타고 온 사람은 어느 정도 누워서 쉬었다가 찌르고 나가 다니다가 들어온 뒤에는 앉아서 10리길을 걷는 시간쯤 쉬었다가 찔러야 된다. 〈靈樞〉

크게 취한 다음에 찌르면 기(氣)가 흩어지고 크게 성난 다음에 찌르면 기(氣)가 역(逆)하고 대로(大勞)•대기(大飢)•대갈(大渴)•대경(大驚)한 사람은 모두 찌르지 못한다. 〈內經〉

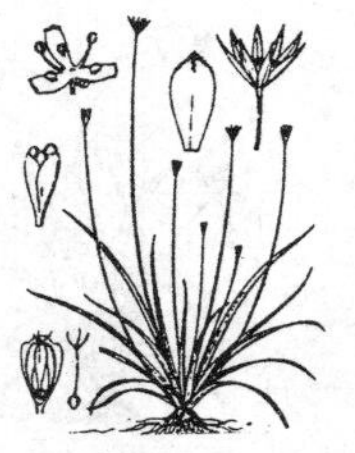

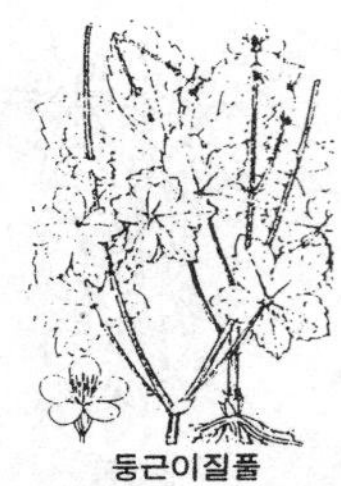
둥근이질풀

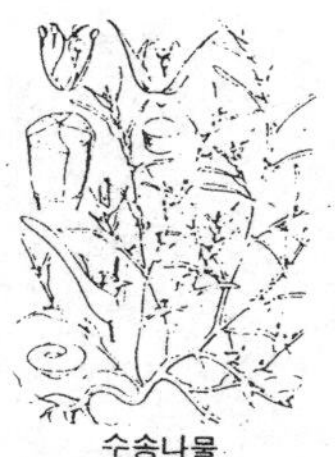
수송나물

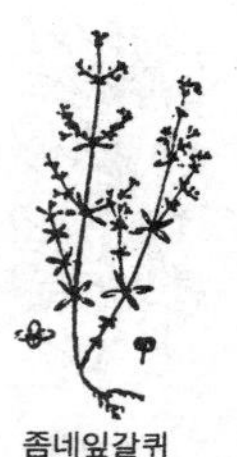
좀네잎갈퀴

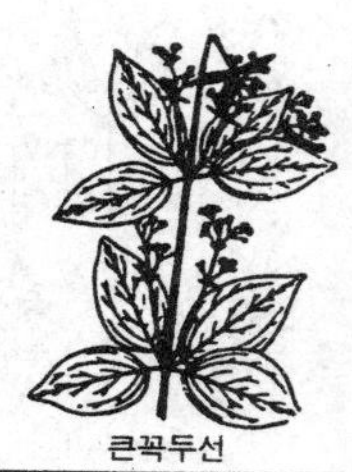
큰꼭두선

적고 촘촘한 맥은 뜸을 해서는 안 된다. 화(火)가 사(邪)로 되면 번역(煩逆)이 되고 허(虛)를 좇고 실(實)을 좇아서 혈(血)이 맥(脈)속에 흩어지니 화가 비록 작고 약해도 안으로 치는 것은 힘이 세서 골(骨)은 태우고 근(筋)을 상하여 회복되기가 어려운 것이다.

맥(脈)이 뜨는 것은 한(汗)으로 풀 것이고, 불뜸하면 사(邪)가 나갈 곳이 없고, 화(火)를 따라 성하고 허리 밑으로 무거우며 비(痺)가 되는데 이것을 화역(火逆)이라고 한다.

맥(脈)이 뜨고 열이 심한데 오히려 뜸으로 하면 이것은 실(實)이 더욱 실(實)하게 하고 허(虛)가 더욱 허하게 되는 것이니 허(虛)가 화(火)로 인해서 움직이면 반드시 목구멍이 마르고 타혈(唾血)을 하게 된다. 〈仲景〉

26. 침(鍼)은 술(術)을 깨달아야 할 경우

오장(五臟)의 질병(疾病)이 있는 것이 비유해 보면 가시와 더러운 것 및 맺히고 닫히는 것에 비유할 수가 있다. 침을 잘 놓는 사람은 그 질병을 취급하는 것이 마치 가시를 빼고 더러운 것을 씻고 맺힌 것을 풀며 닫힌 것을 헤치는 것과 같이 하는데 병이 비록 오래 된 것이라도 없앨 수가 있는 것이고, 치료하지 못한다고 하는 것은 그 재주를 얻지 못했기 때문이다. 〈靈樞〉

한(寒)과 열(熱)이 다투는 것은 합해서 조정하고 허와 실(實)이 어울린 것은 끊어서 통하고 좌우가 고르지 않는 것은 범(犯)해서 행하고 상기(上氣)가 모자란 것은 미루어서 날치고 하기(下氣)가 모자란 것은 쌓아서 좇고 음양(陰陽)이 모두 허한 것은 화(火)로써 대한다. 〈靈樞〉

27. 침(鍼)에 상공(上工)과 중공(中工)이 있을 경우

상공(上工)은 병들기 전에 치료하고 중공(中工)병든 다음에 치료한다는 것은 무슨 말인가? 병들기 전에 치료한다는 것은 혹시 간(肝)이 병들면 당연히 비(脾)에 전하는 것을 알기 때문에 먼저 비기(脾氣)를 실(實)하게 해서 간(肝)이 사(邪)를 받지 않도록 하는 것인데 중공(中工)은 간(肝)의 병을 보면 서로 전하는 것을 알지 못하고 단지 간(肝)만 치료하기 때문에 병든 다음에 치료한다는 말이다. 〈難經〉

28. 침(鍼)이 들어가서 살이 닿을 경우

황제(黃帝)가 말하기를 「침(鍼)이 들어가서 살에 닿는 것이 어떠한 것인가?」 기백(岐伯)이 답하기를 「열기(熱氣)가 침(鍼)에 닿으면 열이나고 열이나면 살이 침에 붙기 때문에 단단해지는 것이다.」〈靈樞〉

29. 12경맥(十二經脈)의 유주(流注)되는 수혈(腧穴)일 경우

12경(十二經)이라는 것은 수삼양(手三陽)•수삼음(手三陰)•족삼양(足三陽)•족삼음(足三陰)을 합해서 12경이 되는 것이다.

마디의 교차되는 것이 365회가 되니 마디란 것은 신기(神氣)의 돌아다니고 들고나가는 것이며, 피육과 근골(筋骨)이 아닌 것이다. 또한 신기(神氣)란 것은 정기(正氣)이니 돌아다니고, 드나드는 것을 유주(流注)라고 하니 영(榮)과 수(腧)및 경합(經合)이 운수하는 것이다. 〈靈樞〉

12경(十二經)은 일맥(一脈)을 약(略)해서 12분으로 만든 것이다. 〈東垣〉

30. 수태음폐경의 유주일 경우

수태음맥(手太陰脈)이 중초〔中焦 : 중부혈(中府穴)〕에 일어나서 아래로 대장(大腸)에 진락(進絡)되고 위구(胃口)를 둘러서 격(膈)에 올라 폐(肺)에 들고 또한 폐계(肺系)를 따라서 횡으로 액하〔腋下 : 천부혈(天府穴)〕에 나가고 아래로 유내〔臑內 : 견하(肩下)와 비상(臂上)을 유(臑)라고 부른다〕를 둘러서 소음심주(少陰心主)의 앞을 지나서 주중〔肘中 : 비상(臂上)과 유하(臑下)의 닿는 곳을 주(肘)라고 하니 즉 척택혈(尺澤穴)이다〕의 내려서 비내〔臂內 : 유하(臑下)의 장상(掌上)을 비(臂)이라고 하는데 비(臂)에는 두 뼈가 있다〕의 상골하겸(上骨下廉)을 두르고 촌구〔寸口 : 경거혈(經渠穴), 태연혈(太淵穴)〕와 상어(上魚)에 들어가서 어제〔魚際 : 혈명(穴名)〕를 따라 큰 손가락의 끝(少商穴)에 나고 그 지맥〔支脈 : 열결혈(列缺穴)이 팔의 뒤를 따라 곧바로 다음 손가락의 내겸(內廉)을 거쳐서 손가락 끝(手陽明)에 교입(交入)하는 것〕에 나는데 이것이 움직이면 폐(肺)가 병들어서 가득 부풀어 해천(咳喘)하며 결분(缺盆)의 가운데가 아프고 또한 심하면 두 손을 교차(交叉)하고 무(瞀)하는 데 이것을 비궐

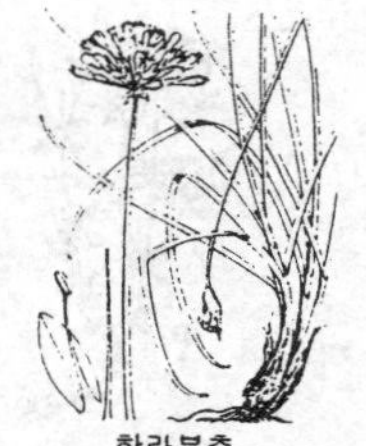
한라부추

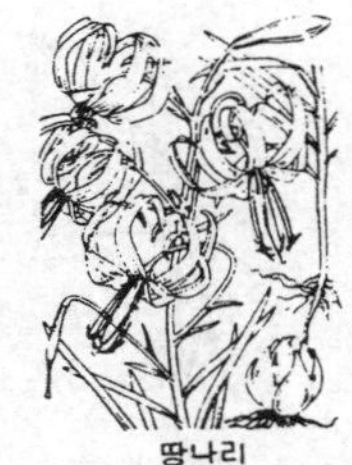
땅나리

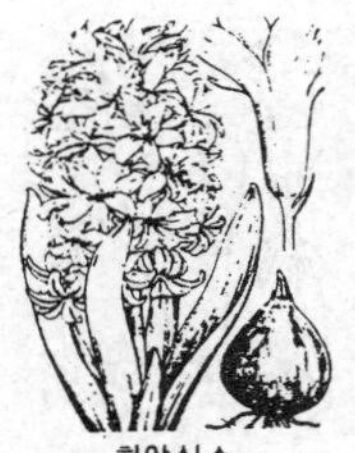
히야신스

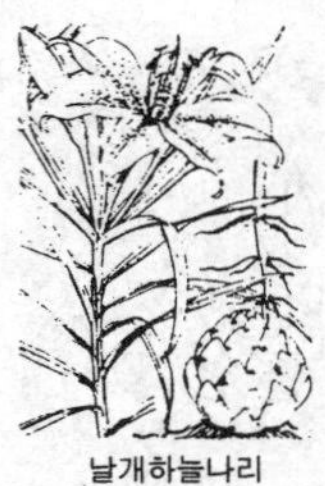
날개하늘나리

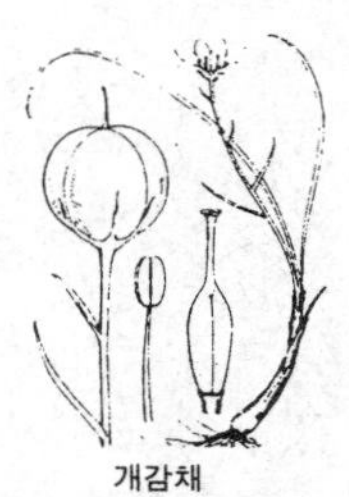
개감채

(臂厥)이라고 한다. 이것이 폐(肺)를 주관하는데 일어나는 병은 해수(咳嗽)하게 되고 상기(上氣)하며 천갈(喘喝)하고 심흉(心胸)이 가득하며 유비(臑臂) 안의 전겸(前廉)이 통궐(痛厥)하고 손바닥 속의 열기(熱氣)가 성해서 남음이 있으면 견배(肩背)가 아프며 풍한(風寒)이 생기고 땀이 나면 바람에 중상(中傷)되며 소변이 잦거나 모자라고 기(氣)가 허하면 견배(肩背)가 아프면서 차게 치고 기(氣)가 적어서 숨을 쉬지 못하니 성한 것은 촌구(寸口)가 인영(人迎)보다 3배나 크며 허한 것은 오히려 촌구(寸口)가 인영(人迎)보다 작은 것이다. 〈靈樞〉

매일 아침 인시(寅時)에 중부(中腑)로 좇아 일어나서 비(臂)을 따라 밑으로 내려가 소상혈(少商穴)에 닿아서 그친다. 〈入門〉

31. 수태음폐경(手太陰肺經)의 좌우 22혈(二十二穴)일 경우

◎ 소상이혈(小商二穴)

손이 큰 손가락 끝의 안쪽에 있으니 손톱에 부추잎 크기의 수태음맥(手太陰脈)이 나서 샘이 되는데 침이 들어가던 것이 1푼이고, 3번의 숨을 내쉴 동안 머물고 5번을 돌이킬 동안 사(瀉)하니 뜸을 금해야 된다. 〈銅人〉

피가 나서 모든 장(臟)의 열(熱)을 사(瀉)한다. 〈靈樞〉

삼릉침(三稜鍼)으로 찔러서 약간의 피를 내고 모든 장(臟)의 열을 사(瀉)한다.

목구멍 속이 부어서 막히고 물방울이 내리지 않는데는 침을 놓으면 바로 낫는다. 〈資生〉

◎ 어제이혈(魚際二穴)

손의 큰 손가락 본마디 위의 안쪽에 있으니 맥(脈)속에 흩어지고 수태음맥(手太陰脈)이 흘러서 형(滎)이 되니 침을 넣는 것이 2푼이고, 3번 숨을 내쉴 동안 머무르고 뜸을 금해야 된다. 〈入門〉

◎ 태연이혈(太淵二穴)

일명 태천(太泉)이며 손바닥 뒤의 횡문(橫紋)머리의 꺼진 속에 있으며 일설에는 어제(魚際)뒤의 1치가 꺼진 속에 있다고 하니 수태음맥(手太陰脈)이 흘러 들어서 수(腧)가 된다. 침을 넣기를 2푼이며, 3장쯤 뜸을 할 수가 있다. 〈銅人〉

◎ 경거이혈(經渠二穴)

촌구맥(寸口脈)이 가운데 있고 수태음맥(手太陰脈)이 들어가서 경(經)이 되니 침넣는 것이 2푼이고, 3번 숨을 내쉴 동안 머물고 뜸을 금하니 뜸을하면 신을 상한다. 〈銅人〉

◎ 열결이혈(列缺二穴)

팔의 곁위에 1치5푼쯤 되는데 있고 손을 교차(交叉)하면 가운데 손가락 끝의 양근(兩筋)과 양골(兩骨) 벌어진 곳의 수태음락(手太陰絡)이 따로 양명(陽明)에 달리는 것이다. 침 들어가는 것이 2푼이고 3번 숨쉴 동안 머물고 5번 숨을 들이 쉴 동안을 사하며, 7장쯤 뜸을한다. 〈資生〉

◎ 공최이혈(孔最二穴)

팔의 곁 위의 7치 완완중(宛宛中)의 수태음(手太陰)의 극(隙)에 있으니 침 넣기를 3푼이며, 5장을 뜸한다. 〈銅人〉

◎ 척택이혈(尺澤二穴)

팔꿈치의 약문(約文)가운데 있다. 〈銅人〉 팔꿈치속의 동맥(動脈)이다.

팔꿈치 속의 약문(約文)위의 동맥(動脈)가운데 있다. 〈綱目〉

팔의 구부리는 가로 무늬속의 근골(筋骨)이 벌어지고 꺼진 가운데 있으며 또는 팔꿈치 속의 약문(約文)위의 양근(兩筋)의 동맥(動脈)가운데 있다. 〈姿生〉

수태음맥(手太陰脈)이 들어가서 합한 곳이니 침의 깊이는 3푼이고, 능히 5장을 뜸한다. 〈銅人〉

그러나 어떤 말은 일설에 뜸하지 못한다 하였다. 〈銅人〉

◎ 협백이혈(俠白二穴)

천부(天腑)의 아래에 있고 팔꿈치 위의 5치 동맥(動脈)가운에에 있으니 침 넣기를 3푼으로 하고 3번 숨 내쉴 동안 머물으니 5장을 뜸한다. 〈銅人〉

◎ 천부이혈(天府二穴)

겨드랑이 밑의 3치와 유비(臑臂)의 내염동맥(內廉動脈)가운데에 있으니 손을 들어서 코끝과 맞서는 곳 택한다. 침 넣기를 3푼이고, 3번 숨 내쉴 동안 머물며 뜸을 금한다. 〈銅人〉

◎ 운문이혈(雲門二穴)

거골(巨骨)밑의 기호(氣戶)곁의 2치를 낀 꺼진 속의 동맥(動脈)이니 손을 응하고 팔을 들어서 택한다. 〈銅人〉

인영(人迎)밑의 2번째 뼈 사이에 서로 가기가 2치 4푼에 있다. 〈姿生〉

능히 5장을 뜸하고 침 넣기를 3푼으로 깊이 찌르면 기(氣)가 역(逆)한다. 〈甲乙〉

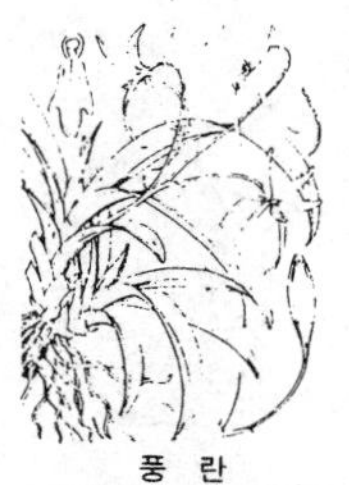
풍 란

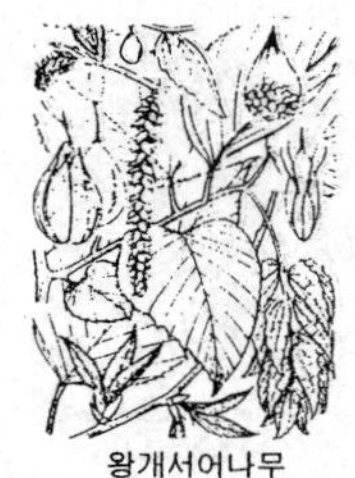
왕개서어나무

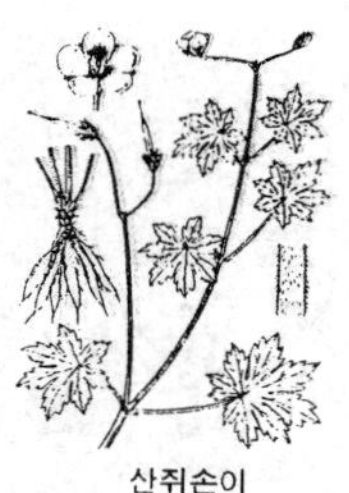
산쥐손이

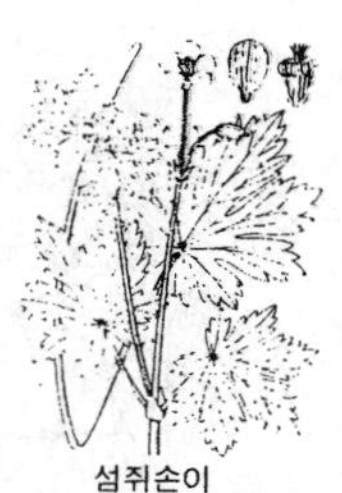
섬쥐손이

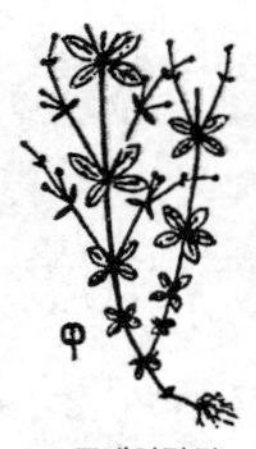
큰네잎갈퀴

◎ 중부이혈(中府二穴)

폐(肺)의 막(幕)이고 동맥(動脈)에 있으니 손을 응하여 우러러 택한다. 수족태음(手足太陰)의 모이는 곳이니 침 넣기를 3푼이고, 3번 숨을 내쉴 동안 머물러 능히 5장을 뜸한다. 〈銅人〉

32. 수양명(手陽明)과 대장경(大腸經)의 유주(流注)일 경우

수양명(手陽明)의 맥이 큰 손가락과 다음 손가락의 상겸(上廉)본마디 앞의 이간혈(二間穴)과 3번째 마디혈 뒤의 삼간혈(三間穴)을 따라 합곡(合谷)양쪽 뼈와 사이〔合谷穴에 나고 위로 양근(兩筋)의 가운데=양계혈(陽谿穴)〕를 들어가서 비(臂)의 상겸(上廉) 편력혈(偏歷穴)을 따라 팔꿈치의 외겸(外廉) 곡지혈(曲池穴)을 따라서 어깨에 오르고 우골의 전겸(前廉) 견우혈(肩髃穴)에 나가서 위로 주골(柱骨)의 모인 위(天昇穴)에 나며 아래로 결분(缺盆)에 들어가서 폐(肺)에 이어지고 격(膈)에 내려서 경(頸)에 오르고 협(頰)을 꿰어서 하치(下齒) 가운데에 들었다가 돌아 나와서 입을 끼고 이중〔人中=혈명(穴名)〕의 좌는 우와 우는 좌에 사귀고 위로 코 구멍을 끼(挾)는데 영향혈(迎香穴)이 여기서부터 족양명(足陽明)에 들어간다〕 이것이 움직이면 이가 아프고 머리가 아프게 되고 진액(津液)을 주관한다. 일어나는 병은 눈이 누르고 입이 마르며 코피가 나고 후비(喉痺)가 일어나며 어깨 앞의 유(臑)가 아프고 큰 손가락과 다음 손가락이 아파서 쓰지 못하며 기(氣)가 남아 있으면 맥(脈)의 지나는 곳이 열로 붓고 허하면 차고 두려워한다. 성하면 인영(人迎)이 오히려 촌구(寸口)보다 작은 것이다. 〈靈樞〉

묘시(卯時)에 소상혈(少商穴)에서부터 일어나서 영향혈(迎香血)에 닿으며 그친다. 〈入門〉

33. 수양명(手陽明)과 대장경(大腸經)의 좌우 40혈(四十穴)일 경우

◎ 상양이혈(商陽二穴)

일명 절양(絶陽)이니 손의 큰 손가락과 다음 손가락의 안쪽에 있고 손톱에 가기가 부추잎의 넓이 정도이니 수양명맥(手陽明脈)의 일어나는 곳으로써 우물이 되니 침의 크기는 1푼이고, 1번 숨을 내쉴 동안 머무르고 3장을 뜸하는 것이 좋다.

◎ 이간이혈(二間二穴)

일명 간곡(間谷)이니 수(手)의 큰 손가락과 다음 손가락의 본마디 앞 안쪽의 꺼진 속에 있으며 수양명맥(手陽明脈)이 흘러드는 곳이고, 정(井)이 되니 침의 깊이가 3푼이며, 3번 숨쉴 동안 머무르고 3장을 뜸한다. 〈銅人〉

◎ 삼간이혈(三間二穴)

일명 소곡(少谷)이니 손의 큰 손가락과 다음 손가락의 본마디 뒤의 안쪽에 꺼진 속에 있고 수양명맥(手陽明脈)의 흘러드는 곳으로써 수(腧)가 되니 침의 깊이가 3푼, 3번 숨쉴 동안 머무르고 3장을 뜸하는 것이 좋다. 〈入門〉

◎ 합곡이혈(合谷二穴)

일명 호구(虎口)이니 손의 큰 손가락과 다음 손가락의 지골(歧骨)사이의 꺼진 속에 있다. 〈銅人〉

손의 큰 손가락과 다음 손가락의 양뼈와 벌어진 사이 완완(宛宛)속의 동맥(動脈)에 있다. 〈資生〉

수양명맥(手陽明脈)의 지나는 곳이며, 근원이 되니 침의 깊이가 3푼이고, 6번 숨쉴 동안 머무르고 3장을 뜸한다.

임부(姙婦)는 찌르지 못하니 태기(胎氣)를 던다. 〈銅人〉

◎ 양계이혈(陽谿二穴)

일명 중괴(中魁)니 팔뚝 가운데 윗쪽의 양근(兩筋)사이의 꺼진 속에 있고 수양명맥(手陽明脈)이 다니는 경(經)이 되니 침의 깊이가 3푼이고, 7번 숨쉴 동안 머무르고 능히 3장을 뜸한다. 〈銅人〉

◎ 편력이혈(偏歷二穴)

팔가운데 뒤의 3치가 있으니 수양명락(手陽明絡)이 따로 태음(太陰)에 닫는 곳이다. 침의 깊이가 3푼이고, 7번 숨쉴 동안 머무르고 3장을 뜸한다. 〈銅人〉

◎ 온유이혈(溫留二穴)

일명 역주(逆注)이고 또는 타두(池頭)이니 팔 뒤의 어린 사람은 5치, 큰 사람은 6치에 있다. 〈銅人〉

팔 뒤의 5치, 6치 사이에 있다. 〈資生〉

수양명(手陽明)의 극(郄)이니 침의 깊이가 3푼이며 3장을 뜸한다. 〈銅人〉

◎ 하겸이혈(下廉二穴)

보골(輔骨)밑에 있고 상겸(上廉)에 가기가 1치이다. 〈銅人〉

곡타(曲池)앞의 5치의 탈육분외사(兌肉分外斜)에 있다. 〈入門〉

침의 깊이가 5푼이고, 5번 숨쉴 때까지 머무르며 3장을

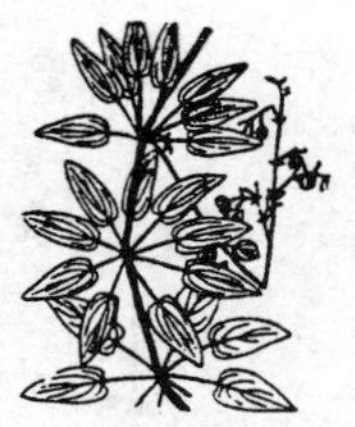
수레갈퀴꼭두선

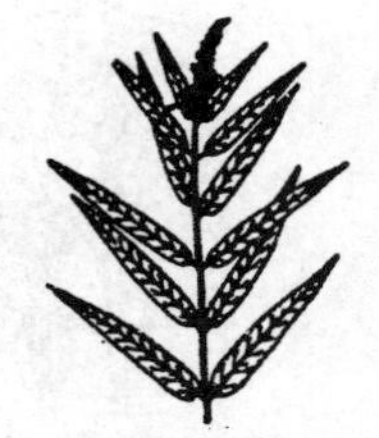
가는산꼬리

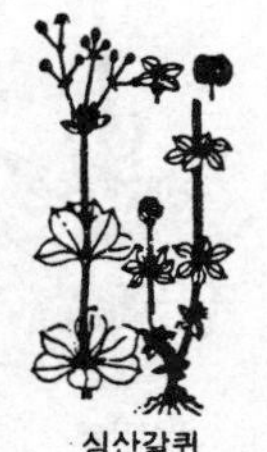
실산갈퀴

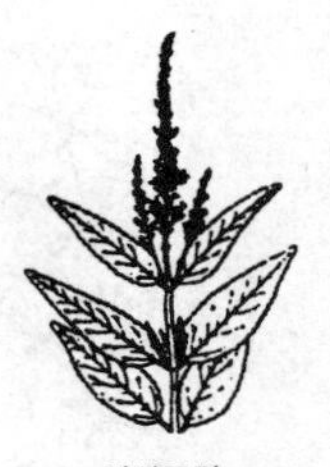
긴산꼬리

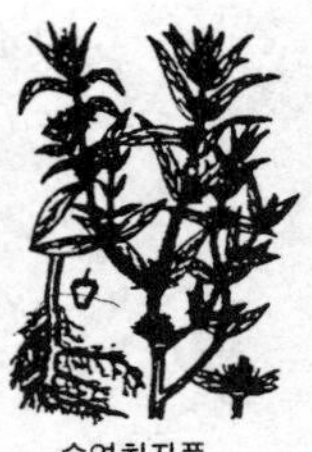
수염치자풀

뜸한다. 〈銅人〉

◎ **상겸이혈(上廉二穴)**

삼리(三理)혈 밑의 1치에 있다. 〈銅人〉 곡타(曲池)앞의 4치에 있다. 〈入門〉

그의 나누어진 데가 홀로 양명(陽明)의 회(會)이고 밖으로 비껴져 있다. 〈綱目〉

침의 깊이가 5푼이며, 5장을 뜸한다. 〈銅人〉

◎ **삼리이혈(三理二穴)**

곡타(曲池)밑의 2치에 있다. 〈銅人〉

누르면 살이 일어나는데 그 살의 일어난 뾰쪽한 끝이다. 〈綱目〉

침의 깊이가 2푼이며, 3장을 뜸한다.

◎ **곡타이혈(曲池二血)**

팔꿈치의 밖에 보골(輔骨)과 팔꿈치를 굽힌 곡골(曲骨)의 가운데 있다. 〈銅人〉

팔꿈치의 밖에 보골(輔骨)이 있는데 팔꿈치를 굽히고 양쪽 뼈의 가운데 무늬의 다 된 곳이니 두 손을 가슴에 대고 택한다. 〈入門〉

수양명맥(手陽明脈)의 들어가는 곳이고, 합이 되는 것이니 침의 깊이가 5푼이며, 7번 숨쉴 동안 머무르며 3장을 뜸한다. 〈靈樞〉

◎ **부료이혈(肘髎二穴)**

팔꿈치의 큰 뼈에 외겸(外廉)에 있고 큰 근육의 꺼진 속에 가까우니 침의 깊이가 3푼이며, 3장을 뜸한다. 〈銅人〉

◎ **오리이혈(五里二穴)**

팔꿈치 위의 3치에 있고 큰 맥의 한가운데를 대하며 향하니 10장을 뜸하고 침(鍼)을 금한다. 〈銅人〉

경(經)에 말하기를「크게 금할 25가 천부(天府)밑의 5치에 있다.」하였고 주(註)에 말하기를「바로 오리혈(五里穴)이니 크게 금한다는 것은 침질을 크게 금한다는 것이다.」

오리(五里)를 맞아서 중도(中道)에 그치게 되니 5가 되면 그치고 5가 가면 간직하는 것은 기(氣)가 모두 됐기 때문에 55(五五) 25(二十五)로써 그 운수(運輸)를 모두 하는 것이다. 이것이 이른바 천기(天氣)를 뺏는 것이기 때문에 문을 엿보고 찌르면 집안에서 죽게 되고 문에 들어가서 찌르면 당상(堂上)에서 죽게되니 후세에 전해서 찌르는 것을 금하는 것이다. 〈靈樞〉

◎ **비유이혈(臂臑二穴)**

팔꿈치 위의 7치 사태 살의 끝에 있으니 평수로 취하고 수양명(手陽明)의 낙(絡)이니 침의 깊이가 3푼이며, 3장을 뜸한다. 〈銅人〉

견우(肩髃)의 일부(一夫)와 양근(兩筋)과 양골(兩骨)의 벌어지고 꺼진 완(宛)속에 있으니 평수(平手)로 취할 것이며, 잡은 손으로써 빠르게 하며 그 혈(穴)이 즉시 닫치는데 뜸하고 침질은 못한다.

◎ **견우이혈(肩髃二穴)**

일명 중견정(中肩井), 또는 편골(扁骨)이니 견단(肩端)의 양골(兩骨)사이의 꺼진 완완(宛宛)속에 있으니 팔을 들어서 택한다. 〈銅人〉

전골(膊骨)의 머리와 견골(肩骨)사이에 있다. 〈資生〉

침의 깊이가 6푼이고, 6번 숨쉴 동안 머무르니 찌르면 견비(肩臂)의 열기(熱氣)를 사(瀉)하고 7장에서 27장까지 뜸을하고 편풍불수(偏風不遂)를 뜸하면 77장이 되어서 그친다.

풍비(風痺)로 인해서 손을 펴지 못하는데 이 혈을 찌르면 바로 낫는다. 〈銅人〉

◎ **거골이혈(巨骨二穴)**

어깨 끝에 있고 위로 양우골(兩叉骨)의 벌어진 사이의 꺼진 가운데 행하니 침 깊이가 1치반이고, 5장을 뜸한다. 〈銅人〉

◎ **천정이혈(天鼎二穴)**

측경(側頸) 결분(缺盆)의 부돌(扶突)뒤의 1치에 있다. 〈銅人〉

경(頸)의 결분기합(缺盆氣舍)뒤의 1치 5푼에 있다. 〈綱目〉

침의 깊이가 3푼이고, 3장을 뜸한다. 〈銅人〉

◎ **영향이혈(迎香二穴)**

일명 충양(衝陽)이니 화료(禾髎)위 1치와 코구멍 곁의 5푼에 있으니 침의 깊이가 3푼이고, 3번 숨쉴 동안 머무르며 뜸을 하지 못한다. 〈銅人〉

◎ **부돌이혈(扶突二穴)**

일명 수혈(水穴)이니 인영(人迎)뒤의 1치 5푼에 있다. 〈銅人〉

기사(忌舍)뒤의 1치 5푼에 있다. 〈綱目〉

곡협(曲頰)밑의 1치에 있으니 받들어서 택한다. 〈入門〉

침의 깊이가 3푼이고, 3장을 뜸한다. 〈銅人〉

◎ **화료이혈(禾髎二穴)**

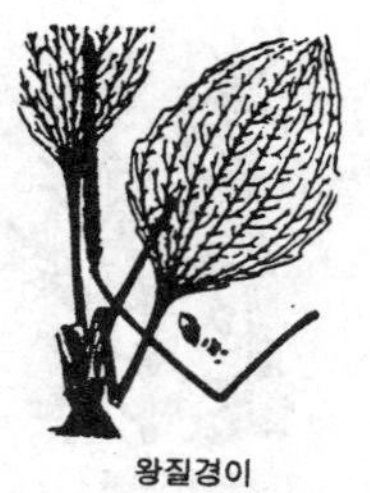
왕질경이

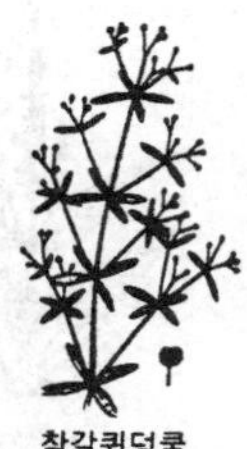
참갈퀴덩굴

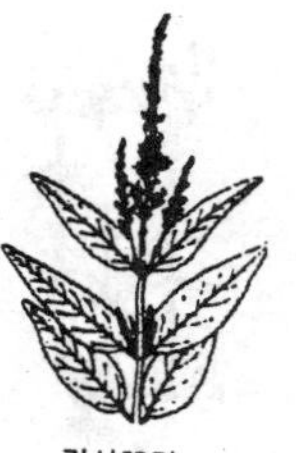
긴산꼬리

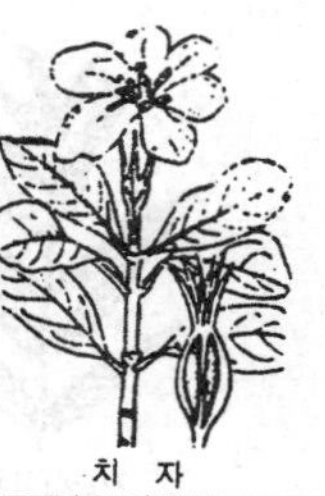
치 자

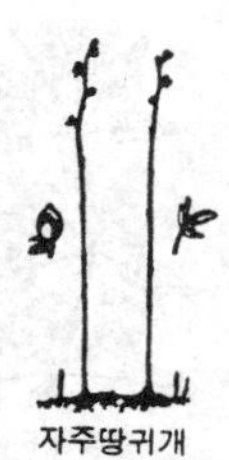
자주땅귀개

일명 장번(長頻)이니 콧구멍 밑에서 수구(水溝) 곁의 5푼을 끼어 있으니 침의 깊이가 2푼이고 뜸을 하지 못한다.

34. 족양명(足陽明)과 위경(胃經)의 유주(流注)일 경우

족양명(足陽明)의 맥이 코와 이마의 사귈 무렵에 일어나서 태양맥(太陽脈)을 묶은 다음 아래로 코밖의 영향혈(迎香穴)을 따르고 윗니 가운데 들어가서 돌아나와 입을 끼고 입술을 돌아서 아래로 승장〔承漿＝혈명(穴名)〕과 사귀고 갑자기 턱 뒤의 하겸(下廉)을 둘러 대영혈(大迎穴)에 나오고 협차(頰車) 혈명을 따라 귀앞에 지나 객주인〔客主人＝혈(穴)〕에 올라서 발제(髮際)를 따라 액로에 닿는데 그 지맥(支脈)이 대영(大迎) 앞을 좇아서 인영〔人迎＝혈명(穴名)〕에 내려 후룡(喉龍)을 따라 결분(缺盆)에 들어가고 격(膈)에 내려서 위(胃)에 들고 비(脾)에 이어지며 그 곧은 맥은 결분(缺盆)을 좇아서 젖의 내겸(內廉)에 내리고 아래로 배꼽을 껴서 기충(氣衝)가운데 들어가며 또한 그 지맥(支脈)이 위(胃)의 아랫 입에서 일어가는 것이다. 〈靈樞〉

진시(辰時)에 영향혈(迎香穴)에서부터 사귀어 승읍혈(承泣穴)과 더불어 위로 가서 두추(頭維)에 이르고 인영(人迎)을 대해서 흉복(胸腹)을 따라 아래로 발까락의 여탈혈(厲兌穴)에 닿아서 그치게 된다. 〈入門〉

양명(陽明)이 여탈(厲兌)에 근본해서 큰 이마에 맺히니 큰 이마란 것은 감이다. 〈靈樞〉

35. 족양명(足陽明)과 위경(胃經)의 좌우 90혈(九十穴)일 경우

◎ **여탈이혈(厲兌二血)**

발의 큰 발가락과 다음 발가락 끝의 바깥 쪽에 있으니 발톱에 가지가 부추잎 넓이만 하고 족양명맥(足陽明脈)이 흘러서 샘이 되니 침 깊이가 1푼이고, 1장을 뜸한다. 〈銅人〉

◎ **내정이혈(內庭二穴)**

발의 큰 발가락과 다음 발가락의 밖의 사이에 꺼진 속에 있다. 〈銅人〉

발의 다음 발가락과 3번째 발가락의 지골(岐骨)사이의 꺼진 속에 있다. 〈入門〉

족양명맥(足陽明脈)이 흘려서 형(滎)이 되니 침의 깊이가 3푼이고, 10번의 숨을 내쉴 동안 머무르며, 3장을 뜸한다. 〈銅人〉

◎ **함곡이혈(陷谷二穴)**

발의 큰 발가락과 바깥 사이의 본마디 중간에 있으니 내정(內庭)에 가기가 2치이고 족양명맥(足陽明脈)이 유주(流注)해서 수(腧)가 되는데 침의 깊이가 3푼이며, 7번 숨을 내쉴 동안 머물고 3장을 뜸한다. 〈銅人〉

◎ **충양이혈(衝陽二穴)**

일명 회원(會原)이니 발등 위의 5치 뼈사이의 동맥(動脈)에 있으니 꺼진 곳에 가기가 3치이다. 〈銅人〉

내정(內庭)위의 5치 뼈사이의 동맥(動脈)이 있다. 〈入門〉

발등 위의 5치 꺼진 속에 있으니 발을 흔들어서 택한다. 〈靈樞〉

족양명맥(足陽明脈)이 지나서 근본이 되니 침의 깊이가 5푼이고, 10번 숨을 내쉴 동안 머무르며 3장을 발등에 뜸한다. 〈銅人〉

◎ **해계이혈(解谿二穴)**

충양(衝陽)뒤의 1치반과 팔위의 꺼진 가운데에 있다. 〈銅人〉

충양(衝陽)의 1치반 꺼진 속에 있다. 〈靈樞〉

팔목 위의 짚신을 매는 곳에 있으니 내정(內庭)에 서로 가기가 6치반이다. 〈入門〉

족양명맥(足陽明脈)이 가서 경(經)이 되니 침의 깊이가 5푼이고, 5번 숨쉴 동안에 머물며 3장을 뜸한다. 〈銅人〉

◎ **풍륭이혈(豊隆二穴)**

외과(外踝)위의 8치, 하겸(下廉)•행골(䯒骨)•외렴(外廉)사이의 꺼진 속에 있다.

족양명락(足陽明絡)이 태음(太陰)에 따로 이어진 곳이니 침의 깊이가 3푼이며, 3장을 뜸한다. 〈銅人〉

◎ **하거허이혈(下巨虛二穴)**

일명 하렴(下廉)이니 상렴(上廉)밑의 3치에 있다. 〈銅人〉

삼리(三里)에 아래의 6치에 있으니 발을 들어서 택한다. 〈入門〉

상렴(上廉)가운데 있으니 쭈그리고 앉아서 택한다. 〈資生〉

침의 깊이가 8푼이며, 3장을 뜸한다. 〈銅人〉

◎ **조구이혈(條口二穴)**

하렴(下廉)위의 1치와 상렴(上廉)밑의 1치에 있다. 〈銅

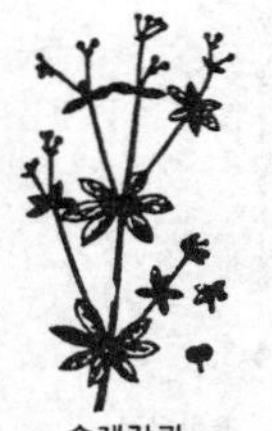
수레갈퀴

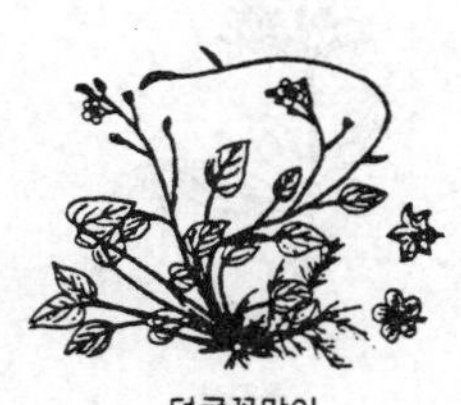
덩굴꽃말이

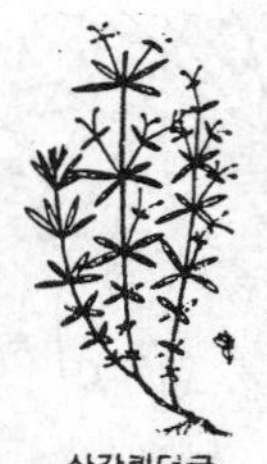
산갈퀴덩굴

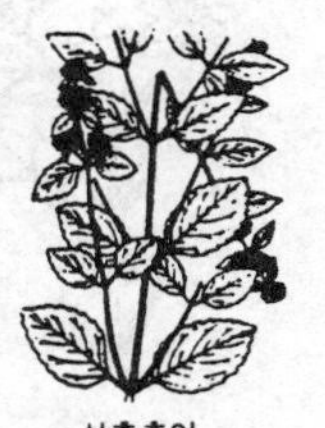
산층층이

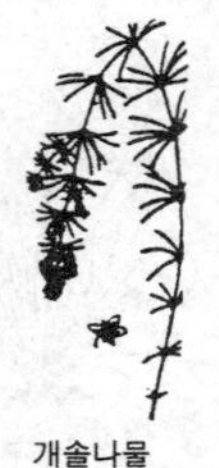
개솔나물

人〉

삼리(三里)밑의 5치에 있으니 발을 들고 택한다. 〈入門〉

침의 깊이가 3푼이며 뜸을하지 못한다. 〈入門〉

◎ **상거허이혈(上巨虛二穴)**

일명 상렴(上廉)이니 삼리(三里)밑의 3치에 있다. 〈銅人〉

무릎의 독비 밑의 행골외렴(骱骨外廉) 6치에 있으니 발을 들어서 택한다.

삼리(三里)밑의 3치 양근양골(兩筋兩骨)의 꺼진 뜸인 완완(宛宛)속에 있다. 〈資生〉

침의 깊이가 8푼이며, 3장을 뜸한다. 일설(一說)에는 연수에 따라서 뜸한다고 하였다. 〈銅人〉

◎ **삼리이혈(三里二穴)**

무릎 밑의 3치 행골(骱骨)밖의 대근(大筋)안의 완완(宛宛)속에 있다. 〈銅人〉

무릎 밑의 3치에 꺼진 속과 행골(骱骨)의 외렴(外廉)및 양근육(兩筋肉)갈림 사이에 있다. 〈內經〉

독비(犢鼻)밑에 3치의 행골(骱骨)과 외렴(外廉)의 나눈 살사이에 있다. 〈入門〉

손으로써 무릎을 재어서 가운데 손가락이 닿는 곳이 혈(穴)이다. 〈得効〉

깊으면 족부양맥(足趺陽脈)이 나타나지 않으니 눌러서 대충맥(大衝脈)이 움직이지 않는 것이 정혈(正穴)이다. 〈資生〉

족양명맥(足陽明脈)이 들어가서 합이 되니 침의 깊이가 1치이며, 7장을 뜸한다. 〈銅人〉

명당(明堂)에 이르기를 사람의 나이가 30위가 되어서 삼리(三里)를 뜸하지 않으면 냉기(冷氣)가 눈에 상충(上衝)한다.

삼리(三里)밑의 3치가 상렴(上廉)이고 다시 내려서 3치가 하렴(下廉)이니 대장(大腸)은 상겸(上廉)에 들고 소장(小腸)은 하렴(下廉)에 들으니 족양명(足陽明)의 위맥(胃脈)이다. 그러므로 대장(大腸)과 소장이 모두 위(胃)에 드는 것이다. 〈靈樞〉

삼리혈(三里穴)을 찾을 때에 질양맥(趺陽脈)을 눌러서 움직이지 않는 것이 정혈(正穴)이다. 〈丹心〉

◎ **독비이혈(犢鼻二穴)**

슬빈(膝臏)밑과 행골(骱骨)위의 골해(骨解) 대근(大筋)속에 있다. 〈銅人〉

슬빈(膝臏)밑의 행골(骱骨)이 꺼져 갈라진 대근(大筋)속이다. 〈資生〉

무릎의 두안외측 대근(頭眼外側大筋)의 꺼진 속에 있으니 침의 깊이가 6푼이고, 뜸을하지 못한다. 〈入門〉

◎ **양구이혈(梁丘二穴)**

무릎 위의 2치의 양근(兩筋)사이에 있으며 족양명(足陽明)의 틈이니 침의 깊이가 3푼이며, 3장을 뜸한다. 〈銅人〉

◎ **음시이혈(陰市二穴)**

일명 음정(陰鼎)이니 무릎 위 3치의 복토(伏兎)밑의 꺼진 속에 있다. 〈銅人〉

무릎의 보골(輔骨)뒤의 대근(大筋)밑과 소근(小筋)위에 있으니 무릎을 굽히고 택한다. 〈資生〉

무릎 위에 있고 복토(伏兎)에 닿으니 2치를 밑으로 내려가서 무릎에 닿아 택한다. 〈綱目〉

침의 깊이가 3푼이고, 7번 숨을 내쉴 동안 머무르고 뜸을 하지 못한다. 〈銅人〉

◎ **비관이혈(脾關二穴)**

무릎 위의 복토(伏兎)뒤에 교문(交紋)속에 있다. 〈銅人〉

무릎 위의 복토(伏兎)뒤의 과골(胯骨)의 모문(模紋)속에 있다. 〈入門〉

침의 깊이가 6푼이고, 3장을 뜸한다. 〈銅人〉

◎ **복토이혈(伏兎二穴)**

일명 외구(外丘)인데 무릎 위의 6치의 살이 나온데에 있다. 일설에는 슬개(膝盖)위의 7치에 있다고도 한다. 〈銅人〉

슬비(膝髀)의 갈라진 위의 6치에 있으면서 안으로 향했으니 바로 꿇어 앉고 바로 앉아서 택한다. 〈入門〉

침의 깊이가 5푼이며, 뜸을 하지 못한다. 〈銅人〉

◎ **기충이혈(氣衝二穴)**

일명 기가(氣街)이니 귀래(歸來)밑에 서혜(鼠蹊)위의 1치에 동맥(動脈)속에 있다. 〈銅人〉

복제(腹臍)밑의 횡골(橫骨)양끝 서혜(鼠蹊)위에 있다. 〈資生〉

천추(天樞)밑에 8치의 동맥(動脈)에 있다. 〈入門〉

7장을 뜸하고 침은 쓰지 못한다. 〈銅人〉

◎ **귀래이혈(歸來二穴)**

수도(水道)밑의 2치에 있다. 〈銅人〉 천추(天樞)밑의 7치에 있다. 〈入門〉

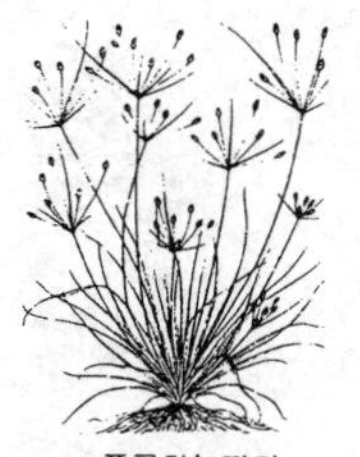
푸른하늘지기

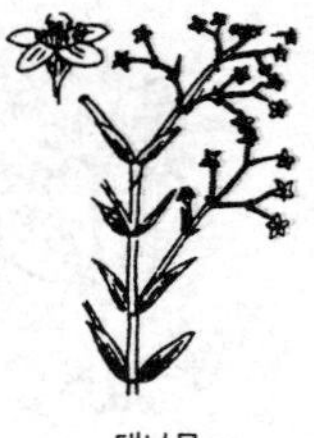
대나물

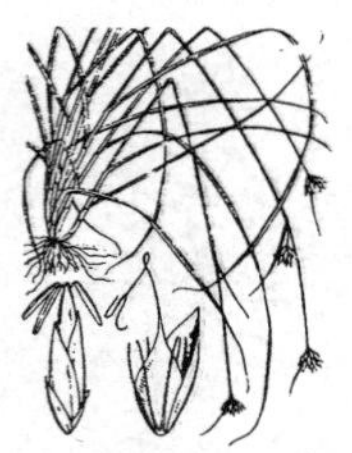
흰고양이수염

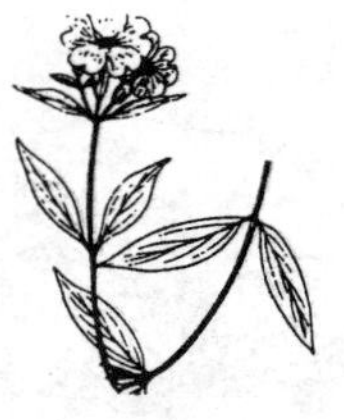
동자꽃

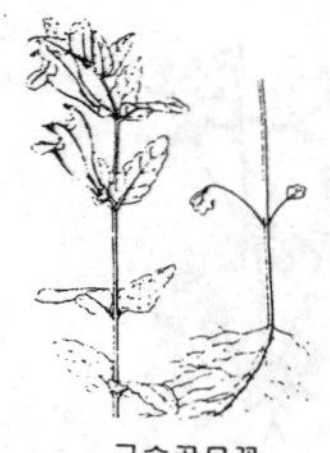
구슬골무꽃

침의 깊이가 8푼이고, 5장을 뜸한다. 〈銅人〉

◎ **수도이혈(水道二穴)**

대거(大巨) 밑의 3치와 천추(天樞) 밑의 5치에 있으니 침의 깊이가 1치5푼이고, 5장을 뜸한다. 〈銅人〉

◎ **대거이혈(大巨二穴)**

외릉(外陵) 밑의 1치에 있으니 침의 깊이가 8푼이며, 5장을 뜸한다. 〈銅人〉

◎ **외릉이혈(外陵二穴)**

천추(天樞) 밑의 1치에 있으니 침의 깊이가 8푼이며, 5장을 뜸한다. 〈銅人〉

◎ **천추이혈(天樞二穴)**

일명 장곡(長谿) 또는 곡문(谷門)이니 대장(大腸)의 막이다. 〈銅人〉 맹수(盲腧) 곁의 1치 5푼에 있으면서 배꼽을 2치쯤 끼고 있다.

혼백(魂魄)의 집이니 침을 쓰지 못하고 배꼽을 합해서 서로 거리가 각각 3치이다. 〈資生〉

평제(平臍) 곁의 3치에 있으니 침의 깊이가 8푼이고, 7번 숨을 내쉴 동안 머물며 100장을 뜸한다. 〈銅人〉

◎ **활육문이혈(滑肉門二穴)**

태일(太一) 밑의 1치에 있으니 침의 깊이가 8푼이며, 5장을 뜸한다. 〈銅人〉

◎ **태일이혈(太一二穴)**

관문(關門) 밑의 1치에 있으니 침의 깊이가 8푼이며, 5장을 뜸한다. 〈銅人〉

◎ **관문이혈(關門二穴)**

양문(梁門) 밑의 1치에 있으니 침의 깊이가 8푼이며, 5장을 뜸한다. 〈銅人〉

◎ **양문이혈(梁門二穴)**

승만(承滿) 밑의 1치에 있으니 침의 깊이가 8푼이며, 5장을 뜸한다. 〈銅人〉

◎ **승만이혈(承滿二穴)**

하용(下容) 밑의 1치에 있다. 〈銅人〉

거관(巨闕)의 양곁의 각 1치반을 끼고 있다. 〈資生〉

침의 깊이가 8푼이며, 5장을 뜸한다. 〈銅人〉

◎ **불용이혈(不容二穴)**

유문(幽門) 곁의 서로의 거리가 각 1치 5푼에 있다. 〈銅人〉

유문(幽門) 양곁의 각 1치 5푼에 있으니 임맥(任脈)에 거리가 2치이며, 사조(四肋)의 끝에 해당된다. 〈綱目〉

수평으로 거관(巨闕) 곁의 3치에 있으니 몸을 빼어서 (挺身) 택한다. 〈入門〉

구미(鳩尾)를 끼고 젖 밑의 3치에 해당된다. 〈資生〉

침의 깊이가 5푼이며, 5장을 뜸한다. 〈銅人〉

◎ **유근이혈(乳根二穴)**

젖가운데의 밑 1치 4푼이의 꺼진 속에 있으니 위로 쳐다보고 있으니 택한다. 〈銅人〉

젖 밑의 1치 6푼에 해당되는데 입문(入門)과 자생(資生)에는 모두 1치 6푼이라고 하였다. 〈綱目〉

침의 깊이가 3푼이며, 5장을 뜸한다. 〈銅人〉

◎ **유중이혈(乳中二穴)**

젖 가운데에 해당된다. 〈銅人〉

바로 젖꼭지의 위다. 〈入門〉

침은 당연히 2푼을 옅게 찌를 것이며, 뜸을 금한다.

◎ **응창이혈(膺窓二穴)**

옥예(屋翳) 밑의 1치 6푼에 있으니 침의 깊이가 3푼이며, 5장을 뜸한다. 〈銅人〉

◎ **옥예이혈(屋翳二穴)**

고방(庫房) 밑의 1치 6푼 꺼진 속에 있으니 위로 쳐다보고 택하며 침의 깊이가 3푼이며, 5장을 뜸한다. 〈銅人〉

◎ **고방이혈(庫房二穴)**

기호(氣戶) 밑의 일치육푼(一寸六分) 꺼진 속에 있으니 위로 쳐다보고 택하며 침의 깊이가 삼푼(三分)이며, 오장(五壯)을 뜸한다. 〈銅人〉

◎ **기호이혈(氣戶二穴)**

거골(巨骨) 밑에 있으니 수부(腧府)의 양곁을 껴서 서로 가기가 각각 이촌(二寸)의 꺼진 속인데 위로 쳐다보고 택하며 침 깊이가 삼푼이며, 오장(五壯)을 뜸한다. 〈銅人〉

기호(氣戶)에서 젖뿌리 육혈(六穴)에 닿고 응(膺)속에 가기가 각각 사촌이며 서로 가기가 각각 한치 육푼이다. 〈資生〉

◎ **결분이혈(缺盆二穴)**

일명 천개(天盖)니 어깨앞의 가로뼈에 꺼진 속에 있으니 삼장(三壯)을 뜸하고 침(鍼)을 금한다. 〈銅人〉

어깨의 전렴(前廉) 육혈(六穴)에 유회(臑會)가 밖에 있고 견우(肩髃)가 다음에 있으며 결분(缺盆)이 속에 있다. 〈綱目〉

◎ **기사이혈(氣舍二穴)**

곧은 목의 인영(人迎) 밑에 있고 천돌(天突) 곁의 꺼진 속을 꼈으니 침의 깊이가 삼푼이며, 삼장(三壯)을 뜸한다.

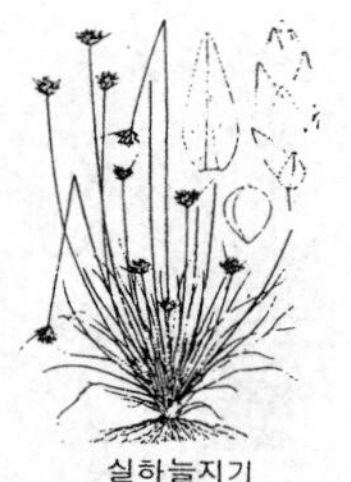
실하늘지기

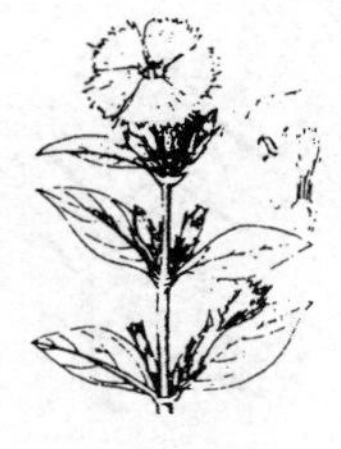
참동자꽃

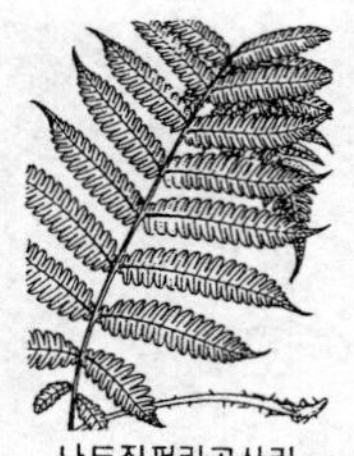
나도진퍼리고사리

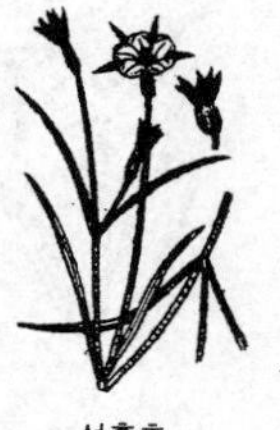
선홍초

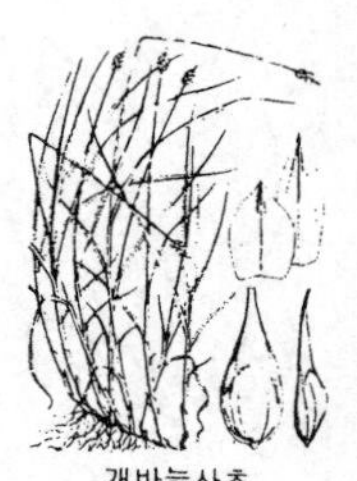
개바늘사초

〈銅人〉

◎ 수돌이혈(水突二穴)

일명 수문이니 목의 대근(大筋)앞에서 인영(人迎)밑에 곧게 뻗으니 침의 깊이가 삼푼이며, 삼장(三壯)을 뜸한다. 〈銅人〉

◎ 인영이혈(人迎二穴)

일명 오회(五會)로 목의 큰맥에 있으니 움직이면 손에 응하고 결후(結喉)의 양밑으로 각 한치오푼을 꼈으니 위를 쳐다보고 택하며 오장(五臟)의 기를 기다린다. 침의 깊이가 사푼이고, 만약 깊이 찌르면 사람을 죽이니 뜸을 하지 못한다. 〈銅人〉

◎ 대영이혈(大迎二穴)

곡함(曲頷)앞의 1촌 2푼에 뼈가 꺼진 속에 동맥에 있고, 또 입 밑의 양어깨에 해당해서 택한다. 침의 깊이가 3푼이고, 7번 숨을 쉴동안 머물러서 삼장을 뜸한다. 〈銅人〉

◎ 지창이혈(地倉二穴)

일명 위유(胃維)니, 입술 곁의 4푼 밑을 끼고 있다. 〈銅人〉

가까이 누르면 은은하게 맥이 움직이는 것이 그것이다. 〈綱目〉

침의 깊이가 3푼이고, 5번 숨쉬고 내쉴동안 머물고, 27장(壯)에서 77장(壯)이 되도록 뜸하고 쑥심지가 크면 입이 비뚤어지는데 승장(承漿) 77장을 뜸하면 바로 낫는다. 〈銅人〉

◎ 거교이혈(巨膠二穴)

비공(鼻孔)곁의 8푼을 끼고 눈의 동자와 맞서니 침의 깊이가 3푼이며, 7장을 뜸한다. 〈銅人〉

◎ 사백이혈(四白二穴)

눈밑의 1치에 있고 눈의 동자와 맞서니 침의 깊이가 3푼이고, 만약 깊게 찌르면 눈이 검어진다. 7장(壯)을 뜸한다. 〈銅人〉

◎ 승읍이혈(承泣二穴)

눈밑의 7푼에 있고 눈 동자와 맞서니 침을 쓰지 못하고, 침을 쓰면 눈이 검어진다. 삼장을 뜸한다. 〈銅人〉

◎ 협차이혈(頰車二穴)

일명 기관이니 귀밑의 굽은 뺨 끝의 바로 앞의 꺼진 속에 있으니 옆으로 누워서 입을 열고 택한다. 〈銅人〉

귀밑의 8푼에 소근(小近)앞의 굽은 뺨 끝에 꺼진 속에 있으니 입을 열면 빈곳이 생긴다. 〈入門〉

침의 깊이가 4푼인데, 기를 얻으면 바로 사(瀉)하고, 7장에서 77장까지 뜸한다. 〈銅人〉

◎ 하관이혈(下關二穴)

상관 밑에 있다. 〈銅人〉

객주인의 밑에 있으니 바로 상관혈(穴)이고, 귀앞의 동맥 하렴(下廉)에 있다. 〈綱目〉

입을 다물면 빈곳이 있고 벌리면 닫히는데 곁으로 누워서 입을 닫고 혈을 택한다. 〈入門〉

침의 깊이가 4푼이고, 기를 얻으면 바로 사(瀉)하는데, 뜸을 하지 못한다. 〈銅人〉

얼굴 곁의 귀앞에 12혈의 두유(頭維)가 위에 있고 화료(禾髎)와 객주인이 다음 가며 이문(耳門)이 또 다음 가고 청회(聽會)가 또 다음 가며 하관이 그 아래에 있다. 〈綱目〉

◎ 두유이혈(頭維二穴)

이마로부터 발제(髮際)•본신(本神)곁의 1치 5푼에 들어가니 침의 깊이가 3푼이며, 뜸하지 못한다. 〈銅人〉

36. 족태음(足太陰)과 비경의 유주일 경우

족태음(足太陰)의 맥이 큰 발가락의 끝 = 음백혈(陰白穴)에 일어나서 발가락의 안쪽의 흰살의 즈음 = 대도혈(大都穴)을 따라 핵골(核骨) 뒤 = 태백혈(太白穴)을 지나서 안복사뼈 = 상구혈(商丘穴)을 오르고 장단지 = (경의 어복(魚腹) 즉 장단지)의 앞을 거쳐서 행골(骱骨)의 뒤를 따라 궐음(厥陰)의 앞에 나고 위로 슬고(膝股)안의 전염 = 음능천혈(陰陵泉穴)을 둘러서 배에 들어가니 비에 들고 위에 이어지며 격(膈)에 오르로 목구멍을 끼고 혀뿌리에 이어져 혀밑에서 흩어지니 그 지맥은 다시 배를 좇아 따로 흉격(胸膈)에 오르고 심속에 흘러들으니 저절로 수소음(手少陰)에 교입(交入)된다. 이 맥이 움직이면 혀뿌리가 강직하고 먹으면 구토하며 위완이 아프고 배가 가득하며 트림을 잘하고 기가 함께 쾌연하게 쇠해지며 몸이 무거우니 이것은 비에서 나는 병으로써 혀뿌리가 아프고 몸을 움직이지 못하며 음식이 내리지 않고 심번(心煩)하며 심장의 밑이 급히 아프고 한학당가설(寒瘧溏瘕泄)하며 황달(黃疸)이 일어나 눕지를 못하고 억지로 서면 고슬(股膝)이 안으로 부어서 궐역(厥逆)하며 큰 발가락을 쓰지 못하는데 성(盛)하며 촌구(寸口)가 인영(人迎)보다 작다. 〈靈樞〉

사시(巳時)에 충양(衝陽)에서부터 사귀어서 은백(隱白)과 함께 퇴복(腿腹)을 따라 위로가서 겨드랑밑의 대포

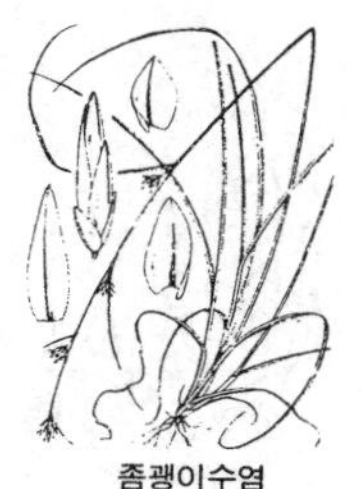
좀괭이수염

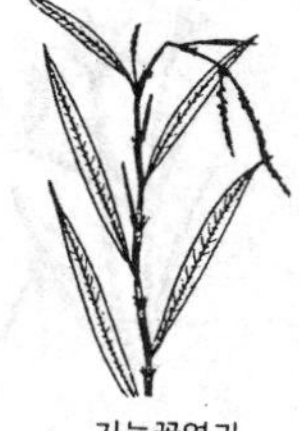
가는꽃역귀

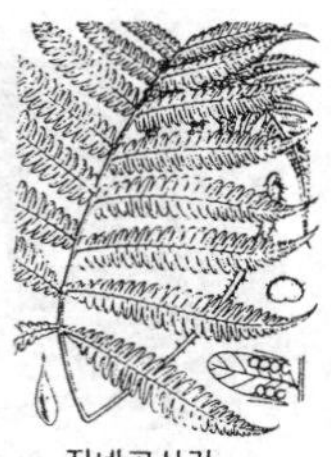
지네고사리

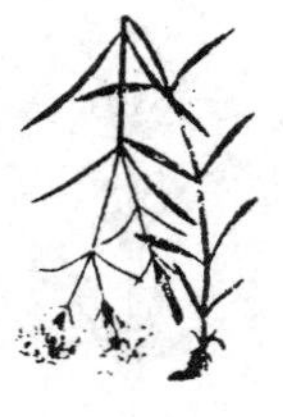
술패랭이

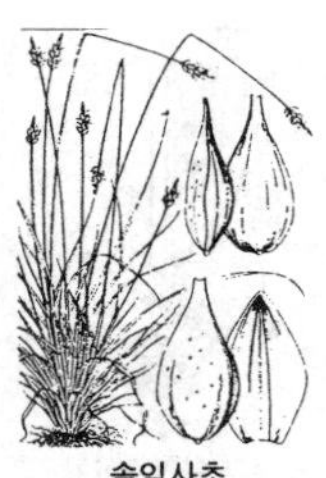
솔잎사초

혈(大包穴)에 닿아서 그친다. 〈入門〉

태음(太陰)이 은백(隱白)에 근본해서 태창(太倉)에 맺는다. 〈靈樞〉

37. 족태음과 비경의 좌우 42혈일 경우

◎ **은백이혈(隱白二穴)**

큰발가락 끝의 안족에 있으니 발톱까지 가기가 부추잎 넓이와 같고 족태음맥(足太陰脈)이 나가서 샘이 되니 침의 깊이가 1푼이고, 3번의 숨쉴 동안을 머무르고 뜸을 하지 못한다. 〈銅人〉

◎ **대도이혈(大都二穴)**

큰발가락의 안쪽 본 마디 앞의 꺼진 속에 있다. 〈銅人〉

본 마디 안쪽에 흰 살의 즈음에 있다. 〈資生〉

족태음맥(足太陰脈)이 흘러들어서 형(滎)이 되니 침의 깊이가 2푼이고, 7번의 숨을 내쉴 동안 머무르며 삼장(三壯)을 뜸한다. 〈靈樞〉

◎ **태백이혈(太白二穴)**

큰발가락의 안쪽 핵골(核骨)밑의 꺼진 속에 있고 족태음맥(足太陰脈)이 흘러들어서 수(腧)가 되니 침의 깊이가 3푼이고, 7번 숨을 내실 동안 머물어서 삼장(三壯)을 뜸한다. 〈銅人〉

◎ **공손이혈(公孫二穴)**

큰발가락의 본 마디 뒤의 1치에 있다. 〈銅人〉

태백(太白)뒤의 1치 꺼진 속에 있다. 〈入門〉

족태음락(足太陰絡)이 따로 양명(陽明)에 닫는 곳이니 침의 깊이가 4푼이며, 삼장(三壯)을 뜸한다. 〈銅人〉

◎ **상구이혈(商丘二穴)**

족의 안쪽에 복사뼈밑의 약간 꺼진 속에 있으니 족태음맥이 가서 경(經)이 되고 침의 깊이가 3푼이고, 7번 숨을 내쉴 동안 머물며 삼장(三壯)을 뜸한다. 〈銅人〉

◎ **삼음교이혈(三陰交二穴)**

안쪽 복사뼈 위의 3치 뼈밑의 꺼진 속에 있다. 〈銅人〉

족태음(足太陰), 궐음(厥陰), 소음(少陰)의 모인 곳이니 침의 깊이가 3푼이고, 삼장을 뜸한다.

예전에 송나라 태자 한 분이 의술이 있었는데 한 잉부(孕婦)의 진찰을 하고 말하기를, 「이것은 여아 일태(一胎)라 하고 또한 서문백(徐文伯)이 진찰하고 그 여인의 여아의 이태(二胎)라.」하니 태자가 성질이 급격해서 그 여인의 배를 가르려고 하니 문맥이 가로되 「신이 침으로 시험하겠나이다」하고 족 삼음교(三陰交)를 사(瀉)하고 수합곡(手合谷)을 보하니 침을 응하여 낙태하는데 과연 문백(文伯)의 말과 같기 때문에 임부에게는 침을 절하지 못한다는 것이다. 〈銅人〉

◎ **누곡이혈(漏谷二穴)**

안쪽 복사뼈 위의 6치 뼈밑에 꺼진 속에 있으니 침의 깊이가 3푼이며, 뜸을 하지 못한다. 〈銅人〉

◎ **지기이혈(地機二穴)**

일명 비사(脾舍)이니 별주(別走)위의 1치 빈 곳과 무르고 무릎의 5치에 있으니 족태음(足太陰)의 극(郄)이 된다. 〈銅人〉

무릎밑의 5치 큰뼈 뒤에 있으니 발을 펴고 택한다.

침의 깊이가 3푼이며, 삼장(三壯)을 뜸한다. 〈銅人〉

◎ **음능천이혈(陰陵泉二穴)**

무릎밑의 안쪽에 보골(輔骨)밑의 꺼진 속에 있으니 발을 펴고 택한다. 〈銅人〉

무릎의 안쪽에 보골(輔骨)밑의 꺼진 속에 있다. 〈資生〉

무릎을 굽혀서 택한다. 〈入門〉

족태음맥의 합한 곳이니 침의 깊이가 5푼이고, 7번 숨을 내쉴 동안 머무르고 뜸을 하지 못한다. 〈入門〉

◎ **혈해이혈(血海二穴)**

슬빈(膝臏)위의 내렴(內廉) 흰살 즈음의 3치에 있다. 〈銅人〉

슬빈(膝臏)위의 3치 내렴(內廉) 뼈의 뒤에 힘줄 앞의 흰살의 즈음에 있다. 〈入門〉

침의 깊이가 5푼이며, 삼장을 뜸한다. 〈銅人〉

◎ **기문이혈(箕門二穴)**

어복(魚腹)위에 있고 힘줄 사이와 음고(陰股)를 넘어서 동맥이 손에 응한다. 〈銅人〉

고상(股上)에 있고 힘줄 사이에 일어난다. 〈靈樞〉

혈해(血海)위의 6치, 음고(陰股)안의 동맥이 손에 응하는 근문(筋門)이 있다. 〈入門〉

삼장(三壯)을 뜸하고 침은 쓰지 못한다. 〈入門〉

◎ **충문이혈(衝門二穴)**

일명 자궁(慈宮)이니 위로, 대횡(大橫)에 가기가 5치이고, 부사(府舍)밑의 횡골(橫骨) 양끝의 약문(約文)속의 동맥이 있으니 침의 깊이가 7푼이며, 5치를 뜸한다. 〈銅人〉

◎ **부사이혈(府舍二穴)**

복결(腹結)밑의 2치와 대횡(大橫)밑의 3치밑 족태음(足太陰), 음유(陰維), 궐음의 즈음에 있으니 이 삼맥(三

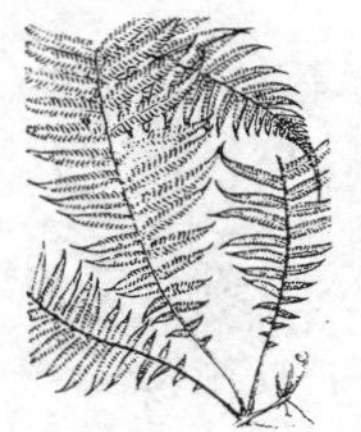
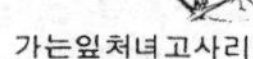
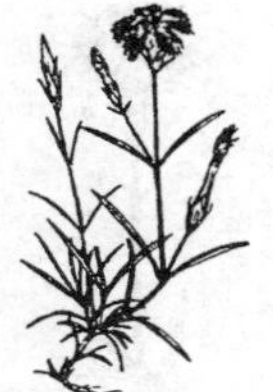
구름패랭이
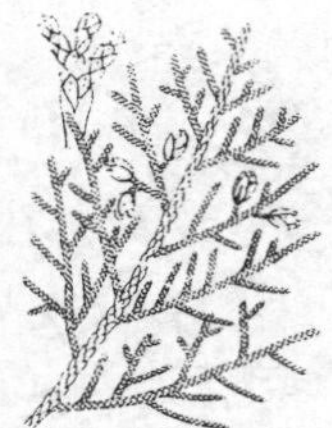
서양측백
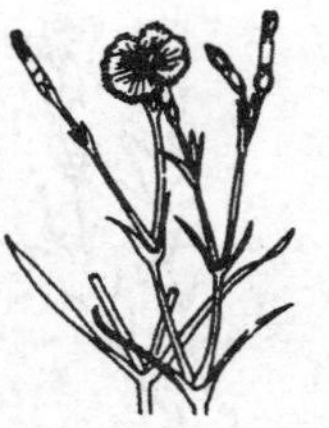
카네이션
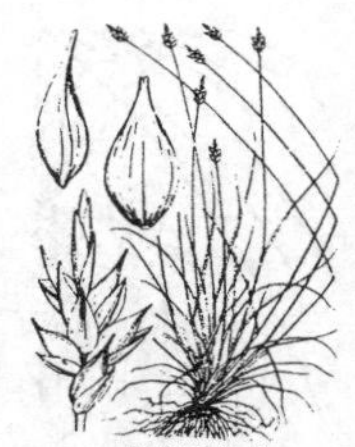
진솔잎사초

脈)이 위알래고 세 번 배에 들어가서 간과 비에 이어지고 심폐를 맺어서 갈비 위를 따라 어깨에 닿으니 이것이 태음(太陰)과 삼음양명(三陰陽明)의 분별인 것이다. 침의 깊이가 7푼이고, 오장을 뜸한다. 〈銅人〉

◎ 복결이혈(腹結二穴)

일명 장굴(腸窟)이며 또 복굴(腹屈)이니 대횡(大橫) 밑의 3치에 있다. 침의 깊이가 7푼이고, 오장(五壯)을 뜸한다. 〈銅人〉

◎ 대횡이혈(大橫二穴)

복애(腹哀) 밑의 1치 6푼에 있다. 〈銅人〉

평제(平臍) 곁의 4치반에 있다. 〈入門〉

장문(章門)에 가기까지 합해서 6치가 되는 셈이다. 〈資生〉

침의 깊이가 7푼이며, 오장(五壯)을 뜸한다. 〈銅人〉

기문(期門)에서부터 충문(衝門)에 이르려 뱃속에 가기가 각각 4치반이 된다. 〈資生〉

◎ 복애이혈(腹哀二穴)

일월 밑의 1치 6푼 꺼진 속에 있으니 위로 보고 택하여 침의 깊이가 4푼이며, 오장(五壯)을 뜸한다. 〈銅人〉

◎ 식보이혈(食竇二穴)

천계(天谿) 밑의 1치 6푼 꺼진 속에 있으니 위로 보고 택하여 침의 깊이가 4푼이며, 오장(五壯)을 뜸한다. 〈銅人〉

◎ 천계이혈(天谿二穴)

흉향(胸鄕) 밑의 1치 6푼 꺼진 속에 있으니 위로 보고 택하며 침의 깊이가 4푼이며, 오장을 뜸한다. 〈銅人〉

◎ 흉향이혈(胸鄕二穴)

연액(淵腋) 밑의 3치에 있으니 이것이 비(脾)의 대락(大絡)인데 가슴과 갈비속에 펴서 구조(九助) 사이로 나가니 침의 깊이가 3푼이며, 삼장(三壯)을 뜸한다.

운문(雲門), 중부(中府), 천계(天谿), 흉향(胸鄕), 식보(食竇), 육혈(六穴), 응(膺) 속에 가기가 각각 6치 6푼이다. 〈資生〉

38. 수소음(手少陰)과 심경의 유주(流注)일 경우

수소음(手少陰)의 맥이 심장속에서부터 일어나서 심계(心系)에 들고 격(膈)에 내려서 소장에 이어지니 그 지맥이 심계에서 위로 목구멍을 끼고 눈에 매이여 그 곧은 맥은 다시 배를 좇아 심기를 따라 폐에 올라 겨드랑 밑으로 나가고 아래고 유내(臑內)의 후렴(後廉)을 둘러 태음심주(太陰心主)의 뒤를 가고 팔꿈치 안 = 소해혈(少海穴)에 내려 팔뚝안의 후렴(後廉) = 영도혈(靈道穴)을 따라 손바닥 뒤에 예골(銳骨)의 끝 = 신문혈(神門穴)에 따라 손바닥안의 후렴(後廉) = 소충혈(少衝穴)이 여기서부터 사귀어서 수태양(手太陽)에 들어간다.

이것이 움직이면 목구멍이 마르고 심장이 아프며 목이 말라서 물을 마시게 되니 이것을 비궐(臂厥)이라 한다.

이것은 움직이면 목구멍이 마르고 병증세는 눈이 누르고 갈비가 아프며 유비(臑臂) 안의 후렴(後廉)이 통궐(痛厥)하고 손바닥속에 열이 있는데 성하면 촌구가 인영(人迎)보다 배나 크고 허하면 촌구가 오히려 인영보다 작은 것이다. 〈靈樞〉

오시에 대포(大包)와 사귀고 극천(極泉)과 함께 팔을 따라 가서 작은 손가락의 소충혈(少衝穴)에 닿아서 그친다. 〈入門〉

39. 수소음(手少陰)과 심경의 좌우 18혈일 경우

◎ 소충이혈(小衝二穴)

일명 경시(經始)이니 작은 손가락 끝의 안쪽에 있으니 손톱까지 가기가 부추잎 넓이와 같고 수소음맥(手少陰脈)이 나며 샘이 되니 침의 깊이가 1푼이며, 삼장(三壯)을 뜸한다. 〈銅人〉

◎ 소부이혈(少府二穴)

작은 손가락 본 마디 뒤의 꺼진 속의 직노궁(直勞宮)에 있으니 수소음맥(手少陰脈)의 흐르는 곳으로 형이 된다.

침의 깊이가 3푼이고, 오장(五壯)을 뜸한다. 〈銅人〉

◎ 신문이혈(神門二穴)

일명 태충(兌衝)이고, 또는 중도(中都)이니 손바닥 뒤 예골(銳骨)의 끝 움직이는 맥의 꺼진 속에 있다.

수소음맥(手小陰脈)의 흘러들므로써 수(腧)가 되고 침의 깊이가 3푼이고, 7번 숨쉴 동안 늘 머무르며, 7장을 뜸한다. 〈銅人〉

내경에 말하기를, 「심장이 단단하면 사가 들어가지 못하기 때문에 수소음(手少陰)만은 홀로 그 외경(外經)의 병을 받아들이지 않고 장이 병들지 않는 것은 오직 그 경을 장후예골(掌後銳骨)의 끝 신문혈(神門穴)에 택하는 때문이라.」고 하였다. 〈綱目〉

◎ 음극이혈(陰隙二穴)

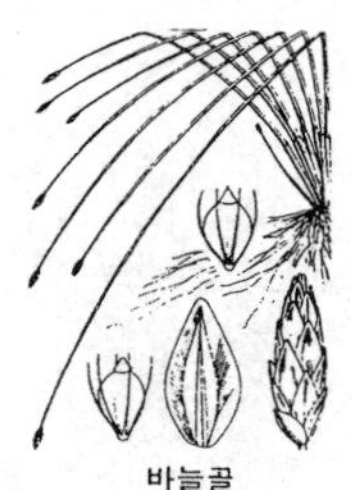
바늘골

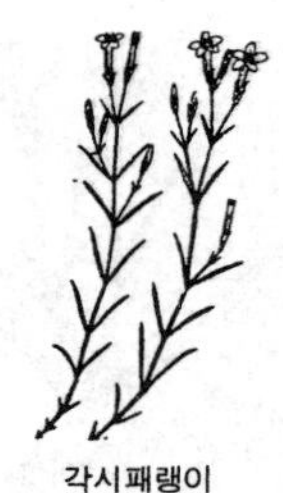
각시패랭이

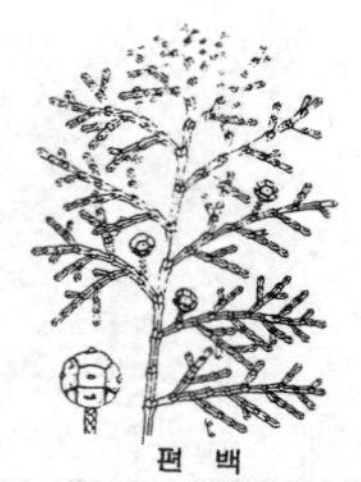
편 백

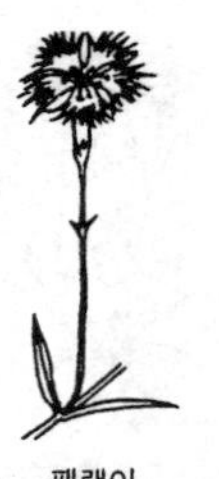
패랭이

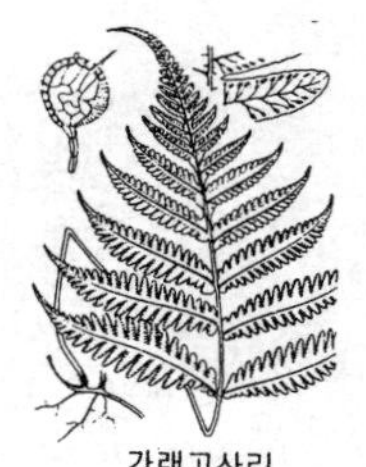
가래고사리

손가락 위와 맥속에 있으니 팔에 가기가 5푼이다. 〈銅人〉

손가락 위의 5푼 동맥속에 있으니 수소음(手少陰)의 틈이다. 침의 깊이가 3푼이고, 7장(七壯)을 뜸한다. 〈入門〉

◎ 통리이혈(通里二穴)

팔뒤의 1치에 있으니 수소음(手少陰)의 이음이 태양에 달아나는 것이다. 침의 깊이가 3푼이며, 삼장을 뜸한다. 〈銅人〉

◎ 영도이혈(靈道二穴)

손바닥 위의 1치 5푼에 있으니 수소음맥(手少陰脈)이 가서 경(經)이 된다. 침의 깊이가 3푼이고, 삼장을 뜸한다. 〈銅人〉

◎ 소해이혈(小海二穴)

일명 곡절이니 팔목의 내렴(內廉)마디 뒤의 꺼진 속에 있다. 〈銅人〉

팔꿈치 안에 큰 뼈의 밖에 있으니 팔꿈치 끝에 가기가 5푼이다. 〈綱目〉

팔꿈치의 내렴(內廉)마디 뒤의 꺼진 속의 동맥에 있으니 손을 응(應)하고 팔꿈치를 굽혀서 얻는다. 〈資生〉

팔꿈치의 내렴 가로무늬의 머리가 끝난곳의 꺼진 속에 있으니 손을 굽혀 머리를 향해서 택한다. 〈入門〉

수소음맥이 들어가서 합하게 되니 침의 깊이가 3푼이며, 삼장(三壯)을 뜸한다. 〈銅人〉

◎ 청령이혈(青靈二穴)

팔꿈치 위의 3치에 있으니 팔꿈치로 펴고 팔을 들어서 택한다. 7장(七壯)을 뜸하고 침은 금한다. 〈銅人〉

◎ 극천이혈(極泉二穴)

팔뚝안과 겨드랑이 밑의 힘줄 사이의 동맥이 가슴에 들어가는 곳에 있으니 침의 깊이가 3푼이며, 7장을 뜸한다. 〈銅人〉

40. 수태양(手太陽)과 소장경(小腸經)의 유주(流注)일 경우

수태양(手太陽)의 맥이 작은 손가락이 끝 = 소택혈(少澤穴)에서 일어나 손의 바깥쪽 = 본 마디 어깨의 전곡혈(前谷穴)과 본 마디 뒤의 후곡혈(後谷穴)을 돌아 팔에 올라서 팔꿈치의 가운데를 나가 곧바로 올라서 팔뚝뼈의 하렴(下廉)을 다라 팔꿈치 안쪽에 양뼈의 사이 = 소해혈(小海穴)에 나가고 또 위로 팔꿈치 위의 약한 뼈의 밖에 후렴(侯廉)을 둘러서 어깨에 나가 어깨와 어깨의 양쪽 큰뼈의 사귄 곳의 견상혈(肩上穴)의 결분(缺盆)을 따라 겨드랑을 향해서 심장에 이어지고 목구멍을 두르며 흉격(胸膈)에 내려 위(胃)에 닿이고 소장에 들으며 그 지맥은 결분을 좇아 목을 꿰고 빰에 올라서 눈의 예배(銳背)에 닿아서 갑자기 들어가며 또한 지맥은 빰을 떠나서 콧마루를 지나 코에 닿이고 눈의 안자위를 비껴서 이르러 갈비뼈에 이어지고 여기서부터 서로 사귀어서 족태양(足太陽)에 들어간다.

이것이 움직이면 목구멍이 아프고 턱이 부어서 돌아보지 못하고 어깨가 빠지는 것 같고 팔꿈치 위가 부러지는 것 같으니 이것이 진액(津液)을 주관하고 살아나는 병증세는 귀가 먹고 눈이 누르고 볼과 턱이 붓고 목과 어깨및 팔꿈치 위와 팔목및 팔의 밖의 후렴(後廉)이 아프게 된다.

성(盛)하면 인영(人迎)이 촌구보다 오히려 작아진다. 〈靈樞〉

미시(未時)에 소충(少衝)으로부터 사귀어서 소택과 함께 팔목을 따라 위로가서 청궁혈(聽宮穴)에 닿으면 그친다. 〈入門〉

41. 수태양(手太陽)과 소장경(小腸經)의 좌우 38혈일 경우

◎ 소택이혈(小澤二穴)

일명 소길(小吉)이니 작은 손가락의 끝의 바깥쪽에 있으니 손톱 밑에 가기가 부추잎과 같고 수태음맥(手太陰脈)의 나가는 곳이며, 샘이 되니 침의 깊이가 1푼이고, 2번 숨쉴 동안 머무르고 1장(壯)을 뜸한다. 〈銅人〉

◎ 전곡이혈(前谷二穴)

작은 손가락의 바깥쪽 본 마디의 앞에 꺼진 속에 있고 수태양맥(手太陽脈)의 흘러드는 곳이며, 형(滎)이 되니 침의 깊이가 1푼이며, 3번 숨을 내쉴 동안 머물고 뜸한다. 〈銅人〉

◎ 후곡이혈(後谷二穴)

작은 손가락의 바깥쪽에 본 마디위의 꺼진 속에 있다. 〈銅人〉

본 마디 뒤에 가로무늬와 끝이 모두 된데 있다니 주먹을 쥐고 택한다. 〈入門〉

수태양맥이 흘러들고 수(腧)가 되니 침의 깊이가 2푼이고, 3번 숨을 내쉴 동안 머무르며, 삼장을 뜸한다.

◎ 완골이혈(腕骨二穴)

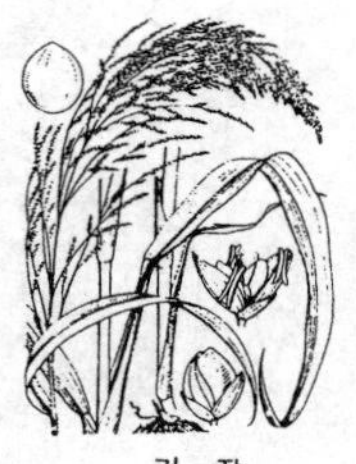
기 장

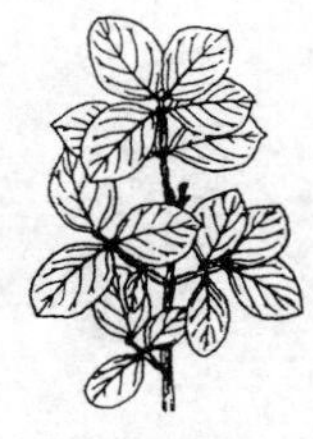
넓은잎화살

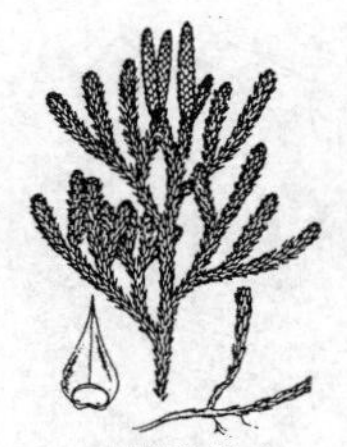
만년석송

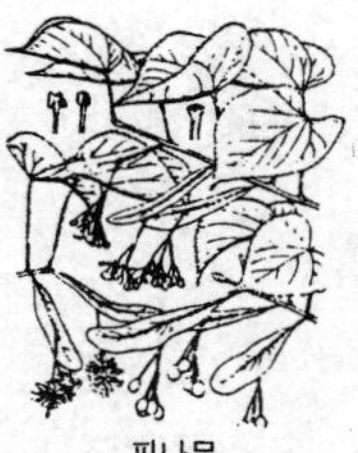
피나무

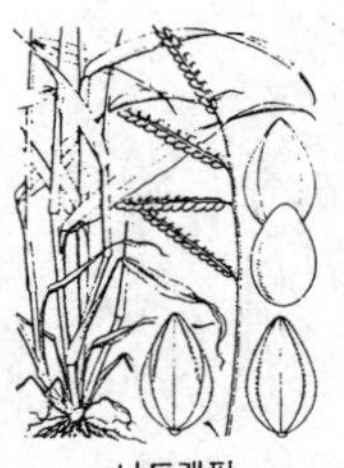
나도개피

손의 바깥쪽 팔뚝앞과 팔뚝밑의 손바닥위에 마디가 팔에 들어가서 뼈가 일어난 밑의 꺼진 속에 있다. 〈銅人〉

손바닥 뒤의 바깥쪽에 높은 뼈밑의 꺼진 속에 있으니 주먹을 쥐고 살을 향해서 택한다. 〈入門〉

손의 바깥쪽의 팔뼈 앞에 있다. 〈靈樞〉

수태양맥(手太陽脈)이 지나고 근원이 되니 침의 깊이가 2푼이고, 3번 숨을 내쉴 동안 머물며 삼장을 뜸한다. 〈銅人〉

◎ 양곡이혈(陽谷二穴)

손의 바깥쪽 팔속의 날카로운 뼈 밑의 꺼진 속에 있고 수태양맥에 가서 경이 되니 침의 깊이가 2푼이고, 3번 숨을 내쉴 동안 머물러 삼장을 뜸한다. 〈銅人〉

◎ 양노이혈(養老二穴)

손목 우뚝솟은 뼈위의 일공(一空)과 팔의 꺼진 속에 있으니 침의 깊이가 3푼이며, 삼장을 뜸한다.

◎ 소해이혈(小海二穴)

팔꿈치의 큰뼈 밖에서 팔꿈치의 끝에 가기가 5푼의 꺼진속에 있다. 〈銅人〉

손을 굽히고 머리를 향해서 택한다. 또 팔목을 굽혀서 얻는다고도 하였다. 〈入門〉

수태양맥이 들어가서 합이 되니 침의 깊이가 2푼이며, 삼장(三壯)을 뜸한다. 〈銅人〉

◎ 견정이혈(肩貞二穴)

어깨의 굽은 어깨뼈의 두 골해(骨解)사이에 견우(肩髃) 뒤의 양뼈의 뒤에 꺼진속에 있다. 〈銅人〉

견우(肩髃)뒤의 양뼈의 벌어진 사이에 있다. 〈入門〉

침의 깊이가 8푼이며, 뜸을 하지 못한다.

◎ 노수이혈(臑腧二穴)

편료(扁髎)뒤에 큰뼈 밑의 어깨뼈의 상렴(上廉)꺼진 속에 있으니 팔을 들어서 택한다. 침의 깊이가 8푼이며, 삼장(三壯)을 뜸한다. 〈入門〉

◎ 천종이혈(天宗二穴)

병풍(秉風)뒤와 큰뼈 밑의 꺼진 속에 있으니 침의 깊이가 5푼이고, 6번 숨을 내쉴 동안 머물며 삼장(三壯)을 뜸한다. 〈銅人〉

◎ 병풍이혈(秉風二穴)

천료(天髎)밖의 어깨위에 작은 우골(髃骨)뒤에 있으니 팔을 들면 빈곳이 있다. 〈銅人〉

천종(天宗)앞과 소우(小髃)뒤에 있다. 〈銅人〉

침의 깊이가 5푼이며, 오장(五壯)을 뜸한다. 〈入門〉

◎ 곡항이혈(曲垣二穴)

어깨의 한가운데 굽은 어깨뼈 꺼진 속에 있으니 만지면 손을 응하여 아프다. 침의 깊이가 5푼이며, 십장(十壯)을 뜸한다. 〈銅人〉

◎ 견외수이혈(肩外腧二穴)

어깨뼈 상렴(上廉)에서 척추에 가기 3치 꺼진 속에 있다. 〈銅人〉

대서(大杼)곁에 서로 떨어지기가 3치이다. 〈入門〉

침의 깊이가 6푼이며, 삼장(三壯)을 뜸한다. 〈銅人〉

◎ 견중수이혈(肩中腧二穴)

어깨뼈의 내렴(內廉)에서 척추에 가기 2치 꺼진 속에 있다. 〈銅人〉

대서(大杼)곁에 서로 떨어지기가 2치이다. 〈入門〉

침의 깊이가 3푼이고, 7번 숨을 내쉴 동안 머물며 십장(十壯)을 뜸한다. 〈銅人〉

어깨의 후렴(後廉) 십이혈에 노수(臑腧), 견정(肩貞), 극외(極外), 천종(天宗)과 곡항(曲垣) 다음의 외수(外腧), 중수(中腧), 극리(極裏)이다. 〈綱目〉

◎ 천용이혈(天容二穴)

귀밑의 굽은 뺨 뒤에 있다. 〈銅人〉

협차(頰車)뒤 꺼진 속에 있다. 〈入門〉

침의 깊이가 1치이며, 삼장(三壯)을 뜸한다. 〈銅人〉

◎ 천창이혈(天窓二穴)

일명 창용(窓籠)이니 목의 큰 힘줄 앞과 굽은 뺨 밑의 부돌(扶突)뒤에 동맥이 손에 응한 꺼진 속에 있다. 〈銅人〉

완골(完骨)밑의 발제(髮際)위와 목 위의 큰 힘줄이 있는 곳의 동맥의 꺼진 속에 있다. 〈入門〉

침의 깊이가 3푼이며, 삼장(三壯)을 뜸한다. 〈銅人〉

◎ 관료이혈(顴髎二穴)

얼굴의 광대뼈에 하렴(下廉)의 날카로운 뼈 끝의 꺼진 속에 있다. 〈銅人〉

양 뺨의 날카로운 뼈 끝 하렴(下廉)꺼진 속에 있다. 〈入門〉

침의 깊이가 3푼이며, 뜸하지 못한다. 〈銅人〉

◎ 청궁이혈(聽宮二穴)

귀의 주자(珠子)의 크기가 팥알만한 데 있다. 〈銅人〉

귀 앞의 주자(珠子)곁에 있다. 〈入門〉

침의 깊이가 3푼이고, 삼장을 뜸한다. 〈銅人〉

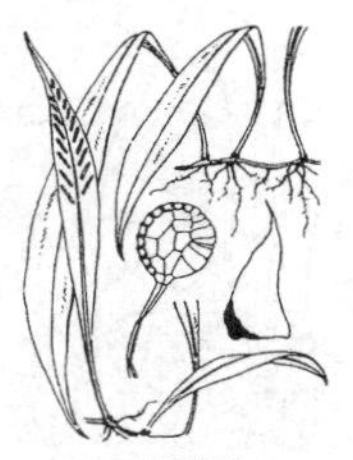
버들일엽

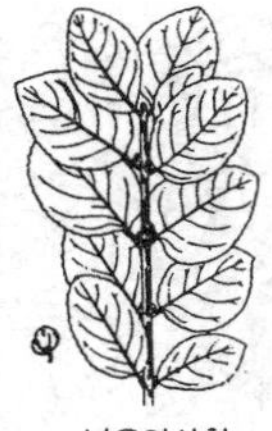
넓은잎사철

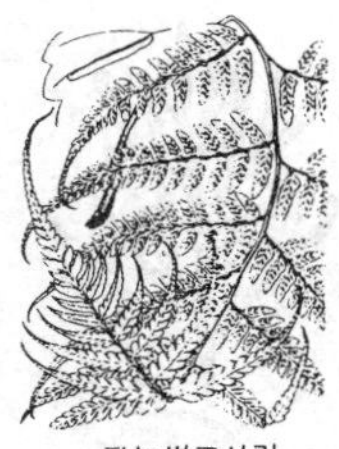
잔눈썹고사리

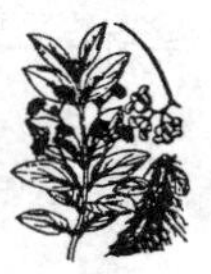
줄사철

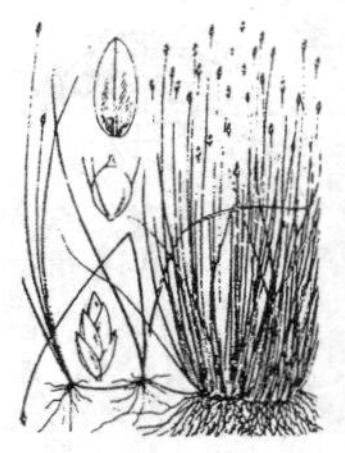
쇠털골

42. 족태양(足太陽)과 방광경(膀胱經)의 유주(流注)일 경우

족태양(足太陽)의 맥이 눈의 안눈초리 = 청명혈(睛明穴)에서 일어나 이마에 올라 백회혈(百會穴)에 사귀고 그 지맥(支脈)은 전(巓 = 꼭대기가 중정〈中頂〉이 되는데 앞을 신정〈顖頂〉이라고 하고 뒤를 뇌진〈腦眞〉이라 하며, 좌, 우를 각이라고 한다)을 쫓아서 귀의 상각(上角)에 닿고 그 직맥은 전(巓)에서 맺혀서 뇌에 들어갔다가 오히려 목에 내려서 어깻죽지 안을 따라 척추를 끼고 허리속에 닿아서 등배를 둘러 신(腎)에 이어지고 방광에 들며 거기에서 지맥이 허리속을 따라 아래로 볼기를 꿰고 오금가운데 = 위중혈(委中穴)에 들어가고 또 그 지맥이 어깻죽지 안을 좇아 좌우로 나뉘어서 아래로 (두비골 밑의 살)을 꿰고 척추안을 껴서 비추〔髀樞 = 비골(髀骨)마디이니 즉 환도혈(環跳穴)이다〕를 지나고 지라밖의 후렴(後廉)을 둘러서 아래로 오금속에 합해서 장단지만을 둘러서 아래로 복사뼈의 뒤 = 곤륜혈(崑崙穴)을 나가서 경골(京骨) = 혈명을 따라 작은 발가락의 바깥쪽으로 = 지음혈(至陰穴)에 닿고 여기에서 사귀어서 족소음(足少陰)에 들어가는데 이것이 움직이면 머리가 찌르며 아프고 눈이 튀어 나오는 것 같으며 목이 빠지는 것 같고 척추가 아프며 허리가 부러지는 것 같고 다리를 구부리지 못하고 오금이 맺히고 장단지가 째어지는 것 같으니 이것을 과궐(踝厥)아라고 한다.

이것이 힘줄을 주관하니 병이 나면 치(痔), 학(瘧), 광(狂), 전질(癲疾), 두뇌, 정(頂)이 아프고, 목황(目黃), 누출(漏出), 구뉵(鼽衄), 항배(項背), 요(腰), 고(尻), 괵(膕), 천(腨), 각(脚)이 모두 아프게 되어 작은 발가락을 쓰지 못하니 성하면 인영이 촌구(寸口)보다 배나 크고 허하면 인영이 촌구보다 오히려 작은 것이다. 〈靈樞〉

신시(申時)•청궁(聽宮)에서부터 사귀어서 밝은 눈동자와 함께 머리와 목을 따라 등, 허리, 볼기, 장딴지에 내려 발에 와서 음혈(陰穴)의 위까지 닿는다. 〈入門〉

태양이 지음(至陰)에 근본이 되서 명문(命門)에 맺히니 명문이란 것은 눈이다. 〈靈樞〉

43. 족태양(足太陽)과 방광경(膀胱經)의 좌우 1백 26혈일 경우

◎ 지음이혈(至陰二穴)

작은 발가락의 끝 바깥쪽에 있으니 발톱에 가기가 부추잎과 같다.

족태양맥이 나가고 샘이 되니 침의 깊이가 1푼이고, 5번 숨을 내쉴 동안 머물며 삼장을 뜸한다. 〈銅人〉

◎ 통곡이혈(通谷二穴)

작은 발가락의 본 마디의 앞 바깥쪽 꺼진 속에 있으며 족태양맥이 흘러들어서 형(滎)이 되니 침의 깊이가 2푼이고, 5번 숨을 내쉴 동안 머물며 삼장을 뜸한다. 〈銅人〉

◎ 속골이혈(束骨二穴)

작은 발가락의 본 마디의 뒤 바깥쪽 꺼진 속에 있으니 족태양맥이 흘러들어서 혈이 되니 침의 깊이가 3푼이고, 5번 숨을 내쉴 동안 머물고 삼장(三壯)을 뜸한다. 〈銅人〉

◎ 금문이혈(金門二穴)

일명 관양(關梁)이니 발의 바깥 복사뼈밑 뼈의 빈 곳 꺼진 속에 있고 족태양의 틈이니 침의 깊이가 3푼이며, 삼장을 뜸한다. 〈銅人〉

◎ 경골이혈(京骨二穴)

발의 바깥쪽에 큰 뼈밑의 붉고 흰살의 즈음하여 꺼진 속에 있으니 눌러서 택한다.

족태양맥이 지나며 근본이 되니 침의 깊이가 3푼이고, 7번 숨을 내쉴 동안을 머물며, 삼장을 뜸한다. 〈銅人〉

◎ 신맥이혈(申脈二穴)

바깥 복사뼈 밑의 꺼진 속에 발톱을 넣을 수 있는 즈음에 있다. 〈資生〉

바깥 복사뼈 밑의 5푼에 있다. 〈資生〉

양교맥(陽蹻脈)이 나는 곳이며, 침의 깊이가 3푼에, 뜸하는 것을 금한다. 〈銅人〉

◎ 복삼이혈(僕參二穴)

일명 안사(安邪)니 발의 뒤 발의 뒤꿈치 뼈밑의 꺼진 속에 있고 발을 잡아 당겨서 택한다.

침의 깊이가 3푼이며, 7장을 뜸한다. 〈銅人〉

◎ 곤륜이혈(崑崙二穴)

발의 바깥쪽 복사뼈 발뒤꿈치 뼈의 꺼진 속에 있다. 〈銅人〉

발뒤꿈치 위에 꺼진 속의 가는〔細〕맥이 손에 응한데 있다. 〈資生〉

바깥 복사뼈 밑의 1치 큰 힘줄밑에 있다. 〈資生〉

족태양맥(足太陽脈)이 다녀서 경이 되니 침의 깊이가 5푼이고, 열번 숨을 내쉴 동안 머물며, 오장(五壯)을 뜸한

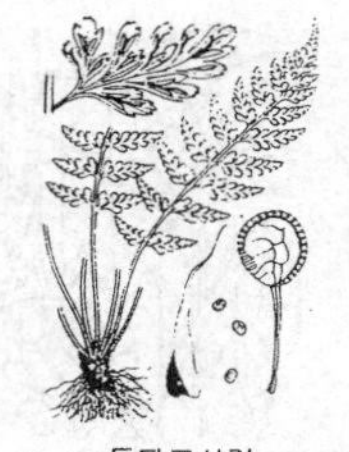
돌담고사리

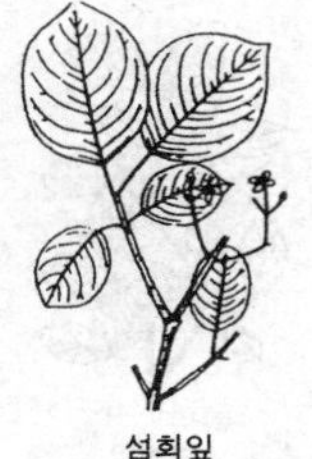
섬회잎

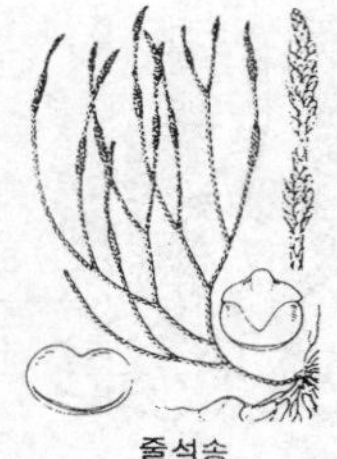
줄석송

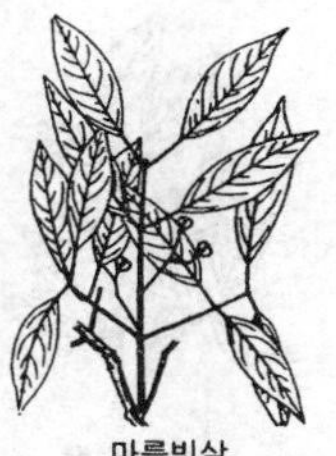
마름빗살

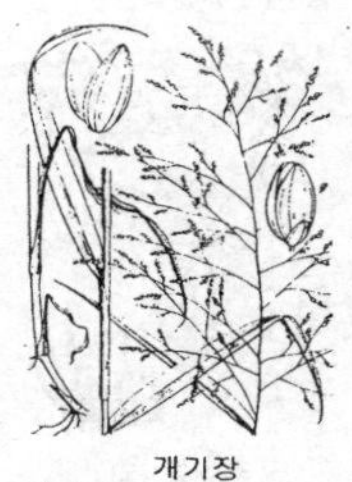
개기장

다. 〈靈樞〉

◎ 부양이혈(付陽二穴)

바깥 복사뼈 위의 3치 비양(飛陽) 밑에 있다. 〈銅人〉

양교(陽蹻)의 틈이니 태양의 앞과 소양(少陽)의 뒤인 근골(筋骨) 사이에 있다. 〈綱目〉

침의 깊이가 5푼이고, 일곱번 숨을 내쉴 동안 머물고, 삼장을 뜸한다. 〈銅人〉

◎ 비양이혈(飛陽二穴)

일명 궐양(厥陽)이니 바깥 복사뼈의 7치 뼈 뒤에 있다. 침의 깊이가 5푼이며, 삼장을 뜸한다. 〈銅人〉

◎ 승산이혈(承山二穴)

일명 어복(魚腹), 또는 장산(腸山), 또는 육주니 예천장(銳腨腸)에 아래 나뉘어진 살 사이의 꺼진 속에 있다. 〈銅人〉

장딴지의 나뉘어진 살 사이에 있으니 발을 당겨 땅에 가기가 1척쯤 되게 하여서 택한다. 〈入門〉

침의 깊이가 칠푼이며, 오장(五壯)을 뜸한다. 〈銅人〉

◎ 승근이혈(承筋二穴)

일명 천장(腨腸), 또는 직장이니 천장(腨腸)의 한가운데에 있다. 〈銅人〉

종아리의 뒤 장딴지의 한가운데에서 발뒷꿈치 위의 7치에 있다. 〈入門〉

3장(三壯)을 뜸하고 침을 금한다. 〈入門〉

◎ 합양이혈(合陽二穴)

무릎의 가는 무늬 한가운데 밑 2치, 3치에 있다.

직위(直委)속의 길 1치에 있다. 〈入門〉

침의 깊이가 5푼이며, 오장(五壯)을 뜸한다. 〈銅人〉

◎ 위중이혈(委中二穴)

오금의 한가운데 가는 살 무늬속에 동맥 꺼진 속에 있다. 〈銅人〉

무릎안 오금 가로무늬의 한가운데 동맥에 있다. 〈入門〉

위중(委中)이란 것은 혈극(血郄)이니 오금의 한가운데에 있는데 피가 나오면 고진(痼疹)이 모두 낫는다. 〈資生〉

오금의 가운데 안의 양 힘줄과 양 뼈속의 완완(宛宛)에 있다.

또 이르기를, 슬해(膝解) 뒤 곡각중(曲脚中)속의 배면에서 택한다. 〈資生〉

또네언저리가 자맥(紫脈)위에 혈색이 등괴(藤塊)와 같은 곳에는 출혈하지 못하는데 혈이 그치지 아니하면 일찍 죽게 된다. 〈綱目〉

침의 깊이가 1치반이고, 일곱번 숨을 내쉴 동안 머물며 뜸을 하지 못한다. 〈綱目〉

◎ 위양이혈(委陽二穴)

승부(承扶) 밑의 6치에 있으니 굽혀서 택한다. 〈銅人〉

삼초(三焦)아래의 보수(輔腧)이니 족태양(足太陽)의 뒤에 있고 오금의 외렴(外廉) 양 힘줄 사이로 나간다. 슬완(膝腕)의 가로무늬 끝 외렴(外廉)의 양 힘줄 사이의 위중(委中) 바깥 2치에 있으니 구부려서 택한다. 〈入門〉

침의 깊이가 7푼이고, 삼장을 뜸한다. 〈銅人〉

동인에 말하기를, 「위양(委陽)이 족태양의 앞과 소양(少陽)의 뒤에 있으며 오금속의 외렴(外廉) 양 힘줄 사이의 승부(承扶)아래 6치에 있으니 이것이 족태양의 따로 이어진 것으로써 수소양(手少陽)의 경이라.」하였다.

그런데 경문(經文)에 위양(委陽)을 취하려면 굽혀서 찾고 양릉천(陽陵泉)을 찾으려면 무릎을 단단하게 하여서 같이 위양(委陽)의 한가운데에 내려 가야 하는데 위양은 바로 오금 한가운데의 양분 약문(約文)의 모두 끝난 곳의 양 힘줄 사이이다.

그 분야를 미루어보면 정확히 태양과 소양(少陽)의 사이안에 외렴(外廉)의 경계에 해당하기 때문에 태양의 앞 소양의 뒤 오금속 외렴(外廉)이라고 한 것이다.

그러면 그 혈이 바로 약문의 양 힘줄 사이에 있는 것이니 무릎을 바로 해서 양릉천(陽陵泉)에 정대(正對)한 곳으로 당연히 1척 6치되는 것이 의심이 없다. 〈綱目〉

◎ 부극이혈(浮隙二穴)

위양(委陽) 위의 1치에 있으니 무릎을 펴서 택한다.

침의 깊이가 5푼이며, 삼장(三壯)을 뜸한다. 〈銅人〉

◎ 은문이혈(殷門二穴)

승부(承扶)아래의 6치에 있으니 침의 깊이가 5푼이고, 일곱번 숨을 내쉴 동안 머물며 뜸은 하지 못한다. 〈銅人〉

◎ 승부이혈(承扶二穴)

일명 육극(肉隙)이고, 또는 음관(陰關), 피부(皮膚)이니 엉덩이의 밑과 고음(股陰)의 위 약문(約紋)의 한가운데에 있다. 〈銅人〉

끝볼기 밑과 음고(陰股)위의 가로무늬속에 있다. 〈入門〉

침의 깊이가 5푼이며, 뜸하지 못한다. 〈入門〉

◎ 질변이혈(秩邊二穴)

제20추(顀) 밑의 양곁에 거리가 각각 3치인 꺼진 속에

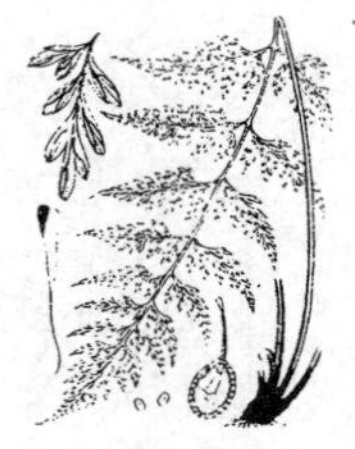
수수고사리

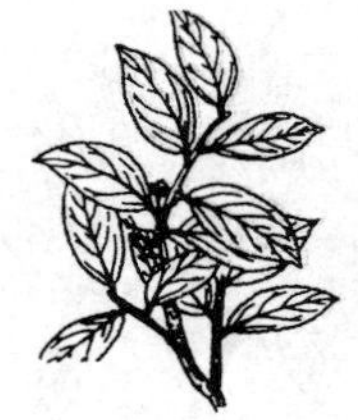
털노방덩굴

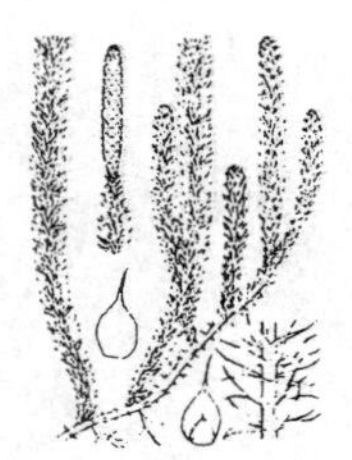
개석송

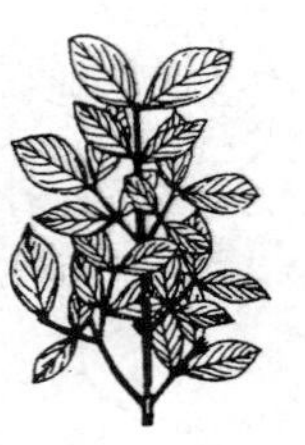
당회잎

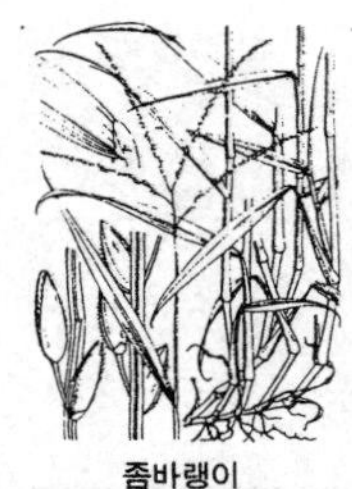
좀바랭이

있으니 엎드려서 택한다.

침의 깊이가 5푼이며, 삼장을 뜸한다. 〈銅人〉

척추의 4치에 척추를 빼면 각각 1치반이고, 대저(大杼) 밑의 여러 혈들이 모두 척추에 1치씩을 빼면 양쪽의 서로의 거리가 각각 1치 5푼이 되는 것이다.

대체로 척추의 넓이의 1치는 당연히 없애야 된다. 〈資生〉

◎ 포맹이혈(胞盲二穴)

제19추(顀) 밑의 양쪽에 거리가 3치에 있으니 엎드려 택하고 침의 깊이가 5푼, 57장을 뜸한다. 〈銅人〉

◎ 지실이혈(志室二穴)

제14추(顀) 밑의 양결의 거리가 각각 3치의 꺼진 속에 있으니 침의 깊이가 5푼이며, 오장(五壯)을 뜸한다. 〈銅人〉

◎ 맹문이혈(盲門二穴)

제13추(顀) 밑의 양결의 거리가 각각 3치와 또한 갈비 사이와 구미(鳩尾)의 서로 곧은 곳에 있으니 침의 깊이가 각각 5푼이며, 30장(壯)을 뜸한다. 〈銅人〉

◎ 위창이혈(胃倉二穴)

제12추(顀) 밑의 양결의 거리가 각각 3치에 있으니 침의 깊이가 5푼이며, 57장을 뜸한다. 〈銅人〉

◎ 의사이혈(意舍二穴)

제11추(顀) 밑의 양쪽의 거리가 각각 3치의 꺼진 속에 있으니 바로 앉아서 택하고, 침의 깊이가 5푼이며, 오장(五壯)에서 백장이 되기까지 그친다. 〈銅人〉

◎ 양강이혈(陽綱二穴)

제10추(顀) 밑의 양쪽의 꺼진 속에 있으니 바로 앉아서 택하고 침의 깊이가 5푼이며, 오장을 뜸한다. 〈銅人〉

◎ 혼문이혈(魂門二穴)

제9추(顀) 밑의 양쪽의 거리가 각각 3치의 꺼진 속에 있으니 바로 앉아서 택하고, 침의 깊이가 5푼이며, 오장(五壯)을 뜸한다. 〈銅人〉

◎ 격관이혈(膈關二穴)

제7추(顀) 밑의 양쪽의 거리가 각각 3치의 꺼진 속에 있으니 바로 앉아서 택하고, 침의 깊이가 5푼이며, 오장을 뜸한다. 〈銅人〉

◎ 의회이혈(譩譆二穴)

어깻죽지의 내렴(內廉)에 있으니 손으로 누르면 환자의 팔꿈치를 안고 의회(譩譆)한 소리를 내며 손가락 밑이 움직인다. 〈入門〉

침의 깊이가 6푼이고, 세번 숨을 내쉴 동안 머물며 5번 숨을 들이쉴 동안 사(瀉)하고, 27장(壯)에서 백장(壯)이 될 때까지 그친다. 〈銅人〉

◎ 신당이혈(神堂二穴)

제5추(顀) 밑의 양쪽의 거리가 각각 3치의 꺼진 속에 있으니 바로 앉아서 택하고, 침의 깊이가 3푼이며, 오장을 뜸한다. 〈銅人〉

◎ 고맹수이혈(膏盲腧二穴)

제4추(顀) 밑의 양쪽의 거리가 각각 3치에 있으니 백장(壯)에서 오백장이 되기까지 뜸하는데 만약 바른혈을 얻기만 하면 뜸해서 병이 낫지 않는 것이 없다. 〈銅人〉

천금방(千金方)에 모든 혈에 병을 치료하는 것을 각각 나눠서 주로 치료하되 홀로 고맹(膏盲)과 삼리(三里), 용천(涌泉) 3혈에는 특히 잡병을 다스린다고 하였으니 대체로 이 3혈은 모든 병을 치료하는 것이다. 〈資生〉

◎ 백호이혈(魄戶二穴)

일명 혼호(魂戶)이니 제3추(顀) 밑의 양쪽의 거리가 각각 3치에 있으니 바로 앉아서 택한다. 〈銅人〉

세마디 밖의 3치에 있다. 〈入門〉

침의 깊이가 5푼이며, 5장(壯)을 뜸한다.

일설(一說)에는 7장(壯)에서 백장(百壯)까지 이른다 하였다. 〈銅人〉

◎ 부분이혈(附分二穴)

제2추(顀) 밑의 부항(附項) • 내렴(內廉)의 양쪽 서로의 거리가 각각 3치에 있다. 〈銅人〉

제2절 외의 3치 끝부리의 내렴 꺼진 속에 있으니 바로 앉아서 택한다. 〈入門〉

침의 깊이가 5푼이고, 기(氣)를 얻으면 바로 사(瀉)하고 날마다 7장(壯)에서 백장(壯)까지 뜸한다. 〈銅人〉

◎ 회양이혈(會陽二穴)

일명 이기(利機)이니 음미(陰尾)와 저골(骶骨)의 양쪽에 있다. 〈銅人〉

음미뼈의 밖이 열린 각각 한치반에 있다. 〈入門〉

침의 깊이가 8푼이며, 5장을 뜸한다. 〈銅人〉

◎ 하료이혈(下髎二穴)

제4공(空) 협척(挾脊)의 꺼진 속에 있으니 침의 깊이가 2푼이고, 열번 숨을 내쉴 동안 머물며, 3장을 뜸한다. 〈入門〉

어느 죽은 사람의 허리 척추 뼈가 모두 끝난 곳에 한뼈가 사람의 얼굴만하게 넓은 것이 있고, 4혈이 양쪽으로

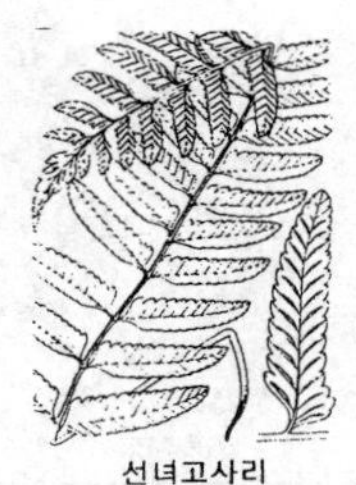
선녀고사리

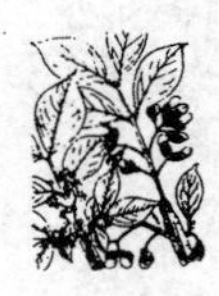
화살나무

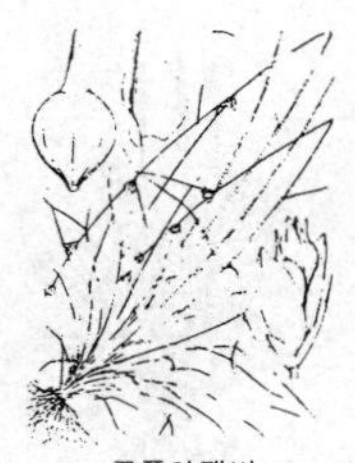
골풀아재비

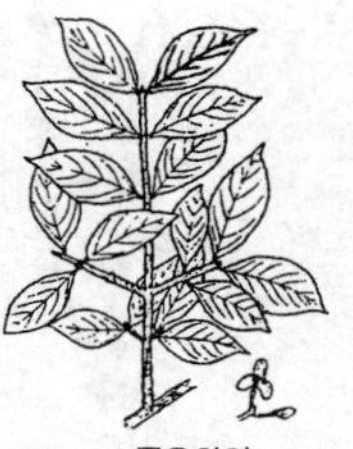
좁은회잎

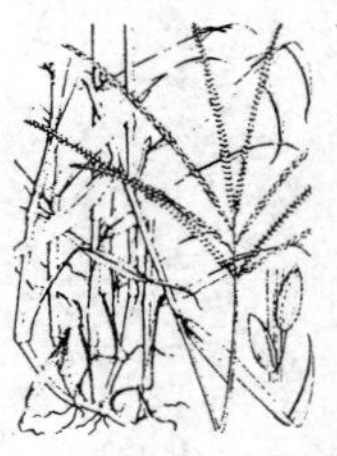
바랭이

나뉘어서 뚫렸으니 이것이 바로 요혈(髎穴)이다. 〈俗方〉

◎ 중료이혈(中髎二穴)

제3공 협척(挾脊)의 꺼진 속에 있으니 침의 깊이가 2치이고, 열번 숨을 내쉴 동안 머물며 3장을 뜸한다. 〈入門〉

◎ 차료이혈(次髎二穴)

제2공 협척(挾脊)의 꺼진 속에 있으니 침의 깊이가 2치이며, 3장을 뜸한다. 〈入門〉

◎ 상료이혈(上髎二穴)

제1공의 요과(腰踝) 밑의 한치 협척(挾脊)의 양쪽에 있고 나머지 3료(髎)는 조금 빗겨서 위는 넓고 아래는 좁다.

침의 기피가 1치이며, 7장을 뜸한다. 〈入門〉

◎ 백환수이혈(白環腧二穴)

제21추(顀) 밑의 양쪽 서로의 거리가 각각 1치 5푼에 있다. 〈銅人〉

혈을 택하는 것은 요호법(腰戶法)과 같으니 작대기를 잡고 땅에 엎드려 몸을 단정히 하며 두 손을 포개고 이마를 고인 뒤에 숨을 뿜어서 피부를 느슨하게 하여서 그 혈을 얻는다. 〈綱目〉

침의 깊이가 8푼이고, 기(氣)를 얻어서 먼저 사(瀉)하며 뒤에 보하고 뜸을 금한다. 〈銅人〉

◎ 중려내수이혈(中膂內腧二穴)

일명 척내수(脊內腧)이니 제20추(顀) 밑의 양쪽에서 서로의 거리가 각각 1치 5푼에 척추를 껴서 살이 일어난 사이에 있으니 엎드려서 택하고 침의 깊이가 3푼이고, 열번 숨을 내쉴 동안 머물며 3장을 뜸한다. 〈銅人〉

◎ 방광수이혈(膀胱腧二穴)

제19추(顀) 밑의 양쪽 서로가 각각 1치 5푼에 있으니 침의 깊이가 3푼이고, 여섯번 숨을 내쉴 동안 머물며 3장을 뜸한다. 〈銅人〉

◎ 소장수이혈(小腸腧二穴)

제18추(顀) 밑의 양쪽 서로의 거리가 각각 1치 5푼에 있으니 침의 깊이가 3푼이고, 여섯번 숨을 내쉴 동안 머물며 3장을 뜸한다. 〈銅人〉

◎ 대장수이혈(大腸腧二穴)

제16추(顀) 밑의 양쪽 서로의 거리가 각각 1치 5푼에 있으니 침의 깊이가 3푼이고, 여섯번 숨을 내쉴 동안 머물며 3장을 뜸한다. 〈銅人〉

◎ 신수이혈(腎腧二穴)

제14추(顀) 밑의 양쪽 서로의 거리가 각각 1치 5푼에 있으니 침의 깊이가 5푼이고, 일곱번 숨을 내쉴 동안 머물며 수년장(隨年壯)으로 뜸한다. 〈銅人〉

◎ 삼초수이혈(三焦腧二穴)

제13추(顀) 밑의 양쪽 서로의 거리가 각각 1치 5푼에 있으니 침의 깊이가 5푼이고, 일곱번 숨을 내쉴 동안 머물며 3장을 뜸한다. 〈銅人〉

◎ 위수이혈(胃腧二穴)

제12추(顀) 밑의 양쪽 서로의 거리가 각각 1치 5푼에 있으니 침의 깊이가 3푼이고, 일곱번 숨을 내쉴 동안 머물며 수년장(隨年壯)으로 뜸한다. 〈銅人〉

◎ 비수이혈(脾腧二穴)

제11추(顀) 밑의 양쪽 서로의 거리가 각각 1치 5푼에 있으니 침의 깊이가 3푼이고, 일곱번 숨을 내쉴 동안 머물며 7장을 뜸한다. 〈銅人〉

◎ 담수이혈(膽腧二穴)

제10추(顀) 밑의 양쪽 서로의 거리가 각각 1치 5푼에 있으니 바로 앉아서 택하고, 침의 깊이가 5푼이며, 3장을 뜸한다. 〈銅人〉

◎ 간수이혈(肝腧二穴)

제9추(顀) 밑의 양쪽 서로의 거리가 각각 1치 5푼에 있으니 침의 깊이가 3푼이고, 6번 숨을 내쉴 동안 머물며 3장을 뜸한다. 〈銅人〉

◎ 격수이혈(膈腧二穴)

제7추(顀) 밑의 양쪽 서로의 거리가 각각 1치 5푼에 있으니 침의 깊이가 3푼이고, 일곱번 숨을 내쉴 동안 3장을 뜸한다. 〈銅人〉

◎ 심수이혈(心腧二穴)

제5추(顀) 밑의 양쪽 서로의 거리가 각각 1치 5푼에 있으니 침의 깊이가 3푼이고, 7번 숨을 내쉴 동안 머물며 기를 얻으면 바로 사하는데 뜸을 하지 못한다. 〈銅人〉

◎ 궐음수이혈(厥陰腧二穴)

제4추(顀) 밑의 양쪽 서로의 거리가 각각 1치 5푼에 있으니 침의 깊이가 3푼이며, 7장을 뜸한다. 〈銅人〉

◎ 폐수이혈(肺腧二穴)

제3추(顀) 밑의 양쪽 서로 거리가 각각 1치 5푼에 있다.

폐수(肺腧)가 젖과 함께 서로 대하니 노끈으로 재어서 헤아린다. 〈資生〉

손을 비껴서 왼쪽부터 오른쪽을 택하고 오른쪽부터 왼쪽을 택하며 가운데 손가락의 끝이 닿는 곳이 혈이다. 침의 깊이가 5푼이고, 일곱번 숨을 내쉴 동안 머물며 백장

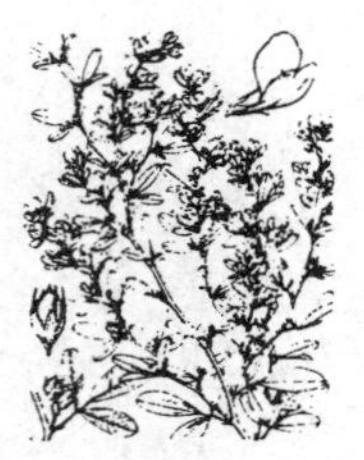
청비수리

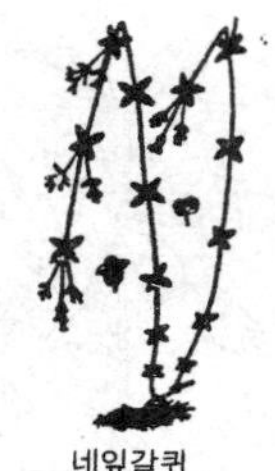
네잎갈퀴

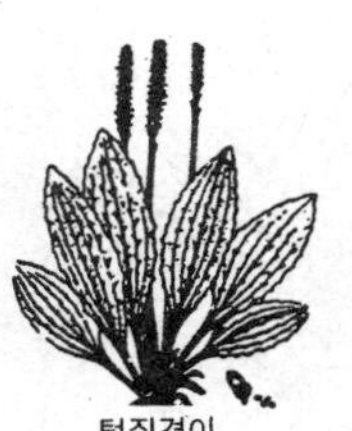
털질경이

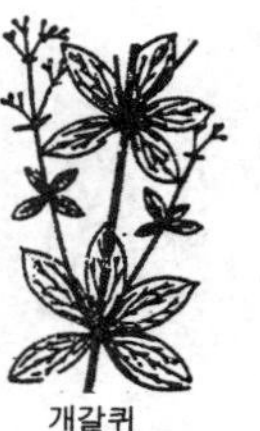
개갈퀴

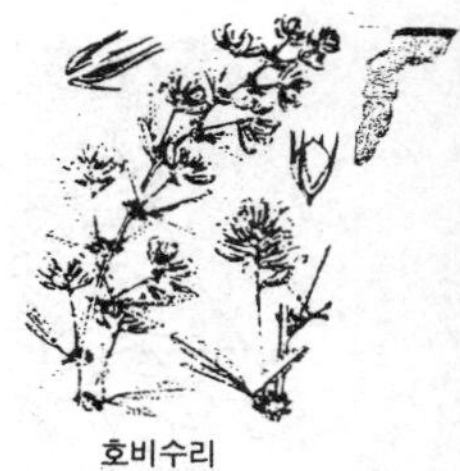
호비수리

(百壯)을 뜸한다. 〈銅人〉

◎ 풍문이혈(風門二穴)

일명 열부(熱腑)이니 제2추(顀) 밑의 양쪽 서로의 거리가 각각 1치 5푼에 있으니 침의 깊이가 5푼이고, 일곱번 숨을 내쉴 동안 머물며 5장을 뜸한다.

만약 자주 찔러서 모든 양의 열기를 제거하면 배옹(背癰)이 영원히 일어나지 않는다. 〈銅人〉

◎ 대저이혈(大杼二穴)

제1추(顀) 밑의 양쪽 서로의 거리가 각각 1치 5푼에 있으니 침의 깊이가 5푼이며, 7장을 뜸한다.

일설에는 뜸을 하지 못한다고 하였다. 〈銅人〉

◎ 천주이혈(天柱二穴)

목의 뒤를 끼고 발제(髮際)의 큰 힘줄 외렴의 꺼진 속에 있다. 〈銅人〉

머리의 큰 힘줄밖에 발제(髮際)를 낀 꺼진 속에 있으니 침의 깊이가 5푼이고, 3장을 뜸한다. 〈入門〉

◎ 옥침이혈(玉枕二穴)

낙각(絡脚)후의 1치 5푼에 있고 뇌호(腦戶)곁의 1치 3푼에 살이 일어난 침골(枕骨)위에 있으니 발제(髮際) 위의 3치에 해당된다.

3장을 뜸하고 침은 쓰지 못한다.

◎ 낙겁이혈(絡劫二穴)

일명 강양(強陽)이고, 또는 뇌개(腦盖)이니 통천(通天)뒤의 1치 5푼에 있다.

3장을 뜸하고, 침을 금한다. 〈銅人〉

◎ 통천이혈(通天二穴)

일명 천백(天伯)이니 승광(承光) 뒤의 1치 5푼에 있다.

침의 깊이가 3푼이고, 일곱번 숨을 내쉴 동안 머물며 3장을 뜸한다. 〈銅人〉

◎ 승광이혈(承光二穴)

5처(處) 뒤의 1치 5푼에 있으니 침의 깊이가 3푼이며, 뜸을 하지 못한다. 〈銅人〉

◎ 오처이혈(五處二穴)

상성(上星)곁의 1치 5푼에 있으니 침의 깊이가 3푼이고, 숨을 내쉴 동안 머물며 3장을 뜸한다. 〈銅人〉

◎ 곡차이혈(曲差二穴)

앞 발제(髮際)에 들어가서 신정(神庭)곁의 1치 5푼에 있으니 침의 깊이가 2푼이며, 3장을 뜸한다. 〈銅人〉

◎ 찬죽이혈(攢竹二穴)

일명 시광(始光), 또는 광명(光明), 원주(圓柱)이니, 두 눈썹머리의 꺼진 속에 있다.

침의 깊이가 1푼이고, 3번 숨을 내쉴 동안 머물며 5번 숨을 들이쉴 동안 사(瀉)하며 뜸하지 못한다.

가늘은 3릉침(三稜鍼)으로 찔러서 열기를 세 번 새게하고 눈의 대명(大明)을 찌른다. 〈銅人〉

◎ 청명이혈(睛明二穴)

일명 누공(淚孔)이니 눈의 내배두(內背頭)의 끝 1분에 있다. 〈銅人〉

눈의 내배(內背)의 붉은살 꺼진 속에 있다. 〈入門〉

침의 깊이가 1치 5푼이고, 세 번 숨을 쉴 동안 머물고 뜸하지 못한다. 〈銅人〉

명당(明堂)에 이르기를, 침의 깊이가 1푼반이라 하였으니 대개 얼굴 부위에는 당연히 옅게 찔러야 하는 것인데 1푼반이 옳고 동인(銅人)의 말이 그릇된 것이다. 〈資

44. 족소음(足少陰)과 신경(腎經)의 유주(流注)일 경우

족소음(足少陰)의 맥이 작은 발가락의 아래에서 일어나 족심(足心) = 용천혈(涌天穴)을 비껴 들어가고 연골(然骨) = 연골혈(然骨穴) 밑에 나가서 안쪽 복사뼈의 뒤 = 태계혈(太谿穴)를 두르고 따로 발의 뒤꿈치 = 태종혈(太鍾穴)에 들어가서 갈비안 = 복류혈(復溜穴)에 오르고 오금의 내렴 = 음곡혈(陰谷穴)에 나가서 넓적다리 안의 후염에 올라 신(腎)을 좇아서 서로 간격(肝膈)을 관통하여 폐속에 들어가고 목구멍을 따라 혀뿌리를 끼고 그 지맥(支脈)은 폐로부터 나가서 심(心)에 이어지고 가슴속에 흘러들으니 여기서부터 서로 사귀어서 수심(手心)주에 들어간다.

이것이 움직이면 굶주려도 먹고 싶지 않고 살색이 검어 앉았다가 갑자기 일어나고자 하면 눈이 컴컴하여 잘 보이지 않으며 마음이 달려서 굶주린 것 같고 기가 모자라며 두려움이 없고 깜짝깜짝 놀라서 사람이 잡으러 오는 것 같으니 이것을 골궐(骨厥)이라고 한다.

이것이 신(腎)을 주관하니 병의 증세는 입에 열이 나고 혀가 마르며 목구멍이 붓고 상기하며 목이 마르고 아프며 심이 번통(煩痛)하고 황담과 장벽이 생기며 척둔(脊臀)와 고내(股內)의 후렴(後廉)이 아프고 쓰러져 눕기를 좋아하며 발밑이 열이 있고 아프며 뜸을 하면 억지로 음식을 먹고 살이 생기나 허리띠를 늦추고 머리를 수습하지 못하며 작대기를 짚고 신을 끌며 걸어다닌다.

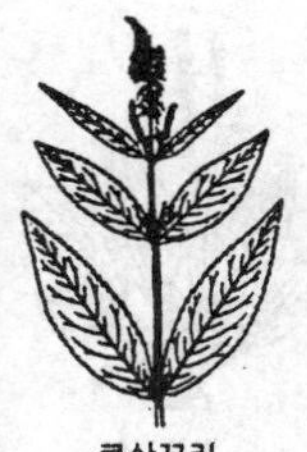
큰산꼬리

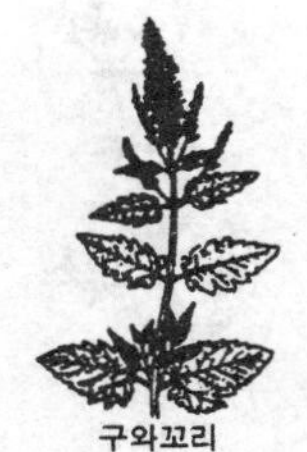
구와꼬리

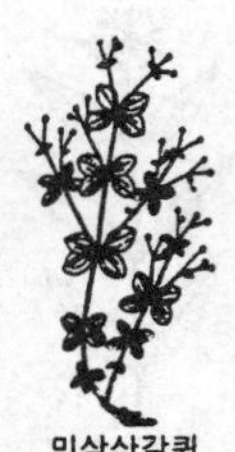
민삼산갈퀴

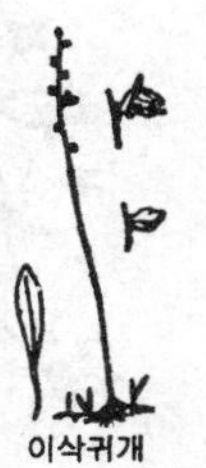
이삭귀개

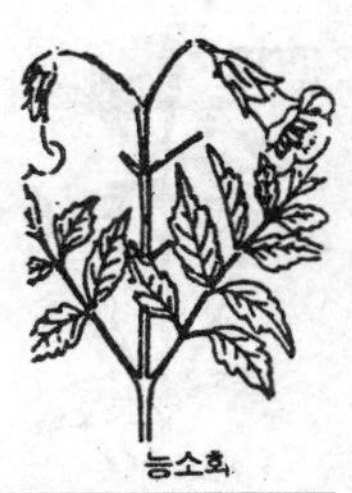
능소화

성하면 촌구가 인영(人迎)보다 3배나 크고, 허하면 촌구가 오히려 인영(人迎)보다 작다. 〈靈樞〉

유시에 지음(至陰)에서부터 용천(涌泉)과 근본하여서 염천(廉泉)에 맺힌다. 〈靈樞〉

더불어 슬상(膝上)을 둘러 흉수부혈(胸腧府穴)에 이르러 그친다. 〈入門〉

소음(少陰)이 용천(涌泉)에 근본하여서 염천(廉泉)에 맺힌다. 〈靈樞〉

45. 족소음신경(足少陰腎經)의 좌우 54혈일 경우

◎ 용천이혈(涌天二穴)

족심의 꺼진 속에 발을 굽히고 손가락을 오그려 완완(宛宛)속에 있다. 〈銅人〉

용천(涌天)이란 것은 족심이니 꿇어 앉아서 택한다. 〈靈樞〉

각심(脚心)의 밑 완(宛)속의 흰살의 즈음에 있다. 〈資生〉

각장(脚掌)의 중심에 있다. 〈入門〉

족소음맥(足少陰脈)이 나가고 샘이 되니, 침의 깊이가 3푼이고, 움직여다니지 못한다. 〈資生〉

◎ 연곡이혈(然谷二穴)

일명 용연(龍淵)이니, 족(足)의 안쪽 복사뼈 앞의 큰뼈가 일어난 밑의 꺼진 속에 있다. 〈銅人〉

연곡(然谷)은 연골(然骨)의 밑에 있다. 〈靈樞〉

족소음맥(足少陰脈)이 흘러들어서 형(滎)이 되니, 침의 깊이가 3푼이고, 세 번 숨을 내쉴 동안 머무르며 피가 나면 안 되고 피가 나면 바로 주려서 먹고 싶어하니 3장을 뜸한다. 〈靈樞〉

◎ 태계이혈(太谿二穴)

일명 여세(呂細)이니, 발의 안쪽 복사뼈 뒤의 발뒤꿈치 뼈위의 꺼진 속에 있다. 〈銅人〉

안쪽 복사뼈 뒤 5푼, 발뒤꿈치 뼈 사이의 동맥 꺼진 속에 있다. 〈入門〉

족소음맥이 흘러들어서 수(腧)가 되니 침의 깊이가 3푼이고, 일곱번 숨을 내쉴 동안 머물며, 3장을 뜸한다.

대개 질병에 이 맥이 있으면 살고 없으면 죽게 된다. 〈銅人〉

◎ 태종이혈(太鍾二穴)

발의 뒤꿈치 뒤의 충중(衝中) • 태계(太谿) 밑의 5푼에 있으니 족소음맥이 따로 태양에 닫는다. 침의 깊이가 2푼이고, 일곱번 숨쉴 동안 머물며 3장을 뜸한다. 〈銅人〉

◎ 조해이혈(照海二穴)

발의 안쪽 복사뼈 밑의 객과갑(客瓜甲)에 있으니 음교맥(陰蹻脈)이 나는 곳이다. 〈銅人〉

환자를 조용히 앉히고 발을 낮게 대하여 적백육(赤白肉) 즈음의 꺼진 속에 있다. 〈綱目〉

안쪽 복사뼈 밑의 4푼의 약간 앞에 작은뼈 밑에 있다. 〈入門〉

침의 깊이가 3푼이고, 7장을 뜸한다. 〈銅人〉

◎ 수천이혈(水泉二穴)

태계(太谿) 밑의 1치와 안쪽 복사뼈 밑의 족소음에 있으니 침의 깊이가 4푼이며, 5장을 뜸한다. 〈銅人〉

◎ 복류이혈(復溜二穴)

일명 복백(伏白), 또는 창양(昌陽)이니 발의 안쪽 복사뼈 위에 2치의 근골 꺼진 속에 있다. 〈入門〉

안쪽 복사뼈 뒤 위로 2치, 동맥 속에 있다. 〈入門〉

안쪽 복사뼈 위로 2치에서 움직이며 쉬지 않는다. 〈靈樞〉

족소음맥이 다니는 경(經)이니 침의 깊이가 3푼이고, 세 번 숨을 내쉴 동안 5장을 뜸한다. 〈銅人〉

◎ 교신이혈(交信二穴)

발의 안쪽 복사뼈 위로 2치의 소음과 태음 뒤에 염전이 근골 사이의 장단지에 있으니 음교(陰蹻)의 틈이다. 〈銅人〉

안쪽 복사뼈 뒤의 2치, 복류(復溜)앞과 3음교(陰交) 뒤의 근골 사이 꺼진 속에 있다. 〈入門〉

침의 깊이가 4푼이고, 5번 숨을 내쉴 동안 머물며 3장을 뜸한다. 〈銅人〉

◎ 축실이혈(築實二穴)

안쪽 복사뼈 위 3치, 천분(腨分) 속 음유(陰維)의 틈에 있다. 〈銅人〉

뼈 뒤의 큰 힘줄 위와 작은 힘줄 밑에 있으니 무릎을 굽혀서 택한다.

침의 깊이가 3푼이며, 5장을 뜸한다. 〈入門〉

◎ 음곡이혈(陰谷二穴)

무릎 안의 보골(輔骨) 뒤 큰 힘줄 위에 있다. 〈銅人〉

보골(輔骨) 뒤의 큰 힘줄 밑에 작은 힘줄 위에 있다.

동맥이 있는데 무릎을 굽히고 택한다. 〈靈樞〉

족소음맥(足少陰脈)의 들어간 곳에 합이 되니 침의 깊

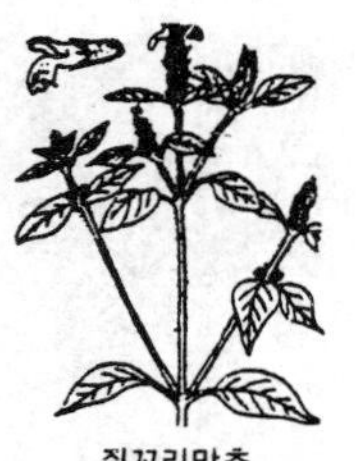
쥐꼬리망초

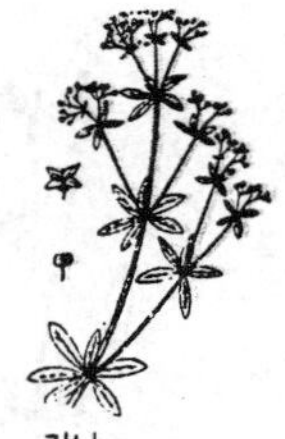
기나

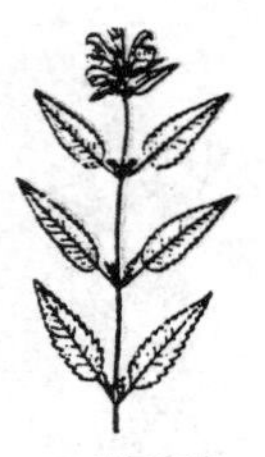
그늘송이

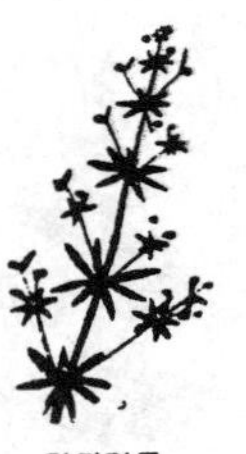
갈퀴덩굴

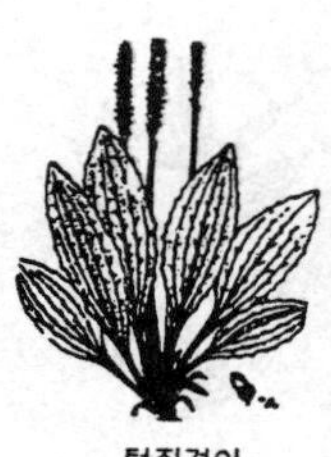
털질경이

이가 3푼이고, 일곱번 숨을 내쉴 동안 머물며 3장을 뜸한다. 〈銅人〉

◎ 횡골이혈(橫骨二穴)

일명 하극(下極)이니, 대혁(大赫) 밑 1치에 있다. 〈銅人〉

가로뼈의 한가운데가 완곡(宛曲)하여 앙월(仰月)과 같은 1치반에 있다. 〈入門〉

3장을 뜸하고 침을 금한다. 〈銅人〉

◎ 대혁이혈(大赫二穴)

일명 음유(陰維)이고, 또는 음관(陰關)이니, 기혈(氣穴)밑의 1치에 있다. 침의 깊이가 3푼이고, 5장을 뜸한다. 〈銅人〉

◎ 기혈이혈(氣穴二穴)

일명 완문(腕門)이고, 또는 자호(子戶)이니, 4만(四滿)밑의 1치에 있으며, 침의 깊이가 3푼이며, 5장을 뜸한다. 〈銅人〉

◎ 사만이혈(四滿二穴)

일명 수부(髓府)이니, 중주(中注) 밑의 1치에 있다. 〈銅人〉

단전(丹田)곁의 1치반을 끼고 있다. 또 심장밑의 8치 배꼽 밑의 횡문(橫紋)이 혈이다. 〈資生〉

침의 깊이가 1치요, 5장을 뜸한다. 〈入門〉

◎ 중주이혈(中注二穴)

맹수(肓腧) 밑의 1치에 있어서 침의 깊이가 1치이며 5장을 뜸한다. 〈銅人〉

◎ 맹수이혈(肓腧二穴)

상곡(商曲) 밑의 1치와 배꼽 밑에 거리가 5푼에 있다. 〈銅人〉

배꼽 곁에 거리가 각각 1치반이다. 〈資生〉

음도(陰都) 밑의 1치에 있으니 침의 깊이가 1치이며, 뜸 3장을 한다. 〈銅人〉

◎ 음도이혈(陰都二穴)

일명 식궁(食宮)이며, 통곡(通谷) 밑의 1치에 있으니, 침의 깊이가 1치이며, 뜸 3장을 한다. 〈銅人〉

◎ 통곡이혈(通谷二穴)

유문(幽門) 밑의 1치에 있다. 〈銅人〉

상완(上脘) 곁에 있다. 〈資生〉

침의 깊이가 5푼이고, 뜸 5장을 한다. 〈銅人〉

◎ 유문이혈(幽門二穴)

일명 상문(上門)이니 거궐(巨闕)곁의 서로의 거리가 각각 5푼에 있다. 〈銅人〉 평거궐(平巨闕) 밖의 1치반에 있다. 〈入門〉

유문(幽門)이 거궐(巨闕)을 껴서 1치반이고, 4만(滿)이 단전(丹田)의 1치반에 있으니 당연히 1치반으로써 바로 혈로 삼는다.

유문(幽門)이 횡골(橫骨)에 닿아서 뱃속에 거리가 1치반이다. 〈資生〉 침의 깊이가 5푼이며, 뜸 5장을 한다. 〈銅人〉

◎ 보랑이혈(步郎二穴)

신봉(神封) 밑의 1치 6푼 꺼진 속에 있으니 위로 보고 택한다. 〈銅人〉

중정(中庭) 밖의 2치에 있다. 〈入門〉

침의 깊이가 2푼이며, 뜸 5장을 한다. 〈銅人〉

◎ 신봉이혈(神封二穴)

영허(靈墟) 밑의 1치 6푼 꺼진 속에 있으니 위로 보고 택하고, 침의 깊이가 3푼이고, 뜸 5장을 한다. 〈銅人〉

◎ 영허이혈(靈墟二穴)

신장(神臧) 밑의 1치 6푼 꺼진 속에 있으니 위로 보고 택하고, 침의 깊이가 3푼이며, 뜸 5장을 한다. 〈銅人〉

◎ 신장이혈(神臧二穴)

혹중(或中)의 밑 1치 6푼에 꺼진 속에 있으니 위로 보고 택하고, 침의 깊이가 3푼이며, 뜸 5장을 한다. 〈銅人〉

◎ 혹중이혈(或中二穴)

수부(腧府) 밑의 1치 6푼 꺼진 속에 있으니 위로 보고 택하고, 침의 깊이가 4푼이며, 뜸 5장을 한다. 〈銅人〉

◎ 수부이혈(腧府二穴)

일명 수부(腧府)이니 거골(巨骨) 밑의 선기(璇璣)의 각 2치 꺼진 속에 있고 위로 보고 택하니, 침의 깊이가 3푼이며, 뜸 5장을 한다. 〈銅人〉

46. 수궐음심포경(手厥陰心包經)의 유주(流注)일 경우

수궐음(手厥陰)의 맥이 가슴속에서 일어나서 심포(心包)에 이어지고 격(膈)에 내려 삼초(三焦)에 이어지며 그 지맥은 가슴을 둘러서 갈비 밑의 겨드랑 3치에 나가고 위로 겨드랑 밑에 닿아서 아래로 활마디안을 둘러 태음•소음의 사이를 지나서 팔꿈치 속 = 곡택혈(曲澤穴)으로 들어가서 팔에 내려서는 팔의 사이 = 간사혈(間使穴)이며 완중(腕中)의 태릉혈(太陵穴)을 거쳐 손바닥 속 = 노궁혈(勞宮穴)에 들리고 가운데 손가락을 따라 그 끝 = 중충

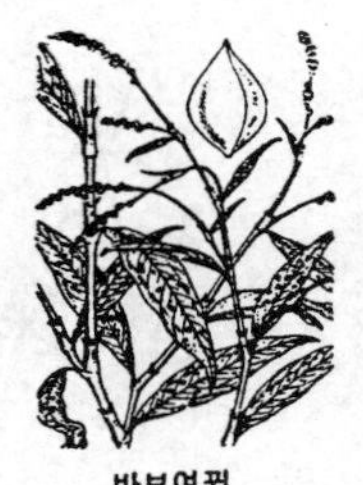
바보여뀌

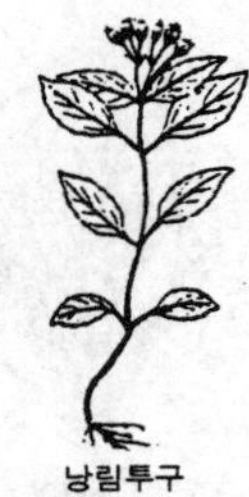
낭림투구

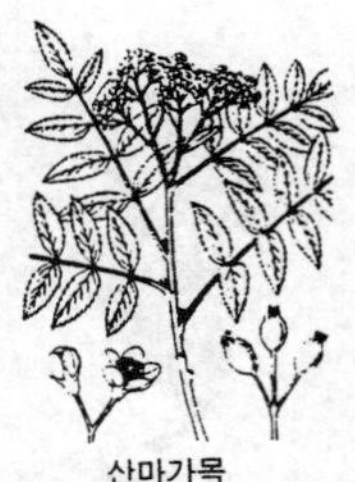
산마가목

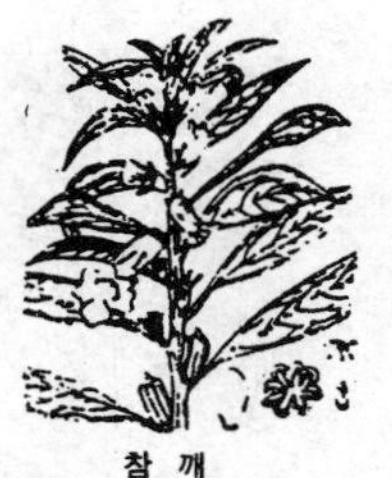
참 깨

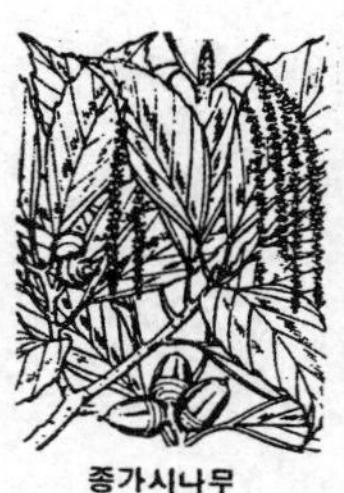
좀가시나무

혈(中衝穴)에 나가며 그 지맥은 손바닥 속을 좇고 작은 손가락과 다른 손가락을 둘러서 그 끝에 나가고 여기서부터 사귀어서 수소양에 들어간다.

이것이 움직이면 수심(手心)에 열이 있고 팔목과 팔이 연급(攣急)하고 겨드랑이가 부으며 심하면 흉협(胸脇)이 가득하고 심장 속이 울렁울렁 하면서 크게 움직이고 얼굴이 붉으며 눈이 노랗고 웃기를 잘하여 그치지 않으니 이것이 맥을 주관하는데 병이 나면 그 증세는 심(心)이 번(煩)하고 통하면 손바닥 속이 열이 난다.

성(盛)하면 촌구(寸口)가 커서 인영(人迎)보다 배나 되고, 허하면 촌구가 오히려 인영(人迎)보다 작은 것이다. 〈靈樞〉

술시에 수부(腧府)와 함께 사귀고 천지와 함께 팔밑을 따라서 중충혈(中衝穴)에 닿으면 그친다. 〈入門〉

심(心)이란 것은 오장육부의 대주(大主)이고 정신의 집이 되는 것이므로 그의 간직하는 것이 단단하면 사(邪)가 침입을 못하는 것인데 만약 침입이 되면 심이 상하고 신(神)이 나가며 죽는 것이다.

그러니 모든 사(邪)의 심을 침입하는 것이 모두 심의 포락(包絡)에 있는 것이다.

포락(包絡)이란 것은 심이 주관하는 맥이므로 홀로 윤(輪)이 없고, 그 나머지 맥의 출입 굴절과 그의 행하는 것의 늦고 빠른 것은 모두 수소음(手少陰) 심주의 맥이 행하는 것과 같기 때문에 보한경(寶漢卿)의 공혈방의 통도(通圖)에도 심경(心經)이 소충(少衝)·소부(少府)·신문(神門)·영도(靈道)·소해(少海)에 벗어나지 않고 중충(中衝)·노궁(勞宮)·대능(大陵)·간사(間使)·곡택(曲澤)으로 변화한 몸을 보면 능히 알 수 있다. 〈綱目〉

47. 수궐음(手厥陰)과 심포경(心包經)의 좌우 18혈일 경우

◎ 중충이혈(中衝二穴)

손의 가운데 손가락의 끝에 있으니 손톱에서 부추잎 넓이만큼 뜨고 꺼진 속에서 수궐맥(手厥脈)의 나는곳이 샘이 되니 침의 깊이가 일푼이고, 세번 숨을 내쉴 동안 머물며 1장을 뜸한다. 〈靈樞〉

◎ 노궁이혈(勞宮二穴)

일명 5리이고 또는 손바닥 속이니 손바닥의 한가운데에 있으며 무명지(無名指)를 굽혀서 택한다. 〈銅人〉

손바닥의 한가운데 가로무늬 동맥 속에 있다. 〈綱目〉

손바닥의 가로무늬의 가운데에 있으니 가운데 손가락을 굽혀서 택한다. 〈入門〉

수궐음맥(手厥陰脈)의 흐르는 곳이 형(滎)이 되니, 침의 깊이가 3푼이고, 여섯번 숨을 내쉴 동안 머물고 3장을 뜸한다. 〈銅人〉

한번만 침을 지나치게 하여도 바로 허손(虛損)되서 뜸을 하지 못하는데 가운데 손가락을 굽히는 것이 옳고 무명지(無名指)를 굽히는 것은 옳지 못하다. 〈資生〉

◎ 대능이혈(大陵二穴)

손바닥 뒤의 양쪽 힘줄 사이의 꺼진 속에 있다. 〈銅人〉

손바닥 뒤의 가로무늬와 양 힘줄및 양뼈의 꺼진 속에 있다. 〈入門〉

수궐음맥(手厥陰脈)의 나는 곳이 수(腧)가 되니 침의 깊이를 5푼으로 하며 3장을 뜸한다. 〈銅人〉

◎ 내관이혈(內關二穴)

손바닥 뒤에 있으니 손목에서 2치쯤 떨어진다. 〈銅人〉

대능 뒤의 2치에 있다. 〈入門〉

양 힘줄의 사이에 있으니 수심주(手心主)의 맺음이 따로 소양(少陽)에 달린다. 〈綱目〉

침의 깊이가 3푼이며, 3장을 뜸한다. 〈銅人〉

◎ 간사이혈(間使二穴)

손바닥 뒤의 3치의 양 힘줄 사이의 꺼진 속에 있다. 〈銅人〉

대능(大陵) 뒤의 3치에 있고, 또 팔목의 거리가 3푼이며, 5장을 뜸한다. 〈銅人〉

영추에 말하기를, 「양 힘줄 사이의 3치의 가운데 있으니 지나치면 닿아도 미치지 못하면 그친다」하였다.

주에 말하기를, 「그 혈이 큰 맺음이 있는 것으로써 한정되기 때문에 들고 수(腧)를 지나서 손바닥 뒤 바로 노궁(勞宮) 뒤의 3치가 바로 정혈(正穴)이기 때문에 지나치면 닿아도 미치지 못하면 그치게 된다는 것이다.」〈綱目〉

◎ 극문이혈(隙門二穴)

손바닥 뒤에 있으니 팔목 가기가 5치이다.

일설에는 대능 뒤의 5치 수궐음맥(手厥陰脈)에 있다 한다. 침의 깊이는 3푼이고, 5장을 뜸한다. 〈銅人〉

◎ 곡택이혈(曲澤二穴)

팔꿈치의 내렴(內廉) 밑의 꺼진 속에 있으니 팔꿈치를 굽혀 얻는다. 〈銅人〉

팔목 안에 가로무늬의 중앙 동맥에 있으니 팔꿈치를 굽혀서 택한다. 〈入門〉

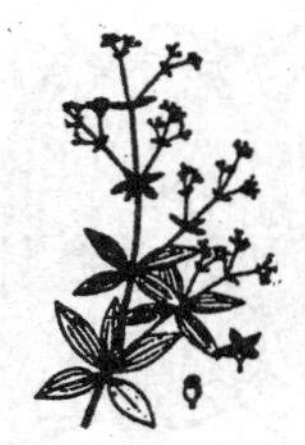
민둥갈퀴

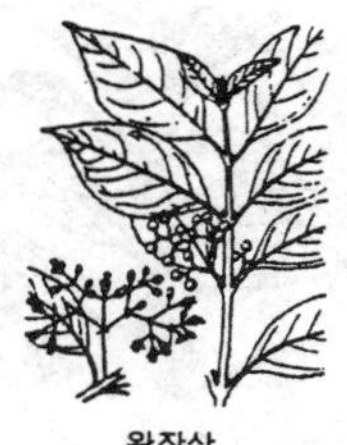
왕작살

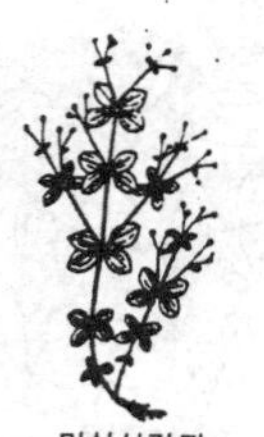
민삼산갈퀴

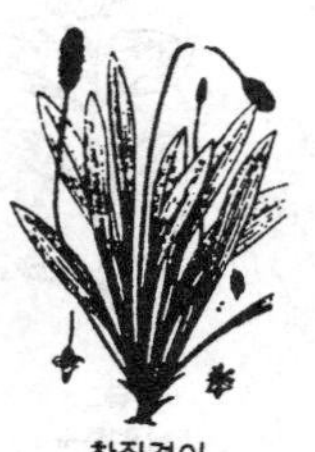
창질경이

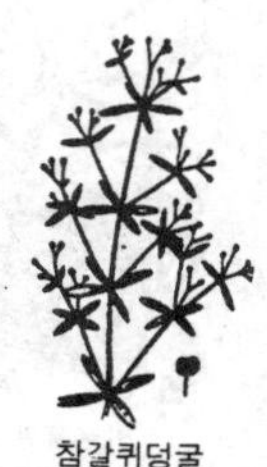
참갈퀴덩굴

수궐음맥이 들어가서 합하게 되니 침의 깊이가 3푼이고, 일곱번 숨을 쉴동안 머물고 3장을 뜸한다. 〈銅人〉

◎ 천천이혈(天泉二穴)

일명 천습(天濕)이니 곡액(曲腋) 밑에 있고, 비(臂)에 까지 거리가 2치이며 팔을 들어 택한다. 침의 깊이가 3푼이고, 3장을 뜸한다. 〈銅人〉

◎ 천지이혈(天池二穴)

일명 천회(天會)이니 겨드랑 밑 젖 뒤의 1치에 있고, 갈비와 겨드랑 밑의 3치에 있다. 〈綱目〉

젖의 밖의 2치 가의 갈비의 꺼진 속에 있다. 〈入門〉

침의 깊이가 3푼이고, 3장을 뜸한다. 〈銅人〉

48. 수소양(手少陽)과 삼초경(三焦經)의 유주(流注)일 경우

수소양(手少陽)의 맥이 작은 손가락과 다음 손가락의 끝 바깥쪽 = 관충혈(關衝穴)에 일어나서 위로 두 손가락의 사이에 나고(본 마디 앞의 액문혈(液門穴)과 본 마디 뒤의 중저혈(中渚穴)이다) 손의 겉의 팔목 = 양지혈(陽池穴)을 따라서 비(臂)의 밖에 양뼈의 사이 = 지구혈(支溝穴)에 나고 위로 팔꿈치 = 천정혈(天井穴)를 꿰며 팔꿈치의 밖을 따라 맨 위에 올라서 귀 뒤로 이어지고, 바로 위로 귀의 위를 오르며 굽혀서 뺨에 내려 뺨뼈에 닿는데 그 지맥은 귀뒤를 돌아서 귀안으로 들어갔다가 다시 귀의 앞으로 나와서 객주인(客主人 = 穴名)의 앞을 지나고 볼을 거쳐 눈초리에 들어간다.

이동하면서 목구멍이 부으며 족소양(足少陽)에 마비(痲痺)되니 이것은 기를 주장하기 때문이다.

그의 증세로는 땀이 나고 눈초리와 볼과 귀뒤와 어깨와 팔꿈치와 팔목과 팔의 밖이 모두 아프고 작은 손가락과 다음 손가락을 쓰지 못한다.

성하면 인영(人迎)이 촌구(寸口)보다 배나 크고 허하면 인영이 도리어 촌구(寸口)보다 작아진다. 〈靈樞〉

해시(亥時)에 중충(中衝)에서부터 서로 합하여 관충(關衝)에 닿고 팔을 따라서 위로 가서 이문혈(耳門穴)에 그치게 된다. 〈入門〉

49. 수소양(手少陽)과 삼초경(三焦經)의 좌우 46혈일 경우

◎ 관문이혈(關門二穴)

작은 손가락과 다음 손가락의 끝 바깥쪽에 있으니 손톱의 위까지 거리가 부추잎의 넓이만 하고 주먹을 쥐고 택한다. 수소양맥(手少陽脈)이 나서 샘이 되니 침의 깊이가 1푼이고, 세번 숨을 내쉴 동안 머물고 1장을 뜸한다. 〈銅人〉

◎ 액문이혈(液門二穴)

작은 손가락과 다음 손가락 사이의 본 마디 앞의 꺼진 속에 있으니 수소양(手少陽) 맥이 흘러서 형(滎)이 되고 주먹을 쥐어서 택한다.

침의 깊이가 2푼이고, 세번 숨을 내쉴 동안 머물고, 1장을 뜸한다. 〈銅人〉

◎ 중저이혈(中渚二穴)

작은 손가락과 다음 손가락의 본 마디에 뒷사이 꺼진 속과 액문밑의 1치에 있으니 주먹을 쥐고 택하여 수소양맥이 흘러들어서 수(腧)가 되니 침의 깊이가 2푼이고, 세번 숨을 내쉴 동안 머물며 3장을 뜸한다. 〈銅人〉

◎ 양지이혈(陽池二穴)

일명 별양(別陽)이니 손의 겉과 팔목 위의 꺼진 속에 있다. 〈銅人〉

손등의 가로무늬의 꺼진 속에 있으며 수소양맥(手少陽脈)을 지나서 근원이 되니 침의 깊이가 2푼이고, 세번 숨을 내쉴 동안 머물며 뜸을 하지 못한다. 〈銅人〉

◎ 외관이혈(外關二穴)

팔의 뒤 2치 꺼진 속과 양지(陽池) 뒤 2치에 있으니 수소양의 맺음이 따로 심주(心主)에 달아난다.

침의 깊이가 3푼이고, 7번 숨을 내쉴 동안 머물며 3장을 뜸한다. 〈銅人〉

◎ 지구이혈(支溝二穴)

팔목 뒤 3치와 양뼈 사이 꺼진 속의 양지(陽池) 뒤 3치에 있다. 〈銅人〉

완(腕)뒤와 비(臂) 밖 = 완(腕)은 팔목과 팔꿈치 사이의 부분이고, 비(臂)는 팔꿈치와 어깨 사이의 부분이다. 3치에 있다. 〈資生〉

수소양맥(手少陽脈)이 가서 경(經)이 되니 침의 깊이가 3푼이고, 일곱번 숨을 내쉴 동안 머물고 27장을 뜸한다. 〈銅人〉

◎ 회종이혈(會宗二穴)

팔목 뒤 3치와 빈 가운데 1치에 있다. 〈銅人〉

지구(支溝)의 바깥쪽 1치의 빈 가운데에 있다. 〈入門〉

침의 깊이가 3푼이고, 3장을 뜸한다. 〈銅人〉

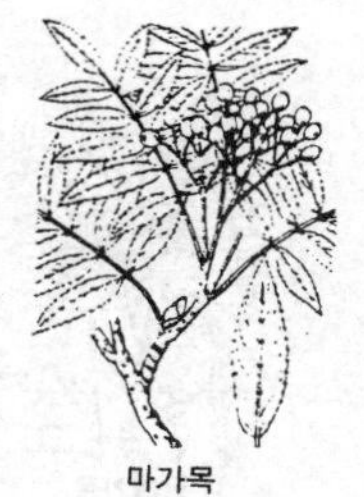
마가목

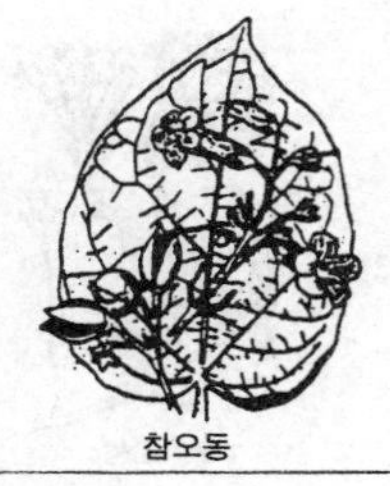
참오동

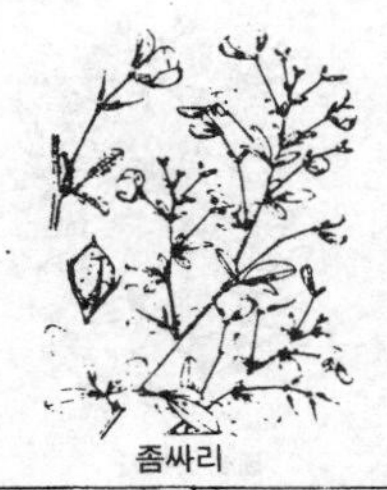
좀싸리

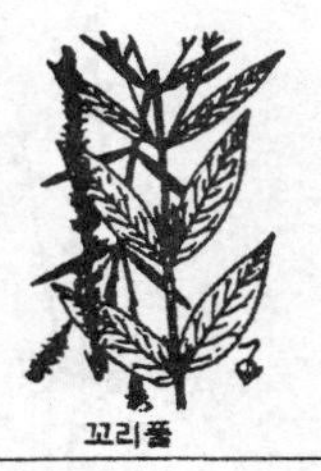
꼬리풀

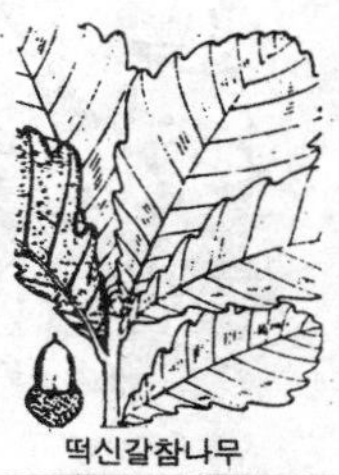
떡신갈참나무

◎ 삼양낙이혈(三陽絡二穴)

팔 위에 대교맥(大交脈)과 지구(支溝) 위의 1치에 있다. 〈銅人〉

양지(陽池) 뒤의 4치에 있다. 〈入門〉

팔목 앞 5치에 외렴(外廉) 꺼진 속에 있다. 〈資生〉

7장을 뜸하고 침을 금한다. 〈銅人〉

◎ 사독이혈(四瀆二穴)

팔목의 앞 6치, 외렴의 꺼진 속에 있으니, 침의 깊이가 6푼이고, 일곱번 숨을 내쉴 동안 머물며 3장을 뜸한다. 〈銅人〉

◎ 천정이혈(天井二穴)

팔목 밖 큰 뼈의 뒤와 팔목 위 1치 꺼진 속에 있다. 〈銅人〉

굽은 팔꿈치 뒤의 1치에 있고, 또 손으로 무릎머리를 문질러서 택하니 두 근골의 허결(虛缺)한 곳이다.

또 팔목 뒤의 두 힘줄 사이에 있으니 팔목을 굽혀서 택한다. 〈資生〉

수소양맥(手少陽脈)이 들어가서 합하게 된다. 〈銅人〉

침의 깊이가 1치이고, 일곱번 숨을 내쉴 동안 머물고, 3장을 뜸한다. 〈靈樞〉

◎ 청냉연이혈(淸冷淵二穴)

팔목 위의 2치에 있으니 팔목을 펴고 팔을 들어서 택한다. 침의 깊이가 3푼이고, 3장을 뜸한다. 〈銅人〉

◎ 소락이혈(消樂二穴)

어깨 밑과 팔밖의 겨드랑에 있으니 팔목을 보고 나누어 밑으로 간다.

침의 깊이가 6푼이고, 3장을 뜸한다. 〈銅人〉

◎ 노회이혈(臑會二穴)

일명 노료(臑髎)이니 어깨의 전렴(前廉)에 있고, 어깨 머리의 3치 완완(宛宛)속에 있다.

침의 깊이가 7푼이고, 열번 숨을 내쉴 동안 머물며, 7장을 뜸한다. 〈銅人〉

◎ 견료이혈(肩髎二穴)

어깨 끝과 팔꿈치 위의 꺼진 속에 있으니 팔을 들어서 택한다. 〈銅人〉

어깨 끝과 바깥 꺼진 속과 노회(臑會)의 위에 비껴있다. 〈入門〉

침의 깊이가 7푼이고, 3장을 뜸한다. 〈銅人〉

◎ 천료이혈(天髎二穴)

어깨에 결분(缺盆)의 가운데 위에 비골(毖骨)의 즈음 꺼진 속에 있으니 침의 길이가 8푼이고, 5장을 뜸한다. 〈銅人〉

어깨의 상렴(上廉) 10혈(穴)의 견료(肩髎)의 바로 밖에 큰 뼈가 다음 가고, 어깨의 샘이 또 다음가고, 병풍(秉風)이 또 다음가고, 천료극(天髎極)이 그 속에 있다. 〈綱目〉

◎ 천유이혈(天牖二穴)

목의 큰 힘줄의 앞 결분(缺盆)위와 천용(天容) 뒤및 천주(天柱) 앞의 완골(完骨)밑과 발제(髮際) 위의 1치속의 꺼진 속에 있다. 〈銅人〉

귀 밑의 목에 큰 힘줄 밖의 발제(髮際)위의 1치에 있다. 〈入門〉

침의 깊이가 1치이고, 일곱번 숨을 내쉴 동안 머물고 뜸을 금하니, 만약 뜸을 하면 낮이 붓고 눈이 합해지는데 먼저 의회(譩譆)를 택해서 천유(天牖)•풍지(風池)를 침을 쓰면 그 병이 바로 낫는다. 〈銅人〉

◎ 예풍이혈(翳風二穴)

이주(耳珠) 뒤의 첨각(尖角)의 꺼진 속에 있으니 그것을 문지르고 잡아 당기면 귓속이 아프다.

침의 깊이가 7푼이고, 7장을 뜸한다. 〈銅人〉

◎ 계맥이혈(瘈脈二穴)

일명 자맥(資脈)이니 귀 뒤의 계족(鷄足)의 청낙맥(靑絡脈)에 있으니 찌르면 콩즙과 같은 피가 나온다.

침의 깊이는 1푼이고, 뜸은 하지 못한다. 〈銅人〉

◎ 노식이혈(顱息二穴)

일명 노사(顱顋)이니 귀 뒤의 청낙맥(靑絡脈)사이에 있다. 銅人

귀 뒤의 위쪽 청맥(靑脈) 사이에 있다. 〈入門〉

7장을 뜸하고 침을 금한다. 〈銅人〉

◎ 사죽공이혈(絲竹空二穴)

일명 목료(目髎)이니 눈썹 뒤의 꺼진 속에 있다. 〈銅人〉

눈썹의 끝뼈 뒤의 꺼진 속에 있다. 〈入門〉

침의 깊이가 3푼이고, 세번 숨을 내쉴 동안 머물고, 뜸은 하지 못하니 뜸을 하면 눈이 작아지고 보이지 않는다. 〈銅人〉

◎ 각손이혈(角孫二穴)

귓등의 중간 위에 있으니 입과 같이 빈곳이 있다. 〈銅人〉

귓등 위의 중간과 발제(髮際)밑에 있다. 〈入門〉

3장을 뜸하고 침은 쓰지 못한다. 〈入門〉

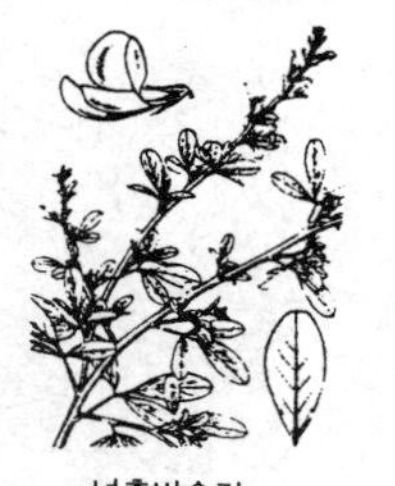
넌출비수리

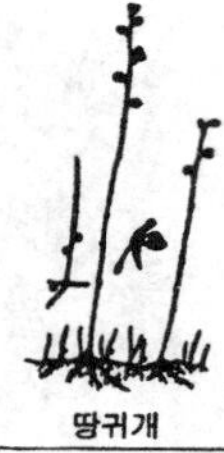
땅귀개

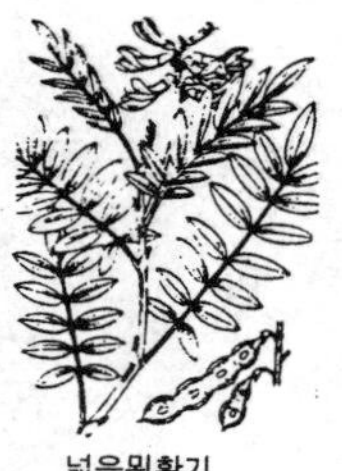
넓은잎황기

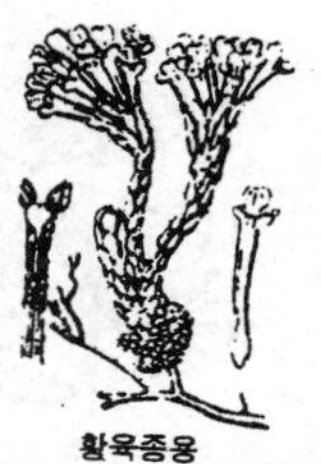
황육종용

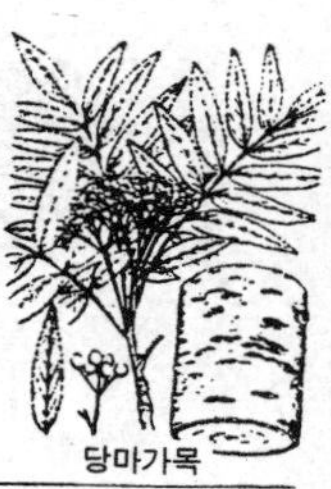
당마가목

◎ 화료이혈(和髎二穴)

귀문의 앞과 예발(銳髮)밑의 꺼진 속 횡동맥(橫動脈)에 있으니 침의 깊이가 3푼이고, 뜸을 하지 못한다. 〈銅人〉

◎ 이문이혈(耳門二穴)

귀 앞의 불룩한 살의 귓속 꺼진 곳과 이어진 곳에 있으니 침의 깊이가 3푼이고, 세번 숨을 내쉴 동안 머물고 3장을 뜸한다. 〈銅人〉

50. 족소양(足少陽)과 담경(膽經)의 유주(流注)일 경우

족소양(足少陽)의 맥이 눈의 빠른 눈초리 위에서 일어나 머리에 닿이고 귀 뒤를 내려 목 뒤를 따라 수소양(手少陽)에 가고 앞으로 어깨 위의 각교(却交)에 닿으면 수소양(手少陽)의 뒤를 나서 결분(缺盆)에 들어가고 그 지맥(支脈)은 귀뒤를 좇아 귓속에 들어가며 나와서 귀 앞을 달리고 눈의 빠른 눈초리 밑에 닿아서 협차(頰車)밑의 목을 거쳐 결분(缺盆)에 합하고 가슴 속을 내려서 명치를 꿰고 간을 이으며 담에 들어서 갈비속을 따라 기충(氣衝)에 나간다.

그리고 모제(毛際)를 둘러서 가로로 비압(髀壓) = 즉 환조혈(環跳穴)속에 들어가니 그 곧은 맥은 결분을 따라 겨드랑에 내리고 가슴 속 계협(季脇) = 협골(脇骨) = (배 밑과 종아리 위의 뼈마디)에 합해 내려서 비양(髀陽)을 따라 무릎의 외렴(外廉) = 양능천혈(陽陵泉穴)밑 밖의 보골(輔骨)의 앞에 곧게 내려서 절골(絶骨)의 끝 = 양보혈(陽輔穴)에 닿으며 또 밑으로 바깥 복사뼈의 앞 = 구허혈(丘墟穴)에 나서 발등 앞의 협계혈(挾鷄穴)이고, 본마디 뒤의 임읍혈(臨泣穴)의 끝이니 바로 규음혈(竅陰穴)이다.

그리고 지맥(支脈)은 발등을 좇아서 큰 발가락 지골(岐骨)속에 들어가 그 끝에 나서 오히려 발톱을 꿰고 3모(毛)에 나가고 여기에서 서로 합하여 족궐음(足厥陰)에 들어간다.

이것이 움직이면 그 병이 입이 쓰고 한숨을 쉬며 심협(心脇)이 아프고 능히 전측(轉側)하지 못하며 심하면 몸에 때가 끼고 몸이 윤택함이 없으며 발 밖이 열이 있으니 이것이 양궐(陽厥)이 되며 뼈를 주관하기 때문이다.

그의 증상은 머리의 턱과 눈의 빠른 눈초리가 통하고 결분(缺盆)속이 부어 아프며 겨드랑이 밑이 붓고 마도(馬刀)가 영(癭)을 끼고 땀이나서 학질처럼 떨리고 가슴과 갈비대및 지라와 무릎에서 종아리 뼈와 바깥 복숭아뼈 앞의 모든 마디에 닿기까지 모두 아프고 작은 발가락과 다른 발가락을 쓰지 못한다.

성(盛)하며 인영(人迎)이 촌구(寸口)보다 배나 크고 허하면 오히려 촌구보다 작아진다. 〈靈樞〉

자시(子時) 귀 밑에서부터 서로 합해서 동자료(瞳子髎)로 더불어 머리와 귀쪽및 갈비대 밑으로 따라서 간 다음 발의 규음혈(竅陰穴)에 이르러 그치게 된다. 〈入門〉

양(陽)이 규음혈(竅陰穴)에 근본이 되고 창농(窓籠)에 맺히게 되니 창농이란 귓속을 말하는 것이다. 〈靈樞〉

51. 족소양(足少陽)과 담경(膽經)의 좌우 90혈일 경우

◎ 규음이혈(竅陰二穴)

작은 발가락과 다음 발가락의 끝 바깥쪽에 있으니 발톱과 각의 서로의 거리가 부추잎만하고 족소양맥이 나가서 샘이 되니 침의 깊이가 1푼이고, 세번 숨을 내쉴 동안 머물고 3장을 뜸한다. 〈銅人〉

◎ 협계이혈(俠鷄二穴)

작은 발가락과 다음 발가락의 지골(岐骨)사이와 본마디 앞의 꺼진 속에 있고 족소양맥이 흘러서 형(滎)이 되니, 침의 깊이가 2푼이고, 세번 숨을 내쉴 동안 머물고, 3장을 뜸한다. 〈指人〉

◎ 지오회이혈(地五會二穴)

작은 발가락과 다음 발가락의 본마디 뒤의 꺼진 속에 있고, 협계(俠谿)에서 1치이니, 침의 깊이가 3푼이고, 뜸은 하지못한다.

뜸을 하면 여위게 되서 3년을 못가서 죽게 된다. 〈銅人〉

◎ 임읍이혈(臨泣二穴)

작은 발가락과 다음 발가락의 본마디 뒤 사이에 있으니 협계(俠谿)에서 1치반의 꺼진 속에 있다.

족소양맥이 흘러들어서 수(腧)가 되니 침의 깊이가 3푼이고, 세번 숨을 내쉴 동안 머물고 3장을 뜸한다. 〈銅人〉

◎ 구허이혈(丘墟二穴)

발의 바깥 복사뼈밑 약간 앞의 꺼진 속에 있으니 임립(臨泣)에서 3치이며, 족소양맥(足少陽脈)이 흘러들어서 근원이 되니, 침의 깊이가 5푼이고, 일곱번 숨을 내쉴 동안 머물고 3장을 뜸한다. 〈銅人〉

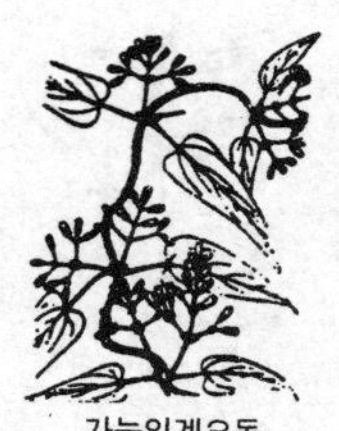
가는잎계요동

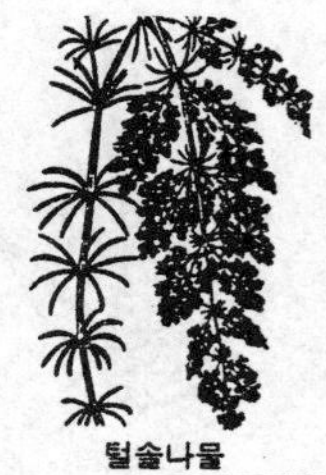
털솔나물

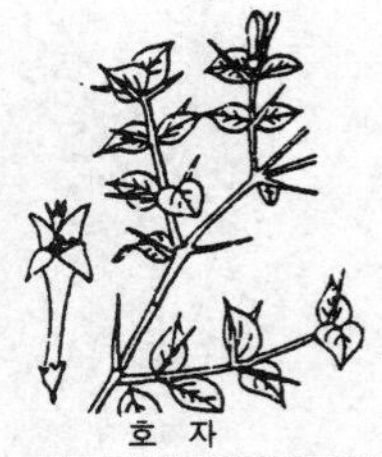
호 자

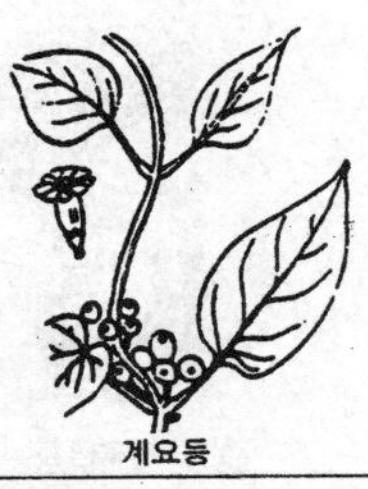
계요등

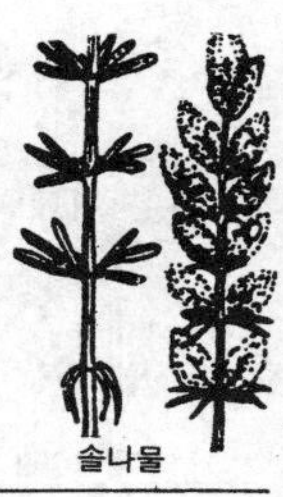
솔나물

◎ 현종이혈(懸鍾二穴)

일명 절골(絶骨)이니 바깥 복사뼈 위의 3치 동맥속에 있고, 족삼양(足三陽)의 큰 맺음이니 누르면 양명맥(陽明脈)이 끊어지는 곳을 택한다. 침의 깊이가 6푼이고, 일곱번 숨을 내쉴 동안 머물고 3장을 뜸한다. 〈銅人〉

◎ 양보이혈(陽輔二穴)

발의 바깥 복사뼈의 4치 보골(輔骨)앞과 절골(絶骨)끝 앞의 3푼에 있으니 구허(丘墟)에서 7치이고, 족소양맥이 가서 경(經)이 되니 침의 깊이가 5푼이고, 일곱번 숨을 내쉴 동안 머물고 3장을 뜸한다. 〈銅人〉

◎ 광명이혈(光明二穴)

발의 바깥 복사뼈 뒤 5치에 있으며 족소양락(足少陽絡)이 따로 궐음(厥陰)에 다르게 나니 침의 깊이가 6푼이고, 일곱번 숨을 내쉴 동안 머물고 5장을 뜸한다. 〈銅人〉

◎ 외구이혈(外丘二穴)

발의 바깥쪽 복사벼위 7치 뼈의 꺼진 속에 있으며 족소양의 틈이니 침의 깊이가 3푼이고, 3장을 뜸한다. 〈銅人〉

◎ 양교이혈(陽交二穴)

일명 별양(別陽)이고, 또는 족료(足髎)이니 바깥 복사뼈 위의 7치에 있고 비껴서 삼양분육(三陽分肉)의 사이에 있으니 침의 깊이가 6푼이고, 일곱번 숨을 내쉴 동안 머물고 3장을 뜸한다. 〈銅人〉

◎ 양능천이혈(陽陵泉二穴)

무릎 밑의 1치 외렴(外廉) 꺼진 속에 있으니 펴서 택한다. 〈銅人〉

무릎 아래 밖의 뾰족한 뼈 앞에 있다. 〈銅人〉

무릎의 품골(品骨) 밑 1치와 외렴(外廉) 양뼈의 꺼진 속에 있으니 꿇어 앉아서 택한다.

족소양맥(足少陽脈)이 들어가서 합하게 되니 침의 깊이가 6푼이고, 열번 숨을 내쉴 동안 머물고 기를 얻으면 바로 사(瀉)하고, 7장에서부터 77장이 되도록 뜸한다. 〈銅人〉

◎ 양관이혈(陽關二穴)

일명 관양(關陽), 또는 관능(關陵)이니, 양능천(陽陵泉) 위의 3치 독비(犢鼻) 밖의 꺼진 속에 있으니 침의 깊이가 5푼이고, 뜸을 하지 못한다. 〈銅人〉

◎ 중독이혈(中瀆二穴)

비골(髀骨) 밖 무릎 위 5치 나뉘어진 살 사이의 꺼진 속에 있으니 침의 깊이가 5푼이고, 일곱번 숨을 내쉴 동안 머물고 뜸을 하지 못한다. 〈銅人〉

◎ 풍시이혈(風市二穴)

무릎 위의 외렴(外廉) 양쪽 힘줄 속에 있으며 바로 서서 두 손을 종아리에 대어 가운데 손가락 끝이 되는 곳이 혈(穴)이다. 〈入門〉

무릎 위의 외렴(外廉) 5치에 있다. 〈得効〉

침의 깊이가 5푼이고, 5장을 뜸한다. 〈入門〉

◎ 환도이혈(環跳二穴)

비추(髀樞)속에 있으니 옆으로 누워서 아래로 발을 펴고 위로 발을 굽혀서 택한다. 〈銅人〉

비추(髀樞)의 전자골(碾子骨) 뒤의 완완(宛宛)속에 있다. 〈入門〉

침의 깊이가 1치이고, 열번 숨을 내쉴 동안 머물고 50장을 뜸한다. 〈銅人〉

◎ 거료이혈(居髎二穴)

장문(章門) 밑의 5치 3푼 감골(監骨) 위의 꺼진 속에 있으니 침의 깊이가 8푼이고, 3장을 뜸한다. 〈銅人〉

◎ 유도이혈(維道二穴)

장문(章門) 밑의 5치 3푼에 있으니 침의 깊이가 8푼이고, 3장을 뜸한다. 〈銅人〉

◎ 오추이혈(五樞二穴)

대맥(帶脈) 밑의 3치 수도(水道) 곁의 1치 5푼 꺼진 속에 있으니 침의 깊이가 1치이고, 5장을 뜸한다. 〈銅人〉

◎ 대맥이혈(帶脈二穴)

계륵(季肋)의 끝 1치 8푼에 있으니 침의 깊이가 6푼이고, 5장을 뜸한다. 〈銅人〉

◎ 경문이혈(京門二穴)

신(腎)의 모(募)인데 일명 기부(氣府)이고, 또는 기수(氣腧)이니 감골(監骨)밑과 허리 가운데의 협척(俠脊)과 계륵(季肋)의 근본에 있다.

침의 깊이가 8푼이고, 열번 숨을 내쉴 동안 머물고 3장을 뜸한다. 〈銅人〉

◎ 일월이혈(日月二穴)

담의 모(募)이다.

일명 신광(神光)이니 기문(期門)밑의 5푼 꺼진 속이 곧바로 젖 밑의 2번째 갈빗대 뼈 밑에 있다. 〈銅人〉

젖 밑의 3번째 갈빗대뼈 밑에 있다. 〈入門〉

침의 깊이가 7푼이고, 5장을 뜸한다. 〈銅人〉

◎ 첩근이혈(輒筋二穴)

겨드랑 밑이 3치와 배의 앞의 1치쯤 갈비 붙은 곳에 있다. 〈銅人〉

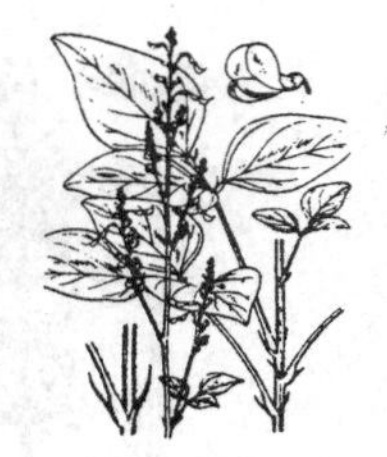
도둑놈의갈고리

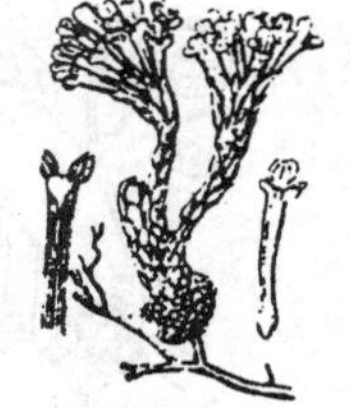
황육종용

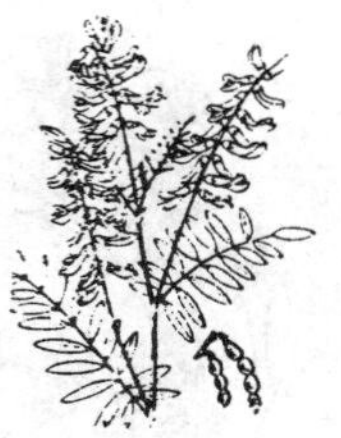
윗황기

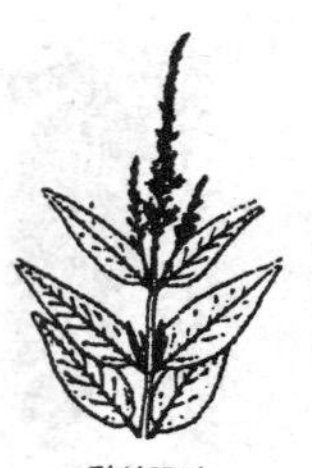
긴산꼬리

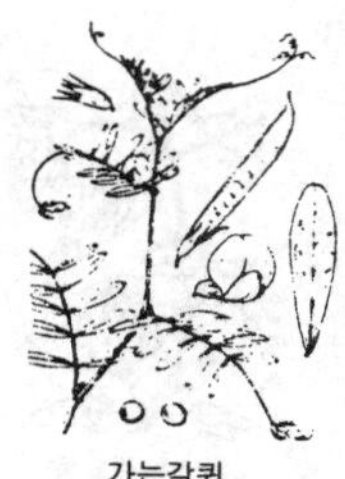
가는갈퀴

◎ 연액이혈(淵腋二穴)

측액(側腋) 밑의 3치 완완(宛宛)속에 있으니 팔을 들어서 택한다.

침의 깊이가 3푼이고, 뜸은 하지 못한다. 〈銅人〉

◎ 견정이혈(肩井二穴)

일명 전정(膊井)이니 어깨 위 꺼진 속 결분(缺盆) 위의 큰뼈 앞 1치반에 있으니 세손가락으로 눌러서 택하면 가운데 손가락 밑의 꺼진 속이 혈(穴)이다.

7장을 뜸하고, 침은 금한다. 〈銅人〉

◎ 풍지이혈(風池二穴)

섭유(顳顬) 바로 뇌공혈(腦空穴) 뒤의 발제(髮際) 꺼진 속에 있다. 〈銅人〉

귀 뒤에 1치반의 횡협(橫挾)한 풍부(風府)에 있다. 〈入門〉

침의 깊이가 3푼이고, 일곱번 숨을 내쉴 동안 머물고, 7장을 뜸한다. 〈銅人〉

◎ 뇌공이혈(腦空二穴)

일명 섭유(顳顬)이니 승령(承靈) 뒤의 1치반에 있고 옥침(玉枕) 뼈 밑의 꺼진 속에 있다. 〈銅人〉

옥침(玉枕) 곁의 침골(枕骨)밑 꺼진 속을 끼었으니 귀를 잡아 흔들면 빈곳이 있다. 〈入門〉

침의 깊이가 5푼이고, 기를 얻으면 기를 나아가나니 3장을 뜸한다.

조위(曺魏)공이 두풍(頭風)과 눈이 어지러워 고생하는데 화사(華佗)가 이혈에 침을 써서 바로 나았다. 〈銅人〉

◎ 승령이혈(承靈二穴)

정영(正營) 뒤 1치 5푼에 있으니 침의 깊이가 3푼이고, 5장을 뜸한다. 〈銅人〉

◎ 정영이혈(正營二穴)

목창(目窓) 뒤의 1치에 있으니 침의 깊이가 3푼이고, 5장을 뜸한다. 〈銅人〉

◎ 목창이혈(目窓二穴)

일명 지형(至滎)이니 임립(臨泣) 뒤의 1치에 있다.

침의 깊이가 3푼이고, 뜸 5장을 하는데 3도(度)를 찌르면 눈이 크게 밝아진다. 〈銅人〉

◎ 임읍이혈(臨泣二穴)

눈에서부터 곧바로 위이며 발제(髮際) 5푼에 들어가니 침의 깊이가 3푼이고, 일곱번 숨을 내쉴 동안 머물고 뜸은 하지 못한다. 〈銅人〉

◎ 양백이혈(陽白二穴)

눈썹 위 1치의 눈동자 바로 위에 있으니 침의 깊이가 2푼이고, 뜸 3장을 한다. 〈銅人〉

◎ 본신이혈(本神二穴)

곡차(曲差) 곁의 1치 5푼 귀 바로 위에 있다. 〈銅人〉

임립(臨泣) 밖의 1치반에 있다. 〈入門〉

침의 깊이가 3푼이고, 뜸 일곱번을 한다. 〈銅人〉

◎ 완골이혈(完骨二穴)

귀 뒤에 있으며 발제(髮際)의 4푼쯤 들어간다.

침의 깊이가 3푼이고, 뜸 7장을 한다. 〈銅人〉

◎ 규음이혈(竅陰二穴)

완골(完骨) 위의 침골(枕骨) 밑에 있으니 귀를 흔들면 빈곳이 있고 침의 깊이가 3푼이고, 뜸 7장을 한다. 〈銅人〉

측두부(側頭部)의 귀 뒤에 있는 것이 12혈이니 예풍첩(翳風帖)의 이계맥(耳瘈脈)이 다음이고 노식(顱息)이 또 다음 가며 완골(完骨)이 또 다음 가고 부백(浮白)이 맨 뒤이며, 규음(竅陰)이 또 부백(浮白)의 위에 있다. 〈綱目〉

◎ 부백이혈(浮白二穴)

귀 뒤에 있고 발제(髮際) 1치에 들어가니 침의 깊이가 3푼이고, 7장을 한다. 〈銅人〉

측두부(側頭部)의 귀 위에 있는 것이 6혈(穴)이니 율곡(率谷)이 제일 위에 있고 천충(天衝)이 다음이며 각손(角孫)이 제일 밑이다. 〈綱目〉

◎ 천충이혈(天衝二穴)

귀 위의 이상(以上)과 같은 3푼 승령(承靈) 뒤의 1치반에 있으니 침의 깊이가 3푼이고, 뜸 7장을 한다. 〈銅人〉

◎ 곡빈이혈(曲鬢二穴)

귀 위에 있고 발제(髮際)•곡우(曲隅)의 꺼진 곳에 있으니 턱을 두드리면 빈곳이 있다. 〈銅人〉

귀를 가리우면 앞에 뾰족한 곳이 혈이다. 〈入門〉

귀 위에 있으니 귀를 앞으로 가리우면 바로 뾰족한 곳이 혈이다. 〈資生〉

침의 깊이가 3푼이고, 뜸은 7장을 한다. 〈銅人〉

측두부(側頭部)의 귀 앞에 있는 것이 8혈이니 함염(頷厭)이 뇌의 빈곳 상렴(上廉)에 있고 현로(懸顱)가 뇌 빈곳의 중렴(中廉)에 있으며 현로(懸顱)가 뇌 빈곳의 하렴(下廉)에 있으니 모두 두각(頭角)을 곧바로 위로하여 귀 앞의 곡빈(曲鬢)에 있고 또 현리(懸釐)의 뒤에 있다. 〈綱目〉

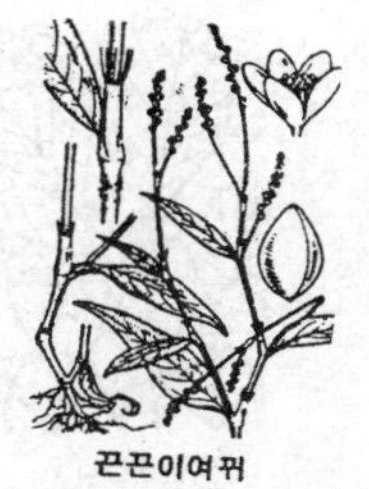
끈끈이여뀌

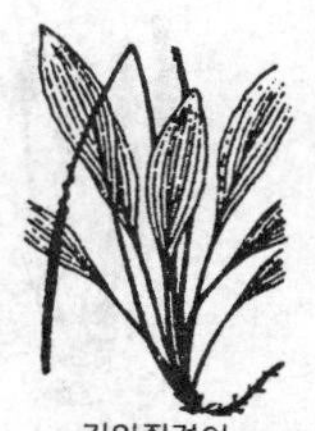
긴잎질경이

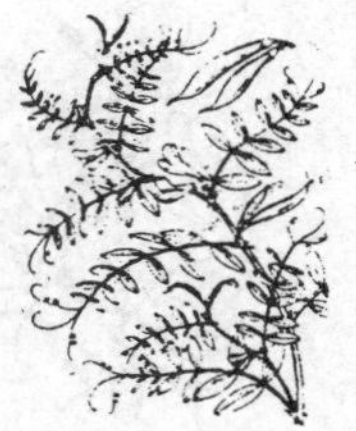
구주갈퀴덩굴

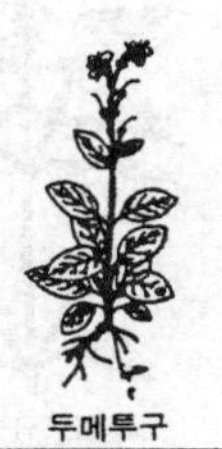
두메투구

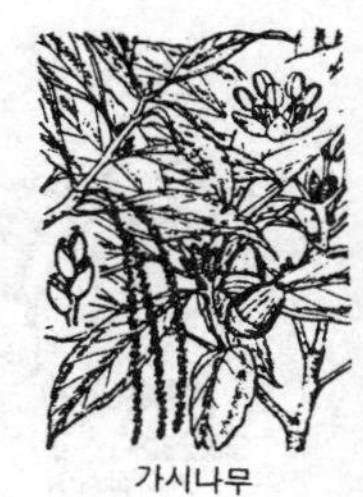
가시나무

◎ 현리이혈(懸釐二穴)

곡주(曲周) 위와 섭유(顳顬)의 하렴(下廉)에 있다. 〈銅人〉

이마에서부터 두각의 하렴한 곳으로 비스듬히 오른다. 〈入門〉

침의 깊이가 3푼이고, 세번 숨을 내쉴 동안 머물고 뜸 3장을 한다. 〈銅人〉

◎ 현로이혈(懸顱二穴)

곡주(曲周) 위와 섭유(顳顬)속에 있다. 〈銅人〉

액각(額角)으로 비스듬히 올라서 현리(懸釐)사이에 있다. 〈入門〉

침의 깊이가 3푼이고, 뜸 3장을 한다. 〈銅人〉

◎ 함염이혈(頷厭二穴)

곡주(曲周) 밑과 귀 밑 뼈의 상렴(上廉)에 있다. 〈銅人〉

귀와 액각(額角) 밖을 상대해서 있다. 〈入門〉

곡각(曲角) 밑과 뇌 빈곳 위의 상렴에 있다.

침의 깊이가 5푼이고, 일곱번 숨을 내쉴 동안 머물고 뜸 3장을 한다. 〈銅人〉

◎ 객주인이혈(客主人二穴)

일명 상관(上關)이니 귀 앞의 상렴(上廉)에 일어 뼈에 있으니 입을 열면 빈곳이 생기고 그곳의 동맥 완완(宛宛)속의 혈(穴)이다.

7장을 구(灸)하고 침(鍼)하지 못한다.

혹시 침을 쓰려면 옆으로 누워서 입을 벌리고 택하며 깊이 침을 쓰는 것은 금한다.

어째서 깊이 침을 쓰지 못하느냐 하면 상렴(上廉)을 깊이 침을 쓰면 기지개를 오무리지 못하고 하관에 오래 침을 머무르면 오무려서 펴지 못하고 아관(牙關)이 급해진다.

그러므로 상관(上關)은 깊이 찌르지 못하고 하관은 오래 침을 머물지 못하는 것이다. 〈銅人〉

◎ 청회이혈(聽會二穴)

일명 은가(听呵)이고 또는 후관(後關)이니 이주(耳珠) 약간 앞의 꺼진 속에 있으며 입을 열면 빈곳이 생긴다. 〈銅人〉

상관(上關) 밑의 1치 동맥 완완(宛宛)속에 있으니 입을 벌리고 택한다. 〈綱目〉

침의 깊이가 3푼이고, 세번 숨을 내쉴 동안 머물고 5장에서 27장까지 뜸을 한다. 〈銅人〉

◎ 동자교이혈(瞳子髎二穴)

일명 태양이고, 또는 전관(前關)이니 눈의 바깥 눈초리에 있는데 눈초리의 거리가 5푼이다.

침의 깊이가 3푼이고, 뜸은 금한다. 〈銅人〉

52. 족궐음(足厥陰)과 간경(肝經)의 유주(流注)일 경우

족궐음(足厥陰)의 맥이 큰 발가락과 취모(聚毛)의 즈음 = 대돈혈(大敦穴)에 일어나서 위로 발등의 상렴(上廉) = 본마디 앞의 행간혈(行間穴)이고, 본마디 뒤의 대충혈(大衝穴)이니 안쪽 복사뼈에 거리가 1치인 중봉혈(中封穴)이다. 따라서 복사뼈를 8치 올라 태음(太陰)의 뒤에 나가고 오금의 내렴(內廉) = 곡천혈(曲泉穴)에 올라서 고음(股陰)을 따라 털속에 들어가고 음기(陰器)를 둘러서 소복(小腹)에 닿이며 위를 껴서 간에 들고 담을 이어서 위로 격(膈)을 꿰며 갈빗대에 펴이며 목구멍의 뒤를 따라 이마에 들어가며 눈계통에 이어져 또 이마에 나가서 독맥(督脈)으로 더불어 머리 꼭대기에 모인다.

그 지맥(支脈)이 다시 간을 좇아 따로 격(膈)을 꿰어 위로 폐 속에 흘러들어간다.

여기에서 서로 합하여 수태음에 들어간다.

이것이 움직이면 허리가 아파서 펴고 구부리지 못하며 남자는 퇴산(㿉疝)이 생기고 여자는 소복이 부으며 심하면 목이 마르고 낯에 때가 끼며 빛이 나쁘니 이것은 간을 주관하기 때문이다.

병의 증상은 가슴이 가득하고 구역을 하며 동설(洞泄)하고 과산(狐疝)과 유뇨(遺尿)및 폐륭증(閉癃症)이 생기며 성(盛)하면 촌구(寸口)가 인영(人迎)보다 배나 크고 허하면 촌구가 오히려 인영보다 작아진다. 〈靈樞〉

축시(丑時)에 규음(竅陰)으로부터 사귀어서 큰 도타움과 함께 겨드랑과 다리를 따라 위로 가서 기문혈(期門穴)에 닿으면 그친다. 〈入門〉

53. 족궐음(足厥陰)과 간경(肝經)의 좌우 26혈일 경우

◎ 대돈이혈(大敦二穴)

큰 발가락의 취모(聚毛)속에 있다. 〈資生〉

족궐음(足厥陰)의 맥에 나서 샘이 되니 침의 깊이가 3푼이고, 여섯번 숨을 내쉴 동안 머물고 3장을 뜸한다. 〈銅人〉

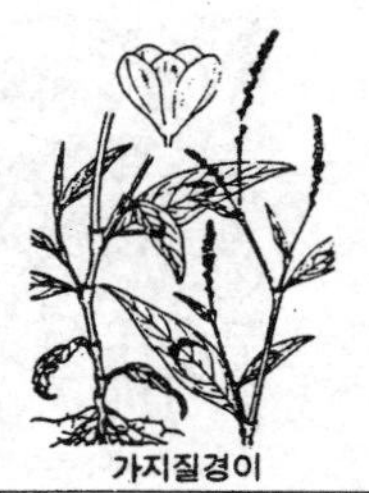
가지질경이

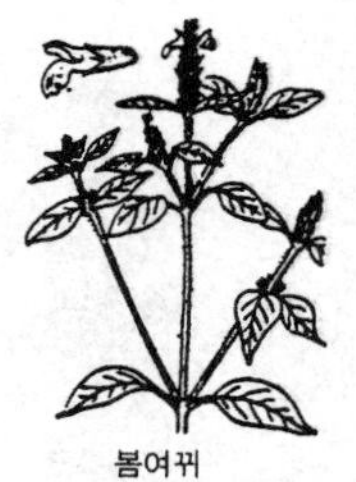
봄여뀌

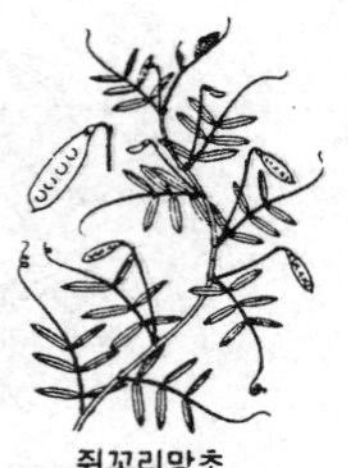
쥐꼬리망초

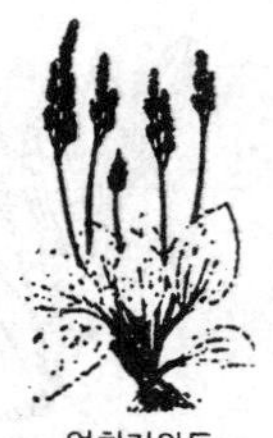
얼치기완두

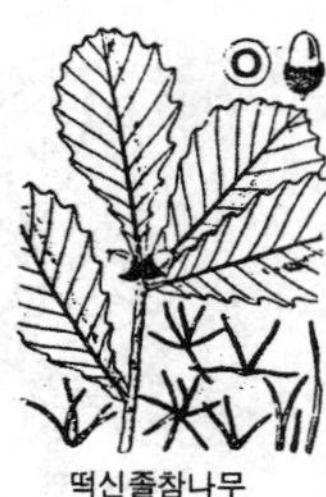
떡신졸참나무

◎ 행간이혈(行間二穴)

큰 발가락 사이의 동맥에 있어서 손에 응한다. 〈銅人〉

큰 발가락과 다음 발가락의 지골(歧骨)과 동맥의 꺼진 속에 있다. 〈入門〉

족궐음(足厥陰)의 맥이 흘러들어서 형(滎)이 되니 침의 깊이가 6푼이고, 열번 숨을 내쉴 동안 머물고 3장을 뜸한다. 〈銅人〉

◎ 대충이혈(大衝二穴)

큰 발가락의 본마디 뒤의 1치 동맥속에 있다. 〈銅人〉

큰 발가락의 사이의 본마디 2치 동맥에 있어서 손에 응한다. 〈資生〉

행간(行間) 위의 2치에 있다. 〈靈樞〉

족궐음류맥(足厥陰流脈)이 흘러들어서 수(腧)가 되니 침의 깊이가 3푼이고, 열번 숨을 내쉴 동안 머물고 뜸 3장을 한다. 〈銅人〉

◎ 중봉이혈(中封二穴)

일명 현천(懸泉)이니 발안쪽 복사뼈앞 1치의 꺼진 속에 있다. 〈銅人〉

안쪽 복사뼈 앞의 1치에 있으니 소맥(小脈) 위로 다닌다. 〈資生〉

족궐음맥(足厥陰脈)이 흘러들어서 경(經)이 되니 발을 위로 보고 택한다. 〈靈樞〉

침의 깊이가 4푼이고, 일곱번 숨을 내쉴 동안 머물고, 3장을 뜸한다. 〈銅人〉

안쪽 복사뼈의 앞 1치반의 꺼진 속에 있는데 역하면 완완(宛宛)하고 온화하게 하면 통하니 발을 흔들어서 택한다.

그 혈(穴)이 발로 하여 역앙(逆仰)하면 혈이 꺼지며 침을 정할 수 있는데 손과 발을 온화하게 하면 그 혈이 뱃길처럼 통하는 것이 있기 때문에 역하면 완하고 온화하게 하면 통하는 것이다.

◎ 여구이혈(蠡溝二穴)

일명 교의(交儀)이니 발의 안쪽 복사뼈 위에 5치에 있고 족궐음(足厥陰)의 맺음이 소양(少陽)으로 따로 달아난다.

침의 깊이가 2푼이고, 세번 숨을 내쉴 동안 머물고 뜸 3장을 한다. 〈銅人〉

◎ 중도이혈(中都二穴)

일명 중극(中隙)이니 안쪽 복사뼈 위의 7치 허리뼈 가운데에 있으며 소음(少陰)으로 더불어 곧바로 대하게 되어 있다.

침의 깊이가 3푼이고, 뜸을 5장한다. 〈銅人〉

◎ 슬관이혈(膝關二穴)

독비(犢鼻) 밑의 2치 곁 꺼진 가운데의 속을 향한다.

침의 깊이가 4푼이고, 뜸 5장을 한다. 〈銅人〉

◎ 곡천이혈(曲泉二穴)

무릎 안의 보골(輔骨) 밑 큰 힘줄 위와 작은 힘줄 밑의 꺼진 속에 있으니 무릎을 굽혀서 택한다. 〈銅人〉

보궐(輔厥) 밑의 가로문 끝의 꺼진 속에 있다. 〈入門〉

무릎을 굽히면 안과 밖의 양힘줄 사이 완완(宛宛)속에 있다.

또 굽은 무릎의 가로금 머리에 있다. 〈資生〉

족궐음(足厥陰)의 맥이 들어가서 합하게 되니 침의 깊이가 6푼이고, 열번 숨을 내쉴 동안 머물고 또 3장을 한다. 〈銅人〉

◎ 음포이혈(陰包二穴)

일명 음포(陰胞)이니 무릎 위의 4치와 다리의 내렴(內廉) 및 양힘줄 사이에 있으니 침의 깊이가 6푼이고, 뜸 3장을 한다. 〈銅人〉

◎ 5리이혈(五里二穴)

기충(氣衝) 밑의 3치와 음고(陰股)속의 동맥에 있어서 손에 응(應)하게 되니 침의 깊이가 6푼이고, 뜸 5장을 한다.

◎ 음염이혈(陰廉二穴)

양시(羊矢)의 2혈(二穴)이 기충(氣衝) 밖의 1치에 있다. 〈入門〉

◎ 장문이혈(章門二穴)

비(脾)의 모이는 곳이니 일명 장평(長平)이고, 또는 협료(脇髎)이다.

대횡(大橫) 밖과 배꼽 곁에 있다. 〈銅人〉

배꼽 위의 2치에 있으니 가로로 6치를 택하는데 갈비를 곁으로 하여 계륵(季肋) 끝의 꺼진 속이다. 〈入門〉

배꼽을 곧바로 보는 계륵(季肋) 끝이니 옆으로 누워서 위의 발을 굽히고 아래발을 펴며 팔을 들어서 택한다. 〈綱目〉

배꼽 위 2치 양곁의 9치에 있다. 〈資生〉

침의 깊이가 6푼이고, 뜸 백번을 한다. 〈銅人〉

◎ 기문이혈(期門二穴)

간의 모이는 곳이니, 불용(不容)의 곁 1치 5푼 양젖의 곧바로 밑에 두번째 갈빗대 끝에 있다. 〈銅人〉

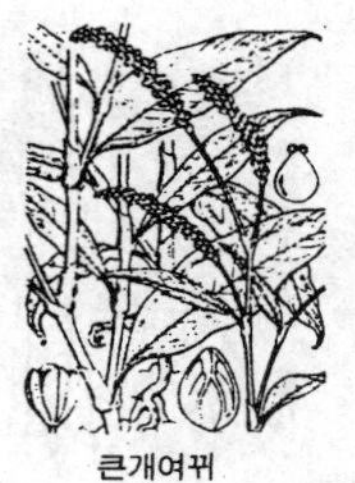
큰개여뀌

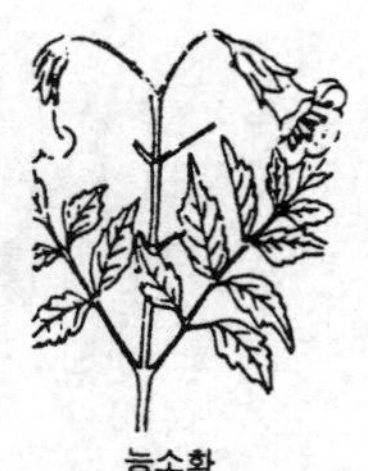
능소화

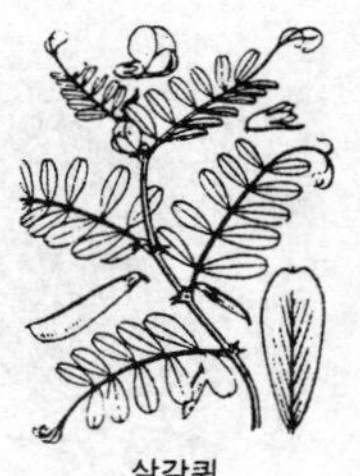
살갈퀴

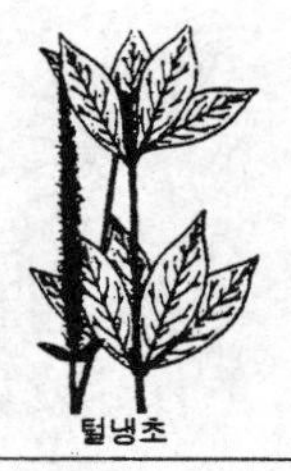
털냉초

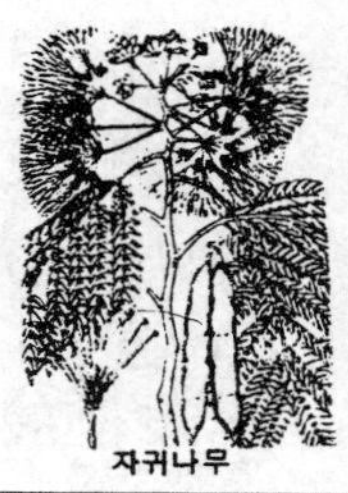
자귀나무

양젖의 곧바로 밑에 두번째 갈빗대 끝 곁의 1치반에 있다.

또 일설에는 젖의 곧바로 밑의 1치반이라고 한다. 〈資生〉

위로 쳐다보고 누워서 배꼽으로부터 바른 가운데로 위를 바라보아 5치 먹점을 찍고 그 먹점에서 양쪽 곁으로 각각 2치반이 정혈(正穴)이니 대개 두 젖을 표적으로 하며 같은 몸 칫수를 쓰면 된다. 〈類聚〉

54. 독맥(督脈)의 유주(流注)하는 것과 공혈(孔穴)일 경우

독맥(督脈)은 아래 끝의 수(腧)에서 일어나 척추 가운데에 합하고 위로 풍부(風府)에 닿아서 뇌에 들어가며 정전(頂巓)에 오르고 이마를 둘러서 콧대에 닿으니 양맥(陽脈)에 들으며 27혈이다. 〈銅人〉

독(督)이란 말은 도(都)와 뜻이 같으니 양맥이 모이고 남자의 주가 된다. 〈入門〉

◎ 비하소료이혈(鼻下素髎二穴)

일명 면정(面正)이니 콧대의 맨끝에 있다.

침의 깊이가 3푼이고, 뜸을 금한다. 〈銅人〉

◎ 수구일혈(水溝一穴)

일명 인중(人中)이며 콧대 밑에 있으니 인중의 가운데 입술의 곧바로 위를 택한다.

침의 깊이가 3푼이며, 다섯번 숨을 내쉴 동안 머물고 3장을 뜸하는데 풍수(風水)의 얼굴 종기에 이 혈을 침하면 바로 낫는다. 〈銅人〉

◎ 태단일혈(兌端一穴)

입술의 위 끝에 있는데 일설에는 웃 입술의 뾰족한 끝이라고도 하였다.

침의 깊이가 3푼이고, 여섯번 숨을 내쉴 동안 머물고 뜸 3장을 한다. 〈銅人〉

◎ 단교일혈(斷交一穴)

입술 안과 이 위의 윗몸의 힘줄에 있다. 〈銅人〉

입술 안과 이 위의 실오라기 같은 힘줄의 한가운데에 있다. 〈入門〉

침의 깊이가 3푼이고, 뜸 3장을 한다. 〈入門〉

◎ 액상신정일혈(額上神庭一穴)

코를 곧바로 위로 하여 이마를 거쳐서 발제(髮際)에 5푼을 들어가니 뜸 7장을 하고, 침을 금한다. 〈入門〉

◎ 상성일혈(上星一穴)

신정(神庭) 뒤로 발제(髮際)의 1치에 들어간다. 〈銅人〉

액로(額顱)를 한가운데로 해서 코를 준하고 곧바로 위로해서 발제(髮際)의 1치 꺼진 속의 용두(容豆)가 이 혈이다.

침의 깊이가 2푼이고, 열번 숨을 내쉴 동안 머물고, 뜸 3장을 한다. 〈銅人〉

◎ 신회일혈(顖會一穴)

상성(上星) 뒤의 1치 꺼진 속에 있으니 2장에서 77장(壯)까지 뜸을 하는데 뜸할 때에는 아프지 않고 병이 나으면 아프니 아프면 바로 그치고 침을 금한다. 〈銅人〉

◎ 전정일혈(前頂一穴)

신회(顖會) 뒤에 1치 5푼의 뼈의 꺼진 속에 있으니, 침의 깊이가 1푼이고, 3장에서 77장까지 뜸을 한다.

◎ 백회일혈(百會一穴)

일명 3양 5회(三陽五會)이고, 또는 천만(天滿)이니, 전정(前頂) 뒤의 1치 5푼 꼭대기 한가운데 선모(旋毛)가 있는 곳에 콩알만한 빈 자리가 혈이나 침의 깊이가 2푼이고, 기를 얻으면 바로 사하며 뜸 7장을 한다.

무릇 머리 꼭대기를 뜸하면 77장을 넘지 못하는 것이니 그것은 바로 머리 꼭대기의 피부가 엷기 때문이다. 〈銅人〉

◎ 강간일혈(強間一穴)

일명 대우(大羽)이니 뒷머리 뒤의 1치 5푼에 있다.

침의 깊이가 3푼이고, 뜸 5장을 한다. 〈銅人〉

◎ 뇌호일혈(腦戶一穴)

일명 잡풍(匝風)이고, 또는 합로(合顱)이니 침골(枕骨) 위와 강간(強間) 뒤 1치 5푼에 있다.

침을 쓰면 벙어리가 되는 경우가 있으며, 7장을 뜸하는데 역시 함부로 뜸을 하지 못한다. 〈銅人〉

◎ 풍부일혈(風府一穴)

일명 혀의 근본이니 목덜미에서 발제(髮際)의 1치와 뇌호(腦戶) 뒤의 1치 5푼인 목의 큰 힘줄 안 완완(宛宛)속에 있다. 〈銅人〉

목의 뒤 한가운데에서 발제(髮際) 위의 1치에 있는데 말을 빨리하면 거기에 살이 불룩하게 일어나고 말을 그치면 살도 따라서 그펴진다.

침의 깊이가 2푼이고, 뜸을 하지 못한다. 〈銅人〉

◎ 아문일혈(瘂門一穴)

일명 설종(舌腫)이고, 또는 설염(舌厭)이니 풍부(風府)

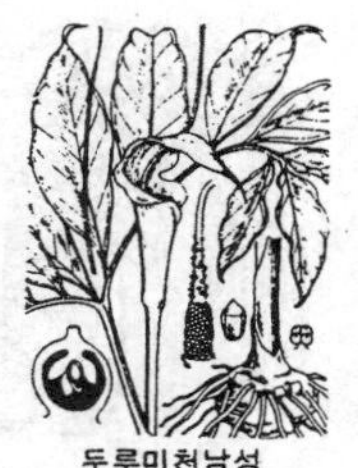
두루미천남성

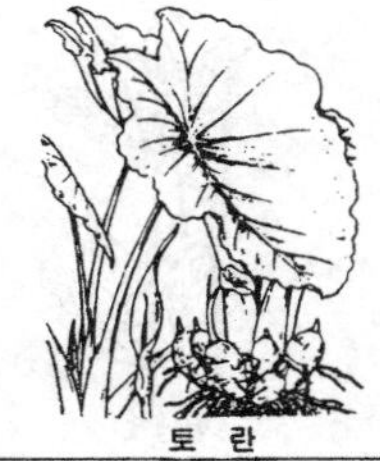
토 란

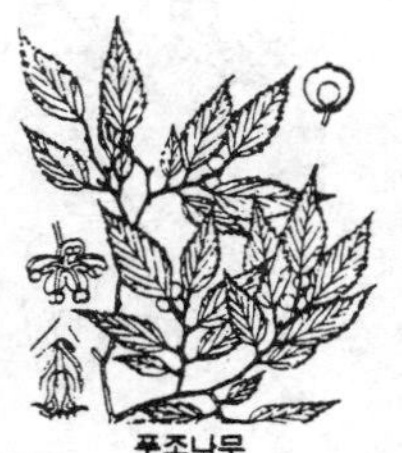
푸조나무

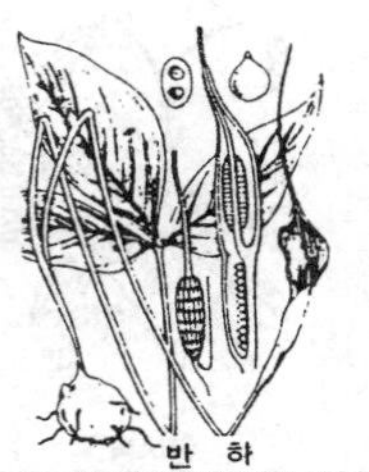
반 하

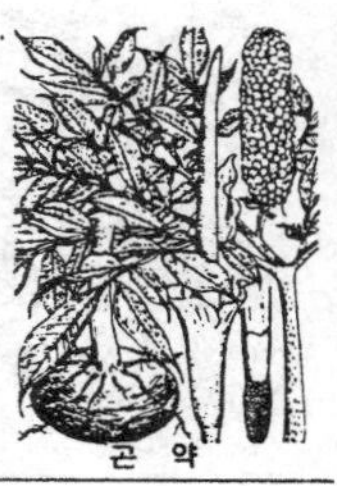
곤 약

뒤의 5푼이고, 발제(髮際)의 5푼 완완(宛宛)속에 들어가며 이 설본(舌本)에 달렸으니 머리를 위로 바라보고 택한다. 〈銅人〉

목의 한가운데에 있고 발제(髮際)의 5푼 완완(宛宛)속에 들어가니 풍부(風府)에 거리가 1치가 된다. 〈資生〉

침의 깊이가 2푼이고, 뜸을 하면 벙어리가 된다. 〈銅人〉

◎ **배척대추일혈(背脊大顀一穴)**

목 뒤의 제일추(第一顀) 위 꺼진 속에 있으니 침의 깊이가 5푼이고, 세번 숨을 내쉴 동안 머물고 다섯번 숨을 들이쉴 동안 사(瀉)하며, 뜸을 나이따라 한다. 〈銅人〉

무릇 추골(顀骨)을 뜸할 때에는 당연히 추골(顀骨)의 튀어 나온 것을 뜸해야만 효과가 있는 것이고 꺼진 곳을 뜸하면 효력이 없는 것이니 생선뼈로써 참고해 보면 알 수 있는 것이다. 〈資生〉

추(顀)라는 것은 마디를 말함이고, 아래라는 것은 밖을 말하는 것이다. 〈入門〉

◎ **도도일혈(陶道一穴)**

목 뒤의 대추(大顀) 마디 아래 있으니 구부리고 택하며 침의 깊이가 5푼이고, 뜸 5장을 한다. 〈銅人〉

◎ **신주일혈(身柱一穴)**

제3추(顀) 마디 아래의 사이에 있으니 구부리고 택하며 침의 깊이가 5푼이고, 뜸 3장을 한다. 〈銅人〉

◎ **신도일혈(神道一穴)**

제5추(顀) 마디 아래의 사이에 있으니 구부려서 택하고 77장에서 백장(百壯)까지 뜸을 하고, 침은 금한다. 〈銅人〉

◎ **영대일혈(靈臺一穴)**

제6추(顀) 마디 아래의 사이에 있으니 구부려서 택하고 뜸 5장을 하고 침으로 금한다. 〈銅人〉

◎ **지양일혈(至陽一穴)**

제7추(顀) 마디 아래의 사이에 있으니 구부려서 택하고 침의 깊이가 5푼이고, 뜸 3장을 한다. 〈銅人〉

◎ **근축일혈(筋縮一穴)**

제9추(顀) 마디 아래의 사이에 있으니 구부려서 택하고 침의 깊이가 5푼이고, 3장을 뜸한다. 〈銅人〉

◎ **척중일혈(脊中一穴)**

일명 신종(神宗)이고, 또는 척수(脊腧)이니 제11추(顀) 마디 아래의 사이에 있으니 구부려서 택하고 침의 깊이가 5푼이며, 뜸은 하지 못한다. 〈銅人〉

◎ **현추일혈(懸樞一穴)**

제13추(顀) 마디 아래의 사이에 있으니 엎드려서 택하고 침의 깊이가 5푼이고, 3장을 뜸한다. 〈銅人〉

◎ **명문일혈(命門一穴)**

일명 속루(屬累)이니 제14추(顀) 마디 아래의 사이에 있으니 엎드려서 취하고 침의 깊이가 5푼이고, 뜸 3장을 한다. 〈銅人〉

등부위를 가운데로 행해서 목의 한가운데를 따라 척추에서 명문에 이르러 배꼽과 서로 대하게 되니 회초리로써 바로 서서 땅바닥에서부터 배꼽까지 잰 다음 끊고 그것을 뒤로 다시 재어서 그 회초리 끝 되는 곳이 바로 명문혈(命門穴)이다. 〈綱目〉

◎ **양관일혈(陽關一穴)**

제16추(顀) 마디 아래의 사이에 있으니 엎드려서 취하고 침의 깊이가 5푼이고, 뜸 3장을 한다. 〈銅人〉

◎ **요수일혈(腰腧一穴)**

일명 배해(背解)이고, 또는 요주(腰柱)•요호(腰戸)•수공(髓空)이니 제21추(顀) 마디 아래의 사이 완완(宛宛) 속에 있다. 〈銅人〉

땅에 엎드려서 몸을 펴고 두손으로 이마를 지탱한 뒤에 4체(體)를 편안하게 하고 교묘하게 취해야만 그 혈(穴)을 얻는 것이다. 〈綱目〉

침의 깊이가 8푼이고, 세번 숨을 내쉴 동안 머물고 다섯번 숨을 들이쉴 동안 사(瀉)하며, 7장에서 77장까지 뜸을 하고 그친다. 〈銅人〉

◎ **장강일혈(長強一穴)**

일명 기지음(氣之陰)의 틈이니 독맥(督脈)의 별락(別絡)이 척수(滌髓) 끝 밑의 꺼진 속에 있으니 땅에 엎드려서 취하고 침의 깊이가 2치이며, 일곱번 숨을 내쉴 동안 머물며 30장에서 200장까지 뜸을 한다. 〈銅人〉

55. 임맥(任脈)의 유주(流注)와 공혈(孔穴)일 경우

임맥(任脈)이란 것은 가운데 끝의 밑에서 모제(毛際)에 올라 뱃속을 두르고 관원(關元) = 혈명에 나서 목구멍 = 승장혈(承漿穴)에 닿으니 음맥(陰脈)의 해(海)에 들고 가운데로 가는 것이 24혈이다. 〈銅人〉

임(任)이란 바로 임(妊)이니 이른바 낳아서 기르는 근원이고, 여자의 주가 되는 것이다. 〈入門〉

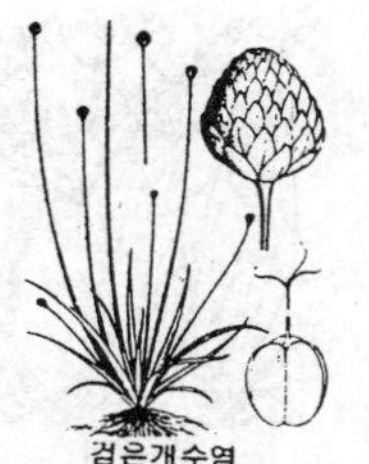
검은개수염

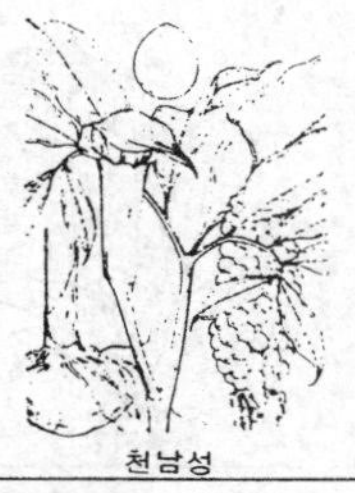
천남성

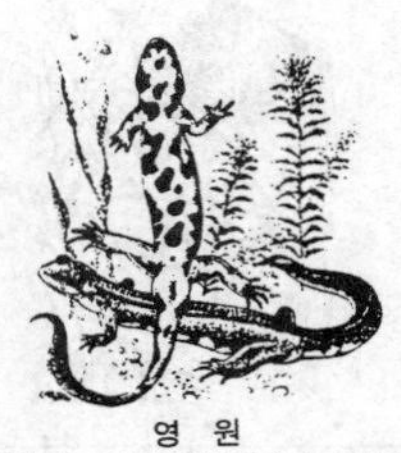
영 원

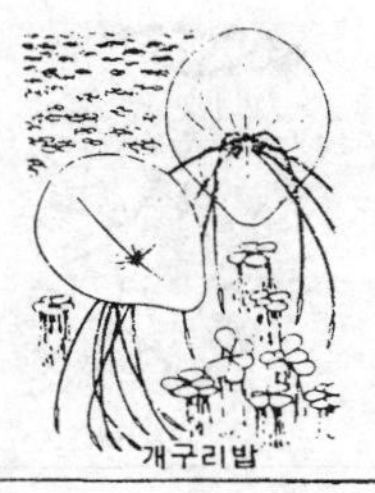
개구리밥

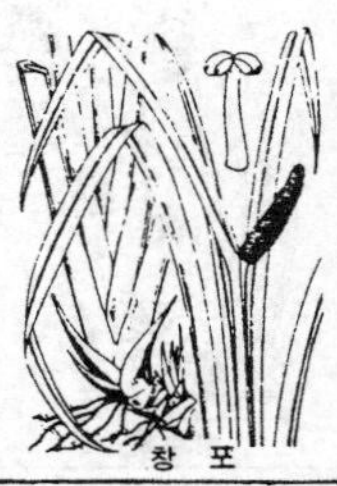
창 포

◎ **신전승장일혈(頤前承漿一穴)**

일명 현장(懸漿)이고, 또는 천지(天池)이니 턱 앞과 입술 밑의 완완(宛宛)속에 있다.

입을 열어서 취하고 침의 깊이가 3푼이며, 뜸 7장을 한다. 〈銅人〉

◎ **함하렴천일혈(頷下廉泉一穴)**

일명 설본(舌本)이니 턱 밑에 있으면 목구멍 위와 설본(舌本)의 사이를 맺고 있다.

침의 깊이가 3푼이고, 뜸 3장을 한다. 〈銅人〉

◎ **응상천돌일혈(膺上天突一穴)**

일명 천구(天瞿)이고 또는 5호(戶) 목에서 목구멍 밑 4치의 완완(宛宛)한 가운데 맺혀 있다.

침의 깊이가 .5푼이고, 세번 숨을 내쉴 동안 머물으니 침은 당연히 가로로 내릴 것이며 낮게 쓰면 안 된다. 뜸 3장을 한다. 〈銅人〉

◎ **선기일혈(璇璣一穴)**

천돌(天突) 밑의 1치의 꺼진 속에 있으니 머리를 처들어서 취하고 침의 깊이가 3푼이고, 뜸 5장을 한다.

◎ **화개일혈(華蓋一穴)**

선기(璇璣) 밑의 1치 6푼의 꺼진 속에 있으니 머리를 처들어서 취하고, 침의 깊이가 3푼이고, 뜸 5장을 한다. 〈銅人〉

◎ **자궁일혈(紫宮一穴)**

화개(華盖) 밑의 1치 6푼의 꺼진 속에 있으니 머리를 처들어서 취하고 침의 깊이가 3푼이며, 뜸 5장을 한다.

◎ **옥당일혈(玉堂一穴)**

일면 옥영(玉英)이니 자궁(紫宮) 밑의 1치 6푼의 꺼진 속에 있다.

머리를 처들어서 취하며 침의 깊이가 3푼이고, 뜸 5장을 한다. 〈銅人〉

◎ **전중일혈(膻中一穴)**

일명 원아(元兒), 또는 원견(元見)이니 옥당(玉堂) 밑의 1치 6푼에 있다. 〈銅人〉

가로를 곧게 양젖의 사이에 있다.

위로 보고 누워서 취한다. 〈綱目〉

구미(鳩尾) 위의 2치에 있다. 〈資生〉

7장에서 77장이 되기까지 뜸을 하며 침을 금한다. 〈入門〉

◎ **중정일혈(中庭一穴)**

배꼽 밑의 1치 6푼 꺼진 곳에 있으니 머리를 처들어서 취한다. 〈銅人〉

구미(鳩尾) 위의 1장에 있다. 〈入門〉

침의 깊이가 3푼이고, 5장을 뜸한다. 〈銅人〉

◎ **복중구미일혈(腹中鳩尾一穴)**

일명 갈우(髑骬)이고 또는 미예(尾翳)이니 가슴 앞에 폐골(蔽骨)이 없는 사람은 지골(岐骨)의 즈음에서 1치쯤에 취하면 된다.

이 혈을 뜸하면 심력(心力)이 적어지고 또는 건망증이 생기며 또한 침하기가 어려우니 전문가가 아니면 함부로 손대지 못한다.

그것은 잘못하면 기를 취하는 것이 많아서 목숨을 끊기 쉬운 때문이다.

그러므로 침과 뜸을 금하는 혈로 되어있다. 〈銅人〉

◎ **거궐일혈(巨闕一穴)**

심(心)의 모이는 곳이다.

구미(鳩尾) 밑의 1치에 있으니 침의 깊이가 6푼이고, 일곱번 숨을 내쉴 동안 머물고, 기를 얻으면 바로 사(瀉)하며 7장에서 77장까지 뜸을 한다. 〈銅人〉

◎ **상완일혈(上脘一穴)**

일명 상관(上管)이고, 또는 위완(胃脘)이니 거관(居關) 밑의 1치 5푼에 있고, 폐골(蔽骨)에 가기가 3치이다.

침의 깊이가 8푼이니 보(補)를 먼저하고 사(瀉)를 다음에 하며 27장에서 100장까지 뜸을 한다. 〈銅人〉

◎ **중완일혈(中脘一穴)**

일명 태창(太倉)이니 위의 모이는 곳이며, 배꼽 위의 4치에 있다. 〈銅人〉

중완(中脘)이 심폐골(心蔽骨)에 있는데 배꼽의 중•상•하로 더불어 각각 4치이다. 〈資生〉

침의 깊이가 8푼이고, 일곱번 숨을 내쉴 동안 머물고 다섯번 숨을 들이쉴 동안 사(瀉)하여 27에서 100장까지 뜸을 한다. 〈銅人〉

◎ **건리일혈(建里一穴)**

중완(中脘) 밑의 1치에 있으니 침의 깊이가 5푼이고, 열번 숨을 내쉴 동안 머물고 뜸 5장을 한다. 〈銅人〉

◎ **하완일혈(下脘一穴)**

건리(建里) 밑의 1치에 있으니 침의 깊이가 8푼이고, 세번 숨을 내쉴 동안 머물고 다섯번 숨을 들이쉴 동안 사(瀉)하며 7장에서 100장까지 뜸을 한다. 〈銅人〉

◎ **수분일혈(水分一穴)**

일명 분수(分水)이고 또는 중수(中守)이니 하완(下脘)

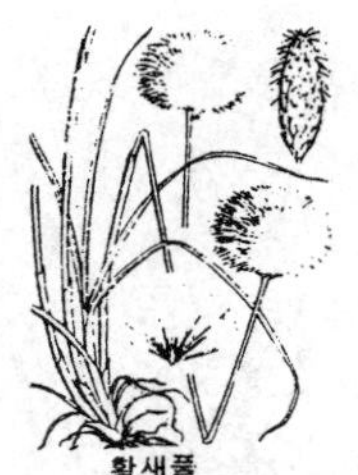
황새풀

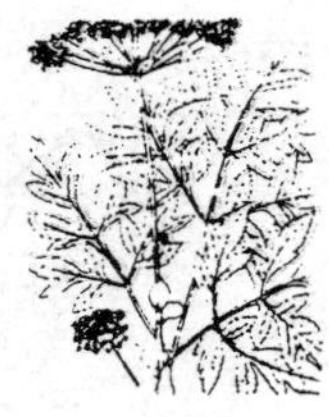
구리때

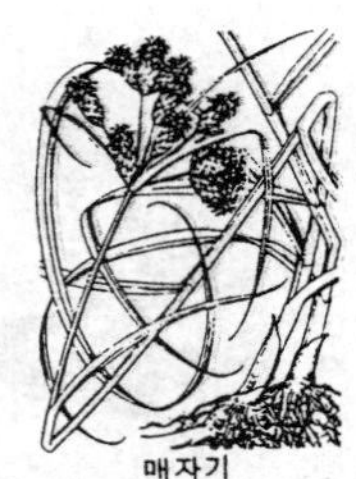
매자기

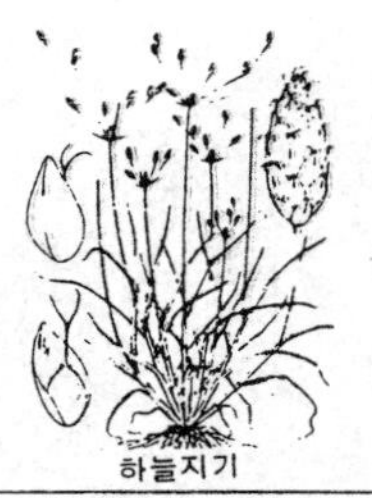
하늘지기

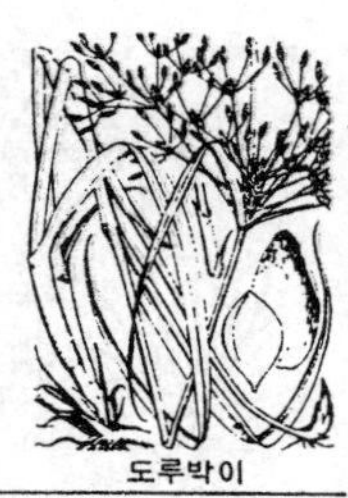
도루박이

밑과 배꼽 위의 1치에 있으니 침의 깊이가 8푼이며, 세번 숨을 내쉴 동안 머물며 네번 숨을 들이쉴 동안 사하니 만약 수병(水病)에 뜸을 하면 큰 효과가 난다.

7장에서 100장까지 뜸을 하고 침을 금하는 것이니 침을 쓰면 수가 모두 되어 죽는다. 〈銅人〉

◎ 신궐일혈(神闕一穴)

일명 기합(氣合)이니 배꼽의 한가운데에 있다.

침을 금하고 뜸 100장을 한다. 〈銅人〉

침을 금해야 되니 침을 쓰면 배꼽에서 양시(瘍屎)가 나오고 죽는다. 〈資生〉

침을 쓰면 수고병(水蠱病)이 들어서 죽는다. 〈綱目〉

중풍에 인사불성이 되는데 100장에서 500장의 뜸을 하면 소생(甦生)이 된다. 〈資生〉

◎ 음교일혈(陰交一穴)

배꼽 밑의 1치에 있으니 침의 깊이가 8푼이고, 기를 얻으면 바로 사(瀉)하고 뜸 백장(百壯)한다. 〈銅人〉

◎ 기해일혈(氣海一穴)

일명 발앙(脖胦)이고, 또는 하맹(下盲)이니 음교(陰交) 밑의 5푼의 배꼽 아래 1치 5푼에 있다. 〈銅人〉

기해(氣海)란 것은 바로 남자의 생기의 바다인 것이니 일체의 기병(氣病)에 모두 뜸을 한다. 〈資生〉

침의 깊이가 8푼이고, 기를 얻으면 바로 사(瀉)하며, 백장(百壯)을 뜸한다. 〈銅人〉

침의 깊이가 1치 2푼이고, 30장을 하고, 많은 사람은 백장(百壯)까지 뜸을 한다. 〈入門〉

◎ 석문일혈(石門一穴)

일명 이기(利機)이고, 또는 정로(精露)이니 3초(三焦)의 모이는 곳이다.

침의 깊이가 5푼이며, 27장에서 100장까지 뜸을 한다.

부인에게 이 혈(穴)을 침을 놓으면 죽는 날까지 잉태를 못한다. 〈入門〉

◎ 관원일혈(關元一穴)

일명 단전(丹田)이고 또는 태중극(太中極)이니 소장(小腸)이니 모이는 곳이다. 침의 깊이가 8푼이며, 세번 숨을 내쉴 동안 머물고 다섯번 숨을 들이쉴 동안 사하며 백장에서 3백장까지 뜸한다.

또 일설에는 침의 깊이가 2치이고, 날마다 30장으로부터 300장까지 이른다고 했다. 〈入門〉

◎ 중극일혈(中極一穴)

일명 기원(氣原)이고, 또는 옥천(玉泉)이니 방광(膀胱)의 모이는 곳이다. 관원(關元) 아래의 1치와 배꼽밑의 4치에 있으니 침의 깊이가 8푼이고, 열번 숨을 내리쉴 동안 머물고, 기를 얻으면 바로 사(瀉)하며, 백장에서 2백장까지 뜸을 한다.

부인이 단산(斷産)한데 4도를 침을 놓으면 바로 잉태한다. 〈銅人〉

일설에 침의 깊이가 1치 2푼이고, 날마다 30장에서 300장까지 이른다. 〈入門〉

◎ 곡골일혈(曲骨一穴)

일명 회골(回骨)이니 횡골(橫骨) 위의 모제(毛際) 꺼진 속 동맥에 있으면서 손에 응한다. 〈銅人〉

중극(中極) 밑의 1치와 배꼽밑의 5치에 있다. 〈入門〉

침의 깊이가 2치이고, 7장까지 뜸을 한다. 〈銅人〉

일설에는 침의 깊이가 1치반이며, 뜸 5장을 한다고 했다. 〈入門〉

◎ 회음일혈(會陰一穴)

일명 병예(屛翳)이니 양음(兩陰)의 사이에 있다. 〈銅人〉

항문(肛門)의 앞과 전음(前陰)과 후음(後陰)사이에 있다. 〈入門〉

침의 깊이가 2치이고, 뜸 3장을 한다. 〈銅人〉

56. 15락(十五絡)에 나는 병일 경우

수태음락(手太陰絡) • 족태음락(足太陰絡) • 수소음락(手少陰絡) • 족소음락(足少陰絡) • 수궐음락(手厥陰絡) • 수태양락(手太陽絡) • 족소양락(足少陽絡) • 수양명락(手陽明絡) • 족양명락(足陽明絡) • 임맥(任脈)의 락(絡) • 비(脾)의 대락(大絡) 위를 합해서 15락이 되니 경(經)에서부터 파(派)를 나누어서 따로 경에 달하는 것이다. 〈入門〉

◎ 수태음(手太陰)의 별명을 열결(列缺)

팔 위의 나뉘어진 사이에서 일어나 팔목에 가기가 1치요, 또 다로 양명(陽明)에 닿아서 태음(太陰)의 경에 합하고 곧추 손바닥 가운데에 들어서 어제(魚際)에 흩어지니 그 병이 실하면 손이 날카롭고 손바닥이 열이 있으며 허하면 기지개와 하품을 하며 소변이 잦고 저절로 흐르니 분별해서 취해야 된다. 〈靈樞〉

◎ 족태음(足太陰)의 별명을 공손(公孫)

본마디 뒤에 가기가 1치이고, 따로 양명(陽明)에 달아나면 또 다로 장위(腸胃)에 이어지게 되니 궐기(厥氣)가

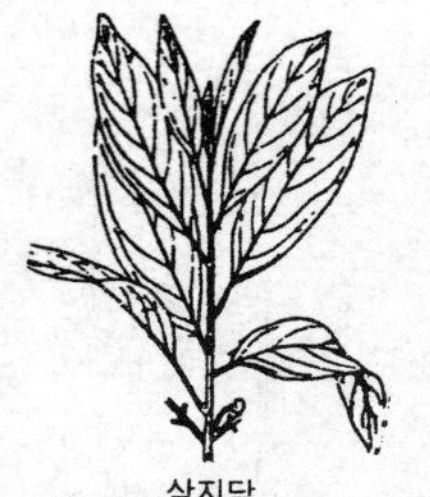
삼지닥

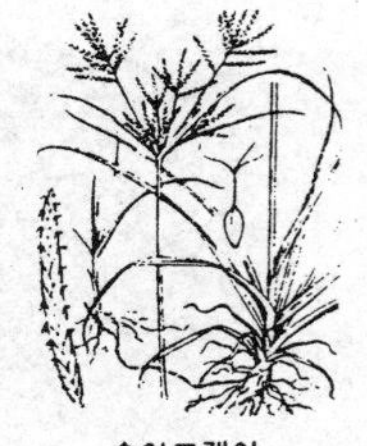
송이고랭이

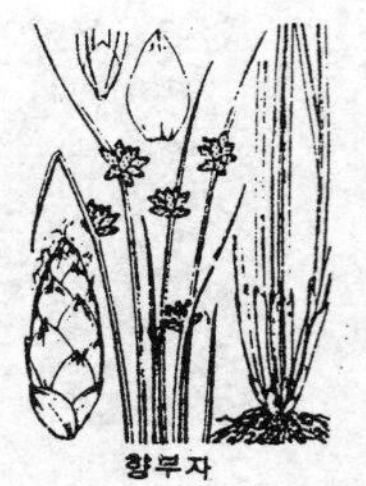
향부자

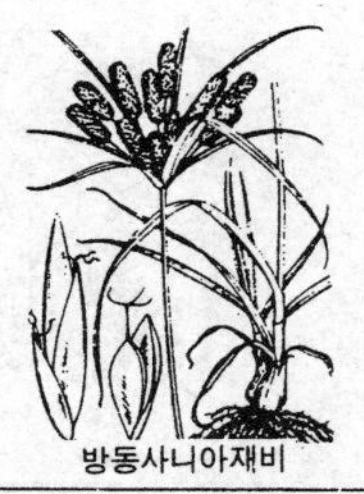
방동사니아재비

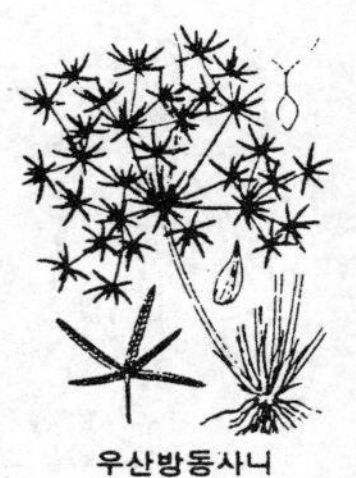
우산방동사니

역(逆)하면 곽란(藿亂)이 되고 실(實)하면 장속이 끊기는 듯 아프며 허하면 고창병(鼓脹病)이 생기게 되어 분별해서 취해야 된다. 〈靈樞〉

◎ 수소음(手少陰)의 별명을 통리(通里)

팔목의 거리가 1치반이고, 따로 태양에 달아나서 경을 두르고 심장속에 들어가서 설본(舌本)에 맺히고 눈의 계통에 들으니 실(實)하면 격(膈)에 지장이 되고 허하면 말을 못하니 분별해서 취해야 된다. 〈靈樞〉

◎ 족소음(足少陰)의 별명을 태종(太鍾)

복사뼈의 뒤 발꿈치를 둘르고서 태양에 달아나며 따로 경(經)에 어울려서 위로 심포(心包) 밑에 닿으면 밖으로 허리의 척추를 꿰니 그의 병은 기가 역(逆)하면 번민하고 실하면 폐륭증(閉癃症)이 생기며 허하면 허리가 아프게 되니 분별해서 취하는 것이다.

◎ 수궐음(手厥陰)의 별명을 내관(內關)

팔꿈치의 거리가 2치이고, 따로 소양(少陽)에 달아나서 양힘줄 사이에 나고 경(經)을 둘러서 심포락(心包絡)에 매이니 심장의 계통이 실하면 심이 아프고 허하면 머리와 목이 뻣뻣하니 분별해서 취해야 된다. 〈靈樞〉

◎ 족궐음(足厥陰)의 별명을 여구(蠡溝)

안쪽 복사뼈의 5치에 있고, 따로 소양(少陽)에 달아나면 또한 따로 경(經)을 둘러서 고환(睾丸) = 불알의 음경(陰莖)에 맺히게 되니 그의 병 증세는 기가 역하면 고환이 붓고 졸산(卒疝)이 일어나며 실하면 음경이 늘어지고 허하면 갑자기 가려워지게 되니 분별해서 취하는 것이다. 〈靈樞〉

◎ 수태양(手太陽)의 별명을 지정(支正)

팔목 뒤의 5치에 있고, 소음(少陰)에 달아나면 따로 위로 팔목 = 부(肘)에 닿아서 어깻죽지에 이어지니 실(實)하면 뼈마디가 풀려서 늘어지고 팔목이 늘어지며 허하면 사마귀 = 우(疣)가 나게 되니 분별해서 취해야 된다.

◎ 족태양(足太陽)의 별명을 비양(飛陽)

바깥쪽 복사뼈 위의 7치에 있고, 따로 소음(少陰)에 달아나니 실하면 코가 막히고 머리와 등이 아프며 허하면 코피가 나게 되니 분별해서 취해야 된다. 〈靈樞〉

◎ 수소양(手少陽)의 별명을 외관(外關)

팔목 뒤의 2치 밖에 있고 따로 심장에 닿아서 가슴에 흘러든다.

그의 병 증세가 실하면 팔목이 당기고 허하면 팔목을 거두지 못하니 분별해서 취해야 된다. 〈靈樞〉

◎ 족소양(足少陽)의 별명을 광명(光明)

바깥쪽 복사뼈 위의 5치에 있고, 따로 궐음(厥陰)에 달아나서 아래로 발등에 이어지니 실하면 궐역(厥逆)하고, 허하면 위연(痿軟)하고 앉아서 일어나지 못하니 분별해서 취해야 된다. 〈靈樞〉

◎ 수양명(手陽明)의 별명을 편역(偏歷)

팔목 뒤의 3치에 있으며 위로 팔을 따라서 어깻죽지 뼈에 둘르고 굽은 뺨에 올라 이빨에 펴이며 따로 귓속에 들어가서 종맥(宗脈)에 합하면 귀가 먹고 허하면 이빨이 차며 흉격(胸膈)이 마비(痲痺)가 되니 분별해서 취하지 아니하면 안 된다. 〈靈樞〉

◎ 족양명(足陽明)의 별명을 풍융(豊降)

바깥 복사뼈의 8치에 있으며 태음(太陰)에 달아나고 따로 목뼈의 외렴(外廉)을 따라 위로 머리의 항(項)에 이어져서 모든 경의 기에 합하고 아래로 목구멍에 이어지니 그의 병증세는 기가 역(逆)하면 후비가 되고 졸음(卒瘖)이 되며 실하면 광진(狂巓)하고 허하면 발을 옮기지 못하고 정강이가 마르게 되니 분별해서 취해야 된다. 〈靈樞〉

◎ 임맥(任脈)의 별명을 회음(會陰)

양음(兩陰)의 사이에 있는데 구미(鳩尾)에 내려서 뱃속에 흩어지니 그 병이 실하면 뱃가죽이 아프고 허하면 종기가 가려우니 분별해서 취해야 된다.

◎ 독맥(督脈)의 별명을 장강(長強)

척추끝 무늬의 끝에 있으니 등마루뼈 = 여(膂)를 끼고 목 = 항(項)에 올라서 머리에 흩어지고 아래로 어깻죽지의 좌우에 닿으며 따로 태양에 달아나서 등마루뼈를 꿰니 그의 병이 실하면 척추가 뻣뻣하고 허하면 머리가 무거우니 분별해서 취해야 된다. 〈靈樞〉

◎ 비(脾)의 대략(大略)을 대포(大包)

연액(淵腋) 밑의 3치에 있고 가슴 갈비뼈에 퍼지니 그의 병이 실하면 온몸이 아프고 백마디 풀어지게 되니 이 맥이 혈과 이어지는 것은 모두 취하는 것이며 비의 대낙맥(大絡脈)이 되는 것이다. 〈靈樞〉

57. 맥병(脈病)이 이렇게 움직이면 소생(所生)의 병이 있을 경우

난경(難經)에 말하기를, 「경맥(經脈)이 이렇게 움직이면 병이 나게 된다 하였는데 일맥(一脈)이 변해서 2병(病)이 되는 것은 어째서인가?」 경(經)에 말하기를, 「움직인다는 것은 기이고, 병이 난다는 것은 혈인데 사(邪)가 기

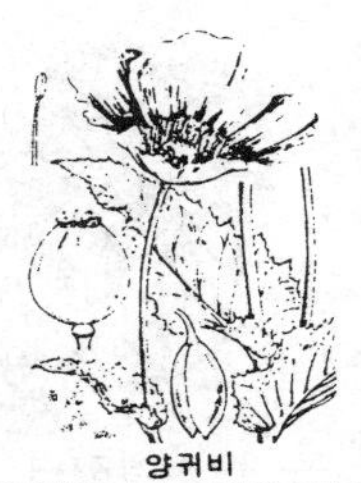
양귀비

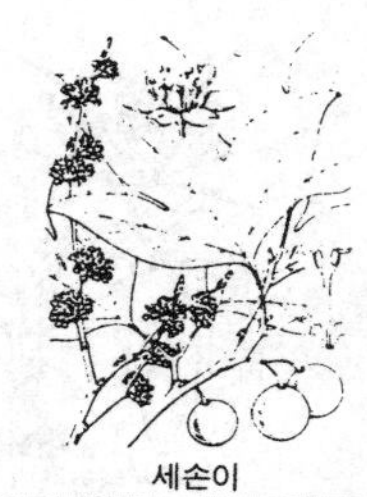
세손이

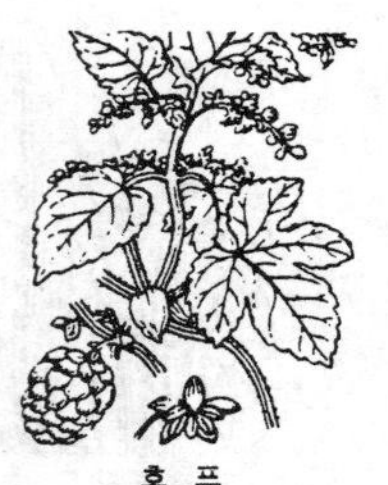
호 프

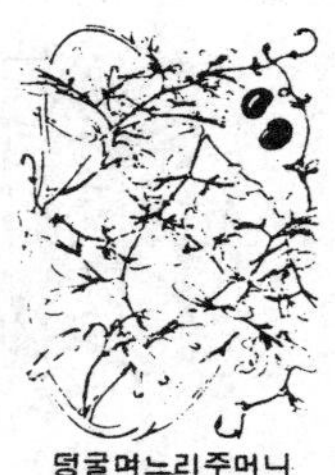
덩굴며느리주머니

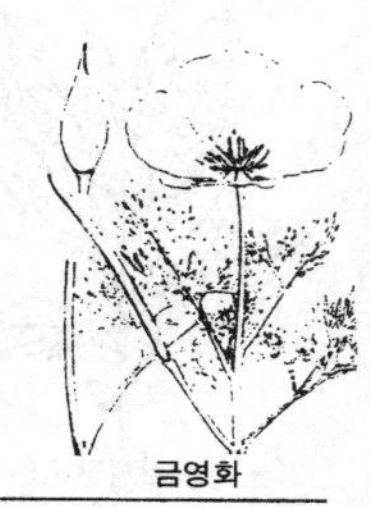
금영화

에 있으면 기가 이렇게 움직이는 것이며, 사(邪)가 혈(血)에 있으면 혈에서 병이 일어나는 것이니 기는 부는 것=구(呴)를 주장하고 혈은 젖고 윤택한 것(濡)을 주장하니 기가 머물고 다니지 아니하면 기가 먼저 병든 것이고 혈이 체하고 윤택하지 아니하면 혈이 뒤에 병드는 것이다.」

그렇기 때문에 이렇게 움직이는 것이 먼저가 되고 병이 일어나는 것이 뒤가 되는 것이다.

58. 맥(脈)의 경낙맥(經絡脈)과 손낙맥(孫絡脈)일 경우

경맥(經脈)은 속이 되어서 지선(支線)으로 가로로 된 낙(絡)이 되며 낙(絡)의 다른 선이 손낙맥(孫絡脈)이 되니 성(盛)하고 혈(血)에 관한 것은 빨리 베펴야 되고 성하기만 한 것은 사(瀉)하고 허한 것은 약으로써 보해야 된다. 〈靈樞〉

경(經)은 경(徑)이란 말이니 지름길로 곧은 것이 경(經)이 되고 경(經)의 지파(支派)가 겉으로 나간 것이 낙(絡)이 되는 것이다. 〈入門〉

낙혈(絡血)이 모두 양경(兩經)의 중간에 있으니 즉 경(經)과 서로 합해서 낙(絡)을 지나는 곳이다. 〈入門〉

장(藏), 부(腑), 경(經), 낙(絡)의 4병(病)을 찌르는 것이 모두 같지 아니하니 15락의 병은 지극히 옅어서 겉에 있고 12경(經)의 병이 다음 가며 육부(六腑)의 병이 또 다음 가고, 오장의 병은 지극히 깊어서 속에 있는 것이다.

그러므로 치료 방법이 어렵고 쉬운 것이 있으며 낙에도 역시 각각 같지 않으니 15락의 낙은 즉 음경이 따로 양경(陽經)에 달아나서 음경의 사이를 가로로 펜 것이 이른자 지파(支派)가 겉으로 가로로한 것이 낙이 된다는 것이다.

무자(繆刺)의 낙이 병들면 사가 대락(大絡)에 넘쳐흘러서 경수(經腧)에 들어가 꿰이지 못하고 그 아픈 것이 경맥(經脈)으로 더불어 서로 얽히게 되니 바로 낙은 병들어도 경은 병들지 않는다는 것이다.

그리고 혈락(血絡)의 낙(絡)은 피부에서 보이는 것이니 때로는 붉고 때로는 푸르며 때로는 검은 낙으로써 작은 것은 침과 같고 큰 것은 힘줄과 같다.

얕고 깊은 것으로써 말하면 혈락(血絡)은 지극히 얕고 무자(繆刺)란 것이 다음 가며 15락(絡)은 속에 가까와서 경수(經腧)에 꿰인 것이다. 〈綱目〉

59. 십이경(十二經)의 혈기(血氣)가 많고 적을 경우

대개 사람의 몸을 정상적으로 볼 때에 태양은 언제나 혈이 많고 기가 적으며 소양(少陽)은 언제나 기가 많고 혈이 적으며 양명(陽明)은 언제나 혈과 기가 모두 많으며 궐음(厥陰)은 언제나 혈이 많고 기가 적으며 소음(少陰)은 언제나 기가 많고 혈이 적으며 태음(太陰)은 언제나 기가 많고 혈이 적으니 이것은 천연(天然)의 이치가 되는 것이다.

그러므로 양명을 찌르면 혈과 기가 함께 나오고 태양을 찌르면 혈을 내면 기를 미워하며 소양을 찌르면 기를 내면서 혈을 미워하고 태음(太陰)을 찌르면 기를 내면서 혈을 미워하며 궐음(厥陰)을 찌르면 혈을 내면서 기를 미워하고 소음(少陰)을 찌르면 기를 내면서 혈을 미워하는 것이다. 〈靈樞〉

60. 십이경(十二經)의 행도(行度)의 부분(部分)일 경우

손의 삼음(三陰)이 장에서부터 손에 와 닿는 것이고, 손의 삼양(三陽)이 손에서부터 머리에 닿으며 발의 삼양(三陽)이 머리에서부터 발에 닿고, 발의 삼음(三陰)이 발에서부터 배에 와 닿는다. 〈靈樞〉

사람의 경락(經絡)과 삼양(三陽)•삼음(三陰)이 한몸에 분포되어 있으니 태양과 소음(少陰)은 몸의 뒤에 있고, 양명과 태음은 몸의 앞에 있으며 소양(少陽)과 궐음(厥陰)은 몸의 옆에 있는 것이다. 〈丹心〉

61. 기(氣)의 다니는 가도(街道)가 있을 경우

흉기(胸氣)와 복기(腹氣)및 두기(頭氣)와 경기(經氣)가 모두 가도(街道)가 있으니 기가 머리에 있는 것은 뇌에서 그치고 가슴에 있는 것은 가슴과 등에 그치며 기가 배에 있는 것은 배유(背兪)와 충맥(衝脈)및 자제(子臍)의 좌우동맥(左右動脈)에 있고 기가경에 있는 것은 기가(氣街)와 승산(承山)이 복사뼈 위의 그 밑에 있으니 이러한 혈(穴)을 택하려면 호침(毫鍼)을 써서 기를 얻은 다음에 찔러야 된다. 〈靈樞〉

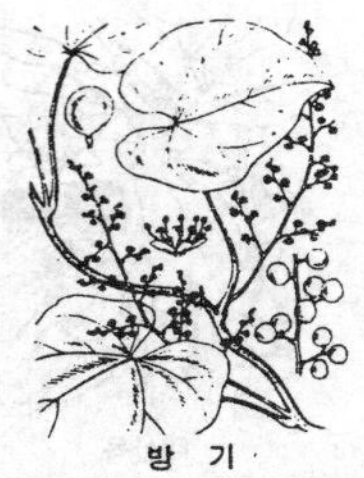
방 기

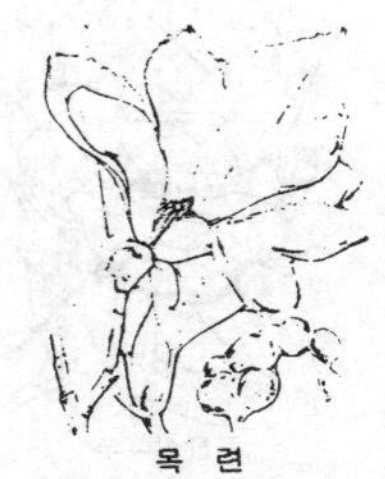
목 련

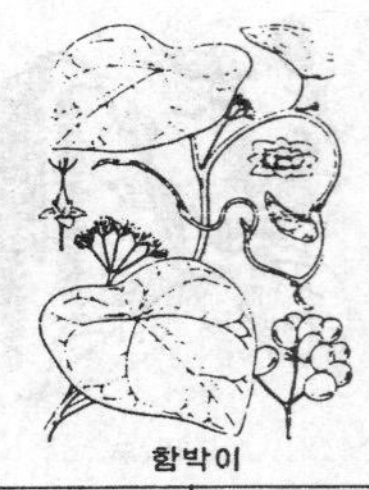
함박이

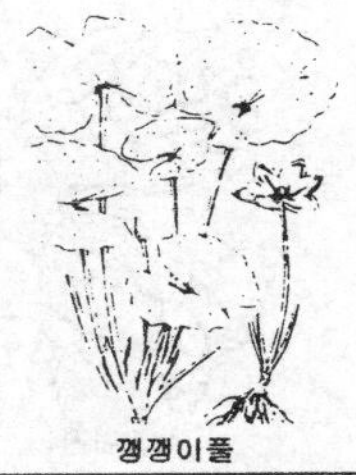
괭괭이풀

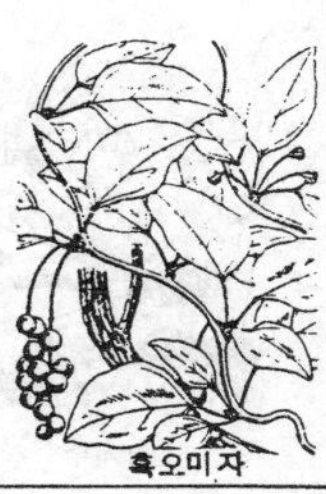
흑오미자

62. 침법의 거자(巨刺)와 무자(繆刺) 및 산자(散刺)일 경우

경(經)에 말하기를, 왼쪽이 성(盛)하면 오른쪽이 병들고 오른쪽이 성하면 왼쪽이 병들고 오른쪽의 아픔이 그치지 않을 때는 왼쪽 맥이 먼저 아프고 왼쪽이 통이 그치지 않을 때는 오른쪽 맥이 먼저 병이 드니 이러한 것은 반드시 거자(巨刺)를 해야 되는데 이 5혈(穴) = 정(井) • 형(滎) • 수(腧) • 경(經) • 합(合)은 임시로 변합(變合)이 되니 자법(刺法)의 가장 큰 것이다.

거자(巨刺)란 것은 경맥(經脈)을 찌르는 것이다. 〈入門〉

경(經)에 말하기를, 사(邪)가 대락(大絡)에 침입하면 왼쪽에서 오른쪽으로 흘러들고 오른쪽에서 왼쪽으로 흘러들며 상하와 좌우에 그 기가 정상을 잃어서 경수(經腧)에 들어가지 않으니 이것이 무자(繆刺)이며 낙맥(絡脈)을 찌르는 것이다.

그것은 낙맥(絡脈)이 경맥(經脈)과 함께 엉크러져 있다는 것이다.

몸이 당기고 아프게 되는 것이 있어도 맥은 병이 없는 것인데 이러한 때에는 음양이 서로 꿰뚫어서 통한 곳을 찔러야 되는 것이다. 〈入門〉

산자(散刺)란 것은 흩는 침이니 잡병에 흩어쓰며 그 혈은 병의 적절한 곳을 따라서 침쓰는 것이고, 처음부터 흘러드는데 구매하지 않으니 천응혈(天應穴)이라는 것으로써 자생경(資生經)에 이르기를, 아시혈(阿是穴)이란 것이 바로 그것이다. 〈入門〉

사(邪)가 경(經)에 침입하면 아픔이 왼쪽에 있고, 오른맥이 먼저 병든 것은 거자(巨刺)를 써서 반드시 그 경을 얻을 것이고, 낙맥(絡脈)을 취하면 아니 되며 낙맥이 병든 것은 그의 아픔이 경맥이 얽힌 곳에 있기 때문에 이름을 무자(繆刺)라고 하며, 모든 왼쪽은 오른쪽을 취하고 오른쪽은 왼쪽을 취하는 것이다.

또는 모든 경의 낙맥을 취하는 것이다. 〈綱目〉

63. 팔맥(八脈)의 기경(奇經)일 경우

맥이 양유(陽維) • 음유(陰維) • 양교(陽蹻)가 있고, 충(衝) • 독(督) • 임(任) • 대(帶)의 맥이 있으니 이 8맥은 모두 경에 관련이 없기 때문에 기경(奇經) 8맥인 것이다. 〈難經〉

기경(奇經)의 병은 저절로 나는 것이 아니고, 대개 모든 경의 넘쳐나옴으로 인해서 흘러드는 것이니 비교하면 도랑을 만들어서 수원(水原)의 넘치는 것을 미리 막아 주는데 수원이 불어서 도랑이 넘쳐 흐르면 깊은 호수로 흘러들어가는 것처럼 맥이 강성하면 8맥에 들어가서 잘 순환되지 않기 때문에 그의 사기를 받은 것이 쌓여서 부어 열이 생기고 돌아다니면서 온몸을 쏘는 것이다. 〈綱目〉

독(督) • 충(衝) • 임(任) 3맥이 같이 일어나서 달리 다니되 모두 기충(氣衝) = 혈명에서 비롯된다.

한 가지의 근원에서 세 갈래로 나누니 독맥은 등에 가서 양에 응하고 임맥은 배에 가서 음에 응하며 충맥(衝脈)은 발에서 머리에 이르되 위로 곧바로 가서 12경의 바다가 되어서 모든 경의 기혈을 총령(總領)하며 이것이 모두 다 기충(氣衝)에서 일어나고 충이 또 위맥(胃脈)에서 일어나니 그의 근원이 위기가 원뿌리가 되는 것을 알 수 있는 것이다. 〈入門〉

◎ 양유(陽維)

금문(金門 = 혈명)이 일어나서 양교(陽交)로써 틈 = 극(隔)을 하고 손과 발의 태양과 교맥(蹻脈)으로 더불어 견수(肩腧)에 모이고 손과 발의 소양(少陽)에서부터 천료(天髎)에 모이며 견정(肩井)에 모이면 족소양(足少陽)으로 더불어 양백(陽白)에 모이고 위로 신에 근원이 되어서 밑으로 풍지(風池)에 이르러 독맥(督脈)으로 더불어 아문(瘂門)에 모이니 이것은 양유(陽維)의 맥이 모든 양의 교회(交會)에서 일어나는 것이다. 〈入門〉

양유(陽維)의 병증세가 한열(寒熱)을 괴로와 한다.

또 양유(陽維)는 양에 매이고 음유(陰維)에 매이게 되니 음과 양이 서로 매이지 아니하면 장연(悵然)하게 뜻을 잃고 저절로 수지(收持)를 못하는 것이다. 〈綱目〉

◎ 음유(陰維)

음유(陰維)의 틈을 축보(築賓) = 혈명이라고 하는데 족태음(足太陰)이 궐음과 함께 부사(府舍)와 기문에 모이고 또 임맥으로 더불어 염천(廉天)과 천돌(天突)에 모이니 이것은 음유(陰維)가 모든 음의 교회(交會)에서 일어나는 것이다. 〈入門〉

음유의 병증세는 심통을 괴로와 한다. 〈綱目〉

◎ 양교(陽蹻)

양교(陽蹻)는 발꿈치 = 근(跟)에서 일어나 바깥 복사뼈를 따라 갑맥혈에 위로 가서 풍지(風池)에 들어간다.

양교(陽蹻)의 병은 양이 급하고 미쳐 날뛴다. 〈入門〉

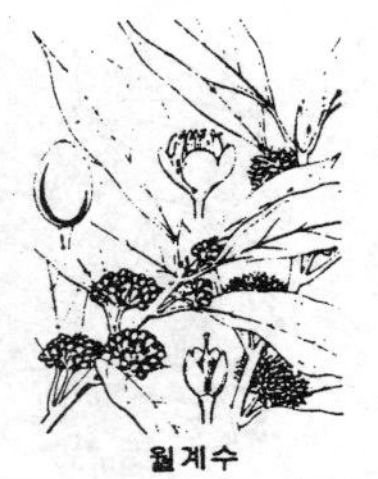
월계수

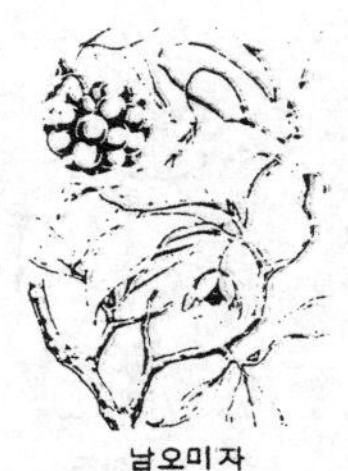
남오미자

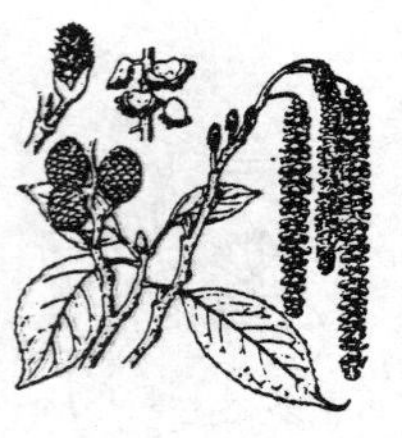
오리나무

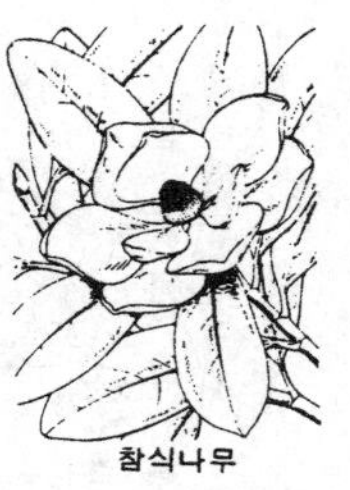
참식나무

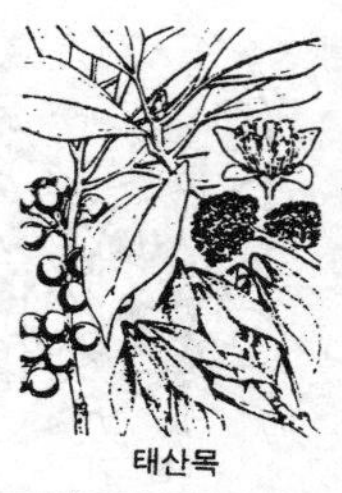
태산목

교(蹻)라는 것은 이긴다는 것이니 이 맥의 가는 것이 가장 빠르다는 것이다. 〈入門〉

◎ 음교(陰蹻)

음교맥이 또한 발꿈치에 일어나서 안쪽 복사뼈를 따라 조해혈(照海穴)에 위로 가서 목구멍에 이르러 충맥(衝脈)에 서로 꿰뚫는다.

음교(陰蹻)의 병증세는 음이 급하고 발이 곧아진다. 〈入門〉

◎ 충맥(衝脈)

충맥(衝脈)은 몸의 앞에 가서 임맥(任脈)의 양곁을 끼고 있다.

동탄(東坦)이 말하기를, 충맥이 회음(會陰) = 혈명에 일어나 기가(氣街)에 근원이 되고 두 길이 되어서 배의 한가운데에 들어가 배꼽의 양곁을 끼고 위로 가서 족양명(足陽明)의 맥에 붙어 가슴속에 이르러 흩어진다. 〈綱目〉

내경(內經)에 말하기를, 「충맥이 족소음(足少陰)의 경에 어울린다.」하였고, 난경(難經)에 말하기를, 「족양명(足陽明)의 경에 어울린다.」하였으니 이것으로써 미루어 보면 충맥(衝脈)어 기가(氣街)에서부터 일어나 양명(陽明)과 소음(少陰) 2경(經)의 안에 있고 배꼽을 거쳐서 위로 가는 것이 그 이치가 확실한 것이다. 〈綱目〉

◎ 독맥(督脈)

독맥(督脈)이 처음과 끝으로 몸의 뒤로 다니고 회음(會陰)에 나가서 장강(長強)에 근본이 되서 위로 척추속에 다니고 머리 꼭대기에 이르며 족태양(足太陽)의 맥에 붙으니 독(督)이라 하는 것은 모든 경(經)을 독려해서 거느린다는 뜻이다. 〈綱目〉

독맥(督脈)의 병증세는 척추가 뻣뻣하고 뒤집어지며 끊어지는 듯한 증세이다.

◎ 임맥(任脈)

임맥(任脈)이 처음부터 끝까지 몸의 앞에 다닌다. 동탄(東坦)이 말하기를, 「임맥(任脈)이 회음(會陰)에서 일어나 곡골(曲骨)에 근본이 되니 전음(前陰)에 들어가서 뱃속에 나오고 배꼽을 지나서 위로 다니며 족궐음(足厥陰)의 경에 붙으니 임이라는 것은 여자가 얻어서 임신한다.」는 것이다. 〈綱目〉

임맥(任脈)의 병증세는 내결(內結)을 괴로와하니 남자는 구산(九疝)이 되고 여자는 가취(瘕聚)가 되는 것이다. 〈綱目〉

충맥(衝脈)과 임맥(任脈)이 모두 흉(胸)속에서 위로 뱃속을 둘러 경락(經絡)의 바다가 되고 떠서 밖으로 가는 것은 배의 오른쪽을 따라 위로 가서 목구멍에 모이고 따로 입에 이어지게 된다. 〈綱目〉

◎ 대맥(帶脈)

대맥(帶脈)은 계협(季脇)에서 일어나 몸을 한바퀴로 두른다. 〈難經〉

경(經)에 말하기를, 「대맥(帶脈)이 계륵(季肋) 사이에 돌아간다.」하였는데 주에 말하기를, 「온몸에 한바퀴 돌아서 모든 맥을 묶는 것이 마치 허리를 동여매는 것처럼 하여 계륵(季肋)에서 일어나게 되니 바로 장문혈(章門穴)인데 갈비 밑에서 허리뼈의 사이에 닿는다.」〈入門〉

대맥(帶脈)의 증세는 뱃속이 꿀렁꿀렁 하여 물속에 앉은 것과 같다.

64. 자오팔법(子午八法)일 경우

자(子)라는 것은 양(陽)이고, 오(午)라는 것은 음(陰)인데 양음(陽陰)이라고 말하지 않고 자오(子午)라고 하는 것은 사람의 몸의 임(任)가 독(督)의 양맥(兩脈)이 천지의 자오(子午)로 더불어 서로 유통 되기 때문에 지리에 지남침이 자오를 떠나지 않는 것이 바로 음양과 자연의 이치인 것이다.

8법이란 기경(奇經)의 8혈(穴)이 주요하니 바로 12경(經)의 대회(大會)인 것이다. 〈入門〉

공손(公孫) = 충맥(衝脈) • 내관(內關) = 음유(陰維) • 임읍(臨泣) = 대맥(大脈) • 외관(外關) = 양유(陽維) • 후계(後谿) = 독맥(督脈) • 신맥(申脈) = 양교(陽蹻) • 열결(列缺) = 임맥(任脈) • 조해(照海) = 음교(陰蹻) 등 위와 같은 팔맥(八脈)가운데 양교(陽蹻) • 양유(陽維)및 독맥(督脈)은 모두 양에 들으니 견(肩) • 배(背) • 요(腰) • 퇴(腿)의 밖에 있는 병을 주관하고 음교(陰蹻) • 음유(陰維), 임(任) • 충(衝) • 대(帶)의 모든 맥은 음에 들으니 심(心) • 복(腹) • 협(脇) • 륵(肋)의 속에 있는 병을 주관한다. 〈入門〉

온몸의 367혈(穴)이 손과 발의 66혈에 통솔되어 있고, 그 66혈이 또 8혈에 통솔(統率)되어 있기 때문에 기경 8혈이라고 한다. 〈入門〉

65. 자오(子午)의 유주(流注)일 경우

유(流)라는 것은 간다는 것, 바로 왕(往)이 되고, 주(注)라는 것은 주(住)인데 신기(神氣)가 널리 퍼지는 것

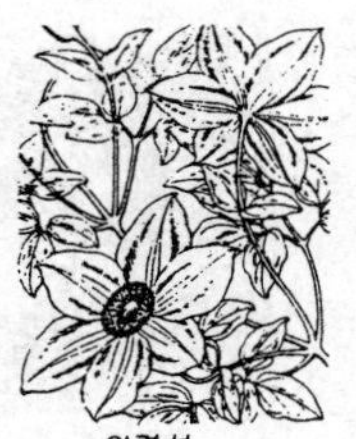
위령선

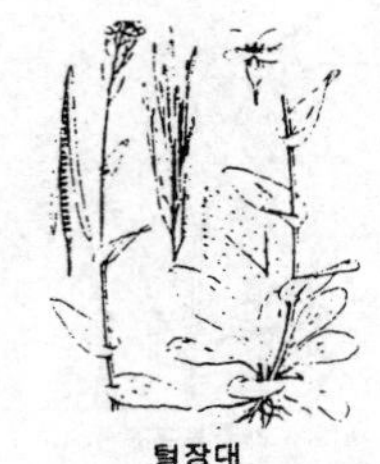
털장대

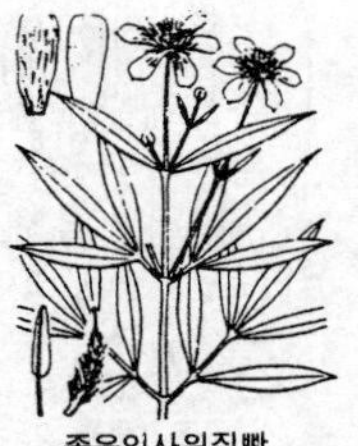
좁은잎사위질빵

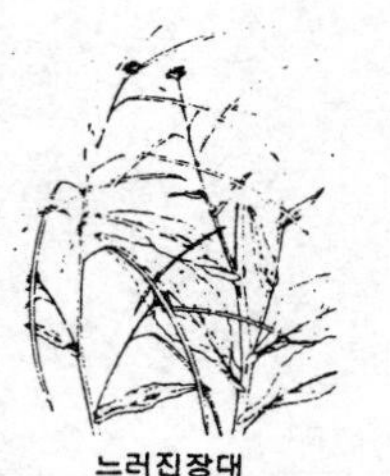
느러진장대

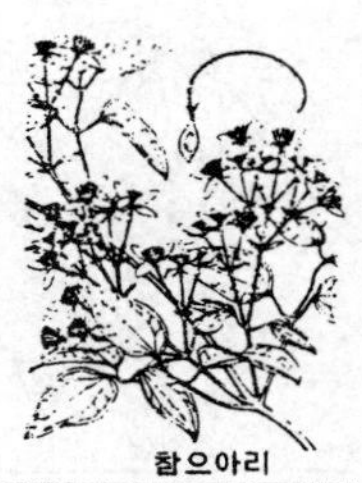
참으아리

을 말하는 것이다.

12경의 매경(每經)이 각각 5혈(穴)이 얻으니 정(井)·형(滎)·수(腧)·경(經)의 합(合)이니 손에서는 팔목에 지나지 않고 발에서는 무릎에 지나지 않는 것이다.

양간(陽干) 36혈과 음간(陰干) 30혈이 아울러서 66혈을 이루니 양간의 6혈이 더 많은 것은 바로 원혈(原穴)인 것이다. 〈入門〉

대장(大腸)의 합에 또한 거허(巨虛)·상렴(上廉)이 있고, 소장(小腸)의 합에 또한 거허(巨虛)와 하렴(下廉)이 있으며, 삼초(三焦)의 합에 또한 위양(委陽)이 있다. 〈綱目〉

66. 오장(五臟)과 육부(六腑)에 소속된 오수(五腧)와 오행(五行)일 경우

肺　少商 魚際 大淵 經渠 尺澤
　　井木 滎水 腧土 經金 合水
大腸 商陽 二間 三間 合谷 陽谿
　　井金 滎水 腧木 原　 經火
　　曲池 上廉
　　合土
心　中衝 勞宮 太陵 間使 曲澤
　　井木 滎火 腧土 經金 水合

심이 주령(主令)하지 못하기 때문에 심포(心包)로써 대신하는 것이다.

小腸 少澤 前谷 後谿 腕骨 陽谷
　　井金 滎水 腧木 原　 經火
　　小海 下廉
　　合土
肝　大敦 行間 大衝 中封 曲泉
　　井木 滎火 腧土 經金 合水
膽　竅陰 俠谿 臨泣 丘墟 陽輔
　　井金 滎水 腧木 原　 經火
　　陽陵泉
　　合土
脾　隱白 大都 太白 商丘 陰陵泉
　　井木 滎火 腧土 經金 合水
胃　厲兌 內庭 陷谷 衝陽 解谿
　　井金 滎水 腧水 原　 經火
　　三里
　　合土
腎　涌泉 然谷 太谿 復溜 陰谷
　　井木 滎水 腧土 經金 合水
膀胱 至陰 通谷 束骨 京骨 崑崙
　　井金 滎水 腧木 原　 經火
　　委中
　　合土
三焦 關衝 液門 中渚 陽池 支溝
　　井金 滎水 腧木 原　 經火
　　天井 委陽
　　合土

◎ 오수(五腧)와 음양에 배명(配名)일 경우

·양정금(陽井金)·음형수(陰滎水)·음수목(陰腧木)·음경금(陰經金)·음경화(陰經火)·양경화(陽經火)·음합수(陰合水)·양합토(陽合土) 등 위와 같이 음양(陰陽)이 서로 같지 않은 것은 어째서인가? 이것은 강(剛)과 유(柔)의 다른 것이다.

음정(陰井)·을목(乙木)·양정(陽井)·경금(經金)이니 경(經)이란 것은 을의 강이고, 을이란 것은 경의 유(柔)이기 때문에 서로 배합이 되는 것이다.

다른 것도 이것을 따른다. 〈難經〉

◎ 오수(五腧)의 주병(主病)일 경우

오장과 육부(六腑)가 각각 정(晶)·형(滎)·수(腧)·경(經)·합이 있으니 모두 무엇을 주장하는 것인가?

경에 말하기를, 나는 것이 정(井)이 되고 흐르는 것이 형(滎)이 되며 넣는 것이 수(腧)가 되고 다니는 것이 경이 되며 이 모든 것이 합이 되니 정은 심장 밑의 비만(痞滿)=간사(間邪)한 것을 주장하고 형은 신열=심사(心邪)를 주장하며 수(腧)는 몸이 무겁고 지절(支節)이 아픈 것 비사(脾邪)를 주장하고 경(經)은 천해(喘咳)와 한열(寒熱)=폐사(肺邪)를 주장하며 합은 기가 역하고 설사하는 것=사신(邪腎)을 주장하니 이것이 각각 주장하는 병의 증세이다. 〈難經〉

◎ 오수(五腧)의 침은 사시(四時)를 따름이다.

봄에는 정(井)을 찌르고 여름에는 형을 찌르며 계하(季夏)에는 수(腧), 가을에는 경(經)을 찌르고 겨울에는 합을 찌르니 그것은 어떠함인가? 봄에 정(井)을 찌르는 것은 사(邪)가 간에 있음이고, 여름에 형을 찌르는 것은 사(邪)가 심(心)에 있음이며, 계하(季夏)에 수를 찌르는 것은 사(邪)가 비(脾)에 있음이고, 가을에 경을 찌르는 것은 사(邪)가 폐에 있음이며 겨울에 합을 찌르는 것은 사

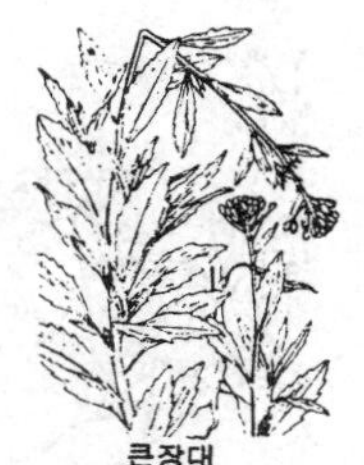
큰장대

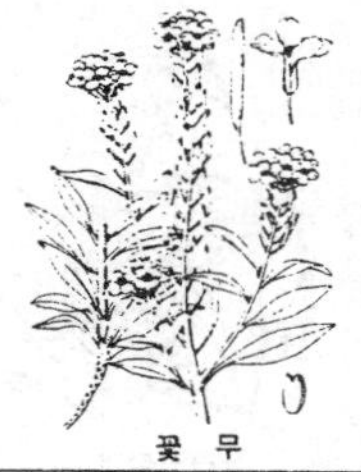
꽃 무

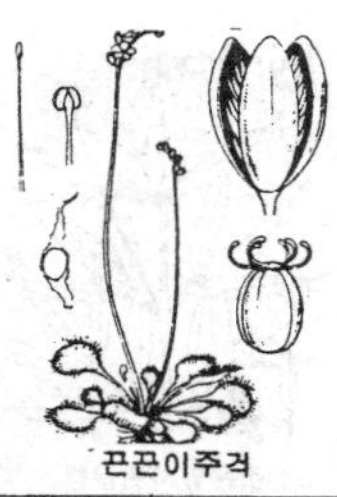
끈끈이주걱

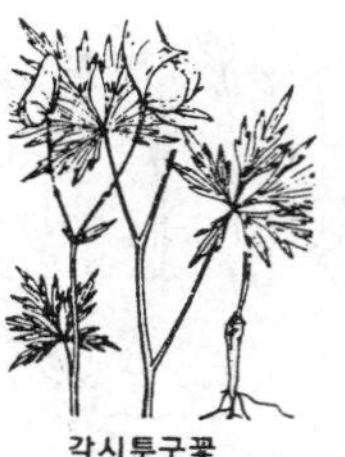
각시투구꽃

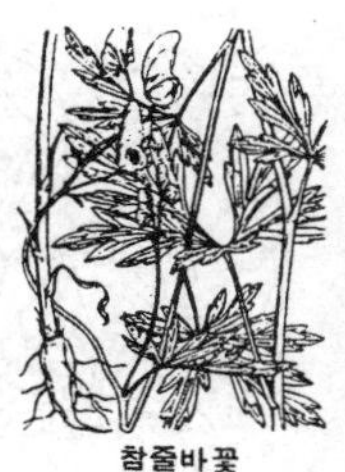
참줄바꽃

가 신(腎)에 있음이다. 〈難經〉

◎ 정(井)과 합(合)이 뜻이 있을 경우

나는 것이 정(井)이 되고 드는 것이 합이 된다는 것은 어떤 뜻이 있는가? 대개 정(井)이란 동방에 봄이니 처음 소생하는 것이고, 합이란 북방에 겨울이니 양기(陽氣)가 들어가서 간직하는 것이다. 〈難經〉

67. 오장(五臟)과 육부(六腑)에 병이 있으면 당연히 12원(原)을 취해야 할 경우

오장(五臟)에 육부(六腑)가 있고 육부(六腑)에 12원이 있으니 12원(原)은 4관(關)에서 나고 오장을 주로 치료하며 오장에 병이 있으면 당연히 12원(原)을 택하니 12원이란 오장의 품부(禀賦)한바 365마디의 기미(氣味)이다.

오장이 병이 있으면 당연히 12원(十二原)에서 나고 원에는 각각 나는 것이 있으니 양속의 소음(少陰)은 폐이니 그 원(原)이 큰 연못에서 나고 양속의 태양은 심이니 그 원이 큰 능(陵)에서 나며 음속의 소양(少陽)은 간이니 그 원(原)은 태충(太衝)에서 나고 음속의 지음(至陰)은 비이니 그 원은 태백(太白)에서 나며 음속의 태음(太陰)은 신(腎)이니 그 원이 태계(太谿)에서 나고 고(膏)의 원은 구미(鳩尾)에 나며 맹(盲)의 원은 기해(氣海)에 난다.

이 12원(原)은 5장과 6부의 병을 주로 치료하는 것이다. 〈靈樞〉

사관(四關)이란 합곡(合谷)의 태충혈(太衝血)이니 12경의 원이 모두 사관에서 난다. 〈入門〉

68. 장부(臟腑)의 요혈(要穴)일 경우

오장(五臟)의 수는 25혈(穴)이고, 6부의 수(腧)는 36혈이니 거허(巨虛)의 상•하렴을 64혈이 모두 주장하는 것이니 태연(太淵)•태능(太陵)•태백(太白)•태계(太谿)가 오장(五臟)의 원이 되고, 삼리(三里) 및 거허(巨虛)의 상•하렴과 위중(委中)•위양(委陽)•양능천(陽陵泉)이 육부의 합이 되며, 또 절요(切要)한 혈이 되니 의원은 당연히 먼저 연구해야 하는 것이다.

장의 수(腧)가 25이고, 팔꿈치의 수가 36으로써 합하면 61수가 되며 위양(委陽)의 상렴(上廉)과 하렴(下廉)을 더하면 64수(腧)가 되는 것이다. 〈綱目〉

69. 육합(六合)이 들고 나가는 곳일 경우

황제(黃帝)가 묻기를, 「형의 수(腧)와 합이 각각 이름이 있는가?」 기백(岐伯)이 답하기를, 「형(滎)의 수(腧)는 외경(外經)을 치료하고 합은 내부(內府)를 치료한다.」

황제가 묻기를, 「합곡(合谷)이 이름이 있는가?」 기백(岐伯)이 답하기를, 「위의 합은 삼리에 들어가고 대장(大腸)의 합은 거허(巨虛)의 상렴(上廉)에 들어가며 소장(小腸)의 합은 거허(巨虛)의 하염에 들어가니 삼부(三府)가 모두 족양명(足陽明)에서 나오는 것이고, 삼초(三焦)의 합은 위양(委陽)에 들어가며 방광의 합은 위(委)속에 들어가니 이 이부(二府)가 모두 족태양(足太陽)에서 나오고 담의 합은 양능천(陽陵泉)에 들어가니 이 일부(一府)가 족소양(足少陽)에서 나는 것이다.」

황제(黃帝)가 묻기를, 「어떻게 취하는 것인가?」 기백(岐伯)이 답하기를, 「삼리(三里)를 취하는 것은 발등을 숙여서 취하고 거허(巨虛)를 취하는 것은 발을 들어서 취하며 위양(委陽)은 굽히고 펴서 취하고 위중(委中)은 굽혀서 취하고 양능천(陽陵泉)은 바로 무릎을 세워 가지런히 내려서 위중(委中)의 양에 닿아서 취한다.」 〈靈樞〉

70. 족삼초(足三焦)의 별맥(別脈)일 경우

삼초(三焦)란 것은 족태양(足太陽)의 별칭이니 복숭아뼈의 5치에 올라서 따로 들어가 천(腨)과 장(腸)에 들어가고 위양(委陽) = 혈명에 나간다.

태양의 바른 곳에 머물러서 방광에 들어가 이어지고 하초(下焦)에 약(約)하니 그 병이 실하면 폐륭증(閉癃症)이 생기고 허하면 유뇨(遺尿)가 되니 유뇨(遺尿)는 보(補)하고 폐륭(閉癃)은 사하는 것이다. 〈靈樞〉

71. 팔회혈(八會穴)일 경우

부(府)는 태창(太倉) = 중완혈(中脘穴)에 모이고 장(臟)은 계협(季脇) = 장문혈(章門穴)이 모이며 근은 양능천((陽陵泉)에 모이고 수(腧)는 절골(絶骨) = 양보혈(陽輔穴)에 모이며 혈은 격수(膈腧) = 혈명에 모이고 골은 대저(大杼) = 혈명에 모이고 맥은 태연(太淵) = 혈명에 모이고 기는 삼초(三焦)밖의 한 힘줄 곧은 쪽의 양젖 = 복중혈(腹中穴)안에 있다.

발등은 중완(中脘)에 모이니 부(府)의 병은 중완(中脘)을 치료하고 장(臟)의 병은 장문(章門)을 치료하며, 수(腧)는 절골(絶骨)에 모이니 수(腧)의 병은 절골을 치료하고 혈은 격수(膈腧)에 모이니 혈의 병은 격수(膈腧)를 치료하며 뼈는 대저(大杼)를 치료하고 맥은 태연(太淵)

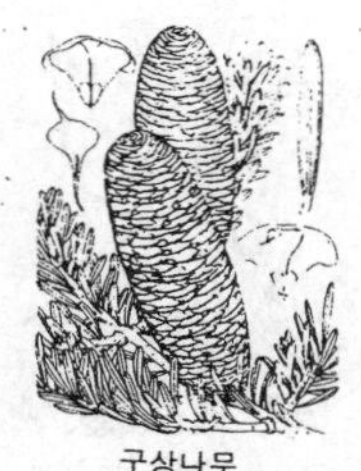
구상나무

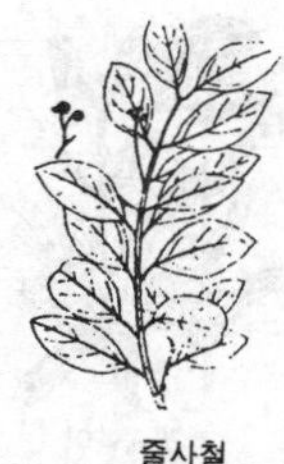
줄사철

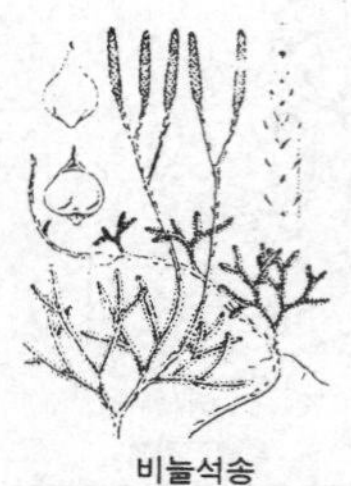
비늘석송

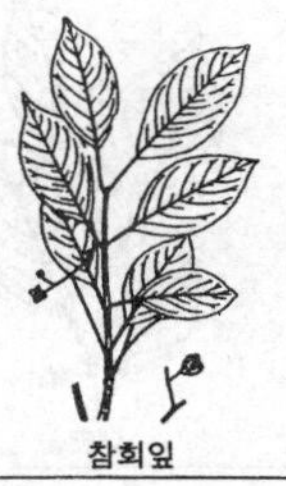
참회잎

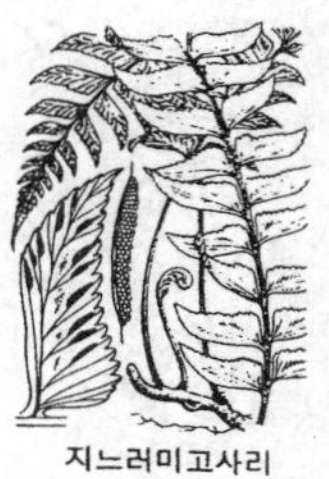
지느러미고사리

에 모이니 맥의 병은 태연(太淵)을 치료하며 기는 전중(膻中)에 모이니 기의 병은 전중(膻中)을 치료한다. 〈難經〉

72. 육경(六經)의 표본(標本)일 경우

족태양(足太陽)의 근본은 발꿈치 위에 5치 가운데에 있고 표시는 양락(兩絡)의 명문(命門)에 있으니 명문은 눈이다.

족소양(足少陽)의 근본은 규음(竅陰)의 사이에 있고 표시는 창농(窓籠)의 귀가 된다.

족소음(足少陰)의 근본은 안쪽 복사뼈의 아래에서 위의 3치에 있고 표시는 배수(背腧)와 혀밑의 양맥에 있다.

족궐(足厥)의 근본은 행간(行間) 위의 5치에 있고 표시는 배수(背腧)에 있다.

족양명(足陽明)의 근본은 여태(厲兌)에 있고 표시는 인영(人迎)·협협(頰挾)·항상(頏顙)에 있다.

족태음(足太陰)의 근본은 바깥 복사뼈의 뒤에 4치에 있고 표시는 배수(背腧)와 혀의 뿌리에 있다.

수태양(手太陽)의 근본은 바깥 복사뼈의 뒤에 있고, 표시는 명문(命門) 위의 1치에 있다.

수소양(手少陽)의 근본은 작은 손가락과 다음 손가락 사이 위의 2치에 있고 표시는 귀 뒤의 상각(上角) 밑의 바깥 눈초리에 있다.

수양명(手陽明)의 근본은 팔목의 뼈 가운데에 있으면서 위로 다른 양에 이르고 표시는 낯 밑과 합감(合鉗) 위에 있다.

수태음(手太陰)의 근본은 촌구(寸口) 가운데 있고 표시는 겨드랑 밑의 동맥에 있다.

수심주(手心主)의 근본은 손바닥 뒤의 양힘줄 사이의 2치 가운데에 있고 표시는 겨드랑 밑의 3치에 있다.

무릇 이 혈을 살필 때에는 아래가 허하면 궐하고 아래가 성(盛)하면 열이 있으며 위가 허하면 어지럽고 위가 성하면 열로 아프다. 〈靈樞〉

73. 인신사해(人身四海)의 수혈(腧穴)일 경우

위가 수곡(水穀)의 바다가 되고 그 수(腧)는 위로 기가(氣街)에 있으며 아래로는 삼리(三里)에 있다.

충맥(衝脈)이 12경맥(經脈)의 바다가 되니 그 수는 위로 대저(大杼)에 있고, 아래로 거허(巨虛)의 상·하렴(上·下廉)에 나간다.

전중(膻中)이 기의 바다가 되니 그 수(腧)는 위로 주골(柱骨)의 위에 있고 아래로는 인영(人迎)에 있다.

뇌가 수(腧)의 바다가 되니 그 수(腧)는 위로 덮개에 있고 아래로 풍부(風府)에 있으니 덮개라는 것은 바로 백회혈(百會穴)이다. 〈靈樞〉

74. 대접경(大接經)이란

경(經)에 말하기를, 「머물고 여위어서 옮기지 않으면 마디로 하여 찔러서 12경(經)으로 하여금 지나거나 끊어짐이 없도록 해야 된다.」 하였으니 가령 12경 가운데서 어느 경락(經絡)이 통행하지 않는지에 대해서 당연히 통하지 않고 막힌 경을 찌르고 함께 기로 하여금 마디를 지나게 해서 그 수를 가리지 말고 평후(平後)하는 것으로써 한정을 둔다.

대접경(大接經)은 중풍에 편고(偏枯)를 치료하니 양을 좇아서 음을 끊고 음을 좇아서 양을 끊되 모두 12경의 정혈(井穴)을 취하는 것이다. 〈綱目〉

75. 주병(主病)의 요혈(要穴)일 경우

대체로 윗부의의 병은 수양명(手陽明)을 많이 취하고 중간 부위의 병은 족태음(足太陰)을 많이 취하며 아랫 부위의 병은 족궐음(足厥陰)을 많이 취하고 앞가슴은 족양명(足陽明)을 취하며 뒷등은 족태양(足太陽)을 취하니 각경(刻經)의 병을 인해서 각경(刻經)의 혈을 취하는 것이 가장 중요한 비결이 되는 것이다.

백가지 병에 한번의 침으로 적용시켜야 하니 많이 침을 쓰면 침이 몸에 편만(偏滿)하므로 침을 쓰는 것을 주의해야 되는 것이다. 〈入門〉

고(膏)·맹(盲)·수(腧)·삼리(三里)·용천(涌泉)은 백병을 모두 다스린다. 〈入門〉

혹시 몸을 편히 하려면 단전(丹田)과 삼리(三里)를 마르지 않게 해야 된다. 〈資生〉

76. 침과 뜸을 금할 경우

몸의 혈이 365곳이 있는데 그 가운데 30혈은 뜸을 하면 해가 되고 79혈은 침을 쓰면 불행한 일이 생긴다. 〈叔和〉

침을 쓰는 사람은 반드시 먼저 공혈(孔穴)을 밝혀서 허를 보하고 실을 사(瀉)하는 것을 그 이치로 알아야 되니 피부와 주리(腠理)에 침을 쓰면 기육(肌肉)을 상하지 말

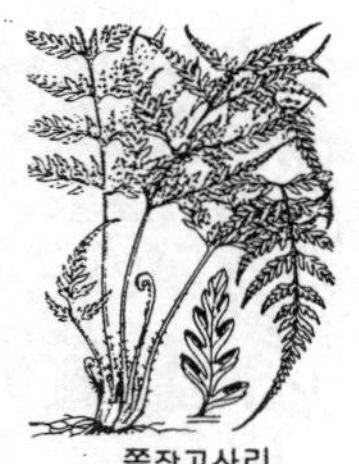
쪽잔고사리

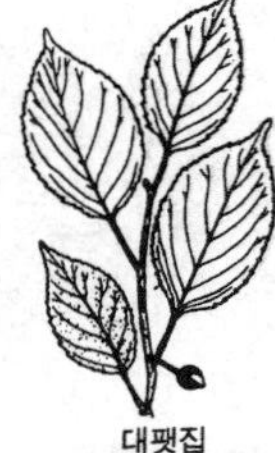
대팻집

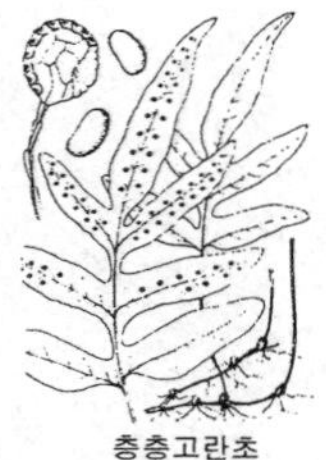
층층고란초

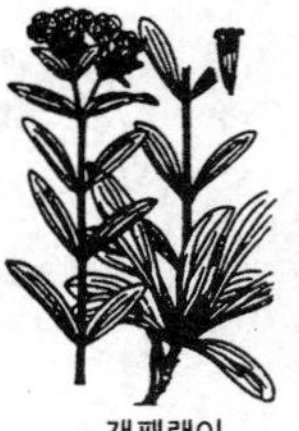
갯패랭이

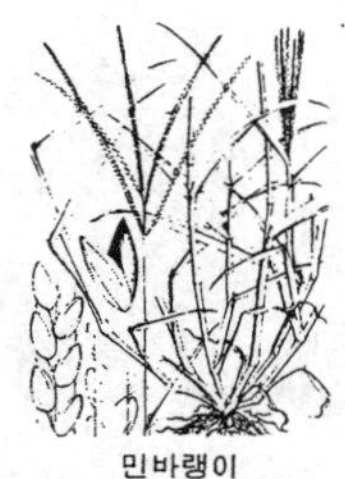
민바랭이

아야 하고 기육(肌肉)에 침을 써서 근맥(筋脈)을 상하지 말아야 되며 골수(骨髓)에 침을 써서 모든 경맥(經脈)을 상하지 말아야 되고 기육(肌肉)에 침을 써서 근맥을 상하지 말아야 되며 골수(骨髓)에 침을 써서 모든 경맥(經脈)을 상하지 말아야 된다.

근맥(筋脈)을 상하여 놀라서 혼백을 잃고 혈맥(血脈)을 상하면 번난(煩亂)하여 신을 잃으며 피모(皮毛)를 상하면 상기(上氣)하여 혼을 잃고 골수를 상하면 신음해서 뜻을 잃으며 기육(肌肉)을 상하면 사지를 거두지 못하고 지혜를 잃게 되니 이것이 오난(五亂)이 되는 것인데 죽게 될 우려가 있는 것이다. 〈資生〉

◎ 오장(五臟)을 찔러서 죽는 증후(症候)

오장(五臟)은 신을 간직하는 것을 주관하는데 상하면 죽게 된다.

찌르는 것이 심(心)에 닿으면 1일 만에 죽게 되는데 그 증상은 기침하며, 찌르는 것이 간에 닿으면 3일이면 죽는데 그 증상은 기침하며, 찌르는 것이 간에 적중되면 5일이면 죽게 되니 그 증상은 말을 많이 하고 찌르는 것이 비(脾)에 적중되면 10일이면 죽으니 그 증상은 탄(呑)=(숨을 안으로 드리쉬는 것으로 풀이해야 옳을는지 자못 의문이다.)하며 찌르는 것이 신(腎)에 적중되면 6일이면 죽게 되니 그 증상은 재채기하고 찌르는 것이 담에 적중되면 1일반만에 죽게되니 그 증상은 구역(嘔逆)하며, 찌르는 것이 격(膈)에 적중되면 그 병이 비록 나아도 1년이면 반드시 죽게 된다. 〈內經〉

◎ 침을 실수하여 상하게 될 경우

발등 위의 큰 맥을 찔러서 피가 안 그치면 죽고, 음고(陰股)속의 큰 맥을 찔러서 피가 안 그치면 죽으며, 얼굴 가운데의 유맥(溜脈)을 찌르면 눈이 멀고 객주인(客主人)=상관혈(上關穴)안에 꺼진 속의 맥을 찌르면 내루(內漏)가 되어서 귀가 먹으며, 머리속의 뇌호(腦戶)를 찔러서 뇌 속까지 들어가면 즉사하고, 종주뼈를 찔러서 액이 나오면 절음바리가 되며, 혀밑의 중맥을 많이 찔러서 출혈이 많으면 즉사하며, 발의 포락의 중맥(中脈)을 찔러서 피가 나지 않으면 부어서 종기가 되고, 족소음맥(足少陰脈)을 찔러서 거듭 허하면 혀가 자유롭지 못해서 말하기가 어려우며, 틈속의 큰 맥을 찌르면 폐에 천역(喘逆)이 생겨서 위를 보고 숨을 쉬며, 기충의 중맥(中脈)을 찔러서 피가 나지 않으면 종기가 되고, 팔목=(肘)의 안쪽 꺼진 곳을 찌르면 기기 돌아가서 굽히거나 펴지를 못하고, 척추사이의 볼록뼈=중수(中髓)를 찌르면 등이 굽어지며 음고(陰股) 밑의 3치에 안으로 꺼진 곳을 찌르면 유뇨증(遺尿症)이 생기고 젖위를 찔러서 유방에 맞히면 종기가 되어서 뿌리를 먹고 (젖꼭지가 떨어진다는 뜻) 겨드랑 밑과 갈비 사이를 찌르면 기침하며 결분(缺盆)속의 안으로 꺼진 곳을 찌르면 기가 새나와서 천해(喘咳)와 역증(逆症)이 생기고 소복(少腹)을 찔러서 방광에 맞히면 소변이 나오며 소복(小腹)이 가득차고 손의 어복(魚腹)에 안으로 꺼진 곳을 찌르면 종기가 되며 눈두덩 위의 꺼진 뼈속 중맥(中脈)을 찌르면 눈물이 새고 소경이 되며, 관절 가운데를 찔러서 액이 나오면 굽히고 펴지를 못한다. 〈內經〉

상관(上關)을 찌르면 입을 벌리고 다물지 못하며, 하관(下關)을 찌르면 입을 다물고 벌리지 못하며, 독비(犢鼻)를 찌르면 굽히기는 해도 펴지를 못하고 양관을 찌르면 굽히고 펴지를 못한다. 〈靈樞〉

◎ 금침혈일 경우

신정(神庭)•뇌호(腦戶)•사회(顖會)•옥침(玉枕)•낙각(絡却)•승령(承靈)•노식(顱息)•각손(角孫)•승읍(承泣)•신도(神道)•영대(靈臺)•운문(雲門)•견정(肩井)•전중(膻中)•결분(缺盆)•상관(上關)•구미(鳩尾)•5리(五里)=수(手)•청령(青靈)•합곡(合谷)•신궐(神闕)•횡골(橫骨)•기충(氣衝)•기문(箕門)•승근(承筋)•삼음교(三陰交)•수분(水分)•회음(會陰)•석문(石門)•삼양락(三陽絡)•인영(人迎)•유중(乳中)•연곡(然谷)•복토(伏兎). 〈入門〉

◎ 금구혈일 경우

아문(瘂門)•풍부(風府)•천주(天柱•승광(承光)•임읍(臨泣)•두유(頭維)•찬죽(攢竹)•청명(睛明)•소료(素髎)•화료(禾髎)•영향(迎香)•관교(觀膠)•하관(下關)•인영(人迎)•천유(天牖)•천부(天府)•주영(周榮)•연액(淵腋)•유중(乳中)•구미(鳩尾)•복애(腹哀)•견정(肩貞)•양지(陽池)•중충(中衝)•소상(少商)•어제(魚際)•경거(經渠)•양관(陽關)•척중(脊中)•은백(隱白)•누곡(漏谷)•조구(條口)•지오회(地五會)•독비(犢鼻)•음시(陰市)•복토(伏兎)•비관(脾關)•신맥(申脈)•위중(委中)•음능천(陰陵泉)•은문(殷門)•심수(心腧)•승부(承扶)•승읍(承泣)•계맥(瘈脈)•사죽공(絲竹空)•음문(瘖門)•이문(耳門)•석문(石門)•기충(氣衝)•뇌호(腦戶)•백환수(白環腧).

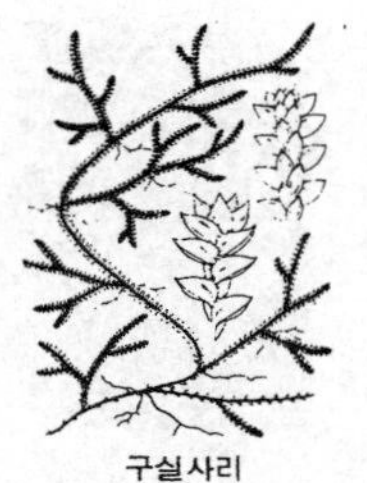
구실사리

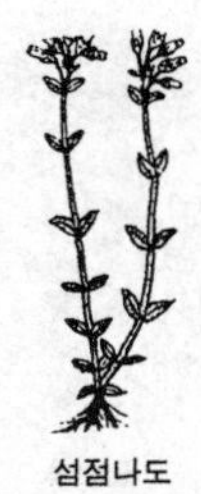
섬점나도

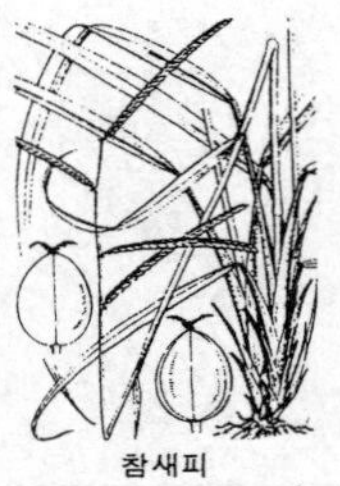
참새피

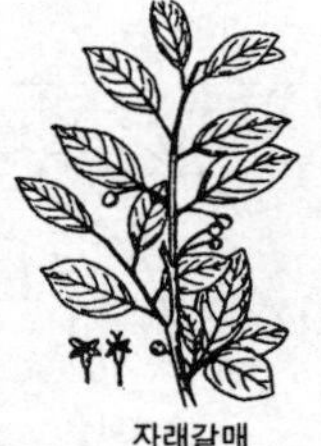
자래갈매

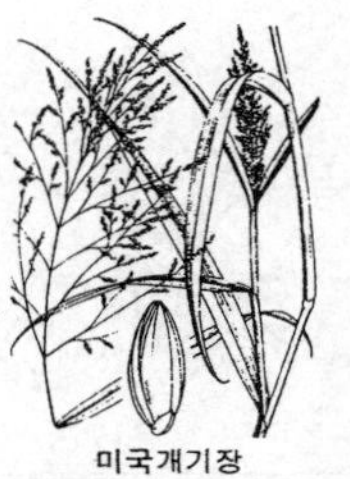
미국개기장

77. 기혈(奇穴)일 경우

영추(靈樞)나 내경에 나와 있지 않으므로 기혈(奇穴)이라고 한다.

◎ 고황수혈(膏肓腧穴)을 취하는 방법일 경우

이 혈은 양 기가 허약한 것과 모든 허와 고랭(痼冷)및 몽유(夢遺)와 상기(上氣)및 해역(咳逆)과 열격(噎膈)및 광감(狂感)과 망오등(忘誤等) 백병을 치료하고 더욱 담음(痰飮)의 모든 질을 주로 치료하니 환자로 하여금 마루에 편하게 앉히고 무릎을 굽히며 가슴을 가지런히 즉 바르게 한 다음에 두손으로써 발과 무릎(세운다)을 깍지를 껴서 어깨뼈로 하여금 떨어져 열리게 하고 움직이지 않게 한 다음 손가락으로써 제4추의 약간 아래 1푼과 제5추(顀)의 약간 위의 2푼을 눌러서 먹으로 점을 찍고 가로 그어진 점을 기록해 두되 서로의 거리를 6치쯤 하고 네째와 세째의 갈비뼈사이 즉 어깨뼈 속 갈비 사이 빈곳에 손가락 하나 들어갈만큼 갈비의 살결을 어루만지고 근골(筋骨)의 빈곳을 누르면 환자가 가슴이 당기는 것을 느끼고 가운데를 손가락이 마비되니 이것이 진짜 혈이다.

뜸을 한 다음에 기가 막히고 성(盛)함을 느끼게 되니 바로 기해(氣海)와 족삼리(足三里)를 뜸하여 화를 사(瀉)하고 실하면 내려야 되니 뜸을 한 다음에 양이 성하면 당연히 기다려서 저절로 보양(補養)할 것이며 수양(修養)에는 욕심을 내어서는 안 된다. 〈入門〉

또 한가지 방법에는 환자로 하여금 두손을 서로 합해서 어깨 위에 얹으면 두 어깨 사이의 어깨뼈가 열리고 그 혈이 보이니 손으로 제4추(顀)의 뼈밑을 누르면 양쪽 곁이 각각 3치씩 열리며 네째 갈비뼈와 세째골의 가운데를 눌러서 시고 아픈 것이 혈이니 뜸할 때에 손을 어깨에서 내리지 말고 뜸 백장(百壯)까지 하는 것이 좋다. 〈回春〉

◎ 환문혈(患門穴)을 취하는 방법일 경우

소년의 음양이 모두 허하고 낯이 누르며 몸이 여위고 음식이 맛이 없고 해수(咳嗽)하며 유정(遺精)을 하고 조열(潮熱)하며 도한(盜汗)이 있고 심장과 가슴및 등이 당기며 아픈 것과 오로(五勞)•7상등(七傷等)증세를 치료하는데 효과가 나지 않는 것이 없다.

먼저 납승(蠟繩)으로써 병인의 남자는 왼쪽 여자는 오른쪽 다리에다 발의 큰 발가락 머리에서 뒤로 다리를 따라서 한복판에다 그 노끈을 움직이지 않게 종이쪽으로 붙이고 곧추 올라서 오금 = 슬완(膝腕)의 큰 가로금에 닿아서 노끈을 끊어 가지고서 바로 서서 끊어 둔 노끈을 두봉(頭縫)으로 재어서 뇌의 뒤를 따라 역시 종이 조각으로써 적당하게 움직이지 않도록 붙이고 척추뼈를 따라 내려가서 노끈이 끝난 곳에다 먹으로 점을 찍고 따로 집회기로써 입위의 인중의 양쪽 뾰족한 머리를 기점으로 하여 입아귀 = 구진변(口唇邊)에 이르러서 꽂혀 젖히고 코끝의 뿌리에 닿이면 다시 인자형으로 꺽은 다음 양쪽 입아귀까지 재어서 끊어가지고 이것을 먹점 찍어둔 곳을 중심으로 하여 가로로 펴서 양쪽 끝 닿는 곳이 진짜 혈이니 처음에 78장을 뜸하고 여러 차례로 뜸을 해서 백장에까지 하는데 처음부터 이 2혈만을 뜸한다. 〈入門〉

또한 한가지 방법에는 허로(虛勞)와 이수(羸瘦)를 치료하는데 환자로 하여금 몸을 곧바로 편하게 하고 역시 납승으로 남자는 왼쪽 여자는 오른쪽으로 발의 가운데 발가락에서부터 재어서 발바닥을 지나 오금의 큰 가로금에 이르러 끊고 그것으로써 코 끝에서부터 머리의 바로 가운데를 지나 척추에 이르러 노끈이 끝난 곳에다 먹점을 찍은 다음 따로 납승(蠟繩)이나 집회기 1조(條)를 가지고 환자로 하여금 입에 물고 양쪽 입 가장자리에 닿인 곳을 끊어서 이것을 묵점의 한가운데 가로로 재어서 양쪽 끝이 닿는 곳이 진짜 혈이니, 나이대로 뜸을 하되 1장(壯)을 더 뜸하면 큰 효과가 난다. 〈資生〉

이 방법이 위의 방법과 대략 같은 것이다. 〈類聚〉

◎ 사화혈(四花穴)을 취하는 방법일 경우

병증세는 위의 환문(患門)과 같다.

병인으로 하여금 곧바로 하여 세우고 팔 위와 어깨죽지를 오무린 다음 납승으로써 목을 둘러서 앞에다 맺고 후골(喉骨)의 뒤와 대저골(大杼骨)에다 먹점을 찍은 것을 원점으로 하여 후묵(喉墨) 위의 노끈으로써 뒤를 향해 대상(大相)에 먹점을 찍은 것을 원점으로 하여 후묵(喉墨) 위에 맺은 것을 끄고 대저골(大杼骨)의 위로부터 등줄기를 좇아서 쌍승(雙繩)으로 재어서 그것이 끝난 곳에 먹점을 찍은 다음에(이것은 뜸하는 혈은 아니다.) 다시 집회기를 취해야 병인으로 하여금 입에 가로로 물고 양쪽 입술의 가장 자리에 닿는 곳을 끊어서 그것의 바로 가운데를 꺾어서 등 위의 먹점을 가로로 재어 양쪽 머리가 닿는 곳에 점을 하고 = 구혈(灸穴) 또 그것으로써 다시 재어서 양쪽 머리의 닿는 곳에 점을 찍어서〔이것이 구혈(灸穴)이다.〕처음 7장을 뜸하고 여러 차례로 뜸하여 백장(百壯)을 뜸한다. 구창(灸瘡)이 나아도 병이 낫지 아니하면 다

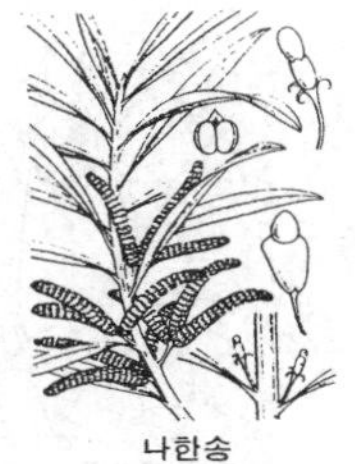
나한송

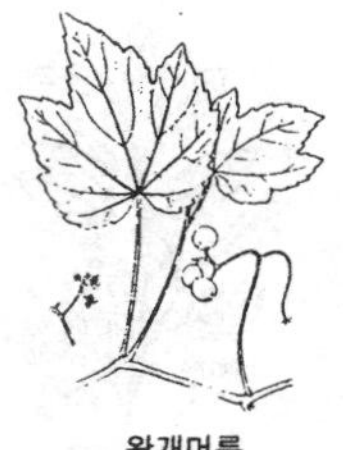
왕개머루

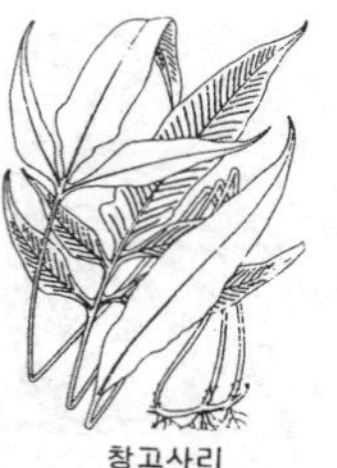
창고사리

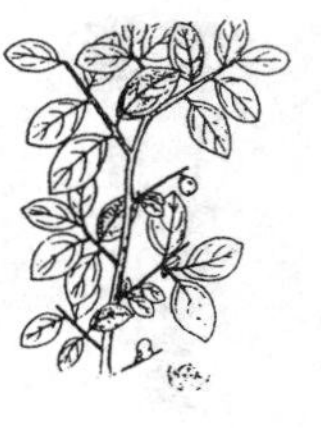
털상동

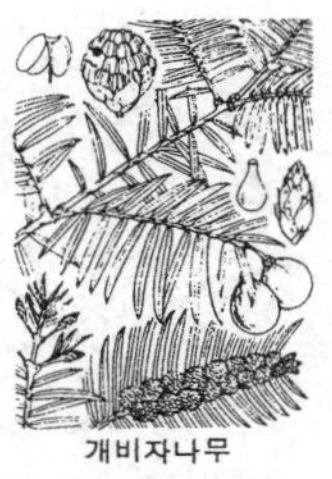
개비자나무

시 먼저 방법과 같이 다시 먼저 방법과 같이 다시 뜸하기 때문에 여러 차례로 뜸을 하여 백장(百壯)까지 된다고 보는 것이다.

다만 척추위의 양혈을 뜸하되 한번에 뜸하는 것이 3~5장에 넣지 않아야 되니 만약 많이 뜸을하면 등이 굽어질 우려가 있는 것이다.

또한 혈을 뜸할 때에는 족삼리(足三里)를 뜸해서 화기(火氣)를 사(瀉)하는 것이 좋다. 〈入門〉

최지제(崔知悌)의 사화혈법(四花穴法)은 집회기로써 위의 방법과 같이 입에 가로로 물고 끊어서 그 길이만큼 종이를 네모꼴로 끊어 가지고 한 가운데다 조그만 구멍을 내어서 두고 다시 긴 집회기로써 발의 큰 발가락에서 발바닥을 지나 오금 = 곡고(曲股)의 가로금에 닿는 곳을 끊어서 그것을 경후(經喉)에 둘러서 내리어 등으로 내려가 끝난 곳에 앞의 종이구멍이 거기에 점 가운데가 되도록 잘 놓고 사화(四花)혈을 정한 다음 종이의 사각을 뜸한다.

또 한가지 방법에는 위의 방법과 같이 입에 물어서 끊는 집회기로써 등의 3추(顀)골 밑에서부터 심장으로 잰 다음 집회기의 양 머리에다 점을 하고 다시 환자의 가운데 손가락의 기를 준하여 끊어서 가로가 수직으로 대어 사각에다 점을 하고 거기에다 77장을 뜸한다. 〈資生〉

이 뜸법이 모두 양허(陽虛)한데 당연한 것이니 화타(華佗)가 말하기를, 풍•허•냉•열에 허한 사람은 뜸하지 못한다고 하였다.

또 방서(方書)에는 허손(虛損)과 노채(勞瘵)에 단지 고황(膏肓)의 사화(四花)를 뜸하니 바로 허손(虛損)이 되지는 않아도 수약(瘦弱)하고 화를 겸한 데 뜸을 하되 단지 내관(內關)과 삼리를 뜸해서 병의 뿌리를 없앤다.

아주 일찍 한해서 음화(陰火)를 이루려 하면 뜸을 못한다. 〈入門〉

◎ **기죽마구법(騎竹馬灸法)일 경우**

온전히 옹저(癰疽)•발배(發背)의 독종(毒腫)과 창양(瘡瘍)•나력(瘰癧)•여풍(癘風)등 모든 풍의 일체와 각 가지의 이름없은 종독(腫毒)에 뜸해서 심화를 소사(疎瀉)한다.

남자는 왼쪽과 여자는 오른쪽(팔오금)의 가로금에서부터 엷은 대쪽으로 잰 다음 가운데 손가락의 살이 다 된곳에 닿으면 끊고 환자로 하여금 위아래 옷을 벗게하고 대막대기 한개를 태운 뒤에 두 사람으로 하여금 대막대기를 들고 일으켜서 발이 땅에서 5치를 떨어지게 하고 다시 두 사람을 잡아서 흔들리지 않게 한 다음 앞의 끊어 둔 엷은 대쪽으로써 타고 있는 대막대기에서부터 재어서 미저골(尾低骨)을 지나 대쪽이 끝나는 곳에 먹점을 찍는다.

이것은 구혈(灸穴)이 아니다. 다시 환자의 같은 몸 치수로써 대쪽을 2마디로 재어 꺾어서 먹점을 가로로 재어 양쪽 가에 각각 1치씩 닿는 곳이 구혈이니 뜸 37장(壯)을 하면 효과가 난다. 〈入門〉

78. 별혈(別穴)일 경우

동인(銅人)에는 찾아볼 수 없고 모든 방서(方書)에 흩어져 기록되어 있으니 별혈(別穴)이라고 한다. 〈入門〉

◎ **신총사혈(神聰四穴)**

백회(百會)의 좌•우와 전•후 사면에 각각 서로 1치 거리에 있으니 두풍(頭風)•목현(目眩)•풍간(風癎)•광란을 치료한다.

침의 깊이가 3푼이다.

◎ **슬안사혈(膝眼四穴)**

무릎의 개두골(蓋頭骨) 밑 양쪽 가의 꺼진 속에 있으니 무릎 종지뼈의 저리고 아픈 것을 치료하는데 침의 깊이가 5푼이고, 세번 숨을 내쉴동안 머물고 뜸을 금한다.

◎ **방정이혈(旁廷二穴)**

겨드랑 밑의 사륵골(四肋骨)의 사이에 있으니 높고 낮음이 젖으로 상대되는 곳 뒤의 1치 꺼진 속에 해당된다.

속명(俗名)에 주시(注市)라고 하며 겨드랑을 들어서 취하니 졸중오(卒中惡)•비호(飛戶)•둔주(遁疰)•흉협(胸脇)의 가득한 것을 치료한다.

침의 깊이가 5푼이고, 50장을 뜸한다.

◎ **장곡이혈(長谷二穴)**

갈비와 배꼽 가의 서로의 거리가 각 5치에 있으니 일명 순원(循元)이라고 한다.

설리(泄痢)에 음식을 잘 못먹는 것을 것을 치료하니 뜸 30장을 한다.

◎ **하요일혈(下腰一穴)**

팔교(八膠)의 한가운데에 척추뼈 위에 있으니 삼종골(三宗骨)이라 하며, 설사에 피고름이 내리는 것을 치료한다. 뜸 50장을 한다.

◎ **장달이혈(腸達二穴)**

옥천(玉泉)과 서로 거리가 2치를 끼고 있으니 대변의 닫힌 것을 치료하는데 나이대로 뜸한다.

◎ **환강이혈(環岡二穴)**

소장수(小腸腧) 밑의 2치 가로금 사이에 있으니 대•소변의 불통을 주로 치료한다. 뜸 7장을 한다.

◎ **팔관팔혈(八關八穴)**

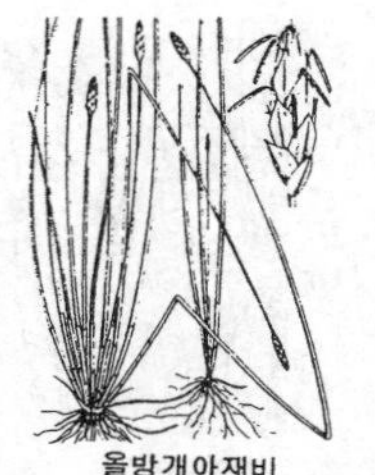
올방개아재비

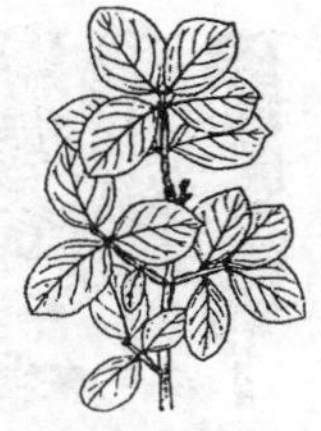
넓은잎화살

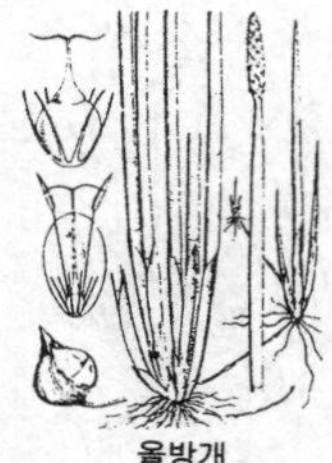
올방개

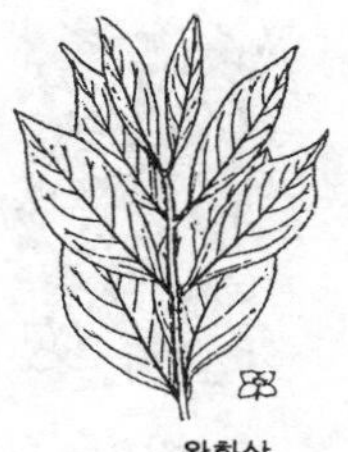
왕화살

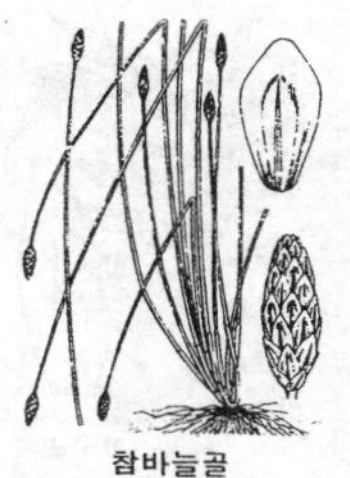
참바늘골

손가락 사이에 있으니 큰 열로 인해서 눈이 아프고 눈동자가 빠지려고 하는 것을 치료한다.

찔러서 피가 나면 바로 낫는다.

◎ 난문이혈(闌門二穴)

옥경(玉莖)가의 2치에 있으니 산기(疝氣)가 심을 찔러서 죽으려고 하는 것을 치료한다.

침의 깊이가 2치반이고 27장을 한다.

◎ 독음이혈(獨陰二穴)

발의 2번째 발가락의 마디 밑 가로금에 있다.

일설에는 발의 큰 발가락에 있으니 발가락 밑의 가운데 마디 가로금속에 당한다고 하였다.

심복통 및 산통을 치료하니 한 가운데 남자는 왼쪽 여자는 오른쪽을 뜸 5장을 하면 좋다.

◎ 포문자호각일혈(胞門子戶各一穴)

포문(胞門)은 관원(關元)의 왼쪽가의 2치에 있고, 자호(子戶)는 관원(關元)의 오른쪽가의 2치에 있으니 다같이 부인의 자식이 없는 것을 치료하며 뜸 50장을 한다.

◎ 금진옥액이혈(金津玉液二穴)

혀의 밑 양쪽 가 맥에 있으니 설종(舌腫)과 후비(喉痺)를 치료하는데 삼능침(三稜鍼)으로써 피를 내면 바로 낫는다.

◎ 대골공이혈(大骨空二穴)

큰 손가락의 두번째마디 끝 위에 있으니 뜸 9장(壯)을 하되 아래 방법과 같이 한다.

◎ 소골공이혈(小骨空二穴)

작은 손가락 두번째 마디의 뾰족한 입에 있으니 안질(眼疾)과 난현풍(爛弦風)을 치료한다.

뜸 9장을 하되 입으로 불을 불어서 끈다.

◎ 태양이혈(太陽二穴)

양쪽 액각(額角)의 눈썹뒤 자맥(紫脈) 밑에 있으니 두풍(頭風) 및 편두통(偏頭痛)을 치료한다. 침으로 피를 내게 하는데 일설에는 동자료(瞳子髎)라고 하였다.

◎ 명당일혈(明堂一穴)

코의 바로 위에서 발제(髮際)에 1치 들어가니 두풍(頭風)과 코가 막혀서 콧물이 많은 것을 치료한다.

침의 깊이가 2푼이니 바로 상성혈(上星穴)이다.

◎ 미충이혈(眉衝二穴)

일명 소죽(小竹)이니 두 눈썹 끝에서 곧바로 위로 하여 발제(髮際)에 들어간다.

오간(五癎)과 머리가 아프고 코가 막힌 것을 치료하니 침의 깊이가 2푼이고, 뜸은 금한다.

◎ 영지이혈(滎池二穴)

발의 안쪽 복사뼈 앞뒤의 양쪽가의 지중맥(池中脈)인데 적•백대(赤•白帶)를 치료하며 침의 깊이가 3푼이고, 30장을 뜸한다.

◎ 누음이혈(漏陰二穴)

발의 안쪽 복사뼈 밑 5푼의 약간 동맥(動脈)이있는 곳에 있으니 적•백대(白帶)하를 주로 치료를 하며 침의 깊이는 1푼이고, 뜸은 30장(壯)을 한다.

◎ 중괴이혈(中魁二穴)

가운데 손가락 두번째 마디의 뾰족한 위에 있으니 5열(五噎)•요산(夭酸)•구토를 주로 치료하고, 5장을 뜸을 하되 입으로 불을 불어서 끈다.

◎ 혈극이혈(血隙二穴)

바로 백충과(百虫窠)인데 무릎의 내렴(內廉) 위에 3치의 꺼진 속에 있다.

신장(腎臟)의 풍창(風瘡)을 주로 치료하니 침의 깊이가 2치반이고, 뜸은 27장을 한다.

◎ 요안이혈(腰眼二穴)

환자로 하여금 윗몸의 옷을 벗기고 허리 양곁에 약간 꺼진 곳을 요안혈(曜眼穴)이라고 하는데 몸을 곧게 하고 평평하게 하여 점을 찍은 뒤에 평상(平床)에 올라서 낯을 가리우고 뉘어서 작은 쑥 심지 7장을 뜸하고 체충(瘵虫)이 또는 토출(吐出)되고 또는 새어내린 다음에 바로 편안해진다.

이 방법을 우선구법(遇仙灸法)이라고 하는데 체(瘵)를 치료하는 첩법(捷法)이다. 〈丹心〉

하루 먼저 요안혈(腰眼穴)에 점을 찍어 두었다가 반야(半夜)의 자시(子時)가 계해일과 사귀는 것을 기해서 7장을 뜸하면 더욱 좋다. 〈靈樞〉

◎ 통관이혈(通關二穴)

중완(中脘)가의 각 5푼에 있으니 오열(五噎)을 주로 치료한다.

침의 깊이가 8푼인데, 왼쪽에 비비어 꼬으면 음식을 잘 먹고 오른쪽에 비비어 꼬으면 비위(脾胃)를 온화하게 한다.

이 혈의 1침이 네 가지 효과가 있으니 아래에 침을 쓰되 약간 지나면 비가 음식을 소마(消磨)하고 침이 움직이는 것을 느끼는 것이 첫째 효과이며 다음은 병의 뿌리를 부수고 뱃속에서 소리가 나는 것이 2번 효과이며, 다음은 방광으로 흘러드는 것이 3번째 효과이고, 다음은 기가 허리의 뒤 뼈 사이에 흘러다니는 것을 느끼는 것이 4번째 효과이다. 〈綱目〉

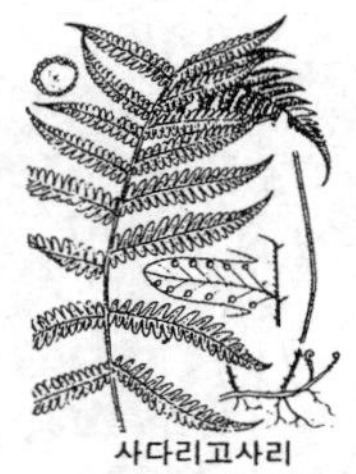
사다리고사리

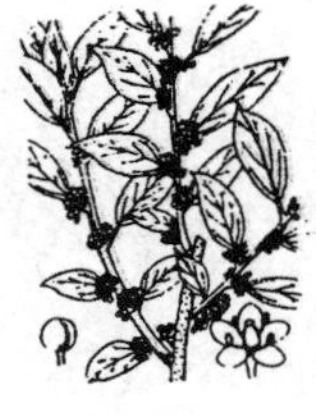
낙상홍

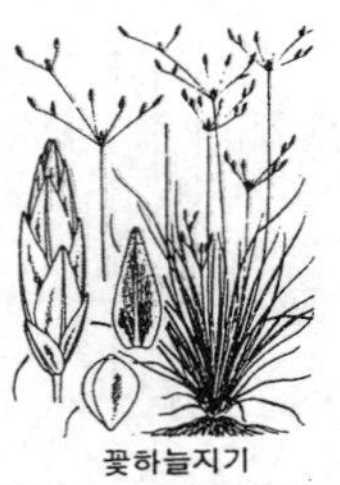
꽃하늘지기

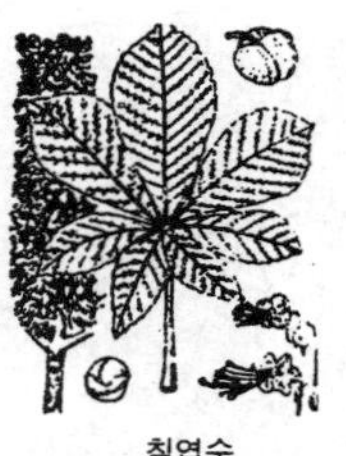
칠엽수

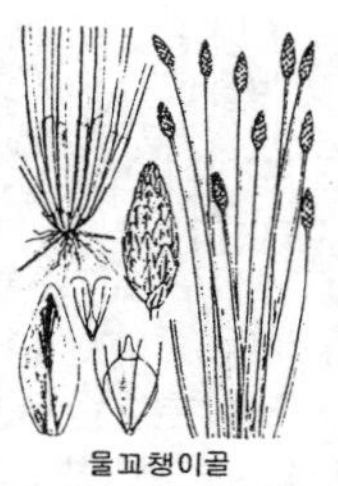
물고챙이골

◎ 갑봉이혈(胛縫二穴)

등끝의 뼈 밑과 액봉(腋縫)의 뾰족한 끝 및 비(臂)에 있으니 견배통(肩背痛)이 어깨뼈에 이은 것을 치료한다.

침의 깊이가 3푼이고, 여섯번 숨을 쉴동안 사한다.

◎ 이백이혈(二白二穴)

손바닥 뒤의 가로금 위 4치 수궐음맥(手厥陰脈)에 있으며 양혈(兩穴)이 서로 어울려 있는데 1혈은 양힘줄 가운데에 있고, 1혈(穴)은 큰맥 밖에 있으니 치루(痔漏)의 하혈(下血)이 되고 가렵고 아픈 것을 치료한다.

침의 깊이가 3푼이고, 두번 숨을 들이쉴동안 사(瀉)한다.

◎ 회기일혈(廻氣一穴)

척추의 규골(竅骨) 위에 있으니 5시(痔)와 요유(尿遺) 및 편혈(便血)을 주로 치료하니 뜸 100장을 한다.

◎ 기단십혈(氣端十穴)

열발가락 끝에 있으니 각기(脚氣)를 주로 치료하는데 날마다 뜸 3장을 하면 신통한 효과가 있다.

◎ 학정이혈(鶴頂二穴)

무릎의 덮개뼈 뾰족한 위에 있으며 양발의 중풍으로 힘이 없는 것을 치료하니 뜸 7장을 한다.

◎ 용현이혈(龍玄二穴)

열결(列缺) 위의 청맥(靑脈)속에 있으니 이가 아픈 것을 주로 치료하며 뜸 7장을 한다.

◎ 음독팔혈(陰獨八穴)

4발가락 사이에 있으니 부인의 월경이 고르지 못한 것을 치료한다.

경이 정하는 것을 한도로 해서 침의 깊이가 3푼이고, 뜸 3장을 한다.

◎ 통리이혈(通理二穴)

작은 발가락 위 2치에 있으니 부인의 붕중(崩中)과 경혈(經血)의 지나치게 많은 것을 주로 치료한다. 침의 깊이가 2푼이고, 뜸 27장을 한다.

◎ 기문이혈(氣門二穴)

관원(關元)가의 3치에 있는데 부인의 붕루(崩漏)를 치료하니 침의 깊이가 5푼이다.

◎ 음양이혈(陰陽二穴)

엄지 발가락 밑이 굽히면 속의 겉 머리의 흰살이 즈음에 있으니 부인의 적•백 대하(帶下)를 주로 치료하며 뜸 37장을 한다.

◎ 누음이혈(漏陰二穴)

발의 안쪽 복사뼈 밑 5푼에 약간의 동맥이 있는 곳에 있으니 부인의 적•백대를 주로 치료하며 침의 깊이가 1푼이고, 뜸 30장을 한다.

◎ 정궁이혈(精宮二穴)

등의 제14추(顀) 밑에 있어서 각각 3치가 열리는데 몽유(夢遺)를 주로 치료한다.

◎ 직골이혈(直骨二穴)

젖 끝에 있다.

한 손가락끝 만큼 떨어져서 그 낮게 꺼진 한곳이 젖으로 더불어 직대(直對)하여 비뚤어지지 않은 곳이 혈(穴)이다.

또 부인의 젖을 눌러서 밑으로 향해 보면 꼭지가 닿는 곳이 바른 혈이다.

노년의 해수(咳嗽)를 주로 치료하니 작은 콩 크기와 같은 쑥심지로써 남좌(南左)•여우(女右)로 뜸 3장을 하면 바로 낫고 만약 낫지 아니하면 치료가 어렵다.

◎ 교의이혈(交儀二穴)

발의 안쪽 복사뼈 위에 5치에 있으며 여자의 누하(漏下)•적백(赤白)을 주로 치료하니 뜸 30장을 한다.

◎ 당양이혈(當陽二穴)

눈의 동자 끝 바로 위에서 발제(髮際)의 1치에 들어가니 풍현(風眩)으로 인해서 갑자기 사람을 알아보지 못하고 코가 막히는 것을 치료한다.

침의 깊이가 3푼이다.

◎ 어요이혈(魚腰二穴)

일명 인당(印堂)이니 양쪽 눈썹 중간에 있으며 안질(眼疾)을 주로 치료하니 침의 깊이가 2푼이다.

◎ 탈명이혈(奪命二穴)

곡택(曲澤) 위에 있으며 눈의 어지러운 것을 치료하니 침의 깊이가 3푼이고, 뜸을 금한다.

위와 같이 모든 혈은 방서(方書)에 흩어져 나와 있는 것이다.

79. 모든 약(藥)의 구법(灸法)일 경우

◎ 시병구법(豉餠灸法)

저창(疽瘡)이 일어나지 않는데 메주에 초강염총(椒薑鹽葱)을 넣어 짓찧어서 떡을 만들고 돈 서푼 두께만큼 두껍게 덮은 다음에 그 위에다 뜸을 하게되니 만약 크게 열이 있는 것을 느끼면 덜어 일으켰다가 다시 뜸을하며 떡쪽이 마르면 새 것으로 바꿔서 뜸을 하는데 혹시 고름이 벌써 이루어졌으면 뜸을 하지 못한다. 〈精義〉

◎ 유황구법(硫黃灸法)

모든 창(瘡)이 오래 낫지 않고 붓게 된 것을 치료하니 유황 한 덩어리를 창구(瘡口)의 크고 작음에 알맞도록 만

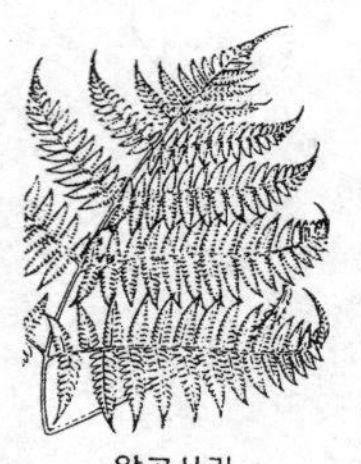
암고사리

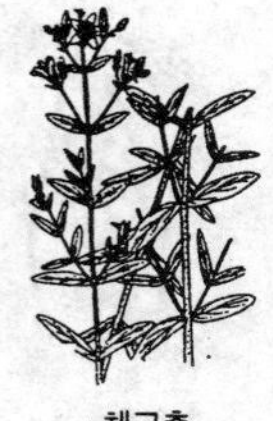
채고추

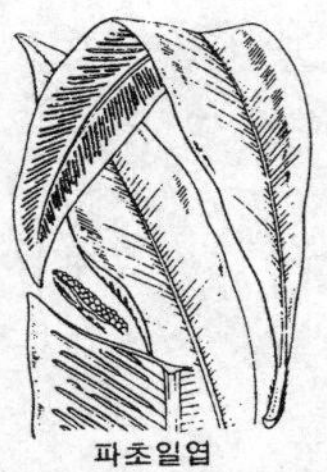
파초일엽

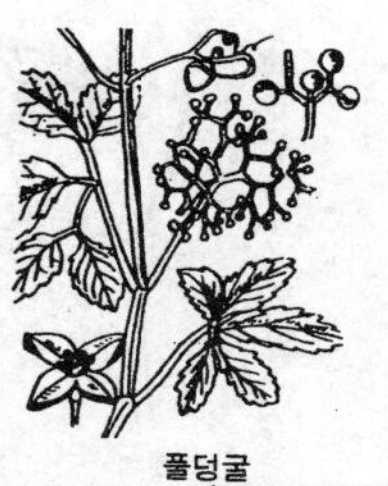
풀덩굴

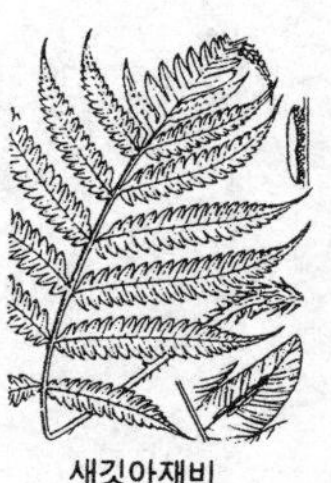
새깃아재비

들어서 창구(瘡口)에 발 붙이고 따로 유황을 약간 녹여서 불에 태우고 뾰족한 비녀로써 약간씩 찍어서 창구(瘡口)의 유황에 찍기를 3~5번을 하고 고름이 나와서 마르는 것을 한도로 한다. 〈精義〉

◎ **격산구법(隔蒜灸法)**

옹저(癰疽)의 부은 독이 크게 아프거나 또는 뻣뻣해서 아프지 않는데 먼저 습한 종이로써 그 위를 덮고 먼저 마르는 곳을 창구(瘡口)로 정한 다음 통마늘을 3푼 두께로 쪽으로 썰어서 창구(瘡口)에 덮고 쑥심지로써 뜸을 하되 매 5장마다 마늘쪽을 바꾸어 만약 십여곳의 창(瘡)이 한곳에 모여 난 것이면 마늘을 짓찧어서 아픈곳에 붙이고 쑥을 갈아 덮곳서 뜸을 하는데 아프면 아프지 않도록 뜸을 하고 아프지 않으면 아프도록 뜸을 하니 이것이 울독(鬱毒)을 발인(拔引)하는 방법으로써 확실히 회생하는 효력이 있는 것이다.

혹시 창의 빛이 희고 일어나지도 않고 고름도 생기지 아니하면 날수를 묻지 않고 많이 뜸을 한다. 〈入門〉

◎ **상지구법(桑枝灸法)**

발배(發背)가 일어나지도 않고 고름이 썩지도 않는 것을 치료하니 뽕나무 가지를 불에 태워서 불꽃은 불어서 끄고 남은 구두(灸頭)로써 아픈 곳을 1일 3~5번을 뜸하는데 매번을 약간씩 해서 멍든 살이 곪겨서 움직이는 것을 한도로 하고 혹시 썩은 살이 없어지고 새살이 나는 것이 더디면 사방 주위를 돌아가면서 뜸을 한다.

음창(陰瘡)•겸창(臁瘡)•나역(瘰癧)의 유주가 오랫동안 낫지 않는데 특효가 있다. 〈入門〉

◎ **부자구법(附子救法)**

뇌루(腦瘻) 및 모든 옹종(癰腫)이 튼튼한데 부자를 깎아서 바둑쪽 두께만큼 해서 종기의 위에 잘 놓고 침으로 부자를 추킨 다음 부자를 쑥으로 뜸하여 약간 뜨겁게 하고 부자가 마르면 다시 침으로 추겨서 뜸을 해서 부자로 하여금 언제나 약간 뜨겁게 하며 부자가 마르면 새것으로 바꾸게 되니 기가 종기속에 들어가니 낫지 않는 것이 없다. 〈資生〉

◎ **황토구법(黃土灸法)**

발배(發背)라는 것이 대개 등과 두 어깨뼈의 사이에 많이 나는데 처음에 좁쌀만한 것이 나서 혹은 아프고 또는 가려우므로 사람들이 소홀하게 생각하고 치료하지 않다가 10일이 지나면 결국 죽는 경우가 많다.

속히 깨끗한 황토를 물에 타서 진흙처럼 되거든 떡을 만들되 두께 2푼 넓이 1치반 정도로 해서 창 위에 덮어 붙이고 큰 쑥심지를 떡 위에 잘 놓고서 뜸을 하는데 한번 뜸을 하고 떡을 바꿔야 한다.

만약 좁쌀만할 때에는 일곱 번만 뜸을 하면 바로 차도가 있으니 돈쪽 만하게 해서 밤낮으로 쉬지 말고 뜸하여 낫는 것을 한도로 한다. 〈資生〉

80. 계족침법(雞足鍼法)

영추(靈樞)에 말하기를, 「병이 무거우면 닭발로 취한다.」하였으니 그 방법이 바로 한 침을 넣고 또 좌우로 비껴서 2침을 넣어서 닭의 세 발톱과 같이 하는 것이다. 〈綱目〉

81. 침구(鍼灸)의 길일(吉日)을 택하는 방법일 경우

침과 뜸을 쓰려면 먼저 행년(行年)을 알아야 되고 당연히 인신(人神)의 있는 곳을 꺼려서 금하고 꺼리는 것을 피해야 한다.

그러나 급졸(急卒)된 폭병(暴病)을 만나면 이것을 가리지 말고 치료하는 것이 좋다.

통인(通人)과 달사(達士)가 어찌 여기에 구애하랴. 〈資生〉

천금(千金)에 말하기를, 무릇 옹저(癰疽)와 정종(疔腫)•객오(客忤)•후비(喉痺)에 더욱 빨리 치료해야 되고 또 중풍의 졸급(卒急)한 증에 모름지기 빨리 구해야 된다.

이 이론이 심히 타당한데 무릇 급난(急難)할 즈음에 명이 수유(須臾)사이에 있으니 반드시 길일(吉日)을 택해서 치료하면 이미 귀록(鬼錄)에 들게 되는 것이다.

오직 보통 때에 병이 이루어지기 전에 치료하고 천덕(天德)과 월덕(月德)등의 날을 골라서 약을 먹고 침을 쓰는 것이 좋을 것이다. 〈資生〉

82. 태을(太乙)이 중궁(中宮)에 옮겨 서고 팔풍(八風)과 조회(朝會)하여 길흉(吉凶)을 점할 경우

황제(黃帝)가 묻기를, 「팔정(八正)을 기다린다는 것은 어떤 것인가?」 소사(少師)가 답하기를, 「이것을 기다리는 것」은 당연히 동지일 태을(太乙)로써 협칩(叶蟄)의 궁(宮)에 있으면 그것이 이를 때에 하늘이 반드시 비바람으로써 응하니 이른바 풍이란 것은 집을 날리고 나무숲을 부러뜨리고 돌과 모래를 날리고 주리를 일어나게 하는 것이다.

풍이 태을의 있는 곳에서부터 좇아오는 것이 실한 것이

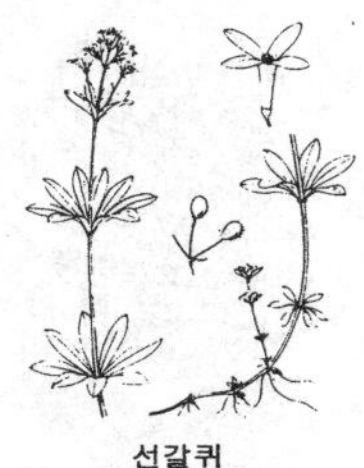
선갈퀴

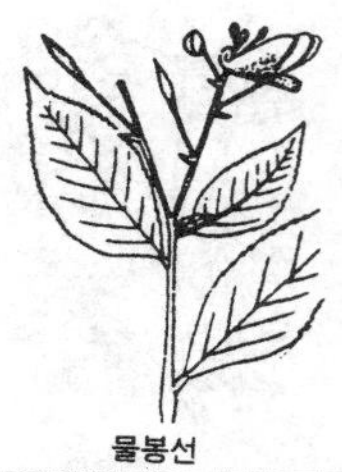
물봉선

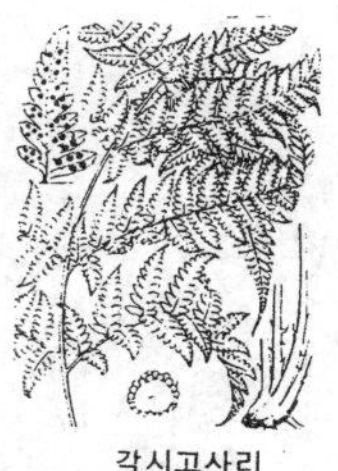
각시고사리

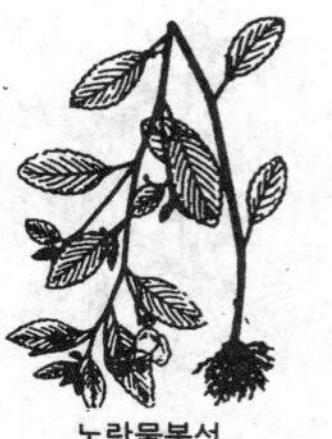
노랑물봉선

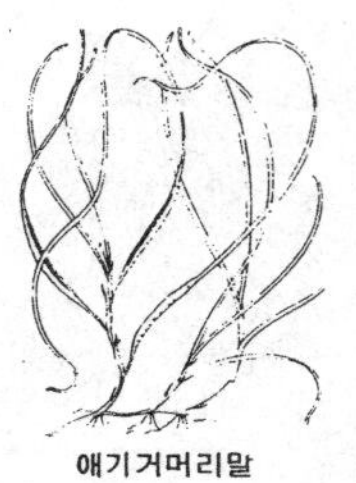
애기거머리말

되고 풍이 만물(萬物)을 생장(生長)시키는 것을 주관하므로 충(衝)을 좇아서 뒤에 오는 것이 허가 되는 것이다.

또한 풍(風)은 살해(殺害)해서 사람을 상하게도 하기 때문에 성인(聖人)이 허풍(虛風)을 근피(謹避)하는데 이제 풍이 남쪽에서부터 하지에는 실풍이 되니 이것은 태을에 있는 방향인 때문이고 동지에는 허풍(虛風)이 되니 이것은 태을을 찌르는 때문이며 나머지도 이것을 본받아야 한다. 〈靈樞〉

풍이 야반(夜半)이 되는 것은 만인이 모두 해타(懈惰)하므로 모두 허풍(虛風)에 들어맞아서 병이 많은 것이다. 〈靈樞〉

◎ **풍이 남쪽에서 올 경우**

이름을 대약풍(大弱風)이라고 하니 그의 사람을 상하는 것이 안으로는 심에 함축되고 밖으로는 맥에 있으며 그 기(氣)는 열(熱)을 주장한다.

하지(夏至)에는 실풍이 되고 동지에는 허풍(虛風)이 된다. 〈靈樞〉

◎ **풍이 서남쪽에서 올 경우**

이름을 모풍(謀風)이라고 하니 그의 사람을 상하는 것이 안으로는 비(脾)에 함축되고 밖으로는 기육(肌肉)에 있으며 그 기는 약한 것을 위주로 한다.

입추(立秋)에는 실풍(實風)이 되고, 입춘(立春)에는 허풍(虛風)이 된다. 〈靈樞〉

◎ **풍이 서쪽에서 올 경우**

이름을 강풍(剛風)이라고 하니 그의 사람을 상하는 것이 안으로 폐에 함축되고 밖으로 피부에 있으며 그 기는 마르는 것을 위주로 한다.

◎ **풍이 서북쪽에서 올 경우**

이름을 절풍(折風)이라고 하니 그의 사람을 상하는 것이 안으로는 소장(小腸)에 함축되고 밖으로는 수태양맥(手太陽脈)에 있으니 맥이 끊어지면 넘치고 닫히면 맺혀서 통하지 않아 폭사(暴死)를 잘 한다.

입동(立冬)에는 실풍이 되고 입하(立夏)에는 허풍(虛風)이 된다. 〈靈樞〉

◎ **풍이 북쪽에서 올 경우**

이름을 대강풍(大剛風)이라고 하니 그의 사람을 상하는 것이 안으로는 신(腎)에 함축되고 밖으로는 뼈와 어깨밑 등의 여근(膂筋)에 있으며 그 기는 찬 것을 위주로 한다.

동지에는 실풍(實風)이 되고 하지에는 허풍이 된다. 〈靈樞〉

◎ **풍이 동북쪽에서 올 경우**

이름을 흉풍(凶風)이라고 하니 그의 사람을 상하는 것이 안으로는 대장(大腸)에 함축도고 밖으로는 양쪽 갈비와 겨드랑이뼈의 밑과 사지마디에 있다.

입춘에는 실풍(實風)이 되고 입추에는 허풍(虛風)이 된다. 〈靈樞〉

◎ **풍이 동쪽에서 올 경우**

이름을 영아풍(嬰兒風)이라고 하니 그의 사람을 상하는 것이 안으로는 간에 함축되고 밖으로는 근유(筋紐)에 있으며 그 기는 몸이 따뜻한 것을 위주로 한다.

춘분(春分)에는 실풍이 되고 추분(秋分)에는 허풍이 된다. 〈靈樞〉

◎ **풍이 동남쪽에서 올 경우**

이름을 약풍(藥風)이라 하니 그의 사람을 상하는 것이 안으로는 위에 함축되고 밖으로는 기육(肌肉)에 있으며 그 기는 몸무게를 위주로 한다.

하지에는 실풍이 되고 동지에는 허풍이 된다. 〈靈樞〉

팔정(八正)이란 입절(入節)의 정기(正氣)라는 말이고 허사(虛邪)란 것은 팔절(八節)의 허풍인 것이니 허한 곳에서부터 불어와서 허를 엄습하여 들어가 병이 되기 때문에 팔정(八正)의 허사(虛邪)라고 한다.

몸의 허로써 때의 허를 만나면 양허(兩虛)가 서로 느껴서 그 기가 뼈에 들어가면 오장(五臟)을 상하기 때문에 성인(聖人)이 바람을 피하는 것을 시석(矢石)을 피하는 것과 같이 한다. 〈靈樞〉

태을(太乙) = 신명(神名)이 언제나 동지(冬至)이 날로써 협칩(叶蟄)이 궁에 46일을 살고 다음날부터 천유궁(天留宮)에 46일을 살며 또 다음날부터 음낙궁(陰洛宮)에 46일을 살고 또 다음날부터 상천궁(上天宮)에 46일을 살며 또 다음날부터 현위궁(玄委宮)에 46일을 살며 또 다음날부터 식과궁(食果宮)에 46일을 살며 또 다음날부터 신낙궁(新洛宮)에 45일을 살고 또 다음날부터 다시 협칩에 궁(宮)하면서 사는 날을 헤아려서 한곳에 9일이 되면 다시 일로 돌아오는데 언제나 이와 같이 해서 마치게 되면 다시 돌아오는 것이다. 〈靈樞〉

처음부터 팔절(八節)에서 왕일(王日)을 얻어서 그 궁에서부터 있는 곳에 이르러 1로부터 9에 마치고 1궁을 좇아서 9일이 되면사 다시 1에 돌아오고 한바퀴를 돌면 결국은 되돌아가는데 이같이 차례차례로 해가고 매궁(每宮)을 헤아려서 각각 5일을 얻고 이렇게 하기를 아홉번 하면 1절의 날이 모두 갖추어지는 것이다. 〈銅人〉

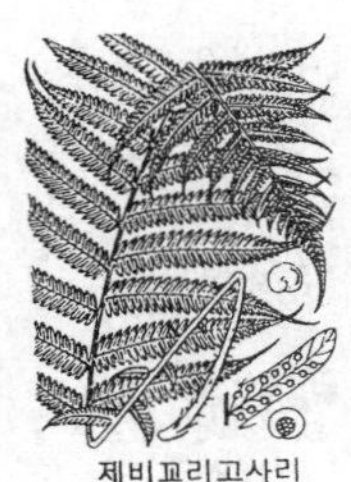
제비꼬리고사리

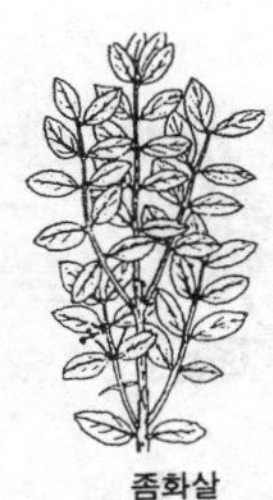
좀화살

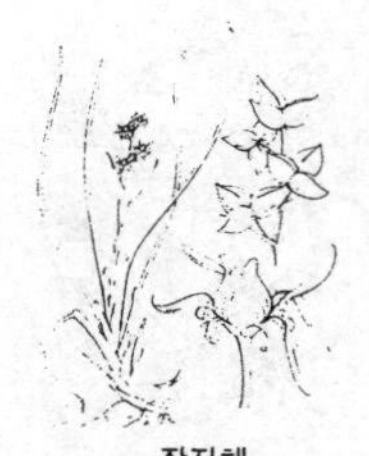
장지채

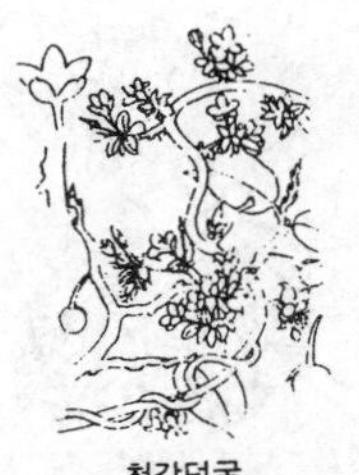
청갈덩굴

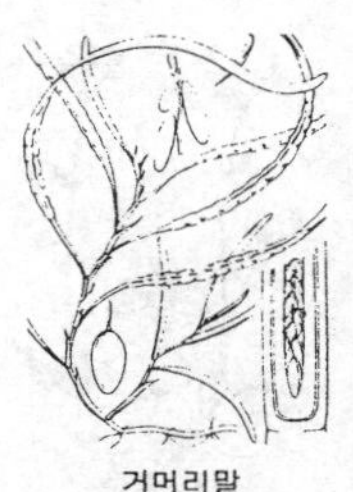
거머리말

83. 몸의 형태가 구야(九野)를 응(應)할 경우

황제(黃帝)가 묻기를, 「몸의 형태가 9야(九野)를 응한다는 것은 무슨 뜻인가?」 기백(岐伯)이 답하기를, 「왼쪽 발이 입춘을 응하니 그날은 무인(戊寅), 기축(己丑)이고, 왼쪽 갈비가 춘분에 응하니 그날은 을묘(乙卯)이며, 왼쪽 어깨가 입하에 응하니 그날은 무진, 기사(己巳)이고 견후(肩喉)와 수두(首頭)가 하지에 응하니 그날은 병오(丙午)이며, 오른손이 입추에 응하니 그날은 무신(戊申)•기미(己味)이며, 오른쪽 갈비가 추분에 응(應)하니 그날은 신유(辛酉)이고, 오른발이 입동에 응하니 그날은 무술(戊戌), 기해(己亥)이며, 허리와 꽁무니 밑에 구멍이 동지에 응하니 그날은 임자(壬子)이고, 6부(腑)와 격하(膈下)의 오장(五臟)이 중주(中州)에 응하니 그의 크게 금하는 것은 태을소재(太乙所在)의 일(日)과 모든 무기(戊己)이니 이것이 천기일(天忌日)이 된다.」〈靈樞〉

84. 태을(太乙)이 노는 팔절(八節)의 일수(日數)(침구에서 나온 것)

◎ 입춘절(立春節)

입춘(立春)의 입절일(入節日)부터 계산해서 춘분이 되면 통계(通計)가 45일에 그치고 또는 1일이 남으면 버리고 쓰지 않으니 위아래의 모든 것이 이것을 따른 것이다.

一日, 十日, 十九日, 二十八日, 三十七日은
오른쪽 다리를 꺼리고
二日, 十一日, 二十日, 二十九日, 三十八日은
머리와 후응(喉膺)을 꺼리고
三日, 十二日, 二十一日, 三十日, 三十九日은
허리와 꽁무니및 하규(下竅)를 꺼리고
四日, 十三日, 二十二日, 三十一日, 四十日은
오른쪽 어깨와 팔뚝을 꺼리고
五日, 十四日, 二十三日, 三十二日, 四十一日은
왼쪽 갈비를 꺼리고
六日, 十五日, 二十四日, 三十三日, 四十二日을
왼쪽 어깨와 팔뚝을 꺼리고
七日, 十六日, 二十五日, 三十四日, 四十三日은
장부(臟腑) 밑을 꺼리고
八日, 十七日, 二十六日, 三十五日, 四十四日은
오른쪽 다리를 꺼리고
九日, 十八日, 二十七日, 三十六日, 四十五日은
오른쪽 갈비를 꺼린다.

◎ 춘분절(春分節)

춘분의 입절일(入節日)로부터 계산해서 입하가 되면 통계가 四十五日이다.

一日, 十日, 十九日, 二十八日, 三十七日은
왼쪽 갈비를 꺼리고
二日, 十一日, 二十日, 二十九日, 三十八日은
왼쪽 어깨와 팔뚝을 꺼리고
三日, 十二日, 二十一日, 三十日, 三十九日은
장부(臟腑)와 격하(膈下)를 꺼리고
四日, 十三日, 二十二日, 三十一日, 四十日은
오른쪽 다리를 꺼리고
五日, 十四日, 二十三日, 三十二日, 四十一日은
오른쪽 갈비를 꺼리고
六日, 十五日, 二十四日, 三十三日, 四十二日은
왼쪽 다리를 꺼리고
七日, 十六日, 二十五日, 三十四日, 四十三日은
머리와 목구멍및 팔뚝을 꺼리고
八日, 十七日, 二十六日, 三十五日, 四十四日은
허리와 꽁무니및 아래의 구멍을 꺼리고
九日, 十八日, 二十七日, 三十六日, 四十五日은
오른쪽 어깨와 팔을 꺼린다.

◎ 입하절(立夏節)

입하의 입절일(入節日)부터 계산해서 하지가 되면 통계(通計)가 四十五日이다.

一日, 十日, 十九日, 二十八日, 三十七日은
왼쪽 어깨와 팔뚝을 꺼리고
二日, 十一日, 二十日, 二十九日, 三十八日은
장부(臟腑)와 격(膈) 밑을 꺼리고
三日, 十二日, 二十一日, 三十日, 三十九日은
오른쪽 다리를 꺼리고
四日, 十三日, 二十二日, 三十一日, 四十日은
오른쪽 갈비를 꺼리고
五日, 十四日, 二十三日, 三十二日, 四十一日은
왼쪽 다리를 꺼리고
六日, 十五日, 二十四日, 三十三日, 四十二日은
머리와 목구멍및 어깨를 꺼리고
七日, 十六日, 二十五日, 三十四日, 四十三日은
허리의 꽁무니및 아래 구멍을 꺼리고
八日, 十七日, 二十六日, 三十五日, 四十四日은

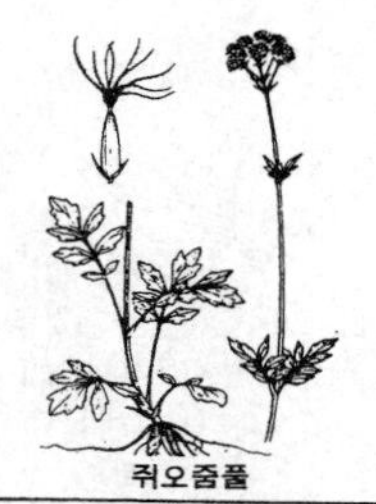
쥐오줌풀

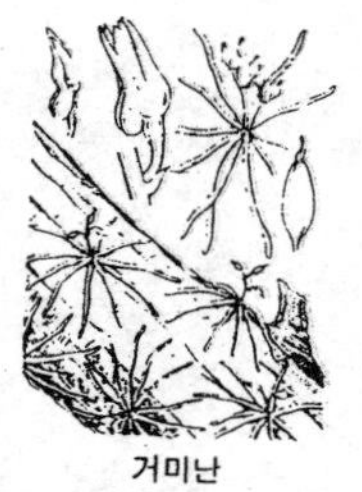
거미난

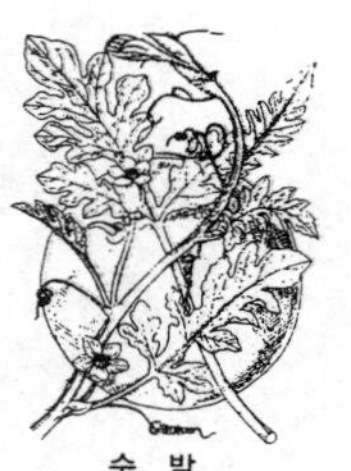
수 박

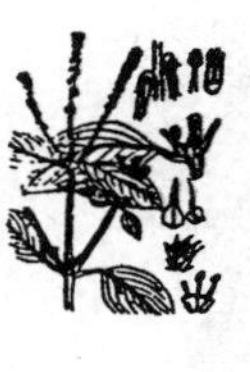
쇠무릅

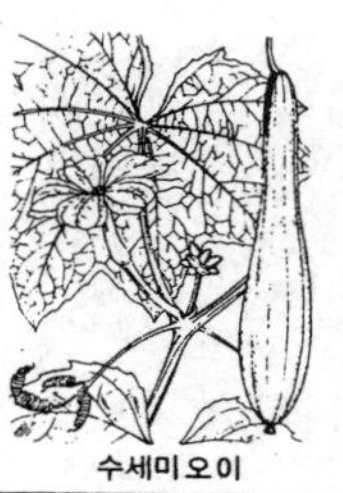
수세미오이

오른쪽 어깨와 팔을 꺼리고
九日, 十八日, 二十七日, 三十六日, 四十五日은
왼쪽 갈비를 꺼린다.

◎ 하지절(夏至節)

하지의 입절(入節)에서 계산해서 입추가 되면 통계(通計)가 四十五日이다.

一日, 十日, 十九日, 二十八日, 三十七日은
머리와 후응(喉膺)을 꺼리고
二日, 十一日, 二十日, 二十九日, 三十八日은
허리와 하규(下竅)를 꺼리고
三日, 十二日, 二十一日, 三十日, 三十九日은
오른쪽 견비(肩臂)를 꺼리고
四日, 十三日, 二十二日, 三十一日, 四十日은
왼쪽 갈비를 꺼리고
五日, 十四日, 二十三日, 三十二日, 四十一日은
왼쪽 견비(肩臂)를 꺼리고
六日, 十五日, 二十四日, 三十三日, 四十二日은
장부(臟腑)와 팔뚝밑을 꺼리고
七日, 十六日, 二十五日, 三十四日, 四十三日은
오른쪽 다리를 꺼리고
八日, 十七日, 二十六日, 三十五日, 四十四日은
오른쪽 갈비를 꺼리고
九日, 十八日, 二十七日, 三十六日, 四十五日은
왼쪽 다리를 꺼린다.

◎ 입추절(入秋節)

입추(入秋)의 입절일(入節日)에서 계산(計算)해서 추분(秋分)이 되면 통계(通計)가 四十五日이다.

一日, 十日, 十九日, 二十八日, 三十七日은
오른쪽 견비(肩臂)를 꺼리고
二日, 十一日, 二十日, 二十九日, 三十八日은
왼쪽 갈비를 꺼리고
三日, 十二日, 二十一日, 三十日, 三十九日은
왼쪽 갈비를 꺼리고
四日, 十三日, 二十二日, 三十一日, 四十日은
장부(臟腑)와 장(臟)밑을 꺼리고
五日, 十四日, 二十三日, 三十二日, 四十一日은
오른쪽 다리를 꺼리고
六日, 十五日, 二十四日, 三十三日, 四十二日은
오른쪽 갈비를 꺼리고
七日, 十六日, 二十五日, 三十四日, 四十三日은
왼쪽 다리를 꺼리고
八日, 十七日, 二十六日, 三十五日, 四十四日은
머리와 후응(喉膺)을 꺼리고
九日, 十八日, 二十七日, 三十六日, 四十五日은
허리 꽁무니와 하규(下竅)를 꺼린다.

◎ 추분절(秋分節)

추분(秋分)의 입절일(入節日)에서 입동이 되기까지 계산하면 통계(通計)가 四十五日이다.

一日, 十日, 十九日, 二十八日, 三十七日은
오른쪽 갈비를 꺼리고
二日, 十一日, 二十日, 二十九日, 三十八日은
왼쪽 다리를 꺼리고
三日, 十二日, 二十一日, 三十日, 三十九日은
머리와 후응(喉膺)을 꺼리고
四日, 十三日, 二十二日, 三十一日, 四十日은
허리 꽁무니와 하규(下竅)를 꺼리고
五日, 十四日, 二十三日, 三十二日, 四十一日은
오른쪽 견비(肩臂)를 꺼리고
六日, 十五日, 二十四日, 三十三日, 四十二日은
오른쪽 견비(肩臂)를 꺼리고
七日, 十六日, 二十五日, 三十四日, 四十三日은
왼쪽 견비(肩臂)를 꺼리고
八日, 十七日, 二十六日, 三十五日, 四十四日은
장부(臟腑)와 격(膈)밑을 꺼리고
九日, 十八日, 二十七日, 三十六日, 四十五日은
오른쪽 다리를 꺼린다.

◎ 입동절(立冬節)

입동의 입절일(入節日)에서 계산하여 동지가 되면 통계(通計)가 四十五日이다.

一日, 十日, 十九日, 二十八日, 三十七日은
오른쪽 다리를 꺼리고
二日, 十一日, 二十日, 二十九日, 三十八日은
오른쪽 갈비를 꺼리고
三日, 十二日, 二十一日, 三十日, 三十九日은
왼쪽 다리를 꺼리고
四日, 十三日, 二十二日, 三十一日, 四十日은
머리와 후응(喉膺)을 꺼리고
五日, 十四日, 二十三日, 三十二日, 四十一日은

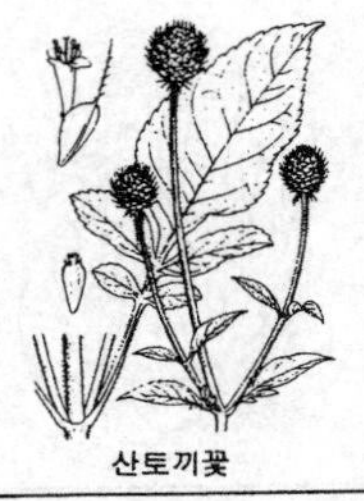
산토끼꽃

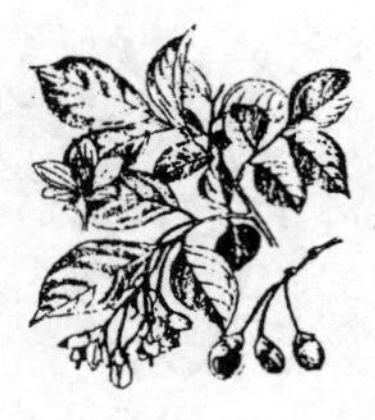
때죽나무

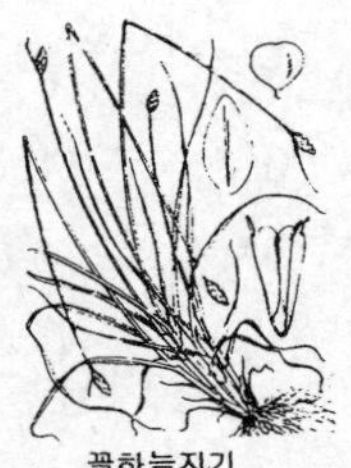
끝하늘지기

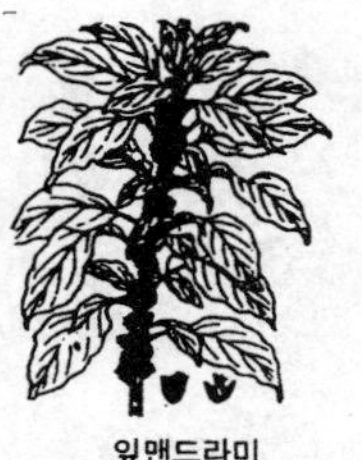
잎맨드라미

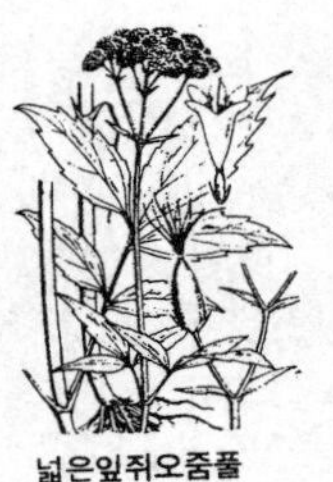
넓은잎쥐오줌풀

허리 꽁무니와 하규(下竅)를 꺼리고
六日, 十五日, 二十四日, 三十三日, 四十二日은
오른쪽 견비(肩臂)를 꺼리고
七日, 十六日, 二十五日, 三十四日, 四十三日은
왼쪽 갈비를 꺼리고
八日, 十七日, 二十六日, 三十五日, 四十四日은
왼쪽 견비(肩臂)를 꺼리고
九日, 十八日, 二十七日, 三十六日, 四十五日은
장부(臟腑)와 격(膈) 밑을 꺼린다.

◎ **동지절(冬至節)**

동지의 입절일(入節日)에서 입춘이 되기까지 통계하면 四十五日이다.

一日, 十日, 十九日, 二十八日, 三十七日은
허리의 꽁무니와 하규(下竅)를 꺼리고
二日, 十一日, 二十日, 二十九日, 三十八日은
오른쪽 견비(肩臂)를 꺼리고
三日, 十二日, 二十一日, 三十日, 三十九日은
왼쪽 갈비를 꺼리고
四日, 十三日, 二十二日, 三十一日, 四十日은
왼쪽 견비(肩臂)를 꺼리고
五日, 十四日, 二十三日, 三十二日, 四十一日은
장부(臟腑)와 격(膈) 밑을 꺼리고
六日, 十五日, 二十四日, 三十三日, 四十二日은
오른쪽 다리를 꺼리고
七日, 十六日, 二十五日, 三十四日, 四十三日은
오른쪽 갈비를 꺼리고
八日, 十七日, 二十六日, 三十五日, 四十四日은
왼쪽 갈비를 꺼리고
九日, 十八日, 二十七日, 三十六日, 四十五日은
머리와 후옹(喉膺)을 꺼린다.

85. 구궁고신(九宮尻神)의 금기하는 출입문(出入門)일 경우

곤(坤)은 복사뼈에 들고 진(震)은 장단지, 지아(指牙)에 들고 손(巽)은 젖꼭지에 들고 건(乾)은 면배목(面背目)에 들어 태(兌)은 손과 어깨에 들고 간(艮)은 허리에 들며 리(離)는 무릎과 갈빗대에 들고 감(坎)은 팔꿈치의 다리속에 들으니 이것이 차례로 흐르는 수이고 오직 오깨꽁무니가 중궁(中宮)에 있다.

86. 날에 따라서 인신(人神)이 있는 곳일 경우

신응경(神應經)에서 나온 것이다.

1일은 큰 발가락의 궐음(厥陰)분에 2일은 발의 복사뼈의 소양분(少陽分)에, 3일은 넓적다리 안의 소음분(少陰分)에, 4일은 허리의 태양분(太陽分)에, 5일은 입속의 태음분(太陰分)에, 6일은 손의 양명분(陽明分)에, 7일은 발의 복사뼈의 소음분(少陰分)에, 8일은 팔뚝의 태양분(太陽分)에, 9일은 꽁무니의 궐음분(厥陰分)에, 10일은 허리와 등의 태음분(太陰分)에, 11일은 콧대의 양명(陽明分)분에, 12일은 발제(髮際)의 소양분(少陽分)에, 13일은 아치(牙齒)의 소음분(少陰分)에, 14일은 위완(胃脘)의 양명분(陽明分)에, 15일은 온몸에 있으니 침과 뜸을 크게 피하고, 十六日은 젖가슴의 태음분(太陰分)에, 17일은 기충(氣衝)의 양명분(陽明分)에, 18일은 넓적다리 안의 소음분(少陰分)에, 19일은 족질(足趺)의 양명분(陽明分)에, 20일은 발 안쪽 복사뼈의 소음분(少陰分)에, 21일은 작은 손가락의 태양분(太陽分)에, 22일은 바깥 복사벼의 소양분(少陽分)에, 23일은 간유(肝楡)의 궐음분(厥陰分에, 24일은 손의 양명분(陽明分)에, 25일은 발의 양명분(陽明分)에, 26일은 가슴의 날은 음의 소양분(少陽分)에, 29일은 무릎과 종아리의 궐음분(厥陰分에, 30일은 족질(足趺)의 양명 태음분(太陰分)에 27일은 무릎과 종아리의 궐음분(厥陰分)에 각각 있다.

87. 매월의 제신직일(諸神直日)·기피방통도(忌避傍通圖)

침구서에 나와 있는 것이다.

(월수는 월염조하(月厭條下)의 것을 미루어 쓰고 그 아래는 요약함)

	正月	二月	三月	四月	五月	六月	七月	八月	九月	十月	十一月	十二月
月厭	戌	酉	申	未	午	巳	辰	卯	寅	丑	子	亥
月忌	戌	戌	戌	丑	丑	丑	辰	辰	辰	未	未	未
月殺	丑	戌	未	辰	丑	戌	未	辰	丑	戌	未	辰
月刑	巳	子	辰	申	午	丑	寅	酉	未	亥	卯	戌

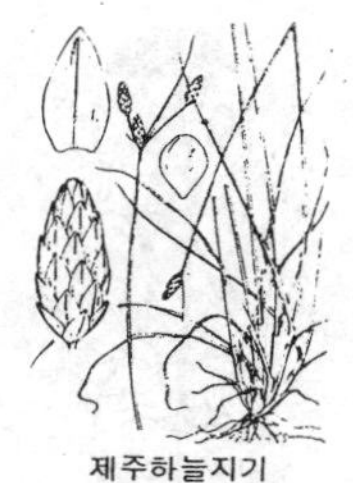
제주하늘지기

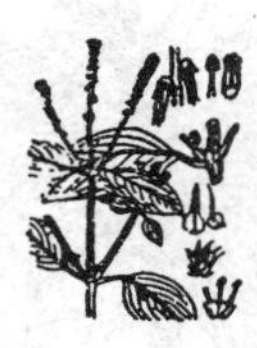
수송나물

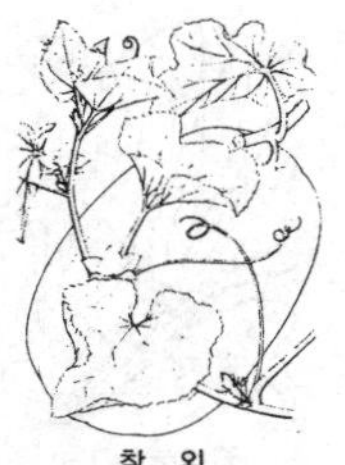
참외

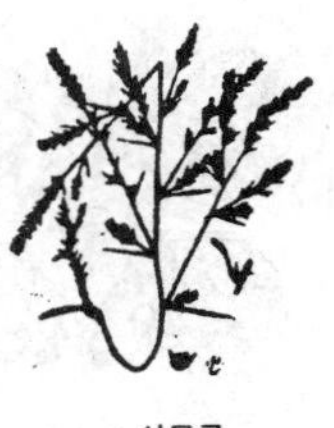
쇠무릅

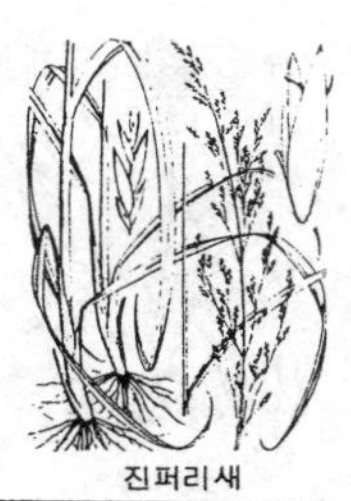
진퍼리새

大殺	戌	巳	午	未	寅	卯	辰	亥	子	丑	申	酉
六害	巳	辰	卯	寅	丑	子	亥	戌	酉	申	未	午
血忌	丑	未	寅	申	卯	酉	辰	戌	巳	亥	午	子
血支	丑	寅	卯	辰	巳	午	未	申	酉	戌	亥	子
天醫	卯	寅	丑	子	亥	戌	酉	申	未	午	巳	辰
季忌	丑	戌	未	辰	丑	戌	未	辰	丑	戌	未	辰
天滅	丑	卯	申	酉	丑	卯	申	酉	丑	卯	申	酉
瘟瘽	未	戌	辰	寅	午	巳	酉	申	亥	子	丑	卯
不向	東	西	北	南	東	西	北	南	東	西	北	南

88. 침구(鍼灸)의 길일(吉日)일 경우

매월 甲戌・甲申・甲寅・乙巳・乙卯・乙丑・乙亥・丙子・丙申・丙午・丙戌・丁卯・丁亥・丁丑・戊戌・戊申・己亥・庚子・庚午・庚戌・庚申・辛卯・辛丑・辛亥・任午・任子・任戌・任申・癸丑・癸未 위와 같은 일자는 모두 침과 뜸하기가 좋은 길일(吉日)이다. 〈綱目〉

비단 길일이라 해도 태을(太乙)의 있는 곳과 무기일(戊己日)은 침과 뜸을 하지 못한다.

봄의 甲・乙과 여름의 丙・丁의 4계절의 戊・己와 가을의 庚・辛및 겨울의 任・癸가 모두 좋은 길일이다.

남자는 파일(破日)이 좋고, 여자는 제일(除日)이 좋으며 남자와 여자가 모두다 개일(開日)이 좋다. 〈入門〉

89. 침구(鍼灸)의 기일(忌日)일 경우

무릇 침과 뜸이 반드시 인신(人神)・구신(尻神)・혈지(血支)・혈기(血忌)・온황(瘟瘽)의 종류를 피하고 급한 병에는 1일 가운데 1시간만 피한다. 〈入門〉

매월에 초6일・16일・18일・22일・24일과 소진일(小盡日)및 월의 현(弦)・망(望)・회(晦)・삭시(朔時)와 오진(五辰)・오유(五酉)・오미(五未) 및 입절(入節) 앞뒤의 각 1일에 흉하다. 〈綱目〉

병인(病人)의 본명일(本命日)에 침과 뜸을 못한다.

신미일에 침과 약을 모두 피한다. 편작(偏鵲)의 사일(死日)이 된다. 〈入門〉

남자는 제일(除日)과 무일(戊日)을 피하고 여자는 파일(破日)・사일(巳日)을 피하여 남녀가 모두 만일(滿日)을 피한다. 〈入門〉

임진(壬辰)・갑진(甲辰)・기사(己巳)・병오(丙午)・정미일(丁未日)은 남자의 침과 뜸을 피하는 날이고, 갑인(甲寅)・을묘(乙卯)・을유(乙酉)・을사(乙巳)・정사일(丁巳日)은 여자만 침과 뜸을 피하는 날이다. 〈入門〉

90. 좌향법(坐向法)일 경우

봄은 동쪽에 앉아서 서쪽을 향하고, 여름은 남쪽에 앉아서 북쪽으로 향하며 가을은 서쪽에 앉아 동쪽으로 향하고 겨울은 북쪽에 앉아 남쪽을 향해야 한다. 〈入門〉

침구경락도해(鍼灸經絡圖解)

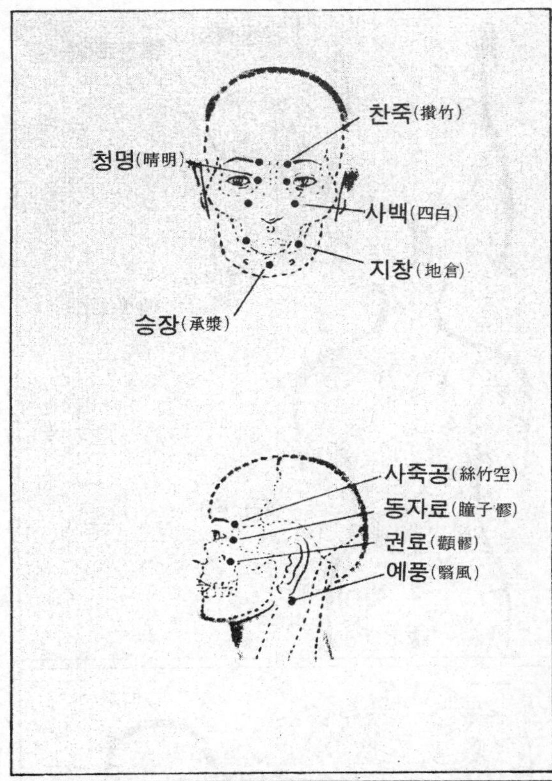
찬죽(攢竹)
청명(睛明)
사백(四白)
지창(地倉)
승장(承漿)
사죽공(絲竹空)
동자료(瞳子髎)
권료(顴髎)
예풍(翳風)

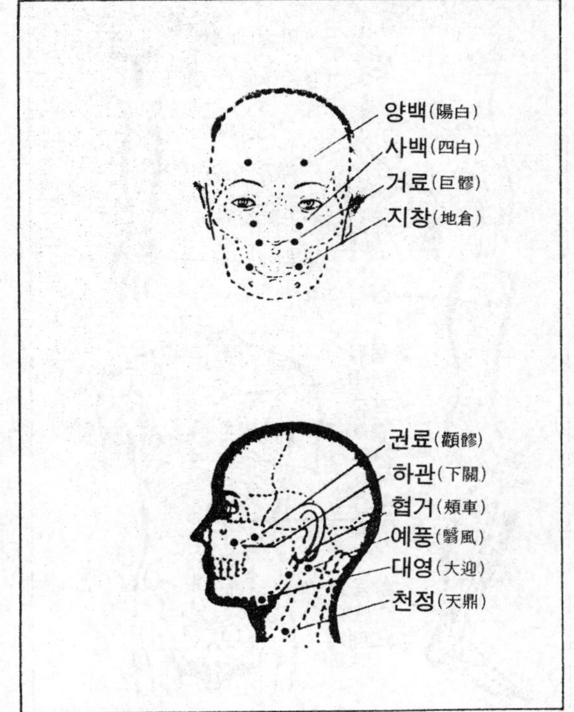
양백(陽白)
사백(四白)
거료(巨髎)
지창(地倉)
권료(顴髎)
하관(下關)
협거(頰車)
예풍(翳風)
대영(大迎)
천정(天鼎)

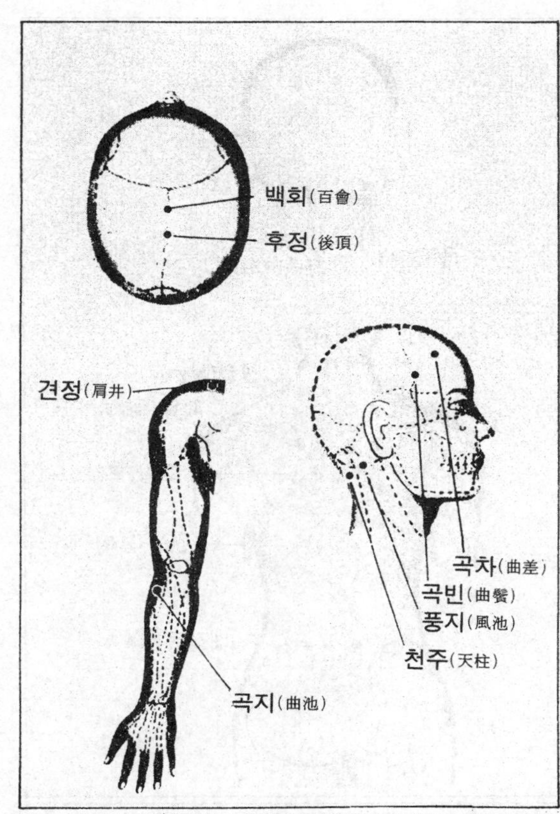
백회(百會)
후정(後頂)
견정(肩井)
곡차(曲差)
곡빈(曲鬢)
풍지(風池)
천주(天柱)
곡지(曲池)

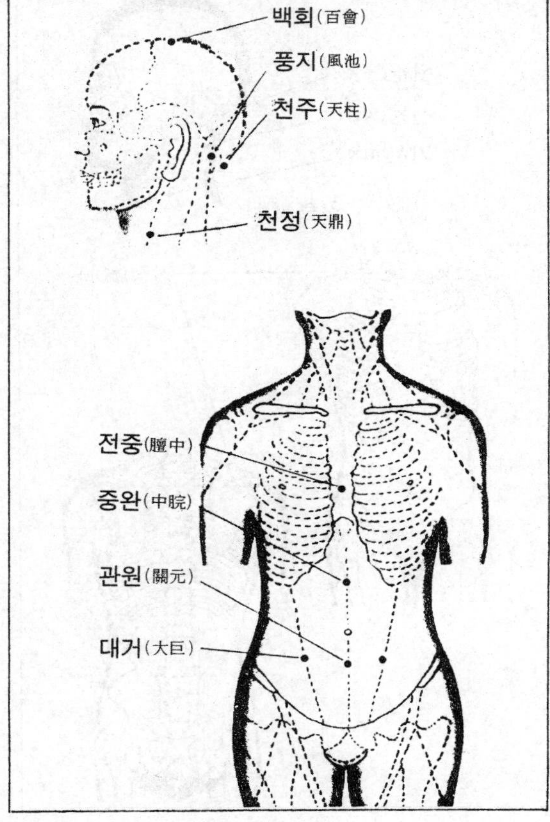
백회(百會)
풍지(風池)
천주(天柱)
천정(天鼎)
전중(膻中)
중완(中脘)
관원(關元)
대거(大巨)

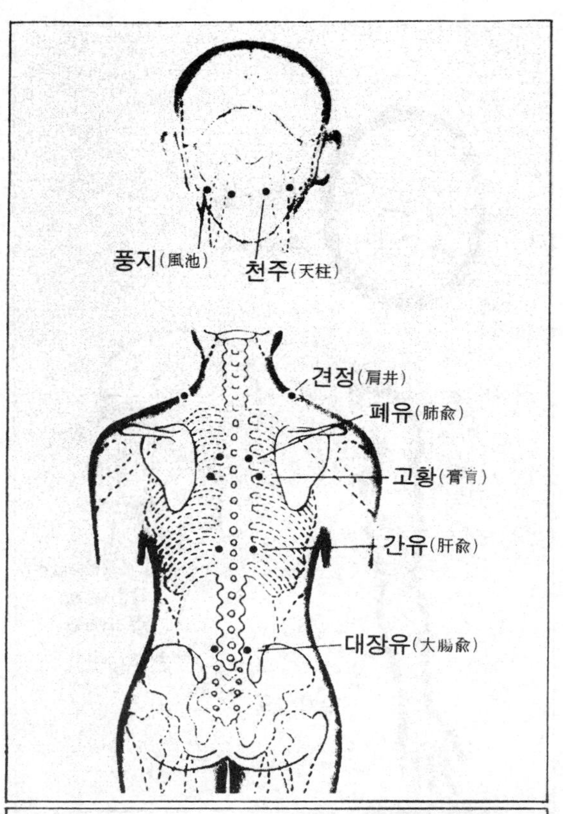
풍지(風池)
천주(天柱)
견정(肩井)
폐유(肺兪)
고황(膏肓)
간유(肝兪)
대장유(大腸兪)

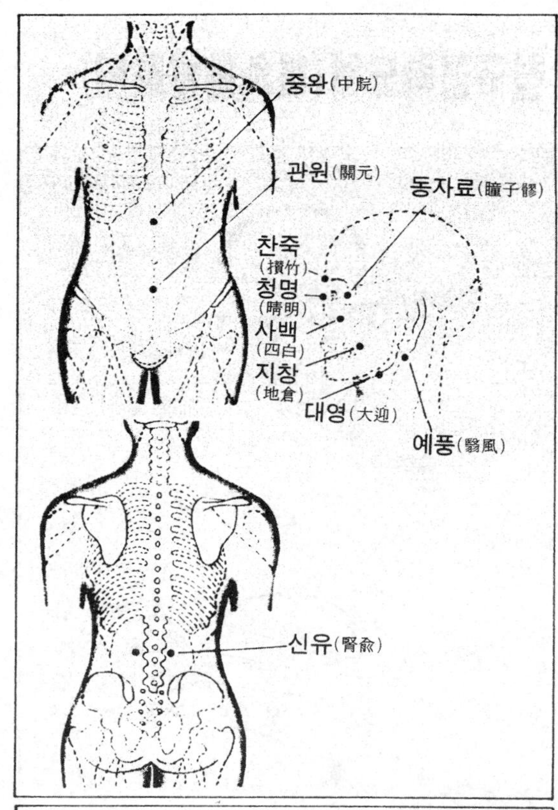
중완(中脘)
관원(關元)
동자료(瞳子髎)
찬죽(攢竹)
청명(睛明)
사백(四白)
지창(地倉)
대영(大迎)
예풍(翳風)
신유(腎兪)

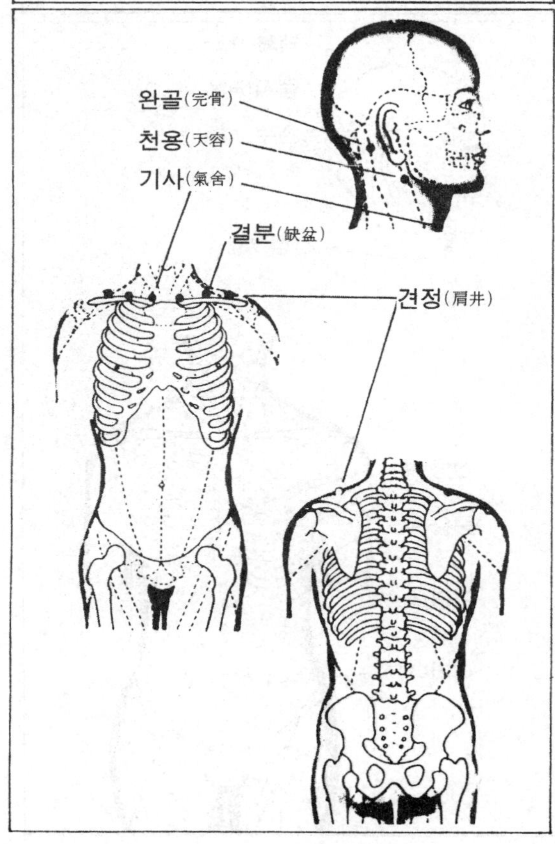
완골(完骨)
천용(天容)
기사(氣舍)
결분(缺盆)
견정(肩井)

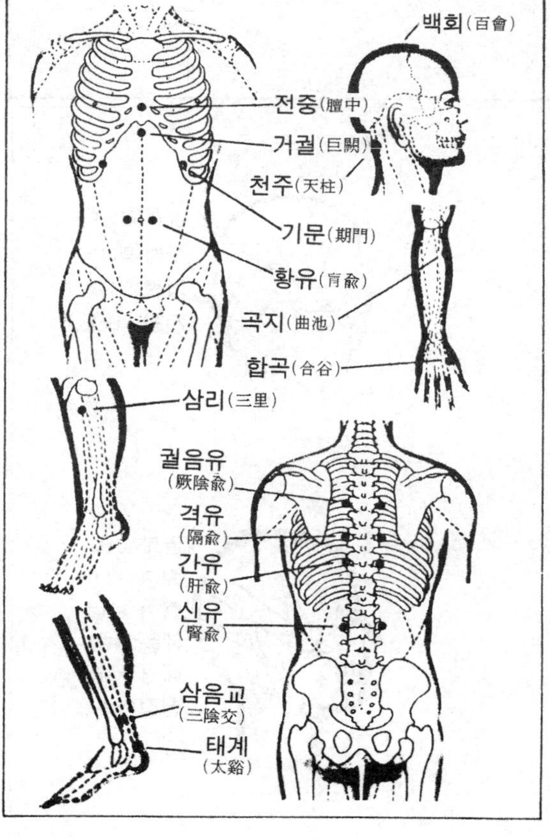
백회(百會)
전중(膻中)
거궐(巨闕)
천주(天柱)
기문(期門)
황유(肓兪)
곡지(曲池)
합곡(合谷)
삼리(三里)
궐음유(厥陰兪)
격유(隔兪)
간유(肝兪)
신유(腎兪)
삼음교(三陰交)
태계(太谿)

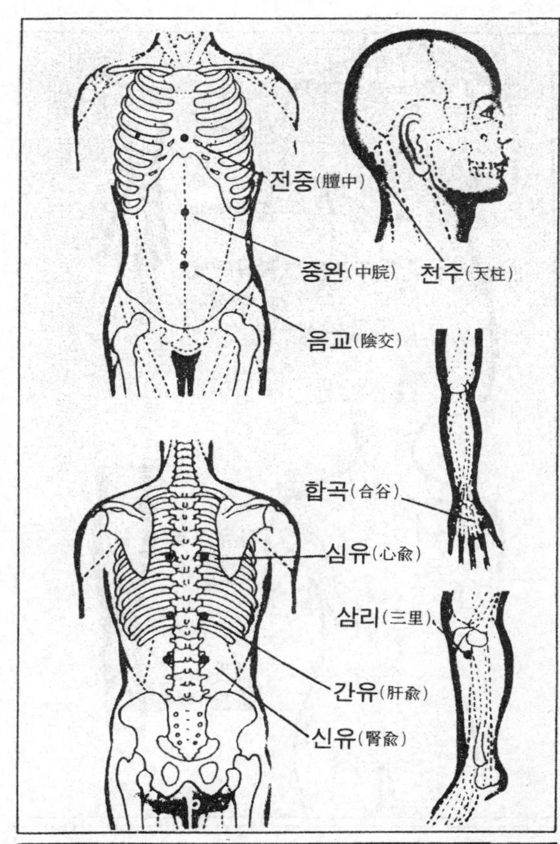
전중(膻中)
중완(中脘)
천주(天柱)
음교(陰交)
합곡(合谷)
심유(心兪)
삼리(三里)
간유(肝兪)
신유(腎兪)

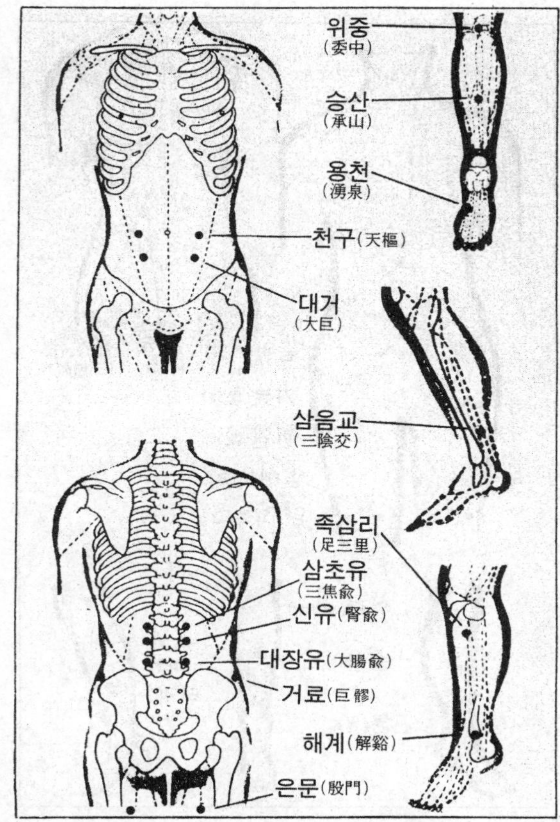
위중
(委中)
승산
(承山)
용천
(湧泉)
천구(天樞)
대거
(大巨)
삼음교
(三陰交)
족삼리
(足三里)
삼초유
(三焦兪)
신유(腎兪)
대장유(大腸兪)
거료(巨髎)
해계(解谿)
은문(殷門)

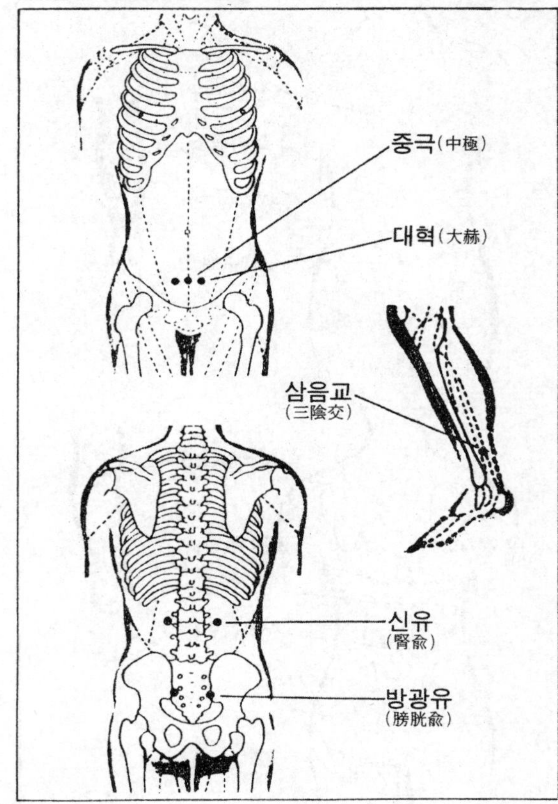
중극(中極)
대혁(大赫)
삼음교
(三陰交)
신유
(腎兪)
방광유
(膀胱兪)

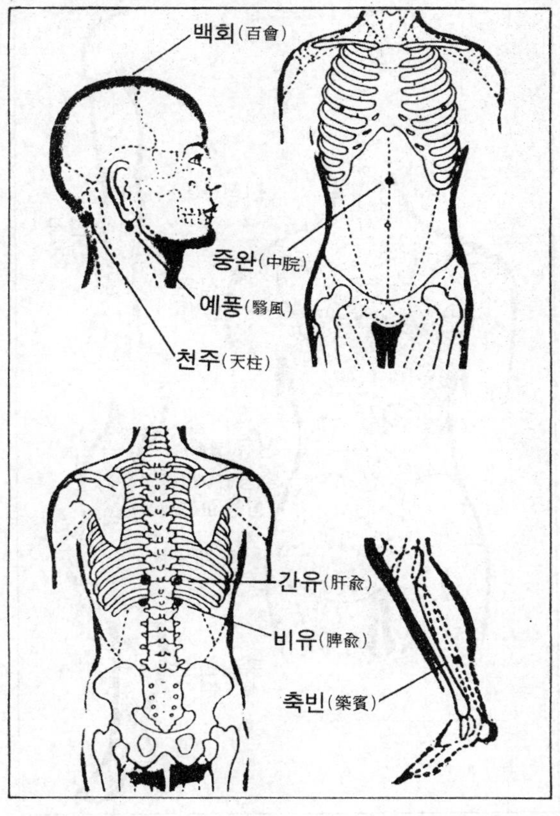
백회(百會)
중완(中脘)
예풍(翳風)
천주(天柱)
간유(肝兪)
비유(脾兪)
축빈(築賓)

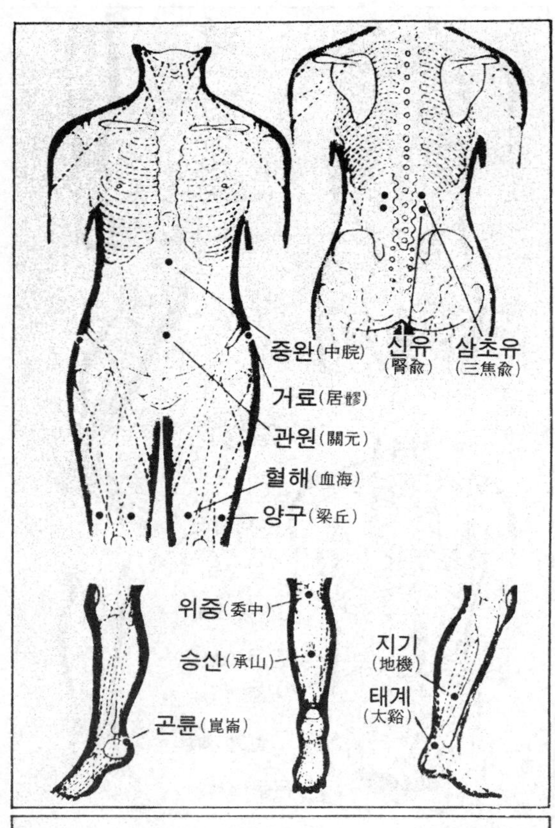
중완(中脘)
신유
(腎兪)
삼초유
(三焦兪)
거료(居髎)
관원(關元)
혈해(血海)
양구(梁丘)
위중(委中)
승산(承山)
지기
(地機)
태계
(太谿)
곤륜(崑崙)

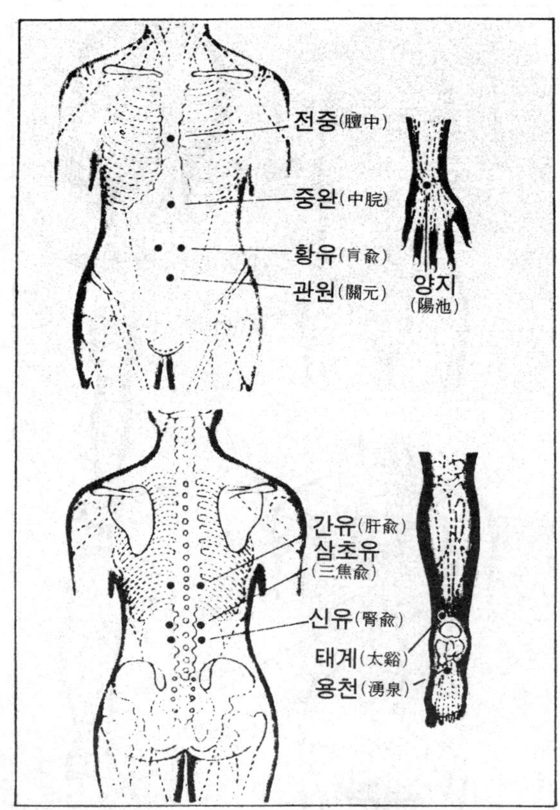
전중(膻中)
중완(中脘)
황유(肓兪)
관원(關元)
양지
(陽池)
간유(肝兪)
삼초유
(三焦兪)
신유(腎兪)
태계(太谿)
용천(湧泉)

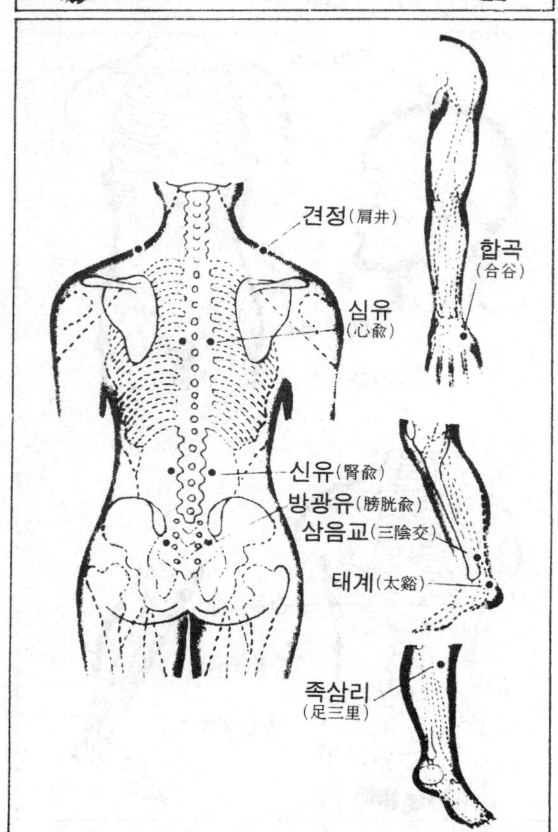
견정(肩井)
합곡
(合谷)
심유
(心兪)
신유(腎兪)
방광유(膀胱兪)
삼음교(三陰交)
태계(太谿)
족삼리
(足三里)

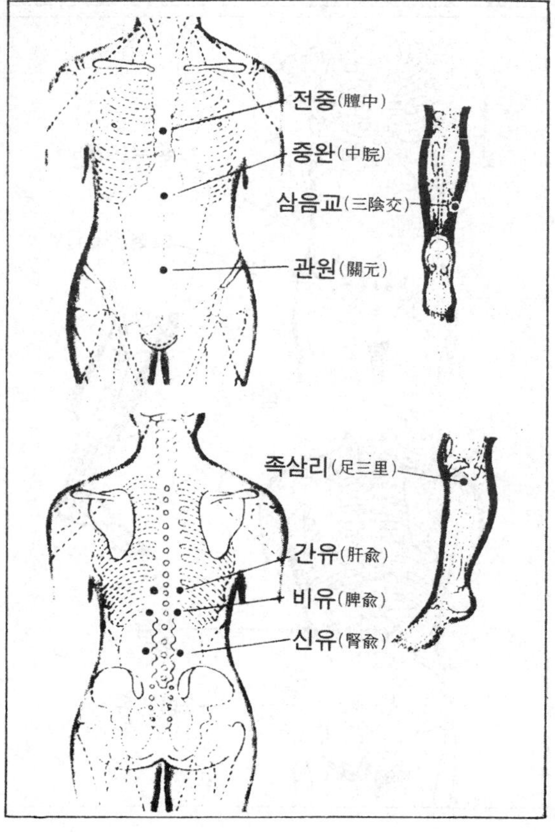
전중(膻中)
중완(中脘)
삼음교(三陰交)
관원(關元)
족삼리(足三里)
간유(肝兪)
비유(脾兪)
신유(腎兪)

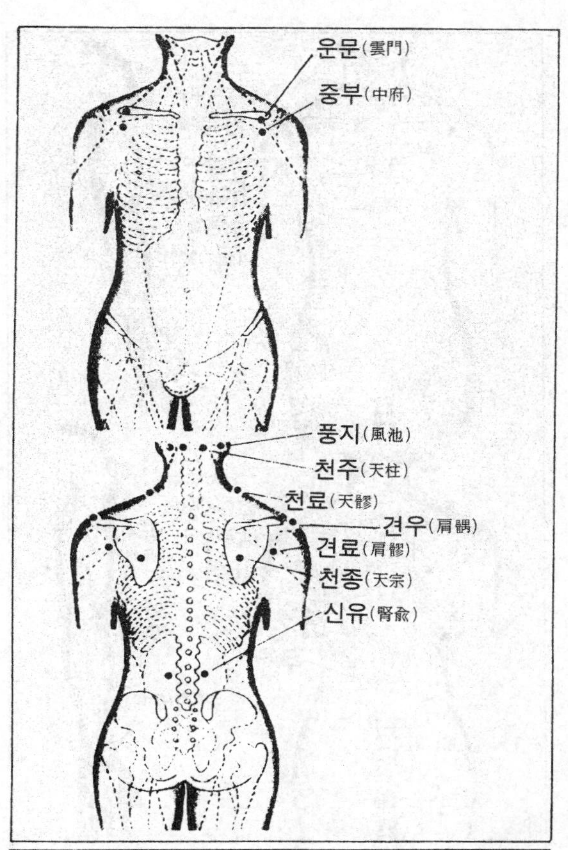
운문(雲門)
중부(中府)
풍지(風池)
천주(天柱)
천료(天髎)
견우(肩髃)
견료(肩髎)
천종(天宗)
신유(腎兪)

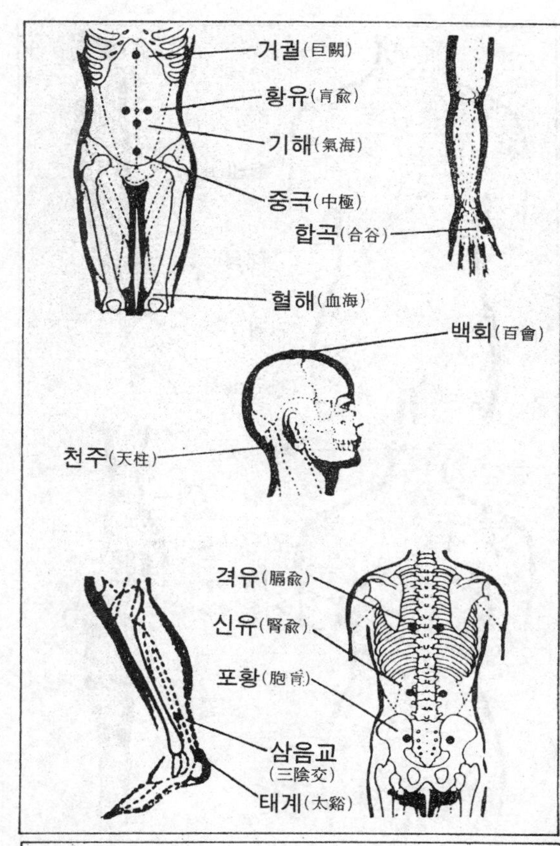
거궐(巨闕)
황유(肓兪)
기해(氣海)
중극(中極)
합곡(合谷)
혈해(血海)
백회(百會)
천주(天柱)
격유(膈兪)
신유(腎兪)
포황(胞肓)
삼음교
(三陰交)
태계(太谿)

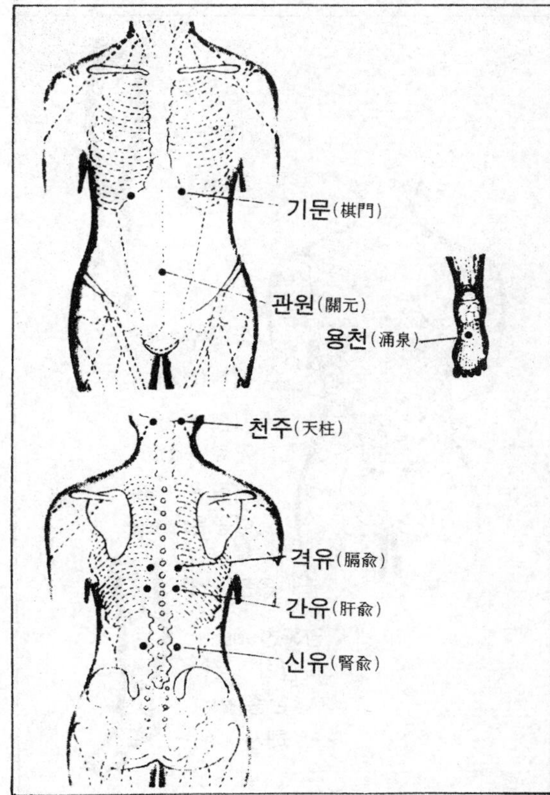
기문(期門)
관원(關元)
용천(涌泉)
천주(天柱)
격유(膈兪)
간유(肝兪)
신유(腎兪)

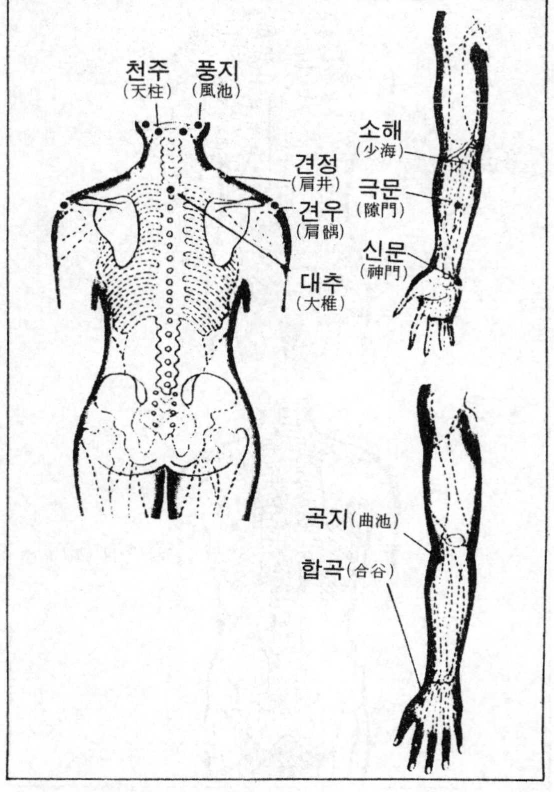
천주
(天柱)
풍지
(風池)
견정
(肩井)
견우
(肩髃)
대추
(大椎)
소해
(少海)
극문
(隙門)
신문
(神門)
곡지(曲池)
합곡(合谷)

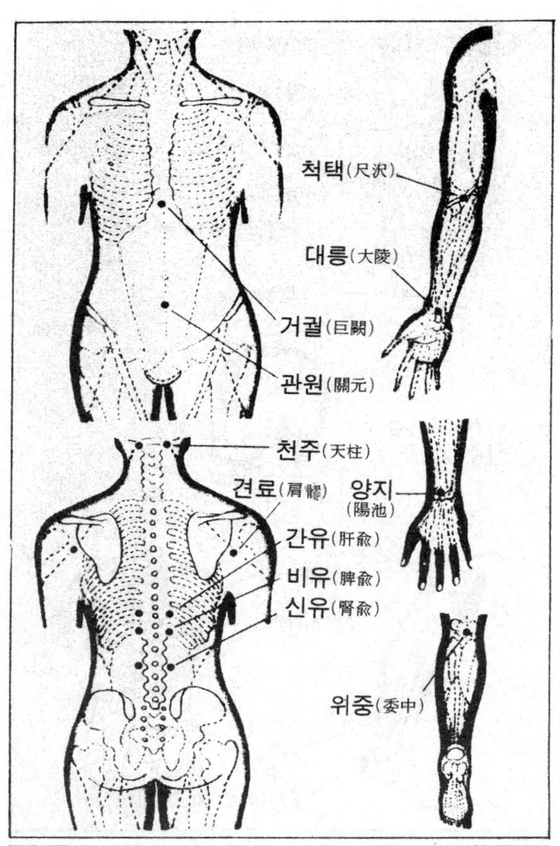

척택(尺沢)
대릉(大陵)
거궐(巨闕)
관원(關元)
천주(天柱)
견료(肩髎)
양지(陽池)
간유(肝兪)
비유(脾兪)
신유(腎兪)
위중(委中)

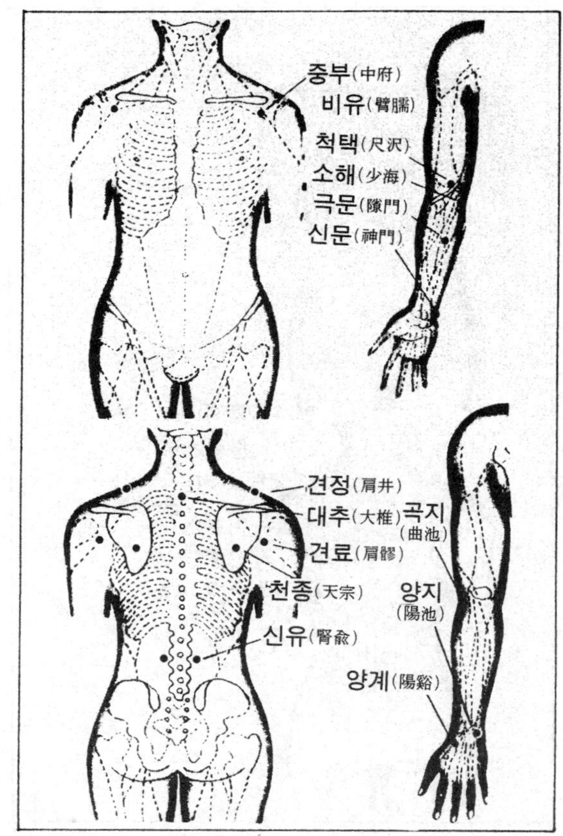

중부(中府)
비유(臂臑)
척택(尺沢)
소해(少海)
극문(隙門)
신문(神門)
견정(肩井)
대추(大椎)
곡지(曲池)
견료(肩髎)
천종(天宗)
양지(陽池)
신유(腎兪)
양계(陽谿)

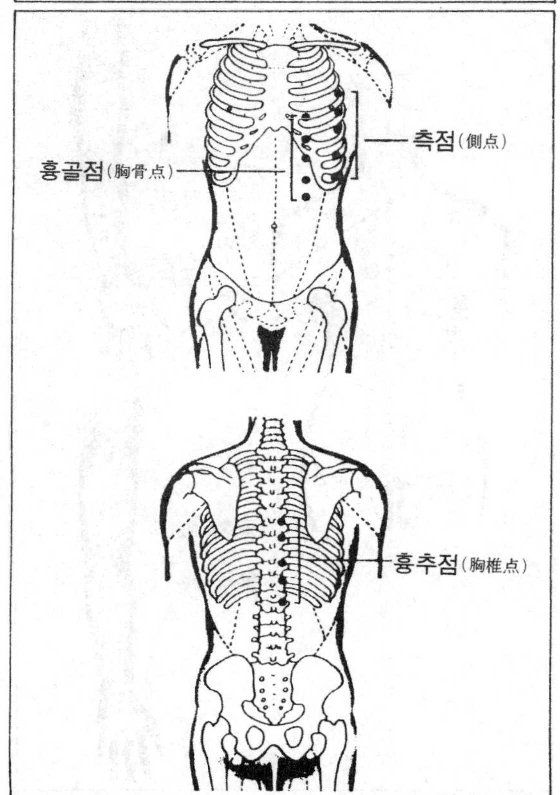

측점(側点)
흉골점(胸骨点)
흉추점(胸椎点)

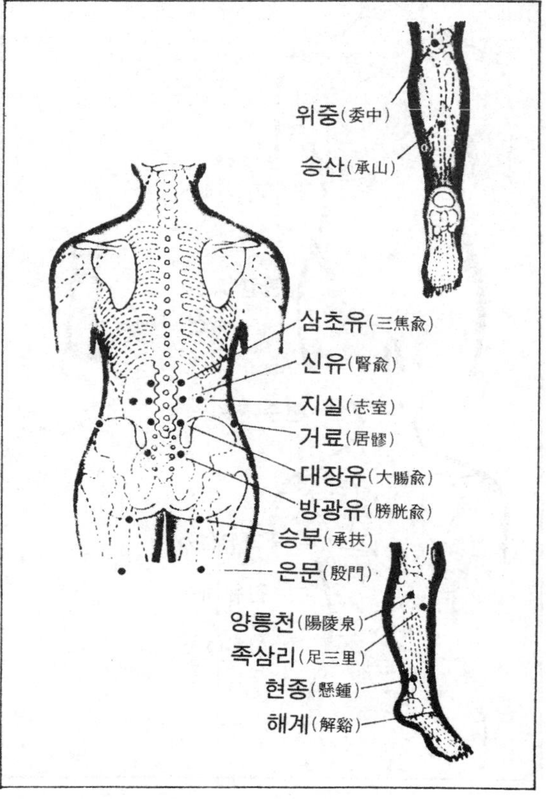

위중(委中)
승산(承山)
삼초유(三焦兪)
신유(腎兪)
지실(志室)
거료(居髎)
대장유(大腸兪)
방광유(膀胱兪)
승부(承扶)
은문(殷門)
양릉천(陽陵泉)
족삼리(足三里)
현종(懸鍾)
해계(解谿)

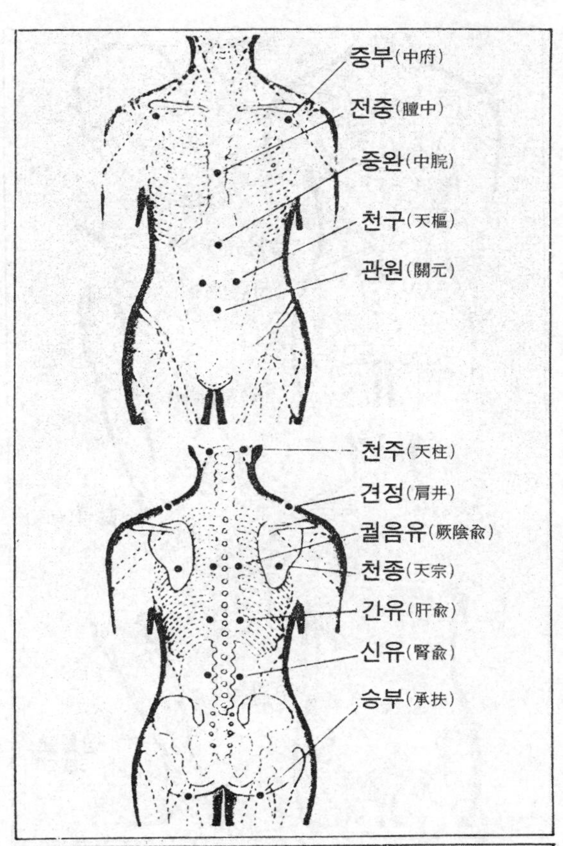
중부(中府)
전중(膻中)
중완(中脘)
천구(天樞)
관원(關元)
천주(天柱)
견정(肩井)
궐음유(厥陰兪)
천종(天宗)
간유(肝兪)
신유(腎兪)
승부(承扶)

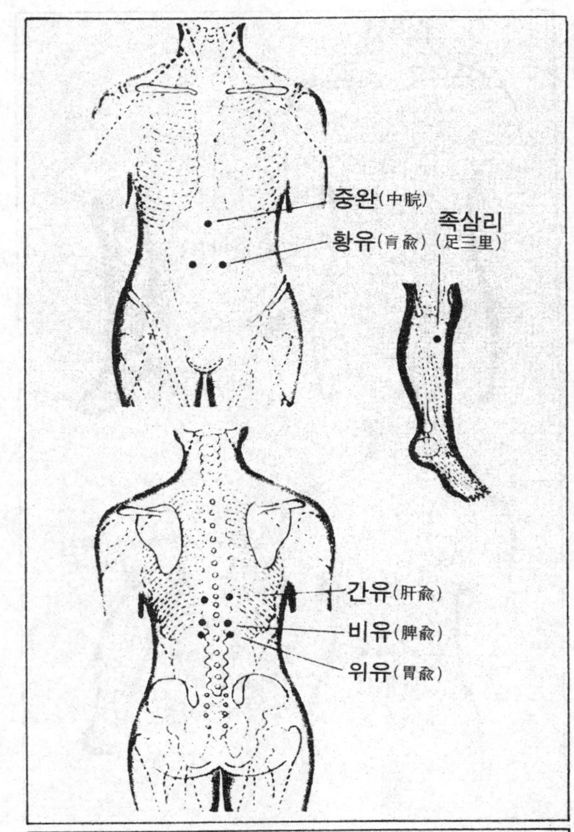
중완(中脘)
황유(肓兪)
족삼리
(足三里)
간유(肝兪)
비유(脾兪)
위유(胃兪)

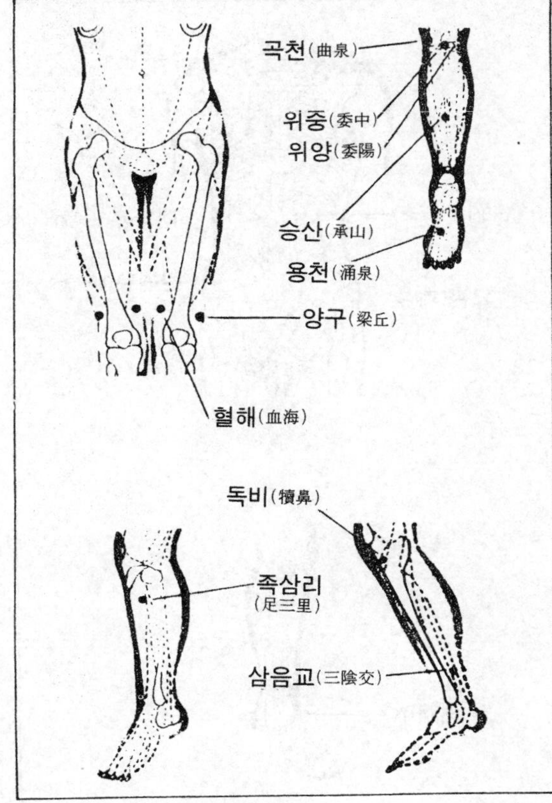
곡천(曲泉)
위중(委中)
위양(委陽)
승산(承山)
용천(涌泉)
양구(梁丘)
혈해(血海)
독비(犢鼻)
족삼리
(足三里)
삼음교(三陰交)

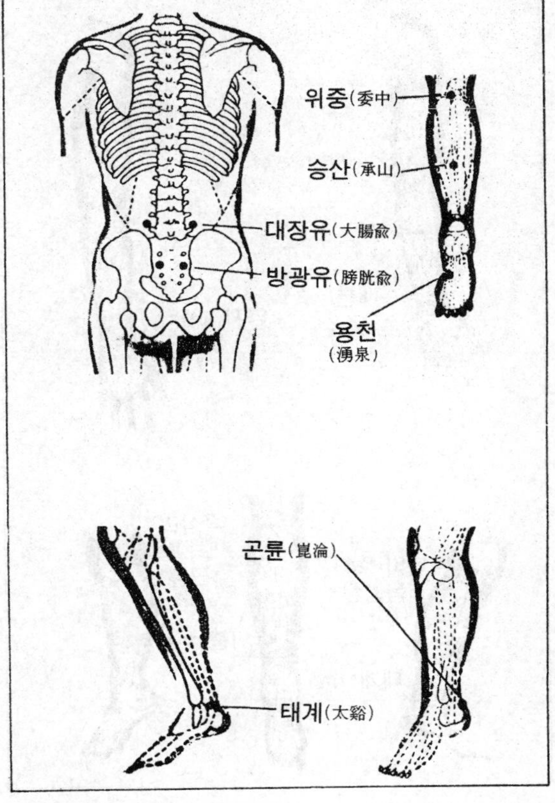
위중(委中)
승산(承山)
대장유(大腸兪)
방광유(膀胱兪)
용천
(湧泉)
곤륜(崑崙)
태계(太谿)

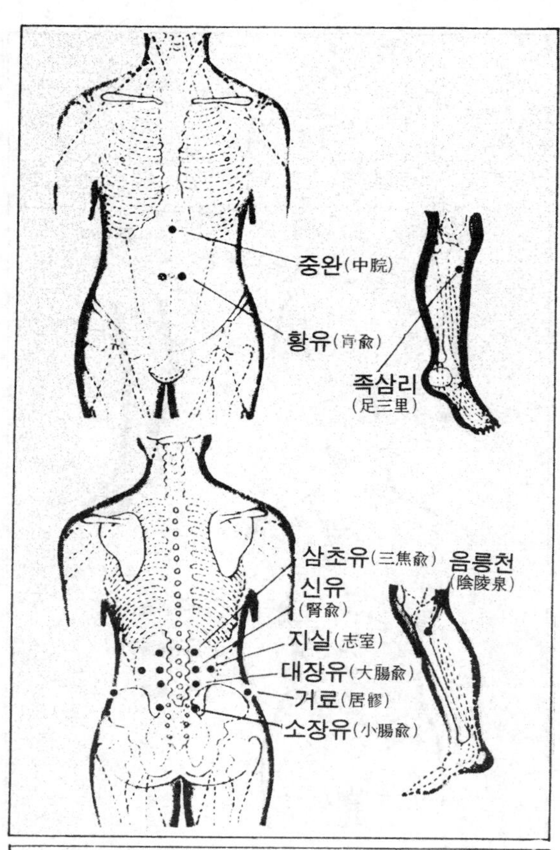

중완(中脘)
황유(肓兪)
족삼리
(足三里)
삼초유(三焦兪)
음릉천
(陰陵泉)
신유
(腎兪)
지실(志室)
대장유(大腸兪)
거료(居髎)
소장유(小腸兪)

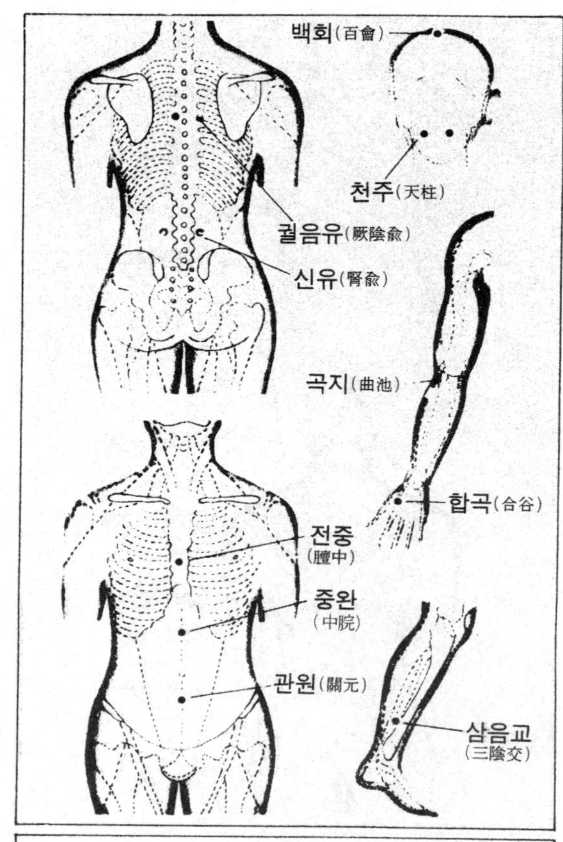

백회(百會)
천주(天柱)
궐음유(厥陰兪)
신유(腎兪)
곡지(曲池)
합곡(合谷)
전중
(膻中)
중완
(中脘)
관원(關元)
삼음교
(三陰交)

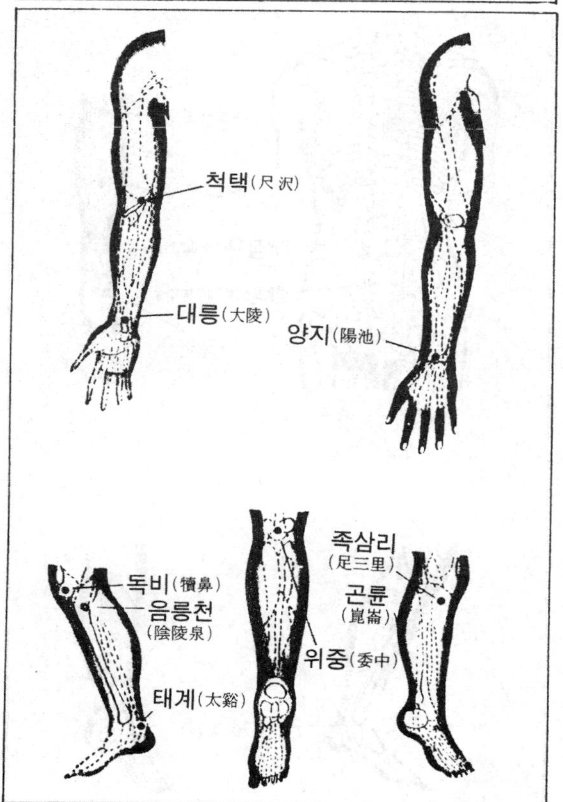

척택(尺沢)
대릉(大陵)
양지(陽池)
독비(犢鼻)
음릉천
(陰陵泉)
태계(太谿)
족삼리
(足三里)
곤륜
(崑崙)
위중(委中)

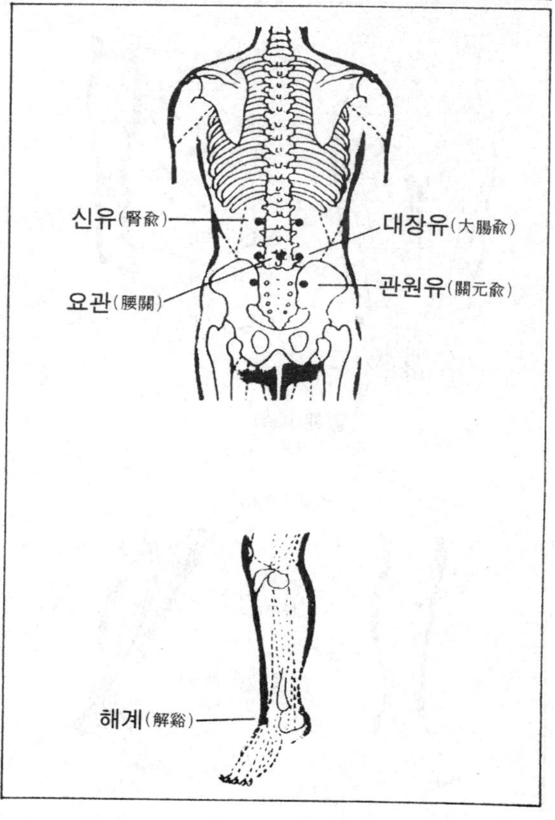

신유(腎兪)
대장유(大腸兪)
요관(腰關)
관원유(關元兪)
해계(解谿)

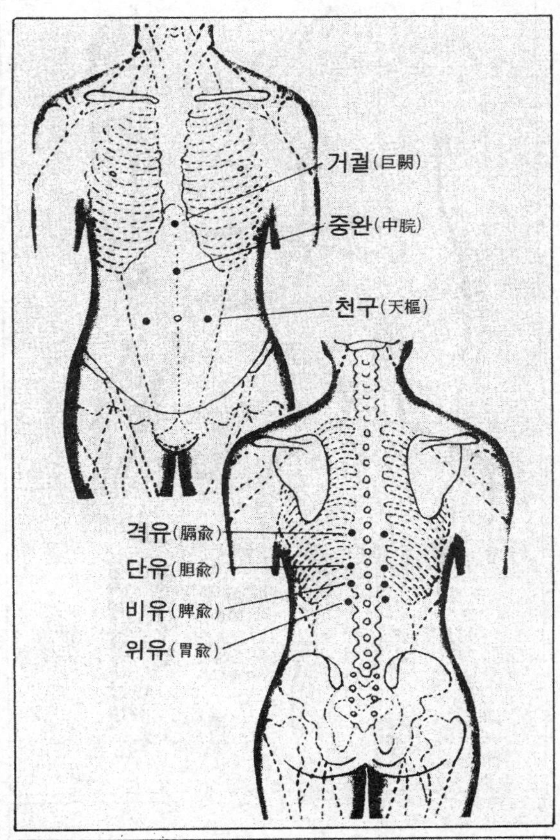
거궐(巨闕)
중완(中脘)
천구(天樞)
격유(膈兪)
단유(胆兪)
비유(脾兪)
위유(胃兪)

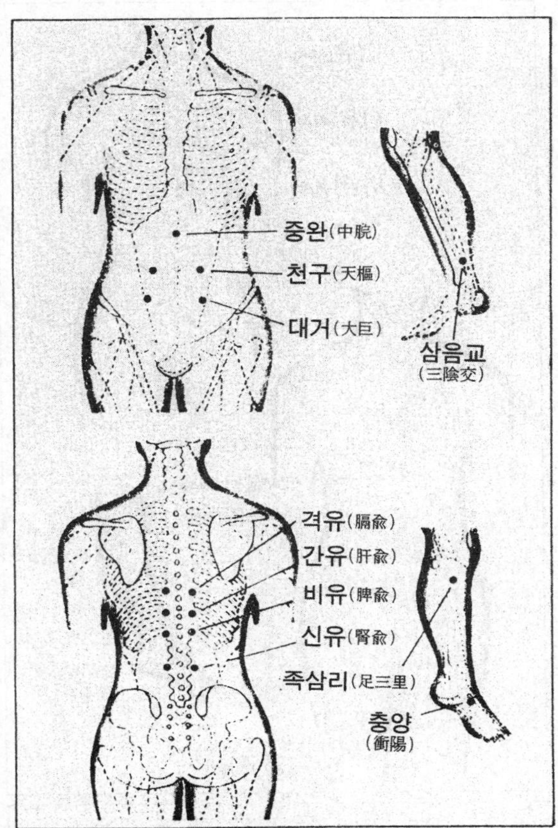
중완(中脘)
천구(天樞)
대거(大巨)
삼음교
(三陰交)
격유(膈兪)
간유(肝兪)
비유(脾兪)
신유(腎兪)
족삼리(足三里)
충양
(衝陽)

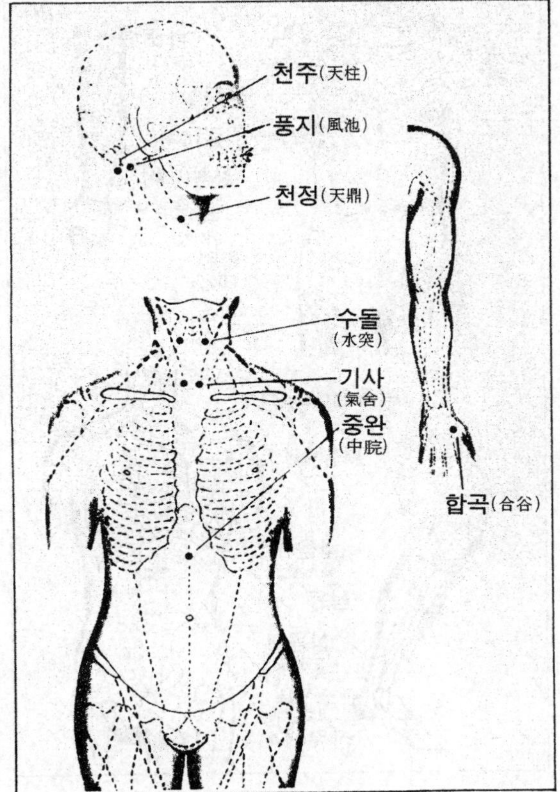
천주(天柱)
풍지(風池)
천정(天鼎)
수돌
(水突)
기사
(氣舍)
중완
(中脘)
합곡(合谷)

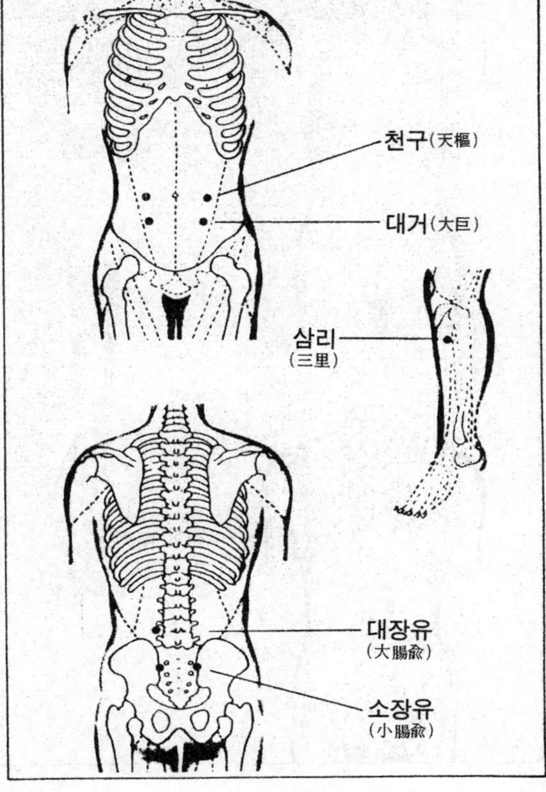
천구(天樞)
대거(大巨)
삼리
(三里)
대장유
(大腸兪)
소장유
(小腸兪)

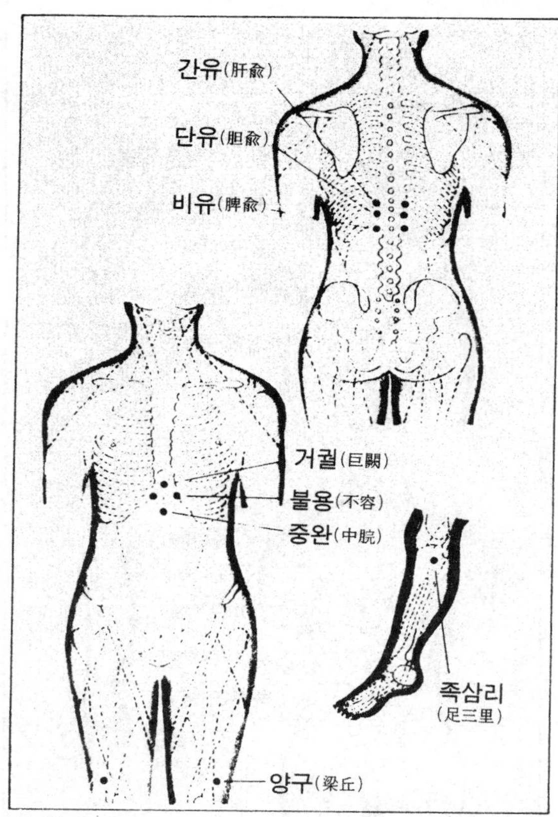

간유(肝兪)
단유(胆兪)
비유(脾兪)
거궐(巨闕)
불용(不容)
중완(中脘)
족삼리
(足三里)
양구(梁丘)

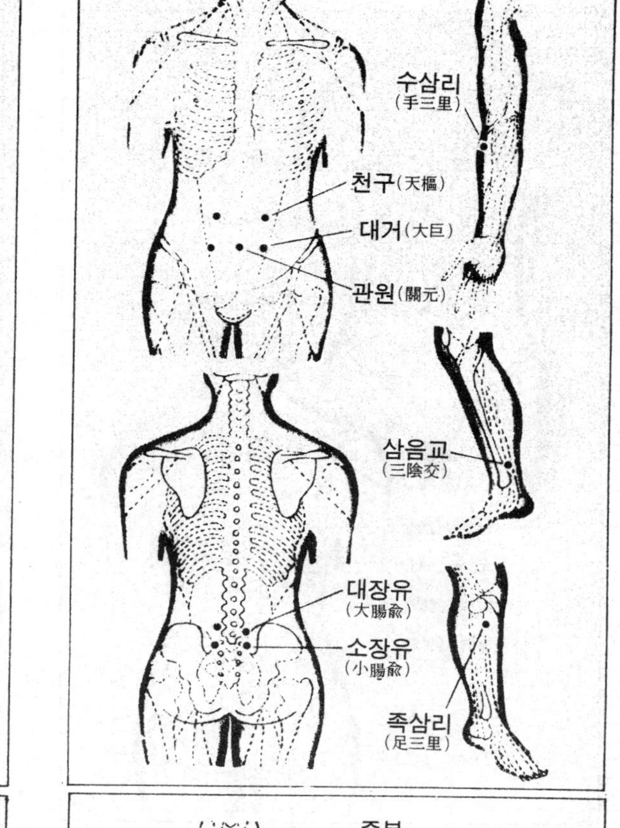

수삼리
(手三里)
천구(天樞)
대거(大巨)
관원(關元)
삼음교
(三陰交)
대장유
(大腸兪)
소장유
(小腸兪)
족삼리
(足三里)

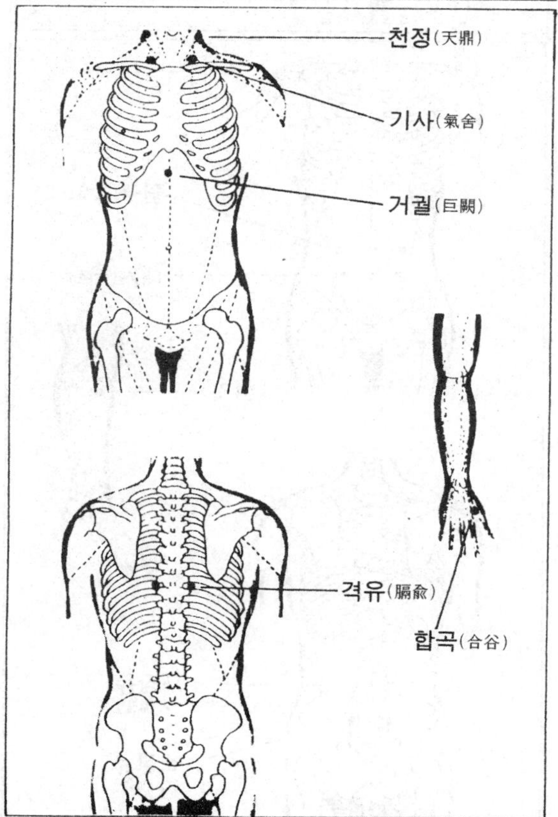

천정(天鼎)
기사(氣舍)
거궐(巨闕)
격유(膈兪)
합곡(合谷)

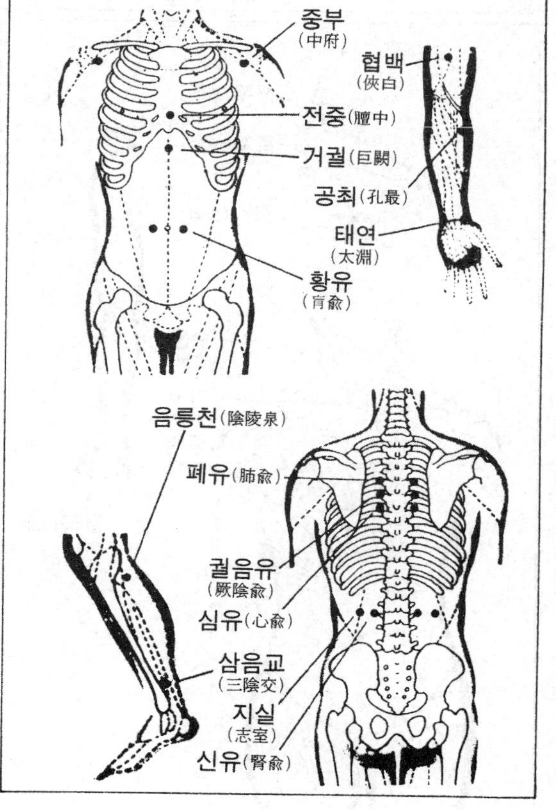

중부
(中府)
협백
(侠白)
전중(膻中)
거궐(巨闕)
공최(孔最)
태연
(太淵)
황유
(肓兪)
음릉천(陰陵泉)
폐유(肺兪)
궐음유
(厥陰兪)
심유(心兪)
삼음교
(三陰交)
지실
(志室)
신유(腎兪)

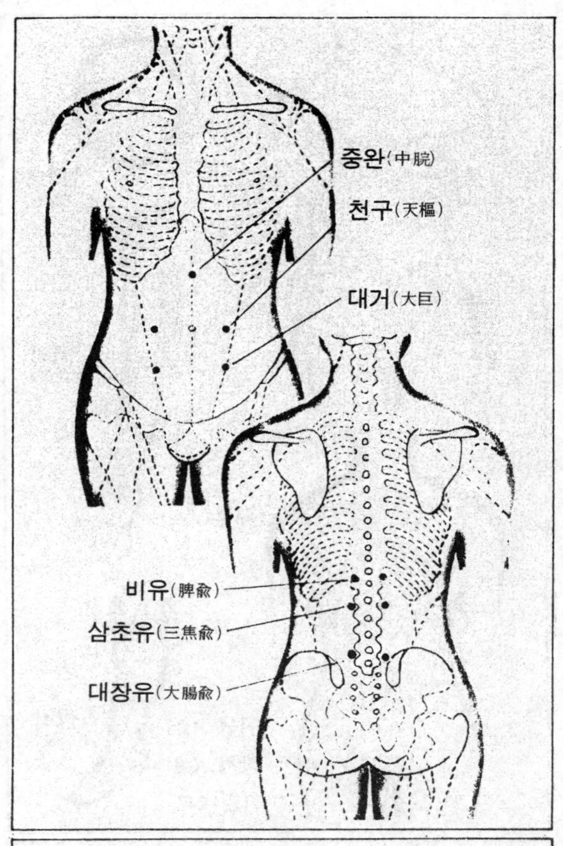
중완(中脘)
천구(天樞)
대거(大巨)
비유(脾兪)
삼초유(三焦兪)
대장유(大腸兪)

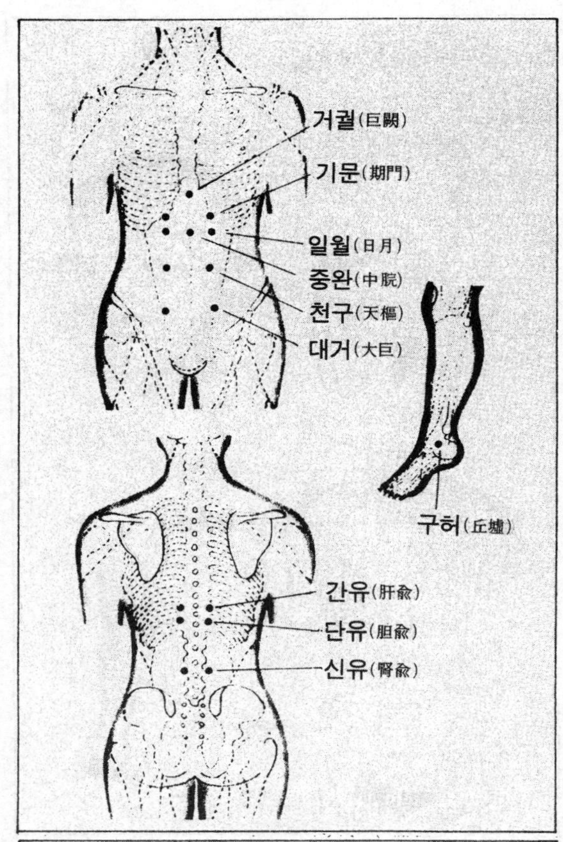
거궐(巨闕)
기문(期門)
일월(日月)
중완(中脘)
천구(天樞)
대거(大巨)
구허(丘墟)
간유(肝兪)
단유(胆兪)
신유(腎兪)

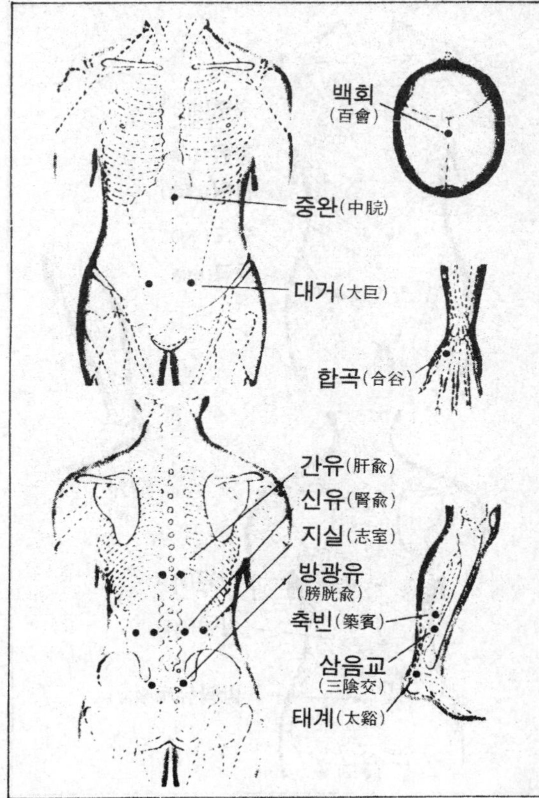
백회
(百會)
중완(中脘)
대거(大巨)
합곡(合谷)
간유(肝兪)
신유(腎兪)
지실(志室)
방광유
(膀胱兪)
축빈(築賓)
삼음교
(三陰交)
태계(太谿)

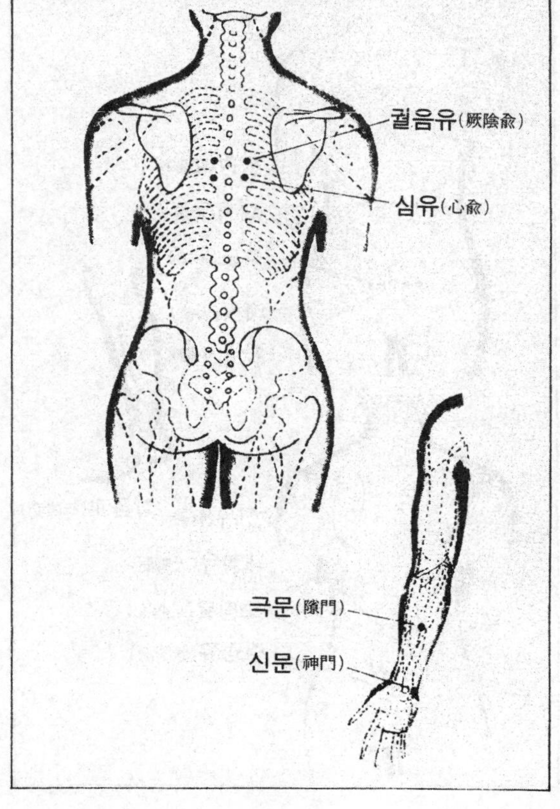
궐음유(厥陰兪)
심유(心兪)
극문(隙門)
신문(神門)

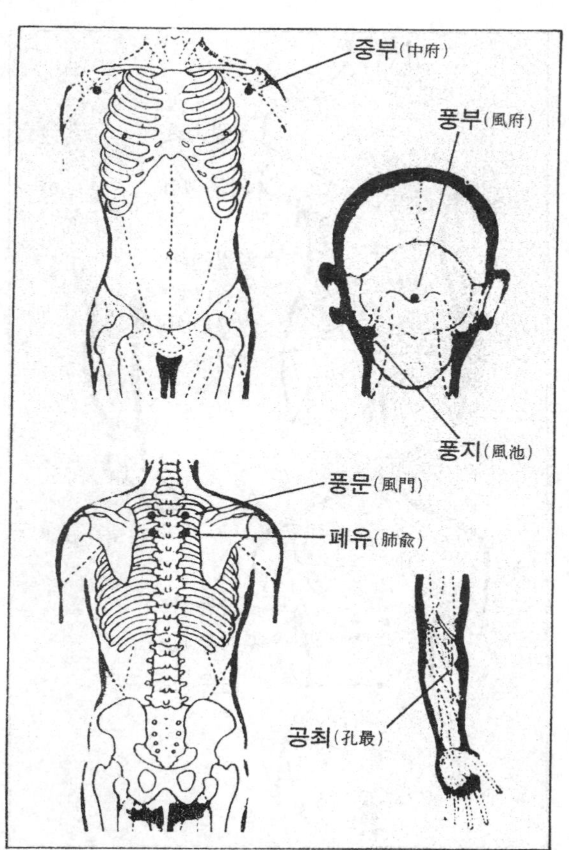

중부(中府)
풍부(風府)
풍지(風池)
풍문(風門)
폐유(肺兪)
공최(孔最)

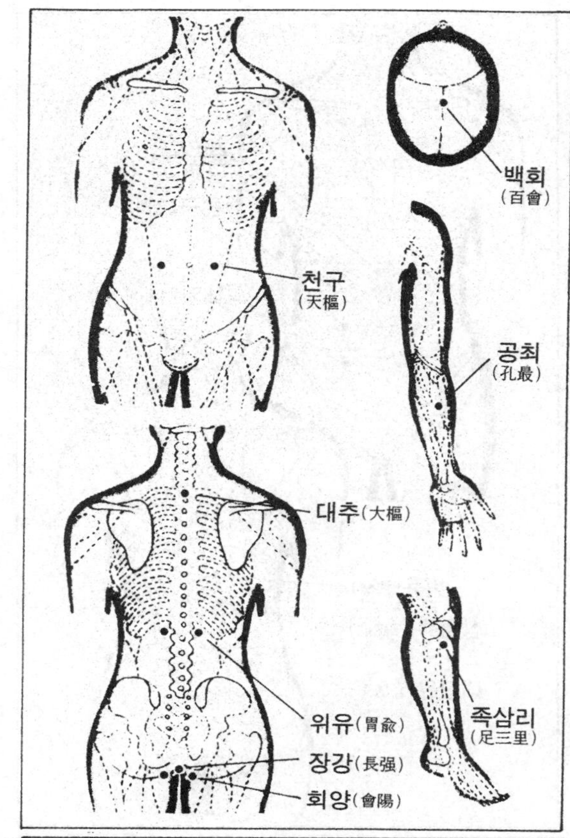

백회
(百會)
천구
(天樞)
공최
(孔最)
대추(大椎)
위유(胃兪)
족삼리
(足三里)
장강(長强)
회양(會陽)

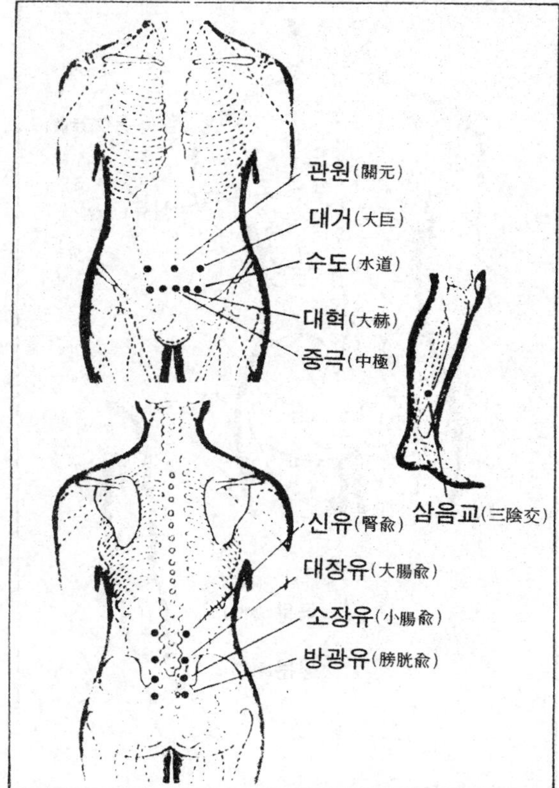

관원(關元)
대거(大巨)
수도(水道)
대혁(大赫)
중극(中極)
삼음교(三陰交)
신유(腎兪)
대장유(大腸兪)
소장유(小腸兪)
방광유(膀胱兪)

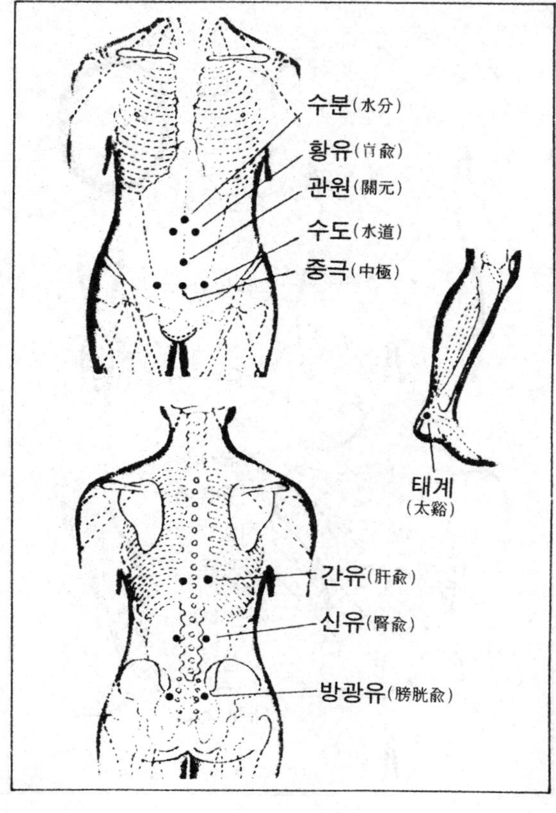

수분(水分)
황유(肓兪)
관원(關元)
수도(水道)
중극(中極)
태계
(太谿)
간유(肝兪)
신유(腎兪)
방광유(膀胱兪)

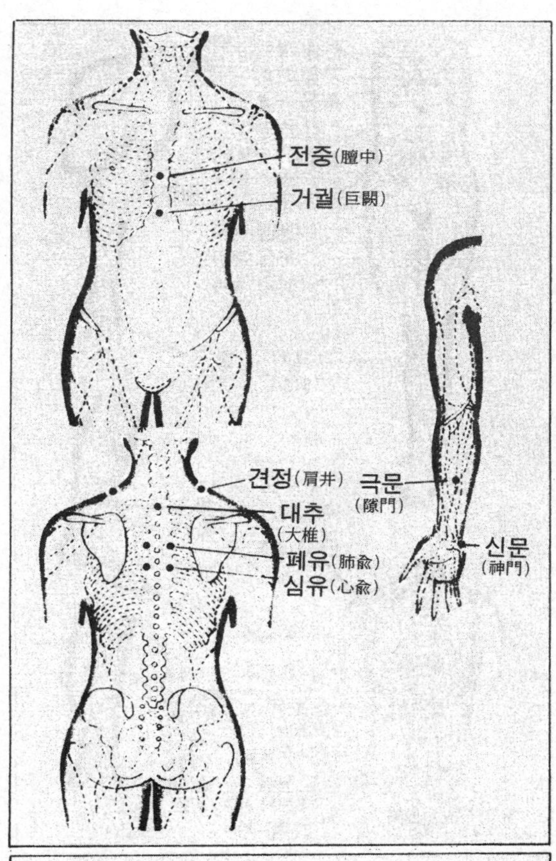

전중(膻中)
거궐(巨闕)
견정(肩井)
극문(隙門)
대추(大椎)
폐유(肺兪)
심유(心兪)
신문(神門)

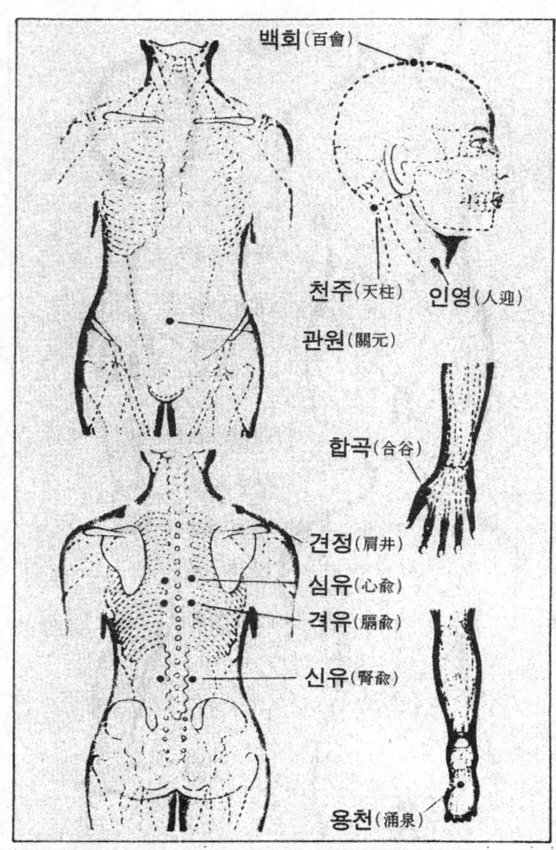

백회(百會)
천주(天柱)
인영(人迎)
관원(關元)
합곡(合谷)
견정(肩井)
심유(心兪)
격유(膈兪)
신유(腎兪)
용천(涌泉)

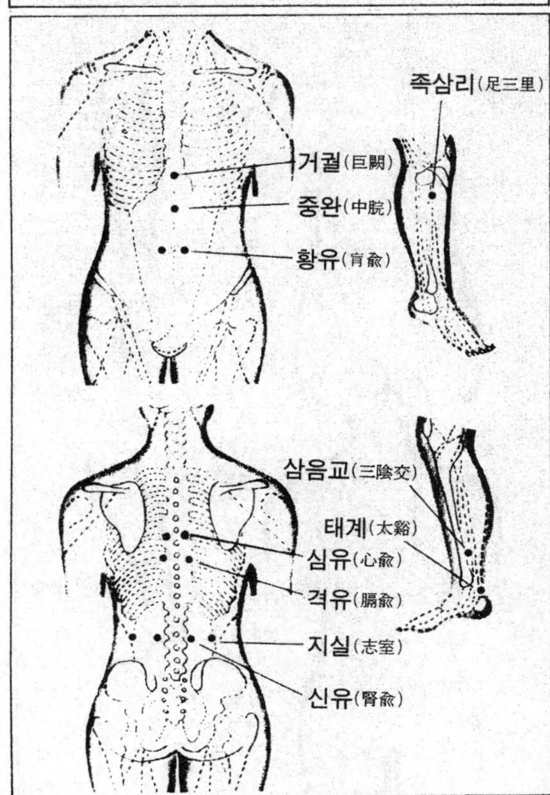

족삼리(足三里)
거궐(巨闕)
중완(中脘)
황유(肓兪)
삼음교(三陰交)
태계(太谿)
심유(心兪)
격유(膈兪)
지실(志室)
신유(腎兪)

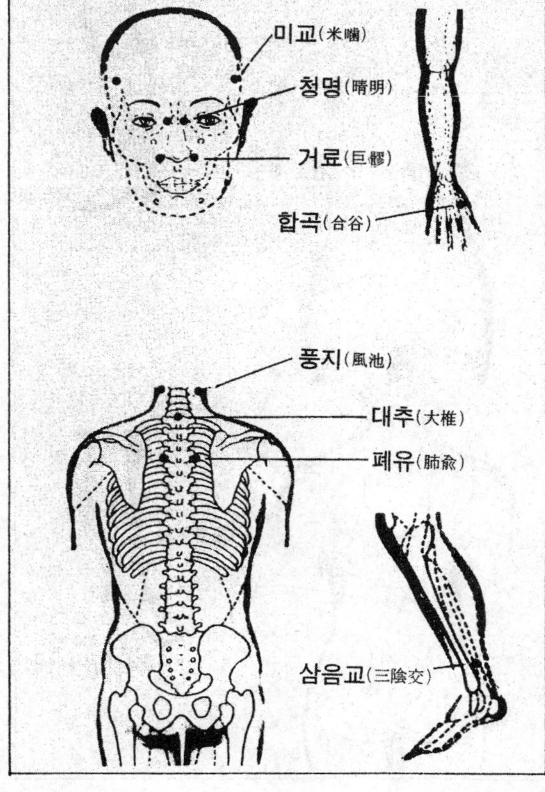

미교(米嚙)
청명(睛明)
거료(巨髎)
합곡(合谷)
풍지(風池)
대추(大椎)
폐유(肺兪)
삼음교(三陰交)

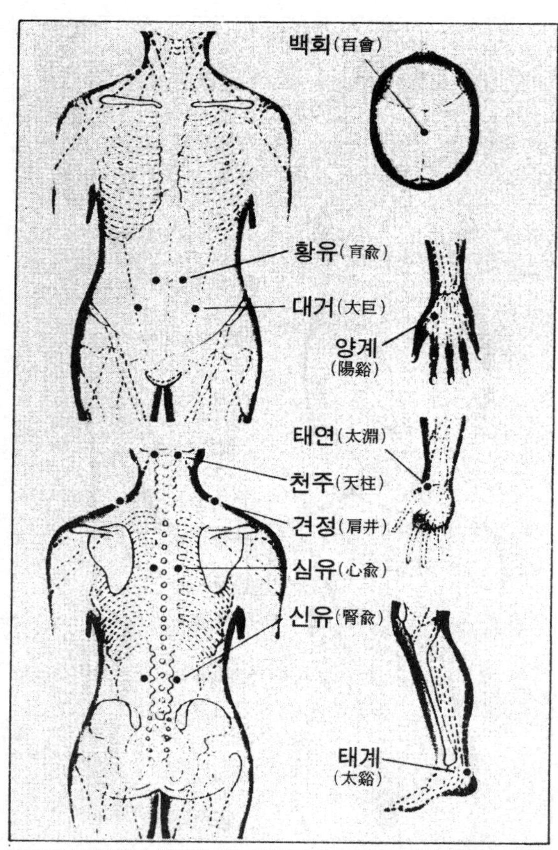
백회(百會)
황유(肓兪)
대거(大巨)
양계(陽谿)
태연(太淵)
천주(天柱)
견정(肩井)
심유(心兪)
신유(腎兪)
태계(太谿)

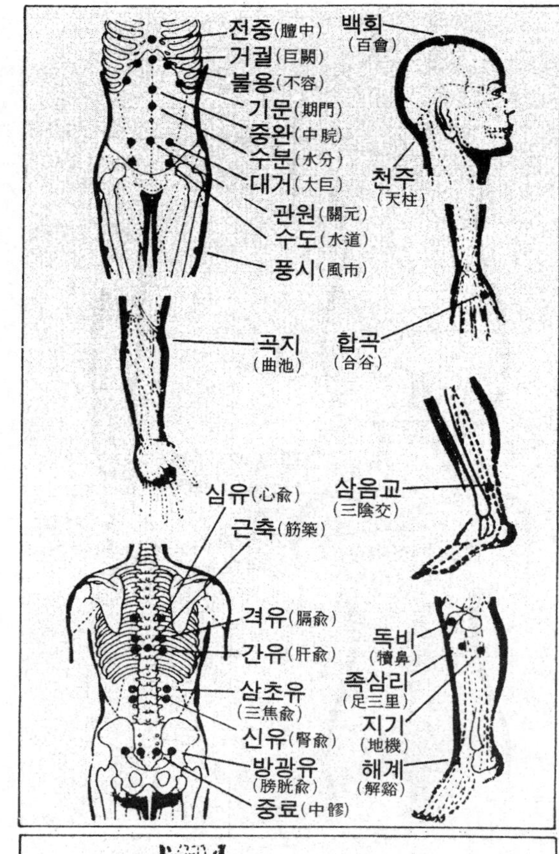
전중(膻中)
거궐(巨闕)
불용(不容)
기문(期門)
중완(中脘)
수분(水分)
대거(大巨)
관원(關元)
수도(水道)
풍시(風市)
백회(百會)
천주(天柱)
곡지(曲池)
합곡(合谷)
심유(心兪)
근축(筋築)
삼음교(三陰交)
격유(膈兪)
간유(肝兪)
독비(犢鼻)
족삼리(足三里)
삼초유(三焦兪)
지기(地機)
신유(腎兪)
해계(解谿)
방광유(膀胱兪)
중료(中髎)

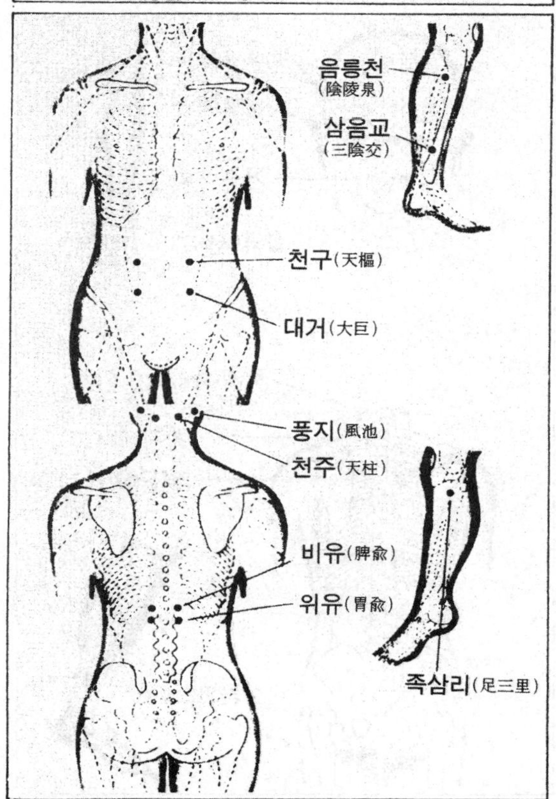
음릉천(陰陵泉)
삼음교(三陰交)
천구(天樞)
대거(大巨)
풍지(風池)
천주(天柱)
비유(脾兪)
위유(胃兪)
족삼리(足三里)

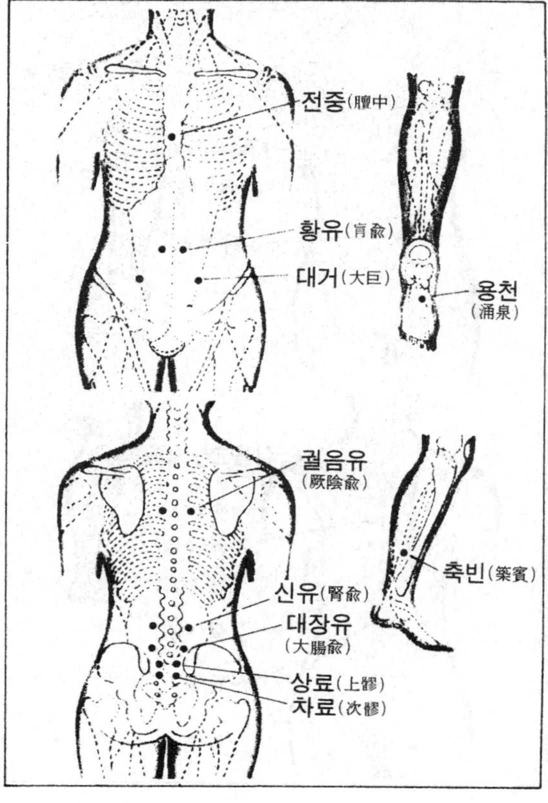
전중(膻中)
황유(肓兪)
대거(大巨)
용천(涌泉)
궐음유(厥陰兪)
축빈(築賓)
신유(腎兪)
대장유(大腸兪)
상료(上髎)
차료(次髎)

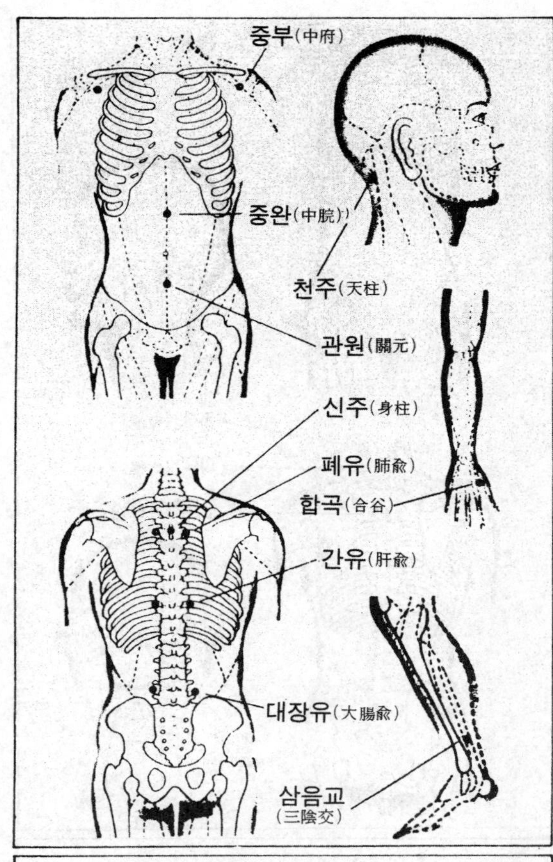
중부(中府)
중완(中脘)
천주(天柱)
관원(關元)
신주(身柱)
폐유(肺兪)
합곡(合谷)
간유(肝兪)
대장유(大腸兪)
삼음교
(三陰交)

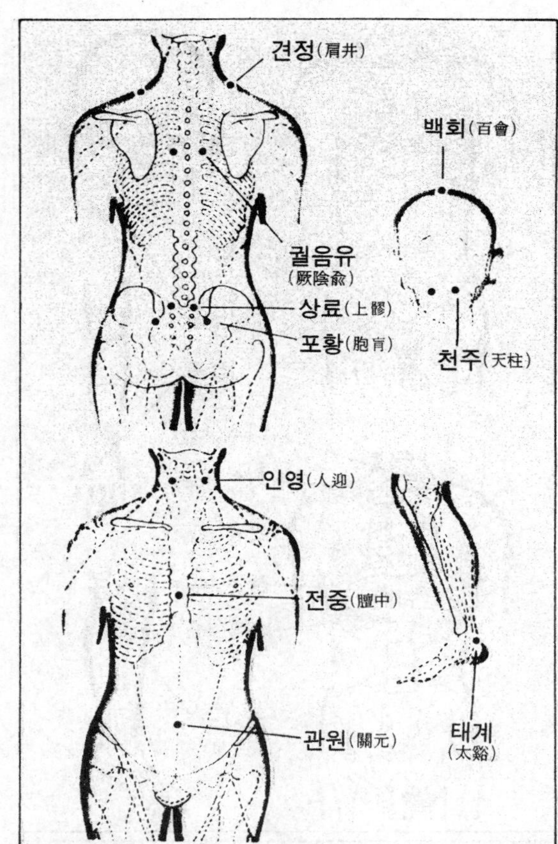
견정(肩井)
백회(百會)
궐음유
(厥陰兪)
상료(上髎)
포황(胞肓)
천주(天柱)
인영(人迎)
전중(膻中)
관원(關元)
태계
(太谿)

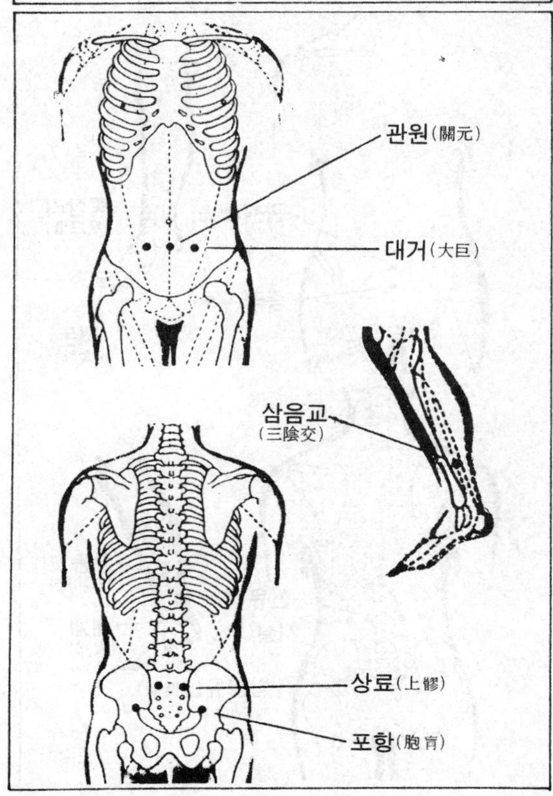
관원(關元)
대거(大巨)
삼음교
(三陰交)
상료(上髎)
포항(胞肓)

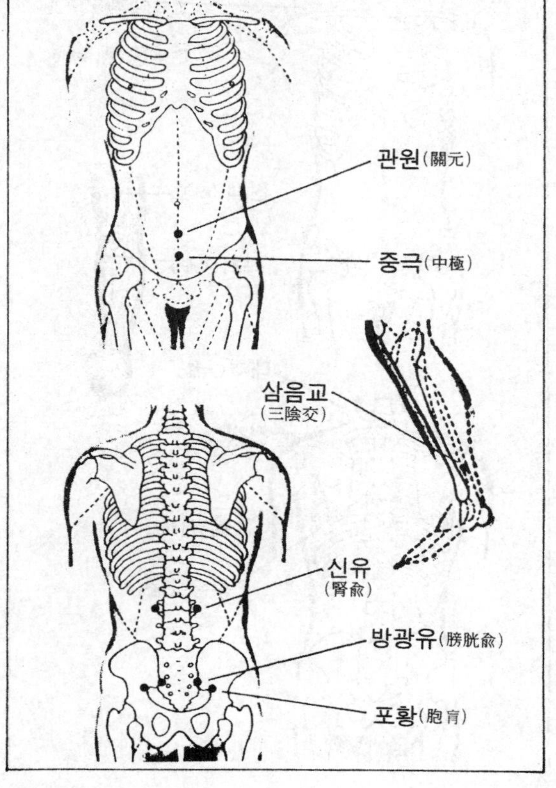
관원(關元)
중극(中極)
삼음교
(三陰交)
신유
(腎兪)
방광유(膀胱兪)
포황(胞肓)

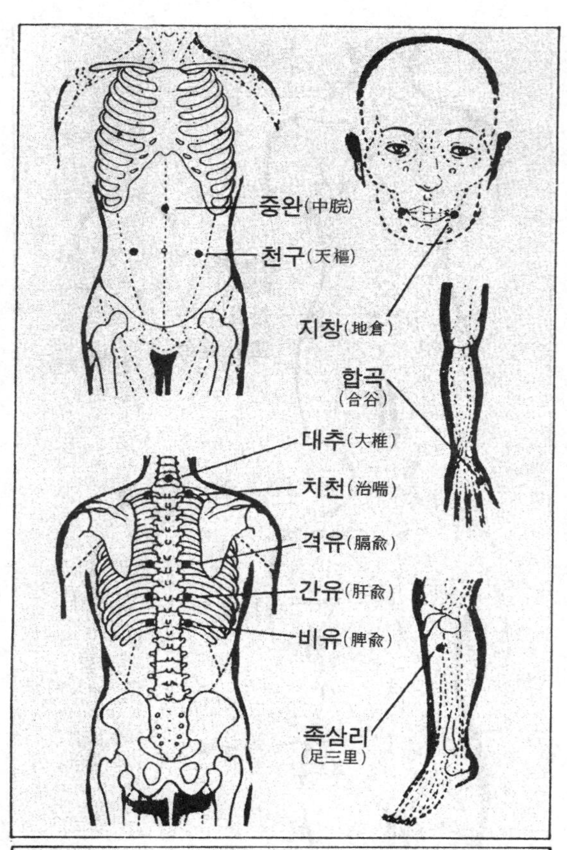
중완(中脘)
천구(天樞)
지창(地倉)
합곡(合谷)
대추(大椎)
치천(治喘)
격유(膈兪)
간유(肝兪)
비유(脾兪)
족삼리(足三里)

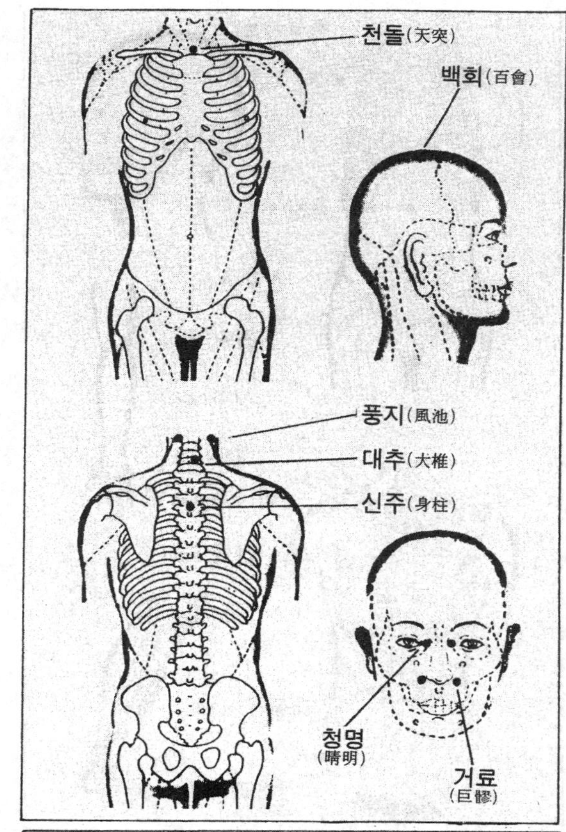
천돌(天突)
백회(百會)
풍지(風池)
대추(大椎)
신주(身柱)
청명(睛明)
거료(巨髎)

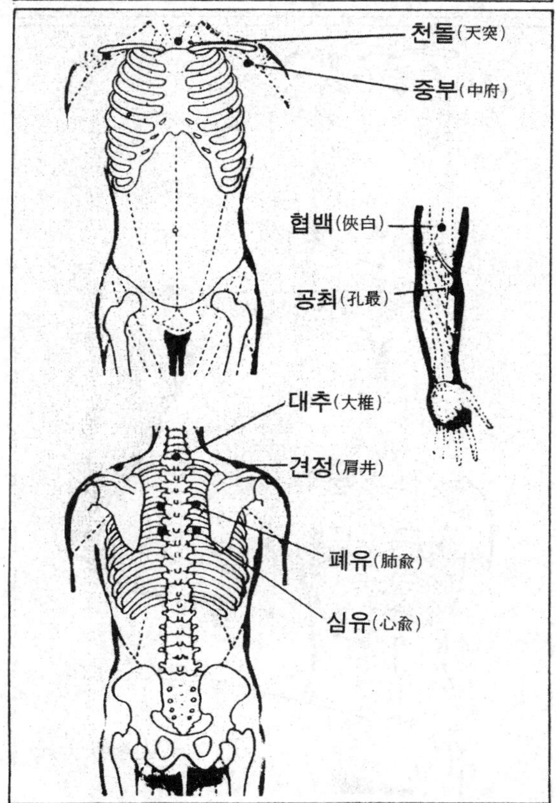
천돌(天突)
중부(中府)
협백(俠白)
공최(孔最)
대추(大椎)
견정(肩井)
폐유(肺兪)
심유(心兪)

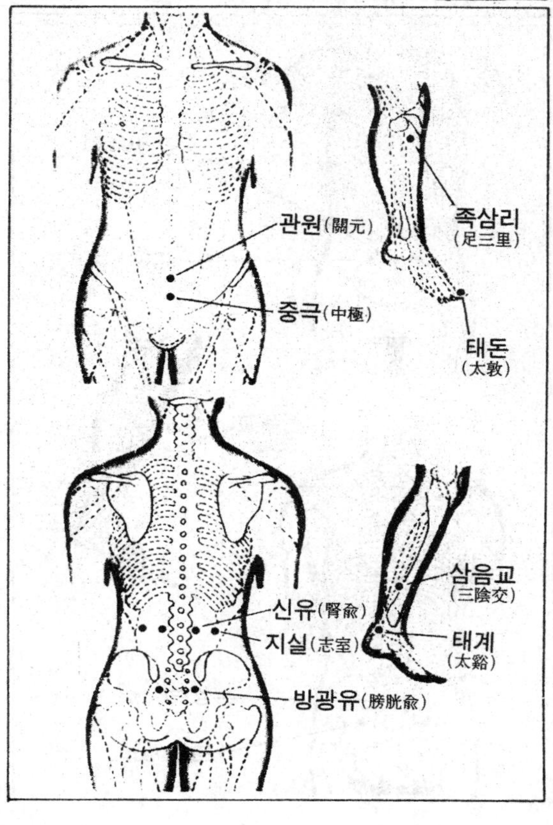
관원(關元)
중극(中極)
족삼리(足三里)
태돈(太敦)
삼음교(三陰交)
신유(腎兪)
지실(志室)
태계(太谿)
방광유(膀胱兪)

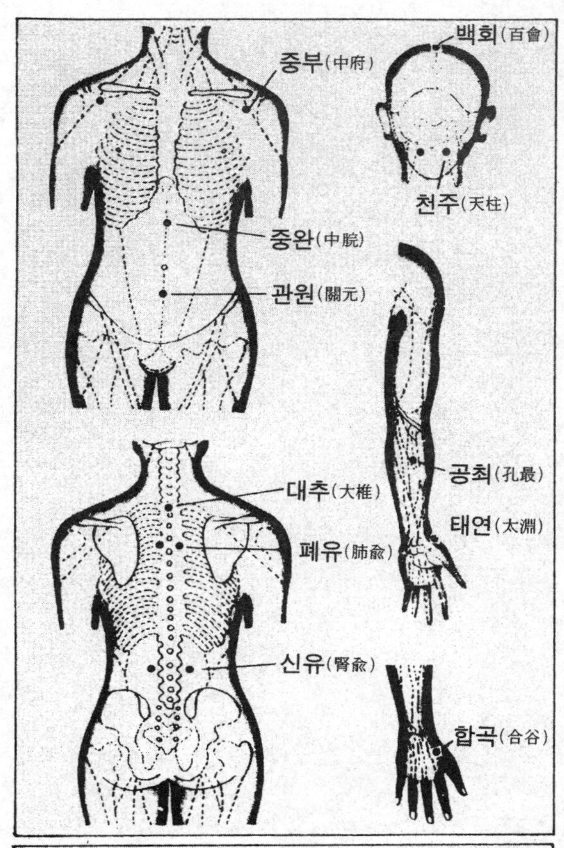

백회(百會)
중부(中府)
천주(天柱)
중완(中脘)
관원(關元)
공최(孔最)
대추(大椎)
태연(太淵)
폐유(肺兪)
신유(腎兪)
합곡(合谷)

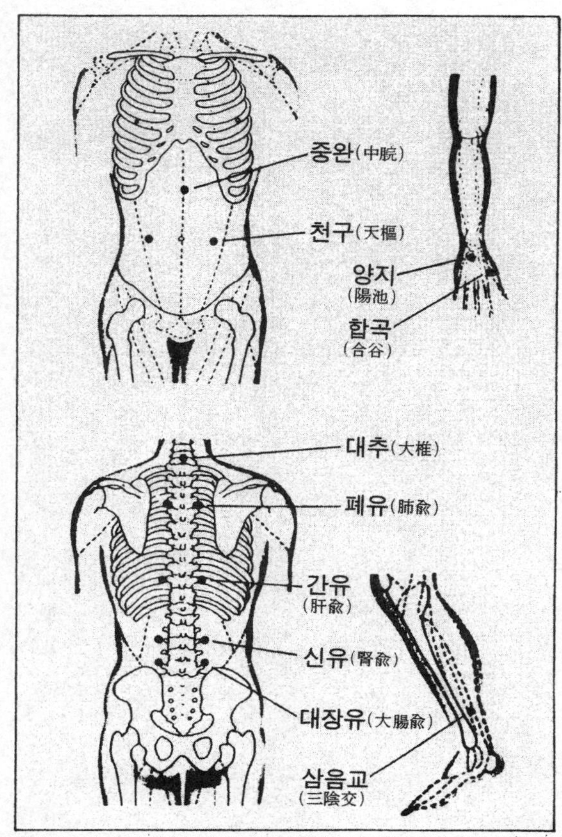

중완(中脘)
천구(天樞)
양지(陽池)
합곡(合谷)
대추(大椎)
폐유(肺兪)
간유(肝兪)
신유(腎兪)
대장유(大腸兪)
삼음교(三陰交)

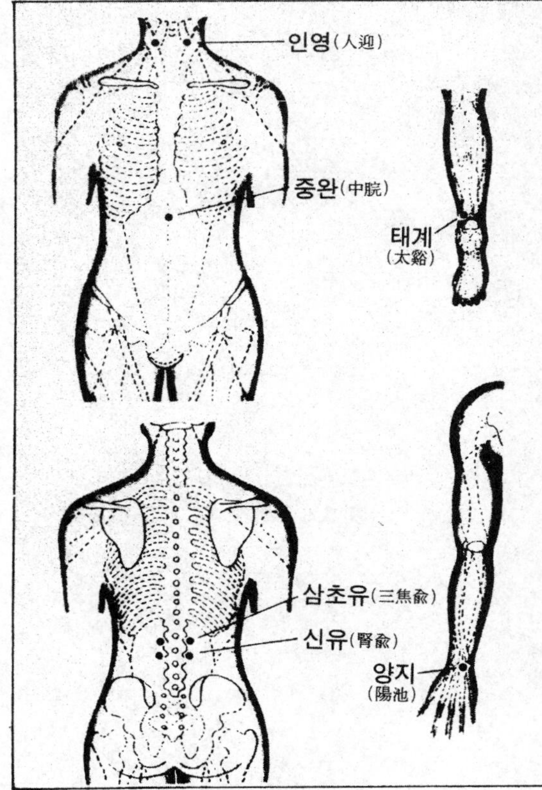

인영(人迎)
중완(中脘)
태계(太谿)
삼초유(三焦兪)
신유(腎兪)
양지(陽池)

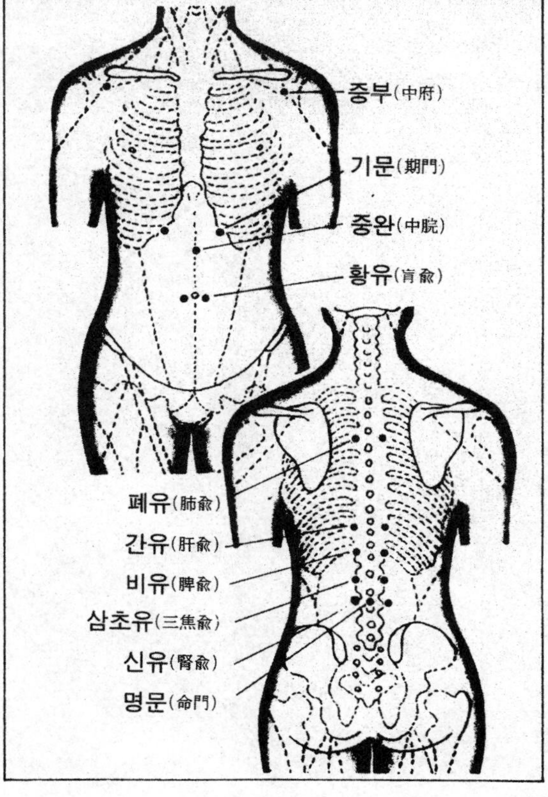

중부(中府)
기문(期門)
중완(中脘)
황유(肓兪)
폐유(肺兪)
간유(肝兪)
비유(脾兪)
삼초유(三焦兪)
신유(腎兪)
명문(命門)

처방색인(處方索引)

(ㄱ)

(ㄴ)

(ㄷ)

(ㅁ)

(ㅂ)

(人)

(ㅇ)

(ㅈ)

(ㅊ)

(ㅋ)

(ㅌ)

(ㅍ)

(ㅎ)

◈ 본초색인(本草索引) ◈

〈탕액 · 단방(湯液 · 單方)〉

(가)

(나)

(다)

(마)

(바)

(사)

(아)

(자)

(차)

(타)

(파)

용어해설(用語解說)

ㄱ

거어(祛瘀) : 변통(便痛)이나 통경(通經)을 양호하게 하고, 죽은 피를 몸 밖으로 배출하는 일.

거풍(祛風) : 경락(經絡), 기육(肌肉), 관절(關節)사이에 쌓여 있는 바람기를 분산 시키는 일.

거한(祛寒) : 양기(陽氣)를 회복시키고 중초(中焦)를 따뜻하게 하여 찬기를 제거하는 일.

건해(乾咳) : 가래가 없는 기침.

경변성(硬變性) : 어떤 장기에 만성적으로 자극이 가해져서 세포가 위축되고 장기가 딱딱하게 축소되는 현상.

경화양통(硬化痒痛) : 가려움과 가려워서 긁은 뒤에 아픈 통증을 가라앉게 하는 일.

곽란(霍亂) : 토사(吐瀉)가 동시에 일어나는 병으로 위장이 미친듯이 심하게 상하로 움직이는 현상이 나타나는 데, 이 병은 두 종류로서 그 하나는 위장중의 병리성 내용물을 토사하는 습곽란이고, 다른 하나는 배가 부르고 짜는 듯한 아픔과 손발이 경련을 일으키며 토할 수도, 설사를 할 수도 없는 건곽란이 있다.

고경(固經) : 부인과의 하혈을 멈추게 하는 일.

고정(固精) : 유정과 몽정을 멈추게 하는 일.

고표(固表) : 몸이 피곤하고 무거우며 관절부위가 쑤시고 팔다리가 붓는 것을 멈추게 하는 일.

공담(攻痰) : 담과 수독(水毒)을 없애 주는 일.

구풍(驅風) : 공기의 이상 유동으로 일어난 풍사(風邪)를 내 몰아 주는 일.

기혈(氣血) : 타고난 기운과 목숨을 유지하는 체력.

난위(暖胃) : 소화불량과 이한(裏寒)의 증상을 치료하는 방법.

ㄴ

녹농균(綠膿菌) : 유기영양세균인 슈도모나스 속의 무산소성 간균 그람 음성으로서 녹색 색소인 피오아닌의 생산과 녹농을 배출하는 균.

뇌일혈(腦溢血) : 뇌 속에서 발생하는 급격한 출혈병증.

뇌혈전(腦血栓) : 뇌혈관의 어느 부분이 동맥경화로서 동맥내강이 협착이나 혈전 때문에 혈류의 통과 장애가 생겨서 발생되는 병증.

ㄷ

담열(痰熱) : 위부위가 팽만하고 딴딴하며 압통이 일어나고 황색의 설태가 생기는 증상.

담적(痰積) : 명치가 더부룩하여 답답하고 결리며 가래와 침이 나오지 않고 콧물이 짙으며 끈적끈적하고, 들어마시면 코가 막히고 눈이 아른거리며 뱃속에 응어리가 생기는 증상.

동통(疼痛) : 신경의 자극으로 몸이 아프고 쑤시는 고통.

ㄹ

량혈(凉血) : 열성 질환의 열사(熱邪)가 혈분(血分)에 들어가서 피의 운행을 혼란시키고 토혈과 코피를 흘리며, 혈변이 생기는 것을 제거하는 방법.

ㅂ

발적(發赤) : 여러가지 원인에 의하여 피부의 일부에 붉은 발진이 일어나는 증상.

발포(發疱) : 피부에 수포가 발생하는 증상.

발한(發汗) : 땀을 흘리게 하는 방법.

배농(排膿) : 창상의 부위가 화농하여서 생성되는 농즙(膿汁)을 배출하는 일.

복명(復鳴) : 배탈로 인하여 뱃속에서 꾸르륵거리는 소리가 나는 증상.

부종(浮腫) : 심장병 및 신장병으로 인하여 국부의 혈액순환이 되지 않아 국부 및 전신이 붓는 증상.

빈뇨(頻尿) : 방광이나 후두요도의 염증 및 당뇨병과 위축신장 등에 의하여 오줌을 조금씩 자주 누게 되는 증상.

ㅅ

사수(瀉水) : 소화기 내의 어떤 병인으로 인하여 적체된 물과 음식물을 축출하는 증상.

사하(瀉下) : 하리(下痢)의 작용으로 위 속의 정체물을 제거하는 방법.

산결(散結) : 환부에 창종 및 결핵의 증상이 있는 경우에 치료하고 제거하는 방법.

산기(散氣) : 등, 허리, 배, 옆구리에 부기가 정체된 것을 제거하는 방법.

산어(散瘀) : 뱃속 및 자궁에 어혈(瘀血)과 결괴(結塊)가 생겨서 정체되고 혀에 자반이 생기는 증상을 제거하는 방법.

산한(散寒) : 기침과 호흡이 곤란하고 머리가 아프며, 몸이 쑤시고 얼굴이 창백해 지면서 토하거나 설사를 하고 덜덜 떠는 증상 등을 제거하는 방법.

산후풍(產後風) : 산후에 파상풍의 감염으로 인하여 갑자기 사지가 경련을 일으키고 안색이 창백해 지며, 땀을 흘리고 눈과 입을 벌리거나 다문채로 두 주먹을 꽉 쥐고서 실신하며 입이 마르고, 맥박이 빨라지는 병증.

삼습(滲濕) : 삼리(滲利), 삼설(滲泄), 삼투(滲透) 등으로 모든 습기가 투과하는증상.

삽장(澁腸) : 오랫동안 하리가 계속되고 대변에 농혈이 나타나며 복통이 일어나는 증상.

생기(生肌) : 종창이 터져 농을 배출시키고 새살(新肉)이 생기는 상태.

생정(生精) : 인체를 구성하고 생명활동을 유지하는 기본물질을 만든 일.

생진(生津) : 질병을 오랫동안 앓다보면 진액의 소모가 발생되는 데, 그 소모된 진액을 자양시키는 방법.

서열(暑熱) : 체외의 열사(熱邪)로 인하여 발생되는 열.

성뇌(醒腦) : 환자가 의식이 몽롱해지고 인사불성이 되는 것을 약물로 의식을 깨우쳐 주는 방법.

성신(醒神) : 환자가 인사불성이 되어 정신을

잃었을 때 정신을 깨우쳐 주는 방법.
소산(疏散) : 막혔던 곳을 뚫어서 통하게 하고 펴지게 하는 방법.
소식(消食) : 식체를 제지하고 비위(脾胃)의 기능을 회복시키는 방법.
소어(消瘀) : 어혈(瘀血)을 제거하고 재차 정체되어 질병이 되지 않게 하는 방법.
소적(消積) : 적체물을 제거하여 통하게 하는 일.
수렴(收斂) : 안으로 오그라든다.
수삽(收澁) : 신체가 허약하여 일어나는 질환을 치료하는 방법.
수종(水腫) : 비신(脾腎)이 양허하여 기습(氣濕)이 운화(運化)할 수 없기 때문에 수액(水液)이 체내에 정유함으로서 생기는 현상.
수양변(水樣便) : 하리의 계속으로 대변이 물모양의 변이 되어 진액의 소모성을 띤 변.
숙뇨(縮尿) : 신장병 및 후두요도의 염증으로 인하여 방광에 오줌이 쌓이게 되는 증상.
습열(濕熱) : 급작한 습기의 침범으로 인하여 생기는 발열.
습독(濕毒) : 습도의 이상 증가로 오는 습사(濕邪)가 침입한 독.
승제(昇提) : 비장(脾脹)의 기운이 허해지는 것을 막고 기를 높여 주는 방법.
실열증(實熱症) : 감염성 질환에 감염되어 열이 발생되고 갈증과 변비가 생기며 혀에 태가 생기는 증상.
심교통(心絞痛) : 심장질환으로 인하여 심장이 쥐어 짜는 듯한 통증.
신지불녕(神志不寧) : 정신상태가 침착하지 못하고 불안해 하는 상태.

ㅇ

안신(安神) : 정신이 침착하지 않는 상태를 진정시키는 일.
안압(眼壓) : 눈 속에서 생기는 압력.
안태(安胎) : 태기를 안정 시키는 방법.
야뇨증(夜尿症) : 밤에 잠자면서 오줌을 자주 싸는 증상.
약성완화(藥性緩和) : 약의 성질을 순하게 하는 일.
어혈(瘀血) : 체내에서 혈액이 어느 일정한 곳에 정체되는 증상.
연견(軟堅) : 약물의 효능으로서 단단하고 뭉쳐진 것을 부드럽게 만드는 일.
열서(熱暑) : 체외의 열사(熱邪)로 인하여 나타나는 더운 기운.
오발(烏髮) : 머리털이 빠지는 현상.
오한열(惡寒熱) : 급성 열성 병이 발생하여 피부의 혈관이 갑자기 오그라져서 몸이 오슬오슬 춥고 열이 나는 증상.
온경(温經) : 부녀자가 허한(虛寒)하여 월경불순이거나 월경 후기의 불량을 치료하는 일.
온난(温暖) : 체내의 한사(寒邪)로 인하여 기(氣)가 약해짐을 치료하는 일.
온열병(温熱病) : 체외로부터 온사(温邪)와 열사(熱邪)의 침입을 받아 습(濕)을 포함하지 않은 병증.
온통(温通) : 체내의 한사(寒邪)로 인하여 정체된 것을 온사(温邪)로 하여 뚫어 주는 방법.
완급(緩急) : 체내에서 진액(津液)의 흐름을 느리게 하거나 빠르게 하는 일.
완사(緩瀉) : 계속되는 하리(下痢)의 사하(瀉下)를 느리게 해주는 방법.
완화(緩和) : 병변에 의하여 일어난 실증(實症)을 없애 주는 방법.
요력증가(腰力增加) : 허리의 힘을 길러 주는 일.
용담사간탕(龍膽瀉肝湯) : 간장의 습기로 인한 남자의 음정과 여자의 음의 양창을 다스리는 약제.
유뇨증(遺尿症) : 신기(腎氣)의 부족에 의해서 방광의 기(氣)가 닫혀지지 않아 밤 수면 중에 무의식적으로 오줌을 싸게 되는 증상.

유정(遺精) : 심신(心腎)의 불교(不交)로 인하여 음경이 발기되고 입이 마르고 머리가 멍하며, 눈이 어지럽고 귀에서 소리가 나며 허리가 나른하고 정액이 저절로 흐르는 증상.

윤장(潤腸) : 장내의 정체현상을 윤활하게 해주는 일.

윤폐(潤肺) : 폐포내에 한사(寒邪)로 인하여 기(氣)가 정체된 것을 풀어주는 일.

이담(利膽) : 담낭에서 담즙을 잘 나오게 하는 일.

이습(利濕) : 소변이 잘 나오게 하고 습사(濕邪)를 하초(下焦)에서 소변과 함께 배설하게 해주는 일.

이인(利咽) : 인후에 감염성 질환으로 인하여 적체현상을 제거하는 일.

위하수증(胃下垂症) : 선천적 이상이나 섭생의 부절제로 인하여 위의 위치가 정상에서 변화되어 전신권태, 식후 불쾌감과 통증이 일어나는 증상.

위한통(胃寒痛) : 위가 허하여 한기(寒氣)가 적체되어 통증이 일어나는 증상.

ㅈ

장골(壯骨) : 인체의 골격을 강장하게 하는 일.

장양(壯陽) : 인체 중의 심신(心腎)을 강장하게 해주는 일.

장요(壯腰) : 허리의 양기(陽氣)를 강장하게 해주는 일.

저감(低減) : 병변에 의하여 일어난 증상을 낮추고 줄여주는 방법.

적리(赤痢) : 이질에 피가 섞여 배설되는 것으로 습열로 인하여 소장에서 발생되는 증상.

적체(積滯) : 병변에 의하여 몸안에 적체물이 몰려 쌓여서 통하지 못하는 증상.

전광(癲狂) : 신비(腎脾)의 허약으로 흥분상태가 강하고 억울상태가 심하여 일어나는 정신착란 증상.

정간(定癎) : 심신(心腎)의 허약으로 간기가 발생되는 것을 진정시키는 방법.

정경(定痙) : 뇌졸중에 의한 혼수상태를 치료하는 방법.

정천(定喘) : 폐위의 기(氣)가 상역(上逆)하여 천식, 해수가 생겨서 담이 많고 호흡이 가쁜 것을 치료하는 일.

정통(定痛) : 병변으로 인하여 일어나는 통증을 가라앉게 하는 일.

제습(除濕) : 체내의 습사(濕邪)를 밖에서 풀고 안에서 내보내는 방법.

제신(堤神) : 체액의 허로 인하여 정신의 혼란을 진정시키는 방법.

제학(除瘧) : 학질의 감염으로 인한 증상을 제거하는 방법.

제회(除蛔) : 회충을 뱃속에서 제거하는 일.

조경(調經) : 월경이상에 수반되는 병증을 치료하는 방법.

조발지독(鳥髮止禿) : 체액의 균형변화로 머리털이 빠지는 것을 방지하는 일.

종독(腫毒) : 체표(體表)에 부스럼으로 인하여 발생하는 독의 기운.

종양(腫瘍) : 세포가 병적으로 이상증식을 하여 생리적으로 무의미한 조직괴(組織塊)를 만드는 병증.

종통(腫痛) : 체표(體表)의 부스럼으로 인한 통증.

증정(增精) : 체내의 기(氣)와 체액을 높여 주는 방법.

지구(止嘔) : 내인성 병변으로 인하여 열과 냉의 증상이 일어나고 구역질하는 것을 치료하는 방법.

지갈(止渴) : 내인성 병변으로 인하여 목마름이 일어나는 것을 멈추게 하는 방법.

지경(止痙) : 내인성 병변으로 인하여 수족이 떨리는 것을 멈추게 하는 방법.

지담(止痰) : 체액의 변화로 가래가 생기는 것을 그치게 하는 방법.

지대(止帶) : 산후에 음식이 체하여 가슴이 답답하고 춥고 열이 나며 식욕이 부진한 것을 치료하는 방법.

지양(止痒) : 외인성 병변으로 인한 표리(表裏)의 가려움을 그치게 하는 방법.

지한(止汗) : 땀을 너무 많이 흘릴 때, 체액의 소모를 막기 위하여 땀의 과다배출을 멈추게 하는 방법.

지해(止咳) : 내인성 병변으로 인한 심한 기침을 그치게 하는 방법.

진통(鎭痛) : 병변으로 인한 심한 통증을 진정시키는 방법.

진해(鎭咳) : 담이 없이 소리만 심한 기침을 진정시키는 방법.

ㅊ

창면(創面) : 병변에 의하여 얼굴에 부스럼이 생기는 현상.

창통(暢通) : 병변에 의하여 정체되었던 증상을 시원하게 통하게 해주는 일.

천명(喘鳴) : 기침을 할 때 인후에 가래가 끓는 소리.

청리(淸利) : 열사(熱邪)로 인한 설사를 멈추게 하는 일.

청서(淸暑) : 여름철의 열사(熱邪)로 인하여 목이 마르고 오줌이 붉어지는 증상을 제거하는 일.

청열(淸熱) : 열사(熱邪)에 의하여 서열의 증상을 제거하는 일.

청인(淸咽) : 열사(熱邪)에 의하여 인후의 병변을 제거하는 일.

청위(淸胃) : 열로 인하여 위가 더부룩하고, 팽만감의 증상을 제거하는 일.

청장(淸腸) : 열성 질환으로 인하여 장내에 병변이 일어남을 제거하는 일.

청탁(淸濁) : 열사(熱邪)로 인하여 혈분(血分)이 흐려짐을 제거하는 일.

청혈(淸血) : 열에 의하여 대변에 출혈증상이 일어남을 제거하는 일.

체혈(滯血) : 병변에 의하여 혈액이 정체됨을 제거하는 일.

축담(逐痰) : 열증(熱症)에 의하여 가래가 적체됨을 제거하는 일.

출한(出汗) : 땀을 흘리게 하는 일.

충영(蟲癭) : 곤충의 기생으로 이상발육을 하여 혹처럼 된 식물체.

최음(催淫) : 성선을 자극하여 그 기능을 촉진시키는 일.

ㅌ

탁독(托毒) : 체내에서 독사(毒邪)를 외부로 배출시키는 일.

태독(胎毒) : 태아가 태반 속에 있을 때 열사(熱邪)의 독(毒)을 받아 감염성 질병에 감염된 증상.

토사(吐瀉) : 감염성 질환에 의하여 토하고 설사하는 증상.

토혈병(吐血病) : 위와 폐에 열사(熱邪)로 인하여 혈액을 토하는 병증.

통경(通經) : 월경의 시기가 되었는 데도 없을 경우 월경을 초래시키는 방법.

통리(通利) : 변통(便通)을 있게 하고 위내의 정체물을 제거하는 방법.

통림(通淋) : 소변이 병변에 의하여 나오지 않는 것을 치료하는 방법.

통맥(通脈) : 양기(陽氣)를 온(温)하게 하고 맥박을 강하게 하는 방법.

통유(通乳) : 출산후 기혈(氣血)이 허약하여 젖이 나오지 못할 때 젖을 나오게 하는 방법.

통활(通滑) : 대변이 병변에 의하여 정체된 것을 제거하는 방법.

퇴종(退腫) : 병변에 의하여 붓는 증상을 치료하는 방법.

퇴허(退虛) : 체내의 병변으로 인한 기혈(氣

血)의 허약을 보강하는 방법.

ㅍ

평기(平氣) : 체내의 기혈(氣血)을 조화시키고 음양(陰陽)의 평형을 잡게 하는 방법.

평천(平喘) : 내인성 질환으로 인해 숨이 차고 헐덕거림을 진정시키는 방법.

풍열(風熱) : 체내의 열사와 풍사가 겹쳐 발열이 심하고 구갈과 안구출혈 및 인후통을 동반하는 병증.

풍한(風寒) : 체내의 풍사와 악한(惡寒)이 결합된 병사로서 열은 심하지 않으나 몹시 떨리고, 두통과 코가 막히며 전신 무력증과 설태가 생기는 병증.

ㅎ

한습(寒濕) : 체내에 습탁(濕濁)이 있어 위장과 비장을 손상시키고 물이 정체하며, 추위를 싫어하고 사지가 냉하고 배가 팽창하며 대변이 수용성이고 끝에는 하리와 부종이 발생하는 병증.

항학(抗瘧) : 외인성 질환인 학질에 대한 항력을 길러주는 방법.

해서(解暑) : 체내의 열사(熱邪)에 의하여 더운기를 가라앉게 하는 방법.

해수음(咳嗽音) : 외감에 의한 내상이 각기 폐에 영향을 미쳐 일으킨 기침과 가래의 소리.

해울(解鬱) : 감정이 우울하여 생기는 병증을 치료하는 방법.

해천(咳喘) : 기침과 천식.

해표(解表) : 외표(外表)의 병사(病邪)를 해제(解除)하는 방법.

행경(行經) : 내인성 병변으로 인하여 월경이 불통됨을 운행시키는 방법.

행기(行氣) : 체내에 있는 기(氣)의 삽체(澁滯)에 의하여 생기는 병증을 해제하고 운행시키는 방법.

행어(行瘀) : 어혈(瘀血)을 유동소산시키고 재차 정체되지 않게 하는 방법.

행혈(行血) : 혈행(血行)의 운행을 원활하게 하는 방법.

허열(虛熱) : 음기(陰氣)와 양기(陽氣)의 부족으로 생기는 발열.

허한(虛寒) : 정기(正氣)가 부족한 곳에 한사(寒邪)가 침범하여 생긴 증후.

혈농(血膿) : 외인성 병변에 의하여 피를 동반한 화농 증상.

혈맥(血脈) : 기혈(氣血)이 운행하는 통로.

혈열(血熱) : 혈분(血分)에 열이 있는 것.

혈전(血栓) : 체내 혈관 속의 혈액이 굳어져서 된 고형물.

혈지(血脂) : 혈관 속에 있는 혈액내의 지질.

협심증(狹心症) : 심장벽의 혈관에 경련, 경화, 폐색 등에 의하여 일어나는 격렬한 발작과 동통의 증세.

화담(化痰) : 열담(熱痰)의 증후를 치료하는 방법.

화습(化濕) : 습사(濕邪)로 인한 병변을 치료하는 방법.

화어(化瘀) : 어혈(瘀血)을 제거하는 방법.

화위(和胃) : 위기(胃氣)의 불화를 치료하는 방법.

활혈(活血) : 병변에 의하여 국부적으로 혈류가 정체됨을 운행시키는 방법.

황달(黃疸) : 얼굴과 눈알, 치석, 손톱 및 전신이 누렇게 되고 소변색이 황적색을 띠며 음식을 먹고도 항상 허기증을 느끼는 병증.

후담(厚痰) : 병변에 의하여 등허리에 생기는 담.

후열(喉熱) : 체내의 열사(熱邪)에 의하여 인후(咽喉)에 일어나는 열.

【東醫寶鑑】

한글完譯本

인　쇄: 2021년 6월05일
발　행: 2021년 6월10일
저　자: 허준
역　자: 한의학박사 구본홍
발행인: 윤영수
발행처: 한국학자료원
주　소: 서울시 구로구 개봉본동 170-30
전　화: 02-3159-8050　팩스: 02-3159-8051
문　의: 010-4799-9729
이메일: yss559729@naver.com
등록번호: 제312-1999-074호
ISBN: 979-11-91175-19-6

잘못된 책은 교환해 드립니다.

ISBN 979-11-91175-19-6

값 120,000원